Kohlhammer

Wichtiger Hinweis zu den in diesem Werk gemachten Aussagen zur wissenschaftlichen Stringenz der Therapieempfehlungen

Die Autoren und Herausgeber haben sich bemüht, überall dort, wo es wissenschaftlich valide Erkenntnisse zu therapeutischen Aussagen gibt, diese nach einem Pfeilsystem zu graduieren. Dieses System ist in der folgenden Aufstellung wiedergegeben. Bei vielen Krankheitsbildern, vor allem bei seltenen und solchen mit dringender therapeutischer Konsequenz, gibt es allerdings keine gut kontrollierten und insbesondere keine placebokontrollierten Studien.

↑↑ Aussage zur Wirksamkeit wird gestützt durch mehrere adäquate, valide klinische Studien (z. B. randomisierte klinische Studie) bzw. durch eine oder mehrere valide Metaanalysen oder systematische Reviews. Die positive Aussage ist gut belegt.

↑ Aussage zur Wirksamkeit wird gestützt durch zumindest eine adäquate, valide klinische Studie (z. B. randomisierte klinische Studie). Die positive Aussage ist belegt.

↓ Negative Aussage zur Wirksamkeit wird gestützt durch eine oder mehrere adäquate, valide klinische Studien (z. B. randomisierte klinische Studie), durch eine oder mehrere Metaanalysen bzw. systematische Reviews. Die negative Aussage ist gut belegt.

↔ Es liegen keine sicheren Studienergebnisse vor, die eine günstige oder ungünstige Wirkung belegen. Dies kann bedingt sein durch das Fehlen adäquater Studien, aber auch durch das Vorliegen mehrerer widersprüchlicher Studienergebnisse.

Wichtiger Hinweis: Die Verfasser haben größte Mühe darauf verwandt, dass die Angaben von Medikamenten, ihren Dosierungen und Applikationen dem jeweiligen Wissensstand bei Fertigstellung des Werkes entsprechen.

Da jedoch die Medizin als Wissenschaft ständig im Fluss ist und da menschliche Irrtümer und Druckfehler nie völlig auszuschließen sind, übernimmt der Verlag für derartige Angaben keine Gewähr.

Jeder Anwender ist daher dringend aufgefordert, alle Angaben in eigener Verantwortung auf ihre Richtigkeit zu überprüfen. Jede Dosierung oder Applikation erfolgt auf eigene Verantwortung des Benutzers. Werden im Text Handelsnamen genannt, so handelt es sich in der Regel um eine subjektive Auswahl ohne Anspruch auf Vollständigkeit.

Thomas Brandt
Hans Christoph Diener
Christian Gerloff
(Hrsg.)

Therapie und Verlauf neurologischer Erkrankungen

6., vollständig überarbeitete und erweiterte Auflage

Verlag W. Kohlhammer

6., vollständig überarbeitete und erweiterte Auflage 2012

Umschlag: Gestaltungskonzept Peter Horlacher
Gesamtherstellung: W. Kohlhammer Druckerei GmbH + Co. KG, Stuttgart
Printed in Germany

ISBN 978-3-17-021674-7

Herausgeber- und Autorenverzeichnis

Herausgeber:

Brandt, Thomas, Prof. Dr. Dr., FRCP
Institut für Klinische Neurowissenschaften und Deutsches Schwindelzentrum, *IFB* LMU
Hertie Senior Forschungsprofessur
Klinikum Großhadern
Ludwig-Maximilians-Universität
Marchioninistr. 15, 81377 München
thomas.brandt@med.uni-muenchen.de

Diener, Hans Christoph, Prof. Dr.
Universitätsklinik für Neurologie
Hufelandstr. 55, 45122 Essen
hans.diener@uni-due.de

Gerloff, Christian, Prof. Dr.
Klinik und Poliklinik für Neurologie
Universitätsklinikum Hamburg-Eppendorf
Martinistr. 52, 20246 Hamburg
gerloff@uke.de

Autoren:

Ackermann, Hermann, Prof. Dr.
Hertie-Institut für Klinische Hirnforschung
Eberhard-Karls-Universität Tübingen
Hoppe-Seyler-Str. 3, 72076 Tübingen
hermann.ackermann@uni-tuebingen.de

Anneser, Johanna, PD Dr.
Neurologische Klinik der Ludwig-Maximilians-Universität
Klinikum Großhadern
Marchioninistr. 15, 81377 München
johanna.anneser@med.uni-muenchen.de

Arendt, Gabriele, Prof. Dr.
Universitätsklinik für Neurologie
Moorenstr. 5, 40225 Düsseldorf
gabriele.arendt@uni-duesseldorf.de

Asmus, Friedrich, PD Dr.
Zentrum für Neurologie
Neurologische Universitätsklinik
Hoppe-Seyler-Str. 3, 72076 Tübingen
friedrich.asmus@uni-tuebingen.de

Bäumer, Tobias, Dr.
Klinik und Poliklinik für Neurologie
Universitätsklinikum Hamburg-Eppendorf
Martinistr. 52, 20246 Hamburg
baeumer@uke.uni-hamburg.de

Beer, Ronny, PD Dr.
Universitätsklinik für Neurologie
Medizinische Universität Innsbruck
Anichstr. 35, A-6020 Innsbruck, Österreich
ronny.beer@i-med.ac.at

Beier, Christoph, PD Dr. med.
Neurologische Klinik
Universitätsklinikum Aachen
Pauwelsstr. 30, 52074 Aachen
cbeier@ukaachen.de

Bender, Andreas, PD Dr.
Neurologische Klinik der Ludwig-Maximilians-Universität
Klinikum Großhadern
Marchioninistr. 15, 81377 München
und Chefarzt Therapiezentrum Burgau
Andreas.Bender@med.uni-muenchen.de

Berg, Daniela, Prof. Dr.
Zentrum für Neurologie
Abt. Neurologie mit Schwerpunkt Neurodegenerative Erkrankungen
und Hertie-Institut für Klinische Hirnforschung
Hoppe-Seyler-Str. 3, 72076 Tübingen
daniela.berg@uni-tuebingen.de

Bingel, Ulrike, PD Dr.
Klinik und Poliklinik für Neurologie
Universitätsklinikum Hamburg-Eppendorf
Martinistr. 52, 20246 Hamburg
bingel@uke.uni-hamburg.de

Birnbaum, Tobias, Dr.
Neurologische Klinik der Ludwig-Maximilians-Universität
Klinikum Großhadern
Marchioninistr. 15, 81377 München
Tobias.birnbaum@med.uni-muenchen.de

Bischoff, Christian, Prof. Dr.
Neurologische Gemeinschaftspraxis am Marienplatz
Burgstr. 7, 80331 München
bischoff@profbischoff.de

Bötzel, Kai, Prof. Dr.
Neurologische Klinik der Ludwig-Maximilians-Universität
Klinikum Großhadern
Marchioninistr. 15, 81377 München
kai.boetzel@med.uni-muenchen.de

Brandt, Stephan A., Prof. Dr.
Klinik und Poliklinik für Neurologie
Charité – Universitätsmedizin Berlin
Charitéplatz 1, 10117 Berlin
stephan.brandt@charite.de

Danek, Adrian, Prof. Dr.
Neurologische Klinik der Ludwig-Maximilians-Universität
Klinikum Großhadern
Marchioninistr. 15, 81377 München
Adrian.Danek@med.uni-muenchen.de

Deuschl, Günther, Prof. Dr.
Klinik für Neurologie
Neurozentrum, Campus Kiel
Arnold-Heller-Str. 3, Haus 41, 24105 Kiel
g.deuschl@neurologie.uni-kiel.de

Dichgans, Martin, Prof. Dr.
Institut für Schlaganfall und Demenzforschung (ISD)
Klinikum Großhadern
Marchioninistr. 15, 81377 München
martin.dichgans@med.uni-muenchen.de

Dieterich, Marianne, Prof. Dr.
Neurologische Klinik der Ludwig-Maximilians-Universität
Klinikum Großhadern
Marchioninistr. 15, 81377 München
marianne.dieterich@med.uni-muenchen.de

Dietz, Volker, Prof. em. Dr., FRCP
Paraplegikerzentrum
Universitätsklinik Balgrist
Forchstr. 340, CH-8008 Zürich, Schweiz
vdietz@paralab.balgrist.ch

Ettlin, Dominik, PD Dr.
Zentrum für Zahnmedizin
Plattenstr. 11, CH-8032 Zürich, Schweiz
Dominik.Ettlin@zzm.uzh.ch

Feddersen, Berend, PD Dr. Dr.
Ambulantes Palliative Care Team des IZP am Klinikum der Universität München
Schillerstr. 40/III
80366 München
berend.feddersen@med.uni-muenchen.de

Fetter, Michael, Prof. Dr.
Zentrum für Neurologie
SRH Klinikum Karlsbad-Langensteinbach GmbH
Guttmannstr. 1, 76307 Karlsbad
michael.fetter@kkl.srh.de

Fiehler, Jens, Prof. Dr.
Klinik und Poliklinik für Neuroradiologische Diagnostik und Intervention am Universitätsklinikum Hamburg-Eppendorf
Martinistr. 52, 20246 Hamburg
fiehler@uke.de

Fingerle, Volker, Dr.
Nationales Referenzzentrum für Borrelien
Konsiliarlabor für Ehrlichien
Bayerisches Landesamt für Gesundheit und Lebensmittelsicherheit (LGL)
Dienststelle Oberschleißheim
Veterinärstr. 2, 85764 Oberschleißheim
volker.fingerle@lgl.bayern.de

Flitsch, Jörg, Dr.
Klinik und Poliklinik für Neurochirurgie
Universitätsklinikum Hamburg-Eppendorf
Martinistr. 52, 20246 Hamburg
flitsch@uke.de

Förderreuther, Stefanie, PD Dr.
Neurologischer Konsiliardienst der LMU
Standort Innenstadt
Ziemssenstr. 1, 80336 München
steffi.foerderreuther@med.uni-muenchen.de

Forsting, Michael, Prof. Dr.
Institut für Diagnostische und Interventionelle Radiologie und Neuroradiologie
Universitätsklinikum Essen
Hufelandstr. 55, 45122 Essen
m.forsting@uni-essen.de

Friese, Manuel A., Dr.
Klinik und Poliklinik für Neurologie und Zentrum für Molekulare Neurobiologie Hamburg
Universitätsklinikum Hamburg-Eppendorf
Falkenried 94, 20251 Hamburg
manuel.friese@zmnh.uni-hamburg.de

Gasser, Thomas, Prof. Dr.
Zentrum für Neurologie
Hertie-Institut für klinische Hirnforschung
Abteilung Neurodegenerative Erkrankungen
Hoppe-Seyler-Straße 3, 72076 Tübingen
thomas.gasser@uni-tuebingen.de

Gaul, Charly, Dr.
Migräne- und Kopfschmerzklinik Königstein
Ölmühlweg 31, 61462 Königstein im Taunus
Charly.Gaul@gmx.de

Gerwig, Marcus, PD Dr.
Universitätsklinik für Neurologie
Hufelandstr. 55, 45147 Essen
marcus.gerwig@uk-essen.de

Ghilescu, Voica, Dr.
Klinik für Radioonkologie und Strahlentherapie
Klinikum Heidenheim
Schloßhaustraße 100, 89522 Heidenheim
Voica.Ghilescu@Kliniken-Heidenheim.de

Glas, Martin, Dr.
Schwerpunkt Klinische Neuroonkologie
Neurologische Universitätsklinik Bonn
Sigmund-Freud-Str. 25, 53105 Bonn
martin.glas@ukb.uni-bonn.de

Goldenberg, Georg, Prof. Dr.
Klinik für Neuropsychologie
Klinikum Bogenhausen
Englschalkinger Str. 77, 81925 München
Georg.Goldenberg@extern.lrz-muenchen.de

Gratzke, Christian, PD Dr.
Prostatazentrum
Urologische Klinik der Ludwig-Maximilians-Universität
Klinikum Großhadern
Marchioninistr. 15, 81377 München
Christian.Gratzke@med.uni-muenchen.de

Haarmeier, Thomas, Prof. Dr.
Neurologische Klinik
Universitätsklinikum Aachen
Pauwelsstr. 30, 52074 Aachen
thaarmeier@ukaachen.de

Hacke, Werner, Prof. Dr. Dr.
Neurologische Klinik
Universität Heidelberg
Im Neuenheimer Feld 400, 69120 Heidelberg
Werner.hacke@med.uni-heidelberg.de

Hagenacker, Tim, Dr.
Universitätsklinik für Neurologie
Hufelandstr. 55, 45147 Essen
Tim.Hagenacker@uk-essen.de

Hähner, Antje PD Dr.
Klinik und Poliklinik für Hals-, Nasen- und Ohrenheilkunde
Universitätsklinikum Carl Gustav Carus
Fetscherstr. 74, 01307 Dresden
Antje.Haehner@uniklinikum-dresden.de

Hamann, Gerhard F., Prof. Dr.
Klinik für Neurologie
Dr. Horst-Schmidt-Kliniken
Ludwig-Erhard-Str. 100, 65199 Wiesbaden
gerhard.hamann@hsk-wiesbaden.de

Heinen, Florian, Prof. Dr.
Kinderklinik und Kinderpoliklinik im Dr. von Haunerschen Kinderspital
Lindwurmstr. 4, 80336 München
florian.heinen@med.uni-muenchen.de

Heneka, Michael, Prof. Dr.
Klinische Neurowissenschaften
Klinik und Poliklinik für Neurologie
Sigmund-Freud-Str. 25, 53127 Bonn
michael.heneka@ukb.uni-bonn.de

Hermann, Dirk, Prof. Dr.
Universitätsklinikum Essen
Lehrstuhl für vaskuläre Neurologie und Demenz
Hufelandstr. 55, 45147 Essen
dirk.hermann@uk-essen.de

Hermann, Wieland, Prof. Dr.
Paracelsus-Klinik Zwickau
Abteilung Neurologie
Werdauer Str. 68, 08060 Zwickau
prof.wieland.hermann@paracelsus-kliniken.de

Herrlinger, Ulrich, Prof. Dr.
Schwerpunkt Klinische Neuroonkologie
Neurologische Universitätsklinik Bonn
Sigmund-Freud-Str. 25, 53105 Bonn
Ulrich. Herrlinger@ukb.uni-bonn.de

Hesse, Stefan, Prof. Dr.
Medical Park Berlin Humboldtmühle
Fachklinik für Neurologie, Orthopädie, Innere Medizin und Kardiologie
An der Mühle 2–9, 13507 Berlin
s.hesse@medicalpark.de

Hohlfeld, Reinhard, Prof. Dr.
Institut für Klinische Neuroimmunologie
Klinikum Großhadern
Marchioninistr. 15, 81377 München
reinhard.hohlfeld@med.uni-muenchen.de

Hoppe, Julia, Dr.
Klinik und Poliklinik für Neurologie
Universitätsklinikum Hamburg-Eppendorf
Martinistr. 52, 20246 Hamburg
j.hoppe@uke.de

Hüfner, Katharina, PD Dr.
Neurologische Klinik der Ludwig-Maximilians-Universität
Klinikum Großhadern
Marchioninistr. 15, 81377 München
katharina.huefner@med.uni-muenchen.de

Hummel, Friedhelm, Dr.
Klinik und Poliklinik für Neurologie
Universitätsklinikum Hamburg-Eppendorf
Martinistr. 52, 20246 Hamburg
f.hummel@uke.uni-hamburg.de

Hummel, Thomas, Prof. Dr.
Klinik und Poliklinik für Hals-, Nasen- und Ohrenheilkunde
Universitätsklinikum Carl Gustav Carus
Fetscherstr. 74, 01307 Dresden
thummel@mail.zih.tu-dresden.de

Jahn, Klaus, Prof. Dr.
Neurologische Klinik und *IFB*LMU
Marchioninistr. 15, 81377 München
Klaus.Jahn@med.uni-muenchen.de

Jost, Wolfgang, Prof. Dr.
Abteilung Neurologie
Deutsche Klinik für Diagnostik GmbH
Aukammallee 33, 65191 Wiesbaden
jost.neuro@dkd-wiesbaden.de

Jox, Ralf, Dr. Dr.
Institut für Ethik, Geschichte und Theorie der Medizin
Ludwig-Maximilians-Universität München
Lessingstr. 2, 80336 München
Ralf.Jox@med.uni-muenchen.de

Kampfl, Andreas, Prof. Dr.
Abteilung für Neurologie
Krankenhaus der Barmherzigen Schwestern
Schlossberg 1, 4910 Ried im Innkreis, Österreich
andreas.kampfl@bhs.at

Karnath, Hans-Otto, Univ.-Prof. Dr.
Zentrum für Neurologie
Sektion Neuropsychologie
Universität Tübingen
Hoppe-Seyler-Str. 3, 72076 Tübingen
Karnath@uni-tuebingen.de

Kastrup, Oliver, Dr.
Universitätsklinik für Neurologie
Hufelandstr. 55, 45147 Essen
oliver.kastrup@uni-due.de

Katsarava, Zaza, Prof. Dr.
Klinik für Neurologie
Evangelisches Krankenhaus Unna
Holbeinstr. 10, 59423 Essen
Zaza.Katsarava@uk-essen.de

Klein, Matthias, Dr. med.
Neurologische Klinik der Ludwig-Maximilians-Universität
Klinikum Großhadern
Marchioninistr. 15, 81377 München
matthias.klein@med.uni-muenchen.de

Klockgether, Thomas, Prof. Dr.
Klinik und Poliklinik für Neurologie
Universitätsklinikum Bonn
Sigmund-Freud-Str. 25, 53105 Bonn
klockgether@uni-bonn.de

Klopstock, Thomas, Prof. Dr.
Friedrich-Baur-Institut, Neurologische Klinik und Poliklinik
Ludwig-Maximilians-Universität München
Ziemssenstr. 1a, 80336 München
Thomas.Klopstock@med.uni-muenchen.de

Koenig, Eberhard, Prof. Dr.
Neurologische Klinik Bad Aibling
Kolbermoorer Str. 72, 83043 Bad Aibling
ekoenig@schoen-kliniken.de

Koeppen, Susanne, Dr.
Universitätsklinik für Neurologie
Hufelandstr. 55, 45122 Essen
susanne.koeppen@uni-due.de

Kreth, Friedrich-Wilhelm, Prof. Dr.
Neurochirurgische Klinik und Poliklinik
Ludwig-Maximilians-Universität
Marchioninistr. 15, 81377 München
friedrich-wilhelm.kreth@med.uni-muenchen.de

Lahner, Harald. Dr.
Universitätsklinikum Essen
Zentrum für Innere Medizin
Klinik für Endokrinologie
Hufelandstr. 55, 45122 Essen
harald.lahner@uk-essen.de

Lehmann-Horn, Frank, Prof. Dr.
Institut für Angewandte Physiologie
Universität Ulm
Albert-Einstein-Allee 11, 89081 Ulm
frank.lehmann-horn@uni-ulm.de

Leypoldt, Frank, Dr.
Klinik und Poliklinik für Neurologie
Universitätsklinikum Hamburg-Eppendorf
Martinistr. 52, 20246 Hamburg
F.Leypoldt@uke.de

Limmroth, Volker, Prof. Dr.
Klinik für Neurologie und Palliativmedizin
Klinikum Köln-Merheim
Ostmerheimer Str. 200, 51109 Köln
LimmrothV@kliniken-koeln.de

Liuzzi, Gianpiero, Dr.
Klinik und Poliklinik für Neurologie
Universitätsklinikum Hamburg-Eppendorf
Martinistr. 52, 20246 Hamburg
g.liuzzi@uke.de

Lorenzl, Stefan, Prof. Dr.
Interdisziplinäres Zentrum für Palliativmedizin
Klinikum Großhadern
Ludwig-Maximilians-Universität München
Marchioninistr. 15, 81377 München
stefan.lorenzl@med.uni-muenchen.de

Ludolph, Abert C., Prof. Dr.
Neurologische Klinik
Universitätsklinikum Ulm
Oberer Eselsberg 45, 89075 Ulm
albert.ludolph@rku.de

Luft, Andreas, Prof. Dr.
UniversitätsSpital Zürich
Neurologische Klinik
Frauenklinikstr. 26, 8091 Zürich, Schweiz
andreas.luft@usz.ch

Magnus, Tim, PD Dr.
Klinik und Poliklinik für Neurologie
Universitätsklinikum Hamburg-Eppendorf
Martinistr. 52, 20246 Hamburg
t.magnus@uke.de

Mann, Karl F., Prof. Dr.
Zentralinstitut für Seelische Gesundheit
J 5, 68159 Mannheim
karl.mann@zi-mannheim.de

Maschke, Matthias, Prof. Dr.
Klinik für Neurologie und Neurophysiologie
Krankenhaus der Barmherzigen Brüder
Nordallee 1, 54292 Trier
M.Maschke@bk-trier.de

Meinck, Hans-Michael, Prof. Dr.
Neurologische Klinik
Universitätsklinikum Heidelberg
Im Neuenheimer Feld 400, 69120 Heidelberg
Hans-Michael.Meinck@med.uni-heidelberg.de

Melms, Arthur, Prof. Dr.
Medical Park Bad Rodach
Fachklinik für Neurologie und Orthopädie
Kurring 16, 96476 Bad Rodach
badrodach@medicalpark.de

Müller-Vahl, Kirsten, Prof. Dr.
Klinik für Psychiatrie, Sozialpsychiatrie und Psychotherapie
Zentrum für Seelische Gesundheit
Medizinische Hochschule Hannover
Carl-Neuberg-Str. 1, 30625 Hannover
mueller-vahl.kirsten@mh-hannover.de

Münchau, Alexander, Prof. Dr.
Universitätsklinikum Hamburg-Eppendorf
Klinik und Poliklinik für Neurologie
Martinistr. 52, 20246 Hamburg
muenchau@uke.uni-hamburg.de

Neher, Albert, Dr.
Asklepios Fachklinik München Gauting
Robert-Koch-Allee 2, 82131 Gauting
a.neher@asklepios.com

Nelles, Gereon, PD Dr.
Gemeinschaftspraxis für Neurologie am St. Elisabeth Krankenhaus Köln
Werthmannstr. 1c, 50935 Köln
gereon.nelles@uni-due.de

Noachtar, Soheyl, Prof. Dr.
Neurologische Klinik und Poliklinik der Ludwigs-Maximilians-Universität
Klinikum Großhadern
Marchioninistr. 15, 81377 München
Soheyl.Noachtar@med.uni-muenchen.de

Obermann, Mark, PD Dr.
Klinik für Neurologie und Schwindelzentrum
Universitätsklinikum Essen
Hufelandstr. 55, 45122 Essen
mark.obermann@uni-due.de

Opherk, Christian, PD Dr.
Neurologische Klinik & Institut für Schlaganfall- und Demenzforschung (ISD)
Klinikum Großhadern
Ludwig-Maximilians-Universität München
Marchioninistr. 15, 81377 München
Christian.Opherk@med.uni-muenchen.de

Ostgathe, Christoph, Prof. Dr. med.
Palliativmedizinische Abteilung in der Anästhesiologischen Klinik
Universitätsklinikum Erlangen
Krankenhausstraße 12, 91054 Erlangen
christoph.ostgathe@uk-erlangen.de

Peraud, Aurelia, PD Dr.
Neurochirurgische Klinik der Ludwig-Maximilians-Universität
Klinikum Großhadern
Marchioninistr. 15, 81377 München
aurelia.peraud@med.uni-muenchen.de

Peters, Nils, PD Dr.
Neurologische Klinik und Stroke Unit
Universitätsspital Basel
Petersgraben 4, CH-4031 Basel
NPeters@uhbs.ch

Pfefferkorn, Thomas, PD Dr.
Neurologische Klinik der Ludwig-Maximilians-Universität
Klinikum Großhadern
Marchioninistr. 15, 81377 München
thomas.pfefferkorn@med.uni-muenchen.de

Pfister, Hans-Walter, Prof. Dr.
Neurologische Klinik der Ludwig-Maximilians-Universität
Klinikum Großhadern
Marchioninistr. 15, 81377 München
Hans-Walter.Pfister@med.uni-muenchen.de

Platten, Michael, Prof. Dr.
Neurologische Klinik
Abteilung Neuroonkologie
Universitätsklinikum Heidelberg
Im Neuenheimer Feld 400, 69120 Heidelberg
Michael.Platten@med.uni-heidelberg.de

Pomper, Jörn, Dr.
Abteilung Kognitive Neurologie
Neurologische Klinik und Hertie Institut für Klinische Hirnforschung
Universität Tübingen
Hoppe-Seyler-Str. 3, 72076 Tübingen
Joern.pomper@uni-tuebingen.de

Prosiegel, Mario, Dr.
Abteilung für Neurologie und Neuropsychologie mit Zentrum für Schluckstörungen
m&i-Fachklinik Bad Heilbrunn
Wörnerweg 30, 83670 Bad Heilbrunn
mario.prosiegel@fachklinik-bad-heilbrunn.de

Raethjen, Jan, Prof. Dr.
Klinik für Neurologie
Universitätsklinikum Schleswig-Holstein, Campus Kiel
Schittenhelmstraße 10, 24105 Kiel
j.raethjen@neurologie.uni-kiel.de

Regelsberger, Jan, PD Dr.
Klinik und Poliklinik für Neurochirurgie
Universitätsklinikum Hamburg-Eppendorf
Martinistr. 52, 20246 Hamburg
j.regelsberger@uke.de

Rémi, Jan, Dr.
Neurologische Klinik der Ludwig-Maximilians-Universität
Klinikum Großhadern
Marchioninistr. 15, 81377 München
Jan.Remi@med.uni-muenchen.de

Rosenkranz, Michael, PD Dr.
Klinik und Poliklinik für Neurologie
Universitätsklinikum Hamburg-Eppendorf
Martinistr. 52, 20246 Hamburg
rosenkranz@uke.de

Rosenow, Felix, Prof. Dr.
Klinik und Poliklinik für Neurologie
Universitätsklinikum Gießen und Marburg GmbH
Baldingerstraße, 35043 Marburg
rosenow@med.uni-marburg.de

Roser, Florian, Prof. Dr.
Klinik für Neurochirurgie
Hoppe-Seyler-Str. 3, 72076 Tübingen
florian.roser@med.uni-tuebingen.de

Rüfenacht, Daniel A., Prof. Dr.
Neuroradiologie – Swiss Neuro Institute
Klinik Hirslanden
Witellikerstr. 40, 8032 Zürich, Schweiz
daniel.rufenacht@hirslanden.ch

Rupprecht, Tobias, Dr.
Amper Kliniken AG
Klinikum Dachau
Krankenhausstr. 15, 85221 Dachau
tobias.rupprecht@amperkliniken.de

Schäfers, Maria, PD Dr.
Universitätsklinikum Essen
Klinik für Neurologie und Schmerzzentrum
Hufelandstr. 55, 45122
maria.schaefers@uni-due.de

Schankin, Christoph, Dr.
Neurologische Klinik der Ludwig-Maximilians-Universität
Klinikum Großhadern
Marchioninistr. 15, 81377 München
christoph.schankin@med.uni-muenchen.de

Schipper, Jörg, Prof. Dr.
Hals-Nasen-Ohren-Klinik
Universitätsklinikum Düsseldorf
Moorenstr. 5, 40225 Düsseldorf
Joerg.Schipper@med.uni-duesseldorf.de

Schmidt-Graf, Friederike, PD Dr.
Neurologische Klinik der TU München
Klinikum rechts der Isar
Ismaningerstr. 22, 81675 München
f.schmidt@lrz.tu-muenchen.de

Schmutzhard, Erich, Prof. Dr.
Universitätsklinik für Neurologie – NICU
Medizinische Universität Innsbruck
Anichstr. 35, 6020 Innsbruck, Österreich
erich.schmutzhard@i-med.ac.at

Schneider-Gold, Christiane, PD Dr.
Neurologische Klinik
St. Josef-Hospital der Ruhr-Universität Bochum
Gudrunstr. 56, 44791 Bochum
Christiane.Schneider-Gold@ruhr-uni-bochum.de

Schöls, Ludger, Prof. Dr.
Sektion Klinische Neurogenetik
Neurologische Klinik und Hertie-Institut für Klinische Hirnforschung
Hoppe-Seyler-Str. 3, 72076 Tübingen
ludger.schoels@uni-tuebingen.de

Schorn, Christoph, Dr.
Universitätsklinik für Neurologie
Hufelandstr. 55, 45122 Essen
christoph.schorn@uni-due.de

Schulz, Jörg B., Prof. Dr.
Neurologische Klinik
Universitätsklinikum Aachen
Pauwelsstr. 30, 52074 Aachen
jschulz@ukaachen.de

Schürks, Markus, MD, MSc
Division of Preventive Medicine
Brigham and Women's Hospital
900 Commonwealth Avenue East, 3rd fl
Boston, MA 02215-1204, USA
mschuerks@rics.bwh.harvard.edu

Schoser, Benedikt, Prof. Dr.
Friedrich-Baur-Institut
Neurologische Klinik
Klinikum der Universität München – Innenstadt
Ziemssenstr. 1a, 80336 München
bschoser@med.uni-muenchen.de

Sommer, Claudia, Prof. Dr.
Neurologische Klinik
Universitätsklinikum Würzburg
Josef-Schneider-Str. 11, 97080 Würzburg
sommer@uni-wuerzburg.de

Stapf, Christian, Univ.-Prof. Dr.
Université Paris VII – Denis Diderot
Hôpital Lariboisière – APHP
Neurologie
2, Rue Ambroise Paré
75475 Paris cedex 10, Frankreich
christian.stapf@lrb.aphp.fr

Stief, Christian, Prof. Dr.
Urologische Klinik der Ludwig-Maximilians-Universität
Klinikum Großhadern
Marchioninistr. 15, 81377 München
christian.stief@med.uni-muenchen.de

Straube, Andreas, Prof. Dr.
Neurologische Klinik der Ludwig-Maximilians-Universität
Klinikum Großhadern
Marchioninistr. 15, 81377 München
andreas.straube@med.uni-muenchen.de

Straumann, Dominik, Prof. Dr.
Neurologische Klinik
Universitätskrankenhaus Zürich
Frauenklinikstr. 26, 8091 Zürich, Schweiz
dominik@neurol.uzh.ch

Strupp, Michael, Prof. Dr.
Neurologische Klinik der Ludwig-Maximilians-Universität
Klinikum Großhadern
Marchioninistr. 15, 81377 München
Michael.Strupp@med.uni-muenchen.de

Sure, Ulrich, Prof. Dr.
Universitätsklinik für Neurochirurgie
Hufelandstrasse 55, 45147 Essen
Ulrich.Sure@uk-essen.de

Thier, Hans-Peter, Prof. Dr.
Abteilung Kognitive Neurologie
Hertie-Institut für Klinische Hirnforschung
Eberhard-Karls-Universität Tübingen
Hoppe-Seyler-Str. 3, 72076 Tübingen
thier@uni-tuebingen.de

Thomalla, Götz, Dr.
Klinik und Poliklinik für Neurologie
Universitätsklinikum Hamburg-Eppendorf
Martinistr. 52, 20246 Hamburg
thomalla@uke.uni-hamburg.de

Timmann, Dagmar, Prof. Dr.
Universitätsklinik für Neurologie
Hufelandstr. 55, 45147 Essen
dagmar.timmann-braun@uni-duisburg-essen.de

Tonn, Jörg-Christian, Prof. Dr.
Neurochirurgische Klinik der
Ludwig-Maximilians-Universität
Klinikum Großhadern
Marchioninistr. 15, 81377 München
joerg.christian.tonn@med.uni-muenchen.de

Topka, Helge, Prof. Dr.
Klinik für Neurologie,
Klinische Neurophysiologie und Stroke Unit
Klinikum Bogenhausen
Städtisches Klinikum München GmbH
Englschalkinger Str. 77, 81925 München
topka@extern.lrz-muenchen.de

Tronnier, Volker, Prof. Dr.
Neurochirurgische Klinik
Universitätsklinikum Lübeck
Ratzeburger Allee 160, 23538 Lübeck
volker.tronnier@neurochirurgie.uni-luebeck.de

Uerschels, Anne-Kathrin, Dr.
Universitätsklinikum Essen
Klinik für Neurochirurgie
Hufelandstr. 55, 45147 Essen
ann-kathrin.uerschels@uk-essen.de

Voltz, Raymond, Prof. Dr.
Zentrum für Palliativmedizin
Klinikum der Universität zu Köln
Kerpener-Str. 62, 50924 Köln
raymond.voltz@uk-koeln.de

Walter, Maggie C., Prof. Dr., M.A.
Friedrich-Baur-Institut, Neurologische Klinik
und Poliklinik
Labor für Molekulare Myologie
Ludwig-Maximilians-Universität München
Ziemssenstr. 1, 80336 München
Maggie.Walter@med.uni-muenchen.de

Wanke, Isabel, Prof. Dr.
Neuroradiologie – Swiss Neuro Institute
Klinik Hirslanden
Witellikerstr. 40, 8032 Zürich, Schweiz
isabel.wanke@hirslanden.ch
und
Institut für Diagnostische und Interventionelle
Radiologie und Neuroradiologie
Universitätsklinikum Essen
Hufelandstr. 55, 45122 Essen

Weber, Ralph, Dr.
Universitätsklinik für Neurologie
Hufelandstr. 55, 45122 Essen
Ralph.Weber@uk-essen.de

Wehling, Martin, Prof. Dr.
Institut für Experimentelle und Klinische
Pharmakologie und Toxikologie
Klinikum Mannheim
Maybachstr. 14, 68169 Mannheim
martin.wehling@medma.uni-heidelberg.de

Weimar, Christian, Prof. Dr.
Universitätsklinik für Neurologie
Hufelandstr. 55, 45122 Essen
Christian.Weimar@uk-essen.de

Weller, Michael, Prof. Dr.
UniversitätsSpital Zürich
Neurologische Klinik
Frauenklinikstr. 26, 8091 Zürich, Schweiz
michael.weller@usz.ch

Wenning, Gregor K., Prof. Dr.
Abteilung für Neurobiologie – INBU
Medizinische Universität Innsbruck
Anichstr. 35, 6020 Innsbruck, Österreich
gregor.wenning@i-med.ac.at

Westphal, Manfred, Prof. Dr.
Klinik und Poliklinik für Neurochirurgie
Universitätsklinikum Hamburg-Eppendorf
Martinistr. 52, 20246 Hamburg
westphal@uke.uni-hamburg.de

Wick, Wolfgang, Prof. Dr.
Abteilung Neuroonkologie und Nationales
Tumorzentrum
Universitätsklinikum Heidelberg
Im Neuenheimer Feld 400, 69120 Heidelberg
Wolfgang.Wick@med.uni-heidelberg.de

Wiendl, Heinz, Univ.-Prof. Dr.
Klinik und Poliklinik für Neurologie
Abteilung für Entzündliche Erkrankungen des
Nervensystems und Neuroonkologie
Universitätsklinikum Münster
Albert-Schweitzer-Campus 1, Gebäude A10,
48149 Münster
heinz.wiendl@ukmuenster.de

Winkelmann, Juliane, Prof. Dr.
Klinik für Neurologie & Institut für Humangenetik
Klinikum rechts der Isar
Technische Universität München (TUM)
Ismaninger Str. 22, 81675 München
winkelmann@lrz.tu-muenchen.de

Winkler, Frank, Prof. Dr.
Abteilung Neuroonkologie
Neurologische Klinik und Nationales Tumorzentrum
Universitätsklinik Heidelberg
Im Neuenheimer Feld 400, 69120 Heidelberg
frank.winkler@med.uni-heidelberg.de

Witt, Thomas Nikolaus, Prof. Dr.
Neurochirurgische Klinik und Poliklinik der Ludwig-Maximilians-Universität
Klinikum Großhadern
Marchioninistr. 15, 81377 München
Thomas.Witt@med.uni-muenchen.de

Zihl, Josef, Prof. Dr.
Max-Planck-Institut für Psychiatrie
AG Neuropsychologie
Kraepelinstr. 10, 80802 München
zihl@mpipsykl.mpg.de

Zwergal, Andreas, Dr.
Neurologische Klinik der Ludwig-Maximilians-Universität
Klinikum Großhadern
Marchioninistr. 15, 81377 München
andreas.zwergal@med.uni-muenchen.de

Vorwort zur 6. Auflage

Dank der zahlreichen Leser, die dieses Buch regelmäßig in Klinik und Praxis nutzen, freuen wir uns, 25 Jahre nach Erscheinen der Erstauflage die komplett neu bearbeitete 6. Auflage vorlegen zu können. Zwei Änderungen scheinen uns wesentlich: Zum einen, Professor Johannes Dichgans, Tübingen, einer der drei Gründungsherausgeber, hat nach seiner Emeritierung die Aufgaben als Herausgeber an Professor Christian Gerloff, Hamburg, übergeben. Johannes Dichgans hat das Strukturkonzept und die Kapitelgliederung entscheidend mitgestaltet. Als Vertreter der in dieser Zeit seltener werdenden Spezies eines »Generalisten« der Neurologie hat er durch sein sorgfältiges Lesen jedes Kapitels, mit seiner Kritik, seinen Fragen und Anregungen die Qualität der konkreten Aussagen zu Klinik, Verlauf, therapeutischen Prinzipien, pragmatischer Therapie und »unsicher/obsolet« verbessert. Christian Gerloff aus der Tübinger Schule führt diese Tradition des Herausgebers als kritischer Leser und Gutachter mit konstruktiven Verbesserungsvorschlägen fort. Wir danken den Autoren, alle Experten für ihr Gebiet, dass sie bereit waren, wenn sinnvoll, Erweiterungen und Revisionen ihrer Kapitel vorzunehmen. Unser Dank gilt auch den Autoren der letzten Auflage, die dieses Mal nicht mehr mit dabei sind.
Die zweite Änderung ist die überfällige Einführung des Buches als Online-Datenbank auf HTML-Basis. Dies erlaubt den Nutzern mithilfe »intelligenter« Suchfunktionen schnelle gezielte Nachfragen über Registrierbegriffe und Verweise zu Tabellen, Abbildungen, Kapiteln und Literatur. Der Inhalt der Datenbank soll kontinuierlich aktualisiert werden.

Mehrere neue Kapitel wurden aufgenommen, so z. B. kraniomandibuläre Dysfunktion, Apraxie, transiente globale Amnesie, Antikörper-assoziierte autoimmune Enzephalopathie, mitochondriale Erkrankungen, Hypophysentumore sowie ethische und rechtliche Aspekte in der Neurologie. Viele andere Kapitel wurden komplett neu geschrieben, nicht nur aktualisiert, oder bekamen eine neue thematische Ausrichtung des Schwerpunkts wie z. B. Neglekt und andere räumliche Orientierungsstörungen, Tropenkrankheiten (inklusive Parasitosen) oder seltene dysautonome Störungen. Die Zuordnung einzelner Kapitel zu Themenblöcken wurde, wo sinnvoll, verändert.

Unser besonderer Dank gilt den Autoren aus vielen Kliniken und Instituten, Dr. Julia Hoppe und Dr. Mathias Gelderblom für die Erstellung des Sachwortregisters, Katie Ogston für die sorgfältige Organisation der 6. Auflage vor Ort und Dr. Ruprecht Poensgen und Frau Kühnle Zerpa vom W. Kohlhammer Verlag für die hilfreiche und kompetente Betreuung.

München, Essen, Hamburg, im August 2012

Thomas Brandt | Hans Christoph Diener | Christian Gerloff

Vorwort zur 3. Auflage

Die 2. Auflage 1993 war Ausgang für ein ebenso umfangreiches englischsprachiges Therapiebuch »Neurological Disorders: Course and Treatment«, Th. Brandt, L. R. Caplan, J. Dichgans, H. C. Diener, C. Kennard (Eds.), Academic Press, San Diego, 1996. Diese 3., komplett überarbeitete deutsche Auflage enthält eine Fülle von neuen Anregungen und Erkenntnissen, die wir aus dem Diskurs mit unseren amerikanischen und englischen Kollegen gewonnen haben. Sie erscheint 10 Jahre nach der ersten mit einer etwas veränderten Gliederung der 97 Einzelkapitel und vielen neuen Autoren. Als neue Kapitel wurden aufgenommen: Neurosarkoidose, Creutzfeldt-Jakob-Erkrankung, Delir, palliative Therapie und Prinzipien motorischer Rehabilitation.

Das einheitliche Konzept der Kapitelgliederung in Klinik, Verlauf, therapeutisches Prinzip, pragmatische Therapie, unsicher/obsolet wird weitergeführt mit möglichst konkreten Therapieempfehlungen und Alternativen. Wo beurteilbar, wird die wissenschaftliche Evidenz der Wirksamkeit der Therapie im Abschnitt »Therapeutische Prinzipien« mit * markiert.

*** Ergebnisse randomisierter, prospektiver Therapiestudien mit ausreichender Fallzahl, um eine Beeinflussung der klinischen Endpunkte valide erfassen zu können.

** Ergebnisse nicht randomisierter Fallkontrollstudien oder großer retrospektiver Studien.

* Nicht randomisierte Kohortenstudien mit historischen Kontrollen oder anekdotische Fallberichte.

Im Abschnitt »Pragmatische Therapie« wird – noch nicht ganz durchgängig – die Qualität der Therapieempfehlung mit Buchstaben graduiert:

A Therapieempfehlung stützt sich auf mehr als eine prospektive randomisierte, placebokontrollierte Studie oder eine Metaanalyse

B Therapieempfehlung stützt sich auf mindestens eine randomisierte, prospektive Therapiestudie mit einer ausreichenden Patientenzahl

C Rein empirische Therapieempfehlung ohne sicheren wissenschaftlichen Beweis.

Wir sind unseren Fachkollegen dankbar für die gute Akzeptanz und Beurteilung der bisherigen Auflagen und freuen uns auch weiterhin über konstruktive Kritik. Der besondere Dank gilt wieder den Mitarbeitern unserer Kliniken und Herrn Dr. Heinz Beyer vom Kohlhammer-Verlag.

München, Tübingen, Essen, im Frühjahr 1998

Th. Brandt J. Dichgans H. C. Diener

Vorwort zur 1. Auflage

Die Erarbeitung der richtigen neurologischen Diagnose stellt einerseits dem Arzt eine Herausforderung von hohem intellektuellen Reiz, bedeutet andererseits für den Patienten stets die bange Frage nach Verlauf und Heilbarkeit. Erst die wirkungsvolle Behandlung von Krankheiten oder Symptomen rechtfertigt unser heutiges aufwendiges Gesundheitswesen und befriedigt im täglichen Bemühen. Hieß es noch vor 20 Jahren, die Neurologie sei eine Wissenschaft von interessanten, aber häufig unbehandelbaren Erkrankungen – übte damals noch die »Ästhetik der Diagnostik« die besondere Faszination aus –, so hat sich dies erfreulicherweise grundlegend geändert. Es wird immer reizvoller, die Therapie als eigentliche ärztliche Aufgabe in den Mittelpunkt zu stellen, und die therapeutische Leistungsfähigkeit entspricht in der Neurologie heute der Inneren Medizin. Als Beispiele sollen die Behandlung von Epilepsie, Meningitis, Morbus Parkinson, Kopfschmerz oder auch die als bestes Modell der Autoimmunkrankheiten erforschte Myasthenia gravis dienen.
Jedoch, wer wie wir als Neurologen über Jahre bei den häufig seltenen Krankheitsbildern unseres Faches nach einer bewertenden Zusammenstellung der therapeutischen Erfahrungen im internationalen Schrifttum gesucht hat, die Qual des meist unkontrollierten Behandelns nach örtlicher Tradition auf meist schmaler, subjektiver Erfahrungsbasis durchlitten hat, wird verstehen, warum zwei sich neu orientierende Kliniken es unternehmen, das zur Behandlung neurologischer Erkrankungen Bekannte wertend zusammenzutragen. Wir haben es darüber hinaus vorgezogen, dies mit unseren eigenen Mitarbeitern zu tun und nicht auf die jeweils Erfahrensten im Lande als Autoren zurückzugreifen, sondern uns mit ihren Publikationen zu begnügen. Wir glaubten, so in der Diskussion vorort für den Leser einen einheitlichen Stil der Problemanalyse zu finden und in der redaktionellen Beratung mehr Wirkung zu haben. Dies geschah nicht, ohne die wenigen heute gängigen Werke in deutscher (Flügel, Jörg) oder englischer Sprache (Johnson, Rosenberg, Samuels, Wiederholdt) zu Rate zu ziehen.
Die Ordnung des Buches in Form von Großkapiteln problemverwandter Krankheitsbilder und Symptome, vor allem aber die möglichst einheitliche Gliederung der Einzeldarstellungen von Krankheiten soll je nach Bedarf unterschiedliche Lesarten erleichtern. Die Kapitel gliedern sich in:

- Klinik: jedes Kapitel beginnt mit der Definition der Erkrankung, ihrer wichtigsten klinischen und diagnostischen Merkmale, da nur so Notwendigkeit und Art ärztlichen Eingreifens sinnvoll geplant werden können.

- Verlauf: besonderer Wert wurde auf die Darstellung des Spontanverlaufs gelegt, da sich an ihm jede Therapie zu messen hat.

- Therapeutische Prinzipien: soweit möglich, wurde der Pathomechanismus mit den sich daraus ergebenden therapeutischen Prinzipien unter Besprechung der heute wichtigsten Therapiestudien diskutiert.

- Pragmatische Therapie: der eilige Leser kann sich, wie wir hoffen, rasch im Abschnitt pragmatische Therapie nach Art eines »Nachschlagewerkes« orientieren. Wir hielten es für sinnvoll, nicht nur die generischen Bezeichnungen anzugeben, sondern ein bis zwei Beispiele derjenigen Präparate, mit denen wir jeweils die größte Erfahrung haben. Dies schließt natürlich gleiche Qualifikation entsprechender Substanzen anderer Hersteller nicht aus.

- Unwirksam, obsolet, wo möglich, insbesondere wenn duch Studien belegt, haben wir auf die Wirkungslosigkeit von Behandlungsversuchen in Stichworten hingewiesen, ohne hier eine Vollständigkeit der umfassenden Literatur anzustreben.

Wir haben uns bemüht, ein möglichst konkretes Therapiebuch der Neurologie zusammenzustellen und unterschiedliche Methoden für den Arzt in Klinik und Praxis beratend zu werten. Der Respekt vor diesem Projekt hat sich bei der Arbeit nicht vermindert. Wir sind uns vielmehr der Unsicherheit und der Unvollständigkeit z. B. im Grenzbereich zur Neurochirurgie, Kinderneurologie und Psychiatrie bewusst, vor allem aber der Kurzlebigkeit heute noch gültiger Vorstellungen. Die Herausgeber sind daher kritischen Lesern für Anregungen dankbar, um Schwächen und Irrtümer in späteren Auflagen ausgleichen zu können.

Unser besonderer Dank gilt den Mitarbeitern unserer Kliniken, die mit Sorgfalt die ihnen aufgetragenen Kapitel bearbeitet haben und der herausfordernden Kritik bei der redaktionellen Bearbeitung gelegentlich besser wissend standgehalten haben. Dank auch Frau Dr. V. Schrader für die Erstellung des Registers und den Sekretärinnen beider Kliniken, die über 2 Jahre dieser Zusatzbelastung standhielten und auch dem Kohlhammer-Verlag, der uns die Herstellung des Buches in guter Kooperation mit den Herren Dr. Harlich Kübler und Dr. Heinz Beyer ermöglichte.

München, Tübingen, im Juli 1987

Th. Brandt J. Dichgans H. C. Diener

Radikuläre sensible Innervation (links von ventral, rechts von dorsal)

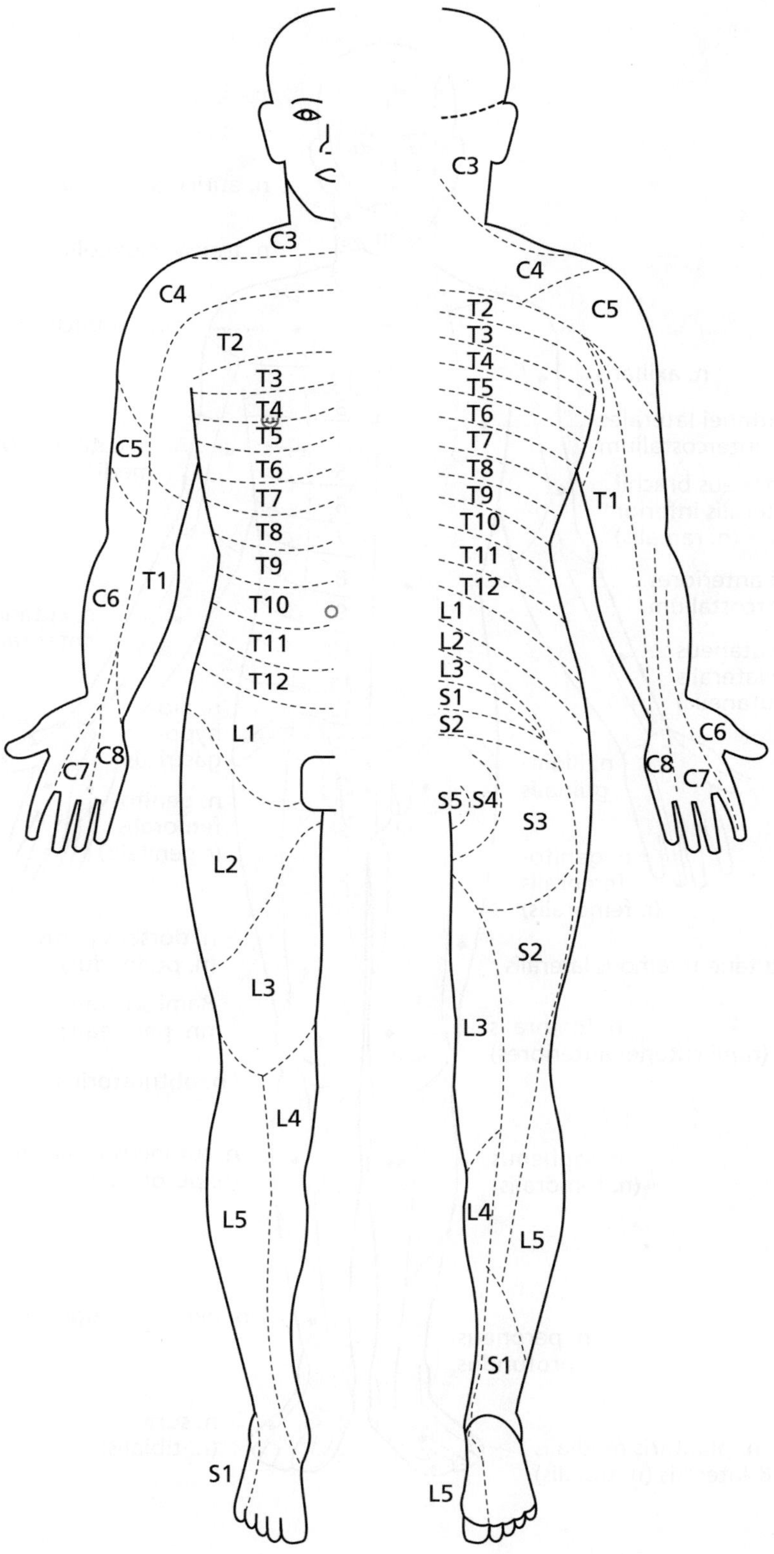

Versorgungsgebiete sensibler Nerven (Ansicht von ventral)

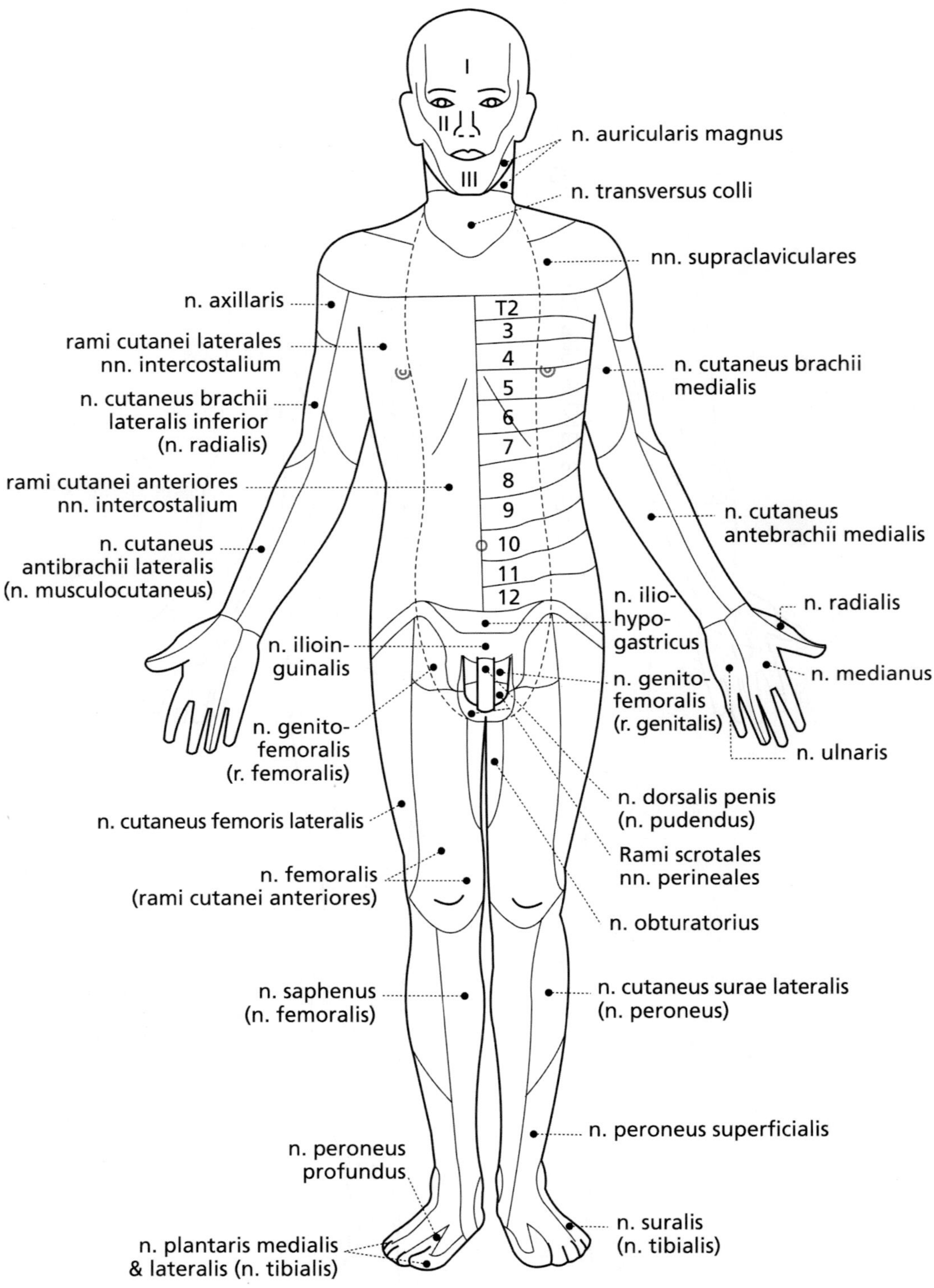

Versorgungsgebiete sensibler Nerven (Ansicht von dorsal)

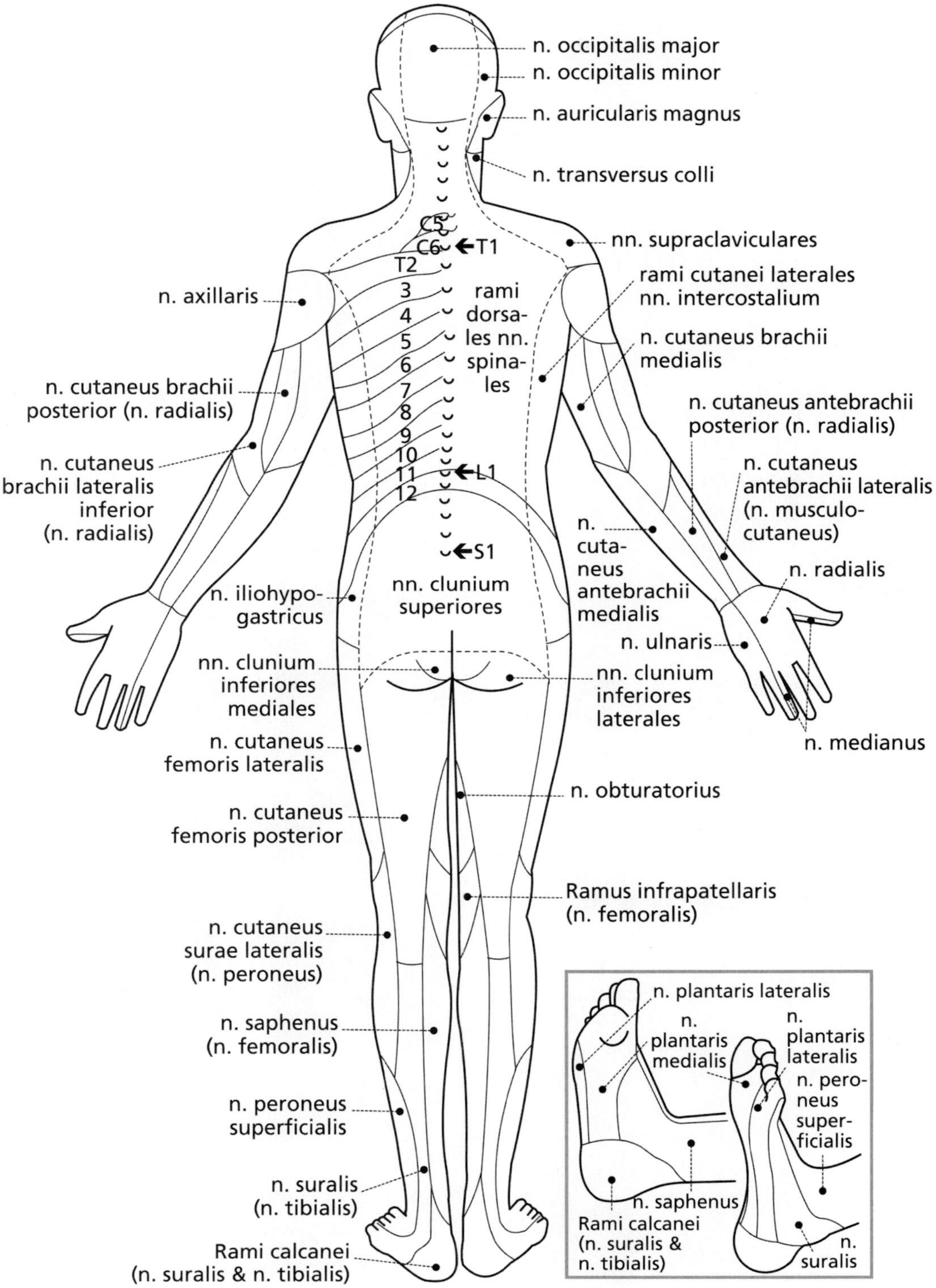

Inhaltsverzeichnis

A Schmerz

1 Migräne ... 3
von H. C. Diener und V. Limmroth

2 Clusterkopfschmerz, trigemino-autonome und andere primäre Kopfschmerzerkrankungen ... 16
von S. Förderreuther und M. Schürks

3 Spannungskopfschmerz und andere chronische Kopfschmerzen ... 29
von V. Limmroth und H. C. Diener

4 Kopfschmerz, zurückzuführen auf eine Substanz oder deren Entzug ... 40
von Z. Katsarava und H. C. Diener

5 Kopf- und Gesichtsneuralgien: Trigeminusneuralgie und Glossopharyngeusneuralgie ... 45
von C. Gaul und H. C. Diener

6 Anhaltender idiopathischer Gesichtsschmerz ... 58
von C. Gaul, M. Dieterich und D. Ettlin

7 Myoarthropathie des Kausystems (Craniomandibuläre Dysfunktion) ... 65
von D. Ettlin und C. Gaul

8 Postpunktionelles und spontanes Liquorunterdruck-Syndrom ... 69
von M. Strupp, M. Dieterich und C. F. Schorn

9 Pseudotumor cerebri (PTC) ... 77
von C. Gerloff

10 Zervikogener Kopfschmerz ... 85
von C. Schankin und H. C. Diener

11 Posttraumatischer Kopfschmerz ... 92
von M. Obermann und H. C. Diener

12 Akuter und chronischer Schmerz ... 97
von U. Bingel, T. Hagenacker und M. Schäfers

B Hirnnerven und Hirnstamm

1 Riech- und Schmeckstörungen ... 113
von A. Hähner und T. Hummel

2 Optikusläsionen ... 124
von T. Haarmeier

3 Augenbewegungsstörungen ... 135
von A. Straube und D. Straumann

4 Idiopathische Fazialisparese ... 146
von O. Kastrup und K. Hüfner

5 Schwindel ... 152
von M. Strupp und Th. Brandt

6 Tinnitus ... 174
von J. Schipper

7 Singultus/Schluckauf ... 178
von M. Fetter und M. Gerwig

C Epilepsien und Synkopen

1 Epilepsien und ihre medikamentöse Behandlung ... 185
von B. Feddersen und S. Noachtar

2 Chirurgische Behandlung der Epilepsien ... 210
von S. Noachtar, F. Rosenow und A. Peraud

3 Synkopen und orthostatische Intoleranz ... 222
von M. Rosenkranz und S. Koeppen

D Kognitive und Verhaltensstörungen

1 Aphasie ... 239
von H. Ackermann und G. Liuzzi

2 Sprech- und Stimmstörungen (Dysarthrophonien) ... 248
von H. Ackermann

3 Schluckstörungen (Dysphagien) ... 252
von M. Prosiegel

4 Neglekt und andere räumliche Orientierungsstörungen ... 257
von H.-O. Karnath und J. Zihl

5 Apraxie ... 265
von G. Goldenberg

6 Rehabilitation zerebraler Sehstörungen ... 270
von P. Thier und J. K. Pomper

7 Transiente globale Amnesie ... 275
von D. M. Hermann und M. Rosenkranz

8 Demenz ... 279
von A. Danek, D. Berg, M. Heneka und C. Weimar

9 Metabolische und toxische Enzephalopathien ... 297
von J. B. Schulz

10 Vitaminstoffwechselstörungen ... 315
von M. Dieterich und S. Lorenzl

11 Schlafstörungen ... 329
von J. Rémi, D. M. Hermann, F. C. Hummel und S. Noachtar

E Zerebrovaskuläre Erkrankungen

1 Zerebrale Ischämie ... 349
von C. Gerloff, H. C. Diener, C. Weimar und W. Hacke

2 Primäre und sekundäre Prävention der zerebralen Ischämie ... 371
von H. C. Diener, R. Weber und M. Dichgans

3 Vaskulitiden des ZNS ... 392
von M. Dichgans und T. Magnus

4 Riesenzellarteriitis und Polymyalgia rheumatica ... 416
von T. Magnus und F. Leypoldt

5 Spinale Durchblutungsstörungen ... 423
von A. R. Luft und G. F. Hamann

6 Intrazerebrale Blutungen ... 434
von C. Weimar, U. Sure und G. Thomalla

7 Subarachnoidalblutung (SAB) ... 447
von M. Forsting, J. C. Tonn und T. Pfefferkorn

8 Sinus- und Hirnvenenthrombose ... 457
von T. Pfefferkorn und J. Fiehler

9 Therapie zerebraler vaskulärer Malformationen ... 468
von I. Wanke, M. Forsting und C. Stapf

10 Bildgebende Diagnostik und Therapie spinaler, vaskulärer Malformationen ... 474
von I. Wanke, M. Westphal und D. A. Rüfenacht

11 Leukodystrophien ... 484
von Ch. Opherk und N. Peters

F Infektions- und Entzündungskrankheiten

1 Bakterielle Infektionen ... 495
von H.-W. Pfister, M. Klein und R. Beer

2 Intrakranielle und spinale Abszesse ... 511
von M. Klein, F.-W. Kreth und H.-W.Pfister

3 Tuberkulöse Meningitis ... 523
von M. Klein, A. Neher und H.-W. Pfister

4 Neurosarkoidose ... 531
von M. A. Friese

5 Neurosyphilis ... 539
von M. Maschke

6 Andere Spirochäteninfektionen ... 545
von H.-W. Pfister und V. Fingerle

7 Tropenkrankheiten (inkl. Parasitosen) ... 556
von M. Platten und E. Schmutzhard

8 Virale Entzündungen des ZNS ... 570
von M. Maschke

9 Pilzinfektionen des ZNS ... 589
von M. Platten

10 HIV-Infektion und AIDS: neurologische Manifestationen ... 598
von G. Arendt und M. Maschke

11 Multiple Sklerose und andere demyelinisierende Erkrankungen ... 625
von H. Wiendl, M. A. Friese, V. Limmroth und R. Hohlfeld

12 Antikörper-assoziierte autoimmune Enzephalopathien ... 697
von M. A. Friese und T. Magnus

13 Prion-Erkrankungen ... 705
von C. P. Beier und J. B. Schulz

G Intensivneurologie

1 Neurologische Intensivmedizin ... 713
von A. Bender, O. Kastrup und H.-W. Pfister

2 Hirndruck und akuter Hydrozephalus ... 738
von A. Bender, T. Rupprecht und J. Regelsberger

3 Schädel-Hirn-Trauma ... 753
von A. Kampfl, R. Beer und E. Schmutzhard

4 Maligne Hyperthermie und neuroleptisches malignes Syndrom ... 767
von O. Kastrup

5 Akute Intoxikationen ... 773
von F. Schmidt-Graf und M. Wehling

6 Alkoholfolgekrankheiten ... 785
von K. Jahn, M. Maschke und K. F. Mann

7 Hirntod und postmortale Organspende ... 805
von S. Förderreuther und S. A. Brandt

H Neoplasien und Missbildungen

1 Primäre intrakranielle und spinale Tumoren ... 813
von W. Wick, J. C. Tonn und M. Weller

2 Primäre ZNS-Lymphome und ZNS-Manifestationen bei systemischen Lymphomen ... 848
von M. Glas, T. Birnbaum und U. Herrlinger

3 Hirnmetastasen ... 862
von W. Wick, F. Winkler, M. Westphal und M. Weller

4 Meningeosis neoplastica ... 878
von W. Wick und M. Weller

5 Paraneoplastische Syndrome ... 887
von R. Voltz und F. Leypoldt

6 Syringomyelie und Syringobulbie ... 901
von F. Roser und M. Tatagiba

7 Neurokutane Syndrome ... 907
von F. Roser und M. Tatagiba

8 Zerebrale Missbildungen ... 918
von F. C. Hummel und F. Heinen

9 Hypophysentumore ... 935
von J. Flitsch und H. Lahner

I Bewegungsstörungen

1 Parkinson-Syndrome ... 943
von J. B. Schulz und T. Gasser

2 Atypische Parkinson-Syndrome ... 989
von A. Münchau und G. K. Wenning

3 Elektrische Hirnstimulation bei Bewegungsstörungen ... 1006
von K. Bötzel und V. Tronnier

4 Normaldruckhydrozephalus ... 1015
von K. Jahn und A. Zwergal

5 Dystonien und Dyskinesien ... 1024
von L. Schöls und F. Asmus

6 Erbliche und nicht erbliche Ataxien ... 1050
von Th. Klockgether und D. Timmann

7 Chorea ... 1063
von A. Münchau und A. Danek

8 Morbus Wilson ... 1072
von W. Hermann

9 Die Amyotrophe Lateralsklerose und andere Motoneuronerkrankungen ... 1080
von A. C. Ludolph und J. Anneser

10 Restless-Legs-Syndrom (RLS) ... 1091
von J. Winkelmann und C. Gerloff

11 Myoklonien ... 1101
von H. Topka und F. Asmus

12 Tremor ... 1115
von J. Raethjen und G. Deuschl

13 Syndrome der akuten und chronischen Rückenmarkschädigung ... 1125
von V. Dietz

14 Syndrom der spastischen Parese und Spastische Spinalparalysen ... 1139
von V. Dietz und L. Schöls

15 Spinale Engesyndrome ... 1149
von M. Obermann und Th. Gasser

16 Ungewöhnliche Formen zentraler motorischer Hyperaktivität: Spasmen, Startle- und Stiff-man-Syndrom ... 1164
von H.-M. Meinck

17 Tics und Gilles de la Tourette-Syndrom ... 1169
von K. R. Müller-Vahl, L. Schöls und A. Münchau

18 Motorische Rehabilitation ... 1176
von F. C. Hummel, A. R. Luft und S. Hesse

19 Neurologische Rehabilitation – Organisation, gesetzliche und vertragliche Rahmenbedingungen ... 1192
von E. Koenig und G. Nelles

J Muskulatur und peripheres Nervensystem

1 Immunvermittelte und erregerassoziierte Neuropathien ... 1205
von C. Sommer und S. Koeppen

2 Polyneuropathien ... 1240
von V. Limmroth und T. Bäumer

3 Radikuläre Syndrome ... 1258
von T. Magnus, T. N. Witt, C. Bischoff und H. C. Diener

4 Nervenkompressions- und Kompartment-Syndrome ... 1271
von O. Kastrup, A.-K. Uerschels und U. Sure

5 Nervenverletzungen ... 1291
von O. Kastrup, A.-K. Uerschels und U. Sure

6 Nerven- und Plexusläsionen nach Strahlentherapie ... 1298
von O. Kastrup und V. Ghilescu

7 Myasthenia gravis und myasthene Syndrome ... 1302
von C. Schneider-Gold, A. Melms, H. Wiendl und R. Hohlfeld

8 Myositiden ... 1326
von M. C. Walter und B. Schoser

9 Muskeldystrophien und andere hereditäre Myopathien ... 1347
von M. C. Walter und Th. Klopstock

10 Metabolische, endokrine und medikamenteninduzierte Myopathien ... 1376
von Th. Klopstock und B. Schoser

11 Mitochondriale Erkrankungen ... 1389
von Th. Klopstock

12 Myotone Dystrophien, Myotonien und periodische Lähmungen ... 1401
von B. Schoser und F. Lehmann-Horn

13 Myalgien und Krampi ... 1411
von H. Topka und B. Schoser

K Endokrines und vegetatives Nervensystem

1 Neuroendokrine Störungen ... 1421
von O. Kastrup und H. Lahner

2 Seltene dysautonome Syndrome ... 1437
von J. Hoppe und M. Rosenkranz

3 Neurogene Störungen von Blasen-, Darm- und Sexualfunktion ... 1448
von C. Gratzke, C. G. Stief und W. Jost

L Palliativmedizin, Ethik und Recht in der Neurologie

1 Palliativmedizin in der Neurologie ... 1471
von S. Lorenzl, C. Ostgathe und R. Voltz

2 Ethische und rechtliche Aspekte der Neurologie ... 1479
von R. Jox und M. Frings

M Therapieinduzierte Nebenwirkungen in der Neurologie

1 Nebenwirkungen medikamentöser Therapie in der Neurologie ... 1487
von O. Kastrup, D. M. Hermann und H. C. Diener

N Molekulargenetische Diagnostik und Gentherapie

1 Molekulargenetische Diagnostik und Gentherapie ... 1507
von T. Gasser

Register der Medikamente, Substanzen und Substanzgruppen ... 1527

Sachwortregister ... 1533

A Schmerz

1 Migräne 3
von H. C. Diener und V. Limmroth

2 Clusterkopfschmerz, trigemino-autonome und andere primäre Kopfschmerzerkrankungen 16
von S. Förderreuther und M. Schürks

3 Spannungskopfschmerz und andere chronische Kopfschmerzen 29
von V. Limmroth und H. C. Diener

4 Kopfschmerz, zurückzuführen auf eine Substanz oder deren Entzug 40
von Z. Katsarava und H. C. Diener

5 Kopf- und Gesichtsneuralgien: Trigeminusneuralgie und Glossopharyngeusneuralgie 45
von C. Gaul und H. C. Diener

6 Anhaltender idiopathischer Gesichtsschmerz 58
von C. Gaul, M. Dieterich und D. Ettlin

7 Myoarthropathie des Kausystems (Craniomandibuläre Dysfunktion) 65
von D. Ettlin und C. Gaul

8 Postpunktionelles und spontanes Liquorunterdruck-Syndrom 69
von M. Strupp, M. Dieterich und C. F. Schorn

9 Pseudotumor cerebri (PTC) 77
von C. Gerloff

10 Zervikogener Kopfschmerz 85
von C. Schankin und H. C. Diener

11 Posttraumatischer Kopfschmerz 92
von M. Obermann und H. C. Diener

12 Akuter und chronischer Schmerz 97
von U. Bingel, T. Hagenacker und M. Schäfers

A 1 Migräne

von H. C. Diener und V. Limmroth

A 1.1 Klinik

Nach den Kriterien der Internationalen Kopfschmerz-Gesellschaft (Olesen et al. 2004) ist die Migräne eine Erkrankung mit periodisch auftretenden Attacken von Kopfschmerzen, die typischerweise mit autonomen Begleiterscheinungen einhergehen. Zirka 15 % der Patienten leiden ferner kurz vor dem Auftreten der Kopfschmerzen unter Symptomen einer Aura. Mit einer Prävalenz von 12–14 % in der weiblichen und 7–8 % in der männlichen Bevölkerung ist die Migräne eine der häufigsten neurologischen Erkrankungen.

A 1.1.1 Migräne ohne Aura

Bei der Migräne ohne Aura kommt es in Attacken – mit einer Dauer von vier bis 72 Stunden – zu Kopfschmerzen. Bei zwei Drittel aller Patienten ist der Schmerz einseitig, bei den übrigen ist er bilateral repräsentiert. Während einer Migräneattacke kann der Schmerz die Seite wechseln, auch zwischen den Attacken wechselt häufig die Seite des Kopfschmerzes. Der Charakter der Kopfschmerzen wird initial als dumpf, dann als pulsierend, pochend, von mittlerer bis hoher Intensität angegeben und durch körperliche Aktivität weiter verstärkt. Typische autonome Begleiterscheinungen sind Appetitlosigkeit, Übelkeit, Erbrechen, Licht-, Lärm-, Geruchs- und Bewegungsüberempfindlichkeit. Um die Diagnose einer Migräne zu stellen, sind mindestens fünf Attacken der beschriebenen Art notwendig.

A 1.1.2 Migräne mit Aura und andere Formen der Migräne

Bei der Migräne mit Aura kommt es neben den attackenartig auftretenden Kopfschmerzen zu neurologischen Reiz- und Ausfallerscheinungen, die sich unterschiedlichen kortikalen Arealen oder auch Hirnstamm und Kleinhirn zuordnen lassen. Typische kortikale Symptome sind progrediente Sehstörungen, Skotome, Fortifikationen, eine sich langsam entwickelnde Hemianopsie, Dysästhesien und Parästhesien sowie neuropsychologische Defizite. Dem Hirnstamm und Kleinhirn zuzuordnen sind Para- und Tetraparesen, Drehschwindel mit Nystagmus, Ataxie und Doppelbilder. Die neurologischen Ausfälle entstehen innerhalb eines Zeitraumes von fünf bis 20 Minuten und sind in den meisten Fällen nach 60 Minuten wieder vollständig abgeklungen (Eriksen et al. 2005). Parallel dazu oder innerhalb von 60 Minuten nach dem Sistieren der neurologischen Ausfälle setzen dann die typischen Kopfschmerzen sowie die autonomen und sensorischen Begleitsymptome ein. In seltenen Fällen kann die Aura isoliert, d. h. ohne Kopfschmerzen, auftreten. Dies wird vor allem bei jüngeren Patienten und Patienten jenseits des 60. Lebensjahres beobachtet.

Eine Sonderform der Migräne ist die hemiplegische Migräne, bei der es im Rahmen der Aura zu einer lang anhaltenden Hemiparese oder gar zu einer Hemiplegie kommen kann. Man unterscheidet inzwischen drei verschiedene genetische Formen der familiär hemiplegischen Migräne (FHM 1–3), die teilweise auch phänotypisch unterschiedlich sind. Bei der FHM 1 handelt es sich um verschiedene Mutationen des P/Q-Kalzium-Kanal-Gens (CACNA1A-Gen) auf Chromosom 19 (Ophoff et al. 1996). Bei der FHM-2 liegt hingegen eine Mutation im Gen vor, das die Na/K-Pumpe auf Chromosom 1 codiert (De Fusco et al. 2003), und bei der FHM-3 handelt es sich um eine Mutation auf Chromosom 2, die einen Natrium-Kanal codiert (SCN1A), der auch mit epileptischen Anfällen assoziiert ist (Dichgans et al. 2005). Weitere seltene Migräneformen sind die retinale Migräne mit monokulärer, passagerer Erblindung und die periodischen Syndrome in der Kindheit, die rezidivierenden Attacken von Drehschwindel oder rezidivierende abdominelle Schmerzen mit Erbrechen, die im allgemeinen Vorläufer einer späteren Migräne sind.

Unter den Migränekomplikationen werden subsumiert die chronische Migräne mit Migränekopfschmerzen an mehr als 15 Tagen im Monat (meist in Kombination mit medikamenteninduziertem Dauerkopfschmerz), der Status migraenosus, bei dem die Migränesymptomatik länger als 72 Stunden andauert, die persistierende Aura ohne Hirninfarkt, bei der die Aurasymptome bis zu sieben Tage anhalten können, aber in der Bildgebung kein morphologisches Korrelat nachzuweisen ist. Weitere Migränekomplikationen sind der migränöse Infarkt, der sich aus einer typischen Migräneaura heraus entwickelt (Diener et al. 2004), und zerebrale Anfälle, die durch Migräneauren getriggert sind (Lipton et al. 1994).

A 1.1.3 Kindliche Migräne

Die kindliche Migräne zeichnet sich durch eine kürzere Attackendauer und eine meist holokranielle Schmerzausprägung aus (Winner et al. 1997). Autonome Begleiterscheinungen können sehr stark ausgeprägt sein und stehen häufig klinisch im Vordergrund. Bereits kurze Schlafphasen bessern die Symptomatik deutlich. Kindliche Auren (Migräneäquivalente) sind der paroxysmale Torticollis, der benigne paroxysmale Schwindel der Kindheit (s. Kap. B 5) und das periodische Erbrechen der

Kindheit. Bei Kindern kann sich die Aura auch in Form von Bauchkrämpfen äußern.

A 1.1.4 Diagnostik

Die Diagnose einer Migräne wird durch die Erhebung der typischen Anamnese, der Familienanamnese und einer sorgfältigen neurologischen Untersuchung gestellt. Spezifische diagnostische Untersuchungen existieren nicht. Apparative Zusatzuntersuchungen, wie die zerebrale Bildgebung oder das EEG, dienen dem Ausschluss anderer symptomatischer Kopfschmerzarten. Bei Patienten mit häufigen Migräneattacken, insbesondere bei der Migräne mit Aura, finden sich in der Kernspintomographie nicht selten hyperintense Herde im Marklager oder klinisch stumme kleine Infarkte im Bereich des Zerebellums (Kruit et al. 2004). Ob diese Veränderungen eine prognostische Bedeutung haben, ist bisher nicht bekannt. Die Indikation zu einer bildgebenden Diagnostik besteht, wenn eine Migräne erstmals jenseits des 40. Lebensjahres auftritt, wenn Migräneauren sich häufen, oder wenn sich der Charakter der Kopfschmerzen deutlich verändert.

A 1.2 Verlauf der Migräne

Die Prävalenz der Migräne im Kindesalter beträgt etwa 4 %. Jungen und Mädchen sind – im Gegensatz zu Erwachsenen – gleich häufig betroffen (Abu-Arefeh und Russel 1994). Bei etwa der Hälfte aller Kinder sistieren die Migräneattacken in der Pubertät (Bille 1997). Jenseits der Menarche beträgt die Prävalenz der Migräne bei Frauen 12–14 % und bei Männern 7–8 %. Die Erstmanifestation einer Migräne jenseits des 45. Lebensjahres ist eine Seltenheit und sollte eine weitere Diagnostik zum Ausschluss symptomatischer Kopfschmerzursachen nach sich ziehen. Gelegentlich kann eine Migräne nach der Menopause durch Substitution mit Östrogen und/oder Gestagenen manifest werden. Während der Schwangerschaft kommt es bei 30–50 % der Patientinnen zu einer signifikanten Reduktion von Schwere und Häufigkeit der Migräneattacken (Sances et al. 2003), bei etwa 15 % der Frauen zu einer Steigerung.

A 1.3 Therapeutische Prinzipien

A 1.3.1 Pathophysiologie der Schmerzentstehung bei der Migräne

Grundlage der Migräne sind sehr wahrscheinlich genetisch determinierte Instabilitäten neuronaler Ionenkanäle oder der Energiepumpen von Gliazellen. Dies erklärt, warum Migräneattacken episodisch auftreten. Fasst man tierexperimentelle Daten und Experimente am Menschen zusammen, ist davon auszugehen, dass es durch eine Aktivierung von schmerzmodulierenden Systemen im Mittelhirn zu einer Enthemmung von Kerngebieten im Hirnstamm kommt. Dies führt zum einen zu einer Aktivierung von autonomen Nervenfasern, die über den Nervus facialis und das Ganglion sphenopalatinum zu den Blutgefäßen der Dura und der Hirnbasis führen, was dort eine Vasodilatation hervorruft (Goadsby 2001). Gleichzeitig werden afferente Fasern des Nervus trigeminus sensitisiert, so dass die Pulsation der Arterien und Arteriolen über in den Gefäßwänden liegende aktivierte C-Fasern als pulsierender Schmerz wahrgenommen wird. Gleichzeitig kommt es zu einer Ausschüttung von Neuropeptiden wie Calcitonin-gene-related-Peptide, das seinerseits die Gefäßdilatation unterhält (Goadsby et al. 1990). Hält eine Migräneattacke längere Zeit an, kommt es zusätzlich zu einer zentralen Sensitisierung von trigeminalen Neuronen im Nucleus caudalis des Nervus trigeminus. Klinisches Korrelat ist eine Allodynie im Bereich des Gesichtes und eine zunehmende Tonuserhöhung der Nackenmuskulatur (Burstein et al. 2004).

Klassische Analgetika wirken sowohl peripher wie zentral. Triptane haben eine agonistische Aktivität an 5-HT_{1B}-Rezeptoren in den Gefäßwänden und führen zu einer Vasokonstriktion der erweiterten Duraarterien (Humphrey und Feniuk 1991). Über 5-$HT_{1B/D}$-Rezeptoren hemmen sie die Freisetzung vasoaktiver Neuropeptide und unterdrücken die Schmerztransmission im Nucleus caudalis des Nervus trigeminus und wahrscheinlich auch im Thalamus (Goadsby et al. 2002).

A 1.3.2 Pathophysiologie der Aura

Die Aurasymptome haben als physiologisches Korrelat die sogenannte Cortical Spreading Depression. Zunächst kommt es zu einer Reizung des Kortex, gefolgt von einer lang anhaltenden Depolarisation von Neuronen, die sich langsam über den Kortex ausbreitet. Die Welle neuronaler Inhibition breitet sich mit einer Geschwindigkeit von etwa 3 mm/min. über den Kortex aus (Sanchez del Rio et al. 1999). Die Cortical Spreading Depression kann auch meningeale Fasern aktivieren und eine Freisetzung von vasoaktiven Neuropeptiden verursachen (Moskowitz et al. 2004).

A 1.3.3 Medikamente zur Behandlung der akuten Migräneattacke

A 1.3.3.1 Analgetika

Analgetika, Acetylsalicylsäure und nicht-steroidale Antirheumatika sind in der Behandlung akuter Migräneattacken wirksam (**Tab. A 1.1**). Die Wirksamkeit ist belegt für Acetylsalicylsäure, Paracetamol, Metamizol, Phenazon sowie die nicht-steroidalen Antirheumatika Naproxen, Diclofenac und Ibuprofen. Indirekte Vergleiche zeigen keine wesentlichen Unterschiede zwischen den einzelnen Analgetika. Gepufferte, schnell lösliche Formen der Acetylsalicylsäure sind allerdings wirksamer als normale Acetylsalicylsäure und fast genauso wirksam wie 50 mg Sumatriptan (Diener et al. 2004). Diclofenac Kalium wird schneller resorbiert als normales Diclofenac. Gelöstes Diclofenac wirkt besser und schneller als Diclofenac in Tablettenform (Diener et al. 2006).

Acetylsalicylsäure, Paracetamol und Metamizol stehen auch zur Injektion zur Verfügung. Dabei ist die Wirksamkeit von Acetylsalicylsäure in mehreren

Studien sowohl gegenüber Placebo, als auch gegenüber subkutanem Sumatriptan belegt. Die Injektion von Paracetamol ist nicht wirksamer als die Gabe von Placebo. Zur parenteralen Gabe von Metamizol in der Indikation akuter Migräneattacken gibt es nur eine Studie (Bigal et al. 2001).
Die einzelnen Analgetika mit ihren Dosierungen, Nebenwirkungen und Kontraindikationen können **Tab. A 1.1** entnommen werden.

A 1.3.3.2 Mutterkornalkaloide

Von den Mutterkornalkaloiden steht nur noch Ergotamintartrat in oraler Form zur Verfügung (**Tab. A 1.2**). Mutterkornalkaloide sind in der Behandlung akuter Migräneattacken wirksam, aber signifikant weniger wirksam als Triptane (Diener et al. 2002, The Multinational Oral Sumatriptan and Cafergot Study Group 1991). Die Wirksamkeit von Ergotamin hält länger an, so dass es sich insbesondere bei Patienten mit langen Attacken und Wiederauftreten der Migräne (Recurrence) bei Behandlung mit Triptanen eignet. Die im Ausland erhältlichen Applikationsformen wie Zäpfchen oder Nasenspray sind in Deutschland nicht mehr zugelassen.

A 1.3.3.3 Triptane

Alle Triptane haben ihre Wirksamkeit in großen placebokontrollierten Studien belegt (Ferrari et al. 2001). Wie **Tab. A 1.3** zeigt, sind einzelne Triptane auch in anderen Anwendungsformen als der oralen Form erhältlich. Das Nasenspray wirkt schneller als Tabletten und die potenteste Applikationsform ist die subkutane Gabe von Sumatriptan (The Subcutaneous Sumatriptan International Study Group 1991). Vergleichsstudien zeigen eine Überlegenheit der Triptane gegenüber Ergotamintartrat, allerdings keine Überlegenheit gegenüber Acetylsalicylsäure und nicht-steroidalen Antirheumatika für den primären Endpunkt Besserung der Kopfschmerzen nach zwei Stunden (Geraud et al. 2002). Triptane sind aber bezüglich des Endpunkts Schmerzfreiheit nach zwei Stunden wirksamer als Acetylsalicylsäure und nicht-steroidale Antirheumatika.
Triptane wirken nicht nur auf das Leitsymptom Kopfschmerz, sondern bessern auch Übelkeit, Erbrechen, Lichtscheu und Lärmempfindlichkeit. Werden sie zu früh eingenommen, beispielsweise während der Aura, sind sie nicht wirksam (Olesen et al. 2004). Werden sie zu spät eingenommen, beispielsweise wenn bereits eine Allodynie als Zeichen einer zentralen Sensitisierung besteht, sind sie ebenfalls nur schlecht wirksam (Burstein et al. 2004). Bei lang anhaltenden Migräneattacken kann es nach Beendigung der Wirkungsdauer eines Triptans zum Wiederauftreten der Migränesymptomatik kommen, der sogenannten Headache Recurrence. Dies ist bei Triptanen mit kürzerer Halbwertszeit wie Rizatriptan oder Sumatriptan häufiger der Fall als bei Triptanen mit langer Halbwertzeit wie Frovatriptan oder Naratriptan. Ist die erste Gabe eines Triptans während einer Migräneattacke nicht wirksam, ist es sinnlos in derselben Attacke ein weiteres Triptan zu applizieren. Ist ein Triptan über drei Attacken hinweg nicht wirksam, lohnt es sich auf ein anderes Triptan umzusteigen (Dahloef 2006).

Große Vergleichsstudien und Metaanalysen belegen im Vergleich zu einer Standarddosis von 100 mg Sumatriptan eine vergleichbare Wirkung von Almotriptan und Zolmitriptan (Ferrari et al. 2001). Etwas besser wirksam sind Rizatriptan und Eletriptan. Schlechter wirksam sind Naratriptan und Frovatriptan. Das beste Nebenwirkungsprofil haben Naratriptan und Frovatriptan. Dies hat auch dazu geführt, dass Naratriptan seit Juli 2006 frei verkäuflich zur Verfügung steht.

Tab. A 1.1: Analgetika zur Behandlung der Migräneattacke

Arzneimittel (Beispiel)		**Dosierung**	**Nebenwirkungen**	**Kontraindikationen**
Acetylsalicylsäure (z. B. Aspirin®) ASS-Lysinat (Aspisol®)	↑↑ ↑	1 000 mg 1 000 mg i. v.	Magenschmerzen, Übelkeit, Gerinnungsstörungen	Magen-Darm-Ulzera, hämorrhagische Diathese, Schwangerschaft Monat 6–9
Ibuprofen (z. B. Aktren®)	↑↑	200–600 mg	wie ASS, Ödeme	wie ASS (Blutungsneigung geringer), Niereninsuffizienz, LE
Naproxen (z. B. Proxen®)	↑↑	500–1 000 mg	wie Ibuprofen	wie Ibuprofen
Diclofenac-K (Voltaren®)	↑↑	50–100 mg	wie Ibuprofen	wie Ibuprofen
Metamizol (z. B. Novalgin®)	↑	1 000 mg	Allergische Reaktion, Blutbildveränderungen	Erkrankungen des hämatopoetischen Systems
Paracetamol	↑	1 000 mg	Leberschäden	Leberschäden, Niereninsuffizienz
ASS plus Paracetamol + Koffein (Thomapyrin®)	↑↑	2 × 250 + 200 + 50 mg	s. ASS und Paracetamol	s. ASS und Paracetamol

Tab. A 1.2: Ergotamin für die Behandlung der akuten Migräneattacke

Substanz		Dosis	Nebenwirkungen	Kontraindikationen
Ergotamintartrat (Ergo Kranit akut®)	↑	2 mg p. o.	Erbrechen, Übelkeit, Kältegefühl, Muskelkrämpfe, Dauerkopfschmerz, Ergotismus	Schwangerschaft, Stillzeit, Kinder unter 12 Jahren, Patienten mit multiplen vaskulären Risikofaktoren, schlecht eingestellte Hypertonie, koronare Herzerkrankung, Angina pectoris, Myokardinfarkt in der Vorgeschichte, M. Raynaud, arterielle Verschlusskrankheit der Beine, TIA oder Schlaganfall, schwere Leber- oder Niereninsuffizienz, multiple vaskuläre Risikofaktoren

Tab. A 1.3: Therapie der akuten Migräneattacke mit 5-HT-Agonisten (Reihenfolge nach dem Jahr der Zulassung)

Substanzen		Dosis	Nebenwirkungen	Kontraindikationen
Sumatriptan (Imigran®) Imigran® Inject	↑↑	50–100 mg p. o. 25 mg Supp 10–20 mg Nasen-Spray 6 mg s. c. (Autoinjektor)	Engegefühl im Bereich der Brust und des Halses, Parästhesien der Extremitäten, Kältegefühl Lokalreaktion an der Injektionsstelle	Hypertonie, koronare Herzerkrankung, Angina pectoris, Myokardinfarkt in der Vorgeschichte, M. Raynaud, arterielle Verschlusskrankheit der Beine, TIA oder Schlaganfall, Schwangerschaft, Stillzeit, Kinder (< 12 Jahre), schwere Leber- oder Niereninsuffizienz, multiple vaskuläre Risikofaktoren, gleichzeitige Behandlung mit Ergotamin, innerhalb von 2 Wochen nach Absetzen eines MAO-Hemmers
Zolmitriptan (AscoTop®)	↑↑	2,5–5 mg p. o. 2,5–5 mg Schmelztablette 5 mg Nasenspray	wie Sumatriptan	wie Sumatriptan
Naratriptan (Naramig®, Formigran®)	↑↑	2,5 mg p. o.	etwas geringer als Sumatriptan	wie Sumatriptan
Rizatriptan (Maxalt®)	↑↑	10 mg p. o. oder als Schmelztablette	wie Sumatriptan	wie Sumatriptan, Dosis 5 mg bei Einnahme von Propranolol
Almotriptan (Almogran®, Dolortriptan®)	↑↑	12,5 mg p. o.	etwas geringer als Sumatriptan	wie Sumatriptan
Eletriptan* (Relpax®)	↑↑	20 oder 40 mg p. o.	wie Sumatriptan	wie Sumatriptan
Frovatriptan (Allegro®)	↑↑	2,5 mg p. o.	etwas geringer als Sumatriptan	wie Sumatriptan

* bei Unwirksamkeit von 40 mg können auch 80 mg Eletriptan gegeben werden. Formigran® und Dolortriptan® sind rezeptfrei erhältlich.

Alle Triptane können bei häufiger Einnahme zu einer Häufung von Migräneattacken und medikamenteninduzierten Dauerkopfschmerzen führen (Limmroth et al. 1999). Kontraindikationen sind alle vaskulären Erkrankungen und multiple vaskuläre Risikofaktoren.

Sumatriptan steht in oraler Form in Dosierungen von 50 und 100 mg, nasal in Dosierungen von 10 und 20 mg, als Zäpfchen in einer Dosierung von 25 mg und zur subkutanen Gabe mit 6 mg zur Verfügung. Die subkutane Gabe von Sumatriptan ist die wirksamste Applikationsform, hat allerdings auch die meisten Nebenwirkungen und die kürzeste Wirkungsdauer. Imigran T ist eine Applikationsform, die zu einer schnelleren gastrointestinalen Resorption führt. Ob dies auch zu einem schnelleren Wirkungseintritt führt, ist nicht bekannt, da direkte Vergleichsstudien mit normalem Sumatriptan fehlen. Seit 2006 gibt es auch Sumatriptan-Generika.

Zolmitriptan ist als Tablette und als Schmelztablette in Dosierungen von 2,5 und 5 mg erhältlich. Das Nasenspray enthält 5 mg. Im Vergleich zur Tablette hat es bei vergleichbarer Wirkung einen rascheren Wirkungseintritt.

Naratriptan liegt als Tablette in einer Dosierung von 2,5 mg vor und ist weniger wirksam als Sumatriptan. Es hat auch weniger Nebenwirkungen.

Rizatriptan wird als Tablette und Schmelztablette in einer Dosierung von 10 mg angeboten. Bei Patienten, die Propranolol zur Migräneprophylaxe erhalten, muss die Dosis von Rizatriptan auf 5 mg reduziert werden. Rizatriptan hat eine besonders gut belegte Konsistenz bei der Behandlung multipler Migräneattacken.

Eletriptan ist in Deutschland in Dosierungen von 20 und 40 mg erhältlich. Es hat eine gute Wirksamkeit bei einer verhältnismäßig langen Wirkdauer. 40 mg Eletriptan haben allerdings etwas mehr Nebenwirkungen als die anderen Triptane. Sind 40 mg Eletriptan nicht ausreichend wirksam, können auch 2 × 40 mg zur Behandlung einer Migräneattacke gegeben werden.

Almotriptan hat in einer Dosis von 12,5 mg in oraler Form eine vergleichbare Wirksamkeit wie Sumatriptan, aber deutlich weniger Nebenwirkungen. Die Häufigkeit von Nebenwirkungen entspricht der von Placebo.

Frovatriptan steht in einer Dosierung von 2,5 mg zur Verfügung. Es hat bei einer relativ schwachen Wirksamkeit eine lange Halbwertszeit und dadurch bedingt, wenn es wirksam ist, eine geringe Rate wiederkehrender Migränesymptome. Auch die Nebenwirkungsrate ist sehr niedrig.

Die typischen Nebenwirkungen der Triptane sind Müdigkeit, Schwindel, ein allgemeines Schwächegefühl, Parästhesien, Sedierung und ein Engegefühl im Bereich von Hals und Brust. Die Nebenwirkungen sind bei subkutaner Gabe von Sumatriptan deutlich ausgeprägter als bei oraler Gabe von Triptanen.

In seltenen Fällen wurde über schwerwiegende Nebenwirkungen wie Myokardinfarkt, Schlaganfälle, Angina pectoris oder vaskuläre Darmnekrosen berichtet (Dodick et al. 2004, Fox 2000). Bei fast allen Patienten, bei denen schwerwiegende unerwünschte Arzneimittelwirkungen eintraten, bestanden klare Kontraindikationen. Die bislang aus Schwangerschaftsregistern gewonnenen Daten zeigen keine teratogene Wirkung und auch keinen Einfluss der Triptane auf Schwangerschaft oder Geburt (Fiore et al. 2005, Fox et al. 2002). Dessen ungeachtet sind Triptane nach wie vor in der Schwangerschaft kontraindiziert.

A 1.3.3.4 Antiemetika

Bei der Migräne kommt es in der Regel neben den Kopfschmerzen auch zu gastrointestinalen Symptomen wie Übelkeit und oder Erbrechen. Werden diese Symptome durch die Gabe eines Migränemittels nicht gelindert, können Antiemetika verabreicht werden (**Tab. A 1.4**). In ihrer Wirksamkeit untersucht sind Metoclopramid und Domperidon. In Einzelfällen kann die Wirksamkeit von Analgetika, nicht-steroidalen Antirheumatika oder Triptanen durch die gleichzeitige Gabe von Antiemetika verbessert werden, da sie die Magenpassage dieser Medikamente beschleunigen. Kontraindiziert ist Metoclopramid bei Kindern unter 14 Jahren wegen der Gefahr von Frühdyskinesien und Domperidon bei Kindern unter zehn Jahren.

A 1.4 Pragmatische Therapie der Migräneattacke

Die Therapie der Migräne umfasst pharmakologische und verhaltenstherapeutische Ansätze. Die Aura ist einer unmittelbaren Therapie nicht zugänglich. Lediglich in Experimenten zeigte sich, dass die nasale Applikation eines NMDA-Antagonisten wie Ketamin die Spreading Depression unterdrückt und zu einer geringeren Ausprägung der Aurasymptome führt (Kaube et al. 2000). Für die praktische Applikation ist dies allerdings nicht geeignet.

A 1.4.1 Nicht-medikamentöse Behandlung

Die meisten nicht-medikamentösen Verfahren sind in der Akuttherapie wirkungslos. Auch ohne entsprechende Instruktionen ziehen sich die Betroffenen in ein dunkles und ruhiges Zimmer zurück. Die lokale Applikation von Kühlelementen kann bei einem Teil der Patienten die Kopfschmerzen lindern.

A 1.4.2 Medikamentöse Attackenbehandlung

Bei der medikamentösen Akuttherapie wird eine spezifische Therapie durch Mutterkornalkaloide und Triptane von einer unspezifischen Therapie mit Schmerzmitteln unterschieden. Bei leichten und mittelschweren Migräneattacken sind in aller Regel Analgetika ausreichend wirksam. Wichtig sind hierbei eine ausreichende Dosierung und die Applikation in einer Form, die eine rasche Resorption ermöglicht. Dazu eignen sich Brausetabletten und Granulate. Bei wechselnder oder nicht ausreichender Wirksamkeit können Analgetika und nicht-steroidale Antirheumatika mit Antiemetika kombiniert werden. Bei Erbrechen sollten Analgetika als Suppositorien appliziert werden.

Nicht-steroidale Antirheumatika kommen auch zum Einsatz, wenn Triptane nicht ausreichend wirksam sind. Die Kombination eines Triptans mit einem nicht-steroidalen Antirheumatikum ist wirksamer als die Gabe jeder Substanz für sich. Kombinationsanalgetika, die Acetylsalicylsäure, Paracetamol und Koffein enthalten, sind wirksamer als Monosubstanzen, haben aber auch ein erhöhtes Risiko, zu medikamenteninduzierten Dauerkopfschmerzen zu führen. Kontraindikation für nichtsteroidale Antirheumatika sind Magen-Darm-Geschwüre, Gerinnungsstörungen, Tinnitus und Asthma bronchiale.

Wenn Analgetika nicht ausreichend wirksam sind, kommen Triptane zum Einsatz. Wichtig ist hier der optimale Zeitpunkt der Einnahme. Wenn die Migräneattacken nicht zu häufig sind und die Patienten in der Lage, Migräne und Spannungskopfschmerz zu differenzieren, sollte die Einnahme des Triptans erfolgen sobald der betroffene Patient sicher ist, dass er eine Migräneattacke hat. Eine zu frühe Einnahme, beispielsweise während der Aura, reduziert die Wirksamkeit genauso wie eine zu späte Einnahme. Patienten mit mittelschweren und schweren Attacken sollten die orale Applikation als Tablette oder Schmelztablette verwenden. Bei Übelkeit kann ein Nasenspray angewandt werden. Bei Übelkeit und Erbrechen empfiehlt sich die Applikation eines Zäpfchens. Bei Übelkeit, Erbrechen und Durchfall bleibt als einzige Alternative die subkutane Injektion von Sumatriptan.

Tab. A 1.4: Antiemetika in der Migränetherapie

Substanzen		Dosis	Nebenwirkungen	Kontraindikationen
Metoclopramid (z. B. Paspertin®)	↑	10–20 mg p. o. 20 mg rektal 10 mg i. m., i. v., s. c.	Früh-dyskinetisches Syndrom, Unruhezustände	Kinder unter 14 Jahren, Hyperkinesen, Epilepsie, Schwangerschaft, Prolaktinom
Domperidon (Motilium®)	↔	20–30 mg p. o.	seltener als bei Metoclopramid	Kinder unter 10 Jahren, sonst s. Metoclopramid, aber geringer ausgeprägt und seltener

Ist ein Triptan bei drei konsekutiven Migräneattacken nicht wirksam, empfiehlt sich ein Umstieg auf ein anderes Triptan. Besteht dann weiterhin keine Wirksamkeit, sollte entweder die Kombination mit einem Antiemetikum oder die Kombination mit einem nicht-steroidalen Antirheumatikum versucht werden.

Kommt es zum Wiederauftreten der Migränesymptome, kann die zweite bzw. dritte Gabe eines Triptans erfolgen. Als Alternative besteht hier die Möglichkeit, vor Wiederauftreten der Migränesymptome ein retardiertes nicht-steroidales Antirheumatikum zu geben.

Schmerzmittel und Triptane haben keinerlei Einfluss auf die Ausprägung der Aurasymptomatik.

Bei Kindern werden einfache Analgetika, bevorzugt in Form von Suppositorien angepasst an das Körpergewicht, gegeben. Bei Migräne und der Gabe von Acetylsalicylsäure besteht keine Gefahr, ein Reye-Syndrom auszulösen.

A 1.4.3 Nicht empfohlene Medikamente

Opioide sollten nicht zur Therapie von Migräneattacken angewandt werden. Sie haben nur eine geringe Wirkung, führen zu Übelkeit und Erbrechen und haben ein hohes Suchtpotential. Auch Neuroleptika eignen sich nicht zur Behandlung akuter Migräneattacken. Hauptrisiko hier sind Frühdyskinesien.
Der Status migraenosus wird am Besten durch die intravenöse Gabe von Acetylsalicylsäure oder die einmalige Gabe von 60–80 mg Prednison behandelt.

A 1.5 Migräneprophylaxe

Bei Patienten mit häufigen Migräneattacken ist es keine vernünftige therapeutische Alternative, diese jedes Mal mit Akutmedikation zu behandeln, da es bei einer gehäuften Einnahme von Schmerzmitteln, Mutterkornalkaloiden oder Triptanen zu vermehrten Migräneattacken und medikamenteninduziertem Dauerkopfschmerz kommen kann. Daher ist bei häufigen und schweren Attacken eine Migräneprophylaxe notwendig. Mit den derzeit verfügbaren Substanzen lässt sich in der Regel eine Reduktion der Attackenfrequenz um etwa 50 % erreichen, bei einem Teil der Patienten auch eine Reduktion der Dauer und der Intensität der Attacken. Da der therapeutische Effekt der Prophylaxe sowohl bei medikamentösen wie bei nicht-medikamentösen Maßnahmen aber erst nach einigen Wochen zum Tragen kommt, müssen die Patienten auf den verspäteten Therapieeintritt aufmerksam gemacht werden. Hinzu kommt, dass zu Beginn einer medikamentösen Prophylaxe häufig Nebenwirkungen beklagt werden, die aber dann meist im Laufe der Zeit nachlassen. Entscheidend ist daher, dass mit den Patienten bereits im Vorfeld der Prophylaxe die zu erwartenden Nebenwirkungen sowie die Mindestdauer einer Behandlung besprochen werden. Aufgrund der meist von der Dosierung abhängigen Nebenwirkungen sollten alle Substanzen – mit Ausnahme von Flunarizin – sehr langsam eingeschlichen werden.
Die Auswahl eines Medikaments zur Migräneprophylaxe sollte sich an der individuellen Situation des Patienten orientieren und weitere Erkrankungen und Lebensgewohnheiten einbeziehen. So können die potenziellen Nebenwirkungen von Medikamenten häufig auch sinnvoll eingesetzt werden. Ein Patient, der unter Schlafstörungen leidet, sollte abends eine Substanz erhalten, die das Schlafen verbessert. Patienten, die übergewichtig sind oder ein metabolisches Syndrom haben, sollten Topiramat zur Prophylaxe erhalten, da dies die einzige Substanz ist, die mit einem Gewichtsverlust einhergeht. Diese »maßgeschneiderte« Prophylaxe sowie das Einhalten der Compliance sind in den meisten Fällen der Schlüssel für eine erfolgreiche Migräneprophylaxe.

A 1.5.1 Indikation

Die Indikation zu einer medikamentösen Prophylaxe der Migräne ergibt sich bei besonderem Leidensdruck und Einschränkung der Lebensqualität:

- drei und mehr Migräneattacken pro Monat
- Migräneattacken, die regelmäßig länger als 72 Stunden anhalten
- Attacken, die auf eine Therapie entsprechend den zuvor gegebenen Empfehlungen inklusive Triptan nicht ansprechen, und/oder wenn Nebenwirkungen der Akuttherapie nicht toleriert werden
- Zunahme der Attackenfrequenz und Einnahme von Schmerz- oder Migränemitteln an mehr als zehn Tagen im Monat
- komplizierte Migräneattacken mit lang anhaltenden Auren.

Der Wirkungsmechanismus der meisten Substanzen, die zur Migräneprophylaxe eingesetzt werden, ist unbekannt. Bei der Interpretation klinischer Studien muss berücksichtigt werden, dass in Migräneprophylaxe-Studien ein erheblicher Placeboeffekt besteht, der im statistischen Mittel zwischen 15 und

30 % liegt. Der primäre Zielparameter in klinischen Studien ist eine Reduktion der Attackenfrequenz oder Tage mit Migräne pro Monat um 50 %.

A 1.5.2 Substanzen zur Migräneprophylaxe

Im Folgenden werden die einzelnen Substanzen in der Reihenfolge der wissenschaftlichen Evidenz bezüglich Wirkung und Nebenwirkungen besprochen. Die **Tab. A 1.5** und **Tab. A 1.6** geben einen Überblick über die Dosierungen, Evidenzgrade, Empfehlungsstärken, Nebenwirkungen und Kontraindikationen der einzelnen Substanzen.

A 1.5.2.1 Beta-Adrenorezeptor-Antagonisten (Beta-Blocker)

Die Wirkung der Beta-Blocker in der Migräneprophylaxe wurde durch Zufall bei Patienten entdeckt, die aufgrund einer arteriellen Hypertonie mit einem Beta-Blocker behandelt wurden und gleichzeitig an Migräne litten. Propranolol und Metoprolol haben ihre prophylaktische Wirkung in großen placebokontrollierten Studien (Holroyd et al. 1992), aber auch in Vergleichsstudien zu Flunarizin, Pizotifen und Methysergid belegt (Diener und Limmroth 2001). Andere wirksame Beta-Blocker haben bezüglich der Studienlage eine deutlich schlechtere Position. Dies betrifft Atenolol, Timolol, Nadolol und Bisoprolol. Für Acebutol, Alprenolol, Oxprenolol und Pindolol konnte keine prophylaktische Wirkung belegt werden. In einer Metaanalyse zur Wirkung von Propranolol, die 53 Studien mit 2 403 Patienten umfasste, stellten Holroyd et al. (1991) fest, dass Propranolol im Durchschnitt zu einer Reduktion der »Migräne-Aktivität« von ca. 44 % führt. Die Rate der Patienten, die die Therapie aufgrund von Nebenwirkungen abbrachen, betrug im Durchschnitt 5,3 %. Die wichtigsten Kontraindikationen sind eine vorbestehende Depression, ein Asthma bronchiale, ein insulinpflichtiger Diabetes mellitus und eine Psoriasis.

A 1.5.2.2 Kalzium-Kanalblocker

Aus der Gruppe der »Kalzium-Antagonisten« ist derzeit, soweit beurteilbar, nur Flunarizin sicher wirksam (Diener 2000). Eine Dosis von 5 mg ist wahrscheinlich genauso wirksam wie eine Dosis von 10 mg (Diener et al. 2002). Die Vielzahl der Nebenwirkungen, wie Gewichtszunahme, Sedierung, Depression und extrapyramidale Effekte weist darauf hin, dass Flunarizin auch an Serotoninrezeptoren, Histaminrezeptoren und Dopaminrezeptoren angreift. Andere Kalzium-Antagonisten, wie Verapamil, sind wesentlich schlechter untersucht und nur begrenzt wirksam. Verapamil wird jedoch insbesondere in den USA eingesetzt – dort ist Flunarizin nicht zugelassen. Nimodipin und Nifedipin sind definitiv unwirksam. Der Kalzium-Antagonist Cyclandelat ist unwirksam (Diener et al. 2001).

A 1.5.2.3 Topiramat

Topiramat hat seine migräneprophylaktische Wirkung in drei großen placebokontrollierten Studien belegt (Brandes et al. 2004, Diener et al. 2004, Silberstein et al. 2004). Die wirksame Tagesdosis liegt zwischen 25 und 100 mg. Die Aufdosierung muss langsam erfolgen, in Schritten von 12,5 oder 25 mg pro Woche. Die Wirksamkeit von Topiramat unterscheidet sich nicht von der von Propranolol (Diener et al. 2004). Limitierend sind insbesondere kognitive Nebenwirkungen. Die Parästhesien sind meist vorübergehend und können durch die Gabe von Kalium behandelt werden. Bei 10 % der Patienten kommt es zu einem Gewichtsverlust. Im Gegensatz zu allen anderen medikamentösen Prophylaktika führt Topiramat nicht zu einer Gewichtszunahme. Topiramat ist auch bei chronischer Migräne mit und ohne Medikamentenübergebrauch wirksam (Diener et al. 2007, Silberstein et al. 2007). Topiramat ist genau so wirksam wie Amitriptylin, führt aber im Gegensatz zu Amitriptylin zu einer Gewichtsabnahme (Dodick et al. 2009).

A 1.5.2.4 Valproinsäure

In einer Reihe von placebokontrollierten Studien konnte die Wirksamkeit von Valproinsäure auch in retardierter Form belegt werden (Freitag et al. 2002, Klapper on behalf of the Divalproex Sodium in Migraine Prophylaxis Study Group 1997). Bei den meisten Patienten sind Tagesdosen zwischen 500 und 600 mg ausreichend. Limitierende Nebenwirkungen sind Gewichtszunahme, Tremor, Haarausfall und in extrem seltenen Fällen Leberschäden. Da Valproinsäure zu Neuralrohrschäden führen kann, darf die Substanz nur bei Patientinnen verabreicht werden, die eine zuverlässige Antikonzeption betreiben. Valproinsäure ist in Deutschland zur Migräneprophylaxe im Rahmen der Off-label-Regelung durch den gemeinsamen Bundesausschuss zugelassen worden. Valproinsäure ist in der Migräneprophylaxe bei Jugendlichen (12–16 Jahre) unwirksam (Apostol et al. 2008).

A 1.5.2.5 Acetylsalicylsäure und nicht-steroidale Antirheumatika

Acetylsalicylsäure ist in einer Dosis von 300 mg pro Tag wahrscheinlich migräneprophylaktisch wirksam (Buring et al. 1990, Diener et al. 2001). Naproxen ist in Dosierungen von 2 × 500 mg besser wirksam als Placebo. Limitierend sind hier die gastrointestinalen Nebenwirkungen.

Die Serotonin-Antagonisten Pizotifen, Lisurid und Methysergid sind in Deutschland nicht mehr zugelassen. Methysergid kann über die Internationale Apotheke bezogen werden.

A 1.5.2.6 Andere Migräneprophylaktika

Amitriptylin ist ein trizyklisches Antidepressivum. Es gibt einige kleinere Studien, die eine Wirksamkeit bei der Migräne nahelegen. Die wissenschaftliche Evidenz ist aber deutlich geringer als für Beta-Blocker, Flunarizin oder Topiramat. Amitriptylin sollte bevorzugt zur Prophylaxe gegeben werden, wenn eine Kombination mit einem Spannungskopfschmerz vorliegt oder wenn, wie häufig bei chronischen Schmerzen, zusätzlich eine Depression besteht.

Lamotrigin hat per se keine prophylaktische Wirkung bei der Migräne (Steiner et al. 1997). Einige offene Studien zeigen allerdings, dass Lamotrigin in der Lage ist, die Häufigkeit von Migräneauren zu reduzieren (Lampl et al. 2005). Der wirksame Dosisbereich liegt zwischen 50 und 200 mg.

Für die anderen Antikonvulsiva wie Carbamazepin, Oxcarbazepin und Gabapentin gibt es keinen sicheren Beleg für eine therapeutische Wirkung in der Migräneprophylaxe. Ob Candesarten (Tronvik et al. 2002) und Lisinopril (Schrader et al. 2001) wirksam sind, kann nach dem derzeitigen Stand von je einer Cross-over-Studie nicht beurteilt werden.

Zu hoch dosiertem Vitamin B_2 gibt es nur zwei kleine monozentrische Studien, die eine Wirksamkeit vermuten lassen (Schoenen et al. 1997, 1998). Eine kleine randomisierte, placebokontrollierte Studie zeigte eine Wirksamkeit von Coenzym Q10 (Sandor et al. 2005). Hoch dosiertes Vitamin B_2, Coenzym Q10 und Magnesium sind unter anderem in einem Nahrungsergänzungsmittel enthalten (Migravent®).

Petadolex hat seine Wirksamkeit in zwei placebokontrollierten Studien belegt (Diener et al. 2004, Lipton et al. 2004). Die wirksame Dosis beträgt 2 × 75 mg. In sehr seltenen Fällen kann es zu schwerwiegenden Leberfunktionsstörungen kommen. Das Präparat ist in Deutschland nicht mehr im Handel. Mutterkraut ist ebenfalls besser wirksam als Placebo (Diener et al. 2005, Pfaffenrath et al. 2002), in Deutschland aber nicht erhältlich.

Die meisten der placebokontrollierten Studien zum Einsatz von Botulinumtoxin zur Migräneprophylaxe bei der episodischen Migräne sind negativ. In einer Post-hoc-Analyse einer großen placebokontrollierten Studie bei Patienten mit chronischer Migräne fand sich jedoch eine Überlegenheit von Botulinumtoxin gegenüber lokalen Injektionen physiologischer Kochsalzlösung (Dodick et al. 2005, Mathew et al. 2005). In zwei großen placebokontrollierten Studien bei Patienten mit chronischer Migräne (> 15 Kopfschmerztage/Monat, > 8 Tage Migräne) ließ sich eine Wirkung von 155 IE Botulinumtoxin injiziert an 31 Injektionsorten belegen (Aurora et al. 2010, Diener et al. 2010).

Tab. A 1.5: Substanzen zur Migräneprophylaxe

Substanzen		Dosis	Nebenwirkungen	Kontraindikationen
Metoprolol (Beloc-Zok®) Propranolol (Dociton®) Bisoprolol (Concor®)	↑↑, A ↑↑, A ↑↑, B	50–200 mg 40–240 mg 5–10 mg	H: Müdigkeit, arterielle Hypotonie G: Schlafstörungen, Schwindel S: Hypoglykämie, Bronchospasmus, Bradykardie, Magen-Darm-Beschwerden, Impotenz	A: AV-Block, Bradykardie, Herzinsuffizienz, Sick-Sinus-Syndrom, Asthma bronchiale Psoriasis R: Diabetes mellitus, orthostatische Dysregulation, Depression
Flunarizin (Natil N®)	↑↑, A	5–10 mg	H: Müdigkeit, Gewichtszunahme G: gastrointestinale Beschwerden, Depression S: Hyperkinesen, Tremor, Parkinsonoid	A: fokale Dystonie, Schwangerschaft, Stillzeit, Depression R: M. Parkinson in der Familie
Valproinsäure (z. B. Ergenyl® chrono)	↑↑, A	500–600 mg	H: Müdigkeit, Schwindel, Tremor G: Hautausschlag, Haarausfall, Gewichtszunahme, S: Leberfunktionsstörungen	A: Leberfunktionsstörungen, Schwangerschaft (Neuralrohrdefekte), Alkoholmissbrauch
Topiramat (Topamax®)	↑↑, A	25–100 mg	H: Müdigkeit, Konzentrationsstörungen, Gewichtsabnahme, Parästhesien G: Geschmacksveränderungen, Psychosen S: Engwinkelglaukom	A: Niereninsuffizienz, Nierensteine, Engwinkelglaukom
Botulinumtoxin bei chronischer Migräne	↑↑, A	155 IE	G: Schwäche der Nackenmuskulatur	A: Muskelkrankheiten, Myasthenia gravis

* Nebenwirkungen: H: häufig; G: gelegentlich; S: selten; Kontraindikationen gegliedert in A: absolut, R: relativ

Tab. A 1.6: Substanzen zur Migräneprophylaxe der zweiten Wahl

Substanzen (Beispiel)		Dosis	Nebenwirkungen	Kontraindikationen
Amitriptylin (z. B. Saroten®)	↑, B	50–150 mg	H: Mundtrockenheit, Müdigkeit, Schwindel, Schwitzen G: Blasenstörungen, innere Unruhe, Impotenz	A: Engwinkelglaukom, Prostataadenom mit Restharn
Naproxen (Proxen®)	↑, B	2 x 250 mg	H: Magenschmerzen	A: Ulkus, Blutungsneigung R: Asthma bronchiale
Acetylsalicylsäure (Aspirin®)	↑, B	2 x 300 mg	G: Magenschmerzen	A: Ulkus, Blutungsneigung R: Asthma bronchiale
Magnesium	↑, B	2 x 300 mg	G: Durchfall bei zu rascher Aufdosierung	Keine

A 1.6 Pragmatische Migräneprophylaxe

A 1.6.1 Dauer der Prophylaxe und Auswahl der Substanz

Vor dem Beginn einer medikamentösen Migräneprophylaxe sollte der Patient ein Kopfschmerztagebuch führen, aus dem Frequenz der Attacken, Intensität der Kopfschmerzen sowie Art und Menge der eingenommenen Akutmedikation hervorgehen. Dieses Tagebuch dient nach Einleitung der Prophylaxe zur Objektivierung des Therapieerfolges. Eine medikamentöse Prophylaxe sollte bei guter Verträglichkeit über mindestens drei Monate verabreicht werden, bevor ein Therapieversagen festgestellt wird. Bei erfolgreicher Behandlung kann ein wirksames Migränemittel nach 8–12 Monaten wieder abgesetzt oder ausgeschlichen werden, um den Spontanverlauf der Migräne beurteilen zu können. Die Prophylaxe sollte mit einer Substanz beginnen, die am wenigsten wahrscheinlich Nebenwirkungen hat, oder bei der Nebenwirkungen therapeutisch genutzt werden können. Sofern keine Kriterien für die Auswahl oder den Ausschluss einer spezifischen Substanzgruppe vorliegen, sollte mit Beta-Blockern begonnen werden. Beta-Blocker sind besonders zu empfehlen, wenn gleichzeitig eine arterielle Hypertonie oder eine Angststörung vorliegt, bei Schlafstörungen (Alpträume) oder Potenzproblemen sollten sie aber vermieden werden. Beta-Blocker haben außerdem eine Indikation zu Behandlung des essentiellen Tremors. Flunarizin eignet sich besonders gut bei Patienten mit Schlafstörungen und Schwindel, sollte aber bei Adipositas und Depression (auch in der Vorgeschichte) sowie einer Belastung mit familiären extrapyramidalen Störungen nicht verabreicht werden. Topiramat eignet sich zur Migräneprophylaxe besonders bei übergewichtigen Patienten. Acetylsalicylsäure eignet sich bei Patienten mit deutlichen vaskulären Risikofaktoren oder einem vaskulären Ereignis (Myokardinfarkt, pAVK, Schlaganfall) in der Vorgeschichte.

A 1.6.2 Fehler in der Migräneprophylaxe

Die fehlende Wirksamkeit einer Prophylaxe beruht meist auf einigen typischen Fehlern, die leicht vermieden oder behoben werden können.

- Falsche Diagnose: Bei fehlender Wirksamkeit von Migräneprophylaktika muss die Diagnose überprüft werden. Beta-Blocker und Flunarizin sowie Topiramat sind bei Spannungskopfschmerz unwirksam. Betreibt der Patient einen unerkannten oder heimlichen Medikamentenmissbrauch, wirken Prophylaktika ebenfalls nicht.
- Substanzauswahl: Patienten erhalten immer noch Substanzen mit fraglicher oder fehlender Wirksamkeit, wie beispielsweise homöopathische Präparate oder Carbamazepin.
- Falscher Gebrauch der Medikamente: Die Prophylaxe sollte nicht mit der nebenwirkungsreichsten Substanz, sondern nach Möglichkeit mit Beta-Blockern oder Flunarizin starten.
- Startdosis zu hoch: Patienten neigen dazu, Substanzen, sobald Nebenwirkungen eintreten, abzusetzen. Diese sind umso häufiger, je höher die initiale Dosis ist. Daher sollte eine Migräneprophylaxe immer mit niedrigen Dosierungen beginnen und eine Dosissteigerung erst dann erfolgen, wenn der Patient sich an die Nebenwirkungen gewöhnt hat.
- Therapiedauer zu kurz: Die Wirksamkeit der prophylaktischen Medikation kann frühestens nach drei Monaten beurteilt werden. Die Therapie muss daher mindestens über diesen Zeitraum durchgehalten werden.
- Falsche Erwartungen: Eine wirksame Migräneprophylaxe kann die Migräne nicht heilen, sondern nur die Attackenfrequenz reduzieren. Viele Patienten haben eine überzogene Erwartungshaltung zu Beginn einer Prophylaxe und beurteilen eine Reduktion der Migränehäufigkeit um 50 % dann als fehlende Wirksamkeit.
- Nebenwirkungen erklären: Patienten sind eher bereit, Nebenwirkungen zu tolerieren, wenn sie im Voraus darüber aufgeklärt wurden und wissen, dass diese nur temporär sind.

A 1.6.3 Prophylaxe der menstruellen Migräne

Die Prophylaxe der menstruellen Migräne sollte dann erfolgen, wenn die Akutmedikation nicht ausreichend wirksam ist. Falls hormonelle Kontrazeptiva eingenommen werden, sollte ein Absetzen erwogen werden. Eine weitere, wenn auch nicht sehr wirksame Option, ist die Gabe eines nicht-steroidalen Antirheumatikums ein bis zwei Tage vor der zu erwartenden Monatsblutung. Eine Östrogensubstitution in der Pillenpause, beispielsweise mit Estraderm TTS 100 µg, reduziert die Migränetage während der Menstruation. Anschließend kommt es dann aber zu einem Rebound-Phänomen (MacGregor et al. 2006). In klinischen Studien waren Kurzzeitprophylaxen mit 2 × 1 mg Naratriptan, 2 × 25 mg Sumatriptan oder 2 × 2,5 mg Frovatriptan über fünf Tage signifikant wirksamer als Placebo. Für diese Form der Anwendung der Triptane besteht allerdings im Moment in Deutschland noch keine Zulassung.

A 1.6.4 Prophylaxe der kindlichen Migräne

Bei Kindern und Jugendlichen kann zur Migräneprophylaxe Propranolol in einer Dosis von 1–2 mg/kg KG oder Flunarizin in einer Dosis von 5 mg gegeben werden. Wirksam ist auch Topiramat (2–3 mg/kg/KG) (Ferraro und Trapani 2008). Grundsätzlich sollte bei Kindern jedoch versucht werden, verhaltenstherapeutisch zu behandeln.

A 1.6.5 Prophylaxe bei älteren Patienten

Bei älteren Patienten ohne kardiale Überleitungsstörungen, Diabetes oder Asthma bleiben Beta-Blocker Medikamente der ersten Wahl. Flunarizin ist in dieser Altersgruppe weniger geeignet, da es zu Parkinson-Syndromen kommen kann. Das Einschleichen der Medikamente muss bei älteren Patienten noch langsamer als bei jüngeren Patienten erfolgen.

A 1.6.6 Prophylaxe bei Schwangeren

Bei Schwangeren sind Beta-Blocker oder Magnesium zur Migräneprophylaxe vertretbar. Bei schwerer Migräne und Vorliegen einer Depression können auch trizyklische Antidepressiva gegeben werden.

A 1.6.7 Prophylaxe bei chronischer Migräne

Bei Patienten mit chronischer Migräne sollte eine medikamentöse Prophylaxe mit einer Verhaltenstherapie und Ausdauersport kombiniert werden. Zur medikamentösen Therapie wird zunächst Topiramat eingesetzt. Wird Topiramat nicht vertragen, bestehen Kontraindikationen oder liegt Unwirksamkeit vor, dann kommt Botulinumtoxin zum Einsatz. Kommt es dann nicht zu einer Abnahme der kritischen Einnahmehäufigkeit von 10 bzw. 15 Tagen im Monat, muss ein Medikamentenentzug durchgeführt werden (s. Kap. A 4).

A 1.6.8 Verhaltenstherapie

Patienten mit einer episodischen oder hochfrequenten Migräne (drei und mehr Attacken/Monat) können alternativ oder in Kombination mit einer medikamentösen Behandlung einer psychologischen Therapie zugeführt werden (Campbell et al. 2004). Die in der Migränetherapie angewandten psychologischen Verfahren entstammen überwiegend der Verhaltenstherapie (VT). Für diese Verfahren ist eine zur Beurteilung der Evidenz ausreichende Studienlage verfügbar. Andere Schulen bleiben die Evaluation ihrer Konzepte schuldig. Die wichtigsten unimodalen Verfahren sind die thermale, die EMG-Biofeedback-Therapie und die Progressive Muskelrelaxation (PMR). Als multimodales Verfahren kommt das kognitiv-verhaltenstherapeutische Schmerzbewältigungstraining zur Anwendung. Die Therapieverfahren werden in der Migränebehandlung sowohl schmerzspezifisch (z. B. als Entspannungsverfahren bei der PMR) als auch schmerzunspezifisch angewandt. Schmerzunspezifische Verfahren zielen auf unspezifische Größen wie »Stärkung der Selbstkontrollkompetenz« (unimodal) oder »Minimierung der Beeinträchtigung bzw. verbesserte Schmerzbewältigung« (multimodal).

Das im Kopfschmerzbereich am besten untersuchte Entspannungsverfahren ist die Progressive Muskelrelaxation (PMR, auch Jacobson-Training) (Bernstein und Borkovec 1975). Die Beurteilung der Wirksamkeit weiterer Entspannungsverfahren in der Kopfschmerzbehandlung, insbesondere von autogenem Training, Hypnose, Imagination, Meditation und Yoga, ist aufgrund fehlender Datenbasis nicht möglich.

Patienten mit einem (fast) täglichen Kopfschmerz ohne Medikamentenabusus erzielen in einer verhaltenstherapeutischen Behandlung geringere Erfolge als Patienten mit episodischen Kopfschmerzen (13 % vs. 52 % Symptomreduktion) (Bakal et al. 1981, Blanchard und Andrasik 1985). Migränepatienten mit einem hohen Medikamentengebrauch (medikamenteninduzierter Kopfschmerz) profitieren von alleinigen verhaltenstherapeutischen Ansätzen ebenfalls in geringerem Ausmaß als Patienten mit einem »normalen« Gebrauch (29 % vs. 52 % Symptomreduktion) (Michultka et al. 1989).
In der Behandlung von Entzugspatienten hat sich die Kombination von verhaltenstherapeutischen und pharmakologischen Verfahren bewährt. Mathew et al. (1990) fanden in einer Studie mit 200 Patienten eine bessere Effektivität für eine kombinierte versus einer unimodalen medikamentösen Behandlung (72–86 % resp. 58 %). Blanchard et al. (1992) berichteten für diese Patientengruppe eine Reduktion der Kopfschmerzaktivität von mehr als 50 %, die noch nach einem Jahr nachweisbar war. Die 61 kombiniert behandelten Migränepatienten mit medikamenteninduziertem Kopfschmerz aus der Studie von Grazzi et al. (2002) berichteten drei Jahre nach der Behandlung noch über weniger Kopfschmerztage, einen reduzierten Medikamentenverbrauch und eine geringere Rückfallrate als nur medikamentös behandelte Patienten.

A 1.6.9 Alternative Therapien

Die Wirkung aerober Ausdauersportarten wie Schwimmen, Joggen oder Fahrrad fahren ist wissenschaftlich belegt. Physiotherapie allein ist nicht wirksam, verbessert aber in Kombination mit Ausdauersport die Rate der Betroffenen, die auf verhaltenstherapeutische Verfahren ansprechen. Akupunktur reduziert signifikant die Häufigkeit von Migräneattacken und ist genauso wirksam wie eine medikamentöse Prophylaxe (Linde et al. 2005). Eine Scheinakupunktur hat allerdings dieselbe Wirksamkeit wie die klassische chinesische Akupunktur (Linde et al. 2005, Diener et al. 2006). Die MIST-Studie zeigte, dass der Verschluss eines offenen Foramen ovale bei Patienten mit einer Migräne mit Aura nicht in der Lage ist, die Häufigkeit der Migräne signifikant zu beeinflussen.

A 1.6.10 Unwirksame Therapien

Unwirksame medikamentöse Therapien sind Homöopathie, Acetazolamid, Bromocriptin, Carbamazepin, Clonidin, Clonazepam, Diuretika, Lithium, Oxcarbazepin, Primidon, Geschlechtshormone, Neuroleptika, selektive Serotonin-Wiederaufnahmehemmer, Montelukast, Lanepitant und Tonabersat.

Unwirksame Maßnahmen sind Manualtherapie, zervikale Manipulation, chiropraktische Therapie, lokale Injektion in Nacken und Kopfhaut, Neuraltherapie, Autogenes Training, Hypnose, klassische Psychoanalyse, transkutane elektrische Nervenstimulation, hyperbare Sauerstofftherapie, Ozontherapie, Gebietskorrektur, Aufbissschienen, Zahnextraktion, Entfernen von Amalgamfüllungen, Diäten, Tonsillektomie, Fußreflexzonenmassage, Sanierung vermeintlicher Pilzinfektionen des Darmes, Hysterektomie und die Corrugator Chirurgie.

A 1.7 Literatur

Abu-Arefeh J, Russel G. Prevalence and migraine in schoolchildren. BMJ 1994;309:765–769.

Apostol G, Cady RK, Laforet GA, Robieson WZ, Olson E, Abi-Saab WM, et al. Divalproex extended-release in adolescent migraine prophylaxis: results of a randomized, double-blind, placebo-controlled study. Headache 2008; 48 (7):1012–1025.

Aurora S, Dodick D, Turkel C, DeGryse R, Silberstein S, Lipton R, et al. Onabotulinumtoxin A for treatment of chronic migraine: Results from the double-blind, randomized, placebo-controlled phase of the PREEMPT 1 trial. Cephalalgia 2010;30 (7):793–803.

Bakal DA, Demjen S, Kaganov JA. Cognitive behavioral treatment of chronic headache. Headache 1981;21:81–86.

Bernstein DA, Borkovec TD. Entspannungstraining. Handbuch der Progressiven Muskelrelaxation. München: Pfeiffer; 1975.

Bigal ME, Bordini CA, Speciali JG. Intravenous metamizol (dipyrone) in acute migraine treatment and in episodic tension-type headache – a placebo-controlled study. Cephalalgia 2001;21:90–95.

Bille B. A 40-year follow-up of school children with migraine. Cephalagia 1997;17:488–491.

Blanchard EB, Taylor AE, Dentinger MP. Preliminary results from the self-regulatory treatment of high medication consumption headache. Biofeedback Self Reg 1992;17:179–202.

Blanchard EB, Andrasik F. Management of chronic headaches. A psychological approach. Elmsford NY: Pergamon Press; 1985.

Brandes J, Saper J, Diamond M, Couch J, Lewis D, Schmitt J, Neto W, Schwabe S, Jacobs D, MIGR-002 Study Group.Topiramate for migraine prevention: a randomized controlled trial. JAMA 2004;291:965–973.

Buring JE, Peto R, Hennekens CH. Low-dose aspirin for migraine prophylaxis. JAMA 1990;264:1711–1713.

Burstein R, Collins B, Jakubowski M. Defeating migraine pain with triptans: a race against the development of cutaneous allodynia. Ann Neurol 2004;55:19–26.

Campbell JK, Penzien DB, Wall EM. Evidence-based guide-lines for migraine headaches: behavioral and psychological treatments. www.aan.com/public 2004.

Dahloef CG. Infrequent or non-response to oral sumatriptan does not predict response to other triptans – review of four trials. Cephalalgia 2006;26 (2):98–106.

De Fusco M, Marconi R, Silvestri L, Atorino L, Rampoldi L, Aridon P, Casari G. Haploinsufficiency of ATP1A2 encoding the Na/K pump alpha2 subunit associated with familial hemiplegic migraine type 2. Nature Genetics 2003;33:192–196.

Dichgans M, Freilinger T, Eckstein G, Babini E, Lorenz-Depiereux B, Biskup S, Ferrari MD, Herzog J, van den Maagdenberg AM, Pusch M, Strom TM. Mutation in the neuronal voltage-gated sodium channel SCN1A in familial hemiplegic migraine. Lancet 2005;366 (9483): 371–377.

Diener H, Bussone G, Van Oene J, Lahaye M, Schwalen S, Goadsby P. Topiramate reduces headache days in chronic migraine: A randomized, double-blind, placebo-controlled study. Cephalalgia 2007;27:814–823.

Diener H, Dodick D, Aurora S, Turkel C, DeGryse R, Lipton R, et al. Onabotulinumtoxin A for treatment of chronic migraine: Results from the double-blind, randomized, placebo-controlled phase of the PREEMPT 2 trial. Cephalalgia 2010;30 (7):804–814.

Diener HC, Kronfeld K, Boewing G, Lungenhausen M, Maier C, Molsberger A, Tegenthoff M, Trampisch HJ, Zenz M, Meinert R. Efficacy of acupuncture for the prophylaxis of migraine: a multicentre randomised controlled clinical trial. Lancet Neurol 2006;5 (4):310–316.

Diener H, Krupp P, Schmitt T, Steitz G, Milde K, Freytag S, on behalf of the Study Group.Cyclandelate in the prophylaxis of migraine: a placebo-controlled study. Cephalalgia 2001;21:66–70.

Diener H, Matias-Guiu J, Hartung E, Pfaffenrath V, Ludin H, Nappi G, De Beukelaar F. Efficacy and tolerability in migraine prophylaxis of flunarizine in reduced doses: a comparison with propranolol 160 mg daily. Cephalalgia 2002;22:209–221.

Diener HC, Montagna P, Gacs G, Lyczak P, Schumann G, Zoller B, Mulder LJ, Siegel J, Edson K. Efficacy and tolerability of diclofenac potassium sachets in migraine: a randomized, double-blind, cross-over study in comparison with diclofenac potassium tablets and placebo. Cephalalgia 2006;26 (5):537–547.

Diener H, Rahlfs V, Danesch U. The first placebo-controlled trial of a special butterbur root extract for the prevention of migraine: reanalysis of efficacy criteria. Eur Neurol 2004;51:89–97.

Diener H, Tfelt-Hansen P, Dahlöf C, Lainez JM, Sandrini M, Wang S-J, Neto W, Vijapurkar U, Doyle A, Jacobs D, on behalf of the MIGR-003 Study Group.Topiramate in migraine prophylaxis: results from a placebo-controlled trial with propranolol as an active control. J Neurol 2004;251:943–950.

Diener H, Welch K, Mohr JP. Migraine and stroke. In: Mohr J, Choi D, Grotta J, Wolf P, editors. Stroke. Pathophysiology, diagnosis and management. Philadelphia: Churchill Livingstone; 2004.

Diener HC. Flunarizine for migraine prophylaxis. In: Diener HC, editor. Drug treatment of migraine and other headaches. Basel: Karger; 2000.p. 269–278.

Diener HC, Eikermann A, Gessner U, Gobel H, Haag G, Lange R, May A, Muller-Schwefe G, Voelker M. Efficacy of 1 000 mg effervescent acetylsalicylic acid and su-

matriptan in treating associated migraine symptoms. Eur Neurol 2004;52:50–56.
Diener HC, Hartung E, Chrubasik J, Evers S, Schoenen J, Gendolla A, G. L, Hauke W, for the Study Group. A comparative study of acetylsalicylic acid and metoprolol for the prophylactic treatment of migraine. A randomised, controlled, double-blind, parallel group phase III study. Cephalalgia 2001;21:140–144.
Diener HC, Limmroth V. Advances in pharmacological treatment of migraine. Expert Opin Invest Drugs 2001; 10:1831–1845.
Diener HC, Pfaffenrath V, Schnitker J, Friede M, Henneicke-von Zepelin HH. Efficacy and safety of 6.25 mg t. i. d. feverfew CO_2-extract (MIG-99) in migraine prevention – a randomized, double-blind, multicentre, placebo-controlled study. Cephalalgia 2005;25 (11): 1031–1041.
Diener HC, Reches A, Pascual J, Jansen J-P, Pitei D, Steiner T, on behalf of the Eletriptan and Cafergot Comparative Study Group.Efficacy, tolerability and safety of oral eletriptan and ergotamine plus caffeine (Cafergot) in the acute treatment of migraine: a multicentre, randomised, double-blind, placebo-controlled comparison. Eur Neurol 2002;47:99–107.
Dodick DW, Freitag F, Banks J, Saper J, Xiang J, Rupnow M, et al. Topiramate versus amitriptyline in migraine prevention: a 26-week, multicenter, randomized, double-blind, double-dummy, parallel-group noninferiority trial in adult migraineurs. Clin Ther 2009;31 (3):542–559.
Dodick D, Lipton RB, Martin V, Papademetriou V, Rosamond W, Maassen van den Brink A, Loutfi H, Welch KM, Goadsby PJ, Hahn S, Hutchinson S, Matchar D, Silberstein S, Smith TR, Purdy RA, Saiers J, The Triptan Cardiovascular Safety Expert Panel.Consensus statement: cardiovascular safety profile of triptans (5-HT agonists) in the acute treatment of migraine. Headache 2004;44:414–425.
Dodick DW, Mauskop A, Elkind AH, DeGryse R, Brin MF, Silberstein SD. Botulinum toxin type a for the prophylaxis of chronic daily headache: subgroup analysis of patients not receiving other prophylactic medications: a randomized double-blind, placebo-controlled study. Headache 2005;45:315–324.
Eriksen M, Thomsen L, Olesen J. Sensitivity and specificity of the new international diagnostic criteria for migraine with aura. J Neurol Neurosurg Psychiatry 2005;76:212–217.
Ferrari MD, Roon KI, Lipton RB, Goadsby PJ. Oral triptans (serotonin 5-$HT_{1B/1D}$ agonists) in acute migraine treatment: a meta-analysis of 53 trials. Lancet 2001;358: 1668–1675.
Ferraro D, Di Trapani G. Topiramate in the prevention of pediatric migraine: literature review. J Headache Pain 2008 Jun;9 (3):147–150.
Fiore M, Shields KE, Santanello N, Goldberg MR. Exposure to rizatriptan during pregnancy: post-marketing experience up to 30 June 2004. Cephalalgia 2005;25: 685–688.
Fox AW. Comparative tolerability of oral 5-HT 1B/1D agonists. Headache 2000;40:521–527.
Fox AW, Chambers CD, Anderson PO, Diamond ML, Spierings ELH. Evidence-based assessment of pregnancy outcome after sumatriptan exposure. Headache 2002;42:8–15.
Freitag F, Collins S, Carlson H, Goldstein J, Saper J, Silberstein S, Mathew N, Winner P, Deaton R, Sommerville K, Depakote ER Migraine Study Group.A randomized trial of divalproex sodium extended-release tablets in migraine prophylaxis. Neurology 2002;58:1652–1659.
Geraud G, Compagnon A, Rossi A, The COZAM Study Group.Zolmitriptan versus a combination of acetylsalicylic acid and metoclopramide in the acute oral treatment of migraine: a double-blind, randomised, three-attack study. Eur Neurol 2002;47:88–98.
Goadsby PJ. The pathophysiology of headache. In: Silberstein SD, Lipton RB, Solomon S, eds. Wolff's Headache and Other Head Pain. Seventh ed. Oxford: Oxford University Press; 2001.p. 57–72.
Goadsby PJ, Edvinsson L, Ekman R. Vasoactive peptide release in the extracerebral circulation of humans during migraine headache. Ann Neurol 1990;28:183–187.
Goadsby PJ, Lipton RB, Ferrari MD. Migraine – current understanding and treatment. N Engl J Med 2002;346: 257–270.
Grazzi L, Andrasik F, D'Amico D, Leone M, Usai S, Kass S, Bussone G. Behavioral and pharmacologic treatment of transformed migraine with analgesic overuse: outcome at 3 years. Headache 2002;42:483–490.
Holroyd KA, Penzien DB, Cordingley GE. Propranolol in the management of recurrent migraine: a meta-analytic review. Headache 1991;31:333–340.
Holroyd KA, Penzien DB, Rokicki LA, Cordingley GE. Flunarizine vs propranolol: a meta-analysis of clinical trials. Headache 1992;32:256.
Humphrey PPA, Feniuk W. Mode of action of the anti-migraine drug sumatriptan. Trends Pharmacol Sci 1991; 12:444–445.
Kaube H, Herzog J, Käufer T, Dichgans M, Diener HC. Aura in some patients with familial hemiplegic migraine can be stopped by intranasal ketamine. Neurology 2000; 55:139–141.
Klapper J, on behalf of the Divalproex Sodium in Migraine Prophylaxis Study Group.Divalproex sodium in migraine prophylaxis: a dose-controlled study. Cephalalgia 1997;17:103–108.
Kruit MC van Buchem MA, Hofman PA, Bakkers JT, Terwindt GM, Ferrari MD, Launer LJ. Migraine as a risk factor for subclinical brain lesions. JAMA 2004;291: 427–434.
Lampl C, Katsarava Z, Diener HC, Limmroth V. Lamotrigine reduces migraine aura and migraine attacks in patients with migraine with aura. J Neurol Neurosurg Psychiatry 2005;76:1730–732.
Limmroth V, Kazarawa S, Fritsche G, Diener HC. Headache after frequent use of new 5-HT agonists zolmitriptan and naratriptan. Lancet 1999;353:378.
Linde K, Streng A, Jurgens S, Hoppe A, Brinkhaus B, Witt C, Wagenpfeil S, Pfaffenrath V, Hammes MG, Weidenhammer W, Willich SN, Melchart D. Acupuncture for patients with migraine: a randomized controlled trial. JAMA 2005;293 (17):2118–2125.
Lipton RB, Gobel H, Einhäupl KM, Wilks K, Mauskop A. Petasites hybridus root (butterbur) is an effective preventive treatment for migraine. Neurology 2004;63 (12): 2240–2244.
Lipton RB, Ottman R, Ehrenberg BL, Hauser WA. Comorbidity of migraine: the connection between migraine and epilepsy. Neurology 1994;44:28–32.
MacGregor EA, Frith A, Ellis J, Aspinall L, Hackshaw A. Prevention of menstrual attacks of migraine: a double-blind placebo-controlled crossover study. Neurology 2006 Dec 26; 67 (12):2159–2163.
Mathew NT, Frishberg BM, Gawel M, Dimitrova R, Gibson J, Turkel C. Botulinum toxin type A (BOTOX) for the prophylactic treatment of chronic daily headache: a randomized, double-blind, placebo-controlled trial. Headache 2005;45:293–307.
Mathew NT, Kurman R, Perez F. Drug induced refractory headache – clinical features and management. Headache 1990;30:634–638.
Michultka DM, Blanchard EB, Appelbaum KA, Jaccard J, Dentinger MP. The refractory headache patient. II. High medication consumption (analgesic rebound) headache. Behav Res Ther 1989;27:411–420.
Moskowitz MA Boley H, Dalkara T. Deciphering migraine mechanisms: clues from familial hemiplegic migraine genotypes. Ann Neurol 2004;55:276–280.
Olesen J, Bousser M-G, Diener H, Dodick D, First M, Goadsby P, Göbel H, Lainez M, Lance J, Lipton R, Nappi

G, Sakai F, Schoenen J, Silberstein S, Steiner T, for the International Headache Society.The International Classification of Headache Disorders. 2nd Edition. Cephalalgia 2004;24(Suppl 1):1–160.

Olesen J, Diener HC, Schoenen J, Hettiarachchi J. No effect of eletriptan administration during the aura phase of migraine. Eur J Neurol 2004;11:671–677.

Ophoff RA, Terwindt GM, Vergouwe MN, Eijk Rv, Oefner PJ, Hoffman SMG, Lamerdin JE, Mohrenweiser HW, Bulman DE, Ferrari M, Haan J, Lindhout D, Ommen G-JBv, Hofker MH, Ferrari MD, Frants RR. Familial hemiplegic migraine and episodic ataxia type-2 are caused by mutations in the Ca^{2+} channel gene CACNA1A. Cell 1996;87:543–552.

Pfaffenrath V, Diener HC, Fischer M, Friede M, Henneicke-von Zepelin HH, on behalf of the Investigators.The efficacy and safety of Tanacetum parthenium (feverfew) in migraine prophylaxis – a double-blind, multicentre, randomized placebo-controlled dose-response study. Cephalalgia 2002;22:523–532.

Sances G, Granella F, Nappi R, Fignon A, Ghiotto N, Polatti F, Nappi G. Course of migraine during pregnancy and postpartum: a prospective study. Cephalalgia 2003;23: 197–205.

Sanchez del Rio M, Bakker D, Wu O, Agosti R, Mitsikostas D, Ostergaard L, Wells W, Rosen B, Sorensen G, Moskowitz M, Cutrer F. Perfusion weighted imaging during migraine: spontaneous visual aura and headache. Cephalalgia 1999;19:701–707.

Sandor PS, Di Clemente L, Coppola G, Saenger U, FumalA, Magis D, Seidel L, Agosti RM, Schoenen J. Efficacy of coenzyme Q10 in migraine prophylaxis: a randomized controlled trial. Neurology 2005;64 (4):713–715.

Schoenen J, Jacquy J, Lenaerts M. High-dose power riboflavin as a novel prophylactic antimigraine therapy: results from a double-blind, randomized, placebo-controlled trial. Cephalalgia 1997;17:244.

Schoenen J, Jacquy J, Lenaerts M. Effectiveness of high-dose riboflavin in migraine prophylaxis – A randomized controlled trial. Neurology 1998;50:466–470.

Schrader H, Stovner LJ, Helde G, Sand T, Bovim G. Prophylactic treatment of migraine with angiotensin converting enzyme inhibitor (lisinopril): randomised, placebo-controlled, crossover trial. BMJ 2001;322:19–22.

Silberstein S, Neto W, Schmitt J, Jacobs D, MIGR-001 Study Group.Topiramate in migraine prevention: results of a large controlled trial. Arch Neurol. 2004;61:490–495.

Silberstein SD, Lipton RB, Dodick DW, Freitag FG, Ramadan N, Mathew N et al. Efficacy and safety of topiramate for the treatment of chronic migraine: a randomized, double-blind, placebo-controlled trial. Headache 2007;47 (2):170–180.

Steiner TJ, Findley LJ, Yuen AWC. Lamotrigine versus placebo in the prophylaxis of migraine with and without aura. Cephalalgia 1997;17:109–112.

The Multinational Oral Sumatriptan and Cafergot Study Group. A randomized, double-blind comparison of sumatriptan and cafergot in the acute treatment of migraine. Eur Neurol 1991;31:314–322.

The Subcutaneous Sumatriptan International Study Group. Treatment of migraine attacks with sumatriptan. N Engl J Med 1991;325:316–321.

Tronvik E, Stovner LJ, Helde G, Sand T, Bovim G. Prophylactic treatment of migraine with an angiotensin II receptor blocker. A randomized controlled trial. JAMA 2002;289:65–69.

Winner P, Wasiewski W, Gladstein J, Linder S, for the Pediatric Headache Committee of the American Association for the Study of H.Multicenter prospective evaluation of proposed pediatric migraine revisions to the IHS criteria. Headache 1997;37:545–548.

A 2 Clusterkopfschmerz, trigemino-autonome und andere primäre Kopfschmerzerkrankungen

*von S. Förderreuther und M. Schürks**

Clusterkopfschmerz (CK), paroxysmale Hemikranie (PH) und SUNCT/SUNA-Syndrom werden in der Internationalen Kopfschmerzklassifikation als trigemino-autonome Kopfschmerzen (TAK) zusammengefasst. Ihr Charakteristikum sind heftige einseitige periorbitale Schmerzen mit kranialen autonomen Symptomen. Sie unterscheiden sich klinisch vor allem hinsichtlich Attackendauer und Frequenz. Als weitere primäre Kopfschmerzerkrankungen werden in diesem Kapitel der primäre schlafgebundene Kopfschmerz (Hypnic Headache) und der primäre stechende Kopfschmerz (Jabs and Jolts) besprochen.

A 2.1 Clusterkopfschmerz (CK)

Der CK ist das häufigste Kopfschmerzsyndrom innerhalb der Gruppe der TAKs.

A 2.1.1 Klinik

Der CK ist durch streng einseitige, periorbital lokalisierte, vernichtende Kopfschmerzattacken mit ipsilateralen autonomen Symptomen charakterisiert. Der CK ist ein primärer (= idiopathischer) Kopfschmerz (The International Classification of Headache Disorders 2004). Die Diagnose erfolgt rein klinisch. Ein pathognomonischer Test oder Befund existiert nicht.

CK-Attacken setzen ohne Vorzeichen ein und erreichen ihr Maximum in wenigen Minuten. Der Schmerz ist immer extrem heftig, meist von reißendem, bohrendem und brennendem, Charakter (»als ob das Auge herausgedrückt wird«). Die Lokalisation ist streng einseitig mit Punctum maximum orbital, retroorbital oder tief fronto-temporal (gelegentlich okzipital, zervikal).
In der Attacke treten obligat ein oder mehrere ipsilaterale kraniale autonome Symptome auf (**Tab. A 2.1**). Ptosis und Miosis können die einzelnen Attacken überdauern. Fakultativ können Übelkeit, Erbrechen oder Lärm- und Lichtempfindlichkeit hinzukommen; selten wurden Sehstörungen wie bei einer visuellen Migräne-Aura beschrieben (Bahra et al. 2002, Schürks et al. 2006, Silberstein et al. 2000). Die meisten Patienten sind in der Attacke unruhig (»Pacing around«) oder schaukeln mit dem Oberkörper hin und her (»Rocking«) und wollen alleine gelassen werden. Die Attacken dauern 15–180 Minuten und treten jeden zweiten Tag bis zu acht Mal pro Tag auf, oft zur gleichen Tages- oder Nachtzeit, bei rund der Hälfte der Patienten ein bis zwei Stunden nach dem Einschlafen (Mathew 1992). Nach einer Attacke besteht über Stunden eine Refraktärzeit (Bogucki 1990). Auslöser für Attacken sind Aufenthalt in großen Höhen, Alkohol oder Nitroglyzerin. Die Gabe von Nitroglyzerin kann während einer CK-Episode diagnostisch genutzt werden.

Differentialdiagnosen (siehe auch **Tab. A 2.2**): Zunächst sollten primäre Kopfschmerzerkrankungen wie die Migräne oder andere TAKs ausgeschlossen werden. Mittelliniennahe Tumore, Aneurysmen und Gefäßmalformationen oder Läsionen im Hirnstamm (MS-Plaque) und der oberen Zervikalregion können symptomatische CK auslösen. Sehr selten tritt ein CK nach einem Schädel-Hirn-Trauma auf. Auch eine Sinusitis, ein Glaukomanfall, eine Karotisdissektion oder eine Arteriitis temporalis können mit einem CK verwechselt werden (Carter 2004, Walker 2007).

Tab. A 2.1: IHS Kriterien für den Clusterkopfschmerz

A) Wenigstens fünf Attacken, die die Kriterien B–D erfüllen
B) Starke oder sehr starke einseitig orbital, supraorbital und/oder temporal lokalisierte Schmerzattacken, die unbehandelt 15–180 Minuten anhalten.
C) Begleitend tritt wenigstens eines der nachfolgend angeführten Charakteristika auf:
   1. Ipsilaterale konjunktivale Injektion und/oder Lakrimation
   2. Ipsilaterale nasale Kongestion und/oder Rhinorrhoe
   3. Ipsilaterales Lidödem
   4. Ipsilaterales Schwitzen (Stirn oder Gesicht)
   5. Ipsilaterale Ptosis und/oder Miosis
   6. Körperliche Unruhe oder Agitiertheit
D) Attackenfrequenz von 1 alle zwei Tage bis zu 8 pro Tag
E) Nicht auf eine andere Erkrankung zurückzuführen

A 2.1.2 Epidemiologie und Langzeitverlauf

Der CK ist sehr selten. Metaanalytische Zahlen sprechen von einer Lebenszeitprävalenz von 124 pro 100 000 und einer 1-Jahres-Prävalenz von 53 pro 100 000. Eine Erhebung der Deutschen Migräne- und Kopfschmerzgesellschaft ermittelte für

* Autoren dieses Kapitels in der 5. Auflage: S. Förderreuther, M. Schürks und Th. Brandt.

Tab. A 2.2: Differentialdiagnose Cluster- vs. andere primäre Kopfschmerzen

	Lokalisation	Begleitsymptome	Dauer/Frequenz	Besonderheiten
Paroxysmale Hemikranie	Einseitig, orbital, supraorbital oder temporal	Wie der CK	2–30 min > 5 Attacken/Tag	Indomethazin responsibel
SUNCT	Einseitig, orbital, supraorbital oder temporal	Ipsilateral konjunktivale Injektion und Lakrimation	5–240 sek 3–200 Attacken/Tag	Oft mechanische Trigger, meist therapieresistent
Hemicrania continua	Streng einseitig, fluktuierende Intensität	Milde autonome Symptome wie beim CK	Dauerschmerz mit Exazerbationen	Indomethazin responsibel
Primärer schlafgebundener Kopfschmerz	Bilateral	Evtl. Übelkeit oder Photo- oder Phonophobie	Dauer > 15 min > 15 Attacken/Monat	Auftreten ausschließlich aus dem Schlaf heraus
Primärer stechender Kopfschmerz	Orbital, temporal, parietal	Keine	Sekunden Einzelne bis hunderte Attacken/Tag	Indomethazin responsibel
Trigeminusneuralgie	$V_{II} > V_{III} > V_{I}$	Keine	Sekunden bis 2 min Einzelne bis hunderte Attacken/Tag	Mechanische Trigger

Deutschland eine 1-Jahres-Prävalenz von 0,15 % (Evers et al. 2007). Männer sind 4,3-mal häufiger betroffen. Das Verhältnis episodischer (eCK) zu chronischer (cCK) Verläufe beträgt 6 : 1. Erstmalig treten Attacken meist zwischen dem 20. und 40. Lebensjahr auf. Neuerkrankungen im Kindesalter und im Senium wurden beschrieben (Evers et al. 2002).

In 85–90 % ist der CK episodisch (Rasmussen 1999). D. h. es kommt zu Wochen bis Monate (meist 4–8 Wochen) lang anhaltenden Episoden mit Serien von Attacken, gefolgt von Monaten bis Jahre anhaltender Remission (im Mittel 6 Monaten bis 2 Jahre). Typisch ist eine jahreszeitliche Bindung der Episoden an Frühjahr und Herbst. Wenn eine Clusterperiode über ein Jahr anhält bzw. die Remissionsphasen kürzer als einen Monat sind, spricht man vom cCK. Primär chronische Verläufe treten in 10 % auf. Sekundär chronische Verläufe können sich aus dem episodischen Verlauf entwickeln (5 %). Beim cCK nimmt die Attackenfrequenz über die Jahre eher ab und etwa ein Drittel bis die Hälfte der Patienten zeigt einen Übergang vom cCK zum eCK (Manzoni et al. 1991). Hierfür möglicherweise begünstigend sind die prophylaktische Behandlung mit Lithium, frühes Erkrankungsalter und lange Dauer der Erkrankung.

A 2.1.3 Therapeutische Prinzipien

Ein pathophysiologisches Modell muss das trigeminale Verteilungsmuster der Schmerzen, die ipsilateralen autonomen Begleitsymptome und die Rhythmik der Attacken erklären.

Wahrscheinlich spielt der posterolaterale Hypothalamus eine Rolle bei der Generierung der Attacken. Mittels funktioneller Bildgebung konnte seine Aktivierung während CK-Attacken gezeigt werden (May et al. 1998). Seine Verbindungen zum Hirnstamm könnten eine Aktivierung des Parasympathikus und Hemmung des Sympathikus sowie eine Aktivierung schmerzvermittelnder Strukturen erklären. Gesichert ist, dass es in der Attacke zu einer neurovaskulären Entzündung kommt. Beim Menschen steigen die Konzentrationen von CGRP (Calzitonin-Gene-Related-Peptide; Indikator für trigemino-vaskuläre Aktivierung) und von VIP (vasoaktives intestinales Peptid; Maß für parasympathische Aktivierung) in einer CK-Attacke an (Fanciullacci et al. 1997, Goadsby und Edvinsson 1994, 1996, Goadsby et al. 1990).

Die meisten Substanzen zur Attackenkupierung wirken vasokonstriktiv, insbesondere Ergotamin und Triptane. Möglicherweise hemmen sie auch die neurovaskuläre Entzündung. Lithium (Ferrari et al. 1983), Verapamil (Rezvani et al. 1986) und Valproat beeinflussen biologische Rhythmen und wirken möglicherweise über hypothalamische Neurone prophylaktisch. Invasive Maßnahmen, wie die tiefe Hirnstimulation und die Blockade oder Stimulation des N. occipitalis major, verfolgen das Ziel, die pathologische hypothamalische Aktivität direkt bzw. über einen Reflexbogen zu modulieren.

A 2.1.4 Pragmatische Therapie

Basis jeder Therapie ist die intensive Aufklärung über die Erkrankung (kein Warnsymptom für eine Hirnerkrankung, episodischer Verlauf, vermeidbare Trigger).

A 2.1.4.1 Medikamente zur Attackenkupierung

Wegen des plötzlichen Beginns und der kurzen Attackendauer können nur rasch wirksame Substanzen eingesetzt werden. In Deutschland sind für die Attackentherapie zugelassen die subkutane Gabe von Sumatriptan und die nasale Applikation von Zolmitriptan.
Mittel der ersten Wahl sind Sauerstoff und Triptane. Bei den Triptanen sind jedoch die Kontraindikationen zu beachten, sodass gerade bei älteren Patienten mit vaskulären Komorbiditäten der Sauerstoffinha-

lation der Vorzug zu geben ist. Topisches Lidocain kommt als Mittel der zweiten Wahl bei Versagen der anderen Optionen bzw. zum Einsparen von Triptanen in Betracht (siehe auch **Tab. A 2.3**).

Sauerstoffinhalation (↑↑, A): Die Inhalation von 100 %-igem Sauerstoff (7–15 l/min.) über eine fest schließende Mund- oder Gesichtsmaske sollte sofort zu Attackenbeginn in aufrecht sitzender Position erfolgen. Drei randomisierte Crossover-Studien untersuchten die Wirksamkeit. Eine offene Studie (n = 50) zeigte keinen signifikanten Unterschied zwischen Sauerstoff und Ergotamintartrat (Ansprechrate 70 bzw. 82 %) (Kudrow 1981). Zwei verblindete und placebokontrollierte Studien waren positiv: Bei 19 Patienten trat eine Schmerzlinderung unter 6 l O_2/min über 15 min bei 56 % verglichen mit 7 % unter Luftinhalation ein (Fogan 1985). In der jüngsten Studie behandelten 109 Patienten vier Attacken mit 12 l O_2/min über 15 min (Cohen et al. 2009). Im Vergleich zur Luftinhalation (20 %) trat unter Sauerstoff bei 78 % der Patienten Schmerzfreiheit oder deutliche Schmerzlinderung ein. Der Wirkmechanismus von Sauerstoff ist bislang nicht bekannt. Nebenwirkungen traten praktisch nicht auf. Bei hohen Attackenfrequenzen und alleiniger Sauerstoffbehandlung kann es zu nachlassender Wirksamkeit und Rebound-Effekten kommen. Hinweise zur Sauerstoffverordnung finden sich bei der Deutschen Migräne- und Kopfschmerzgesellschaft unter www.DMKG.de.

Sumatriptan (↑↑, A): Die Wirksamkeit von 6 mg des subkutan applizierten 5-$HT_{1B/1D}$-Rezeptor-Agonisten Sumatriptan wurde in zwei randomisierten, placebokontrollierten Doppelblindstudien nachgewiesen. In einer Studie (n = 39) kam es bei 74 % zu einer deutlichen Schmerzminderung nach 15 Minuten (Placebo 26 %), 46 % wurden schmerzfrei (Placebo 10 %) (Group 1991). In der anderen Studie (n = 134) waren nach 15 Minuten in der Verum-Gruppe 75 % und in der Placebo-Gruppe 35 % schmerzfrei oder deutlich schmerzgelindert (Ekbom et al. 1993). Die Applikation von 12 mg Sumatriptan s. c. war der 6 mg Dosis nicht überlegen.
In Langzeituntersuchungen ist Sumatriptan s. c. innerhalb von 15 Minuten bei 76–100 % der Attacken ohne Anhaltspunkte für Tachyphylaxie oder Rebound wirksam (Ekbom et al. 1995, Göbel et al. 1998). Allerdings kann bei häufiger Anwendung die Attackenfrequenz zunehmen (Rossi et al. 2004). Selten entwickelt sich ein Triptan-induzierter Dauerkopfschmerz, wobei die wenigen in der Literatur beschriebenen Patienten zugleich an einer Migräne litten (Paemeleire et al. 2006). Beim cCK ist Sumatriptan weniger wirksam als beim eCK.

Sumatriptan Nasenspray (20 mg) (↑, B) ist weniger wirksam als die s. c.-Injektion. Zwei offene Studien lieferten Hinweise auf die Wirksamkeit des Nasensprays (Hardebo und Dahlof 1998, Schuh-Hofer et al. 2002). In der einzigen prospektiven placebokontrollierten randomisierten doppelblinden Studie war Sumatriptan nasal bei Patienten mit lang anhaltenden Attacken (> 45 min.) signifikant wirksamer als Placebo (Van Vliet et al. 2003). Nach 30 Minuten waren 47 % der Patienten unter Sumatriptan (18 % unter Placebo) schmerzfrei. Eine Schmerzlinderung innerhalb von 30 Minuten verzeichneten 57 % unter Sumatriptan nasal im Vergleich zu 26 % unter Placebo.

Hauptnachteil aller Triptane sind deren vasokontriktorischen Eigenschaften aus denen sich entsprechende Kontraindikationen ableiten (Kap. A 1).

Zolmitriptan (↑↑, A): Zolmitriptan ist ebenfalls ein 5-$HT_{1B/1D}$-Rezeptor-Agonist. Es kann als Tablette (à 2,5 oder à 5 mg) oder als Nasenspray (5 mg) verabreicht werden. Zolmitriptan ist schwächer wirksam als Sumatriptan s. c. In zwei randomisierten, placebokontrollierten doppelblinden Crossover-Studien war Zomitriptan nasal in einer Dosierung von 5 und 10 mg Placebo signifikant überlegen (Cittadini et al. 2006, Rapoport et al. 2007). Nach 30 Minuten waren unter Placebo 21–30 %, unter 5 mg Zolmitriptan 40–50 % und unter 10 mg Zolmitriptan 62–63 % deutlich schmerzgemindert. Insgesamt war die Wirkung beim cCK deutlich schlechter als beim eCK.
Als Tablette waren in einer doppelblinden placebokontrollierten Studie 5 und 10 mg Zolmitriptan nur beim eCK wirksam (Bahra et al. 2000). Untersucht wurden 91 Patienten mit eCK und 33 Patienten mit cCK. 30 Minuten nach Einnahme kam es bei 39,8 % (5 mg) bzw. 46,8 % (10 mg) der Patienten mit eCK zu einer Schmerzlinderung um mindestens zwei Punkte auf einer 5-Punkte-Skala. Der Anteil schmerzfreier Patienten geht aus der Publikation nicht hervor. Beim cCK unterschieden sich beide Dosierungen nicht von Placebo. Zu Nebenwirkungen und Kontraindikationen siehe Kapitel A 1.

Mutterkornalkaloide (↔, C): Studien mit modernem Design fehlen. Ergotamin wurde früher als Aerosol eingesetzt, ist so jedoch nicht mehr erhältlich. Tabletten haben nicht den erforderlichen schnellen Wirkeintritt. Dihydroergotamin wirkt nach i. v.-Gabe von 1 mg sicher und schnell (Raskin 1988a). Es ist in Deutschland als Nasenspray über die Internationale Apotheke erhältlich. Die 1 mg Dosis hat einen schwachen Effekt auf die Schmerzintensität (Andersson und Jespersen 1986). Kontraindikationen der Mutterkornalkaloide sind Schwangerschaft und Stillzeit, (kardio-)vaskuläre Erkrankungen, arterielle Hypertonie und Leber- und Nierenfunktionsstörungen. Mutterkornalkaloide dürfen nicht mit Triptanen kombiniert werden. Nebenwirkungen sind Übelkeit, Erbrechen, periphere Durchblutungsstörungen mit Parästhesien, Stenokardien und Vasospasmen sowie Dauerkopfschmerzen nach regelmäßiger Einnahme (Kap. A 5).

Nasale Lidocainapplikation (↑, B): Die nasale Applikation muss bei um 45 Grad rekliniertem und um 30–40 Grad zur betroffenen Seite rotiertem Kopf erfolgen, damit das Ganglion sphenopalatinum erreicht wird. Die Gabe von 4 %igen Lidocain- oder 10 %igen Kokain-Nasentropfen innerhalb der ersten 5 Minuten einer Attacke führte in einer offenen Studie bei 18/24 Patienten innerhalb von 0,5–2 Minuten zu einer Schmerzlinderung (Hardebo und Elner 1987). In einer placebokontrollierten doppelblinden Studie wurden neun Patienten bds. mit je 1 ml 10 %iger Lidocain-Lösung, 10 %iger Kokain-Lösung oder Placebo nasal behandelt. In beiden Verum-

Tab. A 2.3: Medikamente zur Attackentherapie des Clusterkopfschmerzes

Substanz	Dosis	Nebenwirkungen	Kontraindikationen
Sauerstoff (↑↑)	100 % Sauerstoff, Flussrate 7–15 l/Minute	Keine	schwere COPD mit CO_2-Retention
Sumatriptan (↑↑)	6 mg s. c. 20 mg nasal	Druck-, Wärme-, Schweregefühl, Brustschmerzen, lokale Reaktion an der Injektionsstelle, Benommenheit, Schwächegefühl, Blutdruckanstieg oder -abfall, Bradykardie, Tachykardie	Herzinfarkt, TIA, Schlaganfall in der Vorgeschichte, KHK, pAVK, schwere Leberfunktionsstörung, unzureichend kontrollierte arterielle Hypertonie, gleichzeitige Anwendung von Ergotamin(-derivaten) oder MAO-Hemmern, Anwendung innerhalb von 2 Wochen nach Abbruch einer Therapie mit MAO-Hemmern
Zolmitriptan (↑↑)	5 mg nasal 5–10 mg p. o.	Wie Sumatriptan, bei nasaler Applikation Geschmacksstörungen	Wie Sumatriptan
Lidocain (↑)	4–10 %ige Lösung nasal	Kribbeln und taubes Gefühl im Mund- und Nasenbereich, metallischer Geschmack	Bekannte Unverträglichkeit

Gruppen nahm die Schmerzintensität nicht weiter zu und alle Patienten waren nach 35 Minuten (vs. 60 Minuten in der Placebo-Gruppe) schmerzfrei (Costa et al. 2000). Lidocain ist vor allem bei kardiovaskulären Kontraindikationen für Triptane und Ineffizienz der Sauerstofftherapie ein wichtiges Ausweichpräparat.

Octreotid (↑, B): Die subkutane Applikation des Somatostatin-Analogon Octreotid (100 µg) war in einer doppelblinden placebokontrollierten Cross-over-Studie wirksam (Matharu et al. 2004). Die Anwendung beim CK ist off-label.

A 2.1.4.2 Prophylaxe

Eine prophylaktische Therapie ist praktisch immer indiziert (zur Übersicht siehe auch **Tab. A 2.4**). Mit der Ausnahme von Lithiumcarbonat sind alle Behandlungen off-label. Die Auswahl der Medikamente richtet sich nach der Verlaufsform des CK und deren Effizienz, ferner nach dem Nebenwirkungsprofil, der Dauer der Anwendbarkeit, der Steuerbarkeit und der Kombinierbarkeit mit der Akutmedikation. Beim eCK sind Verapamil und Kortikosteroide, beim cCK Verapamil und Lithium Mittel der ersten Wahl. Mittel der Zweiten Wahl sind Topiramat (eCK und cCK) und Methysergid (eCK, beim cCK nur überbrückend). Auch Kombinationen können bei Therapieresistenz eingesetzt werden. Besonders günstig ist die Kombination von Verapamil und Lithium.

Prednison (↔, A): Steroide werden nur als Kurzzeitprophylaxe eingesetzt. Die Wirkung ist empirisch und durch eine kontrollierte Studie (n = 19) gesichert (Jammes 1975). Empfehlungen zur Dosierung basieren auf Erfahrungswerten. Beim eCK kann mit einer Erfolgsrate von etwa 76 %, beim cCK von 40 % gerechnet werden (Kudrow 1978, 1980). Dabei wurde Prednison wie folgt dosiert: 5 Tage 40 mg, 5 Tage 30 mg, 4 Tage 20 mg, 3 Tage 15 mg, 2 Tage 10 mg und 2 Tage 5 mg.
In der Literatur werden auch höhere Dosierungen empfohlen, z. B. beginnend mit 60–100 mg am Morgen über fünf Tage und nachfolgender Dosisreduktion um 10 mg alle 4–5 Tage (May et al. 2005). Es kann beim Unterschreiten einer Schwellendosis zu erneuten Attacken kommen, sodass die Dosis wieder erhöht werden muss.
Hauptvorteil der Steroide ist ihr rascher Wirkungseintritt. Ihr Einsatz wird durch die Nebenwirkungen bei Langzeittherapie limitiert (CAVE: cCK). Sie werden meist nur eingesetzt, bis andere prophylaktische Substanzen wirken.

Verapamil (↑↑, A): Die Wirksamkeit ist gut belegt. In einer offenen Studie (n = 48) kam es unter einer Verapamil-Dosis von 120–1200 mg bei 69 % zu einer Abnahme der Attackenfrequenz um mehr als 75 % (Gabai und Spierings 1989). In einer randomisierten placebokontrollierten Doppelblind-Studie bei eCK führte Verapamil 360 mg/die bei 80 % der Patienten in der Verum-Gruppe zu einer Attackenreduktion von mehr als 50 % (Leone et al. 2000a). Bei 53 % der Patienten kam es zu Obstipation, trotz Abnahme von Pulsfrequenz und Blutdruck aber zu keiner symptomatischen Hypotonie. Placebo war nicht wirksam. In einer randomisierten Doppelblind-Studie mit Crossover-Design beim cCK, die 360 mg Verapamil täglich mit 900 mg Lithiumcarbonat verglich, zeigten beide Substanzen eine gute Wirksamkeit bei besserer Verträglichkeit und rascherem Wirkungseintritt des Verapamil (Bussone et al. 1990). Kommt es zu einer Toleranzentwicklung (Meyer et al. 1984), kann unter EKG-Kontrollen eine Dosissteigerung versucht werden.

Verapamil kann mit allen Substanzen zur Akuttherapie kombiniert werden. Seine Wirkung setzt nach 1–2 Wochen ein. Man beginnt mit 3 × 40–80 mg. Die Dosis kann unter EKG-Kontrollen innerhalb weniger Tage bis auf 360 mg erhöht werden. Dosierungen bis 720 mg/d und höher können im Einzelfall notwendig werden (May et al. 2005).
Nebenwirkungen sind Blutdrucksenkung, Obstipation, Flush, Gewichtszunahme, Ödeme, Schlafstörungen und AV-Block. Kontraindikationen sind dekompensierte Herzinsuffizienz, frischer Herzinfarkt, Sinusknotensyndrom und AV-Block II./III. Grades.

Lithiumcarbonat (↔, B): In Deutschland ist nur Lithiumcarbonat für die CK-Prophylaxe zugelassen (Quilonum®). Seine Wirkung ist durch offene unkontrollierte Studien vor allem für den cCK belegt. In Studien mit 32, 17 bzw. 22 Patienten mit cCK (Kudrow 1977, Manzoni et al. 1983, Mathew 1978) war eine > 90 %ige Besserung der Kopfschmerzen bei 50–82 % zu erzielen, eine 60 %ige Besserung bei 65–91 %. Beim eCK war eine > 90 %ige Besserung in 38–57 % zu verzeichnen, eine 60 %ige Besserung bei 64–76 %. Eine placebokontrollierte Studie beim eCK war negativ, möglicherweise waren der Beobachtungszeitraum von einer Woche zu kurz und die Lithiumspiegel zu niedrig (Steiner et al. 1997). In einer Vergleichsstudie von Lithium und Verapamil unterschieden sich die Substanzen nicht in ihrer Wirkung beim cCK, Verapamil war allerdings verträglicher (Bussone et al. 1990). Der Lithiumeffekt scheint bei der Behandlung mehrerer aufeinanderfolgender CK-Perioden nachzulassen (Manzoni et al. 1983).
Vor Therapiebeginn sind Kontrollen von Elektrolyten, Retentionswerten (Kreatinin-Clearance), Schilddrüsenfunktion und des EKG obligat. Man beginnt mit 400 mg retardiertem Lithium am Morgen für drei Tage und gibt ab dem vierten Tag 2 × 400 mg retard. Der angestrebte Serumspiegel soll 0,4–0,8 mmol/l betragen und darf 1,2 mmol/l nicht überschreiten. Die weitere Dosierung richtet sich nach dem Lithium-Serumspiegel, der anfangs wöchentlich, später monatlich kontrolliert werden muss (Blutabnahme 12 Stunden nach der letzten Dosis). Der Wirkungseintritt erfolgt nach etwa einer Woche. Aufgrund des Nebenwirkungsprofils sollten vor allem ältere Patienten auf die Notwendigkeit ausreichender Trinkmengen hingewiesen und in der Eindosierungsphase engmaschiger überwacht werden.

Topiramat (↔, B): Eine prophylaktische Wirkung wurde in offenen Fallstudien gezeigt (Förderreuther et al. 2002, Lainez et al. 2003, Leone et al. 2003, Mathew et al. 2002, Wheeler und Carrazana 1999). Nur eine Studie war negativ (Leone et al. 2003). In einer Beobachtung führte Topiramat (50–125 mg/die) bei zehn therapieresistenten CK-Patienten, davon zwei mit cCK, zu einer raschen Besserung. Bei neun Patienten kam es sogar zur vollständigen Remission. In einer anderen offenen prospektiven Studie an 26 Patienten mit eCK oder cCK wurde in einer Dosierung von maximal 200 mg/die bei 15 Patienten eine Remission induziert und bei sechs Patienten eine Reduktion der Attackenfrequenz um > 50 % erreicht. Bei zu raschem Eindosieren (> 25 mg pro Woche) und Tagesdosen von > 150 mg muss mit limitierenden Nebenwirkungen (Kognition, insbesondere bei älteren Patienten) gerechnet werden.

Ergotamintartrat (↔, B): Ergotamin wirkt prophylaktisch, wenn es 1–2 Stunden vor der erwarteten Attacke eingenommen wird (Horton 1952). Ergotamin eignet sich bei Patienten mit kurzen Episoden und tageszeitlich gebundenen Attacken. Es wird bei vorwiegend nächtlichen Attacken vor dem Schlafengehen gegeben (May et al. 2005). Wegen der Gefahr des Ergotismus eignen sich Ergotamine nicht zur Langzeittherapie. Kontraindikationen (kardiovaskuläre Erkrankungen, Hypertonie, Leber- und Niereninsuffizienz, Schwangerschaft) müssen beachtet werden. Zudem ist die Kombination mit Triptanen kontraindiziert. Sollte starke Übelkeit auftreten, kann Metoclopramid oder Domperidon gegeben werden.

Methysergid (↔, B): Methysergid ist ein empirisch und durch offene Studien gut belegtes CK-Prophylaktikum mit Wirkungseintritt innerhalb von Tagen. Es kann über die Internationale Apotheke bezogen werden. Die Responderrate beim eCK liegt bei ca. 65 %, beim cCK bei nur 20–26 % (Krabbe 1989, Kudrow 1980). Bei wiederholter Anwendung muss mit einem Nachlassen der Wirkung bei bis zu 20 % der Patienten gerechnet werden.

GABAerge Substanzen sind Ersatzmittel bei anderweitiger Therapieresistenz.

Valproat (↔, C) wurde mit sehr unterschiedlichen Erfolgen beim CK eingesetzt. In einer Dosis von 600–2 000 mg/die erwies sich Valproat bei 11/15 Patienten mit CK als gut wirksam (Hering und Kuritzky 1989). Bei neun Patienten traten keine weiteren Attacken auf. Dagegen war eine placebokontrollierte doppelblinde Studie negativ. Dort kam es bei Dosierungen von 1 000–2 000 mg/die bei 50 % der Patienten in der Verum- und 62 % in der Placebo-Gruppe zu einer > 50 %igen Abnahme der Attackenfrequenz (El Amrani et al. 2002).

Gabapentin (↔, C): Bei therapieresisten Patienten mit eCK (n = 8) und cCK (n = 4) führten 900 mg Gabapentin/die innerhalb von acht Tagen zum Sistieren der Attacken. Die Wirkung hielt bei den cCK-Patienten über vier Monate an. Zwei Patienten berichteten über vermehrte Müdigkeit (Leandri et al. 2001). Ein Ansprechen auf Gabapentin als Add-on-Therapie wurde für 6/8 cCK Patienten berichtet. Allerdings waren im Langzeitverlauf teilweise Dosiserhöhungen notwendig. Exazerbationen wurden nicht verhindert und ein Umstellen auf eine Monotherapie war nicht möglich.

Baclofen (↔): Sechs von neun Patienten mit eCK sprachen innerhalb einer Woche und einer in der zweiten Woche auf Baclofen an (Anfangsdosis 3 × 5 mg, nach 2 Tagen 3 × 10 mg). Spontane Remissionen konnten jedoch nicht ausgeschlossen werden (Hering-Hanit und Gadoth 2000).

Andere Substanzen mit unterschiedlichem Wirkmechanismus

Triptane (↔): Offene Studien haben einen schwachen Effekt für Frovatriptan, Eletriptan 80 mg/d und Naratriptan 2,5–5 mg/d nachgewiesen (Mulder und Spierings 2002, Siow et al. 2004, Zebenholzer et al. 2004). Unter durchschnittlich 5 mg/d Frovatriptan als Add-on-Therapie kam es bei 9/17 therapieresistenten Patienten zu einer Besserung um > 75 % (Siow et al. 2004). Dagegen war eine randomisierte, doppelblinde, placebokontrollierte Studie, bei der 169 Patienten 3 x täglich 100 mg Sumatriptan über 7 Tage einnahmen, negativ (Monstad et al. 1995).

Melatonin (↔, C): In einer randomisierten, doppelblinden Pilotstudie wurden 20 CK-Patienten

Tab. A 2.4: Medikamente zur Clusterkopfschmerz-Prophylaxe

Substanz	Dosis	Nebenwirkungen	Kontraindikationen
Verapamil (↑↑)	Beginnen mit 3 × 40–80 mg; Erhaltungsdosis: 240–360 mg retard, gelegentlich auch höher	Hypotonie, Müdigkeit, Obstipation	Herzinsuffizienz, Sinusknoten-Syndrom, sinuatrialer Block, AV-Block II° und III°, Vorhofflimmern/-flattern bei Präexzitationssyndrom
Prednison (↔)	Initial 40–100 mg; Dosis alle 4 Tage reduzieren	Depression, Gereiztheit, Euphorie, Magenbeschwerden, Ulcus ventriculi, Blutzuckeranstieg, Schlafstörungen	Magen-Darm-Ulzera, schwere Osteoporose, psychiatrische Vorerkrankungen, Diabetes mellitus, Glaukom
Lithiumcarbonat (↔)	1 × 400 mg für 2 Tage, dann 2 × 400 mg	Tremor, Akne, Struma, Hypothyreose, Muskelschwäche	Manifeste Herzinsuffizienz, M. Addison, Störungen des Na^+-Haushaltes, kochsalzarme Diät, Niereninsuffizienz, Schwangerschaft, Stillzeit
Topiramat (↔)	Beginnen mit 2 × 12,5 mg, Dosis wöchentlich um 12,5–25 mg steigern bis zum Erreichen der Wirkung bzw. zum Auftreten von Nebenwirkungen	Kognitive Störungen, Müdigkeit, Schwindel, Parästhesien, Stimmungsschwankungen, Ängstlichkeit, Gewichtsverlust	Nierensteine, Glaukom, Hyperkalzurie, Dosisanpassung bei eingeschränkter Nierenfunktion, Schwangerschaft
Methysergid (↔)	Beginnen mit 2 × 2 mg, Dosissteigerung um 2 mg alle 4 Tage, maximal 2 × 6 mg	Nausea, Unruhe, Benommenheit, Konzentrationsstörungen, Myalgien, Arthralgien, Gefäßspasmen, pectanginöse Beschwerden, Parästhesien, Ödeme, Schlafstörungen, Sodbrennen, Gewichtszunahme; Behandlung > 3 Monate: Retroperitoneal-, Perivaskular-, Peribronchialfibrose	Schwere Hypertonie, fortgeschrittene Arteriosklerose, KHK, AVK, Lungen- und Kollagenerkrankungen, Nieren- und Leberfunktionsstörungen, Affektionen der ableitenden Harnwege, Herzklappenfehler, Kinder, Schwangerschaft. Keine Kombination mit Triptanen

(zwei mit cCK), mit 10 mg Melatonin oder Placebo behandelt. Bei fünf eCK-Patienten, jedoch keinem aus der Placebo-Gruppe, kam es nach 3–5 Tagen zum Sistieren der Attacken (Leone et al. 1996).

Capsaicin/Civamide (↔, C): Capsaicin ist ein Derivat der Homovanillinsäure. Es führt bei regelmäßiger Anwendung zur Entleerung der Neuropeptidspeicher. Die zweimal tägliche ipsilaterale intranasale Applikation von 0,025 %iger Capsaicincreme kann zu einer Reduktion der Schmerzintensität führen, nimmt jedoch keinen Einfluss auf die Attackenfrequenz (Marks et al. 1993). Der stark Schleimhaut reizende Effekt limitiert seinen Einsatz. Civamide ist ein synthetisches, besser verträgliches Capsaicin-Isomer. Bei lokaler nasaler Applikation von 25 µg/die wurde in einer kleinen randomisierten doppelblinden Vehikel-kontrollierten Pilotstudie ein schwacher Effekt beobachtet, mit Abnahme der Schmerzintensität und leichter Abnahme der Attackenfrequenz (Saper et al. 2002).

A 2.1.4.3 Invasive Verfahren

N. occipitalis major-Blockade: Bei medikamentöser Therapieresistenz kann eine N. occipitalis major-Blockade (lang anhaltendes Steroid, eventuell mit einem Lokalanästhetikum) versucht werden. In einer Studie wurde nach einmaliger Injektion von 3 ml Lidocain 2 % und 80 mg Methylprednisolon bei 10/19 Patienten mit therapieresistentem CK ein vollständiges und bei weiteren drei Patienten ein teilweises Ansprechen (Abnahme der Kopfschmerzintensität oder Attackenfrequenz um > 30 %) berichtet. Die Wirkung der Blockade setzte nach ca. zwei Tagen ein und hielt durchschnittlich 52 Tage an (Afridi et al. 2006). Studien, die Blockaden mit Steroiden bei nicht therapieresistenten Patienten untersuchten, berichteten von einem Ansprechen bei bis zu 80 % (Ambrosini et al. 2005, Peres et al. 2002). Die Erfolgsraten bei eCK könnten allerdings teilweise auch auf spontanen Remissionen beruhen.

A 2.1.4.4 Operative Verfahren

Invasive Verfahren sind die Ultima Ratio. Die Indikation sollte in spezialisierten Zentren überprüft werden. Für die tiefe Hirnstimulation wurden Kriterien für die Patientenselektion publiziert (Leone et al. 2004b), sie können auch als Richtschnur für die anderen Methoden gelten. Bislang gibt es kein Verfahren, welches eine sichere und anhaltende Wirkung garantiert. Während früher nur läsionelle Methoden eingesetzt wurden, haben sich zunehmend Stimulationsverfahren etabliert. Invasive Verfahren sollten nur innerhalb kontrollierter Studien erfolgen, die auch den Langzeitverlauf erfassen.

Stimulation des N. occipitalis major: Der analgetische Effekt beruht wahrscheinlich auf der Beeinflussung der Exzitabilität des peripheren Nerven und Modulation zentraler Regelkreise. Von 14 Patienten mit bilateraler Okzipitalisstimulation, die 4–35 Monate nachbeobachtet wurden, zeigten drei eine Besserung von ≥ 90 %, drei eine mäßige Besserung um 40–60 % und vier eine geringe Besserung um 20–30 % (Burns et al. 2009). In einer weiteren offenen Studie wurden von acht Patienten mit cCK zwei schmerzfrei, drei verzeichneten eine Attackenreduktion von 90 % (Magis et al. 2007). Das Verfahren ist experimentell. Die Stimulation sollte trotz der geringen Risiken nicht unkritisch und ausschließlich im Rahmen kontrollierter Studien eingesetzt werden.

Tiefe Hirnstimulation: Die Stimulation des posterioren inferioren Hypothalamus zeigte beim cCK in Fallserien eine gute prophylaktische Wirkung, nicht jedoch in einer Doppelblind Studie (Review (Leone et al. 2008). Allerdings birgt sie das Risiko vegetativer Fehlfunktionen sowie sämtlicher Komplikationen eines stereotaktischen Eingriffs. Bei einem Patienten kam es zum Seitenwechsel der Attacken (Leone et al. 2004a), ein Patient verstarb infolge einer Hirnblutung (Schoenen et al. 2005). Nachbeobachtungen von bis zu acht Jahren zeigen bei rund 60 % der cCK Patienten einen günstigen Einfluss auf die Attackenfrequenz (Leone et al. 2008). Die Methode wird in Deutschland wegen ihrer möglichen Komplikationen und der mit weniger Nebenwirkungen behafteten alternativ zur Verfügung stehenden Okzipitalisstimulation nur noch wenig angewendet.

Folgende andere operative Verfahren wurden eingesetzt: die Radiofrequenz- bzw. Glyzerol-Rhizolyse des N. trigeminus, die mikrovaskuläre Dekompression, die perkutane Radiofrequenz-Läsion des Ganglion sphenopalatinum und die Durchtrennung des N. trigeminus. Alle Methoden beinhalten das Risiko einer Anästhesie der Cornea und Anaesthesia dolorosa sowie postoperativer Rezidive. Daher sollte zunächst immer ein Stimulationsverfahren eingesetzt werden, um sich die Option für ein anderes operatives Verfahren offenzuhalten. Selbst die vollständige Durchtrennung des N. trigeminus führt nicht bei allen Patienten zum Sistieren der Attacken (Jarrar et al. 2003, Matharu und Goadsby 2002).
Die perkutane Hochfrequenz-Ganglio-Rhizolyse des N. trigeminus wurde bei 15/27 Patienten als hervorragend und bei fünf als gut beurteilt (Mathew und Hurt 1988). Langzeiterfolge sind beschrieben (Taha und Tew 1995). Die Glyzerol-Rhizolyse führte bei 15/18 cCK-Patienten zu einer Schmerzlinderung, allerdings mit Rezidiven bei sieben Patienten innerhalb von 2–35 Monaten (Pieper et al. 2000). Die mikrovaskuläre Dekompression des N. trigeminus, zusätzlich teilweise auch des N. intermedius, führte bei 22/28 Patienten zu einer ≥ 50 %igen Schmerzlinderung, bei 15 zu einer ≥ 90 %igen Schmerzlinderung. Im Langzeitverlauf über durchschnittlich 5,3 Jahre sank die Ansprechrate auf 46,6 % (Lovely et al. 1998). Die Radiofrequenz-Läsion am Ganglion sphenopalatinum führte bei 34/56 eCK-Patienten und 3/10 cCK-Patienten zum vollständigen Sistieren der Attacken über > 2 Jahre (Sanders und Zuurmond 1997).

A 2.1.5 Unwirksam oder obsolet

Ohne positiven Effekt sind:

- einfache Analgetika, die u. U. sogar die Prophylaxe hemmen
- Carbamazepin, Phenytoin
- Misoprostol (Evers et al. 1998)
- hyperbare Sauerstoffbehandlung (Nilsson Remahl et al. 2002)
- Cimetidine/Chlorpheniramine (Russell 1979, Veger et al. 1976)
- transdermales Clonidin (Leone et al. 1997).
- Beta-Rezeptorenblocker und Antidepressiva
- Histamin-H_1- und H_2-Antagonisten (Russell 1979)
- DHE als Dauertherapie
- Biofeedback, Akupunktur, physikalische Therapien
- Die guten Ergebnisse (Ford et al. 1998) einer Pilotstudie zur Gamma-knife Behandlung des N. trigeminus an der Nerveneintrittszone konnten nicht reproduziert werden (Donnet et al. 2005).

A 2.1.6 Sonderform Clustermigräne

Die Therapie erfolgt gemäß den im Vordergrund stehenden Symptomen entweder wie bei der Migräne oder wie beim CK. In Zweifelsfällen führt eine probatorische Therapie zur Klärung. Beta-Rezeptorenblocker haben keinen Einfluss auf den CK, Lithium verschlechtert die Migräne (Sjaastad 1986).

A 2.2 Paroxysmale Hemikranie (PH)

Die PH ist dem CK sehr ähnlich. Sie hat eine höhere Attackenfrequenz, kürzere Attackendauer und spricht prompt auf eine Prophylaxe mit Indometacin an.

A 2.2.1 Klinik

Der Schmerz ist streng einseitig, von extremer Intensität, stechend-schneidendem Charakter und Punctum maximum orbitofrontal oder okulotemporal mit Ausbreitung zur ipsilateralen Gesichtshälfte, aber auch zum Nacken. In der Attacke sind die Patienten entweder motorisch unruhig oder ruhebedürftig. Obligat kommt es zu mindestens einem autonomen Begleitsymptom (**Tab. A 2.5**). Gelegentlich besteht eine Überempfindlichkeit der Haare oder der Haut im Dermatom des ersten Trigeminusastes.

Dauer und Frequenz: Die typische Attackendauer ist 2–45 Minuten, die mittlere Frequenz 10/24 h. Eine zirkadiane Rhythmik oder Auslöser liegen nicht vor. Bei etwa 10 % der Fälle können die Attacken durch Kopfbeugung oder Drehung zur symptomatischen Seite bzw. Druck auf die Wurzel C 2 oder die Querfortsätze der Wirbelsäule ausgelöst werden (Antonaci und Sjaastad 1989).

Differentialdiagnose: Neurologische Untersuchung und Zusatzdiagnostik (Schädel-MRT und Thoraxübersichtaufnahme empfohlen) sind normal. Symptomatische Fälle wurden beschrieben: Pancoast-Tumor (Delreux et al. 1989), Gangliozytom der Sella (Vijayan 1992), Meningeom des Sinus cavernosus (Sjaastad et al. 1995), idiopathische intrakranielle Druckerhöhung (Hannerz und Jogestrand 1993), Tumor des Frontallappens (Medina 1992) und die

Tab. A 2.5: IHS-Kriterien der paroxysmale Hemikranie

A) Wenigstens 20 Attacken, die die Kriterien B–D erfüllen
B) Starke einseitig orbital, supraorbital und/oder temporal lokalisierte Schmerzattacken, die 2–30 Minuten anhalten
C) Begleitend tritt ipsilateral wenigstens eines der nachfolgenden Charakteristika auf: 1. Konjunktivale Injektion und/oder Lakrimation 2. Nasale Kongestion und/oder Rhinorrhoe 3. Lidödem 4. Schwitzen im Bereich der Stirn oder des Gesichts 5. Miosis und/oder Ptosis
D) Attackenfrequenz über mindestens die Hälfte der Zeit > 5 pro Tag; es können auch Perioden mit niedrigerer Attackenfrequenz auftreten
E) Attacken können durch eine Prophylaxe mit Indomethazin in therapeutischen Dosen komplett unterdrückt werden
F) Nicht auf eine andere Erkrankung zurückzuführen

essentielle Thrombozytämie (Macmillan und Nukada 1989). Ansonsten entsprechen die Differentialdiagnosen denen des CK.

A 2.2.2 Epidemiologie und Verlauf

Die PH ist eine Rarität. Ältere Daten zeigten ein Überwiegen bei Frauen (Antonaci und Sjaastad 1989), in einer neueren Studie war das Geschlechterverhältnis ausgewogen (Cittadini et al. 2008). Die PH beginnt bevorzugt in der 2.–4. Lebensdekade (im Mittel mit 34 Jahren, bei Extremwerten von 3–81 Jahren) (Broeske et al. 1993). Bei etwa 20 % ging dem PH ein Schädel-Hirn- oder Schleudertrauma voraus.

Die PH ist meist primär chronisch (CPH, ~80 %, Dauer > 1 Jahr ohne Remissionen), kann aber episodisch sein mit Perioden, die sieben Tage bis zu einem Jahr andauern und von schmerzfreien Episoden von mindestens vier Wochen unterbrochen werden. Indometacin nimmt keinen Einfluss auf den Verlauf. Über 50 % der Fälle zeigen keine Remissionen. Im Langzeitverlauf ist der Kopfschmerz sehr seitenkonstant (Antonaci und Sjaastad 1989).

Bei Frauen beginnt die CPH häufig post-partum. Während einer Schwangerschaft können die Attacken sistieren, während der Menstruation zunehmen. Antikonzeptiva nehmen keinen Einfluss auf ihren Verlauf. Über den Verlauf in der Menopause liegen keine ausreichenden Erfahrungen vor.

A 2.2.3 Therapeutische Prinzipien

Die Aktivierung des trigemino-autonomen Reflexbogens zwischen trigeminalen Fasern und parasympathischen Bahnen kann viele Charakteristika der CPH erklären (Goadsby und Lipton 1997). Beim Menschen wurden erhöhte CGRP- und VIP-Konzentrationen im Jugularvenenblut während einer Attacke gemessen, was auf die Aktivierung von Trigeminus und Parasympathikus hinweist (Goadsby und Edvinsson 1996).

A 2.2.4 Pragmatische Therapie

Kontrollierte Therapiestudien liegen nicht vor. Diagnostisch und therapeutisch ist Indometacin Substanz der ersten Wahl.

A 2.2.4.1 Indometacin

Man beginnt mit 3 × 25 mg/die (p. o. oder Supp.) und erhöht ggf. innerhalb von fünf Tagen auf bis zu 3 × 75 mg. Die durchschnittliche Tagesdosis liegt bei 100 mg (25–300 mg) (Antonaci und Sjaastad 1989). Durch Retardpräparate kann man die Einnahmezeiten reduzieren, jedoch die individuell notwendige Dosis weniger fein abstimmen. Wegen der gastrointestinalen Nebenwirkungen bei Langzeitanwendung ist die Kombination mit einem Protonenpumpeninhibitor obligat. Nach dem Absetzen von Indometacin kommt es meist nach Stunden bis Tagen zu erneuten Attacken. Es gibt keine Hinweise für eine Tachyphylaxie bei Langzeittherapie.

Nebenwirkungen limitieren den langdauernden Einsatz: gastrointestinale Störungen mit Gefahr okkulter Blutungen, Natrium- und Wasserretention, Überempfindlichkeitsreaktionen, Störungen der Hämatopoese, Leber- und Nierenschäden, bei höherer Dosierung auch Somnolenz, diffuse Kopfschmerzen, Schwindel sowie Seh- und Hörstörungen. Kontraindikationen sind Magen-Darm-Ulzera, Schwangerschaft und Stillzeit, hämorrhagische Diathese und Proktitis (für Suppositorien).

A 2.2.5 Alternative Pharmaka

Andere Substanzen sind weniger gut wirksam, z. B. andere nicht-steroidale Antirheumatika (Naproxen, Diclofenac) (Evers und Husstedt 1996, Kudrow und Kudrow 1989) und COX-II Hemmer (Lisotto et al. 2003, Mathew et al. 2000, Siow 2004). Da auch diese langfristig die Gefahr von Nebenwirkungen bergen, sollte immer zunächst Verapamil (Dosierung siehe CK) (Evers und Husstedt 1996, Schlake et al. 1990, Shabbir und Mcabee 1994) oder Topiramat (Camarda et al. 2008, Cohen und Goadsby 2007) versucht werden. Weitere Alternativen sind Blockaden des N. occipitalis major (Afridi et al. 2006), Prednison und Ergotamine (Antonaci und Sjaastad 1989, Evers und Husstedt 1996, Hannerz et al. 1987).

A 2.2.6 Unwirksam oder obsolet

Ohne positiven Effekt sind: Beta-Rezeptorenblocker, Pizotifen, Carbamazepin, Lithium, Amitriptylin, Methysergid, Phenobarbital, chiropraktische Manöver, Hypnose, Biofeedback und Akupunktur.

Abzuraten ist von invasiven Maßnahmen wie Stellatumblockaden, anästhetischen Injektionen in das Ganglion sphenopalatinum oder selektiven Nervdurchschneidungen.

A 2.3 SUNCT/SUNA-Syndrom

Das Akronym SUNCT steht für short-lasting, unilateral neuralgiform headache with conjunctival injection and tearing. SUNA steht für short-lasting unilateral neuralgiform headache with cranial autonomic symptoms.

A 2.3.1 Klinik und Verlauf

Das SUNCT/SUNA-Syndrom ist eine Rarität. Es kommt spontan oder durch Reize im Versorgungsgebiet des N. trigeminus getriggert zu einseitigen, orbital oder periorbital lokalisierten Schmerzattacken mittlerer bis hoher Intensität, die 5–240 Sekunden anhalten (Pareja et al. 1996b). Der Schmerz ist meist brennend, stechend oder elektrisierend. Charakteristisch ist eine begleitende deutliche ipsilaterale Lakrimation und konjunktivale Injektion (SUNCT), selten eine nasale Kongestion oder Rhinorrhoe (SUNA) (Pareja und Sjaastad 1997). Die Attacken treten vor allem am Tag auf. Diagnostisch wird eine Attackenfrequenz von 3–200 gefordert. Der Langzeitverlauf ist meist episodisch (Pareja und Sjaastad 1997). Symptomatische Phasen können Wochen bis Jahre, im Durchschnitt mehrere Monate anhalten und ein- bis zweimal im Jahr auftreten.
Die Diagnose erfolgt rein klinisch (siehe **Tab. A 2.6**). Symptomatische Fälle sind bei AV-Malformationen im Kleinhirn-Brückenwinkel bzw. einem Cavernom im Hirnstamm beschrieben (Bussone et al. 1991, De Benedettis 1995, Morales et al. 1994). Ihr Ausschluss erfordert ein cMRT.

A 2.3.2 Therapeutische Prinzipien

Naheliegend ist eine Beteiligung der trigeminalen Bahnen. Die funktionelle Bildgebung deutet auf eine Aktivierung des Hypothalamus hin (Sprenger et al. 2006); die konjunktivale Injektion mit Erhöhung von intraokulärem Druck und Corneatemperatur weist zusätzlich auf eine lokale Aktivierung des Parasympathikus hin (Sjaastad et al. 1992).
Das SUNCT/SUNA-Syndrom ist meist therapieresistent. Es liegen lediglich Fallberichte für ein Ansprechen auf Lamotrigin (Chakravarty und Mukherjee 2003, D'andrea et al. 1999, 2001, Gutierrez-Garcia 2002, Leone et al. 2000b, Piovesan et al. 2003), Topiramat (Matharu et al. 2002, Rossi et al. 2003) oder Gabapentin vor (Graff-Radford 2000, Hunt et al. 2002, Porta-Etessam et al. 2001, 2002a, 2002b).
Folgende Substanzen zeigen keinen Effekt: Ergotamin, Prednison, Lithium, Methysergid, Verapamil, Nifedipin, Indometacin, Carbamazepin, Valproat, Phenytoin, Baclofen, Amitriptylin, Propranolol, Captopril, Enalapril, Metamizol, Morphin und verschiedene nicht-steroidale Antirheumatika (Pareja et al. 1995). Wirkungslos sind auch die Inhalation von 100 %igem Sauerstoff und lokale Blockadeverfahren z. B. von Ganglion stellatum oder des N. supra- oder infraorbitalis (Pareja et al. 1995). Ausreichende Erfahrungen mit operativen Maßnahmen liegen nicht vor. In zwei Fällen war eine Dekompression des N. trigeminus (Janetta-OP) erfolgreich (Gardella et al. 2001, Sprenger et al. 2005).

Tab. A 2.6: IHS-Kriterien des SUNCT-Syndroms

A) Wenigstens 20 Attacken, die die Kriterein B–D erfüllen
B) Einseitige orbital, supraorbital oder temporal lokalisierte Attacken von stechender oder pulsierender Qualität, die 5–240 Sekunden anhalten
C) Der Schmerz wird begleitet durch eine ipsilaterale konjunktivale Injektion und Lakrimation
D) Die Attackenfrequenz liegt bei 3–200 pro Tag
E) Nicht auf eine andere Erkrankung zurückzuführen

A 2.3.3 Pragmatische Therapie

Zunächst sollte Lamotrigin bis zu maximal 300 mg/d versucht werden. Alternativ können auch Gabapentin in Dosierungen bis 2 700 mg/d oder Topiramat bis 75 mg/d zum Einsatz kommen. Bei Bedarf sind auch Kombinationen möglich.

A 2.4 Hypnic Headache

A 2.4.1 Klinik und Verlauf

Der Hypnic Headache ist eine Rarität und tritt typischerweise jenseits des 50. Lebensjahres auf (Centonze et al. 2001, Evers und Goadsby 2003). Frauen sind etwas häufiger betroffen. Die Attacken treten mehrfach pro Woche ausschließlich aus dem Schlaf heraus auf, durchschnittlich einmal z. T. aber auch mehrfach in einer Nacht (Dodick et al. 1998, Evers und Goadsby 2003, Raskin 1988b). Die mittlere Attackendauer liegt bei 15–180 Minuten. Der Schmerz ist bei etwa drei Viertel der Patienten holozephal, bei den übrigen streng halbseitig, drückend, bohrend bis pulsierend oder stechend, von mittlerer bis hoher Intensität (Centonze et al. 2001). Begleitsymptome in Form einer leichten Übelkeit, Lärm- oder Lichtempfindlichkeit oder Lakrimation können auftreten, andere autonome Symptome fehlen. Die diagnostischen Kriterien sind in **Tab. A 2.7** zusammengefasst. Der Verlauf ist meist chronisch über viele Jahre (Arjona et al. 2000, Dodick et al. 2000). Remissionen können spontan auftreten oder möglicherweise durch Lithium oder Indometacin induziert werden (Centonze et al. 2001, Dodick et al. 1998, Raskin 1988b).
Symptomatische Fälle wurden bisher nicht beschrieben, müssen aber aufgrund des meist höheren Lebensalters stets ausgeschlossen werden. Untersuchungen zum Ausschluss eines Schlaf-Apnoe-Syndroms sind bei entsprechendem Verdacht erforderlich.

A 2.4.2 Pragmatische Therapie

Lithium ist empirisch gesichert Mittel der ersten Wahl (Newman et al. 1990, Raskin 1988b, Vieira-Dias und Esperanca 2001). Mit Tagesdosen von 300–600 mg lässt sich häufig eine Remission erzielen, die auch nach Absetzen persistieren kann. Der Einsatz ist bei älteren Patienten aufgrund seiner Kontraindikationen und Nebenwirkungen limitiert.

Eine sorgfältige Aufklärung und regelmäßige Kontrollen der Laborparameter und Serumspiegel sind notwendig (A 2.1.4.2).
Ferner spricht der Hypnic Headache gut auf Indometacin vor dem Einschlafen an. Allerdings wurde bei etwa der Hälfte der Patienten als Nebenwirkung das Auftreten neuer (nach Absetzen von Indometacin reversibler) Kopfschmerzen während der Tagesstunden beobachtet.
Als Alternative kann ein Behandlungsversuch mit Koffein (eine Tasse Kaffee vor dem Einschlafen) (Dodick et al. 1998) oder Flunarizin (5 mg zur Nacht) (Morales-Asin et al. 1998) versucht werden. Bei einem Patienten mit obstruktiver Schlafapnoe sistierten die Attacken unter CPAP-Beatmung (Dodick et al. 2000).
Als unwirksam gelten Antidepressiva, Verapamil, Antikonvulsiva (Ausnahme in Einzelfällen Gabapentin) und Beta-Rezeptorenblocker.

Tab. A 2.7: IHS-Kriterien des Hypnic Headache (= schlafgebundener Kopfschmerz)

A) Dumpfer Kopfschmerz, der die Kriterien B–D erfüllt
B) Kopfschmerz beginnt ausschließlich im Schlaf und weckt den Patienten
C) Der Kopfschmerz weist mindestens zwei der folgenden Charakteristika auf: 1. Tritt wenigstens 15 x pro Monat auf 2. Hält mindestens 15 Minuten nach dem Aufwachen an 3. Kopfschmerzbeginn nach dem 50. Lebensjahr
D) Keine autonomen Symptome und nicht mehr als eines der Begleitsymptome Übelkeit, Photophobie oder Phonophobie
E) Nicht auf eine andere Erkrankung zurückzuführen

A 2.5 Primärer stechender Kopfschmerz (Jabs and Jolts)

A 2.5.1 Klinik und Verlauf

Der primäre stechende Kopfschmerz ist durch spontan auftretende extrem kurze Schmerzparoxysmen ohne zusätzliche Begleitsymptome charakterisiert (The International Classification of Headache Disorders 2004). Die Schmerzattacken halten Sekundenbruchteile bis drei Sekunden an (Pareja et al. 1996a). Manche Patienten berichten über zusätzliche Attacken von 5–10 Sekunden Dauer (Sjaastad et al. 2001). Die Schmerzlokalisation ist am häufigsten im Bereich der Orbita und Scheitelregion einoder beidseitig, die Lokalisation kann wechseln. Die Attackenfrequenz ist sehr variabel zwischen einer Attacke pro Jahr und 50 pro Tag, ohne tageszeitliche Bindung (siehe auch **Tab. A 2.8**).

Langzeitverläufe zeichnen sich entweder durch selten und sporadisch (43 %) oder irregulär und episodisch gehäuft (43 %) auftretende Attacken aus. Ein chronischer Verlauf mit Attacken an mehr als 80 % der Tage ist selten (Pareja et al. 1996a).
Frauen scheinen häufiger betroffen zu sein. Die Prävalenz gutartiger stechender Kopfschmerzen lag in einer unselektierten norwegischen Population von

Tab. A 2.8: IHS-Kriterien des primären stechenden Kopfschmerzes

A) Kopfschmerz in Form einzelner Stiche oder einer Serie von Stichen, die die Kriterien B–D erfüllen
B) Ausschließlich oder vorrangig auf das Versorgungsgebiet des ersten Trigeminusastes beschränkt
C) Die einzelnen Stiche halten nur wenige Sekunden an und wiederholen sich mit einer unregelmäßigen Frequenz von einem Stich bis zu vielen pro Tag
D) Keine Begleitsymptome
E) Nicht auf eine andere Erkrankung zurückzuführen

18–65-Jährigen bei 35,2 % (Sjaastad et al. 2001), in anderen Studien deutlich niedriger (2–3 %) (Raskin und Schwartz 1980, Rasmussen und Olesen 1992). Es besteht eine Koinzidenz mit der Migräne, Spannungskopfschmerz und der Hemicrania continua (Pareja et al. 1996a, Raskin und Schwartz 1980, Sjaastad et al. 2001).

A 2.5.2 Pragmatische Therapie

Pathophysiologische Konzepte gibt es nicht. Wegen der Kürze der Attacken bei zugleich niedriger Attackenfrequenz besteht meist weder der Wunsch nach noch die Indikation für eine medikamentöse Prophylaxe. Bei häufigen Attacken ist Indometacin Mittel der Wahl. Gemäß der einzigen vorliegenden Untersuchung (n = 17) sprachen 35 % der Patienten vollständig, 30 % teilweise und 35 % nicht auf die niedrige Tagesdosis von 75 mg an (Pareja et al. 1996a). Nach eigener Erfahrung liegt die Ansprechrate bei höheren Dosierungen (bis 200 mg/d) deutlich darüber. Wegen der sehr variablen Spontanverläufe sollten regelmäßig Auslassversuche gemacht werden. Zu Nebenwirkungen und Kontraindikationen von Indometacin siehe A 2.2.4.1.

A 2.6 Literatur

Afridi SK, Shields KG, Bhola R, Goadsby PJ. Greater occipital nerve injection in primary headache syndromes – prolonged effects from a single injection. Pain 2006;122: 126–129.
Ambrosini A, Vandenheede M, Rossi P et al. Suboccipital injection with a mixture of rapid- and long-acting steroids in cluster headache: A double-blind placebo-controlled study. Pain 2005;118:92–96.
Andersson PG, Jespersen LT. Dihydroergotamine nasal spray in the treatment of attacks of cluster headache. A double-blind trial versus placebo. Cephalalgia 1986;6: 51–54.
Antonaci F, Sjaastad O. Chronic paroxysmal hemicrania (CPH): a review of the clinical manifestations. Headache 1989;29:648–656.
Arjona JA, Jimenez-Jimenez FJ, Vela-Bueno A, Tallon-Barranco A. Hypnic headache associated with stage 3 slow wave sleep. Headache 2000;40:753–754.
Bahra A, Gawel MJ, Hardebo JE, Millson D, Breen SA, Goadsby PJ. Oral zolmitriptan is effective in the acute treatment of cluster headache. Neurology 2000;54: 1832–1839.
Bahra A, May A, Goadsby PJ. Cluster headache: a prospective clinical study with diagnostic implications. Neurology 2002;58:354–361.
Bogucki A. Studies on nitroglycerin and histamine provoked cluster headache attacks. Cephalalgia 1990;10: 71–75.

Broeske D, Lenn NJ, Cantos E. Chronic paroxysmal hemicrania in a young child: possible relation to ipsilateral occipital infarction. J Child Neurol 1993;8:235–236.

Burns B, Watkins L, Goadsby PJ. Treatment of intractable chronic cluster headache by occipital nerve stimulation in 14 patients. Neurology 2009;72:341–345.

Bussone G, Leone M, Dalla Volta G, Strada L, Gasparotti R, Di Monda V. Short-lasting unilateral neuralgiform headache attacks with tearing and conjunctival injection: the first »symptomatic« case? Cephalalgia 1991;11:123–127.

Bussone G, Leone M, Peccarisi C, Micieli G, Granella F, Magri M, Manzoni GC, Nappi G. Double blind comparison of lithium and verapamil in cluster headache prophylaxis. Headache 1990;30:411–417.

Camarda C, Camarda R, Monastero R. Chronic paroxysmal hemicrania and hemicrania continua responding to topiramate: two case reports. Clin Neurol Neurosurg 2008;110:88–91.

Carter DM. Cluster headache mimics. Curr Pain Headache Rep 2004;8:133–139.

Centonze V, D'Amico D, Usai S, Causarano V, Bassi A, Bussone G. First Italian case of hypnic headache, with literature review and discussion of nosology. Cephalalgia 2001;21:71–74.

Chakravarty A, Mukherjee A. SUNCT syndrome responsive to lamotrigine: documentation of the first Indian case. Cephalalgia 2003;23:474–475.

Cittadini E, Matharu MS, Goadsby PJ. Paroxysmal hemicrania: a prospective clinical study of 31 cases. Brain 2008;131:1142–1155.

Cittadini E, May A, Straube A, Evers S, Bussone G, Goadsby PJ. Effectiveness of intranasal zolmitriptan in acute cluster headache: a randomized, placebo-controlled, double-blind crossover study. Arch Neurol 2006;63:1537–1542.

Cohen AS, Burns B, Goadsby PJ. High-flow oxygen for treatment of cluster headache: a randomized trial. Jama 2009;302:2451–2457.

Cohen AS, Goadsby PJ. Paroxysmal hemicrania responding to topiramate. J Neurol Neurosurg Psychiatry 2007;78:96–97.

Costa A, Pucci E, Antonaci F, Sances G, Granella F, Broich G, Nappi G. The effect of intranasal cocaine and lidocaine on nitroglycerin-induced attacks in cluster headache. Cephalalgia 2000;20:85–91.

D'Andrea G, Granella F, Cadaldini M. Possible usefulness of lamotrigine in the treatment of SUNCT syndrome. Neurology 1999;53:1609.

D'Andrea G, Granella F, Ghiotto N, Nappi G. Lamotrigine in the treatment of SUNCT syndrome. Neurology 2001;57:1723–1725.

De Benedettis G. SUNCT syndrome associated with cavernous angioma of the brain stem. Cephalalgia 1995;15(Suppl):14–28.

Delreux V, Kevers L, Callewaert A. [Paroxysmal hemicrania preceding Pancoast's syndrome]. Rev Neurol (Paris) 1989;145:151–152.

Dodick DW, Jones JM, Capobianco DJ. Hypnic headache: another indomethacin-responsive headache syndrome? Headache 2000;40:830–835.

Dodick DW, Mosek AC, Campbell JK. The hypnic (»alarm clock«) headache syndrome. Cephalalgia 1998;18:152–156.

Donnet A, Valade D, Regis J. Gamma knife treatment for refractory cluster headache: prospective open trial. J Neurol Neurosurg Psychiatry 2005;76:218–221.

Ekbom K, Krabbe A, Micieli G et al. Cluster headache attacks treated for up to three months with subcutaneous sumatriptan (6 mg). Sumatriptan Cluster Headache Long-term Study Group. Cephalalgia 1995;15:230–236.

Ekbom K, Monstad I, Prusinski A, Cole JA, Pilgrim AJ, Noronha D. Subcutaneous sumatriptan in the acute treatment of cluster headache: a dose comparison study. The Sumatriptan Cluster Headache Study Group. Acta Neurol Scand 1993;88:63–69.

El Amrani M, Massiou H, Bousser MG. A negative trial of sodium valproate in cluster headache: methodological issues. Cephalalgia 2002;22:205–208.

Evers S, Fischera M, May A, Berger K. Prevalence of cluster headache in Germany: results of the epidemiological DMKG study. J Neurol Neurosurg Psychiatry 2007;78:1289–1290.

Evers S, Frese A, Majewski A, Albrecht O, Husstedt IW. Age of onset in cluster headache: the clinical spectrum (three case reports). Cephalalgia 2002;22:160–162.

Evers S, Goadsby PJ. Hypnic headache: clinical features, pathophysiology, and treatment. Neurology 2003;60:905–909.

Evers S, Husstedt IW. Alternatives in drug treatment of chronic paroxysmal hemicrania. Headache 1996;36:429–432.

Evers S, Masur H, Sörös P, Brilla R, Husstedt IW. Prostaglandin analog mechanisms are not effective in refractory chronic cluster headache. Headache 1998;38:618–620.

Fanciullacci M, Alessandri M, Sicuteri R, Marabini S. Responsiveness of the trigeminovascular system to nitroglycerine in cluster headache patients. Brain 1997;120 (Pt 2):283–288.

Ferrari E, Canepari C, Bossolo PA et al. Changes of biological rhythms in primary headache syndromes. Cephalalgia 1983;3 (Suppl 1):58–68.

Fogan L. Treatment of cluster headache. A double-blind comparison of oxygen v air inhalation. Arch Neurol 1985;42:362–363.

Ford RG, Ford KT, Swaid S, Young P, Jennelle R. Gamma knife treatment of refractory cluster headache. Headache 1998;38:3–9.

Förderreuther S, Mayer M, Straube A. Treatment of cluster headache with topiramate: effects and side-effects in five patients. Cephalalgia 2002;22:186–189.

Gardella L, Viruega A, Rojas H, Nagel J. A case of a patient with SUNCT syndrome treated with Jannetta procedure. Cephalalgia 2001;21:996–999.

Goadsby PJ, Edvinsson L. Human in vivo evidence for trigeminovascular activation in cluster headache. Neuropeptide changes and effects of acute attacks therapies. Brain 1994;117 (Pt 3):427–434.

Goadsby PJ, Edvinsson L. Neuropeptide changes in a case of chronic paroxysmal hemicrania – evidence for trigemino-parasympathetic activation. Cephalalgia 1996;16:448–450.

Goadsby PJ, Edvinsson L, Ekman R. Vasoactive peptide release in the extracerebral circulation of humans during migraine headache. Ann Neurol 1990;28:183–187.

Goadsby PJ, Lipton RB. A review of paroxysmal hemicranias, SUNCT syndrome and other short-lasting headaches with autonomic feature, including new cases. Brain 1997;120 (Pt 1):193–209.

Göbel H, Lindner V, Heinze A, Ribbat M, Deuschl G. Acute therapy for cluster headache with sumatriptan: findings of a one-year long-term study. Neurology 1998;51:908–911.

Graff-Radford SB. SUNCT syndrome responsive to gabapentin (Neurontin). Cephalalgia 2000;20:515–517.

Group TSCHS. Treatment of acute cluster headache with sumatriptan. N Engl J Med 1991;325:322–326.

Gutierrez-Garcia JM. SUNCT syndrome responsive to lamotrigine. Headache 2002;42:823–825.

Hannerz J, Ericson K, Bergstrand G. Chronic paroxysmal hemicrania: orbital phlebography and steroid treatment. A case report. Cephalalgia 1987;7:189–192.

Hannerz J, Jogestrand T. Intracranial hypertension and sumatriptan efficacy in a case of chronic paroxysmal hemicrania which became bilateral. (The mechanism of indomethacin in CPH). Headache 1993;33:320–323.

Hardebo JE, Dahlof C. Sumatriptan nasal spray (20 mg/dose) in the acute treatment of cluster headache. Cephalalgia 1998;18:487–489.

Hardebo JE, Elner A. Nerves and vessels in the pterygopalatine fossa and symptoms of cluster headache. Headache 1987;27:528–532.
Hering R, Kuritzky A. Sodium valproate in the treatment of cluster headache: an open clinical trial. Cephalalgia 1989;9:195–198.
Hering-Hanit R, Gadoth N. Baclofen in cluster headache. Headache 2000;40:48–51.
Horton BT. Histaminic cephalgia. J Lancet 1952;72:92–98.
Hunt CH, Dodick DW, Bosch EP. SUNCT responsive to gabapentin. Headache 2002;42:525–526.
The International Classification of Headache Disorders: 2nd edition. Cephalalgia 2004;24 (Suppl 1):9–160.
Jammes JL. The treatment of cluster headaches with prednisone. Dis Nerv Syst 1975;36:375–376.
Jarrar RG, Black DF, Dodick DW, Davis DH. Outcome of trigeminal nerve section in the treatment of chronic cluster headache. Neurology 2003;60:1360–1362.
Krabbe A. Limited efficacy of methysergide in cluster headache. A clinical experience. Cephalalgia 1989;404–405.
Kudrow DB, Kudrow L. Successful aspirin prophylaxis in a child with chronic paroxysmal hemicrania. Headache 1989;29:280–281.
Kudrow L. Lithium prophylaxis for chronic cluster headache. Headache 1977;17:15–18.
Kudrow L. Comparative results of prednisone, methysergide, and lithium therapy in cluster headache. In: Greene R (ed)., Current Concepts in Migraine Research. New York: Raven Press; 1978.pp. 159–163.
Kudrow L. Cluster headache: mechanisms and management. New York: Oxford University Press; 1980.
Kudrow L. Response of cluster headache attacks to oxygen inhalation. Headache 1981;21:1–4.
Lainez MJ, Pascual J, Pascual AM, Santonja JM, Ponz A, Salvador A. Topiramate in the prophylactic treatment of cluster headache. Headache 2003;43:784–789.
Leandri M, Luzzani M, Cruccu G, Gottlieb A. Drug-resistant cluster headache responding to gabapentin: a pilot study. Cephalalgia 2001;21:744–746.
Leone M, Attanasio A, Grazzi L, Libro G, D'Amico D, Moschiano F, Bussone G. Transdermal clonidine in the prophylaxis of episodic cluster headache: an open study. Headache 1997;37:559–560.
Leone M, D'Amico D, Frediani F, Moschiano F, Grazzi L, Attanasio A, Bussone G. Verapamil in the prophylaxis of episodic cluster headache: a double-blind study versus placebo. Neurology 2000a; 54:1382–1385.
Leone M, D'Amico D, Moschiano F, Fraschini F, Bussone G. Melatonin versus placebo in the prophylaxis of cluster headache: a double-blind pilot study with parallel groups. Cephalalgia 1996;16:494–496.
Leone M, Dodick D, Rigamonti A, D'Amico D, Grazzi L, Mea E, Bussone G. Topiramate in cluster headache prophylaxis: an open trial. Cephalalgia 2003;23:1001–1002.
Leone M, Franzini A, Broggi G, May A, Bussone G. Long-term follow-up of bilateral hypothalamic stimulation for intractable cluster headache. Brain 2004a;127:2259–2264.
Leone M, May A, Franzini A et al. Deep brain stimulation for intractable chronic cluster headache: proposals for patient selection. Cephalalgia 2004b;24:934–937.
Leone M, Proietti Cecchini A et al. Lessons from 8 years' experience of hypothalamic stimulation in cluster headache. Cephalalgia 2008;28:787–797; discussion 798.
Leone M, Rigamonti A, Usai S, Damico D, Grazzi L, Bussone G. Two new SUNCT cases responsive to lamotrigine. Cephalalgia 2000b;20:845–847.
Lisotto C, Maggioni F, Mainardi F, Zanchin G. Rofecoxib for the treatment of chronic paroxysmal hemicrania. Cephalalgia 2003;23:318–320.
Lovely TJ, Kotsiakis X, Jannetta PJ. The surgical management of chronic cluster headache. Headache 1998;38: 590–594.
MacMillan JC, Nukada H. Chronic paroxysmal hemicrania. N Z Med J 1989;102:251–252.
Magis D, Allena M, Bolla M, De Pasqua V, Remacle JM, Schoenen J. Occipital nerve stimulation for drug-resistant chronic cluster headache: a prospective pilot study. Lancet Neurol 2007;6:314–321.
Manzoni GC, Bono G, Lanfranchi M, Micieli G, Terzano MG, Nappi G. Lithium carbonate in cluster headache: assessment of its short- and long-term therapeutic efficacy. Cephalalgia 1983;3:109–114.
Manzoni GC, Micieli G, Granella F, Tassorelli C, Zanferrari C, Cavallini A. Cluster headache – course over ten years in 189 patients. Cephalalgia 1991;11:169–174.
Marks DR, Rapoport A, Padla D, Weeks R, Rosum R, Sheftell F, Arrowsmith F. A double-blind placebo-controlled trial of intranasal capsaicin for cluster headache. Cephalalgia 1993;13:114–116.
Matharu MS, Boes CJ, Goadsby PJ. SUNCT syndrome: prolonged attacks, refractoriness and response to topiramate. Neurology 2002;58:1307.
Matharu MS, Goadsby PJ. Persistence of attacks of cluster headache after trigeminal nerve root section. Brain 2002;125:976–984.
Matharu MS, Levy MJ, Meeran K, Goadsby PJ. Subcutaneous octreotide in cluster headache: randomized placebo-controlled double-blind crossover study. Ann Neurol 2004;56:488–494.
Mathew N. Clinical subtypes of cluster headache and response to lithium therapy. Headache 1978;26–30.
Mathew NT. Cluster headache. Neurology 1992;42:22–31.
Mathew NT, Hurt W. Percutaneous radiofrequency trigeminal gangliorhizolysis in intractable cluster headache. Headache 1988;28:328–331.
Mathew NT, Kailasam J, Fischer A. Responsiveness to celecoxib in chronic paroxysmal hemicrania. Neurology 2000;55:316.
Mathew NT, Kailasam J, Meadors L. Prophylaxis of migraine, transformed migraine, and cluster headache with topiramate. Headache 2002;42:796–803.
May A, Bahra A, Buchel C, Frackowiak RS, Goadsby PJ. Hypothalamic activation in cluster headache attacks. Lancet 1998;352:275–278.
May A, Evers S, Straube A, Pfaffenrath V, Diener HC. Treatment and prophylaxis for cluster headaches and other trigeminal autonomic headaches. Revised recommendations of the German Migraine and Headache Society. Schmerz 2005;19:225–241.
Medina JL. Organic headaches mimicking chronic paroxysmal hemicrania. Headache 1992;32:73–74.
Meyer JS, Dowell R, Mathew N, Hardenberg J. Clinical and hemodynamic effects during treatment of vascular headaches with verapamil. Headache 1984;24:313–321.
Monstad I, Krabbe A, Micieli G et al. Preemptive oral treatment with sumatriptan during a cluster period. Headache 1995;35:607–613.
Morales F, Mostacero E, Marta J, Sanchez S. Vascular malformation of the cerebellopontine angle associated with »SUNCT« syndrome. Cephalalgia 1994;14:301–302.
Morales-Asin F, Mauri JA, Iniguez C, Espada F, Mostacero E. The hypnic headache syndrome: report of three new cases. Cephalalgia 1998;18:157–158.
Mulder LJ, Spierings EL. Naratriptan in the preventive treatment of cluster headache. Cephalalgia 2002;22: 815–817.
Newman LC, Lipton RB, Solomon S. The hypnic headache syndrome: a benign headache disorder of the elderly. Neurology 1990;40:1904–1905.
Nilsson Remahl AI, Ansjon R, Lind F, Waldenlind E. Hyperbaric oxygen treatment of active cluster headache: a double-blind placebo-controlled cross-over study. Cephalalgia 2002;22:730–739.
Paemeleire K, Bahra A, Evers S, Matharu MS, Goadsby PJ. Medication-overuse headache in patients with cluster headache. Neurology 2006;67:109–113.

Pareja JA, Kruszewski P, Sjaastad O. SUNCT syndrome: trials of drugs and anesthetic blockades. Headache 1995; 35:138–142.

Pareja JA, Ruiz J, de Isla C, al-Sabbah H, Espejo J. Idiopathic stabbing headache (jabs and jolts syndrome). Cephalalgia 1996a;16:93–96.

Pareja JA, Shen JM, Kruszewski P, Caballero V, Pamo M, Sjaastad O. SUNCT syndrome: duration, frequency, and temporal distribution of attacks. Headache 1996b;36: 161–165.

Pareja JA, Sjaastad O. SUNCT syndrome. A clinical review. Headache 1997;37:195–202.

Peres MF, Stiles MA, Siow HC, Rozen TD, Young WB, Silberstein SD. Greater occipital nerve blockade for cluster headache. Cephalalgia 2002;22:520–522.

Pieper DR, Dickerson J, Hassenbusch SJ. Percutaneous retrogasserian glycerol rhizolysis for treatment of chronic intractable cluster headaches: long-term results. Neurosurgery 2000;46:363–368; discussion 368–370.

Piovesan EJ, Siow C, Kowacs PA, Werneck LC. Influence of lamotrigine over the SUNCT syndrome: one patient follow-up for two years. Arq Neuropsiquiatr 2003;61:691–694.

Porta-Etessam J, Benito-Leon J, Martinez-Salio A, Berbel A. Gabapentin in the treatment of SUNCT syndrome. Headache 2002a;42:523–524.

Porta-Etessam J, M TH, A BG, A MS, J BL, F B. Gabapentin in the treatment of SUNCT syndrome. Journal of Neurology 2001;248:168.

Porta-Etessam J, Martinez-Salio A, Berbel A, Benito-Leon J. Gabapentin (neuronetin) in the treatment of SUNCT syndrome. Cephalalgia 2002b;22: 249;author reply 249–250.

Rapoport AM, Mathew NT, Silberstein SD, Dodick D, Tepper SJ, Sheftell FD, Bigal ME. Zolmitriptan nasal spray in the acute treatment of cluster headache: a double-blind study. Neurology 2007;69:821–826.

Raskin N. Cluster headache, Headache, cluster headache. New York: Churchil Livingston; 1988a.pp. 29–254.

Raskin NH. The hypnic headache syndrome. Headache 1988b;28:534–536.

Raskin NH, Schwartz RK. Icepick-like pain. Neurology 1980;30:203–205.

Rasmussen B. Epidemiology of cluster headache. In: Olesen J, Goadsby P (Eds.). Cluster headache and related disorders. New York: Oxford University Press; 1999.pp. 23–26.

Rasmussen BK, Olesen J. Symptomatic and nonsymptomatic headaches in a general population. Neurology 1992;42:1225–12231.

Rezvani AH, Beleslin DB, Myers RD. Neuroanatomical mapping of hypothalamic regions mediating verapamil hyper- and hypothermia in the cat. Brain Res Bull 1986; 17:249–254.

Rossi P, Cesarino F, Faroni J, Malpezzi MG, Sandrini G, Nappi G. SUNCT syndrome successfully treated with topiramate: case reports. Cephalalgia 2003;23:998–1000.

Russell D. Cluster headache: trial of a combined histamine H1 and H2 antagonist treatment. J Neurol Neurosurg Psychiatry 1979;42:668–669.

Sanders M, Zuurmond WW. Efficacy of sphenopalatine ganglion blockade in 66 patients suffering from cluster headache: a 12- to 70-month follow-up evaluation. J Neurosurg 1997;87:876–880.

Saper JR, Klapper J, Mathew NT, Rapoport A, Phillips SB, Bernstein JE. Intranasal civamide for the treatment of episodic cluster headaches. Arch Neurol 2002;59:990–994.

Schlake HP, Bottger IG, Grotemeyer KH, Husstedt IW, Schober O. Single photon emission computed tomography (SPECT) with 99mTc-HMPAO (hexamethyl propylenamino oxime) in chronic paroxysmal hemicrania – a case report. Cephalalgia 1990;10:311–315.

Schoenen J, Di Clemente L, Vandenheede M, Fumal A, De Pasqua V, Mouchamps M, Remacle JM, de Noordhout AM. Hypothalamic stimulation in chronic cluster headache: a pilot study of efficacy and mode of action. Brain 2005;128:940–947.

Schuh-Hofer S, Reuter U, Kinze S, Einhaupl KM, Arnold G. Treatment of acute cluster headache with 20 mg sumatriptan nasal spray – an open pilot study. J Neurol 2002;249:94–99.

Schürks M, Kurth T, de Jesus J, Jonjic M, Rosskopf D, Diener HC. Cluster headache: clinical presentation, lifestyle features, and medical treatment. Headache 2006; 46:1246–1254.

Shabbir N, McAbee G. Adolescent chronic paroxysmal hemicrania responsive to verapamil monotherapy. Headache 1994;34:209–210.

Silberstein SD, Niknam R, Rozen TD, Young WB. Cluster headache with aura. Neurology 2000;54:219–221.

Siow HC. Seasonal episodic paroxysmal hemicrania responding to cyclooxygenase-2 inhibitors. Cephalalgia 2004;24:414–415.

Siow HC, Pozo-Rosich P, Silberstein SD. Frovatriptan for the treatment of cluster headaches. Cephalalgia 2004;24: 1045–1048.

Sjaastad O. Cluster headache. In: FC R (ed.). Handbook of Clinical Neurology,Vol. 4 (48). Amsterdam: Elsevier; 1986.pp. 217–246.

Sjaastad O, Kruszewski P, Fostad K, Elsas T, Qvigstad G. SUNCT syndrome: VII. Ocular and related variables. Headache 1992;32:489–495.

Sjaastad O, Pettersen H, Bakketeig LS. The Vaga study; epidemiology of headache I: the prevalence of ultrashort paroxysms. Cephalalgia 2001;21:207–215.

Sjaastad O, Stovner LJ, Stolt-Nielsen A, Antonaci F, Fredriksen TA. CPH and hemicrania continua: requirements of high indomethacin dosages – an ominous sign? Headache 1995;35:363–367.

Sprenger T, Valet M, Platzer S, Pfaffenrath V, Steude U, Tolle TR. SUNCT: bilateral hypothalamic activation during headache attacks and resolving of symptoms after trigeminal decompression. Pain 2005;113:422–426.

Sprenger T, Willoch F, Miederer M et al. Opioidergic changes in the pineal gland and hypothalamus in cluster headache: a ligand PET study. Neurology 2006;66: 1108–1110.

Steiner TJ, Hering R, Couturier EG, Davies PT, Whitmarsh TE. Double-blind placebo-controlled trial of lithium in episodic cluster headache. Cephalalgia 1997;17:673–675.

Taha JM, Tew JM, Jr. Long-term results of radiofrequency rhizotomy in the treatment of cluster headache. Headache 1995;35:193–196.

van Vliet JA, Bahra A, Martin V, Ramadan N, Aurora SK, Mathew NT, Ferrari MD, Goadsby PJ. Intranasal sumatriptan in cluster headache: randomized placebo-controlled double-blind study. Neurology 2003;60:630–633.

Veger T, Russell D, Sjaastad O. Histamine H2 antagonists and cluster headache. Br Med J 1976;2:585.

Vieira-Dias M, Esperanca P. Hypnic headache: report of two cases. Headache 2001;41:726–727.

Vijayan N. Symptomatic chronic paroxysmal hemicrania. Cephalalgia 1992;12:111–113.

Walker RW. Cluster headache and head trauma: is there an association? Curr Pain Headache Rep 2007;11:137–140.

Wheeler SD, Carrazana EJ. Topiramate-treated cluster headache. Neurology 1999;53:234–236.

Zebenholzer K, Wöber C, Vigl M, Wessely P. Eletriptan for the short-term prophylaxis of cluster headache. Headache 2004;44:361–364.

A 3 Spannungskopfschmerz und andere chronische Kopfschmerzen

von V. Limmroth und H. C. Diener

A 3.1 Spannungskopfschmerzen

A 3.1.1 Klinik

Symptome: Der Spannungskopfschmerz (SKS) ist von dumpf-drückendem Charakter, bifrontal, okzipital oder auch holokraniell lokalisiert. Patienten vergleichen und beschreiben den Schmerz meist mit »einem Band, das um den Kopf geschnürt ist«, dem Gefühl »der Benommenheit« oder dem Gefühl, »nicht klar denken zu können«. Anders als bei der Migräne sind vegetative Begleitsymptome wie Übelkeit, Erbrechen, Photo- oder Phonophobie kaum und wenn nur gering ausgeprägt. Der Kopfschmerz kann zu jeder Tageszeit beginnen und wird durch körperliche Anstrengung – auch im Gegensatz zur Migräne – nur unwesentlich verstärkt. Die Schmerzintensität schränkt die Arbeitsfähigkeit in den meisten Fällen nicht wesentlich ein. Die perikranielle Kopfmuskulatur kann schmerzhaft gespannt sein, was früher zu dem heute nicht mehr gebräuchlichen Begriff des »Muskelkontraktions-Kopfschmerzes« führte.

Definition: Mit der Einführung der Internationalen Kopfschmerz Klassifikation wurden einheitliche diagnostische Kriterien festgelegt und in der 2. Klassifikation nochmals überarbeitet (International Classification of Headache Disorders, 2nd Edition = ICHD-II, Oleson et al. 2004) **Tab. A 3.1** gibt einen Überblick über die diagnostischen Kriterien des episodischen und chronischen Spannungskopfschmerzes nach der ICHD-II. Der Begriff Spannungskopfschmerzen (engl. »Tension-type-headache«) fasst damit die Kopfschmerzformen zusammen, die in der früheren Literatur auch als »Muskelkontraktions-Kopfschmerzen«, »psychomyogene Kopfschmerzen« oder »Stress-Kopfschmerzen« bezeichnet wurden. Da es bisher keine biologischen, labortechnischen oder neurophysiologischen Marker gibt, um den SKS zu diagnostizieren oder von anderen primären Kopfschmerzformen abzugrenzen, erfolgt die Diagnose ausschließlich nach der Anamnese und den definierten klinischen Kriterien. Eine Unterteilung erfolgt nach Häufigkeit und Dauer seines Auftretens in einen episodischen und einen chronischen SKS: Tritt der Kopfschmerz häufiger als 15 x pro Monat oder an mehr als 180 Tagen im Jahr auf, ohne dass ein Arzneimittelübergebrauch vorliegt, wird von einem chronischen SKS gesprochen. In der Regel entwickelt sich der chronische SKS aus einem vorher bereits bestehenden episodischen SKS, kann in Einzelfällen jedoch auch direkt entstehen. Der episodische SKS wird nach der ICHD-II in einen häufigen und nichthäufigen (seltenen) episodischen SKS unterteilt. Das Abgrenzungskriterium ist hier das Auftreten von SKS an weniger als einem Tag pro Monat und an insgesamt weniger als 12 Tagen pro Jahr.

Differentialdiagnose: Populationsbezogene Studien in verschiedenen Ländern konnten gut belegen, dass der medikamenteninduzierte Kopfschmerz inzwischen die häufigste Differentialdiagnose des SKS, insbesondere des chronischen SKS ist (Diener und Limmroth 2004). Medikamenteninduzierte Kopfschmerzen entstehen durch die chronische Einnahme von Ergotamin-Präparaten, neueren Triptanen, aber auch nicht-steroidalen Antirheumatika, Analgetika, Antihistaminika, Antikonvulsiva, Glukokortikoiden oder auch hormonellen Antikonzeptiva. Die klinische Symptomatik ist vom chronischen SKS nur durch die ausführliche Medikamenten-Anamnese zu unterscheiden (Limmroth et al. 2002, Diener und Limmroth 2004). Weitere wichtige Differentialdiagnosen sind insbesondere Erkrankungen (sekundäre Kopfschmerzsyndrome), die mit Kopfschmerzen einhergehen und kausal behandelt werden können, wie Sinusitiden, die Arteriitis temporalis, Hypertonie, Hyperthyreose oder Pseudotumor cerebri. Die neurologische Untersuchung sollte beim Spannungskopfschmerz grundsätzlich unauffällig sein. Beim Vorliegen fokal neurologischer Defizite oder internistischer Befunde müssen daher differentialdiagnostisch weitere Erkrankungen in Betracht gezogen werden, deren Diagnose bzw. Ausschluss eine weitere Abklärung erforderlich macht. Eine Übersicht wichtiger Differentialdiagnosen und deren klinischem Erscheinungsbild ist **Tab. A 3.2** zu entnehmen.

A 3.1.2 Epidemiologie und Verlauf

Epidemiologie: Der SKS ist der häufigste Kopfschmerz überhaupt. Epidemiologische Studien zum SKS variieren sehr und berichten über eine Prävalenz des episodischen SKS zwischen 11,5 % in Asien und bis zu 86 % in einer dänischen Studie (Rasmussen et al. 1991, Schwartz et al. 1998, Lyngberg et al. 2005, Russel et al. 2006). Der chronische SKS ist dagegen wesentlich seltener und wird relativ einheitlich weltweit mit einer Prävalenz von 2–3 % angegeben (Rasmussen et al. 1991, Göbel et al. 1994, Schwartz et al. 1998, Castillo et al. 1999, Takeshima et al. 2004). Anders als bei der Migräne ist das Geschlechterverhältnis fast ausgeglichen, mit einer geringfügig häufigeren Prävalenz bei Frauen (Frauen : Männer = 5 : 4). Die Epidemiologie des SKS bei Kindern variiert je nach Studie zwischen 4,5 und 26,4 %

Tab. A 3.1: IHS-Kriterien zur Diagnose des episodischen und chronischen Spannungskopfschmerzes nach der ICHD-I

Diagnostische Kriterien des häufigen episodischen Spannungskopfschmerzes
Mindestens 10 vorhergehende Kopfschmerzepisoden an 1 aber < 15 Tagen/Monat für mindestens drei Monate (12 < 180 Tage/Jahr), die die Kriterien 1 bis 4 erfüllen
1. Kopfschmerzdauer 30 Minuten bis 7 Tage
2. Der Kopfschmerz besitzt mindestens zwei der folgenden Charakteristika • bilaterale Ausprägung • drückende, verengende (nicht-pulsierende) Qualität • milde bis mäßige Intensität • keine Verstärkung durch physische Aktivitäten wie Gehen oder Treppensteigen
3. Beide der folgenden Kriterien • keine Übelkeit, kein Erbrechen • Photophobie oder Phonophobie (nicht mehr als eines)
4. Die Kopfschmerzen sind nicht auf eine andere Ursache zurückzuführen
Diagnostische Kriterien des chronischen Spannungskopfschmerzes
Mindestens 10 vorhergehende Kopfschmerzepisoden, die die Kriterien 1 bis 4 erfüllen. Durchschnittliche Kopfschmerztage mit dieser Art des Kopfschmerzes > 15 Tage/Monat (> 180 Tage/Jahr) für mindestens drei Monate oder mehr
1. Ein durchgehender Kopfschmerz über Stunden oder kontinuierlich, der mindestens zwei der folgenden Schmerzeigenschaften besitzt • pressender, verengender (nicht-pulsierender Charakter) • milde bis moderate/mittlere Intensität, die die Aktivität des Patienten möglicherweise einschränkt, aber nicht unterbindet • bilaterale Lokalisation • keine Verstärkung durch körperliche Belastung
2. Beide der folgenden Eigenschaften • Photophobie oder Phonophobie oder leichte Übelkeit (nicht mehr als eines) • keine moderate oder starke Übelkeit, kein Erbrechen
3. Gebrauch von Analgetika oder anderen akuten Schmerzmedikamenten an < 11 Tagen/Monat
4. Die Kopfschmerzen stehen nicht mit einer anderen Erkrankung in Zusammenhang

(Fendrich et al. 2007, Karli et al. 2006). Auch hier ist der chronische SKS mit 0,2 % wesentlich seltener (Fendrich et al. 2007). Insgesamt scheint die Prävalenz aber eher zuzunehmen. Die Follow-up-Studie einer 1989 in Dänemark untersuchten Kohorte reevaluierte dieselbe Patientengruppe erneut 12 Jahre später. Während sich kein Unterschied hinsichtlich der Prävalenz der Migräne zeigte, schienen sowohl episodische Spannungskopfschmerzen (Prävalenz 1989: 79 %, jetzt 87 %) als auch chronische Spannungskopfschmerzen (Prävalenz 1989: 2 %, jetzt 5 %) zuzunehmen (Lyngberg et al. 2005).
Verlauf: Die durchschnittliche Erstmanifestation liegt zwischen dem 25. und 30. Lebensjahr und damit später als die der Migräne. Es gibt nur wenige Untersuchungen zum natürlichen Verlauf des episodischen oder des chronischen Spannungskopfschmerzes. Als mittlere Dauer der Erkrankung wurden in Populations-basierten Studien Zeiträume zwischen 10,9 und 19,8 Jahren ermittelt (Göbel et al. 1994, Jensen 1999).

A 3.1.3 Therapeutische Prinzipien

Die Diskussion, ob der Schmerz des SKS peripher im myofazialen Gewebe entsteht oder durch zentrale Mechanismen verursacht wird, ist bis heute nicht abgeschlossen (Übersichten bei Fumal und Schoenen 2008, Bendtsen et al. 2010). Pathophysiologische Studien deuten am ehesten auf eine Kombination aus peripheren und zentralen Mechanismen, einer zugrunde liegenden genetischen Disposition sowie ergänzenden psychologischen und umweltbedingten Faktoren (Holroyd et al. 2000), wobei periphere Mechanismen möglicherweise beim episodischen SKS und zentrale eher beim chronischen SKS überwiegen (Fumal und Schoenen 2008). Die häufig in dieser Patientengruppe beobachtete erhöhte Druck- und Schmerzempfindlichkeit von perikranieller Muskulatur und Kopfhaut (Ashina et al. 2005) repräsentiert am ehesten eine Aktivierung peripherer Nozizeptoren, da die meisten Untersuchungen zu Blutfluss und EMG-Tätigkeit der betroffenen perikraniellen Muskulatur bei Patienten mit chronischen Spannungskopfschmerzen unauffällig waren (Jensen 1999). Auch ein reduzierter muskulärer Blutfluss bei Patienten mit chronischem SKS im Vergleich zu gesunden Kontrollen, der als Folge einer zentral-sympathomimetisch vermittelten Vasokonstriktion interpretiert werden könnte, wurde diskutiert (Ashina et al. 2002), konnte bisher aber nicht bestätigt werden. Insgesamt ergeben sich somit aus den bisherigen pathophysiologischen Konzepten keine spezifischen therapeutischen Ansätze, so dass beim episodischen SKS weiterhin der Einsatz nichtsteroidaler Antiphlogistika in der akuten Schmerzphase sinnvoll erscheint.
Als zentrale Komponente ist eine reduzierte Schmerzschwelle im Sinne einer zentralen ›Sollwertverstellung‹ inzwischen gut dokumentiert und allgemein akzeptiert (Langemark et al. 1989, Fumal und Schoenen 2008, Bendtsen et al. 2010). Passend dazu zeigen sich bei Patienten mit chronischem SKS auch morphologische, messbare Veränderungen in antinozizeptiven Strukturen des Hirnstamms, insbesondere im periaquäduktalen Grau (PAG), die bei Patienten mit episodischem SKS nicht nachweisbar sind (Schmidt-Wilcke et al. 2005). Untersuchungen zu Veränderungen der Neuropeptid- oder Endorphinfreisetzung waren – im Gegensatz zu entsprechenden Untersuchungen bei Migräne-Patienten – unergiebig (Ashina et al. 1999), auch wenn eine bisher nicht reproduzierbare Studie über eine deutliche Erhöhung des Met-Enkephalin im Liquor berichtet hatte (Langemark et al. 1995). Der initiale Mechanismus der Schmerzentstehung bleibt somit nach wie vor unklar.

Eine genetische Komponente kann inzwischen für den chronischen SKS angenommen werden. So zeigten genetische Studien ein 3,18fach erhöhtes Risiko für Verwandte ersten Grades im Vergleich

Tab. A 3.2: Die wichtigsten Differentialdiagnosen des Spannungskopfschmerzes

Kopfschmerzart	Lokalisation	Alter/ Geschlecht	Charakteristik	Diagnostik/Therapie
Primäre (nicht symptomatische) Kopfschmerzformen				
medikamenten-induzierte KS	holokraniell	jedes Alter / Frauen > Männer (4 : 1)	langsam mit zunehmendem Medikamentenkonsum	Anamnese / Entzug
Hemicrania continua	einseitig	jedes Alter / Frauen > Männer (2,5 : 1)	abruptes Einsetzen, Schmerzintensität moderat	Anamnese / Indometacin
New daily persistent Headache	holokraniell	jedes Alter / ?	Abruptes Einsetzen, Schmerzintensität stark	Anamnese / retardierte Opioide
Sekundäre (symptomatische) Kopfschmerzformen				
Sinusitis frontalis	frontal	jedes Alter	Schmerzintensität 1–2 h nach dem Aufstehen, Verstärkung bei Beugung nach vorn	Klinische Untersuchung, CCT Rhinolytika, Paracetamol
Arterielle Hypertonie	holokraniell	> 50	Schwitzen, Tremor, Gesichtsrötung, u. U. Übelkeit	RR senken, je nach Höhe und Begleiterkrankungen
Pseudotumor cerebri	bifrontal, holokraniell	15–40, übergewichtige Frauen	Kopfschmerz lageabhängig, visuelle Störungen, Schwindel	Liquordruck erhöht, Lumbalpunktion, Acetazolamid-Gaben
Hydrozephalus	holokraniell	jedes Alter	Nüchternerbrechen, Sehstörungen	Shuntanlage
Posttraumatischer Kopfschmerz	holokraniell, teils temporal	jedes Alter	drückend, dumpf, verstärkt durch körperliche Anstrengung	schnelle Remobilisierung
Carotis-/Vertebralis-dissektion	orbital, frontal, teilweise vom Hals hochziehend	jedes Alter	häufig nach Trauma, Horner-Syndrom, progrediente neurologische Ausfälle	Duplex/Angiographie/ Vollheparinis erung
Raumforderung	bifrontal, okzipital	< 15 Jahre > 40 Jahre	häufig mit fokalen Anfällen, Zunahme bei körperlicher Anstrengung, Sehstörungen, Nüchternerbrechen	Dexamethason
Intrazerebrale Blutung (ICB)	je nach Lokalisation	jedes Alter	neurologische Ausfälle, Bewusstseinsstörungen	CCT, Paracetamol, Opiate, ggf. Ausräumung bei Ventrikeleinbruch oder Aufstau
Subarachnoidal-Blutung (SAB)	temporal, okzipital	jedes Alter	nie gekannter, heftigster Kopfschmerz, Meningismus	CCT, LP, ggf. Angiographie, Paracetamol, Opiate, Aneurysma clippung
Meningoenzephalitis	frontal, okzipital	jedes Alter	Fieber, Lichtscheu, Meningismus	LP, Antibiotika, aracetamol
Arteriitis temporalis	einseitig	ab 55	schmerzhafte Temporalarterie, schmerzhaftes Kauen auf betroffener Seite	BSG ↑↑, Duplex, ggf. Biopsie, Steroide
Vaskulitis	holokraniell, auch okzipital	jedes Alter	meist mit epileptischen Anfällen, neuropsychologischen Ausfällen	NMR, Steroide

zur allgemeinen Bevölkerung ebenfalls an chronischem SKS zu erkranken (Östergaard et al. 1997, Russel et al. 2006a).
Studien zu Persönlichkeitsprofilen der Patientengruppen zeigten normale Profile für Patienten mit episodischem SKS und eine erhöhte Inzidenz von Depression und Angststörungen bei Patienten mit chronischem SKS (Holroyd et al. 1993, Mitsikostas und Thomas 1999, Heckman und Holroyd 2006). Wie auch bei anderen chronischen Schmerzerkrankungen müssen psychische Veränderungen bei Patienten mit episodischem SKS eher als sekundärer denn als primärer Effekt betrachtet werden (Holroyd et al. 1993). Depression und Angststörungen hingegen haben wahrscheinlich eine hohe Komorbidität bei Patienten mit chronischem SKS. In einer dänischen Verlaufsstudie über 12 Jahre zeigten sich als wichtigste Risikofaktoren für die Entwicklung ei-

nes SKS eine niedrige Einschätzung der eigenen Gesundheit, die fehlende Eigenschaft, nach beruflicher Tätigkeit zu entspannen, sowie Schlafstörungen (Lyngberg et al. 2005). Die Therapie des chronischen SKS erfolgt daher weiterhin mit zentral wirkenden Substanzgruppen wie trizyklischen Antidepressiva und kombinierten Serotonin-Noradrenalin-Wiederaufnahmehemmern, die die Schmerzschwelle beeinflussen in Kombination mit nicht-medikamentösen Verfahren.

A 3.1.4 Pragmatische Therapie

Medikamentöse Therapie des episodischen SKS: Aus älteren, selten nach modernen Standards durchgeführten Studien kann abgeleitet werden, dass Acetylsalicylsäure und Paracetamol wirksamer sind als Placebo, sich in ihrer Wirksamkeit aber nicht unterscheiden (Peters et al. 1983). Eine Untersuchung zur Acetylsalicylsäure in unterschiedlichen Darreichungsformen (einfache Tablette versus Brausetablette) ergab ebenfalls keine Unterschiede (Langemark und Olesen 1987).

Ibuprofen (200 und 400 mg) und 25 mg Ketoprofen waren signifikant besser wirksam als Placebo, mindestens so wirksam wie, teilweise aber auch wirksamer als Acetylsalicylsäure oder Paracetamol (Dahlhöf und Jacobs 1996, Packman et al. 2000, Steiner und Lange 1998, van Gerven et al. 1996). In einer Studie, die 12,5 und 25 mg Ketoprofen, 200 mg Ibuprofen und 275 mg Naproxen verglich, konnten keine signifikanten Unterschiede hinsichtlich der Wirksamkeit ermittelt werden (Lange und Lentz 1995). In einer weiteren Studie waren 50 mg Ketoprofen bei frühzeitigem Einsatz jedoch wirksamer als 200 mg Ibuprofen (van Gerven et al. 1996). In zwei Studien war eine wasserlösliche Formulierung von 400 mg Ibuprofen signifikant wirksamer als 1 000 mg Paracetamol und Placebo (Packman et al. 2000, Prior et al. 2002). Auch Naproxen ist vielfach untersucht worden (Sargent et al. 1988), wobei die Wirksamkeit im Vergleich zu anderen Substanzen im Wesentlichen von der Dosierung abhing. Während Dosierungen von 375 mg Naproxen wirksamer als Placebo, aber nicht besser als 1 000 mg Paracetamol waren (Schachtel et al. 1991), waren 550 mg Naproxen wirksamer als 650 mg Paracetamol (Packman et al. 2000). Diclofenac in niedrigen Dosierungen von 12,5 und 25 mg zeigte in einer Studie eine vergleichbare Wirkung wie Ibuprofen 400 mg (Kubitzek et al. 2003).

Eine intramuskuläre Darreichungsform von 60 mg Ketorolac war ebenfalls hoch wirksam in der Behandlung episodischer Spannungskopfschmerzen (Harden et al. 1998). Eine spanische Multicenter-Studie mit randomisiertem, doppelblinden Design verglich ferner 1 000 mg Metamizol gegen Placebo und 1 000 mg Acetylsalicylsäure (Martinez-Martin et al. 2001). Metamizol war hier signifikant wirksamer als Placebo und tendenziell wirksamer als ASS (statistisch jedoch nicht signifikant), bei guter Verträglichkeit. Auch COX-2-Inhibitoren sind signifikant wirksamer als Placebo in der Behandlung des episodischen Spannungskopfschmerzes (Packman et al. 2005).

Einige Studien untersuchten ferner die Wirksamkeit von Kombinationspräparaten, wobei die Kombinationen meist wirksamer waren als die Einzelsubstanzen. So waren 400 mg Ibuprofen mit 200 mg Koffein wirksamer als die jeweiligen Einzelkomponenten oder Placebo (Diamond et al. 2000), und die Kombination von Paracetamol 500 mg, Acetylsalicylsäure 500 mg mit Koffein 130 mg wirksamer als 1 000 mg Paracetamol allein (Migliardi et al. 1994). Die Verwendung von Kombinationspräparaten bleibt jedoch aufgrund einer schnelleren Entwicklung von medikamenteninduzierten Kopfschmerzen umstritten (Diener und Limmroth 2004).

Für die Therapie des episodischen oder chronischen SKS bei Kindern liegt bisher nur eine kleine Studie mit Magnesium vor, die über eine Besserung der Kopfschmerzsymptomatik sowie des Analgetikakonsums berichtete, aber sicherlich der Bestätigung bedarf (Grazzi et al. 2005).

Auf der Grundlage der vorhandenen Studien haben die Deutsche Gesellschaft für Neurologie sowie die Deutsche Migräne und Kopfschmerzgesellschaft Therapieempfehlungen für die Behandlung des episodischen SKS ausgearbeitet (Diener und Putzki 2008), die in **Tab. A 3.3** und **Tab. A 3.4** wiedergegeben sind.

Medikamentöse Therapie des chronischen SKS: Der chronische Spannungskopfschmerz wird anders als der episodische Spannungskopfschmerz nicht mit Analgetika behandelt, da die Dauereinnahme von Analgetika neben typischen Nebenwirkungen auch zu einer Zunahme des Kopfschmerzes und/oder zur Entwicklung eines medikamenteninduzierten Dauerkopfschmerzes führen kann (Diener und Limmroth 2004; Bendtsen et al. 2007). Trotz einer eher geringen (und teilweise widersprüchlichen) wissenschaftlichen Datenlage hat sich die Gabe trizyklischer Antidepressiva (TCA) in der Behandlung chronischer SKS etabliert und in den letzten 40 Jahren nicht wesentlich geändert (Fumal und Schoenen 2008). In den vergangenen Jahren konnte die Wirksamkeit von Amitriptylin (Bendtsen et al. 1996, Jackson et al. 2010, initial: Lance und Curran 1964) und Imipramin (Mitsikostas et al. 1997) bestätigt werden. Ältere Studien berichten jedoch auch über eine signifikante Wirkung anderer TCAs wie Doxepin, Clomipramin oder Mianserin, Maprotiline (Morland et al. 1979, Langemark et al. 1991), Fogelholm und Murros 1985). Die Reduktion der Kopfschmerzintensität bzw. der Kopfschmerztage betrug zwischen 11 und 55 %, im Mittel ca. 30 %.

Der Wirkungsmechanismus der TCAs in der Behandlung des chronischen SKS ist weiterhin unklar, scheint jedoch unabhängig vom antidepressiven Effekt der Substanz zu sein. Dosierungen, die deutlich unterhalb der antidepressiven Dosis liegen (Amitriptylin: 10–75 mg, antidepressive Wirkung zwischen 150–300 mg), zeigen bereits eindeutige Effekte (Fumal und Schoenen 2008). Interessanterweise waren die neueren und besser verträglichen selektiven Serotonin-Wiederaufnahmehemmer (SSRI) wie Citalopram, Fluoxitine oder Paroxetin nicht wirksamer als Placebo (Bendtsen et al. 1996, Saper et al. 1994, Foster und Bafaloukos 1994, Langemark und Olesen

1994). Auch die Kombination von Amitriptylin und Fluoxetin war in der Behandlung von chronischen täglichen Kopfschmerzen nicht wirksamer als eine Monotherapie mit Amitriptylin (Krymchantowski et al. 2002). Die Kombination vom niedrig dosiertem Mirtazapin (4,5 mg) mit Ibuprofen (400 mg) war nicht effektiver als Placebo, so dass auch die Kombination von Thymoleptika mit NSARs wenig erfolgversprechend ist (Bendtsen et al. 2007) und nicht empfohlen werden kann. Bei Patienten, die offensichtlich eine depressive Begleitkomponente aufweisen, kann ein Therapieversuch mit einem SSRI durchgeführt werden, sofern ein Therapieerfolg mit einem TCA nicht erreicht werden konnte. Aus der Gruppe der Antikonvulsiva wurde kürzlich auch Topiramat bei Patienten mit chronischen Spannungskopfschmerzen getestet. Hier zeigte sich (n = 52) in einer offenen Studie eine signifikante Reduktion der Schmerztage sowie der Schmerzintensität (Lampl et al. 2007). Uneinheitlich bleibt die Datenlage zur Verwendung des zentralen alpha-2-Agonisten Tizanidin. Während frühere Studien zunächst eine gute Wirksamkeit in der Behandlung chronischer Spannungskopfschmerzen zeigten (Fogelholm und Murros 1992), die in einer finnischen Multicenter-Studie nicht bestätigt werden konnten (Murros et al. 2000), war Tizanidin nun wiederum in einer amerikanischen placebokontrollierten Studie an 85 Patienten signifikant wirksamer als Placebo (Saper et al. 2002). Allerdings wurden in dieser Studie relativ hohe Dosierungen von bis zu 24 mg (im Mittel 18 mg) verwendet, so dass die unterschiedlichen Ergebnisse möglicherweise durch unterschiedliche Dosierungen erklärbar sind.

Tab. A 3.3: Überblick über Substanzen, die zur Behandlung des episodischen SKS eingesetzt werden können, Dosierung und Qualität der Studienlage

Substanz	Dosis	Qualität der Studienlage/Evidenz
Acetylsalicylsäure	500–1 000 mg	↑↑
Paracetamol	500–1 000 mg	↑↑
Ibuprofen	200–400 mg	↑↑
Ketoprofen	25–50 mg	↑
Metamizol	500–1 000 mg	↑
Naproxen	250–500 mg	↑
Ketorolac	60 mg	↑
COX-2-Inhibitoren		↑

Tab. A 3.4: Überblick über Substanzen und nicht-medikamentöse Verfahren, die zur Behandlung des chronischen SKS eingesetzt werden können: Dosierungen und Qualität der Studienlage

Substanz oder Verfahren	Dosis	Qualität der Studienlage/Evidenz
Amitriptylin	10–75 mg	↑↑
Doxepin	10–100 mg	↑
Clomipramin	25–150 mg	↑
Imipramin	30–75 mg	↑
Tizanidin	2–24 mg	↑
Ausdauersport	3 x/Woche	↑
Entspannungstherapie/ Stressbewältigungsverfahren	2–3 x /Woche	↑
Akupunktur	keine Unterschiede zwischen Akupunktur, Scheinakupunktur und Minimal-Akupunktur	↔ Studien negativ
Botulinumtoxin	Dosierung und Injektionsort nicht standardisiert	↓ Studien negativ
Manipulationen an der Wirbelsäule		↓ Studien negativ

Als Alternative zu einer rein systemisch medikamentösen Therapie berichteten Ende der 1990er-Jahre Fallmitteilungen und zwei kleine Studien über positive Effekte von Botulinumtoxin Typ A-Injektionen in die perikranielle Muskulatur (Carruthers et al. 1999, Relja und Korsic 1999, Smuts et al. 1999). Mehrere größere randomisierte placebokontrollierte Multicenter-Studien konnten diese Berichte jedoch nicht bestätigen (Rollnik et al. 2000, Schulte-Mattler et al. 2004, Silberstein et al. 2006), so dass die Wirksamkeit von Botulinumtoxin in der Therapie des chronischen Spannungskopfschmerzes (auch bei Unklarheit hinsichtlich eines möglichen Wirkmechanismus) bezweifelt werden muss.

Nicht-medikamentöse Therapie und Prophylaxe des SKS – Allgemeine Maßnahmen: Alle Patienten sollten ausführlich über die Erkrankung aufgeklärt werden. Dies zum einen, um dem Patienten zu zeigen, dass er mit seinen Beschwerden ernst genommen wird, aber auch, um unausgesprochene Ängste zu nehmen, dass hinter den Kopfschmerzen eine schwerwiegende Erkrankung wie ein Hirntumor stehen könnte. Es sollte klar werden, dass es sich um eine unangenehme, aber harmlose Erkrankung handelt, die nicht im engeren Sinne geheilt, aber doch behandelt werden kann.

Verschiedene nicht-medikamentöse Therapieansätze wie kalte und warme Packungen, Ultraschallund elektrische Stimulation, Haltungsverbesserungen, Entspannung oder auch Ausdauersportprogramme sind untersucht worden (Jensen und Oleson 1995, Carlson und Jensen 2000), wobei die meisten dieser Untersuchungen offene, nicht randomisierte, nicht-kontrollierte Studien waren. Mehrere Studien konnten aber insbesondere einen positiven Effekt von Ausdauersportprogrammen auf die Zahl der Kopfschmerztage pro Monate zeigen (Hammil et al. 1996, Torelli et al. 2004). Ausdauersportarten wie Joggen, Schwimmen, Radfahren oder Nordic Walking können damit als nicht-medikamentöse Maßnahmen in der Therapie von Spannungskopfschmerzen empfohlen werden.

Vergleichsweise viele Studien sind zu Muskelentspannungsverfahren mit und ohne EMG-Biofeedback durchgeführt worden. Auch wenn viele dieser Studien methodologische Probleme haben, konnte zumeist eine Reduktion von Schmerzintensität und Schmerzhäufigkeit zwischen 40–60 % erreicht werden (Blanchard et al. 1983, Bussone et al. 1998). Dabei zeigte sich, dass eine Kombination von Muskelentspannungsverfahren mit EMG-Biofeedback die besten Ergebnisse erbrachte. Eine Metaanalyse dieser Studien kam jedoch zu dem Ergebnis, dass die Studienergebnisse stärker von den Patienten-Charakteristika (Alter, Dauer der Erkrankung etc.) als von Art und Kombination der verwendeten Verfahren abhingen (Bogaards und Kuile 1994). Danach wurden die besten Ergebnisse insbesondere bei jungen Patienten mit einer kurzen Erkrankungsdauer erzielt.

Das inzwischen am weitesten verbreitete Verfahren, insbesondere aufgrund seiner leichten Erlernbarkeit und Anwendbarkeit, ist die progressive Muskelentspannung nach Jacobsen (Jacobsen 1938). Die Patienten lernen dabei zunächst einzelne Muskelgruppen zu kontrahieren und wieder zu entspannen. Danach wird ferner erlernt, diese Übungen auch in stressreichen Situationen anzuwenden. Der Therapeut geht im Rahmen des Stressbewältigungstrainings mit dem Patienten den gesamten Tagesablauf durch, zeigt stresserzeugende Situationen auf und versucht gemeinsam mit dem Patienten spezifische Bewältigungsstrategien zu erarbeiten (Holroyd und Penzien 1994). In einer randomisierten dreiarmigen Studie, in der Stressbewältigungstraining mit der Gabe von trizyklischen Antidepressiva (zu typischen Nebenwirkungen siehe **Tab. A 3.5**) sowie der Kombination aus beiden Komponenten verglichen wurde, erzielte die Kombinationsbehandlung die besten Ergebnisse (Holroyd et al. 2001). Experimentelle fMRI-Studien, die die Aktivität anti-nozizeptiver Zentren im Hirnstamm (PAG) untersuchten, scheinen die Beeinflussbarkeit des schmerzleitenden Systems durch nicht-medikamentöse Strategien dieser Art zu bestätigen (Tracey et al. 2002).

A 3.1.5 Unwirksame Therapieverfahren

Andere nicht-medikamentöse Verfahren, die zum Teil weit verbreitet sind, wie Psychotherapie, haben sich entweder als unwirksam erwiesen (Holroyd und Penzien 1994) oder sind unzureichend untersucht. Die nicht selten empfohlenen und insbesondere in Deutschland praktizierten »Einrenkmanöver« an der Halswirbelsäule sind inzwischen ebenfalls durch eine kontrollierte Studie untersucht worden. Hier war ein klinischer Effekt von Wirbelsäulenmanipulationen nicht nachweisbar (Bove und Nielsson 1998). Die Stimulation des N. occipitalis erwies sich in einer kontrollierten Studie ebenfalls als unwirksam (Leinisch-Dahlke et al. 2005).

Tab. A 3.5: Typische Nebenwirkungen der trizyklischen Antidepressiva

kardiovaskulär	H: orthostatische Hypotension, Arrhythmien; S: Tachykardie
zentral	S: Erregungszustände (insbesondere bei älteren Patienten), leichte extrapyramidale Symptome (Tremor), Schwindel, Angst, Tinnitus, Schlafstörungen, Desorientiertheit, Halluzinationen
peripher	S: Polyneuropathie
anticholinerg	H: Mundtrockenheit; S: Akkomodationsstörungen, Erhöhung des intraokulären Drucks, Obstipation, Urinretention, arterielle Hypotonie, Schweißausbrüche
allergisch	S: Urtikaria, Photosensibilisierung
hämatologisch	SS: Agranulozytose, Leukopenie, Eosinophilie, Thrombozytopenie
gastroenterologisch	S: Nausea, Erbrechen, Diarrhö, Anorexie
endokrin	S: Gewichtszunahme; SS: Gynäkomastie, Galaktorrhö

(H = häufig, S = selten, SS = sehr selten)

Auch die Akupunktur muss inzwischen per se als unwirksam bzw. als Placeboeffekt betrachtet werden (Metaanalyse bei Melchart et al. 1999) (↓). Gleich drei randomisierte, kontrollierte Studien (Akupunktur versus Scheinakupunktur) zeigten, dass ein therapeutischer Effekt der Akupunktur im Vergleich zur Scheinakupunktur unter kontrollierten Bedingungen bei der Behandlung von Spannungskopfschmerzen nicht nachzuweisen ist (Karst et al. 2001, White et al. 2000, Cummings 2001a, 2001b). Eine weitere wichtige Erkenntnis brachte die bisher größte Multicenter-Studie an 28 deutschen Zentren mit 270 Patienten, die als dreiarmige Studie die Wirkung von Akupunktur und minimaler Akupunktur im Vergleich zum Spontanverlauf bei Patienten mit chronischen Spannungskopfschmerzen untersuchte (Melchart et al. 2005). Hier waren Akupunktur und Minimal-Akupunktur über einen Zeitraum von 12 Wochen zwar besser wirksam als keine Intervention, zwischen beiden Verfahren bestanden jedoch hinsichtlich der Wirksamkeit keinerlei Unterschiede, so dass der Effekt der Akupunktur offensichtlich nur auf einem unspezifischen nozizeptiven peripheren Reiz beruht.

Andere chronische Kopfschmerzen

Während in der ersten Kopfschmerz-Klassifikation der Begriff der chronischen (oder täglichen) Kopfschmerzen nicht enthalten war, wird dieser nun in der ICHD-II identisch für mehrere primäre Kopfschmerzformen (Migräne, Spannungskopfschmerzen, Cluster, paroxysmale Hemikranie) verwendet, um eine episodische, seltener auftretende Variante besser von einer chronifizierten Form abgrenzen zu können. Darüber hinaus sind zwei neue chronische Kopfschmerz-Entitäten, die Hemicrania continua und der New daily persistant headache eingeführt worden. Die chronischen Formen der Migräne, des Clusterkopfschmerzes, der paroxysmalen Hemikranie sowie die des medikamenteninduzierten Kopfschmerzes werden jeweils in eigenen Kapiteln besprochen (s. Kap. A 1, A 2 und A 4). Im Folgenden werden daher nur die beiden neuen chronischen Kopfschmerz-Entitäten dargestellt.

A 3.2 Hemicrania continua

A 3.2.1 Klinik

Symptome: Die Hemicrania continua (HC) ist ein relativ seltener plötzlich auftretender einseitiger Kopfschmerz mittlerer und nur selten schwerer Intensität. Typischerweise variiert der Schmerz in seiner Intensität, ohne jedoch ganz zu sistieren. Vereinzelt werden die Dauerkopfschmerzen von stich- und stoßartigen Schmerzspitzen, die nicht länger als eine Minute andauern, begleitet. Charakteristisch und die diagnosesichernd ist jedoch die spontane Rückläufigkeit des Kopfschmerzes nach der Gabe von Indometacin, während andere Analgetika und kopfschmerzspezifische Medikamente wie Ergotamine und Triptane unwirksam sind. Bei mehr als der Hälfte aller bisher beschriebenen Fälle fanden sich ferner autonome Symptome wie Lakrimation, Ptose, konjunktionale Injektion und lokale Schweißsekretion, die in Art der Symptomatik an Clusterkopfschmerzen erinnern, aber nie die dort zu beobachtenden Intensität erreichen. Auch Fremdkörpergefühle im ipsilateralen Auge (»Sand im Auge«) wird häufig berichtet (Übersichten bei Silberstein und Limmroth 2002, Antonaci und Siaastad 2010). Auch Migräne-artige Symptome werden beschrieben. In einer Gruppe von 46 Patienten mit HC fanden Peres et al. (2001) bei etwa der Hälfte der Fälle mindestens ein Migräne-artiges Symptom wie Übelkeit, Erbrechen, Photo- und Phonophobie. Auch seltene Fälle bilateraler oder Seiten-wechselnder Fälle sind vereinzelt beschrieben worden (Newman et al. 1994). In ca. dreiviertel aller Fälle kommt es vereinzelt zu einer deutlichen kurzzeitigen (wenige Stunden) Intensivierung der Schmerzsymptomatik, die etwa bei einem Drittel der Patienten auch nachts erfolgt.

Definition: Die ersten Beschreibungen der HC erfolgten wahrscheinlich in den frühen 1980er-Jahren, als von verschiedenen Kopfschmerzzentren Cluster-Patienten mit einem einseitigen dauerhaften Kopfschmerz geringerer Intensität beschrieben wurden, die jedoch gut auf Indometacin ansprachen (Medina und Diamond 1981, Sjaastad und Spierings 1984). Die HC ist nun mit einer klaren Definition in die ICHD-II aufgenommen worden und kann diagnostiziert werden, wenn folgende Kriterien erfüllt sind:

Der Kopfschmerz besteht für mindestens drei Monate und erfüllt die Kriterien 1 bis 4

1. Alle der folgenden Kriterien werden erfüllt
   - unilateraler Schmerz ohne Seitenwechsel
   - täglicher, durchgehender Kopfschmerz ohne schmerzfreies Intervall
   - moderate Schmerzintensität mit vereinzelten Exazerbationen starker Schmerzzustände
2. Mindestens eines der folgenden autonomen Charakteristika, die während der Schmerzexazerbationen *und* ipsilateral zum Kopfschmerz auftreten
   - conjunctivale Injektion und/oder Lakrimation
   - nasale Verstopfung und/oder Rhinorrhö
   - Ptosis und/oder Miosis
3. Komplette Schmerzreduktion nach der Gabe von Indometacin in therapeutischer Dosierung
4. Nicht durch eine andere Erkrankung verursacht

Differentialdiagnose: Die Abgrenzung zum Spannungskopfschmerz erfolgt zum einen aufgrund der Einseitigkeit der Kopfschmerzen, aber auch durch den relativ abrupten Beginn. Auf der anderen Seite erfolgt die Abgrenzung zu den Clusterkopfschmerzen, paroxysmaler Hemikranie und Migräne durch den kontinuierlichen Schmerzcharakter und das spontane Sistieren des Schmerzes nach Indometacin-Gabe.

A 3.2.2 Epidemiologie und Verlauf

Epidemiologie: Es handelt sich um eine seltene Kopfschmerzform, für die bisher keine epidemiologischen Studien vorliegen. In der Literatur sind gegenwärtig ca. 120 Fälle beschrieben (Übersicht bei Silberstein und Limmroth 2002), wobei eine jüngere Kohorten-Studie jedoch zeigte, dass die HC insgesamt häufiger als bisher angenommen vorkommt und die Prävalenz auf etwa 0,1–0,5 pro 100 000 geschätzt werden muss. Das Geschlechtsverhältnis beträgt zu Ungunsten der Frauen – soweit bisher ermittelbar – ca. 2–3 : 1 (Peres et al. 2001). Anders als bei anderen primären Kopfschmerzformen scheint die HC in allen Lebensabschnitten (Fälle sind zwischen dem 20.–70. Lebensjahr beschrieben) beginnen zu können.

Verlauf: Über den Verlauf der HC stehen bisher nur wenige Daten zur Verfügung. Soweit aus den bisherigen Beschreibungen ermittelbar, gibt es dauerhafte Verläufe über Jahre und Jahrzehnte ohne Unterbrechungen, aber auch remittierende Verläufe, bei denen die Patienten für Wochen oder Monate ohne Medikamente schmerzfrei sind und dann unter erneuten Schmerzphasen leiden (Newman et al. 1994). Die meisten Patienten jedoch leiden über Jahre hinweg unter einer dauerhaften Verlaufsform. Der erste Patient, der mit einer HC beschrieben wurde, erhielt Indometacin für 19 Jahre ohne Zeichen eines Wirkverlustes (Sjaastad 2006).

A 3.2.3 Therapeutische Prinzipien

Die pathophysiologischen Mechanismen sind bisher unklar geblieben. Weder die Bildgebung in der orbitalen Phlebographie noch Untersuchungen zur Pupillomotorik konnten pathologische Befunde ergeben, die Rückschlüsse auf die pathophysiologischen Mechanismen zuließen. Das gut und prompte Ansprechen auf Indometacin – einem der stärksten COX-1-Inhibitoren überhaupt – deutet jedoch auf eine entzündliche Genese im weitesten Sinn. Die Gabe von Indometacin steht daher auch im Vordergrund aller therapeutischen Maßnahmen.

A 3.2.4 Pragmatische Therapie

Medikamentöse Therapie: Die Standarddosierung beträgt 3 × 50 mg Indometacin pro Tag. Vereinzelt sind jedoch auch höhere Dosierungen bis 3 × 100 mg notwendig, um die gewünschten Effekte zu erreichen. Bei fehlenden Effekten im Rahmen der Diagnosesicherung sollte daher versucht werden, die maximale Dosis für mindestens 2–3 Tage zu geben, bevor aufgrund einer mangelnden Wirkung die Diagnose verworfen wird. Die meisten Patienten kommen jedoch mit Dosierungen von 100–150 mg/die gut aus. Nicht selten sind die gastrointestinalen Nebenwirkungen des Indometacins die Dosis-limitierenden Faktoren. Daher sollte Indometacin mit Protonenpumpenhemmern kombiniert werden. Bei erfolgreicher Gabe von Indometacin sollte daher versucht werden, die Dosierung soweit wie möglich zu reduzieren. Ein erster Auslassversuch kann nach drei Monaten versucht werden. Andere Medikamente sind deutlich weniger wirksam und wesentlich schlechter dokumentiert. Vereinzelten Fallberichten zufolge konnte auch mit hochdosiertem Ibuprofen (800 mg), Piroxicam (40 mg) und Rofexoib (25 mg) oder Topiramat (Matharu et al. 2005) Behandlungserfolge erzielt werden.

Nicht-medikamentöse Therapie: keine wirksame bekannt

A 3.3 New daily persistent headache (NDPH)

A 3.3.1 Klinik

Symptome: Diese neue, seltene Entität ist erstmals in die ICHD-II aufgenommen worden. Typisch ist ein plötzlich auftretender holokranieller Dauerkopfschmerz (Vanast 1986, Li und Rozen 2002). Der plötzliche Beginn ist dabei derart abrupt, dass Patienten – anders als bei anderen primären Kopfschmerzformen, insbesondere in Abgrenzung zum chronischen Spannungskopfschmerz – meist auf den Tag genau beschreiben können, wann die Symptomatik erstmals aufgetreten ist. Die Schmerzintensität ist moderat, bei ca. 20–30 % der Patienten jedoch stark bzw. intensiver als beim chronischen SKS und der HC. Anders als bei Patienten mit chronischem SKS oder HC ist die Schmerzintensität relativ konstant, ohne Fluktuationen. Bei etwa der Hälfte der Patienten finden sich Begleitsymptome wie Übelkeit, Photo- oder Phonophobie (Li und Rozen 2002).

Definition: Die Notwendigkeit, diese Entität zu definieren, ergab sich aus der Beobachtung, dass es Patienten gibt, deren Schmerzsymptomatik zwar den Kriterien eines chronischen Spannungskopfschmerzes entsprach, die jedoch einen plötzlichen und heftigen Beginn der Schmerzen beschrieben. Wichtig zur Abgrenzung ist das Fehlen einer (direkten) Kopfschmerzanamnese, insbesondere in den Wochen (drei Monate) vor dem erstmaligen Auftreten der Symptomatik. Organische Ursachen müssen ebenfalls ausgeschlossen sein. Frühere Bezeichnungen waren »Neuer chronischer Kopfschmerz« oder chronischer Kopfschmerz mit plötzlichem Einsetzen. Nach der ICHD-II kann ein NDPH diagnostiziert werden, wenn folgende Kriterien erfüllt sind:
Der Kopfschmerz besteht für mindestens drei Monate und erfüllt die Kriterien 1 bis 4

1. Der Kopfschmerz besteht täglich ununterbrochen seit dem erstmaligen Auftreten oder seit nicht weniger als drei Monate nach dem erstmaligen Auftreten
2. Mindestens zwei der folgenden Schmerzcharakteristika werden erfüllt
   - bilaterale Lokalisation
   - pressende, einengende (nicht-pulsierende) Schmerzqualität
   - leichte bis moderate Schmerzintensität
   - nicht verstärkt durch gewöhnliche physische Aktivität wie Gehen oder Treppensteigen
3. Beide der folgenden Kriterien
   - Photophobie oder Phonophobie oder leichte Übelkeit (nicht mehr als eines)
   - keine moderate oder starke Übelkeit, kein Erbrechen
4. Nicht durch eine andere Erkrankung verursacht

A 3.3.2 Epidemiologie und Verlauf

Epidemiologie: Aussagefähige epidemiologische Studien liegen bisher nicht vor. Castillo et al. (1999) fanden in einer Gruppe von 2 000 Patienten zwei

Fälle. Bigal et al. (2002) berichteten, dass 10,8 % von 638 Patienten mit chronischen täglichen Kopfschmerzen (chronic daily headache) eigentlich an NDPH litten. Möglicherweise ist der NDPH weiterhin unterdiagnostiziert, dennoch handelt es sich um ein seltenes Krankheitsbild, das seltener ist als Clusterkopfschmerzen oder die HC.

Verlauf: Beschreibungen zum spontanen Verlauf des NDPH stehen bisher kaum zur Verfügung. Die Schmerzen können über Monate oder Jahre persistieren, aber auch plötzlich wieder sistieren. Die Prognose erscheint insgesamt jedoch gut. In der initial von Vanast (1986) vorgestellten Kohorte waren immerhin fast 80 % der Patienten nach zwei Jahren wieder kopfschmerzfrei.

A 3.3.3 Therapeutische Prinzipien

Die pathophysiologischen Mechanismen sind hier völlig unklar geblieben. Einige Autoren diskutieren durchgemachte systemische Infektionen als mögliche Ursachen, die sich jedoch nicht in Therapieempfehlungen haben umsetzen lassen. Anders als bei der HC haben hier auch stark anti-inflammatorische Substanzen wie Indometacin keinen Effekt. Auch andere üblicherweise bei Kopfschmerzen Verwendung findende Substanzen, wie Ergotamine oder Triptane sowie die gesamte Gruppe der nicht-steroidalen Antiphlogistika, zeigen hier keinerlei Effekte.

A 3.3.4 Pragmatische Therapie

Medikamentöse Therapie: Einziger therapeutischer Ansatz ist derzeit die Gabe retardierter Opioide. In einer kleinen Gruppe von Patienten ist jedoch auch über eine wirksame Behandlung mit Gabapentin und Topiramat berichtet worden (Rozen 2002).

A 3.4 Literatur

Antonaci F, Siaastad O. Hemicrania continua. Handbook Clin Neurol 2010;97:483–487.

Ashina M, Bendtsen L, Jensen R, Ekman R, Olesen J. Plasma levels of substance P, neuropeptide Y and vasoactive intestinal polypeptide in patients with chronic tension-type headache. Pain 1999a;83:541–547.

Ashina M, Stallknecht B, Bendtsen L, Pedersen JF, Galbo H, Dalgaard P, Olesen J. In vivo evidence of altered skeletal muscle blood flow in chronic tension-type headache. Brain 2002;125:320–326.

Ashina S, Babenko L, Jensen R, Ashina M, Magerl W, Bendtsen L. Increased muscular and cutaneous pain sensitivity in cephalic region in patients with chronic tension-type headache. Eur J Neurol 2005;12:543–549.

Bendtsen L, Jensen R, Olesen J. A non-selective (amitriptyline), but no a selective (citalopram), serotonin reuptake inhibitor is effective in the prophylactic treatment of chronic tension-type headache. J Neurol Neurosurg Psychiatry 1996a;61:285–290.

Bendtsen L, Fumal A, Schoenen J. Tension-type headache: mechanisms. Handbook Clin Neurol 2010;97:359–366.

Bendtsen L, Buchgreitz L, Ashina S, Jensen R. Combination of low-dose Mirtazapine and ibuprofen for the prophylaxis of chronic tension-type headache. Eur J Neurol 2007;14:187–193.

Bigal ME, Sheftell FD, Rapoport AM. Chronic daily headache in a tertiary care population: correction between the IHS diagnostic criteria and proposed revisions of criteria for chronic daily headache. Cephalalgia 2002;22: 432–438.

Blachard E, Andrasik F, Arena JG, Neff DF, Jurish SE, Teders SJ, Barron KD und Rodechok LD. Non-pharmacologic treatment of chronic headache; Prediction of outcome. Neurology 1983;32:1596–1603.

Bogaards MC, Kuile MM. Treatment of recurrent tension headache: a metaanalytic review. Clin J Pain 1994;10: 174–190.

Bove G, Nielsson N. Spinal manipulation in the treatment of episodic tension-type headache. A randomized controlled trial. JAMA 1998:280;1576–1579.

Bussone G, Grazzi L, DÁmico D, Leone M, Andrasik F. Biofeedback-assisted relaxaton training for young adolescents with tension-type headache: a controlled study. Cephalalgia 1998;18:463–467.

Carlsson J, Jensen R. Physiotherapy of tension-type headache. In: Olesen J, Tfelt-Hansen P, Welch KMA, eds. The Headaches. Philadelphia: Lippincott-Willimas & Williams; 2000.p. 651–656.

Carruthers A, Langtry JAA, Carruthers J, Robinson G. Improvement of tension-type headache when treating wrinkles with botulinum toxin A injections. Headache 1999;39:662–665.

Castillo J, Munoz P, Guitera V, Pascual J. Epidemiology of chronic daily headache in the general population. Headache 1999;39:190–196.

Cummings M. No difference between sham and acupuncture in chronic tension type headache. Acupuncture Med 2001a;19:51–53.

Cummings M. A coctail stick is as good as brief acupunture in chronic tension type headache. Acupuncture Med 2001b;19:54–61.

Dahlöf CGH, Jacobs LD. Ketoprofen, paracetamol and placebo in the treatment of episodic tension-type headache. Cephalalgia 1996;16:117–123.

Diamond S, Balm TK, Freitag FG. Ibuprofen plus caffeine in the treatment of tension-type headache. Clin Pharmacol Ther 2000;68:312–319.

Diener HC, Putzki N. Therapie-Leitlinien der Deutschen Gesellschaft für Neurologie. 4. Auflage. Stuttgart: Thieme; 2008.

Diener HC, Limmroth V. A global disorder: Medication overuse headache. Lancet Neurology 2004;4:475–483.

Diener HC, Wilkinson M. Drug-Induced Headache. Berlin, Heidelberg, New York: Springer; 1988.

Fendrich K, Vennemann M, Pfaffenrath V, May A, Berger K, Hoffmann W. Headache among adolescents – the German DMKG headache study. Cephalalgia 2007;27: 347–354.

Fogelholm R, Murros K. Tizanidine in chronic tension-type headache: A placebo controlled double-blind cross-over study. Headache 1992;32:509–513.

Fogelholm R, Murros K. Maprotiline in chronic tension type headache: a double-blind cross-over study. Headache 1985;25:273–275.

Foster CA, Bafaloukos J. Paroxetine on the treatment of chronic daily headache. Headache 1994;34:587–589.

Fumal A, Schoenen J. Tension-type headache: current research and clinical management. Lancet Neurol 2008;8: 70–83.

Gaist D, Tsiropoulus I, Sindrup SH, Hallas J, Rasmussen BK, Kragstrup J. Inappropriate use of sumatriptan: population based register and interview study. BJM 1998; 316:1352–1353.

Göbel H, Petersen-Braun M, Soyka D. The epidemiology of headache in Germany: a nationwide survey of a representative sample on the basis of the headache classification of the International Headache Society. Cephalalgia 1994;14:79–106.

Grazzi L, Andrasik F, Usai S, Bussone G. Magnesium as a treatment for paediatric tension-type headache: a clinical replication series. Neurol Sci 2005;25:338–341.

Hammill JM, Cook TM, Rosecrance JC. Effectiveness of a physical therapy regimen in the treatment of tension-type headache. Headache 1996;36:149–153.

Harden RN, Rogers D, Fink K, Gracely RH. Controlled trial of ketorolac in tension-type headache. Neurology 1998;50:507–509.

Heckman BD, Holroyd KA. Tension type headache and psychiatric comorbidity. Curr Pain Headache Rep 2006; 10:439–447.

Holroyd KA, France JL, Nash JM, Hursey KG. Pain state as artifact in the psychological assessment of recurrent headache sufferers. Pain 1993;53:229–235.

Holroyd KA, Penzien DB. Psychosocial interventions in the management of recurrent headache disorders: overview and effectiveness. Behav Med 1994;20:53–63.

Holroyd KA, Stensland M, Lipchik GL, Hill KR, O'Donnell FS, Cordingley G. Psychosocial correlates and impact of chronic tension-type headache. Headache 2000;40:3–16.

Holroyd KA, O'Donnell FS, Stensland M, Lipchik GL, Cordingley G, Carlson BW. Management of chronic tension-type headache with tricyclic antidepressant medication, stress management therapy and their combination. A randomized controlled trial. JAMA 2001;285: 2208–2215.

Jacobson E. Progressive Relaxation. University of Chicago Press; 1938.

Jackson JL, Shimeall W, Sessums L, Dezee KJ, Becher D, Diemer M, et al. Tricyclic antidepressants and headaches: systematic review and meta-analysis. BMJ 2010; 341:c5222.

Jensen R. Pathophysiological mechanisms of tension-type headache: a review of epidemiological and experimental studies. Thesis. Cephalalgia 1999;19:602–621.

Jensen R, Olesen J. Is there an effect of physiotherapy in tension-type headache? Cephalalgia 1995;15:152.

Karli N, akis N, Zarifoglu M, Akgöz S, Irgil E, Ayvacioğlu U, Calişir N, Haran N, Akdoğan O. Headache prevalence in adolescents aged 12 to 17: a student-based epidemiological study in Bursa. Headache 2006;46:649–655.

Karst M, Reinhard M, Thum P, Wiese B, Rollnik J, Fink M. Needle acupuncture in tension-type headache: a randomized, placebo-controlled study. Cephalalgia. 2001;21: 637–642.

Krymchantowski AV, Silva MT, Barbosa JS, Alves LA. Amitriptyline versus Amitripyline combined with fluoxetine in the preventative treatment of transformed migraine: a double blind study. Headache 2002;42:510–514.

Kubitzek F, Ziegler G, Gold MS. Low dose diclofenac potassium in the treatment of episodic tension type headache. Eur J Pain 2003;7:155–162.

Lampl C, Marecek S, May A, Bendtsen L. A prospective, open-label long-term study of the efficacy and tolerability of topiramate in the prophylaxis of chronic tension type headache. Cephalalgia 2006;26:1203–1208.

Lance JW, Curran DA. Treatment of chronic tension headache. Lancet 1964;I:1236–1239.

Lange R, Lentz R. Comparison of ketoprofen, ibuprofen and naproxen sodium in the treatment of tension-type headache. Drugs Expt Clin Res 1995;3:89–96.

Langemark M, Jensen K, Jensen TS, Olesen J. Pressure pain thresholds and thermal nociceptive thresholds in chronic tension-type headache. Pain 1989;38:203–210.

Langemark M, Loldrup D, Bech P, Olesen J. Clomipramine and mianserin in the treatment of chronic tension headache. A double-blind, controlled study. Headache 1991; 30:118–121.

Langemark M, Bach FW, Ekman R, Olesen J. Increased cerebrospinal fluid met-enkephalin immunoreactivity in patients with chronic tension-type headache. Pain 1995; 63:103–107.

Langemark M, Olesen J. Effervescent ASA versus solid ASA in the treatment of tension headache. A double-blind, placebo controlled study. Headache 1987;27:90–95.

Langemark M., Olesen J. Sulpiride and paroxetine in the treatment of chronic tension-type headache. An explanatory double-blind trial. Headache 1994;34:20–24.

Leinisch-Dahlke E, Jurgens T, Bogdahn U, Jakob W, May A. Greater occipital nerve block is ineffective in chronic tension type headache. Cephalalgia 2005;25:704–708.

Li D, Rozen TD. The clinical characteristics of new daily persistent headache. Cephalagia 2002;22:66–69.

Limmroth V, Kazarawa Z, Fritsche G, Przywara S, Diener H-C. Features of medication overuse headache following overuse of different acute headache drugs. Neurology 2002;59:1011–1014.

Lyngberg AC, Rasmussen BK, Jorgensen T, Jensen R. Has the prevalence of migraine and tension-type headache changed over a 12-year period? A Danish population survey. Eur J Neurol 2005;12:543–549.

Martinez-Martin P, Raffaelli E, Titus F, Despuig J, Fragoso YD, Diez-Tejedor E, Liano H, Leira R, Cornet ME, van Toor BSJ, Camara J, Peil H, Vix JM, Ortiz P and the Cooperative Study group. Efficacy and safety of metamizol va. Acetylsalicylic acid in patients with moderate episodic tension-type headache: a randomised, double-blind, placebo- and active controlled multicenter study. Cephalalgia 2001;21:604–610.

Matharu MS, Bradbury P, Swash M. Hemicrania continua: side alteration and response to topiramate. Cephalalgia 2005;26:341–344.

Medina J, Diamond S. Cluster headache variant. Spectrum of a new headache syndrome. Arch Neurol 1981;38:705–709.

Melchart D, Linde K, Fischer P, White A, Allais G, Vickers A, Berman B. Acupuncture for recurrent headaches: a systematic review of randomized controlled trials. Cephalalgia 1999;19:779–786.

Melchart D, Streng A, Hoppe A, Brinkhaus B, Witt C, Wagenpfeil S, et al. Acupuncture in patients with tension-type headache: a randomized controlled trial. BMJ 2005; 331:376–382.

Migliardi JR, Armellino JJ, Friedman M. Caffeine as an analgesic adjuvant in tension headache. Clin Pharmacol Ther 1994;56:576–586.

Mitsikostas DD, Gatzonis S, Thomas A, Ilias A. Buspirone vs amitriptyline in the treatment of chronic tensiontype headache. Acta Neurol Scand 1997;96:247–251.

Mitsikostas DD, Thomas AM. Comorbidity of headache and depressive disorders. Cephalalgia 1999;19: 211–217.

Morland TJ, Storli OV, Mogstad TE. Doxepin in the prophylactic treatment of mixed »vascular« and tension headache. Headache 1979;19:382.

Murros K, Kataja M, Hedman C, Havanka H, Säkö E, Färkkilä M, Peltola J, Keränen T, for the Finnish Sirdalud Study Group.Modified-release formulation of tizanidine in chronic tension-type headache. Headache 2000; 40:633–637.

Newman LC, Lipton RB, Solomon S. Hemicrania continua: ten new cases and a review of the literature. Neurology 1994;44:2111–2114.

Östergaard S, Russell MB, Bendtsen L, Olesen, J. Increased familial risk of chronic tension-type headache. BMJ 1997;314:1092–1093.

Olesen J, Bousser M-G, Diener H, Dodick D, First M, Goadsby P, Göbel H, Lainez M, Lance J, Lipton R, Nappi G, Sakai F, Schoenen J, Silberstein S, Steiner T, for the International Headache Society.The International Classification of Headache Disorders. 2nd Edition. Cephalalgia 2004;24(Suppl 1):1–160.

Packman B, Packman E, Doyle G, Cooper S, Ashraf E, Koronkiewicz K, Jayawardena S. Solubilized ibuprofen: evaluation of onset, relief and safety of a novel formulation of the treatment of episodic tension-type headache. Headache 2000;40:561–567.

Packman E, Packman B, Thurston H, Tseng L. Lumiracoxib is effective in the treatment of episodic tension-type headache. Headache 2005;45:1163–1170.

Peters BH, Fraim CJ, Masel BE. Comparison of 650 mg aspirin and 1 000 mg acetaminophen with each other, and with placebo in moderately severe headache. Am J Med 1983;74:36–42.

Peres MF, Silberstein SD, Nahmias S, Shechter AL, Youssef I, Rozen TD, Young WB. Hemicrania continua is not that rare. Neurology 2001;57:948–951.

Prior MJ, Cooper KM, May LG. Efficacy and safety of acetaminophen and naproxen in the treatment of tension type headache. a randomized, double-blid, placebo-controlled trial. Cephalalagia 2002:22;740–748.

Rasmussen BK, Jensen R, Schroll M, Olesen J. Epidemiology of headache in a general population – A prevalence study. J Clin Epidemiol 1991;44:1147–1157.

Relja M, Korsic M. Treatment of tension-type headache by injections of botulinum toxin type A: a double-blind, placebo controlled study. Neurology 1999;52:A203.

Rollnik JD, Tanneberger O, Schubert M, Schneider U, Dengler R Treatment of tension-type headache with botulinum toxin type A: a double-blind, placebo-controlled study. Headache 2000;40:300–305.

Rozen TD. Successful treatment of new daily persistent headache with gabapentin and topiramate. Headache 2002;42:433.

Russel MB, Saltyte-Benth J, Levi N. Are infrequent episodic, frequent episodic and chronic tension-type headache inherited? A population-based study of 11199 twin pairs. J Headache Pain 2006a;7:119–126.

Russel MB, Levi N, Saltyte-Benth J. Tension-type headache in adolescents and adults: A population-based study of 33764 twins. Eur J Epidemiology 2006;21:153–160.

Sargent JD, Peters K, Goldstein J, Madison DS und Solbach P. Naproxen sodium for muscle contraction headache treatment. Headache 1988;28:180–182.

Saper JR, Lake AE, Cantrell DT, Winner PK, White JR. Chronic daily headache prophylaxis with tizanidine: a double blind, placebo-controlled, multicenter outcome study. Headache 2002;423:470–482.

Saper JR, Silberstein SD, Lake AE, Winters ME. Double-blind trial of fluoxetine: chronic daily headache and migraine. Headache 1994;34:497–502.

Schachtel BP, Thoden WR, Konerman JP. Headache pain model for assessing and comparing the efficacy of over-the-counter analgesic agents. Clin Pharmacol Ther 1991;50:322–329.

Schmidt-Wilcke T, Leinisch E, Straube A, Kampfe N, Draganski B, Diener HC, Bogdahn U, May A. Gray matter decrease in patients with chronic tension type headache. Neurology 2005;65:1483–1486.

Schulte-Mattler WJ, Krack P; BoNTTH Study Group.Treatment of chronic tension-type headache with botulinum toxin A: a randomized, double-blind, placebo-controlled multicenter study. Pain 2004;109:110–114.

Schwartz BS, Stewart WF, Simon D, Lipton RB. Epidemiology of tension-type headache. JAMA 1998;279:381–383.

Silberstein SD, Gobel H, Jensen R, Elkind AH, Degryse R, Walcott JM, Turkel C. Botulinum toxin type A in the prophylactic treatment of chronic tension type headache: a multicentre double-blind, randomized, placebo-controlled, parallel-group study. Cephalalgia 2006;26: 790–800.

Silberstein S, Limmroth V. Other forms of headache. In: Brandt T, Caplan L, Dichgans J, Diener HC, Kennard C, eds. Course and Treatment of Neurological Diseases. 2nd Ed. San Diego: Academic Press; 2002.p. 37–47.

Sjaastad O, Spierings EL. »Hemicrania continua«: Another headache, absolutely responsive to indomethacine. Cephalalgia 1984;4:65–70.

Sjaastad O. Chronic paroxysmal hemicrania, hemicrania continua and SUNCT: the fate of the first three patients. J Headache Pain 2006;7:151–156.

Smuts JA, Baker MK, Smuts HM, Stassen JMR, Rossouw E, Barnard PWA. Prophylactic treatment of chronic tension-type headache using botulinum toxin type A. Eur J Neurol 1999;6:S99–S102.

Steiner TJ, Lange R. Ketoprofen (25 mg) in the symptomatic treatment of episodic tension-type headache: double-blind placebo-controlled comparison with acet-aminophen (1 000 mg). Cephalalgia 1998;18:38–43.

Steiner TJ, Lange R, Volker M. Aspirin versus paracetamol versus placebo in the treatment of episodic tension type headache (eTTH). Cephalalgia 2002;22:9–12.

Takeshima T, Ishizaki K, Fukuhara Y. Population-based door-to-door survey of migraine in Japan. The Daisen Study. Headache 2004;44:8–19.

Torelli P, Jensen R, Olesen J. Physiotherapy for tension-type headache: a controlled study. Cephalalgia 2004;24: 29–36.

Tracey I, Ploghaus A, Gati JS, Clare S, Smith S, Meron RS, Matthews PM. Imaging attentional modulation of pain in the periaqueductal gray in humans. J Neurosci 2002; 22:2748–2752.

Vanast WJ. New daily persistent headaches: definition of a benign syndrome. Headache 1986;26:317.

Van Gerven JMA, Schoemaker RC, Jacobs LD, Reints A, Owersloot van der Meij M J, Hoedemaker HG. Self-medication of a single episode of tension-type headache with ketoprofen, ibuprofen and placebo, home-monitored with an electronic patient diary. Br J Clin Pharmacol 1996;42:475–481.

White AR, Resch KL, Chan JCK, Norris CD, Modi SK, Patel JN, Ernst E. Acupuncture for episodic tension-type headache: a multicentre randomized controlled trial. Cephalalgia 2000;20:632–637.

A 4 Kopfschmerz, zurückzuführen auf eine Substanz oder deren Entzug

von Z. Katsarava und H. C. Diener

Kopfschmerzen, die mit akuter oder chronischer Medikamenteneinnahme verbunden sind bzw. davon ausgelöst werden, gelten als sekundäre Kopfschmerzen und werden von der Internationalen Kopfschmerzgesellschaft (International Headache Society, IHS) unterteilt in a) Kopfschmerz, induziert durch eine akute Medikamenteneinnahme bzw. Substanzexposition, b) Kopfschmerz bei Medikamentenübergebrauch, c) Kopfschmerz als Nebenwirkung einer Dauermedikation und d) Kopfschmerz, zurückzuführen auf den Entzug einer Substanz (IHS 2004).

In diesem Kapitel werden Abschnitte a) »Kopfschmerzen induziert durch akute Medikamenteneinnahme« und c) »Kopfschmerz als Nebenwirkung einer Dauermedikation« sowie Abschnitte b) »Kopfschmerz bei Medikamentenübergebrauch« und d) »Kopfschmerz zurückzuführen auf den Entzug einer Substanz« aufgrund klinischer und pathophysiologischer Gemeinsamkeiten zusammen abgehandelt.

A 4.1 Kopfschmerz, induziert durch akute Medikamenteneinnahme bzw. eine Substanzexposition, und Kopfschmerz als Nebenwirkung einer Dauermedikation

Kopfschmerzen als Nebenwirkung sind für viele Medikamente dokumentiert, wobei sich hierin wahrscheinlich oftmals nur die allgemein hohe Prävalenz von Kopfschmerzen widerspiegelt. Nur wenn Kopfschmerzen in doppelblinden und kontrollierten Studien häufiger nach Verum als nach Placebo auftreten, können diese als echte Nebenwirkung betrachtet werden.
Bei akuten medikamenteninduzierten Kopfschmerzen werden verschiedene Zeitgänge des Auftretens der Kopfschmerzen unterschieden – akut oder verzögert. Bestimmte Medikamentenklassen werden dabei aufgrund ihres Mechanismus, der Häufigkeit oder der Kopfschmerzcharakteristika besonders hervorgehoben (Stickoxid [NO]-Donatoren, Phosphodiesterase [PDE]-Hemmer, Calcitonin Gene-Related Peptide/CGRP, exogene Hormone). Die Mechanismen des akuten medikamenteninduzierten Kopfschmerzes sind angesichts der Vielfalt der Medikamente sowie der unterschiedlichen und zum Teil unklaren pharmakologischen Wirkprofile entsprechend heterogen. Erwähnenswert ist hierbei eine allgemein erhöhte Suszeptibilität von Migränepatienten, insbesondere gegenüber bestimmten Substanzen wie NO bzw. CGRP, sodass NO-Donatoren sowie CGRP im Experiment zum Auslösen von migräneartigen Kopfschmerzen eingesetzt werden (Übersicht über experimentelle humane Migränemodelle in Schytz et al. 2010). Die Kopfschmerzsemiologie, auch wenn durch die IHS bereits vordefiniert, spielt bei der diagnostischen Zuordnung eines durch akute Medikamenteneinnahme induzierten Kopfschmerzes eine untergeordnete Rolle. Die Einnahme verschiedener Medikamente kann zu ganz unterschiedlichen Kopfschmerzen führen, die einem Migränephänotyp, einem Spannungskopfschmerz oder gar einem Clusterkopfschmerz ähnlich sein können. Entscheidend ist der zeitliche Zusammenhang zwischen der Medikamenteneinnahme bzw. Substanzexposition und dem Auftreten von Kopfschmerzen.
Das Gleiche gilt auch für die Diagnose eines »Kopfschmerzes als Nebenwirkung einer Dauermedikation«. Hierbei wird der Kopfschmerz jeglicher Semiologie in Betracht gezogen, wenn die Häufigkeit des Auftretens eine Grenze von ≥ 15 Tage pro Monat überschreitet. Wichtig ist, dass der Kopfschmerz nach dem Einleiten einer medikamentösen Therapie auftritt und nach deren Absetzen wieder verschwindet (IHS 2004).

A 4.2 Kopfschmerz bei Medikamentenübergebrauch und Kopfschmerz, zurückzuführen auf den Entzug einer Substanz

Den früher gebrauchten Begriff »chronischer medikamenteninduzierter Kopfschmerz« hat die Internationale Kopfschmerzgesellschaft durch den neuen Begriff »Medikamentenübergebrauchskopfschmerz« (MÜKS; »medication overuse headache«, MOH) ersetzt. Nach der aktuellen Definition ist MÜKS chronischer (15 Tage/Monat) Kopfschmerz, der infolge einer regelmäßigen (an 15 Tagen/Monat, seit 3 Monaten) Medikamenteneinnahme (Medikamentenübergebrauch) entsteht oder sich deutlich verschlechtert. Diese revidierte Klassifikation der Internationalen Kopfschmerzgesellschaft unterscheidet den MÜKS, ausgelöst durch den Übergebrauch einfacher Analgetika bzw. deren Kombination mit Koffein oder anderen Substanzen wie Ergotaminen, Triptanen und Opioiden (s. **Tab. A 4.1**; Olesen et al. 2006).

Tab. A 4.1: Diagnostische Kriterien der Internationalen Kopfschmerzgesellschaft (IHS) für den Kopfschmerz bei Medikamentenübergebrauch

a) Kopfschmerz an ≥ 15 Tagen/Monat b) Übergebrauch jeglicher Schmerzmittel seit ≥ 3 Monaten an ≥ 10 Tagen pro Monat für: • Ergotamin • Triptane • Opioide • Kombinationsanalgetika an ≥ 15 Tagen pro Monat für: • einfache Analgetika c) Entwicklung oder deutliche Zunahme der Kopfschmerzhäufigkeit während des Schmerzmittelübergebrauchs

A 4.2.1 Klinik

Die Patientenpopulation mit MÜKS umfasst überwiegend Frauen (F : M = 3,4–4 : 1) und ist im Durchschnitt 40 Jahre alt. (Scher et al. 2010, Straube et al. 2010). Die Dauer der Kopfschmerzerkrankung insgesamt beträgt typischerweise ca. 20 Jahre, wobei die Patienten in den zurückliegenden 5–6 Jahren nahezu tägliche Kopfschmerzen beklagen (Diener et al. 1999). Die Zusammensetzung der Medikamenteneinnahme bzw. des Medikamentenübergebrauchs ist länderspezifisch und entspricht naturgemäß dem Spektrum, was im jeweiligen Land zur Therapie von Migräne bzw. Kopfschmerzen eingesetzt wird. In Deutschland handelt es sich überwiegend um einfache- oder koffeinhaltige Analgetika oder Triptane (Straube et al. 2010), in den USA überwiegen Analgetika, wobei die Einnahme von barbiturathaltigen Analgetika und Opioiden deutlich häufiger vorkommt (Scher et al. 2010). In Entwicklungsländern werden überwiegend Kombinationsanalgetika und Ergotamine eingenommen und übergebraucht (Katsarava et al. 2009).
Die Semiologie des MÜKS ist sehr polymorph und wahrscheinlich nicht einheitlich. In einer eigenen prospektiven Studie fanden wir, dass Patienten mit einem Analgetikaübergebrauch eher einen diffusen holokraniellen dumpf-drückenden Kopfschmerz ohne vegetative Begleiterscheinungen entwickelten. Im Gegensatz dazu erzeugten Triptane einen täglichen migräneartigen Kopfschmerz, der morgens auftrat, nach der Triptaneinnahme rasch verschwand und nach einigen Stunden bzw. am nächsten Tag wieder erschien. Bei einigen Patienten mit Triptanübergebrauch kam es ausschließlich zu einer Zunahme der Migräneattackenfrequenz. Ferner war die kritische Einnahmedauer am kürzesten für die Triptane (1,7 Jahre), länger für Ergotamin (2,7 Jahre) und am längsten für Analgetika (4,8 Jahre). Entsprechend war die kritische Einnahmemenge am geringsten für Triptane (18 Einzeldosen pro Monat), höher für Ergotamin (37 Einzeldosen pro Monat) und am höchsten für Analgetika (Limmroth et al. 2002). In einer kürzlich publizierten Französischer Studie zeigte sich ebenfalls, dass der Phänotyp eines MÜKS bei Patienten mit einem Triptanübergebrauch eher einem Migränetyp entspricht (Creac'h et al. 2009).

A 4.2.2 Verlauf

Epidemiologische Studien zeigen, dass chronischer Kopfschmerz und MÜKS weltweit ein großes sowohl medizinisches als auch sozioökonomisches Problem darstellen. Die Häufigkeit chronischer Kopfschmerzen liegt weltweit bei etwa 3–4 %, wobei ein Drittel der Betroffenen an einem Medikamentenübergebrauchskopfschmerz leidet (Castillo et al. 1999, Colas et al. 2004, Lanteri-Minet et al. 2003, Lu et al. 2001, Lucas et al. 2004, Prencipe et al. 2001, Scher et al. 1998; Übersicht siehe Stovner et al. 2007). In spezialisierten Kopfschmerzambulanzen liegt die Häufigkeit von chronischen Kopfschmerzen bei ca. 25 % (Zeeberg et al. 2006). Beim Verlauf des MÜKS soll zwischen einem Spontanverlauf und einem Verlauf nach einer Entzugsbehandlung unterschieden werden. Mittlerweile liegen die ersten Ergebnisse von großen prospektiven populationsbasierten Kohortenstudien vor, die darauf hindeuten, dass jährlich ca. 2 % der Menschen mit episodischen (15 Tage/Monat) Kopfschmerzen chronische (≥ 15 Tage/Monat) Kopfschmerzen entwickeln (Scher et al. 2003). Diese Zahl ist jedoch mit Vorsicht zu betrachten, da bei der Mehrzahl der Betroffenen die Kopfschmerzen ziemlich rasch wieder in der Frequenz abnehmen. Es scheint so zu sein, dass die Kopfschmerzfrequenz bei Patienten sowohl mit Migräne als auch mit Spannungskopfschmerz einer beträchtlichen Fluktuation unterliegt.
Die Ergebnisse vieler Verlaufsstudien nach einer Entzugsbehandlung zeigen, dass ca. 30–40 % der Patienten mit MÜKS in einem Zeitraum von 0,5–6 Jahren nach einer zunächst erfolgreichen Entzugsbehandlung einen Rückfall erleiden. Die Rückfallquoten liegen im ersten Jahr nach Entzugsbehandlung im Durchschnitt bei 20–30 % (Katsarava et al. 2003, Grazzi et al. 2002, Zidverc-Trajkovic et al. 2007, Sances et al. 2010). Weitere Studien mit einer Betreuung der Patienten bis zu 6 Jahre nach dem Entzug zeigen Rückfallquoten von zwischen 30–40 % (Diener et al. 1989, Baumgartner et al. 1989, Pini et al. 2001, Tribl et al. 2001, Katsarava et al. 2005). Dies deutet darauf hin, dass, wie bei anderen Abhängigkeiten, im ersten Jahr nach dem Entzug die größte Rückfallgefahr besteht. Als Prädiktoren für den Rückfall konnten Spannungskopfschmerz als primärer Kopfschmerz sowie der Missbrauch mit Kombinationspräparaten nachgewiesen werden (Diener et al. 1999, Katsarava et al. 2005, Suhr et al. 1999).

A 4.2.3 Therapeutische Prinzipien

Die Genese des MÜKS ist weitgehend unbekannt. Wahrscheinlich sind verschiedene Mechanismen an der Entwicklung eines Medikamentenmissbrauchs und eines MÜKS beteiligt. Offenbar spielt die genetische Disposition eine Rolle. Ein Grund für diese Annahme ist die Tatsache, dass Patienten mit Migräne und Spannungskopfschmerz ein höheres Risiko haben, einen MÜKS zu entwickeln (Bahra et al. 2003). Die Ergebnisse von mehreren prospektiven Kohortenstudien zu den Risiken und Mechanismen der Entwicklung von chronischen Kopfschmerzen deuten darauf hin, dass eine hohe Grundaktivität der primären Kopfschmerzerkran-

kung (sprich hohe Attackenfrequenz per se) und Medikamentenübergebrauch, insbesondere von barbiturat- und opiathaltigen Schmerzmitteln wahrscheinlich die wesentlichen Risikofaktoren der Kopfschmerzchronifizierung sind (Zwart et al. 2003, Katsarava et al. 2004, Bigal et al. 2008). Ein wichtiger, den Medikamentenmissbrauch fördernder Faktor ist der Entzugskopfschmerz selbst. Wenn der Patient von sich aus die Schmerzmitteleinnahme zu reduzieren versucht, erlebt er eine akute Verschlechterung des Kopfschmerzes. Unter psychologischen Aspekten ist das jeweils neue Erleben einer Schmerzreduktion durch die Schmerzmitteleinnahme eine positive Konditionierung. Viele Patienten berichten auch, Schmerzmittel prophylaktisch bei bevorstehenden Arbeits- oder gesellschaftlichen Verpflichtungen einzunehmen.
Die genaue Pathophysiologie des Medikamentenübergebrauchskopfschmerzes bleibt somit unklar. Aus vielen human- und tierexperimentellen Studien lassen sich lediglich einige weinige fundierte Schlussfolgerungen ableiten. Zum einen verdeutlichen sowohl Bildgebungsverfahren als auch elektrophysiologische Untersuchungsmethoden, dass bei Patienten mit einem MÜKS eine transiente Fazilitierung des trigeminalen Schmerzsystems bzw. eine Veränderung der gesamten Schmerzmatrix vorliegt, die sich nach einer erfolgreichen Entzugsbehandlung zurückbildet (Ayzenberg et al. 2006, Fumal et al. 2006). Diese Veränderungen sind jedoch keinesfalls spezifisch für MÜKS und lassen sich auch bei anderen chronischen Schmerzzuständen nachweisen (de Tommaso et al. 2003, 2010, Obermann et al. 2009). Welche Rezeptoren hierbei eine führende Rolle spielen, ist unklar, wobei vieles dafür spricht, dass Serotonin 2A-Rezeptoren (Srikiatkhachorn et al. 1996, 1998, 2000) sowie das NO System (De Felice et al. 2010) an diesen Prozessen mitbeteiligt sind.

A 4.2.4 Pragmatische Therapie

Methode der Wahl zur Therapie des MÜKS ist der Entzug der missbrauchten Substanzen (↑). Die heute übliche Entzugsbehandlung besteht aus einem abrupten Absetzen der Schmerzmedikation unter ambulanten, tagesklinischen oder stationären Bedingungen. Die Deutsche Gesellschaft für Neurologie sowie die Deutsche Migräne und Kopfschmerzgesellschaft empfehlen eine ambulante oder tagesklinische Behandlung, wenn Patienten keine Opioide oder Tranquilizer einnahmen, hoch motiviert sind, der MÜKS weniger als zwei Jahre besteht und eine gute familiäre Unterstützung zu erwarten ist. Ein stationärer Entzug wird empfohlen, wenn der MÜKS langjährig besteht, psychotrope Substanzen (Schlafmittel, Tranquilizer, Anxiolytika), kodeinhaltige Analgetika oder Opioide gebraucht wurden, der Patient bereits erfolglose Selbstentzüge versucht hat, eine Depression vorliegt oder die Familienverhältnisse wenig unterstützend anmuten (Straube et al. 2008, ↔). Generell gilt die Meinung, dass die Therapie der Patienten mit MÜKS multimodal, inklusive medizinischer, psychologischer und physiotherapeutischer Mitbetreuung geführt werden soll. Eine Evidenz für eine solche kostenintensive Behandlung ist bislang jedoch nicht gegeben. Eine kleine Studie aus Norwegen mit erheblichem Selektionsbias postulierte, dass eine strukturierte Behandlung von MÜKS-Patienten im hausärztlichen Bereich ebenso erfolgreich sein kann wie beim Neurologen (Boe et al. 2009). Eine ältere deutsche Studie zeigte, dass eine stationäre Entzugsbehandlung einer ambulanten Therapie nicht überlegen ist (Suhr et al. 1999, ↔). Zwei weiteren Studien untersuchten den Therapieeffekt einer simplen Patientenaufklärung und fanden heraus, dass lediglich eine Patientenaufklärung über den Medikamentenübergebrauch als Ursache der Kopfschmerzchronifizierung sowie die Empfehlung, den Schmerzmittelgebrauch einzustellen, einen deutlichen therapeutischen Effekt hatte und sogar einer intensiven psychologischen Mitbegleitung nicht unterlegen war (Fritsche et al. 2010, Rossi et al. 2006, 2010, ↑↑).
In den ersten 2–6 Tagen erleiden Patienten Entzugssymptome wie verstärkten Kopfschmerz, Übelkeit, arterielle Hypotonie, Tachykardie, Schlafstörungen, Unruhe, Angst und Nervosität. In der Regel steigt die Intensität des Entzugskopfschmerzes in den ersten Tagen nach dem Entzugsbeginn an, um sich dann wieder ab dem 6.–8. Tag zurückzubilden, wobei Patienten mit einem Triptanübergebrauchskopfschmerz einen kürzeren und leichteren Entzug haben (Katsarava et al. 2001). Zur Behandlung dieser Entzugssymptome und vor allem des Entzugskopfschmerzes sind unterschiedliche Überbrückungstherapien vorgeschlagen worden. Hering und Steiner empfahlen Naproxen in Kombination mit Amitriptylin (Hering et al. 1991, ↑). Die in den initialen offenen Studien postulierte Wirksamkeit von Kortison zur Behandlung des Entzugskopfschmerzes (Krymchantowski et al. 2000) hat sich in der nachfolgenden placebokontrollierten Studie nicht bewahrheitet (Boe et al. 2007, ↔).
Gleichzeitig mit der Entzugsbehandlung (s. **Tab. A 4.2**) soll eine prophylaktische Therapie des zugrunde liegenden Kopfschmerzes eingeleitet werden (Hagen et al. 2009, ↑). Zwei große randomisierte placebokontrollierte Studien wiesen die Wirksamkeit von Topiramat (Topamax®, Diener et al. 2009) und Onabotulinumtoxin A (BOTOX®, Dodick et al. 2010) bei chronischer Migräne mit und ohne Medikamentenübergebrauch nach (↑↑).

Unter Experten umstritten ist das optimale Vorgehen bzgl. der Einleitung einer prophylaktischen Therapie in Bezug zum Zeitpunkt des Medikamentenentzugs. Prinzipiell ist es möglich, Patienten mit MÜKS über den Krankheitsmechanismus aufzuklären und sie aufzufordern, die Einnahme des übergebrauchten Medikamentes zu reduzieren. Zeitgleich kann eine Prophylaxe mit Topiramat (2 × 50 mg) oder Botulinumtoxin (155 IU, 31 Injektionsstellen) begonnen werden. Kommt es dann nach drei Monaten nicht zu einer Reduktion der Kopfschmerztage unter 15/Monat oder reduzieren sich die Tage, an denen spezifische Migränemittel eingenommen werden nicht auf < 10, so wird ein formaler Medikamentenentzug durchgeführt. Die Alternative ist grundsätzlich, zuerst einen Medikamentenentzug durchzuführen mit der Einleitung einer medikamentösen und nicht-medikamentösen Prophylaxe.
Nach dem Entzug sollte der Patient ein Kopfschmerztagebuch führen und seine Medikamenten-

einnahme kontrollieren. Die Anzahl der Einnahmetage sollte für Schmerzmittel 15 Tage und für Triptane 10 Tage pro Monat nicht überschreiten.

Tab. A 4.2: Pragmatisches Vorgehen beim Medikamentenübergebrauchskopfschmerz

1. Aufklärung des Patienten
2. Abruptes Absetzen aller Schmerzmittel
3. Behandlung der Entzugssymptomatik
   - Gegen Übelkeit und Erbrechen
     - Metoclopramid (Paspertin®) 3 × 20 Tropfen/Tag oder
     - Domperidon (Motilium®) 3 × 1 Tablette/Tag (10 mg)
   - Gegen Entzugskopfschmerz
     - nichtsteroidales Antirheumatikum, z. B. 2 × 500 mg Naproxen (Proxen®) (↑)
     - Kortison z. B. (Prednison®) 100 mg über 5 Tage (↔)
     - bei starken Kopfschmerzen 500–1 000 mg Acetylsalicylsäure i. v. (Aspisol®)
4. Prophylaxe des primären Kopfschmerzes (Migräne bzw. Spannungskopfschmerz)
5. Verhaltenstherapeutische Begleittherapie

A 4.3 Literatur

Abu-Arefeh J, Russel G. Prevalence and migraine in schoolchildren. BMJ 1994;309:765–769.

Ayzenberg I, Obermann M, Nyhuis P, Gastpar M, Limmroth V, Diener HC, Kaube H, Katsarava Z. Central sensitization of the trigeminal and somatic nociceptive systems in medication overuse headache mainly involves cerebral supraspinal structures. Cephalalgia 2006;26:1106–1114.

Bahra A, Walsh M, Menon S, Goadsby PJ. Does chronic daily headache arise de novo in association with regular use of analgesics? Headache 2003;43:179–190.

Baumgartner C, Wessely P, Bingol C, Maly J, Holzner F. Longterm prognosis of analgesic withdrawal in patients with drug-induced headaches. Headache 1989;29:510–514.

Bigal ME, Serrano D, Buse D, Scher A, Stewart WF, Lipton RB. Acute migraine medications and evolution from episodic to chronic migraine: a longitudinal population-based study. Headache 2008;48:1157–1168.

Boe MG, Mygland A, Salvesen R. Prednisolone does not reduce withdrawal headache: a randomized, double-blind study. Neurology 2007;69:26–31.

Boe MG, Salvesen R, Mygland A. Chronic daily headache with medication overuse: a randomized follow-up by neurologist or PCP. Cephalalgia 2009;29:855–863.

Castillo J, Munoz P, Guitera V, Pascual J. Epidemiology of chronic daily headache in the general population. Headache 1999;39:190–196.

Colas R, Munoz P, Temprano R, Gomez C, Pascual J. Chronic daily headache with analgesic overuse: epidemiology and impact on quality of life. Neurology 2004;62:1338–1342.

Creac'h C, Radat F, Mick G, Guegan-Massardier E, Giraud P, Guy N, Fabre N, Nachit-Ouinekh F, Lanteri-Minet M. One or several types of triptan overuse headaches? Headache 2009;49:519–528.

De Felice M, Ossipov MH, Wang R, Dussor G, Lai J, Meng ID, Chichorro J, Andrews JS, Rakhit S, Maddaford S, Dodick D, Porreca F. Triptan-induced enhancement of neuronal nitric oxide synthase in trigeminal ganglion dural afferents underlies increased responsiveness to potential migraine triggers. Brain 2010;133:2475–2488.

de Tommaso M, Federici A, Santostasi R, Calabrese R, Vecchio E, Lapadula G, Iannone F, Lamberti P, Livrea P. Laser-Evoked Potentials Habituation in Fibromyalgia. J Pain 2010 [epub ahead of print\

de Tommaso M, Libro G, Guido M, Sciruicchio V, Losito L, Puca F. Heat pain thresholds and cerebral event-related potentials following painful CO2 laser stimulation in chronic tension-type headache. Pain 2003;104:111-119.

Diener HC, Dahlöf CGH. Headache associated with chronic use of substances. In:. J Olesen, P Tfelt-Hansen, KMA Welch. The Headaches. Philadelphia: Lippincott, Williams & Wilkins; 1999,p. 871–878.

Diener HC, Dichgans J, Scholz E, Geiselhart S, Gerber WD, Bille A. Analgesic-induced chronic headache: long-term results of withdrawal therapy. J Neurol 1989;236:9–14.

Diener HC, Dodick DW, Goadsby PJ, Bigal ME, Bussone G, Silberstein SD, Mathew N, Ascher S, Morein J, Hulihan JF, Biondi DM, Greenberg SJ. Utility of topiramate for the treatment of patients with chronic migraine in the presence or absence of acute medication overuse. Cephalalgia 2009;29:1021–1027.

Dodick DW, Turkel CC, DeGryse RE, Aurora SK, Silberstein SD, Lipton RB, Diener HC, Brin MF. Onabotulinumtoxin A for treatment of chronic migraine: pooled results from the double-blind, randomized, placebo-controlled phases of the PREEMPT clinical program. Headache 2010;50:921–936.

Fritsche G, Frettloh J, Huppe M, Dlugaj M, Matatko N, Gaul C, Diener HC. Prevention of medication overuse in patients with migraine. Pain 2010;151:404–413.

Fumal A, Laureys S, Di Clemente L, Boly M, Bohotin V, Vandenheede M, Coppola G, Salmon E, Kupers R, Schoenen J. Orbitofrontal cortex involvement in chronic analgesic-overuse headache evolving from episodic migraine. Brain 2006;129:543–550.

Grazzi L, Andrasik F, D'Amico D, Leone M, Usai S, Kass SJ, Bussone G. Behavioral and pharmacologic treatment of transformed migraine with analgesic overuse: outcome at 3 years. Headache 2002;42:483–490.

Hagen K, Albretsen C, Vilming ST, Salvesen R, Gronning M, Helde G, Gravdahl G, Zwart JA, Stovner LJ. Management of medication overuse headache: 1-year randomized multicentre open-label trial. Cephalalgia 2009;29:221–232.

Hering R, Steiner TJ. Abrupt outpatient withdrawal of medication in analgesic-abusing migraineurs. Lancet 1991;337:1442–1443.

IHS. The International Classification of Headache Disorders. Cephalalgia 2004;24:1–160.

Katsarava Z, Dzagnidze A, Kukava M, Mirvelashvili E, Djibuti M, Janelidze M, Jensen R, Stovner LJ, Steiner TJ. Primary headache disorders in the Republic of Georgia: prevalence and risk factors. Neurology 2009;73:1796–1803.

Katsarava Z, Fritsche G, Muessig M, Diener HC, Limmroth V. Clinical features of withdrawal headache following overuse of triptans and other headache drugs. Neurology 2001;57:1694–1698.

Katsarava Z, Limmroth V, Finke M, Diener HC, Fritsche G. Rates and predictors for relapse in medication overuse headache: a 1-year prospective study. Neurology 2003;60:1682–1683.

Katsarava Z, Muessig M, Dzagnidze A, Fritsche G, Diener HC, Limmroth V. Medication overuse headache: rates and predictors for relapse in a 4-year prospective study. Cephalalgia 2005;25:12–15.

Katsarava Z, Schneeweiss S, Kurth T, Kroener U, Fritsche G, Eikermann A, Diener HC, Limmroth V. Incidence and predictors for chronicity of headache in patients with episodic migraine. Neurology 2004;62:788–790.

Krymchantowski AV, Barbosa JS. Prednisone as initial treatment of analgesic-induced daily headache. Cephalalgia 2000;20:107–113.

Lanteri-Minet M, Auray JP, El Hasnaoui A, Dartigues JF, Duru G, Henry P, Lucas C, Pradalier A, Chazot G, Gaudin AF. Prevalence and description of chronic daily headache in the general population in France. Pain 2003;102:143–149.

Limmroth V, Katsarava Z, Fritsche G, Przywara S, Diener HC. Features of medication overuse headache following overuse of different acute headache drugs. Neurology 2002;59:1011–1014.

Lu SR, Fuh JL, Chen WT, Juang KD, Wang SJ. Chronic daily headache in Taipei, Taiwan: prevalence, follow-up and outcome predictors. Cephalalgia 2001;21:980–986.

Lucas C, Auray JP, Gaudin AF, Dartigues JF, Duru G, Henry P, Lanteri-Minet M, Pradalier A, Chazot G, El Hasnaoui A. Use and misuse of triptans in France: data from the GRIM2000 population survey. Cephalalgia 2004;24:197–205.

Obermann M, Nebel K, Schumann C, Holle D, Gizewski ER, Maschke M, Goadsby PJ, Diener HC, Katsarava Z. Gray matter changes related to chronic posttraumatic headache. Neurology 2009;73:978–983.

Olesen J, Bousser MG, Diener HC, Dodick D, First M, Goadsby PJ, Gobel H, Lainez MJ, Lance JW, Lipton RB, Nappi G, Sakai F, Schoenen J, Silberstein SD, Steiner TJ. New appendix criteria open for a broader concept of chronic migraine. Cephalalgia 2006;26:742–746.

Pini LA, Cicero AF, Sandrini M. Long-term follow-up of patients treated for chronic headache with analgesic overuse. Cephalalgia 2001;21:878–883.

Prencipe M, Casini AR, Ferretti C, Santini M, Pezzella F, Scaldaferri N, Culasso F. Prevalence of headache in an elderly population: attack frequency, disability, and use of medication. J Neurol Neurosurg Psychiatry 2001;70: 377–381.

Rossi P, Di Lorenzo C, Faroni J, Cesarino F, Nappi G. Advice alone vs. structured detoxification programmes for medication overuse headache: a prospective, randomized, open-label trial in transformed migraine patients with low medical needs. Cephalalgia 2006;26: 1097–1105.

Rossi P, Faroni JV, Nappi G. Short-term effectiveness of simple advice as a withdrawal strategy in simple and complicated medication overuse headache. Eur J Neurol 2010.

Sances G, Ghiotto N, Galli F, Guaschino E, Rezzani C, Guidetti V, Nappi G. Risk factors in medication-overuse headache: a 1-year follow-up study (care II protocol). Cephalalgia 2010;30:329–336.

Scher AI, Lipton RB, Stewart WF, Bigal M. Patterns of medication use by chronic and episodic headache sufferers in the general population: results from the frequent headache epidemiology study. Cephalalgia 2010;30: 321–328.

Scher AI, Stewart WF, Liberman J, Lipton RB. Prevalence of frequent headache in a population sample. Headache 1998;38:497–506.

Scher AI, Stewart WF, Ricci JA, Lipton RB. Factors associated with the onset and remission of chronic daily headache in a population-based study. Pain 2003;106:81–89.

Schytz HW, Schoonman GG, Ashina M. What have we learnt from triggering migraine? Curr Opin Neurol 2010;23:259–265.

Srikiatkhachorn A, Anthony M. Serotonin receptor adaptation in patients with analgesic-induced headache. Cephalalgia 1996;16:419–422.

Srikiatkhachorn A, Puangniyom S, Govitrapong P. Plasticity of 5-HT serotonin receptor in patients with analgesic-induced transformed migraine. Headache 1998;38: 534–539.

Srikiatkhachorn A, Tarasub N, Govitrapong P. Effect of chronic analgesic exposure on the central serotonin system: a possible mechanism of analgesic abuse headache. Headache 2000;40:343–350.

Stovner L, Hagen K, Jensen R, Katsarava Z, Lipton R, Scher A, Steiner T, Zwart JA. The global burden of headache: a documentation of headache prevalence and disability worldwide. Cephalalgia 2007;27:193–210.

Straube A, May A, Kropp P, Katsarava Z, Haag G, Lampl C, Sandor PS, Diener HC, Evers S. Therapy of primary chronic headache: chronic migraine, chronic tension type headache and other forms of daily chronic headache. Schmerz 2008;22:531–542.

Straube A, Pfaffenrath V, Ladwig KH, Meisinger C, Hoffmann W, Fendrich K, Vennemann M, Berger K. Prevalence of chronic migraine and medication overuse headache in Germany – the German DMKG headache study. Cephalalgia 2010;30:207–213.

Suhr B, Evers S, Bauer B, Gralow I, Grotemeyer KH, Husstedt IW. Drug-induced headache: long-term results of stationary versus ambulatory withdrawal therapy. Cephalalgia 1999;19:44–49.

Tribl GG, Schnider P, Wober C, Aull S, Auterith A, Zeiler K, Wessely P. Are there predictive factors for long-term outcome after withdrawal in drug-induced chronic daily headache? Cephalalgia 2001;21:691–696.

Zeeberg P, Olesen J, Jensen R. Probable medication-overuse headache: the effect of a 2-month drug-free period. Neurology 2006;66:1894–1898.

Zidverc-Trajkovic J, Pekmezovic T, Jovanovic Z, Pavlovic P, Mijajlovic M, Radojicic A, Sternic N. Medication overuse headache: clinical features predicting treatment outcome at 1-year follow-up. Cephalalgia 2007;27:1219–1225.

Zwart JA, Dyb G, Hagen K, Svebak S, Holmen J. Analgesic use: a predictor of chronic pain and medication overuse headache: the Head-HUNT Study. Neurology 2003;61: 160–164.

A 5 Kopf- und Gesichtsneuralgien: Trigeminusneuralgie und Glossopharyngeusneuralgie

*von C. Gaul und H. C. Diener**

A 5.1 Einleitung und Definitionen

Nach den Klassifikationskriterien der International Headache Society (IHS 2003) wird die meist durch einen pathologischen Gefäß-Nerven-Kontakt verursachte Trigeminusneuralgie als klassische Trigeminusneuralgie bezeichnet (früher idiopathische oder typische Trigeminusneuralgie) und von der symptomatischen Trigeminusneuralgie abgegrenzt. Die klassische Trigeminusneuralgie ist der Prototyp einer durch ein neurovaskuläres Kompressionssyndrom bedingten Erkrankung. Der Glossopharyngeusneuralgie und dem Hemispasmus facialis (s. Kap. I 5) liegt meist ebenfalls ein neurovaskuläres Kompressionssyndrom zugrunde (McLaughlin 1999, Naraghi et al. 2007, Gaul et al. 2008).
Neurovaskuläre Kompressionssyndrome sind für den N. IV bei Myokymie des M. obliquus superior (Samii et al. 1998, Hashimoto et al. 2001), den N. intermedius bei Ganglion Geniculatum/Intermediusneuralgie (Loveley und Jannetta 1997), den N. VIII bei Vestibularis-Paroxysmie (Brandt und Dieterich 1994, s. Kap. B 5) oder Tinnitus/Hypakusis (Jannetta 1977, Okamura et al. 2000), den N. X bei hyperaktivem Würgereflex mit Dysphagie (Resnick und Jannetta 1999) und den N. XI bei Torticollis (Alafaci et al. 2000, Jho und Jannetta 1995) berichtet worden. Außerdem scheint eine neurovaskuläre Kompression der linksseitigen Medulla mit neurogener arterieller Hypertonie assoziiert. Die Bedeutung dieser Befunde ist jedoch umstritten (Lewy et al. 1998, Naraghi et al. 1994, Frank et al. 2009, Kaplan 2001, Hohenbleicher et al. 2001).
Bei symptomatischen Formen liegen überwiegend raumfordernde (Glossopharyngeusneuralgie und Trigeminusneuralgie) oder demyelinisierende Prozesse (Trigeminusneuralgie) zugrunde.

Trigeminusneuralgie

A 5.2 Klinik

A 5.2.1 Symptomatik

Die klassische Trigeminusneuralgie ist charakterisiert durch einseitige blitzartig einschießende oder elektrisierende Schmerzen im Versorgungsbereich eines Astes des N. trigeminus. Die Attacken halten meist nur Sekunden an und treten in Serien (bis 100/die) oder sporadisch auf. Häufig sind die Schmerzen infraorbitale an Maxilla und Oberlippe, an Mandibula und Unterlippe oder Zähnen und Zahnfleisch lokalisiert. Die Schmerzintensität ist sehr hoch. Typischerweise bestehen spontane und durch sensible Reizung evozierte Attacken (Berührung, Luftzug, Kauen, Rasieren, Schminken, Sprechen oder Schlucken).

A 5.2.2 Diagnostik und Differentialdiagnose

Die klinische Unterscheidung zwischen klassischer und symptomatischer Trigeminusneuralgie ist nicht sicher möglich. Der neurologische Befund ist meist bis auf eine Hyperalgesie während der Attaken und ein mittels quantitativer sensorischer Testung (QST) erfassbares geringes Defizit von Temperatur- und Berührungsempfindung (Bowsher et al. 1997) unauffällig. Hoch spezifisch (100 %), aber wenig sensitiv (0–7 %) für eine symptomatische Trigeminusneuralgie sind das bilaterale Auftreten sowie der Nachweis einer Sensibilitätsstörung im klinishen Befund (Spezifität 98 %, Sensitivität 37 %) (Cruccu et al. 2010). Insbesondere bei häufig auftretenden Attacken und langjährigem Verlauf ist ein Dauerschmerz nicht selten anzutreffen, ohne dass dies einer symptomatischen Ursache zugeordnet werden kann. Zusätzliche neurologische Herdsymptome (v. a. weitere Hirnnervenausfälle oder Hirnstammsymptome) sind ein Hinweis auf eine symptomatische Trigeminusneuralgie (Chen et al. 1993, Hooge und Redekop 1995). Das Patientenalter kann aufgrund der großen Streuung nicht als zuverlässiges Kriterium herangezogen werden.
Bei etwa 80–90 % aller Patienten mit klassischer Trigeminusneuralgie findet sich ein pathologischer Gefäß-Nerven-Kontakt (Jannetta 1967, Jannetta 1980, McLaughlin et al. 1999). Am häufigsten finden sich elongierte Schlingen der A. cerebelli superior (75 %), seltener Venen, die A. cerebelli posterior inferior, die A. vertebralis, die A. basilaris oder eine A. trigeminalis primitiva (Barker et al. 1996). Eine Megadolichobasilaris kann ebenfalls zugrunde liegen oder eine Kombination aus Trigeminusneuralgie und Spasmus hemifacialis verursachen. Andere seltene Ursachen stellen sakkuläre Aneurysmen (Ildan et al. 1996) oder AV-Malformationen dar (Figueiredo et al. 1989).
Enge Kontakte zwischen Hirnstammarterien und Nerv finden sich auch im Sektionsgut älterer Patienten ohne Trigeminusneuralgie in 58 % (Hardy und Rhoton 1978), allerdings nur in 7 % mit wesentlichen

* Autoren dieses Kapitels in der 5. Auflage: J. P. Steinbach und H. C. Diener.

»morphologischen« Veränderungen an der Nervenaustrittsstelle (Klun und Prestor 1986). Mit modernen Techniken (3D-time-of-flight-MR-Angiographie) sind Nervkompressionen und -verlagerungen gut darstellbar (Meaney et al. 1994, Chang et al. 2000). Bilaterale neurovaskuläre Kontakte finden sich in 71 % der Patienten mit unilateraler Symptomatik und in bis zu 75 % auch bei Menschen ohne Trigeminusneuralgie (Anderson et al. 2006, Kress et al. 2006). Bedacht werden muss, dass eine Kompression durch kleinere Arterien oder Venen meist nur intraoperativ dargestellt werden kann (Chang et al. 2000).

Die Multiple Sklerose (MS) ist eine häufige Ursache einer symptomatischen Trigeminusneuralgie.
Etwa 2–4 % der Patienten mit Trigeminusneuralgie leiden an einer MS, und 2–4 % der Patienten mit MS leiden an einer Trigeminusneuralgie; diese ist somit bei Patienten mit MS 300–400 x häufiger. Wegen der Häufigkeit beider Erkrankungen, der Trigeminusneuralgie und der Multiplen Sklerose, ist auch eine unabhängige Assoziation möglich.
Raumforderungen der hinteren und mittleren Schädelgrube sind nicht selten Ursache einer symptomatischen Trigeminusneuralgie. Tumoren als Ursache von Gesichtsschmerzen wurden bei 296/5 058 Patienten, eine Trigeminusneuralgie bei 58/2 972 Patienten identifiziert, entsprechend 2 % aller Patienten (Chen et al. 1993). Bei diesen Patienten bestand initial kein neurologisches Defizit; im Verlauf traten jedoch bei mehr als der Hälfte der Patienten sensible und motorische Defizite des N. V sowie zusätzliche Hirnnervenausfälle, Ataxie, Hemiparese oder andere neurologische Herdsymptome auf. Am häufigsten lagen Meningeome zugrunde, gefolgt von Schwannomen (zumeist des N. VIII). Andere Tumoren (Epidermoide, Lymphome, Metastasen) oder nicht-tumoröse raumfordernde Prozesse (Arachnoidalzysten, knöcherne Prozesse wie fibröse Dysplasie) stellen Raritäten dar. Die meisten Tumoren lagen in der hinteren Schädelgrube, einige in der mittleren Schädelgrube, z. T. mit Infiltration/Kompression des Cavum Meckeli, selten waren Tumoren der Sella, des Hirnstamms und der vorderen Schädelgrube. In einigen Fällen war die Lokalisation der Raumforderung kontralateral zur Symptomatik, so dass eine Kompression durch Verlagerung zur Gegenseite angenommen wird.
Auch infiltrative Prozesse (Meningeosis carcinomatosa, Amyloidome) mit Befall der Nervenwurzel des N. V, des Ganglion Gasseri oder peripheren Anteilen des Nerven sind beschrieben (Chong et al. 1996, Bornemann et al. 1993). Hirnstammischämien oder Angiome als Ursache einer Trigeminusneuralgie stellen Raritäten dar.

Anamnese und neurologische Untersuchung sind entscheidend für die Diagnosestellung. Zum Ausschluss eines raumfordernden oder demyelinisierenden Prozesses ist eine kraniale Bildgebung mittels Kernspintomographie, bei Kontraindikationen mit Computertomographie mit Kontrastmittel, einschließlich Knochenfenster im Bereich der Schädelbasis, erforderlich. Konsiliarische Untersuchungen auf HNO und ZMK-ärztlichem Gebiet sind sinnvoll. Neurophysiologische Diagnostiken (Trigeminus-SEP, Orbicularis-oculi-Reflex, Kornealreflex-Latenz) haben keine hohe Sensitivität oder Spezifität (Cruccu et al. 2008). Bei Hinweisen für entzündliche Prozesse ist zusätzlich eine Liquordiagnostik erforderlich.
Differentialdiagnostisch muss die Glossopharyngeusneuralgie abgegrenzt werden (s. Abschnitt A 5.6). Beim Raeder-Syndrom, dem nach derzeitigem Verständnis in der Mehrzahl der Fälle eine Karotisdissektion zugrunde liegt, ist ein Horner-Syndrom obligatorisch (Solomon und Lustig 2001). Beim anhaltenden idiopathischen Gesichtsschmerz (früher: atypischer Gesichtsschmerz) ist der Schmerzcharakter mit in der Tiefe häufig unscharf lokalisiertem, brennendem, drückendem oder bohrendem Dauerschmerz wegweisend, kurze, elektrisierend einschießende Schmerzen werden dabei nicht berichtet (s. Kap. A 6). Das seltene aurikulotemporale »Frey's Syndrom« mit gustatorischem Schwitzen kann mit präaurikulären neuralgieformen Schmerzen (zumeist durch Geschmacksreize getriggert) einhergehen (DeBenedettis 1990). Bei der Nasociliarisneuralgie betreffen die Schmerzattacken den inneren Augenwinkel und die Nasenwurzel und sind begleitet von Nasensekretion und Schleimhautkongestion, konjunktivaler Rötung und Blepharospasmus; Triggerpunkte sind die Austrittsstelle des N. infratrochlearis und externer Nasennerven (Bruyn 1986a).
Beim sehr seltenen SUNCT-Syndrom werden Attacken kurzer Gesichtsneuralgien von konjunktivaler Injektion und Tränensekretion begleitet. Das SUNCT-Syndrom wird als Unterform der trigeminoautonomen Kopfschmerzen abgegrenzt und spricht meist auf Lamotrigin an (s. Kap. A 2). Die Abgrenzung gegenüber der Trigeminusneuralgie kann schwierig sein, wenn bei dieser begleitend Tränenfluss auftritt (Benoliel und Sharav 1998).
Die diagnostischen Kriterien der IHS für die klassische und die symptomatische Trigeminusneuralgie sind in **Tab. A 5.1** und **Tab. A 5.2** dargestellt.

Tab. A 5.1: Diagnostische Kriterien der IHS für die klassische Trigeminusneuralgie

A) Paroxysmale Schmerzattacken von Bruchteilen einer Sekunde bis zu zwei Minuten Dauer, die einen oder mehrere Äste des N. trigeminus betreffen und die Kriterien B und C erfüllen
B) Der Schmerz weist wenigstens eines der folgenden Charakteristika auf:
   1. starke Intensität, scharf, oberflächlich, stechend
   2. ausgelöst über eine Triggerzone oder durch Triggerfaktoren
C) Die Attacken folgen beim einzelnen Patienten einem stereotypen Muster
D) Klinisch ist kein neurologisches Defizit nachweisbar
E) Nicht auf eine andere Erkrankung zurückzuführen

Tab. A 5.2: Diagnostische Kriterien der IHS für die symptomatische Trigeminusneuralgie

A) Paroxysmale Schmerzattacken von Bruchteilen einer Sekunde bis zu zwei Minuten Dauer, die einen oder mehrere Äste des N. trigeminus betreffen und die Kriterien B und C erfüllen
B) Der Schmerz weist wenigstens eines der folgenden Charakteristika auf:
   1. starke Intensität, scharf, oberflächlich, stechend
   2. ausgelöst über eine Triggerzone oder durch Triggerfaktoren
C) Die Attacken folgen beim einzelnen Patienten einem stereotypen Muster
D) Nachweis einer ursächlichen Läsion anders als einer vaskulären Kompression mittels spezieller Untersuchungsmethode und/oder operativer Exploration der hinteren Schädelgrube

A 5.3 Epidemiologie und Verlauf

Die klassische Trigeminusneuralgie ist eine Erkrankung des höheren Lebensalters, mit Erkrankungsgipfel in der 7. bis 8. Lebensdekade; es sind jedoch auch Fälle bei Kindern und jungen Erwachsenen beschrieben (Resnick et al. 1998, Childs et al. 2000). Die Inzidenz beträgt ~ 4,5/100 000 Einwohner (Katusic et al. 1990, Yoshimasu et al. 1972). Das Verhältnis Frauen : Männern beträgt etwa 3 : 2. Neuere Studien berichten eine Inzidenz von 12,6–26,8/100 000 und den Erkrankungsgipfel zwischen dem 45. und 59. Lebensjahr (Hall et al. 2006, Koopman et al. 2009). Die Häufigkeit der betroffenen Äste ist $V_{2+3} > V_2 > V_{1+2} > V_3 > V_{1\text{-}3} > V_1$ (Barker et al. 1996). Die rechte Seite ist etwas häufiger betroffen (wahrscheinlich anatomische Gründe, wie Hochstand der rechten Pyramide). In der Rochester-Studie war ein erhöhtes Erkrankungsrisiko mit Bluthochdruck assoziiert (Katusic et al. 1990).
Die klassische Trigeminusneuralgie ist meist sporadisch. Etwa 15 % der Fälle sind symptomatisch (Cruccu et al. 2008, 2009). Eine familiäre Häufung mit zum Teil autosomal-dominantem Erbgang wurde berichtet (Fleetwood et al. 2001, Duff et al. 1999). Dabei lag zum Teil eine Charcot-Marie-Tooth-Erkrankung zugrunde (Coffee und Fromm 1991).
Der Spontanverlauf der klassischen Trigeminusneuralgie ist zu Beginn durch sporadische Schmerzen oder periodische Schmerzattacken mit beschwerdefreien Intervallen (selten Monate bis Jahre) gekennzeichnet, die Schmerzepisoden können Tage bis Jahre anhalten. Mit zunehmendem Alter werden die Schmerzpausen meist kürzer, es kann jedoch auch zu kompletten Spontanremissionen kommen. Gelegentlich berichten Patienten vor Ausbruch der Trigeminusneuralgie einen prodromalen Schmerz im Versorgungsbereich des Nerven, der wie Zahnschmerz oder Sinusitis geschildert wird und auf Carbamazepin oder Baclofen anspricht (»Prä-Trigeminusneuralgie«; Fromm et al. 1990).
Durch eine medikamentöse Behandlung können ~ 70 % der Patienten im ersten Jahr befriedigend behandelt werden. Mit zunehmender Behandlungsdauer nimmt diese Zahl ab (Taylor et al. 1981). In der Rochester-Studie wurde im Verlauf bei etwa 50 % der Patienten ein operativer Eingriff erforderlich (Katusic et al. 1990).
Die Trigeminusneuralgie kann die Erstmanifestation einer MS darstellen oder im Rahmen einer schubförmigen Verschlechterung auftreten, im Verlauf zeigt sie spontane Remissionen wie andere paroxysmale Syndrome der MS mit einem der klassischen Trigeminusneuralgie vergleichbaren Therapieerfolg durch Pharmaka. Im Verlauf der symptomatischen Trigeminusneuralgie treten bei Raumforderungen häufig andere neurologische Herdsymptome auf.

A 5.4 Therapeutische Prinzipien

A 5.4.1 Pathophysiologie

Die Kompression durch pathologische Gefäß-Nerven-Kontakte bei der Trigeminusneuralgie ist im Bereich der Nerveneintrittszone des N. V am Hirnstamm lokalisiert. Der durch den Wechsel vom zentralen (Oligodendroglia) zum peripheren (Schwann-Zellen) Myelin definierte Übergang vom ZNS zum peripheren Nervensystem erfolgt einige Millimeter nach dem Austritt aus dem Hirnstamm; die Kompression betrifft zumeist den zentralen Anteil des Nerven (Love und Coakham 2002). An Material aus Rhizotomien des N. V wurde fokale Demyelinisierung mit enger Apposition demyelinisierter Axone nachgewiesen (Hilton et al. 1994, Love et al. 1998, Rappaport et al. 1997) die auf den ZNS-Teil beschränkt war. Es wird angenommen, dass ektope Impulse von demyelinisierten Axonen erzeugt werden; dies ist in experimentellen Modellen gut belegt (Rasminsky 1978, Smith und McDonald 1980, 1982).
Durch ephaptische Übertragung von sensiblen Afferenzen auf nozizeptive C-Fasern und Aδ-Fasern (Ramon und Moore 1978, Rasminsky 1978) werden sensible Triggermechanismen erklärlich. Die häufig sehr rasche Remission nach mikrovaskulärer Dekompression ist wahrscheinlich durch das Sistieren von ektopischen Impulsen nach Druckentlastung bedingt und nicht durch Remyelinisierung. Antikonvulsiva dürften über eine Reduktion der Hyperexzitation der geschädigten Nervenfasern und somit die Reduktion der ephaptischen Übertragung bewirken.
Demyelinisierung im Bereich des proximalen Anteils der Wurzel des N. V wurde auch bei Patienten mit symptomatischer Trigeminusneuralgie bei MS nachgewiesen (Love et al. 2001, Lazar et al. 1994, Hilton et al. 1994).
Die Rolle von pathologischen Gefäß-Nerven-Kontakten bei Patienten mit Trigeminusneuralgie und MS ist umstritten, intraoperativ nachgewiesene Kompressionen der Wurzeleintrittszone sind berichtet (Resnick et al. 1996, Meaney et al. 1995); durch mikrovaskuläre Dekompression wurden lang anhaltende Remissionen bei 40–50 % der Patienten erzielt (Broggi et al. 2004). Hier scheinen sowohl das Auftreten demyelinsierender Plaques als auch die neurovaskuläre Kompression eine wichtige Rolle zu spielen, möglicherweise addieren sich die Effekte (»Double-crush«-Hypothese) (Cruccu et al. 2010). Bei einigen Patienten war die Operation jedoch wirkungslos, oder es kam zu frühen Rezidiven.

A 5.4.2 Pharmakologische Therapie

Antikonvulsiva sind die Pharmaka der Wahl bei der Behandlung der Trigeminusneuralgie (↑↑). Carbamazepin wurde als erste Substanz erfolgreich eingesetzt (Blom 1962). Initial sprechen etwa 80 % der Patienten gut an (Zakrzewska und Patsalos 1992), jedoch sind nur etwa 25 % der Patienten unter Carbamazepin dauerhaft schmerzfrei (Taylor et al. 1981, van Loweren et al. 1982). Zentrale Nebenwirkungen (Schwindel, Doppelbilder, Übelkeit, Ataxie, Benommenheit), Hepatotoxizität, allergische Hautreaktionen, Blutbildveränderungen und pharmakologische Interaktionen (z. B. verminderte Wirkung oraler Antikoagulanzien) komplizieren die Therapie mit Carbamazepin. Es gibt keine lineare Dosis-Wirkungs-Beziehung in der Therapie der Trigeminusneuralgie, oberhalb einer Tagesdosis von 1 200 mg verbessern sich die Therapieeffekte nicht mehr (Cruccu et al. 2010). Besonders Patienten mit MS sind empfindlich

gegenüber Nebenwirkungen von Carbamazepin; es kann zu einer Exazerbation der MS-Symptome (generalisierte Schwäche, Zunahme von Ataxie oder zerebellärer Okulomotorikstörung) kommen, die als Zusammenbruch der Leitungsfähigkeit in demyelinisierten Bahnen durch die Na^+- Kanalblockade gedeutet wurde (Hunter und Lim 1999).
Oxcarbazepin, ein Keto-Derivat des Carbamazepin mit dem aktiven Metabolit 10-OH-Carbamazepin, verursacht weniger Interaktionen als Carbamazepin wegen nur geringer Enzyminduktion (Zakrzewska und Patsalos 1989) und hat eine geringere hepatische und hämatologische Toxizität. Das Risiko allergischer Hautreaktionen ist geringer als unter Carbamazepin. Allerdings tritt häufiger als unter Carbamazepin eine Hyponatriämie auf. Diese ist meist asymptomatisch, jedoch sind Einzelfälle mit Abfällen des Serum-Na^+ bis 113 mmol/l sowie Somnolenz, Erbrechen und Doppelbildern berichtet worden (Homberg et al. 2001). Die Wirksamkeit von Oxcarbazepin bei der Trigeminusneuralgie ist durch mehrere kleine Studien belegt (Zakrzewska et al. 1989, Farago et al. 1987) (↑). Bei einigen Patienten wurde eine im Vergleich zu Carbamazepin bessere Wirksamkeit berichtet; dies lässt sich möglicherweise durch ein geringeres Ausmaß zentraler Nebenwirkungen erklären, die höhere Dosierungen erlaubt. Sowohl für Carbamazepin als auch für Oxcarbazepin wurde eine 50 %ige Attackenreduktion bei 88 % der Patienten gezeigt (Beydoun 2002, Carrazna und Mikoshiba 2003).

Phenytoin hat eine deutlich geringere Wirksamkeit als Carbamazepin, mit initial guten Ergebnissen bei 50–70 % der Patienten (Bergouignan 1942). Phenytoin i. v. stellt jedoch eine gut wirksame Akutbehandlung bei Exazerbation der Trigeminusneuralgie dar (Cheshire 2001) (↑). Valproat und Clonazepam besitzen eine geringe Wirksamkeit bei der Trigeminusneuralgie.
Positive Studienergebnisse liegen auch für Lamotrigin vor (↑). In einer offenen Studie wurden 16 von 25 Patienten unter einer Monotherapie mit Lamotrigin schmerzfrei (nach 4 Wochen Wash-out von der Vormedikation), bei denen zuvor refraktäre Schmerzen unter ausdosierter Therapie mit Carbamazepin oder Phenytoin bestanden hatten, darunter 5 von 5 Patienten mit MS (Lunardi et al. 1997). In einer randomisierten Doppelblind-Crossover-Studie wurde Lamotrigin gegen Placebo als Add-on Medikation zusätzlich zu Carbamazepin oder Phenytoin eingesetzt. Es zeigte sich eine signifikant überlegene Wirkung im Vergleich zu Placebo (Zakrzewska et al. 1997) (↑). In einer offenen Studie zeigte sich eine überlegene Wirksamkeit und Verträglichkeit von Lamotrigin im Vergleich zu Carbamazepin bei 18 Patienten mit MS (Leandri et al. 2000). Da zum Teil schwere allergische Hautreaktionen vor allem bei rascher Ausdosierung auftreten, muss die Dosissteigerung langsam erfolgen. Bei Co-Medikation mit Carbamazepin muss die Dosis von Lamotrigin wegen Enzyminduktion erhöht werden. Gabapentin ist ebenfalls bei der Trigeminusneuralgie wirksam. Es liegen allerdings nur Ergebnisse von Fallberichten und offenen Studien bei Patienten mit klassischer (Sist et al. 1997, Cheshire et al. 2002) und symptomatischer Trigeminusneuralgie bei MS vor (Solaro et al. 1998, Khan 1998). Auch für Gabapentin wurde die Wirksamkeit bei Patienten mit refraktären Schmerzen unter ausdosierter Therapie mit Carbamazepin berichtet. Gabapentin kann rasch eindosiert werden und verursacht keine relevanten Arzneimittelinteraktionen. Zentrale Nebenwirkungen sind geringer ausgeprägt als unter Carbamazepin, können bei manchen Patienten aber limitierend sein, eine Gewichtszunahme ist häufig.
Eine Add-on-Therapie mit Gabapentin war bei Patienten mit Trigeminusneuralgie und MS mit Nebenwirkungen unter ausdosierter Therapie mit Carbamazepin oder Lamotrigin gut wirksam und erlaubte eine Dosisreduktion mit der Folge besserer Verträglichkeit. Weiterhin wurde die Wirksamkeit von Pregabalin in einer offenen Studie gezeigt (Obermann et al. 2008) (↑). Eine dem Carbamazepin überlegene Wirksamkeit wurde bei einer Studie für Topiramat bei Patienten mit Trigeminusneuralgie bei MS gezeigt (Zvartau-Hind et al. 2000). Die Wirksamkeit anderer neuer Antikonvulsiva ist noch nicht untersucht. Der Wirkmechanismus von Carbamazepin, Phenytoin und Lamotrigin beinhaltet eine Blockade spannungsabhängiger Natriumkanäle. Vor allem für Lamotrigin wird zusätzlich eine indirekte Hemmung von NMDA-Rezeptoren durch Hemmung der Freisetzung von Glutamat angenommen. Gabapentin und Pregabalin binden an die α2δ-Untereinheit spannungsabhängiger Kalziumkanäle (Übersicht: Moshe 2000). Topiramat, Gabapentin und Lamotrigin erhöhen die Konzentration von GABA im ZNS (Kuzniecky et al. 2002).
Unter den Wirkstoffen aus anderen Klassen hat vor allem Baclofen, ein GABA-B-Agonist, eine durch Studien belegte Wirksamkeit in der Therapie der Trigeminusneuralgie (Fromm et al. 1984), die in der Monotherapie in der Praxis allerdings enttäuscht. Tagesdosen von mehr als 60 mg werden vor allem wegen zentraler Nebenwirkungen selten gut toleriert. Nach der Erfahrung der Autoren ist Baclofen kaum wirksam (↔).
Pimozid, ein hochpotentes Neuroleptikum, war in einer kontrollierten Doppelblind-Crossover-Studie signifikant wirksamer als Carbamazepin (Lechin et al. 1989) (↑). Der Mechanismus der Schmerzreduktion bleibt unklar; neben kurzfristig auftretenden Nebenwirkungen (Tremor, Parkinsonoid, kognitive Einschränkungen, cholinerge Symptome) müssen mögliche Langzeitfolgen bedacht werden (vor allem Spätdyskinesien). Niedrigpotente Neuroleptika haben keine belegte Wirksamkeit. Trizyklische Antidepressiva haben abweichend von ihrer guten Wirkung bei vielen neuropathischen Schmerzsyndromen nur eine geringe Wirksamkeit bei der Trigeminusneuralgie. Nichtsteroidale Antirheumatika (NSAR) oder andere Nichtopioid-Analgetika wie Metamizol und Paracetamol haben geringe oder keine Wirkung bei der Trigeminusneuralgie (↔). Die Effizienz von Opioiden bei der Trigeminusneuralgie wird als gering eingeschätzt; es gibt jedoch Hinweise auf eine Rolle des endogenen Opioid-Systems: In einer PET-Studie mit [^{11}C] Diprenorphin wurde nach erfolgreicher mikrovaskulärer Dekompression eine verringerte Belegung von Opioidrezeptoren durch endogene Opioid-Peptide gezeigt (Jones et al. 1999); nach klinischer Erfahrung kann eine Therapie mit retardierten hochpotenten Opioiden in Einzelfällen eine gute Wirkung bei der Trigeminusneuralgie aufweisen und helfen, die Zeitspanne bis zum Wirkeintritt eines Antikonvulsivums zu überbrücken.

Die lokale Applikation von Capsaicin im Versorgungsbereich des betroffenen Trigeminusastes kann wirksam sein (Fusco und Alessandri 1992), während die Anwendung anästhetischer Augentropfen unwirksam ist (Kondziolka et al. 1994a) (↔). Zwei offene Studien berichteten eine gute Wirksamkeit von Misoprostol, einem Prostaglandin E^1-Analogon, bei insgesamt 20 von 25 Patienten mit Trigeminusneuralgie und MS (Reder und Arnason 1995, DMKG study group 2000); als Mechanismus wurde eine antiinflammatorische Wirkung postuliert (↔). Allerdings ist der Zusammenhang zwischen entzündlicher Aktivität der MS nach der Erstmanifestation einer Trigeminusneuralgie und deren Verlauf nicht gesichert (Rushton und Olafson 1965, Huhn und Daniels 1973); es gibt keinen Anhalt für die Wirksamkeit von Kortison-Pulstherapie oder immunmodulatorischen Therapien auf die Symptome der Trigeminusneuralgie. Erste Studien legen eine Wirksamkeit von Botulinumtoxin A nahe, die Daten sind aber noch nicht ausreichend (↔).
Eine gute Wirksamkeit bei der Trigeminusneuralgie im 2. Ast konnte in einer placebokontrollierten Studie für die Anwendung von intranasalem 8 %igem Lidocain gezeigt werden. 23 von 25 Patienten zeigten eine Schmerzreduktion innerhalb von 15 Minuten mit einem Effekt über im Mittel 4,3 Stunden (Kanai 2006). Wir haben gute Erfahrungen insbesondere zur Vermeidung von evozierten Attacken gemacht und empfehlen die Anwendung z. B. vor dem Essen, Rasieren und Zähneputzen (↑).
Anekdotisch wird eine Wirksamkeit der ganglionären lokalen Opioid-Therapie (GLOA) berichtet. Die Infiltration der Nervenaustrittspunkte mit Lokalanästhetika ist im Allgemeinen nur kurz wirksam; bei einer kleinen Serie von Patienten wurde jedoch eine reproduzierbar über Monate anhaltende Wirkung einer Injektion von 4 % Tetracain in 0,5 % Bupivacain gelöst berichtet (Goto et al. 1999). Die Kombination einer Lokalanästhesie mit Carbamazepin zeigte in einer neuen Studie synergistische Effekte (Lemos et al. 2010).

A 5.4.3 Interventionelle Therapie

Bis zu 50 % der Patienten mit klassischer Trigeminusneuralgie benötigen im Erkrankungsverlauf eine operative Behandlung (Katusic et al. 1990). Der Grad der Invasivität und die Komplikationsraten der Verfahren müssen kritisch gegenüber den Rezidivraten abgewogen werden. Prinzipiell gilt, dass die Rezidivrate umso größer ist, je weiter peripher der Eingriff erfolgt, praktisch alle wirkungsvollen destruktiven Verfahren Sensibilitätsstörungen hinterlassen und inkomplette Läsionen mit geringeren Nebenwirkungen entsprechend höhere Rezidivraten aufweisen.
Die Sensibilitätsstörungen sind klinisch bedeutsam, da sie bei einer An- oder Hypästhesie der Kornea einen reduzierten Lidschlag, eine Sicca-Symptomatik und/oder Keratitis verursachen können. Am problematischsten ist die Anaesthesia dolorosa, ein ausgeprägter neuropathischer Denervierungsschmerz, bei dem dann meist nur wenige therapeutische Möglichkeiten bestehen. Nur die mikrovaskuläre Dekompression kann als kausal und nicht-destruktiv betrachtet werden. Allerdings sind bei kernspintomographischen Nachuntersuchungen pontine Infarkte nach mikrovaskulärer Dekompression bei 24 % der Patienten nachgewiesen worden, klinisch bestanden bei diesen Patienten meist Sensibilitätsstörungen (Jawahar et al. 2000).

A 5.4.3.1 Mikrovaskuläre Dekompression

Dandy hat als Erster die Bedeutung eines pathologischen Gefäß-Nerven-Kontaktes erkannt, sein Schüler Gardner führte dann die erste erfolgreiche mikrovaskuläre Dekompression durch (Dandy 1934, Gardner und Miklos 1959). Nach Einführung des Operationsmikroskops wurde der Eingriff von Jannetta perfektioniert (Jannetta 1967, 1982, Barker et al. 1996). Über eine subokzipitale Trepanation zwischen Sinus transversus und sigmoideus wird nach Dura- und Arachnoideaeröffnung im Kleinhirnbrückenwinkel der N. trigeminus hirnstammnah von komprimierenden Gefäßen freipräpariert. Venen werden dabei koaguliert, zwischen Arterie und Nerv wird ein Kunststoffschwämmchen oder Tefloninterponat eingelegt. Bei 1185 Patienten mit einer mittleren Nachbeobachtungszeit von sechs Jahren (Barker et al. 1996) wurde bei 82 % unmittelbar postoperativ Schmerzfreiheit erreicht, und bei weiteren 16 % eine Schmerzreduktion. Nach einem Jahr und zehn Jahren waren noch 75 % und 64 % schmerzfrei, bei zusätzlichen 9 % und 4 % bestand teilweise Schmerzfreiheit. Die jährliche Rezidivrate betrug nach fünf Jahren < 2 %, nach zehn 0,7 %. Bei Einschluss von Patienten, die sich einer Rezidivoperation unterzogen (11 %), betrug die Rate an Schmerzfreiheit nach zehn Jahren 70 %, bei weiteren 4 % mit Schmerzreduktion (↑).

Die Mortalität in dieser Serie betrug 0,2 %. Die Komplikationsrate betrug insgesamt etwa 10 %. Am häufigsten traten Liquorleckagen auf, schwere sensible Defizite oder Ertaubung ipsilateral traten in etwa 1 % der Fälle auf. Meist transiente Fazialis- und Trochlearisparesen traten bei etwa 1 % der Patienten auf, seltener kam es zu Kleinhirnhämatomen oder -ödem, Hydrozephalus oder eine meist aseptische Meningitis. Die Komplikationsrate bei Rezidivoperationen war etwas höher. Ungünstige prognostische Faktoren stellten Kompression durch Venen, langbestehende Schmerzen (> 8 Jahre), unmittelbar postoperative ausbleibende Schmerzfreiheit und weibliches Geschlecht dar. Im Gegensatz zu anderen Serien waren die Ergebnisse bei Patienten mit vorangegangener Thermokoagulation nicht signifikant schlechter.
Die mikrovaskuläre Dekompression (MVD) ist damit insgesamt ein sicherer Eingriff mit guter Langzeiteffizienz; jedoch ist in Zentren mit kleineren Fallzahlen eine höhere Komplikationsrate belegt (Kalaknis et al. 2003). Von den Patienten wird die komplikationslos durchgeführte MVD sehr günstig beurteilt, und retrospektiv hätten sich die meisten eine frühere Durchführung des Eingriffs gewünscht (Zakrzewska et al. 2005).

A 5.4.3.2 Perkutane Thermokoagulation des Ganglion Gasseri

Bei der perkutanen Thermokoagulation wird unter Kurznarkose eine Kanüle perkutan rostral neben dem Mundwinkel durch das Foramen ovale bis in die retroganglionären Fasern vorgeschoben und am wachen Patienten die Sondenlage unter Bildwandlerkontrolle durch Elektrostimulation mit Auslösung typischer Schmerzattacken korrigiert (Sweet 1986). Unter erneuter Kurznarkose erfolgt die dosierte Hochfrequenz-Thermoläsion, bei 60–80 °C, um selektiv Hypalgesie, nicht jedoch Anästhesie zu erreichen. Wegen der Auswirkung einer Hypästhesie auf das Auge ist das Verfahren bei einer Trigeminusneuralgie im 1. Ast nicht geeignet. Die postulierte Selektivität der Läsion für schmerzleitende Aδ und C-Fasern konnte experimentell nicht belegt werden (Fröhling et al. 1998). Gute Kooperationsfähigkeit des Patienten und große Erfahrung des Chirurgen sind für den Erfolg des Eingriffs entscheidend. Der Eingriff kann mit steigendem Risiko einer epikritischen Sensibilitätsstörung wiederholt werden. Nach wiederholten Eingriffen und bei zu langer Koagulation steigt das Risiko einer Anaesthesia dolorosa; dann ist eine erneute Thermokoagulation wirkungslos. Bei 2 138 Eingriffen an 1 600 Patienten wurde initial Schmerzfreiheit bei 97,6 % erzielt (Kanpolat et al. 2001). Zehn Jahre nach einer einmaligen Thermokoagulation waren noch 52,3 % schmerzfrei, jedoch waren nach wiederholten Eingriffen bei Patienten mit Rezidiven nach zehn Jahren insgesamt 94,2 % aller Patienten schmerzfrei. Der Eingriff hatte keine Mortalität; als wesentlichste Nebenwirkung trat eine Anaesthesia dolorosa bei 0,8 % der Patienten auf. Weitere Folgen waren Ausfall des Kornealreflexes (5,7 %), Masseterparesen (3 %), Keratitis der Kornea (0,6 %), schmerzhafte Dysästhesien (1 %) und meist transiente Hirnnervenausfälle (0,8 %). Ein Fall einer Sinus Cavernosus-Carotis-Fistel nach Punktion der Karotis wurde berichtet.

Die Trigeminusneuralgie bei Multipler Sklerose zeigt einen der klassischen Trigeminusneuralgie vergleichbaren initialen Therapieerfolg durch perkutane Thermokoagulation, jedoch etwas höhere Rezidivraten.

A 5.4.3.3 Perkutane Mikrokompression des Ganglion Gasseri

Bei dieser Technik wird mit einem Fogarty-Ballon-Katheter unter Kurznarkose eine Druckläsion des Ganglion Gasseri erzeugt (Lobato et al. 1990). Die Ergebnisse und Komplikationsraten entsprechen etwa denen der Thermokoagulation; spezifische Probleme stellen intraoperative Blutdruck- und Herzfrequenzsteigerungen dar (Dominguez et al. 1994). Für Eingriffe bei Trigeminusneuralgie des III. Astes ist aus anatomischen Gründen (Schädigung der Motorik) die Thermokoagulation der Mikrokompression vorzuziehen (Frank und Fabrizi 1989, Fraioli et al. 1989).

A 5.4.3.4 Perkutane retroganglionäre Glyzerol-Instillation

Bei der perkutanen retroganglionären Glycerol-Instillation nach Hakanson (1981) wird mit einer Lumbalpunktionskanüle in Lokalanästhesie perkutan über das Foramen ovale das Cavum Meckeli punktiert und unter Bildwandlerkontrolle mit Kontrastmittel die Trigeminuszisterne dargestellt. Es erfolgt dann die Injektion von Glyzerol. Durch Lagerungsmanöver kann eine teilweise Selektivität des resultierenden sensiblen Defizits für einen Ast erzielt werden (Am besten für den 1. Ast, schlechter für den 2. und 3. Ast; Bergenheim et al. 1991). Der neurotoxische Effekt ist jedoch nicht selektiv für Schmerzfasern (Laitinen et al. 1989). Die initiale Rate an Schmerzfreiheit beträgt > 90 %. Bei 75 % von 480 Patienten wurde nach einer mittleren Nachbeobachtungszeit von drei Jahren Schmerzfreiheit ohne oder mit begleitender medikamentöser Therapie beschrieben (Kondziolka et al. 1994b). Das sensible Defizit ist allgemein geringer als nach Thermokoagulation. Jedoch sind störende Dysästhesien bei einem erheblichen Prozentsatz der Patienten berichtet worden (Slettebo et al. 1993). Eruptionen von Herpes labialis sind Tage nach dem Eingriff bei 10–20 % der Patienten beschrieben (Kondziolka et al. 1994b). Zum Teil waren die Rezidivraten für Patienten mit MS höher (Linderoth und Hakanson 1989). Im Vergleich zur Thermokoagulation zeigt sich eine etwas höhere Rezidivrate bei geringerem Risiko der Deafferentierung. Eine Anaesthesia dolorosa wurde aber auch nach einer Glycerol-Injektion beschrieben (Häussermann und Tölle 2000). Ein Vorteil der Methode ist die einfache Durchführbarkeit bei geringen Anforderungen an die Patientenkooperation.

A 5.4.3.5 Stereotaktische Radiochirurgie mit dem Gamma-Knife

Eine stereotaktische Einzeitbestrahlung der Trigeminuseintrittszone mit 70 Gy Maximaldosis führt mit einer Verzögerung von einigen Wochen bei etwa 75 % der Patienten zur Schmerzfreiheit. Nach fünf Jahren waren 55,8 % noch ganz oder teilweise schmerzfrei (Young et al. 1997, Maesawa et al. 2001). Die Rate neuer oder verstärkter sensibler Defizite oder Parästhesien lag unter 10 % nach zwei Jahren, jedoch trat bei einem Patienten eine Anaesthesia dolorosa auf (Maesawa et al. 2001). Höhere Dosen (90 Gy) scheinen effektiver zu sein (Nicol et al. 2000); die Rate an Sensibilitätsstörungen war etwas höher und es traten einzelne Fälle von Dysgeusie auf. Auch wiederholte Anwendung ist möglich. In einer Serie erreichten acht von zehn Patienten nach wiederholter Radiochirurgie Schmerzfreiheit, jedoch traten bei allen sensible Defizite oder Parästhesien auf (Pollock et al. 2000). Der Wirkmechanismus ist unklar. Im Bereich der Nerveneintrittszone wird nach dem Eingriff mit zeitlicher Verzögerung eine kontrastmittelaufnehmende Läsion erkennbar; bei einem Primatenmodell war nach einer Dosis von 80 Gy eine fokale axonale Degeneration erkennbar, bei höheren Dosen entstanden Nekrosen (Kondziolka et al. 2000). Ähnliche Ergebnisse wie beim Gamma-Knife lassen sich auch mit Linearbeschleunigern erzielen, allerdings ist der Zeitaufwand größer. In einer prospektiven Studie mit 100 Patienten, darunter 7 mit MS, die über mindestens 12 Monate nachverfolgt wurden, waren 83 bis zum letzten Follow-up schmerzfrei, bei 58 der 83 konnte die Medikation abgesetzt werden, die Lebensqualität besserte sich signifikant. Bei 6 Patienten kam es zu einer milden Hypästhesie (Régis et al. 2006). Radiochirurgie stellt in der Gesamtwertung eine wenig invasive und nebenwirkungsarme Behandlungsalternative dar.

A 5.4.3.6 Andere operative Methoden

Eine partielle Rhizotomie der sensiblen Trigeminuswurzel am Pons wird zum Teil durchgeführt, wenn bei der Exploration des Kleinhirnbrückenwinkels keine vaskuläre Kompression gefunden wird, oder eine Dekompression technisch nicht möglich ist. In einer Studie an 83 Patienten (mittlere Beobachtungszeit 6 Jahre) wurden exzellente (48 %) bis gute (22 %) Ergebnisse in 70 % und ein Versagen in 30 % berichtet (Young und Wilkins 1993).
Die periphere Ausschaltung (Durchschneidung, Exhairese bzw. lokale Alkohol- oder Phenolinjektion) der Nn. supra/infraorbitales, mandibulares oder mentales ist wegen hoher Rezidivraten, anhaltender Sensibilitätsstörungen mit möglicher Anaesthesia dolorosa und Hornhautschädigung obsolet. Im 2. und 3. Ast kann eine Alkoholinjektion bei ansonsten therapierefraktären Patienten erwogen werden (Sha et al. 2010). Bei »atypischer« Trigeminusneuralgie mit Anaesthesia dolorosa infolge destruktiver Eingriffe sind weitere Eingriffe offenbar wirkungslos, obwohl der ursprüngliche Auslöseort proximal liegt. Neurostimulative Verfahren wurden am Ganglion Gasseri, im zentralen Höhlengrau des Hirnstamms und mittels Motorkortex-Stimulation versucht (Taub et al. 1997, Levy et al. 1987, Nguyen et al. 1997). Berichtet sind läsionelle Verfahren an den dorsalen Wurzeleintrittszonen (DREZ) (Bullard und Nashold 1997) und der Pars caudalis des Nucleus spinalis nervi trigemini (Piedimonte und Schvarcz 1997).

A 5.5 Pragmatische Therapie

A 5.5.1 Klassische Trigeminusneuralgie

Zunächst sollte ein Therapieversuch mit Carbamazepin erfolgen. Dabei ist es oft erforderlich, bis zur Grenze der individuellen Verträglichkeit aufzudosieren. Die Wirksamkeit korreliert nicht mit den bei der Epilepsiebhandlung üblichen Serumspiegeln, Dosierungen über 1 200 mg/die zeigen keine bessere Wirkung mehr (Cruccu et al. 2010). Wenn bei prinzipiell guter Wirksamkeit die erforderliche Dosis wegen zentraler Nebenwirkungen nicht toleriert wird, kann eine Umstellung auf Oxcarbazepin im Verhältnis Oxcarbazepin : Carbamazepin 1,5 : 1 erfolgen; bei sehr hohen Dosen von Carbamazepin ist es besser, zunächst im Verhältnis 1 : 1 umzustellen. Eine Umstellung auf Oxcarbazepin kann auch bei pharmakologischen Interaktionen (z. B. Marcumar) oder allergischen Hautreaktionen notwendig sein, es besteht allerdings in 20 % der Fälle eine Kreuzreaktivität.
Bei therapierefraktären Schmerzen unter Monotherapie mit Carbamazepin oder Oxcarbazepin sollte der Versuch einer Add-on-Therapie mit Lamotrigin oder Gabapentin unternommen werden. Eine Kombinationstherapie mit Baclofen kann in seltenen Fällen ebenfalls erfolgreich sein; allerdings sind additive zentrale Nebenwirkungen mit Carbamazepin zu erwarten. Die Kombination von Carbamazepin mit Phenytoin wird nicht empfohlen. Zum Teil werden gute Erfolge auch mit dem raschen Aufdosieren von Topiramat beobachtet, auch mit Eslicarbazepin liegen Einzelerfahrungen vor. Phenytoin ist wegen der parenteralen Verfügbarkeit eine gute Alternative bei Exazerbation der Schmerzen. Bei evozierten Attacken durch Kauen und Schlucken kann Lidocain 8 % intranasal versucht werden.
Die pragmatische medikamentöse Therapie der Trigeminusneuralgie ist in **Tab. A 5.3** zusammengefasst.

Tab. A 5.3: Pragmatische medikamentöse Therapie der Trigeminusneuralgie

Therapie	Evidenz	Substanzen und Dosis
Substanzen der 1. Wahl	↑↑	Carbamazepin (z. B. Tegretal®, Sirtal®) 600–1200 mg
(A)	↑	Oxcarbazepin (z. B. Trileptal®, Timox®) 900–1800 mg
Substanzen der 2. Wahl	↑	Lamotrigin (z. B. Lamictal®) 100–400 mg
(B)	↑	Gabapentin (z. B. Neurontin®) 2 400–3 600 mg
	↑	Pregabalin (Lyrica®) 300–600 mg
	↔	Baclofen (z. B. Lioresal®) 60–80 mg
Substanzen der 3. Wahl	↔	Phenytoin (z. B. Phenhydan®) 300 mg
(B)	↔	Topiramat (Topamax®) 50–200 mg
	↔	Clonazepam (z. B. Rivotril®) 3–8 mg
	↔	Trizyklika (Amitriptylin, Nortriptylin u. a.)
	↔	Opioide (z. B. retardiertes Morphin)
	↔	Pimozid (Orap®) 4–12 mg

Bei langjährigem Verlauf mit zunehmend therapierefraktärer Symptomatik wird häufig ein operativer Eingriff erforderlich. Hauptargumente gegen eine operative Therapie in der Frühphase der Erkrankung sind der schlecht vorhersehbare Verlauf mit manchmal langen Remissionsphasen und das operative Risiko (z. B. einer Anaesthesia dolorosa). Bei Patienten in gutem Allgemeinzustand kann die mikrovaskuläre Dekompression als kausales, potenziell kuratives Therapieverfahren mit dem geringsten Risiko einer Deafferentierung erwogen werden, zumal bei steigender Lebenserwartung; eine absolute Altersgrenze für den Eingriff kann nicht angegeben werden. Bei Patienten mit reduziertem Allgemeinzustand, hohem Lebensalter oder limitierenden Erkrankungen sind Eingriffe am Ganglion Gasseri die Verfahren der Wahl. Die Glycerol-Injektion ist dabei das für den Patienten schonendere Verfahren, das kaum Kooperationsfähigkeit voraussetzt, während die Thermokoagulation bessere Langzeitergebnisse bietet. Die Entscheidung muss sich auch an den Präferenzen und Erfahrungen der beteiligten Neurochirurgen orientieren.
Die Radiochirurgie mit dem Gamma-Knife stellt bei diesen Patienten eine nicht-invasive Therapie mit geringen Nebenwirkungen dar. Bei Patienten mit Blutungsneigung kann sie der Eingriff der Wahl sein. Nachteile der Radiochirurgie sind der ver-

zögerte Wirkungseintritt, der geringere Anteil an initialer Schmerzfreiheit verglichen mit Thermokoagulation und Glycerol-Injektion. Die Kosten für eine Behandlung werden aktuell von einigen Krankenkassen in speziellen Versorgungsmodellen, wie der integrierten Versorgung, übernommen, andere Krankenkassen erstatten die Kosten meist auf Antrag. Die Radiochirurgie stellt eine Option für Patienten auch dann noch dar, wenn zuvor andere invasive Eingriffe keine ausreichende oder anhaltende Wirkung gezeigt haben, wie in einer aktuellen Studie gezeigt werden konnte (Kano et al. 2010). **Tab. A 5.4** gibt eine Übersicht über invasive Therapieverfahren bei der Trigeminusneuralgie.

Tab. A 5.4: Übersicht über invasive Therapieverfahren bei der Trigeminusneuralgie

Eingriff	Erfolgsrate	Rezidivrate	Komplikationen	Anästhesie	Empfehlungsstärke
Mikrovaskuläre Dekompression[2]	82 %	2 %/Jahr	10 %[1]	ITN	A
Thermokoagulation[3]	98 %	5 %/Jahr	ca. 1 %[4]	Kurznarkose	A
Glycerolinjektion	90 %	5 %/Jahr	selten	Lokal	B
Radiochirurgie[5]	ca. 75 %	4 %/Jahr	selten	Keine	B

[1] V. a. einseitige Ertaubung, Liquorleck, ipsilaterales schweres sensibles Defizit des N. V., Paresen des N. IV und N. VII
[2] Kontraindiziert bei Multimorbidität, nicht-destruktiver Eingriff
[3] Kooperation erforderlich!
[4] Anaesthesia dolorosa
[5] Wirkungseintritt verzögert
ITN = Intubationsnarkose

A 5.5.2 Symptomatische Trigeminusneuralgie bei MS

Die pharmakologische Therapie erfolgt wie bei der klassischen Trigeminusneuralgie, jedoch sollte die erhöhte Empfindlichkeit dieser Patienten gegenüber zentralen Nebenwirkungen der Antikonvulsiva berücksichtigt werden. Gabapentin kann eine zusätzliche günstige Wirkung auf die Spastik haben.

Angesichts des noch variableren Verlaufs bei Patienten mit MS und dem häufig jüngeren Alter sollte die Operationsindikation prinzipiell nicht zu früh gestellt werden. Eine mikrovaskuläre Dekompression ist nur in Ausnahmefällen bei jüngeren Patienten zu erwägen, wenn kernspintomographisch eine eindeutige und erhebliche neurovaskuläre Kompression vorliegt, und keine wesentliche Demyelinisierung im Bereich der Wurzeleintrittszone oder des Hirnstammes vorliegt.

Ansonsten wird Thermokoagulation oder Glycerol-Injektion eingesetzt, auch die Wirksamkeit der Gamma-Knife-Therapie ist berichtet. Schwierige Situationen ergeben sich vor allem nach wiederholten Eingriffen und bei bilateraler Trigeminusneuralgie.

Glossopharyngeusneuralgie

A 5.6 Klinik

A 5.6.1 Symptomatik und Epidemiologie

Bei der Glossopharyngeusneuralgie kommt es zu einer der Trigeminusneuralgie ähnlichen Schmerzsymptomatik im Bereich von durch den N. Glossopharyngeus oder N. vagus somatosensorisch versorgten Arealen. Wegen der klinisch nicht zu differenzierenden Beteiligung des N. X wurde auch die Bezeichnung Vago-Glossopharyngeusneuralgie vorgeschlagen (Rushton et al. 1981). Es treten blitzartig einschießende stechende Schmerzen auf, die meist Sekunden bis Minuten anhalten. Zum Teil werden länger anhaltende dumpfe Schmerzen, Druckgefühl oder Brennen berichtet. Die häufigsten Schmerzlokalisationen in absteigender Reihenfolge sind Ohr, Tonsille, Larynx und Zunge. Triggermechanismen sind Schlucken, Kauen, Husten, Sprechen, seltener Berührungen im äußeren Gehörgang, im Nacken, Präaurikulär oder am Mastoid. Bei einigen Patienten treten während der Paroxysmen Begleitsymptome wie Husten oder Heiserkeit, Hypersalivation oder Lakrimation auf. In etwa 10 % der Fälle kommt es durch die N. X Beteiligung bei der Glossopharyngeusneuralgie zu einer Bradykardie bis Asystolie und Blutdruckabfall bis zu Synkopen (Bruyn 1986b, Ferrante et al. 1995), ebenso kann dies auftreten bei symptomatischen Fällen mit Halstumoren (Chalmers und Olson 1989, Papay et al. 1989).

Die Glossopharyngeusneuralgie ist selten, Daten zur Inzidenz und Prävalenz liegen nicht vor. Im Verhältnis zur Trigeminusneuralgie beträgt die Inzidenz etwa 1 : 75 mit einem häufig früheren Erkrankungsbeginn (43 % vor dem fünfzigsten Lebensjahr; Rushton et al. 1981), ohne Geschlechtsdominanz und im Gegensatz zur Trigeminusneuralgie mit einer Seitendominanz links mehr als rechts. Bilaterales Auftreten wurde in bis zu einem Viertel der Fälle beschrieben (Katusic et al. 1991); in einer anderen Serie von 217 Patienten litten nur 4 an bilateralen Symptomen (Rushton et al. 1981).

A 5.6.2 Diagnostik und Differentialdiagnose

Der klassischen Glossopharyngeusneuralgie liegt meist ein neurovaskuläres Kompressionssyndrom zugrunde, dabei lässt sich zumeist auch die Beteiligung des N. X nachweisen, selbst wenn diese überwiegend asymptomatisch ist (Gaul et al. 2008).

Die Häufigkeit des ursächlichen Gefäßes war intraoperativ A. cerebelli posterior inferior > A. vertebralis > venöse Gefäße oder gemischte arteriell/venöse Kompression (Laha und Jannetta 1977, Resnick et al. 1995, Gaul et al. 2011).
Ursachen einer symptomatischen Glossopharyngeusneuralgie können Tumoren und andere Raumforderungen der hinteren Schädelgrube und des Halses (Chalmers und Olson 1989, Papay et al. 1989), des Nasopharynx und Epipharynx, der Zunge und der Parotis sowie der Tonsillen sein. Glossopharyngeus-Neurinome sind selten und meist symptomarm (Claesen et al. 1989). Seltene Ursachen sind pontine Läsionen (McCarron und Bone 1999), Chiari Typ I-Malformation, das Sjögren-Syndrom, eine arteriovenöse Malformation der hinteren Schädelgrube, Kompression durch Protrusion von Plexus choroideus durch das Foramen Luschkae sowie Traumata. Bemerkenswert ist ein Fall einer durch eine Vagus-Stimulation zur Epilepsiebehandlung ausgelösten Glossopharyngeusneuralgie (Duhaime et al. 2000). Beim Eagles-Syndrom komprimiert ein langer Processus Styloideus den N. IX (Gaul et al. 2006). Eine symptomatische Glossopharyngeusneuralgie bei Multipler Sklerose ist selten im Vergleich zur Trigeminusneuralgie (Minagar und Sheremata 2000).

Diagnostisch hilfreich ist die Blockade der Schmerzattacken durch Anästhesie der Rachenwand. In 10 % der Fälle ist dieser Test jedoch negativ (Rushton et al. 1981). Zur Diagnostik gehören konsiliarische Untersuchungen auf HNO und ZMK-ärztlichem Gebiet und eine kraniale Bildgebung mittels Kernspintomographie zum Ausschluss eines raumfordernden Prozesses.
Differentialdiagnostisch muss eine Trigeminusneuralgie des 3. Astes oder eine Kombination von Trigeminus- und Glossopharyngeusneuralgie abgegrenzt werden, wie sie bei 10 % der Fälle letzterer vorkommt (Rushton et al. 1981). Epileptische Anfälle müssen als Differentialdiagnose gegenüber Synkopen bei kardiovaskulärer Variante der Glossopharyngeusneuralgie in Betracht gezogen werden.

Tab. A 5.5: Diagnostische Kriterien der IHS für die klassische Glossopharyngeusneuralgie

A) Paroxysmale Schmerzattacken von Bruchteilen einer Sekunde bis zu zwei Minuten Dauer, die einen oder mehrere Äste des N. trigeminus betreffen und die Kriterien B und C erfüllen
B) Der Schmerz weist wenigstens eines der folgenden Charakteristika auf:
   1. unilateralstarke Intensität, scharf, oberflächlich, stechend
   2. Lokalisation im hinteren Bereich der Zunge, in der Tonsillennische, im Pharynx oder unterhalb des Kieferwinkels und/oder im Ohr
   3. scharf, stechend und stark
   4. Auslösung durch Schlucken, Kauen, Sprechen, Husten und/oder Gähnen
C) Die Attacken folgen beim einzelnen Patienten einem stereotypen Muster
D) Klinisch ist kein neurologisches Defizit nachweisbar[1]
E) Nicht auf eine andere Erkrankung zurückzuführen[2]

[1] fällt weg bei symptomatischer Glossopharyngeusneuralgie
[2] bei symptomatischer Glossopharyngeusneuralgie: Nachweis einer ursächlichen Läsion mittels spezieller Untersuchungsmethode und/oder Operation

Die (seltene) Intermediusneuralgie mit Schmerzen im Bereich des äußeren Gehörganges kann klinisch praktisch nicht von der otalgischen Variante der Glossopharyngeusneuralgie differenziert werden, wenn der Versuch einer Anästhesie der Rachenwand nicht aussagekräftig ist (Rushton et al. 1981, Rupa et al. 1991). Zum Teil wurde bei der Exploration intraoperativ eine neurovaskuläre Kompression des N. intermedius gesehen und eine Dekompression durchgeführt (Lovely und Jannetta 1997).
Die Neuralgie des N. laryngeus superior mit starken Schmerzen in der Seitenwand des Rachens, in der Submandibularregion und unterhalb des Ohres, die durch Schlucken, Überanstrengung der Stimme oder Drehen des Kopfes getriggert werden, stellt ebenfalls eine seltene Differentialdiagnose dar. Die diagnostischen Kriterien der IHS für die klassische Glossopharyngeusneuralgie sind in **Tab. A 5.5** dargestellt.

A 5.7 Verlauf

Wie bei der Trigeminusneuralgie gehen gelegentlich unangenehme Missempfindungen dem Auftreten der Neuralgie voraus. Bei den meisten Patienten ist der Beginn jedoch abrupt mit heftigen Schmerzen. Häufiger als bei der Trigeminusneuralgie kommt es zu Spontanremissionsphasen (bei etwa 80 % der Patienten), die über Monate bis Jahre anhalten (Rushton et al. 1981). Das Ansprechen auf medikamentöse und operative Therapie ist ähnlich wie bei der Trigeminusneuralgie.

A 5.8 Therapeutische Prinzipien

A 5.8.1 Pharmakologische Therapie

Carbamazepin ist bei der Glossopharyngeusneuralgie wirksam (Ekbom und Westerberg 1996). Von 20 mit Carbamazepin behandelten Patienten sprachen 13 initial an, nur vier mit gutem Langzeitergebnis. Bei Phenytoin hatten nur 2/18 Patienten anhaltende Therapieerfolge (Rushton et al. 1981). Die Wirksamkeit von Oxcarbazepin und Baclofen ist nur kasuistisch belegt. Bei neun Patienten wurde eine gute Wirkung von Gabapentin als Monotherapie oder in Kombination mit Carbamazepin berichtet (Garcia-Callejo et al. 1999). Bei einem Patienten wurde eine Schmerzreduktion durch intravenöse und orale Therapie mit dem NMDA-Antagonisten Ketamin berichtet (Eide und Stubhaug 1997).

A 5.8.2 Interventionelle Therapie

Die mikrovaskuläre Dekompression des N. IX und X hat eine hohe Erfolgsrate (Gaul et al. 2011). Bei der bislang größten Serie mit 217 Patienten (Patel et al. 2002) trat unmittelbar postoperativ Schmerzfreiheit bei 67 % und -linderung bei weiteren 25 % auf. Nach einer mittleren Nachbeobachtungszeit von vier Jahren betrugen die Raten schmerzfreier und gebesserter Patienten noch 58 % und 18 %. Die besten Ergebnisse wurden bei Patienten mit isoliertem Schmerz im Rachen erzielt. Zwei der zu Beginn der Serie operierten Patienten verstarben in Folge intraoperativer

hämodynamischer Labilität mit der Folge intrazerebraler Blutung oder Kreislaufversagen.
In einer Serie von 20 Patienten trat ein Todesfall durch Sinusvenenthrombose auf. Sechs Patienten erlitten Funktionsstörungen des N. IX oder X mit Schluckstörungen, Heiserkeit und Husten. Bei allen 16 Patienten, bei denen Verlaufsinformationen erhältlich waren, bestand nach einer mittleren Nachbeobachtungszeit von 11,6 Jahren Schmerzfreiheit (Kondo 1998). Der Verlauf von 31 konsekutiven Patienten mit MVD wurde retrospektiv über 1–17 Jahre analysiert und zeigte eine Schmerzfreiheit bei 90 % der Patienten, nur drei Patienten benötigten noch eine Medikation (Ferroli et al. 2009).
Die intrakranielle partielle Rhizotomie des N. IX und der oberen Wurzelfasern des N. X ist wirksam und mit geringen Ausfallerscheinungen verbunden; sie wird hauptsächlich eingesetzt, wenn intraoperativ keine eindeutige neurovaskuläre Kompression nachweisbar ist (Taha und Tew 1995, Fraiola et al. 1989).
Die perkutane Thermokoagulation über einen lateralen zervikalen Zugang durch das Foramen jugulare ist ebenfalls wirksam (Salar et al. 1983). Zum Teil schwere Schluckstörungen und Dysphonie können als Folgen auftreten. Die CT-gesteuerte Durchführung erleichtert die Elektrodenplatzierung.
Eine Alternative zur Thermokoagulation stellt die stereotaktische Traktotomie-Nukleotomie der pars caudalis des Nucleus spinalis nervi trigemini mittels Radiofrequenzläsion dar (Kanpolat et al. 1998). Exzellente oder gute Ergebnisse wurden bei allen neun behandelten Patienten erzielt; allerdings musste der Eingriff wegen eines frühen Wiederauftretens der Schmerzen bei drei Patienten (erfolgreich) wiederholt werden. Als wesentliche Komplikation trat eine Ataxie bei zwei Patienten auf. Auch die Behandlung der Glossopharyngeusneuralgie mittels Gamma-Knife scheint möglich (Stieber et al. 2005).

A 5.9 Pragmatische Therapie

Die medikamentöse Therapie sollte mit Carbamazepin oder Oxcarbazepin als Substanzen der ersten Wahl erfolgen. Bei Unverträglichkeit oder mangelnder Wirksamkeit ist ein Therapieversuch mit Gabapentin oder Lamotrigin analog zur Trigeminusneuralgie empfehlenswert.
Bei Verlauf ohne Spontanremission mit unbefriedigender Pharmakotherapie ist eine operative Therapie ratsam. Die Datenlage erlaubt keine eindeutigen Empfehlungen bezüglich der operativen Vorgehensweise. Prinzipiell ist die mikrovaskuläre Dekompression als nicht-destruktives Verfahren das Verfahren der Wahl; wegen der schwierigeren Präparation und der engen Nachbarschaft zu den neurovaskulären Zentren der lateralen Medulla scheint die mikrovaskuläre Dekompression bei der Glossopharyngeusneuralgie jedoch mit einem höheren operativen Risiko verknüpft zu sein als bei der Trigeminusneuralgie. Zusätzlich gibt es kaum Berichte über Deafferentierungsschmerz nach destruktiven Eingriffen an N. IX oder X. Daher ist die perkutane Thermokoagulation oder die stereotaktische Traktotomie-Nukleotomie als Alternative mit geringerem operativen Risiko einzuschätzen, vor allem bei symptomatischen Formen und reduziertem Allgemeinzustand. Bei bilateraler Glossopharyngeusneuralgie sollten jedoch wegen der Gefahr schwerer Schluckstörungen keine destruktiven Eingriffe durchgeführt werden.

A 5.10 Literatur

Alafaci C, Salpietro FM, Montemagno G, Grasso G, Tomasello F. Spasmodic torticollis due to neurovascular compression of the spinal acessory nerve by the anteroinferior cerebellar artery: case report. Neurosurgery 2000; 47:768–771.

Anderson VC, Berryhill PC, Sandquist MA et al. High-resolution three-dimensional magnetic resonance angiography and three-dimensional spoiled gradient-recalled imaging in the evaluation of neurovascular compression in patients with trigeminal neuralgia: a double-blind pilot study. Neurosurgery 2006;58:666–673.

Barker FG 2nd, Jannetta PJ, Bissonette DJ, Shields PT, Larkins MV, Jho HD. The long-term outcome of microvascular decompression for trigeminal neuralgia. New Engl J Med 1996;334:1077–1083.

Benoliel R, Sharav Y. Trigeminal Neuralgia with Lacrimation or SUNCT Syndrome? Cephalalgia 1998;18:85–90.

Bergenheim AT, Hariz MI, Laitinen LV. Selectivity of retrogasserian glycerol rhizotomy in the treatment of trigeminal neuralgia. Stereotact Funct Neurosurg 1991; 56:159–165.

Bergouignan M. Cures Hereuses De Neuralgies Essentielles Par Le Diphenyl-Hydantoinate de Soude, Rev Laryngol Otol Rhinol 1942;63:34–41.

Beydoun A, Kutluay E. Oxcarbazepine. Expert Opin Pharmacother 2002;3:59–71.

Blom S. Trigeminal neuralgia: Its treatment with a new anticonvulsant drug. Lancet 1962;I:839–840.

Bornemann A, Bohl J, Hey O, Storkel S, Gamm H, Muller-Forell W, et al. Amyloidoma of the gasserian ganglion as a cause of symptomatic neuralgia of the trigeminal nerve: report of three cases. J Neurol 1993;241:10–14.

Bowsher D, Miles J, Haggett C, Elridge P. Trigeminal neuralgia: a quantitative sensory perception threshold study in patients who had not undergone invasive procedures. J Neurosurg 1997;86:190–192.

Brandt T, Dieterich M. Vestibular paroxysmia: vascular compression of the eight nerve? Lancet 1994;I:798–799.

Broggi G, Ferroli P, Franzini A et al. Operative findings and outcomes of microvascular decompression for trigeminal neuralgia in 35 patients affected by multiple sclerosis. Neurosurgery 2004;55:830–838.

Bruyn GW. Charlin's neuralgia. In: Vinken PJ, Bruyn GW, Klawans HL, eds. Handbook of Clinical Neurology Vol 4/48 Headache. Elsevier: Amsterdam; 1986a.p. 483–486.

Bruyn GW. Glossopharyngeal neuralgia. In: Vinken PJ, Bruyn GW, Klawans HL, eds. Handbook of Clinical Neurology Vol 4/48 Headache. Elsevier: Amsterdam; 1986b.p. 459–473.

Bullard DE, Nashold BS Jr. The caudalis DREZ for facial pain. Stereotact Funct Neurosurg 1997;68:168–174.

Carrazana E, Mikoshiba I. Rationale and evidence for the use of oxcarbazepine in neuropathic pain. J Pain Symptom Manage 2003;25(5 suppl):S31–35.

Chalmers AC, Olson JL. Glossopharyngeal Neuralgia with Syncope and Cervical Mass. Otolaryngol Head Neck Surg 1989;100:252–255.

Chang JW, Chang JH, Park YG, Chung SS. Microvascular decompression in trigeminal neuralgia: a correlation of three-dimensional time-of-flight magnetic resonance angiography and surgical findings. Stereotact Funct Neurosurg 2000;74:167–174.

Chen TMW, Cascino TL, Onofrio BM. Comprehensive study of diagnosis and treatment of trigeminal neuralgia secondary to tumors. Neurology 1993;43:2298–2302.

Cheshire WP. Fosphenytoin: an intravenous option for the management of acute trigeminal neuralgia crisis. J Pain Symptom Manage 2001;21:506–510.

Cheshire WP jr. Defining the role of gabapentin in the treatment of trigeminal neuralgia: a retrospective study. J Pain 2002;3:137–142.

Chong VF. Trigeminal neuralgia in nasopharyngeal carcinoma. J Laryngol Otol 1996;110:394–396.

Childs AM, Meaney JF, Ferrie CD, Holland PC. Neurovascular compression of the trigeminal and glossopharyngeal nerve: three case reports. Arch Dis Child 2000;82: 311–315.

Claesen P, Plets C, G off in J, Van den Bergh R et al. The glossopharyngeal neurinoma. Gase reports and literature review. Clin Neurol Neurosurg 1989;91:65–69.

Coffey RJ, Fromm GH. Familial trigeminal neuralgia and Charcot-Marie-Tooth neuropathy. Report of two families and review. Surg Neurol 1991;35:49–53.

Cruccu G, Biasiotta A, Di Rezze S, Fiorelli M, Galeotti F, Innocenti P, Mameli S, Millefiorini E, Truini A. Trigeminal neuralgia and pain related to multiple sclerosis. Pain 2009;143:186–191.

Cruccu G, Gronseth G, Alksne J et al. American Academy of Neurology Society; European Federation of Neurological Society. AAN-EFNS guidelines on trigeminal neuralgia management. Eur J Neurol 2008;15:1013–1028.

Cruccu G, Bonamico LH, Zakrzewska JM. Cranial neuralgias. Handb Clin Neurol 2010;97:663–678.

Dandy WE. Concerning the cause of trigeminal neuralgia. Am J Surg 1934;24:447–455.

De Benedittis G. Auriculotemporal syndrome (Frey's syndrome) presenting as tic douloureux. Report of two cases. J Neurosurg 1990;72:955–988.

DMKG study group 2000. Misoprostol in the treatment of trigeminal neuralgia associated with multiple sclerosis. J Neurol 2003;250:542–545.

Dominguez J, Lobato RD, Rivas JJ, Gargallo MC, Castells V et al. Changes in systemic blood pressure and cardiac rhythm induced by therapeutic compression of the trigeminal ganglion. Neurosurgery 1994;34:422–427.

Duff JM, Spinner RJ, Lindor NM, Dodick DW, Atkinson JL. Familial trigeminal neuralgia and contralateral hemifacial spasm. Neurology 1999;53:216–218.

Duhaime AC, Melamed S, Clancy RR. Tonsillar pain mimicking glossopharyngeal neuralgia as a complication of vagus nerve stimulation: case report. Epilepsia 2000;41: 903–905.

Eide PK, Stubhaug A. Relief of glossopharyngeal neuralgia by ketamine-induced N-methyl-aspartate receptor blockade. Neurosurgery 1997;41:505–508.

Ekbom KA, Westerberg CE. Carbamazepine in glossopharyngeal neuralgia. Arch Neurol 1966;14:595–596.

Farago F. Trigeminal neuralgia: its treatment with two new carbamazepine analogues. Eur Neurol 1987:26:73–83.

Ferrante L, Artico M, Nardacci B, Fraioli B, Cosentino F, Fortuna A. Glossopharyngeal neuralgia with cardiac syncope. Neurosurgery 1995;36:58–63.

Ferroli P, Fioravanti A, Schiariti M et al. Microvascular decompression for glossopharyngeal neuralgia: a long-term retrospectic review of the Milan-Bologna experience in 31 consecutive cases. Acta Neurochir (Wien) 2009;151:1245–1250.

Figueiredo PC, Brock M, De Oliveira AM Jr, Prill A. Arteriovenous malformation in the cerebellopontine angle presenting as trigeminal neuralgia. Arq Neuropsiquiatr 1989;47:61–71.

Fleetwood IG, Innes AM, Hansen SR, Steinberg GK. Familial trigeminal neuralgia. Case report and review of the literature. J Neurosurg 2001;95:513–517.

Fraioli B, Esposito V, Ferrante L, Trubiani L, Lunardi P. Microsurgical treatment of glossopharyngeal neuralgia: case reports. Neurosurgery 1989;25:630–632.

Frank F, Fabrizi AP. Percutaneous surgical treatment of trigeminal neuralgia. Acta Neurochir 1989;97:128–130.

Frank H, Heusser K, Geiger H, Fahlbusch R, Naraghi R et al Temporary reduction of blood pressure and sympathetic nerve activity in hypertensive patients after microvascular decompression. Stroke 2009;40:47–51.

Fröhling MA, Schlote W, Wolburg-Buchholz K: Nonselective nerve fibre damage in peripheral nerves after experimental thermocoagulation. Acta Neurochir 1998;140: 1297–1302.

Fromm GH, Graff-Radford SB, Terrence CF, Weet, WH. Pretrigeminal neuralgia. Neurology 1990;40:1493–1495.

Fromm GH, Terrence CF, Chatta AS, Glass JD. Baclofen in the Treatment of Trigeminal Neuralgia: Double-Blind Study and Long-Term Follow-Up. Ann Neurol 1984;15: 240–244.

Fusco BM, Alessandri M. Analgesic effect of capsaicin in idiopathic trigeminal neuralgia. Anesth Analg 1992;74: 375–377.

Garcia-Callejo FJ, Velert-Vila MM, Talamantes-Escriba F, Blay-Galaud L. Clinical response of gabapentin for glossopharyngeal neuralgia. Rev Neurol 1999;28:380–384.

Gardner WJ, Miklos MV. Response of trigeminal neuralgia to »decompression« of sensory root: discussion of cause of trigeminal neuralgia. JAMA 1959;170:1773–1776.

Gaul C, Hastreiter P, Duncker A, Naraghi R. [Improvement of diagnosis and treatment of glossopharyngeal neuralgia] Schmerz 2008;22 (Suppl 1):41–46.

Gaul C, Hastreiter P, Duncker A, Naraghi R. Diagnosis and neurosurgical treatment of glossopharyngeal neuralgia: clinical findings and 3-D visualization of neurovascular compression in 19 consecutive patients. J Headache Pain. 2011;12:527–534.

Gaul C, Kriwalsky MS, Maurer P, Schubert J, Amaya B, Komhuber ME. Eagle-Syndrom. Eine seltene Ursache für Gesichtsschmerzen und Schluckbeschwerden. Nervenarzt. 2006;77:478–480.

Goto F, Ishizaki K, Yoshikawa D, Obata H, Arii H, Terada M. The long lasting effects of peripheral nerve blocks for trigeminal neuralgia using a high concentration of tetracaine dissolved in bupivacaine. Pain 1999;79:101–103.

Hall GC, Carroll D, Parry D, McQuay HJ Epidemiology and treatment of neuropathic pain: the UK primary care perspective. Pain 2006;122:156–162.

Häussermann P, Tölle TR. Stufenplan zur Behandlung der essentiellen Trigeminusneuralgie (Diskussion). Deutsches Ärzteblatt 1999;97:B–854–855.

Hakanson S. Trigeminal neuralgia treated by injection of glycerol into the trigeminal cistern. Neurosurgery 1981; 9:638–646.

Hardy DG, Rhoton AL. Microsurgical relationships of the superior cerebellar artery and the trigeminal nerve. J Neurosurg 1978;49:669–678.

Hashimoto M, Ohtsuka K, Hoyt WF. Vascular compression as a cause of superior oblique myokymia disclosed by thin-slice magnetic resonance imaging. Am J Ophtalmol 2001;131:676–677.

Hilton DA, Love S, Gradidge T, Coakham HB. Pathological findings associated with trigeminal neuralgia caused by vascular compression. Neurosurgery 1994;35:299–303.

Hohenbleicher H, Schmitz SA, Koennecke H-C et al. Neurovascular contact of cranial nerve IX and X root-entry zone in hypertensive patients. Hypertension 2001;37: 176–181.

Homberg V, Kowalik A, Schulze-Bonhage A. Ad hoc-Umstellung von Carbamazepin auf Oxcarbazepin – Effektivität und Tolerabilität. Eine retrospektive Analyse. Nervenarzt 2001;72:918–923.

Hunter SF, Lim N. Carbamazepin (CBZ) – induced exacerbation of weakness in severe Demylinating disease. Neurology 1999; 52 Suppl.2:P02.053.

Hutchins LG, Harnsberger HR, Jacobs JM, Apfelbaum RI. Trigeminal neuralgia (tic douloureux): MR imaging assessment. Radiology 1990;175:837–841.

Ildan F, Gocer AI, Bagdatoglu H, Uzuneyupoglu Z, Tuna M, Cetinalp E. Isolated trigeminal neuralgia secondary

to distal anterior inferior cerebellar artery aneurysm. Neurosurg Rev 1996;19:43–46.
Jannetta PJ. Arterial compression of the trigeminal nerve at the pons in patients with trigeminal neuralgia. J Neurosurg 1967;26 Suppl:159–162.
Jannetta PJ. Observations on the etiology of trigeminal neuralgia, hemifacial spasm, acoustic nerve dysfunction and glossopharyngeal neuralgia. Definitive microsurgical treatment and results in 117 patients. Neurochirurgia 1977;20:145–154.
Jannetta PJ. Neurovascular compression in cranial nerve and systemic disease. Ann Surg 1980;192:518–525.
Jannetta PJ. Treatment of trigeminal neuralgia by microoperative decompression. In: Youmans J, ed. Neurological Surgery Vol-6. Philadelphia: Saunders; 1982. p.3589–3603.
Jawahar A, Kondziolka D, Kanal E, Bissonette DJ, Lundsford LD. Imaging the trigeminal nerve and pons before and after surgical intervention for trigeminal neuralgia. Neurosurgery 2001;48:101–107.
Jho HD, Jannetta PJ. Microvascular decompression for spasmodic torticollis. Acta Neurochir 1995;134:21–26.
Jones AK, Kitchen ND, Watabe H et al. Measurement of changes in opioid receptor binding in vivo during trigeminal neuralgic pain using [11C] diprenorphine and positron emission tomography. J Cereb Blood Flow Metab 1999:19:803–808.
Kalkanis SN, Eskandar EN, Carter BS, Barker FG. Microvascular decompression surgery in the United States, 1996 to 2000: Mortality rates, morbidity rates, and the effects of hospital and surgeon volumes. Neurosurgery 2003;52:1251–1262.
Kanai A, Suzuki A, Kobayashi M, Hoka S. Intranasal lidocaine 8 % spray for second-division trigeminal neuralgia. Br J Anaesth 2006;97:559–563.
Kano H, Kondziolka D, Yang HC, Zorro O, Lobato-Polo J, Flannery TJ, Flickinger JC, Lunsford LD. Outcome predictors after gamma knife radiosurgery for recurrent trigeminal neuralgia. Neurosurgery 2010;67:1637–1644.
Kanpolat V, Savas A, Batay F, Sinav A. Computer Tomography-Guided Trigeminal Tractotomy-Nucleotomy in the Management of Vagoglossopharyngeal and Geniculate Neuralgias. Neurosurgery 1998;43:484–490.
Kanpolat Y, Savas A, Bekar A, Berk C. Percutaneous controlled radiofrequency trigeminal rhizotomy for the treatment of idiopathic trigeminal neuralgia: 25-year experience with 1.600 patients. Neurosurgery 2001;48: 524–532.
Kaplan NM. Microvascular Decompression: Hype or Hoax? Stroke 2001;32:2954–2955.
Katusic S, Beard CM, Bergstrahl, E, Kurland ET. Incidence and clinical features of trigeminal neuralgia, Rochester, Minnesota, 1945–1984. Ann Neurol 1990;27:89–95.
Katusic S, Williams DB, Beard CM, Bergstralh E, Kurland LT. Incidence and clinical features of glossopharyngeal neuralgia, Rochester, Minnesota, 1945–1984. Neuroepidemiology 1991;10:266–275.
Khan OA. Gabapentin Relieves Trigeminal Neuralgia in Multiple Sclerosis Patients. Neurology 1995;51:611–614.
Kirschner M. Elektrokoagulation des Ganglion Gasseri. Zbl Chir 1932;59:2841–2843.
Klun B, Prestor B. Microvascular relations of the trigeminal nerve: An anatomical study. Neurosurgery 1986;19: 535–539.
Kondo A. Follow-up results of using microvascular decompression for treatment of glossopharyngeal neuralgia. J Neurosurg 1998;88:221–225.
Kondziolka D., Lemley T, Kestle JR, et al. The effect of single application topical ophthalmic anesthesia in patients with trigeminal neuralgia. A randomized double-blind placebo-controlled trial. J Neurosurg 1994a;80:993–997.
Kondziolka D, Lunsford LD, Bissonette DJ. Long-term results after glycerol rhizotomy for multiple sclerosis-related trigeminal neuralgia. Can J Neurol Sci 1994b;21: 137–140.
Kondziolka D, Lacomis D, Niranjan A et al. Histological effects of trigeminal nerve radiosurgery in a primate model: implications for trigeminal neuralgia radiosurgery. Neurosurgery 2000;46:971–976.
Koopman JS, Dieleman JP, Huygen FJ, de Mos M, Martin CG, Sturkenboom MC. Incidence of facial pain in the general population. Pain 2009;147:122–127.
Kress B, Schindler M, Rasche D, Hähnel S, Tronnier V, Sartor K. Trigeminal neuralgia: how often are trigeminal nerve-vessel contacts found by MRI in normal volunteers. Rofo 2006;178:313–315.
Kuzniecky R, Ho S, Pan J, Martin R, Gilliam F, Faught E, Hetherington H. Modulation of cerebral GABA by topiramate, lamotrigine and gabapentin in healthy adults. Neurology 2002;58:368–372.
Laitinen LV, Brophy BP, Bergenheim AT. Sensory disturbance following percutaneous retrogasserian glycerol rhizotomy. Br J Neurosurg 1989;3:471–477.
Laha RK, Jannetta PJ. Glossopharyngeal neuralgia. Neurosurgery 1977;47:316–320.
Lazar ML, Kirkpatrick JB. Trigeminal neuralgia and multiple sclerosis: demonstration of the plaque in an operative case. Neurosurgery 1979;5:711–717.
Leandri M, Lunardi G, Inglese M, Messmer-Ucelli M, Mancardi GL, Gottlieb A, Solaro C. Lamotrigine in trigeminal neuralgia secondary to multiple sklerosis. J Neurol 2000;247:556–558.
Lechin F, van der Dijs B, Lechin ME et al. Pimozide therapy for trigeminal neuralgia. Arch Neurol 1989;46:960–963.
Lemos L, Fontes R, Flores S, Oliveira P, Almeida A. Effectiveness of the association between carbamazepine and peripheral analgesic block with ropivacaine for the treatment of trigeminal neuralgia. Journal of Pain Research 2010:3201–212.
Levy RM, Lamb S, Adams JE. Treatment of chronic pain by deep brain stimulation: long term follow-up and review of the literature. Neurosurgery 1987;21:885–893.
Lewy FI, Clyde B, McLaughlin MR, Jannetta PJ. Microvascular decompression of the left lateral medulla oblongata for severe refractory neurogenic hypertension. Neurosurgery 1998;43:1–9.
Linderoth B, Hakanson S. Paroxysmal facial pain in disseminated sclerosis treated by retrogasserian glycerol injection. Acta Neurol Scand 1989;80:341–346.
Lobato, RD, Rwas JJ, Sarabia R, Lamas E. Percutaneous microcompression of the gasserian ganglion for trigeminal neuralgia. J Neurosurg 1990;72:546–553.
Lopez BC, Hamlyn PJ, Zakrzewska JR. Stereotactic radiosurgery for trigeminal neuralgia: state of the evidence and recommendations for future reports. J Neurol Neurosurg Psychiatry 2004;75:1019–1024.
Love S, Hilton DA, Coakham HB. Central demyelination of the Vth nerve root in trigeminal neuralgia associated with vascular compression. Brain Pathol 1998;8:1–11.
Love S, Gradidge T, Coakham HB. Trigeminal neuralgia due to multiple sclerosis:ultrastructural findings in trigeminal rhizotomy specimens. Neuropathol Appl Neurobiol 2001;27:1–8.
Love S, Coakham HB. Trigeminal neuralgia. Pathology and pathogenesis. Brain 2002;124:2347–2360.
Lovely TJ, Jannetta PJ. Surgical management of geniculate neuralgia. Am J Otol 1997;18:512–517.
Lunardi G, Leandri M, Albano C, Cultrera S, Fracassi M, Rubino V, Favale E. Clinical effectiveness of lamotrigine and plasma levels in essential and symptomatic trigeminal neuralgia. Neurology 1997;48:1714–1717.
Maesawa S, Salame C, Flickinger JC et al. Clinical outcomes after stereotactic radiosurgery for idiopathic trigeminal neuralgia. J Neurosurg 2001;94:14–20.
McCarron MO, Bone I. Glossopharyngeal neuralgia referred from a pontine lesion. Cephalalgia 1999;19:115–117.
McLaughlin MR, Jannetta PJ, Clyde BL, Subach BR, Comey CH, Resnick DK. Microvascular decompression

of cranial nerves:lessons learned after 4 400 operations. J Neurosurg 1999;90:1–8.
Minagar A, Sheremata WA. Glossopharyngeal neuralgia and MS. Neurology 2000;54:1368–1370.
Moshe SL. Mechanisms of action of anticonvulsant drugs. Neurology 2000;55:S32–S40.
Naraghi R, Geiger H, Crnac J, Huk W, Fahlbusch R, Engels G, et al. Posterior fossa neurovascular anomalies in essential hypertension. Lancet 1994;344:1466–1470.
Naraghi R, Tanrikulu L, Troescher-Weber R et al. Classification of neurovascular compression in typical hemifacial spasm: three-dimensional visualization of the facial and the vestibulocochlear nerves. Neurosurg 2007;107: 1154–1163.
Nguyen JP, Keravel Y, Feve A, Uchiyama T, Cesaro P, Le Guerinel C, Pollin B. Treatment of deafferentation pain by chronic stimulation of the motor cortex: report of a series of 20 cases. Acta Neurochir Suppl 1997:68:54–60.
Nicol B, Regine WF, Courtney C, Meigooni A, Sanders M et al. Gamma knife radiosurgery using 90 Gy for trigeminal neuralgia. J Neurosurg 2000:93 Suppl 3:152–154.
Obermann M, Yoon MS, Sensen K, Maschke M, Diener HC, Katsarava Z. Efficacy of pregabalin in the treatment of trigeminal neuralgia. Cephalalgia 2008;28:174–181.
Okamura T, Kurokawa Y, Ikeda N, Abiko S, Ideguchi M, Watanabe K, Kido, T. Microvascular decompression for cochlear symptoms. J Neurosurg 2000;93:421–426.
Papay FA, Roberts JK, Wegryn TL, Gordon T, Levine HL. Evaluation of Syncope from Head and Neck Cancer. Laryngoscope 1989;99:382–388.
Patel A, Kassam A, Horowitz M, Chang Y-F. Microvascular decompression in the management of glossopharyngeal neuralgia: analysis of 217 cases. Neurosurgery 2002;50: 705–711.
Piedimonte F, Schvarcz JR. Stereotactic trigeminal nucleotomy for dysesthetic facial pain. Stereotact Funct Neurosurg 1997;68:175–181.
Pollock BE, Foote RL, Stafford SL, Link MJ, Gorman DA, Schomberg PJ. Results of repeated gamma knife radiosurgery for medically unresponsive trigeminal neuralgia. J Neurosurg 2000:93 Suppl 3:162–164.
Ramon F, Moore JW. Ephaptic transmission in squid giantaxons. Am J Physiol 1978;234:C162–169.
Rappaport ZH, Govrin-Lippmann R, Devor M. An electronmicroscopic analysis of biopsy samples of the trigeminal root taken during microvascular decompressive surgery. Stereotact Funct Neurosurg 1997;68:182–186.
Rasminsky M. Ectopic generation of impulses and crosstalk in spinal nerve roots of ›dystrophic‹ mice. Ann Neurol 1978;3:351–357.
Reder AT, Arnason BGW. Trigeminal neuralgia in multiple sclerosis relieved by a prostaglandin E analogue. Neurology 1995;45:1097–1100.
Régis J, Metellus P, Hayashi M, Roussel P, Donnet A, Bille-Turc F. Prospective controlled trial of gamma knife surgery for essential trigeminal neuralgia. J Neurosurg 2006;104:913–924.
Resnick DK, Jannetta PJ, Lundsford LD, Bissonette DJ. Microvascular decompression for trigeminal neuralgia in patients with multiple sclerosis. Surg Neurol 1996;46: 358–362.
Resnick DK, Levy EI, Jannetta PJ. Microvascular decompression for pediatric onset trigeminal neuralgia. Neurosurgery 1998;43:804–807.
Resnick DK, Jannetta PJ. Hyperactive rhizopathy of the vagus nerve and microvascular decompression. Case report. J Neurosurg 1999;90:580–582.
Rupa V, Saunders RL, Weider DJ. Geniculate neuralgia: the surgical management of primary otalgia. J Neurosurg 1991;75:505–511.
Rushton JG, Stevens JC, Miller RH. Glossopharyngeal (vagoglossopharyngeal) neuralgia. Arch Neurol 1981; 38:201–205.
Salar G, Ori C, Baratto V, Lob I, Minbruno S. Selective Percutaneous Thermo Lesions of the Ninth Cranial Nerve by Lateral Cervical Approach: Report of Eight Cases. Surg Neurol 1983;20:276–279.
Samii M, Rosahl SK, Carvalho GA, Krzizok T. Microvascular decompression for superior oblique myokymia: first experience. J Neurosurg 1998;89:1020–1024.
Shah SA, Khan MN, Shah SF, Ghafoor A, Khattak A. Is peripheral alcohol injection of value in the treatment of trigeminal neuralgia? An analysis of 100 cases. Int J Oral Maxillofac Surg. 2010 Dec 16.
Sist T, Filadora V, Miner M, Lema M. Gabapentin for Idiopathic Trigeminal Neuralgia: Report of Two Cases. Neurology 1997;48:1467–1468.
Slettebo H, Hirschberg H, Lindegaard KF. Long-term results after percutaneous retrogasserian glycerol rhizotomy in patients with trigeminal neuralgia. Acta Neurochir 1993;122:231–235.
Smith KJ, McDonald WI. Spontaneous and mechanically evoked activity due to central demyelinating lesion. Nature 1980;286:154–155.
Smith KJ, McDonald WI. Spontaneous and evoked electrical discharges from a central demyelinating lesion. J Neurol Sci 1982;55:39–47.
Solaro C, Lunardi GL, Capello E, Inglese M, Messmer Ucelli MM, Ucelli A, Mancardi GL. An open-label trial of gabapentin treatment of paroxysmal symptoms in multiple sclerosis patients. Neurology 1998;51:609–611.
Solaro C, Messmer-Ucelli M, Ucelli A, Leandri M, Mancardi GL. Low-dose Gabapentin with either lamotrigine or carbamazepine can be useful therapies for trigeminal neuralgia in multiple sklerosis. Eur Neurol 2000;44:45–48.
Solomon S, Lustig JP. Benign Raeder's syndrome is probably a manifestation of carotid artery disease. Cephalalgia 2001;21:1–11.
Stieber VW, Bourland JD, Ellis TL. Glossopharyngeal neuralgia treated with gamma knife surgery: treatment outcome and failure analysis. Case report. Neurosurgery 2005;102:S155–157.
Sweet WH. The treatment of trigeminal neuralgia (tic douloureux). N Engl J Med 1986;315:174–177.
Taha JM, Tew JM Jr. Long-term Results of Treatment of Idiopathic Neuralgias of the Glossopharyngeal and Vagal Nerves. Neurosurgery 1995;36:926–931.
Taub E, Munz M, Tasker RR. Chronic electrical stimulation of the gasserian ganglion for the relief of pain in a series of 34 patients. J Neurosurg 1997;86:197–202.
Taylor JC, Brauer S, Espir ML. Long-term treatment of trigeminal neuralgia with carbamazepine. Postgrad J 1981;57:16–18.
Yoshimasu F, Kurland LT, Elveback LR. Tic douloureaux in Rochester, Minnesota, 1945–1969. Neurology 1972;22: 952–956.
Young JN, Wilkins RH. Partial sensory trigeminal rhizotomy at the pons for trigeminal neuralgia. J Neurosurg 1993;79:680–687.
Young RF, Vermeulen SS, Grimm P, Blasko J, Posewitz A. Gamma Knife radiosurgery for treatment of trigeminal neuralgia: idiopathic and tumor related. Neurology 1997;48:608–614.
Zakrzewska JM. Patsalos PN. Oxcarbazepine: A New Drug in the Management of Intractable Trigeminal Neuralgia. J Neurol Neurosurg Psychiat 1989;52:472–476.
Zakrzewska JM, Patsalos PN. Drugs used in the Management of Trigeminal Neuralgia. Oral Surg Oral Med Oral Pathol 1992;74:439–450.
Zakrzewska JM, Chaudhry Z, Nurmikko TJ, Patton DW, Mullens EL. Lamotrigine (lamictal) in refractory trigeminal neuralgia: results from a double-blind placebo controlled crossover trial. Pain 1997;73:223–230.
Zakrzewska JM, Lopez BC, Kim SE, Coakham HB. Patient reports of satisfaction after microvascular decompression and partial sensory rhizotomy for trigeminal neuralgia. Neurosurgery 2005;56:1304–1311.
Zvartau-Hind M, Din MU, Gilani A, Lisak RP, Khan OA. Topiramat relieves refractory trigeminal neuralgia in MS patients. Neurology 2000;55:1587–1588.

A 6 Anhaltender idiopathischer Gesichtsschmerz

*von C. Gaul, M. Dieterich und D. Ettlin**

A 6.1 Klinik

Der frühere Begriff atypischer Gesichtsschmerz wurde eingeführt, um die Trigeminusneuralgie als typischen Gesichtsschmerz von anderen Gesichtsschmerzen abzugrenzen (Frazier 1924). In der Vergangenheit war er Sammelbegriff für anderweitig nicht klassifizierbare Gesichtsschmerzen (Weddington und Blazer 1979). Mittlerweile wurde der Bedarf für eine differenziertere Diagnostik und Klassifikation orofazialer Schmerzen erkannt, und die Internationale Kopfschmerzgesellschaft (IHS) hat die Bezeichnung *anhaltender idiopathischer Gesichtsschmerz* eingeführt (IHS; The Headache Classification Committee of the International Headache Society 2004). Dieser wird nicht mehr als Sammelbegriff, sondern als Ausschlussdiagnose verwendet.

Nach den aktuellen Kopfschmerz-Klassifikationskriterien (International Classification of Headache Disorders; ICHD) handelt es sich um einen Schmerz, der *nicht* die Kriterien einer Gesichtsneuralgie erfüllt und *nicht* mit Zeichen einer organischen Läsion assoziiert ist. Die Hirnnerven und der der übrige klinisch-neurologische Befund sind unauffällig, insbesondere besteht *kein* sensorisches Defizit, und auch bildgebende Verfahren zeigen *keine* relevanten pathologischen Befunde. Es bestehen lediglich zwei vage formulierte operationale Einschlusskriterien (Zeitmuster und Lokalisation): a) der Schmerz ist täglich und über den größten Teil des Tages vorhanden und b) anfangs ist der Schmerz auf eine umschriebene Region einer Gesichtshälfte beschränkt, sitzt tief und ist schlecht lokalisierbar. Geradezu »typisch« für den anhaltenden idiopathischen Gesichtsschmerz ist, dass er anatomisch *keinem* Hirn- oder um unbedingt dem Schmerzleiden eine organische Ursache zuzuordnen. Der Teufelskreis vom »Doctor-Shopping« lässt sich nur aufhalten, wenn möglichst früh eine psychologische Diagnostik und Therapie angeboten werden (de Zwaan und Muller 2006, Kröner-Herwig 2011). Invasive Therapien führen meist zur Symptom- und Schmerzverstärkung. Weil Verletzungen oder Operationen von Gesicht, Zähnen und Kiefer den persistierenden Schmerz auslösen bzw. verstärken können, ist eine Abgrenzung zu neuropatischen Schmerzen notwendig.

Der Stellenwert neurophysiologischer Zusatzuntersuchungen (z. B. Blinkreflex oder somatosensorisch evozierte Potenziale) zum Nachweis neuropathischer Schmerzanteile ist noch unklar (Forssell et al. 2007). Ob die neu Zervikalnerven zuzuordnen ist. Die Schmerzintensität kann deutlich fluktuieren, wobei der Nachtschlaf beim anhaltenden idiopathischen Gesichtsschmerz kaum beeinträchtigt ist. Gelegentlich berichten Patienten, dass ihr Schmerz durch Stress, Wärme/Kälte oder Wetterwechsel verschlimmert wird. Weil sich zum Teil Patienten mit bilateralen Schmerzen, Dysästhesien oder episodischen Gesichtsschmerzen präsentieren, können im aktuellen ICHD-System nicht alle Gesichtsschmerzen diagnostisch klar zugeordnet werden. Eine Mischdiagnose zwischen klassischer Trigeminusneuralgie und anhaltendem idiopathischem Gesichtsschmerz wurde vorgeschlagen, hat sich aber nicht durchgesetzt (Burchiel 2003). Dies wohl auch, weil der zeitlichen Fluktuation der Schmerzen bisher zu wenig wissenschaftliche Beachtung geschenkt wurde (Foss et al. 2006).

Es ist empfehlenswert, zur Illustration des Schmerzbildes über mehrere Wochen ein Schmerztagebuch führen zu lassen, in dem auch die Begleitsymptome wie Dysästhesien und Parästhesien festgehalten werden. Diese den Schmerz begleitenden, aber oft organisch nicht ausreichend erklärbaren Beschwerden können bisweilen das klinische Bild im Sinne einer somatoformen Störung dominieren. Das teilweise hartnäckige Festhalten an bizarren Vorstellungen als Schmerzursache kann zur großen Herausforderung werden. Mitunter wird von Entzündungsherden (periodische Schwellung, Sekretentleerung), Erregern (»wie Würmer im Kiefer«) oder nicht nachvollziehbaren Fehlstellungen der Zähne berichtet, oft verbunden mit dem zwanghaften Wunsch nach zahnärztlichen bzw. operativen Eingriffen (Baile und Myers 1986, Reeves und Merrill 2007, Hanihara et al. 2009). Eine *iatrogene* Fixierung des fehlerhaften Krankheitsmodells muss verhindert werden, ohne jedoch eine rein psychische Ursache zu postulieren, da dies oft erst recht zu einem verbissenen Bemühen der Patienten führt, immer wieder neue Ärzte aufzusuchen, entwickelten Protokolle zur extra- und intraoralen quantitativen sensorischen Testung (QST) hilfreich sind, wird die Zukunft zeigen (Cruccu et al. 2010, Maier et al. 2010, Pigg et al. 2010). Es fehlen bislang im Mund- und Gesichtsbereich die nötigen Referenzdaten. Die Etablierung intraoraler QST-Protokolle lässt hoffen, dass auch für die atypische Odontalgie (anhaltender idiopathischer Zahnschmerz), die klinisch nicht immer vom anhaltenden idiopathischen Gesichtsschmerz abgegrenzt werden kann, eine differenziertere Klassifikation ermöglicht wird. Für Begutachtungszwecke ist hervorzuheben, dass nicht vorhersagbar ist, welche Personen einen anhaltenden den idiopathischen Zahn- oder Gesichtsschmerz entwickeln, denn dieser kann auch nach lege artis durchgeführten Eingriffen auftreten. Bildgebende

* Autor dieses Kapitels in der 5. Auflage: M. Dieterich.

Verfahren umfassen heutzutage die digitale Volumentomographie und die Magnetresonanztomographie.
Von großer klinischer Bedeutung ist, dass psychische Komorbiditäten beim anhaltenden idiopathischen Zahn- und Gesichtsschmerz häufig sind und daher eine schmerzpsychologische Beurteilung angezeigt ist, auch wenn Hinweise auf eine somatoforme Störung fehlen (Raphael 2008). Als Screening-Instrument ist zur Erfassung der schmerzbedingten Beeinträchtigung die Skala zur Graduierung chronischer Schmerzen (Graded Chronic Pain Scale) geeignet (Von Korff et al. 1990). Damit können in der Regel komplexe Fälle mit psychotherapeutischer Behandlungsbedürftigkeit triagiert werden. In diesem Zusammenhang ist die Erweiterung der ICD-10-GM um die Diagnose F45.41 »Chronische Schmerzstörung mit somatischen und psychischen Faktoren« im Jahr 2009 als ein wesentlicher Fortschritt zu werten (Nilges und Rief 2010). Diese Diagnose bezieht sich auf chronische Schmerzen, bei denen es als sehr wahrscheinlich gilt, dass somatische Krankheitsfaktoren eine auslösende bzw. aufrechterhaltende Rolle spielen, aber auch psychologische Faktoren für das Krankheitsverständnis und/oder die Behandlung von Relevanz sind. Die Beobachtung, dass Patienten mit anhaltendem idiopathischen Gesichtsschmerz im Vergleich zu Patienten mit Trigeminusneuralgie stärker in ihren Alltagsaktivitäten beeinträchtigt sind, unterstreicht den Stellenwert psychosozialer Aspekte bei Diagnostik und Therapie (Lee et al. 2010). Insgesamt besteht derzeit aufgrund der vagen operationalen Kriterien und ungenügenden differenzialdiagnostischen Abgrenzungen eine inhomogene Datenlage zum anhaltenden idiopathischen Gesichtsschmerz und zu verwandten orofazialen Schmerzbildern. Für die neurologische Beurteilung ergibt sich daraus, dass der Differenzialdiagnostik inkl. psychologischer Diagnostik hinsichtlich einer adäquaten Therapie viel Platz eingeräumt werden muss.

Die internationale Kopfschmerz-Gesellschaft (ICHD-II 2004) definiert den anhaltenden idiopathischen Gesichtsschmerz als »andauernden Gesichtsschmerz, der nicht die Charakteristika einer Neuralgie aufweist und bei dem keine pathologischen laborchemischen oder apparativen (z. B. röntgenologischen) Befunde und keine ersichtlichen organischen Ursachen gefunden werden können. Er tritt täglich für die meiste Zeit des Tages oder den ganzen Tag auf, zu Beginn lokalisiert in einer Gesichtshälfte, und kann sich im weiteren Verlauf auf Ober- und Unterkiefer, andere Gesichtsbereiche oder den Nacken ausbreiten. Er wird an der Oberfläche und/oder in der Tiefe schlecht lokalisiert angegeben und ist nicht mit Sensibilitätsstörungen verbunden.« Im Kommentar wird explizit ergänzt, dass solche Schmerzen durch eine Operation oder durch Verletzung des Gesichts, der Zähne oder des Zahnfleisches ausgelöst werden können und auch ohne nachweisbare lokale Ursache persistieren. Analog dazu wird enoral die anhaltende idiopathische (»atypische«) Odontalgie für einen kontinuierlichen Schmerz im Bereich der Zähne oder der Zahnhöhle nach Extraktion verwandt, wenn andere übliche dentale Ursachen ausgeschlossen sind.

Die Problematik der Klassifikation wurde von der IHS, der Internationalen Gesellschaft zum Studium des Schmerzes (IASP; Interessengemeinschaft orofaziale Schmerzen) sowie vom Internationalen Konsortium für Myoarthropathien (International RDC/TMD Consortium Network) erkannt. Zurzeit werden Anstrengungen unternommen, um eine differenziertere Klassifikation orofazialer Schmerzen zu erarbeiten (Ohrbach et al. 2010). Bemerkenswert ist, dass sich aktuell die therapeutischen Optionen für unterschiedliche orofaziale Schmerzen nicht wesentlich unterscheiden. Es scheint deshalb angemessen, in diesem Kapitel den anhaltenden idiopathischen Gesichtsschmerz stellvertretend für weitere, bislang unklassifizierte Schmerzbilder zu besprechen.

A 6.2 Epidemiologie, Verlauf

Erst in den letzten Jahren wurde der anhaltenden idiopathische Gesichtsschmerz vermehrt beachtet, obwohl ca. 10 % der westlichen Bevölkerung an chronischen orofazialen Schmerzen leiden (Shinal und Fillingim 2007) Eine aktuelle Arbeit fand eine Inzidenz von 4,4/100 000, mit einem Frauenanteil von 75 % (Koopman et al. 2009), populationsbasierte Untersuchungen liegen jedoch nicht vor. Das Hauptmanifestationsalter liegt zwischen dem 30. bis 60. Lebensjahr. Die neurologische Diagnostik anhaltender orofazialer Schmerzen erschweren invasive Vorbehandlungen durch Zahn- und Hals-Nasen-Ohren-Ärzten, die weniger nach medizinischer Indikation als vielmehr aufgrund des Drängens der Patienten durchgeführt wurden (Pfaffenrath et al. 1993). Erschwerend sind die häufigen komorbiden Schmerzerkrankungen wie Rücken- oder Nackenschmerzen, Myoarthropathien des Kausystems, Migräne, Colon irritabile oder Dysmenorrhöen (Feinmann 1988). Für die Behandlung spielen psychische Belastungen eine wichtige Rolle, da orofaziale Schmerzpatienten im Vergleich zur Normalbevölkerung dreimal häufiger psychische Stressbelastungen erleben (Macfarlane et al. 2002). Ob diese Mitursache oder Folge der anhaltenden Schmerzen sind, bleibt unklar (Stohler 2001). Wegen der Schwierigkeiten der diagnostischen Klassifikation orofazialer Schmerzen fehlen gute Langzeitstudien zum Verlauf.

A 6.3 Therapeutische Prinzipien

Die Pathophysiologie des Krankheitsbildes ist nicht geklärt. Es mehren sich Arbeiten, die den anhaltenden idiopathischen Gesichtsschmerz zumindest teilweise den neuropathischen Schmerzsyndromen zuordnen. Mit Blinkreflex und QST konnten bei 75 % der Patienten diskrete Auffälligkeiten als Hinweis auf peripher neuropathische Veränderungen nachgewiesen werden (Lang et al. 2005a, Forssell et al. 2007), wobei jedoch kritisch berücksichtigt werden muss, dass in den Arbeiten – wie auch in der ICHD-II – auf die große Zahl vorheriger operativer Eingriffe an den Zähnen und dem paranasalen Sinus hingewiesen wird. Die Bedeutung vorausgegangener dentaler Eingriffe ist hoch, wenn man berücksichtigt, dass bei ca. 5 % der Patienten nach Zahnwurzelbehandlung ein Schmerz persistiert (Nixdorf et al. 2010). Es bleibt demnach offen, ob es sich bei den Fällen mit abnormen Befunden im QST um einen primär neuropathischen Schmerz handelt oder um eine Folge rezidivierender Traumatisierungen somatosensorischer Strukturen. Im Gegensatz zur Trigeminusneuralgie scheint ein neurovaskuläres Kompressionssyndrom keine Rolle zu spielen (Lang et al. 2005b). Inwieweit die mittels PET dokumentierten zentralnervösen Veränderungen am komplexen Beschwerdebild Anteil haben, bleibt zu klären (Hagelberg et al. 2003). Mittels Voxel-basierter Morphometrie konnten vergleichbare Veränderungen der zentralen Schmerzmatrix wie bei zahlreichen anderen Schmerzerkrankungen nachgewiesen werden. Es zeigte sich eine Abnahme des Volumens der grauen Substanz im linken anterioren Cingulum (ACC) und der linken Inselregion sowie im sensomotorischen Kortex im Bereich der zentralen Repräsentation des Gesichts rechts (Schmidt-Wilcke et al. 2010). Eine Differenzierung, welche zentralen Befunde mit somatisch-nociceptiven, psychologischen oder therapeutischen Faktoren assoziiert sind, gibt es noch nicht. Zusammenfassend kann bezüglich der Pathophysiologie ein im Einzelfall unterschiedliches Zusammenwirken verschiedener Faktoren diskutiert werden: a) Veränderung der zentralen Schmerzwahrnehmung, möglicherweise iatrogen getriggert durch periphere und zentrale Sensibilisierung, b) Symptomverstärkung und Aufrechterhaltung durch psychische Komorbidität sowie c) Überlappung des Schmerzbildes des »reinen« anhaltenden idiopathischen Gesichtsschmerzes mit neuropathischem Gesichtsschmerz (Mikrotraumatisierung) und/oder einer Myoarthropathie des Kausystems (s. Kap. A 7).

Die diagnostische Unsicherheit beim anhaltenden idiopathischen Gesichtsschmerz führt häufig zu einer Eskalation (zahn)medizinischer Interventionen unter der Vorstellung unterschiedlicher struktureller Erkrankung (z. B. chronische Pulpitis oder chronische Sinusitis). Interventionell tätige Behandler fühlen sich oft verpflichtet, alles »Machbare« zu tun, während Gesichtsschmerzpatienten (wie die meisten chronischen Schmerzpatienten) dazu neigen, jede ihnen angebotene somatische Therapieform anzunehmen. Je spezialisierter der Therapeut, desto eher besteht die Tendenz, dass die Idealisierung seiner Person durch den Patienten ihn dazu verleitet, nichts unversucht zu lassen. Die Abfolge frustraner Behandlungen führt leider oft dazu, dass Patienten im Verlauf ihrer »Krankenkarriere« ein Misstrauen gegen Ärzte entwickeln und so zunehmend in die Rolle des »schwierigen« Kranken hineinwachsen (Franz und Bautz 2011). Dieser Entwicklung sollte vorgebeugt werden, indem frühzeitig eine kontinuierliche Betreuung durch einen erfahrenen Neurologen oder Schmerztherapeuten in Zusammenarbeit mit einem Psychiater oder Psychologen einsetzt. Eines der wichtigsten Therapieziele muss daher sein, den Patienten vor unnötigen oder gar schädlichen Eingriffen zu bewahren.

A 6.4 Pragmatische Therapie

A 6.4.1 Das ärztliche Gespräch

Im Mittelpunkt der Therapie steht das empathische aufklärende Gespräch. Patienten sollten insbesondere darüber informiert werden, dass operative Eingriffe an Zähnen, Kiefer und Gesicht die persistierenden Schmerzen nicht lindern können, sondern diese mit hoher Wahrscheinlichkeit verstärken. Symptombezogene Befürchtungen müssen ausführlich besprochen werden, denn besonders bei Personen mit Tendenz zum Katastrophisieren kann damit der Leidensdruck erheblich reduziert werden (Richardson et al. 2009). Auch wenn keine psychischen Störungen mit Krankheitswert vorliegen, sollte der neurologische Facharzt von Anfang an die Wichtigkeit einer unterstützenden psychotherapeutischen Begleitung ansprechen.

A 6.4.2 Medikamentöse Therapie

Die Pharmakotherapie des anhaltenden idiopathischen Gesichtsschmerzes orientiert sich an den Empfehlungen für andere chronische Schmerzen (Finnerup et al. 2010, Attal et al. 2010). Falls Schmerzfreiheit erreicht wird, kann eine Weiterführung über drei bis sechs Monate und danach ein langsames Ausschleichen versucht werden. Zu diesem Vorgehen liegen jedoch keine gesicherten Daten vor.

Tab. A 6.1: Medikamente bei anhaltendem idiopathischem Gesichtsschmerz

Substanz	Durchschnittliche Tagesdosis	Maximale Tagesdosis	Evidenz
1. Wahl:			
• Amitriptylin	10–75 mg	150 mg	↑, B
• Nortriptylin	10–100 mg	150 mg	↑, B
• Amitriptylinoxid	60–90 mg	120 mg	↑, B
2. Wahl:			
• Gabapentin	300–1 200 mg	3 600 mg	↑, B
• Pregabalin	25–450 mg	600 mg	
• Fluoxetin	20–60 mg	60–80 mg	
• Paroxetin	20–40 mg	50 mg	
• Venlafaxin	75–225 mg	225 mg	
• Cymbalta	30–60 mg	120 mg	
3. Wahl:			
• Carbamazepin	300–1 200 mg	2 400 mg	↑, C
• Oxcarbazepin	600–2 400 mg	3 000 mg	
• Topiramat	50–150 mg	400 mg	

A 6.4.2.1 Trizyklische Antidepressiva

Bei Patienten mit einem Dauerschmerz werden trizyklische Antidepressive wie Amitriptylin, Nortriptylin oder Amitriptylinoxid mit Erfolg eingesetzt (s. **Tab. A 6.1**). In einer Verlaufsuntersuchung einer niedrig dosierten Amitriptylin-Therapie über ein Jahr zeigten 75 % der Patienten eine signifikante Schmerzlinderung nach einem Monat und 93 % nach einem Jahr (Guler et al. 2005). Erfreulich ist, dass diese Medikamentengruppe auch für komorbide Kopfschmerzen hilfreich ist (Jackson et al. 2010). Bei Schlafstörungen empfiehlt sich, das Medikament einige Stunden vor der Nachtruhe einzunehmen. Dosisabhängige Nebenwirkungen sind Müdigkeit, Mundtrockenheit, Akkommodationsstörungen, Obstipation, Harnverhalt, intensive Träume und vorwiegend bei älteren Patienten arterielle Hypotonie und Tachykardie.

A 6.4.2.2 Serotonin-Wiederaufnahmehemmer

Wenn Patienten trotz niedriger Dosierung die Nebenwirkungen der trizyklischen Antidepressiva nicht tolerieren, kann der Einsatz neuer, jedoch teurerer Serotonin-Wiederaufnahmehemmer (SSRI) erwogen werden. Zu beachten ist, dass Präparate dieser Gruppe im Vergleich zu den Trizyklika häufiger Übelkeit verursachen können (Omori et al. 2010) und die Wirksamkeit dieser Antidepressiva auf Gemütsstörungen in jüngster Zeit kontrovers diskutiert wird (Arroll et al. 2009, Pigott et al. 2010).

A 6.4.2.3 Dual wirkende Antidepressiva

Bei neuropathischen und anderen Schmerzen werden zunehmend neuere, dual (d. h. auf den Serotonin- und Noradrenalinstoffwechsel) wirkende Substanzen eingesetzt. Für den anhaltenden idiopathischen Gesichtsschmerz wurde bislang Venlafaxin geprüft, zeigte jedoch keine hohe Wirksamkeit. Dies könnte an der kurzen Therapiedauer und der niedrigen mittleren Dosierung von nur 75 mg gelegen haben (Forssell et al. 2004). Die für die analgetische Wirkung wichtige duale Wirkung wird erst ab einer Dosierung von mindestens 150 mg erwartet. Die Serotonin-Reuptake-Hemmung von Venlafaxin ist dabei der Noradrenalin-Reuptake-Hemmung deutlich überlegen.

A 6.4.2.4 Antikonvulsiva

Natriumkanalblocker wie Carbamazepin gelten als Mittel der ersten Wahl bei der Trigeminusneuralgie, sind aber beim anhaltenden idiopathischen Gesichtsschmerz meist weniger wirksam. Ihr Einsatz wird in Kapitel A 5 detailliert dargestellt. Unter der Annahme, dass neurale Sensibilisierungsprozesse auch beim anhaltenden idiopathischen Gesichtsschmerz eine pathophysiologische Rolle spielen, ist der Einsatz neuerer präsynaptischer Kalziumkanal Inhibitoren wie Gabapentin und Pregabalin begründbar. Allerdings liegen dazu keine ausreichenden Daten vor (Zakrzewska 2010). Kasuistisch wurde über den erfolgreichen Einsatz von Topiramat berichtet (Volcy et al. 2006).

A 6.4.3 Psychotherapeutische Interventionen

Wenn eine behandlungsbedürftige psychische Komorbiditäten besteht, ist eine Psychotherapie indiziert. Aber auch psychopathologisch unauffällige chronische Schmerzpatienten können von einer unterstützenden Psychotherapie profitieren, da Schmerzen als multidimensionale Erfahrung durch den verbesserten Umgang auf den Ebenen der Gedanken (»was befürchte ich«) und des Verhaltens (»wie kann ich die Schmerzen beeinflussen, welche unterstützende Ressourcen habe ich«) moduliert werden können (Vlaeyen und Morley 2005, Raphael 2008). Für die kognitive Verhaltenstherapie sind sowohl Wirksamkeit als auch Kosteneffizienz nachgewiesen (Stowell et al. 2007, Aggarwal et al. 2010). In einer kontrollierten Studie konnte mittels Hypnose bei für diese Therapieform empfänglichen Patienten eine Reduktion der Schmerzen und der Analgetikaeinnahme gegenüber Entspannungstraining gezeigt werden (Abrahamsen et al. 2008). Schlafstörungen können das klinische Bild chronischer Schmerzen komplizieren und sollten mit behandelt werden. Auch hier kann kognitive Verhaltenstherapie Hilfe bieten, ist sie doch mindestens so wirksam wie medikamentöse Schlafregulation (Jacobs et al. 2004).

A 6.4.4 Neurochirurgische und interventionelle Ansätze

Bei refraktären Gesichtsschmerzen wird über folgende neuromodulatorische Ansätze berichtet: tiefe Hirnstimulation von Thalamus (Duncan et al. 1998, Davis et al. 2000), periaquäduktalem und präventrikulärem Grau (Nandi et al. 2002) und Motorkortex (Thomas et al. 2009, Esfahani et al. 2011). Von diesen Verfahren scheint die Motorkortexstimulation am vielversprechendsten.

A 6.5 Unwirksam oder obsolet

Jede invasive Therapie (operative Eingriffe, Infiltrationen an Zähnen, Kiefer, Nasennebenhöhlen etc.) muss wegen Schädigungsmöglichkeiten und Unwirksamkeit unterlassen werden. Operative Eingriffe am N. trigeminus lindern den Schmerz nicht oder nur temporär und können u. a. zur Anaesthesia dolorosa führen. Eine Wirksamkeit von Infrarot- und Neuraltherapie, Elektrotherapie, Hydrotherapie, Massagen und chiropraktische Behandlung ist nicht belegt.

A 6.6 Verwandte Krankheitsbilder

Die Differentialdiagnose des anhaltenden idiopathischen Gesichtsschmerzes ist ausgesprochen breit. Sie umfasst sämtliche Schmerzen im Gesicht und bedarf einer sorgfältigen Anamnese und klinischen Untersuchung, um Erkrankungen der Zähne, Kiefer, Nase und Nasennebenhöhlen sowie Augen und Orbita auszuschließen (Siccoli et al. 2006).

A 6.6.1 Trigeminusneuralgie und andere Neuralgien im Kopf-Hals-Bereich (Kapitel A 5)

Neuralgien sind durch kurz dauernde, elektrisierend einschießende Schmerzattacken gekennzeichnet. Typischerweise sind diese auf das Versorgungsgebiet eines Nerven bzw. -astes beschränkt. Am häufigsten ist der Nervus trigeminus betroffen. Typisch für Neuralgien ist neben spontanen Attacken die Provokation von Schmerzparoxysmen durch leichte Berührung (Windzug, duschen, rasieren, schminken) sowie Sprechen und Kauen. Die Differenzialdiagnostische Überlappungen zum anhaltenden idiopathischen Zahn- und Gesichtsschmerz entsteht dann, wenn sich bei langjähriger Neuralgie ein nicht elektrisierender Dauerschmerz zwischen den Attacken entwickelt.

A 6.6.2 Schmerzen des Kausystems (Kapitel A 7)

Vom anhaltenden idiopathischen Gesichtsschmerz ist die Myoarthropathie der Kausystems (MAP) bzw. Craniomandibuläre Dysfunktion (CMD) abzugrenzen, die in Kapitel A 7 dargestellt werden. Besonders bei myopathischer Schmerzursache kann die Differenzierung klinisch schwierig sein und es ist zu beachten, dass beide Entitäten als komorbide Schmerzen auftreten können.

A 6.6.3 Neuropathische Gesichtsschmerzen

Neuropathische Schmerzen zeichnen sich dadurch aus, dass der Schmerz als Folge einer Läsion im somatosensorischen System auftritt. Charakteristisch ist ein brennender Schmerz und Zeichen einer Nervenläsion im klinischen Befund (z. B. An- oder Dysästhesien, Hyperalgesie oder Allodynie) (Cruccu et al. 2010). Neuropathische Schmerzen im Gesicht können nach Trauma (z. B. nach Mittelgesichtsfrakturen mit Nervenläsion) oder iatrogen entstehen (z. B. operative Eingriffe an Zähnen, Nasennebenhöhlen oder Ganglion trigeminale). Wenn die Sensibilitätsstörungen nach trigeminalen Eingriffen dominieren, wird der Begriff »Anaesthesia dolorosa« verwendet. Nach Thalamus- oder Hirnstamminfarkten sind neuropathische Gesichtsschmerzen ebenfalls möglich; diese können erst nach längerer Latenz auftreten (Nasreddine und Saver 1997, Fitzek et al. 2001).
Unter neuropathischen Gesichtsschmerzen muss die postherpetische Neuralgie erwähnt werden, besonders wenn Hauteffloreszenzen in der Akutphase übersehen wurden oder gering ausgeprägt waren. Das »Burning Mouth Syndrom« wird mittlerweile pathophysiologisch als lokalisierte Neuropathie verstanden (Lauria et al. 2005). Hier ist eine weitere seltene Differenzialdiagnose zu nennen, das »Neck-Tongue-Syndrom«, bei Kopfbewegungen kommt es hierbei zu Schmerzen in der Zunge. Das »Numb Chin Syndrom« ist charakterisiert durch Taubheit im Bereich des Kinns und kann ebenfalls von Schmerzen begleitet sein. Es handelt sich auch um eine lokalisierte Neuropathie. Trotz seiner Seltenheit ist dieses Syndrom von großer Bedeutung, da es ein Erstsymptom unterschiedlichster Malignome sein kann und eine ausgiebige Tumorsuche erfordert (Colella et al. 2009).
Die Liste von Tumoren im Schädelbereich inklusive der Knochen- und Weichteiltumore im Gesicht, die zu schmerzhaften trigeminalen Läsionen führen, umfasst u. a. Akustikusneurinome, Cholesteatome, Meningiome, Osteome, Parotistumore, Lymphome und Angiome (Bullitt et al. 1986, Kesse et al. 2003, Gomez et al. 2007, Graff-Radford 2009).

A 6.6.4 Primäre Kopfschmerzen (Kapitel A 1, 2, 3, 10)

Auch primäre Kopfschmerzen können ihre Hauptschmerzlokalisation im Gesicht haben. Als »orofaziale Migräne« wird eine Form der Migräne bezeichnet, die hinsichtlich ihrer Zeit- und Verlaufscharakteristika sowie der Begleitsymptome einer Migräne entspricht. Diese Schmerzen können auf Triptane und Migräneprophylaktika ansprechen (Gaul et al. 2007). Ebenso wurden eine orofaziale Lokalisation des Clusterkopfschmerzes beschrieben, der ohnehin aufgrund der maximalen periorbitalen Schmerzausprägung in die Differentialdiagnose von Gesichtsschmerzen einzubeziehen ist (Gaul et al. 2008). Weitere primäre Kopfschmerzen, die differenzialdiagnostisch bedacht werden müssen, sind andere trigeminoautonome Kopfschmerzen (paroxysmale Hemikranie, SUNCT-Syndrom) und die Hemicrania continua, der Kopfschmerz vom Spannungstyp und der zervikogene Kopfschmerz.

A 6.6.5 Gesichtsschmerzen mit anderen Charakteristika

Ein Dauerschmerz variabler Intensität steht beim anhaltenden idiopathischen Gesichtsschmerz im Vordergrund. Dennoch sollte differenzialdiagnostisch an andere Entitäten gedacht werden. Ein Glaukom tritt typischerweise mit akuter Schmerzattacke im periorbitalen Bereich auf. Dabei kann es zur Beteiligung des autonomen Nervensystems (z. B. Augentränen) kommen (cave: trigeminoautonomer Kopfschmerz). Zusätzlich sind bei vorwiegend periorbitalem Schmerz weitere Erkrankungen von Auge oder Sehnerv zu bedenken (Optikusneuritis, Okuläre Myositis, Pseudotumor cerebri). Das Tolosa-Hunt-Syndrom beschreibt eine schmerzhafte okulomotorische Parese, die mit einer periorbitalen Sensibilitätsstörung sowie autonomen Begleitsymptomen einhergehen kann. Die Ursache ist unklar. Spontane Remissionen im Verlauf und gutes Ansprechen auf Kortikoide wurden berichtet (Kline und Hoyt 2001). Bei älteren Patienten stellt die Arteriitis temporalis eine wichtige Differenzialdiagnose dar, die durch die Erhöhung von CRP und Blutsenkung diagnostiziert werden kann. Eine Karotisdissektion (spontan oder traumatisch) kann mit akuten, seitlich vom Hals ins Gesicht ausstrahlenden Schmerzen imponieren und wird teilweise von einem Horner-Syndrom begleitet. Aufgeführt werden immer wieder Affektionen der Nasennebenhöhlen als Ursache von Gesichtsschmerzen – dieser Zusammenhang darf bezweifelt werden. Eine akute Sinusitis mit putridem Sekret und intrasinusidaler Druckerhöhung kann mit einem pulsierenden Schmerz einhergehen, nicht jedoch eine chronisch-allergische Rhinosinusitis (Jones 2009, Agius 2010, Ravindran und Baraniuk 2010).

A 6.7 Literatur

Abrahamsen R, Baad-Hansen L, Svensson P. Hypnosis in the management of persistent idiopathic orofacial pain – clinical and psychosocial findings. Pain 2008;136: 44–52.

Aggarwal VR, Tickle M, Javidi H, Peters S. Reviewing the evidence: can cognitive behavioral therapy improve outcomes for patients with chronic orofacial pain? J Orofac Pain 2010;24:163–171.

Agius AM. Long-term follow-up of patients with facial pain in chronic rhinosinusitis – correlation with nasal endoscopy and CT. Rhinology 2010;48:59–64.

Arroll B, Elley CR, Fishman T, Goodyear-Smith FA, Kenealy T, Blashki G et al. Antidepressants versus placebo for depression in primary care. cochrane Database Syst Rev 2009;CD007954.

Attal N, Cruccu G, Baron R, Haanpaa M, Hansson P, Jensen TS et al. EFNS guidelines on the pharmacological treatment of neuropathic pain: 2010 revision. Eur J Neurol 2010;17:1113–1123.

Baile WF, Jr., Myers D. Psychological and behavioral dynamics in chronic atypical facial pain. Anesth Prog 1986;33:252–257.

Bullitt E, Tew JM, Boyd J. Intracranial tumors in patients with facial pain. J Neurosurg 1986;64:865–871.

Burchiel KJ. A new classification for facial pain. Neurosurgery 2003;53:1164–1166.

Colella G, Giudice A, Siniscalchi G, Falcone U, Guastafierro S. Chin numbness: a symptom that should not be underestimated: a review of 12 cases. Am J Med Sci 2009;337:407–410.

Cruccu G, Sommer C, Anand P, Attal N, Baron R, Garcia-Larrea L et al. EFNS guidelines on neuropathic pain assessment: revised 2009. Eur J Neurol 2010;17:1010–1018.

Davis KD, Taub E, Duffner F, Lozano AM, Tasker RR, Houle S et al. Activation of the anterior cingulate cortex by thalamic stimulation in patients with chronic pain: a positron emission tomography study. J Neurosurg 2000; 92:64–69.

de Zwaan M, Muller A. Doctor shopping: the difficult-to-manage patient. Wien Med Wochenschr 2006;156:431–434.

Duncan GH, Kupers RC, Marchand S, Villemure JG, Gybels JM, Bushnell MC. Stimulation of human thalamus for pain relief: possible modulatory circuits revealed by positron emission tomography. J Neurophysiol 1998;80: 3326–3330.

Esfahani DR, Pisansky MT, Dafer RM, Anderson DE. Motor cortex stimulation: functional magnetic resonance imaging-localized treatment for three sources of intractable facial pain. J Neurosurg 2011;114:189–195.

Feinmann C. The contribution of psychiatric toward the unterstanding of facial pain and headache. In: Hopkins A ed. Headache – Problems in Diagnosis and Management. London: Sauders, 1988;pp. 275–304.

Finnerup NB, Sindrup SH, Jensen TS. The evidence for pharmacological treatment of neuropathic pain. Pain 2010;150:573–581.

Fitzek S, Baumgartner U, Fitzek C, Magerl W, Urban P, Thomke F et al. Mechanisms and predictors of chronic facial pain in lateral medullary infarction. Ann Neurol 2001;49:493–500.

Forssell H, Tasmuth T, Tenovuo O, Hampf G, Kalso E. Venlafaxine in the treatment of atypical facial pain: a randomized controlled trial. J Orofac Pain 2004;18:131–137.

Forssell H, Tenovuo O, Silvoniemi P, Jaaskelainen SK. Differences and similarities between atypical facial pain and trigeminal neuropathic pain. Neurology 2007;69: 1451–1459.

Foss JM, Apkarian AV, Chialvo DR. Dynamics of pain: fractal dimension of temporal variability of spontaneous pain differentiates between pain States. J Neurophysiol 2006;95:730–736.

Franz C, Bautz M. Interaktionsverhalten des Patietnen mit »chronisch unbehandelbarem Schmerz«. In: Kröner-Herwig B, Frettlöh J, Klinger R, Nilges P Hrsg. Schmerzpsychotherapie. Berlin, Heidelberg: Springer, 2011;pp. 673–684.

Frazier CHREC. Neuralgia of the face. An analysis of seven hundred and fifty-four cases with relation to pain and other sensory phenomena before and after operation. Arch Neurol Psychiatry 1924;11:557–563.

Gaul C, Gantenbein AR, Buettner UW, Ettlin DA, Sandor PS. Orofacial cluster headache. Cephalalgia 2008;28: 903–905.

Gaul C, Sandor PS, Galli U, Palla S, Ettlin DA. Orofacial migraine. Cephalalgia 2007;27:950–952.

Gomez J, Gupta J, Palacios E. Trigeminal ganglion dysfunction secondary to lymphoma. Ear Nose Throat J 2007; 86:726–728.

Graff-Radford SB. Facial pain. Neurologist 2009;15:171–177.

Guler N, Durmus E, Tuncer S. Long-term follow-up of patients with atypical facial pain treated with amitriptyline. N Y State Dent J 2005;71:38–42.

Hagelberg N, Forssell H, Aalto S, Rinne JO, Scheinin H, Taiminen T et al. Altered dopamine D2 receptor binding in atypical facial pain. Pain 2003;106:43–48.

Hanihara T, Takahashi T, Washizuka S, Ogihara T, Kobayashi M. Delusion of oral parasitosis and thalamic pain syndrome. Psychosomatics 2009;50:534–537.

IHS – The Headache Classification Committee of the International Headache Society. Classification and diagnostic criteria for headache disorders. Cephalalgia 2004;24:1–160.

Jackson JL, Shimeall W, Sessums L, Dezee KJ, Becher D, Diemer M et al. Tricyclic antidepressants and headaches: systematic review and meta-analysis. BMJ 2010;341:c5222.

Jacobs GD, Pace-Schott EF, Stickgold R, Otto MW. Cognitive behavior therapy and pharmacotherapy for insomnia: a randomized controlled trial and direct comparison. Arch Intern Med 2004;164:1888–1896.

Jones NS. inus headaches: avoiding over- and mis-diagnosis. Expert Rev Neurother 2009;9.

Kesse W, Violaris N, Howlett DC. An unusual cause of facial pain: malignant change in a calcified pleomorphic adenoma in the deep lobe of the parotid gland. Ear Nose Throat J 2003;82:623–625.

Kline LB, Hoyt WF. The Tolosa-Hunt syndrome. J Neurol Neurosurg Psychiatry 2001;71:577–582.

Koopman JS, Dieleman JP, Huygen FJ, de Mos M, Martin CG, Sturkenboom MC. Incidence of facial pain in the general population. Pain 2009;147:122–127.

Kröner-Herwig B. Schmerz als biopsychosoziales Phänomen – eine Einführung. In: Kröner-Herwig B, Frettlöh J, Klinger R, Nilges P, eds. Schmerzpsychotherapie. Berlin, Heidelberg: Springer, 2011;pp. 3–14.

Lang E, Kaltenhauser M, Seidler S, Mattenklodt P, Neundörfer B. Persistent idiopathic facial pain exists independent of somatosensory input from the painful region: findings from quantitative sensory functions and somatotopy of the primary somatosensory cortex. Pain 2005a;118:80–91.

Lang E, Naraghi R, Tanrikulu L, Hastreiter P, Fahlbusch R, Neundörfer B et al. Neurovascular relationship at the trigeminal root entry zone in persistent idiopathic facial pain: findings from MRI 3D visualisation. J Neurol Neurosurg Psychiatry 2005b;76:1506–1509.

Lauria G, Majorana A, Borgna M, Lombardi R, Penza P, Padovani A et al. Trigeminal small-fiber sensory neuropathy causes burning mouth syndrome. Pain 2005; 115:332–337.

Lee JY, Chen HI, Urban C, Hojat A, Church E, Xie SX et al. Development of and psychometric testing for the Brief Pain Inventory-Facial in patients with facial pain syndromes. J Neurosurg 2010;113:-523.

Macfarlane TV, Kincey J, Worthington HV. The association between psychological factors and oro-facial pain: a community-based study. Eur J Pain 2002;6:427–434.

Maier C, Baron R, Tolle TR, Binder A, Birbaumer N, Birklein F et al. Quantitative sensory testing in the German Research Network on Neuropathic Pain (DFNS): somatosensory abnormalities in 1236 patients with different neuropathic pain syndromes. Pain 2010;150:439–450.

Nandi D, Liu X, Joint C, Stein J, Aziz T. Thalamic field potentials during deep brain stimulation of periventricular gray in chronic pain. Pain 2002;97:47–51.

Nasreddine ZS, Saver JL. Pain after thalamic stroke: right diencephalic predominance and clinical features in 180 patients. Neurology 1997;48:1196–1199.

Nilges P, Rief W [F45.41: chronic pain disorder with somatic and psychological factors: a coding aid]. Schmerz 2010;24:209–212.

Nixdorf DR, Moana-Filho EJ, Law AS, McGuire LA, Hodges JS, John MT. Frequency of persistent tooth pain after root canal therapy: a systematic review and meta-analysis. J Endod 2010;36:224–230.

Ohrbach R, List T, Goulet JP, Svensson P. Recommendations from the International Consensus Workshop: convergence on an orofacial pain taxonomy. J Oral Rehabil 2010;37:807–812.

Omori IM, Watanabe N, Nakagawa A, Cipriani A, Barbui C, McGuire H et al. Fluvoxamine versus other anti-depressive agents for depression. Cochrane Database Syst Rev 2010;3.

Pfaffenrath V, Rath M, Pollmann W, Keeser W. Atypical facial pain – application of the IHS criteria in a clinical sample. Cephalalgia 1993;13(Suppl 12):84–88.

Pigg M, Baad-Hansen L, Svensson P, Drangsholt M, List T. Reliability of intraoral quantitative sensory testing (QST). Pain 2010;148:220–226.

Pigott HE, Leventhal AM, Alter GS, Boren JJ. Efficacy and effectiveness of antidepressants: current status of research. Psychother Psychosom 2010;79:267–279.

Raphael KGCDS (2008). Psychological aspects of chronic orofacial pain.Sharav YBR, editor. Edinburgh: Mosby Elsevier,pp. 57–74.

Ravindran M, Baraniuk JN. The sinus headache explained. Curr Allergy Asthma Rep 2010;10:202–209.

Reeves JL2, Merrill RL. Diagnostic and treatment challenges in occlusal dysesthesia. J Calif Dent Assoc 2007; 35:198–207.

Richardson EJ, Ness TJ, Doleys DM, Banos JH, Cianfrini L, Richards JS. Depressive symptoms and pain evaluations among persons with chronic pain: catastrophizing, but not pain acceptance, shows significant effects. Pain 2009;147:147–152.

Schmidt-Wilcke T, Hierlmeier S, Leinisch E. Altered regional brain morphology in patients with chronic facial pain. Headache 2010;50:1278–1285.

Shinal RM, Fillingim RB. Overview of orofacial pain: epidemiology and gender differences in orofacial pain. Dent Clin North Am 2007;51:1–18.

Siccoli MM, Bassetti CL, Sandor PS. Facial pain: clinical differential diagnosis. Lancet Neurol 2006;5:257–267.

Stohler CS. Chronic orofacial pain: is the puzzle unraveling? J Dent Educ 2001;65:1383–1392.

Stowell AW, Gatchel RJ, Wildenstein L. Cost-effectiveness of treatments for temporomandibular disorders: biopsychosocial intervention versus treatment as usual. J Am Dent Assoc 2007;138:202–208.

Thomas L, Bledsoe JM, Stead M, Sandroni P, Gorman D, Lee KH. Motor cortex and deep brain stimulation for the treatment of intractable neuropathic face pain. Curr Neurol Neurosci Rep 2009;9:120–126.

Vlaeyen JW, Morley S. Cognitive-behavioral treatments for chronic pain: what works for whom? Clin J Pain 2005; 21:1.

Volcy M, Rapoport AM, Tepper SJ, Sheftell FD, Bigal ME. Persistent idiopathic facial pain responsive to topiramate. Cephalalgia 2006;26:489–491.

Von Korff M, Dworkin SF, Le Resche L. Graded chronic pain status: an epidemiologic evaluation. Pain 1990;40: 279–291.

Weddington Jr., WW, Blazer D. Atypical facial pain and trigeminal neuralgia: a comparison study. Psychosomatics 1979;20:348–349.

Zakrzewska JM Medical management of trigeminal neuropathic pains. Expert Opin Pharmacother 2010;11:1239–1254.

A 7 Myoarthropathie des Kausystems (Craniomandibuläre Dysfunktion)

von D. Ettlin und C. Gaul

A 7.1 Klinik

Myoarthropathie des Kausystems (MAP) oder Craniomandibuläre Dysfunktion (CMD), im angloamerikanischen Sprachraum Temporomandibular Disorder (TMD) genannt, bezeichnet als Sammelbegriff muskuloskeletale Beschwerden des Kauappatarates, die durch überlappende Kiefer-, Gesichts- und Kopfschmerzen sowie Bewegungsstörungen des Unterkiefers charakterisiert sind. Der früher verwendete Begriff »Costen-Syndrom« ist obsolet, da sich die postulierte Kausalbeziehung von Zahnstellung mit Kiefergelenkpathologien im weiteren Verlauf nicht bestätigte. Die Diagnosekriterien der IHS (ICHD-II 11.7 »Kopf- oder Gesichtsschmerz zurückzuführen auf Erkrankungen des Kiefergelenkes (TMD)«) konnten sich nicht durchsetzen. Diagnostische operationale Kriterien wurden zunächst für die Forschung entwickelt (Dworkin und LeResche 1992) und werden derzeit zur breiteren Akzeptanz für die Klinik adaptiert (Cairns et al. 2010). Im Rahmen eines biopsychosozialen Krankheitsmodels werden zwei Achsen erfasst: Achse I umfasst somatische Funktionsstörungen und resultierende Beeinträchtigungen im Kausystem, Achse II fokussiert auf emotionale, kognitive, behaviorale und psychosoziale Dimensionen, welche häufig als prämorbide oder komorbide Faktoren mit der MAP zusammenhängen. Optimalerweise wird die psychologisch-psychiatrische Diagnostik in spezialisierten Zentren im interdisziplinären Team durchgeführt. Für den klinischen Alltag hat sich die Erfassung der schmerzbedingten Beeinträchtigung mit der Skala zur Graduierung chronischer Schmerzen (Graded Chronic Pain Scale) bewährt. Eine hohe Beeinträchtigung gibt Hinweise auf eine psychotherapeutische Behandlungsbedürftigkeit (Turp und Nilges 2000, Turp et al. 2007). Bei chronischen Verläufen wurde die Erweiterung der ICD-10-GM um die Diagnose F45.41 »Chronische Schmerzstörung mit somatischen und psychischen Faktoren« im Jahr 2009 vorgeschlagen (Nilges und Rief 2010). Diese Diagnose bildet somatisch ausgelöste chronische Schmerzen mit ab, bei denen es als sehr wahrscheinlich gilt, dass auch psychische Faktoren für das Krankheitsverständnis und/oder die Behandlung von Relevanz sind. Die Symptomvielfalt macht die Diagnostik und Behandlung der MAP zur interdisziplinären Aufgabe von Zahnärzten, Ärzten und Psychologen (Ettlin und Galli 2006). MAP Beschwerden sind oft von unspezifischen, ausstrahlenden Schmerzen begleitet, die mit Kopf-, Ohr- und Nackenschmerzen überlappen (Lim et al. 2010). In unterschiedlicher Ausprägung wird das Bild von Parästhesien, Schwindel, Tränen-/Nasenfluss und Schlafstörungen überlagert.

A 7.2 Epidemiologie und Verlauf

Die MAP ist nach dentogenen Schmerzen die häufigste orofaziale Schmerzursache (Lipton et al. 1993). Die Prävalenz liegt zwischen 16–59 %, wobei nur ca. 5 % behandlungsbedürftig sein sollen (Carlsson et al. 2004). Frauen sind deutlich häufiger betroffen als Männer. Sowohl bei Erwachsenen als auch Jugendlichen werden Kopfschmerzen von Menschen mit Zeichen einer MAP häufiger berichtet (Liljestrom et al. 2008, Goncalves et al. 2010). Es besteht eine individuell unterschiedliche Prädisposition für Beschwerden im Kausystem mit variabler alters- und funktionsabhängiger Adaption; die Intensität einer MAP fluktuiert im Zeitverlauf. Die Korrelation zwischen subjektivem Befinden und objektiven Befunden ist schwach. Studien zum natürlichen Verlauf belegen, dass Symptome einer MAP langfristig remittieren, auch wenn radiologisch nachweisbare Kiefergelenkveränderungen persistieren (De Leeuw et al. 1995a, De Leeuw et al. 1995b, Magnusson et al. 2000).

A 7.3 Therapeutische Prinzipien

Als Ursachen der MAP werden periphere (Farella et al. 2010, Iwasaki et al. 2010) und zentralnervöse Mechanismen (Fernandez-de-las-Penas et al. 2009) diskutiert. Die Annahme eines Zusammenhangs zwischen Zahnstellung (okklusale Faktoren) und der MAP hielt einer wissenschaftlichen Prüfung nicht stand, weshalb Veränderungen der Zahnstellung zur Therapie einer MAP heute obsolet sind (siehe auch A 7.5) (Greene 2010). Es ist im Gegenteil zu befürchten, dass sonst bei Menschen mit einer »okklusalen Hypervigilanz« eine iatrogene Symptomverstärkung induziert wird. Die in Deutschland noch von Zahnärzten eingesetzten diagnostischen Techniken wie Axiographie, Messung der Kondylenbahnneigung, Elektromyographie, Sonographie und Vibratographie erreichen keine ausreichende diagnostische Sensitivität und Spezifität, um Patienten von gesunden Kontrollen zu trennen oder diagnostische Subgruppen zu identifizieren und sind daher nicht zu empfehlen (Greene 2006, 2010, Manfredini et al. 2011). Es besteht eine hohe Assoziation zwischen der MAP und Bruxismus (Manfredini und Lobbezoo 2009, Cairns et al. 2010), wobei unklar ist, ob diese Assoziation kausal ist. Der unbewussten Anspannung der Kaumuskulatur mit Zähnepressen und -knirschen wird jedoch eine wichtige Rolle beigemessen. Es bestehen erhebliche Schwierigkeiten durch inkonsistente Befunderhebung mit Fragebögen, EMG-Monitoring und quasi-experimentelle Untersuchungen. Die objektive Langzeitmessung der Kaumuskelaktivität in natürlicher Umgebung ist noch in Entwicklung (Chen et al. 2007). Besonderes hervorzuheben ist, dass die Schmerzen im Kopf- und Kieferbereich im Rahmen eines biopsychosozialen Krankheitskonzepts gesehen werden müssen (Suvinen et al. 2005). Die Chronifizierung der MAP lässt sich wohl auf genetische Veranlagung, Gewebeüberlastungen, negative Krankheitsüberzeugungen und psychosoziale Stressfaktoren zurückführen (De Leeuw et al. 2005, Raphael 2008, Galli et al. 2010, Smith et al. 2011).

A 7.4 Pragmatische Therapie

A 7.4.1 Grundsätzliches zur Therapie von MAP

Die Mehrzahl der Patienten mit MAP kann bei frühzeitiger Diagnosestellung gut behandelt werden. Bei komplexen Fällen empfiehlt sich die Behandlung im multidisziplinären Team (Turp et al. 2007, Ettlin et al. 2007). Die Datenlage zur Therapie von MAP-Schmerzen ist unzureichend, jedoch sind konservative Therapieansätze mindestens so effektiv wie invasive Maßnahmen (Greene 2010).

A 7.4.2 Das ärztliche Gespräch

Von zentraler Bedeutung ist das empathische, aufklärende Gespräch (A). Ziel ist es, über die günstige Prognose und darüber zu informieren, dass schmerzfreien Knack- oder Reibegeräuschen des Kiefergelenks kein Krankheitswert/Behandlungsbedarf beigemessen wird. Dadurch können symptombezogene Befürchtungen aufgelöst und der Leidensdruck erheblich reduziert werden (Richardson et al. 2009). Von zahnmedizinischer Seite steht die Entlastung des Kausystems im Zentrum. Dazu gehört das Erlernen einer korrekten, entspannten Unterkieferhaltung, bei der die oberen und unteren Zähne nicht in Kontakt sind (Palla 1998).

A 7.4.3 Medikamentöse Therapie

Bei symptomatischen, degenerativ-entzündlichen Affektionen des Kiefergelenks können systemisch oder topisch NSAR (z. B. Flector® Schmerzpflaster) eingesetzt werden (Massey et al. 2010) (↔). Diclofenac (3 × 50 mg) war gleich wirksam (50 % Schmerzreduktion) wie eine intraorale Schiene (↑) (Mejersjo und Wenneberg 2008). Naproxen (2 × 500 mg) und Celecoxib (2 × 100 mg) waren gegenüber Placebo nach zwei Wochen überlegen, zwischen beiden Substanzen bestand jedoch kein Unterschied (↑) (Ta und Dionne 2004). Offene Studien zeigten die Wirksamkeit von intraartikulären Injektionen von Kortikoiden (10 mg/ml Triamcinolon) oder Hyaluronsäure (↔) (Manfredini et al. 2009, Guarda-Nardini et al. 2011). Am häufigsten eingesetzt (und von Experten als am Wirksamsten eingeschätzt) werden trizyklische Antidepressiva wie Amitriptylin, jedoch fehlen randomisierte Studien (↔, A) (Cairns et al. 2010). Konzeptionell naheliegend ist der Einsatz von Botulinumtoxin. Bislang liegt jedoch nur eine Pilotstudie vor, die zu klein war, um bei bilateraler Injektion in M. masseter (je 30 Einheiten) und M. temporalis (je 20 Einheiten) einen signifikanten Therapieeffekt nachzuweisen (↔) (Guarda-Nardini et al. 2008).

A 7.4.4 Dentale Aufbissschienen

Anspannungen der Kaumuskulatur während des Schlafes sind unwillkürlich und nicht per se pathologisch. Wenn sie zu Beschwerden im Kausystem führen, kann die Eingliederung einer Aufbissschiene zumindest kurzfristig zu einer Symptomlinderung führen (B) (Ekberg et al. 1998). Das Einsetzen einer Aufbissschiene führt zu einer Veränderung der intraartikulären Abstände (Ettlin et al. 2008), ihre Wirkungsweise und auch ihre Wirksamkeit sind letztlich jedoch nicht abschließend geklärt. Bemängelt wird die Qualität klinischer Studien, jedoch waren Aufbissschienen in drei qualitativ guten Studien überlegen (↑) (Forssell und Kalso 2004). Vor Schienen mit nur partieller Abdeckung der Zähne muss gewarnt werden, da die Gefahr einer iatrogenen Zahnstellungsveränderung besteht (Magnusson et al. 2004, Al Quran und Kamal 2006).

A 7.4.5 Physiotherapeutische und psychotherapeutische Ansätze

Wegen der unbewussten Anspannung der Kaumuskulatur sollten vom Arzt, Psychologen oder Physiotherapeuten verbesserte Körperwahrnehmung und Entspannungstechniken vermittelt werden (↔, B) (Michelotti et al. 2004). Zur Unterstützung der Entspannungsübungen kann Biofeedback eingesetzt werden (↑) (Kropp und Niederberger 2010). Äußerst ökonomisch und erstaunlich wirksam sind einfache Mundöffnungs-Dehnübungen, die Betroffene selbständig durchführen können (↑↑) (Haketa et al. 2010). Für komplexere Fälle, insbesondere bei psychischer Komorbidität, ist die kognitive Verhaltenstherapie geeignet, für welche Wirksamkeit und Kosteneffizienz nachgewiesen wurden (↑) (Stowell et al. 2007, Vlaeyen und Morley 2005).

A 7.4.6 Weitere Therapieansätze

Auf komplementäre und alternative Therapie setzen etwa zwei Drittel der Patienten, was typisch für Kopfschmerzerkrankungen ist (Gaul et al. 2009). Akupunktur hat eine vergleichbare Wirksamkeit wie Manualtherapie, physikalische Therapie und Aufbissschienen (Cho und Whang 2010). Wenn konservative Ansätze (inkl. psychotherapeutischer Evaluation/Therapie) erfolglos bleiben, können in Ausnahmefällen, insbesondere bei mechanischer Behinderung der Mundöffnung, minimal-operative Eingriffe hilfreich sein (Schiffman et al. 2007).

A 7.5 Unwirksam oder obsolet

In Anbetracht der Tatsache, dass kein kausaler Zusammenhang zwischen einer MAP und der Zahnstellung nachgewiesen werden konnte, gilt das Ab- oder Einschleifen von Zähnen mit dem Ziel einer MAP-Therapie heute als obsolet (↓) (Greene 2010).

A 7.6 Verwandte Krankheitsbilder

Die wichtigste neurologische Differentialdiagnose beim älteren Patienten ist die Arteriitis cranialis, die ebenfalls mit einer Schmerzzunahme beim Kauen einhergeht (Claudicatio masticatoria). Weiterhin müssen Erkrankungen des Ober- bzw. Unterkiefers, der Kieferhöhlen sowie der Zähne und Prozesse im Bereich der Orbita und des Auges ausgeschlossen werden. Der Kopfschmerz vom Spannungstyp ist klinisch nicht immer eindeutig von myopathischen Kieferschmerzen abgrenzbar. Bei einem komplexen Beschwerdebild findet sich eine Symptomüberlappung mit ursächlich ungeklärten Schmerzsyndromen wie Fibromyalgie, chronisches Erschöpfungssyndrom und Colon irritabile (Dadabhoy und Clauw 2006).

A 7.7 Literatur

Al Quran FA, Kamal MS. Anterior midline point stop device (AMPS) in the treatment of myogenous TMDs: comparison with the stabilization splint and control group. Oral Surg Oral Med Oral Pathol Oral Radiol Endod 2006;101 (6):741–747.

Cairns B, List T, Michelotti A, Ohrbach R, Svensson P. JOR-CORE recommendations on rehabilitation of temporomandibular disorders. J Oral Rehabil 2010;37 (6):481–489.

Carlsson GE, Magnusson T, Egermark I. Prediction of demand for treatment of temporomandibular disorders based on a 20-year follow-up study. J Oral Rehabil 2004; 31 (6):511–517.

Chen CY, Palla S, Erni S, Sieber M, Gallo LM. Nonfunctional tooth contact in healthy controls and patients with myogenous facial pain. J Orofac Pain 2007;21 (3): 185–193.

Cho SH, Whang WW. Acupuncture for temporomandibular disorders: a systematic review. J Orofac Pain 2010;24 (2):152–162.

Dadabhoy D, Clauw DJ. Therapy Insight: fibromyalgia – a different type of pain needing a different type of treatment. Nat Clin Pract Rheumatol 2006;2 (7):364–372.

De Leeuw R, Bertoli E, Schmidt JE, Carlson CR. Prevalence of traumatic stressors in patients with temporomandibular disorders. J Oral Maxillofac Surg 2005;63 (1):42–50.

De Leeuw R, Boering G, Stegenga B, de Bont LG. Radiographic signs of temporomandibular joint osteoarthrosis and internal derangement 30 years after nonsurgical treatment. Oral Surg Oral Med Oral Pathol Oral Radiol Endod 1995a;79 (3):382–392.

De Leeuw R, Boering G, Stegenga B, de Bont LG. TMJ articular disc position and configuration 30 years after initial diagnosis of internal derangement. J Oral Maxillofac Surg 1995b;53 (3):234–241.

Dworkin SF, LeResche L. Research diagnostic criteria for temporomandibular disorders: review, criteria, examinations and specifications, critique. J Craniomandib Disord 1992;6 (4):301–355.

Ekberg EC, Vallon D, Nilner M. Occlusal appliance therapy in patients with temporomandibular disorders. A double-blind controlled study in a short-term perspective. Acta Odontol Scand 1998;56 (2):122–128.

Ettlin D, Galli U, Palla S. Die interdisziplinäre Schmerzsprechstunde am Zentrum für Zahn-, Mund- und Kieferheilkunde in Zürich. Schweiz Monatssehr Zahnmed 2007;117 (4):393–408.

Ettlin DA, Galli U. Kiefergelenksassoziierte Kopfschmerzen. Neurologie 2006;1:42–46.

Ettlin DA, Mang H, Colombo V, Palla S, Gallo LM. Stereometric assessment of TMJ space variation by occlusal splints. J Dent Res 2008;87 (9):877–881.

Farella M, Soneda K, Vilmann A, Thomsen CE, Bakke M. Jaw muscle soreness after tooth-clenching depends on force level. J Dent Res 2010;89 (7):717–721.

Fernandez-de-las-Penas C, de la Llave-Rincon AI, Fernandez-Carnero J, Cuadrado ML, Arendt-Nielsen L, Pareja JA (2009). Bilateral widespread mechanical pain sensitivity in carpal tunnel syndrome: evidence of central processing in unilateral neuropathy. Brain132: 1170–1178.

Forssell H, Kalso E. Application of principles of evidence-based medicine to occlusal treatment for temporomandibular disorders: are there lessons to be learned? J Orofac Pain 2004;18 (1):9–22.

Galli U, Ettlin DA, Palla S, Ehlert U, Gaab J. Do illness perceptions predict pain-related disability and mood in chronic orofacial pain patients? A 6-month follow-up study. Eur J Pain 2010;14 (5):550–558.

Gaul C, Eismann R, Schmidt T, May A, Leinisch E, Wieser T et al. Use of complementary and alternative medicine in patients suffering from primary headache disorders. Cephalalgia 2009;29 (10):1069–1078.

Goncalves DA, Bigal ME, Jales LC, Camparis CM, Speciali JG. Headache and symptoms of temporomandibular disorder: an epidemiological study. Headache 2010;50 (2):231–241.

Greene CS. The role of Technoloy in TMD Diagnosis. In: Laskin DM, Greene C, Hylander WL (eds). TMs – an evidence-based approach to diagnosis and treatment. Hanover Park, IL: Quintessence Publishing 2006. pp.193–202.

Greene CS. Managing the care of patients with temporomandibular disorders: a new guideline for care. J Am Dent Assoc 2010:141 (9):1086–1088.

Guarda-Nardini L, Ferronato G, Manfredini D. Two-needle vs. single-needle technique for TMJ arthrocentesis plus hyaluronic acid injections: a comparative trial over a six-month follow up. Int J Oral Max Surg 2011; http://dx.doi.org/10.1016/j.ijom.2011.11.007.

Guarda-Nardini L, Manfredini D, Salamone M, Salmaso L, Tonello S, Ferronato G. Efficacy of botulinum toxin in treating myofascial pain in bruxers: a controlled placebo pilot study. Cranio 2008;26 (2):126–135.

Haketa T, Kino K, Sugisaki M, Takaoka M, Ohta T (2010). Randomized clinical trial of treatment for TMJ disc displacement. J Dent Res 89 (11):1259–1263.

Iwasaki LR, Crosby MJ, Marx DB, Gonzalez Y, McCall Jr., WD, Ohrbach R et al. Human temporomandibular joint eminence shape and load minimization. J Dent Res 2010;89 (7):722–727.

Kropp P, Niederberger U. Biofeedback for headaches. Schmerz 2010;24:279–288.

Liljestrom MR, Le Bell Y, Laimi K, Anttila P, Aromaa M, Jamsa T et al. Are signs of temporomandibular disorders stable and predictable in adolescents with headache? Cephalalgia 2008;28 (6):619–625.

Lim PF, Smith S, Bhalang K, Slade GD, Maixner W. Development of temporomandibular disorders is associated with greater bodily pain experience. Clin J Pain 2010;26 (2):116–120.

Lipton JA, Ship JA, Larach-Robinson D. Estimated prevalence and distribution of reported orofacial pain in the United States. J Am Dent Assoc 1993;124 (10):115–121.

Magnusson T, Adiels AM, Nilsson HL, Helkimo M. Treatment effect on signs and symptoms of temporomandibular disorders – comparison between stabilisation splint and a new type of splint (NTI). A pilot study. Swed Dent J 2004;28 (1):11–20.

Magnusson T, Egermark I, Carlsson GE. A longitudinal epidemiologic study of signs and symptoms of temporomandibular disorders from 15 to 35 years of age. J Orofac Pain 2000;14 (4):310–319.

Manfredini D, Bonnini S, Arboretti R, Guarda-Nardini L. Temporomandibular joint osteoarthritis: an open label trial of 76 patients treated with arthrocentesis plus hyaluronic acid injections. Int J Oral Maxillofac Surg 2009; 38 (8):827–834.

Manfredini D, Cocilovo F, Favero L, Ferronato G, Tonello S, Guarda-Nardini L. Surface electromyography of jaw muscles and kinesiographic recordings: diagnostic accuracy for myofascial pain. J Oral Rehabil 2011;38 (11): 791–799.

Manfredini D, Lobbezoo F. Role of psychosocial factors in the etiology of bruxism. J Orofac Pain 2009;23 (2):153–166.

Massey T, Derry S, Moore RA, McQuay HJ. Topical NSAIDs for acute pain in adults. Cochrane Database Syst Rev 2010;16(6):CD007402.

Mejersjo C, Wenneberg B. Diclofenac sodium and occlusal splint therapy in TMJ osteoarthritis: a randomized controlled trial. J Oral Rehabil 2008;35 (10):729–738.

Michelotti A, Steenks MH, Farella M, Parisini F, Cimino R, Martina R. The additional value of a home physical therapy regimen versus patient education only for the treatment of myofascial pain of the jaw muscles: short-term results of a randomized clinical trial. J Orofac Pain 2004; 18 (2):114–125.

Nilges P, Rief W. [F45.41: chronic pain disorder with somatic and psychological factors: a coding aid]. Schmerz 2010;24 (3):209–212.

Palla S. Myoarthropathien des Kausystems. Zürich: ZZMK; 1998.

Raphael KGCDS. Psychological aspects of chronic orofacial pain.Sharav YBR, editor. Edinburgh: Mosby Elsevier; 2008.pp. 57–74.

Richardson EJ, Ness TJ, Doleys DM, Banos JH, Cianfrini L, Richards JS. Depressive symptoms and pain evaluations among persons with chronic pain: catastrophizing, but not pain acceptance, shows significant effects. Pain 2009;147 (1–3):147–152.

Schiffman EL, Look JO, Hodges JS, Swift JQ, Decker KL, Hathaway KM et al. Randomized effectiveness study of four therapeutic strategies for TMJ closed lock. J Dent Res 2007;86 (1):58–63.

Smith SB, Maixner DW, Greenspan JD, Dubner R, Fillingim RB, Ohrbach R et al. Potential genetic risk factors for chronic TMD: genetic associations from the OPPERA case control study. J Pain 2011;12 (11 Suppl):T92-101.

Stowell AW, Gatchel RJ, Wildenstein L. Cost-effectiveness of treatments for temporomandibular disorders: biopsychosocial intervention versus treatment as usual. J Am Dent Assoc 2007;138 (2).

Suvinen TI, Reade PC, Hanes KR, Kononen M, Kemppainen P. Temporomandibular disorder subtypes according to self-reported physical and psychosocial variables in female patients: a re-evaluation. J Oral Rehabil 2005;32 (3):166–173.

Ta LE, Dionne RA. Treatment of painful temporomandibular joints with a cyclooxygenase-2 inhibitor: a randomized placebo-controlled comparison of celecoxib to naproxen. Pain 2004;111 (1–2):13–21.

Turp JC, Jokstad A, Motschall E, Schindler HJ, Windecker-Getaz I, Ettlin DA. Is there a superiority of multimodal as opposed to simple therapy in patients with temporomandibular disorders? A qualitative systematic review of the literature. Clin Oral Implants Res 2007;18 (Suppl 3).138–150.

Turp JC, Nilges P. Diagnostik von Patienten mit chronischen orofazialen Schmerzen. Die deutsche Version des »Graded Chronic Pain Status«. Qunitessence 2000;51: 721–727.

Vlaeyen JW, Morley S. Cognitive-behavioral treatments for chronic pain: what works for whom? Clin J Pain 2005;21 (1):1–8.

A 8 Postpunktionelles und spontanes Liquorunterdruck-Syndrom

*von M. Strupp, M. Dieterich und C. F. Schorn**

A 8.1 Klinik

Nach den IHS-Kriterien (Olesen 2006) ist das postpunktionelle Syndrom (PPS) wie folgt definiert: a) Auftreten bzw. Verschlechterung des Kopfschmerzes innerhalb von 15 Minuten nach dem Aufrichten und assoziiert mit wenigstens einem der folgenden Symptome: 1. Nackensteifigkeit, 2. Tinnitus, 3. Veränderung des Hörens, 4. Photophobie, 5. Nausea; b) vorausgegangene Liquorpunktion; c) der Kopfschmerz entwickelt sich innerhalb von fünf Tagen nach der Liquorpunktion; d) der Kopfschmerz remittiert entweder spontan oder innerhalb von 48 Stunden nach effektiver Therapie (z. B. epiduraler Blutpatch). Das PPS tritt nach diagnostischen Lumbalpunktionen mit dünnen (22–24 Gauge) und atraumatischen Kanülen heutzutage nur noch in 5–10 % auf (Braune und Huffmann 1992, Müller et al. 1994, Evans et al. 2000, Strupp et al. 2001, Mokri 2001, Dieterich und Perkin 2003, Armon und Evans 2005, Lavi et al. 2006, Bezov et al. 2010b). Die Symptome beginnen meist innerhalb von 24 bis 72 Stunden nach der Liquorpunktion (innerhalb von 48 Stunden bei 80 % und innerhalb von 72 Stunden bei 90 % der Betroffenen (Kuntz et al. 1992, Lybecker et al. 1995, Bezov et al. 2010b). Die Patienten klagen zusätzlich oft über Rückenschmerzen nach der Lumbalpunktion, deren Häufigkeit jedoch nicht mit der Inzidenz des PPS korreliert (Halpern und Preston 1994). Selten kommt es zu passageren Hirnnervenläsionen (am häufigsten Abduzensparesen). Subdurale Hämatome und Hygrome oder meist reversible Innenohrtieftonschwerhörigkeiten (2 %) sind ebenfalls selten; letztere werden über einen endolymphatischen Hydrops infolge der Liquorhypotension erklärt.

Prädisponierend für ein PPS sind (Übersicht in Evans et al. 2000): a) mittleres Lebensalter (höchste Inzidenz im Alter von 18–30 Jahren), wobei bei Kindern die Inzidenz wiederum niedriger ist, was am ehesten darauf beruht, dass die Dura noch sehr elastisch ist und sich das Duraleck schneller schließt; b) weibliches Geschlecht (doppelt so häufig wie männliches); c) niedriger »Body-Mass-Index«. Bei sehr adipösen Patienten tritt das postpunktionelle Syndrom wohl deshalb seltener auf, weil der Druck durch das vermehrte epidurale Fett höher ist. Es wird aber zunehmend kritisch diskutiert, ob Alter und Geschlecht tatsächlich Risikofaktoren darstellen (Übersicht in Bezov et al. 2010b). d) Bereits vorher rezidivierender oder chronischer Kopfschmerz und e) vorhergehendes postpunktionelles Syndrom. Die Menge des entnommenen Liquors hat keinen Einfluss.

Eine weitere wichtige und häufig übersehene Ursache positionsabhängigen Kopfschmerzes ist das »spontane (idiopathische) Liquorunterdruck-Syndrom«, das durch die gleichen Symptome, aber ohne vorausgegangene Liquorpunktion gekennzeichnet ist (Übersicht: Marcelis und Silberstein 1990, Definition: Olesen 2006). Als Ursachen werden spontane oder traumatische Duradefekte (Wurzeltaschenrupturen, v. a. thorakal) angenommen (Mokri 2001, 2004, Mokri et al. 1997, 2004). Hier ist häufig eine umfangreiche bildgebende und nuklearmedizinische Diagnostik zur Lokalisation des Duradefekts notwendig (Hüfner et al. 2006). In den wenigsten Fällen kann ein Liquorleck identifiziert werden (Mokri et al. 1997). Die Therapie entspricht der des PPS (Berroir et al. 2004), in wenigen Fällen ist eine operative Behandlung notwendig. Nuklearmedizinische bildgebende Diagnostik sollte erst nach drei erfolglosen lumbalen Blutpatches erfolgen.

MRT des Schädels zeigen nach heftigem, vor allem langdauerndem intrakraniellem Liquorunterdruck – sowohl nach Lumbalpunktion als auch spontan – eine meningeale Verdickung durch Hyperämie mit Kontrastmittelaufnahme i. S. eines pachymeningealen Enhancements (Mokri et al. 1997, Bezov et al. 2010b), subdurale Flüssigkeitssäume und eine kaudale Hirnverlagerung, was sich parallel zur Besserung des klinischen Syndroms zurückbildet (Pannullo et al. 1993). Eine mäßige Verdickung und Kontrastmittelaufnahme der Meningen durch eine Dilatation der meningealen Venen wird bei etwa 80 % der Patienten mit PPS gesehen (Hannerz et al. 1999, Mittl und Yousem 1994, Bourekas et al. 1995). Bei einigen Patienten zeigt sich im MRT eine Dilatation zervikaler epiduraler Venen (Förderreuther et al. 2001) oder eine Verdickung duraler venöser Sinus als Korrelat einer kompensatorischen Dilatation des venösen Systems, was das adäquate intrakranielle Volumen aufrechterhalten soll (Bakshi et al. 1999, Fishman und Dillon 1993). Weitere Kriterien können der Nachweis eines Liquorlecks mittels konventioneller CT- oder MR-Myelographie oder Zisternographie sowie ein erniedrigter Liquoröffnungsdruck < 60 mmH_2O im Sitzen sein (Olesen 2006, Tsai et al. 2007).

Eine zusatzliche Methode zum direkten Nachweis spinaler Liquorlecke ist die dünnschichtige CT-Myelographie (alternativ MR-Myelographie mit Gadolinium). Das Leck ist in seiner Gestalt variabel. Teilweise findet sich lediglich ein geringer Kontrast-

* Autoren dieses Kapitels in der 5. Auflage: M. Strupp und M. Dieterich.

mittelaustritt an einer einzigen Nervenwurzel. Aber auch massive bilaterale Kontrastmittelansammlungen im paraspinalen Weichteilmantel konnten nachgewiesen werden. Die meisten Liquorlecke sind thorakal oder am zervikothorakalen Übergang lokalisiert. Es können häufig multiple Lecke gleichzeitig auftreten. Jedoch ist zu berücksichtigen, dass bis zu der Hälfte der spontanen Liquorlecke ventral im Bereich der Wurzeltaschen besteht und der Austritt des Kontrastmittels schnell oder mit großer zeitlicher Verzögerung erfolgen kann. In diesem Fall sind zeitverzögerte Aufnahmen notwendig (Mokri 2001). Ein Teil der Duralecks entgeht einer bildgebenden Darstellung und kann erst durch den Neurochirurgen dargestellt werden.

Symptome eines Liquorunterdrucks können auch bei Überdrainage eines ventrikulo-peritonealen oder -atrialen Shunts zur Behandlung eines Hydrozephalus oder durch eine Liquorfistel nach neurochirurgischen Operationen entstehen.

Differentialdiagnostisch abzugrenzen sind andere Kopfschmerzformen wie insbesondere das Zervikal-Syndrom, der zervikogene Kopfschmerz, eine Arnold-Chiari-Malformation, Sinus-/Hirnvenenthrombose, die Migräne ohne Aura, aber auch eine Meningitis, Subarachnoidalblutung, subdurales Hämatom oder intrazerebrale Blutung, besonders bei ungewöhnlichem Verlauf oder bei länger als 14 Tage anhaltenden Beschwerden. Bei postpartalem Kopfschmerz sind insbesondere eine Sinus-/Hirnvenenthrombose und ein subdurales Hämatom auszuschließen; dies gilt vor allem wenn der Kopfschmerz sofort oder erst nach mehr als 72 h post partum einsetzt (Stella et al. 2007). Schließlich kann das PPS auch mit einer superfizialen Siderose assoziiert sein.

Diagnostisch richtungsweisend ist die Lageabhängigkeit der Beschwerden mit eindeutiger Besserung oder Abklingen bei Kopfflachlagerung und erneutem Auftreten bei aufrechter Körperhaltung.

A 8.2 Verlauf

Der Spontanverlauf zeigt eine Remission bei 50–80 % innerhalb von vier bis sieben Tagen (Vandam und Dripps 1956, Lybecker et al. 1995). Über Wochen bis Monate anhaltende Beschwerden durch protrahierten epiduralen Liquorabfluss sind selten. Prädisponierend für ein PPS sind junges Alter (höchste Inzidenz im Alter von 20–30 Jahren), weibliches Geschlecht (doppelt so häufig wie männliches), niedriger »body mass index«, bereits vorher rezidivierender oder chronischer Kopfschmerz sowie vorhergehendes postpunktionelles Syndrom (Übersicht: Evans et al. 2000 und Bezov et al. 2010a, b).

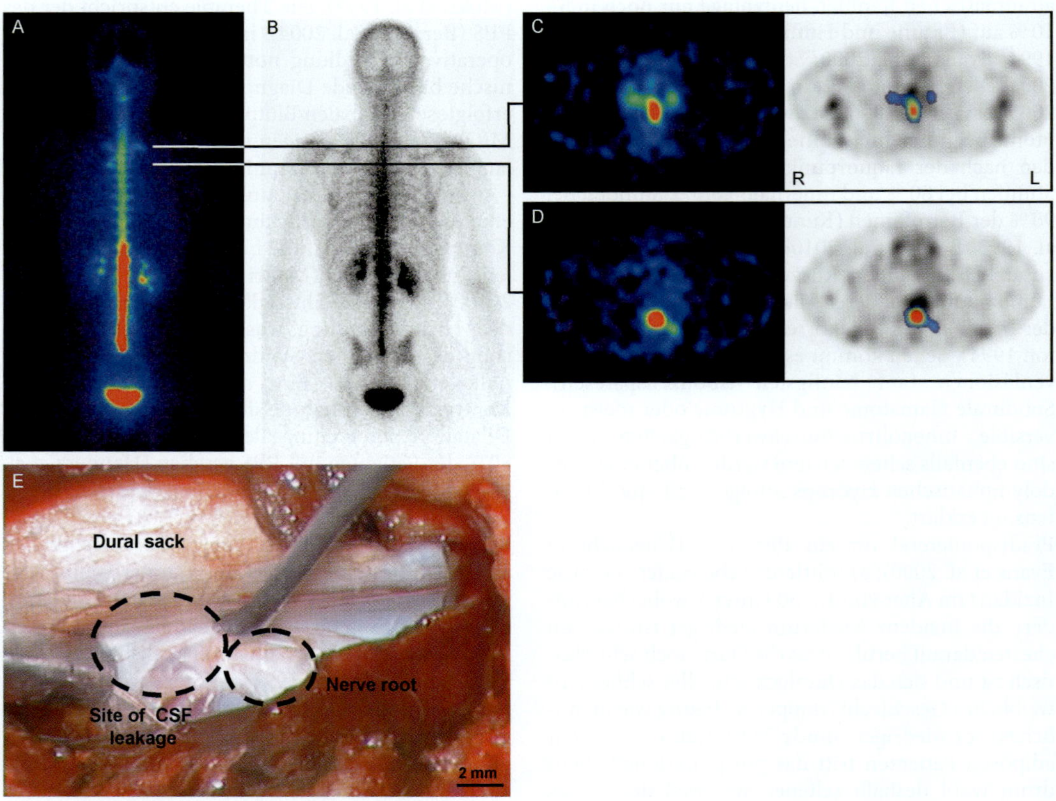

Abb. A 8.1: Der Ganzkörperscan (A), aufgenommen 2,5 Stunden nach Injektion von 99mTc-DTPA in den Subarachnoidalraum, zeigt an drei Stellen ein Duraleck. In (B) ist zur besseren topographischen Lokalsation die Wiederholung der Messung nach i. v.-Injektion von 99mTc-DPD (einem Radiopharmazeutikum für die Skelettszintigraphie) zu sehen. (C) und (D) zeigen transversale Schichten des 99mTc-DTPA Scan (links) und farbkodierte Darstellungen (rot entspricht der höchsten Aktivität) mit den korrespondierenden 99mTc-DPD Schichten (rechts), auf denen die drei Duralecks zusammen mit den entsprechen Wirbelkörpern zu erkennen sind. In (E) ist der intraoperative Befund mit den Duralecks auf Höhe des vierten Brustwirbelkörpers zu sehen. Die Nervenwurzel und das schlitzförmige Duraleck in deren »Axilla« (Kreise) sind zu erkennen (aus Hüfner et al. 2006).

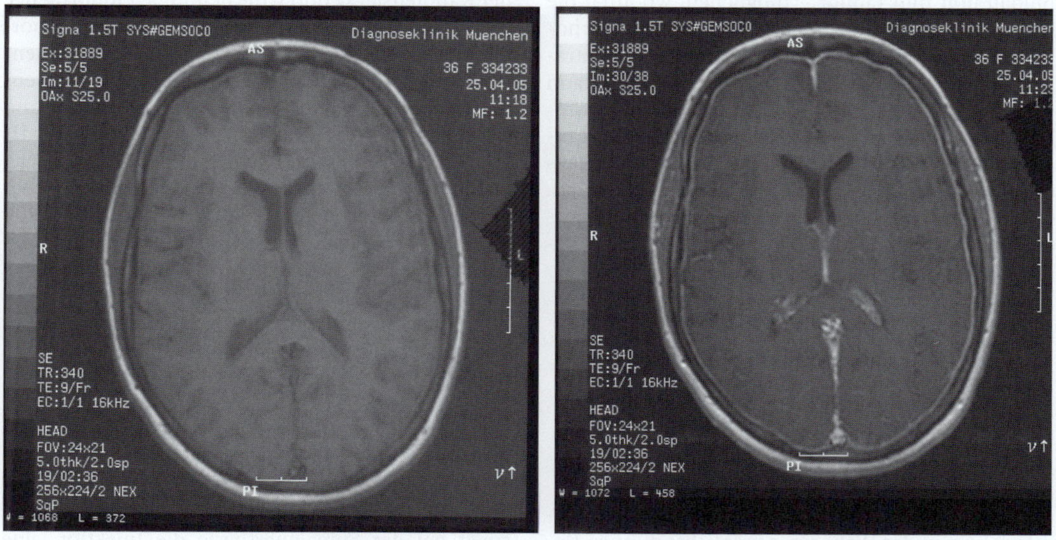

Abb. A 8.2: MRT des Schädels: T1-gewichtete Aufnahme vor (links) und nach (rechts) der Gabe von Kontrastmittel. Es zeigt sich eine deutliche meningeale KM-Aufnahme (rechts) als typischer Befund bei einem Liquorunterdruck-Syndrom.

Die Häufigkeit des PPS hängt ab von a) der Kanülenstärke (Übersicht in Bezov et al. 2010a), b) der Form ihrer Spitze (z. B. atraumatische Spinalkanülen nach Sprotte mit konisch abgerundeter Spitze und seitlicher Öffnung oder Whitacre sind günstig (Strupp et al. 2001), c) der Orientierung des Kanülenschliffs beim Einstich (Auseinanderdrängen, nicht Durchtrennen der longitudinalen Durafasern) sowie dem Wiedereinführen des Mandrin nach der Punktion (Strupp und Brandt 1997, Übersichten in Evans et al. 2000, Armon und Evans 2005, Bezov et al. 2010a). Die entnommene Liquormenge hat bei einem Volumen von 10–25 ml keinen Einfluss auf seine Inzidenz (Alpers 1925).

A 8.3 Therapeutische Prinzipien

Das PPS beruht wahrscheinlich auf einem prolongierten Liquoraustritt (initial 5–30 ml/h) durch einen persistierenden Duradefekt, der zu einem Liquorunterdruck führt. In spinalen MRTs war bei allen lumbal punktierten einer Serie mit elf Patienten eine paraspinale Liquoransammlung sichtbar, deren Volumen jedoch nicht mit dem Auftreten postpunktioneller Kopfschmerzen korrelierte (Iqbal et al. 1995). Der Kopfschmerz entsteht durch die Dilatation intrazerebraler Venen und die mechanische Irritation der Hirnhäute (Kunkel et al. 1943) bei Kaudalverlagerung des Gehirns (Übersichten in: Evans et al. 2000, Bezov et al. 2010b). Die Gefäße der Dura sind die wesentlichen schmerzsensiblen Strukturen innerhalb des Schädels (Bartsch und Goadsby 2003). Infratentoriell führt die Irritation des N. glossopharyngeus, des N. vagus und der drei oberen Zervikalwurzeln zum Nacken-Hinterhauptkopfschmerz; supratentoriell bedingt der 2. und 3. Trigeminusast den Stirn-Schläfenkopfschmerz (Pickering 1948, Wolff 1972). Kompensatorisch führt die signifikante Reduktion des normalen Liquorvolumens (100–160 ml) über den intrakraniellen Liquorunterdruck zu einer verminderten Liquorresorption bei unveränderter Liquorproduktion (Pappenheimer et al. 1962, Cutler et al. 1968). Zusätzlich kommt es zu einem Ungleichgewicht zwischen intra- und extravasalen Drucken. Wegen ihrer dünnen Gefäßwände passen sich die Venen passiv an ihren Umgebungsdruck an und dilatieren (Kunkel et al. 1943, Forbes und Nason 1935), was eine Hirnvolumenzunahme bedingt. Solche Vasodilatationen können eine Diapedese von Zellen und Proteinen in den Subarach-

> Die Inzidenz des PPS lässt sich durch folgende Maßnahmen senken:
>
> - Verwenden einer atraumatischen Sprotte-Nadel (Braune und Huffmann 1992, Müller et al. 1994, Strupp et al. 2001, Armon und Evans 2005, Bezov et al. 2010a) bzw. atraumatischen Whitacre-Nadel (Lavi et al. 2006)
> - möglichst geringer Durchmesser der Nadel (Halpern und Preston 1994, Carson und Serpell 1996, Evans et al. 2000, Armon und Evans 2005 Bezov et al. 2010a)
> - Wiedereinführung des Mandrin vor Entfernen der Nadel (Strupp und Brandt 1997)
> - bei Verwenden einer traumatischen Nadel sollte der Schliff parallel zu den Durafasern liegen (Lybecker et al. 1990, Übersicht: Evans et al. 2000, Bezov et al. 2010a)
>
> Kommt es trotz der zuvor erwähnten Maßnahmen zu einem postpunktionellen Syndrom, so sind in Abhängigkeit von der Stärke und Dauer der Beschwerden zu empfehlen:
>
> 1. Flachlagerung zur Behandlung der lageabhängigen, in aufrechter Körperhaltung auftretenden Liquorunterdruckbeschwerden;
> 2. Einsatz von Koffein oder Theophyllin, die eine intrazerebrale Vasokonstriktion durch Blockade der Adenosinrezeptoren im Gehirn induzieren;
> 3. Durchführen einer epiduralen Eigenblutinjektion zur gelatinösen Tamponade des Duralecks und Kompression des Duralsacks.

noidalraum und Liquor ermöglichen, wodurch die Liquorpleozytose (6–50 Zellen/ul) und Eiweißerhöhung (580–1 800 mg/l) einiger Patienten mit intrakraniellem Liquorunterdruck erklärt werden kann (Lipman 1977). Somit beruht das PPS auf der Kombination aus Zug an schmerzempfindlichen Strukturen (verstärkt durch den Druck aufgrund der Venendilatation) und einer Zunahme des Hirnvolumens. Für diese Annahme spricht die Beobachtung, dass der Kopfschmerz durch Kompression der Jugularvenen verstärkt werden kann.

A 8.4 Pragmatische Therapie

A 8.4.1 Prophylaxe

A 8.4.1.1 Kanülenstärke

Die beste Prophylaxe gegen ein persistierendes Duraleck liegt in der Wahl einer möglichst dünnen Kanüle mit atraumatischer Spitze (z. B. nach Sprotte). Bei der diagnostischen Lumbalpunktion sind jedoch der Kanülenstärke durch die benötigte Liquormenge (ca. 10 ml) und einer eventuell notwendigen Liquordruckmessung Grenzen gesetzt. Zwischen Kanülenstärke und Inzidenz konnte ein direkter Zusammenhang in anästhesiologischen (Evidenzgrad I) und neurologischen Studien (Evidenzgrad I oder II) nachgewiesen werden (Evans et al. 2000, Bezov et al. 2010a). Die Beschwerden treten bei diagnostischer Lumbalpunktion häufiger auf (16–18 G: 70 %; 20–22 G: 24–40 %; 24–27 G: 5–12 %) als bei Spinalanästhesie (z. B. 20–22G: 16–18 %) (Tourtelotte et al. 1972, Hilton-Jones et al. 1982). Die Gründe hierfür liegen neben dem häufigeren Benutzen dünnerer Punktionskanülen bei der Spinalanästhesie darin, dass mehr Flüssigkeit injiziert als entnommen wird, die Patienten im Durchschnitt älter (mit damit geringerer Suszeptibilität) sind und häufig postoperativ eine verlängerte Bettruhe teilweise mit Analgetikaeinnahme eingehalten wird, sodass die Beschwerden im Liegen nicht bemerkt werden. Ferner spielt bei der Spinalanästhesie die Injektion eine Rolle, weil dadurch die Durafasern nicht in die Kanüle gelangen (Strupp und Brandt 1997).

Tab. A 8.1: In Studien belegter Grad der Wirksamkeit bei verschiedenen Formen der Prävention und Therapie

Prävention		Therapie	
Dünne Nadel	↑↑	Koffein	↑
Atraumatische Spitze	↑↑	Theophyllin	↑
Orientierung der Spitze parallel zu den Fasern	↑	Epidurale Eigenblutinjektion	↑↑
Wiedereinführen des Mandrins (vor Kanülenentfernung)	↑	Triptane	↔
Dauer einer Körperflachlagerung	–		
Vermehrte Flüssigkeit	–		

Fazit: Es sollte eine Nadel mit einem möglichst geringen Durchmesser, d. h. 22–24 Gauge eingesetzt werden. Bei größerem Durchmesser ist die Inzidenz des postpunktionellen Syndroms zu hoch, bei noch kleinerem Durchmesser die Flussrate zu niedrig und die Dauer der Liquordruckmessung zu lang (Halpern und Preston 1994, Carson und Serpell 1996, Evans et al. 2000, Armon und Evans 2005, Bezov et al. 2010a).

A 8.4.1.2 Kanülenform

Nicht nur die Kanülenstärke ist von Bedeutung, sondern auch die Kanülenspitze, die eine atraumatische, abgerundete Form mit seitlicher Öffnung haben sollte (z. B. atraumatische Nadel nach Sprotte), was mit Evidenzgrad I sowohl in neurologischen (Strupp et al. 2001, Lavi et al. 2006) als auch anästhesiologischen Studien nachgewiesen werden konnte (Halpern und Preston 1994, Armon und Evans 2005, Bezov et al. 2010a). Durch die atraumatische Kanüle kann die Beschwerderate bei diagnostischen Lumbalpunktionen auf 2,5–6,5 % bei 22 G Kanülen (Engelhardt et al. 1992, Braune und Huffmann 1992), auf 16 % bei 21 Gauge Kanülen (Strupp et al. 1998) sowie bei Myelographien auf 6 % (22 G; Kleyweg et al. 1998, Müller et al. 1994) und Spinalanästhesien auf 0,02–3,5 % gesenkt werden (Engelhardt et al. 1992, Harrison und Langham 1994, Halpern und Preston 1994). Wegen der höheren Flexibilität der besonders dünnen Nadel und der abgerundeten Spitze ist jedoch eine stärkere, kurze, scharfe Führungskanüle erforderlich.

Fazit: Diagnostische Liquorpunktionen sollten nur noch mit atraumatischen Nadeln erfolgen (Armon und Evans 2005, Bezov et al. 2010a).

A 8.4.1.3 Orientierung der Kanülenspitze und Wiedereinführung des Mandrins

Wird eine nicht atraumatische Nadel verwendet, so sollte die Spitze so eingeführt werden, dass die longitudinal verlaufenen Durafasern nicht durch einen horizontal angesetzten Kanülenschliff zerschnitten, sondern durch eine vertikale Schliffführung auseinandergedrängt werden (Evidenzgrad I in anästhesiologischen Studien). Allein durch diese parallele Ausrichtung des Kanülenschliffs konnte die Inzidenz der Beschwerden in fünf Spinalanästhesie-Studien um mehr als 50 % gesenkt werden (z. B. 4,5 vs. 17,9 % bei 25 G-Quincke-Nadel; Tarkkila et al. 1992, Lybecker et al. 1990). Weiterhin günstig erscheint das Wiedereinführen des Mandrins nach Liquorentnahme, um dann beides – Mandrin und Kanüle – zusammen zu entfernen (5 vs. 16 %; Strupp und Brandt 1997, Strupp et al. 1998).

A 8.4.1.4 Körperlage

Verschiedene zur Prävention eingesetzte postpunktionelle Lagerungen (2–24-stündige Bettflachlagerung, 30-minütige bis 4-stündige Bauchflachlagerung, Kopftieflagerung 30° für 30 Minuten und Kombinationen) sind – wie in kontrollierten, einfachen oder doppelblinden, prospektiven Studien gezeigt – in jeder Form unwirksam. Sie verlängern lediglich die Latenz bis zum Einsetzen der Beschwerden (Carbaat und van Crevel 1981, Hilton-Jones et al. 1982, Handler et al. 1982, Dieterich und Brandt 1985). Einige Autoren nehmen mittlerweile an, dass eine aufrechte Position die pathophysiologischen Veränderungen sogar verbessern kann, da in zwei prospektiven randomisierten Studien bei den sofort (Vilming et al. 1988) oder nach sechs Stunden (Thornberry und Thomas 1988) mobilisierten Patienten seltener Beschwerden auftraten (13 vs. 23 %). Damit ist es durchaus richtig, Patienten unmittelbar nach der Lumbalpunktion aufstehen zu lassen.

A 8.4.2 Kausale Therapie

A 8.4.2.1 Epidurale Eigenblutinjektion

Bei starken und länger dauernden Beschwerden, d. h. zwei Tage lang starker Kopfschmerz oder über vier Tage Kopfschmerz, ohne deutliche Tendenz zur Besserung, oder wenn die Mobilität des Patienten aus anderen Gründen erforderlich ist, ist die epidurale Eigenblutinjektion (Gormley 1960) mit 80–96 % erfolgreichem Verschluss des Duradefekts sinnvoll (Crawford 1980, Olsen 1987, van Kooten et al. 2008). Diese Befunde werden durch eine aktuelle Cochrane-Metaanalyse gestützt (Boonmak und Boonmak 2010). Die epidurale Eigenblutinjektion wird von uns seit Jahren mit gutem Erfolg und ohne schwerwiegende Nebenwirkungen zunehmend häufiger durchgeführt, frühestens 24 Stunden nach der Liquorentnahme. Dazu werden 20(–30) ml Eigenblut meist in Höhe der vorherigen Lumbalpunktion epidural instilliert und der Patient danach für 60 Minuten auf dem Bauch flach gelagert, wenn möglich für 10 Minuten in 30°-Kopftieflage (Fishman und Dillon 1997). In Ausnahmefällen müssen bis zu 100 ml instilliert werden (Schievink 2006). Zur Identifikation des Epiduralraums kann die Loss-of-Resistance-Technik angewandt werden. Durch Injektion von 2 ml Lidocain, NaCl, Luft oder einem Gemisch beider Substanzen kann bei Nachlassen des Widerstands der Epiduralraum zuverlässig identifiziert werden (Evron et al. 2004, 2007). Das Blut verteilt sich epidural über vier bis neun spinale Segmente, drei bis sechs oberhalb und ein bis drei unterhalb der Injektionshöhe (Szeinfeld et al. 1986, Serafini 1986, Griffiths et al. 1993), sodass eine tiefere Punktionshöhe sinnvoll sein kann (z. B. nach mehreren Punktionsversuchen). Es kommt zu einer gelatinösen Tamponade des Duralecks mit anschließender Vernarbung (Aboulish et al. 1975, Ostheimer et al. 1976). Dadurch kann der Liquorverlust (bei einer Liquorproduktionsrate von ca. 0,35 ml pro Minute und verminderter Liquorresorptionsrate) innerhalb von wenigen Stunden (0,5–6 h) ausgeglichen werden. Theoretisch kann ein Teil des Effekts der epiduralen Eigenblutinjektion durch eine Deaktivierung der Adenosinrezeptoren bei plötzlichem Liquordruckanstieg erklärt werden (Raskin 1990).

Ein Effekt einer prophylaktischen epiduralen Eigenblutinjektion unmittelbar nach der Liquorentnahme ist aus bisher unklaren Gründen nicht nachweisbar (Loeser et al. 1978, Berrettini et al. 1987) oder mit 50 % deutlich geringer (Heide und Diener 1990). Wegen der hohen Versagerrate (71 % innerhalb von 24 h vs. 4 % nach 24 h) und der niedrigen Inzidenz eines postpunktionellen Liquorunterdruck-Syndroms bei Verwenden dünner, atraumatischer Kanülen kann die prophylaktische oder frühe epidurale Eigenblutinjektion nicht empfohlen werden (Baysinger et al. 1986, Olsen 1987, Heide und Diener 1990).

Nebenwirkungen sind selten und leicht ausgeprägt. Am häufigsten wurden leichte vorübergehende Rücken- oder Nackenschmerzen (35 %) berichtet, selten passagere Temperaturerhöhungen (5 %) sowie extrem selten Nervenwurzelreizungen mit Parästhesien und akute aseptische Meningitiden. Schwere Langzeitkomplikationen wurden bisher nicht mitgeteilt. Insbesondere wurden in der Literatur bislang keine adhäsive Arachnitis und kein epiduraler Abszess beschrieben. Patienten mit Infektionskrankheiten, Septikämie, Infektionen am Rücken, Blutgerinnungsstörungen und Antikoagulanzien-Therapie sollten jedoch von der epiduralen Eigenblutinjektion ausgeschlossen werden.
Prinzipiell kann bei einem spontanen Liquorunterdruck-Syndrom nach Identifikation des meist thorakalen Lecks genauso vorgegangen werden, ggf. auch CT-gesteuert (Rai et al. 2005, Savoiardo et al. 2006).
Sofern ein Blutpatch nicht infrage kommt, stellen die epidurale Applikation von NaCl oder Dextran sowie der Einsatz von Fibrinklebern Therapiealternativen dar (Barrios-Alarcon et al. 1989, Gerritse et al. 1997, Crul et al. 1999, Gladstone et al. 2005).

A 8.4.2.2 Operative Behandlung

Sofern alle konservativen Maßnahmen frustran verlaufen, besteht als letzte Möglichkeit ein neurochirurgischer Verschluss des lokalisierten Lecks durch eine Naht, einen Clip und/oder Fibrinkleber. Hierzu liegen nur Einzelfallbeschreibungen vor; die Erfolgsrate ist bei strenger Indikationsstellung aber hoch (Schievink et al. 1998, Hüfner et al. 2006)

A 8.4.3 Symptomatische Behandlung

Das PPS sollte entsprechend seinem Schweregrad behandelt werden. Nach heutigem Kenntnisstand sind als vorrangige Therapie die Flachlagerung, die Gabe von Koffein oder Theophyllin und die epidurale Eigenblutinjektion geeignet.

A 8.4.3.1 Körperlage

Zur symptomatischen Behandlung eines PPS ist eine über Tage verlängerte, den Beschwerden angepasste, vorwiegende Flachlagerung, in ausgeprägten Fällen auch Kopftieflagerung gut geeignet. Sie macht die Gabe von Analgetika, Antiemetika oder Sedativa häufig überflüssig. In der Regel sollten Patienten mit leichten Beschwerden, die erst 30 Minuten nach dem Aufstehen beginnen, die meiste Zeit des Tages mobilisiert werden. Treten die Symptome innerhalb der ersten 30 Minuten auf, sollten sie mehrfach täglich zum Kreislauftraining und zur Thromboseprophylaxe (z. B. zum Essen, ins Bad) aufstehen. Wenn die Beschwerden innerhalb von Sekunden bis Minuten einsetzen und die ganztägige Flachlagerung erfordern, sollten sie mehrfach täglich kurz aufsitzen und eine Low-dose-Heparinisierung zur Thromboseprophylaxe erhalten.

A 8.4.3.2 Medikation

Kommt es trotz der zuvor erwähnten Maßnahmen zu persistierenden Beschwerden, so ist die orale Gabe von Koffein in einer Dosierung von 3 × 200 mg bis 4 × 300 mg pro Tag zu empfehlen. Die Erfolgsrate liegt nach vier Stunden bei 90 % und nach 72 Stunden bei 70 % (Sechzer und Abel 1978, Camann et al. 1990, Leibold et al. 1993). Alternativ kann ein anderes Methylxanthin, z. B. Theophyllin (3 × 350 mg oral pro Tag), eingesetzt werden (Feuerstein und Zeides 1986). Führt dies zu keiner Besserung, ist eine kurzzeitige intravenöse Gabe von Koffein sinnvoll. In kontrollierten Studien (Sechzer und Abel 1978, Sechzer 1979, Übersicht in Bezov et al. 2010a) konnte der in 75 % günstige Effekt intravenöser Koffeingaben (500 mg Koffeinsodiumbenzoat i. v. innerhalb 2–3 Min.; nur in USA gebräuchlich) gezeigt werden. Bei Persistieren der Beschwerden wurde der Effekt durch eine zweite Injektion innerhalb der nächsten zwei Stunden auf 85 % verbessert (Sechzer und Abel 1978). In 70 % sistierten die Beschwerden. Der Wirkmechanismus der Methylxanthine ist nicht sicher geklärt. Koffein und Theophyllin lösen über eine Blockade von Adenosinrezeptoren im Gehirn eine Konstriktion der Hirnarterien aus mit konsekutiver Abnahme des zerebralen Blutflusses und des Hirndrucks (Phillis und De-Long 1987). Wenn die Symptome auch nach der Gabe von 1g Koffein persistieren, ist eine epidurale Eigenblutinjektion (s. o.) zu empfehlen.

A 8.5 Unwirksam oder obsolet

- Prophylaktische Bettruhe (Carbaat und van Grevel 1981, Dieterich und Brandt 1985, Hilton-Jones et al. 1982) (↓)
- Vermehrte Flüssigkeitszufuhr (Dieterich und Brandt 1988) (↓)
- Bauchbinden zur Erhöhung des intraabdominellen Druckes
- prophylaktischer epiduraler Blutpatch (Berrettini et al. 1987, 1986, Heide und Diener 1990, Olsen 1987) (↓)
- prophylaktische Gabe von Medikamenten (z. B. Methylxanthine oder Vasopressin)
- Flunarizin zur Prävention (Heide und Diener 1987)
- Epidurale NaCl-Infusionen
- Kortikosteroide (Pascual et al. 2002, Gentile et al. 2004) (↓)

A 8.6 Literatur

Aboulish E, dela Vega S, Blendinger I, Tio T. Long-term follow up of epidural blood patch. Anesth Analg 1975; 54:459–463.

Alpers BJ. Lumbar puncture headache. Arch Neurol Psych 1925;14:806–812.

Armon C, Evans R. Addendum to assessment: Prevention of post-lumbar puncture headaches: Report of the Therapeutics and Technology Assessment Subcommittee of the American Academy of Neurology. Neurology 2005; 65:510–512.

Bakshi R, Mechtler LL, Kamran S, Gosy E, Bates VE, Kinkel PR, Kinkel WR. MRI findings in lumbar puncture headache syndrome: abnormal dural-meningeal and dural venous sinus enhancement. Clin Imag 1999;23: 73–76.

Barrios-Alarcon J, Aldrete JA, Paragas-Tapia D. Relief of post-lumbar puncture headache with epidural dextran 40: a preliminary report. Reg Anesth 1989;14:78–80.

Bartsch T, Goadsby P. Increased responses in trigeminocervical nociceptive neurons to cervical input after stimulation of the dura mater. Brain 2003;126:1801–1813.

Baysinger CL, Menk EJ, Harte E, Middaugh R. The successful treatment of dural puncture headache after failed epidural blood patch. Anesth Analg (NY) 1986;65: 1242–1244.

Beards SC, Jackson A, Griffiths AG, Horsman EL. Magnetic resonance imaging of extradural blood patches: appearances from 30 min to 18 h. Br J Anaesth 1986;71:182–188.

Berrettini WH, Simmons-Alling S, Nuernberger JI Jr. Epidural blood patch does not prevent headache after lumbar puncture. Lancet 1987;I:856–857.

Berroir S, Loisel B, Ducros A, Boukobza M, Tzourio C, Valade D, Bousser M-G. Early epidural blood patch in spontaneous intracranial hypotension. Neurology 2004; 63:1950–1951.

Bezov D, Ashina S, Lipton R. Post-dural puncture headache: part II – prevention, management, and prognosis. Headache 2010a;50:1482–1498.

Bezov D, Lipton RB. Ashina S. Post-dural puncture headache: part I diagnosis, epidemiology, etiology, and pathophysiology Headache 2010b;50:1144–1152.

Bolder PM. Postlumbar puncture headache in paediatric oncology patients. Anaesthesiology 1986;65:696–698.

Boonmak P, Boonmak S. Epidural blood patching for preventing and treating post-dural puncture headache. Cochrane Database Syst Rev 2010;CD001791.

Bourekas EC, Jonathan SL, Lanzieri CF. Postcontrast meningeal MR enhancement secondary to intracranial hypotension caused by lumbar puncture. J Comput Assist Tomogr 1995;19:299.

Braune H-J, Huffman G. A prospective double-blind clinical trial, comparing the sharp Quincke needle (22 G) with an »atraumatic« needle (22 G) in the induction of post-lumbar puncture headache. Acta Neurol Scand 1992;86:50–54.

Camann WR, Murray RS, Mushlin PS, Lambert DH. Effects of oral caffeine on postdural puncture headache. A double-blind, placebo-controlled trial. Anesth Analg 1990;70:181–184.

Carbaat PAT, van Crevel H. Lumbar puncture headache: controlled study on the preventive effect of 24 hours bed rest. Lancet 1981;II:1133–1135.

Carson D, Serpell M. Choosing the best needle for diagnostic lumbar puncture. Neurology 1996;47:33–37.

Crawford JS. Experiences with epidural blood patch. Anaesthesia 1980;35:513–515.

Crul BJ, Gerritse BM, Van Dongen RT, Schoonderwaldt HC. Epidural fibrin glue injection stops persistent postdural puncture headache. Anesthesiology 1999;91:576–577.

Cutler RWP, Page L, Galicich J, Watters GV. Formation and absorption of cerebrospinal fluid in man. Brain 1968;91: 707–720.

Diener HC, Bendig M, Hempel V. Der postpunktionelle Kopfschmerz. Fortschr Neurol Psychiat 1968;53:344–349.

Dieterich M, Brandt T. Incidence of post-lumbar puncture headache is independent of daily fluid intake. Eur Arch Psychiatr Neurol Sci 1988;237:194–196.

Dieterich M, Brandt T. Is obligatory bed rest after lumbar puncture obsolet? Eur Arch Psychiatr Neurol Sci 1985; 235:71–75.

Dieterich M, Perkin GD. Postlumbar puncture headache syndrome. 2. Ed. In: Brandt T, Caplan LR, Dichgans J, Diener HC, Kennard C, eds. Neurological disorders: Course and treatment. San Diego, New York: Academic Press; 2003.p.77–82.

Dripps RD, Vandam LD. Long-term follow-up of patients who received 10.098 spinal anesthetics. J Am Med Assoc 1954;156:1486–1491.

Easton JD. Headache after lumbar puncture. Lancet 1979; 1:974–975.

Engelhardt A, Oheim S, Neundörfer B. Post-lumbar puncture headache: Experiences with Sprotte's atraumatic needle. Cephalalgia 1992;12:259.

Evans RW, Armon C, Frohman EM, Goodin DS. Assessment: Prevention of post-lumbar puncture headaches. Report of the therapeutics and technology assessment subcommittee of the American Academy of Neurology. Neurology 2000;55:909–914.

Evron S, Gladkov V, Sessler DI, Khazin V, Sadan O, Boaz M, et al. Predistention of the epidural space before catheter insertion reduces the incidence of intravascular epidural catheter insertion. Anesth Analag 2007;105:460–464.

Evron S, Sessler D, Sadan O, Boaz M, Glezerman M, Erzi T. Identification of the epidural space: loss of resistance with air, lidocaine, or the combination of air and lidocaine. Anesth Analg 2004;99:245–250.

Feuerstein TJ, Zeides A. Theophylline relieves headache following lumbar puncture. Klin Wochenschr 1986;64: 216–218.

Fishman RA, Dillon WP. Dural enhancement and cerebral displacement secondary to intracranial hypotension. Neurology 1993;43:609–611.

Fishman RA, Dillon WP. Intracranial hypotension. J Neurosur 1997;86:165.

Forbes HS, Nason GI. The cerebral circulation. Arch Neurol Psychatr 1935;34:533–547.

Förderreuther S, Yousry I, Empl M, Straube A. Dilated cervical epidural veins and extra arachnoid fluid collection in othostatic headaches. Neurology 2001;57:527–529.

Gentile S, Giudice RL, Martino PD, Rainero I, Pinessi L. Headache attributed to spontaneous low CSF pressure: report of three cases responsive to corticsteroids. Eur J Neurol 2004;11:849–51.

Gerritse BM, van Dongen RT, Crul BJ. Epidural fibrin glue injection stops persistent cerebrospinal fluid leak during long-term intrathecal catheterization. Anesth Analg 1997;84:1140–1141.

Gladstone JP, Nelson K, Patel N, Dodick DW. Spontaneous CSF leak treated with percutaneous CT-guided fibrin glue. Neurology 2005;64:1818–1819.

Gormley JB. Treatment of post-spinal headache. Anaesthesiology 1960;21:565–566.

Griffiths AG, Beards SC, Jackson A, Horseman EL. Visualization of extradural blood patch for post lumbar puncture headache by magnetic resonance imaging. Br J Anaest 1993;70:223–225.

Halpern S, Preston NR. Postdural puncture headache and spinal needle design. Metaanalyses. Anesthesiology 1994;81:1376–1383.

Handler CE, Smith FR, Perkin GD, Rose FC. Posture and lumbar puncture headache: A controlled trial in 50 patients. J R Soc Med 1982;75:404–407.

Hannerz J, Ericson K, Bro Skejo HP. MR imaging with gadolinium in patients with and without post-lumbar puncture headache. Acta Radiologica 1999;40:35–141.

Harrison DA, Langham BT. Post-dural puncture headache: a comparison of the Sprotte and Yale needles in urological surgery. Eur J Anaesthesiol 1994;11:325–327.

Heide W, Diener HC. Epidural blood patch reduces the incidence of post lumbar puncture headache. Headache 1990;30:280–281.

Heide W, Diener HC. The calcium entry blocker flunarizine does not prevent postpunctional headache. Headache 1987;27:168–169.

Hilton-Jones D, Harrad RA, Gill MW, Warlow CP. Failure of postural manoeuvres to prevent lumbar puncture headache. J Neurol Neurosurg Psychiat 1982;45:743–746.

Hüfner K, Tatsch K, Meindl T, Tonn JC, Koch W, Brüning R, Brandt T, Strupp M. Three sites of high-flow CSF leakage in spontaneous intracranial hypotension. Neurology 2006;66:775–777.

Iqbal J, Davis LE, Orrison WW Jr. An MRI study of lumbar puncture headache. Headache 1995;35:420–422.

Kunkel EC, Ray BS, Wolff HG. Experimental studies on headache: Analysis of the headache associated with changes in intracranial pressure. Arch Neurol Psychiatr 1943;49:323–358.

Kuntz KM, Kokmen E, Stevens JC, et al. Post-lumbar puncture headaches: experience in 501 consecutive patients. Neurology 1992;42:1884–1887.

Lavi R, Yernitzky D, Rowe JM, Weissman A, Segal D, Avivi I. Standard vs atraumatic Whitacre needle for diagnostic lumbar puncture: A randomized trial. Neurology 2006; 67:1492–1494.

Lipman IJ. Primary intracranial hypotension: The syndrome of spontaneous low cerebrospinal fluid pressure with traction headache. Dis Nerv Syst 1977;38:212–213.

Loeser EA, Hill GE, Bennet GM, Sederberg JH. Time versus success rate for epidural blood patch. Anesthesiol 1978;2:147–148.

Lybecker H, Djernes M, Schmidt JF. Postdural puncture headache (PDPH): onset, duration, severity, and associated symptoms. Acta Anaesthesiol Scand 1995;39:605–612.

Lybecker H, Moller JT, May O, Nielsen HK. Incidence and prediction of postdural puncture headache. A prospective study of 2 021 spinal anesthesias. Anesth Analg 1990;70:389–394.

Marcelis J, Silberstein SD. Spontaneous low cerebrospinal fluid pressure headache. Headache 1990;30:192–196.

Martin R, Jourdain S, Clairoux M, Tétrault JP. Duration of decubitus position after epidural blood patch. Can J Anaesth 1994;41:23–25.

Mittl RL, Yousem DM. Frequency of unexplained meningeal enhancement in the brain after lumbar puncture. AJNR 1994;15:633–638.

Mokri B, Aksamit A, Atkinson J. Paradoxical postural headaches in spontaneous CSF leaks. Cephalalgia 2004; 24:883–887.

Mokri B, Piepgras DG, Miller GM. Syndrome of orthostatic headaches and diffuse pachymeningeal gadolinium enhancement Mayo Clin Proc 1997;72:400–413.

Mokri B. Low cerebrospinal fluid pressure syndrome. Neurol Clin N Am 2004;22:55–74.

Mokri B. Spontaneous cerebrospinal fluid leaks: from intracranial hypotension to cerebrospinal fluid hypovolemia – evolution of a concept. Proc Mayo Clinic 1999; 74:1113–1123.

Mokri B. Syndrome of cerebral spinal fluid hypovolemia: clinical and imaging features and outcome. Neurology 2001;56:1607–1608.

Müller B, Adelt K, Reichmann H, Toyka K. Atraumatic needle reduces the incidence of post-lumbar puncture syndrome. J Neurol 1994;241:376–380.

Olesen J. International Classification of Headache Disorders, Second Edition (ICHD-2): current status and future revisions. Cephalalgia 2006;26:1409–1410.

Olsen KS. Epidural blood patch in the treatment of post-lumbar puncture headache. Pain 1987;30:293–301.

Ostheimer GW, Palahniuk RJ, Shnider SM. Epidural blood patch for postlumbar-puncture headache. Anesthesiology 1976;41:307–308.
Pannullo SC, Reich JB, Krol G, Deck MDF, Posner JB. MRI changes in intracranial hypotension. Neurology 1993; 43:916–926.
Pappenheimer JR, Heisey SR, Jordan EF, Downer JC. Perfusion of the cerebral ventricular system in unanesthezided goats. Amer J Physiol 1962;203:763–774.
Phillis JW, DeLong RE. An involvement of adenosine in cerebral blood flow regulation during hypercapnia. Gen Pharmacol 1987;18:133–139.
Pickering GW. Lumbar-puncture headache. Brain 1948;71: 271–280.
Rai A, Rosen C, Carpenter J, Miele V. Epidural blood patch at C 2: diagnosis and treatment of spontaneous intracranial hypotension. Am J Neuroradiol 2005;26:2663–2666.
Raskin NH. Lumbar puncture headache: A review. Headache 1990;30:197–200.
Savoiardo M, De Simone T, Franzini A, Broggi G, Chiapparini L. Spontaneous CSF leak treated with percutaneous CT-guided fibrin glue. Neurology 2006;66:782.
Schievink WI, Morreale VM, Atkinson JL, Meyer FB, Piepgras DG, Ebersold MJ. Surgical treatment of spontaneous spinal cerebrospinal fluid leaks. N Neurosurg 1998; 88:243–246.
Schievink WI. Spontaneous spinal cerebrospinal fluid leaks and intracranial hypotension. J Am Med Ass 2006; 295:2286–2296.
Sechzer PH, Abel L. Post-spinal anaesthesia headache treated with caffeine. Curr Ther Res 1978;24:307–312.
Sechzer PH. Post-spinal anaesthesia headache treated with caffeine. Part II: Intracranial vascular distension, a key factor. Curr Ther Res 1979;26:440–448.
Serafini A N. Epidural blood patch: evaluation of the volume and spread of blood injected into the epidural space. Anesthesiology 1986;64:820–822.
Smith FR, Perkin GD, Rose FC. Posture and headache after lumbar puncture. Lancet 1980;1:1245.
Stella CL, Jodicke CD, How HY, Harkness UF, Sibai BM. Postpartum headache: is your work-up complete? Am J Obstet Gynecol 2007;196:318–317.
Strupp M, Brandt T, Müller A. Post lumbar puncture syndrome: Incidence of post-lumbar puncture syndrome reduced by reinserting the stylet: a randomized prospective study of 600 patients. J Neurol 1998;245:589–592.
Strupp M, Brandt T. Should one reinsert the stylet during lumbar puncture? N Engl J Med 1997;336:1190.
Strupp M, Schueler O, Straube A, Stuckrad-Barre S, Brandt T. »Atraumatic« Sprotte needle reduces the incidence of post-lumbar puncture headaches. Neurology 2001;57: 2310–2312.
Szeinfeld M, Ihmeidan IH, Moser MM, Machado R, Klose KJ, Serafini AN. Epidural blood patch: evaluation of the volume and spread of blood injected into the epidural space. Anaesthesiology 1986;64:820–822.
Tarkkila PJ, Heine H, Tervo RR. Comparison of Sprotte and Quincke needles with respect to postdural puncture headache and backache. Reg Anesth 1992;17:283–287.
Thornberry EA, Thomas TA. Posture and post-spinal headache. A controlled trial in 80 obstetric patients. Br J Anesth 1988;60:195–197.
Tourtelotte WW, Henderson WG, Tucker RP, Gilland O, Walker JE, Kokman E. A randomized double-blind clinical trial comparing the 22 versus 26 gauge needle in the production of the post-lumbar puncture syndrome in normal individuals. Headache 1972;12:73–78.
Tsai PH, Fuh JL, Lirng JF, Wang SJ. Heavily T2-weighted MR myelography in patients with spontaneous intracranial hypotension: a case-control study. Cephalalgia 2007;27:929–934.
van Kooten F, Oedit R, Bakker SL, Dippel DW. Epidural blood patch in post dural puncture headache: a randomised, observer-blind, controlled clinical trial. J Neurol Neurosurg Psychiatry 2008;79:553–558.
Vandam LD, Dripps RD. Long-term follow-up of patients who received 10.098 spinal anaesthetics. J Am Med Assoc 1956;161:586–591.
Vilmig ST, Kloster R. Pain location and associated symptoms in post-lumbar puncture headache. Cephalalgia 1998;18:697–703.
Vilming ST, Schrader H, Monstad I. Post-lumbar-puncture headache: the significance of body posture. Cephalalgia 1988;8:75–78.

A 9 Pseudotumor cerebri (PTC)

von C. Gerloff

In der Differentialdiagnose chronischer Kopfschmerzen muss insbesondere bei übergewichtigen Frauen im gebärfähigen Alter an den Pseudotumor cerebri (PTC; engl. idiopathic intracranial hypertension, IIH) gedacht werden.

A 9.1 Klinik

Der PTC ist ein pathogenetisch heterogenes Syndrom mit der Schlüsselkonstellation Liquordrucksteigerung und Stauungspapille ohne intrakranielle Raumforderung und ohne Hydrozephalus. Der PTC kann ohne erkennbare Ursache (idiopathisch) oder als Folge einer Sinusvenenthrombose, bei erhöhtem zentral-venösen Druck (ZVD) und medikamentös induziert auftreten (symptomatisch). In Einzelfällen kann ein PTC auch Folge einer arteriovenösen Malformation oder Durafistel sein.

A 9.1.1 Symptome

Kopfschmerzen, ein- oder beidseitig, häufig pulsierend und gelegentlich begleitet von Übelkeit und Erbrechen, sind das häufigste (80–100 %) und meist auch erste Symptom, gefolgt von Obskurationen (60–82 %), Gesichtsfeldausfällen (50–73 %), Visusminderung (20–75 %) bis zur vollständigen Erblindung (1–5 %), Doppelbildern (20–40 %; meist Abduzensparesen) und Tinnitus (60–65 %; z. T. pulsatil) (Giuseffi et al. 1991, Radhakrishnan et al. 1994, Rudnick und Sismanis 2005, Skau et al. 2011, Soler et al. 1998). Selten werden retinale Metamorphopsien (Warner und Katz 2005), Fazialisparesen (Tzoufi et al. 2010), Gesichtsschmerzen, Sensibilitätsstörungen (Round und Keane 1988) oder Trochlearisparesen (Speer et al. 1999) beobachtet. Bewusstseinsstörungen gehören nicht zum Bild des PTC. Beidseitige Stauungspapillen sind charakteristisch, der Papillenbefund kann aber variieren, sodass in Einzelfällen auch nur eine Papille betroffen ist (z. B. Saito et al. 1999). Bei Kindern stehen weniger Kopfschmerzen oder Sehstörungen als vielmehr Abgeschlagenheit und Irritabilität im Vordergrund (Lessell 1992).

A 9.1.2 Diagnose und Differentialdiagnose

Neben der klinisch-neurologischen Untersuchung mit Visusprüfung, Fingerperimetrie und Fundoskopie sollten immer eine kraniale Bildgebung und eine Lumbalpunktion (LP) mit Druckmessung erfolgen. Die kraniale Kernspintomographie (cMRT) mit MR-Phlebographie und Darstellung der venösen Sinus bietet die umfassendsten Informationen; falls nicht verfügbar, kann alternativ ein sekundär kontrastmittelangehobenes kraniales Computertomogramm (cCT) durchgeführt werden. Eine ausführliche neuroophthalmologische Untersuchung (einschließlich Perimetrie) gehört zur Initialdiagnostik. Auch die optische Kohärenztomographie (OCT) kann für Verlaufsuntersuchungen herangezogen werden (Skau et al. 2010, 2011).

Die diagnostischen Kriterien (Ball und Clarke 2006, Friedman und Jacobson 2002) sind in **Tabelle A 9.1** gelistet. Sie entsprechen im Wesentlichen den modifizierten Dandy-Kriterien, wurden aber an die verbesserten Möglichkeiten der intrakraniellen Bildgebung angepasst.

Die LP darf erst nach Ausschluss einer intrakraniellen Raumforderung durch bildgebende Verfahren erfolgen. Der Liquoreröffnungsdruck, lumbal im Liegen gemessen, ist auf > 25 cm H2O gesteigert. Zytologischer und chemischer Liquorbefund sind normal.

Das Hirnparenchym ist im cMRT und cCT normal. Typische Befunde sind erweiterte Optikusscheiden (ca. 50 %) und das »empty sella«-Zeichen (ca. 50 %) (Fraser und Plant 2011, Hassan et al. 2010, Weisberg und Nice 1977, Weisberg et al. 1975). Beides kann sich nach erfolgreicher Therapie zurückbilden (Zagardo et al. 1996). Die Ventrikel sind eher schmal (bis hin zu sog. Schlitzventrikeln), niemals erweitert (Johnston und Morgan 1991). Mittels cMRT und MR-Phlebographie müssen frische Thrombosen der venösen Sinus oder inneren Hirnvenen und intrakranielle vaskuläre Malformationen mit konsekutiver venöser Druckerhöhung ausgeschlossen werden (s. Kap. E 8). Das cMRT ist dem cCT in mehrfacher Hinsicht überlegen: Papillenödem und Erweiterung der Optikusscheiden können präziser dargestellt werden (Brodsky 1997, Brodsky und Glasier 1995, Jinkins et al. 1996), die Darstellung der venösen Blutleiter gelingt besser (Rohr et al. 2011), das MRT ist sensitiver für die Detektion diffuser raumfordernder Prozesse im Marklager.

Differentialdiagnostisch müssen andere Ursachen einer Liquordrucksteigerung ausgeschlossen werden (**Tab. A 9.2**). Hierzu gehören neben Sinusvenenthrombosen Raumforderungen, chronische infektiöse oder tumoröse meningeale Reizzustände und Störungen der Liquorzirkulation durch erhöhten Liquoreiweißgehalt wie beim Guillain-Barré-Syndrom oder durch einen spinalen Tumor. Weiterhin kann eine Stauungspapille durch Anomalien bzw. Erkrankungen der Papille vorgetäuscht werden. Ein entzündliches oder ischämisches Papillenödem führt in der Regel zu sofortigem Visusverlust und ist wie die Zentralvenenthrombose (Retinopathie infolge venöser Stase) praktisch immer einseitig. Allerdings kann auch eine Sarkoidose bilaterale Stauungspapillen verursachen und einen PTC vortäuschen (Pelton et al. 1999). Drusen können ein differentialdiagnostisches Problem darstellen, insbesondere wenn der Patient über Kopfschmerzen klagt. In diesem Fall zeigt das cCT oder die Sonographie häufig Mikrokalzifikationen der Papille, und der Liquordruck ist nicht erhöht.

Tab. A 9.1: Diagnosekriterien des idiopathischen PTC (nach Friedman und Jacobson 2002)

1. Wenn subjektive Symptome vorhanden sind, dürfen diese ausschließlich auf einen generalisiert erhöhten intrakraniellen Druck oder auf ein Papillenödem zurückzuführen sein
2. Wenn klinisch objektivierbare Defizite vorhanden sind, dürfen diese ausschließlich auf einen generalisiert erhöhten intrakraniellen Druck oder auf ein Papillenödem zurückzuführen sein
3. Nachweis eines erhöhten Liquordrucks anhand Druckmessung bei Lumbalpunktion in Seitenlage
4. Normale Zusammensetzung des Liquors
5. Kein Hinweis auf Hydrozephalus, intrakranielle Raumforderung, strukturelle oder vaskuläre Läsionen im cMRT oder kontrastmittelangehobenen cCT bei Patienten mit typischem klinischen Bild; bei allen anderen Patienten zusätzlich Ausschluss pathologischer Befunde in cMRT und MR-Phlebographie
6. Ausschluss anderer Ursachen eines gesteigerten intrakraniellen Drucks

Tab. A 9.2: Differentialdiagnose von Stauungspapillen und Kopfschmerzen

- Pseudotumor cerebri
- Intrakranielle Raumforderung
- Sinusvenenthrombose
- Dekompensierte Anlageanomalie des Ventrikelsystems
- Chronische infektiöse oder tumoröse meningeale Reizung
- Erhöhtes Liquoreiweiß
- Papillenanomalie (Drusen)
- Entzündliches Papillenödem
- Zentralvenenthrombose der Retina

A 9.2 Verlauf

Die Inzidenz des PTC in der Allgemeinbevölkerung beträgt etwa 1/100 000 (Übersicht bei Ball und Clarke 2006), ist bei übergewichtigen Frauen im Alter von 15 bis 44 Jahren jedoch um das 10–20fache gesteigert. In einem kleineren Kollektiv (n = 20, davon 19 Frauen) war der mittlere Body-Mass-Index (BMI) > 32 kg/m^2 (Soler et al. 1998), in einer anderen Untersuchung das Körpergewicht um 38 % über dem Idealgewicht (Durcan et al. 1988). Das Verhältnis Frauen : Männer beträgt 8–19 : 1. Die Symptome sind bei Frauen und Männern ähnlich. Die extreme Adipositas ist bei Frauen mit PTC häufiger (Frauen 78 %; Männer 25 %; Kesler und Gadoth 2001), bei Männern mit PTC liegt häufiger ein obstruktives Schlafapnoe-Syndrom vor (Wall und Purvin 2009) und sie sind bei Erstmanifestation älter (Frauen vs. Männer: 28 vs. 37 Jahre; Bruce et al. 2009).

Prospektive Studien zum Spontanverlauf existieren nicht, ohne Therapie ist aber von einer chronisch-progredienten Visusminderung bis hin zur Erblindung auszugehen. In der Regel gelingt es, den intrakraniellen Druck konservativ oder invasiv zu senken, sodass sich Stauungspapillen und Sehstörungen zurückbilden. Die Rückbildung des Papillenödems ist unter Therapie im Verlauf von 2–5 Monaten zu erwarten (Johnson et al. 1998, Soler et al. 1998), Besserungen von Abduzensparesen scheinen rascher einzutreten (Cinciripini et al. 1999). Bei 4–12 % der Patienten kommt es trotz Therapie zu einer irreversiblen Optikusschädigung (vollständiger Visusverlust in ca. 1–5 %); etwa 20 % der Betroffenen erleiden eine dauernde Visusminderung und etwa 70 % bleibende Gesichtsfelddefekte (Ahlskog und O'Neill 1982, Corbett und Thompson 1989, Wall und George 1987). In einer offenen Studie zum Verlauf unter Therapie erhielten 17 Patienten Acetazolamid (in einem Fall zusätzlich Furosemid, in einem weiteren alternativ Topiramat) in Verbindung mit diätetischen Maßnahmen (Skau et al. 2011). Nach 3 Monaten kam es bei 65 % der Patienten zu einer vollständigen, bei 29 % zu einer partiellen Besserung, 6 % sprachen nicht auf die Therapie an. Die individuelle Neigung zur intrakraniellen Hypertension muss als chronisch angesehen werden, spontane Remissionen oder andauernde Remission nach kurzfristiger medikamentöser Therapie kommen selten vor (Ahlskog und O'Neill 1982, Leu et al. 1982, Noggle und Rodning 1986, Shapiro 1978).

Zuverlässige Prädiktoren für einen benignen Verlauf gibt es nicht (Arienta et al. 1990, Ball und Clarke 2006). Patienten mit konservativ therapiertem PTC neigen zu Rezidiven (ca. 40–60 %) (Kesler et al. 2004, Soler et al. 1998), z. B. nach Absetzen der Medikation oder bei erneuter Gewichtszunahme.

A 9.3 Therapeutische Prinzipien

Die Mechanismen, die zur Entwicklung eines idiopathischen PTC führen, sind nicht geklärt. Es existieren die »Sinusstenosen-Hypothese«, die »Adipositas-Hypothese« und die »endokrine Hypothese«. Sehr wahrscheinlich ist, dass alle genannten Aspekte zusammenwirken und schließlich in das Bild des PTC münden.

Es wird von einigen Autoren angenommen, dass dem idiopathischen PTC lokale venöse Abflussstörungen zugrunde liegen, insbesondere Lumeneinengungen in den Sinus transversi (Bussiere et al. 2010, De Simone et al. 2010, Donnet et al. 2008, Rohr et al. 2011). Berichte, nach denen einzelne PTC-Patienten mit partieller uni- oder bilateraler Sinusobstruktion nach Stenteinlage in einen Sinus transversus eine Besserung zeigten (Higgins et al. 2002, Ogungbo et al. 2003, Rajpal et al. 2005), stehen allerdings Berichte gegenüber, die eher darauf hinweisen, dass die Einengung der Sinus Folge und nicht Ursache der intrakraniellen Hypertension ist (Higgins et al. 2002, Rohr et al. 2011).

Die häufige Assoziation mit Adipositas könnte für eine systemisch-venöse Druckerhöhung als pathogenetischen Faktor beim PTC sprechen, da es bei extremer Adipositas zu einer Zunahme des intraabdominellen und damit des zentralvenösen Drucks

(ZVD) kommt. Dass die Theorie einer Erhöhung des venösen Drucks aber nur einen Teil der Befunde erklären kann, wird dadurch belegt, dass eine Liquorpunktion (Höhe C1–C2) mit dem Ablassen von 20–25 ml Liquor unmittelbar zur Normalisierung des manometrisch erfassten Drucks im Sinus transversus führte (King et al. 2002). Dieses Ergebnis spricht eher für einen erhöhten intrakraniellen Druck als primären Faktor. Die Hypothese einer systemisch-venösen Druckerhöhung kann weder den PTC bei normalgewichtigen Patienten noch die medikamentös induzierten PTC-Formen erklären.

Auch endokrine und metabolische Faktoren scheinen beim PTC eine Rolle zu spielen. In retrospektiven Fallstudien wurden Assoziationen des PTC mit Hypo- und Hyperparathyreoidismus, M. Addison und M. Cushing beschrieben. Interessant ist auch die Beobachtung, dass bei Patientinnen mit PTC gehäuft polyzystische Ovarien gefunden werden (PCOS, »polycystic ovary syndrome«), sodass hier ein Zusammenhang mit der beim PCOS vorliegenden Hyperöstrogenämie vermutet wurde (Glueck et al. 2005). Neuere Arbeiten weisen auf eine Dysregulation der Cortisol-Produktion durch die gesteigerte Aktivität der 11β-Hydroxysteroid-Dehydrogenase (Sinclair et al. 2010b) oder eine hypothalamische Leptin-Resistenz (Ball et al. 2009) beim PTC hin.

Weiterhin scheint eine Anzahl von Medikamenten das Auftreten eines PTC zu begünstigen (**Tab. A 9.3**).

Tab. A 9.3: Medikamentös-induzierter Pseudotumor cerebri

Tetrazykline (Tetrazyklin, Minozyklin) (Weese-Mayer et al. 2001, Weller et al. 1994) Vitamin A (Donahue 2000) Retinoide (Isotretinoin, Acitretin) (Katz et al. 1999, Shalita et al. 1983)
In Einzelfällen: Abruptes Absetzen von Kortikosteroiden (Cardinale et al. 1991) Amiodaron (Ahmad 1996) Amphotericin B (Heudier et al. 1992) Budenosid (Levine et al. 2001) Ciclosporin A (Cruz 1993) Cytarabin (Fort und Smith 1999) Danazol (Hamed et al. 1989) Lithiumcarbonat (Levine und Puchalski 1990) L-Thyroxin (Campos und Olitsky 1995) Nalidixinsäure (Riyaz et al. 1998) Ofloxacin, Ciprofloxacin (Getenet et al. 1993, Winrow und Supramaniam 1990) Rekombinantes Wachstumshormon (rhGH) (Rogers et al. 1999) Rofecoxib (Jacob und Rajabally 2005) Sulfasalazin (Sevgi et al. 2008)

Primäres Ziel der Behandlung ist es, einen Sehnerven- oder Netzhautschaden zu vermeiden. Die Behandlung ist pathophysiologisch begründet. Alle Empfehlungen beruhen auf offenen Studien und persönlichen Erfahrungen (↔). Die erste randomisierte große Multicenter-Studie (Idiopathic Intracranial Hypertension Treatment Trial [IIHTT]; University of Iowa; NCT01003639) zur medikamentösen und diätetischen Therapie wurde Ende 2009 initiiert. Ergebnisse sind nicht vor 2014 zu erwarten. Verglichen werden Acetazolamid, Placebo und diätetische Maßnahmen.

Zur unmittelbaren Senkung des gesteigerten intrakraniellen Drucks eignet sich die LP; 20–30 % der Patienten profitieren bereits von der ersten LP (Ahlskog und O'Neill 1982, Colebatch und Lance 1983, Susman 1990) (↔, A). Ein bislang aufgrund fehlender prospektiver Untersuchungen nur grob abzuschätzender Anteil der Patienten (nach unserer Erfahrung die überwiegende Mehrheit) kann durch wiederholte LP mit zusätzlicher medikamentöser Therapie und Gewichtsreduktion erfolgreich behandelt werden.

Gewichtsreduktion ist eine sinnvolle Maßnahme in der Behandlung des idiopathischen PTC bei allen übergewichtigen Patienten (BMI > 25 kg/m^2), insbesondere bei ausgeprägter Obesitas (BMI > 30 kg/m^2). Die Effizienz einer diätetischen Gewichtsreduktion für die Rückbildung der Stauungspapillen ist in retrospektiven Untersuchungen (z. B. Johnson et al. 1998) und in einer prospektiven Kohortenstudie an 25 Frauen mit BMI > 25 kg/m^2 belegt (Sinclair et al. 2010a) (↔, A). Eine niedrigkalorische Diät (425 kcal/Tag) über 3 Monate führte dabei zu einer mittleren Gewichtsreduktion von 15,7 kg. Chirurgische Interventionen zur Gewichtsreduktion (Roux-en-Y-Bypass) sind ebenfalls effektiv (Sugerman et al. 1995), sollten aber nur bei therapieresistenter Symptomatik und Adipositas permagna in Betracht gezogen werden (↔, C).

Die medikamentöse Therapie stützt sich bislang auf Acetazolamid und Furosemid (Bandyopadhyay 2001, Wall 1991). Acetazolamid (z. B. Diamox®), ein Carboanhydrase-Inhibitor, senkt die Liquorproduktion und wirkt wie Furosemid (z. B. Lasix®) diuretisch. Unklar ist, ob die therapeutische Wirkung durch die verminderte Liquorproduktion oder die diuretischen Eigenschaften (Senkung des ZVD) zurückzuführen ist. Kortikosteroide sind aufgrund ihres Nebenwirkungsprofils (Gewichtszunahme, erhöhtes Thromboserisiko, vermehrte Flüssigkeitsretention), insbesondere aber wegen des Rezidivrisikos nach Absetzen, zur Therapie des PTC nicht geeignet. Topiramat (z. B. Topamax®) ist von Interesse, da es zum einen häufig eine Gewichtsabnahme begünstigt, zum anderen auch über eine Reduktion der Liquorproduktion wirken könnte. In einer offenen, randomisierten Studie über 12 Monate wurden 40 Patienten (35 Frauen) mit Topiramat (100–150 mg/Tag) oder Acetazolamid (1 000–1 500 mg/Tag) behandelt. Beide Substanzen führten zu einer vergleichbaren Besserung der Kopfschmerzen und Sehstörungen (Celebisoy et al. 2007) (↔, B).

Prospektive randomisierte Studien zu operativen Verfahren existieren nicht. Die mikrochirurgische Dekompression durch retrobulbäre Fensterung der Optikusscheide (ONSF) (↔, B) ist geeignet, einen rasch fortschreitenden Visusverlust beim PTC zu behandeln. Hierbei wird durch longitudinale Inzisionen der Optikusscheide ein Liquorabfluss geschaffen, der insbesondere den Sehnervenkopf zu entlasten scheint (Hamed et al. 1992). Die mittlere Erfolgsquote beträgt ca. 85 % für eine Besserung oder Stabilisierung von Sehschärfe und perimetri-

Tab. A 9.4: Ausgewählte Studien zur Fensterung der Optikusscheide bei Patienten mit idiopathischem PTC

Fensterung der Optikusscheide (↔, B)				
Quelle	**Patientenzahl***	**Therapieerfolg†**	**Follow-Up‡**	**Komplikationen**
Sergott et al. 1988	23	100 %	25 Monate	1 Auge perilimbales konjunktivales Bläschen 1 Auge Adduktionsdefizit für 6 Wochen
Kelman et al. 1991, 1992	17	97 %	17 Monate	1 Auge Hämatom orbital
Spoor und McHenry 1993	54	68 %	0,5–5 Jahre	n/a
Acheson et al. 1994	11	85 %	2 Jahre	1 Auge kontralateral Sehnervschwellung und Verschleierung
Herzau et al. 1998	14	73 %	62 Monate	vereinzelt reversible sektorielle Lähmung des Sphinkter pupillae
Villain et al. 1999	5	100 %	16 Monate	0 %
Banta und Farris 2000	86	94 %	20 Monate	reversibel: 35 % Doppelbilder, 7 % Anisokorie, 1 % Orbitaspitzensyndrom, 1 % Optikusneuropathie, traumatisch, irreversibel: 1 Auge kompletter Sehverlust

n/a = keine Angaben; * = z. T. bilateral operiert; † = Besserung oder Stabilisierung des Sehvermögens; ‡ = Mittelwert.

Tab. A 9.5: Daten zur Anlage eines ventrikuloperitonealen Shunts bei Patienten mit idiopathischem PTC

Ventrikuloperitonealer Liquorshunt (↔, B)				
Quelle	**Patientenzahl**	**Therapieerfolg**	**Follow-Up**	**Revisionen/Komplikationen**
Tulipan et al. 1998	7	Besserung der Stauungspapillen in 100 %, Besserung der Kopfschmerzen in 86 %	4–17 Monate	0 %
Bynke et al. 2004	17	Besserung der Stauungspapillen in 100 %, Besserung der Kopfschmerzen in 100 %	1,8–12,8 Jahre (Mittelwert 6,5 Jahre)	0 % perioperative Morbidität/ Mortalität 41 % Revisionen im Verlauf (Ursachen: 9 % Dislokation, 9 % Infektionsverdacht [Kultur negativ], 18 % Abdominalwand-Zyste, 5 % Shunt-Obstruktion)

schem Befund (**Tab. A 9.4**). Der intrakranielle Druck und der Kopfschmerz werden wenig beeinflusst. Eine retrospektive Analyse an 78 Patienten belegt, dass eine unilaterale ONSF im Verlauf von 12 Monaten zu einem anhaltenden Rückgang der Stauungspapillen beidseits führt (Alsuhaibani et al. 2011). Die Besserung nach ONSF wurde in offenen, nicht-kontrollierten Langzeitstudien gezeigt (individuelle Beobachtungszeiträume bis 145 Monate) (Herzau und Baykal 1998, Sergott et al. 1988, Spoor und McHenry 1993). Schreitet die Visusminderung trotz ONSF fort, ist ein ventrikulo- oder lumboperitonealer Shunt indiziert. Die Angaben zum Auftreten von leichteren Komplikationen der ONSF (transiente Diplopie oder Pupillenstörung) variieren von 0 % (Villain et al. 1999) bis > 40 % (Banta und Farris 2000) (**Tab. A 9.4**). Ernste Komplikationen sind sehr selten.

Ventrikuloperitoneale (VP-)Shuntsysteme sind beim PTC im kurz- und längerfristigen Verlauf effektiv (Bynke et al. 2004, Tulipan et al. 1998) (**Tab. A 9.5**) (↔, B). Sie sollten angewendet werden, wenn die konservative Therapie versagt. Die Komplikationsraten sind deutlich geringer als beim früher eingesetzten lumboperitonealen Shunt. So mussten in einer retrospektiven Analyse (McGirt et al. 2004) 2,5-mal häufiger lumboperitoneale Shunts revidiert werden als VP-Shuntsysteme, v. a. wegen Shunt-Obstruktion. Die Mortalität der Shunt-Prozedur beim PTC wird mit 0,9 % für VP-Shunts und 0,2 % für lumboperitoneale angegeben (Curry et al. 2005; retrospektive Serie mit 2 779 Patienten, operiert zwischen 1988 und 2002).

A 9.4 Pragmatische Therapie

Das bei uns übliche stufenweise Vorgehen ist in **Abb. A 9.1** vereinfacht dargestellt.

Die therapeutischen Maßnahmen orientieren sich vor allem an der Abnahme des Sehvermögens bzw. der Zunahme der Gesichtsfeldeinschränkung; das Gesichtsfeld wird initial regelmäßig (z. B. wöchentlich) perimetrisch kontrolliert. Die Mehrzahl der

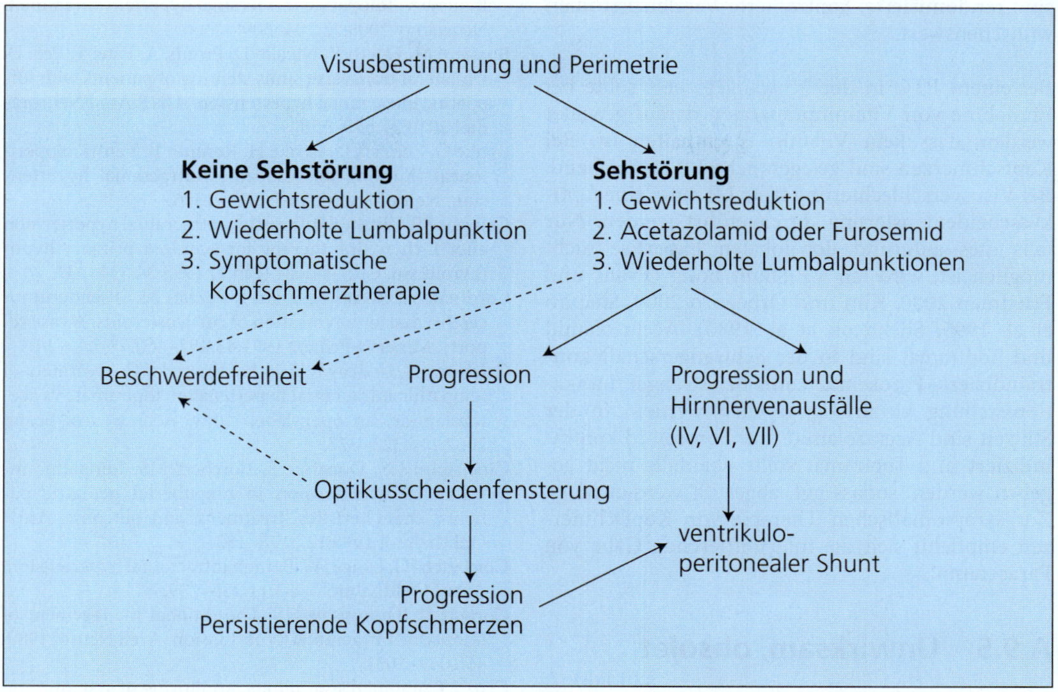

Abb. A 9.1: Pragmatische Therapie des Pseudotumor cerebri

Patienten kann konservativ erfolgreich behandelt werden durch wiederholte LP (↔, A), Gewichtsreduktion (↔, A), Acetazolamid (↔, B) und ggf. Absetzen der den PTC auslösenden Medikamente (**Tab. A 9.3**) (↔, B). Übergewichtige Patienten sollten eine kontrollierte, ballaststoffreiche 1 200 kcal-Diät erhalten; eine radikalere Diät mit 425 kcal pro Tag wie in der Studie von Sinclair et al. (2010) ist vermutlich nur selten durchzuhalten. Ziel ist eine nachhaltige Gewichtsreduktion auf Normalwerte (BMI ca. 25 kg/m²). Bei massiver Obesitas (BMI > 40 kg/m²) können abdominalchirurgische Maßnahmen (Magen-Bypass-OP, »Gastric banding«) erwogen werden (↔, C). Falls trotz konservativer Therapie der Visus ab- oder die Gesichtsfeldeinschränkung zunimmt, erfolgt die ONSF (↔, B). Alternativ kann bei progredientem Verlauf trotz konservativer Therapie oder, wenn Hirnnervenausfälle vorhanden sind, die Indikation zum VP-Shunt gestellt werden (↔, B). Die Methoden wurden bislang nicht in klinischen Studien verglichen.

Pragmatisch werden zur Senkung des erhöhten intrakraniellen Drucks wiederholte LP durchgeführt und es wird eine medikamentöse Behandlung begonnen. Täglich werden 25 ml Liquor abgelassen, bis der Liquordruck unter 18 cm H2O sinkt; anschließend werden die Intervalle verlängert (2–3 x pro Woche, dann wöchentlich bis monatlich). Diese Maßnahme dürfte angesichts einer täglichen Liquorproduktion von ca. 250 ml nur erfolgreich sein, wenn durch die wiederholten Punktionen (hypothetisch) eine anhaltende Liquorleckage oder eine vermehrte Liquorresorption verursacht wird. Beim PTC sollten daher scharfe 22 G-Nadeln verwendet werden. In Fällen mit drohender Erblindung und fehlendem Ansprechen auf einzelne Punktionen, kommt alternativ eine temporäre lumbale Liquordrainage infrage. Zur begleitenden medikamentösen Behandlung existieren die meisten Erfahrungen mit Acetazolamid (Diamox® 2 × 500 mg/Tag, einschleichende Dosierung). Furosemid (z. B. Lasix® 40 mg/Tag) kann bei persistierend hohem Liquordruck ergänzend angewendet werden (Wall 2000, Wall und George 1991). Dabei müssen die Serumkaliumwerte überwacht werden (Hypokaliämie!). Eine orale Kaliumsubstitution und entsprechende diätetische Maßnahmen sind sinnvoll. Regelmäßig tritt bei Acetazolamid eine metabolische Azidose auf, die u. U. die Einsatzmöglichkeit dieses Medikaments limitiert. Außerdem klagen viele Patienten über Übelkeit und Parästhesien. Bei Unverträglichkeit von Acetazolamid kommt alternativ Topiramat (z. B. Topamax® 100–150 mg/Tag) infrage (Celebisoy et al. 2007). Die Indikation zur ONSF oder Anlage eines VP-Shunts sollte erst nach Ausschöpfen der konservativen Möglichkeiten gestellt werden.

Während Patienten mit frischer Sinusvenenthrombose wie in Kapitel E 8 dargestellt behandelt werden, ist es derzeit nicht klar, wie die Behandlung der PTC-Syndrome mit MR-phlebographisch nachgewiesener, pathologischer Einengung eines Sinus erfolgen sollte. In einer Fallserie von 13 Patientinnen mit PTC wurden 10 identifiziert, die manometrisch eine Druckerhöhung im venösen Sinus hatten. Nach unilateraler Stent-gestützter Angioplastie eines Sinus transversus sistierten in allen 10 Fällen die Kopfschmerzen, die Stauungspapillen bildeten sich bei 8 Patientinnen vollständig oder nahezu vollständig zurück, bei 2 Patientinnen kam es zu einer partiellen Besserung (Bussiere et al. 2010). Da es mehrfach Hinweise darauf gibt, dass die Druckerhöhung in den venösen Blutleitern sekundär ist (vgl. King et al. 2002), kann auch in Anbetracht der aktuellen Fortschritte bei Stent-gestützten interventionellen Verfahren in anderen Gefäßen keine Empfehlung für die Anwendung beim PTC gegeben werden. Hier sind randomisierte, kontrollierte Vergleichsstudien wünschenswert.

Bei einem PTC in der Schwangerschaft sollte bei Einnahme von Vitaminpräparaten darauf geachtet werden, dass kein Vitamin A enthalten ist. Bei Kopfschmerzen sind gelegentliche LP ausreichend. Bei Visusverschlechterung trotz LP muss eine Optikusscheidenfensterung durchgeführt werden. Nur falls dies aufgrund der lokalen Expertise nicht möglich ist, wird ein VP-Shunt nötig (Evans und Friedman 2000, Kim und Orbegozo 2000, Shapiro et al. 1995, Shekleton et al. 1980). Acetazolamid und Topiramat sind in der Schwangerschaft kontraindiziert, Furosemid kann bei strenger Indikationsstellung kurzfristig gegeben werden. In der Stillzeit sind Acetazolamid und Furosemid kontraindiziert und Topiramat sollte ebenfalls nicht gegeben werden, sodass ggf. abgestillt werden muss. Zur symptomatischen Therapie von Kopfschmerzen empfiehlt sich die intermittierende Gabe von Paracetamol.

A 9.5 Unwirksam, obsolet

Die subtemporale Dekompression wurde in kleinen Serien als erfolgreich beschrieben (Kessler et al. 1998), gilt jedoch heute allgemein als obsolet (Bandyopadhyay 2001). Ein induzierter Abort zur Therapie eines progredienten Visusverlustes bei PTC in der Schwangerschaft ist nicht angezeigt. Auch ein geplanter Kaiserschnitt ist wegen der Diagnose PTC nicht notwendig.

A 9.6 Literatur

Ahlskog JE, O'Neill BP. Pseudotumor cerebri. Ann Intern Med 1982;97:249–256.

Ahmad S. Amiodaroneand reversible benign intracranial hypertension. Cardiology 1996;87:90.

Alsuhaibani AH, Carter KD, Nerad JA, Lee AG. Effect of optic nerve sheath fenestration on papilledema of the operated and the contralateral nonoperated eyes in idiopathic intracranial hypertension. Ophthalmology 2011;118:412–414.

Arienta C, Caroli M, Balbi S, Parma A, Calappi E, Massei R. Clinical evaluation and long-term follow-up in 16 patients with pseudotumour cerebri. Acta Neurochir Suppl 1990;51:369–371.

Ball AK, Clarke CE. Idiopathic intracranial hypertension. Lancet Neurol 2006;5:433–442.

Ball AK, Sinclair AJ, Curnow SJ, Tomlinson JW, Burdon MA, Walker EA, Stewart PM, Nightingale PG, Clarke CE, Rauz S. Elevated cerebrospinal fluid (CSF) leptin in idiopathic intracranial hypertension (IIH): evidence for hypothalamic leptin resistance? Clin Endocrinol (Oxf) 2009;70:863–869.

Bandyopadhyay S. Pseudotumor cerebri. Arch Neurol 2001;58:1699–1701.

Banta JT, Farris BK. Pseudotumor cerebri and optic nerve sheath decompression. Ophthalmology 2000;107:1907–1912.

Brodsky MC. MR of papilledema. AJNR Am J Neuroradiol 1997;18:1592–1594.

Brodsky MC, Glasier CM. Magnetic resonance visualization of the swollen optic disc in papilledema. J Neuroophthalmol 1995;15:122–124.

Bruce BB, Kedar S, Van Stavern GP, Monaghan D, Acierno MD, Braswell RA, Preechawat P, Corbett JJ, Newman NJ, Biousse V. Idiopathic intracranial hypertension in men. Neurology 2009;72:304–309.

Bussiere M, Falero R, Nicolle D, Proulx A, Patel V, Pelz D. Unilateral transverse sinus stenting of patients with idiopathic intracranial hypertension. AJNR Am J Neuroradiol 2010;31:645–650.

Bynke G, Zemack G, Bynke H, Romner B. Ventriculoperitoneal shunting for idiopathic intracranial hypertension. Neurology 2004;63:1314–1316.

Campos SP, Olitsky S. Idiopathic intracranial hypertension after L-thyroxine therapy for acquired primary hypothyroidism. Clin Pediatr (Phila) 1995;34:334–337.

Cardinale A, Rosati C, Giani I, Pezzati M. [Pseudotumor cerebri due to the cessation of corticosteroids. A case report]. Minerva Pediatr 1991;43:457–460.

Celebisoy N, Gokcay F, Sirin H, Akyurekli O. Treatment of idiopathic intracranial hypertension: topiramate vs acetazolamide, an open-label study. Acta Neurol Scand 2007;116:322–327.

Cinciripini GS, Donahue S, Borchert MS. Idiopathic intracranial hypertension in prepubertal pediatric patients: characteristics, treatment, and outcome. Am J Ophthalmol 1999;127:178–182.

Colebatch JG, Lance JW. Benign intracranial hypertension. Aust J Ophthalmol 1983;11:235–239.

Corbett JJ, Thompson HS. The rational management of idiopathic intracranial hypertension. Arch Neurol 1989; 46:1049–1051.

Cruz J. Combined continuous monitoring of systemic and cerebral oxygenation in acute brain injury: preliminary observations. Crit Care Med 1993;21:1225–1232.

Curry Jr., WT, Butler WE, Barker FG, 2nd.Rapidly rising incidence of cerebrospinal fluid shunting procedures for idiopathic intracranial hypertension in the United States, 1988–2002. Neurosurgery 2005;57:97–108; discussion 197–108.

De Simone R, Ranieri A, Bonavita V. Advancement in idiopathic intracranial hypertension pathogenesis: focus on sinus venous stenosis. Neurol Sci 2010;31 (Suppl 1): S33–39.

Donahue SP. Recurrence of idiopathic intracranial hypertension after weight loss: the carrot craver. Am J Ophthalmol 2000;130:850–851.

Donnet A, Metellus P, Levrier O, Mekkaoui C, Fuentes S, Dufour H, Conrath J, Grisoli F. Endovascular treatment of idiopathic intracranial hypertension: clinical and radiologic outcome of 10 consecutive patients. Neurology 2008;70:641–647.

Durcan FJ, Corbett JJ, Wall M. The incidence of pseudotumor cerebri. Population studies in Iowa and Louisiana. Arch Neurol 1988;45:875–877.

Evans RW, Friedman DI. Expert opinion: the management of pseudotumor cerebri during pregnancy. Headache 2000;40:495–497.

Fort JA, Smith LD. Pseudotumor cerebri secondary to intermediate-dose cytarabine HCl. Ann Pharmacother 1999;33:576–578.

Fraser C, Plant GT. The syndrome of pseudotumour cerebri and idiopathic intracranial hypertension. Curr Opin Neurol 2011;24:12–17.

Friedman DI, Jacobson DM. Diagnostic criteria for idiopathic intracranial hypertension. Neurology 2002;59: 1492–1495.

Getenet JC, Croisile B, Vighetto A, Grochowicki M, Goudable B, Aimard G, Trillet M. Idiopathic intracranial hypertension after ofloxacin treatment. Acta Neurol Scand 1993;87:503–504.

Giuseffi V, Wall M, Siegel PZ, Rojas PB. Symptoms and disease associations in idiopathic intracranial hypertension (pseudotumor cerebri): a case-control study. Neurology 1991;,41:239–244.

Glueck CJ, Aregawi D, Goldenberg N, Golnik KC, Sieve L, Wang P. Idiopathic intracranial hypertension, polycystic-ovary syndrome, and thrombophilia. J Lab Clin Med 2005;145:72–82.

Hamed LM, Glaser JS, Schatz NJ, Perez TH. Pseudotumor cerebri induced by danazol. Am J Ophthalmol 1989;107: 105–110.

Hamed LM, Tse DT, Glaser JS, Byrne SF, Schatz NJ. Neuroimaging of the optic nerve after fenestration for management of pseudotumor cerebri. Arch Ophthalmol 1992;110:636–639.

Hassan H, Das A, Baheti NN, Radhakrishnan A. Teaching NeuroImages: idiopathic intracranial hypertension: MRI features. Neurology 2010;74:e24.

Herzau V, Baykal HE. [Long-term outcome of optic nerve sheath fenestration in pseudotumor cerebri]. Klin Monatsbl Augenheilkd 1998;213:154–160.

Heudier P, Chichmanian RM, Taillan B, Gratecos N, Fuzibet JG, Dujardin P. [Drug-induced benign intracranial hypertension. Apropos of a case with amphotericin B. Review of the literature]. Therapie 1992;47:403–407.

Higgins JN, Owler BK, Cousins C, Pickard JD. Venous sinus stenting for refractory benign intracranial hypertension. Lancet 2002;359:228–230.

Jacob S, Rajabally YA. Intracranial hypertension induced by rofecoxib. Headache 2005;45:75–76.

Jinkins JR, Athale S, Xiong L, Yuh WT, Rothman MI, Nguyen PT. MR of optic papilla protrusion in patients with high intracranial pressure. AJNR Am J Neuroradiol 1996;17:665–668.

Johnson LN, Krohel GB, Madsen RW, March Jr. GA, The role of weight loss and acetazolamide in the treatment of idiopathic intracranial hypertension (pseudotumor cerebri). Ophthalmology 1998;105:2313–2317.

Johnston I, Morgan MK. A familial coincidence of pseudotumor cerebri and communicating hydrocephalus. Neurosurgery 1991;28:727–729.

Katz HI, Waalen J, Leach EE. citretin in psoriasis: an overview of adverse effects. J Am Acad Dermatol 1999;41: S7–S12.

Kesler A, Gadoth N. Epidemiology of idiopathic intracranial hypertension in Israel. J Neuroophthalmol 2001;21: 12–14.

Kesler A, Hadayer A, Goldhammer Y, Almog Y, Korczyn AD. Idiopathic intracranial hypertension: risk of recurrences. Neurology 2004;63:1737–1739.

Kessler LA, Novelli PM, Reigel DH. Surgical treatment of benign intracranial hypertension--subtemporal decompression revisited. Surg Neurol 1998;50:73–76.

Kim K, Orbegozo M. Epidural anesthesia for cesarean section in a parturient with pseudotumor cerebri and lumboperitoneal shunt. J Clin Anesth 2000;12:213–215.

King JO, Mitchell PJ, Thomson KR, Tress BM. Manometry combined with cervical puncture in idiopathic intracranial hypertension. Neurology 2002;58:26–30.

Lessell S. Pediatric pseudotumor cerebri (idiopathic intracranial hypertension). Surv Ophthalmol 1992;37: 155–166.

Leu GE, Burlea M, Circo E, Pita PT. [Acute benign intracranial hypertension with spontaneous recovery (reference to 5 cases)]. Rev Pediatr Obstet Ginecol Pediatr 1982;31:253–257.

Levine A, Watemberg N, Hager H, Bujanover Y, Ballin A, Lerman-Sagie T. Benign intracranial hypertension associated with budesonide treatment in children with Crohn's disease. J Child Neurol 2001;16:458–461.

Levine SH, Puchalski C. Pseudotumor cerebri associated with lithium therapy in two patients. J Clin Psychiatry 1990;51:251–253.

McGirt MJ, Woodworth G, Thomas G, Miller N, Williams M, Rigamonti D. Cerebrospinal fluid shunt placement for pseudotumor cerebri-associated intractable headache: predictors of treatment response and an analysis of long-term outcomes. J Neurosurg> 2004;101:627–632.

Noggle JD, Rodning CB. Rapidly advancing pseudotumor cerebri associated with morbid obesity: an indication for gastric exclusion. South Med J 1986;79:761–763.

Ogungbo B, Roy D, Gholkar A, Mendelow AD. Endovascular stenting of the transverse sinus in a patient presenting with benign intracranial hypertension. Br J Neurosurg 2003;17:565–568.

Pelton RW, Lee AG, Orengo-Nania SD, Patrinely JR. Bilateral optic disk edema caused by sarcoidosis mimicking pseudotumor cerebri. Am J Ophthalmol 1999;127:229–230.

Radhakrishnan K, Ahlskog JE, Garrity JA, Kurland LT. Idiopathic intracranial hypertension. Mayo Clin Proc 1994;69:169–180.

Rajpal S, Niemann DB, Turk AS. Transverse venous sinus stent placement as treatment for benign intracranial hypertension in a young male: case report and review of the literature. J Neurosurg 2005;102:342–346.

Riyaz A, Aboobacker CM, Sreelatha PR. Nalidixic acid induced pseudotumour cerebri in children. J Indian Med Assoc 1998;96:308, 314.

Rogers AH, Rogers GL, Bremer DL, McGregor ML. Pseudotumor cerebri in children receiving recombinant human growth hormone. Ophthalmology 1999;106: 1186–1189; discussion 1189–1190.

Rohr A, Bindeballe J, Riedel C, van Baalen A, Bartsch T, Doerner L, Jansen O. The entire dural sinus tree is compressed in patients with idiopathic intracranial hypertension: a longitudinal, volumetric magnetic resonance imaging study. Neuroradiology 2011.

Round R, Keane JR. The minor symptoms of increased intracranial pressure: 101 patients with benign intracranial hypertension. Neurology 1988;38:1461–1464.

Rudnick E, Sismanis A. Pulsatile tinnitus and spontaneous cerebrospinal fluid rhinorrhea: indicators of benign intracranial hypertension syndrome. Otol Neurotol 2005; 26:166–168.

Saito J, Kami M, Taniguchi F, Kanda Y, Takeda N, Mitani K, Hirai H, Araie M, Fujino Y. Unilateral papilledema after bone marrow transplantation. Bone Marrow Transplant 1999;23:963–965.

Sergott RC, Savino PJ, Bosley TM. Modified optic nerve sheath decompression provides long-term visual improvement for pseudotumor cerebri. Arch Ophthalmol 1988;106:1384–1390.

Sevgi E, Yalcin G, Kansu T, Varli K. Drug induced intracranial hypertension associated with sulphasalazine treatment. Headache 2008;48:296–298.

Shalita AR, Cunningham WJ, Leyden JJ, Pochi PE, Strauss JS. Isotretinoin treatment of acne and related disorders: an update. J Am Acad Dermatol 1983;9:629–638.

Shapiro JS. Benign intracranial hypertension. Am Fam Physician 1978;17155–158.

Shapiro S, Yee R, Brown H. Surgical management of pseudotumor cerebri in pregnancy: case report. Neurosurgery 1995;37:829–831.

Shekleton P, Fidler J, Grimwade J. A case of benign intracranial hypertension in pregnancy. Br J Obstet Gynaecol 1980;87:345–347.

Sinclair AJ, Burdon MA, Nightingale PG, Ball AK, Good P, Matthews TD, Jacks A, Lawden M, Clarke CE, Stewart PM, Walker EA, Tomlinson JW, Rauz S. Low energy diet and intracranial pressure in women with idiopathic intracranial hypertension: prospective cohort study. BMJ 2010a;341:c2701.

Sinclair AJ, Walker EA, Burdon MA, van Beek AP, Kema IP, Hughes BA, Murray PI, Nightingale PG, Stewart PM, Rauz S, Tomlinson JW. Cerebrospinal fluid corticosteroid levels and cortisol metabolism in patients with idiopathic intracranial hypertension: a link between 11beta-HSD1 and intracranial pressure regulation? J Clin Endocrinol Metab 2010b;95:5348–5356.

Skau M, Milea D, Sander B, Wegener M, Jensen R. OCT for optic disc evaluation in idiopathic intracranial hypertension. Graefes Arch Clin Exp Ophthalmol 2010.

Skau M, Sander B, Milea D, Jensen R. Disease activity in idiopathic intracranial hypertension: a 3-month follow-up study. J Neurol 2011;258:277–283.

Soler D, Cox T, Bullock P, Calver DM, Robinson RO. Diagnosis and management of benign intracranial hypertension. Arch Dis Child 1998;78:89–94.
Speer C, Pearlman J, Phillips PH, Cooney M, Repka MX. Fourth cranial nerve palsy in pediatric patients with pseudotumor cerebri. Am J Ophthalmol 1999;127 : 236–237.
Spoor TC, McHenry JG. Long-term effectiveness of optic nerve sheath decompression for pseudotumor cerebri. Arch Ophthalmol 1993;111:632–635.
Sugerman HJ, Felton WL, 3rd, Salvant Jr., JB, Sismanis A, Kellum JM. Effects of surgically induced weight loss on idiopathic intracranial hypertension in morbid obesity. Neurology 1995;45:1655–1659.
Susman JL. Benign intracranial hypertension. J Fam Pract 1990;30:290–292.
Tulipan N, Lavin PJ, Copeland M. Stereotactic ventriculo-peritoneal shunt for idiopathic intracranial hypertension: technical note. Neurosurgery 1998;43:175–176; discussion 176–177.
Tzoufi M, Makis A, Grammeniatis V, Nakou I, Exarchakos G, Asproudis I, Zikou A, Argyropoulou M, Siamopoulou-Mavridou A. Idiopathic intracranial hypertension and facial palsy: case report and review of the literature. J Child Neurol 2010;25:1529–1534.
Villain M, Candon E, Adenis JP, Arnaud B, Frerebeau P. [Intra-orbital decompression of teh optic nerve by opening the peri-optic meninges in the treatment of severe optic neuropathies complicating benign intracranial hypertension]. Neurochirurgie 1999;45:118–123.
Wall M. Idiopathic intracranial hypertension. Neurol Clin 1991;9:73–95.
Wall M, George D. Visual loss in pseudotumor cerebri. Incidence and defects related to visual field strategy. Arch Neurol 1987;44:170–175.
Wall M, Purvin V. Idiopathic intracranial hypertension in men and the relationship to sleep apnea. Neurology 2009;72:300–301.
Warner JE, Katz BJ. Metamorphopsia as an initial complaint of idiopathic intracranial hypertension. Arch Ophthalmol 2005;123:1003–1006.
Weese-Mayer DE, Yang RJ, Mayer JR, Zaparackas Z. Minocycline and Pseudotumor cerebri: The well-known but well-kept secret. Pediatrics 2001;108:519–520.
Weisberg L, Nice CN. Computed tomographic evaluation of increased intracranial pressure without localizing signs. Radiology 1977;122:133–136.
Weisberg LA, Housepian EM, Saur DP. Empty sella syndrome as complication of benign intracranial hypertension. J Neurosurg 1975;43:177–180.
Weller B, Sharf B, Sierpinski-Barth J, Schwartz M. [Idiopathic intracranial hypertension and tetracycline]. Harefuah 1994;127:9–11, 64.
Winrow AP, Supramaniam G. Benign intracranial hypertension after ciprofloxacin administration. Arch Dis Child 1990;65:1165–1166.
Zagardo MT, Cail WS, Kelman SE, Rothman MI. Reversible empty sella in idiopathic intracranial hypertension: an indicator of successful therapy? AJNR Am J Neuroradiol 1996;17:1953–1956.

A 10 Zervikogener Kopfschmerz

*von C. Schankin und H. C. Diener**

A 10.1 Klinik

Der Begriff zervikogener Kopfschmerz bezeichnet keine eigene Entität, sondern vielmehr ein *Kopfschmerzsyndrom* im Sinne eines übertragenen Kopfschmerzes als Folge verschiedener Erkrankungen *okzipitaler* oder *zervikaler* Strukturen. Nur selten lässt sich die Ursache mittels diagnostischer Blockade zweifelsfrei identifizieren (*spezifischer* zervikogener Kopfschmerz), sodass sich die Erkrankung meist in die Gruppe *unspezifischer* Nacken- und Rückenschmerzen einordnen lässt.

Entscheidend zur Diagnosestellung sind die Einseitigkeit der Kopfschmerzen sowie der Hinweis auf eine Beteiligung zervikaler Strukturen. Die *Einseitigkeit* der Kopfschmerzen ist dabei überwiegend seitenkonstant und zeigt sich am deutlichsten zu Beginn einer Attacke. Während des Maximums der Schmerzattacken ist ein Übergreifen über die Mittellinie möglich. Die Schmerzcharakteristik ist gewöhnlich ein anhaltend ziehender, nicht pulsierender und nicht lanzinierender Schmerz nuchookzipitaler Betonung von mittlerer bis schwerer Intensität. Die einzelne Attacke beginnt typischerweise im Nacken und breitet sich nach okulo-frontotemporal aus, wo sie während des Intensitätsmaximums genauso stark oder stärker als in der Okzipitalregion sein kann.

Einzelne Kopfschmerzattacken können *reproduzierbar* durch bestimmte aktive oder passive Halsbewegungen oder durch externen Druck auf lokal umschriebene Areale der betroffenen Halsseite (betroffene Facettengelenke, okzipitale Sehnenansätze und Austrittspunkt des N. occipitalis major) *hervorgerufen* werden. Die Patienten zeigen auch eine verminderte Beweglichkeit, insbesondere Rotationsfähigkeit (Hall et al. 2010), und eine veränderte Stellung der Halswirbelsäule. Häufig treten Schmerzen von Nacken und Schulter auf, die in den Arm ausstrahlen können, ohne dass klinische Zeichen einer Radikulopathie vorhanden sind.

In der mechanischen Provokation liegt auch der Grund für die stark variierende Attackenfrequenz, -dauer (wenige Stunden bis Wochen) und -intensität (mittel bis schwer). Weitere Symptome (Photo- und Phonophobie, Nausea und selten Erbrechen sowie Schwindel) treten nur in geringer Intensität auf.

Zur Diagnosestellung wird die Kombination der Kriterien Iai und/oder Iaii oder Ib und Ic mit II nach Sjaastad et al. (1998) gefordert (**Tab. A 10.1**). Die Kriterien der International Headache Society (Headache Classification 2004) sind im klinischen Alltag weniger praktikabel.

Tab. A 10.1: Diagnostische Kriterien des zervikogenen Kopfschmerzes

Hauptkriterien
I) Klinische Hals- und Nackensymptome
a) Reproduzierbare Schmerzprovokation durch
i) Halsbewegung und/oder anhaltende Kopfposition
ii) externen Druck auf ipsilaterale obere Zervikal- oder Okzipitalregion
b) Verminderte HWS-Beweglichkeit
c) Ipsilateraler Hals/Nacken-, Schulter oder nicht-radikulärer (selten radikulärer) Armschmerz
II) Bestätigung durch diagnostische lokalanästhetische Blockaden
III) Einseitigkeit der Kopfschmerzen ohne Seitenwechsel
IV) Kopfschmerz-Charakteristik
a) moderater bis schwerer, nicht pulsierender und nicht lanzinierender Schmerz, beginnend im Nacken
b) variable Dauer der Episoden
c) fluktuierender, kontinuierlicher Kopfschmerz
Weitere wichtige Kriterien
a) geringer oder kein Effekt von Indometacin
b) geringer oder kein Effekt von Ergotaminen oder Sumatriptan
c) weibliches Geschlecht
d) anamnestisch aufgetretenes Kopf- oder indirektes Hals-/Nackentrauma, meist von mindestens mittlerer Schwere
Weniger wichtige Kriterien
a) Übelkeit
b) Photo- und Phonophobie
c) Schwindel
d) Ipsilaterales Verschwommensehen
e) Schluckstörungen
f) Ipsilaterales periokuläres Ödem

(nach Sjaastad 1998)

Bei Zutreffen der klinischen Symptomatik kann zunächst auf die diagnostische Blockade (siehe Pragmatische Therapie) verzichtet werden. Bei beidseitiger Lokalisation sowie für wissenschaftliche Fragestellungen (Biondi 2001) oder bei fehlendem Ansprechen auf allgemeine therapeutische Maßnahmen – und damit vor einer geplanten invasiven Therapie –, sollte die Diagnose aber durch eine placebokontrollierte Blockade gesichert werden (Bogduk und Govind 2009).

Differentialdiagnostisch müssen andere einseitige oder seitenbetonte Kopfschmerzen insbesondere bei der attackenweise auftretenden Form in Betracht gezogen werden (siehe entsprechende Buchkapitel).

* Autoren dieses Kapitels in der 5. Auflage: P. Stude und H. C. Diener.

Tab. A 10.2: Differentialdiagnose des zervikogenen Kopfschmerzes

Kopfschmerzdiagnose Kopfschmerzkriterium	**Zervikogener Kopfschmerz**	**Migräne ohne Aura**	**Spannungskopfschmerz**	**Okzipitalis neuralgie**	**Hemicrania continua**
Einseitigkeit	+	+/–	–	+	+
Seitenkonstanz	+	–	–	+	+
Schmerz im Nacken	+	(+)	+	+	(+)
Ausstrahlung nach frontal	+	–/(+)	(+)	–	+
Schmerzmaximum	okulo-fronto-temporal	okulo-fronto-temporal	okzipital/frontal	Nacken	–
Initialschmerz	okzipital	okulo-fronto-temporal	okzipital/frontal	okzipital	–
Schmerzfrequenz	Attacken oder Dauerschmerz mit attackenweisen Exazerbationen	Attacken von 4–72 h Dauer	episodisch oder chronisch	Attacken, z. T. Dauerschmerz	Dauerschmerz
Schmerzintensität und -qualität	mittel bis stark, nicht pulsierend	mittel bis stark, pochend-pulsierend	mittel, dumpf-drückend, Ringgefühl	mittel bis stark, stechend	mittel bis stark
Vegetative Symptome	(+)	++	–/(+)	k. A.	–/(+)
Eingeschränkte HWS-Mobilität	+	–	–	(+)	–
Nackenverspannung bei Palpation	+	(+)	(–)	–	–
Mechanische Schmerzauslösung	+	–	–	–	–
Vorangegangenes HWS-Trauma	+	selten	–	k. A.	–
Effekt von Blockaden C2 und N. occ. major	++	+	nicht regelhaft, lokal begrenzt	+	–
Geschlechtsverteilung	W = m	W > m	W > m	k. A.	W > m

Klinisch schwierig ist die Unterscheidung von einer Nackenverspannung im Rahmen von Migräneattacken. Eine hohe Trennschärfe haben die mechanische Provokation von Attacken beim zervikogenen Kopfschmerz sowie die reproduzierbare Besserung auf diagnostische Blockaden (Bovim et al. 1992, Sjaastad et al. 1998), während bei der Migräne ohne Aura häufiger Begleitsymptome wie Übelkeit, Erbrechen, Photo- und Phonophobie auftreten (Sjaastad 2008). Auch Seitenwechsel innerhalb einer Attacke oder zwischen den Attacken, das Ansprechen auf Ergotamine oder Triptane und die belastungsabhängige Zunahme der Schmerzintensität sprechen für das Vorliegen einer Migräne (Bono et al. 2000).
Das Auftreten ipsilateraler autonomer Symptome, die deutlich stärkere Intensität, der zeitliche Verlauf sowie das Ansprechen auf Triptane und Sauerstoff-Inhalation unterscheiden den Cluster-Kopfschmerz vom zervikogenen Kopfschmerz (Bono et al. 2000). Zur Unterscheidung der Hemicrania continua sowie der chronisch paroxysmalen Hemikranie eignet sich der Einsatz von Indometacin, das beim zervikogenen Kopfschmerz unwirksam ist (Bordini et al. 1991).

Die dumpf-drückende Schmerzcharakteristik und die holozephale Lokalisation differenzieren den Spannungskopfschmerz vom zervikogenen Kopfschmerz (Vincent und Luna 1999).
Die seltene Okzipitalisneuralgie wird charakterisiert durch *neuralgische* Schmerzen im Versorgungsbereich des N. occipitalis major oder minor. Der Schmerz imponiert als lanzinierende und stechende, kurz andauernde Attacken sowie, bei zusätzlich bestehender Okzipitalisneuropathie, als dumpfer oder brennender Dauerschmerz mit Parästhesien und Hypästhesien.
Eine Übersicht der wichtigsten Differentialdiagnosen zu primären Kopfschmerzformen findet sich in **Tab. A 10.2**. Differentialdiagnostisch kommen darüber hinaus die in **Tab. A 10.3** aufgeführten Erkrankungen für eine symptomatische Ursache in Frage (Delfini et al. 2000).

Bei Verdacht auf eine symptomatische Genese sollten je nach Klinik auch Computer- oder Kernspintomographien zur Beurteilung der Nervenwurzeln und zum Ausschluss kraniozervikaler Pathologien durchgeführt werden (Sjaastad et al. 1997). Konventionellen Röntgenaufnahmen der HWS (statisch, tomographisch, in Funktionsstellung mit Darstellung von Hyper-/Hypomobilität) sind sinnvoll, wenn bei Patienten die ätiologische Einordnung trotz eindeutiger klinischer Symptomatik im CT oder MRT

Tab. A 10.3: Differentialdiagnose symptomatischer Ursachen zervikogenen Kopfschmerzes

Angeborene anatomische Anomalien des kraniozervikalen Übergangs	Arnold-Chiari-Malformation, Klippel-Feil-Syndrom, atlanto-axiale Dislokation, Atlasokzipitalisation, basilare Impression
Degeneration	Bandscheibenprotrusion, -prolaps, zervikale Spondylose
Traumafolgen	Fraktur, Dislokation, Instabilität
Vaskuläre Erkrankungen	Vertebralisdissektion
Entzündliche Erkrankungen	Spondylitis, rheumatoide Arthritis
Neoplasien • vertebral-extradural • intradural-extramedullär • intramedullär	 • Metastasen, Lymphome • Neurinom, Meningeom • Astrozytom, Ependymom, malignes Gliom, Hämangioblastom

nicht möglich ist. Laboruntersuchungen können hilfreich sein, systemische Erkrankungen auszuschließen (primäre Muskelerkrankungen, rheumatoide Arthritis, systemischer Lupus erythematodes, Schilddrüsen- oder Nebenschilddrüsenerkrankungen) (Biondi 2001).
Beim zervikogenen Kopfschmerz lassen sich Hypomobilitäten der oberen Zervikalsegmente mit kompensatorischer Hypermobilität der unteren Zervikalsegmente nachweisen (Pfaffenrath et al. 1988). Radiologische Befunde, die einen zervikogenen Kopfschmerz beweisen würden, sind in der Regel nicht zu finden. Meist sind Veränderungen der Halswirbelsäule wie Spondylosen etc. als Zufallsbefunde zu werten (Coskun et al. 2003). Im Einzelfall können zervikale Pathologien wie Bandscheibenvorfälle aber auch spezifische Ursachen eines zervikogenen Kopfschmerzes darstellen. Dies lässt sich in der Regel jedoch nur durch diagnostische Blockaden oder retrospektiv nach (operativer) Therapie beurteilen (Diener et al. 2007).

A 10.2 Verlauf

Die geschätzte Prävalenz innerhalb der Gesamtpopulation beläuft sich auf 2,5–4,1 % (Nilsson 1995, Sjaastad 2008). Das durchschnittliche Alter des Kopfschmerzbeginns liegt um das 30. Lebensjahr. Damit tritt der zervikogene Kopfschmerz zwar in einem höheren Lebensalter auf als die Migräne, ist aber keine Erkrankung ausschließlich alter Menschen. Das Geschlechterverhältnis ist im Gegensatz zur Migräne ausgeglichen (Sjaastad 2008). Unter Patienten mit hoher Kopfschmerzlast (> 5 Tage/Monat) fanden sich häufig (18 %) Patienten mit zervikogenem Kopfschmerz nach IHS-Kriterien, wodurch die Bedeutung dieser Kopfschmerzform in der täglichen Praxis unterstrichen wird (Nilsson 1995).

Der individuelle Verlauf der Attacken-Dauer bzw. Exazerbationen variiert stark von mehreren Stunden bis hin zu mehreren Wochen. Initial tritt der Kopfschmerz häufig in Episoden auf. Von einem chronischen Verlauf spricht man, wenn mehr als 15 Kopfschmerztage pro Monat über mindestens drei Monate bestehen bzw. wenn ein Dauerschmerz mit oder ohne Exazerbationen über mehr als drei Monate vorliegt. Die mittlere Anzahl von monatlichen Kopfschmerztagen liegt bei 17 (95 %-Konfidenzintervall 10 bis 30) mit einer mittleren Dauer der einzelnen Episode von 1,4 (0,4–2,5) Tagen (Nilsson 1995).

A 10.3 Therapeutische Prinzipien

Durch noxische Stimulation zervikaler Strukturen konnten im humanen Kopfschmerzmodell sowohl ein lokal zervikaler Schmerz als auch übertragene Kopfschmerzen i. S. eines zervikogenen Kopfschmerzes ausgelöst werden (Bogduk und Govind 2009). Passend dazu ließen sich durch kontrollierte diagnostische Blockade entsprechender zervikaler Gelenke bestehende Schmerzen verringern (Cooper et al. 2007). Grundlage der übertragenen Schmerzen ist die Konvergenz primärer Afferenzen von zwei topografisch getrennten Regionen des Körpers auf gleiche Neurone zweiter Ordnung in Rückenmark oder Hirnstamm: Nozizeptive Aktivität der einen Afferenz kann somit als ein Schmerz im Versorgungsgebiet der anderen Afferenz wahrgenommen werden (Angus-Leppan et al. 1997). Eine solche Konvergenz primärer Afferenzen der Meningen (N. trigeminus) mit den primären Afferenzen des rostralen Halses (C1–3) auf sekundäre Neurone im kaudalen Trigeminuskern bzw. den Hinterhörnern im oberen Halsmark (sog. Trigeminozervikaler Komplex) wird durch mehrere Tierversuche gestützt (Bartsch und Goadsby 2002). In klinischen Studien konnten u. a. zervikale Gelenke (atlantookzipital, atlantoaxial, HWK2–3 zygapophyseal und Bandscheibe HWK2–3) und Muskeln als Kopfschmerzen auslösend identifiziert werden (Dreyfuss et al. 1994).
Grundlage einer erfolgreichen Therapie zervikogener Kopfschmerzen ist immer zunächst die sichere Diagnosestellung (siehe oben). Die Behandlung umfasst ein multimodales Konzept mit pharmakologischen, nicht-pharmakologischen, manipulativen, krankengymnastischen, anästhesiologisch-interventionellen und, bei symptomatischer oder spezifischer Ursache, auch chirurgischen Maßnahmen.

A 10.3.1 Pharmakotherapie

Da kontrollierte klinische Studien fehlen, stellen die hier dargestellten Therapieoptionen klinische Erfahrungswerte dar. Sie orientieren sich an der Behandlung von Migräne, Spannungskopfschmerz und posttraumatischem Kopfschmerz und sind als Grundlage zur Schmerzreduktion für die notwendigen physikalischen Rehabilitationsansätze zu sehen.

Zumindest experimentell (Fromm et al. 1991, Kaube et al. 1993) bieten sich beim nicht chronischen Verlauf Ansatzpunkte für den Einsatz von nicht-steroidalen Antirheumatika (NSAIDs). Bei Patienten mit chronischem zervikogenem Kopfschmerz werden trizyklische Antidepressiva (TCA), Membranstabilisatoren und Muskelrelaxantien eingesetzt.

A 10.3.2 Physikalische Therapie

Die Übungstherapie ggf. in Kombination mit manipulativer Therapie ist aufgrund des nicht-invasiven Charakters eine wichtige Säule in der Therapie des unspezifischen zervikogenen Kopfschmerzes (Fernandez-de-Las-Penas et al. 2005). Eine kontrollierte Studie an 55 Patienten fand eine signifikante Reduktion von Schmerzintensität, täglicher Schmerzdauer und Schmerzmitteleinnahme in der Gruppe mit manipulativer Therapie (Nilsson et al. 1997). Eine 200 Patienten umfassende Studie demonstrierte, dass durch eine sechswöchige kombinierte Übungs- und Manipulationstherapie die Kopfschmerzfrequenz anhaltend über 12 Monate verringert werden kann, wobei die Kombinationstherapie beiden Einzelmaßnahmen gegenüber nicht überlegen war (Jull et al. 2002). Eine randomisierte und kontrollierte Studie über sechs Monate konnte zeigen, dass manuelle Therapie leichter Massage überlegen ist (Haas et al. 2010).

A 10.3.3 Anästhesiologische/ lokal-infiltrative Verfahren

Anthony (2000) fand eine Schmerzreduktion durch therapeutische Injektion von Methylprednisolon und Lidocain im Bereich des N. occipitalis major, allerdings ohne Unterschied zu den Kontrollgruppen. In einer randomisierten, doppelblinden und placebokontrollierten Studie an 25 Patienten ergab sich bei Naja et al. (2006) eine ebenfalls zeitlich begrenzte signifikante Reduktion von Schmerzstärke und Analgetikakonsum nach Okzipitalisblockade. Entsprechende Studien für Gelenkinfiltrationen (z. B. atlanto-axiales Gelenk) stehen noch aus bzw. erfüllen nicht die Kriterien evidenzbasierter Medizin (Narouze et al. 2007).

A 10.3.4 Elektrotherapeutische Verfahren

Transkutane Nervenstimulation (TENS) zeigte in einer kleinen placebokontrollierten Untersuchungsreihe an 20 Patienten eine signifikante Schmerzreduktion (Tarhan und Inan 1996), wobei TENS-Studien methodisch bedingt nicht ausreichend kontrolliert bzw. verblindet werden können.

A 10.3.5 Chirurgische Verfahren

Zu den bisher untersuchten Prozeduren gehören u. a. vaskuläre Dekompression von C2 (Pikus und Phillips 1996), Neurolyse des N. occipitalis major (Bovim et al. 1992), Radiofrequenz-Neurotomie (Halim et al. 2010) sowie anteriore zervikale Fusion (Jansen und Sjaastad 2006) und Diskektomie (Jansen 2008). Viele dieser Studien erfolgten beim *unspezifischen* zervikogenen Kopfschmerz und wurden meist retrospektiv, nicht randomisiert oder ohne Kontrollgruppe durchgeführt. Daher können sie keine abschließende Aussage zur Wirksamkeit machen. Eine Studie von Stovner et al. (2004), die sham-kontrolliert den Effekt einer Radiofrequenz-Neurotomie der Facettengelenke C2 bis C6 auf der Schmerzseite untersuchte, konnte nur vorübergehend (in den ersten drei Monaten) eine leichte Verbesserung der Schmerzsymptomatik nachweisen.
Im Gegensatz dazu wurde nur in wenigen Studien vor einem chirurgischen Eingriff die *spezifische* Ursache des Nacken- bzw. zervikogenen Kopfschmerzes bestimmt. Lord et al. (1996) etablierten bei 24 Patienten nach Schleudertrauma die Ursache von *Nackenschmerzen* mittels placebokontrollierter Injektion eines Lokalanästhetikums im Bereich der zygapophysealen Gelenke von HWK3–7. Nach doppelblinder und placebokontrollierter Radiofrequenz-Neurotomie profitierten die Patienten in der behandelten Gruppe im Median 263 Tage (Kontrolle 8 Tage). Dass dieses Verfahren auch für zervikogenen Kopfschmerz vielversprechend ist, konnten Govind et al. (2003) an 49 Patienten zeigen, die initial positiv auf Blockade des N. occipitalis tertius ansprachen. Diener et al. (2007) zeigten ebenfalls, dass sich der zervikogene Kopfschmerz bei nachgewiesener Ursache (hier: untere zervikale Bandscheibenvorfälle) in einem hohen Prozentsatz (ca. 80 %) durch eine adäquate Therapie (Diskektomie) bessern kann. Invasive Eingriffe sollten also nur nach sicherer Identifikation der ursächlichen zervikalen Struktur und im Rahmen von Studien in spezialisierten Zentren durchgeführt werden.

A 10.4 Pragmatische Therapie

Zur sicheren Diagnosestellung sollte vor Therapiebeginn eine Abgrenzung von Migräne durch die probatorische Gabe von Triptanen erfolgen und durch einen Indometacin-Versuch über zwei Wochen (2 × 50 bis 2 × 100 mg Indometacin/Tag) die Abgrenzung von einer Hemicrania continua. Vor dem Einsatz manueller Therapien sollten die in **Tab. A 10.3** dargestellten Ursachen ausgeschlossen sein.
Auch wenn zum Einsatz medikamentöser Verfahren keine kontrollierten Studien vorliegen und nicht-medikamentöse Verfahren im Vordergrund stehen, sollte zunächst eine symptomatische pharmakologische Schmerztherapie (NSAIDs, TCAs, Membranstabilisatoren oder Muskelrelaxantien, einzeln oder in Kombination) versucht werden (↔, B). Eine Zulassung für die Behandlung des zervikogenen Kopfschmerzes besitzen diese Substanzen nicht. Die ausgewählte Pharmakotherapie sollte ausreichend lange sowie in ausreichender Dosierung erfolgen und mittels Kopfschmerztagebuch evaluiert werden.
Beim episodischen Verlauf kann ein erster Therapieansatz mit einem nicht-steroidalen Antirheumatikum erfolgen. Es bieten sich hierfür die in **Tab. A 10.4** aufgelisteten Substanzen an. Wenn nötig sollte auf eine Gastroprotektion mit einem Protonenpumpenhemmer geachtet werden. Alter-

nativen sind die COX2-selektiven nicht-steroidalen Antiphlogistika (z. B. Celecoxib, Celebrex® 200 mg/d oder Etoricoxib, Arcoxia®, 30–60 mg/d).
Bei zusätzlich bestehender (schmerzreflektorischer) Muskeltonuserhöhung kann der Einsatz von Muskelrelaxantien hilfreich sein (z. B. Tetrazepam, Musaril® 50–100 mg/d). Allen Einzelsubstanzen sind zentraldämpfende Wirkungen gemeinsam und bei der Kombination mit anderen zentralnervös wirkenden Pharmaka sind Wirkverstärkungen zu beachten, weshalb mit einschleichenden Dosierungen begonnen werden sollte.
Insgesamt sollte zur Vermeidung eines medikamenteninduzierten Kopfschmerzes die Akuttherapie nicht länger als vier, maximal sechs Wochen eingenommen werden und im weiteren Verlauf an weniger als zehn Tagen pro Monat (s. Kapitel A 4).
In Fällen nicht ausreichender Wirksamkeit bzw. beginnender Chronifizierung ist im Weiteren ein Therapieversuch mit trizyklischen Antidepressiva oder Membranstabilisatoren angezeigt. Die beim Spannungskopfschmerz gut validierte Therapie mit Amitriptylin (z. B. Saroten® oder Amineurin®) kann wöchentlich in Einzelschritten von 10–25 mg auf eine Tagesdosis von 50–100 mg in retardierter Einzelgabe unter EKG-Kontrolle eindosiert werden.
Bei Nebenwirkungen der TCAs (**Tab. A 10.4**) kann alternativ Mirtazapin (Remergil®) versucht werden, das als abendliche Einzeldosis in einem Dosisbereich von 15–45 mg eingenommen wird.

Tab. A 10.4: Medikamentöse Therapiestrategien (↔)

Medikamentengruppe/ Wirkstoff	Tagesdosis/ Einzeldosis	Nebenwirkungen
(Trizyklische) Antidepressiva		
Amitriptylin (z. B. Saroten®)	25–100 mg zur Nacht	Mundtrockenheit, arterielle Hypotonie, Gewichtszunahme, Obstipation, Akkommodationsstörungen, Tremor, Schwindel, Arrhythmien, Blutbildveränderungen
Clomipramin (z. B. Anafranil®)	60–90 mg zur Nacht	
Doxepin (z. B. Aponal®)	25–100 mg zur Nacht	
Mirtazapin (Remergil®)	15–45 mg zur Nacht	
Nicht-steroidale Antirheumatika		
Acetylsalicylsäure (z. B. Aspirin®)	500–1 000 mg bis 2 × tgl.	Ulkus, Blutungsneigung, Asthma
Diclofenac (z. B. Voltaren®)	50 mg bis 2 × tgl.	s. ASS
Ibuprofen (z. B. Dolormin®)	400–600 mg bis 2 × tgl.	s. ASS
Naproxen (z. B. Proxen®)	500 mg bis 2 × tgl.	s. ASS
Membranstabilisatoren		
Gabapentin (z. B. Neurontin®)	300–1 200 mg 3 × tgl.	Müdigkeit, Kopfschmerz, Schwindel, Ataxie, Benommenheit, Diplopie, Tremor, gastrointestinale Störungen
Pregabalin (Lyrica®)	150–600 mg 2 × tgl.	Schwindel, Benommenheit, Schläfrigkeit, Gewichtszunahme, periphere Ödeme
Muskelrelaxantien		
Tetrazepam (z. B. Musaril®)	25–50 mg bis 2 × tgl.	Gangunsicherheit, Müdigkeit, Schwindel, gastrointestinale Störungen, Abhängigkeit, Entzugssyndrom
Tizanidin (Sirdalud®)	2–8 mg 3 × tgl.	Müdigkeit, Appetitlosigkeit, gastrointestinale Störungen, Kopfschmerzen, Schwindel, Schlafstörungen, Blutdruckabfall, Bradykardie, Muskelschwäche, Hautausschlag
Baclofen (z. B. Lioresal®)	5–10 mg 3 × tgl.	Tremor, Müdigkeit, Konzentrationsstörungen, Agitiertheit, Nausea, Überempfindlichkeitsreaktionen

An Membranstabilisatoren **Tab. A 10.4** bieten sich Gabapentin (z. B. Neurontin®) oder Pregabalin (Lyrica®) an (Tagesdosis Gabapentin 900–3 600 mg, Pregabalin 150–600 mg).
Gleichzeitig sollte nach dem Ausschluss anderer Ursachen (**Tab. A 10.3**) unter Ausnutzung der analgetischen Schmerzreduktion mit den nicht-medikamentösen manual- und physiotherapeutischen Verfahren begonnen werden. In der klinischen Praxis haben sich die (nicht evidenzbasierten) segmentalen Mobilisierungs- und Muskeldehnungstechniken aus der manuellen Medizin (z. B. nach Kaltenborn-Evijenth) oder schmerzorientierte Gelenkmobilisationen (nach dem Maitland-Konzept) durchgesetzt (Westerhuis 2000) (↔, C). Ein additiver Effekt ist durch ein muskelaufbauendes physiotherapeutisches Übungsprogramm zu erwarten (Jull et al. 2002) (↔, C). Sogenannte »high velocity, low amplitude«-Manöver können die Kopfschmerzstärke erhöhen und sollten daher genauso vermieden werden wie die potenziell riskanten zervikalen Einrenkmanöver.
Analog zur Behandlung von Spannungskopfschmerz und Migräne sollte das im Kopfschmerzbereich am besten untersuchte Entspannungsverfahren, die Progressive Muskelrelaxation nach Jacobson (Bernstein und Borkovec 1975), erlernt und regelmäßig angewendet werden (↔, C).
Bei Versagen der Pharmakotherapie ist insbesondere beim chronischen zervikogenen Kopfschmerz zu

versuchen, die *spezifische* Ursache mittels diagnostischer Blockade zu identifizieren. Zunächst sollte gerade bei druckschmerzhaftem N. occipitalis major ein Okzipitalisblock versucht werden (↑, B). Hierbei wird eine möglichst kleine Menge eines Lokalanästhetikums (z. B. 0,5–1,5 ml 0,5 % Bupivacain) während einer typischen, mindestens mittelschweren Schmerzattacke (30–50 % der maximalen Schmerzintensität), appliziert. In Zusammenarbeit mit einem interventionellen Schmerztherapeuten, Orthopäden oder Neurochirurgen kann auch eine therapeutische Lokalanästhesie im Bereich des lateralen atlanto-axiales Gelenkes, der zygapophysealen Gelenke (v. a. HWK2–3) oder der segmentalen Nervenwurzeln erfolgen (Bovim et al. 1992, Fredriksen und Sjaastad 2000) (↔, C). Die Blockade gilt als diagnostisch bestätigend, wenn zumindest zweimalig eine deutliche Schmerzreduktion, auch in nicht direkt anästhesierten Bereichen (z. B. frontotemporal) auftritt, die unter Placebokontrolle (0,9 % NaCl) ausbleibt (Lord et al. 1996, Sjaastad et al. 1998). Sollte sich dadurch die Ursache des zervikogenen Kopfschmerz zweifelsfrei feststellen lassen, wäre ein irreversibles operatives Verfahren (z. B. Radiofrequenz-Neurotomie, Diskektomie bei Bandscheibenvorfall in passendem Segment) im Rahmen von Studien zu diskutieren (↔, C). Ein invalidisierender Eingriff sollte aber unbedingt vermieden werden.

A 10.5 Unwirksam oder obsolet

Die in der Therapie von Clusterkopfschmerzen eingesetzte Behandlung mit Sauerstoffinhalation oder Triptanen ist beim zervikogenen Kopfschmerz nicht wirksam (↓). Ebenso unwirksam sind Morphine (Bovim und Sjaastad 1993), systemische Steroide (Anthony 2000) oder »Triggerpunkt«-Injektionen (Ashkenazi et al. 2010) (↓). Hinsichtlich des Einsatzes von Botulinumtoxin kann aufgrund widersprüchlicher Resultate derzeit keine Empfehlung gegeben werden (↓) (Freund und Schwartz 2000, Schnider et al. 2002).
Auch die Durchführung chirurgischer Interventionen beim *unspezifischen* zervikogenen Kopfschmerz kann zum jetzigen Zeitpunkt bei fehlendem Wirksamkeitsnachweis sowie dem Risiko einer bleibenden Behinderung nicht empfohlen werden.

A 10.6 Literatur

Angus-Leppan MH, Lambert GA, Michalicek J. Convergence of occipital nerve and superior sagittal sinus input in the cervical spinal cord of the cat. Cephalalgia 1997; 17:625–630; discussion 3.

Anthony M. Cervicogenic headache: prevalence and response to local steroid therapy. Clin Exp Rheumatol 2000;18:S59–64.

Ashkenazi A, Blumenfeld A, Napchan U, Narouze S, Grosberg B, Nett R, DePalma T, Rosenthal B, Tepper S, Lipton RB. Peripheral nerve blocks and trigger point injections in headache management – a systematic review and suggestions for future research. Headache. 2010;50:943–952.

Bartsch T, Goadsby PJ. Stimulation of the greater occipital nerve induces increased central excitability of dural afferent input. Brain 2002;125:1496–1509.

Bernstein DA, Borkovec TD. Entspannungstraining. Handbuch der Progressiven Muskelrelaxation. München: Pfeiffer; 1975.

Biondi DM. Cervicogenic headache: diagnostic evaluation and treatment strategies. Curr Pain Headache Rep 2001; 5:361–368.

Bogduk N, Govind J. Cervicogenic headache: an assessment of the evidence on clinical diagnosis, invasive tests, and treatment. Lancet Neurol 2009;8:959–968.

Bono G, Antonaci F, Dario A, Clerici AM, Ghirmai S, Nappi G. Unilateral headaches and their relationship with cervicogenic headache. Clin Exp Rheumatol 2000; 18:S11–15.

Bordini C, Antonaci F, Stovner LJ, Schrader H, Sjaastad O. »Hemicrania continua«: a clinical review. Headache 1991;31:20–26.

Bovim G, Fredriksen TA, Stolt-Nielsen A, Sjaastad O. Neurolysis of the greater occipital nerve in cervicogenic headache. A follow up study. Headache 1992;32:175–179.

Bovim G, Sjaastad O. Cervicogenic headache: responses to nitroglycerin, oxygen, ergotamine and morphine. Headache 1993;33:249–252.

Cooper G, Bailey B, Bogduk N. Cervical zygapophysial joint pain maps. Pain Med 2007;8:344–353.

Coskun O, Ucler S, Karakurum B, Atasoy HT, Yildirim T, Ozkan S, Inan LE. Magnetic resonance imaging of patients with cervicogenic headache. Cephalalgia 2003; 23:842–845.

Delfini R, Salvati M, Passacantilli E, Pacciani E. Symptomatic cervicogenic headache. Clin Exp Rheumatol 2000; 18:S29–32.

Diener HC, Kaminski M, Stappert G, Stolke D, Schoch B. Lower cervical disc prolapse may cause cervicogenic headache: prospective study in patients undergoing surgery. Cephalalgia 2007;27:1050–1054.

Dreyfuss P, Michaelsen M, Fletcher D. Atlanto-occipital and lateral atlanto-axial joint pain patterns. Spine (Phila Pa 1976) 1994;19:1125–1131.

Fernandez-de-Las-Penas C, Alonso-Blanco C, Cuadrado ML, Pareja JA. Spinal manipulative therapy in the management of cervicogenic headache. Headache 2005;45: 1260–1263.

Fredriksen TA, Sjaastad O. Cervicogenic headache (CEH): notes on some burning issues. Funct Neurol 2000;15: 199–203.

Freund BJ, Schwartz M. Treatment of chronic cervical-associated headache with botulinum toxin A: a pilot study. Headache 2000;40:231–236.

Fromm GH, Nakata M, Kondo T. Differential action of amitriptyline on neurons in the trigeminal nucleus. Neurology 1991;41:1932–1936.

Govind J, King W, Bailey B, Bogduk N. Radiofrequency neurotomy for the treatment of third occipital headache. J Neurol Neurosurg Psychiatry 2003;74:88–93.

Haas M, Spegman A, Peterson D, Aickin M, Vavrek D. Dose response and efficacy of spinal manipulation for chronic cervicogenic headache: a pilot randomized controlled trial. Spine J 2010;10:117–128.

Halim W, Chua NH, Vissers KC. Long-term pain relief in patients with cervicogenic headaches after pulsed radiofrequency application into the lateral atlantoaxial (C1–2) joint using an anterolateral approach. Pain Pract 2010;10:267–271.

Hall TM, Briffa K, Hopper D, Robinson K. Comparative analysis and diagnostic accuracy of the cervical flexion-rotation test. J Headache Pain 2010.

Headache Classification S. The international classification of headache disorders. Cephalalgia 2004;24:1–160.

Jansen J. Surgical treatment of cervicogenic headache. Cephalalgia 2008;28 (Suppl 1):41–44.

Jansen J, Sjaastad O. Cervicogenic headache. Smith/Robinson approach in bilateral cases. Funct Neurol 2006;21: 205–210.

Jull G, Trott P, Potter H, Zito G, Niere K, Shirley D, Emberson J, Marschner I, Richardson C. A randomized con-

trolled trial of exercise and manipulative therapy for cervicogenic headache. Spine (Phila Pa 1976) 2002;27: 1835–1843; discussion 43.
Kaube H, Hoskin KL, Goadsby PJ. Intravenous acetylsalicylic acid inhibits central trigeminal neurons in the dorsal horn of the upper cervical spinal cord in the cat. Headache 1993;33:541–544.
Lord SM, Barnsley L, Wallis BJ, McDonald GJ, Bogduk N. Percutaneous radio-frequency neurotomy for chronic cervical zygapophyseal-joint pain. N Engl J Med 1996; 335:1721–1726.
Naja ZM, El-Rajab M, Al-Tannir MA, Ziade FM, Tawfik OM. Occipital nerve blockade for cervicogenic headache: a double-blind randomized controlled clinical trial. Pain Pract 2006;6:89–95.
Narouze SN, Casanova J, Mekhail N. The longitudinal effectiveness of lateral atlantoaxial intra-articular steroid injection in the treatment of cervicogenic headache. Pain Med 2007;8:184–188.
Nilsson N. The prevalence of cervicogenic headache in a random population sample of 20-59 year olds. Spine (Phila Pa 1976) 1995;20:1884–1888.
Nilsson N, Christensen HW, Hartvigsen J. The effect of spinal manipulation in the treatment of cervicogenic headache. J Manipulative Physiol Ther 1997;20:326–330.
Pfaffenrath V, Dandekar R, Mayer ET, Hermann G, Pollmann W. Cervicogenic headache: results of computer-based measurements of cervical spine mobility in 15 patients. Cephalalgia 1988;8:45–48.
Pikus HJ, Phillips JM. Outcome of surgical decompression of the second cervical root for cervicogenic headache. Neurosurgery 1996;39:63–70; discussion 1.
Schnider P, Moraru E, Vigl M, Wober C, Foldy D, J. M, Bittner C, Wessely P, Auff E. Physical therapy and adjunctive botulinum toxin type A in the treatment of cervical headache: A double-blind, randomised, placebocontrolled study. J Headache Pain 2002;3:95–101.
Sjaastad O. Cervicogenic headache: comparison with migraine without aura; Vaga study. Cephalalgia 2008;28 (Suppl 1):18–20.
Sjaastad O, Fredriksen TA, Pfaffenrath V. Cervicogenic headache: diagnostic criteria. The Cervicogenic Headache International Study Group. Headache 1998;38: 442–445.
Sjaastad O, Fredriksen TA, Stolt-Nielsen A, Salvesen R, Jansen J, Pareja JA, Poughias L, Kruszewski P, Inan L. Cervicogenic headache: a clinical review with special emphasis on therapy. Funct Neurol 1997;12:305–317.
Stovner LJ, Kolstad F, Helde G. Radiofrequency denervation of facet joints C2-C6 in cervicogenic headache: a randomized, double-blind, sham-controlled study. Cephalalgia 2004;24:821–830.
Tarhan C, Inan L. TENS treatment in patients with cervicogenic headache. Contribution at the Cervicogenic Headache International Study Group annual meeting 1996.
Vincent MB, Luna RA. Cervicogenic headache: a comparison with migraine and tension-type headache. Cephalalgia 1999;19 (Suppl 25):11–16.
Westerhuis P. Zervikogener Kopfschmerz. Manuelle Therapie 2000:127–132.

A 11 Posttraumatischer Kopfschmerz

*von M. Obermann und H. C. Diener**

A 11.1 Klinik

Kopfschmerzen treten häufig im Rahmen von Verletzungen des Schädels, des Gehirns oder des Halses auf (Young et al. 2001). Es wird zum Teil sehr kontrovers diskutiert, ob es sich hierbei um eine eigenständige Krankheitsentität handelt oder ob es im Rahmen eines Traumas lediglich zu einer Exazerbation einer vorbestehenden primären Kopfschmerzerkrankung kommt. Interessanterweise korreliert die Schwere der Verletzung negativ mit der Häufigkeit von Kopfschmerzen. Das heißt, dass Patienten mit leichtem Schädel-Hirn-Trauma (SHT) oder Halswirbelsäulen-Beschleunigungsverletzung (HWS-BV) häufiger Kopfschmerzen haben als Patienten mit schwerem Schädel-Hirn-Trauma. Die Klassifikation der Internationalen Kopfschmerzgesellschaft (IHS) der einzelnen Formen des posttraumatischen Kopfschmerzes (PK) finden sich in **Tab. A 11.1**, die Schweregradeinteilung der HWS-BV durch die Quebec Task Force (Spitzer et al. 1995) in **Tab. A 11.2**.
Klinisch kann sich der PK wie primäre Kopfschmerzformen präsentieren. In bis zu 86 % tritt er als ein dem Spannungskopfschmerz ähnlicher, beidseitiger, holozephaler, z. T. bifrontal-, z. T. biokzipital-betonter, dumpf-drückender, Kopfschmerz auf. Der Kopfschmerz kann dabei episodisch oder häufiger als Dauerform auftreten (Lew et al. 2006, Radanov et al. 2001, Drottning et al. 2002). In bis zu 41 % kommt es zu migräneähnliche Kopfschmerzen, die einseitig, z. T. seitwechselnd, oder beidseitig und pulsierend imponieren. Darüber hinaus werden in bis zu 26 % Mischformen und zwischen 4,2 % und 23,8 % nicht klassifizierbare Entitäten beschrieben. Hierunter fallen auch posttraumatische Clusterkopfschmerzen, deren Auftreten bislang nur durch Einzelfälle beschrieben wird (Reik 1987, Turkewitz et al. 1992).
Zur Diagnose eines PK müssen strukturelle Traumafolgen ausgeschlossen werden (Spitzer et al. 1995). Hierzu ist neben der klinisch-neurologischen Untersuchung die Bildgebung primär zielführend. Das kraniale Computertomogramm mit Knochenfenster kann die meisten Traumafolgen (Fraktur, Kontusion, Hämatom oder Hydrozephalus) zuverlässig erfassen. Bei Vorliegen einer HWS-BV können strukturelle Nativ-Röntgen- und Funktionsaufnahmen Frakturen, Luxationen, Fehlstellungen oder Bandläsionen darstellen. Bei Verdacht auf atlantoaxiale Läsionen sind Dens-Zielaufnahmen indiziert. Eine Kernspintomographie (MRT) des Schädels ist nur in Ausnahmefällen sinnvoll. Weitere Untersuchungen können abhängig von der begleitenden neurologischen Symptomatik eingesetzt werden (Doppler, Neurophysiologie, ophthalmologische und HNO-ärztliche Untersuchungen). Erneute Untersuchungen werden auch dann notwendig, wenn Veränderungen von Kopfschmerzcharakter oder -intensität eintreten oder sich neue neurologische Symptome einstellen.

Tab. A 11.1: IHS-Klassifikation des posttraumatischen Kopfschmerzes (PK) nach SHT und HWS-BV

Kriterien	PK nach leichter Kopfverletzung	PK nach mittelschwerer bis schwerer Kopfverletzung	PK nach HWS-BV
A	Kopfschmerz, der die Kriterien B und C erfüllt		
B	Kopftrauma mit allen der folgenden Punkte: • kein Bewusstseinsverlust oder Bewusstseinsverlust < 30 Minuten • Glasgow Coma Scale (GCS) ≥ 13 • Symptome einer Commotio	Kopftrauma mit mindestens einem der folgenden Punkte: • Bewusstseinsverlust > 30 Minuten • Glasgow Coma Scale (GCS) < 13 • posttraumatische Amnesie > 48 h • Nachweis einer traumatischen Hirnläsion in der zerebralen Bildgebung (intrakranielle Blutung, Kontusion oder Schädelfraktur)	HWS-Beschleunigungstrauma (plötzliche und bedeutsame Akzelerations- oder Dezelerationsbewegung der HWS) in Verbindung mit Nackenschmerzen
C	Auftreten des Kopfschmerzes innerhalb von 7 Tagen nach dem Trauma oder nach Wiedererlangen des Bewusstseins		
D	*Akut*: Sistieren des Kopfschmerzes innerhalb von 3 Monaten nach Trauma *Chronisch:* Persistenz der Kopfschmerzen länger als 3 Monate nach Trauma		

* Autoren dieses Kapitels in der 5. Auflage: P. Stude und H. C. Diener.

Tab. A 11.2: Klassifikation der HWS-BV durch die Quebec Task Force

Grad	Klinische Symptomatik
0	Keine HWS-Beschwerden, keine objektivierbaren Ausfälle
1	Nur HWS-Beschwerden in Form von Schmerzen, Nackensteife, keine objektivierbaren Ausfälle
2	HWS-Beschwerden wie unter 1 und zusätzlich muskuloskelettale Befunde (Bewegungseinschränkung, palpatorische Überempfindlichkeit)
3	HWS-Beschwerden wie unter 1 und zusätzliche neurologische Befunde (abgeschwächte oder aufgehobene Muskeleigenreflexe, Paresen, sensible Defizite)
4	HWS-Beschwerden wie unter 1 und HWS-Fraktur oder -Dislokation

A 11.2 Verlauf

Bis zu 30–90 % aller Patienten leiden nach einem SHT unter posttraumatischen Kopfschmerzen und bis zu 90 % nach einer HWS-BV (Evans 1992). Die Inzidenz von PK nach HWS-BV variieren zwischen 0,1 und 14,5 pro 1 000 Einwohner (Mills und Horne 1986, Schutt und Dohan 1968). Hierbei muss die an sich schon hohe Rate von Nackenbeschwerden in der Gesamtbevölkerung (Barnsley et al. 1994, Coté et al. 1998), aber auch der Einfluss unterschiedlicher Entschädigungssysteme (Cassidy et al. 2000) berücksichtigt werden. In aktuelleren Untersuchungen aus Kanada und Schweden werden Inzidenzraten von 0,7–1 pro 1 000 Einwohner genannt (Spitzer et al. 1995, Björnstig et al. 1990).

Die Inzidenz des SHT liegt zwischen 1,8–3,1 pro 1 000 Einwohner (Frommelt 1995), wobei 80 % als leicht und je 10 % als mittelschwer oder schwer einzuordnen sind (Kurtzke und Kurland 1993).

Dabei treten mit abnehmender Schwere des SHTs häufiger PK (bei schwerem SHT in 33 % und leichtem SHT in 72 %) auf und es tritt auch häufiger eine Chronifizierung ein (Yamaguchi et al. 1992, Couch und Bearss 2001).

Nach einem Schleudertrauma bestehen die Beschwerden im Mittel über ca. einen Monat, und beinahe 90 % der Patienten sind nach sechs Monaten beschwerdefrei (Suissa et al. 2001).

Die Rate der Chronifizierung wird mit 5–15 % angegeben. Es existieren eine Vielzahl von Studien, die Risikofaktoren der Chronifizierung identifiziert haben, sich jedoch z. T. deutlich widersprechen (Obermann et al. 2009; Spitzer et al. 1995, Coté et al. 2001, Scholten-Peters et al. 2003). Eine Übersicht gibt **Tab. A 11.3** (vergleiche zervikogener Kopfschmerz Kap. A 10).

Tab. A 11.3: Risikofaktoren der Chronifizierung posttraumatischer Kopfschmerzen

SHT	HWS-BV
Höheres Alter (> 40 Jahre)	
Weibliches Geschlecht	
Früheres SHT	
Positive Kopfschmerzanamnese oder vorbestehende Schmerzerkrankung	
Entschädigungsanspruch/anhängige Rechtsstreitigkeiten	
Angst/Depression	
Zusätzliche unfallbedingte Verletzungen	Degenerative HWS-Erkrankungen
	Auffälliger Neurostatus Deutliche Einschränkung der HWS-Mobilität Hohe Schmerzintensität
Erhöhtes Stressniveau zum Unfallzeitpunkt	Unerwarteter Aufprall Inklinierte oder rotierte Kopfposition
Geringer sozioökonomischer Status Geringer Ausbildungsstand	Medikamentenübergebrauch

A 11.3 Therapeutische Prinzipien

A 11.3.1 Pathophysiologie

Bei schweren Schädel-Hirn-Traumen erklärt sich der Kopfschmerz durch den direkten Gewebeschaden. Die Bewegung bei HWS-BV kann durch eine Rotation bzw. Torsion um die Körperlängsachse zu komplizierten Verletzungsmustern führen. Die hierbei auftretenden beschleunigenden Kräfte belasten hauptsächlich den Halteapparat des Halses, insbesondere die Halsmuskulatur (z. B. Mm. sternocleidomastoidei, Mm. splenii), den Bandapparat (Lig. longitudinale anterius und posterius, Lig. flavum) und in schweren Fällen auch die Gelenke (Zygoapophysealgelenke, kleine Kopfgelenke einschließlich der Gelenkkapseln und Kapselbänder) und das Skelett (Halswirbelkörper, Bandscheiben). Knöcherne Wirbelsäulenverletzungen, wie Vorderkantenabsprengungen, Wirbelgleiten oder Spinalkanalverengungen sind äußerst selten. Auch direkte Verletzungen von Nerven sind eher die Ausnahme. Hierzu kann es durch Einengung der Foramina intervertebralia mit temporärer oder anhaltender Beeinträchtigung der austretenden Nervenwurzeln (C2 bis C8) durch Diskusprotrusion kommen. Ebenfalls möglich ist eine Schädigung der Aa. vertebralia und des umgebenden autonomen Nervengeflechtes bis hin zu einer Dissektion der halsversorgenden Gefäße (Chung et al. 2002). Durch HWS-Gefügeschaden (Fraktur, Luxation, Listhesis) kann es zu einer Kompression des Zervikalmarkes kommen. Auch die Zerrung peripherer Nerven am Plexus brachialis oder eine nervale

Enge im Sinne eines transienten Thoracic-Outlet-Syndroms können in sehr seltenen Fällen ursächlich für Symptome im Rahmen einer HWS-BV sein. Derartige Verletzungsmuster treten allerdings meist erst bei sehr schweren Unfällen mit ausgeprägten begleitenden Verletzungen auf. 90–95 % aller Verletzungen sind als leicht bis mäßig einzustufen (Schweregrad 0 bis II, modifizierte Quebec Task Force Klassifikation) (Spitzer et al. 1995). Als mögliche Ursache der meist mit einer Latenz von mehreren Stunden auftretenden muskelkaterartigen Nackenschmerzen und häufig einhergehender muskulärer bzw. bindegewebiger »Nackensteife« wird eine petechiale Einblutung in die Muskulatur und Bänder angesehen. Objektivierbare Daten hierzu gibt es allerdings wenig, da mit herkömmlichen bildgebenden Verfahren (CT, MRT) diese Veränderungen bislang nicht nachgewiesen werden konnten. Neuere Studien zeigten, dass vermutete Verletzungen der Ligg. alaria in der Vergangenheit überbewertet wurden (Hartwig et al. 2004, Pfirrmann et al. 2000).

A 11.3.2 Chronifizierung

Im biopsychosozialen Modell der PK (Ferrari et al. 2001) werden somatische und psychologische Ursachen für die körperlichen Beschwerden identifiziert und ein chronisches Beschwerdeverhalten und nicht eine chronische Verletzung postuliert. Demnach glauben die Betroffenen, dass sie anhaltende Muskel-, Bänder-, Bandscheiben-, Wirbel- oder Nervenverletzungen haben. Objektivierbare Läsionen lassen sich nicht finden. Die »Symptomerwartungen« führen zu einer »Hypersensibilität«, in der normale Körperwahrnehmungen als abnormal empfunden werden. Die aufkommende Furcht vor einer Chronifizierung der Beschwerden, die durch mediale Informationen und iatrogen (Arzt, Gesundheitssystem) verstärkt wird, beschleunigt einen Prozess der Verstärkung und Fehlzuordnung von (Schmerz-)Symptomen. Darüber hinaus werden in einem solchen Stadium jegliche Aktivitäten vermieden, die die Beschwerden noch vergrößern könnten, insbesondere Aktivitäten, die den Nacken betreffen. Im Rahmen dieser Angst-Vermeidungs-Empfindung sind viele Patienten davon überzeugt, dass Aktivität, Belastung und Bewegung die Schmerzen verstärken. Daraus entwickelt sich eine gelernte Assoziation zwischen Schmerz und Bewegung im Sinne einer respondenten Konditionierung. Dies führt zu einer ausgeprägten Immobilisierung mit der Folge muskulärer Dekonditionierung und Fehlhaltung (Wadell et al. 1993). Im Rahmen von chronischen PK nach HWS-BV kommt es zu strukturellen Hirnveränderungen, die nach Abklingen der Symptomatik voll reversibel sind (Obermann et al. 2009).

A 11.4 Pragmatische Therapie

Die Behandlung von Patienten mit PK kann insbesondere bei chronifizierten Verläufen schwierig und komplex sein. Das klinische Bild variiert in dem Maße, wie auch verschiedene Mechanismen (physikalische, neurohumorale und psychologische Faktoren) zugrunde liegen. Das Verständnis aller dieser Komponenten ist Grundlage für eine rationale Therapie. Auch sollten unbedingt vorhandene Begleitsymptome (wie z. B. Depression, Erschöpfbarkeit, Schlafstörung, Angst etc.) in die Auswahl der Therapie einfließen, die je nach Akuität bzw. Chronifizierung die Bestandteile Edukation, psychologische Therapie, pharmakologische und nichtpharmakologische Interventionen umfasst und auch mögliche Chronifizierungsprozesse berücksichtigt (**Tab. A 11.4**).

Tab. A 11.4: Bausteine der Behandlung posttraumatischer Kopfschmerzen

Klinische Untersuchung/Diagnostik	Ausschluss von Strukturläsionen mit anderer Behandlungskonsequenz
Medikation in Akutphase	Analgetika in ausreichender Dosierung, NSAR ab 3. Tag, ggfs. Gastroprotektion, nicht länger als 4–6 Wochen
Medikation bei Chronifizierung	Trizyklische Antidepressiva (Amitriptylin, Amitriptylin-N-Oxid, Doxepin), ggfs. Mirtazapin oder Duloxetin, keine SSRI
Mobilisation	Keine Immobilisation, kurze Blöcke aktiver und passiver HWS-Bewegungen mehrmals täglich
Physikalische Therapie	Anwendung von lokaler Wärme oder Kälte, wenn nötig mehrmals täglich
Sporttherapie	Aerober Ausdauersport
Physiotherapie	Frühzeitiger Beginn passiver und aktiver Bewegungsübungen, später isometrische Übungen und Übungen komplexer Bewegungsmuster
Schmerzpsychologische Therapie	Vermittlung des biopsychosozialen Modells der Chronifizierung kognitiv-behavioraler Elemente (u. a. Symptomerwartung, iatrogene Symptomverstärkung, Umstrukturierung von Nackenschmerzen begünstigendem Verhalten) Schmerzbewältigung (Muskelentspannungstechniken, z. B. PMR; Aufmerksamkeitslenkung)
Soziotherapie/Umgang mit Patienten	Kontrollierte und engmaschige Führung Vermittlung somatischer Vorgänge beim Unfall sowohl von »Haupt«-Symptomen (Nacken-/Kopfschmerz, Nackensteife, Bewegungseinschränkung) wie auch von Begleitsymptomen, dabei Aufklärung über gute Prognose zur Vermeidung iatrogener Symptomverstärkung Empfehlung zum Leben des normalen Alltags; wenn möglich keine, wenn überhaupt nur kurze Krankschreibung Empfehlung zum zügigen Abschluss forensischer Fragen Frühzeitiger Beginn der übrigen, wenn nötig aller weiteren Therapiebausteine

A 11.4.1 Medikamentöse Therapie des akuten PK

Erste Wahl für Kopf- und Nackenschmerzen in der Akutphase sind Analgetika. Diese umfassen Paracetamol (bis 4 × 1 g/d), Metamizol (bis 3 g/d) sowie beim HWS-BV sofort und beim SHT ab dem dritten Tag (cave: verdeckte Blutung) ASS (bis 3 g/d), nichtsteroidale Analgetika wie Diclofenac (bis 150 mg/d), Ibuprofen (bis 1,2 g/d) oder Naproxen (bis 3 × 500 mg/d) (↔, B). Zur Vermeidung eines medikamenteninduzierten Kopfschmerzes sollte die Einnahmedauer der Akutmedikation auf maximal 4–6 Wochen beschränkt und im weiteren Verlauf das Medikament an weniger als zehn Tagen pro Monat eingenommen werden. Bei migräne- oder clusterkopfschmerzähnlichen Kopfschmerzen werden diese wie die primären Kopfschmerzen behandelt (s. entsprechende Kapitel). Aufgrund der schmerzreflektorischen Muskeltonuserhöhung kann der Einsatz von Muskelrelaxantien über einen kurzen Zeitraum hilfreich sein. Die Dosierung liegt dabei deutlich unter jener, die im Rahmen von Erkrankungen mit Spastik eingesetzt wird (z. B. Tetrazepam, Musaril® 50–150 mg/d; Tizanidin, Sirdalud® 2–12 mg/d; Baclofen, Lioresal® 15–30 mg/d).
Für die Therapie der häufigsten vegetativen Beschwerden, wie Schwindel, Übelkeit und Erbrechen, können Antivertiginosa (Dimenhydrinat, z. B. Vomex A® bis 4 × 100 mg/d) oder Antiemetika (MCP, z. B. Paspertin® bis 3 × 10 mg/d oder Domperidon, z. B. Motilium® bis 3 × 10 mg/d) in den unterschiedlichen Applikationsformen verabreicht werden (↔, C). Zur Behandlung der orthostatischen Dysregulation stehen Antihypotonika (Etilefrin, Effortil® bis 3 × 5–10 mg/d oder Dihydroergotamin, Dihydergot® bis 3 × 2 mg/d) (↔, C) zur Verfügung.

A 11.4.2 Medikamentöse Therapie des chronischen PK

Analog zu den medikamentösen Behandlungsoptionen beim primären chronischen Spannungskopfschmerz werden hier trizyklische Antidepressiva eingesetzt. Kontrollierte Studien zum Einsatz bei PK gibt es nicht. Diese beeinflussen in erster Linie die zentrale Schmerzverarbeitung, z. T. durch Hemmung trigeminaler und spinaler Neurone (Fromm et al. 1991). Zur Auswahl stehen Amitriptylin (z. B. Amineurin®, 25–100 mg/d), Amitriptylin-N-Oxid (z. B. Equilibrin®, 30–90 mg/d) oder Doxepin (z. B. Aponal® 25–100 mg/d). Wie auch bei den anderen Indikationen, sollten diese Substanzen nach dem Ausschluss von kardialen Überleitungsstörungen und eines Glaukoms nur langsam (über Wochen) in 10–25 mg Schritten eindosiert sowie in ausreichender Dosierung und über einen ausreichend langen Zeitraum (mind. zwei Monate) verabreicht werden, bevor die Wirksamkeit beurteilt werden kann. Therapielimitierend sind Sedierung, Obstipation, Gewichtszunahme und Akkommodationsstörungen. In diesen Fällen bieten sich als Alternative Mirtazapin (Remergil®, 15–45 mg/d) oder Duloxetin (Cymbalta®, 30–60 mg/d) an (Bendtsen und Jensen 2004, Smith 2006), die ein günstigeres Nebenwirkungsprofil zeigen. Auch die zervikale Applikation von 100 IU Botulinumtoxin A zeigte bei HWS-BV Wirksamkeit (Freund und Schwartz 2000) (↔, C).

A 11.4.3 Nicht-medikamentöse Therapie

A 11.4.3.1 Akutphase

Es wird im Allgemeinen empfohlen passiv mobilisierende Verfahren und immobilisierende Maßnahmen (z. B. Schanz-Kragen) zu unterlassen (Strebel et al. 2002) (↔, A). Da eine inaktivitätsbedingte Muskelhypotrophie die Chronifizierung der Beschwerden fördert, sollte die einzige Ausnahme die Instabilität der HWS sein (Seferiadis et al. 2004, Schnabel et al. 2004). Darüber hinaus wurde die überlegene Wirksamkeit von mobilisierenden Verfahren bis zu 12 Wochen bzw. sechs Monaten nachgewiesen (B) (Borchgrevink et al. 1998, von Bonk et al. 2000). Auch physikalische Therapie mit Anwendung lokaler Wärme (Rotlicht, Heißluft, Körnerkissen, Fango) oder Kälte (Cold-Pack) bis zu mehrmals täglich kann hilfreich sein. Hierbei sollte der Patient entscheiden, von welchem Verfahren er den größten lindernden Effekt verspürt (B, ↔).

A 11.4.3.2 Postakutphase

Nach Abklingen der akuten Beschwerden wird mit »rehabilitativen« Maßnahmen begonnen. Hierzu gehören die Physiotherapie, die Sporttherapie, die schmerzpsychologische Therapie und die Soziotherapie im Sinne des richtigen Umgangs mit dem Patienten.
Die physiotherapeutische Behandlung hat die Kräftigung der paravertebralen Muskulatur und den Haltungsaufbau der HWS mit dem Schultergürtel zum Ziel. Im Rahmen der Sporttherapie sollten die Patienten angehalten werden, ihre normalen physischen Aktivitäten fortzuführen und auch – wenn möglich – ein aerobes Ausdauertraining (z. B. Joggen, Walking, Skilanglauf, Schwimmen oder Fahrradfahren) auszuüben (Koseoglu et al. 2003) (↔, B). Neben der Mobilisierung sind auch Entspannungstraining und Verhaltenstherapie wirksam zur Behandlung und Prophylaxe einer Chronifizierung der PK (Borchgrevink et al. 1998). Selbst hochchronifizierte PK-Patienten mit Schmerzen von über sechs Monaten Dauer und völliger Arbeitsunfähigkeit konnten durch ein vierwöchiges kognitiv-behaviorales Re-Edukationsprogramm mit physiotherapeutischen Übungen zu 92 % an den Arbeitsplatz zurückgeführt werden (Vendrig et al. 2000).

> Alle Interventionen sollten auf die Veränderung des »Beschwerdeverhaltens« im Sinne einer Um-Attribution der Körperwahrnehmungen zielen und auf die Aufgabe des mit dem Nacken assoziierten Vermeidungsverhaltens.

Im Umgang mit dem Patienten sollte die Möglichkeit gegeben werden, die posttraumatischen somatischen Vorgänge zu erlernen, um somit falsche Erwartungen und Fehlzuordnungen von Symptomen zu vermeiden bzw. zu verringern. Dazu gehört es auch, dem Patienten den Wert routinemäßiger und auch z. T. populistisch angepriesener diagnostischer Verfahren zu erläutern, die Ergebnisse möglichst auch außerhalb des Fokus des Traumas zu bewerten und ihn auf die insgesamt günstige Prognose hinzuweisen (↔). Die Rate der iatrogenen Symptomverstärkung kann auf diese Weise reduziert werden. Hinsichtlich der bei den Patienten mitunter »heißumstrittenen« forensischen Aspekte konnten Osti et al. (2005) nachweisen, dass laufende Verfahren einen Risikofaktor für eine verzögerte Genesung darstellen, sodass ein zügiger Abschluss empfohlen wird.

A 11.5 Literatur

Bendtsen, Jensen R. Mirtazapine is effective in the treatment of chronic tension-type headache. Neurology 2004;72:1706–1711.

Björnstig U, Hildingsson C, Toolanen G. Soft tissue injury of the neck in a hospital based material. Scand J Soc Med 1990;18:263–267.

Borchgrevink GE, Kaasa A, McDonagh D, Stiles TC, Haraldseth O, Lereim I. Acute treatment of whiplash neck sprain injuries. A randomized trial of treatment during the first 14 days after a car accident. Spine 1998; 23:25–31.

Cassidy JL, Carrol LJ, Coté P. Effect of eliminatig compensation for pain and suffering on the outcome of insurance claims for whiplash injury. NEJM 2000;342:1179–1186.

Chung YS, Han DH. Vertebrobasilar dissection: a possible role of whiplash injury in its pathogenesis. Neurol Res 2002;24:129-138.

Coté P, Cassidy JL, Carroll J. The Sakatchewan health and back pain survey: The prevalence of neck pain and related disability in Saskatchewan adults. Spine 1998;23: 1689–1698.

Coté P, Cassidy JL, Carroll J, Frank JW, Bombardier C. A systematic review of the prognosis of acute whiplash and a new conceptual framework to synthsize the literature. Spine 2001;26:E445–E458.

Couch JR, Bearss C. Chronic daily headache in the posttrauma syndrome: relation to extend of head injury. Headache 2001;41:559–564.

Drottning M, Staff PH, Sjaastad O: Cervicogenic headache (CEH) after whiplash injury. Cephalalgia 2002;22:165–171.

Ferrari R, Schrader H. The late whiplash syndrome: a biopsychosocial approach. J Neurol Neurosurg Psychiatry 2001;70:722–726.

Fromm GH, Nakata M, Kondo T. Differential action of amitriptyline on neurons in the trigeminal nucleus. Neurology 1991;41;1932–1936.

Frommelt P. Neurologische Erkrankungen. In: VdR, Hrsg. Sozialmedizinische Begutachtung in der gesetzlichen Rentenversicherung. Stuttgart: Fischer; 1995.p. 409–451.

Evans RW. The post-concussion syndrome and the sequelae of mild head injury. Neruol Clin 1992;10:815–847.

Hartwig E, Kettler A, Schultheiss M, Kinzl L, Claes L, Wilke HJ: In vitro low-speed side collisions cause injury to the lower cervical spine but do not damage alar ligaments. Eur Spine J 2004;13,590–597.

Headache Classification Subcommittee of the International Headache Society: The international classification of headache disorders, 2nd Edition. Cephalalgia 2004;24(Suppl 1): 1–160.

Keidel M, Rieschke P, Stude P, Eisentrau R, Diener H. Antinociceptive reflex alteration in acute posttraumatic headache following whiplash injury. Pain 2001;92:319–326.

Koseoglu E, Akboyraz A, Soyuer A. Aerobic exercise and plasma beta endorphin levels in patients with migraincus headache without aura. Cephalalgia 2003;23:972–976.

Kurtzke JF, Kurland JT. The epidemiology of neurological disease. In: Joynt RJ, ed. Clinical neurological review. Philadelphia: Lippincott; 1993.p. 32–41.

Lew HL, Lin PH, Fuh JL, Wang SJ, Clark DJ, Walker WC. Characteristics and treatment of headache after traumatic brain injury: A focused review. Am J Phys Med Rehabil 2006;85:619–627.

Mills H, Horne G. Whiplash – manmade disease? N Z Med J 1986;99:373–374.

Obermann M, Nebel K, Riegel A, Thiemann D, Yoon M-S, Keidel M, Stude P, Diener HC, Katsarava Z. Incidence and predictors of chronic posttraumatic headache attributed to whiplash injury. Cephalalgia 2010;30:528–534

Obermann M, Nebel K, Schumann C, Holle D, Gizewski ER, Maschke M, Goadsby PJ, Diener HC, Katsarava Z. Gray matter changes related to chronic posttraumatic headache. Neurology 2009;73:978–983.

Osti OL, Gun RT, Abraham G, Pratt NL, Eckerwall G, Nakamura H. Potential risk factors for prolonged recovery following whiplash injury. Eur Spine J 2005;14:90–94.

Pfirrmann CWA, Binkert CA, Zanetti M, Boos N, Hodler J: Functional MR imaging of the cranicocervical junction. Correlation with alar ligaments and occipito-atlantoaxial joint morphology: a study in 50 asymptomatic subjects. Schweiz Med Wochenschr 2000;130,645–651.

Radanov BP, Di Stefano G, Augustiny KF: Symptomatic approach to posttraumatic headache and its possible implications for treatment. Eur Spine J 2001;10:403–407.

Reik Jr. L, Cluster headache after head injury. Headache 1987;27:509–510.

Schnabel M, Ferrari R, Vassiliou T, Kaluza G. Randomised, controlled study of active mobilisation compared with collar therapy for whiplash injury. Emerg Med J 2004;21: 306–310.

Scholten-Peeters GGM, Verhagen AP, Bekkering GE, van der Windt DAWM, Barnsley L, Oostendorp RAB, Hendriks EJM. Prognostic factors of whiplash-associated disorders: a systematic review of prospective cohort studies. Pain 2003;104:303–322.

Schutt CH, Dohan FC. Neck injury to woman in auto accidents. JAMA 1968;206:2689–2692.

Seferiadis A, Rosenfeld M, Gunnarsson R. A review of treatment interventions in whiplash-associated disorders. Eur Spine J 2004:13,387–397.

Smith TR. Duloxetin in diabetic neuropathy. Expert Opin Pharmacother 2006;7:215–223.

Spitzer WO, Skovron ML, Salmi LR. Scientific monograph of the Quebec task force on whiplash-associated disorders: Redefining »whiplash« and ist management. Spine 1995;20:2S–73S.

Strebel HM, Ettlin T, Annoni JM, Caravatti M, Jan S, Gianella C, Keidel M, Saner U, Schwarz H. Diagnostisches und therapeutisches Vorgehen in der Akutphase nach kranio-zervikalem Beschleunigungstrauma (sog. Schleudertrauma). Empfehlungen einer schweizerischen Arbeitsgruppe. Schweiz Med Forum 2002;47: 1119–1125.

Suissa S, Harder S, Veilleux M. The relation between initial symptoms and signs and the prognosis of whiplash. Eur Spine J 2001:10:44–49.

Turkewitz J, Wirth O, Dawson GA, Casaly JS. Cluster headache following head injury: a case report and review of the literature. Headache 1992;32:504–506.

Yamaguchi M. Incidence of headache and severity of head injury. Headache 1992;32:427–431.

Young WB, Packard RC, Ramadan N. Headaches associated with head trauma. In: Silberstein SD, Lipton RB, Dalessio DJ, eds. Wolff's Headache. New York: Oxford University Press; 2001.p. 427–469.

A 12 Akuter und chronischer Schmerz

*von U. Bingel, T. Hagenacker und M. Schäfers**

A 12.1 Definition und Klassifikation von Schmerzen

A 12.1.1 Einführung

Schmerzen sind neben Funktionseinschränkungen das häufigste Symptom neurologischer Erkrankungen. Akute, symptomatische Schmerzen stellen unter Berücksichtigung entsprechender Behandlungsalgorithmen in der Regel keine große therapeutische Herausforderung dar. Viel häufiger sind bei neurologischen Patienten allerdings chronische Schmerzen, wobei aufgrund der zugrunde liegenden neurologischen Erkrankungen häufig eine neuropathische Komponente vorliegt.

A 12.1.1.1 Akute und chronische Schmerzen

Akute Schmerzen haben eine Signal- bzw. Warnfunktion für eine potenzielle oder tatsächliche Schädigung des Organismus und sind meist durch ein akutes lokales Ereignis begründet (Operation, Trauma etc.). Typischerweise ist der Schmerz auf den Ort der Schädigung begrenzt, wobei der Schmerz in der Regel mit dem Ausmaß der Schädigung korreliert. Bei dem überwiegenden Teil der Patienten kommt es zu einer spontanen Besserung mit Nachlassen der auslösenden Gewebeschädigung.
Bestehen Schmerzen über 3–6 Monate (die Definitionen schwanken) bzw. über die normale Heilungszeit hinaus, spricht man vom chronischen Schmerz. Nun hat der Schmerz seine Leit- und Warnfunktion verloren und einen selbstständigen Krankheitswert erlangt. Mit wenigen Ausnahmen (z. B. Tumorschmerz) besteht häufig kein Zusammenhang zwischen dem Schmerz und dem Ausmaß einer Gewebeschädigung. Dafür gewinnen psychologische Faktoren bei der Unterhaltung des chronischen Schmerzes eine zunehmende Rolle.

A 12.1.1.2 Nozizeptive versus neuropathische Schmerzen

Im Sinne einer mechanismenbasierten Therapie ist es essenziell zu differenzieren, ob ein nozizeptives oder ein neuropathisches Schmerzsyndrom vorliegt. Beim Nozizeptorschmerz liegt der Ursprung der Schmerzentstehung im Gewebe, wobei es durch z. B. Trauma oder Entzündungsreize zu einer physiologischen Aktivierung von multimodalen Nozizeptoren (= Schmerzrezeptoren) sowie des nachgeschalteten aszendierenden nozizeptiven Systems kommt.

Beim neuropathischen Schmerz liegt eine Läsion oder Dysfunktion (IASP Task Force on Taxonomy 1994, Treede et al. 2008) des somatosensorischen Systems selbst vor, welche ursächlich für die Schmerzentstehung ist. Weiterhin wird hier je nach Ort der Läsion oder Dysfunktion der *periphere* (z. B. schmerzhafte PNP, Karpaltunnelsyndrom etc.) vom *zentralen neuropathischen Schmerz* (z. B. bei MS, Syrinx etc.) unterschieden. Sehr häufig liegt eine Kombination beider Mechanismen vor (sog. »mixed-pain-concept«). Klinisch präsentieren sich neuropathische Schmerzen typischerweise durch ein Nebeneinander einer verminderten Nervenfunktion (sog. Negativsymptome, wie z. B. Hypästhesie) und Überempfindlichkeitsphänomenen (sog. Positivsymptome wie Spontanschmerz, Allodynie, Dysästhesie etc.). Hierbei erlaubt die klinische Konstellation der Symptome Rückschlüsse auf den geschädigten Fasertyp (Aβ, Aδ, C).

A 12.1.2 Pathogenetische Mechanismen der Schmerzentstehung und Schmerzchronifizierung

Beim akuten, physiologischen Schmerz kommt es zu einer Aktivierung der multimodalen Nozizeptoren und einer nachfolgenden Aktivierung des aszendierenden nozizeptiven Systems (Tractus spinothalamicus, zentrale schmerzverarbeitende Areale im Gehirn). Allgemein lässt sich die Funktionsweise des nozizeptiven Systems in drei Phasen gliedern (Baron und Strumpf 2006). Dabei beschreibt Phase 1 die physiologische Reaktion auf einen nozizeptiven Reiz. Bei Persistenz des Reizes bzw. durch eine direkte Schädigung des Nervensystems kann es in der 2. Phase durch unterschiedliche molekulare Prozesse (z. B. veränderte Expression von Rezeptoren/Ionenkanälen etc.) zu einer Sensibilisierung peripherer und zentraler nozizeptiver Elemente kommen. Zu diesem Zeitpunkt sind alle Prozesse noch reversibel und stellen eine physiologische Eigenschaft des nozizeptiven Systems dar (Cervero und Laird 1996). Persistieren die funktionellen Veränderungen der Nervenerregbarkeit und synaptischen Verschaltung z. B. durch eine insuffiziente Akutschmerztherapie, kann es zu bleibenden auch strukturellen Veränderungen auf allen Ebenen des nozizeptiven Systems (peripherer Nerv, Rückenmark, Gehirn) kommen, der Schmerz ist chronifiziert (Phase 3) (Azad und Zieglgansberger 2003).

* Autoren dieses Kapitels in der 5. Auflage: J. P. Steinbach und H. C. Diener.

A 12.2 Therapeutische Prinzipien

A 12.2.1 Allgemeine therapeutische Prinzipien

Hauptziele einer systematischen Schmerztherapie sind:

- Schmerzlinderung von akuten und chronischen Schmerzen
- Verhinderung der Schmerzchronifizierung
- Unterbrechung des Teufelskreises von Schmerz und Funktionseinschränkung
- Verbesserung der Lebensqualität unter Berücksichtigung von Komorbiditäten

A 12.2.1.1 Schmerzanamnese

Bei der Schmerzanalyse müssen geklärt werden:
1. Schmerzlokalisation und Ausbreitung (ggf. Anfertigung einer Schmerzzeichnung)
2. Schmerzintensität, -dauer und -verlauf
3. Schmerzcharakter (bohrend, stechend, brennend, neuralgiform etc.)
4. Vermutliche Pathogenese (nozizeptiv, neuropathisch, mixed pain) und auslösender Prozess (z. B. entzündlich, mechanische Kompression etc.)
5. Screening auf Depression und Angst
6. Erfassung der Lebensqualität, Krankheitsbewältigung und psychosoziale Faktoren

Insbesondere bei chronischen Schmerzerkrankungen kann zusätzlich zur individuellen Schmerzanamnese durch den Behandler die Selbstauskunft des Patienten in strukturierten und validierten Fragebögen zur Erfassung der Schmerzanamnese sowie der körperlichen und seelischen Beeinträchtigung sinnvoll sein (z. B. der Fragebogen der DGSS, Bezug unter http://www.dgss.org/). Bei chronischen Schmerzen ist die Erfassung von Depression und Angst in jedem Fall erforderlich. Auch hier können etablierte Fragebögen die Anamnese ergänzen (z. B. allgemeine Depressionsskala). Zur Beurteilung der Schmerzpathogenese können Screeningfragebögen wie der PAINdetect-Fragebogen (Freynhagen et al. 2006) unterstützend hilfreich sein.

A 12.2.1.2 Aufklärung und Vorgabe realistischer Ziele

Nach der diagnostischen Einordnung des Schmerzsyndroms ist der erste wichtige Schritt vor Beginn der therapeutischen Maßnahmen die Aufklärung des Patienten und ggf. seiner Angehörigen über die Erkrankung und die geplanten Therapieverfahren. Hierbei ist es wichtig, auch die o. g. Therapieziele klar und realistisch zu besprechen. Hierbei ist die Schmerzreduktion auf ein erträgliches Maß nur ein Baustein. Hauptziel ist häufig eine verbesserte Selbstständigkeit oder Verbesserungen bei Aktivitäten des täglichen Lebens bzw. im beruflichen Bereich.

A 12.2.2 Prinzipien der Akutschmerztherapie

Ziel der Behandlung akuter Schmerzen ist eine zügige und anhaltende Schmerzlinderung. Hierzu erfolgt kurzfristig (z. B. perioperativ, akutes Trauma etc.) eine bedarfsgerechte Titration mit kurzwirksamen Analgetika. Prinzipiell sollte das WHO-Stufenschema zur Orientierung dienen: Das WHO-Stufenschema sieht in der Stufe 1 (leichter Schmerz) die Anwendung von Nichtopioidanalgetika vor. Bei mittelstarkem Schmerz oder Schmerz, der mit Nichtopioidanalgetika nicht beherrschbar ist, wird auf der Stufe 2 eine Kombination aus Nichtopioidanalgetikum und schwachem Opioiden angewandt. Auf der 3. Stufe (starker Schmerz) wird das schwache Opioid der Stufe 2 durch ein starkes Opioid ersetzt. Die Kombination von schwachen und starken Opioidanalgetika ist unter keinen Umständen sinnvoll, da sich die erwünschten Wirkungen, im Gegensatz zu den Nebenwirkungen, nicht addieren. Im Gegensatz dazu sind von der Kombination von Opioidanalgetika (z. B. Tramadol) und Nichtopioidanalgetika (z. B. Ibuprofen oder Novalgin) durch die unterschiedlichen Wirkmechanismen synergistische Effekte zu erwarten (Puig 2006), so dass diese Kombination auch bei stärkeren Schmerzen dringend zu empfehlen ist. Häufig sind aber zur Behandlung starker Schmerzen bereits initial starke Schmerzmittel (WHO Stufe III) notwendig, wobei dennoch die synergistischen Effekte der Kombination aus Opioid- und Nichtopioidanalgetika genutzt werden sollten.
In der Notfallsituation (z. B. Polytrauma) ist in jedem Fall schnell wirksamen, intravenös zu verabreichenden Substanzen der Vorzug zu geben, um unsichere Resorptionsverhältnisse zu vermeiden. Zusätzlich können dem Rückenmark nahe Verfahren und lokale Blockaden sinnvoll sein, um eine suffiziente Schmerztherapie zu gewährleisten und Sensibilisierungsprozesse zu vermeiden. Die patientenkontrollierte Analgesie (PCA) und die präemptive Schmerztherapie stellen wichtige Besonderheiten der perioperativen Schmerztherapie dar. Diesbezüglich sei auf Lehrbücher der Anästhesie oder umfassendere Werke zur Schmerztherapie verwiesen (Baron und Strumpf 2006, Standl 2010).

A 12.2.3 Prinzipien der Therapie chronischer Schmerzen

Bei der Behandlung von chronischen Schmerzsyndromen ist grundsätzlich ein interdisziplinärer, multimodal ausgerichteter Therapieansatz anzustreben, wozu die Abstimmung zwischen verschiedenen Fachdisziplinen (z. B. Anästhesie, Neurologie, Neurochirurgie, Orthopädie, Physiotherapie und Psychologie) erforderlich ist.

Prinzipiell werden Medikamente in der Therapie chronischer Schmerzen zeitlich fest angesetzt, wobei bevorzugt Retardpräparate eingesetzt werden. Diese können je nach Indikation um eine kurzwirksame Bedarfsmedikation (z. B. beim Durchbruchschmerz) ergänzt werden. In der Behandlung von Tumorschmerzen wird diese üblicherweise mit 1/6 der Opioidtagesdosis als z. B. nichtretardiertes Mor-

Ein integrativer Behandlungsplan bei Patienten mit chronischen Schmerzsyndromen kann folgende Komponenten umfassen:
1. Reevaluation und Anpassung der Pharmakotherapie
2. Psychologische Strategien in Gruppen oder als Einzeltherapie
3. Ergebnisorientierte Physiotherapie mit dem Schwerpunkt der Erlernung selbstständig vom Patienten durchzuführender Techniken
4. Planung von Rehabilitationsprogrammen, Evaluation von ergonomischen Verbesserungen am Arbeitsplatz, Hilfsmittelausstattung
5. Psychiatrische/psychosomatische Therapie wo angemessen
6. Prüfen der Indikation zum Einsatz von Neuromodulationsverfahren wie z. B. TENS oder Akkupunktur.
7. Nur in Einzelfällen kritisches Prüfen der Indikation für implantierbare Systeme (intrathekale Pumpen, Rückenmarkstimulation etc.).
8. In seltenen Fällen die Empfehlung zu einem (erneuten) operativen Vorgehen

phinsulfat veranschlagt. Auch in der Behandlung chronischer Rückenschmerzen oder neuropathischer Schmerzen kann eine Bedarfsmedikation z. B. vor einer physiotherapeutischen Behandlung sinnvoll sein. Hier werden üblicherweise eher Nichtopioidanalgetika eingesetzt.
Die Daueranwendung von Opioiden beim Nicht-Tumorschmerz ist Gegenstand einer langjährigen und heftigen Diskussion (Schmidt et al. 2010, Sorgatz und Maier 2010, Tolle et al. 2009). Bis auf wenige Ausnahmen (wie z. B. die bei neurologischen Erkrankungen hoch-prävalenten neuropathischen Schmerzen) ist die Evidenz für die Wirksamkeit von Opioiden in der Langzeitanwendung (> 3 Monaten) als unzureichend zu bezeichnen (Reinecke und Sorgatz 2009), was allerdings nicht mit einer Evidenz gegen die Wirksamkeit verwechselt werden sollte.

Co-Analgetika
Substanzen wie Antidepressiva, Antiepileptika, Biphosphonate können als sog. »Co-Analgetika« bei der Behandlung chronischer Schmerzen auf allen Stufen zum Einsatz kommen. Die Bezeichnung als »Co-Analgetika« sollte nicht zu der Einschätzung verleiten, dass Antidepressiva (Trizyklika und SNRIs) und Antikonvulsiva in der Therapie chronischer Nicht-Tumorschmerzen eine untergeordnete Rolle spielen. Bei allen neuropathischen Schmerzen stellen diese beiden Substanzklassen die Therapieoptionen der 1. Wahl dar, deutlich vor den Opioiden. Auch beim chronischen Rückenschmerz sind trizyklische Antidepressiva neben NSAR die einzigen Substanzen mit einer starken Evidenz für eine Wirksamkeit (http://www.backpaineurope.org/web/files/WG2_Guidelines.pdf).

Die Stufentherapie nach dem WHO-Schema wurde zwar ursprünglich für die Therapie von Tumorschmerzen konzipiert, findet aber auch beim chronischen Nicht-Tumorschmerz Anwendung. Beim chronischen Nicht-Tumorschmerz kann das WHO-Stufenschema aber nicht schematisch Anwendung finden. In Abhängigkeit von Grunderkrankung, Schmerzcharakter und Komorbidität muss hier individuell die Wirksamkeit von Nichtopioidanalgetika, Co-Analgetika, Opioiden und deren Kombination erprobt werden.

A 12.3 Pharmakologische Therapie

A 12.3.1 Nichtopioidanalgetika

Klassische nicht-steroidale Antirheumatika (NSAR) (z. B. Ibuprofen, Diclofenac, Naproxen und Acetylsalicylsäure) sowie die antipyretischen Analgetika Paracetamol und Metamizol erzielen ihre Wirkung durch Hemmung der Cyclooxygenase (COX) und dadurch bedingte Inhibition der Prostaglandinsynthese. Von diesem Enzym existieren zwei Isoformen: COX-1, die in den meisten Geweben exprimiert wird, und COX-2, die in entzündetem Gewebe induziert wird. Die klassischen NSAR sind präferenzielle COX-1-Inhibitoren oder nondiskriminative COX-1- und COX-2-Inhibitoren. Selektive COX-2-Inhibitoren (z. B. Celecoxib, Etoricoxib, Parecoxib etc.) bedürfen aufgrund ihrer kardiovaskulären Nebenwirkungen (u. a. erhöhtes Risiko für Myokardinfarkte und thromboembolische Ereignisse) einer sehr strengen Indikationsstellung. In diesem Zusammenhang sollte berücksichtigt werden, dass eine Kombination von NSAR mit Protonenpumpeninhibitoren die gastrointestinale Toxizität genauso stark reduzieren kann wie die Anwendung eines COX-2-Inhibitors (Chan et al. 2002).

A 12.3.1.1 Unerwünschte Wirkungen der Nichtopioidanalgetika

Im Gegensatz zu den NSAR und COX-2-Inhibitoren haben das nichtsaure Anilinderivat Paracetamol und das nichtsaure Pyrazolonderivat Metamizol keine wesentliche antiinflammatorische Wirkung. Metamizol hat eine vergleichbare analgetische Wirksamkeit wie die anderen Nichtopioide. Die Wirkung von Paracetamol scheint im Vergleich etwas geringer zu sein. Die gastrointestinale Verträglichkeit ist den NSAR überlegen. Paracetamol wirkt jenseits der empfohlenen Höchstdosen hepatotoxisch, das Risiko ist bei Alkoholabusus oder Mangelernährung erhöht.

Metamizol kann insbesondere bei intravenöser Gabe zu einer ausgeprägten Hypotension führen, daher sollte eine Injektion langsam oder als Kurzinfusion gegeben werden. Das Risiko einer Metamizol-induzierten Agranulozytose ist sehr gering und um ein vielfaches niedriger als das Risiko von Ulkuskomplikationen unter NSAR. Metamizol hat zusätzlich eine spasmolytische Wirkung, die v. a. bei Koliken von Hohlorganen nützlich ist (z. B. Gallengangkoliken). Insgesamt ist die Anwendung von Metamizol bei älteren oder multimorbiden Patienten sicherer als die von NSAR.

Tab. A 12.1: Nichtopioidanalgetika

Wirkstoff	HWZ (h)	Einzeldosis (mg)	Dosierungsintervalle (h)	Max-Dosis/ Tag (mg)	Kommentare
Acetylsalicylsäure (z. B. Aspirin®)	2,5–4	500–1 000	4–6	3 000	Längere Thrombozytenaggregation (8–11 Tage)
Diclofenac (z. B. Voltaren®)	1–2	25–50	8	150	Parenterale Gabe obsolet, Gefahr der Anaphylaxie
Ibuprofen (z. B. Aktren®)	2–3	200–800	8	2 400	Im Vergleich geringeres GI-Risiko
Naproxen (z. B. Proxen®)	13–15	250–500	12	750	Hohe GI-Toxizität
Indometacin (z. B. Amuno®)	4–11	50–75	8	200	Hohe renale und GI-Toxizität
Paracetamol (z. B. Ben-u-ron®)	1,5–3,0	500–1 000	4–6	4 000	Sehr gute Verträglichkeit; auch als i. v. Medikation möglich (z. B. Perfalgan 1 000 mg)
Metamizol (z. B. Novalgin®)	3–11	500–1 000	4–6	6 000	Selten Agranulozytosen; auch geringe Inhibition der Thrombozytenaggregationshemmung
Etoricoxib (z. B. Arcoxia®)	22	60–120	24	90	120 mg nur kurzfristig bei Gicht
Celecoxib (z. B. Celebrex®)	8-12	100–200	12	400	Sulfonamidallergie
Parecoxib (z. B. Dynastat®)	8	40–80	12	80	Einziger COX2 für Injektionsgebrauch
Allgemeine Risiken unter NSAR-Therapie: Gastrointestinale Blutung (v. a. bei Risikogruppen), kumulative renale Toxizität, Blutdruckanstieg, Herzinsuffizienz					

A 12.3.2 Opioide

A 12.3.2.1 Schwache Opioide

Als schwache Opioide (WHO Stufe 2) stehen im wesentlichen Tramadol und die Kombination Tilidin/ Naloxon zur Verfügung.

Tramadol ist ein synthetischer μ-, δ- und κ-Opioid-Agonist mit großer Affinität an μ-Rezeptoren und hemmt außerdem die präsynaptische Wiederaufnahme von Monoaminen wie z. B. Serotonin und Noradrenalin. Daher wird dieser Substanz auch eine antidepressive Wirkung sowie ein positiver Einfluss auf das deszendierende schmerzhemmende System zugeschrieben. Als wichtigste Nebenwirkung können Benommenheit, Übelkeit und Erbrechen auftreten.

Tilidin ist ein μ-Agonist, der in der fixen Kombination mit Naloxon im Verhältnis 12,5 : 1 im Handel ist. Die Wirkung entspricht der von Tramadol, jedoch werden Übelkeit und Erbrechen seltener beobachtet. Sowohl Tramadol als auch Tilidin/Naloxon sollten bevorzugt in retardierter Form eingesetzt werden, da die Einnahme unretardierter Opioide mit einem erhöhten Suchtpotenzial verbunden sind.

CAVE: Schwache Opioide weisen einen *Ceiling-Effekt* auf, d. h. jenseits der empfohlenen Dosierungen nimmt der analgetische Effekt nicht weiter zu, jedoch die Häufigkeit der Nebenwirkungen, die maximal empfohlenen Dosierungen (s. **Tab. A 12.2**) sollten daher keinesfalls überschritten werden.

A 12.3.2.2 Starke Opioide

Unter den starken Opioiden (WHO Stufe 3) haben neben Morphinsulfat vor allem Oxycodon, Fentanyl, Hydromorphon und Buprenorphin Bedeutung bei der Therapie chronischer Schmerzen. Für die Akutschmerztherapie werden in Deutschland häufig Piritramid und Oxycodon eingesetzt, außerdem kommen Morphin, Fentanyl, Buprenorphin und Hydromorphon zum Einsatz.

Im Gegensatz zu den schwachen Opioiden weisen die starken Opioide in der Regel keinen Ceiling-Effekt auf, d. h. die analgetische Wirksamkeit nimmt linear mit steigender Dosis zu.

Morphin ist der Prototyp der reinen μ-Rezeptor-Agonisten. Die analgetische Wirksamkeit von Morphin gilt als Referenz für alle anderen Opioide (sog. analgetische Potenz), um die schmerzstillende Wirkung der einzelnen Medikamente im Vergleich untereinander beschreiben zu können. Die analgetische Potenz von Morphin ist somit definitionsgemäß 1. Morphin gibt es zur i. v., s. c., i. m., epiduralen und intrathekalen Injektion sowie zur oralen und rektalen Gabe. Für die Dosisumrechnung bei intravenöser/oraler Anwendung gilt der Faktor 1 : 3, bei der Umrechnung subkutan/oral der Faktor 1 : 2. Bei Niereninsuffizienz kann es zur Kumulation eines aktiven Metaboliten (Morphin-6-Gluconorid) kommen, so dass eine Dosisreduktion erforderlich ist (Faura et al. 1999). Retardiertes Morphinsulfat mit einer Wirkdauer von (8–)12 Stunden stellt die

Standardtherapie dar. Es sind jedoch auch Präparate mit längerer Wirkdauer verfügbar.

Oxycodon ist ein wirksamer μ-Rezeptor-Agonist mit einer 1,5- bis 2-fachen analgetischen Wirksamkeit im Vergleich zu Morphin. Oxycodon gibt es zur parenteralen und oralen (retard und immediate release formula) Einnahme. Im Vergleich zu retardiertem Morphin ist die retardierte Form von Oxycodon schneller wirksam, was allerdings mit einem höheren Suchtpotenzial verbunden ist. Weiterhin besteht wegen des Fehlens aktiver Metabolite keine Kumulationsgefahr. Seit neuestem ist orales Oxycodon auch in einer Kombination mit Naloxon erhältlich (Targin®), welches der opioidbedingten Obstipation entgegen wirken soll.

Hydromorphon ist ein wirksamer μ-Agonist ohne aktive Metabolite mit einer 7-fachen analgetischen Wirksamkeit im Vergleich zu Morphin. Es eignet sich aufgrund der geringen Plasmaeiweißbindung besonders für alte, multimorbide Patienten und kann auch bei Niereninsuffizienz eingesetzt werden. Hydromorphon steht als retardierte und unretardierte Form sowie zur Injektionsbehandlung zur Verfügung.

Buprenorphin ist ein gemischter Agonist/Antagonist und bindet an μ- und κ-Rezeptoren (partieller μ-Agonist und κ-Antagonist). Buprenorphin ist 35- bis 70-mal stärker analgetisch wirksam als Morphin und kann parenteral, sublingual oder transdermal verabreicht werden. Die Möglichkeit zur sublingualen oder transdermalen Applikation kann bei Schluckstörungen vorteilhaft sein.

Bei Fentanyl handelt es sich um einen stark wirksamen μ-Agonisten (100-fach analgetische Potenz im Vergleich zu Morphin) mit kurzer Halbwertszeit, der häufig intraoperativ als gut steuerbares Analgetikum eingesetzt wird. In Form eines transdermalen Systems steht Fentanyl auch für die Langzeittherapie starker Schmerzen zur Verfügung. Im Vergleich zu Morphin besitzt Fentanyl eine geringere obstipierende Wirkung. Für die Behandlung von Durchbruchschmerzen stehen die nasale, sublinguale, transmukosale und die buccale Anwendungsform als schnell wirksame Applikation zur Verfügung.

Tapentadol (Palexia®) ist ein seit Oktober 2010 auf dem deutschen Markt zugelassenes Schmerzmittel, welches über ein duales Wirksystem verfügt. Es wirkt sowohl als μ-Agonist als auch als Noradrenalin-Wiederaufnahmehemmer. Durch dieses Wirkprinzip kann es sowohl bei Nozizeptorschmerz als auch bei neuropathischem Schmerz effektiv eingesetzt werden. Die analgetische Potenz liegt bei etwa 0,3–0,5 im Vergleich zu Morphin. Studienergebnisse weisen auf eine bessere Verträglichkeit im Vergleich zu anderen Opiaten hin insbesondere gastrointestinal (Candiotti und Gitlin 2010).

A 12.3.2.3 Unerwünschte Wirkungen der Opioide

Das Nebenwirkungsprofil der schwachen Opioide ist aufgrund verschiedener Metabolite unterschiedlich. Im Gegensatz dazu ist das Nebenwirkungsprofil der starken Opioide grundsätzlich vergleichbar. Ausgenommen hiervon ist die Akkumulation pharmakologisch aktiver Metabolite von Morphin sowie die z. T. unterschiedliche Eliminationskinetik der verschiedenen Substanzen, welche in Abhängigkeit von Grunderkrankungen (wie renaler oder hepatischer Insuffizienz) zu unerwünschten Nebenwirkungen oder Überdosierungen führen kann.

Die für die Opioide typischen unerwünschten Wirkungen entstehen ebenfalls durch deren Wirkung an den Opioidrezeptoren.
Die *Atemdepression* entsteht durch eine hemmende Wirkung der Opioide auf das Atemzentrum in der Medulla oblongata. Im Falle einer Intoxikation oder Überdosierung kann die atemdepressive Wirkung der Opioide durch den Opioidantagonisten Naloxon aufgehoben werden. Da die Wirkdauer des Antagonisten kürzer ist, kann es zu einem Reboundeffekt kommen. *Übelkeit und Erbrechen* sind weitere typische Nebenwirkungen der Opioide, die insbesondere während der Aufdosierungsphase entstehen. Weiterhin bewirken Opioide eine *Obstipation* durch eine Verminderung der Magen-Darm-Motilität. Durch den adäquaten Einsatz von Laxanzien (häufig verwandt z. B. Movixol®, ggf. + Laxoberal®) ist diese unerwünschte Wirkung in der Regel gut kompensierbar.

Toleranz, Sucht und Abhängigkeit
Eine *Toleranzentwicklung* (Gewöhnung) der Opioide beruht auf einem Wirkungsverlust des Opioids bei wiederholter Einnahme hinsichtlich der Wirkdauer und Wirkstärke, so dass in diesem Fall die gleiche analgetische Wirksamkeit nur durch eine Dosiserhöhung zu erreichen ist. Im klinischen Alltag kann es schwierig sein, eine »echte« Toleranzentwicklung von einer Progression der Erkrankung (z. B. Tumorwachstum) zu unterscheiden.
Im Allgemeinen stellt Sucht ein untergeordnetes Problem in der Schmerztherapie dar. Dies sollte den Behandler allerdings nicht davon entbinden, vor und während einer Opioidtherapie Risikofaktoren für süchtiges Verhalten zu identifizieren und auf mögliche typische Verhaltensweisen abhängigen Verhaltens zu achten.

Die pharmakokinetischen Eigenschaften ausgewählter Opioide und die pharmakologische Aktivität ihrer Metabolite sind in **Tab. A 12.2** dargestellt.

A 12.3.2.4 Klinische Anwendung der Opioide

Im Einzelfall sollte sich die Auswahl des hochpotenten Opioids an der Schmerzsymptomatik (akut oder chronisch), der Komorbidität des Patienten (Niereninsuffizienz, Leberinsuffizienz, Resorptionsstörungen etc.) sowie der Verfügbarkeit der für den Patienten optimalen Applikationsform richten.

Opioide beim Akutschmerz: Opioide sind sehr effektiv beim Akutschmerz (z. B. postoperativ, Trauma, Schmerz bei internistischen Notfällen wie Herzinfarkt, Nieren- und Gallenkolik). Hierzu werden bevorzugt starke μ-Agonisten wie (unretardiertes) Morphin, Oxycodon, Fentanyl, Buprenorphin oder Piretramid mit den o. g. Einschränkungen eingesetzt.

Tab. A 12.2: Opioide

Opioid	HWZ (h)	Parenterale Einzeldosis (mg)	Äquianalget. Dosis des TTS (µg/h)	Dosierungsintervall (h) intravenös/oral	Dosis bei Therapiebeginn (Tagesdosis, mg)	Höchstdosis (Ceiling-Effekt)/Anpassung erforderlich bei Niereninsuffizienz	Äquivalenzfaktor zu Morphin (p. o.)	Applikationsformen/Kommentare
Morphin (z. B. Morphin Merck®/MST®/Sevredol®/MSI®)	2–4	5	N	2–4/8–12, 24 (ret.)/4–6 (oral unret.)	20–30	N/Titration	1	p. o./i. v./s. c./i. t./peridural
Buprenorphin (Temgesic®/Transtec®/Norspan)	2–5	0,3	5–70	6–8/72	0,6–1,2 (s. l.)	ab 4 mg/N	35–70	p. o./TTS (Transtec-Wechsel jeden 4., Norspan jeden 7.–8. Tag wechseln)
Fentanyl (z. B. Durogesic®)	3–7	0,1	25	(48–)72	< 25 µg	N/Titration	100	TTS/nasal/Lutschtbl.
Hydromorphon (z. B. Palladon®, Jurnista®)	2–4	1	N	4–6/12 (24 für Jurnista®)	4–8	N/Titration	7	p. o./i. v. (Lang-retardierte Form mit 1 x tgl. Applikation möglich, z. B. Jurnista) auch bei Niereninsuffizienz geeignet
Levomethadon (L-Polamidon®)	6–55	2,5	N	8–24	10–20	N/Titration	3	p. o./i. v./.i. m./s. c.
Oxycodon Oxygesic®)	2–6	N	N	8-12	10–20	N/Titration	1,5–2	p. o. höheres Suchtpotenzial; auch in Kombination mit Naloxon möglich, dann geringere Obstipationsrate, z. B. Targin; geringere Metabolisierung von Naloxon bei Niereninsuffizienz
Pethidin (Dolantin®)	3–4	50	N	2–4	500	N/Dosisintervall verlängern	0,1	i. v./p. o./rect.
Piritramid (Dipidolor®)	4–10	7,5	N	5–8	N	N/N	N	i. v.
Tapentadol (Palexia®)	4	N	N	12	50	500 mg/Titration	0,3	p. o./kombinierter Opiat-Agonist und noradrenerger Reuptake-Hemmer reduzierte gastrointestinale NW
Tilidin/Naloxon (z. B. Valoron N ret.®)	4–6	N	600	4/12	100–200	Ab 600/48 mg/Titration	0,1	p. o. *Cave*: nicht bei ausgeprägter Leberfunktionsstörung
Tramadol (z. B. Tramal®)	5-7	50	N	4/12	100–200	Ab 400 mg/Titration	0,1	p. o./i. v./i. m./s. c.

A Eine Umstellung im Verhältnis 1 : 7 Levomethadon/Morphin kann empirisch als Ausgangsdosis beim Opioidwechsel dienen. Zu beachten ist die doppelt so starke Wirkung von Levomethadon im Vergleich zum Razemat D, L-Methadon (d. h. Umstellung im Verhältnis 1 : 3,5 Methadon/Morphin).

B Das angegebene Dosierungsintervall entspricht im Allgemeinen dem bei Gabe unretardierter Präparate. Bei Morphin, Oxycodon und Hydromorphon entsprechen die Dosierungsintervalle den angegebenen retardierten Zubereitungsformen. Bei Morphin sind retardierte Präparate mit 12- und 24-stündlichem Dosierungsintervall verfügbar. Der Wert für Fentanyl entspricht dem üblichen Dosierungsintervall für den Wechsel des transdermalen Systems. Bei Buprenorphin entspricht der Wert links dem Dosierungsintervall bei parenteraler und sublingualer Anwendung, der Wert rechts dem Dosierungsintervall bei transdermaler Applikation. N = nicht verfügbar; s. l. = sublingual.

Es ist eine Titration nach Bedarf bis zur Symptomkontrolle durchzuführen, die nur in der Akutsituation und der sehr kurzfristigen Anwendung parenteral erfolgen sollte. Im postoperativen Bereich hat sich die patientenkontrollierte Analgesie bewährt. Auch wenn in der Akutschmerztherapie starke Opioide eingesetzt werden, sollte versucht werden, synergistische Effekte durch die Kombination mit Nichtopioiden und ggf. Co-Analgetika zu erzielen (siehe auch Prinzipien der Akutschmerztherapie). Die Leitlinien der Deutschen Interdisziplinären Vereinigung für Schmerztherapie für die Therapie des perioperativen und postraumatischen Schmerzes sind im Internet abrufbar (über www.divs-ev.de).

Opioide bei chronischem Schmerz: Bei *Tumorschmerz* sind starke Opioide in retardierter Form zu bevorzugen. Zur Kupierung von Schmerzspitzen wird 1/6 der regulären Tagesdosis des Opioids in unretardierter Form als Extradosis verordnet. Für die Dosierung ist die Balance zwischen Analgesie und Nebenwirkungen die einzig gültige Entscheidungsgrundlage. Im Allgemeinen sind auch hohe und höchste Opioiddosen am besten durch die orale Gabe von Retardpräparaten zu applizieren. Nur in seltenen Fällen ist eine parenterale oder rückenmarknahe Therapie erforderlich. Indikationen für eine andere Applikationsarten sind z. B. anhaltende oder rezidivierende Übelkeit und Erbrechen, Dysphagie und Schluckstörungen, große allgemeine Schwäche oder schlechte Resorption im Magen-Darm-Trakt. In diesen Fällen kann die transdermale Therapie mit Fentanyl- oder Buprenorphinpflaster, bei Schluckstörungen auch die Therapie über eine Sonde erfolgen. In der Palliativsituation hat sich vor allem die kontinuierliche subkutane Infusion mittels Spritzenpumpe bewährt. Auch hier ist die Kombination mit Co-Analgetika oder anderen Medikamenten zur Behandlung von Begleitsymptomen sinnvoll (zu den aktuellen Richtlinien der Deutschen Krebsgesellschaft zur Tumorschmerztherapie siehe auch http://www.krebsgesellschaft.de/).

A 12.3.3 Antidepressiva

Antidepressiva besitzen eine spezifische analgetische Wirkung bei neuropathischen Schmerzen und anderen chronischen Schmerzsyndromen (z. B. chronische Rückenschmerzen). Diese beruht auf der Aktivierung deszendierender schmerzinhibitorischer Bahnen, die Noradrenalin und Serotonin als Neurotransmitter benutzen.
Trizyklische Antidepressiva (TCA) sind gemäß den aktuellen Leitlinien der European Federation of Neurological Societies (Attal et al. 2009) auch weiterhin Medikation der ersten Wahl beim neuropathischen Schmerz (A). Die analgetische Potenz der TCA wurde in zahlreichen, zumeist jedoch kleinen Studien für neuropathischen Schmerz diverser Ätiologien nachgewiesen (zur Übersicht s. Finnerup et al. 2005). In einer neueren Studie konnte diese gute analgetische Wirksamkeit der TCA auch für den zentralen neuropathischen Schmerz z. B. nach Rückenmarkverletzung nachgewiesen werden (Rintala et al. 2007).
Dosierung: Bei den TCA ist eine individuelle Titration in Abhängigkeit von Wirkung und Nebenwirkung insbesondere bei älteren Patienten erforderlich. Es sollte eine geringe und einschleichende Dosierung gewählt werden, die alle vier Tage erhöht werden kann. Die wirksame und tolerierbare Dosierung liegt meist zwischen 25 und 75 mg/d, höhere Dosierungen sind nur erforderlich, wenn auch antidepressive Wirkungen gewünscht werden. Unerwünschte *Nebenwirkungen* sind bei TCA häufig (u. a. Müdigkeit, Schlafstörungen, Vergesslichkeit, Gewichtszunahme, Mundtrockenheit, Obstipation, Schwindel, orthostatische Dysregulation, Erektionsstörungen, Miktionsbeschwerden, Brechreiz, Tremor, kardiale Nebenwirkungen). Vor der Behandlung sollte bei allen Patienten mit einem kardialen Risiko und ab einem Alter von 65 Jahren ein EKG abgeleitet werden. Es gelten folgende relative *Kontraindikationen*: Glaukom, Prostatahypertrophie, Miktionsstörungen, gesteigertes Anfallsrisiko, Thrombose/Thrombophlebitis, kardiale Reizleitungsstörungen, Herzinsuffizienz und erhöhtes Sturzrisiko. Bei Dosierungen über 100 mg/d werden regelmäßige EKG Ableitungen empfohlen, vor und während der Therapie zudem Laborkontrollen der Transaminasen und des Blutbildes.

Neu hinzugekommen zu den Therapien der ersten Wahl für die schmerzhafte diabetische PNP sind die selektiven SNRI Duloxetin und Venlafaxin (A), deren Effizienz für diese Indikation jetzt besser nachgewiesen ist (Attal et al. 2009).

Die neueren SSRI (Fluoxetin, Citalopram, Paroxetin) haben aufgrund ihrer besseren Verträglichkeit die TCA in der Behandlung der Depression ersetzt, leider ist aber ihre Wirksamkeit in der Behandlung des neuropathischen Schmerzes sehr begrenzt (nicht Mittel der Wahl).

A 12.3.4 Antiepileptika

Antiepileptika besitzen eine gute Wirksamkeit bei neuropathischen Schmerzsyndromen, dem klinischen Eindruck nach besonders bei einschießenden oder getriggerten Schmerzen.

Gemäß den aktuellen Leitlinien (Attal et al. 2009) gelten Gabapentin und Pregabalin unverändert als Medikationen der ersten Wahl bei neuropathischen Krankheitsbildern (A). Die Effizienz von Pregabalin ist in zahlreichen Studien bei diversen peripheren und zentralen neuropathischen Schmerzsyndrome nachgewiesen (zur Übersicht s. Finnerup et al. 2010). Für die HIV induzierte PNP konnte in einer aktuellen Arbeit jedoch keine Wirksamkeit von Pregabalin gezeigt werden (Simpson et al. 2010). Die analgetische Potenz von Gabapentin ist ebenfalls gut dokumentiert (zur Übersicht s. Finnerup et al. 2010). Im Vergleich von Pregabalin mit Gabapentin gibt es keine überzeugende Evidenz einer Überlegenheit von Pregabalin oder Gabapentin in der Behandlung des neuropathischen Schmerzes, allerdings sind die Therapiekosten bei Gabapentin deutlich geringer.
Dosierung: Für Gabapentin: Startdosis 300 mg, Steigerung tgl. um 300 mg bis auf 1 200–2 400 mg in drei Einzeldosen, Maximaldosis 3 600 mg. Für Pregabalin: Rasche Aufdosierung bei jüngeren Patienten

möglich, bei älteren Patienten mit schrittweiser Steigerung alle drei Tage. Startdosis 75–150 mg, Steigerung individuell alle drei bis vier Tage, Zieldosis 300–600 mg. Kaum Medikamenteninteraktionen. Für beide Substanzen Dosisanpassung bei Niereninsuffizienz.
Nebenwirkungen: Anfänglich Müdigkeit und Schwindel, periphere Ödeme, Gangstörungen, Ataxien. Insbesondere in der Aufdosierungsphase ist eine Kontrolle der Pankreasenzyme (Amylase, Lipase) sinnvoll.

Lamotrigin hatte in zwei Studien über Schmerz nach Schlaganfall und schmerzhafter diabetischer Neuropathie eine analgetische Wirksamkeit gezeigt. Neuere Studien verliefen jedoch negativ bei neuropathischen Schmerzen diverser Ätiologie, Schmerzen bei Multipler Sklerose und schmerzhafter Polyneuropathie (B).
Dosierung: In Monotherapie Startdosis 0,3 mg/kg KG in zwei Einzeldosen. Steigerung in 14-tägigen Abständen auf 2 mg/kg KG (max. 8 mg/kg KG). Bei Komedikation mit anderen enzyminduzierenden Substanzen tritt ggf. ein beschleunigter Abbau von Lamotrigin auf, daher ist dann eine höhere Startdosis von 1(–2) mg/kg KG sinnvoll. Es sind keine routinemäßigen Labor- und Spiegelkontrollen erforderlich.
Nebenwirkungen: Besonders bei schneller Aufdosierung kann es zu gefährlichen Haut- und Schleimhautreaktionen (Exanthem, exfoliative Dermatitis, Stevens-Johnson-Syndrom) kommen. Ein Nachteil von Lamotrigin ist daher, dass es nur sehr langsam aufdosiert werden darf (ca. 8–12 Wochen bis zum Erreichen der Erhaltungsdosis). Weitere unerwünschte dosisabhängige Nebenwirkungen sind Doppelbilder, Kopfschmerzen, Schwindel, Tremor oder Ataxie.

Carbamazepin ist Mittel der ersten Wahl bei Trigeminusneuralgie (Empfehlungsstärke für diese Indikation A). Bei der Behandlung der schmerzhaften diabetischen Polyneuropathie und bei zentralen Schmerzsyndromen konnten ältere Studien positive Effekte zeigen, die jedoch nicht reproduziert werden konnten (C). Oxcarbamazepin war in einer Studie an 146 Patienten mit schmerzhafter diabetischer PNP analgetisch wirksam. Zwei nachfolgende Studien verliefen jedoch negativ, wobei die eine der Studien eine niedrige Dosis einsetzte (Grosskopf et al. 2006) und die andere eine Dosis-Wirkungsstudie war. *Dosierung:* Für Carbamazepin beträgt die Startdosis 100–200 mg, die Zieldosis beträgt 600–1 200 mg. Steigerung alle 3–7 Tage um 200 mg bis auf Zieldosis oder bis zum Sistieren der Schmerzattacken. Die Aufdosierung sollte zu Verminderung initialer Nebenwirkungen langsam und einschleichend vorgenommen werden, idealerweise über vier Wochen. Die Substanz sollte dann möglichst in retardierter Form, verteilt auf zwei Einzeldosen, verordnet werden. Maximaldosis: 1 400 mg/die. Für Oxcarbazepin beträgt die Startdosis 2 × 300 mg, die Zieldosis 1 200–2 400 mg. Steigerung alle sieben Tage in Schritten von höchstens 600 mg bis zur Zieldosis oder bis zum Sistieren der Schmerzen. Die Tagesgesamtdosis soll auf zwei Einzeldosen verteilt werden. Maximaldosis 2 400 mg. Eine retardierte Formulierung ist inzwischen verfügbar. Spiegelbestimmungen sind nicht erforderlich. Vor- und unter Therapie mit beiden Substanzen sind Routinelaborkontrollen inkl. der Serum-Natriumwerte empfehlenswert, sowie ein Ruhe-EKG, da es zu Erregungsausbreitungsstörungen (z. B. Linksschenkelblock) kommen kann. Oxcarbazepin stellt v. a. bei pharmakologischen Interaktionen (z. B. mit oralen Antikoagulanzien), Hepatotoxizität und allergischen Reaktionen eine Alternative zu Carbamazepin dar.

A 12.3.5 Andere Substanzklassen

Cannabinoide haben einen moderaten analgetischen Effekt bei zentralen Schmerzen bei Multipler Sklerose gezeigt (Svendsen et al. 2004, Rog et al. 2005) und waren auch inklusive des Sprays Sativex® bei verschiedenen peripheren neuropathischen Schmerzsyndromen wirksam. Allerdings war der Effekt nur geringgradig und konnte in einer neuen kleinen Studie an Patienten mit schmerzhafter PNP nicht bestätigt werden. Gerauchtes Cannabis war bei HIV-induzierter Neuropathie und verschiedenen neuropathischen Schmerzsyndromen wirksam. Weitere Studien zur Beurteilung der Wirksamkeit sind notwendig.

In fünf randomisierten kontrollierten Studien an Patienten mit diabetischer PNP (Ziegler et al. 1995, Ruhnau et al. 1999, Ziegler et al. 1999, Ametov et al. 2003, Ziegler et al. 2006) wurde die intravenöse und orale Gabe von Alpha-Liponsäure untersucht: In vier Studien führte Alpha-Liponsäure zu einer signifikanten Linderung von neuropathischem Schmerz, aufgrund des hohen Placeboeffektes war dies insbesondere bei oraler Gabe jedoch unterhalb der klinischen Signifikanzgrenze (Ziegler et al. 1995, Ruhnau et al. 1999, Ametov et al. 2003, Ziegler et al. 2006). Es wird geschlussfolgert, dass die intravenöse Gabe von Alpha-Liponsäure (600 mg) über drei Wochen zu einer signifikanten und klinisch relevanten Linderung von neuropathischem Schmerz führt (Mijnhout et al. 2010). Aufgrund des günstigen Nebenwirkungsprofils kann eine adjuvante Therapie der schmerzhaften diabetischen PNP mit Alpha-Liponsäure erwogen werden (C).

A 12.3.6 Topische Therapie

Als adjuvante Therapie insbesondere bei gut lokalisierten neuropathischen Schmerzen kommt eine topische dermale Applikation von Pharmaka in Betracht. Sie wirken überwiegend lokal und zeigen wegen ihrer geringen systemischen Resorption kaum zentralnervöse Nebenwirkungen. Als Hauptindikationen werden die PHN, die oft therapierefraktäre HIV-Neuropathie, seltener die diabetische PNP und der Postmastektomieschmerz betrachtet.

Lidocainpflaster gelten – basierend auf drei publizierten Studien – als Medikation der ersten Wahl für Patienten mit PHN oder fokaler Neuropathie mit Allodynie (A). Neu hinzugekommen sind Daten über 8 %iges Lidocainspray, welches einen kurzwirksamen Effekt bei peripherer Nervenläsion (Kanai et al. 2009b) und postherpetischer Neuralgie (Kanai et al. 2009a) zeigte, wohingegen zwei Studien mit Lidocaincreme (Ho et al. 2008) oder -pflaster (Cheville et al. 2009) keine analgetische Wirkung bei Patienten mit peripherer Nervenläsion oder neuropathischem Schmerz gemischter Ätiologie nachweisen konnten. Somit ist die Datenlage zu placebokontrollierten Studien bzgl. topischer Lidocaintherapie (als Creme oder Pflaster) derzeit unklar. Eine offene Studie zeigte eine mit Pregabalin vergleichbare Wirksamkeit von topischem Lidocain bei PHN und PPN (Baron et al. 2009).

Die Wirksamkeit von topischem Capsaicin (auf Salbenbasis in 0,025–0,1 % Lösung) ist für die PHN in zahlreichen Studien nachgewiesen (zur Übersicht s. Finnerup et al. 2010) (B). Zwei neue Studien zeigen eine zumindest 12-wöchige Schmerzreduktion nach Applikation eines neuen hochkonzentrierten Capsainpflasters (8 %, NGX-4 010, Qutenza®) bei Patienten mit schmerzhafter PPN und HIV Neuropathie. Lokale Nebenwirkungen wie Irritationen oder Rötung waren unter NGX-4010 verstärkt, konnten jedoch mit Kühlung und kurzwirksamen Opioiden zufriedenstellend behandelt werden. Erfahrungsgemäß können lokale Reizerscheinungen auch durch die vorangehende Applikation eines Lokalanästhetikums reduziert werden. In einer offenen Langzeitstudie konnte eine Schmerzlinderung auch nach wiederholter Applikation über 48 Wochen dokumentiert werden. Qutenza® ist in Europa zur Behandlung von peripheren neuropathischen Schmerz bei Erwachsenen mit Diabetes mellitus zugelassen, die FDA erteilte die Zulassung zur Behandlung der PHN. Dosierung für 0,025–0,1 % Lösung: 4-mal täglich für 4–6 Wochen auf das schmerzende Hautareal. Für 8 % Pflaster: 1 x auf das schmerzende Hautareal.

Botulinumtoxin A zeigte nach intradermaler Injektion in das Schmerzareal bei 29 Patienten mit fokaler schmerzhafter Neuropathie eine signifikante Schmerzreduktion bis zu 14 Wochen nach Injektion. Eine neue Studie zeigt auch einen analgetischen Effekt bei schmerzhafter diabetischer PNP. Weitere Studien zur Beurteilung der Wirksamkeit sind notwendig.

A 12.3.7 Kombinationstherapien

Im Fall einer nicht ausreichenden analgetischen Wirksamkeit einer Monotherapie neuropathischer Schmerzen besteht allgemeiner Konsens zur Empfehlung einer Kombinationstherapie vor allem mit Präparaten, die unterschiedliche analgetische Mechanismen nutzen können. Nichtsdestotrotz sind Kombinationstherapien in klinischen Studien bisher wenig untersucht.
Die Leitlinien der Deutschen Gesellschaft für Neurologie zur Therapie neuropathischer Schmerzen sind im Internet verfügbar (http://www.dgn.org/).

A 12.4 Nicht-pharmakologische Therapie

A 12.4.1 Physikalische Therapie

Kälte- und Wärmetherapien werden häufig angewandt, um akute und chronische Schmerzen zu beeinflussen, insbesondere bei muskulo-skelettalen Beschwerden. Wärmeapplikation resultiert in verbesserter Durchblutung und verstärktem Metabolismus im exponierten Gewebe. Zusätzlich werden die elastischen Eigenschaften des Bindegewebes beeinflusst, so dass in Kombination mit anderen Techniken (Massage, Dehnung und Übungsbehandlung) der Schmerz-Muskeltonuserhöhung-Schmerz-Zyklus durchbrochen werden kann. Die Applikation von Kälte kann analgetische, antiinflammatorische und fiebersenkende Wirkungen durch Vasokonstriktion, hieraus resultierendem vermindertem Blutfluss, verminderte Stoffwechselaktivität sowie möglicherweise durch reflektorische Sekretion von Endorphinen zeigen. Insgesamt ist die Evidenz für eine anhaltende Wirkung physikalischer Therapien bei Patienten mit chronischen Schmerzsyndromen gering.

A 12.4.2 Physiotherapie und Ergotherapie

Chronische Schmerzen führen häufig zu einer Verminderung der körperlichen Aktivität mit oft weitreichenden psycho-sozialen Folgen. Die Physio- und ggf. Ergotherapie stellen einen elementaren Baustein in der multimodalen Therapie chronischer Schmerzen dar. Physiotherapeutische Übungsprogramme haben zum einen das Ziel Muskelkraft und Bewegungskontrolle zu verbessern, um insbesondere beim Rückenschmerz die Stütz- und Haltefunktion zu verbessern. Weiterhin sind die Wiederherstellung der Fähigkeit zur Selbstregulation und der selbstbestimmten Beweglichkeit sowie das Durchbrechen des Teufelskreises aus Schmerz → Schonung → körperliche Dekonditionierung → Belastungsintoleranz von großer Bedeutung. Hierbei ist ein selbstständiges Erlernen der Übungen durch den Patienten zur ambulanten Durchführung entscheidend für den Therapieerfolg, im Gegensatz zu häufigen Klink- oder Praxisbesuchen mit für den vom Patienten passiv erlebten Anwendungen.

A 12.4.3 Psychologische und psychiatrische Therapien

Psychologische Therapien sind integraler Bestandteil des Behandlungskonzepts chronisch schmerzkranker Patienten. Die Effizienz von v. a. kognitiv-behavioralen Therapien ist durch eine große Zahl von Studien gut belegt (Eccleston et al. 2009, Morley et al. 1999). Zusätzlich spielen Entspannungstechniken eine wichtige Rolle. Die progressive Muskelrelaxation nach Jacobson ist hier wegen guter Effizienz und leichter Erlernbarkeit die Methode der Wahl (Rehfisch und Basler 1999). Auch für Biofeedback (Kröner-Herwig 1999, Nestoriuc et al. 2008) liegen positive Studienergebnisse vor. Eine psychiatrische Mitbetreuung von Schmerzpatienten zur Diagnostik und Therapie ist v. a. bei depressiven Störungen, anhaltender somatoformer Schmerzstörung und Suchterkrankungen sinnvoll.

A 12.4.4 Konservative Neuromodulationsverfahren

A 12.4.4.1 Akupunktur

Die genaue Wirkweise der Akupunktur ist bisher nicht sicher geklärt, als potenzielle Wirkmechanismen werden u. a. das Prinzip der »Gate Control«-Theorie postuliert oder auch eine gesteigerte Produktion von Endorphinen, Serotonin und Acetylcholin. Die Datenlage zum Nachweis der klinischen Akupunkturwirkung wird kontrovers diskutiert. So konnte in den GERAC-Studien (»German acupuncture trials«) und ART-Studien (»acupuncture randomized trials«) kein signifikanter Unterschied zwischen der Behandlung von unspezifischen Hautpunkten (Sham-Akupunktur) und echten Akupunkturpunkten (Verumakupunktur) gezeigt werden. Allerdings zeigten sich beide Akupunkturformen (Sham und Verum) überlegen im Vergleich zur sog. standard medical therapy, also z. B. der Gabe von NSAR bei Gonarthrose. Dies hat dazu geführt, dass Akupunktur bei Gonarthrose und Lumbalgie vom gemeinsamen Bundesausschuss Ärzte und Krankenkassen als erstattungsfähig eingestuft wurde.

A 12.4.4.2 Transkutane elektrische Nervenstimulation (TENS)

Bei der transkutanen elektrischen Nervenstimulation (TENS) werden elektrische Impulse appliziert, die durch die Haut auf nervale Strukturen einwirken um Schmerzen zu lindern. Wirkprinzip ist eine Modulation auf Rückenmarkebene (Gate Control) sowie eine Aktivierung der deszendierenden Schmerzhemmung. TENS wird häufig bei chronischen Schmerzsyndromen angewandt. Insgesamt herrscht ein Mangel an randomisierten, kontrollierten Studien, da die Verblindung durch den für die Patienten offensichtlichen TENS-Effekt erschwert ist. Trotzdem ist die Methode als kassenübliche Leistung anerkannt und stellt eine gut verträgliche, nebenwirkungsarme Therapieoption dar.

A 12.4.5 Invasive Therapieverfahren

A 12.4.5.1 Nervenblockaden

Regionalanästhesiologische Blockaden stellen invasive Techniken zur passageren oder irreversiblen Blockade von peripheren oder rückenmarknahen Nerven dar. Hierbei werden diagnostische, prognostische, prophylaktische (perioperativ) und therapeutische Blockaden unterschieden. Periphere Nervenblockaden spielen in der Therapie chronischer Schmerzen eine eher untergeordnete Rolle. Auch die Evidenz für die häufig angewandte periradikuläre Therapie mit Lokalanästhetika (ggf. zusammen mit Steroiden) bei radikulären Rückenschmerzen ist als unzureichend zu bezeichnen.
Bei Schmerzen, bei denen eine sympathisch unterhaltene Komponente vermutet wird, wie z. B. dem komplex regionalen Schmerzsyndrom (CRPS), können nach sorgfältiger Indikationsstellung regionale Blockaden sympathischer Ganglien durchgeführt werden. Diese stehen aber aufgrund der zu geringen Evidenz ihrer Wirksamkeit nicht mehr an erster Stelle in der Therapie des CRPS (siehe Leitlinie der Deutschen Gesellschaft für Neurologie).

A 12.4.5.2 Rückenmarknahe Therapie

Die Epiduralanästhesie hat ihren Schwerpunkt bei postoperativen und traumatisch bedingten Schmerzzuständen, ggf. kann sie auch bei Tumorschmerzen indiziert sein. In der Therapie chronischer Schmerzen, insbesondere solcher, die mit neurologischen Erkrankungen assoziiert sind, spielt sie keine Rolle.
Die intrathekale Applikation von Opioiden oder anderen Medikamenten (Baclofen, Ziconotid) z. T. über implantierbare Pumpensystem stellt eine Ultima Ratio Option in der Behandlung von schweren, anders nicht zu behandelnden Schmerzzuständen insbesondere in der Tumorschmerztherapie dar. Aufgrund der nicht unerheblichen Nebenwirkungs- und Komplikationsrate spielt sie in der Behandlung von chronischen nicht-tumorbedingten Schmerzen eine untergeordnete Rolle.

A 12.4.5.3 Invasive Stimulationsverfahren – Spinal Cord Stimulation

Bei der Spinal Cord Stimulation werden über epidural implantierte Stab- oder Flächenelektroden elektrische Impulse auf die Hinterstränge appliziert, welche im Sinne eines Gate-Control-Mechanismus zu einer Hemmung nozizeptiver Afferenzen führen sollen. Weiterhin werden eine Aktivierung von deszendierenden Hemmmechanismen sowie eine Hemmung der sympathischen Efferenz als Wirkmechanismus postuliert. Bleibt eine konservative, multimodale Schmerztherapie ohne Erfolg, kann nach aktuellen AWMF Leitlinien eine Spinal Cord Stimulation bei folgenden Indikationen versucht werden: CRPS-I (B), beim »failed back surgery syndrom« mit radikulärer Symptomatik (B), bei therapieresistenter Angina pectoris (A) und pAVK (A). Auch bei anderen neuropathischen Schmerzsyndromen kann im Sinne einer Ultima-Ratio-Lösung nach Versagen der konservativen Therapie ein individueller Behandlungsversuch erfolgen (0).

A 12.4.5.4 Andere neurochirurgische Therapieverfahren

Durch verbesserte medikamentöse Therapieverfahren, die Anwendung multimodaler Behandlungskonzepte und nicht zuletzt ein besseres pathophysiologisches Verständnis von zentralen Chronifizierungsprozessen haben invasive neurodestruktive Verfahren in den vergangenen Jahren erheblich an Bedeutung verloren. Für die Behandlung von chronischen Schmerzen im Zusammenhang mit neurologischen Erkrankungen sind sie im Wesentlichen obsolet, eine Ausnahme bildet die Thermokoagulation des Ganglion Gasseri bei der Trigeminusneuralgie (hierfür siehe auch Kap. A5).

A 12.5 Pragmatische Therapie

A 12.5.1 Polyneuropathie

NSAR und andere Nichtopioidanalgetika haben allenfalls eine minimale Wirkung bei neuropathischen Schmerzen (**Tab. A 12.1**). Als Therapieoptionen stehen als Mittel der 1. Wahl trizyklische Antidepressiva, duale Noradrenalin-/Serotonin-Wiederaufnahmehemmer (Duloxetin, Venlafaxin) und Antikonvulsiva (Gabapentin, Pregabalin, Carbamazepin oder Lamotrigin) zur Verfügung. Sollten diese Medikamente nicht zu einer suffizienten Linderung führen, können zusätzlich Opioide eingesetzt werden. Durch eine Kombination der verschiedenen Substanzen lässt sich die Dosis und damit Verträglichkeit reduzieren und es können synergistische analgetische Effekte erreicht werden (siehe auch Kombinationstherapie). Die Auswahl, Dosierung und ggf. Kombination der Substanzen muss individuell in Abhängigkeit von Wirkung und Nebenwirkung erfolgen. Die topische Therapie mit Capsaicin-Salbe oder -Pflaster sowie Lidocain 5 % sind ebenfalls Therapie der 1. Wahl und stellen bei lokal begrenzten neuropathischen Schmerzen eine gut verträgliche Therapieoption ohne den Nachteil von systemischen Nebenwirkungen dar.

A 12.5.2 Postherpetische Neuralgie

Die postherpetische Neuralgie ist ein klassisches neuropathisches Schmerzsyndrom und wird entsprechend behandelt. Substanzen der 1. Wahl sind trizyklische Antidepressiva, sowie die Antikonvulsiva Gabapentin und Pregabalin. Bei therapierefraktären Beschwerden kann ein Therapieversuch mit Opioiden unternommen werden. Die topische Therapie mit Capsaicin-Salbe oder -Pflaster sowie Lidocain 5 % sind ebenfalls Therapie der 1. Wahl.

A 12.5.3 Zentraler Schmerz nach Schlaganfall oder spinalen Läsionen

Zentrale, neuropathische Schmerzen sind keine Seltenheit in der Neurologie. So leiden ca. 8 % aller Schlaganfallpatienten an chronischen zentralen Schmerzen (Andersen et al. 1995). Nach thalamischen oder Hirnstammläsionen ist die Häufigkeit noch deutlich höher (MacGowan et al. 1997). Nach spinalen Traumata leiden bis zu 65 % der Patienten an zentralen Schmerzen (Rose et al. 1988). Die Therapie zentraler Schmerzen nach Schlaganfall oder spinalen Läsionen folgt den Prinzipien der Therapie anderer neuropathischer Schmerzen. Nach Studienlage zum zentralen neuropathischen Schmerz gibt es eine positive Evidenz (↑) für die Wirksamkeit von Amitriptylin und Lamotrigin für zentrale Schmerzen nach Schlaganfall, sowie für Gabapentin, Pregabalin und Lamotrigin für zentrale Schmerzen nach Rückenmarkläsionen.

A 12.5.4 Phantomschmerz

Die pathophysiologisch gut motivierte präemptive Analgesie zur Vermeidung von Phantomschmerz ist tierexperimentell wirksam und wird weitverbreitet angewendet, auch wenn die Evidenz für dieses Vorgehen bislang unzureichend ist. Früh auftretender Phantomschmerz kann auf Calcitonin-Infusionen ansprechen.

A 12.5.5 Komplexes regionales Schmerzsyndrom (CRPS)

Ein CRPS kann nach Traumata jeder Art im Bereich der distalen Extremitätenabschnitte auftreten. Dabei hält sich die Symptomatik definitionsgemäß nicht an Innervationsterritorien peripherer Nerven

Tab. A 12.3: Evidenzklassen für die medikamentöse Therapie neuropathischer Schmerzen (adaptiert an die Leitlinien der DGN http://dgn.org/-leitlinien-online.html und Attal et al. 2009)

	↑↑	↑	↔	↓
Polyneuropathie	Amitriptylin Nortriptylin Venlafaxin Duloxetin Gabapentin Pregabalin Tramadol Oxycodon	Desipramin Maprotilin Carbamazepin Capsaicin-Salbe	Citalopram Fluoxetin Paroxetin Oxcarbamazepin	Topiramat Lamotrigin NSAR
Postzosterische Neuropathie	Amitriptylin Nortriptylin Gabapentin Pregabalin Lidocain-Pflaster	Desipramin Tramadol ret. Morphin ret. Oxycodon Capsaicin-Salbe		NSAR Paracetamol Metamizol
Schlaganfall		Amitriptylin Lamotrigin		
Phantomschmerz		Gabapentin Tramadol Morphin		
CRPS	Bisphosphonate Glukokortikoide	Antikonvulsiva Antidepressiva	DMSO (50 % topisch)	

oder Nervenwurzeln. Die Therapie sollte immer eine Kombinationstherapie sein, die sich in der Regel aus nicht-medikamentösen und medikamentösen Maßnahmen zusammensetzt. Nur in Ausnahmefällen sollten interventionelle Therapieformen zur Anwendung kommen. Die wesentlichen Bestandteile der CRPS Therapie sind: Bisphosphonate bei CRPS nach Frakturen (A), Glukokortikoide bei akut posttraumatisch-entzündlichem CRPS (A), topische Therapie mit Dimethylsulfoxid (DMSO) 50 % (C), Physio- und Ergotherapie (inkl. Spiegeltherapie, »motor learning«) zur Wiedererlangung der Funktion (B), medikamentöse Therapie neuropathischer Schmerzen (s. o.) (B), psychotherapeutische Verfahren (inkl. Entspannungsverfahren, B). Wiederholte Sympathikusblockaden stehen aufgrund der zu geringen Evidenz ihrer Wirksamkeit nicht mehr an erster Stelle in der Therapie des CRPS und sollten erst nach Versagen der konservativen Therapie in enger Indikationsstellung eingesetzt werden.

A 12.6 Literatur

Ametov AS, Barinov A, Dyck PJ, Hermann R, Kozlova N, Litchy WJ, Low PA, Nehrdich D, Novosadova M, O'Brien PC, Reljanovic M, Samigullin R, Schuette K, Strokov I, Tritschler HJ, Wessel K, Yakhno N, Ziegler D. The sensory symptoms of diabetic polyneuropathy are improved with alpha-lipoic acid: the SYDNEY trial. Diabetes Care 2003;26:770–776.

Andersen G, Vestergaard K, Ingeman-Nielsen M, Jensen TS. Incidence of central post-stroke pain. Pain 1995;61: 187–193.

Attal N, Cruccu B, Baron R, Haanpää M, Hansson P, Jensen TS, Nurmikko T. EFNS guidelines on the pharmacological treatment of neuropathic pain: 2009 revision. Eur J Neurol 2009;17:1010–1018.

Azad SC, Zieglgansberger W. What do we know about the state of chronic pain?. Schmerz 2003;17:441–444.

Baron R, Mayoral V, Leijon G, Binder A, Steigerwald I, Serpell M. 5 % lidocaine medicated plaster versus pregabalin in post-herpetic neuralgia and diabetic polyneuropathy: an open-label, non-inferiority two-stage RCT study. Curr Med Res Opin 2009;25:1663–1676.

Baron R, Strumpf M. Praktische Schmerztherapie. Berlin: Springer, 2006.

Candiotti KA, Gitlin MC. Review of the effect of opioid-related side effects on the undertreatment of moderate to severe chronic non-cancer pain: tapentadol, a step toward a solution? Curr Med Res Opin 2010;26:1677–1684.

Cervero F, Laird JM. From acute to chronic pain: mechanisms and hypotheses. Prog Brain Res 1996;110:3–15.

Chan FK, Hung LC, Suen BY, Wu JC, Lee KC, Leung VK, Hui AJ, To KF, Leung WK, Wong VW, Chung SC, Sung JJ. Celecoxib versus diclofenac and omeprazole in reducing the risk of recurrent ulcer bleeding in patients with arthritis. N Engl J Med 2002;347:2104–2110.

Cheville AL, Sloan JA, Northfelt DW, Jillella AP, Wong GY, Bearden Iii JD, Liu H, Schaefer PL, Marchello BT, Christensen BJ, Loprinzi CL. Use of a lidocaine patch in the management of postsurgical neuropathic pain in patients with cancer: a phase III double-blind crossover study (N01CB). Support Care Cancer 2009;17:451–460.

Eccleston C, Williams AC, Morley S. Psychological therapies for the management of chronic pain (excluding headache) in adults. Cochrane Database Syst Rev 2009: CD007407

Finnerup NB, Otto M, McQuay HJ, Jensen TS, Sindrup SH. Algorithm for neuropathic pain treatment: an evidence based proposal. Pain 2005;118:289–305.

Finnerup NB, Sindrup SH, Jensen TS. The evidence for pharmacological treatment of neuropathic pain. Pain 2010;150:573–581.

Freynhagen R, Baron R, Gockel U, Tolle TR. painDETECT: a new screening questionnaire to identify neuropathic components in patients with back pain. Curr Med Res Opin 2006;22:1911–1920.

Grosskopf J, Mazzola J, Wan Y, Hopwood M. A randomized, placebo-controlled study of oxcarbazepine in painful diabetic neuropathy. Acta Neurol Scand 2006; 114:177–180.

Ho KY, Huh BK, White WD, Yeh CC, Miller EJ. Topical amitriptyline versus lidocaine in the treatment of neuropathic pain. Clin J Pain 2008;24:51–55.

Kanai A, Kumaki C, Niki Y, Suzuki A, Tazawa T, Okamoto H. Efficacy of a metered-dose 8 % lidocaine pump spray for patients with post-herpetic neuralgia. Pain Med 2009a;10:902–909.

Kanai A, Segawa Y, Okamoto T, Koto M, Okamoto H. The analgesic effect of a metered-dose 8 % lidocaine pump spray in posttraumatic peripheral neuropathy: a pilot study. Anesth Analg 2009b;108:987–991.

MacGowan DJ, Janal MN, Clark WC, Wharton RN, Lazar RM, Sacco RL, Mohr JP. Central poststroke pain and Wallenberg's lateral medullary infarction: frequency, character, and determinants in 63 patients. Neurology 1997;49:120–125.

Mijnhout GS, Alkhalaf A, Kleefstra N, Bilo HJ. Alpha lipoic acid: a new treatment for neuropathic pain in patients with diabetes? Neth J Med 2010;68:158–162.

Morley S, Eccleston C, Williams A. Systematic review and meta-analysis of randomized controlled trials of cognitive behaviour therapy and behaviour therapy for chronic pain in adults, excluding headache. Pain 1999;80:1–13.

Nestoriuc Y, Martin A, Rief W, Andrasik F. Biofeedback treatment for headache disorders: a comprehensive efficacy review. Appl Psychophysiol Biofeedback 2008;33: 125–140.

Puig M. Drug combinations in pain management. J Pain Palliat Care Pharmacother 2006;20:51–53.

Reinecke H, Sorgatz H. S3 guideline LONTS. Long-term administration of opioids for non-tumor pain. Schmerz 2009;23:440–447.

Rintala DH, Holmes SA, Courtade D, Fiess RN, Tastard LV, Loubser PG. Comparison of the effectiveness of amitriptyline and gabapentin on chronic neuropathic pain in persons with spinal cord injury. Arch Phys Med Rehabil 2007;88:1547–1560.

Rog DJ, Nurmikko TJ, Friede T, Young CA. Randomized, controlled trial of cannabis-based medicine in central pain in multiple sclerosis. Neurology 2005;65:812–819.

Rose M, Robinson JE, Ells P, Cole JD. Pain following spinal cord injury: results from a postal survey. Pain 1988;34: 101–102.

Ruhnau KJ, Meissner HP, Finn JR, Reljanovic M, Lobisch M, Schutte K, Nehrdich D, Tritschler HJ, Mehnert H, Ziegler D. Effects of 3-week oral treatment with the antioxidant thioctic acid (alpha-lipoic acid) in symptomatic diabetic polyneuropathy. Diabet Med 1999;16: 1040–1043.

Schmidt H, Lowenstein O, Hesselbarth S, Klinge V, Michels H. S3 guidelines LONTS (Long-term administration of opioids for non-tumor pain). Schmerz 2010; 24:71–72; author reply 72.

Simpson DM, Schifitto G, Clifford DB, Murphy TK, Durso-De Cruz E, Glue P, Whalen E, Emir B, Scott GN, Freeman R. Pregabalin for painful HIV neuropathy: a randomized, double-blind, placebo-controlled trial. Neurology 2010;74:413–420.

Sorgatz H, Maier C. Nothing is more damaging to a new truth than an old error: Conformity of new guidelines on opioid administration for chronic pain with the effect prognosis of the DGSS S3 guidelines LONTS (long-term administration of opioids for non-tumor pain). Schmerz 2010;24:309–312.

Standl Tea. Schmerztherapie – Akutschmerz, Chronischer Schmerz, Palliativmedizin. Stuttgart, New York: Thieme, 2010.

Svendsen KB, Jensen TS, Bach FW. Does the cannabinoid dronabinol reduce central pain in multiple sclerosis? Randomised double blind placebo controlled crossover trial. Bmj 2004;329:253.

IASP Task Force on Taxonomy. Classification of Chronic Pain, Second Edition. Part III: Pain Terms, A Current List with Definitions and Notes on Usage. Seattle: IASP Press, 1994.

Tolle TR, Treede RD, Zenz M. To give or not to give, that is not the question here! Longterm administration of opioids for non-tumor pain (LONTS). Schmerz 2009;23: 437–439,

Treede RD, Jensen TS, Campbell JN, Cruccu G, Dostrovsky JO, Griffin JW, Hansson P, Hughes R, Nurmikko T, Serra J. Neuropathic pain: redefinition and a grading system for clinical and research purposes. Neurology 2008;70:1630–1635.

Ziegler D, Ametov A, Barinov A, Dyck PJ, Gurieva I, Low PA, Munzel U, Yakhno N, Raz I, Novosadova M, Maus J, Samigullin R. Oral treatment with alpha-lipoic acid improves symptomatic diabetic polyneuropathy: the SYDNEY 2 trial. Diabetes Care 2006;29:2365–2370.

Ziegler D, Hanefeld M, Ruhnau KJ, Hasche H, Lobisch M, Schutte K, Kerum G, Malessa R. Treatment of symptomatic diabetic polyneuropathy with the antioxidant alpha-lipoic acid: a 7-month multicenter randomized controlled trial (ALADIN III Study). ALADIN III Study Group. Alpha-Lipoic Acid in Diabetic Neuropathy. Diabetes Care 1999;22:1296–1301.

Ziegler D, Hanefeld M, Ruhnau KJ, Meissner HP, Lobisch M, Schutte K, Gries FA. Treatment of symptomatic diabetic peripheral neuropathy with the anti-oxidant alpha-lipoic acid. A 3-week multicentre randomized controlled trial (ALADIN Study). Diabetologia 1995;38: 1425–1433.

B Hirnnerven und Hirnstamm

B

1 Riech- und Schmeckstörungen 113
von A. Hähner und T. Hummel

2 Optikusläsionen 124
von T. Haarmeier

3 Augenbewegungsstörungen 135
von A. Straube und D. Straumann

4 Idiopathische Fazialisparese 146
von O. Kastrup und K. Hüfner

5 Schwindel 152
von M. Strupp und Th. Brandt

6 Tinnitus 174
von J. Schipper

7 Singultus/Schluckauf 178
von M. Fetter und M. Gerwig

B 1 Riech- und Schmeckstörungen

*von A. Hähner und T. Hummel**

B 1.1 Epidemiologie und Einteilung der Riech- und Schmeckstörungen

Etwa 3 bis 7 % der Bevölkerung sind von einer funktionellen Anosmie betroffen (Landis et al. 2004, Vennemann et al. 2008). Allgemein nimmt die Riechleistung etwa ab dem 60. Lebensjahr so ab, dass 50 % der 65- bis 80-Jährigen und 62–80 % der über 80-Jährigen als hyposmisch kategorisiert werden (Doty et al. 1997, Murphy et al. 2002). Parallel findet sich eine Abnahme des Volumens des Bulbus olfactorius etwa ab dem 40. Lebensjahr.
Frauen sind typischerweise riechempfindlicher als Männer (Doty und Cameron 2009) – die Ursache dafür ist unbekannt, liegt aber möglicherweise an einer vergleichsweise höheren sozialen Kompetenz von Frauen, die sich deswegen auch mehr für Düfte als soziale Signale interessieren (z. B. Körper- und Essensgerüche).
Daneben spielt die Nasenanatomie für das Riechvermögen eine große Rolle. Grundlage dafür ist, dass der Anteil der Einatmungsluft, der das Riechepithel erreicht, mit etwa 10–20 % relativ gering ist: Damit kommt der Naseneingangsregion eine besondere Funktion hinsichtlich der Verteilung des intranasalen Luftstroms zu (Damm et al. 2002, Zhao et al. 2004).

Der Geschmackssinn ist von altersbedingten Veränderungen geringer betroffen als der Geruchssinn (Schiffman 1997, Murphy et al. 1997). Unter den Patienten, die wegen Riech- oder Schmeckstörungen spezielle Zentren aufsuchen, liegt nur bei etwa 10 % eine messbare Schmeckstörung vor. In der Gesamtbevölkerung sind Schmeckstörungen selten (Welge-Lüssen et al. 2010). Im Vordergrund stehen bei Schmeckstörungen – anders als bei Riechstörungen – nicht die quantitativen Veränderungen der Schmeckfunktion (Hypogeusie, Ageusie), sondern die qualitativen Störungen (z. B. salzig Dysgeusie).

Es können bei nicht ganz einheitlich verwendeter Nomenklatur verschiedene Riech- und Schmeckstörungen unterschieden werden (s. **Tab. B 1.1**; Leitlinien der ArGe Olfaktologie/Gustologie). Daneben werden – analog zu den Agnosien – Agnosmien und Agnogeusien definiert. Als Parosmie bzw. Parageusie wird eine veränderte Wahrnehmung von vorhandenen Gerüchen bzw. Schmeckreizen bezeichnet. Phantosmie bzw. Phantogeusie wird die Wahrnehmung von Gerüchen bzw. Schmeckeindrücken in Abwesenheit einer entsprechenden Reizquelle benannt.

B 1.2 Riechstörungen (Klinik und Verlauf)

Nach Schätzungen des National Institute of Health konsultieren in den USA jährlich bis zu 200 000 Patienten wegen Riechstörungen einen Arzt (Hoffmann et al. 1998). In Deutschland werden, so eine Umfrage (Damm et al. 2004), pro Jahr ca. 79 000 Patienten mit Riechstörungen in HNO-Kliniken behandelt. Die Hyp- und Anosmien lassen sich acht Gruppen zuordnen (Damm et al. 2004, Deems et al. 1991):

- Die mit 72 % häufigsten Ursachen in der HNO-ärztlichen Klientel stellen die sinunasalen Erkrankungen dar (53 % Entzündungen der Nase und der Nasennebenhöhlen, 19 % nicht entzündliche respiratorische Störungen). Die übrigen Störungen verteilen sich wie folgt:
- Postviral/postinfektiös bei 11 % der Patienten
- Idiopathisch bei 6 %
- Posttraumatisch bei 5 %
- Iatrogen bei 3 %
- Toxisch (auch medikamentös) bei 2 %
- Angeboren bei 1 %

Etwa 200 weitere Ursachen von Riechstörungen sind dokumentiert (Schiffman 1983, 1997), unter denen noch die neurodegenerativen Erkrankungen hervorzuheben sind (s. u.).

B 1.2.1 Hyp- und Anosmien bei chronischen Erkrankungen der Nasenhöhle und der Sinus

Sinunasal bedingte Hyp- und Anosmien zeigen oft eine langsam progrediente Symptomatik und ein auch diagnostisch verwertbares Ansprechen auf systemische Steroide (Cain et al. 1988) – die Antwort auf lokale Steroidtherapie ist weniger sicher (z. B. Heilmann et al. 2004). Zwei Drittel der Patienten sind Männer und in drei Viertel der Fälle sind sie zwischen 35 und 65 Jahre alt (Scott 1989). Oft wird eine verstopfte Nase, rezidivierende Sinusitiden oder nasale Sekretion berichtet. Dies ist jedoch nicht obligat, da bereits geringe Veränderungen der Anatomie im ostiomeatalen Bereich und der Riechspalte zu einer Verminderung des Luftzustroms zur Regio

* Autor dieses Kapitels in der 5. Auflage: A. Wick.

olfactoria führen können. Dies hat eine Hyposmie zur Folge, ohne die Nasenatmung zu beeinträchtigen. Typischerweise berichten viele Patienten über vereinzelt auftretende klare Riecheindrücke, die jedoch nur wenige Augenblicke anhalten.
Als Ursache finden sich chronische, allergische oder atrophische Rhinitiden, chronische Sinusitiden und Polypen, selten Tonsillenhypertrophien, Nasenseptumdeviationen oder anlagebedingte Fehlbildungen des Nasenrachenraums. Qualitative Riechstörungen sind in dieser Gruppe eher selten. Auch nach einer Laryngektomie führt der veränderte Luftstrom zu einer Minderung der Riechfunktion, da die alltägliche Auseinandersetzung mit Düften wegen fehlender Belüftung der Riechspalte entfällt (Welge-Lüssen et al. 2000). Hier existieren Vorschläge, wie das Riechepithel belüftet werden kann (z. B. Göktas et al. 2008).

Tab. B 1.1: Nomenklatur der Riech- und Schmeckstörungen

Quantitative Riechstörungen	
Hyperosmie	gesteigerte Geruchswahrnehmung
Hyposmie	verminderte Geruchswahrnehmung
Anosmie	Kompletter Ausfall der Geruchswahrnehmung (spezifische Anosmie = Anosmie für einen bestimmten Geruchsstoff, z. B. für Androstenon; funktionelle Anosmie = Riechminderung, die einem kompletten Riechverlust im Alltag gleichkommt, obwohl vereinzelte Düfte noch wahrgenommen werden)
Qualitative Riechstörungen	
Parosmie	veränderte Wahrnehmung eines vorhandenen Duftstoffes (typischer Weise unangenehme Wahrnehmung; der früher gebrauchte Begriff »Kakosmie« ist obsolet)
Phantosmie	Wahrnehmung eines objektiv nicht vorhandenen Duftstoffes
Quantitative Schmeckstörungen	
Hypergeusie	gesteigerte Schmeckwahrnehmung
Hypogeusie	verminderte Schmeckwahrnehmung
Ageusie	Ausfall der Schmeckwahrnehmung
Qualitative Schmeckstörungen	
Parageusie/Phantogeusie	qualitativ veränderte Schmeckwahrnehmung (analog verwendet zu Parosmie/Phantosmie), z. B. anhaltende Missempfindung sauer oder metallisch

B 1.2.2 Postvirale/postinfektiöse Hyp- und Anosmien

Bei den postviralen Störungen der Riechfunktion liegt eine Überlappung mit den chronischen Erkrankungen der Nasenhöhle und der Sinus vor, unter denen rezidivierende Infekte ebenfalls häufig sind. Man stellt daher die Diagnose einer postviralen Anosmie dann, wenn in passendem zeitlichen Zusammenhang mit einem Infekt der oberen Atemwege akut eine Geruchsminderung auftritt, die die Infektion längere Zeit überdauert und bei der kein Hinweis auf eine chronische sinunasale Erkrankung besteht. Im Gegensatz zur traumatischen Anosmie sind Frauen, meist über 50-jährige, häufiger betroffen. Begleitende Parosmien sind häufig. Unklar sind die spezifischen Erreger (Konstantinidis et al. 2006, Suzuki et al. 2007) wie auch die pathophysiologische Entstehung dieser Anosmien. Im Verlauf tritt bei etwa zwei Drittel der Betroffenen eine Besserung ein, oft aber erst nach Jahren (Jones und Rog 1998, Reden et al. 2006).

B 1.2.3 Posttraumatische Hyp- und Anosmien

In verschiedenen älteren Serien mit z. T. nur groben Untersuchungsmethoden wird die Häufigkeit des Auftretens einer Anosmie nach Schädel-Hirn-Traumata mit 5–15 % angegeben. Betroffen sind mehrheitlich Männer jüngeren Alters. Die Gefahr einer Hyp- oder Anosmie wächst mit der Schwere des Traumas (Glasgow Coma Scale-Wert): so wird die Häufigkeit bei leichten Traumen auf maximal 16 %, bei schweren Traumen auf 24–30 % geschätzt (Costanzo et al. 1995b). Allerdings können auch leichtere Traumen, auch solche ohne Bewusstlosigkeit, bleibende Anosmien verursachen. Dabei liegen oft Contrecoup-Verletzungen bei okzipitalem Anprall vor, deutlich weniger häufig frontale und seitliche Traumata. Nasengerüstfrakturen führen dagegen selten zu Riechstörungen, abgesehen von intranasalen Obstruktionen. Als ursächlich ist wahrscheinlich eine Scherverletzung der Fila olfactoria im Bereich der Lamina cribrosa anzunehmen. Zusätzlich liegen jedoch oft – belegt mit PET- oder MRT-Untersuchungen – intrakraniell frontobasale und/oder temporale Kontusionsherde vor. So können zusätzliche Läsionen des zentralen olfaktorischen Systems hinzutreten, die bei temporaler Lage vor allem die Geruchsidentifikation beeinträchtigen (DiNardo und Costanzo 1997). Übereinstimmend wird in den Studien über eine Verbesserung der Riechfunktion in einem Drittel der Fälle berichtet, meist im ersten Jahr, z. T. aber auch erst nach bis zu sieben Jahren. Die Mechanismen dieser späten Remissionen sind unklar. Selten wird eine vollständige

Wiederherstellung der Funktion erreicht. Der Verlauf der begleitenden Parosmien (initial bei 40 %) ist günstiger (Doty et al. 1997, Reden et al. 2006). In dieselbe Gruppe gehören die postoperativ auftretenden Anosmien, so etwa bei 1 % nach intranasalen Operationen (Kimmelman 1993).

B 1.2.4 Toxische Hyp- und Anosmien

Die Zahl der in diesem Zusammenhang genannten Medikamente und Arbeitsstoffe ist beträchtlich (Henkin 1994, Schiffman 1997, Jones und Rog 1998, Upadhyay et al. 2004, Doty et al. 2004). Allerdings liegen in den Berichten für kaum einen Stoff Angaben über Dauer und Ausmaß der Exposition bzw. die toxische Schwelle vor, und nicht immer wurde tatsächlich auch eine Bestimmung der Riechfunktion durchgeführt. Ebenso liegen tierexperimentelle Daten nur für einen Teil der angeschuldigten Stoffe vor. Die Inzidenz für das Auftreten medikamentös bedingter reiner Hyp- oder Anosmien wird allerdings meist mit unter 1 % angegeben (Henkin 1994, Ackerman und Kasbekar 1997, Hastings und Miller 1997). Medikamentös bedingte Riechstörungen sind also eher selten. Die Wahrscheinlichkeit des Auftretens medikamentös bedingter Riechstörungen nimmt aber wohl mit der Anzahl der eingenommenen Medikamente zu (Landis et al. 2004). Langwährender Kokainmissbrauch kann selten eine Hyp- oder Anosmie verursachen. Die Verläufe toxisch induzierter Riechstörungen sind heterogen – bei dem durch die Chemotherapie induzierten Riechverlust bei einem Mammakarzinom kommt es z. B. altersabhängig innerhalb weniger Monate nach Behandlungsbeginn zu einer Normalisierung (Steinbach et al. 2009).
Für die Mehrzahl der Medikamente ist die Genese der Riechstörung nicht geklärt (Henkin 1994) (**Tab. B 1.2**). Bei Chemotherapeutika werden eine Störung der Epithelregeneration oder eine Funktionsstörung der Bowmanschen Drüsen angenommen.

B 1.2.5 Hyp- und Anosmien bei neurologischen Erkrankungen

Eine Riechstörung findet sich bei über 95 % der Patienten mit idiopathischem Parkinson-Syndrom (IPS) (Haehner et al. 2009) und kann daher als Kardinalsymptom angesehen werden. Die Mehrzahl der Patienten weist zum Diagnosezeitpunkt bereits eine schwere Hyposmie bzw. Anosmie auf, welche in seltenen Fällen durch eine Parosmie begleitet sein kann. Gegenwärtig wird angenommen, dass die olfaktorischen Störungen den motorischen Symptomen ca. 4–6 Jahre vorausgehen. Daher muss zumindest bei einigen Patienten mit idiopathischem Riechverlust ein beginnendes IPS in Betracht gezogen und neurologisch geklärt werden; dieses ist umso wahrscheinlicher, wenn zugleich weitere nicht-motorische Symptome wie Schlafstörungen und eine depressive Symptomatik vorliegen (Ross et al. 2008, Stiasny-Kolster et al. 2005). Bei Verwandten ersten Grades mit einer Hyp- oder Anosmie besteht ein Risiko von etwa 10 %, ebenfalls ein Parkinson-Syndrom zu entwickeln (Ponsen et al. 2004).

Schwerwiegende Riechstörungen finden sich ebenfalls bei der Lewy-Body-Demenz. In geringerem Maße (häufig leicht- bis mittelgradige Hyposmie) treten diese bei der Multisystematrophie auf, während Patienten mit progressiver supranukleärer Ophthalmoplegie, kortikobasaler Degeneration, Restless-Legs-Syndrom und essentiellem Tremor ein fast uneingeschränktes Riechvermögen zeigen (Wenning et al. 1995, Müller et al. 2002, Adler et al. 1998, Shah et al. 2008). Zur olfaktorischen Funktion bei familiären Parkinson-Erkrankungen liegen bisher nur einzelne Studien vor, die PARK 8-Individuen eine hochgradige (Silveira-Moriyama et al. 2008) und PARK 1-Individuen eine leichte Hyposmie (Katzenschlager und Lees 2004) sowie PARK 2-Mutationsträgern eine nahezu normale olfaktorische Funktion bescheinigten (Verbaan et al. 2008).

Ähnlich schwere olfaktorische Defizite wie beim IPS werden bei der Alzheimer-Demenz (AD) beobachtet. Eine Metaanalyse bisheriger Studien zu olfaktorischen Störungen bei der AD und beim IPS (Mesholam et al. 1998) konnte keine diagnostisch verwertbaren Unterschiede bei den Testergebnissen aufzeigen; bei der AD zeichnete sich lediglich eine Tendenz zu einer niedrigeren Riechschwelle im Vergleich zur Identifikationsleistung ab. Die Riechstörung ist bei der AD ebenfalls ein Frühsymptom der Erkrankung und bereits bei Patienten mit leichten kognitiven Störungen nachzuweisen (Eibenstein et al. 2005). Auch bei anderen Demenzen neurodegenerativer Genese, z. B. bei der bereits erwähnten Lewy-Body-Demenz und der frontotemporalen Demenz (Pardini et al. 2009) wurden ähnlich schwer ausgeprägte Riechstörungen beschrieben. Im Krankheitsverlauf zeitig auftretende schwere Hyposmien sind ebenfalls bei der Creutzfeldt-Jakob-Erkrankung bekannt. Die Huntingtonsche Erkrankung ist mit einer mittelgradigen Hyposmie assoziiert, die sich sowohl in der Riechschwelle als auch im Geruchsdiskriminations- und -identifikationsvermögen niederschlägt (Nordin et al. 1995). Patienten mit spinozerebellärer Ataxie Typ 2 (SCA) (Fernandez-Ruiz et al. 2003) und mit Friedreich-Ataxie (Connelly et al. 2003) zeigen leichtgradige Riechstörungen. Eine milde Riechstörung wird ebenfalls bei Motoneuronerkrankungen beobachtet (Elian 1991, Hawkes et al. 1998).

Die Häufigkeit von Riechstörungen wird bei der Multiplen Sklerose mit 15–45 % angegeben. Das olfaktorische Defizit bei Patienten mit Multipler Sklerose weist eine strenge Korrelation mit der Anzahl der Plaques im inferioren Frontal- und Temporallappenbereich auf, sodass sich Remission und Exazerbation der Plaques in diesem Hirnbereich im Riechvermögen widerspiegeln (Doty et al. 1998, 1999). Bei Patienten mit Temporallappenepilepsie weisen die Riechschwellen keinen Unterschied zu denen gesunder Kontrollpersonen auf (Kohler et al. 2001); es bestehen jedoch Einschränkungen bei eher zentral – auf der Seite des epileptischen Fokus – vermittelten Fähigkeiten wie Geruchsidentifikation, -diskrimination oder Gedächtnisleitung. Analog zur epileptischen Aura kann auch eine Migräneaura olfaktorische Halluzinationen beinhalten. Eine Besonderheit bei Migräne ist jedoch die olfaktorische

Hypersensitivität als häufige Begleiterscheinung (Snyder und Drummond 1997, Demarquay et al. 2006). Dem häufig mit Migräneattacken assoziierten Symptom der Osmophobie kommt differentialdiagnostische Bedeutung bei der Abgrenzung der Migräne vom episodischen Spannungskopfschmerz zu (Zanchin et al. 2007). Bei Patienten mit einer akuten depressiven Episode ist eine deutliche Minderung der olfaktorischen Sensitivität bekannt (Pause et al. 2001, Negoias et al. 2010), wobei nach erfolgreicher medikamentöser Therapie keine signifikanten Unterschiede zu Gesunden bestehen. Schizophrenie-Patienten und deren Verwandte ersten Grades zeigen Einschränkungen bei der Geruchsidentifikation, -sensitivität und -diskrimination (Moberg et al. 2003), sodass eine genetische Vulnerabilität für chemosensorische Defizite angenommen wird.

Es bleibt zu bedenken, dass mit zunehmendem Lebensalter der individualdiagnostische Wert einer Hyp- oder Anosmie bei der Differentialdiagnostik der genannten Erkrankungen sinkt. Bei 70-jährigen und älteren Menschen besteht bei etwa 50 % eine Riechminderung bis hin zur Anosmie (s. Kap. B 1.1). Als Ursachen hierfür sind die Abnahme der Anzahl der olfaktorischen Rezeptorneuronen (Conley et al. 2003) und deren verringerte Regenerationsrate anzusehen.

B 1.2.6 Seltene Ursachen von Hyp- und Anosmien

Angeborene Anosmien treten v. a. isoliert (Abolmaali et al. 2002), aber auch im Rahmen eines hypogonadotropen Hypogonadismus bei M. Kallmann oder u. a. bei Choanalatresie auf.
Eine Radiatio im Schädelbereich kann neben Schmeckstörungen Hyp- oder Anosmien, meistens transienter Natur, verursachen (Ophir et al. 1988, Holscher et al. 2005), die häufig inkomplette Rückbildung kann Monate in Anspruch nehmen. Als Ursachen werden ödematöse Veränderungen, Myelinschäden und eine Regenerationsstörung des Riechepithels sowie der Bowmanschen Drüsen diskutiert.

Tab. B 1.2: Beispiele für medikamentöse Ursachen von Hyp- oder Anosmien (ohne reine Dysosmien)

Antibiotika/Antiinfektiva	Aminoglykoside, Makrolide, Ethambutol, Amphotericin B, Metronidazol, Tetrazykline, Pentamidin, Chlorhexidin
Psychopharmaka	Amitriptylin, Buspiron, Promethazin
Antihistaminika	Cimetidin
Herz-Kreislauf-Medikamente	Amrinon, Kalziumantagonisten (Diltiazem, Nifedipin), Betablocker
Lipidsenker	Cholestyramin, Fibrate, Statine
Lokalanästhetika	Tetracain, Kokain
Opiate	Codein, Morphin
Thyreostatika	Thioharnstoffderivate
Sympathomimetika	Amphetamin, Oxymetazolin, Phenylephrin
Zytostatika	Methotrexat, Azathioprin u. a.
Antirheumatika und Mittel zur Gichttherapie	Gold, Levamisol, Sulfasalazin, Colchicin, Allopurinol, Kortikosteroide
andere	Buserelinacetat, Isotretinoin, L-Dopa, Interleukin-2, Scopolamin

Bei M. Wegener, M. Paget oder Lepra können durch lokale Destruktion konduktive oder epitheliale Riechstörungen auftreten. Über die Inzidenz von Riechstörungen bei Diabetes mellitus liegen keine einschlägigen Daten vor. Ein geradliniger Zusammenhang zwischen Diabetes und Riechstörungen besteht wohl nicht.
Tumoren können sich extrakraniell in Form von Ästhesioneuroblastomen, invertierten Papillomen, Plattenepithelkarzinomen des Nasopharynx und der Sinus, nasalen Dermoiden und Epidermoiden sowie intrakraniell als Olfaktoriusmeningeome, Hypophysentumore oder frontotemporale Gliome mit einer Riechstörung manifestieren. Sie sind häufig Zufallsbefunde in MRT-Untersuchungen, die z. B. wegen Kopfschmerzen durchgeführt werden. Interessanterweise wird eine einseitige Anosmie vom Patienten kaum bemerkt (Welge-Luessen et al. 2001).
Bei der HIV-Infektion werden stadienunabhängig vermehrt Anosmien gesehen, denen am ehesten eine zentralnervöse Läsionen zugrunde liegt (Hornung et al. 1998).

B 1.2.7 Qualitative Riechstörungen: Parosmien und Phantosmien

Qualitative Riechstörungen können, wie oben erwähnt, als Begleiterscheinung der quantitativen Riechstörung (Hyp- und Anosmien) bei jeder der Ursachengruppen in unterschiedlicher Häufigkeit auftreten. Zusätzlich kommen diese Symptome auch isoliert vor (Leopold 1995). Parosmien werden häufig verstanden als Zeichen von Re- oder auch Degeneration (Frasnelli et al. 2003), wohingegen Phantosmien eher im Sinne eines Deafferenzierungssyndroms auftreten. Zu unterscheiden sind olfaktorische Halluzinationen (Phantosmien), wie sie bei Schizophrenien, Alkoholpsychosen, Depressionen und im Rahmen epileptischer Anfälle auftreten. Epileptische Geruchshalluzinationen (früher: Unzinatusanfälle), die bei 1 % aller Auren vorkommen (Acharya et al. 1998), dauern kürzer als eine Minute, diejenigen anderer Ursache länger. Außerdem sind in der Regel motorische oder autonome Anfallssymptome assoziiert. Als Generator der nicht immer

Tab. B 1.3: Beispiele seltener Ursachen von Riech- und Schmeckstörungen

Erkrankungen des ZNS	Temporallappenepilepsie, Korsakow-S., Enzephalomyelitis disseminata*, Migräne*, psychiatrische Erkrankungen
angeborene bzw. genetisch bedingte Erkrankungen	Down-S., Turner-S.*, Klinefelter-S., Crouzon-S., Tay-Sachs-S., Kallmann-S., M. Refsum, Choanalatresie, familiäre Dysautonomie*, zystische Fibrose, Galaktosämie
ernährungsbedingte und metabolische Erkrankungen	Lebererkrankungen (Virushepatitis*, Leberzirrhose*), chronische Niereninsuffizienz*,Vitamin B_{12}-Mangel*, Vitamin A-Mangel, Zöliakie
traumatisch/radiogen	s. Text
entzündliche und immunologische Erkrankungen	Arteriitis temporalis, M. Wegener, Sarkoidose*, Sjögren-S.*, systemischer Lupus erythematodes u. a.
endokrine Erkrankungen	M. Addison* (Hyperosmie), M. Cushing*, Hypothyreose*, primäre Amenorrhoe, Pseudohypoparathyreoidismus*, Hyperparathyreoidismus
infektiöse Erkrankungen	HIV-Infektion*, Meningoenzephalitis (Herpes simplex u. a.), Lepra*
Tumoren	Papillome, Osteome, Angiofibrome, Schwannome u. a.
andere	Amyloidose, ACA-Aneurysma, M. Paget u. a.

Weitere Ursachen sind im Text genannt. Mit einem * sind Erkrankungen gekennzeichnet, bei denen auch eine Schmeckstörung beschrieben wurde.

als unangenehm empfundenen Auren wird die Amygdala angenommen (Acharya et al. 1998). Lang anhaltende Phantosmien unklarer Ursache vor allem bei Frauen sollen dagegen stets einseitig sein (Leopold 1995).
Eine einfache Einteilung der Par- bzw. Phantosmien erfolgt anhand dreier Kriterien:

- Täglich/nicht täglich (1 bzw. 0 Punkte);
- intensiv/nicht intensiv (1 bzw. 0 Punkte);
- soziale oder andere bemerkenswerte Konsequenzen (z. B. Gewichtszunahme/-verlust)/keine sozialen/andere Konsequenzen (1 bzw. 0 Punkte).

Aus der Summe der Punktzahl ergibt sich der Grad der Par- bzw. Phantosmie (0. bis 3. Grades).
Objektive Eigengerüche (z. B. Halitosis) werden z. B. bei bestimmten Störungen des Fettsäure- oder Aminosäurestoffwechsels wahrnehmbar, am häufigsten als Fischgeruch bei der Trimethylaminurie. Ursache unangenehmer Geruchsempfindungen können jedoch auch lokale Infektionsherde sein. In manchen Fällen von Phantosmien ist die messbare Riechleistung prinzipiell ungestört (Cowart et al. 1997).

B 1.3 Schmeckstörungen

Qualitative Schmeckstörungen machen die Mehrzahl der Schmeckstörungen aus, reine Hypogeusien oder Ageusien sind demgegenüber seltener (Deems et al. 1991). In vielen Fällen verbirgt sich hinter der Klage über Schmeckverlust eine Riechstörung, sodass zur Beurteilung einer Schmeckstörung stets eine psychophysische Untersuchung des Riech- und Schmeckvermögens erfolgen sollte. Reine Schmeckstörungen lassen sich in Abhängigkeit vom Schädigungsort einteilen in epitheliale, nervale und zentrale Ursachen, wobei die beiden Ersteren als periphere Schmeckstörungen zusammengefasst werden. Die altersbedingte Minderung des Schmeckvermögens kann hierbei nicht eindeutig zugeordnet werden (Fukunaga et al. 2005). Epitheliale Störungen sind meist durch Entzündungen, Chemotherapien, Bestrahlungen, Medikamentennebenwirkungen oder Stoffwechselerkrankungen bedingt, während bei nervalen Ursachen die Axone bzw. der gesamte afferente Nerv z. B. durch chirurgische Eingriffe geschädigt sind.

Die häufigsten Ursachen von Schmeckstörungen sind lokale Infektionen, zahnärztliche Eingriffe und Implantate, die idiopathische Fazialisparese, altersbedingte Veränderungen und Medikamente (Bromley 2000). Wie bei den Anosmien liegen zahlreiche Berichte über medikamenten- oder gefahrstoffbedingte Schmeckstörungen vor. Als verantwortlich für eine Hypo- oder Ageusie (mit variabler Dysgeusie) werden u. a. Antibiotika, Thyreostatika, Triptane, Carbamazepin, Phenytoin, Diuretika, Kalziumantagonisten, ACE-Hemmer, Nitrate, Benzodiazepine, nichtsteroidale Antiphlogistika, Antirheumatika, Opioide und Zytostatika genannt (Breuninger 1980, Henkin 1994, Schiffman 1997, Doty et al. 2004). Häufiger scheinen jedoch isolierte Dysgeusien mit metallischem oder bitterem Geschmack zu sein. Viele Medikamente mit anticholinerger Wirkung führen über eine Reduktion des Speichelflusses zu veränderter Schmeckwahrnehmung, wie sie auch beim Sjögren-Syndrom vorkommt. Im Allgemeinen wird für medikamentenbedingte Schmeckstörungen eine gute Prognose mit Rückbildung über Wochen bis Monate berichtet, wenn die Exposition rechtzeitig beendet wird (Della Frera 1995). Schmeckstörungen nach Radiochemotherapie lassen meist innerhalb eines Jahres wieder nach (Holscher et al. 2005, Sandow et al. 2006), sodass keine spezifische Therapie erforderlich ist.
Schädigung des N. facialis bzw. der Chorda tympani verursacht ebenso wie Schädigung des HN IX eine

umschriebene Störung der Schmeckwahrnehmung, so z. B. in Kombination beim Guillain-Barré-Syndrom. Wahrgenommen werden oft nur beidseitige, nicht einseitige Chorda tympani-Läsionen (Cowart et al. 1997). Eine Dehnung der Chorda tympani, z. B. bei Mittelohroperationen, bedingt eine reversible Schmeckstörung. Der N. glossopharyngeus kann u. a. bei einer Tonsillektomie oder Intubation geschädigt werden. Dem N. lingualis n. trigemini anliegende Schmeckfasern aus der Chorda tympani können z. B. am Kieferwinkel verletzt werden. Traumatisch bedingte Hypogeusien bei Verletzung von Zunge, Hirnnerven (z. B. HN VII bei Felsenbeinfrakturen) oder zentralen Strukturen treten bei 0,5 % aller Schädel-Hirn-Traumen auf, angeblich zehnmal so häufig bei gleichzeitiger Anosmie (Costanzo et al. 1985a). Andere Ursachen für eine Schmeckstörung sind die Neuroborreliose, Herpes zoster, Neurinome oder Meningeome im Kleinhirnbrückenwinkel und Neoplasien der submandibulären Region oder der Schädelbasis. Bei der idiopathischen Fazialisparese ist eine Hypogeusie häufig das erste Symptom, das Fortbestehen einer Schmeckstörung über zwei Wochen hinaus ist prognostisch ungünstig (Schiffmann 1983, Roob et al. 1999).
Kombinierte Anosmien und Ageusien wurden nach frontalen Läsionen (Schellinger et al. 1983) oder im Bereich des dritten Ventrikels (Herberhold 1993) beschrieben. Selten ist über Schmeckstörungen nach zentralen nichttraumatischen, z. B. ischämischen, Läsionen in Pons, Mesenzephalon, Thalamus oder innerer Kapsel berichtet worden, die ab dem Mittelhirn aufwärts in der Regel eine kontralaterale Symptomatik verursachen (Lee et al. 1998, Onoda und Ikeda 1999). Abhängig von Ausdehnung und Art der Läsion ist auch hier eine Rückbildung möglich. Gustatorische Halluzinationen treten bei Epilepsien in bis zu 4 % auf, ausgehend vermutlich vom Operculum (Hausser-Hauw und Bancaud 1987).
Beim Burning Mouth-Syndrom beklagen mehr als zwei Drittel der Betroffenen eine Schmeckstörung, meist in Form eines metallischen Geschmacks, und bei über drei Viertel dieser Patienten zeigen sich elektrogustometrische Schwellenerhöhungen. Letztlich ist die Entstehung der vor allem bei Frauen nach der Menopause auftretenden Störung ungeklärt; komplette Spontanremissionen sind selten. Weitere seltene Ursachen einer Schmeckstörung können **Tab. B 1.3** entnommen werden.

B 1.4 Untersuchung von Riech- und Schmeckstörungen

Anamnestisch sind bei Angabe von Riech- und Schmeckstörungen Hinweise u. a. auf die Akuität des Auftretens, Traumata, Kopfschmerzen, Operation oder Bestrahlung im Kopf- und Halsbereich, Allergien, Infektionen der oberen Atemwege oder Otitiden, Epistaxis oder die Absonderung nasaler Sekrete, eingenommene Medikamente, Exposition gegenüber Toxinen oder assoziierte neurologische Symptome wichtig. Vorerkrankungen wie Leber- oder Niereninsuffizienz oder Hypothyreose sind differentialdiagnostisch zu berücksichtigen (Bromley 2000). Prospektiv günstige Faktoren sind das Restriechvermögen (je größer, desto besser die Prognose), jugendliches Alter, Nichtrauchen, weibliches Geschlecht sowie initiale Parosmie (London et al. 2008, Hummel und Lötsch 2010). Darüber hinaus scheinen das Fehlen von Seitendifferenzen (Gudziol et al. 2009) sowie eine große Amplitude der trigeminal evozierten Potenziale auf eine günstige Prognose hinzuweisen (Rombaux et al. 2010).
Bei unklarer Hyp- oder Anosmie ist neben einer fokussierten neurologischen Untersuchung die HNO-ärztliche Diagnostik unerlässlich, die neben der anterioren Rhinoskopie auch eine endoskopische Untersuchung einschließen muss, um lokale ostiomeatale Prozesse nicht zu übersehen.
Erst in den letzten Jahren wurde die Prüfung der Chemosensation standardisiert (Delank 1998). Ein idealer Test der Riechleistung umfasst sowohl eine Prüfung von Schwellenwerten für die Wahrnehmung bzw. Erkennung einzelner Riechstoffe (Phenylethylalkohol, Butanol) als auch eine Testbatterie überschwelliger Riechstoffe zur Identifikation. Der international am weitesten verbreitete Test ist der von Doty et al. (1984) für den nordamerikanischen Sprachraum entwickelte und zur Selbsttestung geeignete »University of Pennsylvania Smell Identification Test« (UPSIT), der auf 40 mikroverkapselten Riechstoffen basiert (Information: www.smelltest.com). In Europa sind mehrfach verwendbare Tests wie die sog. »Sniffin' Sticks« etabliert (Information: www.burghart-mt.de) (Hummel et al. 2007). Auch ein einfacher Screening-Test oder ein komplexer, auf 32 Düften beruhender Dufterkennungstest stehen zur Verfügung. Für gutachterliche oder wissenschaftliche Fragestellungen stehen als aufwendigere Verfahren das Elektroolfaktogramm und die olfaktorisch evozierten Potenziale in spezialisierten Zentren zur Verfügung.

Zur Prüfung der Schmeckleistung werden ansteigende Konzentrationen von Stoffen verwendet, die die Wahrnehmung einer der primären Schmeckqualitäten anregen, um jeweils die Erkennungsschwelle zu bestimmen (Hüttenbrink 1997). Als Screeningtest ohne Bestimmung der Schwelle eignet sich die orale Applikation von süßen, sauren, salzigen und bitteren Schmeckstoffen mit Testsubstanzen in flüssiger (Tropfen, Spray) oder fester (Streifen, Oblaten) Form. Bei Verdacht auf eine umschriebene Störung der Schmeckfunktion (z. B. bei Fazialisparese) muss zusätzlich eine überschwellige Testung auf den vier Quadranten der Zunge und dem weichen Gaumen erfolgen. Zur seitengetrennten Testung werden neben flüssigen Lösungen (Gudziol und Hummel 2007) sog. »Taste strips« verwendet (Mueller et al. 2003). Zur objektivierenden Testung der Schmeckfunktion ist z. B. bei gutachterlichen Fragestellungen auch die Ableitung gustatorisch evozierter Potenziale möglich (Gudziol 1995, Hummel et al. 2010).

Bildgebend lassen sich pathologische Veränderungen intranasal oder intrakraniell als Ursache unklarer Riechstörungen mittels CCT oder MRT abbilden (Schellinger et al. 1983, Li et al. 1995, Abolmaali 2009). Die konventionelle Röntgenaufnahme der NNH liefert im Allgemeinen keine ausreichende, über den klinischen Befund hinausreichende Information. Labordiagnostisch können bei unklarer Hyp- oder Anosmie und entsprechendem klinischen Verdacht die Bestimmung von Retentionsparametern, TSH, Vitamin B_{12}, HbA1c, Leberwerten,

Nebennierenwerte, Differenzialblutbild, BSG oder ein Allergietest weiterhelfen (Bromley 2000).

B 1.5 Therapie von Störungen der spezifischen Chemosensorik

B 1.5.1 Therapeutische Prinzipien

Leider gibt es für die Therapie der Riech- und Schmeckstörungen nur sehr wenige aussagekräftige randomisierte Doppelblindstudien, daher werden im Folgenden keine Angaben zu den Evidenzstärken gemacht.

Eine einseitige Riechstörung weist oft auf eine potenziell reversible Ursache hin (Bromley 2000). Eine spezifische medikamentöse Therapie für *postvirale* und *posttraumatische* Riechstörungen existiert nicht. Eine Untersuchung an 23 Patienten mit postviraler Riechstörung zeigte eine Besserung des Riechvermögens unter der Therapie mit alpha-Liponsäure (Hummel et al. 2002). Angesichts der hohen Spontanerholungsrate vor allem bei postviralen Riechstörungen muss zur Bewertung der Therapie mit alpha-Liponsäure jedoch erst das Ergebnis einer placebokontrollierten Doppelblindstudie abgewartet werden. Ähnliches gilt für eine nicht-kontrollierte Untersuchung der Wirksamkeit von Vitamin B (Heilmann et al. 2004) oder der Akupunktur (Vent et al. 2010). Bei *sinunasalen Erkrankungen* wie der Polyposis nasi ist die orale und/oder topische Gabe von Steroiden wahrscheinlich einer operativen Therapie in Bezug auf die Wiederherstellung der Riechleistung ebenbürtig (Blomqvist et al. 2001).

Eine operative Therapie birgt in 1–2 % der Fälle die Gefahr eines Riechverlusts, der Erfolg scheint abhängig vom gewählten Verfahren (reine Polypektomie, (Spheno-)Ethmoidektomie) zu sein (Vining et al. 1995). Bei mangelndem operativem Erfolg sind dann evtl. orale Steroide wirksam (Stevens 2001), diese verhindern auch das Wiederauftreten von Polypen (Mott und Leopold 1991). Steroide scheinen bei anderen Indikationen (von einer Substitution bei M. Addison bzw. der idiopathischen Riechstörung abgesehen) kaum effektiv. Eine Dauerbehandlung ist wegen einer oft zu beobachtenden Wirkabschwächung problematisch (Scott 1989), außer bei einer Niedrigdosistherapie im Bereich von weniger als 5 mg Prednisolon/d, was bei sehr wenigen Patienten zu dauerhaftem Erfolg führt. In der Regel überdauert die Wirkung die Anwendung nur wenige Wochen oder Monate.

Menthol und ähnliche Substanzen erleichtern subjektiv die Nasenatmung, ohne objektiv etwas an der Belüftung der Nase zu ändern (Frye 1995). Eine akute bakterielle Sinusitis kann eine Antibiotikagabe (Aminopenicilline) erforderlich machen. Patienten mit allergischer Rhinitis profitieren außerdem von Mastzellstabilisatoren (Cromiglicinsäure) und ggf. einer desensibilisierenden Therapie.

Die früher propagierte generelle Anwendung von Zinksulfat ist bei nachgewiesenem Zinkmangel möglich, wie er z. B. bei Dialysepatienten vorliegen kann, ansonsten ist ihr Erfolg bei Riechstörungen nicht belegt (Henkin et al. 1976, Deems et al. 1991). Eine intranasale Anwendung von Zinkgluconat ist obsolet, da ein toxischer Effekt auf das olfaktorische Epithel nachgewiesen werden konnte (Jafek et al. 2004). Die Bestimmung des Zinkspiegels im Serum ist starken Schwankungen unterworfen und stellt keinen guten Parameter für den Zinkgehalt im Körper dar (Scott 1989). Allerdings wurde in einer einzelnen, jedoch unverblindeten Studie eine Funktionsverbesserung durch Zinksulfat nach traumatischer Anosmie berichtet (Aiba et al. 1998).

In einer kontrollierten Studie für sensorineurale Riechstörungen wurde die therapeutische Wirksamkeit von Caroverin, einem NMDA-Rezeptor-Antagonisten, nachgewiesen, der inzwischen als Therapieversuch gelegentlich Anwendung findet. Die Wirkung wird zum einen durch die antioxidativen Eigenschaften von Caroverin und zum anderen durch eine potenzielle Verbesserung der Reizleitung durch Modulation der NMDA-Rezeptoren im Bulbus olfactorius erklärt (Quint et al. 2002).

Für die breite Anwendung von Vitamin A existiert keine Evidenz außer einem Bericht aus dem Jahr 1962 (Duncan und Briggs 1962), in der 90 % der Patienten mit vor allem postviraler Anosmie auf Vitamin A-Injektionen ansprachen. Kontrollierte Untersuchungen fehlen.

Die symptomatische Therapie neurodegenerativer Erkrankungen, wie des M. Parkinson führt, soweit bekannt, nicht zu einer Wiederherstellung des assoziierten Riechdefizits. Epileptische olfaktorische Auren werden antiepileptisch, ggf. operativ (z. B. Amygdalektomie) behandelt. Eine Östrogenersatztherapie scheint nach retrospektiv erhobenen Daten bei Frauen nach der Menopause den altersbedingten Riechverlust zu mindern (Deems et al. 1991). Untersuchungen von Hughes et al. widersprechen dieser Hypothese deutlich. Einfaches Riechtraining (Hummel et al. 2009) wirkt positiv auf das Riechvermögen (dabei wird morgens und abends für 6–9 Monate an vier Düften geschnüffelt); unklar ist allerdings, wie dieser Effekt vermittelt wird und wie lange er anhält.

Bei Xerostomie kann neben Lutschtabletten und künstlichem Speichel die Anwendung von Pilocarpin Besserung verschaffen. Bei der familiären Dysautonomie sollen cholinerge Wirkstoffe die Schmeckstörung bessern (Schiffman 1983). Bei *Dysgeusie* sind kurzzeitig angewendete Lokalanästhetika manchmal auch längerfristig wirksam. In einzelnen Fällen wurde bei Parosmien und Phantosmien eine Ablation des olfaktorischen Epithels durchgeführt (Leopold 2002). Hier ist möglicherweise auch die wiederholte Lokalanästhesie des Riechepithels von Nutzen.

Bei der Trimethylaminurie als Ursache einer objektiven Dysosmie wird eine spezielle Diät notwendig. Störungen der Chemosensation beeinflussen Appetenz oder Aversion gegenüber Nahrungsmitteln im Einzelfall erheblich (Mattes 1995). Ein erheblicher Teil der Patienten mit Störungen der Chemosensation zeigten depressive Charakteristika (Deems et al. 1991, Temmel et al. 2002), das Ansprechen von Riech- oder Schmeckstörungen auf antidepressive Therapie wurde außer beim Burning Mouth-Syndrom, wo trizyklische Antidepressiva wirksam zu sein scheinen (Grushka und Epstein 1997, Pinto et al. 2003), bisher nicht aussagekräftig untersucht.

In einer doppelblinden, placebokontrollierten Studie an 50 Patienten mit idiopathischer Schmeckstörung mit normalem Serumzinkspiegel wurde eine Verbesserung der Schmeckstörung durch die Therapie mit Zinkglukonat (140 mg pro Tag für 3 Monate) nachgewiesen (Heckmann et al. 2005), dies gilt inzwischen als Therapieempfehlung.

In der Begutachtungspraxis wird bei Anosmie eine Minderung der Erwerbsfähigkeit um 10 %, bei Ageusie um 5 % veranschlagt. In bestimmten Berufszweigen (Koch, Feuerwehrmann, Parfümeur) kann die berufliche Behinderung jedoch höher liegen.

B 1.5.2 Pragmatische Therapie

1. Wenn eine sinunasale Ursache wahrscheinlich ist oder auch im Falle einer idiopathischen Riechstörung, kann ein Therapieversuch mit oralen Kortikosteroiden unternommen werden. Dazu wird u. a. Prednison 40 mg für 2 Tage mit nachfolgender Reduktion um 5 mg alle 2 Tage empfohlen (Gesamtdauer 16 Tage). Dies kann auch der Diagnosesicherung dienen. Bei mangelnder Wirksamkeit, aber nachgewiesener sinunasaler Obstruktion, kommt ggf. eine operative Behandlung in Betracht.
   - Leitlinien Riechstörungen: www.uni-duesseldorf.de/WWW/AWMF/ll/017-050.htm;
   - Leitlinien Schmeckstörungen: www.uni-duesseldorf.de/WWW/AWMF/ll/017-052.htm.
2. Kommen Medikamente als Ursache einer Riech- oder Schmeckstörung infrage, sollte, sofern möglich, eine Umstellung auf ein anderes Präparat erfolgen. Nikotinkonsum sollte beendet werden.
3. Bei Nachweis einer prädisponierenden Grunderkrankung (z. B. Hypothyreose) sollte diese adäquat behandelt werden.
4. Da anosmischen Patienten eine gefährliche Rauchentwicklung entgehen kann, sind Rauchmelder eine Standardempfehlung. Auf das rechtzeitige Entsorgen verdorbener Lebensmittel ist zu achten, da auch hier die olfaktorische Warnfunktion fehlt. Eine Aufklärung des Patienten über entsprechende Gefahren ist notwendig. Auf den Internetseiten der Arbeitsgemeinschaft Olfaktologie und Gustologie der deutschen HNO-Gesellschaft sind weitere praktische Hinweise abrufbar (www.tu-dresden.de/medkhno/riechen_schmecken/hinweise.htm).
5. Glutamat und andere Würzstoffe oder eventuell geruchsverstärkende Nahrungszusätze können dazu dienen, das Aroma der Nahrung zu verbessern; außerdem ist auf Abwechslungsreichtum bei den anderen sensorischen Komponenten der Nahrung zu achten: Temperatur, Aussehen und Konsistenz. Englisch sprechenden Patienten sei das Buch von Devere und Calvert empfohlen (»Navigating Smell and Taste Disorders«, ISBN-10: 1932603964).
6. Eine spezifische Therapie für postvirale, posttraumatische und idiopathische Riechstörungen existiert nicht. Allerdings scheint Riechtraining zumindest bei einem Teil der Patienten zu wirken (Hummel et al. 2009): Die simple Anweisung ist, Düfte (Rose, Zitrone, Eukalyptus und Gewürznelke) zu besorgen, z. B. Duftöle aus dem Kaufhaus oder ätherische Öle aus der Apotheke. An jedem dieser Fläschchen soll am Morgen und am Abend gerochen werden, jeweils für ca. 5–10 Sekunden. Diese Riechübungen sollen kontinuierlich für 6–9 Monate durchgeführt werden.
7. Sollte die Ursache der Riechstörung eine sekundäre Dysfunktion durch eine nasale Obstruktion sein, muss eine operative Revision zur Wiederherstellung des Luftstroms zur Regio olfactoria im ostiomeatalen Bereich und in dem Bereich der Riechspalte erfolgen.

Patienteninformation

http://www.hno.org/patienten/patinfo_riechen.html (Informationsblatt über Riech- und Schmeckstörungen)

B 1.6 Literatur

Abolmaali ND, Hietschold V, Vogl TJ, Huttenbrink KB, Hummel T. MR evaluation in patients with isolated anosmia since birth or early childhood. AJNR Am J Neuroradiol 2002;23:157–164.

Abolmaali ND, Hummel T, Damm M. Moderne bildgebende Diagnostik bei Riechstörungen. Laryngorhinootologie 2009;88:10–16.

Acharya V, Acharya J, Lüders H. Olfactory epileptic auras. Neurology 1988;51:56–61.

Adler CH, Gwinn KA, Newman S. Olfactory function in restless legs syndrome Mov Disord 1998.;13 (3):563–565.

Aiba T, Sugiura M, Mori J, Matsumoto K, Tomiyama K, Okuda F, Nakai Y. Effect of zinc sulfate on sensorineural olfactory disorder. Acta Otolaryngol 1998;538(Suppl): 202–204.

Blomqvist EH, Lundblad L, Anggaard A, Haraldsson PO, Stjarne P. A randomized controlled study evaluating medical treatment versus surgical treatment in addition to medical treatment of nasal polyposis. J Allergy Clin Immunol 2001;107:224–228..

Blomqvist EH, Lundblad L, Bergstedt H, Stjarne P. Placebo-controlled, randomized, double-blind study evaluating the efficacy of fluticasone propionate nasal spray for the treatment of patients with hyposmia/anosmia. Acta Otolaryngol 2003;123:862–868.

Breuninger H. Nebenwirkungen von Medikamenten im Hals-Nasen-Ohrenbereich. HNO 1980;28:141–147.

Bromley SM. Smell and taste disorders: a primary care approach. Am Family Phys 2000;61:427–436.

Conley DB, Robinson AM, Shinners MJ et al. Age-related olfactory dysfunction: cellular and molecular characterization in the rat. Am J Rhinol 2003;17:169–175

Connelly T, Farmer JM, Lynch DR, Doty RL. Olfactory dysfunction in degenerative ataxias. J Neurol Neurosurg Psychiatry 2003;74:1435–1437.

Costanzo RM, DiNardo LJ, Zasler ND. Head injury and taste. In: Doty RL, ed. Handbook of olfaction and gustation. New York, Marcel Dekker; 1995a.p. 775–783.

Costanzo RM, DiNardo LJ, Zasler ND. Head injury and olfaction. In: Doty RL, ed. Handbook of olfaction and gustation. New York: Marcel Dekker; 1995b.p. 493–502.

Damm M, Temmel A, Welge-Lüssen A, Eckel HE, Kreft MP, Klussmann JP, Gudziol H, Hüttenbrink KB, Hummel T. Riechstörungen, Epidemiologie und Therapie in Deutschland, Österreich und der Schweiz. HNO 2004; 52:112–120.

Damm M, Vent J, Schmidt M, Theissen P, Eckel HE, Lotsch J, Hummel T. Intranasal volume and olfactory function. Chem Senses 2002;27:831–839.

Delank K-W. Subjektive und objektive Methoden zur Beurteilung der Riechfunktion. HNO 1998;46:182–190.

Della Frera MA, Mott AE, Frank ME. Iatrogenic causes of taste disturbances. In: Doty RL, ed. Handbook of olfaction and gustation. New York, Marcel Dekker; 1995.p. 785–791.

Demarquay G, Royet JP, Giraud P, Chazot G, Valade D, Ryvlin P. Rating of olfactory judgements in migraine patients. Cephalalgia. 2006 Sep;26 (9):1123–1130.

DiNardo LJ, Costanzo RM. Posttraumatic olfactory loss. In: Seiden AM, ed. Taste and smell disorders. New York, Stuttgart: Thieme; 1997.p. 79–87.

Doty RL. Olfaction. Annu Rev Psychol 2001;52:423–452.

Doty RL. Practical approaches to clinical olfactory testing. In: Seiden AM, Ed. Taste and smell disorders. New York, Stuttgart: Thieme; 1997.p. 38–51.

Doty RL, Bromley SM. Effects of drugs on olfaction and taste. Otolaryngol Clin N Am 2004;37:1229–1254.

Doty RL, Cameron EL. Sex differences and reproductive hormone influences on human odor perception. Physiol Behav 2009;97:213–228.

Doty RL, Li C, Mannon LJ, Yousem DM. Olfactory dysfunction in multiple sclerosis: relation to plaque load in inferior frontal and temporal lobes. Ann NY Acad Sci 1998;55:781–786.

Doty RL, Li C, Mannon LJ, Yousem DM. Olfactory dysfunction in multiple sclerosis: relation to longitudinal changes in plaque numbers. N Engl J Med 1997;336: 1918–1919.

Doty RL, Shaman P, Applebaum SL et al. Smell identification ability: Changes with age. Science 1984;226:14441–1443.

Doty RL, Shaman P, Kimmelman CP, Dann MS. University of Pennsylvania Smell Identification Test: a rapid quantitative olfactory function test for the clinic. Laryngoscope 1984;94:176–178.

Doty RL, Yousem DM, Pham LT, Kreshak AA, Geckle R, Lee WW. Olfactory dysfunction in patients with head trauma. Arch Neurol 1997;54:1131–1140.

Duncan HJ. Postviral olfactory loss. In: Seiden AM, ed. Taste and smell disorders. New York, Stuttgart: Thieme; 1997.p. 72–78.

Duncan RB, Briggs M. Treatment of uncomplicated anosmia by vitamin A. Arch Otolaryngol 1962;75:116–124.

Eccles R, Jones AS. The effect of menthol on nasal resistance to air flow. J Laryngol Otol 1983;97:705–709.

Eibenstein A, Fioretti AB, Simaskou MN, Sucapane P, et al. Olfactory screening test in mild cognitive impairment. Neurol Sci 2005;26 (3):156–160.

Elian M. Olfactory impairment in motor neuron disease: a pilot study. J Neurol Neurosurg Psychiatry 1991;54 (10): 927–928.

Eliav E et al. Evidence of chorda tympani dysfunction in patients with burning mouth syndrome. JADA 2007; 138/75:628–633.

Femiano et al. Burning mouth syndrome: controlled open trial of the efficacy of alpha-lipoic acid on symptomatology. Oral Dis 2000;6/5:247–247.

Fernandez-Ruiz J, Diaz R, Hall-Haro C, Vergara P, et al. Olfactory dysfunction in hereditary ataxia and basal ganglia disorders. Neuroreport 2003;14:1339–13313.

Fikentscher R, Gudziol H, Roseburg B. Einteilung und Begriffsbestimmung der Riech- und Schmeckstörungen. Laryng Rhinol Otol 1987;66:355–357.

Frasnelli J, Landis BN, Heilmann S, Hauswald B, Huttenbrink KB, Lacroix JS, Leopold DA, Hummel T. Clinical presentation of qualitative olfactory dysfunction. Eur Arch Otorhinolaryngol 2003;11:11–13.

Frye RE. Nasal airway dynamics and olfactory function. In: Doty RL, ed. Handbook of olfaction and gustation. New York: Marcel Dekker, 1995.p. 471–491.

Fukunaga A, Uematsu H, Sugimoto K. Influence of aging on taste perception and oral somatic sensation. J Gerontol A Biol Sci Med Sci 2005;60/1:109–113.

Göktas O, Fleiner F, Paschen C, Lammert I, Schrom T. Rehabilitation of the olfactory sense after laryngectomy: long-term use of the larynx bypass. Ear Nose Throat J 2008;87:528–530.

Gudziol H, Hummel T. Normative values for the assessment of gustatory function using liquid tastants. Acta Otolaryngol 2007;127:658–661.

Gudziol H. Ableitung gustatorisch evozierter Potentiale: Symposium medical; 1995.

Grushka M, Epstein JB. Burning mouth syndrome. In: Seiden AM, ed. Taste and smell disorders. New York, Stuttgart: Thieme, 1997.p. 159–171.

Gudziol V, Paech I, Hummel T. Unilateral reduced sense of smell is an early indicator for global olfactory loss. J Neurol 2009;257:959–963.

Haehner A, Boesveldt S, Berendse HW, MackaySim A, Fleischmann J, Silburn PA, Johnston AN, Mellick GD, Reichmann H, Hummel T. Prevalence of smell loss in Parkinson´s disease – a multicenter study. Parkinsonism Relat Disord 2009;15:490–494.

Hastings L, Miller ML Olfactory loss secondary to toxic exposure. In: Seiden AM, ed. Taste and smell disorders. New York, Stuttgart: Thieme; 1997.p. 88–106.

Hausser-Hauw C, Bancaud J. Gustatory hallucinations in epileptic seizures. Brain 1987;110:339–359.

Hawkes CH. Olfaction in neurodegenerative disorder. Mov Disord 2003;18:364–372.

Hawkes CH, Shephard BC, Geddes JF, Body GD, et al. Olfactory Disorder in Motor Neuron Disease. Experimental Neurology 1998;50:248–253.

Heilmann S, Just T, Göktas Ö, Hauswald B, Hüttenbrink KB, Hummel T. Untersuchung der Wirksamkeit von systemischen bzw. topischen Corticoiden und Vitamin B bei Riechstörungen. Laryngo-Rhino-Otologie 2004;86: 1–6.

Henkin RI, Schechter PJ, Friedewald WT, et al. A double blind study of the effects of zinc sulfate on taste and smell dysfunction. Am J Med Sci 1976;272:285–299.

Henkin RI. Drug-induced taste and smell disorders. Drug Safety 1994;11:318–377.

Herberhold C. Geruchs- und Geschmacksstörungen. HNO Praxis heute 1993;13:35–90.

Hoffman, HJ, Ishii, EK, MacTurk, RH Age-related changes in the prevalence of smell/taste problems among the United States adult population. Results of the 1994 disability supplement to the National Health Interview Survey (NHIS). Ann N Y Acad Sci 1998;855:7716–722.

Hornung DE, Kurtz DB, Bradshaw CB, Seipel DM, Kent PF, Blair DC, Emko P. The olfactory loss that accompanies an HIV infection. Physiol Behav 1998;15: 549–556.

Hummel T, Genow A, Landis BN. Clinical assessment of human gustatory function using event related potentials. J Neurol Neurosurg Psychiatry 2010;81:459–464.

Hummel T, Heilmann S, Hüttenbriuk, KB. Lipoic acid in the treatment of smell dysfunction following viral infection of the upper respiratory tract. Laryngoscope 2002; 112:2076–2080.

Hummel T, Kobal G, Gudziol H, Mackay-Sim A. Normative data for the »Sniffin' Sticks« including tests of odor identification, odor discrimination, and olfactory thresholds: an upgrade based on a group of more than 3,000 subjects. Eur Arch Otorhinolaryngol 2007;264: 237–243.

Hummel T, Rissom K, Hähner A, Reden J, Weidenbecher M, Hüttenbrink KB. Effects of olfactory training in patients with olfactory loss. Laryngoscope 2009;119:496–499.

Hummel, T. Olfactory evoked potentials as a tool to measure progression of Parkinson's Disease. In: Chase T, Bedard P, eds. Focus on Medicine Vol. 14 – New developments in the drug therapy of Parkinson's disease. Oxford: Blackwell Science; 1999.p.47–53.

Hüttenbrink KB. Riech- und Schmeckstörungen. Bewährtes und Neues zu Diagnostik und Therapie. Laryngo-Rhino-Otol 1997;76:506–514.

Jafek BW, Linschoten MR, Murrow BW. Anosmia after intranasal zinc gluconate use. Am J Rhinol 2004;18:137–141.

Katzenschlager R, Lees AJ. Olfaction and Parkinson's syndromes: its role in differential diagnosis. Curr Opin Neurol 2004;17:417–423.

Knecht M, Witt M, Abolmaali N, Hüttenbrink KB, Hummel T. Das Vomeronasalorgan des Menschen. Nervenarzt 2003;74:858–862.

Kobal G, Stefan H. Diagnostische Methoden zur Erfassung von Riechstörungen bei neurologischen Erkrankungen. Nervenarzt 1995;66:869–884.

Kohler CG, Moberg PJ, Gur RE, O'Connor MJ, Sperling MR, Doty RL. Olfactory dysfunction in schizophrenia and temporal lobe epilepsy. Neuropsychiatry Neuropsychol Behav Neurol 2001;14 (2):83–88.

Konstantinidis I, Haehner A, Frasnelli J, Reden J, Quante G, Damm M, Hummel T. Post-infectious olfactory dysfunction exhibits a seasonal pattern. Rhinology 2006;44: 135–139.

Landis BN, Konnerth CG, Hummel T. A study on the frequency of olfactory dysfunction. Laryngoscope 2004; 114:1764–1769.

Lauria G, Majorana A, Borgna M, Lombardi R, Penza P, Padovani A, Sapelli P. Trigeminal small-fiber sensory neuropathy causes burning mouth syndrome. Pain 2005;115:332–337.

Leopold D. Distorted olfactory perception. In: Doty RL, ed. Handbook of olfaction and gustation. New York: Marcel Dekker; 1995.p. 441–454.

Li C, Yousem DM, Doty RL, Kennedy DW. Evaluation of olfactory deficits by medical imaging. In: Doty RL, ed. Handbook of olfaction and gustation. New York: Marcel Dekker; 1995.p. 395–419.

Leopold D. Distortion of olfactory perception: diagnosis and treatment. Chem Senses 2002;27:611–615.

Mainland JD, Johnson BN, Khan R, Ivry RB, Sobel N. Olfactory impairments in patients with unilateral cerebellar lesions are selective to input from the contralalesional nostril. J Neurosci 2005;25:6362–6371.

Mattes RD. Nutritional implications of taste and smell disorders. In: Doty RL, ed. Handbook of olfaction and gustation. New York: Marcel Dekker; 1995.p. 731–744.

Mesholam RI, Moberg PJ, Mahr RN, Doty RL. Olfaction in neurodegenerative disease. A metaanalysis of olfactory functioning in Alzheimer's and Parkinson's disease. Arch Neurol 1998;55:84–90.

Moberg PJ, Turetsky BI. Scent of a disorder: olfactory functioning in schizophrenia. Curr Psychiatry Rep 2003 Aug;5 (4):311–319.

Mott AE, Leopold DA. Disorders in taste and smell. Med Clin North Am 1991;75:1321–1353.

Mueller C, Kallert S, Renner B, Stiassny K, Temmel AF, Hummel T, Kobal G. Quantitative assessment of gustatory function in a clinical context using impregnated »taste strips«. Rhinology 2003;41:2–6.

Müller A, Abolmaali ND, Hakimi AR, Gloeckler T, et al. Olfactory bulb volumes in patients with Idiopathic Parkinson's Disease – a pilot study. J Neural Transm 2005; 112 (10):1363–1370.

Müller A, Mungersdorf M, Reichmann H, Strehle G, et al. Olfactory function in Parkinsonian syndromes. J Clin Neurosci 2002;9:521–524.

Murphy C, Razani J, Davidson TM. Aging and the chemical senses. In: Seiden AM, ed. Taste and smell disorders. New York, Stuttgart: Thieme; 1997.p. 172–194.

Murphy C, Schubert CR, Cruickshanks KJ, Klein BE, Klein R, Nondahl MD. Prevalence of olfactory impairment in older adults. JAMA 2002;288:2307–2312.

Negoias S, Croy I, Gerber J, Puschmann S, Petrowski K, Joraschky P, Hummel T. Reduced olfactory bulb volume and olfactory sensitivity in patients with acute major depression. Neuroscience. 2010;169 (1):415–421.

Nordin S, Paulsen JS, Murphy C. Sensory- and memory-mediated olfactory dysfunction in Huntington's disease. J Int Neuropsychol Soc 1995;1:281–290.

Onoda K, Ikeda M. Gustatory disturbance due to cerebrovascular disorder. Laryngoscope 1999;109:123–128.

Ophir D, Guterman A, Gross-Isseroff R. Changes in smell acuity induced by radiation exposure of the olfactory mucosa. Arch Otolaryngol Head Neck Surg 1988;114: 853–855.

Pardini M, Huey ED, Cavanagh AL, Grafman J. Olfactory function in corticobasal syndrome and frontotemporal dementia. Arch Neurol 2009;66 (1):92–96.

Pause BM, Miranda A, Göder R, Aldenhoff JB, Ferstl R. Reduced olfactory performance in patients with major depression. J Psychiatr Res. 2001;35 (5):271–277.

Pinto A, Sollecito TP, DeRossi SS. Burning mouth syndrome. A retrospective analysis of clinical characteristics and treatment outcomes. N Y State Dent J 2003;69/ 3:18–24.

Ponsen MM, Stoffers D, Booij J, van Eck-Smit BLF, Wolters EC, Berendse HW. Idiopathic hyposmia as a preclinical sign of parkinson's disease. Ann Neurol 2004;56:173–181.

Quint C, Temmel AF, Hummel T, Ehrenberger K. The quinoxaline derivative caroverine in the treatment of sensorineural smell disorders: a proof-of-concept study. Acta Otolaryngol 2002;122:877–881.

Reden J, Mueller A, Mueller C, Konstantinidis I, Frasnelli J, Landis BN, Hummel T. Recovery of olfactory function following closed head injury or infections of the upper respiratory tract. Arch Otolaryngol Head Neck Surg 2006;132:265–269.

Reiß M, Reiß G. Zur Problematik von Riechstörungen. Z ärztl Qualitätssicherung 2000;94:149–153.

Rombaux P, Mouraux A, Hupin C, Huart C, Negoias S, Hummel T. Presence of olfactory event-related potentials predicts recovery in patients with olfactory loss following upper-respiratory tract infection. Laryngoscope 2010;120:2115–2118.

Roob G, Fazekas F, Hartung HP. Periferal facial palsy: etiology, diagnosis and treatment. Eur Neurol 1999;41:3–9.

Ross WG, Petrovitch H, Abbott R, Tanner CM, et al. Association of olfactory dysfunction with risk for future Parkinson´s disease. Ann Neurol 2008;63:167–173.

Sandow PL, Hejrat-Yazdi M, Heft HW. Taste loss and recovery following radiation therapy. J Dent Res 2006;85/ 7:608–611.

Schiffman SS. Taste and smell in disease. New Engl J Med 1983;308:1275–1279 (part I),1337–1343 (part II).

Schiffman SS. Taste and smell losses in normal aging and disease. JAMA 1997;278:1357–1362.

Scott AE. Clinical characteristics of taste and smell disorders. Ear Nose Throat J 1989;68:297–315.

Scott AE. Medical management of taste and smell disorders. Ear Nose Throat J 1989;68:386–392.

Shah M, Muhammed N, Findley LJ, Hawkes CH. Olfactory tests in the diagnosis of essential tremor. Parkinsonism Relat Disord. 2008 Nov;14 (7):563–568.

Silveira-Moriyama L, Guedes LC, Kingsbury A, Ayling H, et al. Hyposmia in G2019S LRRK2-related parkinsonism: clinical and pathologic data. Neurology 2008;71 (13):1021–1026.

Smith DV. Assessment of patients with taste and smell disorders. Acta Otolaryngol (Stockh) 1988(Suppl.) 458: 129–133.

Snyder RD, Drummond PD. Olfaction in migraine. 1998; 17 (7):729–732.

Spielman AI. Chemosensory function and dysfunction. Crit Rev Oral Biol Med 1998;9:267–291.

Stevens MH. Steroid-dependent anosmia. Laryngoscope 2001;111:200–203.

Stiasny-Kolster K, Doerr Y, Möller JC, Höffken H, Behr TM, Oertel WH, Mayer G. Combination of »idiopathic« REM sleep behavior disorder and olfactory dysfunction as possible indicator for a-synucleinopathy demonstrated by dopamine transporter FP-CIT-SPECT. Brain 2005;128:126–137.

Suchowersky O, Reich S, Perlmutter J, Zesiewicz T, et al. Practice Parameter: Diagnosis and prognosis of new onset Parkinson disease (an evidence-based review). Report of the Quality Standards Subcommittee of the

American Academy of Neurology. Neurology 2006;66: 968–975.

Suzuki M, Saito K, Min WP, Vladau C, Toida K, Itoh H, Murakami S. Identification of viruses in patients with postviral olfactory dysfunction. Laryngoscope 2007; 117:7272–277.

Temmel AF, Quint C, Schickinger-Fischer B, Klimek L, Stoller E, Hummel T. Characteristics of olfactory disorders in relation to major causes of olfactory loss. Arch Otolaryngol Head Neck Surg 2002;128:635–641.

Upadhyay UD, Holbrook EH. Olfactory loss as a result of toxic exposure. Otolaryngol Clin N Am 2004;37:1185–1207.

Velázquez-Pérez L, Fernandez-Ruiz J, Díaz R, González RP, et al. Spinocerebellar ataxia type 2 olfactory impairment shows a pattern similar to other major neurodegenerative diseases. J Neurol 2006;253 (9):1165–1169.

Vennemann MM, Hummel T, Berger K. The association between smoking and smell and taste impairment in the general population. J Neurol 2008;255:1121–1126.

Vent J, Wang DW, Damm M. Effects of traditional Chinese acupuncture in post-viral olfactory dysfunction. Otolaryngol Head Neck Surg 2010;142:505–509.

Verbaan D, Boesveldt S, van Rooden SM, Visser M, et al. Is olfactory impairment in Parkinson disease related to phenotypic or genotypic characteristics? Neurology 2008;71 (23):1877–1882.

Vining EM, Yousem DM, Kennedy DW. Rhinological considerations and upper airway physical examination of patients with olfactory disorders. In: Doty RL, ed. Handbook of olfaction and gustation. New York: Marcel Dekker; 1995.p. 421–439.

Welge-Luessen A, Kobal G, Wolfensberger M. Assessing olfactory function in laryngectomees using the Sniffin'Sticks test battery and chemosensory evoked potentials. Laryngoscope 2000;110(2 Pt 1):303–307.

Welge-Luessen A, Temmel A, Quint C et al. Olfactory function in patients with olfactory groove meningioma. J Neurol Neurosurg Psych 2001;70:218–221.

Welge-Luessen A, Temmel A, Quint C, Moll B, Wolf S, Hummel T. Olfactory function in patients with olfactory groove meningioma. J Neurol Neurosurg Psych 2001;70: 218–221.

Wenning GK, Shepherd B, Hawkes C, Petruckevitch A, Lees A, Quinn N. Olfactory function in atypical parkinsonian syndromes. Acta Neurol Scand 1995;91;247–250.

Zanchin G, Dainese F, Trucco M, Mainardi F, Mampreso E, Maggioni F. Osmophobia in migraine and tension-type headache and its clinical features in patients with migraine. Cephalalgia 2007 Sep;27 (9):1061–1068.

Zou Z, Horowitz LF, Montmayeur J-P, Snapper S, Buck LB. Genetic tracing reveals a stereotyped sensory map in the olfactory cortex. Nature 2001;414:173–179.

Zhao K, Scherer PW, Hajiloo SA, Dalton P. Effect of anatomy on human nasal air flow and odorant transport patterns: implications for olfaction. Chem Senses 2004;29: 365–379.

B 2 Optikusläsionen

von T. Haarmeier

B 2.1 Vaskuläre Läsionen

B 2.1.1 Amaurosis fugax

B 2.1.1.1 Klinik

Unter einer Amaurosis fugax-Attacke wird eine transiente monokuläre Sehstörung verstanden, die durch eine Durchblutungsstörung der Retina hervorgerufen wird. Sie beginnt typischerweise im oberen Gesichtsfeld, gelegentlich in der Peripherie und dauert einige Sekunden bis wenige Minuten. Über 45 % der Attacken werden auf Thromboembolien aus der ipsilateralen A. carotis communis und ihren Ästen zurückgeführt (Hurwitz et al. 1985, DeSchryver et al. 2006). Einige Attacken sind durch kardiale Emboli ausgelöst, wenige finden im Rahmen einer hämodynamischen Insuffizienz statt. In einem beträchtlichen Anteil (11 % der Patienten unter 50 Jahren) bleibt die Attacke ätiologisch ungeklärt (Amaurosis Fugax Study Group 1990).

B 2.1.1.2 Verlauf

Die Prognose der Amaurosis fugax ist mit Ausnahme der Arteriitis temporalis (s. Kap. E 4) gut. Dennoch resultiert therapeutischer Handlungsbedarf aus dem erhöhten Risiko für Hemisphäreninfarkte, das bei einer jährlichen Inzidenz von 2–3 % auf das vierfache Risiko einer altersgleichen Kontrollgruppe geschätzt wird (Poole und Russell 1985). Damit liegt das Risiko jedoch unter demjenigen bei hemisphärischen TIAs (relatives Infarktrisiko nach hemisphärischen TIAs vs. Amaurosis fugax: Faktor 2 bis 3; Benavente et al. 2001, Hurwitz et al. 1985, The Dutch TIA Trial Study Group 1993, Streifler et al. 1995).

B 2.1.1.3 Pragmatische Therapie

Amaurosis fugax-Attacken umfassten etwa 15–20 % aller TIAs in den vorliegenden Studien zur Schlaganfallprävention. Entsprechend gelten die im Kap. E 2. genannten Therapieprinzipien der Primär- und Sekundärprävention in analoger Weise. Pragmatisch wird die Gabe von Acetylsalicylsäure (ASS) in einer mittleren Tagesdosis von 50–150 mg pro Tag empfohlen (z. B. Aspirin® 100). Bei einem hohen Risiko für einen ischämischen Schlaganfall (≥ 4 % pro Jahr) kann alternativ die Kombination aus ASS (2 × 25 mg) plus Dipyridamol (2 × 200 mg) (Aggrenox®) oder Clopidogrel (75 mg, z. B. Plavix®) eingesetzt werden (Weber et al. 2010). Antikoagulation gilt als Therapie der ersten Wahl bei Vorhofflimmern. Bei Stenosen der ipsilateralen A. carotis interna über 70 % wird die Karotisendarteriektomie mit überbrückender ASS-Behandlung empfohlen, vorausgesetzt die Operation wird durch ein Team mit nachweislich niedriger operativer Komplikationsrate (< 6 %) durchgeführt. Benavente et al. (2001) führten die bis dato einzige Studie durch, in welcher der Stellenwert der Karotisendarteriektomie für Patienten mit Amaurosis fugax und solche mit hemisphärischer TIA getrennt voneinander untersucht wurde. Die Risikoreduktion durch Endarteriektomie nach Amaurosis fugax war trotz einer niedrigeren Komplikationsrate deutlich kleiner als nach hemisphärischer TIA. Der Benefit der Operation nach Amaurosis fugax war nur für Patienten mit zusätzlichen Risikofaktoren nachzuweisen (Alter über 75 Jahre, männliches Geschlecht, früherer Schlaganfall oder TIA, generalisierte Gefäßerkrankung, Stenose > 80 %, schlechte Kollateralisierung). Alternativ zur Endarteriektomie steht mit der endovaskulären Karotisstentimplantation eine weniger invasive Methode mit bei älteren (> 70-jährigen) Patienten jedoch etwas ungünstigerer Erfolgs- und Komplikationsrate zur Verfügung (Meier et al. 2010, s. Kap. E 2). Die Operation oder Stentung von Stenosen unter 70 % ist für die Amaurosis fugax nicht durch Studien gerechtfertigt (Benavente et al. 2001).

Gelegentlich treten Amaurosis fugax-Attacken bei Migränepatienten auf (Evans und Grosberg 2008). Patienten unter 40 Jahren bedürfen in der Regel keiner medikamentösen Therapie, sollten aber orale Antikonzeptiva und Nikotinabusus vermeiden. Ab einem Lebensalter von 40 Jahren und dem Vorliegen einer komplizierten Migräne oder anderer Gefäßrisikofaktoren werden neben der Therapie der Risikofaktoren 100–300 mg ASS/d empfohlen (Amaurosis Fugax Study Group 1990).
Für Patienten, bei denen Emboliequellen und hämodynamisch relevante Stenosen sicher ausgeschlossen sind, werden Spasmen der retinalen Gefäße als mögliche Ursache der Amaurosis fugax diskutiert. Wenn in diesen Fällen die Behandlung mit Thrombozytenfunktionshemmern erfolglos bleibt, kann trotz negativer Berichte (Evans und Grosberg 2008) die probatorische Gabe von Kalziumkanalblockern (z. B. Nifedipin 60 mg/d, Adalat®) versucht werden (Winterkorn et al. 1993).

B 2.1.2 Anteriore ischämische Optikusneuropathie (AION)

Bei der anterioren ischämischen Optikusneuropathie (AION) handelt es sich um einen akuten, seltener über wenige Wochen progredienten Sehverlust im höheren Lebensalter, für den eine ischämische Genese postuliert wird (Hayreh und Zimmerman 2008). Eine kritische Minderung der retinalen Durchblutung durch Verschluss der Aa. ciliares posteriores wird als Auslöser angenommen. Die klinische Diagnose basiert auf akutem Sehverlust ohne begleitende Schmerzen bei normaler Blutsenkung und Papillenödem. Bei ca. 40 % der betroffenen Patienten stellt sich innerhalb eines halben Jahres eine partielle Erholung des Visus ein. Dennoch persistiert bei etwa 2/3 der Patienten eine relevante Sehstörung (Visus ≤ 0,5). Bei 10–20 % erkrankt innerhalb von 5 Jahren auch das Partnerauge, die Rezidivrate liegt unter 5 % (Luneau et al. 2008). Kortikosteroide haben keine Wirkung, Antikoagulation wurde kaum untersucht. Von einer Optikusscheidenspaltung, die sich in einer großen prospektiven Studie als unwirksam und sogar schädlich erwiesen hat (IONDT Research Group 1995), muss abgeraten werden. Somit bleiben die wichtigsten ärztlichen Aufgaben der Ausschluss einer Arteriitis temporalis (s. Kap. E 4) sowie die Behandlung kardio-vaskulärer Risikofaktoren. Die Vermutung, dass die Einnahme von ASS das Risiko für die Erkrankung des zweiten Auges senkt, hat sich in der bisher größten prospektiven Studie (Newman et al. 2002) nicht bestätigt.

B 2.1.3 Sinus cavernosus-Fisteln

Therapie s. Kap. E 9.

B 2.2 Entzündliche und lymphoproliferative Ursachen

B 2.2.1 Endokrine Orbitopathie

B 2.2.1.1 Klinik

Die endokrine Orbitopathie (e. O.) tritt bei 25–50 % der Patienten mit einer Immunthyreopathie (häufigster Typ: Morbus Basedow) auf. In zwei Drittel der Fälle beginnt die e. O. während oder Monate bis Jahre nach der Schilddrüsenerkrankung; bei einem Drittel der Patienten geht sie ihr voraus oder findet ohne erkennbare Schilddrüsenbeteiligung statt. Es wird vermutet, dass der zugrunde liegende autoimmunologische Prozess in der Schilddrüse mit der Bildung autoreaktiver, gegen thyreoidale Antigene (TSH-Rezeptor) gerichteter T-Lymphozyten beginnt. Durch die Erkennung kreuzreagierender Fibroblastenantigene im retroorbitalen Gewebe setzen die dort infiltrierenden Lymphozyten einen komplexen Entzündungsprozess in Gang, an dessen Ende eine überschießende Fibroblastenproliferation mit Produktion von Glykosaminoglykanen steht (Cawood et al. 2004). Die resultierende Volumenzunahme des retrobulbären Binde- und Fettgewebes und die interstitielle Verdickung der Augenmuskeln bedingen die Vielzahl der klinischen Symptome mit Lidödemen, Oberlidretraktion, Exophthalmus mit oder ohne Hornhautkomplikationen, Wahrnehmung von Doppelbildern bis hin zur Optikusdruckschädigung. Die Diagnose wird klinisch gestellt und durch bildgebende Verfahren (CT, NMR, Ultraschall) gestützt. Eine Optikusbeteiligung mit Visusminderung und Gesichtsfeldausfällen findet sich bei etwa 5 % der Patienten mit e. O.

B 2.2.1.2 Verlauf

Die Optikuskompression bei e. O. zwingt nahezu immer zu therapeutischer Intervention, sodass keine Daten über den Spontanverlauf verfügbar sind. Für leichte und mittelschwere Verlaufsformen der endokrinen Ophthalmopathie liegen wenige placebokontrollierte Studien vor.

B 2.2.1.3 Therapeutische Prinzipien

Sofern eine Schilddrüsendysfunktion vorliegt, ist die präzise medikamentöse Einstellung einer Euthyreose erforderlich, langfristig die Thyreoidektomie oder eine Radiojodtherapie anzustreben (Bartalena et al. 2008). Die anderen Therapieansätze zielen entweder auf eine Volumenreduktion des retroorbitalen Weichteilgewebes (Kortison, Bestrahlung) oder auf eine operative Erweiterung der knöchernen Orbita. Von einer Kortisontherapie und von einer Radiatio kann nur bei noch aktiver Entzündung eine Wirkung erwartet werden.

B 2.2.1.4 Pragmatische Therapie

Lokaltherapie: Tränenersatzflüssigkeiten sind häufig indiziert, um Hornhautkomplikationen bei herabgesetzter Tränensekretion zu verhindern. Ebenfalls unter die Lokaltherapie einzuordnen ist die Bestrahlung mit üblicherweise 20 Gy in etwa 10 Einzelfraktionen (Kazim et al. 1991). Sie kann bei Kortison-Kontraindikationen durchgeführt oder zur Effektverlängerung einer Kortisonbehandlung angeschlossen werden.
Die Ergebnisse durch Scheinbestrahlung kontrollierter Studien haben den Wert der Radiatio infrage gestellt, da sich entweder keine Wirksamkeit (Gorman et al. 2001) oder nur partielles Ansprechen auf die Therapie (Prummel et al. 2004, Bradley et al. 2008) fand. Am besten noch scheinen Patienten mit Augenmotilitätsstörungen zu profitieren. Diesem eher enttäuschenden Ergebnis stehen auf großen Fallzahlen basierende retrospektive Analysen gegenüber, die ein Ansprechen in etwa 60 % ergeben (spontane Remissionsrate etwa 30 %, Bartalena et al. 2002). Trotz der insgesamt schwachen Datenlage hat die Bestrahlung als Therapie zweiter Wahl nach wie vor Bedeutung (Bartalena et al. 2008). Patienten mit diabetischer Retinopathie und Raucher sollten nach Expertenmeinung nicht bestrahlt werden.

Systemische Maßnahmen: Eine entzündungshemmende, systemische Therapie sollte begonnen werden, wenn eine nicht länger als sechs Monate bestehende e. O. oder eine sichere Progredienz einer länger bestehenden e. O. vorliegt. Eine drohende Optikusschädigung erfordert sofortige Therapie (Bartalena et al. 2008). Kortison – einmalig in einer kleinen Kohorte placebokontrolliert geprüft (von Geest et al. 2008) – gilt als das Mittel der ersten Wahl und bewirkt in über 60 % eine klinische Verbesserung (Bartalena et al. 2000). Die Pulstherapie gilt nach zwei randomisierten Untersuchungen als wirksamer und weniger nebenwirkungsbehaftet als die orale Dauertherapie (Marcocci et al. 2001, Kahaly et al. 2005). Es besteht derzeit noch kein Konsens über die optimale Dosierung und das genaue Applikationsschema. Aktuell empfehlen Expertengremien wöchentliche Pulstherapien über 6 Wochen mit Pulsdosen von 500 mg Methylprednisolon, gefolgt von weiteren 6 Wochen mit halbierter Pulsdosis (250 mg) (Bartalena et al. 2008). Kumulative Kortisondosen von über 8 g sollen aufgrund zum Teil schwerer Lebertoxizität nicht überschritten werden. Die Wertigkeit von Substanzen, die helfen könnten, Kortison einzusparen (Immunglobuline, Ciclosporin, Rituximab), wird durch Kasuistiken und kleinere Fallreihen nahegelegt (El Fassi et al. 2007, Salvi et al. 2007, Bartalena et al. 2008), kann aktuell jedoch noch nicht ausreichend abgeschätzt werden.

Operative Therapie: Vorzüge einer operativen Optikusdekompression gegenüber systemischer Therapie und Radiatio sind die sofortige orbitale Druckentlastung mit schneller klinischer Besserung sowie das Vermeiden von Nebenwirkungen einer Steroid-Langzeitbehandlung. Deshalb wird die Indikation für die Operation bei drohender Optikusschädigung frühzeitig gestellt, wenn sich unter der Kortisonbehandlung innerhalb von 1–2 Wochen keine Besserung einstellt (Bartalena et al. 2008). Primäre Operation noch vor einem Behandlungsversuch mit Steroiden wird nicht empfohlen (Wakelkamp et al. 2005). Der Eingriff erfolgt in der Regel durch Entfernung der medialen Orbitawand in Richtung Siebbeinzellen. Eine Stabilisierung oder Verbesserung der Sehfunktionen wird in bis zu 90 % erreicht, Komplikationen sind jedoch häufig (neu auftretende Diplopie (20–60 %), Sinusitis (5 %), Duraverletzungen (5 %), Entropium (8 %); Garrity et al. 1993).

B 2.2.2 Orbitale Myositis

Die orbitale Myositis kann einzelne oder alle Augenmuskeln betreffen und zeichnet sich durch schmerzhafte Bewegungsstörung der Bulbi sowie computertomographisch und sonographisch nachweisbare Muskelverdickungen aus. Erregerbedingte orbitale Myositiden sind bakteriell, viral, parasitär oder durch Pilze verursacht und müssen erregerspezifisch behandelt werden (s. Kap. J 8.).

Tab. B 2.1: Pragmatische Therapie von Optikusläsionen

1. Amaurosis fugax	ASS 50–150 mg/d Karotisendarteriektomie Stentimplantation	↑↑ ↑↑ ↑↑	A A A
Anteriore ischämische Optikusneuropathie	ASS 100–300 mg/d Optikusdekompression	↔ ↓	C
2. Endokrine Orbitopathie mit Optikusbeteiligung	Kortison Radiatio Dekompression	↑↑ ↔ ↔	A B C
Tolosa-Hunt-Syndrom Pseudotumor orbitae Lymphom	Kortison Kortison Individuelles, durch Histologie definiertes Schema; nur initial Kortison, Bestrahlung, Chemotherapie	↑↑ ↑	A A
Sarkoidose Autoimmune Optikusneuropathie	Kortison, MTX Höchstdosen Kortison	↔ ↔	B, C B
3. Optikusgliome bei Progredienz und klinischer Symptomatik	Chemotherapie	↑ (kurz-/mittelfristig) ↔ (langfristig)	B
	Bestrahlung	↑ (kurz-/mittelfristig); ↔ (langfristig)	B
	Operation	↔	C
Optikusscheidenmeningeome bei Progredienz	Bestrahlung Operation	↑↑ ↔	A C
Germinome	Bestrahlung	↑	A
4. Traumatische Optikusläsionen	Kortison Dekompression	↔ ↔	C C
5. Lebersche Optikusatrophie	Idebenon Vitamin B2, Vitamin C	↔ ↔	B C
6. Vitaminmangelerkrankungen	Substitution	↑	A

»Idiopathische« orbitale Myositiden sind ebenfalls heterogen. Sie manifestieren sich gelegentlich im Rahmen von Kollagenosen, Vaskulitiden oder bei rheumatoider Arthritis, in vielen Fällen jedoch ohne nachweisbare systemische Erkrankung. Klinische und pathogenetische Überschneidungen mit dem Tolosa-Hunt-Syndrom und dem Pseudotumor orbitae werden diskutiert. Kortison (z. B. Prednison 60 mg/d über Wochen ausschleichend) ist Mittel der Wahl, Diagnose und Therapieerfolg werden sonographisch und laborchemisch gesichert (Siatkowski et al. 1994). Rezidive, die in bis zu 50 % auftreten, sprechen in der Regel erneut auf Kortison an. Nicht selten ist eine Langzeittherapie erforderlich, in welcher dann zumeist Kortison mit anderen Wirkprinzipien (Methotrexat, Cyclophosphamid, Azathioprin, Mycophenolatmofetil, Anti-TNF-α-Antikörper) kombiniert wird (Gordon 2006). Die Bedeutung der Radiotherapie (20 Gy), die bei Rezidiven weiterhin eine Alternative darstellt (Isobe et al. 2004), wird vermutlich durch den Einsatz spezifischer Immunsuppressiva weiter abnehmen (Gordon 2006).

B 2.2.3 Tolosa-Hunt-Syndrom

B 2.2.3.1 Klinik

Als Ursache des Tolosa-Hunt-Syndroms wird ein ätiologisch bisher ungeklärter entzündlicher Prozess postuliert, der den Sinus cavernosus und/oder die Fissura orbitalis superior involviert.
Zusätzlich zu den geforderten Paresen der Hirnnerven III, IV oder VI können Ausfälle des ersten Trigeminusastes (ca. 30 %), der sympathischen Fasern und Optikusläsionen (ca. 15 %) resultieren (Bruyn und Hoes 1986; Übersicht über 312 Fälle). Attacken ophthalmoplegischer Migräne können gelegentlich das Tolosa-Hunt-Syndrom imitieren, lassen sich jedoch in der Regel anamnestisch und klinisch zuverlässig abgrenzen. Für eine Migräne sprechen ein pulsierender Kopfschmerz von mittlerer bis starker Intensität, vegetative Begleitsyndrome wie Übelkeit und Erbrechen, Photophobie, Rückbildung der Kopfschmerzen innerhalb von 72 Stunden, eine Häufung von Kopfschmerzattacken sowie der isolierte Befall der Hirnnerven III und VI. Zu den auszuschließenden sonstigen Ursachen zählen Metastasen, Lymphom, Hypophysentumoren, A-V-Fisteln, Aneurysmen, Kollagenosen, Diabetes mellitus, Aspergillose oder Syphilis. Dieser Ausschluss erfordert nicht nur Bildgebung, sondern gelegentlich auch gezielte Blut- und Liquoruntersuchungen (Förderreuther und Straube 1999). Es finden sich kernspintomographisch bei vielen Patienten im Bereich des Sinus cavernosus charakteristische Bezirke, die in den T1 gewichteten Aufnahmen zu Muskelgewebe, in den T2 gewichteten Aufnahmen zu Fett isointens sind und in der Regel kräftig Kontrastmittel aufnehmen. Diese Veränderungen wurden in einigen Serien (Yousem et al. 1990, Pascual et al. 1999, Sawhney et al. 2008) in über 80 % der Fälle beobachtet und haben deshalb Aufnahme in die 2004 aktualisierten Diagnosekriterien der IHS gefunden. Eine retrospektive Anwendung der neuen Kriterien auf die im Zeitraum zwischen 1988 und 2002 publizierten Fälle hat gezeigt, dass auch die Kernspintomographie die Diagnose allein nicht hinreichend sensitiv begründet (La Mantia et al. 2006), da sich bei etwa 30 % der klinisch betroffenen Patienten kein MR-Korrelat fand. Zudem zeigen Fallberichte von Förderreuther und Straube (1999), dass sich auch bei Patienten mit initial unauffälliger Bildgebung im Verlauf Malignome nachweisen lassen. Aus diesem Grund sind langfristige Kontrolluntersuchungen (über mindestens zwei Jahre) notwendig.

> Die diagnostischen Kriterien der International Headache Society (2004) für das Tolosa-Hunt-Syndrom sind:
> - Eine oder mehrere Episoden eines einseitigen orbitalen Schmerzes über (unbehandelt) mehrere Wochen
> - Paresen eines oder mehrerer der Hirnnerven III, IV und VI innerhalb der ersten beiden Wochen und/oder Nachweis einer granulomatösen Entzündung durch MRT oder Biopsie im Bereich des Sinus cavernosus und/oder der Orbitaspitze
> - Paresen folgen dem Schmerz innerhalb von 72 Stunden
> - Sistieren der Schmerzen und der Parese(n) innerhalb von 72 Stunden nach Beginn einer Kortisontherapie
> - Ausschluss anderer Ursachen (u. a. Tumor, Vaskulitis, Meningitis, Sarkoidose, ophthalmoplegische Migräne) durch geeignete Zusatzdiagnostik und Verlaufsbeobachtung

B 2.2.3.2 Verlauf

Spontanremissionen wurden nach einer mittleren Attackendauer von acht Wochen in ungefähr 80 % der Patienten beobachtet (Bruyn und Hoes 1986). Durch Gabe von Kortison verkürzt sich die Attacke auf durchschnittlich fünf Wochen, insbesondere wird bei richtiger Diagnose definitionsgemäß innerhalb von drei Tagen Schmerzfreiheit erreicht. Die neuen IHS-Kriterien fordern die parallele Rückbildung auch der Hirnnervenausfälle, wenngleich diese gelegentlich über Wochen oder Monate persistieren können (Bruyn und Hoes 1986). Parallel zur klinischen Besserung bilden sich die kernspintomographischen Veränderungen in der Regel vollständig zurück. Die Rezidivhäufigkeit wird auf 20–40 % geschätzt (Bruyn und Hoes 1986).

B 2.2.3.3 Pragmatische Therapie

Falls die Schmerzen unter 60–80 mg Prednison/d (z. B. Decortin®) sistieren, ist die Diagnose wahrscheinlich, jedoch keinesfalls bewiesen. Auch Lymphome, Riesenzelltumoren und gelegentlich Meningeome können initial auf Kortikoide ansprechen. Verlaufskontrollen sind deshalb obligat. Die Kortisongabe erfolgt in dieser Dosierung in der Regel über 14 Tage mit nachfolgendem Ausschleichen. Rezidive erfordern eine kernspintomographische Kontrolluntersuchung und werden erneut in der genannten Form behandelt, falls sich die Diagnose bestätigt. Fallberichten zufolge kann bei Kortisonnebenwirkung mit gutem Erfolg auf Azathioprin (Hannerz 1992) oder Methotrexat (Smith und Rosenbaum 2001) ausgewichen werden. Bei Patienten, die nicht oder nur gering auf Kortison ansprechen, muss die Diagnose neu geprüft werden.

B 2.2.4 Pseudotumor orbitae und maligne Lymphome

B 2.2.4.1 Klinik

Der Begriff des Pseudotumor orbitae wurde ursprünglich für ein klinsches Syndrom mit akut auftretendem Exophthalmus, Augenbewegungsstörungen, periorbitaler Schwellung und Schmerzen geprägt, das durch einen orbitalen Tumor entzündlicher Genese hervorgerufen wird. Im engeren Sinne wird heute unter dem idiopathischen Pseudotumor obitae eine orbitale Entzündung ohne systemische Grunderkrankung oder lokale Ursache verstanden (Weber et al. 1999, Yuen et al. 2003). Wesentliche Gemeinsamkeiten bestehen mit dem Tolosa-Hunt-

Syndrom: In beiden Fällen handelt es sich um unspezifische entzündliche Reaktionen mit identischem kernspintomographischen Signalverhalten sowie gutem Ansprechen auf Kortison. Optikusläsionen resultieren, wenn die Raumforderung die Orbitaspitze erreicht, und werden in ungefähr 15 % der Fälle beobachtet.
Wichtigste Differentialdiagnose des Pseudotumor orbitae ist das maligne Lymphom. Die histologische Klassifizierung von Malignität der nachweisbaren lymphozytären Proliferationen gestaltet sich oft schwierig. Überschneidungen oder Transformationen erscheinen möglich (Yan et al. 2004) und erfordern gelegentlich wiederholte Biopsien, um die Diagnose zu sichern (Lutt et al. 2007).

B 2.2.4.2 Pragmatische Therapie

Bei typischen klinischen und computer-/kernspintomographischen Befunden wird eine Kortisontherapie wie beim Tolosa-Hunt-Syndrom empfohlen (60 mg Prednison/d über 14 Tage mit nachfolgendem Ausschleichen). Hierdurch wird in etwa 80 % ein guter Behandlungserfolg, in ungefähr 40 % die Ausheilung erzielt (Mombaerts et al. 1996). In etwa 60 % muss mit Rezidiven gerechnet werden (Litt et al. 2007). Durch Bestrahlung mit 20 Gy in zehn fraktionierten Dosen ließen sich 66 % von 23 kortisonrefraktären Patienten mit der primären Diagnose eines Pseudotumor orbitae heilen, 11 % benötigten nach weiteren Rezidiven erneut vorübergehend Kortison, ein Patient entwickelte ein generalisiertes Lymphom (Lanciano et al. 1990). Kasuistisch ist die erfolgreiche Behandlung des therapierefraktären Pseudotumor orbitae mit Chemotherapie (Cyclophosphamid, Methotrexat; Übersicht bei Chiu und Rubin 2004) oder Mycophenolat Mofetil (CellCept®; Hatton et al. 2005) überliefert. Garrity et al. (2004) berichten, dass sieben Patienten, die nicht auf konventionelle Therapie ansprachen, erfolgreich mit monoklonalen TNF–Antikörpern (Infliximab) behandelt werden konnten.

Das schmerzlose Auftreten eines Exophthalmus bei Patienten über 60 Jahren sowie der tomographische Nachweis einer umschriebenen, homogenen Raumforderung lassen primär an ein malignes Lymphom denken. In diesem Fall sollte vor jeder Therapie eine Biopsie, und gegebenenfalls eine internistische Stadiendiagnostik durchgeführt werden. In der Regel kann bei allen Patienten mit einem auf die Orbita beschränkten Non-Hodgkin-Lymphom im Stadium I durch Bestrahlung mit Dosen zwischen 20 und 43 Gy eine lokale Remission erreicht werden (Chao et al. 1994, Zhou et al. 2005). Die rezidivfreie Überlebensrate beträgt nach fünf Jahren etwa 90 %. Selten entwickelt sich eine systemische Progression des Lymphoms. Non-Hogkin-Lymphome in höheren Stadien erfordern in der Regel individuell angepasste Kombinationsbehandlungen aus Radiatio und Chemotherapie.

B 2.2.5 Granulomatöse Optikusinfiltrationen bei Sarkoidose

Granulomatöse Optikus- oder Chiasmainfiltrationen werden in bis zu 38 % der Patienten mit Neurosarkoidose beobachtet (Frohman et al. 2003, Zajicek et al. 1999). Ungefähr die Hälfte der Patienten reagiert vor allem nach kurzem Krankheitsverlauf gut auf Kortison (Beardsley et al. 1984, Zajicek et al. 1999), benötigt jedoch in der Regel eine niedrig dosierte Erhaltungstherapie (Koczman et al. 2008). Langfristig wird unter tolerablen Kortisondosen nur in 30 % der Patienten eine Stabilisierung erzielt. Deshalb empfehlen Zajicek et al. (1999; Übersicht über 68 Patienten mit Neurosarkoidose, hierunter 26 mit Optikusläsionen) die frühzeitige Kombination mit Chemotherapie (z. B. Methotrexat 10 mg/Woche). Salama et al. (2006) berichten, dass der Anti-TNF-α-Antikörper Infliximab bei einem Patienten mit ansonsten therapierefraktärer Neurosarkoidose und Optikusinfiltration zu einer signifikanten Visusbesserung führte. Zur Therapie der Neurosarkoidose s. Kap. F 4.

B 2.2.6 Optikusneuritis

Therapie s. Kap. F 11.

B 2.2.7 Autoimmune Optikusneuropathie

Kollagenosen können selten eine progrediente, teilweise auch rezidivierende, ein- oder beidseitige Optikusneuropathie induzieren, die unbehandelt aufgrund vaskulitischer Gefäßverschlüsse eine schlechte Prognose hat. Konventionelle Dosen von Kortikosteroiden bewirken keine Besserung. Megadosen von Prednison (1 000 mg/d über 5–7 Tage) sind erforderlich mit anschließender Chemotherapie mit Cyclophosphamid, Azathioprin oder Chlorambucil (Kupersmith et al. 1988). Nach Beobachtungen von Myers et al. (2003; 20 Patienten mit autoimmuner Optikusneuropathie, 17 davon mit systemischem Lupus erythematosus) kann durch Chemotherapie in etwa 75 % der Fälle eine klinische Besserung erreicht werden.

B 2.2.8 Neuritis nervi optici bei Herpes zoster ophthalmicus

B 2.2.8.1 Klinik

Eine Optikusneuritis tritt selten im Rahmen verschiedener viraler Infektionen auf. Die meisten dieser Optikusneuritiden gelten als parainfektiös, d. h. als autoimmunologisch bedingt, da sie erst Wochen nach Ausbruch der zugrundeliegenden Infektionskrankheit beginnen und die klinische Sehverschlechterung mit Papillenödem in der Regel beide Augen betrifft. Aufgrund der sehr guten Prognose ist eine Therapie nicht angezeigt. Die Optikusbeteiligung bei Herpes zoster ophthalmicus ist dagegen auf eine direkte Entzündungsausdehnung durch Migration des Virus zurückzuführen. Diese kann unbehandelt bis zur nekrotisierenden Retinopathie fortschreiten und zur irreversiblen Erblindung fühen (Nakamato et al. 2004). Ähnliche Verläufe können sich bei immunsupprimierten Patienten durch Infektion mit Cytomegalievirus entwickeln (Pershing et al. 2009).

B 2.2.8.2 Pragmatische Therapie

Die Therapie der Optikusneuritis durch Herpes zoster besteht trotz einer Reihe publizierter Therapieversager in hochdosierter, intravenöser Aciclovirapplikation (z. B. 4 g/d; Litoff und Catalano 1990; Zovirax®). Bei Infektion durch CMV wird Gancyclovir (5 mg/kg KG 2 × täglich, Cymeven®) bevorzugt. Unklar ist, ob eine orale virostatische Therapie bei immunsupprimierten Patienten angeschlossen werden soll, um Rezidive zu verhindern.

B 2.3 Primäre Optikustumoren

B 2.3.1 Optikusgliome im Kindes- und Jugendalter

B 2.3.1.1 Klinik

Optikusgliome, die histologisch als pilozytische Astrozytome klassifiziert werden, treten in über 90 % innerhalb der ersten zwei Lebensdekaden auf, die meisten innerhalb der ersten sechs Lebensjahre. Bis zu 70 % manifestieren sich im Rahmen einer Neurofibromatose Typ I (NF1), die auf einem Defekt der perizentromären Region des Chromosoms 17 beruht. Umgekehrt wird, basierend auf kernspintomographischen Studien, die Inzidenz für Optikusgliome bei Patienten mit NF1 auf etwa 15 % beziffert. Lediglich 20–30 % der betroffenen Patienten weisen zum Diagnosezeitpunkt Sehstörungen auf (Hoyt und Imes 1990).

B 2.3.1.2 Verlauf

Optikusgliome im Kindes- und Jugendalter gelten als echte Neoplasien. Ausgehend vom N. opticus oder dem Chiasma opticum können sie sich über das Corpus geniculatum bis zum visuellen Kortex oder zum Hypothalamus und dritten Ventrikel ausdehnen. Allgemein verschlechtert sich die Prognose mit zunehmender Nähe zum Hypothalamus und dritten Ventrikel. Gemäß einer 1 136 Fälle umfassenden Literaturübersicht von Dutton (1994) waren 21 % von 114 Gliomen, die primär auf den Sehnerven beschränkt waren, innerhalb von zehn Jahren größenprogredient. 91 % der Patienten mit isoliertem Optikusbefall zeigten nach initialer Visusminderung stabile oder sogar gebesserte Sehleistungen. Die gliombedingte Mortalität betrug hier 5 %, bei Beteiligung des Chiasma bereits 29 %, bei zusätzlicher Ausdehnung zum Hypothalamus und/oder dritten Ventrikel 51 %. Ein Tumorprogress bei Patienten mit NF1 ist selten (ungefähr 10 %; Listernick et al. 1994), wird gelegentlich jedoch auch im jungen Erwachsenenalter noch beobachtet (Listernick et al. 2003). Spontane Teilremissionen sind möglich (Astrup 2003). Bei Kindern ohne NF1 wird jedoch in den meisten Fällen ein klinischer oder radiologischer Progress beobachtet (Grill et al. 2000).

B 2.3.1.3 Therapeutische Prinzipien

Da alle verfügbaren Therapien (Operation, Bestrahlung, Chemotherapie) im Kindesalter mit erhöhten Nebenwirkungsrisiken behaftet sind, wird die Behandlungsindikation zurückhaltend gestellt (Listernick et al. 1997, Miller 2004, Listernick et al. 2007). Operative Eingriffe sind darauf beschränkt, kosmetische Entstellungen durch Exophthalmus zu revidieren oder einen Hydrozephalus zu entlasten (Binning et al. 2007). Die Funktion des betroffenen Sehnerven kann operativ grundsätzlich nicht erhalten werden, sodass in der Regel nur bei fortgeschrittenem Sehverlust operiert wird. Sowohl durch Radiatio als auch Chemotherapie kann (zumindest für einige Jahre) ein Tumorprogress verhindert oder sogar eine Volumenreduktion erreicht werden. Für keine der Therapien wurde bisher jedoch ein positiver Einfluss auf die Überlebensrate oder den langfristigen Verlauf der Sehstörungen nachgewiesen (Listernick et al. 2007, Moreno et al. 2010).

B 2.3.1.4 Pragmatische Therapie

Bei den meisten Patienten liegen zum Diagnosezeitpunkt keine oder nur leichte Sehstörungen vor (Listernick et al. 2007). Da eine nur langsame Progression erwartet werden kann, wird zunächst eine abwartende Haltung mit engmaschigen klinischen und kernspintomographischen Kontrollen empfohlen (Dutton 1994, Miller 2004, Listernick et al. 2007). Die Indikation zur Therapie ergibt sich dann bei sicher nachgewiesenem Tumorwachstum oder zunehmender Sehverschlechterung.
Radiotherapie mit einer Dosis von 50 Gy scheint keinen Einfluss auf die langfristige Prognose zu haben, aber in etwa 80 % die Tumorprogression über einige Jahre aufzuhalten (Alvord und Lofton 1988). Strahlenspätfolgen in Form von Hypophyseninsuffizienz, Retardierung, Gefäßverschlüssen und Moya-Moya-Syndrom werden in ca. 20 % beobachtet und können v. a. bei Kindern unter vier Jahren den Therapieerfolg überwiegen (Grill et al. 1999). Nach Beobachtungen von Sharif et al. (2006) muss zudem ein um den Faktor 3 erhöhtes Risko für Sekundärtumoren angenommen werden. Chemotherapie gilt deshalb bei symptomatischen und progredienten Optikusgliomen als Therapie der ersten Wahl (Listernick et al. 2007). In den meisten Protokollen kam Carboplatin zum Einsatz (Mahoney et al. 2000; Erfolgsrate 78 %), häufig kombiniert mit Vincristin (Friedman et al. 1992, Astrup 2003). Progress trotz Chemotherapie macht nicht selten die Bestrahlung im Verlauf notwendig, die jedoch nicht vor dem fünften Lebensjahr durchgeführt werden sollte.

B 2.3.2 Optikusgliome im Erwachsenenalter

Maligne Optikusgliome im Erwachsenenalter sind selten. Sie entsprechen histologisch Glioblastomen mit entsprechend ungünstiger Prognose. Dutton (1994) berichtet über lediglich 41 publizierte Fälle, die bei Diagnose alle das Chiasma, in 23 % zusätzlich den intraorbitalen Anteil des Sehnerven, in über 50 % den Hypothalamus involvierten und sich vorzugsweise nach posterior ausdehnten. Trotz einer bei fast allen Patienten durchgeführten Bestrahlung – in einigen Fällen kombiniert mit Chemotherapie – starben 97 % (vermutlich 100 %) innerhalb von 2 Jahren (mittlere Überlebenszeit 9 Monate).

B 2.3.3 Optikusscheidenmeningeome

B 2.3.3.1 Klinik

Optikusscheidenmeningeome treten bevorzugt bei Frauen (Geschlechterverhältnis etwa 4 : 1) und im mittleren Lebensalter auf. Hormonersatztherapie erhöht das Risiko um den Faktor 2–3 (Blitshteyn et al. 2008). Sie zeichnen sich klinisch durch Visusminderung, Gesichtsfeldausfälle, Papillenödem oder -atrophie, Exophthalmus oder optoziliare Shuntgefäße aus. Ungefähr 90 % sind bei Diagnose auf den orbitalen Abschnitt des Sehnerven beschränkt, 10 % zeigen eine Ausdehnung in den Canalis opticus (Dutton 1992; Literaturübersicht über 477 Fälle). Die Diagnose kann in aller Regel bildgebend gestellt werden und erfordert nur in Ausnahmefällen eine Biopsie.

B 2.3.3.2 Verlauf

Wenngleich gelegentlich eine spontane Besserung der Sehleistungen beobachtet wird (Egan und Lessell 2002), führt das Optikusscheidenmeningeom unbehandelt in der Mehrzahl der Fälle innerhalb von Jahren oder Dekaden zur Erblindung (Dutton 1992). Die wenigen Todesfälle bei Optikusscheidenmeningeomen werden auf operative Komplikationen zurückgeführt (Dutton 1992).

B 2.3.3.3 Therapeutische Prinzipien

Durch eine Operation kann die Sehfunktion in der Regel weder erhalten noch gebessert werden, sondern birgt vielmehr das Risiko einer kompletten Optikusschädigung. Die Operation dient deshalb in erster Linie der Behebung kosmetischer Entstellungen und intraokulärer Komplikationen im Falle schon eingetretener Erblindung. Erst durch Fortentwicklung der Strahlentherapie hat sich die Behandlung des Optikusscheidenmeningeoms grundlegend verbessert. Turbin et al. konnten 2002 erstmalig die Wirksamkeit der Radiotherapie überzeugend belegen: Über eine mittlere Beobachtungszeit von über 12 Jahren zeigte allein das durch Strahlentherapie behandelte Patientenkollektiv stabile Sehleistungen, während alle Vergleichskollektive (keine Therapie, Operation, Operation kombiniert mit Bestrahlung) signifikante, z. T. erhebliche Einbußen des Sehens erlitten (insgesamt 59 Patienten). Metaanalysen zufolge (Turbin und Pokorny 2004, Carrasco und Penne 2004) kann durch Bestrahlung in etwa 80–90 % das Sehen stabilisiert oder sogar verbessert werden. Diesem therapeutischen Gewinn steht jedoch aufgrund der notwendigen, hohen Dosen (55–60 Gy) das Risiko einer strahleninduzierten Retinopathie gegenüber, welche in bis zu 15 % beobachtet wird und derzeit nicht therapierbar ist (Danesh-Meyer 2008). Durch den Einsatz präziser stereotaktischer Bestrahlungsmethoden kann dieses Risiko vermutlich reduziert werden, vergleichende Studien liegen jedoch bisher nicht vor (Übersicht über alle derzeit verfügbaren Techniken der Strahlenbehandlung des Optikusmeningeoms bei Jeremic und Pitz 2008).

B 2.3.3.4 Pragmatische Therapie

Patienten mit guter Sehkraft und Beschränkung des Tumors auf die Orbita sollten regelmäßig klinisch (nach 3–6 Monaten) und computer-/kernspintomographisch (nach 6–12 Monaten) untersucht werden. Bei Zunahme der Sehstörungen oder radiologischem Progress und auch bei Patienten, die bereits zum Diagnosezeitpunkt funktionell relevante Sehstörungen aufweisen, wird die stereotaktische Bestrahlung empfohlen. Eine Tumorresektion sollte erst dann erwogen werden, wenn das betroffene Auge seine Funktion weitgehend eingebüßt hat. Unklar bleibt, wie Patienten zu behandeln sind, die nach Radiatio einen Progress entwickeln, da eine erneute Bestrahlung unzulässig ist und medikamentöse Regimes (z. B. Chemotherapie) bisher kaum geprüft wurden.

B 2.3.4 Germinome

Germinome des Chiasma opticum können bei einem Teil der Patienten von anderen Tumoren durch im Liquor erhöhtes beta-HCG, alpha-Fetoprotein oder CEA unterschieden werden. Sie sind sehr selten, aber ausgesprochen strahlensensibel. Die Diagnose wird auch retrospektiv nach guten palliativen, häufig auch kurativen Behandlungserfolgen mit Dosen zwischen 20 und 59 Gy gestellt (Paulus et al. 1985).

B 2.4 Traumatische Läsionen

B 2.4.1 Klinik

Traumatische Optikusläsionen finden sich in 0,5–5 % der Patienten nach Schädel-Hirn-Trauma (Steinsapir und Goldberg 1994). Nicht nur Frakturen im Orbita- und Mittelgesichtsbereich, sondern auch stumpfe Traumen ohne Frakturen können primär oder sekundär zu einer Optikusschädigung führen. Primäre Läsionen umfassen Blutungen und Risse in Nerv, Chiasma und Dura sowie direkte Kontusionsnekrosen. Sekundäre Läsionen schließen ödematöse Schwellung des Nerven, Nekrose durch Zirkulationsstörungen oder lokalen Druck sowie Infarkte durch Thrombose oder arteriellen Spasmus ein. Die 1982 eingeführte Therapie mit Kortison in Megadosen (Anderson et al. 1982) gründet sich auf ihre nachgewiesene Wirksamkeit bei spinalem Trauma (Bracken et al. 1990). Ihre Effizienz bei traumatischen Optikusläsionen ist jedoch nicht belegt, ebenso umstritten ist die operative Dekompression des geschädigten N. opticus. Der bisher einzige Versuch, die Wirksamkeit der Kortisontherapie in einer randomisierten Studie (The International Optic Nerve Trauma Study) zu prüfen, wurde nach zwei Jahren wegen unzureichender statistischer Aussagekraft (bei mangelnder Patientenrekrutierung) aufgegeben. Die ersatzweise und nicht randomisiert durchgeführte Verlaufsstudie (133 Patienten) zeigte weder für die operierten noch für die kortisonbehandelten Patienten einen günstigeren Verlauf als für die Gruppe der Unbehandelten: Klinisch relevante Visusverbesserungen wurden in allen drei Gruppen statistisch gleich häufig beobachtet (Levin et al. 1999). Früher Therapiebeginn scheint weder klinisch noch im Tiermodell (Ohlen et al. 2004, Steinsapir et al. 2000) die Prognose zu verbessern.

B 2.4.2 Pragmatische Therapie

In der Behandlung traumatischer Optikusläsionen besteht kein Konsensus. Klinisches Zuwarten ist in Anbetracht der negativen bzw. fehlenden Studienergebnisse vertretbar. In der Praxis wird dennoch häufig, wie von vielen Autoren (z. B. Hathiram et al. 2010) empfohlen, Kortison in Megadosen verabreicht (3–4 mg Dexamethason/kg Körpergewicht, z. B. Fortecortin®, teilweise auch höher bis zu einer Gesamtdosis von 1–2 g/d über 1–3 Tage, danach 1–3 mg/kg alle 6 Stunden über 24 Stunden, danach Reduktion auf 1 mg/kg und Ausschleichen über eine Woche). Eine operative Dekompression wird vor allem bei orbitalen Verletzungen mit Frakturen und auch 48 Stunden nach Beginn einer Steroidtherapie in Betracht gezogen, wenn das Auge blind zu bleiben droht (Hathiram et al. 2010). In einzelnen Fällen konnte durch die Ausräumung und Drainage von Blutungen innerhalb der Optikusscheide das Sehvermögen wiederhergestellt werden (Guy et al. 1989).

B 2.5 Lebersche Optikusatrophie

B 2.5.1 Klinik und Verlauf

Die Lebersche Optikusatrophie wird mitochondrial und damit ausschließlich über Mütter vererbt und führt häufiger bei Männern als bei Frauen (Geschlechterverhältnis ca. 3 : 1) meist in der zweiten oder dritten Lebensdekade zu einem bilateralen, akuten bis subakuten Visusverlust. Bei 90–95 % der Patienten lässt sich eine Punktmutation der ringförmigen mitochondrialen DNA an einer von drei Positionen nachweisen, am häufigsten an Position 11 778 (69 %), seltener bei Position 3 460 oder 14 484 (je 13–14 %) (Yu-Wai-Man 2009). Alle drei Mutationen betreffen Gene, die Untereinheiten der NADH-Coenzym-Q-Dehydrogenase kodieren, und führen zu einem intrazellulären Energiemangel mit vermehrter Radikalenbildung, die schließlich in der vorzeitigen Apoptose der retinalen Ganglienzellen endet. Unverstanden ist die geschlechtsspezifische und vergleichsweise niedrige Penetranz. (männliche Mutationsträger: ca. 50 %, Frauen ca. 10 %). Weitere genetische Faktoren und äußere Einflüsse, z. B. Zyanidbelastung durch Nikotinabusus, werden diskutiert. Betroffene Patienten erleiden innerhalb weniger Monate fast immer eine beidseitige Sehkraftminderung auf unter 0,1. Trotz der praktisch immer eintretenden Optikusatrophie wird in etwa 25–30 % eine partielle Erholung beobachtet (Yu-Wai-Man 2009).

B 2.5.2 Therapeutische Prinzipien

Medikamentöse Strategien zielen auf Kompensation des Enzymdefektes (durch Gabe von Aktivatoren der Atmungskette), auf Reduktion des oxidativen Stresses (durch Radikalenfänger) oder direkte Inhibition der Apoptose. Mashima et al. (2000) berichten in einer 28 Patienten einschließenden retrospektiven Studie, dass eine Kombinationsbehandlung, bestehend aus Idebenon, einem dem Coenzym Q strukturverwandten Chinon, Vitamin B_2 und Vitamin C, keinen wesentlichen Einfluss auf den langfristigen Visus hatte, jedoch das Zeitintervall bis zum Eintreten einer (auch bei den unbehandelten Patienten beobachteten) Visusbesserung signifikant verkürzte. Eine randomisierte Studie (RHODOS) von 900 mg/d Idebenon vs. Placebo über 24 Wochen bei 85 Patienten mit LHON zeigte für den primären Endpunkt zwar keine Signifikanz, in den sekundären Endpunkten und verschiedenen Subgruppen jedoch konsistente Trends bzw. Signifikanzen, die für eine Wirksamkeit von Idebenon bei LHON sprechen (s. auch Kap. J 11).

B 2.5.3 Pragmatische Therapie

In Ermangelung von Alternativen erscheint die Behandlung mit Idebenon (Catena®, 900 mg/d) gerechtfertigt. Auf Einstellung eines etwaigen Nikotinabusus sollte gedrängt werden (Parker et al. 1989). Hydroxycobalamin, in früheren Jahren unter der Vorstellung eingesetzt, die Ausscheidung von Zyanid zu beschleunigen, wird kaum noch eingesetzt. Vitamin B_2 und/oder Vitamin C wird in der Praxis häufig mit Idebenon kombiniert (Selbsthilfegruppe Lebersche Optikusneuropathie Schweiz und Deutschland: http://www.lhon.ch).

B 2.6 Metabolische Optikusläsionen

Bei einer toxischen Optikusläsion ist in erster Linie an Methylalkohol (Therapie mit Äthylalkohol; s. Kap. G 5) oder an eine Tabak-Alkohol-Amblyopie (s. Kap. G 6.) zu denken. Weitere Substanzen, die eine Optikusatrophie bewirken können, sind:
Amantadinhydrochlorid, Amoproxan, Anilinfarbstoffe, organische Arsenide, Barbiturate, Blei, Carbondisulfid, Carbontetrachlorid, Carbromal, Cephalosporine, Chemotherapeutika, Chloramphenicol, Chlorpromazin, Chlorpropamid, Digitalis, DDT, Disulfiram, Emetine, Ergotamine, Ethambutol, Ethchlorvinol, Ethylenglykol, Hexachlorophen, Hydroquinoline, Jodoform, Iodopyracet, Isoniazid, Kobaltchlorid, Methylacetat, Methylbromid, Organophosphate, Quinine, Penicillamin, Natriumfluorid, Streptomycin, Sulfonamide, Thallium, Tolbutamid, Toluen, Trichloräthylen, Vincristin, Vitamin A-Intoxikation.
Optikusatrophien können durch Mangel folgender Substanzen oder Vitamine entstehen und durch entsprechende Substitution therapiert werden: Vitamin B_{12}, B_6 (als alleiniger Faktor nicht belegt), B_1, Nikotinsäure, B_2 (Riboflavin).

B 2.7 Literatur

Alvord EC, Lofton S. Gliomas of the optic nerve or chiasm. J Neurosurg 1988;68:85–98.

Amaurosis Fugax Study Group. Current management of amaurosis fugax. Stroke 1990;21:101–117.

Anderson RL, Panje WR, Gross CE. Optic nerve blindness following blunt forehead trauma. Ophthalmology 1982; 89:445–455.

Astrup J. Natural history and clinical management of optic pathway glioma. Br J Neurosurg 2003;17:327–335.

Bartalena L, Pinchera A, Marcocci C. Management of Graves' ophthalmology: reality and perspectives. Endocrine Rev 2000;21:168–199.

Bartalena L, Marcocci C, Tanda ML, Rocchi R, Mazzi B, Barbesino G, Pinchera A. Orbital radiotherapy for Graves' ophthalmopathy. Thyroid 2002;12 (3):245–250.

Bartalena L, Marcocci C, Pinchera A. Orbital radiotherapy for Graves' ophthalmopathy. J Clin Endocrinol Metab 2004;89:13–14.

Bartalena L, Baldeschi L, Dickinson A, Eckstein A, Kendall-Taylor P, Marcocci C, et al. Consensus statement of the European Group on Graves' orbitopathy (EUGOGO) on management of GO. Eur J Endocrinol 2008; 158:273–285.

Bartalena L, Lai A, Compri E, Marcocci C, Tanda ML. Novel immunomodulating agents for Graves orbitopathy. Ophthal Plast Reconstr Surg 2008;24:251–256.

Beardsley TL, Brown SVL, Sydnor CF, Grimson BS, Klintworth GK. Eleven cases of sarcoidosis of the optic nerve. Am J Ophthalmol 1984;97:62–77.

Benavente O, Eliasziw M, Streifler JY, Fox AJ, Barnett HJ, Meldrum H. North American Symptomatic Carotid Endarterectomy Trial Collaborators. Prognosis after transient onocular blindness associated with carotid-artery stenosis. N Engl J Med 2001;345 (15):1084–1090.

Binning MJ, Liu JK, Kestle JR, Brockmeyer DL, Walker ML. Optic pathway gliomas: a review. Neurosurg Focus 2007;23:E2.

Blitshteyn S, Crook JE, Jaeckle KA. Is there an association between meningioma and hormone replacement therapy? J Clin Oncol 2008;26:279–282.

Bracken MB, Shepard MJ, Collins WF, Holford TR, Young W, Baskin DS, Eisenberg HM, Flamm E, Leo-Summers L, Maroon J, et al. A randomized, controlled trial of methylprednisolone or naloxone in the treatment of acute spinal-cord injury. Results of the Second National Acute Spinal Cord Injury Study. N Engl J Med 1990;322: 1405–1411.

Bradley EA, Gower EW, Bradley DJ, Meyer DR, Cahill KV, Custer PL, et al. Orbital radiation for graves ophthalmopathy: a report by the American Academy of Ophthalmology. Ophthalmology 2008;115:398–409.

Bruyn GW, Hoes MJAMJ. The Tolosa-Hunt syndrome. In: Vinken PJ, Bruyn GW, Klawans HL, eds. Handbook of clinical neurology.Vol 4 (48): Headache. Amsterdam, New York: Elsevier Science Publishers; 1986.p. 291–307.

Carrasco JR, Penne RB. Optic nerve sheath meningiomas and advanced treatment options. Curr Opin Ophthalmol 2004;15 (5):406–410.

Cawood T, Moriarty P, O'Shea D. Recent developments in thyroid eye disease. BMJ 2004;329:385–390.

Chao CKS, Lin H-S, Devineni VR, Smith M. Radiation therapy for primary orbital lymphoma. Int J Radiat Oncol Biol Phys 1994;31:929–934.

Chirapapaisan N, Chuenkongkaew W, Pornpanich K, Vangveeravong S. Orbital pseudotumor: clinical features and outcomes. Asian Pac J Allergy Immunol 2007; 25:215–218.

Chiu CS, Rubin PA. Pharmacotherapies and nonpharmacotherapies for orbital inflammatory diseases. Int Ophthalmol Clin 2004;44 (3):165–185.

Dach F, Speciali J. Tolosa-Hunt syndrome: critical literature review based on IHS 2004 criteria. Cephalalgia 2007;27:960; author reply 960–961.

Danesh-Meyer HV. Radiation-induced optic neuropathy. J Clin Neurosci 2008;15:95–100.

De Schryver EL, Algra A, Donders RC, van Gijn J, Kappelle LJ. Type of stroke after transient monocular blindness or retinal infarction of presumed arterial origin. J Neurol Neurosurg Psychiatry 2006;77:734–738.

Dutton JJ. Optic nerve sheath meningiomas. Surv Ophthalmol 1992;37:167–183.

Dutton JJ. Gliomas of the anterior visual pathway. Surv Ophthalmol 1994;38:427–452.

Egan RA, Lessell S. A contribution to the natural history of optic nerve sheath meningiomas. Arch Ophthalmol 2002;120 (11):1505–1508.

El Fassi D, Nielsen CH, Bonnema SJ, Hasselbalch HC, Hegedus L. B lymphocyte depletion with the monoclonal antibody rituximab in Graves' disease: a controlled pilot study. J Clin Endocrinol Metab 2007;92:1769–1772.

Evans RW, Grosberg BM. Retinal migraine: migraine associated with monocular visual symptoms. Headache 2008;48:142–145.

Förderreuther S, Straube A. The criteria of the International Headache Society for Tolosa-Hunt syndrome need to be revised. J Neurol 1999;246:371–377.

Friedman HS, Krischer JP, Burger P, et al. Treatment of children with progressive or recurrent brain tumors with carboplatin or iproplatin: a Pediatric Oncology Group randomized phase II study. J Clin Oncol 1992;10: 249–256.

Frohman LP, Guirgis M, Turbin RE, Bielory L. Sarcoidosis of the anterior visual pathway: 24 new cases. J Neuroophthalmol 2003;23 (3):190–197.

Garrity JA, Fatourechi V, Bergstralh EJ, Bartley GB, Beatty CW, DeSanto LW, Gorman CA. Results of transantral orbital decompression in 428 patients with severe Graves' ophthalmopathy. Am J Ophthalmol 1993;116: 533–547.

Gordon LK. Orbital inflammatory disease: a diagnostic and therapeutic challenge. Eye (Lond) 2006;20:1196–1206.

Garrity JA, Coleman AW, Matteson EL, Eggenberger ER, Waitzman DM. Treatment of recalcitrant idiopathic orbital inflammation (chronic orbital myositis) with infliximab. Am J Ophthalmol 2004;138 (6):925–930.

Gorman CA, Garrity JA, Fatourechi V, Bahn RS, Petersen IA, Stafford SL, et al. A prospective, randomized, double-blind, placebo-controlled study of orbital radiotherapy for Graves' ophthalmopathy. Ophthalmology 2001; 108:1523–1534.

Grill J, Coauner D, Cappelli C, Habrand JL, Rodriguez D, Sainte-Rose C Kalifa C. Radiation-induced cerebral vasculopathy in children with neurofribromatosis and optic pathway glioma. Ann Neurol 1999;45:393–396.

Grill J, Laithier V, Rodriguez D, et al. When do children with optic pathway tumours need treatment? An oncological perspective in 106 patients treated in a single centre. Eur J Pediatr 2000;159:692–696.

Guy J, Sherwood M, Day AL. Surgical treatment of progressive visual loss in traumatic optic neuropathy. Report of two cases. J Neurosurg 1989;70:799–801.

Hannerz J. Recurrent Tolosa-Hunt syndrome. Cephalalgia 1992;12:45–51.

Hathiram BT, Khattar VS, Sonawane HP, Watve PJ. Traumatic optic neuropathy – our experience. Indian J Otolaryngol Head Neck Surg 2010;62 (3):229–235.

Hatton MP, Rubin PA, Foster CS. Successful treatment of idiopathic orbital inflammation with mycophenolate mofetil. Am J Ophthalmol 2005;140 (5):916–918.

Hayreh SS, Zimmerman MB. Nonarteritic anterior ischemic optic neuropathy: natural history of visual outcome. Ophthalmology 2008;115:298–305 e2.

Hoyt WF, Imes RK. Optic gliomas of neurofibromatosis-1 (NF-1): contemporary perspectives. In: Ishibashi Y, Hori Y, eds. Tuberous sclerosis and neurofibromatosis: epidemiology, pathophysiology, biology and management. Amsterdam, New York: Excerpta Medica; 1990.p. 239–246.

Hurwitz BJ, Heyman A, Wilkinson EW, Haynes CS, Utley CM. Comparison of amaurosis fugax and transient cerebral ischemia: A prospective clinical and arteriographic study. Ann Neurol 1985;18:698–704.

International Headache Society. Classification Subcommittee. International classification of headache disorders, 2nd edition. Cephalalgia 2004;24 (Suppl 1):1–160.

Ischemic Optic Neuropathy Decompression Trial Research Group (IONDT Research Group). Optic nerve decompression surgery for nonarteritic ischemic optic neuropathy (NAION) is not effective and may be harmful. JAMA 1995;273:625–632.

Isobe K, Uno T, Kawakami H, Ueno N, Kawata T, Abe H, Minowa K, Yamamoto S, Ito H. Radiation therapy for idiopathic orbital myositis: two case reports and literature review. Radiat Med 2004;22 (6):429–431.

Jain R, Sawhney S, Koul RL, Chand P. Tolosa-Hunt syndrome: MRI appearances. J Med Imaging Radiat Oncol 2008;52:447–451.

Jeremic B, Pitz S, editors. Primary optic nerve sheath meningioma. Heidelberg: Springer; 2008.

Kahaly GJ, Pitz S, Hommel G, Dittmar M. Randomized, single blind trial of intravenous versus oral steroid monotherapy in Graves' orbitopathy. J Clin Endocrinol Metab 2005;90:5234–5240.

Koczman JJ, Rouleau J, Gaunt M, Kardon RH, Wall M, Lee AG. Neuro-ophthalmic sarcoidosis: the University of Iowa experience. Semin Ophthalmol 2008;23:157–168.

Kupersmith MJ, Burde RM, Warren FA, Klingele TG, Frohmann LP, Mitnick H. Autoimmune optic neuropathy: Evaluation and treatment. J Neurol Neurosurg Psychiat 1988;51:1381–1386.

Kwan ESK, Wolpert SM, Hedges TR III, Laucella M. Tolosa-Hunt syndrome revisited: Not necessarily a diagnosis of exclusion. AJNR 1988;150:413–418.

La Mantia L, Curone M, Rapoport AM, Bussone G. Tolosa-Hunt syndrome: critical literature review based on IHS 2004 criteria. Cephalalgia 2006;26:772–781.

Lanciano R, Fowble B, Sergott RC, Atlas S, Savino PJ, Bosley TM, Rubenstein J. The results of radiotherapy for orbital pseudotumor. Int J Radiat Oncol Biol Phys 1990;18: 407–411.

Levin LA, Beck RW, Joseph MP, Seiff S, Kraker R, MSPH, the International Optic Nerve Trauma Study Group.The Treatment of traumatic optic neuropathy. The International Optic Nerve Trauma Study. Ophthalmol 1999; 106:1268–1277.

Listernick R, Charrow J, Greenwald MJ, Mets M. Natural history of optic pathway tumors in children with neurofibromatosis type I: a longitudinal study. J Pediatr 1994;125:63–66.

Listernick R, Louis DN, Packer RJ, Gutmann DH. Optic pathway gliomas in children with neurofribromatosis 1: consensus statement from the NF1 optic pathway glioma task force. Ann Neurol 1997;41:143–149.

Listernick R, Ferner RE, Piersall L, et al. Late-onset optic pathway tumors in children with neurofibromatosis 1. Neurology 2004;63:1944–1946.

Listernick R, Ferner RE, Liu GT, Gutmann DH. Optic pathway gliomas in neurofibromatosis-1: controversies and recommendations. Ann Neurol 2007;61:189–198.

Litoff D, Catalano RA. Herpes zoster optic neuritis in human deficiency virus infection. Arch Ophthalmol 1990;108:782–782.

Luneau K, Newman NJ, Biousse V. Ischemic optic neuropathies. Neurologist 2008;14:341–354.

Lutt JR, Lim LL, Phal PM, Rosenbaum JT. Orbital inflammatory disease. Semin Arthritis Rheum 2008;37:207–222.

Marcocci C, Bartalena L, Tanda ML, Manetti L, Dell'Unto E, Rocchi R, et al. Comparison of the effectiveness and tolerability of intravenous or oral glucocorticoids associated with orbital radiotherapy in the management of severe Graves' ophthalmopathy: results of a prospective, single-blind, randomized study. J Clin Endocrinol Metab 2001;86:3562–3567.

Mashima Y, Hiida Y, Oguchi Y. Remission of Leber's hereditary optic neuropathy with idebenone. Lancet 1992; 340:368–369.

Mashima Y, Kigasawa K, Wakakura M, Oguchi Y. Do idebenone and vitamin therapy shorten the time to achieve visual recovery in Lerber hereditary optic neuropathy? J Neuroophthalmol 2000;20:166–170.

Medeiros LJ, Harris NL. Lymphoid infiltrates of the orbit and conjunctiva. Am J Surg Pathol 1989;13:459–471.

Meier P, Knapp G, Tamhane U, Chaturvedi S, Gurm HS. Short term and intermediate term comparison of endarterectomy versus stenting for carotid artery stenosis: systematic review and meta-analysis of randomised controlled clinical trials. Bmj;340:c467.

Miller NR. Walsh and Hoyt's Clinical Neuro-Ophthalmology. 4. Aufl.,Vol.1. Baltimore: Williams & Wilkins; 1982.

Mahoney DH, Cohen ME, Friedman HS, kepner JL, Gemer L, Langston JW, James HE, Duffner PK, Kun LE. Carboplatin is effective therapy for young children with progressive optic pathway tumors: a Pediatric Oncology Group phase II study. Neuro-oncol 2000;2:213–220.

Miller NR. Primary tumours of the optic nerve and its sheath. Eye 2004;18 (11):1026–1037.

Mombaerts I, Koorneef L. Current status in the treatment of orbital myositis. Ophthalmol 1997;104:402–408.

Moreno L, Bautista F, Ashley S, Duncan C, Zacharoulis S. Does chemotherapy affect the visual outcome in children with optic pathway glioma? A systematic review of the evidence. Eur J Cancer;46:2253–2259.

Myers TD, Smith JR, Wertheim MS, Egan RA, Shults WT, Rosenbaum JT. Use of corticosteroid sparing systemic immunosuppression for treatment of corticosteroid dependent optic neuritis not associated with demyelinating disease. Br J Ophthalmol 2004;88 (5):673–680.

Nakamoto BK, Dorotheo EU, Biousse V, Tang RA, Schiffman JS, Newman NJ. Progressive outer retinal necrosis presenting with isolated optic neuropathy. Neurology 2004;3 (12):2423–2425.

Newman NJ, Scherer R, Langenberg P, Kelman S, Feldon S, Kaufman D, et al. The fellow eye in NAION: report from the ischemic optic neuropathy decompression trial follow-up study. Am J Ophthalmol 2002;134:317–328.

Ohlsson M, Westerlund U, Langmoen IA, Svensson M. Methylprednisolone treatment does not influence axonal regeneration or degeneration following optic nerve injury in the adult rat J Neuroophthalmol 2004;24:11–18.

Parker WD, Oley CA, Parks J. A defect in mitochondrial electron-transport activity (NADH-Coenzyme Q Oxidoreductase) in Leber's hereditary optic neuropathy. N Engl J Med 1989;320:1331–1333.

Pascual J, Cerezal L, Canga A, Alvarez de Arcaya A, Polo JM, Berciano J. Tolosa-Hunt syndrome: focus on MRI diagnosis. Cephalalgia 1999;19:S2536–S2538.

Paulus W, Brandt T, Kühne D, Leopold HC, Möbius E. Therapie orbitaler und retroorbitaler raumfordernder Prozesse mit Sehnervkompression. Nervenarzt 1985;56: 519–534.

Pershing S, Dunn J, Khan A, Liao YJ. Cytomegalovirus infection with MRI signal abnormalities affecting the optic nerves, optic chiasm, and optic tracts. J Neuroophthalmol 2009;29:223–226.

Poole CJM, Russell RW. Mortality and stroke after amaurosis fugax. J Neurol Neurosurg Psychiat 1985;48:902–905.

Prummel MF, Mourits MP, Berghout A, Krenning-EP, van der Gaag R, Koornneef L, Wiersinga WM. Prednisone and cyclosporine in the treatment of severe Graves' ophthalmopathy. N Engl J Med 1989;321:1353–1359.

Prummel MF, Wiersinga WM. Smoking and the risk of Graves' disease. JAMA 1993;269:479–482.

Prummel MF, Terwee CB, Gerding MN, Baldeschi L, Mourits MP, Blank L, et al. A randomized controlled trial of orbital radiotherapy versus sham irradiation in patients with mild Graves' ophthalmopathy. J Clin Endocrinol Metab 2004;89 (1):15–20.

Riordan-Eva P, Sanders MD, Govan GG, Sweeney MG, Da Costa J, Harding AE. The clinical features of Leber's hereditary optic neuropathy defined by presence of a pathogenic mitochondrial DNA mutation. Brain 1995;118: 319–337.

Salama B, Gicquel JJ, Lenoble P, Dighiero PL. Optic neuropathy in refractory neurosarcoidosis treated with TNF-alpha antagonist. Can J Ophthalmol 2006;41:766–768.

Salvi M, Vannucchi G, Campi I, Curro N, Dazzi D, Simonetta S, et al. Treatment of Graves' disease and associated ophthalmopathy with the anti-CD20 monoclonal antibody rituximab: an open study. Eur J Endocrinol 2007; 156:33–40.

Sharif S, Ferner R, Birch JM, Gillespie JE, Gattamaneni HR, Baser ME, et al. Second primary tumors in neurofibromatosis 1 patients treated for optic glioma: substantial risks after radiotherapy. J Clin Oncol 2006;24:2570–2575.

Sergott RC, Cohen MS, Bosley TM, Savino PJ. Optic nerve decompression may improve the progressive form of nonarteritic ischemic optic neuropathy. Arch Ophthalm 1989;107:1743–1754.

Siatkowski RM, Capo H, Byrne SF, Gendron EK, Flynn JT, Munoz M, Feuer WJ. Clinical and echograhic findings in idiopathic orbital myositis. Am J Ophthalmol 1994; 118:343–350.

Smith JR, Rosenbaum JT. A role for methotrexate in the management of non-infectious orbital inflammatory disease. Br J Ophthalmol 2001;85 (10):1220–1224.

Steinsapir, KD, Goldberg RA. Traumatic optic neuropathy. Surv Ophthalmol 1994;38:487–517.

Steinsapir KD, Goldberg RA, Sinha S, et al. Methylprednisolone exacerbates axonal loss following optic nerve trauma in rats. Restorative Neurol Neurosci 2000;17: 157–163.

Steinsapir KD. Treatment of traumatic optic neuropathy with high-dose corticosteroid. J Neuroophthalmol 2006; 26 (1):65–67.

Streifler J, Eliasziw M, Benavente OR, Harbison JW, Hachinski VC, Barnett JM, Simard D. The risk of stroke in patients with first-ever retinal vs hemispheric transient ischemic attacks and high-grade carotid stenosis. Arch Neurol 1995;52:246–249.

The Dutch TIA Trial Study Group. Predictors of major vascular events in patients with a transient ischemic attack or non-disabling stroke. Stroke 1993;24:527–531.

Turbin RE, Thompson CR, Kennerdell JS, Cockerham KP, Kupersmith MJ. A long-term visual outcome comparison in patients with optic nerve sheath meningioma managed with observation, surgery, radiotherapy, or surgery and radiotherapy. Ophthalmology 2002;109 (5): 890–899.

Turbin RE, Pokorny K. Diagnosis and treatment of orbital optic nerve sheath meningioma. Cancer Control 2004; 11 (5):334–341.

van Geest RJ, Sasim IV, Koppeschaar HP, Kalmann R, Stravers SN, Bijlsma WR, et al. Methylprednisolone pulse therapy for patients with moderately severe Graves' orbitopathy: a prospective, randomized, placebo-controlled study. Eur J Endocrinol 2008;158:229–237.

Wakelkamp IM, Baldeschi L, Saeed P, Mourits MP, Prummel MF, Wiersinga WM. Surgical or medical decompression as a first-line treatment of optic neuropathy in Graves' ophthalmopathy? A randomized controlled trial. Clin Endocrinol (Oxf) 2005;63:323–328.

Wasmeier C, Pfadenhauer K, Rosler A. Idiopathic inflammatory pseudotumor of the orbit and Tolosa-Hunt syndrome-are they the same disease? J Neurol 2002;249 (9): 1237–1241.

Weber AL, Romo LV, Sabates NR. Pseudotumor of the orbit. Clinical, pathologic, and radiologic evaluation. Radiol Clin North Am 1999;37:151–168.

Weber R, Frank B, Diener HC. [Antithrombotic and anticoagulation therapy after stroke and transient ischemic attacks]. Nervenarzt;81:1509-1517; quiz 1518-1519.

Winterkorn JMS, Kupersmith MJ, Wirtschafter JD, Forman S. Treatment of vasospastic amaurosis fugax with calcium-channel blockers. N Engl J Med 1993;329:396–398.

Yan J, Wu Z, Li Y. The differentiation of idiopathic inflammatory pseudotumor from lymphoid tumors of orbit: analysis of 319 cases. Orbit 2004;23 (4):245–254.

Yuen SJ, Rubin PA. Idiopathic orbital inflammation: distribution, clinical features, and treatment outcome. Arch Ophthalmol 2003;121 (4):491–499.

Yu-Wai-Man P, Griffiths PG, Hudson G, Chinnery PF. Inherited mitochondrial optic neuropathies. J Med Genet 2009;46:145–158.

Yousem DM, Atlas SW, Grossman RI, Sergott RC, Savino PJ, Bosley TM. MR imaging of Tolosa-Hunt syndrome. AJNR 1990;10:167–170.

Zajicek JP, Scolding NJ, Foster O, Rovaris M, Evanson J, Moseley IF, Scadding JW, Thompson EJ, Chamoun V, Miller DH, McDonald WI, Mitchell D. Central nervous system sarcoidosis – diagnosis and management. Q J Med 1999;92:103–117.

Zhou P, Ng AK, Silver B, Li S, Hua L, Mauch PM. Radiation therapy for orbital lymphoma. Int J Radiat Oncol Biol Phys 2005;63 (3):866–871.

B 3 Augenbewegungsstörungen

*von A. Straube und D. Straumann **

B
3

B 3.1 Einführung

Basierend auf tierexperimentellen, klinischen und zuletzt auch bildgebenden Ergebnissen bestehen genaue Vorstellungen über die zentrale Repräsentation von Augenbewegungen, Diese erlauben dem klinisch erfahrenen Untersucher eine genaue topographische Zuordnung von Störungsmustern zu Hirnstrukturen. Eine ätiologische Zuordnung ist dagegen häufig nicht möglich, da die okulomotorischen Störungen unabhängig von der auslösenden Ursache sind. Augenbewegungsstörungen sind daher meist nur eines von mehreren Symptomen einer Erkrankung, z. B. Blickdeviation bei frontalen Blutungen, und nur selten einziges Symptom einer Erkrankung, z. B. Doppelbilder bei mikrovaskulärer Läsion von Augenmuskelkernen.

Augenbewegungsstörungen können die Sehleistungen auf verschiedene Weise stören:

1. Unwillkürliche Oszillationen oder ein Nystagmus verhindern eine stabile Fixation und führen zu retinalen Bildverschiebungen, die als Bewegung der visuellen Umwelt (Oszillopsien) wahrgenommen werden;
2. diese retinale Bildverschiebung führt auch zu einer Visusminderung;
3. durch eine ausgeprägte Fixationsstörung, z. B. Opsoklonus (s. u.), ist die Fovealisation von Objekten gestört;
4. durch kortikale Störungen der Raumrepräsentation (Neglect) kommt es zu einer Vernachlässigung eines visuellen Halbfeldes und auch einer halbseitigen Abnahme der spontanen visuellen Exploration;
5. eine Achsenfehlstellung der Augen kann zu Doppelbildern führen.

Trotz der genauen Kenntnisse der Physiologie sind die meisten pharmakologischen Therapieansätze bei Augenbewegungsstörungen empirisch gefunden worden. Nur ansatzweise kann aus der vermuteten physiologischen Ursache (z. B. Unterfunktion der Purkinjezellen) auf eine mögliche Therapie (Verstärkung inhibitorischer Mechanismen) zurückgeschlossen werden. In den letzten Jahren wurden die ersten kontrollierten Therapiestudien veröffentlicht. Die meisten Therapieempfehlungen entsprechen aber wegen fehlender multizentrischer Studien oder der nur offenen Beobachtungsserien lediglich der Klasse C, selten der Klasse B. Die folgenden Abschnitte stellen vorwiegend die Therapie verschiedener pathologischer Nystagmen vor.

Dabei kann zwischen drei zugrundeliegenden Pathomechanismen unterschieden werden:

1. Störungen des Fixationssystems, welches einerseits für die Unterdrückung ungewollter Augenbewegungen und andererseits für die Detektion von Bildverschiebungen und Programmierung von Korrektursakkaden zuständig ist. Wichtige Strukturen des Fixationssystems liegen im Bereich des Colliculus superior und seiner Verbindungen aus dem rostralen Anteil zum Sakkadengenerator im Hirnstamm. Dabei werden Sakkaden aktiv durch die anhaltende Aktivität der sogenannten Omnipause-Neurone unterdrückt und erst eine Unterbrechung dieser Daueraktivität führt zu einer Sakkade.
2. Störungen des vestibulo-okulären Reflexes (VOR), der über Beschleunigungsdetektoren im Innenohr und deren Verbindungen zu den Vestibulariskernen und dem Kleinhirn Kopfbewegungen reflektorisch kompensiert und so den Blick im Raum stabilisiert.
3. Störungen des Blickhaltesystems, welches es erlaubt, den Blick auch in exzentrischer Position zu halten und die elastischen Rückstellkräfte der Augen in der Orbita zu kompensieren. Anatomisch sind vorwiegend Strukturen des Kleinhirns, der Nucl. vestibularis sowie – für die vertikalen und torsionellen Bewegungen – der Nucl. prepositus hypoglossi und der Nucl. Cajal beteiligt.

Allgemeine Maßnahmen zur Unterdrückung des Nystagmus sind:

1. Einnahme einer Blickposition, in der der Nystagmus minimal ist, z. B. Vergenz oder Aufblick bei Downbeat-Nystagmus (s. u.) oder laterale Augenposition (sog. Nullposition beim kongenitalen Nystagmus);
2. optische oder elektronische Hilfen, die die Bildverschiebung durch den Nystagmus minimieren;
3. gezielte therapeutische Lähmung einzelner Augenmuskeln;
4. Ausnutzen von sensorischer Interferenz, z. B. sensorische Reizung der Kornea durch eine Kontaktlinse bei kongenitalem Nystagmus;
5. Medikamente, die den Nystagmus unterdrücken.

* Autoren dieses Kapitels in der 5. Auflage: A. Straube und T. Brandt.

Tab. B 3.1: Topographische Zuordnung von Nystagmusformen

Nystagmus	Augenposition	Schlagform	Besonderheit	Ort der Läsion
Spontan-nystagmus	geradeaus	horizontal-rotierend; zur Gegenseite	Zunahme bei Blick nach oben: bei Blick in Richtung der schnellen Phase; Kopf-Impuls-Test pathologisch	Labyrinth, Ganglion, Nerv, Kern
Fixations-nystagmus	unten oben geradeaus	down-beat up-beat torsionell pendelförmig	Zunahme bei Blick nach lateral unten, oben	Flokkulus Ponto-medullär Mittelhirn, VN Pons
Blickrichtungs-nystagmus	Seitblick	exponentiell	unerschöpflich	Intoxikation, Störungen des Kleinhirns oder des medialen VN
Lagerungs-nystagmus	geradeaus	crescendo-decrescendo meist rotierend zum oben liegenden Ohr	erschöpflich	posteriorer Bogengang, selten horizontaler Bogengang (dann horizontal schlagender Nystagmus), sehr selten anteriorer Bogengang
Lagenystagmus	geradeaus	unerschöpflich, eher träger schlagend als BPPV	Schlagrichtung und Form sind unterschiedlich	Uvula/Nodulus bzw. zerebelläre Verbindungen zum vestibulären Kern
Erworbener Pendelnystagmus	verschieden	unerschöpflich/atypische Schlagform, dissoziiert	deutliche Visusstörung, häufig auch andere Symptome	Optikusläsionen, MS
Infantiler (kongenitaler) Nystagmus	abhängig von der Nullposition	atypische Schlagform, unerschöpflich	keine Oszillopsien	keine Läsion im MRT

B 3.2 Zentrale Okulomotorikstörungen

B 3.2.1 Zentrale Störungen des vestibulo-okulären Reflexes und der vestibulären Balance in den drei Raumebenen

B 3.2.1.1 Klinik

Der vestibulo-okuläre Reflex besteht aus einem kurzlatenten oligosynaptischen Reflex, der kompensatorische Augenbewegungen in der Ebene der gereizten und gehemmten Bogengänge, in Gegenrichtung zur Kopfbewegung, erzeugt und einem späteren, modifizierbaren Anteil, der über das Kleinhirn läuft. Periphere Läsionen führen zu einem Nystagmus, der bedingt durch die akut auftretende Tonusimbalance nach kontralateral schlägt. Eine Läsion aller drei Bogengänge einer Seite oder sowohl des oberen als auch unteren Astes des N. vestibularis führt zu einem horizontal torsionellen Nystagmus, der durch Fixation partiell unterdrückt werden kann. Zentrale Läsionen in der Umgebung der vestibulären Kerne bzw. des Vestibulo-Zerebellums führen auch zu einer Tonusimbalance, auch zu rein horizontalen, vertikalen bzw. torsionellen Nystagmen. Neben dem akuten Nystagmus kommt es sowohl bei peripheren als auch bei zentralen Läsionen zu einer Änderung des Verhältnisses der Kopfbewegung zur Augenbewegung (Gain oder Verstärkungsfaktor), wobei auch hier bei peripheren Läsionen eine strikte Richtungsbeziehung zur Ebene der Bogengänge besteht. Dabei führen Kopfbewegungen in Richtung der Läsion zu einer zu kleinen kompensatorischen Augenbewegung, klinisch nachweisbar durch den Kopfimpulstest (Halmagyi und Curthoys 1988). Auch zentrale Läsionen können zu einem zu kleinen vestibulo-okulären Gain führen. Die Folge ist, dass die Patienten bei schnellen Kopfbewegungen wegen der fehlerhaften retinalen Bildstabilisierung über mit der Kopfbewegung assoziierte Oszillopsien klagen. Ein pathologisch vergrößerter Gain (> 1) kommt nur experimentell nach spezieller Adaptation oder selten bei Patienten mit Läsionen des Vestibulo-Zerebellums vor. Wie schon erwähnt, führen auch zentrale Läsionen zu einer Tonusimbalance, wodurch es dann, wenn der für die Blickhaltefunktion essenzielle sogenannte Hirnstammintegrator (»Umwandlung des die Augengeschwindigkeit kodierenden Signals in ein Augenpositionssignal«) intakt ist, zu einem Spontannystagmus kommt. Der Integrator wird für die horizontalen Augenbewegungen durch Verbindungen zwischen dem Vestibulo-Zerebellums und dem medialen vestibulären Kern gebildet und für die vertikalen und torsionellen Augenbewegungen durch Verbindungen zum Nucl. Cajal im Mittelhirn. Ist dagegen der Hirnstammintegrator mitbetroffen, kommt es zu einer tonischen Verschiebung der Augenposition (»Neutral Zone«) (Straube et al. 1991).

B 3.2.1.2 Verlauf

Ein abnormal großer VOR-Gain, durch zerebelläre oder Multisystem-Degenerationen, ist meist ein permanentes Symptom, da die für die Adaptation notwendige Struktur, das Vestibulo-Zerebellum, mitbetroffen ist. Dagegen findet sich ein zu kleiner VOR-Gain nicht nur bei zentralen strukturellen Läsionen, sondern kann auch Folge einer hemmenden Wirkung von zentral sedierenden Medikamenten wie Benzodiazepinen, Barbituraten, Antikonvulsiva oder Hypnotika sein. Beim Weglassen dieser Medikation sind die Befunde reversibel. Epidemiologische Daten liegen nicht vor.

B 3.2.1.3 Therapeutische Prinzipien und pragmatische Therapie

Es sind nur Einzelkasuistiken über die Behandlung eines zu großen VOR-Gains berichtet worden. Thurston et al. (1987) beschreiben eine anhaltende Besserung bei einem Patienten mit nicht näher beschriebener zerebellärer Systemdegeneration unter der Therapie mit 1 mg Physostigmin p. o. tgl. Die visuelle Unterdrückung des VOR-Gains durch den Fixationsimpuls (was Oszillopsien reduzieren kann) scheint bei Patienten mit hereditären Ataxien ebenfalls durch Physostigmin (1 mg) verbessert zu werden (Tijssen et al. 1985). Im Gegensatz zu der Wirkung des cholinergen Physostigmins beschreiben Pyykkö et al. (1985) eine Reduktion des VOR- und OKN-Gains unter dem zentralen Muscarinantagonisten Scopolamin.

B 3.2.2 Downbeat- und Upbeat-Nystagmus

B 3.2.2.1 Klinik

Störungen des vestibulären Reflexes können den drei Raumachsen zugeordnet werden. Störungen des vertikalen VOR-Gains sind Downbeat- und Upbeat-Nystagmus. Vermutlich bestehen nicht nur anatomische, sondern auch pharmakologische Unterschiede zwischen den zentralen Verbindungen der einzelnen Bogengänge. Der Flokkulus hemmt die vorderen vertikalen Bogengänge, aber nicht die hinteren. Läsionen des Vestibulo-Zerebellums (z. B. Arnold-Chiari-Malformation) oder des zerebellären Kortex (z. B. durch Degeneration der Purkinjezellen – paraneoplastisch, genetisch bei P/Q-Kalziumkanalerkrankungen oder toxisch) führen daher zu einer Enthemmung der vorderen vertikalen Bogengang-Signale mit der Folge, dass die Augen nach oben driften und es zu einer raschen Rückstellbewegung nach unten (»Downbeat«) kommt (Baloh und Spooner 1981). Daneben besteht bei einigen Patienten mit Downbeat-Nystagmus auch eine Störung des vertikal-torsionalen Blickhaltemechanismus, sodass die Augen eine Drift nach oben zeigen (Glasauer et al. 2003). Opiate können auch bei Gesunden zu einem passageren Downbeat-Nystagmus führen (Rottach et al. 2002), Nikotin dagegen bei einem Teil gesunder Probanden zu einem Upbeat-Nystagmus (Pereira et al. 2000).

Der Downbeat-Nystagmus ist ein zentraler Nystagmus, der möglicherweise durch eine zentrale vestibuläre Tonusimbalance in Zusammenhang mit einem Defekt der vertikalen torsionalen Blickhaltung oder aber auch durch ein pathologisches Augenfolgesignal verursacht wird (Glasauer et al. 2003). Der Nystagmus schlägt in Primärposition unter Fixation nach unten und nimmt beim Blick nach unten oder lateral zu, ebenso in Kopfhängelage oder bei Kopfbeugung nach vorne (Marti et al. 2002). Bei einigen Patienten nimmt der Nystagmus unter Konvergenz ab, was therapeutisch genutzt werden kann. Patienten mit einem Downbeat-Nystagmus zeigen auch eine Falltendenz nach hinten (Büchele et al. 1983). Die zentralen Läsionen lassen sich beim Downbeat-Nystagmus im Vestibulo-Zerebellum und/oder der Medulla oblongata finden (Leigh und Zee 1999, Tusa 1999). Die beteiligten Bahnen scheinen GABAerg bzw. cholinerg zu sein. Die häufigsten Ursachen sind zerebelläre Degenerationen, Arnold-Chiari-Malformation Typ 1, Medikamentenintoxikationen (z. B. Amiodaron, Antikonvulsiva, Lithium; Opiate etc.) bzw. in etwa 30 % idiopathisch, bei 50 % von diesen zeigen sich auch eine Vestibulopathie, Polyneuropathie und andere zerebelläre Zeichen (Wagner et al. 2008); eine seltene Ursache ist die Multiple Sklerose. Selten sind der kongenitale Downbeat-Nystagmus (Halmagyi et al. 1983) und der Downbeat-Nystagmus im attackenfreien Intervall bei der episodischen Ataxie Typ 2 sowie bei der spino-zerebellären Ataxie Typ 6 (Harada et al. 1998).

Der Upbeat-Nystagmus ist ein Rucknystagmus, der in Primärposition nach oben schlägt und beim Blick nach oben zunimmt. Häufig besteht eine deutliche Störung der vertikalen Folgebewegungen. Bei Konvergenz kann der Nystagmus bei einigen Patienten die Schlagrichtung umkehren und in einen Downbeat-Nystagmus übergehen. Die ursächlichen Läsionen finden sich in den aufsteigenden Bahnen vom vorderen vertikalen Bogengang/Otolithen im Bereich des ponto-mesenzephalen oder ponto-medullären Übergangs in der Nähe des Nucl. perihypoglossii (Tusa 1999) und aber auch bei Läsionen in der Nähe des ventralen Tegmentum pontis (Pierrot-Deseilligny et al. 2005). Häufigste Ursache sind medulläre Läsionen (Stahl et al. 2000) durch Entmarkungen bei MS, Tumoren, Wernicke-Enzephalopathie, zerebelläre Degenerationen und Intoxikationen.

B 3.2.2.2 Verlauf

Epidemiologische Studien über den Verlauf und die Häufigkeit beider Störungen liegen nicht vor. Klinische Beobachtungen legen nahe, dass der Downbeat-Nystagmus im Gegensatz zum Upbeat-Nystagmus häufig persistiert (Wagner et al. 2009).

B 3.2.2.3 Therapeutische Prinzipien und pragmatische Therapie

Downbeat-Nystagmus: Einen wesentlichen Fortschritt in der Therapie des Downbeat-Nystagmus erbrachte eine placebokontrollierte, Cross-over-Studie über die Wirksamkeit des Kaliumkanalblockers 3,4-Diaminopyridin, in der bei zehn von 17 Patienten mit Downbeat-Nystagmus eine Reduktion der Nystagmusgeschwindigkeit im Mittel von mehr als 50 % gefunden wurde (Strupp et al. 2003). Diese Gruppe konnte auch zeigen, dass das besser die Blut-Hirn-Schranke überwindende 4-Aminopyridin (was möglicherweise auch eine etwas bessere Verträglichkeit hat) ebenfalls wirksam ist (Kalla et al. 2004, Glasauer et al. 2005). Beide Medikamente führen zu einer verstärkten Aktivität der zerebellären Purkinjezellen.

Eine Besserung des Downbeat-Nystagmus wurde auch unter der Gabe von GABA-A-Agonisten (Benzodiazepinen) wie Clonazepam (3 × 0,5 mg p. o. tgl.) beschrieben (Currie und Matsuo 1986, Tusa 1999, Young und Huang 2001). Die Wirkung von Clonazepam kann durch die einmalige Gabe von 1,0–2,0 mg abgeschätzt werden. Wir sahen bei einigen Patienten eine Besserung unter dem GABA-B-Agonisten Baclofen (3 × 10 mg p. o. tgl.) (Dieterich et al. 1991). Averbuch-Heller und Mitarbeiter (1997) berichteten von einer mäßigen Besserung des Downbeat-Nystagmus unter Gabapentin (3–4 × 300–600 mg p. o. tgl.). Zentral anticholinerg wirkende Substanzen wie Biperiden oder Scopolamin können bei einzelnen Patienten zu einer Besserung führen (Barton et al. 1994). Einzelne Patienten mit nachgewiesener Arnold-Chiari-Malformation zeigten nach einer Erweiterung des Foramen magnum mit Entlastung des kaudalen Kleinhirns eine Besserung (Pedersen et al. 1980, Spooner and Baloh 1981). Im Falle einer Besserung unter Konvergenz sollten Prismengläser, die eine artifizielle Konvergenz erzeugen, versucht werden.

Upbeat-Nystagmus: Baclofen (3 × 5–10 mg p. o. tgl.) führt bei einigen Patienten zu einer Besserung (Dieterich et al. 1991). Möglicherweise wirkt beim Upbeat-Nystagmus auch 2 × 5–10 mg 4-Aminopyridin (Glasauer et al. 2005).

Primär sollte deshalb bei Downbeat- oder Upbeat-Nystagmus mit störenden Oszillationen zuerst ein Therapieversuch mit 2 × 5–10 mg 4-Aminopyridin (nach Aufklärung über mögliche Nebenwirkungen wie – in der Regel – flüchtige periorale und digitale Parästhesien, Übelkeit und Kopfschmerzen) durchgeführt werden, alternativ können Baclofen (3 × 5–10 mg p. o. tgl.) oder Gabapentin (3–4 × 300–600 mg p. o. tgl.) versucht werden. (Thurtell et al. 2010). Bei Vorliegen einer Arnold-Chiari-Malformation und einem Downbeat-Nystagmus kann auch eine operative Erweiterung des Foramen magnum diskutiert werden.

B 3.2.3 Seesaw-Nystagmus

B 3.2.3.1 Klinik

Der Seesaw-Nystagmus ist ein relativ seltener pendelförmiger bzw. ruckartiger Spontannystagmus. Abwechselnd kommt es dabei zu einer Hebung und Einwärtsdrehung des einen Auges bei gleichzeitiger Senkung sowie Auswärtsdrehung des anderen Auges und dann vice versa. Die Frequenz liegt bei 4–5 Hz, und die Störung wird bei Läsionen im Bereich des rostralen Mittelhirns bzw. kaudalen Zwischenhirns in der Nähe des Chiasma bzw. des Nucl. Cajal beobachtet (Leigh und Zee 1999). In einem Hundemodell für diesen Nystagmus besteht eine genetische Fehlanlage des Chiasmas mit dem Verlust kreuzender visueller Bahnen (Stahl et al. 2000). Ein Rucknystagmus scheint ursächlich auf eine einseitige Läsion des Nucl. Cajal unter Aussparung des benachbarten Kerns des rostralen medialen longitudinalen Faszikels zurückzuführen zu sein (Halmagyi et al. 1994), wobei experimentelle Läsionen des Nucl. Cajal bei nichtmenschlichen Primaten keinen Seesaw-Nystagmus hervorrufen (Helmchen et al. 1998).

B 3.2.3.2 Therapeutische Prinzipien und pragmatische Therapie

Es finden sich nur kasuistische Mitteilungen, die über einen positiven Effekt von Alkohol (1,2 g/kg Körpergewicht) (Frisèn und Wikkelso 1986, Lepore 1987) sowie von Clonazepam (Carlow 1986) bzw. von Baclofen (Tusa 1999) berichten. Averbruch-Heller et al. (1997) beschrieben drei Patienten mit einer Seesaw-artigen Komponente ihres Pendelnystagmus, die sich unter Gabapentin besserte (siehe auch Thurtell et al. 2010).
Insgesamt scheinen also GABAerge Substanzen bzw. alpha2-Kalziumkanalblocker einen gewissen positiven Effekt zu haben.

B 3.2.4 Periodisch alternierender Nystagmus (PAN)

B 3.2.4.1 Klinik

Der periodisch alternierende Spontannystagmus ist ein seltener horizontaler Spontannystagmus, der periodisch seine Schlagrichtung ändert. Die Periodendauer kann Sekunden bis Minuten (typisch 2 Minuten) betragen; dabei kommt es zu einem crescendo-decrescendo-artigen Verlauf des Nystagmus. Abhängig von der Intensität des Nystagmus klagen die Patienten über Oszillopsien. Am häufigsten finden sich bei den Patienten Läsionen des Vestibulo-Zerebellums, sodass sich bei diesen Patienten gleichzeitig auch Störungen der Fixation finden lassen. Tierexperimentell lässt sich ein periodisch alternierender Nystagmus durch Läsionen von Nodulus und Uvula und Ausschaltung der visuellen Fixation hervorrufen (Waespe et al. 1985). Insgesamt wird eine Enthemmung des GABAergen Geschwindigkeitsspeichers (der über ein Netzwerk und unter Einbeziehung der Vestibulariskerne physiologisch die Zeitkonstante der Bogengänge verlängert) als Pathomechanismus dieses Nystagmus angesehen (Waespe et al. 1985, Furman et al. 1990). Ursächliche Erkrankungen sind Arnold-Chiari-Malformationen, Multiple Sklerose, Hirnstammtumoren, Kleinhirnatrophien, Hirnstamminfarkte. Selten tritt der periodisch alternierende Nystagmus kongenital auf, wobei sich dann häufig ein irreguläres Muster findet.

B 3.2.4.2 Verlauf

In der Regel kommt es zu keiner spontanen Besserung.

B 3.2.4.3 Therapeutische Prinzipien und pragmatische Therapie

In einer Reihe von Kasuistiken oder kleineren, offenen Untersuchungen wird von einem positiven Effekt von Baclofen (3 x 5–10 mg p. o. tgl.) berichtet (Halmagyi et al. 1980, Larmande und Larmande 1983, Isago et al. 1985, Carlow 1986, Nuti et al. 1986). Baclofen scheint bei kongenitalen Formen weniger wirksam zu sein. Alternativ können 5-Hydroxytryptophan (500–1 000 mg p. o. tgl.) (Larmande und Pautrizel 1981), Phenothiazin oder Barbiturate (Isago et al. 1985) versucht werden. Auch kongenitale Formen können auf Baclofen reagieren (Solomon et al. 2002).

Tab. B 3.2: Pragmatische Therapie okulomotorischer Syndrome

Syndrom	Substanz	Dosierung	wichtige Nebenwirkungen	Evidenz	Empfehlungsstärke
Downbeat-Nystagmus	Clonazepam Baclofen Gabapentin 4-Aminopyridin	2 x 0,5–1,5 mg Rivotril® 3 x 5–10 mg Lioresal® 3–4 x 300–600 mg Neurontin® 3–4 x 5–10 mg	Sedierung Sedierung, Schwäche Sedierung, Schwindel, Ödeme Parästhesien, Anfälle	↔ ↔ ↔ ↑↑	B B B A
Upbeat-Nystagmus	Baclofen 4-Aminopyridin Gabapentin Memantin	3 x 5–10 mg Lioresal® 3–4 x 5–10 mg 3–4 x 300–600 mg Neurontin® 3–4 x 10 mg Axura®	Sedierung, Schwäche Parästhesien, Anfälle Sedierung, Schwindel, Ödeme	↑ ↔ ↔ ↔	B B B B
Periodisch alternierender Spontannystagmus	Baclofen	3 x 5–10 mg Lioresal®	Sedierung, Schwäche	↑	B
Erworbener Pendelnystagmus	Memantin Gabapentin	3–4 x 10 mg Axura® 3–4 x 300–600 mg Neurontin®	Sedierung, Verwirrtheit, Schwäche Schwindel, Ödeme, Schwäche (MS)	↑↑ ↑↑	A A
Vestibuläre Paroxysmien	Carbamazepin Gabapentin	2 x 200–600 Tegretal® retard 3–4 x 300–600 mg Neurontin®	Schwindel, Sedierung Schwindel, Ödeme	↔ ↔	B B
Obliquus-superior-Myokymie	Carbamazepin Gabapentin	2 x 200–600 Tegretal® retard 3–4 x 300–600 mg Neurontin®	Schwindel, Sedierung Schwindel, Ödeme	↔ ↔	B B
Okuläre Neuromyotonie	Carbamazepin	2 x 200–600 Tegretal® retard	Schwindel, Sedierung	↔	B

Mittel der ersten Wahl ist 3 x 5–10 mg Baclofen p. o. tgl.; der Effekt ist nach drei bis fünf Tagen zu beobachten und scheint im Langzeitverlauf langsam abzunehmen. Wenige Patienten sprechen auf keines der beschriebenen Pharmaka an.

B 3.2.5 Erworbener Pendelnystagmus

B 3.2.5.1 Klinik

Der erworbene Pendelnystagmus führt fast immer zu ausgeprägten Oszillopsien und Sehstörungen durch einen häufig auch diskonjugierten periodischen Nystagmus mit atypischer Schlagform, der eine horizontale, vertikale, torsionelle oder auch kombinierte Schlagebene hat (Gresty et al. 1982, Traccis et al. 1990, Leigh et al. 1992, Leigh und Zee 1999). Die Frequenz dieser Oszillationen liegt zwischen 2 und 7 Hz (Zee 1985). Häufig finden sich weitere Symptome wie ein Kopftremor, Rumpf- und Extremitäten-Ataxie und andere zerebelläre Okulomotorikstörungen. Die Pathophysiologie ist nicht geklärt. Einerseits wird (wegen der diskonjugierten Formen und der Störung auch anderer Augenbewegungen) eine Hirnstammläsion in der Nähe der okulomotorischen Kerne (Gresty et al. 1982) bzw. der Verbindungen zwischen Nucl. dentatus, Nucl. ruber und Olive (Tusa 1999) angenommen. Andererseits ist eine Störung in dem Netzwerk für die Blickhaltefunktion denkbar (Das et al. 2000, Stahl et al. 2000). Ursächlich dafür sind degenerative oder entzündliche Erkrankungen des Myelins, z. B. Multiple Sklerose, Toluen-Missbrauch, Pelizaeus-Merzbacher-Erkrankung oder Morbus Whipple (dann mit okulopalatinen Myoklonien) (Leigh und Zee 1999).

B 3.2.5.2 Verlauf

Bei den meisten Patienten ist der Nystagmus permanent.

B 3.2.5.3 Therapeutische Prinzipien und pragmatische Therapie

Ein diskutierter Ansatz geht von einem primär GABAergen Defizit aus (Bandini et al. 2001), wobei aber die in den letzten Jahren beschriebenen Therapieansätze eher eine Störung der glutaminergen Übertragung stützen. Einzelne Fallberichte beschreiben einen positiven Effekt von zentral anticholinergen Substanzen wie Trihexyphenidyl (20–40 mg p. o. tgl.) (Herishanu und Louzoun 1986, Jabbari et al. 1987). In einer kleinen Doppelblind-Studie reagierte aber nur einer von insgesamt sechs getesteten Patienten positiv (Leigh et al. 1991). Scopolamin i. v. (0,4 mg), ein zentral wirksames Anticholinergikum, führte bei fünf in einer doppelblinden Studie untersuchten Patienten zu einer Besserung (Barton et al. 1994). In kleinen Serien wurde Lidocain (100 mg i. v.) untersucht, was ebenfalls bei einigen Patienten zu einer Besserung führte (Ell et al. 1982, Gresty et al. 1982). Starck und Mitarbeiter verglichen in einer offenen Studie mit zehn Patienten Clonazepam, Memantin und Scopolamin (Starck et al. 1997). Scopolamin (transdermale Applikation 0,5 mg tgl.) führte bei drei Patienten zu einer Besserung, Memantin (15–60 mg p. o. tgl.), ein NMDA-Antagonist, besserte den Nystagmus bei neun Patienten, zwei Patienten reagierten auf Clonazepam (3 x 0,5–1,0 mg p. o. tgl.). In einer weiteren Studie mit Cross-over-Design sahen wir bei elf Patienten unter 60 mg Memantin eine ausgeprägtere Visusbes-

serung als unter 1 200 mg Gabapentin (Starck et al. 2010). Diese Ergebnisse wurden auch in Untersuchungen von Thurtell et al. (2010) und Kumar et al. (2009) bestätigt. Ein positiver Effekt von GABAergen Substanzen wurde von Traccis et al. (1990) und Leigh et al. (1994) berichtet, die eine Besserung bei wenigen Patienten mit Pendelnystagmus bei Multipler Sklerose (MS) unter der Therapie mit Isoniazid (800–1 000 mg p. o. tgl.), z. T. in Kombination mit durch Prismen erzwungener Konvergenz, sahen. Andere GABAerge Substanzen, die in Einzelfällen eingesetzt wurden, sind Alkohol (Mossman et al. 1993) und Amobarbital (Nathanson et al. 1953). Dagegen berichteten Bandini et al. (2001) über keinen Effekt der ebenfalls GABAergen Substanz Vigabatrin (2 000 mg tgl.) bei vier von fünf untersuchten Patienten, während vier dieser fünf Patienten eine Besserung unter Gabapentin (3 x 300 mg tgl.) zeigten. Eine ähnliche Wirkung sah Averbuch-Heller et al. (1997) bei zehn von 15 behandelten Patienten.
Insgesamt spricht sowohl die Wirkung von Gabapentin als auch von Memantin eher für eine kalziumkanalabhängige Störung (Bandini et al. 2001). Bisher nur bei wenigen Patienten mit MS beobachtet, scheint bei Pendelnystagmus – auch Cannabis (geraucht) wirksam zu sein (Schon et al. 1999, Dell'Osso 2000).
Neben den pharmakologischen Therapieansätzen berichten ältere Arbeiten über operative Veränderungen der Muskelansätze mit dem Ziel, die Augenoszillationen so zu vermindern (Cüppers 1971, Mühlendyck 1979). Ein ähnlicher Ansatz wird mit der passageren Lähmung der Augenmuskeln durch die Injektion von Botulinumtoxin verfolgt (Leigh et al. 1992), wobei es zu passageren Doppelbildern oder einer Ptose kommen kann.

Klinisch sollte zuerst eine Therapie mit dem in der Regel gut verträglichen Gabapentin (3–4 x 300–600 mg p. o. tgl.) versucht werden, alternativ kann Memantin (15–60 mg p. o. tgl.) gegeben werden, auch in Kombination mit Clonazepam (3 x 0,5–1,0 mg p. o. tgl) (Thurtell et al. 2010).

B 3.2.6 Infantiler (kongenitaler) Nystagmus und manifest latenter Nystagmus

B 3.2.6.1 Klinik

Der infantile/kongenitale Nystagmus beginnt mit der Geburt oder in der frühen Kindheit. Bei den meisten Patienten findet man einen Fixationsnystagmus, der eine variable horizontale Schlagform und in bestimmten Blickpositionen ein Maximum und Minimum hat. Wesentliche Merkmale sind neben der atypischen Form eine Zunahme unter Fixation, eine Suppression bei Konvergenz, eine Inversion der Nystagmusrichtung bei optokinetischer Reizung sowie die sogenannte Neutralzone, bei der der Nystagmus minimal ist. Bei hochauflösender Ableitung der Augenbewegungen finden sich typische Perioden, in denen die Fovea für eine kurze Zeit auf dem Zielpunkt verbleibt. Im Gegensatz zu erworbenen Nystagmusformen berichten die Patienten trotz der z. T. recht hohen Nystagmusgeschwindigkeit typischerweise nicht über Oszillopsien. Ursächlich handelt es sich wahrscheinlich um eine primäre Störung des Fixationssystems (Tusa 1999). Bei familiären Formen mit meist x-chromosomaler Vererbung konnte zuletzt eine Assoziation mit dem Gen FRMD7 festgestellt werden (Tarpey et al. 2006, Thomas et al. 2008). Das Gen ist wahrscheinlich an der Steuerung des Auswachsens von Neuriten beteiligt.

Der sogenannte latente und der manifest latente Nystagmus ist eine weitere Form eines kongenitalen Nystagmus, der bei Patienten mit seit der Geburt gestörtem binokulärem Sehen zu beobachten ist. Ist der Nystagmus, der typischerweise immer zum dominierenden Auge schlägt, schon bei beidäugiger Fixation vorhanden, spricht man von einem manifest latenten Nystagmus. Durch Abdecken eines der beiden Augen kommt es zu einer Zunahme des horizontalen Nystagmus, der zum fixierenden Auge schlägt. Häufig besteht ein Strabismus. Patienten mit dieser Form eines Spontannystagmus berichten manchmal über Oszillopsien. Die Diagnose wird allein durch die klinische Untersuchung gestellt.

B 3.2.6.2 Verlauf

Es handelt sich um eine permanente Störung, manchmal kommt es mit dem Alter zu einer Reduktion. Häufig besteht keine subjektive Beeinträchtigung.

B 3.2.6.3 Therapeutische Prinzipien und pragmatische Therapie

Infantiler/Kongenitaler Nystagmus: Meistens ist eine Therapie nicht notwendig. Eine Therapieoption ist die operative Veränderung der Sehachsen, einerseits durch artifizielle Drehung der Augen in Richtung auf die relative Nullzone des Nystagmus (Anderson 1953, Graef et al. 2000) oder künstliche Konvergenz (Mühlendyck 1979). Auch wurde eine Verbesserung des Nystagmus und der visuellen Funktion nach beidseitiger Verkürzung der Mm. recti beschrieben (Atilla et al. 1999). Alternativ zur Operation kann auch Botulinumtoxin A eingesetzt werden. Beide Verfahren sind invasiv und haben einen nicht immer vorhersagbaren Ausgang (Abadi und Whittle 1992). Auf dem Boden tierexperimenteller Arbeiten wurde von Dell'Osso und Mitarbeitern (1999) eine Variante dieses Vorgehens beschrieben, bei der die Muskeln im Bereich ihrer Insertion am Augapfel abgetrennt und dort wieder angenäht wurden (Tenotomie). Hintergrund des Vorgehens ist, dass man so eine Änderung des propriozeptiven Eingangs herbeiführt. Kontrollierte klinische Untersuchungen sind bislang nicht publiziert.
Nicht-operative Verfahren beinhalten eine Änderung der Blickachse durch Prismengläser (Konvergenz; Bagolini 1978), Biofeedback-Training (Mezawa et al. 1990) und Medikamente (5-Hydroxytryptophan, Larmande und Pautrizel 1981; Baclofen, Yee et al. 1982). Zuletzt wurde wiederholt die erfolgreiche Therapie mit Gabapentin oder Memantin beschrieben (Sarvananthan et al. 2006, Shery et al. 2006, McLean et al. 2007). Möglicherweise ist auch Cannabis (geraucht) wirksam (Pradeep et al. 2008). Auditorisches Feedback kann den Nystagmus um 40 % reduzieren und die Zeiten der Foveation um mehr als 190 % verlängern (Mezawa et al. 1990).

Elektrische Stimulation oder Vibration an Stirn oder Nacken kann ebenfalls bei einigen Patienten den Nystagmus reduzieren (Sheth et al. 1995). Pragmatisch wird man bei störenden Oszillopsien einen Therapieversuch mit 3–4 x 300–600 mg oder 1 x 20–40 mg Memantin beginnen (Sarvananthan et al. 2006, Shery et al. 2006).

Manifest latenter Nystagmus: Ausgleich der Schielstellung durch entsprechende Prismen oder operative Korrekturen vermindert bei einigen Patienten den Nystagmus (Zubcov et al. 1990, Graef et al. 2000).

B 3.2.7 Opsoklonus und Ocular Flutter

B 3.2.7.1 Klinik

Der Opsoklonus ist eine relativ seltene erworbene Fixationsstörung, bei der es zu wiederholten raschen Salven von konjugierten sakkadischen Augenbewegungen mit horizontaler, vertikaler und torsioneller Komponente kommt. Zwischen den einzelnen Sakkaden kommt es zu keiner Fixation. Augenschluss, Konvergenz und auch akustische Reize können diese Salven triggern, die Amplituden dieser Oszillationen liegen im Mittel bei 2–15° (Leigh und Zee 1999). Der Ocular Flutter ist eine ganz ähnliche Störung, wobei die Augenbewegungen nur rein horizontale Komponenten haben. Klinisch kann sich ein Ocular Flutter im Verlauf der Besserung aus einem Opsoklonus entwickeln. Typischerweise werden diese okulomotorischen Symptome von zerebellären Zeichen wie Stand- und Gang-Ataxie sowie Extremitäten-Myoklonien begleitet. Ursächlich für die Störung wird eine funktionelle Störung der für die Fixation verantwortlichen Verbindungen zwischen dem rostralen Anteil des Colliculus superior und den im kaudalen Pons gelegenen Omnipausezellen angenommen. Histologische Auffälligkeiten finden sich nicht (Ridley et al. 1987), sodass vermutlich eine Störung der glutaminergen zerebellären Verbindungen zu diesen Arealen für die funktionelle Enthemmung der Omnipausezellen verantwortlich ist. Berichte über einen Ocular Flutter nach lokalisierter Läsion der paramedianen pontinen retikulären Formation (PPRF) sind damit vereinbar (Schon et al. 2001). Ein Opsoklonus kann bei einer Enzephalitis (postviral, z. B. Coxsackie B37; nach Impfungen) oder aber auch bei paraneoplastischen Syndromen im Rahmen von Neuroblastomen (Kinder), Lungenkarzinomen, Mammakarzinomen, Ovarialkarzinomen, Lymphomen usw. (Erwachsene) beobachtet werden. Einzelfallberichte beschreiben als Ursache ein hyperosmolares Koma, Hirninfarkte, Tumoren des Hirnstamms, Blutungen, Traumen und Intoxikationen mit Antidepressiva, Morphin, Kokain, Lithium, Thallium, Haloperidol, DDT und anderen Pestiziden (Leopold 1985).

B 3.2.7.2 Verlauf

Als Symptom einer Virusinfektion oder postvakzinal ist die Prognose meist ausgezeichnet und es kommt zu einer kompletten Remission. Im Rahmen eines paraneoplastischen Syndroms können die Symptome allerdings sogar nach erfolgreicher Behandlung des Tumors persistieren, wobei Kinder eine bessere Rückbildungstendenz als Erwachsene zeigen (Leopold 1985).

B 3.2.7.3 Therapeutische Prinzipien und pragmatische Therapie

Neben der Therapie des Tumors können immunsuppressive Therapieansätze versucht werden, in erster Linie Immunglobuline i. v. (2 g/kg KG verteilt über fünf Tage i. v.) (Pless und Ronthal 1996). In älteren Berichten wird auch ACTH bzw. Prednisolon empfohlen (Leopold 1985, Carlow 1986).
Medikamentöse Ansätze, die Fixationsstörung zu beeinflussen, sind nur kasuistisch berichtet worden: So fand sich bei vier von fünf Patienten mit sogenannten Square-Wave-Oszillationen, einer vermutlich verwandten Fixationsstörung, eine Besserung unter Valproinsäure (Traccis et al. 1997); vereinzelt unter Propranolol (3 x 40–80 mg p. o. tgl.), Clonazepam (3 x 0,5–2 mg p. o. tgl.), Nitrazepam (15–30 mg p. o. tgl.), Thiamin (200 mg i. v.) (Leopold 1985, Carlow 1986, Nausieda et al. 1981).
Pragmatisch sollte man mit der Tumortherapie beginnen, gegebenenfalls Immunglobuline i. v. Ohne Tumornachweis oder bei Versagen der Therapie des Tumors kann ein Versuch mit Valproinsäure (2 x 500–1 000 mg p. o. tgl.) bzw. Clonazepam (3 x 0,5–2 mg p. o. tgl.) unternommen werden.

B 3.2.8 Okulo-palatiner Tremor/ Myoklonus

B 3.2.8.1 Klinik

Es handelt sich um meist vertikale, z. T. diskonjugierte, relativ langsame und großamplitudige, pendelförmige Oszillationen mit atypischer Schlagform (meist um 3 Hz). Im Kontrast zu dem in der Regel eher kleinamplitudigen und höherfrequenten erworbenen Pendelnystagmus, kann man bei einigen Patienten auch synchrone Myoklonien des weichen Gaumens oder der Mm. stapedius/tympani beobachten. Ursächlich sind neben pontinen Blutungen, Ponsgliomen, seltener Traumen, Entzündungen oder Systemdegenerationen. Die pathologischen Veränderungen umfassen den Nucl. ruber, den Nucl. dentatus, den Tractus tegmentalis zentralis bzw. die untere Olive. Letztlich scheint der Verlust cholinerger Afferenzen der unteren Olive durch Läsion der Verbindungen mit dem Nucl. dentatus mit nachfolgender cholinerger Überempfindlichkeit und Hypertrophie der unteren Olive verantwortlich zu sein.

B 3.2.8.2 Verlauf

Die okulären Symptome bilden sich erst mit einer Latenz von im Mittel zehn Monaten nach der Läsion aus. Die okulären Symptome bilden sich spontan nicht zurück.

B 3.2.8.3 Therapeutische Prinzipien und pragmatische Therapie

Vor dem Hintergrund einer möglichen cholinergen Denervierungs-Überempfindlichkeit wurde verschiedentlich der Einsatz von zentralwirksamen Anticholinergika vorgeschlagen. In zwei Untersuchun-

gen wurde eine Besserung nach der Gabe höherer Dosen von Trihexyphenidyl (20–60 mg p. o. tgl.) bei insgesamt sechs Patienten beschrieben (Jabbari et al. 1987, Straube und Büttner 1991). Daneben finden sich mehrere Einzelfallberichte, die eine Besserung unter Valproinsäure (750–2 000 mg tgl.), Carbamazepin (600–1 200 mg p. o. tgl.), Phenytoin (250–400 mg p. o. tgl.) oder 5-Hydroxytryptophan in Kombination mit Carbidopa beschreiben (Übersicht in: Carlow 1986, Straube und Büttner 1991, Tusa 1999). Averbuch-Heller und Kollegen (1997) sahen auch eine Besserung unter Gabapentin (3–4 x 300–600 mg tgl.). In Einzelfällen kann es dabei sinnvoll sein, die medikamentösen Ansätze mit einer entsprechenden Prismenversorgung, die die Augen in die Blickrichtung mit der geringsten Nystagmusamplitude bringt, zu kombinieren.
Behandlungsversuche sollten mit einer niedrigen Dosierung von Trihexyphenidyl (2 mg p. o. tgl.) beginnen, welches dann langsam (2 mg pro Tag) gesteigert werden kann. Bei ausbleibender Besserung kann dann gegebenenfalls auch Valproinsäure versucht werden.

B 3.3 Nukleäre und infranukleäre Augenbewegungsstörungen

B 3.3.1 Obliquus-superior-Myokymie

B 3.3.1.1 Klinik

Die Obliquus-superior-Myokymie ist durch paroxysmale Attacken von monokulären kleinamplitudigen Oszillationen über Sekunden bis maximal Minuten gekennzeichnet. In Primärstellung und beim Blick nach lateral sind diese Bewegungen fast rein torsionell, beim Blick nach medial kommt es auch zu einer vertikalen Komponente. Bei einigen Patienten können die Oszillationen durch willkürliche Blickbewegungen, z. B. Blick nach unten, ausgelöst werden: Die Pathophysiologie ist nicht vollständig geklärt, die meisten Autoren gehen in Analogie zur Trigeminusneuralgie als auch Vestibularisparoxysmie (s. dort) von einem Nerv-Gefäß-Kontakt aus, der den N. trochlearis betrifft (Lee 1984), welcher jetzt auch in Einzelfällen im NMR nachgewiesen wurde (Yousry et al. 2002). Alternativ werden hochfrequente Spontanentladungen im Trochleariskern (Hoyt und Keane 1962) oder im Muskel (Leigh et al. 1991) diskutiert.

B 3.3.1.2 Verlauf

Der Verlauf ist durch nicht vorhersehbare Spontanremissionen, die über Tage bis Jahre anhalten, charakterisiert.

B 3.3.1.3 Therapeutische Prinzipien und pragmatische Therapie

Wiederholte Fallberichte und kleinere offene Serien beschreiben einen positiven Effekt von verschiedenen Antikonvulsiva wie vor allem Carbamazepin (2–3 x 400–600 mg p. o. tgl.) und weniger häufig Phenytoin (250–400 mg p. o. tgl.) (Rosenberg und Glaser 1983, Susac et al. 1973) sowie auch Gabapentin (Deokule et al. 2004, Tomsak et al. 2002). Langzeitstudien wurden nicht berichtet, aber Rosenberg und Glaser (1983) beschreiben einige Patienten mit einer Abnahme der Wirkung nach wenigen Monaten. Bei fehlender Besserung kann eine operative Tenotomie des Musculus obliquus superior durchgeführt werden (Palmer und Shults 1984).
Praktischerweise sollte ein Therapieversuch mit Carbamazepin langsam einschleichend (2–3 x 400–600 mg p. o. tgl.) oder – wenn wegen Nebenwirkungen nicht möglich – mit Phenytoin (250–400 mg tgl.) oder dem in der Regel besser verträglichen Gabapentin (2 x 300 bis maximal 4 x 800 mg täglich) erfolgen.

B 3.3.2 Okuläre Neuromyotonie

B 3.3.2.1 Klinik

Die okuläre Neuromyotonie ist eine seltene Erkrankung, bei der es zu paroxysmalen Attacken mit crescendo-decrescendo-artig verlaufenden Augenmuskelparesen kommen kann, die z. T. durch forcierte Blickwendung in Richtung des betroffenen Muskels ausgelöst werden können (Ricker und Mertens 1970, Helmchen et al. 1992, Frohmann und Zee 1995). Die Dauer dieser Attacken liegt bei einer Minute bis zu wenigen Minuten. Bei der Mehrzahl der Patienten finden sich in der Anamnese eine Bestrahlung der Hypophyse und/oder angrenzender Regionen.

B 3.3.2.2 Verlauf

Es handelt sich um ein Symptom, welches häufig Jahre nach der Operation bzw. der Bestrahlung eines Hypophysentumors beginnt und in der Regel keine Spontanremission zeigt.

B 3.3.2.3 Therapeutische Prinzipien und pragmatische Therapie

Die meisten der wenigen in der Literatur beschriebenen Patienten zeigten eine partielle bis vollständige Besserung der Symptomatik unter Carbamazepin (2 x 200–600 mg p. o. tgl. bzw. Phenytoin 250–400 mg p. o. tgl.) (Helmchen et al. 1992, Diaz et al. 1992, Frohmann and Zee 1995).

B 3.3.3 Isolierte Augenmuskelparesen

B 3.3.3.1 Klinik

Eine akute Augenmuskelparese verursacht Doppelbilder abhängig von der Blickrichtung, d. h. verstärkt beim Blick in Zugrichtung des paretischen Muskels (Leigh und Zee 1999). Der Abstand dieser Doppelbilder wird dabei subjektiv kleiner wahrgenommen als es die objektive Achsenabweichung vermuten lässt. Augenmuskelparesen können durch isolierte Läsionen des N. okulomotorius, N. trochlearis oder N. abduzens bzw. auch Störungen der neuromuskulären Übertragung (vorrangig die Myasthenia gravis, sehr selten das Lambert-Eaton-Syndrom) entstehen. Ursache der Nervenläsionen sind, neben Druckläsionen durch Aneurysmen, Entzündungen im Bereich des Sinus cavernosus oder Tumore, häufiger umschriebene Hirnstamminfarkte bzw. Nerveninfarkte bei arterieller Hypertonie und die oft schmerzhafte Monoparese bei Diabetes mellitus. Auch Traumen mit entsprechender Gewalteinwirkung auf den Hirnstamm können Ursache der Augenmuskelparesen sein. Eine Sonderform stellt die endokrine Orbitopathie bei Hyperthyreose dar, bei der es durch Antikörper zu einer Entzündung des Orbitagewebes mit Fibrose der Muskeln kommt. Alle diese Erkrankungen führen über die Augenfehlstellung zu Doppelbildern, die bei kongenitalen Fehlstellungen in der Regel fehlen.

B 3.3.3.2 Verlauf

Augenmuskelparesen auf dem Boden einer arteriellen Hypertonie oder eines Diabetes mellitus zeigen normalerweise eine gute Rückbildung über 6–12 Monate. Auch in etwa 30 % der als idiopathisch klassifizierten Augenmuskelparesen ist die Prognose günstig. Bei den anderen Ursachen kommt es auf die Behandlung der zugrundeliegenden Störung an, wobei die Rückbildung aber ausbleiben kann. Die okuläre Myasthenie ist z. T. therapeutisch schwerer einzustellen als die generalisierte Myasthenie.

B 3.3.3.3 Therapeutische Prinzipien und pragmatische Therapie

Initial bietet sich die abwechselnde Abdeckung eines Auges zur Vermeidung der Doppelbilder an. Darüber hinaus bedarf es einer Therapie der ursächlichen Erkrankung. Ob ein spezielles Training die Restitution beschleunigt, ist nicht untersucht. Bei fehlender Rückbildung nach 1,5–2 Jahren kann die Fehlstellung auch operativ verkleinert werden. Eine andere Option ist die zeitweilige Schwächung des Antagonisten durch Botulinumtoxin Injektionen (Scott 1980, Dunn et al. 1986). Geringgradige Fehlstellungen lassen sich durch Prismengläser ausgleichen, wobei Rotationsfehlstellungen weniger geeignet sind.

B 3.4 Literatur

Abadi RV, Whittle J. Surgery and compensatory head postures in congenital nystagmus. A longitudinal study. Arch Ophthalmol 1992;110:632–635.

Anderson JR. Causes and treatment of congenital eccentric nystagmus. Br J Ophthalmol 1953;37:267–281.

Atilla H, Erkam N, Iikcelik Y. Surgical treatment in nystagmus. Eye 1999;13:11–15.

Averbuch-Heller L, Tusa R.J, Fuhry L, Rottach KG, Ganser GL, Heide W, Büttner U, Leigh RJ. A double-blind controlled study of gabapentin and baclofen as treatment for acquired nystagmus. Ann Neurol 1997;41:818–825.

Bagolini B. Orthoptic and prismatic treatment of congenital nystagmus. In: Reinecke RD, ed. Strabismus. New York: Grune & Stratton; 1978.p. 191–201.

Baloh RW, Spooner JW. Downbeat nystagmus. A type of central vestibular nystagmus. Neurology 1981;31:304–310.

Bandini F, Castello E, Mazella L, Mancardi GL, Solaro C. Gabapentin but not vigabatrin is effective in the treatment of acquired nystagmus in multiple sclerosis: how valid is the gabaergic hypothesis? J Neurol Neurosurg Psychiatry 2001;71:107–110.

Barton JJS, Huaman AG, Sharpe JA. Muscarinic antagonists in the treatment of acquired pendular and downbeat nystagmus: A double-blind, randomized trial of three intravenous drugs. Ann Neurol 1994;35:319–325.

Büchele W, Brandt T, Degner D. Ataxia and oscillopsia in downbeat-nystagmus vertigo syndrome. Adv Oto-RhinoLaryngol 1983;30:291–297.

Carlow TJ. Medical treatment of nystagmus and ocular motor disorders. Int Ophthalmol Clin 1986;26:251–264.

Cüppers C. Probleme der operativen Therapie des okulären Nystagmus. Klin Monatsbl Augenheilkd 1971; 159:145.

Currie J, Matsuo V. The use of clonazepam in the treatment of nystagmus induced oscillopsia. Ophthalmology 1986; 93:924–932.

Das VE, Oruganti P, Kramer PD, Leigh R.J. Experimental tests of a neural-network model for ocular oscillations caused by disease of central myelin. Exp Brain Res 2000; 133:189–97.

Dell'Osso LF, Hertle RW, Williams RW, Jacobs JB. A new surgery for congenital nystagmus: effects of tenotomy on an achiasmatic canine and the role of extraocular proprioception. J AAPOS 1999;3:166–182.

Dell'Osso LF. Suppression of pendular nystagmus by smoking cannabis in a patient with multiple sclerosis. Neurology 2000;13:2190–2191.

Deokule S, Burdon M, Matthews T. Superior oblique myokymia improved with gabapentin. J Neuroophthalmol. 2004;24 (1):95–96.

Diaz JM, Urban ES, Schiffman JS, Peterson AC. Post-irradiation neuromyotonia affecting trigeminal nerve distribution: An unusual presentation. Neurology 1992;42: 1102–1104.

Dieterich M, Straube A, Brandt T, Paulus W., Büttner U. The effects of baclofen and cholinergic drugs on upbeat and downbeat nsytagmus. J. Neurol. Neurosurg. Psychiatry 1991;54:627–632.

Dunn WJ, Arnold AC, O'Connor PS. Botulinum toxin for the treatment of dysthyroid ocular myopathy. Ophthalmology 1986;93:470–475.

Ell J, Gresty M, Chambers BR, Frindley L. Acquired pendular nystagmus: Characteristics, pathophysiology and pharmacological modification. In: Roucoux A, Crommeilinck M, eds. Physiological and Pathological Aspects of Eye Movements. The Hague, Boston, London: Dr. W. Junk Publ.; 1982.p. 89–98.

Frisèn L, Wikkelso C. Posttraumatic seesaw nystagmus abolished by ethanol ingestion. Neurology 1986;36:841–844.

Frohman, EM, Zee DS. Ocular Neuromyotonia: clinical features, physiological mechanisms, and response to therapy. Ann Neurol 1995;37:620–626.

Furman JMR, Wall C, Pang D. Vestibular function in periodic alternating nystagmus. Brain 1990;113:1425–1439.

Glasauer S, Hoshi M, Kempermann U, Eggert T, Büttner U. Three-dimensional eye position and slow phase velocity in humans with downbeat nystagmus. J Neurophysiol 2003;89 (1):338–354.

Glasauer S, Strupp M, Kalla R, Buttner U, Brandt T. Effect of 4-Aminopyridine on Upbeat and Downbeat Nystagmus Elucidates the Mechanism of Downbeat Nystagmus. Ann N Y Acad Sci 2005 Apr;1039:528–531.

Glasauer S, Kalla R, Büttner U, Strupp M, Brandt T. 4-aminopyridine restores visual ocular motor function in upbeat nystagmus. J Neurol Neurosurg Psychiatry 2005;76 (3):451–453.

Gräf M, Droutsas K, Kaufmann H. Kongenitaler Nystagmus: Indikation, Ergebnisse und Dosierung der Operation nach Kestenbaum bei 34 Patienten. Klin Monatsbl Augenheilkd 2000;217:334–339.

Gresty M, Ell J J, Findley LJ. Acquired pendular nystagmus: Its characteristics, localising value and pathophysiology. J Neurol Neurosurg Psychiatry 1982;45:431–439.

Halmagyi MG, Rudge P, Gresty MA. Treatment of periodic alternating nystagmus. Ann Neurol 1980;8:609–611.

Halmagyi MG, Rudge P, Gresty MA, Sanders MD. Downbeating nystagmus. A review of 62 cases. Arch Neurol 1983;40:777–784.

Halmagyi MG, Curthoys IS. A clinical sign of canal paresis. Arch Neurol 1988;45:737–739.
Halmagyi GM, Aw ST, Dehaene I, Curthoys IS, Todd MJ. Jerk-waveform see-saw nystagmus due to unilateral meso-diencephalic lesion. Brain 1994;117:789–803.
Harada H, Tamaoka A, Watanabe M, Ishikawa K, Shoji S. Downbeat nystagmus in two siblings with spinocerebellar ataxia type 6 (SCA 6). J Neurol Sci 1998;160 (2):161–163.
Helmchen C, Dieterich M, Straube A, Büttner U. Abduzensneuromyotonie mit partieller Okulomotoriusparese. Nervenarzt 1992;63:625–629.
Helmchen C, Rambold H, Fuhry L, Büttner U. Deficits in vertical and torsional eye movements after uni- and bilateral muscimol inactivation of the interstitial nucleus of Cajal of the alert monkey. Exp Brain Res 1998;119: 436–452.
Herishanu Y, Louzoun, Z. Trihexyphenidyl treatment of vertical pendular nystagmus. Neurology 1986;36:82–84.
Isago H, Tsuboya R, Kataura A. A case of periodic alternating nystagmus: With special reference to the efficacy of baclofen treatment. Auris Nasus Larynx 1985;12:15–21.
Jabbari B, Rosenberg M, Scherokman B, Gunderson CH, McBurney JW, McClintock W. Effectivness of trihexyphenidyl against pendular nystagmus and palatal myoclonus: Evidence of cholinergic dysfunction. Movement Disord 1987;2:93–98.
Kalla R, Glasauer S, Schautzer F, Lehnen N, Büttner U, Strupp M, Brandt T. 4-aminopyridine improves downbeat nystagmus, smooth pursuit, and VOR gain. Neurology 2004;62 (7):1228–1229.
Kumar A, Thomas S, McLean R, Proudlock FA, Roberts E, Boggild M, Gottlob I. Treatment of acquired periodic alternating nystagmus with memantine: a case report. Clin Neuropharmacol 2009;32 (2):109–110.
Larmande P, Pautrizel B. Traitement du nystagmus congénital par 5-hydroxytryptophane. Presse Med 1981;10: 31–66.
Larmande P, Larmande A. Action du baclofene sur le nystagmus alternant periodique. Bull Mem Soc Fr Ophtalmol 1983;94:390–393.
Lee JP. Superior oblique myokymia: A possible etiologic factor. Arch Ophthalmol 1984;102:1178–1179.
Leigh RJ, Burnstine, TH, Ruff RL, Kasmer RJ. The effect of anticholinergic agents upon acquired nystagmus: A double-blind study of trihexyphenidyl and tridihexethyl chloride. Neurology 1991;41:1737–1741.
Leigh RJ, Tomsak RL, Seidman SH, Dell'Osso LF. Superior oblique myokymia. Quantitative characteristics of the eye movements in three patients. Arch Ophthalmol 1991;109:1710–1713.
Leigh RJ, Tomsak RL, Grant MP, Remler BF, Yaniglos SS, Lystad L, Dell'Osso LF. Effectiveness of botulinum toxin administered to abolish acquired nystagmus. Ann Neurol 1992;32:633–642.
Leigh RJ, Averbuch-Heller L, Tomsak RL, Remler BF, Yaniglos SS, Dell'Osso LF. Treatment of abnormal eye movements that impair vision: Strategies based on current concepts of physiology and pharmacology. Ann Neurol 1994;36:129–141.
Leigh RJ, Zee DS. The Neurology of Eye Movements, 3rd ed. New York: Oxford University Press; 1999.
Leopold HC. Opsoklonus- und Myoklonie-Syndrom. Klinische und elektronystagmographische Befunde mit Verlaufsstudien. Fortschr Neurol Psychiat 1985;53:42–54.
Lepore FE. Ethanol-induced resolution of pathologic nystagmus. Neurology 1987;37:877.
Marti S, Palla A, Straumann D. Gravity dependence of ocular drift in patients with cerebellar downbeat nystagmus. Ann Neurol 2002;52 (6):712–721.
McLean R, Proudlock F, Thomas S, Degg C, Gottlob I. Congenital nystagmus: randomized, controlled, double-masked trial of memantine/gabapentin. Ann Neurol 2007;61 (2):130–138.
Mezawa M, Ishikawa S, Ukai K. Changes in waveform of congenital nystagmus associated with biofeedback treatment. Br J Ophthalmol 1990;74:472–476.
Mossman SS, Bronstein AM, Rudge P, Gresty MA. Acquired pendular nystagmus suppressed by alcohol. NeuroOphthalmology 1993;13:99–106.
Mühlendyck H. Therapeutische Möglichkeiten bei Nystagmuspatienten mit guter Binokularfunktion und Abnahme der Nystagmusintensität in der Nähe. Schielen 1979;11:133.
Nathanson M, Bergman PS, Bender MB. Visual disturbances as the result of nystagmus on direct forward gaze. Effect of Amobarbital Sodium. Arch Neurol Psychiatry 1953;69:427–435.
Nausieda PA, Tanner CM, Weiner WJ. Opsoclonic cerebellopathy. A paraneoplastic syndrome responsive to thiamine. Arch Neurol 1981;38:780–782.
Nuti D, Ciacci G, Giannini F, Rossi A, Frederico A. A periodic alternating nystagmus: Report of two cases and treatment by baclofen. Ital J Neurol Sci 1986;7:453–459.
Palmer EA, Shults WT. Superior oblique myokymia: Preliminary results of surgical treatment. J Pediatr Ophthalmol Strabismus 1984;21:91–101.
Pedersen RA, Troost BT, Abel LA, Zorub D. Intermittent down beat nystagmus and oscillopsia reversed by suboccipital craniectomy. Neurology 1980;30:1232–1242.
Pereira CB, Strupp M, Eggert T, Straube A, Brandt T. Nicotine-induced nystagmus: three-dimensional analysis and dependence on head position. Neurology 2000;55: 1563–1565.
Pless M, Ronthal M. Treatment of opsoclonus-myoclonus with high-dose intravenous immunoglobulin. Neurology 1996;46:583–584.
Pradeep A, Thomas S, Roberts EO, Proudlock FA, Gottlob I. Reduction of congenital nystagmus in a patient after smoking cannabis. Strabismus 2008;16 (1):29–32.
Pyykkö I, Schalén J, Matsuoka I. Transdermally administered scopolamine vs. dimenhydrinate. II. Effect on different types of nystagmus. Acta Oto-Laryngol 1985;99: 597–604.
Ricker VK, Mertens HG. Okuläre Neuromyotonie. Klin Monatsbl Augenheilkd 1970;156:837–842.
Ridley A, Kennard C, Scholtz CL, Büttner-Ennever JA, Summers B, Turnbull A. Omnipause neurons in two cases of opsoclonus associated with oat cell carcinoma of the lung. Brain 1987;110:1699–1709.
Rosenberg MI, Glaser JS. Superior oblique myokymia. Ann Neurol 1983;13:667–669.
Rottach KG, Wohlgemuth WA, Dzaja AE, Eggert T, Straube A. Effects of intravenous opioids on eye movements in humans: possible mechanisms. J Neurol 2002;249 (9): 1200–1205.
Sarvananthan N, Proudlock FA, Choudhuri I, Dua H, Gottlob I. Pharmacologic treatment of congenital nystagmus. Arch Ophthalmol 2006;124 (6):916–918.
Schon F, Hart PE, Hodgson TL. Suppression of pendular nystagmus by smoking cannabis in a patient with multiple sclerosis. Neurology 1999;53:2209–2210.
Schon F, Hodgson TL, Mort D, Kennard C. Ocular flutter associated with a localized lesion in the paramedian pontine reticular formation. Ann Neurol 2001;50 (3): 413–416.
Scott AB. Botulinum toxin injection into extraocular muscles as an alternative to strabismus surgery. Ophthalmology 1980;87:1044–1049.
Shery T, Proudlock FA, Sarvananthan N, McLean RJ, Gottlob I. The effects of gabapentin and memantine in acquired and congenital nystagmus: a retrospective study. Br J Ophthalmol 2006;90 (7):839–843.
Sheth NV, Dell'Osso LF, Leigh RJ, Van Doren CL, Peckham HP. The effects of afferent stimulation on congenital nystagmus foveation periods. Vision Res 1995;35:2371–2382.

Solomon D, Shepard N, Mishra A. Congenital periodic alternating nystagmus: response to baclofen. Ann N Y Acad Sci 2002;956:611–615.

Spooner JW, Baloh RW. Arnold-Chiari malformation. Improvement in eye movements after surgical treatment. Brain 1981;104:51–60.

Stahl JS, Averbuch-Heller L, Leigh RJ. Acquired Nystagmus. Arch Ophthalmol 2000;118:544–549.

Stahl JS, Lehmkuhle M, Wu K, Burke B, Saghafi D, Pesh-Imam S. Prospects for treating acquired pendular nystagmus with servo-controlled optics. Invest Ophthalmol Vis Sci 2000;41:1084–1090.

Starck M, Albrecht H, Pöllmann W, Straube A, Dieterich M. Drug therapy of acquired nystagmus in multiple sklerose. J Neurol 1997;244:9–16.

Starck M, Albrecht H, Pöllmann W, Dieterich M, Straube A. Acquired pendular nystagmus in multiple sclerosis: an examiner-blind cross-over treatment study of memantine and gabapentin. J Neurol. 2010;257 (3):322–327.

Straube A, Büttner U. Medikamentöse Therapie supranukleärer Augenbewegungsstörungen. Nervenarzt 1991;62: 212–220.

Straube A, Kurzan R, Büttner U. Differential effects of bicuculline and muscimol microinjections into the vestibular nuclei on simian eye movements. Exp Brain Res 1991;86:347–358.

Strupp M, Schuler O, Krafczyk S, Jahn K, Schautzer F, Büttner U, Brandt T. Treatment of downbeat nystagmus with 3,4-diaminopyridine: a placebo-controlled study. Neurology 2003;61 (2):165–170.

Susac JO, Smith JL, Schatz NJ. Superior oblique myokymia. Arch Neurol 1973;29:432–434.

Tarpey P, Thomas S, Sarvananthan N, Mallya U, Lisgo S, Talbot CJ, Roberts EO, Awan M, Surendran M, McLean RJ, Reinecke RD, Langmann A, Lindner S, Koch M, Jain S, Woodruff G, Gale RP, Degg C, Droutsas K, Asproudis I, Zubcov AA, Pieh C, Veal CD, Machado RD, Backhouse OC, Baumber L, Constantinescu CS, Brodsky MC, Hunter DG, Hertle RW, Read RJ, Edkins S, O'Meara S, Parker A, Stevens C, Teague J, Wooster R Futreal PA, Trembath RC, Stratton MR, Raymond FL, Gottlob I. Mutations in FRMD7, a newly identified member of the FERM family, cause X-linked idiopathic congenital nystagmus. Nat Genet 2006;38 (11):1242–1244.

Thomas S, Proudlock FA, Sarvananthan N, Roberts EO, Awan M, McLean R, Surendran M, Kumar AS, Farooq SJ, Degg C, Gale RP, Reinecke RD, Woodruff G, Langmann A, Lindner S, Jain S, Tarpey P, Raymond FL, Gottlob I. Phenotypical characteristics of idiopathic infantile nystagmus with and without mutations in FRMD7. Brain 2008;131 (Pt 5):1259–1267. Epub 2008 Mar 27.

Thurston SE, Leigh JR, Abel LA, Dell'Osso L. Hyperactive vestibulo-ocular reflex in cerebellar degeneration: Pathogenesis and treatment. Neurology 1987;37:53–57.

Thurtell MJ, Joshi AC, Leone AC, Tomsak RL, Kosmorsky GS, Stahl JS, Leigh RJ. Crossover trial of gabapentin and memantine as treatment for acquired nystagmus. Ann Neurol 2010;67 (5):676–680.

Tijssen CC, Endtz LJ, Goor C. The influence of physostigmine on visual-vestibular interaction in hereditary ataxias. J Neurol Neurosurg Psychiatry 1985;48:977–981.

Tomsak RL, Kosmorsky GA, Leigh RJ. Gabapentin attenuates superior oblique myokymia. Am J Ophthalmol 2002;133:721–723.

Traccis S, Rosati G, Monaco MF, Aiello I, Agnetti V. Successful treatment of acquired pendular elliptical nystagmus in multiple sclerosis with isoniazid and base-out prisms. Neurology 1990;40:492–494.

Traccis S, Marras MA, Puliga MV, Ruiu MC, Masala PG, Carboni A, Aiello I, Pugliatti M, Rosati G. Square-wave jerks and square-wave oscillations: treatment with valproic acid. Neuro-ophthalmology 1997;18:51–58.

Tusa RJ. Nystagmus: diagnostic and therapeutic strategies. Seminars Ophthalmol 1999;14:65–73.

Waespe W, Cohen B, Raphan T. Dynamic modification of the vestibuloocular reflex by the nodulus and uvula. Science 1985;228:199–202.

Wagner JN, Glaser M, Brandt T, Strupp M. Downbeat nystagmus: aetiology and comorbidity in 117 patients. J Neurol Neurosurg Psychiatry 2008;79 (6):672–677.

Wagner J, Lehnen N, Glasauer S, Strupp M, Brandt T. Prognosis of idiopathic downbeat nystagmus. Ann N Y Acad Sci 2009;1164:479–481.

Yee RD, Baloh RW, Honrubia V. Effect of baclofen on congenital nystagmus. In: Lennerstrand G, Zee DS, Keller E, eds. Functional Basis of Ocular Motility. Oxford: Pergamon; 1982.p. 151–158.

Young YH, Huang TW. Role of clonazepam in the treatment of idiopathic downbeat nystagmus. Laryngoscope 2001;111:1490–1493.

Yousry I, Dieterich M, Naidich TP, Schmid UD, Yousry TA. Superior oblique myokymia: Magnetic resonance imaging support for the neurovascular compression hypothesis. Ann Neurol 2002;51:361–368.

Zee DS. Mechanisms of nystagmus. Am J Otolaryngol 1 985(Suppl.):30–34.

Zubcov AA, Reinecke RD, Gottlob I, Manley DR, Calhoun JH. Treatment of manifest latent nystagmus. Am J Ophthalmol 1990;110:160–167.

B 4 Idiopathische Fazialisparese

*von O. Kastrup und K. Hüfner**

B 4.1 Klinik

Die idiopathische Fazialisparese (IFP) ist die häufigste Hirnnervenneuropathie. Sie ist definiert als eine Fazialislähmung, bei der keine unmittelbare Ursache ersichtlich ist. Die idiopathische Fazialisparese macht etwa 2/3 der Fazialisparesen aus und ist definitionsgemäß eine Ausschlussdiagnose. Dem gegenüber stehen 1/3 der akuten Paresen mit spezifischer Ursache (Gilden 2004) (**Tab. B 4.1**). Bei Patienten mit idiopathischer Fazialisparese tritt eine partielle oder komplette Schwäche der fazialisinnervierten mimischen Muskulatur innerhalb weniger Tage auf, ohne weiteren Hinweis auf ZNS-Beteiligung oder Symptome der hinteren Schädelgrube und des Ohrs.

Tab. B 4.1: Ätiologie der Fazialisparese

Idiopathisch Traumatisch, meist Felsenbeinfraktur
Herpes zoster cephalicus (Ramsay-Hunt-Syndrom)
Demyelinisierende Erkrankungen • Multiple Sklerose, Guillain-Barré-Syndrom
Tumoren: • Benigne: Schwannome, Neurofibrome, Glomus jugulare Tumoren, Hämangiome • Maligne: Parotis Tumore, Basalzellkarzinome, Temporale Knochentumoren, Plattenepithelkarzinome des Mittelohrs, Lymphome
Metastasen von Brust-, Lungen-, Nierenzellkarzinomen, Meningeosis carcinomatosa
Granulome • Sarkoidose, Melkersson-Rosenthal-Syndrom
Geburtstrauma (congenital/erworben)
Infektionen • Borreliose, Tuberkulose, Syphilis, HIV, Lepra
Endokrinologisch • Diabetes mellitus

Bei etwa 60 % der Patienten geht ein unspezifischer Virusinfekt voraus (Katusic et al. 1986). In der neurologischen Untersuchung imponiert die mimische Schwäche einschließlich der Beteiligung des Platysma. Speichel und Nahrungsmittel können sich im Mund auf der gelähmten Seite ansammeln, und bei Augenschluss dreht der Bulbus sich nach oben und innen (Bellsches Phänomen). Von der zentralen Parese ist die IFP durch die Mitbeteiligung des motorischen Stirnastes sowie die folgenden Begleitsymptome zu unterscheiden: eine Verminderung der Tränensekretion auf der betroffenen Seite (N. petrosus major), eine Hyperakusis (N. stapedius) und eine Verminderung der Speichelsekretion mit Geschmacksstörung im vorderen 2/3 der Zunge (Chorda tympani). Viele Patienten berichten darüber hinaus über Taubheit oder Schmerzen vor oder hinter dem Ohr sowie ein Taubheitsgefühl im Gesicht auf der Seite der Schwäche, deren Ursache nach wie vor unbekannt ist (**Abb. B 4.1**). In der klinischen Untersuchung sollte insbesondere auf Schwellungen in der Hals- oder Nackenregion, Otalgie und Zeichen der Ohrinfektion mit Bläschenbildung geachtet werden. Speziell bei sich schleichend entwickelnden, beidseitigen und nicht remittierenden Fazialisparesen müssen Differentialdiagnosen (s. **Tab. B 4.1**) erwogen werden.

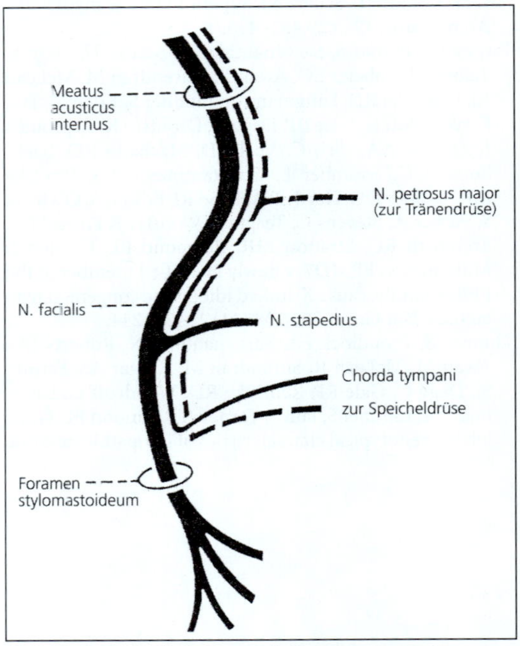

Abb. B 4.1: N. fazialis und N. intermedius in ihrem transtemporalen Verlauf

B 4.2 Zusatzdiagnostik

Neben der klinischen Untersuchung, die die Basis der Diagnostik darstellt, sollte immer auch eine Otoskopie durchgeführt werden, um Bläschen im Gehörgang zu erkennen. Elektrophysiologische Untersuchungen können dabei hilfreich sein, das Ausmaß der Fazialisnervschädigung in der Frühphase zu quantifizieren und im Zweifelsfall auch bei der Dif-

* Autor dieses Kapitels in der 5. Auflage: O. Kastrup.

ferenzierung zentrale/periphere Läsion helfen. Von den elektrophysiologischen Techniken, die zur Verfügung stehen (Fazialisneurographie, Blinkreflex, Elektromyographie, supramaximaler Nervenerregungstest, Magnetstimulation), scheint die Fazialisneurographie eine einfach durchzuführende und prognostisch verwertbare Untersuchungsform zu sein: Patienten mit einer nicht unter 30 % abgesunkenen CMAP-Amplitude im Seitenvergleich zeigen in ca. 90 % der Fälle eine zufriedenstellende Erholung, während bei einem Absinken der CMAP-Amplitude unter 10 % im Seitenvergleich eine schlechte Prognose angenommen werden kann (May et al. 1983, Dumitru et al. 1988). Die Untersuchung sollte standardisiert mehrfach (z. B. Tag 1–3, 5 und 14) innerhalb der ersten 14 Tage der Erkrankung durchgeführt werden. Die Magnetstimulation kann in der Frühphase der Erkrankung (bereits nach Stunden) eine kanalikuläre Untererregbarkeit (MEP-Amplitudenreduktion) der betroffenen Seite anzeigen, welche für die IFP typisch ist. Allerdings können die Potenziale auch bei klinischer Besserung pathologisch bleiben, sodass die Magnetstimulation zur Verlaufsuntersuchung ungeeignet ist (Nowak et al. 2005). In der Phase der Reinervation (nach 8–12 Tagen) ist auch die Elektromyographie zur Prognoseabschätzung geeignet. Andere Tests wie der Stapediusreflex für die Hyperakusis, die Sialometrie für die Salivation und die Elektrogustometrie für Geschmacksstörungen sind technisch anfällig und ihr Wert bezüglich der Lokalisation der Schädigung und der Prognose ist fraglich (Ekstran 1979). Kernspintomographische Untersuchungen, die routinemäßig bei IFP nicht notwendig sind, zeigen häufig eine Gadoliniumanreicherung des Nervus facialis, die über mehrere Monate anhalten kann und dementsprechend keine harte prognostische Aussage gestattet (Jonsson et al. 1995). Eine Lumbalpunktion wird vor allem zum Ausschluss erregerbedingter symptomatischer Ursachen durchgeführt (Borreliose, Zoster sine-herpete). Weder die Leitlinien der DGN noch die der AAN beziehen eindeutig Stellung zur Frage der Lumbalpunktion bei initial vermuteter IFP. Es wird dazu geraten eine Lumbalpunktion durchzuführen, wenn keine Kontraindikationen vorliegen. Ohne Lumbalpunktion werden ca. 10 % der Patienten fälschlicherweise als IFP klassifiziert (Birkmann et al. 2001).

B 4.3 Verlauf

Die Inzidenz der Fazialisparese beträgt 20 bis 30 auf 100 000 Personen/Jahr (Katusik et al. 1986, Rowlands et al. 2002). Schwangerschaft, Diabetes mellitus und Bluthochdruck sind mit einer erhöhten Inzidenz assoziiert (Savadi-Oskouei et al. 2008). Männer und Frauen sind gleich betroffen, und die Erkrankung kann in jedem Lebensalter auftreten, mit einem Altersgipfel um die 40 Jahre (Katusik et al. 1986). Es besteht kein Unterschied in der Häufigkeit zwischen der linken und der rechten Seite und keine saisonale Prädilektion (Rowlands et al. 2002). Etwa 7 % der Patienten erleiden eine wiederkehrende Fazialisparese auf derselben oder der kontralateralen Seite (Pitts et al. 1988). Es handelt sich bei der IFP in den meisten Fällen um eine selbstlimitierende, benigne und zumeist spontan remittierende Erkrankung. Eine komplette Erholung kann ohne Behandlung bei 70–80 % der Patienten erwartet werden (Sullivan et al. 2007, Salinas et al. 2010). Als Indikatoren einer guten Prognose gelten eine inkomplette Parese und das Einsetzen der Besserung in den ersten drei Wochen nach Beginn der Parese (Jabor und Gianoli 1996), Hinweis auf eine eher schlechtere Prognose sind Alter über 60 Jahre, unbehandelter Bluthochdruck, Diabetes mellitus, Schwangerschaft und verminderte Speichelflussrate (Gillman et al. 2002, Gilden 2004, Kanazawa et al. 2007). Nach einem Jahr ist eine weitere Verbesserung der Fazialisfunktion nicht mehr realistisch. Als Komplikation können im Rahmen der Rückbildung der Axonotmesis bei 16 % der Patienten Synkinesien (pathologische Mitbewegungen, verursacht durch Fehlsprossung regenerierender Neurone) und bei 17 % Kontrakturen (fixierte Verkürzung voll entspannter Willkürmuskulatur unbekannter Ursache) sowie Krokodilstränen (Fehlsprossung regenerierender autonomer Neurone) auftreten (Peitersen 2002).

B 4.4 Pathophysiologie

Die Ursache der idiopathischen peripheren Fazialisparese ist nicht abschließend geklärt. Es handelt sich wahrscheinlich um eine Mononeuritis cranialis viraler, para- oder postinfektiöser Genese. Herpes-simplex Virus Typ I ist wahrscheinlich das häufigste auslösende Virus (Kennedy 2010). Es kann nach einer Primärinfektion im Kindesalter (Stomatitis aphtosa) im Ganglion geniculi lebenslang latent bleiben (Theil et al. 2001). Durch eine Reaktivierung im sensorischen Ganglion geniculi kommt es zu einer erneuten Virusproduktion und anterograden Wanderung des Virus entlang der Axone. HSV-1 DNA fand sich in einer PCR aus Endoneuralflüssigkeit in 77 % der Patienten mit Fazialisparese (Murkakami et al. 1996). Histologische Studien des Fazialisnervs in der Frühphase einer IFP zeigten ein Ödem, perivaskuläre und perineurale Leukozyten-Infiltrationen, eine Ausdünnung der Myelinscheiden (Demyelinisierung des Nerven) und eine Herabsetzung der Nervenfaserdichte (Podvinec 1984). Das Ödem des Nervus facialis im Fazialiskanal trägt zur Druckschädigung der Nervenfasern und der daraus resultierenden Verlangsamung der Nervenleitgeschwindigkeiten bei. Bei weiter anhaltender Druckschädigung kann es zum Leitungsblock (Neurapraxie) oder im Verlauf zur Axonotmesis kommen.

B 4.5 Therapeutische Prinzipien

Steroide (Prednison, Prednisolon): Die Therapie mit Steroiden richtet sich gegen die Entzündungsreaktion, da es durch diese zu einer Störung der Blutnervenschranke mit daraus resultierender ödematöser Schwellung und Kompression des Nerven im engen Knochenkanal kommt. Auch eine direkte immunvermittelte Demyelisierung des Nerven ist denkbar. Der Nachweis der Effektivität der Steroidtherapie bei IFP fehlte lange Zeit, großteils bedingt durch die hohe und oft rasche Spontanremissionsrate. Die Behandlung mit Steroiden kann anhand von zwei neueren randomisierten placebokontrollierten Studien

(Sullivan et al. 2007, Engström et al. 2008) als wirksam betrachtet werden. Zu demselben Ergebnis kommen auch zwei Metaanalysen aus dem Jahr 2009 und 2010 (de Almeida et al. 2009, Salinas et al. 2010), in die neben den beschriebenen Studien noch weitere 16 bzw. vier Studien eingeschlossen worden waren (↑↑, A). Auch motorische Synkinesien und autonome Dysregulationen treten nach Behandlung mit Steroiden seltener auf (Salinas et al. 2010) (↑↑, A). Der Effekt von Steroiden bei der Behandlung von Kindern mit IFP wurde bisher noch nicht nachgewiesen (Tsai et al. 2009), dennoch sollte beim Fehlen von Kontraindikationen eine Therapie mit Kortison erfolgen, da die Studienlage aufgrund geringer Patientenzahlen noch inkonklusiv ist (↔, C).

Virostatische Therapie: Nachdem postuliert worden war, dass HSV-1 an der Pathogenese der IFP beteiligt ist, wurden eine Vielzahl von Studien zur Rolle der Virostatika in der Therapie der IFP durchgeführt. Wie sich jedoch in zwei großen, aktuellen randomisierten und placebokontrollierten Studien zeigte (Sullivan et al. 2007, Engström et al. 2008), führt eine alleinige virostatische Therapie verglichen mit Placebo nicht zu einer verbesserten Erholung der motorischen Funktion (↓). Ein Cochrane Review (Lockhart et al. 2009) in das neben den zwei erwähnten noch weitere fünf Studien eingeschlossen wurden (Ardour et al. 1996, De Diego et al. 1998, Hato et al. 2007, Kawaguchi et al. 2007, Sullivan et al. 2007, Engström et al. 2008, Yeo et al. 2008) sowie eine Metaanalyse bestehend aus acht Studien (de Almeida et al. 2009) zeigten einen geringen Vorteil der Kombinationsbehandlung aus Steroiden und Virostatika gegenüber einer Monotherapie mit Steroiden, während eine andere Metaanalyse aus sechs Studien dies nicht bestätigen konnte (Quant et al. 2009). Bei kompletter fazialer Parese kann deshalb nur im Einzelfall neben Steroiden die Gabe von Valaciclovir (Valtrex®) 500 mg 2 x täglich für fünf Tage in Betracht gezogen werden (Hato et al. 2007) (↔, B). Auch die Gabe von Famciclovir (Famvir®), einem weiteren Analogon des Aciclovir mit verbesserter oraler und intrazellulärer Verfügbarkeit, kann bei kompletter Parese nach Einzelfallentscheidung zusammen mit Steroiden empfohlen werden (3 x täglich 250 mg für sieben Tage; Minnerop et al. 2008) (↔, B). Besonders bei immunsupprimierten Patienten ist die antivirale Therapie aus theoretischen Gründen zu erwägen. Es gibt wohl keinen positiven Effekt der antiviralen Therapie auf Synkinesien oder Krokodilstränen (Lockhart et. al. 2009) (↓).

B 4.6 Pragmatische Therapie

Nach der aktuellen Studienlage sollte der Behandlungsbeginn der Steroidtherapie möglichst rasch nach Symptombeginn erfolgen, spätestens aber innerhalb von 72 Stunden. Nach dem »neuen« Schema werden 2 x täglich 25 mg Prednisolon (Solu-Decortin®) oral für 10 Tage verabreicht, aber auch das »frühere« Schema mit der Gabe von Prednison (Decortin®) oder Prednisolon 1 mg/kg/d 1 x täglich oral und nachfolgendem Ausschleichen kann weiter angewandt werden (↑↑, A) (**Tab. B 4.2**).
Die Rationale bezüglich des Ausschleichens der Therapie besteht darin, eine mögliche Verschlechterung im Sinne eines Rebounds durch Ödemzunahme zu vermeiden. Solange Patienten mit schlecht kontrolliertem Diabetes mellitus (HBA1c < 8 %) und Magengeschwüren sowie Schwangere und Patienten mit unkontrollierbarem Bluthochdruck oder Glaukom ausgeschlossen werden, treten keine relevanten Nebenwirkungen auf (Sullivan et al. 2007, Engström et al. 2008). Bei den genannten Patientengruppen bleibt die Therapie aufgrund des Risikos von Nebenwirkungen eine Einzelfallentscheidung (↔).

Tab. B 4.2: Behandlungsschema der idiopathischen Fazialisparese

Prednisolon 2 × 25 mg/d für 10 Tage (↑↑, A)
oder
1 mg/kg Körpergewicht Prednison/Prednisolon über 5 Tage und nachfolgend Ausschleichen innerhalb von 5 Tagen (↑↑, A)
Virostatika nur in Ausnahmefällen bei kompletter fazialer Parese erwägen (↔, B)

Die Gabe von Virostatika zusätzlich zu der Steroidtherapie bei der IFP kann nach der aktuellen Studienlage nicht generell empfohlen werden (Sullivan et al. 2007, Engström et al. 2008, Lockhart et al. 2008, de Almeida et al. 2009, Quant et al. 2009). Eine Ausnahme bilden komplette Paresen, wo die Gabe von Valaciclovir 2 x täglich 500 mg für 5 Tage oder Famciclovir 3 x täglich 250 mg für 7 Tage im Einzelfall erwogen werden kann (Hato et al. 2007, Minnerop et al. 2008) (↔, B). Auch bei durch VZV hervorgerufenen Infektionen ist die virostatische Theapie weiterhin indiziert (s. u.).

B 4.7 Begleittherapie

B 4.7.1 Schutz der Cornea

Bei inkomplettem Lidschluss muss das Auge vor dem Austrocknen geschützt werden. Tagsüber sollten künstliche Tränen (z. B. Polyvinylalkohol, Liquifilm®) appliziert werden, nachts sollte das Auge mit einem Uhrglasverband und Augensalbe (z. B. Dexpanthenol, Bepanthen® Augensalbe) versorgt werden (↔, A). Sollte sich trotzdem eine lagophthalmische Hornhautschädigung einstellen, sind engmaschige augenärztliche Kontrollen indiziert. Zur Verbesserung des Lidschluss ist eine Therapie mit Botulinumtoxin, das Aufkleben oder die Implantation von Goldgewichten als auch die Tarsorrhaphie als ophthalmochirurgischer Eingriff zu erwägen (Catalano et al. 1995) (↔, B) (**Tab. B 4.3**).

B 4.7.2 Physikalische Therapie

Mehrmals täglich sollten mimische Bewegungsübungen vor dem Spiegel durchgeführt werden, um die Restfunktion des Nervus facialis zu erhalten und zu verbessern sowie über einen zentralen Aktivitätsanstoß der geschädigten Neurone eine verbesserte und beschleunigte Regeneration des Nerven zu erreichen. Auch bei kompletter Lähmung des

Tab. B 4.3: Begleittherapien bei IFP und deren Evidenzgrade

Therapie	Evidenzgrad
Schutz der Cornea mittels künstlichen Tränen, Augensalbe und Uhrglasverband	(↔, A)
Bei inkomplettem Lidschluss: Aufkleben von Goldgewichten, Ophthalmochirurgische Eingriffe (Implantation von Goldgewichten, Tarsorrhaphie), Botulinumtoxin	(↔, B)
Bewegungsübungen vor dem Spiegel	(↔, B)
Hyperbare Sauerstofftherapie, manuelle Therapie, Thermotherapie, Lasertherapie, Biofeedback	(↔) **keine Empfehlung**
Operative Korrekturen (Nervenanastomose, Muskeltransplantation, kaschierende Techniken)	(↔, B)
Konservative Korrekturen mittels Botulinumtoxin	(↔, C)
Reizstrom, Akkupunktur	(↔) **keine Empfehlung**
Operative Dekompression bei IFP	(↔) **wird abgeraten**

Nervus facialis ist dieses aktive Übungsprogramm sinnvoll. Durch diese Übungen kommt es zu einer schnelleren Regeneration, es kann aber keine Verbesserung des funktionellen Outcomes erzielt werden (Teixera et al. 2008). Das Auftreten von Synkinesien wird möglicherweise durch eine mimische Übungsbehandlung vermindert (Wen und Zhang 2004) (↔, B). Der Effekt weiterer physikalischer Therapiemaßnahmen wie der hyperbaren Sauerstofftherapie, manuellen Therapie, Thermotherapie, Lasertherapie, des Biofeedbacks und anderen kann anhand der vorliegenden Studienlage nicht ausreichend beurteilt werden, um eine Empfehlung abzugeben (Teixera et al. 2008, Holland et al. 2008) (↔) (**Tab. B 4.3**)

B 4.7.3 Operative Korrekturmöglichkeiten

Wenn ein Jahr nach Auftreten der Fazialisparese immer noch eine weitgehende oder komplette Lähmung besteht, können rekonstruktive Operationstechniken (meist durch plastische Chirurgen, seltener Neurochirurgen) zur Anwendung kommen. Vor operativen Maßnahmen muss eine genaue elektrophysiologische Untersuchung auf eventuelle Restfunktion des Nervus facialis sowie bezüglich möglicher Synkinesien erfolgen. Die fazio-faziale Anastomose (cross-face-plastic) wird heute häufig mit der Transplantation des Muskulus temporalis minor mit neurovaskulärer Anastomose kombiniert (Lee et al. 2008) (↔, B) Es stehen darüber hinaus weitere kaschierende Techniken zur Verfügung, wie die Verlagerung von Musculus temporalis oder masseter, Bildung einer künstlichen Nasolabialfalte, Durchtrennung kontrakter Muskulatur und die weitere operative Verengung der Lidspalte (↔, B) (**Tab. B 4.3**).

B 4.7.4 Konservative Rehabilitation

In Analogie zum Hemispasmus facialis kann bei entstellenden Synkinesien die Injektionstherapie mit Botulinumtoxin befriedigende Ergebnisse erzielen (Roggenkamper et al. 1994). Botulinumtoxin ist auch hilfreich, um die faziale Symmetrie im Einzelfall zu verbessern, hierbei erfolgen Injektionen je nach Bedarf in die gesunde oder die paretische Seite (Bulstrode und Harrison 2005) (↔, C) (**Tab. B 4.3**).

B 4.8 Unwirksam oder umstritten

Reizstrom-Therapien zeigen keinen atrophieverzögernden Effekt, scheinen aber auch nicht schädlich zu sein (Teixera et al. 2008)(↔). Die Rolle der Akupunktur in der Behandlung der IFP ist weiter zweifelhaft. Eine aktuelle Cochrane Database Recherche (Chen et al. 2010) konnte keine Studien identifizieren, die methodologisch verwertbar waren (↔). Der Wert der Dekompression des Nervus facialis über seinen gesamten Verlauf im Fazialiskanal ist in der Literatur umstritten. Vergleichsstudien zwischen konservativer und operativer Therapie fehlen (Grogan und Gronseth 2001) (↔). Aufgrund der zu berücksichtigenden Komplikationen der Operation (Schädigung des Hörvermögens 25 %, Tinnitus 12 %, iatrogene Verletzung des Nervus facialis) ist von einer Dekompression des Nervs bei idiopathischer Fazialisparese abzuraten (May und Klein 1983, Adour 2002). Aktuell beschäftigt sich zuletzt ein Cochrane Review mit der Frage nach dem Stellenwert einer dekompressiven Therapie bei IFP (Swan et al. 2008) (**Tab. B 4.3**).

B 4.9 Verwandte Krankheitsbilder

B 4.9.1 Herpes zoster oticus

Eine häufige Komplikation des Herpes zoster oticus ist die Fazialislähmung. Klinisch sollte neben den Effloreszenzen besonders auch bei ungewöhnlich starken Schmerzen an einen Herpes zoster gedacht werden. Beim sogenannten Ramsay-Hunt-Syndrom (Zoster oticus mit Fazialisparese) wird eine kombinierte Behandlung mit Aciclovir (Zovirax®) (intravenöse Therapie 10 mg/kg 3 x täglich als erste Wahl, alternativ oral 800 mg 5 x täglich über 7 Tage) und Steroiden (Dosierung s. IFP) empfohlen (Gross 2005). Die Kombinations-Therapie soll zu einer Verkürzung des eruptiven Stadiums sowie einer Milderung des Akutschmerzes führen, während die Virustatika möglicherweise die Frequenz der postherpetischen Neuralgie vermindern (Sampathkumar et al. 2009) (↔, A). Positive Efekte können allerdings nur bei sehr frühem Einsetzen der Behandlung innerhalb von 48 Stunden nach Auftreten der Bläschen erwartet werden. Weder für die Verwendung von Virustatika noch von Steroiden beim Ramsay Hunt Syndrome liegt ausreichende Evidenz bezüglich der Wirksamkeit auf die Erhohlung der Facialisfunktion vor (Uscategui et al. 2008a, Uscategui et al. 2008b) (↔, A). Besonders bei immundefizienten Patienten sollte auf eine intravenöse Therapie Wert gelegt werden und hier ggf. auf Steroide verzichtet werden (↔, B). Bei Ramsay Hunt Syndrome wird prinzipiell eher eine intravenöse Therape mit Aciclovir empfohlen (10 mg/kg 3 × täglich für 7 Tage). Mögliche Alternativen stellen die Therapie mit Valaciclovir (Valtrex®) oder Famciclovir (Famvir®), die eine höhere Absorption und Serumspiegel als Aciclovir aufweisen. Der Vorteil liegt in der einfacheren Dosierung von 1 g 3 × täglich oral für Valaciclovir und 250–500 mg 3 × täglich für Famciclovir über sieben Tage. Auch eine orale Therapie mit Brivudin 125 mg 1 × täglich für 7 Tage ist möglich.

B 4.9.2 Otitis media

Die akute Otitis media wird konservativ antibakteriell mit Antibiotika (z. B. Amoxicillin (Amoxypen®) oder Aminopenicillin und Beta-Lactamase-Hemmer (Augmentan®) (alternativ Cephalosporine der 2. Generation, Makrolide oder Cotrimoxazol)) und symptomatisch mit Schmerzmitteln behandelt (Federspil 2009) (A). Abschwellende Nasentropfen werden meist verwandt, obwohl ihre Wirksamkeit bisher nicht nachgewiesen wurde (Griffin et al. 2006). Prednison 0,5 mg pro kg Körpergewicht über fünf Tage wird bei Fazialisparese meist gegeben, wobei die Evidenz bezüglich einer Wirksamkeit auf Fallberichten basiert (↔, B). Eine Parazentese ist bei vorliegender Fazialisparese zumeist indiziert und kann die Heilung beschleunigen.

B 4.9.3 Felsenbeinfraktur

Bei Felsbeinfrakturen mit begleitender Fazialisparese kann eine operative Intervention sinnvoll sein (Chang und Cass 1999) (↔).

B 4.10 Literatur

Adour KK, Ruboyianes JM, von Doersten PG, Byl FM, Trent CS, Quesenberry CP, Hitchcock T. Bell's palsy treatment with acyclovir and prednisone alone: a double blind, randomized, controlled trial. Ann Otol Rhinol Laryngol 1996;105:371–378.

Adour KK. Decompression for Bell's palsy: why I don't do it. Eur Arch Otorhinolaryngol 2002;259:40–47.

Almeida de JR, Al Khabori M, Guyatt GH, Witterick IJ, Lin VY, Nedzelski JM, Chen JM. Combined corticosteroid and antiviral treatment for Bell palsy: a systematic review and meta-analysis. JAMA 2009;302:985–93.

Bulstrode NW, Harrison DH. The phenomenon of the late recovered Bell's palsy: treatment options to improve facial symmetry. Plast Reconstr Surg 2005;115:1466–1471.

Birkmann C, Bamborschke S, Halber M, Haupt WF. Bell's palsy: electrodiagnostics are not indicative of cerebrospinal fluid abnormalities. Ann Otol Rhinol Laryngol 2001;110:581–584.

Catalano PJ Bergstein MJ, Biller HF. Comprehensive management of the eye in facial paralysis. Arch Otolaryngol Head Neck Surg 1995;121:81–86.

Chang CY, Cass SP. Management of facial nerve injury due to temporal bone trauma. Am J Otol 1999;20:96–114.

Chen N, Zhou M, He L, Zhou D, Li N. Acupuncture for Bell's palsy. Cochrane Database Syst Rev 2010;8: CD002914.

Diego de JI, Prim MP, De Sarria MJ, Madero R, Gavilan J. Idiopathic fazial paralysis: A randomized, prospective, and controlled study using single-dose prednisone versus acyclovir three times daily. Laryngoscope 1998;108: 573–575.

Dumitru D, Walsh NE, Porter LD. Electrophysiologic evaluation of the facial nerve in Bell's palsy. A review. Am J Phys Med Rehabil 1988;67:137–144.

Engström M, Berg T, Stjernquist-Desatnik A, Axelsson S, Pitkäranta A, Hultcrantz M, Kanerva M, Hanner P, Jonsson L. Prednisolone and valaciclovir in Bell's palsy: a randomised, double-blind, placebo-controlled, multicentre trial. Lancet Neurol 2008;7:993–1000.

Ekstran T. Bell's palsy: Prognostic accuracy of case history, sialometry and taste impairment. Clin Otolaryngol 1979;4:183–196.

Federspil P. Antibiotic treatment of the head and neck infections. Consensus Report on behalf of the Presidency of the German Society of Oto-Rhino-Laryngology, Head and Neck Surgery. Laryngorhinootologie 2009;88: 329–338.

Gilden DH. Clinical practice. Bell's Palsy. N Engl J Med 2004;51:1323–1331.

Gillman GS, Schaitkin BM, May M, Klein SR. Bell's palsy in pregnancy: a study of recovery outcomes. Otolaryngol Head Neck Surg 2002;126:26–30.

Griffin G, Flynn CA, Bailey RE, Schultz JK. Antihistamines and/or decongestants for otitis media with effusion (OME) in children. Cochrane Database of Systematic Reviews 2006;4:CD003423.

Grogan PM, Gronseth GS. Practice parameter: steroids, acyclovir, and surgery for Bell's palsy (an evidence-based review): report of the Quality Standards Subcommittee of the American Academy of Neurology. Neurology 2001;56:830–836.

Gross G. Zoster und Zosterschmerzen, Leitlinien der Dermatologischen Gesellschaft, Arbeitsgemeinschaft Dermatologische Infektiologie. 2005; http://www.awmf-leitlinien.de

Hato N, Yamada H, Kohno H, Matsumoto S, Honda N, Gyo K, Fukuda S, Furuta Y, Ohtani F, Aizawa H, Aoyagi M, Inamura H, Nakashima T, Nakata S, Murakami S, iKiguchi J, Yamano K, Takeda T, Hamada M, Yamakawa K. Valaciclovir and prednisolone treatment for Bell's palsy: a multicenter, randomized, placebo-controlled study. Otol Neurotol 2007;28:408–413.

Holland NJ, Bernstein JM, Hamilton J. Hyperbaric oxygen therapy for Bell's palsy. Cochrane Database of Syst Rev 2008;3:CD007288.

Jabor MA, Gianoli G. Management of Bell´s palsy. J La State Med Soc 1996;148:279.

Jonsson L, Tien R, Engstrom M, Thuomas K. GD-DPTA enhanced MRI in Bell's palsy and herpes zoster oticus: an overview and implications for future studies. Acta Otolaryngol (Stockh.) 1995;115.

Kanazawa A, Haginomori S, Takamaki A, Nonaka R, Araki M, Takenaka H. Prognosis for Bell's palsy: a comparison of diabetic and nondiabetic patients. Acta Otolaryngol 2007;127:888–891.

Katusic SK, Beard CM, Wiederholt WC, Bergstrahl EJ, Kurlan LT. Incidence, clinical features, and prognosis in Bell's palsy. Ann Neurol 1986;20:622–627.

Kawaguchi K, Inamura H, Abe Y, Koshu H, Takashita E, Muraki Y, Matsuzaki Y, Nishimura H, Ishikawa H,

B 4

Fukao A, Hongo S, Aoyagi M. Reactivation of Herpes Simplex Virus Type 1 and Varicella-Zoster Virus and Therapeutic Effects of Combination Therapy with Prednisolone and Valaciclovir in Patients with Bells Palsy. The Laryngoscope 2007;117:147–156.

Kennedy PG. Herpes simplex virus type 1 and Bell's palsy-a current assessment of the controversy. J Neurovirol 2010;16:1–5.

Lee EI, Hurvitz KA, Evans GR, Wirth GA. Cross-facial nerve graft: past and present. J Plast Reconstr Aesthet Surg 2008;61:250–256.

Lockhart P, Daly F, Pitkethly M, Comerford N, Sullivan F. Antiviral treatment for Bell's palsy (idiopathic facial paralysis). Cochrane Database Syst Rev 2009;7: CD001869.

May M, Blumenthal F, Klein SR. Acute Bell's palsy: prognostic value of evoked electromyography, maximal stimulation, and other electrical tests. Am J Otol 1983;5: 1–7.

May M, Klein S. Facial nerve decompression complications. Laryngoscope 1983;93:299–305.

Minnerop M, Herbst M, Fimmers R, Matz B, Klockgether T, Wullner U. Bell's palsy: Combined treatment of famciclovir and prednisone is superior to prednisone alone. J Neurol 2008;255:1726–1730.

Murkakami S, Mizobuchi M, Nakashiro Y, Takashi D, Hato N, Yanagihara N. Bell's palsy and herpes simplex virus: identification of viral DAN in endoneurial fluid and muscle. Ann Intern Med 1996;124:27–30.

Nowak DA, Linder S, Topka H. Diagnostic relevance of transcranial magnetic and electric stimulation of the facial nerve in the management of facial palsy. Clin Neurophysiol 2005;116:2051–2057.

Peitersen E. Bell's palsy: the spontaneous course of 2,500 peripheral facial nerve palsies of different etiologies. Acta Otolaryngol Suppl 2002:4–30.

Pitts DB, Adour KK, Hilsinger RL. Recurrent Bell's palsy: analysis of 140 patients. Jr Laryngoscope 1988;98:535–540.

Podvinec M. Facial nerve disorders: anatomical, histological and clinical aspects. Adv Otorhinolaryngol 1984;32: 124–193.

Quant EC, Jeste SS, Muni RH, Cape AV, Bhussar MK, Peleg AY. The benefits of steroids versus steroids plus antivirals for treatment of Bell's palsy: a meta-analysis. BMJ 2009;339:b3354. doi: 10.1136/bmj.b3354.

Roggenkamper P, Laskawi R, Damenz W, Baetz A. Orbicular synkinesis after facial paralysis: treatment with botulism toxin. Doc Ophthalmol 1994;86:395–402.

Rowlands S, Hooper R, Hughes R, Burney P The epidemiology and treatment of Bell's palsy in the UK. Eur J Neurol 2002;9:63–67.

Salinas RA, Alvarez G, Daly F, Ferreira J. Corticosteroids for Bell's palsy (idiopathic facial paralysis). Cochrane Database Syst Rev 2010;3:CD001942.

Sampathkumar P, Drage LA, Martin DP. Herpes Zoster (Shingles) and Postherpetic Neuralgia. Mayo Clin Proc 2009;84:274–280.

Savadi-Oskouei D, Abedi A, Sadeghi-Bazargani H. Independent role of hypertension in Bell's palsy: a case-control study. Eur Neurol 2008;60:253–257.

Swan I, Donnan P, McAllister K, Walker D. Surgical interventions for the early management of Bell's palsy. Cochrane Database of Syst Rev 2008;4:CD007468.

Sullivan FM, Swan IR, Donnan PT, Morrison JM, Smith BH, McKinstry B, Davenport RJ, Vale LD, Clarkson JE, Hammersley V, Hayavi S, McAteer A, Stewart K, Daly F. Early treatment with prednisolone or acyclovir in Bell's palsy. N Engl J Med 2007;357:1598–1607.

Teixeira LJ, Soares BG, Vieira VP, Prado GF. Physical therapy for Bell s palsy (idiopathic facial paralysis). Cochrane Database Syst Rev 2008;3:CD006283.

Theil D, Arbusow V, Defuss T, Strupp M, Pfeiffer M, Mascolo A, Brandt T. Prevelance of HSV-1 LAT in human trigeminal, geniculate and vestibular ganglia and its implication for cranial nerve syndromes.. Brain Pathology 2001;11:408–413.

Tsai HS, Chang LY, Lu CY, Lee PI, Chen JM, Lee CY, Huang LM. Epidemiology and treatment of Bell's palsy in children in northern Taiwan. J Microbiol Immunol Infect 2009;42:351–356.

Uscategui T, Doree C, Chamberlain IJ, Burton MJ. Corticosteroids as adjuvant to antiviral treatment in Ramsay Hunt syndrome (herpes zoster oticus with facial palsy) in adults. Cochrane Database Syst Rev 2008a;16: CD006852.

Uscategui T, Doree C, Chamberlain IJ, Burton MJ. Antiviral therapy for Ramsay Hunt syndrome (herpes zoster oticus with facial palsy) in adults. Cochrane Database Syst Rev 2008b;16:CD006852.

Wen CM, Zhang BC. Effect of rehabilitation training at different degree in the treatment of idiopathic facial palsy: a randomized controlled comparison. Zhongguo Linchuang Kangfu 2004;8:2446.

Yeo SG, Lee YC, Park DC, Cha CI. Aciclovir and steroid versus steroid alone in the treatment of Bell's Palsy. American Journal of Otolaryngology – Head and Neck Medicine and Surgery 2008;29:163–168.

B 5 Schwindel

von M. Strupp und Th. Brandt

B 5.1 Schwindel: Ein häufiges Symptom und multisensorisches Syndrom

Schwindel ist keine Krankheitseinheit, sondern ein Symptom, das multisensorische und sensomotorische Syndrome unterschiedlicher Ätiologie und Pathogenese umfasst. Neben dem Kopfschmerz zählt der Schwindel mit zum häufigsten Leitsymptom, nicht nur in der Neurologie. Die Lebenzeitprävalenz von Schwindel liegt bei ca. 30 % (Neuhauser 2007). Physiologischer Reizschwindel (z. B. Drehschwindel beim Karussellfahren, Bewegungskrankheit oder Höhenschwindel) und pathologischer Läsionsschwindel (z. B. einseitiger Labyrinthausfall oder Vestibulariskernläsion) sind trotz der unterschiedlichen Pathomechanismen durch eine ähnliche Symptomkombination – bestehend aus Schwindel, Nystagmus, Fallneigung und Übelkeit – charakterisiert. Diese Störungen im Bereich der Wahrnehmung (Schwindel), der Blickstabilisation (Nystagmus), der Haltungsregulation (Fallneigung) und des Vegetativum (Übelkeit) entsprechen den Hauptfunktionen des vestibulären Systems und können unterschiedlichen Orten im Hirn zugeordnet werden.

B 5.1.1 Allgemeine klinische Aspekte

Die häufigsten peripheren vestibulären Schwindelformen sind der benigne periphere paroxysmale Lagerungsschwindel (BPPV), Morbus Menière und die Neuritis vestibularis; seltener sind bilaterale Vestibulopathie, Vestibularisparoxysmie und Perilymphfistel. Akute periphere vestibuläre Schwindelattacken sind in der Regel durch heftigen Drehschwindel und Spontannystagmus in eine Richtung, Fallneigung in die andere Richtung sowie Übelkeit und Erbrechen gekennzeichnet.
Zentrale vestibuläre Schwindelformen entstehen durch Läsionen der Verbindungen zwischen den Vestibulariskernen und dem Vestibulocerebellum oder zwischen den Vestibulariskernen und den okulomotorischen Strukturen des Hirnstamms, Thalamus und vestibulärem Kortex. Es handelt sich dabei einerseits um klar definierte Syndrome unterschiedlicher Ätiologie, wie Downbeat- oder Upbeat-Nystagmus, deren typischer okulomotorischer Befund nur bei zentralen Funktionsstörungen des Zerebellums oder Hirnstamms vorkommt und somit eine topische Zuordnung erlaubt. Andererseits kann zentraler vestibulärer Schwindel auch Teil eines komplexen infratentoriellen klinischen Syndroms sein mit weiteren Symptomen oder supranukleären/nukleären Okulomotorikstörungen und weiteren neurologischen Hirnstammausfällen, wie z. B. beim Wallenberg-Syndrom. In **Tab. B 5.1** sind die relativen Häufigkeiten der verschiedenen Schwindelsyndrome in einer überregionalen neurologischen Spezialambulanz in einem Kollektiv von 10 212 standardisiert Untersuchten dargestellt.

Tab. B 5.1: Relative Häufigkeit der verschiedenen Schwindelsyndrome in einer Spezialambulanz für Schwindel (n = 14 689)

Schwindelsyndrome	Häufigkeit	
	N	%
1. Benigner peripherer paroxysmaler Lagerungsschwindel	2 618	17,8
2. Phobischer Schwankschwindel	2 157	14,7
3. Zentral-vestibulärer Schwindel	1 798	12,2
4. Vestibuläre Migräne	1 662	11,3
5. Morbus Menière	1 490	10,1
6. Neuritis vestibularis	1 198	8,2
7. Bilaterale Vestibulopathie	1 067	7,3
8. Vestibularisparoxysmie	569	3,9
9. Psychogener Schwindel (anderer)	453	3,1
10. Perilymphfistel	83	0,6
unklare Schwindelsyndrome	408	2,8
andere*	1 287	8,8

* z. B. nicht-vestibuläre Okulomotorikstörungen bei Myasthenia gravis, peripheren Augenmuskelparesen, sowie nicht-vestibulärer Schwindel bei neurodegenerativen Erkrankungen oder sensorischer Polyneuropathie

Wichtige Unterscheidungskriterien der verschiedenen Schwindelsyndrome, die auch die Grundlage der klinischen Klassifikation bilden, sind:

- *Die Art des Schwindels:* Drehschwindel wie Karussellfahren (z. B. Neuritis vestibularis) oder Schwankschwindel wie Bootfahren (z. B. Bilaterale Vestibulopathie) oder Benommenheitsschwindel (z. B. phobischer Schwankschwindel oder Medikamentenintoxikation).
- *Die Dauer des Schwindels:* Schwindelattacke über Sekunden bis Minuten (Vestibularisparoxysmie), über Stunden (z. B. Morbus Menière, vestibuläre Migräne), Dauerschwindel über viele Tage bis wenige Wochen (z. B. Neuritis vestibularis), fluktuierender Schwindel über Jahre (z. B. phobischer Schwankschwindel oder bilaterale Vestibulopathie).
- *Die Auslösbarkeit/Verstärkung des Schwindels:* Bereits in Ruhe (z. B. Neuritis vestibularis), beim Gehen (z. B. bilaterale Vestibulopathie), bei Kopfdrehung (z. B. Vestibularisparoxysmie), Kopflageänderung relativ zur Schwerkraft (z. B. BPPV), ferner Husten, Pressen oder – als Tullio-Phänomen – laute Töne bestimmter Frequenz (z. B. Perilymphfistel) oder in bestimmten sozialen oder Um-

gebungssituationen (z. B. phobischer Schwankschwindel).
- Die weiteren Fragen sollten auf mögliche *Begleitsymptome* zielen. Diese können vom Innenohr ausgehen, wie Hörminderung, Tinnitus, Druckgefühl auf einem Ohr, oder vom Hirnstamm, wie Doppelbilder, Schluck-, Sprechstörungen oder Kribbeln um den Mund herum, oder migränetypisch sein, wie Kopfschmerz, Licht- und Lärmempfindlichkeit.

B 5.1.2 Allgemeine Therapieprinzipien

Die Behandlung der verschiedenen Schwindelformen umfasst medikamentöse (**Tab. B 5.2** und **Tab. B 5.3**), physikalisch-medizinische psychotherapeutische und – heute nur noch selten – operative Maßnahmen (**Tab. B 5.4**) Vor Beginn der Behandlung sollte gegenüber dem Patienten auf die meist gute Prognose hingewiesen werden, weil viele Formen einen günstigen Spontanverlauf haben (z. B. durch Besserung der peripheren vestibulären Funktion oder die zentrale Kompensation der vestibulären Tonusimbalance) und die meisten Formen erfolgreich therapiert werden können.

Pharmakotherapie: Für die Antivertiginosa (**Tab. B 5.3**), wie Antihistaminika (z. B. Dimenhydrinat) oder Anticholinergika (z. B. Scopolamin), ergeben sich nur vier Indikationen und zwar ausschließlich zur symptomatischen Behandlung von Schwindel, Nausea und Erbrechen:

- Akute periphere oder zentrale vestibuläre Störung (Dauer der Behandlung ein bis maximal drei Tage)
- Prävention von Nausea und Erbrechen bei den Befreiungsmanövern bei BPPV
- Prävention der Bewegungskrankheit
- Zentraler Lage-/Lagerungsschwindel mit Nausea

Tab. B 5.2: Medikamentöse Therapie bei den verschiedenen Schwindelsyndromen und bei Nystagmus

Medikamentöse Therapieverfahren	Indikation	Beispiel für Substanz und Dosierung	Studienlage
Antiepileptika	• Vestibularisparoxysmie (neurovaskuläre Kompression) • paroxysmale Dysarthrophonie und Ataxie bei MS • andere zentrale vestibuläre Paroxysmien • Obliquus superior Myokymie • Vestibuläre Epilepsie	Carbamazepin (400–800 mg/d) z. B. Tegretal® Oxcarbazepin (300–900 mg/d) z. B. Trileptal® Carbamazepin (800–2 000 mg/d) oder andere Anikonvulsiva (s. Kap. C 1)	↑, B ↑↑, A
Antivertiginosa	• symptomatisch gegen Übelkeit und Erbrechen bei akuter peripherer oder zentraler vestibulärer Läsion • zentrales Lageerbrechen • Prophylaxe von Übelkeit und Erbrechen durch Befreiungsmanöver bei BPPV • Prophylaxe bei Bewegungskrankheit	s. **Tab. B 5.3**	s. **Tab. B 5.3**
Beta-Rezeptorenblocker	Vestibuläre Migräne	Zur Prophylaxe: Metoprolol (50–100 mg/d)	↑, C
Betahistin	M. Menière	Betahistindihydrochlorid (3 × 48 mg/d), z. B. Vasomotal® 24 mg	↑, B
Ototoxische Antibiotika	• M. Menière • Tumarkinsche Otolithenkrisen, »vestibuläre drop attacks«	Gentamicin (10–40 mg transtympanal in Abständen von 8–12 Wochen)	↑, B
Kortikosteroide	Akute Neuritis vestibularis	Methylprednisolon (100 mg/d, Dosis jeden 4. Tag um 20 mg reduzieren)	↑, B
Kaliumkanalblocker 4-Aminopyridin 3,4-Diaminopyridin $GABA_B$-Agonist Baclofen	• Downbeat-Nystagmus • Upbeat-Nystagmus	4-Aminopyridin (2–3 × 5 mg/d) 4-Aminopyridin retard (1–2 × 10 mg/d (Fampyra®) 3,4-Diaminopyridin (3 x 10–20 mg/d) Baclofen (3 × 5 mg/d)	↑, B
Kaliumkanalblocker 4-Aminopyridin Carboanhydrasehemmer Acetazolamid	Episodische Ataxie Typ 2	4-Aminopyridin retard (1–2 × 10 mg) (Fampyra®) 4-Aminopyridin (2–3 × 5 mg/d) Acetazolamid 125–1 000 mg/d	↑, B ↑, C
SSRI	Phobischer Schwankschwindel	Citalopram (10–20 mg/d)	↔

Tab. B 5.3: Antivertiginosa und Antiemetika (ges. Gesch. Präparatenamen z. T. in Auswahl)

Pharmaka	Dosis	Angriff
Anticholinergika Scopolamin (Scopoderm TTS®)	Transdermal 1,0 mg/72 Std.	Muskarinantagonist
Antihistaminika Dimenhydrinat (Vomex A®)	Drg. (50 mg) alle 4–6 Std. Supp. (150 mg) 1–2/die	Histaminantagonist (H_1)
Benzodiazepine Diazepam (Valium®) Clonazepam (Rivotril®)	Tbl. (5 oder 10 mg) alle 4–6 Std. oder Injektionslösung 10 mg i. m. Tbl. (0,5 mg) alle 4–8 Std.	$GABA_A$ Agonist

Tab. B 5.4: Physikalisch-medizinische und operative Behandlungsverfahren bei Schwindel

Physikalisch-medizinische Behandlungsverfahren	Indikation	Studienlage
Befreiungs-/Lagerungsmanöver nach Semont oder Epley	benigner peripherer paroxysmaler Lagerungsschwindel (BPPV)	↑, A
Vestibularistraining, Gleichgewichtstraining, Gangschulung	• Verbesserung der zentralen vestibulären Kompensation einer vestibulären Tonusdifferenz (z. B. einseitiger Labyrinthausfall) • Habituation zur Prävention von Bewegungskrankheit	↑, B
Operative Behandlungsverfahren	**Indikation**	**Studienlage**
Operative Entfernung/Gamma-knife	Tumoren (insbesondere Vestibularisschwannom)	↔
Operative Deckung »Canal plugging«	Äußere Perilymphfistel Innere Perilymphfistel (»superior canal dehiscence syndrome«)	↑, B
Labyrinthektomie oder Durchtrennung des Vestibularisnerven	M. Menière (ultima ratio)	↔
Neurovaskuläre Dekompression	Vestibularisparoxysmie (ultima ratio)	↔

Alle diese Pharmaka sind ungeeignet zur Dauerbehandlung z. B. des chronischen zentralen oder peripheren vestibulären Schwindels, einer zerebellären Ataxie oder der Lageschwindelformen. Wenn die Übelkeit abgeklungen ist, sollten keine Antivertiginosa oder sedierende Pharmaka mehr gegeben werden, weil diese nach tierexperimentellen Befunden die gewünschte zentrale Kompensation einer peripheren Funktionsstörung hemmen. Der Wirkungsmechanismus der Antivertiginosa ist bisher nur unzureichend untersucht.

Neben der symptomatischen Behandlung mit Antivertiginosa werden andere Pharmaka wirkungsvoll zur kausalen Therapie einzelner Schwindelformen eingesetzt (**Tab. B 5.2**). Wichtige Beispiele sind Beta-Rezeptorenblocker und Topiramat zur prophylaktischen Behandlung der Vestibulären Migräne (s. Kap. A 1), 4-Aminopyridin und 3,4-Diaminopyridin bei Downbeat- und Upbeat-Nystagmus sowie episodischer Ataxie Typ 2 (Strupp et al. 2003, 2004, 2011a, Kalla et al. 2004, 2007, Glasauer et al. 2005) (s. Kap. B 2) und Carbamazepin oder Oxcarbazepin bei der Vestibularisparoxysmie (Brandt und Dieterich 1994a, Hüfner et al. 2008; Übersicht in Brandt et al. 2009, Huppert et al. 2010, Strupp et al. 2011b).

B 5.2 Periphere vestibuläre Schwindelformen

Funktionell, anatomisch und pathophysiologisch lassen sich drei Formen peripherer vestibulärer Störungen mit typischen Symptomen und klinischen Zeichen differenzieren, die in **Tab. B 5.5** aufgeführt sind.

B 5.2.1 Benigner peripherer paroxysmaler Lagerungsschwindel (BPPV)

B 5.2.1.1 Klinik

Der BPPV ist die häufigste Schwindelform, nicht nur des höheren Alters. Charakterisiert ist der BPPV durch kurze Drehschwindelattacken mit gleichzeitigem rotierendem Lagerungsnystagmus, ausgelöst durch Kopfreklination oder Kopf- bzw. Körperseitlagerung zum betroffenen Ohr. Zusätzlich kann es zu Übelkeit und Oszillopsien kommen. Drehschwindel und Nystagmus treten nach der Lagerung mit einer kurzen Latenz von Sekunden in Form eines Crescendo-Decrescendo-artigen Verlaufs von 30–60 Sekunden auf. Die Schlagrichtung des Nystagmus ist vertikal zur Stirn und rotierend zum betroffenen Ohr. Der Nystagmus entspricht einer ampullofugalen Erregung des posterioren Bogengangs des unten liegenden Ohrs.

Die Diagnose des BPPV lässt sich in den meisten Fällen aufgrund der typischen Anamnese (kurzdauernde Drehschwindelattacken meist beim Umdrehen/Aufrichten im Bett) und des klinischen Befundes stellen. Insbesondere bei trotz korrektem Lagerungstraining therapierefraktären Drehschwindelattacken sind differentialdiagnostisch in Betracht zu ziehen:

Tab. B 5.5: Die drei Formen peripherer vestibulärer Funktionsstörungen: chronischer beidseitiger Ausfall, akuter einseitiger Ausfall und inadäquate paroxysmale Reiz- oder Ausfallsphänomene

Art der Störung	Leitsymptome	Beispiele
1. Chronischer beidseitiger peripherer vestibulärer Funktionsausfall	• Gang- und Standunsicherheit, die sich im Dunkeln und auf unebenem Untergrund verstärken • Oszillopsien bei Kopfbewegungen (Ausfall des VOR) • Störungen des räumlichen Gedächtnisses und der Navigation	Bilaterale Vestibulopathie
2. Akuter/subakuter einseitiger vestibulärer Funktionsausfall (Labyrinth und/oder Nervus vestibularis) mit vestibulärer Tonusimbalance	• Drehschwindel (über Tage bis wenige Wochen) • Oszillopsien durch den Spontannystagmus • Gerichtete Fallneigung • Übelkeit	Neuritis vestibularis
3. Inadäquate einseitige paroxysmale Reiz- oder Ausfallphänomene des peripheren vestibulären Systems	• Attacken mit Dreh- oder Schwankschwindel	• BPPV • Morbus Menière • Vestibularisparoxysmie

a) zentraler Lage-, oder Lagerungsnystagmus (selten)
b) beidseitiger BPPV (5 %) (insbesondere posttraumatisch)
c) BPPV des horizontalen Bogengangs (rein horizontaler Nystagmus)
d) zentraler Lageschwindel, z. B. während einer Attacke der vestibulären Migräne
e) Vestibularisparoxysmie

B 5.2.1.2 Epidemiologie und Verlauf

Die Lebenszeitprävalenz des BPPV liegt bei mindestens 3 % (Neuhauser 2007). Er kann von der Kindheit bis zum Senium auftreten, ist aber zumindest für die idiopathische Form eine typische Alterserkrankung mit einem Maximum in der 6. bis 7. Lebensdekade. Über 95 % aller Fälle sind kryptogen (Karlberg et al. 2000), während die symptomatischen Fälle am häufigsten auf ein Schädeltrauma oder eine Neuritis vestibularis (Büchele und Brandt 1988) zurückgeführt werden. Ein BPPV tritt auch auffällig häufig bei verlängerter Bettruhe durch andere Erkrankungen oder nach Operationen auf. Etwa 5 % der spontanen Fälle und 10 % der traumatischen Fälle zeigen einen beidseitigen, meist asymmetrisch betonten BPPV. Der rechte posteriore Bogengang ist etwa doppelt so häufig betroffen wie der linke, was damit zusammenhängen kann, dass mehr Menschen auf der rechten Seite schlafen (Lopez-Escamez et al. 2002). Benigne wird diese Erkrankung genannt, weil sie meist innerhalb von Wochen oder Monaten spontan abklingt; in einigen Fällen kann sie jedoch über Jahre anhalten. Unbehandelt persistiert der BPPV bei etwa 30 % der Patienten (Imai et al. 2005).

B 5.2.1.3 Therapeutische Prinzipien

Die Canalolithiasishypothese (Brandt und Steddin 1993) kann alle Symptome des Lagerungsnystagmus erklären. Danach werden die Attacken durch frei im Bogengang bewegliche Otokonien ausgelöst. Die Bewegung des Konglomerates übt über die Endolymphe je nach Sedimentationsrichtung eine ampullofugale oder -petale Auslenkung aus und führt damit zu einer Erregung bzw. Hemmung der vestibulären Haarzellen. Mit diesem Modell zum Pathomechanismus des BPPV lassen sich auch Richtung, Latenz, Dauer und Ermüdbarkeit des typischen Nystagmus erklären (**Abb. B 5.1**).

Latenz. Drehschwindel und Nystagmus treten auf, sobald sich die Teilchen im Kanal durch die Schwerkraft bewegen und dadurch nach 1–5 Sekunden eine Cupulaauslenkung verursachen.

Dauer. Die Teilchen bewegen sich nach dem Lagewechsel auf den relativ zur Gravitation tiefsten Punkt innerhalb des Bogengangs zu und setzen sich dort ab. Abhängig von ihrer Größe benötigen sie dazu etwa 10 Sekunden.

Attackenverlauf. Die Teilchen führen nach der Lagerung eine durch die Gravitation beschleunigte, von der gekrümmten Bogengangwand geführte Fallbewegung aus. Sie werden aus dem Stillstand beschleunigt, erreichen im Fall die maximale Geschwindigkeit und kommen am tiefsten Punkt des Bogengangs wieder zum Stillstand; dies erklärt den Crescendo-Decrescendo-artigen Verlauf der Attacken.

Nystagmusrichtung. Durch die ampullofugale Reizung des posterioren Bogengangs werden über den vestibulo-okulären Reflex (VOR) Augenbewegungen um eine zur Bogengangsebene senkrechte Augendrehachse ausgelöst.

Nystagmusumkehr. Wird die Richtung der Lagerungsbewegung beim Aufrichten umgekehrt, so bewegen sich die Teilchen ebenfalls in Gegenrichtung.

Ermüdbarkeit. Die ein Konglomerat bildenden Teilchen hängen lose zusammen und fallen bei den Kopflagewechseln zunehmend auseinander. Unabhängig voneinander bewegte kleine Teilchen können auf die Cupula nicht den Sog oder Druck ausüben, den ein einzelner, das Volumen des Bogengangs ausfüllender »Klumpen« erzeugt.

Befreiungsmanöver. Mit der Canalolithiasishypothese, d. h. beim frei beweglichen Konglomerat im

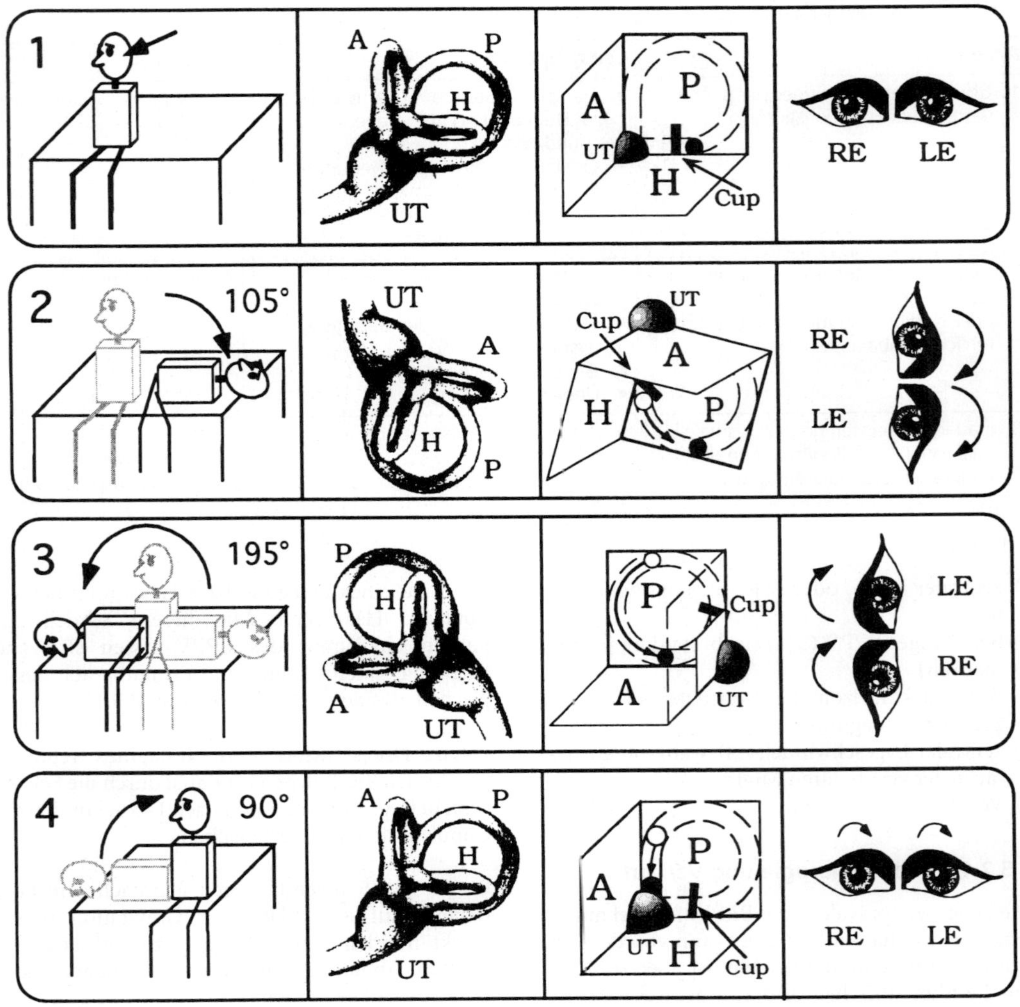

(1) In sitzender Ausgangsposition wird der Kopf um 45° zum nicht betroffenen (»gesunden«) Ohr gedreht. Die Teilchen befinden sich am Boden des posterioren Bogengangs.

(2) Lagerung des Patienten nach links, d. h. zum betroffenen Ohr unter Beibehaltung der Kopfposition: Dies löst eine Bewegung der Teilchen im Bogengang entsprechend der Schwerkraft aus und führt zu einem rotierenden, erschöpflichen Nystagmus zum unten liegenden Ohr. Diese Position sollte der Patient ca. 1 Minute einnehmen.

(3) Im nächsten Schritt wird der Patient unter Beibehaltung der Kopfdrehung, im raschen Schwung zum nicht betroffenen Ohr gekippt, wobei nun die Nase nach unten zeigt. Jetzt bewegen sich die Teilchen in Richtung des Ausgangs des posterioren Bogengangs; auch diese Position soll etwa 1 Minute beibehalten werden.

(4) Der Patient richtet sich langsam auf und die Teilchen gelangen in den Utriculusraum, wo sie keinen Drehschwindel mehr auslösen können (Brandt et al. 1994).

Abkürzungen:
A, P, H= anteriorer, posteriorer und horizontaler Bogengang
CUP= Cupula
UT= Utriculus
RE= rechtes Auge
LE= linkes Auge

Abb. B 5.1: Schematische Darstellung des therapeutischen Lagerungsmanövers nach Semont bei einem Patienten mit linksseitigem benignen paroxysmalen Lagerungsschwindel (Brandt et al. 1994).

Bogengang, kann man die wirkungsvolle Therapie durch Kopflagerungsmanöver erklären. Durch rasche Kopflagerung zur Gegenseite kann das Konglomerat aus dem Bogengang herausgespült werden und verursacht dann keinen Lagerungsschwindel mehr (Brandt und Steddin 1993, Brandt et al. 1994). Brandt und Daroff haben erstmals 1980 ein wirkungsvolles Lagerungstrainingsprogramm anhand der Vorstellung entwickelt, rein mechanisch das spezifisch schwerere Otolithenmaterial (spezifisches Gewicht des Kalzit/Kalziumkarbonat: 2,71 g/cm^3) von der Cupula durch Lageänderung zu lösen, bis es verteilt in anderen Labyrinthräumen zu liegen kommt und damit die Bogengangsfunktion nicht mehr beeinträchtigt. In Modifikation dieses bereits wirkungsvollen Lagetrainings empfehlen wir heute, dass der Patient – entsprechend des 1988 von Semont et al. modifizierten »Befreiungsmanövers« – aus der

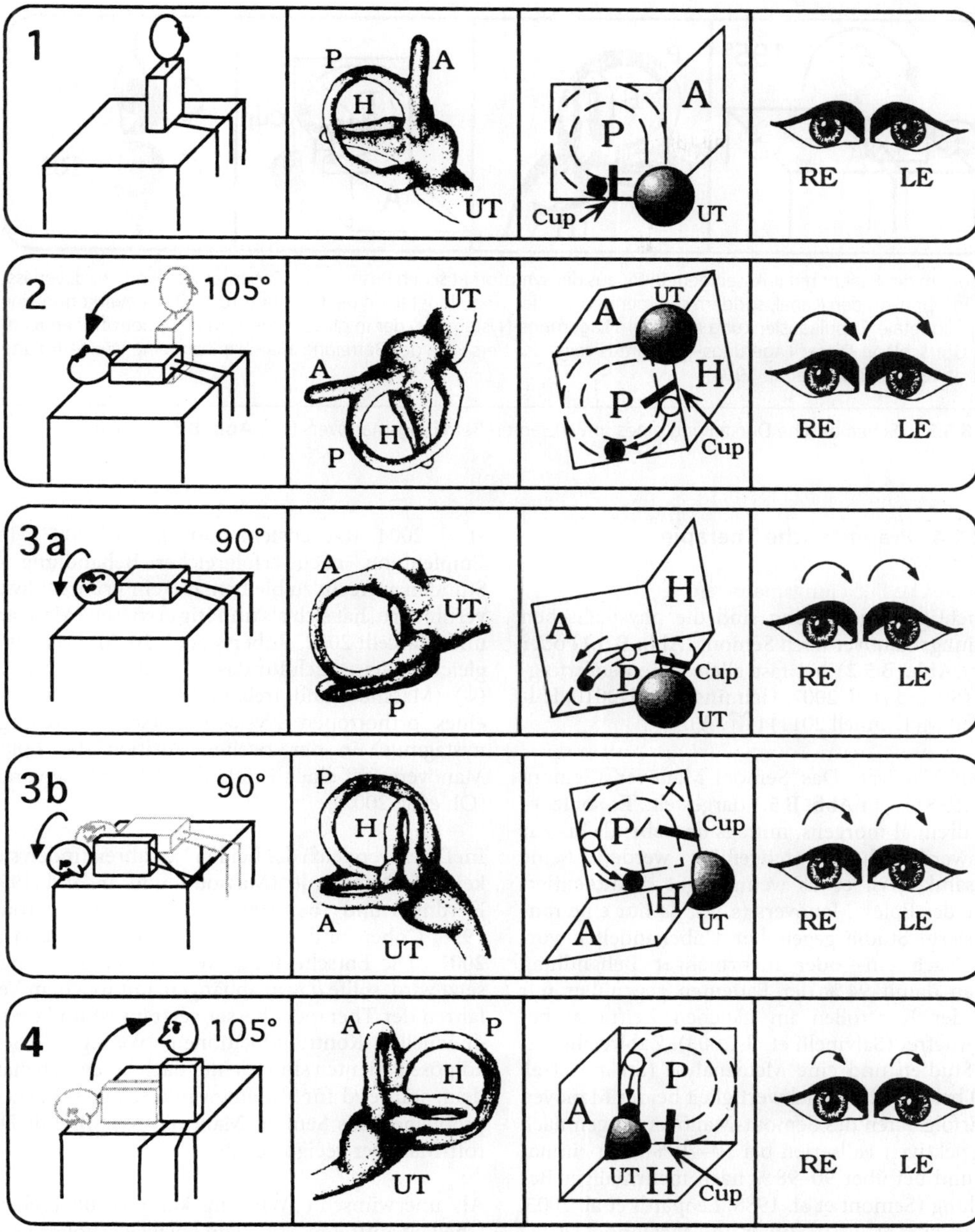

(1) In sitzender Ausgangsposition wird der Kopf um 45° zum betroffenen (linken) Ohr gedreht.

(2) Kopf und Oberkörper werden rückwärts gekippt in eine leichte Kopfhängeposition. Dies löst eine Bewegung der schweren Teilchen im Kanal aus, mit ampullofugaler Cupulaauslenkung, der BPPV-Attacke. In dieser Position bleibt der Patient für eine Minute.

(3a) Der Kopf wird jetzt um 90° zum nicht betroffenen (»gesunden») Ohr gedreht.

(3b) Kopf und Oberkörper werden in gleicher Richtung weitere 90° nach rechts gedreht, wodurch sich die Teilchen in Richtung des Ausgangs des posterioren Bogengangs bewegen. Diese Position wird etwa eine Minute beibehalten. Ein Lage-Nystagmus zum betroffenen, oben liegenden Ohr während der Lagerungsschritte 3a und 3b zeigt an, dass die Therapie erfolgreich war.

(4) Der Patient wird wieder zur sitzenden Position aufgerichtet (Brandt et al. 1994).

Abb. B 5.2: Schematische Darstellung des modifizierten Epley-Befreiungsmanövers bei einem Patienten mit linksseitigem benignen paroxysmalen Lagerungsschwindel (BPPV). Darstellung in den horizontalen Spalten und Abkürzungen wie in **Abb. B 5.1**.

auslösenden Position mit einer Kippung über 180° zur Gegenseite gelagert wird (**Abb. B 5.1**). Epley hat 1992 ein anderes Befreiungsmanöver durch Drehung des liegenden Patienten in Kopfhängelage vorgeschlagen (Epley 1992) (**Abb. B 5.2**). Alle Manöver sind wirksam und durch den Mechanismus der Canalolithiasis erklärbar (Brandt et al. 1994). Dieser Mechanismus kann auch erklären, warum bei nicht korrekter Durchführung der Befreiungsmanöver diese nicht wirksam sind (**Abb. B 5.3**).

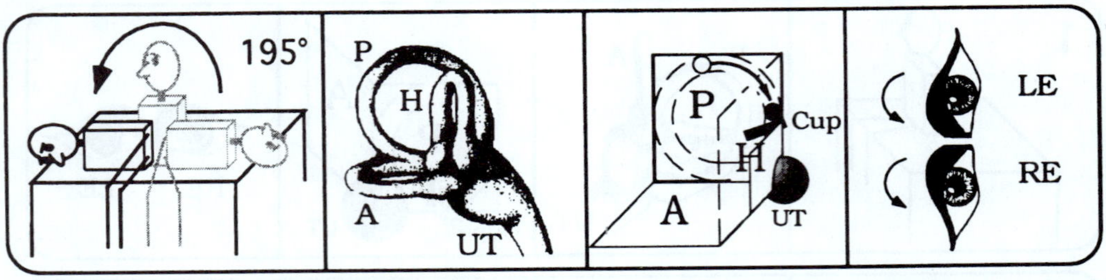

Nachdem der Patient mit linksseitigem BPPV aus der symptomatischen Position zur Gegenseite gekippt wird, verlässt der Pfropf nicht den Kanal, sondern sedimentiert wieder ampullopetal auf die Cupula zurück. Dies bewirkt nun eine ampullopetale Cupulaauslenkung mit einem Lagerungs-Nystagmus, der in dieser Lage zum nicht betroffenen rechten Ohr schlägt. Dieser Lagerungs-Nystagmus zeigt das Versagen des Befreiungsmanövers an; eine Wiederholung ist notwendig (Brandt et al. 1994).

Abb. B 5.3: Schematische Darstellung eines unwirksamen Befreiungsmanövers (vgl. **Abb. B 5.1**, Spalte 3).

B 5.2.1.4 Pragmatische Therapie

Physikalische Befreiungsmanöver

Bei richtiger Ausführung sind die physikalischen Befreiungsmanöver nach Sémont (**Abb. B 5.1**) oder Epley (**Abb. B 5.2**) bei fast allen Patienten erfolgreich (Strupp et al. 2007, Helminski et al. 2010, Hillier und McDonnell 2011) (↑↑, A).

Semont-Manöver: Das Semont-Manöver (Semont et al. 1988) ist in **Abb. B 5.1** dargestellt. Es sollte jeweils dreimal morgens, mittags und abends bis zur Beschwerdefreiheit durchgeführt werden. Seine Wirksamkeit ist etwas weniger gut dokumentiert als die des Epley-Manövers (s. u.), da nur eine randomisierte Studie gegenüber Unbehandelten vorliegt. Nach ein- oder mehrmaliger Behandlung wurden damit 94 % der Patienten gegenüber nur 36 % der Kontrollen im gleichen Zeitraum beschwerdefrei (Salvinelli et al. 2003). Zahlreiche andere Studien und eine Metaanalyse (Strupp et al. 2006) belegen die Gleichwertigkeit beider Manöver. Die Erfolgsraten des Semont-Manövers liegen nach retrospektiven Fallserien bei 50–70 % nach einmaliger und bei über 90–98 % nach mehrmaliger Behandlung (Semont et al. 1988, Leopardi et al. 2003, Helminski et al. 2010, Hillier und McDonnell 2011) (↑↑, A).

Epley-Manöver: Das Befreiungsmanöver nach Epley (Epley 1992) ist in **Abb. B 5.2** dargestellt. Seine Wirksamkeit ist inzwischen durch fünf kontrollierte, randomisierte Studien und Metaanalysen belegt (Lynn et al. 1995, Froehling et al. 2000, Yimta et al. 2003, Cohen und Kimball 2004, von Seelig et al. 2006, Strupp et al. 2007, Hillier und McDonnell 2011). Eine weitere Metaanalyse zeigt, dass behandelte Patienten bei der ersten Verlaufskontrolle 4,6-mal häufiger beschwerdefrei waren als unbehandelte Patienten (Woodworth et al. 2004). Nach der ersten Lagerung werden etwa 40–60 % der Patienten beschwerdefrei, nach der dritten Lagerung etwa 94–98 % (Steenerson und Cronin 1996) (↑, A). Zwei bis drei Durchgänge während einer Behandlungssitzung erhöhen die Erfolgsrate (↑) (Gordon und Gadoth 2004). Die von Epley ursprünglich vorgeschlagene Vibration am Mastoid während des Manövers erhöht die Erfolgsrate nicht (Hain et al. 2000, Macias et al. 2004, Ruckenstein und Shepard 2007). Die Empfehlung, nach erfolgreicher Behandlung 48 Stunden aufrecht zu bleiben, um ein Frührezidiv zu verhindern, hat sich als unnötig erwiesen (Marciano und Marcelli 2002, Roberts et al. 2005). Das gilt in gleicher Weise auch für das Semont-Manöver (s. o.) (↓) (Massoud und Ireland 1996). Das Auftreten eines orthotropen Nystagmus (sog. Befreiungsnystagmus) in der zweiten Position des Epley-Manövers sagt einen Erfolg der Behandlung voraus (Oh et al. 2007).

Im Direktvergleich der beiden Verfahren finden sich keine Unterschiede (Massoud und Ireland 1996, Herdman und Tusa 1996, Steenerson und Cronin 1996, Cohen und Jerabek 1999, Soto-Varela et al. 2001). Die Entscheidung, welches Manöver eingesetzt wird, sollte davon abhängen, mit welchem Verfahren der Therapeut besser vertraut ist und ob individuelle Kontraindikationen vorliegen: Sehr adipöse Patienten sind leichter nach Epley zu behandeln, während für Patienten mit Schulter-Nackenproblemen das Semont-Manöver oder Brandt-Daroff-Manöver geeigneter sind.

Als unerwünschte Wirkung kann vorübergehend Übelkeit auftreten, vor allem bei wiederholter Lagerung während einer Sitzung (hier Vorbeugung mit einem Antivertiginosum indiziert). Bei etwa 20–40 % der erfolgreich behandelten Patienten kommt es für ein bis drei Tage zu einem Benommenheitsschwindel mit Gangunsicherheit durch die partielle Reposition der Otokonien zum Utrikulus i. S. eines Otolithenschwindels (von Schmidt et al. 2006). Gelegentlich wird ein Lagerungsschwindel des hinteren vertikalen Bogengangs durch die Behandlung in die horizontale oder anteriore Bogengangsvariante überführt (Herdman und Tusa 1996).

Selbstbehandlung: Die Manöver nach Epley und Semont können auch erfolgreich in der Selbstbehandlung eingesetzt werden (↑, B) (Radtke et al. 2004). Die Behandlung wird jeweils dreimal morgens, mittags und abends bis zur Beschwerdefreiheit durchgeführt. Erforderlich ist eine gründliche Anleitung durch Demonstration und Bildmaterial. Die Erfolgsraten (50–90 % nach einer Woche = 21 Behandlungen) sind jedoch nicht so hoch wie bei ärztlich durchgeführter Manövern, sodass die Selbstbehandlung komplementär eingesetzt werden kann, z. B. für Restbeschwerden nach ärztlicher Behandlung oder bei häufigen Rezidiven. Patienten, die mit diesen Manövern nicht zurechtkommen, können die beschriebenen einfacheren Brandt-Daroff-Übungen durchführen (Brandt und Daroff 1980), brauchen damit in der Regel aber länger, bis sie beschwerdefrei werden (Radtke et al. 1999).

Rezidive nach erfolgreichem Befreiungsmanöver

Nach Verlaufsbeobachtungen über im Mittel 10 Jahre liegt die Rezidivrate behandelter Patienten bei insgesamt ca. 50 %. Hiervon rezidivieren 80 % im ersten Jahr unabhängig von der Art des Befreiungsmanövers (Brandt et al. 2006); Frauen sind mit 58 % häufiger von Rezidiven betroffen als Männer mit 39 %. Die Rezidivrate ist in der 7. Dekade deutlich geringer als in der 6. Die Therapie erfolgt wiederum durch ein für den betroffenen Bogengang geeignetes Befreiungsmanöver.

B 5.2.1.5 Unwirksam

Die medikamentöse Behandlung des BPPV mit Antivertiginosa ist aufgrund des Pathomechanismus der Erkrankung weder kausal möglich noch längerfristig symptomatisch ausreichend wirksam. Einzige Ausnahme sind empfindliche Patienten mit starker Übelkeit bereits nach einzelnen Lagemanövern. Hier kann zur Erleichterung der Therapie ca. 30 Minuten vor dem physikalischen Befreiungsmanöver z. B. Dimenhydrinat (100 mg) gegeben werden.

B 5.2.1.6 BPPV des horizontalen Bogengangs

Kennzeichnend für den weniger häufigen BPPV des horizontalen Bogengangs (hBPPV) (McClure 1985, Baloh et al. 1993) sind seine von den Merkmalen des pBPPV abweichenden Eigenschaften:

- Die Auslösung erfolgt durch Kopfdrehung (sowohl nach rechts als auch nach links) um die Körperlängsachse im Liegen, wobei es zu einer ampullopetalen Cupulaauslenkung (mit heftigerem Schwindel und Nystagmus) kommt, wenn die Drehung zur Seite des betroffenen Ohrs erfolgt.
- Die Schlagrichtung des Nystagmus ist entsprechend der Reizung des horizontalen Bogengangs linear horizontal zum unten liegenden Ohr. Bei der seltenen Cupulolithiasis des horizontalen Bogengangs schlägt der Nystagmus zum jeweils oben liegenden Ohr (Bisdorff und Debatisse 2001).
- Die Dauer der Attacke und des Nystagmus ist wegen des sog. zentralen Geschwindigkeitsspeichers des horizontalen Bogengangs länger und der Lagenystagmus zeigt häufig eine Richtungsumkehr während der Attacke entsprechend dem postrotatorischen Nystagmus I und II.

Auch der typische hBPPV kann durch Canalolithiasis erklärt werden (Strupp et al. 1995), obwohl gelegentlich durch Lagemanöver ein Wechsel des Mechanismus von Canalolithiasis zu Cupulolithiasis beobachtet wird (Steddin und Brandt 1996).

Für die Therapie kommen Rotationen um die Körperlängsachse im Liegen entsprechend einem veränderten Epley-Manöver zum Einsatz. Bei der Canalolithiasis wird der Patient aus der Rückenlage in drei Schritten von je 90° um die Körperlängsachse zum nicht betroffenen Ohr gedreht und bleibt 30 Sekunden in jeder Position liegen (↑, B) (Lempert und Tiel-Wilck 1996). Eine wirkungsvolle Alternative stellt die Seitlagerung auf das nicht betroffene Ohr für 12 Stunden dar (↑, B) (Vannucchi et al. 1997). Eine Vergleichsstudie zeigte Erfolgsraten von 70 % für beide Verfahren nach einmaliger Anwendung, gegenüber 30 % bei unbehandelten Kontrollen (↑, B) (Nuti et al. 1998). Die Kombination aus beidem, dem modifizierten Epley-Manöver mit nachfolgender Seitlagerung, ist bei etwa 90 % der Patienten erfolgreich (↑, B) (Casani et al. 2002). Nach dreimaliger Rotation um die Körperlängsachse kann die Erfolgsrate 100 % erreichen (↑, B) (Steenerson et al. 2005). Die klinische Erfahrung zeigt jedoch, dass die Patienten meist erst nach einigen Tagen beschwerdefrei werden.

Bei der Cupulolithiasis des horizontalen Bogengangs erscheint es aus pathophysiologischen Gründen erfolgversprechend, die Cupulolithiasis zunächst in eine Canalolithiasis umzuwandeln, etwa durch rasche Seitlagerungen nach Brandt und Daroff (1980), rasches Kopfschütteln oder Kopfperkussion, und dann die o. g. Manöver anzuwenden. Sowohl das Schütteln des im Sitzen um 30° nach unten gesenkten Kopfes mit 3 Hz als auch das Gufoni-Manöver sind gleichermaßen wirksam (Kim et al. 2012). Alternativ kann man das sog. Gufoni-Manöver durchführen (Gufoni et al. 1998), mit dem sich sowohl Patienten mit einer Canalolithiasis als auch Patienten mit Cupulolithiasis therapieren lassen. Der Vorteil dieser Manöver ist, dass man dazu nicht unterscheiden muss, welche Form eines hBPPV vorliegt. Aus der sitzenden Position wird der Patient einfach auf die Seite gelegt, auf der der Nystagmus am geringsten ist. Danach erfolgt eine Drehung des Kopfes um 45° nach unten (»Ausbechern«) mit anschließendem Aufrichten (Gufoni et al. 1998).

B 5.2.1.7 BPPV des anterioren Bogengangs

Die Leitsymptome des BPPV des anterioren Bogengangs entsprechen jenen des pBPPV. Bei der klinischen Untersuchung findet sich bei den diagnostischen Lagerungsmanövern aber ein vertikal nach unten schlagender Nystagmus mit torsioneller Komponente (Imai et al. 2006). Die relative Häufigkeit des aBPPV ist gering: In einer Untersuchung von 577 Patienten mit BPPV lag der Anteil bei 2,2 % (Yacovino et al. 2009). Von Yacovino et al. (2009) wurde ein neues und einfaches Behandlungsmanöver für den aBPPV entwickelt. Der Patient muss aus der Kopfhängelage 30° zur Brust beugen und nach einer Minute aufsetzen. Nach einem einzigen Manöver lag in dieser Studie die Erfolgrate bei 85 % (↑, C). Diese hohe Erfolgsrate entspricht nicht unserer Erfahrung und muss in weiteren Studien untersucht werden.

B 5.2.2 Neuritis vestibularis (akuter einseitiger partieller Vestibularisausfall)

B 5.2.2.1 Klinik

Leitsymptome des akuten einseitigen Vestibularisausfalls sind: akut oder subakut einsetzender, über Tage bis wenige Wochen anhaltender, meist heftiger Dauerdrehschwindel mit Scheinbewegungen der Umgebung (sog. Oszillopsien), Stand- und Gangunsicherheit mit gerichteter Fallneigung sowie Übelkeit und Erbrechen. Die Beschwerden verstärken sich bei Kopf- und Körperbewegungen, sodass die Patienten intuitiv Ruhe suchen. Hörstörungen, Tinnitus oder neurologische Ausfälle gehören nicht zum Krankheitsbild. Die Patienten sollten explizit nach derartigen Symptomen befragt werden. Die Tonusdifferenz der neuronalen Signale von homologen Rezeptoren beider Labyrinthe bewirkt nicht nur eine Balancestörung in Form eines vestibulären rotierenden Spontannystagmus zur gesunden Seite, sondern auch einen initialen Drehschwindel zur gesunden Seite, der durch vestibulo-spinale Haltungsreflexe kompensiert wird, sodass eine sichtbare Fallneigung zur Läsionsseite entsteht. Der klinische Befund der Neuritis vestibularis ist gekennzeichnet durch:

- horizontal-rotierenden Spontannystagmus (kontraversiv) mit Scheinbewegungen (Oszillopsien)
- pathologische Einstellung der subjektiven visuellen Vertikalen (ipsiversiv)
- einseitige Funktionsstörung des horizontalen Bogengangs im raschen Kopfimpulstest zur Untersuchung des VOR (Halmagyi und Curthoys 1988) und in der kalorischen Prüfung
- Gangabweichung und Fallneigung (ipsiversiv)

Differentialdiagnostisch müssen die maximal einen Tag anhaltenden Attacken des M. Menière und der vestibulären Migräne sowie Labyrinth- oder Vestibularisnervläsionen anderer Ursache ausgeschlossen werden. Hilfreich sind hier jeweils die Begleitsymptome wie Schmerzen und Bläschen beim Herpes zoster, entzündliche Augenzeichen und Hörstörungen beim Cogan-Syndrom sowie Hirnstammzeichen bei lakunären Infarkten oder MS-Plaques im Bereich der Eintrittszone des 8. Hirnnerven (»Pseudoneuritis vestibularis«; Cnyrim et al. 2008, Kattah et al. 2009).

B 5.2.2.2 Epidemiologie und Verlauf

Die Neuritis vestibularis ist die dritthäufigste periphere vestibuläre Störung. Gelegentlich gehen kürzere Drehschwindelattacken um Tage voraus. Die erste Phase des manifesten Funktionsverlusts ist durch schweres Krankheitsgefühl, Übelkeit und Erbrechen gekennzeichnet. Dazu kommen Schwindel und Fallneigung. Diese Beschwerden klingen langsam über ein bis zwei Wochen ab; in drei bis fünf Wochen ist in der Regel subjektive Beschwerdefreiheit erreicht. Die Erholung ist das Produkt verschiedener Vorgänge:

1. Erholung der Labyrinthfunktion (häufig inkomplett),
2. Substitution des Funktionsausfalls durch somatosensorische und visuelle Afferenzen und
3. zentrale Kompensation des peripheren vestibulären Tonusungleichgewichts.

Im Verlauf kommt es bei der Neuritis vestibularis nur etwa in 40–50 % zu einer vollständigen Erholung der peripheren vestibulären Funktion; in 20–30 % der Fälle kommt es nur zu einer partiellen Erholung, in weiteren 20–30 % persistiert das einseitige Defizit (Brandt et al. 2010). Auch bei anhaltendem Defizit bilden sich alle »statischen« (ohne Kopfbewegung) Symptome wie Spontannystagmus, Schwindel und Fallneigung zurück. Der Defekt zeigt sich lediglich noch in Form »dynamischer« Funktionsstörungen: Bei raschen (hochfrequenten) Kopfbewegungen treten durch Insuffizienz des VOR retinale Bildwanderungen und Oszillopsien auf. In einer Langzeit-Verlaufsstudie über 5–20 Jahre erlitten nur zwei von 103 Patienten ein Rezidiv, dann jeweils auf dem kontralateralen Ohr (Huppert et al. 2006); in einer anderen Studie lag die Rezidivrate bei etwa 10 % (Kim et al. 2011).

B 5.2.2.3 Therapeutische Prinzipien

Die virale Genese der Neuritis vestibularis ist – in Analogie zur »idiopathischen Fazialisparese« – wahrscheinlich (Schuknecht und Kitamura 1981, Strupp und Brandt 2009). Hierfür sprechen: autoptische Studien (mit entzündlichen Degenerationen des Vestibularisnervs), der Nachweis von HSV-1 DNA und LAT in vestibulären Ganglienzellen (Arbusow et al. 1999, 2010, Theil et al. 2001).
Die Neuritis vestibularis befällt offenbar bevorzugt die Pars superior des Vestibularisnerven, die den horizontalen und anterioren Bogengang sowie den Utriculus und Teile des Sacculus versorgt. Dies bedeutet, dass die Neuritis vestibularis kein kompletter Vestibularisausfall ist. Dies wurde wegen des gemeinsamen Auftretens einer Neuritis vestibularis mit einem BPPV desselben Ohrs bereits vermutet (Büchele und Brandt 1988) und durch 3-D-Analyse der Bogengangsfunktionen (Fetter und Dichgans 1996) bestätigt.
Basierend auf den o. g. molekularbiologischen Befunden wurde eine placebokontrollierte vierarmige Studie mit Methylprednisolon, Valaciclovir und der Kombination beider Medikamente zur »kausalen Therapie« bei 141 Patienten durchgeführt. Diese ergab, dass eine Behandlung mit Methylprednisolon zu einer signifikanten Verbesserung der Erholung der peripher vestibulären Funktion führt. Das Ausmaß der Erholung der Funktion des betroffenen Labyrinths erhöhte sich mit dieser Therapie von 39 % auf 62 %. Die Gabe von Valaciclovir bzw. die Kombination von Glukokortikoiden mit Valaciclovir hat keinen bzw. keinen zusätzlichen Effekt (Strupp et al. 2004). Diese Befunde werden durch eine Metaanalyse gestützt (Goudakos et al. 2010) und durch weitere Studie unterstützt (Karlberg und Magnusson 2011). In einer Cochrane-Analyse fanden die Autoren jedoch aktuell keine ausreichende Zahl an methodisch einwandfreien Studien, um diese Behandlung allgemein zu empfehlen (Fishman et al. 2011). Die beobachteten positiven Effekte beruhen am ehesten auf dem antiödematösen Effekt der Glukokortikoide. Die fehlende Wirkung von Valaciclovir

lässt sich wahrscheinlich auf die schon weitgehende Replikation von HSV-1 zum Zeitpunkt des Therapiebeginns erklären.

Antivertiginosa sollten nur innerhalb der ersten Tage und nur bei schwerer Übelkeit und Brechreiz gegeben werden, da sie die zentrale Kompensation des peripheren Vestibularisausfalls verzögern. Pharmakologische und metabolische Studien im Tierexperiment sprechen dafür, dass Alkohol, Phenobarbital, Chlorpromazin, Diazepam und ACTH-Antagonisten die zentrale »Reparatur« verzögern, während Koffein, Amphetamin und ACTH sie beschleunigen können (Übersicht in Dutia 2010).

Ein weiteres wichtiges Behandlungsprinzip ist die Förderung der zentralen Kompensation durch physikalische Therapie. Die sogenannte zentrale Kompensation ist kein einheitlicher Vorgang, sondern umfasst unterschiedliche neuronale und strukturelle Mechanismen, die an unterschiedlichen Orten mit unterschiedlichem Zeitgang und begrenzten Möglichkeiten stattfinden, mit inkomplettem Ergebnis vor allem für hochfrequente Kopfbeschleunigungen (Brandt et al. 1997). Die zentrale Kompensation einer einseitigen Labyrinthläsion wird durch Gleichgewichtstraining gefördert und beschleunigt (Strupp et al. 1998, Hillier und McDonnell 2011), insbesondere wenn Bewegungsreize inadäquate und intersensorisch inkongruente afferente Signale auslösen. Vestibuläre Trainingsprogramme, erstmals von Cawthorne (1944) empfohlen, umfassen unter Berücksichtigung heutiger Kenntnisse der Vestibularisfunktion (Herdman 2007):

- willkürliche Augenbewegungen und Fixationen zur Verbesserung der gestörten Blickstabilisation
- aktive Kopfbewegungen zur Neueineichung des VOR
- Balance-, Zielbewegungen und Gehübungen zur Verbesserung der vestibulo-spinalen Haltungsregulation und Zielmotorik

Die Wirksamkeit des Trainings zur Förderung der zentralen Kompensation von Nystagmus und Fallneigung nach einseitiger Labyrinthläsion ist tierexperimentell belegt. Bei Patienten mit Neuritis vestibularis konnte ein signifikanter Erfolg einer intensiven Physiotherapie zwar für die vestibulospinale Haltungsregulation, nicht jedoch für die Okulomotorikstörungen und Auslenkung der subjektiven visuellen Vertikalen nachgewiesen werden (Strupp et al. 1998); diese Befunde werden durch eine Cochrane-Analyse gestützt (Hillier und Hollohan 2007) (↑, B).

B 5.2.2.4 Pragmatische Therapie

Symptomatische Therapie. In der akuten Phase können während der ersten 1–3 Tage zur Unterdrückung von Nausea und Erbrechen z. B. 1–3 × 100 mg Dimenhydrinat/d (s. **Tab. B 5.3**) oder andere Antivertiginosa gegeben werden. Hierzu gibt es keine prospektiven, randomisierten Studien.

Kausale Therapie. Eine kurzdauernde Behandlung mit Glukokortikoiden (Methylprednisolon, z. B. Urbason, initial 100 mg oral pro Tag, Dosis jeden vierten Tag um 20 mg reduzieren) führt im Mittel zu einer signifikanten Verbesserung der Erholung der peripheren vestibulären Funktion (Strupp et al. 2004, Karlberg und Magnusson 2011) (↑, B). Mit dieser Therapie erhöhte sich der Anteil der Patienten, bei denen eine Erholung der Funktion des betroffenen Labyrinths eintrat, von 39 % auf 62 %.

Verbesserung der zentralen vestibulären Kompensation des peripheren Defizits (↑, B). Es sollte ein stufenförmiges physikalisches Training unter krankengymnastischer Betreuung mit anfänglich statischen Stabilisationen, dann vor allem dynamischen Übungen zur Gleichgewichts- und Standregulation sowie Blickstabilisation während den Auge-Kopf-Körper-Bewegungen erfolgen. Wichtig ist, dass die Gleichgewichts- und Balanceübungen sukzessiv gesteigert werden bis zu einem Schwierigkeitsgrad oberhalb der »Normalanforderung«, und zwar sowohl mit als auch ohne visuelle Stabilisation.

B 5.2.2.5 Unwirksam

Die Behandlung mit durchblutungsfördernden Maßnahmen (Vasodilatatoren, niedermolekularen Dextranen, Hydroxyäthylstärke, Lokalanästhetika oder Stellatumblockaden) ist unwirksam.

B 5.2.3 Morbus Menière

B 5.2.3.1 Klinik

Der Morbus Menière ist durch rezidivierende, viele Minuten bis Stunden anhaltende Attacken von Schwindel und jeweils einseitiger Hörminderung, Tinnitus und Ohrdruckgefühl gekennzeichnet. Die einzelnen Attacken treten oft ohne Prodromi oder erkennbare Auslöser und ohne tageszeitliche Bindung auf. In etwa einem Drittel der Fälle gehen jedoch eine Verstärkung des Ohrgeräusches, des Ohrdrucks und eine Hörminderung dem abrupt einsetzenden Schwindel voraus. Monosymptomatische rein vestibuläre oder rein cochleäre Attacken sind vor allem zu Beginn eines Morbus Menière möglich. Im Verlauf der Erkrankung entwickelt sich meist eine bleibende Hörminderung auf dem betroffenen Ohr. Die American of Ophthalmology and Otolaryngology, Head and Neck Surgery (1995) hat die folgenden diagnostischen Kriterien für einen sicheren Morbus Menière formuliert:

a) zwei oder mehr Schwindelattacken von 20 Minuten Dauer oder länger,
b) nachgewiesene Hörminderung bei mindestens einer Untersuchung,
c) Tinnitus oder Ohrdruck im betroffenen Ohr,
d) andere Ursache klinisch ausgeschlossen.

Beim Morbus Menière gibt es auch – anamnestisch von den Drop attacks der vertebrobasilären Ischämie schwer unterscheidbar – selten (3–7 %; Huppert et al. 2010) plötzliche, rezidivierende Stürze (Baloh et al. 1990), sog. Tumarkinsche Otolithenkrisen (vestibuläre Drop attacks), die im Früh- oder Spätverlauf des Morbus Menière ohne bestimmte Auslöser, Prodromi oder Bewusstseinsstörungen auftreten. Diese entstehen offenbar als Folge einer durch endolymphatische Druckschwankungen ausgelösten einseitigen Otolithenreizung mit inadäquater vestibulo-spinaler Haltungsreaktion.

B 5.2.3.2 Epidemiologie und Verlauf

Der Erkrankungsbeginn liegt bevorzugt zwischen der 4. und 6. Lebensdekade (Männer etwas häufiger als Frauen), selten in der Kindheit (Choung et al. 2006). Die Lebenszeitprävalenz des Morbus Menière liegt bei etwa 0,51 % (Neuhauser 2007); dies bedeutet, dass etwa eine Million Menschen in Europa davon betroffen sind. Der Morbus Menière ist nach dem BPPV die zweithäufigste Ursache peripher vestibulären Schwindels (Brandt et al. 2012). Im Krankheitsverlauf kündigen Tinnitus und fluktuierende Hörstörung häufig schon Jahre vorher die erste Drehschwindelattacke an, da der Hydrops bevorzugt in der Pars inferior des Labyrinths, im Ductus cochlearis beginnt, mit initialen Rupturen der Reissner-Membran im Helicotrema. In diesem Fall ist das Druckgefühl im Ohr das charakteristische Symptom. Rein vestibuläre Attacken ohne Hörstörung oder Tinnitus gelten als selten.
Die Erkrankung beginnt einseitig mit sehr unregelmäßiger, zunächst zunehmender, dann wieder abfallender Frequenz der Attacken, die im weiteren Verlauf auch das andere Ohr betreffen können (Huppert et al. 2010). Je länger man Patienten mit Morbus Menière verfolgt, desto häufiger sieht man bilaterale Erkrankungen (Nabi und Parnes 2009). Im frühen Stadium bis zu 2 Jahren sind etwa 15 % der Fälle bilateral. Nach 10 Jahren entwickeln etwa 35 % eine bilaterale Form, nach 20 Jahren bis zu 47 % (Huppert et al. 2010); dies erklärt auch, weshalb der Morbus Menière die zweithäufigste Ursache einer bilateralen Vestibulopathie darstellt (Zingler et al. 2007). Zunächst sind die Patienten im Intervall beschwerdefrei, dann entwickeln sich zunehmend Ohrensausen und Hörminderung (Tieftonverlust), die gegenüber anderen Innenohrerkrankungen in ihrem Ausmaß ungewöhnlich wechseln.

Inzwischen ist allgemein anerkannt, dass der Verlauf bei vielen Patienten benigne ist (Huppert et al. 2010): Die Frequenz der Attacken nimmt innerhalb der ersten 5–10 Jahre ab.

B 5.2.3.3 Therapeutische Prinzipien

Die Ätiologie und Pathophysiologie des Morbus Menière ist trotz vieler Untersuchungen bislang nicht sicher geklärt (Übersicht in Minor et al. 2004, Semaan et al. 2005, Sajjadi und Paparella 2008). Der pathognomische histopathologische Befund ist ein Endolymphhydrops, der sich inzwischen auch bildgebend mittels MRT nach transtympanaler Kontrastmittelgabe gut darstellen lässt (Gürkov et al. 2011). Pathophysiologisch entsteht dieser durch eine relativ zu hohe Produktion und/oder zu geringe Resorption der Endolymphe. Der erhöhte endolymphatische Druck führt zu einer Ruptur der Endolymphmembran und/oder Öffnung spannungssensitiver unselektiver Kationenkanäle (Yeh et al. 1998); dies bedingt eine Erhöhung der Kaliumkonzentration im Perilymphraum mit kaliuminduzierter Depolarisation, die zunächst zu einer Exzitation und dann Depolarisation führt.
Das primäre Ziel der Therapie des Morbus Menière ist es die Attacken zu verhindern, um so auch ein Fortschreiten der vestibulo-cochleären Defizite zu vermeiden. Positive Effekte auf die Attackenfrequenz wurden publiziert für die transtympanale Instillation von Gentamicin und Steroiden sowie die hoch dosierte langdauerne Gabe von Betahistindihydrochlorid (3 × 48 mg pro Tag für 12 Monate) (Übersicht in Strupp et al. 2007).

Betahistin (↑, B). Metaanalysen zeigen, dass Betahistin offensichtlich einen prophylaktischen Effekt auf die Attacken bei Morbus Menière hat (Claes und Van-de-Heyning 1997, James und Thorp 2005, Strupp et al. 2007), wobei bislang keine placebokontrollierten, doppelblinden Studien vorliegen. Betahistin ist ein H1-Agonist und H3-Antagonist. Es verbessert die Mikrozirkulation im Innenohr über seine Wirkung auf präkapilläre Sphinkter der Stria vascularis (Dziadziola et al. 1999). Auf diese Weise kann es die Imbalance zwischen Produktion und Resorption der Endolymphe normalisieren. Auf der Basis klinischer Erfahrungen mit einer Dosierung von 3 × 48 mg Betahistindihydrochlorid/d erfolgte eine offene Anwendungsbeobachtung bei 112 Patienten, die zeigte, dass diese höhere Dosierung der bislang gebräuchlichen Dosierung von 3 × 6 bis 3 × 24 mg/d signifikant überlegen ist. Nach 12 Monaten nahm die mittlere Zahl der Attacken von 7,6 pro Monat auf 4,4 in der Niedrigdosisgruppe und in der Hochdosisgruppe von 8,8 auf 1,0 ab (Strupp et al. 2008) (↑, C). Derzeit erfolgt dazu eine multizentrische placebokontrollierte Dosisfindungsstudie (3 × 6 mg/d vs. 3 × 48 mg/d) (EudraCT-Nr. 2005-000752-32; BMBF177zfyGT). In einer Beobachtungsstudie wurden sehr gute Effekte einer noch höheren Dosierung beschrieben (Lezius et al. 2011).

Gentamicin (↑, B). Die Wirkung von Gentamicin beruht auf einer direkten Schädigung von vestibulären Typ-I-Haarzellen (Carey et al. 2002, Ishiyama et al. 2007, Selimoglu 2007). Zur Frage der prophylaktischen Wirksamkeit bei Morbus Menière sind eine Reihe von Untersuchungen und Meta-/Cochrane-Analysen publiziert worden (Cohen-Kerem et al. 2004, Strupp et al. 2007, Pullens und van Benthem 2011). Eine Metaanalyse von 15 Studien mit 627 Patienten, die mit Gentamicin behandelt worden waren, ergab, dass 75 % attackenfrei bzw. insgesamt 93 % deutlich gebessert waren. Wesentliches Problem der Behandlung mit Aminoglykosiden ist die Hörschädigung, die bei mindestens 20 % der Patienten auftritt (Flanagan et al. 2006, Colletti et al. 2007), sodass eigentlich nur Patienten mit vorbestehender deutlicher Hörschädigung behandelt werden sollten.

Transtympanale Gabe von Glukokortikoiden (↑, C). In einer retrospektiven Untersuchung wurden die Effekte transtympanaler Injektionen von Dexamethason bei 34 Patienten untersucht (Barrs 2004). Nach einer wöchentlichen Gabe von jeweils 10 mg/ml zeigte sich nur bei 24 % der Patienten eine relevante Besserung; weitere 24 % besserten sich im Verlauf, sodass die Hälfte der Behandelten davon profitierte. Diese Behandlung wird gut toleriert (Yilmaz et al. 2005). Eine kontrollierte, prospektive, doppelblinde Studie zeigte eine Besserung der Schwindelattacken in 82 % gegenüber 57 % in der Placebogruppe (Garduno-Anaya et al. 2005). Eine Metaanalyse kam zu gleichen Ergebnissen hinsichtlich der Wirksamkeit und Verträglichkeit (Alles et al. 2006) (↑, C).

Diuretika und salzfreie Kost (↓, B). Theoretisch könnten Diuretika einen positiven Effekt auf den Endolymphhydrops haben. Die entsprechenden Studien und eine Cochrane-Analyse zeigten jedoch keinen positiven Effekt (Thirlwall und Kundu 2006) (↓). Das Gleiche gilt auch für die salzfreie Diät (Strupp et al. 2007) (↓).

Chirurgische Eingriffe (↓, B). Die früher allerorten übliche Saccotomie, zunächst als Shunt-Operation gedacht, wurde bereits 1981 als Placeboeingriff erkannt (Thomson et al. 1981). Die fehlende Wirksamkeit dieser invasiven Behandlung wird durch eine aktuelle Cochrane-Analyse gestützt (Pullens et al. 2010) und ist deshalb heute obsolet.

B 5.2.3.4 Pragmatische Therapie

Ziel der prophylaktischen Behandlung ist es, den Endolymphhydrops zu vermindern, um so die Attacken und das Fortschreiten der vestibulo-cochleären Defizite zu verhindern. Wenn Patienten eine oder mehr Attacken pro Monat haben, ist eine prophylaktische Therapie indiziert:

Betahistindihydrochlorid (z. B. Vasomotal® 24 mg), 3 × 2 Tbl. à 24 mg pro Tag, d. h. 3 × 48 mg pro Tag, über mindestens 6–12 Monate. Ist der Patient sechs Monate attackenfrei, kann die Dosis langsam reduziert werden (je nach Verlauf um eine Tablette alle ein bis drei Monate). Es handelt sich also um eine Langzeitbehandlung. Diese Empfehlungen beruhen auf der o. g. Anwendungsbeobachtung (Strupp et al. 2008). In Einzelfällen kann eine noch höhere Dosierung von bis zu 480 mg pro Tag notwendig sein (Lezius et al. 2011).
Selten ergibt sich bei medikamentös therapieresistenten häufigen Menière-Attacken mit Innenohrschwerhörigkeit und Identifizierung der betroffenen Seite die Indikation für eine transtympanale Instillation ototoxischer Antibiotika (1–2 ml mit einer Konzentration von 20–40 mg/ml Gentamicin) in mehrwöchentlichem Abstand. Das Dosisintervall sollte sich nach der Wirksamkeit richten. Heute werden allgemein Einzelinstillationen in mehrwöchigem Abstand empfohlen, wobei ein Konsensus zu Dosis und Applikationsabständen bislang nicht erzielt worden ist (Lange et al. 2004, De Dispenza et al. 2007). Nach Metaanalysen liegt die Erfolgsrate der Gabe von Gentamicin zwischen 39 und 95 % (Cohen-Kerem et al. 2007).

B 5.2.3.5 Unwirksam

Cochrane- bzw. Meta-Analysen zeigen keinen positiven Effekt von Diuretika (Thirlwall und Kundu 2006) salzfreier Diät (Strupp et al. 2007) oder chirurgischen Eingriffen, wie der Saccotomie (Pullens et al. 2010) (↓).

B 5.2.4 Vestibularisparoxysmie

B 5.2.4.1 Klinik

Leitsymptom der Vestibularisparoxysmie sind kurze, Sekunden bis wenige Minuten anhaltende Dreh- oder Schwankschwindelattacken mit oder ohne Ohrsymptome (Tinnitus und Hörminderung), die bei manchen Patienten von bestimmten Kopfpositionen abhängig sind und sich gelegentlich durch Hyperventilation provozieren lasse (Brandt und Dieterich 1994a, Hüfner et al. 2008). Hörminderung und Tinnitus können auch zwischen den Attacken im Intervall vorhanden sein. Eine hirnstammnahe Gefäßkompression kaudaler Hirnnerven ist als Ursache von Trigeminusneuralgie (s. Kap. A 5), Glossopharyngeusneuralgie, Hemispasmus facialis sowie bestimmten Formen von Tinnitus (Brantberg 2010) anerkannt. Sie wird auch als Ursache von Schwindelformen diskutiert (Moller et al. 1986, Brandt und Dieterich 1994a). Aberrierende, zum Teil arteriosklerotisch elongierte und erweiterte (daher vermehrt pulsierende) Gefäße im Kleinhirnbrückenwinkel sollen pathophysiologisch zu einer segmentalen Druckläsion mit Entmarkung am Übergang vom zentralen (Oligodendroglia) zum peripheren (Schwann-Zellen) Myelin führen. Die Auslösung der Symptome geschieht dann durch direkte pulsatorische Kompression mit ephaptischer Erregungsübertragung, d. h. pathologisch paroxysmale Übertragung von Aktionspotenzialen zwischen benachbarten, teilweise demyelinisierten Axonen.
Bei ca. 20 % der Patienten finden sich Zeichen für eine einseitige Vestibularisunterfunktion. Ein Spontannystagmus lässt sich bei einem Teil der Fälle auch durch Hyperventilation provozieren (Hüfner et al. 2008). Bei 95 % der betroffenen Patienten kann ein Gefäß-Nerv-Kontakt im Austrittsbereich des Nervus vestibulo-cochlearis nachgewiesen werden, weshalb sich die Diagnose durch eine hochauflösende MRT des Hirnstamms mit CISS-Sequenz stützen lässt; allerdings kommen bei 42 % der Patienten beidseitige Gefäß-/Nervenkontakte (Hüfner et al. 2008). Der Verlauf ist meist chronisch.

B 5.2.4.2 Pragmatische Therapie

Carbamazepin (↑, C). Ein Therapieversuch mit Carbamazepin in niedriger Dosis mit 200–600 mg pro Tag oder Oxcarbazepin (300–900 mg/Tag) ist sinnvoll und zudem diagnostisch verwertbar. Bei Unverträglichkeit stehen als Alternativen Valproinsäure oder Phenytoin zur Verfügung. In einer Verlaufsstudie von 32 Patienten über einen mittleren Zeitraum von drei Jahren zeigten sich eine signifikante anhaltende Reduktion der Attackenfrequenz auf 10 % der Ausgangswerte sowie eine Verminderung der Attackenintensität und Dauer (Hüfner et al. 2008). Die Indikation zur operativen mikrovaskulären Dekompression sollte trotz beschriebener Teilerfolge (Moller et al. 1986) zurückhaltend gestellt werden, da einerseits wegen eines intra- oder postoperativen Vasospasmus die Gefahr eines Hirnstamminfarkts besteht (ca. 3–5 %), andererseits die betroffene Seite häufig nicht ausreichend sicher bestimmt werden kann.

B 5.2.4.3 Unwirksam

Die Behandlung mit durchblutungsfördernden Maßnahmen und Antivertiginosa ist unwirksam.

B 5.2.5 Bilaterale Vestibulopathie

B 5.2.5.1 Klinik

Der bilaterale vestibuläre Funktionsausfall ist die häufigste Ursache für bewegungsabhängigen Schwankschwindel mit Gangunsicherheit beim älteren Patienten. Klinische Leitsymptome sind:

- Gangunsicherheit, vor allem in Dunkelheit oder auf unebenem Grund; unter statischen Bedingungen, d. h. beim Sitzen und Liegen haben die betroffenen keine Beschwerden
- Oszillopsien bei Kopfbewegungen oder beim Gehen
- Störungen des räumlichen Gedächtnisses und der Navigation (Brandt et al. 2005)

Der Verdacht auf eine bilaterale Vestibulopathie ergibt sich aus den o. g. Leitsymptomen; die Diagnose wird durch die Testung des VOR gesichert. Als einfacher klinischer Test hat sich der rasche passive Kopfimpulstest durch den Untersucher nach Halmagyi und Curthoys (1988) bewährt. Dabei zeigen sich sowohl bei Kopfdrehung nach rechts und nach links Refixationssakkaden als Ausdruck des defekten VOR. Auch der VOR-Lesetest zur Bestimmung der sog. dynamischen Sehschärfe ist pathologisch. Die drei häufigsten nachweisbaren Ursachen der bilateralen Vestibulopathie sind (Zingler et al. 2007): Ototoxische Aminoglykoside (13 %), bds. Morbus Menière (7 %) oder Meningitis (5 %). In über 70 % der Fälle, insbesondere beim älteren Patienten, bleibt die Ätiologie jedoch unklar. Hier liegt wahrscheinlich eine neurodegenerative Erkrankung vor, letztere geht oft mit einem zerebellären Syndrom und/oder Polyneuropathie einher (Zingler et al. 2007, Szmulewicz et al. 2011, Kirchner et al. 2011).

B 5.2.5.2 Epidemiologie und Verlauf

Die bilaterale Vestibulopathie ist in unserem Krankengut mit 7 % die vierthäufigste periphere vestibuläre Schiwndelform und nach unserer Erfahrung die häufigste Ursache für bewegungsabhängigen Schwankschwindel im Alter. Bei den meisten Patienten kommt es im Verlauf der Erkrankung zu keiner messbaren Zunahme der Beschwerden oder Defizite, trotz eines Gleichgewichtstrainings aber auch zu keiner signifikanten Besserung (Zingler et al. 2007).

B 5.2.5.3 Pragmatische Therapie

Die Behandlung der vielen verschiedenen Ursachen der bilateralen Vestibulopathie hat drei Ziele (Brandt 1999, Brandt et al. 2012):

a) Prophylaxe des progredienten Vestibularisausfalls,
b) Erholung der vestibulären Funktion,
c) Förderung der Kompensation (oder Substitution) des vestibulären Funktionsausfalls durch physikalische Therapie.

Die Prävention ist am wichtigsten für die Gruppe der Patienten mit ototoxischer Labyrinthschädigung, vor allem durch Aminoglykoside, die nur unter strenger Indikation und als tägliche Einmaldosis eingesetzt werden sollten. Es empfiehlt sich die Kontrolle der Plasmaspiegel. Patienten mit Nierenversagen, hohem Alter oder mit einer familiären ototoxischen Suszeptibilität sind besonders gefährdet. Ototoxische Antibiotika sollten nicht mit anderen ototoxischen Substanzen, wie z. B. Schleifendiuretika, kombiniert werden, da dies zu einer Potenzierung der Innenohrschädigung führen kann. Während der Behandlung sind sorgfältige Verlaufskontrollen der Hör- und Vestibularisfunktion notwendig. Dies kann den Arzt allerdings nicht in Sicherheit wiegen, da die ototoxischen Effekte meist über Tage oder Wochen verzögert auftreten (Magnusson und Padoan 1991).

Die Erholung der vestibulären Funktion ist bei den wahrscheinlich zu selten diagnostizierten autoimmunologisch bedingten Formen in Einzelfällen möglich. Auch ohne Vorliegen kontrollierter prospektiver Studien macht theoretisch eine Immunbehandlung dann Sinn, wenn sich klinisch Zeichen einer systemischen Autoimmunerkrankung zeigen oder wenn Antikörper gegen Innenohrstrukturen gefunden werden (Strupp et al. 1997, Schuler et al. 2003, Deutschländer et al. 2005). Zunächst können Kortikosteroide (z. B. Prednisolon 80 mg/Tag, in absteigender Dosierung über ca. 3–4 Wochen) versucht werden (↑, C).
Die physikalische Therapie mit Gang- und Gleichgewichtstraining wird von den Patienten gern angenommen und erleichtert die Anpassung an den Funktionsausfall durch Förderung der visuellen und somatosensorischen Substitution. Einschränkend muss erwähnt werden, dass es jedoch langfristig im Vergleich von trainierten zu nicht trainierten Patienten zu keiner signifikanten Besserung der Balanceleistungen kommt, obwohl sich die Patienten subjektiv sicherer fühlen (Herdman et al. 2000, Hillier und McDonnell 2011). Für den Patienten ist es wichtig, über die Art, den Mechanismus und den Verlauf der Erkrankung sorgfältig aufgeklärt zu werden. Es ist unsere Erfahrung, dass die Diagnose einer bilateralen Vestibulopathie trotz vieler Arztbesuche meist noch zu spät gestellt wird, was die Beschwerden für den Patienten verstärkt. Allein die Aufklärung führt schon häufig zu einer Erleichterung der subjektiven Beschwerden.

B 5.2.6 Perilymphfistel

B 5.2.6.1 Klinik

Leitsymptome der Perilymphfistel sind durch Druckänderungen z. B. Husten, Pressen, Niesen oder Heben sowie durch laute Geräusche ausgelöste Schwank- oder Drehschwindelattacken mit Scheinbewegungen der Umwelt (Oszillopsien), Stand- und Gangunsicherheit, die mit oder ohne Hörstörungen einhergehen. Die Attacken, deren Dauer Sekunden bis Tage betragen kann, können auch bei Änderung der Kopfposition (z. B. Bücken) und Überwindung größerer Höhenunterschiede (z. B. Bergtouren, Fliegen) auftreten. Anamnestisch ist es wichtig, nach ursächlichen oder auslösenden Traumen zu fragen, wie z. B. Baro-, Schädel-Hirn- oder Ohrtrauma (auch Ohr-OP) sowie exzessives Valsalvamanöver durch schweres Heben.

Diagnostisch hilfreich sind Provokationstests mit dem Versuch der Auslösung von Attacken unter gleichzeitiger Beobachtung (Frenzelbrille) oder Registrierung von Augenbewegungen. Hierzu gehören das Valsalvamanöver und der Tragusdruckversuch, die Untersuchung mittels Politzer-Ballon.
Minor et al. beschrieben 1998 eine neue, wahrscheinlich häufige Form der Perilymphfistel: die innere Labyrinthfistel des anterioren Bogengangs oder »superior canal dehiscence syndrome« (Minor et al. 1998). Der knöcherne Defekt zum Epiduralraum kann im hochauflösenden Felsenbein-CT dargestellt werden. Die Leitsymptome Schwindel, Oszillopsien und Standunsicherheit werden durch Husten, Pressen oder laute Geräusche (Tullio-Phänomen) ausgelöst; die Schwelle für die vestibulär evozierten myogenen Potenziale ist erniedrigt.

B 5.2.6.2 Pragmatische Therapie

Die Therapie der ersten Wahl ist konservativ, da sich die meisten Fisteln spontan schließen.
Die konservative Therapie besteht bei einer akuten Perilymphfistel je nach Schweregrad der Symptome aus ein- bis dreiwöchiger weitgehender Bettruhe, mäßiger Kopfhochlagerung, eventuell milder Sedierung (Tranquilizer) und Gabe von Abführmitteln (Vermeiden von Pressen beim Stuhlgang) sowie auch nach Besserung noch mehrwöchiger körperlicher Schonung unter Vermeidung von z. B. schwerem Heben, Bauchpressen, heftigem Husten oder Naseputzen. Hierunter kommt es fast immer zur Heilung (Singleton, et al. 1987). Versagt die konservative Behandlung und halten die störenden vestibulären Symptome an, so ist eine explorative Tympanotomie zur Inspektion vor allem des ovalen und des runden Fensters angezeigt.

Die chirurgische Therapie durch Fisteloperation ist auch heute nur bis zu 70 % erfolgreich in Bezug auf den vestibulären Schwindel, während der vorher bestehende Hörverlust nur unwesentlich oder gar nicht gebessert wird. Im Bereich der Fistel wird die Schleimhaut entfernt und meist perichondrales Gewebe von Tragus oder Faszie mit Gelfoam aufgetragen. Fisteln im ovalen Fenster an der Stapesfußplatte erfordern eine Stapedektomie mit Prothese. Die postoperative Resistenz der Patienten gegenüber extremer sportlicher Belastung (Bauchpresse, Barotrauma) ist gegenüber Gesunden sicher geringer.

Die innere Perilymphfistel des anterioren Bogengangs kann durch Okklusion (canal plugging) des Bogengangs oder seltener sog. Resurfacing chirurgisch behandelt werden (Minor et al. 1998, Vlastarakos et al. 2009, Hahn und Zappia 2010).

B 5.2.7 Traumatischer Schwindel

Schwindel ist eine der häufigsten Beschwerden nach Schädel-Hirn-Trauma, HWS-Schleudertrauma und Barotrauma. Häufigste Ursache ist wahrscheinlich die Absprengung von Otokonien (mit oder ohne Canalolithiasis). Dies führt dann zu einem postraumatischen BPPV (s. o.) und/oder posttraumatischen Otolithenschwindel, letzterer in Form von Gang- und Bewegungsunsicherheit sowie Oszillopsien bei linearen Kopfbeschleunigungen (Brandt 1991, Kingma 2006). Die Otolithen sind ebenso empfindlich wie technische Beschleunigungsmesser, und Otokonien können – wie im Tierversuch gezeigt – schon bei mäßigen Beschleunigungen aus ihrem Makulabett disloziert werden. Die dadurch entstehende Seitendifferenz der Otolithenafferenzen wird durch zentrale Kompensation innerhalb von Tagen bis wenigen Wochen wieder ausgeglichen. Wie bei der Neuritis vestibularis ist es deshalb therapeutisch wichtig, dass Patienten mit posttraumatischem Otolithenschwindel nicht das Bett hüten, sondern durch ein gezieltes Vestibularistraining die zentrale Kompensation fördern. Seltenere Ursachen sind z. B. eine Hirnstammkontusion vestibulärer Strukturen, Labyrinthkontusion oder Felsenbeinfrakturen mit akuter peripherer vestibulärer Funktionsstörung.

B 5.3 Zentrale vestibuläre Schwindelformen

Die zentralen vestibulären Syndrome entstehen überwiegend durch Läsionen (Infarkt, Blutung, Tumor oder Plaque bei MS) der vestibulären Bahnen, die von den Vestibulariskernen im kaudalen Hirnstamm sowohl zum Zerebellum als auch zum Thalamus und bis zum vestibulären Kortex (parietotemporal) ziehen oder durch eine Schädigung des Cerebellums. Am wichtigsten sind intraaxiale, paramediane, infratentorielle Läsionen nahe der Vestibulariskerngebiete sowie Schädigungen des Vestibulozerebellums, insbesondere des Flocculus. Die zentralen vestibulären Hirnstamm-Syndrome lassen sich entsprechend der drei Hauptarbeitsebenen des VOR klassifizieren (**Abb. B 5.4**; Brandt und Dieterich 1994b, Brandt 1999).
Nach der Dauer der Symptomatik lassen sich die zentralen vestibulären Schwindelformen einteilen in:

- kurzdauernde Dreh- oder Schwankschwindelattacken (z. B. transiente ischämische Attacke im vertebro-basilären Strombahngebiet, vestibuläre Migräne, paroxysmale Ataxie bei MS, vestibuläre Epilepsie)
- über Stunden bis Tage anhaltende Syndrome oder Attacken bei der Episodischen Ataxie Typ 2 (z. B. Hirnstamminfarkt, -blutung, Plaque bei MS)
- Dauerschwankschwindel (z. B. zerebelläre Atrophie insbesondere des Flokkulus mit Downbeat-Nystagmus; ponto-medulläre oder ponto-mesenzephale Läsionen mit Upbeat-Nystagmus)

Aus den Begleitsymptomen (Doppelbilder, periorale Parästhesien, Schluck-, Sprechstörungen, Paresen/Sensibilitätsstörungen der Extremitäten) und dem klinischen Untersuchungsbefund, insbesondere den begleitenden Okulomotorikstörungen, lässt sich in der Regel auf den Ort der Schädigung schließen. Die klinische Untersuchung erlaubt schon in den meisten Fällen eine Differenzierung zwischen zentralen und peripheren vestibulären Läsionen (Cnyrim et al. 2008, Kattah et al. 2009). In vielen Fällen ist zur ätiologischen Einordnung eine kraniale MRT und bei Verdacht auf eine entzündliche Genese zusätzlich eine Lumbalpunktion notwendig.

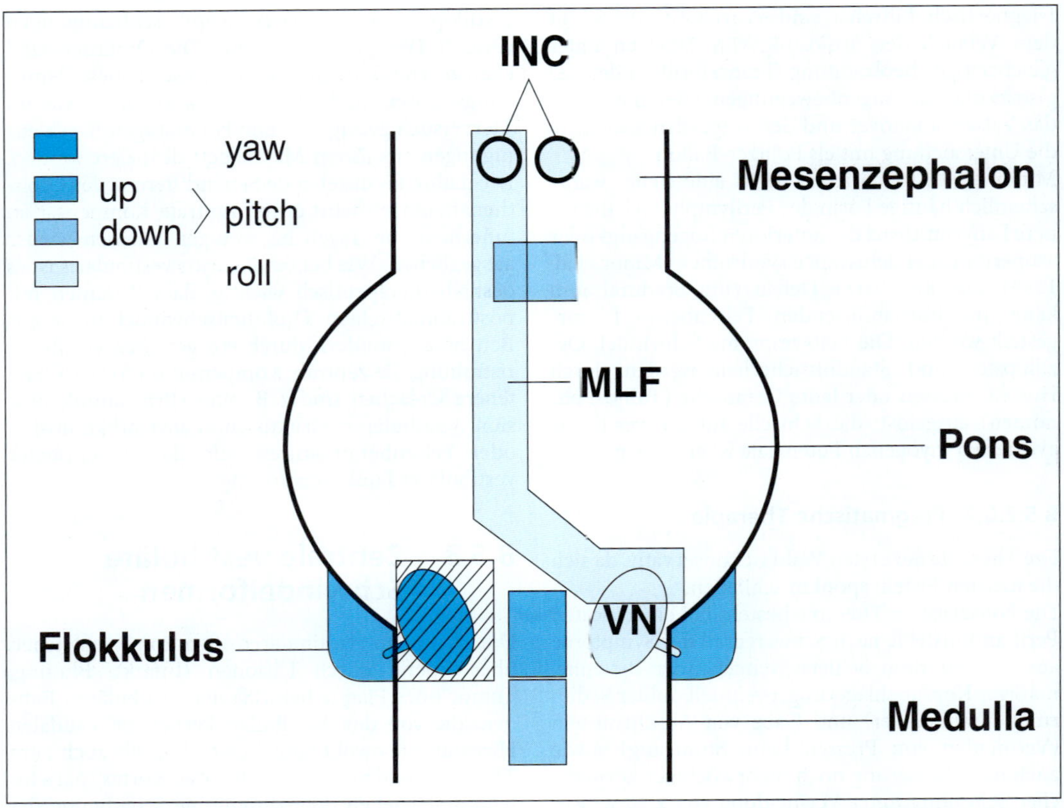

Abb. B 5.4: Schematische Darstellung der typischen Läsionsorte für vestibuläre Hirnstamm-Syndrome in den drei Hauptarbeitsebenen des VOR: horizontal (yaw), sagittal (pitch), frontal (roll). Eine vestibuläre Tonusimbalanz in der yaw-Ebene entsteht durch einseitige Läsionen im Bereich der Vestibulariskerne pontomedullär. Eine Tonusdifferenz in der pitch-Ebene wird durch bilaterale Läsionen ponto-mesenzephal oder pontomedullär (bzw. bilaterale Flokkulusläsionen) ausgelöst, wobei entweder ein Downbeat- oder ein Upbeat-Nystagmus entsteht. Eine Tonusdifferenz in der roll-Ebene entsteht durch Läsionen der kreuzenden gravizeptiven Bahnen von Otolithen und vertikalen Bogengängen: Ipsiversiv bei ponto-medullären Läsionen, kontraversiv bei ponto-mesenzephalen Läsionen entlang dem medialen Längsbündel (MLF) bis zum Interstitiellen Nucleus Cajal (INC) (Dieterich und Brandt 1995, Zwergal et al. 2008).

Die meisten zentralen vestibulären Schwindelformen durch Tonusdifferenz des VOR in einer der drei Hauptarbeitsebenen (**Abb. B 5.4**) bilden sich innerhalb von Tagen bis Wochen weitgehend spontan zurück, so z. B. die ocular-tilt-reaction (gekennzeichnet durch eine Auslenkung der subjektiven Vertikalen, Augenverrollung, vertikale Augenfehlstellung und Kopfverkippung) und Lateropulsion beim Wallenberg-Syndrom. Neben der gut untersuchten zentralen Kompensation peripherer vestibulärer Tonusdifferenzen gibt es auch eine Kompensation zentraler Tonusdifferenzen (Cnyrim et al. 2007). Die medikamentöse oder chirurgische Therapie vestibulärer Syndrome mit vorwiegenden Okulomotorikstörungen (z. B. Downbeat- oder Upbeat-Nystagmus) findet sich in Kapitel B 3.

Die wichtigsten zentralen episodischen Schwindelformen sind vestibuläre Migräne, episodische AtaxienEpisodische Ataxie sowie die seltenen paroxysmalen Hirnstammattacken und die noch seltenere vestibuläre Epilepsie.

Bei der MS kann es zu paroxysmalen Hirnstammattacken kommen: Es handelt sich um kurze Attacken mit Ataxie, Dysarthrophonie oder Schwankschwindel, die gelegentlich bis zu 100 pro Tag auftreten können und durch Hyperventilation oder körperliche Aktivität (z. B. rasches Aufstehen) ausgelöst werden (Matsui et al. 2004). Als Mechanismus werden ephaptischen Erregungen zwischen teilweise demyelinisierten benachbarten Axonen angenommen. Pharmaka der ersten Wahl sind deshalb Natriumkanalblocker: Carbamazepin (z. B. Tegretal®, Timonil®) oder Oxcarbazepin (z. B. Trileptal®) sind wirkungsvolle (Hüfner et al. 2008) (↑, C) und häufig schon in niederen Dosen von 200–600 mg/die bzw. 300–900 mg/die erfolgreich; bei Unverträglichkeitserscheinungen kann alternativ Diphenylhydantoin (z. B. Zentropil®, Phenhydan®) gegeben werden. Diese sind weniger wirksam mit Sistieren der Paroxysmen in 50–70 %.

Die vestibuläre Epilepsie – eine sehr seltene Störung – ist durch kurze, Sekunden bis Minuten dauernde Dreh- oder Schwankschwindelattacken mit Übelkeit ohne Erbrechen gekennzeichnet. Häufig kommt es während des epileptischen Anfalls zu einer tonischen Adversion und ipsiversiver Körperrotation und/oder akustischen Sensationen. Die Attacken gehen vom temporo-parietalen Kortex aus, vor allem dem homologen Areal des tierexperimentell beschriebenen parieto-insulären vestibulären Kortex (Grüsser et al. 1990, Kahane et al. 2003), deshalb auch die häufige Assoziation mit akustischen Sensationen (Gyrus transversus, Heschlsche Querwin-

Tab. B 5.6: Zentrale vestibuläre Schwindelformen

Ort	Syndrom	Mechanismus/Ursache
Vestibulärer Kortex	Vestibuläre Epilepsie Pusher-Syndrom Neglect	Fokale Anfälle Fehlwahrnehmung der Körpervertikalen Kontralaterale Aufmerksamkeitsstörung
Thalamus	Thalamische Astasie	Gestörte Wahrnehmung der Vertikalen
Hirnstamm	Ocular-tilt-reaction (kontraversiv)	Tonusdifferenz des Integrators der Rollebene
Mesenzephal	Upbeat-Nystagmus	Tonusdifferenz der vertikalen Blickfolge (und des VOR) in der »Nickebene«
Pontomedullär	Paroxysmale Dysarthrie/Ataxie	Ephaptische axonale Erregungsübertragung (MS)
	Pseudo-»Neuritis vestibularis«	MS plaque oder lakunärer Infarkt der Eintrittszone des N. vestibularis und Vestibulariskerngebiets
	Ocular-tilt-reaction (ipsiversiv)	Tonusdifferenz des VOR in der Rollebene (Wallenberg-Syndrom)
Medullär	Upbeat-Nystagmus	Tonusdifferenz des vertikalen VOR
Hirnstamm und Kleinhirn	Pseudoneuritis vestibularis	Infarkte der A. cerebelli inferior ant. und post.
	Lateropulsion (Wallenberg-Syndrom)	Zentrale Verstellung des subjektiven Gravitationsvektors?
	Episodische Ataxien (EA 2)	Autosomal-dominante Ionenkanalerkrankungen
	Enzephalitis/Zerebellitis mit vorwiegendem Schwindel	Virusinfektion, paraneoplastisch

dungen). Die vestibuläre Epilepsie bietet Besonderheiten: einerseits ist sie die einzige Schwindelform mit Drehschwindel auch ohne nachweisbaren Nystagmus, andererseits gibt es vom Kortex ausgehende epileptische Anfälle, die mit Bewegungssehen und Nystagmus auch ohne Schwindel und Fallneigung einhergehen können; Letztere entsprechen eher einer visuellen als einer vestibulären Epilepsie. Die Behandlung der vestibulären Epilepsie entspricht der anderer fokaler Anfälle (s. Kap. C 1).

B 5.3.1 Vestibuläre Migräne

Die vestibuläre Migräne ist eine wichtige Differentialdiagnose episodischer Schwindelformen. Sie ist die häufigste Ursache für spontan rezidierenden vestibulären Schwindel (Neuhauser et al. 2001, Brandt 2004, Brandt und Strupp 2006, Strupp et al. 2010). Kaum eine Ursache für Schwindel wird international derzeit so kontrovers diskutiert wie die Vestibuläre Migräne, was sich auch in der Nomenklatur widerspiegelt (»Vestibular migraine, migrainous vertigo, migraine with vestibular aura«) (Dieterich und Brandt 1998, Brandt 2004, Olesen et al. 2005, Lempert und Neuhauser 2005, Brandt und Strupp 2006, Strupp et al. 2010). Die Diagnose der vestibulären Migräne ist einfach, wenn wiederholt reversible Attacken mit unterschiedlicher Kombination von Schwindel, Kopfschmerz (meist okzipital betont), Übelkeit, Licht- und Lärmempfindlichkeit, Sehstörungen, Stand- und Gangataxie und anderen Hirnstammausfällen bei familiärer Migränebelastung auftreten. Die Diagnose einer vestibulären Migräne wird schwieriger, wenn sich die Schwindelattacken isoliert und insbesondere ohne Kopfschmerz manifestieren (30 %), monosymptomatische audio-vestibuläre Attacken überwiegen (70 %) und die Dauer der Schwindelattacken entweder nur Sekunden/Minuten oder viele Stunden beträgt. Hilfreich ist bei der Diagnose auch der Nachweis von okulomotorischen Störungen in mehr als 60 % der Fälle (Cutrer und Baloh 1992, Dieterich und Brandt 1999, Neuhauser et al. 2001, Lempert und Neuhauser 2005). Schwierig ist die Differentialdiagnose zur Episodischen Ataxie Typ 2 (s. u. und **Tab. B 5.7**).

Zur Akutbehandlung können die gleichen Medikamente wie bei Migräne mit Aura verwendet werden (s. Kap. A 1). Eine randomisierte Pilotstudie (mit unzureichender Fallzahl) zeigte bei der vestibulären Migräne einen Trend zugunsten von Zolmitriptan gegenüber Placebo in der Therapie akuter Attacken (Neuhauser et al. 2003). Zur Dämpfung von Schwindel und Übelkeit sollten Antiemetika (z. B. Dimenhydrinat bis 300 mg/d oral oder rektal) eingesetzt werden. Zur Prophylaxe werden die in der Migränetherapie üblichen Substanzen eingesetzt (s. Kap. A 1): Betablocker, Topiramat, Valproat und Amitriptylin (Baier et al. 2009); es fehlen aber bislang randomisierte Studien zur vestibulären Migräne (Übersicht in Lempert und Neuhauser 2005, Brandt und Strupp 2006, Strupp et al. 2010). Derzeit erfolgt dazu eine placebokontrollierte multizentrische BMBF-geförderte Studie (Metoprolol 100 mg/d versus Placebo; BETAVEST, Eudra-CT Nr. 2009-013701-34). Die Auswahl der Substanz richtet sich nach den Komorbiditäten und den erwarteten Nebenwirkungen. Wie bei der Migränetherapie empfehlen sich eine langsame Aufdosierung und das Führen eines Schwindel- und Kopfschmerzkalenders über mindestens drei Monate. Zu den nicht medikamentösen Therapieverfahren gehört in Analogie zur Migränetherapie: Aufklärung, Vermeidung individueller Auslöser, regelmäßige Lebensrhythmen, Ausdauersport und Stressbewältigung.

Tab. B 5.7: Differentialdiagnose EA2 und vestibuläre Migräne

	Episodische Ataxie Typ 2	Vestibuläre Migräne
Leitsymptome	Paroxysmale Attacken von Dreh-/Schwankschwindel, Gang- und Standunsicherheit (Dauer Minuten bis Stunden)	Rezidivierende Attacken von Dreh-/Schwankschwindel (Dauer Minuten bis Stunden)
Begleitende Symptome	Kopfschmerzen (50 %) epileptische Anfälle, geistige Retardierung (selten)	Migränekopfschmerz (60–70 %)
Familienanamnese	Häufig positiv Erkrankungsalter: 2–20 Jahre	Mehrheitlich positiv Erkrankungsalter: > 20 Jahre
Untersuchungsbefund während der Attacken	Spontan- oder Lagenystagmus (70 %), Gang-/Standataxie (> 90 %)	Spontannystagmus (70 %)
Untersuchungsbefund im Intervall	Ausgeprägte zentrale Okulomotorikstörung (> 90 %) z. B. Störung der Blickhalte- und Blickfolgefunktion, Downbeat-Nystagmus (30 %)	Leichte zentrale Okulomotorikstörung (60 %), z. B. Störung der Blickhalte- und Blickfolgefunktion
Genetik	CACNA1A mutations (60 %)	nicht bekannt

B 5.3.2 Episodische Ataxien

Es sind bislang sieben autosomal-dominant vererbte Formen episodischer Ataxien bekannt (Jen et al. 2007). Dabei stellt die episodische Ataxie Typ 2 (EA2) den häufigsten Subtyp dar.

B 5.3.2.1 Episodische Ataxie Typ 2 (EA2)

Zu Klinik, Epidemiologie und Verlauf siehe Kapitel I 6

B 5.3.2.2 Pragmatische Therapie

Die Prävention von Attacken basiert einerseits auf dem Vermeiden von körperlicher Anstrengung, emotionalem Stress und Alkohol. Darüber hinaus wurden basierend auf dem pathophysiologischen Verständnis der Erkrankung in den letzten Jahren zwei pharmakologische Therapien erarbeitet: die Gabe von Acetazolamid und 4-Aminopyridin.
Therapie der Wahl war bislang die Gabe von Acetazolamid in einer Dosierung von 250–1 000 mg/die, kontrollierte Studien dazu liegen jedoch nicht vor (Griggs et al. 1978, Strupp et al. 2007) (↑, C). Das Medikament ist in 70 % der Fälle wirksam, die Wirksamkeit lässt jedoch in vielen Fällen nach ein bis zwei Jahren nach oder die Behandlung muss wegen unerwünschter Wirkungen, insbesondere Nierensteinen, abgebrochen werden.

In einer offenen Anwendungsbeobachtung konnte erstmals ein positiver Effekt des Kaliumkanalblockers 4-Aminopyridin bei der EA2 gefunden werden (Strupp et al. 2004). Eine placebokontrollierte, doppelblinde Crossover-Studie (Strupp et al. 2011) zeigte, dass 4-Aminopyridin in einer Dosierung von 3 × 5 mg/d die Zahl der Attacken signifikant reduziert und die Lebensqualität verbessert (↑, B). Dies ließ sich in einer tierexperimentellen Studie an der sog. tottering mouse (einem Tiermodell der EA2 mit einer Kalziumkanalmutation) bestätigen (Weisz et al. 2005). In Tiermodellen wurde auch der Wirkmechanismus untersucht: 4-Aminopyridin führt zur Normalisierung der bei den Mutanten festgestellten irregulären Entladung der Purkinjezellen (Alvina und Khodakhah 2010). Die Behandlung mit 4-Aminopyridin wurde in dieser niedrigen Dosierung gut vertragen. Wichtig sind vor Behandlungsbeginn und nach Gabe einer Testdosis EKG-Kontrollen; dabei darf die QTc-Zeit nicht verlängert sein. Inzwischen wurden einzelne Patienten mit der Retardform des 4-AP (Fampyra® 2 × 10 mg pro Tag) erfolgreich therapiert. Die Behandlung mit Aminopyridinen stellt bislang jeweils einen individuellen Heilversuch dar.

B 5.4 Nicht-vestibuläre Schwindelformen

B 5.4.1 Somatoformer Schwindel

Primärer und sekundärer somatoformer Schwindel sind die zweithäufigste Ursache für Schwindel. Im Krankheitsverlauf zeigen Patienten mit komplexen somatoformen Schwindelerkrankungen auch nach mehreren Jahren in etwa 70 % noch Schwindelsymptome und eine stärkere Beeinträchtigung ihrer beruflichen und Alltagsaktivitäten als Patienten mit organischen Schwindelerkrankungen (Best et al. 2006, Eckhardt-Henn et al. 2008). Die häufigsten zugrunde liegenden psychischen Störungsbilder sind Angststörungen sowie phobische, depressive, dissoziative und somatoforme (ICD-10: F45) Störungen.

B 5.4.1.1 Phobischer Schwankschwindel

B 5.4.1.1.1 Klinik

Leitsymptome und Charakteristika des phobischen Schwankschwindels sind (Brandt und Dieterich 1986, Brandt 1996):

- Die Patienten klagen über Schwankschwindel und subjektive Stand-/Gangunsicherheit ohne eine für den Beobachter sichtbare Stand-/Gangunsicherheit.
- Der Schwindel wird beschrieben als eine Benommenheit mit fluktuierender Unsicherheit von

Stand und Gang, attackenartiger Fallangst ohne reale Stürze, z. T. auch als unwillkürliche, kurzdauernde Körperschwankung.

- Die Attacken treten oft in typischen Situationen auf, die auch als externe Auslöser anderer phobischer Syndrome bekannt sind (Brücken, Auto fahren, leere Räume, große Menschenansammlungen im Kaufhaus oder Restaurant).
- Im Verlauf entsteht eine Generalisierung der Beschwerden mit zunehmendem Vermeidensverhalten gegenüber auslösenden Reizen. Während oder kurz nach diesen Attacken werden (häufig erst auf Befragen) Angst und vegetative Missempfindungen angegeben, wobei die meisten Patienten auch über Schwindelattacken ohne Angst berichten.
- Auf Nachfrage berichten die Patienten häufig, dass die Beschwerden nach leichtem Alkoholgenuss, während Sport und auch am Morgen nach dem Aufstehen besser sind.
- Am Beginn der Erkrankung steht häufig eine organische vestibuläre Erkrankung (z. B. abgelaufene Neuritis vestibularis oder benigner peripherer paroxysmaler Lagerungsschwindel (Huppert et al. 1995) oder besondere psychosoziale Belastungssituationen (Kapfhammer et al. 1997)).
- Patienten mit phobischem Schwankschwindel weisen häufig zwanghafte und perfektionistische Persönlichkeitszüge und eine reaktiv-depressive Symptomatik auf.

B 5.4.1.1.2 Therapie

Die Behandlung der Patienten beruht auf drei bzw. vier Maßnahmen: eingehende Diagnostik, »psychoedukative Aufklärung«, Desensibilisierung durch Eigenexposition und regelmäßigen Sport sowie bei Persistenz der Beschwerden Verhaltenstherapie, mit oder ohne begleitende Pharmakagabe (Brandt 1996).

Der wichtigste erste »therapeutische Schritt« ist, den Patienten durch sorgfältige Untersuchung und Erklärung des psychogenen Mechanismus (»verstärkte Selbstbeobachtung« vor dem Hintergrund der entsprechenden Primärpersönlichkeit) von der Angst, an einer organischen Krankheit zu leiden, zu entlasten. Dann sollte eine Desensibilisierung durch Eigenexposition erfolgen, d. h. die Patienten sollten die für sie Schwindel auslösenden Situationen nicht meiden, sondern suchen. Gleichzeitig hat sich regelmäßiger leichter Sport als hilfreich erwiesen, um den Betroffenen wieder Vertrauen zum eigenen Gleichgewicht zu geben. Führen die Aufklärung und Eigendesensibilisierung nach Wochen bis Monaten zu keiner ausreichenden Besserung, so sollte eine Verhaltenstherapie mit oder ohne Pharmakotherapie, insbesondere mit einem SSRI, z. B. Citalopram 10–20 mg/d oder Fluvoxamin 50–100 mg/d über 3–6 Monate eingeleitet werden. Bei seltenen, situationsgebundenen Attacken kann man bei einzelnen Patienten auch Tranquilizer geben, wobei aber die Gefahr einer Abhängigkeit besteht.

Wie katamnestische Untersuchungen (ca. 5 und 9 Jahre nach Erstdiagnose) gezeigt haben, waren nach diesem einfachen therapeutischen Vorgehen im Verlauf 75 % der Patienten beschwerdefrei oder die Beschwerden hatten sich deutlich gebessert (Huppert et al. 2005). In einer anderen Studie war der Effekt einer kognitiven Verhaltenstherapie geringer ausgeprägt (Holmberg et al. 2007). Sollten diese einfachen Maßnahmen nicht erfolgreich sein, so richtet sich die Behandlung nach der der somatoformen Schwindelerkrankung zugrunde liegenden psychischen Störung und der primären oder sekundären psychiatrischen Komorbidität, die man in einem hohen Anteil der Patienten findet. Bei Patienten mit einer Angststörung (Panikstörung, generalisierter Angststörung) ist eine Kombination aus einer psychotherapeutischen Behandlung (je nach Krankheitsbild Verhaltenstherapie oder tiefenpsychologisch fundierte Therapie) und einer psychopharmakologischen Therapie (z. B. SSRI) zu empfehlen. Bei Patienten mit zugrunde liegenden dissoziativen Störungen ist eine tiefenpsychologisch fundierte oder psychoanalytische Therapie die Methode der Wahl, bei Patienten mit somatoformen Störungen (ICD-10: F45) sollte eine spezifische psychotherapeutische Behandlung durchgeführt werden. Immer muss zuvor eine ausführliche Diagnostik erfolgen, weil viele Patienten auch mehrere psychische Störungen haben, also eine hohe Komorbidität vorhanden ist.

B 5.5 Literatur

Committee on Hearing and Equilibrium guidelines for the diagnosis and evaluation of therapy in Menière's disease. American Academy of Otolaryngology-Head and Neck Foundation, Inc. Otolaryngol Head Neck Surg 1995;113: 181–185.

Alles MJ, der Gaag MA, Stokroos RJ. Intratympanic steroid therapy for inner ear diseases, a review of the literature. Eur Arch Otorhinolaryngol 2006;263:791–797.

Alvina K, Khodakhah K. The therapeutic mode of action of 4-aminopyridine in cerebellar ataxia. J Neurosci 2010; 30:7258–7268.

Arbusow V, Derfuss T, Held K et al. Latency of herpes simplex virus type-1 in human geniculate and vestibular ganglia is associated with infiltration of CD8 + T cells. J Med Virol 2010;82:1917–1920.

Arbusow V, Schulz P, Strupp M et al. Distribution of herpes simplex virus type 1 in human geniculate and vestibular ganglia: implications for vestibular neuritis. Ann Neurol 1999;46:416–19.

Baier B, Winkenwerder E, Dieterich M. »Vestibular migraine«: effects of prophylactic therapy with various drugs. A retrospective study. J Neurol 2009;256:436–442.

Baloh RW, Jacobsen K, Honrubia V. Horizontal semicircular canal variant of benign positional vertigo. Neurology 1993;43:2542–2549.

Baloh RW, Jacobson K, Winder T. Drop attacks with Menière's syndrome. Ann Neurol 1990;28:384–387.

Barrs DM. Intratympanic injections of dexamethasone for long-term control of vertigo. Laryngoscope 2004;114: 1910–1914.

Best C, Eckhardt-Henn A, Diener G, Bense S, Breuer P, Dieterich M. Interaction of somatoform and vestibular disorders. J Neurol Neurosurg Psychiatry 2006;77:658–664.

Bisdorff AR, Debatisse D. Localizing signs in positional vertigo due to lateral canal cupulolithiasis. Neurology 2001;57:1085–1088.

Brandt T. Man in motion. Historical and clinical aspects of vestibular function. A review. Brain 1991;114:2159–2174.

Brandt T. Phobic postural vertigo. Neurology 1996;46: 1515–1519.

Brandt T. Vertigo; Its Multisensory Syndromes, 2 ed. London: Springer, 1999.
Brandt T. A chameleon among the episodic vertigo syndromes: »migrainous vertigo« or »vestibular migraine«. Cephalalgia 2004;24:81–82.
Brandt T, Daroff RB. Physical therapy for benign paroxysmal positional vertigo. Arch Otolaryngol 1980;106:484–485.
Brandt T, Dieterich M. Phobischer Attacken-Schwankschwindel, ein neues Syndrom. Münch Med Wochenschr 1986;128:247–250.
Brandt T, Dieterich M. Vestibular paroxysmia: vascular compression of the eighth nerve? Lancet 1994a;343: 798–799.
Brandt T, Dieterich M. Vestibular syndromes in the roll plane: topographic diagnosis from brainstem to cortex. Ann Neurol 1994b;36:337–347.
Brandt T, Dieterich M, Strupp M. Vertigo: Leitsymptom Schwindel, 2. Aufl. Heidelberg: Springer 2012.
Brandt T, Huppert D, Hecht J, Karch C, Strupp M. Benign paroxysmal positioning vertigo: a long-term follow-up (6–17 years) of 125 patients. Acta Otolaryngol 2006;126: 160–163.
Brandt T, Huppert T, Hüfner K et al. Long-term course and relapses of vestibular and balance disorders. Restor Neurol Neurosci 2010;28:69–82.
Brandt T, Schautzer F, Hamilton D et al. Vestibular loss causes hippocampal atrophy and impaired spatial memory in humans. Brain 2005;2732–2741.
Brandt T, Steddin S. Current view of the mechanism of benign paroxysmal positioning vertigo: cupulolithiasis or canalolithiasis? J Vestib Res 1993;3:373–382.
Brandt T, Steddin S, Daroff RB. Therapy for benign paroxysmal positioning vertigo, revisited. Neurology 1994;44: 796–800.
Brandt T, Strupp M. Migraine and vertigo: classification, clinical features, and special treatment considerations. Headache Curr 2006;3:12–19.
Brandt T, Strupp M, Arbusow V, Dieringer N. Plasticity of the vestibular system: central compensation and sensory substitution for vestibular deficits. Adv Neurol 1997;73: 297–309.
Brandt T, Zwergal A, Strupp M. Medical treatment of vestibular disorders. Expert Opin Pharmacother 2009;10: 1537–1548.
Brantberg K. Paroxysmal staccato tinnitus: a carbamazepine responsive hyperactivity dysfunction symptom of the eighth cranial nerve. J Neurol Neurosurg Psychiatry 2010;81:451–455.
Büchele W, Brandt T. Vestibular neuritis – a horizontal semicircular canal paresis? Adv Otorhinolaryngol 1988; 42:157–161.
Carey JP, Hirvonen T, Peng GC et al. Changes in the angular vestibulo-ocular reflex after a single dose of intratympanic gentamicin for Menière's disease. Auris Nasus Larynx 2002;956:581–584.
Casani AP, Vannucci G, Fattori B, Berrettini S. The treatment of horizontal canal positional vertigo: our experience in 66 cases. Laryngoscope 2002;112:172–178.
Cawthorne T. The physiological basis for head exercises. J Chart Soc Physiother1944;106–107.
Choung YH, Park K, Kim CH, Kim HJ, Kim K. Rare cases of Menière's disease in children. J Laryngol Otol 2006; 120:343–352.
Claes J, Van-de-Heyning PH. Medical treatment of Menière's disease: a review of literature. Acta Otolaryngol Suppl 1997;526:37–42.
Cnyrim CD, Newman-Toker D, Karch C, Brandt T, Strupp M. Bedside differentiation of vestibular neuritis from central »vestibular pseudoneuritis«. J Neurol Neurosurg Psychiatry 2008;79:458–460.
Cnyrim CD, Rettinger N, Mansmann U, Brandt T, Strupp M. Central compensation of deviated subjective visual vertical in Wallenberg's syndrome. J Neurol Neurosurg Psychiatry 2007;78:527–528.
Cohen HS, Jerabek J. Efficacy of treatments for posterior canal benign paroxysmal positional vertigo. Laryngoscope 1999;109:584–590.
Cohen HS, Kimball KT. Treatment variations on the Epley maneuver for benign paroxysmal positional vertigo. Am J Otolaryngol 2004;25:33–37.
Cohen-Kerem R, Kisilevsky V, Einarson TR et al. Intratympanic gentamicin for Menière's disease: a meta-analysis. Laryngoscope 2004;114:2085–2091.
Colletti V, Carner M, Colletti L. Auditory results after vestibular nerve section and intratympanic gentamicin for Menière's disease. Otol Neurotol 2007;28:145–151.
Cutrer FM, Baloh RW. Migraine-associated dizziness. Headache 1992;32:300–304.
De SA, Dispenza F, De DG et al. Intratympanic gentamicin: a 1-day protocol treatment for unilateral Menière's disease. Am J Otolaryngol 2007;28:289–293.
Deutschländer A, Glaser M, Strupp M, Dieterich M, Brandt T. Steroid treatment in bilateral vestibulopathy with inner ear antibodies. Acta Otolaryngol (Stockh) 2005;125:848–851.
Dieterich M, Brandt T. Vestibulo-ocular reflex. Curr Opin Neurol 1995;8:83–88.
Dieterich M, Brandt T. Episodic vertigo related to migraine (90 cases): vestibular migraine? J Neurol 1999;246:883–892.
Dutia MB. Mechanisms of vestibular compensation: recent advances. Curr Opin Otolaryngol Head Neck Surg 2010; 18:420–424.
Dziadziola JK, Laurikainen EL, Rachel JD, Quirk WS. Betahistine increases vestibular blood flow. Otolaryngol Head Neck Surg 1999;120:400–405.
Eckhardt-Henn A, Best C, Bense S et al. Psychiatric comorbidity in different organic vertigo syndromes. J Neurol 2008;255:420–428.
Epley JM. The canalith repositioning procedure: for treatment of benign paroxysmal positional vertigo. Otolaryngol Head Neck Surg 1992;107:399–404.
Fetter M, Dichgans J. Vestibular neuritis spares the inferior division of the vestibular nerve. Brain 1996;755–763.
Fishman JM, Burgess C, Waddell A. Corticosteroids for the treatment of idiopathic acute vestibular dysfunction (vestibular neuritis). Cochrane Database Syst Rev 2011; CD008607.
Flanagan S, Mukherjee P, Tonkin J. Outcomes in the use of intra-tympanic gentamicin in the treatment of Menière's disease. J Laryngol Otol 2006;120:98–102.
Froehling DA, Bowen JM, Mohr DN et al. The canalith repositioning procedure for the treatment of benign paroxysmal positional vertigo: a randomized controlled trial. Mayo Clin Proc 2000;75:695–700.
Garduno-Anaya MA, Couthino De TH, Hinojosa-Gonzalez R, Pane-Pianese C, Rios-Castaneda LC. Dexamethasone inner ear perfusion by intratympanic injection in unilateral Menière's disease: a two-year prospective, placebo-controlled, double-blind, randomized trial. Otolaryngol Head Neck Surg 2005;133:285–294.
Glasauer S, Kalla R, Buttner U, Strupp M, Brandt T. 4-aminopyridine restores visual ocular motor function in upbeat nystagmus. J Neurol Neurosurg Psychiatry 2005;76: 451–453.
Gordon CR, Gadoth N. Repeated vs single physical maneuver in benign paroxysmal positional vertigo. Acta Neurol Scand 2004;110:166–169.
Goudakos JK, Markou KD, Franco-Vidal V, Vital V, Tsaligopoulos M, Darrouzet V. Corticosteroids in the treatment of vestibular neuritis: a systematic review and meta-analysis. Otol Neurotol 2010;31:183–189.
Griggs RC, Moxley RT, Lafrance RA, McQuillen J. Hereditary paroxysmal ataxia: response to acetazolamide. Neurology 1978;28:1259–1264.
Grusser OJ, Pause M, Schreiter U. Vestibular neurones in the parieto-insular cortex of monkeys (Macaca fascicularis): visual and neck receptor responses. J Physiol Lond 1990;430:559–583.

Gufoni M, Mastrosimone L, Di NF. [Repositioning maneuver in benign paroxysmal vertigo of horizontal semicircular canal]. Acta Otorhinolaryngol Ital 1998;18:363–367.

Gürkov R, Flatz W, Louza J, Strupp M, Krause E. In vivo visualization of endolyphatic hydrops in patients with Menière's disease: correlation with audiovestibular function. Eur Arch Otorhinolaryngol 2011;268:1743–1748.

Hahn Y, Zappia J. Modified resurfacing repair for superior semicircular canal dehiscence. Otolaryngol Head Neck Surg 2010;142:763–64.

Hain TC, Helminski JO, Reis IL, Uddin MK. Vibration does not improve results of the canalith repositioning procedure. Arch Otolaryngol Head Neck Surg 2000;126: 617–622.

Halmagyi GM, Curthoys IS. A clinical sign of canal paresis. Arch Neurol 1988;45:737–739.

Helminski JO, Zee DS, Janssen I, Hain TC. Effectiveness of particle repositioning maneuvers in the treatment of benign paroxysmal positional vertigo: a systematic review. Phys Ther 2010;90:663–678.

Herdman SJ. Vestibular rehabilitation, 3 ed. Philadelphia: F.A. Davis Company. 2007.

Herdman SJ, Blatt PJ, Schubert MC. Vestibular rehabilitation of patients with vestibular hypofunction or with benign paroxysmal positional vertigo. Curr Opin Neurol 2000;13:39–43.

Herdman SJ, Tusa RJ. Complications of the canalith repositioning procedure. Arch Otolaryngol Head Neck Surg 1996;122:281–286.

Hillier SL, Hollohan V. Vestibular rehabilitation for unilateral peripheral vestibular dysfunction. Cochrane Database Syst Rev 2007; CD005397.

Hillier SL, McDonnell M. Vestibular rehabilitation for unilateral peripheral vestibular dysfunction. Cochrane Database Syst Rev 2011;2: CD005397.

Holmberg J, Karlberg M, Harlacher U, Magnusson M. One-year follow-up of cognitive behavioral therapy for phobic postural vertigo. J Neurol 2007;254:1189–1192.

Hüfner K, Barresi D, Glaser M et al. Vestibular paroxysmia: diagnostic features and medical treatment. Neurology 2008;71:1006–1014.

Huppert D, Strupp M, Brandt T. Long-term course of Menière's disease revisited. Acta Otolaryngol 2010;130: 644–651.

Huppert D, Strupp M, Mückter H, Brandt T. Which medication do I need to manage dizzy patients? Acta Otolaryngol 2010.

Huppert D, Strupp M, Rettinger N, Hecht J, Brandt T. Phobic postural vertigo – a long-term follow-up (5 to 15 years) of 106 patients. J Neurol 2005;252:564–569.

Huppert D, Strupp M, Theil D, Glaser M, Brandt T. Low recurrence rate of vestibular neuritis: a long-term follow-up. Neurology 2006;67:1870–1871.

Imai T, Ito M, Takeda N et al. Natural course of the remission of vertigo in patients with benign paroxysmal positional vertigo. Neurology 2005;64:920–921.

Imai T, Takeda N, Ito M et al. Three-dimensional analysis of benign paroxysmal positional nystagmus in a patient with anterior semicircular canal variant. Otol Neurotol 2006;27:362–366.

Ishiyama G, Lopez I, Baloh RW, Ishiyama A. Histopathology of the vestibular end organs after intratympanic gentamicin failure for Menière's disease. Acta Otolaryngol 2007;127:34–40.

James A, Thorp M. Menière's disease. Clin Evid 2005;659–665.

Jen JC, Graves TD, Hess EJ, Hanna MG, Griggs RC, Baloh RW. Primary episodic ataxias: diagnosis, pathogenesis and treatment. Brain 2007;130:2484–2493.

Kahane P, Hoffmann D, Minotti L, Berthoz A. Reappraisal of the human vestibular cortex by cortical electrical stimulation study. Ann Neurol 2003;54:615–624.

Kalla R, Glasauer S, Buttner U, Brandt T, Strupp M. 4-Aminopyridine restores vertical and horizontal neural integrator function in downbeat nystagmus. Brain 2007; 130:2441–2450.

Kalla R, Glasauer S, Schautzer F et al. 4-aminopyridine improves downbeat nystagmus, smooth pursuit, and VOR gain. Neurology 2004;62:1228–1229.

Karlberg M, Hall K, Quickert N, Hinson J, Halmagyi GM. What inner ear diseases cause benign paroxysmal positional vertigo? Acta Otolaryngol 2000;120:380–385.

Karlberg ML, Magnusson M. Treatment of acute vestibular neuronitis with glucocorticoids. Otol Neurotol 2011;32: 1140–1143.

Kattah JC, Talkad AV, Wang DZ, Hsieh YH, Newman-Toker DE. HINTS to diagnose stroke in the acute vestibular syndrome: three-step bedside oculomotor examination more sensitive than early MRI diffusion-weighted imaging. Stroke 2009;40:3504–3510.

Kim YH, Kim KS, Kim KJ, Choi H, Choi JS, Hwang IK. Recurrence of vertigo in patients with vestibular neuritis. Acta Otolaryngol 2011,131:1172–1177.

Kim JS, Oh SY, Lee SH, Kang JH, Kim DU et al. Randomized clinical trial for apogeotropic horizontal canal benign paroxysmal positional vertigo. Neurology 2012; 78:159–166.

Kirchner H, Kremmyda O, Hufner K et al. Clinical, electrophysiological, and MRI findings in patients with cerebellar ataxia and a bilaterally pathological head-impulse test. Ann NY Acad Sci 2011;1233:127–138.

Kingma H. Function tests of the otolith or statolith system. Curr Opin Neurol 2006;19:21–25.

Lange G, Maurer J, Mann W. Long-term results after interval therapy with intratympanic gentamicin for Menière's disease. Laryngoscope 2004;114:102–105.

Lempert T, Neuhauser H. Migrainous vertigo. Neurol Clin 2005;23:715–730.

Lempert T, Tiel-Wilck K. A positional maneuver for treatment of horizontal-canal benign positional vertigo. Laryngoscope 1996;106:476–478.

Leopardi G, Chiarella G, Serafini G et al. Paroxysmal positional vertigo: short- and long-term clinical and methodological analyses of 794 patients. Acta Otorhinolaryngol Ital 2003;23:155–160.

Lezius F, Adrion C, Mansmann U, Jahn K, Strupp M. High-dosage betahistine dihydrochloride between 288 and 480 mg/day in patients with severe Menière's disease: a case series. Eur Arch Otorhinolaryngol 2011;268:1237–1240.

Lopez-Escamez JA, Gamiz MJ, Finana MG, Perez AF, Canet IS. Position in bed is associated with left or right location in benign paroxysmal positional vertigo of the posterior semicircular canal. Am J Otolaryngol 2002;23: 263–266.

Lynn S, Pool A, Rose D, Brey R, Suman V. Randomized trial of the canalith repositioning procedure. Otolaryngol Head Neck Surg 1995;113:712–720.

Macias JD, Ellensohn A, Massingale S, Gerkin R. Vibration with the canalith repositioning maneuver: a prospective randomized study to determine efficacy. Laryngoscope 2004;114:1011–1014.

Magnusson M, Padoan S. Delayed onset of ototoxic effects of gentamicin in treatment of Menière's disease. Rationale for extremely low dose therapy. Acta Otolaryngol (Stockh) 1991;111:671–676.

Marciano E, Marcelli V. Postural restrictions in labyrintholithiasis. Eur Arch Otorhinolaryngol 2002;259:262–265.

Massoud EA, Ireland DJ. Post-treatment instructions in the nonsurgical management of benign paroxysmal positional vertigo. J Otolaryngol 1996;25:121–125.

Matsui M, Tomimoto H, Sano K, Hashikawa K, Fukuyama H, Shibasaki H. Paroxysmal dysarthria and ataxia after midbrain infarction. Neurology 2004;63:345–347.

McClure JA. Horizontal canal BPV. J Otolaryngol 1985;14: 30–35.

Merchant SN, Adams JC, Nadol JB, Jr. Pathophysiology of Menière's syndrome: are symptoms caused by endolymphatic hydrops? Otol Neurotol 2005;26:74–81.

Minor LB, Schessel DA, Carey JP. Menière's disease. Curr Opin Neurol 2004;17:9–16.
Minor LB, Solomon D, Zinreich JS, Zee DS. Sound- and/or pressure-induced vertigo due to bone dehiscence of the superior semicircular canal. Arch Otolaryngol Head Neck Surg 1998;124:249–258.
Moller MB, Moller AR, Janetta PJ, Sekhar L. Diagnosis and surgical treatment of disabling positional vertigo. J Neurosurg 1986;64:21–28.
Nabi S, Parnes LS. Bilateral Menière's disease. Curr Opin Otolaryngol Head Neck Surg 2009;17:356–362.
Neuhauser H, Leopold M, von Brevern M, Arnold G, Lempert T. The interrelations of migraine, vertigo, and migrainous vertigo. Neurology 2001;56:436–441.
Neuhauser H, Radtke A, von Brevern M, Lempert T. Zolmitriptan for treatment of migrainous vertigo: A pilot randomized placebo-controlled trial. Neurology 2003; 60:882–883.
Neuhauser HK. Epidemiology of vertigo. Curr Opin Neurol 2007;20:40–46.
Nuti D, Agus G, Barbieri MT, Passali D. The management of horizontal-canal paroxysmal positional vertigo. Acta Otolaryngol 1998;118:455–460.
Oh HJ, Kim JS, Han BI, Lim JG. Predicting a successful treatment in posterior canal benign paroxysmal positional vertigo. Neurology 2007;68:1219–1222.
Olesen Carmona S, Settecase N et al. Vertigo and dizziness related to migraine: a diagnostic challenge. Cephalalgia 2005;25:761–762.
Pullens B, Giard JL, Verschuur HP, van Benthem PP. Surgery for Menière's disease. Cochrane Database Syst Rev 2010; CD005395.
Pullens B, van Benthem PP. Intratympanic gentamicin for Menière's disease or syndrome. Cochrane Database Syst Rev 2011; CD008234.
Radtke A, Neuhauser H, von Brevern M, Lempert T. A modified Epley's procedure for self-treatment of benign paroxysmal positional vertigo. Neurology 1999; 53:1358–1360.
Radtke A, von Brevern M, Tiel-Wilck K, Mainz-Perchalla A, Neuhauser H, Lempert T. Self-treatment of benign paroxysmal positional vertigo: Semont maneuver vs Epley procedure. Neurology 2004;63:150–152.
Roberts RA, Gans RE, DeBoodt JL, Lister JJ. Treatment of benign paroxysmal positional vertigo: necessity of postmaneuver patient restrictions. J Am Acad Audiol 2005;16:357–366.
Ruckenstein MJ, Shepard NT. The canalith repositioning procedure with and without mastoid oscillation for the treatment of benign paroxysmal positional vertigo. ORL J Otorhinolaryngol Relat Spec 2007;69:295–298.
Sajjadi H, Paparella MM. Menière's disease. Lancet 2008; 372:406–414.
Salvinelli F, Casale M, Trivelli M et al. Benign paroxysmal positional vertigo: a comparative prospective study on the efficacy of Semont's maneuver and no treatment strategy. Clin Ter 2003;154:7–11.
Schuknecht HF, Kitamura K. Vestibular neuritis. Ann Otol 1981;90 (Suppl. 78):1–19.
Schuler O, Strupp M, Arbusow V, Brandt T. A case of possible autoimmune bilateral vestibulopathy treated with steroids. J Neurol Neurosurg Psychiatry 2003;74:825.
Selimoglu E. Aminoglycoside-induced ototoxicity. Curr Pharm Res 2007;13:119–126.
Semaan MT, Alagramam KN, Megerian CA. The basic science of Menière's disease and endolymphatic hydrops. Curr Opin Otolaryngol Head Neck Surg 2005; 13:301–307.
Semont A, Freyss G, Vitte E. Curing the BPPV with a liberatory maneuver. Adv Otorhinolaryngol 1988;42:290–293.
Singleton G, Weider D, Brackmann D et al. Panel discussion: Perilymphatic fistula. Am J Otol 1987;8:355–363.
Soto-Varela A, Bartual-Magro J, Santos-Perez S et al. Benign paroxysmal vertigo: a comparative prospective study of the efficacy of Brandt and Daroff exercises, Semont and Epley maneuver. Rev Laryngol Otol Rhinol 2001;122:179–183.
Steddin S, Brandt T. Horizontal canal benign paroxysmal positioning vertigo (h-BPPV): transition of canalolithiasis to cupulolithiasis. Ann Neurol 1996;40:918–922.
Steenerson RL, Cronin GW. Comparison of the canalith repositioning procedure and vestibular habituation training in forty patients with benign paroxysmal positional vertigo. Otolaryngol Head Neck Surg 1996;114: 61–64.
Steenerson RL, Cronin GW, Marbach PM. Effectiveness of treatment techniques in 923 cases of benign paroxysmal positional vertigo. Laryngoscope 2005;115:226–231.
Strupp M, Arbusow V, Maag KP, Gall C, Brandt T. Vestibular exercises improve central vestibulospinal compensation after vestibular neuritis. Neurology 1998;51:838–844.
Strupp M, Brandt T. Vestibular neuritis. Semin Neurol 2009;29:509–519.
Strupp M, Brandt T, Steddin S. Horizontal canal benign paroxysmal positioning vertigo: reversible ipsilateral caloric hypoexcitability caused by canalolithiasis? Neurology 1995;45:2072–2076.
Strupp M, Cnyrim C, Brandt T. Vertigo and dizziness: Treatment of benign paroxysmal positioning vertigo, vestibular neuritis and Menère's disease. In Candelise L, ed. Evidence-based Neurology – management of neurological disorders. Oxford: Blackwell Publishing,59–69.
Strupp M, Huppert D, Frenzel C et al. Long-term prophylactic treatment of attacks of vertigo in Menière's disease – comparison of a high with a low dosage of betahistine in an open trial. Acta Otolaryngol (Stockh) 2008;128:620–624.
Strupp M, Kalla R, Claassen J et al. A randomized trial of 4-aminopyridine in EA2 and related familial episodic ataxias. Neurology 2011a;77:269–275.
Strupp M, Kalla R, Dichgans M, Freilinger T, Glasauer S, Brandt T. Treatment of episodic ataxia type 2 with the potassium channel blocker 4-aminopyridine. Neurology 2004;62:1623–1625.
Strupp M, Schuler O, Krafczyk S et al. Treatment of downbeat nystagmus with 3,4-diaminopyridine: a placebo-controlled study. Neurology 2003;61:165–170.
Strupp M, Thurtell MJ, Shaikh AG, Brandt T, Zee DS, Leigh RJ. Pharmacotherapy of vestibular and ocular motor disorders, including nystagmus. J Neurol 2011b; 258:1207–1222.
Strupp M, Versino M, Brandt T. Vestibular migraine. Handb Clin Neurol 2010;97:755–771.
Strupp M, Zingler VC, Arbusow V et al. Methylprednisolone, valacyclovir, or the combination for vestibular neuritis. N Engl J Med 2004;351:354–361.
Strupp M, Zwergal A, Brandt T. Episodic ataxia type 2. Neurotherapeutics 2007;4:267–273.
Szmulewicz DJ, Waterston JA, Halmagyi GM et al. Sensory neuropathy as part of the cerebellar ataxia neuropathy vestibular areflexia syndrome. Neurology 2011;76: 1903–1910.
Theil D, Arbusow V, Derfuss T et al. Prevalence of HSV-1 LAT in human trigeminal, geniculate, and vestibular ganglia and its implication for cranial nerve syndromes. Brain Pathol 2001;11:408–413.
Thirlwall AS, Kundu S. Diuretics for Menière's disease or syndrome. Cochrane Database Syst Rev 2006;3: CD003599.
Vannucchi P, Giannoni B, Pagnini P. Treatment of horizontal semicircular canal benign paroxysmal positional vertigo. J Vestib Res 1997;7:1–6.
Vlastarakos PV, Proikas K, Tavoulari E et al. Efficacy assessment and complications of surgical management for superior semicircular canal dehiscence: a meta-analysis of published interventional studies. Eur Arch Otorhinolaryngol 2009;266:177–186.

von Brevern M, Schmidt T, Schonfeld U et al. Utricular dysfunction in patients with benign paroxysmal positional vertigo. Otol Neurotol 2006;27:92–96.

von Brevern M, Seelig T, Radtke A et al. Short-term efficacy of Epley's manoeuvre: a double-blind randomised trial. J Neurol Neurosurg Psychiatry 2006;77:980–982.

Weisz CJ, Raike RS, Soria-Jasso LE, Hess EJ. Potassium channel blockers inhibit the triggers of attacks in the calcium channel mouse mutant tottering. J Neurosci 2005;25:4141–4145.

Woodworth BA, Gillespie MB, Lambert PR. The canalith repositioning procedure for benign positional vertigo: a meta-analysis. Laryngoscope 2004;114:1143–1146.

Yacovino DA, Hain TC, Gualtieri F. New therapeutic maneuver for anterior canal benign paroxysmal positional vertigo. J Neurol 2009;256:1851–1855.

Yeh TH, Herman P, Tsai MC et al. A cationic nonselective stretch-activated channel in the Reissner's membrane of the guinea pig cochlea. Am J Physiol 1998;274:C566–C576.

Yilmaz I, Yilmazer C, Erkan AN et al. Intratympanic dexamethasone injection effects on transient-evoked otoacoustic emission. Am J Otolaryngol 2005;26:113–117.

Yimtae K, Srirompotong S, Sae-Seaw P. A randomized trial of the canalith repositioning procedure. Laryngoscope 2003;113:828–832.

Zingler VC, Cnyrim C, Jahn K et al. Causative factors and epidemiology of bilateral vestibulopathy in 255 patients. Ann Neurol 2007;61:524–532.

Zingler VC, Weintz E, Jahn K et al. Follow-up of vestibular function in bilateral vestibulopathy. J Neurol Neurosurg Psychiatry 2007;79:284–288.

Zwergal A, Buttner-Ennever J, Brandt T, Strupp M. An ipsilateral vestibulothalamic tract adjacent to the medial lemniscus in humans. Brain 2008;131:2928–2935.

B 6 Tinnitus

*von J. Schipper**

B 6.1 Klinik

Unterschieden wird zwischen einem akuten und einem chronischen Tinnitus nach der aktuellen AWMF-Leitlinie »Tinnitus« (Entwicklungsstufe 1) aus dem Jahr 2010 (DGNO 2010).
Bei einem *akuten Tinnitus* bestehen die störenden Ohrgeräusche kontinuierlich oder intermittierend weniger als 3 Monate. Ein *chronischer Tinnitus* ist charakterisiert, wenn störende Ohrgeräusche länger als 3 Monate bestehen und der Patient Folgeerscheinungen wie Schlaf- und Konzentrationsstörungen oder durch psychosomatische Komorbiditäten Depressionen, Angst- oder Panikstörungen entwickelt (dekompensierter Tinnitus).
Für die graduelle Gliederung bestehen Einteilungen nach Biesinger et al. (1998) und nach Goebel und Hiller (2001) mit je vier Ausprägungsstufen von Grad 1 mit einem Tinnitus ohne Leidensdruck bis hin zu einem Tinnitus mit psychischer Dekompensation und Berufsunfähigkeit (Grad 4).
Bei der renten- und unfallversicherungsrelevanten Begutachtung von Tinnitus wird unterschieden zwischen einem *otogenen* und einem *zentralen Tinnitus*. Der otogene Tinnitus ist innenohrbedingt und geht immer einher mit einer zusätzlichen Hörstörung, der zentrale Tinnitus ist Ausdruck einer Perzeptionsstörung im Bereich des zentralen Nervensystems (Michel 2008, 2010).

B 6.2 Epidemiologie und Verlauf

Nach Angaben der Deutschen Tinnitus-Liga e. V. (www.tinni.net/epidemiologie.htm) liegt die Prävalenz des Tinnitus bei 3,5 % und dessen Inzidenz bei 0,5 % in Deutschland, Tendenz steigend. 1 % der deutschen Gesamtbevölkerung pro Jahr bedarf wegen des Tinnitus einer medizinischen Betreuung. Neben otogenen Ursachen – mit einer ausführlichen klinischen Untersuchung durch einen Hals-Nasen-Ohren-Arzt und einer audiometrischen Diagnostik – müssen andere Komorbiditäten bzw. Auslöser und Verstärkungsfaktoren ausgeschlossen werden. Bei der audiometrischen Diagnostik muss versucht werden, den Tinnitus zu objektivieren mittels Bestimmung des minimalen Maskierungspegels mit weißem Rauschen und Sinustönen sowie mit den Maskierungskurven nach Feldmann zur Bestimmung der Residualinhibition. Liegt ein pulssynchroner einseitiger Tinnitus vor, kann eine weitere diagnostische Abklärung sinnvoll sein. Durch CT, MRI, CTA, MRA oder klassische Angiographie können Tumoren der Schädelbasis, Glomustumoren, hochgradige Karotisstenosen, aberranter Verlauf der Arteria carotis interna, arteriovenöse Malformationen und durale arteriovenöse Fisteln ausgeschlossen werden (Forsting 2000).

B 6.3 Therapeutische Prinzipien

Nach der aktuellen AWMF-Leitlinie wird der *akute idiopathische Tinnitus* medikamentös behandelt wie ein Hörsturz mit rheologischen und steroidalen antiphlogistischen Medikamenten (DGHNO 2010). Der therapeutische Wert dieser Maßnahmen ist nach den Kriterien der Evidenzbasierten Medizin als Level 3 einzustufen mangels kontrollierter randomisierter Studien und nach den Kriterien des Therapiebuches als Empfehlungsstärke C. Bislang liegen nur retrospektive nicht randomisierte Studien vor. Ergänzend kann insbesondere in Verbindung mit einem akuten Lärm- oder Knalltrauma eine Behandlung mit einer hyperbaren Sauerstofftherapie als Akuttherapie eingesetzt werden. Dabei wird in einer Überdruckkammer, vergleichbar mit einem Tauchgang beispielsweise in 20 Meter Tauchtiefe, über eine Sauerstoffmaske reiner Sauerstoff zugeführt. Durch den Überdruck kann die Konzentration des unabhängig vom Hämoglobin physikalisch im Blut gelösten Sauerstoffs erhöht werden. Der zusätzlich im Blut gelöste Sauerstoff soll die Regenerationsfähigkeit der geschädigten Haarzellen im Innenohr verbessern. Ein Beleg durch entsprechende prospektive Studien fehlt bislang.

Für den *chronischen Tinnitus* steht eine spezifische medikamentöse Therapie nicht zur Verfügung. Vielmehr besteht die Basistherapie aus einer umfassenden Beratung und Aufklärung mit habituationsförderndem Training (Retraining) sowie hörtherapeutischen Maßnahmen, zu denen auch die apparative Versorgung (Anpassung von Hörgeräten) gehört (DGHNO 2010). Die Tinnitus-Retraining-Therapie (Jastreboff 2007) ist eine Behandlungsmethode zur Linderung des chronischen Tinnitus, die 1990 von Jastreboff und Hazell entwickelt wurde (Jastreboff 1999). Die Therapie fokussiert sich weniger auf die Entstehung des Tinnitus, sondern vielmehr auf die Verarbeitung des Tinnitus im zentralen Nervensystem und somit die bewusste Wahrnehmung und kognitive Verarbeitung. In verschiedenen Studien konnte eine Wirksamkeit gezeigt werden, jedoch nicht eine Überlegenheit gegenüber anderen Therapiemethoden.
Die Retraining-Therapie stützt sich auf drei Säulen: Aufklärung und Beratung des Patienten über die Er-

* Autoren dieses Kapitels in der 5. Auflage: U. Büttner, G. Goebel und C. Gerloff.

krankung (*Counseling*), Hörtherapie mit verhaltenstherapeutischen Aspekten, unter Umständen auch ein Tinnitus-Noiser zur akustischen Neurostimulation, der ein zusätzliches Geräusch erzeugt, psychotherapeutische Begleitung, um den Umgang mit dem Ohrgeräusch zu erleichtern, unterstützende Methoden wie autogenes Training und Sport (Yoga oder Pilates führt direkt oder indirekt über die willkürliche muskuläre Entspannung zu einer Reduzierung des Anspannungstonus im vegetativen Nervensystem und beeinflusst somit positiv die Filterung von ungewollten Geräuschwahrnehmungen). Der Ruhetonus des vegetativen Nervensystems hat dabei einen nicht unerheblichen Einfluss auf die kognitive Perzeptionsverarbeitung. Ebenso können ein spezielles Biofeedback-Training mittels Klang- oder Vibrationstherapie sowie eine mögliche Musiktherapie die koordinierte Wahrnehmung mit Auslöschung unerwünschter Geräusche fördern, insbesondere wenn im Rahmen einer Reizüberflutung bei einer persönlichen psychischen und physischen Überlastungssituation diese durcheinandergeraten sind.

Die akustische Stimulation ist ein weiteres tragendes Element zur Förderung einer Tinnitushabituation: Der Tinnitus entsteht primär fast ausschließlich durch pathologische Prozesse in der Hörbahn, zumeist in den äußeren Haarzellen des Innenohrs; er verselbstständigt sich und chronifiziert dann durch Steuerungsreaktionen der zentralen Hörbahn, durch fehlende Inhibition oder kortikale Umbauprozesse. Modellhaft wurden diese Zusammenhänge von Jastreboff als »Neurophysiologisches Modell« beschrieben (Jastreboff 1994).

Die Bedeutung der akustischen Stimulation für die Entwicklung und Organisation des auditorischen Kortex wurde in zahlreichen Studien an Katzen und auch durch Untersuchungen mit ertaubten Kindern und Erwachsenen dargestellt (Eggermont 2008): Während des gesamten Lebens unterliegt der auditorische Kortex plastischen Umbauprozessen. Bei normal hörenden Menschen postuliert man klar organisierte tonotope Karten, wobei die charakteristische Frequenz jeweils einem spezifischen Ort im primären auditorischen Kortex zugeordnet ist. Bei plötzlichem Hörverlust, so etwa beim Lärmtrauma, findet sich neben einer Apoptose besonders der äußeren Haarzellen auch eine exzessive, wenngleich reversible Glutamatausschüttung, die wiederum zu einer erhöhten Kalziumausschüttung aus den inneren Haarzellen und zu einer Blockade der Synapsen zwischen innerer Haarzelle und Neuriten führt. Kommt es zu keiner Erholung, so fehlen die geschädigten (hohen) Frequenzen: Im Kortex findet dann eine Reorganisation statt, bei der wegen fehlender lateraler Inhibition die Eck- und Randfrequenzen des Hörverlusts immer deutlicher bewusst wahrgenommen werden. Es entstehen maladaptive Muster, die Ursache für einen Tinnitus oder eine Hyperakusis sein können. Deshalb entspricht die Frequenz des Tinnitus in der Regel auch der Frequenz des größten Hörverlusts (Hesse 2001). Dies gilt auch, wenn die Schwerhörigkeit sich allmählich entwickelt. Durch akustische Stimulation bzw. Verstärkung der fehlenden Frequenzen wird einer derartigen Reorganisation des Kortex vorgebeugt. Bei Katzen wurde dies erreicht durch akustische Anreicherung über einen kontinuierlichen Zeitraum – beim Menschen werden ähnliche Effekte durch Hörgeräte oder Cochlea-Implantate erzielt, wenn diese früh zum Einsatz kamen bzw. implantiert wurden. Parallel zum Umbau des Kortex durch ein Lärmtrauma oder Hörverlust steigt die Spontanaktivität in diesen Regionen an, die laterale Inhibition fehlt oder sie ist gestört – evtl. eine weitere Ursache für Tinnitus (Olze 2010).

Nach Olze (2010) ist das Vermeiden von Stille (Jastreboff 2007) und die akustische Anreicherung wurden anfänglich mit einem reinen Maskierungsrauschen für die Tinnitusbehandlung genutzt (Vernon 1981). Schon 1980 hob Kießling jedoch die Bedeutung und zugleich Überlegenheit einer adäquaten Hörgeräteversorgung gegenüber einer Maskerversorgung hervor (Kießling 1981). Bei 50 % der Hörgeräteträger besserte sich der Tinnitus, hingegen nur bei 10 % der Träger von Tinnitusmaskern. Auch v. Wedel et al. (1989) bestätigte nach eigenen Untersuchungsergebnissen bei 462 Patienten die Bedeutung der Hörgeräteversorgung in der Therapie des Tinnitus. Moffat et al. (2009) sahen bei ihrer Studie nur geringe Veränderungen der Tinnituswahrnehmung bezüglich Intensität und Tonhöhe nach der Anpassung eines Hörgeräts. Bei der Anpassung von Hörgeräten ist zudem nach einer eigenen Studie gerade bei älteren Patienten auch eine Diagnostik der zentralen Hörwahrnehmung sinnvoll, um Defizite der Hörverarbeitung ausgleichen zu können (Hesse 2004). Trotter und Donaldson belegen in einer großen prospektiven Datensammlung, dass Hörgeräte zu den wirksamsten Tinnitustherapien gehören: 2 153 Patienten wurden bezüglich ihrer Tinnitusbelastung untersucht. Von ihnen bekamen 1 440 Hörgeräte angepasst. Die Verbesserung der Tinnituspenetranz durch die Hörgeräte war signifikant, gemessen mit visuellen Analogskalen (VAS). Dabei waren die Effekte mit digitalen Hörgeräten besser als mit analogen (Trotter et al. 2008).

Neben der akustischen Stimulation durch ein extern angepasstes Hörgerät gibt es auch die Möglichkeit, durch implantierbare Hörsysteme mit Ankopplung an das Mittel- oder Innenohr die Tinnitustherapie zu unterstützen. Bei diesen Systemen erfolgt die Stimulation des auditorischen Systems nicht auf akustischem, sondern auf mechanischem oder elektrischem Weg. Ziel ist, wie bei der akustischen Anregung, die Maskierung des Tinnitus bzw. eine neue Konditionierung des auditorischen Systems.

Die seit 2010 neu angebotene akustische Neuromodulation ist ein Verfahren, das eigentlich der klassischen Hörgeräteversorgung ähnelt. Im Unterschied dazu werden zusätzlich andere Frequenzmodulationen verwendet, um den Auslöschungseffekt im Rahmen der zentralen Wahrnehmungsverarbeitung zu verstärken. Da aber die akustische Ankoppelung auch intakte Hörzellen erfordern und eine Hörverstärkung über 4 kHz hinaus deutlich eingeschränkt ist aufgrund der miniaturisierten Lautsprecher der Hörgeräte und der technischen Impedanzen, kann ein solches Verfahren grundsätzlich nur bei Patienten mit einem annähernd normalen Hörvermögen funktionieren. Die Mehrzahl der Tinnituspatienten hat aber immer eine höhergradige Hochtonschwerhörigkeit, gerade in den Frequenzbereichen, in denen der Tinnitus zu objektivieren ist (Svitak et al. 2001, Seydel et al. 2008).

Tab. B 6.1: Evidenzklassen und Empfehlungsstärken in der Tinnitustherapie

Evidenzklassen	Empfehlungsstärken	Prozedur
↔	C	Infusionstherapie mit Rheologika und Kortison
↑	B	Hyperbare Sauerstofftherapie bei Knalltrauma
↑	A	Tinnitus-Habituationstraining
↑	A	Tinnitus-Retraining-Therapie (z. B. Biofeedback)
↑	B	Hörgeräteversorgung oder Tinnitusmasker
↔	B	Cochlea-Implantation bei hochgradiger Schwerhörigkeit mit Tinnitus für die elektrische Neuromodulation
↔	C	sog. akustische Neuromodulation; nur sinnvoll bei geringgradiger Schwerhörigkeit
↔	C	Botox-Injektionen
↓	C	Laserbehandlung mit oder ohne rheologischer Infusionstherapie

B 6.4 Pragmatische Therapie

Bei einem akuten Tinnitus sollte eine unmittelbare Infusionstherapie mit Rheologika und Kortisonderivaten erfolgen (s. **Tab. B 6.2**).
Entsteht der Tinnitus in Zusammenhang mit einem Knalltrauma, sollte die Therapie unmittelbar nach dem Unfallereignis durch eine hyperbare Sauerstofftherapie ergänzt werden. Bei einem chronischen Tinnitus ist eine Tinnitus-Retraining-Therapie angeraten. Verschiedene Verfahren stehen zur Verfügung. Der Erfolg ist oft individuell und vom Patienten abhängig, je nachdem, auf welches Verfahren der Patient bereit ist, sich einzulassen. Sollte die Retraining-Therapie ohne Erfolg bleiben, kann bei leichtgradig Schwerhörigen eine Hörgeräteversorgung angezeigt sein zur akustischen Neuromodulation zwecks Auslöschung des Tinnitus im Bereich der zentralen Wahrnehmungsverarbeitung. Die Auslöschung erfolgt aber nur, solange das Hörgerät

Tab. B 6.2: Beispiel für ein mögliches antiphlogistisches, rheologisches Behandlungsschema

Tag/Datum	Pentoxifyllin i. v. in 500 ml NaCl 0,9 % über ≥4 Stunden	Solu-Decortin® H in 100 ml NaCl 0,9 % als Kurzinfusion
1.	15 ml (300 mg)	250 mg
2.	15 ml (300 mg)	250 mg
3.	15 ml (300 mg)	250 mg
4.	15 ml (300 mg)	200 mg
5.	15 ml (300 mg)	150 mg
6.	15 ml (300 mg)	100 mg
7.	15 ml (300 mg)	75 mg
8.	15 ml (300 mg)	50 mg
		Decortin® H Tabletten
9.	15 ml (300 mg)	40 mg
10.	15 ml (300 mg)	20 mg
	Pentoxifyllin Tabletten	
11.	2 × 400 o. 2 × 600 mg	15 mg
12.	2 × 400 o. 2 × 600 mg	12,5 mg
13.	2 × 400 o. 2 × 600 mg	10 mg
14.	2 × 400 o. 2 × 600 mg	7,5 mg
15.	2 × 400 o. 2 × 600 mg	5 mg
16.	2 × 400 o. 2 × 600 mg	2,5 mg
17.	2 × 400 o. 2 × 600 mg	2,5 mg
18.	2 × 400 o. 2 × 600 mg	2,5 mg
weitere 4–6 Wochen	2 × 400 o. 2 × 600 mg	Ø

angeschaltet ist. Bei mittel- und hochgradig Schwerhörigen mit Tinnitus kann eine sog. Cochlea-Implantation (CI) Erfolg versprechend sein. Durch die elektrische Stimulation und zentrale Neuromodulation im Rahmen der Wahrnehmungsverarbeitung kommt es auch im Bereich der abgestorbenen Hörzellen mit den dazugehörigen neuronalen Bahnen zu einer Reaktivierung der durch die Schwerhörigkeit nicht mehr ansteuerbaren Frequenzen, die schließlich ebenso zu einer Auslöschung des Tinnitusphänomens führen kann. In jedem Fall sollte die Tinnitusbehandlung von einem HNO-Arzt begleitet werden, alleine schon für die Hördiagnostik. In sehr seltenen Fällen kann auch eine sog. Stellatumblockade hilfreich sein. Fälle von endogener Depression, Migräne oder anderen Grunderkrankungen mit Tinnitus als Komorbidität bedürfen einer spezifischen fachärztlichen Behandlung, z. B. Psychiater oder Neurologen.

B 6.5 Unwirksam, obsolet

Bislang fehlen Studien, die die sog. Laserverfahren mit oder ohne begleitender rheologischer Infusionstherapie nachweisen konnten. Sie werden als IGEL-Leistung angeboten, da sie von den Kostenträgern nicht übernommen werden. Placebokontrollierte Studien fehlen bislang. Auch die Einnahme von rheologisch wirksamen Tabletten (z. B. Pentoxifyllin) einschließlich Präparate auf sog. pflanzlicher Basis wie Ginkgo-Präparate sowie besondere Vitaminpräparate gelten als unwirksam bzw. deren Wirksamkeit konnte bislang in keiner evidenzbasierten Studie nachgewiesen werden. Zu vermuten ist, dass die Wirkstoffe bei oraler Gabe gar nicht in therapeutischen Dosen über den Magen-Darm-Trakt in die Blutbahn gelangen. Ebenso konnte bislang auch keine Wirksamkeit von Botox-Injektionen im Bereich der Ohrmuschel oder des Gehörgangs gezeigt werden.

B 6.6 Literatur

Biesinger E, Heiden C, Greimel V, Lendle T, Hoing R, Albegger K. Strategien in der ambulanten Behandlung des Tinnitus. HNO 1998;46:157–169.

Deutsche Gesellschaft für Hals-Nasen-Ohren-Heilkunde (DGHNO), Kopf- und Halschirurgie. AWMF online. Tinnitus. AWMF-Leitlinien-Register Nr. 017/064, Entwicklungsstufe: 1, Februar 2010. http://www.uni-duesseldorf.de/AWMF/ll/017-064.htm

Eggermont J. The Role of Sound in Audit and Developement Auditory Cortical Plasticity. Ear Hear Ear Hear 2008;29 (6):819–829.

Forsting M. Pulssynchroner Tinnitus. Dtsch Ärztebl 2000; 97:A1802–A1803.

Goebel G, Hiller W. Verhaltensmedizinische Tinnitus-Diagnostik. Eine praktische Anleitung zur Erfassung medizinischer und psychologischer Merkmale mittels des strukturierten Tinnitus-Interviews (STI). Göttingen: Hogrefe, 2001.

Hesse G. Hörgeräte im Alter. HNO 2004;52:321–328.

Hesse G, Laubert A. Tinnitus-Retraining-Therapie – Indikationen und Behandlungsziele. HNO 2001;49:764–779.

Jastreboff PJ. Tinnitus retraining therapy. Br J Audiol 1999; 33:68–70.

Jastreboff PJ. Tinnitus retraining therapy. Prog Brain Res 2007;166:415–423.

Jastreboff PJ, Hazell JWP, Graham Rl. Neurophysiological model of tinnitus. Hear Res 1994;80:216–232.

Kießling J. Erfahrung mit dem Einsatz von Maskern und Hörgeräten zur Tinnitusverdeckung. Audiol. Akustik 1981;1:14–21.

Moffat G, Adjout K, Gallego S et al. Effects of hearing aid fitting on the perceptual characteristics of tinnitus. Hear Res 2009;254:82–91.

Michel O, Brusis T. Bewertung von Tinnitus als Gesundheitsschaden in der privaten Unfallversicherung – eine Novität. Laryngo-Rhino-Otol 2008;87:477–481.

Michel O, Brusis T. HNO-ärztliche Begutachtung für private Unfallversicherungen. HNO 2010;58:117–125.

Olze H, Zahnert T, Hesse G. Hörgeräte, implantierbare Hörgeräte und Cochlear implants in der Therapie des chronischen Tinnitus. HNO 2010;58:1004–1012.

Seydel C, Georgiewa P, Reisshauer A, Klapp BF, Mazurek B. Gruppentherapeutische Ansätze bei chronischem Tinnitus. HNO 2008;56:332–339.

Svitak M, Rief W, Goebel G. Kognitive Therapie des chronischen dekompensierten Tinnitus. Der Psychotherapeut 2001;46:317–325.

Trotter M, Donaldson I. Hearing aids and tinnitus therapy: a 25-year experience. J Laryngol Otol 2008;20:1–5.

Vernon J. The history of masking as applied to tinnitus, Tinnitus Proceedings of the Ist International Tinnitus Seminar 1979. J Laryng Otol 1981;(Suppl 4):76–79.

Wedel H v., Strahlmann U, Zorowka P. Effektivität verschiedener nicht medikamentöser Therapiemaßnahmen bei Tinnitus. Laryngo-Rhino-Otol 1989;68:259–266.

B 7 Singultus/Schluckauf

von M. Fetter und M. Gerwig

B 7.1 Klinik

Singultus (»Schluckauf«) ist ein meist harmloses, in der Regel spontan und ohne Therapie vorübergehendes motorisches Phänomen. Der prolongierte Singultus über Wochen und Monate ist sehr selten, stellt dann aber ein quälendes Symptom dar, das zu Erschöpfung, Handlungsunfähigkeit, Depression, Gewichtsverlust und Schlafentzug führen kann. Es handelt sich um eine heftige, unwillkürliche Inspiration durch Kontraktion der respiratorischen Muskulatur, die bei Feten und Neugeborenen sehr häufig, bei Kindern und Erwachsenen jedoch nur noch selten auftritt. Er findet sich bei sonst gesunden Personen attackenhaft für Minuten bis Stunden bei Aufregung, nach reichlichen Mahlzeiten oder Genuss kalter Getränke, scharfer Speisen und insbesondere Alkohol. Verschiedene Ursachen können Singultus auslösen (s. **Tab. B 7.1**). Die häufigsten sind im Gastrointestinaltrakt lokalisiert, hier wiederum spielt der ösophageale Reflux die wichtigste Rolle. Singultus kann auch als unerwünschte Nebenwirkung von Pharmaka auftreten, wie Chemotherapeutika (Marinella et al. 2009) und Kortikosteroiden (Gilbar und McPherson 2009). Singultus findet sich bei bis zu 20 % der Patienten mit M. Parkinson, wie dies eine aktuelle Arbeit zeigen konnte (Miwa und Kondo 2010). Detaillierte Anamnese und körperliche Untersuchung sollten die weiterführenden diagnostischen Maßnahmen steuern (z. B. Abdomensonographie, Thorax oder kraniales CT bzw. MRI, Endoskopie inklusive pH-Messung und Manometrie) (Launois et al. 1993, Marsot-Dupuch et al. 1995, Rousseau 1995).

Eine aussagekräftige Sammlung von Patienten mit Singultus, der länger als 48 Stunden dauerte, wurde schon von Souadjian und Cain publiziert (1968). Diese Studie umfasste 181 Männer, aber nur 39 Frauen. Überraschenderweise konnte bei 93 % der Männer, aber nur bei 8 % der Frauen eine organische Ursache gefunden werden.

B 7.2 Pathophysiologie

Singultus beruht auf einer periodischen oder länger anhaltenden, synchronen, myoklonischen Kontraktion des Zwerchfells und häufig gleichzeitig der auxilliären Atemmuskulatur. Der Glottisschluss erfolgt schon nach 35 msec, wodurch der Lufteinstrom abrupt gestoppt wird und der typische »hicksende« Laut entsteht (Newsom Davis 1970). Verglichen mit der normalen Atemexkursion ist die Inspiration beschleunigt und verkürzt und die Expiration blockiert. Ein wesentlicher respiratorischer Effekt ergibt sich nicht. Singultus tritt meist während einer Phase maximaler Inspiration auf, da die Lungenblähung vagale mukosale und larnygotracheale Afferenzen inhibiert, von denen wiederum bekannt ist, dass sie Singultus inhibieren (Salem et al. 1967). Die hypothetischen Pathomechanismen sind heterogen.

Im Gegensatz zu Erbrechen oder Husten hat der Singultus im Erwachsenenleben keine physiologische Relevanz. Singultus scheint allerdings ein wichtiger Primitivreflex zu sein, der dem Feten maximale Inspirationsbewegungen erlaubt, ohne – durch den Glottisschluss – die Inhalation von Fruchtwasser (Fuller 1990). Er wird durch eine sich postnatal langsam entwickelnde übergeordnete Hemmung unterdrückt. Durch periphere Reize oder eine Läsion der zentralen Hemmung könnte anhaltender Singultus wieder auftreten.

Tierexperimentell konnte nachgewiesen werden, dass die inhibitorischen Mechanismen über GABA (B)-Rezeptoren vermittelt werden. Bei Katzen kann ein dem Singultus ähnliches Phänomen durch elektrische Stimulation eines kleinen Gebietes in der medullären retikulären Formation, der sogenannten »hiccup-evoking site« (HES) ausgelöst werden. Dieser Effekt kann mit Baclofen unterdrückt werden, was dafür spricht, dass die HES GABA (B)-Rezeptoren trägt. Retrograde Anfärbung hat den Ncl. raphe magnus als mögliche Quelle für einen GABAergen Einstrom in den Singultus Reflexbogen identifiziert (Oshima et al. 1998).

Der Singultus kann auch auf einem gastrointestinalen Fremdreflex beruhen, der durch vorwiegend abdominale Eingangsreize ausgelöst wird. Die afferenten Verbindungen dieses Fremdreflexes werden über den N. phrenicus, N. vagus, Plexus cervicalis (C_{2-4}) und sympathischen Fasern der unteren thorakalen Segmente (Th_{6-12}) vermittelt (Straus et al. 2003), während sich die efferenten Verbindungen aus motorischen Anteilen des N. phrenicus (Zwerchfell), N. vagus (Kehlkopfmuskulatur, Ösophagus) und den zervikalen (C_{5-7}) bzw. thorakalen Fasern (Th_{1-11}) des Sympathikus, welche die Atemhilfsmuskulatur innervieren, zusammensetzen (Newsom Davis 1970, Marsot-Dupuch et al. 1995). Da es trotz vielfältig beteiligter Neurone zu einem koordinierten Kontraktionsablauf kommt, ist eine supraspinale, polysynaptische, inhibitorische Kontrolle anzunehmen. Das Koordinationszentrum ist bislang beim Menschen unbekannt, aufgrund klinischer Beobachtung wird es jedoch in der Medulla oblongata vermutet. Sieben von 51 Patienten mit Medulla-oblongata-Infarkten entwickelten einen Singultus, bei allen fand sich eine dorsolaterale medulläre Läsion (Park et al. 2005).

Schließlich kann Singultus auch einer subkortikalen Myoklonieform ponto-medullären Ursprungs entsprechen mit Störungen im sogenannten »Myokloniedreieck« (Guillain-Mollaret): Oliva inferior, Ncl.

dentatus, Ncl. ruber. Allerdings findet sich keine Korrelation von Singultus mit respiratorischem Myoklonus, Gaumensegel-Nystagmus oder Hirnnervenmyorhythmie.

Tab. B 7.1: Ursachen des Singultus

Zentral-nervöses System
Fokale Störungen
• Strukturelle Läsionen des Hirnstamms (z. B. Arnold-Chiari-Malformation, Syringomyelie, -bulbie)
• Hirnstammischämie/-Blutung (z. B. Wallenberg-Syndrom)
• Tumoren des Hirnstamms und der Medulla oblongata (z. B. Tuberkulom, Riesen-Aneurysma der Aa. vertebrales, basilaris, cerebelli posterior inferior)
• Multiple Sklerose, Lupus erythematodes, Hirnstammenzephalitis
• Schädel-Hirn-Trauma mit Hirnstammkontusion
• Fokale Epilepsie (Myoklonie)
Diffuse Störungen
• Hirndruck
• Meningoenzephalitis
• Sarkoidose
• Stoffwechselstörungen (z. B. Coma diabeticum, hepaticum, urämicum, M. Addison, Hyponatriämie)
• Drogen und Medikamente (z. B. Alkohol, Kortikosteroide, Narkotika, Barbiturate, Benzodiazepine, Muskelrelaxanzien, nicht-steroidale Antiphlogistika, Antidepressiva, dopaminerge Antiparkinsonmedikamente, Betalactame, Macrolide, Fluoroquinolone, Digitalis-Präparate, Methohexital, Chlordiazepoxid, Nicethamid, Midazolam, Lorazepam, Cyclophosphamid, Cefotetan, Perphenazin, Clozapin)
Periphere Läsionen
Zervikal
• Wurzelkompression C_4
• Halstumoren (z. B. Hyperplasie oder Neoplasie der Schilddrüse, Lymphome)
Thorakal
• Mediastinaltumoren (z. B. Lymphome, Tuberkulome)
• Lymphogranulomatose oder Sarcoidose
• Ösophagus- oder Bronchialkarzinom
• Zwerchfellhernien, Ösophagusdivertikel, -obstruktion, Refluxösophagitis, Ösophagitis (z. B. Herpes simplex)
• Laryngo-Bronchitis, Pneumonie, Pleuritis, Perikarditis, Mediastinitis
• Koronarinsuffizienz, Herzinfarkt
Abdominell
• Magenüberblähung, Meteorismus, Gastritis, Ulkus des Magens oder Duodenums
• Ileus, Peritonitis, subphrenischer Abszess
• Pankreatitis
• Gallenwegserkrankung
• Tumoren der Abdominalorgane (z. B. Magen-, Pankreaskarzinom, Lebertumoren)
Andere Ursachen
• Glaukom
Psychogen

B 7.3 Verlauf

In den meisten Fällen bleibt die Ursache des vorübergehenden Singultus ungeklärt. Üblicherweise sistiert der Singultus innerhalb von Minuten bis wenigen Stunden oder ist mit einfachen Hausmitteln zu beenden. Es sind jedoch therapieresistente Verläufe über Jahre bekannt, dies insbesondere bei symptomatischen Formen. Diesen Patienten kommt eine besondere Bedeutung in der Anästhesiologie zu, da es bei Intubation oder Tracheotomie wegen des nicht möglichen Glottisschlusses zur Hyperventilation kommen kann und da Singultus bei maschineller Beatmung erhebliche Probleme bereitet.

B 7.4 Therapeutische Prinzipien

Durch kontrollierte Studien abgesicherte, evidenzbasierte Daten liegen nicht vor. Daher entfallen eine Kodierung der wissenschaftlichen Evidenz und Angaben zur Evidenzstärke. Falls eine der in **Tab. B 7.1** aufgezählten Ursachen gefunden wird, kann die Behandlung des Grundleidens auch das Sistieren des Singultus fördern. Dennoch sind zumeist symptomatische Maßnahmen notwendig.

Das Wirkprinzip der sogenannten »Hausmittel« besteht möglicherweise in einer Alteration von Afferenzen im N. vagus durch Reizung der von ihm innervierten Rachenhinterwand (z. B. durch Schlucken von trockenem Kristallzucker), ein Effekt, der auch für mechanische Rachenstimulation mit einem Katheter beschrieben ist (Salem et al. 1967). Auch die gelegentlich beobachtete Wirkung von Lokalanästhesie der Rachenhinterwand beruht auf einer Modifikation des relevanten Eingangsreizes.

Die Anwendung von gastrointestinal wirkenden Pharmaka (Metoclopramid, Spasmolytika) beruht auf der Annahme eines gastrointestinalen Fremdreflexes als Ursache des Singultus. Antiepileptika (Gabapentin, Pregabalin, Valproat, Carbamazepin, Phenytoin) und den Serotoninstoffwechsel beeinflussende Substanzen (5-Hydroxytryptophan, 5-HT 1A-Rezeptoragonisten, Serotonin-Reuptake-Hemmer) führen wahrscheinlich zu einer Inhibition des Reflexbogens über den N. phrenicus. Der Großteil der empfohlenen Medikamente wird allerdings allein aufgrund empirischer Erfolge gegeben. Mehrere Fälle umfassende Arbeiten wurden für die Behandlung mit Baclofen und neuerdings auch Gabapentin publiziert.

B 7.5 Pragmatische Therapie

B 7.5.1 Hausmittel

Als bewährte »Hausmittel« gegen Singultus werden gemeinhin empfohlen: Schlucken von granuliertem Zucker (Engleman et al. 1971), Trinken von Zitronensaft oder Essig, Luftanhalten in tiefer Inspiration oder mit Bauchpresse, Luftanhalten in maximaler Kopfreklination, mehrfaches trockenes Schlucken, Druck auf beide Bulbi bei geschlossenen Augen, Stimulation der Nn. phrenici durch Fingerdruck am Hinterrand des M. sternocleidomastoideus, Zug an der herausgestreckten Zunge, Erzeugung eines Niesreizes (Pfeffer etc.), Inhalation von Rauch oder Umstellung von Kosto-Klavikularatmung auf Kosto-Abdominalatmung. Bei anästhesierten Patienten kann Singultus nach kurzfristiger oder kontinuierlicher Erhöhung des Beatmungsdruckes sistieren (Morris et al. 2004).

Tab. B 7.2: Medikamentöse Behandlung des Singultus

Substanz	i. v.	i. m.	oral
Gastrointestinal wirksame Substanzen			
Metoclopramid	10–20 mg	10–20 mg	3 × 10 mg
Domperidon	–	–	3 × 20 mg
Bromoprid	–	–	3 × 10 mg
Atropin	0,5–1 mg	–	–
Biperiden	5 mg	–	–
Ranitidin	–	–	2 × 150 mg
Omeprazol	–	–	10–20 mg
Antazida			
Antikonvulsiva			
Gabapentin	–	–	900–1600 mg
Carbamazepin	–	–	2 × 400 mg
Valproinsäure	–	–	3 × 600 mg
Diphenyl-hydantoin	750 mg p. inf.	–	3 × 100 mg
Pregabalin	–	–	150–300 mg
Psychopharmaka			
Promethazin	50 mg	50 mg	–
Triflupromazin	10 mg	20 mg	70 mg supp.
Promazin	50–100 mg	50–100 mg	50–100 mg
Haloperidol	2,5–5 mg	2,5–5 mg	3 × 5 mg
Amitriptylin	50 mg	50 mg	75–150 mg
Verschiedene Substanzen			
Baclofen	–	–	bis 3 × 25 mg
Nifedipin	–	–	3 × 20 mg
Sulfonamide	–	–	3 × 1 g
5-Hydroxytryp-tophan	–	–	bis 2 000 mg
Amantadin	1–3 × 200 mg	–	2–3 × 100 mg
Tandospiron	–	–	15–30 mg/d
Nefopam	4 × 10 mg	–	–

(fett: Medikamente der ersten Wahl)

B 7.5.2 Pharmakotherapie

Es stehen mehrere Substanzklassen zur Auswahl (s. **Tab. B 7.2**). Mittel der ersten Wahl sind Metoclopramid (Williamson und Macintyre 1977), Domperidon und Baclofen (Burke et al. 1988, Lance und Bassil 1989, Ramirez und Graham 1992, Walker et al. 1998, Smith et al. 2003, Turkyilmaz und Eroglu 2008). Als Nebenwirkung der beiden ersten Substanzen können extrapyramidal-motorische Symptome auftreten, die gut auf Biperiden (5 mg i. v.) ansprechen. Spasmolytika, Parasympatholytika (Atropin, Biperiden) und Antazida haben einen gastrointestinalen Angriffspunkt. Auch eine Kombination bestehend aus Omeprazol und Baclofen wurde als Therapie der Wahl vorgeschlagen oder aber die Zugabe von Gabapentin (Petroianu et al. 1998, 2000). In weiteren Arbeiten wurden gute Langzeiteffekte von Gabapentin berichtet (Porzio et al. 2003, Moretti et al. 2004, Tegeler und Baumrucker 2008, Marinella 2009), in einzelnen Fällen auch von Pregabalin (Jatzko et al. 2007). Als Mittel der zweiten Wahl kommen andere Antikonvulsiva in Frage (Carbamazepin, Valproinsäure, Phenytoin) oder Psychopharmaka mit anticholinerger Komponente wie das Antidepressivum Amitriptylin oder zahlreiche Neuroleptika (Chlorpromazin, Promethazin, Triflupromazin, Promazin, Droperidol, Haloperidol) (Jacobson et al. 1981, Stalnikowicz et al. 1986). Der Serotoninpräkursor 5-Hydroxytryptophan und der 5-HT 1A-Rezeptoragonist Tandospiron (Takahashi et al. 2004) wurden ebenfalls als wirksam beschrieben. Einzelerfolge werden für Amantadin (Wilcox et al. 2009), Methylphenidat (Marechal et al. 2003) und Pramipexol (Martinez-Ruiz et al. 2004) angegeben. Ähnlich existieren frühere Berichte über die Wirksamkeit von Nifedipin – oder auch für Nefopam – in Fällen, bei denen andere Maßnahmen versagten (Lipps et al. 1990). Bei drei Patienten mit bereits tagelangem Schluckauf verschwand nach intravenöser Gabe von 10 mg Nefopam der Schluckauf innerhalb von einer Minute. Zur Rezidivprophylaxe erhielten die Patienten weitere 10 mg Nefopam intravenös viermal täglich für zwei Tage plus dreimal 200 mg Carbamazepin (Bilotta und Rosa 2000).
Singultus, der trotz aller vorgenannten Maßnahmen für mehr als eine Woche persistiert oder erneut auftritt, ist in aller Regel symptomatisch bedingt, am häufigsten im Bereich des Ösophagus (Bizec et al. 1995) und erfordert eine entsprechende Diagnostik.

B 7.5.3 Nicht-medikamentöse Verfahren

Falls die vorgenannten Maßnahmen nicht zum Erfolg führen, kommen zunächst wenig invasive, nichtmedikamentöse Maßnahmen zur Anwendung, wie Aufsprühen eines Lokalanästhetikums auf die Nasen-Rachen-Schleimhaut, mechanische Reizung der Rachenhinterwand zum Beispiel mit einer Magensonde (funktioniert auch bei anästhesierten Patienten) (Salem et al. 1967) oder einem Endoskop (Beda et al. 1993), Stimulation des N. phrenicus (Aravot et al. 1989) bis hin zu digitaler rektaler Massage (Odeh et al. 1990) und Akupunktur (Schiff et al. 2002). Ebenso scheint die Inhalation von 10–15 % CO_2 für drei bis fünf Minuten bzw. Rückatmung der Exspirationsluft über eine vorgehaltene Plastiktüte wirksam. Der Einsatz einer Larynxmaske wird kontrovers beurteilt.

B 7.5.4 Invasive Therapie

Bei trotz medikamentöser Behandlung persistierendem Singultus und zunehmender Erschöpfung sind invasive Maßnahmen erforderlich, wie zervikaler, epiduraler Block (Sato et al. 1993), temporäre bzw. permanente Blockade des N. phrenicus durch Injektion eines Lokalanästhetikums oder chirurgische Intervention im Bereich seines Verlaufes auf dem M. scalenus anterior (Lanz und Dick 1983) (oft führt schon die Blockade der linken Seite zum Erfolg). Diese Methoden sind jedoch nicht unwidersprochen (Petroianu 1998). Gute Erfolge ergaben sich für die Benutzung eines Zwerchfellschrittmachers mit implantierter Elektrode, der über Stimulation des N. phrenicus das Zwerchfell kontrolliert (Okuda et al. 1998, Dobelle 1999). Es wurde auch über den erfolgreichen Einsatz eines Vagusnerv-Stimulators berichtet (Payne et al. 2005).

Als potenziell Erfolg versprechende Maßnahme wurde 1993 von Johnson ein Fall publiziert, bei dem die mikrovaskuläre Dekompression des N. vagus durch Tefloninterponat zwischen Nerv und A. cerebelli inferior posterior den Singultus sofort stoppte.

B 7.6 Literatur

Aravot DJ, Wright G, Rees A, Maiwand OM, Garland MH. Non-invasive phrenic nerve stimulation for intractable hiccups. Lancet 1989;2(8670).

Beda BY, Niamkey EK, Ouattara D, Diallo AD, Adom AH, Djakoure S, et al. Stopping persistent hiccups in the adult by endoscopic maneuver. Ann Gastroenterol Hepatol 1993;29:11–13.

Bilotta F, Rosa G. Nefopam for severe hiccups. N Engl J Med 2000;334:1973–1974.

Bizec JL, Launois S, Bolgert F, Lamas G, Chollet R, Derenne JP. Hiccups in adults. Rev Mal Respir 1995;12:219–229.

Burke AM, White AB, Brill N. Baclofen for intractable hiccups. N Engl J Med 1988;319:1354.

Dobelle WH. Use of breathing pacemakers to suppress intractable hiccups of a to thirteen years duration. ASAIO J 1999;45:524–525.

Engleman EG, Lankton J, Lankton B. Granulated sugar as a treatment for hiccups in conscious patients. N Engl J Med 1971;285:1489.

Fuller GN. Hiccups and human purpose. Nature 1990;343: 420.

Gilbar P, McPherson I. Severe hiccups during chemotherapy: corticosteroids the likely culprit. J Oncol Pharm Pract 2009;15:233–236.

Jacobson PL, Messenheimer T, Farmer W. Treatment of intractable hiccups with valproic acid. Neurology 1981;31: 1458.

Jatzko A, Stegmeier-Petroianu A, Petroianu GA. Alpha-2-delta ligands for singultus (hiccup) treatment: three case reports. J Pain Symptom Manage 2007;33:756–760.

Johnson DL. Intractable hiccups: Treatment by microvascular decompression of the vagus nerve. J Neurosurg 1993;78:813–816.

Lance JW, Bassil GT. Familial intractable hiccup relieved by baclofen. Lancet 1989;8657:276–277.

Lanz E, Dick W. Phrenicus-Blockade bei therapieresistentem Schluckauf. Dtsch Med Wochenschr 1983;108: 1854–1855.

Launois S, Bizec JL, Whitelaw WA, Cabane J, Derenne JP. Hiccup in adults: an overview. Eur Respir J 1993;6:563–575.

Lipps DC, Jabbari B, Mitchell MH, Daigh JDJ. Nifedipine for intractable hiccups. Neurology 1990;40:531–532.

Marinella MA. Diagnosis and management of hiccups in the patient with advanced cancer. J Support Oncol 2009; 7:122–127, 130

Marsot-Dupuch K, Bousson V, Cabane J, Tubiana JM. Intractable hiccups: the role of cerebral MR in cases without systemic cause. Am J Neuroradiol 1995;16:2093–2100.

Martinez-Ruiz M, Fernandez Riestra Fde A, Quesada Rubio R. Pramipexole for intractable hiccups. Med Clin 2004;123:679.

Marechal R, Berghmans T, Sculier P. Successful treatment of intractable hiccup with methylphenidate in a lung cancer patient. Support Care Cancer 2003;11:126–128.

Miwa H, Kondo T. Hiccups in Parkinson's disease: an overlooked non-motor symptom? Parkinsonism Relat Disord 2010;16:249–251.

Moretti R, Torre P, Antonello RM, Ukmar M, Cazzato G, Bava A. Gabapentin as a drug therapy of intractable hiccup because of vascular lesion: a three-year follow up. Neurologist 2004;10:102–106.

Morris LG, Marti JL, Ziff DJ. Termination of idiopathic persistent singultus (hiccup) with supra-supramaximal inspiration. Anesth Analg 2004;99:305–306.

Newsom Davis J. An experimental study of hiccup. Brain 1970;93:851–872.

Odeh M, Bassan H, Oliven A. Termination of intractable hiccups with rectal massage. J Intern Med 1990;272:145–146.

Okuda Y, Kitajima T, Asai T. Use of a nerve stimulator for phrenic nerve block in treatment of hiccups. Anesthesiology 1998;88:525–527.

Oshima T, Sakamoto M, Tatsuta H, Arita H. GABAergic inhibition of hiccup-like reflex induced by electrical stimulation in medulla of cats. Neurosci Res 1998;30: 287–293.

Park MH, Kim BJ, Koh SB, Park MK, Park KW, Lee DH. Lesional location of lateral medullary infarction presenting hiccups (singultus). J Neurol Neurosurg Psychiatry 2005;76:95–98.

Payne BR, Tiel RL, Payne MS, Fisch B. Vagus nerve stimulation for chronic intractable hiccups. Case report. J Neurosurg 2005;102:935–937.

Petroianu G. Idiopathic chronic hiccup ICH: phrenic nerve block is not the way to go. Anesthesiology 1998;89:1284–1285.

Petroianu G, Hein G, Petroianu A, Bergler W, Rufer R. ETICS Study: Empirical therapy of idiopathic chronic singultus. Z Gastroenterol 1998;36:559–566.

Petroianu G, Hein G, Stegmeier-Petroianu A, Bergler W, Rufer R. Gabapentin »add-on therapy« for idiopathic chronic hiccup ICH. J Clin Gastroenterol 2000;30:321–324.

Porzio G, Aielli F, Narducci F, Varrassi G, Ricevuto E, Ficorella C, Marchetti P. Hiccup in patients with advanced cancer successfully treated with gabapentin: report of three cases. N Z Med J 2003;116:U605.

Ramirez FC, Graham DY. Treatment of intractable hiccup with baclofen: Results of a double-blind randomized, controlled cross-over study. Am J Gastroenterol 1992;87: 1789–1791.

Rousseau P. Hiccups. South Med J 1995;88:175–181.

Salem MR, Baraka A, Rattenborg CC, Holady DA. Treatment of hiccups by pharyngeal stimulation in anaesthetized and conscious subjects. J Am Med Assoc 1967;202: 126–130.

Sato S, Asakura N, Endo T, Naito H. Cervical epidural block can relieve postoperative intractable hiccups. Anesthesiology 1993;78:1184–1186.

Smith HS, Busracamwongs A. Management of hiccups in the palliative care population. Am J Hosp Palliat Care 2003;20:149–154.

Schiff E, River Y, Oliven A, Odeh M. Acupuncture therapy for persistent hiccups. Am J Med Sci 2002;323 (3):166–168.

Stalnikowicz R, Fich A, Troudart T. Amitriptyline for intractable hiccups. N Engl J Med 1986;315:64–65.

Straus C, Vasilakos K, Wilson RJ, Oshima T, Zelter M, Derenne JP, Similowski T, Whitelaw WA. A phylogenetic hypothesis for the origin of hiccough. Bioessays 2003;25: 182–188.

Tegeler ML, Baumrucker SJ. Gabapentin for intractable hiccups in palliative care. J Hosp Palliat Care 2008;25:52–54.

Turkyilmaz A, Eroglu A. Use of baclofen in the treatment of esophageal stent-related hiccups. Ann Thorac Surg 2008;85:328–330.

Walker P, Watanabe S, Bruera E. Baclofen, a treatment for chronic hiccup. J Pain Symptom Manage 1998;16:125–132.

Wilcox SK, Garry A, Johnson MJ. Novel use of amantadine: to treat hiccups. J Pain Symptom Manage 2009;38:460–465.

C Epilepsien und Synkopen

1 Epilepsien und ihre medikamentöse Behandlung 185
von B. Feddersen und S. Noachtar

2 Chirurgische Behandlung der Epilepsien 210
von S. Noachtar, F. Rosenow und A. Peraud

3 Synkopen und orthostatische Intoleranz 222
von M. Rosenkranz und S. Koeppen

C 1 Epilepsien und ihre medikamentöse Behandlung

*von B. Feddersen und S. Noachtar**

C 1

C 1.1 Klinik

C 1.1.1 Definitionen

Von Epilepsie spricht man, wenn unprovozierte epileptische Anfälle auftreten. Klinisch äußern sich die Anfälle zwar sehr unterschiedlich, alle sind jedoch durch die plötzliche, zeitlich begrenzte, rhythmische und synchrone Entladung eines neuronalen Zellverbandes, maximal des gesamten Gehirns charakterisiert. Die Phänomenologie des epileptischen Anfalls (Semiologie) spiegelt die Funktion der betroffenen Hirnareale wider. Die Funktion eines Hirnareals wird dabei typischerweise aktiviert (Halluzinationen, motorische Entäußerungen) oder seltener gehemmt (Skotome, Paresen). Die Zahl der Anfälle kann sehr stark variieren. Von der Anfallsphase (iktale Phase) können die unmittelbar folgende Phase (postiktale Phase) und die Phase zwischen zwei Anfällen (interiktale Phase) abgegrenzt werden. Die Anfallsdauer beträgt wenige Sekunden bis Minuten. Während der postiktalen Phase, mit einer Dauer von wenigen Minuten bis Stunden (selten mehreren Tagen), kommt es zu einer Restitution der physiologischen Funktionen. Bis zum Beginn des nächsten Anfalls schließt sich die interiktale Phase mit einer Dauer von wenigen Minuten bis mehreren Jahren an.

Einzelne isolierte Anfälle werden nicht als Epilepsie bezeichnet, da ohne Rezidive keine spezielle Behandlung erforderlich ist. Die pathophysiologischen Mechanismen des ersten Anfalls und weiterer Anfälle sind jedoch zumeist identisch. Bei etwa 35 % der Patienten kommt es nach einem ersten unprovozierten Anfall zu Rezidiven innerhalb von fünf Jahren (Hauser et al. 1998). Allerdings werden etwa drei Viertel derer, die einen zweiten Anfall erleiden, innerhalb der nächsten vier Jahre weitere Anfälle bekommen (Hauser et al. 1998). Da epilepsietypische Potenziale in der Elektroenzephalographie (EEG) das Risiko weiterer Anfälle um das 1,5- bis 3-fache erhöhen und strukturelle Veränderung in der Magnetresonanztomographie (MRT) das Risiko um das 2-fache (Berg et al. 1991, Stephen et al. 2008), besteht folgende Vorgehensweise: 1. von Epilepsie spricht man, wenn mindestens zwei unprovozierte Anfälle aufgetreten sind oder wenn 2. nach einem einzelnen Anfall Risikofaktoren für Rezidive bestehen (epilepsietypische Potenziale im EEG, Läsion im MRT) (Fisher et al. 2005).

Treten epileptische Anfälle nur im Rahmen von akuten Gehirnerkrankungen oder Auslösesituationen auf, so sprechen manche Autoren von akuten epileptischen Reaktionen oder Gelegenheitsanfällen. Dies kann verwirren, da die Übergänge zu nachfolgenden »chronischen« Epilepsien fließend sind und die Anfallsphänomenologie zumeist gleich ist. Besser ist es, von akuten symptomatischen Epilepsien zu sprechen. Dieser Terminus beinhaltet, dass es bei der Mehrzahl der Patienten (zumeist ca. 80–90 %) nach dem Abklingen der akuten Gehirnerkrankung zu einem Sistieren der Anfälle kommt.

C 1.1.2 Klassifikation

In Ermangelung umfassender ätiologischer und pathophysiologischer Konzepte beschränken sich bisherige Klassifikationssysteme der Epilepsien auf Teilbereiche. Generell muss man zwischen der Klassifikation von epileptischen Anfällen und Epilepsiesyndromen unterscheiden. Epileptische Anfälle werden anhand klinischer Charakteristika unterteilt. In die Diagnose des Epilepsiesyndroms gehen alle Informationen, wie Anfallsformen, Anamnese, EEG-Befund, bildgebende Befunde und die Ätiologie ein. Die meisten Epilepsiesyndrome sind allerdings unabhängig von der Ätiologie, d. h. eine Temporallappenepilepsie z. B. äußert sich klinisch identisch trotz unterschiedlicher Ätiologie (mesiale temporale Sklerose, Gangliogliom, kortikale Dysplasie).

C 1.1.2.1 Epileptische Anfälle

Die Klassifikation epileptischer Anfälle befindet seit einigen Jahren im Umbruch. Die noch gültige, aber kritisierte Empfehlung der Internationalen Liga gegen Epilepsie (ILAE) hat den Vorteil der Übersichtlichkeit (Commission on Classification 1981). Sie unterscheidet zwischen Anfällen fokalen Ursprungs und »primär« generalisierten Anfällen, wobei die fokalen Anfälle weiter in einfach-fokale und komplex-fokale Anfälle unterteilt werden, je nachdem, ob das Bewusstsein im Anfall erhalten oder gestört ist (Commission on Classification 1981, Lüders et al. 1993). Früh wurde bemerkt, dass das Bewusstsein als Hauptkriterium zur Unterscheidung fokaler Anfälle problematisch ist (Gloor 1986). Darüber hinaus wurden noch sekundär genera-

* Autoren dieses Kapitels in der 5. Auflage: A. Hufnagel und S. Noachtar.

lisierte Anfälle unterschieden. Neuere Klassifikationsvorschläge umfassen rein semiologische Anfallsklassifikationen bzw. »Glossare« (Lüders et al. 1998, Noachtar et al. 1998, Blume et al. 2001) oder Vorschläge, die semiologische, pathophysiolgische und hirnlokalisatorische Aspekte vermischen (Engel 2006). In der kürzlich vorgestellten Klassifikation von epileptischen Anfällen und Epilepsien (Berg et al. 2010) wird weiterhin zwischen fokalen und generalisierten Anfällen unterschieden, da diese Unterscheidung für die Medikamentenwahl als wichtig empfunden wurde. Fokale Anfälle sollen anhand ihres klinischen Erscheinungsbildes (Semiologie) beschrieben werden (Berg et al. 2010). Epileptische Spasmen wurden neu in die Klassifikation generalisierter Epilepsien aufgenommen, da deren Zuordnung zu fokalen und generalisierten Anfällen als unklar angesehen wurde.

Wir bevorzugen eine rein semiologische Anfallsklassifikation, die altbewährte Begriffe (Aura, klonischer Anfall etc.) aufgreift. In die Klassifikation des Epilepsiesyndroms gehen neben der Anfallsklassifikation alle weiteren Informationen bzw. Befunde (neurologischer Befund, Alter zu Epilepsiebeginn, Bildgebung, EEG etc.) ein (Lüders et al. 1998, Noachtar et al. 1998). Diese Vorgehensweise entspricht der neurologischen Systematik, das Symptom unabhängig vom Syndrom zu klassifizieren (Noachtar 2001).

Bei den fokalen Anfällen nimmt die Anfallsentstehung ihren Ausgangspunkt in einem umschriebenen Hirnareal und breitet sich unter zunehmender Rekrutierung der umliegenden Zellverbände sukzessive auf Nachbarregionen oder durch synaptische Verbindungen auf entferntere Hirnregionen aus. Breitet sich der Anfall schließlich auf das gesamte Gehirn und insbesondere auf motorische Areale aus, entsteht ein generalisierter tonisch-klonischer Anfall. Bei generalisierten Epilepsien beginnen die Anfälle unabhängig in beiden Hemisphären und breiten sich rasch aus, wobei gestörte thalamokortikale Regelkreise eine große Rolle spielen.

C 1.1.2.2 Epileptische Syndrome

Ein Epilepsiesyndrom umfasst in charakteristischer Weise zumeist verschiedene Anfallsformen, ähnliche pathophysiologische und phänomenologische Merkmale sowie teilweise Altersabhängigkeit des Auftretens und ätiologische bzw. genetische Aspekte. In die Klassifikation der ILAE von 1989 fließen folgende Kriterien ein: fokale versus generalisierte Epilepsie, Ätiologie idiopathisch (genetisch) versus symptomatisch versus kryptogen (Ursache nicht bekannt) und das Alter zu Beginn der Erkrankung.
In der neuen Klassifikation von 2010 (Berg et al. 2010) wird nicht mehr zwischen fokalen und generalisierten Epilepsien unterschieden. Bei der Ätiologie findet eine Zuordnung zu genetischen, strukturellen/metabolischen und unbekannten Ursachen statt. Folgende Kriterien sind für die Evaluation der Patienten relevant: Alter zu Beginn der Erkrankung, Anfallsformen, Störung der Kognition und Entwicklung, Ergebnisse der neurologischen Untersuchung, EEG-Befunde, MRT-Befunde, eventuelle Auslösefaktoren und u. U. Auftreten der Anfälle in Relation zum Schlaf-Wach-Zyklus.
In der klinischen Praxis ist die Syndromdiagnose z. B. bei generalisierten Epilepsien zur Prognoseabschätzung wichtig: Bei z. B. einer juvenilen myoklonischen Epilepsie besteht eine hohe Rezidivgefahr nach Absetzen der antiepileptischen Medikation (100 %), wohingegen bei der kindlichen Absence Epilepsie das Rezidivrisiko nur ca. 20 % beträgt (Shinnar et al. 1994).
Fokale Epilepsien werden zumeist nach ihrem Ursprungsort zu Syndromen zusammengefasst, z. B. Temporallappenepilepsie oder Frontallappenepilepsie. Verlaufsformen und Ätiologie spielen z. B. beim Rasmussen-Syndrom eine Rolle. Die Lokalisation der epileptogenen Zone hat insbesondere in der chirurgischen Behandlung der Epilepsien Bedeutung, ist aber für eine Differenzierung der medikamentösen Behandlung unerheblich, da sich diese nicht nach dem Ursprungsort der Anfälle richtet.

C 1.1.3 Pathophysiologie

Bei fokalen Epilepsiesyndromen entsteht der Anfall in einer epileptogenen Zone, zumeist assoziiert mit einer epileptogenen Läsion. Von dort breitet sich der Anfall über synaptisch verbundene benachbarte oder fern gelegene kortikale Strukturen aus. Die Änderung der Anfallssemiologie reflektiert die Ausbreitung der epileptischen Aktivität (Noachtar und Peters 2009). Im EEG zeigen sich epilepsietypische Veränderungen bei generalisierten und fokalen Epilepsien auch im Anfallsintervall. Bei den generalisierten Epilepsien entstehen epilepsietypische Entladungen über beiden Hemisphären mit geringer (10–20 ms) interhemisphärischer Latenz. Für die Entstehung spielen abnorme kortiko-thalamische Interaktionen eine Rolle, wobei neuere Arbeiten zeigen konnten, dass hierbei der Kortex der initiale Impulsgeber ist (David et al. 2008).

C 1.1.4 Genetik

Die genetischen Grundlagen der Entwicklung der verschiedenen Epilepsien sind komplex und nur teilweise geklärt. Die Zuordnung des genetischen Defekts gelang bisher nur bei seltenen Syndromen mit vergleichsweise einfachem Erbgang (Steinlein et al. 1995). Insgesamt beträgt das Risiko an einer Epilepsie zu erkranken für das Kind 4–5 %, wenn die Mutter betroffen ist, und 2 %, wenn der Vater an einer Epilepsie erkrankt ist. 90 % aller Epilepsiepatienten haben keine Betroffenen in der Familie.
Bei einem Teil der genetisch vermittelten Epilepsien handelt es sich um Ionenkanalerkrankungen verschiedener Subtypen von Kalium-, Natrium- und Kalziumkanälen. Bisher konnte überwiegend die genetische Grundlage von seltenen familiären Syndromen analysiert werden (Steinlein 2004). Es wurde gezeigt, dass die Schwere einer Temporallappenepilepsie durch genetische Polymorphismen moduliert werden kann (Stogmann et al. 2002), was allerdings nicht unbestritten blieb. Bei der Gruppe der kortikalen Dysplasien kommt es offenbar zur Fehlentwicklung von Steuerproteinen der neuronalen Migration wie z. B. des Filamins (Fox et al. 1998).

C 1.1.5 Diagnostik

Jeder erste Anfall muss zu einer diagnostischen Klärung führen. Ziel ist die Klassifikation des Anfalls bzw. des Epilepsiesyndroms sowie die Klärung der Ursache bzw. die differentialdiagnostische Abgrenzung zu anderen Erkrankungen (Synkopen, Narkolepsie-Kataplexie-Syndrom, transitorisch-ischämische Attacken, Migräne, Hypoglykämie, psychogene Anfälle bei dissoziativen Störungen) (Mathias et al. 2001).

C 1.1.5.1 Anamnese

Die Diagnose einer Epilepsie wird zumeist auf der Basis von Anfallsbeobachtungen oder -beschreibungen gestellt. Die Erhebung einer Fremdanamnese ist bei allen Anfällen mit Bewusstseinsstörung erforderlich. Die Beschreibung einer Aura kann wichtige lokalisatorische Hinweise geben, so sprechen z. B. epigastrische Auren für eine Temporallappenepilepsie und eine visuelle Aura eher für einen Anfallsursprung im Okzipitallappen. Orale und manuelle Automatismen bei erhaltenem Bewusstsein weisen auf einen rechts temporalen Anfallsursprung hin (Noachtar et al. 1992, Ebner et al. 1995). Einseitig motorische Phänomene (z. B. Kloni) deuten auf einen kontralateralen parazentralen Ursprung hin. Zungenbiss, offene Augen bei Bewusstseinsverlust und bilaterale motorische tonisch-klonische Entäußerungen sprechen für eine Epilepsie, umgekehrt sind die Augen bei psychogenen nicht-epileptischen Anfällen und Synkopen meist geschlossen. Die Auslösefaktoren sollten erfragt werden (Schlafmangel, Fieber, Alkoholentzug, Drogen, Medikamente, Stoffwechselstörungen). Die Frage nach dem Zeitpunkt der Anfälle im Schlaf-Wach-Rhythmus spielt für die Zuordnung zu einigen Epilepsiesyndromen eine Rolle. Frontallappenepilepsien neigen zu Anfällen aus dem Schlaf, während z. B. Patienten mit juveniler myoklonischer Epilepsie Anfälle gehäuft morgens nach dem Aufwachen (insbesondere nach Schlafentzug) erleiden.

C 1.1.5.2 Körperliche Untersuchung

In der akuten Situation gilt es zu klären, ob der Anfall bereits beendet ist, ein Status epilepticus besteht oder postiktale Phänomene, wie einseitige Parese oder Aphasie, lokalisatorische Hinweise liefern. Diagnostisch wichtig sind weitere Hinweise, wie z. B. Fieber oder Meningismus.

C 1.1.5.3 Laborchemische Untersuchung

Eine Laboruntersuchung nach dem ersten Anfall und vor Einleitung einer antiepileptischen Therapie sollte Blutbild, Blutzucker, Elektrolyte, Leber- und Nierenparameter, Entzündungsparameter und die CK beinhalten. Die CK kann 24–48 Stunden nach einem generalisiert tonisch-klonischen Anfall auf > 1 000 U/l ansteigen und somit helfen, nicht-epileptische, insbesondere psychogene, von epileptischen Anfällen zu unterscheiden. Bei Verdacht auf Sinusvenenthrombose sollte das D-Dimer bestimmt werden. Eventuell sind toxikologische Untersuchungen, Drogenscreeening und Ethanolbestimmung im Serum sinnvoll. Bei Verdacht auf Meningo-/Enzephalitis, Neoplasien mit paraneoplastischen Antikörpern, limbische Enzephalitis oder Meningeosis carcinomatosa ist eine Liquorpunktion indiziert.

C 1.1.5.4 Elektroenzephalographie

An diagnostischen Hilfsmitteln ist zunächst das EEG wichtig (Lüders und Noachtar 2000, Noachtar und Remi 2009). Der Nachweis epilepsietypischer Potenziale im interiktalen EEG hat eine sehr hohe Spezifität und stützt die Diagnose einer Epilepsie, da nur bei 0,5 % Gesunder epilepsietypische Potenziale aufgezeichnet werden konnten und hierbei wiederum nur bei der Hälfte ohne Photostimulation (Gregory et al. 1993). Das EEG sollte möglichst früh nach einem epileptischen Anfall abgeleitet werden, da die Sensitivität in den ersten Stunden am höchsten ist. Epilepsietypische Potenziale lassen sich bei einmaliger Routine-EEG-Untersuchung über 30 Minuten nur bis zu etwa der Hälfte der Patienten mit einer Epilepsie nachweisen. Wiederholte EEG, Schlaf-EEG nach Schlafentzug, EEG-Langzeitaufzeichnungen und Aufzeichnungen mit Spezialelektroden im Rahmen der prächirurgischen Evaluation (z. B. Sphenoidalelektroden) können die Nachweisrate epilepsietypischer Potenziale deutlich erhöhen. So kann die Sensitivität durch serielle Ableitungen über die ersten vier EEGs auf 90 % erhöht werden. Generalisierte 3–4/s Spike-Wave-Komplexe sind kennzeichnend für idiopathisch-generalisierte Epilepsien. Ihre Häufigkeit kann bei Wiederholungsuntersuchungen als geeigneter Parameter für die Wirksamkeit der antikonvulsiven Therapie herangezogen werden. Die Korrelation fokaler epileptiformer Aktivität zum Therapieerfolg ist dagegen gering. Differentialdiagnostische Unklarheiten lassen sich durch Anfallsaufzeichnungen im Video-EEG-Monitoring klären, sofern die Ereignisse oft genug auftreten (> 1/Woche) (Noachtar und Borggräfe 2009, Noachtar und Peters 2009).

C 1.1.5.5 Strukturell bildgebende Verfahren

Die Magnetresonanztomographie (MRT) des Kopfes ist obligat und der zerebralen Computertomographie (CCT) deutlich überlegen. Das CCT hat seinen Stellenwert in der Akutdiagnostik, um nach bedrohlichen Konstellationen wie Blutungen, Ischämien oder Raumforderungen zu fahnden. Bei Verdacht auf eine Sinusvenenthrombose sollte eine venöse CT-Angiographie durchgeführt werden. Empfohlene Minimalanforderungen für die Durchführung eines MRT nach dem ersten epileptischen Anfall sind: sagittale und koronare T1, axiale T2, axiale und koronare FLAIR und eine temporal angulierte koronare T2 (Woermann et al. 2009). Bei Pharmakoresistenz müssen Epilepsie-MRTs durchgeführt werden, die dünnere Schichten und spezielle Sequenzen beinhalten (Woermann et al. 2009). Mit zunehmender Verbesserung der MRT werden bei fokalen Epilepsien häufiger (> 90 %) morphologische Veränderungen nachweisbar. Aus diesem Grund sollte bei therapieresistenten chronischen Epilepsien das MRT durchaus wiederholt werden, wenn möglich an einem 3-Tesla-Scanner, da der Nachweis von Läsionen eventuell epilepsiechirurgische Therapieoptionen eröffnet.

C 1.1.5.6 Nuklearmedizinische bildgebende Verfahren

Im Rahmen der prächirurgischen Epilepsiediagnostik kann die Positronen-Emmissions-Tomographie (PET) regionale Störungen z. B. des Hirnglucosemetabolismus anzeigen (Hammers et al. 2001). Die Single-Photon-Emissions-Computer-Tomographie (SPECT) zeigt im Anfall eine Hyperperfusion, die wertvolle lokalisatorische Hinweise liefert und der interiktalen SPECT deutlich überlegen ist (Weil et al. 2001).

C 1.2 Epidemiologie und Verlauf

C 1.2.1 Inzidenz, Prävalenz, Ätiologie

Während epileptische Anfälle bei manchen Epilepsien das einzige oder prädominante Krankheitsmerkmal sind, kommen sie bei vielen Gehirnerkrankungen und Gehirnaffektionen als ein mögliches Symptom vor. In diesem Kapitel wird überwiegend auf die erste Gruppe eingegangen.
Mit einer Prävalenz von 0,5–1 % in der Bevölkerung stellen Epilepsien nach den neurovaskulären Erkrankungen die zweithäufigste Gruppe neurologischer Erkrankungen dar. Die Inzidenz beträgt ca. fünf bis sieben Neuerkrankungen auf 10 000 Personen/Jahr und ist altersabhängig (Forsgren et al. 2005). Deutlich mehr Personen erleiden jedoch einzelne oder sehr wenige epileptische Anfälle, ohne dass diese chronisch rezidivieren und damit die Notwendigkeit einer medikamentösen Therapie besteht.
Die Erstmanifestationsrate ist während der ersten beiden Lebensjahre hoch und fällt bis zum Ende der zweiten Lebensdekade kontinuierlich ab. Nach dem 60. Lebensjahr steigt sie wieder deutlich an. Idiopathische generalisierte Epilepsien zeigen charakteristische Manifestationsphasen während der Kindheit und des Jugendalters. Erstmanifestationen nach dem 20. Lebensjahr sind in dieser Gruppe selten. Fokale Epilepsien können sich in jedem Lebensalter neu manifestieren, spielen im Alter jedoch eine besonders große Rolle. Im Kleinkindesalter sind Missbildungssyndrome, neurometabolische Erkrankungen, perinatal erworbene Hirnschädigungen aber auch idiopathische benigne fokale Epilepsien des Kindesalters häufig. Temporallappenepilepsien manifestieren sich häufig zwischen dem fünften und 15. Lebensjahr. In der zweiten Lebenshälfte sind Traumen, Alkoholentzug, infektiöse Ursachen und Neoplasmen/Metastasen die häufigsten Ursachen epileptischer Anfälle. In der sechsten und höheren Lebensdekade sind Schlaganfälle für etwa 50–60 % der neu entstehenden Epilepsien verantwortlich. Darüber hinaus stellen degenerative und metabolische Erkrankungen häufige Ursachen dar.

C 1.2.2 Prognose

Nach einem ersten epileptischen Anfall bekommt mindestens ein Drittel der Patienten weitere Anfälle innerhalb der nächsten fünf Jahre (Hauser et al. 1998). Nach zwei Anfällen steigt das Rezidivrisiko innerhalb der nächsten vier Jahre auf etwa 70 % (Hauser et al. 1998). Die Prognose hängt entscheidend von der Ätiologie und dem Epilepsiesyndrom ab. Weitere Faktoren sind die familiäre Prädisposition, die initiale Anfallsfrequenz sowie Ätiologie, Ausmaß und Multifokalität einer kortikalen Hirnschädigung (MacDonald et al. 2000). Idiopathische generalisierte Epilepsien zählen zu den gut behandelbaren Epilepsien. Eine antiepileptische Behandlung führt bei ihnen in mehr als 70 % der Fälle zur Anfallsfreiheit. Idiopathische benigne fokale Epilepsien des Kindesalters sistieren mit der Adoleszenz. Eine dauerhafte Anfallsfreiheit lässt sich mit antiepileptischer Behandlung bei 65 % der Patienten mit fokalen Epilepsien erreichen (Kwan et al. 2000, 2010). Faktoren, die eher für eine günstige oder ungünstige Prognose sprechen, sind in **Tab. C 1.1** zusammengefasst.

Tab. C 1.1: Faktoren für eine eher günstige oder ungünstige Prognose

Faktor	Günstige Prognose	ungünstige Prognose
Syndrom	Rolando-Epilepsie, Absence Epilepsie	West-Syndrom, Lennox-Gastaut-Syndrom
Ätiologie	idiopathisch	symptomatisch
Strukturelle Läsion	andere strukturelle Läsion	Hippocampussklerose, kortikale Dysplasie, insbesondere große/multifokale Dysplasien
Anfallsart	fokale Anfälle, insbesonders Epilepsia partialis continua	sekundär generalisiert tonisch-klonischer Anfall
Manifestationsalter	> 1 Jahr	< 1 Jahr
Zahl der Anfälle vor Therapiebeginn	< 10 Anfälle	> 10 Anfälle
Kognitive Beeinträchtigungen	wenn nicht vorhanden	wenn vorhanden
Psychiatrische Komorbidität	keine Komorbidität	Depression

C 1.2.3 Morbidität

Zusätzliche Morbidität geht bei den symptomatischen Epilepsien mit den sie unterlagernden Grunderkrankungen einher. Epilepsiepatienten haben eine erhöhte Rate an (anfallsbedingten) Traumen, Depressionen und Psychosen, die ein erhöhtes Risiko für Suizid in sich bergen. Traumafolgen sind anfallsbedingte Hirnkontusionen, Frakturen (Noachtar 2005), Zahnverletzungen, Wirbelkörperfrakturen oder die Folgen anfallsbedingter Bewusstseinsstörungen, wie Verkehrsunfälle oder Verbrennungen. Besonders hervorzuheben ist das Unfallrisiko durch Ertrinken. Auch im häuslichen Bereich sollte z. B. das Baden in der Badewanne nur unter Aufsicht durchgeführt werden. Die Verbrennungsgefahr kann man mittels Herden mit Zeitschaltuhr verringern oder wenn man nur auf den hinteren Herdplatten kocht. Besonders spitzes oder scharfkantiges Mobiliar sollte aus dem Aufenthaltsbereich des Patienten entfernt werden. Befürchtungen, eine antiepileptische Medikation führe bei den Epilepsiepatienten zu höherer Suizidrate, ließen sich nicht bestätigen (Arana et al. 2010). Depression ist ein Risikofaktor für Epilepsie (Kanner 2009).

C 1.2.4 Mortalität

Die Mortalität von Epilepsiepatienten ist ca. zwei- bis dreimal höher als die der übrigen Bevölkerung und bei einem Teil der Patienten durch die Grunderkrankung bedingt (Lhatoo et al. 2001). Weitere häufige Todesursachen sind:

- Tod im Anfall durch Verletzung (z. B. Hirnkontusion, epidurales Hämatom)
- Tod im Anfall durch Ertrinken
- Plötzlicher unerwarteter Tod (Sudden Unexpected Death in Epilepsy Patients = SUDEP; Inzidenz von 1 : 200 bis 1 : 1 000) mit folgendem Risikoprofil:
  - junge männliche Erwachsene
  - niedriger oder fehlender antikonvulsiver Schutz
  - medikamentöse Polytherapie bei Therapieresistenz
  - häufiger Therapiewechsel
  - hohe Anfallsfrequenz
  - generalisiert tonisch-klonische Anfälle
  - Manifestationsalter und Dauer der Erkrankung

Die eigentliche Todesursache beim plötzlichen unerwarteten Tod ist bislang unklar. Diskutiert werden zentrale Apnoen und kardial-bedingte Arrhythmien (Tezer et al. 2009). Wahrscheinlich handelt es sich um eine multifaktorielle Ursache (So et al. 2008). Mittels Autopsie ließen sich keine Hinweise auf anfallsbedingte Verletzungen oder eine andersgeartete Genese eruieren (Nilsson et al. 1999).

C 1.3 Therapeutische Prinzipien

Erste Hilfe
Die folgenden Erste Hilfe-Maßnahmen sollten durchgeführt werden:

1. Schutz des Patienten vor Verletzungen während des Anfalls (z. B. Polsterung, Umlagerung)
2. Nach generalisiertem tonisch-klonischem Anfall stabile Seitenlagerung während der postkonvulsiven komatösen oder soporösen Phase
3. Postkonvulsive Ausräumung der Mundhöhle von Schleim, Blut oder Erbrochenem (selten)
4. Schutz des Patienten vor Selbstverletzung während der postkonvulsiven Umdämmerung bis zur Wiederkehr der Orientierung
5. Erstversorgung von aufgetretenen Verletzungen, ggf. Organisation weiterer ärztlicher Versorgung

Entbehrlich sind:

1. Einbringung eines Gummikeils zwischen die Kiefer (kann zu Zahn- und Kiefergelenksverletzungen führen, nützt nichts)
2. Intubation und Beatmung des Patienten beim einzelnen Anfall
3. Fixierung der Extremitäten während der klonischen Phase (kann zu Gelenksluxationen führen)

C 1.3.1 Behandlungsziele

Die medikamentöse Epilepsiebehandlung unterscheidet primäre und sekundäre Behandlungsziele.

Primäre Behandlungsziele sind:

- Anfallsfreiheit
- die bestmögliche Reduktion der Anfallsfrequenz und/oder Intensität bei Vermeidung nicht tolerabler unerwünschter Wirkungen, falls eine Anfallsfreiheit nicht erzielt werden kann. In der Praxis ist dies bei medikamentös-therapieresistenten Patienten oft eine Gratwanderung zwischen Anfällen oder Nebenwirkungen.

Sekundäre Behandlungsziele sind:

- Verbesserung der psychosozialen Situation, wie z. B.:
  - Normalisierung der schulischen und beruflichen Ausbildung bzw. Integration, Erhalt oder Wiedererlangung der Fahrtauglichkeit
- Verhinderung von Sekundärfolgen, wie z. B.:
  - direkte Verletzungen durch Anfälle, wie z. B. Hirnkontusionen, Frakturen
  - Krankheitsprogression, wie z. B. zunehmende mesiale temporale Sklerose
  - Tod durch direkte Anfallseinwirkung oder plötzlicher unerwarteter Tod (SUDEP)
- Behandlung von assoziierten Störungen, wie z. B.:
  - psychiatrische Störungen, z. B. Psychosen oder Depressionen
  - Hyposexualität

Kein Behandlungsziel ist:

- Sanierung des EEGs in Bezug auf epilepsietypische Potenziale

C 1.3.2 Behandlungsindikation

Ob eine medikamentöse Epilepsiebehandlung begonnen wird, hängt von vielen krankheitsbedingten aber auch individuellen und soziokulturellen Faktoren ab. Eine antikonvulsive Behandlung sollte begonnen werden, wenn bei einem Anfall eine zugrunde liegende Hirnerkrankung oder Hinweise im EEG oder MRT für ein hohes Rezidivrisiko sprechen und wenn es bereits zu zwei epileptischen Anfällen gekommen ist. Es muss berücksichtigt werden, dass ein erster epileptischer Anfall oft nicht als epileptisch eingestuft wird, wenn ausreichende Schilderung fehlt und erst im Nachhinein die epileptische Genese wahrscheinlich wird, wenn neue Schilderungen oder Informationen von Zusatzuntersuchungen vorliegen.

Eine antikonvulsive Therapie sollte unter den folgenden Umständen eingeleitet werden:

- Akute symptomatische Epilepsie bei florider Hirnerkrankung
- Diagnose eines Epilepsiesyndroms mit hoher Rezidivwahrscheinlichkeit
- Nach initialem Status epilepticus
- Häufige epilepsietypische Entladungen im EEG
- Alter über 60 Jahre
- Hohes Sicherheitsbedürfnis des Patienten (z. B. Beruf, Fahrtauglichkeit)
- Erkennbar gravierende psychosoziale Konsequenzen beim Auftreten weiterer Anfälle

Keine Behandlungsindikation besteht bei:

- akuten Gehirnerkrankungen ohne epileptische Anfälle
- perioperativer Prophylaxe neurochirurgischer Eingriffe
- posttraumatischer Prophylaxe

C 1.3.3 Behandlung symptomatischer Ursachen

Bei neu aufgetretenen epileptischen Anfällen muss zunächst geklärt werden, ob es sich um

1. eine akute symptomatische Epilepsie aufgrund einer floriden Gehirnerkrankung oder um
2. die Manifestation einer Epilepsie bei chronischer stabiler oder residueller Gehirnläsion oder um
3. die Manifestation von Anfällen im Rahmen idiopathischer Epilepsiesyndrome handelt.

Ursächlich kommen für die Gruppe der akuten oder chronischen symptomatischen Epilepsien alle Gehirnerkrankungen mit Beteiligung des Kortex infrage. Eine Übersicht gibt **Tab. C 1.2**.

Tab. C 1.2: Die häufigsten Ursachen akuter und chronischer symptomatischer Epilepsien.

Ätiologien	
Tumoren	hirneigene Tumoren (z. B. Gliome) Meningeom Metastasen Meningeosis carcinomatosa
Vaskulär/ hypoxämisch	Hirninfarkt Hirnblutung Sinusvenenthrombose Z. n. schwerer Hypoxämie (z. B. perinatal oder nach Spätreanimation)
Hirntrauma	Contusio cerebri, Postoperativ
Entzündliche Gehirn-erkrankungen	Meningoenzephalitis Hirnabszess Enzephalitis nach Impfung Limbische Enzephalitis

Auch Erkrankungen, die zunächst zu einer Schädigung des Marklagers führen, wie z. B. die subkortikale arteriosklerotische Enzephalopathie oder die Multiple Sklerose, können durch retrograde Degeneration zum Untergang zugehöriger Neurone und somit zu epileptischen Anfällen führen (Bladin et al. 2000). Darüber hinaus können symptomatische Epilepsien im Rahmen allgemeiner metabolischer Erkrankungen oder toxischer Belastungen auftreten. Der Begriff akute symptomatische Epilepsie beinhaltet, dass mehrere Anfälle bei einer akuten Gehirnerkrankung aufgetreten sind. Bei 80–90 % der Patienten führt die Ausheilung der Grunderkrankung bzw. Gehirnaffektion zum Sistieren der Anfälle. Anfälle in dieser Situation werden auch als »epileptische Reaktion« oder »Gelegenheitsanfälle« bezeichnet. Der Begriff »Gelegenheit« wird manchmal missverstanden: es ist damit eine klare Auslöseursache gemeint und nicht, dass »gelegentlich« Anfälle auftreten. Epileptische Anfälle durch extrazerebrale Erkrankungen (z. B. Niereninsuffizienz) sistieren in aller Regel bei ausreichender Behandlung der extrazerebralen Erkrankung.

C 1.3.4 Vermeidung provozierender Faktoren

Viele Epilepsiepatienten können Bedingungen nennen, die das Auftreten von Anfällen begünstigen. Zumeist werden seelische Belastungssituationen geschildert. Schlafentzug spielt bei der juvenilen myoklonischen Epilepsie insbesondere in Kombination mit vermehrtem Alkoholkonsum (»Party«) eine große präzipitatorische Rolle. Für Temporallappenepilepsien ließ sich durch Schlafentzug keine anfallspräzipitatorische Rolle nachweisen (Malow et al. 2002). Bei eindeutigem Zusammenhang zwischen Provokationsfaktor und Anfallsform spricht man von Reflexepilepsien (z. B. photosensitive Epilepsie oder Lese-Epilepsie).

C 1.3.5 Wirksamkeitsprofile und Nebenwirkungsspektren einzelner Antiepileptika (alphabetisch geordnet)

Benzodiazepine: Aus dieser großen Gruppe von Einzelsubstanzen werden Diazepam (Valium®), Clonazepam (Rivotril®) und Lorazepam (Tavor®) am häufigsten zur antikonvulsiven Behandlung eingesetzt. Die Substanzen sind hoch wirksam (↑↑, A) und entfalten ihre Wirkung durch Anlagerung an spezifische Benzodiazepin-Rezeptor-Chloridionenkanal-Komplexe (Ko et al. 1997). Clonazepam und Lorazepam ist wegen der längeren antiepileptischen Wirkdauer der Vorzug zu geben gegenüber Diazepam, das aufgrund seiner hohen Fettlöslichkeit nach i. v.-Gabe rasch (ca. 30 Min.) aus dem Gehirn in den Körper zurückverteilt wird.
Die therapeutische Breite ist groß; fokale und generalisierte Epilepsien lassen sich mit Benzodiazepinen behandeln. Sie stehen als i. v.-Präparation zur Verfügung und werden daher initial zur Behandlung des Status epilepticus eingesetzt (↑↑, A). Rasche Resorption in der Mundhöhle wird mit Lorazepam erreicht (Tavor expidet®) oder Diazepam in Rectiolenform zur Therapie von Fieberkrämpfen bei Kleinkindern. Zusätzlich empfiehlt sich die Applikation von Benzodiazepinen in Phasen einer massiven Exazerbation der Anfallssituation, im Intervall, z. B. bei eng menstruationsgebundenen Anfällen, oder vorübergehend, höchstens für die Dauer weniger Wochen, als zusätzlicher Schutz bei einer medikamentösen Umstellung. Ihr Einsatz ist jedoch oft wegen häufiger Toleranzentwicklung und sedierender Nebenwirkung auf die Notfallsituation oder eine intermittierende Behandlung über Tage bis Monate begrenzt. Die wichtigsten Nebenwirkungen sind Atemdepression und Hypotension bei rascher Applikation hoher Dosen. Daneben werden Sedierung, Muskelschwäche, Ataxie und gelegentliche Sehstörungen bei der Behandlung mit niedriger Dosierung beobachtet. Beim zu raschen Absetzen kann es zu Entzugssymptomatik (Nervosität, Schlafstörung, Angst, Psychosen) und verstärktem Auftreten von Anfällen kommen.

Carbamazepin: Carbamazepin (CBZ) (Tegretal®, Generika) ist im Serum zu 75 % an Protein gebunden und zeigt eine Halbwertzeit von 8–24 Stunden. Es entfaltet einen die Membran stabilisierenden antikonvulsiven Effekt u. a. durch Hemmung des passiven Natrium- und Kalziumeinstroms durch spannungsabhängige Kanäle nach intrazellulär, welche weitgehend selektiv nur bei exzessiv hochfrequenten neuronalen Entladungen aktiviert werden. Carbamazepin zählt zu den Antiepileptika, die weltweit am häufigsten verwendet werden und ist eines der Mittel der ersten Wahl bei allen Epilepsien fokalen Ursprungs (Mattson 1997) (↑↑). CBZ führt als Monotherapeutikum bei 40–60 % der Patienten dieser Gruppe zur dauerhaften Anfallsfreiheit. Die Wirkung auf sekundär generalisierte tonisch-klonische Anfälle ist mit 50–60 % Anfallsfreiheit besser als bei milderen Anfallsformen (35–50 %) (Mattson et al. 1985) (A) oder primär generalisierten tonisch-klonischen Anfällen. Absencen und generalisierte myoklonische Anfälle können sogar verstärkt werden (Genton et al. 2000). Retard-Präparate sollten wegen der Möglichkeit der täglich zweimaligen Einnahme und geringer ausgeprägter Peak-of-dose-Phänomene (zumindest im obersten therapeutischen Bereich) bevorzugt werden. Das Risiko allergischer Exantheme ist durch langsames Eindosieren des Medikaments zu vermindern. Eine Leukozytopenie von unter 2 500 Zellen/mm³ ist relativ häufig. Das Mittel sollte jedoch erst bei einer neutrophilen Granulozytopenie von unter 1 000 Zellen/mm³ abgesetzt werden.
Carbamazepin induziert Leberenzyme und beschleunigt den Abbau anderer Antiepileptika wie Phenytoin, Topiramat Ethosuximid, Valproinsäure, Clobazam, Clonazepam, Lamotrigin, Felbamat und Gabapentin. Auch der Abbau anderer wichtiger Medikamente wie Diltiazem, Erythromycin, Haloperidol, Isoniazid, Phenprocoumon, Steroide, Theophyllin, Cimetidin, Verapamil sowie oraler Kontrazeptiva wird induziert und damit deren Wirksamkeit reduziert. Dies führt dazu, dass z. T. kein wirksamer antikoagulatorischer bzw. Konzeptionsschutz mehr besteht. Bei Patienten mit Bradykardie oder AV-Block kann Carbamazepin zur Verstärkung der Symptomatik führen.

Eslicarbazepin: Eslicarbazepin (Zebinix®) ist zur Behandlung fokaler Epilepsien in der Kombinationstherapie ab dem 18. Lebensjahr zugelassen. Eslicarbazepinacetat wird im Körper zum wirksamen Metaboliten Eslicarbazepin verstoffwechselt, der die spannungsabhängigen Na-Kanäle hemmt. Die initiale Eindosierung erfolgt mit 400 mg, es kann eine wöchentliche Steigerung um 400 mg bis zu 1 200 mg/Tag erfolgen, als morgendliche Einmalgabe. In drei randomisierten doppelblinden placebokontrollierten Studien zur Zusatzbehandlung bei fokalen Epilepsien konnten 800 mg und 1 200 mg Eslicarbazepinacetat zu einer signifikanten Reduktion der Anfallsfrequenz um 38–42 % führen (Ben Menachem et al. 2008, Elger et al. 2009, Gil-Nagel et al. 2009) (A). Die Ergebnisse der offenen 1-Jahres-Follow-up-Studie für die Zusatzbehandlung mit 800 mg Eslicarbazepinacetat/d als Einmalgabe zeigten eine Reduktion der Anfallsfrequenz zwischen 48 und 56 %, ca. 50 % der Patienten hatten eine Reduktion der Anfälle um 50 % (Halasz et al. 2010) (↑). Nebenwirkungen traten in 51 % der Patienten auf und wurden als mild bis moderat eingestuft. Hauptsächlich wurden Kopfschmerzen, Schwindel, Doppelbilder und Nasopharyngitis berichtet. Allergische Nebenwirkungen traten selten auf, ebenso wenig Hyponatriämien. Bei bekannter allergischer Reaktion auf Carbamazepin oder Oxcarbazepin sollte Eslicarbazepinacetat nicht eingenommen werden. Kontraindikationen liegen bei bekanntem AV-Block 2. und 3. Grades vor. Es kann zu Interaktionen mit oralen Kontrazeptiva kommen. Eslicarbazepin wird nahezu vollständig über die Nieren ausgeschieden, weshalb bei Niereninsuffizienz eine Dosisanpassung erfolgt.

Ethosuximid: Ethosuximid (Petnidan®, Pyknolepsin®) verbessert die GABAerge inhibitorische synaptische Transmission durch Hemmung des intraiktalen Kalziumeinstroms nach intrazellulär an spezifischen Ionenkanälen.

Es wird zur Behandlung von Absence-Anfällen bei generalisierten Epilepsien eingesetzt und ist nicht wirksam gegen andere Anfallsformen. Die Erhaltungsdosis beträgt 750–2 000 mg/Tag bei Erwachsenen und 15–30 mg/kg/Tag bei Kindern. In einer Studie bei Patienten mit kindlicher Absenceepilepsie mit isolierten Absencen war Ethosuximid wirksamer als Lamotrigin, zudem traten unter Ethosuximid signifikant weniger Aufmerksamkeitsstörungen als unter Valproinsäure auf (Glauser et al. 2010) (↑, A). Wesentliche medikamentöse Interaktionen sind nicht zu beachten. An Nebenwirkungen sind Übelkeit, Erbrechen, Abdominalschmerz und Singultus relativ häufig. Selten beobachtet werden Cephalgien, Schwindel, Dyssomnien, kognitive Beeinträchtigungen, Psychosen, Exantheme, Stevens-Johnson-Syndrom und Lupus erythematodes. Ethosuximid sollte als Zusatzmedikation eingesetzt werden, wenn unter Monotherapie mit Valproinsäure Absencen persistieren.

Felbamat: In Deutschland ist Felbamat (Taloxa®) nur zur Behandlung des medikamentös therapieresistenten Lennox-Gastaut-Syndroms ab dem 4. Lebensjahr zugelassen. Eine Wirksamkeit bei der Behandlung fokaler Epilepsien wurde beschrieben (↔, C). Es erhöht die Serumkonzentrationen von Phenytoin, Carbamazepin oder Valproinsäure um 20–33 %, sodass diese Antiepileptika entsprechend reduziert werden müssen, wenn Felbamat gleichzeitig appliziert wird. Die Eingangsdosis beträgt 600 mg/Tag (7,5 mg/kg KG). 14-tägig soll um jeweils 600 mg (7,5 mg/kg KG) bis zu einer Enddosierung von 3 600 mg/Tag (45 mg/kg KG) erhöht werden. Nach Zulassung in den USA zur Behandlung fokaler Epilepsien und zur Dauerbehandlung von etwa 100 000 Patienten wurden 32 Fälle von aplastischer Anämie registriert – zehn dieser Patienten verstarben, und bei 19 Fällen kam es zu schwerwiegenden hepatotoxischen Nebenwirkungen – fünf dieser Patienten verstarben. Des Weiteren wurden häufig gastrointestinale Nebenwirkungen und Schlafstörungen beschrieben.

Gabapentin: Gabapentin (Neurontin® und Generika) ist zur Monotherapie bei fokalen Epilepsien ab dem 12. Lebensjahr zugelassen. In dieser Patientengruppe kann eine Halbierung der Anfallsfrequenz fokaler Anfälle bei 20–30 % der Patienten erwartet werden und eine Halbierung der sekundär-generalisierten Anfälle bei ca. 50 % (Chadwick 1994) (↑, B).
Anfallsfreiheit wird bei bisher medikamentös therapieresistenten Patienten nur in Einzelfällen erzielt. Der Wirkmechanismus ist unbekannt. Blockierung des spannungsabhängigen Natriumkanals und Verstärkung der GABAergen Inhibition wurden beschrieben. Die Aufdosierung, wie auch die Beendigung der Therapie, kann vergleichsweise rasch erfolgen (Erhöhung/Absetzen um 300–400 mg 1–2 täglich). Es sollte bis zu einer Dosis von zumindest 2,4 g/Tag aufdosiert werden. Bei einer Halbwertzeit von lediglich sechs Stunden sind täglich drei bis vier Einnahmen notwendig. Gabapentin ist nicht an Plasmaproteine gebunden und interagiert nicht mit anderen Antiepileptika. Es wird über die Niere ausgeschieden, was eine Dosisreduktion bei eingeschränkter Nierenfunktion erfordert. Von der Dosis abhängige Nebenwirkungen wie Somnolenz, Müdigkeit, Schwindel, Ataxie und gastrointestinale Störungen, Gewichtszunahme, Irritabilität sowie aggressive Verhaltensstörungen wurden beschrieben (Wong und Lhatoo 2000). Irreversible Nebenwirkungen sind bisher nicht bekannt.

Lacosamid: Lacosamid (Vimpat®) ist zur Kombinationstherapie von fokalen Epilepsien bei Patienten ab dem 16. Lebensjahr zugelassen. Lacosamid verstärkt die langsame Inaktivierung der spannungsabhängigen Na-Kanäle und bindet an das CRMP-2 Protein, welches einen Teil des NMDA-Rezeptors moduliert. Lacosamid zeichnet sich durch eine gute Wirksamkeit bei nur seltenem Auftreten von Nebenwirkungen aus (↑, A). Es hat eine nur geringe Proteinbindung, Interaktionen mit anderen Antiepileptika treten nicht auf. Lacosamid steht auch als intravenöse Darreichungsform zur Verfügung. Die Eindosierung erfolgt mit 2 × 50 mg, die weitere Aufdosierung erfolgt mit 2 × 50 mg/Woche bis zu einer Maximaldosis von 400 mg/Tag. In einer multizentrischen doppelblinden, placebokontrollierten Studie an Patienten mit fokalen Anfällen zeigte sich eine Reduktion der Anfallsfrequenz um 35 % (Lacosamid 200 mg/Tag) und 45 % (Lacosamid 400 mg/Tag). Eine Anfallsreduktion um > 50 % trat unter der Dosis von 400 mg/Tag bei 41 % der Patienten auf (Halasz et al. 2010) (A). Zu Interaktionen mit anderen Antiepileptika kam es nicht. Dies bestätigt die Ergebnisse einer zuvor durchgeführten Studie, die mit 200 mg, 400 mg und 600 mg durchgeführt worden war (Ben-Menachem et al. 2007).
Dosisabhängige Nebenwirkungen sind – vor allem in der Eindosierungsphase – Schwindel, Übelkeit und Erbrechen. Im EKG wurde eine dosisabhängige Verlängerung des PR-Intervalls beobachtet. Dies kann zu AV-Block 1. Grades, Bradykardie und Synkopen führen. Kontraindikationen sind Allergien auf Soja und Erdnüsse, AV-Block 2. und 3. Grades. Da die Ausscheidung über die Nieren erfolgt sollte bei einer glomerulären Filtrationsrate < 30 die Maximaldosis von 250 mg/d nicht überschritten werden.

Lamotrigin: Lamotrigin (Lamictal® und Generika) ist zur Monotherapie von fokalen *und generalisierten* Epilepsien ab dem 2. Lebensjahr und zur Kombinationstherapie zugelassen. Lamotrigin blockiert den spannungsabhängigen Natriumkanal und wirkt antiglutamaterg. Den Metabolismus herkömmlicher Antiepileptika beeinflusst Lamotrigin nicht. Demgegenüber reduzieren Carbamazepin, Phenytoin und Phenobarbital die Halbwertzeit von Lamotrigin um 50 % auf ca. 15 Stunden; Valproinsäure verlängert sie auf das Doppelte (etwa 60 Stunden). Eine sehr langsame Eindosierung wird empfohlen, da hierdurch die Rate allergischer Exantheme von 10–15 % (bei rascher Aufdosierung) auf etwa 1 % gesenkt werden kann. Insgesamt ist die Substanz im Vergleich mit Carbamazepin gleich gut wirksam, zeigt aber weniger kognitive Nebenwirkungen (Meador et al. 2001) (↑↑, A).
Lamotrigin ist in der Schwangerschaft als einziges Antiepileptikum nicht kontraindiziert, wobei dennoch die Patientin auf ein prinzipielles Risiko von Fehlbildungen hingewiesen werden muss. Es kann zu einem Absinken des Serum-Lamotriginspiegels

unter Östradiol, aber nicht unter Progesteronen kommen (Reimers et al. 2005).

Levetiracetam: Levetiracetam (Keppra®) ist ein Pyrolidone-Derivat mit weitgehend unbekanntem Wirkmechanismus (Shorvon 2000). Es ist zur Monotherapie und Kombinationstherapie bei fokalen Epilepsien und generalisierten Epilepsien ab dem 12. Lebensjahr zugelassen und wird in der Regel gut toleriert (↑, A). Bei wenigen Patienten kommt es zu Benommenheit, sedierenden Effekten, Schwindel oder Veränderung der Stimmung mit aggressivem Verhalten. In placebokontrollierten Studien bei medikamentös therapieresistenten Epilepsiepatienten konnte eine 50 %ige Anfallsreduktion bei 33–40 % der Patienten versus 11 % in der Placebogruppe beobachtet werden (Krakow et al. 2001). Levetiracetam zeigt keine wesentlichen Interaktionen mit anderen Antiepileptika oder anderen wichtigen Medikamenten. Es hat eine gute Langzeitretention, was für eine gute Wirksamkeit bei gleichzeitig guter Verträglichkeit spricht. Eine gute Wirksamkeit zeigte es bei einer kontrollierten Studie an Patienten mit juveniler myoklonischer Epilepsie, die auf Valproat und Lamotrigin therapieresistent waren (Noachtar et al. 2008) (↑, A).

Oxcarbazepin: Oxcarbazepin (Timox®, Trileptal®) ist zur Monotherapie bei fokalen Epilepsien zugelassen. Das 10-Ketoanalog von Carbamazepin wird in der Leber schnell in den aktiven Metaboliten 10,11-Dihydro-10-Hydroxicarbamazepin umgewandelt und zeigt annähernd gleiche Wirksamkeit wie Carbamazepin (Shorvon et al. 2000) (↑, A). Auch die Nebenwirkungen von Oxcarbazepin entsprechen dem Spektrum von Carbamazepin, sind jedoch zumeist etwas milder (Wong und Lathoo 2000). Die Allergierate ist geringer, die Interaktion mit anderen Antiepileptika weniger deutlich, wahrscheinlich weil der enzyminduzierende Effekt von Oxcarbazepin auf das P450 3a Isoenzym des Cytochrom P450-Komplexes beschränkt ist. Eine Autoinduktion des Abbaus in der Leber, wie bei Carbamazepin bekannt, wurde bei Oxcarbazepin nicht beobachtet. Häufiger als unter Carbamazepintherapie tritt bei etwa jedem vierten Patienten eine zumeist klinisch nicht relevante Hyponatriämie auf.

Pregabalin: Pregabalin (Lyrica®) ist seit 2004 für die Zusatztherapie bei Erwachsenen mit fokalen Epilepsien zugelassen (Arroyo et al. 2004). Zusätzlich besteht eine Zulassung zur Behandlung peripherer neuropathischer Schmerzen bei Erwachsenen.
Die empfohlene Dosierung beträgt 150–600 mg täglich, verteilt auf zwei oder drei Gaben. In den Zulassungsstudien lag die Zahl der Responder (50 %ige Anfallsreduktion) bei 15 % (150 mg/Tag), 40 % (300 mg/Tag) und 43–51 % (600 mg/Tag) (↑, B). Langzeitbeobachtungen ergaben eine 100 % ige Anfallsfreiheit bei bis zu 9 % der Patienten über sechs Monate und bei 6 % der Patienten über 12 Monate (bei zuvor therapieresistenten Patienten).
Pregabalin bindet an die Alpha-2-Delta-Untereinheit der spannungsabhängigen Kalziumkanäle, es vermindert den Zustrom von Kalzium in die übererregten Neurone und senkt die Freisetzung von exzitatorischen Neurotransmittern.
Pregabalin wird renal eliminiert und zeigt keine Metabolisierung, keine Proteinbindung, keine Verringerung der Bioverfügbarkeit bei höheren Dosierungen und keine pharmakokinetischen Wechselwirkungen mit anderen Arzneimitteln.
Die häufigsten Nebenwirkungen waren (in absteigender Häufigkeit): Schwindel, Somnolenz, Ataxie, Asthenie, Gewichtszunahme, Kopfschmerz, Verschwommensehen oder Doppelbilder, Tremor, abnormales Denken, Ödeme. Nahezu alle ZNS-assoziierten Nebenwirkungen waren dosisabhängig und vermehrt unter der höchsten Dosis (Pregabalin 600 mg/Tag) zu beobachten.

Phenobarbital, Primidon: Primidon (Mylepsinum®) wird zum aktiven Metaboliten Phenobarbital verstoffwechselt (Bourgeois 1997). Eine spezifische antiepileptische Wirkung von Primidon im Vergleich mit Phenobarbital ist nicht sicher belegt. Phenobarbital interagiert mit dem GABA-Rezeptor-Chlorid-Ionophoren-Komplex und verstärkt dort die inhibitorische Wirkung von GABA. Es ist ein starker Induktor mikrosomaler Leberenzymsysteme und reduziert hierdurch die Serumkonzentrationen von Carbamazepin, Clonazepam und Phenytoin. Phenobarbital entfaltet eine gute Wirksamkeit bei generalisierten und fokalen Epilepsien (↑, A).
Eine weitere wesentliche Indikation besteht in der Behandlung des Status epilepticus, falls Benzodiazepine, Valproinsäure und Phenytoin nicht ausreichend wirksam sind (↑, A). Die Anwendung von Phenobarbital wird durch seine sedierende Wirkung und andere negativ psychotrope Nebenwirkungen limitiert. Wird Phenobarbital in höheren Dosen eingesetzt, sind neben Müdigkeit häufig Reizbarkeit und Aggressivität sowie Libidoverlust und Depression erkennbar. Im Kindesalter besteht zudem die Gefahr einer Retardierung kognitiver Leistungen.

Phenytoin/Fosphenytoin: Phenytoin zeigt den gleichen Wirkmechanismus wie Carbamazepin. Es ist Mittel der zweiten Wahl bei der Behandlung von fokalen Epilepsien (↑↑, B), da das Nebenwirkungsprofil bei Langzeiteinnahme ungünstig ist (Mattson et al. 1985). Der Vorteil von Phenytoin gegenüber Carbamazepin ist die Verfügbarkeit einer löslichen Form zur i. v.-Applikation. Wegen seiner hohen Wirksamkeit kommt Phenytoin bei der Notwendigkeit rascher Intervention, wie z. B. im Status epilepticus, zum Einsatz (↑↑, A). Im Nebenwirkungsprofil werden Hirsutismus und Bartwuchs insbesondere von Frauen als störend empfunden. Daneben tritt nicht selten eine Gingivahyperplasie auf, die durch konsequente Zahnhygiene zu bessern ist. Wenn klinisch-neurologische Zeichen einer Kleinhirnatrophie nach mehreren Monaten bis Jahren Behandlung auftreten oder kernspintomographisch nachgewiesen werden, muss das Mittel abgesetzt werden. Wegen der langen Halbwertszeit kann Phenytoin in einer ein- oder zweimal täglichen Gabe appliziert werden. Zu beachten ist der nicht-lineare Metabolismus mit unabsehbarem Anstieg der Serumkonzentration in den oberen Dosisbereichen. Hier können selbst kleine Steigerungen der Dosis wie z. B. 25–50 mg zu einem deutlichen Anstieg der Serumkonzentration bis hin in den toxischen Bereich führen, weshalb oberhalb einer Serumkonzentration von 15 µg/ml die Erhaltungsdosis nur in

25 mg-Schritten erhöht werden sollte. Phenytoin ist wie Carbamazepin ein Induktor hepatischer Enzyme, es gelten daher die gleichen Regeln wie bei Carbamazepin. Der Abbau von Phenytoin kann durch Medikamente wie z. B. Phenothiazine, Isoniazid, Metronidazol und Allopurinol beschleunigt werden.
Fosphenytoin, eine Vorstufe von Phenytoin, wird im Plasma durch Phosphataseenzyme zu Phenytoin umgewandelt. Die Substanz ist wasserlöslich und sowohl i. v. als auch i. m. applizierbar. Im Status epilepticus kann sie beispielsweise mit 150 mg/Min. infundiert werden. Die Rate von Hypotensionen, Arrhythmien und Atemdepressionen ist gleich wie bei Phenytoin. Fosphenytoin zeigt eine bessere Gewebeverträglichkeit und ist bei versehentlicher paravaskulärer Injektion ungefährlicher. Nachteilig sind die deutlich höheren Kosten.

Rufinamid: Rufinamid (Inovelon®) ist zur Kombinationstherapie bei Lennox-Gastaut-Syndrom ab dem 4. Lebensjahr und zur Kombinationstherapie bei Patienten mit fokalen Epilepsien zugelassen (↑, A). Rufinamid führt zu einer Modulation der Na-Kanäle. In einer doppelblinden placebokontrollierten Studie zur Kombinationstherapie bei fokalen Epilepsien konnte mit Rufinamid 3 200 mg/d eine signifikante Reduktion der Anfallsfrequenz ebenso erreicht werden wie beim Lennox-Gastaut-Syndrom (Biton et al. 2010, Glauser et al. 2008) (B). An Nebenwirkungen wurden Müdigkeit, Kopfschmerzen, Schwindel, Übelkeit, Pneumonien und Infektionen der oberen Atemwege beschrieben. Zusätzlich traten bei einigen Patienten Gewichtsabnahme und Status epilepticus auf. Vorteilhaft ist die fehlende Beeinflussung kognitiver Funktionen. Interaktionen mit anderen Antiepileptika können auftreten. So kann sich die Rufinamiddosis bei gleichzeitiger Therapie mit Carbamazepin, Phenobarbital, Phenytoin, Vigabatrin oder Primidon verringern. Bei Einleitung einer Valproat-Gabe unter bestehender Rufinamid-Therapie kann es zu einer signifikanten Erhöhung der Plasmakonzentration von Rufinamid vor allem bei Patienten mit einem Körpergewicht < 30 kg kommen. Kontraindikationen sind Überempfindlichkeit gegenüber Triazolderivate, Schwangerschaft und Stillzeit. Eine Anpassung an die Nierenfunktion ist nicht erforderlich, bei schwerer Leberinsuffizienz ist die Anwendung nicht empfohlen.

Tiagabin: Tiagabin (Gabitril®) wirkt als Hemmer der Wiederaufnahme von GABA aus dem synaptischen Spalt. Es ist als Add-on-Therapeutikum zur Behandlung fokaler Epilepsien ab dem zwölften Lebensjahr zugelassen. Tagesdosen von 30–70 mg sollten durch eine wöchentliche Erhöhung der Tagesdosis um 5–10 mg erreicht werden. Anfallsfreiheit wird bei weniger als 5 % der bisher medikamentös therapieresistenten Patienten erzielt (↔, C). Ausreichende Erfahrungen mit Tiagabin als Monotherapeutikum liegen bisher nicht vor. Nebenwirkungen sind überwiegend bei höheren Dosierungen in Form von Schwindel, Müdigkeit, Anorexie, gastrointestinalen Beschwerden, Tremor, Kopfschmerzen und Nervosität zu beobachten. Auslösung von myoklonischem und Absence-Status ist beschrieben worden (Vollmar und Noachtar 2007).

Topiramat: Topiramat (Topamax®) ist zur Monotherapie von fokalen und generalisierten Epilepsien ab dem 2. Lebensjahr zugelassen (↑, A). Es hat mehrere Wirkungsmechanismen. Neben einer Blockade des spannungsabhängigen Natriumkanals beeinflusst es auch die GABAerge und glutamaterge Transmission und ist ein Carboanhydrasehemmer. Die Wirksamkeit ist gleich gut wie diejenige von Carbamazepin und Valproinsäure. Anfallsfreiheit wird bei 40–50 % der Patienten mit neu aufgetretenen Epilepsien erzielt, eine Reduktion der Anfallsfrequenz um 50 % bei 40–60 % der therapieresistenten Patienten (A). In dieser Gruppe kann jedoch, anders als bei anderen Antiepileptika, durch Hinzufügen von Topiramat noch Anfallsfreiheit bei ca. 10 % erreicht werden (Kramer und Reife 1997). Ein langsames Aufdosieren (25 mg/Woche Monotherapie und 50 mg/Woche Kombinationstherapie mit Enzyminduktoren) wird empfohlen. An Nebenwirkungen wurden Parästhesien, Tremor, Kopfschmerzen, Müdigkeit, kognitive Störungen (insbesondere Sprachschwierigkeiten), paranoide Ideen und Schwindel beobachtet (Lhatoo et al. 1999).

Valproinsäure: Valproinsäure-Präparate (Ergenyl® und Generika) verstärken die synaptische GABAerge-Inhibition. Valproinsäure ist Mittel der ersten Wahl zur Behandlung von generalisierten Epilepsien (↑↑, A). Es zeigt jedoch auch bei fokalen Epilepsien gute Wirksamkeit (Mattson et al. 1985, Rowan 1997) (↑↑, A), wird nach oraler Einnahme rasch resorbiert und erreicht Spitzenkonzentrationen im Blut nach ein bis vier Stunden. Zu 90 % ist Valproinsäure an Plasmaeiweiße gebunden. Die Substanz ist nicht enzyminduzierend und verursacht von daher keine Wirkungsabnahme oraler Kontrazeptiva. Die Plasmakonzentration niedriger Dosen von Phenobarbital wird erhöht. Valproinsäure ist weniger sedierend als Phenobarbital, Carbamazepin oder Phenytoin. Es ist ein deutlicher Inhibitor des Abbaus von Lamotrigin und verdoppelt etwa den Serumspiegel von Lamotrigin im Blut. Bei etwa jedem sechsten Patienten werden gastrointestinale Nebenwirkungen registriert. Haarausfall, Gewichtszunahme und Tremor sind häufiger als bei anderen Antiepileptika. Ob es unter Valproat-Therapie zur verstärkten Entwicklung von polyzystischen Ovarien (PO) kommt, ist umstritten (Herzog und Schachter 2001). PO können auch von der Gewichtszunahme herrühren, die Valproat verursacht. Die Valproinsäure ist in löslicher i. v. applikabler Form auf dem Markt und wird wegen der sehr guten Verträglichkeit von Bolusgaben zunehmend in der Notfallsituation angewendet (Krämer et al. 2005). Für die Anwendung beim Status epilepticus ist es allerdings nicht zugelassen.
Valproinsäure kann einen tödlich verlaufenden Leberzerfall verursachen. Das Risiko beträgt: 1 : 600 bei Kindern < 2 Jahre, 1 : 8 000 bei Kindern im Alter von drei bis zehn Jahren, 1 : 10 000 bei Jugendlichen und ca. 1 : 50 000 bei Erwachsenen. Zusätzliche Risiken entstehen bei Vorliegen einer hepatischen Vorschädigung oder metabolischen Erkrankung, bei Entwicklungsretardierung oder einer antikonvulsiven Polytherapie (König et al. 1999). Klinische Frühzeichen, welche zumeist 2–4 Monate nach Behandlungsbeginn auftreten, sind Appetitlosigkeit, Apathie, Übelkeit, Erbrechen und Müdigkeit gefolgt

von Ikterus, Hämorrhagien, Ödemen und Ascites. Der Leberzerfallsprozess ist reversibel, wenn Valproat rasch abgesetzt wird. Prädiktive Laborparameter stehen nicht zur Verfügung. Die unmittelbare Gabe von Levocarnitin wird empfohlen. Eine engmaschige Überwachung innerhalb der ersten sechs Monate ist notwendig.

Zonisamid (Zonegran®): Die Substanz wurde im Mai 2005 in Deutschland zur Add-on-Therapie bei fokalen Epilepsien zugelassen (↑, A). Da das Mittel bereits seit 1989 in Japan und bereits seit 2000 in den USA verwendet wird, existieren Erfahrungen an über einer Million Patienten. Es handelt sich um ein Benzisoxazol mit Sulfonamidgruppe (Sackellares et al. 2004). Als Wirkmechanismus wird eine Natriumkanal-Blockade ähnlich wie bei Phenytoin, aber zusätzlich auch eine Carboanhydrase-Hemmung postuliert (Schmidt et al. 1993). Wesentliche Interaktionen von Zonisamid mit anderen Medikamenten sind nicht bekannt oder nicht relevant. Bisherige Erfahrungen deuten an, dass etwa 7 % der bisher medikamentös-therapieresistenten Patienten anfallsfrei werden können, bei ca. 40 % kommt es zu einer Anfallsreduktion um mehr als die Hälfte (Faught et al. 2001) (A). Die Erhaltungsdosis liegt bei 300–500 mg/Tag bei normalgewichtigen Erwachsenen. Die Aufdosierung sollte in wöchentlichen Schritten erfolgen. Die Tagesdosen sollten dabei zunächst 50 mg pro Tag und in der zweiten Woche 100 mg/Tag betragen. Danach kann in 100 mg-Schritten/Woche weiter erhöht werden. An Nebenwirkungen sind beschrieben worden Anorexie und Gewichtsabnahme, Agitiertheit, Schwindel, Ataxie, Schläfrigkeit, Diplopie, kognitive Störungen in höheren Dosierungen und gelegentlich Nierensteine.

Reserve-Antiepileptika

Acetazolamid: Das Medikament (Diamox®) ist ein Carboanhydrasehemmer und wird bei der Behandlung von fokalen Epilepsien oder als Zusatzpräparat in der Behandlung des therapieresistenten Status epilepticus angewendet. Täglich werden 3–4 × 250 mg Tabletten appliziert (Kinder 10 mg/kg). An Nebenwirkungen treten Dyspnoe, Tachypnoe, Parästhesien, Hypokaliämie, Hyperglykämie und Nierensteinbildung auf (↔, C).

Brom: Der Wirkmechanismus von Brom (Dibrobe®) ist unbekannt. Dieses älteste Antiepileptikum wurde schon im neunzehnten Jahrhundert eingesetzt. Es gilt als Reservepräparat bei der Behandlung generalisierter motorischer Anfälle. Wegen seiner sehr langer Halbwertszeit (4–7 Tage) kann das Erreichen eines Steady-States erst nach sechs- bis achtwöchiger Applikation angenommen werden, was die Steuerung der Dosis erschwert. Täglich werden 2–4 × 850 mg Tbl. Kaliumbromid (z. B. DIBRO-BE) appliziert (Kinder 40–60 mg/kg; Kleinkinder 50–70 mg/kg). Häufige Nebenwirkungen sind: Sedierung, Konzentrationsstörungen, Bromakne, Appetitlosigkeit, gastroenterale Störungen bis hin zum Ulcus ventriculi. Selten muss mit der Induktion einer exogenen Psychose gerechnet werden (↔, C).

Sultiam: Sultiam (Ospolot®) wird von Kinderärzten häufig bei der Behandlung der benignen fokalen Epilepsie des Kindesalters eingesetzt. Die typischen regionalen epilepsietypischen Potenziale im EEG dieser Patienten werden unter der Therapie mit Sultiam oft deutlich reduziert. Täglich werden 2–4 × 200 mg Tabletten (Kinder: 5–6 mg/kg) appliziert (↑, B). Häufige Nebenwirkungen sind eine zentral ausgelöste Tachypnoe und Parästhesien. Als Enzyminhibitor kann es zu einer Erhöhung der Serumkonzentration anderer Antiepileptika (z. B. Phenytoin) führen.

Vigabatrin: Beim West-Syndrom wurde Anfallsfreiheit bei 10–40 % der Patienten beschrieben. Vigabatrin (Sabril®) führt bei bis zu 30–40 % der Patienten im Erwachsenen- und Kindesalter zu irreversiblen Gesichtsfelddefekten und wird daher nur noch für die Anwendung beim West-Syndrom empfohlen (↓).

C 1.4 Pragmatische Epilepsietherapie

C 1.4.1 Initiale Monotherapie

Bei Indikation zu einer antiepileptischen Behandlung wird im ersten Schritt ein Antiepileptikum der ersten Wahl empfohlen (↑↑) (**Tab. C 1.3**). Etwa die Hälfte der Patienten mit neu aufgetretenen Epilepsien bleiben unter Monotherapie während des nächsten Jahres anfallsfrei (Kwan et al. 2000). Für die Wahl des Antiepileptikums reicht es aus, zwischen fokalen und generalisierten Epilepsien zu unterscheiden. Leitlinien der Deutschen Gesellschaft für Neurologie liegen vor (www.dgn.org). Das Nebenwirkungsprofil der einzelnen Substanzen spielt für die Wahl eine große Rolle.

Tab. C 1.3: Mittel der ersten Wahl zur Behandlung von Epilepsien (alphabetische Reihenfolge)

Behandlung fokaler Epilepsien		**Behandlung generalisierter Epilepsien**	
Carbamazepin Gabapentin Lamotrigin Levetiracetam Oxcarbazepin Topiramat Valproinsäure	200–1 200 mg/d 900–2 400 mg/d 100–300 mg/d 500–3 000 mg/d 300–2 400 mg/d 50–200 mg/d 600–1 500 mg/d	Lamotrigin Levetiracetam Topiramat Valproinsäure	100–300 mg/d 500–3 000 mg/d 50–200 mg/d 600–1 500 mg/d
Phenytoin (200–350 mg/d) bei Unverträglichkeit oder Kontraindikation o. g. Substanzen		Phenobarbital (50–200 mg/d) bei Unverträglichkeit oder Kontraindikation o. g. Substanzen	

C 1.4.1.1 Fokale Epilepsien

Für die initiale Monotherapie fokaler Epilepsien stehen folgende Substanzen zur Verfügung (alphabetische Reihenfolge):

- Carbamazepin
- Gabapentin
- Lamotrigin
- Levetiracetam
- Oxcarbazepin
- Topiramat
- Valproinsäure

Vergleichsstudien konnten – mit einer Ausnahme (Gabapentin) – keinen signifikanten Unterschied der Wirksamkeit neuer Antiepileptika gegenüber der Referenzsubstanz Carbamazepin zeigen (Marson et al. 2007). Die Nebenwirkungsrate war bei den neuen Antiepileptika jedoch geringer. Patienten, die mit neuen Antiepileptika behandelt wurden, brachen seltener die Studien aufgrund mangelnder Wirksamkeit oder dem Auftreten von Nebenwirkungen ab (Glauser et al. 2006). In einer großen offenen, randomisierten, kontrollierten Studie (SANAD-Studie) wurden die Wirksamkeit und Verträglichkeit von Carbamazepin, Gabapentin, Lamotrigin, Oxcarbazepin und Topiramat in der Behandlung fokaler Epilepsien verglichen (Marson et al. 2007). Für eine primäre Zielvariable – Zeit bis zum Behandlungsabbruch – war Lamotrigin signifikant besser als Carbamazepin, Gabapentin, und Topiramat (↑↑, A). Bei der anderen Zielvariable: Zeit bis zu einer 12-monatigen Remission, war Carbamazepin signifikant wirksamer als Gabapentin (↑, A). Limitierend waren der fehlende Vergleich zu Levetiracetam und das offene Studiendesign (Marson et al. 2007). Entsprechend den DGN-Leitlinien werden Lamotrigin und Levetiracetam für die initiale Monotherpapie bei fokalen Epilepsien empfohlen. Dies gründet auf der guten Wirksamkeit, dem breiten Wirkspektrum, dem günstigen Nebenwirkungsprofil, der positiven Beeinflussung von Komorbiditäten (Depression bei Lamotrigin) und dem geringen Interaktionspotenzial (↑↑, A).

C 1.4.1.2 Generalisierte Epilepsien

Die Behandlung der idiopathischen generalisierten Epilepsien (kindliche Absenceepilepsie, juvenile Absenceepilepsie, juvenile myoklonische Epilepsie und Grand-Mal-Epilepsie) erfolgt zunächst mit Lamotrigin, Topiramat und Valproinsäure. Ethosuximid wirkt nur auf Absence-Anfälle. Valproinsäure ist wegen der hohen Wirksamkeit nach wie vor Mittel der ersten Wahl (↑↑, A). Dem stehen jedoch Nebenwirkungen wie Gewichtszunahme, polyzystisches Ovarsyndrom, teratogenes Potenzial und negative kognitive Entwicklung von Kindern, deren Mütter während der Schwangerschaft Valproinsäure einnahmen, gegenüber. Lamotrigin ist daher gerade für Frauen mit Kinderwunsch eine Alternative (Wheless et al. 2007). In einer doppelblinden Studie bei Patienten mit kindlichen Absenceepilepsien mit isolierten Absencen waren Valproinsäure und Ethosuximid wirksamer als Lamotrigin (Glauser et al. 2010) (↑, A). Bei der juvenilen myoklonischen Epilepsie ist Levetiracetam als Zugabe effektiv, wenn Valproat und Lamotrigin nicht zu Anfallsfreiheit geführt haben (Noachtar et al. 2008) (↑, A). Lamotrogin kann myoklonische Anfälle allerdings (wie Carbamazepin auch) verschlimmern (Glauser et al. 2006).

C 1.4.1.3 Lennox-Gastaut-Syndrom

Zur Behandlung des Lennox-Gastaut-Syndrom stehen Valproinsäure, Lamotrigin, Topiramat, Levetiracetam, Zonisamid, Felbamat und Rufinamid zur Verfügung. Die medikamentöse Behandlung führt selten zu Anfallsfreiheit, d. h. in 80–95 % der Fälle besteht Therapieresistenz (French et al. 2004) (↔, B). Die Implantation eines Vagusnerv-Stimulators kann helfen, vor allem tonische und atonische Anfälle zu reduzieren (↑, A). Zusätzlich zeigte sich in einer Langzeitstudie bei Patienten mit Lennox-Gastaut-Syndrom ein positiver Effekt auf die Aufmerksamkeit und die antiepileptische Medikation konnte reduziert werden (Kostov et al. 2009).

C 1.4.2 Zweite Monotherapie oder Kombinationstherapie

Der konzeptionelle Vorteil einer Kombinationstherapie wären verschiedene, sich ergänzende Wirkmechanismen, was sich bislang in klinischen Studien nicht hat belegen lassen. Kombinationen führen oft zu mehr Nebenwirkungen. Interaktionen zwischen den verschiedenen Medikamenten müssen beachtet werden. Wirkungen und Nebenwirkungen sind bei Kombinationen nicht eindeutig einem Medikament zuzuordnen. Zunächst wird das zweite Antiepileptikum unter Weiterführung des ersten Mittels schrittweise aufdosiert. Dadurch ergibt sich zwangsläufig intermittierend eine Phase der Kombinationstherapie. Falls in der Kombinationstherapie Anfallsfreiheit auftritt, wird man durchaus erwägen können die Kombination fortzusetzen, sofern keine Nebenwirkungen bestehen. Man kann auch das erste Mittel ausschleichen, um eine Monotherapie mit dem zweiten Mittel zu erreichen, was bei ca. 10–15 % der zuvor therapieresistenten Patienten zu Anfallsfreiheit führt (Kwan und Brodie 2001). Bei Versagen der Kombinationstherapie sollte das erste Antiepileptikum abdosiert werden, um Raum für weitere Kombinationen zu schaffen. Bei der Auswahl der zu kombinierenden Substanzen sind pharmakokinetische Interaktionen zu beachten.

Carbamazepin, Phenytoin und Barbiturate sind starke (Oxcarbazepin weniger stark) hepatische Enzyminduktoren, sie beschleunigen den Abbau und senken damit den Serumspiegel von Valproinsäure, Lacosamid, Eslicarbazepinacetat, Lamotrigin, Levetiracetam, Rufinamid, Topiramat und Tiagabin. Valproinsäure ist ein Enzyminhibitor und kann den Serumspiegel von Lamotrigin, Rufinamid und Phenobarbital deutlich erhöhen. Die Benzodiazepine, Gabapentin, Ethosuximid, Lacosamid, Levetiracetam, Piracetam und Sultiam zeigen keine oder nur geringfügige, klinisch nicht relevante Interaktionen mit anderen Antiepileptika. Besondere Vorsicht ist bei Patienten geboten, die in Kombination mit Arzneimitteln behandelt werden, die mit Ver-

Tab. C 1.4: Übersicht – Therapie mit den wichtigsten Antikonvulsiva (Stand 08/2012)

Substanz/ Wertigkeit	Handelsname (Auswahl)	Tagesdosis Erwachsene mg, Kinder mg/kg		Mittlere Plasma-konzentrationen µg/ml	Verteilung auf Tagesdosen	Aufdosierung (Erwachsene), Start/Erhöhung	Halbwertszeit in Stunden
		Erw. mg/d	Kinder mg/kg/d				
Carbamazepin ↑↑	Sirtal® Tegretal® Timonil® Generika	400–2 000	20–25	3–12	2 retard 3–4 unretardiert	alle 2–3 Tage um 200 mg erhöhen	20–40
Eslicarbazepin-acetat	Zebinix®	800–1 200	keine Zulassung	nicht relevant	1	initial 400 mg, wöchentlich um 400 mg bis 1 200 mg erhöhen	8–17 nach Einmalgabe 20–24 nach regelmäßiger Einnahme
Ethosuximid	Petnidan® Pyknolepsinum®	750–2 000	15–30	40–100	3	alle 2–3 Tage um 250 mg erhöhen	30–40
Gabapentin ↑↑	Neurontin® Gabax® Gabapentin Dura® Generika	900–2 400	30–50	nicht relevant	3	initial 900 mg, alle 1–3 Tage um 300 mg erhöhen	6
Lacosamid	Vimpat®	200–400	keine Zulassung	nicht relevant	2	initial 2 × 50 mg, um 2 × 50 mg pro Woche erhöhen	13
Lamotrigin ↑↑	Lamictal®	Mono: 100–300 add-on E. I: 200–700 mit VPA: 100–300	mono: 0,5–5 add-on E. I.: 5–10 mit VPA: 1–5	2–15 keine enge Korrelation zur Wirksamkeit	2	mono: Start 25 mg, alle 2 Wochen um 25–50 mg, mit E. I.: Start 50 mg, alle 2 Wochen um 50 mg mit VPA: 1. u. 2. Woche 12,5 mg, 3. u. 4. Woche 25 mg, dann alle 2 Wochen um 25 mg erhöhen	mono: 25 mit E. I.: 10–15 mit VPA: 60
Levetiracetam ↑↑	Keppra®	1 000–3 000	mono: ab 12 Lj.	keine Relevanz	2	Start: 2 × 500 mg 3. Woche 2 × 1 000 5. Woche 2 × 1 500	6–8
Oxcarbazepin ↑↑	Trileptal®	600–2 400	8–40	10–20 Hydroxymetabolit	3–4	alle 3–4 Tage um 300 mg	2–5

Tab. C 1.4: Übersicht – Therapie mit den wichtigsten Antikonvulsiva (Stand 08/2012) (Fortsetzung)

Substanz/ Wertigkeit	Handelsname (Auswahl)	Tagesdosis Erwachsene mg, Kinder mg/kg		Mittlere Plasma-konzentrationen µg/ml	Verteilung auf Tagesdosen	Aufdosierung (Erwachsene), Start/Erhöhung	Halbwertszeit in Stunden
		Erw. mg/d	Kinder mg/kg/d				
Phenobarbital	Luminal® Maliasin® Phenaemal®	50–300	1–4	10–40	1–2	Start 50 mg, alle 3–5 Tage um 25–50 mg	50–120
Phenytoin ↑↑	Epanutin® Phenhydan® Zentropil®	200–350	5–7	5–25	1–2	Start 300 mg, oberhalb 15 µg/ml Serumspiegel um 25–50 mg alle 3 Tage erhöhen	10–40
Pregabalin ↑↑	Lyrica	150–600	keine Zulassung	nicht relevant	2–3	1. Woche 2 × 75 mg, 2. Woche 2 × 150 mg, danach Steigerung bis 600 mg möglich	6
Primidon ↑↑	Liskantin® Mylepsinum®	500–1 500	20	5–15 Primidon 10–40 Pb.	3–4	alle 3–5 Tage um 125–250 mg, im obersten Dosisbereich um 125 mg erhöhen	10–12
Rufinamid	Inovelon®	400–1 800 (30–50 kg) 2 400 (51–70 kg) 3 200 mg (> 70 kg)	ab 4 Jahre < 30 kg 200–1 000 mg		2	alle 2 Tage um 400 mg; bei zusätzlicher Valproattherapie Beginn 200 mg/Tag; je nach klin. Anspr. u. Verträglichk. nach frühestens 2 Tagen Dos.-steig. um 200 mg/Tag bis Maximaldos 600 mg/Tag.	6–10
Tiagabin ↑↑	Gabitril®	15–70 mg	ab 12 Jahre 0,5–1	nicht relevant	2–3	wöchentlich um 5 mg erhöhen	7–9
Topiramat ↑↑	Topamax®	mono: 50–100, add-on E. I.: 50–200	3–7	nicht relevant	2	Start 2 × 25 mg, wöchentlich um 25 mg bis 100 mg Mono oder 200 mg/d bei add-on E. I.	20–30
Valproinsäure ↑↑	Convulex® Ergenyl® Leptilan® Orfiril®	900–2 400	20–30	30–120	1–2 retard 3–4 unretardiert	rasch i. v. auftitrierbar, sonst alle 3–5 Tage um 300 mg erhöhen	10–15
Zonisamid ↑↑	Zonegran®	300–500	keine Zulassung		2	1. Woche 2 × 25, 2. Woche 2 × 50, danach wöchentlich um 100 mg erhöhen	bis 60

E. I. = Enzyminduktion

Tab. C 1.5: Wichtige spezifische Nebenwirkungen der gebräuchlichen Antikonvulsiva (Stand 08/2012)

Substanz	Nebenwirkungen
Carbamazepin	Häufig: allergisches Exanthem, Hyponatriämie, Leukopenie, Thrombozytopenie, depressive Verstimmung, Akne, Sehstörungen, bei längerer Anwendung: gastrointestinale Unverträglichkeit Selten: Kopfschmerzen, Obstipation, Haarausfall, Lymphadenopathie, Osteopathie, Immunglobulinmangel, Lyell-Syndrom, Lupus erythematodes, Reizleitungs- und Herzrhythmusstörungen, Teratogenität
Eslicarbazepin-acetat	Häufig: Müdigkeit, Kopfschmerzen, Schwindel, selten: Doppelbilder, Nasopharyngitis. Seltener Hyponatriämien (unter 1) im Vergleich zu Oxcarbazepin.
Ethosuximid	Häufig: gastrointestinale Beschwerden Selten: Aktivierung bekannter Psychosen, kognitive Beeinträchtigung, Depression
Gabapentin	Häufig: Müdigkeit, Benommenheit, Schwindel Selten: Ataxie, gastrointestinale Störungen, Diplopie
Lacosamid	Häufig: Schwindelgefühl, Kopfschmerzen, Diplopie, Übelkeit Selten: Depressionen, Gleichgewichts-, Koordinations-, Gehstörungen, Gedächtnisstörungen, kognitive Störungen, Sehbeschwerden, Müdigkeit. Lacosamid wird mit dosisabhängiger Verlängerung des PR-Intervalls in Verbindung gebracht. Mögliche Nebenwirkungen, die mit Verlängung des PR-Intervalls assoziiert sind: z. B. AV-Block, Synkope, Bradykardie.
Lamotrigin	Bei langsamer Eindosierung selten, sonst häufig: allergisches Exanthem Selten: Insomnie, Übelkeit, Erbrechen, Tremor, Ataxie, Kopfschmerzen, Lyell-Syndrom oder Stevens-Johnson-Syndrom (< 1 %)
Levetiracetam	Selten: Schwindel, Benommenheit, Irritabilität
Oxcarbazepin	Ähnlich Carbamazepin, aber seltener, Allergien, extrapyramidale Bewegungsstörungen, Appetitlosigkeit, Schwindel, Übelkeit, Erbrechen, Ataxie, Dysarthrie, mildere kognitive Beeinträchtigung im subtoxischen Bereich Häufiger: Hyponatriämie (zumeist klinisch symptomlos)
Phenobarbital	Häufig: Müdigkeit, Sedierung, Depression, Wesensänderung mit Agitiertheit, psychomotorische Verlangsamung oder Irritabilität oder aggressive Wesensänderung, Obstipation, Allergie Selten: nach langjähriger Anwendung: Fibromatose mit Palmar- und Plantarfibrosen oder schmerzhafter Schultersteife, megaloblastäre Anämie, Akne, Osteopathie
Phenytoin	Häufig: allergisches Exanthem, Gingivahyperplasie, Virilisierung mit Hirsutismus, Vergröberung der Gesichtszüge, Akne Selten: Osteopathie, Kleinhirnatrophie, Lymphadenopathie, extrapyramidale Hyperkinesen, Reizleitungs- und Herzrhythmusstörungen
Pregabalin	Häufig: Schwindel, Somnolenz, Ataxie, Asthenie, Gewichtszunahme Selten: Kopfschmerz, Sehstörungen, Tremor, abnormales Denken
Primidon	wie Phenobarbital
Rufinamid	Häufig: Schläfrigkeit, Kopfschmerzen, Schwindel, Übelkeit, Erbrechen, Müdigkeit Selten: Pneumonie, Influenza, HNO-Infekte, Anorexie, Essstörungen, Appetitminderung, Angst, Schlaflosigkeit, Status epilepticus, Koordinatiosstörungen.
Tiagabin	Häufig: Müdigkeit, Schwindel Selten: Anorexie mit Gewichtsreduktion, gastrointestinale Störungen, Tremor, Kopfschmerzen, Nervosität
Topiramat	Häufig: Müdigkeit, Parästhesien, Gewichtsabnahme, Schwindel Selten: kognitive Beeinträchtigungen, Nierensteinbildung (< 1,5 %)
Valproinsäure	Häufig: gastrointestinale Unverträglichkeit, reversibler Haarausfall, Gewichtszunahme, Gerinnungsstörungen, Öedeme, Tremor Selten: Pankreatitis, im Kindesalter: Leberzerfallkoma mit letalem Ausgang, Teratogenität
Zonisamid	Häufig: Anorexie, Gewichtsabnahme, Reizbarkeit, Schwindel, Ataxie Selten: Aufmerksamkeitsstörungen, Exanthem, Nephrolithiasis, Infektionen, Hypokaliämie, psychotische Störungen

häufig > ca. 10 %, selten < ca. 10 %

längerung des PR-Intervalls assoziiert sind (z. B. Phenytoin, Carbamazepin, Lamotrigin, Pregabalin und Lacosamud) und bei Patienten, die mit Klasse I-Antiarrhythmika behandelt werden.

Eine Übersicht über die wichtigsten Antiepileptika zur Behandlung fokaler und generalisierter Epilepsien gibt **Tab. C 1.4**, deren Nebenwirkungen sind in **Tab. C 1.5** aufgeführt.

C 1.4.3 Notfalltherapie

Zunächst gilt es zu prüfen, ob es sich um den ersten epileptischen Anfall (Erstmanifestation) oder um ein Anfallsrezidiv bei chronischer Epilepsie handelt. Die Erstmanifestation eines epileptischen Anfalls muss als Notfall behandelt werden, da dies Ausdruck einer akuten Gehirnerkrankung sein kann und die Gefahr des Auftretens weiterer epileptischer Anfälle bzw. des Übergangs in einen Status epilepticus besteht. Ein erster Anfall erfordert die rasche Vorstellung beim Neurologen/Nervenarzt mit der Möglichkeit der Notfalldiagnostik (Serumlabor, CT- oder MRT, Liquordiagnostik). Häufig wird der Patient ärztlicherseits zumeist postiktal umdämmert angetroffen. Die Fremdanamnese ist bestmöglich zu erheben und zu dokumentieren. Bei der neurologischen Untersuchung ist besondere Aufmerksamkeit auf postiktale Phänomene (Todd'sche Parese, Dysphasie) und mögliche Verletzungen (Frakturen, Schädelkontusionen) zu legen. Nach einem einzelnen Anfallsrezidiv bei chronischer Epilepsie muss nicht unbedingt akut medikamentös interveniert werden. Tritt jedoch ein zweiter Anfall in kurzer Folge auf, sollte bei Erwachsenen ein Benzodiazepin i. v. oder buccal, bei jüngeren Kindern auch rektal appliziert werden (z. B.: Lorazepam 2,5 mg sublingual, Diazepam 5–10 mg rektal). Gleiches gilt für den Transport zur Klinik, insbesondere dann, wenn dieser ärztlicherseits nicht begleitet werden kann (↑, A).
Ein einzelnes Anfallsrezidiv bei chronischer Epilepsie stellt zunächst keinen Notfall dar. Klart der Patient rasch wieder auf, ergeben sich keine Hinweise auf eine zusätzliche Hirnerkrankung und liegen keine Verletzungen vor, sollte sich der Betroffene mit seinem behandelnden Neurologen zur Therapieoptimierung in Verbindung setzen. Eine stationäre Therapie ist meist nicht erforderlich.

C 1.4.4 Besondere Behandlungssituationen

C 1.4.4.1 Kontrazeption, Kinderwunsch, Schwangerschaft und fetales Missbildungsrisiko

Einige Besonderheiten bei der Behandlung von Frauen mit Epilepsie sollten berücksichtigt werden (Weil et al. 2010).

Kontrazeption

Bei enzyminduzierenden Antiepileptika ist die Schwangerschaftsverhütung mit hormonellen Antikonzeptiva wegen pharmakokinetischer Interaktion beeinträchtigt. Hier sollte eine zusätzliche Verhütungsmethode praktiziert werden. Andere Substanzen gelten als unkritisch. Eine Übersicht gibt **Tab. C 1.6**. Bei Zwischenblutungen sollte auf ein Präparat mit einem die Ovulation sicher unterdrückenden Gestagenanteil umgestiegen werden. Beispiele hierfür sind: Levonorgestrol (Duofem®), Desogestrel (Cerazette®), Dienogest (Valette®), Gestoden (Femovan®), Norgestimat (Cilest®), Norethisteron (Sovel®) oder Cyproteronacetat (Androcur®).

Geburt

Frauen, die an einer Epilepsie erkrankt sind und für mindestens 9 Monate vor der Schwangerschaft anfallsfrei waren, haben eine Chance von ca. 90 %, auch während der Schwangerschaft anfallsfrei zu bleiben (B). Für Frauen, die Antiepileptika einnehmen ist das Risiko einer Sectio, von Blutungen in der späten Schwangerschaft, von vorzeitigen Wehen oder einer vorzeitigen Geburt (↔) wahrscheinlich nicht substanziell erhöht. Für Frauen, die Antiepileptika einnehmen und Rauchen ist jedoch das Risiko vorzeitiger Wehen und Geburt wahrscheinlich erhöht (C) (Harden et al. 2009).

Fetales Fehlbildungsrisiko

Wegen des erhöhten Fehlbildungsrisikos und der doppelt so hohen Neugeborenensterblichkeit ist die Schwangerschaft einer Epilepsiepatientin als Risikoschwangerschaft anzusehen (Holmes et al. 2001). Darüber hinaus bestehen jedoch keinerlei weitere Risiken, sodass Schwangerschaft, Entbindung, Wochenbett und Neugeborenenphase bei über 90 % normal verlaufen. Bei Kinderwunsch sollte geprüft werden, ob auf eine Monotherapie umgestellt werden kann, da das Missbildungsrisiko bei gleichzeitiger Einnahme von zwei Antiepileptika auf etwa 8–15 % und bei Einnahme von drei Antiepileptika auf bis zu 30 % ansteigt. Neben großen Fehlbildungen wie z. B. Herzfehlern, Skelettanomalien oder Lippen-Kiefer-Gaumenspalten wurden kleinere Fehlbildungen wie Hypoplasien der Fingernägel und Endphalangen, Ohrmuschelanomalien oder ein Epikantus beschrieben. Bei ausschließlicher Einnahme von Valproinsäure und Carbamazepin ist das Risiko auf Entstehung eines Neuralrohrdefektes auf 1–2 % erhöht, weshalb diese Medikamente möglichst vermieden werden sollten (Lindhout und Schmidt 1986). Bezüglich Carbamazepin ist die Studienlage nicht eindeutig, da in einer neueren Studie unter Carbamazepin keine erhöhte Rate an Malformationen beschrieben wurde (Morrow et al. 2006) (↔, B). Bezüglich des teratogenen Potenzials bei den einzelnen Antiepileptika ist die derzeitige Datenlage vor allem für die neueren Substanzen noch dürftig. Das absolute Risiko für fetale Fehlbildungen liegt für Carbamazepin (n = 900) bei 2,2 %, für Valproinsäure (n = 715) bei 6,2 %, für Lamotrigin (n = 647) bei 3,2 % und für Phenytoin (n = 82) bei 3,7 % (Morrow et al. 2006) (↑, A). Topiramat hat sich im Tierexperiment als teratogen erwiesen, sodass es in der Schwangerschaft nicht verwendet werden sollte.
Zur Vermeidung von Serumspitzenkonzentrationen sollten während der Schwangerschaft Retardpräparate bevorzugt werden. Unter Therapie mit Valproinsäure und Lamotrigin wurde ein erhöhtes Fehlbil-

Tab. C 1.6: Kontrazeptiver Schutz bei antikonvulsiver Behandlung

Unzureichende Kontrazeption	Keine relevanten Interaktionen mit oralen Kontrazeptiva
Carbamazepin	Benzodiazepine
Eslicarbazepinacetat	Gabapentin
Lamotrigin (> 200 mg/d)	Lacosamid
Oxcarbazepin	Levetiracetam
Phenytoin	Valproinsäure
Phenobarbital	Zonisamid
Primidon	Topiramat (< 200 mg/d)
Topiramat (> 200 mg/d)	
Tiagabin	

dungsrisiko mit ansteigender Dosis beschrieben, sodass eine Reduktion der Dosis dieser beiden Antiepileptika im ersten Trimenon erwogen werden sollte (Harden et al. 2009).

Kognitive Entwicklungsstörungen

Kinder von an Epilepsie erkrankten Frauen, die keine Antiepileptika nehmen, haben im Vergleich zu Kindern von Gesunden kein erhöhtes Risiko kognitive Entwicklungsstörungen mit einem niedrigeren IQ zu entwickeln (Gaily et al. 2004). Carbamazepin erhöht das Risiko von kognitiven Entwicklungsstörungen nicht im Vergleich zu Kindern, deren Mütter während der Schwangerschaft kein Antiepileptikum eingenommen haben (Gaily et al. 2004). Valproinsäure, Phenytoin und Phenobarbital hingegen waren mit einem erhöhten Risiko kognitiver Entwicklungsstörungen verbunden und sollten aus diesem Grund in der Schwangerschaft vermieden werden (Harden et al. 2009) (↓, C).

Substitution von Folsäure und Vitamin K

Da ein Teil der Missbildungen möglicherweise im Zusammenhang mit einem relativen Folsäuremangel steht, sollte schon bei Kinderwunsch prophylaktisch 2,5–5 mg Folsäure/Tag verordnet werden (↑, A) (Harden et al. 2009). Für das Vorliegen eines erhöhten intrazerebralen Blutungsrisikos Neugeborener, insbesondere bei pränataler Gabe von enzyminduzierenden Antiepileptika wie Carbamazepin, Phenytoin oder Phenobarbital, gibt es keine eindeutige Evidenz (Harden et al. 2009), ebenso wenig wie für die pränatale Gabe von Vitamin K zur Reduktion intrazerebraler Blutungen (Harden et al. 2009) (↔, C).

Stillen

Antiepileptika werden in unterschiedlichem Ausmaß in die Muttermilch sezerniert. Gegenüber der Serumkonzentration wurden unter Behandlung mit Levetiracetam und Primidon erhöhte Spiegel in der Muttermilch beobachtet. Möglicherweise kommt es auch bei der Einnahme von Gabapentin, Lamotrigin und Topiramat zu einer Sezernierung in die Muttermilch (Harden et al. 2009). Medikamente, die nicht in die Muttermilch übergehen, sind wahrscheinlich Valproinsäure, Phenobarbital, Phenytoin und Carbamazepin (Harden et al. 2009). Trotzdem wird Stillen grundsätzlich empfohlen, da die psychosozialen und ernährungsphysiologischen Vorteile für das Neugeborene überwiegen (↔, C). Bei sedierenden Substanzen (Phenobarbital, Benzodiazepine) kann es zu Trinkschwäche bzw. Sedierung des Neugeborenen kommen, sodass eventuell abgestillt werden muss.

Blutspiegelbestimmungen in der Schwangerschaft

Es sollte bei benignen Epilepsiesyndromen geprüft werden, ob bei mehr als zweijähriger vorbestehender Anfallsfreiheit die Medikation nicht vor der Schwangerschaft abgesetzt werden kann. Während der Schwangerschaft soll die Dosis der Medikamente konstant gehalten werden bzw. kann erhöht werden solange keine Nebenwirkungen auftreten und kein Rezidiv riskiert werden soll. Ein Abfall der Serumkonzentration von Lamotrigin, Phenytoin, Oxcarbazepin und Levetiracetam um bis zu 50 % wurde während der Schwangerschaft beobachtet, sodass die Dosis zur Vermeidung erneuter Anfälle angepasst werden sollte. Bei der Serumkonzentration von Carbamazepin betrug der Abfall während der Schwangerschaft nur 9–12 %. Für Valproinsäure, Phenobarbital, Primidon und Ethosuximid liegen keine evidenzabasierten Studien vor (Harden et al. 2009) (↔, C).

C 1.4.4.2 Ältere Patienten

Die Häufigkeit von Epilepsien nimmt ab dem 65. Lebensjahr deutlich zu. Durch die demografische Entwicklung in den Industrieländern sind zunehmend ältere Menschen von Epilepsie betroffen. Im Alter kommt es durch die Reduktion der Absorption, Einschränkungen der Nieren- und Leberfunktion und Verminderung des Albumins zu einer veränderten Pharmakokinetik der Antiepileptika. Durch eine veränderte Pharmakodynamik können Nebenwirkungen bereits bei relativ niedrigen Serumspiegeln auftreten. Aus diesem Grund sind Antiepileptika bei älteren Patienten niedriger zu dosieren. Bei verminderter Kreatininclearance sollte insbesondere die Dosis von Gabapentin, Levetiracetam und Pregabalin angepasst, d. h. reduziert werden. Aufgrund der Interaktionen und kognitiven Nebenwirkungen sollten Phenobarbital, Primi-

don, Phenytoin und Carbamazepin zurückhaltend eingesetzt werden (↑, A). Bei Carbamazepin, Phenytoin und Lacosamid sollte auf eine vorbestehende AV-Blockierung geachtet werden. Enzyminduzierende Antiepileptika sollten bei Osteoporose nicht eingesetzt werden.
Eine prophylaktische Gabe von Vitamin D_3 und Kalzium zur Vorbeugung einer Osteoporose wird empfohlen, wenn auf enzyminduzierende Antiepileptika nicht verzichtet werden kann. Da Valproattherapie ebenfalls Osteoporose fördern kann, sollten Vorsorgeuntersuchungen erfolgen, um ggf. eine entsprechende Therapie einzuleiten. Nicht zuletzt diese Aspekte spielen eine Rolle, weshalb Gabapentin, Lamotrigin und Levetiracetam die Mittel der Wahl bei der Altersepilepsie darstellen (Kwan et al. 2009) (↑↑, A).

C 1.4.4.3 Depression, Psychosen und Angststörungen

Psychiatrische Erkrankungen treten bei Epilepsiepatienten gehäuft auf.

Depression

Depressionen erhöhen das Risiko, an Epilepsie zu erkranken. Sie zählen zur häufigsten psychiatrischen Begleiterkrankung bei Epilepsie und korrelieren mit der Anfallskontrolle. Bei guter Anfallskontrolle liegt die Häufigkeit von Depressionen zwischen 3–9 %, bei schlechter Anfallskontrolle bei 20–55 % (Kanner 2009). Zwischen Epilepsie und Depression besteht eine bidirektionelle Beziehung. Einerseits haben Epilepsiepatienten ein erhöhtes Risiko eine Depression zu entwickeln (Tellez-Zenato et al. 2007), andererseits konnte gezeigt werden, dass eine Depression in der Vorgeschichte das Risiko an einer Epilepsie zu erkranken, erhöht (Hesdorffer et al. 2000, 2006). Dies kann durch gemeinsame Pathomechanismen beider Erkrankungen erklärt werden (Toczek et al. 2003). Depressionen sind bei Epilepsiepatienten unterdiagnostiziert und unterbehandelt. Das epileptogene Risiko von Antidepressiva (mit Ausnahme von Maprotilin und Clomipramin), insbesondere von SSRI ist zu vernachlässigen. Eine bestehende Begleitdepression sollte behandelt werden, da eine antidepressive Therapie eine zusätzliche Reduktion der Anfälle bewirkt (Alper et al. 2007) (↑, B).

Psychosen

Es wird unterschieden zwischen Psychosen, die in zeitlichem Zusammenhang zum Anfall (iktal, postiktal) auftreten und solchen, die zwischen zwei Anfällen auftreten können (interiktal). Die Prävalenz beträgt 2–8 % (Kanner 2000). Neuroleptika mit einem erhöhten Risiko für epileptische Anfälle sind Chlorpromazin und Clozapin, ein vermindertes Anfallsrisiko weisen dagegen Fluphenazin, Haloperidol, Pimozid, Perazin, Trifluoperazin und Risperidon auf (Krauss et al. 2010) (↑, B).

Angststörungen

Die Prävalenz von Angststörungen bei Epilepsiepatienten liegt zwischen 15 und 25 % (Mensah et al. 2007). Unterschieden wird hierbei zwischen präiktaler, iktaler, postiktaler und interiktaler Angst. Medikamente, die sowohl bei der generalisierten Angststörung als auch bei Panikattacken wirksam sind und zu keiner erhöhten Anfallsfrequenz führen, sind: Paroxetin, Escitalopram und Venlaflaxin (Kanner 2009). Das Antiepileptikum Pregabalin ist ebenfalls zur Behandlung von generalisierten Angststörungen zugelassen und wirkt bei der sozialen Phobie. Lamotrigin ist wirksam bei der posttraumatischen Belastungsstörung und Gabapentin bei sozialen Ängsten (Mula et al. 2007) (↑, B).

C 1.4.5 Generika

Generell kann es bei Mehrfachmessungen und wechselnden Einnahmezeitpunkten zu einer unkritischen Schwankungsbreite von 10–20 % kommen. Zulässige Unterschiede in der Bioverfügbarkeit von Generika gegenüber dem Originalpräparat liegen bei 25 % nach oben und 20 % nach unten. Da der optimale Wirkspiegel individuell festgelegt wird, spricht grundsätzlich nichts gegen die Ersteinstellung auf generische Präparate. Ein Präparatewechsel sollte bei anfallsfreien Patienten vermieden werden (↔, A). Aus Kostengründen dürfen die Anfallsfreiheit und der damit wiedergewonnene soziale Handlungsspielraum (z. B. Fahrtauglichkeit) nicht riskiert werden. Dies könnte u. U. auch Haftungsansprüche gegenüber dem behandelnden Arzt oder Apotheker zur Folge haben. Unter Einnahme von Generika kam es zu einer vermehrten Inanspruchnahme von medizinischen Leistungen, einer Verlängerung der Krankenhausaufenthalte, einer erhöhten Verletzungsrate und höheren medizinischen Kosten im Vergleich zu Originalpräparaten kommen (Labiner et al. 2010).

C 1.4.6 Therapiemonitoring

Die Therapieüberwachung erfolgt mittels ambulanten klinischen Untersuchungen. Die Intervalle werden dem Bedarf angepasst und betragen während der Ersteinstellung oder medikamentösen Umstellung ca. vier Wochen, hiernach bei intensivem Beratungsbedarf oder hoher Anfallsfrequenz ca. 1–3 Monate, nach Erreichen einer stabilen, zufriedenstellenden Behandlungssituation ca. 3–6 Monate. Im Vordergrund steht die jeweilige Beurteilung der Anfallsituation. Das Führen eines Anfallskalenders ist Voraussetzung für eine angemessene Abschätzung von Anfallfrequenz und -schwere. Das Vergessen der Medikation ist ein häufiger Grund für Anfallsrezidive. Eine Tagesdosette unterstützt die regelmäßige Einnahme.
An apparativen Untersuchungen werden EEG und Serumspiegelbestimmungen der Antiepileptika durchgeführt. Beide Methoden werden jedoch in ihrer Bedeutung häufig überschätzt (Glauser und Pippenger 2000). So korreliert der Nachweis epilepsietypischer Potenziale im EEG nur bei den idiopathisch-generalisierten Epilepsien gut mit der Anfallssituation. Bei fokalen Epilepsien ist die Korrelation sehr viel geringer. Laborchemische Untersuchungen des Blutbildes, der Leberenzyme, der harnpflichtigen Substanzen und der Serumelektrolyte sollten anfänglich bei jeder klinischen

Kontrolle durchgeführt werden. Ist eine stabile Behandlungssituation erreicht und wurden bisher keine Auffälligkeiten festgestellt, können laborchemische Kontrollen in größeren Abständen (z. B. sechs Monate) durchgeführt werden. Die Plasmakonzentrationen der Antiepileptika spielen für die Dosisfindung eine untergeordnete Rolle (Hermanns et al. 1996). Der Nachweis, dass eine Substanz mit Plasmakonzentrationen im »therapeutischen Bereich« gegeben worden ist, reicht für den Nachweis von Pharmakoresistenz nicht aus, da ein Teil der Patienten erst bei Plasmakonzentrationen oberhalb dieses sogenannten »therapeutischen Bereichs« anfallsfrei oder zumindest deutlich gebessert wird, ohne toxische Nebenwirkungen zu erleiden (Lesser et al. 1984, Hermanns et al. 1996). Wichtige Indikationen zur Serumspiegelbestimmung antiepileptischer Medikamente können sein: Compliance-Kontrolle (insbesondere bei Neueinstellungen), Änderung der antiepileptischen Begleitmedikation, Bestimmung der Dosierungsreserve nach oben, Nachweis oder Zuordnung von Nebenwirkungen oder Intoxikationszeichen, Abschätzungen von Interaktionen bei Polytherapie, Anpassung der Dosis während der Schwangerschaft oder nach der Entbindung, Anfallsrezidiv nach Anfallsfreiheit, Anpassung der Dosis nach stattgehabter Autoenzyminduktion (z. B. bei Carbamazepin), eine schwere, anders geartete Erkrankung oder metabolische Sondersituationen, wie z. B. Malabsorption.

C 1.4.7 Dosisabhängige Nebenwirkungen

Bei allen Antiepileptika kann es im subtoxischen Bereich oder bei rascher Aufdosierung zu dosisabhängigen Nebenwirkungen kommen, welche sich zumeist schon durch eine geringfügige Dosisreduktion wieder beheben lassen. Hierbei handelt es sich im Wesentlichen um das Gefühl der Benommenheit, Müdigkeit, Beeinträchtigung der kognitiven Leistungsfähigkeit, psychomotorische Verlangsamung, Nervosität, Schwindelsensationen, Visusbeeinträchtigungen, Doppelbilder, Gangunsicherheit, Übelkeit bis hin zum Erbrechen, Tremor, Nystagmus, leichte ataktische Störungen sowie depressive Verstimmtheit. Beim Aufdosieren eines Medikaments soll so lange schrittweise erhöht werden, bis entweder die Anfälle sistieren oder die ersten der eben genannten Symptome in diskreter Form erscheinen, um dann den letzten Erhöhungsschritt wieder rückgängig zu machen, bis auf das höchste nebenwirkungsfrei vertragene Medikamentenniveau.
Ähnliche Nebenwirkungen können bei den meisten Antiepileptika bei einer zu raschen Aufdosierung auftreten, weshalb insbesondere bei der Ersteinstellung die Faustregel »go low and slow« gilt, sofern keine rasche Aufdosierung geboten scheint, letztlich auch, um das Vertrauen des Patienten in die verabreichte Medikation nicht zu gefährden.

C 1.4.8 Kontraindikationen

Kontraindikationen ergeben sich aus den o. g. spezifischen Nebenwirkungen. Bei Vorliegen einer Überempfindlichkeitsreaktion muss das entsprechende Medikament abgesetzt werden. Bei Kleinhirnatrophien ist Phenytoin kontraindiziert.
Kommt es zur Induktion einer Psychose, z. B. bei Vigabatrin, Ethosuximid oder Phenobarbital, sind diese Mittel kontraindiziert – nicht hingegen bei vorbestehender Psychose. Phenytoin, Lacosamid und Carbamazepin sind bei hochgradigem AV-Block kontraindiziert. Bei vorbekannter Leberschädigung sind Valproinsäure und Felbamat kontraindiziert. Bei Vorliegen einer höhergradigen Leukopenie sollten Carbamazepin, Oxcarbazepin, Phenytoin und Felbamat gemieden werden. Bei Faktor-VIII-Mangel oder Gerinnungsstörungen darf Valproinsäure nicht angewendet werden. Topiramat, Acetazolamid und Zonisamid sind bei bekannter Nephrolithiasis kontraindiziert. Wegen ihrer Teratogenität sollten Valproinsäure, Carbamazepin und Topiramat in der frühen Schwangerschaft vermieden werden. Eine absolute Kontraindikation besteht hierfür jedoch nicht. Bei Porphyrie sind Phenobarbital/Primidon, Phenytoin, Clonazepam und vermutlich auch Carbamazepin kontraindiziert.

C 1.4.9 Behandlungsende

Die Entscheidung zur Beendigung der antikonvulsiven Behandlung muss individuell in Abhängigkeit vom Epilepsiesyndrom, dem Rezidivrisiko, der spezifischen Betroffenheit des Patienten und seiner psychosozialen Situation getroffen werden. Ein erster Reduktionsversuch könnte bei akuten symptomatischen Epilepsien drei bis 12 Monate nach Ausheilung der Grunderkrankung, z. B. einer Meningitis erfolgen. Bei Absenceepilepsien kann nach 2–3 Jahren Anfallsfreiheit ein Absetzversuch unternommen werden, sofern das Syndrom auf einen günstigen Verlauf hinweist (z. B. Anfallsbeginn vor dem 12. Lebensjahr). Bei den idiopathischen generalisierten Epilepsien ist eine Verschlechterung des EEG mit Wiederauftreten generalisierter Spike-Wave-Potenziale prognostisch ungünstig und sollte zum Abbruch des Reduktionsversuchs auf dem erreichten Niveau, gegebenenfalls zur Wiederaufdosierung führen. Bei fokalen Epilepsien besteht keine enge Korrelation zwischen dem Auftreten epilepsietypischer Potenziale im interiktalen EEG und der Wahrscheinlichkeit von Anfallsrezidiven. Jedoch weisen auch hier hochfrequente, polytope oder zur Generalisation neigende, epilepsietypische Potenziale auf eine hohe Wahrscheinlichkeit eines Anfallsrezidivs hin. Bei der juvenilen myoklonischen Epilepsie führt Absetzen der Medikation fast regelhaft zu Anfallsrezidiven (Shinnar et al. 1994). Bei Absenceepilepsien ist das Rezidivrisiko nach Absetzen der Medikation deutlich niedriger (19–35 %) (Shinnar et al. 1994, Wirrell et al. 1996). Folgende Faktoren sind mit einem erhöhten Rezidivrisiko assoziiert: pathologischer neurologischer Untersuchungsbefund, IQ < 70, längere Epilepsiedauer, früher Beginn der Erkrankung, höhere Anfallsfrequenz, multiple Anfallsformen, generalisiert tonisch-klonische Anfälle in der Vorgeschichte, Zunahme der epilepsietypischen Veränderungen nach Absetzen der Antiepileptika und Einnahme von mehreren Antiepileptika (Hixson 2010).

C 1.4.10 Therapie des Status epilepticus

Ein Status epilepticus kann prinzipiell bei jedem Epilepsiesyndrom und jeder Anfallsform auftreten (Rona et al. 2005). Unter klinischen pragmatischen Aspekten wird zwischen einem konvulsiven und nicht-konvulsiven Status unterschieden. Der generalisierte tonisch-klonische Status epilepticus ist ein lebensbedrohlicher Notfall und bedarf rascher intensiver Therapie. Demgegenüber ist der Handlungsbedarf bei einem Status epilepticus ohne Bewusstseinsstörung (Epilepsia partialis continua) deutlich weniger dringlich (Shorvon et al. 1994). In Deutschland liegt die Inzidenz des Status epilepticus bei etwa 16/100 000/Jahr. Die Mortalität ist abhängig von der unterlagernden Grunderkrankung und beträgt ca. 10 % (Knake et al. 2001).

C 1.4.10.1 Therapie des generalisierten tonisch-klonischen Status epilepticus (Grand-Mal-Status)

Zur Statusbeendigung wird das Schema von **Tab. C 1.7** empfohlen. Die Dosierungen gelten für normalgewichtige Erwachsene.

Der Status generalisierter tonisch-klonischer Anfälle (früherer Grand-mal-Status) stellt eine vitale Bedrohung des Patienten dar und erfordert sofortige ärztliche Intervention. Häufig ist er die Erstmanifestation der Epilepsie und hat eine symptomatische Ursache. Die gestuften therapeutischen Ziele lauten somit:

1. sofortige Unterbrechung des Status epilepticus
2. sofortige Diagnostik zur Erkennung symptomatischer Ursachen
3. sofortige Therapie kausaler Faktoren soweit möglich
4. Optimierung der antikonvulsiven Dauertherapie in der Postakutphase

Der erste Schritt besteht in der i. v.-Applikation eines der genannten Benzodiazepine, dabei sollte initial wegen seiner geringeren Lipidlöslichkeit Lorazepam und als zweite Wahl Diazepam eingesetzt werden (↑↑, A). Benzodiazepine werden als erster Schritt wegen ihrer großen therapeutischen Breite und der vergleichsweise sicheren i. v.-Applizierbarkeit bevorzugt. Folgende Dosierungen werden empfohlen:

- Lorazepam 0,1 mg/kg i. v. (2 mg/min, ggfs. wiederholen, max. 10 mg) oder
- Diazepam 0,25 mg/kg i. v. (5 mg/min, ggfs. wiederholen, max. 30 mg)

Lorazepam muss bis zur Verwendung gekühlt aufbewahrt und zur Injektion verdünnt werden, s. Produktinformation.

Die gleichzeitige Anwendung verschiedener Benzodiazepine ist nicht sinnvoll. Wenn initial kein i. v.-Zugang besteht: Lorazepam buccal 2,5 mg (off label) oder Diazepam 10–20 mg-Rektiole rektal, auch durch erstbehandelnde Laien, wiederholen bei Fortdauer des Status. Bei Therapieresistenz besteht der zweite Schritt in der i. v.-Applikation von Phenytoin oder Valproinsäure. Phenytoin Infusionskonzentrat 10–20 mg/kg i. v. (50 mg/min über ca. 5 min, Rest über 20–30 min, maximal ca. 20 mg/kg) (Cave: bei paravenöser Injektion führt Phenytoin zu schweren Gewebsnekrosen). Akute hoch dosierte i. v.-Gabe von Phenytoin immer unter Monitoring von RR und EKG, da Arrhythmien und Asystolien auftreten können. Bei AV-Block 2. und 3. Grades ist Phenytoin kontraindiziert. Keine Phenytoingabe über Magensonde (mangelnde Resorption) (↑, A).

Valproinsäure hat sich durch langjährige klinische Erfahrung für die Behandlung des Grand-mal-Status als wirksam erwiesen. Kontrollierte Studien liegen nicht vor (Krämer et al. 2005). Initial werden ca. 15–25 mg/kg rasch i. v. appliziert. Danach werden 3–6 mg/kg/h über Perfusor appliziert. Zu beachten ist die rasche Umverteilung der Substanz, sodass nach 8–12 Stunden ein niedriger Serumspiegel zu Anfallsrezidiv führen kann (↔, A).

Bei Fortbestehen des Status wird als dritter Schritt Phenobarbital mit einer Initialdosis von 200–400 mg i. v. appliziert. Es folgen fraktionierte i. v.-Gaben von 200–400 mg bis zu einer Höchstdosis von 2 000 mg (ab 1 000 mg sollte jedoch eine Intubations- und Beatmungsbereitschaft vorliegen) (↑, A).

Ist der Status mit den ersten drei therapeutischen Schritten nicht zu durchbrechen, wird eine Narkose eingeleitet mit:

- Midazolam/Dormicum®: initial 10–15 mg i. v. (0,15–0,2 mg/kg), dann Erhaltungsdosis über Perfusor: 3,5–15 mg/h (0,05–0,2 mg/kg/h) oder
- Disoprivan/Propofol® initial: 1–2 mg/kg i. v., Erhaltungsdosis: ca. 3–6 mg/kg/h oder
- Thiopental: initial 4–7 mg/kg als Bolus, dann 500 mg/h

EEG-gesteuert bis zum Burst-Suppression-Muster für 24 Stunden (↔, A).

Es gibt keine studienbelegte Evidenz, welche Narkose am effektivsten ist. In einer frühzeitig abgebrochenen randomisierten Studie zur Therapie des refraktären Status epilepticus wurden Barbiturate mit Propofol als Mittel zur Einleitung des Burst-Supression im EEG verglichen. Durch die zu geringe Anzahl eingeschlossener Fälle zeigten sich keine Unterschiede in der Wirksamkeit, jedoch waren Barbiturate mit einer längeren Intubationszeit assoziiert (Rosetti et al. 2010).
Die Narkose wird zur Optimierung der antikonvulsiven Basismedikation bzw. Behandlung der unterlagernden Grunderkrankung genutzt. Sie kann EEG-gesteuert werden. Hierbei ist eine Suppression der hirnelektrischen Aktivität bis zum Burst-Suppression-Muster anzustreben. Eine Beendigung der Narkose kann zunächst nach 24 Stunden und danach in 24-stündigen Intervallen versucht werden. Parallel sollte eine Aufdosierung mit einem Antiepileptikum zur weiteren Langzeittherapie erfolgen (Meierkord et al. 2010).

Bei Verdacht auf eine Hypoglykämie als Ursache des Status müssen schon initial 50 ml 50 %ige Gluko-

Tab. C 1.7: Initiale Therapie des generalisierten Status epilepticus

1. Schritt	Benzodiazepine	Lorazepam 2–10 mg i. v. Diazepam 10–30 mg i. v.
2. Schritt	Phenytoin	750–1 500 mg i. v. oder
3. Schritt	Valproinsäure Phenobarbital	1 200–1 800 mg i. v. (VPA ist nicht zugelassen) 400–2 000 mg i. v.
4. Schritt	Narkose mit	Midazolam oder Disoprivan (nicht zugelassen) oder Thiopental

selösung im Bolus i. v. injiziert werden. Bei durch Alkoholentzug induziertem Status werden initial 100–200 mg Vitamin B_1 (Thiamin) i. v. oder i. m. appliziert.

C 1.4.10.2 Therapie des nicht-konvulsiven Status epilepticus

Der nicht-konvulsive Status epilepticus ist in der Regel nicht lebensbedrohlich. Charakteristischerweise sind die Patienten fluktuierend bewusstseinsgestört, psychomotorisch verlangsamt und desorientiert. Motorische Entäußerungen sind gering oder es bestehen allenfalls Automatismen. Die differentialdiagnostische Abgrenzung gegenüber Bewusstseinsstörungen anderer Genese ist klinisch schwierig und erfolgt letztlich nur über das EEG. Das EEG zeigt generalisierte oder regionale EEG-Anfallsmuster.
Es sollte wie beim konvulsiven Status epilepticus eine Unterbrechung des Status durch fraktionierte i. v.-Applikation eines der Benzodiazepine eingeleitet werden. Dabei ist zu berücksichtigen, dass der non-konvulsive Status epilepticus nicht akut lebensbedrohlich ist und somit bei der Behandlung Nebenwirkungen wie Sedierung, Atemdepression, evtl. Herzrhythmusstörungen etc. stärker berücksichtigt werden müssen. Ist der Status durch Benzodiazepine nicht zu durchbrechen, kann Phenytoin oder Valproinsäure eingesetzt werden. Phenytoin wird über 2–3 Tage 750–1 000 mg/Tag i. v. gegeben und dann auf 300 mg/Tag orale Erhaltungsdosis umgesetzt (↑, A). Über 3–4 Tage werden 2 400–3 000 mg/Tag Valproinsäure i. v. appliziert. Hiernach wird auf eine orale Applikation von 900–1 500 mg/Tag umgesetzt. Bei Therapieresistenz kann bei non-konvulsiven Staten fokaler Genese auch Levetiracetam (off label) mit gutem Erfolg eingesetzt werden (Knake et al. 2008) (↔, A). Dabei werden 1 000–3 000 mg über mindestens 15 Minuten als Kurzinfusion appliziert, die Dosis kann innerhalb von 3–4 Tagen auf bis zu 2 × 2 000 mg/Tag gesteigert werden. Lacosamid steht ebenfalls als i. v. Präparat zur Verfügung (für die Statusbehandlung ebenfalls nicht zugelassen), seine Wirkung konnte an kleinen Gruppen bei unterschiedlichen Formen des Status epilepticus gezeigt werden (Kellinghaus et al. 2010). Die Bolusgabe erfolgt mit 200–400 mg mit einer Infusionsgeschwindigkeit von 40–80 mg/min (↔, C). Beim reinen Absencenstatus kann zusätzlich zu Valproinsäure Ethosuximid (4 × 250 mg/Tag) angewendet werden (↔, C).

Nach Sistieren der Anfälle erfolgt die Eindosierung eines Antiepileptikums (Oxcarbamazepin, Valproinsäure, Levetiracetam, Topiramat oder Phenytoin). Phenytoin und Valproinsäure können zunächst wie im zweiten Schritt der Grand-mal-Status-Therapie i. v. appliziert werden, um rasch einen therapeutischen Dosisbereich zu gewährleisten. Nach 3–5 Tagen kann dann die Umsetzung auf orale Erhaltungsdosis erfolgen. Eigene klinische Erfahrungen mit Levetiracetam (off label) haben ebenfalls eine gute Wirksamkeit in der Behandlung des Status epilepticus gezeigt. Levetiracetam kann ebenfalls schnell i. v. 1 000 mg als Kurzinfusion über mindestens 15 Minuten aufdosiert werden. Lamotrigin erfordert eine Aufdosierung über Wochen, sodass es in dieser Situation kaum zum Einsatz kommt.

C 1.4.11 Fahrtauglichkeit

Im Hinblick auf die Fahrtauglichkeit von Epilepsiepatienten muss entsprechend den aktuell gültigen EU-Richtlinien zwischen zwei Führerscheinklassen unterschieden werden (Bauer und Neumann 2009):
Gruppe 1: Erlaubnis zum Führen von Krafträdern und Kraftfahrzeugen bis 3,5 t.
Gruppe 2: Erlaubnis zum Führen von Kraftfahrzeugen über 3,5 t oder Omnibussen.

Beim Auftreten von epileptischen Anfällen mit Bewusstseinstörung besteht grundsätzlich Fahruntauglichkeit. Zunächst sollte geprüft werden, ob es sich um einen stimulationsinduzierten Anfall unter Provokationsbedingungen (»Gelegenheitsanfall«) gehandelt hat. Ist eine klare Auslösesituation eruierbar und lässt sich diese vermeiden, so besteht Fahruntauglichkeit für drei Monate. Ansonsten gibt **Tab. C 1.8** eine Übersicht über die Dauer der Fahruntauglichkeit. Ausnahmen bilden ausschließlich Auren ohne Bewusstseinstrübung und rein schlafgebundene Anfälle (mind. 3 Jahre Beobachtungsdauer). Nach einem Jahr Anfallsfreiheit kann wieder Fahrtauglichkeit bestehen, wenn mit hoher Wahrscheinlichkeit mit dem Ausbleiben von Anfallsrezidiven gerechnet werden kann.
In der Gruppe 2 besteht nach einem ersten Anfall Fahruntauglichkeit für 2 Jahre. Nach wiederholten epileptischen Anfällen besteht Fahrtauglichkeit erst wieder nach fünf Jahren ohne antiepileptische Behandlung. Zusätzlich sind Kontrolluntersuchungen in jährlichen Abständen erforderlich.

C 1.4.12 Unwirksam und obsolet

Wegen der Gefahr irreversibler Gesichtsfelddefekte sollte Vigabatrin nur beim West-Syndrom des Kin-

Tab. C 1.8: Fahreignungsregeln bei Epilepsie/epileptischen Anfällen

Symptomatik/Erkrankung	Anfallsfreie Zeit bis Wiedererlangen der Fahrtauglichkeit beträgt
Gruppe 1	
Situativ ausgelöster (Gelegenheits-)Anfall, dessen weitere Auslösung vermieden werden kann	3 Monate
Einmaliger Anfall ohne Hinweis auf Epilepsiedisposition	6 Monate
Epilepsie (inkl. 1. Anfall mit Hinweis auf Epilepsiedisposition)	12 Monate
Ausschließlich epileptische Anfälle (z. B. Auren) ohne Fahrbeeinträchtigung	Nach 12-monatiger Symptomstabilität (Fremdanamnese)
Epilepsie mit ausschließlich an den Schlaf gebundenen Anfällen	Nach 36-monatiger Symptomstabilität
Nach erfolgreicher epilepsiechirurgischer Behandlung	12 Monate
Rezidivanfall bei vormals gegebener Fahreignung	6 Monate, 3 Monate bei vermeidbarer Provokation
Frühanfälle (= 1. Woche) nach Schädel-Hirn-Trauma	3 Monate
Kontrolluntersuchungen	Jährlich, im Verlauf ggf. seltener
Beenden der Antiepileptika	3 Monate vor und 3 Monate nach Absetzen des (letzten) Antiepileptikums Ausnahme: postoperative Anfallsfreiheit, lange Anfallsfreiheit, geringes Rezidivrisiko oder insgesamt zuvor wenige Anfälle
Gruppe 2	
Situativ ausgelöster (Gelegenheits-)Anfall, dessen weitere Auslösung vermieden werden kann	6 Monate
Erster unprovozierter Anfall, ohne Hinweis auf Epilepsiedisposition	2 Jahre
Epilepsie (inkl. 1. Anfall mit Hinweis auf Epilepsiedisposition)	5 Jahre ohne antiepileptische Therapie
Kontrolluntersuchungen	jährlich, im Verlauf ggf. seltener

(mod. nach Bauer und Neumann 2009)

desalters angewendet werden (Maguire et al. 2010) (↓), ferner nur beim Nachweis besonderer Wirksamkeit und unter regelmäßiger Gesichtsfeldkontrolle.

Das Einbringen eines Gummikeils zwischen die Kiefer während oder nach einem Anfall wird nicht mehr empfohlen, da dieses Vorgehen mehr Schaden (ausgebrochene und aspirierte Zähne) als Nutzen (Vermeidung des Zungenbisses) mit sich bringt.

C 1.5 Literatur

Alper K, Schwartz KA, Kolts RL, Khan A. Seizure incidence in psychopharmcological clinical trials: an analysis of Food and Drug Administration (FDA)summary bassis of approval reports. Biol Psychiatry 2007;62:345–354.

Arroyo S, Anhut H, Kugler AR, Lee CM, Knapp LE, Garofalo EA, Messmer S and the Pregabalin 1008–011 International Study Group. Epilepsia 2004;45:20–27.

Arana A, Wentworth MS, Ayuso-Matteos JL, Arellano FM. Suicide-related events in patients treated with antiepileptic drugs. N Engl J Med 2010;363:42–51.

Bauer J, Neumann M. Fahreignung und Fahrsicherheit bei Epilepsie: Grundlagen, neue Leitlinien und Kommentar. Nervenarzt 2009;80:1480–1488.

Baulac S, Huberfeld G, Gourfinkel-An I, Mitropoulou G, Beranger A, Pru'homme J, Baulac M, Brice A, Bruzzone R, LeGuern E. First genetic evidence of $GABA_A$ receptor dysfunction in epilepsy: a mutation in the 2-subunit gene. Nat Genet 2001;28:46–48.

Ben-Menachem E, Biton V, Jatuzis D, Abou-Khalil B, Doty P, Rudd GD. Efficacy and safety of oral lacosamide as adjunctive therapy in adults with partial-onset seizures. Epilepsia 2007;48:1308–1317.

Ben-Menachem E, Gabbai A, Hufnagel A, Maia J, Almeida L, Soares-da-Silva P. Efficacy and safety of eslicarbazepine acetate (ESL) as add-on treatment in adults with refractory partial-onset seizures: BIA-2093-302 study. Epilepsia 2008;49(Suppl 7):424–425.

Berg AT, Shinnar S. The risk of seizure recurrence following a first unprovoked seizure: a quantitative review. Neurology 1991;41:965–972.

Berg AT, Berkovic SF, Brodie MJ, Buchhalter J, Cross JH, van Emde Boas W, Engel J, French J, Glauser TA, Mathern GW, Moshé SL, Nordli D, Plouin P, Scheffer IE. Revised terminology and concepts for organization of seizures and epilepsies: report of the ILAE Commission on Classification and Terminology, 2005–2009. Epilepsia. 2010;51:676–685.

Berkovic SF, Howell RA, Hay DA. Epilepsy in twins: genetics of the major epilepsy syndromes. Ann Neurol 1998; 43:435–445.
Berkovic SF, Scheffer IE. Genetics of the epilepsies. Curr Opin Neurol 1999;12:177–182.
Bladin CF, Alexandrov AV, Bellavance A, Bornstein N, Chambers B, Cote R, Lebrun L, Pirisi A, Norris JW for the Seizures after Stroke Study Group.Seizures after stroke: a. prospective multicenter study. Arch Neurol 2000;57:1617–1622.
Bourgeois BF. Primidone. In: Engel J, Jr.,Pedley TA, eds. Epilepsy; a comprehensive textbook. Philadelphia: Lippincott-Raven; 1997;p. 1581–1590.
Brodie MJ, Elder AT, Kwan P. Epilepsy in later life. Lancet Neurol 2009;8:1019–1030.
Bromfield EB. Ethosuximide and other succinimides. In: Engel J, Jr.,Pedley TA, eds. Epilepsy; a comprehensive textbook. Philadelphia: Lippincott-Raven; 1997.p. 1503–1508.
Browne TR. Phenytoin and other hydantoins. In: Engel J, Jr.,Pedley TA, eds. Epilepsy; a comprehensive textbook. Philadelphia: Lippincott-Raven; 1997.p. 1557–1580.
Chadwick DW. Gabapentin. Lancet 1994;343:89–91.
Charlier C, Singh NA, Ryan SG, Lewis TB, Reus BE, Leach RJ, Leppert M. A pore mutation in a novel KQT-like potassium channel gene in an idiopathic epilepsy family. Nature Genetics 1998;18:3–5.
Commission on Classification and Terminology of the International League against Epilepsy. Proposal for revised clinical and electroencephalographic classification of epileptic seizures. Epilepsia 1981;22:489–501.
Commission on Classification and Terminology of the International League against Epilepsy. Proposal for revised classification of epilepsies and epileptic syndromes. Epilepsia 1989;30:389–399.
David O, Guillemain I, Saillet S, Reyt S, Deransart C, Segebarth C, Depaulis A. Identifying neural drivers with functional MRI: an electrophysiological validation. PloS Biol 2008;6:2683–2697.
De Fusco M, Becchetti A, Patrignani A, Annesi G, Gambardella A, Quattrone A, Ballabio A, Wanke E, Casari G. The nicotinic receptor beta2 subunit is mutant in nocturnal frontal lobe epilepsy. Nature Genetics 2000;26: 275–276.
Elger C, Halasz P, Maia J, Almeida L, Soares-da-Silva P. Efficacy and safety of eslicarbazepine acetate as adjunctive treatment in adults with refractory partial-onset seizures: a randomized, double-blind, placebo-controlled, parallel-group phase III study. Epilepsia 2009;50:454–463.
Engel J. A proposed diagnostic scheme for people with epileptic seizures and with epilepsy: Report of the ILAE Task Force on Classification and Terminology (ILAE Commission Report). Epilepsia 2001;42:796–803.
Escayg A, MacDonald BT, Meisler MH, Baulac S, Huberfeld, An, Brice A, Leguern E, Moulard B, Chaigne D, andothers. Mutations of SCN1A, encoding a neuronal sodium channel, in two families with GEFS+ 2. Nature Genetics 2000;24:343–345.
Faught E, Ayala R, Montouris GG, Leppik IE, MD und die Zonisamid 922 Trial Group.Randomized controlled trial of zonisamide for the treatment of refractory partial-onset seizures. Neurology 2001:57:1774–1779.
Fisher RS, van Emde Boas W, Blume W, Elger C, Genton P, Lee P, Engel J Jr.Epileptic seizures and epilepsy: definitions proposed by the International League Against Epilepsy (ILAE) and the International Bureau for Epilepsy (IBE). Epilepsia 2005;45:470–472.
Forsgren L, Beghi E, Oun A, Sillanpaa M. The epidemiology of epilepsy in Europe – a systematic review. Eur J Neurol 2005;12:245–253.
Fox JW, Lamperti ED, Eksioglu Y, Hong SE, Feng Y, Graham DA, Scheffer IE, et al. Mutations in filamin 1 prevent migration of cerebral cortical neurons in human periventricular heterotopia. Neuron 1998;21:1315–1325.
French JA, Kanner AM, Bautista J, Abou-Khalil B, Browne T, Harden CL, et al. Efficacy and tolerability of the new antiepileptic drugs II: treatment of refractory epilepsy: report of the Therapeutics and Technology Assessement Subcommittee and Quality Standards Subcommittee of the American Academy of Neurology and the American Epilepsy Society. Neurology 2004;62:1261–1273.
Gaily E, Kantola-Sorsa E, Hiilesmaa V, Isoaho M, Matila R, Kotila M, et al. Normal intelligence in children with prenatal exposure to carbamazepine. Neurology 2004;62: 28–32.
Genton P, Gelisse P, Thomas P, Dravet C. Do carbamazepine and phenytoin aggravate juvenile myoclonic epilepsy? Neurology 2000;55:1106–1109.
Gil-Nagel A, Lopes-Lima J, Almeida L, Maia J, Soares-da-Silva P. Efficacy and safety of 800 and 1200 mg eslicarbazepine acetate as adjunctive treatment in adults with refractory partial-onset seizures. Acta Neurol Scand 2009;120:281–287.
Glauser TA, Pippenger CE. Controversies in blood-level monitoring: Reexamining its role in the treatment of epilepsy. Epilepsia 2000;41(Suppl. 8):S6–S15.
Glauser T, Ben-Menachem E, Bourgeois B, Cnaan A, Chadwick D, Guerreiro C, et al. ILAE treatment guidelines: evidence-based analysis of antiepileptic drug efficacy and effectiveness as initial monotherapy for epileptic seizures and syndromes. Epilepsia 2006;47:1094–1120.
Glauser T, Kluger G, Sachdeo R, Krauss G, Perdomo C, Arroyo S. Rufinamide for generalized seizures associated with Lennox-Gastaut syndrome. Neurology 2008;70: 1950–1958.
Glauser TA, Cnaan A, Shinnar S et al. Ethosuximide, valproic acid, and lamotrigine in childhood absence epilepsy. N. Engl J Med 2010;362:790–799.
Gloor P. Consciousness as a neurological concept. Epilepsia 1986;27:S14–S26.
Gregory RP, Oates T, Merry RT. Electroencephalogram epileptiform abnormalities in candidates for aircrew training. Electroencephalogr Clin Neurophysiol 1993;86:75–77.
Halasz P, Cramer JA, Hodoba D, Czonkowska A, Guekht A, Maia J, Elger C, Almeida L, Soares-da-Silva P on behalf of the BIA 2093-301 study group. Epilepsia 2010; Epilepsia 2010;51:1963–1969.
Halasz P, Kälviäinen R, Maria Mazurkiewicz-Beldzinska M, Rosenow F, Doty P, Hebert D, and Sullivan T on behalf of the SP755 Study Group.Adjunctive lacosamide for partial-onset seizures: Efficacy and safety results from a randomized controlled trial. Epilepsia 2009;50: 443–453.
Hammers A, Koepp MJ, Labbe C, Brooks DJ, Tom M, Cunningham VJ, Duncan JS. Neocortical abnormalities of [11C]-flumazenil PET in mesial temporal lobe epilepsy. Neurology 2001;56:897–906.
Harden CL, Hopp J, Ting TY, Pennell PB, French JA, Allen-Hauser W, et al. Management issues for women with epilepsy-Focus on pregnancy (an evidence-based review): I. Obstetrical complications and change in seizure frequency: Report of the Quality Standards Subcommittee and Therapeutics and Technology Assessment Subcommittee of the American Academy of Neurology and the American Epilepsy Society. Epilepsia 2009;50:1229–1236.
Harden CL, Meador KJ, Pennell PB, Hauser WA, Gronseth GS, French JA, et al. Management issues for women with epilepsy-Focus on pregnancy (an evidence-based review): II. Teratogenesis and perinatal outcomes: Report of the Quality Standards Subcommittee and Therapeutics and Technology Subcommittee of the American Academy of Neurology and the American Epilepsy Society. Epilepsia 2009;50:1237–1246.
Harden CL, Pennell PB, Koppel BS, Hovinga CA, Gidal B, Meador KJ et al. Management issues for women with epilepsy – focus on pregnancy (an evidence-based review):

III. Vitamin K, folic acid, blood levels, and breast-feeding: Report of the Quality Standards Subcommittee and Therapeutics and Technology Assessment Subcommittee of the American Academy of Neurology and the American Epilepsy Society. Epilepsia 2009;50:1247–1255.

Hauser WA, Rich SS, Lee JR, Annegers JF, Anderson VE. Risk of recurrent seizures after two unprovoked seizures. N Engl J Med 1998;338:429–434.

Hermanns G, Noachtar S, Tuxhorn I, Holthausen H, Ebner A, Wolf P. Systematic testing of medical intractability for carbamazepine, phenytoin, and phenobarbital or primidone in monotherapy for patients considered for epilepsy surgery. Epilepsia 1996;37:675–679.

Hernandez-Diaz S, Werler M, Walker AM, Mitchell AA. Folic acid antagonists during pregnancy and the risk of birth defects. N Eng J Med 2000;343:1608–1614.

Herzog AG, Schachter SC. Valproate and the polycystic ovarian syndrome: final thoughts. Epilepsia 2001;42: 311–315.

Hesdorffer DC, Hauser WA, Annegers JF et al. Major depression is a risk factor for seizures in older adults. Ann Neurol 2000;47:246–249.

Hesdorffer DC, Hauser WA, Olafsson E, Ludvigsson P, Kjartansson O. Depression and suicidal attempts as risk factor for incidental unprovoked seizures. Ann Neurol 2006;59:35–41.

Hitiris N, Mohanraj R, Norrie J, Sills GJ, Brodie MJ. Predictors of pharmcoresistant epilepsy. Epilepsy Res 2007;75: 192–196.

Hixson JD. Stopping Antiepileptic Drugs: When and Why? Current Treatment Options in Neurology 2010;12:434–442.

Holmes LB, Harvey EA, Coull BA, Huntington KB, Khoshbin S, Hayes AM, Ryan LM. The teratogenicity of anticonvulsant drugs. N Engl J Med 2001;344:1132–1138.

Kanner AM. Psychosis of Epilepsy: A neurologist`s Perspective. Epilepsy Behav 2000;1:219–227.

Kanner AM. Psychiatric issues in epilepsy: The complex relation of mood, anxiety disorders, and epilepsy. Epilepsy Behav 2009:15;83–87.

Kellinghaus C, Berning S, Imisch I, Larch J, Rosenow F, Rosetti AO, Tilz C, Trinka E. Intravenous lacosamide for treatment of status epilepticus. Acta Neurol Scand 2011; 123;137–141.

Knake S, Rosenow F, Vescovi M, Oertel WH, Mueller HH, Wirbatz A, Katsarou N, Hamer HM. Incidence of status epilepticus in adults in Germany. A prospective, population-based-study. Epilepsia 2001;42:714–718.

Knake S, Gruener J, Hattemer K, Klein KM, Bauer S, Oertel WH, et al. Intravenous levetiracetam in the treatment of benzodiazepine refractory status epilepticus. J Neurol Neurosurg Psychiatry 2008;79:588–589.

Kostov K, Kostov H, Taubøll E. Long-term vagus nerve stimulation in the treatment of Lennox-Gastaut syndrome. Epilepsy Behav 2009;16:321–324.

Kwan P, Brodie MJ. Early identification of refractory epilepsy. N Engl J Med 2000;342:314–319.

Kwan P, Arzimanoglou A, Berg AT, Brodie MJ, Hauser AW, Mathern G, Moshe SL, Perucca E, Wiebe S, French J. Definition of drug resistant epilepsy: consensus proposal by the ad hoc Task Force of ILAE Commission on Therapeutic Strategies. Epilpsia 2010;51:1069–1077.

Ko Dy, Rho JM, DeGiorgio CM, Sato S. Benzodiazepines. In: Engel J Jr.,Pedley TA, eds. Epilepsy; a comprehensive textbook. Philadelphia: Lippincott-Raven; 1997; p. 475–490.

König SA, Schenk M, Sick C, Holm E, Heubner C, Weiss A, König I, Hehlmann R. Fatal liver failure associated with valproate therapy in a patient with Friedreich's disease: Review of valproate hepatotoxicity in adults. Epilepsia 1999;40 (7):1036–1040.

Krakow K, Walker MC, Otoul C, Sander JWAS. Long-term continuation of levetiracetam in patients with refractory epilepsy. Neurology 2001;56:1772–1774.

Kramer LD, Reife RA. Topiramate. In: Engel J, Jr., Pedley TA, eds. Epilepsy; a comprehensive textbook. Philadelphia: Lippincott-Raven; 1997; p. 1593–1598.

Krämer G, Wolf P. Kommentar zum Vorschlag für ein diagnostisches Schema für Menschen mit epileptischen Anfällen und Epilepsien der Internationalen Liga gegen Epilepsie. Akt Neurol 2001;28:303–304. sowie Z Epileptol 2001;14:57–58.

Krämer G, Bergmann A, Despland PA et al. Derzeitiger Stellenwert intravenöser Valproinsäure in der Therapie des generalisierten tonisch-klonischen Status epilepticus. Akt Neurol 2005; 32:263–274.

Krauss G, Theodore WH. Treatment strategies in the postictal state. Epilepsy Behav 2010;19:188–190.

Kwan P, Brodie MJ. Effectiveness of first antiepileptic drug. Epilepsia 2001;42:1255–1260.

Labiner DM, Paradis PE, Manjunath R, Duh MS, Lafeuille MH, Latrémouille-Viau D, et al.. Generic antiepileptic drugs and associated medical resource utilization in the United States. Neurology 2010;74:1566–1574.

Lesser RP, Pippenger CE, Lüders H, Dinner DS. High-dose monotherapy in treatment of intractable seizures. Neurology 1984;34:707–11.

Lhatoo SD, Walker MC. The safety and adverse event profile of topiramate. Reviews in Contemporary Pharmacotherapy 1999;10 (3):185–191.

Lhatoo SD, Johnson AL, Goodridge DM, MacDonald BK, Sander JWAS, Shorvon SD. Mortality in epilepsy in the first 11 to 14 years after diagnosis: multivariate analysis of a long-term, prospective, population-based cohort. Ann Neurol 2001;49:336–344.

Lindhout D, Schmidt D. In-utero exposure to valproate and neural tube defects. Lancet 1986;1 (8494):1392–1393.

Lüders HO, Burgess R, Noachtar S. Expanding the international classification of seizures to provide localization information. Neurology 1993;43:1650–1655.

Lüders H, Acharya J, Baumgartner C et al. Semiological seizure classification. Epilepsia 1998;39:1006–1013.

Lüders HO, Noachtar S. Atlas of epileptic seizures and syndromes. Philadelphia: WB Saunders; 2000.

Maguire MJ, Hemming K, Wild JM, Hutton JL, Marson AG. Prevalence of visual field loss following exposure to vigabatrin therapy: a systematic review. Epilepsia 51: 2423–2431.

Malow BA, Passaro E, Milling C, Minecan DN, Levy K. Sleep deprivation does not affect seizure frequency during inpatient video-EEG monitoring. Neurology 2002; 59:1371–1374.

Marson AG, Al-Kharusi AM, Alwaidh M et al. SANAD Study group.The SANAD study of effectiveness of carbamazepine, gabapentin, lamotrigine, oxcarbazepine, or topiramate for treatment of partial epilepsy: an unblinded randomised controlled trial. Lancet 2007;369: 1000–1015.

MacDonald BK, Johnson AL, Goodridge DM, Cockerell OC, Sander JWAS, Shorvon SD. Factors prediciting prognosis of epilepsy after presentation with seizures. Ann Neurol 2000;48:833–841.

Mathias CJ, Deguchi K, Schatz I. Observations on recurrent syncope and presyncope in 641 patients. Lancet 2001;357:348–353.

Mattson RH, Cramer JA, Collins JF, et al. Comparison of carbamezepine, phenobarbital, phenytoin and primidone in partial and secondary generalised tonic clonic seizures. N Engl J Med 1985;313:145–151.

Mattson RH, Cramer JA, Collins JF. Prognosis for total control of complex partial and secondarily generalized tonic clonic seizures. Department of Veterans Affairs Epilepsy Cooperative Studies No. 118 and No. 264 Group. Neurology 1996;47:68–76.

Mattson RH. Carbamazepine. In: Engel J, Jr.,Pedley TA, eds. Epilepsy; a comprehensive textbook. Philadelphia: Lippincott-Raven; 1997; p. 1491–502.

Meador KJ, Loring DW, Ray PG, Murro Am, King DW, Perrine KR, Vazquez BR, Kiolbasa T. Differential cognitive and behavioral effects of carbamazepine and lamotrigine. Neurology 2001;56:1177–1182.

Meierkord H, Boon P, Engelsen B, Göcke K, Shorvon S, Tinuper P, Holtkamp M. EFNS guideline on the management of status epilepticus in adults. European Journal of Neurology 2010;17:348–355.

Mensah SA, Beavis JM, Thapar AK et al., A community study of the presence of anxiety disorder in people with epilepsy. Epilepsy Behav 2007;11:118–124.

Morrow J, Russell A, Guthrie E, Parsons L, Robertson I, Waddell R, Irwin B, McGivern RC, Morrison PJ, Craig J. Malformations risks of antiepileptic drugs in pregnancy: a prospective study from the UK Epilepsy and Pregnancy Register. J Neurol Neurosurg Psychiatry 2006;77: 193–198.

Mula M, Pini S, Cassano GB. The role of anticonvulsant drugs in anxiety disorders: a critical review of the evidence. J Clin Psychopharmacol 2007;27:263–272.

Nilsson L, Farahmand BY, Persson PG, Tomson T. Risk factors for sudden unexpected death in epilepsy: a case control study. Lancet 1999;353:888–893.

Noachtar S, Rosenow F, Arnold S et al. Semiologische Anfallsklassifikation. Nervenarzt 1998;69:117–126.

Noachtar S. Die Klassifikation epileptischer Anfälle und Syndrome im Rahmen neurologischer Systematik. Z Epileptol 2001:14;69–72.

Noachtar S. Häufigkeit von Frakturen bei Menschen mit Epilepsie. Z Epileptologie 2005;18:162–166.

Noachtar S, Andermann E, Meyvisch P, Andermann F, Gough WB, Schiemann-Delgado J. Levetiracetam for the treatment of idiopathic generalized epilepsy with myoclonic seizures. Neurology 2008;70:607–616.

Noachtar S, Borggraefe I. Epilepsy Surgery: a Critical Review. Epilepsy Behav 2009;15:66–72.

Noachtar S, Peters AS. Semiology of Epileptic Seizures: a Critical Review. Epilepsy Behav 2009;15:2–9.

Noachtar S, Rémi J. The role of EEG in epilepsy: a critical review. Epilepsy Behav 2009;15:22–33.

Ohman I, Vitols A, Tomson T. Lamotrigine in pregnancy. Pharmacokinetics during delivery, in the neonate, and during lactation. Epilepsia 2000;41 (6):709–713.

Reimers A, Helde G, Brodtkorb E. Ethinyl estradiol, not progestogens, reduces Lamotrigin serum concentrations. Epilepsia. 2005;46:1414–1417.

Rona S, Rosenow F, Arnold S, Carreno M, Diehl B, Ebner A, Fritsch B, Hamer HM, Holthausen H, Knake S, Kruse B, Noachtar S, Pieper T, Tuxhorn I, Luders HO. A semiological classification of status epilepticus. Epileptic Disord 2005;7:5–12.

Rosetti AO, Miligan TA, Vulliemoz S. Michaelides C, Bertschi M, Lee JW. A randomized trial for the treatment of refractory status epilepticus. Neurocrit Care 2011;14:4–10.

Rowan AJ. Valproate. In: Engel J, Jr., PedleyTA, eds. Epilepsy; a comprehensive textbook. Philadelphia: Lippincott-Raven; 1997; p. 1599–608.

Sackellares C, Ramsay RE, Wilder BJ, Browne IIITR, Shellenberger MK. Randomized, controlled clinical trial of zonisamide as adjunctive treatment for refractory partial seizures. Epilepsia 2004;45 (6):610–617.

Schmidt D, Jacob R, Loiseau P, Deisenhammer E, Klinger A, Despland A, Egli M, Bauer G, Stenzel E, Blankenhorn V. Zonisamid in der Zusatzbehandlung der therapieresistenten fokalen Epilepsie: eine europäische Doppelblindstudie. Epilepsy Research 1993;15:67–73.

Shinnar S, Berg AT, Moshe SL, Kang H, O'Dell C, Alemany M, Goldensohn ES, Hauser WA. Discontinuing antiepileptic drugs in children with epilepsy: a prospective study. Ann Neurol 1994;35:534–545.

Shorvon SD. Status epilepticus: Its clinical features and treatment in children and adults. Cambridge: University Press; 1994.

Shorvon SD. Oxcarbazepine: a review. Seizure 2000;9:75–79.

Silanpaa M, Schmidt D. Early seizure frequency and aetiology predict long-term medical outcome in childhood-onset epilepsy. Brain 2009;132:989–998.

Singh NA, Charlier C, Stauffer D, DuPont, BR, Leach RJ, Melis R, Ronen GM, Bjerre I, Quattlebaum T, and others. A novel potassium channel gene, KCNQ2, is mutated in an inherited epilepsy of newborns. Nature Genetics 1998;18 (1):25–29.

So EL. What is known about the mechanisms underlying SUDEP? Epilepsia 2008;49:93–8.

Steinlein OK, Mulley JC, Propping P, Wallace RH, Phillips HA, Sutherland GR, Scheffer IE, Berkovic SF. A missense mutation in the neuronal nicotinic acetylcholine receptor alpha4 subunit is associated with autosomal dominant nocturnal frontal lobe epilepsy. Nature Genetics 1995;11:201–203.

Steinlein O. Genetik der Epilepsien. In: Fröscher W, Vassella F, Hufnagel A, Hrsg. Die Epilepsien. Stuttgart: Schattauer; 2004.p. 29–34.

Stephen LJ, Brodie MJ. Management of a first seizure. Special problems: adults and elderly. Epilepsia 2008;49 (Suppl. 1):45–49.

Stogmann E, Zimprich A, Baumgartner C, Aull-Watschinger S, Hollt V, Zimprich F. A functional polymorphism is associated with temporal lobe epilepsy. Ann Neurol 2002;51:260–263.

Tellez-Zenato JF, Matijevic S, Wiebe S. Somatic comorbidity of epilepsy in the general population in Canada. Epilepsia 2007;48:2336–2344.

Tezer FI, Remi J, Noachtar S. Ictal apnea of epileptic origin. Neurology 2009;72:855–857.

Toczek et al., 2003 MT, Carson RE, Lang L et al. PET imaging of 5-HT1A receptor binding in patients with temporal lobe epilepsy. Neurology 2003;60:749–756.

Vollmar C Noachtar S. Tiagabine-induced myoclonic status epilepticus in a nonepileptic patient. Neurology 2007;68:310.

Wallace RH, Marini C, Petrou S, Harkin LA, Bowser DN, Panchal RG, Williams DA, Sutherland GR, Mulley JC, Scheffer IE, et al. Mutant $GABA_A$ receptor γ2-subunit in childhood absence epilepsy and febrile seizures. Nat Genet 2001;28:49–52.

Weil S, Noachtar S, Arnold S, Yousry T, Winkler PA, Tatsch K. Ictal single photon emission computed tomography (SPECT) differentiates between temporal and extratemporal epilepsy. Nucl Med Commun 2001;22:233–237.

Weil S, Deppe C, Noachtar S. The treatment of women with epilepsy. Dtsch Arztebl Int 2010;107:787–793.

Wheless JW, Clarke DF, Arzimanoglou A. Treatment of pediatric epilepsy: European expert opinion, 2007. Epileptic Disord 2007;9:353–412.

Wiebe S, Blume WT, Girvin JP, Eliasziw M. A randomized, controlled trial of surgery for temporal-lobe epilepsy. N Engl J Med 2001;345:311–318.

Wirrell EC, Camfield CS, Camfield PR, Gordon KE, Dooley JM. Long-term prognosis of typical childhood absence epilepsy: remission or progression to juvenile myoclonic epilepsy. Neurology 1996;47:912–918.

Woermann FG, Vollmar C. Clinical MRI in children and adults with focal epilepsy: a critical review. Epilepsy Behav 2009;15:40–49.

Wong ICK, Lhatoo SD. Adverse reactions to new anticonvulsant drugs. Drug Saf 2000;23:35–56.

C 2 Chirurgische Behandlung der Epilepsien

*von S. Noachtar, F. Rosenow und A. Peraud**

C 2.1 Klinik

Die chirurgische Behandlung von Epilepsien zielt auf eine Verbesserung der Lebensqualität von Patienten, die auf eine medikamentöse Behandlung nur unzureichend ansprechen (**Tab. C 2.1**). Das primäre Ziel hierbei ist, Anfallsfreiheit oder wenigstens eine deutliche Reduktion der Anfallsfrequenz ohne neurologische Defizite zu erreichen.

Tab. C 2.1: Definition von Pharmakoresistenz (Mindestanforderung)

Keine akzeptable Anfallskontrolle trotz aufeinanderfolgender Gabe von zwei bis drei Antiepileptika der ersten Wahl in Monotherapie oder Kombinationstherapie bei maximal tolerabler Dosis

Grundvoraussetzung für die chirurgische Behandlung ist die exakte Diagnose der Epilepsie, der Ausschluss nicht-epileptischer Anfälle und der mangelnde Erfolg medikamentöser Behandlung (Pharmakoresistenz) (s. **Tab. C 2.1** und Kap. C 1). Die Einnahme des ersten Medikaments führt bei etwa der Hälfte der Patienten zu Anfallsfreiheit (Kwan und Brodie 2000) (↑↑). Bei Erfolglosigkeit führt ein zweites Medikament nur noch deutlich seltener (13 %) und ein drittes Medikament oder die Kombination zweier Medikamente lediglich bei einem kleinen Teil (3–4 %) der Patienten zu Anfallsfreiheit (Kwan und Brodie 2000). Es sollte daher frühzeitig geprüft werden, ob eine epilepsiechirurgische Behandlung helfen kann (↑). Die Beantwortung der Frage, ob ein Patient für eine epilepsiechirurgische Behandlung geeignet ist, darf nicht durch wiederholte Versuche mit erfolglosen Medikamentenkombinationen verzögert werden, da eine lange Dauer prognostisch ungünstig ist (Janszky et al. 2005) (↑↑) und insbesondere bei Temporallappenepilepsien die chirurgische der medikamentösen Behandlung deutlich überlegen ist (Wiebe et al. 2001). Eine erfolgreiche Operation kann weitere negative neuropsychologische und psychosoziale Folgen der Erkrankung verhindern (Jokeit und Ebner 1999, Jokeit et al. 2001) (↑). Es sollte deshalb möglichst rasch die Überweisung in ein spezialisiertes Zentrum zur epilepsiechirurgischen Diagnostik erfolgen (**Tab. C 2.2**) (Adressen entsprechender Zentren unter www.ligaepilepsie.de oder www.ag-epilepsiechirurgie.de).

Tab. C 2.2: Voraussetzungen für eine epilepsiechirurgische Behandlung

- Gesicherte Epilepsiediagnose
- Pharmakoresistenz
- Behinderung durch die Anfälle
- Resezierbarer Fokus (Ausnahme: Patienten, die für eine Callosotomie infrage kommen)
- Motivation des Patienten
- Keine progressive Ätiologie (Ausnahme Rasmussen-Enzephalitis)
- Hohe Wahrscheinlichkeit, dass eine Anfallsreduktion die Lebensqualität des Patienten verbessern wird

C 2.2 Epidemiologie und Verlauf

Die Prävalenz wird für Epilepsie mit 0,4–0,8 % angegeben, mit Häufung bis zum 5. und nach dem 65. Lebensjahr (Forsgren et al. 2005). Während bei 70–80 % der Patienten eine 5-Jahres-Remission erzielbar ist (Annegers et al. 1979), entwickeln ca. 30 % der Patienten eine medikamentös nur unzureichend beeinflussbare Epilepsie (Kwan und Brodie 2000) (↑↑). Es gibt Hinweise dafür, dass die Prognose günstiger ist, wenn Anfallsfreiheit rasch erzielt wird. Eine hohe Anfallsfrequenz, lange Erkrankungsdauer, fokale Anfälle, neurologische, psychiatrische und psychosoziale Defizite stellen prognostisch ungünstige Faktoren für eine medikamentöse Therapie dar. Patienten, die auf eine antiepileptische Medikation unzureichend ansprechen, sind verstärkt in Gefahr, kognitive und sedierende Beeinträchtigungen durch die Medikamenteneinnahme und entsprechende psychosoziale Probleme zu erleiden. Für die USA wurde geschätzt, dass derzeit ca. 70 000 Kranke für eine chirurgische Behandlung infrage kämen (Hauser 1992). Schätzungen für die BRD lagen 1987 bei 1 000 Kandidaten bzw. 1,7/100 000 Patienten pro Jahr allein für die Temporallappenresektionen (Janz 1987).

Die Sorge, dass häufig wiederkehrende Anfälle durch Kindling oder sekundäre Epileptogenese negative Folgen für das Gehirn haben könnten (Morrell 1985), hat zur Folge, dass man eine frühzeitige chirurgische Behandlung empfiehlt, wo sie infrage kommt (Moshe und Shinnar 1993). Neuere Arbeiten zeigen, dass bereits einzelne Anfälle zu Einbußen der Gedächtnisleistung bei Patienten mit linksseitiger Temporallappenepilepsie führen (Jokeit et al. 2001) und

* Autoren dieses Kapitels in der 5. Auflage: S. Noachtar, A. Hufnagel und P. A. Winkler.

langfristig eine therapieresistente Temporallappenepilepsie zwar langsam über Jahrzehnte (> 30 Jahre), aber schließlich doch mit erheblichen kognitiven Defiziten einhergeht (Jokeit und Ebner 1999).

C 2.3 Therapeutische Prinzipien

Der Erfolg einer epilepsiechirurgischen Behandlung hängt davon ab, wie gut die Kortexregion, von der die Anfälle ihren Ursprung nehmen (epileptogene Zone), identifiziert und ob sie möglichst vollständig entfernt werden kann, ohne funktionell wichtigen Kortex zu verletzen (Awad et al. 1991) (Rosenow und Lüders 2001) (↑). Ziel der Diagnostik ist die für die Anfallsentstehung verantwortliche epileptogene Zone exakt zu lokalisieren. Ein kuratives Vorgehen ist nur bei fokalen Epilepsien möglich. Wenn eine komplette Resektion unmöglich ist, kann eine teilweise Reduktion des epileptogenen Areals als palliative Maßnahme in ausgewählten Fällen eine Verbesserung der Anfallssituation bewirken (Wyllie et al. 1987) (↑).

Unter der Vorstellung der Unterbrechung von Ausbreitungswegen epileptischer Aktivität wurden bei vereinzelten Patienten mit posterior-temporalem oder extratemporalem Anfallsursprung Resektionen im vorderen mesialen Temporalbereich durchgeführt. Die Ergebnisse hierbei waren jedoch deutlich schlechter als bei vollständiger Resektion der epileptogenen Zone selbst (Fish et al. 1991) (↑↑). Die Durchtrennung des Corpus callosum ist ein palliatives Verfahren, die Ausbreitung epileptischer Anfälle zu verhindern. Für diesen Eingriff kommen im Wesentlichen Patienten mit diffus epileptogenem Kortex infrage, die heftige Sturzanfälle haben und zumeist an einem Lennox-Gastaut-Syndrom leiden. Auch mithilfe der multiplen subpialen Transsektion wird versucht, die kortikale Anfallsausbreitung zu unterbinden oder zumindest zu hemmen (Morrell et al. 1989).

Die Übereinstimmung der im Folgenden dargestellten Befunde, die durch strukturelle bildgebende (MRT) und funktionelle Methoden (EEG, EEG-Video-Monitoring, SPECT, PET und Neuropsychologie) erhoben werden, ist entscheidend für das epilepsiechirurgische Vorgehen (Noachtar und Borggräfe 2009). Wenn die nicht-invasiven EEG-Untersuchungen und die Analyse von MRT, Anfallssemiologie, EEG und Neuropsychologie übereinstimmende lokalisatorische Befunde erbringen, kann bei den allermeisten Patienten mit Temporallappenepilepsien heutzutage ein epilepsiechirurgischer Eingriff ohne invasive EEG-Diagnostik durchgeführt werden (Winkler et al. 1999). Bei Diskrepanzen dieser Untersuchungsbefunde können invasive EEG-Untersuchungen und elektrische Stimulation des Kortex befriedigende Indikationsgrundlagen bringen. Es besteht keine operative Behandlungsmöglichkeit, wenn entweder die epileptogene Zone nicht ausreichend bestimmt werden kann oder die Resektion dieser Zone unakzeptable neurologische und neuropsychologische Defizite zur Folge hätte.

Abb. C 2.2 zeigt die verschiedenen epilepsiechirurgischen Verfahren. Die Operationsergebnisse und ihre Einstufung werden in den **Tab. C 2.4** und **Tab. C 2.5** gezeigt. Morbidität und Letalität chirurgischer Behandlung sind in **Tab. C 2.6** aufgeführt.

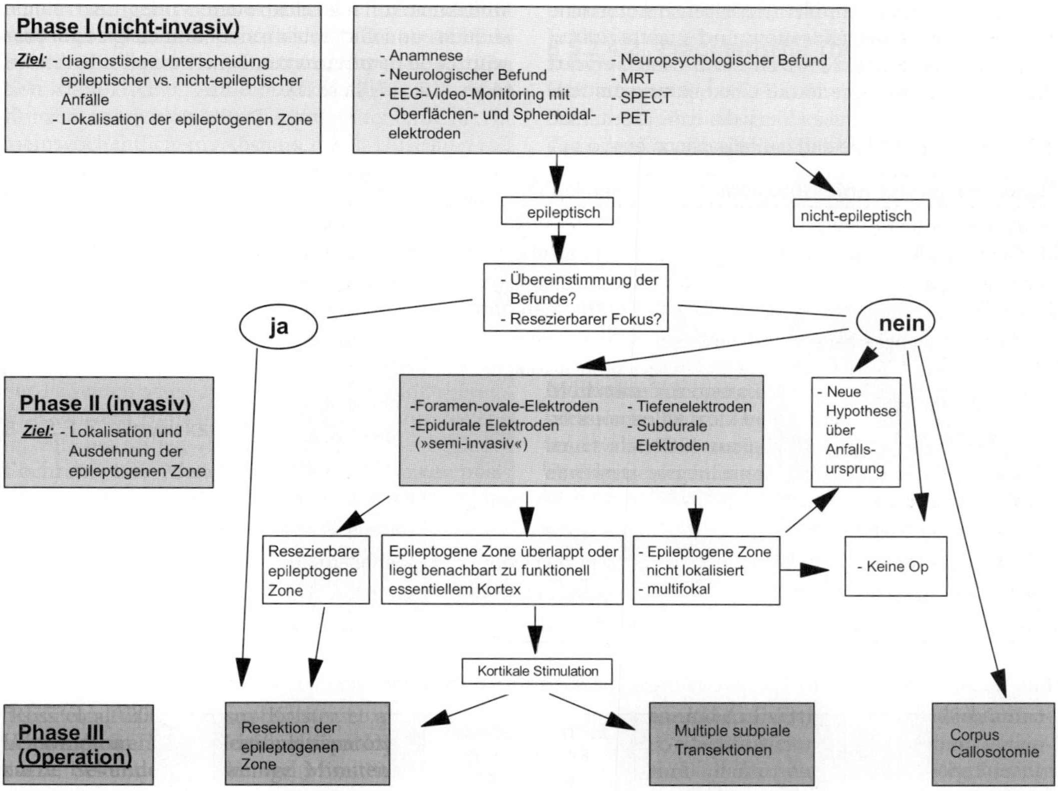

Abb. C 2.1: Prächirurgische Epilepsiediagnostik

C 2.3.1 Prächirurgische Diagnostik

C 2.3.1.1 Anfallssemiologie

Vor Einführung der Elektroenzephalographie (EEG) war die Analyse der Anfallssemiologie die einzige Methode zur Unterscheidung verschiedener Epilepsie-Syndrome. Seit Langem ist bekannt, dass z. B. unilaterale klonische Anfälle oder visuelle Auren in einem Gesichtshalbfeld für einen Anfallsursprung in der Nähe des kontralateralen primär motorischen Kortex bzw. des kontralateralen visuellen Kortex sprechen. Eine Reihe von lateralisierenden Anfallsphänomenen wurde auf der Grundlage sorgfältiger EEG-Video-Analysen beschrieben. (**Tab. C 2.3**) (Rosenow et al. 2001).

Wertvolle Hinweise gewinnt man auch aus der sorgfältigen Analyse der zuerst auftretenden Anfallssymptome und ihrer Entwicklung im Anfallsverlauf (Noachtar et al. 1998a, Noachtar und Borggräfe 2009, Noachtar und Peters 2009). Es konnte z. B. gezeigt werden, dass die Abfolge von epigastrischen Auren, die in automotorische Anfälle (orale und manuelle Automatismen) (Noachtar et al. 1998a) übergehen, mit 98 % Wahrscheinlichkeit für das Vorliegen einer Temporallappenepilepsie spicht und extrem selten bei Frontallappenepilepsien auftritt (1,7 %) (Henkel et al. 2002) (↑). Umgekehrt treten tonische, klonische oder versive Anfälle fast nie als initiale Anfallsform bei Temporallappenepilepsie auf, aber z. B. tonische Anfälle bei zwei Drittel der Frontallappenepilepsien (Werhahn et al. 2000). Ein epileptischer Anfall kann von einer »stummen« Kortexregion seinen Ursprung nehmen und asymptomatisch bleiben, solange er sich nicht in den »eloquenten« Kortex, wie primär-motorische, primär-sensorische oder supplementär-sensomotorische Regionen ausbreitet (Rosenow und Lüders 2001a, Lüders und Noachtar 2000). Dieser Umstand erklärt die mehr oder weniger starke Überlappung der Anfallssemiologie bei verschiedenen Epilepsiesyndromen (Noachtar und Peters 2009).

C 2.3.1.2 Elektroenzephalographie (EEG)

Die Elektroenzephalographie (EEG) ist die spezifische Methode, epileptogenen Kortex zu identifizieren. Interiktale epilepsietypische Entladungen bieten einen wertvollen lokalisatorischen Hinweis (Noachtar und Remi 2009). EEG-Oberflächenableitungen sind weniger sensitiv als invasive Untersuchungen, bieten jedoch den besten Überblick zur Abschätzung der epileptogenen Zone. Invasive Elektroden leiten nur von der unmittelbaren Umgebung der Elektrodenplatzierung ab und fokussieren somit bereits auf eine sehr umschriebene Region, weshalb eine epileptogene Zone in benachbarten oder entfernteren Regionen unerkannt bleiben kann. Invasive Elektroden sollten daher erst nach ausführlichen nicht-invasiven EEG-Untersuchungen durchgeführt werden, die die epileptogene Zone zwar nicht ausreichend lokalisierten, auf deren Grundlage jedoch eine überprüfbare Hypothese über den Anfallsursprung entwickelt werden konnte (Noachtar und Borggräfe 2009). Invasive EEG-Untersuchungen führen bei 1–4 % der Patienten zu zumeist passageren Komplikationen (Blutung, Infektion mit konsekutiver Hemiparese, Hemianopsie und Aphasie) (Van Buren 1987), die nur in Kauf zu nehmen sind, wenn durch die Untersuchung ein deutlicher Informationszuwachs zu erwarten ist. Während epilepsietypischer Potenziale kommt es im funktionellen MRT zu einer messbaren lokalen Perfusionssteigerung. Die Verbindung beider Methoden könnte zu einer verbesserten Lokalisationsdiagnostik führen (Hoffmann et al. 2000). Invasive EEG-Methoden, wie stereotaktisch implantierte Multikontakt-Tiefenelektroden oder subdurale Streifen- und Gitterelektroden können die epileptogene Zone in vereinzelten Fällen weiter eingrenzen (**Abb. C 2.1**) (Phase II).

Tab. C 2.3: Lateralisierende Anfallsphänomene

Lateralisierendes Anfallsphänomen	Hemisphäre	Studien
Kopf und Augenversion	Kontralateral	Wyllie et al. 1986, O'Dwyer et al. 2007
Dystone Handhaltung	Kontralateral	Kotagal et al. 1989, Bleasel et al. 1997
Zeichen der 4	Kontralateral (zum gestreckten Arm)	Kotagal et al. 2000
Automatismen bei erhaltenem Bewusstsein	Nicht-dominant	Noachtar et al. 1992, Ebner et al. 1995
Iktale Sprache	Nicht-dominant	Gabr et al. 1989
Postiktale Aphasie	Dominant	Gabr et al. 1989
Iktales Erbrechen	Nicht-dominant	Kramer et al. 1988
Iktales Spucken	Nicht-dominant	Voss et al. 2000
Iktaler Harndrang	Nicht-dominant	Baumgartner et al. 2000
Postiktales Nasereiben	Ipsilateral	Leutmezer et al. 1998
Postiktales Husten	Nicht-dominant	Wennberg 2001
Unilateraler tonischer Anfall	Kontralateral	Werhahn et al. 2000
Unilateraler Lidschlag	Ipsilateral	Benbadis et al. 1996, Henkel et al. 1999

Tab. C 2.4: Ergebnisse der Epilepsiechirurgie (modifiziert nach Tellez-Zenteno et al. 2005)

	Temporallappenteilresektion (n = 3 895)	Extratemporale Resektionen (n = 2 334)	Hemisphärektomie (n = 169)	Callosotomie (n = 99)
Anfallsfrei (%)	66	59	61	35

Tab. C 2.5: Vorschlag für eine neue Klassifikation operativer Ergebnisse im Hinblick auf die Anfallssituation nach Epilepsiechirurgie (nach Wieser et al. 2001)

Klasse	Definition
1	Vollständig anfallsfrei; keine Auren
2	Nur Auren; keine anderen Anfallsformen
3	Ein bis drei Anfallstage pro Jahr; ± Auren
4	Vier Anfallstage pro Jahr; bis zu 50 % Reduktion der Anfallstage im Vergleich zur präoperativen Baseline (Anzahl Anfallstage); ± Auren
5	Unter 50 % Reduktion bis zu 100 % Anstieg der Anfallstage im Vergleich zur präoperativen Baseline; ± Auren
6	Über 100 % Anstieg der Anfallstage im Bezug zur präoperativen Baseline; ± Auren

C 2.3.1.3 EEG-Video-Monitoring

Das Herzstück der epilepsiechirurgischen Diagnostik ist die Aufzeichnung habitueller Anfälle im EEG-Video-Monitoring mit an der Schädeloberfläche angebrachten Elektroden. Die Aufzeichnung von Anfällen mittels EEG und Video bietet eine hohe Verlässlichkeit in der Bestimmung der Lokalisation der epileptogenen Zone (Noachtar et al. 1998a, Noachtar und Lüders 1999b, Noachtar und Peters 2009) (**Tab. C 2.3**).

C 2.3.1.4 Elektrische Stimulation des Kortex

Die elektrische Stimulation des Kortex wird durchgeführt, um eloquente Kortexareale (Sprache, Motorik etc.) zu identifizieren und schonen zu können. Damit können die Grenzen der Resektion besser ermittelt werden, wenn die epileptogene Zone nahe an eloquentem Kortex liegt oder mit diesem womöglich überlappt (Noachtar und Borggräfe 2009). Sie kann sowohl intraoperativ am wachen Patienten durchgeführt werden als auch extraoperativ mittels subduraler oder stereotaktisch implantierter Elektroden, die über mehrere Tage bis wenige Wochen implantiert sind.

C 2.3.1.5 Magnetresonanztomographie (MRT)

Die Magnetresonanztomographie (MRT) bietet wesentliche Lokalisationshinweise (Koepp und Woermann 2009). Wenn eine strukturelle Läsion nachgewiesen werden kann und die Lokalisation mit den klinischen und EEG-Befunden übereinstimmt, wird die Resektion der Läsion (Läsionektomie) mit hoher Wahrscheinlichkeit zur Anfallskontrolle führen (Cascino et al. 1992) (↑↑). In manchen Fällen wird jedoch die Entfernung zusätzlicher Kortexregionen, die durch intra- oder extraoperative invasive Ableitungen bestimmt werden, nötig sein. Die exakte anatomische Beziehung von epileptogenem Kortex im Verhältnis zu einer Läsion ist eine der entscheidenden Fragen in der prächirurgischen Evaluation (Rémi et al. 2011). Die bildgebenden Methoden unterschätzen typischerweise die Ausdehnung der epileptogenen Zone bei kortikalen Dysplasien (Woermann und Vollmar 2009). Quantitative volumetrische Bestimmungen der mesialen Temporallappensklerose im MRT ermöglichen eine objektivere Beurteilung als die rein visuelle Auswertung und können hilfreich sein, wenn die Befunde visuell nicht ausreichend deutlich sind (Jack et al. 1988).

Raumfordernde progressive Hirnläsionen, die per se eine Operationsindikation darstellen, werden in den Kapiteln G 2 bis G 4 behandelt. Ihre Entfernung ist nicht als epilepsiechirurgischer Eingriff im engeren Sinn aufzufassen.

C 2.3.1.6 Positronen-Emissions-Tomographie (PET)

Die interiktale Messung des Hirnmetabolismus zeigt insbesondere bei Patienten mit Temporallappenepilepsien häufig eine unspezifische Reduktion des lokalen Metabolismus. Sie erfolgt durch eine Positronen-Emissions-Tomographie (PET) mittels 18-Fluor-desoxy-Glucose oder inzwischen auch andere Tracer (Duncan 2009). Auch bei extratemporalen Epilepsien kommt der PET eine hohe lokalisatorische bzw. lateralisierende Bedeutung zu (Duncan 2009).

C 2.3.1.7 Single-Positron-Emission-Computed-Tomographie (SPECT)

Die interiktale Single-Positron-Emission-Computed-Tomographie (SPECT) ist weniger sensitiv als die PET (Koepp und Woermann 2009). Iktale SPECT-Untersuchungen, d. h. der Tracer wird während des Anfalls injiziert, haben eine deutlich höhere lokalisatorische Sensitivität (80–90 %) bei temporalen und extratemporalen Epilepsien, wenn der Tracer zu Anfallbeginn injiziert wird. Die Ergebnisse bei Patienten mit extratemporalen insbesondere parieto-okzipitalen Epilepsien sind deutlich schlechter (Noachtar et al. 1998b) (↑↑), wobei allerdings eine gute Unterscheidung zwischen temporalen und extratemporalen Epilepsien ermöglicht wird (Weil et al. 2001) (↑↑).

C 2.3.1.8 Neuropsychologie

Neuropsychologische Untersuchungen können umschriebene neuropsychologische Defizite aufdecken, die Lokalisationshinweise bieten und helfen, die präoperative kognitive Leistungsfähigkeit des Patienten einzuschätzen (Jones-Gotman 1992). Diese Information ist hilfreich für die Beratung über Risiken und Komplikationen der Operation und die postoperative Rehabilitationsplanung (Helmstädter et al. 1996) (↑). Ein IQ unter 70 bei Erwachsenen gilt als prognostisch ungünstiges Zeichen für die resektive Epilepsiechirurgie, da ein so niedriger Wert Hinweise auf eine diffuse Hirnstörung und damit diffuse Epileptogenizität bietet. Dennoch kann eine epilepsiechirurgisch angehbare epileptogene Zone auch bei diesen Patienten identifiziert werden und die operative Behandlung einen günstigen Effekt auf die Lebensqualität haben. Entwicklungsverzögerungen können die Folge von epileptischen Anfällen sein und daher eine Indikation darstellen, bei Kindern mit schweren symptomatischen generalisierten oder fokalen Epilepsien die Möglichkeit einer chi-

Tab. C 2.6: Morbidität und Letalität in der Epilepsiechirurgie

	Anteriore Temporallappen-teilresektion	Extratemporale Resektion	Hemisphärektomie	Callosotomie
Gesamtzahl	1 911	432	84	130
Morbidität[a]	5,1 %	5,8 %	16,7 %[b]	9,2 %
Letalität	0,5 %	0,0 %	3,6 %[b]	1,5 %

(nach Van Buren 1987)

[a] Komplikationen wie Infektion, Blutung, Hemiparese, Hemianopsie, Aphasie, akuter Hydrozephalus, Gedächtnisdefizite, Split-Brain-Syndrom und psychische Störungen

[b] Bei den meisten dieser Patienten wurde eine anatomische Hemisphärektomie durchgeführt, die ein höheres Risiko birgt als die Technik der funktionellen Hemisphärektomie

rurgischen Behandlung schon früh zu überprüfen (Chugani et al. 1990) (↑↑).

C 2.3.1.9 Intracarotidaler Amobarbitaltest (Wada-Test)

Der intracarotidale Amobarbitaltest (Wada-Test) wird heutzutage nur noch selten präoperativ zur Bestimmung von Sprach- und Gedächtnislateralisation durchgeführt, da erhebliche Kontroversen über die zu gewinnende Information und deren Konsequenz bestehen (Haag et al. 2008). Zumindest die Sprachlateralisation lässt sich heute auch mittels funktionellem MRT (fMRT) (Binder et al. 1996) und funktioneller transkranieller Dopplersonographie (fTCD) (Knake et al. 2003) ermitteln, während dies für die Lateralisation sprachlicher Gedächtnisleistung noch nicht sicher gelingt.

C 2.4 Pragmatische Therapie

Die prächirurgische Diagnostik soll Patienten identifizieren, denen ein epilepsiechirurgischer Eingriff helfen kann und gleichzeitig jene erkennen, denen ein solcher Eingriff nichts nützen oder sogar schaden würde. Dieses Unterfangen setzt ein hochspezialisiertes multidisziplinäres Team voraus. **Tab. C 2.2** nennt die Voraussetzungen für eine epilepsiechirurgische Diagnostik und Therapie.

Bei der prächirurgischen Evaluation können drei aufeinanderfolgende Phasen unterschieden werden, wobei die erste ausschließlich nicht-invasive Untersuchungsschritte beinhaltet und der Syndromdiagnose sowie Bestimmung der epileptogenen Zone dient (**Abb. C 2.1**, Phase I) (Winkler et al. 1999) (↑↑). Ist die Epilepsiesyndrombestimmung durchgeführt und wurde Pharmakoresistenz nachgewiesen (**Tab. C 2.1** und **Tab. C 2.2**), muss der Einfluss der Anfälle auf die Lebensqualität des Patienten bestimmt werden, der individuell erheblich schwanken kann. Das Vorgehen in der chirurgischen Behandlung der Epilepsien hängt ganz entscheidend von der Lokalisation und Ausdehnung der epileptogenen Zone ab. Etwa 60–70 % der Patienten, die zur epilepsiechirurgischen Abklärung zugewiesen werden, leiden an Temporallappenepilepsien. Bei mesialen Temporallappenepilepsien sind die Resektionsgrenzen für die chirurgische Behandlung durch anatomische Strukturen weitgehend definiert. Sie beinhalten Hippocampus, Amygdala und den Gyrus parahippocampalis (**Abb. C 2.2**). Liegt der Anfallsursprung außerhalb der mesialen Temporallappenregion, so ist die Lokalisation der epileptogenen Zone variabler und auch schwieriger zu bestimmen (Rosenow und Lüders 2001). Frontallappenepilepsien stellen die zweitgrößte epilepsiechirurgische Gruppe dar (Noachtar 1999a).

Wenn die nicht-invasiven Untersuchungsbefunde übereinstimmend auf eine Lokalisation hinweisen und dieser Fokus außerhalb eloquenter Kortexregionen liegt, kann die Indikation zur chirurgischen Behandlung (**Abb. C 2.1**, Phase III) auf der Grundlage der nicht-invasiven Befunde allein gestellt werden (Winkler et al. 1999) (↑↑). Im anderen Fall werden invasive Untersuchungsschritte nötig sein (**Abb. C 2.1**, Phase II). Invasive Untersuchungsmethoden sind indiziert, aber auch nur dann gerechtfertigt, wenn die nicht-invasiven Methoden nicht aufschlussreich genug waren oder diskrepante Untersuchungsbefunde erbracht haben und wenn eine überprüfbare Hypothese für den potenziell resezierbaren Anfallsursprung entwickelt werden konnte. Auf dieser Grundlage richtig platzierte invasive Elektroden können wertvolle Informationen über die Lokalisation und das Ausmaß der epileptogenen Zone erbringen (Noachtar 2001b, Noachtar und Remi 2009, So et al. 1989) (↑↑). Wenn die epileptogene Zone in der Nähe von funktionell essenziellem Kortex, wie z. B. primär-motorischen Arealen oder Sprachregionen liegt, sind invasive Ableitmethoden und die elektrische Stimulation des Kortex zur Operationsplanung unentbehrlich.

Ein resektives epilepsiechirurgisches Verfahren kommt nicht infrage, wenn mittels nicht-invasiver Untersuchungsmethoden Hinweise auf Multifokalität oder eine diffuse Epileptogenizität gefunden werden (**Abb. C 2.1**, Phase I). Die Durchtrennung des Corpus callosum kann manchen dieser Patienten helfen (**Abb. C 2.1**, Phase III, s. u.).

C 2.5 Kurative Therapie

C 2.5.1 Mesiale Temporallappen-epilepsie

Bei ca. 75 % der Patienten mit medikamentös therapieresistenten, einseitigen mesialen Temporallappenepilepsien kann die vordere Temporallappenteilresektion auf der Grundlage ausschließlich nicht-invasiver Untersuchungsmethoden durchgeführt werden, wenn klinische Befunde, EEG und

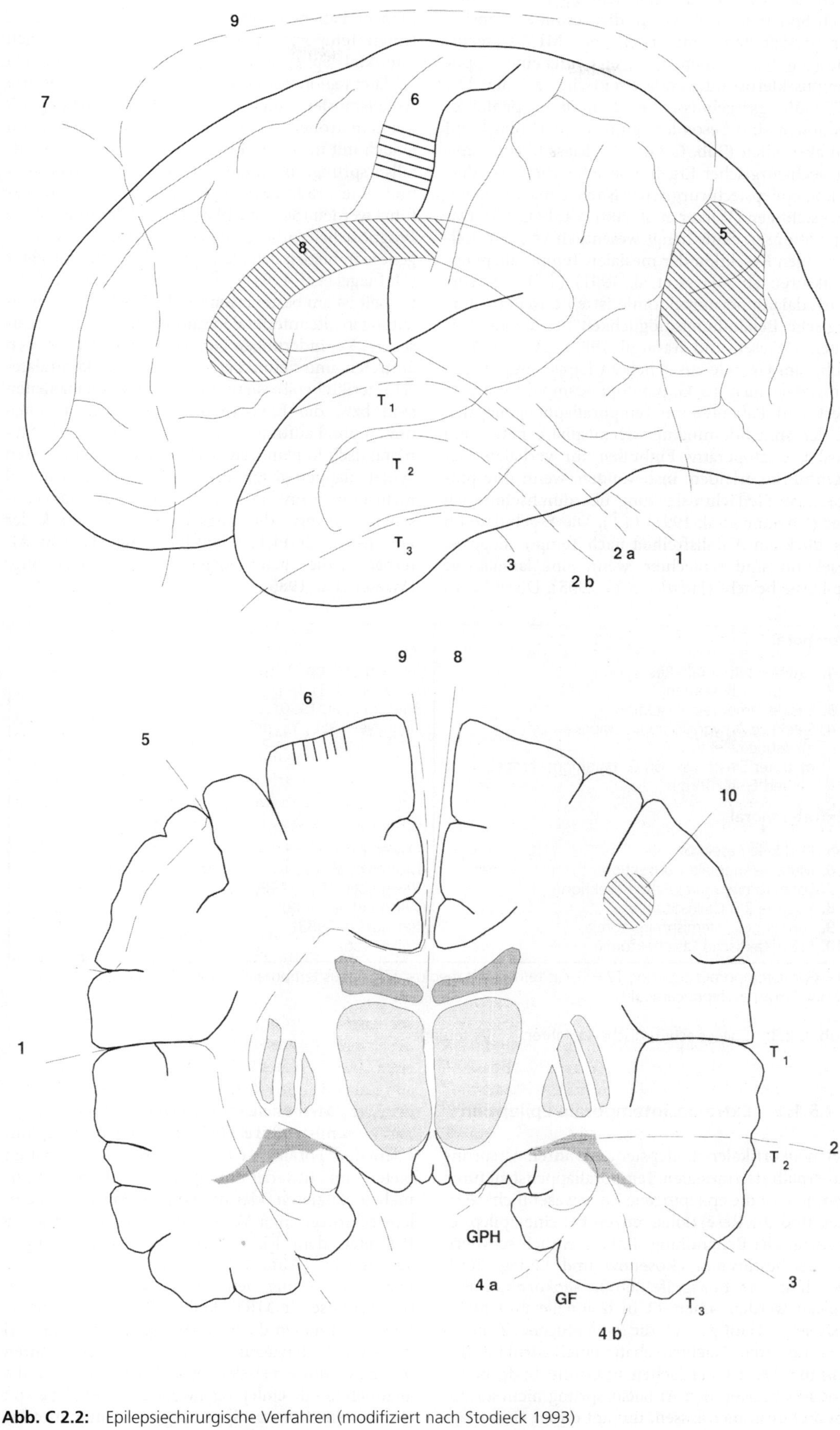

Abb. C 2.2: Epilepsiechirurgische Verfahren (modifiziert nach Stodieck 1993)

MRT auf eine übereinstimmende Lokalisation hinweisen (**Abb. C 2.2**) (Winkler et al. 1999) (↑↑). Nicht-invasive EEG-Untersuchungen beinhalten auch Sphenoidalelektroden, die besonders sensitiv für mesiale temporale Foci sind. MRT-Untersuchungen dieser Patienten zeigen häufig eine Hippocampussklerose oder andere statische Läsionen. Die Behandlungsergebnisse bei Temporallappenteilresektionen sind besonders günstig im Hinblick auf Anfallsfreiheit (**Tab. C 2.4**). Die Klassifikation epilepsiechirurgischer Ergebnisse sollte die Besonderheiten epilepsiechirurgischer Nachbeobachtung berücksichtigen (Wieser et al. 2001) (**Tab. C 2.5**). Das Operationsergebnis hängt wesentlich von der vollständigen Resektion der mesialen Temporallappenstrukturen ab (Nayel et al. 1991) (↑↑). Die sog. Amygdalahippocampektomie ist eine weitere chirurgische Behandlungsmöglichkeit bei diesen Patienten (Wieser und Yasargil 1982) (**Abb. C 2.2**), wobei im Grunde zusätzlich zu Hippocampus und Amygdala auch der G. parahippocampalis mitreseziert wird. Patienten mit Temporallappenepilepsien in der sprachdominanten Hemisphäre haben ein Risiko, postoperativ Einbußen im verbalen Gedächtnis zu erleiden, insbesondere wenn ihre präoperative Gedächtnisleistung überdurchschnittlich war (Chelune et al. 1991) (↑↑). Die Ergebnisse im Hinblick auf Anfallsfreiheit nach Temporallappenresektion sind schlechter, wenn eine langjährige Epilepsie besteht (Janszky et al. 2005). Diese Beobachtung unterstützt die frühe Klärung operativer Behandlungsmöglichkeiten.

Manche Patienten mit medikamentös therapieresistenten Temporallappenepilepsien (20–50 %) zeigen interiktal epilepsietypische Potenziale in beiden Schläfenregionen und im Anfall nicht lateralisierte Anfallsmuster (nicht-invasive EEG-Ableitungen). Bei dem größeren Teil dieser Patienten (77 %) kann jedoch mit invasiven EEG-Ableitmethoden der Anfallsursprung in einem Schläfenlappen lokalisiert und eine erfolgreiche Epilepsiechirurgie durchgeführt werden (So et al. 1989) (↑↑). Allerdings ist die Prognose bei Vorliegen einer unabhängigen Anfallsgenese in beiden Schläfenlappen deutlich schlechter (Hufnagel et al. 1994) (↑↑). Die Chance auf Anfallsfreiheit ist am besten, wenn in EEG-Oberflächenableitungen alle interiktalen und iktalen epilepsietypischen Veränderungen in einem Schläfenlappen auftreten, und sie sinkt etwas, wenn auch kontralateral interiktal epilepsietypische Potenziale abzuleiten sind bzw. die EEG-Anfallsmuster nicht regional unitemporal auftreten (Schulz et al. 2000) (↑↑). Stereotaktisch implantierte Tiefenelektroden in beiden Schläfenlappen gelten als die sensitivste gleichwohl nicht immer zuverlässigste Methode zur diagnostischen Klärung. Allerdings bietet die Technik der Foramen-ovale-Elektroden eine weniger invasive Alternative, die auch weniger Komplikationen birgt (Wieser et al. 1985).

Temporal	
1. Laterale temporale Resektion	(Bailey und Gibbs 1951)
2. »En-bloc«-Resektion	(Falconer 1971)
3. Basale temporale Resektion	(Shimizu et al. 1990)
4. Selektive Amygdalohippocampektomie	(Niemeyer 1958, Yasargil et al.1985)
a) »superselektiv«	
b) unter Einschluss von G. parahippocampalis und G. fusiformis	
Extratemporal	
5. Kortikale Resektion	(Olivier 1991)
6. Multiple subpiale Transektion	(Morrell et al. 1989)
7. Lobektomie, multilobäre Resektion	(Rasmussen 1963, 1987)
8. Vordere 2/3 Callosotomie	(Wilson et al. 1982)
9. Funktionelle Hemisphärektomie	(Rasmussen 1983)
10. Stereotaktische Läsionektomie	(Kelly 1986)

T1 = Gyrus temporalis superior, T2 = Gyrus temporalis medius, T3 = Gyrus temporalis inferior, GF = Gyrus fusiformis, GPH = Gyrus parahippocampalis

Abb. C 2.3: Epilepsiechirurgische Verfahren – Erläuterungen

C 2.5.1.1 Extramesiotemporale Epilepsien

Bei neokortikalen Epilepsien, die ihren Ursprung außerhalb der mesialen Temporallappenstrukturen nehmen, ist die epileptogene Zone wesentlich variabler, und die Resektionsgrenzen für eine epilepsiechirurgische Behandlung sind wesentlich schwieriger zu bestimmen (Rosenow und Lüders 2001, Noachtar und Borggräfe 2009). Neokortikale Epilepsien werden unterteilt in läsionelle und nichtläsionelle. Häufig liegt die epileptogene Zone in unmittelbarer Nachbarschaft einer strukturellen Läsion. Wenn Oberflächen-EEG und bildgebende Untersuchungen den Anfallsursprung nicht ausreichend bestimmen lassen, um auf dieser Grundlage invasive Methoden einzusetzen, können sogenannte semi-invasive EEG-Ableitungen mit epiduralen und Foramen-ovale-Elektroden Information bieten, um entweder die invasiven Elektroden optimal zu platzieren oder um von einem weiteren epilepsiechirurgischen Vorgehen abzusehen, ohne die Patienten dem Risiko invasiver Untersuchungen auszusetzen (**Abb. C 2.1**) (Noachtar 2001) (↑↑). Die Verbesserung neuer bildgebender Methoden (hochauflösende MRT, iktales SPECT und interiktales PET) haben die Frequenz semi-invasiver und invasiver Untersuchungen in den letzten Jahren deutlich reduziert (Beleza et al. 2010) (↑). Wenn die anzunehmende epileptogene Zone in der Nähe von eloquentem Kortex (Sprachregion primär motorischer Kortex) liegt, muss mithilfe intra- oder extraoperativer Stimulations- und Ableittechniken die Beziehung zwischen epileptogener Zone und funktionellem Kortex bestimmt werden (**Abb. C 2.1**) (Lüders et al. 1987). Auf der Grundlage invasiver Anfallsaufzeichnung und den Ergebnissen der elektrischen Stimulation des Kortex kann die epilepsiechirurgische Resektion individuell angepasst werden, indem die epileptogene Zone möglichst vollständig reseziert und funktioneller Kortex geschont wird bzw. die Resektion durch subpiale Transektion (s. u.) ergänzt wird. Die präoperative dreidimensionale Darstellung der exakten Elektrodenposition auf dem Kortexrelief mittels MRT und CT ist für die Resektionsplanung sehr hilfreich (Winkler et al. 2000) (↑).

Die Ergebnisse der Epilepsiechirurgie sind bei nachgewiesener struktureller Läsion im MRT besser als bei ausschließlich lokalisatorischen Befunden funktioneller Methoden wie EEG, SPECT und PET (Van Ness 1992) (↑↑). Die Weiterentwicklung der bildgebenden und invasiven Diagnostik hat die diagnostische und damit auch die chirurgische Treffsicherheit erheblich verbessert (Siegel et al. 2001) (↑↑). Ein Teil epileptogener Läsionen entzieht sich jedoch dem makroskopischen Nachweis durch das MRT (z. B. Dyslamination oder ektope Neuronenpopulationen) und kann erst histologisch erkannt werden. Die weiterentwickelte Technik hat die Sensitivität der MRT insbesondere im Hinblick auf die Identifizierung kortikaler Dysplasien sehr verbessert (Knake et al. 2005, Huppertz et al. 2008).
Die operativen Methoden bei extratemporaler Resektion sind in **Abb. C 2.2** dargestellt. Stereotaktisch geführte Läsionektomien können den Vorteil bieten, auch tiefliegende Läsionen innerhalb funktionellem Kortex schonend zu resezieren. Sie haben eine relativ niedrige Komplikationsrate und ähnlich gute Ergebnisse (s. **Tab. C 2.4**) (Cascino et al. 1992) (↑↑).
Bei pharmakoresistenten Patienten mit schweren diffusen Läsionen einer Hemisphäre ist eine Hemisphärektomie bzw. Hemispherotomie zu erwägen. Mit seltenen Ausnahmen kommen für diesen Eingriff Kinder mit schwerer Hemiparese infrage. Die prächirurgische Evaluation dieser Kinder stützt sich auf die klinischen Befunde sowie bildgebende und nicht-invasive EEG-Untersuchungen. Eine Hemisphärektomie bzw. Hemispherotomie darf nur durchgeführt werden, wenn eine umschriebene Resektion nicht ausreichen würde. Von der anatomisch vollständigen Hemisphärektomie mit Entfernung des Kortex und der subkortikalen Strukturen einschließlich der mesialen Temporallappenstrukturen ist man wegen der Langzeitkomplikationen (superfiziale zerebrale Hämosiderose) abgekommen. Die »funktionelle« Hemisphärektomie besteht aus einer vollständigen Diskonnektion der kranken Hemisphäre, jedoch nur begrenzter Resektion von Hirngewebe (Rasmussen 1983) (**Abb. C 2.2**). Der Schläfenlappen wird dabei vollständig entfernt, Frontal- und Okzipitallappen werden belassen, vom Balken jedoch abgetrennt. Eine modifizierte Technik der hemisphärischen Deafferenzierung, bei der noch weniger Kortex reseziert wird (Schramm et al. 1995) (↑), birgt die Gefahr, dass die Diskonnektion der Hemisphäre unvollständig bleiben kann (Bilgin et al. 2008).

Die Ergebnisse bezüglich der Anfallsfreiheit sind ähnlich gut wie bei epilepsiechirurgischen Eingriffen am Schläfenlappen (**Tab. C 2.3**) (↑). Bei progressiven Hemisphärensyndromen wie der Rasmussen-Enzephalitis sollte die Hemisphärektomie frühzeitig erwogen werden, noch bevor die Defizite voll ausgebildet sind, um eine Verschlechterung der Intelligenz zu verhindern (Villemure et al. 1991) (↑). Die Resektion lediglich der hauptsächlich betroffenen Kortexareale hat sich bei diesem Syndrom nicht bewährt und sie bietet keine Gewähr für anhaltende Anfallsfreiheit.

Die Technik der multiplen subpialen Transsektion wurde als eine chirurgische Option für jene Fälle entwickelt, bei denen die epileptogene Zone in eloquentem Kortex liegt und nicht reseziert werden kann (Morrell et al. 1989). Das Konzept basiert auf der Vorstellung, dass die horizontalen kortikalen Verbindungen, welche die Anfallsausbreitung vermitteln, durchbrochen und die vertikal angeordneten Faserverläufe der absteigenden Axone geschont werden, so dass funktionelle Defizite minimal gehalten werden (Kaufmann et al. 1996) (↑). Diese Technik gilt als ein palliatives Verfahren (Schramm et al. 2002) (↑).

C 2.5.2 Palliative Therapien

C 2.5.2.1 Callosotomie

Eine Durchtrennung des Corpus callosum (Callosotomie) kommt für pharmakoresistente Patienten infrage, die an symptomatischen generalisierten Epilepsien mit multiplen Anfallsformen (Lennox-Gastaut-Syndrom) leiden und bei denen ein resektives Verfahren nicht möglich ist (Wyler 1993) (↑↑). Das Konzept basiert auf der Unterbrechung der Anfallsausbreitung von einer Hemisphäre auf die andere. Vollständige Anfallsfreiheit wird selten erreicht, sondern eine Milderung schwerer Anfallsformen. Nicht-invasive EEG-Video-Ableitungen und bildgebende Untersuchungen reichen in aller Regel für die präoperative Evaluation aus.
Da eine vollständige Callosotomie zu einem sog. Diskonnektionssyndrom führen kann, erfolgt zunächst die Durchtrennung der vorderen zwei Drittel des Corpus callosum. Die vollständige Callosotomie wird durchgeführt, sofern keine deutliche Besserung der Anfallssituation eintritt (↑) (**Abb. C 2.2**). Die Ergebnisse verschiedener Gruppen im Hinblick auf die Anfallsunterdrückung bei verschiedenen Anfallsformen, wie Absence- und generalisierte tonisch-klonische Anfälle, werden unterschiedlich beurteilt (Obeid und Wyllie 2009). Die typischen postoperativen neurologischen Komplikationen, wie Beinschwäche, Sprachstörungen, aggressives Verhalten und Apathien bessern sich innerhalb weniger Tage bis Wochen und beeinträchtigen diese zumeist schwer mental retardierten Patienten in ihrem Alltagsleben nicht.

C 2.5.2.2 Vagus-Nerv-Stimulation

Eine mäßige anfallsreduzierende Wirkung der elektrische Stimulation des Nervus vagus wurde in kontrollierten Studien belegt, wobei nach mehreren Monaten bis zu einem Jahr noch Besserungen zu verzeichnen sind (Ben-Menachem et al. 1999) (↑↑). Bei nur 10 % der Patienten ist eine über 80 %ige Anfallsreduktion zu erzielen (Ramsay et al. 1991) (↑↑). Das Verfahren ist sinnvoll, wenn eine resektive epilepsiechirurgische Behandlung nicht infrage kommt und sollte spezialisierten, epilepsiechirurgisch tätigen Zentren vorbehalten bleiben. Komplikationen (Heiserkeit, lokale Parästhesie, Dyspnoe und Husten während der intermittierenden Stimulationsphase) sind milde und zumeist durch Reduktion der Stimulationsstärke zu beheben. Angesichts der mäßigen Erfolge und der relativ hohen Komplikationsrate der Callosotomie wird man heutzutage vor einer Callosotomie zunächst eine Vagus-Nerv-Stimulation erwägen. Manche Patienten zeigen dabei eine allgemeine Aktivierung und Stimmungsverbesserung.

C 2.5.2.3 Gamma Knife

Über die Behandlung mit »Gamma Knife« wurden zunächst gute Erfolge bei Patienten mit mesialen temporalen Epilepsien durch Hippocampussklerosen berichtet. Es dauert aber ungefähr zehn Monate bis sich Anfallsfreiheit bzw. -reduktion einstellt (Regis et al. 1999) (↑). Die Methode ist auch zur Behandlung von fokalen Epilepsien auf dem Boden von Kavernomen in der Zentralregion eingesetzt worden (Bartolomei et al. 1999), wobei die Patienten mit temporal lokalisierten Kavernomen zwar deutlich, aber weniger gut ansprachen (Bartolomei et al. 1999) (↑). Kleinere Serien zeigten keine guten Ergebnisse für die Gamma-Knife-Therapie bei mesialen Temporallappenepilepsien (Srikijvilaikul et al. 2004).

C 2.5.2.4 Elektrische Hirnstimulation

Es gibt eine Renaissance der Hirnstimulation zur Behandlung der Epilepsie. Die elektrische Stimulation des zentromedialen Nucleus thalami führte bei medikamentös refraktären Patienten, von denen viele auch auf epilepsiechirurgische Eingriffe und Vagus-Nerv-Stimulation nicht ausreichend gut ansprachen, zu einer deutlichen Anfallsreduktion (Fisher et al. 2010) (↑↑). Auch erste Pilotstudien zur uni- oder bilateralen Stimulation von Amygdalon und Hippocampus bei Patienten mit mesialer Temporallappenepilepsie waren vielversprechend, weshalb dieses Therapiekonzept derzeit in einer multizentrischen Studie evaluiert wird (Boon et al. 2007). Die elektrische Stimulation des N. subthalamicus ist sehr erfolgreich bei der Behandlung des M. Parkinson. Kürzlich hat man auch bei einigen ausgewählten Epilepsiepatienten diese Struktur elektrisch stimuliert, nachdem tierexperimentelle Befunde für eine Kontrolle epileptischer Aktivität durch Basalganglienstrukturen sprachen (Benabid et al. 2001) (↔). Trotz theoretischer Vorteile und erster positiver Ergebnisse stellt dies derzeit noch ein experimentelles Verfahren dar und muss zunächst in kontrollierten Studien geprüft werden.
Die elektrische Stimulation des Kleinhirns stellt keine etablierte Methode dar (↔). Eine kontrollierte Studie konnte keine Anfallsreduktion nachweisen (Wright et al. 1985) (↓).

C 2.6 Nicht empfohlene Behandlungsmethoden

Stereotaktische Läsionen im Forel-Feld (Jinnai und Mukawa 1970) (↔) und stereotaktische Amygdalatomien, die initial als eine chirurgische Behandlungsmethode bei Verhaltensstörungen entwickelt wurden, gelten als nicht wirksame epilepsiechirurgische Verfahren (Vaernet 1972) (↓).

C 2.7 Literatur

Annegers JF, Hauser WA, Elveback LR. Remission of seizures and relaps in patients with epilepsy. Epilepsia 1979;20:729–737.

Awad IA, Rosenfeld J, Ahl H, Hahn JF, Lüders H. Intractable epilepsy and structural lesions of the brain: mapping, resection strategies and seizure outcome. Epilepsia 1991;32:179–186.

Bailey P, Gibbs FA. The surgical treatment of psychomotor epilepsy. JAMA 1951;145:365–370.

Bartolomei F, Regis J, Kida Y, Kobayashi T, Vladyka V, Liscak R, Forster DM, Kemeny A, Shrotner O, Pendl G. Gamma Knife radiosurgery for epilepsy associated with cavernous hemangiomas: a retrospective study of 49 cases. Stereotact Funct Neurosurg 1999;72(Suppl 1):22–28.

Baumgartner C, Groppel G, Leutmezer F, Aull-Watschinger S, Pataraia E, Feucht M, Trinka E, Unterberger I, Bauer G. Ictal urinary urge indicates seizure onset in the nondominant temporal lobe. Neurology 2000;55: 432–434.

Beleza P, Remi J, Feddersen B, Peraud A, Noachtar S. Epidural and foramen-ovale electrodes in the diagnostic evaluation of patients considered for epilepsy surgery. Epileptic Disord 2010;12:48–53.

Benabid AL, Bressand K, Vercuiel L, Dematteis M, Depaulis A, Deransart A, et al. High frequency stimulation of the subthalamic nucleus in epilepsy. In: Lüders HO, Comair Y, eds. Epilepsy Surgery. Philadelphia: Lippincott, Williams & Wilkins 2001.p. 821–828.

Benbadis SR, Kotagal P, Klem G. Unilateral blinking: a lateralizing sign in partial seizures. Neurology 1996;46:45–48

Ben-Menachem E, Hellstrom K, Waldton C, Augustinsson LE. Evaluation of refractory epilepsy treated with vagus nerve stimulation for up to 5 years. Neurology 1999;52: 1265–1267.

Bilgin Ö, Vollmar C, Perraud A, la Fougere C, Beleza P, Noachtar S. Ictal SPECT in Sturge-Weber Syndrome. Epilepsy Res 2008;78:240-243.

Binder JR, Swanson SJ, Hammeke TA, Morris GL, Mueller WM, Fischer M, Benbadis S, Frost JA, Rao SM, Haughton VM. Determination of language dominance using functional MRI: a comparison with the Wada test. Neurology 1996;46:978–984.

Bleasel A, Kotagal P, Kankirawatana P, Rybicki L. Lateralizing value and semiology of ictal limb posturing and version in temporal lobe and extratemporal epilepsy. Epilepsia 1998;38:168–174.

Boon P, Vonck K, De HV, Van Dycke A, Goethals M, Goossens L, Van Zandijcke M, De Smedt T, Dewaele I, Achten R, Wadman W, Dewaele F, Caemaert J, Van Roost D. Deep brain stimulation in patients with refractory temporal lobe epilepsy. Epilepsia 2007;48:1551–1560.

Cascino GD, Kelly PJ, Sharbrough RW, Hulihan JF, Hirschorn KA, Trenerry MR. Long-term follow-up of stereotactic lesionectomy in partial epilepsy: predictive factors and electroencephalographic results. Epilepsia 1992;33:639–644.

Chelune GJ, Naugle RI, Lüders H, Awad IA. Prediction of cognitive change as a function of preoperative ability

level among temporal lobectomy patients at six months follow-up. Neurology 1991;41:399–404.
Chugani HT, Shields WD, Shewmon DA, Olson DM, Phelps ME, Peacock WJ. Infantile spasms: I. PET identifies focal cortical dysgenesis in cryptogenic cases for surgical treatment. Ann Neurol 1990;27:406–413.
Duncan J. The current status of neuroimaging for epilepsy. Curr Opin Neurol 2009;22:179–184.
Ebner A, Dinner DS, Noachtar S, Lüders HO. Automatisms with preserved responsiveness (APR): a new lateralizing sign in psychomotor seizures. Neurology 1995;45:61–64.
Falconer MA. Anterior temporal lobectomy for epilepsy. In: Logue V, ed. Operative Surgery,Vol.14. Neurosurgery London: Butterworths; 1971;p. 142–149.
Fish DR, Andermann F, Olivier A. Complex partial seizures and small temporal or extratemporal structural lesions: surgical management. Neurology 1991;41: 1781–1784.
Fisher R, Salanova V, Witt T, Worth R, Henry T, Gross R, Oommen K, Osorio I, Nazzaro J, Labar D, Kaplitt M, Sperling M, Sandok E, Neal J, Handforth A, Stern J, DeSalles A, Chung S, Shetter A, Bergen D, Bakay R, Henderson J, French J, Baltuch G, Rosenfeld W, Youkilis A, Marks W, Garcia P, Barbaro N, Fountain N, Bazil C, Goodman R, McKhann G, Babu Krishnamurthy K, Papavassiliou S, Epstein C, Pollard J, Tonder L, Grebin J, Coffey R, Graves N. Electrical stimulation of the anterior nucleus of thalamus for treatment of refractory epilepsy. Epilepsia 2010;51:899–908.
Forsgren L, Beghi E, Oun A, Sillanpää M. The epidemiology of epilepsy in Europe – a systematic review. Eur J Neurol 2005;12:245–253.
Gabr M, Luders H, Dinner D, Morris H, Wyllie E. Speech manifestations in lateralization of temporal lobe seizures. Ann Neurol 1989;25:82–87.
Gastaut J, Roger J, Soulayrol R, Tassinari CA, Regis H, Dravet C, Bernard R, Pinsard N, Saint-Jean M. Childhood epileptic encephalopathy with diffuse slow spikewaves (otherwise known as »petit mal variant«) or Lennnox syndrome. Epilepsia 1966;7:139–179.
Goldensohn ES. The relevance of secondary epileptogenesis to the treatment of epilepsy: kindling and the mirror focus. Epilepsia 1984;25:S156–S173.
Haag A, Knake S, Hamer HM, Boesebeck F, Freitag H, Schulz R, Baum P, Helmstaedter C, Wellmer J, Urbach H, Hopp P, Mayer T, Hufnagel A, Jokeit H, Lerche H, Uttner I, Meencke HJ, Meierkord H, Pauli E, Runge U, Saar J, Trinka E, Benke T, Vulliemoz S, Wiegand G, Stephani U, Wieser HG, Rating D, Werhahn K, Noachtar S, Schulze-Bonhage A, Wagner K, Alpherts WC, Boas WE, Rosenow F. Arbeitsgemeinschaft für Prächirurgische Epilepsiediagnostik und Operative Epilepsietherapie e. V. The Wada test in Austrian, Dutch, German, and Swiss epilepsy centers from 2000 to 2005: a review of 1421 procedures. Epilepsy Behav. 2008;13:83–89.
Handforth A, DeGiorgio CM, Schachter SC, Uthman BM, Naritoku DK, Tecoma ES, et al. Vagus nerve stimulation therapy for partial-onset seizures: a randomized active-control trial. Neurology 1998;51:48–55.
Hauser WA. The natural history of drug resistant epilepsy: epidemiologic considerations. In. Theodore WH, ed. Surgical Treatment of Epilepsy. (Epilepsy Res. Suppl. 5). Amsterdam: Elsevier; 1992;p. 25–28.
Helmstädter C, Elger CE, Hufnagel A, Zentner J, Schramm J. Different effects of left anterior temporal lobectomy, selective amygdalohippocampectomy, and temporal cortical lesionectomy on verbal learning, memory and recognition. J Epilepsy 1996;9:39–45.
Henkel A, Winkler PA, Noachtar S. Ipsilateral blinking: a rare lateralizing seizure phenomenon in temporal lobe epilepsy. Epileptic Disord 1999;1:195–197.
Henkel A, Noachtar S, Pfänder M, Lüders HO. The localizing value of the abdominal aura and its evolution: a MRI and EEG-video study in temporal and extratemporal epilepsies, Neurology 2002;58:271–276.
Hermanns G, Noachtar S, Tuxhorn I, Holthausen H, Ebner A, Wolf P. Systematic testing of medical intractability for carbamazepine, phenytoin, and phenobarbital or primidone in monotherapy for patients considered for epilepsy surgery. Epilepsia 1996;37:675–679.
Hoffmann A, Jäger L, Werhahn KJ, Noachtar S, Reiser M. Electroencephalography during fuctional echo-planar-imaging. Magn Reson Med 2000;44:791–798.
Huppertz HJ, Wellmer J, Staack AM, Altenmüller DM, Urbach H, Kröll J. Voxel-based 3D MRI analysis helps to detect subtle forms of subcortical band heterotopia. Epilepsia 2008;49:772–785.
Janszky J, Janszky I, Schulz R, Hoppe M, Behne F, Pannek HW, Ebner A. Temporal lobe epilepsy with hippocampal sclerosis: predictors for long-term surgical outcome. Brain 2005;128:395–404.
Janz D. Consequences for the present practice of epilepsy therapy in Europe. In: Wieser HG, Elger CE, eds. Presurgical Evaluation of Epileptics. Berlin: Springer; 1987.p. 373–375.
Jinnai D, Mukawa J. Forel-H-tomy for the treatment of epilepsy. Confin Neurol 1970;32:307–315.
Jokeit H, Ebner A. Long term effects of refractory temporal lobe epilepsy on cognitive abilities: a cross sectional study. J Neurol Neurosurg Psychiatry 1999;67:44–50.
Jokeit H, Daamen M, Zang H, Janszky J, Ebner A. Seizures accelerate forgetting in patients with left-sided temporal lobe epilepsy. Neurology 2001;57:125–126.
Jones-Gotman M. Presurgical neuropsychological evaluation for localization and lateralization of seizure focus. In: Lüders HO, ed. Epilepsy Surgery. New York: Raven Press; 1992.p. 469–476.
Kaufmann WE, Krauss GL, Uematsu S, Lesser RP. Treatment of epilepsy with multiple subpial transections: an acute histological analysis in human subjects. Epilepsia 1996;37:342–352.
Kelly PJ. Computer-assisted stereotaxis: new approaches for the management of intracranial intra-axial tumors. Neurology 1986;36:535–541.
Knake S, Haag A, Hamer HM, Dittmer C, Bien S, Oertel WH, Rosenow F. Language lateralization in patients with temporal lobe epilepsy: a comparison of functional transcranial Doppler sonography and the Wada test. Neuroimage 2003;19:1228–1232.
Knake S, Triantafyllou C, Wald LL, Wiggins G, Kirk GP, Larsson PG, Stufflebeam SM, Foley MT, Shiraishi H, Dale AM, Halgren E, Grant PE. 3T phased array MRI improves the presurgical evaluation in focal epilepsies: a prospective study. Neurology 2005;65:1026–1031.
Koepp MJ und Woermann FG. Imaging structure and function in refractory focal epilepsy. Lancet Neurol 2005;4:42–53.
Kotagal P, Lüders HO, Morris HH, Dinner DS, Wyllie E, Godoy J, Rothner AD. Dystonic posturing in complex partial seizures of temporal lobe onset: a new lateralizing sign. Neurology 1989;39:196–201.
Kotagal P, Bleasel A, Geller E, Kankirawatana P, Moorjani BI, Rybicki L. Lateralizing value of asymmetric tonic limb posturing observed in secondarily generalized tonic-clonic seizures. Epilepsia 2000;41:457–462.
Kramer RE, Luders H, Goldstick LP, Dinner DS, Morris HH, Lesser RP, Wyllie E. Ictus emeticus: an electroclinical analysis. Neurology 1988;38:1048–1052.
Kwan P, Brodie MJ. Early identification of refractory epilepsy. N Engl J Med 2000;342:314–319.
Lennox WG, Davis JP. Clinical correlates of the fast and slow spike wave electroencephalogram. Pediatrics 1950; 5:626–644.
Lesser RP, Pippenger CE, Lüders H, Dinner DS. High-dose monotherapy in treatment of intractable seizures. Neurology 1984;34:707–711.
Leutmezer F, Serles W, Lehrner J, Pataraia E, Zeiler K, Baumgartner C. Postictal nose wiping: a lateralizing sign in temporal lobe complex partial seizures. Neurology 1998;51:1175–1177.

Lüders HO, Noachtar S. Atlas of Epileptic Seizures and Syndromes. Philadelphia: W.B. Saunders; 2000.

Morrell F, Whisler WW, Bleck TP. Multiple subpial transections: a new approach to the surgical treatment of focal epilepsy. J Neurosurg 1989;70:231–239.

Morrell F. Secondary epileptogenesis in man. Arch Neurol 1985;42:318–335.

Morris HH III, Kanner A, Lüders H, Murphy D, Dinner DS, Wyllie E, Kotagal P. Can sharp waves localized at the sphenoidal electrode accurately identify a mesial-temporal epileptogenic focus? Epilepsia 1989;30:532–539.

Moshe SL, Shinnar S. Early intervention. In: Engel J Jr, ed. Surgical Treatment of the Epilepsies, 2nd edition. New York: Raven Press; 1993.p. 123–132.

Nayel MH, Awad IA, Lüders H. Extent of mesiobasal resection determines outcome after temporal lobectomy for unilateral temporal lobe seizure focus. Neurosurgery 1991;29:55–61.

Niemeyer P. The transventricular amygdalohippocampectomy in temporal lobe epilepsy. In: Baldwin M, Bailey P, ed. Temporal Lobe Epilepsy. Springfield: Charles C. Thomas; 1958.p. 461–482.

Noachtar S, Ebner A, Dinner DS. Das Auftreten von Automatismen bei erhaltenem Bewusstsein. Zur Frage der Bewusstseinsstörung bei komplex-fokalen Anfällen. In: Scheffner D, ed. Epilepsie 91. Reinbek: Einhorn-Presse Verlag, 1992.p. 82–87.

Noachtar S, Rosenow F, Arnold S, Ebner A, Hamer H, Holthausen H, Meencke HJ, Müller A, Sakamoto A, Steinhoff B, Tuxhorn I, Werhahn KJ, Winkler PA, Lüders H. Die semiologische Klassifikation epileptischer Anfälle. Nervenarzt 1998a;69:117–126.

Noachtar S, Arnold S, Yousry TA, Bartenstein P, Werhahn KJ, Tatsch K. Ictal technetium-99m ethyl cysteinate dimer single-photon emission computed tomography findings and propagation of epileptic seizure activity in patients with extratemporal epilepsies. Eur J Nucl Med 1998b;25:166–172.

Noachtar S, Holthausen H, Lüders HO. Epileptic negative myoclonus: subdural EEG-video recordings indicate a postcentral generator. Neurology 1998c;49:1534–1537.

Noachtar S. Klinik und Therapie der Frontallappenepilepsien. Dtsch med Wschr 1999a;124:529–533.

Noachtar S, Lüders HO. Focal akinetic seizures as documented by EEG-Video recordings. Neurology 1999b;53: 427–429.

Noachtar S. Epidural electrodes. In: Lüders HO, Comair Y, eds. Epilepsy surgery. 2nd ed. Philadelphia: Lippincott Williams & Wilkins; 2001b.p. 585–591.

Noachtar S und Borggraefe I. Epilepsy surgery: a critical review. Epilepsy Behav 2009;15:66–72.

Noachtar S und Peters AS. Semiology of epileptic seizures: a critical review. Epilepsy Behav 2009:15:2–9.

Noachtar S und Remi J. The role of EEG in epilepsy: a critical review. Epilepsy Behav 2009;15:22–33.

Obeid M, Wyllie E, Rahi AC, Mikati MA. Approach to pediatric epilepsy surgery: State of the art, Part II: Approach to specific epilepsy syndromes and etiologies. Eur J Paediatr Neurol 2009;13:115–127.

O'Dwyer R, Cunha J, Vollmar C, Mauerer C, Burgess R, Ebner A, Noachtar S. Lateralizing significance of quantitative analysis of versive head movements during secondarily generalized seizures of patients with temporal lobe epilepsy. Epilepsia 2007;48:524–530.

Olivier A. Extratemporal cortical resections: principles and methods. In: Lüders HO, ed. Epilepsy Surgery. New York: Raven Press; 1992.p. 559–568.

Ramsay RE, Uthmann B, Ben-Menachem E, Slater J, Augustinssen LE, Landy H, Reid S, Hammond E, Andersen O, Gallo BV, McJilton JS, Wilder BJ. Efficacy of vagal nerve stimulation in partial seizures: double blind comparison of two stimulus paradigms. Epilepsia 1991;32 (Suppl 3):90–91.

Rasmussen T. Surgical therapy of frontal lobe epilepsy. Epilepsia 1963;4:181–198.

Rasmussen T. Hemispherectomy for seizures revisited. Can J Neurol Sci 1983;10:71–78.

Rasmussen T. Cortical resection for multilobe epileptogenic lesions. In: Wieser HG, Elger CE, eds. Presurgical Evaluation of Epileptics. Berlin: Springer; 1987.p. 344–351.

Regis J, Bartolomei F, Rey M, Genton P, Dravet C, Semah F, Gastaut JL, Chauvel P, Peragut JC. Gamma knife surgery for mesial temporal lobe epilepsy. Epilepsia 1999; 40:1551–1556.

Rémi J, Vollmar C, de Marinis A, Heinlin J, Peraud A, Noachtar S. Congruence and discrepancy of interictal and ictal EEG with MRI in focal epilepsies. Neurology 2011;77:1383–1390.

Rosenow F, Lüders HO. Presurgical evaluation of epilepsy. Brain 2001a;124:1683–1700.

Rosenow F, Hamer HM, Knake S, Katsarou N, Fritsch B, Oertel WH, Shiratori K, Lüders HO. Lateralisierende und lokalisierende Anfallssymptome: Bedeutung und Anwendung in der klinischen Praxis. Nervenarzt 2001b; 72:743–749.

Schramm J, Behrens E, Entzian W. Hemispherical deafferentation: an alternative to functional hemispherectomy. Neurosurgery 1995;36:509–516.

Schramm J, Aliashkevich AF, Grunwald T. Multiple subpial transections: outcome and complications in 20 patients who did not undergo resection. J Neurosurg 2002;97: 39–47.

Schulz R, Luders HO, Hoppe M, Tuxhorn I, May T, Ebner A. Interictal EEG and ictal scalp EEG propagation are highly predictive of surgical outcome in mesial temporal lobe epilepsy. Epilepsia 2000;41:564–570.

Shimizu H, Suzuki I, Ishijima B. Zygomatic approach for resection of mesial temporal epileptic focus. Neurosurgery 1990;25:798–801.

Siegel AM, Jobst BC, Thadani VM, Rhodes CH, Lewis PJ, Roberts DW, Williamson PD. Medically intractable, localization-related epilepsy with normal MRI: presurgical evaluation and surgical outcome in 43 patients. Epilepsia 2001;42:883–888.

So N, Gloor P, Quesney LF, Jones-Gotman M, Olivier A, Andermann F. Depth electrode investigations in patients with bitemporal epileptiform abnormalities. Ann Neurol 1989;25:423–431.

Spencer SS, Spencer DD, Williamson PD, Sass K, Novelly, RA, Mattson RH. Corpus callosotomy for epilepsy. I. seizure effects. Neurology 1988;38:19–24.

Srikijvilaikul T, Najm I, Foldvary-Schaefer N, Lineweaver T, Suh J, Bingaman WE. Failure of gamma knife radiosurgery for mesial temporal lobe epilepsy: report of five cases. Neurosurgery 2004;54:1395–1404.

Stodieck SRG. Pharmakoresistente Epilepsien. In: Brandt T, Dichgans J, Diener HC, Hrsg. Therapie und Verlauf neurologischer Erkrankungen, 2. Auflage. Stuttgart: Kohlhammer; 1993.p. 219–231.

Tellez-Zenteno JF, Dhar R, Wiebe S. Long-term seizure outcomes following epilepsy surgery: a systematic review and meta-analysis. Brain 2005;128:1188–1198.

Van Buren JM. Complications of surgical procedures in the diagnosis and treatment of epilepsy. In: Engel J Jr, ed. Surgical Treatment of the Epilepsies. New York: Raven Press; 1987.p. 465–475.

Van Ness PC. Surgical outcome for neocortical (extrahippocampal) focal epilepsy. In: Lüders HO, ed. Epilepsy Surgery. New York: Raven Press; 1992.p. 613–624.

Vaernet K. Stereotaxic amygdalotomy in temporal lobe epilepsy. Confin Neurol 1972;34:176–183.

Vasquez B, Devinsky O, Perrine K, Luciano DJ, Dogali M. Multiple subpial transections of language areas: postoperative function and seizure control. (Abstract). Neurology 1993;43:997S

Villemure JG, Andermann F, Rasmussen TB. Hemispherectomy for the treament of epilepsy due to chronic encephalitis. In: Andermann F, ed. Chronic Encephalitis and Epilepsy: Rasmussen's Syndrome. Boston: Butterworth-Heinemann; 1991.p. 235–224.

Voss NF, Davies KG, Boop FA, Montouris GD, Hermann BP. Spitting automatism in complex partial seizures: a nondominant temporal localizing sign? Epilepsia 1999; 40:114–116.

Weil S, Noachtar S, Arnold S, Yousry TA, Winkler PA, Tatsch K. Ictal ECD-SPECT differentiates between temporal and extratemporal epilepsy: confirmation by excellent postoperative seizure control. Nucl Med Commun 2001;22:233–237.

Wennberg R. Postictal coughing and noserubbing coexist in temporal lobe epilepsy. Neurology 2001;56:133–134.

Werhahn KJ, Noachtar S, Arnold S, Pfänder M, Henkel A, Winkler PA, Lüders HO. Tonic seizures: Their significance for lateralization and frequency in different focal epileptic syndromes. Epilepsia 2000;41:1153–1161.

Wiebe S, Blume WT, Girvin JP, Eliasziw M. Effectiveness and efficacy of surgery for temporal-lobe epilepsy study group. A randomized, controlled study for temporal-lobe epilepsy. N Engl J Med 2001;345:365–367.

Wieser HG, Yasargil MG. Selective amygdalohippocampectomy as a surgical treatment of mesiobasal limbic epilepsy. Surg Neurol 1982;17:445–457.

Wieser HG, Blume W, Fish D, Hufnagel A, King D, Sperling MR, Lüders HO. Proposal for a new classification outcome with respect to epileptic seizures following epilepsy surgery. In: Lüders HO, Comair Y, eds. Epilepsy surgery,2nd edition. Philadelphia: Lippincott Williams & Wilkins; 2001.p. 987–990.

Winkler P, Herzog Ch., Henkel A, Arnold S, Werhahn KJ, Yousry TA, Uttner I, Ilmberger J, Tatsch K, Weis S, Bartenstein P, Noachtar S. Nicht-invasives Protokoll für die epilepsiechirurgische Behandlung fokaler Epilepsien. Nervenarzt 1999;70:1088–1093.

Winkler PA, Vollmar C, Krishnan KG, Pfluger T, Bruckmann H, Noachtar S. Usefulness of 3-D reconstructed images of the human cerebral cortex for localization of subdural electrodes in epilepsy surgery. Epilepsy Res 2000;41:169–178.

Woermann FG, Vollmar C. Clinical MRI in children and adults with focal epilepsy: a critical review. Epilepsy Behav 2009;15:40–49.

Wright GD, McLellan DL, Brice JG. A double-blind trial of chronic cerebellar stimulation in twelve patients with severe epilepsy. J Neurol Neurosurg Psychiatry 1985;47: 769–774.

Wyler AR. Corpus callosotomy. In: Wyllie E, ed. Treatment of Epilepsy: Principles and Practice. Philadelphia: Lea & Febiger; 1993.p. 1120–1125.

Wyllie E, Lüders H, Morris HH, Lesser RP, Dinner DS. The lateralizing significance of versive head and eye movements during epileptic seizures. Neurology 1986; 36:60–611.

Wyllie E, Lüders H, Morris HH III, Lesser RP, Dinner DS, Hahn J, Estes ML, Rothner AD, Erenberg G, Cruse R, Friedman D. Clinical outcome after complete or partial cortical resection for intractable epilepsy. Neurology 1987;37:1634–1641.

Wyllie E. Candidacy for epilepsy surgery: special considerations in children. In: Lüders HO, ed. Epilepsy Surgery. New York: Raven Press; 1991.p. 127–130.

Yasargil MG, Teddy PG, Roth P. Selective amygdalo-hippocampectomy. Operative anatomy and surgical technique. In: Symon L, ed. Advances and Technical Standards in Neurosurgery,Vol.12. Wien: Springer; 1985.p. 93–123.

C 3 Synkopen und orthostatische Intoleranz

*von M. Rosenkranz und S. Koeppen**

C 3.1 Klinik

C 3.1.1 Definitionen

Die Synkope ist definiert als plötzlich einsetzender, kurz anhaltender, spontan komplett reversibler Bewusstseinsverlust infolge einer vorübergehenden globalen zerebralen Minderperfusion (Moya et al. 2009). Der Begriff orthostatische Intoleranz beschreibt eine Kombination von Symptomen, die im Stehen durch eine gestörte Kreislaufregulation auftreten, u. a. Schwindel, Benommenheit, Palpitationen, Schweißausbruch, Ohrgeräusche, Nackenschmerz, okzipitaler Kopfdruck, unspezifische Sehstörungen und Übelkeit (Mathias et al. 1999, Naschitz und Rosner 2007).

C 3.1.2 Klinische Symptomatik

Die Semiologie von Synkopen ist je nach Pathomechanismus unterschiedlich. Leitsymptom ist der plötzlich einsetzende transiente Bewusstseinsverlust von nur kurzer Dauer. Gelegentlich gehen einer Synkope Symptome der orthostatischen Intoleranz voraus. Die Synkope selber geht mit einem Tonusverlust der Haltemuskulatur mit Verlust der posturalen Kontrolle einher. Gelegentlich werden motorische Entäußerungen beobachtet (konvulsive Synkope). Fokalneurologische Zeichen fehlen. Die Synkope dauert wenige Sekunden, selten mehrere Minuten. Die Patienten sind nach der Synkope rasch reorientiert. Für die Dauer der Synkope besteht eine Amnesie. Eine retrograde Amnesie ist nicht typisch, kann aber besonders bei älteren Patienten gelegentlich beobachtet werden. Einige Patienten berichten über eine ausgeprägte Müdigkeit nach Wiedererlangen des Bewusstseins.

C 3.1.3 Klassifikation und Pathophysiologie

Bei Synkopen kommt es durch einen Blutdruckabfall unter die individuell unterschiedliche autoregulatorische Schwelle des Gehirns zu einer globalen zerebralen Minderperfusion. Synkopen lassen sich pathophysiologisch in drei große Gruppen klassifizieren (**Tab. C 3.1**). Bei einigen Synkopen liegen mehrere Pathomechanismen zugrunde, sodass hier keine eindeutige Klassifizierung möglich ist.

Tab. C 3.1: Pathophysiologische Klassifikation der Synkopen

Reflexsynkopen
Vasovagal • orthostatisch getriggert • emotional getriggert (Angst, Schreck, Schmerz)
Situationsbedingt • postprandial • post-exercise • pressorisch (Husten, Defäkation, Lachen) • viszerale Reizung (Miktion, Schlucken)
Karotissinus-Syndrom
Atypische Formen
Kardiogene Synkopen
Arrhythmie • Rhythmusstörung • Herzschrittmacher-Dysfunktion
strukturelle Herzerkrankungen • koronare Herzkrankheit • Herzklappenfehler • Pulmonalarterienstenose • Endokarditis/Myokarditis • Kardiomyopathie • Herztumor • Herzbeuteltamponade
andere strukturelle Erkrankungen • Lungenembolie • pulmonale Hypertonie • Aortenstenose, -dissektion
Orthostatische Hypotension
Autonome Dysregulation • pure autonomic failure • Systemdegeneration (MSA, M. Parkinson, Lewy-Körper-Erkrankung) • akute autonome Polyneuropathie (Pandysautonomie) • chronische autonome Polyneuropathie (HSAN Typ I-V, Dopamin-β-Hydroxylase-Mangel) • Amyloidose • Diabetes mellitus • nach Myelonschädigung
Intravasaler Volumenmangel • Hämorrhagie • Exsikkose • Diarrhoe • M. Addison
Medikamenteninduzierte orthostatische Hypotension • Antihypertensiva • Psychopharmaka • andere

HSAN = hereditäre sensible und autonome Neuropathie
MSA = Multisystematrophie

* Autoren dieses Kapitels in der 5. Auflage: S. Koeppen und Th. Pfefferkorn.

C 3.1.3.1 Reflexsynkopen

Unter dem Begriff Reflexsynkopen wird eine heterogene Gruppe von Synkopen zusammengefasst, bei denen es nach einem Reiz reflektorisch zu Blutdruckabfall mit Synkope kommt (van Dijk und Sheldon 2008). Reflexsynkopen werden anhand ihres Auslösemechanismus in Subtypen unterteilt. Pathophysiologisch unterscheiden sich die Subtypen hauptsächlich durch den auslösenden Trigger (Afferenz) und weniger durch die Reflexantwort (Efferenz). Die Reflexantwort ist gekennzeichnet durch eine zentrale Vagusaktivierung und Inhibition des Sympathikotonus mit der Folge einer reflektorischen Bradykardie (kardioinhibitorische Komponente) und/oder peripheren Vasodilatation (vasodepressorische Komponente). Klinisch werden Reflexsynkopen anhand der spezifischen Trigger, des Bewusstseinsverlusts aus meist vertikaler Körperposition heraus und der raschen Rückkehr des Bewusstseins in Horizontallage diagnostiziert. Häufig gehen Reflexsynkopen unspezifische Prodromi voraus, die den Symptomen der orthostatischen Intoleranz ähneln.

Die vasovagale Synkope ist die häufigste Form unter den Reflexsynkopen und die häufigste Ursache von Synkopen überhaupt. Oft verwendete Synonyme sind neurokardiogene Synkope oder vasovagale Reaktion. Sie treten erstmalig bevorzugt im Alter von ca. 13 Jahren auf, bei Erstmanifestation vor dem 45. Lebensjahr handelt es sich in 86 % der Fälle um vasovagale Synkopen (Sheldon et al. 2006). Bei älteren Patienten liegt häufig eine autonome Dysregulation zugrunde (Alboni et al. 2008). Vasovagale Synkopen werden durch emotionale Reize und/oder eine anhaltende orthostatische Belastung getriggert. Emotional getriggerte vasovagale Synkopen treten häufig im Rahmen von Schmerz, Schreck, Verletzungen oder dem bloßen Anblick einer Verletzung oder Blut auf. Orthostatische vasovagale Synkopen werden durch längeres Stehen oder Sitzen getriggert. Die genauen Reflexmechanismen sind nicht bekannt. Die zur Aufrechterhaltung des Blutdrucks beim Aufstehen benötigten kardiovaskulären Reflexe sind prinzipiell intakt. Möglicherweise spielen kardiale und pulmonale Drucksensoren eine Rolle, die bei Abfall des thorakalen Blutvolumens infolge eines venösen Poolings nach längerem Stehen/Sitzen aktiviert werden und die vasovagale Antwort auslösen.

Die situationsbedingten Synkopen treten auf in Verbindung mit vorangegangener körperlicher Belastung oder nach dem Essen, pressorischen Triggern oder viszeraler Reizung. Die post-exercise Synkope tritt bevorzugt bei jungen athletischen Menschen auf. Bei Patienten mittleren und höheren Alters können sie auf eine frühe Manifestation einer sich entwickelnden autonomen Störung hinweisen und der Entwicklung einer orthostatischen Hypotension vorausgehen. Postprandiale Hypotension/Synkopen werden gehäuft bei älteren Patienten beobachtet und können in kausalem Zusammenhang mit einer Anämie, Dehydratation, orthostatischen Hypotension, Medikamenten oder Nebennierenrindeninsuffizienz stehen. Als pathophysiologischer Mechanismus wird ein Anstieg des Blutvolumens im Splanchnikusgebiet diskutiert in Verbindung mit einer fehlenden Zunahme des peripheren Gefäßwiderstandes.

Beim Karotissinus-Syndrom werden durch mechanische Reizung des Karotissinus (z. B. Kopfrotation, Manipulation am Hals) Barorezeptoren im Karotissinus aktiviert. Die Reflexefferenz ist die gleiche wie bei der vasovagalen Synkope. Man unterscheidet den kardioinhibitorischen Typ vom selteneren vasodepressorischen Typ. Häufig liegen Mischtypen vor.

C 3.1.3.2 Orthostatische Hypotension

Beim schnellen Aufstehen versacken etwa 500 ml Blut in der unteren Körperhälfte. Hierdurch wird der venöse Rückstrom zum Herzen und damit die kardiale Vorlast reduziert und sekundär die kardiale Auswurfleistung vermindert. Autonome reflektorische Kompensationsmechanismen (Vasokonstriktion, Zunahme der Herzfrequenz) verhindern normalerweise einen relevanten Blutdruckabfall. Bei der orthostatischen Hypotension (OH) kommt es nach variabler Latenz nach dem Hinstellen zu einem anhaltenden Blutdruckabfall. Klinisch kann der Blutdruckabfall asymptomatisch bleiben oder mit Symptomen der orthostatischen Intoleranz einhergehen, bis hin zur Synkope. Meist liegt eine autonome Störung zugrunde. Im Gegensatz zu Reflexsynkopen ist also die Reflexefferenz gestört, mit der Folge einer beeinträchtigten autonomen vaskulären und kardialen Innervation. Prädisponierende Faktoren für die klinische Manifestation sind u. a. rasches Aufrichten, vorausgegangene Nahrungsaufnahme, Bettlägerigkeit, Dehydratation, Einnahme von Antihypertensiva, Diuretika oder Psychopharmaka, Alkoholkonsum und hohes Lebensalter. Die orthostatische Kreislaufregulation unterliegt tagesperiodischen Schwankungen, am labilsten ist sie in den frühen Morgenstunden und um die Mittagszeit. Im Liegen normalisieren sich Blutdruck und evtl. Symptome rasch.

Je nach zugrunde liegender Erkrankung treten Symptome innerhalb von Sekunden bis zu mehr als einer halben Stunde nach dem Hinstellen auf. Die klassische OH ist definiert als anhaltender Abfall des systolischen Blutdrucks um ≥ 20 mm Hg und/oder des diastolischen Blutdrucks um ≥ 10 mm Hg innerhalb von drei Minuten nach dem Hinstellen (The Consensus Committee of the American Autonomic Society and the American Academy of Neurology 1996). Pathophysiologisch liegt ein unzureichender Anstieg des peripheren Widerstands beim Aufrichten durch eine autonome Störung zugrunde. Meist betrifft dies ältere Patienten.

Bei der initialen OH kommt es infolge einer Dysbalance zwischen kardialer Auswurfleistung und peripherem Widerstand binnen Sekunden nach dem Hinstellen zu einem systolischen Blutdruckabfall um > 40 mm Hg, der sich meist binnen 30 Sekunden normalisiert. Sie tritt sowohl bei jüngeren athletischen als auch bei älteren Menschen auf.

Die progrediente OH ist gekennzeichnet durch einen langsamen Abfall des systolischen Blutdrucks im Stehen. Betroffen sind meist ältere Menschen mit verminderter kardialer Auswurfleistung und autonomer Störung. Dem Blutdruckabfall kann eine reflektorische Bradykardie folgen, was die Abgrenzung gegenüber Reflexsynkopen erschwert.

Eine Sonderstellung nimmt das überwiegend bei jüngeren Frauen auftretende posturale orthostatische Tachykardiesyndrom (POTS) ein. Beim POTS kommt es innerhalb 10 Minuten nach dem Hinstellen zu einem Anstieg der Herzfrequenz um > 30/Minute oder auf eine Frequenz > 120/Minute (Grubb et al. 1997, Jacob et al. 2000), meist ohne relevanten Blutdruckabfall (Low 1998), aber mit den klinischen Zeichen der orthostatischen Intoleranz. Die Latenz vom Hinstellen bis zum POTS ist variabel. Typischerweise findet sich ein Anstieg der Plasma-Noradrenalin-Konzentration auf über 600 pg/ml im Stehen (Shannon et al. 2000), vermutlich verursacht durch eine verminderte synaptische Noradrenalin-Inaktivierung infolge einer genetisch bedingten oder medikamenten- (trizyklische Antidepressiva) oder drogeninduzierten (Kokain, Amphetamine) Hemmung des Noradrenalin-Transportmechanismus.

C 3.1.3.3 Kardiogene Synkopen

Ursachen rhythmogener Synkopen sind Störungen der kardialen Erregungsbildung und/oder -leitung. Bei Ausfall der physiologischen Erregungsbildung wird der Herzrhythmus meist von langsameren und mit Verzögerung einsetzenden Schrittmachern bestimmt. Die Folge sind kardiale Pausen/Bradykardie mit Abfall der kardialen Auswurfleistung. Komplizierend können bei bradykarden Rhythmusstörungen polymorphe ventrikuläre Tachykardien auftreten. Auch paroxysmale Tachykardien gehen mit einer verminderten kardialen Auswurfleistung einher und können Synkopen verursachen. Medikamenteninduzierte rhythmogene Synkopen können durch bradykarde oder tachykarde Rhythmusstörungen verursacht werden. Meist handelt es sich um negativ chrono- oder dromotrope Substanzen (Antiarrhythmika) oder um Substanzen, die das QT-Intervall verlängern (Antiarrhythmika, Antibiotika, Neuroleptika u. a.) mit der Gefahr von Torsades de pointes. Hinweise auf rhythmogene Synkopen sind Palpitationen und Synkopen im Liegen.
Den strukturellen kardiogenen Synkopen liegen meist Erkrankungen der Klappen, des Myokards oder des Perikards zugrunde. Pathophysiologische Grundlage ist die mechanisch eingeschränkte kardiale Auswurfleistung, häufig in Verbindung mit Rhythmusstörungen. Synkopen unter körperlicher Belastung müssen an strukturelle Herzerkrankungen denken lassen.

C 3.2 Epidemiologie und Verlauf

Synkopen sind häufig, ca. 1 % der Patientenvorstellungen in Notaufnahmen erfolgen wegen Synkopen. Etwa die Hälfte der Bevölkerung erleidet im Verlauf des Lebens mindestens eine Synkope. Bei 465 wegen Synkopen in ein Krankenhaus eingewiesenen Patienten führte die Basisdiagnostik in 50 % und die erweiterte Diagnostik in 98 % zur Diagnosestellung, mit einem Anteil an Reflexsynkopen von 66 %, einer OH von 10 %, primären Arrhythmien von 11 %, strukturellen kardiogenen Synkopen von 5 % und nicht-synkopalen Ereignissen von 6 % (Brignole et al. 2006). Bei Patienten mit Synkopen unklarer Ätiologie lässt sich in 14 % der Fälle ein hypersensibler Karotissinus nachweisen (Humm und Mathias 2006).

Die Prävalenz von ersten Synkopen ist besonders hoch im Alter zwischen 10–30 Jahren, mit einem Gipfel um das 15. Lebensjahr (Serletis et al. 2006). Nur 5 % der Bevölkerung erleidet jenseits des 40. Lebensjahres eine erste Synkope (Colman et al. 2004). Ab 70 steigt die Inzidenz von Synkopen. In der Framingham-Studie betrug die Synkopenrate pro 1 000 Patientenjahre bei Männern im Alter von 60–69 Jahren 5,7 und im Alter von 70–79 Jahren 11,1 (Soteriades et al. 2002, Colman et al. 2004). Der Zeitpunkt der Erstmanifestation unterschiedlicher Synkopenformen weist klassische Altersgipfel auf. Bei 12 % der jüngeren und 34 % der älteren Patienten handelt es sich um kardiogene Synkopen, bei 58 % der jüngeren und 54 % der älteren Patienten um vasovagale Synkopen (Del Rosso et al. 2005). Im Kindesalter dominieren Reflexsynkopen, bei Kleinkindern beträgt die Prävalenz ca. 1 % (Wieling et al. 2004). Bei Kindern und Jugendlichen beträgt die Synkopenprävalenz 15–25 %. Eine Erhebung an 62 Medizinstudenten zeigte eine Lebenszeitprävalenz für vasovagale Synkopen von 32 % (Frauen 42 %, Männer 31 %) (Serletis et al. 2006). Die Wahrscheinlichkeit, vasovagale Synkopen erlitten zu haben, war signifikant größer, wenn auch die Eltern eine positive Anamnese für vasovagale Synkopen aufwiesen. Bei älteren Patienten sind Synkopen oft multifaktorieller Genese und häufiger vasodepressorisch bedingt. Bei sehr alten Patienten sind Synkopen häufig auf eine OH zurückzuführen. Auch kardiogene Synkopen und Synkopen bei Karotissinus-Syndrom kommen überwiegend bei älteren Patienten vor. Ein hypersensibler Karotissinus schließt insbesondere bei älteren Patienten eine andere Synkopenursache nicht aus. Nahezu die Hälfte der Patienten weist zusätzlich eine OH auf (Mulcahy et al. 2003).

Die Beurteilung der Prognose betrifft sowohl das Risiko für lebensbedrohliche Ereignisse (vor allem kardial) als auch für erneute Synkopen. Die Prognose kardiogener Synkopen ist mit einer Einjahresmortalität von 18–33 % schlechter als bei nicht-kardialen Synkopen (0–12 %) und bei ätiologisch unklaren Synkopen (0–6 %) (Kapoor 1990). Patienten mit vasovagalen Synkopen weisen keine erhöhte Mortalität gegenüber Patienten ohne Synkopen auf (Soteriades et al. 2002). Strukturelle Herzerkrankungen und Rhythmusstörungen sind bei Synkopenpatienten Risikofaktoren für einen plötzlichen Herztod. Patienten mit koronarer Herzkrankheit und induzierbarer ventrikulärer Tachykardie, denen nach einer Synkope ein Defibrillator implantiert worden war (n = 67), hatten weiterhin eine signifikant schlechtere Prognose als die Vergleichspopulation ohne induzierbare Tachykardie (Ein- und Zweijahresüberlebensrate 77 % bzw. 45 % gegenüber 94 % bzw. 84 %) (Mittal et al. 1999). Junge Patienten mit Reflexsynkopen, bei denen eine strukturelle kardiale Erkrankung und Rhythmusstörungen ausgeschlossen wurden, haben eine sehr gute Prognose (Soteriades et al. 2002). In ca. 1–2 % der Fälle liegt der kindlichen Synkope allerdings eine ernste Erkrankung zugrunde (Batra 2005). In einer prospektiven Kohortenstudie über knapp fünf Jahre war die OH – unabhängig von anderen Blutdruckparametern – mit einer erhöhten Mortalität behaftet (Fisher et al. 2005).

Das Wiederholungsrisiko für erneute Synkopen hängt vom Alter der Patienten und der Ursache der Synkope ab. Je mehr Synkopen in der Vergangenheit aufgetreten sind, desto höher das Risiko für weitere Synkopen. Die Wiederholungsrate von Reflexsynkopen liegt bei 30–60 % binnen eines Jahres. Bei Kindern beträgt die Wiederholungsrate 7 % nach einem Jahr und 15 % nach 21 Monaten. Auf die Beeinflussung der Rezidivrate durch therapeutische Maßnahmen wird in Abschnitt C 3.4 eingegangen.

C 3.3 Diagnostik

Die diagnostische Aufarbeitung beim Leitsymptom transienter Bewusstseinsverlust sollte drei Fragen beantworten:

1. Liegt/lag eine Synkope vor?
2. Was ist die Synkopenursache?
3. Liegt eine gefährliche Erkrankung zugrunde?

Unterschiedliche Ereignisse und medizinische Zustände können irrtümlich als Synkope gewertet werden (**Tab. C 3.2**). Bei Verdacht auf eine Synkope sollte zunächst eine strukturierte Basisdiagnostik erfolgen, basierend auf einer ausführlichen Eigen-/Fremdanamnese, einer körperlichen Untersuchung inklusive Schellong-Test (s. u.) und 12-Kanal-EKG. Die Basisdiagnostik erlaubt die korrekte Diagnose der Synkopenursache bei bis zu 50 % der Patienten und ist unter bestimmten Umständen ausreichend, eine Synkope zu diagnostizieren und deren Ursache festzulegen (**Tab. C 3.3**). Bei diagnostischer Unsicherheit sind ggf. weiterführende diagnostische Maßnahmen indiziert.

Tab. C 3.2: Ereignisse und medizinische Zustände, die häufig inkorrekt als Synkope gewertet werden

Ereignisse mit nur scheinbarem Bewusstseinsverlust • psychogene Pseudosynkope • Stürze anderer Ursache • fokale epileptische Anfälle • Kataplexie
Ereignisse mit Bewusstseinsverlust ohne globale zerebrale Minderperfusion • Epileptischer Anfall • Schädel-Hirn-Trauma • Vertebrobasiläre Durchblutungsstörung/Blutung • Intoxikation • Metabolische Störung (z. B. diabetisches Koma, Hypoglykämie)

C 3.3.1 Basisdiagnostik

Die Diagnose »Synkope« setzt einen akuten Beginn, kurze Dauer und spontane Remission voraus. Entsprechend ihrer Definition lässt sie sich nur durch den Nachweis der globalen zerebralen Minderperfusion beweisen. Im Falle eines transienten Bewusstseinsverlusts mit Tonusverlust der Haltemuskulatur und ohne zusätzliche klinische Zeichen ist das Vorliegen einer Synkope aber wahrscheinlich.

Ist der Bewusstseinsverlust nicht vollständig oder nicht transient, muss an andere Ursachen gedacht werden. Ist ein transienter Bewusstseinsverlust anzunehmen, muss zwischen einer inneren (z. B. Synkope, epileptischer Anfall) und einer äußeren Ursache (Bewusstseinsverlust durch Trauma) unterschieden werden. Wenn es keinen Hinweis auf eine traumatische Ursache gibt, muss eine Synkope als Ursache des transienten Bewusstseinsverlusts abgegrenzt werden von anderen Ursachen, wie epileptischen Anfällen oder einer psychogenen Pseudosynkope. Im Zweifel sollten je nach Semiologie weitere Zusatzuntersuchungen erfolgen.

Der Anamnese kommt eine besondere Bedeutung zu. Neben der Klärung relevanter Vorerkrankungen (Herzerkrankung, neurologische oder metabolische Erkrankungen), der Medikamenten-/Drogen- und Familienanamnese (plötzlicher Herztod) sind wegweisend:

- die Umstände, unter denen die Synkope aufgetreten ist (Trigger),
- Synkopenhäufigkeit; Alter bei erster Synkope,
- klinischer Beginn (mit/ohne Prodromi, kardiale/thorakale Beschwerden, Palpitationen, vegetative Zeichen),
- fremdanamnestische Schilderung (Dauer, motorische Entäußerungen, Hautkolorit, Atemmuster, Art des Sturzes),
- Phase unmittelbar nach Synkope (Erholungsphase, Reorientierung, Verletzungen/Zungenbiss, Enuresis, Übelkeit).

Die klinische Untersuchung beinhaltet neben der neurologischen Untersuchung einen Schellong-Test, insbesondere wenn eine Synkope unter Orthostase-Bedingungen aufgetreten ist. Besonderes Augenmerk gilt der Hydratation sowie kardialen Erkrankungen. Beim Schellong-Test wird der Blutdruck im Liegen und dann nach dem Aufstehen wiederholt über mindestens drei Minuten gemessen. Der Test ist positiv bei Blutdruckabfall um ≥ 20 mm Hg systolisch oder ≥ 10 mm Hg diastolisch, oder auf < 90 mm Hg systolisch. Der Schellong-Test erlaubt im pathologischen Fall die Diagnose einer OH, einer orthostatischen Reflexsynkope oder eines POTS, kann aber auch falsch negative Ergebnisse ergeben, wenn z. B. zum Zeitpunkt einer orthostatischen Hypotension eine geringere Hydratation bestand als zum Zeitpunkt der Testung. Ein 12-Kanal-EKG zum Nachweis einer Myokardischämie und von Erregungsbildungs-/Erregungsleitungsstörungen kann bei spezifischen EKG-Veränderungen eine kardiale Synkopenursache mit ausreichender Sicherheit klären (**Tab. C 3.3**).

C 3.3.2 Weiterführende Diagnostik

Besteht weiterhin Unsicherheit darüber, ob es sich bei einem transienten Bewusstseinsverlust um eine Synkope handelt und/oder bleibt die Synkopenursache unklar, ist eine weiterführende Diagnostik notwendig. Auch wenn die Synkopenursache klar ist, sind ggf. weitere Untersuchungen indiziert, um gefährliche Grunderkrankungen zu diagnostizieren. Lässt sich eine kardiogene Synkope nicht ausschließen, sollte je nach vaskulärem Risikoprofil eine unverzügliche kardiale Diagnostik erfolgen.

Tab. C 3.3: Sichere Diagnose der Synkopenursache bei folgenden Ergebnissen der Basisdiagnostik

Diagnose	Basisdiagnostik
Vasovagale Synkope	• klarer blut-/verletzungsassoziierter oder emotionaler Trigger • nach langem Stehen ***und*** präsynkopale Symptome (OH) oder orthostatische Intoleranz im Vorfeld
Orthostatische Synkope	• orthostatische Intoleranz oder Synkopenneigung im Vorfeld ***und*** Nachweis OH im Schellong-Test
POTS	• progrediente orthostatische Intoleranz im Schellong-Test mit Anstieg der Herzfrequenz um ≥ 30/min oder auf ≥ 120/min innerhalb 10 Minuten ***und*** keine OH
Situationsbedingte Synkope	• klarer Zusammenhang mit Trigger wie Husten, Niesen, Miktion, Defäkation
Strukturelle kardiale Synkope	• bei Hinweisen auf akute Myokardischämie im EKG kurz nach Synkope
Rhythmogene kardiale Synkope	• in Verbindung mit spezifischen EKG-Veränderungen – Sinusbradykardie < 40/min – SA-Block – Sinuspausen > 3 sec – AV-Block 2. Grades (Typ Mobitz II) oder 3. Grades – Alternierender Links- und Rechtsschenkelblock – paroxysmale supraventrikuläre oder ventrikuläre Tachykardien – pathologisch verlängerte QT-Zeit – Schrittmacherdysfunktion mit Pausen

C 3.3.2.1 Abgrenzung synkopale versus nicht-synkopale Ursache eines transienten Bewusstseinsverlusts

Bei Zweifel an der Diagnose »Synkope« sollten zur Abgrenzung einer nicht-synkopalen Bewusstseinsstörung Zusatzuntersuchungen erfolgen. Hinweise aus der Basisdiagnostik auf wichtige nicht-synkopale Ursachen sind in **Tab. C 3.4** zusammengefasst. Synkopen mit motorischen Entäußerungen (konvulsive Synkopen) sind klinisch gelegentlich schwer von epileptischen Anfällen abzugrenzen. Der Anteil konvulsiver Synkopen wird mit 12 % angegeben. Unspezifische Hinweise auf einen epileptischen Anfall sind Zyanose, Zungenbiss und eine verzögerte Reorientierung (Lempert 1997, Hess 2001). Enuresis/Enkopresis kommen gelegentlich auch bei Reflexsynkopen vor, zu schwereren Verletzungen und Bewusstseinsverlust im Liegen kann es bei kardiogenen Synkopen kommen. Kopf- und Muskelschmerzen sind postiktal häufiger als postsynkopal. Während einer Synkope und im epileptischen Anfall sind die Augen meist geöffnet. Protrahierte vasovagale Synkopen erhöhen die Anfallsbereitschaft, sodass es sekundär zu einem epileptischen Anfall kommen kann. Aufgrund einer möglichen Koinzidenz von epileptischen Anfällen und Synkopen, potenziell iktogener Arrhythmien und einer anfallssuspekten Manifestation von Synkopen, ist in Einzelfällen ein Video-EEG-/EKG-Monitoring erforderlich (Britton und Benarroch 2006). Implantierbare Schleifenrekorder mit einem programmierbaren Frequenzfilter können generalisierte tonisch-klonische epileptische Anfälle als Ursache rezidivierender Bewusstseinsverluste durch Detektion des spezifischen Muskelpotenzialmusters identifizieren (Ho et al. 2006). Ob eine Synkope mit motorischen Entäußerungen assoziiert ist, hängt einerseits von der Synkopenursache ab (selten bei vasovagalen Synkopen, häufiger bei kardiogenen Synkopen mit Asystolie), andererseits von der Präzision, mit der die Synkopen-Semiologie geschildert wird.

EEG, EEG-Video-Monitoring

Bei Verdacht auf epileptische Anfälle ist ggf. ein EEG-Video-Monitoring hilfreich. Während des Monitorings sollten möglichst Trigger eingesetzt werden, die Ereignisse begünstigen (z. B. orthostatische Provokation, Karotissinusmassage). Während einer Synkope zeigt das EEG keine epilepsietypischen Potenziale, sondern eine gleichförmige Sequenz aus initial hochamplitudigen Theta- und Delta-Wellen, gefolgt von einer generalisierten Niedervoltage. Mit Wiedererlangung des Bewusstseins kehrt die normale EEG-Aktivität zurück (Lempert 1997).

Angiologische Diagnostik und Bildgebung

Ein Bewusstseinsverlust im Rahmen einer transienten Hirnstammischämie ist meist mit neurologischen Fokalzeichen assoziiert. Weitere diagnostische Hinweise geben die kraniale Bildgebung, die neurovaskuläre Diagnostik sowie die Suche nach einer kardialen Emboliequelle.

Labordiagnostik

Labordiagnostik ist sinnvoll, wenn ein Volumenmangel oder eine metabolische Ursache der Bewusstseinsstörung vermutet wird. Nach einem epileptischen Anfall werden häufig erhöhte Serum-Prolaktinwerte gefunden, seltener auch nach Synkopen. Eine erhöhte Kreatinkinase wenige Stunden nach dem Ereignis ist unspezifisch, weist aber auf eine mögliche iktuale Genese hin. Eine erhöhte CK-MB und/oder Troponin weisen auf eine mögliche akute myokardiale Erkrankung hin. Blutzucker, Elektrolyte, Säure-Basen-Haushalt sowie Leber- und Nierenfunktion können Hinweise geben auf eine mögliche metabolisch bedingte Bewusstseinsstörung. Allerdings sind bei metabolischen Störungen ebenso wie bei Intoxikationen protrahierte Bewusstseinsstörungen typisch. Elektrolytstörungen können kardiale Arrhythmien begünstigen und auf eine

Tab. C 3.4: Hinweise aus Basisdiagnostik auf nicht-synkopale Ursachen eines transienten Bewusstseinsverlusts und weiterführende Diagnostik

Hinweise aus Basisdiagnostik	Verdachtsdiagnose	Weiterführende Diagnostik
• bekannte Epilepsie • Auren vor Ereignis • motorische Entäußerungen und/oder Automatismen • tonische Kopfwendung während Ereignis • Zungenbiss (meist lateral), Enuresis • längere Aufwach-/Reorientierungsphase • Kopfschmerzen nach Ereignis	epileptischer Anfall	• EEG • EEG-Video-Monitoring, ggf. unter Provokation • zerebrale Bildgebung • Labordiagnostik (CK, Prolaktin) • ggf. Liquordiagnostik
• kein kompletter Bewusstseinsverlust • kein kompletter Sturz (ggf. nur auf Knie) • höheres Lebensalter	nicht-synkopale Stürze	
• kein kompletter Bewusstseinsverlust • fokalneurologische Defizite • Auftreten unter muskulärer Armbelastung	Hirnstamm-TIA	• vaskuläre Diagnostik • zerebrale Bildgebung
• kein plötzlicher Beginn • längere Dauer • bekannte metabolische Erkrankung (z. B. Diabetes) • klinische Zeichen (z. B. Miosis, Foetor) • Medikamenten-/Drogenanamnese	metabolische, toxische oder medikamenteninduzierte Bewusstseinsstörung	• Labordiagnostik • toxikologisches Screening
• hohe Anfallsfrequenz mit häufigen Konsultationen • weitere somatische Beschwerden • selten/keine Verletzungen • Zungenbiss möglich, dann häufig an Zungenspitze • Bewussteinsverlust bei orthostatischer Provokation bei gleichzeitig normalem Blutdruck/Herzfrequenz • positive anamnestische Hinweise	psychogene Bewusstseinsstörung	• psychiatrische Exploration

mögliche rhythmogene Ursache hinweisen. Eine toxikologische Analytik erlaubt die Abgrenzung von toxischen oder medikamenteninduzierten Bewusstseinsstörungen.

Psychiatrische Evaluation

Synkopen und andere Bewusstseinsstörungen somatischer Ursache sind klinisch nicht immer leicht von Ereignissen psychischer Ursache zu unterscheiden. Klinische Hinweise auf psychogene Bewusstseinsstörungen sind u. a. Situationsabhängigkeit, demonstrativer Charakter, wiederholt fehlende Fremdbeobachtung, vage/widersprüchliche Anfallsschilderung, aktiver Lidschluss, Abstützreaktionen beim Hinstürzen, bizarre Bewegungsabläufe, regulärer Schluckvorgang oder unauffällige Kreislauf-Parameter (Petersen et al. 1995). Pseudosynkopen dauern meist deutlich länger als Synkopen und treten häufig mit hoher Frequenz auf. Verletzungen schließen psychogene Bewusstseinsstörungen nicht aus. In der Zusatzdiagnostik findet man kein der klinischen Präsentation entsprechendes somatisches Korrelat (z. B. Bewusstseinsverlust auf Kipptisch ohne Abfall von Blutdruck/Herzfrequenz).

C 3.3.2.2 Differentialdiagnostik von Synkopen

Bei Unsicherheit bezüglich der Synkopenursache ist eine weiterführende Diagnostik angezeigt. In der Regel liefert die Basisdiagnostik zumindest einen Verdacht auf die wahrscheinliche Ursache und erlaubt ein gezieltes Vorgehen. Prinzipiell verfolgt die Diagnostik das Ziel, durch den Einsatz des mutmaßlich auslösenden Triggers eine Synkope zu provozieren und dadurch den Synkopenmechanismus zu beweisen. Trotz intensiver Diagnostik gelingt die Sicherung der Synkopenursache jedoch nur bei einem Teil der Patienten.

Verdacht auf orthostatische Hypotension

Der Kipptischtest erlaubt eine standardisierte orthostatische Provokation und ist sinnvoll, wenn die Basisdiagnostik keine Diagnosestellung ermöglicht und der Verdacht auf eine verzögerte OH oder eine orthostatische Reflexsynkope besteht. Der Kipptischtest kann auch bei Patienten mit Sick-Sinus-Syndrom und beim POTS diagnostisch wertvolle Befunde liefern. Empfohlen wird er nach singulärer Synkope unklarer Genese, die mit Komplikationen (Verletzungen) bzw. einem hohen Risiko für solche Komplikationen einhergegangen ist, sowie nach wiederholten Synkopen bei Patienten ohne Hinweis auf eine kardiale Erkrankung oder bei Patienten mit kardialer Erkrankung nach Ausschluss einer kardialen Synkopenursache. Zur Erlangung einer ausreichend hohen Sensitivität und Spezifität ist nach mindestens fünfminütiger Horizontallage ein Kippwinkel von 60–80 Grad über 20–45 Minuten erforderlich. Während des Tests werden Herzrhythmus und -frequenz sowie Blutdruck registriert. Ziel des Kipptischtests ist der Nachweis einer reflektorischen Hypotension mit oder ohne Bradykardie bzw. einer verzögerten OH in Verbindung mit einer Synkope. Je nach Syn-

kopenursache werden beim Kipptischtest unterschiedliche pathologische Reaktionsmuster beobachtet: Ein verzögerter Blutdruckabfall mit allenfalls geringem Anstieg der Herzfrequenz weist auf eine verzögerte OH hin und erlaubt in Verbindung mit einer Präsynkope oder Synkope die Diagnose.
Ein Blutdruckabfall mit Bradykardie weist in Verbindung mit einer Synkope auf orthostatische Reflexsynkopen hin. Ein Anstieg der Herzfrequenz um mehr als 30/min ohne relevanten Blutdruckabfall erlaubt in Verbindung mit hyperadrenergen Symptomen über mehr als sechs Monate die Diagnose eines POTS. Ein transienter Bewusstseinsverlust auf dem Kipptisch ohne relevante Blutdruck- und Herzfrequenzänderung muss an einen nicht-synkopalen transienten Bewusstseinsverlust bzw. an eine psychogene Ursache denken lassen. Der klinische Wert sowie die Sensitivität und Spezifität des Kipptischtests hängen vom untersuchten Patientenkollektiv und der Art der Testdurchführung ab. Mit falsch positiven Kipptischbefunden ist in 13 % zu rechnen (Sutton 1999). Mit steigendem Kippwinkel, zunehmender Testdauer und Anzahl der Testwiederholungen sowie durch medikamentöse Provokation mit Isoproterenol steigt die Sensitivität des Verfahrens, die Spezifität jedoch lässt nach (Bräuninger et al. 1996, Kochiadakis et al. 1995).

Eine autonome Testung dient dem Nachweis/Ausschluss einer autonomen Störung. Die Spektralanalyse der Blutdruck- und Herzfrequenzvariabilität im Liegen, im Orthostasetest, beim Valsalva-Manöver und bei tiefer Respiration erlaubt eine Beurteilung des sympathischen und parasympathischen Einflusses auf die Kreislaufregulation. Während höherfrequente Schwankungen der Herzfrequenz (0,15–0,4 Hz) der parasympathisch vermittelten respiratorischen Sinusarrhythmie zugeschrieben werden, lassen sich Oszillationen im unteren Frequenzbereich (< 0,15 Hz) auf kardiovaskuläre Vagus- und Sympathikuseinflüsse zurückführen (Freeman 2006). Das zirkadiane Profil der Herzfrequenzvariabilität zeigt bei älteren Menschen aufgrund der mit dem Lebensalter kontinuierlich nachlassenden nächtlichen Parasympathikus-Aktivität eine geringere Tag-Nacht-Amplitude (Bonnemeier et al. 2003). Patienten mit orthostatisch getriggerten Reflexsynkopen weisen im Orthostasetest einen signifikant niedrigeren low frequency-/high frequency-Quotienten auf als Kontrollpersonen, was auf einen bei diesen Patienten erhöhten Parasympathikotonus zurückgeführt wird (Morillo et al. 1994). Bei Patienten mit vasovagalen Synkopen wurde während des REM-Schlafs eine reduzierte low frequency-Komponente der Herzfrequenzvariation festgestellt, als Hinweis auf eine Sympathikus-Suppression (Cintra et al. 2005).

Verdacht auf Reflexsynkopen

Besteht nach der Basisdiagnostik der Verdacht auf Reflexsynkopen, sind je nach Trigger gezielte Zusatzuntersuchungen notwendig. Bei Verdacht auf rezidivierende orthostatische Reflexsynkopen wird analog zur OH ein Kipptischtest eingesetzt. Ein positiver Test mit Blutdruckabfall und Bradykardie weist auf orthostatische Reflexsynkopen hin. Man unterscheidet drei pathologische Orthostase-Reaktionen (**Tab. C 3.5**). Bei Patienten mit Synkopen in Verbindung mit Stimulation am Hals sowie bei Patienten > 40 Jahre mit Synkopen unklarer Ätiologie, bei denen die Basisuntersuchungen keine diagnostisch wegweisenden Befunde ergeben haben, ist eine diagnostische Karotissinusmassage angezeigt. Anamnestisch wegweisend sind Synkopen im Zusammenhang mit der Wendung oder Reklination des Kopfes. Bei bekannter Atherosklerose der A. carotis oder einem auskultierbaren Strömungsgeräusch sollte die Indikation zur Karotissinusmassage wegen der potenziellen Gefahr der Mobilisierung von Plaquematerial streng gestellt werden. Im Zweifel sollte vor der Massage eine Neurosonographie durchgeführt werden. Zur Testdurchführung wird die A. carotis unter EKG- und Blutdruckmonitoring beim liegenden Patienten für 5–10 Sekunden mit konstantem sanftem Druck massiert. Der Test wird erst auf der einen Seite und bei fehlender Reaktion auch auf der anderen Seite durchgeführt. Den Patienten sollte vor der Massage eine Venenverweilkanüle zur intravenösen Applikation von Atropin gelegt werden, und es ist stets Atropin für den Fall einer relevanten Bradykardie oder Asystolie bereitzuhalten. Bei negativem Ergebnis in Horizontallage empfiehlt sich eine Wiederholung in aufrechter Körperposition (60–70°) (Healey et al. 2004). Der Test gilt als positiv, wenn es während bzw. unmittelbar nach der Massage zu einer Synkope mit Asystolie > 3 Sekunden und/oder einem systolischen Blutdruckabfall um ≥ 30 mm Hg kommt sowie bei einem asymptomatischen systolischen Blutdruckabfall ≥ 50 mm Hg. Wenn im Rahmen der Basisdiagnostik und ggf. weiterführenden Diagnostik keine andere Ursache gefunden wird, gilt bei passender Anamnese eine positive Karotissinusmassage als Beweis für die Synkopenursache.

Tab. C 3.5: Pathologische Reaktionsmuster beim Kipptischtest bei orthostatischen Reflexsynkopen

Typ 1 (gemischter Typ)	initial Blutdruckabfall gefolgt von Bradykardie (< 10 sec auf < 40/min) und ggf. Asystolie < 3 sec
Typ 2 (kardioinhibitorischer Typ)	2A: initial Blutdruckabfall gefolgt von Bradykardie (≥ 10 sec auf < 40/min), ggf. Asystolie < 3 sec 2B: initial Bradykardie mit Asystolie > 3 sec und simultan/danach Blutdruckabfall
Typ 3 (vasodepressorischer Typ)	initial Blutdruckabfall, Abfall der Herzfrequenz um max. 10 %

Verdacht auf kardiogene Synkopen

Die kardiale Diagnostik dient dem Nachweis/Ausschluss einer kardiogenen Synkopenursache sowie einer kardialen Grunderkrankung und ist auch bei Synkopen unklarer Ätiologie angezeigt. Prädiktoren für eine kardiogene Synkopenursache sind motorische Entäußerungen bei Synkopenbeginn und Synkopen unter körperlicher Belastung oder im Liegen (Del Rosso et al. 2005). Weitere Hinweise sind höheres Lebensalter, kardiale Vorerkrankung, der Synkope vorausgehende Palpitationen und/oder pektanginöse Beschwerden, fehlende Prodromi, sturzbedingte Verletzungen, Einnahme von Medikamenten mit potenziellen kardialen Nebenwirkungen, positive Familienanamnese für plötzlichen Herztod sowie EKG-Veränderungen (z. B. bifaszikulärer Block, QRS-Dauer ≥ 0,12 Sekunden, AV-Block 2. Grades Typ Mobitz I, Sinusbradykardie, Ischämiezeichen). Liegen keine spezifischen Befunde vor, die eine kardiogene Synkopenursache mit ausreichender Sicherheit diagnostizieren lassen (**Tab. C 3.3**), sind Untersuchungen zum Nachweis struktureller Herzerkrankungen und Erregungsbildungs-/Erregungsleitungsstörungen notwendig. Auswahl und Reihenfolge der Verfahren richten sich nach dem klinischen Verdacht.

Eine Echokardiographie ist bei Verdacht auf strukturelle kardiale Grunderkrankungen und zur Risikostratifizierung indiziert. Sie dient der Bestimmung der linksventrikulären Auswurfleistung (bei reduzierter Auswurfleistung häufiger rhythmogene Synkopenursache; erhöhtes kardiales Risiko) und dem Nachweis struktureller Veränderungen. Die alleinige Echokardiographie erlaubt die Diagnose der Synkopenursache nur bei sehr wenigen Patienten (z. B. hochgradige Aortenstenose, obstruierende kardiale Tumore oder Thromben, Perikardtamponade/-erguss). Ggf. sind eine ergänzende transoesophageale Echokardiographie oder weitere bildgebende kardiale Untersuchungen hilfreich.

Zur Erfassung bradykarder und tachykarder Arrhythmien und deren Assoziation mit Synkopen ist ein EKG-Monitoring angezeigt. Der Aufwand ist gerechtfertigt, wenn bei der bisherigen Synkopenhäufigkeit mit erneuten Synkopen unter EKG-Monitoring gerechnet werden kann. Patienten mit struktureller Herzerkrankung und hohem Risiko für bedrohliche Rhythmusstörungen sollten einem EKG-Monitoring unter stationären Bedingungen unterzogen werden. Ein 24-Stunden-EKG stellt neben der Basisdiagnostik die wichtigste Zusatzuntersuchung dar und ist bei häufigen Synkopen mutmaßlich rhythmogener Ursache indiziert. Bei Patienten mit weniger häufigen Synkopen ist ein längeres Monitoring mit einem externen (bis 30 Tage) oder implantierbaren (bis 24 Monate) Schleifenrekorder sinnvoll. Bei 201 Patienten im Alter von 61–81 Jahren erlaubte ein implantierter Schleifenrekorder nach durchschnittlich drei ungeklärten Synkopen eine Diagnosestellung in 43 % gegenüber 6 % bei konventioneller Diagnostik (Farwell et al. 2006). Auch bei Verdacht auf oder Nachweis von kardioinhibitorische(n) Reflexsynkopen ist ggf. ein implantierbarer Schleifenrekorder hilfreich, um reflektorische bradykarde Phasen im Alltag zu erfassen und die Indikation zur Implantation eines Schrittmachers zu stellen. Eine rhythmogene Synkopenursache gilt als gesichert bei Synkopen unter relevanten brady- oder tachykarden Rhythmusstörungen und, wenn bei klinischem Verdacht während des EKG-Monitorings – zwar keine Synkope auftritt –, aber eine Asystolie > 3 Sekunden, ein intermittierender AV-Block 2. (Mobitz II) oder 3. Grades oder eine paroxysmale ventrikuläre Tachykardie dokumentiert wird. Die Dokumentation eines normofrequenten Sinusrhythmus während einer Synkope schließt eine rhythmogene Synkopenursache aus.

Arterielle Hypotonie und Synkopen unter körperlicher Belastung sind meist Ausdruck einer schweren strukturellen Herzerkrankung. Traten Synkopen unter körperlicher Belastung auf, sollte eine Echokardiographie erfolgen, bei unauffälligem Befund ein Belastungs-EKG. Eine belastungsabhängige rhythmogene Ursache gilt als gesichert, wenn unter Belastung ein AV-Block 2. (Mobitz II) oder 3. Grades und/oder eine Verlängerung der QT-Zeit dokumentiert wird.

Besteht nach Basisdiagnostik und EKG-Monitoring weiterhin der Verdacht auf rhythmogene Synkopen, ist eine elektrophysiologische kardiale Diagnostik indiziert. Bei bekannten rhythmogenen Synkopen kann sie dazu beitragen, den genauen Pathomechanismus zu klären. Auffällige Befunde in der elektrophysiologischen Diagnostik sind aber nicht zwingend beweisend für eine rhythmogene Synkopenursache. Die diagnostische Ausbeute erreichte bei 256 Patienten mit mindestens einem synkopalen Ereignis (35 Patienten mit belastungsinduzierter Synkope, 105 mit Herzerkrankung) 40 % (Brembilla-Perrot et al. 2006). Bei Patienten mit permanentem Herzschrittmacher ist nach einer Synkope eine Schrittmacherfunktionsprüfung angezeigt (Jäger 2001).

Wird der Verdacht auf kardiogene Synkopen auch durch die erweiterte Diagnostik nicht gestützt und kommen nicht-synkopale Ereignisse als Ursache transienter Bewusstseinsverluste nicht in Betracht, spricht man von Synkopen unklarer Ursache. Die empirisch wahrscheinlichste Ursache sind vasovagale Synkopen. Im Falle eines einmaligen Ereignisses oder bei sehr seltenen, unkomplizierten Synkopen kann auf eine weiterführende Diagnostik verzichtet werden. Bei therapeutischer Relevanz erfolgt eine strukturierte Diagnostik bei Verdacht auf vasovagale Synkopen.

C 3.4 Therapeutische Prinzipien

Ziel der Behandlung ist die Vermeidung lebensbedrohlicher Komplikationen, sturzbedingter Verletzungen und weiterer Synkopen sowie die Verbesserung der Lebensqualität. Die Priorisierung der Therapieziele hängt von der Synkopenursache ab. Bei rhythmogenen kardialen Synkopen steht das Risiko lebensbedrohlicher Rhythmusstörungen im Vordergrund, bei der Therapie orthostatischer oder Reflexsynkopen die Vermeidung sturzbedingter Verletzungen und erneuter Synkopen. Neben der Synkopenursache ist die Kenntnis des Pathomechanismus wichtig, um eine effektive Therapie planen zu können. Bleibt die Synkopenursache unbekannt oder lässt sich nicht beheben, richtet sich die Therapie an den Pathomechanismus, der zur globalen zerebralen Minderperfusion führt (z. B. Schrittmacherimplantation bei AV-Block).

C 3.5 Pragmatische Therapie

C 3.5.1 Behandlung von Reflexsynkopen

C 3.5.1.1 Verhaltensmaßnahmen

Patienten mit Reflexsynkopen sollten über die gute Prognose aufgeklärt werden. Bei der Behandlung von Reflexsynkopen steht die Vermeidung auslösender Trigger an erster Stelle (↔, A). Nach einer erstmalig aufgetretenen Reflexsynkope ist meist keine spezifische Behandlung notwendig, es kann der Spontanverlauf beobachtet werden (↔, A). Bei ausreichender Trinkmenge und Salzzufuhr ist häufig keine weitere Therapie erforderlich (Fenton et al. 2000) (↑, A). Regelmäßiger Ausdauersport wirkt sich positiv auf die Rezidivwahrscheinlichkeit von orthostatischen Reflexsynkopen aus (↔, B). Daneben sollte der Patient lernen, eine drohende Reflexsynkope im Prodromalstadium zu erkennen und unverzüglich den Trigger auszuschalten (z. B. hinsetzen/hinlegen, Verlassen beengter überhitzter Räume) (↔, A). Isometrische *physical counterpressure maneuvers* (PCM) wie z. B. Übereinanderschlagen der Beine oder Verschränken und Anspannen der Arme können in der Prodromalphase den Blutdruck signifikant anheben und dadurch den Bewusstseinsverlust verzögern oder verhindern (Krediet et al. 2002, Brignole et al. 2002, van Dijk et al. 2005). Das Erlernen solcher Manöver reduziert das relative Risiko für erneute Reflexsynkopen um 39 % (van Dijk et al. 2006) (↑, A). In einer offenen Studie an Patienten mit vasovagalen Synkopen wurde durch nicht-pharmakologische Maßnahmen (Flüssigkeits-/Salzzufuhr, Ausdauersport, PCM's) die Synkopenfrequenz signifikant reduziert (Romme et al. 2010) (↑, A). Bei postprandialen Synkopen ist eine Fraktionierung der Nahrungszufuhr zu empfehlen (↔, A).

C 3.5.1.2 Orthostasetraining

Bei rezidivierenden orthostatischen Reflexsynkopen kann ein konsequent durchgeführtes Orthostasetraining (Tilt-Training) die Synkopenfrequenz reduzieren (di Girolamo et al. 1999, Reybrouck et al. 2002, Ector et al. 2005, Zeng et al. 2008, Reybrouck und Ector 2006), obgleich mehrere randomisierte klinische Studien einen signifikanten Effekt des Trainings nicht belegen konnten (Foglia-Manzillo et al. 2004, Kinay et al. 2004, On et al. 2007, Duygu et al. 2008) (↔, B). In der Studie von Duygu et al. ließ sich nur bei Patienten mit vasodepressorischen Reflexantworten im Kipptischtest die Frequenz weiterer spontaner Synkopen senken, nicht dagegen bei Patienten vom kardioinhibitorischen oder gemischten Reaktionstyp. Der Erfolg des Trainings erfordert eine sehr hohe Disziplin und ist daher nur für sehr motivierte Patienten mit überwiegend vasodepressorischen Reflexsynkopen geeignet.

C 3.5.1.3 Pharmakotherapie

α1-Rezeptor-Agonisten führen zu einer Konstriktion peripherer Gefäße und wirken der eingeschränkten Vasokonstriktion bei Reflexsynkopen entgegen. Der selektive periphere α1-Agonist Midodrin (Gutron®) reduziert bei Patienten mit rezidivierenden vasovagalen Synkopen die Synkopenrate auf dem Kipptisch, ohne dabei eine supine Hypertension oder eine Veränderung der Herzfrequenz zu induzieren (Kaufmann et al. 2002) (↑↑, A). Etilefrin, ein zentraler und peripherer α-Rezeptor-Agonist, hat sich in einer doppelblinden placebokontrollierten Studie bei Patienten mit rezidivierenden vasovagalen Synkopen dagegen als wirkungslos erwiesen (Raviele et al. 1999) (↓, A). Eine Metaanalyse aus sechs randomisierten klinischen Studien ergab, dass α1-Agonisten zur Prävention vasovagaler Synkopen effektiver sind als Placebo, und dass Midodrin signifikant wirksamer ist als Etilefrin (Liao et al. 2009). Allerdings muss Midodrin wegen seiner kurzen Halbwertzeit häufiger eingenommen werden, wodurch die mittel- und langfristige Compliance beeinträchtigt wird. Unter α1-Rezeptor-Agonisten können kardiale Nebenwirkungen, Komplikationen bei peripherer arterieller Verschlusskrankheit oder ein Harnverhalt auftreten. Insgesamt liegt eine ausreichende studienbasierte Evidenz für Midodrin (3 × 2,5–10 mg/d) vor (↑↑, A).

Beta-Rezeptorenblocker sind bei Reflexsynkopen nicht indiziert (↓, A). Die therapeutische Rationale von Betablockern bei Reflexsynkopen beruht auf der Annahme, dass durch die negativ inotrope Wirkung die Aktivierung ventrikulärer Mechanorezeptoren reduziert wird. Die Ergebnisse klinischer Studien sind indes ernüchternd. Durch keinen der bisher untersuchten Betablocker konnte das Risiko vasovagaler Synkopen im Vergleich zu Placebo reduziert oder die Lebensqualität verbessert werden (Madrid et al. 2001, Sheldon et al. 2006, Sheldon et al. 2009).

Der Wirkungsmechanismus von 9-α-Fludrocortison (Astonin® H) beruht auf einer Verringerung des Wasser- und Salzverlustes, Vergrößerung des intravasalen Volumens und möglicherweise einer Sensibilisierung der Alpha-Rezeptoren (Mathias und Kimber 1998). Bei Kindern konnte kein Effekt auf die Rezidivhäufigkeit von Synkopen gezeigt werden (Salim und Sessa 2005) (↓, A). Bei Erwachsenen wird Fludrocortison bei Reflexsynkopen häufig eingesetzt, es gibt aber keine positiven Daten aus klinischen Studien, die dieses Vorgehen stützen würden (↔, C). Im Rahmen einer multizentrischen, placebokontrollierten Studie (POST II) wird gegenwärtig der Effekt von Fludrocortison auf die Zeitspanne bis zu einer erneuten vasovagalen Synkope während eines 12-monatigen Follow-ups evaluiert (Raj et al. 2006).

Der Serotonin-Reuptake-Inhibitor Paroxetin erwies sich in einer placebokontrollierten Single-Center-Studie bei therapierefraktären vasovagalen Synkopen als wirksam (Di Girolamo et al. 1999). Die Ergebnisse wurden bislang nicht von anderen Autoren reproduziert. Für Fluoxetin konnte während einer sechsmonatigen Beobachtungsphase im Vergleich zu Propranolol und Placebo zwar kein Rückgang synkopaler Ereignisse gezeigt werden, jedoch eine verlängerte Zeitspanne bis zum nächsten Ereignis und eine Verbesserung der Lebensqualität (Theodorakis et al. 2006). Serotonin-Reuptake-Inhibitoren sind nicht zur Behandlung von Reflexsynkopen zugelassen, können aber besonders bei Patienten mit gleichzeitiger Depression oder Angststörung erfolgreich eingesetzt werden (↑, C).

Ergotaminpräparate gehören wegen ihrer niedrigen Bioverfügbarkeit bei oraler Applikation und möglichen Langzeitnebenwirkungen nicht zu den Therapeutika der ersten Wahl. Der Einsatz von Methylphenidat bei vasovagalen Synkopen wird zwar durch eine ältere kontrollierte Studie untermauert, insgesamt ist die klinische Erfahrung jedoch zu gering, um die Substanz für diese Indikation zu empfehlen (Benditt et al. 1999). Zu Theophyllin, welches neben der Adenosin-Rezeptor-Blockade und Phosphodiesterase-Inhibition eine sympathomimetische Wirkungskomponente aufweist, reicht die Datenlage für eine Therapieempfehlung ebenfalls nicht aus (↔, C). Prostaglandinsynthesehemmer wie Indometacin können über eine Abnahme der Vasodilatation den Blutdruck erhöhen, sind allerdings aufgrund ihres Nebenwirkungsprofils für eine langfristige Anwendung ungeeignet.

In schwerwiegenden Fällen von postprandialen Synkopen ist neben der Fraktionierung der Nahrungszufuhr eine probatorische Therapie mit dem Somatostatin-Analogon Octreotid (Sandostatin®), welches den Gefäßtonus im Splanchnikusareal anhebt, gerechtfertigt (↔, C). Allerdings ist diese Behandlung mit häufigen subkutanen Injektionen (25–50 µg 30 Minuten vor den Mahlzeiten) verbunden, wegen des niedrigen pH-Wertes der Lösung schmerzhaft, kann Diarrhöen verursachen und ist kostenintensiv.

C 3.5.1.4 Herzschrittmacher

Da bis zu 50 % der aufgezeichneten Synkopen mit einer Bradykardie assoziiert sind, erscheint die Implantation eines Herzschrittmachers für Patienten mit sog. malignen (ohne Vorboten, hohe Verletzungsgefahr) vasovagalen kardioinhibitorischen Synkopen plausibel, wenn eine Anpassung der Lebensweise, Optimierung der Flüssigkeits- und Salzzufuhr sowie medikamentöse Behandlungsversuche erfolglos bleiben. Die Wirksamkeit einer Schrittmacherbehandlung bei im Kipptischtest nachgewiesenen kardioinhibitorischen Reflexsynkopen wurde in fünf großen randomisierten Multicenterstudien untersucht. In drei Studien wurde eine Schrittmacherimplantation offen verglichen gegen Kontrollpatienten ohne Schrittmacher. Alle drei Studien ergaben eine deutliche Risikoreduktion für Rezidivsynkopen in den Schrittmachergruppen (Connolly et al. 1999, Sutton et al. 2000, Ammirati et al. 2001). Dagegen blieben die beiden doppelblinden Studien (alle Patienten mit Schrittmacher versorgt, danach randomisiert Schrittmacher aktiviert versus nicht aktiviert) negativ bezüglich der Reduktion erneuter Synkopen (Connolly et al. 2003, Raviele et al. 2004). Eine Metaanalyse ergab eine nicht signifikante relative Risikoreduktion für Rezidivsynkopen unter Schrittmachertherapie in Höhe von 17 % für die Ergebnisse aus den beiden doppelblinden Studien und in Höhe von 84 %, für die Ergebnisse aus den drei offenen Studien (Sud et al. 2007). Die schlechteren Ergebnisse aus den doppelblinden Studien beruhen vor allem auf den auffallend niedrigen Rezidivraten in den Kontrollgruppen, möglicherweise durch Placeboeffekte. Bei Patienten mit nachgewiesener Asystolie im Rahmen spontaner Synkopen wurde durch eine Schrittmacherbehandlung die Häufigkeit erneuter Synkopen von 2,7 pro Jahr auf 0,45 pro Jahr reduziert (P = 0,02) (Sud et al. 2007). Die offene ISSUE II-Studie konnte zeigen, dass durch eine sorgfältige Patientenselektion (Patienten nach rezidivierenden Synkopen und Nachweis einer relevanten Bradykardie im EKG-Monitoring) die Effektivität einer spezifischen Therapie (Schrittmacher- bzw. Anti-Tachyarrhythmie-Therapie) deutlich gesteigert werden kann (Brignole et al. 2006). Bei in dieser Form ausgewählten Patienten lag die 1-Jahres-Rezidivrate bei Schrittmacherpatienten bei 5 % (0,05 +/- 0,15 Synkopen pro Patient/Jahr). Gegenwärtig werden diese Ergebnisse im Rahmen einer randomisierten klinischen Studie überprüft (ISSUE III). Bei klinischem Verdacht auf ein Karotissinus-Syndrom ist zunächst der Reaktionstyp zu klären und eine primär kardiale Ursache der Synkopen auszuschließen (Krahn et al. 1995). Basierend auf zwei randomisierten kontrollierten Studien werden der kardioinhibitorische und der gemischte Typ des Karotissinus-Syndroms als mögliche Herzschrittmacher-Indikation angesehen (Brignole 2003). Bei Patienten mit schwerem Karotissinus-Syndrom trat nach der Implantation eines Schrittmachers während der ca. dreijährigen Verlaufsbeobachtung in 9 % eine erneute Synkope auf im Vergleich zu 57 % bei Patienten ohne Schrittmacher (Brignole et al. 1992). In der randomisierten Syncope and Falls in the Elderly – Pacing and Carotid Sinus Evaluation (SAFE PACE) Studie an Patienten mit kardioinhibitorischer Karotissinus-Hypersensibilität wurde die Häufigkeit nicht unfallbedingter Stürze durch eine Schrittmacherbehandlung im Vergleich zu einer Kontrollgruppe um 70 % gesenkt (Kenny et al. 2001). Die Indikation für eine Schrittmacherbehandlung sollte erst nach Versagen der medikamentösen Therapie und nur bei nachgewiesenen kardioinhibitorischen Reflexsynkopen oder beim gemischten Karotissinus-Syndrom erwogen werden (↔, A).

C 3.5.2 Behandlung der orthostatischen Hypotension und orthostatischen Intoleranz

Die OH erfordert ein individuelles, abgestuftes Behandlungskonzept unter Vermeidung einer supinen Hypertension. Entscheidend ist die Verbesserung des Funktionszustands des Patienten, nicht das Erreichen eines bestimmten Blutdruckniveaus.

C 3.5.2.1 Verhaltensmaßnahmen

Zunächst ist eine diagnostische Zuordnung und Behandlung der zugrunde liegenden Erkrankung anzustreben. Bei medikamentös induzierter OH sollte die auslösende Substanz abgesetzt werden. Hierunter kann die orthostatische Symptomatik oft beseitigt werden (↑, A). Häufig führen Verhaltensmaßnahmen analog zu der Behandlung von Reflexsynkopen zu einer deutlichen Besserung orthostatischer Symptome. Durch eine gezielte Patientenaufklärung und das Vermeiden von Risikosituationen lassen sich die Beschwerden häufig lindern (↑, A). Das Ziel symptomatischer Therapieansätze ist die Kreislaufstabilisierung unter Orthostasebedingungen durch eine Erhöhung des intravasalen Volumens bzw. Verringerung der Volumenverschiebung in abhängige Körperpartien. In der Regel erreicht man durch eine nur leichte Anhebung des Blutdrucks über die autoregulatorische Schwelle bereits deutliche funktionelle Ergebnisse. Wenn kein behandlungsbedürftiger arterieller Hypertonus vorliegt, kann durch ausreichende Flüssigkeits- (↑, A) und Salzzufuhr (↑, A) das intravasale Volumen angehoben werden (Claydon und Hainsworth 2004). Durch das Trinken von 500 ml Wasser lässt sich die orthostatische Toleranz im Kipptischtest bei Patienten mit orthostatischen Synkopen verbessern (Claydon et al. 2006), dieser Effekt wird durch die zusätzliche Einnahme von Kochsalz paradoxerweise vermindert (Raj et al. 2006). Analog zum Prozedere bei orthostatischen Reflexsynkopen können auch bei OH PCM's (↑, B) helfen, orthostatische Symptome zu lindern oder eine orthostatische Synkope zu verhindern (van Lieshout et al. 1992). Dem venösen Pooling bei älteren Patienten mit autonomer Dysfunktion kann durch Bauchcorsagen entgegengewirkt werden (Smit et al. 2004, Podoleanu et al. 2006). Bei der hypoadrenergen OH kann das Tragen von Kompressionsstrümpfen (↔, C), das Mitführen eines Klappstuhles (fishing chair) und das Schlafen mit um 20–30 Grad erhöhtem Oberkörper (↔, C) über eine Aktivierung des Renin-Angiotensin-Aldosteron-Systems die orthostatischen Symptome verbessern (Wasner und Baron 2000). Beim POTS werden eine ausreichende Flüssigkeits- und Salzzufuhr, regelmäßiger Ausdauersport und ggf. PCM's sowie Kompressionsstrümpfe empfohlen (↔, C).

C 3.5.2.2 Pharmakotherapie

Rationale der Pharmakotherapie ist eine Verbesserung der Vasokonstriktion und/oder die Anhebung des intravasalen Volumens. **Tab. C 3.6** zeigt einen Überblick über die Pharmakotherapie der neurogenen orthostatischen Hypotension. Die Wirksamkeit des Alpha-Agonisten Midodrin wurde durch drei randomisierte klinische Studien belegt (Jankovic et al. 1993, Low et al. 1997, Wright et al. 1998) (↑↑, A). Die Gabe von Fludrocortison (Astonin H®) verringert durch Flüssigkeitsretention den Wasser- und Salzverlust und vergrößert somit das intravasale Volumen. Bei hypoadrenerger OH erhöht Fludrocortison in Kombination mit Schlaf bei erhöhtem Kopf und Oberkörper den orthostatischen Blutdruck und führt zu einer Reduktion orthostatischer Symptome (ten Harkel et al. 1992, van Lieshout et al. 2000) (↑, A). Midodrin und Fludrocortison können auch kombiniert werden. Auf die Entwicklung eines Liegendhypertonus' sollte geachtet werden. Bei Patienten mit Multisystematrophie und pure autonomic failure führt L-threo-3-(3,4-dihydroxyphenyl)-L-serin (Droxidopa, L-DOPS) (eine synthetische Aminosäure, die zu Noradrenalin decarboxyliert wird) zu einer Abnahme des orthostatischen systolischen Blutdruckabfalls (Mathias et al. 2001), einem Anstieg des mittleren Blutdrucks im Liegen und im Stehen für mehrere Stunden und verbessert die orthostatische Toleranz (Kaufmann et al. 2003). Das Präparat wird in Japan hergestellt und kann über die internationale Apotheke bezogen werden. Es ist Therapie der ersten Wahl beim kongenitalen Dopamin-β-Hydroxylase-Mangel, der sich als rein adrenerge Neuropathie manifestiert (↑↑, A). Im fortgeschrittenen Stadium einer Multisystematrophie kommt bei Versagen der konventionellen Therapie eine langfristige Behandlung mit Noradrenalin über ein implantierbares Port-System in Betracht (Kribben et al. 1998).

Für spezielle Situationen stehen Präparate zur Verfügung, deren Wirksamkeit aber nicht durch adäquate klinische Studien belegt ist. Bei OH unter der Behandlung mit Dopamin-Agonisten kann der periphere Dopamin-D2-Rezeptor-Antagonist Domperidon (Motilium®) zur Verbesserung der Kreislaufsituation eingesetzt werden (↔, C) (Lang 2001). Ferner kommen zur Anwendung der zentrale α2-Agonist Clonidin, Etilefrin (Effortil®: 3 × tgl. 5–10 mg) (↔, C), der Vasopressin-2-Rezeptor-Agonist Desmopressin (Minirin® zur Reduktion der Nykturie: 100–400 µg) (C, ↔), der α2-Antagonist Yohimbin (Yocon-Glenwood®: 6 mg/d) (↔, C) sowie das indirekte Sympathomimetikum Amezinium (↔, C). Der Acetylcholinesterase-Inhibitor Pyridostigminbromid führt zu einer Orthostase-spezifischen Blutdruckerhöhung, vermittelt über cholinerge präganglionäre Sympathikus-Neurone, deren Aktivität im Liegen gering ist und im Stehen zunimmt (Singer et al. 2003) (↑, C). In einer randomisierten Crossover-Studie an Patienten mit neurogener OH wurde der diastolische Blutdruckabfall im Stehen sowohl durch Pyridostigmin allein und in Kombination mit Midodrin im Vergleich zu Placebo signifikant verringert (Singer et al. 2006).

Zur Pharmakotherapie des POTS liegen keine ausreichenden klinischen Studien vor. Propranolol reduzierte in einer randomisierten Crossover-Studie die posturale Tachykardie gegenüber Placebo und den Vanderbilt POTS Symptom Score im Vergleich zu einer höheren Propranolol-Dosierung (Raj et al. 2009). In der klinischen Routine kommen Dosierungen von 10–40 mg zum Einsatz (↔, C). Analog zur OH bzw. zu Reflexsynkopen kann ein Behandlungsversuch mit Midodrin (3 × tgl. 2,5–10 mg) und/oder Fludrocortison (0,1–0,2 mg/d) (↔, C) oder mit einem SSRI (z. B. Paroxetin 20 mg/d) erfolgen (↔, C).

C 3.5.3 Behandlung kardiogener Synkopen

Zur Behandlung angeborener oder erworbener kardialer Rhythmusstörungen sowie mechanischer Ursachen kardialer Synkopen wird auf die kardiologische Literatur verwiesen.

Tab. C 3.6: Pharmakotherapie der neurogenen orthostatischen Hypotension

Wirkstoff (Handelsname)	Tagesdosis	Indikation (Empfehlungsstärke, Evidenzlevel)	Nebenwirkungen
Fludrocortison (Astonin H®)	0,05–0,2 mg p. o.	orthostatische Hypotonie, NKS (↑, A)	Hypokaliämie, Ödeme
Midodrin (Gutron®)	3 x 2,5–10 mg p. o.	NOH, NKS (↑↑, A)	Unruhe, Parästhesien, Palpitationen, VRS, Pruritus, Harnverhalt
Etilefrin (Etilefrin AL5®)	20–50 mg p. o.	orthostatische Hypotonie (↔, C)	Unruhe, Tremor, supine Hypertension, Schwitzen, VRS, AP, Tachykardie
Ameziniummethylsulfat (Regulton®)	1–3 x 10–30 mg p. o.	orthostatische Dysregulation, symptomatische Hypotonie (↔, C)	Unruhe, Schwindel, supine Hypertension, Palpitationen, VRS, GIT-Beschwerden, Miktionsstörungen
Yohimbin (Yohimbin »Spiegel«®)	3 x 5–10 mg p. o.	therapierefraktäre NOH (↔, C)	Erregungszustände, Tremor, supine Hypertension, Palpitationen, Schwindel, Schwitzen, Hautrötung, Kopfschmerzen, GIT-Symptome
Clonidin (Clonidin ret. -Ratiopharm® 250)	0,25 mg p. o.	therapierefraktäre NOH (↔, C)	Sedierung, Mundtrockenheit, Kopfschmerzen, Schwindel, Nausea, Bradykardie, Raynaud-Syndrom, Haarausfall
Dihydroergotaminmesilat (DHE-ratiopharm®)	2 x 2,5 mg p. o.	orthostatische Dysregulation (↔, C)	Nausea, Parästhesien, Muskelschmerzen, Schwindel, AP, Bradykardie
Desmopressin (Minirin®)	10–40 µg nasal bzw. 0,2–0,4 mg p. o.	Polyurie (↔, C)	Wasserretention, Hyponatriämie, Nausea, Hirnödem
Octreotid (Sandostatin®)	1–3 x 25–50 µg s. c.	postprandiale Hypotension (↔, C)	lokale Schmerzen, GIT-Beschwerden, postprandiale Hyperglykämie
Pyridostigminbromid (Mestinon®)	10–60 mg p. o.	NOH bei MSA, PAF, POTS oder autonomer Neuropathie (↑, C)	Akkommodationsstörung, Tränenfluss, Schwitzen, Hypersalivation, GIT-Beschwerden, erhöhte Bronchialsekretion, Bronchospasmen, Faszikulationen
L-threo-Dihydroxyphenylserin (Droxidopa, L-DOPS®)	200–600 mg p. o.	NOH bei MSA und PFA (↑↑, A)	Angst, Tremor, supine Hypertension, Hautblässe, VRS, AP, Hyperglykämie
Domperidon (Motilium®)	3 x 10–40 mg p. o.	Dopaminagonisten-induzierte orthostatische Hypotension (↔, B)	EPM-Symptome

AP = Angina pectoris, EPM = extrapyramidalmotorisch, GIT = Gastrointestinaltrakt, MSA = Multisystematrophie, NKS = neurokardiogene Synkope, NOH = neurogene orthostatische Hypotension, PAF = pure autonomic failure, p. o. = per os, POTS = posturales Tachykardie-Syndrom, s. c. = subcutan, VRS = ventrikuläre Rhythmusstörungen

C 3.6 Literatur

Alboni P, Alboni M, Bertorelle G. The origin of vasovagal syncope: to protect the heart or to escape predation? Clin Auton Res 2008;18 (4):170–178.

Ammirati F, Colivicchi F, Santini M. Permanent cardiac pacing versus medical treatment for the prevention of recurrent vasovagal syncope: a multicenter, randomized, controlled trial. Circulation 2001;104 (1):52–57.

Batra AS, Balaji S. Management of syncope in pediatric patients. Curr Treat Options Cardiovasc Med 2005;7 (5): 391–398.

Benditt DG, Fahy GJ, Lurie KG, Sakaguchi S, Fabian W, Samniah N. Pharmacotherapy of neurally mediated syncope. Circulation 1999;100 (11):1242–1248.

Bonnemeier H, Richardt G, Potratz J, Wiegand UK, Brandes A, Kluge N, et al. Circadian profile of cardiac autonomic nervous modulation in healthy subjects: differing effects of aging and gender on heart rate variability. J Cardiovasc Electrophysiol 2003;14 (8):791–799.

Bräuninger S, Maas A, Nanke C, Stellwaag M, Uebis S, Lambertz H. [Tilt-table study in vasovagal syncope. The diagnostic gain from isoprenaline administration]. Dtsch Med Wochenschr 1996;121 (31–32):971–977.

Brembilla-Perrot B, Muhanna I, Marcon O, Popovic B, Terrier de la Chaise A, Louis P, et al. Increased sensitivity of electrophysiological study by isoproterenol infusion in unexplained syncope. Int J Cardiol 2006;106 (1):82–87.

Brignole M, Menozzi C, Lolli G, Bottoni N, Gaggioli G. Long-term outcome of paced and nonpaced patients with severe carotid sinus syndrome. Am J Cardiol 1992; 69 (12):1039–1043.

Brignole M, Alboni P, Benditt D, Bergfeldt L, Blanc JJ, Bloch Thomsen PE, et al. Task force on syncope, European Society of Cardiology. Part 1. The initial evaluation of patients with syncope. Europace 2001;3 (4):253–260.

Brignole M, Alboni P, Benditt D, Bergfeldt L, Blanc JJ, Bloch Thomsen PE, et al. Guidelines on management (diagnosis and treatment) of syncope. Eur Heart J 2001; 22 (15):1256–1306.

Brignole M, Croci F, Menozzi C, Solano A, Donateo P, Oddone D, Puggioni E, Lolli G. Isometric arm counterpressure maneuvers to abort impending vasovagal syncope. J Am Coll Cardiol 2002;40 (11):2053–2059.

Brignole M, Donateo P, Menozzi C. The diagnostic value of ATP testing in patients with unexplained syncope. Europace 2003;5 (4):425–428.

Brignole M. Randomized clinical trials of neurally mediated syncope. J Cardiovasc Electrophysiol 2003;14 (9 Suppl):S64–69.

Brignole M, Menozzi C, Bartoletti A, Giada F, Lagi A, Ungar A, et al. A new management of syncope: prospective systematic guideline-based evaluation of patients referred urgently to general hospitals. Eur Heart J 2006; 27 (1):76–82.

Brignole M, Sutton R, Menozzi C, Garcia-Civera R, Moya A, Wieling W, et al. Early application of an implantable loop recorder allows effective specific therapy in patients with recurrent suspected neurally mediated syncope. Eur Heart J 2006;27 (9):1085–1092.

Brignole M, Sutton R, Menozzi C, Garcia-Civera R, Moya A, Wieling W, et al. Lack of correlation between the responses to tilt testing and adenosine triphosphate test and the mechanism of spontaneous neurally mediated syncope. Eur Heart J 2006;27 (18):2232–2239.

Britton JW, Benarroch E. Seizures and syncope: anatomic basis and diagnostic considerations. Clin Auton Res 2006;16 (1):18–228.

Cintra F, Poyares D, A DOA, G DEM, Barreto S, Tufik S, et al. Heart rate variability during sleep in patients with vasovagal syncope. Pacing Clin Electrophysiol 2005;28 (12):1310–1316.

Claydon VE, Hainsworth R. Salt supplementation improves orthostatic cerebral and peripheral vascular control in patients with syncope. Hypertension 2004;43 (4): 809–813.

Claydon VE, Schroeder C, Norcliffe LJ, Jordan J, Hainsworth R. Water drinking improves orthostatic tolerance in patients with posturally related syncope. Clin Sci (Lond) 2006;110 (3):343–352.

Colman N, Nahm K, Ganzeboom KS, Shen WK, Reitsma J, Linzer M, Wieling W, Kaufmann H. Epidemiology of reflex syncope. Clin Auton Res 2004;14 (Suppl 1):9–17.

Connolly SJ, Sheldon R, Roberts RS, Gent M. The North American Vasovagal Pacemaker Study (VPS).A randomized trial of permanent cardiac pacing for the prevention of vasovagal syncope. J Am Coll Cardiol 1999; 33 (1):16–20.

Connolly SJ, Sheldon R, Thorpe KE, Roberts RS, Ellenbogen KA, Wilkoff BL, et al. Pacemaker therapy for prevention of syncope in patients with recurrent severe vasovagal syncope: Second Vasovagal Pacemaker Study (VPS II): a randomized trial. Jama 2003;289 (17):2224–2229.

Del Rosso A, Alboni P, Brignole M, Menozzi C, Raviele A. Relation of clinical presentation of syncope to the age of patients. Am J Cardiol 2005;96 (10):1431–1435.

Di Girolamo E, Di Iorio C, Leonzio L, Sabatini P, Ranalli G, Barsotti A. [Effectiveness of paroxetine in the treatment of refractory vasovagal syncope in young patients]. G Ital Cardiol 1999;29 (12):1472–1477.

Di Girolamo E, Di Iorio C, Leonzio L, Sabatini P, Barsotti A. Usefulness of a tilt training program for the prevention of refractory neurocardiogenic syncope in adolescents: A controlled study. Circulation 1999;100 (17): 1798–1801.

Duygu H, Zoghi M, Turk U, Akyuz S, Ozerkan F, Akilli A, Erturk U, Onder R, Akin M. The role of tilt training in preventing recurrent syncope in patients with vasovagal syncope: a prospective and randomized study. Pacing Clin Electrophysiol 2008;31 (5):592–596.

Ector H, Willems R, Heidbuchel H, Reybrouck T. Repeated tilt testing in patients with tilt-positive neurally mediated syncope. Europace 2005;7 (6):628–633.

Farwell DJ, Freemantle N, Sulke N. The clinical impact of implantable loop recorders in patients with syncope. Eur Heart J 2006;27 (3):351–356.

Fisher AA, Davis MW, Srikusalanukul W, Budge MM. Postprandial hypotension predicts all-cause mortality in older, low-level care residents. J Am Geriatr Soc 2005;53 (8):1313–1320.

Foglia-Manzillo G, Giada F, Gaggioli G, Bartoletti A, Lolli G, Dinelli M, et al. Efficacy of tilt training in the treatment of neurally mediated syncope. A randomized study. Europace 2004;6 (3):199–204.

Freeman R. Assessment of cardiovascular autonomic function. Clin Neurophysiol 2006;117 (4):716–730.

Grubb BP, Kosinski DJ, Boehm K, Kip K. The postural orthostatic tachycardia syndrome: a neurocardiogenic variant identified during head-up tilt table testing. Pacing Clin Electrophysiol 1997;20 (9 Pt 1):2205–2212.

Healey J, Connolly SJ, Morillo CA. The management of patients with carotid sinus syndrome: is pacing the answer? Clin Auton Res 2004;14 (Suppl 1):80–86.

Hess CW. Nichtepileptische Anfälle – Einführung und Überblick. Akt Neurol 2001;28:2–6.

Hilz MJ, Stemper B, Neundörfer B. [Physiology and methods for studying the baroreceptor reflex]. Fortschr Neurol Psychiatr 2000;68 (1):37–47.

Ho RT, Wicks T, Wyeth D, Nei M. Generalized tonic-clonic seizures detected by implantable loop recorder devices: diagnosing more than cardiac arrhythmias. Heart Rhythm 2006;3 (7):857–861.

Humm AM, Mathias CJ. Unexplained syncope--is screening for carotid sinus hypersensitivity indicated in all patients aged > 40 years? J Neurol Neurosurg Psychiatry 2006;77 (11):1267–1270.

Jacob G, Costa F, Shannon JR, Robertson RM, Wathen M, Stein M, et al. The neuropathic postural tachycardia syndrome. N Engl J Med 2000;343 (14):1008–1014.

Jäger D. Kardial bedingte Synkopen. Akt Neurol 2001;28: 10–14.

Jankovic J, Gilden JL, Hiner BC, Kaufmann H, Brown DC, Coghlan CH, Rubin M, Fouad-Tarazi M. Neurogenic orthostatic hypotension: a double-blind, placebo-controlled study with midodrine. Am J Med 1993;95 (1):38–48.

Kapoor WN. Evaluation and outcome of patients with syncope. Medicine (Baltimore) 1990;69 (3):160–175.

Kaufmann H, Saadia D, Voustianiouk A. Midodrine in neurally mediated syncope: a double-blind, randomized, crossover study. Ann Neurol 2002;52 (3):342–345.

Kaufmann H, Saadia D, Voustianiouk A, Goldstein DS, Holmes C, Yahr MD, et al. Norepinephrine precursor therapy in neurogenic orthostatic hypotension. Circulation 2003;108 (6):724–728.

Kenny RA, Richardson DA, Steen N, Bexton RS, Shaw FE, Bond J. Carotid sinus syndrome: a modifiable risk factor for nonaccidental falls in older adults (SAFE PACE). J Am Coll Cardiol 2001;38 (5):1491–1496.

Kinay O, Yazici M, Nazli C, Acar G, Gedikli O, Altinbas A, Kahraman H, Dogan A, Ozaydin M, Tuzun N, Ergene O. Tilt training for recurrent neurocardiogenic syncope: effectiveness, patient compliance, and scheduling the frequency of training sessions. Jpn Heart J 2004;45 (5):833–843.

Kochiadakis GE, Orfanakis AE, Chrysostomakis SI, Skalidis EI, Simandirakis EN, Vardas PE. The contribution of isoproterenol to the prolonged tilt test. Int J Cardiol 1995;52 (2):157–162.

Krahn AD, Klein GJ, Norris C, Yee R. The etiology of syncope in patients with negative tilt table and electrophysiological testing. Circulation 1995;92 (7):1819–1824.

Krediet CT, van Dijk N, Linzer M, van Lieshout JJ, Wieling W. Management of vasovagal syncope: controlling or aborting faints by leg crossing and muscle tensing. Circulation 2002;106 (13):1684–1689.

Kribben A, Bremer C, Fritschka E, Koeppen S, Ahrens O, Philipp T. Ambulatory infusion of noradrenaline for long-term treatment of Shy-Drager syndrome. Kidney Blood Press Res 1998;21 (1):70–73.

Lempert T. [Syncope. Phenomenology and differentiation from epileptic seizures]. Nervenarzt 1997;68 (8):620–624.

Liao Y, Li X, Zhang Y, Chen S, Tang C, Du J. alpha-Adrenoceptor agonists for the treatment of vasovagal syncope: a meta-analysis of worldwide published data. Acta Paediatr 2009;98 (7):1194-200.

Low PA, Gilden JL, Freeman R, Sheng KN, McElligott MA. Efficacy of midodrine vs placebo in neurogenic orthostatic hypotension. A randomized, double-blind multicenter study. Midodrine Study Group. Jama 1997;277 (13):1046–1051.

Low PA. Autonomic neuropathies. Curr Opin Neurol 1998;11 (5):531–537.

Madrid AH, Ortega J, Rebollo JG, Manzano JG, Segovia JG, Sanchez A, et al. Lack of efficacy of atenolol for the prevention of neurally mediated syncope in a highly symptomatic population: a prospective, double-blind, randomized and placebo-controlled study. J Am Coll Cardiol 2001;37 (2):554–559.

Mathias CJ, Kimber JR. Treatment of postural hypotension. J Neurol Neurosurg Psychiatry 1998;65 (3):285–289.

Mathias CJ, Mallipeddi R, Bleasdale-Barr K. Symptoms associated with orthostatic hypotension in pure autonomic failure and multiple system atrophy. J Neurol 1999;246 (10):893–898.

Mathias CJ, Senard JM, Braune S, Watson L, Aragishi A, Keeling JE, et al. L-threo-dihydroxyphenylserine (L-threo-DOPS; droxidopa) in the management of neurogenic orthostatic hypotension: a multi-national, multicenter, dose-ranging study in multiple system atrophy and pure autonomic failure. Clin Auton Res 2001;11 (4): 235–242.

Mittal S, Iwai S, Stein KM, Markowitz SM, Slotwiner DJ, Lerman BB. Long-term outcome of patients with unexplained syncope treated with an electrophysiologic-guided approach in the implantable cardioverter-defibrillator era. J Am Coll Cardiol 1999;34 (4):1082–1089.

Morillo CA, Klein GJ, Jones DL, Yee R. Time and frequency domain analyses of heart rate variability during orthostatic stress in patients with neurally mediated syncope. Am J Cardiol 1994;74 (12):1258–1262.

Moya A, Sutton R, Ammirati F, Blanc JJ, Brignole M et al. Guidelines for the diagnosis and management of syncope (version 2009): the Task Force for the Diagnosis and Management of Syncope of the European Society of Cardiology (ESC). Eur Heart J 2009;30 (21):2631–2671.

Mulcahy R, Jackson SH, Richardson DA, Lee DR, Kenny RA. Circadian and orthostatic blood pressure is abnormal in the carotid sinus syndrome. Am J Geriatr Cardiol 2003;12 (5):288–292, 301.

Naschitz JE, Rosner I. Orthostatic hypotension: framework of the syndrome. Postgrad Med J 2007:83 (983):568–574.

On YK, Park J, Huh J, Kim JS. Is home orthostatic self-training effective in preventing neurally mediated syncope? Pacing Clin Electrophysiol 2007;30 (5):638–643.

Petersen ME, Williams TR, Sutton R. Psychogenic syncope diagnosed by prolonged head-up tilt testing. QJM 1995; 88 (3):209–213.

Podoleanu C, Maggi R, Brignole M, Croci F, Incze A, olano A, Puggioni E, Carasca E. Lower limb and abdominal compression bandages prevent progressive orthostatic hypotension in elderly persons: a randomized single-blind controlled study. J Am Coll Cardiol 2006;48 (7): 1425–1432.

Raj SR, Rose S, Ritchie D, Sheldon RS. The Second Prevention of Syncope Trial (POST II) – a randomized clinical trial of fludrocortisone for the prevention of neurally mediated syncope: rationale and study design. Am Heart J 2006;151 (6):1186 e11–17.

Raj SR, Biaggioni I, Black BK, Rali A, Jordan J, Taneja I, et al. Sodium paradoxically reduces the gastropressor response in patients with orthostatic hypotension. Hypertension 2006;48 (2):329–334.

Raj SR, Black BK, Biaggioni I, Paranjape SY, Ramirez M, Dupont WD, et al. Propranolol decreases tachycardia and improves symptoms in the postural tachycardia syndrome: less is more. Circulation 2009;120 (9):725–734.

Raviele A, Brignole M, Sutton R, Alboni P, Giani P, Menozzi C, et al. Effect of etilefrine in preventing syncopal recurrence in patients with vasovagal syncope: a double-blind, randomized, placebo-controlled trial. The Vasovagal Syncope International Study. Circulation 1999;99 (11):1452–1457.

Raviele A, Giada F, Menozzi C, Speca G, Orazi S, Gasparini G, et al. A randomized, double-blind, placebo-controlled study of permanent cardiac pacing for the treatment of recurrent tilt-induced vasovagal syncope. The vasovagal syncope and pacing trial (SYNPACE). Eur Heart J 2004;25 (19):1741–1748.

Reybrouck T, Heidbuchel H, Van De Werf F, Ector H. Long-term follow-up results of tilt training therapy in patients with recurrent neurocardiogenic syncope. Pacing Clin Electrophysiol 2002;25 (10):1441–1446.

Reybrouck T, Ector H. Tilt training: a new challenge in the treatment of neurally mediated syncope. Acta Cardiol 2006;61 (2):183–189.

Romme JJ, Reitsma JB, Go-Schon IK, Harms MP, Ruiter JH, Luitse JS, Lenders JW, Wieling W, van Dijk N. Prospective evaluation of non-pharmacological treatment in vasovagal syncope. Europace 2010;12 (4):567–573.

Salim MA, Di Sessa TG. Effectiveness of fludrocortisone and salt in preventing syncope recurrence in children: a double-blind, placebo-controlled, randomized trial. J Am Coll Cardiol 2005;45 (4):484–488.

Serletis A, Rose S, Sheldon AG, Sheldon RS. Vasovagal syncope in medical students and their first-degree relatives. Eur Heart J 2006;27 (16):1965–1970.

Shannon JR, Flattem NL, Jordan J, Jacob G, Black BK, Biaggioni I, et al. Orthostatic intolerance and tachycardia associated with norepinephrine-transporter deficiency. N Engl J Med 2000;342 (8):541–549.

Sheldon RS, Sheldon AG, Connolly SJ, Morillo CA, Klingenheben T, Krahn AD, et al. Age of first faint in patients with vasovagal syncope. J Cardiovasc Electrophysiol 2006;17 (1):49–54.

Sheldon R, Connolly S, Rose S, Klingenheben T, Krahn A, Morillo C, et al. Prevention of Syncope Trial (POST): a randomized, placebo-controlled study of metoprolol in the prevention of vasovagal syncope. Circulation 2006; 113 (9):1164–1170.

Sheldon RS, Amuah JE, Connolly SJ, Rose S, Morillo CA, Talajic M, et al. Effect of metoprolol on quality of life in the Prevention of Syncope Trial. J Cardiovasc Electrophysiol 2009;20 (10):1083–1088.

Singer W, Opfer-Gehrking TL, McPhee BR, Hilz MJ, Bharucha AE, Low PA. Acetylcholinesterase inhibition: a novel approach in the treatment of neurogenic orthostatic hypotension. J Neurol Neurosurg Psychiatry 2003; 74 (9):1294–1298.

Singer W, Sandroni P, Opfer-Gehrking TL, Suarez GA, Klein CM, Hines S, et al. Pyridostigmine treatment trial in neurogenic orthostatic hypotension. Arch Neurol 2006;63 (4):513–518.

Smit AA, Wieling W, Fujimura J, Denq JC, Opfer-Gehrking TL, Akarriou M, et al. Use of lower abdominal compression to combat orthostatic hypotension in patients with autonomic dysfunction. Clin Auton Res 2004;14 (3): 167–175.

Soteriades ES, Evans JC, Larson MG, Chen MH, Chen L, Benjamin EJ, Levy D. Incidence and prognosis of syncope. N Engl J Med 2002;347 (12):878–885.

Sud S, Massel D, Klein GJ, Leong-Sit P, Yee R, Skanes AC, Gula LJ, Krahn AD. The expectation effect and cardiac pacing for refractory vasovagal syncope. Am J Med 2007;120 (1):54–62.

Sud S, Klein GJ, Skanes AC, Gula LJ, Yee R, Krahn AD. Implications of mechanism of bradycardia on response to pacing in patients with unexplained syncope. Europace 2007;9 (5):312–318.

Sutton R. Vasovagal syncope: prevalence and presentation. An algorithm of management in the aviation environment. Eur Heart J 1999;1(Suppl D):109–113.

Sutton R, Brignole M, Menozzi C, Raviele A, Alboni P, Giani P, Moya A. Dual-chamber pacing in the treatment of neurally mediated tilt-positive cardioinhibitory syncope: pacemaker versus no therapy: a multicenter randomized study. The Vasovagal Syncope International Study (VASIS) Investigators. Circulation 2000;102 (3): 294–299.

Ten Harkel AD, Van Lieshout JJ, Wieling W. Treatment of orthostatic hypotension with sleeping in the head-up tilt position, alone and in combination with fludrocortisone. J Intern Med 1992;232 (2):139–145.

The Consensus Committee of the American Autonomic Society and the American Academy of Neurology. Consensus statement on the definition of orthostatic hypotension, pure autonomic failure, and multiple system atrophy. Neurology 1996;46 (5):1470.

Theodorakis GN, Leftheriotis D, Livanis EG, Flevari P, Karabela G, Aggelopoulou N, et al. Fluoxetine vs. propranolol in the treatment of vasovagal syncope: a prospective, randomized, placebo-controlled study. Europace 2006;8 (3):193–198.

van Dijk JG, Sheldon R. Is there any point to vasovagal syncope? Clin Auton Res 2008;18 (4):167–169.

van Dijk N, de Bruin IG, Gisolf J, de Bruin-Bon HA, Linzer M, van Lieshout JJ, et al. Hemodynamic effects of leg crossing and skeletal muscle tensing during free standing in patients with vasovagal syncope. J Appl Physiol 2005;98 (2):584–590.

van Dijk N, Quartieri F, Blanc JJ, Garcia-Civera R, Brignole M, Moya A, Wieling W. Effectiveness of physical counterpressure maneuvers in preventing vasovagal syncope: the Physical Counterpressure Manoeuvres Trial (PC-Trial). J Am Coll Cardiol 2006;48 (8):1652–1657.

van Lieshout JJ, ten Harkel AD, Wieling W. Physical manoeuvres for combating orthostatic dizziness in autonomic failure. Lancet 1992;339 (8798):897–898.

van Lieshout JJ, ten Harkel AD, Wieling W. Fludrocortisone and sleeping in the head-up position limit the postural decrease in cardiac output in autonomic failure. Clin Auton Res 2000;10 (1):35–42.

Wasner G, Baron R. Orthostatische Kreislaufdysregulation – Klinik, Pathophysiologie und Therapie. Akt Neurol 2000;27:157–169.

Wieling W, Ganzeboom KS, Saul JP. Reflex syncope in children and adolescents. Heart 2004;90 (9):1094–1100.

Wright RA, Kaufmann HC, Perera R, Opfer-Gehrking TL, McElligott MA, Sheng KN, et al. A double-blind, dose-response study of midodrine in neurogenic orthostatic hypotension. Neurology 1998;51 (1):120–124.

Zeng H, Ge K, Zhang W, Wang G, Guo L. The effect of orthostatic training in the prevention of vasovagal syncope and its influencing factors. Int Heart J 2008;49 (6): 707-12.

D Kognitive und Verhaltensstörungen

1 Aphasie 239
von H. Ackermann und G. Liuzzi

2 Sprech- und Stimmstörungen (Dysarthrophonien) 248
von H. Ackermann

3 Schluckstörungen (Dysphagien) 252
von M. Prosiegel

4 Neglekt und andere räumliche Orientierungsstörungen 257
von H.-O. Karnath und J. Zihl

5 Apraxie 265
von G. Goldenberg

6 Rehabilitation zerebraler Sehstörungen 270
von P. Thier und J. K. Pomper

7 Transiente globale Amnesie 275
von D. M. Hermann und M. Rosenkranz

8 Demenz 279
von A. Danek, D. Berg, M. Heneka und C. Weimar

9 Metabolische und toxische Enzephalopathien 297
von J. B. Schulz

10 Vitaminstoffwechselstörungen 315
von M. Dieterich und S. Lorenzl

11 Schlafstörungen 329
von J. Rémi, D. M. Hermann, F. C. Hummel und S. Noachtar

D 1 Aphasie

*von H. Ackermann und G. Liuzzi**

D 1.1 Klinik

D 1.1.1 Definitionen

Als »Aphasie« werden Kommunikationsstörungen bezeichnet, die durch eine erworbene Hirnschädigung oder -erkrankung bedingt sind und sich sowohl auf laut- als auch schriftsprachliche Äußerungen erstrecken. In der Regel sind dabei die Sprachproduktion und das Sprachverständnis betroffen. Allerdings können die einzelnen Domänen des Sprachsystems (Laut-/Schriftsprache, Sprachproduktion/-verständnis) in unterschiedlichem Ausmaß beeinträchtigt sein. Abhängig von Lokalisation und Ausdehnung der zugrunde liegenden Läsion werden aphasische Syndrome von sensomotorischen, affektiven oder zusätzlichen kognitiven Beeinträchtigungen begleitet, die unter Umständen die Kommunikationsstörung verstärken und Rehabilitationsmaßnahmen erschweren.

D 1.1.2 Aphasische und nicht-aphasische Kommunikationsstörungen

Die Linguistik unterscheidet drei grundlegende Beschreibungsebenen bzw. Verarbeitungsstufen des menschlichen Sprachsystems: Phonologie (Lautstruktur lexikalischer Einheiten), Syntax (Wortstellung und -beugung in Sätzen) und Semantik (Bedeutung sprachlicher Äußerungen; z. B. Fromkin 2000). In der Regel weisen die Äußerungen von Aphasikern in allen genannten Dimensionen charakteristische Beeinträchtigungen auf (Huber et al. 2006; **Tab. D 1.1**). Meist werden die expressiven und perzeptiven lautsprachlichen Funktionseinschränkungen von in ihrer Form und Ausprägung vergleichbaren Lesestörungen begleitet. Abzugrenzen sind die durch distinkte sprachsystematische Defizite gekennzeichneten Aphasien von Kommunikationsstörungen, die durch Beeinträchtigungen vorgeschalteter bzw. nachgeordneter perzeptueller und motorischer Leistungen bedingt sind, einen herabgesetzten oder erhöhten Sprechantrieb widerspiegeln oder Begleiterscheinungen eines intellektuellen Abbaus darstellen (Ackermann und Wildgruber 2006, Ackermann et al. 2010; **Tab. D 1.2**). Reine Lesestörungen ohne weitergehende Beeinträchtigungen der lautsprachlichen Kommunikation und des Schreibens sind sehr selten und wurden beispielsweise nach Läsionen des linkshemisphärischen Sehzentrums in Verbindung mit einer Unterbrechung der Projektionen des rechtsseitigen visuellen Kortex zu den linkshemisphärischen Sprachregionen beobachtet (»Diskonnektionssyndrom«, z. B. Cherney 2004). Häufig ist in Verbindung mit aphasischen Konstellationen eine bukkofaziale Apraxie zu beobachten, ein Syndrom, das durch eine kompromittierte Kontrolle willkürlicher nicht-sprachlicher orofazialer Bewegungsabläufe charakterisiert ist (Bizzozero et al. 2000).

D 1.1.3 Aphasische Syndrome: Klassifikation und Lokalisation

Sprachstörungen bei erworbener Hirnschädigung oder -erkrankung treten häufig – insbesondere nach ischämischen Infarkten – in charakteristischen Symptomkonstellationen auf (**Tab. D 1.3**). Als häufigste Syndrome in diesem Zusammenhang gelten die *Globale Aphasie*, die *Broca-Aphasie*, die *Wernicke-Aphasie* und die *Amnestische Aphasie* (Huber et al. 2006). Die detaillierte Charakterisierung dieser Konstellationen erfordert eine psychometrisch fundierte Testung, die alle Ebenen sprachlicher Strukturbeschreibung im schrift- und lautsprachlichen Bereich berücksichtigt und nicht-aphasische Kommunikationsstörungen differentialdiagnostisch abzugrenzen erlaubt (siehe unten). Eine orientierende Zuordnung zu den genannten vier häufigsten Syndromen lässt sich jedoch meist schon auf der Grundlage einer Beurteilung von Spontansprache und Sprachverständnis im Rahmen eines kurzen Gesprächs vornehmen. Oft kommt es zu raschen Veränderungen der Symptomatik innerhalb der ersten Tage und Wochen nach Eintritt einer Hirnschädigung, die eine Re-Klassifizierung im Verlauf erforderlich machen. Insbesondere im Gefolge von Hirntumoren, Enzephalitiden oder auch intrazerebralen Blutungen treten häufiger »atypische« Störungsbilder in Erscheinung, die sich nicht den vor allem auf der Grundlage von ischämischen Infarkten definierten Standardsyndromen zuordnen lassen. Obwohl systematische klinisch-neuropathologische Korrelationsstudien an größeren Patientengruppen gezeigt haben, dass die verschiedenen Konstellationen einer Aphasie nur in gewissen Grenzen mit jeweils einem begrenzten Schädigungsort assoziiert werden können (Kreisler et al. 2000), lassen sich doch einige »Faustregeln« einer topografischen Zuordnung distinkter Sprachstörungen formulieren (**Tab. D 1.3**).

* Autoren dieses Kapitels in der 5. Auflage: D. Wildgruber und H. Ackermann.

Tab. D 1.1: Symptome aphasischer Störungen

1. Symptome gestörter *phonologischer* Verarbeitung

Phonematische Paraphasien
Fehlerhafte lautliche Realisation von Wörtern: Ersetzung, Auslassung, Vertauschung oder Hinzufügung von Sprachlauten (Phonemen), z. B. »Afpel« statt »Apfel«.

Phonematischer Jargon
Aneinanderreihung phonematisch entstellter und deshalb unverständlicher Lautäußerungen.

Wortfindungsstörung
Unterbrechung des Redeflusses aufgrund fehlenden »Zugriffs« auf eine passende lexikalische Einheit, oft in Verbindung mit Umgehungsstrategien wie Ausweichen auf ähnliche Begriffe, Umschreibungen des Zielworts oder Gebrauch von Lückenfüllern, z. B. »Ding«, »Dingsda«.

Benennstörung/Anomie
Fehlender »Zugriff« auf die Bezeichnung eines visuell präsentierten oder lautsprachlich beschriebenen Objekts oder einer Tätigkeit.

2. Symptome gestörter *syntaktischer* Verarbeitung

Agrammatismus
Verminderte grammatikalische Komplexität von Sätzen bis hin zu einem völligen Verlust an Flexionsformen und Funktionswörtern.

Telegrammstil
Ausgeprägte Form des Agrammatismus, gekennzeichnet durch die Produktion von kurzen Phrasen, die nur aus unflektierten Nomen und Verben bestehen.

Paragrammatismus
Bildung grammatikalisch komplexer, aber fehlerhafter Sätze, charakterisiert durch unangemessene Vielfalt von Satzverschränkungen, Funktionswörtern und Flexionen.

3. Symptome gestörter *semantischer* Verarbeitung

Semantische Paraphasien
Verwendung eines bedeutungsmäßig vom intendierten Begriff abweichenden Wortes, häufig besteht jedoch ein inhaltlicher Zusammenhang, z. B. »Gemüse« statt »Obst«, »Möbelstück« statt »Stuhl«.

Neologismen
Verwendung von Wortneuschöpfungen, meist mit inhaltlichem Bezug zum intendierten Begriff, z. B. »Beißfrucht« statt »Apfel«.

Semantischer Jargon
Aneinanderreihung von phonologisch korrekten Wörtern und Redewendungen (Floskeln), die aber keine Information vermitteln.

Wortfindungs- und Benennstörungen
Diese Symptome können nicht nur durch eine Beeinträchtigung der phonologischen Verarbeitung (siehe oben), sondern auch durch kompromittierte semantische Repräsentationen bedingt sein.

4. Symptome *schwerer* Aphasien

Sprachautomatismen
Repetitionen weitgehend identischer Lautäußerungen (sinnlose Silbenfolge, einzelnes Wort, kurze Phrase oder Floskel) ohne Situationsbezug.

Echolalie
Stereotypisierte Wiederholung von Äußerungen des Gesprächspartners.

Tab. D 1.2: Nicht-aphasische Störungen der Lautkommunikation

Dysarthrie
Beeinträchtigung der Lautbildung (Artikulation/Phonation) im Gefolge von Erkrankungen/Läsionen des zentralmotorischen Systems, der Hirnnerven und/oder derVokaltraktmuskulatur (einschließlich neuromuskulärer Übertragung).

Anarthrie
(Weitgehend) Kompletter Verlust der Fähigkeit, Sprachlaute zu bilden, z. B. bei ausgeprägter Parese der Muskulatur des Vokaltrakts.

Mutismus
Fehlen willkürlicher Lautäußerungen (spontan oder auf Fragen) bei erhaltener Innervation der Sprechmuskulatur, meist durch eine Antriebsstörung hervorgerufen (akinetischer Mutismus).

Dysphonie
Weitgehend isolierte Beeinträchtigung der Stimmbildung (Phonation), z. B. bei Laryngitiden oder fokaler Dystonie der Kehlkopfmuskulatur (spasmodische Dysphonie).

Aphonie
Verlust der Stimmgebung (Phonation) im sprachlichen (verbale Kommunikation erfolgt flüsternd) und nicht-sprachlichen Bereich (Husten oder Räuspern nicht möglich).

Sprechapraxie
Gestörte Sprachlautbildung (unflüssige und angestrengte Sprechweise, artikulatorische Suchbewegungen, Lautenstellungen etc.) bei im Gegensatz zu Dysarthie und Dysphonie unbeeinträchtigten elementaren sensomotorischen Leistungen der Vokaltraktmuskulatur (keine Paresen!), oft in Verbindung mit einer motorischen Aphasie.

Dysprosodie
Beeinträchtigung der Kontrolle der »Sprachmelodie« (Intonation, Sprechrhythmus und Lautstärkemodulation) verbaler Äußerungen, die beim Sprechen unter anderem linguistische Funktionen erfüllt wie die Spezifikation des Satzmodus (z. B. Frage: »Heute ist Montag?« versus Aussage: »Heute ist Montag!«) als auch zum »Ausdruck« des aktuellen Gefühlszustandes beiträgt.

Worttaubheit
Beeinträchtigung des auditiven Sprachverständnisses bei (weitgehend) ungestörter Sprachproduktion, erhaltenen Lese- und Schreibfähigkeiten und diskrepant besserer Rekognition nicht-sprachlicher akustischer Signale.

Logorrhoe
Vermehrter Redefluss (»Redseligkeit«)

Das zerebrale »Netzwerk« der Sprachverarbeitung scheint auch subkortikale Strukturen mit einzubeziehen. Im Gefolge einer ischämischen oder hämorrhagischen Schädigung des *Thalamus* wurden in Abhängigkeit vom Läsionsort unterschiedliche Aphasie-Syndrome beschrieben (z. B. Graff-Radford und Damasio 1984). Beispielsweise können Dysfunktionen der linksseitigen ventrolateralen und anterioren Kerne zu Beeinträchtigungen des Sprachverständnisses, Benennstörungen und Dyslexien führen – in Verbindung mit meist flüssiger Sprachproduktion. Und nach einer Schädigung des Pulvinar oder des Nucleus lateroposterioris sind – in der Regel nur transiente – aphasische Kommunikationsstörung zu beobachten, die am ehesten dem Syndrom einer transkortikal-sensorischen Aphasie entsprechen. Bei Infarkten im Bereich des linksseitigen *Nucleus caudatus* oder seiner Faserverbindungen zum dorsolateralen frontalen Kortex muss mit Wortfindungs- und Benennstörungen, aber auch Perseverationstendenzen bis hin zu einer Echolalie gerechnet werden (Kreisler et al. 2000). Allerdings gehen Läsionen von Striatum und Thalamus – falls überhaupt sprachsystematische Defizite auftreten – mit uneinheitlicheren Störungsbildern einher als kortikale Dysfunktionen (Bhatia und Marsden 1994). Schließlich sind in der Literatur vereinzelt auch bei Erkrankungen des Kleinhirns Defizite der semantischen bzw. syntaktischen Sprachverarbeitung dokumentiert worden (Ackermann et al. 2007).

Bei Rechtshändern tritt nur sehr selten (etwa 1–3 % der Fälle) eine Aphasie nach rechtshemisphärischer zerebraler Läsion auf (gekreuzte Aphasie). Demgegenüber sind immerhin 10–25 % der Aphasien von Linkshändern durch eine derartige Konstellation bedingt (Marien et al. 2004). In beiden Patientengruppen können sich jedoch nach Schädigung rechtshemisphärischer Strukturen charakteristische nicht-aphasische Kommunikationsstörungen einstellen, wie die Beeinträchtigung von Produktion und/oder Perzeption der Sprachmelodie verbaler Äußerungen (Aprosodie) oder des Verstehens von Metaphern bzw. ironischer Bemerkungen (Wildgruber et al. 2006).

Tab. D 1.3: Aphasie-Syndrome

Globalaphasie	
Produktion, Verständnis, Lokalisation	unflüssig, oft nur Automatismen und Stereotypien, schwerste Verständnisstörungen auf Einzelwort- und Satzebene, meist umfangreiche Läsionen im Bereich von Frontal- und Temporallappen (Beteiligung von Gyrus frontalis inferior und Gyrus temporalis superior in ca. 70–90 % der Fälle)
Broca-Aphasie	
Produktion	unflüssige Sprechweise, kurze Phrasen, vorwiegend phonematische Paraphasien, Agrammatismus, häufig assoziiert mit Sprechapraxie
Verständnis	relativ gut erhalten, Probleme vorwiegend bei bedeutungsrelevanten grammatikalischen Konstruktionen
Lokalisation	Frontallappen (kortikal und subkortikal), eventuell unter Einbezug der vorderen Insel und der Basalganglien (Beteiligung des Gyrus frontalis inferior in ca. 50–70 % der Fälle)
Wernicke-Aphasie	
Produktion	flüssige Sprachproduktion, häufige phonematische und semantische Paraphasien, Paragrammatismus, Neologismen, Benennstörungen
Verständnis	ausgeprägte Verständnisstörung auf Einzelwort- und Satzebene
Lokalisation	Temporallappen (und Parietallappen) (Beteiligung des Gyrus temporalis superior in ca. 70–90 %)
Amnestische Aphasie	
Produktion	Wortfindungsstörungen, Einsatz von Umgehungsstrategien, Satzabbrüche, ansonsten flüssige Produktion, Grammatik intakt, wenige semantische Paraphasien, Benennstörung
Verständnis	weitgehend intakt
Lokalisation	als Ursache kommen Läsionen Im Bereich der gesamten linken Hemisphäre infrage (Beteiligung des vorderen Anteils des Gyrus temporalis superior in ca. 40 % der Fälle)
Leitungsaphasie	
Produktion	flüssig, Wortfindungsstörungen, phonematische Paraphasien, Nachsprechen (und Diktat) stärker gestört als Spontansprache
Verständnis	weitgehend intakt
Lokalisation	meist temporo-parietaler Übergang (Gyrus supramarginalis)
Transkortikal-motorische Aphasie	
Produktion	verminderter Sprechantrieb, unflüssig, Wortfindungsstörungen, Nachsprechen in Diskrepanz zur Spontansprache kaum gestört
Verständnis	kaum beeinträchtigt
Lokalisation	frontale Strukturen (dorsal/rostral des Broca-Areals oder supplementär-motorisches Areal)
Transkortikal-sensorische Aphasie	
Produktion	flüssige Sprechweise, Wortfindungsstörungen, semantische und phonematische Paraphasien, Benennstörungen, Nachsprechen in Diskrepanz zur Spontansprache kaum gestört
Verständnis	stark beeinträchtigt
Lokalisation	vorwiegend temporo-parietale Areale (Gyrus angularis) oder Thalamus

D 1.1.4 Aphasie-Diagnostik

Die orientierende Evaluation des sprachlichen Leistungsprofils am Patientenbett sollte zumindest folgende Bereiche überprüfen: Flüssigkeit spontaner Äußerungen, auditives Sprachverständnis, Nachsprechen, Benennen, Lesen und Schreiben. Auf der Grundlage der beobachteten sprachsystematischen Defizite kann dann häufig bereits eines der klassischen Aphasie-Syndrome nach Maßgabe der oben beschriebenen Kriterien diagnostiziert werden. Als standardisiertes und validiertes Testinstrument hat sich im deutschen Sprachraum der *Aachener-Aphasie-Test* (AAT) (Huber et al. 1983) etabliert. Der AAT umfasst eine Analyse der Spontansprache im Rahmen eines standardisierten Interviews sowie mehrere Untertests, die das Nachsprechen, die Schriftsprache, das Benennen und das Sprachverständnis überprüfen. Mithilfe dieses Instruments lässt sich die Diagnose einer Aphasie sichern, man kann deren Schweregrad einschätzen und eine Syndromzuordnung auf der Basis einer Analyse des Störungsprofils vornehmen. Allerdings erfordert die vollständige Durchführung des AAT einen Zeitbedarf von ca. zwei Stunden. Eine raschere standardisierte Evaluation in der Akutphase wird durch den *Aachener-Aphasie-Bedside-Test* (AABT) ermöglicht (Biniek 1997). Neben diesen psychometrischen Instrumenten, die typische Symptome von Sprachstörungen semiquantitativ erfassen und eine Zuordnung zu den Standardsyndromen erlauben, haben in den letzten Jahren Verfahren an Bedeutung gewonnen, die sich an psycholinguistischen Modellen der Sprachverarbeitung orientieren (s. D 1.3.2).

D 1.2 Epidemiologie und Verlauf

D 1.2.1 Epidemiologie und Ätiologie

Aphasien treten mit einer Inzidenz von ca. 25–50 pro 100 000 Einwohner pro Jahr auf (Lang 1996). Die Prävalenz dieser Syndrome wird in Deutschland auf 50–100 pro 100 000 Einwohner geschätzt, d. h. bundesweit dürften zurzeit etwa 40 000–80 000 Patienten betroffen sein. Vaskuläre Erkrankungen, insbesondere ischämische Infarkte im Versorgungsgebiet der linken A. cerebri media, stellen die weitaus häufigste Ursache der Standard-Konstellationen dar. Seltener werden Aphasien nach intrakraniellen Blutungen, Schädel-Hirn-Traumata, Hirntumoren oder Enzephalitiden beobachtet.

D 1.2.2 Verlauf

Nach *zerebrovaskulären Ereignissen* kommt es bei 21–38 % der Patienten zu aphasischen Störungsbildern (Berthier 2005). Innerhalb der ersten Wochen ist in diesen Fällen meist eine deutliche Besserung der Symptomatik feststellbar. Im Verlauf kann es nicht nur zu einer graduellen Rückbildung einzelner sprachsystematischer Defizite, sondern auch zu einem Syndromwechsel kommen, beispielsweise zum Übergang von einer Global- in eine Broca-Aphasie (Pedersen et al. 1995, Laska et al. 2001). Rund 20–50 % der nach einem vaskulären Ereignis aufgetretenen Aphasien bilden sich innerhalb von 3–18 Monaten vollständig zurück. Meist sind die ausgeprägtesten Verbesserungen der sprachlichen Leistungsfähigkeit innerhalb der ersten 2–10 Wochen nachzuweisen. Nach etwa 12 Monaten ist ein weitgehend stabiler Zustand erreicht, d. h. es kann nicht mehr mit einer weiteren Erholung im Rahmen des Spontanverlaufs gerechnet werden. Durch gezielte therapeutische Interventionen lassen sich aber durchaus noch zusätzliche Verbesserungen erreichen (siehe unten). Der Verlauf einer Aphasie hängt von mehreren Faktoren ab, insbesondere Umfang und Lokalisation der zugrunde liegenden Läsion und Alter des Patienten. Initial weniger schwer ausgeprägte Aphasien weisen eine erheblich bessere Prognose und schnellere Rückbildungstendenz auf. Zu den häufigsten Residual-Symptomen zählen Verständnisstörungen bei längeren und komplexeren Texten.
Funktionelle Bildgebungsstudien unter Verwendung insbesondere der funktionellen Magnetresonanztomographie (fMRT) oder – früher – der Positronen-Emissions-Tomographie (PET) weisen darauf hin, dass sich bei Patienten mit Aphasie nach ischämischem Insult im Bereich des perisylvischen Kortex dynamische neuroplastische Vorgänge entfalten, und in diesem Rahmen scheint interhemisphärischen Reorganisationsvorgängen eine besondere Rolle zuzukommen. Eine jüngere Studie konnte beispielsweise drei Etappen der zerebralen Reorganisation herausarbeiten:

- eine frühe Stufe (0–4 Tage nach Infarkt) mit deutlich reduzierter hämodynamischer Aktivierung der unbeeinträchtigten linkshemisphärischen Sprachareale,
- eine postakute Phase (ca. 2 Wochen nach dem zerebrovaskulären Ereignis), die mit einer der klinischen Befundbesserung parallelen Rekrutierung perisylvischer, vor allem inferior-frontaler Strukturen der rechten Hemisphäre einhergeht, und
- eine späte Phase (4–12 Monate nach Infarkt), die – wieder parallel zur weiteren Verbesserung der Aphasie – durch einen Rückgang rechtshemisphärischer und eine Zunahme linkshemisphärischer hämodynamischer Antworten im Bereich intakter Anteile der perisylvischen »Sprachzonen« gekennzeichnet ist (Saur et al. 2006).

Der mehr oder weniger ausgeprägten Wiederherstellung einer linkslateralisierten Organisation sprachlicher Leistungen scheint also eine wichtige Rolle bei der Rückbildung von Aphasien nach Schlaganfall zuzukommen.

Aphasien nach geschlossenen Schädel-Hirn-Verletzungen haben insgesamt eine bessere Prognose als Sprachstörungen zerebrovaskulärer Genese (Levin 1991). Allerdings könnte dieser Unterschied auch durch das im Mittel jüngere Alter der Patienten mit Schädel-Hirn-Trauma bedingt sein. Bei Aphasien im Gefolge von neoplastischen oder entzündlichen Hirnerkrankungen ist – dem Verlauf der Grunderkrankung entsprechend – mit einer Progredienz der Sprachstörungen und dem Auftreten weiterer Symptome wie Hirndruck- oder Infektzeichen zu rechnen. Auch im Rahmen demenzieller Entwicklungen unterschiedlicher Ätiologie (s. Kap. D 8) sind häufig sprachsystematische Beeinträchtigungen zu beobachten. Definitionsgemäß (vgl. D 1.1.1) wird bei Vorliegen eines generalisierten kognitiven »Abbaus« jedoch nicht von einer Aphasie gesprochen. In seltenen Fällen zeigt sich im Rahmen eines neurodegenerativen Prozesses initial ausschließlich eine progrediente aphasische Konstellation. Wenn über einen Zeitraum von mindestens zwei Jahren hinweg keine Symptome einer Demenz hinzutreten, kann die Diagnose einer *primär-progressiven Aphasie* gestellt werden. Meist kommt es aber im weiteren Verlauf dann doch zu einer demenziellen Entwicklung. Histopathologische Untersuchungen weisen darauf hin, dass es sich in diesen Fällen um atypische Verläufe eines M. Alzheimer oder M. Pick handeln dürfte (Mesulam 2001).

Auch transiente ischämische Attacken oder *fokale Krampfanfälle* können mit aphasischen Störungen einhergehen (Riecker et al. 2004). In seltenen Fällen stellt eine Sprachstörung sogar die einzige klinische Manifestation eines fokalen epileptischen Status dar. Schließlich wird eine vorübergehende Aphasie oder die Verschlechterung einer vorbestehenden Symptomatik über einen Zeitraum von wenigen Stunden bis Tagen hinweg auch gelegentlich im Anschluss an generalisierte oder fokale linkshemisphärische Krampfanfälle beobachtet. In diesem Zusammenhang dürfte die Symptomatik in Analogie zur »Toddschen Parese« als postiktale Funktionsstörung zu werten sein.

D 1.3 Therapeutische Prinzipien

Aphasietherapie hat das Ziel, das sprachliche Kommunikationsvermögen der betroffenen Patienten zu verbessern und/oder ihnen angemessene Kompensationsstrategien zu vermitteln. Die therapeutischen Interventionen orientieren sich sowohl am individuellen Leistungsprofil als auch am Schweregrad des Störungsbildes und berücksichtigen den Zeitabstand zum Beginn der Symptomatik. Für jeden Patienten sollten konkrete Therapieziele für den zur Verfügung stehenden Behandlungszeitraum formuliert werden, deren Erreichen durch standardisierte Testverfahren objektiviert werden kann (Goldenberg et al. 2002). Im Folgenden sollen die Grundlagen der wichtigsten etablierter Therapieverfahren vorgestellt werden.

D 1.3.1 Stimulations- und Deblockierungstechniken

Stimulations- und Deblockierungsverfahren basieren auf der Annahme, dass nach einer Hirnschädigung gewisse Sprachfunktionen (vorübergehend) nicht verfügbar sind, durch bestimmte Stimulationstechniken aber wieder reaktiviert werden können, ohne dass in diesem Zusammenhang spezifische linguistische Regeln oder Operationen explizit neu erlernt werden müssten. Die während der Übungsbehandlung auftretenden Fehler werden nicht korrigiert, sondern veranlassen den Therapeuten, auf einfachere Sprachmaterialien zurückzugreifen. Im Rahmen dieser Techniken können Materialien unterschiedlicher Modalitäten zum Einsatz kommen: verbale Stimuli, schriftliche Texte, Bilder, Zeichnungen der Mundkonfiguration bei bestimmten Lautbildungen etc. (Weigl 1961).
Eine Methode, die darauf abzielt, die sprachliche Leistungsfähigkeit durch kompensatorische Rekrutierung der rechten Hemisphäre zu verbessern, stellt die *Melodic Intonation Therapy* (MIT) dar. Der Patient lernt zunächst Worte oder kurze Phrasen zu singen, d. h. sprachliche Ausdrücke werden mit spezifischen melodischen Sequenzen assoziiert. Im weiteren Verlauf der Therapie wird das Ausmaß der Intonation dann schrittweise auf die Ebene melodisch unauffälliger Sprachproduktion abgesenkt (Albert et al. 1973). Funktionell-bildgebende Untersuchungen deuten beim Singen auf eine Aktivierung rechtsseitiger Regionen hin, die homolog zu den linksseitigen Sprachregionen organisiert sind (Ackermann et al. 2006). Vor diesem Hintergrund könnte die Wirksamkeit der MIT bei Sprachproduktionsstörungen dadurch erklärt werden, dass gesungene, d. h. an Melodien »gebundene« sprachliche Äußerungen über die rechte Hemisphäre kontrolliert werden.

D 1.3.2 Sprachstrukturelle Übungstherapie

Diese Techniken setzen auf der Grundlage psycholinguistischer Modellvorstellungen eine möglichst exakte Identifikation der bei einem Patienten beeinträchtigten Komponenten des Sprachsystems voraus, d. h. es muss ermittelt werden, welche distinkten linguistischen Regeln oder Operationen nicht mehr durchgeführt werden können. Therapeutische Maßnahmen haben dann das Ziel, unter Verwendung einer Vielzahl didaktischer Ansätze (Erklärungen, Beispiele, Illustrationen) Kenntnis bzw. Gebrauch der entsprechenden Regeln und Operationen explizit zu vermitteln bzw. wieder einzuüben (Schlenck et al. 1995, Kotten 1997; **Abb. D 1.1**).

Zur Erfassung und Behandlung defizienter Sprachverarbeitungsprozesse stehen inzwischen auch computergestützte Verfahren zur Verfügung (Wallesch und Johannsen-Horbach 2004). Die Vorteile einer derartigen Erweiterung von Übungsbehandlungen sind einerseits die Verfügbarkeit der Software zuhause und andererseits die objektive Erfassung von Zeit- und Leistungsmaßen. Da sich die Reaktionen des Probanden unmittelbar analysieren lassen, können gezielt in Abhängigkeit von diesen Daten vorprogrammierte neurolinguistische Parameter wie die Aufgabenschwierigkeit variiert werden.

D 1.3.3 Kommunikativ-pragmatische Methoden

Unter dieser Bezeichnung werden Therapiekonzepte zusammengefasst, die auf eine Verbesserung des alltagsrelevanten Kommunikationsvermögens abzielen. Dabei wird nicht in erster Linie die formallinguistische Korrektheit verbaler Äußerungen angestrebt, sondern versucht, die Informationsübermittlung in einer Gesprächssituation zu optimieren. Neben den verbliebenen sprachlichen Fähigkeiten wird auch der Einsatz nonverbaler Ausdrucksmittel, z. B. Gestik, Mimik, Pantomime, Zeichnen, geübt.

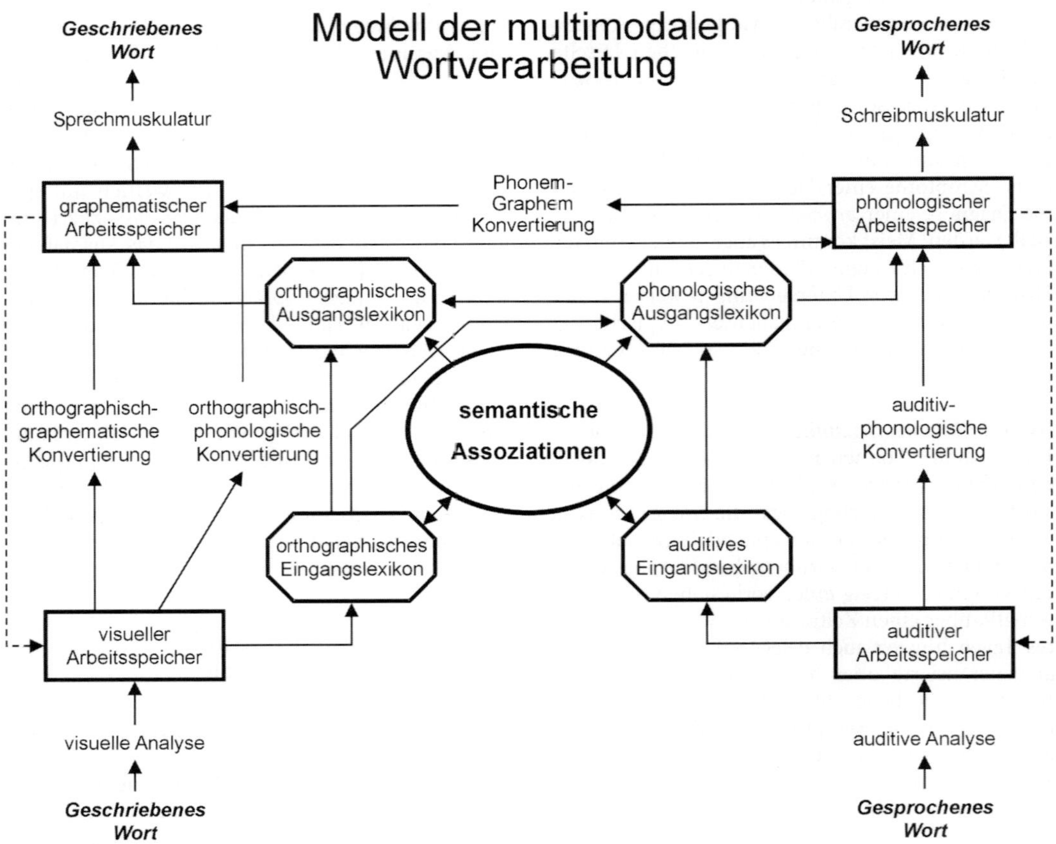

Abb. D 1.1: Modell der multimodalen Einzelwortverarbeitung (modifiziert nach Kotten 1997). Durch detaillierte Testung schrift- und lautsprachlicher Leistungen werden Störungen des Informationsflusses bei der Sprachverarbeitung lokalisiert, um dann mithilfe sprachstruktureller Übungstherapie gezielt die entsprechenden Verarbeitungsschritte einüben zu können.

Aus dem Bereich kommunikativ-pragmatischer Therapieansätze hat im deutschen Sprachraum das PACE-Verfahren die weiteste Verbreitung gefunden: Therapeut und Patient beschreiben abwechselnd Gegenstände, die auf Bildvorlagen dargestellt sind (Davis und Wilcox 1985).

D 1.3.4 Kommunikationshilfen

Bei schweren Formen einer Aphasie wird auch der Einsatz von Hilfsmitteln in Erwägung gezogen, die die Sprache ersetzen, wenn trotz aller therapeutischen Bemühungen eine Rehabilitation der verbalen Leistungen in einem für die Belange der alltäglichen Kommunikation relevanten Umfang nicht zu erwarten ist. Die gängigen Verfahren basieren auf individuell zusammengestellten »Kommunikationsbüchern« bzw. computergestützten Kommunikationssystemen: Der Patient wählt z. B. mithilfe eines symbolischen Kodes Wörter oder Phrasen aus, die dann einem Konversationspartner in akustischer (computergestützte Systeme) oder schriftsprachlicher Form (Kommunikationsbuch) zugänglich gemacht werden. Durch frühzeitigen Gebrauch dieser Hilfsmittel im Therapieprozess – in Verbindung mit logopädischen Übungsbehandlungen – kann die Akzeptanz dieser Maßnahmen erhöht werden. Der erfolgreiche Einsatz von »Kommunikationsprothesen« setzt jedoch ein noch erhebliches kognitives und perzeptuelles Leistungsvermögen voraus, auch residuale linguistische Fähigkeiten, über die Patienten mit schweren Aphasien in der Regel nicht verfügen.

D 1.3.5 Wirksamkeit verhaltensbasierter Sprachtherapie (Logopädie)

Eine Metaanalyse über 41 randomisierte und kontrollierte Gruppenstudien, die insgesamt 1 840 Patienten einbezog, konnte keine eindeutigen Belege der Wirksamkeit verhaltensbasierter Aphasiebehandlung im Vergleich zu der Bedingung »Nichttherapie« herausarbeiten (Kelly et al. 2010) (↔). Jedoch zeigte sich ein signifikanter Vorteil hochfrequenter Logopädie (4–10 Stunden pro Woche) gegenüber weniger intensiven Übungen (80 Minuten bis vier Stunden pro Woche) (↑↑). Diese Befunde stehen im Einklang mit einer vorausgegangenen Metaanalyse, die einen Wirksamkeitsnachweis für hohe Therapiedichten von mindestens acht Stunden pro Woche über einen kurzen Zeitraum von 2–3 Monaten hinweg belegen konnte. Längerfristige Sprachtherapie mit niedriger Therapieintensität (etwa zwei Stunden pro Woche über durchschnittlich 23 Wochen) stellte sich als unwirksam heraus (Bhogal et al. 2003) (↑↑). Auch neuere Studien weisen auf die Bedeutung hoher Therapiedichten hin (Meinzer et al. 2004, Pulvermüller et al. 2001). Darüber hinaus dürfte der

Zeitpunkt des Therapiebeginns den Behandlungserfolg mitbestimmen: Eine schon etwas ältere Metaanalyse aus den 1990er Jahren über insgesamt 55 klinische Studien weist darauf hin, dass schon eine in der Akutphase beginnende hinreichend intensive logopädische Behandlung die durch Spontanremission zu erwartenden Effekte verdoppeln kann, während eine später einsetzende Therapie deutlich geringere Verbesserungen mit sich bringt (Robey et al. 1998) (↑↑). Bemerkenswerterweise lassen sich auch im Rahmen eines »Gruppen-Settings« signifikante Effekte sprachtherapeutischer Interventionen nachweisen (Elman und Bernstein-Ellis 1999, Pulvermüller et al. 2001) (↔).

Die referierten Gruppenstudien zur Wirksamkeit von sprachtherapeutischen Übungsbehandlungen schlossen jeweils Patienten mit unterschiedlichen Aphasie-Syndromen ein, und die Behandlung erfolgte in der Regel durch nicht-standardisierte Verfahren. Vor diesem Hintergrund ist bislang die Effektivität von Therapieformen, die auf distinkte sprachsystematische Defizite ausgerichtet sind, nur unzureichend beurteilbar. Eine Reihe von Untersuchungen, die sich allerdings auf jeweils kleinere Fallzahlen stützen, konnten eine erfolgreiche verhaltensbasierte Behandlung spezifischer Symptome wie z. B. des Agrammatismus, der Wortfindungsstörungen oder der aphasischen Lese- und Schreibstörungen dokumentieren (z. B. Springer et al. 2000, Doesborgh et al. 2004) (↑).

D 1.3.6 Pharmakologische Neuromodulation und nicht-invasive Hirnstimulation

Unter der Vorstellung, dass sich die verhaltensbasierte Behandlung von Aphasie-Syndromen durch pharmakologische Modulation der Aktivität von Nervenzellen unterstützen lässt, wurden mehrere adjuvante medikamentöse Behandlungsansätze evaluiert. Die jüngste Cochrane-Metaanalyse zur Effektivität dieses Therapiekonzepts kommt zu der Schlussfolgerung, dass sich bislang lediglich Piracetam – im Vergleich zur Applikation von Placebo – als wirksam herausgestellt habe (Greener et al. 2010). Die entsprechenden fünf randomisierten und kontrollierten Studien, die insgesamt 661 Patienten einschlossen, weisen jedoch lediglich schwache Therapieeffekte auf (↑). Allerdings ist Piracetam in Deutschland nur für die Behandlung demenzieller Syndrome zugelassen, sodass bei Patienten mit Aphasie ohne begleitenden intellektuellen Abbau nur eine off-label-Behandlung in Betracht kommt. Demgegenüber konnte keine Überlegenheit der Dopaminagonisten Bromocriptin und Piribedil, des Antioxidans Idebenone und des Plasmaexpanders Dextran 40 gegenüber Placebo belegt werden (↓↓). Im Rahmen einer randomisiert und doppelblind angelegten Studie zeigten zwölf Aphasiker unter Dextroamphetamin signifikante Verbesserungen der verbalen und nicht-verbalen kommunikativen Fähigkeiten (»Porch Index of Communicative Abilities«) im Vergleich zu einer Placebo-Kontrollgruppe von neun Patienten (Walker-Batson et al. 2001). Diese Effekte waren jedoch transienter Natur und im weiteren Verlauf – 6 Monate nach Pharmakotherapie – nicht mehr nachweisbar (↔). Bei gesunden Probanden unterstützt die Einnahme von Levodopa, das eine transiente Erhöhung der Ausschüttung von Dopamin bewirkt (Knecht et al. 2004), das assoziative Erlernen von Wortbedeutungen, während die eher tonische Stimulation der Dopaminrezeptoren durch Pergolid negative Effekte hervorzurufen scheint (Breitenstein et al. 2006). Die vorliegenden Patientenstudien, die sich bislang jedoch nur auf kleinere Fallzahlen stützen, bieten ein uneinheitliches Bild. Beispielsweise führte eine dreiwöchige Levodopa-Behandlung (Einzeldosis = 100 mg) in Kombination mit konventioneller Logopädie gegenüber Placebo zu verbesserter Wortflüssigkeit und höheren Repetitionsleistungen (Seniow et al. 2009; n = 39). Demgegenüber konnte eine andere Untersuchung – dieselbe Tagesdosis an Levodopa in Kombination mit zweiwöchiger computergestützter Therapie – keinen Vorteil adjuvanter Dopaminapplikation im Vergleich zu Placebogabe dokumentieren (Leemann et al. 2010; n = 12). Als eine weitere möglicherweise zukünftig relevante pharmakologische Option scheint die Gabe eines zentral wirksamen Acetylcholinesterasehemmers (Donepezil) einen günstigen Einfluss auf die Rückbildung aphasischer Syndrome zu haben (Berthier et al. 2006) (↔). Auch der *N*-Methyl-D-Aspartat-Rezeptor-Antagonist Memantine (20 mg täglich) führte in Verbindung mit intensivem Sprachtraining über einen Zeitraum von 16 Wochen zu einem signifikanten Vorteil gegenüber Placebo, der auch noch nach der wash-out-Phase und bei einer Verlaufsuntersuchung nach 48 Wochen zu dokumentieren war (Berthier et al. 2009) (↔).

Im Gegensatz zur Pharmakotherapie erlauben nicht-invasive neurophysiologische Verfahren wie die transkranielle Gleichstromstimulation (tDCS) oder die transkranielle Magnetstimulation (TMS) eine gezielte Beeinflussung der Aktivität umschriebener Hirnareale und weisen darüber hinaus auch ein nebenwirkungsarmes Profil auf (Hummel et al. 2006). Repetitive TMS (Stimulationsfrequenz = 1 Hz), appliziert über 20 Minuten (zehn Sitzungen im Verlauf von zwei Wochen), konnte bei vier Patienten mit chronischer Aphasie (5–11 Jahre nach Schlaganfall) eine signifikante Verbesserung der Benennleistungen über einen Zeitraum von acht Monaten hinweg hervorrufen (Naeser et al. 2005). Diese Befunde haben natürlich aufgrund der geringen Fallzahl und fehlender Kontrollbedingung (Scheinstimulation) noch vorläufigen Charakter. Ähnliche Effekte, die bis zu einer Woche nach Beendigung der Stimulation anhielten, ließen sich auch durch Applikation von tDCS (Stromstärke = 1 mA, 20 Minuten täglich über 5 Tage hinweg) in Verbindung mit einer computergestützten Sprachtherapie bei sieben von zehn untersuchten Aphasikern erzielen (Baker et al. 2010) (↔). Darüber hinaus weisen Studien an gesunden Probanden darauf hin, dass tDCS spezifische Aspekte des Sprachlernens wie z. B. den Erwerb artefiziell-syntaktischer Strukturen (de Vries et al. 2010) oder semantischen Wissens (Liuzzi et al. 2010) zu modulieren vermag. Vor dem Hintergrund dichter synaptischer Verbindungen mit den Spracharealen und der dadurch zu erwartenden physiologischen Koaktivierung könnte die Stimulation des Motorkortex während sprachlicher Aufgaben neue

Behandlungsoptionen eröffnen (Liuzzi et al. 2008). Beispielsweise führte die kombinierte Applikation von tDCS über dem Motorkortex und robotergestütztem Armtraining nicht nur zu einer Verbesserung der motorischen Leistungen, sondern auch der sprachlichen Defizite, erfasst durch den AAT (Hesse et al. 2007). Obwohl bislang noch keine randomisierten und kontrollierten Studien zur Wirksamkeit im Rahmen der Aphasiebehandlung vorliegen, sind aufgrund des nebenwirkungsarmen Profils von TMS und tDCS individuelle Heilversuche zu rechtfertigen.

D 1.4 Pragmatische Therapie

Logopädische Behandlung hat sich zu jedem Zeitpunkt am Profil der sprachsystematischen Defizite, aber auch der residualen Fähigkeiten des betroffenen Patienten zu orientieren (Leitlinien zur Rehabilitation aphasischer Störungen nach Schlaganfall der Deutschen Gesellschaft für Neurologie; www.dgn.org). Schon in der Akutphase, d. h. während der ersten vier Wochen nach einer Hirnschädigung sollte eine Sprachtherapie, sofern es der physische und psychische Zustand des Patienten erlauben, in hoher Frequenz (1–2-mal täglich Behandlung über 30–60 Minuten) erfolgen, um spontane Rückbildungstendenzen insbesondere durch verhaltensbasierte Stimulationstechniken zu unterstützen und zu beschleunigen (B). Darüber hinaus muss unerwünschten Positiv-Symptomen wie Perseverationen rasch und konsequent entgegengesteuert werden. Sowohl die sprachlichen Defizite als auch die erhaltenen verbalen Fähigkeiten sind mittels standardisierter Testverfahren detailliert zu erfassen.

In der *subakuten Phase* bis zu ca. sechs Monate nach der Hirnschädigung ist eine hochfrequente sprachtherapeutische Behandlung anzustreben (1–2 Stunden täglich) (B). Auch im chronischen Stadium nach Schlaganfall kann eine hochfrequente logopädische Behandlung mit 4–10 Stunden pro Woche eine Verbesserung der Aphasie bewirken (B). Auf der Grundlage der vorliegenden Studienergebnisse lässt sich keine vergleichende Wertung der verschiedenen logopädischen Behandlungsansätze durchführen. Da die Wirksamkeit aller Therapiemaßnahmen entscheidend vom Sprachverständnis des Patienten abhängen dürfte, sollten in der Regel zunächst perzeptive Defizite behandelt werden. Während der subakuten Phase kann eine adjuvante pharmakologische Behandlung mit Piracetam über einen Zeitraum von etwa sechs Wochen vertreten werden (B). Tendenziell positive Studienergebnisse liegen für einige weitere Substanzen, insbesondere Donepezil und Memantine (B) vor, als auch für nicht-invasive neurophysiologische Techniken, insbesondere tDCS (B). Auf der Grundlage der aktuell vorhandenen Daten kann jedoch keine generelle Empfehlung für eine adjuvante Pharmakotherapie oder nicht-invasive Hirnstimulation ausgesprochen werden.

Bei Patienten, die unter Sprachtherapie keine Fortschritte machen, somit eine ungünstige Prognose hinsichtlich einer zufriedenstellenden Restitution der sprachlichen Fähigkeiten aufweisen, sollten frühzeitig kommunikativ-pragmatische Therapiemethoden und ggf. Kommunikationshilfen eingesetzt werden (C). Wünschenswert ist auch die Einbindung der Angehörigen in das Therapiekonzept, die unter anderem im erforderlichen Umfang mit adäquaten Kompensationstechniken vertraut gemacht werden sollten (C). Psychosoziale Faktoren haben einen erheblichen Einfluss auf den Verlauf, insbesondere führen depressive Verstimmungen zu einer Verzögerung des Rehabilitationsprozesses und müssen daher frühzeitig behandelt werden (C). Darüber hinaus sollte den Patienten und ihren Angehörigen psychosoziale Unterstützung angeboten werden (C). In diesem Zusammenhang können Selbsthilfegruppen sehr hilfreich sein.

Selbsthilfegruppen

Bundesverband für die Rehabilitation der Aphasiker e. V., Geschäftsstelle, Wenzelstr. 19, D-97084 Würzburg, Tel. 0931/250130-0, FAX: 0931/250130-39, E-Mail: info@aphasiker.de, Homepage: www.aphasiker.de

Schweizerische Arbeitsgemeinschaft für Aphasie, Zähringerstr. 19, CH–6003 Luzern, Tel. 041/2400583, FAX: 041/2400754, E-Mail: info@aphasie.org, Homepage: www.aphasie.org

D 1.5 Literatur

Ackermann H, Wildgruber D. Rehabilitation von Aphasien und anderen Kommunikationsstörungen zerebraler Ursache. In: Deuschl G, Reichmann H, Hrsg. Gerontoneurologie. Stuttgart: Thieme; 2006,S. 306–319.

Ackermann H, Wildgruber D, Riecker A. Singing in the (b)rain: cerebral correlates of vocal music performance in humans. In: Altenmüller E, Kesselring J, Wiesendanger M, eds. Music, Motor Control, and the Brain. Oxford: Oxford University Press; 2006,p. 205–222.

Ackermann H, Mathiak K, Riecker A. The contribution of the cerebellum to speech production and speech perception: Clinical and functional imaging data. Cerebellum 2007;6:202–213.

Ackermann H, Hertrich I, Ziegler W. Dysarthria. In: Damico JS, Müller N, Ball MJ, eds. The Handbook of Language and Speech Disorders. Malden/MA: Wiley-Blackwell; 2010,p. 362–390.

Albert ML, Sparks RW, Helm NA. Melodic intonation therapy. Archives of Neurology 1973;29:130–131.

Baker JM, Rorden C, Fridriksson J. Using transcranial direct-current stimulation to treat stroke patients with aphasia. Stroke 2010;41 (6):1229–1236.

Berthier ML. Poststroke aphasia: epidemiology, pathophysiology and treatment. Drugs and Aging 2005;22: 163–182.

Berthier ML, Green C, Hiqueras C, Fernandez I, Hinojosa J, Martin MC. A randomized, placebo-controlled study of donepezil in poststroke aphasia. Neurology. 2006;67: 1687–1689.

Berthier ML, Green C, Lara JP, Higueras C, Barbancho MA, Davila G, et al. Memantine and constraint-induced aphasia therapy in chronic poststroke aphasia. Ann Neurol. 2009;65 (5):577–585.

Bhatia KP, Marsden CD. The behavioural and motor consequences of focal lesions of the basal ganglia in man. Brain 1994;117:859–876.

Bhogal SK, Teasell R, Speechley M. Intensity of Aphasia Therapy, Impact on Recovery. Stroke 2003;34:987–993.

Biniek R. Akute Aphasien: Aachener Aphasie-Bedside-Test. Stuttgart: Thieme; 1997.

Breitenstein C, Korsukewitz C, Floel A, Kretzschmar T, Diederich K, Knecht S. Tonic dopaminergic stimulation

impairs associative learning in healthy subjects. Neuropsychopharmacology. 2006;31 (11):2552–2564.
Bizzozero I, Costato D, Della Sala S, Papagno C, Spinnler H, Venneri A. Upper and lower face apraxia: role of the right hemisphere. Brain. 2000;(123):2213–2230.
Cherney LR. Aphasia, alexia, and oral reading. Top Stroke Rehabil 2004;11:22–36.
Davis GA, Wilcox MJ. Adult Aphasia Rehabilitation. San Diego, CA: College Hill; 1985.
Doesborgh S, van de Sandt-Koenderman MWE, Dippel D, van Harskamp F, Koudstaal PJ, Visch-Brink EG. Effects of Semantic Treatment on Verbal Communication and Linguistic Processing in Aphasia After Stroke: A Randomized Controlled Trial. Stroke 2004;35:141–146.
Elman RJ, Bernstein-Ellis E. The efficacy of group communication treatment in adults with chronic aphasia. J Speech Lang Hear Res 1999;42:411–419.
Fromkin VA. Linguistics: An Introduction to Linguistic Theory. Malden, MA: Blackwell; 2000.
Goldenberg G, Pössl J, Ziegler W. Neuropsychologie im Alltag. Stuttgart: Thieme; 2002
Graff-Radford N, Damasio AR. Disturbances of speech and language associated with thalamic dysfunction. Seminars in Neurology 1984;4:162–168.
Greener J, Enderby P, Whurr R. Speech and language therapy for aphasia following stroke. Cochrane Database of Systematic Reviews 2010, Issue 5. Art. No.: CD000424. DOI: 10.1002/14651858.CD000424.
Hesse S, Werner C, Schonhardt EM, Bardeleben A, Jenrich W, Kirker SG. Combined transcranial direct current stimulation and robot-assisted arm training in subacute stroke patients: A pilot study. Restor Neurol Neurosci 2007;25 (1):9–15.
Huber W, Poeck K, Weniger D, Willmes K. Aachener Aphasie Test (AAT). Göttingen: Hogrefe; 1983.
Huber W, Poeck K, Weniger D. Aphasie. In: Hartje W, Poeck K, Hrsg. Klinische Neuropsychologie, 6. Aufl. Stuttgart: Thieme; 2006,p. 93–173.
Hummel FC, Cohen LG. Non-invasive brain stimulation: a new strategy to improve neurorehabilitation after stroke? Lancet Neurol. 2006;5 (8):708–712.
Kelly H, Brady MC, Enderby P. Speech and language therapy for aphasia following stroke. Cochrane Database of Systematic Reviews 2010, Issue 5. Art. No.: CD000425.
Knecht S, Breitenstein C, Bushuven S, Wailke S, Kamping S, Floel A, et al. Levodopa: faster and better word learning in normal humans. Ann Neurol 2004;56:20–26.
Kotten A. Lexikalische Störungen bei Aphasie. Stuttgart: Thieme; 1997.
Kreisler A, Godefroy O, Delmaire C, Debachy B, Leclercq M, Pruvo JP, Leys D. The anatomy of aphasia revisited. Neurology 2000;54:1117–1123.
Lang CJG. Rehabilitation bei Aphasikern. Nervenheilkunde 1996;15:202–208.
Laska AC, Hellblom A, Murray V, Kahan T, Von Arbin M. Aphasia in acute stroke and relation to outcome. J Intern Med 2001;249:413–422.
Leemann B, Laganaro M, Chetelat-Mabillard D, Schnider A. Crossover Trial of Subacute Computerized Aphasia Therapy for Anomia With the Addition of Either Levodopa or Placebo. Neurorehabil Neural Repair. Sep 12.
Levin HS. Aphasia after head injury. In: Sarno MT, ed. Acquired Aphasia. 2nd Edition. San Diego, CA: Academic Press; 1991.
Liuzzi G, Ellger T, Floel A, Breitenstein C, Jansen A, Knecht S. Walking the talk – speech activates the leg motor cortex. Neuropsychologia 2008;46 (11):2824–2830.
Liuzzi G, Freundlieb N, Ridder V, Hoppe J, Heise K, Zimerman M, Dobel C, Enriquez-Geppert S, Gerloff C, Zwitserlood P, Hummel FC. The involvement of the left motor cortex in learning of a novel action word lexicon. Curr Biol 2010;20:1745–1751.
Marien P, Paghera B, De Deyn PP, Vignolo LA. Adult crossed aphasia in dextrals revisited. Cortex 2004;40: 41–74.
Mega M, Alexander MP. Subcortical aphasia: The core profile of lenticulostriate infarction. Neurology 1994;44: 1824–1829.
Meinzer M, Elbert T, Wienbruch C, Djundja D, Barthel G, Rockstroh B. Intensive language training enhances brain plasticity in chronic aphasia. BMC Biol. 2004;2:20.
Mesulam MM. Primary progressive aphasia. Annals of Neurology 2001;49:425–432.
Naeser MA, Martin PI, Nicholas M, Baker EH, Seekins H, Kobayashi M. Improved picture naming in chronic aphasia after TMS to part of right Broca's area: An open protocol study. Brain Lang 2005;93:95–105.
Pedersen PM, Jorgensen HS, Nakayama H, Raaschou HO, Olsen TS. Aphasia in acute stroke: incidence, determinants, and recovery. Ann Neurol 1995;38:659–666.
Pulvermuller F, Neininger B, Elbert T, Mohr B, Rockstroh B, Koebbel P, Taub E. Constraint-induced therapy of chronic aphasia after stroke. Stroke 2001;32:1621–1626.
Riecker A, Gerloff C, Wildgruber D, Nägele T, Grodd W, Dichgans J, Ackermann H. Transient crossed aphasia during focal right hemisphere seizure. Neurology 2004; 63:1932.
Robey R. A meta-analysis of clinical outcomes in the treatment of aphasia. Journal of Speech, Language, and Hearing Research 1998;41:172–187.
Saur D, Lange R, Baumgaertner A, Schraknepper V, Willmes K, Rijntjes M & Weiller C. Dynamics of language reorganization after stroke. Brain 2006;129:1371–1384.
Schlenck C, Schlenck KJ, Springer L. Die Behandlung des schweren Agrammatismus. Reduzierte-Syntax-Therapie (REST). Stuttgart: Thieme; 1995.
Seniow J, Litwin M, Litwin T, Lesniak M, Czlonkowska A. New approach to the rehabilitation of post-stroke focal cognitive syndrome: effect of levodopa combined with speech and language therapy on functional recovery from aphasia. J Neurol Sci. 2009; 283(1–2):214–218.
Springer L, Huber W, Schlenck KJ, Schlenck C. Agrammatism: deficit or compensation? Consequences for aphasia therapy. Neuropsych Rehab 2000;10:279–309.
de Vries MH, Barth AC, Maiworm S, Knecht S, Zwitserlood P, Flöel A. Electrical stimulation of Broca's area enhances implicit learning of an artificial grammar. J Cogn Neurosci. 2010;22 (11):2427–2436.
Walker-Batson D, Curtis S, Natarajan R, Ford J, Dronkers N, Salmeron E, Lai J, Unwin H. A double-blind, placebo-controlled study of the use of amphetamine in the treatment of aphasia. Stroke 2001;32:2093–2098.
Wallesch CW, Johannsen-Horbach H. Computers in aphasia therapy: Effects and side-effects. Aphasiology 2004; 18:223–228.
Weigl E. The phenomenon of temporary deblocking in aphasia. Z Phonet Sprachwiss Komm 1961;14:337–364.
Wildgruber D, Ackermann H, Kreifelts B, Ethofer T. Cerebral processing of affective and linguistic prosody: fMRI studies. Prog Brain Res 2006;156:249–268.

D 2 Sprech- und Stimmstörungen (Dysarthrophonien)

von H. Ackermann

D 2.1 Klinik

D 2.1.1 Terminologie

Die Bildung der verschiedenen Laute einer Sprache erfordert ein zeitlich präzis abgestimmtes Zusammenspiel von etwa 100 Muskeln, die an der Kontrolle der Atmungstätigkeit beteiligt sind, die Einstellung/Spannung der Stimmlippen (Phonation) anpassen und schließlich die Bewegung der Artikulatoren (Lippen, Zunge etc.) steuern (Ackermann und Ziegler 2010). Eine Beeinträchtigung der Sprechmotorik im Gefolge von Läsionen bzw. Erkrankungen des zentralen oder peripheren Nervensystems, aber auch der Vokaltraktmuskulatur (Myasthenia gravis, Muskeldystrophie etc.), wird als Dysarthrie oder Dysarthrophonie bezeichnet. Der geläufigere Begriff der Dysarthrie bezieht sich streng genommen nur auf den Bereich der Artikulation, meist werden jedoch die beiden Termini Dysarthrie und Dysarthrophonie als Synonyme verwendet. In der Regel beeinträchtigen die entsprechenden Funktionsstörungen alle drei genannten Komponenten des Sprechens. Neben der Bildung von Sprachlauten (Konsonanten, Vokale) sind auch die sogenannten prosodischen Merkmale verbaler Äußerungen wie Sprachmelodie und -rhythmus betroffen. Abzugrenzen von den Dysarthrien ist das Syndrom der Sprechapraxie, das meist in Verbindung mit einer Aphasie nach linkshemisphärischen Läsionen des anterioren perisylvischen Kortex bzw. der vorderen Inselrinde auftritt und als eine Beeinträchtigung kognitiver Aspekte der Sprechmotorik wie der Planung artikulatorischer Bewegungsabläufe eingestuft wird (Ziegler 2008; vgl. Kap. D 1). Unter Umständen wirken sich zentralnervöse Erkrankungen, zum Beispiel fokale Dystonien oder neuromuskuläre Überleitungsstörungen, wie die Myasthenia gravis, ausschließlich auf die Stimmgebung aus. In diesen Fällen wird von einer neurogenen bzw. neuromuskulären Dysphonie gesprochen. Neben im Erwachsenenalter erworbenen Läsionen/Erkrankungen des Nervensystems und der Muskulatur vermögen auch angeborene Missbildungen, zum Beispiel Gaumenspalten, Traumata im Bereich des Mund-Rachenraumes oder einzelne Formen von Sprachentwicklungsstörungen, die Artikulation und/oder Phonation zu beeinträchtigen. Diese Störungsbilder werden – definitionsgemäß – nicht den Dysarthrien zugerechnet.

D 2.1.2 Dysarthrophonie-Syndrome

Das Klassifikationssystem der Dysarthrien, auf das sich die sprachtherapeutische Diagnostik stützt, orientiert sich an pathophysiologischen bzw. funktionell-neuroanatomischen Prinzipien. **Tab. D 2.1** fasst die wichtigsten klinischen Merkmale einzelner Störungsbilder zusammen. Grundsätzlich sind alltagsrelevante und persistierende dysarthrische Störungsbilder an bilaterale Dysfunktionen des ersten bzw. zweiten Motoneurons, der Basalganglien oder des Kleinhirns geknüpft. Beispielsweise verursacht die einseitige Schädigung kortikobulbärer Bahnen in der Regel allenfalls leichte, vorübergehende Sprech- und Stimmstörungen (Ackermann et al. 2010). Im Falle (weitgehend) fehlender Willkürinnervation der Vokaltraktmuskulatur, zum Beispiel nach schweren Schädel-Hirn-Traumata oder im Verlauf von Motoneuronerkrankungen, kann schließlich die Lautbildung völlig aufgehoben sein (Anarthrie bzw. Aphonie). Bemerkenswerterweise geht das idiopathische Parkinson-Syndrom – im Gegensatz zu allen anderen Formen einer Dysarthrie – meist mit einem unauffälligen oder sogar beschleunigten Sprechtempo einher (Ackermann und Hertrich 2008).

D 2.1.3 Neurogene Dysphonien

Die spasmodische Dysphonie – eine fokal-dystone Funktionsstörung der Kehlkopfmuskulatur – ist unter anderem durch raue und gepresste Stimmqualität, eine herabgesetzte Tonlage, irregulär auftretende Unterbrechungen der Phonation und Stimmtremor charakterisiert. Ein »Stimmzittern« kann darüber hinaus bei Patienten mit Parkinson-Syndrom, zerebellären Funktionsstörungen oder amyotrophischer Lateralsklerose beobachtet werden, auch im Rahmen des essentiellen Tremors auftreten und sogar dessen einziges Symptom darstellen (essenzieller Stimmtremor).

D 2.2 Therapeutische Prinzipien

D 2.2.1 Überblick

Die Dysarthrietherapie stützt sich auf drei Säulen: logopädische Übungsbehandlungen, einschließlich Versorgung mit Kommunikationshilfen, medikamentöse Maßnahmen und chirurgische Eingriffe. Da die Behandlung von Sprech- und Stimmstörungen üblicherweise nicht in das Aufgabengebiet des Neurologen fällt, soll auf Symptomatik und Therapie nur insoweit eingegangen werden, als zur Planung rehabilitativer Maßnahmen erforderlich.

Tab. D 2.1: Perzeptuell-auditive Merkmale der wichtigsten Dysarthrie-Syndrome (modifiziert nach Ziegler und Vogel 2010; differentialdiagnostisch bedeutsame Kriterien hervorgehoben)

Schlaffe Dysarthrie (Läsion des zweiten Motoneurons oder des neuromuskulären Übergangs)	
Sprechatmung	verkürzte Exspirationsdauer
Stimme	behauchte/raue Stimmqualität, verminderte Lautstärke, *erniedrigte Stimmlage*
Artikulation	reduzierte Artikulationsschärfe bei *Vorverlagerung der Zunge* und Hypernasalität (»offenes Näseln«)
Prosodie	verlangsamte und monotone Sprechweise
Spastische Dysarthrie (Läsion des ersten Motoneurons)	
Sprechatmung	verkürzte Exspirationsdauer
Stimme	*gepresste*/raue *Stimmqualität*, verminderte Lautstärke
Artikulation	reduzierte Artikulationsschärfe bei *Rückverlagerung der Zunge* und Hypernasalität
Prosodie	verlangsamte und monotone Sprechweise
Rigid-hypokinetische Dysarthrie (Parkinson-Syndrom)	
Sprechatmung	verkürzte Exspirationsdauer
Stimme	behauchte/raue Stimmqualität, verminderte Lautstärke, *erhöhte Stimmlage*
Artikulation	reduzierte Artikulationsschärfe
Prosodie	*normales oder beschleunigtes Tempo*, monotone Sprechweise
Ataktische Dysarthrie (v. a. Kleinhirnfunktionsstörungen)	
Sprechatmung	*inadäquate Atmungsmuster*, z. B. hörbares Einatmen oder inspiratorisches Sprechen
Stimme	Wechselnd gepresst-behaucht-raue Stimmqualität, *Fluktuationen von Tonhöhe und Lautstärke*
Artikulation	vorwiegend reduzierte Artikulationsschärfe, teilweise aber auch »explosive«, d. h. »überdeutliche« Lautbildung
Prosodie	verlangsamte und *»skandierende« Sprechweise* (»silbisches Sprechen«)

D 2.2.2 Übungsbehandlung einschließlich Kommunikationshilfen

Im Vordergrund der Therapie von Dysarthrien stehen logopädische Übungsbehandlungen, ergänzt unter Umständen durch Biofeedback-Techniken (Ackermann et al. 2010, Ziegler und Vogel 2010). Im Wesentlichen lassen sich zwei Strategien formulieren:

1. Verbesserung von Sprech- und Stimmstörungen bzw. Unterstützung der Rückbildung sprechmotorischer Defizite durch intensives motorisches Üben (»motor drill«),
2. Vermittlung von Kompensationsstrategien zur Verbesserung der Verständlichkeit oder der Sprechökonomie wie beispielsweise die Verringerung des Sprechtempos oder die bewusstere Kontrolle der Artikulation bei Patienten mit chronischen oder progredienten Defiziten.

Bei neurogenen Sprech- und Stimmstörungen wurden – bislang allerdings nur im Rahmen von Einzelfallstudien – auch mehrere Kommunikationshilfen erprobt:

- Tastbrett (»pacing board«) oder Sprachverzögerer (»delayed auditory feedback«) zur Verlangsamung des Sprechtempos,
- Applikation von »weißem Rauschen« über Kopfhörer (Lombard-Effekt) oder Einsatz elektronischer Verstärker mit dem Ziel einer Erhöhung der Sprechlautstärke,
- Gaumensegelprothesen (»palatal lift«) bei Einschränkung der Gaumensegelmotilität (Veluminsuffizienz, »offenes Näseln«),
- alternative Kommunikationssysteme, beispielsweise portable elektronische Schreibmaschinen oder »Kommunikationstafeln«, die es dem Patienten erlauben, aus vorgegebenen Buchstaben- oder Wortlisten eine Äußerung zusammenzustellen, in Fällen aufgehobener Artikulationsfähigkeit oder unzureichender Verständlichkeit verbaler Äußerungen.

Sowohl logopädische Maßnahmen als auch der Umgang mit Kommunikationshilfen setzen ein gewisses Maß an kognitiven Fähigkeiten und Kooperationsbereitschaft voraus. Eine verhaltensbasierte Behandlung ist deshalb bei Patienten mit demenzieller Entwicklung in der Regel nicht sinnvoll.

D 2.2.3 Medikamentöse Therapie

Einige der mit Sprech- und Stimmstörungen einhergehenden neurologischen Erkrankungen wie Morbus Parkinson, Myasthenia gravis oder essentieller Tremor sind einer medikamentösen Behandlung zugänglich. Die Wirksamkeit dopaminerger Substanzen bei Parkinson-Dysarthrie ist allerdings nicht unumstritten (Pinto et al. 2004). Und das essenzielle »Stimmzittern« scheint auf medikamentöse Maßnahmen weniger gut anzusprechen als andere Formen des essenziellen Tremors. Studien zur Wirkung medikamentöser Therapie auf die Sprech-

und Stimmstörungen anderer neurologischer Erkrankungen liegen nicht vor. Die Behandlung einer fokalen Dystonie der Kehlkopfmuskulatur (spasmodische Dysphonie) mit Botulinumtoxin ist insbesondere dann sinnvoll, wenn eine Hyperadduktion der Stimmbänder vorliegt (Duffy und Yorkston 2003). Das Toxin wird über eine Nadelelektrode unter gleichzeitiger elektromyographischer Kontrolle in den M. thyroarytaenoideus injiziert. Der therapeutische Effekt setzt innerhalb von Stunden bis Tagen ein und kann Wochen bis Monate anhalten. Als häufigste Nebenwirkungen sind Schluckstörungen, Heiserkeit und eine »Stimmschwäche« (behauchte Stimmqualität) zu beachten.

D 2.2.4 Chirurgische Maßnahmen

D 2.2.4.1 Resezierende und rekonstruktive Eingriffe

Vor Einführung der Botox-Therapie wurde zur Behandlung der spasmodischen Dysphonie häufiger eine unilaterale Resektion des Nervus recurrens vorgenommen, ein Verfahren, das allerdings eine hohe komplette bzw. partielle »Rückfallquote« aufweist (bis zu ca. 80 % nach vier Jahren; Duffy und Yorkston 2003). Gelegentlich sind bei Patienten mit Veluminsuffizienz rekonstruktive Eingriffe oder andere invasive Maßnahmen zu erwägen, z. B. die Injektion von Teflon im Bereich der Rachenhinterwand mit dem Ziel eines verbesserten Abschlusses der Mundhöhle.

D 2.2.4.2 Tiefenhirnstimulation bei Morbus Parkinson

Durch gezielte elektrische Reizung von Nucleus subthalamicus (STN) oder Globus pallidus internus (Gpi) lassen sich bei Patienten mit Morbus Parkinson Mobilitätseinbußen verbessern und Off-Phasen als auch Dyskinesien gegensteuern. Lediglich bei ausgewählten Probandenkollektiven und parasprachlichen Aufgaben wie »maximales Tonhalten« scheinen positive Effekte im Bereich der Vokaltraktmuskulatur nachweisbar zu sein. Mit einer signifikanten Zunahme der Verständlichkeit sprachlicher Äußerungen im Alltag (»freier Rede«) kann nicht gerechnet werden (Nebel et al. 2010). Im Allgemeinen wird zumindest eine ausgeprägtere Parkinson-Dysarthrie als Kontraindikation der Tiefenhirnstimulation eingestuft. Die im Gefolge dieser Intervention immer wieder beobachtete Verschlechterung dysarthrischer Defizite dürfte auf eine Funktionsstörung benachbarter kortikobulbärer Bahnen zurückzuführen sein (Pinto et al. 2005).

D 2.2.5 Klinische Wirksamkeitsstudien

Eine im Rahmen der *Academy of Neurologic Communication Disorders and Sciences* durchgeführte Metaanalyse von 58 Studien zur Botox-Therapie der spasmodischen Dysphonie, darunter drei prospektive und kontrollierte Untersuchungen, kommt zu dem Schluss, dass diese Intervention bei einem »erheblichen« Teil der Patienten mit Hyperadduktion der Stimmlippen eine »erhebliche« Verbesserung der Symptomatik bewirke (Duffy und Yorkston 2003; www.ancds.org; link: guidelines) (↑↑). Die vorliegenden Cochrane-Reviews zur Wirksamkeit systematischer Übungsbehandlungen bei Parkinson-Dysarthrie konnten drei randomisierte, placebokontrollierte Studien und zwei Untersuchungen, die unterschiedliche Therapieverfahren einander gegenüberstellen, ausfindig machen (Deane et al. 2001a, 2001b). Unter diesen Maßnahmen kam es zu einer signifikanten Verbesserung der Lautstärke, der Tonhöhenkontrolle und auch globaler Dysarthrie-Maße (↑↑). Allerdings scheinen anhaltende Effekte eine tägliche Einzeltherapie über mehrere Wochen hinweg vorauszusetzen. Das »Lee Silverman Voice Treatment« (LSVT), ein intensives Behandlungsprogramm (vier Therapiesitzungen pro Woche über vier Wochen hinweg, zusätzliche Übungen Zuhause) zur Kräftigung der Phonation hat inzwischen die breiteste Akzeptanz in der Behandlung der Parkinson-Dysarthrie gefunden (Ramig et al. 2004). Zur Wirksamkeit von Sprech- und Stimmübungen bei nicht-progredienten Erkrankungen bzw. Läsionen des Nervensystems wie Schlaganfall oder Schädel-Hirn-Trauma wurden noch keine randomisierten und kontrollierten Untersuchungen durchgeführt (Sellars et al. 2002). Allerdings liegen symptomorientierte Metaanalysen der Literatur zu den logopädischen Interventionsmöglichkeiten bei Veluminsuffizienz (»offenes Näseln«) (↑) und respiratorisch/phonatorischen Problemen vor (↑↑) (Yorkston et al. 2003, 2007; www.ancds.org; link: guidelines).

D 2.3 Pragmatische Therapie

Die therapeutischen Maßnahmen müssen dem individuellen Profil der Sprech- und Stimmstörungen angepasst werden, weshalb die Behandlung eine detaillierte auditiv-perzeptuelle Evaluation der dysarthrischen Defizite voraussetzt, unter Umständen ergänzt durch apparative Untersuchungsverfahren, wie zum Beispiel akustische Analysen oder Elektroglottographie. Neben Art/Schweregrad einer Dysarthrophonie und dem zu erwartenden Verlauf der zugrunde liegenden Erkrankung muss die Therapieplanung auch begleitende kognitive und emotionale Beeinträchtigungen der Patienten in Betracht ziehen, da unter Umständen intensive tägliche Behandlungsmaßnahmen erforderlich sind, um wie im Falle des Parkinson-Syndroms eine Verbesserung der sprachlichen Kommunikationsfähigkeit erreichen zu können. Darüber hinaus stellen Kommunikationshilfen wie Gaumensegelprothesen oder Sprachverzögerer erhebliche Anforderungen an die Kooperationsfähigkeit der Kranken, sodass diese Patienten sorgfältig ausgewählt und vorbereitet werden müssen.

Zur Behandlung der Parkinson-Dysarthrie stehen inzwischen verhaltensbasierte Therapieverfahren wie das LSVT zur Verfügung, deren Wirksamkeit durch kontrollierte Studien belegt wurde (B). Bei Patienten mit spasmodischer Dysphonie ist, insbesondere im Falle einer Hyperadduktion der Stimmlippen, die lokale Injektion von Botulinumtoxin zu empfehlen (B). Kontrollierte Studien zur Wirksamkeit logopädischer Übungsbehandlungen bei Dysarthrie nach Schädel-Hirn-Trauma oder zerebrovaskulärer Erkrankung liegen bislang nicht vor. Im Falle respiratorisch/phonatorischer Probleme wird aber der Einsatz von Biofeedback-Verfahren und bei Veluminsuffizienz (»offenes Näseln«) mit konsekutiver Einschränkung der Verständlichkeit die Anpassung einer Gaumensegelprothese (C) empfohlen.

D 2.4 Literatur

Ackermann H, Hertrich I. Dysarthrie des Parkinson-Syndroms: klinische Befunde, instrumentelle Daten. In: Nebel A, Deuschl G, Hrsg. Dysarthrie und Dysphagie bei Morbus Parkinson. Stuttgart: Thieme; 2008,p. 34–51.

Ackermann H, Ziegler W. Brain mechanisms underlying speech motor control. In: Hardcastle WJ, Laver J, Gibbon FE, eds. The Handbook of Phonetic Sciences. 2nd Edition. Malden, MA: Wiley-Blackwell; 2010, p. 202–250.

Ackermann H, Hertrich I, Ziegler W. Dysarthria. In: Damico JS Müller N, Ball MJ, eds. The Handbook of Language and Speech Disorders. Malden, MA: Wiley-Blackwell; 2010,p. 362–390.

Deane KHO, Whurr R, Playford ED, Ben-Shlomo Y, Clarke CE. Speech and language therapy versus placebo or no intervention for dysarthria in Parkinson's disease. In: The Cochrane Library. Oxford: Update Software; 2001.

Deane KHO, Whurr R, Playford ED, Ben-Shlomo Y, Clarke CE. Speech and language therapy for dysarthria in Parkinson's disease: a comparison of techniques. In: The Cochrane Library. Oxford: Update Software; 2001.

Duffy JR, Yorkston KM. Medical interventions for spasmodic dysphonia and some related conditions: a systematic review. J Med Speech-Lang Pathol 2003;11:IX–LVIII.

Nebel A, Volkmann J, Deuschl G. Dysarthrie und tiefe Hirnstimulation bei Morbus Parkinson: Datenlage und therapeutische Konsequenzen. Online-Bulletin »Aphasie und verwandte Gebiete« 2010; www.aphasie.org/index.php?id= 442

Pinto S, Ozsancak C, Tripoliti E, Thobois S, Limousin-Dowsey P, Auzou P. Treatments for dysarthria in Parkinson's disease. Lancet Neurol 2004;3:547–556.

Pinto S, Gentil M, Krack P, Sauleau P, Fraix V, Benabid AL, Pollak P. Changes induced by levodopa and subthalamic nucleus stimulation on Parkinsonian speech. Mov Disord 2005;20:1507–1515.

Ramig LO, Fox C, Sapir S. Parkinson's disease: Speech and voice disorders and their treatment with the Lee Silverman Voice Treatment. Semin Speech Lang 2004;25:169–180.

Sellars C, Hughes T, Langhorne P. Speech and language therapy for dysarthria due to non-progressive brain damage. In: The Cochrane Library. Oxford: Update Software; 2005.

Yorkston KM, Spencer KA, Duffy JR. Behavioral management of respiratory/phonatory dysfunction from dysarthria: A systematic review of the evidence. J Med Speech-Lang Pathol 2003;11:xviii–xxxviii.

Yorkston KM, Hakel M, Beukelman DR, Fager S. Evidence for effectiveness of treatment of loudness, rate, or prosody in dysarthria: a systematic review. J Med Speech-Lang Pathol 2007;15:XI–XXXVI.

Ziegler W. Apraxia of speech. In: Goldenberg G, Miller B, eds. Handbook of Clinical Neurology,vol. 88 (3rd series). London: Elsevier; 2008,p. 269–285.

Ziegler W, Vogel M. Dysarthrie: Verstehen – Untersuchen – Behandeln. Stuttgart: Thieme; 2010.

D 3 Schluckstörungen (Dysphagien)

von M. Prosiegel

Bei neurogenen Dysphagien ist die oropharyngeale Phase betroffen, seltener die ösophageale. Wichtige Folgen sind Malnutrition (Body Mass Index < 18,5, bei alten Menschen < 20 kg/m^2), Dehydratation, Aspirationspneumonien, Abhängigkeit von enteralen Sonden bzw. Trachealkanülen, eingeschränkte Lebensqualität, Tod. Daher sind neurogene Dysphagien von hoher gesundheitsökonomischer Relevanz.

D 3.1 Klinik

D 3.1.1 Anatomie und Physiologie

Der menschliche Schluckkortex ist bilateral im frontoparietalen Operkulum und in der vorderen Insel repräsentiert. Meist ist eine Großhirnhemisphäre schluckdominant, wobei keine Korrelation mit der sprachdominanten Seite oder mit der Händigkeit besteht (Hamdy et al. 1996, 1999). Vom Schluckkortex projizieren kortikobulbäre Fasern zum Hirnstamm. Auf jeder Seite der rostralen Medulla oblongata befinden sich zwei »Central Pattern Generators (CPGs) for Swallowing«, ein dorsomedialer CPG (DMCPG) neben dem Nucleus tractus solitarii und ein ventrolateraler CPG (VLCPG) neben dem Nucleus ambiguus (Prosiegel et al. 2005a). »Master/generator neurons« der DMCPGs orchestrieren das räumlich-zeitliche Zusammenspiel der 50 gepaarten Schluckmuskeln. »Switching neurons« der VLCPGs verarbeiten die zeitlich-sequenzierten Informationen der DMCPGs weiter und übertragen sie zu den Hirnnervenkernen V, VII, IX, X und XII (Jean 2001).

In der oralen Phase wird die Aktivität der Kau- bzw. Gesichtsmuskulatur durch den N. trigeminus bzw. den N. facialis, die der intrinsischen und extrinsischen Zungenmuskulatur durch den N. hypoglossus gesteuert. In der pharyngealen Phase bewirken die suprahyoidalen Muskeln die anterior-superiore hyolaryngeale Exkursion. Der gesamte laryngeale Bereich wird motorisch und sensibel vom N. vagus versorgt; die Kehlkopfsenkung erfolgt über Äste der aus dem N. hypoglossus und den ersten drei Zervikalsegmenten gebildeten Ansa cervicalis. Die zeitgerechte Relaxation des oberen Ösophagussphinkters (OÖS) wird über den N. vagus und den N. glossopharyngeus vermittelt (Mu und Sanders 2007). Die OÖS-Öffnung resultiert aus einer Aufdehnung des am Ringknorpel inserierenden Sphinkters – infolge der anterior-superioren hyolaryngealen Exkursion und der durch die Zungenbasisretraktion vermittelten Bolusschubkraft.

D 3.1.2 Pathophysiologie

Bilaterale Läsionen des Schluckkortex bzw. der kortikobulbären Fasern führen zum vorderen bilateralen Operkulum-Syndrom (Foix-Chavany-Marie-Syndrom) bzw. zur Pseudobulbärparalyse mit jeweils schwersten Dysphagien. Bei unilateraler Läsion der schluckdominanten operculo-insulären Region tritt eine Dysphagie auf. Sehr häufig sind Dysphagien beim Wallenberg-Syndrom (unilaterale Affektion beider CPGs) (Prosiegel et al. 2005b). Ist nur ein schluckrelevanter Hirnnerv unilateral betroffen (z. B. Vagusneurinom) resultiert eine gut rückbildungsfähige Dysphagie, Affektion mehrerer Hirnnerven verursacht meist schwere Schluckstörungen (z. B. Tumoren des Foramen jugulare, Polyneuritis cranialis). Die Schluckmuskulatur ist bei Muskelerkrankungen oft schwerpunktmäßig betroffen. Differentialdiagnostische Schwierigkeiten können auftreten, wenn eine Dysphagie das Initialsymptom einer Erkrankung (z. B. Einschlusskörpermyositis) darstellt. Die häufigsten Störungsmuster sowie ihre Therapie finden sich unter D 3.5.

D 3.1.3 Wichtige Begriffe

Penetration: Eintritt von Material (Speichel/Flüssigkeit/Nahrung/Kontrastmittel) in den Aditus laryngis bis zur Glottisebene.

Aspiration: Eintritt von Material unter die Glottisebene (prä-, intra- oder postdeglutitiv, also vor, während oder nach Schluckreflextriggerung).

Stille Aspiration: Aspiration ohne Husten (meist aufgrund gestörter laryngealer Sensibilität).

Verzögerter Schluckreflex: Verlängerung der Zeit zwischen Ankunft des Bolus im Bereich der Gaumenbögen und Beginn der Hyoidbewegung (Videofluoroskopie: altersabhängige Normwerte!).

OÖS-Öffnungsstörung: Häufig sekundär aufgrund eingeschränkter hyolaryngealer Exkursion, seltener primär (meist bei Hirnstammläsionen) infolge gestörter OÖS-Relaxation.

D 3.2 Epidemiologie und Verlauf

D 3.2.1 Epidemiologie

Zur Häufigkeit von Dysphagien bei neurologischen Erkrankungen siehe **Tab. D 3.1**.

Tab. D 3.1: Häufigkeit von Dysphagien bei neurologischen Erkrankungen

Schlaganfall	Akutphase > 50 %
Schweres Schädel-Hirn-Trauma	Akutphase ca. 50 %
Idiopathisches Parkinson-Syndrom (IPS)	ca. 50 %
Multiple Sklerose	30–40 %
Progressive supranukleäre Blickparese (PSP)	ca. 80 %
Multisystematrophien (MSA)	ca. 70 %
Lewy-Körper-Demenz (DLB)	ca. 20 %
Zentrale pontine Myelinolyse	sehr häufig
Amyotrophe Lateralsklerose (ALS)	fast immer; bei bulbärem Beginn (25 %) immer
Spinobulbäre Muskelatrophie (SBMA) Typ Kennedy	immer
Akute inflammatorische demyelinisierende Polyradikuloneuropathie	häufig; bei Polyneuritis cranialis bzw. Miller-Fisher-Syndrom fast immer
Myasthenia gravis	Erstsymptom ca. 20 %, Verlauf > 50 %
Myotone Dystrophie Curschmann-Steinert	ca. 70 %
Lambert-Eaton-Syndrom	ca. 30 %
Okulopharyngeale Muskeldystrophie (OPMD)	immer
Polymyositis, Dermatomyositis, Einschlusskörpermyositis	häufig

D 3.2.2 Dysphagie als prognostischer Indikator

Beim IPS ist die Latenz zwischen Erkrankungsbeginn und Auftreten von Schluckstörungen bedeutend länger als bei PSP oder MSA (Median: 130 versus 42 bzw. 67 Monate); allerdings beträgt die mittlere Überlebenszeit nach Auftreten einer Dysphagie sowohl beim IPS als auch bei PSP und MSA jeweils nur noch 15–24 Monate (Müller et al. 2001).

D 3.2.3 Verlauf und Outcome

Verlauf und Outcome von Dysphagien hängen insbesondere von der Grunderkrankung bzw. den Läsionsorten ab. So ist z. B. der Verlauf bei der bulbären Form der ALS rasch progredient; die Restitutionsprognose ist meist sehr schlecht bei bilateral-symmetrischen Affektionen des Schluckkortex bzw. der kortikobulbären Bahnen.

Besonders gut untersucht sind die Verläufe beim Schlaganfall. Die Restitutionsprognose ist bei Hirnstamminfarkten ungünstiger als bei Großhirninfarkten; so bleiben etwa 30 % der Patienten mit Wallenberg-Syndrom, die initial eine schwere Dysphagie aufweisen, langfristig auf Sondenernährung angewiesen (Prosiegel et al. 2005b). Die Rückbildung von Dysphagien nach unilateralem Großhirninfarkt beruht auf Reorganisationsvorgängen in der nicht betroffenen Hemisphäre, die innerhalb weniger Wochen erfolgen (Barritt und Smithard 2009).

Funktionelle Schlucktherapie verbessert den Outcome, wenn evidenzbasierte Verfahren (s. D 3.5.2) zum Einsatz kommen (Prosiegel et al. 2002).

D 3.3 Diagnostische Maßnahmen

D 3.3.1 Anamnese, klinische Untersuchung und Screening-Verfahren

Die *Familienanamnese* ist meist positiv bei okulopharyngealer Muskeldystrophie (OPMD), CADASIL und spinobulbärer Muskelatrophie (SBMA) Typ Kennedy. *Eigen- und fremdanamnestisch* ist u. a. nach folgenden Störungen/Symptomen zu fragen: häufiges Verschlucken, Kauschwäche, verminderte Nahrungs- oder Trinkmengen, veränderte Haltung beim Schlucken (z. B. Anteflexion des Kopfes), »Steckenbleiben in der Kehle«, Erstickungsanfälle bzw. Husten nach dem Essen/Trinken, unklare Fieberschübe und/oder Pneumonien, unklarer Gewichtsverlust.

Bei der *neurologischen Untersuchung* ist speziell auf das Vorliegen folgender Störungen/Symptome zu achten: bulbäre und/oder pseudobulbäre Symptomatik, fehlender Würgreflex, gestörte Sensibilität im oropharyngealen Bereich, Dysphonie, Dysarthrie, feuchte oder gurgelige Stimmqualität nach dem Schlucken, Sialorrhoe (Prosiegel und Weber 2010).

Die *klinische Schluckuntersuchung* von Daniels et al. (1997) ermöglicht die Einschätzung des Aspirationsrisikos in der akuten Schlaganfallphase; eine Aspiration ist wahrscheinlich (Sensitivität 92 %, Spezifität 67 %), wenn mindestens zwei der folgenden sechs Symptome vorliegen: Dysphonie, Dysarthrie, beeinträchtigtes willkürliches Husten, abgeschwächter Würgreflex, Husten oder Änderung der Stimmqualität (in einem 70-ml-Wassertest). Zum Screening in der akuten Schlaganfallphase s. D 3.5.2.3.

D 3.3.2 Apparative Zusatzuntersuchungen

Die wichtigsten apparativen Verfahren, um Ursache, Art und Schweregrad einer Dysphagie zu erfassen und einen Therapieplan zu erstellen bzw. zum Therapiemonitoring, sind die hochauflösende (25 Bilder/s) Videofluoroskopie (VFSS, Videofluoroscopic Swallowing Study) und die transnasale flexible Videoendoskopie (FEES, Flexible Endoscopic Evaluation of Swallowing). VFSS und FEES ergänzen sich aufgrund jeweiliger Vor- und Nachteile (FEES: portabel, auch bei unkooperativen/bettlägrigen Patienten einsetzbar, kostengünstig, beliebig oft wiederholbar, Speichel/Sekret/Nahrung visualisierbar; VFSS: gesamter Schluckablauf – einschl. OÖS und Ösophagus – abbildbar, auch intradeglutitiv aussagekräftig [bei FEES wird die Sicht intradeglutitiv verlegt, sog. »white out«]). Die Wertigkeit der beiden Methoden für ein Therapiemonitoring ist gleich gut (Aviv 2000). Zur radiologischen bzw. endoskopischen Quantifizierung des Penetrations-/Aspirationsgrades eignet sich die 8-stufige Penetrations-Aspirations-Skala (PAS) von Rosenbek et al. (1996).

D 3.4 Therapeutische Prinzipien

Im Idealfall bildet sich die Dysphagie bei kausal-orientierter Therapie der Grunderkrankung zurück (z. B. Pharmakotherapie einer Myasthenia gravis).
Der Schwerpunkt liegt aber bei den meisten Erkrankungen auf einer funktionellen Schlucktherapie. Dabei können unterschieden werden: restituierende Verfahren, die darauf abzielen, durch ein Bewegungstraining der am Schlucken beteiligten Muskeln die Voraussetzungen für ein (weitgehend) normales Schlucken zu schaffen; kompensatorische Verfahren, bei denen trotz bestehender Störungen durch Haltungsänderungen oder Schluckmanöver funktionelle Verbesserungen erreichbar sind; Verfahren der Adaptation (Anpassung der Umwelt an die Behinderung) in Form diätetischer Maßnahmen oder Hilfsmittel wie Ernährungssonden bzw. Trachealkanülen.
Bestimmte Störungen sind durch spezielle pharmakologische oder chirurgische Interventionen angehbar.

Exzitatorische repetitive transkranielle Magnetstimulation des dominanten Schluckkortex (5 Hz) und elektrische Pharynxstimulation (5 Hz über 10 Minuten) sind Verfahren, die die kortikale Plastizität anregen und die Erregbarkeit kortikobulbärer Fasern steigern; ihr klinischer Einsatz bei kortikalen Dysphagien ist in Kürze zu erwarten (Barritt und Smithard 2009).

D 3.5 Pragmatische Therapie

D 3.5.1 Kausal-orientierte Therapie der Grunderkrankung

Bei einigen neurologischen Krankheiten sind Dysphagien pharmakologisch nicht so gut wie die übrigen Krankheitssymptome zu beeinflussen. So sprechen z. B. beim IPS Schluckstörungen im Gegensatz zu den anderen Defiziten schlechter auf eine dopaminerge Therapie an, da auch nicht-dopaminerge Zellen des Hirnstamms und der Auerbachsche Plexus betroffen sind; die tiefe Hirnstimulation hat keinen positiven Einfluss auf IPS-bedingte Dysphagien (Prosiegel und Jöbges 2008).

D 3.5.2 Funktionelle Schlucktherapie

D 3.5.2.1 Verfahren der Restitution und Kompensation

In **Tab. D 3.2** bzw. **Tab. D 3.3** sind restituierende bzw. kompensatorische Verfahren aufgeführt, deren Wirksamkeit ausreichend gut belegt ist.

D 3.5.2.2 Verfahren der Adaptation

Diätetische Anpassungen sind sehr effizient (A): So konnte eine Studie an 190 dysphagischen Patienten zeigen, dass in über 90 % eine Konsistenz (dünnflüssig, dick, ultradick) bzw. Applikationsform (Löffel, Tasse) ermittelt werden kann, die ein aspirationsfreies Schlucken ermöglicht (Kuhlemeier et al. 2001) (↑↑).

Tab. D 3.2: Restituierende Verfahren

Art der Störung	Art des Verfahrens	Wirkmechanismus
OÖS-Öffnungsstörung (und meist assoziierte postdeglutitive Aspiration)	Kopf-Hebeübungen im Liegen (head-rising exercise, Shaker-Übung) (A)	Durch Kräftigungstraining der suprahyoidalen Muskulatur Verbesserung der OÖS-Öffnung (↑↑)
Gestörte Zungenbasisretraktion	Masako-Übung (tongue-holding): Zungenspitze wird während des Schluckens zwischen den Zähnen festgehalten (A)	Verbesserung der Zungenbasisretraktion und des Abschlusses der Pharynxhinterwand mit dem Zungengrund (↑)
Neurogene Dysphagie bei idiopathischem Parkinson-Syndrom	Lee-Silverman-Voice-Treatment® (LSVT) (A)	Verbesserung der Stimmparameter und (als Nebeneffekt?) der Dysphagie (↑)
Verzögerte Schluckreflex-Auslösung	Taktil-thermale Stimulation der Gaumenbögen: Bestreichen der vorderen Gaumenbögen mit eisgekühltem Stab (evtl. zusätzlich Geschmacksreiz) (B)	Schluckreflex-Anbahnung (↔)

Tab. D 3.3: Kompensatorische Verfahren Evidenzgrad jeweils ↑; Empfehlungsstärke jeweils A)

Art der Störung	Art des Verfahrens	Wirkmechanismus
Verzögerte Auslösung des Schluckreflexes und/oder reduzierte orale Boluskontrolle	Kopfneigung nach vorne (chin tuck)	Vermeidung einer prä- und/oder intradeglutitiven Aspiration
Einseitige Pharynxparese	Kopfdrehung zur paretischen Pharynxseite	Abtransport des Bolus über die gesunde Seite, da die betroffene Rachenhälfte komprimiert wird
Kombinierte linguale und pharyngeale Hemiparese	Kopfkippung zur gesunden Seite	Bolus wird per Schwerkraft über die gekippte Seite geleitet
Gestörte pharyngeale Kontraktion	Kräftiges Schlucken (effortful swallow)	Verbesserung der Schubkraft der Zunge und des Intrabolusdrucks und damit des Bolustransports
Prä- und/oder intradeglutitive Aspiration (unvollständiger Glottisschluss/ungenügender Verschluss des Aditus laryngis; verzögerter Schluckreflex)	Supraglottisches Schlucken (SGS): Bewusstes Atemanhalten unmittelbar vor und während des Schluckens, dann kurzes Husten; super-supraglottisches Schlucken (SSGS): zusätzlich Atem fest anhalten/leicht pressen	Stimmlippenschluss und Reinigung des Kehlkopfeingangs; durch SSGS zusätzlicher Taschenfaltenschluss und Kippen der Aryknorpel mit noch besserem Schutz vor Aspirationen als durch SGS
OÖS-Öffnungsstörung (und meist assoziierte postdeglutitive Aspiration)	Mendelsohn-Manöver: Vor/während des Schluckens wird die Zunge mehrere Sekunden gegen das Gaumendach gedrückt und der Kehlkopf willkürlich angehoben	Zeitliche Verlängerung der Larynxelevation und Verbesserung der OÖS-Öffnung

Eine Indikation zur Sondenernährung – über nasogastrale Sonde (NGS) oder über eine PEG (perkutane endoskopische Gastrostomie) – besteht, wenn ausreichende Flüssigkeits- oder Nahrungszufuhr auf oralem Wege nicht aspirationsfrei möglich ist. In der akuten Schlaganfallphase ist eine frühe PEG-Anlage nachteilig, was den 6-Monats-Outcome betrifft (↑↑) (Dennis et al. 2005); bei persistierender Dysphagie sollte eine PEG daher frühestens 2 Wochen nach dem Schlaganfall gelegt werden (A).
Bei Patienten mit ALS ist zu berücksichtigen, dass das Risiko einer PEG-Anlage ab einer forcierten Vitalkapazität < 50 % deutlich steigt (Chio et al. 1999) (↑), der Eingriff also nicht zu spät erfolgen sollte (B).
Die Anlage eines (bei längerfristiger Notwendigkeit möglichst plastischen) Tracheostomas mit initial geblockter Trachealkanüle ist indiziert, wenn Speichel in so großen Mengen aspiriert wird, dass Aspirationspneumonien auftreten (A) (zur schrittweisen Dekanülierung siehe Hess 2005, Prosiegel und Weber 2010).

D 3.5.2.3 Schlucktherapie in der akuten Schlaganfallphase

Die Häufigkeit von Aspirationspneumonien wird durch ein Screening um über 50 % reduziert (Hinchey et al. 2005). Als Screening-Instrument ist das für Pflegekräfte entwickelte *Standardized Swallowing Assessment (SSA)* (Perry et al. 2001) zu empfehlen, das auch einen Behandlungsalgorithmus vorgibt (A).
Eine randomisiert-kontrollierte Studie (Carnaby et al. 2006) zeigte: Bei intensiver Schlucktherapie (5-mal/Woche) in der Akutphase konnten sich nach sechs Monaten – verglichen mit zwei weniger intensiv therapierten Kontrollgruppen (3-mal/Woche bzw. »usual care«) – signifikant mehr Patienten wieder normal ernähren (↑). Deshalb sollte bereits in der Akutphase des Schlaganfalls mit intensiver Schlucktherapie begonnen werden (A).

D 3.5.3 Pharmakologische und chirurgische Ansätze bei speziellen Störungen

Bei primärer OÖS-Öffnungsstörung sind die Injektion von Botulinumtoxin (Btx) A in den M. cricopharyngeus (CP) oder die cricopharyngeale Myotomie (CPM) wirksam (↑), sofern bei der Indikationsstellung folgende Kriterien berücksichtigt werden: funktionelle Schlucktherapie langfristig ohne Erfolg; weitgehende Intaktheit von hyolaryngealer Exkursion, Zungenschubkraft und Pharynxperistaltik; manometrischer Nachweis einer Relaxationsstörung des OÖS und eines hohen hypopharyngealen Intrabolusdrucks (Mason et al. 1998). In den bisherigen Studien variierten die (meist endoskopisch, seltener transkutan) applizierten Btx-Mengen zwischen 30–360 Units Dysport® (ca. 10–120 Units Botox®); Nebenwirkungen sind selten, die mittlere Wirkdauer liegt bei ca. vier Monaten (Chiu et al. 2004). Aufgrund der bedeutend größeren Patientenzahlen ist die Studienlage für eine CPM besser als für eine Btx-Injektion in den CP (A). Einige mit Dysphagien häufig assoziierte Störungen können pharmakologisch gut angegangen werden.
Eine ausgeprägte Sialorrhoe spricht meist gut auf ein über 72 Stunden wirkendes transkutanes Scopolamin-Pflaster (Scopoderm TTS®) oder auf andere Medikamente mit anticholinergen Eigenschaften an (↑); bei Therapieresistenz kommen Btx-Injektionen in die Parotiden und/oder in die Glandulae submandibulares in Frage (↑).
Bei Xerostomie sind Pilocarpinhydrochlorid-Tabletten (Salagen®) in einer Dosierung von 3 × 5 mg/Tag effektiv, falls eine Restspeichelproduktion vorliegt (↑↑).
Bei starker Verschleimung ist Acetylcystein (z. B. ACC-Brausetabletten® 3 × 200 mg/Tag) oder Ambroxol (z. B. Mucosolvan-Tropfen® 30 mg/2 ml) in

einer Dosierung von 3 × 2 ml/Tag über 3 Tage, dann 2 × 2 ml/Tag zu empfehlen (↑).

Reflux sollte (mit einem Protonenpumpenhemmer) therapiert werden (↑↑), weil er die Dysphagie verstärken kann.

Substanz P (SP) fazilitiert Schlucken und (protektives) Husten, und die SP-Konzentration ist bei Patienten mit Aspirationen/Aspirationspneumonien in verschiedenen Körperkompartimenten vermindert. Deshalb steht derzeit die Testung von Pharmaka im Mittelpunkt der Forschung, die über eine SP-Konzentrationserhöhung die Auftretenswahrscheinlichkeit von Aspirationspneumonien minimieren könnten (Ramsey et al. 2005). In einer randomisierten (nicht placebokontrollierten) Studie (Nakagawa et al. 1999) an 163 dysphagischen Schlaganfall-Patienten betrug die Pneumonierate nach drei Jahren in der mit Amantadin (100 mg/Tag) behandelten Gruppe 6 % (vs 28 %), weshalb dieses Medikament empfohlen werden kann (↑).

D 3.6 Literatur

Aviv JE. Prospective, randomized outcome study of endoscopy versus modified barium swallow in patients with dysphagia. Laryngoscope 2000;110:563–574.

Barritt AW, Smithard DG. Role of cerebral cortex plasticity in the recovery of swallowing function following dysphagic stroke. Dysphagia 2009;24:83–90.

Carnaby G, Hankey GJ, Pizzi J. Behavioural intervention for dysphagia in acute stroke: a randomised controlled trial. Lancet Neurol 2006;5:31–37.

Chio A, Finocchiaro E, Meineri P, Bottacchi E, Schiffer D. Safety and factors related to survival after percutaneous endoscopic gastrostomy in ALS. ALS percutaneous endoscopic gastrostomy study group. Neurology 1999;53: 1123–1125.

Chiu MJ, Chang YC, Hsiao TY. Prolonged effect of botulinum toxin injection in the treatment of cricopharyngeal dysphagia: case report and literature review. Dysphagia 2004;19:52–57.

Daniels SK, McAdam CP, Brailey K, Foundas AL. Clinical assessment of swallowing and prediction of dysphagia severity. Am J Speech Lang Pathol 1997;6:17–24.

Dennis MS, Lewis SC, Warlow C and the FOOD Trial Collaboration. Effect of timing and method of enteral tube feeding for dysphagic stroke patients (FOOD): a multicentre randomised controlled trial. Lancet 2005;365: 764–772.

Hamdy S, Aziz Q, Rothwell JC, Singh KD, Barlow J, Hughes DG, Tallis RC, Thompson DG. The cortical topography of human swallowing musculature in health and disease. Nat Med 1996;2:1217–1224.

Hamdy S, Rothwell JC, Brooks DJ, Bailey D, Aziz Q, Thompson DG. Identification of the cerebral loci processing human swallowing with H2(15)O PET activation. J Neurophysiol 1999;81:1917–1926.

Hess DR. Tracheostomy tubes and related appliances. Respir Care 2005;50:497–510.

Hinchey JA, Shephard T, Furie K, Smith D, Wang D, Tonn S; Stroke Practice Improvement Network Investigators. Formal dysphagia screening protocols prevent pneumonia. Stroke 2005;36:1972–1976.

Jean A. Brain stem control of swallowing: neuronal network and cellular mechanisms. Physiol Rev 2001;81: 929–969.

Kuhlemeier KV, Palmer JB, Rosenberg D. Effect of liquid bolus consistency and delivery method on aspiration and pharyngeal retention in dysphagia patients. Dysphagia 2001;16:119–122.

Mason RJ, Bremner CG, DeMeester TR, Crookes PF, Peters JH, Hagen JA, DeMeester SR. Pharyngeal swallowing disorders: selection for and outcome after myotomy. Ann Surg 1998;228:598–608.

Mu L, Sanders I. Neuromuscular specializations within human pharyngeal constrictor muscles. Ann Otol Rhinol Laryngol 2007;116:604–617.

Müller J, Wenning GK, Verny M, McKee A, Chaudhuri KR, Jellinger K, Poewe W, Litvan I. Progression of dysarthria and dysphagia in postmortem-confirmed parkinsonian disorders. Arch Neurol 2001;58:259–264.

Nakagawa T, Wada H, Sekizawa K, Arai H, Sasaki H. Amantadine and pneumonia. Lancet 1999;353:1157.

Perry L. Screening swallowing function of patients with acute stroke. Part one: Identification, implementation and initial evaluation of a screening tool for use by nurses. J Clin Nurs 2001;10:463–473.

Prosiegel M, Heintze M, Wagner-Sonntag E, Hannig C, Wuttge-Hannig A, Yassouridis A. Schluckstörungen bei neurologischen Patienten: Eine prospektive Studie zu Diagnostik, Störungsmustern, Therapie und Outcome. Nervenarzt 2002;73:364–370.

Prosiegel M, Höling R, Heintze M, Wagner-Sonntag E, Wiseman K. The localization of central pattern generators for swallowing in humans – a clinical-anatomical study on patients with unilateral paresis of the vagal nerve, Avellis' syndrome, Wallenberg's syndrome, posterior fossa tumours and cerebellar hemorrhage. Acta Neurochirurg 2005a;93(Suppl):85–88.

Prosiegel M, Höling R, Heintze M, Wagner-Sonntag E, Wiseman K. Swallowing therapy – a prospective study on patients with neurogenic dysphagia due to unilateral paresis of the vagal nerve, Avellis' syndrome, Wallenberg's syndrome, posterior fossa tumours and cerebellar hemorrhage. Acta Neurochirurg 2005b;93(Suppl):35–37.

Prosiegel M, Jögbes M. Schluckstörungen bei Morbus Parkinson – klinische Anatomie und Physiologie, pharmakologische und chirurgische Interventionsmöglichkeiten. In: Nebel A, Deuschl G, Hrsg. Dysarthrie und Dysphagie bei Morbus Parkinson. Stuttgart: Thieme; 2008.108–120.

Prosiegel M, Weber S. Dysphagie – Diagnostik und Therapie. Heidelberg: Springer; 2010.

Ramsey D, Smithard D, Kalra L. Silent aspiration: what do we know? Dysphagia 2005;20:218–225.

Rosenbek JC, Robbins JA, Roecker EB, Coyle JL, Wood JL. A penetration-aspiration scale. Dysphagia 1996;11:93–98.

D 4 Neglekt und andere räumliche Orientierungsstörungen

von H.-O. Karnath und J. Zihl

D 4.1 Neglekt

D 4.1.1 Klinik

Patienten, die nach einem Schlaganfall einen »Neglekt« aufweisen, verhalten sich so, als würde eine Seite des Außenraumes für sie nicht mehr existieren. Die gestörte Funktion ist beim Menschen ebenso dominant in der rechten Hemisphäre lateralisiert, wie die Sprachfunktionen in der linken Hemisphäre. Dementsprechend rufen typischerweise Schädigungen der rechten, nicht sprachdominanten Hemisphäre die Störung hervor (Becker und Karnath 2007); der Neglekt betrifft dann die linke Seite. Die kontralaterale Vernachlässigung lässt sich nicht durch möglicherweise gleichzeitig bestehende Lähmungen, Gefühls- oder Gesichtsfeldstörungen erklären.

Im akuten Stadium der Symptomatik sind die Augen und der Kopf des Patienten deutlich zur Seite der Hirnläsion, d. h. zumeist zur rechten Seite hin, orientiert (Fruhmann-Berger et al. 2006). Diese spontane Deviation zur ipsiläsionalen Seite lässt sich bereits auf dem initial angefertigten CT oder MRT feststellen; die Augenstellung in der Orbita weicht bei Neglekt-Patienten charakteristischerweise zur Seite der Hinschädigung ab (Becker und Karnath 2010). Spricht man einen Patienten mit Neglekt von seiner linken, vernachlässigten Seite an, so ignoriert er den Sprecher entweder ganz oder wendet sich zur rechten Seite, um ihn dort zu suchen. Beim Suchen von Gegenständen ist die Aktivität der Kranken, die visuelle und taktile Exploration, deutlich zur rechten Seite verschoben. Entsprechend werden Gegenstände, die sich auf der linken Seite befinden, nicht beachtet und beim Suchen nicht gefunden. Patienten mit Neglekt können zudem eine Vernachlässigung ihrer kontralateralen Extremitäten aufweisen, was zunächst als Hemiparese fehlgedeutet werden kann.

Neben der Beobachtung des spontanen Verhaltens eignen sich vor allem Such- und Durchstreichaufgaben zur klinischen Diagnose eines Neglekts. Patienten mit Neglekt lassen je nach dem Schweregrad und dem Stadium der Erkrankung einen mehr oder weniger großen Teil der Zeichen auf der kontralateralen Seite solcher Suchfelder unberücksichtigt. Die Bestimmung des Schwerpunktes der in dem Suchfeld markierten Reize (Center of Cancellation [CoC]) stellt ein sehr sensibles Maß für die Schwere des Neglekts dar (Rorden und Karnath 2010).

Zur Abgrenzung eines Neglekts von einer Hemianopsie kann neben den genannten Verfahren eine wesentliche Eigenschaft der Neglekt-Symptomatik genutzt werden: Durch das Darbieten von Hinweisreizen (cueing) lässt diese sich nämlich für kurze Zeit ganz oder zumindest teilweise aufheben. Im Gegensatz zur Hemianopsie ist es so z. B. möglich, mittels der eindringlichen und anhaltenden verbalen Instruktion, sich auf die vernachlässigte Seite zu konzentrieren, das Nicht-Reagieren auf im linken Gesichtshalbfeld dargebotene Reize kurzzeitig zu überwinden.

Innerhalb der rechten Hemisphäre verursachen typischerweise Läsionen einen Neglekt, die den oberen und mittleren temporalen Kortex und die Inselregion betreffen (Karnath et al. 2011). Weniger häufig sind der inferiore parietale Lobulus sowie der inferiore präfrontale Kortex geschädigt. Diese drei kortikalen Regionen sind durch Faserbündel der weißen Substanz zu einem dichten perisylvischen Netzwerk verbunden (Karnath 2009). Im subkortikalen Bereich können Schädigungen der Basalganglien (Putamen, Nucleus caudatus) oder des Thalamus (Pulvinar) der rechten Hemisphäre einen Neglekt hervorrufen (Karnath et al. 2002a). Perfusionsstudien haben gezeigt, dass nicht die Schädigung der Neurone in diesen subkortikalen Strukturen selbst die Ursache für das Auftreten des Neglekts ist, sondern die hierdurch induzierte Minderperfusion (und vermutlich Minderung neuronaler Aktivität) in genau jenen kortikalen Arealen, die an dem perisylvischen Netzwerk beteiligt sind.

D 4.1.2 Verlauf

Die ausgeprägte Neglekt-Symptomatik der Akutphase bildet sich bei 67 % der Patienten spontan zurück (Karnath et al. 2011). Die Störung scheint bei Patienten, deren Läsionen nicht den oberen und/oder mittleren temporalen Kortex sowie die Basalganglien betreffen, einen eher günstigen Verlauf zu nehmen (Karnath et al. 2011). Bei 33 % der Neglekt-Patienten persistiert die Symptomatik jedoch und führt zu einer erheblichen Behinderung im Alltag (Fullerton et al. 1986, Stone et al. 1993). Neglekt ist mit schlechteren motorischen und kognitiven Fertigkeiten, deutlich schlechterer Bewältigung von Alltagsaktivitäten, längerer Rehabilitationsdauer und einer geringeren Rate von Selbstständigkeit im Alltag assoziiert (Kalra et al. 1997, Katz et al. 1999). Tritt die Neglekt-Symptomatik in Kombination mit einer Parese auf der vernachlässigten Seite auf, so ist bei deren Behandlung mit erheblichen Schwierigkeiten zu rechnen.

D 4.1.3 Therapie

D 4.1.3.1 Aktives Explorieren und Orientieren zur kontralateralen Seite

Im Vordergrund der Neglekt-Symtomatik steht die gestörte Fähigkeit zur Exploration der kontralateralen Raumseite. Viele therapeutische Ansätze zielen daher darauf ab, mit den Patienten Übungen durchzuführen, die ein vermehrtes und aktives Hinwenden zur kontraläsionalen Seite verlangen. Dabei werden visuelles und taktiles Explorieren verbessert und kompensatorische Suchstrategien eingeübt. Trainingsprozeduren, die eine solche Behandlungsstrategie benutzen, wurden von mehreren Autoren erfolgreich entwickelt und angewandt (↑↑) (Pizzamiglio et al. 1992, Kerkhoff et al. 1992, Antonucci et al. 1995). Das Übungsmaterial wird durch Beamer etc. auf große Flächen projiziert. Die Kranken werden angehalten, kontralateral lokalisierte Ziele durch systematisches Absuchen der Szene aufzufinden.
Kerkhoff et al. (1998) wiesen nach, dass eine solche Behandlung zu einer signifikanten Vergrößerung des visuellen Suchfeldes, zu einer Reduktion der Suchzeit sowie zu einer Verbesserung des Lesens führte. Ungefähr zwei Jahre nach Beendigung der Therapie wurde das visuelle Suchfeld erneut vermessen. Die erzielte Vergrößerung fand sich unverändert. Auch das Trainingsprogramm von Pizzamiglio et al. (1992), das neben dem Training des systematischen Suchens auf einer großen Projektionsfläche Lese- und Kopieraufgaben sowie Bildbeschreibungen verwandte, führte zu einer Verbesserung der Neglekt-Symptomatik und des Verhaltens in wichtigen Alltagssituationen. Auch hier war der Effekt über mehrere Monate stabil.
Wiart et al. (1997) kombinierten eine visuelle Explorationsaufgabe, die aktive Augen- und Kopfbewegungen zur kontralateralen Seite verlangte, mit der aktiven Rotation des Rumpfes in diese Richtung. Im Vergleich mit einer Gruppe von Neglekt-Patienten, die unspezifische Physio- und Ergotherapie erhielten, fanden die Autoren eine signifikante Verbesserung sowohl bei Patienten mit akutem als auch mit chronischem Neglekt. Dieser Behandlungserfolg zeigte sich bei der Nachuntersuchung einen Monat nach Beendigung der Therapie unverändert. Dagegen hatte die Rotation des Rumpfes allein oder in Kombination mit einem hemianopischen Abdecken der Augen (s. u. D 4.1.3.4) keinen Erfolg (Fong et al. 2007) (↓).

D 4.1.3.2 Langsame Augenfolgebewegungen zur kontralateralen Seite

Eine vermehrte Hinwendung zur kontraläsionalen Seite wird auch durch Darbietung großflächiger visueller Muster erzielt, die sich langsam zur vernachlässigten Seite bewegen (optokinetische Stimulation). Einige Studien beobachteten, dass die regelmäßige Anwendung optokinetischer Stimulation bei Patienten mit Neglekt über eine Woche (Kerkhoff et al. 2006) bzw. über drei Wochen mit (Keller et al. 2003) oder ohne (Thimm et al. 2009) begleitendem Explorationstraining zu einer signifikanten Leistungsverbesserung bei der visuellen und taktilen Suche, beim Linienhalbieren, Längenschätzung, Kopieren und/oder Lesen führt (↑). Auch zwei bzw. vier Wochen nach Abschluss der Behandlung fand sich ein Teil der erzielten Erfolge stabil (Kerkhoff et al. 2006, Thimm et al. 2009). Dagegen konnten andere Autoren keinen zusätzlichen therapeutischen Nutzen durch die Anwendung optokinetischer Stimulation in der Neglekt-Behandlung nachweisen (Pizzamiglio et al. 2004).

D 4.1.3.3 Nackenmuskelvibration

Es spricht einiges dafür, dass die Neglekt-Symptomatik Ausdruck einer sehr basalen Störung der Raumwahrnehmung ist. Es scheint als seien jene neuronalen Koordinatensysteme beeinträchtigt, die für unsere Orientierung im Raum und die Bestimmung unserer Körperposition in Bezug zu Objekten im Außenraum genutzt werden (Karnath und Dieterich 2006). Für diese Annahme spricht u. a. die Beobachtung, dass die Manipulation der an der Erstellung solcher Raumkoordinatensysteme beteiligten afferenten sensorischen Inputkanäle die Neglekt-Symptomatik beeinflusst. Verbesserungen der kontralateralen Vernachlässigung wurden z. B. mittels geeigneter vestibulärer Stimulation und propriozeptiver Stimulation der Nackenmuskulatur durch Vibration erzielt.
Dass die regelmäßige, systematische Therapie mittels solcher Stimulationsmethoden tatsächlich auch zu einer langfristigen, d. h. über die Dauer der Stimulation hinaus anhaltenden Reduktion der Neglekt-Symptomatik führt, wurde für die Nackenmuskelvibration nachgewiesen (Schindler et al. 2002, Johannsen et al. 2003) (↑). Schindler und Mitarbeiter (2002) zeigten in einer randomisierten Studie, dass mit einem Explorationstraining, bei dem zusätzlich die hintere, linksseitige Nackenmuskulatur vibriert wurde, bis zu 25 % bessere Leistungen erzielt werden konnten, als mit dem alleinigen Explorationstraining. Die Verbesserungen zeigten sich bei der Nachuntersuchung zwei Monate nach Beendigung der Therapie unverändert. Auch durch die alleinige Anwendung der Nackenmuskelvibration ohne begleitendes Explorationstraining kann die kontralaterale Vernachlässigung der Patienten signifikant und anhaltend verbessert werden (Johannsen et al. 2003, Darwish et al. 2003). Saevarsson et al. (2010) untersuchten den Effekt einer Kombinationsbehandlung mittels Nackenmuskelvibration und Prismenadaptation (s. u. D 4.1.3.4) im Vergleich zur alleinigen Anwendung der Nackenmuskelvibration. Während in beiden Therapiearmen eine Verbesserung der kontralateralen Vernachlässigung bewirkt wurde, zeigte sich die Kombinationsbehandlung der alleinigen Anwendung von Nackenmuskelvibration überlegen. Leider haben die Autoren nicht geprüft, ob die erzielten Effekte auch über die unmittelbare Anwendung hinaus anhaltenden Charakter hatten.

D 4.1.3.4 In der Erprobung

Als hilfreich könnte sich auch die Prismenadaptation erweisen. Rossetti et al. (1998) ließen Neglekt-Patienten 2–5 Minuten lang Zeigebewegungen auf visuelle Ziele im linken oder rechten Außenraum hin ausführen, während sie Prismengläser trugen, die eine optische Abweichung von 10 ° zur rechten Seite bewirkten. Danach beobachteten die Autoren eine über zwei Stunden lang anhaltende Verbesse-

rung der linksseitigen Vernachlässigung in verschiedenen Neglektaufgaben. Eine Reihe von nachfolgenden Studien bestätigte, dass die Prismenadaptation unterschiedliche Aspekte des Neglekts kurzfristig positiv beeinflussen kann (Überblick bei Rode et al. 2006). Therapeutisch interessant ist die Frage, ob sich mit dieser Technik bei den Patienten auch längerfristige Verbesserungen erzielen lassen. Hierzu wurden widersprüchliche Ergebnisse berichtet. Frassinetti et al. (2002) und Serino et al. (2006) beobachteten, dass die Verbesserungen, die durch regelmäßige Anwendung der Prismenadaptation über zwei Wochen erzielt werden konnten, auch fünf Wochen bzw. drei Monate nach Beendigung der Behandlung noch nachzuweisen waren. Ebenso berichteten Dimova et al. (2009) positive Effekte auf die Neglekt-Symptomatik. Sie führten die Therapie über vier Wochen mit je drei Sitzungen pro Woche durch. Demgegenüber berichteten jedoch Morris et al. (2004), wie auch Rousseaux et al. (2006), dass Neglekt-Symptome wie die gestörte Fähigkeit zur Exploration der kontraläsionalen Raumseite, die sich v. a. bei Suchaufgaben auswirkt, oder die kontralaterale Vernachlässigungen beim Kopieren und Lesen durch das Tragen von Prismengläsern nicht beeinflusst werden konnte. Während diese Studien die Prismenadaptation nur kurzzeitig anwendeten, führten Hauer und Quirbach (2007) eine zweiwöchige Therapie mittels Prismenadaptation durch. Die Autoren verglichen die Leistungen dreier Gruppen von Patienten mit Neglekt, die die Therapie täglich entweder einmal, zweimal oder gar nicht erhielten. Es fanden sich keine Unterschiede zwischen den Gruppen bei typischen Neglektaufgaben (Durchstreichaufgaben, Kopieren, Zeichnen von Objekten) und damit kein Beleg für die Wirksamkeit der Prismenadaptationstherapie.
Als hilfreich wurde über das Tragen von Augengläsern berichtet, die auf beiden Augen das jeweils rechte, ipsiläsionale visuelle Halbfeld abdecken (sog. »hemianopisches Abdecken der Augen«). Beis et al. (1999) untersuchten die Augenbewegungen von Neglekt-Patienten, nachdem die Kranken solche Gläser über drei Monate täglich getragen hatten. Sie fanden eine das Training überdauernde Verbesserung beim Lesen und bei der Bewältigung von Alltagsaktivitäten. Ebenfalls erprobt aber verworfen wurde die therapeutische Wirksamkeit des ganzflächigen Abdeckens allein des rechten Auges.
Über zwei Wochen applizierten Brighina et al. (2003) bei drei, Shindo et al. (2006) bei zwei Neglekt-Patienten in mehreren Sitzungen niederfrequente repetitive transkranielle Magnetstimulation (1 Hz rTMS) über dem parietalen Kortex der nicht geschädigten, linken Hemisphäre. Sie beobachteten positive Effekte in verschiedenen Neglektaufgaben, die sich auch zwei bzw. sechs Wochen nach Beendigung der Anwendung noch nachweisen ließen.
Sparing et al. (2009) untersuchten bei zehn Neglekt-Patienten die Auswirkung einer zehn Minuten dauernden, anodalen oder kathodalen transkraniellen Gleichstromapplikation (transcranial direct current stimulation [tDCS]) über dem linken oder dem rechten parietalen Kortex. Die Stimulation hatte keinen signifikanten Effekt auf die Vernachlässigung kontralateraler visueller Reize in einer Detektionsaufgabe. Durch kathodale Stimulation über der nicht geschädigten, linken Hemisphäre oder anodale Stimulation über der betroffenen rechten Hemisphäre ließ sich lediglich die Leistung in einer Linienhalbierungsaufgabe beeinflussen.
Ungeklärt ist bislang auch, ob eine medikamentöse Behandlung zur Besserung der Neglekt-Symptomatik beitragen kann. Die positiven Erfahrungen mit der Gabe von Dopaminagonisten oder noradrenergischen Agonisten beruhen bislang auf Einzelfallberichten bzw. kleinen Einzelfallserien (Fleet et al. 1987, Hurford et al. 1998, Mukand et al. 2001, Malhotra et al. 2006). Auch wurden bei der Gabe von Dopaminagonisten auch Verschlechterungen der Neglekt-Symptomatik beobachtet (Grujic et al. 1998).

D 4.2 Störungen der visuellen Raumwahrnehmung

D 4.2.1 Klinik

Störungen der visuellen Lokalisation können nach einseitiger Hirnschädigung im kontralateralen Halbfeld auftreten; sie manifestieren sich typischerweise in Form ungenauer okulomotorischer (Sakkaden, Fixationen) und manueller Operationen (Zeige- bzw. Greifbewegungen). Nach bilateraler posteriorer Hirnschädigung sind diese visuomotorischen Funktionen im gesamten Raum betroffen. Die Folge sind Schwierigkeiten bei praktisch allen visuell gesteuerten Aktivitäten, weil die genaue Lokalisation und damit Fixation, das Greifen nach Objekten, aber auch Lesen, Schreiben und visuokonstruktive Tätigkeiten beeinträchtigt sind (Zihl 2011).
Systematische Verschiebungen der visuellen vertikalen und horizontalen Raumachsen zur Gegenseite wurden besonders nach rechtsseitiger posteriorer Hirnschädigung beschrieben (Kerkhoff 2012). Abweichungen der visuellen Vertikalen können vermutlich infolge einer Unterbrechung von afferenten visuellen, vestibulären und somatosensorischen Informationen auch nach Thalamusinfarkt (VPL, VPL, Pulvinar), bei M. Parkinson und bei Multipler Sklerose auftreten.
Verschiebungen der subjektiven Mitte (subjektive Geradeausrichtung), wie sie sich typischerweise in Linienhalbierungsaufgaben zeigen, sind bei Patienten mit okzipitaler und okzipito-parietaler bzw. temporo-parietaler Hirnschädigung beschrieben worden und treten meist gemeinsam mit einer Hemianopsie oder einem visuellen Neglekt auf. Patienten mit Hemianopsie verschieben die subjektive Mitte in der Regel in Richtung der Hemianopsie (z. B. nach links bei linksseitiger Hemianopsie); diese Verschiebung ist auch mit einer gleichsinnigen Verlagerung der okulomotorischen Geradeausrichtung verbunden (Barton et al. 1998). Im Gegensatz dazu verschieben Patienten mit visuellem Neglekt die subjektive Mitte von der vernachlässigten Seite weg, d. h. bei linksseitigem Neglekt nach rechts. Interessanterweise zeigen Patienten mit einer linksseitigen Hemianopsie und zugleich einem linksseitigen visuellen Neglekt keine signifikante Verschiebung der subjektiven Mitte (Ferber und Karnath 1999), was auf die Beteiligung vor allem rechtsseitiger okzipitaler und parietaler Strukturen für die Kontrolle der Geradeausrichtung hinweist (Bonan et al. 2006).
Die Verschiebung der subjektiven Mitte in Richtung

des Gesichtsfeldausfalls stellt keine Anpassung an die Hemianopsie dar (Zihl et al. 2009), sondern ist eine eigenständige visuell-räumliche Störung, auch wenn sie sehr häufig mit einem homonymen Gesichtsfeldausfall assoziiert ist. Die Verschiebung der subjektiven Hauptraumachsen kann sich auf das Schreiben, auf visuokonstruktive Tätigkeiten und auf die Einhaltung der Geradeausrichtung beim Gehen oder bei der Steuerung des Rollstuhls, des Fahrrads oder Autos auswirken.

Die (monokuläre und binokuläre) Tiefenwahrnehmung kann ebenfalls nach ein- und beidseitiger posteriorer Hirnschädigung beeinträchtigt sein, wobei unilaterale Läsionen in der Regel geringere Defizite verursachen (Miller et al. 1999). Typische Folgen sind Unsicherheiten beim Greifen und beim Treppensteigen. Störungen der binokulären Tiefenwahrnehmung (Stereopsis) scheinen häufiger aufzutreten, wobei zu berücksichtigen ist, dass auch die Herabsetzung der Sehschärfe bzw. der räumlichen Kontrastauflösung und okulomotorische Störungen (Vergenz, Fusion, Akkommodation) die Stereopsis beeinträchtigen können. Patienten mit einer gestörten Tiefenwahrnehmung haben Schwierigkeiten, Entfernungen und Abstände zuverlässig einzuschätzen; manchmal führt dies zu einer Über- bzw. Unterschätzung der Größe von Objekten (Makropsie, Mikropsie).

Patienten mit einer gestörten visuellen Orientierung verlieren sich sehr häufig auf einer komplexen Reizvorlage (z. B. Szene) oder auf einer Textseite. Das okulomotorische Abtasten solcher Reizvorlagen ist durch die fehlende Übereinstimmung des Blickbewegungsmusters mit der räumlichen Struktur der Vorlage und zahlreiche Fixationswiederholungen gekennzeichnet (Shimozaki et al. 2003). Die Beeinträchtigung der visuellen Orientierung in bekannter Umgebung oder auf Landkarten wird auf den Verlust räumlichen bzw. geografischen Wissens zurückgeführt und als Topographagnosie bzw. Umweltagnosie bezeichnet. Patienten mit dieser räumlich-kognitiven Störung haben Schwierigkeiten, sich in (früher) vertrauter Umgebung zurechtzufinden, neue Wege zu lernen, oder sich auf Landkarten zu orientieren (Skelton et al. 2006). Ursache für diese Störungen sind temporo-parietale und temporo-okzipitale Läsionen vor allem der rechten Hemisphäre, die häufig auch den hinteren Gyrus hippocampalis betreffen (Takahashi und Kawamura 2002). Patienten mit einer Demenz vom Alzheimer-Typ oder mit einer posterioren kortikalen Atrophie können Schwierigkeiten auch mit der räumlichen bzw. geographischen Orientierung aufweisen (Mendez 2001).

D 4.2.2 Verlauf

Nach Meerwaldt (1983) und Hier et al. (1983) können sich visuell-räumliche Störungen spontan zurückbilden; der angegebene Zeitraum schwankt zwischen 15 Wochen und sechs Monaten. Allerdings fehlen in beiden Studien Angaben zur Verhaltensrelevanz der Rückbildung.

D 4.2.3 Therapie

Programme zur Behandlung von Störungen visueller Raumwahrnehmungsleistungen beinhalten typischerweise Übungen zur visuellen Lokalisation von Reizen, zur Distanzschätzung, zur Einstellung der visuellen vertikalen und horizontalen Raumachsen, zur Linienorientierung, zur Halbierung von Linien und zur Konstruktion von Mustern aus Einzelteilen (z. B. Würfel beim Mosaiktest) (Kerkhoff 2000) (↑). Nach solchen Übungen finden sich zum Teil zwar aufgabenspezifische Verbesserungen; eindeutige Auswirkungen auf Alltagsleistungen sind kaum berichtet (Langdon und Thompson 2000).

D 4.3 Visuokonstruktive Störungen

D 4.3.1 Klinik

Unter dem Begriff »visuokonstruktive Störungen« werden Beeinträchtigungen der Fähigkeiten zusammengefasst, zwei- oder dreidimensionale Formen und Gegenstände nach Vorlage (Kopie) oder aus dem Gedächtnis zu konstruieren, d. h. zu zeichnen oder zu bauen. (Häufig werden diese Störungen auch als »konstruktive Apraxie« bezeichnet; da jedoch kein Bezug zu einer apraktischen Störung besteht, sollte dieser Begriff nicht weiter verwendet werden). Typischerweise haben die Patienten Schwierigkeiten bei der manuellen Konstruktion von Länge, Größe und Orientierung von Formen oder Formelementen, bei räumlichen Beziehungen von Formelementen innerhalb einer Figur oder eines räumlichen Bezugssystems und bei der Dreidimensionalität von Formen und Objekten (Grossi und Trojano 1999). Da viele Patienten auch elementare visuell-räumliche Störungen aufweisen (Trojano und Grossi 1998), ist ungeklärt, ob es sich in jedem Fall um eigenständige visuo-motorische Defizite handelt. Visuokonstruktive Störungen finden sich häufiger nach rechts- als nach linksparietaler Schädigung; assoziierte neuropsychologische Störungen sind der visuelle Neglekt (vgl. D 4.1) und das sog. Balint-Syndrom (vgl. D 4.4). Eine Beeinträchtigung visuokonstruktiver Fähigkeiten ist auch nach Infarkten im Bereich der rechten Basalganglien, nach callosalen Infarkten, bei M. Huntington, im Rahmen progressiver posteriorer kortikaler Atrophien, in frühen Stadien der Demenz vom Alzheimer-Typ sowie bei der Lewy-body-Demenz beschrieben worden.

D 4.3.2 Verlauf und Therapie

Studien zum Verlauf und zur Therapie liegen nicht vor. Systematische Übungen mit dem Mosaiktest sollen sich positiv auf visuokonstruktive Fähigkeiten auswirken und auch eine gewisse alltagspraktische Relevanz haben (Kerkoff 2000).

D 4.4 Balint-Syndrom

D 4.4.1 Klinik

Patienten mit »Balint-Syndrom« weisen eine Einschränkung des Aufmerksamkeitsfeldes (und damit auch des Wahrnehmungsfeldes) auf; sie können Objekte nur ungenau lokalisieren und diese nur einzeln

oder nur teilweise erfassen. Sie haben Schwierigkeiten, ihre Augen intentional (zu einem Objekt) zu bewegen (sog. okuläre/okulomotorische Apraxie oder »psychische Blicklähmung«). Außerdem können sie auch ihre Extremitäten (z. B. Hände) nicht unter visueller Kontrolle intentional steuern (sog. optische oder visuomotorische Ataxie). Aufgrund der beschriebenen Symptome sind praktisch alle visuell gesteuerten okulomotorischen und handmotorischen Aktivitäten, einschließlich der visuokonstruktiven Fähigkeiten beeinträchtigt. Aufgrund des eingeschränkten Überblicks gelingt auch die visuelle Orientierung nicht mehr; Lesen und Schreiben sind meist schwer beeinträchtigt (Karnath 2012). Zusätzlich zur visuellen kann auch die auditorische Lokalisation gestört sein. Das Balint-Syndrom tritt typischerweise nach einer bilateralen parieto-okzipitalen Schädigung auf, wobei zumeist das okzipitofrontale und das parieto-frontale Marklager mitbetroffen sind (Karnath 2012). Es wurde aber auch nach bilateraler posteriorer kortikaler Atrophie und im Rahmen der Demenz vom Alzheimer-Typ sowie bei kortikobasaler Degeneration beschrieben. Die Auftretenshäufigkeit des Balint-Syndroms nach Hirninfarkt liegt bei etwa 2 %; bei progressiven degenerativen Erkrankungen kann diese Rate bis zu 30 % ansteigen (Rizzo 1993). Differentialdiagnostisch ist anzumerken, dass eine Migräne-Aura ein Balint-ähnliches Syndrom vortäuschen kann.
Die beim Balint-Syndrom deutlich ausgeprägte Beeinträchtigung der Simultanwahrnehmung kann auch ohne die übrigen Symptome vorhanden sein; sie betrifft dann die gleichzeitige Wahrnehmung mehrerer Objekte im Raum oder mehrerer Einzelteile (Merkmale) desselben Objekts. Die räumliche Form der gestörten Simultanwahrnehmung tritt typischerweise nach einer Schädigung der dorsalen (okzipito-parietalen) visuellen Verarbeitungsroute auf und wird deshalb als »dorsale« Simultanagnosie bezeichnet, während die objektbasierte Form nach einer Schädigung der »ventralen« (okzipito-temporalen) Verarbeitungsroute auftreten kann und als »ventrale« Simultanagnosie bezeichnet wird.

D 4.4.2 Verlauf und Therapie

Allison et al. (1969) berichteten über einen Patienten mit einem mittelschweren Balint-Syndrom, der im Verlauf von etwa vier Jahren eine spontane Verbesserung der Blickbewegungen (z. B. beim Abtasten von Bildern) und der visuellen Orientierung zeigte; die Beeinträchtigung der Lesefähigkeit und die »Simultanagnosie« persistierten hingegen. Trivelli et al. (1996) fanden eine Verbesserung der Simultanwahrnehmung in einem Fall von »ventraler Simultanagnosie« nach dem Erwerb kompensatorischer Strategien des visuellen Erkennens. Intensive verbale Hilfen und die systematische Vermittlung geeigneter Verarbeitungsstrategien können ebenfalls zur Milderung des Balint-Syndroms führen (Perez et al. 1996) (↑). Für die Rückbildung des Balint-Syndroms scheinen visuell gesteuerte okulomotorische und handmotorische Aktivitäten wichtig zu sein, da sie über implizite Prozesse dazu beitragen, das Aufmerksamkeits- und damit das Wahrnehmungsfeld zu vergrößern und dadurch die (globale und lokale) Verteilung der Aufmerksamkeit im Raum zu verbessern. Bei Patienten mit ausgeprägtem Balint-Syndrom ist in der Regel ein sehr intensives Training der genannten Aktivitäten über einen Zeitraum von mehreren Monaten erforderlich, um alltagsrelevante Verbesserungen zu erreichen. Eine völlige Wiederherstellung der betroffenen Funktionen scheint allerdings die große Ausnahme zu sein; die Verbesserungen wirken sich vor allem in vertrauten Alltagsbedingungen und in gewohnter Umgebung aus. Im Gegensatz dazu scheinen sich komplexe visuell-kognitive Leistungen, wie z. B. das Lesen und die Orientierung in einer neuen oder sehr komplexen Umgebung, nicht oder nur geringfügig zu bessern (Zihl 2011) (↓).

D 4.5 Pusher-Syndrom

D 4.5.1 Klinik

Die meisten Patienten, die nach einem Schlaganfall eine Halbseitenlähmung erlitten haben, sind trotz einer gewissen Unsicherheit ihrer Körperbalance wenige Tage nach dem Insult in der Lage, ihre Haltung so zu kontrollieren, dass sie stabil sitzen und (ggf. mit Hilfe) stehen können. Einige Kranke zeigen dagegen bereits beim Aufrichten vom Liegen in den Sitz am Bettrand Angst, zur nicht gelähmten Seite zu fallen. Mit den nichtparetischen Extremitäten drücken sie sich mit aller Kraft zur gelähmten Seite. Dieses aktive Drücken der Kranken führte zur Bezeichnung des Störungsbildes als sog. »Pusher-Syndrom« (Davies 1985). Ohne Unterstützung durch den Untersucher drücken sich diese Kranken in eine so ausgeprägt laterale Neigung, dass sie zur hemiparetischen Seite fallen. Dem Versuch, die schräge Körperhaltung passiv durch Aufrichten des Körpers zu korrigieren, wird massiver Widerstand entgegengesetzt, weil die Kranken das Gefühl haben, zur nicht gelähmten Seite zu fallen. Demgegenüber zeigen sie keine Furcht, wenn ihr eigenes Drücken zu einer instabilen, zur Parese geneigten Körperposition führt. Die Pusher-Symptomatik stellt ein eigenständiges Krankheitsbild dar und ist nicht durch eine andere neuropsychologische Störung wie Neglekt oder Anosognosie verursacht. In einer großen Stichprobe von 327 akuten Schlaganfallpatienten mit Hemiparese wurde die Pusher-Symptomatik bei 10,4 % der Kranken gefunden (Pedersen et al. 1996). Die Störung wird auch nach anderen, z. B. durch Trauma oder Tumor bedingte Hirnschädigungen beobachtet (Santos-Pontelli et al. 2004).
Die Diagnose des Pusher-Syndroms beruht auf folgenden Befunden: a) die zur gelähmten Seite hin geneigte Körperlängsachse, b) die Vergrößerung der Schubkraft durch Abduktion und Extension der nicht-gelähmten Extremitäten und c) dem Auftreten von heftigem Widerstand bei passiver Korrektur der schrägen Körperposition. Darüber hinaus weisen die Patienten beim Sitz an der Bettkante ohne Bodenkontakt d) eine gegenüber der Rumpfachse ipsiversive Verkippung des Unterschenkels ihres nicht gelähmten Beines auf (Johannsen et al. 2006a). Ein brauchbares Hilfsmittel zur Diagnostik und Quantifizierung der Pusher-Symptomatik stellt die »Klinische Skala für Contraversive Pusher-Symptomatik (SCP)« dar (Karnath et al. 2001, Baccini et al. 2008).

Die Pusher-Symptomatik beruht auf einer fehlerhaften Wahrnehmung der eigenen Körperorientierung im Raum (der sog. »posturalen Vertikalen«), die typischerweise durch eine Blutung im linken oder im rechten posterioren Thalamus hervorgerufen wird (Karnath et al. 2005). Mit geschlossenen Augen empfinden Pusher-Patienten ihren Körper als »aufrecht« orientiert, obgleich er objektiv ca. 20° zur Läsionsseite gekippt ist (Karnath et al. 2000, Karnath 2007). Demgegenüber verarbeiten die Kranken visuelle und vestibuläre Informationen zur Orientierungswahrnehmung der visuellen Welt (die sog. »visuelle Vertikale«) nahezu normal (Karnath et al. 2000, Johannsen et al. 2006b). Diese Befunde zeigen, dass die verkippte Empfindung der eigenen Körperorientierung im Raum bei diesen Kranken offensichtlich *nicht* durch eine Schädigung der bekannten visuell-vestibulären Integrationsleistungen zur Wahrnehmung der Orientierung der visuellen Welt bedingt ist. Vielmehr scheint unser Gehirn zur Kontrolle der Körperorientierung im Raum neben dem bekannten visuell-vestibulären System ein weiteres gravizeptives System zu benutzen (Karnath 2007).

D 4.5.2 Verlauf

Im akuten Stadium der Symptomatik bieten hemiparetische Patienten mit Pusher-Syndrom einen deutlich schlechteren neurologischen Aufnahmebefund als solche ohne diese Symptomatik (Pedersen et al. 1996). Eine Verlaufsuntersuchung von 23 Patienten mit starker Pusher-Symptomatik im akuten Stadium ergab, dass sich das pathologische Drücken bereits sechs Monate nach dem Schlaganfall bei nahezu allen Patienten vollständig bzw. weitgehend zurückgebildet hatte (Karnath et al. 2002b). Die Pusher-Symptomatik hat demnach eine gute Prognose. Allerdings fanden Pedersen et al. (1996), dass hemiparetische Patienten mit Pusher-Symptomatik 3,6 Wochen (= 63 %) länger als Patienten mit Hemiparese ohne Pusher-Symptomatik benötigten, um dasselbe funktionelle Niveau zu erreichen. Ziel der Physiotherapie ist es, diesen Zeitraum zu verkürzen.

D 4.5.3 Therapie

Das pathologische Drücken wird in einer erd-vertikalen Position, also im Sitzen, Stehen oder Gehen behandelt. Obgleich Patienten mit Pusher-Syndrom eine deutlich fehlerhafte Wahrnehmung der eigenen Körperorientierung im Raum aufweisen, ist die Verarbeitung visueller und vestibulärer Informationen zum Erkennen der Orientierung der umgebenden *visuellen* Welt weitgehend ungestört (Karnath et al. 2000, Johannsen et al. 2006b). Sie können daher durch das Betrachten der strukturierten Umwelt und ihres eigenen Körpers bemerken, dass sie nicht aufrecht orientiert sind. Dennoch sind sie spontan nicht in der Lage, diese Fähigkeit kontinuierlich zur Kontrolle ihrer Körperposition zu nutzen. Die Aufgabe der Physiotherapie ist es, die Kranken anzuleiten, dies zu tun, d. h. ihnen diese Diskrepanz bewusst zu machen und zu zeigen, dass die Informationen, die sie visuell aufnehmen, der Wirklichkeit entsprechen, während das Gefühl für die aufrechte Körperposition gestört ist.

Das *Visuelle-Feedback-Training (VFT)* (Broetz et al. 2002, Broetz und Karnath 2005) basiert auf diesen Prinzipien (↑). Der Behandlungsplan sieht vor, dass der Kranke nacheinander lernt, das gestörte Gefühl für die aufrechte Körperposition zu erkennen, den Raum und den eigenen Körper visuell zu explorieren, sich mithilfe eigener Bewegungen vertikal auszurichten und diese Position beizubehalten, wenn er gleichzeitig andere Aktivitäten ausführt. So werden die Patienten u. a. auch aufgefordert, ihre eigene Körperposition entlang sichtbarer, aufrechter Strukturen zu orientieren. Dazu ist es nützlich, in einem Raum zu behandeln, der viele vertikale Strukturen wie Türrahmen, Fenster, Pfosten oder Bilder bietet. Auch kann man andere visuelle Hilfsmittel verwenden, die dem Kranken die eigene Körperorientierung rückmelden.

Systematische Beobachtungen zeigten, dass das VFT tatsächlich eine deutliche und rasche Verbesserung der Symptomatik bewirkt (Broetz et al. 2004). Bei acht Patienten mit Pusher-Syndrom haben die Autoren über einen Zeitraum von dreieinhalb Wochen beobachtet, dass sich die Symptomatik bei täglicher Therapie erheblich verbesserte. Bereits nach ca. drei Wochen waren 75 % der Patienten wieder in der Lage, ohne Hilfe am Bettrand zu sitzen.

D 4.6 Literatur

Allison RS, Hurwitz LJ, White GJ, Wilmot TJ. A follow-up study of a patient with Balint's syndrome. Neuropsychologia 1969;7:319–333.

Antonucci G, Guariglia C, Judica A, Magnotti L, Poalucci S, Pizzamiglio L, Zoccolotti P. Effectiveness of neglect rehabilitation in a randomized group study. Journal of Clinical and Experimental Neuropsychology 1995;17: 383–389.

Baccini M, Paci M, Nannetti L, Biricolti C, Rinaldi LA. Scale for contraversive pushing: cutoff scores for diagnosing »pusher behavior« and construct validity. Physical Therapy 2008;88:947–955.

Barton JJS, Behrmann M, Black S. Ocular search during line bisection – the effects of hemi-neglect and hemianopia. Brain 1998;121:1117–1131.

Becker E, Karnath H-O. Incidence of visual extinction after left versus right hemispheric stroke. Stroke 2007;38: 3172–3174.

Becker E, Karnath H-O. Neuroimaging of eye position reveals spatial neglect. Brain 2010;133:909–914.

Beis J-M, André J-M, Baumgarten A, Challier B. Eye patching in unilateral spatial neglect: efficacy of two methods. Arch Phys Med Rehabil 1999;80:71–76.

Bonan IV, Leman MC, Legargasson JF, Guichard JP, Yelnik AP. Evolution of subjective visual vertical perturbation after stroke. Neurorehabilitation & Neural Repair 2006; 20:484–491.

Brighina F, Bisiach E, Oliveri M, Piazza A, La Bua V, Daniele O, Fierro B. 1 Hz repetitive transcranial magnetic stimulation of the unaffected hemisphere ameliorates contralesional visuospatial neglect in humans. Neurosci Letters 2003;336:131–133.

Broetz D, Karnath H-O. New aspects for the physiotherapy of pushing behaviour. NeuroRehabilitation 2005;20: 133–138.

Broetz D, Götz A, Müller H, Karnath H-O. Physiotherapeutische Diagnostik und Therapie der Pusher-Symptomatik. Zeitschrift für Physiotherapeuten 2002;54: 365–376.

Broetz D, Johannsen L, Karnath H-O. Time course of »pusher syndrome« under visual feedback treatment. Physiotherapy Research International 2004;9:138–143.

Darwish A, Melzig C, Treig T. Nackenmuskelvibration zeigt Effekte bei schwerem visuellen Neglekt. Akt Neurol 2003;30(Suppl. 1):S101.

Davies PM. Steps to follow. A guide to the treatment of adult hemiplegia. New York: Springer; 1985.

Dimova V, Förtsch J, Klos T, Schupp W, Reinhard F, Lautenbacher S. Eine Therapiestudie zur Behandlung des visuellen Neglekts mittels Prismenadaptation. Zeitschrift für Neuropsychologie 2009;20:271–284.

Ferber S, Karnath H-O. Parietal and occipital lobe contribution to perception of straight ahead orientation. J Neurol Neurosurg Psychiatry 1999;67:572–578.

Fleet WS, Valenstein E, Watson RT, Heilman KM. Dopamine agonist therapy for neglect in humans. Neurology 1987;37:1765–1770.

Fong KN, Chan MK, Ng PP, Tsang MH, Chow KK, Lau CW, Chan FS, Wong IP, Chan DY, Chan CCh. The effect of voluntary trunk rotation and half-field eye-patching for patients with unilateral neglect in stroke: a randomized controlled trial. Clin Rehabil 2007;21:729–741.

Frassinetti F, Angeli V, Meneghello F, Avanzi S, Ladavas E. Long-lasting amelioration of visuospatial neglect by prism adaptation. Brain 2002;125:608–623.

Fruhmann Berger M, Proß RD, Ilg UJ, Karnath H-O. Deviation of eyes and head in acute cerebral stroke. BMC Neurology 2006;6: 23, Corrigendum 6 : 49.

Fullerton J, McSherry D, Stout M. Albert's test: A neglected test of perceptual neglect. Lancet 1986;I:430–432.

Grossi D, Trojano L. Constructional apraxia. In: Denes G, Pizzamiglio L, eds. Handbook of clinical and experimental neuropsychology. Hove (UK): Psychology Press; 1999.p. 441–450.

Grujic Z, Mapstone M, Gitelman DR, Johnson N, Weintraub S, Hays A, Kwasnica C, Harvey R, Mesulam M-M. Dopamine agonists reorient visual exploration away from the neglected hemispace. Neurology 1998;51: 1395–1398.

Hauer B, Quirbach A. Unilateraler Neglect – Prismenadaptation als ökonomische und effektive Therapie? Zeitschrift für Neuropsychologie 2007;18:171-181.

Hier DB, Mondlock J, Caplan LR. Recovery of behavioural abnormalities after right hemisphere stroke. Neurology 1983;33:345–350.

Hurford P, Stringer AY, Jann B. Neuropharmacologic treatment of hemineglect: a case report comparing bromocriptine and methylphenidate. Arch Phys Med Rehabil 1998;79:346–349.

Johannsen L, Ackermann H, Karnath H-O. Lasting amelioration of spatial neglect by treatment with neck muscle vibration even without concurrent training. Journal of Rehabilitation Medicine 2003;35:249–253.

Johannsen L, Broetz D, Karnath H-O. Leg orientation as a clinical sign for pusher syndrome. BMC Neurology 2006a;6:30.

Johannsen L, Fruhmann Berger M, Karnath H-O. Subjective visual vertical (SVV) determined in a representative sample of 15 patients with pusher syndrome. Journal of Neurology 2006b;253:1367–1369.

Kalra L, Perez I, Gupta S, Wittink M. The influence of visual neglect on stroke rehabilitation. Stroke 1997;28: 1386–1391.

Karnath H-O. Bálint-Holmes-Syndrom. In: Karnath H-O, Thier P, Hrsg. kognitive Neurowissenschaften. Berlin: Springer; 2012. p. 293–304.

Karnath H-O. Pusher syndrome – a frequent but little-known disturbance of body orientation perception. Journal of Neurology 2007;254:415-424.

Karnath H-O. A right perisylvian neural network for human spatial orienting. In: Gazzaniga MS, Hrsg. The Cognitive Neurosciences IV. Cambridge, Mass.: MIT Press; 2009.p. 259-268.

Karnath H-O, Dieterich M. Spatial neglect – a vestibular disorder? Brain 2006;129:293–305.

Karnath H-O, Ferber S, Dichgans J. The origin of contraversive pushing: evidence for a second graviceptive system in humans. Neurology 2000;55:1298–1304.

Karnath H-O, Brötz D, Götz A. Klinik, Ursache und Therapie der Pusher-Symptomatik. Nervenarzt 2001;72:86–92.

Karnath H-O, Himmelbach M, Rorden C. The subcortical anatomy of human spatial neglect: putamen, caudate nucleus, and pulvinar. Brainx 2002a;125:350–360.

Karnath H-O, Johannsen L, Broetz D, Ferber S, Dichgans J. Prognosis of contraversive pushing. J Neurol 2002b;249: 1250–1253.

Karnath H-O, Johannsen L, Broetz D, Küker W. Posterior thalamic hemorrhage induces »pusher syndrome«. Neurology 2005;64:1014–1019.

Karnath H-O, Rennig J, Johannsen L, Rorden C. The anatomy underlying acute versus chronic spatial neglect: a longitudinal study. Brain 2011;134:903-912.

Katz N, Hartman-Maeir A, Ring H, Soroker N. Functional disability and rehabilitation outcome in right hemisphere damaged patients with and without unilateral spatial neglect. Arch Phys Med Rehabil 1999;80:379–384.

Keller I, Beer AL, Kerkhoff G. Optokinetische Stimulation bei visuellem Neglect. Neurol Rehabil 2003;9:272–279.

Kerkhoff G. Rehabilitation of visuospatial cognition and visual exploration in neglect: a cross-over study. Restorative Neurology and Neuroscience 1998;12:27–40.

Kerkhoff G. Neurovisual rehabilitation: recent developments and future directions. J Neurol Neurosurg Psychiatry 2000;68:691–706.

Kerkhoff G. Störungen der visuellen Raumorientierung. In: Karnath H-O, Thier P, Hrsg. kognitive Neurowissenschaften. Berlin: Springer; 2012.p. 241–249.

Kerkhoff G, Münssinger U, Haaf E, Eberle-Strauss G, Stögerer E. Rehabilitation of homonymous scotomata in patients with postgeniculate damage of the visual system: saccadic compensation training. Restorative Neurology and Neuroscience 1992;4:245–254.

Kerkhoff G, Keller I, Ritter V, Marquardt C. Repetitive optokinetic stimulation induces lasting recovery from visual neglect. Restorative Neurology and Neuroscience 2006;24:357–369.

Langdon DW, Thompson AJ. Relation of impairment to everyday competence in visual disorientation syndrome: evidence from a single case study. Arch Phys Med Rehab 2000;81:686–691.

Malhotra A, Parton AD, Greenwood R, Husain M. Noradrenergic modulation of space exploration in visual neglect. Ann Neurol 2006;59:186–190.

Meerwaldt JD. Spatial disorientation in right-hemisphere infarction: A study of the speed of recovery. J Neurol Neurosurg Psychiatry 1983;46:426–429.

Mendez MF. Visuospatial deficits with preserved reading ability in a patient with posterior cortical atrophy. Cortex 2001;37:535–543.

Miller LJ, Mittenberg S, Carey VM, McMorrow MA, Kushner TE, Weinstein JM. Astereopsis caused by traumatic brain injury. Arch Clin Neuropsychology 1999;14:537–543.

Morris AP, Kritikos A, Berberovic N, Pisella L, Chambers CD, Mattingley JB. Prism adaptation and spatial attention: a study of visual search in normals and patients with unilateral neglect. Cortex 2004;40:703–721.

Mukand JA, Guilmette TJ, Allen DG, Brown LK, Brown SL, Tober KL, Vandyck WR. Dopaminergic therapy with carbidopa L-dopa for left neglect after stroke: a case series. Arch Phys Med Rehabil 2001;82:1279–1282.

Pedersen PM, Wandel A, Jorgensen HS, Nakayama H, Raaschou HO, Olsen TS. Ipsilateral pushing in stroke: incidence, relation to neuropsychological symptoms, and impact on rehabilitation. The Copenhagen stroke study. Arch Phys Med Rehabil 1996;77:25–28.

Perez FM, Tunkel RS, Lachmann EA, Nagler W. Balint's syndrome arising from bilateral posterior cortical

atrophy or infarction – rehabilitation strategies and their limitation. Disability & Rehabilitation 1996;18: 300–304.
Pizzamiglio L, Antonucci G, Judica A, Montenero P, Razzano C, Zoccolotti P. Cognitive Rehabilitation of the hemineglect disorder in chronic patients with unilateral right brain damage. Journal of Clinical and Experimental Neuropsychology 1992;14:901–923.
Pizzamiglio L, Fasotti L, Jehkonen M, Antonucci G, Magnotti L, Boelen D, Asa S. The use of optokinetic stimulation in rehabilitation of the hemineglect disorder. Cortex 2004;40:441–450.
Rizzo A. Balint's syndrome and associated visuospatial disorders. Baillieres Clin Neurol 1993;2:415–437.
Rode G, Klos T, Courtois-Jacquin S, Rossetti Y, Pisella L. Neglect and prism adaptation: a new therapeutic tool for spatial cognitive disorders. Restorative Neurology and Neuroscience 2006;24:347–356.
Rorden C, Karnath H-O. A simple measure of neglect severity. Neuropsychologia 2010;48:2758–2763.
Rossetti Y, Rode G, Pisella L, Farné A, Ling L, Boisson D, Perenin M-T. Prism adaptation to a rightward optical deviation rehabilitates left hemispatial neglect. Nature 1998;395:166–169.
Rousseaux M, Bernati T, Saj A, Kozlowski O. Ineffectiveness of prism adaptation on spatial neglect signs. Stroke 2006;37:542–543.
Saevarsson S, Kristjansson A, Halsband U. Strength in numbers: combining neck vibration and prism adaptation produces additive therapeutic effects in unilateral neglect. Neuropsychol Rehabil 2010;20:704–724.
Santos-Pontelli TEG, Pontes-Neto OM, Colafemina JF, de Araujo DB, Santos AC, Leite JP. Contraversive pushing in non-stroke patients. J Neurol 2004;251:1324–1328.
Schindler I, Kerkhoff G, Karnath H-O, Keller I, Goldenberg G. Neck muscle vibration induces lasting recovery in spatial neglect. J Neurol Neurosurg Psychiatry 2002; 73:412–419.
Serino A, Angeli V, Frassinetti F, Làdavas E. Mechanisms underlying neglect recovery after prism adaptation. Neuropsychologia 2006;44:1068–1078.
Shimozaki SS, Hayhoe MM, Zelinsky GJ, Weinstein A, Merigan WH, Ballard DH. Effect of parietal lesions on saccade targeting and spatial memory in a naturalistic visual search task. Neuropsychologia 2003;41:1365–1386.
Shindo K, Sugiyama K, Huabao L, Nishijima K, Kondo T, Izumi S. Long-term effect of low-frequency repetitive transcranial magnetic stimulation over the unaffected posterior parietal cortex in patients with unilateral spatial neglect. J Rehabil Med 2006;38:65-67.
Skelton RW, Ross, SP, Nerad L, Livingstone, SA. Human spatial navigation deficits after traumatic brain injury shown in the arena maze, a virtual Morris water maze. Brain Injury 2006;20:189–203.
Sparing R, Thimm M, Hesse MD, Küst J, Karbe H, Fink GR. Bidirectional alterations of interhemispheric parietal balance by non-invasive cortical stimulation. Brain 2009;132:3011–3020.
Stone SP, Patel P, Greenwood RJ. Selection of acute stroke patients for treatment of visual neglect. J Neurol Neurosurg Psychiatry 1993;56:463–466.
Takahashi N, Kawamura M. Pure topographical disorientation – The anatomical basis of landmark agnosia. Cortex 2002;38:717–725.
Thimm M, Fink GR, Küst J, Karbe H, Willmes K, Sturm W. Recovery from hemineglect: differential neurobiological effects of optokinetic stimulation and alertness training. Cortex 2009;45:850–862.
Trivelli C, Turnbull O, della Sala S. Recovery of object recognition in a case of simultanagnosia. Applied Neuropsychology 1996;3:166–173.
Trojano L, Grossi D. »Pure« constructional apraxia: a cognitive analysis of a single case. Behavioral Neurology 1998;11:43–49.
Wiart L, Bon Saint Çme A, Debelleix X, Petit H, Joseph PA, Mazaux JM, Barat M. Unilateral neglect snydrome rehabilitation by trunk rotation and scanning training. Arch Phys Med Rehabil 1997;78:424–429.
Zihl J. Rehabilitation of Visual Disorders after Brain Injury. 2nd Ed. Hove (UK): Psychology Press; 2011.
Zihl J, Sämann Ph, Schenk T, Schuett S, Dauner R. On the origin of line bisection error in hemianopia. Neuropsychologia 2009;47:2417–2426.

D 5 Apraxie

von G. Goldenberg

Das Leitsymptom der Apraxie sind motorische Fehlhandlungen, die weder auf Unverständnis der Instruktion noch auf elementare motorische Behinderungen zurückgeführt werden können (Geschwind und Damasio 1985, Goldenberg 2008). Die einfachste und klarste Abgrenzung gegen elementare motorische Störungen ist, dass von der Apraxie auch die zur zerebralen Läsion ipsilaterale Seite des Körpers betroffen ist. Wenn die gegenseitigen Extremitäten gelähmt sind, kann man die Apraxie überhaupt nur an den nicht gelähmten ipsilateralen Extremitäten nachweisen.

Fehlhandlungen, die dieser Definition entsprechen, können drei Domänen menschlichen Handelns betreffen: das Imitieren von Gesten, die Ausführung kommunikativer Gesten sowie den Gebrauch von Werkzeugen und Objekten.

Der Apraxie liegen im Allgemeinen Läsionen der sprachdominanten linken Hemisphäre zugrunde. Sie ist daher häufig mit einer Aphasie verbunden. Statistisch korreliert die Schwere der Aphasie mit der Schwere der Apraxie, es gibt jedoch aphasische Patienten, die keine Apraxie haben und, wenngleich auch seltener, apraktische Patienten, die keine Aphasie haben. Ähnliches gilt für die von der Apraxie betroffenen Domänen des Handelns. Diese sind häufig, aber keineswegs immer, gleichzeitig gestört. Die anatomische Grundlage dieses lockeren Zusammenhangs ist, dass die verantwortlichen Läsionen verschiedene Lokalisationen innerhalb der linken Hemisphäre haben (Goldenberg und Karnath 2006, Goldenberg et al. 2007, Goldenberg und Spatt 2009).

Auf der Grundlage eines vor gut 100 Jahren vom deutschen Psychiater Liepmann (Liepmann, 1908; Goldenberg, 2003) entworfenen Modells wurden die Manifestationen der Apraxie als »ideatorisch« oder »ideomotorisch« klassifiziert. Bei der ideatorischen Apraxie soll die Bewegungsvorstellung fehlerhaft sein, bei der ideomotorischen Apraxie hingegen die Umsetzung der an sich richtigen Vorstellung in die Bewegung. Die Realität des zugrunde liegenden theoretischen Modells ist zweifelhaft und die daraus abgeleitete Einteilung hat verschiedene und teils einander widersprechende Interpretationen erfahren. Dieses Kapitel verzichtet auf sie und ordnet die Apraxien nach der betroffenen Domäne des Handelns (siehe **Tab. D 5.1**).

Tab. D 5.1: Überblick über Lokalisation, Relevanz und Therapieindikation der Apraxie

Betroffene Domäne	Lokalisation	Alltagsrelevanz	Therapieindikation
Imitieren von Gesten	Handstellungen: links parietal; Finger- und Fußstellungen: rechts oder links	eventuell als Erschwernis der Physiotherapie	eher Berücksichtigung in Physiotherapie als isolierte Therapie des Imitierens
kommunikative Gesten, Pantomime des Objektgebrauchs	linkshirnig	Behinderung der gestischen Kompensation bei Aphasie	für Patienten mit schweren Aphasien (B)
Werkzeug- und Objektgebrauch	einzelne vertraute Werkzeuge: linkshirnig mit parietaler Beteiligung; Handlungsfolgen mit mehreren Objekten: links, rechts oder diffus	Minderung der Selbstständigkeit in ADL	Einüben von Tätigkeiten, die für Patienten alltagsrelevant sind (A)

Eine weitere, klinisch evidentere Klassifikation unterscheidet die Apraxie der Gliedmaßen von der Apraxie der Mund- und Gesichtsmuskulatur (bukkofaziale Apraxie; Bizzozero et al. 2000). Ebenso wie die »Sprechapraxie«, mit der sie häufig gemeinsam auftritt, hat auch die Mund- und Gesichtsapraxie klinische Bedeutung vor allem im Zusammenhang der Aphasie und ihrer Therapie (s. Kapitel D 2.3). Dieses Kapitel beschränkt sich auf die Gliedmaßenapraxie.

D 5.1 Imitieren von Gesten

D 5.1.1 Klinik

Störungen des Imitierens fallen den Patienten selbst oder ihren Angehörigen selten auf, sind aber in der Untersuchung leicht nachzuweisen. Selbst Patienten mit schweren Aphasien verstehen meist die Instruktion, Bewegungen des Untersuchers nachzumachen. Das Verständnis der Instruktion zeigt sich darin, dass die Patienten im Anschluss an die Demonstration der Geste durch den Untersucher selbst eine

Handbewegung machen, deren Ziel im gleichen Bereich des Körpers liegt wie das der demonstrierten Geste, die räumlichen Beziehungen zwischen Hand und Körper jedoch falsch sind (Petreska et al. 2010). Oft sind auch die Bewegungen zögerlich und suchend. Es gibt jedoch Patienten, die mit zielsicherer und rascher Bewegung auf ein falsches Ziel zusteuern (Hermsdörfer et al. 1996).
Die Prüfung des Imitierens soll zeigen, ob die Patienten die Form einer Geste nachahmen können, und sollte daher mit bedeutungslosen Gesten durchgeführt werden. Korrektes Imitieren bedeutungsvoller Gesten kann erreicht werden, indem die Bedeutung der Geste erkannt und reproduziert wird. Dies kann daher auch bei Patienten erhalten sein, die unfähig sind, die äußere Form der Gesten nachzumachen (Goldenberg und Hagmann 1997).
Die Lokalisation der Läsionen, die mit dem Imitieren interferieren, hängt von der Art der Gesten ab. Während das Imitieren von Handstellungen ziemlich strikt an links parietale Läsionen gebunden ist, kann das Imitieren von Finger- und Fußstellungen sowie von Bewegungssequenzen auch bei rechtshirnigen Läsionen beeinträchtigt sein (Goldenberg und Strauss 2002). Untersuchungsbögen mit Normwerten für Hand-, Finger-, und Fußstellungen finden sich in Goldenberg (2011).

D 5.1.2 Epidemiologie und Verlauf

Etwa die Hälfte der Patienten mit rezenten linkshirnigen Insulten machen mehr Fehler als Kontrollen beim Imitieren von Hand-, Finger- oder Fußstellungen. Bei Beschränkung auf Patienten mit Aphasien erhöht sich der Anteil auf gut 2/3 (De Renzi et al. 1980, Goldenberg et al. 2006). Bei Patienten mit rechtshirnigen Läsionen betrifft das gestörte Imitieren vor allem Fingerstellungen und korreliert eng mit der Schwere eines halbseitigen Neglekts.
Verlaufsuntersuchungen an Schlaganfallpatienten zeigten eine beträchtliche Spontanbesserung des Imitierens von Hand- und Fingerstellungen. Nur die Hälfte der Patienten, die im ersten Monat nach dem Insult apraktisch waren, sind es auch noch nach drei Monaten (Basso et al. 2000).

D 5.1.3 Alltagsrelevanz und Therapie

Die Alltagsrelevanz gestörten Imitierens ist fraglich. Am ehesten tritt sie zutage, wenn Patienten in der Physio- oder Ergotherapie neue Bewegungsmuster zur Kompensation primär motorischer Defizite erlernen sollen. Manche Patienten stellen sich dabei besonders ungeschickt an und sind nicht fähig, vorgezeigte Bewegungen und Körperstellungen nachzumachen. Es wäre plausibel, dass dies vor allem Patienten sind, die auch in der Prüfung des Imitierens versagen, doch dazu liegt keine Studie vor.
Apraktische Patienten können lernen, einzelne Gesten richtig zu replizieren (Coelho und Duffy 1990, Barbarulo et al. 2008), die Generalisierung des Erfolgs auf ungeübte Gesten ist aber fraglich (↔). Ein von der eigentlichen motorischen Therapie getrenntes Training des Imitierens hat daher möglicher Weise keine Auswirkungen auf die Leichtigkeit und Genauigkeit des Imitierens therapeutisch relevanter Körperstellungen und Bewegungen. Die Konsequenz des Nachweises einer Imitationsstörung ist daher nicht die Einleitung einer speziellen Therapie des Imitierens, sondern die Berücksichtigung der Störung in der motorischen Therapie (B).

D 5.2 Kommunikative Gesten, Pantomime des Objektgebrauchs

Die klinische Untersuchung und auch die Forschung zur Apraxie schneiden aus der Vielfalt kommunikativer Gesten zwei Typen aus, denen gemeinsam ist, dass sie sprachersetzend eigene Inhalte übermitteln können. Embleme (auch bezeichnet als »intransitive Gesten«) haben eine konventionell festgelegte Bedeutung wie zum Beispiel das Zeichen für »okay« oder das militärische Salutieren. Pantomimen des Objektgebrauchs (»transitive Gesten«) stellen ein Objekt und seinen Gebrauch durch Handbewegungen dar, die auch beim realen Gebrauch vorkommen. Sowohl Normalpersonen als auch Patienten machen bei der Darstellung von Emblemen weniger Fehler als bei den Pantomimen (Goodglass und Kaplan 1963, Hanna-Pladdy et al. 2001).

D 5.2.1 Klinik

Mit wenigen Ausnahmen, z. B. Linkshänder, sind Patienten mit Störungen der kommunikativen Gesten aphasisch, wobei die Aphasie oft schwer ist. Störungen des Sprachverständnisses können die Prüfung erschweren oder auch gänzlich unmöglich machen. Bei Pantomimen kann die Instruktion leichter durch nonverbale Hilfsmittel verdeutlicht werden (Demonstration richtiger Pantomimen, Zeigen eines Bildes des Objekts, dessen Gebrauch dargestellt werden soll). Sie sind daher für die klinische Diagnostik vorzuziehen. Bei der Beurteilung muss man berücksichtigen, dass auch die Pantomimen von Normalpersonen Fehler und Ungenauigkeiten zeigen. Manche Fehler, wie etwa Suchbewegungen der Hand oder Zeigen auf den involvierten Körperteil (z. B. Mund für »Zähneputzen« oder Auge für »Fernglas benutzen«) sind aber pathognomonisch. Ein Untersuchungsbogen mit Normwerten findet sich in Goldenberg (2011).

D 5.2.2 Epidemiologie und Verlauf

Die Pantomime des Objektgebrauchs ist in mehr als der Hälfte der aphasischen Patienten beeinträchtigt (Barbieri und De Renzi 1988, Goldenberg et al. 2007). Patienten mit linkshirnigen Läsionen ohne Aphasie und Patienten mit rechtshirnigen Läsionen haben im Allgemeinen keine Schwierigkeiten, kommunikative Gesten auf Aufforderung zu produzieren.
Eine Studie, die einen Summenscore aus Imitation und kommunikativen Gesten auf Aufforderung auswertete, fand wenig Spontanbesserung. 88 % der Patienten, die vier Wochen nach dem ursächlichen zerebrovaskulären Insult als apraktisch klassifiziert wurden, waren es auch noch ein halbes Jahr später

(Donkervoort et al. 2006). Auch eine eigene Studie fand bei wöchentlicher Testung der kommunikativen Gesten von aphasischen Patienten, deren Schlaganfall mindestens sechs Wochen zurücklag, nur minimale Besserungen (Daumüller und Goldenberg 2010). Die klinische Erfahrung spricht aber für mehr Spontanbesserung in den ersten Wochen nach dem Insult. Sie ist vermutlich zum Teil der Verbesserung des Sprachverständnisses von Patienten mit schweren Aphasien geschuldet. Diese Besserung befähigt die Patienten überhaupt erst, die Instruktion soweit zu verstehen, dass sie sich bemühen, die verlangte Geste darzustellen.

D 5.2.3 Alltagsrelevanz und Therapie

Die Fähigkeit, auf Aufforderung eine bestimmte kommunikative Geste zu zeigen, wird außerhalb der Apraxietestung kaum je verlangt. Die Produktion kommunikativer Gesten zur Übermittlung von Inhalten, die dem Gesprächspartner noch unbekannt sind, kann aber für aphasische Patienten ein Weg sein, um den Mangel an verbalen Ausdruck zu kompensieren. Eine rezente Studie mit schwer aphasischen Patienten (Hogrefe et al., im Druck) zeigte in der Tat eine hochsignifikante Korrelation zwischen den Scores der Testung von Pantomimen des Objektgebrauchs und der Verständlichkeit gestischer Wiedergaben der Inhalte von kurzen Videosequenzen. Daraus kann man vorsichtig schließen, dass für aphasische Patienten die Apraxieprüfung alltagsrelevant ist, weil sie eine Vorhersage ihrer Fähigkeit erlaubt, Gesten zur Kompensation mangelnden verbalen Ausdrucks zu verwenden.

Eine Reihe von Studien belegen, dass Patienten mit Aphasie und Apraxie lernen können, auf Aufforderung verständliche Gesten zu produzieren (Guilford et al. 1982, Code und Gaunt 1986, Cubelli et al. 1991, Maher und Ochipa 1997, Smania et al. 2000, Daumüller et al. 2010). Auch wenn manche Studien mit wenigen oder gar nur einem Patienten durchgeführt wurden und die Kontrolle des therapeutischen Effekts manchmal zu wünschen lässt, sind die positiven Ergebnisse doch so konsistent, dass die prinzipielle Erlernbarkeit von kommunikativen Gesten als sicher gelten kann (↑↑). Diese Erlernbarkeit betrifft aber zunächst nur die Ausführung der in der Therapie erlernten Gesten auf Aufforderung. Die Generalisierung des Erfolgs auf nicht geübte Gesten und auf die Anwendung der Gesten zur Kommunikation außerhalb der Therapie ist hingegen unsicher.

Zur Generalisierung auf ungeübte Gesten geht die Spannweite der Ergebnisse vom Fehlen jeglicher Besserung ungeübter Gesten (Code et al. 1986, Coelho und Duffy 1987, Maher et al. 1997 case 2) bis zu Verbesserungen, die ebenso groß sind wie die der geübten Gesten (Schlanger und Freimann 1979, Cubelli et al. 1991, Maher et al. 1997 case 1, Raymer et al. 2006). Eine eigene Studie zeigte eine Verbesserung auch ungeübter Gesten, die jedoch weitaus geringer war als die der geübten Gesten (Daumüller und Goldenberg 2009). Wir leiteten daraus die Empfehlung ab, in der Therapie Gesten einzuüben, die als solche für die Kommunikation im Alltag nützlich sind, wie zum Beispiel »Ich suche meine Brille« oder »Ich muss aufs Klo« (B).

Zur Generalisierung auf die Kommunikation außerhalb des therapeutischen Settings sind uns keine systematischen Studien bekannt. Die klinische Erfahrung rät hier zur Skepsis. Der beste Weg, um die Anwendung der Gesten außerhalb der Therapiesituation zu fördern, besteht wahrscheinlich darin, die Angehörigen von der Nützlichkeit gestischer Mitteilungen zu überzeugen und sie eventuell auch in die Therapie einzuladen, in der Hoffnung, dass sie dann bei Kommunikationsblockaden im Alltag klärende Gesten des Patienten einfordern (B). Dabei ist es wichtig, darauf hinzuweisen, dass das Einüben kommunikativer Gesten nicht mit einer Vernachlässigung der eigentlichen Sprachtherapie verbunden ist. Im Gegenteil gibt es Hinweise, dass durch das Erlernen und die Ausführung kommunikativer Gesten die Wortfindung fazilitiert wird (Glindemann und Springer 1989, Rose und Douglas 2001) (↑). Dies ist auch ein Grund, die Gestentherapie trotz der zweifelhaften Generalisierung als therapeutische Option bei schweren Aphasien zu empfehlen (B).

D 5.3 Werkzeug und Objektgebrauch

D 5.3.1 Klinik

Während Störungen des Imitierens von Gesten und der Ausführung kommunikativer Gesten auf Aufforderung oft erst in der gezielten Prüfung auffallen, behindern Störungen des Werkzeug- und Objektgebrauchs die Selbstständigkeit der Patienten im Alltag. Beobachtungen krasser Fehlhandlungen, wie etwa des Versuchs, mit der Gabel Brot zu schneiden oder sich mit einem trockenen Waschlappen zu waschen, sind eindrucksvoll und es bedarf keiner fein graduierten Messinstrumente, um die Abweichung von der Normalität zu erkennen. Probleme im Umgang mit Werkzeug und Objekten können aber auch subtiler sein und den Flüchtigkeitsfehlern ähneln, die Normalpersonen machen, wenn sie abgelenkt oder zerstreut sind.

Fehler im Gebrauch einzelner vertrauter Werkzeuge und Objekte wie dem Essbesteck oder den Waschutensilien treten bei Patienten mit linkshirnigen Läsionen, die den Parietallappen miterfassen, auf. Meist sind die Läsionen groß und gehen mit einer Aphasie einher (De Renzi et al. 1968, Goldenberg und Hagmann 1998b, Goldenberg et al. 2009). Auslassungen oder Verdrehung der Reihenfolge von Einzelschritten, Verlust des handlungsleitenden Konzepts und Unfähigkeit, unerwartete Hindernisse zu meistern und die richtige Bedienung unbekannter technischer Geräte herauszufinden, sieht man aber auch bei Patienten mit rechtshirnigen, frontalen, und diffusen Hirnschädigungen (Schwartz et al. 1999, Hartmann et al. 2005).

D 5.3.2 Epidemiologie und Verlauf

30 bis 50 % der Patienten mit Aphasie machen Fehler bei einfachen Aufgaben des Werkzeuggebrauchs wie Hämmern oder Schrauben (De Renzi et al. 1982, Goldenberg et al. 2009). 60 % der Aphasiker und 50 % von rechtshirnig geschädigten Patienten brauchen Hilfestellungen für mehrschrittige Handlun-

gen mit wenig vertrauten Geräten wie zum Beispiel das Bedienen eines Kassettenrekorders (Hartmann et al. 2005). In einer Untersuchung, in der drei häufig gebrauchte Aktivitäten des täglichen Lebens (ADL; Brot streichen, Pullover anziehen, Zähneputzen) bei Patienten mit Aphasie und rechtsseitiger Hemiplegie geprüft wurden, konnte nur ein Viertel der Patienten alle drei Handlungen ohne Hilfe vollenden (Goldenberg und Hagmann 1998a).

Die klinische Erfahrung spricht dafür, dass sich Fehler beim Gebrauch einzelner, vertrauter Werkzeuge und Objekte in den Wochen nach dem Akutereignis zurückbilden, doch ist dies nicht durch systematische Studien belegt (↔). Aus dem Mangel an Verbesserungen in den Kontrollbedingungen von Therapiestudien (siehe unten) lässt sich ableiten, dass für mehrschrittige Handlungen und ADL keine nennenswerte Spontanbesserung zu erwarten ist. In Übereinstimmung mit dieser Schlussfolgerung fand eine Verlaufsstudie, die 180 als apraktisch diagnostizierte Aphasiker mindestens vier Wochen nach Insult einschloss und sie über 20 Wochen beobachtete, nur geringfügige Besserungen der Apraxietestung und der Selbstständigkeit in ADL (Donkervoort et al. 2006).

D 5.3.3 Alltagsrelevanz und Therapie

Die Alltagsrelevanz des gestörten Umgangs mit Werkzeugen und Objekten liegt auf der Hand, aber die Resultate der klinischen Prüfung stimmen nicht immer mit dem Ausmaß der Schwierigkeiten im häuslichen Milieu überein. Schwierigkeiten können überschätzt werden, wenn in der Untersuchung Tätigkeiten überprüft werden, die die Patienten im häuslichen Alltag ohnehin nicht übernehmen, oder wenn Patienten mit ungewohnten Anordnungen und Geräten in der Untersuchung konfrontiert werden, daheim aber auf Routinen mit langjährig vertrauten Anordnungen und Geräten zurückgreifen können. Umgekehrt kann das Ausmaß der häuslichen Schwierigkeiten unterschätzt werden, weil Patienten in der ruhigen Untersuchungssituation die Tätigkeiten konzentriert zu Ende führen, im häuslichen Milieu jedoch durch äußere Reize oder einschießende Ideen vom Handlungspfad abgelenkt werden.

Therapiestudien des Werkzeug- und Objektgebrauchs haben durchwegs die Ausführung mehrschrittiger Handlungen, meist aus dem Bereich der ADL, zum Gegenstand. Sie stimmen überein, dass durch ergotherapeutische Intervention die Selbstständigkeit in ADL signifikant gebessert werden kann (van Heugten et al. 1998, Goldenberg et al. 1998a, 2001, Donkervoort et al. 2001, Legg et al. 2006) (↑↑).

Kontrovers diskutiert wird hingegen, ob Therapieerfolge von geübten auf ungeübte Tätigkeiten generalisieren und ob es sinnvoll ist, sich auf das Einüben von Routinen für die Ausführung einzelner alltagsrelevanter Handlungsketten zu beschränken, oder es gelingen kann, den Patienten allgemeine Prinzipien des Werkzeug- und Objektgebrauchs zu vermitteln. Eigene Studien sprechen für die bescheideneren Ansprüche: Wir fanden in zwei Studien mit Cross-over-Design keinerlei Generalisierung von geübten auf ungeübte ADL (Goldenberg et al. 1998a, 2001). In der späteren Studie wurde ein »direktes Training«, in dem Patienten durch die Handlung geführt und die Unterstützung sukzessive reduziert wurde, mit einem »Explorationstraining« verglichen, in dem versucht wurde, das Verständnis für funktionell wichtige Merkmale der verwendeten Werkzeuge und Objekte und für daraus abgeleitete Prinzipien ihrer Benutzung zu wecken. Nur das direkte Training führte zu signifikanten Verbesserungen.

In Kontrast zu diesem Ergebnis berichtet eine holländische Gruppe über große Erfolge mit einem »Strategietraining«, in dem den Patienten allgemeine Prinzipien des Werkzeug- und Objektgebrauchs beigebracht werden (van Heugten et al. 1998, Donkervoort et al. 2001). Eine Review aus derselben Gruppe behauptet auch einen Transfer der Erfolge von geübten zu ungeübten Tätigkeiten, wobei allerdings eingeräumt wird, dass die methodische Qualität der ausgewerteten Studien nicht über jeden Zweifel erhaben ist (Geusgens et al. 2006).

Angesichts der Unsicherheit einer Generalisierung von Therapieerfolgen sollten für die Therapie des Werkzeug- und Objektgebrauchs auf jeden Fall Tätigkeiten ausgewählt werden, die die betroffenen Patienten im häuslichen Alltag dauerhaft durchführen wollen. Da selbst die Generalisierung auf die Ausführung der geübten Handlung mit anderen Exemplaren der Werkzeuge und Objekte fraglich sein kann (Goldenberg et al. 2001), besteht der sicherste Weg zu nachhaltigen Erfolgen darin, direkt im permanenten Umfeld und mit den eigenen Geräten Tätigkeiten einzuüben, die die Patienten in ihre dauerhafte Routine aufnehmen wollen (A).

D 5.4 Literatur

Barbarulo AM, Pappatà S, Puoti G, Prinster A, Grossi D, Cotrufo R et al. Rehabilitation of gesture imitation: A case study with fMRI. Neurocase 2008;14:293–306.

Barbieri C, De Renzi E. The executive and ideational components of apraxia. Cortex 1988;24:535–544.

Basso A, Burgio F, Paulin M, Prandoni P. Long-term follow-up of ideomotor apraxia. Neuropsychological Rehabilitation 2000;10:1–13.

Bizzozero I, Costato D, Della Sala S, Papagno C, Spinnler H, Venneri A. Upper and lower face apraxia: role of the right hemisphere. Brain 2000;123:2213–2230.

Code C, Gaunt C. Treating severe speech and limb apraxia in a case of aphasia. British Journal of Disorders of Communication 1986;21:11–20.

Coelho CA, Duffy RJ. The relationship of the acquisition of manual signs to severity of aphasia: a training study. Brain and Language 1987;31:328–345.

Coelho CA, Duffy RJ. Sign acquisition in two aphasic subjects with limb apraxia. Aphasiology 19904:1–8.

Cubelli R, Trentini P, Montagna CG. Re-education of gestural communication in a case of chronic global aphasia and limb apraxia. Cognitive Neuropsychology 1991;8: 369–380.

Daumüller M, Goldenberg G. Therapy to improve gestural expression in aphasia: a controlled clinical trial. Clinical Rehabilitation 2010;24:55–65.

De Renzi E, Faglioni P, Sorgato P. Modality-specific and supramodal mechanisms of apraxia. Brain 1982;105:301–312.

De Renzi E, Motti F, Nichelli P. Imitating gestures – A quantitative approach to ideomotor apraxia. Archives of Neurology 1980;37:6–10.

De Renzi E, Pieczuro A, Vignolo LA. Ideational apraxia: a quantitative study. Neuropsychologia 1968;6:41–55.

Donkervoort M, Dekker J, Deelman BG. The course of apraxia and ADL functioning in left hemisphere stroke patients treated in rehabilitation centres and nursing homes. Clinical Rehabilitation 2006;20:1085–1093.

Donkervoort M, Dekker J, Stehmann-Saris JC, Deelman BG. Efficacy of strategy training in left hemisphere stroke with apraxia: A randomised clinical trial. Neuropsychological Rehabilitation 2001;11:549–566.

Geschwind N, Damasio A R. Apraxia. In:. Frederiks JAM ed. Handbook of clinical neurologyVol 1 (49): Clinical Neuropsychology. Amsterdam New York: Elsevier; 1985.pp. 423–432.

Geusgens C, van Heugten C M, Donkervoort M, van den Ende E, Jolles J, van den Heuvel W. Transfer of training effects in stroke patients with apraxia: An exploratory study. Neuropsychological Rehabilitation 2006;16:213–229.

Glindemann R, Springer L. PACE-Therapie und sprachsystematische Übungen: Ein integrativer Vorschlag zur Aphasietherapie. Sprache. Stimme. Gehör. 1989;13:188–192.

Goldenberg G. Apraxia and beyond – life and works of Hugo Karl Liepmann. Cortex 2003;39:509–525.

Goldenberg G. Apraxia. In: Goldenberg G, Miller B eds. Handbook of Clinical Neurology, 3rd Series, Volume 88: Neuropsychology and Behavioral Neurology. Edinburgh: Elsevier; 2008.pp. 323–338.

Goldenberg G. Apraxie. In: Flor H, Gauggel S, Lautenbacher S, Niemann H, Thöne-Otto A eds. Fortschritte der Neuropsychologie Göttingen: Hogrefe; 2011.

Goldenberg G, Daumüller M, Hagmann S. Assessment and therapy of complex ADL in apraxia. Neuropsychological Rehabilitation, 2001;11:147–168.

Goldenberg G, Hagmann S. The meaning of meaningless gestures: A study of visuo-imitative apraxia. Neuropsychologia 1997;35:333–341.

Goldenberg G, Hagmann S. Therapy of activities of daily living in patients with apraxia. Neuropsychological Rehabilitation 1998a;8:123–142.

Goldenberg G, Hagmanny S. Tool use and mechanical problem solving in apraxia. Neuropsychologia 1998b; 36:581–589.

Goldenberg G, Hermsdörfer J, Glindemann R, Rorden C, Karnath HO. Pantomime of tool use depends on integrity of left inferior frontal cortex. Cerebral Cortex 2007; 17:2769–2776.

Goldenberg G, Karnath H O. The neural basis of imitation is body-part specific. Journal of Neuroscience 2006;26: 6282–6287.

Goldenberg G, Spatt J. The neural basis of tool use. Brain 2009;132:1645–1655.

Goldenberg G, Strauss S. Hemisphere asymmetries for imitation of novel gestures. Neurology 2002;59:893–897.

Goodglass H, Kaplan E. Disturbance of gesture and pantomime in aphasia. Brain 1963;86:703–720.

Guilford AM, Scheuerle J, Shirek PG. Manual communication skills in aphasia. Archives of Physical Medicine and Rehabilitation 1982;63:601–604.

Hanna-Pladdy B, Daniels SK, Fieselman MA, Thompson K, Vasterling JJ, Heilman KM et al. Praxis lateralization: errors in right and left hemisphere stroke. Cortex 2001; 37:219–230.

Hartmann K, Goldenberg G, Daumüller M, Hermsdörfer J. It takes the whole brain to make a cup of coffee: The neuropsychology of naturalistic actions involving technical devices. Neuropsychologia 2005;43:625–637.

Hermsdörfer J, Mai N, Spatt J, Marquardt C, Veltkamp R, Goldenberg G. Kinematic analysis of movement imitation in apraxia. Brain 1996;119;1575–1586.

Hogrefe K, Ziegler W, Weidinger N, Goldenberg G. Nonverbal communication in severe aphasia: Influence of aphasia, apraxia, or semantic processing? Cortex 2011; im Druck.

Legg LA, Drummond AE, Langhorne P. Occupational therapy for patients with problems in activities of daily living after stroke (Review). Cochrane Database of Systematic Reviews 2006;18:1–35.

Liepmann H. Drei Aufsätze aus dem Apraxiegebiet. Berlin: Karger; 1908.

Maher LM, Ochipa C. Management and treatment of limb apraxia. In: Rothi LJG, Heilman KM eds. Apraxia–the Neuropsychology of Action. Hove: Psychology Press; 1997.pp. 75–92.

Petreska B, Billard AG, Hermsdörfer J, Goldenberg G. Revisiting a study of callosal apraxia: The right hemisphere can imitate the orientation but not the position of the hand. Neuropsychologia 2010;48:2509–2516.

Raymer AM, Singletary F, Rodriguez A, Ciampitti M, Heilman KM, Rothi LJG. Effects of gesture + verbal treatment for noun and verb retrieval in aphasia. Journal of the International Neuropsychological Society 2006;12: 867–882.

Rose M, Douglas J. The differential facilitatory effects of gesture and visualisation processes on object naming in aphasia. Aphasiology 2001;15:977–990.

Schlanger P, Freimann R. Pantomime therapy with aphasics. Aphasia – Apraxia – Agnosia 1979;1:34–39.

Schwartz MF, Buxbaum LJ, Montgomery MW, Fitzpatrick-DeSalme EJ, Hart T, Ferraro M et al. Naturalistic action production following right hemisphere stroke. Neuropsychologia 1999;37:51–66.

Smania N, Girardi F, Domenicali C, Aglioti S. The rehabilitation of limb apraxia: A study in left-brain-damaged patients. Archives of Physical Medicine and Rehabilitation 2000;81:379–388.

van Heugten CM, Dekker J, Deelman BG, van Dijk AJ, Stehmann-Saris JC, Kinebanian A. Outcome of strategy training in stroke patients with apraxia: a phase-II study. Clinical Rehabilitation 1998;12:294–303.

D 6 Rehabilitation zerebraler Sehstörungen

*von P. Thier und J. K. Pomper**

D 6.1 Klinik

Gesichtsfelddefekte sind im Vergleich zu selektiven Störungen visueller Funktionen häufiger, einheitlicher im klinischen Bild und meist persistierend. Angesichts dieser klinischen Bedeutung und der Tatsache, dass das Wissen über die Eigenschaften und den Verlauf komplexer visueller Störungen vergleichsweise gering ist und relevante Therapiestudien fehlen, beschränken wir uns in diesem Kapitel auf Gesichtsfelddefekte, die durch Schädigungen des postchiasmalen Tractus opticus, des thalamischen Corpus geniculatum laterale, der Sehstrahlung oder der primär visuellen Sehrinde (Area 17) verursacht sind.

Ursache eines zerebralen Gesichtsfelddefekts ist in der Mehrzahl der Fälle eine Durchblutungsstörung im Versorgungsgebiet der A. cerebri posterior, die bei Einseitigkeit eine homonyme Hemianopsie nach sich zieht, welche typischerweise die Fovea ausspart. Die wahrscheinliche Ursache dieser lange umstrittenen fovealen Aussparung dürfte die Kollateralversorgung der kortikalen Repräsentation der Fovea aus Ästen der A. cerebri media sein. Die wesentlichen Folgen einer Hemianopsie sind Lesestörungen und räumliche Orientierungsstörungen mit Übersehen von Hindernissen und Anstoßen, die in der Regel eine Fahruntauglichkeit zur Folge haben (Papageorgiou et al. 2007). Beiden alltagsrelevanten Funktionsdefiziten liegt eine Blindheit für einen Teilbereich des Gesichtsfeldes (= Skotom) zugrunde, die zwangsläufig ein Explorationsdefizit nach sich zieht: den betroffenen Gesichtsfeldanteilen wird weniger Aufmerksamkeit geschenkt und infolgedessen sind Augenbewegungen in das betroffene Gesichtsfeld seltener und von geringerer Amplitude (Kerkhoff et al. 1992, 1994).

Das Ausmaß der Lesestörung hängt von der Größe des verbleibenden zentralen Restgesichtsfeldes und der Seite des Ausfalls ab. Beträgt das Restgesichtsfeld weniger als 5 °, dann kommt es bei linksseitigen Gesichtsfelddefekten zu Schwierigkeiten beim Finden des Zeilenanfangs. Typische Lesefehler sind das Übersehen von Vorsilben und kurzen Wörtern, meist am Zeilenanfang. Bei rechtsseitigen Gesichtsfelddefekten kommt es zu Problemen, die späteren Anteile längerer Wörter, die im blinden Gesichtsfeldanteil liegen, zu erfassen (siehe hierzu z. B. Schuett et al. 2008a). Sakkaden in Richtung der Zeile und damit in das Skotom sind nicht nur unpräzise, sondern in aller Regel auch kleiner als normal. Diese Probleme führen dazu, dass kurze Wörter, Nachsilben und Silben innerhalb längerer Wörter ausgelassen werden und letztlich das Textverständnis beeinträchtigt wird. Die zu beobachtende Verlängerung der Fixationen zwischen aufeinanderfolgenden sakkadischen Blicksprüngen und häufige Sakkaden entgegen der Leserichtung zum bereits gelesenen Ausgangspunkt (= Regressionen) sind Ersatzstrategien, die der Sicherung der visuellen Informationsaufnahme und damit der Sicherung des Textverständnisses dienen (Zihl 1995). Daraus resultiert eine Verringerung der Lesegeschwindigkeit. Die Lesestörungen bei Gesichtsfelddefekten sind also Folge der Sehstörung (hemianopic dyslexia) und nicht etwa Folge eines primären Aufmerksamkeitsdefizits (neglect dyslexia), wie es nach parietalen Läsionen beobachtet werden kann, oder Folge einer eingeschränkten Fähigkeit, Buchstaben zu Wörtern zu verknüpfen (pure alexia), die Ausdruck einer Läsion im linken okzipitotemporalen Kortex ist (Gaillard et al. 2006).

Nach Schädigung beider Okzipitallappen kann es zu einem vollständigen Verlust des Sehens und damit zur zerebralen Blindheit kommen. Patienten mit zerebraler Blindheit nehmen interessanterweise oftmals ihre Blindheit nicht wahr und können über vermeintliche »Seheindrücke« berichten. Dieses Anton-Syndrom (Anton 1899) stellt die Maximalvariante einer visuellen Anosognosie dar, also einer beeinträchtigten Einsicht in das Vorliegen einer Sehstörung, die sehr häufig inkomplette zerebrale Gesichtsfelddefekte begleitet.

D 6.2 Epidemiologie und Verlauf

Etwa 20–40 % aller Patienten mit Hirnschädigungen haben Sehstörungen. Die häufigste Form der zerebralen Sehstörung ist die homonyme Hemianopsie. In etwa 70 % der Fälle ist sie Folge einer Durchblutungsstörung (Zhang et al. 2006b). Eine vollständige, spontane Rückbildung von Gesichtsfelddefekten, die Folge einer Durchblutungsstörung oder einer Blutung sind, stellt eine Rarität dar. Demgegenüber finden sich inkomplette Rückbildungen im Sinne einer Schrumpfung des Defekts je nach Autor in etwa 10–80 % der Patienten (Trobe et al. 1973, Hier et al. 1983, Zihl und von Cramon 1985, Messing und Gänshirt 1987, Gray et al. 1989). Eine neuere retrospektive Analyse von 254 Patienten mit homonymer Hemianopsie ergab eine inkomplette Rückbildung innerhalb des ersten Monats bei ca. 50 % der Patienten (Zhang et al. 2006a). Die erheblichen Differenzen in der Einschätzung des Spontan-

* Autoren dieses Kapitels in der 5. Auflage: P. Thier und H. Golla.

verlaufs dürften auf das heterogene Patientengut, aber auch auf Unterschiede in der Methodik zurückzuführen sein. Die Erholung beginnt typischerweise im Zentrum des Gesichtsfeldes, in dem als Erste die Lichtwahrnehmung und die Bewegungswahrnehmung zurückkehren. Die Wahrnehmung von Konturen, Farben und Formen folgt später (Poppelreuter 1917, Riddoch 1917). Nach drei bis sechs Monaten ist die spontane Rückbildung von einseitigen homonymen Gesichtsfelddefekten abgeschlossen (Zhang et al. 2006a). Die Erholungsfähigkeit scheint dabei günstiger zu sein, wenn die Grenzen des Gesichtsfelddefekts nicht scharf, sondern graduell sind (Körner und Teuber 1973).

Neben der Verringerung des Ausmaßes eines Gesichtsfeldausfalls wird die alltagsrelevante Rehabilitation jedoch maßgeblich durch Anpassungen des sakkadischen Explorationsverhaltens bestimmt. Diese sind dadurch gekennzeichnet, dass die Patienten innerhalb von wenigen Wochen dazu übergehen, großamplitudigere Augen- und Kopfbewegungen einzusetzen, um sich leichter einen Überblick über relevante Objekte zu verschaffen, die sich in den blinden Gesichtsfeldanteilen befinden. Diese zweckmäßige Anpassung wird spontan nur von einem Teil der Patienten entwickelt, kann allerdings systematisch trainiert werden (Kerckhoff et al. 1992, 1994).

Dass die spontane Erholung im Wesentlichen auf einen Zeitraum von drei bis sechs Monaten beschränkt ist, gilt auch für Patienten mit zerebraler Blindheit. Für 25–30 % der Patienten mit zerebraler Blindheit infolge von Durchblutungsstörungen oder Hypoxie ist die Blindheit irreversibel. Die anderen zeigen eine Spontanerholung, die ein individuell unterschiedliches Ausmaß erreicht, aber nur in Ausnahmefällen vollständig sein dürfte. Die Prognose anderer Formen zerebraler Blindheit kann wesentlich günstiger sein, wohl deswegen, weil ihnen keine wesentlichen strukturellen Veränderungen zugrunde liegen. So kommt es bei der transienten posttraumatischen zerebralen Blindheit, die typischerweise bei Kindern nach leichten Schädelprellungen beobachtet wird, in aller Regel innerhalb weniger Stunden zu einem vollständigen und folgenlosen Abklingen der Sehstörung (Sacher und Kloti 1987). Eine relativ günstige Prognose kennzeichnet auch die vor allem durch die chronische Gabe von Ciclosporin A bei Transplantationspatienten, aber auch durch Gestosen induzierte zerebrale Erblindung, deren Ursache eine Schwerpunktenzephalopathie (reversible posteriore Leukenzephalopathie) auf der Grundlage eines vasokonstriktiven Mechanismus mit konsekutivem vasogenen Ödem sein dürfte. Nach dem rechtzeitigen Absetzen von Ciclosporin und Normalisierung eines gegebenenfalls erhöhten arteriellen Blutdrucks kommt es in der Regel zu einer vollständigen Erholung und Normalisierung (Rubin und Kang 1987, Kahana et al. 2005). Zerebrale Blindheit mit einer guten Prognose ist auch für andere in der Transplantationschirurgie verwendete Zytostatika wie Tacrolimus beschrieben worden (Devine et al. 1996). Eine transiente, bis einige Tage anhaltende kortikale Blindheit kann zudem Folge einer Kontrastmittelgabe bei Angiographie sein (Junck et al. 1983).

D 6.3 Therapeutische Prinzipien

Die visuelle Wahrnehmung ist keine passive Reflexion der einfallenden visuellen Reize, sondern vielmehr ein aktiver Prozess. Ein und derselbe Sehreiz kann in Abhängigkeit von der Aufmerksamkeit, die er erfährt, unterschiedlich gut wahrgenommen werden. Aufmerksamkeit ist im engeren Sinne ein Begriff, der die kognitiven Prozesse umfasst, die nach Art eines Filters dafür sorgen, dass nur der Teil der (visuellen) Information Zugang zu Bewusstsein und Gedächtnis erhält, der verhaltensrelevant ist (Thier et al. 2002). Im weiteren Sinne stellen okulomotorische Strategien, also gezielte Augenbewegungen, ggf. in Kombination mit Kopf- und Körperbewegungen, eine motorische Form der Aufmerksamkeitszuwendung dar. Vergleichbar des kognitiven Prozesses der verstärkten Aufmerksamkeit wird durch die Auswahl einer geeigneten okulomotorischen Strategie die Analyse spezifischer Elemente der visuellen Szene zu Lasten anderer, weniger wichtiger Elemente verbessert (Ilg und Thier 2002). Diese Selektion durch Aufmerksamkeit, einschließlich der Okulomotorik, ist erforderlich, weil unsere Informationsverarbeitungskapazität begrenzt ist. Visuelle Wahrnehmung wird auch durch Erfahrung und Lernen gefördert. Mit dem Begriff des perzeptuellen Lernens wird die Verbesserung umschriebener visueller Funktionen durch kontinuierliches Training bezeichnet (Gilbert et al. 2001). Nicht nur komplexe Wahrnehmungsleistungen werden durch Aufmerksamkeitszuwendung oder Training verbessert, selbst relativ einfache visuelle Funktionen, wie das räumliche Auflösungsvermögen oder die Fähigkeit, Linienorientierungen zu unterscheiden, profitieren von Übung.

Die angesprochenen Mechanismen liefern die theoretischen Grundlagen der beiden wesentlichen Rehabilitationsstrategien. Beim Gesichtsfeldtraining (vision restoration therapy) besteht das Ziel darin, durch die Aktivierung von gerichteter Aufmerksamkeit und Lernen das Ausmaß des Gesichtsfelddefekts zu reduzieren. Beim Explorationstraining (scanning compensatory therapy, compensatory visual field training, visual search training, compensatory explorative saccade training) wird hingegen versucht, zweckmäßige okulomotorische Strategien anzutrainieren, die einen effektiven Einsatz der gesunden Gesichtsfeldanteile ermöglichen.

Die in der Rehabilitation von Gesichtsfelddefekten eingesetzten Übungen zielen typischerweise auf die Verbesserung umschriebener, in aller Regel vergleichsweise einfacher visueller Funktionen, wie etwa, kleine Lichtpunkte im Randbezirk eines Gesichtsfelddefektes zu detektieren. Die Ergebnisse erster Versuche, Gesichtsfelddefekte durch Training zu reduzieren, wurden in den 1970er- und 1980er-Jahren publiziert. Bereits in dieser Zeit waren die Ergebnisse widersprüchlich und gaben Anlass zu heftigen konzeptionellen und methodischen Kontroversen. Während Zihl und von Cramon (1979) berichteten, dass systematisches Training der Detektion von Lichtreizen im Skotom bei der Mehrzahl der Patienten mit zerebralen Läsionen zu einer Vergrößerung des nutzbaren Gesichtsfeldes führe, konnten Balliet et al. (1985) bei keinem der von ihnen trainierten Patienten mit Gesichtsfelddefekten infolge zerebraler Läsionen Verbesserungen nachweisen. Die positiven Ergebnisse von Zihl und von Cramon wurden von Balliet et al. auf Fixationsfehler während der Perimetrie zurückgeführt. Eine ähnliche klinisch-wissenschaftliche Auseinandersetzung wiederholte sich in den letzten Jahren (Kasten et al. 1998, Sabel et al. 2004, Reinhard et al. 2005, Schreiber et al. 2006, Kasten et al. 2006, Müller et al. 2007). Die Studien, die für sich den Nachweis eines Nutzen des Gesichtsfeldtrainings beanspruchen, werden nicht nur mit Blick auf möglicherweise relevante ungenügende Fixationskontrollen kritisiert. Vielmehr wird auch immer wieder die Frage gestellt, ob der vermeintliche Nutzen für die Patienten nicht lediglich eine unspezifische, im Wesentlichen rein subjektive Folge des Trainings im Sinne eines Placeboeffektes ist (Glisson et al. 2006). Die Studienlage bleibt in der Summe wenig überzeugend oder zumindest inkonsistent. Allerdings könnte selbst der zweifelsfreie Nachweis einer signifikanten Verbesserung des Gesichtsfelddefekts durch das Gesichtsfeldtraining bei einem Teil der Patienten kaum als ausreichend gesehen werden, den klinischen Wert des Trainings zu belegen. Vielmehr wäre hierfür der Nutzen der erreichten Verbesserungen für das Alltagsleben zu belegen. Fazit kann somit nur sein, dass derzeit keine generelle Empfehlung zum Gesichtsfeldtraining ausgesprochen werden kann. Es sind vielmehr weitere, methodisch sauberer konzipierte und die Anforderungen des Sehsystems im Alltagsleben besser berücksichtigende Studien vonnöten, um die Tragfähigkeit des Gesichtsfeldtrainings abschließend zu bewerten (Bouwmeester et al. 2007).

Weniger kontrovers diskutiert und wahrscheinlich therapeutisch wirksam ist dagegen die gezielte Förderung effizienter Explorationsstrategien. Mehrere Studien konnten nachweisen, dass ein Training okulomotorischer Kompensationsstrategien zur Erweiterung des sakkadischen Explorationsfeldes und zu einer schnelleren und erfolgreicheren Exploration führen (Kerckhoff et al. 1994, Nelles et al. 2001, Pambakian et al. 2004, Roth et al. 2009). Allerdings muss kritisch angemerkt werden, dass angesichts des Fehlens geeigneter Kontrollgruppen nicht mit Sicherheit ausgeschlossen werden kann, dass die beschriebenen alltagsrelevanten Verbesserungen der Sehleistung tatsächlich Folge der Veränderung der okulomotorischen Exploration sind. Denkbar wäre auch, dass die Ausrichtung der verdeckten Aufmerksamkeit unabhängig von den okulomotorischen Anpassungen verbessert worden sein könnte. Um dieser Frage nachzugehen führten Roth et al. (2009) eine Therapiestudie durch, in der Probanden randomisiert zwei verschiedenen Gruppen zugeordnet wurden: Die Therapiegruppe erhielt ein visuelles Explorationstraining. Unter zehn Ziffern, die gleich häufig in der gesunden und betroffenen Gesichtshälfte präsentiert wurden, musste eine bestimmte Ziffer erkannt werden. Trainiert wurde somit eine Suchstrategie, die Aufmerksamkeitsausrichtung und Augenbewegungen erforderte. Verglichen wurde das Ergebnis dieses Trainings mit den Leistungen einer Kontrollgruppe, die lediglich verdeckte Aufmerksamkeitsverschiebungen trainierte. Die Autoren beschreiben eine signifikante Wirkung des Explorationstrainings auf die Häufigkeit von Augenbewegungen in das betroffene Gesichtsfeld sowie eine Verkürzung ihrer Latenzen während der Exploration natürlicher Szenen. Ähnliche, wenngleich schwächere Effekte zeigten sich in der zweiten Gruppe, in der lediglich Aufmerksamkeitsverschiebungen trainiert wurden. Dieses Ergebnis wäre also durchaus mit der Sicht vereinbar, dass die Verbesserung von augenbewegungsunabhängigen Aufmerksamkeitsverschiebungen den Nutzen des Explorationstrainings zumindest in Teilen erklärt. Diese Möglichkeit wurde von Lane et al. (2010) in einer weiteren Studie, die die Wirkung eines Explorationstrainings und augenbewegungsunabhängiger Aufmerksamkeitsverschiebungen verglich, unterstrichen. Es fanden sich nicht nur ähnliche, sondern in der Tat nahezu identische Verbesserungen in beiden Studienarmen. Diese Ergebnisse stellen nicht etwa den Nutzen des Explorationstrainings infrage. Ihr Wert resultiert vielmehr aus einer differenzierteren Betrachtung des Wirkprinzips des Explorationstrainings, die zu noch wirksameren oder zumindest doch einfacher zu handhabenden Trainingsverfahren führen könnte.

Ob das intensive Training der in aller Regel sehr einfachen und wenig natürlichen visuellen Leistungen jedoch tatsächlich alltagsrelevante Funktionen fördert – das eigentliche Anliegen jeder Art von kognitiver Rehabilitation – bleibt hingegen nicht ausreichend belegt. Subjektive Einschätzungen des Patienten, die mittels Fragebögen erhoben werden, zeigen zwar meist einen positive Wahrnehmung der Trainingsergebnisse für das Alltagsleben. Allerdings besteht weiterhin ein Bedarf an validierten, objektiven Messinstrumenten (Bouwmeester et al. 2007). Die vermutlich nur eingeschränkte Übertragbarkeit einer Leistungsverbesserung in einfachen Sehaufgaben auf Alltagsfunktionen dokumentiert der Blick auf die Lesestörung infolge von Gesichtsfelddefekten. Beide neueren Studien zur Wirksamkeit des Explorationstrainings (Roth et al. 2009 und Lane et al. 2010) konnten nämlich keine Verbesserung des Lesevermögens feststellen. Lane et al. begründen diesen fehlenden Transfer damit, dass sich die okulomotorischen Strategien beim Lesen von denen bei der Exploration der Trainingsparadigmen unterscheiden und ein eher globales Training von Aufmerksamkeitsverschiebungen ein spezifisches Lesetraining nicht ersetzen könne. In Übereinstimmung mit dieser Interpretation konnten Schuett et al. (2008b) auch umgekehrt keinen Transfer eines Gewinns aus dem Lesetraining auf das globalere Explorationsverhalten feststellen. Ein spezifisches Lesetraining, das in seinen Prinzipien erstmals von Poppelreuter (1917) skizziert wurde, wurde 1984 von Zihl et al. weiterentwickelt und seine Wirksamkeit in mehreren nicht-kontrollierten Studien (Zihl 1995, Schuett et al. 2008b) und einer randomisiert-kontrollierten Studie (Spitzyna et al. 2007) belegt. Das Trainingsziel besteht darin, das intakte Gesichtsfeld durch bewusst intendierte Augenbewegungen so zu platzieren, dass ein möglichst großer Abschnitt eines Wortes wahrgenommen werden kann. Bei rechtsseitigem Gesichtsfelddefekt wird empfohlen, das Ende eines Wortes, bei linksseitigem Defekt den Beginn eines Wortes zu fixieren (Schuett et al. 2008a). Interessanterweise lässt sich eine solche exzentrische Fixation bereits ohne Training, wenngleich im deutlich geringerem Maße, als Ausdruck einer spontanen Kompensation bei Betroffenen beobachten (Trauzettel-Klosinski et al. 1997). In den Studien zum Lesetraining wurden neben statischen Wort- oder Textpräsentationen (Schuett et al. 2008b) auch dynamische Reize (Zihl 1995, Spitzyna et al. 2007) im Sinne von rechts nach links gleitenden Textzeilen erprobt. Relevante Unterschiede in der Wirksamkeit scheinen nicht zu bestehen. Dass es beim Lesetraining darauf ankommt, die richtige okulomotorische Strategie zu erlernen und die Verbesserung nicht auf dem Training lexikalisch-semantischer Prozesse beruht, konnten Schuett et al. (2008b) belegen, indem sie statt Wörtern Zifferabfolgen verwendeten, um Augenbewegungen zu trainieren. Die Ergebnisse mit Ziffern und Wörtern waren vergleichbar. Dass die durch spezifische Trainingsstrategien erreichten Verbesserungen tatsächlich diejenigen übertreffen, die durch konsequentes, quasi natürliches Lesen, ohne Berücksichtigung spezifischer Übungen und Strategien erreicht worden sind, ist bislang nicht wirklich überzeugend belegt.

D 6.4 Pragmatische Therapie

Unabhängig von der Wahl spezifischer Rehabilitationsmaßnahmen sollten alle Möglichkeiten genutzt werden, die Aufmerksamkeit des Patienten zur hemianopen Seite zu lenken (↔, C). Das kann beispielsweise dadurch gefördert werden, dass sich Personen dem Patienten überwiegend von der blinden Seite nähern und Gebrauchsgegenstände in das blinde Gesichtsfeld gelegt werden. Es sollten auch Strategien geübt werden, die es erlauben, beim Gehen Gefahren zu vermeiden.

Bei den spezifischen Maßnahmen unterscheidet sich die Rehabilitation der Lesestörung von der Rehabilitation der räumlichen Orientierungsstörung. Die Lesestörung erfordert das Erlernen einer für das Lesen spezifischen okulomotorischen Strategie (↑, B). Diese zielt darauf ab, bei rechtsseitigen Gesichtsfelddefekten das Ende eines Wortes und bei linksseitigen Gesichtsfelddefekten den Anfang eines Wortes zu fixieren. Diese okulomotorische Strategie kann unter Rückgriff auf gedruckte Texte erlernt werden, wobei Buchstabengröße, Buchstabenabstände, Zeilenlänge und Zeilenabstände auf die individuellen Bedürfnisse des Patienten angepasst werden sollten.

Wesentliches Standbein der Rehabilitation der räumlichen Orientierungsstörung ist gegenwärtig die gezielte Förderung von okulomotorischen Strategien zur Verbesserung der sakkadischen Exploration des Raumes (↑, B). Das Explorationstraining zielt auf eine Vergrößerung der sakkadischen Augenbewegungen in das blinde Halbfeld. Hierzu werden beispielsweise Lichtpunkte in randomisierten Positionen eines großflächigen Bildschirmes (oder eines Perimeters), zunächst relativ nahe am Fixationspunkt, später auch in größerer Entfernung, präsentiert. Neuere Studien verwenden üblicherweise Laptops, sodass ein ambulantes Training möglich ist. Ein Lese- und Explorationstraining wird in kognitiv-neurologisch und orthoptisch orientierten, meist universitären Spezialambulanzen angeboten und ist Bestandteil der neurologischen und ophthalmologischen stationären Rehabilitation.

Trainingsmaßnahmen, die auf eine Reduktion der Größe von Gesichtsfelddefekten nach zerebralen Läsionen abzielen, können zum gegenwärtigen Zeitpunkt nicht generell empfohlen werden, da sie bestenfalls bei einem kleinen Teil der Patienten wirksam zu sein scheinen, ihr Effekt selbst bei ausgesuchten Patienten gering bleibt und ihr Nutzen für das Alltagsleben bislang nicht überzeugend belegt ist (↔, C).

Zur Beurteilung der Fahrtauglichkeit bedarf es einer augenärztlich durchzuführenden Perimetrie. Die Europäische Union hat Richtlinien überarbeitet, die ab einem bestimmten Ausmaß des Gesichtsfeldausfalls in Abhängigkeit von der Fahrzeugklasse eine Fahruntauglichkeit empfehlen. Rechtlich bindend ist in Deutschland die Fahrerlaubnis-Verordnung. Die Deutsche Ophthalmologische Gesellschaft und der Berufsverband der Augenärzte Deutschlands haben hierzu Empfehlungen erarbeitet (http://www.dog.org/).

D 6.5 Unwirksam oder obsolet

Der Versuch, den Gesichtsfelddefekt durch Kopfwendung zur betroffenen Seite zu kompensieren, sollte unterbleiben, weil er erfahrungsgemäß eine Verkleinerung des durch Sakkaden explorierten Raumes mit sich bringt (Zangemeister et al. 1982, Kerkhoff et al. 1992, 1994). Darüber hinaus dürfte die ständig gedrehte Kopfhaltung bei den betroffenen Patienten häufig zusätzlich zu schmerzhaften Verspannungen führen. Versuche, die im Skotom abgebildeten Teile des Raumes durch Spiegel- oder Prismenbrillen in die intakten Gesichtsfeldanteile zu transponieren, haben sich als untauglich erwiesen, da diese die Patienten aufgrund der veränderten räumlichen Bezüge der Seheindrücke und optischer Überlappungen in aller Regel irritieren und räumliche Orientierung und Visuomotorik eher beeinträchtigen denn verbessern (Weiss 1972, Rossi et al. 1990).

D 6.6 Literatur

Anton G. Über die Selbstwahrnehmung der Herderkrankungen des Gehirns durch den Kranken bei Rindenblindheit und Rindentaubheit. Arch Psychiatr Nervenkr 1899;32:86–127.

Balliet R, Blood KM, Bach-y-Rita P. Visual field rehabilitation in the cortically blind? J Neurol Neurosurg Psychiatry 1985;48:1113–1124.

Bouwmeester L, Heutink J, Lucas C. The effect of visual training for patients with visual field defects due to brain damage: a systematic review. J Neurol Neurosurg Psychiatry 2007;78:555–564.

Devine SM, Newman, NJ, Siegel JL, Joseph GJ, Geis TC, Schneider JA, Geller RB, Wingard JR. Tacrolimus (FK506)-induced cerebral blindness following bone marrow transplantation. Bone Marrow Transplant 1996; 18:569–572.

Gaillard R, y1Naccache L, Pinel P, Clémenceau S, Volle E, Hasboun D, Dupont S, Baulac M, Dehaene S, Adam C, Cohen L. Direct intracranial, FMRI, and lesion evidence for the causal role of left inferotemporal cortex in reading. Neuron 2006;50 (2):191–204.

Gilbert CD, Sigman M, Crist RE. The Neural Basis of perceptual learning. Neuron 2001;31:681–697.

Glisson CC. Capturing the benefit of vision restoration therapy. Curr Opin Ophthalmol 2006;17 (6):504–508.

Gray CS, French JM, Bates D, Cartlidge NE, Venables GS, James OF. Recovery of visual fields in acute stroke: homonymous hemianopia assiciated with adverse prognosis. Age – Aging 1989;18:419–421.

Hier DB, Mondlock J, Caplan LR. Recovery of behavioral abnormalities after right hemsphere stroke. Neurology 1983;33:345–350.

Ilg U, Thier P. Zielgerichtete Augenbewegungen. In: Karnath H-O, Thier P, eds. Neuropsychologie. Psychologische und neurobiologische Grundlagen kognitiver Funktionen und ihre Störungen. Heidelberg: Springer; 2002.311–324.

Junck L, Marshall WH. Neurotoxicity of radiological contrast agents. Ann Neurol 1983;13 (5):469–484.

Kahana A, Rowley HA, Weinstein JM. Cortical Blindness: Clinical and Radiologic Findings in Reversible Posterior Leukoencephalopathy Syndrome, Case Report and Review of the Literature. Ophthalmology 2005;112:e7–e11.

Kasten E, Wuest S, Sabel BA. Computer-based training for the treatment of partila blindness. Nature Medicine 1998;4:1083–1087.

Kasten E, Bunzenthal U, Sabel BA. Visual field recovery after vision restoration therapy (VRT) is independent of eye movements: an eye tracker study. Behav Brain Res 2006;175:18–26.

Kerkhoff G, Münßinger U, Haaf E, Eberle-Strauss G, Stögerer E. Rehabilitation of homonymous scotoma in patients with postgeniculate damage of the visual system: sacadic compensation training. Restorative Neurol Neurosci 1992;4:245–254.

Kerkhoff G, Münßinger U, Meier EK. Neurovisual rehabilitation in cerebral blindness Arch Neurol 1994;51:474–481.

Koerner F, Teuber H-L. Visual field defects after missile injuries to the genicuolo-striate pathway in man. Experimental Brain Research 1973;18:88–113.

Lane AR, Smith DT, Ellison A, Schenk T. Visual exploration training is no better than attention training for treating hemianopia. Brain 2010:133;1717–1728.

Messing B, Gänshirt H. Follow-up of visual field defects with vascular damage of the geniculostriate visual pathway. Neuroophthalmology 1987;7:321–342.

Mueller I, Mast H, Sabel BA. Recovery of visual field defects: a large clinical observational study using vision restoration therapy. Restor Neurol Neurosci 2007;25 (5-6):563–572.

Münßinger U, Kerkhoff G. Therapiematerial zur Behandlung visuell-räumlicher und räumlich-konstruktiver Störungen bei hirngeschädigten Patienten. Dortmund: Borgmann; 1993.

Nelles G, Esser J, Eckstein A, Tiede A, Gerhard H, Diener HC. Compensatory visual field training for patients with hemianopia after stroke. Neurosci Lett 2001;306 (3):189–192.

Pambakian ALM, Mannan SK, Hodgson TL, Kennard C. Saccadic visual search training: a treatment for patients with homonymous hemianopia. J Neurol Neurosurg Psychiatry 2004;75:1443–1448.

Papageorgiou E, Hardiess G, Schaeffel F, Wiethoelter H, Karnath HO, Mallot H, Schoenfisch B, Schiefer U. Assessment of vision-related quality of life in patients with homonymous visual field defects. Graefes Arch Clin Exp Ophthalmol 2007;245 (12):1749–1758.Epub 2007 Jul 25.

Poppelreuter W. Die psychischen Schädigungen durch Kopfschuß im Kriege 1914/16.Bd. I: Die Störungen der niederen und höheren Sehleistungen durch Verletzungen des Okzipitalhirns. Leipzig: Leopold Voss; 1917.25–72.

Reinhard J, Schreiber A, Schiefer U, Kasten E, Sabel BA, Kenkel S, Vonthein R, Trauzettel K. Does visual restitution training change absolute homonymous visual field defects? A fundus controlled study. Br J Ophthalmol 2005;89:30–35.

Riddoch G. Dissociation of visual perceptions due to occipital injuries, with a special reference to the appreciation of movement. Brain 1917;40:15–a57.

Rossi PW, Kheyfets S, Reding MA. Fresnal prisms improve visual perception in stroke patients with homonymous hemianopia or unilateral visual neglect. Neurology 1990;40:1597–1599.

Roth T, Sokolov AN, Messias A, Roth P, Weller M, Trauzettel-Klosinski S. Comparing explorative saccade and flicker training in hemianopia: a randomized controlled study. Neurology 2009;72 (4):324–331.

Rubin AM, Kang H. Cerebral blindness and encephalopathy with cyclosporin A toxicity. Neurology 1987;37 (6): 1072–1076.

Sabel BA, Kenkel S, Kasten E. Vision restoration therapy (VRT) efficacy as assessed by comparative perimetric analysis and subjective questionnaires. Restor Neurol Neurosci 2004;22 (6):399–420.

Sacher P, Kloti J. Transient post-traumatic cerebral blindness. Schweiz Med Wochenschr 1987;117:656–659.

Schreiber A, Vonthein R, Reinhard J, Trauzettel-Klosinski S, Connert C, Schiefer U. Effect of visual restitution training on absolute homonymous scotomas. Neurology 2006;67 (1):143–145.

Schuett S, Heywood CA, Kentridge RW, Zihl J. The significance of visual information processing in reading: Insights from hemianopic dyslexia. Neuropsychologia 2008a;46 (10):2445–2462.Epub 2008 May 2

Schuett S, Heywood CA, Kentridge RW, Zihl J. Rehabilitation of hemianopic dyslexia: are words necessary for relearning oculomotor control? Brain 2008b;131 (Pt 12): 3156–3168.

Spitzyna GA, Wise RJ, McDonald SA, Plant GT, Kidd D, Crewes H, Leff AP. Optokinetic therapy improves text reading in patients with hemianopic alexia: a controlled trial. Neurology 2007;68 (22):1922–1930.

Thier P, Haarmeier T, Ignashchenkova A. The functional architecture of attention. Current Biology 2002;12:158–162.

Trauzettel-Klosinski S. Eccentric fixation with hemianopic field defects. Neuroophthalmolgy 1997;18:117–131.

Trobe JD, Lorber ML, Schlezinger NS. Isolated homonymous hemianopia: a review of 104 cases. Arch Ophthalmol 1973;89:377–381.

Weiss N. An application of cemented prism with severe field loss. Am J Optom Arch Acad Optom 1972;49:261–264.

Zangemeister WH, Meienberg O, Stark L, Hoyt WF. Eye-head coordination in homonymous hemianopia. J Neurol 1982;226:243–54.

Zhang X, Kedar S, Lynn MJ, Newman NJ, Biousse V, Natural history of homonymous hemianopia. Neurology 2006a;66:901–905

Zhang X, Kedar S, Lynn MJ, Newman NJ, Biousse V. Homonymous hemianopias: clinical-anatomical correlations in 904 cases. Neurology 2006b;66:906–910.

Zihl J, von Cramon D. Restitution of visual function in patients with cerebral blindness. J Neurol, Neurosurge, and Psychiat 1979;42:312–322.

Zihl J. Recovery of visual functions in patients with cerebral blindness. Exp Brain Res 1981;44:159–169.

Zihl J, Krischer C, Meißen R. Die hemianopische Lesestörung und ihre Behandlung. Nervenarzt 1984;55:317–323.

Zihl J, von Cramon D. Visual field recovery from skotoma in patients with postgeniculate damage. A review of 55 cases. Brain 1985;108 : 335–365.

Zihl J. Eye movement patterns in hemianopic dyslexia. Brain 1995;118:891–912.

D 7 Transiente globale Amnesie

von D. M. Hermann und M. Rosenkranz

D 7.1 Klinik

Die transiente globale Amnesie (TGA) ist durch einen abrupt einsetzenden, nahezu vollständigen Verlust der Merkfähigkeit gekennzeichnet. Die Gedächtnisstörung betrifft in besonderem Maße das episodische Gedächtnis. Zusätzlich zu der anterograden Amnesie, die im Vordergrund der Erkrankung steht, besteht für die Phase vor dem Ereignis eine variable retrograde Amnesie. Auf der Verhaltensebene sind die Patienten beunruhigt und ratlos. Sie weisen eine ausgeprägte Perseverationstendenz auf und stellen wiederholt Fragen nach situativen Umständen ihres Zustandsbilds.

Die TGA geht gelegentlich mit unspezifischen Begleitsymptomen wie Schwindel, Übelkeit oder Kopfschmerzen einher. Störungen der Vigilanz, Orientierungsstörungen zur eigenen Person oder fokal-neurologische Defizite bestehen nicht. Eine typische TGA dauert mehrere Stunden an (im Mittel 4–5 Stunden; Agosti et al. 2008). Sie sollte sich langsam über einen Zeitraum von 24 Stunden zurückbilden.

Etwa der Hälfte aller TGA gehen besondere Auslösesituationen voraus, welche körperlicher (z. B. Joggen, schweres Heben, Geschlechtsverkehr, kaltes oder heißes Duschen) oder emotionaler (z. B. Stress, Angst) Natur sind (Quinette et al. 2006). Während körperliche Anstrengungen vor allem bei Männern als Auslöser zu fungieren scheinen, sollen emotionale Auslöser präferenziell bei Frauen anzutreffen sein (Quinette et al. 2006). Bei jüngeren Patienten (< 56 Jahre) ist die TGA häufig mit einer Migräneanamnese assoziiert (Quinette et al. 2006).

Nach Abklingen der Amnesie bleibt eine Gedächtnislücke von mehreren Stunden zurück, die Ausdruck der während der Attacke bestehenden Merkfähigkeitsstörung ist. Diese Gedächtnislücke betrifft einzelne Gedächtnisinhalte meist in etwas unterschiedlichem Ausmaß, weshalb sich dem Untersucher dann das Bild eines lückenhaften Fleckenteppichs bietet. Obwohl das Ereignis regelhaft weniger als 24 Stunden andauert (Agosti et al. 2008), können subklinische neuropsychologische Defizite noch Tage bis Wochen nach dem Ereignis persistieren (Hodges und Ward 1989, Hodges und Oxbury 1990, Guillery-Girard et al. 2006). Die langfristige kognitive Leistungsfähigkeit von TGA-Patienten und gesunden Kontrollpersonen unterscheidet sich gemäß einer neueren Metaanalyse nicht (Jäger et al. 2009).

D 7.2 Epidemiologie und Verlauf

Die Inzidenz der TGA liegt zwischen 3 und 8 Ereignissen auf 100 000 Personen pro Jahr (Miller et al. 1987, Hodges und Warlow 1990, Zorzon et al. 1995). Etwa drei Viertel aller TGA ereignen sich zwischen dem 50. und 70. Lebensjahr. Eine TGA vor dem 40. Lebensjahr ist selten. Bis zu 18 % der TGA-Patienten erleiden mindestens ein TGA-Rezidiv (Sander und Sander 2005). Die Inzidenz derartiger Rezidive wird mit Zahlen zwischen 2 und 5 % pro Jahr angegeben (Hinge et al. 1986, Gandolfo et al. 1992).

D 7.3 Pathophysiologie

D 7.3.1 Hypothese: Hippocampale Spreading Depressions

Die Assoziation der TGA mit der Migräne vor allem bei jüngeren Patienten legt gemeinsame Mechanismen beider Erkrankungen nahe. Dies führte zu der Annahme hippocampaler Spreading Depressions als Ursache der TGA (Olesen et al. 1986, Strupp et al. 1998). Für diese Hypothese spricht, dass bei der TGA häufig in den ersten Tagen nach dem Ereignis magnetresonanztomographisch Diffusionsstörungen in der CA1-Region des Hippocampus nachweisbar sind (Strupp et al. 1998, Sedlaczek et al. 2004, Winbeck et al. 2005). Diese Diffusionsstörungen erreichen innerhalb von 48–72 Stunden nach Beginn der Symptome ihr maximales Ausmaß (Sedlaczek et al. 2004, Bartsch et al. 2007) und bilden sich über einen Zeitraum von 7–10 Tagen nach der TGA vollständig zurück (Bartsch et al. 2007).

Bei TGA-Patienten mit fokalen Diffusionsläsionen in der CA1-Region konnte eine Störung des räumlichen Gedächtnisses nachgewiesen werden (Bartsch et al. 2010). Hierbei korrelierten Größe der Läsion und Dauer der TGA mit dem Ausmaß der räumlichen Gedächtnisstörung. Untersuchungen mit selektiver hippocampaler MR-Spektroskopie bei TGA-Patienten zeigten gehäuft einen fokalen Laktatanstieg in der DWI-Läsion als Marker einer fokalen Aktivierung anaerober Glykolyse (Bartsch et al. 2008). Diese Beobachtungen weisen darauf hin, dass der akute fokal metabolische Stress hippocampaler CA1-Neurone Ursache der kognitiven Störungen ist.

D 7.3.2 Hypothese: Arterielle Ischämien

Der magnetresonanztomographische Nachweis von Diffusionsstörungen nach TGA führte zur Hypothese einer ischämischen Genese der TGA. Gegen eine ischämische Genese spricht, dass sich die Diffusionsstörungen ausnahmslos folgenlos zurückbilden (Bartsch et al. 2007, Toledo et al. 2008, Bartsch und Deuschl 2010). In Verlaufs-MRT-Untersuchungen findet man definitionsgemäß keine neu entstandenen T2-Signalauffälligkeiten. Zudem zeigen sich bei Patienten mit Diffusionsstörungen nach TGA keine Blutflussstörungen in der perfusionsgewichteten MRT, wie man dies bei einer Ischämie erwarten müsste (Toledo et al. 2008). Allerdings weisen TGA-Patienten mit DWI-Läsionen häufiger eine Atherosklerose der A. carotis auf als TGA-Patienten ohne DWI-Läsionen (Winbeck et al. 2005).

Gegen eine ischämische Pathogenese spricht auch, dass TGA-Patienten verglichen mit Kontrollpersonen keinerlei Häufung ischämischer Schlaganfälle, transitorisch-ischämischer Attacken oder mikroangiopathischer Läsionen der weißen Substanz aufweisen (Miller et al. 1987, Hodges und Warlow 1990, Zorzon et al. 1995, Pantoni et al. 2005, Enzinger et al. 2008). Bezüglich des Vorhandenseins zerebrovaskulärer Risikofaktoren unterscheiden sich TGA-Patienten und bevölkerungsbasierte Kontrollkollektive nicht (Enzinger et al. 2008).

Interessanterweise findet man bei TGA-Patienten im 3T-MRT verglichen mit Kontrollpersonen gehäuft kleine, verstreute, in T2-Wichtung hyperintense Läsionen im Hippocampus (Nakada et al. 2005). Dies lässt vermuten, dass solche zerebralen Läsionen zwar wahrscheinlich nicht Folge, aber möglicherweise Trigger der TGA sein könnten. Tatsächlich wurden TGA wiederholt als Folge zerebraler Infarkte des Thalamus und des Temporallappens beschrieben (Bogousslavsky et al. 1988, Ott und Saver 1993).

D 7.3.3 Stresshypothese

Da die TGA häufig im Zusammenhang mit physischen oder emotionalen Belastungssituationen auftritt, wird vermutet, dass es unter dem Einfluss von körperlichem oder emotionalem Stress aufgrund der erhöhten Konzentrationen von Corticotropin-Releasing-Hormon und Cortisol in der hippocampalen CA1-Region zu einer verstärkten Glutamatfreisetzung und intrazellulären Kalziumfreisetzung kommt (Bartsch und Deuschl 2010), die zu propagierter Nervenzelldepolarisation führt (Olesen et al. 1986). Die Nervenzelldepolarisation wiederum könnte Ursache der kognitiven Störungen sein.

D 7.3.4 Venöse Rückfluss-Hypothese

Von einigen Autoren wurde bemerkt, dass die TGA häufig infolge Valsalva-artigen Atemmanövern auftritt. In einer Metaanalyse von 12 TGA-Studien mit 837 Patienten konnten Sander und Sander (2005) derartige Atemmanöver bei 44 % der Patienten identifizieren. Die Autoren schlussfolgern, dass es durch erhöhten intrathorakalen Druck zur kurzzeitigen Verzögerung des Rückstroms des venösen Blutes zum Herzen kommt, was in einem kurz andauernden intrakraniellen Druckanstieg resultiert mit der Folge einer passageren venös-kongestiven Ischämie. Eine paradoxe Embolisierung unter Valsalva-Manövern als Ursache einer TGA erscheint unwahrscheinlich, da die Prävalenz eines kardialen Rechts-Links-Shunts bei TGA-Patienten nicht höher ist als in der Durchschnittsbevölkerung (de Francisco et al. 2010).

Neurosonographische Untersuchungen konnten zeigen, dass TGA-Patienten gehäuft inkompetente Venenklappen der Vena jugularis interna besitzen (Sander et al. 2000, Schreiber et al. 2005, Nedelmann et al. 2005), welche bei Valsalva-Manövern den Blutrückstrom vom Herzen über die Jugularvenen in das Gehirn ermöglichen. Bei physiologischer Atmung kommt es zudem bei einem Teil der TGA-Patienten zur Kompression der linksseitigen V. brachiocephalica mit der Folge einer venösen Abflussstörung, wie Chung et al. (2006) mittels venöser MR-Angiographie gezeigt haben.

Gegen die Hypothese einer durch venöse Rückflussstörungen hervorgerufenen Ischämie als Ursache der TGA spricht, dass es durch Valsalva-Manöver lediglich zu kurz andauernden intrakraniellen Drucksteigerungen kommt, die das Auftreten einer über Stunden andauernden Amnesie nicht erklären. Allerdings ist es denkbar, dass durch das Valsalva-Manöver bedingt Stressreaktionen in limbischen Hirnstrukturen induziert werden, die ihrerseits hippocampale Spreading Depressions auslösen.

D 7.4 Diagnostik

D 7.4.1 Klinische Differenzialdiagnostik

Die TGA ist eine klinische Diagnose, die durch das Vorhandensein typischer Merkfähigkeitsstörungen bei Abwesenheit einer Bewusstseinsstörung oder fokal-neurologischer Auffälligkeiten gestellt wird. Die Gedächtnisstörung betrifft diverse Domänen. Neben dem verbalen Gedächtnis sind das räumlich-figurale Gedächtnis und das Zahlengedächtnis betroffen. Die Personen sind zur eigenen Person orientiert, der Gedankengang der Betroffenen ist kohärent. Sensomotorische Funktionen sind unbeeinträchtigt. Unkontrollierte, aggressive oder gar kriminelle Verhaltensauffälligkeiten bestehen nicht.

Die TGA ist klinisch von wichtigen Differentialdiagnosen abzugrenzen (**Tab. D 7.1**). Eine wichtige Differentialdiagnose der TGA ist die transiente epileptische Amnesie, die sich oft rezidivierend ereignet, mit anderen Symptomen einer Epilepsie einhergehen kann (z. B. orofaziales Schmatzen, olfaktorische Halluzinationen), im EEG nicht selten epileptiforme Aktivität aufweist und auf antikonvulsive Medikamente anspricht (Bartsch und Deuschl 2010).

Bei Vorhandensein zusätzlicher kognitiver Störungen (insbesondere Bewusstseinsstörungen, Verwirrtheit, inkohärentes Denken) sollte stets eine Herpes-Enzephalitis oder limbische Enzephalitis in Betracht gezogen werden.

Weitere Differentialdiagnosen eines akuten amnestischen Syndroms sind Durchblutungsstörungen

Tab. D 7.1: Differentialdiagnosen der TGA

Diagnose	Klinische und weitere diagnostische Merkmale
Transiente epileptische Amnesie	• häufig rezidivierende Ereignisse • ggf. mit anderen Anfallssymptomen assoziiert • epileptiforme Aktivität im EEG • Ansprechen auf antikonvulsive Medikamente
Enzephalitis (Herpes-Enzephalitis, limbische Enzephalitis)	• zusätzliche kognitive Störungen: Bewusstseinsstörungen, Orientierungsstörungen zur eigenen Person, Verwirrtheit, inkohärentes Denken • zusätzliche Verhaltensauffälligkeiten: oftmals Impulsivität und Aggressivität • fokal-neurologische Symptome: oftmals Sprachstörung • epileptische Anfälle • auffällige Liquordiagnostik • auffällige Bildgebung
Vertebrobasiläre Ischämie oder Hirnblutung	• Bewusstseinsstörungen • fokal-neurologische Symptome: sensomotorische Ausfälle (oft beidseits), Dysarthrie, Schluckstörungen, Atmungsstörungen • ggf. pathologische Befunde in angiologischer Diagnostik und Bildgebung
Metabolische Störungen (z. B. Hypoglykämie)	• internistische Begleitsymptome • positive Anamnese bezüglich Diabetes, andere metabolische Erkrankungen • auffällige Labordiagnostik
Intoxikationen	• positive Drogenanamnese bzw. toxikologische Labordiagnostik
Medikamenteninduziert	• positive Medikamentenanamnese bzw. toxikologische Labordiagnostik • andere Nebenwirkungen
Dissoziative Störungen	• situativ inkonsistente neuropsychologische Befunde • formale oder inhaltliche Denkstörungen • Auffälligkeiten des Affekts • appellatives Verhalten • psychiatrische Vorgeschichte

oder Blutungen im hinteren Kreislauf, metabolische Störungen, Intoxikationen, medikamentöse Nebenwirkungen und dissoziative Störungen (Bartsch und Deuschl 2010).

D 7.4.2 Zusatzuntersuchungen

Sofern am Bestehen einer TGA keine Zweifel bestehen, also typische Befunde vorliegen, sind keine weiterführenden Untersuchungen notwendig. Auch die Durchführung einer MRT-Untersuchung zum Nachweis etwaiger Diffusionsstörungen ist nicht erforderlich.

Ist die Diagnose jedoch nicht eindeutig, zum Beispiel wenn kognitive Störungen über einen Zeitraum von mehr als 24 Stunden bestehen, müssen zusätzliche Untersuchungen veranlasst werden. Diese beinhalten die Durchführung eines Schädel-MRT (bei Kontraindikationen Schädel-CT), eine EEG-Untersuchung und zum Ausschluss einer Enzephalitis ggf. eine Liquorpunktion.

Bei fehlenden Hinweisen auf einen Schlaganfall als Ursache des amnestischen Syndroms ist die Durchführung einer angiologischen Diagnostik (extra- und transkranielle Doppler- bzw. Duplexsonographie, CT- oder MR-Angiographie) entbehrlich. Bei Unklarheiten bezüglich des Krankheitsbilds, etwa bei lückenhaften anamnestischen Angaben, sollten eine geeignete angiologische Untersuchung und eine zerebrale Bildgebung erfolgen.

Neuropsychologische Untersuchungen zeigen bei vielen Patienten nach einer TGA über viele Wochen hinweg signifikante Einschränkungen des nonverbalen Gedächtnisses (Kessler et al. 2001, Guillery-Girard et al. 2006). Langfristige Beeinträchtigungen des Gedächtnisses hingegen bestehen nicht (Uttner et al. 2007). SPECT- und PET-Untersuchungen besitzen in der Abklärung der TGA keine gesicherte Wertigkeit.

D 7.5 Therapie

Die TGA ist selbstlimitierend. Eine spezifische Therapie ist nicht erforderlich. Rezidivereignisse sind derart selten, dass prophylaktische Behandlungen kaum untersucht und klinisch in fast allen Fällen nicht sinnvoll sind. Nach rezidivierenden TGA wurde für Metoprolol in einer Einzelfallbeobachtung ein positiver Effekt beschrieben (Berlit 2000).

Ist die Diagnose einer TGA sicher und die Versorgung des Patienten in der häuslichen Umgebung gewährleistet, so sind Entlassung und ambulante Führung ohne spezifische Therapie möglich. Bei diagnostischer Unsicherheit oder nicht gewährleisteter Versorgung in der häuslichen Umgebung sollte eine stationäre Überwachung bis zur Rückbildung der Symptome erfolgen.

Ob TGA-Patienten mit DWI-Läsionen ein erhöhtes vaskuläres Risiko aufweisen, ist letztlich nicht geklärt. Für die Wirksamkeit einer Primärprävention ischämischer Ereignisse bei diesen Patienten liegen keine Daten vor. Eine Indikation für Thrombozytenaggregationshemmer oder Statine besteht somit nicht.

D 7.6 Literatur

Agosti C, Borroni B, Akkawi NM, De Maria G, Padovani A. Transient global amnesia and brain lesions: new hints into clinical criteria. Eur J Neurol. 2008;15:981–984.

Bartsch T, Alfke K, Deuschl G, Jansen O. Evolution of hippocampal CA-1 diffusion lesions in transient global amnesia. Ann Neurol 2007;62:475–480.

Bartsch T, Alfke K, Wolff S, Rohr A, Jansen O, Deuschl G. Focal MR spectroscopy of hippocampal CA-1 lesions in transient global amnesia. Neurology 2008;70:1030–1035.

Bartsch T, Deuschl G. Transient global amnesia: functional anatomy and clinical implications. Lancet Neurol 2010; 9:205–214.

Bartsch T, Schonfeld R, Muller FJ, Alfke K, Leplow B, Aldenhoff J, Deuschl G, Koch JM. Focal lesions of human hippocampal CA1 neurons in transient global amnesia impair place memory. Science 2010;328:1412–1415.

Berlit P. Successful prophylaxis of recurrent transient global amnesia with metoprolol. Neurology 2000;55: 1937–1938.

Bogousslavsky J, Regli F. Transient global amnesia and stroke. Eur Neurol 1988;28:106–110.

Chung CP, Hsu HY, Chao AC, Chang FC, Sheng WY, Hu HH. Detection of intracranial venous reflux in patients of transient global amnesia. Neurology 2006;66:1873–1877.

de Francisco J, Pujadas F, Toledo M, Santamarina E, Quintana M, Edo MC, Centeno M, Alvarez Sabin J. A study of right-left shunt in transient global amnesia. Neurologia 2010;25:83–89.

Enzinger C, Thimary F, Kapeller P, Ropele S, Schmidt R, Ebner F, Fazekas F. Transient global amnesia: diffusion-weighted imaging lesions and cerebrovascular disease. Stroke 2008;39:2219–2225.

Gandolfo C, Caponnetto C, Conti M, Dagnino N, Del Sette M, Primavera A. Prognosis of transient global amnesia: a long-term follow-up study. Eur Neurol 1992;32:52–57.

Guillery-Girard B, Quinette P, Desgranges B, Piolino P, Viader F, de la Sayette V, Eustache F. Long-term memory following transient global amnesia: an investigation of episodic and semantic memory. Acta Neurol Scand 2006;114:329–333.

Hinge HH, Jensen TS, Kjaer M, Marquardsen J, de Fine Olivarius B. The prognosis of transient global amnesia. Results of a multicenter study. Arch Neurol 1986;43: 673–676.

Hodges JR, Oxbury SM. Persistent memory impairment following transient global amnesia. J Clin Exp Neuropsychol 1990;12:904–920.

Hodges JR, Ward CD. Observations during transient global amnesia. A behavioural and neuropsychological study of five cases. Brain 1989;112:595–620.

Hodges JR, Warlow CP. The aetiology of transient global amnesia. A case-control study of 114 cases with prospective follow-up. Brain 1990;113:639–657.

Kessler J, Markowitsch HJ, Rudolf J, Heiss WD. Continuing cognitive impairment after isolated transient global amnesia. Int J Neurosci 2001;106:159–168.

Miller JW, Petersen RC, Metter EJ, Millikan CH, Yanagihara T. Transient global amnesia: clinical characteristics and prognosis. Neurology 1987;37:733–737.

Nakada T, Kwee IL, Fujii Y, Knight RT. High-field, T2 reversed MRI of the hippocampus in transient global amnesia. Neurology 2005;64:1170–1174.

Nedelmann M, Eicke BM, Dieterich M. Increased incidence of jugular valve insufficiency in patients with transient global amnesia. J Neurol 2005;252:1482–1486.

Olesen J, Jørgensen MB. Leao's spreading depression in the hippocampus explains transient global amnesia. A hypothesis. Acta Neurol Scand 1986;73:219–220.

Ott BR, Saver JL. Unilateral amnesic stroke. Six new cases and a review of the literature. Stroke 1993;24:1033–1042.

Pantoni L, Bertini E, Lamassa M, Pracucci G, Inzitari D. Clinical features, risk factors, and prognosis in transient global amnesia: a follow-up study. Eur J Neurol 2005;12: 350–356.

Quinette P, Guillery-Girard B, Dayan J, de la Sayette V, Marquis S, Viader F, Desgranges B, Eustache F. What does transient global amnesia really mean? Review of the literature and thorough study of 142 cases. Brain 2006;129:1640–1658.

Sander D, Winbeck K, Etgen T, Knapp R, Klingelhöfer J, Conrad B. Disturbance of venous flow patterns in patients with transient global amnesia. Lancet 2000;356: 1982–1984.

Sander K, Sander D. New insights into transient global amnesia: recent imaging and clinical findings. Lancet Neurol 2005;4:437–444.

Schreiber SJ, Doepp F, Klingebiel R, Valdueza JM. Internal jugular vein valve incompetence and intracranial venous anatomy in transient global amnesia. J Neurol Neurosurg Psychiatry 2005;76:509–513.

Sedlaczek O, Hirsch JG, Grips E, Peters CN, Gass A, Wöhrle J, Hennerici M. Detection of delayed focal MR changes in the lateral hippocampus in transient global amnesia. Neurology 2004;62:2165–2170.

Strupp M, Brüning R, Wu RH, Deimling M, Reiser M, Brandt T. Diffusion-weighted MRI in transient global amnesia: elevated signal intensity in the left mesial temporal lobe in 7 of 10 patients. Ann Neurol 1998;43:164–170.

Toledo M, Pujadas F, Grive E, Alvarez-Sabin J, Quintana M, Rovira A. Lack of evidence for arterial ischemia in transient global amnesia. Stroke 2008;39:476–479.

Uttner I, Weber S, Freund W, Schmitz B, Ramspott M, Huber R. Transient global amnesia – full recovery without persistent cognitive impairment. Eur Neurol 2007; 58:146–151.

Winbeck K, Etgen T, von Einsiedel HG, Röttinger M, Sander D. DWI in transient global amnesia and TIA: proposal for an ischaemic origin of TGA. J Neurol Neurosurg Psychiatry 2005;76:438–441.

Zorzon M, Antonutti L, Masè G, Biasutti E, Vitrani B, Cazzato G. Transient global amnesia and transient ischemic attack. Natural history, vascular risk factors, and associated conditions. Stroke 1995;26:1536–1542.

D 8 Demenz

*von A. Danek, D. Berg, M. Heneka und C. Weimar**

D
8

D 8.1 Klinik

Als Demenz wird eine erworbene Beeinträchtigung des Gedächtnisses in Kombination mit dem Abbau weiterer höherer Hirnleistungen und mit Beeinträchtigung im Alltag bezeichnet. Zwischen diesem klinischen Syndrom und den zugrunde liegenden Demenz-Erkrankungen zu unterscheiden, ist zweckmäßig, wird aber nicht immer beachtet, wenn allgemein von Demenz gesprochen wird. Das Demenz-Syndrom kann bei einer Vielzahl von Krankheiten auftreten. Sorgfältige Diagnostik ist geboten, um reversible Formen nicht zu übersehen.

Die Existenz von Vorstufen neurodegenerativer Demenzen ergibt sich aus der Annahme eines stetigen Fortschreitens der Krankheitsprozesse. Im Bereich zwischen altersgemäßer Leistungsminderung und Demenz wurden viele Bezeichnungen verwendet, eingebürgert hat sich »mild cognitive impairment« (MCI) für objektive Beeinträchtigungen, die Demenz-Kriterien aber nicht erfüllen, insbesondere aufgrund fehlender Alltagsbeeinträchtigung. Die Früherkennung demenzieller Prozesse ist von besonderer Bedeutung, wenn man vor dem Demenz-Stadium kausal oder zumindest modifizierend eingreifen will. Mit den Begriffen »mild/minor bzw. major neurocognitive disorder« sollen diese Überlegungen in die Neuauflage des »Diagnostic and Statistical Manual« (DSM) eingehen, wobei auch der Bezug auf Gedächtnisstörungen gelockert würde.

D 8.1.1 Diagnostische Kriterien

Die aktuellen Kriterien der »International Classification of Diseases« (ICD) und des DSM grenzen das Demenz-Syndrom von anderen Formen kognitiver Einbußen ab.

Tab. D 8.1: Kriterien für ein Demenz-Syndrom

Multiple erworbene kognitive Einbußen • Abnahme des Gedächtnisses und • Abnahme mindestens einer weiteren kognitiven Fähigkeit (z. B. Denkvermögen, Planen, Exekutivfunktionen bzw. Aphasie, Apraxie, Agnosie)
Störung von Affektkontrolle, Antrieb oder Sozialverhalten
Beeinträchtigung im Alltagsleben
Kein Hinweis auf vorübergehenden Verwirrtheitszustand
Dauer der Störungen mindestens sechs Monate

(nach ICD-10 2006 und DSM-IV-TR 2000)

Diagnostisch entscheidend ist die Untersuchung höherer Hirnleistungen mit klinischen und, sofern verfügbar, psychometrischen Verfahren. Ferner sind eingehende Anamnese (mit besonderer Berücksichtigung der Fremdanamnese durch Bezugspersonen), allgemein-medizinische und neurologische Untersuchung und psychopathologischer Befund wesentlich.

Eine Gedächtnisstörung gilt als obligat. Das Lernvermögen lässt sich mit Wortlisten testen, die man nach einigen Minuten abfragt. Das Altgedächtnis prüft man mit Fragen nach der Lebensgeschichte und dem Wissen aus Schule, Politik oder Sport.

Aphasische Symptome können bereits im Gespräch erkennbar sein, etwa bei Störungen der Wortfindung oder häufiger Verwendung von Füllwörtern.

Apraxie ist als gestörte Handlungsdurchführung definiert, die nicht durch motorische oder sensible Beeinträchtigung oder fehlendes Verständnis der Aufforderung erklärt werden kann. Räumlich-konstruktive Störungen und Neglekt-Symptome werden mit Zeichenaufgaben objektiviert: Populär ist der »Uhrentest« von Shulman, bei dem Ziffern und die Zeigerstellung »10 nach 11« in einen vorgegebenen Kreis einzuzeichnen sind (Pinto et al. 2009).

Störungen des visuellen oder taktilen Erkennens trotz intakter Sinnesfunktionen (Agnosie) treten unter anderem als Prosopagnosie (Störung des Erkennens vorbekannter Personen alleine am Gesicht) auf.

Störungen des Urteils- und Denkvermögens und der Exekutivfunktionen (»Frontalhirn-Syndrom«) werden klinisch unter anderem durch Fragen nach Gemeinsamkeiten oder Unterschieden bei Begriffspaaren und nach der Bedeutung von Sprichwörtern beurteilt. Man lässt ferner Zahlenreihen oder das Alphabet aufsagen (insbesondere in umgekehrter Reihenfolge), stellt eine Aufgabe mit fortlaufender Subtraktion (»100 minus 7« usw.) und prüft den Worteinfall (z. B. »so viele Tiernamen wie möglich in einer Minute«).

Störungen von Affektkontrolle, Antrieb und Sozialverhalten (Wesensänderung) werden ebenfalls auf den Frontallappen bezogen. Takt und Umgangsformen können beeinträchtigt sein. Enthemmtes Verhalten und unpassende Scherze, auch verbale und tätliche Aggression sind charakteristisch.

> Die Feststellung des Demenz-Syndroms ist eine klinische Diagnose. Die Diagnostik der zugrunde liegenden Prozesse (»Demenz-Krankheiten«) geht über klinische Verfahren hinaus.

* Autoren dieses Kapitels in der 5. Auflage: A. Danek, B. Berg, M. Dichgans und M. Gerwig.

Psychometrische Tests werden eingesetzt, um individuelles Muster und Ausmaß der Beeinträchtigungen zu dokumentieren, die Differentialdiagnose zu erleichtern und den Verlauf zu verfolgen (Ivemeyer et al. 2005). Ein Konsens über deren Art und Zahl fehlt, ebenso über das Gewicht von Suchverfahren wie dem »Mini-Mental-Status-Test« (MMST). Trotz Schwächen dieses Screenings wird der MMST weiter als Quasi-Standard verwendet. Zunehmend verbreitet sich das ebenfalls kurze Montreal Cognitive Assessment (Hachinski et al. 2006). »MoCA« prüft mehr kognitive Domänen als der MMST, schließt den Uhrentest ein und liegt in einer Vielzahl von Sprachen vor (www.mocatest.org). Einen breiten neuropsychologischen Befund erhebt die ebenfalls kostenfreie CERAD-Testbatterie (www.memoryclinic.ch).

Syndromal-differentialdiagnostisch sind abzugrenzen:

- Das amnestische Syndrom, bei dem isoliert das Gedächtnis beeinträchtigt ist
- Das Delir, mit gestörter Bewusstseinslage und Beeinträchtigung von Vigilanz, Aufmerksamkeit und Konzentration sowie mit Leistungsschwankungen und vegetativen Symptomen
- Mentale Retardierung, Oligophrenie als angeborene Störungen
- Kognitive Störungen bei Schizophrenie und anderen Psychosen
- Depression mit »Pseudo-Demenz«, gekennzeichnet durch rascheren Beginn, fehlende Progression und das Ansprechen auf antidepressive Therapie
- Einschränkung der Kommunikationsfähigkeit durch Schwerhörigkeit, Visusminderung, Fremdsprachigkeit
- Effekte von Medikamenten und Drogen
- Demenz-Vorstufen wie »mild cognitive impairment«

D 8.1.2 Schweregrade

Zur Verlaufsbeurteilung ist eine Einteilung des Demenz-Syndroms in Schweregrade zweckmäßig (s. **Tab. D 8.2**), wobei Schweregrad und MMST-Punkte nicht einheitlich aufeinander bezogen werden. Pragmatisch spricht man bei 26 bis 20 MMST-Punkten von leichter, bei 19 bis 10 Punkten von mittelschwerer und bei 9 Punkten und darunter von schwerer Demenz (DGPPN und DGN 2010).

Tab. D 8.2: Schweregrade beim Demenz-Syndrom »Clinical Dementia Rating« (CDR; Morris 1993) und MMST-Punkte

Schweregrad	Gedächtnis, Orientierung, Problemlösen	Beziehung zur Umwelt	Haushalt, Hobbys, Selbstversorgung	MMST
Leicht (CDR 1)	Im Alltag merkliche Gedächtnisstörung (v. a. jüngste Vergangenheit); Unsicherheit mit zeitlichen Abfolgen und der örtlichen Orientierung; komplexe Probleme fallen schwer	Selbstständigkeit in Beruf, Geschäften, Finanzen und sozial nicht mehr gegeben, auch wenn auf den ersten Blick ungestört erscheinend	Leichte, aber eindeutige Einschränkung, komplexere Aufgaben und Interessen werden nicht mehr verfolgt	26–20
Mittel (CDR 2)	Gedächtnis nur für Wohlvertrautes, Neues haftet nicht; meist keine Orientierung zur Zeit, oft zum Ort; ausgeprägte Störung von Problemlösen und Abstraktion, meist auch Urteilsvermögen	Keine Funktionstüchtigkeit außerhalb des eigenen Haushalts	Nur sehr einfache Routinen, eingeengte Interessen, keine Ausdauer; hilfsbedürftig bei Anziehen, Körperpflege, Verwahren des Besitzes	19–10
Schwer (CDR 3)	Nur Gedächtnisfragmente; orientiert nur zur Person; Unfähigkeit, Probleme zu lösen oder Urteile abzugeben	Keine Funktionstüchtigkeit außerhalb des eigenen Haushalts	Keine Funktionstüchtigkeit außerhalb des eigenen Zimmers; ausgeprägt pflegebedürftig, oft inkontinent	9–0

D 8.1.3 Ursachen eines Demenz-Syndroms

Symptomatische Demenzen, zu denen es infolge unterschiedlicher Erkrankungen des Nervensystems kommt, müssen von Syndromen bei primärer Neurodegeneration unterschieden werden (s. **Tab. D 8.3**).

Für primär-degenerative Demenzen ist der neuropathologische Befund nach wie vor diagnostischer Standard (Neumann et al. 2008). Hier wurden im letzten Jahrzehnt erhebliche Fortschritte erzielt (s. **Tab. D 8.4**). Nach Möglichkeit sollte man versuchen, die klinische Demenz-Diagnose histologisch abgleichen zu lassen und auch Hirnbiopsien vermehrt in Betracht ziehen (Schott et al. 2010). Als zentrales Prinzip der Neurodegeneration gilt die abnorme Ablagerung von Protein-Aggregaten. Ob der Zelluntergang so oder durch vorgeschaltete Prozesse zustande kommt, wird noch untersucht.

D 8.1.3.1 Alzheimer-Demenz

Entscheidend für die Diagnose ist der neuropathologische Nachweis von Amyloid-haltigen Plaques und von Neurofibrillenbündeln aus Tau-Protein.

Tab. D 8.3: Mögliche Ursachen eines Demenz-Syndroms (Auswahl)

Intrakraniell raumfordernd • Chronisch subdurales Hämatom • Hirnabszess • Hirntumoren (wie frontobasales Meningeom und Balkengliom) **Paraneoplastisch** • Limbische Enzephalitis **Infektiös/Entzündlich/Immunogen** • Neurosyphilis • HIV-Infektion • Tuberkulöse Meningitis • Herpes-Enzephalitis • Lyme-Borreliose • Morbus Whipple • Progressive multifokale Leukenzephalopathie • Sarkoidose • Multiple Sklerose **Endokrin/Metabolisch/Toxisch** • Hypothyreose • Enzephalopathie bei Hashimoto-Thyreoiditis • Hyperthyreose • Urämische Enzephalopathie • Dialyse-Enzephalopathie • Hepatische Enzephalopathie • Hypo- und Hyperparathyreoidismus • Zerebrale Hypoxie • Kohlenmonoxid-Intoxikation • Avitaminosen • Medikamente, z. B. Benzodiazepine • Chemikalien, z. B. Quecksilber • Alkohol und andere Suchtmittel	**Zerebrovaskulär** • Multiple Infarkte • »Strategische« Infarkte (z. B. Thalamus) • Binswanger (SAE) • CADASIL • Vaskulitiden • Amyloidangiopathien • Defekte nach Blutung **Verschiedenes** • Folgen von Schädel-Hirn-Traumen • Dementia pugilistica • Normaldruckhydrozephalus • Prion-Krankheiten • Leukodystrophien • Mitochondriale Erkrankungen • Dystrophia myotonica **Primär-Neurodegenerativ** • Alzheimer-Krankheit • Demenz mit Lewykörpern (DLB) • Parkinson-Erkrankung mit Demenz (PDD) • Frontotemporale Lobärdegenerationen (FTLD) • Progressive supranukleäre Blicklähmung • Demenz mit Neuroserpin-Einschlüssen • SCA, MSA • Huntington, DRPLA, weitere Chorea-Syndrome • Adulte Zeroidlipofuszinose • Neurodegeneration mit zerebraler Eisenablagerung (NBIA, »Hallervorden-Spatz«, PKAN u. a.) • Polyglukosankörper-Krankheit • Nasu-Hakola-Krankheit (PLOSL) • Niemann-Pick-Krankheit Typ C • Fragiles-X-Syndrom

Tab. D 8.4: Aktuelle pathologische Klassifikation neurodegenerativer Prozesse

Alzheimer-Krankheit
Ablagerung von β-Amyloid (extrazellulär) und Tau-Protein (intrazelluläre Einschlüsse)

Prion-Erkrankungen
Ablagerung von Prion-Protein (extrazellulär)

Erkrankungen durch Ablagerung von α-Synuklein
Parkinson-Krankheit, Demenz mit Lewy-Körpern

Frontotemporale Lobärdegenerationen (FTLD)

FTLD-tau: Einschlüsse von Tau-Protein, mehrere Untertypen
- klassische Pick-Krankheit (PiD) mit Pick-Zellen
- kortikobasale Degeneration (CBD)
- Silberkörnchenkrankheit von Braak (AGD, »argyrophilic grain disease«)

FTLD-TDP: Einschlüsse von TDP-43 (»transactive response DNA binding protein«)
- Vier Untertypen, unterscheidbar nach Verteilung und Muster der TDP-Einschlüsse und mit Bezug zu Mutationen von C9orf72, Progranulin und VCP

FTLD-UPS: Ubiquitin-Einschlüsse (»Ubiquitin-Proteasom-System«)
- Ein Untertyp (FTD3; bei CHMP2B-Mutationen)

FTLD-FUS: Einschlüsse, die das Protein FUS (»fused in sarcoma«) enthalten
- Untertyp NIFID (»neuronal intermediate filament inclusion disease«)
- Untertyp BIBD (»basophilic inclusion body disease«)

FTLD-ni (»no inclusions«), keine Einschlüsse nachweisbar

(nach Neumann et al. 2008 und Mackenzie et al. 2010)

Früher handelte es sich klinisch um eine Ausschlussdiagnose (s. **Tab. D 8.5**), aber Biomarker ermöglichen zunehmend eine Positivdiagnostik. Diese Kriterien (s. **Tab. D 8.6**) erlauben eine Unterteilung in Alzheimer-Krankheit mit und ohne Demenz.
Die Entdeckung geeigneter Biomarker im *Blut* wird immer wieder verkündet, überzeugende Verfahren stehen aus (Blennow et al. 2010). Die Bestimmung des Alzheimer-Risikogens *ApoE*–ε4 hat im Alltag keine Bedeutung.

Mutationen sind in drei Genen beschrieben: im Gen für das »Amyloid Precursor Protein« (APP) und für die Präseniline 1 und 2 (PS-1, PS-2). Auch wenn relativ wenige Genträger bekannt sind (Übersicht der publizierten Familien: www.molgen.ua.ac.be/admutations), verspricht deren Verlaufsbeobachtung grundlegende Einblicke in die Pathophysiologie, z. B. in einer großen kolumbianischen Familie mit PS-1-Mutation (Acosta-Baena et al. 2011).

Tab. D 8.5: Klinische Kriterien für Alzheimer-Demenz

Obligat
- Demenz-Syndrom
- Erfolgreicher Ausschluss von: sekundären Demenz-Syndromen, delirantem Syndrom, Bewusstseinsstörung, psychiatrischen Erkrankungen (wie Depression, Schizophrenie)

Unterstützend
- Beginn zwischen dem 40. und 90. Lebensjahr (meist nach 65)
- Schleichender Beginn und kontinuierliche Progression (auch passagerer Stillstand)
- Kein plötzlicher Beginn
- Keine frühen fokalen Symptome (wie Hemiparese, Sensibilitätsstörung, Gesichtsfelddefekt, Koordinationsstörung, Gangstörung, Epilepsie)
- Assoziierte Symptome wie Depression, Schlafstörung, Inkontinenz, Wahn, Halluzinationen, Gewichtsabnahme, Erregungszustände, sexuelle Störungen, Muskeltonuserhöhung, Myoklonus, Gangstörung (auch Epilepsie im Verlauf)
- Positive Familienanamnese
- Progrediente Hirnatrophie in der Bildgebung
- Unauffällige EEG- und konventionelle Liquor-Befunde

(nach ICD-10, DSMIV-TR und NINCDS-ADRDA/McKhann et al. 1984)

Tab. D 8.6: Biomarker der Alzheimer-Krankheit

Liquorparameter
β-Amyloid 1-42 (Aβ42) ↓
Gesamt-Tau und phosphoryliertes Tau (p-Tau) ↑

Positronenemissionstomographie (PET)
Nachweis von Amyloid (z. B. PIB-PET)
Glukose-Hypometabolismus (FDG-PET)

Strukturelle MR-Bildgebung
Atrophie des medialen Temporallappens

Genetik
Pathogene Mutationen in APP, PS-1 oder PS-2

(nach Dubois et al. 2010, McKhann et al. 2011, Sperling et al. 2011, Albert et al. 2011)

Im *Liquor* unterstützt die Bestimmung von β-Amyloid 1–42 (Aβ42) und Tau-Protein (gesamtes sowie phosphoryliertes Tau: hier meist das 181-phosphorylierte p-Tau181) die Diagnose. Aβ42 ist bei Alzheimer-Patienten im Liquor erniedrigt (Sensitivität und Spezifität gegenüber gesunden Kontrollen um 85 %, gegenüber anderen Demenzen um 65 %), ebenso das Verhältnis von Aβ42 zu kürzeren Aβ-Varianten (Bibl et al. 2008). Der Quotient Aβ42/Aβ40 scheint von Vorteil gegenüber der alleinigen Aβ42-Bestimmung (Spies et al. 2010). Die β-Amyloid-Reduktion korreliert mit zunehmender Ablagerung im Hirnparenchym (Grimmer et al. 2009). Das Tau-Protein ist bei der Alzheimer-Krankheit im Liquor erhöht (Sensitivität bzw. Spezifität gegenüber gesunden Kontrollen um 80 % bzw. 90 %), als Hinweis auf einen Untergang von Neuronen, der in der Abgrenzung anderer Ursachen aber unspezifisch ist (Bibl et al. 2008). Phosphoryliertes Tau ist bei Alzheimer erhöht (Sensitivität bzw. Spezifität gegenüber anderen Demenzen um 80 % bzw. 90 %; Bibl et al. 2008), bei FTLD und Demenz mit Lewykörpern aber normal (van Harten et al. 2011). Nach weiteren Liquorparametern, z. B. löslichen APP-Formen, wird weltweit gesucht.

Die *EEG*-Befunde sind unspezifisch.

Eine temporomediale Atrophie im *cCT* oder *cMRT* und ein biparietaler und bitemporaler Hypometabolismus in *PET* und *SPECT* stützen die Diagnose einer Alzheimer-Krankheit. Dieses charakteristische PET-Muster kann selten auch ein anderes Korrelat haben (Tonn et al. 2005: Lithium-Intoxikation). Hypometabolismus im hinteren Gyrus cinguli ist ein Alzheimer-Frühzeichen (Fouquet et al. 2009). Die Verwendung von radioaktiv markierten Substanzen wie »Pittsburgh Compound B« (PIB) zum Nachweis von Aβ-Ablagerungen durch »Plaque-Imaging« erhärtet bereits zu Lebzeiten die Diagnose (Grimmer et al. 2010). Leichter herstellbare Tracer sind Florbetapir und Florbetaben (Clark et al. 2011, Barthel et al. 2011).

Statt Gedächtnisproblemen stehen bei der Alzheimer-Pathologie gelegentlich andere Symptome im Vordergrund (McKhann et al. 2011). Eine dieser Varianten ist die »posteriore kortikale Atrophie« mit Neglekt, Lese- und Sehstörungen (Karner et al. 2006), insbesondere auch als Balint-Syndrom (vgl. Kap. D 4). Neben der frontalen Form kann die »logopenische Aphasie« (s. **Tab. D 8.10**) eine weitere seltene Alzheimer-Manifestation sein. Allerdings sollte bei initialen Sprachstörungen eher an eine frontotemporale Lobärdegeneration gedacht werden.

D 8.1.3.2 Lewy-Körper-assoziierte Demenzen (DLB, PDD)

Die als Lewy-Körper bezeichneten Nervenzelleinschlüsse (primär α-Synuklein) finden sich bei der Parkinson-Erkrankung betont in der Substantia nigra. Bei der Parkinson-Erkrankung mit Demenz (»Parkinson disease with dementia«, PDD) finden sich die Einschlüsse zusätzlich vermehrt in kortikalen Regionen. Bei der Demenz mit Lewy-Körpern (»dementia with Lewy bodies«, DLB) findet man sie mit Lewy-Neuriten auch in limbischen Strukturen und der Hirnrinde. Diskutiert wird, ob DLB und PDD eigenständige Krankheiten sind, und aktuelle Kriterien schlagen den übergeordneten Begriff »Lewy-Körper-assoziierte Demenz« vor. Die Frage der Differentialdiagnose einer PDD stellt sich im Verhältnis zu anderen Parkinson-Syndromen, während die DLB von anderen Demenzen, insbesondere der Alzheimer-Krankheit, abzugrenzen ist.
Dies hat praktische Relevanz, da bei DLB-Patienten ein spezielles Risiko durch besondere Sensitivität gegenüber Neuroleptika besteht, mit erhöhter Mortalität durch irreversibles Parkinson-Syndrom, Sedierung und/oder autonome Störungen: Diese Risiken kommen selbst bei atypischen Substanzen (Risperidon, Olanzapin) vor (McKeith 2002). Zur Differenzierung von der Alzheimer-Krankheit können eine schlechte Wortflüssigkeit, ein relativ gut erhaltenes Gedächtnis und ein okzipital verminderter Glukose-Metabolismus herangezogen werden (Gilman et al. 2005). Aussagekräftig ist die nuklearmedizinische Darstellung des Dopamintransporters, die eine – bei Alzheimer fehlende – nigrostriatale Schädigung dokumentiert, z. B. mit FP-CIT-SPECT (Walker et al. 2007).

Tab. D 8.7: Diagnostische Kriterien für Parkinson-Erkrankung mit Demenz (PDD)

I. Obligate Symptome
- Diagnose eines Parkinson-Syndroms nach Queen-Square-Brain-Bank-Kriterien (Hughes et al. 1993)
- Demenz mit schleichendem Beginn und a) Einschränkung in ≥ 2 Domänen (siehe unten), b) Verschlechterung von einer prämorbiden Ausgangssituation aus, c) Auswirkung im Alltag

II. Assoziierte Symptome
- Kognition: Einschränkung von Aufmerksamkeit, Exekutivfunktionen, Raumorientierung, Gedächtnis, Sprache
- Verhalten: Apathie, Persönlichkeitsveränderung (einschließlich Depression, Angststörung), Halluzinationen, Wahn, exzessive Tagesmüdigkeit

III. PDD gilt als unsicher, wenn Folgendes vorliegt:
- vaskuläre Läsionen in der zerebralen Bildgebung
- unklarer Beginn der kognitiven Symptome

IV. PDD gilt als unwahrscheinlich, wenn Folgendes vorliegt:
- Auftreten der Symptome nur im Rahmen anderer systemischer Erkrankungen/Intoxikationen (insbesondere Medikamente)
- schwere Depression nach DSM-IV
- vaskuläre Demenz nach NINDS/AIREN

Diagnosestufen der PDD
- Möglich: I (beide Symptome), II (kognitives Profil untypisch, < 2 der kognitiven Domänen betroffen), III (≥ 1 der genannten Symptome vorhanden) nicht adäquat zu beantworten und IV (keine relevante DD) erfüllt
- Wahrscheinlich: I (beide Symptome), II (≥ 2 der kognitiven Domänen betroffen), III (keines der genannten Symptome vorhanden) und IV (keine relevante DD) erfüllt

(nach Goetz et al. 2008)

Tab. D 8.8: Diagnostische Kriterien für Lewy-Körper-Demenz (DLB)

Obligates Symptom
- Demenz, anfangs eher geringe Gedächtnisstörung, deutliche Einschränkungen von Aufmerksamkeit, exekutiven und visuell-räumlichen Leistungen

Kernsymptome
- Fluktuationen (variable Aufmerksamkeit und Wachheit)
- Visuelle Halluzinationen (typischerweise wohlgeformt und detailliert)
- Parkinson-Symptome

Zusatzsymptome
- REM-Schlaf-Verhaltensstörung
- Ausgeprägte Empfindlichkeit auf Neuroleptika
- Verminderte Dopamintransporter-Aktivität (SPECT oder PET)

Unterstützend
(häufig vorhanden und daher richtungsweisend, fließen formal aber nicht in die Diagnose ein)
- Rezidivierende Stürze, Synkopen
- Unerklärte Episoden von Bewusstlosigkeit
- Schwere autonome Störungen (orthostatische Hypotonie, Harninkontinenz)
- Andere als visuelle Halluzinationen
- Wahn
- Depression
- cCT/cMRT: relativer Erhalt des medialen Temporallappens
- SPECT/PET: generalisierte Hypoperfusion, insbesondere okzipital
- MIBG-Szintigramm des Herzens: abnorm niedrige Aktivität
- EEG: deutliche Verlangsamung mit transienten temporalen scharfen Wellen

Diagnose weniger wahrscheinlich
- Bei zerebrovaskulären Veränderungen
- Bei anderen erklärenden Befunden
- Wenn ein Parkinson-Syndrom erst bei schwerer Demenz auftritt

Diagnosestufen der DLB

Möglich:	Demenz plus 1 Kernsymptom oder Demenz plus > 1 Zusatzsymptom
Wahrscheinlich:	Demenz plus >2 Kernsymptome Demenz plus >1 Kernsymptom und >1 Zusatzsymptom
Sicher:	Neuropathologische Diagnose

(nach McKeith et al. 2005)

D 8

D 8.1.3.3 Frontotemporale Lobärdegeneration

> Neurodegenerationen mit temporal und/oder frontal betonter, typischerweise asymmetrischer Atrophie bilden eine eigenständige Gruppe von Krankheiten mit charakteristischen klinischen Bildern, bei denen Zelleinschlüsse wie Tau, TDP-43 und FUS nachweisbar sind (s. **Tab. D 8.4**). »Morbus Pick« bezeichnet nur die seltenen Fälle mit den typischen, Tau-positiven Pick-Körpern.

Bereits die bisherigen FTLD-Kriterien (Neary et al. 1998) hatten drei klinische Prägnanztypen, mit Störungen des Verhaltens (»frontotemporale Demenz«), der Sprachflüssigkeit (»progrediente nichtflüssige Aphasie«) und des Weltwissens (»semantische Demenz«), herausgearbeitet. Mit zunehmendem Verständnis für die Neuropathologie und den Verlauf wurden die Begrifflichkeit und Symptomlisten verfeinert (s. **Tab. D 8.9** und **Tab. D 8.10**). Unter den progredienten Aphasien hat man neu die »logopenische Variante« abgegrenzt, die histologisch und mit PIB-PET (Leyton et al. 2011) als Alzheimer-Sonderform einzuordnen ist.

Obwohl existent, stehen Störungen des Gedächtnisses bei FTLD im Hintergrund.

Familiäres Vorkommen ist häufig, wird aber oft von der klinischen Variabilität verdeckt (Mutationen: www.molgen.ua.ac.be/admutations). Anamnestisch muss man nach einer Neurodegeneration allgemein fragen: Bei C9orf72-Mutationen reicht das Spektrum beispielsweise von der reinen Motoneuronerkrankung bis zur isolierten Wesensänderung. Relevant sind neben Tau die Gene für VCP (»valosin containing protein«) und CHMP2B (»charged multivesicular body protein 2B«). Progranulin-Mutationen machen derzeit den größten Anteil der genetischen FTLD-Fälle aus. Klinisch sind sie nicht voraussagbar, man kann sie aber durch niedrige Blutspiegel von Progranulin belegen (Schofield et al. 2010). Für das auf VCP-Mutationen beruhende Syndrom »frontotemporale Demenz mit Einschlusskörper-Myopathie und Morbus Paget« (Stojkovic et al. 2009), können alkalische Phosphatase und CK im Serum Hinweise liefern.

Im *Liquor* ist lediglich das Gesamt-Tau bei FTLD verändert (mäßig erhöht; van Harten et al. 2011).

Tab. D 8.9: Kriterien für die Verhaltensvariante der frontotemporalen Lobärdegeneration (bvFTD)

I.	**Vorliegen einer neurodegenerativen Erkrankung** Obligat: Progrediente Verschlechterung von Verhalten und/oder Kognition, belegt durch eigene Verlaufsbeobachtung oder Fremdanamnese seitens gut unterrichteter Informanten
II.	**Mögliche bvFTD** Drei der Symptome A-F sind erforderlich. Sie müssen dauerhaft oder rezidivierend und nicht nur einmalig oder gelegentlich auftreten. (»Frühzeitig« im Folgenden heißt: Auftreten innerhalb der ersten drei Krankheitsjahre)
A.	**Frühzeitig Enthemmung (obligat ist mindestens eines der Symptome A.1–A.3)** A.1. Sozial unangemessenes Verhalten A.2. Verlust von Umgangsformen oder Anstand A.3. Impulsive, unüberlegte oder achtlose Handlungen
B.	**Frühzeitig Apathie oder Passivität (mindestens eines von B.1–B.2)** B.1. Apathie (fehlender Antrieb) B.2. Passivität (Trägheit, Schwerbeweglichkeit)
C.	**Frühzeitig Verlust von Mitgefühl oder Einfühlungsvermögen (mindestens eines von C.1–C.2)** C.1. Vermindertes Eingehen auf Bedürfnisse und Gefühle anderer C.2. Vermindertes Interesse an sozialen Kontakten und Beziehungen, Abnahme persönlicher Wärme
D.	**Frühzeitig perseveratives, stereotypes oder zwanghaftes/ritualisiertes Verhalten (mindestens eines von D.1–D.3)** D.1. Einfache repetitive Bewegungen D.2. Zwanghaftes oder ritualisiertes komplexes Verhalten D.3. Sprachliche Stereotypien
E.	**Hyperoralität und Veränderungen der Ernährung (mindestens eines von E.1–E.3)** E.1. Veränderte Vorlieben für Speisen E.2. Essattacken, vermehrter Konsum von Alkohol oder Zigaretten E.3. In den Mund Nehmen oder Verzehren von nicht essbarem Material
F.	**Neuropsychologisches Profil** Defizit von Exekutive/Produktion bei relativ unveränderten Gedächtnis- und visuell-räumlichen Leistungen (obligat sind alle Symptome F.1–F.3) F.1. Defizit bei Aufgaben mit exekutiver Komponente F.2. Relativ erhaltenes episodisches Gedächtnis F.3. Relativ erhaltene visuell-räumliche Leistungen
III.	**Wahrscheinliche bvFTD** Alle folgenden Symptome (A–C) sind obligat. A. Patient erfüllt Kriterien für mögliche bvFTD B. Patient zeigt deutlich reduzierte Alltagstüchtigkeit (nach Angabe von Bezugspersonen oder anhand entsprechender Werte in Clinical Dementia Rating oder Functional Activities Questionnaire) C. Mit bvFTD vereinbare Bildgebung (mindestens einer der Befunde C.1–C.2) C.1. Atrophie in cMRT oder cCT: frontal und/oder anterior temporal C.2. Hypoperfusion/Hypometabolismus in PET/SPECT: frontal und/oder anterior temporal

Tab. D 8.9: Kriterien für die Verhaltensvariante der frontotemporalen Lobärdegeneration (bvFTD) (Fortsetzung)

IV. bvFTD mit definitiver FTLD-Pathologie Obligat sind Kriterium A sowie Kriterium B oder Kriterium C. A. Patient erfüllt Kriterien für mögliche oder wahrscheinliche bvFTD B. Histopathologischer Nachweis einer FTLD (Biopsie oder Autopsie) C. Vorliegen einer als pathogen bekannten Mutation
V. Ausschlusskriterien Kriterien A und B schließen bvFTD aus. C ist zulässig bei möglicher bvFTD, aber unvereinbar mit wahrscheinlicher bvFTD. A. Muster der Defizite besser durch andere nicht-degenerative Erkrankung von Nervensystem oder Organismus erklärt B. Verhaltensauffälligkeiten besser durch eine psychiatrische Diagnose erklärt C. Biomarker mit deutlichen Hinweisen auf Alzheimer-Krankheit oder anderen neurodegenerativen Prozess

(nach Rascovsky et al. 2011)

Tab. D 8.10: Kriterien für die Syndrome der primär progredienten Aphasie (PPA)

Nichtflüssige/agrammatische Variante der primär progredienten Aphasie (nfvPPA) Obligat ist mindestens eines der beiden Hauptkriterien: 1. Agrammatismus in der expressiven Sprache 2. Angestrengtes stockendes Sprechen mit inkonsistenten Lautfehlern und Lautentstellungen (Sprechapraxie) Obligat sind mindestens zwei dieser drei weiteren Kriterien: 1. Beeinträchtigtes Verständnis syntaktisch komplexer Sätze 2. Intaktes Einzelwortverständnis 3. Intaktes Objektwissen
Semantische Variante der primär progredienten Aphasie (svPPA) Obligat sind beide Hauptkriterien: 1. Beeinträchtigtes Benennen 2. Beeinträchtigtes Einzelwortverständnis Obligat sind mindestens drei dieser vier weiteren Kriterien: 1. Beeinträchtigtes Objektwissen, vor allem für seltenes oder wenig vertrautes Material 2. Oberflächendyslexie oder Oberflächendysgraphie 3. Intaktes Nachsprechen 4. Intakte Sprachproduktion (Grammatik und Sprechmotorik)
Logopenische Variante der primär progredienten Aphasie (lvPPA) Obligat sind beide Hauptkriterien: 1. Wortfindungsstörungen für Einzelworte in Spontansprache und Benennen 2. Beeinträchtigtes Nachsprechen auf Satz- und Phrasenebene Obligat sind mindestens drei dieser vier weiteren Kriterien: 1. Phonematische Paraphasien in Spontansprache und Benennen 2. Intaktes Einzelwortverständnis und Objektwissen 3. Intakte Sprechmotorik 4. Kein offenkundiger Agrammatismus
Allgemeine Kriterien • **Einschlusskriterien (obligat sind alle drei Kriterien)** 1. Sprachprobleme stellen die am meisten herausragende klinische Auffälligkeit dar 2. Diese sind die Hauptursache von Beeinträchtigungen im Alltag 3. In den ersten Phasen der Erkrankung sollte die Sprachstörung ganz im Vordergrund stehen • **Ausschlusskriterien (keines der vier Kriterien darf vorliegen)** 1. Muster der Defizite besser durch andere nicht-degenerative Erkrankung von Nervensystem oder Organismus erklärt 2. Störung der Kognition besser durch eine psychiatrische Diagnose erklärt 3. Zu Beginn Beeinträchtigungen des episodischen und visuellen Gedächtnisses und der visuellen Wahrnehmung im Vordergrund 4. Zu Beginn Störungen des Verhaltens im Vordergrund
PPA-Diagnose mit Unterstützung durch Bildgebung Die jeweilige klinische Diagnose sowie mindestens eines der zwei Bildgebungskriterien müssen zutreffen: 1. Klinische Diagnose nfvPPA oder svPPA oder lvPPA 2. Die Bildgebung zeigt eine Atrophie im cMRT bzw. 3. Hypoperfusion/Hypometabolismus in PET/SPECT überwiegend – links posterior frontoinsulär (nfvPPA) – im anterioren Temporallappen (svPPA) – links posterior perisylvisch oder parietal (lvPPA)
PPA-Diagnose mit pathologischer Sicherung Die jeweilige klinische Diagnose sowie mindestens eines der zwei weiteren Kriterien müssen zutreffen: 1. Klinische Diagnose nfvPPA oder svPPA oder lvPPA 2. Histopathologischer Nachweis einer spezifischen neurodegenerativen Pathologie (wie FTLD-Tau, FTLD-TDP, Alzheimer-Krankheit oder andere) 3. Vorliegen einer als pathogen bekannten Mutation

(nach Gorno-Tempini et al. 2011)

In der *cMRT* empfiehlt sich die koronare Schichtung zur Beurteilung der Temporallappen mit charakteristischer »Messerrücken-Atrophie«, deren Ausmaß mit einer einfachen Skala (Kipps et al. 2007) dokumentierbar ist.
SPECT und PET zeigen einen frontotemporalen Hypometabolismus, oft asymmetrisch. Es besteht die funktionell-anatomisch zu erwartende Korrelation mit den klinischen Syndromen (Weintraub et al. 2009): Bei bvFTD ist der Hypometabolismus frontomedial betont, bei semantischer Demenz links temporopolar und bei nfvPPA links frontolateral. Atypische Alzheimer-Formen muss man erwägen, wenn die Amyloid-Bildgebung pathologisch ausfällt: Normalerweise zeigt sie bei FTLD keine Anreicherung (Grimmer et al. 2010).

Eine *Elektromyographie* sollte zusätzlich zur klinischen Suche nach Paresen, Faszikulationen und Fibrillationen erwogen werden, da eine überlappende Motoneuronerkrankung nicht ungewöhnlich ist – sie lenkt den Verdacht auf C9orf72-Mutationen.

EEG-Befunde helfen nicht zur Abgrenzung von der Alzheimer-Krankheit.

D 8.1.3.4 Vaskuläre Demenzen

Vaskuläre Demenz (VaD) bezeichnet eine durch Hirnschäden bei zerebrovaskulären Erkrankungen ausgelöste Demenz und wird für eine heterogene Gruppe von klinischen Syndromen verwendet (s. **Tab. D 8.11**).

Für die Diagnose ist die Verbindung von kognitiven Symptomen und zerebrovaskulärer Störung (klinischer Schlaganfall oder subklinische vaskuläre Hirnschädigung) entscheidend. Die Sicherung des Kausalzusammenhangs kann Schwierigkeiten bereiten, gelegentlich auch die Abgrenzung zur Alzheimer-Demenz. Als »gemischte« Demenz können beide zusammen auftreten, und es existieren synergistische Effekte zwischen zerebrovaskulären Läsionen und Alzheimer-Pathologie (Petrovitch et al. 2005). Neben VaD wurde die Bezeichnung vaskulär bedingte kognitive Einschränkung (»vascular cognitive impairment«, VCI) eingeführt, um das klinische Spektrum von Prodromalformen (Einschränkung in mindestens einer kognitiven Domäne) bis zur ausgeprägten Demenz abzudecken (Hachinski et al. 2006).

Tab. D 8.11: Formen der vaskulären Demenz (VaD)

Multiinfarktdemenz
Summe der Effekte mehrerer Territorialinfarkte; typisch: kortikale Symptome wie Aphasie, Apraxie, Agnosie

Strategische Infarkte
vor allem in Thalamus, Basalganglien, frontalem Marklager oder Gyrus angularis; typisch: Gedächtnisstörungen, konstruktive Apraxie und Störungen von Urteilsvermögen und Benennung

Multiple lakunäre Infarkte (Status lacunaris)
Subkortikale Infarkte mit Durchmesser < 1,5 cm; typisch: Apathie, Denkverlangsamung, psychomotorische Verlangsamung, Bradykinese, Orientierungs-, Aufmerksamkeits- und Gedächtnisstörungen, Perseverationen

Binswanger-Erkrankung (synonym: subkortikale arteriosklerotische Enzephalopathie, SAE)
diffuse Marklagerveränderungen, typischerweise kombiniert mit lakunären Infarkten; klinisch: Abulie, Inkontinenz, akinetisch-rigides Syndrom

CADASIL (zerebrale autosomal-dominante Arteriopathie mit subkortikalen Infarkten und Leukenzephalopathie)
hereditäre Erkrankung der kleinen Gefäße, klinisch wie Status lacunaris oder SAE

Mischbilder der ersten drei Formen
z. B. Territorialinfarkte und lakunäre Infarkte wie bei zerebraler Vaskulitis

Singuläre oder multiple intrazerebrale Hämatome
durch Hypertonie bedingte Gefäßveränderungen (kleine Gefäße), Amyloidangiopathie, oder seltener: hämorrhagische Diathese, rupturierte Aneurysmen, Vasospasmen, arteriovenöse Malformationen

»Mixed dementia« = Kombination mit Alzheimer-Demenz

In der *Anamnese* finden sich neben vaskulären Risikofaktoren und den Anzeichen einer generalisierten Gefäßerkrankung oft Hinweise auf vorangegangene Schlaganfälle oder TIAs. Bei der *Untersuchung* sollten gezielt beachtet werden: fokal-neurologische Defizite, gestörte Exekutivfunktionen, beeinträchtigte Wortflüssigkeit, Gangstörung, extrapyramidale Symptome, Herzgeräusch, Vorhofflimmern, Fußpulse, Blutdruck.

Tab. D 8.12: Diagnosekriterien der vaskulären Demenz

Feststellung eines Demenz-Syndroms

Vaskuläre Demenz wahrscheinlich:
1. Kognitive Einschränkung mit Bildgebungsnachweis einer zerebrovaskulären Erkrankung sowie
   a) klarer zeitlicher Zusammenhang zwischen vaskulärem Ereignis und Beginn der kognitiven Störung, oder
   b) klarer Zusammenhang zwischen Schweregrad und Muster der kognitiven Störung und einer diffusen, subkortikalen zerebrovaskulären Pathologie (z. B. wie bei CADASIL)
2. Anamnestisch kein Anhalt für langsam fortschreitende kognitive Störungen vor oder nach dem Schlaganfall, die auf eine nicht-vaskuläre, neurodegenerative Erkrankung hinweisen.

Vaskuläre Demenz möglich:
Kognitive Einschränkung mit Bildgebungsnachweis einer zerebrovaskulären Erkrankung, jedoch
1. kein klarer Zusammenhang (zeitlich, Schweregrad oder Schädigungsmuster) zwischen vaskulärer Schädigung und kognitiver Störung (z. B. stumme Infarkte, subkortikale Mikroangiopathie),
2. nur unvollständige Informationen (z. B. Hinweise aus der klinischen Symptomatik, aber keine Bildgebung),
3. ausreichende kognitive Testung durch schwere Aphasie unmöglich,
4. zusätzlich zur zerebrovaskulären Erkrankung Hinweise auf eine Erkrankung mit Einfluss auf die Kognition, z. B.
   a) neurodegenerative Störung wie Parkinson-Erkrankung, PSP, DLB,
   b) Nachweis einer Alzheimer-Erkrankung mit Biomarkern (z. B. PET, Liquor-Amyloid, Genetik) oder
   c) aktives Tumorleiden oder psychiatrische oder metabolische Störungen mit Einfluss auf die Kognition.

(nach American Heart Association/American Stroke Association; Gorelick et al. 2011)

In der Regel wird man eine *cMRT* anfordern, um andere Ursachen auszuschließen bzw. folgende Befunde nachzuweisen: akute und ältere Infarkte (Lokalisation, Ausdehnung, Klassifikation), Mikroblutungen als Hinweis auf Mikroangiopathie (Amyloidangiopathie, Hypertonie-assoziierte Veränderungen, CADASIL), Leukoaraiose (rarefizierte weiße Substanz), Gefäßstenosen und -malformationen.
Internistische Zusatzuntersuchungen dienen der Detektion von Emboliequellen (Vorhofflimmern!) und extrazerebralen Gefäßveränderungen. Zur Erfassung des wichtigsten Risikofaktors Hypertonie sind *Blutdruckmessungen* (inklusive Tagesprofil oder 24-Stunden-Messung) notwendig. Die extra- und transkranielle *Doppler- und Farbduplexsonographie* dient der Graduierung von Gefäßstenosen und -verschlüssen.

D 8.1.4 Mild cognitive impairment (MCI)

Die leichte kognitive Störung nach ICD-10 (F06.7) ist durch organisch bedingte Gedächtnis-, Lern- und Konzentrationsstörungen gekennzeichnet, ohne dass Demenz oder Delir vorliegt. Das Syndrom mild cognitive impairment (MCI) wird strenger definiert: durch fremdanamnestische Bestätigung und Leistungsverschlechterung im Zeitverlauf bei fehlender relevanter Alltagsbeeinträchtigung (Winblad et al. 2004) sowie durch ein psychometrisches Kriterium (Leistung < 1,5 Standardabweichungen unter Mittelwert der Kontrollgruppe) – und ist also eine neuropsychologische Labordiagnose.

Je nachdem, ob eine Gedächtnisstörung objektivierbar ist, können zwei Haupttypen des MCI (»amnestic MCI« und »non-amnestic MCI«) unterschieden werden. Wenn man sich zudem an der Zahl betroffener kognitiver Domänen orientiert (»single domain MCI« und »multiple domain MCI«), ergeben sich vier Kombinationsmöglichkeiten (»amnestic MCI single domain« usw.). Man spekuliert hier über unterschiedliche Krankheitsprozesse: MCI mit Gedächtnisstörung z. B. als Ausdruck der Alzheimer-Pathologie, während erhaltenes Gedächtnis eher für beginnende FTLD oder DLB sprechen könnte. Neuerdings wurden in der kolumbianischen PS-1-Familie zwei auch neuropsychologisch erfassbare MCI-Vorstufen (asymptomatic bzw. symptomatic preMCI) definiert (Acosta-Baena et al. 2011, Parra et al. 2010). Auch rein subjektive Beeinträchtigungen, ohne fassbare Korrelate, können Prodrom einer Demenz sein und sollten Verlaufskontrollen erwägen lassen (Jessen et al. 2010).

Für die Praxis ergibt sich ein zunehmendes Interesse für *verlaufsmodifizierende Studien* (Aisen et al. 2011) sowie für Prävention und Protektion (s. Abschnitt D 8.3.3). Zulassungen für eine medikamentöse MCI-Therapie gibt es bislang nicht. Gerade für Träger pathogener Alzheimer-Mutationen, die zwangsläufig erkranken werden, müssten sich gezielte Behandlungsansätze entwickeln lassen: Diese Patienten wurden bisher aber meist aus Therapiestudien ausgeschlossen. Interventionen plant hier unter anderen das Konsortium DIAN (»Dominantly inherited Alzheimer Disease«: www.dian-info.org/de).

D 8.2 Epidemiologie und Verlauf

In Deutschland wird die Zahl der Demenzkranken auf etwa eine Million geschätzt, mit deutlicher Abhängigkeit vom Alter (DGPPN und DGN 2010). Bei den 65- bis 69-Jährigen betragen Prävalenz 1 % und Inzidenz 0,4 % und beide steigen rasch an – auf 23 % bzw. 6 % bei den 85- bis 89-Jährigen (Bickel 2000). Am häufigsten ist dabei eine Alzheimer-Demenz anzunehmen, wobei deren Anteil unterschiedlich zwischen drei Vierteln und einem Drittel angegeben wird.
Für die Altersgruppe zwischen 45 und 65 Jahren ergab sich für das Demenz-Syndrom in einer englischen Studie eine niedrige Prävalenz von < 0,1 % (81 : 100 000), wobei ein Zehntel der Patienten sekundäre Demenzen zeigte (oft alkoholbedingt). Eine Alzheimer-Krankheit wurde bei diesen jüngeren Patienten in knapp 22 %, frontotemporale Lobärdegenerationen und vaskuläre Demenzen in jeweils etwa 16 % diagnostiziert, bei etwa 10 % schließlich Demenzen mit Parkinson-Symptomen, einschließlich DLB (Ratnavalli et al. 2002).
Für Geschlechtsunterschiede gibt es keine sicheren Hinweise. Dennoch stellen Frauen 70 % der Demenz-Kranken, da sie in der Altersbevölkerung überrepräsentiert sind (Bickel 2000).

D 8.2.1 Alzheimer-Demenz

Bei erheblichen individuellen Unterschieden wird die Dauer der Erkrankung um 5 bis 10 Jahre angegeben, bei sehr variablem Tempo der Progression (Doody et al. 2010). Alter, positive Familienanamnese und individueller ApoE-Genotyp sind nicht modifizierbare Risikofaktoren. Während das Erkrankungsrisiko in der allgemeinen Bevölkerung mit 5 % veranschlagt wird, liegt das Lebenszeitrisiko für Geschwister und Kinder eines an Alzheimer Erkrankten bei 19 %, mit einem ApoE-ε4-Allel bei 25–30 % (Lautenschlager et al. 1999). Als weitere Risikofaktoren gelten ein niedriges Bildungsniveau, Schädel-Hirn-Traumen, geringe körperliche Aktivität und Fettleibigkeit. Letztere sind allerdings beeinflussbar, ebenso wie arterielle Hypertonie, Hypercholesterinämie und Glukoseintoleranz, die im mittleren Lebensabschnitt stark ansteigen – mit einem deutlich erhöhten Risiko nicht nur für vaskuläre Demenz, sondern auch für Alzheimer (Luchsinger et al. 2005, Kivipelto et al. 2005).

D 8.2.2 Lewy-Körper-assoziierte Demenzen (DLB, PDD)

Die Erkrankungen beginnen um das 67. Lebensjahr und dauern etwa sechs Jahre, mit einer Spanne zwischen unter einem Jahr und 31 Jahren (Jellinger et al. 2007). Es gibt kaum Hinweise auf eine genetische Veranlagung. DLB gilt als zweithäufigste Demenz (um 20 %) nach Alzheimer (Aarsland et al. 2008). Kognitive Störungen nehmen bei Parkinson-Patienten mit der Dauer der Erkrankung zu – nach 20 Jahren sind etwa 80 % dement (Hely et al. 2008).

D 8

D 8.2.3 Frontotemporale Lobärdegeneration

Typischerweise beginnt die Erkrankung in der sechsten Dekade (mit einer Spanne zwischen unter 30 und über 80 Jahren) und entwickelt sich langsam aus einem der fokalen Syndrome zur schweren generalisierten Erkrankung. Ihre Dauer liegt um sechs bis elf Jahre und die Prävalenz in der Gesamtbevölkerung wird mit um 3 : 100 000 angegeben (Rabinovici et al. 2010), im Alter von 45 bis 65 Jahren um 20 : 100 000 (Knopman et al. 2011).

D 8.2.4 Vaskuläre Demenzen

Die Prävalenz in Europa wird mit 1 600 : 100 000 nach dem 65. Lebensjahr angegeben und steigt exponentiell mit dem Alter an, ohne Hinweise auf Geschlechtsunterschiede (Gorelick et al. 2011). Als 6-Jahres-Überlebensrate werden 12 % genannt, als mittleres Sterbealter 82 Jahre (Hebert et al. 1995).

D 8.2.5 MCI

Eine aktuelle Studie zeigte in Deutschland bei Probanden von 50 bis 80 Jahren je nach Diagnosekriterium eine Prävalenz von 7 800–12 100 : 100 000 (Dlugaj et al. 2010). MCI geht mit einem erhöhten Risiko für die Entwicklung einer Alzheimer-Demenz einher: Eine Metaanalyse ergab jährliche Raten zwischen 5 und 10 %, gleichzeitig zeigte sich aber auch, dass viele Menschen mit MCI im Langzeitverlauf keine Demenz entwickeln (Mitchell et al. 2009). Als Prädiktoren der sogenannten »Konversion« gelten unter anderem die Alzheimer-Biomarker (s. **Tab. D 8.6**). Laut z. B. PIB-PET werden MCI-Patienten mit Amyloid-Nachweis wesentlich wahrscheinlicher an Alzheimer erkranken als PIB-negative Patienten (Okello et al. 2009).

D 8.3 Therapeutische Prinzipien

Bei degenerativen Demenzen sind die in Tiermodellen beobachtete Reversibilität eingetretener Schäden und eine an der Pathophysiologie ansetzende Neuroprotektion noch unerfüllte Hoffnungen. Bei vaskulären Demenzen dagegen ist Protektion bereits heute wirksam. Hauptziel ist derzeit die Verlangsamung des Krankheitsprozesses, weiteres Ziel die Gesunderhaltung der pflegenden Angehörigen, u. a. durch Verringerung der bei über 90 % der Patienten vorhandenen Verhaltensstörungen. Aktuelle Leitlinien stammen von den deutschen Fachgesellschaften für Psychiatrie und für Neurologie (DGPPN und DGN 2010).

D 8.3.1 Neurodegenerative Demenzen

D 8.3.1.1 Alzheimer-Demenz

Amyloid-Plaques enthalten als Hauptkomponente Amyloid-β (Aβ) aus 40 bis 42 Aminosäuren. Diese Peptide entstehen durch sequenzielle Prozessierung des Membranproteins APP (amyloid precursor protein), beginnend mit seiner extrazellulären Spaltung durch β-Sekretase (BACE). γ-Sekretase (vier Proteine, mit PS-1 als aktiver Komponente) spaltet den zurückbleibenden membrangebundenen Teil, wobei Aβ freigesetzt wird (Mattson 2004). Durch seine Tendenz zur Aggregation gilt vor allem Aβ42 als pathogenetisch bedeutsam. Die Aggregation zu Plaques geht mit einem langsam fortschreitenden Untergang von Nervenzellen und einer chronischen Neuroinflammation einher, welche durch aktivierte Mikroglia und reaktive Astroyzten charakterisiert ist (Heneka et al. 2010).

Die Amyloid-Hypothese der Alzheimer-Entstehung legt als therapeutischen Ansatz nahe, die Bildung von Aβ und seine Aggregation zu verhindern oder rückgängig zu machen, zum Beispiel durch Hemmung der Sekretasen. Eine andere Strategie nutzt Immunmechanismen: Im Tiermodell transgener Mäuse, die gegen Aβ »geimpft« werden, ist eine Abräumung von Aβ-Ablagerungen zu erzielen (Mattson 2004). Die erste Patienten-Studie mit aktiver Impfung gegen synthetisches Aβ (AN1792) wurde wegen Meningoenzephalitiden (etwa 5 % der Patienten) abgebrochen. Bei der Weiterentwicklung wird jetzt darauf geachtet, die Antigene so zu wählen, dass die Gefahr einer T-Zellaktivierung gemindert ist. Allerdings muss der Immunisierungsansatz noch besser verstanden werden: Wenngleich neun postmortal untersuchte Patienten keine relevanten Nebenwirkungen auf AN1792 gezeigt hatten und eine deutliche bis komplette Aβ-Reduktion erzielt wurde, so fand sich doch kein signifikanter Einfluss auf die kognitive Leistung oder Neurofibrillen-Pathologie (Holmes et al. 2008). Auch verschiedene Antikörper zur passiven Immunisierung befinden sich in Entwicklung (Mangialasche et al. 2010). Studien mit Bapineuzumab laufen noch, waren aber bisher nicht überzeugend (Salloway et al. 2009) (↔). Eine nach günstigen Beobachtungen mit intravenösen Immunglobulinen (Relkin et al. 2009) aufgelegte Phase-III-Studie soll 2013 zum Abschluss kommen (http://clinicaltrials.gov/ct2/show/NCT00818662).

Zur Beeinflussung der Aβ-Entstehung verspricht die β-Sekretase/BACE als Angriffspunkt eher Erfolg (Klaver et al. 2010), während sich bei der γ-Sekretase-Hemmung aufgrund ihrer für die Signaltransduktion wichtigen Rolle die erwarteten Nebenwirkungen bestätigten: klinische Studien des Inhibitors Semagacestat wurden abgebrochen (http://clinicaltrials.gov/ct2/show/NCT00594568). Substanzen zur Hemmung der Aggregation von Aβ und auch von Tau befinden sich weiter in der Diskussion (Bulic et al. 2009, Mangialasche et al. 2010).

Die derzeit etablierte Therapie greift weit distal an, am Verlust von cholinergen Neuronen im Nucleus basalis Meynert und folgt der damit verbundenen Hypothese des zentralen cholinergen Defizits. Zur Verbesserung der Neurotransmission wurden Hemmstoffe der Cholinesterase entwickelt. Nach dem heute obsoleten Tacrin werden als zweite Generation mit geringeren cholinergen Nebenwirkungen Donepezil, Galantamin und Rivastigmin eingesetzt (↑↑). Auch bei schwerer Alzheimer-Demenz bestehen günstige Effekte (Winblad 2009) (↑). Beim ebenfalls zugelassenen Glutamat-Antagonisten Memantin (↑↑), der NMDA-Rezeptoren beeinflusst, gilt als Wirkprinzip, dass die Glutamatrezeptoren tonisch überaktiviert sind und diese diskrete aber chronische Überaktivierung zu funktioneller Schädigung und letztlich Tod der Nervenzellen beiträgt (Parsons et al. 2007). Das therapeutische Konzept einer Beeinflussung der Neurotransmission gilt auch für verschiedene, noch in der Entwicklung befindlichen Präparate (Mangialasche et al. 2010).

Bei fehlendem Wirkungsnachweis bzw. Hinweisen auf vermehrte Risiken werden nicht empfohlen (↓): nicht-steroidale Antiphlogistika, Hormonersatztherapie bei postmenopausalen Frauen sowie Piracetam, Nicergolin, Hydergin, Lecithin, Nimodipin und Cerebrolysin. Antioxidantien: Früher vermutete Effekte von Selegilin blieben unbestätigt, von Vitamin E wird mittlerweile abgeraten (↓). Für Ginkgo und andere Pflanzenextrakte wurde ein Wirksamkeitsnachweis bislang nicht erbracht (DGPPN und DGN 2010). Trotz hoher Erwartungen zeigte sich auch Simvastatin nicht wirksam (Sano et al. 2011) (↓).

D 8.3.1.2 Lewy-Körper-assoziierte Demenzen (DLB, PDD)

Bei der DLB besteht ein cholinerges Defizit, das noch deutlicher als bei Alzheimer-Demenz ausgeprägt ist. Eine randomisierte Therapiestudie fand bei DLB einen günstigen Effekt von Rivastigmin auf Kognition und Verhalten (McKeith 2002) (↑). Studien mit Memantin zeigten positive Effekte in der globalen klinischen Einschätzung und der Aufmerksamkeit (Aarsland et al. 2009) sowie auf psychiatrische Symptome (Emre et al. 2010) (↑).
Auf die bei der DLB häufig auftretenden REM-Schlaf-Verhaltensstörungen wirkt sich möglicherweise nicht nur Clonazepam (erste Wahl, dabei aber Problem der Sedierung und gesteigerte Tagesmüdigkeit) günstig aus, sondern auch Cholinesterase-Inhibitoren und Memantin (Ringman et al. 2000, Aarsland et al. 2009) (↑).
Depression und Angst lassen sich aufgrund klinischer Erfahrung und offener Studien oft erfolgreich und nebenwirkungsarm mit selektiven Serotonin- oder Serotonin-Noradrenalin-Wiederaufnahmehemmern (SSRIs bzw. SNRIs) behandeln (↔). Kürzlich wurde allerdings dieser Eindruck, wenigstens für Alzheimer-Kranke, in einer systematischen Untersuchung in Frage gestellt (Banerjee et al. 2011) (vgl. D 8.4.3).
Bei motorischen Symptomen (wie Rigor, Tremor, Bradykinese) kann ein Versuch mit Levodopa unternommen werden, wobei das Ansprechen meist deutlich schlechter ist als bei der idiopathischen Parkinson-Erkrankung und die Aufdosierung aufgrund des Nebenwirkungsrisikos (z. B. Psychose) vorsichtig erfolgen soll (↔). Dopaminagonisten sollten aufgrund möglicher kognitiver Verschlechterung nicht verabreicht werden (↓).
Bei der PDD findet sich ein der DLB vergleichbares cholinerges Defizit. Eine mäßige Besserung der kognitiven Leistung und der klinischen Einschätzung zeigte sich unter Rivastigmin (Emre et al. 2004) (↑), während Memantin keinen Effekt zu haben scheint (Emre et al. 2010) (↓).

D 8.3.1.3 Frontotemporale Lobärdegeneration

Aufgrund der Reduktion der kortikalen Serotonin-Bindung (Franceschi et al. 2005) werden SSRIs und SNRIs verwendet (Kaye et al. 2010, Rabinovici et al. 2010). Dabei bestehen unter Trazodon günstige Verhaltenseffekte, mit Paroxetin kommt es eher zu ungünstigen Ergebnissen (↔). Da ein zentrales cholinerges Defizit bei FTLD nicht eindeutig ausgeschlossen und die sichere Alzheimer-Abgrenzung bisher kaum möglich ist, können Cholinesterase-Hemmer probatorisch eingesetzt werden (↔). Für Rivastigmin gibt es Hinweise für eine günstige Wirkung auf das Patientenverhalten und die Belastung der Angehörigen (Moretti et al. 2004) (↔). Galantamin ergab zwar bei progredienten Aphasien einen positiven Trend, war aber bei bvFTD unwirksam (Kertesz et al. 2008) (↔). Nach günstigen Pilot-Studien mit Memantin (Diehl-Schmid et al. 2008) wird dieses aktuell gegen Placebo getestet (Kerchner et al. 2011). Oxytocin, intranasal an 20 Patienten, mit bvFTD, ergab laut Angehörigen-Eindruck einen kurz dauernden positiven Verhaltenseffekt (Jesso et al. 2011) (↔).
Die Heterogenität der Krankheitsgruppe bedingt, dass man für den jeweiligen molekularen Mechanismus nach eigenen Therapiekonzepten suchen muss. Am weitesten fortgeschritten ist dies momentan dort, wo Progranulin pathogenetisch eine Rolle spielt (Le Ber et al. 2008): Experimentell kann der Progranulingehalt kultivierter Zellen durch gebräuchliche Pharmaka, u. a. Chloroquin, normalisiert werden (Capell et al. 2011, Cenik et al. 2011).

D 8.3.2 Vaskuläre Demenzen

Drei hauptsächliche Hypothesen versuchen, die Entstehung der Demenz bei ischämischen Läsionen zu erklären (Loeb et al. 1996). Nach der *Summationstheorie* führen mehrere große Schlaganfälle zum Untergang einer kritischen Masse von Gewebe. Beim *strategischen Infarkt* führen kleine Läsionen zu schweren Ausfällen, wenn sie kritische Leitungsbahnen oder bilateral homologe Strukturen (z. B. paramedianer Thalamus) schädigen. Nach der *Theorie der diffusen Schädigung* zerstören viele kleine, disseminierte Läsionen in ihrer Gesamtheit eine kritische Gewebemasse. Grundsätzlich gilt, dass eine Reduktion ischämischer Schäden in der Akutphase die Gefahr der Entwicklung einer vaskulären Demenz mindert. Als beste präventive Strategien sind daher die suffiziente Hirninfarkttherapie und die Sekundärprophylaxe anzusehen.
Eine Reihe von Studien verweist auf *Defizite an Neurotransmittern*, am konsistentesten von Acetylcholin. Cholinerge CA1-Neurone im Hippocampus und die kortikalen Projektionen des Nucleus basalis gelten als besonders vulnerabel. Es gibt Hinweise für eine Wirksamkeit von Cholinesterasehemmern und Memantin (Gorelick et al. 2011) (↑).

D 8.3.3 Demenz-Prävention, Behandlung bei MCI

Körperliche/sportliche Aktivität, insbesondere im mittleren Lebensalter, mindert das Demenz-Risiko (Lautenschlager et al. 2012, Etgen et al. 2010) (↔). In großem Umfang prüft »LIFE« diesen Effekt, wird aber erst 2014 abgeschlossen (http://clinicaltrials.gov/ct2/show/NCT01072500).
In der Studie »ACTIVE«, mit Interventionen im Sinne der *Erwachsenenbildung*, fanden sich Hinweise auf eine über fünf Jahre nach dem Training fortbestehende kognitive Leistungsverbesserung, auch bei MCI (Unverzagt et al. 2009) (↔). Im Vergleich zu unbehandelten MCI-Probanden (Warteliste) verbesserte ein spezifisches *Gedächtnistraining* die Leistungen für mindestens 4 Monate (Kinsella et al. 2009).
Es gibt nachhaltige Hinweise, dass ein bestimmtes *Ernährungsverhalten* (u. a. Konsum von Fisch, mediterrane Diät) vor Demenz schützt (Féart et al. 2009, Morris et al. 2010) (↔). Selbst wenn sich keine direkte Empfehlung ableiten lässt, sollte man eine allgemein ausgewogene Diät bevorzugen und gesättigte Fettsäuren meiden sowie Übergewicht und andere Gefäßrisikofaktoren reduzieren (de Toledo Ferraz Alves et al. 2010). Eine Fettstoffwechselstörung als Risikofaktor und Risikominderung durch Lipidsenker sind weiter in der Diskussion (Fonseca et al. 2010) (↔). Nach den Syst-Eur- und PROGRESS-Studien lässt sich durch konsequente antihypertensive Behandlung das Demenz-Risiko deutlich senken (Gorelick et al. 2011) (↑).
Bei MCI zeigten weder Donepezil noch Galantamin kognitive Effekte (Winblad et al. 2008, Doody et al. 2009) (↓). Eine wirksame Pharmakotherapie des Konversionsrisikos bei MCI ist aktuell nicht bekannt. Vitamin E zeigte keinen Nutzen bei »amnestic MCI« (Petersen et al. 2005) (↓) und auch B_6, B_{12} sowie Folsäure bewirken keine kognitive Verbesserung (Balk et al. 2007) (↓).

D 8.4 Pragmatisches Vorgehen

D 8.4.1 Suche nach behandelbaren Ursachen

> Nach Feststellung des Demenz-Syndroms steht die Suche nach behandelbaren Ursachen im Vordergrund (vgl. **Tab. D 8.13**).

Ausführliche Eigen- und Fremdanamnese und eine detaillierte neurologische und internistische Untersuchung sind unverzichtbar. Für die gewissenhafte Medikamentenanamnese spricht, dass in einer Studie etwa ein Drittel der Patienten mit den die Demenz verschlechternden Anticholinergika behandelt worden war (Carnahan et al. 2004). An Zusatzuntersuchungen sind *Blut- und Liquordiagnostik* (mit Lipidprofil als vaskulärem Risikofaktor und den Liquormarkern Gesamt-Tau, p-Tau und Aβ42) notwendig. Ferner ist bei jedem Patienten eine *Bildgebung des Gehirns* (cMRT mit T1, T2, Diffusionswichtung und T2* als Standarduntersuchung; cCT als Minimalanforderung) zu fordern.

Nach therapierbaren Grundkrankheiten muss mit Nachdruck gesucht werden (s. **Tab. D 8.13**). Hierzu gehören insbesondere: Avitaminosen, Hyperkalzämie und Schilddrüsenstörungen, weiterhin entzündliche Erkrankungen wie Lyme-Borreliose, Neurosyphilis und limbische Enzephalitis. Zur Abgrenzung der infausten Creutzfeldt-Jakob-Krankheit sind EEG, cMRT sowie Protein 14–3–3 und Tau (exzessiv erhöht, dabei nur mäßig hohes pTau; Riemenschneider et al. 2003) im Liquor hilfreich.
Die Bestimmung der CK und der alkalischen Phosphatase sowie von Progranulin gibt Hinweise auf die FTLD-Unterformen bei VCP- und Progranulin-Mutationen, wo gezielte Interventionen entwickelt werden.

> Wenn eine sekundäre Demenz weitgehend ausgeschlossen ist, sollte man aus klinischem und psychometrischem Befund, Verlauf, Bildgebung und Liquordiagnostik die Form der anzunehmenden primären Neurodegeneration genauer eingrenzen.

D 8.4.2 Pharmakotherapie kognitiver Störungen

Die Behandlung sollte auf den Schweregrad bezogen und Teil eines Gesamtkonzepts sein, das auch die nicht-kognitiven Symptome und die psychosoziale Situation sowohl der Patienten als auch der Angehörigen berücksichtigt.
Hemmstoffe der zentralen Cholinesterase: Diese Substanzklasse wird zur Therapie der leichten bis mittelschweren Alzheimer-Demenz empfohlen (DGPPN und DGN 2010) (B). Donepezil ist von der amerikanischen Food and Drug Administration auch für die schwere Alzheimer-Demenz zugelassen (B). Günstige Effekte der Cholinesterase-Hemmer scheinen in allen Alzheimer-Stadien und auch deutlich jenseits des anfänglich untersuchten Halbjahres-Zeitraums zu bestehen. Für die vaskuläre Demenz ist in Europa und den USA derzeit keine der Substanzen zugelassen, sehr wohl jedoch für die nicht seltene gemischte Demenz (Alzheimer- und vaskuläre Veränderungen: Vorgehen wie bei Alzheimer; DGPPN und DGN 2010).
Pragmatisch sollte eine Behandlung über sechs Monate erfolgen. Als Faustregel ist eine Verbesserung bei etwa 40 % der Patienten zu erwarten, weitere 40 % bleiben stabil und bei etwa 20 % kommt es unter der Behandlung zu einer Verschlechterung (van Puyvelde und Mets 2011). Danach ist das weitere Vorgehen individuell festzulegen. Bei guter Verträglichkeit sind medizinische Gründe zum Absetzen der Medikation schwer vorzubringen. Eine langfristige Fortführung trotz ausbleibender Wirkung oder gar bei Verschlechterung ist jedoch nicht überzeugend. Bei MMST-Werten von 9 bis 5 ist die Kombination von Donepezil mit Memantin (DGPPN und DGN 2010) zu erwägen (C).
Gemeinsam ist Donepezil, Galantamin und Rivastigmin das dosisabhängige Profil der cholinergen Nebenwirkungen, die eine langsame Aufdosierung erfordern und die als therapeutisch angesehene Dosis nicht immer erreichen lassen. Gegebenenfalls ist

Tab. D 8.13: Paraklinische Untersuchungen beim Demenz-Syndrom, insbesondere zur Erkennung der Ursachen sekundärer Demenzformen

Blutchemie • Na, K, Kalzium, Blutzucker, Kreatinin, Harnstoff, Transaminasen • Vitamine B_1, B_6, B_{12}, Folsäure, Homocystein • Cholesterin, Triglyzeride • Lipoprotein-Analyse • TSH, T3, T4 • BKS, CRP • Lyme- und Lues-Serologie • evtl. Rheuma-Serologie, Vaskulitis-Serologie • evtl. Antikörper paraneoplastischer Syndrome (Anti-Hu u. a.) • evtl. Spiegel von Medikamenten und toxischen Substanzen **Liquor** • Zellzahl • Reiber-Schema und oligoklonale Banden **Bildgebung** • Schädel-CT, besser cMRT (inklusive T2*-Sequenzen: Mikroblutungen?) • evtl. Thorax-Röntgen • evtl. Tumorsuche (v. a. Lunge, Hoden, Mamma) **Funktionsuntersuchungen** • Dopplersonographie • EKG • EEG
Verfahren zum Versuch der Differenzierung zwischen primär neurodegenerativen Demenzen • detaillierte Neuropsychologie • koronare Schnittführung im cMRT • Blutspiegel von CK, alkalischer Phosphatase, Progranulin • Amyloid- und Tau-Protein im Liquor • Bildgebung des zerebralen Stoffwechsels (z. B. FDG-PET) • Amyloid-Bildgebung (z. B. PIB-PET) • Bildgebung des dopaminergen Systems (z. B. FP-CIT-SPECT) • DNS-Asservierung (Diagnostik derzeit möglich z. B. für APP, Präseniline, Progranulin, Tau, C9orf72, Neuroserpin, Notch3, VCP, CHMP2B, Huntingtin)

die Aufdosierung zu verlangsamen, eventuell auch das Präparat zu wechseln. Eine eindeutige Empfehlung zum Vorzug eines der Präparate oder zum Wechsel untereinander bei Therapieversagen ist derzeit nicht möglich (Lockhart et al. 2009). Vorteilhaft kann aber die transdermale Applikation sein: Im direkten Vergleich zu oralem Rivastigmin (12 mg/Tag) traten unter Pflaster bei 10–20 % lokale Hautirritationen auf, dabei waren Übelkeit und Erbrechen um zwei Drittel vermindert (Winblad et al. 2007). Das Auftreten von Übelkeit und Erbrechen wird bei oralem Rivastigmin und Galantamin in den aktuellen Fachinformationen (www.fachinfo.de) in mehr als 10 % angegeben, bei Rivastigmin-Pflaster ebenso wie bei oralem Donepezil in 1–10 %. Ebenfalls mit 1–10 % wird eine Vielzahl weiterer Nebenwirkungen, einschließlich Appetitminderung und Durchfall, genannt, sowie bei Donepezil Urininkontinenz (kasuistisch bei allen Substanzen). Selten ist das Pisa-Syndrom, eine nach Absetzen reversible Rumpf-Dystonie (Huvent-Grelle et al. 2007). Schwerwiegende Medikamenten-Interaktionen scheinen selten, eine cholinerge Überdosierung, besonders mit zentralnervösen oder kardialen Nebenwirkungen, muss aber bei gleichzeitiger Gabe von Psychopharmaka oder Antiarrhythmika (einschließlich Digoxin) bedacht werden (Bentué-Ferrer et al. 2003). Urologische Präparate: s. u.

Die Präparate unterscheiden sich nach Einmal- oder Zweimalgabe, Verfügbarkeit auch als Tropfen und Pflaster sowie dem Zeitplan der Aufdosierung (s. **Tab. D 8.14**).

Donepezil (Aricept®) wird anfangs mindestens einen Monat lang abends vor dem Schlafengehen (5 mg) gegeben, bevor man auf die Höchstdosis verdoppelt. Zu lebhafte Träume kann man durch Verlagerung der Einnahme auf den Morgen vermeiden. Bei Galantamin (Reminyl®) erfolgt die Dosissteigerung in drei Schritten (8 mg, 16 mg, 24 mg). Rivastigmin (Exelon®) soll 2 × täglich zu den Mahlzeiten eingenommen werden und kann, beginnend bei 1,5 mg, in Einzelschritten individuell bis zur Maximaldosis (2 × 6 mg) titriert werden, eventuell auch langsamer als vorgeschlagen. Einfacher ist das Pflaster: beginnend mit 4,6 mg/Tag wird nach 4 Wochen oder später auf die empfohlene wirksame Dosis (9,5 mg/Tag) erhöht. Rivastigmin ist auch zugelassen für PDD (B), nicht aber für LBD, wiewohl dort Hinweise auf Wirksamkeit auf das Verhalten bestehen (DGPPN und DGN 2010) (C).

Memantin (z. B. Axura®, Ebixa®) ist für mittelschwere und schwere Alzheimer-Demenz zugelassen (B), scheint aber auch bei vaskulärer Demenz (DGPPN und DGN 2010) (C) und bei DLB wirksam (Aarsland et al. 2009, Emre et al. 2010). Hier wird mit einer Tagesdosis von 5 mg morgens begonnen (10 Tropfen oder eine halbe Tablette zum Essen oder nüchtern) und wochenweise um 5 mg bis zur Höchstdosis (2 × 10 mg pro Tag) gesteigert (praktisch als »Starterpackung«). Nebenwirkungen im 1–10 %-Bereich sind: Kopfschmerzen, erhöhter Blutdruck, Schläfrigkeit, Verstopfung und Schwindel (www.fachinfo.de). Bei Niereninsuffizienz ist die Dosis anzupassen. Kombinationen mit anderen Glutamat-Antagonisten wie Amantadin (z. B. PK-Merz®), Ketamin (z. B. Ketanest®) oder Dextromethorphan (meist Hustensäfte) sollte man vermeiden, bei Phenytoin und Warfarin sorgfältig entscheiden. Empfehlungen zu Vitamin-Supplementen, auch Vitamin E, Homocystein und allen weiteren Substanzen, einschließlich Ginkgo, sind derzeit nicht möglich (DGPPN und DGN 2010), Mangelzustände müssen allerdings behandelt werden.

Einige Fragen zur medikamentösen Therapie bei Alzheimer-Demenz sind bislang unzureichend geklärt, dies betrifft u. a. die Therapiekontrolle, exakte Definitionen des individuellen Therapieerfolgs sowie die Dauer der Behandlung. In Analogie zu anderen chronischen Erkrankungen kann man halbjährliche Kontrollen empfehlen. Gründe für ein Absetzen können sich aus der negativen Bewertung des Verhältnisses von Nutzen zu Nebenwirkungen sowie aufgrund des mutmaßlichen Patientenwillens ergeben.

Tab. D 8.14: Pharmakotherapie kognitiver Störungen bei Alzheimer-Demenz (alle Empfehlungsgrad B: DGPPN und DGN 2010)

Substanzklasse	Wirkstoff	Handelsname (Beispiele)	Initialdosis (pro Tag)	Steigerung	Maximaldosis (pro Tag)	Anmerkung
Cholinesterase-Hemmer (auch bei PDD und DLB wirksam)	Donepezil	Aricept®	5 mg Tablette abends	nach 4 Wochen um 5 mg	10 mg abends	auch als Schmelztablette erhältlich
	Galantamin	Reminyl®	8 mg Kapsel morgens	nach je 4 Wochen um 8 mg	24 mg morgens	auch als Tropfen (2 × tgl.) möglich
	Rivastigmin	Exelon®	2 × 1,5 mg Kapseln	nach je 2 Wochen um 2 × 1,5 mg	2 × 6 mg	auch als Pflaster (4,6 mg/d, nach 4 Wochen 9,5 mg/d) oder Tropfen (2 × tgl.) möglich
Glutamat-Antagonist (auch bei DLB und VaD wirksam)	Memantin	Axura®, Ebixa®	5 mg Tablette morgens	nach je einer Woche um 5 mg	20 mg	auch als Tropfen (2 × tgl.) möglich

D 8.4.3 Pharmakotherapie nicht-kognitiver Störungen

Für Demenz-assoziierte Verhaltensstörungen (BPSD: »behavioural and psychological symptoms of dementia«) gelten Antidementiva als Pharmaka der ersten Wahl (DGPPN und DGN 2010). Trotz unzureichender Evidenz und erheblichem Nebenwirkungspotenzial werden leider noch oft klassische Neuroleptika eingesetzt. Die beste Evidenz existiert für Olanzapin und Risperidon, die aber mit einem erhöhten Schlaganfallrisiko (Sink et al. 2005) und, wie auch die anderen atypischen Neuroleptika, mit einer erhöhten Todesrate assoziiert sind (Schneider et al. 2005). Bei Risperidon wurde die Indikation auf Aggressivität mit Gefährdungspotenzial eingeschränkt. Bei psychotischen Symptomen oder Aggressivität dementer Patienten sollten Neuroleptika grundsätzlich niedrig dosiert und zeitlich begrenzt eingesetzt werden (C). Insbesondere bei DLB wird vor ihnen gewarnt (McKeith et al. 2005), hier sind Clozapin oder Quetiapin einsetzbar (DGPPN und DGN 2010).

Benzodiazepine können bei ängstlicher und intermittierender Agitiertheit kurzzeitig niedrig dosiert werden (C). Mögliche Sedierung, Ataxie und paradoxe Enthemmung sind zu beachten. Benzodiazepine kommen insbesondere bei DLB in Betracht, da hier selbst für atypische Neuroleptika erhebliche Nebenwirkungen berichtet wurden. Vorzuziehen sind Präparate mit kurzer Halbwertzeit wie Lorazepam (1–2 mg), auch in der rasch wirksamen Form (Tavor expidet®). Zopiclon (7,5 mg) oder Zolpidem (10 mg) eignen sich bei Schlafstörungen (C). Schließlich kann Clomethiazol (Distraneurin®) bei Agitiertheit in einer Dosierung von ein bis zwei Kapseln (192–384 mg) verwendet werden (C). Verstärkte Bronchialsekretion und kurze Halbwertszeit (zwei bis drei Stunden) müssen beachtet werden.

Auch zur Pharmakotherapie depressiver Störungen bei Demenz gibt es wenige Studien. Trizyklische Antidepressiva führen zu unerwünschten anticholinergen Effekten (orthostatische Hypotonie, Reizleitungsstörungen, Verstärkung kognitiver Defizite) und dürfen insbesondere bei DLB und PDD nicht verabreicht werden. Selektive Serotonin-Wiederaufnahmehemmer (SSRI) sind eher geeignet (C). Citalopram sollte initial niedrig mit 10 mg dosiert und im Verlauf vorsichtig erhöht werden (Sink et al. 2005). Eine Überlegenheit von Mirtazapin oder Citalopram zur antidepressiven Therapie gegenüber Placebo konnte allerdings in einer systematischen Studie nicht nachgewiesen werden (Banerjee et al. 2011).

D 8.4.4 Weitere therapeutische Aspekte

Anticholinergika verschlechtern die kognitiven Leistungen und sollen vermieden werden (Campbell et al. 2009), hierzu gehören die bei *Urininkontinenz* verordneten Präparate Oxybutynin (z. B. Dridase®) und Tolterodin (Detrusitol®) (Sink et al. 2008). Darifenacin (z. B. Emselex®), Solifenacin (Vesikur®) und Trospiumchlorid (z. B. Spasmo-Urgenin®) scheinen günstiger (Kay et al. 2008, Pagoria et al. 2011).

Unter den beeinflussbaren Begleiterkrankungen bei vaskulärer Demenz sei besonders an Depression und Herzinsuffizienz erinnert. Viele Patienten erkranken nach einem Schlaganfall nicht nur an einer Demenz, sondern auch an einer Depression (umgekehrt beginnt die Demenz häufig mit depressiven Symptomen). Bei entsprechendem Verdacht wird daher eine *antidepressive Therapie* empfohlen (A). Durch die *Behandlung einer begleitenden Herzinsuffizienz* (A) kann es zu einer Besserung des Allgemeinbefindens und der Symptome einer vaskulären Demenz kommen. Die diuretische Therapie sollte vorsichtig erfolgen, um eine Exsikkose mit sekundärer Verschlechterung der Hirnleistung zu vermeiden.

Daneben muss der Arzt auf potenziell riskante Tätigkeiten aufmerksam machen. Dies gilt insbesondere für das *Autofahren*, das immer wieder nachgefragt und zu dessen Einstellung (z. B. Abgabe von Fahrzeug und/oder Führerschein) bei erkennbarer

Gefährdung geraten werden sollte (A). Selbsteinschätzungen sind nicht aussagekräftig, wohingegen Demenz-Schweregrad, Einschätzung des Fahrverhaltens durch Bezugspersonen, Auftreten von Fahrfehlern oder Unfällen, reduzierte Fahrleistung und aggressives oder impulsives Verhalten sinnvolle Indikatoren sind (Iverson et al. 2010). Aufgrund der erheblichen Gefährdung sind frontotemporale Demenzen strikter als die Alzheimer-Demenz zu beurteilen und ggf. ist auch auf Führerscheinentzug zu drängen (Ernst et al. 2010). Technische Überwachungsvereine bieten psychologische Eignungstests an und können als Instanz außerhalb der Arzt-Patienten-Beziehung empfohlen werden. Im Beratungsgespräch sollten die Themen Beantragung einer Pflegestufe, Ordnung von Rechtsgeschäften, einschließlich Einrichtung einer Betreuung, und auch das Thema der postmortalen Hirnspende nicht vernachlässigt werden.
Leider sind die Möglichkeiten einer gleichmäßigen Versorgung der Kranken in den sehr unterschiedlichen Lebensumwelten (Leben in der Familie, Tagkliniken, Altenheime) limitiert, ebenso die Verfügbarkeit nicht-medikamentöser Verfahren wie Kunst- und Verhaltenstherapie, die die Leistungs- und Erlebnisfähigkeit der Patienten stützen können. Diese Therapieformen sind bisher kaum angemessen untersucht, können aber empfohlen werden (DGPPN und DGN 2010). Speziell hinsichtlich der Kunsttherapie ist zu erwähnen, dass Demenz-Kranke auch anspruchsvolle Fertigkeiten und Kenntnisse über lange Zeit bewahren und sogar neue Talente entwickeln können (Fornazzari 2005).
Kognitive Trainingsverfahren sind bisher unzureichend untersucht (Kurz et al. 2011). Auf jeden Fall zweckmäßig sind *psychoedukative Programme*, die auf das Leben mit Demenz vorbereiten (z. B. »Selbst-Erhaltungs-Therapie«, Romero 2004). Die *Mitbetreuung von Angehörigen und von Pflegenden* ist wesentlich und verbessert die Situation der Patienten (Mantovan et al. 2010). Eine Studie mit intensivierter Angehörigenbetreuung ergab – wohl aufgrund der Tatsache, dass diese ihre Belastung realistischer einzuschätzen lernten – frühere Heimeinweisungen als erwartet (Kurz et al. 2010).

Selbsthilfeorganisationen und Patientenratgeber

Deutsche Alzheimer Gesellschaft e. V.
Friedrichstraße 236
10969 Berlin
Tel.: 030/25 93 79 50
http://deutsche-alzheimer.de (mit Verknüpfungen zu den zahlreichen Regionalgruppen und zu Partnerorganisationen in der Schweiz und Österreich)

Bundesministerium für Familie, Senioren, Frauen und Jugend
Glinkastraße 24
10117 Berlin
http://www.wegweiser-demenz.de

Kuratorium Deutsche Altershilfe
An der Pauluskirche 3
50677 Köln
Tel.: 0221/93 18 47 0
http://www.kda.de

Kompetenznetze Demenzen
http://www.kompetenznetz-demenzen.de
http://www.knd-demenzen.de

Alzheimer's Disease Education and Referral Center, unterhalten von der amerikanischen Bundesbehörde National Institute of Aging
http://www.nia.nih.gov/alzheimers

Brain-Net, Deutsche Hirngewebebank (Referenzzentrum für Erkrankungen des ZNS)
Zentrum für Neuropathologie und Prionforschung
Feodor-Lynen-Straße 23
81377 München
www.brain-net.net
24-Stunden-Autopsie-Dienst: Tel.: 089 2180-78345

D 8.5 Literatur

Aarsland D, Ballard C, Walker Z, Bostrom F, Alves G, Kossakowski K et al. Memantine in patients with Parkinson's disease dementia or dementia with Lewy bodies: a double-blind, placebo-controlled, multicentre trial. Lancet Neurol 2009;8:613–618.

Aarsland D, Rongve A, Piepenstock Nore S, Skogseth R, Skulstad S, Ehrt U et al. Frequency and case identification of dementia with Lewy bodies using the revised consensus criteria. Dement Geriatr Cogn Disord 2008; 26:445–452.

Acosta-Baena N, Sepulveda-Falla D, Lopera-Gómez CM, Jaramillo-Elorza MC, Moreno S, Aguirre-Acevedo DC et al. Pre-dementia clinical stages in presenilin 1 E280A familial early-onset Alzheimer's disease: a retrospective cohort study. Lancet Neurol 2011;10:213–220.

Aisen PS, Andrieu S, Sampaio C, Carrillo M, Khachaturian ZS, Dubois B et al. Report of the task force on designing clinical trials in early (predementia) AD. Neurology 2011;76:280–286.

Albert MS, DeKosky ST, Dickson D, Dubois B, Feldman HH, Fox NC et al. The diagnosis of mild cognitive impairment due to Alzheimer's disease: Recommendations from the National Institute on Aging-Alzheimer's Association workgroups on diagnostic guidelines for Alzheimer's disease. Alzheimers Dement 2011;7:270–279.

Balk EM, Raman G, Tatsioni A, Chung M, Lau J, Rosenberg IH. Vitamin B6, B12, and folic acid supplementation and cognitive function: A systematic review of randomized trials. Arch Intern Med 2007;167:21–30.

Banerjee S, Hellier J, Dewey M, Romeo R, Ballard C, Baldwin R et al. Sertraline or mirtazapine for depression in dementia (HTA-SADD): a randomised, multicentre, double-blind, placebo-controlled trial. Lancet 2011;378: 403–411.

Barthel H, Gertz HJ, Dresel S, Peters O, Bartenstein P, Buerger K et al. Cerebral amyloid-β PET with florbetaben (^{18}F) in patients with Alzheimer's disease and healthy controls: a multicentre phase 2 diagnostic study. Lancet Neurol 2011;10:424–435.

Bibl M, Wiltfang J. Neue Perspektiven in der laborchemischen Diagnostik bei Demenzen. Nervenarzt 2008;79: 139–148.

Bickel H. Demenzsyndrom und Alzheimer Krankheit: Eine Schätzung des Krankenbestandes und der jährlichen Neuerkrankungen in Deutschland. Gesundheitswesen 2000;62:211–218.

Blennow K, Hampel H, Weiner M, Zetterberg H. Cerebrospinal fluid and plasma biomarkers in Alzheimer disease. Nat Rev Neurol 2010;6:131–144.

Bulic B, Pickhardt M, Schmidt B, Mandelkow E-M, Waldmann H, Mandelkow E. Development of tau aggregation inhibitors for Alzheimer's disease. Angew Chem Int Ed Engl 2009;48:1740–1752.

Campbell N, Boustani M, Limbil T, Ott C, Fox C, Maidment I et al. The cognitive impact of anticholinergics: a clinical review. Clin Interv Aging 2009;4:225–233.

Capell A, Liebscher S, Fellerer K, Brouwers N, Willem M, Lammich S et al. Rescue of progranulin deficiency associated with frontotemporal lobar degeneration by alkalizing reagents and inhibition of vacuolar ATPase. J Neurosci 2011;31:1885–1894.

Carnahan RM, Lund BC, Perry PJ, Chrischilles EA. The concurrent use of anticholinergics and cholinesterase inhibitors: rare event or common practice? J Am Geriatr Soc 2004;52:2082–2087.

Cenik B, Sephton CF, Dewey CM, Xian X, Wei S, Yu K et al. Suberoylanilide hydroxamic acid (vorinostat) upregulates progranulin transcription. J Biol Chem 2011; 286:16101–16108.

Clark CM, Schneider JA, Bedell BJ, Beach TG, Bilker WB, Mintun MA et al. Use of florbetapir-PET for imaging beta-amyloid pathology. JAMA 2011;305:275–283.

de Toledo Ferraz Alves TC, Ferreira LK, Wajngarten M, Busatto GF. Cardiac disorders as risk factors for Alzheimer's disease. J Alzheimers Dis 2010;20:749–763.

DGPPN und DGN. Diagnose- und Behandlungsleitlinie Demenz. Berlin: Springer; 2010

Diehl-Schmid J, Förstl H, Perneczky R, Pohl C, Kurz A. A 6-month, open-label study of memantine in patients with frontotemporal dementia. Int J Geriatr Psychiatry 2008;23:754–759.

Dlugaj M, Weimar C, Wege N, Verde PE, Gerwig M, Dragano N et al. Prevalence of mild cognitive impairment and its subtypes in the Heinz Nixdorf Recall Study cohort. Dement Geriatr Cogn Disord 2010;30:362–373.

Doody RS, Ferris SH, Salloway S, Sun Y, Goldman R, Watkins WE et al. Donepezil treatment of patients with MCI. Neurology 2009;72:1555–1561.

Doody RS, Pavlik V, Massman P, Rountree S, Darby E, Chan W. Predicting progression of Alzheimer's disease. Alzheimers Res Ther 2010;2:2 (9 Seiten).

DSM-IV-TR. Diagnostic and Statistical Manual of Mental Disorders, Fourth Edition, Text Revision. Washington DC: American Psychiatric Association; 2000

Dubois B, Feldman HH, Jacova C, Cummings JL, DeKosky ST, Barberger-Gateau P et al. Revising the definition of Alzheimer's disease: a new lexicon. Lancet Neurol 2010; 9:1118–1127.

Emre M, Aarsland D, Albanese A, Byrne EJ, Deuschl G, De Deyn PP et al. Rivastigmine for dementia associated with Parkinson's disease. N Engl J Med 2004;351:2509–2518.

Emre M, Tsolaki M, Bonuccelli U, Destée A, Tolosa E, Kutzelnigg A et al. Memantine for patients with Parkinson's disease dementia or dementia with Lewy bodies: a randomised, double-blind, placebo-controlled trial. Lancet Neurol 2010;9:969–977.

Ernst J, Krapp S, Schuster T, Förstl H, Kurz A, Diehl-Schmid J. Fahrtauglichkeit bei Patienten mit frontotemporaler und Alzheimer-Demenz. Nervenarzt 2010;81: 79–85.

Etgen T, Sander D, Huntgeburth U, Poppert H, Förstl H, Bickel H. Physical activity and incident cognitive impairment in elderly persons: the INVADE study. Arch Intern Med 2010;170:186.

Féart C, Samieri C, Rondeau V, Amieva H, Portet F, Dartigues JF et al. Adherence to a Mediterranean diet, cognitive decline, and risk of dementia. JAMA 2009;302:638–648.

Fonseca AC, Resende R, Oliveira CR, Pereira CMF. Cholesterol and statins in Alzheimer's disease: Current controversies. Exp Neurol 2010;223:282–293.

Fornazzari LR. Preserved painting creativity in an artist with Alzheimer's disease. Eur J Neurol 2005;12:419–424.

Fouquet M, Desgranges B, Landeau B, Duchesnay E, Mezenge F, de la Sayette V et al. Longitudinal brain metabolic changes from amnestic mild cognitive impairment to Alzheimer's disease. Brain 2009;132:2058–2067.

Franceschi M, Anchisi D, Pelati O, Zuffi M, Matarrese M, Moresco RM et al. Glucose metabolism and serotonin receptors in the frontotemporal lobe degeneration. Ann Neurol 2005;57:216–225.

Gilman S, Koeppe RA, Little R, An H, Junck L, Giordani B et al. Differentiation of Alzheimer's disease from dementia with Lewy bodies utilizing positron emission tomography with [18F]fluorodeoxyglucose and neuropsychological testing. Exp Neurol 2005;191 (Suppl 1):S95–S103.

Goetz CG, Emre M, Dubois B. Parkinson's disease dementia: Definitions, guidelines, and research perspectives in diagnosis. Ann Neurol 2008;64:S81–S92.

Gorelick PB, Scuteri A, Black SE, DeCarli C, Greenberg SM, Iadecola C et al. Vascular contributions to cognitive impairment and dementia. Stroke 2011;42:2672–2713.

Gorno-Tempini ML, Hillis AE, Weintraub S, Kertesz A, Mendez M, Cappa SF et al. Classification of primary progressive aphasia and its variants. Neurology 2011;76: 1006–1014.

Grimmer T, Drzezga A, Kurz A. Amyloiddarstellung mittels Positronenemissionstomographie. Nervenarzt 2010; 81:602–606.

Grimmer T, Riemenschneider M, Förstl H, Henriksen G, Klunk WE, Mathis CA et al. Beta amyloid in Alzheimer's disease: Increased deposition in brain is reflected in reduced concentration in cerebrospinal fluid. Biol Psychiatr 2009;65:927–934.

Hachinski V, Iadecola C, Petersen RC, Breteler MM, Nyenhuis DL, Black SE et al. National Institute of Neurological Disorders and Stroke-Canadian Stroke Network vascular cognitive impairment harmonization standards. Stroke 2006;37:2220–2241.

Hebert R, Brayne C. Epidemiology of vascular dementia. Neuroepidemiology 1995;14:240–257.

Hely MA, Reid WGJ, Adena MA, Halliday GM, Morris JGL. The Sydney multicenter study of Parkinson's disease: The inevitability of dementia at 20 years. Mov Disord 2008;23:837–844.

Heneka MT, O'Banion MK, Terwel D, Kummer MP. Neuroinflammatory processes in Alzheimer's disease. J Neural Transm 2010;117:919–947.

Holmes C, Boche D, Wilkinson D, Yadegarfar G, Hopkins V, Bayer A et al. Long-term effects of $A\beta_{42}$ immunisation in Alzheimer's disease: follow-up of a randomised, placebo-controlled phase I trial. Lancet 2008;372:216–223.

Hughes AJ, Daniel SE, Blankson S, Lees AJ. A clinicopathologic study of 100 cases of Parkinson's disease. Arch Neurol 1993;50:140–148.

Huvent-Grelle D, Roche J, Camus FE, Dewailly P, Puisieux F. Relationship between cholinesterase inhibitors and Pisa syndrome in a cohort of five French patients with Alzheimer's disease. J Am Geriatr Soc 2007;55:1472–1475.

ICD-10. Internationale statistische Klassifikation der Krankheiten und verwandter Gesundheitsprobleme, 10. Revision. Köln: Deutsches Institut für Medizinische Dokumentation und Information; 2006.

Ivemeyer D, Zerfaß R. Demenztests in der Praxis: Ein Wegweiser. München: Urban & Fischer; 2005.

Iverson DJ, Gronseth GS, Reger MA, Classen S, Dubinsky RM, Rizzo M. Practice parameter update: evaluation and management of driving risk in dementia: report of the Quality Standards Subcommittee of the American Academy of Neurology. Neurology 2010;74:1316–1324.

Jellinger KA, Wenning GK, Seppi K. Predictors of survival in dementia with Lewy bodies and Parkinson dementia. Neurodegener Dis 2007;4:428–430.

Jessen F, Wiese B, Bachmann C, Eifflaender-Gorfer S, Haller F, Kolsch H et al. Prediction of dementia by subjective memory impairment: Effects of severity and temporal association with cognitive impairment. Arch Gen Psychiatry 2010;67:414–422.

Jesso S, Morlog D, Ross S, Pell MD, Pasternak SH, Mitchell DGV et al. The effects of oxytocin on social cognition

and behaviour in frontotemporal dementia. Brain 2011; 134:2493–2501.
Karner E, Jenner C, Donnemiller E, Delazer M, Benke T. Das klinische Syndrom der posterioren kortikalen Atrophie. Nervenarzt 2006;77:208–214.
Kay GG, Ebinger U. Preserving cognitive function for patients with overactive bladder: evidence for a differential effect with darifenacin. Int J Clin Pract 2008;62:1792–1800.
Kaye ED, Petrovic-Poljak A, Verhoeff NPLG, Freedman M. Frontotemporal dementia and pharmacologic interventions. J Neuropsychiatry Clin Neurosci 2010;22:19–29.
Kerchner GA, Tartaglia MC, Boxer A. Abhorring the vacuum: Use of Alzheimer's disease medications in frontotemporal dementia. Expert Rev Neurother 2011;11:709–717.
Kertesz A, Morlog D, Light M, Blair M, Davidson W, Jesso S et al. Galantamine in frontotemporal dementia and primary progressive aphasia. Dement Geriatr Cogn Disord 2008;25:178–185.
Kinsella GJ, Mullaly E, Rand E, Ong B, Burton C, Price S et al. Early intervention for mild cognitive impairment: a randomised controlled trial. J Neurol Neurosurg Psychiatry 2009;80:730–736.
Kipps CM, Davies RR, Mitchell J, Kril JJ, Halliday GM, Hodges JR. Clinical significance of lobar atrophy in frontotemporal dementia: Application of an MRI visual rating scale. Dement Geriatr Cogn Disord 2007;23:334–342.
Kivipelto M, Ngandu T, Fratiglioni L, Viitanen M, Kåreholt I, Winblad B et al. Obesity and vascular risk factors at midlife and the risk of dementia and Alzheimer disease. Arch Neurol 2005;62:1556–1560.
Klaver DW, Wilce MCJ, Cui H, Hung AC, Gasperini R, Foa L et al. Is BACE1 a suitable therapeutic target for the treatment of Alzheimer's disease? Current strategies and future directions. Biol Chem 2010;391:849–859.
Knopman DS, Roberts RO. Estimating the number of persons with frontotemporal lobar degeneration in the US population. J Mol Neurosci 2011;45:330–335.
Kurz AF, Leucht S, Lautenschlager NT. The clinical significance of cognition-focused interventions for cognitively impaired older adults: a systematic review of randomized controlled trials. Int Psychogeriatr 2011;23: 1364–1375.
Kurz A, Wagenpfeil S, Hallauer J, Schneider-Schelte H, Jansen S. Evaluation of a brief educational program for dementia carers: The AENEAS Study. Int J Geriatr Psychiatry 2010;25:861–869.
Lautenschlager N, Kurz A, Müller U. Erbliche Ursachen und Risikofaktoren der Alzheimer-Krankheit. Nervenarzt 1999;70:195–205.
Lautenschlager NT, Cox K, Cyarto EV. The influence of exercise on brain ageing and dementia. Biochim Biophys Acta 2012;1822:474–481.
Le Ber I, Camuzat A, Hannequin D, Pasquier F, Guedj E, Rovelet-Lecrux A et al. Phenotype variability in progranulin mutation carriers: a clinical, neuropsychological, imaging and genetic study. Brain 2008;131:732–746.
Leyton CE, Villemagne VL, Savage S, Pike KE, Ballard KJ, Piguet O et al. Subtypes of progressive aphasia: application of the international consensus criteria and validation using β-amyloid imaging. Brain 2011;134:3030–3043.
Lockhart IA, Mitchell SA, Kelly S. Safety and tolerability of donepezil, rivastigmine and galantamine for patients with Alzheimer's disease: systematic review of the ›real-world‹ evidence. Dement Geriatr Cogn Disord 2009;28: 389–403.
Loeb C, Meyer JS. Vascular dementia: still a debatable entity? J Neurol Sci 1996;143:31–40.
Luchsinger JA, Reitz C, Honig LS, Tang MX, Shea S, Mayeux R. Aggregation of vascular risk factors and risk of incident Alzheimer disease. Neurology 2005;65:545–551.
Mackenzie IRA, Neumann M, Bigio EH, Cairns NJ, Alafuzoff I, Kril J et al. Nomenclature and nosology for neuropathologic subtypes of frontotemporal lobar degeneration: an update. Acta Neuropathol 2010; 119:1–4.
Mangialasche F, Solomon A, Winblad B, Mecocci P, Kivipelto M. Alzheimer's disease: clinical trials and drug development. Lancet Neurol 2010;9:702–716.
Mantovan F, Ausserhofer D, Huber M, Schulc E, Them C. Interventionen und deren Effekte auf pflegende Angehörige von Menschen mit Demenz – Eine systematische Literaturübersicht. Pflege 2010;23:223–239.
Mattson MP. Pathways towards and away from Alzheimer's disease. Nature 2004;430:631–639.
McKeith IG. Dementia with Lewy bodies. Br J Psychiatry 2002;180:144–147.
McKeith IG, Dickson DW, Lowe J, Emre M, O'Brien JT, Feldman H et al. Diagnosis and management of dementia with Lewy bodies: Third report of the DLB Consortium. Neurology 2005;65:1863–1872.
McKhann G, Drachman D, Folstein M, Katzman R, Price D, Stadlan EM. Clinical diagnosis of Alzheimer's disease: report of the NINCDS-ADRDA Work Group under the auspices of Department of Health and Human Services Task Force on Alzheimer's Disease. Neurology 1984;34:939–944.
McKhann GM, Knopman DS, Chertkow H, Hyman BT, Jack J, Kawas CH et al. The diagnosis of dementia due to Alzheimer's disease: Recommendations from the National Institute on Aging-Alzheimer's Association workgroups on diagnostic guidelines for Alzheimer's disease. Alzheimers Dement 2011;7:263–269.
Mitchell AJ, Shiri-Feshki M. Rate of progression of mild cognitive impairment to dementia: Meta-analysis of 41 robust inception cohort studies. Acta Psychiatr Scand 2009;119:252–265.
Moretti R, Torre P, Antonello RM, Cattaruzza T, Cazzato G, Bava A. Rivastigmine in frontotemporal dementia: an open-label study. Drugs Aging 2004;21:931–937.
Morris JC. The Clinical Dementia Rating (CDR): current version and scoring rules. Neurology 1993;43:2412–2414 [siehe www.biostat.wustl.edu/~adrc/cdrpgm/index.html].
Morris MC, Tangney CC. Diet and prevention of Alzheimer disease. JAMA 2010;303:2519–2520.
Neary D, Snowden JS, Gustafson L, Passant U, Stuss D, Black S et al. Frontotemporal lobar degeneration: A consensus on clinical diagnostic criteria. Neurology 1998; 51:1546–1554.
Neumann M, Kretzschmar HA. Molekulare Neuropathologie der Nicht-Alzheimer-Demenzen. Pathologe 2008; 29:434–441.
Okello A, Koivunen J, Edison P, Archer HA, Turkheimer FE, Någren K et al. Conversion of amyloid positive and negative MCI to AD over 3 years: an 11C-PIB PET study. Neurology 2009;73:754–760.
Pagoria D, O'Connor RC, Guralnick ML. Antimuscarinic drugs: review of the cognitive impact when used to treat overactive bladder in elderly patients. Curr Urol Rep 2011;12:351–357.
Parra MA, Abrahams S, Logie RH, Méndez LG, Lopera F, Della Sala S. Visual short-term memory binding deficits in familial Alzheimer's disease. Brain 2010;133:2702–2713.
Parsons CG, Stöffler A, Danysz W. Memantine: a NMDA receptor antagonist that improves memory by restoration of homeostasis in the glutamatergic system – too little activation is bad, too much is even worse. Neuropharmacology 2007;53:699–723.
Petersen RC, Thomas RG, Grundman M, Bennett D, Doody R, Ferris S et al. Vitamin E and donepezil for the treatment of mild cognitive impairment. N Engl J Med 2005;352:2379–2388.
Petrovitch H, Ross GW, Steinhorn SC, Abbott RD, Markesbery W, Davis D et al. AD lesions and infarcts in de-

mented and non-demented Japanese-American men. Ann Neurol 2005;57:98–103.

Pinto E, Peters R. Literature review of the Clock Drawing Test as a tool for cognitive screening. Dement Geriatr Cogn Disord 2009;27:201–213.

Rabinovici GD, Miller BL. Frontotemporal lobar degeneration: Epidemiology, pathophysiology, diagnosis and management. CNS Drugs 2010;24:375–398.

Rascovsky K, Hodges JR, Knopman D, Mendez MF, Kramer JH, Neuhaus J et al. Sensitivity of revised diagnostic criteria for the behavioural variant of frontotemporal dementia. Brain 2011;134:2456–2477.

Ratnavalli E, Brayne C, Dawson K, Hodges JR. The prevalence of frontotemporal dementia. Neurology 2002;58: 1615–1621.

Relkin NR, Szabo P, Adamiak B, Burgut T, Monthe C, Lent RW et al. 18-Month study of intravenous immunoglobulin for treatment of mild Alzheimer disease. Neurobiol Aging 2009;30:1728–1736.

Riemenschneider M, Wagenpfeil S, Vanderstichele H, Otto M, Wiltfang J, Kretzschmar H et al. Phospho-tau/total tau ratio in cerebrospinal fluid discriminates Creutzfeldt-Jakob disease from other dementias. Mol Psychiatry 2003;8:343–347.

Ringman JM, Simmons JH. Treatment of REM sleep behavior disorder with donepezil: a report of three cases. Neurology 2000;55:870–871.

Romero B. Selbsterhaltungstherapie: Konzept, klinische Praxis und bisherige Ergebnisse. ZfGP 2004;17:119–134.

Salloway S, Sperling R, Gilman S, Fox NC, Blennow K, Raskind M et al. A phase 2 multiple ascending dose trial of bapineuzumab in mild to moderate Alzheimer disease. Neurology 2009;73:2061–2070.

Sano M, Bell KL, Galasko D, Galvin JE, Thomas RG, van Dyck CH et al. A randomized, double-blind, placebo-controlled trial of simvastatin to treat Alzheimer disease. Neurology 2011;77:556–563.

Schneider LS, Dagerman KS, Insel P. Risk of death with atypical antipsychotic drug treatment for dementia: Meta-analysis of randomized placebo-controlled trials. JAMA 2005;294:1934–1943.

Schofield EC, Halliday GM, Kwok J, Loy C, Double KL, Hodges JR. Low serum progranulin predicts the presence of mutations: a prospective study. J Alzheimers Dis 2010;22:981–984.

Schott JM, Reiniger L, Thom M, Holton JL, Grieve J, Brandner S et al. Brain biopsy in dementia: clinical indications and diagnostic approach. Acta Neuropathol 2010;120:327–341.

Sink KM, Holden KF, Yaffe K. Pharmacological treatment of neuropsychiatric symptoms of dementia: a review of the evidence. JAMA 2005;293:596–608.

Sink KM, Thomas J, III,Xu H, Craig B, Kritchevsky S, Sands LP. Dual use of bladder anticholinergics and cholinesterase inhibitors: long-term functional and cognitive outcomes. J Am Geriatr Soc 2008;56:847–853.

Sperling RA, Aisen PS, Beckett LA, Bennett DA, Craft S, Fagan AM et al. Toward defining the preclinical stages of Alzheimer's disease: Recommendations from the National Institute on Aging-Alzheimer's Association workgroups on diagnostic guidelines for Alzheimer's disease. Alzheimers Dement 2011;7:280–292.

Spies PE, Slats D, Sjögren JMC, Kremer BPH, Verhey FRJ, Rikkert MGMO et al. The cerebrospinal fluid amyloid $\beta_{42/40}$ ratio in the differentiation of Alzheimer's disease from non-Alzheimer's dementia. Curr Alzheimer Res 2010;7:470–476.

Stojkovic T, El Hammouda H, Richard P, López de Munain A, Ruiz-Martinez J, Camano P et al. Clinical outcome in 19 French and Spanish patients with valosin-containing protein myopathy associated with Paget's disease of bone and frontotemporal dementia. Neuromuscul Disord 2009;19:316–323.

Tonn P, Bartenstein P, Dahmen N. Lithiumintoxikation imitiert Alzheimer-Demenz in PET und klinischem Befund. Nervenarzt 2005;76:613–616.

Unverzagt FW, Smith DM, Rebok GW, Marsiske M, Morris JN, Jones R et al. The Indiana Alzheimer Disease Center's Symposium on Mild Cognitive Impairment. Cognitive training in older adults: lessons from the ACTIVE Study. Curr Alzheimer Res 2009;6:375–383.

van Harten AC, Kester MI, Visser PJ, Blankenstein MA, Pijnenburg YAL, van der Flier WM et al. Tau and p-tau as CSF biomarkers in dementia: a meta-analysis. Clin Chem Lab Med 2011;49:353–366.

Walker Z, Jaros E, Walker RWH, Lee L, Costa DC, Livingston G et al. Dementia with Lewy bodies: A comparison of clinical diagnosis, FP-CIT SPECT imaging and autopsy. J Neurol Neurosurg Psychiatry 2007;78:1176–1181.

Weintraub S, Mesulam M. With or without FUS, it is the anatomy that dictates the dementia phenotype. Brain 2009;132:2906–2908.

Winblad B, Gauthier S, Scinto L, Feldman H, Wilcock GK, Truyen L et al. Safety and efficacy of galantamine in subjects with mild cognitive impairment. Neurology 2008; 70:2024–2035.

Winblad B, Grossberg G, Frölich L, Farlow M, Zechner S, Nagel J et al. IDEAL: a 6-month, double-blind, placebo-controlled study of the first skin patch for Alzheimer disease. Neurology 2007;69:S14–S22.

Winblad B, Palmer K, Kivipelto M, Jelic V, Fratiglioni L, Wahlund LO et al. Mild cognitive impairment – beyond controversies, towards a consensus: Report of the International Working Group on Mild Cognitive Impairment. J Intern Med 2004;256:240–246.

Winblad B. Donepezil in severe Alzheimer's disease. Am J Alzheimers Dis Other Demen 2009;24:185–192.

D 9 Metabolische und toxische Enzephalopathien

von J. B. Schulz

Metabolische Enzephalopathien sind Folge einer Beeinträchtigung des zerebralen Stoffwechsels und nicht auf strukturelle Läsionen zurückzuführen. Einzelne metabolische Enzephalopathien können jedoch sekundär zu strukturellen Läsionen führen. Klinisches Leitsymptom der metabolischen Enzephalopathie ist das akute oder chronische hirnorganische Psychosyndrom mit Störungen des Bewusstseins, der Persönlichkeit und der Hirnleistung. Begleitend können neurologische Symptome, z. B. Myoklonien, Asterixis, Schwäche oder zerebral-organische Anfälle, auftreten. Die metabolischen Enzephalopathien umfassen im Wesentlichen alle Erkrankungen mit Beeinträchtigung des Bewusstseins, die nicht mit einer psychiatrischen, infektiösen oder einer makroskopisch strukturellen Ursache erklärbar sind. Die Liste metabolischer Enzephalopathien ist dementsprechend umfangreich (**Tab. D 9.1**).

Tab. D 9.1: Mechanismen der metabolischen Enzephalopathien

Gestörte Substratzufuhr
- Hypoxie/ischämie
- Hypoglykämie

Organversagen
- Hepatische Enzephalopathie
- Nierenversagen
- Pankreatische Enzephalopathie
- Kohlendioxid Narkose

Zirkulierende Zytokine (hypothetisch)
- Sepsis
- Multiorganversagen

Elektrolytstörungen
- Hyponatriämie
- Hypernatriämie
- Hyperkalzämie
- Hypophosphatämie

Autoantikörper
- Paraneoplastische Syndrome (Kap. H 5)
- Vaskuläre Kollagenerkrankungen (Kap. E 3)

Exogen toxische Substanzen
- Alkohol (Kap. G 6)
- Akute Medikamentenintoxikation (Kap. G 5)
- Blei
- Quecksilber
- Thallium
- Mangan

Die metabolischen Enzephalopathien lassen sich drei wesentlichen Ätiologien zuordnen: 1. einem verminderten Substrattransport (Glukose oder Sauerstoff) ins Gehirn, 2. der durch systemische Erkrankung bedingten Freisetzung zirkulierender Substanzen, die die Blut-Hirn-Schranke überwinden und zu neuronaler und zellulärer Dysfunktion führen, und 3. exogenen Intoxikationen. Beispiele für einen verminderten Substrattransport sind die hypoxisch/ischämische Enzephalopathie und Hypoglykämie, die zu einer irreversiblen Hirnschädigung führen können. Beispiele für die Freisetzung zirkulierender Substanzen sind metabolische Enzephalopathien, die mit einer Schädigung von Organsystemen oder einer systemischen Infektion einhergehen. Die so bedingten Symptome sind bei adäquater Behandlung der Grunderkrankung größtenteils rückbildungsfähig.

In diesem Kapitel werden die metabolischen Enzephalopathien infolge von Leber- und Nierenerkrankungen, Hyperkalzämie und mitochondrialen Energiestoffwechselstörungen, die pontine Myelinolyse sowie toxische Enzephalopathien nach chronischer Schwermetallexposition besprochen. Weitere Ursachen metabolischer und toxischer Enzephalopathien werden an anderer Stelle abgehandelt: Alkoholfolgekrankheiten (Kap. G 6), akute Intoxikationen (Kap. G 5) und Vitaminstoffwechselstörungen (D 10).

D 9.1 Hepatische Enzephalopathie

D 9.1.1 Klinik

Klinisch ist die hepatische Enzephalopathie nur schwer von anderen metabolischen Enzephalopathien zu unterscheiden. Die Anamnese und Laboruntersuchungen, die auf eine Lebererkrankung hindeuten, wie erhöhte arterielle Ammoniakspiegel, sind Grundlage der Diagnose. Selten sind die Ammoniakspiegel im arteriellen Blut im Normbereich (Fraser und Arieff 1985). Bei diagnostisch schwierigen Fällen können paroxysmale triphasische Wellen im EEG zur Diagnosesicherung dienen.

Die klinische Manifestation einer hepatischen Enzephalopathie ist variabel. Die hepatische Enzephalopathie wird als latent bezeichnet, wenn noch keine klinischen Symptome bestehen, psychomotorische Tests jedoch bereits pathologisch ausfallen. Die manifeste hepatische Enzephalopathie wird nach ihrem Schweregrad in die Stadien 1 bis 4 eingeteilt (Conn 1994). Die psychischen Störungen reichen von Konzentrationsstörungen, Verstimmtheit, Ruhelosigkeit in Stadium 1 über Persönlichkeitsveränderungen, zunehmende Lethargie und zeitliche Desorientiertheit bis zur Somnolenz oder Koma in den Stadien 3 und 4. Parallel entwickeln sich neurologische Symptome in Form eines zunehmenden »flapping tremor« (Asterixis, negativer Myoklonus), bei dem es im Gegensatz zu den Myoklonien um ein intermittierendes Zusammenbrechen des Haltetonus handelt. Im Stadium 2 treten Ataxie, im Stadium 3 schließlich Rigor und Hyperreflexie hinzu (**Tab. D 9.2**; Conn 1994). Epileptische Anfälle werden nur selten beobachtet.

Tab. D 9.2: Enzephalopathie-Index

Symptom	Gewichtungsfaktor	Grad				
		0	1	2	3	4
Psychischer Befund	3	normal	Störungen von Aufmerksamkeit und Konzentration, Euphorie, Angst	Lethargie, Desorientiertheit, inadäquates Verhalten, Persönlichkeitsänderungen	Somnolenz, Stupor, völlige Desorientiertheit	Koma
Zahlen-Verbindungs-Test	1	< 30 sec	30–50 sec	51–80 sec	81–120 sec	> 120 sec
Asterixis	1	0	selten (1–2/30 sec)	gelegentlich irregulär (3–4/30 sec)	häufig (5–30/30 sec)	ständig
EEG	1	normal	7–8/sec	5–7/sec	3–5/sec	< 3/sec
Arterieller Ammoniakspiegel (nüchtern)	1	< 150 µg/dl	151–200 µg/dl	201–250 µg/dl	251–300 µg/dl	> 300 µg/dl

(modifiziert nach Conn 1994) Maximaler Index: 28 Punkte

D 9.1.2 Verlauf

Die chronische hepatische Enzephalopathie ist durch chronische Leberinsuffizienz bedingt, deren Hauptursache in Westeuropa und Nordamerika der Alkoholismus mit Zirrhose ist. Verlauf und Prognose der chronischen hepatischen Enzephalopathie hängen von der zugrundeliegenden Lebererkrankung ab. Die latente hepatische Enzephalopathie kann durch gastrointestinale Blutungen, übermäßige Proteinzufuhr, Obstipation, Infektion, Alkohol, Sedativa, Analgetika, Diuretika und Narkose dekompensieren. Bei der chronischen hepatischen Enzephalopathie kann es auch ohne fassbare Auslöser zu rezidivierenden Verschlechterungen kommen. Die Prognose der komatösen Patienten (Stadium 4) ist unabhängig von der zugrundeliegenden Lebererkrankung schlecht: Nur 35 % erholen sich innerhalb eines Jahres und erlangen wieder die Fähigkeit zu unabhängigem Leben, während alle übrigen keine Besserung zeigen und ggf. schwere Behinderungen behalten (Levy et al. 1981).

Die akute hepatische Enzephalopathie entwickelt sich im Verlauf eines akuten Leberversagens, bedingt durch eine virale Hepatitis oder eine Intoxikation mit z. B. Pilztoxinen, Paracetamol, Acetaminophen oder Ethylen-Glykol (Worthley 1994). In den Stadien 3 und 4 tritt bei 50–85 % der Patienten mit akuter hepatischer Enzephalopathie als Komplikation ein zerebrales Ödem auf. Die Prognose ist schlecht. Ohne Lebertransplantation sterben 80 % dieser Patienten (Smith und Ciferni 1993). Besser scheint die Prognose bei Patienten mit akutem Leberversagen infolge von Hepatitis A und Acetaminophen-Toxizität zu sein (Conn und Lieberthal 1978).

In seltenen Fällen kann die Behandlung mit Valproinsäure zu einem akuten, fulminanten Leberversagen führen. Dies wurde besonders, aber nicht ausschließlich, bei Kindern mit angeborenen Stoffwechseldefekten berichtet (Koenig et al. 1994). Häufiger wird auch eine Hyperammonämie als Ursache einer Valproinsäure-assoziierten Enzephalopathie gefunden, ohne dass ein fulminantes Leberversagen nachweisbar ist. Sie beruht dann auf einem angeborenen Enzymdefekt der Ornithintranscarbamylase, die sich bei heterozygoten Merkmalsträgerinnen in vielen Fällen das erste Mal unter der Valproinsäure-Therapie manifestiert (Honeycutt et al. 1992, Legras et al. 2002). Diese X-chromosomale Ornithintranscarbamylase-Defizienz ist die häufigste erbliche Störung des Harnstoffzyklus. Die Valproinsäure-assoziierte hyperammonämische Enzephalopathie tritt bei normalen Valproinsäurespiegeln und ohne Veränderung anderer Laborparameter der Leberfunktion auf. Die klinische Verdachtsdiagnose wird durch Bestimmung des Ammoniaks und durch den EEG-Befund erhärtet. Die Therapie besteht aus dem Absetzen der Valproinsäure.

Weitere Medikamente, die ein akutes Leberversagen auslösen können, sind u. a. Paracetamol, Isoniazid, Phenytoin, Nitrofurantoin, Ketokonazol, Disulfiram, Halothan und Statine (Bernal et al. 2010).

D 9.1.3 Therapeutische Prinzipien

Als Folge des portosystemischen Shunts und der ausgefallenen Leberzellfunktion kommt die Leber ihren metabolischen Funktionen nicht nach. Dadurch steigen die Konzentrationen bestimmter im Darm gebildeter neurotoxischer Substanzen (Ammoniak, Merkaptane, Phenole, kurzkettige Fettsäuren) im Serum und sekundär im Gehirn (Hazell und Butterworth 1999). Diese Toxine werden gastrointestinal durch die bakterielle Zersetzung von Proteinen und Lipiden gebildet. Erhöhte Ammoniakkonzentrationen führen im Gehirn zu einer Reduktion der Energiesubstrate Phosphokreatin und ATP, zu einer Verminderung der lokalen Glukoseutilisation und des lokalen Blutflusses sowie zur vermehrten Produktion von Glutamin (Pulsinelli und Cooper 1994). Die Konzentration von Mangan, das normalerweise hepatobiliär eliminiert wird, steigt im Plasma und im Gehirn (Butterworth et al. 1995, Krieger et al. 1995). Bei chronischem Leberversagen kommt es zur Manganablagerung im Globus pallidus, die als Hyperintensität auf T1-gewichteten Kernspintomographien sichtbar wird und möglicherweise für die extrapyramidalen Symptome verantwortlich ist (Hazell und Butterworth 1999). Ferner tragen Veränderungen der GABAergen und monoaminergen Neurotransmission im Gehirn zur klinischen Manifestation der hepatischen Enzephalopathie bei. Dabei sollen 1. als Folge einer Störung der Blut-Hirn-Schranke GABA und Benzodiazepinrezeptor-Liganden vermehrt in das Gehirn übertreten (Mullen et al. 1990) und 2. durch verminderte Oxidation aromatischer Aminosäuren das Gleichgewicht zwischen aromatischen und verzweigtkettigen Aminosäuren zugunsten der aromatischen Aminosäuren verschoben werden. Durch erhöhte Konzentration aromatischer Aminosäuren im Gehirn kommt es zur Hemmung der Synthese von Noradrenalin und Dopamin und zur Bildung »falscher« Transmitter, z. B. Oktopamin, mit verminderter Aktivität (Fraser und Arieff 1985).

Der Astrozyt ist die empfindlichste Zelle im Nervensystem beim Leberversagen. Beim *akuten Leberversagen* kommt es zu einem Anschwellen der Astrozyten mit daraus resultierendem erhöhten intrakraniellen Druck. Die reduzierte Expression des astrozytären Glutamattransporters (GLT-1) führt zu erhöhten extrazellulären Glutamatkonzentrationen. Auch beim *chronischen Leberversagen* werden typische Veränderungen der Astrozyten beobachtet, die als Alzheimer-Typ-II-Astrozytose bezeichnet werden. Bei der portalen Enzephalopathie zeigen die Astrozyten eine veränderte Expression verschiedener Schlüsselproteine und -enzyme, einschließlich der Monoaminoxidase A und der neuronalen Stickoxidsynthase.

D 9.1.4 Pragmatische Therapie

Die einzige gesicherte therapeutische Maßnahme bei der akuten hepatischen Enzephalopathie ist die Notfall-Lebertransplantation. Durch sie wird die Mortalität von über 80 % auf weniger als 20 % gesenkt (Bernal et al. 2010). Zur Zeit erhalten jedoch nur etwa 10 % aller Patienten mit akutem Leberversagen eine Spenderleber. Hochvolumige Plasmapherese mit frischem Spenderplasma verbessert vorübergehend den klinischen Zustand von Patienten mit akutem Leberversagen, ist jedoch nicht kurativ. Der Plasmaaustausch kann helfen, den Kranken bis zur Durchführung einer Notfall-Lebertransplantation zu stabilisieren (Riviello et al. 1990).

Um die Zeit zwischen akutem Leberversagen und Lebertransplantation zu überbrücken, werden zunehmend unterstützende Verfahren eingesetzt. Der transjuguläre intrahepatische portosystemische Shunt (TIPS) dient der Senkung des Pfortaderhochdrucks (Ganger et al. 1999, Perello et al. 2002). Unter radiologischer Kontrolle wird mit einem Stent eine Verbindung zwischen einer Lebervene und einem Pfortaderast geschaffen. TIPS wurde auch in zwei Studien zum hepatorenalen Syndrom erfolgreich verwendet (Brensing et al. 2000, Guevara et al. 1998). Nach einer prospektiven und randomisierten Studie wurde ein neues Verfahren empfohlen: Patienten mit einem hepatorenalen Syndrom aufgrund eines Leberversagens wurden über 30 Tage mit einem molekular adsorbierenden rezirkulierenden System (MARS) zur Entfernung Albumin-gebundener Substanzen behandelt (Mitzner et al. 2000). Die Letalität konnte in diesen 30 Tagen von 100 % auf 75 % gesenkt und die mittlere Überlebensdauer von 4,6 Tage in der Kontrollgruppe auf 25,2 Tage erhöht werden. Eine Metaanalyse artifizieller und bio-artifizieller Leberunterstützungssysteme bestätigt diese Effekte für Patienten mit primärem oder sekundärem akuten Leberversagen (Kjaergard et al. 2003) (↑↑, A).

Das bei vielen Patienten im Stadium 3 und 4 der Enzephalopathie auftretende Hirnödem bedarf – bei begrenzten Therapiemöglichkeiten – einer intensivmedizinischen Behandlung (Davies et al. 1994). Die Therapie besteht aus der raschen intravenösen Infusion von 100–200 ml einer 20 %igen Mannitollösung und der Induktion einer Hyperkapnie durch Hyperventilation und Thiopenton (Davies et al. 1994, Strauss et al. 1999). Dexamethason zeigt wenig Effekt. Der Oberkörper sollte 20° hochgelagert werden. Eine stärkere Hochlagerung ist jedoch zu vermeiden, da sie bei hepatischer Enzephalopathie die zerebrale Perfusion kritisch reduzieren kann (Davenport et al. 1990). Eine Behandlung mit Hypothermie hat derzeit noch experimentellen Charakter.

Zur Behandlung des akuten Leberversagens bei Paracetamolintoxikation hat sich die Therapie mit N-Acetylcystein etabliert (Harrison et al. 1991, Keays et al. 1991) (↑↑, A). N-Acetylcystein fördert die Synthese des antioxidativ wirkenden Glutathions. Dabei werden zunächst 150 mg/kg Körpergewicht gelöst in 250 ml über einen Zeitraum von 15 Minuten intravenös verabreicht, dann 50 mg/kg Körpergewicht gelöst in 500 ml über einen Zeitraum von vier Stunden und dann nochmals 100 mg/kg über einen Zeitraum von 16 Stunden (Wallace et al. 2002). Diese Therapie ist nur effektiv, wenn sie innerhalb der ersten 24 Stunden nach der Ingestition von Paracetamol angewendet wird. Sie ist besonders effektiv, wenn sie innerhalb der ersten acht Stunden begonnen wird. Ob eine Gabe von N-Acetylcystein auch bei der Therapie des akuten Leberversagens anderer Ätiologie indiziert ist, ist umstritten.

Die Behandlung der chronischen hepatischen Enzephalopathie ist konservativ. Eine Reihe klar definierter Ursachen (gastrointestinale Blutungen, übermäßige Proteinzufuhr, Obstipation, Infektion und Elektrolytstörungen) kann bei gefährdeten Patienten zur akuten Exazerbation der chronischen Enzephalopathie führen. Diese sollten diagnostiziert und schnell behandelt werden.

Die weiteren Empfehlungen basieren auf Studienergebnissen mit kleinen Fallzahlen und Expertenmeinungen und nicht auf den Ergebnissen doppelblinder, placebokontrollierter Studien. Das wesentliche Therapieprinzip besteht in der Erniedrigung der Ammoniakkonzentration, verbunden mit der Hypothese, dass das Kolon das primäre Organ der Ammoniakproduktion ist. Die Ammoniakproduktion soll durch die Verwendung nicht absorbierbarer Antibiotika, durch Disaccharide, Verwendung verzweigtkettiger Aminosäuren und kontrollierte Proteinzufuhr eingeschränkt werden. **Tab. D 9.3** gibt einen Überblick über das von vielen Hepatologen, Fachgesellschaften und in internistischen Therapiebüchern und Leitlinien (Plauth et al. 1997) empfohlene pragmatische Vorgehen bei dekompensierter chronischer hepatischer Enzephalopathie. Die Wirksamkeit dieser Vorgehensweise ist durch kürzlich publizierte Metaanalysen jedoch infrage gestellt und wird somit nicht durch die derzeitige Studienlage gestützt (Als-Nielsen et al. 2003, 2004a, 2004b) (↔, C).

Bei akuter Exazerbation einer chronischen hepatischen Enzephalopathie wird die orale Proteinzufuhr für maximal zwei bis drei Tage auf täglich 20–30 g reduziert, danach täglich um 10 g gesteigert, bis wieder eine Proteinzufuhr von 1 g/kg Körpergewicht/die erreicht ist. Während der Proteinrestriktion muss die ausreichende Kalorienzufuhr (mindestens 1 600 kcal) durch Infusion hochprozentiger Glukoselösungen gewährleistet sein. In einer neuen randomisierten Studie wurde allerdings gezeigt, dass eine Proteindiät keine Auswirkung auf den Verlauf und das Endergebnis der heptischen Enzephalopathie nach Exazerbation hatte und Diäten mit einem normalen Proteingehalt ohne unerwünschte Wirkungen verabreicht werden konnten (Cordoba et al. 2004). Da Proteinrestriktion einen katabolen Zustand herbeiführen kann, sollte aufgrund dieser Studienergebnisse die Proteinrestriktion kritisch abgewogen werden.

Lactulose (z. B. Bifiteral®) und Laktitol (z. B. Zyma®) führen im Darm zu einer pH-Verschiebung in den sauren Bereich, wodurch die vermehrte Fixierung und Ausscheidung von Stickstoff möglich wird. Lactulose und Laktitol haben außerdem einen osmotisch laxierenden Effekt. Bei akuter Verschlechterung einer hepatischen Enzephalopathie werden Lactulose oder Laktitol daher stündlich in einer Dosis von 20–30 g gegeben, bis die Darmreinigung erzielt ist. Zur längerdauernden Behandlung ist die Dosis (zwischen 3 × 10 g und 4 × 50 g/die) individuell so zu wählen, dass zwei bis drei weiche, geformte Stuhlgänge abgesetzt werden. In einer kürzlich publizierten Metaanalyse wurden 30 Studien mit nicht resorbierbaren Disacchariden (Lactulose und Laktitol) zur Behandlung der hepatischen Enzephalopathie ausgewertet. Dabei zeigte die Behandlung mit Disacchariden in methodisch guten Studien keinen Einfluss auf den Verlauf und die Mortalität der Erkrankung (Als-Nielsen et al. 2004c).

»Nicht resorbierbare« Antibiotika vermindern durch Reduktion der intestinalen Bakterienflora die Produktion toxischer Abbauprodukte. Neomyzin (Bykomycin®) oder Paromomyzin (Humantin®) sollten heute wegen Oto- bzw. Nephrotoxizität nicht mehr verwendet werden. Demgegenüber ist Rifaxamin (Xifasan®) gut verträglich und zeigt bisher keine Interaktionen mit anderen Medikamenten. Eine randomisierte, placebokontrollierte Studie mit 2 × 550 mg/Tag zeigte bei Patienten mit chronischer hepatischer Enzephalopathie eine deutliche Reduktion für das Risiko einer erneuten Episode der Enzephalopathie und für einen erneuten stationären Aufenthalt (Bass et al. 2010). Als Reserveantibiotikum kommt Metronidazol (Clont®, 2–3 × 200–400 mg/die) infrage.

Kommt es in schweren Fällen unter konventioneller Therapie mit Restriktion der Proteinzufuhr, Gabe von Disacchariden und Antibiotika zu keiner ausreichenden Besserung, kann ein Behandlungsversuch mit parenteral verabreichten verzweigtkettigen Aminosäuren (500–1 000 ml Comafusin Hepar®/die) durchgeführt werden (Alexander et al. 1989). Bei chronischer hepatischer Enzephalopathie kann zusätzlich eine orale Langzeittherapie mit verzweigtkettigen Aminosäuren (Falkamin®, 0,3 g/kg Körpergewicht/die) erfolgen (Marchesini et al. 1990). Die Empfehlung einer Behandlung mit verzweigtkettigen Aminosäuren wird jedoch nicht durch Metaanalysen gestützt (Als-Nielsen et al. 2003).

Eine Reihe von Studien weist auf eine Wirksamkeit des Benzodiazepin-Antagonisten Flumazenil (Anexate®) bei akuter oder dekompensierter hepatischer Enzephalopathie hin. In einer Metaanalyse von 13 randomisierten Studien mit insgesamt 805 Patienten erbrachte die Therapie mit Flumazenil während des Behandlungszeitraums selbst nur einen geringen Vorteil, jedoch ohne Effekt auf die Mortalität und die Rate der Erholung von der hepatischen Enzephalopathie (Als-Nielsen et al. 2004a). Eine generelle Behandlungsempfehlung für Flumazenil kann daher nicht ausgesprochen werden. Lediglich bei Verdacht auf eine Benzodiazepin-induzierte Intoxikation sollte Flumazenil eingesetzt werden.

D 9.2 Zentrale pontine Myelinolyse/ Osmotisches Demyelinisierungssyndrom

Die zentrale pontine Myelinolyse ist eine im Zentrum der Pons gelegene akute Entmarkungszone. Sie wurde erstmals von Adams und Mitarbeitern als »(...) eine einzelne, scharf begrenzte Läsion mit Myelindestruktion ohne Bevorzugung eines bestimmten Fasersystems« beschrieben (Adams et al. 1959). Perikaryen und Axone sind jedoch zunächst nicht betroffen. Einige Patienten weisen auch demyelinisierende Läsionen außerhalb des Pons auf, diese sind dann aber ebenfalls symmetrisch. Zu den klassischen klinischen Symptomen zählen eine pseudobulbäre Paralyse und eine spastische Tetraparese. An zusätzlichen Symptomen können bestehen: *Locked-in*-Syndrom, Dysarthrie, Hirnnervenparesen (insbesondere Abducenz- und Fazialisparesen) oder andere diskrete neurologische Schädigungen (z. B. milde Okulomotorikstörung). Werden zur Diagnose strikte klinische und radiologische Kriterien herangezogen, zeigen nahezu alle Patienten assoziierte medizinische Probleme, z. B. Alkoholismus, fortgeschrittene Lebererkrankung, umfangreiche Verbrennungen, Hodgkin-Lymphome oder andere maligne Erkrankungen (McKee et al. 1988, Messert et al. 1979, Sullivan und Pfefferbaum 2001). Neuropathologisch und bildgebend lassen sich häufig klinisch asymptomatische zentrale pontine Myelinolysen in Form kleiner Läsionen nachweisen (Chason et al. 1964, Sullivan und Pfefferbaum 2001).

Tab. D 9.3: Pragmatische medikamentöse Therapie der dekompensierten chronischen hepatischen Enzephalopathie (Expertenmeinung, aber überwiegend negative Metaanalysen)

	Substanz	Dosierung (Akutphase)	Dosierung (chronische Behandlung)	Studie
Proteinzufuhr		20–30 g/die	0,5–1 g/kg KG/die)	
nicht resorbierbare Disaccharide	Lactulose (Bifiteral®)	20–30 g/h oral	individuelle Dosis oral	Conn et al. 1977 (C)
	Laktitol (Zyma®)	20–30 g/h oral	individuelle Dosis oral	Morgan und Hawley 1987 (C)
nicht resorbierbare Antibiotika	Rifaximin (Rifaxan®, Xifaxan®)	2 × 550 mg/die	oral	Bass et al. 2010 (B)
	Metronidazol (Clont®)	0,4–1,2 g/die oral		Morgan et al. 1982 (C)
verzweigtkettige Aminosäuren	(Comafusin Hepar®)	1 kg KG/die i. v.	0,3 g/kg KG/die oral	Marchesini et al. 1990 (C)

D 9.2.1 Verlauf

Hyponatriämie ist bei Patienten mit einer Lebererkrankung häufig. Sie ist der wesentliche Risikofaktor für das Entstehen einer zentralen pontinen Myelinolyse. Bei hepatischer Insuffizienz ist unklar, ob die Hyponatriämie die Mortalität erhöht oder ob sie nur Ausdruck für die Schwere der hepatischen Insuffizienz ist. Die Hyponatriämie alleine führt nicht zur Entwicklung einer zentralen pontinen Myelinolyse.

Neuere Studien belegen, dass bei Patienten mit Lebererkrankung und Hyponatriämie mindestens sechs Faktoren das Auftreten einer permanenten Gehirnschädigung beeinflussen:

- Auftreten einer hypoxischen Episode infolge der Hyponatriämie, meist in Form eines Atemstillstands,
- Korrektur des Serum-Natriums auf über 128–132 mmol/l innerhalb der ersten 48 Stunden,
- Korrektur des Natriums um mehr als 12 mmol/l innerhalb von 24 Stunden,
- eine Hypernatriämie (Serum-Natrium über 145 mmol/l) bei Patienten mit Lebererkrankung, die Lactulose erhalten,
- Erkrankungen, die die Permeabilität der Blut-Hirn-Schranke beeinflussen, z. B. Leberzirrhose und metastatische Tumoren und ein
- verzögerter Therapiebeginn bei symptomatischer Hyponatriämie.

Die Mortalität von Patienten mit Lebererkrankung, begleitender Hyponatriämie und zentralnervösen Symptomen liegt bei über 40 %.

Zentrale pontine Myelinolysen, aber auch extrapontine demyelinisierende Läsionen sind häufige Komplikationen bei Lebertransplantationen (Estol et al. 1989). Die Tatsache, dass von 11 Patienten, die eine zentrale pontine Myelinolyse oder extrapontine demyelinisierende Läsionen nach Lebertransplantation entwickelten, keiner eine Hyponatriämie, jedoch alle einen langsamen aber deutlichen Anstieg des Serum-Natriums zeigten (die meisten entwickelten eine manifeste Hypernatriämie – Serum-Natrium > 160 mmol/l), illustriert die Unsicherheit der pathogenetischen Vorstellungen zum Krankheitsbild.

Zur Zeit wird die Diagnose einer zentralen pontinen Myelinolyse im wesentlichen durch radiologische CT- oder MRT-Kriterien gestellt. Häufig wird sie vermutet, ohne dass eine Bildgebung durchgeführt wird. Da es sich bei der zentralen pontinen Myelinolyse um eine distinkte pathologische Entität und nicht um ein klinisches Syndrom handelt, sollte die Diagnose nie ohne den Nachweis der morphologischen Charakteristika gestellt werden.

D 9.2.2 Therapeutische Prinzipien und pragmatische Therapie

Die Therapie ergibt sich aus den pathophysiologischen Überlegungen. Zur Vermeidung von zentralen pontinen und extrapontinen Myelinolysen müssen Patienten mit Elektrolytstörungen rasch identifiziert und bestehende Hypo- oder Hypernatriämien langsam und kontrolliert ausgeglichen werden. Es gibt keine vergleichenden oder randomisierten Studien zur Therapie symptomatischer Elektrolytstörungen. Die folgende empfohlene Vorgehensweise beruht auf Erfahrungen, nicht auf Studien (Adrogué und Madias 2000a, 2000b):

Bei akuter symptomatischer Hyponatriämie: Es sollte zunächst eine Serum-Natriumkonzentration von 125–130 mmol/l angestrebt werden. Die Korrekturrate sollte während der gesamten Therapie nicht mehr als 8 mmol/l/die betragen. Solange diese Grenzen berücksichtigt werden, kann bei ernsthaften Symptomen zu Beginn eine Korrektur von bis zu 1–2 mmol/l/h durchgeführt werden. Die Berechnung der notwendigen Natriuminfusionsrate erfolgt durch Anwendung der Formel 1 in **Tab. D 9.4**. Sie bestimmt die Natriumkonzentrationsänderung, die durch die Infusion von einem Liter der entsprechenden Infusionsflüssigkeit hervorgerufen wird. Wird die angestrebte Änderung der Natriumkonzentration für eine bestimmte Behandlungszeit durch das Ergebnis der Formel 1 dividiert, erhält man das benötigte Infusionsvolumen und somit die benötigte Infusionsrate. Zu Beginn des Ausgleichs sollte die Serum-Natriumkonzentration alle zwei bis drei Stunden überprüft werden. **Tab. D 9.4** enthält auch die Natriumkonzentrationen von häufig verwendeten Infusionsflüssigkeiten, ihre Verteilung in der ex-

trazellulären Flüssigkeit und die klinische Abschätzung des gesamten Körperwassers.
Zur medikamentösen Behandlung der euvolämischen und hypervolämischen Hyponatriämie steht Tolvaptan (Samsca®), ein oraler Vasopressin (V_2)-Rezeptor-Antagonist, in Dosierungen von 15–60 mg pro Tag zur Verfügung (Schrier et al. 2006) (↑, B). In Europa ist es im Gegensatz zu den USA ausschließlich zur Behandlung des Syndroms der inadäquaten Sekretion des antidiuretischen Hormons (SIADH) zugelassen.
Bei akuter symptomatischer Hypernatriämie: Eine Hypernatriämie liegt bei einer Natriumkonzentration im Serum von über 145 mmol/l vor. Die Behandlung besteht in der Beseitigung der Ursache und in der Korrektur der Hypertonizität. Zur Behandlung der zugrundeliegenden Ursache zählen ggf. das Verhindern eines weiteren gastrointestinalen Flüssigkeitsverlusts, die Senkung des Fiebers, die Behandlung einer Hyperglykämie, Glukosurie, Hyperkalzämie oder Hypokaliämie, der Entzug von Lactulose oder Diuretika, der Wechsel der Sondennahrung oder die Korrektur einer Lithium-induzierten Polyurie. Hat sich die Hypernatriämie innerhalb weniger Stunden entwickelt (z. B. durch akzidentelle Natriumbelastung), kann diese ohne die Gefahr eines zerebralen Ödems rasch ausgeglichen werden – mit einer Rate von 1 mmol/l/h. Ist die Hypernatriämie über einen längeren Zeitraum entstanden, muss langsamer ausgeglichen werden. Eine Reduktion mit maximaler Rate von 0,5 mmol/l/h verhindert die Entwicklung eines zerebralen Ödems und zerebralorganischer Anfälle. Es wird daher zu einer Reduktion von 10 mmol/l/die geraten. Die bevorzugte Therapie besteht in der oralen Gabe von Flüssigkeiten. Ist dies – auch über eine Sonde – nicht möglich, muss die Flüssigkeit intravenös gegeben werden. Dazu sind nur hypotonische Flüssigkeiten einschließlich reinem Wasser, 5 %iger Dextrose, 0,2 % Natrium-Chlorid oder 0,45 % Natrium-Chlorid geeignet. Je hypotonischer die Lösung, desto geringer sollte die Infusionsgeschwindigkeit sein. Da die Gefahr eines zerebralen Ödems mit dem Infusionsvolumen steigt, sollte das Volumen auf das Notwendigste zum Ausgleich der Hypernatriämie beschränkt bleiben. Nach Auswahl der geeigneten Infusionsflüssigkeit kann die Menge wiederum mit der Formel 1 in **Tab. D 9.4** berechnet werden. Bei der Berechnung des Infusionsvolumens muss zusätzlich der natürliche Flüssigkeitsverlust (1,5 l in 24 h) berücksichtigt werden. Wird 5 % Dextrose als Infusionsflüssigkeit gewählt, muss die Serum-Glukose kontrolliert und eine Hyperglykämie gegebenenfalls mit Insulin behandelt werden.

Tab. D 9.4: Formeln zur Behandlung der Hypo- und Hypernatriämie und Informationen über die Natriumkonzentration von Infusionsflüssigkeiten

Formeln		**Klinischer Gebrauch**
1. Veränderung der Serum-Natriumkonzentration =	$\frac{\text{Infundiertes Na}^+ - \text{Serum-Na}^+}{\text{gesamtes Körperwasser} + 1}$	berechnet den Effekt von 1 l jeder Infusionsflüssigkeit auf das Serum-Natrium
2. Veränderung der Serum-Natriumkonzentration =	$\frac{[\text{infundiertes Na}^+ + \text{infundiertes K}^+] - \text{Serum-Na}^+}{\text{gesamtes Körperwasser} + 1}$	berechnet den Effekt von 1 l jeder Infusionsflüssigkeit, die Natrium und Kalium enthält, auf das Serum-Natrium
Infusionsflüssigkeit	Infundiertes Na+ [mmol/l]	Extrazelluläre Flüssigkeitsverteilung [%]
5 % Dextrose in Wasser	0	40
0,2 % NaCl in 5 % Dextrose in Wasser	34	55
0,45 % NaCl in Wasser	77	73
Ringers Laktat	130	97
0,9 % NaCl in Wasser	154	100

(nach Adrogué und Madias 2000)
Das geschätzte gesamte Körperwasser wird berechnet als Fraktion des Körpergewichts. Der Anteil ist 0,6 bei Kindern, 0,6 bei nicht alten Männern, 0,5 bei nicht alten Frauen, 0,5 bei alten Männern und 0,45 bei alten Frauen. Normalerweise machen extrazelluläre 40 % und intrazelluläre Flüssigkeiten 60 % des gesamten Körperwassers aus.

Auch nach Auftreten der klinischen und radiologischen Zeichen einer zentralen pontinen Myelinolyse ist eine erfolgreiche Behandlung und Senkung der Morbidität möglich. Unter der Annahme, dass ähnlich einer immunvermittelten Demyelinisierung nicht näher definierte »myelinotoxische« Substanzen zum demyelinisierenden Prozess beitragen, wurden mehrere Patienten mit Plasmapherese behandelt, was zu dramatischen Verbesserungen geführt haben soll (Ansell et al. 1997, Bibl et al. 1999) (↔, C). Ebenfalls wurden positive Effekte unter einer Behandlung mit Immunglobulinen beobachtet (Finsterer et al. 2000). Andere Autoren berichten über therapeutische Erfolge mit hoch dosierten Steroiden bei Patienten (Menakaya et al. 2001, Nakano et al. 1996) bzw. in Tierexperimenten (Rojiani et al. 1987). Da es sich jeweils nur um unkontrollierte Einzelfallberichte handelt, kann die Effizienz dieser Therapien nicht abschließend beurteilt werden.

D 9.3 Urämische Enzephalopathie

D 9.3.1 Klinik

Der urämischen Enzephalopathie liegt als Grunderkrankung ein akutes Nierenversagen oder eine dekompensierte chronische Niereninsuffizienz zugrunde. Frühsymptome der urämischen Enzephalopathie sind Aufmerksamkeits- und Konzentrationsstörungen. Im weiteren Verlauf kann eine delirante Symptomatik auftreten mit Erregung, Fehlwahrnehmungen, Illusionen und visuellen Halluzinationen, die im fortgeschrittenen Stadium zum Koma führt (Fraser und Arieff 2001). Neurologische Begleitsymptome sind Myoklonien, auch in Form eines »flapping tremor« (Asterixis), in der Anfangsphase Ataxie und mit Fortschreiten der Urämie Hyperreflexie und Tonussteigerung. Früher wurden generalisierte tonisch-klonische Anfälle bei etwa der Hälfte der Patienten mit akutem Nierenversagen beobachtet. Heute treten sie infolge der Dialyse nur noch selten auf. Die Dialyse verbessert rasch die klinische Situation. Der langfristige Verlauf hängt im Wesentlichen von der Grunderkrankung ab, obwohl ein Mortalitätsrisiko auch für Dialyse und Nierentransplantation besteht.

D 9.3.2 Verlauf

Die Behandlung der chronischen Niereninsuffizienz durch Dialyse und Nierentransplantation hat in den letzten Jahrzehnten zur Lebensverlängerung und Verbesserung der Lebensqualität geführt. Trotz adäquater Dialysetherapie leidet jedoch eine Reihe von Patienten mit Einschränkung der Nierenfunktion weiterhin unter neurologischen Symptomen, wie der Beeinträchtigung mentaler Funktionen, generalisierter Schwäche und peripherer Polyneuropathie (Fraser und Arieff 2001). Die Dialysebehandlung der terminalen Niereninsuffizienz ist ihrerseits mit dem Auftreten von zwei eigenständigen Erkrankungen des Zentralnervensystems verbunden: dem akut auftretenden Dialyse-Dysäquilibrium-Syndrom (s. Kap. D 9.4) und der chronischen Dialyse-Demenz (s. Kap. D 9.5) (Fraser und Arieff 2001). Das Dialyse-Dysäquilibrium-Syndrom tritt bei einer Minderheit der Patienten mit terminaler Niereninsuffizienz nach Beginn der Dialyse auf. Die Dialyse-Demenz ist eine progressive Enzephalopathie, die nach chronischer Dialyse oder bei Kindern mit chronischer Niereninsuffizienz auch ohne Dialyse auftreten kann (Andreoli et al. 1984).
Seit Einführung der chronischen Dialysebehandlung wurden bei Patienten mit terminaler Niereninsuffizienz zudem eine Reihe neurologischer Erkrankungen in zunehmender Frequenz beobachtet. Dazu zählen subdurale Hämatome, Elektrolytstörungen, Vitamin-Mangelsyndrome, Medikamentenintoxikationen, hypertensive Enzephalopathien und akute Intoxikationen mit Spurenelementen. Diese Differentialdiagnosen sollten bei Patienten mit chronischer Niereninsuffizienz und Veränderungen der Persönlichkeit oder der Gedächtnisfunktionen erwogen werden (Fraser und Arieff 2001).

D 9.3.3 Therapeutische Prinzipien

Aufgrund der unzureichenden Ausscheidungsfunktion der Niere kommt es zum Konzentrationsanstieg einer Anzahl kleiner, wasserlöslicher Moleküle mit neurotoxischer Wirkung (Fraser und Arieff 2001). Die Schwere der urämischen Enzephalopathie korreliert nur schlecht mit einzelnen Laborparametern, scheint jedoch von der Geschwindigkeit der Entwicklung des Nierenversagens abzuhängen. Hämodialyse, Hämofiltration und peritoneale Dialyse sind die einzigen therapeutisch effektiven Maßnahmen, die neurotoxischen Substanzen aus dem Serum zu entfernen. Eine definitive Behandlung kann durch Nierentransplantation erreicht werden.
Anfälle, die durch renales Versagen hervorgerufen werden: Epileptische Anfälle treten in bis zu 1/3 aller Fälle mit urämischer Enzephalopathie bei akutem oder schwerem chronischen Nierenversagen auf. Auch unter der Dialyse kann es infolge der Elektrolytverschiebung zu Anfällen kommen. Geeignetes Medikament zur Anfallsunterbrechung ist Diazepam (Valium®). Bei Patienten mit einem Status epilepticus sind Benzodiazepine in Kombination mit Phenytoin geeignet.
Behandlung einer Epilepsie bei renalem Versagen: Die Pharmakokinetik von antikonvulsiven Medikamenten ist bei urämischen Patienten und unter Dialyse verändert, so dass bei vielen Antikonvulsiva Dosisanpassungen notwendig sind. Albuminurie und Azidose reduzieren die Plasma-Albumin-Spiegel und Bindungsaffinitäten, sodass mehr freie, nicht proteingebundene Medikamentenfraktionen vorliegen. Eine verminderte glomeruläre Filtrationsrate und tubuläre Sekretion erhöhen die Eliminations-Halbwertzeit. Therapeutische Spiegel werden daher durch die Gabe einer initialen *loading dose* und nachfolgende kleinere Erhaltungsdosen oder verlängerte Dosierungsintervalle erzielt.
Die Nieren scheiden wasserlösliche Moleküle mit niedriger Proteinbindung und kleinem Verteilungsvolumen rasch aus. Dazu zählen Gabapentin, Vigabatrin, Levetiracetam und Topiramat. Eine renale Dysfunktion führt zur Akkumulation dieser Substanzen und verlangt eine Dosisreduktion.
Bei der Dialyse werden wasserlösliche Substanzen mit niedriger Proteinbindung und kleinem Verteilungsvolumen rasch entfernt. Daher benötigen Gabapentin, Vigabatrin, Topiramat, Phenobarbital und Levetiracetam eine zusätzliche Dosis nach der Hämodialyse (Lacerda et al. 2006). Bei Antikonvulsiva mit hoher Proteinbindung, z. B. Carbamazepin und Valproinsäure, kann auf eine zusätzliche Gabe verzichtet werden. Im Gegensatz zur Hämodialyse sind die Effekte der Peritonealdialyse nicht vorhersagbar. In diesen Fällen ist die Bestimmung freier Medikamentenspiegel von großer Bedeutung.
Gabapentin (Neurontin®), Levetiracetam (Keppra®), Topiramat (Topamax®), Vigabatrin (Sabril®) und Phenobarbital (Luminal®) können bei Nierenversagen akkumulieren, da sie zum erheblichen Teil unverändert über die Niere ausgeschieden werden. Unter Dialyse kommt es zu einem erheblichen Abfall der Plasmakonzentration mit entsprechender Anfallsprovokation. Die gleichen Überlegungen gelten für Primidon (Mylepsinum®). Daher sind diese Substanzen zur antikonvulsiven Therapie bei chroni-

scher Niereninsuffizienz ungeeignet bzw. müssen die Dosierungen angepasst werden.
Die Halbwertzeit von Diphenylhydantoin (Phenhydan®) ist bei chronischer Niereninsuffizienz verkürzt. Daher muss das Medikament in drei Tagesdosen gegeben werden. Wegen der verminderten Eiweißbindung sind die gemessenen Gesamt-Plasmakonzentrationen von Diphenylhydantoin niedriger, der Anteil des freien Diphenylhydantoins dagegen relativ erhöht. Die Tagesdosis sollte daher beim Nierenkranken gleich hoch sein wie beim Gesunden, auch wenn darunter niedrigere Gesamt-Plasmakonzentrationen gemessen werden. Die gleichen Überlegungen gelten für Valproinsäure (Ergenyl®), das zur Behandlung epileptischer Anfälle und Myoklonien bei Urämie sehr wirksam ist. Die Gefahr der Lebertoxizität ist erhöht. Carbamazepin (Tegretal®) wird in üblicher Weise verabreicht (s. Kap. C 1).

D 9.3.4 Pragmatische Therapie

Die Indikation zur Dialyse ist bei Kreatininwerten zwischen 10 und 12 mg/dl bzw. einer Kreatinin-Clearance zwischen 9 und 14 ml/min/1,73 m² Körperoberfläche (National Kidney Foundation 2000) gegeben (**Tab. D 9.5**). Bei Auftreten neurologischer Komplikationen (Enzephalopathie, Krampfanfälle oder klinisch bedeutungsvolle Polyneuropathie), die auf eine urämische Stoffwechselsituation zurückgeführt werden können, oder Malnutrition sollte früher dialysiert werden. Hämodialyse, Hämofiltration, Peritonealdialyse bzw. kontinuierliche ambulante peritoneale Dialyse sind die einzigen therapeutisch effektiven Maßnahmen, die neurotoxischen Substanzen aus dem Serum zu entfernen. Eine definitive Behandlung kann durch Nierentransplantation erreicht werden.

Antikonvulsiva sollten nach stattgehabtem ersten Anfall eingesetzt werden. Aufgrund der zuvor genannten Überlegungen bevorzugen wir Valproinsäure und Carbamazepin als Medikamente der 1. Wahl. Bei dialysepflichtigen Patienten wird eine normale Dosierung dieser beiden Medikamente verwendet.

D 9.4 Dialyse-Dysäquilibrium-Syndrom

D 9.4.1 Klinik und Verlauf

Das Dialyse-Dysäquilibrium-Syndrom tritt bei Dialyse-Patienten auf, auch ohne dass zuvor eine urämische Enzephalopathie besteht. Klinische Symptome dieses Syndroms sind Kopfschmerzen, Übelkeit, Erbrechen, verschwommenes Sehen, Muskelzuckungen, Desorientiertheit, arterielle Hypertonie, Tremor und tonisch-klonische Anfälle. Zum Dialyse-Dysäquilibrium-Syndrom werden heute auch mildere Symptome (Muskelkrämpfe, Anorexie, Unruhe und Schwindel) gezählt (Fraser und Arieff 2001, Raskin 2001). Obwohl das Dialyse-Dysäquilibrium-Syndrom generell in allen Altersgruppen beobachtet wird, tritt es gehäuft bei jungen und besonders bei pädiatrischen Patienten auf. Meistens wird das Syndrom durch zu aggressive Dialyse bei akutem Nierenversagen hervorgerufen. Allerdings kann es auch während wiederholter Dialysen bei Patienten mit chronischer Niereninsuffizienz auftreten. Die Inzidenz ist besonders hoch bei Patienten mit vorbestehenden neurologischen Erkrankungen, z. B. Schädel-Hirn-Trauma, Insult oder maligner Hyperthermie. Die Pathogenese des Dialyse-Dysäquilibrium-Syndroms wurde intensiv aber letztlich ohne klare Ergebnis untersucht (Fraser und Arieff 2001, Raskin 2001).

Tab. D 9.5: Pragmatische Therapie bei urämischer Enzephalopathie

Indikation zur Dialyse:	• urämische Enzephalopathie • Krampfanfälle • klinisch bedeutungsvolle urämische Polyneuropathie • Kreatinin > 10–12 mg/100 ml • Kreatininclearance > 9–14 ml/min/1,73 m² Körperoberfläche
Therapie von Krampfanfällen	
1. Akuttherapie:	• Diazepam, Clonazepam, Diphenylhydantoin i. v.
2. Anfallsprophylaxe:	• Carbamazepin: 2 × 200–400 mg/die (nach klinischer Wirkung und Plasmakonzentration) • Valproinsäure: 2 × 300–900 mg/die* • Diphenylhydantoin: 3 × 100 mg*

* Wegen der verminderten Eiweißbindung werden zu niedrige Gesamt-Plasmakonzentrationen gemessen. Der Anteil der freien Antikonvulsiva ist relativ erhöht.

Die Diagnose des Dialyse-Dysäquilibrium-Syndroms ist zum »Sammeltopf« für eine Reihe von Erkrankungen geworden, die bei Patienten mit Niereninsuffizienz auftreten und das Zentralnervensystem betreffen können. Das Dialyse-Dysäquilibrium-Syndrom ist eine Ausschlussdiagnose; andere, behandlungspflichtige neurologische Erkrankungen sollten nicht übersehen werden (Fraser und Arieff 2001, Raskin 2001).

D 9.4.2 Therapie

Die Symptome des Dialyse-Dysäquilibrium-Syndroms limitieren sich unter normalen Umständen selbst; die Erholung kann jedoch einige Tage dauern. Die heutigen Methoden der Dialyse haben das Bild des Dialyse-Dysäquilibrium-Syndroms verändert. Die meisten Berichte über Krampfanfälle, Koma und Tod erschienen vor 1970. Die nachfolgend (1980 bis 1990) publizierten Symptome des Dialyse-Dysäquilibrium-Syndroms waren milder. Sie bestanden in Übelkeit, Schwäche, Kopfschmerzen, Erschöpfung und Muskelkrämpfen. Es ist nicht sicher, dass jemals ein Patient wirklich an den Folgen eines Dialyse-Dysäquilibrium-Syndroms und nicht an anderen neurologischen Komplikationen (akuter Insult, subdurales Hämatom, Subarachnoidalblutung oder Hyponatriämie) gestorben ist.

D 9.5 Dialyse-Demenz

D 9.5.1 Klinik und Verlauf

Die Dialyse-Demenz (synonym: Dialyse-Enzephalopathie) ist eine progressive, häufig zum Tode führende neurologische Erkrankung (Siddiqui et al. 1970). In den frühen 1970er-Jahren wurde die Existenz dieses Syndroms von mehreren unabhängigen Gruppen bestätigt (Mahurkar et al. 1973). Bei Erwachsenen ist diese Form der Demenz nahezu ausschließlich bei langjährig mit Hämodialyse Behandelten zu beobachten. Sie kann isoliert auftreten oder Symptom einer Multisystemerkrankung mit Enzephalopathie, Osteomalazie, proximaler Myopathie und Anämie sein (Fraser und Arieff 2001, Raskin 2001).
Die meisten Patienten erkranken an der endemischen Form der Dialyse-Demenz, deren Auftreten von den örtlichen Dialyse-Bedingungen abhängig ist. Sie tritt nach chronischer Hämodialyse von mindestens einem bis zwei Jahren Dauer auf. Frühsymptom ist eine Sprech- und Sprachstörung mit Dysarthrie und Apraxie. Es folgen Persönlichkeitsveränderungen, eine demenzielle Entwicklung, Myoklonien und tonisch-klonische Anfälle. In den meisten Fällen führt die Erkrankung in sechs bis neun Monaten zum Tod. Sprechstörungen wurden bei 90 %, eine demenzielle Entwicklung bei 80 %, motorische Symptome bei 75 % und Krampfanfälle bei 60–90 % der Patienten beobachtet.

Die Dialyse-Demenz muss differentialdiagnostisch von anderen metabolischen Enzephalopathien abgegrenzt werden, die durch Hyperkalzämie, Hypophosphatämie, Hyperparathyreoidismus, akute Schwermetallintoxikation, Medikamentenintoxikation oder strukturelle neurologische Läsionen verursacht sein können (Fraser und Arieff 2001, Raskin 2001). Neurologische Untersuchungen mit besonderer Berücksichtigung von Sprechstörungen und EEG-Untersuchungen können bei der Frühdiagnose einer Enzephalopathie hilfreich sein.

D 9.5.2 Therapeutische Prinzipien

Die Ätiologie der Dialyse-Demenz ist bis heute ungeklärt. In einigen, aber nicht allen Gehirnen von Patienten mit Dialyse-Demenz, wurden eindeutig bis zu 11fach erhöhte Aluminiumkonzentrationen gefunden, während die Aluminiumkonzentrationen bei Dialyse-Patienten ohne klinische Zeichen der Dialyse-Demenz nur 3fach erhöht waren (Alfrey et al. 1972). Die Aluminiumkonzentrationen waren auch in den Knochen und im Bindegewebe erhöht. Ursprünglich wurden Aluminium-haltige orale Phosphatbinder [Al(OH)3 und Al(OH)CO3] als Ursache angesehen. Es konnte jedoch inzwischen gezeigt werden, dass das Aluminium aus der freien Dialysatflüssigkeit stammt. Durch die hohe Eiweißbindung von Aluminium im Plasma besteht ein dauerhafter Gradient vom Dialysat zum Plasma, der zu einem vermehrten Übertritt von Aluminium zum Plasma führt und die Entfernung aus dem Plasma verhindert. Die Häufigkeit der progressiven Dialyse-Demenz ist mit Einführung Aluminium-freier Dialysatflüssigkeiten wesentlich zurückgegangen.
Aufgrund der niedrigen Inzidenz, der unsicheren Ätiologie und der schlechten Korrelation von Plasma- mit Gewebe-Aluminiumkonzentrationen, sind Routinebestimmungen von Aluminium allerdings nicht sinnvoll. Vermutlich führt eine Mehrzahl ätiologischer Faktoren zum Symptomkomplex der Dialyse-Demenz. Entsprechend wird die Dialyse-Demenz in drei Kategorien unterteilt: In 1. eine endemische Form, die vermutlich auf eine Aluminiumkontamination des Dialysats zurückzuführen ist, 2. sporadische Fälle, bei denen die Aluminiumtoxizität vermutlich keine Rolle spielt und 3. eine Demenz, die mit einer kongenitalen oder frühkindlichen Nierenerkrankung assoziiert ist. Letztere Form wurde bei mehreren Kindern beschrieben, die weder eine Dialyse noch oral oder parenteral Aluminiumverbindungen erhalten hatten. Diese frühkindlichen Erkrankungen könnten auf Veränderungen des sich entwickelnden Gehirns infolge der Urämie zurückzuführen sein.

D
9

D 9.5.3 Pragmatische Therapie

Ziel aller Bemühungen sollte – trotz der verbleibenden ätiologischen Unsicherheiten – die Vermeidung der Aluminiumzufuhr sein. Seitdem das zur Herstellung des Dialysats verwendete Wasser deionisiert wird, ist die Inzidenz der Dialyse-Demenz deutlich zurückgegangen. Bei dieser Prozedur wird jedoch nicht nur Aluminium entfernt, sondern auch andere Spurenelemente, die zur Toxizität im Zentralnervensystem führen können. Dazu gehören Kadmium, Quecksilber, Blei, Mangan, Kupfer, Nickel, Thallium, Bor und Zinn. Auf das Antazidum Aluminiumhydroxid sollte trotz der bei nierenkranken Patienten erwünschten phosphatbindenden Eigenschaften verzichtet werden (↑). Die publizierten Ergebnisse zu einer Desferrioxamin-Therapie bei Patienten mit manifester Symptomatik sind widersprüchlich, so dass keine einheitliche Therapieempfehlung abgegeben werden kann (↔).

D 9.6 Posteriores Leukenzephalopathie-Syndrom

Das potenziell reversible posteriore Leukenzephalopathie-Syndrom wurde zunächst bei einer heterogenen Gruppe von Patienten nach Nieren-, Leber- und Knochenmarktransplantation unter immunsuppressiver Therapie mit Tacrolimus (FK506, Prograf®) oder Ciclosporin (Sandimmun®) sowie bei akuter hypertensiver Enzephalopathie und bei Eklampsie (im Puerperium) beschrieben (Hinchey et al. 1996). Weitere Fälle bei verschiedenen Chemotherapeutika (Tam et al. 2004), dem VEGF-Antikörper Acizumab (Glusker et al, 2006), Hyperkalzämie und auch bei postpartalen Patientinnen ohne Eklampsie (Uwatoko et al. 2003) haben verdeutlicht, dass ein plötzlicher Anstieg des Blutdrucks zwar häufig ein entscheidender pathogenetische Faktor, aber keine notwendige Voraussetzung ist.

Vielmehr handelt es sich um ein *Capillary-Leak*-Syndrom des Gehirns, das durch Hypertonie, Flüssigkeitsretention und zytotoxische Effekte von Immunsuppressiva und Chemotherapeutika auf das Gefäßendothel ausgelöst werden kann. Klinische Symptome des Syndroms sind: Kopfschmerzen, Erbrechen, Verwirrtheit, Krampfanfälle, kortikale Blindheit und andere visuelle Symptome. Die Kernspintomographie des Gehirns zeigt extensive bilaterale Auffälligkeiten vor allem der posterioren weißen Substanz, die im wesentlichen auf ein Ödem zurückgeführt werden, aber nach unserer eigenen Erfahrung auch Insulte umfassen können.

Die Prognose ist gut, wenn das Syndrom rechtzeitig erkannt, eine adäquate antihypertensive Therapie durchgeführt und die immunsuppressive Therapie reduziert oder abgesetzt wird. Einige Autoren haben den Begriff »reversibles posteriores Leukenzephalopathie-Syndrom« kritisiert, da die Veränderungen keineswegs immer vollständig reversibel sind und ähnliche klinische und radiologische Symptome auch bereits bei der hypertensiven Enzephalopathie und der Zyklosporin-induzierten Neurotoxizität bekannt sind (Schwartz 1996).

Das posteriore Leukenzephalopathie-Syndrom muss rasch behandelt werden, um eine permanente Schädigung des Gehirns zu vermeiden. Die therapeutischen Prinzipien zielen auf eine Kontrolle des Blutdrucks, die Beendigung oder Reduktion von auslösenden medikamentösen Therapien und die Verwendung von Antikonvulsiva zur Behandlung der epileptischen Anfälle. Die wichtigste zu treffende Differentialdiagnose ist die Abgrenzung gegenüber einem ischämischen Schlaganfall, da bei diesem eine mäßige und mittelschwere Hypertonie in der Regel nicht behandelt wird, während der Blutdruck bei der posterioren Leukenzephalopathie rasch normalisiert werden sollte, um das Fortschreiten und eine mögliche ischämische Schädigung zu verhindern. Der mittlere arterielle Druck sollte innerhalb der ersten beiden Stunden um 20–25 % oder der diastolische Druck auf 100 mmHg gesenkt werden. Zur gut steuerbaren intravenösen Behandlung stehen Natriumnitroprussid, Labetalol, Uradipil und Kalziumkanalblocker zur Verfügung. Eine antikonvulsive Therapie ist bei epileptischen Anfällen notwendig. Diese sistieren in der Regel, sobald sich die neuroradiologischen Auffälligkeiten zurückgebildet haben. Eine dauerhafte antikonvulsive Therapie ist daher in der Regel nicht notwendig.

D 9.7 Hyperkalzämische Enzephalopathie

D 9.7.1 Klinik und Verlauf

Die hyperkalzämische Enzephalopathie ist eine seltene, aber wegen ihrer therapeutischen Konsequenzen wichtige Differentialdiagnose bei hirnorganischem Psychosyndrom. Ursachen sind maligne Tumoren mit und ohne Knochenmetastasen, Plasmozytome, Sarkoidose, primärer Hyperparathyreoidismus (Hyperplasie, Adenom), Vitamin-D-Intoxikationen oder Dihydrotachysterol (A.T. 10®)-Überdosierungen. Die hyperkalzämische Enzephalopathie kann bei langsamer Entwicklung isoliert, d. h. ohne internistische Begleitsymptome bestehen. Die hyperkalzämische Krise ist Folge des sehr raschen Kalziumanstiegs. Sie ist gekennzeichnet durch die Kombination renaler (Polyurie, Exsikkose, Nephrolithiasis, Nephrokalzinose), gastrointestinaler (Übelkeit, Erbrechen, Obstipation, selten akute Pankreatitis), kardiovaskulärer (verkürzte QT-Dauer im EKG, erhöhte Digitalis-Sensitivität) und neuropsychologischer (Desorientiertheit, Halluzinationen, Bewusstseinsstörungen, affektive Störungen, Muskelhypotonie) Symptome (Altmann 1995).

D 9.7.2 Therapeutische Prinzipien

Die Entscheidung zur Behandlung hängt im Wesentlichen vom Ausmaß der Hyperkalzämie ab. Eine Serum-Kalziumkonzentration über 3,5 mmol/l (14 mg/100 ml) verlangt eine sofortige aggressive Therapie, während bei Konzentrationen unter 3,5 mmol/l weniger aggressiv behandelt werden muss. Für das Entstehen einer hyperkalzämischen Krise ist jedoch nicht nur der Kalziumspiegel im Serum, sondern auch die Geschwindigkeit des Anstiegs entscheidend. Darüber hinaus hängt die klinische Symptomatik nur vom ionisierten Anteil des (normalerweise gemessenen) Gesamtkalziums ab. Der Anteil des ionisierten Kalziums schwankt abhängig vom Säuren-Basen-Status und der Serumproteinkonzentration.

Die Therapie der Hyperkalzämie zielt auf eine vermehrte renale Ausscheidung des Kalziums und die verminderte Mobilisation von Kalzium aus den Knochen. Die wichtigste Maßnahme ist eine vermehrte Flüssigkeitszufuhr zur Korrektur der fast immer bestehenden Exsikkose. Die Flüssigkeitszufuhr führt über Verdünnung zur Abnahme des Serum-Kalziumspiegels und zum Anstieg der glomerulären Filtrationsrate. Die Zunahme der glomerulären Filtration und die vermehrte Natriumausscheidung steigern die renale Ausscheidung von Kalzium. Die renale Ausscheidung von Kalzium wird zusätzlich durch Schleifendiuretika und Calcitonin gefördert (Stevenson 1988). Thiazide sollten nicht eingesetzt werden, da sie die Rückresorption von Kalzium fördern. Die Mobilisation von Kalzium aus dem Knochen wird durch Bisphosphonate und Calcitonin gehemmt (Bilezikian 1992). **Tab. D 9.6** gibt Entscheidungshilfen zur pragmatischen Therapie. In **Tab. D 9.7** sind die Dosierungen für Medikamente zur Behandlung der Hyperkalzämie zusammengefasst.

D 9.7.3 Pragmatische Therapie

Die Rehydratation durch Infusion isotoner NaCl-Lösung ist der erste Schritt bei der Behandlung eines hyperkalzämischen Patienten. Es werden 3 000–5 000 ml/Tag isotonische NaCl-Lösung infundiert. Sollten Symptome einer Überwässerung auftreten, wird Furosemid (Lasix®) in einer Dosis von 20–

60 mg alle zwei Stunden gegeben. Bei älteren Patienten oder Patienten mit reduzierter Flüssigkeitstoleranz gibt man bereits zu Beginn der Infusionstherapie Furosemid in niedrigeren Dosierungen von 10–20 mg alle sechs bis 12 Stunden. Diese Therapie mit Volumenbelastung und Diuretika erfordert die sorgfältige Kontrolle der Flüssigkeits- und Elektrolytbilanz sowie der Kreislaufsituation.
Solange die Hyperkalzämie mäßig ausgeprägt ist (< 3,5 mmol/l) und nicht zu Symptomen führt, ist die Rehydratation alleine ausreichend. Ferner soll eine kalziumarme Diät mit Ausschluss von Milch, Milchprodukten und kalziumreichen Mineralwässern durchgeführt werden. Bei Kalziumkonzentrationen über 3,5 mmol/l sollen zusätzlich Diphosphonate verabreicht werden. Zur Verfügung stehen Clodronsäure (Ostac®), Etidronsäure (Diphos®), Pamidronsäure (Aredia®) und Zoledronsäure (Zometa®). Die empfohlenen Dosierungen der einzelnen Präparate und die maximale Therapiedauer sind **Tab. D 9.7** zu entnehmen. Pamidronsäure und Zoledronsäure sind die wirksamsten Substanzen. Die Therapie mit Diphosphonaten sollte unterbrochen werden sobald die Serum-Kalziumspiegel im oberen Normbereich liegen oder falls sie um mehr als 0,5–0,75 mmol/l in den ersten zwei oder drei Behandlungstagen abfallen. Längere Therapie kann zur Hypokalzämie führen. Eine Langzeitbehandlung mit Zoledronsäure (4 mg i. v. 2–12 ×/Jahr) kann das Wachstum von Knochenmetastasen blockieren und eine wiederholte Hyperkalzämie verhindern und ist diesbezüglich der Pamidronsäure überlegen (Gnant et al. 2008, Rosen et al. 2004, Rosen et al. 2003) (↑↑, A).

Tab. D 9.6: Pragmatische Therapie der hyperkalzämischen Enzephalopathie (nach Bilezekian 1992) (↔)

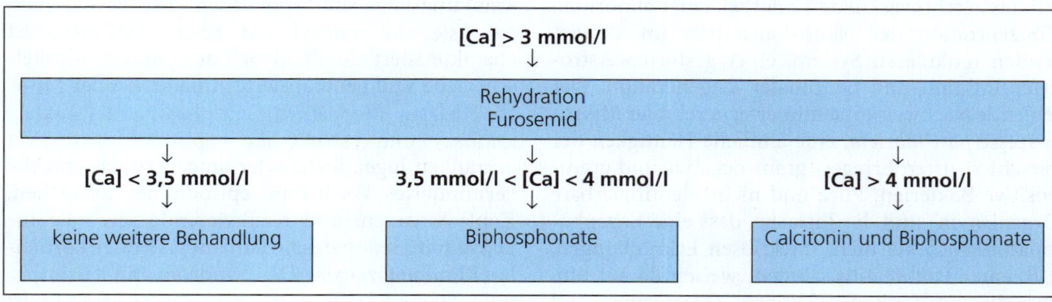

Tab. D 9.7: Substanzen zur Behandlung der dekompensierten Hyperkalzämie

Substanz	Dosierung (pro Tag)	Dauer der Behandlung
Diphosphonate • Clodronsäure (Ostac®) • Etidronsäure (Diphos®) • Pamidronsäure (Aredia®) • Zoledronsäure (Zometa®)	 4–6 mg/kg i. v. über 2–5 h 7,5 mg/kg über 4 h 15–45 mg i. v. über 4 h oder 90 mg i. v. über 24 h oder 1200 mg oral 4 mg i. v. über 15 min	 5 Tage 7 Tage 6 Tage 1 Tag 5 Tage 1 Tag
Calcitonin (Calcitonin L®, Karil®)	2 × 4 U/kg s. c. oder i. m.	3 Tage
Mithramyzin	25 µg/kg i. v. über 6 h	10 Tage (nur jeden 2. Tag applizieren)

Bei höhergradiger, lebensgefährdender Hyperkalzämie (> 4 mmol/l) oder falls die klinischen Symptome eine rasche Senkung der Serum-Kalziumkonzentration erfordern, müssen zusätzliche Maßnahmen ergriffen werden (Bilezikian 1992). Zusätzlich zur Rehydratation wird dann mit Calcitonin (Calcitonin L®, Karil®) behandelt. Calcitonin ist der schnellste und effektivste Inhibitor der Kalziummobilisierung aus dem Knochen und hat zusätzlich eine kalziurische Wirkung. Calcitonin wird in einer Dosis von 4 I. E./kg Körpergewicht alle 12 Stunden subkutan injiziert. Da die Wirkung von Calcitonin schwach und kurz ist, muss es in Kombination mit Diphosphonaten oder Mithramyzin gegeben werden. Mithramyzin wird mit einer Dosis von 25 µg/kg Körpergewicht über sechs Stunden intravenös appliziert. Diese Dosis kann mehrmals in Intervallen von mindestens 48 Stunden gegeben werden. Nieren- oder Leberversagen, Thrombozytopenie oder eine Koagulopathie sind relative Kontraindikationen für die Anwendung von Mithramyzin.
Nach Stabilisierung des Serum-Kalziums unter 3 mmol/l muss die zugrundeliegende Grunderkrankung (Malignom, Nebenschilddrüsenadenom, Sarkoidose) so weit wie möglich ursächlich behandelt werden.

D 9.8 Septische Enzephalopathie

D 9.8.1 Klinik und Verlauf

Eine Enzephalopathie ist eine häufige Komplikation der Sepsis. Sie tritt in 8–70 % aller septischen Patienten auf und ist die häufigste Form einer Enzephalopathie bei Patienten einer Intensivstation. Die hohe Variabilität der Inzidenzangaben basiert vermutlich auf unterschiedlichen Definitionen für Enzephalopathie und Sepsis (Papadopoulos et al. 2000). Die Enzephalopathie ist häufig die erste Manifestation einer Sepsis. Septische Patienten mit Enzephalopathie haben eine höhere Mortalität als solche ohne. Vermutlich wird die septische Enzephalopathie zu selten diagnostiziert, da kritisch kranke Patienten häufig sediert, mechanisch beatmet oder mit Medikamenten zur neuromuskulären Blockade behandelt werden. Diese Behandlungen können das Bild einer Sepsis maskieren. Septische Patienten können ferner unter einem Nieren- oder Leberversagen, akutem Lungenversagen (ARDS), Störungen des Elektrolyt- und Säure-Basen-Haushalts, Hypo- oder Hyperthermie und endokrinen Störungen leiden. Diese assoziierten Erkrankungen verschleiern eine isolierte Betrachtung der Sepsiseffekte auf das Gehirn. Die Elektroenzephalographie ist ein hilfreiches Instrument zur Diagnose einer septischen Enzephalopathie.

Die Pathophysiologie der septischen Enzephalopathie ist wahrscheinlich multifaktoriell. Zur Ätiologie tragen reduzierter zerebraler Blutfluss, verminderte Sauerstoffextraktion des Gehirns, ein zerebrales Ödem und eine Störung der Blut-Hirn-Schranke bei. Diese Störungen sind Folge der Ausschüttung inflammatorischer Mediatoren und ihrer Wirkung auf das zerebrovaskuläre Endothel, einer abnormen Konzentration der Neurotransmitter im aktivierenden retikulären System, einer gestörten Astrozytenfunktion und neuronaler Degeneration. Der fehlende Nachweis disseminierter zerebraler Mikroabszesse *post mortem*, eine ähnliche Häufigkeit der verschiedensten Erreger (gram-negative und gram-positive Bakterien, Pilze und nicht identifizierbare Organismen) und die Tatsache, dass eine Enzephalopathie auch bei nicht infektiösen Erkrankungen, z. B. einer Pankreatitis, auftritt, weisen darauf hin, dass die spezifischen infektiösen Organismen und ihre Toxine selbst vermutlich nicht zur Enzephalopathie führen. Bis zum Auftreten von Sekundärkomplikation (z. B. Hirndruck, Herniation) gelten Symptome einer septischen Enzephalopathie als reversibel. Gute Arbeiten zu neuropsychologischen Spätfolgen einer septischen Enzephalopathie liegen nicht vor. Infolge einer bakteriellen oder viralen Meningitis können isolierte neuropsychologische Defizite auftreten (Schmidt et al. 2006). In welchem Umfang dies auch für die septischen Enzephalopathien gilt, ist unklar.

D 9.8.2 Pragmatische Therapie

Zur Zeit steht über die Behandlung der Grunderkrankung hinaus keine effektive oder gar spezifische Therapie zur Verfügung. Es wird an Konzepten gearbeitet, die Durchlässigkeit der Blut-Hirn-Schranke zu reduzieren. Dieses kann tierexperimentell beispielsweise durch Magnesiumsubstitution erzielt werden (Esen et al. 2005).

D 9.9 Mitochondriale Enzephalomyopathien

D 9.9.1 Klinik

Die mitochondrialen Zytopathien umfassen Erkrankungen mit spezifischer struktureller, biochemischer und genetischer Dysfunktion der Mitochondrien. Klinisch können zahlreiche Organsysteme betroffen sein: Zentralnervensystem, peripheres Nervensystem, autonomes Nervensystem, N. opticus, Innenohr, Skelettmuskulatur, Herzmuskulatur und Inselzellen des Pankreas. Die Diagnose wird gesichert durch eine Muskelbiopsie mit dem Nachweis ultrastruktureller Mitochondrienveränderungen in der Elektronenmikroskopie, *ragged red fibers* in der Gomori-Trichrom-Färbung oder einer verminderten Enzymaktivität der mitochondrialen Atmungskette. Da die Funktion von Muskulatur und Gehirn auf einen oxidativen Metabolismus angewiesen ist, dominieren Symptome der muskulären und zerebralen Dysfunktion das klinische Bild vieler mitochondrialer Erkrankungen. Diese werden daher als mitochondriale Enzephalomyopathien bezeichnet und umfassen vier distinkte Syndrome (DiMauro und Moraes 1993):

Das Kearns-Sayre-Syndrom (KSS) ist durch eine in der Kindheit beginnende progressive externe Ophthalmoplegie und Pigmentdegeneration der Retina charakterisiert. Ferner können Reizleitungsstörungen des Herzens, zerebelläre Syndrome und erhöhtes Liquorprotein auftreten. Nahezu alle Erkrankungsfälle sind sporadisch. Die Myoklonusepilepsie mit ragged red fibers (MERRF) ist charakterisiert durch Myoklonus, Ataxie, Muskelschwäche und generalisierte Anfälle. An der Mitochondrialen Myopathie, Enzephalopathie, Laktatazidose und stroke-like episodes (MELAS) erkranken Jugendliche oder junge Erwachsene, die vermindertes Wachstum, episodisches Erbrechen, Kopfschmerzen, und rezidivierende zerebrale Infarkte mit Hemiparese, Hemianopsie oder kortikaler Blindheit zeigen. Das Syndrom mit Neuropathie, Ataxie und Retinitis pigmentosa (NARP) ist charakterisiert durch eine verzögerte kindliche Entwicklung, Retinitis pigmentosa, Demenz, Anfälle, Ataxie, proximale Muskelschwäche und Neuropathie. Im Gegensatz zum KSS treten das MERRF-, MELAS- und NARP-Syndrom familiär mit maternalem Erbgang auf. Dem KSS liegen genetisch häufig Deletionen und den anderen drei Syndromen Punktmutationen der mitochondrialen DNA zugrunde (DiMauro und Moraes 1993). Die chronisch progressive externe Ophthalmoplegie (CPEO) wird durch Mutationen oder Deletionen der mitochondrialen DNA, durch Mutationen der nukleären Polymerase-γ 1 (POLG1), Twinkle oder Adenin-Nukleotid-Translokator 1 (ANT1) Gene hervorgerufen. Die mitochondriale neurogastrointestinale Enzephalomyopathie (MNGIE) ist eine autosomal-rezessive Erkrankung, die durch Mutationen im nukleären Gens ECGF1 hervorgerufen wird, das für die Thymidin-Phosphorylase codiert. Mutationen führen zum Verlust der Enzymaktivität.

D 9.9.2 Verlauf

Da es zahlreiche Kopien der mitochondrialen DNA in jeder Zelle gibt, hängen das Erkrankungsalter, die klinische (phänotypische) Manifestation, die Progression der Erkrankung und die Lebenserwartung von dem Verhältnis von mutierter mitochondrialer DNA zur Wildtyp-DNA in den einzelnen Zellen und Organen ab (Dosiseffekt). Bei der Zellteilung kann sich dieses Verhältnis ändern (mitotische Segregation) und zu einer Änderung des Phänotyps, z. B. zwischen verschiedenen Familienmitgliedern führen. Bei jüngerem Erkrankungsalter scheint die Progression rascher.

D 9.9.3 Therapeutische Prinzipien

In den überwiegenden Fällen mitochondrialer Enzephalomyopathien werden biochemisch Reduktionen der Enzymaktivität eines oder mehrerer Komplexe der mitochondrialen Atmungskette in der Muskelbiopsie, in Leukozyten oder Thrombozyten gefunden (DiMauro und Moraes 1993). Eine Therapie mit Substanzen, die den mitochondrialen Metabolismus fördern, scheint sinnvoll. Experimentell sind a) Vitamine, die als Coenzyme respiratorischer Enzyme dienen (z. B. Thiamin, Biotin oder Riboflavin) oder b) Substanzen, die einen Defekt der mitochondrialen Elektronentransportkette überbrücken oder als Elektronenakzeptor oder -donator dienen (z. B. Vitamin C, Vitamin K3 oder Coenzym Q10), eingesetzt worden. Die Erfolge von Coenzym Q10 sind vielversprechend. Coenzym Q10 ist eine essenzielle Komponente der mitochondrialen Atmungskette, ein Akzeptor von Elektronen aus den Komplexen I und II und ein Antioxidanz.

D 9.9.4 Pragmatische Therapie

Bei Patienten mit reduzierter Enzymaktivität des Komplexes I oder II ist aufgrund tierexperimenteller Ergebnisse, klinischer Fallbeschreibungen und fehlender anderer therapeutischer Optionen zu einer Therapie mit 360 mg Coenzym Q10/Tag zu raten (↔). Coenzym Q10 verbessert die muskuläre Kraft und Ermüdungserscheinungen (Chen et al. 1997) (↔). Eine randomisierte, placebokontrollierte, doppelblinde Studie zur Effektivität von Coenzym Q10 bei Patienten mit mitochondrialen Erkrankungen wird derzeit durchgeführt, ebenso laufen Studien zur Effektivität von Idebenone, eine synthetische Form des Coenzym Q10 mit besserer Liquorgängigkeit bei MELAS und Leberscher Optikusatrophie. Die Behandlung von 16 Patienten mit mitochondrialer Myopathie mit Kreatin zeigte keine Verbesserung der Alltagsaktivitäten, der Augenbewegungsstörung und der muskulären Kraft (Klopstock et al. 2000) (↓). Ein hoffnungsvoller Ansatz zur Therapie des MNGIE besteht in der allogenen Stammzelltransplantation. Die Mutationen im Thymidin-Phosphorylase Gen führen zum Verlust der Enzymaktivität und zu erhöhten Thymidin-Spiegeln. Diese konnten mit einer allogenen Stammzelltransplantation reduziert werden, allerdings bleibt die Auswirkung auf die neurologische Symptomatik bis heute unklar (Hirano et al. 2006) (↔).

Zur Behandlung von generalisierten Anfällen und Myoklonien beim MERRF-Syndrom sei auf die Kapitel C 1 und I 11 und zur Behandlung der Leberschen Optikusatrophie, einer weiteren mitochondrialen Zytopathie, auf Kapitel B 2 verwiesen.

D 9.10 Schwermetall-Enzephalopathien

D 9.10.1 Klinik

D 9.10.1.1 Akute Enzephalopathie

Das häufigste klinische neurologische Syndrom einer Schwermetallintoxikation ist eine akute, aber unspezifische Enzephalopathie. In ihrer mildesten Form treten Kopfschmerzen verbunden mit Benommenheitsgefühl auf. Die neurologische Untersuchung ist normalerweise auch während der Periode maximaler Symptome regelrecht. In einer schwereren Verlaufsform treten Verwirrtheit, Einschränkungen der Urteilsfähigkeit, Bewusstseinsstörungen, Tinnitus, Gefühllosigkeit und Parästhesien, Ataxie, Schwächgefühl, Übelkeit und Erbrechen auf. Die Symptome bilden sich in der Regel innerhalb von 24 Stunden, ggf. auch über einen längeren Zeitraum vollständig zurück. Wenn die Exposition fortgesetzt wird, entwickelt sich aus der Bewusstseinsstörung ein Koma. Zerebralorganische Anfälle können auftreten. In diesem Stadium sind Morbidität und Mortalität deutlich erhöht.

D 9.10.1.2 Chronische Enzephalopathie

Die aus einer chronischen Intoxikation mit Neurotoxinen resultierende Enzephalopathie ist schlecht charakterisiert. Tatsächlich gibt es für die Existenz einer sich chronisch langsam entwickelnden neurotoxischen Enzephalopathie keine unumstößliche Evidenz. Häufig wird eine Schwermetallexposition am Arbeitsplatz für chronische Intoxikationen verantwortlich gemacht. Sie gelten z. T. als Berufserkrankungen, wenn bestimmte Grenzwerte in Serum-, Urin- oder Haarwurzelanalysen überschritten werden. Die Symptome sind gewöhnlich mild und unspezifisch. Sie bestehen aus Kopfschmerzen, Benommenheit, Konzentrations- und Gedächtnisstörungen, Schlafstörungen (sowohl Insomnie als auch Hypersomnolenz), Verlust der Libido, Depression, Parästhesien und allgemeiner Schwäche. Die gleichen Symptome können aber auch Ausdruck zahlreicher anderer Erkrankungen sein, die nicht mit der Toxinexposition in Zusammenhang stehen oder durch Toxine hervorgerufen werden, die nicht am Arbeitsplatz einwirken (z. B. Alkohol). Die gleichen Symptome können bei primär psychiatrischen Erkrankungen auftreten und werden auch als Simulationssymptome angegeben. Neurologische Untersuchung, Elektroenzephalographie und evozierte Potenziale sind in aller Regel unauffällig.

D 9.10.1.3 Bleivergiftung

Die chronische Bleivergiftung ist überwiegend Folge industrieller Exposition, meist durch Inhalation von Bleioxiden. Häusliche Vergiftungen (Trinkwasser aus Bleirohren, Farben, Glasuren) sind selten geworden. Steckschüsse können angeblich auch nach Jahren noch Ursache einer chronischen Bleivergiftung sein. Organische Bleiverbindungen (Tetraethylblei, Tetramethylbei) haben in großem Umfang als Antiklopfmittel im Benzin Verwendung gefunden.
Blei wird zu 90 % im Knochen gespeichert mit einer Halbwertszeit von ca. 20 Jahren. Blei in Blut und Weichteilgeweben hat eine Halbwertszeit von 30–40 Tagen. Blei entfaltet seine toxische Wirkung bei der Porphyrinsynthese durch Blockade der δ-Aminolävulinsäure-Dehydrase. Typisch ist der Nachweis eines Bleisaums im Zahnfleisch.
Die Bleienzephalopathie wird bei Kindern häufiger beschrieben als bei Erwachsenen. Sie ist gekennzeichnet durch eine bis zur Somnolenz führende Lethargie, Wesensänderung und Ataxie. Die chroni-

sche Bleivergiftung führt weiterhin zu chronisch motorischer Neuropathie, Bleikoliken und Anämie (Marsh 1985). In den letzten Jahrzehnten wurden die Grenzwerte für eine Bleiintoxikation mehrfach gesenkt. Der Grenzwert im Blut liegt heute bei 100 µg/l. Kognitive Beeinträchtigungen bei Kindern wurden aber auch unterhalb dieses Grenzwerts gemessen (Canfield et al. 2003).
Zur diagnostischen Sicherung sind bei akuter Exposition der Bleigehalt im Blut, die Bleiausscheidung im Urin und die Ausscheidung von δ-Aminolävulinsäure im Urin hilfreich. Bei chronischer Exposition ist die Bestimmung des freien Erythrozyten-Protoporphyrins aussagekräftiger, da es auch nach Beendigung der akuten Exposition erhöht bleibt.

D 9.10.1.4 Quecksilbervergiftung

Metallisches Quecksilber wird durch Inhalation aufgenommen; zur Inhalation kann es durch den Bruch technischer Geräte (Thermometer, Barometer usw.) kommen. Endemische Vergiftungen sind nach Aufnahme organischer Quecksilberverbindungen durch den Genuss von mit Dimethylquecksilber (Fungizid) gebeiztem Korn und von Fischen, in denen Quecksilber über die Nahrungskette angereichert wurde (Minimata Erkrankung, Japan), aufgetreten. Die toxische Wirkung von Quecksilber ist auf eine Reaktion des Quecksilbers mit freien SH-Gruppen und nachfolgender Hemmung SH-Gruppenhaltiger Enzyme zurückzuführen.
Während bei akuter Aufnahme metallischen Quecksilbers gastrointestinale und renale Symptome im Vordergrund stehen, führen organische Quecksilberverbindungen zu sensiblen und visuellen Störungen (Parästhesien, Einschränkung des Gesichtsfeldes). Chronische Vergiftungen mit organischen Quecksilberverbindungen führen zu einer Enzephalopathie mit Tremor, Ataxie, Dysarthrie, Irritabilität, demenzieller Entwicklung und Bewegungsstörungen (Klaassen 1991). Die diagnostische Sicherung erfolgt durch Bestimmung des Quecksilbergehaltes im Blut, Urin und in den Haaren.

D 9.10.1.5 Thalliumvergiftung

Thallium(I)-sulfat hat weite Verbreitung als Mäuse- und Rattengift gefunden, wodurch es zu zahlreichen Vergiftungsfällen gekommen ist. Nach akuter Aufnahme beginnt die klinische Symptomatik erst mit einer Latenz von einigen Tagen. Auffälligstes Symptom ist der Haarausfall. Ferner verursacht Thallium wie bei der Arsenvergiftung eine vorwiegend sensible, schmerzhafte Polyneuropathie, die einer akuten Polyradikulitis ähnelt. Die Thallium-Enzephalopathie ist durch Unruhe, Desorientiertheit, Krampfanfälle und Ataxie gekennzeichnet (Klaassen 1991).
Akute Vergiftungen lassen sich diagnostisch durch Bestimmung des mit dem Urin ausgeschiedenen Thalliums sichern. Bei chronischer Vergiftung ist die Bestimmung des Thalliumgehaltes im Haar hilfreich.

D 9.10.1.6 Manganvergiftung

Vergiftungen kommen in der gewerblichen Wirtschaft durch Aufnahme von Mangan(IV)-oxid vor. Bei längerer Exposition – bisweilen jedoch schon nach Wochen – kann sich eine Enzephalopathie mit einem Parkinson-ähnlichen Bild entwickeln (Huang et al. 1993). Ursache ist die Ablagerung von Mangan in den Basalganglien. Da die Mangantoxizität primär zu pathologischen Veränderungen im *Globus pallidus* und der *Pars reticulata* (und nicht der *Pars compacta*) der *Substantia nigra* führt, handelt es sich um eine atypisches Parkinson-Syndrom, das in der Regel schlecht auf L-Dopa anspricht (Huang et al. 1993). Die diagnostische Sicherung einer chronischen Exposition erfolgt durch Bestimmung der Urinausscheidung von Mangan nach Mobilisierung mit EDTA.

D 9.10.2 Therapeutische Prinzipien

Die wesentlichen Therapieprinzipien einer Schwermetall-induzierten Enzephalopathie sind 1. die Vermeidung einer weiteren Exposition, 2. die Verhinderung der gastrointestinalen Absorption oder Reabsorption (Cholestyramin bei der Quecksilber-Intoxikation, Eisen-Hexazyanoferrat(II) bei der Thallium-Intoxikation) und 3. die Entfernung von Schwermetallionen aus dem Körper durch Komplexbildung mit Chelatbildnern.
Tab. D 9.8 gibt einen Überblick über spezifische Antidota, ihre Applikation und Dosierungen. Die Therapiedauer richtet sich individuell nach klinischer Symptomatik und Metallausscheidung im Urin. Der Einsatz von Chelatbildnern ist mit einem erheblichen Risiko an Nebenwirkungen verbunden (Knochenmarkdepression, Nierenschäden, Allergie), die zur Therapieunterbrechung nötigen können. Wichtig ist die engmaschige Überwachung der Granulo- und Thrombopoese sowie der tubulären Nierenfunktion. Unter der Therapie kann es durch Metallmobilisation aus den Geweben zu einer vorübergehenden Verschlechterung der Symptomatik kommen. In diesen Fällen ist zusätzlich eine forcierte Diurese oder Hämodialyse notwendig. Es werden auch essenzielle Mineralien gebunden, z. B. Kupfer, Zink, Magnesium und Eisen. Da dem Körper diese lebenswichtigen Metalle entzogen werden, müssen diese bei längerfristiger Therapie kontrolliert und gegebenenfalls substituiert werden. Vor einer unkritischen Anwendung von Chelatbildnern bei vermeintlichen chronischen Metallvergiftungen, wie sie z. T. in der Umweltmedizin propagiert und praktiziert wird, sei ausdrücklich gewarnt (Risher und Amler 2005).
Bis Anfang der 1990er-Jahre waren Dimercaprol (BAL) und Kalzium-Dinatrium-Ethylendiamintetraacetat (EDTA) die etablierten Chelatbildner bei der Behandlung von Metallvergiftungen. Ein großer Nachteil dieser beiden Substanzen ist deren relativ hohe Toxizität sowie die Notwendigkeit einer parenteralen Applikation. Diese Substanzen befinden sich daher in Deutschland nicht mehr im Handel, können aber noch über die internationale Apotheke bezogen werden. Mit Dimercapto-Propan-1-Sulfonat (DMPS, Dimaval®, DMPS-Heyl®, Dimercuval®) und Dimercaptosuccinat (DMSA, Chemet®, Importpräparat) wurden zwei neue Substanzen entwickelt, von denen DMPS in Deutschland derzeit zugelassen ist. Das Umweltbundesamt hat zum Umgang mit den Chelatbildern DMPS und DMSA folgende inhaltli-

Tab. D 9.8: Spezifische Antidota bei Schwermetallintoxikationen (Handelsnamen z. T. in Auswahl)

	Substanz	Handelsname	Metalle	Applikation	Dosis (pro Tag)
1. Wahl	2,3-Dimercapto-Propan-1-Sulfonat (DMPS)	Dimaval® DMPS-Heyl® Dimercuval®	Hg, Pb	Oral i. v.-Injektion	Chronisch: 3 × 100–200 mg Akut: 1. Tag: 6 × 250 mg 2. Tag: 4 × 250 mg 3. Tag: 3 × 250 mg
	Cholestyramin	Quanatalan®	org. Hg	oral	16–24 g in mehreren Dosen
	2,3-Dimercaptosuccinat (DMSA)	Chemet®*	Pb	Oral	bei Kindern mit chronischer Intoxikation und Pb-Werten von > 440 µg/l: 700 mg/m² Körperoberfläche für 4 Wochen. Zwischen zwei Behandlungszyklen sollten mindestens 2 Wochen Pause liegen.
	Eisen-III-Hexazyano-Ferrat (II) (Berliner Blau)	Antidotum Thallii Heyl®	Th	oral	initial 3 g, dann 3–20 g pro die kontinuierlich
2. Wahl	Kalzium-Dinatrium-Ethylendiamintetraacetat (EDTA)	Calciumedetat-Heyl®*	anorg. Pb, Mn	Infusion	20 mg/kg KG kontinuierlich oder in drei Dosen
	Kalzium-Trinatrium-Pentetat (DTPA)	Ditripentat-Heyl®	Mn, anorg. Pb	Infusion	initial 1 g, dann 2 × 1 g
	Dimercaprol (BAL)	Sulfactin Homburg®*	anorg. Hg, Pb	i. m.-Injektion	1.–2. Tag: 6 × 2,5 mg/kg KG 3.–4. Tag: 4 × 2,5 mg/kg KG 5.–6. Tag: 2 × 2,5 mg/kg KG
	D-Penicillamin	Trolovol®, Metalcaptase®, Trisorcin®	Hg, Pb	oral	600 mg, max 1 g in mehreren Einzeldosen

* In Deutschland nicht oder nicht mehr im Handel.

chen Empfehlungen und Richtlinien veröffentlicht (Kommission »Human-Biomonitoring« des Umweltbundesamtes 1999):

1. Die zur Verfügung stehenden Ergebnisse einer Chelattherapie mit klinischer Verbesserung beziehen sich nahezu ausschließlich auf die Behandlung akuter Metallvergiftungen. Die Ergebnisse sind nicht ohne weiteres auf chronische Metallvergiftungen zu übertragen.
2. Exakte Richtwerte, ab welcher Konzentration eine Behandlung indiziert ist, existieren nicht. Lediglich für die Bleiintoxikation im Kindesalter gilt derzeit eine Bleikonzentration im Vollblut von 450 µg/l als unstrittiger Richtwert für eine Therapie mit Chelatbildnern (s. u.).
3. Dosierung, Applikationsform und Dauer sowie Effektivität und Sicherheit einer Chelattherapie bei chronischen Metallvergiftungen sind nicht ausreichend untersucht.
4. Die Sicherheit einer Langzeittherapie mit Chelatbildnern ist weitgehend unbekannt.
5. Die durch Chelatbildner induzierte Umverteilung der Metalle im Organismus kann u. U. zu einer Anreicherung des toxischen Metalls in kritischen Organen (z. B. dem Gehirn) und zu einer Zunahme der Vergiftungssymptomatik führen.
6. Es existieren keine zuverlässigen Studien zur Frage, ob der klinische Verlauf einer chronischen Metallvergiftung durch Therapie mit Chelatbildnern überhaupt günstig beeinflusst werden kann.
7. Der Mobilisationstest mit DMPS zur Beurteilung einer amalgambedingten Quecksilberbelastung bringt keinen wesentlichen Erkenntnisgewinn gegenüber der Bestimmung der spontanen Quecksilberausscheidung im 24-Stunden-Urin. Die Validität eines solchen Mobilisationstests ist nicht gegeben (Drasch et al. 1997, Kleber et al. 1995). Zudem gibt es für die stimulierte Quecksilberausscheidung im Urin weder Referenzwerte noch wissenschaftlich abgesicherte Werte, ab denen eine gesundheitliche Bedenklichkeit besteht. Daher lässt sich aus den Ergebnissen des DMPS-Mobilisationstests auch keine therapeutische Konsequenz ableiten (Eis et al. 1997).

D 9.10.3 Pragmatische Therapie

Blei: Der klassische Chelatbildner bei Bleivergiftungen, EDTA, steht in Deutschland nicht mehr zur Verfügung. Die Behandlung besteht daher bei akuten Intoxikationen in der langsamen i. v.-Injektion von 2,3-Dimercaptopropan-1-sulfonsäure (DMPS, DMPS-Heyl®) in einer initialen Dosierung von 6 × 250 mg am ersten Tag, 4 × 250 mg am zweiten und 3 × 250 mg am dritten Tag. Von da ab erfolgt die Dosierung entsprechend dem klinischen Status weiter parenteral (1–3 × 250 mg) oder (überwiegend) oral mit DMPS (3 × 100–200 mg; Dimaval®).
Eine Bleiintoxikation ist bei Kindern häufiger als bei Erwachsenen. Kinder, die in ärmlichen Verhältnissen und unter schlechten Wohnungsbedingungen aufwachsen, sind gefährdet, Blei in Konzentrationen aufzunehmen, die zu kognitiver Beeinträchtigung führen. In den USA ist Dimercaptosuccinat, ein oral verfügbarer Blei-Chelator, zur Behandlung von Kindern mit Bleikonzentrationen von über 450 µg/l

(2,2 µmol/l) im Blut zugelassen (Nightingale 1991) (↑). Eine randomisierte, placebokontrollierte und doppelblinde Studie zeigte jedoch, dass die Behandlung mit Dimercaptosuccinat bei Kindern mit einer Bleikonzentration von 200–440 µg/l (1,1–2,1 µmol/l) im Blut nicht zu einer Verbesserung von Kognition, Verhalten und anderen neuropsychologischen Funktionen führt (Rogan et al. 2001) (↓). Daher wird von einer Therapie der Kinder bei einer Bleikonzentration von unter 450 µg/l abgeraten.

Quecksilber: Bei akuten Vergiftungen mit anorganischem Quecksilber sind unverzüglich Maßnahmen einzuleiten, um eine weitere Aufnahme aus dem Gastrointestinaltrakt zu verhindern (Magenspülung, Spülung mit eiweißreichen Lösungen). Bei schweren Vergiftungen ist die sofortige zusätzliche Durchführung einer Dialyse und/oder forcierten Dialyse erforderlich. Die klassische Behandlung erfolgt mit Dimercaprol (BAL), das in Deutschland jedoch nicht mehr zur Verfügung steht. Jetzt wird sowohl bei Vergiftungen mit organischem als auch mit anorganischem Quecksilber eine Behandlung mit DMPS parenteral (DMPS-Heyl®) oder oral (Dimaval®) empfohlen. Die Dosierung entspricht der bei einer Bleivergiftung (Clarkson et al. 1981, Nadig et al. 1985). Um die Ausscheidung von organischem Quecksilber mit den Fäzes zu fördern, wird Colestyramin (Quantalan® 50) in einer Dosis von 16–24 g/die in mehreren Einzeldosen oral gegeben.

Thallium: Die primäre Entgiftung erfolgt mit Magenspülung und der Gabe von Eisen-III-hexazyanoferrat(II) (Berliner Blau) (Antidotum Thallii Heyl®) in einer Dosis von initial 3 g über eine liegende Magensonde und kontinuierlicher Weiterführung in einer Dosis von 3–20 g/die (Stevens et al. 1974). Die Dauer der Behandlung richtet sich nach dem Thalliumnachweis im Stuhl. Gleichzeitig werden Abführmittel gegeben. Um die renale Ausscheidung zu fördern, wird eine forcierte Diurese durchgeführt. Bei schwerer Intoxikation ist eine Hämodialyse erforderlich (De Groot und van Heijst 1988).

Mangan: Im Frühstadium der Vergiftung kann eine Behandlung mit Kalzium-Trinatrium-Pentetat (DTPA) (Ditripentat-Heyl®) versucht werden. Von DTPA wird innerhalb der ersten sechs Stunden 1 g in 250 ml 0,9 % NaCl als i. v.-Infusion gegeben (Wegener et al. 1983). Die weitere Behandlung erfolgt in gleicher Form in einer Dosis von 1 g/die über sechs Tage. Danach sollte eine dreitägige Pause eingehalten werden. Ein bestehendes Mangan-induziertes Parkinson-Syndrom spricht nicht auf die Behandlung mit Chelatbildnern an. Eine symptomatische Therapie mit dopaminergen Pharmaka sollte versucht werden.

D 9.11 Literatur

Adams RD, Victor M, Mancall EL. Central pontine myelinolysis: a hitherto undescribed disease occuring in alcoholic and malnourished patients. Arch Neurol Psychiat 1959;81:154–172.

Adrogué HJ, Madias NE. Hypernatremia. N Engl J Med 2000a;342:1493–1499.

Adrogué HJ, Madias NE. Hyponatremia. N Engl J Med 2000b;342:1581–1589.

Alexander WF, Spindel E, Harty RF, Cerda JJ. The usefulness of branched chain amino acids in patients with acute or chronic hepatic encephalopathy. Am J Gastroenterol 1989;84:91–96.

Alfrey AC, Mishell JM, Burks J, Contiguglia SR, Rudolph H, Lewin E, Holmes JH. Syndrome of dyspraxia and multifocal seizures associated with chronic hemodialysis. Trans Am Soc Artif Intern Organs 1972;18:257–261,266–257.

Als-Nielsen B, Gluud LL, Gluud C. Benzodiazepine receptor antagonists for hepatic encephalopathy. Cochrane Database Syst Rev 2004a:CD002798.

Als-Nielsen B, Gluud LL, Gluud C. Non-absorbable disaccharides for hepatic encephalopathy: systematic review of randomised trials. Brit Med 2004b;328:1046.

Als-Nielsen B, Gluud LL, Gluud C. Nonabsorbable disaccharides for hepatic encephalopathy. Cochrane Database Syst Rev 2004c:CD003044.

Als-Nielsen B, Koretz RL, Kjaergard LL, Gluud C. Branched-chain amino acids for hepatic encephalopathy. Cochrane Database Syst Rev 2003:CD001939.

Altmann P. Clinical manifestations of electrolyte disorders. In: Arieff AI, DeFronzo RA, eds. Fluid, Electrolyte and Acid-Base Disorders. New York, London: Churchill Livingstone; 1995 (in press).

Andreoli SP, Beegstein JM, Sherrard DJ. Aluminium intoxication from aluminium-containing phosphate binders in children with azotemia not undergoing dialysis. N Engl J Med 1984;310:1079.

Ansell J, Kirby S, Benstead T. A case of Isaacs' syndrome with associated central nervous system findings. Muscle Nerve 1997;20:1324–1327.

Bass NM, Mullen KD, Sanyal A, Poordad F, Neff G, Leevy CB, Sigal S, Sheikh MY, Beavers K, Frederick T, Teperman L, Hillebrand D, Huang S, Merchant K, Shaw A, Bortey E, Forbes WP. Rifaximin Treatment in Hepatic Encephalopathy. N Engl J Med 2010;362:1071–1081.

Bernal W, Auzinger G, Dhawan A, Wendon J. Acute liver failure. The Lancet 2010;376:190–201.

Bibl D, Lampl C, Gabriel C, Jungling G, Brock H, Kostler G. Treatment of central pontine myelinolysis with therapeutic plasmapheresis. Lancet 1999;353:1155.

Bilezikian JP. Mangement of acute hypercalcemia. N Engl J Med 1992;326:1196–1203.

Brensing KA, Textor J, Perz J, Schiedermaier P, Raab P, Strunk H, Klehr HU, Kramer HJ, Spengler U, Schild H, Sauerbruch T. Long term outcome after transjugular intrahepatic portosystemic stent-shunt in non-transplant cirrhotics with hepatorenal syndrome: a phase II study. Gut 2000;47:288–295.

Butterworth RF, Spahr L, Fontaine S, Layrargues GP. Manganese toxicity, dopaminergic dysfunction, and hepatic encephalopathy. Metab Brain Res 1995;10:259–267.

Campese VM, Liu CL. Sexual dysfunction in uremia. Endocrine and neurological alterations. Contrib Nephrol 1990;77:1–14.

Canfield RL, Henderson CR, Jr., Cory-Slechta DA, Cox C, Jusko TA, Lanphear BP. Intellectual impairment in children with blood lead concentrations below 10 microg per deciliter. N Engl J Med 2003;348:1517–1526.

Chason JL, Lander JW, Gonzales JE. Central pontine myelinolysis. J Neurol Neurosurg Psychiatry 1964;27:317.

Chen RS, Huang CC, Chu NS. Coenzyme Q10 treatment in mitochondrial encephalomyopathies. Short-term double-blind, crossover study. Eur Neurol 1997;37:212–218.

Conn HO. Quantifying the severity of hepatic encephalopathy. In: Conn HO, Bircher J, eds. Hepatic encephalopathy: Syndromes and Therapies. Bloomington: Medi-Ed Press; 1994.p. 13–26.

Conn HO, Lieberthal. The hepatic coma syndromes and lactulose. Baltimore: Williams & Wilkins; 1978.

Cordoba J, Lopez-Hellin J, Planas M, Sabin P, Sanpedro F, Castro F, Esteban R, Guardia J. Normal protein diet for episodic hepatic encephalopathy: results of a randomized study. J Hepatol 2004;41:38–43.

Davenport A, Will EJ, Davison AM. Effect of posture on intracranial pressure in patients with fulminant hepatic failure after acetaminophen self-poisoning. Crit Care Med 1990;18:286–289.

Davies MH, Mutimer D, Lowes J, Elias E, Neuberger J. Recovery despite impaired cerebral perfusion in fulminant hepatic failure. Lancet 1994;343:1329–1330.

DiMauro S, Moraes CT. Mitochondrial encephalomyopathies. Arch Neurol 1993;50:1197–1208.

Drasch G, Scharl K, Roider G, Schiwara HW, Zilker T, Steiner M, Schürmann M. Aussagekraft des DMPS-Test auf Quecksilber. Umweltmed Forsch Prax 1997;2:2–10.

Droller MJ, Anderson JR. NIH Consensus Conference. Impotence. NIH Consensus Development Panel on Impotence. JAMA 1993;270:83–90.

Eis D, Ewers U, Schweinsberg F, Wilhelm M. Pro und Contra DMPS-Mobilisationstest. Umweltmed Forsch Prax 1997;2:161–164.

Esen F, Erdem T, Aktan D, Orhan M, Kaya M, Eraksoy H, Cakar N, Telci L. Effect of magnesium sulfate administration on blood-brain barrier in a rat model of intraperitoneal sepsis: a randomized controlled experimental study. Crit Care 2005;9:R18–23.

Estol CJ, Faris AA, Martinez AJ, Ahdab-Barmada M. Central pontine myelinolysis after liver transplantation. Neurology 1989;39:493–498.

Finsterer J, Engelmayer E, Trnka E, Stiskal M. Immunglobulins are effective in pontine myelinolysis. Clin Neuropharmacol 2000;23:110–113.

Fraser CL, Arieff AI. Hepatic encephalopathy. N Engl J Med 1985;313:865–873.

Fraser CL, Arieff AI. Nervous system manifestations of renal failure. In: Schrier RW, Gottschalk CW, eds. Diseases of the kidney. Philadelphia: Lippincott Williams & Wilkins; 2001.p. 2769–2794.

Ganger DR, Klapman JB, McDonald V, Matalon TA, Kaur S, Rosenblate H, Kane R, Saker M, Jensen DM. Transjugular intrahepatic portosystemic shunt (TIPS) for Budd-Chiari syndrome or portal vein thrombosis: review of indications and problems. Am J Gastroenterol 1999;94:603–608.

Glusker P, Recht L, Lane B. Reversible posterior leukoencephalopathy syndrome and bevacizumab. N Engl J Med 2006;354:980–982;discussion 980–982.

Gnant M, Mlineritsch B, Luschin-Ebengreuth G, Kainberger F, Kässmann H, Piswanger-Sölkner JC, Seifert M, Ploner F, Menzel C, Dubsky P, Fitzal F, Bjelic-Radisic V, Steger Gn, Greil R, Marth C, Kubista E, Samonigg H, Wohlmuth P, Mittlböck M, Jakesz R. Adjuvant endocrine therapy plus zoledronic acid in premenopausal women with early-stage breast cancer: 5-year follow-up of the ABCSG-12 bone-mineral density substudy. The Lancet Oncology 2008;9:840–849.

Guevara M, Gines P, Bandi JC, Gilabert R, Sort P, Jimenez W, Garcia-Pagan JC, Bosch J, Arroyo V, Rodes J. Transjugular intrahepatic portosystemic shunt in hepatorenal syndrome: effects on renal function and vasoactive systems. Hepatology 1998;28:416–422.

Harrison PM, Wendon JA, Gimson AE, Alexander GJ, Williams R. Improvement by acetylcysteine of hemodynamics and oxygen transport in fulminant hepatic failure. N Engl J Med 1991;324:1852–1857.

Hazell AS, Butterworth RF. Hepatic encephalopathy: An update of pathophysiologic mechanisms. Proc Soc Exp Biol Med 1999;222:99–112.

Hinchey J, Chaves C, Appignani B, Breen J, Pao L, Wang A, Pessin MS, Lamy C, Mas JL, Caplan LR. A reversible posterior leukoencephalopathy syndrome. N Engl J Med 1996;334:494–500.

Hirano M, Marti R, Casali C, Tadesse S, Uldrick T, Fine B, Escolar DM, Valentino ML, Nishino I, Hesdorffer C, Schwartz J, Hawks RG, Martone DL, Cairo MS, DiMauro S, Stanzani M, Garvin JH, Savage DG. Allogeneic stem cell transplantation corrects biochemical derangements in MNGIE. Neurology 2006;67:1458–1460.

Honeycutt D, Callahan K, Rutledge L, Evans B. Heterozygote ornithine transcarbamylase deficiency presenting as symptomatic hyperammonemia during initiation of valproate therapy. Neurology 1992;42:666–668.

Keays R, Harrison PM, Wendon JA, Forbes A, Gove C, Alexander GJ, Williams R. Intravenous acetylcysteine in paracetamol induced fulminant hepatic failure: a prospective controlled trial. Bmj 1991;303:1026–1029.

Kjaergard LL, Liu J, Als-Nielsen B, Gluud C. Artificial and bioartificial support systems for acute and acute-on-chronic liver failure: a systematic review. Jama 2003;289: 217–222.

Klaassen CD. Heavy metals and heavy-metal antagonists. In: Goodman Gilman A, Rall TW, Nies AS, Taylor P, eds. Goodman and Gilman's The Pharmacological Basis of Therapeutics. 8 ed. New York: Pergamon Press; 1991.p. 1592–1614.

Kleber JJ, Ganzert M, Zilker T. Quecksilberkonzentration im Urin nach DMPS-Gabe: Korrelation zur Anzahl der Amalgamfüllungen. In: Friberg LT, Schrauzer GN, eds. Status quo and perspectives of amalgam and other dental materials. Stuttgart, New York: Thieme; 1995.p. 61–69.

Klopstock T, Querner V, Schmidt F, Gekeler F, Walter M, Hartard M, Henning M, Gasser T, Pongratz D, Straube A, Dieterich M, Muller-Felber W. A placebo-controlled crossover trial of creatine in mitochondrial diseases. Neurology 2000;55:1748–1751.

Koenig SA, Siemes H, Blaker F, Boenigk E, Gross-Selbeck G, Hanefeld F, Haas N, Kohler B, Koelfen W, Korinthenberg R, et al. Severe hepatotoxicity during valproate therapy: an update and report of eight new fatalities. Epilepsia 1994;35:1005–1015.

Kommission »Human-Biomonitoring« des Umweltbundesamtes. Einsatz von Chelatbildnern in der Umweltmedizin. Bundesgesundheitsbl Gesundheitsforsch Gesundheitsschutz 1999;42:823–824.

Krieger D, Krieger S, Jansen O, Gass P, Theilmann L, Lichtnecker H. Manganese and chronic hepatic encephalopathy. Lancet 1995;346:270–274.

Legras A, Labarthe F, Maillot F, Garrigue M-A, Kouatchet A, Ogier de Baulny H. Late diagnosis of ornithine transcarbamylase defect in three related female patients: polymorphic presentations. Crit Care Med 2002;30:241–244.

Levy DE, Bates D, Caronna JJ, Cartlidge NEF, Knill-Jones RP, Lapinski RH, Singer BH, Shaw DA, Plum F. Prognosis in nontraumatic coma. Ann Intern Med 1981;94: 293–301.

Mahurkar SD, Dkar SK, Salta R, Myers L, Smith LC, Dunea G. Dialysis dementia. Lancet 1973;1:1412–1415.

Marchesini G, Dioguardi FS, Bianchi GP, Zoli M, Martines D, Abbiati R. Long-term oral branched-chain amino acid treatment in chronic hepatic encephalopathy. A randomized double-blind casein-controlled trial. The Italian Multicenter Study Group. J Hepatol 1990;11:92–101.

McKee AC, Winkelman MD, Banker BQ. Central pontine myelinolysis in severely burned patients: relationship to serum hyperosmolality. Neurology 1988;38:1211–1217.

Menakaya JO, Wassmer E, Bradshaw K, Seri S, Whitehouse WP. Idiopathic central pontine myelinolysis in childhood. Dev Med Child Neurol 2001;43:697–700.

Messert B, Orrison WW, Hawkins MJ, Quaglieri CE. Central pontine myelinolysis. Considerations on etiology, diagnosis, and treatment. Neurology 1979;29:147–160.

Mitzner SR, Stange J, Klammt S, Risler T, Erley CM, Bader BD, Berger ED, Lauchart W, Peszynski P, Freytag J, Hickstein H, Loock J, Lohr JM, Liebe S, Emmrich J, Korten G, Schmidt R. Improvement of hepatorenal syndrome with extracorporeal albumin dialysis MARS: results ofa prospective, randomized, controlled clinical trial. Liver Transpl 2000;6:287–289.

Mullen KD, Szauter KM, Kaminsky-Russ K. »Endogenous« benzodiazepine activity in body fluids of patients with hepatic encephalopathy. Lancet 1990;336:81–83.

Nakano H, Ohara Y, Bandoh K, Miyaoka M. A case of central pontine myelinolysis after surgical removal of a pituitary tumor. Surg Neurol 1996;46:32–36.
National Kidney Foundation. DOQI Clinical practice guidelines. http://wwwkidneyorg/professionals/doqi/guidelines/doqi_uptochtml 2000.
Nightingale SL. From the Food and Drug Administration. JAMA 1991;265:1802.
Papadopoulos MC, Davies DC, Moss RF, Tighe D, Bennett ED. Pathophysiology of septic encephalopathy: a review. Crit Care Med 2000;28:3019–3024.
Perello A, Garcia-Pagan JC, Gilabert R, Suarez Y, Moitinho E, Cervantes F, Reverter JC, Escorsell A, Bosch J, Rodes J. TIPS is a useful long-term derivative therapy for patients with Budd-Chiari syndrome uncontrolled by medical therapy. Hepatology 2002;35:132–139.
Plauth M, Merli M, Kondrup J, Weimann A, Ferenci P, Müller MJ. ESPEN guidelines for nutrition in liver disease and transplantation. Clinical Nutrition 1997;16: 43–55.
Pulsinelli WA, Cooper AJL. Metabolic encephalopathies and coma. In: Siegel GJ, Agranoff BW, Albers RW, Milinoff PB, eds. Basic Neurochemistry. 5th ed. New York: Raven Press; 1994.p. 841–857.
Raskin NH. Neurological complications of renal failure. In: Aminoff MJ, ed. Neurology and General Medicine. 3 ed. New York: Churchill Livingstone; 2001.p. 293–306.
Risher JF, Amler SN. Mercury exposure: evaluation and intervention the inappropriate use of chelating agents in the diagnosis and treatment of putative mercury poisoning. Neurotoxicology 2005;26:691–699.
Riviello JJ, Haligan GE, Dunn SP, Widzer SJ, Foley CM, Breningstall GN, Grover WD. Value of plasmapheresis in hepatic encephalopathy. Pediatr Neurol 1990;6:388–390.
Rogan WJ, Dietrich KN, Ware JH, Dockery DW, Salganik M, Radcliffe J, Jones RL, Ragan NB, Chisolm JJ, Jr., Rhoads GG. The effect of chelation therapy with succimer on neuropsychological development in children exposed to lead. N Engl J Med 2001;344:1421–1426.
Rojiani AM, Prineas JW, Cho ES. Protective effect of steroids in electrolyte-induced demyelination. J Neuropathol Exp Neurol 1987;46:495–504.
Rosen LS, Gordon D, Tchekmedyian NS, Yanagihara R, Hirsh V, Krzakowski M, Pawlicki M, de Souza P, Zheng M, Urbanowitz G, Reitsma D, Seaman J, Group ObotZALCaOSTS. Long-term efficacy and safety of zoledronic acid in the treatment of skeletal metastases in patients with nonsmall cell lung carcinoma and other solid tumors. Cancer 2004;100:2613–2621.
Rosen LS, Gordon DH, Dugan W, Major P, Eisenberg PD, Provencher L, Kaminski M, Simeone J, Seaman J, Chen B-L, Coleman RE. Zoledronic acid is superior to pamidronate for the treatment of bone metastases in breast carcinoma patients with at least one osteolytic lesion. Cancer 2003;100:36–43.
Schrier RW, Gross P, Gheorghiade M, Berl T, Verbalis JG, Czerwiec FS, Orlandi C, Investigators S. Tolvaptan, a selective oral vasopressin V2-receptor antagonist, for hyponatremia. N Engl J Med 2006;355:2099–2112.
Schwartz RB. A reversible posterior leukoencephalopathy syndrome. N Engl J Med 1996;334:1743, discussion 1746.
Stevenson JC. Current management of malignant hypercalcaemia. Drugs 1988;36:229–238.
Strauss GI, Hogh P, Moller K, Knudsen GM, Hansen BA, Larsen FS. Regional cerebral blood flow during mechanical hyperventilation in patients with fulminant hepatic failure. Hepatology 1999;30:1368–1373.
Sullivan EV, Pfefferbaum A. Magnetic resonance relaxometry reveals central pontine abnormalities in clinically asymptomatic alcoholic men. Alcohol Clin Exp Res 2001;25:1206–1212.
Tam CS, Galanos J, Seymour JF, Pitman AG, Stark RJ, Prince HM. Reversible posterior leukoencephalopathy syndrome complicating cytotoxic chemotherapy for hematologic malignancies. Am J Hematol 2004;77:72–76.
Uwatoko T, Toyoda K, Hirai Y, Shimada T, Yasumori K, Ibayashi S, Okada Y. Reversible posterior leukoencephalopathy syndrome in a postpartum woman without eclampsia. Intern Med 2003;42:1139–1143.
Wallace CI, Dargan PI, Jones AL. Paracetamol overdose: an evidence based flowchart to guide management. Emerg Med J 2002;19:202–205.

D 10 Vitaminstoffwechselstörungen

von M. Dieterich und S. Lorenzl

Mangelernährung als primäre Ursache einer Hypovitaminose wird in Westeuropa und Nordamerika immer seltener. Hypovitaminosen entstehen hier durch den chronischen Abusus vorwiegend von Alkohol (s. Kap. G 6.) – zusammen mit seinen Folgeschäden an Leber und Darm –, seltener von Drogen und anderen Arzneimitteln sowie Fehlernährungen durch Diäten, extrem vegetarische Kost und besonders bei älteren Menschen durch verminderte Nahrungsaufnahme sowie Medikamenteneinnahme mit konsekutiv erhöhter Magensäurekonzentration und Vitaminabsorption. Der Vitaminbedarf ist zudem während der Schwangerschaft und Laktation sowie z. B. unter Einnahme oraler Kontrazeption erhöht. Zu Mangelerscheinungen mit neurologischen Syndromen kommt es bei den Vitaminen A, E, B_1, Niacin, B_6, Biotin, Folsäure, und B_{12}, selten bei Vitamin D und Pantothensäure. Hypervitaminosen sind in der Neurologie nur bei den Vitaminen A, seltener B_6 sowie D von Bedeutung.

D 10.1 Vitamin A

D 10.1.1 Vit A-Hypovitaminose

D 10.1.1.1 Klinik

Der Mangel an fett- oder wasserlöslichem Vit A führt zu Veränderungen an der Haut, den Schleimhäuten und der Retina. Frühsymptome beim Erwachsenen sind die Verlangsamung der Dunkeladaptation und Nachtblindheit infolge eines Mangels des für das Dunkelsehen wichtigen Rhodopsins. Später folgen Veränderungen am äußeren Auge mit Xerosis conjunctivae (sog. Bitotsche Flecke), Korneatrübung (Xerophthalmie), Korneaatrophie (Keratomalazie) mit Narbenbildung, Korneaperforation, Iriskollaps und eventueller Erblindung. Pathologisch-anatomisch handelt es sich hier um den gleichen Vorgang epithelialer Metaplasie wie bei den Hautveränderungen (Follikulosis, follikuläre Hyperkeratose und Phrynodermie). Selten wurden Optikusatrophien und eine Hemmung der Spermatogenese bei Atrophie des germinalen Epithels der Testes beschrieben.
Bei fortgeschrittenem Mangel kommt es zu Liquorresorptionsstörungen mit Hirndrucksymptomatik (s. Kap. A 7) und selten epileptischen Anfällen.

Diagnostische Kriterien sind die Bestimmung des Vit A- und Karotin-Spiegels im Blut. Normaler Spiegel von Retinol im Serum: 20–60 µg/dl, von Karotin im Serum: 50–250 µg/dl. Bei Retinol-Plasmaspiegeln unter 10–20 µg/dl entwickelt sich eine Hypovitaminose (Bestimmung der Dunkeladaptation, Nachweis von Verhornungsprozessen im Abstrichpräparat von epithelialen Oberflächen).

Ursachen für eine Vit A-Hypovitaminose sind:
- mangelhafte intestinale Resorption bei Malabsorption mit Steatorrhö (Zöliakie, Sprue, Pankreasfibrose, andere Pankreaserkrankungen, Lebererkrankungen, Obstruktionsileus), M. Crohn, Darminfektionen (bei Wurminfektionen zu 70 %) und bei Anorexia nervosa
- mangelhafte Konversion von Karotin in Vit A (Diabetes mellitus, Hypothyreoidismus)
- Störung der Abgabe aus Leberreserven (Lebererkrankungen bes. bei Alkoholismus, Nephrosen)

seltener:
- Abetalipoproteinämie (s. Kap. I 6)
- erhöhter Verbrauch bei Maserninfektion und Windpocken (Hussey und Klein 1990) sowie bei fieberhaften Erkrankungen wie Scharlach, Pneumonie

D 10.1.1.2 Verlauf

Eine Vit A-Hypovitaminose durch Malnutrition repräsentiert eine häufige Ursache von Erblindung in Südostasien, Teilen Afrikas sowie Zentral-/Südamerika vor allem in Gebieten mit Reisanbau. In diesen Ländern entsteht die Hypovitaminose durch Malnutrition bei Säuglingen und Kleinkindern, häufig kombiniert mit Kwashiorkor. Der Verlauf ist chronisch progredient bis zum Ausgleich der Hypovitaminose. In nicht zu weit fortgeschrittenen Fällen sind alle Symptome unter hochdosierter Vit A-Gabe voll reversibel.

D 10.1.1.3 Pragmatische Therapie

Prophylaxe: Der tägliche Vit A-Bedarf gesunder Erwachsener beträgt 0,8–1,0 mg Retinol-Äquivalente (= 800–1 000 µg Retinol; 1 IE = 0,344 µg) und wird durch Normalkost gedeckt. Während der Schwangerschaft und Laktation steigt der Bedarf um ca. 50 % (+ 0,3–1,0 RÄ).
Die Leberreserven (ca. 100 mg/g Leber) sinken bei fehlender Vit A-Zufuhr mit einer Halbwertszeit von ca. 50 Tagen, sodass eine Reservekapazität für ein bis zwei Jahre besteht.
Vit A selbst kommt in fettlöslicher Form in tierischen Lebensmitteln (Lebertran, Säugetierleber, Milch, Butter, Eigelb) und in wasserlöslicher Form in pflanzlichen Lebensmitteln (Karotin in Karotten, Spargel, Blattgemüse und getrockneten Aprikosen) vor. Für eine besonders günstige Ausnutzung ist die gleichzeitige Zufuhr von Milch oder Fett wichtig.

Tab. D 10.1: Wirkung, Bedarf und Vorkommen von Vitaminen

Vitamin	Biochemische Wirkung	Tagesbedarf	Vorkommen
A-Retinol	• Synthese und Resynthese des Sehpurpurs in der Retina • Zelldifferenzierung über den Zellkern und die Messenger-RNA • Stabilisierung von Zelloberflächen und Zellmembranen • Kofaktor bei: Mukopolysaccharidsynthese, Aktivierung von Hydroxysteroiden, Cholesterolsynthese, Demethylierung und Hydroxylierung von Medikamenten in Lebermikrosomen	800–1 000 µg (+ 50 % bei SS, Laktation)	Retinol: Lebertran, Säugetierleber, Butter, Milch, Eigelb Karotin: Karotten, Spargel, Blattgemüse, getrocknete Aprikosen
B_1-Thiamin T	• Coenzym bei dehydrierender Decarboxylierung von a-Ketosäuren • Coenzym der Transketolase • Beteiligung am aktiven Ionentransport an Nervenendigungen, Regeneration und Aufrechterhaltung von Membranpotenzialen im ZNS und peripheren Nervensystem	ca. 0,5 mg/1 000 kcal	In allen pflanzlichen und tierischen Nährstoffen: bes. Hefe, ungemahlenes Getreide, Schweinefleisch, Herz, Leber, Nieren
Niacin	• Bestandteil der Coenzyme NAD und NADP, die als prothetische Gruppe von Dehydrogenasen an Redoxreaktionen und Wasserstoffübertragungen beteiligt sind	≥ 13 mg (6,6 mg/ 1 000 kcal)	Hefe, Leber, Nieren, Fleisch, Fisch, Geflügel, gerösteter Kaffee, Milch, Eier
B_6-Pyridoxin	• Coenzym des Aminosäurestoffwechsels • Kofaktor bei der Konversion von Tryptophan zu 5-Hydroxytryptamin und von Methionin zu Cystein • Bestandteil der Glykogenphosphorylase	2,0–2,2 mg (1,5–2,0 mg/100 g Protein)	Hefe, Mais, Weizen, Leber, Nieren, grünes Gemüse, Milch, Eier
Pantothensäure	• Coenzym A als Kofaktor für eine Vielzahl von Reaktionen des Transfers von Acetyl-CoA • in proteingebundener Form Bestandteil der Fettsäurebiosynthese	Geschätzt: 4–7 mg	Normale Nahrung
Biotin	• Coenzym für verschiedene enzymkatalysierte Carboxylierungen	100–200 µg	Hefe, Erdnüsse, Eigelb, Leber, Nieren, Fleisch
Folsäure	• Konversion von Homocystein zu Methionin (mit Vitamin B_{12} als Kofaktor) • Konversion von Serin zu Glycin (mit Pyridoxalphosphat als Kofaktor) • Synthese von Thymidylat • Histidinmetabolismus: Umwandlung von Formiminoglutamat zu Glutamat • Biosynthese von Purinen und Pyrimidinen	50 µg (> 100–200 µg bei SS, Laktation, hoher Zellneubildung)	Hefe, Leber, Nieren, Fleisch, Blattgemüse
B_{12}-Cobalamin	• Katalytische Funktion in der intramolekularen Umlagerung von Alkylresten (z. B. Isomerisierung von Methylmalonyl-CoA zu Succinyl-CoA, Remethylisierung von Homocystein zu Methionin, Methylierung von Uridin zu Thymidin, Ribonukleotidreduktase)	2–5 µg	In allen tierischen, nicht jedoch vegetarischen Lebensmitteln, bes. Leber, Fisch, Eier, Milch, Käse
C-Ascorbinsäure	• Redoxsystem des Stoffwechsels (z. B. Hydroxylierung von Lysin und Prolin bei der Kollagenbiosynthese, von Steroiden in der NNR, Serotoninbiosynthese, Bildung von Tetrahydrofolat)	60–80 mg	Frisches Obst und Gemüse
D-Calciferol	• Regulation des Kalzium – und Phosphatstoffwechsels mit Parathormon und Thyreocalcitonin. Direkter Effekt auf die Nieren: vermehrte Retention von Kalzium und Phosphat durch Förderung der Reabsorption im proximalen Tubulus	2,5 µg (10 µg bei SS, Laktation, Kindern)	Fisch, Lebertran, Milchprodukte, Eier
E-Tocopherol	• Antioxidative Fähigkeit • Beteiligung am Protein- und Nukleinsäurestoffwechsel • Spezifische Effekte: Kontrolle von Membranpermeabilität	25–30 mg (abhängig von Zufuhr hochwertiger Fettsäuren)	Ausschließlich Pflanzen, bes. in Weizenkeimöl, Sonnenblumenöl

Tab. D 10.2: Vitaminstoffwechselstörungen

Vitamin	Hypovitaminose	Hypervitaminose	Diag. Kriterien	Therapie
A-Retinol	Nachtblindheit, Xerosis conjunctivae, Xerophthalmie, Keratomalazie, Korneaperforation, selten: Optikusatrophie, Hemmung der Spermatogenese; Hirndrucksymptomatik	Pseudotumor cerebri; **Kinder:** Kortikalishyperostosen, Hepatomegalie **Erwachsene:** Hautveränderungen, unspezifische Symptome selten: Nystagmus, Exophthalmus, Hepatomegalie, Leberzirrhose	**Hypovitaminose:** Retinol i. S. erniedrigt (normal: 20–60 μg/dl), Karotin i. S. erniedrigt (normal: 50–250 mg/dl); **Hypervitaminose:** Retinol i. S.: 300–2 000 μg/dl	**Hypovitaminose:** 100 mg/die Retinol oral f. Monate (z. B. Vogan®) (↑), Vitamin A-POS® Augensalbe lokal, Adek-Falk® für i. m., Freka Vit® für i. v. (↔) **Hypervitaminose:** sofortiges Absetzen
B_1-Thiamin	Wernicke-Enzephalopathie z. T. mit Korsakoff-S., Beriberi mit PNP; Strachan-Syndrom	nicht bekannt (evtl. anaphylaktische Reaktion nach wiederholter Injektion von Thiamin)	Thiamin i. S. erniedrigt (normal: 6–12 μg/100 ml), Verminderung der Aktivität der Erythrozyten-Transketolase auf 30–50 %, Pyruvat- und Laktatspiegel i. S. erhöht	2 × 50 mg/die Thiamin oral bei Beriberi, 100 mg i. v. bei Wernicke-E. (z. B. Betabion®, milgamma®) (↑)
Niacin	Pellagra (Haut-, Schleimhautveränderungen); Hartnup-S.; ZNS-Symptome: Enzephalopathie, extrapyramidale Symptome, Myelopathie	nicht bekannt	Verminderte Ausscheidung von Niacinmetaboliten (Methylnikotinamid) i. U. (normal: 3 mg/24 h), Photodermatose	Akut 3 × 200 mg/die Niacin oral; später 1–3 × 100 mg/die Niacin oral (z. B. Nicobion®) (↔)
B_6-Pyridoxin	Epilepsie, PNP	Sensorische PNP, Ataxie	Vermehrte Ausscheidung des Tryptophanmetaboliten Xanthurensäure i. U. nach oraler Belastung mit Tryptophan, Pyridoxin i. U. vermindert (< 1,0 mg)	50–150 mg/die Pyridoxinhydrochlorid; bei PNP: 300 mg/die (z. B. Benadion) (↑)
Pantothensäure	Parästhesien, burning feet, Krampi, Ataxie	nicht bekannt	Panthothensäure i. S. erniedrigt (normal: 220–1 900 μg/l)	Multivitamine 20–40 mg/die (↔)
Biotin	Hautveränderungen	nicht bekannt	Biotin i. S. erniedrigt (normal: 160–810 ng/l)	1 mg/die oral (z. B. in Multibionta forte®) (↔)
Folsäure	Depression, sensible PNP, funikuläre Myelose, Hirnleistungsminderung, Restless-legs-Syndrom; makrozytäre hyperchrome Anämie	nicht bekannt	Folsäure i. S. erniedrigt (normal 4–16 ng/ml), Histidinbelastungstest, dU-Test, Homocystein (und Methylmalonyl) i. S. erhöht	Akut: 15 mg/die i. m. später: 2–3 × 5 mg/die oral für 1–2 Wochen; chron.: 2–4 × 5 mg/die oral (z. B. Folsan®) (↑)
B_{12}-Cobalamin	Enzephalopathie mit Psychose, funikuläre Myelose, sensomotorische PNP	nicht bekannt	Cobalamin i. S. erniedrigt (normal: 180–900 pg/ml) Schilling-Test, Eidotter-Cobalamin-Absorptionstest, Homocystein und Methylmalonyl i. S. erhöht	Akut: 1 000 μg/die i. m. für 1–2 Wochen; chron.: 1 000 μg i. m. 2 × Woche; später 1 × Monat (z. B. Aquo-Cytobion®) (↑)
C-Ascorbinsäure	Hämorrhagische Diathese mit Blutungen intrakraniell oder in Nervenscheiden	nicht bekannt	Ascorbinsäure i. S. erniedrigt (normal: 2–14 mg/l)	150–2 000 mg/die oral, i. m., i. v. (z. B. Cebion®) (↔)
D-Calciferol	»rachitische Myopathie«, Tetanie	Kopfschmerzen, Schmerzen im Kiefergelenk und Muskeln, MER abgeschwächt, epileptische Anfälle	**Hypovitaminose:** 25-Hydroxycholecalciferol i. S. erniedrigt (normal: 45–200 nmol/l) **Hypervitaminose:** röntgenologisch: Verdichtung, Hyperkalziurie, evtl. Hyperkalzämie	**Hypovitaminose:** 5–10 mg/die oral od. 15 mg/die i. m. (z. B. D 3-Vicotrat®) (↔) **Hypervitaminose:** Absetzen, NaCl-Infusion, 0,5 mg/kg KG Prednisolon/die für 2–3 Monate (↔)

Tab. D 10.2: Vitaminstoffwechselstörungen (Fortsetzung)

Vitamin	Hypovitaminose	Hypervitaminose	Diag. Kriterien	Therapie
E-Tocopherol	Spinozerebelläre Degeneration, »dying-back«-Neuropathie, selten: Retinitis pigmentosa	nicht bekannt (verstärkt die Wirkung von Warfarin)	Tocopherol i. S. erniedrigt in Abhängigkeit zu Lipiden (Erwachsene normal: 4,7–20,3 µg/ml)	Akut 2 g/die oral für 14 die, danach 800 mg/die; nach 1 Jahr: 100 mg/die (z. B. Evion®); Abetalipoproteinämie: 100 mg/kg KG/die oral (↔)

↑ = Therapieempfehlung stützt sich auf mindestens eine randomisierte, prospektive Therapiestudie
↔ = reine empirische Therapieempfehlung ohne sicheren wissenschaftlichen Beweis

Substitution: Milde Fälle von Nachtblindheit zeigen rasche Besserung nach einer einzelnen Dosis von 1 000 µg Retinol (z. B. Vogan®).
Bei Keratomalazie, Xerophthalmie und Hautveränderungen sollten hohe Dosen von 100 mg/d für mehrere Monate oral gegeben werden. Zusätzlich kann lokal mit einer Augensalbe (z. B. Vitamin A-POS®) behandelt werden.
Bei Kwashiorkor und anderen schweren Vit A-Defiziten bei Kindern wird eine initiale intramuskuläre Injektion von 30 mg Retinol in wasserlöslicher Form (z. B. Adek-Falk® Injektionslösung, enthält zusätzlich Vitamin D, K und E) und danach die intermittierende, orale Gabe von 60–120 mg alle drei bis sechs Monate in fettlöslicher Form (z. B. Vitamin A 30 000 I. E. JENA-PHARM® Kapseln) bevorzugt (Bauernfeind et al. 1974).

D 10.1.2 Vit A-Hypervitaminose

D 10.1.2.1 Klinik und Verlauf

Die Symptome der Vit A-Hypervitaminose gleichen denen der Hypovitaminose, da beiden eine Instabilität biologischer Membranen zugrundeliegt. Sowohl bei akuter wie auch chronischer Intoxikation kann sich eine Symptomatik erhöhten Hirndrucks mit dem Bild eines Pseudotumor cerebri (s. Kap. A 9) entwickeln.
Bei der seltenen akuten Vit A-Intoxikation beginnen Kopfschmerzen, Nausea und Erbrechen ca. vier bis acht Stunden nach der Vit A-Aufnahme (500 mg, toxischer Gehalt in Leber großer Meeres- und Polartiere, z. B. Eisbärleber). Nach 24 Stunden kommt es zu Schläfrigkeit und einer in den Mundwinkeln beginnenden Desquamation der Haut. Tödliche Komplikationen sind selten.

Eine chronische Vit A-Intoxikation (50 mg Retinol/die) manifestiert sich nicht vor dem zwölften Lebensmonat. Beim Erwachsenen ist sie selten, wird aber gelegentlich verursacht durch die Einnahme von Karotin-Bräunungskapseln oder Vit A-Behandlung bestimmter Dermatosen (Akne vulgaris, Keratosis follicularis, Pityriasis rubra pilaris, Ichthyosis, Ekzem: meist 10 000–40 000 µg/die). In der Behandlung von Dermatosen werden auch Vit A-Analoga verwendet (z. B. Isotretionin), die ähnliche Krankheitsbilder auslösen können (O'Donnell 2004). Es kommt zunächst zu Haarausfall, Hautveränderungen (Desquamation), Pruritus, Lymphknotenvergrößerung, Knochen- und Gelenkschmerzen ohne Hyperostose, Anorexie, Gewichtsverlust, Nachtschweiß sowie später zur Symptomatik des Pseudotumor cerebri, eventuell Nystagmus und mildem Exophthalmus neben seltener Hepatomegalie und Leberzirrhosen. Eine Dosierung von 800–1 000 µg/die ist ohne toxische Nebenwirkung für Erwachsene (Säuglinge/Kleinkinder: 400–500 µg/die). Während der Schwangerschaft sollte keine zusätzliche Vit A-Gabe erfolgen (Teratogenität im Tierversuch, bei Schwangeren: Missbildungen).
Diagnostisch finden sich erhöhte Retinolwerte im Serum: 300–2 000 µg/dl.

D 10.1.2.2 Pragmatische Therapie

Nach sofortigem Absetzen der übermäßigen Vit A-Zufuhr verschwinden die subjektiven Beschwerden (Knochenschmerzen, Nervosität, Anorexie) innerhalb von acht Tagen, auch wenn die Blutspiegel sich erst nach mehreren Wochen normalisieren. Das Papillenödem kann längere Zeit persistieren. Ein Antidot ist nicht bekannt.

D 10.2 Vitamin B-Komplex

Zum Vitamin B-Komplex gehören elf chemisch sehr unterschiedliche, wasserlösliche Substanzen, Thiamin (B_1), Riboflavin (B_2), Nikotinsäure, Pyridoxin (B_6), Pantothensäure, Biotin, Folsäure, Cyanocobalamin (B_{12}) sowie Choline, Inositol und Paraaminobenzoesäure, von denen nur die ersten acht in der Neurologie eine Bedeutung haben.
Die Gruppe der B-Vitamine hat bedeutende Stoffwechselfunktionen. Vitamin B_1 ist Kofaktor der thiaminabhängigen Transketolase sowie der mitochondrialen Pyruvatdehydrogenase, Vitamin B_6 ist Kofaktor z. B. der δ-Aminolävulinsäuresynthase (Porphyrinbiosynthese) oder der Glutamatdecarboxylase (GABA-Biosynthese) und Vitamin B_{12} ist Coenzym der Methymalonyl-CoA-Mutase und der Methioninsynthase. Biotin bildet die prosthetische Gruppe von Enzymen wie der Pyruvatcarboxylase oder der Acetyl-CoA-Carboxylase. Folsäure fungiert in Form der Tetrahydrofolsäure als Überträger von Hydroxymethylgruppen und spielt somit eine wichtige Rolle in der Proteinbiosynthese sowie der Synthese von RNA und DNA. Niacin ist die Vorläufersubstanz des in der Leber synthetisierten NAD(P) und wird in dieser Form von den NAD-abhängigen Dehydrogenasen der Mitochondrien zur Oxidation und Energiegewinnung in der Atmungskette benötigt.

D 10.3 Vitamin B_1 (Thiamin, Aneurin)

D 10.3.1 Klinik der Thiamin-Hypovitaminose

Der Mangel an Thiamin führt zu drei neurologischen Krankheitsbildern, der Beriberi mit verschiedenen Verlaufsformen, der Wernicke-Enzephalopathie und seltener zum Strachan-Syndrom. Welches Krankheitsbild auftritt, scheint vom Ausmaß des Thiaminmangels abhängig zu sein (Mc Laren 1978): Bei leichterem, chronischen Mangel dominiert die Beriberi-Polyneuropathie, bei stärkerem die Beriberi-Herzerkrankung und bei akutem, schwerem die Wernicke-Enzephalopathie mit Ataxie, Augenmuskelparesen, Nystagmus, Pupillen- und mentalen Störungen wie z. B. dem Korsakow-Syndrom (s. Kap. G 6). Die Wernicke-Enzephalopathie ist auch heute noch weit verbreitet (Harper 2006). Sie ist neuroanatomisch charakterisiert durch symmetrische hämorrhagische spongiforme Läsionen im Thalamus und Hypothalamus periventrikulär sowie im rostralen Mittelhirn am Boden des 4. Ventrikels und periaquäduktal (Zuccoli et al. 2007). Weiterhin fanden sich in Post-mortem-Untersuchungen bei Alkoholikern mit Thiaminmangel deutliche neurofibrilläre Degenerationen der Neurone des cholinergen Nucleus basalis im Frontalhirn, verursacht durch abnorme Einschlüsse Tau-positiver Granula und Fibrillen (Cullen und Halliday 1995). Diese pathologische Anhäufung von Tau im Nucleus basalis, die zum Zelltod führt, scheint ein von Thiamin abhängiger Vorgang zu sein.

D 10.3.1.1 Beriberi

Beriberi kommt auch heute noch endemisch in Asien vor. In westlichen Ländern ist Alkoholismus die häufigste Ursache eines Thiaminmangels (s. Kap. G 6), wobei jedoch in beiden Fällen der Thiaminmangel nicht der einzige kausale Faktor sein dürfte (Cohen 1975, Bischoff et al. 1975). Einem zusätzlichen Proteinmangel kommt große Bedeutung zu.

Bei Beriberi werden zwei Verlaufsformen unterschieden. Eine *trockene, chronische Form* ist durch eine akrodistal betonte, symmetrische, sensomotorische, an den unteren Extremitäten beginnende Polyneuropathie vom aszendierenden Typ charakterisiert (Schretzenmayr 1941, Kril 1996). In schweren Fällen wurden Heiserkeit oder Aphonie, Schwerhörigkeit, Optikusneuritis sowie selten Hirnnervenläsionen (N. facialis ein- oder beidseitig, N. vagus), Miktionsbeschwerden, Stuhl- und Harninkontinenz beobachtet (Kril 1996). Erste Symptome manifestieren sich bei der orientalischen Beriberi im Alter von 20–30 Jahren, bei der Beriberi durch chronischen Alkoholismus im Alter von 30–60 Jahren. Zur Polyneuropathie bei chronischem Alkoholismus siehe Kapitel G 6. Neurophysiologisch und morphologisch findet sich an den betroffenen Nerven beim Menschen und im Tiermodell eine primär axonale Degeneration mit geringer sekundärer segmentaler Demyelinisierung (Singleton und Martin 2001).

> Ursachen für einen Thiaminmangel sind:
> - ungenügende Thiaminzufuhr (Hauptnahrungsmittel: polierter Reis; Mangelernährung bei chronischem Alkoholabusus, Anorexia nervosa, Diät bei Übergewicht, einseitige oder lange parenterale Ernährung)
> - mangelhafte intestinale Resorption und Speicherung (chronische Darmerkrankung mit Durchfällen und/oder Steatorrhö: Sprue/Zöliakie, Cholera; Magenkarzinom, Pylorusobstruktion, Gastroplastie bei Fettsucht, Diabetes mellitus, Leberparenchymstörungen, Thyreotoxikosen, chronische Infektionen)
>
> seltener:
> - erhöhter Verbrauch (Schwangerschaft bei einseitiger Ernährung oder Hyperemesis gravidarum, Laktation, rasches Wachstum, Hyperthyreoidismus, gastrointestinale Erkrankungen, bakterielle und parasitäre Erkrankungen, Tuberkulose). Hierbei besteht meist auch ein Mangel an Riboflavin und Niacin
> - Zufuhr von Thiamin-Antagonisten (Genuss großer Mengen von Tee) oder Thiaminase (Konsum großer Mengen rohen Fisches)

Diagnostisches Kriterium: Die quantitative Bestimmung des Thiaminspiegels im Blut (Blut enthält nur 0,8 % des Ganzkörper-Thiamin): normal 6–12 µg/100 ml (Friedrich 1987) ist keine verlässliche Methode, da die Konzentration tageszeitlichen Schwankungen unterworfen ist. Eine verlässliche Methode ist die Messung der Aktivität der Erythrozyten-Transketolase (frühzeitige Verminderung auf 30–50 % der normalen Aktivität) verbunden mit deren Stimulierung in vitro durch Thiamindiphosphat (TDP-Effekt: normal 0–14 % Aktivitätsanstieg der Transketolase; höherer Anstieg mit zunehmendem Defizit). Bei akuten Polyneuropathien ist der Pyruvat- und Laktatspiegel im Serum erhöht.

Differentialdiagnostisch müssen andere Ursachen einer Polyneuropathie ausgeschlossen werden (s. Kap. K 1, J 2).

Verlauf der Beriberi
Bei stärkerem Thiamindefizit in der Nahrung kommt es nach ca. drei Monaten (nach ~ 110 Tagen beim Menschen unter »Thiaminmangeldiät«) zu Symptomen der trockenen Form der Beriberi mit Polyneuropathie. Dysenterische Erkrankungen beschleunigen den Beginn auf zwei Monate. Thiaminzufuhr führt oft zu akuter Besserung des subjektiven Befindens; in milden Fällen bilden sich die Symptome innerhalb von Wochen vollständig zurück, in schweren Fällen und bei Polyneuropathie innerhalb von Monaten bis zu einem Jahr. Bei lange bestehenden, ausgedehnten Paresen ist nur eine graduelle Besserung zu erwarten. Bei Alkoholikern führt die Gabe von 50–100 mg Thiamin/die zur Normalisierung des TDP-Effekts (s. o.) innerhalb von zehn Tagen.
Die unbehandelte kardiovaskuläre Beriberi kann innerhalb eines Jahres zum Tod führen. Übersteht der Patient die akute kardiovaskuläre Form, so erfolgt in einem hohen Prozentsatz durch Thiamingabe völlige Heilung innerhalb kurzer Zeit.

Pragmatische Therapie

Prophylaxe: Es ist schwierig, den täglichen Bedarf gesunder Erwachsener anzugeben, da die benötigte Vitaminmenge von der Zusammensetzung der Nahrung (Kohlenhydrate vermehren, Proteine/Fette vermindern den Bedarf) und der Stoffwechsellage (Fieber, Schwangerschaft, Laktation, Muskelarbeit erhöhen den Bedarf) abhängig ist. Der tägliche Mindestbedarf liegt im allgemeinen bei ca. 0,5 mg/1 000 kcal, d. h. bei 1,0–1,5 mg. Er beträgt bei Schwangerschaft etc. 1,1 mg/1 000 kcal. Thiamin kommt in allen pflanzlichen und tierischen Nahrungsstoffen vor, in höheren Konzentrationen in Hefe, ungemahlenen Getreidesorten, Schweinefleisch, Leber, Herz, Nieren, Hülsenfrüchten und Kartoffeln. Die Reservekapazität reicht für vier bis zehn Tage.

Substitution: Polyneuropathie: rasche, tägliche Gabe von initial 2 × 50 mg Thiamin (z. B. Betabion®) oral für drei Monate oder bei Malabsorption 100 mg/die Thiamin parenteral (cave: anaphylaktische Reaktion, daher s. c. Injektion von 1 mg Thiamin vor der parenteralen Gabe empfohlen); später 40 mg/die oral, bei Leberschädigung: 2 × 100 mg/die; bei chronischem Alkoholismus 40 mg/die auf Dauer. Benfotiamin (milgamma®) ist eine neue Galenik des Vitamin B_1 mit rascherer intestinaler Resorption.

D 10.3.1.2 Wernicke-Enzephalopathie

(Pseudoenzephalitis haemorrhagica superior) (s. Kap. G 6)

D 10.3.1.3 Strachan-Syndrom

Das Strachan-Syndrom ist eine seltene, 1897 erstmals beschriebene Erkrankung in einigen Gebieten Asiens und Afrikas, die hauptsächlich periphere Nerven und den N. opticus betrifft. Die Symptomtrias aus Optikusatrophie (auch gelegentlich Hypakusis und Schwindel), sensorischer spinaler Ataxie und sensomotorischer Polyneuropathie steht im Vordergrund (Fisher 1955). Daneben kommt es häufig zu einer urogenitalen Dermatitis. Die genaue Ursache dieser Mangelerkrankung ist noch unklar. Bei deren Entstehung spielt das Thiamindefizit eine führende Rolle; möglicherweise kommt einem zusätzlichen Vit B_{12}-Mangel, toxischen Bestandteilen der Maniokfrucht oder Aminosäurenmangel eine Bedeutung zu (Osuntokun et al. 1969).

Eine B_1-Hypervitaminose ist nicht bekannt, doch sind Fälle berichtet, bei denen es meist nach wiederholter Injektion durch Sensibilisierung zu einer anaphylaktischen Reaktion (Thiaminschock) mit Kollaps, selten mit letalem Ausgang, kam. Kontaktekzeme sind beschrieben.

D 10.4 Niacin und Niacinamid (Nikotinsäure, -amid)

D 10.4.1 Klinik der Niacin-Hypovitaminose

Unter exogenem Niacinmangel kommt es zum klassischen Bild der Pellagra (Pelle agra = rauhe Haut), bei endogenem Mangel im Rahmen einer autosomal rezessiven Erbkrankheit zum Hartnup-Syndrom. Bei der Pellagra sind drei Symptomgruppen zu unterscheiden: Hautveränderungen (Dermatitis), Schleimhautveränderungen des Gastrointestinaltraktes (Diarrhö) und zentralnervöse Symptome, die isoliert oder kombiniert auftreten können. Prodromalsymptome sind Appetitlosigkeit, Gewichtsabnahme, Durchfälle, wunde Zunge, Schlaflosigkeit, Nervosität, rasche Ermüdbarkeit, Vergesslichkeit, Ideenflucht, brennende Reizerscheinungen und neuralgiforme Schmerzen an den Extremitäten sowie Amenorrhö.

Hauptsymptome des zentralnervösen Niacinmangels sind psychische Veränderungen (Enzephalopathie), Kopfschmerzen, Vergesslichkeit, Apathie bis hin zum Koma, exogene Psychose, Depression, Verwirrtheit zum Teil mit Halluzinationen, in schweren Fällen auch Demenz. Daneben extrapyramidale Symptome (Tremor, Rigor), Zeichen einer Myelopathie (spastische Paresen), abgeschwächte oder gesteigerte Muskeleigenreflexe, zerebelläre Ataxie, generalisierte epileptische Anfälle, Saug- und Greifreflexe. Das Vorkommen einer Pellagra-Neuropathie wird kontrovers diskutiert.

Ursachen sind (Herbert 1973, Sauberlich 1984):
- ungenügende Niacinzufuhr (Mais als Hauptnahrungsmittel: Fehlen von Tryptophan; Alkoholismus, Mangeldiäten, Anorexia nervosa)
- mangelhafte Resorption (bei intestinalen Erkrankungen wie chronischen Diarrhöen: Sprue, Zöliakie, M. Whipple; Zollinger-Ellison-Syndrom, Pankreasinsuffizienz, Divertikulosis, intestinalem Parasitismus)

selten:
- mangelhafte Niacinsynthese aus Tryptophan beim Karzinoidsyndrom durch fast ausschließliche Synthese von Serotonin
- angeborene Störung des Niacinstoffwechsels: Hartnup-Syndrom
- Therapie mit Isoniazid (Pyridoxinmangel und dadurch bedingte verminderte Niacinsynthese aus Tryptophan) und L-Dopa

Zu den Hautveränderungen zählt ein symmetrisches Erythem lichtexponierter Gebiete. Die gastrointestinalen Schleimhautveränderungen beinhalten eine Stomatitis (Himbeerzunge), Pharyngitis und Ösophagitis mit Erbrechen und wässrig-schleimigen, eventuell blutigen Durchfällen, Achylie (50 %), Wandverdickungen des Kolons, Proktitis sowie Vaginitis. Darüber hinaus zeigt sich eine makrozytäre Anämie.

Diagnostisches Kriterium: Es gibt keinen biochemischen Test. Die Diagnose muss aufgrund der Klinik und der Reaktion auf die Substitution erfolgen. Hilfreich ist die verminderte Ausscheidung von Niacin-Metaboliten (Methylnikotinamid) im Urin (normal 3 mg/24 Stunden). Falls eine Photodermatose vorliegt, ist diese wegweisend.

Differentialdiagnostisch muss bei den zentralnervösen Störungen der Pellagra an eine Enzephalitis oder Enzephalopathie anderer Ursache gedacht werden;

bei den Hauterscheinungen an das Erythema multiforme, Ergotismus, systemischen Lupus erythematodes sowie Hautmanifestationen der Porphyrie.

D 10.4.2 Verlauf der Pellagra

In Nordamerika und Westeuropa kommt die Pellagra nur noch bei chronischem Alkoholabusus vor. Unter niacinarmer bis -freier Diät können nach sechs bis acht Wochen erste Symptome entstehen. Die Prodromalphase oder Präerythemphase dauert je nach Niacinzufuhr wenige Wochen bis in seltenen Fällen Jahre; die nachfolgende Phase mit symmetrischem Erythem, das sich unter Sonnenbestrahlung innerhalb von 24–36 Stunden entwickelt, dauert 3–4 Monate.
Das Stadium der Kachexie endet nach wenigen Monaten mit dem Tod, nachdem es durch ausgedehnte enzephalo-myelopathische Ausfälle, schwere Durchfälle, kardiale Dekompensation und allgemeine Abwehrschwäche gekennzeichnet war. Bei frühzeitigem Behandlungsbeginn ist vollständige Heilung möglich: es kommt zu einer raschen Besserung der zentralnervösen Störungen innerhalb von 24–48 Stunden und der gastrointestinalen Schleimhautveränderungen innerhalb von 3–10 Tagen.

D 10.4.3 Pragmatische Therapie

Prophylaxe: Der tägliche Bedarf an Niacin ist von der Energiezufuhr sowie insbesondere vom Proteingehalt der Nahrung abhängig, da die Aminosäure Tryptophan einen großen Teil des Niacinbedarfs deckt. Bei gesunden Kindern und Erwachsenen sollte die tägliche Zufuhr 6,6 mg Niacin/1 000 kcal und damit ca. 10–20 mg betragen, jedoch insgesamt nicht unter 13 mg liegen. Die Reservekapazität reicht für zwei bis sechs Wochen.
Niacin kommt vorwiegend als Niacinamid in Hefe, Leber, Nieren, Fleisch, Fisch, Geflügel und geröstetem Kaffee vor, Tryptophan in Milch und Eiern.

Substitution: Orale Gabe: initial 3 × 200 mg/die Niacin (z. B. Nicobion®), später 1–3 × 100 mg/die. Intravenös: 2–4 × 25 mg/die Niacin.

D 10.4.4 Hartnup-Syndrom

Das seltene Hartnup-Syndrom beruht auf einem endogenen Niacinmangel durch einen autosomal-rezessiv vererbten Defekt bei der Tryptophanabsorption (Darby et al. 1976) sowie möglicherweise einem zusätzlichen renalen Tryptophanverlust. Neben einer Störung des intestinalen und renalen Transports von Tryptophan bestehen auch Beeinträchtigungen des Transports anderer Monoaminomonocarbonsäuren, was zu einer der Pellagra ähnlichen Symptomatik führt.
Das klinische Bild beginnt in der frühen Kindheit und ist charakterisiert durch intermittierende Photodermatosen, ein polyneuropathisches Syndrom sowie ca. zwei Wochen dauernde Episoden von zerebellärer Ataxie und organischem Psychosyndrom bis zur exogenen Psychose (Neundörfer 1980). Gelegentlich können in den Attacken auch Spastik, Doppelbilder, Ptose, Nystagmus und Schwindel auftreten. Die Episoden werden durch Sonnenlichtexposition, emotionalen Stress und die Einnahme von Sulfonamiden ausgelöst. Die Attackenfrequenz nimmt mit dem Alter ab.
Die pragmatische Therapie besteht in der oralen oder parenteralen Niacinsubstitution (200 mg/die).

D 10.5 Vitamin B_6 (Pyridoxin)

D 10.5.1 Vitamin B_6-Hypovitaminose

D 10.5.1.1 Klinik

Pyridoxinmangelsymptome konnten tierexperimentell erzeugt werden und gleichen denen beim Menschen, wo sie insgesamt nur selten, am häufigsten bei Alkoholikern (zu 20–30 %) auftreten. Gefährdet sind daneben Schwangere und Säuglinge. Die wichtigsten Störungen betreffen das ZNS und die peripheren Nerven, die Haut und selten die Erythropoese. An der Haut zeigen sich eine floride Dermatitis, Hyperkeratose, Glossitis, Stomatitis und Korneäläsionen, neben einer seltenen mikrozytären, hypochromen Anämie.
Die Störungen des ZNS beinhalten zunächst Nervosität, später epileptische Anfälle insbesondere bei Säuglingen und Kleinkindern (von Gelegenheitsanfällen bis zum Status epilepticus, häufig 6–10 Anfälle/die), bei denen bereits ein latenter Pyridoxinmangel durch die Mütter weitergegeben wurde und eventuell B_6-arme, künstliche Milchernährung erfolgte (Coursin 1954). Vit B_6-Mangel findet sich aber auch bei Erwachsenen unter INH-Therapie. Die epileptischen Anfälle beruhen biochemisch möglicherweise auf einer Vit B_6-Mangel-induzierten Verminderung der GABA-Konzentration im ZNS. Eine INH-Behandlung ohne Zusatz von Vitamin B_6 führt daneben dosisabhängig häufig (Inzidenz bis 40 %) zu einer durch Pyridoxinmangel verursachten Polyneuropathie mit initialen Parästhesien an Zehen und Füßen (burning feet), Krampi, Verminderung der Beineigenreflexe und späteren symmetrischen, distalbetonten sensomotorischen und vasomotorisch-neurotrophischen Ausfällen, aber nur selten Hirnnervenläsionen (Spinnecker et al. 2007; vgl. Kap. K 1 und Kap. J 2). Auch bei der alkoholischen und diabetischen Polyneuropathie wird ein Pyridoxindefizit als Teilursache diskutiert.

Ursachen sind:
- ungenügende Pyridoxinzufuhr (bei Säuglingen am häufigsten durch langes Stillen mangelernährter Mutter, seltener durch einseitige Säuglingsnahrung besonders in Entwicklungsländern, bei Erwachsenen durch Alkoholabusus und Mangel-/Fehlernährung junger Frauen mit Schlankheitsidealen)
- Aufnahme von Pyridoxinantagonisten (z. B. INH, Hydralazin, Cycloserin) oder den Pyridoxinstoffwechsel beeinflussenden Präparaten (Penicillamin, östrogenhaltige orale Kontrazeptiva, Tranquilizer, diverse Kopfschmerzmittel, Drogen)
- mangelhafte intestinale Resorption (chronische Darmerkrankungen mit Malabsorption, Leberzirrhose)

Diagnostische Kriterien sind die vermehrte Ausscheidung der Tryptophanmetaboliten (Xanthurensäure, Hydroxykynurenin und Kynurensäure) im Urin nach oraler Belastung mit Tryptophan (Funktionstest), die verminderte Aktivität von Transaminasen in den Erythrozyten und im Plasma, die Pyridoxalphosphatkonzentration im Plasma (n: 30–80 µg/l) sowie die verminderte Pyridoxinsäure-Exkretion im Urin (bei Hypovitaminose: < 1,0 mg Pyridoxinsäure).

D 10.5.1.2 Verlauf

Pyridoxinmangel ist in den zivilisierten Ländern selten und tritt in der Regel mit anderen Vit B-Defiziten auf, meist bei Alkoholikern. Unter pyridoxinarmer Mangelernährung – vorwiegend in den Entwicklungsländern – kommt es bei Erwachsenen nach drei Wochen zu EEG-Veränderungen und gelegentlich zu Grand-mal-Anfällen, bei Säuglingen nach fünf bis 16 Wochen zu abrupt auftretenden epileptischen Anfällen, die unter Pyridoxinsubstitution mit 10–150 mg/die sofort sistieren. Bei Polyneuropathie kommt es unter einer täglichen Dosis von 300 mg Pyridoxin zu einer oft nur langsamen und unvollständigen Rückbildung der Ausfälle.

D 10.5.1.3 Pragmatische Therapie

Prophylaxe: Der tägliche Pyridoxinbedarf ist wegen der Bedeutung für den Aminosäurestoffwechsel weitgehend von der zugeführten Proteinmenge abhängig: 1,5–2,0 mg (9–12 µmol) pro 100 g Protein. Bei Erwachsenen sollte die tägliche Zufuhr 2,0–2,2 mg betragen, bei Schwangeren und Stillenden 2,5–3,6 mg. Die Reservekapazität reicht für zwei bis sechs Wochen. Pyridoxin kommt in hoher Konzentration in Hefe, Mais, Weizen, Sojabohnen, Fleisch, Fisch, Leber, Nieren und niedrigerer Konzentration in grünen Gemüsen, Milch und Eiern vor. Prophylaxe einer Polyneuropathie: bei INH-Medikation orale Gabe von 40–100 mg Pyridoxin/die (10 mg Pyridoxin pro 100 mg INH), bei Penicillamin 100–200 mg/die.
Substitution: Epileptische Anfälle bei Säuglingen/Kindern: 10–150 mg/die Pyridoxinhydrochlorid (z. B. Benadon®, Hexobion®) oral; z. B. initial 100–150 mg als Einzeldosis, danach 10 mg/die auf Dauer. Polyneuropathie bei Erwachsenen: 200–300 mg/die Pyridoxinhydrochlorid (z. B. Benadon®) oral oder intravenös.

D 10.5.2 Vitamin B_6-Hypervitaminose

Unter hochdosierter Vit B_6-Zufuhr (500 mg bis 3 g/die) – meist im Rahmen einer Megavitamintherapie – kommt es zu peripheren, sensorischen Polyneuropathien und Ataxie bis hin zur Tetraplegie (Scott et al. 2008). Toxische Reaktionen sollen noch bei einer täglichen Dosis von 300–500 mg auftreten können. Schon durch niedrige Dosen (25 mg/die) wird der therapeutische Effekt von L-Dopa und Phenytoin vermindert.

D 10.6 Biotin

D 10.6.1 Klinik der Biotin-Hypovitaminose

Es ist zweifelhaft, ob ein allein ernährungsbedingter Biotinmangel entstehen kann, da Biotin in großen Mengen von Darmbakterien synthetisiert wird. Neben einer biotinarmen Ernährung müsste demnach eine Elimination der Darmflora stattgefunden haben, damit folgende Mangelsymptome entstehen: Glossitis, Dermatitis, Haarverlust, Anorexie, Müdigkeit, EKG-Veränderungen und seltene Anämie und Hypercholesterinämie (Zempleni et al. 2008). Als neurologische Symptome wurden Somnolenz, Depression, Halluzinationen, Kopf- und Muskelschmerzen, fluktuierende Hemiparese, Hemianopsie und Hyperästhesien beobachtet (Zempleni et al. 2008). Bei Kindern und Jugendlichen kann es im Rahmen angeborener Störungen biotinabhängiger Enzyme (Mangel an multipler Carboxylase) zu einer Enzephalopathie mit epileptischen Anfällen und Myoklonien (Myoklonusepilepsie), Ataxie, Hypotonie der Muskulatur, Hypakusis und Optikusatrophie kommen (Bressman et al. 1986).

Ursachen sind:

- eine ungenügende Biotinzufuhr (Mangelernährung) bei gleichzeitiger Störung der Synthese durch die Darmbakterien (Antibiotikagabe, chronische Darmerkrankungen wie Diarrhöen etc.)

selten:

- Zufuhr großer Mengen rohen Hühnereiweißes über mehrere Monate z. B. bei Diäten (Hühnereiweiß enthält das Biotin-bindende Glykoprotein Avidin)
- mehrere angeborene Defekte biotinabhängiger Enzyme (z. B. Multiple-Carboxylase-Mangel)
- chronische Dialyse bei Urämie-Patienten (zirkulierender Inhibitor der Carboxylase?)

Diagnostische Kriterien sind die Plasma-Biotinkonzentration (normal: 160–810 ng/l), die Biotinexkretion im Urin (normal: 6,26–32,7 µg/l), eine Aktivitätsminderung der Leukozyten-Pyruvat-Carboxylase und der Biotinidase im Serum.

D 10.6.2 Verlauf

Alle Symptome bilden sich nach hochdosierter oraler oder parenteraler Biotingabe innerhalb von 2–5 Tagen zurück.

D 10.6.3 Pragmatische Therapie

Prophylaxe: Der tägliche Biotinbedarf Erwachsener liegt bei 0,1–0,3 mg (Committee on Dietary Allowances). Biotin kommt in höherer Konzentration in Hefe, Erdnüssen, Eigelb, Leber, Niere und Fleisch vor.

Substitution: Angeborene Störungen biotinabhängiger Enzyme: massive orale Biotindosis (5–20 mg/die) (kein offizielles Präparat, enthalten in z. B.

Multibionta forte®, Wirkstoff kann über Firma direkt angefordert werden).
Ungenügende Zufuhr: 1,0 mg/die Biotin (z. B. in Multibionta forte®) oral.

Toxische Erscheinungen sind nicht bekannt.

D 10.7 Folsäure

D 10.7.1 Klinik der Folsäure-Hypovitaminose

Der Folsäuremangel – eine der häufigsten Hypovitaminosen – ist charakterisiert durch eine Störung des hämatopoetischen Systems in Form einer makrozytären, hyperchromen Anämie sowie eine Glossitis/Cheilosis. Zusammenhänge zwischen isoliertem Folsäuremangel und neurologischen Störungen werden kontrovers diskutiert. Das Auftreten einer sensiblen Polyneuropathie (s. Kap. J 2) scheint möglich, da sich diese nach parenteraler Substitution besserte. Symptome einer funikulären Myelose (Lever et al. 1986, Ravakhah und West 1995), einer Depression, neuro-psychologische und mentale Symptome bei Hirnatrophie sowie ein Restless-legs-Syndrom wurden beschrieben (Reynolds 2006, Botez et al. 1977). Andererseits wurde bei 50–70 % der chronischen Alkoholiker ein verminderter Folsäurespiegel im Serum ohne Neuropathie nachgewiesen (asymptomatischer Mangel?, Fennelly et al. 1964).
Ein günstiger Effekt von niedrig dosierten Folsäuregaben (200 µg/die) bei Depression konnte in mehreren Studien gezeigt werden (Lazarou und M. Kapsou 2010). Der Folsäuremangel führt möglicherweise zu einer Synthesestörung von Tetrahydrobiopterin (BH4), das bei Patienten mit Depressionen signifikant vermindert ist, weshalb Folsäure eine antidepressive Wirkung haben könnte (Taylor et al. 2004).
In der Frühschwangerschaft vermindern Folsäuregaben über einen Abfall des Homocystein- und einen Anstieg des Methioninspiegels im Blut die Bildung von Neuralrohrdefekten (De Regil et al. 2010). Dies konnte insbesondere durch die seit 1998 veranlasste Anreicherung von Mehl mit Folsäure in den USA gezeigt werden.
Diagnostische Kriterien sind der Nachweis einer megaloblastischen Anämie im peripheren Blut und Knochenmark sowie erhöhte Homocystein- und Methylmalonylspiegel im Blut. Bei Mangel an Folsäure und/oder Vit B_{12} ist die Ausscheidung von N-Formiminoglutamat im Urin nach Belastung mit Histidin vermehrt (Histidinbelastungstest = Figlu-Test) und die der DNA-Synthese im Deoxyuridin-Suppressionstest (dU-Test) supprimiert. Der Folsäurespiegel im Serum (normal: 4–20 ng/ml) dient zur Orientierung; er ist leider unzuverlässig (Gimsing et al. 1989).

Ursachen eines Folsäuremangels sind (Donelli 2001):

- unzureichende Folsäurezufuhr (akuter und chronischer Alkoholismus, Drogen, Mangeldiäten, Anorexia nervosa, Alter)
- verminderte intestinale Absorption oder Reabsorption über den enterohepatischen Kreislauf (Malabsorption bei chronischen Darmerkrankungen, Sprue etc., Leberzellschaden durch Alkoholismus o. Ä.)
- erhöhter Verbrauch (Schwangerschaft, Laktation) oder Erkrankungen mit hoher Zellneubildungsrate (hämolytische Anämie, maligne Erkrankungen)
- gestörte Utilisation (Alkoholismus, Alter, kongenitale und erworbene Enzymdefekte, Vit B_{12}-Mangel)
- Einnahme von Folsäureantagonisten (Aminopterin, Amethopterin), Inhibitoren (Methotrexat, Trimetrexat, Trimethoprim) oder Substanzen, die mit der Absorption von Folsäure interferieren (Antikonvulsiva wie Primidon, Barbiturate, Phenytoin, Carbamazepin, Valproinsäure; orale Kontrazeptiva, Äthanol, Aspirin)

D 10.7.2 Verlauf

Der Folsäuremangel ist in Nordamerika und Westeuropa der häufigste Vitaminmangel, meist in Kombination mit Defiziten anderer Vitamine. In Nordamerika werden allerdings seit 1998 Nahrungsmittel mit Folsäure angereichert. Folsäuremangel betrifft vor allem chronische Alkoholiker (28–50 %) sowie Schwangere (30–60 % der Schwangeren haben einen verminderten Folsäurespiegel) und alte Menschen (ca. 50 %). Unter folsäurearmer Diät kommt es nach drei Wochen zu verminderten Folsäurespiegeln im Serum, nach 18 Wochen in den Erythrozyten, nach 19 Wochen zu megaloblastischem Knochenmark und nach 20 Wochen zur Anämie. Bei Alkoholikern kann diese je nach Zufuhr und Füllungszustand der Speicher schon nach 1–4 Wochen auftreten. Unter hochdosierter Substitution setzt nach ca. 48 Stunden eine effiziente Erythropoese ein, die neurologischen Symptome bilden sich über Wochen zurück: Bei der funikulären Myelose besserten sich die spastischen Paresen innerhalb der ersten zwei Wochen und klangen über zehn Wochen langsam ab; psychometrische Tests zeigten nach zehn Wochen eine signifikante Verbesserung (Lever et al. 1986).

D 10.7.3 Pragmatische Therapie

Prophylaxe: Der minimale tägliche Folsäurebedarf gesunder Erwachsener liegt bei 50 µg, während schwangere und stillende Frauen oder Patienten mit hoher Zellneubildungsrate *über* 100–200 µg aufnehmen sollten. Dieser Bedarf wird durch eine normale Ernährung (Gehalt der Nahrung 500–700 µg, 50 % werden resorbiert) meist, bei erhöhtem Bedarf aber nur knapp gedeckt. Die Reservekapazität liegt bei zwei bis vier Monaten. Folsäure kommt in höherer Konzentration in Leber, Niere, Fleisch, Blattgemüse und Hefe vor. Beim Kochen wird bis zu 90 % des Folsäuregehaltes zerstört.
Eine prophylaktische Gabe von 400–500 µg Folsäure/die ist in der Zeit der Konzeption, während der Schwangerschaft und Laktation (täglicher Verlust von etwa 50 µg Folsäure durch die Muttermilch) sowie bei Alkoholismus sinnvoll, besonders bei Epilepsiepatienten (z. B. Lafol® 0,4 mg/die); bei erhöhtem Verbrauch anderer Ursache oder Einnahme von Folsäureantagonisten: 1–2 mg Folsäure/die.

Substitution: Im akuten Stadium einer megaloblastischen Anämie: Beginn mit 15 mg/die Folsäure i. m. (z. B. Folsan® Amp.) und sicherheitshalber gleichzeitig 100 µg Vit B_{12} i. m. vor Klärung der Ätiologie innerhalb der ersten Tage. Später: 2–3 × 5 mg/die Folsäure oral/i. m. für die nächsten ein bis zwei Wochen.
Bei chronischen Erkrankungen: Erwachsene 2–4 × 5 mg Folsäure/die (z. B. Folsan®, Folsäure Tbl. 5 mg®) oral, Kinder bis 1 mg/die oral.
Da die Gabe von Folsäure eine durch Vit B_{12}-Mangel verursachte hämolytische Anämie bessern, so den Nachweis einer Vit B_{12}-Hypovitaminose verzögern und damit das Fortschreiten der Polyneuropathie begünstigen kann (»Folatfalle«), sollte Folsäure in Kombination mit Cobalamin verordnet werden.

Toxische Erscheinungen sind selbst bei einer täglichen Folsäuredosis über 15 mg über fünf Jahre nicht sicher nachgewiesen; in diesem Bereich kann es jedoch zu einer Wirkungsverminderung verschiedener Antiepileptika kommen (Butterworth und Tamura 1989).

D 10.8 Vitamin B_{12} (Cobalamin)

Zur Resorption wird das Cobalamin aus der Nahrung in Gegenwart von Magensäure an den von den Belegzellen des Magens gebildeten Intrinsic-Factor, ein Glykoprotein, gebunden. Das gebundene Cobolamin erreicht das Ileum, wo es zur Resorption mit einem spezifischen Rezeptor der Mukosazellen interagiert und in die Blutbahn gelangt. Hier ist es an drei Transportproteine (Transcobalamin I, II, III) gebunden, mit denen es zu den Geweben und in die Leber, die 90 % des gespeicherten Vit B_{12} enthält (1–10 mg), transportiert wird. Über den enterohepatischen Kreislauf gelangt es mit der Galle (3–8 µg/die) zur Reabsorption in den Darm. Cobalamin wird von verschiedenen Bakterien im Darm gebildet (10–50 µg/die), kann jedoch nicht verwertet werden.
Es wird im Körper für Methylierungsreaktionen benötigt, weshalb heute aufgrund neuerer tierexperimenteller Untersuchungen angenommen wird, dass eine Hemmung dieser Methylierungen im Zentralnervensystem – z. B. über eine Blockade des Vit B_{12}-abhängigen Enzyms Methionin-Synthase – die Schäden verursacht (Weir und Scott 1995). Weitere wichtige Vitamin B_{12}-abhängige Enzyme sind das Methyl-malonyl-CoA sowie die Homocysteinreduktase. So könnten auch angeborene Störungen im Metabolismus der beteiligten Enzyme mit der Cobalamin-Hypovitaminose vergleichbare Symptome einer Enzephalomyeloneuropathie hervorrufen. Durch Hemmung der Homocysteinreduktase akkumuliert Homocystein, welches als vaskulärer Risikofaktor eingestuft wird (Hankey und Eikelboom 1999), im Serum und Gewebe.

D 10.8.1 Klinik der Vit B_{12}-Hypovitaminose

Der Vit B_{12}-Mangel betrifft bevorzugt Patienten mittleren und höheren Alters mit einem Gipfel bei den 50-Jährigen und den 65- bis 70-Jährigen. Er ist charakterisiert durch Störungen an drei verschiedenen Organsystemen mit makrozytärer, hyperchromer, hämolytischer Anämie (perniziöse A.), Schleimhautatrophie des oberen Intestinaltraktes (Hunter-Glossitis) sowie Veränderungen am ZNS, Rückenmark und peripheren Nerven (Enzephalomyeloneuropathie). Zu den zentral- und peripher-nervösen Störungen, die bei 40 % der Patienten – auch isoliert – auftreten, zählen Enzephalopathie, Myelopathie und sensomotorische Polyneuropathie. Erste Störung ist meist eine sensorische, symmetrische, distal- und beinbetonte *Polyneuropathie* (s. Kap. J 2), gefolgt von einer Schädigung des kortikospinalen Trakts (Savage und Lindenbaum 1995). Die sich später entwickelnde *Enzephalopathie* beinhaltet psychopathologische Störungen vom leichten hirnorganischen Psychosyndrom mit Hirnleistungsminderung bis zur produktiven organischen Psychose, sog. Perniciosa-Psychose (Reynolds 2006). Kognitive und neuropsychiatrische Störungen sind ebenso wie die des autonomen Nervensystems selten und manifestieren sich meist in Kombination mit neurologischen Defiziten (Savage und Lindenbaum 1995). Sie gehen mit einer Leukoenzephalopathie im MRI in Form ausgedehnter, konfluierender Läsionen der weißen Substanz (bioptisch gesichert) einher, die unter Substitution parallel zur klinischen Besserung teilreversibel sind (Chatterjee et al. 1996). Diese Leukoenzephalopathie kann in Einzelfällen isoliert, ohne Anämie und Myelopathie auftreten.

Bei der funikulären Myelose kommt es zu Entmarkungsherden besonders an den Hintersträngen (70–90 %) und Pyramidenbahnen (40–50 %) des Zervikal- und Thorakalmarks, selten im Hirnstamm, die sich in der kernspintomographischen Untersuchung (T2w) als langstreckige, hyperintense, intraspinale Läsion darstellen. Nach Vitamin B_{12}-Substitutionen sind diese Entmarkungen nach variabler Zeit reversibel. Klinisch treten Parästhesien (80–85 %), Paresen (55–80 %), Minderungen des Lagesinns (70–90 %) und des Vibrationsempfindens auf. Die Paresen können sowohl zentral als auch peripher (distal betont) sein mit diversen Kombinationen aus verminderten/fehlenden und gesteigerten Muskeleigenreflexen sowie Pyramidenbahnzeichen. Blasenstörungen finden sich bei 20–35 %. Selten sind Hirnnervenausfälle (< 10 %), Okulomotorikstörungen (wie Downbeat Nystagmus-Syndrom), Optikusatrophien (< 5 %) und extrapyramidale Hyperkinesen (< 5 %). An die Möglichkeit einer Vit B_{12}-Hypovitaminose sollte gedacht werden bei klinischen Syndromen mit der Kombination von Hinterstrangsymptomen, Pyramidenbahnzeichen und Paresen mit verminderten/fehlenden Reflexen.

Diagnostische Kriterien sind die Minderung des Cobalaminspiegels im Serum (normal: 200–900 pg/ml), der Schilling-Test und Ganzkörper-Retentionstest sowie die megaloblastische hyperchrome Hämopoese. Leider können Cobalaminspiegel und Schilling-Test auch bei symptomatischen Patienten normal sein. In diesen Fällen kann die Bestimmung des Methylmalonylsäurespiegels sowie des Homocysteins im Serum diagnostisch wegweisend sein. Ähnlich dem Folsäuremangel sind diese beiden Parameter bei Vitamin B_{12}-Mangel erhöht. Daraus ergibt sich bereits, dass sie auch als serologische Verlaufsparameter bei Therapie angewendet werden können, da sich erhöhte Werte unter adäquater Therapie mit Vitamin B_{12} und Folsäure innerhalb von drei bis vier Wochen normalisieren.

Ursachen des Vit B_{12}-Mangels sind:
- unzureichende Zufuhr (chronischer Alkoholismus, extreme vegetarische Ernährung, Mangelernährung, Anorexia nervosa)
- Achlorhydrie
- relativer oder absoluter Intrinsic-Factor-Mangel: klassische perniziöse Anämie bei Störungen der Magenmukosa (Atrophie der Parietalzellen meist kombiniert mit Antikörpern gegen Parietalzellen), Magenkarzinom, partieller oder totaler Magenresektion
- Antikörperbildung gegen Vit B_{12}, Intrinsic-Factor und Belegzellen des Magens
- gestörte Resorption (Erkrankungen des Ileums: Ileitis terminalis, intestinale Tuberkulose, Colitis ulcerosa, Sprue; Resektion des Ileums; Pankreasinsuffizienz; Amyloidose, Kollagenosen; angeboren beim Imerslund-Gräsbeck-Syndrom)
- Malabsorption von proteingebundenem Cobalamin bei normaler Absorption von freiem Cobalamin (Carmel et al. 1988)

selten:
- angeborener Mangel des Transportproteins Transcobalamin II
- Störung der Vit B_{12}-Absorption durch Antagonisten und andere Medikamente (Antikonvulsiva, Paraaminosalicylsäure, Biguanide, Zytostatika, Malariamittel, NO)
- Störung des Metabolismus (Barbiturate und evt. orale Kontrazeptiva) und Hypokalzämie
- erhöhter Vit B_{12}-Verbrauch (Schwangerschaft, Laktation, bakterielle Überwucherung des Darmes, Parasiten z. B. Fischbandwurm)
- angeborener Defekt des intrazellulären Vit B_{12}-Metabolismus: Methylmalonurie und Homocysteinurie bei Säuglingen
- Cobalamin-Inaktivierung durch N_2O während Narkosen (insbesondere bei latentem, präoperativem Mangel) und bei Lachgas-Abusus (Schnüffeln)

Die Gabe von Folsäure kann bei Vit B_{12}-Mangel die Diagnostik verschleiern, da es die Anämie heilt (»Folatfalle«); eine Verschlechterung der Cobalaminmangel-Polyneuropathie konnte dabei nicht nachgewiesen werden (Savage und Lindenbaum 1995).
Schwierigkeiten in der Auswertung des semiquantitativen Schilling-Tests (die Ausscheidung umfasst höchstens 30 % der applizierten Radioaktivität) ergeben sich durch unvollständiges Harnsammeln über 24 Stunden und Nierenerkrankungen. Der Test ohne Intrinsic-Factor (IF) muss bei niedrigen Messwerten frühestens nach 24 Stunden mit IF wiederholt werden, um Auskunft darüber zu erhalten, ob die Resorptionsstörung auf einem IF-Mangel beruht. Die genaueste Methode ist der Ganzkörper-Retentionstest, bei dem die Aufnahme von oral verabreichtem radioaktiven Cobalamin direkt im Gesamtkörper gemessen wird. Um Messfehler bei diesem Test zu verhindern, darf mindestens vier Wochen zuvor kein Vit B_{12} gegeben werden.

D 10.8.2 Verlauf

Wegen der guten Vit B_{12}-Speicherung im Organismus treten Mangelsymptome erst zwei bis sieben Jahre nach Gastrektomie auf. Mentale Symptome bessern sich unter Substitutionstherapie häufig innerhalb von wenigen Tagen, vollständige Rückbildung benötigt meist Monate. Die anderen neurologischen Symptome erholen sich langsamer innerhalb von einigen Monaten, abhängig von Ausmaß und Dauer der Störung. Der Schweregrad der neurologischen Defizite vor Therapiebeginn korreliert mit der Symptomdauer und dem Hämoglobinabfall; alle drei Parameter korrelieren wiederum mit den Residuen nach Therapie (Savage und Lindenbaum 1995). Trotz ausreichender Substitution kann es bei der funikulären Myelose, besonders bei leichten Formen, zunächst noch zu weiterer Progredienz kommen. Stärker ausgeprägte Formen reagieren eher mit Besserung oder Stillstand (Neundörfer 1980). Die Polyneuropathie bildet sich offenbar am raschesten zurück.

D 10.8.3 Pragmatische Therapie

Prophylaxe: Der tägliche Vit B_{12}-Bedarf gesunder Erwachsener beträgt 2–5 µg. Er wird durch normale Kost voll gedeckt. Die Reservekapazität reicht für zwei bis sieben Jahre. Cobalamin kommt in allen tierischen Lebensmitteln vor, besonders in Leber, geringer in Fisch, Eiern, Milch und Käse, nicht jedoch in vegetarischen Produkten.

Substitution: Bei allen zentral- und peripher-nervösen Störungen:

- akutes Stadium: 1 000 µg/die Hydroxycobalamin i. m. (z. B. Aquo-Cytobion®) für einige Wochen, ggf. zusätzlich 1–5 mg Folsäure/die i. m., nach Besserung wie beim
- chronischen Stadium: 1 000 µg Hydroxycobalamin i. m. zweimal wöchentlich für ein Jahr, später einmal monatlich.

Möglicherweise ist die orale Substitution gleichwertig (Wellmer et al. 2006).
Über den Einsatz von Cobalamin-Nasenspray insbesondere bei älteren Patienten mit gastrointestinalen Resorptionsstörungen liegen derzeit nur experimentelle Berichte vor.

D 10.9 Vitamin E (Tocopherol)

D 10.9.1 Klinik der Vit E-Hypovitaminose

Vit E-Mangel führt zu einer progressiven spinozerebellären Degeneration mit Dysarthrie, zerebellärer Ataxie, Störung des Lagesinns und des Vibrationsempfindens, proximal betonten Paresen mit Minderung oder Verlust der Muskeleigenreflexe und Pyramidenbahnzeichen. Seltener sind Blickparesen, Ophthalmoplegien, Nystagmus, Ptosis, bulbäre Paresen, Visusverlust, VEP-Latenzverlängerungen, Störungen psychomotorischer Funktionen sowie Retinitis pigmentosa, Herzmuskelveränderungen,

Akanthozytose (Muller 2010). Bei der Neuropathie handelt es sich um eine »dying-back« Neuropathie, an den zentralen Fasern stärker als an den peripheren (Nelson et al. 1981).
Die klinische Symptomatik ähnelt sehr der häufigeren autosomal rezessiven Ataxie – Friedreichsche Ataxie – mit dem erkrankten Gen auf Chromosom 9. Im Unterschied zu dieser neurodegenerativen Krankheit liegt das erkrankte Gen bei der spinozerebellären Degeneration *mit* Vit E-Mangel (sog. Ataxie mit isoliertem Vit E-Mangel, AVED) auf Chromosom 8q13 (Belal et al. 1995). Die hier vorkommenden Mutationen vermindern die Bindung von Vit E an Lipoproteine, z. B. an das Alpha-Tocopherol-Transportprotein (Ouahchi et al. 1995).

Ursachen sind:

- die Abetalipoproteinämie = Bassen-Kornzweig-Syndrom (mit angeborenem Defekt der Resorption und des Transports von Vit E)
- ein genetischer Defekt auf Chromosom 8q13 durch verschiedene Mutationen, der zu Schädigungen des Alpha-Tocopherol-Transportproteins führt
- die verminderte Resorption (Malabsorption mit Steatorrhö bei kongenitaler biliärer Atresie, Sprue, Mukoviszidose, chronischer Pankreatitis sowie chronischen Leber- und Gallenerkrankungen mit Cholestase)

selten:

- Zeroidlipofuszinose
- Thalassaemia major
- gastrointestinale Resektion mit Anlage einer blinden Schlinge und bakterieller Überwucherung der Darmflora

Möglicherweise spielt der Vit E-Mangel eine indirekte Rolle in der Pathogenese der infantilen spinalen Muskelatrophie.

Diagnostische Kriterien: Verhältnis von Vit E-Konzentration im Serum (in mg) zu Lipid-Konzentration im Serum (in g): normal > 0,8. Der Vit E-Serumspiegel ist abhängig vom Lipidspiegel (nur ca. 1 % des Gesamtbestandes an Vit E zirkuliert, der Rest befindet sich im Fettgewebe). Normaler Vit E-Serumspiegel: < 12 Jahre: 3,9–15,5 µg/ml; > 12 Jahre: 4,7–20,3 µg/ml. (Oraler Vit E-Belastungstest mit 2 g alpha-Tocopherolacetat).

Differentialdiagnostisch abzugrenzen sind die Friedreichsche Ataxie und andere Hypovitaminosen bei Malabsorption, z. B. Vit B_{12}-Hypovitaminose mit Polyneuropathie.

D 10.9.2 Verlauf

Bei angeborenen Störungen können im Kindesalter die beschriebenen Symptome nach zwei bis drei Jahren auftreten, bei erworbenen Störungen im Erwachsenenalter nach ca. zehn Jahren und später. Unter Vit E-Substitution zeigt sich eine langsame Besserung nach ca. sechs Monaten, eine eventuelle Normalisierung nach 18 bis 48 Monaten. Bei frühzeitiger Substitution angeborener Störungen bleiben die Kinder asymptomatisch.

D 10.9.3 Pragmatische Therapie

Prophylaxe: Der tägliche Bedarf gesunder Erwachsener, der von der Zufuhr hochungesättigter Fettsäuren abhängt, liegt bei ca. 25–30 mg. Die Reservekapazität liegt bei sechs bis zwölf Monaten. Tocopherole kommen ausschließlich in Pflanzen vor, in besonders hoher Konzentration in keimendem Weizen. Prophylaxe bei Abetalipoproteinämie: hohe Dosen von 100 mg/kg KG/die oral.

Substitution: 2 g/die alpha-Tocopherol (z. B. E-Vitamin ratiopharm 400®, Evit®) oral für 14 Tage, danach 800 mg/die, nach einem Jahr reduziert auf 100 mg/die.
Bei zu geringem oder fehlendem Gallefluss: intramuskuläre Injektionen von zuerst 200–300 mg/die, später 100 mg/die (z. B. E-Vicotrat®, Spondyvit®).

Toxische Erscheinungen sind bei Vit E nicht bekannt; in hohen Dosen verstärkt es den antikoagulativen Effekt von Warfarin.

Die wichtigste Funktion von Vit E als fettlösliches Antioxidans ist der Schutz von mehrfach ungesättigten Fettsäuren in Membranen und Lipoproteinen vor einer Schädigung durch Sauerstoffradikale. In zahlreichen Studien am Menschen konnte gezeigt werden, dass unter Vit E-Gabe bei Ausdauer-Muskeltraining oder unter hypoxischen Bedingungen beim Höhenbergsteigen weniger Lipidperoxidationsprodukte gebildet werden als ohne Supplementierung (Sumida et al. 1989). Der Einsatz von Vit E bei neurodegenerativen Erkrankungen wie dem M. Parkinson, der amyotrophen Lateralsklerose oder dem M. Alzheimer zeigte keinen eindeutigen positiven Effekt auf die Krankheitsprogression – allerdings häufig mit zu hohen Konzentrationen von Vitamin E sowie synthetischen Präparaten durchgeführt, die im Gegensatz zu biologischen Präparaten möglicherweise einen geringeren Effekt zeigen (Blatt et al. 2004).

D 10.10 Literatur

Bauernfeind JC, Newmark H, Brin M. Vitamin A and E nutrition via intramuscular or oral route. Am J Clin Nutr 1974;27:234–253.

Bauernfeind JC, Miller ON. Vitamin B6: nutritional and pharmaceutical usage, stability, bioavailability, antagonists and safety. Washington D. C.: National Academy of Sciences, Human Vitamin B 6 Requirements; 1978.p. 78–110.

Belal S, Hentati F, Ben-Hamida C, Ben-Hamida M. Friedreich's ataxia – vitamin E responsive type. The chromosome 8 locus. Clin Neurosci 1995;3:39–42.

Berger A, Schaumberger HH. More on neuropathy from pyridoxine abuse. N Engl J Med 1984;311:986–987.

Bischoff A. Die alkoholische Polyneuropathie. Klinische, ultrastrukturelle und pathogenetische Aspekte. Dtsch Med Wschr 1971;96:317–322.

Blatt DH, Pryor WA, Mata JE, Rodriguez-Proteau R. Reevaluation of the relative potency of synthetic and natural alpha-tocopherol: experimental and clinical observations. J Nutr Biochem. 2004;15:380–395.

Bonjour JP. Biotin in man's nutrition and therapy – a review. Int J Vitam Nutr Res 1977;47:107–118.

Botez MI, Fontaine F, Botez T, Bachevalier J. Folate-responsive neurological and mental disorders: report of 16 cases. Eur Neurol 1977;16:239–246.

Bressman S, Fahn S, Eisenberg M, Brin M, Maltese W. Biotin-responsive encephalopathy with myoclonus, ataxia, and seizures. In: Fahn S et al., eds. Advances in Neurology, Vol. 43: Myoclonus. New York: Raven Press; 1986.p. 119–125.

Butterworth CE, Tamura T. Folic acid safety and toxicity: a brief review. Am J Clin Nutr 1989;50:353–358.

Carmel R, Sinow RM, Siegel ME, Samloff M. Food cobalamin malabsorption occurs fequently in patients with unexplained low serum cobalamin levels. Arch Intern Med 1988;148:1715–1719.

Chatterjee A, Yapundich R, Palmer CA, Marson DC, Mitchell GW. Leukoencephalopathy associated with cobalamin deficiency. Neurology 1996;46:832–834.

Cohen MM. Nutritional disorders involving the nervous system. Biochemistry of Neural Disease. Hagerstown: Harper and Row; 1975.p. 141–159.

Coursin DB. Convulsive seizures in infants with pyridoxine-deficient diet. JAMA 1954;154:406–408.

Cullen KM, Halliday GM. Mechanisms of cell death in cholonergic basal forebrain neurons in chronic alcoholics. Metab Brain Dis 1995;10:81–91.

Darby WJ, Mc Nutt KW, Todhunter EN. Niacin. In: Hegsted DM, Chlichester CO, Darby WJ, Mc Nutt KW, Stalvey RM, Stolz EH, eds. Present Knowledge in Nutrition. The Nutrition Foundation, Washington D.C.; 1976.p. 162–174.

De Regil LM, Fernandez-Gaxiola FC, Dowswell T, Pena-Rosas JP. Effects and safety of periconceptional folate supplementation for preventing birth defects. Cochrane Database Syst Re 2010;(10): CD007950.

Donelly JG. Folic acid. Crit Rev Clin Lab Sci 2001;38:183–223.

Doscherholmen A, Silvis S, McMahon J. Dual isotope Schilling test for measuring absorption of food-bound and free vitamin B12 simultaneously. Am J Clin Pathol 1983;80:490–495.

Farmer TW. Neurological complications of vitamin and mineral disorders. In: Baker AB, ed. Clinical Neurology,Vol. 3. Hagerstown: Harper and Row; 1971.p. 1–25.

Fennelly J, Frank O, Baker H, Levy CM. Peripheral neuropathy of the alcoholic. I. Aetiologic role of aneurin and other B-complex vitamins. Brit. Med. J 1964;II:1290.

Fisher CM. Residual neuropathological changes in Canadians held prisoners of war by the Japanese (Strachan's Disease). Canad Serv Med J 1995;11:157.

Friedrich W. Handbuch der Vitamine. München, Wien: Urban & Schwarzenberg; 1987.

Gershoff SN. Vitamin B6. In: Hegsted DM, Chichester CO, Darby WJ, Mc Nutt KW, Stalvey RM, Stolz EA, eds. Present Knowledge in Nutrition. Washinton D.C.; The Nutrition Foundation, 1976.p. 149–161.

Gimsing P, Melgaard B, Andersen K, Vilstrup H, Hippe E. Vitamin B12 and folate function in chronic alcoholic men with peripheral neuropathy and encephalopathy. J Nutr 1989:119:416–424.

Goodman Gilmann A, Goodman LS, Gilman A. The pharmacological basis of therapeutics. The vitamins, 6. Aufl., New York: Macmillan Publishing; 1980.p. 1551–1601.

Hankey GJ Eikelboom JW. Homocysteine and vascular disease. Lancet 1999;354:407–412.

Harding AE, Muller PD, Thomas PK, Willison HJ. Spinocerebellar degeneration secondary to chronic interstinal malabsorption: a vitamin E deficiency syndrome. Ann Neurol 1982;12:419–424.

Harper C. Thiamine (vitamin B1) deficiency and associated brain damage is still common throughout the world and prevention is simple and safe. Eur J Neurol 2006;13: 1078–82.

Hillman RS. Vitamin B12, folic acid, and the treatment of megaloblastic anemias. In: Goodman Gilman A, Goodman LS, Gilman A, eds. The pharmacological basis of therapeutics, 6. Aufl. New York: Macmillan Publishing; 1980.p. 1331–1346.

Hussey GD, Klein M. A randomized, controlled trial of vitamin A in children with servere meales. N Engl J Med 1990;323:160–164.

Kril JJ. Neuropathology of thiamine deficiency disorders. Metab Brain Dis 1996;11 (1):9–17.

Lazarou C, Kapsou M. The role of folic acid in prevention and treatment of depression: an overview of existing evidence and implications for practice. Complement Ther Clin Pract 2010;16 (3):161–166.

Lever EG, Elwas RDC, Williams A, Reynolds EH. Subacute combined degeneration of the cord due to folate deficiency: response to methylfolate treatment. J Neurol Neurosurg Psychiat 1986;49:1203–1209.

Mc Laren D. Metabolic disorders. In. Conn HF, ed. Current therapy. Philadelphia: W. B. Saunders Co; 1978.p. 409–410.

Mills JL, Scott JM, Kirke PN, McPartlin JM, Conley MR, Weir DG, Molloy AM, Lee YJ. Homocysteine and neural tube defects. J Nutr 1996;126:756–760.

Muller DP. Vitamin E and neurological function. Mol Nutr Food Res 2010;54 (5):710–718.

Nelson JS, Fitch CD, Fischer VW, Broun GO, Chou AC. Progressive neuropathologic lesions in vitamin E-deficient rhesus monkeys. J Neuropathol Exp Neurol 1981; 40:166–186.

Neundörfer B. Neurologische Störungen bei Hyper- und Hypovitaminosen. Nervenarzt 1980;51:207–216.

Neville HE, Ringel SP, Guggenheim MA, Wehling CA, Starcevich JM. Ultrastructural and histochemical abnormalities of skeletal muscle in patients with chronic vitamin E deficiency. Neurology 1993;33:483–487.

O'Donnell J. Polar hysteria: an expression of hypervitaminosis A. Am J Ther 2004;11 (6):507–516.

Osuntokun BO, Monekosso GL, Wilson J. Relationship of a generative tropical neuropathy to diet: report of a field study. Brit Med J 1969;1:547–550.

Ouahchi K, Arita M, Kayden H, Hentati F, Ben-Hamida M, Sokol R, Arai H, Inoue K, Mandel JL, Koenig M. Ataxia with isolated vitamin E deficiency is caused by mutations in the alpha-tocopherol transfer protein. Nat Genet 1995;9:141–145.

Ravakhah K, West BC. Case report: subacute combined degeneration of the spinal cord from folate deficiency. Am J Med Sci 1995;310:214–216.

Reynolds E. Vitamin B12, folic acid, and the nervous system. Lancet Neurol 2006;5:949–60.

Sauberlich HE. Newer laboratory methods for assessing nutriture of selected B-complex vitamines. Annu Rev Nutr 1984;4:377–407.

Savage DG, Lindenbaum J. Neurological complications of acquired cobalamin deficiency: clinical aspects. Baillieres Clin Haematol 1995;8:657–678.

Schretzenmayr A. Die Beri-Beri des Menschen. Ergeb Inn Med Kinderheilkd 1941;60:314–366.

Scott K, Zeris S, Kothari MJ. Elevated B6 levels and peripheral neuropathies. Electromyogr Clin Neurophysiol 2008;48 (5):219-223.

Singleton CK, Martin PR. Molecular mechanisms of thiamine utilization. Curr Mol Med 2001;1 (2):197–207.

Spinneker A, Sola R, Lemmen V, Castillo MJ, Pietrzik K, Gonzalez-Gross M. Vitamin B6 status, deficiency and its consequences – an overview. Nutr Hosp 2007;22 (1): 7–24.

Steinberg S, Campell C, Hillmann RS. Kinetics of the normal folate enterohepatic cycle. J Clin Invest 1979;64:83–89.

Sturman JA. Vitamin B6 and the metabolism of sulfur amino acids. In: National Academy of Science. Washington D. C.: Human Vitamin B6 Requirements.; 1978.p. 37–60.

Sumida S, Tanaka K, Kitao H, Nakademo F. Exerciseinduced lipid peroxidation and leakage of enzymes before and after Vitamin E Supplementation. Int J Biochem 1989;21:835–838.

Taylor MJ, Carney SM, Goodwin GM, Geddes JR. Folate for depressive disorders: systematic review and meta-

analysis of randomized controlled trials. J Psychopharmacol. 2004;18:251–256.
Ulmer HV. Ernährung. In: Schmidt RF, Thews G, Hrsg. Physiologie des Menschen. Berlin Heidelberg New York: Springer; 1985.p. 628–641.
Victor M, Adams RD, Collins GH. The Wernicke-Korsakoff-Syndrome. Philadelphia: Davis; 1971.
Weir DG, Scott JM. The biochemical basis of the neuropathy in cobalamin deficiency. Baillieres Clin Haematol 1995;8:479–497.
Wellmer J, Sturm KU, Hermann W, Hoever J, Klockgether T, Linnebank M. Oral treatment of vitamin B12 deficiency in subacute combined degeneration. Nervenarzt 2006;77:1228–1231.
Wolf G. Multiple functions of vitamin A. Physiol Rev 1984; 64:873–937.
Wolf B, Heard GS, Weissbecker KA, Secor McVoy JR, Grier RE, Leshner RT. Biotinidase deficiency: initial clinical features and rapid diagnosis. Ann Neurol 1985;18:614–617.
Yatzidis H, Koutsicos D, Agroyannis B, Papastephanidis C, Francos-Plemenos M, Delatola Z. Biotin in the management of uremic neurologic disorders. Nephron 1984;36: 183–186.
Zempleni J, Hassan YI, Wijeratne SS. Biotin and biotinidase deficiency. Expert Rev Endocrinol Metab 2008;3 (6):715–724.
Zuccoli G, Gallucci M, Capellades J, Regnicolo L, Tumiati B, Giadas TC, Bottari W, Mandrioli J, Bertolini M. Wernicke encephalopathy: MR findings at clinical presentation in twenty-six alcoholic and nonalcoholic patients. Am J Neuroradiol 2007;28 (7):1328–1331.

D 11 Schlafstörungen

*von J. Rémi, D. M. Hermann, F. C. Hummel und S. Noachtar**

Störungen des Schlafs äußern sich als Ein- und Durchschlafstörungen, in exzessiver Tagesschläfrigkeit oder als Verhaltensstörungen im Schlaf. Sofern sich eine Diagnose aus Anamnese und klinischer Untersuchung nicht ausreichend sicherstellen lässt, können durch polygraphische Schlafuntersuchungen (Polysomnogramm = PSG) die Differentialdiagnosen überprüft und spezifische Behandlungen eingeleitet werden. Der undifferenzierte Einsatz von Hypnotika oder Stimulanzien sollte vermieden werden, da diese Schlafstörungen verstärken können.

D 11.1 Normaler Schlaf

Gesunder Schlaf besteht aus regelmäßig wiederkehrenden Schlafzyklen, die nach neurophysiologischen Kriterien in Rapid Eye Movement (REM)- und Non Rapid Eye Movement (NREM)-Schlaf eingeteilt werden (Rechtschaffen und Kales 1968, Silber et al. 2007) (s. D 11.2.1.2). Beim schlafbereiten Patienten kommt es nach wenigen Minuten zunächst zum NREM-Schlaf Stadium I, das etwa 1–7 Minuten andauert. Das folgende Stadium II dauert etwa 10–25 Minuten. Beide Stadien werden zum Leichtschlaf zusammengefasst. Danach folgen 20–40 Minuten Tiefschlaf, aufgeteilt in Stadium III und IV, welche sich durch den Anteil hochamplitudiger Delta-Wellen (St. III: 20–50 %, St. IV: > 50 %) unterscheiden. Ein kurzer Wechsel zu Stadium II kann dem ersten REM-Schlaf vorausgehen. Die dann folgende erste REM-Periode dauert ca. 4–8 Minuten und tritt etwa 80 Minuten nach Schlafbeginn auf. Das EEG im REM-Schlaf ist niedrigamplitudig und hochfrequent. Es treten schnelle, meist horizontale Augenbewegungen auf. Der Tonus der Skelettmuskulatur ist im REM-Schlaf niedrig und wird nur gelegentlich von kurzen Muskelzuckungen unterbrochen. NREM- und REM-Schlaf alternieren (Schlafzyklus) vier- bis sechsmal über die gesamte Nacht, wobei in der ersten Nachthälfte mehr Tiefschlaf und in der zweiten Nachthälfte mehr REM-Schlaf auftritt. Der Prozentanteil des REM-Schlafs von Erwachsenen beträgt 20–25 % (Roffwarg et al. 1966). Tiefschlaf ist am ausgeprägtesten während der Kindheit und verringert sich mit zunehmendem Lebensalter auf niedrige Werte um das 50. bis 55. Lebensjahr (Feinberg und Floyd 1979). Im Alter fragmentiert der Schlaf (häufigere Schlafstadienwechsel und Aufwachen), die Gesamtschlafdauer nimmt kontinuierlich bis auf Werte von ca. 5–6 Stunden im Senium ab.

D 11.2 Diagnostik

Die Analyse des Schlafs und seiner Pathologie basiert auf Eigenanamnese, Fremdanamnese, klinischer Untersuchung, neurophysiologischen Untersuchungen und schlafspezifischen Fragebögen. Die Anamnese sollte nach Schlafzeiten, Schlafqualität, störenden Faktoren und weiteren schlafspezifischen Symptomen (u. a. Schnarchen, Atempausen, unwillkürlichen Bewegungen) sowie Medikamenten fragen. Die technischen Untersuchungen sind zum einen die Schlafpolygraphie zur Bewertung des Nachtschlafs, zum anderen werden zwei weitere polygraphische Tests zur Evaluation der Tagesschläfrigkeit benutzt: der Multiple-Schlaflatenz-Test und der Maintenance-of-Wakefulness-Test. Diese Tests beinhalten ähnliche polygraphische Aufzeichnungen von Schlaf- und Wachzustand am Tag wie bei der nächtlichen Polygraphie und erfolgen jeweils nach einer nächtlichen Schlafpolygraphie.

D 11.2.1 Schlafpolygraphie

D 11.2.1.1 Technik

Die Schlafpolygraphie erfasst eine Reihe von physiologischen Parametern, die zur Einschätzung der Schlafqualität und charakteristischer Schlafstörungen erforderlich sind. Die Schlafpolygraphie kann je nach Fragestellung erweitert werden, sollte aber folgende Parameter erfassen:

1. EEG
2. Augenbewegungen (Elektro-Okulographie; EOG)
3. EKG
4. Atmung (Luftstrom an Nase und Mund, Thorax- und Bauchbewegungen)
5. Muskeltonus (Kinn, Extremitäten z. B. M. tibialis ant.)
6. Sauerstoffsättigung (perkutan)
7. Extremitätenbewegungen (EMG, Aktometer)
8. Schnarchen (Mikrophon)
9. Körperlage

Zu den technischen Voraussetzungen zur Durchführung von Schlafpolygraphien sei auch auf das Kompendium Schlafmedizin der Deutschen Gesellschaft für Schlafforschung und Schlafmedizin (Schulz et al. 2009), die Empfehlungen der Deutschen Gesellschaft für Neurophysiologie

* Autoren dieses Kapitels in der 5.Auflage: J. Ricken, B. Kharraz, I. Eisensehr und S. Noachtar.

(www.dgkn.de) und die Empfehlungen der Amerikanischen Schlafgesellschaft (1997) verwiesen. Die Schlafaufzeichnung einer Nacht reicht häufig nicht zur verlässlichen Schlafanalyse, da in der ersten Nacht Störungen auftreten können, die als sog. First-Night-Effect zusammengefasst werden (verzögerte Einschlaflatenz, gehäuftes Aufwachen) (Mosko et al. 1988).

D 11.2.1.2 Auswertung der Schlafpolygraphie

Zur Schlafauswertung werden zwei internationale Auswertesysteme benutzt.

1. Empfehlungen zur Schlafklassifikation nach Rechtschaffen und Kales (1968): Richtlinien zur Einteilung der Schlafstadien, basierend auf 20–30 Sekunden-Abschnitten (Epochen), überarbeitet in den neuen Empfehlungen der Amerikanischen Gesellschaft für Schlafstörungen (Silber et al. 2007).
2. Der Atlas der Task Force der Amerikanischen Gesellschaft für Schlafstörungen (1993).

Die grundlegende makrostrukturelle Einteilung des Schlafs in REM-Schlaf und vier NREM-Schlafstadien (Rechtschaffen und Kales 1968) wurde durch die Amerikanische Schlafgesellschaft aktualisiert (Silber et al. 2007), die Stadien wurden umbenannt und teilweise zusammengefasst (REM-Schlaf = Stadium R; NREM-Schlafstadien: N1, N2, N3), wobei das neue Stadium N3 den alten Stadien 3 und 4 entspricht. Der Beitrag dieser Neuerungen wird derzeit noch kontrovers diskutiert, da sich die Ergebnisse der Schlafanalyse dadurch teils deutlich unterscheiden (Danker-Hopfe et al. 2009).

D 11.2.2 Multipler Schlaflatenz-Test (MSLT)

Dieser Test misst die Zeit bis zum Einschlafen (Sangal et al. 1992). Er wurde entwickelt, um subjektiv erhöhte Tagesschläfrigkeit zu objektivieren (Mitler et al. 1982, Carskadon et al. 1986, Littner et al. 2005) und dient damit häufig der Differentialdiagnose von Tagesmüdigkeit, welche definitionsgemäß nicht mit einer verstärkten Einschlafneigung assoziiert ist. Beim MSLT werden die in einer dunklen, ruhigen, wohltemperierten Umgebung im Bett liegenden Patienten für jeweils fünf 20-Minuten-Perioden untersucht. Sie werden instruiert, sich zu entspannen und sich nicht gegen den Schlaf zu wehren. Eine Beurteilung pathologischer Befunde beider Tests erfordert ausreichend Schlaf in der vorausgehenden Nacht. Alkohol, Koffein oder stimulierende Medikamente dürfen vor diesem Test nicht eingenommen werden. Andere den Schlaf beeinflussende Medikamente sollten je nach Halbwertszeit 10–15 Tage vor der Schlafaufzeichnung abgesetzt werden. Der erste Test sollte 90–150 Minuten nach der Nachtschlafperiode durchgeführt werden, die übrigen Tests in zweistündigen Intervallen. Durchschnittliche Einschlaflatenzen von fünf Minuten oder weniger werden als pathologisch gewertet (Übergangsbereich: 5–10 Minuten), während Einschlaflatenzen über zehn Minuten als normal eingestuft werden (Roehrs und Roth 1992). Tritt während eines 20-Minuten-Tests Schlaf auf, darf der Patient für maximal weitere 15 Minuten schlafen. Tritt während einer 15-minütigen Schlafperiode REM-Schlaf auf, so wird dies als Schlafbeginn-REM (Sleep Onset REM, SOREM) bezeichnet. Dieser Befund ist typisch für Narkolepsie, sofern schwerer Schlafentzug, der Entzug von MAO-Hemmern oder Alkohol ausgeschlossen ist. Zwischen den MLST-Tests muss sichergestellt sein, dass der Patient wach bleibt.

Trotz des breiten Einsatzes des MSLT sind dessen Sensitivität und Spezifität statistisch nicht ausreichend gut an gesunden Probanden belegt. Die geringe Sensitivität bei Narkolepsie zeigt sich darin, dass manche Patienten mit Narkolepsie an vier aufeinanderfolgenden Tagen untersucht werden mussten, um mindestens zweimal Schlaf-Beginn-REM aufzuzeichnen (van den Hoed et al. 1981).

D 11.2.3 Maintenance-of-Wakefulness-Test (MWT)

Hierbei wird die Fähigkeit des Patienten gemessen, sich in sitzender Position wach zu halten. Die Patienten werden instruiert, in den jeweils fünf aufeinanderfolgenden Perioden über 20 Minuten hinweg wach zu bleiben. Die Schlaflatenz wird untersucht.

D 11.2.4 Aktigraphie

Aktivitätsmessungen mittels Aktigraphie können wertvolle Hinweise auf den Schweregrad und die Häufigkeit einer Schlaf-Wach-Störung geben. Bei der Abklärung der Tagesschläfrigkeit oder -müdigkeit gibt die Aktigraphie Hinweise auf das Bestehen eines Schlafdefizits als häufige Ursache der Schläfrigkeit und Müdigkeit.

D 11.2.5 Fragebögen

Parallel zur Durchführung der neurophysiologischen Untersuchungen erhalten die Patienten subjektive Selbsteinschätzungsskalen zur Tagesmüdigkeit, Tagesschläfrigkeit und Schlafqualität. Diese wurden vielfach kritisiert, sind weniger reliabel als MSLT oder MWT (Sangal et al. 1999), vermitteln aber einen Eindruck der subjektiven Wachheitseinschätzung. Oft benutzte Fragebögen sind die Epworth-Schläfrigkeitsskala (hohe Reliabilität und interne Konsistenz; Johns 1992) und die Stanford-Schläfrigkeitsskala (geringere Reliabilität; Hoddes et al. 1973).

Da das circadiane System großen Einfluss auf den Schlaf hat, sollte es in die Untersuchung des Patienten Eingang finden. Der Morningness-Eveningness-Questionnaire (MEQ) (Horne und Ostberg 1976) und der Münchner Chronotyp Fragebogen (MCTQ) (Roenneberg et al. 2003) geben Auskunft über den Chronotyp des Patienten.

D 11.3 Schlafstörungen: Klinik, Epidemiologie und Verlauf, therapeutische Prinzipien (Tab. D 11.1)

D 11.3.1 Ein- und Durchschlafstörungen (Insomnie)

Ein- und Durchschlafstörungen sind sehr häufig. Fast jeder Mensch erlebt im Verlauf seines Lebens zumindest einmal Schlafstörungen, sei es vor Prüfungen oder nach großen psychosozialen Belastungen. Chronische Ein- und Durchschlafstörungen (Insomnie) haben eine Prävalenz von bis zu 35 % (Ohayon 2002). Die Betroffenen klagen über Schwierigkeiten einzuschlafen, gehäuftes Aufwachen während der Nacht und frühzeitiges Erwachen am Morgen. Allerdings haben diese passageren Unterbrechungen des Nachtschlafs nicht notwendigerweise Krankheitswert, wenn die Patienten keinen Leidensdruck haben (Ohayon et al. 1997). Anhaltende Ein- und Durchschlafstörungen führen häufig zu erhöhter Tagesmüdigkeit mit reduzierter Leistungsfähigkeit. Prinzipiell unterscheidet man primäre und sekundäre Insomnien, d. h. solche ohne bzw. mit erkennbaren organischen oder psychiatrischen Ursachen.

D 11.3.1.1 Primäre Insomnien

D 11.3.1.1.1 Psychophysiologische Insomnie

Klinik

Psychophysiologische Insomnien sind häufige Ein- und Durchschlafstörungen. Sie treten akut (posttraumatisch, situationsabhängig) auf und können chronifizieren, wenn es auf dem Boden verstärkender Faktoren zu einer negativen Konditionierung in Bezug auf den Schlaf kommt. Die Patienten schätzen ihren Schlaf oft als sehr leicht und zu kurz ein, was meist in Diskrepanz zur neurophysiologischen Qualität ihres Schlafs steht. Häufig klagen sie zusätzlich über körperliche Beschwerden (Spannungskopfschmerzen, Herzrasen, Rückenschmerzen).

Epidemiologie und Verlauf

Die Prävalenz einer Insomnie nach strikten Kriterien des DSM IV liegt bei bis zu 12 % (Ohayon 2002), die Inzidenz ist unbekannt. Wahrscheinlich suchen viele Patienten mit milderer Ausprägung dieser Erkrankung keine Hilfe. Der Großteil kann mit adäquater Behandlung wieder normal schlafen.

Therapeutische Prinzipien

Grundsätzlich sollten die Patienten über schlafhygienische Maßnahmen aufgeklärt werden: angenehme Schlafzimmereinrichtung, kein Fernsehen am Bett, Einschlafrituale. Bei leichten Insomnien können diese allgemeinen Maßnahmen schon ausreichend sein (A, ↑↑). Patienten mit nur vorübergehender psychophysiologischer Insomnie können mit Hypnotika therapiert werden (**Tab. D 11.3**). Patienten, die wissen, dass sie zu stressbedingten Schlafstörungen neigen (z. B. in der Nacht vor einer wichtigen Prüfung), kann ein kurz wirkendes Hypnotikum verschrieben werden (**Tab. D 11.3**). Häufiger versucht der an Insomnie leidende Patient jedoch zuerst, ohne Hypnotikum einzuschlafen und gibt dann bisweilen auf, nachdem er ein bis zwei Stunden wach gelegen hat. In diesen Fällen ist ein schnell wirkendes Hypnotikum mit kurzer Wirkdauer angebracht, um eine Sedierung am folgenden Morgen zu vermeiden (**Tab. D 11.3**). Patienten mit einer chronischen psychophysiologischen Insomnie können von verschiedenen, nicht medikamentösen Interventionen profitieren, die bei fehlendem oder mangelndem Effekt mit einer medikamentösen Therapie kombiniert werden sollten (Vallieres et al. 2004). Zu den erfolgreichen nicht medikamentösen Interventionen zählen die Verhaltenstherapie unter Stimuluskontrolle (Riemann und Perlis 2009), Schlafbeschränkung und Schlafhygieneempfehlungen (**Tab. D 11.2**) sowie eine morgendliche Lichttherapie (z. B. 2 500 Lux für 2 Std. oder 10 000 Lux für etwa 30 Min.) (Guilleminault et al. 1995). Eine Schlafbeschränkung auf bis zu wenigen Stunden pro Nacht wird eingesetzt, bis diese Patienten wieder lernen, die Zeit im Bett für das Schlafen zu verwenden (Morgenthaler et al. 2006). Bei der Stimuluskontrolltherapie werden Patienten mit Insomnie aufgefordert aufzustehen, wann immer sie nicht schlafen können. Bei gedämpftem Licht sollten sie sich ruhigen, den Schlaf fördernden Aktivitäten wie z. B. einem entspannenden Buch oder ruhiger Musik widmen – Fernsehen oder Arbeiten am Computer aber unbedingt vermeiden. Diese Maßnahmen führen dazu, die gelernte Assoziation zwischen Schlafzimmer und Nicht-Schlafen-Können zu durchbrechen. Eine Gruppentherapie für Insomnie kann die oben genannten Behandlungen unterstützen (Backhaus et al. 2001). Entspannungs- und Muskel-Biofeedback-Techniken sowie Umkehrkonditionierung stellen weitere Behandlungsstrategien dar. Kognitive Techniken mit dem Erwerb der Einsicht, dass der Schlaf nicht erzwungen werden kann und die Patienten ihrem eigenen Schlafsystem vertrauen sollten, scheinen eine wichtige Rolle zu spielen (Wang et al. 2005).

Zur medikamentösen Therapie der chronischen Insomnie können sedierende Antidepressiva wie Trimipramin (z. B. Stangyl®) 25 mg–100 mg, Doxepin (z. B. Aponal®) 25–50 mg oder Mirtazapin (z. B. Remergil®) 7,5–30 mg eingesetzt werden (↑↑, B). Die Evidenzlage für niederpotente Neuroleptika, z. B. Melperon (z. B. Eunerpan®) 25–75 mg ist geringer (↔, C). Von einer Hypnotikatherapie über länger als 3 Wochen wird zumeist aus Sorge vor Toleranzentwicklung und der Gefahr einer Rebound-Insomnie nach Absetzen der Medikation abgeraten. Es konnte jedoch gezeigt werden, dass eine chronische intermittierende Verwendung von Zolpidem (z. B. Stilnox®) 10 mg nicht zur Toleranzentwicklung bzw. Rebound führt (Krystal et al. 2008) (↑↑, A). Eszopiclon (Lunesta®) 3 mg zeigte in Studien bis 12 Monaten Dauer keine Toleranzentwicklung bzw. Rebound-Insomnie (Roth et al. 2005), war jedoch nicht signifikant besser als Zolpidem in seiner Wirksamkeit. Es wird derzeit in Europa nicht vermarktet.

Tab. D 11.1: Zusammenfassung der wichtigsten Schlafstörungen

Diagnose	Symptome	Typische PSG-Kriterien	Pragmatische Therapie
Psychophysiologische Insomnie	Ein- und Durchschlafstörung	Lange Einschlaflatenz, häufige Schlafstadienwechsel, Schlaffragmentierung	Akut: Hypnotika (**Tab. D 11.3**) < 3–6 Wochen (↑↑, A). Chronisch: Stimuluskontrolle, kognitive Techniken, schlafhygienische Maßnahmen (A) (**Tab. D 11.2**) (↑↑), intermittierende Zolpidemeinnahme (z. B. Stilnox® 10 mg) (↑↑, A), Antidepressiva: Mirtazapin (z. B. Remergil® 15–30 mg), Trimipramin (z. B. Stangyl® 25–100 mg) (↑), Doxepin (z. B. Aponal® 25–50 mg) (↑↑, B)
Idiopathische Insomnie	Einschlafstörung, häufiges Aufwachen, frühmorgendliches Erwachen	Lange Einschlaflatenz, fragmentiertes Schlafprofil	Opiate (Darvocet N 100®: Propoxyphen/Acetaminophen 100/650 mg 3 Tbl., Oxycodon/Acetaminophen 5/325 mg 2 Tbl. zur Nacht) (↔, C); siehe auch psychophysiolog. Insomnie
Psychiatrisch bedingte Insomnie	Einschlafstörung, Verkürzung der Gesamtschlafzeit, frühmorgendliches Erwachen	Verkürzte REM-Latenz, lange Einschlaflatenz	Behandlung der zugrunde liegenden psychiatrischen Störung (Depression, Manie etc.). Bei trotz adäquater Therapie der Grunderkrankung fortbestehender Insomnie, siehe psychophysiolog. Insomnie
Neurologisch/internistisch bedingte Insomnie	Ein- und Durchschlafstörung	Lange Einschlaflatenz, fragmentiertes Schlafprofil	Therapie der zugrunde liegenden Ursache. Bei trotz adäquater Therapie der Grunderkrankung fortbestehender Insomnie, siehe psychophysiolog. Insomnie
Medikamenten-, Nikotin- und Alkoholmissbrauch	Rebound-Schlaflosigkeit nach Absetzen, Angstträume	REM-Rebound nach Absetzen, kurze Gesamtschlafzeit	graduelles Absetzen, Karenz, supportive Psychotherapie (↑, B)
Schlafwandeln	Schlafwandeln, mit dem Aufwachen assoziierte Desorientiertheit	Komplexe Verhaltensweisen aus dem Tiefschlaf mit vorangehender synchroner Deltaaktivität im EEG	Schlafhygiene (**Tab. D 11.2**), Matratze auf dem Boden, Schlafzimmer im Erdgeschoss platzieren, Fenster verriegeln, gefährliche Gegenstände aus dem Schlafzimmer entfernen, Nebenwirkungen von verordneten Medikamenten (z. B. Benzodiazepine oder Betablocker) bedenken (↑, A)
Schlaftrunkenheit	Desorientiertheit, Verwirrtheit, Angst, Tachykardie, Tachypnoe, Schwitzen, aufwachassoziiertes, gefährliches Verhalten	Verwirrte komplexe Verhaltensweisen aus dem NREM-Schlaf, Schlafwandeln	siehe Schlafwandeln
REM-Schlaf Verhaltensstörung	Ausagieren gewaltbesetzter Träume, Eigen- und Fremdverletzungen	Verlust der REM-Schlaf Atonie	Clonazepam (z. B. Rivotril® 0,5–1,5 mg 30 Min. vor dem Zubettgehen (↑↑, A), Carbamazepin (z. B. Carbabeta® 200–400 mg 30 Min. vor der Zubettgehzeit) ↑, Pramipexol (Sifrol® 0,5–1 mg) (↔, C). Nächtliche Therapie einer evtl. assoziierten Parkinson-Erkrankung – Dopaminagonist mit langer Halbwertszeit wie Cabergolin (z. B. Cabaseril® 1 mg)
Bruxismus	Zahnschäden, morgendlich betonter Schmerz der temporomandibulären Muskulatur	Rhythmische Aktivität der temporomandibulären Muskeln	Bissschiene (B), Clonazepam (z. B. Rivotril® 0,5–1 mg zur Nacht) CAVE: Arthrose des Temporomandibulargelenks
Schlafentzug, kurze Gesamtschlafzeit	Einschränkung kognitiver Leistungen, Verstimmung, physische und mentale Müdigkeit	Kurze Gesamtschlafzeit	Schlafhygienische Empfehlungen (**Tab. D 11.2**)
Obstruktives Schlafapnoe-Syndrom	Exzessive Tagesmüdigkeit, morgendliche Kopfschmerzen, arterielle Hypertonie, nächtlicher Harndrang, Impotenz, gastroösophagealer Reflux, Depression	> 5 obstruktive Apnoen/Hypopnoen pro Stunde Gesamtschlafzeit	Nasale kontinuierliche Überdruckbeatmung (↑↑, A), HNO-Chirurgie (↔, B), Zahnschiene (↑↑, A), Gewichtabnahme (↑↑, A)., bei milden Formen: Theophyllin (z. B. Bronchoretard® Serumspiegel: ca. 11 µg/ml), Acetazolamid (z. B. Diamox® 350 mg zur Zubettgehzeit) (↔, B)

Tab. D 11.1: Zusammenfassung der wichtigsten Schlafstörungen (Fortsetzung)

Diagnose	Symptome	Typische PSG-Kriterien	Pragmatische Therapie
Oberes Atemwegswiderstands-Syndrom (UARS)	Schlaffragmentierung, Tagesmüdigkeit	Aufwachreaktionen, repetitive Erhöhung des Ösophagusdrucks	Siehe obstruktives Schlafapnoe-Syndrom
Zentrales Schlafapnoe-Syndrom (ZSAS)	Schlaffragmentierung, Tagesmüdigkeit	Zentrale Apnoen im Schlaf mit Aufwachreaktionen	Siehe obstruktives Schlafapnoe-Syndrom und: Sauerstoff (2–3 l/Minute) (↑↑), nasale Bi-Level-Überdruckbeatmung (↑, A)
Narkolepsie	Einschlafattacken, Kataplexie, automatische Verhaltensweisen, hypnagoge und hypnopompe Halluzinationen, Schlafparalyse, nächtliche Schlafstörung	Schlafbeginn-REM in zwei von fünf MSL-Tests, verkürzte REM-Latenz in der PSG (< 15 Min.)	Regelmäßige kurze Schlafphasen tagsüber, Modafinil (z. B. Vigil® 200–400 mg) (↑↑, A), Methylphenidat (z. B. Ritalin® 10–60 mg) (↑, B), Gamma-Hydroxybutyrat (Xyrem® 6–9 g wöchentliche Aufdosierung, auch gegen Kataplexie (↑, B) Gegen Kataplexie: SSRIs (z. B. Fluctin® 20–60 mg) (↑, B), tri-/tetrazyklische Antidepressiva (z. B. Clomipramin neuraxpharm® 10–150 mg) (↑, B), MAO-Hemmer (z. B. Aurorix® 150 mg) (↑, C)
Idiopathische ZNS Hypersomnie	Exzessive Tagesmüdigkeit, kurze Schlafphasen nicht erholsam, verkürzte Einschlaflatenz	Einschlaflatenz < 10 Min. im MSLT	Modafinil (Vigil® 200–400 mg) (↑, B), Methylphenidat (z. B. Ritalin® 20–60 mg) (↑, C)
Psychiatrische Störungen und exzessive Tagesmüdigkeit	Atypische Depression	Niedrige Schlafeffizienz mit langer Zeit im Bett	MAO-Hemmer, Lichttherapie (2 500 Lux für 2 Std. morgens, oder 10 000 Lux für ½ Std. morgens, bei Letzterem mehr NW in Form von Kopfschmerzen, Augenirritation) (↑, B)
ZNS-Störungen und exzessive Tagesmüdigkeit	Tagesmüdigkeit	Einschlaflatenz < 5 Min. im MSLT (Grauzone: 5–10 Min.)	Stimulanzien (s. idiopathische ZNS-Hypersomnie)
Zirkadiane Störungen	Desynchronisierung des physiologischen Tag-Nacht-Rhythmus mit der Schlafperiode oder den täglichen Aktivitäten	Frühes Aufwachen, lange Einschlaflatenzen	Lichttherapie, schlafhygienische Maßnahmen (**Tab. D 11.2)**, Melatonin (3–6 mg) (A, ↑↑)

(ZNS: zentrales Nervensystem, MSLT: Multipler-Schlaflatenz-Test, NW: Nebenwirkungen, REM: Rapid Eye Movement, SSRI: Selective Serotonin Reuptake Inhibitor)

Tab. D 11.2: Instruktionen zur Schlafhygiene

1. Vermeiden Sie Schlafphasen während der ersten acht Stunden nach dem Aufstehen (Ausnahme: Schlafstörungen, bei welchen sich kurze Schlafphasen tagsüber günstig auswirken).
2. Die Nachtschlafphase sollte nicht länger dauern, als sie in der letzten Woche durchschnittlich gedauert hat.
3. Bleiben Sie während längerer nächtlicher Wachphasen nicht im Bett.
4. Bleiben Sie eine regelmäßige Zeit auf.
5. Gehen Sie nicht hungrig zu Bett.
6. Denken Sie an regelmäßige körperliche Aktivitäten tagsüber.
7. Rauchen Sie nicht nach 19:00 Uhr abends, trinken Sie keinen Kaffee nach 10:00 Uhr morgens und vermeiden Sie den übermäßigen Genuss alkoholischer Getränke.
8. Achten Sie auf ausreichende Abdunkelung, Ruhe, gute Belüftung und eine angenehme Temperatur in Ihrem Schlafzimmer.

D 11.3.1.1.2 Idiopathische Insomnie

Die idiopathische Insomnie beginnt in der Kindheit und bleibt ein Leben lang, wobei im Vordergrund das Unvermögen steht, ausreichend zu schlafen. Wahrscheinlich liegt eine neurologisch bedingte Störung der schlaf-wach-regulierenden Systeme zugrunde. Die Erkrankung ist mit einem Anteil von weniger als 5 % der Insomnien selten. Es fehlen Studien zur Therapie (siehe auch psychophysiologische Insomnie).

D 11.3.1.1.3 Fehlbeurteilung des Schlafzustandes

Die Klage über eine oftmals ausgeprägte Insomnie mit übermäßiger Tagesschläfrigkeit ohne objektiv nachweisbare Schlafstörung ist Ausdruck einer Fehlbeurteilung des eigenen Schlafzustandes.

Tab. D 11.3: Hypnotika

Klassifizierung	Beispiel	Einfluss auf den Schlaf
Lang wirksam (Halbwertszeit > 5 Std.)	Flunitrazepam (Rohypnol®) 1–2 mg, Oxazepam (Adumbran®) 10–30 mg	*Wi.*: Reduktion der Einschlaflatenz, Erhöhung der Gesamtschlafzeit (↑↑); *NW*: Reduktion des REM-Schlafs, erhöhte Tagesmüdigkeit am Tag nach der Einnahme, nach Absetzen: Ein- und Durchschlafstörungen, REM-Rebound, Alpträume
Mittellang wirksam (Halbwertszeit: 3–5 Std.)	Zopiclon (z. B. Ximovan®) 7,5 mg, Lormetazepam (Noctamid®) 1–2 mg	*Wi.*: erste Nachthälfte: verkürzte Einschlaflatenz (↑↑) *NW*: letztes Nachtdrittel: fragmentierter Schlaf, REM-Rebound
Kurz wirksam (< 5 Std.)	Zolpidem (Stilnox®) 10 mg,	*Wi.*: Verkürzte Einschlaflatenz (↑↑) *NW*: bisweilen Rebound-Insomnie und Schlaffragmentierung am Ende der Nacht, Risiko einer Dosissteigerung mit Einnahme einer zweiten Dosis von Zaleplon nachts

(Wi.: Wirkung, NW: Nebenwirkung)

D 11.3.1.2 Sekundäre Insomnie

D 11.3.1.2.1 Neurologisch oder internistisch bedingte Insomnie

Klinik

Eine Insomnie kann Symptom vieler neurologischer oder internistischer Erkrankungen sein, insbesondere vaskulärer, entzündlicher oder degenerativer zerebraler Erkrankungen sowie von Epilepsien und neurologischen wie auch internistischen Erkrankungen mit potenziell erweckenden nächtlichen Symptomen wie z. B. nächtliche kardiale Ischämie oder eine chronisch-obstruktive Lungenerkrankung.
Das Auftreten der Insomnie wird durch die Lokalisation der Hirnschädigung mitbestimmt. Strategische Läsionen, zum Beispiel des Thalamus, der Basalganglien oder des Hirnstamms, können zu ausgeprägten Insomnien führen. Daneben sind Schlafstörungen oftmals die Folge körperlicher Einschränkungen im Rahmen von Erkrankungen (z. B. Hemiparese nach Schlaganfall, nächtliche Atemstörungen bei ALS oder Bewegungseinschränkung bei Parkinson), die Folge von mit den Erkrankungen assoziierten Parasomnien (z. B. Restless-legs-Syndrom) oder assoziierten schlafassoziierten Atmungsstörungen (obstruktive Schlafapnoe). Eine Sonderform stellt die fatale familiäre Insomnie (FFI) dar, eine Prionerkrankung mit Störung des Schlafs (hyperfragmentiertes Schlafprofil, fortschreitende Insomnie und Verlust eines konsolidierten circadianen Schlaf-Wach-Zyklus). Anfangs werden oft nur motorische Symptome (Paresen) und Verwirrung beklagt. Als typisch für die FFI werden neben den Veränderungen des Schlafs auch autonome Dysregulationen (Tachykardie, art. Hypertonie, Hyperhidrose) und Hormonstörungen (Cortisol, Prolaktin, STH) angesehen (Lugaresi et al. 1986).

Epidemiologie und Verlauf

Rund 75 % aller Parkinson-Patienten klagen über Schlafstörungen, etwa ein Drittel leidet hauptsächlich an Insomnie (Menza et al. 2010). Bei 56 % der Schlaganfallpatienten wurden Hinweise auf eine Insomnie gefunden, allerdings litten 20 % der Patienten vor dem Ereignis an Schlafstörungen (Leppavuori et al. 2002). Patienten mit verschiedenen Demenzformen leiden zumeist an einer Störung des Schlaf-Wach-Zyklus mit Wachphasen während der Nacht und erhöhter Schläfrigkeit tagsüber. Bei der FFI erkranken Patienten in der 4. und 5. Dekade, der Verlauf ist kurz, die Patienten versterben im Schnitt 13 Monate nach Diagnosestellung.

Therapie

Die Therapie sollte sich zunächst auf die zugrunde liegende neurologische oder internistische Erkrankung konzentrieren. Wenn trotz adäquater Therapie der Grunderkrankung die Insomnie fortbesteht, gelten die Behandlungsprinzipien der psychophysiologischen Insomnie.

D 11.3.1.2.2 Psychiatrisch bedingte Insomnie

Klinik

Viele psychiatrische Erkrankungen können mit Ein- und Durchschlafstörungen einhergehen, die ihr subjektives Leitsymptom darstellen. Ungefähr 50 % der Patienten mit chronischer (mehr als drei Wochen bestehender) Insomnie haben psychiatrische Erkrankungen, meist Depressionen (Taylor et al. 2005). Schwere affektive Störungen sind entweder mit Einschlafstörungen und verkürzter Schlafdauer vergesellschaftet, wie z. B. bei der Manie, oder mit frühmorgendlichem Erwachen und verkürzter REM-Latenz, wie z. B. bei der Depression (Kupfer und Reynolds 1997). Eine nach Schlafbeginn verkürzte REM-Latenz gilt als typisches neurophysiologisches Korrelat einer Depression.

Epidemiologie und Verlauf

Etwa ein Fünftel der Patienten mit einer schwerer Insomnie, berichten auch über psychiatrische Symptome, die den DSM-III-Kriterien einer Depression nahekommen, und fast 50 % zeigen hohe Scores auf einer Angstskala (Mellinger et al. 1985). Ungefähr ein Viertel der Patienten mit chronischer Insomnie hat eine Persönlichkeitsstörung (Tan et al. 1984). Der Verlauf der psychiatrisch bedingten Insomnie hängt im Wesentlichen von der Grunderkrankung ab. Eine psychiatrisch bedingte chronische Insomnie kann nach Behandlung der Grunderkrankung als psychophysiologische Insomnie (s. o.) weiter bestehen.

Therapeutische Prinzipien

Die Therapie konzentriert sich auf die zugrunde liegende psychiatrische Erkrankung. Im Falle einer Depression sollte die antidepressive Behandlung im Vordergrund stehen, wobei präferenziell den Schlaf fördernde Antidepressiva genutzt werden (s. D 11.3.1.1.1). Chronobiologische Erwägungen und Empfehlungen zur Schlafhygiene (**Tab. D 11.2**) können helfen: regelmäßige Zubettgehzeiten, Reduktion der Schlafphasen tagsüber, Erhöhung der Aktivitäten tagsüber und erhöhte Exposition zu Sonnenlicht oder hellem Licht tagsüber (↑, B).

D 11.3.1.2.3 Medikamenten-, Nikotin- und Alkoholmissbrauch

Klinik

Alkohol-, Nikotin- und Medikamentenmissbrauch sind häufige Ursache von Schlafstörungen. Alkohol fördert das Auftreten von schlafbezogenen Atmungsstörungen (Stradling und Crosby 1991, Hla et al. 2008). Darüber hinaus hat Alkohol eine REM-unterdrückende Wirkung. Wegen der kurzen Alkoholwirkung kann es in der zweiten Nacht-Schlafhälfte zu REM-Rebound mit unruhigen Träumen und vermehrtem Erwachen kommen. Koffein verlängert die Einschlaflatenz, erhöht den REM-Schlafanteil und verkürzt sowohl die REM- als auch die SWS-Latenz (Karacan et al. 1976, Beaumont et al. 2005). Ein Gewöhnungseffekt an Koffein entwickelt sich frühestens am vierten Tag der Einnahme (Zwyghuizen-Doorenbos et al. 1988). Nikotin wirkt in hohen Dosen wach machend, in niedrigen Dosen sedierend – die Einschlaflatenz wird verlängert. Dieser Effekt bildet sich nach Einstellen des Nikotinkonsums rasch zurück (Soldatos et al. 1980). Stimulanzien verlängern initial die Einschlaf- und REM-Latenz und verkürzen die Gesamtschlafzeit (Post et al. 1974), bei modernen, adäquat eingenommenen Stimulanzien treten aber kaum Veränderungen des Nachtschlafs auf (Roth et al. 2007). In der ersten Woche nach dem Absetzen von Stimulanzien kommt es häufig zu einer kurzen Einschlaf- und REM-Latenz mit einer erhöhten Gesamtschlafzeit. Hierauf folgt eine über einige Wochen anhaltende Insomnie mit reduziertem Tiefschlaf (Watson et al. 1972). Patienten mit chronischem Schlafmittelgebrauch haben häufig eine dadurch bedingte Insomnie. Setzt man langsam ab, so verlieren sie diese nahezu regelhaft. Bei raschem Absetzen besteht die Gefahr von Entzugssymptomen. Alle Hypnotika stören bei langfristigem Gebrauch (länger als drei Wochen) die Schlafarchitektur. Sie haben oft beim Nachlassen der Wirkung einen Rebound-Effekt mit vermehrten Ein- und Durchschlafstörungen, was auch für die Benzodiazepinrezeptoragonisten gilt (Voderholzer et al. 2001). Insbesondere nach raschem Absetzen von langfristig eingenommenen Benzodiazepinen, die den REM-Schlaf supprimieren, tritt bisweilen ein überschießender REM-Schlaf (REM-Rebound) mit Angstträumen auf.

Epidemiologie und Verlauf

Heranwachsende, die Zigaretten-, Alkohol- oder Drogenmissbrauch betreiben, leiden 1,5- bis 3,8-mal so häufig an Schlafstörungen wie ihre abstinenten Altersgenossen (Johnson und Breslau 2001). Alkoholkranke höheren Alters leiden häufiger unter schwereren Schlafstörungen als jüngere Alkoholkranke (Brower et al. 2001). Das Risiko einer Rebound-Insomnie ist bei Benzodiazepinen mit kurzer Halbwertszeit größer als bei solchen mit langer Halbwertszeit (Gillin et al. 1989).

Therapie

Um die oben genannten Probleme zu vermeiden, sollte das Absetzen von den Schlaf induzierenden Medikamenten schrittweise und, wenn erforderlich, unter begleitender Psychotherapie erfolgen. Nichtmedikamentöse Therapien (Psychotherapie, Lichttherapie), die während oder kurz vor dem Absetzen der Medikamente oder des Alkohols eingesetzt werden, haben sich als hilfreich erwiesen (↑, B). Bei trotz adäquater Therapie der Grunderkrankung fortbestehender Insomnie siehe D 11.3.1.1.1.

D 11.3.2 Parasomnien

Hierbei handelt es sich um paroxysmale Phänomene während des Schlafs, wie Schlafreden, Schlafwandeln, Pavor nocturnus, Alpträume, REM-Schlaf-Verhaltensstörung und Bruxismus. Einige dieser Phänomene treten während des NREM-Schlafs (z. B. Schlafwandeln), andere während des REM-Schlafs (Angstträume, REM-Schlaf-Verhaltensstörung) und wieder andere sowohl im REM- als auch im NREM-Schlaf (Bruxismus) auf. Selten kommen epileptische Anfälle als Differentialdiagnose infrage, wenn keine oder nur eine mangelhafte Schilderung der nächtlichen Ereignisse zur Verfügung steht. Das häufigste diagnostische Problem ist die Unterscheidung zwischen einer NREM-Parasomnie und der REM-Schlaf-Verhaltensstörung.

D 11.3.2.1 NREM-Schlaf-Parasomnien

Klinik

Schlafwandeln und Pavor nocturnus treten – aus dem Tiefschlaf heraus – meist bei Kindern und jungen Erwachsenen während des ersten Nachtdrittels auf. Es kommt zu komplexen Verhaltensweisen, die im EEG mit synchroner Deltaaktivität einhergehen (Ohayon et al. 1999). Kurz vor dem Parasomnie Ereignis wird der Schlaf häufig durch kurze Aufwachreaktionen unterbrochen. Während des Ereignisses sind die Betroffenen verwirrt und desorientiert, zeigen Tachykardie, Tachypnoe und Schwitzen. Die Umgebung wird als bedrohlich und bizarr wahrgenommen. Das Eingreifen eines Helfers kann zu Fluchtverhalten führen oder Verteidigungsverhalten mit Handgreiflichkeiten gegen die vermeintliche Bedrohung. Herz-Kreislauf-Medikamente (z. B. Betablocker) sind häufige Auslöser. In geringerer Häufigkeit können trizyklische Antidepressiva und Benzodiazepine auch Schlafwandeln auslösen (Huapaya 1976). Erkrankungen, die mit Fieber einhergehen, können NREM-Schlaf-Alpträume, Pavor nocturnus und Schlafwandeln verstärken (Nadel 1981).

Epidemiologie und Verlauf

Bisweilen findet sich eine familiäre Häufung, und meist sind Kinder und Jugendliche betroffen. Bis zur Pubertät verlieren sich die Symptome in 70–80 % der Fälle (Kales et al. 1980).

Therapeutische Prinzipien

Die Behandlung aller Parasomnien kann präventiv durch Schlafhygiene (**Tab. D 11.2**) erfolgen, sie muss aber auch dabei helfen, selbst verursachte Verletzungen zu vermeiden (↑, A). Die Betroffenen sollen bodennah schlafen, das Schlafzimmer sich, wenn möglich, im Erdgeschoss befinden, die Fenster sollten – wenn nötig – verschlossen und Gegenstände mit Verletzungspotenzial (z. B. Herd) gesichert sein. Die Behandlung von zusätzlichen Schlafstörungen, die mit der Parasomnie assoziiert sind, z. B. obstruktives Schlafapnoe-Syndrom, Upper Airway Resistance Syndrom und Restless-legs-Syndrom, führt häufig zu einer Beseitigung der Parasomnie. Falls eine Angststörung besteht, sollten angstlösende Medikamente (z. B. Lorazepam, Amitriptylin; Cave: mögliche Verstärkung der NREM-Schlaf-Parasomnie) und eine Psychotherapie verordnet werden (↔, B). Anekdotisch wurde eine erfolgreiche Therapie mit Paroxetin berichtet (Wilson et al. 1997) (↔, C).

D 11.3.2.2 REM-Schlaf-Parasomnien

Klinik

Angstträume treten im REM-Schlaf auf und können zum Schreien, Aufwachen aus erschreckenden Alpträumen und der konsekutiven Schwierigkeit wieder einzuschlafen führen. Die REM-Schlaf-Verhaltensstörung ist charakterisiert durch das Fehlen der physiologischen REM-Schlaf-Muskelatonie, die zum motorischen Ausagieren von Träumen (z. B. Umherlaufen, Treten, Schreien etc.) führen kann. Dabei kann es zur Selbstgefährdung und/oder Gefährdung des Bettpartners kommen (Olson et al. 2000). In der Literatur werden die idiopathische (ca. 60 %) und die symptomatische REM-Schlaf-Verhaltensstörung beschrieben. Durch sensitivere Tests wurden auch für die idiopathische Form neuropsychologische und neurophysiologische Defizite nachgewiesen (Fantini et al. 2005). Die symptomatische Form ist assoziiert mit Parkinson-Erkrankung, Multisystematrophie, Lewy-Body-Erkrankung, M. Alzheimer, Hirnstammläsionen, kortikobasaler Degeneration, progressiver supranukleärer Blickparese oder Narkolepsie und mit HLA-DQw1. Medikamentös können Serotonin-Reuptake-Hemmer, Selegilin, Alkohol und Stimulanzien eine REM-Schlaf-Verhaltensstörung auslösen (Noachtar und Eisensehr 2000). Die idiopathische REM-Schlaf-Verhaltensstörung geht mit reduzierten striatalen präsynaptischen Dopamintransportern einher (Eisensehr et al. 2000). In der Schlafpolygraphie zeigt sich eine erhöhte Muskelaktivität während großer Teile des REM-Schlafs, wobei jedoch die für den REM-Schlaf typischen EEG- und EOG-Befunde weiter bestehen.

Epidemiologie und Verlauf

Die REM-Schlaf-Verhaltensstörung (RBD) kann dem Beginn einer neurodegenerativen Erkrankung (z. B. Synucleinopathien) bis zu mehrere Jahrzehnte vorausgehen (Schenck et al. 1996, Postuma et al. 2009, Claassen et al. 2010). Eine RBD begleitet sehr häufig eine Multisystematrophie (90 %) und geht bei 44 % der Patienten den anderen Symptomen der Multisystematrophie um mehr als ein Jahr voraus (Plazzi et al. 1997).

Therapeutische Prinzipien

Schlafhygiene, Entfernung der gefährdenden Gegenstände aus dem Schlafzimmer (siehe auch Schlafwandeln) – und mögliche Auslöser für die REM-Schlaf-Verhaltensstörung sollten eliminiert werden (Alkoholmissbrauch, Serotonin-Reuptake-Hemmer, Selegilin, Stimulanzien). Die REM-Schlaf-Verhaltensstörung spricht sehr gut auf Clonazepam (z. B. Rivotril®, 0,5–1 mg vor dem Schlafen) (Schenck et al. 1987) an (↑↑, A). Clonazepam ist bei einer begleitenden schlafbezogenen Atmungsstörung u. U. aufgrund seines atemdepressiven Effekts kontraindiziert. Weniger gut untersuchte therapeutische Alternativen stellen Carbamazepin (200–400 mg), Melatonin (3 mg) oder Pramipexol (0,5–1 mg) jeweils zur Nacht dar (Gugger und Wagner 2008) (↔, C).

D 11.3.2.3 Nicht schlafphasenabhängige Parasomnie

Klinik

Der Bruxismus (Zähneknirschen) ist die häufigste nicht schlafphasenabhängige Parasomnie und wird definiert als rhythmische Aktivität der temporomandibulären Muskeln, die zum Zähneknirschen während des Schlafs führt. Meist tritt der Bruxismus zusammen mit schlafbezogenen Atmungsstörungen auf, am zweithäufigsten findet man eine Angststörung oder eine andere Parasomnie mit dem Bruxismus assoziiert (Ohayon et al. 2001).

Epidemiologie und Verlauf

Bruxismus tritt mit einer Häufigkeit von 5–20 % auf. Er soll mit Stresssituationen einhergehen und zeigt einen Erkrankungsgipfel im Jugendalter mit fluktuierendem Verlauf und bisweilen schrittweiser Besserung nach dem 40. Lebensjahr (Laberge et al. 2000).

Therapeutische Prinzipien

Verhaltenstherapeutische Ansätze sowie Entspannungsübungen können zu subjektiven Verbesserungen führen. Die Zahnabrasion lässt sich damit aber kaum aufhalten (Pierce und Gale 1988) (↑, B). Die Therapie besteht in der Regel im Tragen einer Bissschiene während der Nacht, die zwar den Bruxismus nicht verhindert, jedoch Zahnschäden vermeiden hilft (↑↑, A). Die Therapie mit Clonazepam 0,5–

1 mg eine Stunde vor dem Zubettgehen scheint zu einer Verbesserung des Bruxismus zu führen (Saletu et al. 2005), allerdings muss der Nutzen gegen die potenziellen Nebenwirkungen der Clonazepamtherapie abgewogen werden (↔, C).

D 11.3.3 Syndrome mit erhöhter Tagesschläfrigkeit oder -müdigkeit

Die Prävalenz erhöhter Tagesschläfrigkeit nimmt in höherem Lebensalter zu. Sie wird auf 3–20 % geschätzt (Breslau et al. 1996, Whitney et al. 1998). Die Tagesmüdigkeit ist ebenfalls hoch prävalent.

D 11.3.3.1 Schlafmangel

Klinik

Die häufigste Ursache erhöhter Tagesschläfrigkeit ist Schlafmangel, oft infolge mangelnder Schlafhygiene (**Tab. D 11.2**), die selbst oder gesellschaftlich auferlegt ist. Geschäftige Menschen neigen dazu, den Schlaf für ein Reservelager zu halten, aus dem man unbegrenzt Zeit entnehmen kann, um nach einer verlängerten Wachphase mehr Leistung erbringen zu können. Auf diese Weise sammelt sich mit der Zeit ein Schlafdefizit an. Wird das Schlafdefizit nicht ausgeglichen, entwickeln sich typischerweise Konzentrationsstörungen, Stimmungsschwankungen, Erschöpfung und Übermüdung.

Therapeutische Prinzipien

Die adäquate Behandlung besteht in der Empfehlung ausreichender Schlafzeiten und schlafhygienischer Maßnahmen (**Tab. D 11.2**).

D 11.3.3.2 Narkolepsie

Klinik

Hauptsymptome der Narkolepsie sind exzessive Tagesschläfrigkeit und Monotonieintoleranz mit ungewollten Schlafphasen. Typisch sind noch andere Symptome wie Kataplexie (plötzlicher, transienter, oft affektiv ausgelöster Muskeltonusverlust), Schlafparalyse, hypnagoge/ hypnopompe Halluzinationen oder fragmentierter Nachtschlaf. Diese zusätzlichen Symptome kommen auch ohne Schlafattacken vor, reichen jedoch alleine nicht für die klinische Diagnose einer Narkolepsie (AASM 2001). Die Tagesschläfrigkeit wird oft so unwiderstehlich, dass in ganz unpassenden Situationen Schlaf auftritt, weshalb auch von Schlafattacken gesprochen wird. Dieser Begriff wird oft missverstanden in dem Sinne, dass der Schlaf wie ein »Blitz aus heiterem Himmel« auftrete. Dies ist nicht der Fall. Vielmehr geht dem Einschlafen regelhaft eine mehr oder weniger lange Phase der subjektiven Müdigkeit voraus, die aber unterschiedlich wahrgenommen wird. Automatisierte Verhaltensweisen können kurze Schlafphasen (Mikroschlaf) innerhalb des Müdigkeitszustands überbrücken; so wird z. B. das Auto auf einer geraden Strecke trotz kurzer Einschlafphasen weiter gesteuert und das Gaspedal getreten.
Die klinische Ausprägung der Erkrankung hängt wahrscheinlich von einem Wechselspiel zwischen einem oder mehreren genetischen Faktoren und Umweltfaktoren ab. Diese Assoziationen mit HLA-Markern wurden in mehreren verschiedenen ethnischen Gruppen beschrieben (Mignot et al. 1994). Typische assoziierte Allele sind das HLA DQB1*0602, DRB1*1501, 1502 oder 1101 (HLA DQA1*0102 ist ebenfalls mit Narkolepsie assoziiert, bei allen Patienten mit DQB1*0602 aber positiv). Sie finden sich häufiger bei Narkolepsiepatienten mit Kataplexie (76 %) als solchen ohne (41 %) (Mignot et al. 1994), also der Gruppe, die ohnehin keine diagnostischen Schwierigkeiten bereitet. Die starke HLA-Assoziation legt nahe, dass bei der Entstehung der Krankheit autoimmune Prozesse beteiligt sind (Fontana et al. 2010). Der typische HLA-Befund findet sich selten auch bei gesunden Menschen und ist damit weder notwendig noch hinreichend für die Diagnose Narkolepsie (Hong et al. 2006). Ein negativer HLA-Befund sollte jedoch dazu Anlass geben, die Diagnose einer Narkolepsie zu überdenken.
Pathophysiologisch besteht bei den meisten Narkolepsiepatienten ein Verlust der hypothalamischen Proteine Hypokretin 1 und 2 (auch: Orexin 1 und 2) (Nishino et al. 2000). Valide Ergebnisse für Orexinmessungen beziehen sich auf Liquorwerte, allerdings sind die Orexinwerte zum Teil auch bei anderen neurologischen Erkrankungen, zum Beispiel nach Hirntrauma, erniedrigt. Beim Vollbild der Narkolepsie mit Kataplexie sind die Orexinwerte regelhaft erniedrigt, sodass die Bestimmung des Liquor-Hypokretins ähnlich der HLA-Typisierung als Baustein mit zur Diagnosestellung hinzugezogen werden kann (Mignot et al. 2002, Baumann und Bassetti 2005).
Bei vollem klinischem Bild kann die Diagnose einer Narkolepsie anamnestisch gestellt werden. Die Schlafpolygraphie wird zur Diagnosestellung herangezogen, wenn diagnostische Unklarheiten bestehen. Nachtschlafpolygraphien zeigen eine verkürzte REM-Latenz (< 15 Minuten, = Schlafbeginn REM) und einen fragmentierten Schlaf mit kurzen Wachphasen. Im MSLT kommt es zu einer verkürzten Einschlaflatenz, die in der Regel unter fünf Minuten liegt, und u. U. auch zu Schlafbeginn-REM. Die Erstdiagnostik bei V. a. Narkolepsie umfasst eine gezielte Anamnese der Kernsymptome Tagesschläfrigkeit und Kataplexie, eine Familienanamnese, eine Dokumentation der Symptome durch Schlaffragebögen und Schlaftagebücher, eine Schlafpolygraphie mit anschließendem MSLT sowie eine zerebrale Bildgebung. HLA-Typisierungen und Hypokretin-Bestimmungen im Liquor werden für die Erstdiagnostik empfohlen.

Epidemiologie und Verlauf

Die Prävalenz der Narkolepsie wird auf 0,002–0,07 % geschätzt und variiert stark je nach ethnischem Hintergrund. Es gibt einen ersten Erkrankungsgipfel im jungen Erwachsenenalter und einen zweiten in der vierten Lebensdekade. Aufgrund der Assoziation mit spezifischen HLA-Allelen und der erhöhten Prävalenz unter Blutsverwandten ersten Grades (40-mal höher als in der Allgemeinbevölkerung) liegt eine genetische Grundlage der Erkrankung nahe (Longstreth et al. 2007). Weitere Ursachen sind wahrscheinlich, da nur wenige familiäre Fälle existieren und eineiige Zwillinge eine niedrige

Konkordanzrate von 25–30 % aufweisen (Partinen et al. 1994). In wenigen Fällen finden sich Hirnstammläsionen im MRT. Erfahrungsgemäß werden die Narkolepsiesymptome mit zunehmender Erkrankungsdauer schwerer und bedürfen bisweilen einer Anpassung der medikamentösen Therapie. Spontanremissionen treten nicht auf.

Therapeutische Prinzipien

Die Therapie der Narkolepsie richtet sich nach der Ausprägung von Tagesschläfrigkeit und Kataplexie. Bei leichter Tagesschläfrigkeit, und sofern sozial möglich, können Patienten mit Narkolepsie mit regelmäßigen kurzen Schlafpausen (z. B. 3-mal pro Tag 20–30 Minuten) tagsüber eine Verringerung ihrer Schläfrigkeit und eine Steigerung der Leistungsfähigkeit erreichen (Mullington und Broughton 1993). Darüber hinaus werden stimulierende Medikamente zur Behandlung der exzessiven Tagesmüdigkeit eingesetzt (Nishino und Mignot 1997). Gemäß der Leitlinie der Deutschen Gesellschaft für Neurologie wird initial eine Therapie mit Modafinil (Vigil®) 200–400 mg pro Tag (Einnahmezeitpunkte der einzelnen Einzeldosen von 100–200 mg je nach Tagesmüdigkeit) begonnen (↑↑, A). Bei weiter bestehender Tagesmüdigkeit kann Modafinil auf eine Tageshöchstdosis von bis zu 600 mg erhöht werden oder auch kombiniert werden mit Methylphenidat-Einzeldosen (z. B. Ritalin®) bis zu einer Tageshöchstdosis von 40 mg (Billiard et al. 2006). Methylphenidat kann auch als Monotherapie in einer Dosis von 10–60 mg/Tag gegeben werden (↑, B). Weitere Therapiealternativen als Mittel der zweiten Wahl sind: Pemolin (Tradon®) 20–100 mg/Tag, Ephedrin (z. B. Vencipon®) 25–250 mg/Tag, Dextroamphetamine (z. B. Dexedrine®) 40–60 mg/Tag oder bei refraktärer Therapie MAO-Hemmer (z. B. Selegelin®) ab 30 mg/Tag (↑, C).

Als neues Therapieprinzip wird Gamma-Hydroxybutyrat (Xyrem®) in einer Dosierung von 6–9 g/Tag erfolgreich bei der Behandlung der exzessiven Tagesmüdigkeit wie auch der Kataplexie von Narkolepsiepatienten eingesetzt (Xyrem Study Group 2003). Die Einnahme von Gamma-Hydroxybutyrat über einen Monat in einer Dosis von 9 g (verteilt auf zwei Einnahmezeitpunkte nachts: 4,5 g beim Zubettgehen und 4,5 g 2,5–4 Stunden nach dem Zubettgehen) zeigte die besten Ergebnisse im MSLT im Vergleich zu Modafinil und Methylphenidat.

Die medikamentöse Therapie der Kataplexie kann mit tri-/tetrazyklischen Antidepressiva (z. B. Clomipramin 10–150 mg), MAO-Hemmern (z. B. Aurorix® 150 mg), selektiven Serotonin-Wiederaufnahmehemmern (z. B. Fluctin® 20–60 mg/Tag) und Gamma-Hydroxybutyrat (Xyrem®) 6–9 g erfolgen (↑, B).

D 11.3.3.3 Idiopathische ZNS-Hypersomnie

Klinik

Diese Erkrankung zeichnet sich durch erhöhte Tagesschläfrigkeit ohne Einschlafattacken, Kataplexien oder Störungen des Nachtschlafs aus (Bassetti und Aldrich 1997, Billiard et al. 1998). Die Ätiologie ist unbekannt. Bei einem Teil der Patienten gehen virale Infektionen dem Beginn der Schläfrigkeit voraus. Familiäre Häufungen sind beschrieben und gehen z. T. mit HLA-Cw2 einher. Patienten mit idiopathischer ZNS-Hypersomnie beklagen eine verlängerte Gesamtschlafzeit. Verlängerte Nachtschlafphasen oder Schlafphasen tagsüber können die erhöhte Tagesmüdigkeit nicht bessern. Der Tagesschlaf wird im Gegensatz zur Narkolepsie als nicht erholsam eingestuft. Häufiger als bei der Narkolepsie liegen begleitende affektive Störungen vor. Die Schlafpolygraphie zeigt in der Regel eine verkürzte Einschlaflatenz und verlängerte Gesamtschlafzeit bei normaler Schlafarchitektur. Die mittlere Einschlaflatenz im MSLT ist meist auf grenzwertig pathologische Werte zwischen 6 und 10 Minuten verkürzt, REM zu Schlafbeginn tritt jedoch nicht auf.

Epidemiologie und Verlauf

Die idiopathische ZNS-Hypersomnie ist wahrscheinlich seltener als die Narkolepsie. Die Prävalenz wird möglicherweise unterschätzt, da die Diagnosekriterien weniger klar sind als die der Narkolepsie und kein spezifischer diagnostischer Marker existiert. Die Symptome manifestieren sich im Erwachsenenalter. Verlässliche Daten über den Erkrankungsverlauf liegen nicht vor. Spontanremissionen sind nicht beschrieben.

Therapeutische Prinzipien

Die Behandlung besteht wie bei der Narkolepsie in der Einnahme von Stimulanzien (siehe Therapie der Narkolepsie) und Änderungen in der Lebensführung (schlafhygienische Maßnahmen). Modafinil ist möglicherweise eine wirksame Therapieoption (Ivanenko et al. 2003) (↑, C).

D 11.3.3.4 Neurologische Störungen und erhöhte Tagesschläfrigkeit

Klinik

Exzessive Tagesmüdigkeit ist neben anderen Merkmalen ein Symptom vieler, besonders chronisch verlaufender neurologischer Erkrankungen. Strukturelle Hirnläsionen wie Schlaganfälle, Tumoren, Zysten, Abszesse, Hämatome, Gefäßmissbildungen und Multiple Sklerose können mit erhöhter Tagesschläfrigkeit oder -müdigkeit einhergehen. Die Schläfrigkeit resultiert dann entweder direkt aus der Schädigung bestimmter Hirnareale (insbesondere der Formatio reticularis im Hirnstamm oder mittelliniennaher dienzephaler Strukturen), aus einer durch die Schädigung hervorgerufenen Behinderung (z. B. Hemiparese) oder aus andersartigen Krankheitsfolgen mit Störung der Schlafkontinuität (z. B. nächtliche epileptische Anfälle oder sekundäre schlafbezogene Atmungsstörungen) (Hermann und Bassetti 2010). Hypersomnien infolge paramedianer thalamischer Schädigungen sind besonders ausgeprägt (Hermann et al. 2008). Sie sind Folge einer verstärkten Schlaffragmentierung und sowohl auf die Zerstörung von Schlafspindelgeneratoren als auch auf die Schädigung aszendierender retikulärer Aktivierungssysteme zurückzuführen. Patienten mit neuromuskulären Störungen können eine erhöhte Tagesmüdigkeit auf dem Boden schlafbezogener Atmungsstörungen entwickeln (Chokroverty 2001) oder bei periodischen Extremitätenbewegungen im Schlaf (Yokota et al. 1991). Der Verlauf hängt vom Behandlungserfolg der zugrunde liegenden neurologischen Erkrankung ab. In der Regel ist eine suffiziente symptomatische Therapie möglich.

Therapeutische Prinzipien

Falls keine adäquate Therapieoption der zugrunde liegenden neurologischen Erkrankung existiert, können Stimulanzien (siehe Therapie der Narkolepsie) zur Therapie der exzessiven Tagesmüdigkeit eingesetzt werden (↔, C).

D 11.3.3.5 Psychiatrische Störungen und erhöhte Tagesschläfrigkeit

Klinik

Psychiatrische Erkrankungen sind oft mit Schlafstörungen vergesellschaftet (s. D 11.3.1.2). Dies trifft in besonderem Maße für die Depression zu. Die meisten depressiven Patienten leiden an Insomnie, manche klagen aber zusätzlich über erhöhte Tagesschläfrigkeit oder -müdigkeit. Letztere erhalten häufig die Diagnose einer atypischen Depression oder einer Depression mit atypischen Eigenschaften nach DSM-IV. Diese Patienten sprechen wahrscheinlich eher auf MAO-Hemmer und möglicherweise auf NSRI an, als auf andere Antidepressiva. Bei manchen Patienten wird auch eine psychogene Hypersomnie diagnostiziert (Vgontzas et al. 2000). Es besteht eine erhöhte Tagesmüdigkeit und im MSLT kommt es – nicht unbedingt – zu pathologischen Einschlaflatenzen von 7–10 Minuten. Nachtschlafpolygraphien zeigen, dass die Patienten lange Zeit im Bett verbringen und eine niedrige Schlafeffizienz aufweisen.

Epidemiologie und Verlauf

Häufig handelt es sich bei den Erkrankten um junge Erwachsene. Der Verlauf der Erkrankung hängt vor allem vom Behandlungserfolg der zugrunde liegenden psychiatrischen Grunderkrankung ab.

Therapeutische Prinzipien

Zusätzlich zur adäquaten Therapie der psychiatrischen Erkrankung sprechen manche Patienten auf die Anwendung von Stressbewältigungsmechanismen an sowie auf schlafhygienische Maßnahmen (**Tab. D 11.2**) mit einer Reduktion der im Bett verbrachten Zeit und reduzierter Schlafdauer. Morgendliche Exposition mit hellem Licht (kommerziell erhältliche Lichtkästen) gleich nach dem Aufstehen ist nützlich (↑, B).

D 11.3.3.6 Schlafbezogene Atmungsstörungen

Klinik

Schlafbezogene Atmungsstörungen sind sehr häufig Ursache einer Fragmentierung des Nachtschlafes mit konsekutiver Tagesmüdigkeit. Die obstruktive Schlafapnoe (OSA) wurde als erste schlafbezogene Atmungsstörung beschrieben. Sie tritt vor allem bei schnarchenden, übergewichtigen Personen auf. Im Schlaf, der mit einer physiologischen Herabsetzung des Muskeltonus einhergeht, können sich die (zu engen) Atemwege durch einen Kollaps verlegen. Während des Wachzustands ist der Muskeltonus typischerweise hoch genug, um einen Kollaps zu vermeiden (Schwab et al. 1993). Ein kompletter Kollaps der Luftwege während des Schlafs führt zu Atempausen (Apnoe) und konsekutiv zu Sauerstoffentsättigungen (**Abb. D 11.1**). Schwere Schnarcher zeigen zu Schlafbeginn einen höheren supraglottischen Atemwegswiderstand als Gesunde (Schwab et al. 2003). Die Apnoen und Sauerstoffentsättigungen führen jeweils zu Arousalreaktionen und damit zu einer Fragmentierung der Schlafstruktur. Aufgrund der Aufwachreaktion erreicht der Muskeltonus wieder Werte des Wachzustandes. Die Atemwegsmuskulatur wird tonisiert, der Atemweg weiter und die Atmung wieder freigegeben. Schläft der Betroffene wieder ein und wird damit der Muskeltonus wieder geringer, wiederholt sich dieser Mechanismus. Falls die OSA mit erhöhter Tagesmüdigkeit einhergeht, wird die Störung als obstruktives Schlafapnoe-Syndrom (OSAS) bezeichnet. Weitere mit einer OSA assoziierte Beschwerden, die zur Durchführung einer Schlafpolygraphie veranlassen können, sind nächtlicher Harndrang, Impotenz, morgendlich betonte holozephale oder frontal betonte Kopfschmerzen. Mehr als fünf obstruktive Apnoen pro Stunde Gesamtschlafzeit (Apnoe-Index) wurden mehrheitlich als pathologischer Wert akzeptiert, obwohl die klinische Relevanz von Werten knapp über fünf pro Stunde diskutiert wird. Es zeigte sich jedoch, dass ein Apnoe-Index von über fünf pro Stunde mit einem deutlich erhöhten Risiko für eine Exazerbation der schlafbezogenen Atmungsstörung unter milden Stresssituationen, wie z. B. Schlafentzug oder geringe Mengen Alkohol zur Bettgehzeit, einhergeht (Guilleminault et al. 1984).

Das OSAS hat negative Auswirkungen auf die körperliche und kognitive Leistungsfähigkeit, verursacht leichte Ablenkbarkeit und erhöhte Tagesmüdigkeit (Ulfberg et al. 1996).

Neben der Obstruktion der Atemwege gibt es aber auch weniger dramatisch verlaufende schlafbezogene Atmungsstörungen: Hierbei kommt es zu einem inkompletten Atemwegskollaps während des Schlafs, der nur zu einem reduzierten Luftstrom, genannt Hypopnoe, führt. Eine noch mildere Form der schlafbezogenen Atmungsstörung stellt das obere Atemwegswiderstands-Syndrom (Upper Airway Resistance Syndrom, UARS) dar (Guilleminault et al. 1993). Es ist durch Phasen mit erhöhtem Atemwegswiderstand definiert, die auf ähnlichen Mechanismen wie bei der OSA beruhen. Die normale Atmung bleibt nur aufgrund einer vermehrten Atemanstrengung erhalten.

Die OSA wurde mit einem erhöhten Risiko für arterielle Hypertonie, Atherosklerose, kardiale Arrhythmie, Myokardinfarkt und Hirninfarkt in Verbindung gebracht (Hung et al. 1990, Grote et al. 2000, Yaggi et al. 2005, Hermann und Bassetti 2009).

Schlafapnoen, die ohne Kollaps der oberen Luftwege oder vermehrte Atmungsanstrengungen auftreten, werden als zentrale Schlafapnoen (ZSA) bezeichnet (**Abb. D 11.1**). Die ZSA kann mit einer Herzinsuffizienz oder mit neurologischen Erkrankungen (z. B.

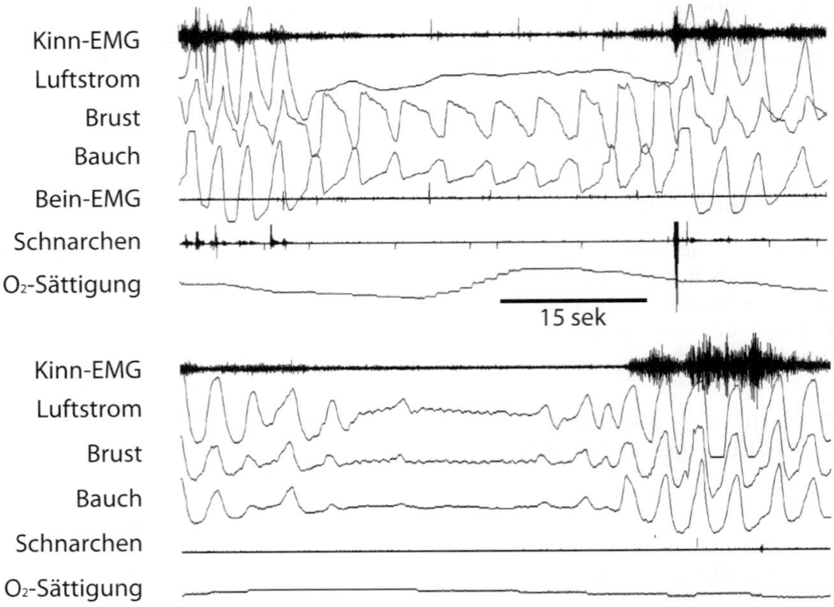

Abb. D 11.1: Obstruktive (oben) und zentrale (unten) Apnoe. Aufgetragen über die Zeit sieht man im Fall der obstruktiven Apnoe die fortbestehende Atemanstrengung ohne Atemfluss. Bei der zentralen Apnoe fehlt jegliche Atemarbeit.

Myasthenia gravis, amyotrophe Lateralsklerose, Muskeldystrophien) einhergehen, bei einem Teil der Patienten aber auch Folge einer zentralnervösen Schädigung sein (Hermann et al. 2007). Die ZSA ist weniger häufig als die OSA mit erhöhter Tagesmüdigkeit assoziiert (Sin et al. 1999).

Epidemiologie und Verlauf

In den USA leiden etwa 4 % aller Frauen und etwa 8 % aller Männer mittleren Alters an einem OSAS (Young et al. 1993). Daten zu Prävalenz und Geschlechterverteilung der ZSA sind rar und uneinheitlich. Bei übergewichtigen Patienten verringert sich die Schwere des Schlafapnoe-Syndroms mit Gewichtsabnahme. Spontanremissionen sind nicht beschrieben.

Therapeutische Prinzipien

Die häufigste Behandlung für Patienten mit einer OSA ist die nasale kontinuierliche nächtliche Überdruckbeatmung (nasal continuous positive airway pressure, nCPAP) (↑↑, A). Sie hilft auch in manchen Fällen einer ZSA. Die Erfahrung zeigt, dass eine gute Compliance des Patienten hinsichtlich der täglichen Benutzung eines Überdruckbeatmungsgeräts nur zu erwarten ist bei einem entsprechenden Leidensdruck (Schnarchen, Tagesmüdigkeit etc.), und wenn durch die Therapie eine Verbesserung dieser Beschwerden zu erzielen ist. Eine Reduktion des erhöhten Risikos für Folgeerkrankungen durch nächtliche Überdruckbeatmung wurde bislang nur für die arterielle Hypertonie (Peppard et al. 2000) und für die Verbesserung der linksventrikulären Funktion (Kaneko et al. 2003) einwandfrei nachgewiesen (↑↑, A). Allerdings gibt es Hinweise auf eine verringerte kardiovaskuläre Morbidität und Mortalität (Campos-Rodriguez et al. 2005, Doherty et al. 2005; Übersicht siehe Hermann und Bassetti 2009) (↑, B). Die Notwendigkeit einer Therapie der schlafbezogenen Atmungsstörung ohne das Vorliegen eines entsprechenden klinischen Beschwerdebildes wird daher noch kontrovers diskutiert.

Für obstruktive Schlafapnoen ist in aller Regel die nCPAP-Behandlung (individuell angepasster Druck: 4–14 mbar, in Einzelfällen auch mehr) erfolgreich (↑↑, A). Manchmal führt jedoch die Behandlung des OSAS mit nCPAP zum Auftreten von vermehrten zentralen Schlafapnoen. Hier kann eine zusätzliche Therapie mit Sauerstoff über Nasenbrille (1,5–3 l/ Minute) hilfreich sein (↔, B). In speziellen Fällen, z. B. bei manchen zentral betonten Schlafapnoen, bei einigen neurologischen Erkrankungen wie ALS, Myasthenia gravis oder bei Myopathien, ist eine nächtliche nasale Überdruckbeatmung (BiPAP) notwendig, da die muskuläre Atemleistung eingeschränkt und unter nCPAP-Therapie die Gefahr einer verminderten Abatmung von CO_2 mit dem Risiko einer CO_2-Narkose besteht (↑↑, A). In Einzelfällen, insbesondere häufig bei fortgeschrittener ALS, muss sogar die Atemfrequenz vorgegeben und eine kontrollierte Überdruckbeatmung durchgeführt werden. Bei Fortschreiten der zugrunde liegenden neurologischen Erkrankung ist z. T. die Umstellung einer initialen CPAP-Therapie zunächst auf BiPAP-Therapie, dann weiter auf kontrollierte Überdruckbeatmung (vorgegebene Atemfrequenz) notwendig. Daher sind regelmäßige schlafpolygraphische Kontrolluntersuchungen durchzuführen.

Zu Beginn der nCPAP-Therapie kommt es bei Patienten mit schwerer Schlafapnoe als Rebound-Phänomen zu einer deutlichen Zunahme von REM- und Schlafstadium IV (Issa und Sullivan 1986). Die Länge und Intensität dieses REM- und Tiefschlaf-Rebounds reduziert sich typischerweise innerhalb einer Woche auf normale Werte. Auch die erhöhte

Tagesschläfrigkeit bildet sich zurück. Übergewicht verschlimmert eine OSA. Eine Gewichtsabnahme sollte daher dringend empfohlen werden (Peppard et al. 2000) (↑↑, A).
Zahnschienen, die durch ventrale Verlagerung des Unterkiefers den Durchmesser der oberen Atemwege vergrößern, können bei milden Formen des OSA angewendet werden (Ferguson et al. 2006). Ihr therapeutischer Erfolg zur Behebung der Atemstörung ist nicht sehr hoch, die Compliance der Patienten jedoch deutlich besser als für CPAP-Beatmung (↑↑, A). Ein HNO-chirurgischer Eingriff (z. B. Uvulo-Palato-Pharyngoplastik) hat zum Ziel, eine im Wachen festgestellte anatomische Enge des oberen Atemwegslumens zu erweitern. Ohne den Nachweis einer deutlichen Enge sind diese Eingriffe wenig hilfreich. Patienten mit mildem bis mittelschwerem Schlafapnoe-Syndrom (Apnoe-Index < 30/Stunde, BMI < 30 kg/m² nach den Richtlinien der Deutschen Gesellschaft für HNO), milder klinischer Symptomatik und dem Nachweis einer deutlichen Enge des Atemwegslumens sollten über die Möglichkeit einer chirurgischen Behandlung aufgeklärt werden (↔, B).

D 11.3.4 Circadiane Störungen

Die Verteilung von Wach- und Schlafphasen über die 24-Stunden-Tag-Nacht-Periode wird ebenso wie fast alle anderen Körperfunktionen (Hormone, Muskelkraft, Magen-Darm-Tätigkeit) durch das circadiane System gesteuert. Den endogenen Rhythmus synchronisieren externe Zeitgeber (Licht, Schlafen, Essensaufnahme, physische Aktivität). Circadiane Störungen können als Synchronisationsstörungen von externem und internem Rhythmus verstanden werden. Vorübergehende Situationen dieser Art bereiten keine diagnostischen Schwierigkeiten, z. B. nach Reisen über mehrere Zeitzonen: Der interne Rhythmus läuft noch synchron zur alten Zeitzone, während der Patient schon versucht, sich äußerlich der Zeitstruktur der neuen Zeitzone anzupassen. Im Gegensatz dazu können chronische Zustände dieser Art ohne ausführliche Aktivitäts- und Schlafanamnese leicht übersehen werden. Ursache sind oft soziale, zum Beispiel berufliche Bedingungen (Wittmann et al. 2006).
Zur Bestimmung des Chronotypus sind Fragebögen gut geeignet (Zavada et al. 2005).

D 11.3.4.1 Syndrom der späten Schlafphase (delayed sleep phase syndrome, DSPS)

Klinik

Die Patienten zeigen die circadiane Tendenz, die Hauptschlafphase später zu beginnen und zu beenden, sie haben eine normale Schlafarchitektur und -qualität, jedoch wird die Hauptschlafphase zu Zeiten abgehalten, in denen sie eine Störung der alltäglichen Aktivitäten verursacht und das Sozialleben stört. Die Schlafphasenverschiebung kann fälschlicherweise für eine Insomnie gehalten werden, da die Patienten oft nur über Einschlafprobleme klagen. Häufig kommen psychiatrische Auffälligkeiten hinzu (einschließlich Persönlichkeitsstörungen). Diese müssen bei einer Behandlung berücksichtigt werden.

Epidemiologie und Verlauf

Das Syndrom der späten Schlafphase tritt häufig während der Pubertät auf und beruht dann auf einer entwicklungsbedingten Änderung des Chronotyps (Roenneberg et al. 2004).

Therapeutische Prinzipien

Behandlungsstrategien beinhalten schlafhygienische Maßnahmen (**Tab. D 11.2**), Lichttherapie unmittelbar morgens nach dem Aufstehen und Melatonin (3–6 mg) am Abend (ca. 20:00 Uhr des physiologischen Rhythmus) (Zisapel 2001) (↑, C).

D 11.3.4.2 Syndrom der frühen Schlafphase (advance sleep phase syndrome, ASPS)

Klinik

Eine weitere chronische circadiane Störung stellt das Syndrom der frühen Schlafphase dar (Wagner 1996); sie ist gekennzeichnet durch eine Vorverlegung der Hauptschlafphase bei normaler Schlafarchitektur und -qualität. Wie beim Syndrom der späten Schlafphase ist auch hier die Diskrepanz zwischen biologischem Takt und Zeitstruktur der (sozialen) Umgebung für den Patienten belastend. Leicht werden diese Patienten als depressiv fehldiagnostiziert, insbesondere da sie über frühmorgendliches Erwachen klagen. Eine umfassende Anamnese, u. U. unter Zuhilfenahme von Schlaftagebüchern oder einer Aktigraphie über einige Tage, führt zur richtigen Diagnose.

Epidemiologie und Verlauf

Das Syndrom der frühen Schlafphase tritt v. a. bei alten, insbesondere im Heim wohnenden Menschen auf, bei denen die abendlichen sozialen Aktivitäten versiegen.

Therapeutische Prinzipien

Die Behandlung basiert auf schlafhygienischen Maßnahmen (**Tab. D 11.2**), Lichttherapie unmittelbar vor dem Zubettgehen und ggf. Melatonin direkt nach dem Aufwachen (Burgess et al. 2002) (↑, B).

D 11.3.4.3 Schichtarbeitersyndrom

Klinik

Erhöhte Tagesschläfrigkeit findet sich bei Schichtarbeitern, die zu einer reduzierten Gesamtschlafzeit innerhalb der 24-Stunden-Periode und einer Störung ihrer circadianen Rhythmik tendieren (Akerstedt 2005). Die gesundheitliche Beeinträchtigung durch Schichtarbeit ist mittlerweile gut bekannt, sogar die Erhöhung des Krebsrisikos wird diskutiert (Schernhammer et al. 2001). Zur Evaluation bieten sich Fragebögen und Aktigraphie an (Morgenthaler et al. 2007).

Epidemiologie und Verlauf

Bis zu 20 % der Arbeitskräfte in den industrialisierten Ländern arbeiten regelmäßig im Wechselschichtbetrieb, von diesen haben bis zu 30 % klinische relevante Störungen des circadianen Systems (Drake et al. 2004).

Therapeutische Prinzipien

Prinzipiell könnte die Einführung von Schlafpausen, Anpassung des circadianen Systems oder die Verwendung von Stimulanzien oder Hypnotika helfen (Sack et al. 2007). Vor Letzterem muss angesichts der zu erwartenden jahrelangen Einnahme hinsichtlich eines unkritischen Gebrauchs gewarnt werden. Die Einnahme von Melatonin zur besseren Anpassung der inneren Uhr zeigte in bisherigen Studien gemischte Ergebnisse. Zwar konnten die biologischen Parameter der Inneren Uhr (z. B. Körpertemperatur) gut umgestellt werden, dies schlug sich aber nicht konsistent in subjektive Verbesserungen des Schlafs oder der Müdigkeit nieder (Sharkey und Eastman 2002) (↔, C). Der Einsatz von hellem Licht zur circadianen Synchronisation hat erste gute Ergebnisse gezeigt (Mitchell et al. 1997, Crowley et al. 2003) (↔, C), die aber noch in methodisch saubereren Studien bestätigt werden müssen. Koffein erniedrigt die Fehlerraten bei Schichtarbeitern (Ker et al. 2010) (↑, C).

D 11.3.4.4 Andere Störungen des circadianen Rhythmus

Klinik

Patienten mit einem Nicht-24-Stunden-Schlaf-Wach-Syndrom sind selten (AASM 2001). Viele dieser Patienten sind leitungsblind, d. h. sie können Lichtinformation nicht oder nicht ausreichend an den Nucleus suprachiasmaticus weiterleiten, und deshalb passt sich ihre innere Uhr nicht an den externen 24-Stunden-Rhythmus an. Die innere Uhr läuft frei, was in der Regel zu einer schrittweisen Verschiebung aller Rhythmen, und damit auch des Schlafs führt. Mit der Zeit wird sich die Hauptschlafphase über die 24-Stunden-Tageszeit bewegen. Die Symptome, die der Patient beklagt, variieren deshalb je nach Phasenbeziehung der inneren Uhr zum externen 24-Stunden-Tag.

Epidemiologie und Verlauf

Mehrheitlich tritt das Nicht-24-Stunden-Schlaf-Wach-Syndrom bei (Leitungs-)Blinden auf und remittiert nicht spontan. Selten kann diese Störung auch bei Patienten mit struktureller Pathologie des Nucleus suprachiasmaticus auftreten.

Therapeutische Prinzipien

Lichttherapie direkt nach der physiologischen Schlafphase bewirkt eine Vorverschiebung der circadianen Phase, Lichttherapie unmittelbar vor der physiologischen Schlafphase eine Nachverschiebung. Der Einsatz von Melatonin war bei blinden Patienten erfolgreich (Sack et al. 2000) (↑↑, A).

D 11.4 Literatur

AASM. International classification of sleep disorders, revised: Diagnostic and coding manual. Chicago: American Academy of Sleep Medicine; 2001.

Akerstedt T. Shift work and sleep disorders. Sleep 2005;28: 9–11.

Backhaus J, Hohagen F, Voderholzer U, Riemann D. Long-term effectiveness of a short-term cognitive-behavioral group treatment for primary insomnia. Eur Arch Psychiatry Clin Neurosci 2001;251:35–41.

Baumann CR, Bassetti CL. Hypocretins (orexins) and sleep-wake disorders. Lancet Neurol. 2005;4:673–682.

Bassetti C, Aldrich MS. Idiopathic hypersomnia. A series of 42 patients. Brain 1997;120:1423–1435.

Beaumont M, Batejat D, Coste O, Doireau P, Chauffard F, Enslen M, Lagarde D, Pierard C. Recovery after prolonged sleep deprivation: residual effects of slow-release caffeine on recovery sleep, sleepiness and cognitive functions. Neuropsychobiology 2005;51:16–27.

Billiard M, Bassetti C, Dauvilliers Y, Dolenc-Groselj L, Lammers GJ, Mayer G, Pollmacher T, Reading P, Sonka K. EFNS guidelines on management of narcolepsy. Eur J Neurol 2006;13:1035–1048.

Billiard M, Merle C, Carlander B, Ondze B, Alvarez D, Besset A. Idiopathic hypersomnia. Psychiatry Clin Neurosci 1998;52:125–129.

Breslau N, Roth T, Rosenthal L, Andreski P. Sleep disturbance and psychiatric disorders: a longitudinal epidemiological study of young adults. Biol Psychiatry 1996;39: 411–418.

Brower KJ, Aldrich MS, Robinson EA, Zucker RA, Greden JF. Insomnia, self-medication, and relapse to alcoholism. Am J Psychiatry 2001;158:399–404.

Burgess HJ, Sharkey KM, Eastman CI. Bright light, dark and melatonin can promote circadian adaptation in night shift workers. Sleep Med Rev 2002;6:407–420.

Campos-Rodriguez F, Pena-Grinan N, Reyes-Nunez N, De la Cruz-Moron I, Perez-Ronchel J, De la Vega-Gallardo F, Fernandez-Palacin A. Mortality in obstructive sleep apnea-hypopnea patients treated with positive airway pressure. Chest 2005;128:624–633.

Carskadon MA, Dement WC, Mitler MM, Roth T, Westbrook PR, Keenan S. Guidelines for the multiple sleep latency test (MSLT): a standard measure of sleepiness. Sleep 1986;9:519–524.

Chokroverty S. Sleep-disordered breathing in neuromuscular disorders: a condition in search of recognition. Muscle Nerve 2001;24:451–455.

Claassen DO, Josephs KA, Ahlskog JE, Silber MH, Tippmann-Peikert M, Boeve BF. REM sleep behavior disorder preceding other aspects of synucleinopathies by up to half a century. Neurology 2010;75:494–499.

Crowley SJ, Lee C, Tseng CY, Fogg LF, Eastman CI. Combinations of bright light, scheduled dark, sunglasses, and melatonin to facilitate circadian entrainment to night shift work. J Biol Rhythms 2003;18:513–523.

Danker-Hopfe H, Anderer P, Zeitlhofer J, Boeck M, Dorn H, Gruber G, Heller E, Loretz E, Moser D, Parapatics S, Saletu B, Schmidt A, Dorffner G. Interrater reliability for sleep scoring according to the Rechtschaffen & Kales and the new AASM standard. J Sleep Res 2009;18:74–84.

Doherty LS, Kiely JL, Swan V, McNicholas WT. Long-term effects of nasal continuous positive airway pressure therapy on cardiovascular outcomes in sleep apnea syndrome. Chest 2005;127:2076–2084.

Drake CL, Roehrs T, Richardson G, Walsh JK, Roth T. Shift work sleep disorder: prevalence and consequences beyond that of symptomatic day workers. Sleep 2004;27: 1453–1462.

Eisensehr I, Linke R, Noachtar S, Schwarz J, Gildehaus FJ, Tatsch K. Reduced striatal dopamine transporters in idiopathic rapid eye movement sleep behaviour disorder. Comparison with Parkinson's disease and controls. Brain 2000;123:1155–1160.

Fantini ML, Ferini-Strambi L, Montplaisir J. Idiopathic REM sleep behavior disorder: toward a better nosologic definition. Neurology 2005;64:780–786.
Feinberg I, Floyd TC. Systematic trends across the night in human sleep cycles. Psychophysiology 1979;16:283–291.
Ferguson KA, Cartwright R, Rogers R, Schmidt-Nowara W. Oral appliances for snoring and obstructive sleep apnea: a review. Sleep 2006;29:244–262.
Fontana A, Gast H, Reith W, Recher M, Birchler T und Bassetti CL. Narcolepsy: autoimmunity, effector T cell activation due to infection, or T cell independent, major histocompatibility complex class II induced neuronal loss? Brain 2010;133:1300–1311.
Gillin JC, Spinweber CL, Johnson LC. Rebound insomnia: a critical review. J Clin Psychopharmacol 1989;9:161–172.
Grote L, Hedner J, Peter JH. Sleep-related breathing disorder is an independent risk factor for uncontrolled hypertension. J Hypertens 2000;18:679–685.
Guilleminault C, Clerk A, Black J, Labanowski M, Pelayo R, Claman D. Nondrug treatment trials in psychophysiologic insomnia. Arch Intern Med 1995;155:838–844.
Guilleminault C, Silvestri R, Mondini S, Coburn S. Aging and sleep apnea: action of benzodiazepine, acetazolamide, alcohol, and sleep deprivation in a healthy elderly group. J Gerontol 1984;39:655–661.
Guilleminault C, Stoohs R, Clerk A, Cetel M, Maistros P. A cause of excessive daytime sleepiness. The upper airway resistance syndrome. Chest 1993;104:781–787.
Hermann DM, Bassetti CL. Sleep-related breathing and sleep-wake disturbances in ischemic stroke. Neurology 2009;73:1313–1322.
Hermann DM, Bassetti CL. Sleep and stroke. In: Montagna P, Chokroverty S (eds.), Handbook of Clinical Neurology. Ed: M.J. Aminoff, F. Boller und D.F. Swaab, Elsevier, New York, 2011,pp. 1051–1072.
Hermann DM, Siccoli M, Brugger P, Wachter K, Mathis J, Achermann P, Bassetti CL. Evolution of neurological, neuropsychological and sleep-wake disturbances after paramedian thalamic stroke. Stroke 2008;39:62–68.
Hermann DM, Siccoli M, Kirov P, Gugger M, Bassetti CL. Central periodic breathing during sleep in acute ischemic stroke. Stroke 2007;38:1082–1084.
Hla KM, Young T, Finn L, Peppard PE, Szklo-Coxe M, Stubbs M. Longitudinal association of sleep-disordered breathing and nondipping of nocturnal blood pressure in the Wisconsin Sleep Cohort Study. Sleep 2008;31:795–800.
Hoddes E, Zarcone V, Smythe H, Phillips R, Dement WC. Quantification of sleepiness: a new approach. Psychophysiology 1973;10:431–436.
Hong SC, Lin L, Jeong JH, Shin YK, Han JH, Lee JH, Lee SP, Zhang J, Einen M, Mignot E. A study of the diagnostic utility of HLA typing, CSF hypocretin-1 measurements, and MSLT testing for the diagnosis of narcolepsy in 163 Korean patients with unexplained excessive daytime sleepiness. Sleep 2006;29:1429–1438.
Horne JA, Ostberg O. A self-assessment questionnaire to determine morningness-eveningness in human circadian rhythms. Int J Chronobiol 1976;4:97–110.
Huapaya L. Somnambulism and bedtime medication. Am J Psychiatry 1976;133:1207.
Hung J, Whitford EG, Parsons RW, Hillman DR. Association of sleep apnoea with myocardial infarction in men. Lancet 1990;336:261–264.
Issa FG, Sullivan CE. The immediate effects of nasal continuous positive airway pressure treatment on sleep pattern in patients with obstructive sleep apnea syndrome. Electroencephalogr Clin Neurophysiol 1986;63:10–17.
Ivanenko A, Tauman R, Gozal D. Modafinil in the treatment of excessive daytime sleepiness in children. Sleep Med 2003;4:579–582.
Johns MW. Reliability and factor analysis of the Epworth Sleepiness Scale. Sleep 1992;15:376–381.
Johnson EO, Breslau N. Sleep problems and substance use in adolescence. Drug Alcohol Depend 2001;64:1–7.
Kales A, Soldatos CR, Bixler EO, Ladda RL, Charney DS, Weber G, Schweitzer PK. Hereditary factors in sleepwalking und night terrors. Br J Psychiatry 1980;137:111–118.
Kaneko Y, Floras JS, Usui K, Plante J, Tkacova R, Kubo T, Ando S, Bradley TD. Cardiovascular effects of continuous positive airway pressure in patients with heart failure and obstructive sleep apnea. N Engl J Med 2003;348:1233–1241.
Karacan I, Thornby JI, Anch M, Booth GH, Williams RL, Salis PJ. Dose-related sleep disturbances induced by coffee and caffeine. Clin Pharmacol Ther 1976;20:682–689.
Ker K, Edwards PJ, Felix LM, Blackhall K, Roberts I. Caffeine for the prevention of injuries and errors in shift workers. Cochrane Database Syst Rev 2010;5:CD008508.
Krystal AD, Erman M, Zammit GK, Soubrane C, Roth T; ZOLONG Study Group.Long-term efficacy and safety of zolpidem extended-release 12.5 mg, administered 3 to 7 nights per week for 24 weeks, in patients with chronic primary insomnia: a 6-month, randomized, double-blind, placebo-controlled, parallel-group, multicenter study. Sleep 2008;31:79–90.
Kupfer DJ, Reynolds CF. Management of insomnia. N Engl J Med 1997;336:341–346.
Laberge L, Tremblay RE, Vitaro F, Montplaisir J. Development of parasomnias from childhood to early adolescence. Pediatrics 2000;106:67–74.
Leppavuori A, Pohjasvaara T, Vataja R, Kaste M, Erkinjuntti T. Insomnia in ischemic stroke patients. Cerebrovasc Dis 2002;14:90–97.
Littner MR, Kushida C, Wise M, Davila DG, Morgenthaler T, Lee-Chiong T, Hirshkowitz M, Daniel LL, Bailey D, Berry RB, Kapen S, Kramer M. Practice parameters for clinical use of the multiple sleep latency test and the maintenance of wakefulness test. Sleep 2005;28:113–121.
Longstreth WT, Jr.,Koepsell TD, Ton TG, Hendrickson AF, van Belle G. The epidemiology of narcolepsy. Sleep 2007;30:13–26.
Lugaresi E, Medori R, Montagna P, Baruzzi A, Cortelli P, Lugaresi A, Tinuper P, Zucconi M, Gambetti P. Fatal familial insomnia and dysautonomia with selective degeneration of thalamic nuclei. N Engl J Med 1986;315:997–1003.
Mellinger GD, Balter MB, Uhlenhuth EH. Insomnia and its treatment. Prevalence and correlates. Arch Gen Psychiatry 1985;42:225–232.
Menza M, Dobkin RD, Marin H, Bienfait K. Sleep disturbances in Parkinson's disease. Mov Disord 2010;25 (Suppl 1):S117–S122.
Mignot E, Lammers GJ, Ripley B, Okun M, Nevsimalova S, Overeem S, Vankova J, Black J, Harsh J, Bassetti C, Schrader H, Nishino S. The role of cerebrospinal fluid hypocretin measurement in the diagnosis of narcolepsy and other hypersomnias. Arch Neurol 2002;59:1553–1562.
Mignot E, Lin X, Arrigoni J, Macaubas C, Olive F, Hallmayer J, Underhill P, Guilleminault C, Dement WC, Grumet FC. DQB1*0602 and DQA1*0102 (DQ1) are better markers than DR2 for narcolepsy in Caucasian and black Americans. Sleep 1994;17:60–67.
Mitchell PJ, Hoese EK, Liu L, Fogg LF, Eastman CI. Conflicting bright light exposure during night shifts impedes circadian adaptation. J Biol Rhythms 1997;12:5–15.
Mitler MM, Gujavarty KS, Sampson MG, Browman CP. Multiple daytime nap approaches to evaluating the sleepy patient. Sleep 1982;5 S2:S119–127.
Morgenthaler T, Kramer M, Alessi C, Friedman L, Boehlecke B, Brown T, Coleman J, Kapur V, Lee-Chiong T, Owens J, Pancer J, Swick T. Practice parameters for the psychological and behavioral treatment of insomnia: an

update. An american academy of sleep medicine report. Sleep 2006;29:1415–1419.

Morgenthaler TI, Lee-Chiong T, Alessi C, Friedman L, Aurora RN, Boehlecke B, Brown T, Chesson AL, Jr.,Kapur V, Maganti R, Owens J, Pancer J, Swick TJ, Zak R. Practice parameters for the clinical evaluation and treatment of circadian rhythm sleep disorders. An American Academy of Sleep Medicine report. Sleep 2007;30:1445–1459.

Mosko SS, Dickel MJ, Ashurst J. Night-to-night variability in sleep apnea and sleep-related periodic leg movements in the elderly. Sleep 1988;11:340–348.

Mullington J, Broughton R. Scheduled naps in the management of daytime sleepiness in narcolepsy-cataplexy. Sleep 1993;16:444–456.

Nadel C. Somnambulism, bed-time medication and overeating. Br J Psychiatry 1981;139:79.

Nishino S, Mignot E. Pharmacological aspects of human and canine narcolepsy. Prog Neurobiol 1997;52:27–78.

Nishino S, Ripley B, Overeem S, Lammers GJ, Mignot E. Hypocretin (orexin) deficiency in human narcolepsy. Lancet 2000;355:39–40.

Noachtar S, Eisensehr I. REM-Schlaf-Verhaltensstörung. Nervenarzt 2000;71:802–806.

Ohayon MM. Epidemiology of insomnia: what we know and what we still need to learn. Sleep Med Rev 2002;6: 97–111.

Ohayon MM, Caulet M, Guilleminault C. How a general population perceives its sleep and how this relates to the complaint of insomnia. Sleep 1997;20:715–723.

Ohayon MM, Guilleminault C, Priest RG. Night terrors, sleepwalking, and confusional arousals in the general population: their frequency and relationship to other sleep and mental disorders. J Clin Psychiatry 1999;60: 268–276.

Ohayon MM, Li KK, Guilleminault C. Risk factors for sleep bruxism in the general population. Chest 2001;119:53–61.

Olson EJ, Boeve BF, Silber MH. Rapid eye movement sleep behaviour disorder: demographic, clinical and laboratory findings in 93 cases. Brain 2000;123:331–339.

Partinen M, Hublin C, Kaprio J, Koskenvuo M, Guilleminault C. Twin studies in narcolepsy. Sleep 1994;17:S13–16.

Peppard PE, Young T, Palta M, Dempsey J, Skatrud J. Longitudinal study of moderate weight change and sleep-disordered breathing. Jama 2000;284:3015–3021.

Pierce CJ, Gale EN. A comparison of different treatments for nocturnal bruxism. J Dent Res 1988;67:597–601.

Plazzi G, Corsini R, Provini F, Pierangeli G, Martinelli P, Montagna P, Lugaresi E, Cortelli P. REM sleep behavior disorders in multiple system atrophy. Neurology 1997; 48:1094–1097.

Post RM, Gillin JC, Wyatt RJ, Goodwin FK. The effect of orally administered cocaine on sleep of depressed patients. Psychopharmacologia 1974;37:59–66.

Postuma RB, Gagnon JF, Vendette M, Fantini ML, Massicotte-Marquez J, Montplaisir J. Quantifying the risk of neurodegenerative disease in idiopathic REM sleep behavior disorder. Neurology 2009;72:1296–1300.

Rechtschaffen A, Kales A. A manual of standardized terminology, techniques and scoring system for sleep stages of human subjects. Los Angeles: Brain Information Service/Brain Research Institute; 1968.

Riemann D, Perlis ML. The treatments of chronic insomnia: a review of benzodiazepine receptor agonists and psychological and behavioral therapies. Sleep Med Rev 2009;13:205–214.

Roehrs T, Roth T. Multiple Sleep Latency Test: technical aspects and normal values. J Clin Neurophysiol 1992;9: 63–67.

Roenneberg T, Kuehnle T, Pramstaller PP, Ricken J, Havel M, Guth A, Merrow M. A marker for the end of adolescence. Curr Biol 2004;14:R1038–1039.

Roenneberg T, Wirz-Justice A, Merrow M. Life between clocks: daily temporal patterns of human chronotypes. J Biol Rhythms 2003;18:80–90.

Roffwarg HP, Muzio JN, Dement WC. Ontogenetic development of the human sleep-dream cycle. Science 1966; 152:604–619.

Roth T, Schwartz JR, Hirshkowitz M, Erman MK, Dayno JM, Arora S. Evaluation of the safety of modafinil for treatment of excessive sleepiness. J Clin Sleep Med 2007; 3:595–602.

Roth T, Walsh JK, Krystal A, Wessel T, Roehrs TA. An evaluation of the efficacy and safety of eszopiclone over 12 months in patients with chronic primary insomnia. Sleep Med 2005;6:487–495.

Sack RL, Auckley D, Auger RR, Carskadon MA, Wright KP, Jr.,Vitiello MV, Zhdanova IV. Circadian rhythm sleep disorders: part I, basic principles, shift work and jet lag disorders. An American Academy of Sleep Medicine review. Sleep 2007;30:1460–1483.

Sack RL, Brandes RW, Kendall AR, Lewy AJ. Entrainment of free-running circadian rhythms by melatonin in blind people. N Engl J Med 2000;343:1070–1077.

Saletu A, Parapatics S, Saletu B, Anderer P, Prause W, Putz H, Adelbauer J, Saletu-Zyhlarz GM. On the pharmacotherapy of sleep bruxism: placebo-controlled polysomnographic and psychometric studies with clonazepam. Neuropsychobiology 2005;51:214–225.

Sangal RB, Mitler MM, Sangal JM. Subjective sleepiness ratings (Epworth sleepiness scale) do not reflect the same parameter of sleepiness as objective sleepiness (maintenance of wakefulness test) in patients with narcolepsy. Clin Neurophysiol 1999;110:2131–2135.

Sangal RB, Thomas L, Mitler MM. Maintenance of wakefulness test and multiple sleep latency test. Measurement of different abilities in patients with sleep disorders. Chest 1992;101:898–902.

Schenck CH, Bundlie SR, Mahowald MW. Delayed emergence of a parkinsonian disorder in 38 % of 29 older men initially diagnosed with idiopathic rapid eye movement sleep behaviour disorder. Neurology 1996;46:388–393.

Schenck CH, Bundlie SR, Patterson AL, Mahowald MW. Rapid eye movement sleep behavior disorder. A treatable parasomnia affecting older adults. JAMA 1987;257: 1786–1789.

Schernhammer ES, Laden F, Speizer FE, Willett WC, Hunter DJ, Kawachi I, Colditz GA. Rotating night shifts and risk of breast cancer in women participating in the nurses' health study. J Natl Cancer Inst 2001;93:1563–1568.

Schulz H, Geisler P, Rodenbeck A, eds. Kompendium Schlafmedizin. Landsberg: ecomed; 2009.

Schwab RJ, Gefter WB, Pack AI, Hoffman EA. Dynamic imaging of the upper airway during respiration in normal subjects. J Appl Physiol 1993;74:1504–1514.

Schwab RJ, Pasirstein M, Pierson R, Mackley A, Hachadoorian R, Arens R, Maislin G, Pack AI. Identification of upper airway anatomic risk factors for obstructive sleep apnea with volumetric magnetic resonance imaging. Am J Respir Crit Care Med 2003;168:522–530.

Sharkey KM, Eastman CI. Melatonin phase shifts human circadian rhythms in a placebo-controlled simulated night-work study. Am J Physiol Regul Integr Comp Physiol 2002;282:R454–463.

Silber MH, Ancoli-Israel S, Bonnet MH, Chokroverty S, Grigg-Damberger MM, Hirshkowitz M, Kapen S, Keenan SA, Kryger MH, Penzel T, Pressman MR, Iber C. The visual scoring of sleep in adults. J Clin Sleep Med 2007;3:121–131.

Sin DD, Fitzgerald F, Parker JD, Newton G, Floras JS, Bradley TD. Risk factors for central and obstructive sleep apnea in 450 men and women with congestive heart failure. Am J Respir Crit Care Med 1999;160:1101–1106.

Soldatos CR, Kales JD, Scharf MB, Bixler EO, Kales A. Cigarette smoking associated with sleep difficulty. Science 1980;207:551–553.

Stradling JR, Crosby JH. Predictors and prevalence of obstructive sleep apnoea and snoring in 1001 middle aged men. Thorax 1991;46:85–90.

Tan TL, Kales JD, Kales A, Soldatos CR, Bixler EO. Biopsychobehavioral correlates of insomnia. IV: Diagnosis based on DSM-III. Am J Psychiatry 1984;141:357–362.

Task Force, American Sleep Disorders Association Standards of Practice Committee. Practice parameters for the indications for polysomnography and related procedures. Polysomnography. Sleep 1997;20:406–422.

Taylor DJ, Lichstein KL, Durrence HH, Reidel BW, Bush AJ. Epidemiology of insomnia, depression, and anxiety. Sleep 2005;28:1457–1464.

Ulfberg J, Carter N, Talback M, Edling C. Excessive daytime sleepiness at work and subjective work performance in the general population and among heavy snorers and patients with obstructive sleep apnea. Chest 1996;110:659–663.

Vallieres A, Morin CM, Guay B, Bastien CH, LeBlanc M. Sequential treatment for chronic insomnia: a pilot study. Behav Sleep Med 2004;2:94–112.

van den Hoed J, Kraemer H, Guilleminault C, Zarcone VP, Jr.,Miles LE, Dement WC, Mitler MM. Disorders of excessive daytime somnolence: polygraphic and clinical data for 100 patients. Sleep 1981;4:23–37.

Vgontzas AN, Bixler EO, Kales A, Criley C, Vela-Bueno A. Differences in nocturnal and daytime sleep between primary and psychiatric hypersomnia: diagnostic and treatment implications. Psychosom Med 2000;62:220–226.

Voderholzer U, Riemann D, Hornyak M, Backhaus J, Feige B, Berger M, Hohagen F. A double-blind, randomized and placebo-controlled study on the polysomnographic withdrawal effects of zopiclone, zolpidem and triazolam in healthy subjects. Eur Arch Psychiatry Clin Neurosci 2001;251:117–123.

Wagner DR. Disorders of the circadian sleep-wake cycle. Neurol Clin 1996;14:651–670.

Wang MY, Wang SY, Tsai PS. Cognitive behavioural therapy for primary insomnia: a systematic review. J Adv Nurs 2005;50:553–564.

Watson R, Hartmann E, Schildkraut JJ. Amphetamine withdrawal: affective state, sleep patterns, and MHPG excretion. Am J Psychiatry 1972;129:263–269.

Whitney CW, Enright PL, Newman AB, Bonekat W, Foley D, Quan SF. Correlates of daytime sleepiness in 4578 elderly persons: the Cardiovascular Health Study. Sleep 1998;21:27–36.

Wilson SJ, Lillywhite AR, Potokar JP, Bell CJ, Nutt DJ. Adult night terrors and paroxetine. Lancet 1997;350: 185.

Wittmann M, Dinich J, Merrow M, Roenneberg T. Social jetlag: misalignment of biological and social time. Chronobiol Int 2006;23:497–509.

Xyrem International Study Group. Further evidence supporting the use of sodium oxybate for the treatment of cataplexy: a double-blind, placebo-controlled study in 228 patients. Sleep Med 2005;6:415–421.

Yaggi HK, Concato J, Kernan WN, Lichtman JH, Brass LM, Mohsenin V. Obstructive sleep apnea as a risk factor for stroke and death. N Engl J Med 2005;353:2034–2041.

Yokota T, Hirose K, Tanabe H, Tsukagoshi H. Sleep-related periodic leg movements (nocturnal myoclonus) due to spinal cord lesion. J Neurol Sci 1991;104:13–18.

Young T, Palta M, Dempsey J, Skatrud J, Weber S, Badr S. The occurrence of sleep-disordered breathing among middle-aged adults. N Engl J Med 1993;328:1230–1235.

Zavada A, Gordijn MC, Beersma DG, Daan S, Roenneberg T. Comparison of the Munich Chronotype Questionnaire with the Horne-Ostberg's Morningness-Eveningness Score. Chronobiol Int 2005;22:267–278.

Zisapel N. Circadian rhythm sleep disorders: pathophysiology and potential approaches to management. CNS Drugs 2001;15:311–328.

Zwyghuizen-Doorenbos A, Roehrs T, Lamphere J, Zorick F, Roth T. Increased daytime sleepiness enhances ethanol's sedative effects. Neuropsychopharmacology 1988; 1:279–286.

E Zerebrovaskuläre Erkrankungen

1 Zerebrale Ischämie ... 349
von C. Gerloff, H. C. Diener, C. Weimar und W. Hacke

2 Primäre und sekundäre Prävention der zerebralen Ischämie ... 371
von H. C. Diener, R. Weber und M. Dichgans

3 Vaskulitiden des ZNS ... 392
von M. Dichgans und T. Magnus

4 Riesenzellarteriitis und Polymyalgia rheumatica ... 416
von T. Magnus und F. Leypoldt

5 Spinale Durchblutungsstörungen ... 423
von A. R. Luft und G. F. Hamann

6 Intrazerebrale Blutungen ... 434
von C. Weimar, U. Sure und G. Thomalla

7 Subarachnoidalblutung (SAB) ... 447
von M. Forsting, J. C. Tonn und T. Pfefferkorn

8 Sinus- und Hirnvenenthrombose ... 457
von T. Pfefferkorn und J. Fiehler

9 Therapie zerebraler vaskulärer Malformationen ... 468
von I. Wanke, M. Forsting und C. Stapf

10 Bildgebende Diagnostik und Therapie spinaler, vaskulärer Malformationen ... 474
von I. Wanke, M. Westphal und D. A. Rüfenacht

11 Leukodystrophien ... 484
von Ch. Opherk und N. Peters

E 1 Zerebrale Ischämie

*C. Gerloff, H. C. Diener, C. Weimar und W. Hacke**

E 1.1 Klinik

Zerebrale Ischämien umfassen ischämische Hirninfarkte mit klinischen Symptomen von ≥ 24 Stunden Dauer und die (klinisch definierten) transitorisch ischämischen Attacken (TIA) mit Symptomdauer unter 24 Stunden. Das Konzept »TIA« ist nur noch bedingt sinnvoll, da a) die TIA ein vergleichbar hohes Schlaganfall(rezidiv)risiko hat wie die ischämischen Hirninfarkte, b) das Akutmanagement der TIA, abgesehen von einer Thrombolyse, analog zum Akutmanagement des Hirninfarkts sein muss und c) sich kernspintomographisch bei 30–35 % der TIA strukturelle ischämische Läsionen, also Infarkte, zeigen (Mlynash et al. 2009, Oppenheim et al. 2006).

Das charakteristische klinische Zeichen der zerebralen Ischämie ist das akute, binnen Sekunden auftretende fokale neurologische Defizit. Ab diesem Zeitpunkt kommt es auf jede Minute an. Ziel der prähospitalen Akutversorgung ist es daher, die Rettungskette bis zur Einweisung auf eine Stroke Unit maximal zu beschleunigen. Generell gilt, dass jeder Patient mit zerebraler Ischämie auf einer Stroke Unit zu behandeln ist. Derzeit wird dieses Ziel erst bei etwa 60 % der Patienten mit zerebraler Ischämie deutschlandweit erreicht (Grau et al. 2010).

Zwar ist die initiale Symptomatik meist eindeutig, dennoch bleiben 10–14 % sog. »stroke mimics« (komplizierte Migräne, Anfälle mit Todd'scher Parese, Entzündungen, Konversionssymptom) (Chernyshev et al. 2010, Winkler et al. 2009). Dies spricht dafür, dass auch bei atypischen, akut auftretenden neurologischen Defiziten eine differenzierte Schlaganfalldiagnostik durchzuführen ist.

Die wichtigste Diagnostik bei V. a. zerebrale Ischämie ist die kraniale Bildgebung, in aller Regel in Form des cCT, das unverzüglich durchgeführt werden sollte (A). Das cMRT kann zusätzliche Informationen liefern und ist insbesondere bei infratentoriellen Ischämien sensitiver als das cCT. Das cMRT kann statt dem cCT als primäre Bildgebung eingesetzt werden, wenn eine geeignete Gradienten-Echo-Sequenz zum Blutungsausschluss durchgeführt wird und wenn dadurch kein nennenswerter Zeitverlust entsteht (B). Routinelaborparameter, EKG und Pulsoxymetrie gehören bei jedem Patienten zur Basisdiagnostik (A). Der Blutzucker sollte bereits vom Erstversorger per Stix bestimmt werden (B). Bei Lyseindikation kann auch die INR-Bestimmung in der Notaufnahmesituation per Stix erfolgen, um Zeit zu sparen (B). Möglichst rasch und definitiv binnen 24 Stunden. sollte eine Ultraschalluntersuchung der hirnversorgenden Arterien erfolgen (B). Diese darf aber nicht den Beginn allgemeiner oder spezifischer Therapiemaßnahmen verzögern. In den ersten 24 Stunden sollen alle Schlaganfallpatienten ein 12-Kanal-EKG erhalten. Bei Verdacht auf Arrhythmien sollte ein 24-Stunden-EKG-Monitoring erfolgen (A). Die Echokardiographie ist geeignet, kardiale Emboliequellen zu detektieren, wobei das TEE (transösophageale Echokardiogramm) sensitiver ist als das TTE (transthorakal) (B).

E 1.1.1 Häufige Symptomkonstellationen bei zerebralen Ischämien

Die klinische Symptomatik hängt vom betroffenen Gefäßterritorium ab. Die Grundzüge der funktionellen Anatomie werden an dieser Stelle vorausgesetzt, z. B. das Auftreten einer häufig brachiofazial betonten Hemiparese rechts mit globaler Aphasie bei proximalem Verschluss der A. cerebri media links (und linkshirniger Sprachdominanz), das Auftreten einer kontralateralen beinbetonten Hemiparese bei Verschluss der A. cerebri anterior oder einer homonymen Hemianopsie zur Gegenseite bei Verschluss der A. cerebri posterior.
Im Folgenden wird die Darstellung auf spezielle Aspekte des klinischen Bildes fokussiert. Eine Häufigkeitsverteilung von ischämischen Infarkten nach Stromgebieten gibt **Tab. E 1.1**.

Tab. E 1.1: Verteilung ischämischer Infarkte: Häufigkeit des Vorkommens nach Stromgebieten (eigene Metaanalyse der Daten von Bogousslavsky et al. 1988, Grau et al. 2010, Michel et al. 2010, Ng et al. 2007)

Stromgebiet	Häufigkeit
A. cerebri media	54,9 %
A. cerebri anterior	4,5 %
A. cerebri posterior	7,8 %
Lakunen	13,7 %
Hirnstamminfarkte	11,8 %
Zerebelläre Infarkte	3,3 %
Infarkte in > 1 Territorium	7,2 %

* Autoren dieses Kapitels in der 5. Auflage: H. C. Diener, W. Hacke und A. R. Luft.

E 1.1.2 Besondere Symptomkonstellationen

Gefäßverschlüsse im vertebrobasilären Stromkreislauf (einschließlich Basilaristhrombose):
Die Symptomatik hängt vom verschlossenen Segment ab und kann in ihrem Ausprägungsgrad zwischen völligem Fehlen von neurologischen Defiziten (z. B. proximaler Vertebralisverschluß bei guter Kollateralisierung) über schwere Ausfälle von Hirnstammfunktionen und Funktionen der langen motorischen und sensiblen Bahnen bis hin zu Sopor und Koma führen (z. B. Basilaristhrombose). Typisch ist das Fluktuieren und von klinischen Symptomen mit einer Art »Crescendo«-Verlauf, also letztlich einer progredienten, erst »stotternden«, dann anhaltenden Verschlechterung. Ischämische Infarkte im hinteren Stromkreislauf können nuchal oder okzipital betonte Kopfschmerzen verursachen. Typische Zeichen, die auf eine Hirnstammdysfunktion hinweisen, sind Drehschwindel, Doppelbilder (immer auch nach »skew deviation« fragen), bilaterale Sensibilitätsstörungen oder Paresen, gekreuzte motorische oder sensible Ausfälle (ipsilaterale Hirnnervenausfälle, kontralateral im Bereich der Extremität). Weniger spezifisch sind Stand- und Gangataxie, Extremitätenataxie, Kopfschmerzen. Die Kombination mit einer Hemianopsie oder gar kortikaler Blindheit (vgl. Anton-Syndrom = kortikale Blindheit bei bilateralen Posteriorinfarkten verbunden mit Anosognosie) spricht dafür, dass Teile eines Thrombus via A. basilaris nach distal in die Aa. cerebri posteriores vorgedrungen sind. Der Verschluss der A. vertebralis mit Affektion der A. cerebelli inferior posterior (PICA) führt zum Wallenberg-Syndrom: Ipsilateral brennende Missempfindungen im Gesicht, Horner-Syndrom, horizontaler Spontannystagmus, Extremitätenataxie, Gaumensegelparese, Stimmbandlähmung und Fallneigung nach ipsilateral. Der Patient bemerkt dazu Drehschwindel, Heiserkeit und eine Schluckstörung. Kontralateral im Bereich des Rumpfes und der Extremitäten bestehen eine Hypalgesie und Störungen der Temperaturempfindung.

»Top-of-the-basilar syndrome« Basilarisspitzenverschluss:
Hier kommt es neben einer quantitativen Bewusstseinsstörung, die aufgrund einer Perfusionsstörung im Versorgungsgebiet des Stamms der A. basilaris entsteht und beim typischen Basilarisspitzensyndrom temporär ist, zu einer komplexen Okulomotorikstörung mit peripheren und zentralen Anteilen (bilaterale Okulomotoriusdysfunktion, vertikale Blickparese), Gedächtnisstörungen (uni- oder bilaterale Thalamusläsionen), Hemianopsie oder kortikaler Blindheit.

Verschluss der A. cerebelli inferior anterior (AICA):
Zum einen treten Symptome ähnlich wie beim PICA-Infarkt auf (Hemiataxie, zerebelläre Okukomotorikstörung), zusätzlich kann es zu einer nukleären ipsilateralen Fazialisparese, zu Hörverlust und einem vestibulär (peripher) anmutenden Drehschwindel kommen.

Verschluss der Heubner'schen Arterie (Ast der A. cerebri anterior, auch A. striata anterior):
Mutismus oder Verwirrtheit, Amnesie, Konfabulation, Perseveration, Antriebsstörung: reduzierte Sprache und kognitive Verlangsamung, exekutive Dysfunktion, kontralaterale Hemiparese bei Beteiligung der inneren Kapsel.

Verschluss der A. chorioidea anterior:
Kontralaterale Hemiparese, Hemihypästhesie und Hemianopsie, meist ohne kognitive Einbußen oder Störungen des Verhaltens.

Verschluss der »Perforatoren« der A. cerebri media zur Capsula interna oder der A. basilaris zum Pons:
Die genannten Gefäßverschlüsse verursachen lakunäre Ischämien und sind zwei typische Ursachen für den sog. »pure motor stroke«, eine Entität, die sich in reiner Hemiparese ohne sensible, visuelle oder kognitive Störungen äußert und prognostisch günstiger zu sein scheint als Hemiparesen aufgrund anderer Läsionsverteilungen.

Verschluss von »Perforatoren« (inferolaterales Territorium, A. thalamogeniculata) der A. cerebri posterior (P1-Segment):
Hierbei entsteht ein lakunärer Thalamusinfarkt mit reiner Hemihypästhesie, ohne motorische oder kognitive Ausfälle, ein sog. »pure sensory stroke«.

E 1.2 Epidemiologie und Verlauf

Die Inzidenz eines erstmaligen Schlaganfalls liegt zwischen 200 und 300 pro 100 000 pro Jahr (Heuschmann et al. 2010, Kulesh et al. 2010, Palm et al. 2010), sodass in Deutschland von rund 200 000 neuen Schlaganfällen jährlich auszugehen ist. In Deutschland leben über 1 Mio. Menschen mit den Folgen eines Schlaganfalls. Die Wahrscheinlichkeit, nach einem ersten Schlaganfall einen weiteren zu erleiden, beträgt 12 % im ersten Jahr und danach 5 % pro Jahr (Hankey 2003). Die altersadjustierten Schlaganfall-Mortalitätsraten in der deutschen Bevölkerung zeigen in den letzten Jahren einen deutlichen Rückgang und liegen derzeit bei rund 100/100 000 für Frauen und 90/100 000 für Männer (offizielle Todesursachenstatistik Deutschland 2008 [http://www.destatis.de)]). Ein Teil stirbt an den unmittelbaren Folgen des Hirninfarkts mit Raumforderungswirkung, ein anderer Teil durch sekundäre Komplikationen wie Pneumonie, Lungenembolien, Blutung in das Infarktareal oder einen zweiten Schlaganfall. Weitere Faktoren, die über die Prognose entscheiden, sind neben dem Alter und der Schwere des Schlaganfalls das Geschlecht, der ethnische Hintergrund und der sozioökonomische Status des Patienten, Alkohol- und Nikotinkonsum, Risikofaktoren wie Hypertonus und Diabetes sowie Begleiterkrankungen wie Vorhofflimmern und koronare Herzkrankheit (Weimar et al. 2004, Wolfe et al. 2005).

Etwa 20–25 % der Schlaganfälle treten im Schlaf auf und werden erst beim Aufwachen bemerkt (sog. »Wake-Up-Stroke«; vgl. Huisa et al. 2010, Silva et al. 2010). In diesen Fällen lässt sich das Zeitfenster seit Symptombeginn nicht erfragen, sodass nach derzeitiger Evidenzlage kaum die Indikation zur Thrombolyse gestellt werden kann. Neuere Entwicklungen weisen darauf hin, dass es mit multimodaler MRT-Bildgebung gelingt, das Zeitfenster durch Kombination verschiedener MR-Sequenzen (DWI, FLAIR) abzuschätzen (Thomalla und Gerloff 2010, Thomalla et al. 2010). Hier sind weitere prospektive Studien notwendig.

Eine sofortige diagnostische Klärung und gezielte Behandlung ist bei der TIA effektiv (Lavallee et al. 2007, Rothwell et al. 2007). Ohne strukturiertes Management liegen die Rezidivraten bei bis zu 10 % (90-Tage-Verlauf), mit sofortiger Versorgung bei 2–5 %. Dass TIA-Patienten als vaskuläre Hochrisikopatienten gesehen werden müssen, zeigen auch Daten aus dem österreichischen Schlaganfall-Register, nach denen trotz Stroke-Unit-Behandlung 4,5 % der Patienten mit TIA oder Minor Stroke eine Verschlechterung innerhalb der ersten 3 Tage zeigen (Median [Streubreite] der Verschlechterung 2 [1–4] Tage) (Ferrari et al. 2010). Diese Daten zeigen auch, dass eine wenige Stunden anhaltende Überwachung bei Patienten mit TIA zu kurz gegriffen ist.

E 1.3 Therapeutische Prinzipien

E 1.3.1 Pathophysiologie des ischämischen Gewebeschadens

Schlaganfällen liegt zu etwa 85 % ein ischämischer Hirninfarkt und zu 15 % eine intrazerebrale Blutung zugrunde. Klinisch lassen sich diese beiden Differenzialdiagnosen nicht unterscheiden, auch stehen keine Biomarker zur prähospitalen Differenzierung zur Verfügung. Die sichere Diagnose kann daher nur mittels zerebraler Bildgebung erfolgen.

Die ischämischen Hirninfarkte entstehen durch Stenose oder Verschluss eines zerebralen Gefäßes. Der Verschluss kann lokal durch Wandveränderungen kleiner Gefäße (Mikroangiopathie), durch atherosklerotische Plaques mit lokaler Thrombosierung intrakranieller Gefäße, aber auch durch Embolisation aus weiter herznah gelegenen atherosklerotischen Plaques (z. B. Makroangiopathie der A. carotis oder des Aortenbogens) oder kardioembolisch durch Embolisation von intrakardialen Thromben wie z. B. bei Vorhofflimmern entstehen. Andere Ursachen sind selten. Bezüglich der Häufigkeit halten sich Mikroangiopathie, Makroangiopathie und Kardioembolie etwa die Waage (je 20–25 % der zerebralen Ischämien; vgl. Grau et al. 2010). In allen Fällen kommt es sekundär zu einem Abfall des Perfusionsdrucks distal der Gefäßpathologie, zu einer Minderversorgung des entsprechenden Hirnareals mit Sauerstoff und Glukose und dadurch letztlich zur (Kolliquations-)Nekrose. Der Infarktkern geht binnen Minuten zugrunde, ist jedoch häufig aufgrund der vorhandenen Kollateralisierung sehr umschrieben. Er ist umgeben von der sogenannten Penumbra (Erstbeschreibung bei Astrup et al. 1981). Dabei handelt es sich um Hirngewebe, das zwar minderperfundiert ist, in dem aber die Mechanismen des Zelltodes noch nicht unaufhaltsam in Gang gekommen sind; es handelt sich also um das potenziell »rettbare« Gewebe, auch als »Risikogewebe« (»tissue at risk«) bezeichnet. Jede Akuttherapie zielt derzeit darauf ab, genau dieses Gewebe zu retten. Zwar spielt die Apoptose eine tragende Rolle, jedoch gehen vermutlich die Mechanismen der neuronalen Schädigung in Infarktkern und Penumbra deutlich darüber hinaus. So kommt es zu einer massiven Einwanderung von Entzündungszellen in die Ischämiezone und es ist anzunehmen, dass partiell geschädigtes Gewebe auch dadurch weiteren Schaden nimmt (Gelderblom et al. 2009).

Ein kurzfristiger Gefäßverschluss mit spontaner Rekanalisation führt klinisch zur TIA. Nimmt man alle in entsprechenden Registerstudien dokumentierten Patienten mit Defiziten ≥ 24 Stunden und < 24 Stunden zusammen, dann machen TIAs etwa 25–35 % der Fälle aus, also verhält sich die Inzidenz von TIA zu ischämischem Hirninfarkt etwa wie 1 : 2,5 (vgl. Grau et al. 2010, Rothwell et al. 2007).

In der klinischen Praxis kann auf den Pathomechanismus häufig nur aufgrund anamnestischer, laborchemischer und bildgebender Hinweise geschlossen werden; häufig bieten sich Mischbilder aus Makro- und Mikroangiopathie der hirnversorgenden Arterien und vorbestehenden Herzerkrankungen. Seltene Ursachen von Schlaganfällen (zusammen ca. 3,5 %) umfassen unter anderem spontane (1,3 %) oder traumatische (0,2 %) Dissektionen der hirnversorgenden Arterien, Vaskulitiden (0,3 %), Gerinnungsstörungen (0,7 %) und hämatologische Erkrankungen (0,2 %). In etwa 25–30 % der Fälle lässt sich nicht auf eine Ursache schließen (Grau et al. 2001, Ionita et al. 2005, Markus et al. 2007), was dann zur Diagnose des »kryptogenen Schlaganfalls« führt. Es wird heute angenommen, dass ein relevanter Teil (20 %) der kryptogenen Schlaganfälle durch intermittierendes Vorhofflimmern verursacht sind (Elijovich et al. 2009). Genauere Informationen hierzu sind ab 2012/2013 aus der laufenden CRYSTAL AF-Studie zu erwarten. Die pathogenetische Relevanz eines persistierenden offenen Foramen ovale (PFO) bleibt umstritten, muss aber bei typischer Anamnese erwogen werden (z. B. zerebrale Ischämie im zeitlichen Zusammenhang mit Valsalva-Manöver oder bei nachgewiesener venöser Thrombose und PFO).

E 1.3.1.1 Infarktmuster

Makroangiopathie und Territorialinfarkt

Der Verschluss einer hirnversorgenden extra- oder intrakraniellen Arterie kann durch eine lokale Thrombose auf dem Boden einer vorbestehenden Stenose oder eines atherosklerotischen Plaques, besonders nach Plaqueruptur, entstehen. Nach Thrombozytenaktivierung und -adhäsion bilden sich zunächst weiße Abscheidungsthromben mit hoher Wandadhärenz. Wird die Stenose sehr eng, so kommt es poststenotisch zu einer Verlangsamung des Blutflusses und zu zusätzlichen Gerinnungsthromben. Es resultiert ein gemischter Thrombus mit einem weißen Anteil an der Spitze und einem roten Endstück. Seltene Ursachen lokaler Thrombosen sind entzündliche Gefäßerkrankungen oder Gerinnungsstörungen (Caplan 1993). Häufigkeit: 21–32 % aller ischämischen Hirninfarkte (Grau et al. 2010, 2001). 90 % der makroangiopathisch entstandenen Hirninfarkte folgen dem Muster von Territorialinfarkten, nur 10 % haben ein hämodynamisches Muster mit Grenzzoneninfarkten.

Mikroangiopathie und lakunärer Hirninfarkt
Mikroangiopathische Infarkte äußern sich meist als »lakunäre« Hirninfarkte. Diese sind definitionsgemäß kleiner als 15 mm im Durchmesser. Es zeigen sich Mikroatherome kleiner perforierender Marklagerarterien, seltener Lipohyalinosen und bei schwerer arterieller Hypertonie fibrinoide Nekrosen oder Charcot-Bouchard Aneurysmata. Das »lakunäre Syndrom« beschreibt gemeinhin folgende Symptomkomplexe: »pure motor stroke« (ausschließlich motorisches Defizit), »pure sensory stroke« (ausschließlich somatosensorisches Defizit), sensomotorische Hemisymptomatik ohne zusätzliche kortikale Werkzeugstörungen (wie z. B. Aphasie oder Neglekt), »dysarthria-clumsy-hand-Syndrom« (leichtere) Sprechstörung in Kombination mit Ungeschicklichkeit einer Hand, (Arboix et al. 2001) und die sogenannte ataktische Hemiparese (unilaterale Ataxie und Parese von Arm und/oder Bein; De Reuck et al. 2008). Allerdings liegen auch diesen als »lakunäre Syndrome« beschriebenen Symptomkonstellationen in knapp 17 % nicht lakunäre Ursachen zugrunde (Arboix et al. 2010). Am zuverlässigsten weist noch der »pure motor stroke« auf eine lakunäre Läsion in der Capsula interna hin (De Reuck et al. 2008), obwohl auch dieser in 10 % der Fälle durch atherosklerotische Plaques oder kardioembolisch, in 4,5 % sogar hämorrhagisch durch kleine intrazerebrale Blutungen verursacht sein kann (Arboix et al. 2001). Häufigkeit mikroangiopathischer Hirninfarkte: 27–44 % der ischämischen Hirninfarkte (Amarenco et al. 2009, Grau et al. 2001).

Embolische Hirninfarkte
Embolien führen in der Regel zu Verschlüssen größerer intrakranieller Arterien oder distaler Endarterien und damit zu Territorialinfarkten (s. **Tab. E 1.2**). Die am häufigsten betroffene Arterie ist die A. cerebri media, da sie ca. 80 % des zerebralen Blutflusses erhält. Zu unterscheiden sind arterio-arterielle Embolien bei Makroangiopathie der hirnversorgenden Arterien von kardioembolischen Ereignissen wie bei Vorhofflimmern.

Tab. E 1.2: Klinische Hinweise für arterio-arterielle Embolien

- Risikofaktoren für Arteriosklerose (arterielle Hypertonie, Rauchen, Diabetes mellitus, Hypercholesterinämie, Familienanamnese, Alkoholmissbrauch)
- hämodynamisch relevante Stenosen oder atherosklerotische Plaques extrakranieller Arterien (Dopplersonographie, Duplexsonographie)
- wiederholte transiente ischämische Attacken/Hirninfarkte im selben Gefäßterritorium (cCT, cMRT)

Ausgangspunkte arterio-arterieller Embolien sind häufig die Aorta ascendens, der Abgang der A. carotis interna aus dem Bulbus, die Abgänge der Aa. vertebralis und subclavia aus dem Truncus brachiocephalicus und seltener der intrakranielle Abschnitt der A. carotis interna und die intraduralen Vertebralissegmente. Da es während der Diastole gerade in der atherosklerotisch veränderten Aorta zu einem erheblichen Reflux kommt (Harloff et al. 2007), können auch Embolien aus Atherombeeten distal des Abgangs der A. carotis communis bzw. des Truncus brachiocephalicus im Aortenbogen entstehen. Das embolische Material besteht aus Plättchen-Fibrinaggregaten, die sich auf dem geschädigten Endothel einer Plaque anlagern (sog. Abscheidungsthromben, weiße Thromben). Zusätzlich können Cholesterinkristalle oder andere Bestandteile atherosklerotischer Plaques vom Blutstrom mitgerissen werden und embolisieren (Caplan 1993).
Kardiale Embolien werden für 20–25 % aller ischämischen Hirninfarkte verantwortlich gemacht (Ferro 2003, Grau et al. 2001, 2010). Kardiale Thromben entstehen durch Aktivierung der Gerinnungskaskade nach Stase oder Verlangsamung des Blutflusses durch pathologische Hämodynamik im Herzen. Die Thromben bestehen deshalb aus Fibrin mit eingelagerten Erythrozyten (sog. rote Thromben). Da Gerinnungsthromben wegen des geringeren Thrombozytengehalts weniger an der Gefäßwand haften, embolisieren sie leichter als Abscheidungsthromben. Thrombusbildung tritt in abnehmender Häufigkeit bei absoluter Arrhythmie bei Vorhofflimmern (45 %), Myokardinfarkten (15 %), Aneurysmen des linken Ventrikels (10 %), rheumatischen Klappenerkrankungen (10 %), künstlichen Herzklappen (10 %) und bei Kardiomyopathie, Myokarditis oder einem persistierenden Foramen ovale auf (Bogousslavsky et al. 1991, Cerebral Embolism Task Force 1989, Kittner et al. 1992). Klinische Symptome, die für eine kardiale Emboliequelle sprechen, finden sich in **Tab. E 1.3**.

Tab. E 1.3: Klinische Hinweise, die für eine kardiale Emboliequelle sprechen (kein Befund ist spezifisch)

- Myokardinfarkt, Herzinsuffizienz, Vorhofflimmern
- multiple TIA oder Hirninfarkte in verschiedenen Gefäßterritorien des Gehirns
- geringe oder fehlende atherosklerotische Veränderungen in den extrakraniellen Arterien (Dopplersonographie, Duplex-Sonographie)
- akuter Verschluss großer Gefäße (z. B. der A. carotis interna oder Basilarisspitze), da Gerinnungsthromben meist größer sind als Abscheidungsthromben
- schnelle Rekanalisierung durch Aktivierung endogener Fibrinolyse, ggf. mit hämorrhagischer Transformation

Hämodynamische Ursachen
Eine hochgradige Stenose oder ein Verschluss extra- oder intrakranieller Arterien kann bei Blutdruckabfall oder Hypovolämie und unzureichender Kollateralisierung zu einer zerebralen Ischämie führen. Der Hirninfarkt liegt dann typischerweise im Bereich der »letzten Wiese« – in den distalen Endästen der A. cerebri media (Endstrominfarkt) oder in den Grenzgebieten der Anastomosen zwischen A. cerebri posterior und A. cerebri media oder zwischen A. cerebri media und A. cerebri anterior (Grenzzoneninfarkte).

E 1.3.1.2 Spezielle pathophysiologische Aspekte der zerebralen Ischämie bei jungen Menschen

Nur 3 % der Schlaganfälle treten bei Patienten < 45 Jahre auf und nur 12 % bei Patienten vor dem

55. Lebensjahr (Palm et al. 2010). Die Ursachen Mikroangiopathie und Makroangiopathie sind bei jungen Menschen seltener (16–17 %; Cerrato et al. 2004). In Relation dazu sind häufiger kardiogene Embolien festzustellen (24 % in der Kohorte von Cerrato). Die exakte Ursache für die Thrombembolie reicht von Myokardinfarkt über Vorhofflimmern und Vorhofmyxom bis hin zu einem persistierenden Foramen ovale (PFO) mit Atriumseptumaneurysma (ASA). Im Unterschied zu älteren Patienten lagen bei 13 % der jungen Patienten (< 49 Jahre) Dissektionen der hirnversorgenden Arterien (insbesondere der A. carotis interna) vor. Vaskulitiden und Antiphospholipid-AK-Syndrome waren für je 2 % der zerebralen Ischämien verantwortlich. Hinzu kamen sehr seltene Ursachen wie mitochondriale Enzephalopathien (MELAS) oder die zerebrale autosomal-dominante Arteriopathie mit subkortikalen Infarkten und Leukenzephalopathie (CADASIL).

Ischämische Infarkte bei Kindern sind extrem selten. Etwa ein Drittel von ihnen tritt in der Neonatalphase auf und äußert sich meist in muskulärer Hypotonie einer Extremität oder Körperhälfte oder in Lethargie mit oder ohne fokal-neurologisches Defizit (Kirkham et al. 2004).

E 1.3.1.3 Spezielle pathophysiologische Aspekte der zerebralen Ischämie bei Frauen

Nach neueren Registerdaten erleiden Frauen etwa ebenso häufig Schlaganfälle wie Männer. In einer U.S.-amerikanischen Studie an 17 061 Patienten zwischen 35 und 64 Jahren (Zeitraum 1999–2004) zeigte sich sogar eine höhere Inzidenz bei Frauen als bei Männern im Alter zwischen 45 und 54 Jahren, assoziiert mit einer Zunahme von koronarer Herzerkrankung und Übergewicht (Towfighi et al. 2007). Besonderheiten des ischämischen Infarktes bei Frauen beziehen sich zum einen auf die relative Verteilung von Symptomen, zum anderen auf geschlechtsspezifische Nutzen-Risiko-Konstellationen bei Maßnahmen der frühen Sekundärprävention. So weisen Frauen häufiger als Männer atypische Symptome auf (28 % vs. 19 %, OR 1,62; Labiche et al. 2002). Hierzu gehören vor allem Schmerzen (vgl. auch Arboix et al. 2005) und Bewusstseinsstörungen. Dies hat zwar keine direkten therapeutischen Konsequenzen, sollte aber zu einer erhöhten Aufmerksamkeit bezüglich atypischer Symptome bei Frauen in der Notfallsituation und im Zweifelsfall zu einer niederschwelligen Indikationsstellung zur Schlaganfalldiagnostik führen.

Weibliches Geschlecht ist darüber hinaus ein Prädiktor für ein schlechteres Erholungsergebnis nach ischämischem Infarkt (Gray et al. 2007b, Weimar et al. 2004). In der WASID-Studie hatten Frauen z. B. ein 1,9-fach erhöhtes Risiko, aufgrund einer intrakraniellen Stenose eine zerebrale Ischämie zu erleiden (Williams et al. 2007). Aus der GAIN-Studie (333 Thrombolysen bei 1 367 Patienten) gibt es Hinweise, dass Frauen nach einer Thrombolyse dreimal seltener als Männer ein gutes klinisches Ergebnis erreichen (Elkind et al. 2007) – auch in den Subgruppenanalysen der ECASS-3-Studie zeichnet sich dies ab (Bluhmki et al. 2009).

Während der Schwangerschaft ist das Schlaganfallrisiko erhöht, Angaben zur Häufigkeit variieren aber stark. Physiologische Faktoren, die eine Thromboseneigung in der Schwangerschaft begünstigen, sind Hyperkoagulabilität durch Erhöhung des von Willebrand-Faktors, Faktor VIII, Fibrinogen, Protein-C-Resistenz, reduzierte Protein-S-Konzentration, Hyperprolaktinämie mit proaggregatorischem Effekt auf die Thrombozyten, venöse Stase, Kompression intrapelviner Gefäße, reduzierte Mobilität und schließlich Geburtstraumata.

E 1.3.1.4 Seltene Ursachen zerebraler Ischämien

Seltene Ursachen zerebraler Ischämien (bezogen auf alle Altersgruppen) sind Dissektionen oder traumatische Gefäßverschlüsse, Vaskulitiden wie die primäre ZNS-Vaskulitis (engl. Primary Angiitis of the CNS, PACNS) oder begleitend im Rahmen von Kollagenosen (Lupus erythematodes), einer nekrotisierenden oder granulomatösen Angiitis, bakteriellen Infektionen (inkl. Neuroborreliose) oder Infektionen mit Parasiten. Jede bakterielle Meningitis kann über eine vaskulitische Reaktion zu disseminierten, meist kortikalen Infarkten führen. Auch Gefäßspasmen als Folge einer Subarachnoidalblutung können Ursache für Ischämien sein. Noch seltener sind intravasale Lymphome, Gerinnungsstörungen mit Hyperkoagulabilität, Hyperviskositäts-Syndrome, Medikamente und Drogen (Ergotamin, Kokain, Heroin), Strahlenschäden, iatrogene Ursachen (Angiographie, Karotisoperation, Herzoperation, Angioplastie), fibromuskuläre Dysplasie, Antiphospholipid-Antikörper-Syndrom, Luft- oder Fettembolien, Amyloidose.

In zwei prospektiven Untersuchungen wurde gezeigt, dass bei Patientinnen, die unter Migräne mit Aura leiden, das Schlaganfallrisiko um den Faktor 1,5–2 erhöht ist (Kurth et al. 2005; Daten aus der Women's Health Studie). In absoluten Zahlen bedeutet dies allerdings nur 3,8 zusätzliche Fälle pro Jahr pro 10 000 Frauen. Das Risiko steigt überproportional, wenn bei Frauen mit Migräne und Aura zusätzliche Risikofaktoren wie Nikotingebrauch oder orale Kontrazeption hinzukommen (bis 10-fach erhöhtes Risiko für Nikotin plus Pille). Daten aus der Atherosclerosis Risk in Communities-Studie belegen, dass auch bei Männern, die unter Migräne mit Aura leiden, das Schlaganfallrisiko erhöht ist (2,9-fach; Stang et al. 2005). Aus den neueren prospektiven Studien und Registerdaten ist kein signifikant erhöhtes Schlaganfallrisiko für Patienten (Frauen wie Männer) mit Migräne ohne Aura abzuleiten.

E 1.3.2 Therapieansätze bei zerebraler Ischämie

Die Behandlung der akuten Ischämie beeinflusst den Krankheitsprozess zu verschiedenen Zeitpunkten; in diesen sind je unterschiedliche Mechanismen für die Gewebsschädigung verantwortlich. Die Perfusionsstörung bedingt einen Mangel an Sauerstoff und Glukose, der zu einem Verlust des Membranpotenzials und zur Depolarisierung führt (Funktionsverlust). Durch die Depolarisierung kommt es zur Ausschüttung von Neurotransmittern (v. a. von Glutamat), die den postsynaptischen Einstrom von Kalzium, Natrium und Chlorid fördern. Dieser Prozess wird durch eine Störung der Wiederaufnahme und damit der Inaktivierung von Glutamat unterstützt. Aus Gründen des osmotischen Gleichgewichts folgt Wasser dem einströmenden Natrium nach und führt zur Schwellung der Zellen (Ödem). Diese Schwellung verhindert die freie extrazelluläre Diffusion von Protonen – der Effekt ist in der diffusionsgewichteten Kernspintomographie (DWI) direkt darstellbar. Kalzium als intrazelluläres Signalmolekül induziert eine Reihe von zellschädigenden Mechanismen: Bildung freier Radikale durch Aktivierung der Phospholipase A2 und der Cyclooxygenase, Aktivierung proteolytischer Enzyme. Freie Radikale induzieren Apoptose, Inflammation und schädigen die proteolytischen Enzyme, die Zellmembran und das Zytoskelett. Zelltod ist die Folge. Vollständigkeit und Dauer der Ischämie bestimmen das Ausmaß dieser Vorgänge und damit die Geschwindigkeit des Zelltods. Die Ischämie ist im Hirninfarktkern am stärksten und in den Randbereichen immer weniger ausgeprägt (Penumbra, Risikogewebe, »tissue at risk«). Je früher man in den Prozess eingreift, desto mehr Zellen kann man retten und umso besser das klinische Ergebnis (Lees et al. 2010). Eine Begleiterscheinung dieser Vorgänge, vor allem in unvollständig geschädigten Zellen, ist eine Expression bestimmter Gene. Eine Rolle dieser Gene für endogen neuroprotektive und reparatorische Leistungen wird vermutet (Carmichael 2003). Auch immunologische Prozesse in der Ischämiezone tragen möglicherweise dazu bei, den gesetzten Schaden unmittelbar nach den ersten Stunden aktiv zu vergrößern (Gelderblom et al. 2009).

Prinzipiell gibt es mehrere Möglichkeiten einer Schadensbegrenzung bzw. des Versuchs, die ischämischen Ausfälle zur Rückbildung zu bringen. Die einzige, durch eine hohe Evidenz (↑↑, A) abgesicherte spezifische Maßnahme, ist derzeit die i. v. Thrombolyse, die eine frühzeitige Rekanalisation zum Ziel hat. Grundsätzlich gibt es zwei Formen von Rekanalisationsmaßnahmen, die systemische i. v.-Lyse und die Katheterintervention. Letztere kann zur Durchführung einer lokalen i. a. Thrombolyse angewandt werden, aber auch zur mechanischen Rekanalisation, wofür mehrere Spezialkatheter zur Verfügung stehen (z. B. Penumbra-System, Merci-Retriever, Solitaire-Stent; Castano et al. 2010, Menon et al. 2011, Nogueira et al. 2009). Als Medikament kommt fast ausschließlich der rekombinante Gewebeplasminogenaktivator (rt-PA) zur Anwendung. Da die Rekanalisation nur im Frühstadium Gewebe retten kann, später hingegen, wenn Gewebe und Gefäße zerstört sind, zu vermehrten Blutungen führt, ist die Beachtung des Zeitfensters bei dieser Therapie entscheidend. Bei Patienten, die unmittelbar während der Akutphase zur Katheterintervention in eine überregionale Stroke Unit verlegt werden müssen, kommt als einleitende Behandlung das sog. »Bridging« mit rt-PA (ggf. in reduzierter Dosis) oder mit einem GP IIb-/IIIa-Antagonisten (z. B. Abciximab, Tirofiban) infrage (Eckert et al. 2005, Pfefferkorn et al. 2010). Es muss betont werden, dass es sich dabei um einen individuellen Heilversuch (Off-label-Therapie) handelt und dass aufgrund fehlender Evidenz und potenzieller Blutungskomplikationen dieses Vorgehen nicht generell empfohlen werden kann (↔, C).

Empfehlungen für die Akutbehandlung und Sekundärprävention existieren für Europa (European Stroke Organization, ESO; www.eso-stroke.org; European Stroke Organisation (ESO) Executive Committee. ESO Writing Committee. Guidelines for management of ischaemic stroke and transient ischaemic attack 2008), Nordamerika (Adams et al. 2007) und Deutschland (Leitlinien der DGN, http://www.dgn.org/-leitlinien-online.html).

Die Basisbehandlung oder sog. allgemeine Therapie will zusätzlichen Stress für das Hirngewebe durch die Korrektur systemischer Parameter verhindern. Dazu gehört die Fiebersenkung, das Aufrechterhalten eines hochnormalen Blutdrucks, die Behandlung einer Hyperglykämie, die Sicherung der Atemwege und die unterstützende Gabe von Sauerstoff sowie pflegerische und therapeutische Maßnahmen zur Vermeidung von Komplikationen wie Infektionen und Aspiration.

E 1.3.2.1 Stroke Unit

Zahlreiche Studien und eine Metaanalyse belegen, dass die Versorgung von Patienten mit Schlaganfall auf einer Stroke Unit hinsichtlich Mortalität und funktionellem Ergebnis signifikant besser ist als eine Versorgung auf einer Normalstation (↑↑, A; Candelise et al. 2007, Seenan et al. 2007). In der Studie von Candelise und Mitarbeitern war allein durch die Akutversorgung auf Stroke Units das Risiko für ein schlechtes funktionelles Ergebnis oder Tod um 19 % reduziert. Die Wirksamkeit der Stroke Units gilt für Patienten jeden Alters und Geschlechts und sowohl für leichte als auch für schwere Schlaganfälle (Evans et al. 2001). Diese Effekte bleiben auch für Patienten erhalten, die erst nach Ablauf von 6 Stunden seit Eintreten der Symptome auf eine Stroke Unit eingewiesen werden (Candelise et al. 2007). Die Wirksamkeit der Stroke Unit beruht auf einem besseren Monitoring mit früher und effektiver Reaktion auf Schwankungen von Blutdruck, Glucose und Körpertemperatur, aber auch auf einer konsequent durchgeführten Schluckdiagnostik zur effektiven Verhinderung von Aspirationspneumonien sowie einem frühen Einsatz von Logo-, Ergo- und Physiotherapie und früher strukturierter Sekundärprophylaxe. Auch Patienten mit einer klinischen TIA gehören auf die Stroke Unit, um somit eine möglichst frühe strukturierte Sekundärprophylaxe nach entsprechender Diagnostik einzuleiten (vgl. Ferrari et al. 2010, Lavallee et al. 2007, Rothwell et al. 2007).

Die jeweils aktuellen Zertifizierungskriterien für Stroke Units in Deutschland können bei der Deutschen Schlaganfallgesellschaft in Erfahrung gebracht werden (http://www.dsg-info.de/stroke-units). Unterschieden werden regionale und überregionale Stroke Units, wobei letztere sowohl eine höhere Zahl von Patienten pro Jahr behandeln als auch infrastrukturell eine umfassendere Ausstattung inkl. Neuroradiologie und Neurochirurgie vor Ort gewährleisten müssen.

E 1.3.2.2 Systemische Thrombolyse

Der rekombinante Gewebeplasminogenaktivator (rt-PA; Actilyse®) ist in einer Dosis von 0,9 mg/kg KG für die Therapie des akuten ischämischen Hirninfarkts im 4,5-Stunden-Zeitfenster zugelassen. Grundlage für die Zulassung sind die positiven Ergebnisse kontrollierter Multicenter-Studien (NINDS trial, NINDS rt-PA Stroke Study Group 1995; ECASS-3-Studie, Hacke et al. 2008) und die Sicherheitsdaten aus den großen Registern SITS-MOST (Wahlgren et al. 2007) und SITS-ISTR (Ahmed et al. 2010b, Wahlgren et al. 2008). Die Zulassung für das erweiterte Zeitfenster bis 4,5 Stunden erfolgte im November 2011. An bildgebender Diagnostik ist lediglich der vorherige Blutungsausschluss obligatorisch, sodass nach Studienlage eine cCT für die Thrombolyse bis 4,5 Stunden nach Symptombeginn prinzipiell ausreicht. Die NINDS-Studie zeigte an 624 Patienten eine 16 %ige absolute Verbesserung der 3-Monats-Prognose – gemessen anhand des Barthel-Index, der modifizierten Rankin-Skala (mRS), der Glasgow Outcome Scale und der NIH Stroke Scale (NIHSS). In der ECASS-3-Studie (821 Patienten) wurde belegt, dass rt-PA auch im Zeitintervall zwischen 3 und 4,5 Stunden nach Symptombeginn noch eine 10 %ige absolute Verbesserung des funktionellen 3-Monats-Ergebnisses (mRS 0–1) bewirkt (Hacke et al. 2008). Der Nutzen bestand in beiden Studien, obwohl rt-PA erwartungsgemäß zu vermehrten Blutungen im Vergleich zu Placebo führte. Die Mortalität war zwischen Placebo- und Verum-Gruppe nicht signifikant unterschiedlich. Der Nutzen der späteren Behandlung war sowohl für unterschiedliche Schlaganfall-Schweregrade (NIHSS < 10, 10–19, > 20) als auch für unterschiedliche Altersgruppen (unter und über 65 Jahre) vorhanden. SITS-ISTR bestätigte die Effektivität und Sicherheit der Thrombolyse auch im späteren Zeitfenster von 3 bis 4,5 Stunden nach Symptombeginn. Auch unter klinischen Alltagsbedingungen war der Anteil der Patienten, die ein gutes klinisches 3-Monats-Ergebnis (mRS 0–1) nach Lyse hatten, mit etwa 40 % im 3-Stunden- und 41 % im 4,5-Stunden-Zeitfenster vergleichbar.

Der Behandlungserfolg der Thrombolyse nimmt nahezu linear mit dem Behandlungsintervall ab. Im Intervall < 90 Minuten nach Symptombeginn ist die Wahrscheinlichkeit eines günstigen 3-Monats-Ergebnisses (mRS 0–1) nach Thrombolyse verglichen mit Placebo um den Faktor 2,55 erhöht (Lees et al. 2010; siehe **Tab. E 1.4**). Der Therapieeffekt ist im Zeitfenster zwischen 4,5 und 6 Stunden für die Thrombolyse nach Standardvorgehen (Blutungsausschluss im cCT) nicht mehr signifikant. Ob in diesem späten Zeitraum verlässlich Erfolge mit der intravenösen Thrombolyse erzielt werden können, ist nicht endgültig geklärt. Vermutlich sind aufwendigere Methoden wie die multimodale Schlaganfall-MRT mit Diffusions- und Perfusionsbildern sowie einer Gefäßdarstellung zur Patientenselektion notwendig (Kohrmann et al. 2006, Schellinger et al. 2007, Thomalla et al. 2006).

Positiv prädiktive Variablen für den Behandlungserfolg der Thrombolyse bis 4,5 Stunden sind geringeres Alter, leichtere neurologische Symptomatik, niedrigere Blutglukosekonzentration und tieferer diastolischer Blutdruck bei Aufnahme. Eine initiale Hyperglykämie > 120 mg/dl ist ein Prädiktor für ein schlechtes klinisches Ergebnis nach Lyse (Ahmed et al. 2010a). Symptomatische intrazerebrale Blutungen traten in der ECASS-3-Studie bei 2,4 % der mit rt-PA und bei 0,2 % der mit Placebo behandelten Patienten auf (p = 0,008). Hämorrhagische Transformationen des Infarktes ohne klinische Verschlechterung waren deutlich häufiger (rt-PA 27 %, Placebo 18 %; p = 0,001). Alle symptomatischen Blutungen traten zwischen 22 und 36 Stunden nach Behandlungsbeginn auf (ECASS-3). Prädiktoren für Blutungen sind höheres Alter (bei > 65-Jährigen Risiko × 5,79; Bluhmki et al. 2009), Symptomschwere bei Aufnahme, Hyperglykämie (Glukose > 180 mg/dl) und das Vorhandensein hypodenser Areale im cCT (Lansberg et al. 2007), nicht aber ein längeres Behandlungsintervall (Lees et al. 2010, Wahlgren et al. 2008; die Unterschiede in **Tab. E 1.4** waren diesbezüglich nicht signifikant). Die 3-Monate-Mortalität betrug in den neuesten Arbeiten (ECASS-3, SITS-ISTR) 8–13 %, ohne signifikante Unterschiede zwischen rt-PA- und Placebo-Gruppen, und lag damit niedriger als in den älteren Arbeiten, wie ATLANTIS- oder NINDS-Studie, was sich auch in der Metaanalyse von Lees et al. (2010) widerspiegelt.

Die derzeitige Zulassung von rt-PA begrenzt den Einsatz auf Patienten mit einem Alter zwischen 18 und 80 Jahren. Mehrere Studien und eine Metaanalyse lieferten jedoch keine Daten, die es rechtfertigen würden, Patienten > 80 Jahre die Thrombolyse generell vorzuenthalten (Mishra et al. 2010), sodass eine Off-label-Anwendung im Rahmen eines individuellen Heilversuchs auch bei rüstigen Patienten > 80 Jahren medizinisch angemessen sein kann (↑↑, A).

Tab. E 1.4: Ergebnisse der i. v. Thrombolyse mit rt-PA, gestuft nach Zeitintervall zwischen Symptom- und Lysebeginn (Metaanalyse der ECASS, ATLANTIS, NINDS und EPITHET-Studien, Lees et al. 2010)

Zeitintervall	n Patienten		% mRS 0–1		OR für mRS 0-1	NNT	Mortalität		sympt. ICB	
	rt-PA	Placebo	rt-PA	Placebo			rt-PA	Placebo	rt-PA	Placebo
0–90 min	161	151	41,6 %	29,1 %	2,55 (p = 0,0013)	4,5	18,6 %	20,5 %	3,1	0,0 %
91–180 min	303	315	41,9 %	28,9 %	1,64 (p = 0,0116)	9,0	16,8 %	15,6 %	5,6 %	1,0 %
181–270 min	809	811	44,6 %	37,7 %	1,34 (p = 0,0135)	14,1	11,0 %	10,1 %	4,3 %	1,2 %
271–360 min	575	542	37,4 %	35,6 %	1,22 (p = 0,1628)	21,4	15,0 %	10,2 %	6,8 %	0,9 %

Eine Metaanalyse der SITS-ISTR-Daten zeigte, dass die Anwendung von rt-PA auch bei Patienten sicher ist, die eine Vormedikation mit ASS haben (Diedler et al. 2010). Patienten, die mit ASS plus Clopidogrel behandelt werden, haben hingegen ein deutlich erhöhtes Blutungsrisiko und sollten nicht systemisch lysiert werden. Eine Vormedikation mit Coumadin-Präparaten (z. B. Marcumar®) ist hingegen eine Kontraindikation für die Thrombolyse. Davon kann abgewichen werden, wenn die INR zum Zeitpunkt der Aufnahme unter 1,7 liegt (Leitlinien der American Stroke Association; Adams et al. 2007). Allerdings lieferte eine kleinere Studie an 107 Patienten Hinweise, dass auch antikoagulierte Patienten mit einer INR von < 1,7 noch ein erhöhtes Blutungsrisiko nach Thrombolyse haben (Prabhakaran et al. 2010). Die Thrombolyse ist kontraindiziert bei Patienten, die mit Faktor-IIa- oder Faktor-Xa-Antagonisten (z. B. Dabigatran, Apixaban, Rivaroxaban) behandelt werden. Hier ist im Einzelfall als individueller Heilversuch ein mechanisches Rekanalisationsverfahren zu erwägen. Für Dabigatran belegen Normalwerte von Ecarin-Clotting-Zeit (ECT), Thrombin-Zeit (TT) oder Hämoclot-Test, dass keine gerinnungsaktiven Dabigatranplasmaspiegel vorliegen. Die partielle Thromboplastin-Zeit (PTT) ist hierfür nicht geeignet (Steiner et al. 2012).

Patienten, die erst nach Ende des 4,5-Stunden-Zeitfensters in die Klinik kommen, stellen eine besondere Herausforderung dar. Modellrechnungen auf Basis der verfügbaren Studien zur Thrombolyse lassen wenig Benefit erwarten (Hacke et al. 2004, Lees et al. 2010). Eine differenziertere Patientenselektion könnte zu diesem späten Zeitpunkt aber die Effektivität der Thrombolyse steigern. Von Bedeutung ist hier das sogenannte »Mismatch«-Konzept. Hierbei wird die Differenz zwischen (größerer) Perfusionsstörung und (kleinerer) Diffusionsläsion im multimodalen MRT als Surrogatparameter für das potenziell rettbare »Risikogewebe« der Penumbra angewandt. In einer prospektiven Multicenter-Studie zeigten Thomalla et al. (2006), dass die Thrombolyse bei Patienten mit Mismatch (~ 20 % größere Perfusions- als Diffusionsstörung im CMRT) und nachgewiesenem Gefäßverschluss in der MR-Angiographie (MRA) bis 6 Stunden nach Symptombeginn effektiv und sicher ist (**Tab. E 1.5**). Einschränkend muss gesagt werden, dass hier die Vergleichsgruppe aus den gepoolten Daten von ECASS-, ATLANTIS- und NINDS-Studie bestand, also keine Randomisierung erfolgte. Auch die Daten von Köhrmann et al. (2006) und Schellinger et al. (2007) stützen das Mismatch-Konzept. Die Thrombolyse bis 6 Stunden sollte daher bei spät eintreffenden Patienten zumindest im Rahmen einer individuellen Nutzen-Risikoabschätzung erwogen werden (↔, C). Sie bleibt aber in jedem Fall ein individueller Heilversuch mit Off-label-Gebrauch von rt-PA.

Ist keine multimodale MRT-Bildgebung verfügbar, kann alternativ ein Mismatch aus Perfusions-cCT und Nativ-cCT zu Hilfe genommen werden. Auch ein intrakranieller Gefäßverschluss kann zuverlässig mit der CT-Angiographie (CTA) dargestellt werden. Bisher gibt es allerdings im Gegensatz zum cMRT keine Daten bzgl. CT-basierter Mismatch-Identifikation und klinischen Outcome-Parametern. In einer Vergleichsuntersuchung zu multimodaler CT- und MRT-Bildgebung bei 45 Patienten stimmten die Methoden hinsichtlich der Identifikation eines ≥ 20 %igen Mismatches in 91 % der Fälle überein (Schaefer et al. 2008). Fehlerquelle im CT (16- oder 64-Zeiler) war in sechs von sieben Fällen, dass die CT-Perfusionsbildgebung nur ein begrenztes Volumen erfasste (auch bei 40 mm-Block im 64-Zeilen-CT), während die MRT-Bildgebung das gesamte Hirnparenchym abbildet.
Eine weitere Ausdehnung des Zeitfensters bis 9 Stunden gelang bisher nicht, auch nicht unter Anwendung von MRT-basierter Patientenselektion oder der Applikation von Desmoteplase, einem Thrombolytikum mit höherer Fibrinspezifität und langer terminaler Halbwertszeit (DIAS-2-Studie; Hacke et al. 2009). In einer kleinen australischen Phase-IIB-Studie (75 Patienten) wurden nach Gabe der thrombolytischen Substanz Tenecteplase bessere Reperfusionsraten und ein günstigeres klinisches Outcome als nach rt-PA beobachtet (Parsons et al. 2012). Die Thrombolyseindikation wurde auf Basis einer CT-Perfusionsbildgebung binnen 6 Std. nach Symptombeginn gestellt (Mittelwert 2,9 Std.). Die Relevanz dieser Befunde für die klinische Praxis ist noch unklar.

Die Hoffnung, dass Glykoprotein-IIb/IIIa-Antagonisten eine effektive Alternative zu rt-PA sein könnten, bestätigte sich nicht. Die AbESTT-II-Studie (Adams et al. 2008) musste aufgrund einer Häufung von intrakraniellen Blutungskomplikationen abgebrochen werden. Gleiches gilt für die TUCSON-Studie, in welcher die 2-MHz-Ultraschall- und Microspheres-gestützte Sonothrombolyse untersucht wurden. Auch sie musste wegen fataler intrakranieller Blutungen terminiert werden (Molina et al. 2009).

Tab. E 1.5: Ergebnisse der i. v.-Thrombolyse mit rt-PA in Abhängigkeit vom Zeitfenster und in Abhängigkeit von der Anwendung des Mismatch-Konzepts nach multimodaler MRT-Bildgebung in der Akutphase (prospektive Studie gegen historische Kontrolle aus den gepoolten Daten von ECASS-, ATLANTIS- und NINDS-Studie, Thomalla et al. 2006). Signifikante Unterschiede zu Placebo sind mit * gekennzeichnet. ICB, intrakranielle Blutung (definiert nach den Kriterien der ECASS-Studien).

Zeitintervall	n Patienten			% mRS 0–1			symptomatische ICB		
	rt-PA (MR-basiert)	rt-PA (Standard)	Placebo	rt-PA (MR-basiert)	rt-PA (Standard)	Placebo	rt-PA (MR-basiert)	rt-PA (Standard)	Placebo
0–180 min	108	416	427	46,3 %*	42,8 %*	29,5 %	2,8 %	7,9 %	1,6 %
181–360 min	66	669	654	50,0 %*	37,7 %	35,9 %	3,0 %	8,4 %	2,1 %

Tab. E 1.6: Ergebnisse der i. a.-Thrombolyse unter Verwendung unterschiedlicher Devices. Das Beobachtungsintervall war 3 Monate. Unter Rekanalisation wird TIMI 2/3 verstanden (»Thrombolysis In Myocardial Infarction« Grad 2/3 = partiell oder vollständig rekanalisiert). Als »gutes Ergebnis« wurde mRS 0–2 definiert. Zu beachten ist der Unterschied im Baseline-NIHSS für i. v.-Thrombolyse und i. a.-Maßnahmen. »PH-2« = parenchymatöse Hämorrhagie Grad 2 und entspricht in etwa der SICH (= symptomatische intrazerebrale Blutung).

Quelle	Device	n Patienten	NIHSS bei Aufnahme	% Rekanalisation	% gutes Ergebnis	sympt. ICB	Kriterium
Smith et al. 2005	MERCI	141	22	48 %	28 %	7,8 %	SICH $_{(ECASS)}$
Smith et al. 2008	MERCI	164	19	68 %	36 %	9,8 %	SICH $_{(ECASS)}$
Menon et al. 2011	Penumbra	27	18	67 %	48 %	3,7 %	PH-2
Penumbra pivotal trial 2009	Penumbra	125	18	82 %	25 %	11,2 %	SICH $_{(ECASS)}$
Castano et al. 2010	Solitaire	20	19	90 %	45 %	10,0 %	SICH $_{(ECASS)}$
i. a.-rt-PA (Furlan et al. 1999)	none	121	17	66 %	40 %	10,9 %	SICH $_{(ECASS)}$
i. v.-rt-PA (Lees et al. 2010)	none	1848	11	n/a	53 %	5,2 %	PH-2

Eine Thrombolyse beim »Wake-Up Stroke« kann derzeit nicht empfohlen werden. Allerdings gibt es vielversprechende erste Ergebnisse, die darauf hinweisen, dass bei unbekanntem Zeitfenster und Vorliegen eines »FLAIR-DWI Mismatches« (DWI-Läsion vorhanden, aber noch keine Sichtbarkeit in der FLAIR-Sequenz) mit einer Spezifität von etwa 90 % vorausgesagt werden kann, dass der Symptombeginn nicht länger als 3 bis 4,5 Stunden zurückliegt und somit prinzipiell rt-PA mit einer NNT von maximal 9 bis 14 (siehe **Tab. E 1.4**) gegeben werden könnte (Thomalla et al. 2009, 2011). Eine prospektive Studie ist in Vorbereitung.

E 1.3.2.3 Interventionelle Therapie und lokale Thrombolyse

Durch die lokale Applikation von fibrinolytischen Substanzen erzielt man eine höhere Konzentration des Medikaments am Gefäßverschluss; zudem kann der Thrombus durch mechanische Manipulation mit dem Katheter oder speziellen Rekanalisationswerkzeugen gelockert, abgezogen oder abgesaugt werden. Die PROACT-II-Studie untersuchte die Gabe von intraarterieller Prourokinase ohne mechanische Manipulation plus niedrig dosiertem Heparin gegen Heparin alleine bei Mediaverschluss im Zeitfenster von sechs Stunden (im Mittel rt-PA-Gabe zwischen 4 und 5,5 h; del Zoppo et al. 1998, Furlan et al. 1999). Mit Prourokinase behandelte Patienten hatten signifikant häufiger einen zufriedenstellenden Behandlungserfolg. Am stärksten war der Effekt bei mittelschweren bis schweren Schlaganfällen, während leichte Schlaganfälle von der Behandlung kaum profitierten. Auch hier war die Therapie mit einer erhöhten Blutungsneigung verbunden, die jedoch keinen Effekt auf die Mortalität hatte. Eine Metaanalyse der PROACT-II-und der Daten einer Pilotstudie (PROACT I) zeigte eine Reduktion von Tod und Abhängigkeit (OR 0,55, 0,31–1,0), die NNT war 7 (Wardlaw et al. 2003). Prourokinase ist in Deutschland nicht erhältlich. Die lokale Lyse wird mit rt-PA durchgeführt.

Grundsätzliches Argument für eine intraarterielle Vorgehensweise sind die höheren Rekanalisationsraten bei Verschlüssen größerer Arterien (s. **Tab. E 1.6**) im Vergleich zur i. v.-Gabe von rt-PA. Zwar weisen Metaanalysen klar auf einen Zusammenhang zwischen gutem klinischen Ergebnis und Rekanalisation hin, jedoch gibt es bezogen auf eine Rekanalisation mittels Spezialkathetern auch Ergebnisse, bei denen der klinische Erfolg trotz effektiver Rekanalisation ausblieb (Penumbra pivotal trial 2009). Hinzu kommt, dass Katheterinterventionen inhärent einen zusätzlichen Zeitverzug bedingen.
Für die i. v.-Thrombolyse gibt es aus den großen randomisierten Studien nur unvollständige Daten zur Rekanalisationsrate, weil diese nicht systematisch erfasst wurde. Sie dürfte zwischen 40 % und 66 % liegen (Alexandrov et al. 2001, Christou et al. 2000, Kim et al. 2005, Molina et al. 2004). Die Rekanalisation beginnt im Mittel nach 23 Minuten und ist abgeschlossen nach etwa 42 Minuten (Alexandrov et al. 2001), wobei zu berücksichtigen ist, dass ein erheblicher Teil der Patienten (25 % nach Christou et al. 2000) erst nach 1,5–2 Stunden rekanalisieren.

Eine praktische Frage ist, ob die Patienten für die Katheterintervention intubiert werden müssen. Die Intubationsnarkose ermöglicht dem Interventionalisten prinzipiell bessere technische Bedingungen, da Bewegungen des Patienten ausgeschlossen sind; allerdings gibt es erste Hinweise, dass Patienten, die ohne Intubationsnarkose lokal lysiert werden, klinisch ein besseres Ergebnis zeigen (Abou-Chebl et al. 2010, Jumaa et al. 2010). Da es sich um retrospektive Studien handelt und die Daten sehr umstritten sind, können derzeit keine generellen Empfehlungen gegeben werden. Wir tendieren weiterhin zur Intervention in Intubationsnarkose, sofern die Patienten nicht außerordentlich kooperativ in der Akutsituation sind. Das befürchtete erhöhte Risiko intrakranieller Blutungskomplikationen bei nicht intubierten Patienten bestätigte sich in der Studie von Abou-Chebl und Mitarbeitern (2010) an 980 Patienten in Nashville nicht. Sie lag in beiden Gruppen bei etwa 9 %, die Rekanalisationsrate bei 68 % (TIMI 2/3). **Abb. E 1.1** (s. Pragmatische Therapie) zeigt beispielhaft ein Organisationsschema für die Akutbehandlung des Schlaganfalls unter Berücksichtigung der systemischen und Katheter-basierten Thrombolyse.

E 1.3.2.4 Glykoprotein (GP) IIb/IIIa-Antagonisten

Der monoklonale Antikörper Abciximab, der mit hoher Affinität an den Glykoprotein-IIb-/IIIa-Rezeptor auf Thrombozyten bindet, wurde in der AbESTT- und AbESTT-II-Studie getestet (Abciximab Emergent Stroke Treatment Trial, AbESTT; Investigators 2005). Die symptomatische Blutungsrate betrug in AbESTT 3,6 % für Abciximab und 1 % für Placebo (p = 0,09). Die Prognose nach 3 Monaten war nicht signifikant besser in der Abciximab-Gruppe. Die Folgestudie (AbESTT II) wurde wegen erhöhter Blutungsrate und fehlender Effektivität abgebrochen. Eine Studie an 35 Patienten mit »progressive Stroke« (NIHSS-Verschlechterung ≥ 2 Punkte in 96 Stunden nach Symptombeginn) lieferte erste Hinweise, dass der GP IIb-/IIIa-Inhibitor Tirofiban in einer solchen Situation zur Besserung der Symptomatik führen könnte, zumindest bei Patienten mit Mikroangiopathie (Philipps et al. 2009). Die Datenlage ist insgesamt nicht schlüssig, sodass der Einsatz der GP-IIb/IIIa-Antagonisten als experimentelles Therapieverfahren einzustufen ist, das im Rahmen von individuellen Heilversuchen, z. B. bei Verschlüssen der A. basilaris, oder als Begleitmaßnahme bei interventionellen Therapien (z. B. Thrombusbildung an einem Stent) angewendet wird (Eckert et al. 2005, Pfefferkorn et al. 2010).

E 1.3.2.5 Fibrinogen abbauende Substanzen

Die Fibrinogen-depletierende Substanz Ancrod hatte sich in ersten kleineren Studien als vielversprechend herausgestellt. In das Ancrod-Stroke-Programm wurden 500 Patienten aufgenommen und erhielten binnen 6 Stunden nach Symptombeginn Ancrod 0,167 IU/kg/Stunde oder Placebo. In > 90 % der Patienten im Ancord-Arm der Studie gelang es auch, den Fibrinogenspiegel wie angestrebt zu senken, dennoch hatte dies keinen günstigen Effekt für das funktionelle Ergebnis und führte zu vermehrten symptomatischen intrakraniellen Blutungen (Hennerici et al. 2006, Levy et al. 2009).

E 1.3.2.6 Modifikation des Blutdrucks

Bis zu 70 % aller Patienten mit einem frischen ischämischen Hirninfarkt weisen bei der Krankenhausaufnahme einen erhöhten Blutdruck auf. Exzessiv erhöhte Blutdruckwerte verschlechtern die Prognose (vgl. Wahlgren et al. 2008). In einer Serie von 1 489 Patienten ließ sich dieser Effekt aber nicht auf eine erhöhte Zahl intrakranieller Blutungen zurückführen (Sare et al. 2009). Hypertensive Blutdruckwerte in der Akutphase scheinen auch das klinische Ergebnis nach Thrombolyse zu verschlechtern (Ahmed et al. 2009), die Daten sind diesbezüglich aber nicht einheitlich.

Eine zu schnelle Blutdrucksenkung kann die Perfusion im ischämischen Areal und in der Penumbra reduzieren. Liegen hämodynamisch relevante Stenosen oder Verschlüsse vor, kann eine Blutdrucksenkung ebenfalls die Prognose verschlechtern. Die CHHIPS Studie verglich Lisinopril, Labetalol und Placebo innerhalb der ersten 36 Stunden nach Schlaganfall bei 179 Patienten mit Blutdruckwerten > 160 mm Hg systolisch; hierbei zeigten sich keine negativen Effekte der Antihypertensiva (Potter et al. 2009). Im Gegensatz dazu zeigte aber die SCAST-Studie, dass die Gabe von Candesartan innerhalb der ersten 30 Stunden. nach Schlaganfall bei Patienten mit systolischem Blutdruck ≥ 140 mmHg die Prognose verschlechtert (Sandset et al. 2011). Weitere Hinweise auf den schädigenden Einfluss früher Blutdrucksenkung ergeben sich aus einer IV-Nimodipin-Studie, die wegen vermehrter Todesfälle und schwerwiegenden neurologischen Ausfällen in der Verum-Gruppe abgebrochen werden musste (Ahmed et al. 2000). Eine Post-hoc-Analyse der Daten der IST-Studie zeigte, dass sowohl hoher als auch niedriger Blutdruck unabhängige Prädiktoren für eine schlechte Prognose sind (Leonardi-Bee et al. 2002). Das Mortalitätsrisiko innerhalb von 14 Tagen nach dem Hirninfarkt stieg um 17,9 % je 10 mmHg unter 150 mmHg systolisch und um 3,8 % je 10 mmHg über 150 mmHg systolisch. Diese Daten unterstreichen insgesamt die Notwendigkeit eines ausreichend hohen Blutdrucks in den ersten 2 Wochen nach einem Hirninfarkt. Nach den Ergebnissen der COSSACS-Studie gibt es aber keine zwingende Notwendigkeit, eine vorbestehende antihypertensive Medikation während der ersten 2 Wochen nach einem Schlaganfall grundsätzlich zu pausieren (Robinson et al. 2010).

Eine mögliche Vorgehensweise ist es, die orale antihypertensive Medikation in der Akutphase zunächst nicht zu verabreichen, zwischen dem zweiten und dritten Tag nach dem ischämischen Hirninfarkt dann die präexistente antihypertensive Medikation stufenweise wieder einzuführen, sofern sie bzgl. der Blutdruckregulation effektiv war und ihrer Zusammensetzung nach dem aktuellen Kenntnisstand entspricht, also in der Regel einen ACE-Hemmer plus Thiazid-Diuretikum oder einen AT1-Blocker beinhaltet.

E 1.3.2.7 Stabilisierung metabolischer Parameter

Initiales Fieber oder erhöhte Temperatur in den ersten Tagen nach einem ischämischen Infarkt verschlechtert die Prognose (Wang et al. 2000). Die beiden bisher durchgeführten randomisierten Studien mit Paracetamol haben allerdings jenseits der Reduktion der Körpertemperatur keine günstigen Effekte auf die Prognose belegen können (den Hertog et al. 2009).

Eine Hyperglykämie von 155 mg/dL oder mehr zu irgendeinem Zeitpunkt in den ersten 48 Stunden nach Schlaganfall war in der GLIAS-Studie mit einem schlechteren klinischen Outcome assoziiert (Fuentes et al. 2009). Auch eine erfolgreiche Rekanalisation durch Thrombolyse ist bei hyperglykämischen Patienten unwahrscheinlicher (Ribo et al. 2005). Der Versuch einer aggressiven Glukose-Kontrolle durch Gabe von Insulin/Glukose/Kalium als Infusion in der Akutphase hat allerdings in dieser Form keinen Vorteil gegenüber der Standardtherapie (McCormick et al. 2010; GIST-UK-Studie:

Gray et al. 2007a). Eine individualisierte Therapie mit Insulin-Nachspritzplan ab Werten von > 150 mg/dl kann daher empfohlen werden. Nach den Guidelines der European Stroke Organization (ESO) ist es auch vertretbar, erst ab 180 mg/dl zu intervenieren.

Bei Dysphagie muss zunächst auf orale Ernährung verzichtet werden, um das Risiko einer Aspirationspneumonie zu senken. Indiziert ist die frühe Platzierung einer nasogastralen Sonde (Dennis et al. 2005). Die frühe nasogastrale Ernährung führte in einer randomisierten Studie an 859 Schlaganfallpatienten mit Dysphagie zu einer 5,8 %igen absoluten Reduktion der Mortalität (statistischer Trend, p = 0,09). Die frühe PEG-Anlage war hingegen mit einer erhöhten Mortalität und schlechterer Erholung assoziiert. Frühe nasogastrale Sondenanlage und enterale Ernährung scheinen daher sinnvoll, eine frühe PEG-Anlage nicht.

Untersucht wurde auch die prophylaktische Antibiotika-Gabe in der Akutphase eines Hirninfarkts. Eine Studie mit Levofloxacin wurde frühzeitig wegen Wirkungslosigkeit abgebrochen (Chamorro et al. 2005).

E 1.3.2.8 Behandlung des Hirnödems

Das zytotoxische und vasogene Hirnödem nach einem ischämischen Hirninfarkt verschlechtert zusätzlich die Mikrozirkulation im Infarktbereich. Große Hirninfarkte führen zu einem massiven Ödem, das nach 2–5 Tagen zu einem Raumforderungseffekt mit Einklemmungszeichen führt. Typische klinische Zeichen sind zunehmende Bewusstseinstrübung, bilaterale Erweiterung der Pupillen und kontralaterale Pyramidenbahnzeichen.

Hyperosmolares Mannit und Glycerol wirken antiödematös. Einige kleinere Studien fanden einen positiven Effekt einer antiödematösen Therapie mit Glycerin. Andere, neuere Studien konnten diesen Effekt nicht reproduzieren. Glycerin akkumuliert bei häufiger Gabe im Hirngewebe und kann zu Rebound-Effekten führen, weshalb es nicht generell empfohlen wird (Berger et al. 2002). Gute oder größere prospektive Studien zum Einsatz von Mannit oder Sorbit liegen bisher nicht vor. Zur Hirndrucksenkung wird auch hypertone Kochsalzlösung eingesetzt (z. B. 75 ml 10 % NaCl). Diese kann auch beim Versagen von Mannit den Hirndruck effektiv senken. Der Effekt hält ca. für 4 Stunden an (Schwarz et al. 2002).

Bei großen Hirninfarkten im Versorgungsgebiet der A. cerebri media mit rascher Zunahme des Hirndrucks (sog. »maligner Mediainfarkt«) kann die operative Dekompression mit Entfernung eines großen Knochendeckels parietal und temporal die Einklemmung verhindern. Die gepoolte Analyse der drei randomisierten Studien DECIMAL, DESTINY und HAMLET (93 Patienten zwischen 18 und 60 Jahren) zeigte, dass der günstige Effekt auf die Überlebensrate (78 % mit Hemikraniektomie vs. 24 % in der Kontrollgruppe) nicht auf Kosten schwerster Behinderungen bei den Überlebenden geht. In der operierten Gruppe erreichten 43 % der Patienten einen mRS von ≤ 3, in der Kontrollgruppe nur 21 %. Schwerst behindert (mRS 5) waren 4 % der Patienten in der operierten Gruppe und 5 % in der konservativ behandelten (12-Monats-Daten; Vahedi et al. 2007). Der initiale NIHSS lag bei allen Gruppen zwischen 21 und 27. Der Eingriff sollte 12–36 Stunden nach dem Infarkt erfolgen, da ansonsten mit irreversiblen Sekundärschäden durch den Hirndruck zu rechnen ist.

Maligne Mediainfarkte können bereits im akut (binnen 6 Stunden nach Symptombeginn) durchgeführten cMRT mit einer Spezifität von 0,98 (95 % CI = 94–100 %) vorhergesagt werden (prospektive Multicenter-Studie an 140 Patienten, Thomalla et al. 2010). Prädiktoren für ein kritisches Hirnödem sind Größe der DWI-Läsion (Schwellenwert für die genannte Spezifität > 82 ml), kombinierter Verschluss von A. cerebri media und A. carotis interna und Schwere des neurologischen Syndroms (NIHSS).

Die Hypothermietherapie reduziert die metabolische Aktivität des Gehirns, damit den Energieverbrauch und könnte so ischämisches Gewebe vor dem Absterben bewahren. Hypothermie mit einer Zieltemperatur von 33 °C über 72 Stunden ist wirksam bei massiv raumforderndem Hirnödem (Schwab et al. 1998), jedoch offensichtlich nicht ganz so effektiv wie die Dekompressionstherapie (Georgiadis et al. 2002). Komplikationen der Hypothermie sind Bradykardie, Hypotonie, Melaena, Infektionen und Fieber, vor allem während des Wiedererwärmens (Krieger et al. 2001). Dennoch kann bei malignem Mediainfarkt eine Hypothermie erwogen werden, wenn eine Dekompressionsoperation nicht durchgeführt werden kann.

E 1.3.2.9 Neuroprotektiva

Sehr viele chemische Substanzen sind in der Lage, im Tiermodell die Auswirkung der Ischämie auf den Untergang von Hirngewebe effektiv zu mildern und das Läsionsvolumen zum Teil massiv zu reduzieren. Nur wenige dieser Substanzen sind in der Lage, den neuronalen Untergang auch dann noch zu verhindern, wenn sie zwei oder drei Stunden nach Beginn des Schlaganfalls verwendet werden. Entsprechend sind viele klinische Studien mit dem Ziel, die Wirksamkeit einer neuroprotektiven Therapie zu belegen, gescheitert. Die einzige positive randomisierte kontrollierte Studie existiert zu NXY-059, einer Substanz, die freie Radikale neutralisiert. Die größere Anschlussstudie (SAINT II) war allerdings negativ. Derzeit wird Minocyclin als Neuroprotektivum in Dosierungen zwischen 3 und 10 mg/kg pro Tag für 3 Tage nach dem ischämischen Infarkt getestet (Fagan et al. 2010).

E 1.3.2.10 Andere experimentelle Therapieansätze

Eine Phase-IIa-Studie zur Kombinationstherapie mit Beta-HCG (Tag 1, 3, 5 nach Schlaganfall) und Erythropoetin (Tag 7, 8 und 9) an 15 Patienten ergab keine Hinweise auf ein Sicherheitsrisiko, sodass der Ansatz weiter verfolgt wird (Cramer et al. 2010). Beide Substanzen sollen die neuronale Regeneration fördern.

Auch G-CSF (granulocyte colony-stimulating factor) hat zahlreiche Wirkungen, die nach ischämischem Infarkt von Nutzen sein könnten, wie antiapoptotische Wirkung, Stimulation von Neurogenese, Förderung von Revaskularisierung in der Ischämiezone. In der Phase-IIa-Studie AXIS (44 Patienten) zeigten sich keine Sicherheitsbedenken bei Gabe < 12 Stunden nach Schlaganfall (Schabitz et al. 2010). Die Folgestudie AXIS-2 war negativ.

Interessant ist die Substanz CDP-Cholin (cytidine-5'-diphosphocholine). Es handelt sich um ein Nahrungsergänzungsmittel, das in Tierversuchen und in mehreren kleineren Studien an Patienten nach Schlaganfall effektiv war. Ihm werden plastizitätsfördernde und membranstabilisierende Effekte nachgesagt. Eine Metaanalyse an 1 652 randomisierten Patienten aus vier Studien zeigte eine Besserung des klinischen 3-Monats-Ergebnisses unter 2 000 mg CDP-Cholin im Vergleich mit Placebo (OR 1,33; 95 % CI 1,10–1,62; p = 0,0043; Davalos et al. 2002). Eine prospektive multizentrische Studie (ICTUS) konnte diese Effekte leider nicht bestätigen.

Ganz neue Strategien verfolgen die transkranielle Lasertherapie (NeuroThera Effectiveness and Safety [NEST]-Trials) und die transkranielle Gleichstromstimulation (Neuroregeneration Enhanced by TDCS in Stroke [NETS]-Trial). Die Lasertherapie soll in der Akutphase < 24 Stunden nach Schlaganfall die mitochondriale Funktion stabilisieren, die transkranielle Gleichstromstimulation soll durch Modulation der neuronalen Plastizität während der Subakutphase (Tag 5–21 nach Schlaganfall) das funktionelle Ergebnis fördern. In der IMPACT-24-Studie wird elektrische Stimulation des Ggl. sphenopalatinum zwischen 8 und 24 Stunden nach Symptombeginn angewendet, um den zerebralen Blutfluss zu steigern und dadurch die klinische Erholung zu verbessern.

E 1.3.2.11 Thrombozytenaggregationshemmung in der frühen Sekundärprävention

Die frühe Sekundärprävention mit ASS beim ischämischen Hirninfarkt wird durch zwei große Studien gestützt (CAST Collaborative Group 1997, International Stroke Trial Collaborative Group 1997). Die Autoren der CAST- und IST-Studien führten eine Metaanalyse durch (Chen et al. 2000). Auf diese Weise wurden 20 207 Patienten erfasst, die mit ASS behandelt wurden, und 20 190, die entweder Placebo oder keine ASS erhielten. Zusammengefasst zeigte sich, dass die frühe Gabe von Acetylsalicylsäure in mittlerer Dosis (160–300 mg) einen signifikanten aber in absoluten Zahlen geringen therapeutischen Nutzen bezüglich früher Reinfarkte und Todesfälle ergibt. Unterstellt man in Deutschland 200 000 ischämische Hirninfarkte pro Jahr, läge der absolute Gewinn für die Vermeidung früher Reinfarkte bei 1 400 Fällen.

Die offene, randomisierte Studie CLAIR, zeigte bei 100 Patienten eine Abnahme mikroembolischer Signale (MES) um 42,4 % unter früher dualer Thrombozytenhemmung mit ASS (75–160 mg tgl.) und Clopidogrel (am ersten Tag 300 mg, dann 75 mg tgl.). MES werden als Surrogatparameter für das Risiko erneuter Ischämien diskutiert (Wong et al. 2010). Die FASTER-Studie (Kennedy et al. 2007) untersuchte an 392 Patienten die klinischen Endpunkte nach Gabe der Kombination ASS und Clopidogrel binnen 24 Stunden nach Schlaganfall. Nach 90 Tagen ergab sich eine absolute Risikoreduktion für Schlaganfall-Rezidive von 3,8 %, allerdings nahmen Blutungen (extra- und intrakraniell kombiniert) unter dualer Thrombozytenaggregationshemmung um 3,0 % zu.

Die EARLY-Studie (543 Patienten) zeigte, dass der frühe Einsatz der Kombinationsbehandlung aus ASS und Dipyridamol (Aggrenox®), verglichen mit der frühen Anwendung einer ASS-Monotherapie (100 mg tgl.), sicher ist, aber keinen klinischen Vorteil bringt (Dengler et al. 2010).

Zusammenfassend ist der frühe Beginn einer Thrombozytenaggregationshemmung binnen 48 Stunden nach zerebraler Ischämie sicher und effektiv (↑↑, A). Standardmedikation ist ASS, die Kombination aus ASS und Dipyridamol ist nach den Ergebnissen der ESPS-2- und ESPRIT-Studien (Diener et al. 1996, Halkes et al. 2006) der Monotherapie mit ASS langfristig überlegen und steht zur Anwendung bei Risikopatienten zur Verfügung. Zur Differenzierung des Rezidivrisikos kann ein Score herangezogen werden, der auf den Daten der CAPRIE-Studie basiert (vgl. Weimar et al. 2009; s. Kap. E 2.2.4). Eine Empfehlung für duale Thrombozytenaggregationshemmung kann nicht ausgesprochen werden.

E 1.3.2.12 Antikoagulation in der Akut- und Subakutphase

Die Antikoagulation mit Heparin in der Frühphase des ischämischen Hirninfarkts wurde in mehreren klinischen Studien überprüft, ohne dass ein positiver Effekt auf funktionelle Erholung oder andere klinisch relevante Parameter festgestellt werden konnte (Berge et al. 2000, Chimowitz et al. 2005, International Stroke Trial Collaborative Group 1997, Mohr et al. 2001). Eine routinemäßige Antikoagulation in der Akutphase ist daher nicht indiziert (↓). Pragmatische Entscheidungshilfen zum Beginn der oralen Antikoagulation nach zerebraler Ischämie gibt **Tab. E 1.11**. Zu weiteren Details der Antikoagulation in der Sekundärprophylaxe nach Schlaganfall sei auf Kapitel E 2 verwiesen (Abschnitt E 2.2.5).

Als erwiesen gilt, dass es durch niedermolekulares Heparin zu einer Reduktion tiefer Beinvenenthrombosen und Lungenembolien bei Patienten mit ischämischen Schlaganfällen kommt (vgl. Bath et al. 2001).

E 1.4 Pragmatische Therapie

Jede zerebrale Ischämie soll auf einer Stroke Unit durch ein multidisziplinäres, auf die Schlaganfallbehandlung spezialisiertes Team behandelt werden, die fachliche Behandlungsleitung einem Facharzt für Neurologie obliegen (↑↑, A). Dies gilt gleichermaßen für Patienten mit einer TIA, da auch für die

TIA belegt ist, dass eine frühzeitige Diagnostik und Therapieeinleitung effektiv ist und Rezidive verhindert (↑↑, A) (Rothwell et al. 2007). Die angestrebte Verweildauer auf einer Stroke Unit beträgt 72 Stunden.

E 1.4.1 Basistherapie

Tab. E 1.7: Zusammenfassung der wichtigsten Fakten zur Basistherapie

- Der neurologische Status sollte alle 6 (nachts alle 8) Stunden überwacht und dokumentiert werden (↑, B)
- Die Vitalfunktionen (Blutdruck, Herzfrequenz, EKG, Atmung, Sauerstoffsättigung) sollten kontinuierlich überwacht und alle 6 (nachts alle 8) Stunden dokumentiert werden (↑, B)
- Körpertemperatur (alle 6 Stunden) und Blutzucker (alle 8 Stunden, bei Diabetikern ggf. häufiger) sollten regelmäßig kontrolliert und ausgeglichen werden (↑, B)
- Der Elektrolytstatus sollte regelmäßig kontrolliert (1 × täglich) und ausgeglichen werden (↑, B)
- Bei Patienten mit schweren Schlaganfällen sind die Atemwege freizuhalten und eine zusätzliche Oxygenierung anzustreben (↑, B)
- Herzrhythmusstörungen sollten behandelt werden (↑, B)

Ausnahmesituationen, die blutdrucksenkende Maßnahmen in der Akutphase notwendig machen:

- Blutdruckwerte liegen systolisch ≥ 220 mmHg oder diastolisch ≥ 120 mmHg
- Vor Thrombolyse: Blutdruckwerte auf ≤ 160/100 mmHg senken
- KHK und Angina pectoris oder ausgeprägte Linksherzinsuffizienz, sodass eine kardiale Dekompensation droht
- hypertensive Enzephalopathie

Neurologischer Status und Vitalfunktionen (Blutdruck, Herzfrequenz, EKG, Atmung, Sauerstoffsättigung, Temperatur) sollten kontinuierlich überwacht und 6-stündlich (nachts 8-stündlich) dokumentiert werden (↑, B). Das Monitoring darf nur zur Durchführung spezieller Untersuchungen oder Behandlungen unterbrochen werden. An die Erfüllung dieser Maßgaben ist auch die Vergütung als Schlaganfall-Komplexbehandlung (OPS 8-981.x) gekoppelt. Bei klinischer Notwendigkeit kommt regelmäßiges Monitoring des intrakraniellen Drucks oder auch funktioneller Parameter wie EEG oder evozierter Potenziale hinzu.

Der Blutdruck soll kontinuierlich gemessen werden (NIBP) (↑, B). Bei der ersten Messung sollte eine vergleichende Messung an beiden Armen erfolgen. Arterieller Hypertonus bei Patienten mit Schlaganfall sollte in der Akutphase nicht behandelt werden, solange keine kritischen Blutdruckgrenzen (220 mmHg systolisch, 120 mmHg diastolisch) überschritten werden. Der Zielblutdruck bei Patienten mit bekannter Hypertonie ist 180/100 mmHg, bei anderen 160–180/90–100 mmHg (Hacke et al. 2005). Ausnahmen von dieser Regel sind in **Tab. E 1.7** zusammengefasst. Langfristig muss der erhöhte Blutdruck auf Werte < 140/90 mmHg gesenkt werden (↑↑, A) (bei Diabetikern < 130/85 mmHg).

Pragmatisches Vorgehen zur Behandlung hypertoner Blutdruckwerte

1. Urapidil (z. B. Ebrantil®) 15–25(50) mg i. v., kann nach 15–30 Minuten wiederholt werden, evtl. als Perfusor
2. Urapidil (z. B. Ebrantil®) 30–60 mg oral
3. Clonidin (Catapresan®) Perfusor 9 g/ml, 1–5 ml/h
4. Vermeiden von Vasodilatatatoren wie z. B. Nifedipin

Die Körpertemperatur sollte initial stündlich gemessen und ab Werten > 37,5 °C nach Möglichkeit gesenkt werden.

Pragmatisches Vorgehen

1. Physikalisch: leichtere Decke oder Abdecken, evtl. Wadenwickel
2. Medikamentös: Paracetamol 3 × 1 000 mg als Tabl. oder Supp.
3. Infektsuche und -behandlung, Indikation zur Antibiose früh stellen, keine Antibiotikagabe ohne Infektnachweis

Der Blutzucker sollte auf Werte zwischen 80 mg% und 120 mg%, bei Diabetikern zwischen 80 mg% und 160 mg% eingestellt werden.

Pragmatisches Vorgehen bei Hyperglykämie

1. Altinsulin Perfusor: 50 IE Altinsulin/50 ml NaCl 0,9 % (1 IE Altinsulin/ml), initiale Bolusgabe von 4 IE Altinsulin, dann Perfusor mit 2–4 IE/h = 2–4 ml/h, Dosiskorrektur anhand 1–2 stündlicher BZ-Kontrollen, Perfusorstopp bei Serumglukose von 100 mg%
2. Altinsulinschema für s. c.-Gabe nach 1–2-stündlichen BZ-Kontrollen

Tab. E 1.8: Nachspritzplan bei Hyperglykämie

Patienten mit Diabetes mellitus, bis 80 kg Körpergewicht, kein Kortison	
BZ unter 150 mg%	Kein Insulin
BZ 151–200 mg%	4 IE Alt-Insulin
BZ 201–250 mg%	5 IE Alt-Insulin
BZ 251–300 mg%	6 IE Alt-Insulin
BZ über 300 mg%	8 IE Alt-Insulin
Patienten mit Diabetes mellitus, über 80 kg Körpergewicht oder mit Kortison-Behandlung	
BZ unter 150 mg%	Kein Insulin
BZ 151–200 mg%	4 IE Alt-Insulin
BZ 201–250 mg%	6 IE Alt-Insulin
BZ 251–300 mg%	8 IE Alt-Insulin
wBZ über 300 mg%	10 IE Alt-Insulin

Pragmatisches Vorgehen bei Hypoglykämie

1. Bei wachen Patienten zwei Stück Traubenzucker oder vier Stück Würfelzucker in 100 ml Tee, dann zwei Scheiben Brot (2 BE)
2. Bei Bewusstseinsminderung, Koma oder Schluckstörung: 20 ml Glukose 20 % über eine große Armvene i. v., Wiederholung bis Erwachen, dann Infusion von Glukose 10 % und engmaschige BZ-Kontrollen

3. Wenn kein i. v.-Zugang möglich bei Bewusstlosigkeit: Glukagon 1 mg i. m. (Fertigspritze)

Bei Herzrhythmusstörungen sollte in Zusammenarbeit mit Kardiologen früh eine Normorhythmie angestrebt werden.

E 1.4.2 Rekanalisierende Therapie

Abb. E 1.1 fasst die Entscheidungswege zur rekanalisierenden Therapie in vereinfachter Form zusammen, **Tab. E 1.9** die wichtigsten Fakten.

Einschlusskriterien systemische Thrombolyse mit rt-PA intravenös
- Klinische Diagnose ischämischer Schlaganfall mit funktionell relevantem neurologischen Defizit (übliche Richtlinie: NIHSS > 4). *Hinweis:* auch eine isolierte globale Aphasie (NIHSS 3), eine komplette Hemianopsie (NIHSS 2) oder kortikale Blindheit (NIHSS 3) stellen schwere neurologische Defizite dar, sodass auch hier eine Thrombolyse gerechtfertigt ist. »NIHSS > 4« ist ein Anhaltspunkt, aber keine absolute Grenze. Weder in der NINDS- noch in der ECASS-3-Studie war »NIHSS > 4« explizites Einschlusskriterium, sondern das »relevante neurologische Defizit«.
- Alter 18–80 Jahre (gemäß Zulassung in Deutschland). *Hinweis:* die Studienlage rechtfertigt keine strikte Ablehnung der intravenösen Thrombolyse bei Patienten außerhalb dieses Altersbereichs. Für Patienten > 80 Jahre wurde die Effektivität und Sicherheit der systemischen Thrombolyse in einer Metaanalyse gezeigt (Mishra et al. 2010), sodass im Einzelfall geprüft werden muss, ob auch bei über 80-jährigen Patienten als individueller Heilversuch eine Lyse durchzuführen ist (off-label).
- Therapiebeginn innerhalb 4,5 Stunden nach Symptombeginn. *Hinweis:* Für das Zeitfenster zwischen 4,5 und 6 Stunden nach Symptombeginn kann keine generelle Empfehlung für i. v.-rt-PA gegeben werden. Es kann im Rahmen eines individuellen Heilversuchs sinnvoll sein, mittels multimodaler Schlaganfallbildgebung das Mismatch-Konzept anzuwenden (vgl. E 1.3.2.2) und einen Gefäßverschluss nachzuweisen, um dann rt-PA intravenös zu applizieren.
- Intrakranielle Blutung durch cCT oder cMRT ausgeschlossen.

Nutzen/Risiko kann gemindert sein bei
- Leichtem (NIHSS < 5) oder sehr schwerem Schlaganfall (NIHSS > 25)
- Ausgedehnten Frühzeichen eines raumfordernden Hirninfarkts (z. B. Hypodensität im cCT > 1/3 des Gefäßterritoriums der A. cerebri media oder DWI-Läsion im cMRT > 1/2 dieses Gefäßterritoriums)
- Vorliegen von Herzinsuffizienz, Herzinfarkt, Angina pectoris, Vorhofflimmern
- Diabetes mit hohen Glukosewerten
- Situationen mit erhöhtem Blutungsrisiko (z. B. ausgeprägte Mikroangiopathie, Neoplasma, Leberversagen, Leberzirrhose, Ösophagusvarizen, akute Pankreatitis)

Tab. E 1.9: Zusammenfassung der wichtigsten Fakten zur rekanalisierenden Therapie

- Die i. v.-Behandlung mit rt-PA wird innerhalb eines 4,5-Stunden-Fensters nach Ausschluss einer Hirnblutung mittels cCT oder speziellen cMRT-Sequenzen an Zentren mit Stroke Unit empfohlen (Dosierung: 0,9 mg/kg/KG, Maximum von 90 mg, 10 % der Gesamtdosis als Bolus, die restlichen 90 % im Anschluss als Infusion über 60 Minuten) (↑↑, A). *Hinweis:* Bei Thrombolyse nach cMRT sollte der Bolus bereits im Scanner nach Durchführung von DWI und blutungssensitivier Sequenz (T2*) gegeben werden.
- Eine systemische Thrombolyse mit rt-PA kommt möglicherweise als individueller Heilversuch (off-label) in erfahrenen Zentren auch in Betracht, wenn die Symptome bereits > 4,5–6 Stunden bestehen, sofern im cMRT ein eindeutiges PWI-DWI-Mismatch und ein Gefäßverschluss nachgewiesen werden (↔, C).
- Beim »Wake-up«-Stroke kann derzeit keine Empfehlung zur Thrombolyse mit rt-PA gegeben werden, da prospektive Untersuchungen zur Effektivität und Sicherheit einer cMRT-basierten Thrombolyse nach dem DWI-FLAIR-Mismatch-Konzept ausstehen.
- Die i. v.-Behandlung des ischämischen Schlaganfalls mit Streptokinase sollte aufgrund der schwerwiegenden Nebenwirkungen nicht durchgeführt werden (↓).
- Die i. a.-Thrombolyse bei Karotis-T-Verschlüssen oder proximalen Verschlüssen der A. cerebri media mit rt-PA führt innerhalb eines 6-Stunden-Zeitfensters zu einer signifikanten Verbesserung des funktionellen Ergebnisses und kann daher empfohlen werden (↔, C).
- Eine intraarterielle Rekanalisationstherapie kann auch durchgeführt werden, wenn sich unter i. v.-Thrombolyse eine verschlossene distale A. carotis interna oder proximale A. cerebri media binnen 30 Minuten nicht eröffnet, ggf. muss dann eine sofortige Verlegung in eine überregionale Stroke Unit erfolgen (»Drip-and-Ship-Konzept«, »Drip-Ship-and-Retrieve-Konzept«); bei langstreckigen Karotis-Verschlüssen oder Karotis-T-Verschlüssen mit sehr schwerem neurologischen Syndrom kann auch eine primär intraarterielle Vorgehensweise angewandt werden (↔, C); falls die Verlegung in eine überregionale Stroke Unit notwendig ist, sollte ein Bridging, z. B. mit rt-PA (z. B. 1/3 bis 2/3 der Maximaldosis) erfolgen (↔, C).
- Akute Basilarisverschlüsse sollten in darauf spezialisierten Zentren mit intraarterieller Applikation von rt-PA behandelt werden (↔, B); auch im Falle der Basilaris-Rekanalisation kommt das »Drip-and-Ship-Konzept« infrage, sodass ein Bridging durchgeführt werden sollte, wenn der Patient in eine überregionale Stroke Unit verlegt wird (↔, C).
- Steht bei einem Basilarisverschluss kein interventioneller Neuroradiologe zur Verfügung, erfolgt der Versuch einer systemischen Thrombolyse in üblicher Dosierung (↔, B).

Kontraindikationen für die Thrombolyse
Alle Zustände mit erhöhter Blutungsgefahr. Insbesondere:

- Blutung oder hämorrhagische Transformation eines Infarkts
- unklarer Zeitpunkt des Schlaganfallereignisses
- medikamentös nicht beherrschbarer arterieller Hypertonus > 180 mmHg systolisch
- Operation/Biopsie parenchymatöser Organe in den letzten 14 Tagen

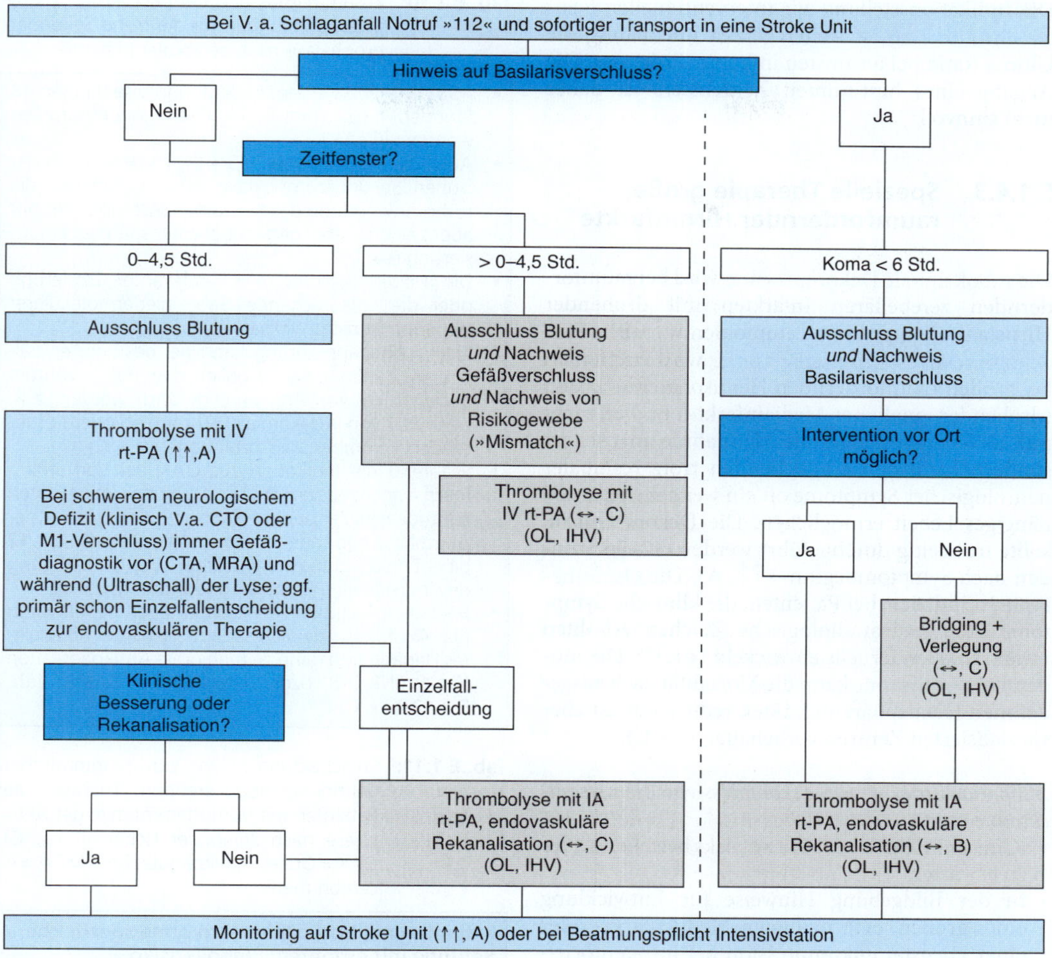

Abb. E 1.1: Übersichtsdiagramm (Behandlungspfad) zur Versorgung des akuten Schlaganfalls. Grau hinterlegte Felder beinhalten experimentelle Therapieansätze (jeweils gekennzeichnet mit OL = off-label und IHV = individueller Heilversuch), deren Effektivität noch nicht abschließend belegt ist, die aber in Ermangelung von Alternativen in spezialisierten Zentren angewendet werden. CTO = Karotis-T-Verschluss, CTA = cCT-Angiographie, MRA = MRT-Angiographie, i. v. = intravenös, i. a. = intraarteriell.

- Trauma mit inneren Verletzungen oder Blutungen in den letzten 4 Wochen
- Gravidität bzw. Entbindung
- Gerinnungsstörung (Thrombozyten < 100 000/µl, INR > 1,7; bei Einnahme von Faktor IIa oder Xa-Antagonisten erhöhte Ecarin Clotting Zeit (ECT), Thrombin-Zeit (TT) oder auffälliger Hämoclot-Test)

Bei Kontraindikation muss das Risiko der Thrombolyse gegen die Schwere des Schlaganfallsyndroms abgewogen werden.

Hinweis: Ein Krampfanfall zu Beginn der Schlaganfallsymptomatik sollte nicht als absolute Kontraindikation gewertet werden. Wenn in der Bildgebung ein Gefäßverschluss nachgewiesen ist, ggf. noch mit entsprechender Diffusionsstörung im cMRT, ist die Diagnose »ischämischer Infarkt« hinreichend gesichert und die Thrombolyse ist – unter Berücksichtigung der o. g. Einschlusskriterien – gerechtfertigt, auch wenn initial ein Krampfanfall beobachtet wurde. Frühanfälle kommen beim ischämischen Infarkt mit einer Häufigkeit von etwa 2 % vor (Krakow et al. 2010), allerdings nur selten als Initialsymptom.

Die Indikation zur Katheterintervention im vorderen Stromkreislauf, sei es zur i. a.-Thrombolyse mittels rt-PA oder zur mechanischen Rekanalisation, kann in folgenden Situationen erwogen werden:

- Basilaristhrombose
- Karotis-T-Verschluss mit schwerem neurologischen Syndrom
- Fehlende Rekanalisation der A. cerebri media oder des Karotis-T 30 Minuten nach Beginn einer systemischen Thrombolyse bei persistierendem neurologischen Defizit
- Proximaler Verschluss der A. cerebri media mit schwerem neurologischen Syndrom

Während bei der i. v.-Thrombolyse eine obere Altersgrenze nach aktueller Studienlage (vgl. Mishra et al. 2010) kaum zu rechtfertigen ist, sollte die Indikation zu Katheterinterventionen bei hochbetagten Patienten zurückhaltend gestellt werden. So hat PROACT II zwar Patienten bis 85 Jahre eingeschlossen, ein Alter > 68 Jahre war aber ein Prädiktor für ein schlechtes funktionelles Ergebnis (OR für mRS 0–2 = 0,23 [0,11–0,48]; Wechsler et al. 2003).

Die Indikationsstellung zur interventionellen Basilaristhrombolyse ist weiter gefasst und häufig die Ultima Ratio bei ansonsten infauster Prognose. Die Angabe eines bestimmten Zeitfensters ist daher nicht sinnvoll.

E 1.4.3 Spezielle Therapie großer raumfordernder Hirninfarkte

Die subokzipitale Dekompression wird bei raumfordernden zerebellären Infarkten mit drohender Hirnstammkompression empfohlen (↑, B). Eine dekompressive Hemikraniektomie wird empfohlen bei großen raumfordernden Hemisphäreninfarkten (drohender »maligner Mediainfarkt«) und ist nicht nur als lebensverlängernde Maßnahme anzusehen, sondern kann den Überlebenden trotz residualer neurologischer Symptome oft ein weitgehend unabhängiges Leben ermöglichen. Die Dekompression sollte frühzeitig durchgeführt werden (12–36 Stunden nach Symptombeginn) (↑↑, A). Die Osmotherapie ist indiziert bei Patienten, die klinische Symptome oder neuroradiologische Zeichen erhöhten intrakraniellen Drucks entwickeln (↔, C). Die moderate Hypothermie kann die Mortalität nach ausgedehnten Hemisphäreninfarkten reduzieren, ist aber spezialisierten Zentren vorbehalten (↔, C).

Indikationsstellung zur dekompressiven Hemikraniektomie

- Klinische Zeichen des Hirndrucks bestehend oder zu erwarten
- In der Bildgebung Hinweise für Entwicklung eines großen, evtl. malignen Mediainfarkts oder einer Hirnstammkompression bei infratentorieller Ischämie
- Alter ≤ 60 Jahre
- Gerinnungsstatus normal
- Keine Krankheiten, welche die Lebenserwartung wesentlich einschränken
- Indikationsstellung frühzeitig, bevor Hirnstammkompressionszeichen auftreten
- Bei Infarzierung der dominanten Seite und ausgeprägter Aphasie ist eine besondere ethische Abwägung erforderlich
- Die Indikationsstellung sollte mit nicht aphasischen Patienten frühzeitig besprochen werden, bevor Hirndruckzeichen oder eine Bewusstseinstrübung auftreten

E 1.4.4 Frühe Sekundärprophylaxe

E 1.4.5 Prävention und Behandlung von Komplikationen

Die Thromboseprophylaxe (↑↑, A) kann mit niedermolekularem Heparin einmal täglich durchgeführt werden. Zugelassen in dieser Indikation ist Certoparin. Die paretischen Extremitäten müssen außerdem so früh wie möglich aktiv oder passiv durchbewegt werden (3 x tgl). Das Tragen von Thrombosestrümpfen ist für die Thromboseprophylaxe nach Schlaganfall nicht geeignet (↓) (CLOTS Trial; Dennis et al. 2009).

Tab. E 1.10: Zusammenfassung der praktischen Therapieempfehlungen für die frühe Sekundärprophylaxe nach zerebraler Ischämie

- ASS (100–300 mg/Tag) in der Frühphase (binnen 48 Stunden) nach einen Schlaganfall kann empfohlen werden (↑↑, A)
- Auch die Kombination ASS + Dipyridamol ist in der frühen Sekundärprophylaxe sicher einsetzbar, die frühe Anwendung des Kombinationspräparates hat aber keinen Vorteil gegenüber einer späteren Eindosierung (↔, C)
- Die Heparinisierung in PTT-relevanter Dosierung oder die entsprechende Gabe niedermolekularer Heparine ist nicht wirksam (↓)
- Eine Vollheparinisierung kann bei bestimmten Fällen, in denen eine Emboliequelle mit erhöhtem Rezidivrisiko vorliegt, durchgeführt werden z. B. Nachweis von intrakardialen Thromben oder flottierenden Thromben im Aortenbogen (↔, C)
- Während die Indikation zur OAK bei Vorhofflimmern evidenzbasiert ist (↑↑, A), gibt es keine Daten zum idealen Zeitpunkt, wann mit der OAK in der Akutphase begonnen werden sollte. **Tabelle E 1.12** gibt Entscheidungshilfen unter Berücksichtigung des individuellen Embolie- und Blutungsrisikos
- Bei einer Dissektion zervikaler Arterien geben wir in der Akutphase gewichtsadaptiert niedermolekulares Heparin und dann zeitnah orale Antikoagulation (OAK) (INR 2-3; bzgl. Zeitpunkt der OAK s. **Tab. E 1.12**) (↔, C)

Tab. E 1.11: Entscheidungshilfen zur pragmatischen gerinnungsmodulierenden Therapie bei Patienten mit Vorhofflimmern in der Akutphase nach zerebraler Ischämie (↔, C). OAK = Orale Antikoagulation, MCA = A. cerebri media.

Patienten mit Vorhofflimmern ohne spezifische Befunde mit erhöhtem Embolierisiko

TIA
- Sofort OAK (vgl. Karolinska Consensus Statement 2010, http://www.strokeupdate.org)

Kleine und mittelgroße Infarkte bis 1/3 MCA-Territorium
- Sofort ASS 100 mg, zeitnah OAK (nach 14 Tagen; vgl. Karolinska Consensus Statement 2010), ab Beginn OAK ASS absetzen

ausgedehnte Infarkte > 1/3 MCA-Territorium
- ASS 100 mg, ggf. im späteren Verlauf OAK erwägen

Patienten mit Vorhofflimmern und stark erhöhtem Embolierisiko (z. B. Thromben im Vorhof, wiederholte kardioembolische Ereignisse)

TIA, mittelgroße Infarkte bis 1/3 MCA-Territorium
- Sofort IV Heparinisierung (ohne Bolusgabe), zeitnaher Beginn OAK (< 1 Woche)

ausgedehnte Infarkte > 1/3 MCA-Territorium
- Nutzen-Risiko-Abwägung im Einzelfall

Bei Kontraindikation gegen OAK (Unverträglichkeit, mangelnde Compliance, hohes Blutungsrisiko)
- ASS 100 mg
- bei Unverträglichkeit OAK oder mangelnder Compliance aber nicht spezifisch erhöhtem Blutungsrisiko ggf. ASS 100 mg plus 75 mg Clopidogrel

Infektionen nach Schlaganfällen sollten adäquat antibiotisch behandelt werden. Aspirationspneumonien sollte durch Versorgung über eine nasogastrale Sonde vorgebeugt werden (↑, B), eine frühe PEG-Anlage ist nicht sinnvoll (↓) (FOOD Trial; Dennis et al. 2005).

Eine Frühmobilisation von Schlaganfallpatienten ist zur Vorbeugung von Aspirationspneumonien, tiefen Beinvenenthrombosen und Dekubitalgeschwüren anzustreben (↑, B).

Epileptische Anfälle bei Schlaganfallpatienten sollten suffizient behandelt werden (↑, A), eine Prophylaxe mit Antikonvulsiva bei Schlaganfallpatienten, die bislang keine Anfälle hatten, wird nicht empfohlen (↓).

E 1.4.6 Frühe Rehabilitationsbehandlung

Mit Physiotherapie, Logopädie inklusive Schluckdiagnostik (Endoskopie des Schluckaktes), Ergotherapie und neuropsychologischer Diagnostik und Therapie sollte nach Möglichkeit schon am Tag nach der Aufnahme begonnen werden (↔, C). Die strukturellen Anforderungen an eine Frührehabilitationsbehandlung im Akutkrankenhaus sind in der OPS 8-550.x geregelt.

Physiotherapie
- Atemgymnastik, Pneumonieprophylaxe
- Transfer üben:
  Sitzbalance → Transfer → Stehen → Gehen
- Im Alltag besonders wichtige Bewegungsabläufe zuerst üben (Motivationssteigerung)
- Anleitung zu Selbstübungen
- Prophylaxe von Kontrakturen und Fehlstellungen

Logopädie
- In der Akutphase ist die Therapie von Schluckstörungen vorrangig (Carnaby et al. 2006)
- Therapie von Dysarthrie und Aphasie

Ergotherapie
- Bereits in der Frühphase Selbstständigkeit bei den alltäglichen Verrichtungen wiederherstellen
- Gebrauch persönlicher Hilfsmittel trainieren (Brille, Hörgeräte, Zahnprothesen etc.)
- Notwendigkeit neuer Hilfsmittel feststellen und deren Einsatz in die Wege leiten (z. B. Gehstützen, Rollator-Gehwagen, Rollstuhl, Heidelberger Schiene)

Neuropsychologie
- Bereits in der Frühphase Therapie von Wahrnehmungsstörungen (z. B. Neglekt), dyspraktischen Störungen und Einschränkungen komplexer kognitiver Prozesse und Gedächtnisleistungen

E 1.4.7 Frühe Depressionsbehandlung

Depressive Phasen treten häufig im Verlauf eines Schlaganfalls auf und erfordern neben positiver Zuwendung und Ermunterung zur Eigeninitiative (Krankengymnastik, Logopädie, Reduzierung der Risikofaktoren etc.) gelegentlich auch eine antidepressive Medikation: Die Wirksamkeit von SSRI in der post stroke-depression ist belegt (↑↑, A): Paroxetin (Seroxat®) 20 mg oder Citalopram (Cipramil®) 20–40 mg morgens.

E 1.5 Unwirksame oder obsolete Therapien

Eine Hämodilutions-Behandlung nach Schlaganfällen kann nicht empfohlen werden (↓). Die orale Antikoagulation mit Dicumarolderivaten in der Akutphase des ischämischen Infarktes hat keinen Vorteil (↓). Die Behandlung des Schlaganfalls oder eines Ischämie-bedingten Hirnödems mit Kortikoiden wie Dexamethason ist unwirksam (↓). Die systemische Gabe von Urokinase oder Streptokinase kann nicht empfohlen werden (↓). Die Behandlung der zerebralen Ischämie mit Vasodilatatoren oder mit Medikamenten, denen unterstellt wird, sie würden die Hirndurchblutung verbessern, ist unwirksam (z. B. Piracetam; Ricci et al. 2006) (↓). Eine routinemäßige Blutdrucksenkung im Akutstadium kann ein Größenzunahme des Infarktes führen, vor allem wenn schlecht steuerbare antihypertensive Pharmaka verwendet werden (↓). Die Endarteriektomie als Sofortmaßnahme beim akuten Schlaganfall wird nicht empfohlen. Gleichwohl sollte bei symptomatischer Karotisstenose die Intervention binnen 14 Tagen nach dem ischämischen Ereignis erfolgen (↑, B). Der extra-/intrakranielle Bypass ist als Sofortmaßnahme beim akuten Schlaganfall nicht geeignet (↓). Magnesiuminfusionen in der Akutphase sind unwirksam (↓) (Kidwell et al. 2009). Eine Hochdosis-Paracetamol-Behandlung (6 g/d) als Standardmedikation auch ohne Fieber bietet keine Vorteile (↓) (den Hertog et al. 2009). Neuroprotectiva wie NXY-059 sind unwirksam (↓). Levofloxacin als antibiotische Prophylaxe in der Akutphase nach Schlaganfall hat mehr Nachteile als Vorteile (↓). Eine Fibrinogen-Depletion mit Ancrod wird aufgrund des erhöhten Blutungsrisikos nicht empfohlen (↓), ebenso wenig die Sonothrombolyse zur Rekanalisierung bei intrakraniellen Gefäßverschlüssen (↓). Die Applikation von Glykoprotein-IIb/IIIa-Antagonisten in der Akutphase ist als Alternative zu rt-PA nicht geeignet und mit einem deutlich erhöhten Blutungsrisiko behaftet (↓).

E 1.6 Literatur

Abou-Chebl A, Lin R, Hussain MS, Jovin TG, Levy EI, Liebeskind DS, Yoo AJ, Hsu DP, Rymer MM, Tayal AH, Zaidat OO, Natarajan SK, Nogueira RG, Nanda A, Tian M, Hao Q, Kalia JS, Nguyen TN, Chen M, Gupta R. Conscious sedation versus general anesthesia during endovascular therapy for acute anterior circulation stroke: preliminary results from a retrospective, multicenter study. Stroke 2010;41:1175–1179.

Adams HP, Jr., del Zoppo G, Alberts MJ, Bhatt DL, Brass L, Furlan A, Grubb RL, Higashida RT, Jauch EC, Kidwell C, Lyden PD, Morgenstern LB, Qureshi AI, Rosenwasser RH, Scott PA, Wijdicks EF. Guidelines for the early management of adults with ischemic stroke: a guideline from the American Heart Association/American Stroke Association Stroke Council, Clinical Cardiology Council, Cardiovascular Radiology and Intervention Council, and the Atherosclerotic Peripheral Vascular Disease and Quality of Care Outcomes in Research Interdisciplinary Working Groups: the American Academy of Neurology affirms the value of this guideline as an educational tool for neurologists. Stroke 2007;38:1655–1711.

Adams HP, Jr.,Effron MB, Torner J, Davalos A, Frayne J, Teal P, Leclerc J, Oemar B, Padgett L, Barnathan ES,

Hacke W. Emergency administration of abciximab for treatment of patients with acute ischemic stroke: results of an international phase III trial: Abciximab in Emergency Treatment of Stroke Trial (AbESTT-II). Stroke 2008;39:87–99.

Ahmed N, Davalos A, Eriksson N, Ford GA, Glahn J, Hennerici M, Mikulik R, Kaste M, Lees KR, Lindsberg PJ, Toni D. Association of admission blood glucose and outcome in patients treated with intravenous thrombolysis: results from the Safe Implementation of Treatments in Stroke International Stroke Thrombolysis Register (SITS-ISTR). Arch Neurol 2010a;67:1123–1130.

Ahmed N, Nasman P, Wahlgren NG. Effect of intravenous nimodipine on blood pressure and outcome after acute stroke. Stroke 2000;31:1250–1255.

Ahmed N, Wahlgren N, Brainin M, Castillo J, Ford GA, Kaste M, Lees KR, Toni D. Relationship of blood pressure, antihypertensive therapy, and outcome in ischemic stroke treated with intravenous thrombolysis: retrospective analysis from Safe Implementation of Thrombolysis in Stroke-International Stroke Thrombolysis Register (SITS-ISTR). Stroke 2009;40:2442–2449.

Ahmed N, Wahlgren N, Grond M, Hennerici M, Lees KR, Mikulik R, Parsons M, Roine RO, Toni D, Ringleb P. Implementation and outcome of thrombolysis with alteplase 3–4.5 h after an acute stroke: an updated analysis from SITS-ISTR. Lancet Neurol 2010b;9:866–874.

Alexandrov AV, Burgin WS, Demchuk AM, El-Mitwalli A, Grotta JC. Speed of intracranial clot lysis with intravenous tissue plasminogen activator therapy: sonographic classification and short-term improvement. Circulation 2001;103:2897–2902.

Amarenco P, Benavente O, Goldstein LB, Callahan A, 3rd,Sillesen H, Hennerici MG, Gilbert S, Rudolph AE, Simunovic L, Zivin JA, Welch KM. Results of the Stroke Prevention by Aggressive Reduction in Cholesterol Levels (SPARCL) trial by stroke subtypes. Stroke 2009;40: 1405–1409.

Arboix A, Garcia-Trallero O, Garcia-Eroles L, Massons J, Comes E, Targa C. Stroke-related headache: a clinical study in lacunar infarction. Headache 2005;45:1345–1352.

Arboix A, Massons J, Garcia-Eroles L, Targa C, Comes E, Parra O. Clinical predictors of lacunar syndrome not due to lacunar infarction. BMC Neurol 2010;10:31.

Arboix A, Padilla I, Massons J, Garcia-Eroles L, Comes E, Targa C. Clinical study of 222 patients with pure motor stroke. J Neurol Neurosurg Psychiatry 2001;71:239–242.

Astrup J, Siesjo BK, Symon L. Thresholds in cerebral ischemia – the ischemic penumbra. Stroke 1981;12:723–725.

Bath PM, Lindenstrom E, Boysen G, De Deyn P, Friis P, Leys D, Marttila R, Olsson J, O'Neill D, Orgogozo J, Ringelstein B, van der Sande J, Turpie AG. Tinzaparin in acute ischaemic stroke (TAIST): a randomised aspirin-controlled trial. Lancet 2001;358:702–710.

Berge E, Abdelnoor M, Nakstad PH, Sandset PM. Low molecular-weight heparin versus aspirin in patients with acute ischaemic stroke and atrial fibrillation: a double-blind randomised study. HAEST Study Group. Heparin in Acute Embolic Stroke Trial. Lancet 2000;355:1205–1210.

Berger C, Schabitz WR, Georgiadis D, Steiner T, Aschoff A, Schwab S. Effects of hypothermia on excitatory amino acids and metabolism in stroke patients: a microdialysis study. Stroke 2002;33:519–524.

Bluhmki E, Chamorro A, Davalos A, Machnig T, Sauce C, Wahlgren N, Wardlaw J, Hacke W. Stroke treatment with alteplase given 3.0–4.5 h after onset of acute ischaemic stroke (ECASS III): additional outcomes and subgroup analysis of a randomised controlled trial. Lancet Neurol 2009;8:1095–1102.

Bogousslavsky J, Cachin C, Regli F, Despland PA, Van Melle G, Kappenberger L. Cardiac sources of embolism and cerebral infarction – clinical consequences and vascular concomitants: the Lausanne Stroke Registry. Neurology 1991;41:855–859.

Bogousslavsky J, Van Melle G, Regli F. The Lausanne Stroke Registry: analysis of 1,000 consecutive patients with first stroke. Stroke 1988;19:1083–1092.

Candelise L, Gattinoni M, Bersano A, Micieli G, Sterzi R, Morabito A. Stroke-unit care for acute stroke patients: an observational follow-up study. Lancet 2007;369:299–305.

Caplan LR. Brain embolism, revisited. Neurology 1993;43: 1281–1287.

Carmichael ST. Gene expression changes after focal stroke, traumatic brain and spinal cord injuries. Curr Opin Neurol 2003;16:699–704.

Carnaby G, Hankey GJ, Pizzi J. Behavioural intervention for dysphagia in acute stroke: a randomised controlled trial. Lancet Neurol 2006;5:31–37.

Castano C, Dorado L, Guerrero C, Millan M, Gomis M, Perez dela Ossa N, Castellanos M, Garcia MR, Domenech S, Davalos A. Mechanical thrombectomy with the Solitaire AB device in large artery occlusions of the anterior circulation: a pilot study. Stroke 2010;41:1836–1840.

Cerebral Embolism Task Force. Cardiogenic brain embolism. The second report of the Cerebral Embolism Task Force. Arch Neurol 1989;46:727–743.

Cerrato P, Grasso M, Imperiale D, Priano L, Baima C, Giraudo M, Rizzuto A, Azzaro C, Lentini A, Bergamasco B. Stroke in young patients: etiopathogenesis and risk factors in different age classes. Cerebrovasc Dis 2004;18: 154–159.

Chamorro A, Horcajada JP, Obach V, Vargas M, Revilla M, Torres F, Cervera A, Planas AM, Mensa J. The Early Systemic Prophylaxis of Infection After Stroke study: a randomized clinical trial. Stroke 2005;36:1495–1500.

Chen ZM, Sandercock P, Pan HC, Counsell C, Collins R, Liu LS, Xie JX, Warlow C, Peto R. Indications for early aspirin use in acute ischemic stroke : A combined analysis of 40 000 randomized patients from the chinese acute stroke trial and the international stroke trial. On behalf of the CAST and IST collaborative groups. Stroke 2000;31:1240–1249.

Chernyshev OY, Martin-Schild S, Albright KC, Barreto A, Misra V, Acosta I, Grotta JC, Savitz SI. Safety of tPA in stroke mimics and neuroimaging-negative cerebral ischemia. Neurology 2010;74:1340–1345.

Chimowitz MI, Lynn MJ, Howlett-Smith H, Stern BJ, Hertzberg VS, Frankel MR, Levine SR, Chaturvedi S, Kasner SE, Benesch CG, Sila CA, Jovin TG, Romano JG. Comparison of warfarin and aspirin for symptomatic intracranial arterial stenosis. N Engl J Med 2005;352: 1305–1316.

Christou I, Alexandrov AV, Burgin WS, Wojner AW, Felberg RA, Malkoff M, Grotta JC. Timing of recanalization after tissue plasminogen activator therapy determined by transcranial doppler correlates with clinical recovery from ischemic stroke. Stroke 2000;31:1812–1816.

Cramer SC, Fitzpatrick C, Warren M, Hill MD, Brown D, Whitaker L, Ryckborst KJ, Plon L. The beta-hCG+erythropoietin in acute stroke (BETAS) study: a 3-center, single-dose, open-label, noncontrolled, phase IIa safety trial. Stroke 2010;41:927–931.

Davalos A, Castillo J, Alvarez-Sabin J, Secades JJ, Mercadal J, Lopez S, Cobo E, Warach S, Sherman D, Clark WM, Lozano R. Oral citicoline in acute ischemic stroke: an individual patient data pooling analysis of clinical trials. Stroke 2002;33:2850–2857.

De Reuck J, De Groote L, Van Maele G. The classic lacunar syndromes: clinical and neuroimaging correlates. Eur J Neurol 2008;15:681–684.

del Zoppo GJ, Higashida RT, Furlan AJ, Pessin MS, Rowley HA, Gent M. PROACT: a phase II randomized trial of recombinant pro-urokinase by direct arterial delivery in acute middle cerebral artery stroke. PROACT Investigators. Prolyse in Acute Cerebral Thromboembolism. Stroke 1998;29:4–11.

den Hertog HM, van der Worp HB, van Gemert HM, Algra A, Kappelle LJ, van Gijn J, Koudstaal PJ, Dippel DW. The Paracetamol (Acetaminophen) In Stroke (PAIS) trial: a multicentre, randomised, placebo-controlled, phase III trial. Lancet Neurol 2009;8:434–440.

Dengler R, Diener HC, Schwartz A, Grond M, Schumacher H, Machnig T, Eschenfelder CC, Leonard J, Weissenborn K, Kastrup A, Haberl R. Early treatment with aspirin plus extended-release dipyridamole for transient ischaemic attack or ischaemic stroke within 24 h of symptom onset (EARLY trial): a randomised, open-label, blinded-endpoint trial. Lancet Neurol 2010;9:159–166.

Dennis M, Sandercock PA, Reid J, Graham C, Murray G, Venables G, Rudd A, Bowler G. Effectiveness of thigh-length graduated compression stockings to reduce the risk of deep vein thrombosis after stroke (CLOTS trial 1): a multicentre, randomised controlled trial. Lancet 2009;373:1958–1965.

Dennis MS, Lewis SC, Warlow C. Effect of timing and method of enteral tube feeding for dysphagic stroke patients (FOOD): a multicentre randomised controlled trial. Lancet 2005;365:764–772.

Diedler J, Ahmed N, Sykora M, Uyttenboogaart M, Overgaard K, Luijckx GJ, Soinne L, Ford GA, Lees KR, Wahlgren N, Ringleb P. Safety of intravenous thrombolysis for acute ischemic stroke in patients receiving antiplatelet therapy at stroke onset. Stroke 2010;41:288–294.

Diener HC, Cunha L, Forbes C, Sivenius J, Smets P, Lowenthal A. European Stroke Prevention Study.2. Dipyridamole and acetylsalicylic acid in the secondary prevention of stroke. J Neurol Sci 1996;143:1–13.

Eckert B, Koch C, Thomalla G, Kucinski T, Grzyska U, Roether J, Alfke K, Jansen O, Zeumer H. Aggressive therapy with intravenous abciximab and intra-arterial rt-PA and additional PTA/stenting improves clinical outcome in acute vertebrobasilar occlusion: combined local fibrinolysis and intravenous abciximab in acute vertebrobasilar stroke treatment (FAST): results of a multicenter study. Stroke 2005;36:1160–1165.

Elijovich L, Josephson SA, Fung GL, Smith WS. Intermittent atrial fibrillation may account for a large proportion of otherwise cryptogenic stroke: a study of 30-day cardiac event monitors. J Stroke Cerebrovasc Dis 2009;18: 185–189.

Elkind MS, Prabhakaran S, Pittman J, Koroshetz W, Jacoby M, Johnston KC. Sex as a predictor of outcomes in patients treated with thrombolysis for acute stroke. Neurology 2007;68:842–848.

Evans A, Perez I, Harraf F, Melbourn A, Steadman J, Donaldson N, Kalra L. Can differences in management processes explain different outcomes between stroke unit and stroke-team care? Lancet 2001;358:1586–1592.

Fagan SC, Waller JL, Nichols FT, Edwards DJ, Pettigrew LC, Clark WM, Hall CE, Switzer JA, Ergul A, Hess DC. Minocycline to improve neurologic outcome in stroke (MINOS): a dose-finding study. Stroke 2010;41:2283–2287.

Ferrari J, Knoflach M, Kiechl S, Willeit J, Schnabl S, Seyfang L, Lang W. Early clinical worsening in patients with TIA or minor stroke: the Austrian Stroke Unit Registry. Neurology 2010;74:136–141.

Ferro JM. Cardioembolic stroke: an update. Lancet Neurol 2003;2:177–188.

Fuentes B, Castillo J, San Jose B, Leira R, Serena J, Vivancos J, Davalos A, Nunez AG, Egido J, Diez-Tejedor E. The prognostic value of capillary glucose levels in acute stroke: the GLycemia in Acute Stroke (GLIAS) study. Stroke 2009;40:562–568.

Furlan A, Higashida R, Wechsler L, Gent M, Rowley H, Kase C, Pessin M, Ahuja A, Callahan F, Clark WM, Silver F, Rivera F. Intra-arterial prourokinase for acute ischemic stroke. The PROACT II study: a randomized controlled trial. Prolyse in Acute Cerebral Thromboembolism. JAMA 1999;282:2003–2011.

Gelderblom M, Leypoldt F, Steinbach K, Behrens D, Choe CU, Siler DA, Arumugam TV, Orthey E, Gerloff C, Tolosa E, Magnus T. Temporal and spatial dynamics of cerebral immune cell accumulation in stroke. Stroke 2009; 40:1849–1857.

Georgiadis D, Schwarz S, Aschoff A, Schwab S. Hemicraniectomy and moderate hypothermia in patients with severe ischemic stroke. Stroke 2002;33:1584–1588.

Grau AJ, Eicke M, Biegler MK, Faldum A, Bamberg C, Haass A, Hardt R, Hufschmidt A, Lowitzsch K, Marx J, Schmitt E, Schoenemann H, von Arnim W, Weiss H, Dienlin S. Quality monitoring of acute stroke care in Rhineland-Palatinate, Germany, 2001–2006. Stroke 2010;41:1495–1500.

Grau AJ, Weimar C, Buggle F, Heinrich A, Goertler M, Neumaier S, Glahn J, Brandt T, Hacke W, Diener HC. Risk factors, outcome, and treatment in subtypes of ischemic stroke: the German stroke data bank. Stroke 2001;32:2559–2566.

Gray CS, Hildreth AJ, Sandercock PA, O'Connell JE, Johnston DE, Cartlidge NE, Bamford JM, James OF, Alberti KG. Glucose-potassium-insulin infusions in the management of post-stroke hyperglycaemia: the UK Glucose Insulin in Stroke Trial (GIST-UK). Lancet Neurol 2007a; 6:397–406.

Gray LJ, Sprigg N, Bath PM, Boysen G, De Deyn PP, Leys D, O'Neill D, Ringelstein EB. Sex differences in quality of life in stroke survivors: data from the Tinzaparin in Acute Ischaemic Stroke Trial (TAIST). Stroke 2007b;38: 2960–2964.

Hacke W, Albers G, Al-Rawi Y, Bogousslavsky J, Davalos A, Eliasziw M, Fischer M, Furlan A, Kaste M, Lees KR, Soehngen M, Warach S. The Desmoteplase in Acute Ischemic Stroke Trial (DIAS): a phase II MRI-based 9-hour window acute stroke thrombolysis trial with intravenous desmoteplase. Stroke 2005;36:66–73.

Hacke W, Donnan G, Fieschi C, Kaste M, von Kummer R, Broderick JP, Brott T, Frankel M, Grotta JC, Haley EC, Jr.,Kwiatkowski T, Levine SR, Lewandowski C, Lu M, Lyden P, Marler JR, Patel S, Tilley BC, Albers G, Bluhmki E, Wilhelm M, Hamilton S. Association of outcome with early stroke treatment: pooled analysis of ATLANTIS, ECASS, and NINDS rt-PA stroke trials. Lancet 2004; 363:768–774.

Hacke W, Furlan AJ, Al-Rawi Y, Davalos A, Fiebach JB, Gruber F, Kaste M, Lipka LJ, Pedraza S, Ringleb PA, Rowley HA, Schneider D, Schwamm LH, Leal JS, Sohngen M, Teal PA, Wilhelm-Ogunbiyi K, Wintermark M, Warach S. Intravenous desmoteplase in patients with acute ischaemic stroke selected by MRI perfusion-diffusion weighted imaging or perfusion CT (DIAS-2): a prospective, randomised, double-blind, placebo-controlled study. Lancet Neurol 2009;8:141–150.

Hacke W, Kaste M, Bluhmki E, Brozman M, Davalos A, Guidetti D, Larrue V, Lees KR, Medeghri Z, Machnig T, Schneider D, von Kummer R, Wahlgren N, Toni D. Thrombolysis with alteplase 3 to 4.5 hours after acute ischemic stroke. N Engl J Med 2008;359:1317–1329.

Halkes PH, van Gijn J, Kappelle LJ, Koudstaal PJ, Algra A. Aspirin plus dipyridamole versus aspirin alone after cerebral ischaemia of arterial origin (ESPRIT): randomised controlled trial. Lancet 2006;367:1665–1673.

Hankey GJ. Long-term outcome after ischaemic stroke/ transient ischaemic attack. Cerebrovasc Dis 2003;16 Suppl 1:14–19.

Harloff A, Strecker C, Frydrychowicz AP, Dudler P, Hetzel A, Geibel A, Kollum M, Weiller C, Hennig J, Markl M. Plaques in the descending aorta: a new risk factor for stroke? Visualization of potential embolization pathways by 4D MRI. J Magn Reson Imaging 2007;26:1651–1655.

Hennerici MG, Kay R, Bogousslavsky J, Lenzi GL, Verstraete M, Orgogozo JM. Intravenous ancrod for acute ischaemic stroke in the European Stroke Treatment with

Ancrod Trial: a randomised controlled trial. Lancet 2006;368:1871–1878.
Heuschmann PU, Busse O, Wagner M, Endres M, Villringer A, Röther J, Kolominsky-Rabas PL, Berger K. Frequency and Care of Stroke in Germany. Akt Neurol 2010;37:333–340.
Huisa BN, Raman R, Ernstrom K, Tafreshi G, Stemer A, Meyer BC, Hemmen T. Alberta Stroke Program Early CT Score (ASPECTS) in patients with wake-up stroke. J Stroke Cerebrovasc Dis 2010;19:475–479.
International Stroke Trial Collaborative Group. The International Stroke Trial (IST): a randomised trial of aspirin, subcutaneous heparin, both, or neither among 19435 patients with acute ischaemic stroke. Lancet 1997;349: 1569–1581.
Ionita CC, Xavier AR, Kirmani JF, Dash S, Divani AA, Qureshi AI. What proportion of stroke is not explained by classic risk factors? Prev Cardiol 2005;8:41–46.
Jumaa MA, Zhang F, Ruiz-Ares G, Gelzinis T, Malik AM, Aleu A, Oakley JI, Jankowitz B, Lin R, Reddy V, Zaidi SF, Hammer MD, Wechsler LR, Horowitz M, Jovin TG. Comparison of safety and clinical and radiographic outcomes in endovascular acute stroke therapy for proximal middle cerebral artery occlusion with intubation and general anesthesia versus the nonintubated state. Stroke 2010;41:1180–1184.
Kennedy J, Hill MD, Ryckborst KJ, Eliasziw M, Demchuk AM, Buchan AM. Fast assessment of stroke and transient ischaemic attack to prevent early recurrence (FASTER): a randomised controlled pilot trial. Lancet Neurol 2007;6:961–969.
Kidwell CS, Lees KR, Muir KW, Chen C, Davis SM, De Silva DA, Weir CJ, Starkman S, Alger JR, Saver JL. Results of the MRI substudy of the intravenous magnesium efficacy in stroke trial. Stroke 2009;40:1704–1709.
Kim YS, Garami Z, Mikulik R, Molina CA, Alexandrov AV. Early recanalization rates and clinical outcomes in patients with tandem internal carotid artery/middle cerebral artery occlusion and isolated middle cerebral artery occlusion. Stroke 2005;36:869–871.
Kirkham F, Sebire G, Steinlin M, Strater R. Arterial ischaemic stroke in children. Review of the literature and strategies for future stroke studies. Thromb Haemost 2004; 92:697–706.
Kittner SJ, Sharkness CM, Sloan MA, Price TR, Dambrosia JM, Tuhrim S, Wolf PA, Mohr JP, Hier DB, Caplan LR. Infarcts with a cardiac source of embolism in the NINDS Stroke Data Bank: neurologic examination. Neurology 1992;42:299–302.
Kohrmann M, Juttler E, Fiebach JB, Huttner HB, Siebert S, Schwark C, Ringleb PA, Schellinger PD, Hacke W. MRI versus CT-based thrombolysis treatment within and beyond the 3 h time window after stroke onset: a cohort study. Lancet Neurol 2006;5:661–667.
Krakow K, Sitzer M, Rosenow F, Steinmetz H, Foerch C. Predictors of acute poststroke seizures. Cerebrovasc Dis 2010;30:584–589.
Krieger DW, De Georgia MA, Abou-Chebl A, Andrefsky JC, Sila CA, Katzan IL, Mayberg MR, Furlan AJ. Cooling for acute ischemic brain damage (cool aid): an open pilot study of induced hypothermia in acute ischemic stroke. Stroke 2001;32:1847–1854.
Kulesh SD, Filina NA, Frantava NM, Zhytko NL, Kastsinevich TM, Kliatskova LA, Shumskas MS, Hilz MJ, Schwab S, Kolominsky-Rabas PL. Incidence and case-fatality of stroke on the East border of the European union: The Grodno Stroke Study. Stroke 2010;41:2726–2730.
Kurth T, Slomke MA, Kase CS, Cook NR, Lee IM, Gaziano JM, Diener HC, Buring JE. Migraine, headache, and the risk of stroke in women: a prospective study. Neurology 2005;64:1020–1026.
Labiche LA, Chan W, Saldin KR, Morgenstern LB. Sex and acute stroke presentation. Ann Emerg Med 2002;40: 453–460.
Lansberg MG, Thijs VN, Bammer R, Kemp S, Wijman CA, Marks MP, Albers GW. Risk factors of symptomatic intracerebral hemorrhage after tPA therapy for acute stroke. Stroke 2007;38:2275–2278.
Lavallee PC, Labreuche J, Spieler JF, Jougla E, Amarenco P. Stroke and vascular mortality trends in France: 1979–2001. Neuroepidemiology 2007;29:78–82.
Lees KR, Bluhmki E, von Kummer R, Brott TG, Toni D, Grotta JC, Albers GW, Kaste M, Marler JR, Hamilton SA, Tilley BC, Davis SM, Donnan GA, Hacke W, Allen K, Mau J, Meier D, del Zoppo G, De Silva DA, Butcher KS, Parsons MW, Barber PA, Levi C, Bladin C, Byrnes G. Time to treatment with intravenous alteplase and outcome in stroke: an updated pooled analysis of ECASS, ATLANTIS, NINDS, and EPITHET trials. Lancet 2010; 375:1695–1703.
Leonardi-Bee J, Bath PM, Phillips SJ, Sandercock PA. Blood pressure and clinical outcomes in the International Stroke Trial. Stroke 2002;33:1315–1320.
Levy DE, del Zoppo GJ, Demaerschalk BM, Demchuk AM, Diener HC, Howard G, Kaste M, Pancioli AM, Ringelstein EB, Spatareanu C, Wasiewski WW. Ancrod in acute ischemic stroke: results of 500 subjects beginning treatment within 6 hours of stroke onset in the ancrod stroke program. Stroke 2009;40:3796–3803.
Markus HS, Khan U, Birns J, Evans A, Kalra L, Rudd AG, Wolfe CD, Jerrard-Dunne P. Differences in stroke subtypes between black and white patients with stroke: the South London Ethnicity and Stroke Study. Circulation 2007;116:2157–2164.
McCormick K, Langhorne P, Graham FE, McFarlane C. Scottish Stroke Research Network: the first three years. Scott Med J 2010;55:15–17.
Menon BK, Hill MD, Eesa M, Modi J, Bhatia R, Wong J, Hudon ME, Morrish W, Demchuk AM, Goyal M. Initial experience with the Penumbra Stroke System for recanalization of large vessel occlusions in acute ischemic stroke. Neuroradiology 2011;53:261–266.
Michel P, Odier C, Rutgers M, Reichhart M, Maeder P, Meuli R, Wintermark M, Maghraoui A, Faouzi M, Croquelois A, Ntaios G. The Acute STroke Registry and Analysis of Lausanne (ASTRAL): design and baseline analysis of an ischemic stroke registry including acute multimodal imaging. Stroke 2010;41:2491–2498.
Mishra NK, Diener HC, Lyden PD, Bluhmki E, Lees KR. Influence of age on outcome from thrombolysis in acute stroke: a controlled comparison in patients from the Virtual International Stroke Trials Archive (VISTA). Stroke 2010;41:2840–2848.
Mlynash M, Olivot JM, Tong DC, Lansberg MG, Eyngorn I, Kemp S, Moseley ME, Albers GW. Yield of combined perfusion and diffusion MR imaging in hemispheric TIA. Neurology 2009;72:1127–1133.
Mohr JP, Thompson JL, Lazar RM, Levin B, Sacco RL, Furie KL, Kistler JP, Albers GW, Pettigrew LC, Adams HP, Jr.,Jackson CM, Pullicino P. A comparison of warfarin and aspirin for the prevention of recurrent ischemic stroke. N Engl J Med 2001;345:1444–1451.
Molina CA, Barreto AD, Tsivgoulis G, Sierzenski P, Malkoff MD, Rubiera M, Gonzales N, Mikulik R, Pate G, Ostrem J, Singleton W, Manvelian G, Unger EC, Grotta JC, Schellinger PD, Alexandrov AV. Transcranial ultrasound in clinical sonothrombolysis (TUCSON) trial. Ann Neurol 2009;66:28–38.
Molina CA, Montaner J, Arenillas JF, Ribo M, Rubiera M, Alvarez-Sabin J. Differential pattern of tissue plasminogen activator-induced proximal middle cerebral artery recanalization among stroke subtypes. Stroke 2004;35: 486–490.
Ng YS, Stein J, Ning M, Black-Schaffer RM. Comparison of clinical characteristics and functional outcomes of ischemic stroke in different vascular territories. Stroke 2007;38:2309–2314.
NINDS rt-PA Stroke Study Group. Tissue plasminogen activator for acute ischemic stroke. The National Institute

of Neurological Disorders and Stroke rt-PA Stroke Study Group. N Engl J Med 1995;333:1581–1587.
Nogueira RG, Liebeskind DS, Sung G, Duckwiler G, Smith WS. Predictors of good clinical outcomes, mortality, and successful revascularization in patients with acute ischemic stroke undergoing thrombectomy: pooled analysis of the Mechanical Embolus Removal in Cerebral Ischemia (MERCI) and Multi MERCI Trials. Stroke 2009; 40:3777–3783.
Oppenheim C, Lamy C, Touze E, Calvet D, Hamon M, Mas JL, Meder JF. Do transient ischemic attacks with diffusion-weighted imaging abnormalities correspond to brain infarctions? AJNR Am J Neuroradiol 2006;27: 1782–1787.
Palm F, Urbanek C, Rose S, Buggle F, Bode B, Hennerici MG, Schmieder K, Inselmann G, Reiter R, Fleischer R, Piplack KO, Safer A, Becher H, Grau AJ. Stroke Incidence and Survival in Ludwigshafen am Rhein, Germany: the Ludwigshafen Stroke Study (LuSSt). Stroke 2010;41:1865–1870.
Parsons M, Spratt N, Bivard A, Campbell B, Chung K, Miteff F, O'Brien B, Bladin C, McElduff P, Allen C, Bateman G, Donnan G, Davis S, Levi C. A randomized trial of tenecteplase versus alteplase for acute ischemic stroke. N Engl J Med 2012;366:1099–1107.
Penumbra pivotal trial. Safety and effectiveness of a new generation of mechanical devices for clot removal in intracranial large vessel occlusive disease. Penumbra pivotal stroke trial. Stroke 2009;40:2761–2768.
Pfefferkorn T, Holtmannspotter M, Schmidt C, Bender A, Pfister HW, Straube A, Mayer TE, Bruckmann H, Dichgans M, Fesl G. Drip, ship, and retrieve: cooperative recanalization therapy in acute basilar artery occlusion. Stroke 2010;41:722–726.
Philipps J, Thomalla G, Glahn J, Schwarze M, Rother J. Treatment of progressive stroke with tirofiban-experience in 35 patients. Cerebrovasc Dis 2009;28:435–438.
Potter JF, Robinson TG, Ford GA, Mistri A, James M, Chernova J, Jagger C. Controlling hypertension and hypotension immediately post-stroke (CHHIPS): a randomised, placebo-controlled, double-blind pilot trial. Lancet Neurol 2009;8:48–56.
Prabhakaran S, Rivolta J, Vieira JR, Rincon F, Stillman J, Marshall RS, Chong JY. Symptomatic intracerebral hemorrhage among eligible warfarin-treated patients receiving intravenous tissue plasminogen activator for acute ischemic stroke. Arch Neurol 2010;67:559–563.
Ribo M, Molina C, Montaner J, Rubiera M, Delgado-Mederos R, Arenillas JF, Quintana M, Alvarez-Sabin J. Acute hyperglycemia state is associated with lower tPA-induced recanalization rates in stroke patients. Stroke 2005;36:1705–1709.
Ricci S, Celani MG, Cantisani AT, Righetti E. Piracetam for acute ischaemic stroke. Cochrane Database Syst Rev 2006: CD000419.
Robinson TG, Potter JF, Ford GA, Bulpitt CJ, Chernova J, Jagger C, James MA, Knight J, Markus HS, Mistri AK, Poulter NR. Effects of antihypertensive treatment after acute stroke in the Continue or Stop Post-Stroke Antihypertensives Collaborative Study (COSSACS): a prospective, randomised, open, blinded-endpoint trial. Lancet Neurol 2010;9:767–775.
Rothwell PM, Giles MF, Chandratheva A, Marquardt L, Geraghty O, Redgrave JN, Lovelock CE, Binney LE, Bull LM, Cuthbertson FC, Welch SJ, Bosch S, Alexander FC, Silver LE, Gutnikov SA, Mehta Z. Effect of urgent treatment of transient ischaemic attack and minor stroke on early recurrent stroke (EXPRESS study): a prospective population-based sequential comparison. Lancet 2007; 370:1432–1442.
Sandset EC, Bath PM, Boysen G, Jatuzis D, Korv J, Luders S, Murray GD, Richter PS, Roine RO, Terent A, Thijs V, Berge E. The angiotensin-receptor blocker candesartan for treatment of acute stroke (SCAST): a randomised, placebo-controlled, double-blind trial. Lancet 2011;377: 741–750.
Sare GM, Bath PM, Gray LJ, Moulin T, Woimant F, England T, Geeganage C, Christensen H, De Deyn PP, Leys D, O'Neill D, Ringelstein EB. The relationship between baseline blood pressure and computed tomography findings in acute stroke: data from the tinzaparin in acute ischaemic stroke trial (TAIST). Stroke 2009;40: 41–46.
Schabitz WR, Laage R, Vogt G, Koch W, Kollmar R, Schwab S, Schneider D, Hamann GF, Rosenkranz M, Veltkamp R, Fiebach JB, Hacke W, Grotta JC, Fisher M, Schneider A. AXIS: a trial of intravenous granulocyte colony-stimulating factor in acute ischemic stroke. Stroke 2010;41:2545–2551.
Schaefer PW, Barak ER, Kamalian S, Gharai LR, Schwamm L, Gonzalez RG, Lev MH. Quantitative assessment of core/penumbra mismatch in acute stroke: CT and MR perfusion imaging are strongly correlated when sufficient brain volume is imaged. Stroke 2008;39:2986–2992.
Schellinger PD, Thomalla G, Fiehler J, Kohrmann M, Molina CA, Neumann-Haefelin T, Ribo M, Singer OC, Zaro-Weber O, Sobesky J. MRI-based and CT-based thrombolytic therapy in acute stroke within and beyond established time windows: an analysis of 1210 patients. Stroke 2007;38:2640–2645.
Schwab S, Schwarz S, Spranger M, Keller E, Bertram M, Hacke W. Moderate hypothermia in the treatment of patients with severe middle cerebral artery infarction. Stroke 1998;29:2461–2466.
Schwarz S, Georgiadis D, Aschoff A, Schwab S. Effects of hypertonic (10 %) saline in patients with raised intracranial pressure after stroke. Stroke 2002;33:136–140.
Seenan P, Long M, Langhorne P. Stroke units in their natural habitat: systematic review of observational studies. Stroke 2007;38:1886–1892.
Silva GS, Lima FO, Camargo EC, Smith WS, Singhal AB, Greer DM, Ay H, Lev MH, Harris GJ, Halpern EF, Sonni S, Koroshetz W, Furie KL. Wake-up stroke: clinical and neuroimaging characteristics. Cerebrovasc Dis 2010;29: 336–342.
Smith WS, Sung G, Saver J, Budzik R, Duckwiler G, Liebeskind DS, Lutsep HL, Rymer MM, Higashida RT, Starkman S, Gobin YP, Frei D, Grobelny T, Hellinger F, Huddle D, Kidwell C, Koroshetz W, Marks M, Nesbit G, Silverman IE. Mechanical thrombectomy for acute ischemic stroke: final results of the Multi MERCI trial. Stroke 2008;39:1205–1212.
Smith WS, Sung G, Starkman S, Saver JL, Kidwell CS, Gobin YP, Lutsep HL, Nesbit GM, Grobelny T, Rymer MM, Silverman IE, Higashida RT, Budzik RF, Marks MP. Safety and efficacy of mechanical embolectomy in acute ischemic stroke: results of the MERCI trial. Stroke 2005; 36:1432–1438.
Stang PE, Carson AP, Rose KM, Mo J, Ephross SA, Shahar E, Szklo M. Headache, cerebrovascular symptoms, and stroke: the Atherosclerosis Risk in Communities Study. Neurology 2005;64:1573–1577.
Steiner T, Dichgans M, Diener HC, Ell C, Endres M, Grond M, Riess H, Röther J, Schellinger P, Veltkamp R (2012) Handlungsempfehlung zum Notfallmanagement bei Dabigatran assoziierten Akut-Komplikationen. DIVI 1/ 2012:10–17.
Thomalla G, Cheng B, Ebinger M, Hao Q, Tourdias T, Wu O, Kim JS, Breuer L, Singer OC, Warach S, Christensen S, Treszl A, Forkert ND, Galinovic I, Rosenkranz M, Engelhorn T, Köhrmann M, Endres M, Kang DW, Dousset V, Sorensen AG, Liebeskind DS, Fiebach JB, Fiehler J, Gerloff C; STIR and VISTA Imaging Investigators.DWI-FLAIR mismatch for the identification of patients with acute ischaemic stroke within 4–5 h of symptom onset (PRE-FLAIR): a multicentre observational study. Lancet Neurol 2011;10:978-986.

Thomalla G, Gerloff C. We are on the clock: MRI as a surrogate marker of lesion age in acute ischemic stroke. Stroke 2010;41:197–198.

Thomalla G, Hartmann F, Juettler E, Singer OC, Lehnhardt FG, Kohrmann M, Kersten JF, Krutzelmann A, Humpich MC, Sobesky J, Gerloff C, Villringer A, Fiehler J, Neumann-Haefelin T, Schellinger PD, Rother J. Prediction of malignant middle cerebral artery infarction by magnetic resonance imaging within 6 hours of symptom onset: A prospective multicenter observational study. Ann Neurol 2010;68:435–445.

Thomalla G, Rossbach P, Rosenkranz M, Siemonsen S, Krutzelmann A, Fiehler J, Gerloff C. Negative fluid-attenuated inversion recovery imaging identifies acute ischemic stroke at 3 hours or less. Ann Neurol 2009;65: 724–732.

Thomalla G, Schwark C, Sobesky J, Bluhmki E, Fiebach JB, Fiehler J, Zaro Weber O, Kucinski T, Juettler E, Ringleb PA, Zeumer H, Weiller C, Hacke W, Schellinger PD, Rother J. Outcome and symptomatic bleeding complications of intravenous thrombolysis within 6 hours in MRI-selected stroke patients: comparison of a German multicenter study with the pooled data of ATLANTIS, ECASS, and NINDS tPA trials. Stroke 2006;37:852–858.

Towfighi A, Saver JL, Engelhardt R, Ovbiagele B. A midlife stroke surge among women in the United States. Neurology 2007;69:1898–1904.

Vahedi K, Hofmeijer J, Juettler E, Vicaut E, George B, Algra A, Amelink GJ, Schmiedeck P, Schwab S, Rothwell PM, Bousser MG, van der Worp HB, Hacke W. Early decompressive surgery in malignant infarction of the middle cerebral artery: a pooled analysis of three randomised controlled trials. Lancet Neurol 2007;6:215–222.

Wahlgren N, Ahmed N, Davalos A, Ford GA, Grond M, Hacke W, Hennerici MG, Kaste M, Kuelkens S, Larrue V, Lees KR, Roine RO, Soinne L, Toni D, Vanhooren G. Thrombolysis with alteplase for acute ischaemic stroke in the Safe Implementation of Thrombolysis in Stroke-Monitoring Study (SITS-MOST): an observational study. Lancet 2007;369:275–282.

Wahlgren N, Ahmed N, Davalos A, Hacke W, Millan M, Muir K, Roine RO, Toni D, Lees KR. Thrombolysis with alteplase 3–4.5 h after acute ischaemic stroke (SITS-ISTR): an observational study. Lancet 2008;372:1303–1309.

Wang Y, Lim LL, Levi C, Heller RF, Fisher J. Influence of admission body temperature on stroke mortality. Stroke 2000;31:404–409.

Wardlaw JM, Zoppo G, Yamaguchi T, Berge E. Thrombolysis for acute ischaemic stroke. Cochrane Database Syst Rev 2003: CD000213.

Wechsler LR, Roberts R, Furlan AJ, Higashida RT, Dillon W, Roberts H, Rowley HA, Pettigrew LC, Callahan AS, 3rd,Bruno A, Fayad P, Smith WS, Firszt CM, Schulz GA. Factors influencing outcome and treatment effect in PROACT II. Stroke 2003;34:1224–1229.

Weimar C, Diener HC, Alberts MJ, Steg PG, Bhatt DL, Wilson PW, Mas JL, Rother J. The Essen stroke risk score predicts recurrent cardiovascular events: a validation within the REduction of Atherothrombosis for Continued Health (REACH) registry. Stroke 2009;40:350–354.

Weimar C, Konig IR, Kraywinkel K, Ziegler A, Diener HC. Age and National Institutes of Health Stroke Scale Score within 6 hours after onset are accurate predictors of outcome after cerebral ischemia: development and external validation of prognostic models. Stroke 2004;35:158–162.

Williams JE, Chimowitz MI, Cotsonis GA, Lynn MJ, Waddy SP. Gender differences in outcomes among patients with symptomatic intracranial arterial stenosis. Stroke 2007;38:2055–2062.

Winkler DT, Fluri F, Fuhr P, Wetzel SG, Lyrer PA, Ruegg S, Engelter ST. Thrombolysis in stroke mimics: frequency, clinical characteristics, and outcome. Stroke 2009;40: 1522–1525.

Wolfe CD, Smeeton NC, Coshall C, Tilling K, Rudd AG. Survival differences after stroke in a multiethnic population: follow-up study with the South London stroke register. BMJ 2005;331:431.

Wong KS, Chen C, Fu J, Chang HM, Suwanwela NC, Huang YN, Han Z, Tan KS, Ratanakorn D, Chollate P, Zhao Y, Koh A, Hao Q, Markus HS. Clopidogrel plus aspirin versus aspirin alone for reducing embolisation in patients with acute symptomatic cerebral or carotid artery stenosis (CLAIR study): a randomised, open-label, blinded-endpoint trial. Lancet Neurol 2010;9:489–497.

E 2 Primäre und sekundäre Prävention der zerebralen Ischämie

*von H. C. Diener, R. Weber und M. Dichgans**

E 2.1 Primäre Prävention

Das Ziel der primären Prävention ist die Vermeidung von Schlaganfällen oder transitorischen ischämischen Attacken (TIAs) bei Patienten ohne bisherige zerebrovaskuläre ischämische Ereignisse. Hierbei können vier Untergruppen von Patienten unterschieden werden:

- Gesunde Personen ohne vaskuläre Risikofaktoren
- Personen ohne wesentliche Vorerkrankungen, aber mit vaskulären Risikofaktoren
- Personen mit asymptomatischen Stenosen oder Verschlüssen der hirnversorgenden Arterien
- Patienten mit vaskulären Erkrankungen in anderen Gefäßgebieten (Herzinfarkte, koronare Herzkrankheit/KHK oder periphere arterielle Verschlusskrankheit/pAVK)

Grundsätzlich kann eine aufsteigende Risikogefährdung in den vier Gruppen (s. o.) angenommen werden, was sich wiederum auf die Prävention auswirken sollte. Leider bestehen keine vergleichenden Untersuchungen zu dem Effekt der primären Schlaganfallprävention zwischen den unterschiedlichen Patientenkollektiven. Je nach geographischer Lokalisation rechnet man mit 100 bis 400 erstmaligen Schlaganfällen pro 100 000 Personen und Jahr. Die Inzidenzraten in Ländern mit hohem Einkommen liegen mittlerweile unter denen in Ländern mit niedrigem Einkommen.

E 2.1.1 Identifikation und Behandlung vaskulärer Risikofaktoren (Tab. E 2.1)

Der bedeutendste Risikofaktor für zerebrovaskuläre Erkrankungen ist die arterielle Hypertonie. Man rechnet mit einer Verdopplung des Schlaganfallsrisikos für jede Zunahme des diastolischen Blutdrucks um 7,5 mmHg (MacMahon et al. 1990). Allein in den USA könnte man 250 000 Schlaganfälle (d. h. ca. ein Drittel aller Neuerkrankungen) durch eine konsequente und umfassende Blutdruckbehandlung primärpräventiv verhindern (Wolf 2001). Bereits eine geringe und leicht erreichbare Senkung des systolischen Blutdrucks um 5–6 mmHg bzw. des diastolischen Blutdrucks um 2–3 mmHg führt zu einer etwa 40 %igen relativen Risikoreduktion (Collins et al. 1990). Die absolute Risikoreduktion beträgt etwa 0,5 % jährlich, sodass 200 Patienten mit Hypertonie behandelt werden müssen, um ein Schlaganfallereignis pro Jahr zu verhindern. Dieser Effekt wird für sämtliche Altersklassen und Hypertonieformen beobachtet, auch für > 80-Jährige und solche mit isolierter systolischer Hypertonie (Staessen et al. 2000, 2001). Ab wann eine antihypertensive Behandlung erfolgen sollte, ist abhängig von begleitenden Risikofaktoren, die das globale Risiko bestimmen, von Endorganschäden und Folge-/Begleitkrankheiten gemäß einer Empfehlung der WHO und der Deutschen Hochdruckliga. **Tab. E 2.1** gibt einen Überblick über die vaskulären Risikofaktoren, die Grundlage der Therapieempfehlungen sind. Der Zielbereich, bis zu dem der Blutdruck gesenkt werden sollte, ist abhängig vom Risikoprofil und liegt bei Diabetikern grundsätzlich niedriger. Als Minimalziele gelten Obergrenzen von systolisch < 140 mmHg und diastolisch < 90 mmHg. Grundsätzlich nimmt die präventive Wirkung linear mit dem Ausmaß der Blutdrucksenkung zu, sodass bei guter Toleranz eine Senkung bis in den optimalen Blutdruckbereich (< 120/80 mmHg) zu empfehlen ist.

Auf jeden Fall sollte jedem Patienten vor Beginn einer medikamentösen Therapie die Bedeutung nichtmedikamentöser Maßnahmen veranschaulicht werden. Letztere sollten immer in die Therapie einbezogen werden und sind vor allem bei jüngeren Menschen sehr wirksam. Hinsichtlich der medikamentösen antihypertensiven Therapie bestimmt primär das Ausmaß der Blutdrucksenkung den Nutzen der Therapie. Die Unterschiede zwischen verschiedenen Monotherapien waren zumeist auf Blutdruckunterschiede, weniger auf substanzspezifische Eigenschaften zurückzuführen. Allerdings gibt es vermehrt Studienergebnisse, die darauf hinweisen, dass Betablocker bei Patienten ohne koronare Herzkrankheit nicht als Mittel der ersten Wahl eingesetzt werden sollten. So war der Betablocker Atenolol in einer Metaanalyse anderen Antihypertensiva in der Primärprävention bei Patienten ohne koronare Herzkrankheit unterlegen (Lindholm et al. 2005). Eine erhöhte Variabilität der Blutdruckwerte mit deutlichen Schwankungen zwischen den einzelnen Messungen stellt einen eigenständigen Schlaganfallrisikofaktor dar, und es gibt Hinweise dafür, dass die einzelnen Antihypertensiva eine unterschiedliche Auswirkung auf die Blutdruckvariabilität haben. In einer Metaanalyse und einer Analyse von zwei ran-

* Autoren dieses Kapitels in der 5. Auflage: H. C. Diener, C. Weimar, M. Dichgans.

domisierten Studien, in der der Betablocker Atenolol mit dem Kalziumantagonisten Amlodipin oder Diuretika verglichen wurden, zeigte sich unter Amlodipin und Diuretika eine Reduzierung der interindividuellen systolischen Blutdruckschwankungen, während sie unter der Therapie mit ACE-Hemmern, Angiotensin-(AT)1-Blockern und vor allem mit Betablockern gesteigert wurden (Webb et al. 2010, Rothwell et al. 2010). Auch zeigte sich in einer Metaanalyse von 147 randomisierten Studien ein Trend hinsichtlich einer geringfügigen Überlegenheit in der Prävention von Schlaganfällen für Kalziumantagonisten gegenüber den anderen Substanzklassen (Law et al. 2009). Die präventive Wirksamkeit von Alphablockern ist eindeutig schlechter, sodass diese Substanzklasse nicht als Therapieoption der ersten Wahl anzusehen ist (ALLHAT Collaborative Research Group 2000). Mehr als zwei Drittel der Patienten benötigen zur Erreichung des Therapieziels anithypertensive Kombinationstherapien. Eine antihypertensive Kombinationstherapie ist auch hinsichtlich der Verträglichkeit einer ausdosierten antihypertensiven Monotherapie vorzuziehen (Law et al. 2009).

Diätetische Maßnahmen (kochsalzarme Kost, DASH-Diät mit vielen Früchten, Gemüse, fettarmer Milch, Geflügel, Fisch und Getreide) können effizient den Blutdruck senken. Ein höherer Salzkonsum geht nach einer Metaanalyse prospektiver Studien mit einem signifikant erhöhten Schlaganfallrisiko einher (gepooltes relatives Risiko 1,23) (Strazzullo et al. 2009) und eine diätetische Salzreduktion um 3 g täglich könnte zu einer errechneten Reduktion der jährlichen neu auftretenden Schlaganfälle um 32 000 bis 66 000 allein in den USA führen (Bibbins-Domingo et al. 2010). In der DASH-Studie kam es zu einer mittleren RR-Senkung von rund 11 mmHg (Sacks et al. 2001). Eine entsprechende primärpräventive Auswirkung auf kardiovaskuläre und zerebrovaskuläre Ereignisse wurde in dieser Studie nicht nachgewiesen (allerdings waren die Fallzahlen hierfür nicht groß genug). In einer großen amerikanischen Studie (Fung et al. 2004) wurden 71 768 Frauen im Alter zwischen 38 und 63 Jahren ohne kardiovaskuläre Erkrankungen und Diabetes mellitus in eine prospektive Studie aufgenommen und über 14 Jahre begleitet. Die Frauen wurden dahingehend aufgeteilt, ob sie eine typisch amerikanische Ernährung mit Fleisch, verarbeitetem Getreide und Süßigkeiten zu sich nahmen oder sich reich an Früchten, Gemüse, Fisch und Körnern ernährten. Wenn für alle anderen Risikofaktoren korrigiert wurde, ergab sich beim Vergleich der obersten mit der untersten Quintile ein signifikant erhöhtes relatives Risiko für Schlaganfälle von 1,58 bei amerikanischer Diät und umgekehrt eine Reduktion auf 0,78 bei gesunder Ernährung.

Rauchen erhöht das Schlaganfallrisiko um den Faktor 1,9 (Goldstein et al. 2011). Dies gilt auch für Passivrauchen. Randomisierte Studien zum Effekt des Einstellens des Rauchens fehlen. Beobachtungsstudien haben gezeigt, dass Ex-Raucher innerhalb von fünf Jahren das Schlaganfallrisiko von Nichtrauchern erreichen (Bonita et al. 1986, Dobson et al. 1991). Das Schlaganfallrisiko sinkt um 50 % im ersten Jahr nach Beendigung des Rauchens (Goldstein et al. 2011). Diese Daten sollten jeden Raucher zum Aufhören ermutigen. Aus alleiniger Willensanstrengung heraus gelingt aber nur etwa 3 % der Raucher eine dauerhafte Abstinenz. Neben begleitenden Verhaltensmaßnahmen führt eine Nikotinersatztherapie in Form von Pflastern, Nasenspray oder Kaugummi jeweils zu einer weiteren Verdopplung dieser Erfolgsrate und sollte bei suffizienter Motivation und bereits gescheiterten Abstinenzversuchen erwogen werden. In randomisierten Studien waren darüber hinaus auch Bupropion und Vareniclin (partieller Agonist an Nikotinrezeptoren) wirksam (Diener et al. 2008).

Fettstoffwechselstörungen: Das Risiko für ischämische Schlaganfälle steigt mit höheren Gesamtcholesterinspiegeln (insbesondere > 240 mg/dl). Unklar ist hingegen der Zusammenhang zwischen Schlaganfallrisiko und LDL-Cholesterin (LDL-C) (Shahar et al. 2003). Niedriges HDL-Cholesterin ist bei Männern, jedoch nicht eindeutig bei Frauen, mit einem erhöhten Risiko für ischämische Schlaganfälle assoziiert (Wannamethee et al. 2000). HMG-CoA-Reduktasehemmer (Statine) sind auf dem Boden mehrerer randomisierter Studien zur Prävention auch des ischämischen Schlaganfalls bei Patienten mit manifester KHK bzw. nach Herzinfarkt zugelassen (u. a. CARE, 4S, LIPID, HPS). Die relative Risikoreduktion (RRR) durch Statintherapie liegt für Mortalität sowie Herzinfarkt bei 30–40 %, für Schlaganfälle bei 18 % (Amarenco et al. 2009). Metaanalysen randomisierter Statin-Studien in Hochrisikogruppen zeigen, dass eine Senkung des LDL-C um 1 mmol/l mit einer Senkung der Gesamtmortalität (RRR = 12 %), der Rate an Myokardinfarkten und koronarem Tod (RRR = 23 %) und der Rate an Schlaganfällen (RRR = 21 %) einhergeht (Cholesterol Treatment Trialist's (CTT) Collaboration 2005, Amarenco et al. 2009). Neuere Studien haben sich nun damit beschäftigt, ob bei Hochrisikopatienten eine aggressive Statintherapie wirksamer ist als eine moderate Therapie. Wie eine Metaanalyse an Daten von 170 000 Hochrisikopatienten zeigt, führt eine intensivierte Statintherapie verglichen mit einer weniger intensiven Therapie zu einer weiteren Senkung der Ereignisraten (signifikant für schwere koronare Ereignisse, koronare Revaskularisationen und ischämische Schlaganfälle) (Cholesterol Treatment Trialist's (CTT) Collaboration 2010). Gemäß aktueller Leitlinien richtet sich die Behandlung nach dem Risikoprofil und der Höhe des LDL-C (s. E 2.1.6 Pragmatische Therapie).

Diabetes mellitus bedeutet für viele vaskuläre Erkrankungen eine erhebliche Risikoerhöhung. Eine Behandlung mit strikter Glukosekontrolle bewirkt eine 25 %ige Risikoreduktion für mikrovaskuläre Folgekrankheiten, insbesondere der Retino-, Nephro- und Polyneuropathie (UK Prospective Diabetes Study Group 1998, Stratton et al. 2000). Jedoch wird das Risiko für Schlaganfälle dadurch nicht wesentlich reduziert. Eine Metaanalyse, die insgesamt 33 040 Patienten aus fünf randomisierten Studien einschloss, fand zwar eine signifikante Reduktion von Myokardinfarkten, aber keinen Effekt hinsichtlich einer Schlaganfallreduktion oder der Mortalität, obwohl der mittlere HbA1c-Wert um 0,9 % niedriger in der intensivierten Therapiegruppe lag (Ray et

Tab. E 2.1: Faktoren, die das Risikoprofil von Patienten mit arterieller Hypertonie beeinflussen. Zur Risikostratifizierung gemäß WHO werden die Kategorien I, II, und III herangezogen

Kategorie	Beschreibung
I. Vaskuläre Risikofaktoren zur Stratifizierung	• Positive Familienanamnese für vaskuläre Krankheiten (nur Verwandte 1. Grades) • Männer > 55 J., Frauen > 65 J. • Rauchen • Hyperlipidämie • Diabetes mellitus
II. Endorganschäden	• Linksherzhypertrophie • Nephropathie: Mikroalbuminurie, Proteinurie oder leichte Kreatininerhöhung • Hypertensive Retinopathie • Nachweis arteriosklerotischer Plaques in den großen Arterien (z. B. Karotisarterien)
III. Folge-, Begleitkrankheiten	• Ischämischer Hirninsult • KHK, Myokardinfarkt, ACVB-OP • PAVK

KHK = Koronare Herzkrankheit, pAVK = periphere arterielle Verschlusskrankheit, ACVB-OP = Aortokoronare venöse Bypass-Operation

al. 2009). Die ACCORD-Studie wurde aufgrund erhöhter Mortalität in der Behandlungsgruppe mit aggressiver Blutzuckersenkung vorzeitig beendet (ACCORD Study Group 2008). Wichtig ist bei Diabetikern die konsequente Behandlung einer arteriellen Hypertonie. In der Heart Outcomes Prevention Evaluation (HOPE)-Studie zeigte sich unter der antihypertensiven Behandlung eine Reduktion kardiovaskulärer und zerebrovaskulärer Ereignisse um ca. 30 % (Heart Outcomes Prevention Evaluation Study Study Investigators 2000). In der ACCORD-Studie fand sich unter der intensivierten Blutdruck-senkenden Therapie (Ziel: systolisch < 120 mmHg gegenüber systolisch < 140 mmHg) für den Endpunkt Schlaganfall eine relative Risikoreduktion von 41 % (ACCORD Study Group 2010). Allgemein wird eine Blutdruckeinstellung auf Werte < 130/85 mmHg empfohlen. Bei Diabetikern sollte eine Beeinflussung des Renin-Angiotensin-Aldosteron-Systems erfolgen, weshalb ACE-Hemmer und AT-Blocker zu bevorzugen sind. Eine Metaanalyse der Cholesterol Trialists' Collaboration kommt zu dem Schluss, dass eine Statintherapie bei Diabetikern pro mmol/l LDL-C-Senkung zu einer 21 %igen relativen Risikoreduktion bezüglich des Endpunktes Schlaganfall führt (Cholesterol Treatment Trialists' Collaborators 2008). In der STENO-2-Studie führte eine intensivierte multifaktorielle Intervention gegenüber der konventionellen Therapie zu einer 50 %igen Reduktion kardiovaskulärer Komplikationen (Gaede et al. 2003).

Übergewicht ist definiert als ein »Body Mass Index« (BMI = Gewicht/Körpergröße^2) zwischen 25 und 30 kg/m^2, Adipositas > 30 kg/m^2. Abdominale Adipositas kann durch das Verhältnis von Hüfte zu Taille oder durch den Taillenumfang bestimmt werden (> 102 cm bei Männern und > 88 cm bei Frauen). Die Schlaganfallinzidenz übergewichtiger Personen ist – auch in multivariaten Analysen mit Kontrolle anderer vaskulärer Risikofaktoren – erhöht, wobei ein dosisabhängiger Effekt besteht (Kurth et al. 2002). Übergewicht ist zudem mit einer erhöhten Schlaganfallmortalität assoziiert (Prospective Studies Collaboration 2009). Eine Gewichtsreduktion hat einen positiven Effekt auf die Risikofaktoren Hypertonus, Hypercholesterinämie und Diabetes. Obwohl ein positiver Effekt auf das Schlaganfallrisiko somit plausibel ist, ist der protektive Effekt einer Gewichtsreduktion auf Schlaganfallinzidenz und -letalität bislang nicht ausreichend untersucht (Curioni et al. 2006). Der Cannabinoidrezeptor-Antagonist Rimonabant wurde bereits vor Bekanntwerden der Ergebnisse der CRESCENDO-Studie (vorzeitiger Studienabbruch wegen schwerer psychiatrischer Nebenwirkungen) (Topol et al. 2010) vorübergehend vom Markt genommen.

Bewegungsmangel erhöht gering das Schlaganfallrisiko (Goldstein 2011). Sportliche Betätigung hat, ähnlich wie die Beseitigung der Adipositas, vor allem indirekte Effekte auf das Schlaganfallrisiko durch Modifikation anderer Risikofaktoren. Zusätzlich wurden günstige Wirkungen auf die Blutrheologie und die Thrombozytenreaktivität beschrieben. In mehreren Studien fand sich geschlechtsunabhängig eine relative Risikoreduktion um etwa 40–60 % durch regelmäßige körperliche Aktivität (Kiely et al. 1994, Lee et al. 2003). Voraussetzung dieser Aktivität war, dass sie entweder zu einer Herzschlagbeschleunigung oder zu vermehrter Schweißproduktion führte. Es wurde sowohl das Risiko für ischämische Insulte als auch für Hirnblutungen reduziert, was v. a. der damit verbundenen Blutdruckreduktion zuzuschreiben ist. Bemerkenswert ist, dass offensichtlich keine lineare Dosis-Wirkungs-Beziehung, sondern eher ein konstanter Klasseneffekt vorliegt. So war die Risikoreduktion in der Physicians Health Study und der Framingham Study für einmal wöchentliche bzw. geringe sportliche Betätigung ähnlich effektiv wie mehrmals wöchentliche oder starke Aktivitäten.

Zusätzlich applizierte weibliche Geschlechtshormone, sei es zur Kontrazeption oder zur postmenopausalen Hormonersatztherapie (HRT), erhöhen das Risiko vaskulärer Ereignisse inklusive Schlaganfall (Gabriel et al. 2005, Wassertheil-Smoller et al. 2003). Dies gilt auch für eine Östrogensubstitution bei hysterektomierten Frauen, für selektive Östrogenrezeptormodulatoren (Mosca et al. 2009) und für Tibolon (Cummings et al. 2008).

Chronischer Alkoholismus führt zu einer Zunahme des Schlaganfallrisikos, während kleinere Alkoholmengen eher protektiv wirken (sog. J-Kurve der Beziehung zwischen Alkoholkonsum und Schlaganfallrisiko: Abstinenz bedeutet hierbei gegenüber geringerem Alkoholkonsum ein leicht erhöhtes Risiko, hoher Alkoholkonsum ist mit einem deutlich erhöhten Risiko verbunden) (Berger et al. 1999). Nach einer finnischen Arbeit scheinen vor allem Alkoholexzesse mit dem Auftreten von Schlaganfällen zu korrelieren, wobei die Ursachen vermehrte kardiale Arrhythmien oder eine reaktive Polyglobulie bei alkoholinduzierter Polyurie sind (Hillbom et al. 1999).

Hyperhomocysteinämie ist ein unabhängiger Schlaganfallrisikofaktor. Die Gabe von B-Vitaminen und Folsäure zur Senkung des Homocysteinspiegels führt aber zu keiner signifikanten Senkung des Schlaganfallrisikos (VITATOPS 2010, Clarke et al. 2010). Eine Behandlung erhöhter Homocysteinwerte mit B-Vitaminen und Folsäure wird daher nicht empfohlen. Vitamin E ist zwar in der Lage ischämische Schlaganfälle zu verhindern, erhöht aber das Risiko für hämorrhagische Schlaganfälle, sodass auch ein Einsatz von Vitamin E nicht in der Schlaganfallprophylaxe empfohlen wird (Schürks et al. 2010).

Chronische Infektionen und Entzündungen scheinen ein Risiko für die Entwicklung arteriosklerotischer Läsionen darzustellen (Libby und Ridker 2006). Neben kleineren Studien konnte eine sehr große englische Fall-Kontroll-Studie einen Zusammenhang zwischen akuten Infekten und Schlaganfall nachweisen (Smeeth et al. 2004). Damit kann auch die Markerrolle eines erhöhten C-reaktiven Proteins für Schlaganfälle sowie andere vaskuläre Erkrankungen erklärt werden. Inwieweit die Behandlung chronischer Infektionen primärprophylaktisch wirksam sein kann, ist derzeit unbekannt. In der JUPITER-Studie wurden 17 802 scheinbar gesunde Personen mit einem LDL-Cholesterin < 130 mg/dl und einem high-sensitivity CRP ≥ 0,2 mg/dl mit Rosuvastatin (20 mg) oder mit Placebo behandelt (Ridker et al. 2008). Primärer Endpunkt war ein kombinierter vaskulärer Endpunkt unter Einschluss von Schlaganfall. Die Studie wurde aufgrund signifikant reduzierter Ereignisraten in der Verumgruppe vorzeitig abgebrochen. Schlaganfälle waren in der Verumgruppe ebenfalls signifikant seltener. Eine antibiotische Behandlung chronischer Infektionen zur Schlaganfallprävention wird nicht empfohlen.

Eine Migräne mit Aura stellt einen Risikofaktor für einen ischämischen Schlaganfall dar (Schürks et al. 2009). Insbesondere sind Frauen mit einer Migräne mit Aura, die gleichzeitig orale Kontrazeptiva einnehmen und rauchen, gefährdet. Prospektive Prophylaxestudien gibt es nicht. Risikopatientinnen sollten aber ihre Risikofaktoren behandeln, den Nikotinkonsum beenden und über alternative Verhütungsmethoden aufgeklärt werden.

Für folgende Risikofaktoren liegen keine Daten zur Primärprävention vor: Metabolisches Syndrom, schlafassoziierte Atemstörungen, Drogenkonsum, erhöhtes Lipoprotein(a) und Hyperkoagulabilität (Goldstein et al. 2011).

E 2.1.2 Nicht-rheumatisches Vorhofflimmern

Patienten, die an Vorhofflimmern ohne begleitenden Klappenfehler leiden, haben ein jährliches Schlaganfallrisiko von ca. 4,5 %/Jahr (Benavente et al. 2000). Dieses an sich schon hohe Risiko wird durch zusätzliche Risikofaktoren weiter erhöht. Zusätzliche Risikofaktoren sind Hypertonie, verminderte linksventrikuläre Funktion und Alter über 75 Jahre. Patienten mit Klappendefekt oder -ersatz haben darüber hinaus ein wesentlich erhöhtes Risiko. Durch diese Risikofaktoren wird das Risiko bis zu einer Odds-Ratio von 5–20 gegenüber Patienten ohne diese Risikofaktoren gesteigert. Mehrere große randomisierte Untersuchungen haben den primärprophylaktischen Effekt der oralen Antikoagulation mit Vitamin-K-Antagonisten untersucht. Eine Metaanalyse dieser Studien ergab, dass durch eine Antikoagulation mit einem Ziel-INR von 2,0–3,0 eine relative Risikoreduktion von etwa 60–70 % erreicht werden kann, was die höchste bisher erreichbare Risikoreduktion in der Primärprävention darstellt (Hart et al. 2007). Die absolute Risikoreduktion durch eine effektive Antikoagulation beträgt etwa 3 %/Jahr, was einer NNT von 33 entspricht. Eine wesentlich stärkere Antikoagulation mit INR Werten > 4,0 war mit vermehrten Blutungskomplikationen und einer wesentlich schwächeren Antikoagulation mit geringerer Wirkung vergesellschaftet. Acetylsalicylsäure (ASS) wurde in vier der sechs Studien bei Patienten mit Kontraindikationen für eine Antikoagulation untersucht und war in einer Dosis von 300 mg mit einer durchschnittlichen relativen Risikoreduktion von 20 % bzw. einer NNT von 100 der Antikoagulation deutlich unterlegen. Da das Schlaganfallrisiko jedoch stark vom AF-Typ und dem vaskulären Risikoprofil abhängig ist, wird eine differenzierte Primärprävention empfohlen. Bei Patienten < 65 Jahre ohne weitere RF besteht ein geringes Schlaganfallrisiko, sodass keine gesicherte Indikation für eine antithrombotische Therapie besteht, optional kann eine ASS-Therapie erfolgen. Patienten < 65 Jahre mit Risikofaktoren und solche im Alter von 65–75 Jahren ohne Risikofaktoren besitzen ein intermediäres Risiko und sollten zumindest mit ASS behandelt werden. Patienten mit hohem Thrombembolierisiko dagegen sollten dauerhaft und konsequent oral antikoaguliert werden (**Tab. E 2.2**). Die BAFTA-Studie zeigte, dass auch Patienten im Alter > 80 Jahre mit Vorhofflimmern von einer oralen Antikoagulation gegenüber ASS profitieren (Mant et al. 2007). Das jährliche Risiko des kombinierten Endpunktes betrug unter oraler Antikoagulation 1,8 % gegenüber 3,8 % unter ASS (RRR 52 %, $p = 0.003$). Die ACTIVE-W-Studie zeigte, dass eine orale Antikoagulation mit Warfarin der Kombination von ASS plus Clopidogrel bei identischer Blutungsrate überlegen ist (ACTIVE Writing Group 2006). Dies gilt sowohl für die Primär- wie für die Sekundärprävention des Schlaganfalls bei Vorhofflimmern. Die ACTIVE-A-Studie ergab eine Überlegenheit der Kombination von ASS und Clopidogrel gegenüber einer Monotherapie mit ASS – allerdings war auch das Risiko schwerwiegender Blutungskomplikationen bei der Kombinationstherapie signifikant höher (ACTIVE Investigators 2009).

Die RE-LY-Studie untersuchte den direkten Thrombinantagonisten Dabigatran bei 18 113 Patienten mit Vorhofflimmern und randomisierte verblindet auf zwei verschiedene Dosen von Dabigatran, nämlich 110 oder 150 mg zweimal täglich, und in einem offenen Design auf den Vitamin K-Antagonisten Warfarin. Die mittlere Beobachtungszeit betrug 2 Jahre, der primäre Outcome waren Schlaganfälle und systemische Embolien. Die niedrige Dosis von Dabigatran war genauso wirksam wie Warfarin. Die höhere Dosis war signifikant wirksamer als Warfarin. Die Rate schwerwiegender Blutungskomplikationen war zwischen Warfarin und der höheren Dosis von Dabigatran vergleichbar und bei der niedrigeren Dosis signifikant geringer. Für Neurologen ist das wichtigste Ergebnis, dass die Häufigkeit von zerebralen Blutungen und intrakraniellen Blutungen bei beiden Dosierungen von Dabigatran signifikant geringer war als bei Warfarin. In der Warfarin-Gruppe war allerdings die Rate gastrointestinaler Blutungen und Myokardinfarkte etwas geringer als in der Dabigatran-Gruppe. Dabigatran wurde im August 2011 in Deutschland in beiden Dosierungen zur Behandlung von Patienten mit Vorhofflimmern zugelassen. Auch Rivaroxaban (Patel et al. 2011) und Apixaban (Granger et al. 2011) sind bei nicht-valvulärem Vorhofflimmern besser wirksam als Warfarin. Apixban ist wirksamer als Aspirin bei identischer Blutungsrate (Connolly et al. 2011)

Die Rhythmuskontrolle zeigt gegenüber der Frequenzkontrolle bei älteren Patienten mit Vorhofflimmern keine Überlegenheit bezüglich klinischer Endpunkte wie Mortalität oder Schlaganfall, bei einer insgesamt niedrigeren Nebenwirkungsrate der Medikamente zur Frequenzkontrolle (Betablocker, Kalziumantagonisten, Digoxin) (Wyse et al. 2002). Als bisher einziges Antiarrhythmikum konnte Dronedaron – allerdings nur in einer Post-hoc-Analyse der ATHENA-Studie – unabhängig vom Einsatz einer oralen Antikoagulation oder Thrombozytenfunktionshemmern das ischämische Schlaganfallrisiko (1,2 %/Jahr) signifikant gegenüber Placebo (1,8 %/Jahr) bei Patienten mit Vorhofflimmern reduzieren (Connolly et al. 2009). Daher wird jetzt eine mit 10 000 Patienten ausreichend gepowerte Studie zur Schlaganfallprävention mit Dronedaron durchgeführt.

E 2.1.3 Primärprävention bei anderen kardialen Erkrankungen

Patienten mit angeborenem oder erworbenem Klappenfehler oder mit mechanischen Kunstklappen haben einen deutlichen präventiven Effekt durch eine orale Antikoagulation (Salem et al. 1998, Cannegieter et al. 1995). Das jährliche Schlaganfallrisiko beträgt 1–4 % bei mechanischen und 0,2–2,9 % bei Bioprothesen. Empfohlen wird eine INR von 2,5 bis 3,5, da hierunter bei effektiver Thromboseprophylaxe weniger Blutungskomplikationen zu registrieren sind. Patienten mit Bioklappen in Mitralposition werden für drei Monate antikoaguliert und danach mit ASS behandelt.

Schlaganfälle werden in ca. 2,5 % aller Patienten mit Herzinfarkt in den ersten sechs Wochen registriert. Eine dauerhafte Antikoagulation sollte bei Herzinfarktpatienten mit schlechter Ventrikelfunktion und begleitendem Vorhofflimmern durchgeführt werden (Hardman und Cowie 1999).

Die Bedeutung eines persistierenden offenen Foramen ovale (PFO) das bei 20–25 % aller Menschen vorhanden ist, ist als Risikofaktor für einen erstmaligen Schlaganfall lediglich bei jüngeren Patienten nachweisbar (Kraywinkel et al. 2005). Aufgrund des sehr geringen absoluten Risikos sowie des fraglichen Nutzens ist eine routinemäßige Antikoagulation oder Thrombozytenfunktionshemmung in der Primärprävention genauso abzulehnen wie jegliche operative oder interventionelle (Schirmverschluss) Therapie. Einzige Ausnahmen sind große Defekte mit hämodynamischer Problematik. Hier erfolgt eine Korrektur aber aus kardiologischer und nicht aus zerebrovaskulär präventiver Indikation.

E 2.1.4 Thrombozytenaggregationshemmer

ASS wurde bisher in insgesamt sechs randomisierten Studien in der Primärprävention vaskulärer Ereignisse untersucht. In den Metaanalysen zeigte sich eine signifikante relative Reduktion schwerwiegender vaskulärer Ereignisse (Myokardinfarkt, Schlaganfall, vaskulärer Tod) um 12 % unter ASS gegenüber Placebo (0,51 %/Jahr vs. 0,57 %/Jahr) (Antithrombotic Trialists' Collaboration 2009). Diese Reduktion kam aber in der Gesamtpopulation von 95 000 Patienten hauptsächlich durch die Reduktion von Myokardinfarkten zustande (0,18 %/Jahr unter ASS vs. 0,23 %/Jahr unter Placebo), während die Reduktion von Schlaganfällen insgesamt (0,20 %/Jahr unter ASS vs. 0,21 %/Jahr unter Placebo) durch eine Zunahme der hämorrhagischen Schlaganfälle nicht signifikant war. Betrachtet man Frauen und Männer getrennt, so wird die Rate an schwerwiegenden vaskulären Ereignissen insgesamt bei beiden Geschlechtern signifikant um 12 % bzw. 14 % gegenüber Placebo reduziert (Berger et al. 2006). Bei Frauen findet sich eine signifikante 17 %ige relative Reduktion der Schlaganfälle, die durch eine Reduktion der ischämischen Schlaganfälle zustande kommt, aber keine signifikante Reduktion der Myokardinfarkte. Im Gegensatz dazu findet sich bei Männern eine signifikante 32 %ige relative Reduktion der Myokardinfarkte, aber keine signifikante Reduktion der Schlaganfälle, was mit einer deutlichen Zunahme der hämorrhagischen Schlaganfälle zusammenhängt. Daher sollte sich der primärprophylaktische Einsatz von ASS zur Verhinderung von Schlaganfällen an den vorhanden kardiovaskulären Risikofaktoren orientieren. So konnte bei niedrigem kardiovaskulären Risiko kein Vorteil für ASS gefunden werden (relatives Risiko 1,03), bei hohem Risiko dagegen sehr wohl (relatives Risiko 0,71) (Patrono et al. 2004). Bei Patienten unter 65 Jahren ohne vaskuläres Risikoprofil sollte ASS nicht primärpräventiv eingesetzt werden.

Auch bei Patienten mit einem Diabetes als Risikofaktor ist der Nutzen eines primärprophylaktischen Einsatzes von ASS umstritten. In einer Metaanalyse mit 10 000 eingeschlossenen Patienten fand sich eine statistisch nicht signifikante Reduktion schwerwiegender vaskulärer Ereignisse von 10 % gegenüber Placebo (relatives Risiko 0,90, 95 % Konfidenzintervall 0,81–1,00) (De Berardis et al. 2009). Auch die

Tab. E 2.2: Risikostratifizierung von Patienten mit Vorhofflimmern. Für die Einstufung in die Gruppe mit intermediärem oder hohem Risiko genügt das Vorhandensein einer der aufgeführten Faktoren. Für die Einstufung in die Niedrigrisikogruppe müssen beide Voraussetzungen erfüllt sein.

Hohes Risiko	Intermediäres Risiko	Geringes Risiko
(ein Faktor ausreichend) • Alter > 75 Jahre • Linksventrikuläre Dysfunktion • Schlecht eingestellte Hypertonie • > 2 intermediäre Risikofaktoren	(ein Faktor ausreichend) • Alter 65–75 Jahre • Diabetes mellitus • Gut eingestellte Hypertonie • KHK • Hyperthyreose	(beide Faktoren obligat) • Alter < 65 Jahre • keine Risikofaktoren

kardiovaskuläre Mortalität und die Gesamtmortalität unterschieden sich nicht zwischen den mit ASS und Placebo behandelten Patienten. Hinsichtlich der Schlaganfallprävention fand sich ebenfalls keine signifikante Reduktion unter ASS bei einer signifikanten Heterogenität zwischen den Studien.
Die Kombination von 75 mg Clopidogrel plus 75–162 mg ASS war in der kombinierten Primär- und Sekundärprophylaxe-Studie CHARISMA nicht wirksamer als eine Monotherapie mit ASS, führte allerdings zu einer höheren Rate an schwerwiegenden Blutungen (Bhatt et al. 2006).

E 2.1.5 Karotisoperation bei asymptomatischen Karotisstenosen

Patienten mit einer asymptomatischen Karotisstenose > 50 % haben ein erhöhtes Risiko für einen ipsilateralen Schlaganfall. Die beiden bislang größten randomisierten Studien zur Operation einer asymptomatischen Karotisstenose, ACAS (Asymptomatic Carotid Atherosclerosis Study) aus Nordamerika mit 1 600 Patienten (Executive Committee for the Asymptomatic Carotid Atherosclerosis Study 1995) und ACST (Asymptomatic Carotid Surgery Trial) aus Europa mit 3 100 Patienten (Halliday et al. 2004) wurden zwischen 1987 und 2003 durchgeführt und konnten übereinstimmend einen primärprophylaktischen Effekt nachweisen. Die absolute Risikoreduktion beträgt – auf einen 5-Jahres-Zeitraum extrapoliert – etwa 5 %, was einer jährlichen Risikoreduktion von 1 % entspricht. Es muss aber beachtet werden, dass die Operateure in beiden Studien anhand strikter Kriterien ausgewählt wurden. Dieser Selektionsprozess führte zu sehr geringen perioperativen Komplikationsraten von 2,7 % (ACAS) und 3,1 % (ACST). Bei unselektierten Operateuren können die Komplikationsraten um den Faktor 2–3 höher liegen (Bond et al. 2003, 2004). Dies bedeutet, dass die Karotisoperation dann entweder keinen Nutzen (ab > 4 % Komplikationen) besitzt oder sogar schädlich ist (ab > 6 % Komplikationen).

Folgende Patienten-Subgruppen profitierten in der größeren ACST-Studie besonders von der Operation:

- Männer (absolute Risikoreduktion über fünf Jahre 8,2 %)
- jüngere Patienten < 65 Jahre (absolute Risikoreduktion über fünf Jahre 7,8 %)
- Patienten mit nur mäßigen Stenosen von 60–80 % (absolute Risikoreduktion über fünf Jahre 7,4 %)
- Patienten mit stark erhöhtem Serum-Cholesterin > 250 mg/dl (absolute Risikoreduktion über fünf Jahre 11,4 %)

Die 10-Jahresdaten der ACST-Studie zeigten auch einen signifikanten Nettonutzen der Operation: das perioperative Schlaganfall- und Todesrisiko kombiniert mit dem Risiko in den nächsten 10 Jahren einen Schlaganfall zu erleiden, lag in der Gruppe der operierten Patienten bei 13,4 % gegenüber 17,9 % bei den zunächst konservativ und ggf. später operierten Patienten. Es profitierten aber nur Patienten < 75 Jahre (Halliday A et al. 2010). Es gibt gegenwärtig keine Evidenz, dass die endovaskuläre Behandlung asymptomatischer Karotisstenosen eine Reduktion des Schlaganfallrisikos bewirkt.
Durch die Verbesserung der medikamentösen Therapie ist in der Zwischenzeit allerdings das Risiko für einen ipsilateralen ischämischen Schlaganfall gefallen, und derzeit sollte eine Karotisoperation bei asymptomatischen Stenosen nur in Ausnahmefällen erfolgen (Abbott 2009). So fand sich in einer prospektiven bevölkerungsbasierten Studie bei 101 Patienten mit einer asymptomatischen Karotisstenose > 50 %, die zwischen 2002 und 2009 eingeschlossen wurden, nur noch eine jährliche ipsilaterale Schlaganfallrate von 0,34 % unter einer medikamentösen Therapie mit Thrombozytenfunktionshemmern, einem Statin und antihypertensiven Medikation bei Blutdruckwerten > 130/80 mm Hg (Marquardt et al. 2010). Daher wird erst durch die laufende randomisierte SPACE-2-Studie, in der Patienten mit einer asymptomatischen Karotisstenose ≥ 70 % nach Ultraschallkriterien entweder mit einer optimalen medikamentösen Therapie, einer Operation oder stentgestützen Angioplastie der Karotis behandelt werden, klar sein, ob Patienten mit einer asymptomatischen Karotisstenose auch weiterhin von einer Operation und/oder der interventionellen Behandlung profitieren.

E 2.1.6 Pragmatische Therapie*

- Generell kann ein »gesunder Lebensstil« mit mindestens 30 Minuten Sport 3- bis 4-mal pro Woche und einer obst- und gemüsereichen bzw. mediterranen Kost empfohlen werden (A). Kardiovaskuläre Risikofaktoren (Blutdruck, Blutzucker, Fettstoffwechselstörungen) sollten regelmäßig (> 55 Lebensjahr 1 x pro Jahr) kontrolliert und ggf. entsprechend behandelt werden (B).
- Patienten mit hohem Blutdruck (RR systol. > 140 mm Hg, diastol. > 90 mm Hg; Diabetiker: RR systol. > 130 mm Hg, diastol. > 85 mm Hg)

* (Übersicht zur wissenschaftlichen Evidenz siehe **Tab. E 2.3**)

sollten mit Diät (DASH-Diät s. o., kochsalzarme Kost), Ausdauersport und/oder Antihypertensiva behandelt werden (A). Hierbei ist der präventive Effekt der Antihypertensiva umso ausgeprägter, je stärker der Blutdruck reduziert wird (A). Alphablocker sind weniger wirksam als andere Antihypertensiva (↓, B). Die anderen Antihypertensiva (ACE-Hemmer, AT-1-Blocker, Kalziumantagonisten, Diuretika, Betablocker) unterscheiden sich nur geringfügig in ihrer schlaganfallpräventiven Wirkung (A), allerdings sollten Betablocker außer bei Patienten mit einer KHK nicht als antihypertensive Medikamente der 1. Wahl zur Schlaganfallprävention eingesetzt werden (↓, B). Eine antihypertensive Kombinationstherapie ist einer hoch dosierten Monotherapie aufgrund einer besseren Verträglichkeit vorzuziehen (B).
- Raucher sollten den Nikotinkonsum einstellen. Unterstützend können pharmakologische (Nikotinpflaster, Nikotinkaugummi, eine Anticraving-Therapie mit Trizyklika, Bupropion oder Vareniclin) oder nicht-pharmakologische Hilfen (Verhaltenstherapie, Gruppenarbeit) angeboten werden (B).
- Patienten mit einer KHK oder Zustand nach Herzinfarkt und einem LDL-Cholesterin > 100 mg/dl sollten mit einem Statin behandelt werden (↑↑, A). Personen ohne KHK sollten bei höchstens einem vaskulären Risikofaktor und LDL-C-Werten < 190 mg/dl mit einem Statin behandelt werden, bei ≥ 2 Risikofaktoren und LDL-C-Werten < 160 mg/dl und bei mehreren vaskulären Risikofaktoren und LDL-C-Werten < 100 mg/dl. Die Datenlage ist am besten für Pravastatin, Simvastatin und Atorvastatin.
- Diabetiker sollten mit Diät, Antidiabetika, regelmäßiger Bewegung und bei unzureichender oraler Einstellung mit Insulin behandelt werden (B). Normoglykämische Werte sind anzustreben, eine aggressive Senkung der Blutzuckerwerte ist aber zu vermeiden (↓, A). Bei Diabetikern ist die Bedeutung der antihypertensiven Behandlung mit ACE-Hemmern oder AT-1-Blockern und der Gabe von Statinen bezüglich der Schlaganfallprävention von besonderer Bedeutung (B).
- Patienten mit persistierendem oder paroxysmalem Vorhofflimmern und begleitenden vaskulären Risikofaktoren (Hypertonie, KHK, Herzinsuffizienz, Alter < 75 Jahre) sollten mit einem direkten Thrombinantagonisten wie Dabigatran, Rivaroxaban oder Apixaban behandelt werden (↑, A). Die empfohlene Dosis für Dabigatran beträgt 2 × 150 mg/Tag. Bei Patienten mit einem erhöhten Risiko schwerwiegender Blutungen (> 75 Jahre) wird die niedrigere Dosis von 2 × 110 mg empfohlen (B). Patienten, die bisher stabil mit einem Vitamin-K-Antagonisten behandelt wurden, können diese Prophylaxe fortführen (Ziel-INR 2,0–3,0) (↑, A). Bei dem seltenen, sog. lone atrial fibrillation, d. h. Vorhofflimmern, Alter unter 65 Jahre und fehlenden vaskulären Risikofaktoren, ist keine Antikoagulation oder Thrombozytenfunktionshemmung notwendig. Bei Patienten ohne vaskuläre Risikofaktoren im Alter über 65 Jahre und Vorhofflimmern wird Acetylsalicylsäure (100–300 mg) empfohlen. Aufgrund des niedrigeren Blutungsrisikos kann ASS bei Patienten mit Vorhofflimmern und Kontraindikation für eine orale Antikoagulation (erhöhte Blutungsneigung, gastrointestinale oder intrazerebrale Blutung in der Vorgeschichte, Leberinsuffizienz, schwere zerebrale Mikroangiopathie, schlecht eingestellte arterielle Hypertonie, mangelnde Compliance) eingesetzt werden (C). Die Kombination von ASS und Clopidogrel hat beim Vorhofflimmern nur einen marginalen Vorteil gegenüber einer ASS-Monotherapie, da der Nutzen hinsichtlich der Verhinderung ischämischer Schlaganfälle fast vollständig durch die erhöhte Rate schwerwiegender Blutungskomplikationen aufgehoben wird (↓).
- Eine Rhythmuskontrolle bringt gegenüber einer Frequenzkontrolle (und gleichzeitigen Antikoagulation) bei Patienten > 65 Jahre mit Vorhofflimmern keine Vorteile bezüglich der Verhinderung von Schlaganfällen (↑↑, A).
- Bei Patienten unter 65 Jahren ohne vaskuläres Risikoprofil und Diabetikern ohne weitere vaskuläre Risikofaktoren sollte ASS nicht primärpräventiv eingesetzt werden (↑↑, A). Durch ASS werden bei Frauen mit vaskulären Risikofaktoren im Alter > 45 Jahre Schlaganfälle, aber nicht Myokardinfarkte verhindert (↑, A). Acetylsalicylsäure ist in der Primärprävention des Schlaganfalls bei Männern nicht wirksam, schwerwiegende vaskuläre Ereignisse insgesamt werden aber reduziert (↑, A). Andere Thrombozytenfunktionshemmer als ASS oder Kombinationen von Thrombozytenfunktionshemmern sollten nicht primärprophylaktisch eingesetzt werden.
- Es ist derzeit unklar, ob unter der verbesserten medikamentösen Primärprophylaxe Patienten mit asymptomatischen Karotisstenosen > 50 % noch von der Endarteriektomie profitieren. Diese Frage kann sicher erst nach Abschluss der laufenden SPACE-2-Studie beantwortet werden. Aktuell sollte die Endarteriektomie durch einen erfahrenen Gefäßchirurgen (Komplikationsrate < 3 %) nur bei Männern mit einem hohen Schlaganfallrisiko und längerer Lebenserwartung nach eingehender Beratung in Betracht gezogen werden (↑). Vor, während und nach der Karotisoperation sollte die Prophylaxe mit ASS fortgeführt werden (C). Es gibt derzeit keine Hinweise, dass Patienten mit asymptomatischen Karotisstenosen von einer Angioplastie oder Stenteinlage profitieren (C). Ein Screening bezüglich asymptomatischer Karotisstenosen kann nicht empfohlen werden.

E 2.1.7 Nicht empfohlene Behandlung

- Alkohol sollte nicht zur Primärprophylaxe getrunken werden, auch das Trinken des »berühmten« Glases Rotwein kann außer zu Genusszwecken nicht medizinisch empfohlen werden (C).
- Vitamin E, führt zu einer Reduktion von ischämischen, aber Zunahme von hämorrhagischen Schlaganfällen und kann daher nicht empfohlen werden (↓, A). Eine prophylaktische Wirksamkeit von Knoblauchpräparaten oder Nootropika wurde bisher nicht nachgewiesen (B).
- Eine Behandlung erhöhter Homocysteinwerte mit B-Vitaminen und Folsäure reduziert das Schlaganfallrisiko nicht (↓, A).
- Eine Hormonsubstitution nach der Menopause erhöht das Schlaganfallrisiko (↓, A).

Tab. E 2.3: Übersicht über Evidenzlage und Wirksamkeit von empfohlenen Maßnahmen in der Primärprävention des Schlaganfalls (RR: Risikoreduktion, NNT: number needed to treat)

Art der Intervention	Prävalenz in der Bevölkerung	Relative RR	Absolute RR/Jahr	NNT	Bemerkungen
Antihypertensive Therapie	20–40 %	30–40 %	0,5 %	200	• Wichtigste präventive Maßnahme
Vorhofflimmern	1–2 %				
• Antikoagulation		70 %	3 %	33	• Gesichert bei hohem Risiko
• Dabigatran vs. Warfarin		30 %			• In der Dosis 150 mg 2 × tgl.
• ASS-Therapie		20 %	1 %	100	• Bei geringem bis intermediärem Risiko
Statintherapie bei Hypercholesterinämie	5–10 %	20 %	1 %	100	• Nur für Hochrisikopatienten
Operation asymptomatischer Karotisstenosen (> 60 %)	5 %	30–40 %	0,5–1 %	40/5 Jahre	• Nur bei sehr geringem OP-Risiko (< 2–3 %) wirksam • Nur bei hohem vaskulärem Risikoprofil zu empfehlen
Nikotinabstinenz	20 %	?	?	?	• Nach 10 Jahren fast Normalisierung des nikotinabhänigen vaskulären Risikos
Gewichtsnormalisierung	20 %	?	?	?	• Mehrdimensionaler Effekt
Sportliche Aktivität	–	–	–	–	• Mindestens 3 × pro Woche 30 Minuten
Antidiabetische Therapie	3–5 %	1 %?	?	?	• Reduktion von Schlaganfällen nicht belegt • Prävention von mikrovaskulären Komplikationen belegt
Antikoagulation bei anderen Herzerkrankungen	< 0,1 %	?	?	?	• Empfohlen bei: künstlichen Herzklappen, schwerer linksventrikulärer Dysfunktion, Klappenvegetation

- Eine polypragmatische Therapie mit dem Einsatz einer Kombipille (Antihypertensiva, Statine, Acetylsalicylsäure) beruht auf plausiblen epidemiologischen Überlegungen, kann aber in Ermangelung von Effektivitätsnachweisen bisher nicht empfohlen werden (B).
- ASS und orale Antikoagulation sollten bei Patienten mit Vorhofflimmern und stabiler KHK aufgrund eines erhöhten Blutungsrisikos nicht kombiniert eingesetzt werden (B).
- Die Antikoagulation bei Patienten mit Mitralklappenprolapssyndrom ist nicht indiziert (↓, A).
- Die Behandlung eines offenen Foramen ovale bei asymptomatischen Patienten ist aus primärprophylaktischen Gründen nicht indiziert (B).

E 2.2 Sekundäre Prävention

Das Ziel einer sekundären Prävention ist die Vermeidung einer erneuten zerebralen Ischämie (TIA oder Schlaganfall) nach einem ersten solchen Ereignis. Daten zur Vermeidung weiterer Ereignisse (sog. tertiäre Prävention) werden meist aus Ergebnissen zur Sekundärprävention rückgeschlossen, eigene Studien liegen hierzu nicht vor.

E 2.2.1 Epidemiologie

Einen ersten Schlaganfall überleben ca. 80–85 % der Patienten in der Akutphase. Von diesen Patienten erleiden zwischen 8 % und 15 % im ersten Jahr ein sog. Zweitereignis. Hierbei ist das Risiko in den ersten Wochen am höchsten und fällt mit zunehmendem Abstand zum Indexereignis immer weiter ab. Besonders gefährdet sind Patienten mit multiplen vaskulären Risikofaktoren oder solche mit begleitender KHK oder pAVK. Bei TIAs sind v. a. Patienten mit zerebralen Symptomen gegenüber jenen mit retinalen Symptomen (Amaurosis fugax) gefährdet sowie jene Patienten über 60 Jahre mit Symptomdauer länger als 10 Minuten und Symptomen mit Lähmungen oder Sprachstörungen. Das größte Risiko besteht in den ersten drei Tagen nach einer TIA (Giles und Rothwell 2007). Durch eine sofortige Diagnose und frühe Einleitung einer Sekundärprävention innerhalb von drei Tagen konnte in der prospektiven englischen EXPRESS-Studie das 90-Tage-Risiko eines nachfolgenden Schlaganfalles von 10,3 % auf 2,1 % gesenkt werden (Rothwell et al. 2007).

E 2.2.2 Behandlungsprinzipien

Jede Behandlung zur Vermeidung weiterer vaskulärer Ereignisse muss die Natur, Lokalisation und zugrunde liegende Ursache des Indexereignisses berücksichtigen. Neben Plaques, Stenosen oder Verschlüssen der großen extra- und intrakraniellen hirnversorgenden Arterien (Makroangiopathie), Wandveränderungen an zerebralen Mikrogefäßen (Mikroangiopathie) und kardialen Erkrankungen (mit kardialer Emboliequelle oder allgemeiner Minderperfusion) müssen arterielle Dissektionen, gerinnungsphysiologische Störungen, Vaskulitiden (s. Kap. E 3) und eine große Reihe seltener Ursachen bedacht werden. Vor einer abgewogenen Entscheidung für die beste Sekundärprophylaxe muss daher eine genaue Aufarbeitung der Ursachen und Mechanismen erfolgen. Leider liegen evidenzbasierte Kriterien nicht für alle Schlaganfall/TIA-Untergruppen vor.

Drei grundsätzliche Behandlungsebenen der Sekundärprophylaxe sind erkennbar:
- Behandlung kardiovaskulärer Risikofaktoren
- Veränderungen der Gerinnungs- oder Thrombozytenfunktionen
- Revaskularisation

Je höher das individuelle Risiko eines Patienten, desto stärker sind die Effekte einer Sekundärprävention. Deshalb sollte stets versucht werden, eine individuelle Risikoermittlung und danach die Abschätzung der geeigneten Therapiemaßnahmen zu erstellen.

E 2.2.3 Behandlung der Risikofaktoren

Hypertonie

Die arterielle Hypertonie ist einer der wichtigsten behandelbaren Risikofaktoren, auch in der Schlaganfallsekundärprophylaxe. Eine Metaanalyse aus dem Jahr 2007 mit 16 085 eingeschlossen Patienten errechnete eine 24 %ige relative Risikoreduktion einer antihypertensiven Therapie gegenüber einer Placebobehandlung bei Patienten mit einem bereits erlittenen zerebrovaskulären Ereignis, unabhängig vom Ausgangsblutdruckwert (Law et al. 2009). Hinsichtlich der Schlaganfallprophylaxe waren in dieser Metaanalyse Kalziumantagonisten am wirksamsten. In der großen PROGRESS-Studie mit 6 105 randomisierten Patienten nach einer TIA/Schlaganfall fand sich nach einer vierjährigen Beobachtungszeit unter der blutdrucksenkenden Behandlung mit dem ACE-Hemmer Perindopril (4 mg/Tag) +/- dem Diuretikum Indapamid eine Reduktion des Blutdrucks um 9/4 mmHg und eine signifikante absolute Schlaganfallrisikoreduktion von 4 % gegenüber einer Placebobehandlung (10 vs. 14 %, RRR 28 %) (Progress Collaborative Group 2001). Interessanterweise profitierten hypertensive und nicht-hypertensive Patienten gleichermaßen von der Behandlung, wobei kritisch anzumerken ist, dass die Grenze zwischen den beiden Gruppen auf ungewöhnlich hohe 160/90 mmHg gesetzt wurde. Die Kombination von ACE-Hemmer und Diuretikum reduzierte den Blutdruck um 12/5 mmHg und die Schlaganfallrate um 43 %. Perindopril allein war allerdings nicht wirksam.
Zwei kleinere randomisierte Schlaganfallsekundärprophylaxe-Studien mit den Angiotensin-II-Typ-1-(AT1)-Rezeptorblockern Eprosartan (Schrader et al. 2005) und Candesartan (Schrader et al. 2003) hatten neben der eigentlichen blutdrucksenkenden Wirkung mögliche zusätzlich schlaganfallverhindernde (sog. pleiotrope) Wirkmechanismen vermuten lassen. Diese pleiotropen Eigenschaften konnten aber in der PRoFESS-Studie nicht bestätigt werden. Zusätzlich zur Thrombozytenfunktionshemmung erhielten 20 332 Patienten randomisiert 80 mg Telmisartan oder Placebo zu ihrer bereits bestehenden blutdrucksenkenden Therapie. Trotz einer durchschnittlichen erzielten Blutdrucksenkung von 3,8/2,0 mmHg unter Telmisartan unterschied sich die Reinfarktrate nicht zwischen beiden Behandlungsgruppen (Yusuf et al. 2008).

Hypercholesterinämie

In der Heart Protection Study zeigte sich in einer Gruppe von 20 536 Hochrisikopatienten eine signifikante 25 %ige Risikoreduktion für Schlaganfälle unter einer Behandlung mit 40 mg Simvastatin im Vergleich zu Placebo (MRC/BHF Heart Protection Study Collaborative Group 2002). Der präventive Effekt war unabhängig vom initialen Cholesterinwert und vom Ausmaß der Senkung des Cholesterinspiegels. In einer Untergruppe von Patienten mit vorbestehenden zerebrovaskulären Erkrankungen (n = 3 280) fand sich allerdings keine Risikoreduktion für Schlaganfälle. Die SPARCL-Studie untersuchte, ob 80 mg Atorvastatin im Vergleich zu Placebo zu einer Schlaganfallrisikoreduktion bei 4 731 Patienten mit einem LDL-C-Wert zwischen 100 und 190 mg/dl ohne KHK führt, bei denen innerhalb der letzten 6 Monate eine TIA/Schlaganfall aufgetreten war (The Stroke Prevention by Aggressive Reduction in Cholesterol Levels Investigators 2006). Über einen medianen Zeitraum von 4,9 Jahren kam es zu einer signifikanten Reduktion des primären Endpunktes, nämlich tödlicher oder nicht tödlicher Schlaganfall, bei den mit Atorvastatin behandelten Patienten (11,2 % vs. 13,1 %). Unter der Behandlung mit Atorvastatin kam es allerdings zu vermehrten zerebralen Blutungen (55 unter Atorvastatin vs. 33 unter Placebo). In einer post-hoc Analyse hatten die Patienten, die mit einem hämorrhagischen Schlaganfall eingeschlossen wurden, ältere und Patienten mit deutlich erhöhten hypertonen Blutdruckwerten (systolisch ≥ 160 oder diastolisch ≥ 100 mmHg) ein erhöhtes Blutungsrisiko (Goldstein et al. 2008). Atorvastatin wurde trotz der hohen Dosis insgesamt gut vertragen, unter Atorvastatin kam aber es signifikant häufiger zu einem Anstieg der Leberenzyme, ein Leberversagen trat jedoch nicht auf. Myopathien wurden nicht häufiger unter der Statintherapie beobachtet.
Wie eine kleine randomisierte Studie mit insgesamt 89 eingeschlossenen Patienten nahelegt, sollten Statine bei Patienten mit einem akuten Schlaganfall nicht abgesetzt werden, um eine frühe neurologische Verschlechterung zu verhindern (Blanco et al. 2008).
Eine aktuelle Metaanalyse erbrachte keinen Wirksamkeitsnachweis von Fibraten in der Schlaganfallprävention (Jun et al. 2010).

Diabetes mellitus

Ergebnisse zur Diabetesbehandlung aus randomisierten Schlaganfallsekundärprophylaxe-Studien liegen nicht vor.

Andere Therapien

Auch die randomisierten Studien zum sekundärprophylaktischen Einsatz von B-Vitaminen (B_6, B_{12} und Folsäure) bei Schlaganfallpatienten sind negativ ausgegangen (The VITATOPS Trial Study Group 2010, Toole et al. 2004). Auch die Vorstellung, dass eine postmenopausale Hormonersatztherapie (HRT) kardiovaskulär protektiv wirkt, muss verlassen werden (Gabriel et al. 2005). Wie die Studie von Viscoli et al. (2011) zeigt, geht die HRT mit einer Zunahme von tödlichen Schlaganfällen und einer schlechteren Prognose bzgl. Behinderung nach einem nicht tödlichen Schlaganfall einher.

E 2.2.4 Thrombozytenaggregationshemmer

Thrombozytenaggregationshemmer stellen die antithrombotische Therapie der Wahl in der Sekundärprophylaxe bei Patienten mit einen nicht-kardioembolischen Schlaganfall dar.
Metaanalysen zeigen, dass bei Patienten nach einer TIA oder einem Schlaganfall durch Thrombozytenfunktionshemmer das Risiko eines nicht tödlichen Schlaganfalls um 25 % reduziert wird (Antiplatelet Trialists' Collaboration 2002). Bei einer Untergruppe mit hohem Risiko (begleitende KHK, pAVK) war die Risikoreduktion mit 31 % noch höher. Der kombinierte vaskuläre Endpunkt (Schlaganfall, Myokardinfarkt, vaskulärer Tod) wird um 17 % reduziert (von 21,4 auf 17,8 % über 29 Monate). Der wirkliche Nutzen einer Thrombozytenfunktionshemmung könnte aber noch höher liegen, da die älteren Schlaganfallstudien Patienten mit völlig unterschiedlicher Ursache aufgenommen haben, so auch solche mit Vorhofflimmern oder höhergradigen Karotisstenosen, die bekanntermaßen von anderen Formen der Sekundärprävention stärker profitieren.

Acetylsaliclysäure
Zu ASS wurden insgesamt elf placebokontrollierte Sekundärpräventionsstudien durchgeführt. ASS ist sowohl in der Schlaganfallakutphase als auch in der langfristigen Sekundärprophylaxe wirksam. Eine Metaanalyse ergab eine 13 % relative und 1,5 % absolute Risikoreduktion/Jahr für einen kombinierten vaskulären Endpunkt (vaskulärer Tod, Schlaganfall, Herzinfarkt) (Algra 1999). Die optimale Dosis einer ASS-Therapie war lange Zeit umstritten. Studien, die ASS in zwei verschiedenen Dosen (30 mg vs. 283 mg bzw. 300 mg vs. 1 200 mg) in der Schlaganfallsekundärprophylaxe miteinander verglichen, fanden keinen Unterschied in der Reinfarktrate (The Dutch TIA Trial Study Group 1991, Farrell et al. 1991). Auch mehrere Metaanalysen fanden keinen Unterschied zwischen den verschiedenen Dosisbereichen, allerdings wurden ASS-Dosen < 75 mg deutlich seltener untersucht (Algra und van Gijn 1999, Antithrombotic Trialists' Collaboration 2002). Inzwischen hat sich in Deutschland, wie auch in anderen europäischen Ländern, eine Behandlung mit 100 mg ASS pro Tag durchgesetzt (Diener et al. 2008).
Wichtig ist hierbei zu wissen, dass sowohl die subjektiven gastrointestinalen Nebenwirkungen (wie Übelkeit, Dyspepsie etc.) als auch die Blutungskomplikationen (Topol et al. 2003, Yusuf et al. 2001, Campbell et al. 2007) dosisabhängig sind (**Tab. E 2.5**). Bei ASS-Dosierungen von > 150 mg/Tag steigt das Risiko von Blutungskomplikationen signifikant an. Bei Patienten, die unter ASS Nebenwirkungen entwickeln, kann Clopidogrel gegeben werden (siehe unten). Durch den Einsatz des H2-Rezeptorantagonisten Famotidin konnten in einer randomisierten Studie nach eine Behandlungszeit von 12 Wochen schwerwiegende gastrointestinale Nebenwirkungen unter einer Therapie mit ASS (75–325 mg) deutlich gesenkt werden. So traten unter der Therapie mit Famotidin signifikant weniger Magen-, Duodenalulcera und erosive Gastritiden auf (Taha et al. 2009). Kommt es unter ASS zu einem Magen- oder Duodenalulkus, führt eine nach einer Karenzzeit fortgeführte Prophylaxe mit ASS in Kombination mit einem Protonenpumpenhemmer zu weniger Blutungskomplikationen als eine Prophylaxe mit Clopidogrel (Chan et al. 2005). Die Studie von Chan war allerdings relativ klein und untersuchte eine chinesische Population. Die Kombination von Clopidogrel mit einem Protonenpumpenhemmer wurde bisher in dieser Fragestellung in keiner Studie untersucht.

Clopidogrel, ein Thienopyridin der 2. Generation, wurde bezüglich seiner prophylaktischen Wirksamkeit nach Schlaganfällen initial im Rahmen der CAPRIE-Studie mit fast 20 000 Patienten, die entweder 75 mg Clopidogrel oder 325 mg ASS bekamen, untersucht (CAPRIE Steering Committee 1996). Clopidogrel senkte den kombinierten vaskulären Endpunkt (Myokardinfarkt, Schlaganfall oder vaskulärer Tod) signifikant um 8,7 % relativ gegenüber ASS ($p < 0{,}043$). Die absolute jährliche Risikoreduktion betrug 0,51 %. Die drei Patientenuntergruppen der Studie (Herzinfarkt, Schlaganfall und periphere Verschlusskrankheit) profitierten unterschiedlich. So hatten mit Clopidogrel behandelte Patienten mit pAVK (23,8 %) bzw. mit pAVK plus Schlaganfall plus stattgehabtem Myokardinfarkt (22,7 %) eine stärkere Risikoreduktion. Die Sicherheit von Clopidogrel ist gut, es finden sich nur 0,1 % schwere Neutropenien, eine thrombotisch-thrombozytopenische Purpura tritt nicht häufiger als in der Normalbevölkerung auf (Bennet et al. 2000). Die Rate gastrointestinaler Blutungen und gastrointestinaler Nebenwirkungen war in der Clopidogrel-Gruppe signifikant niedriger als in der ASS-Gruppe.

Tab. E 2.4: Modell zur Risikoabschätzung eines Rezidivinsultes nach einem ersten ischämischen Ereignis, basierend auf der CAPRIE-Studie

Risikofaktor	Punkte
< 65 Jahre	0
65–75 Jahre	1
> 75 Jahre	2
Arterielle Hypertonie	1
Diabetes mellitus	1
Myokardinfarkt	1
Andere kardiovaskuläre Ereignisse (außer Myokardinfarkt und Vorhofflimmern)	1
PAVK	1
Raucher	1
Zusätzliche TIA oder Insult zum qualifizierenden Ereignis	1

In der MATCH-Studie wurde die prophylaktische Wirksamkeit einer Clopidogrel-Monotherapie gegenüber der Kombination von 75 mg Clopidogrel plus 75 mg ASS bei Patienten mit vorangegangener TIA/ischämischem Schlaganfall verglichen. Primärer Endpunkt war das Auftreten eines Myokardinfarkts, Schlaganfalls oder eines vaskulären Todes bzw. eine Krankenhausaufnahme aufgrund eines erneuten vaskulären Ereignisses. Während der 18-monatigen Beobachtungszeit ergab sich kein statistisch signifikanter Unterschied bezüglich dieses Endpunkts. Signifikant unterschiedlich war jedoch die Blutungskomplikationsrate, lebensbedrohliche Blutungskomplikationen waren unter der Kombination Clopidogrel/ASS signifikant häufiger (2,6 vs. 1,3 %) (Diener et al. 2004). In CHARISMA zeigte sich in der Untergruppe der 9 478 eingeschlossen Patienten mit einem vorherigen Myokardinfarkt, Schlaganfall oder symptomatischer pAVK, eine signifikante Reduktion des kombinierten vaskulären Endpunkts ohne einen signifikanten Anstieg der schwerwiegenden Blutungsereignisse (Bhatt et al. 2007). Allerdings handelte es sich dabei um eine Post-hoc-Analyse.

Dipyridamol ist die dritte klinisch relevante, die Thrombozytenaggregation hemmende Substanz. Es wirkt u. a. über eine Hemmung der zyklischen Phosphodiesterase in den Thrombozyten und hemmt damit die Adenosinaufnahme. Die bisher größte Schlaganfallsekundärprophylaxe-Studie mit Dipyridamol war die ESPS-2-Studie (Diener et al. 1996, 1997) mit 6 602 Patienten und vier Behandlungsarmen: ASS (2 × 25 mg/Tag), retardiertes Dipyridamol (2 × 200 mg/Tag), ASS plus retardiertes Dipyridamol (2 × 25 mg + 2 × 200 mg) und Placebo. Die Kombinationsbehandlung ergab bezüglich des Endpunkts eines erneuten Schlaganfalls gegenüber ASS eine relative Risikoreduktion von 23 % (3 % absolut über zwei Jahre) und gegenüber Placebo eine 37 % relative Risikoreduktion (5,8 % absolut), während ASS alleine zu einer Schlaganfallrisikoreduktion von 18 % (2,9 % absolut) und Dipyridamol alleine zu einer Risikoreduktion von 16 % (2,6 % absolut) führte. Blutungskomplikationen jeglicher Art traten in 8,7 % bei der Kombination auf bzw. in 8,2 % bei ASS alleine, hingegen bei Dipyridamol in 4,7 % und bei Placebo in 4,5 %. Kopfschmerzen waren bei Patienten unter der Kombinationstherapie zu 8,1 % an Therapieabbrüchen Schuld, zu 8 % bei Dipyridamol alleine, zu 1,9 % bei ASS alleine und zu 2,4 % bei Placebo. Kardiale Ereignisse waren in den mit Dipyridamol behandelten Gruppen nicht häufiger als in jenen, die mit ASS behandelt wurden (Diener et al. 2001). Die Ergebnisse der ESPS-2-Studie wurden durch die ESPRIT-Studie repliziert (The ESPRIT Study Group 2006). In dieser offenen, randomisierten Studie war die Kombination von ASS plus Dipyridamol einer Monotherapie mit ASS bei 2 739 Patienten mit TIA und leichten bis mittelschweren Schlaganfällen hinsichtlich eines kombinierten Endpunkts (vaskulärer Tod, Myokardinfarkt, Schlaganfall, schwerwiegende Blutung) überlegen. Die absolute Risikoreduktion unter der Kombinationstherapie betrug 1 % pro Jahr.

Ein direkter Vergleich zwischen 75 mg Clopidogrel und der Kombination aus ASS (2 × 25 mg) plus retardiertem Dipyridamol (2 × 20 mg) erfolgte im Rahmen der PRoFESS-Studie. Bei über 20 000 Schlaganfallpatienten zeigte sich nach einer mittleren Beobachtungszeit von 2,5 Jahren kein signifikanter Unterschied in der Rate erneuerter Schlaganfälle (9,0 % unter ASS/retardiertem Dipyridamol vs. 8,8 % unter Clopidogrel) (Sacco et al. 2008). Die mit ASS/retardiertem Dipyridamol behandelten Patienten hatten aber eine signifikant erhöhte intrakranielle Blutungsrate (1,4 % gegenüber 1,0 % unter Clopidogrel).

Die Kombinationstherapie ASS/retardiertes Dipyridamol ist inzwischen auch in der Schlaganfallakutphase in der randomisierten EARLY-Studie gegenüber einer ASS-Monotherapie (100 mg) bei 543 Patienten, die innerhalb von 24 Stunden nach ihrem ischämischen Schlaganfall oder innerhalb von 7 Tagen nach einer TIA behandelt wurden, getestet worden. Es zeigte sich sowohl hinsichtlich des funktionellen Zustands nach 90 Tagen als auch hinsichtlich des sekundären vaskulären Endpunkts (nicht-tödlicher Schlaganfall und Myokardinfarkt, TIA und schwerwiegende Blutungskomplikationen) kein signifikanter Unterschied zwischen beiden Therapiegruppen (Dengler et al. 2010).

Risikomodell zur Identifikation von Patienten mit hohem Reinsultrisiko

Basierend auf einer Post-hoc-Subgruppenanalyse der CAPRIE-Studie (Ringleb et al. 2004) wurden in einer logistischen Regressionsanalyse die Risikofaktoren und Begleiterkrankungen identifiziert, die ein Schlaganfallrezidiv voraussagen. Aus diesen Faktoren wurde ein prädiktives Modell, der sog. Essener-Risiko-Score entwickelt und sowohl an stationären Schlaganfallpatienten als auch an ambulanten Patienten mit einem Schlaganfall/TIA in der Vorgeschichte validiert (Weimar et al. 2009). **Tab. E 2.4** zeigt die einzelnen Faktoren und ihre Gewichtung. Die maximal erreichbare Punktzahl ist 9. Bis zu einer Punktzahl von 7 kommt es zu einem linearen Anstieg der Häufigkeit von Rezidivinsulten. In der Patientengruppe mit niedrigem Rezidivrisiko (0–2 Punkte) besteht kein Wirksamkeitsunterschied zwischen ASS und Clopidogrel bzw. ASS/retardiertem Dipyridamol. Ab einem Punktwert von ≥ 3 besteht ein Rezidivrisiko von ≥ 4 % pro Jahr. Bei Patienten mit diesem erhöhten Rezidivrisiko ist sowohl Clopidogrel als auch die Kombinationstherapie ASS/retardiertes Dipyridamol signifikant wirksamer als eine ASS-Monotherapie (Diener et al. 2005a, 2005b). Diese Analysen zeigen, dass eine antithrombotische Sekundärprävention, die sich am Rezidivrisiko orientiert, sinnvoll ist.

GP IIb/IIIa-Antagonisten

Glykoprotein IIb/IIIa-Rezeptoren gehören zur Familie der Plasmamembranrezeptoren (Integrine) und befinden sich lediglich auf Thrombozyten und deren Vorläuferzellen. Eine Hemmung dieser Rezeptoren verhindert die Bildung von Fibrinogenbrücken und die Plättchenaggregation. In der Schlaganfallbehandlung führte sowohl intravenös verabreichtes Abciximab in der Akutphase (Adams et al. 2008) als auch die orale Therapie mit Lotrafiban (Topol et al. 2003) zu signifikant erhöhten Blutungskomplikationen, sodass ein Einsatz dieser Substanzklasse in der Sekundärprävention von Schlaganfallpatienten nicht empfohlen wird.

Tab. E 2.5: Aufstellung verschiedener Maßnahmen zur sekundären Schlaganfallprävention

Art der Intervention	Relative RR	Absolute RR/Jahr	NNT/Jahr	Bemerkungen
ASS 50–150 mg bei TIA oder ischämischem Insult	18–22 %	1,3 %	75	• ASS Dosierungen > 150 mg = erhöhtes Blutungsrisiko
ASS 50 mg + Dipyridamol 400 mg bei hohem Rezidivrisiko versus Placebo	37 %	3 %	35	• Kombination auch signifikant wirksamer als Monotherapie mit ASS
Clopidogrel bei Patienten nach Insult versus ASS	8 %	0,5 %	220	• Basierend auf Subgruppenanalysen der CAPRIE-Studie
Operation einer hochgradigen Karotisstenose	65 %	2,5 %	40	• Maßnahme nur wirksam wenn Eingriff innerhalb von 4 Wochen nach dem Ereignis
ASS bei hochgradiger intrakranieller Stenose	?	?	?	• Nur Vergleich gegen Warfarin untersucht
Orale Antikoagulation bei kardialer Emboliequelle (AF) INR 3.0	68 %	8 %	12	• Bisher nur in einer Studie untersucht
Antikoagulation bei AFib mit Dabigatran versus Warfarin	16–25 %			• Nur Dabigatran 2 × 150 mg/d ist Warfarin bzgl. der Verhinderung ischämischer Schlaganfälle/systemischer Embolien überlegen
ASS bei kardialer Emboliequelle	19 %	2,5 %	40	• Bei Kontraindikationen für orale Antikoagulation
Antihypertensive Therapie versus Placebo	28 %	0,9 %	110	• Perindopril plus Indapamid
Statine nach TIA und Insult	25 %	?	150	• Bisher belegt für Atorvastatin (unabhängig vom Cholesterinwert)

E 2.2.5 Antikoagulation

E 2.2.5.1 Frühe Sekundärprophylaxe mittels Antikoagulation

Verschiedene antithrombotische Substanzen sind in der Frühphase des ischämischen Schlaganfalls empfohlen worden, insbesondere wenn eine Lysetherapie nicht möglich ist. Sie sollen 1. die Progredienz des akuten thromboembolischen Ereignisses bzw. wiederholte thromboembolische Ereignisse verhindern und 2. venöse thromboembolische Komplikationen (Lungenembolie/tiefe Venenthrombose) minimieren. Eine Metaanalyse hat gezeigt, dass eine frühe Antikoagulation mit unfraktioniertem Heparin, niedermolekularem Heparin, Heparinoiden, Vitamin-K-Antagonisten und Thrombininhibitoren innerhalb der ersten 14 Tage nicht zu einer Senkung der Mortalität oder der Behinderungsrate führen. Erneute ischämische Reinfarkte traten zwar signifikant seltener unter der Antikoagulation auf (Odds-Ratio 0,76), aber dieser Nutzen wird durch eine signifikant erhöhte Rate an symptomatischen intrakraniellen Blutungen »erkauft« (Odds-Ratio 2,55) (Sandercock et al. 2008). Auch in einer Metaanalyse bei 4 624 Patienten mit einem akuten kardioembolischen Infarkt (die Mehrzahl hatte Vorhofflimmern) führte eine frühe Antikoagulation in den ersten 48 Stunden nach dem Schlaganfall zu einer signifikant erhöhten Blutungsrate (2,5 % vs. 0,7 %, Odds-Ratio 2,89) (Paciaroni et al. 2007). Die akute PPT-gesteuerte Vollheparinisierung wird von den Leitlinien der DGN/DSG lediglich bei den folgenden Indikationen empfohlen, die allerdings nicht gut untersucht sind (Diener et al. 2008):

- Kardialer Thrombusnachweis (z. B. durch TEE)
- Flottierender Thrombus im Aortenbogen oder in den hirnversorgenden Gefäßen
- Dissektion der A. carotis interna oder A. vertebralis (siehe dort)
- Mechanische Herzklappen

E 2.2.5.2 Prophylaxe der Lungenembolie (LE)/tiefen Venenthrombose (TVT)

TVT und LE sind bekannte Komplikationen beim Schlaganfall, mit einer Mortalität bis zu 5 %, die Wirkung einer antithrombotischen Prophylaxe ist aber weniger gut als bei anderen Erkrankungen untersucht. Sandercock et al. (2008a) haben in einer Metaanalyse die Studien zur akuten Antikoagulation hinsichtlich der Prophylaxe von TVT und LE untersucht. Dabei fand sich in zehn randomisierten Studien mit 916 Patienten unter einer Antikoagulation eine relative Risikoreduktion von TVTs um 79 %. Allerdings war die Mehrzahl der beobachteten TVTs asymptomatisch. Hinsichtlich der Reduktion von symptomatischen LE zeigte sich in 14 Studien mit 22 544 Patienten eine relative Risikoreduktion von 40 % unter der Antikoagulation. Allerdings wird dieser präventive Effekt durch eine signifikant erhöhte Rate an extrakraniellen Blutungen fast vollständig aufgehoben. Eine weitere Cochrane-Analyse fand eine signifikante Risikoreduktion mit niedermolekularen Heparinen gegenüber unfraktioniertem Heparin (RR 45 %) in Bezug auf tiefe Beinvenenthrombosen (Sandercock et al. 2008b). Allerdings war die Zahl an schwerwiegenden Komplikationen (LE, Tod, extra- und intrakranielle Blutungen) trotz der hohen Patientenzahl so gering, dass bezüglich dieser Ereignisse keine Aussage getroffen werden kann.

Am Beispiel der CLOTS-1-Studie hat sich erneut gezeigt, wie wichtig es ist, dass pathophysiologisch sinnvoll erscheinende Behandlungskonzepte, die sich bei anderen Krankheitsbildern bewährt haben, durch randomisierte prospektive Studien in der jeweiligen Indikation überprüft werden. In die randomisierte, für den primären Endpunkt (Ultraschallnachweis einer symptomatischen oder asymptomatischen Thrombose der Popliteal- oder Femoralvenen) verblindete CLOTS-1-Studie wurden insgesamt 2 518 Patienten mit einem akutem Schlaganfall, die immobil waren, eingeschlossen (CLOTS Trials Collaboration 2009). Die Hälfte der Patienten erhielt zusätzlich zur Standardtherapie bis zum Oberschenkel reichende Kompressionstrümpfe, die bis zum Erreichen der selbstständigen Mobilität getragen werden sollten. Tiefe Beinvenenthrombosen traten bei 10 % der Patienten auf, die Kompressionsstrümpfe erhielten und bei 10,5 %, die nur die Standardtherapie erhielten. Dieser Unterschied war nicht signifikant. Dagegen traten Komplikationen wie Dekubitalulcera und Hautnekrosen signifikant häufiger bei Patienten mit Kompressionsstrümpfen auf.

E 2.2.5.3 Orale Antikoagulation bei nicht kardioembolischer zerebraler Ischämie

Mehrere randomisierte Studien belegen die fehlende Überlegenheit einer oralen Antikoagulation gegenüber ASS in der Prävention von Sekundärereignissen bei nicht kardioembolischem Schlaganfall. Die SPIRIT-Studie untersuchte eine hoch dosierte Antikoagulation mit einer INR von 3–4,5 mit 30 mg ASS pro Tag (The Stroke Prevention in Reversible Ischemia Trial (SPIRIT) Study Group 1997) bei Patienten ohne kardioembolische Schlaganfallursache. Die Studie wurde wegen einer erhöhten Blutungsrate unter oraler Antikoagulation gestoppt. In der ESPRIT-Studie war die orale Antikoagulation mit einem INR-Zielwert von 2–3 bei 1 071 Patienten mit einem nicht kardioembolischen Schlaganfall/TIA einer ASS-Monotherapie (30–325 mg täglich) nicht überlegen (ESPRIT Study Group 2007). Der primäre Endpunkt vaskulärer Tod, Schlaganfall, Myokardinfarkt, schwerwiegende Blutung trat in beiden Behandlungsgruppen bei ca. 18 % auf. Der Nutzen einer Reduktion der ischämischen Ereignisse unter der oralen Antikoagulation wurde durch eine erhöhte Blutungsrate komplett aufgehoben. In der 3. großen randomisierten WARSS-Studie fand sich unter einer oralen Antikoagulation »light« (INR 1,4–2,8) bei Patienten nach ischämischem Insult und Ausschluss einer kardialen Emboliequelle die gleiche Rate von ischämischen Ereignissen und Blutungen wie unter ASS (Mohr et al. 2001).

E 2.2.5.4 Orale Antikoagulation bei kardiogenen thromboembolischen Ereignissen

Die Datenlage zur oralen Antikoagulation in der Sekundärprophylaxe nach kardioembolischem Schlaganfall zeigt eine eindeutige Überlegenheit der oralen Antikoagulation gegenüber Thrombozytenaggregationshemmern, allerdings gibt es weniger randomisierte Studiendaten als in der Primärprävention. Bereits 1993 untersuchte der European Atrial Fibrillation Trial (European Atrial Fibrillation Trial (EAFT) Study Group 1993) in einer kleinen randomisierten Studie mit insgesamt 1 007 Patienten die Wirksamkeit der oralen Antikoagulation (INR 2,5–4,5) bei Schlaganfallpatienten und nachgewiesenem Vorhofflimmern. Durch orale Antikoagulation konnte eine 68 %ige relative Risikoreduktion gegenüber 19 % unter ASS für einen erneuten Schlaganfall erzielt werden, allerdings erfolgte der Einschluss der meisten Patienten erst Wochen (bis zu drei Monate) nach dem qualifizierenden Ereignis.

Der orale Thrombininhibitor Dabigatran war in beiden Dosierungen (110 mg und 150 mg zweimal täglich) in der Subgruppe der Patienten mit einer vorausgegangenen TIA/Schlaganfall in der RE-LY Studie genauso wirksam wie die Antikoagulation mit Warfarin, unter der niedrigeren Dosierung von 110 mg zweimal täglich traten aber signifikant weniger schwerwiegende Blutungen auf (Diener et al. 2010). Dies gilt auch für die Sekundärprävention mit Rivaroxaban (Hankey et al. 2012) und Apixaban (Diener et al. 2012).

E 2.2.6 Karotis-TEA und Stent

Zwei große randomisierte Studien haben Klarheit in der Indikation für die Operation von symptomatischen Karotisstenosen gebracht (North American Symptomatic Carotid Endarterectomy Trial Collaborators/NASCET 1991, European Carotid Surgery Trialists' Collaborative Group/ECST 1991). Nimmt man beide Studien zusammen, kam es zu einer 60–80 % relativen Risikoreduktion durch die Operation verglichen mit alleiniger medizinischer Therapie für Patienten mit über 70 % symptomatische Karotisstenosen. Patienten mit unter 50 % Karotisstenosen profitieren nicht von einer Operation. Bei 50–69 % Stenosen ist der Vorteil der Operation sehr klein und betrifft nur Männer. Die perioperativen Komplikationen sollten unter 5,8–7 % liegen (30-Tage-Komplikationsrate). Niedrigere ASS-Dosen (81 oder 325 mg) sind postoperativ den in Nordamerika üblichen höheren Dosen (650 oder 1 300 mg) vorzuziehen (Taylor et al. 1999). Perioperativ sollte die Prophylaxe mit ASS fortgesetzt werden. Je früher die Karotis-TEA nach dem ischämischen Ereignis durchgeführt wird desto größer ist der protektive Effekt. Der Nutzen der Operation wird deutlich reduziert, wenn der Eingriff später als vier Wochen nach dem initialen Ereignis durchgeführt wird (Rothwell et al. 2004). Die CARESS-Studie fand eine signifikante Reduktion asymptomatischer Mikroembolien bei hochgradigen symptomatischen Karotisstenosen durch die Kombination von Clopidogrel plus ASS im Intervall bis zur Operation (Markus et al. 2005).

Inzwischen gibt es vier große randomisierte Studien, die die Karotis-TEA mit dem Karotis-Stenting verglichen haben (Mas et al. 2006, SPACE Collaborative Group 2006, Eckstein et al. 2008, International Carotid Stenting Study Investigators 2010, Brott et al. 2010). Nach den Ergebnissen dieser Studien ist die Karotis-TEA weiterhin als Therapie der 1. Wahl, v. a.

bei Patienten < 70 Jahre mit symptomatischen Karotisstenosen anzusehen. Eine Metaanalyse, die drei dieser Studien (SPACE, EVA-3S, ICSS) mit 3 433 Patienten umfasste, zeigte, dass es in der Gruppe der Patienten mit Stent in den ersten 120 Tagen nach der Randomisierung signifikant häufiger zu einem Schlaganfall oder Todesfällen kam (8,9 % vs. 5,8 %, p = 0,0006) (Carotid Stenting Trialists' Collaboration 2010). Dabei gab es bei Patienten < 70 Jahren kein Unterschied zwischen beiden Behandlungen, während Patienten < 70 Jahre ein zweifach erhöhtes Risiko »unter Stenting« für einen Schlaganfall/Tod hatten (12 % vs. 5,9 %). Im Folgenden werden wir näher auf die Ergebnisse der SPACE-Studie eingehen, die in Deutschland, Österreich und der Schweiz durchgeführt wurde (SPACE Collaborative Group 2006, Eckstein et al. 2008). Eingeschlossen wurden Patienten mit über 70 %igen symptomatischen Karotisstenosen. Insgesamt wurden 1 200 Patienten randomisiert, deren qualifizierendes Ereignis innerhalb von sechs Monaten aufgetreten war. Der primäre Endpunkt, nämlich ipsilateraler Schlaganfall oder Tod innerhalb von 30 Tagen, wurde bei 6,84 % der Patienten mit Stent beobachtet, und 6,34 % der Patienten, die operiert wurden. Der minimale Trend zugunsten der Operation zeigte sich auch in sekundären Endpunkten. Nach zwei Jahren zeigte sich kein signifikanter Unterschied in der Rate der ipsilateralen ischämischen Schlaganfälle und periprozeduraler Schlaganfälle sowie Todesfälle (9,5 % bei der Stenteinlage mit Angioplastie vs. 8,8 % bei der Karotis-TEA, p = 0,31). Bezüglich der mittels Ultraschall ermittelten Restenoserate ergab sich mit 10,7 % bei der Stentgruppe eine signifikant höhere Rate als bei der Karotis-TEA (4,6 %, p = 0,0009).
Entscheidend ist nach wie vor, dass die Komplikationsraten sowohl der Operateure als auch der interventionell tätigen Neuroradiologen bei der Auswahl eines Therapieverfahren bekannt sind und die Entscheidung hinsichtlich einer Behandlung im Einzelfall durch die Zusammenarbeit zwischen Neurologen, Operateuren und Neuroradiologen gefällt wird. Ein Stenting kommt daher in Betracht bei Patienten mit Rezidivstenosen nach Operation, hochgradigen Stenosen nach Strahlentherapie, bei hochsitzenden und einer chirurgischen Intervention schwer zugänglichen Stenosen und bei Patienten mit sehr hohem Narkoserisiko.

E 2.2.7 Intrakranielle Stenosen

Symptomatische Stenosen der intrakraniellen Arterien sind bei kaukasischen Patienten für ca. 2–7 % der ischämischen Schlaganfälle verantwortlich, haben aber ein sehr hohes Reinfarktrisiko von über 20 % innerhalb von 3 Jahren (Weber et al. 2010). In die WASID-II-Studie wurden 569 Patienten mit symptomatischen intrakraniellen Stenosen und einem Stenosegrad zwischen 50 und 99 % eingeschlossen und entweder mit 1 300 mg ASS oder mit oraler Antikoagulation (INR 2–3) behandelt (Chimowitz et al. 2005). Die Studie wurde wegen einer erhöhten Blutungsrate in der Warfarin-Gruppe vorzeitig abgebrochen. Daher sollte die Sekundärprophylaxe mit ASS erfolgen. Angesichts der hohen Rate an Unverträglichkeiten mit einer Dosis von 1 300 mg ASS empfehlen wir eine niedrigere Dosis von 100 mg täglich. Prädiktoren für ein erneutes ischämisches Ereignis waren Stenosen ≥ 70 %, weibliches Geschlecht, ein systolischer Blutdruck ≥ 140 mmHg sowie ein Gesamtcholesterinwert ≥ 200 mg/dl (Chaturvedi et al. 2007). Bei einem unter der Behandlung mit ASS erneut auftretenden ischämischen Schlaganfall/TIA im Gefäßterritorium der symptomatischen Stenose kann insbesondere bei Stenosen ≥ 70 % eine interventionelle (stentgestützte) Angioplastie in einem erfahrenen neuroradiologischen Zentrum erfolgen. Eine aktuelle systematische Übersichtsarbeit, die 31 Studien zur Stentbehandlung (mit und ohne Angioplastie) von 1998 bis April 2008 mit insgesamt 1 177 Behandlungsprozeduren bei symptomatischen intrakraniellen Stenosen berücksichtigte, ergab eine große Schwankungsbreite der periprozeduralen Schlaganfall- und Todesrate von 0–50 % (Median 7,7 %) (Gröschel et al. 2009). Dabei zeigten sich signifikant erhöhte Komplikationsraten bei Behandlungen im hinteren Stromgebiet. Es fanden sich keine Unterschiede in den periprozeduralen Komplikationen zwischen dem Einsatz von Ballon-montierten und selbstexpandierenden Stentsystemen. Ergebnisse aus randomisierten Studien, die bei symptomatischen intrakraniellen Stenosen die medikamentöse Sekundärprophylaxe mit der interventionellen Therapie verglichen haben, liegen zum jetzigen Zeitpunkt nicht vor. Die SAMMPRIS-Studie zeigte allerdings eine Überlegenheit der konservativen Therapie gegenüber dem Stenting (Chimowitz et al 2011).

E 2.2.8 Offenes Foramen ovale (PFO)

Ein PFO findet sich ungefähr bei 25 % der Allgemeinbevölkerung und ist sowohl bei jüngeren als auch älteren Patienten mit einem kryptogenen Schlaganfall signifikant häufiger als bei Patienten mit einer bekannten Schlaganfallätiologie (Handke et al. 2007). Vor allem bei jüngeren Schlaganfallpatienten stellt sich häufig die Frage der Behandlung eines PFO. Hierzu liegen nur wenige evidenzbasierte Daten vor. Eine große europäische Multicenterstudie bei 581 Patienten mit zerebralem Insult unter 55 Jahren und isoliertem PFO ergab unter ASS (325 mg) ein sehr geringes Rezidivrisiko von 2,3 % über vier Jahre, was einen operativen Eingriff oder die Platzierung eines Schirmchens nicht rechtfertigt (Mas et al. 2001). Ein erhöhtes Schlaganfallrisiko besteht lediglich bei zusätzlichem Vorliegen eines intraseptalen Aneurysmas (ASA). So ergab die Studie von Mas et al. (2001) bei diesen Patienten mit 15,2 % (Konfidenzintervall 1,8–28,6 %) über vier Jahre eine deutlich höhere Rezidivrate als bei isoliertem PFO.
In der PICSS-Studie (203 Schlaganfallpatienten mit PFO) ergab sich kein signifikanter Unterschied bzgl. Rezidivschlaganfällen zwischen einer Antikoagulation mit Warfarin (INR 1,4–2,8) und der Gabe von 325 mg ASS (Homma et al. 2002). Allerdings war die Patientenzahl in dieser wie auch in anderen Studien für eine definitive Aussage zu gering. In vielen kardiologischen Zentren wird die Implantation von sog. PFO-Schirmen bei Patienten mit einem PFO und kryptogenem Schlaganfall propagiert. Diese technisch elegante Art des mechanischen PFO-Verschlusses muss nicht nur in Anbetracht der niedri-

gen natürlichen Rezidivrate unter ASS kritisch gesehen werden, sondern auch, weil nach ersten Veröffentlichungen (Windecker et al. 2000) mit ca. 3,4 % Rezidiven pro Jahr eine erstaunlich hohe Wiederholungsrate besteht. Die vorläufigen Daten der ersten veröffentlichten randomisierten Studie (CLOSURE I) konnte keine Überlegenheit des Schirmchenverschlusses zeigen (Furlan et al. 2012). In CLOSURE I wurde entweder ASS 325 mg oder Warfarin mit einem Ziel-INR von 2,5 als antithrombotische Therapie eingesetzt. Daher sollte ein Schirmchenverschluss nicht als Therapie der ersten Wahl bei Patienten mit einem Schlaganfall und einem PFO durchgeführt werden.

E 2.2.9 Dissektionen der hirnversorgenden Arterien

Bei Patienten mit Dissektionen v. a. der extrakraniellen hirnversorgenden Arterien wird bisher meistens in der Akutphase eine PTT-wirksame Vollheparinisierung mit einer nachfolgenden oralen Antikoagulation über 6 Monate durchgeführt. Allerdings gibt es für dieses Vorgehen keine randomisierte Studie im Vergleich mit Thrombozytenaggregationshemmern. Da eine solche Studie wahrscheinlich aufgrund der benötigten Fallzahl von ca. 1 400 Patienten auch in absehbarer Zukunft nicht durchgeführt werden wird, hat die Cervical Artery Dissection in Ischemic Stroke Patients-Studiengruppe im Jahr 2007 Therapieempfehlungen basierend auf den verfügbaren Fallserien veröffentlicht (Engelter et al. 2007). Danach werden Thrombozytenaggregationshemmer eher bei folgenden Patientengruppen empfohlen:

- Schwerer Schlaganfall (NIHSS ≥ 15)
- Gleichzeitiges Vorliegen einer intrakraniellen Dissektion
- Lokales Kompressionssyndrom ohne Schlaganfall/TIA
- Begleiterkrankung, die mit einem erhöhten Blutungsrisiko einhergeht

Demgegenüber wird die Antikoagulation eher bei folgenden Patienten empfohlen:

- Verschluss oder Pseudookklusion der dissezierten Arterie
- Nachweis von Mikroembolien in der transkraniellen Dopplersonographie trotz (dualer) Thrombozytenfunktionshemmung
- Multiple TIAs/Schlaganfälle im gleichen Stromgebiet
- Nachweis eines flottierenden intraarteriellen Thrombus

E 2.2.10 Pragmatische Therapie

Behandlung der Risikofaktoren

- Die konsequente Behandlung einer arteriellen Hypertonie reduziert das Schlaganfallrisiko (↑↑, A). Die Kombination von Perindopril plus Indapamid ist in der Schlaganfallsekundärprophylaxe signifikant wirksamer als Placebo, und Eprosartan ist signifikant wirksamer als der Kalziumantagonist Nitrendipin (↑). Daten zur Behandlung eines Diabetes mellitus in der Schlaganfallsekundärprophylaxe liegen nicht vor.
- Bei Patienten mit einem zerebralen ischämischen Ereignis sollten unabhängig vom Ausgangswert des LDL-Cholesterins Statine eingesetzt werden (↑, A). Studiendaten zur Schlaganfallsekundärprophylaxe liegen für Simvastatin und Atorvastatin vor.
- Die Behandlung der Hyperhomocysteinämie mit Vitamin B_6, B_{12} und Folsäure ist in der Sekundärprävention des Schlaganfalls nicht wirksam (A).
- Eine Hormonsubstitution nach der Menopause ist in der Sekundärprävention des Schlaganfalls nicht wirksam (A).

Prophylaxe der Lungenembolie/tiefen Venenthrombose

- Heparin in niedriger Dosis und niedermolekulare Heparine reduzieren das Risiko von tiefen Beinvenenthrombosen bei Schlaganfallpatienten mit Beinparese und bei Bettlägerigkeit, erhöhen aber auch das Risiko für extra- und intrakranielle Blutungen (↑↑, A). Belegt ist dies für Fraxiparin, Tinzaparin, Certoparin (↑) und Enoxaparin (↑).

Patienten mit TIA oder ischämischem Insult ohne kardiale Emboliequelle oder nachgewiesene hochgradige Stenose im Bereich der hirnversorgenden Arterien

- Bei Patienten mit fokaler Ischämie sind Thrombozytenfunktionshemmer in der Sekundärprävention wirksam (↑↑, A). Dies gilt für ASS, ASS plus Dipyridamol und Clopidogrel.
- Bei Patienten nach TIA und ischämischem Insult und geringem Rezidivrisiko (4 %/Jahr) wird die tägliche Gabe von 100 mg ASS empfohlen (B).
- Bei Patienten mit einem hohen Rezidivrisiko (über 4 % pro Jahr) wird die zweimal tägliche Gabe der fixen Kombination aus 25 mg ASS plus 200 mg retardiertem Dipyridamol empfohlen oder 75 mg Clopidogrel (B).
- Bei Patienten mit Kontraindikation gegen oder Unverträglichkeit von ASS wird Clopidogrel empfohlen.
- Bei Patienten, die unter ASS ein Magen- oder Duodenalulkus entwickeln, wird nach einer Karenzzeit die Fortsetzung der ASS-Gabe in Kombination mit einem Protonenpumpenhemmer empfohlen (↑).
- ASS in Dosierungen < 150 mg führt zu einem erhöhten Risiko von Blutungskomplikationen (↑).
- Die Kombination von 75 mg ASS und 75 mg Clopidogrel ist in der langfristigen Schlaganfallsekundärprophylaxe nicht wirksamer als die Monotherapie mit Clopidogrel, führt aber zu vermehrten Blutungskomplikationen (↑).
- Die Dauer einer Behandlung mit Thrombozytenfunktionshemmern wurde bisher jenseits des vierten Jahres nach dem initialen Ereignis nicht untersucht. Theoretisch sollte die Prophylaxe, wenn toleriert, lebenslang erfolgen (C).
- Kommt es unter ASS zu einem erneuten ischämischen Ereignis, sollten Pathophysiologie und Re-

zidivrisiko erneut evaluiert werden. Ergibt sich eine kardiale Emboliequelle, erfolgt eine orale Antikoagulation. Wenn sich das Rezidivrisiko nicht verändert hat (4 %/Jahr), wird die Prophylaxe mit ASS fortgesetzt (C). Ansonsten siehe oben.
- Patienten mit einer TIA oder einem Schlaganfall und akutem Koronarsyndrom sollten mit der Kombination von 75 mg Clopidogrel und 75 mg ASS über einen Zeitraum von drei Monaten behandelt werden (C).
- Orale GP-IIb/IIIa-Antagonisten sollten nicht zur Sekundärprävention des Schlaganfalls eingesetzt werden (A). Ihr Einsatz geht mit einem signifikant erhöhten Blutungsrisiko einher.
- Die PTT-wirksame Heparinisierung ist in der Schlaganfallakutphase (Ausnahme unter Abwägung von Risiko und Nutzen: Dissektion einer extrakraniellen hirnversorgenden Arterie, nachgewiesener kardialer oder in den hirnversorgenden Gefäßen flottierender Thrombus) zur Behandlung des Schlaganfalls nicht indiziert (A). Dies gilt auch für Patienten mit nicht-rheumatischem Vorhofflimmern (A).
- Eine langfristige orale Antikoagulation nach einem ischämischen Schlaganfall bei nicht-kardioembolischer Genese ist nicht besser wirksam als die Gabe von ASS (A).
- Bei einer nachgewiesenen Dissektion im Bereich der extrakraniellen hirnversorgenden Arterien sollte nach pragmatischen Gesichtspunkten (s. unter E 2.2.9) zwischen einer vorübergehende Antikoagulation für ca. sechs Monate oder einer schon initialen Gabe von Thrombozytenfunktionshemmer entschieden werden (C).

Patienten mit kardialer Emboliequelle

- Bei Patienten mit kardialer Emboliequelle, insbesondere mit Vorhofflimmern, wird eine orale Antikoagulation mit einem direkten Thrombinantagonisten (Dabigatran) empfohlen (↑). Bei Patienten, die stabil mit einem Vitamin-K-Antagonisten mit INR-Werten von 2,0–3,0 eingestellt sind, wird eine Fortführung dieser Prophylaxe empfohlen (C).
- Nach TIA und leichtem ischämischem Insult und Vorhofflimmern kann die orale Antikoagulation innerhalb von ein bis drei Tagen begonnen werden, nach größerem Schlaganfall nach 10–14 Tagen (C).

Patienten mit hochgradigen Stenosen extrakranieller Arterien

- Bei hochgradigen symptomatischen Karotisstenosen bleibt die Endarteriektomie Methode der 1. Wahl, insbesondere bei Patienten < 70 Jahre (↑↑, A). Der Nutzen der Operation nimmt mit dem Stenosegrad zwischen 70 und 99 % zu. Der Nutzen der Operation ist geringer zwischen 50 und 70 % Stenosegrad, reduziert bei subtotalen (über 99 %igen) Stenosen, bei Frauen und, wenn die Operation jenseits der vierten Woche nach dem Indexereignis durchgeführt wird (B).
- Ein Stenting kommt primär als Methode der Wahl bei hochgradigen Stenosen nach Strahlentherapie oder hochsitzenden und einer chirurgischen Intervention schwer zugänglichen Stenosen in Betracht (C).
- Der Nutzen der Operation geht bei symptomatischen Stenosen bei einer Komplikationsrate von < 6 % verloren.
- Der Zeitraum zwischen Ereignis und Operation sollte mit Thrombozytenfunktionshemmern überbrückt werden. ASS soll vor, während und nach der Operation weiter gegeben werden (B). Clopidogrel sollte spätestens fünf Tage vor der Operation durch ASS ersetzt werden (C).
- Zur Diagnosesicherung der Karotisstenose sind neurosonologische Verfahren, MR- oder CT-Angiographie ausreichend. Eine DSA ist in der Regel nicht erforderlich (B).
- Nach Einlage eines Stents wird die Gabe von Clopidogrel (75 mg) plus ASS (100 mg) für ein bis drei Monate empfohlen (C).

Patienten mit symptomatischen intrakraniellen Stenosen

- Bei Patienten mit hochgradigen intrakraniellen Stenosen oder Verschlüssen ist eine Antikoagulation mit einer INR von 3,0 nicht wirksamer als die Gabe von 1 300 mg ASS (A), führt aber zu vermehrten Blutungskomplikationen und kann daher nicht empfohlen werden. Angesichts der schlechten Verträglichkeit von 1 300 mg ASS empfehlen wir eine Prophylaxe mit 100–300 mg ASS (C).
- Bei Rezidivereignissen unter medikamentöser Behandlung kann eine interventionelle Therapie mit Stent ± Angioplastie erwogen werden (C). Letzteres erfordert die Gabe von 75 mg Clopidogrel und 100 mg ASS über einen Zeitraum von mindestens drei Monaten (C).

Patienten mit PFO mit oder ohne Vorhofseptumaneurysma (ASA) ohne Nachweis eines intrakardialen Thrombus

- Bei Patienten mit alleinigem PFO, gleich welcher Größe, und erstem zerebralen ischämischen Ereignis, erfolgt eine Prophylaxe mit ASS (100–300 mg/Tag) (B).
- Kommt es zu einem Rezidiv unter ASS oder besteht ein PFO mit ASA (Vorhofseptumaneurysma) erfolgt eine orale Antikoagulation mit einer INR von 2,0–3,0 (für mindestens zwei Jahre) (C).
- Kommt es zu einem weiteren ischämischen Ereignis oder bestehen Kontraindikationen für eine orale Antikoagulation erfolgt ein interventioneller PFO-Verschluss (Schirmverschluss) (C).

E 2.2.11 Obsolete Therapie

- Extra-intrakranieller Bypass (außer in seltenen Spezialindikationen, wie beidseitiger Karotisverschluss mit insuffizienter Kollateralisierung oder bei Moya-Moya-Syndrom) (Powers et al. 2011),
- Karotischirurgie oder Stent bei unter 50 %igen Stenosen.

E 2.3 Literatur

Abbott AL. Medical (nonsurgical) intervention alone is now best for prevention of stroke associated with asymptomatic severe carotid stenosis: results of a systematic review and analysis. Stroke 2009;40:e573–583.

ACCORD Study Group, Cushman WC, Evans GW, Byington RP, Goff DC Jr,Grimm RH Jr,Cutler JA, Simons-Morton DG, Basile JN, Corson MA, Probstfield JL, Katz L, Peterson KA, Friedewald WT, Buse JB, Bigger JT, Gerstein HC, Ismail-Beigi F. Effects of intensive blood-pressure control in type 2 diabetes mellitus. N Engl J Med 2010;362:1575–1585.

Action to Control Cardiovascular Risk in Diabetes Study Group, Gerstein HC, Miller ME, Byington RP, Goff DC Jr,Bigger JT, Buse JB, Cushman WC, Genuth S, Ismail-Beigi F, Grimm RH Jr,Probstfield JL, Simons-Morton DG, Friedewald WT. Effects of intensive glucose lowering in type 2 diabetes. N Engl J Med 2008;358:2545–2559.

ACTIVE Writing Group on behalf of the ACTIVE Investigators, Connolly S, Pogue J, Hart R, Pfeffer M, Hohnloser S, Chrolavicius S, Pfeffer M, Hohnloser S, Yusuf S. Clopidogrel plus aspirin versus oral anticoagulation for atrial fibrillation in the Atrial fibrillation Clopidogrel Trial with Irbesartan for prevention of Vascular Events (ACTIVE W): a randomised controlled trial. Lancet 2006;367:1903–1912.

ACTIVE Investigators, Connolly SJ, Pogue J, Hart RG, Hohnloser SH, Pfeffer M, Chrolavicius S, Yusuf S. Effect of clopidogrel added to aspirin in patients with atrial fibrillation. N Engl J Med 2009;360:2066–2078.

Adams HP Jr,Effron MB, Torner J, Dávalos A, Frayne J, Teal P, Leclerc J, Oemar B, Padgett L, Barnathan ES, Hacke W; AbESTT-II Investigators.Emergency administration of abciximab for treatment of patients with acute ischemic stroke: results of an international phase III trial: Abciximab in Emergency Treatment of Stroke Trial (AbESTT-II). Stroke 2008;39:87–99.

Algra A, vanGijn J. Cumulative meta-analysis of aspirin efficacy after cerebral ischaemia of arterial origin. J Neurol Neurosurg Psychiatry 1999;66:255.

Algra A, De Schryver EL, vanGijn J, et al. Oral anticoagulants versus antiplatelet therapy for preventing further vascular events after transient ischemic attack or minor stroke of presumed arterial origin. Stroke 2003;34 (1): 234–235.

ALLHAT Collaborative Research Group. Major cardiovascular events in hypertensive patients randomized to doxazosin vs chlorthalidone the antihypertensive and lipid-lowering treatment to prevent heart attack trial (ALLHAT). JAMA 2000;283:1967–1975.

Amarenco P, Labreuche J. Lipid management in the prevention of stroke: review and updated meta-analysis of statins for stroke prevention. Lancet Neurol. 2009;8: 4534–4563.

Antithrombotic Trialists' Collaboration. Collaborative meta-analysis of randomised trials of antiplatelet therapy for prevention of death, myocardial infarction, and stroke in high risk patients. BMJ 2002;524:71–86.

Baigent C, Keech A, Kearney PM, Blackwell L, Buck G, Pollicino C, Kirby A, Sourjina T, Peto R, Collins R, Simes R; Cholesterol Treatment Trialists' (CTT) Collaborators.Efficacy and safety of cholesterol-lowering treatment: prospective meta-analysis of data from 90,056 participants in 14 randomised trials of statins. Lancet 2005;366:1267–1278.

Bennett CL, Connors JM, Carwile JM, Moake JL, Bell WR, Tarantolo SR, McCarthy LJ, Sarode R, Hatfield AJ, Feldman MD, Davidson CJ, Tsai HM. Thrombotic thrombocytopenic purpura associated with clopidogrel. N Engl J Med 2000;342:1773–1777.

Berger K, Ajani UA, Kase CS, Gaziano JM, Buring JE, Glynn RJ, Hennekens CH. Light-to-moderate alcohol consumption and risk of stroke among U.S. male physicians. N Engl J Med 1999;341:1557–1564.

Bhatt DL, Fox KA, Hacke W, Berger PB, Black HR, Boden WE, Cacoub P, Cohen EA, Creager MA, Easton JD, Flather MD, Haffner SM, Hamm CW, Hankey GJ, Johnston SC, Mak KH, Mas JL, Montalescot G, Pearson TA, Steg PG, Steinhubl SR, Weber MA, Brennan DM, Fabry-Ribaudo L, Booth J, Topol EJ. Clopidogrel and aspirin versus aspirin alone for the prevention of atherothrombotic events. N Engl J Med 2006;354 16):1706–1717.

Bhatt DL, Flather MD, Hacke W, Berger PB, Black HR, Boden WE, Cacoub P, Cohen EA, Creager MA, Easton JD, Hamm CW, Hankey GJ, Johnston SC, Mak KH, Mas JL, Montalescot G, Pearson TA, Steg PG, Steinhubl SR, Weber MA, Fabry-Ribaudo L, Hu T, Topol EJ, Fox KA; CHARISMA Investigators.Patients with prior myocardial infarction, stroke, or symptomatic peripheral arterial disease in the CHARISMA trial. J Am Coll Cardiol 2007;49:1982–1988.

Bibbins-Domingo K, Chertow GM, Coxson PG, Moran A, Lightwood JM, Pletcher MJ, Goldman L. Projected effect of dietary salt reductions on future cardiovascular disease. N Engl J Med 2010;362:590–599.

Blanco M, Nombela F, Castellanos M, Rodriguez-Yáñez M, García-Gil M, Leira R, Lizasoain I, Serena J, Vivancos J, Moro MA, Dávalos A, Castillo J. Statin treatment withdrawal in ischemic stroke: a controlled randomized study. Neurology 2007;69:904–910.

Bond R, Rerkasem K, Rothwell PM. Systematic review of the risks of carotid endarterectomy in relation to the clinical indication for and timing of surgery. Stroke 2003;34:2290–2303.

Bond R, Rerkasem K, Shearman CP, Rothwell PM. Time trends in the published risks of stroke and death due to endarterectomy for symptomatic carotid stenosis. Cerebrovasc Dis 2004;18:37–46.

Bonita R, Scragg R, Stewart A, Jackson R, Beaglehole R. Cigarette smoking and risk of premature stroke in men and women. BMJ 1986;293:6–8.

Brott TG, Hobson RW 2nd,Howard G, Roubin GS, Clark WM, Brooks W, Mackey A, Hill MD, Leimgruber PP, Sheffet AJ, Howard VJ, Moore WS, Voeks JH, Hopkins LN, Cutlip DE, Cohen DJ, Popma JJ, Ferguson RD, Cohen SN, Blackshear JL, Silver FL, Mohr JP, Lal BK, Meschia JF; CREST Investigators.Stenting versus endarterectomy for treatment of carotid-artery stenosis. N Engl J Med 2010;363:11–23.

Campbell CL, Smyth S, Montalescot G, Steinhubl SR Aspirin dose for the prevention of cardiovascular disease: a systematic review. JAMA 2007;297:2018–2024.

Cannegieter SC, Rosendaal FR, Wintzen AR, van der Meer FJ, Vandenbroucke JP, Briet E. Optimal oral anticoagulant therapy in patients with mechanical heart valves. N Engl J Med 1995;333:11–17.

CAPRIE Steering Committee. A randomised, blinded, trial of clopidogrel versus aspirin in patients at risk of ischaemic events (CAPRIE). Lancet 1996;348:1329–1339.

Carotid Stenting Trialists' Collaboration, Bonati LH, Dobson J, Algra A, Branchereau A, Chatellier G, Fraedrich G, Mali WP, Zeumer H, Brown MM, Mas JL, Ringleb PA. Short-term outcome after stenting versus endarterectomy for symptomatic carotid stenosis: a preplanned meta-analysis of individual patient data. Lancet 2010; 376:1062–1073.

Chan F, Ching J, Hung L, et al. Clopidogrel versus aspirin and esomeprazole to prevent recurrent ulcer bleeding. N Engl J Med 2005;352 (3):238–244.

Chaturvedi S, Turan TN, Lynn MJ, Kasner SE, Romano J, Cotsonis G, Frankel M, Chimowitz MI; WASID Study Group.Risk factor status and vascular events in patients with symptomatic intracranial stenosis. Neurology 2007;69:2063–2068.

Chimowitz MI, Lynn MJ, Howlett-Smith H, et al. Comparison of warfarin and aspirin for symptomatic intracranial arterial stenosis. N Engl J Med 2005;352 (13):1305–1316.

Chimowitz MI, Lynn MJ, Derdeyn CP, Turan TN, Fiorella D, Lane BF, et al. Stenting versus aggressive medical therapy for intracranial arterial stenosis. N Engl J Med. 2011 Sep 15;365 (11):993–1003.

Cholesterol Treatment Trialists' (CTT) Collaborators, Kearney PM, Blackwell L, Collins R, Keech A, Simes J, Peto R, Armitage J, Baigent C. Efficacy of cholesterol-lowering therapy in 18,686 people with diabetes in 14 randomised trials of statins: a meta-analysis. Lancet 2008;371:117–125.

Cholesterol Treatment Trialists' (CTT) Collaboration. Efficacy and safety of more intensive lowering of LDL cholesterol: a meta-analysis of data from 170000 participants in 26 randomised trials. Lancet 2010;376:1670–1681.

CLOTS Trials Collaboration, Dennis M, Sandercock PA, Reid J, Graham C, Murray G, Venables G, Rudd A, Bowler G. Effectiveness of thigh-length graduated compression stockings to reduce the risk of deep vein thrombosis after stroke (CLOTS trial 1): a multicentre, randomised controlled trial. Lancet 2009;373:1958–1965.

Collins R, Peto R, MacMahon S, Hebert P, Fiebach NH, Eberlein KA, Godwin J, Qizilbash N, Taylor JO, Hennekens CH. Blood pressure, stroke, and coronary heart disease. Part 2, Short-term reductions in blood pressure: overview of randomised drug trials in their epidemiological context. Lancet. 1990;335:827–838.

Connolly SJ, Crijns HJ, Torp-Pedersen C, van Eickels M, Gaudin C, Page RL, Hohnloser SH; ATHENA Investigators.Analysis of stroke in ATHENA: a Plazebo-controlled, double-blind, parallel-arm trial to assess the efficacy of dronedarone 400 mg BID for the prevention of cardiovascular hospitalization or death from any cause in patients with atrial fibrillation/atrial flutter. Circulation 2009;120:1174–1180.

Connolly SJ, Eikelboom J, Joyner C, Diener HC, Hart R, Golitsyn S, et al. Apixaban in patients with atrial fibrillation. N Engl J Med. 2011;364 (9):806–817.

Connolly SJ, Ezekowitz MD, Yusuf S, Eikelboom J, Oldgren J, Parekh A, Pogue J, Reilly PA, Themeles E, Varrone J, Wang S, Alings M, Xavier D, Zhu J, Diaz R, Lewis BS, Darius H, Diener HC, Joyner CD, Wallentin L; RE-LY Steering Committee and Investigators.Dabigatran versus warfarin in patients with atrial fibrillation. N Engl J Med 2009;361:1139–1151.

Cummings SR, Ettinger B, Delmas PD, Kenemans P, Stathopoulos V, Verweij P, Mol-Arts M, Kloosterboer L, Mosca L, Christiansen C, Bilezikian J, Kerzberg EM, Johnson S, Zanchetta J, Grobbee DE, Seifert W, Eastell R; LIFT Trial Investigators.The effects of tibolone in older postmenopausal women. N Engl J Med 2008;359: 697–708.

Curioni C, Andre C, Veras R. Weight reduction for primary prevention of stroke in adults with overweight or obesity. Cochrane Database Syst Rev 2006 (4): CD 006062

Dengler R, Diener HC, Schwartz A, Grond M, Schumacher H, Machnig T, Eschenfelder CC, Leonard J, Weissenborn K, Kastrup A, Haberl R; EARLY Investigators.Early treatment with aspirin plus extended-release dipyridamole for transient ischaemic attack or ischaemic stroke within 24 h of symptom onset (EARLY trial): a randomised, open-label, blinded-endpoint trial. Lancet Neurol 2010;9:159–166.

Diener HC, Eikelboom J, Connolly SJ, Joyner CD, Hart RG, Lip GY, et al. Apixaban versus aspirin in patients with atrial fibrillation and previous stroke or transient ischaemic attack: a predefined subgroup analysis from AVERROES, a randomised trial. Lancet Neurol. 2012 Mar;11 (3):225–231.

Diener HC, Darius H, Bertrand-Hardy JM, et al. Cardiac safety in the European stroke prevention study 2 (ESPS2). Int J Clin Pract 2001;55:162–163.

Diener HC, Cunha L, Forbes C, Sivenius J, Smets P, Lowenthal A. European Stroke Prevention Study.2. Dipyridamole and acetylsalicylic acid in the secondary prevention of stroke. J Neurol Sci 1996;143:1–1b3.

Diener HC, Forbes C, Riekkinen P, Sivenius J, Smets P, Lowenthal A, and the ESPS group.European Stroke Prevention Study 2: Efficacy and safety data. J Neurol Sci 1997;151:S1–S77.

Diener H, Bogousslavsky J, Brass L, Cimminiello C, Csiba L, Kaste M, Leys D, Matias-Guiu J, Rupprecht H-J, on behalf of the MATCH Investigators.Acetylsalicylic acid on a background of clopidogrel in high-risk patients randomised after recent ischaemic stroke or transient ischaemic attack: The MATCH trial results. Lancet 2004; 364:331–334.

Diener H, Allenberg J-R, Bode C, Busse O, Forsting M, Grau A, Haberl R, Hacke W, Hamann G, Hennerici M, Grond M, Ringelstein B, Ringleb P. Primär- und Sekundärprävention der zerebralen Ischämie. Diener H, Putzki N, Berlit P, Hacke W, Hufnagel A, Hufschmidt A, et al., Hrsg. Leitlinien für Diagnostik und Therapie in der Neurologie. 4. Auflage. Stuttgart: Thieme; 2008.p. 261–287.

Diener HC, Connolly SJ, Ezekowitz MD, Wallentin L, Reilly PA, Yang S, Xavier D, Di Pasquale G, Yusuf S; RE-LY study group.Dabigatran compared with warfarin in patients with atrial fibrillation and previous transient ischaemic attack or stroke: a subgroup analysis of the RE-LY trial. Lancet Neurol 2010;9:1157–1163.

Dobson AJ, Alexander HM, Heller RF, Lloyd DM. How soon after smoking does risk of heart attack decline? J Clin Epidemiol 1991;44:1247–1253.

EAFT (European Atrial Fibrillation Trial) Study Group. Secondary prevention in non-rheumatic atrial fibrillation after transient ischaemic attack or minor stroke. Lancet 1993;342:1255–1262.

Eckstein HH, Ringleb P, Allenberg JR, Berger J, Fraedrich G, Hacke W, Hennerici M, Stingele R, Fiehler J, Zeumer H, Jansen O. Results of the Stent-Protected Angioplasty versus Carotid Endarterectomy (SPACE) study to treat symptomatic stenoses at 2 years: a multinational, prospective, randomised trial. Lancet Neurol 2008;7:893–902.

Engelter ST, Brandt T, Debette S, Caso V, Lichy C, Pezzini A, Abboud S, Bersano A, Dittrich R, Grond-Ginsbach C, Hausser I, Kloss M, Grau AJ, Tatlisumak T, Leys D, Lyrer PA; for the Cervical Artery Dissection in Ischemic Stroke Patients (CADISP) Study Group.Antiplatelets versus anticoagulation in cervical artery dissection. Stroke. 2007;38:2605–2611.

ESPRIT Study Group, Halkes PH, van Gijn J, Kappelle LJ, Koudstaal PJ, Algra A. Medium intensity oral anticoagulants versus aspirin after cerebral ischaemia of arterial origin (ESPRIT): a randomised controlled trial. Lancet Neurol 2007;6:115–124.

European Carotid Surgery Trialists' Collaborative Group. MRC European Carotid Surgery Trial: interim results for symptomatic patients with severe (70–99 %) or with mild (0–29 %) carotid stenosis. Lancet 1991;337:1235–1243.

Executive Committee for the Asymptomatic Carotid Atherosclerosis Study. Endarterectomy for asymptomatic carotid artery stenosis. JAMA 1995;273:1421–1428.

Farrell B, Godwin J, Richards S, Warlow C. The United Kingdom transient ischaemic attack (UK-TIA) aspirin trial: final results. J Neurol Neurosurg Psychiatry 1991; 54:1044–1054.

Furlan AJ, Reisman M, Massaro J, Mauri L, Adams H, Albers GW, et al. Closure or medical therapy for cryptogenic stroke with patent foramen ovale. N Engl J Med. 2012 Mar 15;366 (11):991–999.

Fung TT, Stampfer MJ, Manson JE, Rexrode KM, Willett WC, Hu FB. Prospective study of major dietary patterns and stroke risk in women. Stroke 2004;35:2014–2019.

Gabriel SR, Carmona L, Roque M, Sanchez GL, Bonfill X. Hormone replacement therapy for preventing cardiovascular disease in post-menopausal women. Cochrane Database Syst Rev 2005 (2): CD002229.

Gaede P, Vedel P, Larsen N, Jensen GV, Parving HH, Pedersen O. Multifactorial intervention and cardiovascular disease in patients with type 2 diabetes. N Engl J Med 2003;348:383–393.

Giles MF, Rothwell PM. Risk of stroke early after transient ischaemic attack: a systematic review and meta-analysis. Lancet Neurol 2007;6:1063–1072.

Goldstein LB, Amarenco P, Szarek M, Callahan A 3rd,Hennerici M, Sillesen H, Zivin JA, Welch KM; SPARCL Investigators.Hemorrhagic stroke in the Stroke Prevention by Aggressive Reduction in Cholesterol Levels study. Neurology 2008;70:2364–2370.

Goldstein LB, Bushnell CD, Adams RJ, Appel LJ, Braun LT, Chaturvedi S, Creager MA, Culebras A, Eckel RH, Hart RG, Hinchey JA, Howard VJ, Jauch EC, Levine SR, Meschia JF, Moore WS, Nixon JV, Pearson TA; Guidelines for the Primary Prevention of Stroke. A Guideline for Healthcare Professionals From the American Heart Association/American Stroke Association. Stroke 2011,42.

Granger CB, Alexander JH, McMurray JJ, Lopes RD, Hylek EM, Hanna M, et al. Apixaban versus warfarin in patients with atrial fibrillation. N Engl J Med. 2011;365 (11):981–992.

Gröschel K, Schnaudigel S, Pilgram SM, Wasser K, Kastrup A. A systematic review on outcome after stenting for intracranial atherosclerosis. Stroke 2009;40:e340–7.

Halliday A, Mansfield A, Marro J, Peto C, Peto R, Potter J, Thomas D, MRC Asymptomatic Carotid Surgery Trial (ACST) Collaborative Group.Prevention of disabling and fatal strokes by successful carotid endarterectomy in patients without recent neurological symptoms: randomised controlled trial. Lancet 2004;363:1491–1502.

Halliday A, Harrison M, Hayter E, Kong X, Mansfield A, Marro J, Pan H, Peto R, Potter J, Rahimi K, Rau A, Robertson S, Streifler J, Thomas D; Asymptomatic Carotid Surgery Trial (ACST) Collaborative Group.10-year stroke prevention after successful carotid endarterectomy for asymptomatic stenosis (ACST-1): a multicentre randomised trial. Lancet 2010;376:1074–1084.

Handke M, Harloff A, Olschewski M, Hetzel A, Geibel A. Patent foramen ovale and cryptogenic stroke in older patients. N Engl J Med 2007;357:2262–2268.

Hankey GJ, Patel MR, Stevens SR, Becker RC, Breithardt G, Carolei A, et al. Rivaroxaban compared with warfarin in patients with atrial fibrillation and previous stroke or transient ischaemic attack: a subgroup analysis of ROCKET AF. Lancet Neurol. 2012 Mar 6.

Hardman SMC, Cowie MR. Anticoagulation in heart disease. BMJ 1999;318:238–244.

Hart RG, Pearce LA, Aguilar MI. Meta-analysis: antithrombotic therapy to prevent stroke in patients who have nonvalvular atrial fibrillation. Ann Intern Med. 2007;146:857–867.

Heart Outcomes Prevention Evaluation Study Investigators. Effects of ramipril on cardiovascular and microvascular outcomes in people with diabetes mellitus: results of the HOPE study and MICRO-HOPE substudy. Lancet 2000;355:253–259.

Hillbom M, Numminen H, Juvela S. Recent heavy drinking of alcohol and embolic stroke. Stroke 1999;30:2307–2312.

Homma S, Sacco RL, Di Tullio MR, et al. Effect of medical treatment in stroke patients with patent foramen ovale: patent foramen ovale in Cryptogenic Stroke Study. Circulation 2002;105 (22):2625–2631.

International Carotid Stenting Study investigators, Ederle J, Dobson J, Featherstone RL, Bonati LH, van der Worp HB, de Borst GJ, Lo TH, Gaines P, Dorman PJ, Macdonald S, Lyrer PA, Hendriks JM, McCollum C, Nederkoorn PJ, Brown MM. Carotid artery stenting compared with endarterectomy in patients with symptomatic carotid stenosis (International Carotid Stenting Study): an interim analysis of a randomised controlled trial. Lancet 2010;375:985–997.

Jun M, Foote C, Lv J, Neal B, Patel A, Nicholls SJ, Grobbee DE, Cass A, Chalmers J, Perkovic V. Effects of fibrates on cardiovascular outcomes: a systematic review and meta-analysis. Lancet 2010;375:1875–1884.

Kiely DK, Wolf PA, Cupples LA, Beiser AS, Kannel WB. Physical activity and stroke risk: the Framingham Study. Am J Epidemiol 1994;140 (7):608–620.

Kraywinkel K, Jauss M, Diener H, Weimar C. Offenes Foramen ovale, Vorhofseptumaneurysma und Hirninfarkt – Übersicht über die bisherige Evidenzlage. Nervenarzt 2005;76:935–942.

Kurth T, Gaziano JM, Berger K, Kase CS, Rexrode KM, Cook NR, Buring JE, Manson JE. Body mass index and the risk of stroke in men. Arch Intern Med 2002;162: 2557–2562.

Law MR, Morris JK, Wald NJ. Use of blood pressure lowering drugs in the prevention of cardiovascular disease: meta-analysis of 147 randomised trials in the context of expectations from prospective epidemiological studies. BMJ 2009;338:b1665.

Lee C, Folsom A, Blair S. Physical activity and stroke risk: A meta-analysis. Stroke 2003;34:2475–2481.

Libby P, Ridker PM. Inflammation and atherothrombosis: from population biology and bench research to clinical practice. J Am Coll Cardiol 2006;48:A33–A46.

Lindholm LH, Carlberg B, Samuelsson O. Should beta blockers remain first choice in the treatment of primary hypertension? A meta-analysis. Lancet 2005;366 (9496): 1545–1553.

MacMahon S, Peto R, Cutler J, Collins R, Sorlie P, Neaton J, Abbott R, Godwin J, Dyer A, Stamler J. Blood pressure, stroke, and coronary heart disease. Part 1, Prolonged differences in blood pressure: prospective observational studies corrected for the regression dilution bias. Lancet 1990;335:765–774.

Mangiafico S, Cellerini M, Nencini P, Gensini G, Inzitari D. Intravenous tirofiban with intra-arterial urokinase and mechanical thrombolysis in stroke: preliminary experience in 11 cases. Stroke 2005;36:2154–2158.

Mant J, Hobbs FD, Fletcher K, Roalfe A, Fitzmaurice D, Lip GY, Murray E, BAFTA Investigators.Warfarin versus aspirin for stroke prevention in an elderly community population with atrial fibrillation (the Birmingham Atrial Fibrillation Treatment of the Aged Study, BAFTA): a randomised controlled trial. Lancet 2007; 370:493–503.

Markus HS, Droste DW, Kaps M, Larrue V, Lees KR, Siebler M, Ringelstein EB. Dual antiplatelet therapy with clopidogrel and aspirin in symptomatic carotid stenosis evaluated using doppler embolic signal detection: the Clopidogrel and Aspirin for Reduction of Emboli in Symptomatic Carotid Stenosis (CARESS) trial. Circulation 2005;111 (17):2233–2240.

Mas JL, Arquizan C, Lamy C, Zuber M, Cabanes L, Derumeaux G, Coste J, Patent Foramen Ovale and Atrial Septal Aneurysm Study Group.Recurrent cerebrovascular events associated with patent foramen ovale, atrial septal aneurysm, or both. N Engl J Med 2001;345:1740–1746.

Mas JL, Chatellier G, Beyssen B, Branchereau A, Moulin T, Becquemin JP, Larrue V, Lievre M, Leys D, Bonneville JF, Watelet J, Pruvo JP, Albucher JF, Viguier A, Piquet P, Garnier P, Viader F, Touze E, Giroud M, Hosseini H, Pillet JC, Favrole P, Neau JP, Ducrocq X. Endarterectomy versus stenting in patients with symptomatic severe carotid stenosis. N Engl J Med 2006;355 (16):1660–1671.

Mohr JP, Thompson JLP, Lazar RM, Levin B, Sacco RL, Furie KL, Kistler JP, Albers GW, Pettigrew LC, Adams HP, Jr., for the Warfarin-Aspirin Recurrent Stroke Study Group.A comparison of warfarin and aspirin for the prevention of recurrent ischemic stroke. N Engl J Med 2001; 345:1444–1451.

Mosca L, Grady D, Barrett-Connor E, Collins P, Wenger N, Abramson BL, Paganini-Hill A, Geiger MJ, Dowsett SA, Amewou-Atisso M, Kornitzer M. Effect of raloxifene on stroke and venous thromboembolism according to subgroups in postmenopausal women at increased risk of coronary heart disease. Stroke 2009;40:147–155.

MRC/BHF Heart Protection Study Collaborative Group. Heart Protection Study of cholesterol lowering with simvastatin in 20 536 high-risk individuals: a randomised Plazebo-controlled trial. Lancet 2002;360:7–22.

North American Symptomatic Carotid Endarterectomy Trial Collaborators. Beneficial effect of carotid endarterectomy in symptomatic patients with high-grade carotid stenosis. N Engl J Med 1991;325:445–453.

Paciaroni M, Agnelli G, Micheli S, Caso V. Efficacy and safety of anticoagulant treatment in acute cardioembolic stroke: a meta-analysis of randomized controlled trials. Stroke 2007;38:423–430.

Patel MR, Mahaffey KW, Garg J, Pan G, Singer DE, Hacke W, et al. Rivaroxaban versus warfarin in nonvalvular atrial fibrillation. N Engl J Med. 2011 Sep 8;365 (10): 883–891.

Patrono C, Coller B, FitzGerald GA, Hirsh J, Roth G. Platelet-active drugs: the relationships among dose, effectiveness, and side effects: the Seventh ACCP Conference on Antithrombotic and Thrombolytic Therapy. Chest 2004;126:234S–264S.

Powers WJ, Clarke WR, Grubb RL, Jr.,Videen TO, Adams HP, Jr.,Derdeyn CP. Extracranial-intracranial bypass surgery for stroke prevention in hemodynamic cerebral ischemia: the Carotid Occlusion Surgery Study randomized trial. Jama. 2011 Nov 9;306 (18):1983–1992.

Progress Collaborative Group Randomised trial of a perindopril-based blood-pressure-lowering regimen among 6.105 individuals with previous stroke or transient ischaemic attack. Lancet 2001;358:1033–1041.

Prospective Studies Collaboration, Whitlock G, Lewington S, Sherliker P, Clarke R, Emberson J, Halsey J, Qizilbash N, Collins5 R, Peto R. Body-mass index and cause-specific mortality in 900 000 adults: collaborative analyses of 57 prospective studies. Lancet 2009;373:1083–1096.

Ray KK, Seshasai SR, Wijesuriya S, Sivakumaran R, Nethercott S, Preiss D, Erqou S, Sattar N. Effect of intensive control of glucose on cardiovascular outcomes and death in patients with diabetes mellitus: a meta-analysis of randomised controlled trials. Lancet 2009;373:1765–1772.

Ridker PM, Danielson E, Fonseca FA, Genest J, Gotto AM Jr,Kastelein JJ, Koenig W, Libby P, Lorenzatti AJ, MacFadyen JG, Nordestgaard BG, Shepherd J, Willerson JT, Glynn RJ; JUPITER Study Group.Rosuvastatin to prevent vascular events in men and women with elevated C-reactive protein. N Engl J Med 2008;359: 2195–2207.

Ringleb P, Kunze A, Allenberg J, Hennerici M, Jansen O, Maurer P, Zeumer H, Hacke W, Steering Committee of the SPACE Study.The stent-supported percutaneous angioplasty of the carotid artery vs. endarterectomy trial (SPACE). Cerebrovasc Dis 2004;18:66–68.

Rothwell P, Eliasziw M, Gutnikov S, Warlow C, Barnett H, Carotid Endarterectomy Trialists Collaboration. Endarterectomy for symptomatic carotid stenosis in relation to clinical subgroups and timing of surgery. Lancet 2004; 363:915–924.

Rothwell PM, Giles MF, Chandratheva A, Marquardt L, Geraghty O, Redgrave JN, Lovelock CE, Binney LE, Bull LM, Cuthbertson FC, Welch SJ, Bosch S, Alexander FC, Silver LE, Gutnikov SA, Mehta Z; Early use of Existing Preventive Strategies for Stroke (EXPRESS) study. Effect of urgent treatment of transient ischaemic attack and minor stroke on early recurrent stroke (EXPRESS study): a prospective population-based sequential comparison. Lancet. 2007;370:1432–1442.

Rothwell PM, Howard SC, Dolan E, O'Brien E, Dobson JE, Dahlöf B, Sever PS, Poulter NR. Prognostic significance of visit-to-visit variability, maximum systolic blood pressure, and episodic hypertension. Lancet 2010;375: 895–905.

Rothwell PM, Howard SC, Dolan E, O'Brien E, Dobson JE, Dahlöf B, Poulter NR, Sever PS; ASCOT-BPLA and MRC Trial Investigators.Effects of beta blockers and calcium-channel blockers on within-individual variability in blood pressure and risk of stroke. Lancet Neurol 2010; 9:469–480.

Sacco RL, Diener HC, Yusuf S, Cotton D, Ounpuu S, Lawton WA, Palesch Y, Martin RH, Albers GW, Bath P, Bornstein N, Chan BP, Chen ST, Cunha L, Dahlöf B, De Keyser J, Donnan GA, Estol C, Gorelick P, Gu V, Hermansson K, Hilbrich L, Kaste M, Lu C, Machnig T, Pais P, Roberts R, Skvortsova V, Teal P, Toni D, Vandermaelen C, Voigt T, Weber M, Yoon BW; PRoFESS Study Group.Aspirin and extended-release dipyridamole versus clopidogrel for recurrent stroke. N Engl J Med 2008;359:1238–1251.

Sacks FM, Svetkey LP, Vollmer WM, Appel LJ, Bray GA, Harsha D, Obarzanek E, Conlin PR, Miller ER, III, Simons-Morton DG, Karanja N, Lin PH. Effects on blood pressure of reduced dietary sodium and the Dietary Approaches to Stop Hypertension (DASH) diet. DASH-Sodium Collaborative Research Group. N Engl J Med 2001;344:3–10.

Salem DN, Levine HJ, Pauker SG, Eckman MH, Daudelin DH. Antithrombotic therapy in valvular heart disease. Chest 1998;114 (Suppl. 5):590S–601S.

Sandercock PA, Counsell C, Kamal AK. Anticoagulants for acute ischaemic stroke. Cochrane Database Syst Rev 2008;Oct 8; (4): CD000024.

Sandercock PA, Counsell C, Tseng MC. Low-molecular-weight heparins or heparinoids versus standard unfractionated heparin for acute ischaemic stroke. Cochrane Database Syst Rev 2008;Jul 16; (3): CD000119.

Schrader J, Lüders S, Kulschewski A, Berger J, Zidek W, Treib J, Einhaupl K, Diener H, Dominiak P, for the Acute Candesartan Cilexetil Therapy in Stroke Survivors Study Group.The ACCESS Study: evaluation of acute candesartan cilexetil therapy in stroke survivors. Stroke 2003;34:1699–1703.

Schrader J, Lüders S, Kulschewski A, Hammersen F, Plate K, Berger J, Zidek W, Dominiak P, Diener HC. Morbidity and mortality after stroke, eprosartan compared with nitrendipine for secondary prevention: principal results of a prospective randomized controlled study (MOSES). Stroke 2005;36 (6):1218–1226.

Schürks M, Rist PM, Bigal ME, Buring JE, Lipton RB, Kurth T. Migraine and cardiovascular disease: systematic review and meta-analysis. BMJ 2009;339:b3914.

Schürks M, Glynn RJ, Rist PM, Tzourio C, Kurth T. Effects of vitamin E on stroke subtypes: meta-analysis of randomised controlled trials. BMJ 2010;341:c5702.

Shahar E, Chambless LE, Rosamond WD, Boland LL, Ballantyne CM, McGovern PG, Sharrett AR; Atherosclerosis Risk in Communities Study.Plasma lipid profile and incident ischemic stroke: the Atherosclerosis Risk in Communities (ARIC) study. Stroke 2003;34:623–631.

Smeeth L, Thomas S, Hall A, Hubbard R, Farrington P, Vallance P. Risk of myocardial infarction and stroke after acute infection or vaccination. N Engl J Med 2004;351: 2611–2618.

SPACE Collaborative Group, Ringleb PA, Allenberg J, Brückmann H, Eckstein HH, Fraedrich G, Hartmann M, Hennerici M, Jansen O, Klein G, Kunze A, Marx P, Niederkorn K, Schmiedt W, Solymosi L, Stingele R, Zeumer H, Hacke W. 30 day results from the SPACE trial of stent-protected angioplasty versus carotid endarterectomy in symptomatic patients: a randomised non-inferiority trial. Lancet 2006;368:1239–1247.

Staessen JA, Gasowski J, Wang JG, Thijs L, Hond ED, Boissel JP, Coope J, Ekbom T, Gueyffier F, Liu L, Kerlikowske K, Pocock S, Fagard RH. Risks of untreated and treated isolated systolic hypertension in the elderly: meta-analysis of outcome trials. Lancet 2000;355:865–872.

Staessen JA, Wang JG, Thijs L. Cardiovascular protection and blood pressure reduction: a meta-analysis. The Lancet 2001;358:1305–1315.

Stratton IM, Adler AI, Neil HA, Matthews DR, Manley SE, Cull CA, Hadden D, Turner RC, Holman RR. Association of glycaemia with macrovascular and microvascular complications of type 2 diabetes (UKPDS 35): prospective observational study. BMJ 2000;321:405–412.

Strazzullo P, D'Elia L, Kandala NB, Cappuccio FP. Salt intake, stroke, and cardiovascular disease: meta-analysis of prospective studies. BMJ 2009;339:b4567.

Taha AS, McCloskey C, Prasad R, Bezlyak V. Famotidine for the prevention of peptic ulcers and oesophagitis in patients taking low-dose aspirin (FAMOUS): a phase III, randomised, double-blind, Plazebo-controlled trial. Lancet 2009;374:119–125.

Taylor DW, Barnett HJ, Haynes RB, Ferguson GG, Sackett DL, Thorpe KE, Simard D, Silver FL, Hachinski V, Clagett GP, Barnes R, Spence JD. Low-dose and high-dose acetylsalicylic acid for patients undergoing carotid endarterectomy: a randomised controlled trial. ASA and Carotid Endarterectomy (ACE) Trial Collaborators. Lancet 1999;353:2179–2184.

The ALLHAT Officers and Coordinators for the ALLHAT Collaborative Research Group Major outcomes in high-risk hypertensive patients randomized to angiotensin-converting enzyme inhibitor or calcium channel blocker vs diuretic. The antihypertensive and lipid-lowering treatment to prevent heart attack trial (ALLHAT). JAMA 2002a;288:2981–2997.

The ALLHAT Officers and Coordinators for the ALLHAT Collaborative Research Group. Major outcomes in moderately hypercholesterolemic, hypertensive patients randomized to pravastatin vs usual care: The Antihypertensive and Lipid-Lowering Treatment to Prevent Heart Attack Trial (ALLHAT-LLT). JAMA 2002b;288:2998–3007.

The Dutch TIA Trial Study Group. A comparison of two doses of aspirin (30 mg vs. 283 mg a day) in patients after a transient ischemic attack or minor ischemic stroke. N Engl J Med 1991;325:1261–1266.

The ESPRIT Study Group. Aspirin plus dipyridamole versus aspirin alone after cerebral ischaemia of arterial origin (ESPRIT): randomised controlled trial. Lancet 2006; 367:1665–1673.

The Space Collaborative Group. 30 day results from the SPACE trial of stent-protected angioplasty versus carotid endarterectomy in symptomatic patients: a randomised non-inferiority trial. Lancet 2006;368 (9543): 1239–1247.

The Stroke Prevention by Aggressive Reduction in Cholesterol Levels (SPARCL) Investigators. High-dose atorvastatin after stroke or transient ischemic attack. N Engl J Med 2006;355:549–559.

The Stroke Prevention in Reversible Ischemia Trial (SPIRIT) Study Group. A randomized trial of anticoagulants versus aspirin after cerebral ischemia of presumed arterial origin. Ann Neurol 1997;42:857–865.

Toole JF, Malinow MR, Chambless LE, Spence JD, Pettigrew LC, Howard VJ, Sides EG, Wang CH, Stampfer M. Lowering homocysteine in patients with ischemic stroke to prevent recurrent stroke, myocardial infarction, and death: the Vitamin Intervention for Stroke Prevention (VISP) randomized controlled trial. JAMA 2004;291: 565–575.

Topol EJ, Easton D, Harrington RA, Amarenco P, Califf RM, Graffagnino C, Davis S, Diener HC, Ferguson J, Fitzgerald D, Granett J, Shuaib A, Koudstaal PJ, Theroux P, Van de Werf F, Sigmon K, Pieper K, Vallee M, Willerson JT; Blockade of the Glycoprotein IIb/IIIa Receptor to Avoid Vascular Occlusion Trial Investigators. Randomized, double-blind, Plazebo-controlled, international trial of the oral IIb/IIIa antagonist lotrafiban in coronary and cerebrovascular disease. Circulation 2003;108:399–406.

Topol EJ, Bousser MG, Fox KA, Creager MA, Despres JP, Easton JD, Hamm CW, Montalescot G, Steg PG, Pearson TA, Cohen E, Gaudin C, Job B, Murphy JH, Bhatt DL; CRESCENDO Investigators.Rimonabant for prevention of cardiovascular events (CRESCENDO): a randomised, multicentre, Plazebo-controlled trial. Lancet 2010376:517–523.

UK Prospective Diabetes Study Group. Tight blood pressure control and risk of macrovascular and microvascular complications in type 2 diabetes: UKPDS 38. BMJ 1998;317:703–713.

Viscoli CM, Brass LM, Kernan WN, Sarrel PM, Suissa S, Horwitz RI. A clinical trial of estrogen-replacement therapy after ischemic stroke. N Engl J Med 2001;345: 1243–1249.

VITATOPS Trial Study Group. B vitamins in patients with recent transient ischaemic attack or stroke in the VITAmins TO Prevent Stroke (VITATOPS) trial: a randomised, double-blind, parallel, Plazebo-controlled trial. Lancet Neurol 2010;9:855–865.

Wannamethee SG, Shaper AG, Ebrahim S. HDL-Cholesterol, total cholesterol, and the risk of stroke in middle-aged British men. Stroke. 2000;31:1882–1888.

Wassertheil-Smoller S, Hendrix S, Limacher M, Heiss G, Kooperberg C, Baird A, Kotchen T, Curb J, Black H, Rossouw J, Aragaki A, Safford M, Stein E, Laowattana S, Mysiw W, for the WHI Investigators.Effect of estrogen plus progestin on stroke in postmenopausal women: the Women's Health Initiative: a randomized trial. JAMA 2003;289:2673–2684.

Webb AJ, Fischer U, Mehta Z, Rothwell PM. Effects of antihypertensive-drug class on interindividual variation in blood pressure and risk of stroke: a systematic review and meta-analysis. Lancet. 2010;375:906–915.

Weber R, Kraywinkel K, Diener HC, Weimar C, German Stroke Study Collaboration.Symptomatic intracranial atherosclerotic stenoses: prevalence and prognosis in patients with acute cerebral ischemia. Cerebrovasc Dis. 2010;30:188–193.

Weimar C, Diener HC, Alberts MJ, Steg PG, Bhatt DL, Wilson PW, Mas JL, Röther J; REduction of Atherothrombosis for Continued Health Registry Investigators.The Essen stroke risk score predicts recurrent cardiovascular events: a validation within the REduction of Atherothrombosis for Continued Health (REACH) registry. Stroke 2009;40:350–354.

Windecker S, Wahl A, Chatterjee T, Garachemani A, Eberli FR, Seiler C, Meier B. Percutaneous closure of patent foramen ovale in patients with paradoxical embolism: long-term risk of recurrent thromboembolic events. Circulation 2000;101:893–898.

Wolf PA. Hypertension. In: Norris JW, Hachinski V, editors: Stroke Prevention. Oxford, New York: Oxford University Press 2001;93–106.

Wyse DG, Waldo AL, DiMarco JP, Domanski MJ, Rosenberg Y, Schron EB, Kellen JC, Greene HL, Mickel MC, Dalquist JE, Corley SD; Atrial Fibrillation Follow-up Investigation of Rhythm Management (AFFIRM) Investigators.A comparison of rate control and rhythm control in patients with atrial fibrillation. N Engl J Med 2002; 347:1825–1833.

Yusuf S, Zhao F, Mehta SR, et al. Effects of clopidogrel in addition to aspirin in patients with acute coronary syndromes without ST-segment elevation. N Engl J Med 2001;345:494–502.

Yusuf S, Diener HC, Sacco RL, Cotton D, Ounpuu S, Lawton WA, Palesch Y, Martin RH, Albers GW, Bath P, Bornstein N, Chan BP, Chen ST, Cunha L, Dahlöf B, De Keyser J, Donnan GA, Estol C, Gorelick P, Gu V, Hermansson K, Hilbrich L, Kaste M, Lu C, Machnig T, Pais P, Roberts R, Skvortsova V, Teal P, Toni D, VanderMaelen C, Voigt T, Weber M, Yoon BW; PRoFESS Study Group.Telmisartan to prevent recurrent stroke and cardiovascular events. N Engl J Med. 2008;359:1225–1237.

E 3 Vaskulitiden des ZNS

*von M. Dichgans und T. Magnus**

Abkürzungsverzeichnis

CSS	Churg-Strauss-Syndrom
PACNS	primäre ZNS-Angiitis
MPA	mikroskopische Polyangiitis
PAN	Polyarteriitis nodosa
RZA	Riesenzellarteriitis
WG	Wegenersche Granulomatose
ANCA	Autoantikörper gegen zytoplasmatische Antigene neutrophiler Granulozyten

E 3.1 Klinik und Verlauf

E 3.1.1 Allgemeine klinische Gesichtspunkte

Vaskulitiden sind eine heterogene Gruppe entzündlicher Gefäßerkrankungen, die mit einer Beteiligung des ZNS und der Meningen einhergehen können (Übersicht: Moore und Richardson 1998, Chin und Latov 2005; **Tab. E 3.1** und **Tab. E 3.2**). Zerebrale Manifestationen sind selten. Das Spektrum zerebraler Vaskulitiden umfasst selbstlimitierende, als *benigne* bezeichnete Varianten neben gravierenden, schubförmig oder chronisch progredienten Verlaufsformen mit hoher Mortalität. Das klinische Bild unterscheidet sich von atherosklerotischen Gefäßprozessessen vor allem durch Kopfschmerzen in Kombination mit enzephalopathischen und fokal neurologischen Symptomen und einem häufig früheren Manifestationsalter. Kopfschmerzen werden lokalisiert, holokraniell oder als meningeales Reizsymptom beschrieben. Als Ausdruck einer Enzephalopathie entwickeln sich häufig Störungen von Gedächtnis, Konzentration und Verhalten. Bei kompliziertem Verlauf kann eine progrediente Vigilanzstörung bis hin zum Koma auftreten. Fokalneurologische Symptome äußern sich z. B. durch zerebrale Anfälle oder Hirnnervenläsionen. Selten liegt eine spinale Manifestation mit Zeichen einer progredienten Myelopathie oder Radikulopathie vor. Die Verdachtsdiagnose einer zerebralen Vaskulitis gründet sich neben dem genannten klinischen Symptomenkomplex ganz entscheidend auf neuroradiologische Befunde (s. u.).

Eine zerebrale Vaskulitis kann als isolierte, rein auf das ZNS beschränkte Angiitis (primäre ZNS-Angiitis, PACNS) auftreten oder als Mitbeteiligung zerebraler Gefäße bei systemischer Vaskulitis. Letztere wird häufig von allgemeinen Krankheitszeichen und einer Beteiligung innerer Organe begleitet (z. B. Niere, Lunge). Oft stehen myalgiforme oder mono- und oligoarthritische Beschwerden zu Beginn im Vordergrund. In der Regel geht eine Beteiligung des peripheren Nervensystems der zerebralen Manifestation voraus. In Einzelfällen kann eine primäre Vaskulitis wie die WG als Erstmanifestation mit zerebralen Symptomen beginnen. Zerebrale Vaskulitiden können auch als sekundäre Vaskulitiden im Rahmen von systemischen Kollagenosen, anderen systemischen Autoimmunerkrankungen, Infektionen oder Tumorerkrankungen auftreten (**Tab. E 3.2**).

Tab. E 3.1: Klassifikation nicht-infektiöser Vaskulitiden

Vaskulitis großer Gefäße[1]
Riesenzellarteriitis[a]
Takayasu-Arteriitis[a]

Vaskulitis mittelgroßer Gefäße
Polyarteriitis nodosa (»klassische« PAN)[b]
M. Kawasaki (nur bei Kindern)
Primäre, granulomatöse Vaskulitis des ZNS (nicht in der CHC-Klassifikation)

Vaskulitis kleiner Gefäße
ANCA[c]-assoziierte Vaskulitiden kleiner Gefäße
- Wegenersche Granulomatose (WG)
- Mikroskopische Polyangiitis (MPA)
- Churg-Strauss-Syndrom (CSS)
- medikamenteninduzierte ANCA-pos. Vaskulitis

Immunkomplex-assoz. Vaskulitiden kleiner Gefäße[b]
- Schönlein-Henoch-Purpura (SHP)
- kryoglobulinämische Vaskulitis (KV, EKV)
- Kutane leukozytoklastische Vaskulitis (KLV)
- Vaskulitis bei SLE
- Vaskulitis bei rheumatoider Arthritis
- Vaskulitis bei Sjögren-Syndrom
- Morbus Behçet
- Goodpasture-Syndrom
- Vaskulitis bei Serumkrankheit
- medikamenteninduzierte Immunkomplexvaskulitis
- Infektionsassoziierte Immunkomplexvaskulitis

Paraneoplastische Vaskulitiden kleiner Gefäße
Vaskulitis bei entzündlichen Darmerkrankungen (M. Crohn, Colitis ulcerosa)

(nach Jennette und Falk 1997)
1 Als große Gefäße sind definiert die Aorta und ihre großen Äste, die zu den Hauptkörperregionen (Extremitäten und Kopf) führen. Als mittelgroße Arterien gelten die hauptviszeralen Arterien, z. B. der Niere, der Leber, des Herzens oder des Mesenterialbereichs. Kleine Gefäße lassen eine Verbindung zu Arteriolen erkennen. Die betroffenen Gefäßabschnitte können sehr variabel sein.
a Granulome mit T-Lymphozyten in der Biopsie
b häufig mit Komplementverbrauch
c ANCA: Autoantikörper gegen zytoplasmatische Antigene neutrophiler Granulozyten

* Autoren dieses Kapitels in der 5. Auflage: U. Herrlinger und M. Dichgans.

Tab. E 3.2: Sekundäre Vaskulitiden

Bei entzündlichen Erkrankungen unklarer Ätiologie
- Systemische Autoimmunerkrankungen Vaskulitis bei systemischem Lupus erythematodes, bei rheumatoider Arthritis, Sjögren-Syndrom
- Organbezogene chronisch-entzündliche Erkrankungen (Colitis ulcerosa)
- Chronische granulomatöse Erkrankungen *(M. Boeck, M. Crohn)*

Bei Infektionen bzw. Infektionserkrankungen
- Viren (HIV, VZV, CMV)
- Bakterien (*Treponema, Borrelia, Mykobakterien, Streptokokken, Tropheryma Whippelii, Mycoplasmen, Rickettsien*)
- Parasiten (*Ascaris, Zystizerkose*)
- Pilze (*Aspergillose, Mucormykose*)

Bei Neoplasien
- M. Hodgkin, Non-Hodgkin-Lymphom, myeloproliferative Syndrome, Kryoglobulinämie, Vorhofmyxom

Bei Medikamenten
- Antihypertensiva (Hydralazin),
- Thyreostatika (Propylthiouracil)

(nach Gross 1999)

Die Differentialdiagnosen einer zerebralen Vaskulitis umfassen ein breites Spektrum von Erkrankungen, die eine Vaskulitis imitieren können, u. a. nichtentzündliche Vaskulopathien, Mikroangiopathien und Leukoenzephalopathien (**Tab. E 3.3**).

Tab. E 3.3: Differentialdiagnosen zerebraler Vaskulitiden

- Fibromuskuläre Dysplasie
- Koagulopathien:
  - Antiphospholipid-Antikörper-Syndrom (primär/sekundär)
  - Thrombotisch-thrombozytopenische Purpura (M. Moschkowitz)
- Sneddon-Syndrom
- Reversibles Zerebrales Vasokonstriktionssyndrom (RCVS)
- Rezidivierende Embolien bei Vorhofmyxom und Endokarditis
- Rasmussen-Enzephalitis
- CADASIL (zerebrale autosomal dominante Arteriopathie mit subkortikalen Infarkten und Leukoenzephalopathie)
- Zerebrale Amyloid-Angiopathie
- Aß-assoziierte Angiitis
- Reversibles posteriores Leukoenzephalopathie-Syndrom (PRES)
- Moya-Moya-Syndrom
- Rendu-Osler-Weber-Syndrom (hereditäre hämorrhagische Teleangiektasien)
- M. Fabry (alpha-Galaktosidasemangel)
- Susac-Syndrom (Mikroangiopathie von Gehirn, Retina und Cochlea)
- Toxische Vaskulopathien (nach Einnahme von Drogen oder vasoaktiven Substanzen)
- Ergotismus
- Sichelzellanämie

E 3.1.2 Diagnostik

E 3.1.2.1 Laboruntersuchungen bei zerebralen Vaskulitiden

Die umfangreiche Vaskulitisdiagnostik (**Tab. E 3.4**) sollte nur bei begründetem Verdacht (Zeichen einer systemischen Vaskulitis und/oder zerebralen Ischämien bei jüngeren Patienten ohne andere Ursache) und dann gezielt erfolgen. Bei den Laboruntersuchungen unterscheidet man *Diagnose-assoziierte*, *Aktivitäts-assoziierte* und *Organ-assoziierte* Parameter (Gross 1999). *Organ-assoziierte Parameter* umfassen ein Screening auf Beteiligung von Leber, Niere und endokrinen Organen (**Tab. E 3.4**).
Aktivitäts-assoziierte Parameter: Im *floriden Stadium* zeigen die meisten Vaskulitiden als systemische Entzündungskrankheiten mit Ausnahme der primären zerebralen Vaskulitis (PACNS) eine ausgeprägte Akute-Phase-Reaktion mit erhöhten Werten für BSG, CRP und Fibrinogen. Außer beim SLE besteht bei systemischen Vaskulitiden ferner meist eine Leuko- und Thrombozytose. Bei der PACNS sind immunologische Laborparameter unauffällig, eine BSG/CRP-Erhöhung ist allerdings möglich.
Diagnose-assoziierte Parameter: Immunkomplexe und *Komplementverbrauch* sind wegweisende Parameter für eine Hypersensitivitätsvaskulitis und den SLE. *Auto-Antikörper* gegen Kerne (ANA) finden sich häufig bei Kollagenosen und speziell hochtitrige Auto-Antikörper gegen Doppelstrang-DNA beim SLE. Isolierte niedrigtitrige ANA bei älteren Patienten (Prävalenz bis 5 % im Alter > 65) sollten nicht überbewertet werden. Antikörper gegen zytoplasmatische Antigene neutrophiler Granulozyten (ANCA) sind typisch für nekrotisierende Vaskulitiden (WG, CSS, MPA, PAN). Als zusätzlicher Marker für das Churg-Strauss-Syndrom (CSS) wurde der vaskuläre endotheliale Wachstumsfaktor beschrieben (Mitsuyama et al. 2006). Die Differenzierung von Subspezifitäten erlaubt die Abgrenzung z. B. einer Wegenersche Granulomatose (WG) (cANCA/Proteinase-3) von einer mikroskopische Polyangiitis (MPA) (pANCA/Myeloperoxidase) und hat Eingang in die Klassifikation dieser Vaskulitiden gefunden (**Tab. E 3.1**). Bei der WG und der MPA besteht eine gute Korrelation zwischen Titer und Krankheitsaktivität (Spezifität ca. 95 %, Sensitivität in der floriden Generalisationsphase 84–100 %). In der Frühphase einer WG können ANCAs negativ sein wie auch bei bis zu 10 % im gesamten Verlauf (Jennette und Falk 1997).

E 3.1.2.2 Liquorbefund

Der Liquorbefund ist bei der Mehrzahl der Patienten pathologisch. Die Liquorveränderungen (Eiweißvermehrung und Pleozytose) sind unspezifisch und geben keine Rückschlüsse auf eine bestimmte Vaskulitisform. In einer Serie autoptisch gesicherter PACNS hatten rund 70 % eine Eiweißvermehrung und 60 % eine erhöhte Zellzahl (10–100 Zellen/ul) mit überwiegend lymphozytären oder lymphomonozytoiden Zellen (Younger et al. 1988). Eine andere Serie (Schmidley 2000) histologisch gesicherter PACNS berichtet von initial unauffälligen Liquores bei 5/56 Patienten; im weiteren Verlauf wiesen alle Patienten einen auffälligen Liquor auf. Beim M. Behçet und der Sarkoidose kann gelegentlich eine granulozytäre Komponente vorliegen (Akman-Demir et al. 1999). Oligoklonale Banden im Liquor sind bei infektionsassoziierten Vaskulitiden, Neuroborreliose, tuberkulöser Meningitis, Lues cerebro-

Tab. E 3.4: Stufendiagnostik bei Verdacht auf ZNS-Vaskulitis, modifiziert nach den Leitlinien der Deutschen Gesellschaft für Neurologie (Berlit et al. 2008)

1. Allgemein
Anamnese: Allgemeinsymptome? Organbefall? Vorerkrankungen? Immunsuppression? Medikamente? Drogeneinnahme? Auslandsaufenthalt? Familienanamnese?
Neurologischer Befund
Internistisch/rheumatologische Untersuchung, bei Verdacht gezielt HNO-, Dermatologie-, Ophthalmologie-Konsiliaruntersuchung

2. Zusatzuntersuchungen – Basisprogramm
Kraniales MRT mit Diffusionswichtung und eisensensitiven Sequenzen, KM-Gabe und MRA (intra- und extrakraniell)
Farbduplexsonographie intra- und extrakraniell, auch A. temporalis Ist sinnvoll bei klinischer Beteiligung des PNS, entsprechend eher unter 3. (Auswahl gezielt) einordnen
EKG, transthorakale und transösophageale Echokardiographie
Rö-Thorax, ggf. Thorax-CT, Oberbauchsonographie
Labor: BSG, CRP, Differentialblutbild, CK, Transaminasen, Kreatinin und Harnstoff, PTT, Quick, TSH, Serumelektrophorese, Rheumafaktoren, ANA, SS-A, c- und p-ANCA, Antiphospholipid-Antikörper, Lupus Antikoagulans, Immunelektrophorese, Urinstatus, Drogenscreening
Serologie (bei Auffälligkeiten im Serum auch im Liquor untersuchen): Lues, Borrelien, Hepatitis B und C, HIV, HSV, VZV
Liquor: Zellzahl, Eiweiß, IgG, IgG-Index, Oligoklonale Banden, Zytologie, Kulturen (Bakterien, Pilze).
Liquor/Serum-Paar (je 5 ml) in Kühlschrank (Untersuchungen s. u.)

3. Bei fortbestehendem Verdacht auf ZNS-Vaskulitis: Auswahl gezielt nach Verdachtsdiagnose
Labor: LDH, Haptoglobulin, Ferritin, ACE, Immunglobuline quantitativ, Kryoglobuline, Schilddrüsen-Auto-AK Warum diese AK?, ds-DNA, Histone, ENA, Komplementfaktor C3 und C4, CH50, Kälteagglutinine, Coombs-Test, Urinelektrophorese, Thrombophiliediagnostik, CADASIL-Diagnostik
Serologie (bei Auffälligkeiten im Serum auch im Liquor untersuchen): Mykoplasmen, Chlamydien, Toxoplasmose, Zystizerkose
Liquor: PCR Herpesgruppe, Konsensus-PCR für Pilze/Bakterien/Mykobakterien
Tbc-Diagnostik aus Sputum, Urin
Katheterangiographie der Hirngefäße
Fluoreszenzangiographie des Fundus
Nagelfalzmikroskopie
Ganzkörper-FDG-PET oder PET-CT (Suche nach systemischem Tumor/Entzündung)

4. Obligate Biopsie zur Sicherung der Diagnose (mit Ausnahme von Takayasu-, Behçet-Syndrom, nach ACR-Kriterien gesicherter systemischer Autoimmunerkrankung und (MR)-angiographisch isoliertem Befall basaler, großer Hirngefäße ohne Hinweis auf Mikroangiopathie)
bei V. a. systemische Mitbeteiligung gezielte Biopsie aus Temporalarterie, Nasenschleimhaut (mehrfach!), Konjunktiven, Lymphknoten, Haut, Muskel, Nerv, Niere, Lunge, Leber oder Knochenmark
oder
bei V. a. PACNS Biopsie von Meningen und ZNS-Parenchym (Histologie, zusätzlich Kultur auf Bakterien/Pilze/säurefeste Stäbchen, PCR auf Mykobakterien, Bakterien und Pilze, bei entsprechendem Verdacht auch Virus-PCR)

spinalis und chronischen Pilzinfektionen sowie beim Neurolupus nachweisbar, seltener bei der Sarkoidose und vereinzelt auch bei der PACNS (McLean et al. 1995). Bei Infekt-assoziierten Vaskulitiden wie z. B. der VZV-Vaskulitis können erregerspezifische Antikörper zur Diagnose beitragen (Nagel et al. Neurology 2007).

E 3.1.2.3 Bildgebende Diagnostik

Bei Verdacht auf Vaskulitis muss eine zerebrale (MRT mit Kontrastmittel und MR-Angiographie durchgeführt werden. Die MRT sollte diffusionsgewichtete Aufnahmen zur Detektion frischer Ischämien und Gradientenecho-Sequenzen zur Detektion früherer Blutungen umfassen. MRT und MRA sind auch die bevorzugte Methode zur Therapiekontrolle. Bei einer Sensitivität von annähernd 100 % (Pomper et al. 1999) schließt ein negatives MRT eine zerebrale Vaskulitis praktisch aus. Verschiedene Läsionsmuster werden mit einer zerebralen Vaskulitis in Zusammenhang gebracht: multiple subkortikale Läsionen, kortikale Läsionen und Läsionen im Bereich der Basalganglien. Gelegentlich lässt der MRT-Befund zunächst ein Gliom vermuten. Einzelne floride Parenchymläsionen und die Meningen können eine Kontrastmittelaufnahme zeigen. Bei Beteiligung größerer Gefäße kann als Korrelat der entzündlichen Gefäßwandverdickung gelegentlich eine Kontrastmittelaufnahme in der Gefäßwand nachgewiesen werden. Die Spezifität und Sensitivität dieses Befunds ist jedoch noch unklar (Pfefferkorn et al. 2010). Bei der Arteriitis cranialis können die farbkodierte Duplexsonographie und die hochauflösende KM-gestützte MRT die Diagnose unterstützen. Bei Vaskulitiden mit Beteiligung kleiner Gefäßkaliber sind gehäuft auch zerebrale Blutungen zu finden (Nishino et al. 1993). Meist handelt es sich um kleine intrazerebrale Blutungen, selten um eine SAB oder eine intrakranielle Massenblutung (Moore und Richardson 1998).

Die Digitale Subtraktionsangiographie (DSA) stellt Gefäße bis zu 0,1 mm Durchmesser dar und ist der MRA in der Darstellung von Kaliberunregelmäßigkeiten überlegen. Hat die MRA jedoch bereits zwei Stenosen gezeigt, liefert die DSA keine zusätzlichen diagnostischen Hinweise (Demaerel et al. 2004). Gefäßunregelmäßigkeiten, Kalibersprünge, Stenosen, Gefäßabbrüche oder aneurysmatische Erweiterungen sind nicht spezifisch für eine Vaskulitis, sondern kommen auch bei *nicht-entzündlichen* Gefäßprozessen (z. B. beim reversiblen Vasokonstriktionssyndrom) vor. Die Spezifität der DSA ist daher niedrig (14–60 %; Calabrese und Duna 1995, Chu et al. 1998, Kadkhodayan et al. 2004). Fehlen extrakranielle, atherosklerotische Läsionen, sprechen intrazerebrale Veränderungen für eine *wahrscheinliche* Vaskulitis. Die Sensitivität der Angiographie variiert mit Angaben zwischen 0 und 100 % (Calabrese und Duna 1995, Kadkhodayan et al. 2004). Mit der FDG-PET können Entzündungsprozesse im Bereich des Aortenbogens und der Aortennahen Gefäße z. B. bei der Takayasu Arteriitis erfasst werden (Kobayashi et al. 2005).

E 3.1.2.4 Biopsie

Die Therapie zerebraler Vaskulitiden mit Steroiden und Cyclophosphamid erfordert größtmögliche diagnostische Sicherheit. Bei Patienten ohne bioptischen Nachweis bringt eine immunsuppressive Behandlung keinen prognostischen Vorteil (Alreshaid und Powers 2003). Entsprechend den Leitlinien der DGN (Berlit et al. 2008) sollte immer eine histologische Diagnosesicherung durchgeführt werden. Bei systemischen Vaskulitiden und Autoimmunopathien kann dies durch Biopsie aus einem klinisch betroffenen Organ erfolgen. Blinde Biopsien (z. B. aus Haut, Muskulatur, N. suralis) sind wenig ergiebig. Ausnahmen von der Pflicht zur Biopsie sind die Takayasu-Arteriitis (Befall großer Arterien) und der M. Behçet. Abweichend von der Leitlinie der DGN halten die Autoren eine ZNS-Biopsie auch dann für verzichtbar, wenn bei nach ACR-Kriterien gesicherter Kollagenose (SLE, Sjögren-Syndrom, rheumatoide Arthritis) klinisch und bildgebend ein ZNS-Befall vorliegt.

Bei einer *PACNS* ist lediglich eine vor Therapiebeginn entnommene Biopsie von Gehirn und Meningen diagnostisch beweisend. Hierzu ist eine *offene* oder *stereotaktische Biopsie* einer gut erreichbaren Läsion (T2-Hyperintensität) notwendig. Diese wird vorzugsweise frontal aus der *nicht-dominanten* Hemisphäre oder dem vorderen unteren Temporalpol unter Mitnahme von Dura, Leptomeningen, Kortex und weißer Substanz entnommen.

Differentialdiagnostisch können mit der ZNS-Biopsie auch andere *behandelbare* Ursachen wie chronische, indolente Entzündungen der basalen Meningen (TBC, Pilze, Sarkoidose – Kultur anlegen!), Neoplasien oder andere nicht-entzündliche Angiopathien (z. B. Amyloidangiopathie) ausgeschlossen werden. Die Hirnbiopsie hat eine Sensitivität von ca. 75 % und eine Spezifität von 80 % (Calabrese und Duna 1995). Das Komplikationsrisiko wird auf 1–5 % geschätzt, so dass man die Indikation zur Biopsie auf Patienten mit persistierendem Vaskulitisverdacht nach Durchlaufen der Stufendiagnostik beschränken sollte. Das Komplikationsrisiko ist sicher geringer ist als das Morbiditätsrisiko einer längerfristigen Cyclophosphamidtherapie.

E 3.2 Klinik und Verlauf definierter Krankheitsbilder

E 3.2.1 Zur Klassifikation von Vaskulitiden

Vaskulitiden lassen sich nach verschiedenen Kriterien klassifizieren: Man unterscheidet primäre (*idiopathische*) und sekundäre Vaskulitiden. Sekundäre Vaskulitiden sind häufiger und treten im Zusammenhang mit verschiedenen Erkrankungen auf (**Tab. E 3.2**). Weitere Unterscheidungsmerkmale sind die betroffenen Gefäßabschnitte, die Zusammensetzung des entzündlichen Infiltrats und immunologische Begleitphänomene. Die Einteilung *primärer Vaskulitiden* nach der Chapel Hill Consensus Konferenz (Jenette et al. 1994) folgt dem betroffenen Gefäßkaliber und ist in **Tab. E 3.1** dargestellt.
Die *relative Häufigkeit* primärer Vaskulitiden kann anhand der in **Tab. E 3.5** zusammengestellten Daten abgeschätzt werden. *Zerebrale Manifestationen* und ihre Häufigkeit bei den wichtigsten *primären Vaskulitiden* sind in **Tab. E 3.6** zusammengefasst.

Es folgt eine Darstellung der wichtigsten Vaskulitisformen mit zerebraler Beteiligung. Grundsätzlich kann eine ZNS-Beteiligung bei allen Vaskulitiden vorkommen. Bei einigen Formen wie z. B. der Hypersensitivitätsangiitis, der Vaskulitis bei Kryoglobulinämie oder chronisch entzündlichen Darmerkrankungen ist dies jedoch selten.

Tab. E 3.5: Relative Häufigkeit primärer Vaskulitiden in einem großen Vaskulitisregister (N = 1 000; Lie et al. 1990)

Hauptkategorie	%	mittleres Erkrankungsalter	Frauenanteil (%)
nicht klassifizierbare Vaskulitiden bzw. assoziiert mit Kollagenosen	27,0	44,1 ± 1,8	54,7
Riesenzellarteriitis	21,4	69,3 ± 0,5	74,8
Polyarteriitis nodosa	11,8	48,4 ± 1,7	38,1
Hypersensitivitätsangiitis	9,3	47,3 ± 2,0	53,8
Wegenersche Granulomatose	8,5	45,2 ± 1,8	36,5
Schönlein-Henoch-Purpura	8,5	17,3 ± 2,0	46,4
Takayasu-Arteriitis	6,3	26,4 ± 1,2	85,7
Kawasaki-Syndrom	5,0	(Kinder)	
Churg-Strauss-Syndrom	2,0	49,6 ± 3,0	37,0

E 3.2.2 Vaskulitis großer Gefäße

E 3.2.2.1 Riesenzellarteriitiden

Die Riesenzellarteriitis wird gesondert in Kapitel E 4 besprochen.

E 3.2.3 Vaskulitis mittelgroßer Gefäße

E 3.2.3.1 Polyarteriitis nodosa

Klinik und Verlauf

Die Polyarteriitis nodosa (PAN) ist eine schwer verlaufende, systemische, nekrotisierende Entzündung der mittelgroßen und kleinen Arterien (**Tab. E 3.5**, **Tab. E 3.6**). Die Inzidenz der PAN wird auf 0,7 bis 1,8 pro 100 000/Jahr, die Prävalenz auf 5 pro 100 000 geschätzt. Mehr als 50 % haben einen HBsAg-Carrier-Status, so dass man eine infektionsassoziierte und durch Immunkomplexe vermittelte Pathogenese vermutet. Frühsymptome der PAN sind unspezifische Entzündungszeichen (Fieber, Gewichtsverlust, Abgeschlagenheit und ein rheumatischer Beschwerdekomplex). Am häufigsten betroffen sind die Nieren (85 %, mit renaler Hypertonie durch ischämische Nierenveränderungen, keine Glomerulonephritis), das Herz (76 %), die Leber (62 %), der Gastrointestinaltrakt (51 %, Mesenterialarterien), die Haut (51 %; Livedo reticularis oder ischämische Hautulzerationen) und die Muskulatur (39 %) (Cupps und Fauci 1981). Die Lunge und die Milz bleiben im Gegensatz zur WG ausgespart.
Entzündungsparameter sind erhöht, die Komplementfaktoren C3 und C4 sind erniedrigt; zirkulierende Immunkomplexe können nachgewiesen werden. Nach den EULAR-Kriterien sind die PAN mit und ohne Hepatitisnachweis zwei unterschiedliche Entitäten (Özen et al. 2006); der Nachweis von Hepatitis-B-Viren (HBV) erhöht die Wahrscheinlichkeit einer Mononeuritis multiplex und verschlechtert die Prognose (↑↑).

Neurologische Manifestationen (**Tab. E 3.6**) betreffen bevorzugt das PNS (50–75 %), meist als Mononeuritis multiplex. Daneben kommen auch eine symmetrische sensomotorische PNP oder Plexusaffektionen vor. Eine ZNS-Beteiligung tritt meist erst im späteren Krankheitsverlauf auf und manifestiert sich mit ischämischen kortikalen und subkortikalen Infarkten, sehr selten mit einer intrazerebralen oder subarachnoidalen Blutung. Zerebrale Anfälle werden bei 20 % beobachtet. In der Angiographie finden sich multiple Gefäßstenosen mittelgroßer Hirngefäße (Provenzale und Allen 1996) und im MRT bereits frühzeitig Korrelate der Ischämien. Eine höhere Mortalität wird bei gastrointestinaler Manifestation, Niereninsuffizienz, Proteinurie (> 1 g/d), Kardiomyopathie und ZNS-Beteiligung beobachtet. Diese negativen Prognosefaktoren (Gayraud et al. 2001) begründen eine aggressive Therapie mit Cyclophosphamid. Die 5-Jahres-überlebenszeit der PAN betrug früher ohne Immunsuppression 13 %; Glukokortikoide verlängerten die 2-Jahres-Überlebenszeit auf 50 %. Die Kombination mit Cyclophosphamid erhöhte die 5-Jahres-Überlebenszeit deutlich auf 75–85 %.

E 3.2.4 Vaskulitis kleiner Gefäße

Die Vaskulitiden der *kleinen* Gefäßabschnitte sind eine ausgesprochen heterogene Gruppe. Die Krankheitsbilder (WG, CSS, MPA) lassen sich nach den klinischen Befunden allein häufig nicht differenzieren. Hierzu sind immunologische Parameter, vor allem die ANCA geeignet, um einzelne Formen wie die WG und Mitglieder der PAN-Gruppe (PAN, CSS, MPA) voneinander abzugrenzen (Jennette und Falk 1997; **Tab. E 3.1**). Für die Diagnostik und Therapie von Kleingefäßvaskulitiden liegen seit kurzem Empfehlungen der EULAR (European League Against Rhematism) vor (Mukhtyar et al. 2009).

E 3.2.4.1 Wegenersche Granulomatose

Klinik und Verlauf

Die Wegenersche Granulomatose (WG) ist eine systemische, nekrotisierende Vaskulitis mit Granulomen, die in der Initialphase bevorzugt den oberen und unteren Respirationstrakt befällt. Die Inzidenz beträgt 0,6 pro 100 000. Die erste Biopsie aus dem Nasopharynx ist nur in 30 % diagnostisch. Die größte Ausbeute hat die offene Lungenbiopsie (> 90 %). In der Generalisationsphase sind neben dem Respirationstrakt (100 %), die Niere (83 %), die Augen (41 %), Gelenke (39 %), Haut und Muskulatur (46 %) betroffen (Nishino et al. 1993). Unbehandelt kann die WG (und die MPA s. u.) unter dem Bild eines pulmo-renalen Syndroms mit schweren Blutungskomplikationen exazerbieren. Ein wichtiger diagnostischer Laborparameter ist der Nachweis von cANCA (Proteinase-3). Bis zu 50 % der Patienten können in der Initialphase cANCA-negativ sein (10 % in der Generalisationsphase) (Jennette und Falk 1997; de Groot 2009).

Das Nervensystem ist bei einem schwereren Verlauf der WG und insbesondere bei Männern häufig mitbetroffen, auch wenn die Zahlenangaben großen Schwankungen unterliegen (**Tab. E 3.6**). Bereits in der Frühphase kann eine axonale, peroneal-betonte Polyneuropathie vorliegen (de Groot et al. 2001). Im Rahmen der Initialphase der WG mit destruierenden Granulomen im HNO-Bereich kann es durch Druck oder aufgrund einer chronischen basalen Meningitis zu Hirnnervenausfällen und Diabetes insipidus kommen. Bei 50 % der Patienten im generalisierten Stadium der WG liegt eine neurologische Beteiligung vor, wobei nur eine Minderheit (9 %) eine ZNS-Beteiligung, mit teilweise schwerer Symptomatik aufweist (Nishino et al. 1993, de Groot et al. 2001). Multiple Hirnnervenstörungen treten bei entzündlich destruierendem Befall der Schädelbasis und der Nebenhöhlen auf. Typisch hierfür sind eine Protrusio bulbi, Ophthalmoplegie, Trigeminusneuropathie, Fazialisparese oder Hörverlust. Die konventionelle Angiographie ist bei einer Beteiligung der *kleinen* Gefäße unauffällig (Nishino et al. 1993). In der MRT können dagegen T2-intense Parenchymläsionen, Hämorrhagien und stark verdickte und Kontrastmittel aufnehmende Meningen (i. S. einer Pachymeningitis) nachweisbar sein (Murphy et al. 1999).

Unbehandelt betrug die mittlere Überlebenszeit der WG früher fünf Monate. Die kombinierte Immun-

Tab. E 3.6: Neurologische Beteiligung bei primären Vaskulitiden (nach Moore und Cupps 1983)

Häufigkeit neurologischer Symptome*	Polyarteriitis nodosa-Gruppe	Wegenersche Granulomatose	Arteriitis temporalis	Takaysu-Arteriitis	Primäre ZNS Angiitis	Hypersensitivitätsvaskulitis	Morbus Behçet
peripheres Nervensystem (%)	50–75	15	5–15	0	0	10	5
zentrales Nervensystem (%)	24–40	23–50	10	10–36	100	10	10–40
diffuse kortikale Störungen							
akute Enzephalopathie	+	(+)	(+)	(+)	+	(+)	+
Gedächtnisstörungen	+	+	+	(+)	+	0	(+)
Verhaltensauffälligkeiten	(+)	0	(+)	(+)	+	0	+
Krampfanfälle	+	+	0	+	(+)	(+)	(+)
andere fokale Störungen	+	+	(+)	+	+	(+)	+
Hirnnerven-Beteiligung	(+)	+	+	+	+	0	+
spinale Symptome	(+)	(+)	0	(+)	+	0	(+)
meningeale Symptome	(+)	+	0	0	(+)	(+)	+
Blutungen	(+)	(+)	0	(+)	(+)	(+)	(+)

\+ häufiger, (+) weniger häufiger Befund, **0** selten oder nicht berichtet
* Die Häufigkeitsangaben verschiedener Quellen weisen erhebliche Schwankungen auf.
** Die Häufigkeit variiert innerhalb der PAN-Gruppe. Die PNS-Manifestation ist typischerweise eine Mononeuropathie, oft vom Multiplex-Typ, aber auch eine distal symmetrische PNP. Bei älteren Patienten, bei Diabetes und Alkoholabusus ist eine vaskulitische Ursache einer symmetrischen PNP klinisch nicht zu differenzieren.

suppression mit Glukokortikoiden und Cyclophosphamid hat die Prognose erheblich verbessert (Ansprechrate über 90 %, 5-Jahres-Überlebenszeit 85 %; Fauci et al. 1983).

E 3.2.4.2 Mikroskopische Polyangiitis (MPA)

Klinik und Verlauf

Eine schwer verlaufende Polyarteriitis der kleinen Gefäßabschnitte wird nach der Chapel Hill Classification als mikroskopische Polyangiitis (MPA) von der klassischen PAN abgegrenzt (**Tab. E 3.1**, **Tab. E 3.5**, Jennette et al. 1994). Klinisch besteht ein Bild wie bei einer WG, ohne Granulome, typischerweise mit einer *rapid progredienten Glomerulonephritis* mit nephrotischem Syndrom, die wie eine WG in der Generalisationsphase mit dem Bild eines pulmo-renalen Syndroms exazerbieren kann. Diese schwere Nierenbeteiligung grenzt die MPA von der klassischen PAN ab. Autoantikörper reagieren typischerweise mit der Myeloperoxidase (pANCA; 60–100 %) und nur selten mit Proteinase-3 (cANCA; bis 10 %). Das HBsAg ist negativ. Immunkomplexe und erniedrigte Komplementspiegel fehlen und schließen damit eine Hypersensitivitätsvaskulitis vom Typ einer Schönlein-Henoch-Purpura oder essentiellen kryoglobulinämischen Vaskulitis aus. Die ZNS-Beteiligung bei MPA ist sehr selten.

E 3.2.4.3 Churg-Strauss-Syndrom

Klinik und Verlauf

Das seltene Churg-Strauss-Syndrom (CSS) ist durch die Trias einer systemischen und pulmonalen leukozytoklastischen Vaskulitis mit Eosinophilie (> 10 % im Differentialblutbild oder > 1 000/ul bei > 80 % der Patienten) und extravaskulären Granulomen gekennzeichnet. Charakteristisch ist eine *allergische* Erkrankung des Respirationstrakts (allergische Rhinitis, Asthma bronchiale, oft besteht keine familiäre Atopie), die dem Vollbild um Jahre vorausgehen kann und welche das CSS von der WG, der PAN und der MPA abgrenzt. Eine mit diesen drei Entitäten kompatible Befundkonstellation wird mit dem Begriff des »*Angiitis-Overlap-Syndroms*« bezeichnet. Eine Mononeuritis multiplex tritt bevorzugt bei ANCA-positiven Varianten des CSS auf, bei den ANCAnegativen Varianten zeigt sich häufiger eine symmetrische Polyneuropathie, die durch eine Gewebsinfiltration mit Eosinophilen hervorgerufen wird.

Eine Beteiligung des Nervensystems (**Tab. E 3.6**) ist beim CSS recht häufig (bis zu 80 %) und betrifft überwiegend das periphere Nervensystem in Form einer Mononeuritis multiplex oder einer symmetrischen sensomotorischen PNP (25 von 47 Patienten; Seghal et al. 1995). Seltener wurden eine ischämische Optikusneuropathie oder ischämische Insulte beobachtet (3 von 47 Patienten; Seghal et al. 1995). Der Verlauf ist milder als bei der WG und PAN (1-Jahres-Überlebenszeit unabhängig von der Therapie 90 %, 5-Jahres-Überlebenszeit > 60 %; Gayraud et al. 1997). Negative prognostische Faktoren sind eine Herzbeteiligung, gefolgt von einer Beteiligung an Nieren und ZNS (Gayraud et al. 2001). Als Verlaufsparameter ist die Eosinophilenzahl geeignet.

E 3.2.4.4 Hypersensitivitätsvaskulitiden

Unter dem Begriff der *Hypersensitivitätsvaskulitis* wird eine Gruppe von Vaskulitiden zusammengefasst, die sich an den kleinen Gefäßen manifestiert

(»small vessel vaskulitis«) und gelegentlich eine zerebrale Beteiligung aufweist (**Tab. E 3.6**). Am häufigsten – und z. T. ausschließlich – ist die Haut mit einer *palpablen Purpura* oder *Urtikaria* betroffen. Der Prototyp dieser Vaskulitis ist die Serumkrankheit. Weitere Mitglieder dieser Vaskulitisgruppe sind die Hypersensitivitätsangiitis Zeek (eine medikamenteninduzierte Vaskulitis mit systemischer Beteiligung), die Schönlein-Henoch-Purpura (SHP), die essenzielle kryoglobulinämische Vaskulitis (EKV) und die kutane leukozytoklastische Vaskulitis. Der Gesamtkomplementspiegel (CH50) und die Komplement-Komponenten C3 und C4 sind erniedrigt. Die Biopsie zeigt das Bild einer *leukozytoklastischen Vaskulitis* mit fragmentierten Kernen neutrophiler Granulozyten und Diapedese von Erythrozyten. Eine kutane leukozytoklastische Vaskulitis kann auch in der Frühphase einer systemischen Vaskulitis (WG, MPA, PAN, SHP, EKV) oder dem M. Behçet vorliegen.

Kryoglobulinämische Vaskulitis: Die häufigste Ursache ist eine Virusinfektion, insbesondere mit dem Hepatitis-C-Virus. Die häufigste neurologische Manifestation ist eine sensomotorische Neuropathie oder Plexusneuritis. Eine ZNS-Beteiligung mit leukoenzephalopathischen und kognitiven Veränderungen scheint häufiger zu sein als früher angenommen (Casato et al. 2005).

Die Schönlein-Henoch-Purpura (SHP) tritt bevorzugt bei Kindern und jungen Erwachsenen auf. Neben der klinischen Trias aus Purpura, Arthritis/Arthralgie und abdominellen Koliken liegt oft eine meist milde und selbst-limitierende Glomerulonephritis vom Typ einer IgA-Nephritis vor. Die SHP kann durch ungewöhnliche Blutungsmanifestationen in verschiedenen Organen (Lunge, Hoden, Blase) kompliziert werden. Auch einzelne intrakranielle Blutungen wurden berichtet (Szer 1994). Neurologische Symptome beschränken sich sonst auf Kopfschmerzen, eine vermehrte Reizbarkeit und andere Verhaltensauffälligkeiten.

Die kutane leukozytoklastische Angiitis (KLA) tritt im Anschluss an virale Infekte para- oder postinfektiös nach Infektionen mit Hepatitis C- oder B-Virus, Epstein-Barr-Virus, Zytomegalie-Virus oder HIV auf. Im Rahmen lokaler Entzündungsvorgänge kann eine Mononeuritis aber auch ein ZNS-Befall vorkommen. In der Regel fehlt eine weitere Organbeteiligung.

E 3.2.5 Besondere Formen einer Vaskulitis mit zerebraler Manifestation

E 3.2.5.1 Primäre zerebrale Angiitis (PACNS)

Klinik und Verlauf

Die primäre oder isolierte zerebrale Angiitis (engl. primary angiitis of the CNS, PACNS) ist eine seltene, ausschließlich auf das Gehirn, das Rückenmark und die Leptomeningen beschränkte Vaskulitis. Es kann auch eine rein spinale Manifestation vorliegen (**Tab. E 3.6**). Die PACNS zeigt keine Altersprädilektion: Es wurden Patienten im Alter von weniger als fünf und mehr als 70 Jahren berichtet (Lanthier et al. 2001, Moore 1995), wobei die meisten im Alter zwischen 30 und 60 Jahren erkranken. Die PACNS tritt vermehrt bei Männern auf. Die Differentialdiagnose einer PACNS umfasst neben primären und sekundären Vaskulitiden, infektionsassoziierte und neoplastische Erkrankungen sowie nicht-entzündliche Angiopathien wie eine posteriore Leukoenzephalopathie oder das reversible zerebrale Vasokonstriktionssyndrom (engl. reversible cerebral vasoconstriction syndrome, RVCS, Birnbaum et al. 2009) (**Tab. E 3.3**). Die PACNS kann sowohl kleinere kortikale und leptomeningeale Arterien, Arteriolen und Venen befallen als auch größere Gefäße wie die distale A. carotis, den Circulus Willisii und dessen Hauptäste betreffen (MacLaren et al. 2005). Die größeren Gefäße zeigen meist ein granulomatöses und die kleineren ein lymphozytäres Infiltrat. In den meisten früheren Arbeiten wird nicht zwischen PACNS kleinerer und größerer Gefäße unterschieden. In neueren Arbeiten deutet sich an, dass sich die PACNS-Formen mit Befall kleiner Arterien deutlich in der klinischen Präsentation und in der langfristigen Prognose von den PACNS größerer Arterien unterscheiden (MacLaren et al. 2005).

Patienten mit Befall kleiner Gefäße werden oft mit einer subakuten oder akuten Enzephalopathie, fokalen Defiziten und mit Kopfschmerzen symptomatisch. Beim Befall kleiner Gefäße zeigt das MRT multiple ischämische Läsionen in der grauen und weißen Substanz, z. T. mit hämorrhagischer Komponente oder eine meningeale Beteiligung mit verdickten, Kontrastmittel aufnehmenden Meningen (Moore und Richardson 1998, MacLaren et al. 2005; s. a. *neuroradiologische Diagnostik*). Gelegentlich haben die MRT-Läsionen den Aspekt eines Hirntumors mit (multiplen) Kontrastmittel aufnehmenden Läsionen (Scolding et al. 2005). Es finden sich auch Patienten, die bevorzugt oder ausschließlich sich mit progredienten, konfluierenden periventrikulären T2-Hyperintensitäten im Sinne einer Leukoenzephalopathie präsentieren. Im aktiven Krankheitsstadium treten neue MRT-Läsionen hinzu, ältere bilden sich nicht zurück. Die Angiographie zeigt üblicherweise keine Auffälligkeiten (MacLaren et al. 2005), wobei sich dies durch die hoch auflösenden neuen Angiographieanlagen ändern könnte. Der Liquorbefund ist bei den meisten Patienten pathologisch. Abgesehen von der Biopsie, die gerade bei Befall kleinerer Gefäße immer angestrebt werden sollte, hat die Kombination pathologischer Liquor- und MRT-Befunde die höchste diagnostische Trefferquote (Stone et al. 1994). Im Akutstadium können Akutphase-Parameter wie BSG und CRP erhöht sein (MacLaren et al. 2005). Ein normaler Liquorstatus und eine unauffällige zerebrale Bildgebung schließen eine PACNS aus. Kürzlich wurde eine Untergruppe der PACNS kleiner Gefäße beschrieben, die mit zerebraler Amyloid-Angiopathie assoziiert ist, sich mit einer Leukoenzephalopathie manifestiert und eher im höheren Lebensalter (im Median 67 Jahre) auftritt (Eng et al. 2004, Scolding et al. 2005). Typische Symptome sind ein dementieller Abbau, Vigilanzschwankungen und epileptische Anfälle.

Neben der PACNS gibt es als wichtige Differentialdiagnose v. a. bei jungen Patientinnen, die sich bei fehlenden Hinweisen auf eine systemische Vaskulopathie mit multiplen, z. T. bilateralen Stenosen der basalen Hirngefäße mit oder ohne Territorial-Ischämien und epileptische Anfälle vorstellen, das reversible zerebrale Vasokonstriktionssyndrom (RCVS) (Ducros et al. 2007, Hajj-Ali et al. 2010). Häufig wird dieses Syndrom durch ein akutes Kopfschmerzereignis eingeleitet, jedoch ohne dass Hinweise auf eine SAB gefunden werden können. Ein Teil der Erkrankungen tritt spontan auf, während ca. 50 % auf die Einnahme von vasoaktiven Substanzen wie Cannabis, SSRIs, katecholamin- bzw. serotoninhaltige Nasensprays oder auch übermäßigen Alkoholkonsum (binge drinking) zurückgeführt wird. Der Liquorbefund ist meist unauffällig (MacLaren et al. 2005). Histologisch finden sich keine entzündlichen Infiltrate. Die Gefäßbefunde sollten innerhalb von 3 Monaten rückläufig sein (Diagnosekriterien in Calabrese et al. 2007). Möglicherweise sind bei der Behandlung Calciumantagonisten hilfreich (Ducros et al. 2007). Unklar ist gegenwärtig, ob Magnesium oder Steroide hilfreich sind.

Unbehandelt hat die PACNS eine schlechte Prognose mit hoher Mortalität. Unter einer Prednisolon-Monotherapie kommt es bei > 90 % nach transienter Besserung zu einem Rezidiv. Günstiger ist die Prognose unter einer Kombination mit Cyclophosphamid: Nach sechsmonatiger Kombinationstherapie wurden bei 30 %, bei einer Therapie über 12 Monate bei 10 % Rezidive beobachtet (Moore und Richardson 1998). Unter frühzeitiger Behandlung mit Prednisolon und Cyclophosphamid kann es partiell zur Rückbildung angiographischer Veränderungen kommen (Alhalabi und Moore 1994, Woolfenden et al. 1998). Es deutet sich an (MacLaren et al. 2005), dass die Prognose bei PACNS mit Befall mittlerer Gefäße mit einem sehr geringen Rezidivrisiko besser ist als bei PACNS mit Befall kleiner Gefäße, bei der häufiger Rezidive auftreten (MacLaren et al. 2005).

E 3.2.5.2 Morbus Behçet

Klinik und Verlauf

Der M. Behçet ist eine entzündliche Systemerkrankung mit vaskulitischer Komponente. Die Ätiologie ist unbekannt. Die klassische krankheitsdefinierende Trias umfasst rezidivierende orale (97 % der Patienten) und genitale Ulzera (80 %) sowie eine Uveitis (50 %; Siva et al. 2004). Die Erkrankung tritt weltweit auf, besonders häufig in den östlichen Mittelmeerländern und in Asien (Prävalenz in Japan 1 : 10 000, in Europa und den USA 1 : 500 000). Meist sind Erwachsene zwischen 30 und 40 Jahren und davon Männer schwerer als Frauen betroffen (in der Türkei 11 : 1). Bei den Patienten besteht eine Assoziation mit HLA-B51/B5 (de Menthon et al. 2009). Die Augenbeteiligung kann als Keratokonjunktivitis, Iritis, Uveitis posterior, selten auch als Optikusneuritis in Erscheinung treten und führt unbehandelt bei 25–50 % innerhalb von fünf Jahren zur Erblindung. Etwa die Hälfte der Patienten hat eine *nicht-erosive* Arthritis. Die Entstehung einer sterilen Pustel am Ort eines subkutanen Nadelstichs innerhalb von 48 Stunden ist pathognomonisch und wird als positiver Pathergie-Test bezeichnet. Die Biopsie von Hautläsionen zeigt eine *leukozytoklastische* Vaskulitis, wobei Gefäße jeder Größe, auch Venen, betroffen sein können. Oberflächliche und tiefe Thrombosen werden bei ca. 25 % der Patienten beobachtet. Eine Beteiligung des peripheren Nervensystems und Hirnnervenläsionen sind selten. Gelegentlich treten im Verlauf aseptische Meningitiden auf. Die Diagnose eines Behçet-Syndroms kann klinisch anhand von Konsensuskriterien (Siva et al. 2004) mit hoher Sicherheit (Spezifität 96 %) gestellt werden.

Bei der ZNS-Beteiligung (»*Neuro-Behçet*«) (**Tab. E 3.6**), die in etwa 5–10 % der Patienten auftritt (Siva et al. 2004) wird ein parenchymatöses und ein vaskuläres Befallsmuster unterschieden. Der parenchymatöse Neuro-Behçet betrifft am häufigsten den Hirnstamm, der isoliert oder gemeinsam mit den Hemisphären betroffen ist. Neben bilateralen Pyramidenbahnzeichen, Hemiparesen, enzephalopathischen Symptomen und Kopfschmerzen bestehen häufig Sphinkterstörungen und Impotenz. Seltener treten epileptische Anfälle, zerebelläre Symptome, sensible Störungen, eine Optikusatrophie oder intrazerebrale Blutungen auf (Siva et al. 2004). Die Klinik korreliert mit der Topik der MRT-Läsionen, die bei rund 70 % als multiple, zum Teil großflächige, T2-angehobene Läsionen im Hirnstamm (Akman-Demir et al. 2003) und Mittelhirn mit Ausdehnung in die Basalganglienabschnitte und innere Kapsel bis ins Marklager reichen. Dort kann eine periventrikuläre Verteilung ähnlich einer MS vorliegen. Das Verteilungsmuster spricht für eine vaskulitische Beteiligung kleiner Gefäße. Die akuten Läsionen weisen eine Schrankenstörung mit Ödem auf und sind im Verlauf regredient, wobei eine Atrophie, z. B. des Hirnstamms, zurückbleiben kann (Kidd et al. 1999). Der Liquorbefund ergibt bei > 80 % eine gemischte Pleozytose, gelegentlich mit Granulozyten, und eine Eiweißerhöhung. Eine intrathekale IgG-Produktion und oligoklonale Banden werden im Gegensatz zu MS praktisch nicht beobachtet (McLean et al. 1995). Das VEP zeigt im Gegensatz zur MS meist keine Latenzverzögerung. Der vaskuläre Neuro-Behçet manifestiert sich mit (Sinus)Venenthrombosen mit assoziierter intrakranieller Hypertension. Das Auftreten eines vaskulären Neuro-Behçet ist hoch assoziiert mit anderen vaskulären Komplikationen, v. a. venösen Thrombosen, und tritt früher im Verlauf der Erkrankung auf als der parenchymatöse Neuro-Behçet. Seltener greift die Entzündung auch auf Arterien über.

Der M. Behçet verläuft über viele Jahre schubförmig mit Remissionen. Prognostisch ungünstige Faktoren des Neuro-Behçet sind häufige Attacken mit unvollständiger Erholung, ein progredienter Verlauf, zerebelläre Symptome und ein pathologischer Liquorstatus mit hoher Zellzahl. Neurologische Komplikationen treten häufiger bei Männern auf. Die Prognose des vaskulären Neuro-Behçet ist deutlich besser als die des parenchymatösen Neuro-Behçet, bei dem nach zehn Jahren 45 % der Patienten einen EDSS-Score von 6 oder höher erreicht haben (Siva et al. 2001, 2004). Die Mortalität wird auf 20 % innerhalb von sieben Jahren geschätzt (Akman-Demir et al. 1999, Kidd et al. 1999).

E 3.2.6 Seltene Vaskulitiden mit ZNS-Beteiligung

E 3.2.6.1 Cogan-Syndrom

Das gemeinsame Auftreten einer interstitiellen Keratitis (rotes Auge) zusammen mit vestibulocochleären Symptomen in Form eines sequenziellen bilateralen Hörverlusts und einer bilateralen Vestibulopathie (Schwindel, Oszillopsien und Gangunsicherheit) wird als *Cogan-Syndrom* bezeichnet. Als Ursache wird eine autoimmune Vaskulitis angenommen, die vor allem bei *jungen Erwachsenen* (mittleres Erkrankungsalter 25 Jahre) auftritt und innerhalb kurzer Zeit zur Ertaubung (50 %, selten bilateral) führen kann. Selten sind auch andere Augenabschnitte mit einer Konjunktivitis, Uveitis, Episkleritis, Retinitis betroffen, wobei 10 % einen Visusverlust erleiden. Bei 10–15 % liegt eine systemische nekrotisierende Vaskulitis vor, die ähnlich wie bei einer Takayasu-Arteriitis oder PAN auch große Gefäße wie die Aorta oder den Truncus brachiocephalicus einbeziehen kann und in ca. 10 % zu Todesfällen führt Beteiligungen des Zentralnervensystems sind selten, wie auch systemische Begleiterkrankungen mit Organkomplikationen (Grasland et al. 2004). Etwa ein Drittel der Patienten klagt über Allgemeinsymptome, Arthralgien und Myalgien. Die Laboruntersuchungen zeigen systemische Entzündungszeichen und im Liquor eine Pleozytose. Ferner können Rheumafaktoren, Antikörper gegen Kerne (ANA) und Kryoglobuline vorliegen. Zu den *Differentialdiagnosen der klinischen Symptome* zählen der M. Menière, eine Sarkoidose, der M. Behçet, das Vogt-Koyanagi-Harada-Syndrom (Uveo-Meningoenzephalitis), Spirochäteninfektionen (Syphilis, Borreliose), eine Polyarteriitis nodosa, Wegenersche Granulomatose und eine Vaskulitis bei rheumatoider Arthritis (Zierhut et al. 2000).

Eine Steroidbehandlung (Prednisolon initial 1 mg/kg KG/d) innerhalb der ersten 14 Tage kann eine Ertaubung verhindern (Symptombesserung bei 60–100 %). Bei einem protrahierten Verlauf wird eine Kombination von Steroiden mit Azathioprin (2 mg/kg KG), Cyclophosphamid (1,5–2 mg/kg), Methotrexat (10–15 mg/Woche) oder Ciclosporin A (3–5 mg/kg) empfohlen (Allen et al. 1990, Pouchot et al. 1994, Zierhut et al. 2000).

E 3.2.7 Sekundäre Vaskulitiden

Sekundäre Vaskulitiden können bei vielen ZNS-Infektionen, bei Erkrankungen des rheumatischen Formenkreises (Rheumatoide Arthritis und SLE) und anderen Autoimmunopathien und – selten – als Nebenwirkung von Medikamenten (Thyreostatika, Hydralazin, Phenytoin, Penicillin) auftreten und primäre, idiopathische Formen imitieren (**Tab. E 3.2**).

E 3.2.7.1 Infektionsassoziierte Vaskulitiden mit ZNS-Beteiligung

Infektionen können über verschiedene Mechanismen zu Vaskulitiden führen:

1. Das Varicella-Zoster-Virus, HIV, Mykoplasmen, Spirochaeten, Rickettsien, Parasiten (Ascaris, Zystizerken) und Pilze (Candida, Aspergillose und Mucormykose) können zerebrale Gefäße direkt befallen und müssen kausal antibiotisch, antiviral oder antimykotisch behandelt werden. Vaskuläre/vaskulitische Komplikationen sind häufiger bei chronischen Meningitiden, v. a. der Neurolues (*meningovaskuläre Lues*) (s. Kap. F 5). Bei der Neuroborreliose wurde dies nur vereinzelt bei kleineren Endstromarterien beobachtet (May und Jabbary 1990). Bei HIV-Infektion kann sowohl das Virus selbst auch opportunistische Infektionen Gefäßstrukturen befallen. Im Mittel sieben Wochen nach einem Zoster opthalmicus oder Zoster oticus, selten auch ohne vorherige Hauteffloreszenzen, kann es bei einzelnen Patienten zu einer schwer verlaufenden Post-Zoster-Vaskulitis kommen. Betroffen sind meist Patienten über 60 Jahre. Bei immunkompetenten Patienten sind Abschnitte der größeren Gefäße (A. carotis interna oder A. basilaris) betroffen. Die Mortalität beträgt bis zu 25 %. Die Symptomatik reicht von transienten ischämischen Attacken, kognitiven Störungen bis zu ischämischen, selten auch hämorrhagischen Infarkten. Im Liquor ist die PCR auf Varicella-Zoster-Virus meist positiv, es besteht typischerweise eine Pleozytose, eine Proteinerhöhung mit positiven Antikörpern gegen Varicella-Zoster-Virus. Therapeutisch wird Aciclovir empfohlen (10–15 mg/kg KG 3 × täglich i. v. über 7 bis 10 Tage) sowie Prednisolon zur Hemmung der Entzündungsreaktion (60–80 mg über 3 bis 5 Tage; Gilden et al. 2002). Bei immunsupprimierten Patienten wird eine Vaskulitis kleiner Parenchymgefäße beobachtet mit dem klinischen Bild einer progredienten Enzephalomyelitis mit hoher Mortalität. Die Therapie ist empirisch mit Aciclovir über mindestens zehn Tage (15–30 mg/kg pro Tag; Gilden et al. 2000).
2. Im Rahmen einer bakteriellen oder mykobakteriellen Meningitis kann es durch Entzündungsmediatoren vermittelt zu Entzündung und thrombotischem Verschluss hirnversorgender Gefäße kommen. Dies ist z. B. eine gefürchtete Komplikation bei einer schwer verlaufenden Pneumokokkenmeningitis, die man durch Dexamethason (4 × 10 mg über vier Tage) zu verhindern sucht. Jeder klinische Verdacht auf eine arterielle oder venöse Durchblutungsstörung im Rahmen einer Meningoenzephalitis sollte rasch durch eine konventionelle oder MR-Angiographie geklärt werden.
3. Bei Hepatitis-C-Infektion kann es zu einer kryoglobulinämischen Vaskulitis mit Immunkomplexablagerungen kommen, die mit einer kausalen Therapie der Hepatitis C mit Interferon und Ribavirin behandelt wird (Gause et al. 2001). Darüber hinaus können auch bei anderen Infektionen, z. B. mit Borrelien, Autoimmunphänomene auftreten, die zu einer parainfektiösen zerebralen Vaskulitis führen, ohne dass es hierbei zu einer direkten Besiedlung zerebraler Gefäßstrukturen mit den Erregern kommt.

E 3.2.7.2 Zerebrale Beteiligung bei Erkrankungen des rheumatischen Formenkreises und bei systemischen Autoimmunerkrankungen

E 3.2.7.2.1 Systemischer Lupus erythematodes

Klinik und Verlauf

Der systemische Lupus erythematodes (SLE) ist mit einer Inzidenz von rund 5 pro 100 000 eine relativ häufige Autoimmunerkrankung (**Tab. E 3.7**). Alle Altersgruppen können betroffen sein mit einer Häufung um das 30. Lebensjahr. Frauen erkranken im Verhältnis 9 : 1 wesentlich häufiger als Männer. Schwerwiegende Organmanifestationen betreffen vor allem die Nieren, das Herz, die Lunge, die Muskulatur und das ZNS (Hiepe und Burmester 1996, Gause et al. 2001). Eine der schwersten Komplikationen ist die Lupusnephritis, die bis zur Einführung der Dialyse die häufigste Todesursache war. Mehr als 70 % der SLE-Patienten haben neben erhöhten ANA-Titern (95 % der Patienten) und den pathognomonischen Autoantikörpern gegen Doppelstrang-DNS (bei 80 % der Patienten) weitere Autoantikörper gegen Phospholipide (Anticardiolipin-Ak; Lupus Antikoagulans), die im Rahmen eines Anti-Phospholipid-Antikörper-Syndroms arterielle und venöse Thrombosen und Thromboembolien verursachen können (Übersicht bei Levine et al. 2002). Insbesondere der Nachweis von Lupus anticoagulans ist ein deutlicher Risikofaktor für das Entstehen von Thrombosen.

Eine Beteiligung des Nervensystems (*Neurolupus*) wird bei 46–80 % beobachtet (Brey et al. 2002). Nicht selten können neurologische Symptome Erstsymptome des SLE sein (Joseph et al. 2007). Zu beachten ist, dass verschiedene Mechanismen der ZNS-Beteiligung zugrundeliegen. Neuropsychiatrische Störungen sind u. a. durch direkte Antikörperbindung an Neurone (z. B. NMDA-Rezeptor Typ NR-2; DiGiorgio et al. 2001, Omdal et al. 2005) bedingt; vaskulitische Ursachen sind hingegen seltener. Weitere Ursachen zentralnervöser Funktionsstörungen sind nicht-vaskulitische, thrombotische und thrombembolische Ereignisse, z. B. auf dem Boden eines Antiphospholipid-Syndroms oder einer Libman-Sacks-Endokarditis. Zur Differenzierung kann eine Emboliedetektion im transcraniellen Doppler benutzt werden. Enzephalopathische Syndrome können auch durch metabolische Störungen bei renaler oder hepatischer Organbeteiligung auftreten. Das periphere Nervensystem kann ebenfalls befallen sein (10–15 %), am ehesten in Form einer Mononeuritis multiplex. Die vielgestaltigen neurologischen Symptome umfassen Kopfschmerzen (39–61 %), oft mit einer migräneartigen Symptomatik und Sehstörungen (33 %), epileptische Anfälle (30 %), transiente ischämische Attacken und Insulte (7–13 %) und Hirnnervenparesen (18 %). Selten werden Bewegungsstörungen (2 %), Chorea, aber auch parkinsonoide Bewegungsstörungen (Joseph et al. 2007), ein Pseudotumor cerebri und eine Sinusthrombose, eine Ataxie, Myelopathie und Radikulopathie beobachtet. Kopfschmerzen allein sind kein ausreichender Hinweis auf eine ZNS-Beteiligung (Mitsikostas et al. 2004). SLE-Patienten zeigen häufig signifikante kognitive Einschränkungen insbesondere der Gedächtnisleistung, auch wenn andere psychopathologische Befunde fehlen (Petri et al. 2008). Andere psychopathologische Symptome haben typischerweise einen episodenhaften Charakter und sind meist innerhalb von sechs Wochen selbstlimitierend. Am häufigsten wird ein akutes hirnorganisches Psychosyndrom, seltener werden depressive Störungen beobachtet. Eine chronische Psychose ist nicht typisch. Unter einer Steroidmedikation kann eine Kortisonpsychose auftreten. Eine Exazerbation eines Neurolupus kann ohne floride systemische Symptome auftreten. Die SLE-assoziierte Vaskulitis zeigt keine Veränderungen in der DSA, so dass bei vorbekanntem SLE die Durchführung einer MRT, MRA und einer Liquorpunktion ausreicht. Im Gegensatz zur ZNS-Beteiligung bei anderen Autoimmunerkrankungen kann bei Neurolupus gerade bei den häufigen nicht-vaskulitischen Ursachen einer ZNS-Beteiligung die MRT oft trotz bestehender neurologischer Symptomatik unauffällig sein, wobei in diesen Fällen gelegentlich MR-Spektroskopie (Filley et al. 2009) und Fluorodeoxyglucose (FDG)-Positron Emission Tomography (PET) Veränderungen des Stoffwechsels demonstrieren. Darüber hinaus kann aber auch ein vielgestaltiges Bild aus T2-Marklagerhyperintensitäten, Ischämien und Blutungen im MRT auftreten (Graham und Jan 2003).

Tab. E 3.7: ARA-Kriterien des systemischen Lupus erythematodes (ARA American Rheumatology Association;Tan et al. 1982, revidiert 1997)

1. Schmetterlingserythem
2. diskoide Hautveränderungen
3. Photosensibilität
4. orale oder nasopharyngeale Ulzera
5. nicht-erosive Arthritis an zwei oder mehr Gelenken
6. Serositis (Pleuritis oder Perikarditis)
7. Nierenbeteiligung (Proteinurie)
8. ZNS-Beteiligung (neuro-psychiatrische Symptome; meist Krampfanfälle und Psychose)
9. Blutbildveränderungen (*hämolytische* Anämie, Leuko-, Lympho-, Thrombopenie)
10. Immunologische Befunde (Anti-dsDNA-AK, positives LE-Zellphänomen, falsch positiver VDRL)
11. Anti-nukleäre Antikörper (ANA)

Die SLE-Diagnose gilt als gesichert, wenn *mindestens* vier von elf Kriterien erfüllt sind.

E 3.2.7.2.2 Rheumatoide Arthritis (RA)

Die rheumatoide Arthritis weist in rund 10 % eine extraartikuläre Manifestation auf. Es findet sich selten eine angiographisch oder autoptisch gesicherte zerebrale Beteiligung. Aufgrund der Häufigkeit der RA vermuten manche Autoren, dass ein großer Anteil der nicht klassifizierbaren Immunvaskulitiden mit zerebraler Beteiligung letztlich der rheumatoiden Arthritis zuzuschreiben sei (s. Kap. E 3.2.5.1). Diese Vaskulitiden sind oft steroid-refraktär (Singleton et al. 1995), so dass Cyclophosphamid oder Methotrexat (Ohno et al. 1994) empfohlen wird. Die zerebrale Beteiligung bei Vaskulitiden aus dem rheumatischen Formenkreis wird in Anlehnung an die Therapie des Neurolupus und der WG behandelt (s. Kap. E 3.4).

E 3.2.7.2.3 Sjögren-Syndrom

Eine Mitbeteiligung des Nervensystems tritt bei 20–25 % der Patienten mit Sjögren-Syndrom auf (Alexander et al. 1989). Eine Beteiligung des zentralen Nervensystems mit Myelitis, multifokalen zerebralen Läsionen und/oder Optikusneuritis tritt etwa gleich häufig auf wie eine Beteiligung des peripheren Nervensystems mit Hirnnervenbefall (v. a. Trigeminusneuropathie und Cochlearisneuropathie) oder Neuropathie (Delalande et al. 2004). Typische kernspintomographische Veränderungen sind T2-Hyperintensitäten, z. T. periventrikulär betont, und myelopathische Läsionen. Im Unterschied zu Patienten mit MS sind die Patienten mit Sjögren-assoziierten zentralnervösen Veränderungen älter (im Median 55 Jahre), haben seltener VEP-Veränderungen (40 %) und oligoklonale Banden im Liquor (30 %), die typischerweise als Dreiklassenreaktion (IgG, IgA und IgM) auftreten. Sie weisen häufig Sjögren-typische Befunde wie Sicca-Symptomatik mit Xerostomie (95 %) und Xerophthalmie (85 %) und Nachweis von anti-Ro (SS-A)-Antikörpern (48 %) auf (Delalande et al. 2004). Bei 22–37 % der Fälle lassen sich auch Kryoglobuline nachweisen (Alexander et al. 1989, Delalande et al. 2004). Insbesondere Patienten mit Kryoglobulinen und Komplementverbrauch haben eine höhere Prävalenz von Non-Hodgkin-Lymphomen (Zintzaras et al. 2005). Die neurologische Symptomatik geht der Sicca-Symptomatik in etwa der Hälfte der Fälle voran. Die Diagnose erfolgt anhand von Konsensus-Kriterien (Vitali et al. 2002) nach Durchführung des die Sicca-Symptomatik beweisenden Schirmer-Tests, einer Feinnadelbiopsie der Speicheldrüsen und der Bestimmung von ANA (70 %) und Anti-Ro-Autoantikörper (SSA, 97 %) bzw. Anti-La-Autoantikörper (SSB, 78 %). Bei einer gravierenden neurologischen Symptomatik (Meningoenzephalitis mit Mikroinfarkten und Mikrohämorrhagien; Myelitis; Mononeuritis multiplex) wird eine monatliche Cyclophosphamid-Pulsbehandlung empfohlen (Delalande et al. 2004). Bei leichterer Verlaufsform dürfte auch eine Behandlung mit Prednisolon und Azathioprin ausreichend sein.

E 3.2.7.2.4 Sarkoidose-Angiitis

Bei etwa 5 % tritt die Sarkoidose primär und rein zerebral, in Einzelfällen auch rein spinal auf. Die *Neurosarkoidose* kann sich als leptomeningeale, parenchymatöse oder *vaskuläre Form* manifestieren. Gefäße sind im Rahmen einer granulomatösen Entzündung oder einer disseminiert entzündlichen Variante, bei der Granulome fehlen können, betroffen. Die differentialdiagnostische Abgrenzung gegenüber der WG oder der granulomatösen Form einer PACNS ist schwierig. Kernspintomographisch finden sich multiple noduläre Läsionen vor allem basal im Parenchym, nahe den Liquorräumen und den Meningen. Oft besteht ein Hydrozephalus. Der Liquor kann eine erhöhte Zellzahl (aseptische Meningitis), Eiweißvermehrung und vereinzelt oligoklonale Banden zeigen (McLean et al. 1995). Die Neurosarkoidose wird ausführlich in Kapitel E 4 besprochen.

E 3.2.7.2.5 Autoimmunerkrankungen mit seltener ZNS-Beteiligung

Bei Affektionen des Nervensystems im Rahmen einer progressiven Sklerodermie oder Mischkollagenose (Sharp-Syndrom) ist meist das PNS betroffen (Polyneuropathie oder Mononeuritis multiplex). Selten kommt es zu aseptischen Meningitiden, Hirnnervenstörungen und Enzephalopathien. Bei entzündlichen Darmerkrankungen (M. Crohn, Colitis ulcerosa) kann es in seltenen Fällen zu vaskulitischem ZNS-Befall kommen (Töpper et al. 2002), der auf Steroidtherapie oder eine kombinierte Steroid/Cyclophosphamid-Therapie anspricht.

E 3.2.7.3 Vaskulitiden bei Neoplasien

Vaskulitische Manifestationen im ZNS werden bei intravasalem Wachstum von Lymphomen (intravaskuläre Lymphomatose; Glass et al. 1993, Ferreri et al. 2004) beobachtet. Die Diagnose muss durch eine Hirnbiopsie gesichert werden, da oft keine systemischen Lymphome vorliegen. Die Gefäßläsionen betreffen kleinere Gefäßabschnitte (kleine Arterien, Kapillaren und kleine Venen) und führen zu multiplen, auch konfluierenden Nekrosen und Blutungen, die MR-tomographisch nachweisbar sind. Eine spinale Beteiligung ist möglich. Im Rahmen von tumorassoziierten Autoimmunphänomenen, z. B. bei Kryoglobulinämie, können Vaskulitiden auch bei vielen anderen, v. a. hämatologischen Tumoren auftreten, ohne dass ein direkter Gefäßbefall vorliegt. Meist liegt ein hochmalignes Non-Hodgkin-Lymphom der B-Zell-Reihe, seltener ein M. Hodgkin (Sheehy et al. 2003) oder T-Zell-Lymphom vor. Eine Steroidtherapie führt nur zu einer vorübergehenden Besserung mit nachfolgendem Rezidiv.

E 3.2.8 Nicht-entzündliche Vaskulopathien

Vaskulopathien können eine zerebrale Vaskulitis imitieren (**Tab. E 3.3**). Eine ausführlichere differentialdiagnostische Darstellung der Vaskulopathien mit ZNS-Beteiligung findet sich bei Berlit (1994). Eine Auswahl wird kurz vorgestellt.

Das Sneddon-Syndrom (Livedo racemosa generalisata; Sneddon 1961) ist die Kombination einer Livedo reticularis generalisata und rezidivierenden transienten ischämischen Attacken oder Infarkten. Die Erkrankung tritt vorzugsweise bei jüngeren Frauen auf. Es handelt sich um eine idiopathische, nicht-entzündliche, progrediente okklusive Arteriopathie kleiner und mittlerer Gefäße. Es bestehen Überlappungen mit dem Antiphospholipid-Antikörper-Syndrom und dem SLE. Angiographisch wurden intrazerebrale Gefäßläsionen und Verschlüsse einschließlich eines Moya-Moya-Syndroms berichtet (Rebollo et al. 1983).

Die Fibromuskuläre Dysplasie (FMD) ist eine idiopathische Erkrankung größerer Arterien, die zu einer segmentalen Hyperplasie der Arterienwand, meist von der Media ausgehend, führt. Am häufigsten sind die Nierenarterien betroffen (renaler Hochdruck). Weitere typische Manifestationen finden sich an der A. carotis interna und der A. vertebralis. Die zerebrale Form der FMD ist neben der Atherosklerose die zweithäufigste Ursache einer extrazerebralen Stenosierung der A. carotis interna (Sandok 1989). Die Stenosen sind meist asymptomatisch und werden als Zufallsbefund bei der Angiographie (etwa 1 % aller Karotisangiogramme) entdeckt und zeigen perlschnurartig verengte und dilatierte Segmente. An Komplikationen kann es zu einer Dissektion oder einem Aneurysma kommen. Asymptomatische Patienten benötigen keine Therapie. Therapeutische Optionen sind die Desobliteration maximaler Stenosen oder die Dilatation gegebenenfalls mit Stenteinlage.

Das Moya-Moya-Syndrom ist charakterisiert durch einen bilateralen, distalen Verschluss der A. carotis interna am Duradurchtritt mit Ausbildung eines kollateralen Gefäßnetzes der basalen intrazerebralen Gefäße (Moya Moya, jap. »nebelartige Rauchwolken eines Vulkans«). Die Diagnose wird durch eine Angiographie oder MR-Angiographie gestellt. Die Versorgung erfolgt über Kollateralen aus dem vertebrobasilären Stromgebiet und über leptomeningeale Anastomosen aus der A. carotis externa. Zerebrovaskuläre Symptome treten auf bei einer Insuffizienz der Kollateralen oder bei einer Hämorrhagie der stark erweiterten Gefäße des Netzwerkes und der Kollateralen. Das Moya-Moya-Syndrom ist eine der wenigen noch bestehenden Indikationen für einen extra-intra-kraniellen Bypass (Khan et al. 2003, Horn et al. 2003). Zur Entscheidungsfindung sind Messungen des zerebralen Blutflusses mittels transkranieller Dopplersonographie hilfreich. Neben der idiopathischen u. a. genetisch bedingten Moya-Moya-Erkrankung kann ein Moya-Moya-Syndrom auch durch symptomatische Ursachen z. B. nach bilateralem Karotisverschluss entstehen. Die symptomatische Therapie beschränkt sich auf die Gabe von Thrombozytenaggregationshemmevn.

Das Susac-Syndrom ist eine okklusive zerebrale Mikroangiopathie mit Beteiligung von Retina und Cochlea, wobei von einigen Autoren auch eine immun vermittelte Ursache vermutet wird. Diese Annahme wird durch das teilweise Ansprechen auf Immunsuppression gestützt. Das zerebrale MRT zeigt multifokale Mikroinfarkte, die Funduskopie oder Fluoreszenzangiographie des Auges distale retinale Arterienverschlüsse und das Audiogramm eine bilaterale Innenohrschwerhörigkeit für tiefe Frequenzen. Betroffen sind meist junge Frauen, wobei das Vollbild der Symptome nicht immer vorhanden ist. Der Verlauf ist monophasisch mit Fluktuationen und meist selbstlimitierend. Spätkomplikationen sind Erblindung, Ertaubung und eine demenzielle Entwicklung. Therapeutische Maßnahmen sind nicht validiert und beschränken sich empirisch auf die Gabe von Thrombozytenaggregationshemmern, teilweise kombiniert mit Prednisolon, Azathioprin, ivIg, Cyclophosphamid, MMF oder Rituximab.

Toxische Vaskulopathien: Gefäßläsionen treten beim Abusus verschiedener Substanzen auf, insbesondere bei Amphetamin, Heroin, Kokain und Appetitzüglern wie Phenylpropanolamin. Diese Substanzen sind vasoaktiv, steigern den Blutdruck und können toxische Endothelläsionen hervorrufen, die in der Angiographie oder im MRT eine Vaskulitis imitieren können. Die Symptome beginnen typischerweise innerhalb von wenigen Stunden oder Tagen nach der Einnahme. Beim i. v. Drogenabusus können Talkumpartikel aus Verunreinigungen eine abakterielle intravasale Entzündung hervorrufen. Bei immunkompromittierten, HIV-positiven Drogenabhängigen kann die Zuordnung der Symptome bei gleichzeitigem Vorliegen einer systemischen Entzündung (z. B. Endokarditis; opportunistische Infektion) zu Beginn schwierig sein. Bisher sind nur wenige Fälle berichtet, in denen eine Vaskulitis nach Drogeneinnahme histologisch gesichert wurde; hier fand sich dann das Bild nekrotisierender Arteriitiden ähnlich einer Polyarteriitis nodosa (Nolte et al. 1996).

E 3.3 Therapeutische Prinzipien

E 3.3.1 Pathomechanismen von Vaskulitiden

Vaskulitiden sind heterogene Krankheitsbilder mit ganz unterschiedlichen immunologischen Pathomechanismen (Moore und Richardson 1998). Nach *Gell und Coombs* unterscheidet man vier Typen einer Immunreaktion: Die *Allergie-assoziierten Vaskulitiden* wie die *Urtikariavaskulitis* und das *CSS* weisen Aspekte des *Typ 1* auf. Hier produzieren überaktive T-Zellen vom TH2-Typ die Interleukine IL-4, IL-5 und IL-13 und induzieren eine Akkumulation von Mastzellen, basophilen und eosinophilen Granulozyten.

Der *Typ 2* (Antikörper-vermittelte Immunreaktion) spielt bei den *ANCA-positiven Vaskulitiden* eine bedeutende Rolle: Zirkulierende ANCA reagieren mit proteolytischen Enzymen (z. B. Proteinase 3 und Myeloperoxidase), wenn diese nach Stimulation mit proinflammatorischen Zytokinen wie TNF-alpha und IL-1 auf der Zellmembran neutrophiler Granulozyten, aber auch auf Endothelzellen exprimiert werden. Möglicherweise binden MPO und PR3-ANCAs primär an die durch Granulozyten sezernierten Chromatinfibrillen (neutrophil extracellular traps, Kessenbrock et al. 2009), die normalerweise zur Abwehr von Pilzen und Bakterien benutzt werden. Nach Adhärenz an das Endothel wird eine pathogenetische Kaskade angestoßen, die unter Ausschüttung chemotaktischer Substanzen zur weiteren Akkumulation und Extravasion aktivierter Granulozyten und Monozyten führt und eine Gefäßwandschädigung mit Granulombildung verursacht. Der Beweis der Pathogenität der Antikörper erfolgte im Tiermodell, wo die Immunisierung mit MPO-ANCA zu einer nekrotisierenden Angiitis führt. Einmal stimuliert, übertragen sogar Splenozyten diesen Effekt in lymphozytendefiziente Mäuse (Xiao et al. 2002).

Der *Typ 3* definiert eine Immunkomplex-vermittelte Immunreaktion. Der Prototyp ist die *Hypersensitivitätsvaskulitis*. Immunkomplexe sind auch an der Pathogenese weiterer Formen wie der HBsAg-positiven PAN, dem SLE, der rheumatoiden Vaskulitis, der kryoglobulinämischen Vaskulitis und weiteren sekundären Vaskulitiden nach viralen und bakteriellen Infektionen beteiligt.

Der *Typ 4* definiert zellulär-vermittelte Immunreaktionen: Das Infiltrat der *Riesenzellarteriitiden* setzt sich u. a. aus aktivierten CD4-positiven T-Lymphozyten vom TH1-Typ, Makrophagen und multinukleären Riesenzellen zusammen.

Eine zentrale Rolle spielt das Gefäßendothel als Grenzfläche zwischen dem endovaskulären Kompartiment und der Gefäßwand. Eine Vielzahl von Stimuli (z. B. proinflammatorische Zytokine IL-1, IL-6 und TNF-α, zahlreiche Chemokine und deren Induktoren) moduliert die Expression von Adhäsionsmolekülen und anderen Oberflächenrezeptoren auf Endothelzellen, die u. a. zu einer Veränderung der Gefäßwandpermeabilität, Attraktion von Granulozyten und mononukleären Zellen führen (Mantovani et al. 1997). In der Folge kommt es zu einer Gefäßwandentzündung mit Nekrose, thrombotischem Verschluss oder Hämorrhagie. Petechien sind häufiger bei den Vaskulitiden der kleinen Gefäßabschnitte zu beobachten.

E 3.3.2 Therapeutische Grundlagen

Glukokortikoide sind die am häufigsten eingesetzten Medikamente. Glukokortikoide hemmen die Transkription proinflammatorischer Zytokine und haben in suprapharmakologischen Dosen (Mega-Dosis/Pulstherapie) zusätzliche Wirkungen auf Membranen und die Apoptose von Lymphozyten. In der Regel wird Prednison oder Prednisolon (Decortin®, Decortin H®) initial mit 40–60 mg pro Tag oral dosiert. Bei therapierefraktären Verläufen oder lebensbedrohlichen Exazerbationen wird eine parenterale Pulstherapie mit 250–1 000 mg (*Methyl-*) Prednisolon über drei bis fünf Tage empfohlen. Eine Prednisolon-Pulsbehandlung über eine längere Zeit hat keine Vorteile und ist mit einer erhöhten Komplikationsrate belastet. Nach Erreichen einer stabilen Remission, meist nach 4–8 Wochen, sollten Glukokortikoide für die Langzeitbehandlung schrittweise an die Cushing-Schwelle (7,5 mg Prednisolon/d) reduziert werden. In Kombination mit Cyclophosphamid kann Prednisolon rascher als unter Monotherapie reduziert werden. Neben dem klinischen Ansprechen dient die BSG und CRP als Verlaufsparameter. Es ist zu beachten, dass Glukokortikoide die Vasokonstriktion und Thrombozytenaggregation fördern und eine arterielle Hypertonie verstärken können. Die Rate der Steroid-Nebenwirkungen (s. Kap. M 1) steigt mit der kumulativen Dosis und Dauer der Behandlung (Hoffman et al. 1992). Fluorierte Steroide (Dexamethason) sollten wegen der höheren Rate einer Steroidmyopathie nicht in der Langzeitbehandlung eingesetzt werden. Von Beginn an sollte eine Osteoporose-Prophylaxe mit Kalzium (1 000–1 500 mg oral/d) und Vitamin D_3 (400–800 IE/d) betrieben werden. Bei einer bereits manifesten Osteoporose sind Bisphosphonate (Risedronat oder Etidronat) bei postmenopausalen Frauen und Kalzium + Vit. D_3 in der zuvor angegebenen Dosierung bei Männern und prämenopausalen Frauen indiziert (DVO-Leitlinie Glukokortikoid-induzierte Osteoporose 2003).

Cyclophosphamid (Endoxan®) ist eine alkylierende Substanz und hat die Prognose insbesondere der WG und der PAN grundlegend verbessert (Ansprechrate über 90 %, 5-Jahres-Überlebenszeit 85 %; Fauci et al. 1983). Die Substanz wird erst durch das hepatische Cytochrom-P450-Oxygenase-System aktiviert. 70 % wird in Form *inaktiver* Metaboliten renal ausgeschieden. Bei schwerer Nierenfunktionsstörung muss eine Dosisanpassung vorgenommen werden (**Tab. E 3.8**). Ein Metabolit (Acrolein) wird für die Blasentoxizität (hämorrhagische Zystitis, Urothelkarzinom) verantwortlich gemacht. Bei der Pulstherapie wird eine Urothelprotektion (Uromitexan, Mesna) und eine Hyperhydratation durchgeführt. Angesichts einer hohen Rate an Fertilitätsstörungen sollte bei noch nicht abgeschlossener Familienplanung männlichen Patienten vor Therapiebeginn die Möglichkeit einer Kryokonservierung von Spermien angeboten werden. Weibliche Patienten (Ovarialinsuffizienz bei 57 % unter oraler, 15 % unter intravenöser Cyclophosphamidtherapie) können eine ovarienprotektive Therapie mit einem GnRH-Agonisten (z. B. Leuproreline, 1 im.-Fertigspritze monatlich; Wirkungseintritt nach zwei Wochen) oder einem GnRH-Antagonisten (z. B. Cetrotide, 1 sc.-Fertigspritze täglich; Wirkungseintritt innerhalb eines Tages) durchführen. Die Wirkung einer ovarienprotektiven Therapie ist allerdings nicht durch randomisierte Studien abgesichert.
Bei schweren vaskulitischen Verlaufsformen (insbesondere bei ANCA-assoziierten Vaskulitiden) kann sowohl eine parenterale Cyclophosphamid-Pulstherapie (15 mg/kg alle 2–3 Wochen, Austin-Schema) erwogen werden oder eine orale Cyclophosphamidgabe (2 mg/kg KG/d oral in Kombination mit Prednisolon, initial 1 mg/kg KG). In einer Vergleichsstudie (CYCLOPS) mit 149 Patienten zeigte sich dabei eine vergleichbare Remissionsrate (88,1 % gegenüber 87,7 %; de Groot et al. 2009) (A, ↑). Patienten in der oralen Behandlungsgruppe hatten jedoch signifikant mehr Leukopenien und eine erhöhte, aber nicht signifikant vermehrte Anzahl an Infektionen. Bedenkt man, dass schon eine frühere retrospektive Analyse für das orale Protokoll einen hohen Anteil therapieassoziierter Komplikationen (Hoffman et al. 1992) ergab, z. B. Infektionen (46 %, dabei 3 % mit Todesfolge), Cyclophosphamid-Zystitis (43 %), Steroidkatarakte (21 %), Frakturen sowie aseptische Knochennekrosen unter Steroiden (14 %) und dass andere prospektive, randomisierte Multicenter-Studien bei ANCA-positiven Vaskulitiden mit Nierenbeteiligung vergleichbare Ergebnisse erzielt haben (Haubitz et al. 1998, Guillevin et al. 1997, Rihova et al. 2004), so ist die parenterale Cyclophosphamid-Pulstherapie sicherlich eine gute Alternative zur oralen Therapie bzw. dieser vorzuziehen.
Insgesamt kann die kumulative Dosis mit einer parenteralen Cyclophosphamid-Pulstherapie erheblich reduziert werden. Die Wirksamkeit der Pulstherapie wurde ebenfalls schon bei der Lupusnephritis gezeigt (Austin et al. 1986, Gourley et al. 1996; s. a. **Tab. E 3.8**) (A, ↑). Die Pulstherapie erweist sich auch gegenüber einer alleinigen Steroidtherapie bei Lupusnephritis als überlegen (Gourley et al. 1996, Illei et al. 2001). Bei schwer verlaufendem Lupus ist ebenfalls die Cyclophosphamid-Pulstherapie als Therapie der Wahl akzeptiert. Dies gilt auch für den schweren Neurolupus (inkl. Querschnittsmyeliti-

Tab. E 3.8: Intravenöse Cyclophosphamid-Pulstherapie (modifiziert nach Gourley et al. 1996)

Cyclophosphamid	750 mg/m² als Infusion über 60 Min.
Dosisanpassung	
• bei Leukozyten-Nadir > 3 000/µl:	Erhöhung im nächsten Zyklus auf zuerst 900 mg/m², bei weiterhin fehlendem Nadir auf 1 000 mg/m²
• bei Leukozyten-Nadir < 2 000/µl:	Reduktion auf die nächst kleinere Dosisstufe, bei Dosisstufe 750 mg/m² Reduktion auf 600 mg/m²
• bei Kreatinin-Clearance < 30 ml/min:	500 mg/m²
Hydratation mit physiologischer Kochsalzlösung 200 ml/h über 10 Std. Uromitexan (Mesna®) 400 mg: erste Gabe 10 min. vor Cyclophosphamid und nach 4 und 8 h	
Antiemetische Therapie	z. B. Tropisetron 5 mg vor Beginn der Cyclophosphamidinfusion

den), bei dem eine Cyclophosphamid-Pulstherapie empfohlen wird (Sanna et al. 2003).
Eine Erhöhung des Malignomrisikos auf das 2,4-fache, 11-fache für Lymphome und 33-fache für Blasenkarzinome nach mehr als zwei Jahren Behandlungszeit und einer Kumulativdosis von Cyclophosphamid > 70 g wurde insbesondere bei der oralen Einnahme beobachtet (Hoffman et al. 1992).
Rituximab (MabThera®), ein chimärer, gegen das B-Zell-Antigen CD20 gerichteter Antikörper, der für die Behandlung von B-Zell-Lymphomen zugelassen ist, wurde bei über 100 Patienten mit schwerem therapierefraktärem SLE mit guter Wirkung eingesetzt (Übersicht bei Sfikakis et al. 2005). Hierunter befanden sich auch einige erfolgreich behandelte Patienten mit therapierefraktärem Neurolupus. Rituximab wird intravenös in einer Dosis von 375 mg/m² einmal wöchentlich über vier Wochen gegeben und führt zu einer B-Zell-Depletion für 3–8 Monate. Allergische Reaktionen unter Infusion werden bei 10 % der Patienten beobachtet; die Infektionsrate unter Therapie liegt bei etwa 5 %.
Rituximab stellt eine Alternative zum Cyclophosphamid dar (Gottenberg et al. 2005). Die Substanz war effektiv bei 10/10 PR3-ANCA-positiven Patienten, die gegenüber Cyclophosphamid resistent oder intolerant waren (Keogh et al. 2006). In neuesten Untersuchungen zeigt sich, dass Rituximab (Dosierung s. o.) bei Patienten mit ANCA assoziierten Vaskulitiden gegenüber Cyclophosphamid (2 mg/kg/d) eine vergleichbare Remissionsinduktion zeigt (Stone et al. 2010) (A, ↑). Insgesamt wurden 197 Patienten eingeschlossen, wovon 63 in der Rituximab und 52 in der Cyclophosphamid-Gruppe nach 6 Monaten den primären Endpunkt in Form einer Krankheitsremission ohne Kortisoneinnahme erreichten. Bei zuvor schon unter anderen Behandlungen rückfällig gewordenen Patienten war Rituximab sogar dem Cyclophosphamid bei der Remissionsinduktion signifikant überlegen. Vergleichbare Ergebnisse ergab auch eine parallel durchgeführte Studie an 44 Patienten mit ANCA positiver renaler Vaskulitis (Jones et al. 2010). Dieses Protokoll beinhaltete in der Rituximab-Gruppe die zusätzliche Gabe von zweimaligen Cyclophosphamidinfusionen (15 mg/kg). Insgesamt waren die Remissionsinduktion wie auch die Nebenwirkungen ähnlich.
Diese Studien beweisen eine vergleichbare Remissionsinduktion von Rituximab mit oralem Cyclophosphamid, so dass Rituximab alternativ eingesetzt werden kann.

Methotrexat (MTX, Methotrexat-Lederle®) supprimiert humorale und zell-vermittelte Immunreaktionen durch kompetitive Hemmung der Dihydrofolatreduktase, so dass es durch einen Mangel an Tetrahydrofolsäure zu einer Hemmung der Nukleotidsynthese kommt. Analog zum Einsatz von Methotrexat bei rheumatologischen Erkrankungen wird mit 7,5–10 mg als Einzeldosis einmal pro Woche per os oder i. m. (bessere Compliance) begonnen. Ein Therapieeffekt sollte sich nach 4–8 Wochen einstellen, gegebenenfalls kann die Dosis in 2,5-mg-Schritten vorübergehend auf maximal 20–25 mg/Woche erhöht werden. Die Einnahme von 5 mg Folat am Folgetag wird empfohlen. Das Risiko gravierender Nebenwirkungen steigt mit dem Alter und der Behandlungsdauer. Relevante Nebenwirkungen sind die Hepatotoxizität (Leberfibrose/-zirrhose), Knochenmarksdepression, gastrointestinale Nebenwirkungen (Stomatitis, Ulzera), Lungeninfiltrate (Pneumonitis, ca. 3 %; Lungenfibrose). Vor Therapiebeginn wird eine Lungenfunktionsdiagnostik empfohlen. Eine gleichzeitige Behandlung mit zusätzlichen Folsäureantagonisten (z. B. Trimethoprim) und Alkoholkonsum muss hier vermieden werden. Bei eingeschränkter Nierenfunktion sollte MTX wegen der nahezu ausschließlich renalen Elimination nicht eingesetzt werden. Wegen der fetotoxischen Wirkung muss eine sichere Kontrazeption bis drei Monate nach Beendigung der Therapie betrieben werden. Unter MTX sollte nicht gestillt werden. Die Entwicklung von Spättumoren ist bei MTX nicht bekannt. Aus der Behandlung von Vaskulitiden liegen für MTX mehrere positive Studien als remissionserhaltende Therapie bei der WG/MPA (de Groot et al. 1996) (A, ↑) und bei Riesenzellarteriitiden vor (Hoffman et al. 1994, Jover et al. 2001). Die Erfolgsraten von MTX sind mit denen von Azathioprin vergleichbar (Pagnoux et al. 2008). Auch in der Remissionsinduktion bei WG und MPA in einer frühen Phase systemischer Beteiligung ohne oder mit geringer Nierenbeteiligung ist MTX einer Cyclophosphamidtherapie nicht unterlegen (de Groot et al. 2005).

Azathioprin (Imurek®, Zytrim®) hemmt die Purinbiosynthese und ist seit Jahrzehnten als ein in der Langzeitbehandlung gut verträgliches Immunsuppressivum eingeführt mit dem Ziel, Glukokortikoide einzusparen (De Silva und Hazleman 1986) (A, ↑). Die initiale Dosierung beträgt 1,5–2 mg/kg KG/d. Der Wirkungseintritt ist protrahiert und oft nicht vor sechs Monaten zu beurteilen. Bei gleichzeitiger Einnahme von Allopurinol muss wegen der Hemmung der Xanthinoxidase die Azathioprin-Dosis auf 25 % reduziert werden. Azathioprin wird als Langzeittherapeutikum bei M. Behçet und als remissionserhaltende Therapie bei SLE eingesetzt (Chan et al. 1995). Es hat auch in der Erhaltungstherapie ANCA-positiver Vaskulitiden die gleiche Wirksamkeit wie das toxischere Cyclophosphamid (Jayne et al. 2003), mit aber möglicherweise höheren Rückfallraten, wenn weiterhin ANCAs (PR3) nachzuweisen waren (Slot et al. 2004).

Mycophenolat Mofetil (MMF, CellCept®) hemmt die Inosin-Monophosphatase-Dehydrogenase, das Schlüsselenzym für die *de-novo Synthese* von Purinen, auf die besonders T- und B-Lymphozyten angewiesen sind. MMF ist stärker immunsuppressiv als Azathioprin und hat geringere Nebenwirkungen als Cyclophosphamid. Die Standarddosis beträgt 2 × 1 000 mg/d. Bei Autoimmunerkrankungen liegen positive Ergebnisse randomisierter, prospektiver Studien bei der Lupusnephritis (Chan et al. 2000, Contreras et al. 2004) (A, ↑) vor. Auch bei der Remissionsinduktion bei Patienten mit ANCA assoziierter Vaskulitis und moderater Nierenbeteiligung zeigte sich in einer kleinen randomisierten Studie mit 35 Patienten eine komplette Remission in 77,8 % im Vergleich zu 47 % in mit Cyclophosphamid behandelten Patienten (Hu et al. 2008) (B, ↑). Auffällig ist dabei aber sicherlich die geringe Ansprechrate auf Cyclophosphamid und die insgesamt nicht allzu schweren Symptome der Patienten.
In der remissionserhaltenden Therapie nach Cyclophosphamid bei Lupusnephritis ist MMF, AZA oder einer Weiterführung der Cyclophosphamidtherapie in der Wirksamkeit überlegen (Contreras et al. 2004) (B, ↑). Auch in der Erhaltungstherapie der WG scheint MMF wirksam zu sein (Nowack et al. 1999). In einer offenen Studie mit verschiedenen therapierefraktären neuroimmunologischen Erkrankungen zeigte MMF ebenfalls günstige Ergebnisse (C, ↔). Der Einsatz von MMF bei ZNSVaskulitiden und Neurolupus wurde bisher nur kasuistisch berichtet. Hauptnebenwirkung von MMF ist Diarrhö und Übelkeit/Erbrechen, das zu Dosisreduktion oder ggf. Absetzen zwingt.

Leflunomid (Arava®) führt zur Hemmung der Dihydroorotat-Dehydrogenase, einem wichtigen Enzym des Pyrimidin-Synthese-Stoffwechsels, das aufgrund der Wichtigkeit dieses Stoffwechsels in den T-Zellen insbesondere die Teilung jener Zellreihe hemmt. Zusätzlich gibt es Hinweise darauf, dass die Leukozytenmigration gestört wird. Leflunomid wird nach oraler Aufnahme zu großen Anteilen im Darm aufgenommen. Die Umwandlung in seinen aktiven Metaboliten A771726 erfolgt primär in der Leber. Dieser hat im Körper eine Halbwertszeit von 1–4 Wochen.
Als Basistherapeutikum wird es bei der rheumatoiden Arthritis und der Psoriasis eingesetzt. Bei der WG kam es unter Leflunomid (30 mg/Tag) im Vergleich mit MTX (20 mg/1 × Woche) zu signifikant weniger Rückfällen (23 % vs. 46 %) bei 64 Patienten (Metzler et al. 2007) (B, ↑), so dass Leflunomid zur Remissionserhaltung eine Alternative zu Azathioprin und MTX darstellt. Leflunomid wird in einer Dosierung von 20 mg/Tag eingesetzt und ist normalerweise gut verträglich. Häufiger auftretende Nebenwirkungen sind neben Durchfall und Verstopfung auch Haarausfall und Blutdruckanstieg.

Ciclosporin A (CSA, Sandimmun®, Sandimmun-Optoral®) bindet an Immunophiline, unterdrückt die IL-2-Produktion und hemmt vorzugsweise die T-Zellaktivierung. Systematische Studien zum Einsatz bei Vaskulitiden und Autoimmunopathien liegen, abgesehen von einzelnen Anwendungen bei M. Behçet (Uveitis) und WG (C, ↔), nicht vor. CSA wird meist in Kombination zur Einsparung von Steroiden eingesetzt. Die Dosierung beträgt 2–5 mg/kg und kann nach Spiegelbestimmung adjustiert werden. Die therapeutische Breite ist größer als bei FK506 (s. u.). Vorteilhaft ist der gegenüber Azathioprin sehr viel raschere Wirkungseintritt innerhalb von 2–4 Wochen. Die Behandlung sollte nach sechs Monaten abgebrochen werden, wenn der klinische Effekt ausbleibt. Zahlreiche Wechselwirkungen mit anderen Medikamenten sind zu beachten (s. Fachinformation). Unter CSA können eine erhöhte Anfallsneigung (EEG-Veränderungen), Tremor und die reversible, bilaterale, posteriore Leukenzephalopathie auftreten und zum Therapieabbruch zwingen.

FK506, Tacrolimus (Prograf®) ist ein Immunsuppressivum, das über einen ähnlichen Mechanismus wie Ciclosporin die Aktivierung von T-Lymphozyten hemmt und das zunächst in der Transplantationsmedizin eingesetzt wurde. Es hat im Vergleich zu CSA eine 10-bis 100fach höhere Potenz, aber eine geringere therapeutische Breite. Bei Autoimmunerkrankungen wurde FK506 als Reservemedikament mit teilweise sehr guter Wirkung bei therapierefraktären Fällen eingesetzt, es liegen jedoch keine Ergebnisse kontrollierter randomisierter Studien vor (C, ↔). FK506 hat ein umfangreiches Nebenwirkungsspektrum, u. a. eine dem CSA vergleichbare Neuro- und Nephrotoxizität (Hinchey et al. 1996). Auch die Induktion einer Vaskulitis wurde berichtet (Pizzolato et al. 1998).

Die Plasmapherese entfernt unselektiv alle Plasmabestandteile inklusive der Immunglobuline, Immunkomplexe und andere zirkulierende Mediatoren (s. Kap. J 7). Die Wirkung ist bei Autoantikörper-vermittelten neuroimmunologischen Krankheitsbildern (Myasthenia gravis, Lambert-Eaton-Syndrom, akute Polyradikulitis) belegt (siehe dort). Randomisierte, prospektive Studien bei der *PAN und CSS* (Guillevin et al. 1992) und bei der *Lupusnephritis* (Lewis et al. 1992) zeigten letztlich keinen signifikanten Vorteil einer synchronisierten Plasmapherese kombiniert mit einer Pulstherapie gegenüber der Standardbehandlung mit Cyclophosphamid und Glukokortikoiden (C, ↔). Bei einem foudroyanten Verlauf eines SLE oder einer WG/MPA kann man den Einsatz einer Plasmapherese als Ergänzungsoption einer intensivierten pharmakologischen Therapie erwägen und scheint damit zumindest die Dialysepflichtigkeit im Vergleicht zur Kortisonbehandlung zu verringern (Sanna et al. 2003, Jayne et al. 2007) (A, ↑).

Immunglobuline: Mehrere offene Studien zeigten bei therapierefraktärer WG und SLE einen Behandlungserfolg der Immunglobuline (400 mg/kg KG an fünf Tagen) mit einer Ansprechrate von > 60 % (Jayne 2000, Toubi et al. 2005). Eine positive Beeinflussung bei zerebralen Vaskulitiden ist nur kasuistisch dokumentiert (↔). Sorbit kann als Bestandteil verschiedener Immunglobulin-Präparate eine eingeschränkte Nierenfunktion vorübergehend verschlechtern. Ferner kann vereinzelt eine abakterielle Meningitis auftreten.

Experimentelle Therapieansätze: Auf der Suche nach einer effektiveren und nebenwirkungsärmeren Therapie werden verschiedene Strategien verfolgt, um Entzündungsprozesse gezielt zu beeinflussen und die Nebenwirkungen einer chronischen Immunsuppression zu vermeiden. Die Hemmung proinflammatorischer Zytokine (z. B. TNF-α durch lösliche TNF-α-Rezeptoren oder neutralisierende monoklonale Antikörper (Etanercept, Infliximab) erscheint nach positiven Ergebnissen bei rheumatoider Arthritis, M. Behçet und Sjögren-Syndrom ohne ZNS-Beteiligung als ein erster Ansatzpunkt (Übersicht bei Atzeni et al. 2005). Infliximab war kasuistisch bei schwerer Sjögren-assoziierter Neuropathie oder bei refraktärer WG/MPA wirksam (Caroyer et al. 2002, Booth et al. 2004). Etanercept als »Add-on«-Therapie bei 180 Patienten mit WG erbrachte keinen zusätzlichen Nutzen (WGET Research Group 2005), wobei dies aber nicht mit einer Ineffektivität dieser Substanzen bei der Induktions- oder Erhaltungstherapie gleich zu setzten ist. Bei therapierefraktären (kutanen) Vaskulitiden und M. Behçet konnte eine zum Teil anhaltende Remission mit Lymphozytendepletierenden Antikörpern (Campath-1H, CDw52) erreicht werden. Weitere Ansatzpunkte liegen in Substanzen, die mit Anti-Thymozyten Globulin oder Deoxyspergualin arbeiten. Diese Ansätze führten bei systemischen Vaskulitiden aber zu einem hohen Anteil an unerwünschten Nebenwirkungen oder Rückfallraten. Erfahrungen bei zerebralen Vaskulitiden liegen nicht vor. Es gibt darüber hinaus einen positiven Fallbericht über eine IFN-α-Behandlung bei Neuro-Behçet (Nichols et al. 2001).

Diverse weitere Medikamente werden gelegentlich bei systemischen, meist kutanen Manifestationen von Vaskulitiden und Autoimmunerkrankungen verwendet, bei ZNS-Manifestation (z. B. wegen Neurotoxizität) aber nicht eingesetzt: Dapson (M. Behçet), Thalidomid (kutaner Lupus), Chloroquin (Remissionserhaltung bei SLE ohne ZNS-Beteiligung).

E 3.4 Pragmatische Therapie

E 3.4.1 Allgemeine Bemerkungen

Es liegen keine *kontrollierten* Therapiestudien zur Behandlung *zerebraler* Vaskulitiden vor. Die Empfehlungen orientieren sich an der Behandlung *systemischer Vaskulitiden*, wobei eine ZNS-Beteiligung als schwerwiegende Organbeteiligung betrachtet wird und eine aggressive Therapie begründet. Vaskulitiden mit ZNS-Beteiligung erfordern bereits primär eine Kombinationstherapie mit Prednisolon und Cyclophosphamid. Ausnahmen hiervon sind die Riesenzellarteriitis, der M. Behçet, sehr blande Verläufe eines Neurolupus und einer Hepatitis-assoziierten PAN. Hier wird mit einer Prednisolon-Monotherapie begonnen. Generell sollte ein Ansprechen auf die Therapie klinisch innerhalb von drei bis sechs Wochen erkennbar sein. Beim Versagen der Standardtherapie wird die Therapie, gegebenenfalls unter Hinzunahme weiterer Substanzen, intensiviert. Die Behandlungsziele müssen definiert werden unter Berücksichtigung von Lebensalter, internistischen Begleiterkrankungen und eventuell *irreversibler* Störungen, wie einer Demenz. Eine Evaluation der Erhaltungstherapie sollte klinisch alle drei Monate und mit zerebralem MRT alle 6–12 Monate erfolgen. Die pragmatische Therapie der wichtigsten zerebralen Vaskulitiden ist in **Tab. E 3.9** zusammengestellt und soll hier zusätzlich kommentiert werden. Typische Nebenwirkungen der Glukokortikoide und der Immunsuppressiva sind in Kapitel M 1 zusammengefasst. Während einer immunsuppressiven Therapie muss eine sichere Kontrazeption betrieben werden.

E 3.4.2 Praktische Empfehlungen

Riesenzellarteriitiden: siehe Kapitel E 04.

Wegenersche Granulomatose und mikroskopische Polyangiitis: Eine zerebrale Beteiligung wird analog einer schweren Organmanifestation behandelt (s. European League Against Rheumatism (EULAR) Kriterien zur Charakterisierung von Vaskulitiden): Zur Induktion ist die parenterale Cyclophosphamid-Pulstherapie geeignet (Austin et al. 1986, Gourley et al. 1996, de Groot et al. 2009) (A, ↑). Dabei muss Mesna (Uromitexan®) zur Urothel-Protektion gegeben werden. Gelegentlich kann es durch Mesna zum Auftreten von anaphylaktischen und anderen hyperergischen Reaktionen kommen. Dieses Risiko ist bei Patienten mit Autoimmunerkrankungen etwa 3,5fach höher als bei Tumorpatienten. Die Dosierung der folgenden Cyclophosphamid-Pulse richtet sich nach dem Leukozyten-Nadir, der zwischen dem 8. und 12. Tag erreicht wird. Dieses Schema wird zunächst alle 2–3 Wochen über 3 bis max. 6 Monate (6–9 Stoßbehandlungen) durchgeführt (**Tab. E 3.8** und **Tab. E 3.9**).
Eine Alternative stellt die Behandlung mit Rituximab (375 mg/m² 1 ×/Woche für 4 Wochen) dar (Stone et al. 2010) (A, ↑), die zu einer B-Zell-Depletion von 3–8 Monaten führt. Bei Erholung des B-Zell-Repertoires ist eine erneute Gabe in Abhängigkeit von der Krankheitsaktivität zu erwägen. Daten mit welchen Medikamenten die Erhaltungstherapie nach erfolgter Rituximab induzierter Remission weiterzuführen ist, liegen zurzeit nicht vor.
Zur Vorbereitung einer Rituximab-Infusion ist das Absetzen von antihypertensiven Medikamenten ca. 12 Stunden vor Infusionsbeginn sinnvoll (insb. Betablocker), da es unter Infusion zu einem Blutdruckabfall kommen kann. Infusionen sollten unbedingt am Monitor mit regelmäßigen RR-Kontrollen überwacht werden. Die Infusion sollte unter Überwachung eines erfahrenen Arztes erfolgen und es muss eine Möglichkeit zur Reanimation vorhanden sein. Als Vormedikation werden 30–60 min vor Infusionsbeginn 1 000 mg Paracetamol i. v., 2 mg Clemastin i. v., 50 mg Ranitidin i. v., 100 mg Prednisolon i. v. gegeben. Wichtig ist ein langsamer Infusionsbeginn mit 50 mg/h, um auf eventuelle Nebenwirkungen wie Exantheme, Verschlechterung vorbestehender

Tab. E 3.9: Übersicht zur pragmatischen Therapie zerebraler Vaskulitiden (abgeglichen mit den EULAR-Kriterien 2008)

	Initialtherapie	**Remissionserhaltende Therapie**	**Entscheidende Studie/Übersicht** **Empfehlungsgrad**
Riesenzell-arteriitis (RZA) Takayasu-Arteriitis	Prednisolon (PRED), initial 60–80 mg/die (1 mg/kg KG) für mind. 4 Wochen ASS 100 mg p. o., bei drohender Erblindung: Pulstherapie: 1 000 mg PRED i. v. über 1–3 Tage *Takayasu-Arteriitis*: Wie RZA, evtl. Kombination mit Cyclophosphamid (CYC), MTX, MMF oder CSA	Nach Rückgang der Entzündungsparameter: Reduktion von PRED an die Cushing-Schwelle; 5–10 mg/d PRED für 1–2 Jahre als Erhaltungstherapie ggf. Kombination mit AZA (1,5–2 mg/kg) oder MTX (7,5–15 mg 1 × pro Woche) zur Einsparung von Steroiden	s. E04
Polyarteritiis nodosa Churg-Strauss-Syndrom (CSS)	PRED 60 mg/d in Kombination mit CYC 1–2 mg/kg KG/d	PRED 20–40 mg/d und CYC; niedrigste effektive PRED-Dosis ansteuern Bei CSS kann eine niedrigere PRED-Dosis ausreichend sein	(↔, A)
Wegenersche Granulomatose **Mikroskopische Polyangiitis**	*Pulstherapie* CYC 15 mg/kg KG/d, entspricht 500–1 000 mg/m², minimal alle 3 Wochen v. i. (**Tab. E 3.8**) PRED wie beim Fauci-Schema CYC-Dosis orientiert sich am Leukozytennadir (8.–12. Tag nach Puls: > 3 000/ul) Urothelprotektion mit Mesna (Uromitexan®) nach 0, 3, 6, 9 Stunden! Allergische Reaktionen möglich!	Nach 12–24 Wochen kann bei einer stabilen Remission eine Umstellung auf eine weniger toxische Immunsuppression mit AZA (1,5–2 mg/kg), MTX (0,2–0,3 mg/kg pro Woche) oder Lev (20 mg/Tag) erfolgen, die für mindestens 18 Monate weitergeführt werden sollte	de Groot et al. 2009 (↑, A)
Alternative	Rituximab 375 mg/m² KO 1 × pro Woche für insgesamt 4 Wochen Monitorüberwachung bei Infusion	siehe Text	Stone et al. 2010 (↑, A)
Alternative für schwere Fälle	*»modifiziertes Fauci-Schema« NIH-Protokoll* CYC 2 mg/kg/d oral; PRED 1 mg/kg über 1 Monat, dann schrittweise Umstellung auf alternierende Gabe, Reduktion an die Cushing-Schwelle nach 3 Monaten anstreben	Orale CYC-Dauertherapie adaptiert an Leukozytenzahl > 3 000/ul **Umstellung** bei stabiler Remission nach 3–6 Monaten auf die Erhaltungstherapie (s. o.) Bei hämorrhagischer Zystitis (UAW ca.10 %): Abbruch der oralen Dauertherapie! Evtl. Umstellung auf CYC–Puls oder MTX 0,2–0,3 mg/kg pro Woche	Fauci et al. 1983 (↑, A)
Therapierefraktärer oder foudroyanter Verlauf	*»intensiviertes Fauci-Schema«*: CYC 3–4 mg/kg KG/d für **wenige** (!) Tage, danach Reduktion auf 1–2 mg/kg KG/d (Kontrolle; Leuko > 3 000). Urothelprotektion mit Mesna (Uromitexan®)! PRED-Puls 1 000 mg/d × 3d, anschließend 8–10 Tage 1 mg/kg PRED/d *Optional additiv*: Immunglobuline (0,4 g/kg KG x 5d)	siehe oben	
Primäre Angiitis des ZNS	PRED 1 mg/kg KG/d und CYC-Pulstherapie Alternativ: CYC oral 100 mg/d (**Tab. E 3.8**)	Nach 6 Wochen PRED auf 20 mg/d reduzieren; Therapie alle 3–6 Monate evaluieren und ggfs auf eine Erhaltungstherapie umstellen (s. o.) sowie PRED an die Cushing-Schwelle reduzieren	Keine (↔, A)

Tab. E 3.9: Übersicht zur pragmatischen Therapie zerebraler Vaskulitiden (abgeglichen mit den EULAR-Kriterien 2008) (Fortsetzung)

	Initialtherapie	Remissionserhaltende Therapie	Entscheidende Studie/Übersicht Empfehlungsgrad
M. Behçet	Methyl-PRED-Puls (1 000 mg/d über 3 Tage), dann PRED 1 mg/kg KG/d, Ausschleichen über 2–3 Monate	Langzeittherapie mit AZA anstreben	Hatemi et al. 2009 (↑, A)
	alternativ bei Erblindungsgefahr CSA (2–5 mg/kg KG/d)	Nach Ansprechen der Symptome CSA-Dosisreduktion auf 3–5 mg/kg KG/d PRED	
		keine Dauertherapie mit CSA	
Lupus erythematodes	PRED (1 mg/kg KG/d)	Reduktion an die Cushing-Schwelle innerhalb von 2–3 Monaten anstreben	
	Antikonvulsiva bei Krampfanfällen Neuroleptika bei psychotischer Dekompensation		
	(*cave: Senkung der Krampfschwelle*)		
	ASS nach zerebraler Ischämie		
	(Anti-Phospholipid-Antikörper-Syndrom)		
Alternative	Intermittierend	Bei gutem Ansprechen: AZA 1–2,5 mg/kg	
	PRED-Puls v. i. über 45 Min.: 3 Tage 750–1 000 mg/d 2 Tage 500–750 mg/d		
		Alternative: MTX oder CSA	
Schwere neurologische Symptomatik	PRED-Puls 3 Tage kombiniert mit	CYC-Puls alle 3 Monate über 2 Jahre wiederholen	Barile-Fabris et al. 2005
	CYC-Puls 500–1 000 mg/m²		(↑, A)
	alle 3–4 Wochen über 3–6 Monate	Bei gutem Ansprechen: AZA	
	analog *Austin-Schema* (**Tab. E 3.8**)	1–2,5 mg/kg	
	Bei Therapieresistenz additiv	Alternative: MTX oder CSA	
	Immunglobuline (0,4 g/kg KG × 5 Tage)		

Laborkontrollen bei Behandlung mit:

Prednisolon (PRED)	Blutbild, Elektrolyte, Glucose
Cyclophosphamid (CYC)	wöchentliche Blutbild-Kontrollen, Urinstatus 1 × pro Monat Pulstherapie nur bei Leukozyten > 4 000/ul, Nadir zwischen Tag 8 bis 12 erfassen
Methotrexat (MTX)	Blutbild, Leberenzyme und Kreatinin alle 2–4 Wochen; regelmäßige Lungenfunktionsprüfung
Azathioprin (AZA)	Blutbild und Leberenzyme initial wöchentlich, später alle 4–8 Wochen
Ciclosporin A (CSA)	*vor* der Therapie RR und Kreatinin-Clearance; Blutbild, Leberenzyme, Kreatinin, Kalium
Mycophenolat Mofetil (MMF)	wie bei Azathioprin
Bei Langzeittherapie mit PRED:	Osteoporose-*Prophylaxe* mit Kalzium 1 000 mg/d und Vitamin D 500–1000 IE/d Osteoporose-*Therapie* mit Biphosphonaten (z. B. Alendronat) morgendliche Gabe und ausreichende Flüssigkeitszufuhr (2–3 L/d) ggf. Blasenkatheter zur Bilanzierung, Infektionszeichen beachten

Herzbeschwerden und Bronchospasmus sofort reagieren zu können. Bei guter Verträglichkeit kann eine Steigerung nach 30 min und dann stufenweise alle 30 min um 50 mg/h auf einen Höchstwert von 400 mg/h erfolgen. Weitere Nebenwirkungen sind Fieber (50 %), Schüttelfrost, Rigor, Übelkeit, Kopfschmerz, Halsirritationen und Blutdruckabfall (10 %).

Letztlich bleibt die orale Cyclophosphamidbehandlung mit 1–2 mg/kg bis max. 4 mg/kg KG/d (initial mit 1 mg/kg/d) besonders schweren Verläufen vorbehalten (Fauci et al. 1983) (C, ↔). Die orale Therapie mit Cyclophosphamid bedarf einer engmaschigen Überwachung, insbesondere der Leukozytenwerte (Zielwert > 3 000/ul) und gegebenenfalls einer Dosisadaptation. Prednisolon kann nach etwa vier Wochen langsam reduziert und nach etwa sechs Monaten ausgesetzt werden. Cyclophosphamid wird nach Erreichen der Remission erst nach zwölf Monaten schrittweise um 25 mg pro Monat reduziert und schließlich ausgesetzt. Hohe ANCA-Titer können längere Zeit persistieren und nicht zur Therapiekontrolle herangezogen werden. Die Medikamenteneinnahme sollte morgens mit ausreichender

Flüssigkeitszufuhr (2–3 L/d) erfolgen. Blaseninfekte müssen vorher saniert werden. Die *orale* Dauertherapie muss bei einer hämorrhagischen Zystitis (Inzidenz ca. 10 %) abgebrochen werden. Der Urinstatus sollte auch nach Abschluss der Therapie im Abstand von sechs Monaten kontrolliert werden, um die Spätmanifestation eines Blasenkarzinoms zu erfassen.
Bei einem therapierefraktären Verlauf kann für kurze Zeit ein *»intensiviertes Fauci-Schema«* (3–4 mg/kg KG/d Cyclophosphamid oral unter engmaschiger Blutbild-Kontrolle) zusammen mit Prednisolon (1 000 mg/d über drei Tage) eingesetzt werden. Diese höhere orale Cyclophosphamid-Dosis wird meist nur wenige Tage toleriert und muss durch engmaschige, tägliche Blutbild-Kontrollen überwacht werden. Bei einer fulminanten systemischen Exazerbation kann man mit einer zusätzlichen Gabe hochdosierter Immunglobuline, Rituximab oder Plasmapherese (A, ↑) eine (Teil-)Remission erreichen (Jayne 2000, Keogh et al. 2006, Jayne et al. 2007).

Zur remissionserhaltenden Therapie kann längerfristig auf Azathioprin (A, ↑), Methotrexat (B, ↔), Mycophenolat Mofetil (C, ↔) oder Leflunomid (B, ↑) umgestellt werden (de Groot et al. 1996, Metzler et al. 1997, Gause et al. 2001, Jayne et al. 2003).

Polyarteriitis nodosa, Churg-Strauss-Syndrom und Hypersensitivitätsvaskulitis: Zerebrale Manifestationen werden in Anlehnung an die Therapie der WG mit einer Cyclophosphamid-Pulstherapie (z. B. 750 mg/m² i. v. alle 4 Wochen über 3–6 Monate) in Kombination mit Prednisolon behandelt (A, ↔). Bei dem CSS gilt dies insbesondere dann, wenn ein five factor score von ≥ 2 vorliegt (**Tab. E 3.10**, Gayraud et al. 2001). In nicht lebensbedrohlichen Fällen kann eine Remission auch durch AZA (Ribi et al. 2008) oder MTX erreicht werden (B, ↑), wobei unter MTX eine hohe Zahl an Rückfällen beobachtet wurden (Metzler et al. 2004). In der Remission wird eine Erhaltungstherapie mit niedrig dosiertem Prednisolon und/oder Azathioprin oder Ciclosporin A über weitere sechs bis zwölf Monate empfohlen (Guillevain et al. 1991, Gross 1999). Bei Hepatitis-assoziierter PAN kann in langsam progredienten Fällen eine niedrigdosierte Steroidtherapie (< 10 mg Prednisolon) in Kombination mit Virustatika (IFN-alpha; evtl. auch Vidarabin, Lamivudin, Famciclovir) durchgeführt werden (B, ↑).

Tab. E 3.10: Five-Factor Score (FFS, Guillevin et al. 1996) zur Graduierung des Schweregrades bei CSS und PAN

Five-Factor Score	• Serumkreatinin > 1,58 mg/dl • Proteinurie > 1 g • Gastrointestinale Beteiligung • Kardiomyopathie • ZNS-Beteiligung

Primäre Angiitis des ZNS: Eine Monotherapie mit Steroiden wird bei gesicherter PACNS als nicht ausreichend betrachtet (Moore und Richardson 1998).

Es sollte schon primär kombiniert mit Prednisolon und Cyclophosphamid behandelt werden (Moore und Richardson 1998) (A, ↔). Ob anhand der neuesten Daten (Stone et al. 2010) analog zur Behandlung der ANCA positiven Vasculitiden Rituximab eine Alternative zum Cyclophosphamid darstellt, muss durch weitere Untersuchungen geklärt werden. Prednisolon (initial 40–60 mg/d) kann nach vier bis acht Wochen schrittweise auf eine Erhaltungsdosis (zunächst 20 mg/d Prednisolon) und nach drei bis sechs Monaten an die Cushing-Schwelle zurückgenommen werden. Die Therapie ist analog der Behandlung der WG als Cyclophosphamid-Pulstherapie (beginnend mit 750 mg/m²; **Tab. E 3.8**) durchführbar. Bei Versagen dieser Therapien wird auf eine orale Therapie umgestellt. Innerhalb von 3–6 Wochen sollte eine Stabilisierung und Remission erkennbar sein.

Die Therapie wird zunächst auf zwölf Monate angelegt, wobei in dreimonatigen Abständen eine MRT-Kontrolle sinnvoll ist. Bei stabiler klinischer und kernspintomographischer Remission kann Cyclophosphamid nach etwa einem Jahr abgesetzt werden (Moore 1993). Nach einer 12monatigen Behandlungszeit werden weniger als 10 % Rezidive beobachtet (Moore und Richardson 1998). Eine nur kurzzeitige Cyclophosphamid-Therapie für drei Monate mit anschließender Azathioprin-Therapie scheint zumindest bei PACNS der kleinen Gefäße nicht ausreichend zu sein, um zu einer dauerhaften Remission zu führen (MacLaren et al. 2005). Beim Befall größerer Gefäße (z. B. basale Hirnarterien) wird eine zusätzliche Therapie mit einem Thrombozytenaggregationshemmer (ASS 100 mg/d) empfohlen, ohne dass dies systematisch bei dieser Indikation evaluiert worden wäre.

Bei hochgradigem Verdacht auf PACNS und negativem Biopsieergebnis bleibt bei schwerem Krankheitsbild und deutlicher Dynamik der Versuch einer immunsuppressiven Therapie mit Cyclophosphamid und Prednisolon gerechtfertigt, auch wenn eine Prognoseverbesserung durch eine solche Therapie nicht gesichert ist (Alreshaid et al. 2003).

Morbus Behçet: Die Behandlung des M. Behçet erfolgt nach Empfehlungen der EULAR (Hatemi et al. 2009). Die Behandlung des parenchymatösen Neuro-Behçet erfolgt analog zu der Behandlung einer M. Behçet assozierten posterioren Uveitis. Dabei werden akute Exazerbationen einer ZNS-Beteiligung mit einer hochdosierten oralen (initial mindestens 1 mg/kg pro Tag) oder intravenösen (1 000 mg/pro Tag) Prednisolon-Pulstherapie behandelt (A, ↔). Ein orales Ausschleichen, abhängig vom klinischen Ansprechen über 2–3 Monate, soll frühen Rezidiven vorbeugen. Zur Erhaltungstherapie werden neben dem am häufigsten eingesetzten Azathioprin (1,5–3 mg/kg/Tag B, ↔) auch Cyclophosphamid (C, ↔), Methotrexat (C, ↔) oder aufgrund der Myelotoxizität eher seltener Chlorambucil empfohlen. Ciclosporin A ist bei der Uveitis wirksam, wird bei einer zerebralen Manifestation aber wegen der Möglichkeit einer Leukenzephalopathie nicht empfohlen (Kidd et al. 1999) und sollte nicht als Langzeittherapie eingesetzt werden. Ob die TNF-α-Antikörper Infiximab und Etanercept oder das bei mukokutaner Beteiligung wirksame Thalidomid bei Neuro-Behçet allein oder in Kombination wirksam sind, ist offen (Siva et al. 2004). Wenn auch beim M. Behçet die Antikoagulation von Thrombosen nicht generell empfohlen wird, so sollten doch Sinusvenenthrombosen mit Heparin (Vollheparinisierung oder PTT-wirksame Gabe niedermolekularer Heparine) und nachfolgender oraler Antikoagulation behandelt werden (Wechsler et al. 1992, Siva et al. 2004) (B, ↔).

Erkrankungen des rheumatischen Formenkreises: Beim SLE besteht aufgrund einer Zytopenie häufig eine Immundefizienz. Vor dem Beginn einer eingreifenden Immunsuppression muss eine ZNS-Infektion, insbesondere eine indolente Pilzinfektion ausgeschlossen sein. Eine ZNS-Beteiligung wird zunächst mit Prednisolon (1–2 mg/kg KG/d) behandelt. Bei einer gravierenden neurologischen Symptomatik (schwere Enzephalopathie, akute Querschnittsmyelitis) wird eine parenterale Prednisolon-Pulsbehandlung mit 750–1 000 mg/d über 3–5 Tage verabreicht und mit einer Cyclophosphamid-Pulsbehandlung (500–1 000 mg/m^2 alle 4 Wochen über 6 Monate) kombiniert. Diese Therapie ist einer alleinigen Behandlung mit Methylprednisolon deutlich überlegen (Barile-Fabris et al. 2005) (A, ↑). Diese kann dann anschließend in dreimonatlichem Abstand fortgesetzt werden (Gourley et al. 1996, Gause et al. 2001, Sanna et al. 2003). Die Gesamtbehandlungsdauer sollte mindestens ein Jahr betragen. Bei Erreichen einer Remission nach sechs Zyklen kann auf eine remissionserhaltende Therapie mit Azathioprin 1–2 mg/kg KG (Alternativen MMF, Ciclosporin A, Methotrexat) umgesetzt werden. In der remissionserhaltenden Langzeittherapie muss auch versucht werden, Steroide auf die minimal effektive Dosis zurückzunehmen. Bei einer therapierefraktären Entwicklung kann das Intervall der Cyclophosphamidpulstherapie auf 3 Wochen verkürzt werden, bei weiterhin fehlendem Ansprechen kann der anti-CD20-Antikörper Rituximab (375 mg/m^2, i. v.-Gabe in Woche 1, 2, 4, 6) oder Immunglobuline gegeben werden. Eine Plasmaseparation hat nach derzeitiger Studienlage keine zusätzlichen therapeutischen Vorteile. In der remissionserhaltenden Therapie wird versucht, Steroide auf eine minimale effektive Dosis zurückzunehmen und Cyclophosphamid gegen andere, weniger toxische Substanzen wie Azathioprin auszutauschen.
Eine weitere Möglichkeit der Therapie in besonders schwierigen Fällen stellt die hämatopoetische Stammzelltransplantation dar (Burt et al. 2006). Dieses kann aber nur in ausgewählten Zentren durchgeführt warden.

Sekundäres Anti-Phospholipid-Antikörper-Syndrom bei SLE: Das Vorkommen von Anti-Phospholipid-Antikörpern (APL-AK) ohne klinische Symptome bedarf keiner differenzierten Therapie. Bei hohem Titer und asymptomatischem Verlauf werden 100 mg/d Acetylsalicylsäure empfohlen. Bei einer *venösen* Thrombose ist nach der Heparinisierung eine dauerhafte Antikoagulation indiziert (INR 2–3. Crowther et al. 2003). Ebenso wird bei rezidivierenden arteriellen Thrombosen eine orale Antikoagulation empfohlen. Wenn die neurologischen Manifestationen allein durch ein thrombotisches Geschehen im Rahmen eines Antiphospholipidsyndroms erklärt sind, genügt eine Antikoagulation als Therapie; erst bei therapierefraktären Verläufen ist eine zusätzliche immunsuppressive Therapie notwendig (Sanna et al. 2003). Das Risiko einer erneuten Thrombose bei Patienten mit Anti-Phospholipid-Antikörper- Syndrom und einem positiven *Lupus-Antikoagulans-Test* ist hoch, insbesondere in den ersten sechs Monaten nach Beendigung einer Antikoagulation (Hiepe und Burmester 1996).
Bei der Behandlung zerebraler Krampfanfälle sollte beachtet werden, dass in Einzelfällen unter Phenhydan, Carbamazepin und Valproinsäure ein medikamenteninduzierter Lupus erythematodes beobachtet wurde. Bei einer Exazerbation von Hauteffloreszenzen sollte die antikonvulsive Medikation umgesetzt werden. Eine psychotische Symptomatik wird mit Neuroleptika behandelt. Dabei ist auf die Erniedrigung der Anfallsschwelle zu achten.

Bei Sjögren-Syndrom mit Hirnnervenbefall oder Befall des peripheren Nervensystems sollte eine Steroidtherapie erfolgen. Bei schweren Verlaufsformen, z. B. bei einer Sjögren-Syndrom-assoziierten Querschnittsmyelitis, sollte eine zusätzliche Cyclophosphamid-Pulstherapie analog dem Schema bei schwerem Neurolupus erfolgen (Rogers et al. 2004) (A, ↔).

Patienten mit Vaskulitiden sind in der Deutschen Rheuma-Liga organisiert: Deutsche Rheuma-Liga Bundesverband e. V., Sekretariat, Maximilianstr. 14, 53111 Bonn, Tel: 0228-766 06 0, Fax: 0228-766 06 20, www.rheuma-liga.de, bv.neumann@rheuma-liga.de.

E 3.5 Literatur

Alhalabi M, Moore PM. Serial angiography in isolated angiitis of the central nervous system. Neurology 1994;44: 1221–1226.

Allen NB, Cox CC, Cobo M, Kisslo J, Jacobs R, McCallum RM, Haynes BF. Use of immunosuppressive agents in the treatment of severe ocular and vascular manifestations of Cogan syndrome. Am J Med 1990;88:296–301.

Alreshaid AA, Powers WJ. Prognosis of patients with suspected primary CNS angiitis and negative brain biopsy. Neurology 2003;61:831–833.

Atzeni F, Turiel M, Capsoni F, Doria A, Meroni P, Sarzi-Puttini P. Autoimmunity and Anti-TNF-{alpha} Agents. Ann N Y Acad Sci 2005;1051:559–569.

Austin HA, Klippel JH, Balow JE, le Riche NG, Steinberg ED, Plotz PH, Decker JL. Therapy of lupus nephritis. Controlled trial of prednisone and cytotoxic drugs. NEJM 1986;314:614–619.

Barile-Fabris L, Ariza-Andraca R, Olguín-Ortega L, Jara LJ, Fraga-Mouret A, Miranda-Limón JM, Fuentes de la Mata J, Clark P, Vargas F, Alocer-Varela J. Controlled clinical trial of IV cyclophosphamide versus IV methylprednisolone in severe neurological manifestations in systemic lupus erythematosus. Ann Rheum Dis. 2005; 64:620–5.

Berlit P. The spectrum of vasculopathies in the differential diagnosis of vasculitis. Sem Neurol 1994;14:370–379.

Berlit P, Melms A, Seidel G, Steinbrecher A. Leitlinie Zerebrale Vaskulitis der Deutschen Gesellschaft für Neurologie 2005. www.dgn.org/140.0.html

Brey RL, Holliday SL, Saklad AR, Navarrete MG, Hermosillo-Romo D, Stallworth CL, Valdez CR, Escalante A, del Rincon I, Gronseth G, Rhine CB, Padilla P, McGlasson D. Neuropsychiatric syndromes in lupus: prevalence using standardized definitions. Neurology 2002; 58:1214–1220.

Burt RK, Traynor A, Statkute L, Barr WG, Rosa R, Schroeder J, Verda L, Krosnjar N, Quigley K, Yaung K, Villa Bs M, Takahashi M, Jovanovic B, Oyama Y. Nonmyeloablative hematopoietic stem cell transplantation for systemic lupus erythematosus. JAMA. 2006;295: 527–35.

Calabrese LH, Dodick DW, Schwedt TJ, Singhal AB. Narrative review: reversible cerebral vasoconstriction syndromes. Ann Intern Med. 2007;146:34–44.

Caroyer JM, Manto MU, Steinfeld SD. Severe sensory neuronopathy responsive to infliximab in primary Sjogren's syndrome. Neurology 2002;59:1113–1114.

Casato M, Saadoun D, Marchetti A, Limal N, Picq C, Pantano P, Galanaud D, Cianci R, Duhaut P, Piette JC, Fiorilli M, Cacoub P. Central nervous system involvement in hepatitis C virus cryoglobulinemia vasculitis: a multicenter case-control study using magnetic resonance imaging and neuropsychological tests. J Rheumatol 2005; 32:484–488.

Chan TM, Li FK, Tang CSO, Wong RWS, Fang GX, Ji YL, Lau CS, Wong AKM, Tong MKL, Chan KC, Lai KN. Efficacy of mycophenolate mofetil in patients with diffuse proliferative lupus nephritis. N Engl J Med 2000;343: 1156–1162.

Chaudry V, Cornblath DR, Griffin JW, O'Brien R, Drachman DB. Mycophenolate mofetil: a safe and promising immunosuppressant in neuromuscular diseases. Neurology 2001;56:94–96.

Chu CT, Gray L, Goldstein LB, Hulette CM. Diagnosis of intracranial vasculitis: a multi-disciplinary approach. J Neuropathol Exp Neurol 1998;57:30–38.

Contreras G, Pardo V, Leclercq B, Lenz O, Tozman E, O'Nan P, Roth D. Sequential therapies for proliferative lupus nephritis. N Engl J Med 2004;350:971–980.

Crowther MA, Ginsberg JS, Julian J, Denburg J, Hirsh J, Douketis J, Laskin C, Fortin P, Anderson D, Kearon C, Clarke A, Geerts W, Forgie M, Green D, Costantini L, Yacura W, Wilson S, Gent M, Kovacs MJ. A comparison of two intensities of warfarin for the prevention of recurrent thrombosis in patients with the antiphospholipid antibody syndrome. N Engl J Med 2003;349:1133–1138.

Cupps TR, Fauci AS. The Vaskulitides. Philadelphia: Saunders; 1981.

de Groot K, Reinhold-Keller E, Tatsi E, Paulsen J, Heller M, Nölle B, Gross WL. Therapy for the maintenance of remission in sixty-five patients with generalized Wegener's granulomatosis. Arthritis Rheum 1996;39:2052–2061.

de Groot K, Schmidt DK, Arlt AC, Gross WL, Reinhold-Keller E. Standardized neurologic evaluations in 128 patients with Wegener granulomatosis. Arch Neurol 2001; 58:1215–1221.

de Groot K, Rasmussen N, Bacon PA, Tervaert JW, Feighery C, Gregorini G, Gross WL, Luqmani R, Jayne DR. Randomized trial of cyclophosphamide versus methotrexate for induction of remission in early systemic antineutrophil cytoplasmic antibody-associated vasculitis. Arthritis Rheum 2005;52:2461–39.

de Groot K, Harper L, Jayne DR, Flores Suarez LF, Gregorini G, Gross WL, Luqmani R, Pusey CD, Rasmussen N, Sinico RA, Tesar V, Vanhille P, Westman K, Savage CO; EUVAS (European Vasculitis Study Group).Pulse versus daily oral cyclophosphamide for induction of remission in antineutrophil cytoplasmic antibody-associated vasculitis: a randomized trial. Ann Intern Med 2009;150: 670–80.

Delalande S, de Seze J, Fauchais AL, Hachulla E, Stojkovic T, Ferriby D, Dubucquoi S, Pruvo JP, Vermersch P, Hatron PY. Neurologic manifestations in primary Sjogren syndrome: a study of 82 patients. Medicine 2004;83: 280–291.

Demaerel P, De Ruyter N, Maes F, Velghe B, Wilms G. Magnetic resonance angiography in suspected cerebral vasculitis. Eur Radiol 2004;14:1005–1012.

de Menthon M, Lavalley MP, Maldini C, Guillevin L, Mahr A. HLA-B51/B5 and the risk of Behçet's disease: a systematic review and meta-analysis of case-control genetic association studies. Arthritis Rheum. 2009;15: 1287–96.

De Silva M, Hazleman BL. Azathioprine in giant cell arteritis/polymyalgia rheumatica: a double blind study. Ann Rheum Dis 1986;45:136–138.

DiGiorgio LA, Konstantinov KN, Lee SC, Hardin JA, Volpe BT, Diamond B. A subset of lupus anti-DNA antibodies cross-reacts with the NR2 glutamate receptor in systemic lupus erythematodes. Nat Med 2001;7:1189–1193.

Ducros A, Boukobza M, Porcher R, Sarov M, Valade D, Bousser MG. The clinical and radiological spectrum of reversible cerebral vasoconstriction syndrome. A prospective series of 67 patients. Brain. 2007;3091–101.

DVO-Leitlinie Glukokortikoid-induzierte Osteoporose. www.lutherhaus.de/osteo/leitlinien-dvo

Eng JA, Frosch MP, Choi K, Rebeck GW, Greenberg SM. Clinical manifestations of cerebral amyloid angiopathy-related inflammation. Ann Neurol 2004;55:250–256.

Fauci AS, Haynes BF, Katz P, Wolff SM. Wegener's granulomatosis: prospective clinical and therapeutic experience with 85 patients for 21 years. Ann Intern Med 1983; 98:76–85.

Ferreri AJ, Campo E, Seymour JF, Willemze R, Ilariucci F, Ambrosetti A, Zucca E, Rossi G, Lopez-Guillermo A, Pavlovsky MA, Geerts ML, Candoni A, Lestani M, Asioli S, Milani M, Piris MA, Pileri S, Facchetti F, Cavalli F, Ponzoni M; International Extranodal Lymphoma Study Group (IELSG).Intravascular lymphoma: clinical presentation, natural history, management and prognostic factors in a series of 38 cases, with special emphasis on the ›cutaneous variant‹. Br J Haematol 2004;127:173–183.

Filley CM, Kozora E, Brown MS, Miller DE, West SG, Arciniegas DB, Grimm A, Zhang L. White matter microstructure and cognition in non-neuropsychiatric systemic lupus erythematosus. Cogn Behav Neurol 2009; 22:38–44.

Gause A, Manger B, Kalden JR, Burmester GR. Therapie entzündlich-rheumatischer Erkrankungen: Vom Standard in die Zukunft. Internist 2001;42:223–236.

Gayraud M, Guillevin L, Cohen P, Lhote F, Cacoub P, Deblois P, Godeu B, Ruel M, Vidal E, Pointud M, Ducroix JP, Lassoued S, Christoforov B, Babinet P for the French cooperative study group for vasculitides. Treatment of good-prognosis polyarteritis nodosa and Churg-Strauss syndrome: comparison of steroids and oral or pulse cyclophosphamide in 25 patients. Br J Rheumatol 1997;36: 1290–1297.

Gayraud M, Guillevin L, Le Toumelin P, Cohen P, Lhote F, Casassus P, Jarrousse B, and the French Vasculitis Study Group.Long-term followup of polyarteritis nodosa, microscopic polyangiitis, and Churg-Strauss-Syndrome. analysis of four prospective trials including 278 patients. Arthr Rheum 2001;44:666–675.

Gilden DH, Kleinschmidt-DeMasters BK, LaGuardia JJ, Mahalingam R, Cohrs RJ. No abstract Neurologic complications of the reactivation of varicella-zoster virus. N Engl J Med 2000;342:635–645.

Gilden DH, Lipton HL, Wolf JS, Akenbrandt W, Smith JE, Mahalingam R, Forghani B. Two patients with unusual forms of varicella-zoster virus vasculopathy. N Engl J Med 2002;347:1500–1503.

Glass J, Hochberg FH, Miller DC. Intravascular lymphomatosis. A systemic disease with neurologic manifestations. Cancer 1993;71:3156–164.

Gourley MF, Austin HA, Scott D, Yarboro CH, Vaughan EM, Muir J, Boumpas DT, Klippel JH, Balow JE, Steinberg AD. Methylprednisolone and cyclophosphamid, alone or in combination in patients with lupus nephritis. A randomised controlled trial. Ann Intern Med 1996; 125:549–557.

Graham JW, Jan W. MRI and the brain in systemic lupus erythematosus. Lupus 2003;12:891–896.

Gross JW, Primär systemische Vaskulitiden. Teil III: Pathogenese und Therapie. Internist 1999;40:1194–1215.

Grasland A, Pouchot J, Hachulla E, Blétry O, Papo T, Vinceneux P; Study Group for Cogan's Syndrome.Typical and atypical Cogan's syndrome: 32 cases and review of the literature. Rheumatology 2004;43:1007–15.

Guillevin L, Jarrousse B, Lok C, Lhote F, Jais JPH, Le Thi Huong D, Bussel A. Long-term follow-up after treatment of PAN and Churg-Strauss angiitis with comparison of steroides, plasma exchange and cyclophosphamide to steroids and plasma exchange: a prospective randomized trial of 71 patients. J Rheumatol 1991;18: 567–574.

Guillevin L, Fain O, Lhote F, Jarrousse B, Le Thi Huong D, Bussel A, Leon A. Lack of superiority of steroids plus plasma exchange to steroids alone in the treatment of polyarteriitis nodosa and Churg-Strauss syndrome. Arthritis Rheum 1992;35:208–215.

Guillevin L, Lhote F, Gayraud M, Cohen P, Jarrousse B, Lortholary O, Thibult N, Casassus P. Prognostic factors in polyarteritis nodosa and Churg-Strauss syndrome. A prospective study in 342 patients. Medicine (Baltimore). 1996;75:17–28.

Guillevin L, Cordier JF, Lhote F, Cohen P, Jarrousse B, Royer I, Lesavre P, Jacquot C, Bindi P, Bielefeld P, Desson JF, Detree F, Dubois A, Hachulla E, Hoen B, Jacomy D, Seigneuric C, Lauque D, Stern M, Longy-Boursier M. A prospective, multicenter, randomized trial comparing steroids and pulse cyclophosphamide versus steroids and oral cyclophosphamide in the treatment of generalized Wegener's granulomatosis. Arthritis Rheum 1997; 40:2187–2198.

Hajj-Ali RA. Primary angiitis of the central nervous system: differential diagnosis and treatment. Best Pract Res Clin Rheumatol. 2010;413–26.

Hatemi G, Silman A, Bang D, Bodaghi B, Chamberlain AM, Gul A, Houman MH, Kötter I, Olivieri I, Salvarani C, Sfikakis PP, Siva A, Stanford MR, Stübiger N, Yurdakul S, Yazici H. Management of Behçet disease: a systematic literature review for the European League Against Rheumatism evidence-based recommendations for the management of Behçet disease. Ann Rheum Dis 2009;68:1528–34.

Haubitz M, Schellong S, Göbel U, Schurek HJ, Schaumann D, Koch KM, Brunkhorst R. Intravenous pulse administration of cyclophosphamide versus daily oral treatment in patients with antineutrophil cytoplasmic antibody-associated vasculitis and renal involvement. A prospective, randomized study. Arthritis Rheum 1998;41:1835–1844.

Hiepe F, Burmester GR. Therapie des systemischen Lupus erythematodes. Dtsch Med Wschr 1996;121:1129–1133.

Horn P, Vajkoczy P, Schmiedek P. Die spontane Okklusion des Circulus arteriosus Willisii (Moyamoya-Erkrankung). Nervenarzt 2001;72:406–415.

Hu W, Liu C, Xie H, Chen H, Liu Z, Li L. Mycophenolate mofetil versus cyclophosphamide for inducing remission of ANCA vasculitis with moderate renal involvement. Nephrol Dial Transplant 2008;23:1307–12.

Illei GG, Austin HA, Crane M, Collins L, Gourley MF, Yarboro CH, Vaughan EM, Kuroiwa T, Danning CL, Steinberg AD, Klippel JH, Balow JE, Boumpas DT. Combination therapy with pulse cyclophosphamide plus pulse methylprednisolone improves long-term renal outcome without adding toxicity in patients with lupus nephritis. Ann Intern Med 2001;135:248–257.

Jayne D. Evidence-based treatment of systemic vasculitis. Rheumatology 2000;39:585–595.

Jayne D, Rasmussen N, Andrassy K, Bacon P, Tervaert JW, Dadoniene J, Ekstrand A, Gaskin G, Gregorini G, de Groot K, Gross W, Hagen EC, Mirapeix E, Pettersson E, Siegert C, Sinico A, Tesar V, Westman K, Pusey C; European Vasculitis Study Group.A randomized trial of maintenance therapy for vasculitis associated with antineutrophil cytoplasmic autoantibodies. N Engl J Med 2003;349:36–44.

Jennette JC, Falk RJ, Andrassy, K, Bacon PA, Churg J, Gross WL, Hagen CH, Hoffma GS, Hunder GG, Kallenber CG, McKluskey RT, Sinito RA, Rees AJ, van Es LA, Waldherr R, Wiik A. Nomenclature of systemic vasculitis. Arthritis Rheum 1994;37:187–192.

Jennette JC, Falk RJ. Small vessel vasculitis. N Engl J Med 1997;337:1512–1523.

Jones RB, Cohen Tervaert JW, Hauser T, Luqmani R, Morgan MD, Peh CA, Savage CO, Segelmark M, Tesar V, van Paassen P, Walsh D, Walsh M, Westman K, Jayne DR; European Vasculitis Study Group.Rituximab versus cyclophosphamide in ANCA-associated renal vasculitis. N Engl J Med 2010;363:211–20.

Joseph FG, Lammie GA, Scolding NJ. CNS lupus: a study of 41 patients. Neurology. 2007;14;:644–54.

Kadkhodayan Y, Alreshaid A, Moran CJ, Cross DT 3rd, Powers WJ, Derdeyn CP. Primary angiitis of the central nervous system at conventional angiography. Radiology 2004;233:878–882.

Karni A, Sadeh M, Blatt I, Goldhammer Y. Cogan's syndrome complicated by lacunar brain infarcts. J Neurol Neurosurg Psychiatr 1991;54:169–171.

Kessenbrock K, Krumbholz M, Schönermarck U, Back W, Gross WL, Werb Z, Gröne HJ, Brinkmann V, Jenne DE. Netting neutrophils in autoimmune small-vessel vasculitis. Nat Med 2009;15:623–35.

Khan N, Schuknecht B, Boltshauser E, Capone A, Buck A, Imhof HG, Yonekawa Y. Moyamoya disease and Moyamoya syndrome: experience in Europe; choice of revascularisation procedures. Acta Neurochir 2003;145: 1061–1071.

Kidd D, Steuer A, Denman AM, Rudge P. Neurological complications in Behçet's syndrome. Brain 1999;122: 2183–2194.

Kobayashi Y, Ishii K, Oda K, Nariai T, Tanaka Y, Ishiwata K, Numano F. Aortic wall inflammation due to Takayasu arteritis imaged with 18F-FDG PET coregistered with enhanced CT. J Nucl Med. 2005;46:917–22.

Lanthier S, Lortie A, Michaud J, Laxer R, Jay V, deVeber G. Isolated angiitis of the CNS in children. Neurology 2001; 56:837–842.

Levine JS, Branch DW, Rauch J. Medical Progress: The antiphospholipid syndrome. N Engl J Med 2002;346:752–763.

Lewis EJ, Hunsicker LG, Lan SP, Rohde RD, Lachin JM. A controlled trial of plasmapheresis therapy in severe lupus nephritis. New Engl J Med 1982;326:1373–1379.

Lie JT. Illustrated histopathologic classification criteria for selected vasculitis syndromes. American College of Rheumatology Subcommittee on Classification of Vasculitis. Arthritis Rheum 1990;33:1074–87.

Mantovani A, Bussolino F, Introna M. Cytokine regulation of endothelial cell function: from molecular level to the bedside. Immunol Today 1997;18:231–240.

May EF, Jabbary B. Stroke in neuroborreliosis. Stroke 1990; 21:1232–1235.

MacLaren K, Gillespie J, Shrestha S, Neary D, Ballardie FW. Primary angiitis of the central nervous system: emerging variants. QJM 2005;98:643–654.

McLean BN, Miller D, Thompson EJ. Oligoclonal banding of IgG in CSF, blood-brain barrier function, and MRI findings in patients with sarcoidosis, systemic lupus erythematodes, and Behçet's disease involving the nervous system. J Neurol Neurosurg Psychiatry 1995;58:548–554.

Metzler C, Reinhold-Keller E, Schmitt W, Gross WL. Maintainance of remission with leflunomide in 11 patients with Wegener's granulomatosis. Arthr Rheum 1997;40:808.

Metzler C, Hellmich B, Gause A, Gross WL, de Groot K. Churg Strauss syndrome--successful induction of remission with methotrexate and unexpected high cardiac and pulmonary relapse ratio during maintenance treatment. Clin Exp Rheumatol. 2004;22 (6 Suppl 36):52–61.

Metzler C, Miehle N, Manger K, Iking-Konert C, de Groot K, Hellmich B, Gross WL, Reinhold-Keller E; German Network of Rheumatic Diseases. Elevated relapse rate under oral methotrexate versus leflunomide for maintenance of remission in Wegener's granulomatosis. Rheumatology (Oxford) 2007;46:1087–91.

Mitsikostas DD, Sfikakis PP, Goadsby PJ. A meta-analysis for headache in systemic lupus erythematosus: the evidence and the myth. Brain 2004;127:1200–1209.

Moore PM. Isolated angiitis of the central nervous system. In: Berlit P, Moore PM, eds. Vasculitis, rheumatic disease and the nervous system. New York: Springer; 1993.p. 52–58.

Moore PM. Neurological manifestation of vasculitis: update on immunopathogenic mechanisms and clinical features. Ann Neurol 1995;37(Suppl 1):S131–141.

Murphy JM, Gomez-Anson B, Gilliard JH, et al. Wegener granulomatosis: MR imaging findings in brain and meninges. Radiology 1999;213:794–799.

Nichols JC, Ince A, Akduman L, Mann ES. Interferon-alpha 2a treatment of neuro-Behcet disease. J Neuroophthalmol 2001;21:109–111.

Nishino H, Rubino FA, DeRemee RA, Swanson JW, Parisi JE. Neurological involvement in Wegener's granulomatosis: an analysis of 324 consecutive patients at the Mayo Clinic. Ann Neurol 1993;33:4–9.

Nolte KB, Brass LM, Fletterick CF. Intracranial hemorrhage associated with cocaine abuse: a prospective autopsy study. Neurology 1996;46:1291–1296.

Nowack R, Gobel U, Klooker P, Hergesell O, Andrassy K, van der Woude FJ. Mycophenolate mofetil for maintenance therapy of Wegener's granulomatosis and microscopic polyangiitis: a pilot study in 11 patients with renal involvement. J Am Soc Nephrol 1999;10:1965–1971.

Ohno T, Matsuda I, Furukawa H, Kanoh T. Recovery from rheumatoid cerebral vasculitis by low dose methotrexate. Intern Med 1994;33:615–620.

Omdal R, Brokstad K, Waterloo K, Koldingsnes W, Jonsson R, Mellgren SI. Neuropsychiatric disturbances in SLE are associated with antibodies against NMDA receptors. Eur J Neurol 2005;12:392–398.

Özen S, Ruperto N, Dillon MJ, Bagga A, Barron K, Davin JC, et al. EULAR/PReS endorsed consensus criteria for the classification of childhood vasculitides. Ann Rheum Dis 2006;65:936–941.

Pagnoux C, Mahr A, Hamidou MA, Boffa JJ, Ruivard M, Ducroix JP, Kyndt X, Lifermann F, Papo T, Lambert M, Le Noach J, Khellaf M, Merrien D, Puéchal X, Vinzio S, Cohen P, Mouthon L, Cordier JF, Guillevin L; French Vasculitis Study Group.Azathioprine or methotrexate maintenance for ANCA-associated vasculitis. N Engl J Med 2008;359:2790–803.

Petri M, Naqibuddin M, Carson KA, Sampedro M, Wallace DJ, Weisman MH, Holliday SL, Padilla PA, Brey RL. Cognitive function in a systemic lupus erythematosus inception cohort. J Rheumatol 2008;35:1776–81.

Pizzolato GP, Sztajzel R, Burkhardt K, Megret M, Borisch B. Cerebral vasculitis during FK506 treatment in a liver transplant patient. Neurology 1998;50:1154–1157.

Pomper MG, Miller TJ, Stone JH, Tidmore WC, Hellman DB. CNS vasculitis in autoimmune disease: MR imaging findings and correlation with angiography. AJNR 1999; 20:75–85.

Pouchot J, Vinceneux P, Bouccara D, Sterkers O, Bodelet B. Methotrexate as a steroid-sparing agent in Cogan's syndrome. Arthr Rheum 1994;38:1348–1349.

Provenzale JM, Allen NB. Wegener Granulomatosis: CT and MR findings. AJNR Am J Neuroradiol 1996a;17: 785–792.

Rebǫllo M, Val JF, Garijo F, Quintana F, Berciano J. Livedo reticularis and cerebrovascular lesions (Sneddon's syndrome). Clinical, radiological and pathological features in eight cases. Brain 1983;106:965–979.

Ribi C, Cohen P, Pagnoux C, Mahr A, Aréne JP, Lauque D, Puéchal X, Letellier P, Delaval P, Cordier JF, Guillevin L; French Vasculitis Study Group.Treatment of Churg-Strauss syndrome without poor-prognosis factors: a multicenter, prospective, randomized, open-label study of seventy-two patients. Arthritis Rheum. 2008;58:586–94.

Rogers SJ, Williams CS, Roman GC. Myelopathy in Sjogren's syndrome: role of nonsteroidal immunosuppressants. Drugs 2004;64:123–132.

Sandok BA. Fibromuscular dysplasia of the internal carotid artery. Neurol Clin 1983;1:17–26.

Sanna G, Bertolaccini ML, Mathieu A. Central nervous system lupus: a clinical approach to therapy. Lupus 2003; 12:935–942.

Schmidley JW. Central nervous system angiitis. Boston: Butterworth-Heinemann; 2000.

Scolding NJ, Joseph F, Kirby PA, Mazanti I, Gray F, Mikol J, Ellison D, Hilton DA, Williams TL, MacKenzie JM, Xuereb JH, Love S. Related Articles, Links Abstract Abeta-related angiitis: primary angiitis of the central nervous system associated with cerebral amyloid angiopathy. Brain 2005;128:500–515.

Seghal M, Swanson JW, DeRemee RA, Colby TV. Neurologic manifestations of Churg-Strauss syndrome. Mayo Clin Proc 1995;70:337–341.

Sfikakis PP, Boletis JN, Tsokos GC. Rituximab anti-B-cell therapy in systemic lupus erythematosus: pointing to the future. Curr Opin Rheumatol 2005;17:550–557.

Sheehy N, Sheehan K, Brett F, Kay E, Grogan L, Delanty N. Hodgkins disease presenting with granulomatous angiitis of the central nervous system. J Neurol 2003;250: 112–113.

Singleton JD, West SG, Reddy VV, Rak KM. Cerebral vasculitis complicating rheumatoid arthritis. South Med J 1995;88:470–474.

Siva A. Vasculitis of the nervous system. J Neurol 2001;248: 451–468.

Siva A, Altintas A, Saip S. Behcet's syndrome and the nervous system. Curr Opin Neurol 2004;17:347–357.

Slot MC, Tervaert JW, Boomsma MM, Stegeman CA. Positive classic antineutrophil cytoplasmic antibody (C-ANCA) titer at switch to azathioprine therapy associated with relapse in proteinase 3-related vasculitis. Arthritis Rheum 2004;51:269–73.

Sneller MC. Rituximab and Wegener's granulomatosis: are B cells a target in vasculitis treatment? Arthritis Rheum 2005;52:1–5.

Specks U. Methotrexate for Wegener's granulomatosis: what is the evidence? Arthritis Rheum 2005;52:2237–2242.

Stone JH, Merkel PA, Spiera R, Seo P, Langford CA, Hoffman GS, Kallenberg CG, St Clair EW, Turkiewicz A, Tchao NK, Webber L, Ding L, Sejismundo LP, Mieras K, Weitzenkamp D, Ikle D, Seyfert-Margolis V, Mueller M, Brunetta P, Allen NB, Fervenza FC, Geetha D, Keogh KA, Kissin EY, Monach PA, Peikert T, Stegeman C, Ytterberg SR, Specks U; RAVE-ITN Research Group. Rituximab versus cyclophosphamide for ANCA-associated vasculitis. N Engl J Med. 2010;363:221–32.

Stone JH, Pomper MG, Roubenoff R et al. Sensitivities of nonivasive tests for central nervous system vasculitis: a comparison of lumbar puncture, computed tomography and magnetic resonance imaging. J Rheumatol 1994;21: 1277–1282.

Szer IS. Henoch-Schonlein purpura. Curr Opin Rheumatol 1994;6:25–31.

Tan EM, Cohen AS Fries JF, et al. The 1982 revised criteria for the classsification of systemic lupus erythematodes. Arthritis Rheum 1982;25:1271–1272.

Töpper R, Gartung C, Block F. Neurologic complications in inflammatory bowel diseases. Nervenarzt 2002;73:489–499.

Toubi E, Kessel A, Shoenfeld Y. High-dose intravenous immunoglobulins: an option in the treatment of systemic lupus erythematosus. Hum Immunol 2005;66:395–402.

Vitali C, Bombardieri S, Jonsson R, Moutsopoulos HM, Alexander EL, Carsons SE, Daniels TE, Fox PC, Fox RI, Kassan SS, Pillemer SR, Talal N, Weisman MH; European Study Group on Classification Criteria for Sjogren's Syndrome. Classification criteria for Sjogren's syndrome: a revised version of the European criteria proposed by the American-European Consensus Group. Ann Rheum Dis 2002;61:554–558.

Wechsler B, Vidailhet M, Piette JC, Bousser MG, DellvIsola B, Bletry O, Godeau P. Cerebral venous thrombosis in Behçet's disease: Clinical study and longterm follow up of 25 cases. Neurology 1992;42:614–618.

Wegener's Granulomatosis Etanercept Trial (WGET) Research Group. Etanercept plus standard therapy for Wegener's granulomatosis. N Engl J Med. 2005;352:351–61.

Younger DS, Hays AP, Brust JCM, Rowland LP. Granulomatous angiitis of the brain. An inflammatory reaction of diverse etiology. Arch Neurol 1988;45:514–518.

Xiao H, Heeringa P, Hu P, Liu Z, Zhao M, Aratani Y, Maeda N, Falk RJ, Jennette JC. Antineutrophil cytoplasmic autoantibodies specific for myeloperoxidase cause glomerulonephritis and vasculitis in mice. J Clin Invest. 2002; 110:955–63.

Zintzaras E, Voulgarelis M, Moutsopoulos HM. The risk of lymphoma development in autoimmune diseases: a meta-analysis. Arch Intern Med. 2005;165:2337–2344.

Zierhut M, Schlote T, Stübiger N, Daikeler T, Kötter I, Bless D, Koitschev A. Cogan-I-Syndrom: Klinik, Therapie und Prognose. Ophthalmologe 2000;97:197–202.

E 3

E 4 Riesenzellarteriitis und Polymyalgia rheumatica

*von T. Magnus und F. Leypoldt**

E 4.1 Klinik

Die Riesenzellarteriitis (RZA, Arteriitis temporalis, Arteriitis cranialis, M. Horton) und die Polymyalgia rheumatica (PMR) stellen Extreme des klinischen Spektrums der *häufigsten* systemischen Vaskulitiden großer und mittelgroßer Gefäße des älteren Menschen dar. Überlappungen sind häufig: Die Hälfte der Patienten mit einer RZA hat gleichzeitig Symptome einer PMR und 15–30 % der PMR haben eine koinzidente RZA. Bei Verdacht auf eine der beiden Erkrankungen müssen die Symptome hinweisend auf die andere Manifestation exploriert werden.

E 4.1.1 Riesenzellarteriitis (RZA)

Eine RZA sollte erwogen werden bei allen Patienten über 50 Jahre mit:

- neuartigen Kopfschmerzen
- plötzlichen Sehstörungen
- Symptomen einer PMR
- Claudicatio bei Kaubewegungen (C. masticatoria)
- Fieber oder Anämie ungeklärter Ursache
- hohe BSG (> 50 mm in der ersten Stunde) und/oder CRP

Die 1990 von der American College of Rheumatology formulierten Diagnosekriterien (**Tab. E 4.1a**) sind nur für die Abgrenzung der RZA von anderen Vaskulitiden evaluiert, nicht jedoch für die klinische Diagnose (Hunder et al. 1990). Kopfschmerzen (72 %) sind immer *neuartig*, meist temporal lokalisiert und stechend, teils jedoch atypisch gelegen. Häufig sind auch schmerzhafte Berührungsempfindlichkeiten der Kopfhaut oder Haarwurzeln (Kämmen). Die Sehstörungen treten plötzlich und transient (Amaurosis fugax) auf, gefolgt von persistierenden Sehstörungen durch vaskulitische Affektion der Gefäßversorgung der Retina oder des N. opticus. Am häufigsten sind anteriore ischämische Optikusneuropathien (90 %, AION), seltener Zentralarterienverschlüsse (A. centralis retinae, 8–10 %), Posteriorinfarkte oder posteriore ischämische Optikusneuropathien sind selten (< 5 %). Auf Nachfrage werden typischerweise Müdigkeit, Abgeschlagenheit, Gewichtsverlust, Nachtschweiß, subfebrile Temperaturen und Fieberspitzen sowie Appetitlosigkeit in den letzten Wochen und Monaten berichtet. In 10 % sind diese Symptome die einzige Manifestation einer RZA. Bei einem Fieber unklarer Ätiologie sollte neben Infektionen und okkulten Tumoren eine RZA in Betracht gezogen werden (Gonzalez-Gay et al. 2005). Häufig liegen koinzident Symptome einer PMR vor (50 %). Eine meist nicht spontan berichtete Claudicatio masticatoria (50 %, schmerzhafte Ermüdung der Kaubewegung/Trismus) hat eine hohe Spezifität für das Vorliegen einer RZA (Hall et al. 1983). In 10 % der Fälle kann ein diagnostisch verwirrender Reizhusten auftreten. Eine Liste der Symptome mit relativen Häufigkeiten zeigt **Tab. E 4.2**.

Tab. E 4.1a: Kriterien zur Abgrenzung der Riesenzellarteriitis von anderen systemischen Vaskulitiden

- Alter bei Krankheitsbeginn 50 Jahre oder älter
- Neu aufgetretene oder neuartige umschriebene Kopfschmerzen
- Schmerzhaftigkeit oder Pulsabschwächung der Arteria temporalis
- Beschleunigte BSG ≥ 50 mm in der ersten Stunde
- Biopsie der Temporalarterie mit Zeichen einer nekrotisierenden Arteriitis (mononukleäres Zellinfiltrat oder granulomatöse Entzündung mit mehrkernigen Riesenzellen)

Bei 3/5 positiven Kriterien Sensitivität 94 %, Spezifität 91 % für RZA (American College of Rheumatology 1990, Hunder et al. 1990)

Tab. E 4.1b: Kriterien zur Klassifikation der Polymyalgia rheumatica

- Alter bei Krankheitsbeginn 50 Jahre oder älter
- Symmetrische Schmerzen und Morgensteifigkeit > 30 Minuten seit > 1 Monat in 2 von 3 Regionen (Schultergürtel, Hüftgürtel, Nacken)
- Beschleunigte BSG ≥ 40 mm in der ersten Stunde
- Ausschluss anderer Ursachen, außer RZA

4/4 positiv für Diagnose einer Polymyalgia rheumatica (Chuang et al. 1982)

Visuelle oder palpatorische Auffälligkeiten der A. temporalis superficialis sind diagnostisch relevant (**Tab. E 4.3**). Ein Drittel der Patienten hat jedoch keine Auffälligkeiten der A. temporalis. Bei manifesten Visusstörungen lässt sich neben dem reduzierten Nahvisus oft ein afferenter Pupillendefekt nachweisen. Fundoskopisch können Cotton-wool-Herde bei Amaurosis fugax, Arterienverschlüsse bei retinalen Ischämien, oder blasse, geschwollene Papillen bei der AION auffallen. Auskultatorisch sollte speziell auf Aorteninsuffizienzen geachtet werden (Aortenaneurysma), ebenso auf Pulsdifferenz oder -verlust an Armen und Beinen.

* Autoren dieses Kapitels in der 5. Auflage: A. Melms und S. Förderreuther.

Tab. E 4.2: Symptomspektrum bei 166 Patienten mit einer Riesenzellarteriitis (nach Caselli et al. 1988)

Symptom	Gesamt %	Initial %
Kopfschmerz	72	33
Polymyalgia rheumatica	58	25
allg. Krankheitsgefühl	56	20
Claudicatio masticatorius	40	4
Fieber	35	11
Husten	17	8
Neuropathie	14	0
Heiserkeit	11	2
Amaurosis fugax	10	2
permanenter Visusverlust	8	3
Claudicatio der Beine	8	0
TIA/Schlaganfall	7	0
sensorische Schwerhörigkeit	7	0
Flimmerskotom	5	0
Zungenschmerzen	4	0
Depression	3	0,6
Doppelbilder	2	0
Taubheit der Zunge	2	0
Myelopathie	0,6	0

Tab. E 4.4 stellt die paraklinische Diagnostik dar. Das Routinelabor zeigt eine chronische, systemische Entzündung mit normo- oder hypochromer Anämie und Thrombozytose. Die Leukozyten sind normal oder gering erhöht, C-reaktives Protein (CRP) und Blutsenkungsgeschwindigkeit nach Westergren nach der ersten Stunde (BSG) sind stark erhöht (meist Sturzsenkung > 100 mm nach der ersten Stunde). Eine initial unauffällige BSG wird bei 4 % der RZA nachgewiesen (Smetana et al. 2002), jedoch ist sie bei 11 % nur gering erhöht (**Abb. E 4.1**) (Salvarani et al. 2001). Das CRP verhält sich gleichsinnig wie die BSG, das CRP ist jedoch seltener falsch-negativ (1,1 %, Salvarani et al. 2005). Autoantikörper einschließlich der Vaskulitis assoziierten Autoantikörper (s. Kap. E 3) sind negativ.

Tab. E 4.3: Wahrscheinlichkeit (OR) einer positiven Biopsie

Anamnese	
Claudiactio masticatorius	4,2 x
Diplopie	3,4 x
A. temporalis superf. Auffälligkeit	
keine	0,5 x
Prominente oder vergrößerte Arterie	4,3 x
Fehlender Puls der Arterie	2,7 x
Druckschmerzhaftigkeit der Arterie	2,6 x
Labor	
Normale BSG	0,2 x

(nach Smetana et al. 2002)

Bildgebende Untersuchungen haben in den letzten Jahren einen zunehmenden Stellenwert erhalten. Im Farbduplex der A. temporalis lassen sich ein hypoechogenes Gefäßwandödem (Halo-Zeichen im Gefäßquerschnitt) sowie eine Stenose bzw. ein Verschluss darstellen (Spezifität 82 %). Dies gilt bei erfahrenen Untersuchern auch für die A. vertebralis oder A. carotis. Während das Halo-Zeichen eine niedrige Sensitivität hat (69 %), steigert die Kombination aller Befunde (Halo, Stenose, Verschluss) die Sensitivität auf 88 %. Das kranielle Magnetresonanztomogramm (MRT) ist zur Diagnosesicherung und Wahl des Biopsieortes der A. temporalis sinnvoll. Hierbei wird eine wandständige Kontrastmittelaufnahme der kraniellen und zervikalen Gefäße, insbesondere der Äste der A. temporalis untersucht. Die Spezifität auch innerhalb der ersten zehn Tage nach Steroidbehandlung ist exzellent bei hoher Sensitivität (Spezifität 98 %, Sensitivität 86 %) (Bley et al. 2007). Eine thorakale MRT mit MR-Angiographie hilft bei einer RZA ohne Arteriitis cranialis. Eine Fluordesoxyglukose-Positronen-Emissions-Tomographie (FDG-PET) wird durch die fehlende Darstellbarkeit der kraniellen Arterien (Durchmesser, hirneigenen FDG-Speicherung) limitiert. Bei 82 % der RZA finden sich Anreicherungen der proximalen, aortennahen Gefäße. Die Bedeutung des FDG-PET liegt vor allem in der Diagnosesicherung bei atypischen Präsentationen ohne kranielle Arteriitis (Blockmans et al. 2007).

Tab. E4.4: Sinnvolle Diagnostik bei RZA und PMR

Auffällig bei RZA und PMR
- BSG, CRP, IL-6, BB
- Farbduplex-Sonographie der A. temporalis sup.
- MRT + KM der Äste der A. carotis externa (RZA)
- MRT + KM des Aortenbogens (RZA)
- ggfs. FDG-PET des Aortenbogens
- Biopsie der A. temporalis superficialis (RZA)
- Schultergelenksono./MRT: Bursitis (PMR)

Zur Differentialdiagnose im Zweifel hilfreich:
- CK, Myoglobin (*unauffällig*)
- ANA, dsDNA, c- und p-ANCA, C3, C4 negativ
- normales EMG
- normale Muskelbiopsie

Die Biopsie der A. temporalis superficialis sollte bei allen Patienten mit dem Verdacht auf eine RZA durchgeführt werden, sie bleibt der Goldstandard. Von ausreichender Länge sollte sie sein (3 cm) und präferenziell klinisch bildmorphologisch oder intraoperativ auffällige Gefäßabschnitte beinhalten. Die Biopsie ist in 85 % der RZA positiv (Gonzalez-Gay et al. 2001), diese Rate kann um 7–13 % gesteigert werden wenn gleichzeitig oder sequenziell die Gegenseite biopsiert wird (Breuer et al. 2009). Eine Biopsie sollte schnellstmöglich durchgeführt werden, eine Steroidtherapie jedoch nicht verzögern. Unter einer 14-tägigen Steroidbehandlung ändert sich die Rate an positiven Biopsien nicht (Achkar et al. 1994).

Die Differentialdiagnosen **Tab. E 4.5** einer RZA sind andere vaskulitische Syndrome und nicht vaskulitische Syndrome. Bei ersterer Gruppe ist an eine in Europa seltene Takayasu-Arteriitis (s. E 4.1.3) bei unter 40-Jährigen sowie an systemische, ANCA-positive und ANCA-negative Vaskulitiden der kleinen und mittelgroßen Arterien (Kap. E 3) mit ihren jeweiligen Manifestationen zu denken. Bei den nicht vaskulitischen Syndromen sind atherosklerotische Stenosen meist durch das Fehlen einer chronischen

Tab. E 4.5: Differentialdiagnose der Polymyalgia rheumatica

Diagnose	Unterscheidungsmerkmale
Seropositive Rheumatische Arthritis (RA)	• Polyarthritis PIP und DIP mit Erosionen • schlechtes Ansprechen auf Steroide • Anti-CCP u/o Rheumafaktor positiv (CAVE seronegative RA)
RS3PE-Syndrom *(remitting seronegative symmetric synovitis and pitting edema)*	• Bilaterale Polysynovitis • Tenosynovitis der Beugesehnen • Ödem Hand-/Fußrücken • CCP/Rheumafaktor negativ
Spondylarthritiden	• asymmetrische Oligo-/Sacroileitis • Uveitis • Enthesiopathien • HLA-B27 häufig positiv
Polymyositis (PM) Dermatomyositis (DM)	• Paresen/Muskelatrophie • erhöhte CK • Myopathie im EMG • Muskelödem im MRT • Hautbeteiligung (DM) • ggfs. Muskelbiopsie
Systemischer Lupus erythematodes	• Hautbeteiligung/Photosensibilität • Polyserositiden • ANA, ds-DNA-AK, ENA positiv • C3/C4 (↓), Leukozyten u/o Thrombozyten (↓) • Anti-Phospholipid-AK-Syndrom
Primäre Vaskulitiden	• Multiorganbeteiligung (Purpura, Glomerulonephr., Hämoptyse etc.) • geringes Ansprechen auf Steroide • vaskulitische Neuropathie • teils ANCA positiv, C3/C4 (↓) • ggfs. Muskelbiopsie
Periarthropathia humeroscapularis	• painful arc/Verkalkungen der Supraspinatussehne • BSG/CRP normal
Primäres Fibromyalgie-Syndrom	• positive Druckpunkte (> 11/18) • BSG/CRP normal • Begleitanamnese
Paraneoplastische Myalgien	• Symptome des Primärtumors • starker Gewichtsverlust • diffuse Myalgien • ggfs. Tumorsuche (FDG)
Plasmozytom	• Immunelektrophorese • Knochenmarkzytologie • Rötgen/CT/FDG
Bakterielle Endokarditis	• Echokardiographie • Blutkulturen
Para-/postinfektiöse Myalgien	• kein chronischer Verlauf • Symptome des Infektfokus • kein überzeugendes Ansprechen auf Steroide
Myofaziales Schmerzsyndrom	• asymmetrisch • akuter Beginn • häufig periartikuläre Betonung • BSG/CRP normal
Statinmyopathie	• Myalgie +/- CK-Erhöhung • oft reversibel/weniger Schmerzen

(modifiziert nach Hellmich und Gross 2005)

systemischen Entzündung auszuschließen. Das Gleiche gilt für Zentralarterienverschlüsse oder anteriore ischämische Optikusneuropathien (AION) nicht vaskulitischer Genese. Hier finden sich auch entsprechende Risikofaktoren. Selten kann eine Amyloidose Stenosen der aortenbogennahen Gefäße verursachen und so eine RZA simulieren (**Tab. E 4.5**).

E 4.1.2 Polymyalgia rheumatica

Die PMR ist dreifach häufiger als die RZA (bezüglich Diagnosekriterien s. **Tab. E 4.1b**). Schmerzen und Morgensteifigkeit sind die prägnantesten Merkmale, insbesondere fällt die Diskrepanz zwischen beklagten Beschwerden und fehlenden Untersuchungsbefunden auf. Paresen bestehen über eine schmerzbedingte Minderinnervation hinaus nicht. Nur selten sind die Muskeln ausgeprägt druckschmerzhaft. Die Schmerzen sind initial häufig am Schultergürtel (70–95 %) lokalisiert, seltener am Hüftgürtel (50–70 %), ihnen liegen Bursitiden und Tenosynovitiden zugrunde. Auch an distalen Gelenken (50 %) können sich Synovitiden teils mit Ödemen (12 %) an den Streckseiten finden. Systemische Entzündungszeichen (40 %) sind weniger ausgeprägt als bei der RZA, die BSG ist erhöht (> 30 mm 93 %, > 40 mm 90 %) ebenso das CRP (> 5 mg/dl 99 %, > 22 mg/dl 90 %). Das CRP ist nur bei 1 % der PMR unauffällig (Cantini et al. 2000). Anderseits lässt sich eine CK Erhöhung in Abgrenzung zu den Myositiden nicht nachweisen. Mittels Sonographie oder MRT lassen sich bei mehr als 70 % der Patienten bilaterale subakromiale Bursitiden der Schultergelenke (Cantini et al. 2001) nachweisen. Bei Patienten ohne anamnestische Hinweise auf eine RZA muss keine Temporalisbiopsie durchgeführt werden.

Die wichtigsten Differentialdiagnosen der PMR sind in **Tab. E 4.5** aufgeführt.

E 4.1.3 Takayasu-Arteriitis

Diese in Deutschland sehr seltene Variante der RZA tritt bei Frauen unter 40 Jahren vorzugsweise asiatischer Herkunft als entzündliches Aortenbogensyndrom auf (Takayasu-Syndrom). Zerebrale Ischämien werden durch entzündliche Stenosen und Verschlüsse der Karotiden und Vertebralarterien hervorgerufen. Es kommt nur selten zu Sehstörungen durch ischämische Optikusneuritiden. Auch hier gehören systemische Entzündungszeichen zu den Kardinalsymptomen, können aber geringer ausgeprägt sein als bei der RZA.

E 4.2 Epidemiologie und Verlauf

Die RZA/PMR ist die häufigste Vaskulitis jenseits des 70. Lebensjahres in Nordamerika und Europa. Bei den unter 50-Jährigen ist die Erkrankung extrem selten, danach steigt die Inzidenz kontinuierlich an, (Maximum 70–79 Jahre, Median 75. Lebensjahr). In Nordeuropa sind Frauen häufiger betroffen (3 : 1). Die Inzidenz in Deutschland liegt bei schätzungsweise 20/100 000/Jahr. Die RZA betrifft primär Weiße skandinavischer Abstammung, Asiaten und Schwarze erkranken selten. Die PMR ist dreifach häufiger als die RZA. Genetisch sind Individuen mit bestimmten HLA-Haplotypen (HLA-DRB1*0401, OR 7,47) und Polymorphismen (TNF-alpha, ICAM1, VEGF) bevorzugt betroffen. Risikofaktoren sind Atherosklerose und ihre assoziierten Risikofaktoren, protektiv sind mehrere Schwangerschaften (Gonzalez-Gay et al. 2009).

Der Verlauf der RZA/PMR ist selbstlimitierend und erstreckt sich über mehrere Jahre, eine Steroidbehandlung geht mit einer raschen Symptombesserung einher (Proven et al. 2003). Visuelle Symptome treten bei 26 % der RZA-Patienten auf, bei 14 % entwickelt sich ein bleibender ein- oder beidseitiger Sehverlust. Oft geht dem permanenten Visusverlust eine Amaurosis fugax (OR 12,6) voraus, ein hohes Risiko haben Patienten mit anderen ischämische Manifestationen (OR 26,5) (Gonzalez-Gay et al. 2000). Ein bestehender, nicht-transienter Sehverlust bessert sich nach Therapie nur vereinzelt. Neu auftretende, erstmalige visuelle Störungen nach Beginn einer Steroidbehandlung sind selten (1 %). Bei einer isolierten PMR kommt es nicht zu visuellen Symptomen. Allerdings muss – auch unter niedrig dosierten Steroiden – im Verlauf an die Entwicklung einer zusätzlichen RZA (15–30 %) gedacht und die Symptome wiederholt erfragt werden (Kyle und Hazleman 1993).

Intrakranielle Arterien sind bei einer RZA ausgesprochen selten betroffen (0,4 %). Ischämische Hirninfarkte sind daher selten, sie manifestieren sich initial oder innerhalb der ersten vier Wochen nach Steroidbehandlung und sind durch eine extrakranielle Vaskulitis der hirnversorgenden Gefäße, meist der A. vertebralis oder eine Aortendissektion bedingt (Salvarani et al. 2006). Neben einer Visusminderung kommt es selten auch zu anderen neurologischen Symptomen (**Tab. E 4.2**): Bei 10 % bestehen Doppelbilder, diese können durch ischämische Affektion der Augenmuskeln, der Hirnnerven III, IV und VI oder des Hirnstamms bedingt sein. Dysarthrie entsteht durch Ischämie der Zunge, der kaudalen Hirnnerven oder ebenfalls des Hirnstamms. Bis zu 10 % der RZA geht mit Polyneuropathien und Mononeuritis multiplex Syndromen durch die Arteriitis einher (Caselli et al. 1988).

Unter adäquater Therapieführung können 50 % der Patienten innerhalb von zwei Jahren die Steroide absetzen, die mittlere Dauer der Steroidbehandlung beträgt 22 Monate (Proven et al. 2003). Rezidive sind vor allem bei der PMR unterhalb von 15 mg/d Prednisolon häufig (> 50 %). Eine späte Komplikation im Verlauf (im Mittel sechs Jahre nach Diagnose) einer RZA ist ein Aneurysma (11 %) der Aorta ascendens, seltener der Aorta descendens. Ein Aortenaneurysma ist 17-mal häufiger bei RZA als in der allgemeinen Bevölkerung. Bei 5 % tritt eine Aortendissektion auf (Evans et al. 1995).

Die Mortalität ist bei Patienten mit einer PMR/RZA im Vergleich mit der Normalbevölkerung nicht erhöht. Eine erhöhte Rate an Karzinomen nach der Diagnose einer RZA/PMR konnte nicht gezeigt werden (Gran et al. 2001).

E 4.3 Therapeutische Prinzipien

Das aktuelle Konzept zur Autoimmunpathogenese der RZA postuliert eine Aktivierung gefäßwandständiger, dendritischer Zellen durch Toll-like-Rezeptoren des angeborenen Immunsystems im Rahmen eines Infekts mit ungeklärtem Erreger (z. B. Parvovirus B19, Chlamydien oder Mykoplasmen). Eine Häufung bestimmter HLA-Merkmale spricht für eine immungenetische Prädisposition. Autoreaktive T-Lymphozyten unterhalten durch proinflammatorische Zytokine eine chronische Entzündung, die zu Gefäßwandnekrosen und Gefäßverschlüssen führt. Die Histologie zeigt ein gemischtes, lympho-monozytäres Zellinfiltrat, das alle Wandschichten durchsetzt (Panarteriitis) oder fibrinoide Nekrosen, als Folge der abgelaufenen Entzündung. Verantwortlich für die systemischen Krankheitssymptome ist die hohe IL-6-Produktion, welche nach Steroidbehandlung rasch abfällt. Die

E 4

gefäßständige Entzündung persistiert erheblich länger unter der Steroidbehandlung (Übersichtsarbeit in Ly et al. 2010).
Es existieren keine randomisierten, doppelblinden Studien zur Wirksamkeit der Steroide bei RZA/PMR. Aufgrund großer Kohortenstudien aus den 1980er- und 1990er-Jahren (z. B. Proven et al. 2003), der langjährigen, klinischen Erfahrung und gravierenden Konsequenzen einer fehlenden Behandlung, wird von einer Wirksamkeit der Steroide bei der RZA ausgegangen (↑, A). Die Behandlung mit Steroiden sollte bei Verdacht auf RZA unmittelbar initiiert werden. Eine Überlegenheit einer Steroidstoßtherapie (1 mg Methylprednisolon über fünf Tage) gegenüber der oralen Therapie ist nicht erwiesen (Mazlumzadeh et al. 2006). Biopsie-negative Patienten, die die Diagnosekriterien erfüllen (inklusive schneller Steroidresponsivität), sollten wie biopsiepositive Patienten behandelt werden (↔, B). In der Behandlung der PMR sind geringere Dosen Steroide (10–20 mg Prednisolonäquivalent) häufig ausreichend, höhere Dosen führen zu vermehrten Nebenwirkungen (Hernandez-Rodriguez et al. 2009) (↑, A). Tägliche Prednisolongabe ist effektiver als äquivalent dosierte, wechselnde Schemata (z. B. alternate-day regimen) (Hunder et al. 1975) (↑, B). Steroidsparendes Agens ist insbesondere MTX, es reduziert die Rate an Rezidiven (↑, B) (Mahr et al. 2007). TNF-α Antagonisten sind in ihrer Wirksamkeit bei der RZA oder PMR zur Remissionserhaltung derzeit noch nicht erwiesen (Hoffman et al. 2007). BSG und CRP sind die wichtigsten Laborparameter für die Diagnostik und Therapiekontrolle (↑, A). Die Bestimmung von Interleukin-6 scheint ein sensitiverer Parameter zu sein, ist für die Routinediagnostik aber noch nicht standardisiert (↔, B) (Salvarani et al. 2005). MRT und PET-Bildgebung sind in der Diagnose von Rezidiven nicht sinnvoll (Blockmans et al. 2007).
Alle Patienten mit RZA sollten zusätzlich mit ASS 100 behandelt werden (Nesher et al. 2004) (↔, B). Additive NSAR sind bei der PMR mit vermehrten Komplikationen (Osteoporotische Frakturen, Diabetes mellitus) assoziiert (Gabriel et al. 1997).

E 4.4 Pragmatische Therapie

Bei unauffälliger Biopsie beider Aa. temporales gibt es drei mögliche Erklärungen: 1. Der Patient hat keine RZA. 2. Es liegt eine Manifestation einer RZA ohne Beteiligung der Temporalarterien (3–15 %) vor. Bei diesen Varianten beträgt die Sensitivität nur 58 % (Brack et al. 1999) und es sind präferenziell die aortenbogennahen Gefäße betroffen, Kopfschmerzen sind hier seltener. Diagnostisch kann eine MR-Angiographie oder ein FDG-PET helfen. 3. Die Temporalarterien sind nur abschnittsweise betroffen und es wurde »daneben biopsiert«. Hier kann eine ungezielte kontralaterale Biopsie oder eine gezielte Biopsie MRT-morphologisch auffälliger anderer extrakranieller Gefäßabschnitte (A. occitpitalis etc.) sinnvoll sein.
Bei Patienten mit einem klinisch hochgradigen Verdacht auf eine RZA sollte unverzüglich eine Steroidbehandlung mit einer initialen Tagesdosis 1 mg/kg KG Prednisolonäquivalent begonnen werden (↑, A) (**Tab. E 4.5**). Bei visuellen Symptomen ist die Initiierung mittels Steroidstoßbehandlung mit 1 g Methylprednisolon über 3–5 Tage i. v. üblich (↔, B). Jeder Patient mit einer RZA sollte mit ASS 100 mg behandelt werden (↔, B). Eine Begleitmedikation mit Kalzium/Vitamin D und Pantozol 40 mg (cave ASS und Kortison) ist von Anfang an notwendig (↑, A). Bei fehlender Besserung der systemischen Beschwerden innerhalb von 1–2 Tagen oder der BSG/CRP Erhöhung innerhalb von fünf Tagen sollte die Diagnose reevaluiert werden.

Tab. E 4.6: Pragmatische Therapie der RZA

Zeitpunkt	Dosis Prednisolonäquivalent in mg/d
Bei Verdacht	60–80 mg (↑, A) (+ ASS 100 mg) (B, ↔)
Initial visuelle Symptome	3–5 × 1 000 mg i. v. (↔, B) (+ ASS 100 mg) (↔, B)
Wochen 2–4	60–80 mg
Monat 1–3	10 mg/Woche (↓)
Monat 3	20 mg
Monat 3–6	2,5 mg/2 Wochen (↓)
Monat 6	10 mg
Monat 6–9	1 mg/2 Wochen (↓)
Rezidiv	20 mg (↑) (zurück zu Monat 1–3)
Steroid-Nebenwirkung oder -Kontraindikation	MTX 10–15 mg/Woche (↑, B)
Ab Tag 1	1 000 mg Kalzium, 500–1 000 IE Vitamin D, ggf. PPI, z. B. Pantoprazol 20–40 mg/d
Osteoporose oder -risiko	Bisphosphonat z. B. Alendronat (10 mg/d od. 70 mg/Woche)
Über Jahre	Jährliches Thorax-Röntgen: Frage Aortenaneurysma

Reduktion der Steroide gemäß **Tab. E 4.6** unter Kontrolle von BSG (normalisiert auf < 30 mm/h) und CRP. Die Cushingschwelle wird im Mittel nach 6–7 Monaten erreicht (Proven et al. 2003). Rezidive treten nicht selten unterhalb von 15 mg Tagesdosis auf. Zeigen sich erneut klinische Symptome und ein BSG- bzw. CRP-Anstieg, muss die Tagesdosis umgehend um mindestens 20 mg erhöht werden, bis die Symptome remittieren. Als Verlaufsparameter dient intraindividuell unterschiedlich BSG und/oder CRP, eine parallele Bestimmung von IL-6 kann zusätzlich hilfreich sein. Frühestens nach neun Monaten sollte ein Auslassversuch unternommen werden. Nach einer erfolgreich abgeschlossenen Behandlung sollten die Patienten über weitere 12 Monate regelmäßig über Symptome befragt und die BSG/CRP kontrolliert werden. Viele Patienten (40–60 %) benötigen aber auch nach zwei Jahren noch Kortison (Kyle und Hazleman 1993). Bei Patienten, die nur mit höheren Prednisolondosen symptomfrei bleiben, sowie bei Patienten mit Kontraindikationen oder ausgeprägten Steroidnebenwirkungen sollte eine steroidsparende Medikation mit Methotrexat (↑, B) (10–15 mg einmal pro Woche, Folsat 5 mg am Folgetag) erfolgen. Alternativ kommt Azathioprin (↔, C)

(2 mg/kg KG) (De Silva et al. 1986) infrage. Andere Immunsuppressiva und Zytostatika sind bei der RZA und PMR nicht systematisch untersucht, im Einzelfall behandeln wir nach individuellen Gesichtspunkten. Über 6–10 Jahre sollte auf ein Aortenaneurysma der A. ascendens untersucht werden.

Bei einer PMR *ohne* Kopfschmerzen oder ophthalmologische Symptome sind 10–20 mg Prednisolon oral ausreichend, die über 6–9 Monate langsam ausgeschlichen werden (↑, A) (**Tab. E 4.7**; Hernandez-Rodriguez et al. 2009). Bei Rezidiven reicht meist eine Steigerung der Medikation auf die zuletzt wirksame Dosis, gefolgt von erneuter, langsamer Reduktion (**Tab. E 4.7**). Steroidsparende Medikation wird analog zur RZA eingesetzt.

Tab. E 4.7: Pragmatische Therapie der PMR

Zeitpunkt	Dosis Prednisolonäquivalent in mg/d
Bei Verdacht	20 mg (↑, A)
Fehlende Besserung nach Woche 1	5 mg (↑)/Woche (auf 30 mg)
Wochen 2–4	20 mg
Monat 1–2	5 mg/2 Wochen (↓)
Monat 2	15 mg
Monat 2–3	2,5 mg/2 Wochen (↓)
Monat 3	10 mg
Monat 3–12	1 mg/2 Wochen (↓)
Rezidiv	(↑) letzte wirksame Dosis
Steroid-Nebenwirkung oder -Kontraindikation	MTX 10–15 mg/Woche (↑, B)
Ab Tag 1	1 000 mg Kalzium, 500–1 000 IE Vitamin D, ggf. PPI, z. B. Pantoprazol 20–40 mg/d
Osteoporose oder -risiko	Bisphosphonat z. B. Alendronat (10 mg/d od. 70 mg/Woche)
Bei jedem Kontakt	Exploration von Symptomen verdächtig auf RZA

Patienten mit Polymyalgia rheumatica und Riesenzellarteriitis sind in der Deutschen Rheuma Liga organisiert: Deutsche Rheuma-Liga Bundesverband e. i. v. V., Sekretariat, Maximilianstr. 14, 53111 Bonn, Tel: 0228-766 06 0, Fax: 0228-766 06 20, http://www.rheuma-liga.de, bv.neumann@rheuma-liga.de.

E 4.5 Literatur

Achkar AA, Lie JT, Hunder GG, O'Fallon WM, Gabriel SE. How does previous corticosteroid treatment affect the biopsy findings in giant cell (temporal) arteritis? Ann Intern Med 1994;120 (12):987–992.

Bley TA, Uhl M, Carew J, Markl M, Schmidt D, Peter HH, Langer M, Wieben O. Diagnostic value of high-resolution MR imaging in giant cell arteritis. AJNR American journal of neuroradiology 2007;28 (9):1722–1727.

Blockmans D, De Ceuninck L, Vanderschueren S, Knockaert D, Mortelmans L, Bobbaers H. Repetitive 18-fluorodeoxyglucose positron emission tomography in isolated polymyalgia rheumatica: a prospective study in 35 patients. Rheumatology (Oxford) 2007;46 (4):672–677.

Breuer GS, Nesher G, Nesher R. Rate of discordant findings in bilateral temporal artery biopsy to diagnose giant cell arteritis. J Rheumatol 2009;36:794–796.

Cantini F, Salvarani C, Olivieri I, Macchioni L, Ranzi A, Niccoli L, Padula A, Boiardi L. Erythrocyte sedimentation rate and C-reactive protein in the evaluation of disease activity and severity in polymyalgia rheumatica: a prospective follow-up study. Semin Arthritis Rheum 2000;30:17–24.

Cantini F, Salvarani C, Olivieri I, Niccoli L, Padula A, Macchioni L, Mastorosato M, Rubini F, Bozza A, Zanfranceschi G. Shoulder ultrasonography in the diagnosis of polymyalgia reumatica. J Rheumatol 2001;28:1049–1055.

Caselli RJ, Hunder GG, Whisnant JP. Neurologic disease in biopsy-proven giant cell (temporal) arteritis. Neurology 1988;38:352–359.

Chuang TY, Hunder GG, Ilstrup DM, Kurland LT. Polymyalgia rheumatica: A ten year epidemiologic and clinical study. Ann Int Med 1982;97:672–680.

De Silva M, Hazleman BL. Azathioprine in giant cell arteritis/polymyalgia rheumatica: a double blind study. Ann Rheum Dis 1986;45:136–138.

Evans JM, O'Fallon WM, Hunder GG. Increased incidence of aortic aneurysm and dissection in giant cell (temporal) arteritis. A population-based study. Ann Intern Med 1995;122:502–507.

Gabriel SE, Sunku J, Salvarani C, O'Fallon WM, Hunder GG. Adverse outcomes of antiinflammatory therapy among patients with polymyalgia rheumatica Arthritis Rheum. 1997;40:1873–1878.

Gonzalez-Gay MA, Garcia-Porrua C, Llorca J, Gonzalez-Louzao C, Rodriguez-Ledo P. Biopsy-negative giant cell arteritis: clinical spectrum and predictive factors for positive temporal artery biopsy. Semin Arthritis Rheum 2001;30:249–256.

Gonzalez-Gay MA, Barros S, Lopez-Diaz MJ, Garcia-Porrua C, Sanchez-Andrade A, Llorca J. Giant cell arteritis: disease patterns of clinical presentation in a series of 240 patients. Medicine (Baltimore) 2005;84:269–276.

Gonzalez-Gay MA, Vazquez-Rodriguez TR, Lopez-Diaz MJ, Miranda-Filloy JA, Gonzalez-Juanatey C, Martin J, Llorca J. Epidemiology of giant cell arteritis and polymyalgia rheumatica. Arthritis Rheum 2009;61:1454–1461.

Gran JT, Myklebust G, Wilsgaard, Jacobsen BK. Survival in polymyalgia rheumatica and temporal arteritis: a study of 398 cases and matched population controls. Rheumatology 2001;40:1238–1242.

Hall S, Persellin S, Lie JT, O'Brien PC, Kurland LT, Hunder GG. The therapeutic impact of temporal artery biopsy. Lancet 1983;2:1217–1220.

Hayreh SS, Zimmerman B, Kardon RH. Visual improvement with corticosteroid therapy in giant cell arteritis. Report of a large study and review of literature. Acta Ophthalmol Scand 2002;80 (4):355–367.

Hernández-Rodríguez J, Cid MC, López-Soto A, Espigol-Frigolé G, Bosch X. Treatment of polymyalgia rheumatica: a systematic review. Arch Intern Med 2009;169:1839–1850.

Hoffman GS, Cid MC, Rendt-Zagar KE, Stone JH, Salvarani C, Xu W, Visvanathan S, Rahman MU, Infliximab-GCA Study Group. Infliximab for maintenance of glucocorticosteroid-induced remission of giant cell arteritis: a randomized trial. Ann Intern Med 2007;146:621–630.

Hunder GG, Bloch DA, Michel BA, Stevens MB, Arend WP, Calabrese LH, Edworthy SM, Fauci AS, Leavitt RY, Lie JT, Lightfoot RW, Masi AT, McShane DJ, Mills JA, Wallace SL, Zvaifler NJ. The American College of Rheumatology 1990 criteria for the classification of giant cell arteritis. Arthritis Rheum 1990;33:1122–1128.

Hunder GG, Sheps SG, Allen GL, Joyce JW. Daily and alternate-day corticosteroid regimens in treatment of giant cell arteritis: comparison in a prospective study. Ann Intern Med 1975;82:613–618.

Kyle V, Hazleman BL. The clinical and laboratory course of polymyalgia rheumatica/giant cell arteritis after the first two months of treatment. Ann Rheum Dis. 1993;52: 847–850.

Ly KH, Régent A, Tamby MC, Mouthon L. Pathogenesis of giant cell arteritis: More than just an inflammatory condition? Autoimmunity reviews 2010;9:635–645.

Mahr AD, Jover JA, Spiera RF, Hernández-García C, Fernández-Gutiérrez B, Lavalley MP, Merkel PA. Adjunctive methotrexate for treatment of giant cell arteritis: an individual patient data meta-analysis. Arthritis Rheum 2007; 56:2789–2797.

Mazlumzadeh M, Hunder GG, Easley KA, Younge BR, Weyand CM, Goronzy JJ. Treatment of giant cell arteritis using induction therapy with high-dose glucocorticoids: a double-blind, placebo-controlled, randomized prospective clinical trial. Arthritis Rheum 2006;54: 3310–3318.

Nesher G, Berkun Y, Mates M, Baras M, Rubinow A, Sonnenblick M. Low-dose aspirin and prevention of cranial ischemic complications in giant cell arteritis. Arthritis Rheum 2004;50:1332–1337.

Proven A, Gabriel SE, Orces C, O'Fallon WM, Hunder GG. Glucocorticoid therapy in giant cell arteritis: duration and adverse outcomes. Arthritis Rheum 2003;49:703–708.

Salvarani C, Hunder GG. Giant cell arteritis with low erythrocyte sedimentation rate: frequency of occurence in a population-based study. Arthritis Rheum 2001;45: 140–145.

Salvarani C, Cantini F, Niccoli L, Macchioni P, Pulsatelli L, Meliconi R, Boiardi L. Acute-phase reactants and the risk of relapse/recurrence in polymyalgia rheumatica: a prospective followup study. Arthritis Rheum 2005;53: 33–38.

Salvarani C, Giannini C, Miller DV, Hunder G. Giant cell arteritis: Involvement of intracranial arteries. Arthritis Rheum 2006;55:985–989.

Smetana GH and Shmerling RW. Does this patient have temporal arteritis? JAMA 2002;287:92–101.

E 5 Spinale Durchblutungsstörungen

*von A. R. Luft und G. F. Hamann**

E 5.1 Spinale Ischämie

E 5.1.1 Anatomie und Physiologie der spinalen Durchblutung

Arterien: Die arterielle Versorgung des Rückenmarks erfolgt über die Aa. vertebrales und die Aorta descendens. Aus den Aa. vertebrales beider Seiten zweigen kurz vor ihrem Zusammenfluss in die A. basilaris zwei Aa. spinales anteriores ab, die sich etwa auf Höhe der Decussatio pyramidum zu einer einzelnen A. spinalis anterior verbinden. Nach kaudal setzt sich die A. spinalis anterior in einen Truncus arteriosus fort, eine Kette aus Anastomosen mit variierendem Kaliber. An der Dorsalfläche des Rückenmarks verlaufen die Aa. spinales posteriores, die als erste Äste aus dem intrakraniellen Verlauf der Aa. vertebrales oder seltener aus den Aa. cerebelli posteriores inferiores abzweigen. Die Aa. spinales posteriores münden ebenfalls in zwei Trunci.
Entlang ihres Verlaufs nach kaudal erhalten die ventralen und dorsalen Trunci Zuflüsse aus den segmentalen Rami spinales (ab dem Duradurchtritt werden diese Gefäße Rami radiculares genannt). Diese Äste sind Abgänge der Aa. vertebrales, cervicales, subclaviae und der Aorta. In Höhe der lumbalen Intumeszenz ist meist ein Ramus besonders stark ausgeprägt (A. radicularis magna Adamkiewicz). Diese Arterie ist immer einseitig angelegt, kommt meist von links (77 %) und begleitet in 75 % einen der unteren vier Thorakalnerven, in 10 % die Wurzeln L1/L2 und in 15 % Th5–Th8. Die intrinsische Versorgung des Rückenmarks umfasst mehrere Anastomosen zwischen den vorderen und den hinteren Spinalarterien (**Abb. E 5.1**).

Venen: Die intramedullären Venen haben das gleiche Verteilungsmuster wie die Arterien. Tiefe Venen begleiten die A. sulcocommissuralis (**Abb. E 5.1**) und münden in eine vordere und zwei hintere Longitudinalvenen. Oberflächliche Venen gehen in piale Gefäße über. In Höhe der Intumeszenzen ersetzt ein komplexes Venensystem die Longitudinalvenen. Über Wurzelvenen gelangt das Blut in epidurale Plexus.

Physiologie: Wie die zerebralen Arterien besitzen die spinalen Gefäße eine Autoregulation. Im Vergleich zum Gehirn ist der Blutfluss zum Rückenmark um den Faktor 2,5 bis 5 niedriger (10–20 ml/min/100 g). Der Fluss ist direkt proportional zur Querschnittsfläche der grauen Substanz, welche im thorakolumbalen Abschnitt am größten ist. Deshalb ist das Rückenmark hier besonders ischämieanfällig. Die Flussrichtung des vorderen Longitudinalgefäßes (A. spinalis anterior, truncus ventralis) verläuft von kranial nach kaudal. Die hinteren Longitudinalgefäße werden in den zervikalen und thorakalen Abschnitten in kraniokaudaler Richtung durchströmt. In der Lumbosakralregion verläuft ihre Flussrichtung umgekehrt.

E 5.1.2 Klinik

E 5.1.2.1 Spinalis-anterior-Syndrom

Das vordere Longitudinalgefäß (A. spinalis anterior, Truncus ventralis) versorgt die vorderen zwei Drittel des Rückenmarks. Eine Durchblutungsstörung betrifft demnach die Vorderhörner, die kortikospinalen Bahnen (ventrale und laterale Bahn) und den Tractus spinothalamicus (Vorderseitenstränge). Ein Spinalis-anterior-Infarkt ist deshalb klinisch charakterisiert durch plötzlichen Schmerz, gefolgt von einer schlaffen Tetra- oder Paraparese, Blasen- und Mastdarmlähmungen und einer gestörten Schmerz- und Temperaturempfindung der Dermatome unterhalb der Läsion. Der Schmerz kann im Verlauf plötzlich sistieren, aber auch dauerhaft anhalten. Vibrations- und Lagesinn sind in der Regel erhalten. Diese dissoziierte Sensibilitätsstörung ist ein charakteristisches Unterscheidungsmerkmal zu anderen spinalen Prozessen. Allerdings können bei hochzervikalen Läsionen durch eine Schädigung des Lemniscus medialis auch Propriozeption und Vibrationsempfindung gestört sein (Sandson und Friedman 1989). Initial manifestieren sich viele Spinalis-anterior-Infarkte als spinaler Schock mit Reflexverlust. Nach Stunden bis zu wenigen Tagen weicht diese Symptomatik einer Hyperreflexie mit positiven Pyramidenbahnzeichen.
Am häufigsten treten spinale Ischämien in Höhe der thorakalen Segemente auf (56 % in einer Fallserie aus 36 Patienten, Salvador de la Barrera et al. 2001; 58 % in den Höhen Th9–L1 in einer Fallserie an 24 Patienten, Masson et al. 2004), gefolgt von den lumbalen Segmenten (42 %). Das thorakale Rückenmark ist besonders anfällig, weil es vergleichsweise viel graue Substanz enthält und im Grenzgebiet (letzte Wiese) zwischen den Territorien von Vertebralarterien und Adamkiewicz-Arterie liegt. Der typische thorakale Infarkt beginnt mit Schmerzen zwischen den Schulterblättern (cave: Verwechselungsgefahr mit Myokardinfarkt; Cheshire 2000), gefolgt von Paraparese, Sphinkter- und Sensibilitätsstörung. Lumbale Segmente können bei arteriosklerotischen Veränderungen der Adamkiewicz-Arterie betroffen sein. Lumbale Infarkte führen zu akuten radikulären Schmerzen mit Ausstrahlung in das Ab-

* Autoren dieses Kapitels in der 5. Auflage: A. R. Luft, G. Nelles und G. F. Hamann.

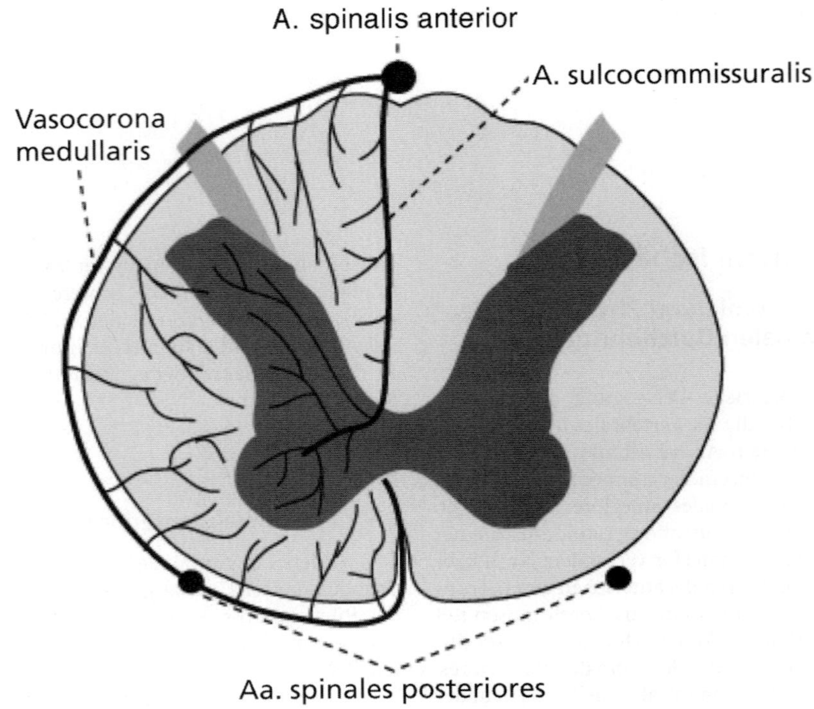

Abb. E 5.1: Intrinsische arterielle Versorgung des Rückenmarks

domen (cave: Verwechselungsgefahr mit Nephrolithiasis) oder bei tieferen Segmenten in die Glutealregion und den lateralen Oberschenkel. Bald treten Funktionsausfälle im Sinne eines Cauda-equina-Syndroms mit Paraparese, Blasen- und Mastdarmstörungen hinzu. Das zervikale Rückenmark ist wegen guter Kollateralversorgung selten betroffen. Der initiale Schmerz findet sich vorwiegend in der Nackenregion. Nicht selten folgt ein spinaler Schock.

Eine Sonderform des Spinalis-anterior-Syndroms ist eine Infarzierung im Versorgungsgebiet einer A. sulcocommissuralis. Dieser Infarkt führt zu einem inkompletten Brown-Séquard-Syndrom (ipsilaterale Ausfälle von Motorik und Tastsinn, kontralaterales Defizit der Schmerz- und Temperaturempfindung). Zu ähnlichen Infarkten kommt es bei paariger Anlage der vorderen Longitudinalarterie (Lapresle und Decroit 1984).
Chronische, vorwiegend arteriosklerotisch bedingte Durchblutungsstörungen im Versorgungsgebiet der Spinalis anterior können zu einem schleichenden myelopathischen Bild führen, das klinisch wie eine Poliomyelitis oder eine amyotrophe Lateralsklerose imponiert (Garcin et al. 1969, Stapf et al. 2000).

E 5.1.2.2 Spinalis-posterior-Syndrom

Ischämien im Versorgungsgebiet der hinteren Longitudinalgefäße (A. spinalis posterior, Truncus dorsalis) sind seltener und klinisch schwieriger zu erkennen. Wegen der Unterbrechung der Hinterstränge kommt es zu einer Beeinträchtigung von Vibrations-, Berührungsempfindung und Lagesinn unterhalb der Läsion. Unmittelbar oberhalb der anästhetischen Dermatome geben die Patienten häufig eine (relative) Hyperästhesie an. Die Muskeleigenreflexe sind auf Höhe des infarzierten Segmentes wegen der Hinterhornläsion ausgefallen. Lähmungen durch Beeinträchtigung des Tractus corticospinalis lateralis sind selten und meist nur vorübergehend, ebenso Störungen der Sphinkterfunktion (Hughes 1970). Typischerweise treten auch keine Schmerzen auf, da die Vorderseitenstränge nicht betroffen sind (Suzuki et al. 2003, Cheng et al. 2008).

E 5.1.2.3 Ischämischer Querschnittsinfarkt

Der Querschnittsinfarkt verbindet die Spinalis-anterior- und Spinalis-posterior-Syndrome. Bei vollständig ausgebildetem Infarkt entsprechen die Funktionsverluste denen des traumatischen Querschnittssyndroms. In der Akutphase häufig sind autonome Funktionsstörungen und spinaler Schock. Der Querschnittsinfarkt hat eine schlechte Prognose.

E 5.1.2.4 Zentrospinaler Infarkt

Zentrospinal gelegene Infarkte sind häufig und vorwiegend Folge von hämodynamisch bedingten Perfusionsstörungen (Azzarelli und Roessmann 1977). Morphologisch finden sich unilaterale, aber auch bilateral symmetrische Läsionen meist im ventralen Teil der grauen Substanz, die im axialen MRT-Bild typischerweise als »Eulenaugen« (»owl's eye«-Läsion oder auch »snake bite«) beschrieben werden. Entlang der Longitudinalachse verlaufen die Läsionen an beiden Enden konisch zu. In einer Fallserie

an 24 Patienten fanden sich solche typische Läsionen bei 29 % (Masson et al. 2004). In einer Serie an 16 Patienten mit zentrospinalen Infarkten nach globaler Anoxie waren alle Läsionen symmetrisch und betrafen vorwiegend die Lumbosakralregion (Azzarelli und Roessmann 1977).
Klinisch führen diese Infarkte zu sehr unterschiedlichen Funktionsausfällen, bestehend aus Paresen, dissoziierten Sensibilitäts-, Blasen- und Mastdarmstörungen.

E 5.1.2.5 Venöser Infarkt

Unterschieden werden hämorrhagische und nicht-hämorrhagische Infarkte (Benavente und Barnett 1998). Erstere führen in den meisten Fällen zu akut beginnenden Rückenschmerzen mit Ausstrahlung in Abdomen und Beine, gefolgt von einer schlaffen Lähmung, Sensibilitäts-, Blasen- und Mastdarmstörungen. Hämorrhagische Infarkte sind häufig Folge einer systemischen Sepsis (Hughes 1971). Auch nach Tuberkulose und akuter myeloischer Leukämie wurden solche Infarkte beobachtet (Kim et al. 1984).
Nicht-hämorrhagische venöse Infarkte verlaufen chronisch progredient, oft über den Verlauf eines Jahres. Ursachen sind meist arteriovenöse Malformationen (s. Abschnitt E 5.2) (Hughes 1971), aber auch Polyzythämie, Thrombophlebitis, chronische Meningitiden, Dekompressionskrankheit, Thrombosen der tiefen Beinvenen und Verödung von Ösophagusvarizen (Heller et al. 1996, Kim et al. 1984). Venöse Infarkte werden als Pathomechanismus für Kompressionsmyelopathien durch Spondylosen oder Ossifikationen diskutiert. Bildmorphologisch können sie zu bilateral symmetrischen Läsionen (»Snake bite«-Läsion) führen (Mizuno et al. 2003). Nicht-hämorrhagische Infarkte haben im Vergleich zu hämorrhagischen Infarkten meist eine geringere Symptomatik und eine bessere Prognose.

E 5.1.3 Pathogenese

Während Anfang des 20. Jahrhunderts die syphilitische Arteritis die häufigste Ursache für spinale Ischämien war, wird heute eine arteriosklerotische Genese angenommen, auch wenn diese in den meisten Fällen nicht nachgewiesen werden kann. Allerdings wurden bei einem Drittel aller Patienten einer Fallserie (n = 36) weder die Ätiologie der spinalen Ischämie geklärt noch vaskuläre Risikofaktoren gefunden (»idiopathische Ischämie«). In dieser Serie waren chirurgische Eingriffe an der Aorta die zweithäufigste Ursache für die Ischämie (25 %) gefolgt von arteriosklerotischen Veränderungen oder Kardioembolie (19 %) und Hypoperfusion durch Herzstillstand (11 %) (Salvador de la Barrera et al. 2001). In einer anderen Serie aus 28 Patienten blieben 60 % ungeklärt, 21 % waren die Folge von Erkrankungen der Aorta, 7 % traten nach Operationen an der Aorta auf und 10 % hatten unterschiedliche Ursachen (thorakaler Messerstich, Verschlüsse der A. vertebralis und des Tr. thyrocervicalis) (Masson et al. 2004). Die besondere Häufigkeit spinaler Ischämien bei der operativen oder endovaskulären Reparatur thorakoabdomineller Aneurysmen ist zu betonen. So finden sich akute und verzögert auftretende spinale Ischämien in einer Rate von 2–22 % der operierten oder mit einer Stent-Graft-Prothese interventionell versorgten Patienten (Shinha und Cheung 2010). In einer Metaanalyse rein chirurgisch versorgter Aneurysmata werden Raten von 0–2,8 %, im Mittel 1,2 % angegeben (Peppelenbosch et al. 2010). Die gefäßchirurgische Literatur hat in den letzten Jahren viele verschiedene Arbeiten zu den Risikofaktoren für eine spinale Ischämie bei Operation oder Stentung hervorgebracht und zu deren Vermeidung. Die Ergebnisse sind sehr uneinheitlich. Bei der Stent-Graft-Versorgung scheint sich aber herauszuschälen, dass die Länge des intravaskulären Interponats einen entscheidenden Einfluss auf die Rate spinaler Ischämien hat (Amibile et al. 2008). So stieg deren Rate massiv ab einer Stentlänge von 20,5 cm an. Verschiedene Methoden wurden entwickelt, um die Rate spinaler Ischämien zu reduzieren. So wird versucht, die aortale Verschlusszeit zu reduzieren, es werden interkostale Revaskularisationsmethoden und die retrograde Perfusion eingesetzt. Die Dauerdrainage des Liquors mit Reduktion des Liquordrucks scheint eine besonders häufig und Erfolg versprechende Therapie zu sein. Hintergrund dieser Therapie ist das Vorliegen eines »spinalen Kompartmentsyndroms«, d. h. die spinale Ischämie führt zu einer lokalen Schwellung mit Liquorabflussbehinderung und sekundärer venöser Kongestion, die die Folgen der Ischämie verstärkt und mikrozirkulatorische Zusatzschäden setzt (Lioupis et al. 2010). Verbesserungen der anästhesiologischen Techniken werden zur Erreichung einer größeren Stabilität des arteriellen Blutdrucks über 80 mmHg genutzt (Bicknell et al. 2009). Dies scheint umso wichtiger, da schon leichte postoperative Schwankungen von ZVD, Liquordruck oder Blutdruck zu spinalen Ischämien führen können (Etz et al. 2008). Im Umkehrschluss kann davon ausgegangen werden, dass alle diese Aspekte einen pathophysiologischen Zusammenhang mit der Entwicklung spinaler Ischämien nach Aortenaneurysmaintervention haben können. Neben dem direkten Verschluss spinal nutritiver Arterien, der Embolisation arteriosklerotischen Materials oder einer globalen spinalen Hypoperfusion bei Blutdrucksenkung spielen offensichtlich auch langfristige Flussveränderungen eine Rolle, nur so sind spinale Infarkte auch noch 21 Tage nach einer Aneurysmaausschaltung zu verstehen (Goldstein et al. 2010).

Verschiedene operative Techniken werden versucht, um die Rate perioperativer spinaler Ischämien zu reduzieren. Hierzu zählen die frühe Revaskularisation der linken A. subclavia (Kotelis et al. 2009), spezielle operative Revaskularisationstechniken zur Reperfusion der A. Adamkiewicz (Malikov et al. 2009), spezielle Stent-Grafts zur Offenhaltung der A. Adamkiewicz (Shinamoto et al. 2010) oder die Schaffung eines zur Aorta parallelen Blindrohrs aus Dacron, mit Anschluss an die Aorta, in das alle radikuläre Arterien ohne Zeitdruck eingenäht werden und das damit eine komplette Erhaltung der wesentlichen spinalen Zuflüsse ermöglicht (Her et al. 2009).
Eine seltene Ursache spinaler Infarkte nach Wirbelsäulentrauma sind Embolien fibrokartilaginösen Materials aus einer Bandscheibenverletzung (Han et al. 2004). In der Literatur werden 33 pathologisch bestätigte Fälle berichtet. Die Infarkte treten vor allem in der Adoleszenz und im mittleren Lebensalter auf. Die zweigipfelige Altersverteilung bedingt die

Tab. E 5.1: Klinische Manifestationen spinaler Infarkte

Versorgungsgebiet	Symptome
A. spinalis anterior/ Truncus ventralis	Plötzliche Nacken-, Rücken- oder abdominelle Schmerzen Rasch progrediente Para- oder Tetraparese Schlaffe Lähmung mit Areflexie, später Hyperreflexie und Spastik Schmerz- und Temperaturempfindungsstörungen Vibration und Lagesinn erhalten Blasen- und Mastdarmstörungen In der chronischen Phase: brennende Dysästhesien
Aa. spinales posteriores/ Trunci dorsales	Störungen von Berührungs-, Vibrations- und Lagesinn Erhaltene Temperatur und Schmerzempfindung mit Ausnahme der Höhe des betroffenen Segments Meist erhaltene motorische Funktion Fehlen der Muskeleigenreflexe in Höhe des betroffenen Segments

Entwicklung der Gefäßanatomie: In der Kindheit haben Nucleus pulposus und Rückenmark eine gemeinsame arterielle Versorgung, die sich in der Adoleszenz zurückbildet (Naiman et al. 1961); bei degenerierten Bandscheiben kann sich das kindliche Versorgungsmuster wieder ausbilden (Bots et al. 1981). Weitere Ursachen spinaler Ischämien sind in **Tab. E 5.2** aufgeführt.

Neben der Gefährdung vaskulärer Patienten bei Aorteneingriffen besteht auch eine erhöhte Gefährdung orthopädisch-neurochirurgischer Patienten bei Wirbelsäulenoperationen, wie Bandscheibeneingriffen und Skolioseoperationen. Hier kann wohl durch eine mechanische Irritation bei zusätzlicher präoperativer Einschränkung durch Kompressionssyndrome oder zusätzliche venöse Kongestionen eine spinale Ischämie ausgelöst werden (Dapunt et al. 2009) durch eine zervikale Myelopathie (Yagi et al. 2010) oder im Zusammenhang mit epiduralen Anästhesien (Hobai et al. 2008).

E 5.1.4 Diagnose

Bei einem plötzlich auftretenden spinalen Syndrom muss immer an eine spinale Ischämie gedacht werden. Das diagnostische Verfahren der Wahl ist die Magnetresonanztomographie (MRT). Schon in der Akutphase können spinale Ischämien mittels diffusionsgewichteter Bildgebung (DWI) erkannt werden (Küker et al. 2004, Loher et al. 2003, Zhang et al. 2005). In einem Fall war eine DWI-Läsion bereits drei Stunden nach Symptombeginn nachweisbar (Fujikawa et al. 2004). DWI-Hyperintensitäten bleiben für eine Woche (Küker et al. 2004) und länger bestehen (Zhang et al. 2005). Es muss allerdings betont werden, dass das Fehlen einer DWI-positiven spinalen Läsion keinesfalls eine akute spinale Ischämie ausschließt.

Die T1- und T2-gewichtete MRT zeigt die Läsion im Verlauf von mehreren Stunden bis Tagen. Allerdings ließen sich bei einer Serie aus 28 Patienten in 14 % der Fälle keine Läsionen nachweisen, obwohl klinisch eine spinale Ischämie sehr wahrscheinlich war (Masson et al. 2004). In einer anderen Studie betrug diese Zahl 27 % (Salvador de la Barrera et al. 2001). Merkmale spinaler Ischämien in der T2-gewichteten MRT sind Hyperintensitäten, Schwellung des Rückenmarks, bilateral symmetrische Läsionen (»owl's eye«- oder »snake bite«-Läsion) (Zhang et al. 2005) sowie begleitende Ischämien der Wirbelkörper

Tab. E 5.2: Ursachen spinaler Ischämien

Idiopathisch (Ursache nicht eruierbar)

Erkrankungen an der Aorta
- Aortenaneurysma
- Arteriosklerose der Aorta
- Thromboembolien mit Ursprung in der Aorta
- Aortendissektion
- Aortenisthmusstenose
- Aortenruptur

Erkrankungen anderer Teile des Herz-Kreislauf-Systems
- A. vertebralis
- Vorhofmyxome
- Veränderungen an der Mitralklappe
- Offenes Foramen ovale
- Hämodynamische Ursachen
- Herz-Kreislaufstillstand, Kammerflimmern
- Schwere Blutdruckabfälle (auch iatrogen bedingt; Huang et al. 2005)
- Polyzythämie

Iatrogene Ursachen
- Thorakolumbale Sympathektomie (Hughes und Macintyre 1963)
- Korrektur eine Skoliose
- Angiographie
- Zentralvenenkatheter (Hämothorax) (Williams et al. 2003)
- Operationen an der Aorta und am Herzen (Geyer et al. 2002, Peppelenbosch et al. 2010)
- Neurochirurgische Interventionen im Sitzen (Morandi et al. 2004)
- Anästhetische Interventionen am Spinalkanal (Pashkovskoya und Smith 2004)
- Wurzelbehandlungen (Houten und Errico 2002, Martin und Huntoon 2005, Somayaji et al. 2005)
- Verödung von Ösophagusvarizen (→ venöser Infarkt)

Spinale Kompressionssyndrome
- Tumore (Lawson-Smith et al. 2004)
- Zervikale Subluxation
- Ossifikationen und Spondylosen

Andere Ursachen
- Meningitiden (Van Egeraat et al. 2003)
- Embolien von Knorpelgewebe der Bandscheiben (Han et al. 2004)
- Sichelzellanämie
- Vaskulitiden (Ropper et al. 2003) und Arteritiden (v. a. syphilitische Arteritis)
- Trauma
- M. Crohn (Slot et al. 1995)
- Thrombophlebitis, Sepsis (→ venöser Infarkt)
- Dekompressionskrankheit (→ venöser Infarkt)
- Gerinnungsanomalien
- Dissektionen (z. B. bei der kongenitalen Afibrinogenämie; Bas et al. 2009)

(T2-Hyperintensität) desselben Segments (Bornke et al. 2002, Suzuki et al. 2003). Nach einem Monat sind T2-Hyperintesitäten bei der Hälfte der Patienten nicht mehr nachweisbar (Salvador de la Barrera et al. 2001). Ischämische Läsionen im Rückenmark können Kontrastmittel aufnehmen, sodass eine kontrastverstärkte Untersuchung keine differentialdiagnostischen Vorteile bietet.
Die neuen verbesserten CT-Geräte erlauben eine Darstellung der spinalen Zirkulation mittels hochauflösendem Mehrzeiler-CT (Melissano et al. 2009). Vorteile sind die robuste Darstellung und rasche zeitliche Auflösung, was gerade bei schwerkranken und unruhigen Patienten deutliche Vorteile bietet.
Wird eine lumbale Dauerdrainage bei spinaler Ischämie angelegt, geben die Laktat- und S-100-Spiegel im Liquor bei deutlicher Erhöhung klare negativ prädiktiv wertvolle prognostische Hinweise (Khalahji et al. 2008).
In Einzelfällen scheint es mit der transösophagealen Echokardiographie möglich zu sein, Dopplersignale in der A. spin. ant. zu bestimmen und Durchblutungsunterbrechungen durch das Fehlen der pulssynchronen Wurzelbewegungen zu erkennen (Lohser 2009). Dies setzt eine große echokardiographische Erfahrung und beste Beschallungsbedingungen voraus.
Die spinale Angiographie kann eine Ischämie selten nachweisen, wohl aber deren Ursachen aufdecken. Insbesondere Veränderungen an der Aorta, der Adamkiewicz-Arterie oder den Vertebralarterien können diagnostisch wegweisend sein. Die Angiographie ist die Methode der Wahl zum Nachweis spinaler Gefäßmalformationen (s. Abschnitt E 5.2).
Die Computertomographie und die Myelographie haben eine Bedeutung zum Ausschluss spinaler Kompressionssyndrome, wenn dies mit der Kernspintomographie nicht möglich ist. In der Elektrophysiologie zeigen sich im Akutstadium ausgefallene F-Wellen und H-Reflexe (Amoiridis et al. 1991, Horowitz und Patel 2003).

E 5.1.5 Epidemiologie und Verlauf

Spinale Ischämien sind selten. In einer Fallserie waren nur 1,2 % aller stationären Aufnahmen mit der Enddiagnose einer zentralnervösen Durchblutungsstörung spinale Infarkte (Sandson und Friedman 1989). In konsekutiven Autopsien finden sich 0,1–3 % spinale Ischämien (Blackwood 1958, Slager und Webb 1973).
Plötzlicher Beginn einer spinalen Symptomatik kennzeichnet den Akutverlauf. Bei guter Kollateralversorgung kann allerdings auch eine protrahierte oder eine intermittierende Symptomatik im Sinne einer transitorisch ischämischen Attacke (TIA) auftreten. Eine spinale TIA ist jedoch selten und findet sich vor allem bei Gefäßmalformationen (Taylor und Van Allen 1969).
Nur wenige Studien bieten Daten zur funktionellen Erholung nach spinaler Ischämie. Von 36 Patienten mit ätiologisch unterschiedlichen Durchblutungsstörungen waren bei Entlassung 57 % auf den Rollstuhl und weitere 25 % auf andere Hilfsmittel angewiesen (Salvador de la Barrera et al. 2001). Höheres Alter war ein Risikofaktor für den Verlust der Gehfähigkeit (OR 1,14); Patienten mit idiopathischen Ischämien ohne vaskuläre Risikofaktoren hatten eine tendenziell ($p = 0,1$) bessere Prognose – diesen Zusammenhang stützen auch frühere Fallserien (Monteiro et al. 1992). 61 % der Patienten benötigten einen Blasenkatheter (32 % intermittierend, 29 % dauerhaft; Salvador de la Barrera et al. 2001). Chronische Schmerzen sind ein häufiges Langzeitproblem (Pelser und van Gijn 1993). In einer Studie an 22 Patienten in China konnten nach im Mittel 18 Monaten 46 % wieder gehen. Die Urininkontinenz erholte sich schlechter als das Gehen (Cheng et al. 2008).
Die hämorrhagische Transformation eines spinalen Insultes ist häufig klinisch stumm; in einer Serie ($n = 16$) wird die Häufigkeit von punktförmigen Hämorrhagien mit 18 % angegeben (Weidauer et al. 2002), in einer anderen Serie traten Einblutungen bei einem von sechs Patienten auf (Zhang et al. 2005).

Tab. E 5.3: Differentialdiagnose spinaler Ischämien

- Spinale Kompression (Tumor, Hämatom, Abszess etc.), kann über Kompression des venösen Ausflusses zu Infarkten führen (s. »Pathogenese«)
- Bandscheibenvorfall
- Akute transversale Myelitis (ATM), viral, autoimmun (systemischer Lupus erythematodes, Devic-Syndrom), auch akute nekrotisierende Myelitis (Herpesviren)
- Akute Polyneuropathie
- Guillain-Barré-Syndrom
- Porphyrie
- HIV-assoziierte Polyneuropathien (inflammatorisch demyelinisierende PNP)
- Thallium

(modifiziert nach Benavente und Barnett 1998)

E 5.1.6 Therapeutische Prinzipien

Wegen der geringen Inzidenz spinaler Infarkte sind klinische Studien schwierig durchzuführen. Spezifische evidenzbasierte Therapieregime liegen nicht vor. Aus der Behandlung des zerebralen Insultes lassen sich wichtige Ansätze zur Akutbehandlung und Sekundärprävention übertragen (s. Kap. E 1). Der Einsatz einer systemischen Thrombolysetherapie mit r-tPA (Actilyse®) wurde bisher nicht systematisch untersucht, sie ist wegen der Schwere der Funktionsausfälle, der geringen Erholungschancen und der inzwischen möglichen Akutdiagnostik mittels diffusionsgewichteter Bildgebung grundsätzlich überlegenswert. Es gibt den Fallbericht eines Patienten mit konsekutiver Eskalation der Therapie: Es wurde mit systemischer i. v. Thrombolyse begonnen, hierunter kam es zu einer leichten Besserung der Tetraparese. Anschließend wurde der Patient mit intraarterieller lokaler Thrombolyse, hyperbarer Sauerstofftherapie und Hypothermie behandelt. Jede Therapie ergab eine graduelle Verbesserung (Lee et al. 2010). Kritisch muss hier angemerkt werden, dass der Patient letztendlich eine Behinderung zurückbehielt und die beschriebenen graduellen Verbesserungen auch unabhängig von jeglicher Therapie Ausdruck des Spontanverlaufs gewesen sein können.
Zur Behandlung des verzögert auftretenden ischämiebedingten Ödems gibt es ebenfalls keine Studi-

en. Diese muss im Einzelfall unter Berücksichtigung der individuellen Anatomie entschieden werden. Da bei vielen spinalen Infarkten hämodynamische Faktoren eine Rolle spielen, muss auf einen ausreichenden Perfusionsdruck geachtet werden.
Wichtigstes Prinzip ist das Erkennen und Behandeln einer ursächlichen Grunderkrankung, z. B. einer spinalen Gefäßmalformation. Das Risiko iatrogener spinaler Ischämien, vor allem bei Operationen am Herz-Kreislauf-System, kann durch intraoperative elektrophysiologische Überwachung (motorisch besser als somatosensorisch evozierte Potenziale) und das Vermeiden von Blutdruckabfällen reduziert werden (Weigang et al. 2005). Die Wirksamkeit intraoperativer Hypothermie zur Prävention spinaler Ischämien wurde tierexperimentell belegt (Wang et al. 2005) und scheint auch beim Menschen ein gangbarer Ansatz zu sein (Shiiya et al. 2005). Interessanterweise gibt es eine erste humane Studie zum Einsatz von ischämischer Präkonditionierung bei Wirbelsäulen-OP zur Vermeidung einer spinalen Ischämie. In der chinesischen Studie wurde untersucht, inwieweit eine ischämische Präkonditionierung spinale Läsionsmarker reduzieren kann. 40 Patienten wurden in die Prästudie aufgenommen. 20 davon wurden dreimal 5 Minuten mit dreimal 5 Minuten Reperfusion einer Ischämie des rechten Armes unterzogen. Die anderen Patienten erhielten keine Präkonditionierung. Die Haupt-OP war eine spinale Wirbelsäulenfusions-OP. Die präkonditionierte Gruppe hatte dauerhaft niedrigere neuronale Läsionsmarker (S100 und NSE). Auch die klinische Erholung war besser in der präkonditionierten Gruppe (Hu et al. 2010).
Aufgrund des Einsatzes bei der Therapie spinaler Ischämien bei Aortenaneurysma-Reparaturen ergeben sich folgende Möglichkeiten, deren Einsatz im Einzelfall erwogen werden kann:

- lumbale Liquordrainage (Bicknell et al. 2009) hier scheint durch eine Druckentlastung des spinalen Kompartiments eine Verbesserung der Durchblutung zu entstehen;
- Blutdruckanhebung zur Vermeidung von Hypoperfusionen (Izumi et al. 2009).

Zu venösen Infarkten gibt es ebenfalls keine wissenschaftlich begründeten Therapieempfehlungen. Im Vordergrund steht die Behandlung der Grunderkrankung und, in Analogie zu anderen thrombotischen Syndromen, die Antikoagulation (Kim et al. 1984).
Die Gabe von Steroiden bei spinalen Durchblutungsstörungen wurde nicht systematisch untersucht. Bei zwei publizierten Fällen zeigten Steroide keinen positiven Effekt (Niino et al. 1999).

E 5.1.7 Pragmatische Therapie

Bei Hinweisen für einen generalisierten arteriosklerotischen Gefäßprozess und Vorliegen vaskulärer Risikofaktoren sollte ein Thrombozytenaggregationshemmer (z. B. Acetylsalicylsäure, 100 mg/Tag) gegeben und die Risikofaktoren behandelt werden (↔). Bei nachgewiesener kardioembolischer Genese (Vorhofflimmern) oder bei Rechts-Links-Shunt kann in Analogie zur Behandlung der zerebralen Ischämie die Antikoagulation erwogen werden (↔). Der Einsatz der intravenösen Thrombolysebehandlung, das Anheben des Blutdrucks oder eine lumbale Dauerdrainage bleibt einem individuellen Heilversuch nach sorgfältiger Abwägung der Vor- und Nachteile vorbehalten (↔). Ansonsten bleibt die Therapie auf symptomatische Maßnahmen (Schmerzbehandlung, Hilfsmittelversorgung) beschränkt.

E 5.2 Spinale Gefäßmalformationen

E 5.2.1 Klinik

E 5.2.1.1 Durale Gefäßmalformationen (Durafisteln)

Gefäßmalformation der Dura werden aus Ästen der radikulären Gefäße außerhalb der Dura mater gespeist. Nicht selten bezeichnet man diese arteriovenösen Malformationen daher als Durafisteln. Eine Prädilektionsstelle sind die Taschen der Spinalwurzelabgänge (Caplan 1993, Kim et al. 1984). Aus dieser Lokalisation lässt sich das klinische Bild gut ableiten: Ein langsam progredientes Querschnittssyndrom und/oder radikuläre Schmerzen lenken den Verdacht auf eine durale AV-Malformation (Caplan 1993). Die Schmerzen nehmen bei Bewegung und körperlicher Belastung häufig zu (Rosenblum et al. 1987). Auch radikuläre Paresen und Sensibilitätsstörungen sowie Sphinkterstörungen treten auf. Differentialdiagnostisch müssen vor allem Bandscheibenvorfälle und intramedulläre Raumforderungen berücksichtigt werden.
Die spinale Läsion entsteht wahrscheinlich aufgrund des niedrigen Perfusionsdrucks in den Spinalarterien und des vergleichsweise hohen venösen Drucks, der zu nicht-hämorrhagischen venösen Infarkten führen kann (s. Abschnitte E 5.1 und E 5.1.2.5). Die Drucksteigerung im venösen Gefäßsystem wurde früher in der Myelographie meist mit dilatierten, geschlängelt verlaufenden Gefäßen dargestellt. Heute ist die MRT das Verfahren der Wahl (**Abb. E 5.2**; Krings et al. 2005).

Tab. E 5.4: Klinische Leitsymptome der duralen AV-Malformationen

Klinische Symptome
• Progredientes Querschnittssyndrom • Radikuläre Schmerzen • Zunahme der Schmerzen durch Aufrichten und bei körperlicher Anstrengung • Radikuläre Paresen und Sensibilitätsstörungen • Sphinkterstörungen

E 5.2.1.2 Intradurale Gefäßmalformationen

Die intraduralen Gefäßmalformationen liegen meist intramedullär. Klinisch können sich intramedulläre AV-Malformationen als Kavernome mit einem akut einsetzenden spinalen Syndrom manifestieren, deren Ursache dann meist eine Einblutung ist. Aber auch die Entwicklung eines progredienten spinalen Syndroms durch Mikroblutungen und Sklerose mit

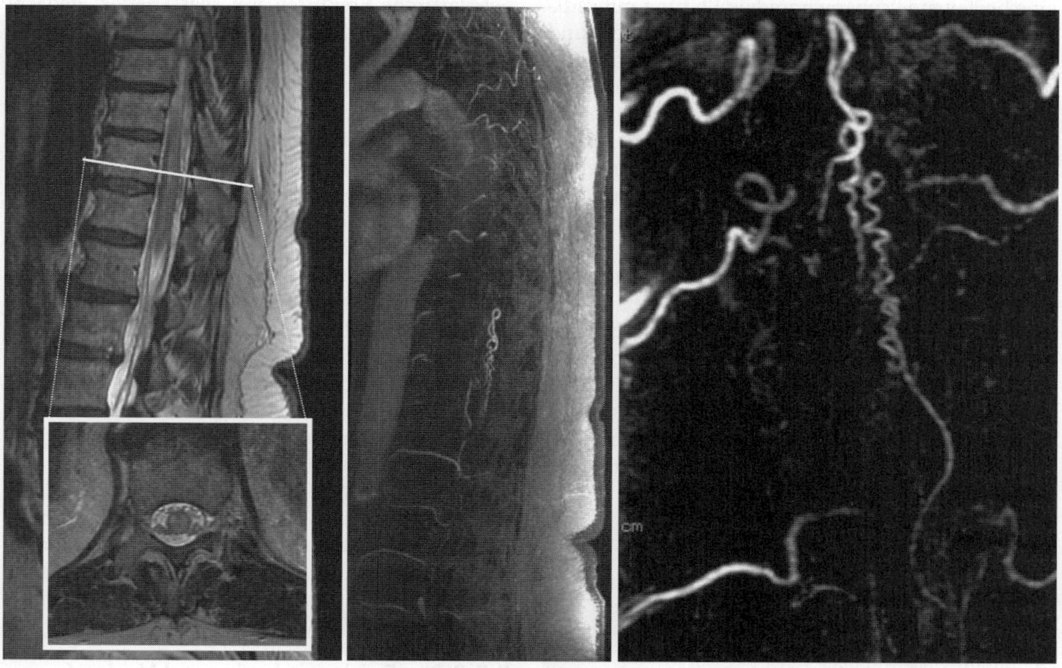

Abb. E 5.2: (links) Spinale Ischämie und venöse Kongestion auf Höhe Th 10 bei einer 68-jährigen Frau; (Mitte und rechts) In der MR-Angiographie nachgewiesenes Venenkonvolut, das angiographisch trotz zweimaliger selektiver Injektionsversuche nicht darstellbar war.

nachfolgender Myelopathie ist möglich (Deutsch et al. 2000). Intramedulläre Kavernome entsprechen pathoanatomisch den kavernösen AV-Malformationen des Gehirns. Sie können ebenfalls gut mit der MRT dargestellt werden, sind aber angiographisch häufig nicht erkennbar.

E 5.2.2 Epidemiologie und Verlauf

Extradurale spinale Durafisteln betreffen meist das thorakale oder lumbosakrale Rückenmark. Männer sind deutlich häufiger als Frauen betroffen (5 : 1). Der Erkrankungsgipfel liegt zwischen 40 und 70 Jahren. Die Symptomatik beginnt mit radikulären Schmerzen und Paresen. Der Verlauf ist häufig rasch fortschreitend und endet in einem Querschnittssyndrom. Unbehandelt werden die meisten Patienten innerhalb von fünf Jahren gehunfähig (Caplan 1993). Bei Patienten mit epiduraler AV-Malformation können spinale TIA einer Infarzierung vorausgehen (Teal und Pessin 1992). Nach Ansicht einiger Autoren haben Patienten mit gesicherten spinalen TIA regelmäßig epidurale AV-Malformationen (Caplan 1993).
Intradurale AV-Malformationen sind sehr viel seltener. Die Patienten sind meist jünger als jene mit duralen oder epiduralen Gefäßmalformationen. In einer Serie waren 60 % der Patienten jünger als 25 Jahre (Rosenblum et al. 1987), wobei wieder, wie bei den Durafisteln, das männliche Geschlecht überwiegt. Über das Blutungsrisiko von intramedullären Kavernomen gibt es keine genauen Angaben. Bei Einblutung kommt es jedoch zu einem akuten spinalen Syndrom, dessen Prognose ungünstig ist. Das Rezidivblutungsrisiko ist ebenfalls nicht genau bekannt.

E 5.2.3 Therapeutische Prinzipien

Eine konservative Behandlung der spinalen AVM ist nicht möglich. Neben der operativen Behandlung hat sich heute die Embolisation der Fehlverbindung als Therapie durchgesetzt. Zur endovaskulären Therapie der Durafistel und der spinalen AVM s. Kap. E 10. Allerdings muss angemerkt werden, dass die Embolisation von spinalen Durafisteln auch mit einem geringen Risiko der Entwicklung arterieller spinaler Ischämien behaftet ist durch Verschleppung von Embolisationsmaterial oder den Verschluss von nutritiven Gefäßen (Dublin et al. 2010).

E 5.3 Spinale Blutungen

E 5.3.1 Klinik

Spinale Blutungen sind insgesamt noch seltener als spinale Ischämien. Man unterscheidet intramedulläre Blutungen von spinalen Subarachnoidalblutungen, Epidural- und Subduralblutungen.
Spontane intramedulläre Blutungen können auf jedem spinalen Niveau entstehen und sind häufig mit spinalen SABs kombiniert. Die Ursachen sind vielfältig (**Tab. E 5.5**).
Die Patienten mit spontanen intramedullären Blutungen haben häufig ein plötzliches heftiges Schmerzereignis, ein der Syringomyelie ähnliches klinisches Bild und bei motorischen Ausfällen ein Bild, das ähnlich einer spinalen Schocksymptomatik beim Querschnittssyndrom oder der spinalen Ischämie ist. Es ist klinisch fast unmöglich, eine spinale Ischämie von einer Blutung zu differenzieren. Bei rein intramedullären Blutungen kann der Schmerz auch völlig fehlen. Hinweis auf eine Blutung kann

eine begleitende subarachnoidale Blutung mit radikulären Symptomen, radikulären Schmerzen und Nackensteifigkeit sein. Selten können auch die vermeintlich harmlosen Hämangiome (Hämangiomwirbel) zu intramedullären oder anderen spinalen Blutungen führen (Castel et al. 1999). Spinale Kavernome sind deutlich seltener als zerebrale. In einer Serie an 376 konsekutiven Patienten mit Kavernomen waren 4 % spinal lokalisiert (Kivelev et al. 2010). Zu den spinalen Malformationen und Gefäßanomalien als Ursache einer spinalen Blutung siehe zuvor und Kapitel E 10.
Die spinale SAB hat klassisch einen heftigen, sich nach oben und/oder unten ausbreitenden Schmerz. Bei zervikaler spinaler SAB kommt es auch rasch zu Kopfschmerzen und Nackensteife. Zusätzlich können die klassischen Symptome einer SAB (s. Kap. E 7) auftreten. Die häufigste Ursache sind spinale AVMs und Fisteln.

Tab. E 5.5: Ursachen spinaler Blutungen

Idiopathisch (Ursache nicht eruierbar)
Gefäßmissbildungen • Intramedulläre spinale AVM • Teleangiektasie • Venöse Malformationen • Spinale Kavernome
Trauma
Seltene Ursachen • Spinale Amyloidangiopathie
Blutungsleiden • Antikoagulantientherapie • Hämophilien • Fibrinolytikatherapie
Tumoren • Ependymome • Hämangioblastome • Neurofibrome • Meningeome • Meningosarkome
Entzündliche Erkrankungen • Polyarteriitis nodosa • Sjögren-Syndrom • Systemischer Lupus erythematodes • Entzündliche Myelitiden (z. B. bei Typhus)
Iatrogen • Nach Lumbalpunktion • Nach Lumbalanästhesie

(nach Rüfenacht et al. 1998)

Spinale epidurale Blutungen treten meist im dorsalen (zum Rückenmark gesehen) Bereich auf und finden sich in der Regel im thorakolumbalen Übergang. Sie sind meist durch Traumen, spinale Operationen oder iatrogene Gerinnungsveränderungen (Antikoagulantientherapie) verursacht. Die Häufigkeit epiduraler Blutungen in der Wirbelsäulenchirurgie wird mit bis zu 1 % angegeben (Glotzbecker et al. 2010). Klinisch findet sich meist ein heftiger Schmerz, der durch mechanische Alterationen (aufrichten oder Vornüberbeugen) deutlich verstärkt wird. Mit einer zeitlichen Latenz zum Schmerz treten dann in der Regel Zeichen der spinalen Kompression auf. Daher muss differentialdiagnostisch an Tumoren, Metastasen oder sekundäre neoplastische Frakturen mit Masseneffekt gedacht werden.

Spinale subdurale Blutungen sind seltener als epidurale Blutungen, sie treten auch eher dorsal zum Rückenmark gelegen auf und haben neben Schmerzen auch die Entwicklung von spinalen Kompressionssymptomen zur Folge. Damit sind die subduralen Blutungen klinisch nicht von den epiduralen Blutungen zu unterscheiden, lediglich der zeitliche Verlauf ist etwas protrahierter. Als Besonderheit sei das Auftreten einer spinalen Subduralblutung nach einer Lumbalpunktion genannt. Die Symptome entwickeln sich meist innerhalb der ersten 24 Stunden nach der LP. Andere Ursachen sind ähnlich wie bei der spinalen Epiduralblutung. Auch nach heftiger körperlicher Anstrengung werden subdurale Blutungen beschrieben (Mattle et al. 1987).
Generell ist die MRT heute die diagnostische Methode der Wahl zum Nachweis und zur Differenzierung von spinalen Blutungen. Besonders geeignet ist auch hier die sog. Häm-Sequenz (T2*) (Siebner et al. 1999).

E 5.3.2 Epidemiologie und Verlauf

Es gibt wenig gesicherte Daten zu Häufigkeit, Verlauf und Prognose bei spinalen Blutungen. Generell gibt es auch keine größeren therapeutischen Untersuchungen. Unbehandelt sind die Symptome meist progredient und es resultieren erhebliche funktionelle Behinderungen bis hin zur Querschnittslähmung. Lediglich bei spinaler SAB kann es zu nur wenigen neurologischen Ausfällen und guter Rückbildung kommen. Dafür sind bei spinaler SAB Reblutungen bis hin zu Entwicklung einer Siderose möglich, wenn die Blutungsursache nicht entdeckt wird. Die oberflächliche Siderose des Nervensystems kann auch als Spätfolge einer einmaligen spinalen SAB auftreten und noch Jahre später ein früheres Schmerzereignis differentialdiagnostisch einordnen helfen (Stevens et al. 1991).

E 5.3.3 Therapeutische Prinzipien

Sobald eine Kompression des Rückenmarks vorliegt, gilt der alte neurochirurgisch-neurologische Lehrsatz: »Über einer Querschnittssymptomatik sollte die Sonne weder auf- noch untergehen«. Was meint, dass hier eine Intervention möglichst frühzeitig die einzige erfolgversprechende Therapie darstellt. Aufgrund der Vielzahl der möglichen Ursachen, die man in der Regel nicht oder nur unvollständig in der Akutphase übersieht, ist die Operation oft ein Eingriff mit ungewissen Aussichten und Folgen. Zumindest sollte eine bestehende Gerinnungsstörung vor einer Operation oder besser begleitend zur Operationseinleitung antagonisiert werden (analog dem Vorgehen bei intrazerebralen Blutungen; s. Kap. E 6). In den letzten Jahren gewinnen neuroradiologisch-interventionelle Therapien zunehmend an Bedeutung zur Behandlung der spinalen Gefäßmalformationen. Man sollte sich aber im klaren sin, dass diese Eingriffe meist nicht den raumfordernden Effekt auf das Rückenmark verringern können.

E 5.3.4 Pragmatische Therapie

Wie zuvor erwähnt, sollte eine neurochirurgische Therapie so früh und schnell wie möglich erfolgen. Bei Gerinnungswerten ab ca. 50 % Quick/INR < 2 ist die Operation vertretbar. Eine Anhebung des Quickwertes/Absenkung der INR sollte im Akutfall nicht mit Vitamin-K-Gaben durchgeführt werden. Es sollte Prothrombinkomplex oder PPSB-Konzentrat gegeben werden. Hierbei gilt als Faustregel, dass 1 Einheit PPSB/kg Körpergewicht den Quickwert um 1–2 % erhöht. Das heißt, bei einem 70 kg schweren Mann mit einer epiduralen spinalen Blutung und einem Quick von 20 % müssen ca. 2 000 Einheiten PPSB-Konzentrat gegeben werden. Die Gabe kann einmalig und mit Gerinnungskontrollen nach einer Stunde und nach zwei Stunden erfolgen. Protrahierte Gaben aus Kostengründen sind zu vermeiden. Gleichzeitige oder konkurrierende Gerinnungsdefekte sind entsprechend zu behandeln (z. B. AT-III-Mangel). Aufgrund einer zwischenzeitlichen Übergerinnbarkeit sollte eine niedrigdosierte Heparingabe (z. B. 300 IE/h) erfolgen.

E 5.4 Literatur

Amabile P, Grisoli D, Giorgi R, Bartoli J-M, Piquet P. Incidence and determinants of spinal cord ischemia in stent-graft repair of the thoracic aorta. Eur J Vasc Endovasc Surg 2008;35:455–461.

Amoiridis G, Poehlau D, Przuntek H. Neurophysiological findings and MRI in anterior spinal artery syndrome of the lower cervical cord: the value of F-waves. J Neurol Neurosurg Psychiatry 1991;54:738–740.

Azzarelli B, Roessmann U. Diffuse »anoxic« myelopathy. Neurology 1977;27:1049–1052.

Bas DF, Oguz KK, Yavuz K, Topcuoglu MA. Spinal cord infarction in congenital afibrinogenemia. J Stroke Cerebrovasc Dis 2009;18:298–303.

Benavente O, Barnett HJM. Spinal Cord Ischemia. In: Barnett HJM, Mohr JP, Stein BM, Yatsu FM, eds. Stroke. 3rded. Philadelphia: Churchill Livingstone; 1998.p. 751–765.

Bicknell CD, Riga CV, Wolfe JHN. Prevention of paraplegia during thoracoabdominal aortic aneurysm repair. Eur J Vasc Endovasc Surg 2009;37:654–660.

Blackwood W. Discussion on vascular disease of the spinal cord. Proc R Soc Med 1958;51:543.

Bornke C, Schmid G, Szymanski S, Schols L. Vertebral body infarction indicating midthoracic spinal stroke. Spinal Cord 2002;40:244–247.

Bots GT, Wattendorff AR, Buruma OJ, Roos RA, Endtz LJ. Acute myelopathy caused by fibrocartilaginous emboli. Neurology 1981;31:1250–1256.

Caplan LR. Stroke: A clinical approach. London: Butterworth; 1993.

Castel E, Lazennec JY, Chiras J, Enkaoua E, Saillant G. Acute spinal compression due to intraspinal bleeding from a vertebral hemangioma: two case-reports. Eur Spine J 1999;8:244–248.

Cheng M-Y, Lyu R-K, Chang Y-J, Chen R-S, Huang C-C, Wu T, Lee T-H, Lu C-S, Ro L-S. Spinal cord infarction in Chinese patients. Clinical features, risk factors, imaging and prognosis. Cerebrovasc Dis 2008;26 (5):502–508.

Cheshire WP, Jr.Spinal cord infarction mimicking angina pectoris. Mayo Clin Proc 2000;75:1197–1199.

Dapunt UA, Mok JM, Sharkey MS, Davis AA, Forster-Barber A, Diab M. Delayed presentation of tetraparesis following posterior thoracolumbar spinal fusion and instrumentation for adolescent idiopathic scoliosis. Spine 2009;34:1936–1941.

Deutsch H, Jallo GI, Faktorovich A, Epstein F. Spinal intramedullary cavernoma: clinical presentation and surgical outcome. J Neurosurg 2000;93:65–70.

Dublin AB, Latchaw RE, Herrera DA, Dahlin BC. Delayed complication after embolotherapy of a vertebral arteriovenous fistula: spinal cord ischemia. J Vasc Interv Radiol 2010;21:392–393.

Etz CD, Luehr M, Kari FA, Badian CA, Smego D, Plestis KA, Griepp RB. Paraplegia after extensive thoracic and thoracoabdominal aortic aneurysm repair: Does critical spinal cord ischemia accur postoperatively? J Thorac Cardiovasc Surg 2008;135:324–330.

Fujikawa A, Tsuchiya K, Takeuchi S, Hachiya J. Diffusion-weighted MR imaging in acute spinal cord ischemia. Eur Radiol 2004;14:2076–2078.

Garcin R, Godlewski S, Lapresle J. Acute pseudopoliomyelitic myelomalacia. (Massive necrotic lesions of the anterior horns in the lumbosacral spinal cord.) Rev Neurol (Paris) 1969;121:487–491.

Geyer TE, Naik MJ, Pillai R. Anterior spinal artery syndrome after elective coronary artery bypass grafting. Ann Thorac Surg 2002;73:1971–1973.

Glotzbecker MP, Bono CM, Wood KB, Harris MB. Postoperative spinal epidural hematoma: a systematic review. Spine 2010;35:E413–420.

Goldstein LJ, Rezayat C, Shrikhande GV, Bush HL. Delayed permanent paraplegia after endovascular repair of abdominal aortic aneurysm. J Vasc Surg 2010;51:725–728.

Han JJ, Massagli TL, Jaffe KM. Fibrocartilaginous embolism – an uncommon cause of spinal cord infarction: a case report and review of the literature. Arch Phys Med Rehabil 2004;85:153–157.

Heller SL, Meyer JR, Russell EJ. Spinal cord venous infarction following endoscopic sclerotherapy for esophageal varices. Neurology 1996;47:1081–1085.

Her K, Choi CW, Lee JW, Shin HK, Won YS. A modified technique for preventing spinal cord ischemia during type II thoracoabdominal aneurysm repair. Ann Thorac Surg 2009;88:265–267.

Hobai IA, Bittner EA, Grecu L. Perioperative spinal cord infarction in nonaortic surgery: report of three cases and review of the literature. J Clin Anesthesia 2008;20: 307–312.

Horowitz SH, Patel N. Peripheral neurophysiology of acute distal spinal cord infarction. Pediatr Neurol 2003;28:64–65.

Houten JK, Errico TJ. Paraplegia after lumbosacral nerve root block: report of three cases. Spine J 2002;2:70–75.

Hu S, Dong HL, Li YZ, Luo ZJ, Sun L, Yang QY, Yang LF, Xiong L. Effects of remote ischemic preconditioning on biochemical markers and neurologic outcomes in patients undergoing elective cervical decompression surgery. J Neurosurg Anesthesiol 2010;22:46–52.

Huang TC, Hwang JJ, Yip PK, Liu HM. Hypotensive spinal cord infarction associated with vertebral body infarction after treatment with short-acting antihypertensive agent. J Formos Med Assoc 2005;104:607–610.

Hughes JT. Thrombosis of the posterior spinal arteries. A complication of an intrathecal injection of phenol. Neurology 1970;20:659–664.

Hughes JT. Venous infarction of the spinal cord. Neurology 1971;21:794–800.

Hughes JT, Macintyre AG. Spinal Cord Infarction Occurring During Thoraco-Lumbar Sympathectomy. J Neurol Neurosurg Psychiatry 1963;26:418–421.

Izumi S, Okada K, Hasegawa T, Omura A, Munakata H, Matsumori M, Okita Y. Augmentation of systemic blood pressure during spinal cord ischemia to prevent postoperative paraplegia after aortic surgery in a rabbit model. J Thorac Cardiovasc Surg 2010;139:1261–1268.

Khaladi N, Teebken OE, Hagl C, Wilhelmi MH, Tschan C, Weissenborn K, Lichtinghagen R, Hoy L, Haverich A, Pichlmaier M. The role of cerebrospinal fluid S 100 and lactate to predict clinically evident spinal cord ischemia

in thoraco-abdominal aortic surgery. Eur J Vasc Endovasc Surg 2008;36:11–19.
Kim RC, Smith HR, Henbest ML, Choi BH. Nonhemorrhagic venous infarction of the spinal cord. Ann Neurol 1984;15:379–385.
Kivelev J, Niemelä M, Hernesniemi J. Outcome after microsurgery in 14 patients with spinal cavernomas and review of the literature. J Neurosurg Spine 2010;13 (4): 524–34.
Kotelis D, Geisbüsch P, Hinz U, Hyhlik-Dürr A, von Tengg-Kobligk H, Allenberg JR, Böckler D. Short and midterm results after left subclavian artery coverage during endovascular repair of the thoracic aorta. J Vasc Surg 2009;50:1285–1292.
Krings T, Mull M, Gilsbach JM, Thron A. Spinal vascular malformations. Eur Radiol 2005;15:267–278.
Küker W, Weller M, Klose U, Krapf H, Dichgans J, Nägele T. Diffusion-weighted MRI of spinal cord infarction – high resolution imaging and time course of diffusion abnormality. J Neurol 2004;251:818–824.
Lapresle J, Decroit JP. Pathologie vasculaire de la moelle (á l'exception de la pathologie malformative). Encyclopédie Médico-Chirurgicale, Neurologie 1984;17067: A10,4.
Lawson-Smith M, Samandouras G, Hinks T, Tan PL, Quaghebeur G, Mathews P, et al. Spinal cord infarction caused by malignant intramedullary glioma: the traps of epidemiology and travel history. Br J Neurosurg 2004; 18:199–200.
Lee K, Strozyk D, Rahman C, Lee LK, Fernandes EM, Claasen J, Badjatia N, Mayer SA, Pile-Spellman J. Acute spinal cord ischemia: treatment with intravenous and intra-arterial thrombolysis, hyperbaric oxygen and hypothermia. Cerebrovasc Dis 2010;29:95–98.
Lioupis C, Tyrrell M, Valenti D. A report of spinal cord ischemia following endovascular aneurysm repair of an aneurysm with a large thrombus burden and complex iliac anatomy. Vasc Endovasc Surg 201044:56–60.
Loher TJ, Bassetti CL, Lovblad KO, Stepper FP, Sturzenegger M, Kiefer C, et al. Diffusion-weighted MRI in acute spinal cord ischaemia. Neuroradiology 2003;45:557–561.
Lohser J. Spinal cord imaging by transesophageal echocardiography. J Cardiothorac Vasc Anesth 2009;23:442–443.
Malikov S, Magnan PE, Branchereau A, Bartoli JM, Champsaur P. Extra-anatomical revascularisation of the Adamkiewicz artery : preliminary anatomical study. Ann Vasc Surg 2009;23:758–763.
Martin DP, Huntoon MA. Spinal cord infarction following therapeutic computed tomography-guided left L2 nerve root injection. Spine 2005;30:1558.
Masson C, Pruvo JP, Meder JF, Cordonnier C, Touze E, De La Sayette V et al. Spinal cord infarction: clinical and magnetic resonance imaging findings and short term outcome. J Neurol Neurosurg Psychiatry 2004;75:1431–1435.
Mattle H, Sieb JP, Rohner M, Mumenthaler M. Nontraumatic spinal epidural and subdural hematomas. Neurology 1987;37:1351–1356.
Messalina G, Civilini E, Bertoglio L, Calliari F, Campos Moraes Amato A, Chiesa R. Angio-CT imaging of the spinal cord vascularisation: a pictorial essay. Eur J Vasc Endovasc Surg 2010;39:436–440.
Mizuno J, Nakagawa H, Inoue T, Hashizume Y. Clinicopathological study of »snake-eye appearance« in compressive myelopathy of the cervical spinal cord. J Neurosurg 2003;99 (Suppl 2):162–168.
Monteiro L, Leite I, Pinto JA, Stocker A. Spontaneous thoracolumbar spinal cord infarction: report of six cases. Acta Neurol Scand 1992;86:563–566.
Morandi X, Riffaud L, Amlashi SF, Brassier G. Extensive spinal cord infarction after posterior fossa surgery in the sitting position: case report. Neurosurgery 2004;54: 1512–1515.
Naiman JL, Donohue WL, Prichard JS. Fatal nucleus pulposus embolism of spinal cord after trauma. Neurology 1961;11:83–87.
Niino M, Isu T, Tashiro K. Nonhemorrhagic venous infarction of the spinal cord without spinal vascular malformation. J Neurol 1999;246:852–854.
Pashkovskoya I, Smith CE. Spinal cord infarction and paraplegia after peripheral vascular surgery with spinal anesthesia. J Clin Anesth 2004;16:440–444.
Pelser H, van Gijn J. Spinal infarction. A follow-up study. Stroke 1993;24:896–898.
Peppelenbosch AG, Vermeulen Windsant, IC, Jacobs MJ, Tordoir JHM, Schurink GWH. Open Repair for Ruptured Abdominal Aortic Aneurysm and the Risk of Spinal Cord Ischemia: Review of the Literature and Risk-factor Analysis. European journal of vascular and endovascular surgery: the official journal of the European Society for Vascular Surgery (2010)10.1016/j.ejvs. 2010.07.024.
Ropper AH, Ayata C, Adelman L. Vasculitis of the spinal cord. Arch Neurol 2003;60:1791–1794.
Rosenblum B, Oldfield EH, Doppman JL, Di Chiro G. Spinal arteriovenous malformations: a comparison of dural arteriovenous fistulas and intradural AVM's in 81 patients. J Neurosurg 1987;67:795–802.
Rüfenacht DA, Pruva JP, Weerts JGE, Leys D. Vascular malformations and hemorrhagic lesions of the spinal cord. In: Ginsberg M, Bogousslavsky J, eds. Cerebrovascular disease. Malden, Oxford, London, Edinburgh, Carlton: Blackwell Sciences; 1998.p. 1569–1584.
Salvador de la Barrera S, Barca-Buyo A, Montoto-Marques A, Ferreiro-Velasco ME, Cidoncha-Dans M, Rodriguez-Sotillo A. Spinal cord infarction: prognosis and recovery in a series of 36 patients. Spinal Cord 2001;39:520–525.
Sandson TA, Friedman JH. Spinal cord infarction. Report of 8 cases and review of the literature. Medicine (Baltimore) 1989;68:282–292.
Shiiya N, Kunihara T, Matsuzaki K, Yasuda K. Evolving strategy and results of spinal cord protection in type I and II thoracoabdominal aortic aneurysm repair. Ann Thorac Cardiovasc Surg 2005;11:178–185.
Siebner HR, Gräfin von Einsiedel H, Wilhelm T, Auer C, Conrad B. The heme-sequence. Value in differential sponataneous intracerebral hemorrhage diagnosis Nervenarzt 1999;70:714–722.
Shinha N, Wakasa S, Matsui K, Sugiki T, Shingu Y, Yamakawa T, Matsui Y. Anatomical pattern of feeding artery and mechanism of intraoperative spinal cord ischemia. Ann Thorac Surg 2009;88:768–772.
Shinamoto T, Marui A, Nagata Y, Sato M, Saito N, Takeda T, Ueda M, Ikeda T, Sakata R, Inoue K. A novel approach to prevent spinal cord ischemia: Inoue stent graft with a side branch of small calibre for the reconstruction of the artery of Adamkiewicz. J Thorac Cardiovasc Surg 2010; 139:655–659.
Slager UT, Webb AT. Pathologic findings in the spinal cord. Arch Pathol 1973;96:388–394.
Slot WB, van Kasteel V, Coerkamp EG, Seelen PJ, van der Werf SD. Severe thrombotic complications in a postpartum patient with active Crohn's disease resulting in ischemic spinal cord injury. Dig Dis Sci 1995;40:1395–1399.
Somayaji HS, Saifuddin A, Casey AT, Briggs TW. Spinal cord infarction following therapeutic computed tomography-guided left L2 nerve root injection. Spine 2005; 30:E106–108.
Stapf C, Mohr JP, Straschill M, Mast H, Marx P. Acute bilateral arm paresis. Cerebrovasc Dis 2000;10:239–243.
Stevens I, Petersen D, Grodd W. Superficial siderosis of the central nervous system. A 37-year follow-up of a case and review of the literature. Euro Arch Psychiat Clin Neurosci 1991;241:57–60.
Suzuki T, Kawaguchi S, Takebayashi T, Yokogushi K, Takada J, Yamashita T. Vertebral body ischemia in the

posterior spinal artery syndrome: case report and review of the literature. Spine 2003;28:E260–264.
Taylor JR, Van Allen MW. Vascular malformation of the cord with transient ischemic attacks. Case Report. J Neurosurg 1969;31:576–578.
Teal PA, Pessin MS. Hemorrhagic transformation.The spectrum of ischemia-related brain hemorrhage. Neurosurg Clin N Am 1992;3:601–610.
Van Egeraat SC, Van Munster ET, Bodewes HW, Van Der Hoeven JG. Spinal cord infarction as a severe complication of meningococcal meningitis. Eur J Intern Med 2003;14:383–385.
Wang LM, Yan Y, Zou LJ, Jing NH, Xu ZY. Moderate hypothermia prevents neural cell apoptosis following spinal cord ischemia in rabbits. Cell Res 2005;15:387–393.
Weidauer S, Nichtweiss M, Lanfermann H, Zanella FE. Spinal cord infarction: MR imaging and clinical features in 16 cases. Neuroradiology 2002;44:851–857.
Weigang E, Hartert M, von Samson P, Sircar R, Pitzer K, Genstorfer J, et al. Thoracoabdominal aortic aneurysm repair: Interplay of spinal cord protecting modalities. Eur J Vasc Endovasc Surg 2005;30:62–31.
Williams A, Little M, Gibbs J, Warwicker P, Farrington K. Spinal cord infarction following central-line insertion. Ren Fail 2003;25:327–329.
Yagi M, Ninomiya K, Kihara M, Horiuchi Y. Long-term surgical outcome and risk factors in patients with cervical myelopathy and a change in signal intensity of intramedullary spinal cord on magnetic resonance imaging. J Neurosurg Spine 2010;12:59–65.
Zhang J, Huan Y, Qian Y, Sun L, Ge Y. Multishot diffusion-weighted imaging features in spinal cord infarction. J Spinal Disord Tech 2005;18:277–282.

E 6 Intrazerebrale Blutungen

*von C. Weimar, U. Sure und G. Thomalla**

E 6.1 Klinik

Spontane Intrazerebrale Blutungen (ICB) werden überwiegend durch die Ruptur kleiner Arterien im Gehirnparenchym verursacht. Hauptursachen hierfür sind die vorwiegend durch chronischen Bluthochdruck induzierte zerebrale Mikroangiopathie, zerebrale Amyloidangiopathie, Aneurysmaruptur sowie Gefäßmissbildungen (**Tab. E 6.1**). Seltene Ursachen umfassen: Sinusvenenthrombose, Hirntumoren, septische Herdenzephalitis, ZNS-Infektionen, Gerinnungsstörungen, antikoagulatorische und fibrinolytische Substanzen, sympathomimetische Medikamente, Drogen (Kokain), Vaskulitis (s. Kap. E 3), Leukämie, Eklampsie und das Moya-Moya-Syndrom.

Hypertensive Blutungen treten bevorzugt in den tieferen Hirnstrukturen wie den Basalganglien und dem Thalamus auf. Weitere typisch hypertone Blutungen liegen im Kleinhirn und im Hirnstamm. Die meisten der nicht hypertensiven Ursachen intrazerebraler Blutungen führen dagegen zu Einblutungen in die Gehirnlappen. Die betroffenen Gefäße im Bereich der Basalganglien sind kleine perforierende Äste mit 50–200 µm Durchmesser (Garcia et al. 1992). Bei den mehr oberflächlich gelegenen lobären Blutungen sind größere kortikale oder leptomeningeale Arterien betroffen. Manche intrazerebralen Blutungen treten während Anstrengung oder bei starken Emotionen auf. Für die meisten Fälle ist jedoch kein Auslöser eruierbar. Eine sichere Unterscheidung zwischen Blutung und ischämischem Infarkt ist nur durch eine kraniale Computertomographie (CCT) oder Kernspintomographie (MRT) möglich.

E 6.1.1 Manifestation aufgrund der Blutungslokalisation mit lokaler Raumforderung

Blutungen in den Basalganglien (Putamen, Globus pallidus) präsentieren sich mit einer kontralateralen Hemiparese, halbseitigen Gefühlsstörung, supratentoriellen horizontalen Blickparese und homonymen Hemianopsie, zusammen mit einer Aphasie bei Läsionen der dominanten Hemisphäre oder Hemineglekt, insbesondere bei Einblutung in die nicht dominante Hemisphäre. Thalamische Blutungen präsentieren sich ebenfalls mit einer kontralateralen Hemiparese, halbseitigen Gefühlsstörung und gelegentlich einer homonymen Hemianopsie, dabei sind allerdings die okulomotorischen Defizite verstärkt (vertikale Blickparese, kleine und nichtreaktive Pupillen, fehlende Konvergenzreaktion), welche durch den Druckeffekt der thalamischen Blutungen auf das Tectum des Mittelhirns verursacht werden. Auch eine Aphasie bzw. Neglekt bei Lokalisation in der dominanten/nicht dominanten Hemisphäre werden beschrieben. Lobäre Blutungen sind durch die spezifischen Funktionen des betroffenen Hirnareals charakterisiert. Hier treten in der Folge auch vermehrt Anfälle auf.

Zerebelläre Blutungen gehen meist vom N. dentatus aus und präsentieren sich mit plötzlicher Unfähigkeit zu Stehen und zu Gehen, mit ipsilateraler Ataxie, Übelkeit/Erbrechen, Kopfschmerzen, Nackensteifigkeit und, abhängig von der Ausdehnung der Blutung, mit Läsionen der ipsilateralen pontinen Hirnnerven (infratentorielle horizontale Blickparese, periphere Fazialisparese, Taubheit im Trigeminusgebiet). Bei großen bilateralen Ponsblutungen wird das klinische Bild geprägt durch Koma, Tetraparese, Dezerebration, Miosis, beidseitige infratentorielle horizontale Blickparese, Abnormalitäten des Atemrhythmus und Hyperthermie. Kleinere, hauptsächlich einseitig gelegene Hirnstamm-Blutungen verursachen weniger schwere Symptome mit ipsilateralen okulomotorischen Problemen (z. B. Eineinhalb-Syndrom), Hemiataxie und Beteiligung der Nn. facialis und trigeminus, begleitet von einer kontralateralen Hemiparese und Hemihypästhesie.

E 6.1.2 Manifestation aufgrund eines erhöhten intrakraniellen Drucks

Durch große Einblutungen kommt es zu einem intrakraniellen Druckanstieg, der für eine Reihe typischer Symptome verantwortlich ist, welche unabhängig von der Lokalisation der Blutung auftreten. Kopfschmerzen, Erbrechen und eine progrediente Verschlechterung der Bewusstseinslage bei etwa der Hälfte aller Patienten reflektieren allgemeine Auswirkungen des erhöhten intrakraniellen Drucks in Kombination mit lokalen mechanischen Faktoren, wie Dehnung von Blutgefäßen und Hirnhäuten oder Blutanteilen im Liquor. Die Bewusstseinsstörung entwickelt sich unter Umständen nur langsam oder erst sekundär, was durch die allmähliche Zunahme der Blutung, ein zunehmendes Ödem oder eine sekundäre Liquorabflussstörung erklärbar ist.

Bei weiterer Zunahme der supratentoriellen Raumforderung durch die Blutung oder einen Liquoraufstau bei Verschluss-Hydrozephalus kann es zu einer Herniation von Gehirnanteilen in den Tentoriumschlitz kommen, was über eine Einklemmung des Hirnstamms zum Tode führt.

* Autoren dieses Kapitels in der 5. Auflage: E. Busch und V. Seifert.

E 6.2 Epidemiologie und natürlicher Verlauf

E 6.2.1 Epidemiologie

Intrazerebrale Blutungen verursachen ca. 11–14 % aller Schlaganfälle in Deutschland (Kolominsky-Rabas et al. 1998, Weimar et al. 2003) und es werden jährlich rund 34 000 Personen in Deutschland aufgrund einer intrazerebralen Blutung stationär behandelt (Statistisches Bundesamt 2008). In Japan und China liegt die Inzidenz rund zweimal höher als in anderen Regionen (van Asch et al. 2010). Männer in Japan weisen auch eine höhere Inzidenz als Frauen auf, während in anderen Regionen lediglich geringe Geschlechtsunterschiede bestehen, welche meist durch den Lebensstil (insbesondere Alkoholkonsum) erklärbar sind. Die höhere Inzidenz bei älteren Menschen wird auf die im Alter steigende Prävalenz einer zerebralen Amyloidangiopathie, arteriellen Hypertonus sowie die Einnahme von Antikoagulanzien zurückgeführt. Ein familiäres Auftreten von rezidivierenden Lobärhämatomen findet sich bei genetisch bedingten Amyloid-Angiopathien und Mikroangiopathien, wie der zerebral autosomal dominanten Arteriopathie mit subkortikalen Infarkten und Leukenzephalopathie (CADASIL) oder der COL4A1-assoziierten zerebrovaskulären Erkrankung (Rost et al. 2008). In Oxfordshire, England, wurde zwischen 1981 und 2006 ein Rückgang der Inzidenz von hypertensiven intrazerebralen Blutungen bei Patienten unter 75 Jahre konstatiert, während bei älteren Patienten die Inzidenz zunahm aufgrund von nicht hypertensiven Blutungen (Lovelock et al. 2007). Als Trend zeichnet sich daher eine Abnahme der Inzidenz bei jüngeren Patienten aufgrund besserer antihypertensiver Behandlung ab und eine Zunahme bei älteren Patienten aufgrund einer zerebralen Amyloidangiopathie und des zunehmenden Einsatzes von Antikoagulanzien. Die Häufigkeit verschiedener Ursachen von intrazerebralen Blutungen ist in (**Tab. E 6.1**) dargestellt.

Tab. E 6.1: Klassifikation von intrazerebralen Blutungen (Amarenco et al. 2009)

Ursache	Lokalisation	CCT-/MRT-Befund
Hypertensiv bedingte zerebrale Mikroangiopathie, ca. 50–70 % aller Blutungen	Stammganglien 58 %, Marklager 27 %, Thalamus 9 %, Pons 3 %, Kleinhirn 3 % (Weimar, nicht publiziert)	homogen hyperdens, scharf begrenzt, raumfordernd, oft mit Ventrikeleinbruch
Zerebrale Amyloidangiopathie • sporadisch • hereditär bis zu 30 % (Lovelock et al. 2007)	kortikal, multipel	homogen hyperdens, scharf begrenzt, wenig raumfordernd
Hämorrhagische Diathesen • Gerinnungs- oder Bluterkrankungen • bei Antikoagulation 12–17 % (Flaherty et al. 2007) (Nilsson et al. 2000)		
Vaskuläre Malformationen • Arteriovenöse Malformation • Durale Fisteln • Rupturierte Aneurysmen • Kavernome: sporadisch, familiär	lobär, in >90 % supratentoriell intraparenchymal, ubiquitär	homogen hyperdens, KM-Aufnahme, Kalkablagerung lobuliert, im MRT gemischte Dichte, im Zentrum mit hypodensem Randsaum (T2)
Andere Ursachen • tumorassoziiert • toxisch: Sympathomimetika, Amphetamine, Kokain • traumatisch • Vaskulitis, Kollagenose, Endokarditis, Infektionen • seltene Ursachen (z. B. Dissektion)		inhomogen hyperdens, unscharf begrenzt, evtl. raumfordernd
Koexistente Ursachen (z. B. ischämischer Infarkt)	Gefäßterritorien	
Unbekannte Ursachen		

Die wesentlichen Risikofaktoren für intrazerebrale Blutungen sind höheres Lebensalter, asiatische Abstammung, männliches Geschlecht, arterieller Bluthochdruck und niedrige Serumcholesterinwerte (Ariesen et al. 2003). Weitere modifizierbare Risikofaktoren sind Alkoholmissbrauch (Ariesen et al. 2003) sowie die Einnahme von Kokain (Qureshi et al. 2001), Sympathomimetika (Amphetamine), Antikoagulanzien (Behr et al. 2010), Fibrinolytika und Thrombozytenaggregationshemmern (Gorelick et al. 2005). Die arterielle Hypertonie scheint vor allem bei jüngeren Patienten die weitaus wichtigste Rolle zu spielen (Ruiz-Sandoval et al. 2006) und kann am ehesten präventiv behandelt werden. So reduzierte eine medikamentöse Blutdrucksenkung das Risiko für eine intrazerebrale Blutung um etwa 50 %

sowohl in der Primärprophylaxe (Perry et al. 2000) als auch in der Sekundärprophylaxe nach einem Schlaganfall oder TIA (Progress Collaborative Group 2001).

E 6.2.2 Natürlicher Verlauf

Die Mortalität in der Akutphase nach intrazerebraler Blutung ist in den letzten Jahrzehnten deutlich gesunken und liegt in populationsbasierten Studien nach einem Monat bei etwa 40 % (van Asch et al. 2010). Infratentorielle Blutungen haben eine höhere Mortalität als supratentorielle Blutungen. Die Mortalität korreliert außerdem eng mit dem Lebensalter, dem Grad der Bewusstseinsstörung und dem Blutungsvolumen. Aus dieser Beobachtung entstanden mehrere Prognoseskalen, welche eine orientierende Abschätzung der Mortalität sowie zum Teil auch des funktionellen Outcomes erlauben. Außerdem sind Prognosemodelle hilfreich zum Vergleich von Outcome-Daten aus nicht randomisierten Studien oder verschiedenen Institutionen.
Der am weitesten verbreitete sogenannte ICH Score berücksichtigt den Wert auf der Glasgow Coma Scale (GSC), Alter > 80 Jahre, infratentorielle Blutungslokalisation, Blutvolumen > 30 ml und Ventrikeleinblutung (Hemphill et al. 2001). Die Vorhersagegenauigkeit für Tod liegt bei etwa 80 %. Mit dem Essen ICH Score steht eine weitere einfache Skala zur Verfügung, welche sowohl für eine Abschätzung der Mortalität als auch der funktionellen Unabhängigkeit mehrfach validiert wurde (Weimar et al. 2006, 2009). Hier werden als Variablen lediglich Alter, Bewusstseinslage bei Aufnahme sowie neurologische Defizite auf der NIH Stroke Skala einbezogen.

Es gibt nur wenige Daten zur Langzeitprognose nach ICB. Diese weisen auf eine je nach Alter mäßige bis gute funktionelle Prognose bei Überlebenden hin (van Asch et al. 2010). Das Risiko einer Re-Blutung unterscheidet sich dabei je nach Lokalisation der Indexblutung und Alter der untersuchten Population. Eine neuere Studie aus Neuseeland in 464 Patienten mit einem Durchschnittsalter von 72 Jahren berichtet eine Rate von 2,1 % im ersten Jahr und 1,2 % in den darauf folgenden Jahren (Hanger et al. 2007). Diese Studie sowie eine kanadische (Hill et al. 2000), niederländische (Vermeer et al. 2002), finnische (Fogelholm et al. 2005) und australische Studie (Hankey et al. 1998) fanden ein etwa gleich hohes Risiko für erneute zerebrale Blutungen wie für ischämische Schlaganfälle nach ICB. Zwei andere Studien berichten dagegen über ein um den Faktor 1,4 bzw. 2,9 höheres Risiko für Re-Blutungen im Vergleich zu Infarkten (Bailey et al. 2001, Chapman et al. 2004).

E 6.3 Therapeutische Prinzipien

Zur Behandlung von ICBs liegen aktuelle Leitlinien der Deutschen Gesellschaft für Neurologie (Diener et al. 2008), der American Heart Association (Morgenstern et al. 2010) sowie Empfehlungen der European Stroke Initiative (EUSI) (Steiner et al. 2006) vor, welche inzwischen von der European Stroke Organisation (ESO) abgelöst wurde. In den vergangenen Jahren hat sich die Datenlage zur medikamentösen und operativen Behandlung der ICB durch einige randomisierte kontrollierte Studien etwas verbessert, und durch laufende Studien sind in den nächsten Jahren hier weitere Erkenntnisse zu erwarten. Dennoch basieren die Empfehlungen zur Behandlung der ICB aktuell noch immer weitgehend auf Expertenmeinung.

E 6.3.1 Diagnostik: Blutungsnachweis und Identifikation spezifischer Blutungsursachen

Die zerebrale Computertomographie (CT) hat für die Diagnose einer ICB eine Sensitivität von nahezu 100 % und ist in der Mehrzahl der Fälle ausreichend. Vorteile der CT sind die nahezu ubiquitäre Verbreitung in Krankenhäusern mit Notfallversorgung, die rasche Verfügbarkeit und die Möglichkeit, relativ unproblematisch auch schwer betroffene und überwachungspflichtige Patienten zu untersuchen. In den vergangenen Jahren haben einige Studien zeigen können, dass ICB auch mittels multiparametrischer MRT-Bildgebung – insbesondere unter Verwendung von Gradientenecho-Sequenzen – mit mindestens vergleichbarer Sensitivität wie in der CT nachgewiesen werden können (Fiebach et al. 2004, Kidwell et al. 2004) (↑↑, A).
Die Ausprägung und Lokalisation der Blutung bilden gemeinsam mit klinischen Angaben wie Alter und Anamnese die Basis für die ätiologische Einordnung. Entscheidend ist hierbei die Unterscheidung zwischen primären hypertensiven ICB und sekundären oder atypischen ICB. Während ICB an typischer Stelle (Stammganglien, Thalamus, infratentoriell) bei älteren Patienten sowie die Anamnese einer arteriellen Hypertonie mit hoher Wahrscheinlichkeit als primäre hypertensive Blutungen anzusehen sind und keiner weiteren spezifischen Diagnostik bedürfen, muss bei atypischer (lobärer) Lage oder Konfiguration der Blutung, bei fehlenden Hinweisen auf eine arterielle Hypertonie oder jungen Patienten eine ergänzende Diagnostik zum Ausschluss einer Blutungsquelle erfolgen. Hierbei sollte eine digitale Subtraktionsangiografie (DSA) durchgeführt werden, wenn der Verdacht auf ein rupturiertes Aneurysma, eine Durafistel oder eine arteriovenöse Malformation besteht. Alternativ kann primär auch eine nichtinvasive Diagnostik mittels CT- oder MR-Angiografie erfolgen (Kouskouras et al. 2004) (↑, B). Bei Verdacht auf ein Hämangiom sollte ein MRT durchgeführt werden. Wird eine Sinus- oder Hirnvenenthrombose vermutet, sollte eine Darstellung der venösen Blutleiter mittels CT- oder MR-Angiografie erfolgen. Die MR-Angiographie kann bei negativem Befund in der CT-Angiographie auch isolierte kortikale Venenthrombosen darstellen. Aus der MRT ergeben sich Hinweise auf eine zerebrale Amyloidangiopathie in Form von multiplen älteren kortikalen und subkortikalen Blutungen, als mögliche Ursache lobärer Blutungen bei älteren Patienten. Da die ICB durch lokale Raumforderung eine eventuelle Blutungsquelle in der Akutphase maskieren kann, ist bei Verdacht auf eine sekundäre Blutung ohne Nachweis einer Ätiologie eine Wiederholung der Bildgebung nach Resorption der Blutung (in der Regel nach ca. vier Wochen) indiziert.

E 6.3.2 Grundversorgung

E 6.3.2.1 Notfallversorgung und Monitoring

In der Akutversorgung steht zunächst die Sicherung der Vitalparameter im Vordergrund. Bei eingeschränkter Bewusstseinslage oder eingeschränkten Schutzreflexen kann eine frühe Intubation und Beatmung notwendig sein. Patienten mit Bewusstseinstrübung sollten primär auf einer Intensivstation aufgenommen werden, wache Patienten können auf einer Stroke Unit behandelt werden (↑, A). Patienten, bei denen eine Einklemmung droht und eine OP-Indikation vorliegt, sollten rasch neurochirurgisch versorgt werden.

Insbesondere in den ersten 48–72 Stunden sollte ein engmaschiges klinisches Monitoring erfolgen, um eine mögliche klinische Verschlechterung z. B. infolge einer Nachblutung, einer zunehmenden Raumforderung oder einer Liquorabflussstörung sofort zu bemerken und notwendige diagnostische oder therapeutische Maßnahmen einleiten zu können. Hierzu hat sich die Verwendung standardisierter und validierter Skalen zur neurologischen Beurteilung bewährt, wie der National Institutes of Health Stroke Scale und der Glasgow Coma Scale. In Analogie zur Behandlung ischämischer Schlaganfälle wird initial das regelmäßige Monitoring physiologischer Parameter (Herzfrequenz, Blutdruck, Sauerstoffsättigung, Blutzucker, Körpertemperatur) empfohlen (Steiner et al. 2006, Broderick et al. 2007, Diener et al. 2008, European Stroke Organisation (ESO) Executive Committee. ESO Writing Committee 2008) (↔, A). Für Oxygenierung, Blutzucker, Körpertemperatur, Flüssigkeits- und Elektrolytbilanz gelten hierbei die Empfehlungen wie bei ischämischen Schlaganfällen.

E 6.3.2.2 Blutdruckmanagement

Die Behandlung eines erhöhten Blutdrucks bei ICB wurde in den vergangenen Jahren kontrovers diskutiert. Auf der einen Seite verstärkt ein erhöhter Blutdruck das Risiko von Nachblutungen oder eines Hämatomwachstums. Auf der anderen Seite kann die Senkung eines erhöhten Blutdrucks bei erhöhtem Hirndruck (intracranial pressure, ICP) zu einem verminderten zerebralen Perfusionsdruck führen. Die Diskussion über eine mögliche Zone kritischer Minderperfusion um die ICB herum, in Analogie zur Penumbra beim ischämischen Hirninfarkt, hat zur Sorge über mögliche nachteilige Effekte einer zu starken Blutdrucksenkung insbesondere bei Patienten mit vorbestehender arterieller Hypertonie beigetragen. Allerdings konnte in einer Studie mittels Perfusions-MRT keine entsprechende periläsionelle Hypoperfusion nachgewiesen werden (Schellinger et al. 2003), und auch in einer PET-Studie zeigte sich kein Hinweis für eine gestörte Autoregulation in Umgebung der ICB (Powers et al. 2001). Infolge einer unterschiedlichen Gewichtung der genannten Aspekte unterscheiden sich die Leitlinien der AHA von den Leitlinien der ESO und der DGN in ihren Empfehlungen zum Blutdruckmanagement bei ICB geringfügig. Dabei geben die ESO und die DGN vor dem Hintergrund des Wissens um eine nach rechts verschobene Kurve der zerebralen Autoregulation differenzierte Empfehlungen für Patienten mit und ohne Anamnese einer arteriellen Hypertonie (s. **Tab. E 6.2**) (↔, B). Bei Patienten mit erhöhtem intrakraniellen Druck wird eine Orientierung der Blutdruckwerte am zerebralen Perfusionsdruck (CPP) empfohlen.

Tab. E 6.2: Empfehlungen zum Blutdruckmanagement bei ICB – Zielwerte (↔, B)

	European Stroke Organisation/ Deutsche Gesellschaft für Neurologie	**American Heart Association**
Ohne Anamnese einer arteriellen Hypertonie	Blutdrucksenkung bei Werten > 160/95 mmHg Zielwerte < 150/90 (MAP 110) mmHg	Blutdrucksenkung bei Werten systolisch > 180 (MAP > 130) mmHg
Mit Anamnese einer arteriellen Hypertonie	Blutdrucksenkung bei Werten > 180/105 mmHg Zielwerte < 170/100 (MAP 125) mmHg	Aggressive Blutdrucksenkung bei Werten systolisch > 200 (MAP > 150) mmHg Zielwerte 160/90 (MAP 110) mmHg
Bei erhöhtem ICP	Orientierung am CPP Zielwert CPP > (60–)70 mmHg	Orientierung am CPP Zielwert CPP ≥ 60–80 mmHg

MAP = mittlerer arterieller Druck (mean arterial pressure); ICP = intrakranieller Druck (intracranial pressure); CPP = zerebraler Perfusionsdruck (cerebral perfusion pressure)

Kürzlich publizierte Studien geben Hinweise darauf, dass auch eine starke Blutdrucksenkung in der Akutphase bei ICB sicher ist (↑, B). In den beiden Phase-II-Studien INTERACT (Intensive blood pressure reduction in acute cerebral haemorrhage trial) und ATACH (Antihypertensive treatment of acute cerebral haemorrhage) war bei Patienten mit Symptombeginn einer ICB < 6 Stunden die Senkung des Blutdrucks auf < 140 mmHg systolisch innerhalb einer Stunde und über 24 Stunden möglich und sicher (Anderson et al. 2008; Antihypertensive Treatment of Acute Cerebral Hemorrhage (ATACH) investigators 2010). Eine Nachfolgestudie zum Nachweis eines klinischen Effekts der raschen Blutdrucksenkung wird derzeit durchgeführt (INTERACT2).

Zur Senkung des Blutdrucks in der Akutphase sollten aufgrund der besseren Steuerbarkeit bevorzugt intravenös zu applizierende kurzwirksame Substanzen verwendet werden. Vorsicht ist geboten bei der Blutdruckbehandlung mit Vasodilatatoren, da diese den ICP erhöhen können. Als sicher und leicht zu titrieren hat sich die initiale Behandlung mit Urapidil (Ebrantil®) oder Clonidin (Catapresan®) erwiesen.

E 6.3.2.3 Behandlung epileptischer Anfälle

Gemäß älterer Daten treten epileptische Anfälle nach ICB bei 10–15 % der Patienten auf, nach Lobärhämatomen sogar bei 15–35 % (Caplan 1994). In einer neueren Studie lag die Häufigkeit früher Anfälle bei 4,2 %, und 8,1 % der Patienten erlitten innerhalb von 30 Tagen einen Anfall (Passero et al. 2002). In einer anderen Studie ließen sich mittels kontinuierlichem elektrophysiologischen Monitoring bei 28 % der Patienten Anfallspotenziale nachweisen (Vespa et al. 2003). Anfälle können zu einer vorübergehenden Erhöhung des intrakraniellen Drucks führen, sodass die rasche Unterbrechung des Anfalls, insbesondere aber eines Status epilepticus anzustreben ist (nach den üblichen Kriterien; siehe auch Kap. C 1). Eine prophylaktische antiepileptische Therapie geht möglicherweise mit einem schlechteren Outcome einher (Messé et al. 2009, Naidech et al. 2009) und sollte nicht durchgeführt werden (↓).

E 6.3.2.4 Thromboseprophylaxe und Umgang mit gerinnungswirksamer Medikation nach ICB

Zur Prophylaxe tiefer Beinvenenthrombosen und Lungenembolien wird nach 24 Stunden eine Behandlung mit niedrig dosiertem Heparin oder niedermolekularen Heparinen empfohlen (↑, C).
Bei Patienten mit primärer ICB und prinzipieller Indikation zu einer Thrombozytenfunktionshemmung oder oralen Antikoagulation stellt sich die Frage, ob und zu welchem Zeitpunkt nach ICB diese erneut begonnen werden kann. Hierzu muss das erhöhte Risiko einer erneuten ICB unter Antikoagulation und das Risiko einer Thromboembolie gegeneinander abgewogen werden. Da es keine prospektive kontrollierte Studie gibt, die diese Fragen beantwortet, ist man auf theoretische Risikoabwägungen angewiesen. Bei Patienten mit niedrigem Risiko einer Thromboembolie (z. B. Primärprophylaxe bei absoluter Arrhythmie ohne weitere Risikofaktoren) und hohem Risiko einer erneuten ICB (z. B. lobäre ICB, Amyloidangiopathie, hohes Lebensalter) sollte von einer erneuten Antikoagulation Abstand genommen und die Prophylaxe stattdessen mit Thrombozytenaggregationshemmern fortgeführt werden (↔, C). Besteht demgegenüber ein hohes Risiko für thromboembolische Ereignisse, wie z. B. bei mechanischen Herzklappen oder absoluter Arrhythmie und embolischen Hirninfarkten in der Anamnese, und liegen keine spezifischen Faktoren vor, die für ein erhöhtes Risiko einer erneuten Blutung sprechen, wird empfohlen, die orale Antikoagulation nach Resorption der Blutung wieder aufzunehmen. Hierbei sollte die INR strikt kontrolliert werden, um eine überschießende Antikoagulation zu vermeiden (↔, C).
Es gibt keine Daten, die eine eindeutige Aussage über das Risiko einer erneuten ICB unter einer Behandlung mit Thrombozytenaggregationshemmern erlauben. Daher gilt auch hier, dass bei einer Indikation für eine Behandlung mit einem Thrombozytenaggregationshemmer z. B. in der Sekundärprophylaxe des ischämischen Schlaganfalls oder nach Myokardinfarkt, das Risiko eines ischämischen Ereignisses gegen das mögliche Risiko einer erneuten ICB abzuwägen ist (↔). In einer kleinen Studie mit 207 Patienten war das Risiko einer Rezidivblutung nicht höher für Patienten mit versus ohne Thrombozytenaggregationshemmer (Viswanathan et al. 2006).

E 6.3.3 Intensivmedizinische Therapie

E 6.3.3.1 Allgemeine intensivmedizinische Maßnahmen und Monitoring

Ca. 15–30 % aller Patienten mit ICB müssen maschinell beatmet werden (Gujjar et al. 1998, Weimar et al. 2003). Gründe hierfür sind nicht ausreichende Schutzreflexe bei Bewusstseinsstörung und die Behandlung eines erhöhten ICP. Es hat sich gezeigt, dass die Behandlung auf einer speziellen neurologischen Intensivstation mit einer geringeren Mortalität einherging (Diringer et al. 2001). Da bei analgosedierten Patienten ein klinisches Monitoring nicht oder nur sehr begrenzt möglich ist, muss ein entsprechendes Neuromonitoring durchgeführt werden, um mögliche Komplikationen wie eine zunehmende Raumforderung oder eine Nachblutung zu entdecken. Zum Basismonitoring gehört dabei die Überwachung des ICP entweder über eine Sonde im Hirnparenchym oder über eine externe Ventrikeldrainage. Bei Patienten mit raumfordernder Blutung oder Einbruch der Blutung in das Ventrikelsystem, die aufgrund einer Analgosedierung nicht ausreichend klinisch beurteilt werden kann, oder bei Patienten, die eine klinische Verschlechterung als Hinweis auf einen erhöhten Hirndruck aufweisen, kann eine Messung des ICP sinnvoll sein (↔, C). Ein kontinuierliches EEG-Monitoring ermöglicht die Beurteilung der Tiefe der Sedierung und den Nachweis non-konvulsiver Krampfanfälle.

E 6.3.3.2 Behandlung des erhöhten intrakraniellen Drucks

Der erhöhte intrakranielle Druck ist eine wesentliche Ursache für Morbidität und Mortalität nach einer intrakraniellen Blutung. Persistierende Druckwerte über 20 mmHg sind assoziiert mit einer schlechten Prognose (Diringer 1993). Daher ist eine frühzeitige Hirndruckbehandlung bei intrakraniellen Blutungen möglicherweise entscheidend (↔, C). Die Behandlung des erhöhten ICP erfolgt – analog zu Patienten mit Schädel-Hirn-Trauma – mit einer Eskalationstherapie (**Tab. E 6.3**, Kap. G 2).

E 6.3.3.3 Behandlung von Liquorabflussstörungen

Die Liquordrainage über einen intraventrikulären Katheter ist eine sehr effektive und häufig lebensrettende Maßnahme bei Blutungen mit konsekutivem Hydrocephalus occlusus (↑, B). Ohne das Vorliegen eines Hydrocephalus occlusus birgt das Einführen einer Ventrikeldrainage allerdings das Risiko einer Massenverschiebung. Zuerst ist die Anlage einer externen Liquordrainage (externe Ventrikeldrainage, EVD) indiziert, da eine Liquorableitung häufig nur

Tab. E 6.3: Stufenschema zur Behandlung des erhöhten ICP bei ICB

Maßnahme	Kommentar
ruhige Umgebung, Vermeidung unnötiger Manipulationen am Patienten	
ausreichende Behandlung von Schmerzen und Übelkeit, ggf. Anxiolyse	
Temperatursenkung bei erhöhter Körpertemperatur	
30°-Oberkörperhochlagerung	
Analgosedierung	
Beatmung (Ziel: niedrig-normale pCO_2-Werte: 35–40 mmHg)	bei Hirndruckkrisen vorübergehend moderate Hyperventilation möglich (pCO_2 30–35 mmHg); keine längerfristige oder prophylaktische Hyperventilation
Osmotherapie: Mannitol (Mannit® 20 %), hypertone Kochsalzlösung (NaCl 10 %), oder Kombination aus hypertoner Kochsalzlösung (7,5 %) und Stärke (Hyper-HAES®)	Möglichkeit zur kurzfristigen Behandlung bei erhöhtem ICP; keine sinnvolle Dauertherapie. Gabe als Bolus (z. B. 100 ml Mannitol; 150 ml Hyper-HAES®), bei Bedarf Wiederholung. Cave: Serumosmolarität < 320 mmol/l, Serum-Na > 155 mmol/l. Bei längerer Therapiedauer Rebound-Effekte möglich
THAM (Trishydroxymethylaminomethan)-Puffer (nur über ZVK), 1 mmol/kg als Bolus, 0,25 mmol/kg als Infusion	ICP-Reduktion durch Alkalose-vermittelte Vasokonstriktion; Ziel: pH 7,50–7,55
Barbituratnarkose: Thiopental (Trapanal®), Pentobarbital, Methohexital (Brevimytal®)	Steuerung der Narkosetiefe über kontinuierliches EEG-Monitoring (Ziel: Burst-Suppressions-Muster). Cave: häufig ausgeprägte Nebenwirkungen (Kreislaufdepression, Immunsuppression)

temporär erforderlich ist und ein permanentes Shunt-System durch Blutkoagel häufig okkludiert wird. Später ist die Indikation für die Implantation eines permanenten Ventils zu prüfen. Die Ventrikulitis ist eine häufige Komplikation einer externen Ventrikeldrainage, der Liquor sollte daher regelmäßig auf eine Pleozytose untersucht werden, um Shunt-Infektionen bei externen Ableitungen frühzeitig zu erkennen.

E 6.3.4 Behandlung spezifischer Blutungsursachen

Blutung unter Antikoagulation: Unter Therapie mit oralen Antikoagulanzien liegt das Risiko einer ICB zwischen 0,25 und 1,1 %/Jahr (Huttner et al. 2006). Damit ist das Risiko für eine ICB bei Patienten unter oraler Antikoagulation etwa dreimal höher als ohne orale Antikoagulation (Behr et al. 2010). Bei Antikoagulanzien-assoziierter ICB ist dabei das Outcome generell schlechter als bei primärer ICB (Rosand et al. 2004). Sowohl das Risiko einer ICB unter Antikoagulation als auch die Mortalität bei einer ICB unter Antikoagulation steigen mit zunehmender INR an (The Stroke Prevention in Reversible Ischemia Trial (SPIRIT) Study Group 1997, Rosand et al. 2004).
Auf der Basis dieser Daten und theoretischer Überlegungen wird empfohlen, bei Patienten mit einer ICB unter Antikoagulation die Gerinnung umgehend zu normalisieren (↔, A). Für Patienten mit ICB unter Antikoagulation mit intravenösem Heparin wird die Antagonisierung mit Protamin durchgeführt. Die Normalisierung einer erhöhten INR bei Patienten mit oraler Antikoagulation kann durch die Gabe von Vitamin K (Konakion®), Prothrombinkomplex-Konzentrat (PCC, PPSB-human), Frischplasma (fresh frozen plasma, FFP), sowie rekombinantem aktivierten Faktor VII (rFVIIa) erfolgen. Da es keine kontrollierte Studie gibt, in der die unterschiedlichen Substanzen zur raschen Normalisierung der Gerinnung verglichen werden, stützen sich die entsprechenden Empfehlungen auf Expertenmeinung.
Der Effekt von Vitamin K tritt erst nach Stunden bis Tagen ein, sodass eine Monotherapie mit Vitamin K zur Antagonisierung einer Antikoagulation und Normalisierung der INR nicht ausreicht. Es wird daher die Kombination mit der Gabe von Gerinnungsfaktoren empfohlen. Da die Halbwertszeit der oralen Antikoagulanzien aber deutlich über der Halbwertszeit von FFP oder PCC liegt, ist die zusätzliche Gabe von Vitamin K notwendig, um eine anhaltende Normalisierung der Gerinnung zu gewährleisten.
FFP enthält alle notwendigen Gerinnungsfaktoren, allerdings muss ein großes Volumen verabreicht werden, um eine Normalisierung der INR zu erreichen, was sowohl mit einem gewissen Zeitaufwand als auch einer nicht unerheblichen kardiovaskulären Belastung einhergeht (Makris et al. 1997). PCC enthält die Gerinnungsfaktoren VII, IX, X und Prothrombin (II), Protein C, S und Z in einer konzentrierten Form und ermöglicht die rasche Normalisierung der INR bei Patienten unter oraler Antikoagulation (Lankiewicz et al. 2006). Es gibt Hinweise darauf, dass die Normalisierung der INR durch PCC schneller und effektiver ist als mittels FFP (Makris et al. 1997), wobei es keine Daten gibt, die auch einen Effekt auf die Mortalität oder das Outcome belegen. In einer schwedischen Beobachtungsstudie ergaben sich keine Unterschiede hinsichtlich der Mortalität für die Verwendung der verschiedenen Substanzen zur Normalisierung der Gerinnung (Sjoblom et al. 2001). Die Gabe von rFVIIa stellt eine weitere theoretische Option zur Normalisierung der Gerinnung bei Patienten mit ICB unter Antikoagulation dar, al-

lerdings liegen diesbezüglich erst Erfahrungen aus kleinen Patientenserien vor (Freeman et al. 2004) (↔). Die Gabe von rFVIIa zusätzlich zu FFP führte in einer kleinen Fallserie zu einer deutlich rascheren Normalisierung der INR (Brody et al. 2005).

Aneurysmablutung: Ist ein rupturiertes Aneurysma die Ursache einer ICB, so muss dieses unverzüglich ausgeschaltet werden, um das Risiko einer Nachblutung zu verhindern (s. auch Kap. E 7). Prinzipiell besteht die Möglichkeit einer neurochirurgischen (Clipping) oder neuroradiologischen Ausschaltung (Coiling). Die Entscheidung darüber, welche Behandlungsform gewählt wird, sollte interdisziplinär in Abhängigkeit von Lokalisation und Konfiguration des Aneurysmas getroffen werden.

Blutung bei arteriovenöser Malformation (AVM) oder Kavernom: Bei Nachweis einer AVM als Blutungsursache sollte eine Evaluation und Behandlung in einem neurovaskulären Zentrum erfolgen. Die Blutung aus einer AVM ist der wichtigste Risikofaktor für eine weitere Blutung, weshalb rasch die Möglichkeit einer Ausschaltung der AVM geklärt werden sollte, welche mittels Resektion, Embolisation oder einer Kombination aus beiden Verfahren erfolgen kann. Gegebenenfalls kann auch eine Teilembolisation sinnvoll sein. In jedem Fall muss diese Entscheidung individuell und unter Berücksichtigung der Ausdehnung, Lokalisation und Anatomie der AVM erfolgen (s. auch Kap. E 9). Auch bei Kavernomblutungen muss die Entscheidung über eine mögliche operative Behandlung unter Berücksichtigung des Risikos einer erneuten Blutung, der Ausdehnung und der Lage des Kavernoms sowie dem Vorhandensein weiterer Kavernome erfolgen.

Blutungen nach Thrombolyse des ischämischen Schlaganfalls: Relevante intrazerebrale Blutungen treten je nach verwendeter Definition und Stichprobe bei ca. 2–6 % der Patienten nach systemischer Thrombolyse mit rt-PA (recombinant tissue-type plasminogen activator, Actilyse®) auf (Hacke et al. 2004, Wahlgren et al. 2007). Bei Verdacht auf eine intrazerebrale Blutung muss die Gabe des Thrombolytikums sofort gestoppt werden. Die Halbwertzeit von rt-PA beträgt nur ca. acht Minuten, allerdings verursachen Fibrinspaltprodukte eine länger dauernde antikoagulatorische Aktivität, sodass die Gerinnungswerte engmaschig kontrolliert werden müssen. Eine Indikation zu einer spezifischen antifibrinolytischen Therapie besteht in der Regel nicht. Es gelten die therapeutischen Empfehlungen wie bei primärer ICB, wobei das Risiko rezidivierender embolischer Ereignisse berücksichtigt werden muss.

E 6.3.5 Intraventrikuläre Blutungen

Während primäre intraventrikuläre Blutungen eine eher gute Prognose haben, ist eine Einblutung in das Ventrikelsystem bei gleichzeitiger ICB mit einer erhöhten Mortalität verbunden. Die Menge des intraventrikulären Blutes ist dabei ein Prädiktor für ein schlechtes Outcome. Eine Einblutung ins Ventrikelsystem führt in aller Regel zu Liquorabflussstörungen und macht die Anlage einer externen Ventrikeldrainage notwendig. Unter Umständen (z. B. bei Blockade des Foramen Monroi) kann auch eine bilaterale Anlage notwendig sein. Allerdings kommt es häufig zu Problemen durch ein Verstopfen oder Blockieren der Ventrikeldrainage mit Blutgerinnseln. In diesen Fällen kann versucht werden, über eine intraventrikuläre Lyse mit rt-PA die Auflösung der Blutgerinnsel zu unterstützen (Lee et al. 2003, Naff et al. 2004) (↔, C). In einer Phase-II-Studie (CLEAR-IVH) erwies sich dieses Vorgehen bei 36 Patienten als machbar und sicher (Morgan et al. 2008). In der CLEAR-III-Studie wird derzeit der klinische Effekt der intraventrikulären Lyse in einer Phase-III-Studie untersucht.

E 6.3.6 Hämostaseologische Therapie

Frühere kleinere Studien konnten keinen Benefit einer Behandlung mit verschiedenen antifibrinolytischen Substanzen wie Epsilon-Aminocapronsäure, Tranexamsäure oder Aprotinin bei Patienten mit ICB oder SAB zeigen (↓).

Die Tatsache, dass bei einem großen Anteil der Patienten in den ersten Stunden nach einer ICB ein Wachstum des Hämatoms nachweisbar ist und dass das Hämatomwachstum ein Prädiktor erhöhter Mortalität und eines schlechteren Outcomes ist (Davis et al. 2006), war die Grundlage für die Untersuchung einer frühen Behandlung von Patienten mit ICB mit rFVIIa. In zwei Dosisfindungsstudien war die Behandlung mit rFVIIa innerhalb von vier Stunden nach ICB sicher und resultierte in einem signifikant geringeren Hämatomwachstum (Mayer et al. 2005). In der daraufhin durchgeführten Phase-III-Studie (Factor Seven for Acute Hemorrhagic Stroke, FAST) war wie in den vorangegangenen Studien eine signifikante Reduktion des Hämatomwachstums bei den mit rFVIIa behandelten Patienten zu sehen, jedoch kein Unterschied im klinischen Outcome (Mayer et al. 2008). Eine Subgruppenanalyse zeigte, dass Patienten bis zu einem Alter von 70 Jahren mit ICB-Volumen < 60 ml, geringem Anteil intraventrikulärer Blutung (< 5 ml) und frühem Behandlungsbeginn (bis 2,5 Stunden) möglicherweise auch klinisch von einer Behandlung mit rFVIIa profitieren (Mayer et al. 2009). Insgesamt kann auf der Basis dieser Daten eine Behandlung mit hämostaseologischen Substanzen bei Patienten mit ICB derzeit jedoch nicht empfohlen werden (↓).

E 6.3.7 Experimentelle Therapieansätze

Substanzen mit vermutetem neuroprotektiven Effekt bei ICB, zu denen es Pilotstudien gibt und die derzeit z. T. in Folgestudien untersucht werden, sind Citicolin (Secades et al. 2006), Celecoxib (Park et al. 2009) und Deferoxamin (Selim 2009). Aus verschiedenen retrospektiven Fallserien und einem prospektiven Register gibt es Hinweise auf ein besseres Outcome nach ICB bei Patienten, die Statine eingenommen haben (Leker et al. 2009). In einer Pilotstudie war die Gabe eines Statins in der Akutphase nach ICB mit geringerer Mortalität und geringeren Symptomen bei Entlassung assoziiert (Tapia-Perez et al. 2009). Auf der anderen Seite erhöhte eine Cholesterin-senkende Therapie in der SPARCL-Studie geringfügig das Risiko für eine intrazerebrale Blutung (Amarenco et al. 2006). Für einen neuroprotektiven Effekt einer vorübergehenden Hypothermie, ähnlich wie beim ischämischen Schlaganfall, gibt es bei ICB keine vergleichbaren Daten (↔).

E 6.3.8 Indikation zur operativen Intervention

Die operative Therapie intrazerebraler Blutungen wird kontrovers diskutiert. Bisher kann kein eindeutiger Vorteil einer Operation gegenüber dem konservativen Vorgehen abgeleitet werden (↔). Die lang erwartete STICH-Studie erbrachte keinen Vorteil der operativen Therapie, lediglich kleine lobäre Blutungen zeigten ein besseres Ergebnis (Mendelow et al. 2005). Es wurden 1 033 Patienten innerhalb von 72 Stunden randomisiert und spätestens innerhalb weiterer 24 Stunden chirurgisch behandelt. Beim Vergleich einer frühen operativen Behandlung mit einem initial konservativen Vorgehen fand sich kein Unterschied in der Mortalität nach 90 Tagen (OR 0,89; 95 % CI 0,66–1,19). Bei der Bewertung der Studie muss berücksichtigt werden, dass Patienten nur dann eingeschlossen wurden, wenn die Behandler sich unsicher waren über das beste Vorgehen (uncertainty-principle). Demnach ist nicht auszuschließen, dass einige Patienten-Gruppen vom chirurgischen Vorgehen profitieren können. Kritik an der Studie entzündete sich außerdem am teilweise frühen Zeitpunkt der Operation und an der mangelnden Standardisierung des minimalinvasiven chirurgischen Vorgehens. Noch nicht publizierte Daten zu bestimmten Patienten-Subgruppen belegen weiterhin den wahrscheinlichen Nutzen einer Operation für die Bewertungskriterien Überleben und Rehabilitationspotenzial dieser Subpopulationen. Aufgrund der verbleibenden Unsicherheit werden seit 2006 für die sogenannte STICH-II-Studie 600 Patienten rekrutiert. Insbesondere soll dabei geprüft werden, ob Patienten mit lobären Hämatomen von einer frühen Operation profitieren.
Auch die meisten der vorherigen Studien haben gravierende methodische Schwächen, zumeist wegen nicht randomisierter Zuordnung der Patienten in die Behandlungsarme oder verzögerten chirurgischen Eingriffs, sodass Patienten mit bereits besserem natürlichen Verlauf selektiert wurden. Die Fallserien zu neueren chirurgischen Verfahren waren jeweils zu klein, um aussagekräftige Ergebnisse zu liefern.
Eine Studie mit sehr frühem Operationszeitpunkt innerhalb vier Stunden nach Symptombeginn (Morgenstern et al. 2001) musste bereits nach Einschluss von elf Patienten abgebrochen werden, nachdem bei 40 % der früh operierten Patienten eine Nachblutung aufgetreten war (Mortalität 75 %), dagegen nur bei 12 % der Patienten, die nach zwölf Stunden operiert wurden. Diese Studie zeigt, dass sehr frühe operative Interventionen mit einem hohen Risiko an Nachblutungen behaftet sind (↓). Somit fehlen zwar voll aussagefähige Studien, aus den vorliegenden Daten können jedoch einige Schlussfolgerungen gezogen werden:

- Patienten mit entweder kleinen Hämatomen (< 20 ccm, entsprechend < 3 cm Durchmesser) und nur leicht verminderter Bewusstseinslage (Somnolenz) oder großen Hämatomen (> 50 ccm, entsprechen > 4,5 cm Durchmesser) und ausgeprägter Bewusstseinsminderung (lethargisch bis komatös) profitieren nicht von einer operativen Behandlung (↓).
- Bei Patienten mit mittelgroßen Hämatomen und mittelschwerer klinischer Symptomatik ist die Datenlage nicht eindeutig. Bei Letzteren sollte eine operative Intervention erwogen werden, wenn sie eine zunehmende Bewusstseinstrübung entwickeln und/oder im CCT eine zunehmende raumfordernde Wirkung mit Mittellinienverschiebung nachzuweisen ist (↔, C). Der Zeitpunkt einer operativen Intervention bestimmt die Methode. Während der ersten Stunden ist das Hämatom flüssig und kann deswegen leicht durch eine Saugdrainage oder stereotaktisch über ein Bohrloch entfernt werden. In späteren Stadien wird das Hämatom zum soliden Gerinnsel, das nicht mehr einfach abgesaugt werden kann und ausgedehnte Kortikotomien erforderlich werden lässt. Nach weiteren 7–10 Tagen kommt es zur Verflüssigung und die Entfernung ist wieder durch Absaugen möglich.

E 6.3.8.1 Operatives Vorgehen bei bestimmten Lokalisationen

Auch wenn sichere Daten zur operativen Therapie intrazerebraler Blutungen fehlen, können zum Vorgehen bei spezifischen Lokalisationen die Leitlinien der DGN herangezogen werden:

- Die Kraniotomie und Hämtomausräumung kann bei supratentoriellen ICBs nicht generell empfohlen werden (↔, C).
- Eine Kraniotomie und Hämatomevakuation können in Erwägung gezogen werden, wenn es zu einer Verschlechterung der Vigilanz kommt und wenn die Blutung oberflächennah lokalisiert ist (↑, C).
- Tief sitzende supratentorielle Hämatome profitieren in der Regel nicht von einer Kraniotomie mit Evakuation (↓). Eine stereotaktische Aspiration kann in Erwägung gezogen werden, insbesondere wenn eine Massenverlagerung besteht (↔, C).
- Kleinhirnblutungen sollten bei klinischer Verschlechterung in Abwägung der klinischen Gesamtsituation (Alter, Nebenerkrankungen) und nach Ausschluss anderer Ursachen (AVM, Aneurysma) umgehend evakuiert werden (↑, A).
- Ein Hydrozephalus sollte mittels externer ventrikulärer oder lumbaler Drainage therapiert werden (↑, B). Eine lumbale Drainage ist kontraindiziert bei allen Formen des nicht kommunizierenden Hydrozephalus (↓).
- Bei intraventrikulären Blutungen kann eine thrombolytische Therapie im Rahmen der Studien zur intraventrikulären Thrombolyse in Erwägung gezogen werden, wenn die Applikation einer EVD notwendig wird (↑, B).

E 6.3.9 Minimalinvasive Operationstechniken

Für verschiedene minimalinvasive Operationstechniken gibt es keine ausreichende Evidenz für einen therapeutischen Nutzen, sondern lediglich einzelne, nicht randomisierte Fallstudien, welche einen Vorteil von minimalinvasiven Verfahren sehen (Matsumoto et al. 1984, Prasad et al. 1997, Nagasaka et al. 2010) (↔, C).

Stereotaktische Drainage intrazerebraler Hämatome: Diese Technik wurde durch (Backlund et al. 1978) eingeführt. Die Maßnahme erfolgt entweder durch einfaches Absaugen oder Ausspülen des Hämatoms mittels stereotaktischen Instrumentariums oder durch Aspiration, nachdem das Hämatom unter CT-Kontrolle durch lokale Instillation von Fibrinolytika (Urokinase oder rt-PA) verflüssigt wurde. Wenn ein Katheter in der Hämatomkavität belassen wird, kann diese Prozedur alle 6–12 Stunden wiederholt werden. Durch den Einsatz von Fibrinolytika können ca. 60–70 % der ICB entfernt werden (Montes et al. 2000), während ohne Fibrinolytika nur bis zu 30 % aspiriert werden können.
Der beste Zeitpunkt für die stereotaktische, durch Thrombolyse unterstützte Drainage ist unklar. Für eine sehr frühe Drainage spricht die leichtere technische Durchführbarkeit vor Stabilisierung des Gerinnsels und die frühe Entfernung von möglicherweise toxischen Blutbestandteilen. Es existieren allerdings keine validen Zahlen zum Risiko einer Nachblutung bei der frühen intracavitären Thrombolyse. In jedem Fall sind iatrogene Blutungen mit dieser Technik (Anlage der Drainage, Infusion von rt-PA) nicht auszuschließen und können bei Auftreten nicht unmittelbar behandelt werden, sondern erfordern ein offenes neurochirurgisches Vorgehen.

Endoskopische Drainage intrazerebraler Hämatome: Die Technik der endoskopischen Drainage intrazerebraler Hämatome wurde erstmals von Auer et al. (1989) berichtet. Mittels ultraschallgeführter stereotaktischer Technik wird ein Neuroendoskop in das Hämatom eingeführt und unter visueller Kontrolle mittels Miniaturkamera das Hämatom entfernt. Diese Technik wurde in Fällen mit putaminalen, lobären und thalamischen Hämatomen angewendet. Sie weist dieselben Nachteile auf, die eine stereotaktische Drainage mit sich bringt (s. oben).

E 6.4 Pragmatische Therapie

E 6.4.1 Ätiologische Abklärung

Bestehen anamnestisch keine Hinweise für eine arterielle Hypertonie, so ist auch eine typisch (d. h. in den Stammganglien, Kleinhirn oder Hirnstamm) gelegene Blutung immer verdächtig auf eine nicht hypertensive Ursache. In diesem Fall sowie bei atypisch gelegenen Blutungen sollte eine zerebrale Magnetresonanztomographie (ggf. auch nach Resorption der Blutung) die Computertomographie ergänzen, da hier Kavernome und arteriovenöse Malformationen besser zu diagnostizieren sind als mit CT (↑, B). Besonders sensitiv zum Nachweis von Mikroblutungen sind T2*-gewichtete Gradienten-Echo-Sequenzen. Bei älteren Patienten mit lobärer Blutungslokalisation wird hierdurch die Diagnose einer Amyloidangiopathie sehr wahrscheinlich. Eine Biopsie ist dann wegen fehlender therapeutischer Konsequenzen sowie deutlich erhöhtem Biopsierisiko nicht mehr sinnvoll. Die Katheterangiographie ist indiziert, wenn auch nach MRT-Bildgebung keine Blutungsursache plausibel ist.

Therapeutische Maßnahmen bei intrazerebralen Blutungen sind in **Tab. E 6.4** dargestellt.

E 6.4.2 Antagonisierung einer oralen Antikoagulation

Etwa 12–17 % aller intrazerbralen Blutungen treten bei Patienten mit einer Gerinnungsstörung auf und sind mit einer deutlich erhöhten Mortalität assoziiert. Bei einer Vorbehandlung mit Vitamin-K-Antagonisten sollten diese durch Gabe von Vitamin K (Konakion® 10 mg p. o./Tag, i. m. oder langsam als Kurzinfusion i. v., cave: anaphylaktischer Schock) korrigiert werden und eine umgehende Antagonisierung der Antikoagulation durch Gabe von Gerinnungsfaktoren erfolgen (↔, A). Hierzu eignen sich sowohl frisch gefrorenes Plasma (FFP) als auch Prothrombinkomplex-Konzentrate (PPSB). Bei der Berechnung der benötigten Dosis sollten die Herstellerangaben herangezogen werden, da sich die Faktorenkonzentrationen und damit die Dosierungen unterscheiden. Ziel ist eine Normalisierung der International Normalized Ratio (INR) auf ≤ 1,2. Bei Blutungen unter Heparin-Therapie sollte Protamin eingesetzt werden, dabei neutralisieren 1–1,5 mg Protaminsulfat je 100 U Heparin. Die in den letzten vier Stunden verabreichte Menge an nicht fraktioniertem Heparin sollte dabei antagonisiert werden, zur Antagonisierung von niedermolekularen Heparinen s. Herstellerangaben.

E 6.4.3 Arterielle Hypertension

Bis zur Diagnosesicherung mittels bildgebender Untersuchung sollten nur Blutdruckwerte über 220/120 mmHg behandelt werden, um kritische Hypoxien bei möglicher zerebraler Ischämie zu vermeiden. Nach Diagnosesicherung kann der Blutdruck bei Patienten ohne arterielle Hypertonie auf Werte unter 150/90 mmHg (bzw. MAP 110 mmHg) gesenkt werden (↔, B). Bei Patienten mit vorbestehender arterieller Hypertonie wird eine Blutdrucksenkung auf Werte unter 170/100 mmHg (bzw. MAP 125 mmHg) empfohlen. Diese Zielwerte sollten entsprechend angepasst werden, wenn eine invasive Hirndrucküberwachung eine Steuerung des Blutdrucks anhand des zerebralen Perfusionsdrucks (CPP = MAP–ICP) erlaubt. Der CPP sollte in diesen Fällen mindestens 70 mmHg betragen. Eine Senkung um mehr als 20 % oder Werte unter 85 mmHg sollte jedoch vermieden werden (↔, C). Bewährt hat sich dabei die kontinuierliche i. v.-Infusion von Urapidil (Ebrantil®) oder Clonidin (Catapresan®) (C). Alternativen sind i. v.-Gaben von Enalapril (Xanef®) oder Nifedipin (Adalat®).

E 6.4.4 Erhöhter intrakranieller Druck

Eine prophylaktische Behandlung ist nicht wirksam. Bei klinischem Verdacht oder Nachweis eines erhöhten ICP sollte eine Stufentherapie wie in **Tab. E 6.3** erfolgen (↔, B).

Tab. E 6.4: Therapeutische Maßnahmen bei intrazerebralen Blutungen

Therapeutische Maßnahme	**Indikation**	**Dosierung und Durchführung**
Operative Hämatom-Entfernung	supratentoriell: sekundäre Vigilanzminderung (↑, C)	osteoklastisch erweitertes Bohrloch oder Trepanation
	Ultima Ratio bei primärem Koma mit drohender Einklemmung	osteoklastische Trepanation
	infratentoriell: raumforderndes zerebelläres Hämatom (auch bei wachen Patienten oder primärem Koma) (↑, A)	
Externe Ventrikel Drainage (↑, B)	Hydrozephalus, Ventrikeltamponade	Einstellung des Drucks auf ca. 10–15 mmHg, max. 7–14 Tage, dann ggf. Drainagewechsel oder permanenter VP-Shunt
Eskalation der Therapie bei erhöhtem intrakraniellen Druck (ICP) (↔, B)	Verdacht auf erhöhten ICP, deutliche Vigilanzstörung, drohende Einklemmung	s. **Tab. E 6.3**
Blutdrucksenkung (↔, B)	nicht unter 140 mmHg senken	Ebrantil® 25 mg i. v., dann 10–30 mg/h als Perfusor, alternativ Clonidin (Catapresan®)
Thromboseprophylaxe (↑, C)	Beinparese, intravasale Katheter	3 × 5 000 IE Heparin oder LMWH (low molecular weight heparin) s. c., Beginn nach 1 Tag möglich
Häufige Fehler	zögerliche Indikationsstellung zur Trepanation bei größeren Hämatomen (> 3 cm) der hinteren Schädelgrube (↓), routinemäßige Behandlung mit Osmodiuretika ohne ICP-Steigerung, zu forcierte Blutdrucksenkung	

E 6.4.5 Operation

Nach gegenwärtiger Datenlage profitieren Patienten mit entweder kleinen Hämatomen (< 20 ccm) und nur leicht verminderter Bewusstseinslage (Somnolenz) oder großen Hämatomen (> 50 ccm) und ausgeprägter Bewusstseinsminderung (stuporös bis komatös) nicht von einer operativen Behandlung (↓). Patienten mit mittelgroßen Hämatomen und mittelschwerer klinischer Symptomatik profitieren möglicherweise von einer Operation, vor allem wenn sie eine zunehmende Bewusstseinstrübung entwickeln und/oder im CCT eine zunehmende raumfordernde Wirkung mit Mittellinienverschiebung nachzuweisen ist (↔). Eine sehr frühe Operation innerhalb der ersten vier Stunden sollte vermieden werden, da sie mit einem hohen Risiko an Nachblutungen behaftet ist (↓). Bei Verdacht auf eine Aneurysmablutung oder eine Gefäßmalformation sollte vor der Operation eine angiographische Abklärung (DSA, CTA) erfolgen. Die Indikation zur Anlage einer externen Ventrikeldrainage kann sich bei der Entwicklung eines Hydrocephalus occlusus rasch ergeben.
Eine Sonderrolle nehmen Blutungen der hinteren Schädelgrube ein. Kleine Blutungen haben eine sehr gute Prognose. Da größere Blutungen (> 3 cm Durchmesser) jedoch sehr schnell zur Entwicklung eines Hydrocephalus occlusus und zur irreversiblen Hirnstammkompression führen können, sollte die Indikation zu operativen Maßnahmen hier großzügiger gestellt werden (↑, A).

E 6.4.6 Unwirksam, obsolet

Der Einsatz von Kortikosteroiden bei ICB wurde lange Zeit kontrovers diskutiert. Derzeit kann die Gabe von Steroiden bei ICB nicht empfohlen werden (↓). Auch wenn die bisherigen Studien für eine definitive Bewertung aufgrund zu geringer Fallzahlen nicht ausreichen, gibt es bisher keinen Hinweis für einen positiven Effekt einer Behandlung mit Steroiden bei ICB auf Mortalität oder klinisches Outcome (Feigin et al. 2005). In einer Studie war sogar in der Verum-Gruppe die Komplikationsrate höher als in der Placebo-Gruppe, was zu einem vorzeitigen Abbruch der Studie führte (Poungvarin et al. 1987). Auch Hämodilution (Italian Acute Stroke Study Group 1988) und die Behandlung mit Glycerol (Yu et al. 1992) hatten keinen Effekt auf Mortalität oder klinisches Outcome nach ICB und können nicht empfohlen werden (↓).
Der Einsatz von Faktor VIIa zur Vermeidung weiteren ICB-Wachstums ist innerhalb von vier Stunden möglich, jedoch sehr teuer, und bisher ohne Nachweis eines klinischen Nutzens (↓, C).

E 6.5 Literatur

Amarenco P, Bogousslavsky J, Callahan A, 3rd,Goldstein LB, Hennerici M, Rudolph AE, Sillesen H, Simunovic L, Szarek M, Welch KM, Zivin JA. High-dose atorvastatin after stroke or transient ischemic attack. N Engl J Med 2006;355 (6):549–559.

Amarenco P, Bogousslavsky J, Caplan LR, Donnan GA, Hennerici MG. Classification of stroke subtypes. Cerebrovasc Dis 2009;27 (5):493–501.

Anderson CS, Huang Y, Wang JG, Arima H, Neal B, Peng B, Heeley E, Skulina C, Parsons MW, Kim JS, Tao QL, Li YC, Jiang JD, Tai LW, Zhang JL, Xu E, Cheng Y, Heritier S, Morgenstern LB, Chalmers J. Intensive blood pressure reduction in acute cerebral haemorrhage trial (INTERACT): a randomised pilot trial. Lancet Neurol 2008;7 (5):391–399.

Antihypertensive Treatment of Acute Cerebral Hemorrhage (ATACH) investigators. Antihypertensive treatment of acute cerebral hemorrhage. Crit Care Med 2010; 38 (2):637–648.

Ariesen MJ, Claus SP, Rinkel GJ, Algra A. Risk factors for intracerebral hemorrhage in the general population: a systematic review. Stroke 2003;34 (8):2060–2065.

Auer LM, Deinsberger W, Niederkorn K, Gell G, Kleinert R, Schneider G, Holzer P, Bone G, Mokry M, Kornery E, et al. Endoscopic surgery versus medical treatment for spontaneous intracerebral hematoma: a randomized study. J Neurosurg 1989;70 (4):530–535.

Backlund EO, von Holst H. Controlled subtotal evacuation of intracerebral haematomas by stereotactic technique. Surg Neurol 1978;9 (2):99–101.

Bailey RD, Hart RG, Benavente O, Pearce LA. Recurrent brain hemorrhage is more frequent than ischemic stroke after intracranial hemorrhage. Neurology 2001;56 (6): 773–777.

Behr S, Andersohn F, Garbe E. Risk of intracerebral hemorrhage associated with phenprocoumon exposure: a nested case-control study in a large population-based German database. Pharmacoepidemiol Drug Saf 2010; 19 (7):722–730.

Broderick J, Connolly S, Feldmann E, Hanley D, Kase C, Krieger D, Mayberg M, Morgenstern L, Ogilvy CS, Vespa P, Zuccarello M. Guidelines for the management of spontaneous intracerebral hemorrhage in adults: 2007 update: a guideline from the American Heart Association/American Stroke Association Stroke Council, High Blood Pressure Research Council, and the Quality of Care and Outcomes in Research Interdisciplinary Working Group. Circulation 2007;116 (16):e391–413.

Brody DL, Aiyagari V, Shackleford AM, Diringer MN. Use of recombinant factor VIIa in patients with warfarin-associated intracranial hemorrhage. Neurocrit Care 2005; 2 (3):263–267.

Caplan LR. General symptoms and signs. In: Kase C, Caplan LR, eds. Intracerebral hemorrhage. Boston: Butterworth-Heinemann; 1994.p. 31–43.

Chapman N, Huxley R, Anderson C, Bousser MG, Chalmers J, Colman S, Davis S, Donnan G, MacMahon S, Neal B, Warlow C, Woodward M. Effects of a perindopril-based blood pressure-lowering regimen on the risk of recurrent stroke according to stroke subtype and medical history: the PROGRESS Trial. Stroke 2004;35 (1): 116–121.

Davis SM, Broderick J, Hennerici M, Brun NC, Diringer MN, Mayer SA, Begtrup K, Steiner T. Hematoma growth is a determinant of mortality and poor outcome after intracerebral hemorrhage. Neurology 2006;66 (8):71175–1181.

Diener HC, Putzki NH. Leitlinien für Diagnostik und Therapie in der Neurologie. Kommission »Leitlinien« der Deutschen Gesellschaft für Neurologie. Stuttgart, New York: Thieme; 2008.

Diringer MN. Intracerebral hemorrhage: pathophysiology and management. Crit Care Med 1993;21:1591–1603.

Diringer MN, Edwards DF. Admission to a neurologic/neurosurgical intensive care unit is associated with reduced mortality rate after intracerebral hemorrhage. Crit Care Med 2001;29 (3):635–640.

European Stroke Organisation (ESO) Executive Committee. ESO Writing Committee. Guidelines for management of ischaemic stroke and transient ischaemic attack 2008. Cerebrovasc Dis 2008;25 (5):457–507.

Feigin VL, Anderson N, Rinkel GJ, Algra A, van Gijn J, Bennett DA. Corticosteroids for aneurysmal subarachnoid haemorrhage and primary intracerebral haemorrhage. Cochrane Database Syst Rev 2005;(3):CD004583.

Fiebach JB, Schellinger PD, Gass A, Kucinski T, Siebler M, Villringer A, Olkers P, Hirsch JG, Heiland S, Wilde P, Jansen O, Rother J, Hacke W, Sartor K. Stroke magnetic resonance imaging is accurate in hyperacute intracerebral hemorrhage: a multicenter study on the validity of stroke imaging. Stroke 2004;35 (2):502–506.

Flaherty ML, Kissela B, Woo D, Kleindorfer D, Alwell K, Sekar P, Moomaw CJ, Haverbusch M, Broderick JP. The increasing incidence of anticoagulant-associated intracerebral hemorrhage. Neurology 2007;68 (2):116–121.

Fogelholm R, Murros K, Rissanen A, Avikainen S. Long term survival after primary intracerebral haemorrhage: a retrospective population based study. J Neurol Neurosurg Psychiatry 2005;76 (11):1534–1538.

Freeman WD, Brott TG, Barrett KM, Castillo PR, Deen HG, Jr.,Czervionke LF, Meschia JF. Recombinant factor VIIa for rapid reversal of warfarin anticoagulation in acute intracranial hemorrhage. Mayo Clin Proc 2004;79 (12):1495–1500.

Garcia JH, Ho KL. Pathology of hypertensive arteriopathy. Neurosurg Clin N Am 1992;3 (3):497–507.

Gorelick PB, Weisman SM. Risk of hemorrhagic stroke with aspirin use: an update. Stroke 2005;36 (8):1801–1807.

Gujjar AR, Deibert E, Manno EM, Duff S, Diringer MN. Mechanical ventilation for ischemic stroke and intracerebral hemorrhage: indications, timing, and outcome. Neurology 1998;51 (2):447–451.

Hacke W, Donnan G, Fieschi C, Kaste M, von Kummer R, Broderick JP, Brott T, Frankel M, Grotta JC, Haley EC, Jr.,Kwiatkowski T, Levine SR, Lewandowski C, Lu M, Lyden P, Marler JR, Patel S, Tilley BC, Albers G, Bluhmki E, Wilhelm M, Hamilton S. Association of outcome with early stroke treatment: pooled analysis of ATLANTIS, ECASS, and NINDS rt-PA stroke trials. Lancet 2004;363 (9411):768–774.

Hanger HC, Wilkinson TJ, Fayez-Iskander N, Sainsbury R. The risk of recurrent stroke after intracerebral haemorrhage. J Neurol Neurosurg Psychiatry 2007;78 (8):836–840.

Hankeyxt GJ, Jamrozik K, Broadhurst RJ, Forbes S, Burvill PW, Anderson CS, Stewart-Wynne EG. Long-term risk of first recurrent stroke in the Perth Community Stroke Study. Stroke 1998;29 (12):2491–2500.

Hemphill JC, Bonovich DC, Besmertis L, Manley GT, Johnston SC, Tuhrim S. The ICH Score: A simple, reliable grading scale for intracerebral hemorrhage. Stroke 2001;32 (4):891–897.

Hill MD, Silver FL, Austin PC, Tu JV. Rate of stroke recurrence in patients with primary intracerebral hemorrhage. Stroke 2000;31 (1):123–127.

Huttner HB, Juttler E, Hug A, Kohrmann M, Schellinger PD, Steiner T. Antikoagulanzienassoziierte Hirnblutungen. Nervenarzt 2006;77 (6):671–681

Italian Acute Stroke Study Group. Haemodilution in acute stroke: results of the Italian haemodilution trial. Lancet 1988;1 (8581):318–321.

Kidwell CS, Chalela JA, Saver JL, Starkman S, Hill MD, Demchuk AM, Butman JA, Patronas N, Alger JR, Latour LL, Luby ML, Baird AE, Leary MC, Tremwel M, Ovbiagele B, Fredieu A, Suzuki S, Villablanca JP, Davis S, Dunn B, Todd JW, Ezzeddine MA, Haymore J, Lynch JK, Davis L, Warach S. Comparison of MRI and CT for detection of acute intracerebral hemorrhage. Jama 2004; 292 (15):1823–1830.

Kolominsky-Rabas PL, Sarti C, Heuschmann PU, Graf C, Siemonsen S, Neundoerfer B, Katalinic A, Lang E, Gassmann K-G, Stockert TRv. A prospective community-based study of stroke in Germany – The Erlangen Stroke Project (ESPro) – Incidence and case fatality at 1, 3, and 12 months. Stroke 1998;29:2501–2506.

Kouskouras C, Charitanti A, Giavroglou C, Foroglou N, Selviaridis P, Kontopoulos V, Dimitriadis AS. Intracranial aneurysms: evaluation using CTA and MRA. Correlation with DSA and intraoperative findings. Neuroradiology 2004;46 (10):842–850.

Lankiewicz MW, Hays J, Friedman KD, Tinkoff G, Blatt PM. Urgent reversal of warfarin with prothrombin complex concentrate. J Thromb Haemost 2006;4 (5):967–970.

Lee MW, Pang KY, Ho WW, Wong CK. Outcome analysis of intraventricular thrombolytic therapy for intraventricular haemorrhage. Hong Kong Med J 2003;9 (5): 335–340.

Leker RR, Khoury ST, Rafaeli G, Shwartz R, Eichel R, Tanne D. Prior use of statins improves outcome in patients with intracerebral hemorrhage: prospective data from the National Acute Stroke Israeli Surveys (NASIS). Stroke 2009;40 (7):2581–2584.

Makris M, Greaves M, Phillips WS, Kitchen S, Rosendaal FR, Preston EF. Emergency oral anticoagulant reversal: the relative efficacy of infusions of fresh frozen plasma and clotting factor concentrate on correction of the coagulopathy. Thromb Haemost 1997;77 (3):477–480.

Matsumoto K, Hondo H. CT-guided stereotaxic evacuation of hypertensive intracerebral hematomas. J Neurosurg 1984;61:440–448.

Mayer SA, Brun NC, Begtrup K, Broderick J, Davis S, Diringer MN, Skolnick BE, Steiner T. Recombinant activated factor VII for acute intracerebral hemorrhage. N Engl J Med 2005;352 (8):777–785.

Mayer SA, Brun NC, Begtrup K, Broderick J, Davis S, Diringer MN, Skolnick BE, Steiner T. Efficacy and safety of recombinant activated factor VII for acute intracerebral hemorrhage. N Engl J Med 2008;358 (20):2127–2137.

Mayer SA, Brun NC, Broderick J, Davis S, Diringer MN, Skolnick BE, Steiner T. Safety and feasibility of recombinant factor VIIa for acute intracerebral hemorrhage. Stroke 2005;36 (1):74–79.

Mayer SA, Davis SM, Skolnick BE, Brun NC, Begtrup K, Broderick JP, Diringer MN, Steiner T. Can a subset of intracerebral hemorrhage patients benefit from hemostatic therapy with recombinant activated factor VII? Stroke 2009;40 (3):833–840.

Mendelow AD, Gregson BA, Fernandes HM, Murray GD, Teasdale GM, Hope DT, Karimi A, Shaw MD, Barer DH. Early surgery versus initial conservative treatment in patients with spontaneous supratentorial intracerebral haematomas in the International Surgical Trial in Intracerebral Haemorrhage (STICH): a randomised trial. Lancet 2005;365:387–397.

Messé SR, Sansing LH, Cucchiara BL, Herman ST, Lyden PD, Kasner SE; CHANT investigators. Prophylactic antiepileptic drug use is associated with poor outcome following ICH. Neurocrit Care 2009;11 (1):38–44.

Montes JM, Wong JH, Fayad PB, Awad IA. Stereotactic computed tomographic-guided aspiration and thrombolysis of intracerebral hematoma: protocol and preliminary experience. Stroke 2000;31:834–840.

Morgan T, Awad I, Keyl P, Lane K, Hanley D. Preliminary report of the clot lysis evaluating accelerated resolution of intraventricular hemorrhage (CLEAR-IVH) clinical trial. Acta Neurochir 2008;105(Suppl):217–220.

Morgenstern LB, Demchuk AM, Kim DH, Frankowski RF, Grotta JC. Rebleeding leads to poor outcome in ultra-early craniotomy for intracerebral hemorrhage. Neurology 2001;56:1294–1299.

Morgenstern LB, Hemphill JC, Anderson C, Becker K, Broderick JP, Connolly ES, Greenberg SM, Huang JN, Macdonald RL, Selim M, Tamargo RJ. Guidelines for the management of spontaneous intracerebral hemorrhage: a guideline for healthcare professionals from the American Heart Association/American Stroke Association. Stroke 2010;41:2108–2129.

Naff NJ, Hanley DF, Keyl PM, Tuhrim S, Kraut M, Bederson J, Bullock R, Mayer SA, Schmutzhard E. Intraventricular thrombolysis speeds blood clot resolution: results of a pilot, prospective, randomized, double-blind, controlled trial. Neurosurgery 2004;54 (3):577–583; discussion 583–574.

Nagasaka T, Tsugeno M, Ikeda H, Okamoto T, Inao S, Wakabayashi T. Early Recovery and Better Evacuation Rate in Neuroendoscopic Surgery for Spontaneous Intracerebral Hemorrhage Using a Multifunctional Cannula: Preliminary Study in Comparison With Craniotomy. J Stroke Cerebrovasc Dis 2010.

Naidech AM, Garg RK, Liebling S, Levasseur K, Macken MP, Schuele SU, Batjer HH. Anticonvulsant use and outcomes after intracerebral hemorrhage. Stroke 2009;40 (12):3810–3815.

Nilsson OG, Lindgren A, Stahl N, Brandt L, Saveland H. Incidence of intracerebral and subarachnoid haemorrhage in southern Sweden. J Neurol Neurosurg Psychiatry 2000;69 (5):601–607.

Park HK, Lee SH, Chu K, Roh JK. Effects of celecoxib on volumes of hematoma and edema in patients with primary intracerebral hemorrhage. J Neurol Sci 2009; 279(1–2):43–46.

Passero S, Rocchi R, Rossi S, Ulivelli M, Vatti G. Seizures after spontaneous supratentorial intracerebral hemorrhage. Epilepsia 2002;43 (10):1175–1180.

Perry HM, Jr.,Davis BR, Price TR, Applegate WB, Fields WS, Guralnik JM, Kuller L, Pressel S, Stamler J, Probstfield JL. Effect of treating isolated systolic hypertension on the risk of developing various types and subtypes of stroke: the Systolic Hypertension in the Elderly Program (SHEP). Jama 2000;284 (4):465–471.

Poungvarin N, Bhoopat W, Viriyavejakul A, Rodprasert P, Buranasiri P, Sukondhabhant S, et al. Effects of dexamethasone in primary supratentorial intracerebral hemorrhage. N Engl J Med 1987;316:1229–1233.

Powers WJ, Zazulia AR, Videen TO, Adams RE, Yundt KD, Aiyagari V, Grubb RL, Jr.,Diringer MN. Autoregulation of cerebral blood flow surrounding acute (6 to 22 hours) intracerebral hemorrhage. Neurology 2001;57 (1):18–24.

Prasad K, Browman G, Srivastava A, Menon G. Surgery in primary supratentorial intracerebral hematoma: a meta-analysis of randomized trials. Acta Neurol Scand 1997; 95:103–110.

Progress Collaborative Group. Randomised trial of a perindopril-based blood-pressure-lowering regimen among 6,105 individuals with previous stroke or transient ischaemic attack. Lancet 2001;358 (9287):1033–1041.

Qureshi AI, Mohammad Y, Suri MF, Braimah J, Janardhan V, Guterman LR, Hopkins LN, Frankel MR. Cocaine use and hypertension are major risk factors for intracerebral hemorrhage in young African Americans. Ethn Dis 2001;11 (2):311–319.

Rosand J, Eckman MH, Knudsen KA, Singer DE, Greenberg SM. The effect of warfarin and intensity of anticoagulation on outcome of intracerebral hemorrhage. Arch Intern Med 2004;164 (8):880–884.

Rost NS, Greenberg SM, Rosand J. The genetic architecture of intracerebral hemorrhage. Stroke 2008;39 (7):2166–2173.

Ruiz-Sandoval JL, Romero-Vargas S, Chiquete E, Padilla-Martinez JJ, Villarreal-Careaga J, Cantu C, Arauz A, Barinagarrementeria F. Hypertensive intracerebral hemorrhage in young people: previously unnoticed age-related clinical differences. Stroke 2006;37 (12):2946–2950.

Schellinger PD, Fiebach JB, Hoffmann K, Becker K, Orakcioglu B, Kollmar R, Juttler E, Schramm P, Schwab S, Sartor K, Hacke W. Stroke MRI in intracerebral hemorrhage: is there a perihemorrhagic penumbra? Stroke 2003;34 (7):1674–1679.

Secades JJ, Alvarez-Sabin J, Rubio F, Lozano R, Davalos A, Castillo J. Citicoline in intracerebral haemorrhage: a double-blind, randomized, placebo-controlled, multicentre pilot study. Cerebrovasc Dis 2006;21(5–6):380–385.

Selim M. Deferoxamine mesylate: a new hope for intracerebral hemorrhage: from bench to clinical trials. Stroke 2009;40(3 Suppl):90–91.

Sjoblom L, Hardemark HG, Lindgren A, Norrving B, Fahlen M, Samuelsson M, Stigendal L, Stockelberg D, Taghavi A, Wallrup L, Wallvik J. Management and prognostic features of intracerebral hemorrhage during anticoagulant therapy: a Swedish multicenter study. Stroke 2001;32 (11):2567–2574.

Statistisches Bundesamt. Diagnosedaten der Krankenhäuser ab 2000 (Fälle/Sterbefälle, Pflegetage, durchschnittliche Verweildauer) 2008; Fachserie 12.

Steiner T, Kaste M, Forsting M, Mendelow D, Kwiecinski H, Szikora I, Juvela S, Marchel A, Chapot R, Cognard C, Unterberg A, Hacke W. Recommendations for the management of intracranial haemorrhage – part I: spontaneous intracerebral haemorrhage. The European Stroke Initiative Writing Committee and the Writing Committee for the EUSI Executive Committee. Cerebrovasc Dis 2006;22 (4):294–316.

Tapia-Perez H, Sanchez-Aguilar M, Torres-Corzo JG, Rodriguez-Leyva I, Gonzalez-Aguirre D, Gordillo-Moscoso A, Chalita-Williams C. Use of statins for the treatment of spontaneous intracerebral hemorrhage: results of a pilot study. Cen Eur Neurosurg 2009;70 (1):15–20.

The Stroke Prevention in Reversible Ischemia Trial (SPIRIT) Study Group. A randomized trial of anticoagulants versus aspirin after cerebral ischemia of presumed arterial origin. Ann Neurol 1997;42 (6):857–865.

van Asch CJ, Luitse MJ, Rinkel GJ, van der Tweel I, Algra A, Klijn CJ. Incidence, case fatality, and functional outcome of intracerebral haemorrhage over time, according to age, sex, and ethnic origin: a systematic review and meta-analysis. Lancet Neurol 2010;9 (2):167–176.

Vermeer SE, Algra A, Franke CL, Koudstaal PJ, Rinkel GJ. Long-term prognosis after recovery from primary intracerebral hemorrhage. Neurology 2002;59 (2):205–209.

Vespa PM, O'Phelan K, Shah M, Mirabelli J, Starkman S, Kidwell C, Saver J, Nuwer MR, Frazee JG, McArthur DA, Martin NA. Acute seizures after intracerebral hemorrhage: a factor in progressive midline shift and outcome. Neurology 2003;60 (9):1441–1446.

Viswanathan A, Rakich SM, Engel C, Snider R, Rosand J, Greenberg SM, Smith EE. Antiplatelet use after intracerebral hemorrhage. Neurology 2006;66 (2):206–209.

Wahlgren N, Ahmed N, Davalos A, Ford GA, Grond M, Hacke W, Hennerici MG, Kaste M, Kuelkens S, Larrue V, Lees KR, Roine RO, Soinne L, Toni D, Vanhooren G. Thrombolysis with alteplase for acute ischaemic stroke in the Safe Implementation of Thrombolysis in Stroke-Monitoring Study (SITS-MOST): an observational study. Lancet 2007;369 (9558):275–282.

Weimar C, Benemann J, Diener HC. Development and validation of the Essen Intracerebral Haemorrhage Score. J Neurol Neurosurg Psychiatry 2006;77 (5):601–605.

Weimar C, Weber C, Wagner M, Busse O, Haberl RL, Lauterbach KW, Diener HC. Management patterns and health care use after intracerebral Hemorrhage – A cost-of-illness study from a societal perspective in Germany. Cerebrovascular Diseases 2003;15(1–2):29–36.

Weimar C, Ziegler A, Sacco RL, Diener HC, Konig IR. Predicting recovery after intracerebral hemorrhage – an external validation in patients from controlled clinical trials. J Neurol 2009;256 (3):464–469.

Yu YL, Kumana CR, Lauder IJ, Cheung YK, Chan FL, Kou M, Chang CM, Cheung RT, Fong KY. Treatment of acute cerebral hemorrhage with intravenous glycerol. A double-blind, placebo-controlled, randomized trial. Stroke 1992;23 (7):967–971.

E 7 Subarachnoidalblutung (SAB)

*von M. Forsting, J. C. Tonn und T. Pfefferkorn**

E 7.1 Klinik

E 7.1.1 Symptome

Leitsymptom ist der heftige, bisher nicht gekannte Kopfschmerz und/oder ein meist etwas verzögert einsetzender Nackenschmerz, begleitet von Übelkeit, Erbrechen und Bewusstseinsstörungen (50 %). Krampfanfälle oder fokale Ausfälle können auf eine intrazerebrale Einblutung hinweisen. Bei der Untersuchung werden Lichtscheu und Nackensteifigkeit gefunden.

E 7.1.2 Einteilungen

Die klinische Einteilung nach Hunt und Hess (1968) orientiert sich an den Symptomen zum Zeitpunkt der Erstuntersuchung. Alternativ zur Klassifikation nach Hunt und Hess wird vielfach deren Modifikation durch die World Federation of Neurological Surgeons (WFNS) verwendet (Teasdale et al. 1988). Neben dem motorischen Defizit berücksichtigt diese Einteilung die Bewusstseinsstörung nach der Glasgow Coma Scale (s. **Tab. E 7.1**).

Die 1980 von Fisher vorgestellte Einteilung nach der Menge des Bluts im CT (I kein Blut; II diffuses subarachnoidales Blut; III subarachnoidale Gerinnsel dicker als 1 mm; IV intraventrikuläres oder parenchymatöses Blut) hat sich klinisch vielerorts zwar nicht durchgesetzt, besitzt aber möglicherweise eine prognostische Relevanz für das Auftreten von Vasospasmen.

E 7.1.3 Ursachen

Bei etwa 80 % der Patienten liegt ein Aneurysma der basalen Hirnarterien (Circulus Willisii) vor. Die Lokalisation an der A. cerebri anterior und am Ramus communicans anterior ist am häufigsten (40 %). Seltener kommen Aneurysmen an der A. carotis interna (30 %), A. cerebri media (20 %) und vertebro-basilär (10 %) vor. Noch seltener (5 %) ist eine arteriovenöse Malformation Ursache der SAB. Auch intradurale Dissektionen hirnversorgender Arterien, Sinus- und Venenthrombosen, Vaskulitiden oder Gerinnungsstörungen führen nur in Ausnahmefällen zu typischen Subarachnoidalblutungen. Bei 15–20 % der SAB-Patienten lässt sich trotz intensiver Suche keine Blutungsquelle oder -ursache feststellen. Zu Risikofaktoren s. Abschnitt E 7.2.1. Zu den Auslösern einer SAB können verschiedene, letztlich auch meteorologische Veränderungen (niedriger Luftdruck, niedrige Temperaturen) gehören. Tageszeitlich finden sich SABs gehäuft in den Morgenstunden und nachmittags (Nyquist et al. 2001).

E 7.1.4 Diagnostik

Beim klinischen Verdacht auf eine akute SAB ist eine kraniale CT-Untersuchung zwingend erforderlich und sichert fast immer die Diagnose (Cortnum et al. 2010, Mc Cormack et al. 2010). Die Sensitivität der CT sinkt jedoch innerhalb der ersten Woche nach einer SAB auf 50 % ab. Die Kernspintomographie ist mit FLAIR-Sequenzen und dem Gradientenecho der CT in der Akutphase der SAB gleichwertig. Die MRT hat sogar Vorteile, wenn der Blutungszeitpunkt länger zurückliegt, denn dann sind die Blutabbauprodukte im MRT besser erkennbar als in der CT. Die Verteilung des Bluts im Subarachnoidalraum gibt einen Hinweis auf die Lokalisation des Aneurysmas. Dies ist besonders bedeutsam, wenn sich angiographisch mehrere Aneurysmen zeigen und die Frage nach dem mutmaßlich rupturierten Aneurysma gestellt werden muss (van Gijn 1980).
Ist das CT bei entsprechendem klinischen Verdacht negativ, sollte man eine CT-Angiographie anschließen (McCormack et al. 2010). Die CT, kombiniert mit der CT-Angiographie, kann eine aneurysmatische Subarachnoidalblutung mit über 99 %iger Wahrscheinlichkeit ausschließen. In ganz wenigen Fällen wird man daher heute zur Sicherung einer SAB noch eine Lumbalpunktion durchführen. Liegt das klinische Ereignis beispielsweise zwei Wochen zurück und weder CT und CTA noch MR und MRA sind in der Lage, den Verdacht auf eine Subarachnoidalblutung hinreichend genau auszuräumen, wird man vielleicht im Liquor nach einer xantochromen Verfärbung suchen. Die xanthochrome Verfärbung des Liquors kann bis zu 2 Wochen nach der SAB sichtbar sein, Ferritin und Siderophagen sind bis zu 4 Wochen lang nachweisbar.
Bei einigen Patienten ist die Anamnese jedoch nicht eindeutig. Geben die Patienten ausschließlich einen explosionsartigen Kopfschmerz an, wird sich nur bei 10 % in dieser Gruppe eine SAB bestätigen. Eine wichtige Differentialdiagnose in dieser Konstellation ist das reversible zerebrale Vasokonstriktionssyndrom (RCVS), das einen selbstlimitierenden und meist benignen Verlauf nimmt (Ducros et al. 2009). Andererseits charakterisiert nur die Hälfte der SAB-Patienten den Kopfschmerz als explosionsartig; die anderen beschreiben eine zunehmende Kopf-

* Autoren dieses Kapitels in der 5. Auflage: H. Forsting, D. Stolke und T. Pfefferkorn.

schmerzintensität über Minuten (Linn 1994). Besonders bei diesen Patienten sind die Erhebung der Anamnese und die klinische Erfahrung entscheidend (familiäre Belastung; warning-leak Ereignisse; Bindegewebserkrankungen usw.). Auch wenn es in vielen Lehrbüchern anders steht: Die SAB hat zwar eine typische Anamnese, aber leider weist diese nicht jeder Patient mit einer SAB auf.

Ist die SAB gesichert und der Patient in einem therapiefähigen klinischen Zustand, muss im nächsten Schritt die Blutungsquelle identifiziert werden. Die höchste Nachweisgenauigkeit für ein intrakranielles Aneurysma hat nach wie vor die Katheterangiographie in DSA-Technik. Da multiple Aneurysmen je nach Kollektiv in 5–33 % (Kassell et al. 1990) auftreten, werden alle vier hirnversorgenden Gefäße dargestellt. Wird kein Aneurysma gefunden, sollten auch alle duralen Gefäße (A. carotis externa beidseits) und die das Halsmark versorgenden Gefäße angiographisch mit dargestellt werden. In 15–20 % der Fälle ist die initiale Angiographie negativ. In diesen Fällen ist eine Reangiographie etwa 14 Tage nach dem Akutereignis gerechtfertigt, da sich bei typischer aneurysmatischer Blutverteilung und schwerem Verlauf in 15 % der Fälle ein vorher unentdecktes Aneurysma zeigt (Brown und Wiebers 1998). In letzter Zeit sehen einige Autoren die CTA oder MRA als ebenbürtige Alternative zur DSA nach SAB an (Agid 2010). Bei einer spontanen SAB hat eine negative CT-Angiographie einen hohen prädiktiven Wert. Je nach Muster der SAB im CT werden in der CTA extrem wenige Aneurysmen übersehen, sodass nur bei einer diffusen Aneurysma-typischen SAB bei einer negativen CT-Angiographie unbedingt noch eine DSA durchgeführt werden sollte (Agid 2010). Die Rolle der MR-Angiographie ist in diesem Patientenkollektiv nicht so klar, hier gilt immer noch die Regel, dass Aneurysmen kleiner als 3 mm aufgrund der geringeren räumlichen Auflösung übersehen werden können.

E 7.2 Verlauf

E 7.2.1 Inzidenz

Etwa 3 % aller Schlaganfälle werden durch Subarachnoidalblutungen verursacht (Sudlow und Warlow 1997). Die jährliche Inzidenz einer SAB liegt durchschnittlich bei 10,5/100 000 Einwohner, wobei in einzelnen Ländern (Japan, Finnland) die Inzidenz bis zu 23/100 000 betragen kann (Linn et al. 1996). Vor dem 40. Lebensjahr ist die SAB bei Männern häufiger, jenseits des 50. Lebensjahres bei Frauen (1 : 1,6 = m : w). Haupterkrankungsalter ist die 5. und 6. Lebensdekade. Zu den Risikofaktoren der SAB zählen familiäre Belastung, Hypertonie, Rauchen und Alkoholmissbrauch (Teunnissen et al. 1996). Immerhin haben 5–20 % der SAB-Patienten eine positive Familienanamnese (Schievink et al. 1995). Diese Risikofaktoren können bei unklarer Anamnese (s. o.) bei der Indikationsstellung zur apparativen oder gar invasiven Diagnostik hilfreich sein.

E 7.2.2 Prognose

Die wesentlichen prognostischen Faktoren sind Alter, der Grad der initialen Bewusstseinsstörung, die Menge des subarachnoidalen Bluts und die Lokalisation des Aneurysmas. Aneurysmen im hinteren Anteil des Circulus Willisii und viel subarachnoidales Blut in den Zisternen und Ventrikeln haben eine schlechtere Prognose (Schievink et al. 1995, Broderick et al. 1994, Hütter et al. 2001).

Die Letalität der SAB steigt von 13 % bei wachen Patienten auf 75 % bei initial komatösen Patienten (Kassell et al. 1990). Insgesamt liegt die Letalität innerhalb des ersten Monats mit über 32–67 % immer noch sehr hoch, wobei wahrscheinlich 15–20 % der Patienten bereits vor Erreichen des Krankenhauses versterben. Die höchste Letalität und Morbidität hat die initiale Blutung, nachfolgende Komplikationen wie der Vasospasmus und die Nachblutung verursachen jeweils etwa 5 % Morbidität und Letalität. Etwa ein Drittel der überlebenden Patienten behält ein bleibendes neurologisches Defizit (Hop et al. 1998). Bleibende neuropsychologische Defizite sind vor allem bei Patienten mit linksseitigem Mediaaneurysma beschrieben. Weitere Effekte, die das neuropsychologische Outcome beeinflussen können, ist die Menge an intraventrikulärem Blut sowie eine gestörte Liquorresorption. Vasospasmen scheinen hingegen keinen wesentlichen Effekt auf neuropsychologische Defizite auszuüben (Hütter et al. 2001).

Annähernd 25 % der Patienten mit schwerer SAB haben in ihrer Anamnese eine Warnblutung, die nicht erkannt wurde. Die Patienten berichten über plötzliche starke Kopfschmerzen und eine geringe Nackensteifigkeit. Bis zum Beweis des Gegenteils sollte eine solche Symptomatik immer als leichte SAB aufgefasst werden. Tückisch ist, dass diese »minor leaks« oft nicht zu einer im CT sichtbaren SAB führen. Hier ist dann eine Lumbalpunktion angezeigt.

Tab. E 7.1: Klinische Klassifikation der Subarachnoidalblutung

	Hunt und Hess	**WFNS**	
Grad	**Klinische Befunde**	**Glasgow Coma Scale**	**Motorisches Defizit**
I	Leichte Kopfschmerzen und Meningismus	15	Keines
II	Mäßige bis starke Kopfschmerzen, allenfalls Hirnnervenausfälle	13–14	Keines
III	Somnolenz, Verwirrtheit, leichte neurologische Ausfälle	13–14	Vorhanden
IV	Sopor, schwere neurologische Ausfälle, vegetative Symptome	7–12	Keines oder vorhanden
V	Koma, Dezerebrationszeichen	3–6	Keines oder vorhanden

E 7.2.3 Komplikationen

> Der Patient mit SAB ist vor allem durch drei Komplikationen gefährdet:
> 1. Rezidivblutung
> 2. Gefäßspasmen
> 3. Hydrocephalus communicans malresorptivus

Rezidivblutung: Bei bis zu 15 % der Patienten kommt es zu einer frühen Rezidivblutung. Bei nicht behandelten Patienten beträgt die Gefahr einer Nachblutung innerhalb der ersten sechs Monate 50 %. Nach früheren Blutungen ist ein basales Aneurysma oft durch meningeale Verwachsungen gegen den Subarachnoidalraum abgedeckt, sodass die Rezidivblutung sich oft primär als intrazerebrale Blutung manifestiert. Die Mortalität ist bei der Rezidiv-SAB mit 70 % deutlich höher als bei der primären Blutung.

Vasospasmus: Bei einem Teil der Patienten kommt es unmittelbar nach der Aneurysmaruptur zu Sofortspasmen (Grote und Hassler 1988). Möglicherweise haben Ausmaß und Dauer dieser Sofortspasmen erhebliche prognostische Bedeutung und sind verantwortlich für globale zerebrale Hypoxien.
Auch nach früher Ausschaltung eines Aneurysmas kommt es im Mittel zwischen 4 und 14 Tagen nach der SAB bei 30–70 % der Patienten zu Vasospasmen. Die Engstellung der arteriellen Gefäße bleibt dabei nicht auf das aneurysmatragende Gefäß beschränkt, sondern ist häufig generalisiert erkennbar. Persistierende neurologische Ausfälle durch einen Hirninfarkt auf dem Boden eines Vasospasmus ereignen sich bei etwa 20 % aller SAB-Patienten.
Neben dem Schweregrad der Blutung können Hypovolämie, Hyponatriämie oder zu niedriger Blutdruck Vasospasmen begünstigen. Trotz intensiver Forschung ist die eigentliche Ursache für die Vasospasmen aber bisher nicht vollständig geklärt. Auch das Auftreten von Infarkten ist wahrscheinlich ein komplexes Geschehen. Neben der direkten Vasospasmus-bedingten Hypoperfusion könnten elektrische Phänomene wie »spreading depolarization« eine wichtige Rolle spielen (Dreier et al. 2006, Bosche et al. 2010). Erste Studien lassen auch Zweifel aufkommen, ob die Menge des subarachnoidalen Bluts einen prädiktiven Wert hat: Endovaskulär behandelte Patienten haben weniger Vasospasmen als geclippte Patienten, bei denen das subarachnoidale Blut ausgespült wurde (Yalamanchili 1998, Molyneux 2002). Die transkranielle Dopplersonographie ist als Diagnostikum der Wahl anzusehen, wobei nicht die absoluten Messwerte der Blutgeschwindigkeit, sondern der intraindividuelle Vergleich im Längsschnitt entscheidend ist. Mittlere Blutflussgeschwindigkeiten < 120 cm/s oder > 200 cm/s sind aber einigermaßen zuverlässig zum Ausschluss bzw. Nachweis von Vasospasmen. Da Spasmen das neurochirurgische Operationsrisiko deutlich erhöhen, wird eine operative Clippung des Aneurysmas oder auch eine endovaskuläre Therapie innerhalb der ersten drei Tage nach der Blutung angestrebt. Kommt der Patient jedoch erst während der Vasospasmusphase in die Klinik (z. B. mit einer Rezidivblutung) ist heute die simultane endovaskuläre Therapie des Aneurysmas und des Vasospasmus durch intraarterielle Papaverin- oder Nimotop-Gabe oder Angioplastie bei gleichzeitiger endovaskulärer Versorgung des Aneurysmas möglich (Wanke 2001).

Hydrozephalus communicans malresorptivus: Durch eine Liquorresorptionsstörung kann entweder sofort im Anschluss an die Blutung oder auch innerhalb weniger Tage ein Hydrocephalus communicans malresorptivus entstehen. Die Diagnose ist nur mithilfe der CT oder MRT möglich, ein klinischer Verdacht ergibt sich bei Befundverschlechterung des Patienten.
Selten kann der Hydrozephalus spontan reversibel sein, häufig ist jedoch für einige Tage eine externe Ventrikeldrainage nötig. Die Wahrscheinlichkeit für einen Hydrozephalus steigt bei intraventrikulären Blutungen und bei einer Tamponade der Cisterna ambiens mit Blut.

Andere Komplikationen: Etwa 30 % der Patienten entwickeln im Verlauf eine Hyponatriämie (Syndrom der inadäquaten ADH-Ausschüttung). 25 % der Patienten haben im Verlauf der Erkrankung epileptische Anfälle. Häufigste kardiale Komplikation sind Arrhythmien, bei 5 % der Patienten sogar lebensbedrohliche ventrikuläre Arrhythmien. Auch die häufig eintretenden Lungenödeme sind meist kardial und selten neurogen bedingt.

E 7.3 Therapeutische Prinzipien

Die therapeutischen Prinzipien sind einfach: Das Aneurysma muss verschlossen, Vasospasmen müssen verhindert und die oben aufgeführten Komplikationen behandelt werden.

E 7.3.1 Verschluss des Aneurysmas

> Für den Verschluss des Aneurysmas stehen heute zwei prinzipiell gleichwertige Methoden zur Verfügung:
> 1. der operative und
> 2. der endovaskuläre Verschluss des Aneurysmas.

Aneurysma-Operation: Die Operation mit Platzieren eines Clips auf den Hals des Aneurysmas ist nach wie vor die sicherste Behandlung, um eine Nachblutung zu verhindern (↑↑). Für die Operation spricht der etwas dauerhaftere Verschluss des Aneurysmas und die Möglichkeit, bei prozeduraler Ruptur direkt einzugreifen. Allerdings birgt jede Operation das Risiko einer zusätzlichen traumatischen Schädigung. Unabhängig von solchen Erwägungen ist die unbedingte Indikation zur Operation gegeben bei begleitendem großen intrazerebralen Hämatom.

Endovaskulärer Verschluss: In den letzten Jahren wurden endovaskuläre Verfahren etabliert, bei denen eine Thrombosierung des Aneurysmas durch Platinspiralen (Coils), die durch arterielle Mikrokatheter platziert werden, erreicht wird. Bei breitbasigen Aneurysmen können die Coils nach der Platzierung selbstexpandierender Stents durch die Stentmaschen eingeführt und so stabil im Aneurys-

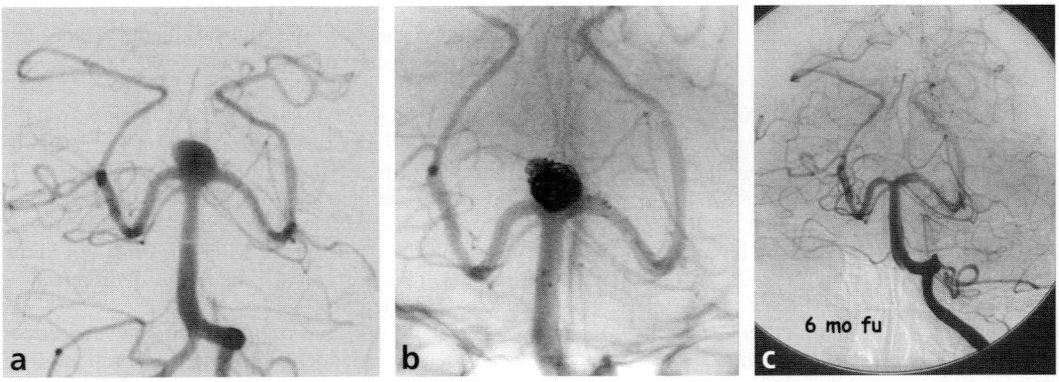

Abb. E 7.1: Großes und breitbasiges Aneurysma der Basi arisspitze, das endovaskulär mit einem Stent und mit Coils versorgt wurde (Bild a). Der Stent reicht vor der mittleren A. basilaris bis ins P1-Segement nach links (Bild b). Die Kontrollangiographie nach sechs Monaten zeigt einen dauerhaften Verschluss des Aneurysmas mit hervorragender Remodellierung der Gefäßwand (Bild c).

ma verankert werden (↑↑). Allerdings muss bei Stentimplantation intra- und postinterventionell eine duale Plättchenhemmung mit ASS und Clopdiogrel durchgeführt werden. Um das Einblutungsrisiko bei einer eventuell erforderlichen Ventrikeldrainage möglichst gering zu halten, sollte diese möglichst vor der Intervention gelegt werden.
Die prozedurale Morbidität und Mortalität ist bei den endovaskulären Verfahren mit etwa 3,7 % bzw. 1 % deutlich geringer als beim operativen Clipping (Brilstra et al. 1999). Auch die neuropsychologischen Defizite können durch die endovaskuläre Behandlung deutlich reduziert werden (↑) (Koivisto et al. 2000). Die ISAT-Studie zeigt in einer selektionierten Gruppe randomisiert eine signifikante Überlegenheit der endovaskulären Behandlung (Molyneux et al. 2002). Der Nachteil der endovaskulären Therapieverfahren ist eine mit 10–15 % relativ hohe Rekanalisierungsrate der Aneurysmen. Bisher erscheint das Risiko einer Rezidivblutung aber nicht relevant erhöht (Willinsky et al. 2009). Endovaskulär behandelte Patienten müssen jedoch mindestens einmal nach Abschluss der Behandlung (nach 6–12 Monaten) kontrollangiographiert werden (Byrne 2001). Wahrscheinlich ist jedoch eine MRA der DSA in der Nachweisgenauigkeit für Rezidivaneurysmen gleichwertig. In vielen Kliniken wird die Nachsorge schon per MRA durchgeführt, größere Studien liegen zu diesem Themenkomplex allerdings noch nicht vor. Aneurysmen, die 6 Monate nach dem Coiling komplett verschlossen sind, brauchen wahrscheinlich keine Langzeit-follow-up-Untersuchung mehr (Van Rooij und Sluzewski 2009). Davon ausgenommen sind jedoch Patienten mit Riesenaneurysmen, initial partiell thrombosierten Aneurysmen oder Patienten mit einer positiven Familienanamnese.

Der entscheidende Prädiktor für das Outcome der SAB-Patienten ist aber die Schwere der initialen SAB und die Qualität der intensivmedizinischen Behandlung der Komplikationen (↑↑).

An den Tagen 4–10 nach SAB wird wegen der Gefahr der Verschlechterung durch einen Vasospasmus nur bei besonderen Befundkonstellationen operiert, beispielsweise bei einer Rezidivblutung, die erst in der Vasospasmusphase zur Klinikeinweisung führte. Auch hier bietet sich die endovaskuläre Therapie zunehmend als Option der ersten Wahl an (↑) (Wanke et al. 2000).

Bis zum Zeitpunkt der Behandlung muß der Patient strenge Bettruhe einhalten, der Blutdruck wird auf normotone Werte (zwischen 120 und 150 mmHg systolisch) gesenkt, und es erfolgt eine konsequente Schmerzbehandlung. Stress und körperliche Belastung jeder Art sollten vermieden werden. Zur Stuhlregulation werden Laxanzien verabreicht, um Pressen beim Stuhlgang zu vermeiden. In der Regel erfolgt die Behandlung auf einer Intensivstation.

E 7.3.2 Behandlung des Hydrozephalus

Ein akuter Hydrozephalus mit Bewusstseinsstörung oder bei intraventrikulärer Blutung ist eine absolute Indikation zur Anlage einer ventrikulären Liquordrainage (↑). Erweiterte Liquorräume ohne ventrikuläre Einblutungen können sich in den ersten 24 Stunden spontan zurückbilden, sodass bei Fehlen einer Bewusstseinsstörung eine abwartende Haltung unter engmaschiger neurologischer Kontrolle gerechtfertigt ist. Steht eine endovaskuläre Behandlung an, die den Einsatz einer Antikoagulation erfordert, so ist die Indikation zur externen Ventrikeldrainage früh (möglichst vor Einsatz einer Antikoagulation) zu stellen. Der Hydrozephalus persistiert in etwa 30 % und erfordert dann eine dauerhafte Ventrikeldrainage durch einen Shunt. Einige Zentren favorisieren die zusätzliche lumbale Liquor-Drainage (Hoekema et al. 2007). Möglicherweise lassen sich damit die Dauer der Drainagepflichtigkeit und die Notwendigkeit einer dauerhaften Ableitung reduzieren.

E 7.3.3 Prävention des Vasospasmus

Die Eckpfeiler der Vasospasmusprophylaxe sind eine positive Flüssigkeitsbilanz, Hypervolämie und die absolute Vermeidung hypotensiver Blutdruckwerte. Die früher durchgeführte Behandlung mit Antifibrinolytika zur Verhinderung einer Rezidivblutung wurde aufgegeben, da unter diesen Maßnahmen zum Teil tödliche, vasospasmusbedingte

Komplikationen, aber auch thromboembolische Ereignisse auftraten (↓) (Roos et al. 2000b).

E 7.3.4 Behandlung des Vasospasmus

Die Therapie mit dem Kalziumantagonisten Nimodipin Nimotop®) stellt derzeit die Basisbehandlung des Vasospasmus dar. Grundlage sind zahlreiche kontrollierte Studien, die auch mit anderen Kalziumantagonisten wie Nicardipin und AT877 durchgeführt wurden. Werden alle Studien zusammengenommen, zeigt sich eine signifikante Reduktion der Patienten mit schlechtem Outcome. Dies ist wahrscheinlich durch eine Reduktion von sekundären zerebralen ischämischen Ereignissen bedingt (Feigin et al. 2000). Werden die verschiedenen Kalziumantagonisten einzeln betrachtet, so ergibt sich lediglich für Nimodipin ein signifikanter Effekt in der Reduzierung der Patienten mit schlechtem Outcome. Hingegen konnte nur bei den Substanzen Nicardipin und AT877 eine signifikante Reduzierung des Vasospasmus nachgewiesen werden. Diese Studien zeigen, dass der Zusammenhang zwischen Vasospasmus und Outcome letztlich nicht vollständig geklärt ist, und legen die Vermutung nahe, dass die Wirkung von Nimodipin möglicherweise auch über zusätzliche Mechanismen wie Neuroprotektion vermittelt wird. Hieraus ergibt sich, dass Nimodipin bei allen Patienten mit SAB ab dem Zeitpunkt der Aufnahme für 14 Tage verabreicht werden sollte.
Aus dem Bereich der Neuroprotektiva wurde intensiv das 21-amino-Steroid Tirilazad untersucht. In vier kontrollierten Studien hat sich aber lediglich in einer Studie ein positiver Effekt bei Verwendung vom 6 mg/kg/die Tirilazad gezeigt (Kassel et al. 1996). Eine Vergleichsstudie mit der gleichen Dosierung konnte diesen Effekt nicht bestätigen (Haley et al. 1997), ebenso waren zwei weitere Studien mit einer höheren Dosierung von 15 mg/kg/die zur Dosisfindung bei Frauen negativ (Lanzino et al. 1999a, 1999b). Die Zulassung liegt in Deutschland nicht vor und somit sollte die Gabe von Tirilazad speziellen Fällen vorbehalten werden. Tirilazad kann nur im Rahmen eines individuellen Heilversuchs eingesetzt werden.
Vasodilatatorische Substanzen haben in der Behandlung des Vasospasmus bislang keinen überzeugenden Erfolg gezeigt (↔). Zwei kleinere Studien mit 80 bzw. 29 Patienten lassen einen möglichen prophylaktischen Effekt von Statinen vermuten (Tseng et al. 2007, Chou, Smith et al. 2008), eine generelle Empfehlung kann daraus aber nicht abgeleitet werden. Dasselbe gilt für den Einsatz von Magnesium (van den Bergh et al. 2005).
Bei Einsatz innerhalb von Stunden nach Auftreten eines symptomatischen Vasospasmus kann die hypertensive, hypervolämische Hämodilution (Triple-H-Therapie) ischämische Symptome dauerhaft zurückbilden, wobei pathophysiologisch unklar ist, welchen Anteil Hämodilution und Perfusionsdrucksteigerung am Therapieerfolg haben (↑). Es wird sogar bezweifelt, ob eine Erhöhung des zerebralen Blutflusses erreicht werden kann (Lennihan et al. 2000). Es werden hohe Mengen isoosmolarer, isotoner Flüssigkeiten infundiert, zusätzlich sind meist inotrope Substanzen (Dopamin, Dobutamin, Phenylephrin) zur Blutdrucksteigerung notwendig. Die Verstärkung einer möglicherweise schon vorbestehenden Hyponatriämie muss vermieden werden. Da zum Teil systemische Blutdrucksteigerungen bis zu 240 mmHg systolisch angestrebt werden, hat die Behandlung beträchtliche kardiale und pulmonale Risiken und erfordert eine invasive Überwachung auf einer Intensivstation, bei gefährdeten Patienten ein hämodynamisches Monitoring mit Swan-Ganz-Katheter oder PiCCO-System.

Ist das Aneurysma zu diesem Zeitpunkt noch nicht geclippt, besteht eindeutig eine erhöhte Gefahr für eine erneute Aneurysmaruptur. Präoperativ sollten daher systolische Blutdruckwerte von 150 mmHg nicht überschritten werden (↑).

In spezialisierten Zentren können zwei endovaskuläre Verfahren zur Behandlung von Vasospasmen angeboten werden. Das CT sollte dabei möglichst noch keinen Infarkt im betroffenen Gefäßareal zeigen. Bei 70 % der berichteten Einzelfälle wurden bei Behandlungsbeginn innerhalb von weniger als 12 Stunden eine Funktionsverbesserung erreicht (Newell et al. 1999).

Die transluminale Angioplastie eignet sich besonders für Spasmen der distalen Arteria carotis und allenfalls noch der proximalen A1- und M1-Segmente. Im hinteren Kreislauf kann die Angioplastie zur Dilatation der Arteria vertebralis und der Arteria basilaris eingesetzt werden (Mc Guiness et al. 2010).

Zeigt der Patient generalisierte Vasospasmen unter Einbeziehung auch der distalen Gefäßsegmente, ist wahrscheinlich die intraarterielle Gabe von Papaverin oder Nimodipin als Mittel der Wahl anzusehen (↑) (Polin et al. 1998, Biondi et al. 2004, Weyer et al. 2006). Für beide Medikamente gibt es keine Zulassung für diese Indikation und keine sehr validen Daten. Die klinische Erfahrung zeigt aber, dass es eine deutliche Wirkung gibt. Durch die Papaverin-Infusion kann es zu einer passageren Mydriasis kommen; dies sollte während der Papaverin-Gabe nicht zu der Annahme einer klinischen Verschlechterung, ggfs. gar durch eine Nachblutung verursacht, verleiten.

Der Nachteil der medikamentösen Therapie ist zweifellos die nur kurze Wirksamkeit, sodass bei einzelnen Patienten diese invasive Therapie mehrfach durchgeführt werden muss. Insgesamt ist die Datenlage zur endovaskulären Vasospasmustherapie schwach. Möglicher Nachteil v. a. bei beatmeten Patienten ist auch die Gefährdung durch den Transport und die lange Therapiedauer mit Flachlagerung, Unregelmäßigkeiten in der Beatmung, Blutdruckschwankungen etc.

E 7.4 Pragmatische Therapie

Eine sofortige Einweisung in ein Krankenhaus mit neurochirurgischer und neuroradiologischer Versorgung ist zwingend notwendig, wenn die Anamnese, der CT-Befund oder die Liquorpunktion den Verdacht auf eine SAB begründet.

Tab. E 7.2 fasst die therapeutischen Empfehlungen mit dem Qualitätsgrad der Empfehlung zusammen.

Tab. E 7.2: Therapieempfehlungen nach SAB

Therapie		Evidenzgrad	Empfehlungsstärke
Aneurysmaclipping	Frühoperation, SAB I–III	↑↑	A
	Frühoperation, SAB IV–V		B
Aneurysmacoiling	Frühintervention, SAB I–III	↑↑	A
	Frühintervention, SAB IV–V		B
Vasospasmusprophylaxe	Tendenz zur Hypervolämie	↔	A
	Nimodipin	↑↑	A
Vasospasmustherapie	Triple-H-Therapie	↔	A

E 7.4.1 Operationszeitpunkt

Alle Patienten, die

- in gutem klinischen Zustand (Hunt und Hess bzw. WFNS Grad I-III)
- frühzeitig (am 1. und 2. Tag nach den Erstsymptomen der SAB)
- ohne Hinweis auf einen schon beginnenden Vasospasmus

die Klinik erreichen, werden nach dem CT so bald wie möglich angiographiert und bei Aneurysmanachweis einer frühen Therapie zugeführt. Die Therapie kann entweder endovaskulär oder neurochirurgisch sein (↑).

Auch Patienten mit SAB der Grade IV und V können früh operiert werden, wenn das Operationsrisiko als vertretbar eingeschätzt wird (Gizewski et al. 2008). Clipping eines Aneurysmas und ventrikuläre Liquordrainage sollten in derselben Operation durchgeführt werden. Wird der Patient endovaskulär versorgt, ist eine vorherige Liquordrainage ebenfalls sinnvoll.

Wenn die Operation nicht innerhalb der ersten drei Tage nach Symptombeginn erfolgen kann, ein Vasospasmus vorliegt oder das Operationsrisiko als hoch eingestuft wird, muss der OP-Zeitpunkt individuell nach der Situation des Patienten festgelegt werden.

E 7.4.2 Allgemeine Behandlungsmaßnahmen

Die meisten der allgemeinen Behandlungsmaßnahmen sind empirisch und nicht durch kontrollierte Studien gesichert.
Der Patient sollte Bettruhe einhalten und bis zur Operation nur zur Toilette aufstehen. Pressen beim Stuhlgang sollte vermieden werden (↔). Milde Laxanzien (Obstinol®, Agarol®) werden verwendet. Der Oberkörper wird zur Hirndruckprophylaxe 30° hochgelagert. Zur Prophylaxe von Vasospasmus und Hyponatriämie wird eine Einfuhr von 3 l pro Tag isotoner Flüssigkeit angestrebt (↑↑). Zur Vermeidung von Stressulzera sind Protonenpumpenhemmer indiziert (Omeprazol, Pantoprazol). Einer Beinvenenthrombose wird mit Antiemboliestrümpfen vorgebeugt. Eine subkutane Low-dose-Heparinisierung (3 × 5 000 IE Heparin s. c., niedermolekulare Heparine) sollte den postoperativ länger bettlägerigen Patienten vorbehalten werden, obwohl eine Erhöhung des Nachblutungsrisikos bei nicht versorgtem Aneurysma durch Low-dose-Heparin oder niedermolekulares Heparin bislang nicht beobachtet – aber auch nicht ausreichend untersucht – wurde (↔).
Komatöse Patienten werden u. U. sediert und beatmet. Liquorzirkulationsstörungen werden großzügig mit einer externen Liquordrainage versorgt.
War für die Platzierung der Coils bei endovaskulär behandelten Patienten eine Stentimplantation notwendig, so erfolgt wegen der Gefahr der Stentthrombose eine sechsmonatige duale Plättchenhemmung (100 mg ASS und 75 mg Clopdigrel).
Nach Ausschaltung des Aneurysmas sollte der Blutdruck systolische Werte von 130–150 mmHg (MAP > 100) nicht unterschreiten. Er muss bei arterieller Hypotonie durch Volumengabe (500–1 000 ml pro Tag Hydroxyäthylstärke) gestützt werden (↑). Bei immer noch zu niedrigen Blutdruckwerten kann die Nimodipin-Dosis (s. u.) zunächst halbiert werden. Priorität in der Vasospasmusprophylaxe hat die Vermeidung hypotensiver Blutdruckwerte, auf Nimodipin muss nötigenfalls verzichtet werden (↑↑). Hypertensive Blutdruckwerte über 200/110 mmHg sollten zunächst durch eine stufenweise Dosissteigerung von Nimodipin auf 3–4 mg pro Stunde i. v. (bei Applikation über Perfusor) gesenkt werden. Bei oraler Nimodipin-Therapie kann der Blutdruck mit Urapidil (Ebrantil), zunächst 25 mg langsam i. v., dann maximal 2 mg pro Minute über den Perfusor (Erhaltungsdosis 9 mg pro Stunde) vorsichtig gesenkt werden. Diese Therapie sollte längstens für sieben Tage fortgeführt werden.
Analgesie wird durch Paracetamol (Ben-u-ron® 500–1 000 mg Supp.) ggf. Metimazol (Novalgin® 2 × 20 Tropfen) und Opiode (Morphinsulfat, z. B. MST® 3 × 10 mg, zusätzlich Antiemetikum) erreicht. Eine fest angesetzte Medikation ist einer Bedarfsgabe vorzuziehen. Zur Verminderung von Übelkeit und Erbrechen dürfen keine Phenothiazine eingesetzt werden, da diese die Vigilanz und damit die neurologische Beurteilbarkeit herabsetzen. Thrombozytenaggregationshemmer werden nur bei endovaskulär versorgten Patienten gegeben, um das Risiko thombembolischer Ereignisse zu reduzieren.
Dexamethason spielt nur eine Rolle, wenn Riesenaneurysmen durch Verschluss des Aneurysma-tragenden Gefäßes verschlossen werden. Die Thrombosierung des Aneurysmas geht fast immer mit einer Schwellung einher und je nach Größe des Aneurysmas können bereits geringe Volumenzunahmen zu Verschlechterungen des neurologischen Befundes führen. Ansonsten sind Steroide unwirksam (↔).

E 7.4.3 Prophylaxe und Therapie des Vasospasmus

Nimodipin (Nimotop®) wird bei allen Patienten mit SAB ab dem Zeitpunkt der Aufnahme für 14 Tage verabreicht (↑↑). Die in Deutschland weit verbreitete Therapie mit intravenösem Nimodipin ist oralem Nimodipin nicht überlegen (Feigin et al. 2000). Bei wachen Patienten kann somit die Medikation oral (4 × 2 Tbl. à 30 mg oder 60 mg alle 6 h) gegeben werden. Bei Vigilanzminderung oder intestinaler Resorptionsstörung muss die Medikation intravenös, am besten über einen zentralen Zugang, erfolgen. Wegen der Gefahr einer arteriellen Hypotonie sollte mit einer Dosierung von 1 mg/h (entsprechend 5 ml/h) über einen Perfusor begonnen werden. Wird diese Dosis gut vertragen, sollte die Dosis auf 10 mg/h nach sechs Stunden verdoppelt werden.
Auch bei Patienten mit traumatischer SAB (Fisher Grad II–, sollte eine Therapie mit Nimodipin in der gleichen Dosierung wie oben angegeben erfolgen.
Als Nebenwirkungen können neben der arteriellen Hypotonie, Kopfschmerzen, akuter Ileus, pulmonale Rechts-Links-Shunts und Leberenzymerhöhungen (23,7 Vol-% Alkohol als Lösungsmittel) auftreten. Wegen der Gefahr einer Thrombophlebitis bei peripher-venöser Gabe sollte einem zentralen Zugang der Vorzug gegeben werden, oder aber, falls möglich, gleich mit der oralen Gabe begonnen werden. Intravenös muss Nimodipin in lichtundurchlässigen Infusionssystemen verabreicht werden.
Die transkranielle Doppler- oder Duplexsonographie der basalen Hirnarterien wird täglich durchgeführt, um Vasospasmen zu erkennen, bevor klinische Symptome auftreten. Ein Anstieg der Flussgeschwindigkeit in der A. cerebri media um mehr als 50 cm/s/Tag spricht für einen manifesten IV)Vasospasmus. Mean-Flow-Werte zwischen 80 und 120 cm/s sprechen für einen grenzwertigen Befund, Werte zwischen 120 und 160 cm/s für einen mittelschweren Vasospasmus und Mean-Flow-Werte größer 160 cm/s sind mit einem schweren Vasospasmus vereinbar. Bei Zeichen eines Vasospasmus wird die hypertensive hypervolämische Hämodilution begonnen, nachdem andere Ursachen für die neurologische Verschlechterung (Hydrozephalus, Reblutung, Hyponatriämie) ausgeschlossen worden sind. Blutdruck und Blutvolumen werden gesteigert, bis es zu einer Besserung der fokalneurologischen Symptome kommt (↑) (**Tab. E 7.3**).

Tab. E 7.3: Therapie des symptomatischen Vasospasmus (Triple-H-Therapie)

Indikation	Zunehmende Bewusstseinsverschlechterung
	Neuauftreten fokal-neurologischer Defizite am Tag 3–14 nach SAB
	Im TCD Mean-Flow größer 160 cm/s oder Anstieg von 50 cm/s/Tag
	Ausschluss anderer Ursachen durch CT, Labor
Durchführung	Gabe von Hydroxyäthylstärke 10 % (HAES®) 500–1 000 ml/Tag
	Gabe von Elektrolytlösung (Tutofusin®) mindestens 3 000 (bis zu 10 000 ml)/Tag
	Positiv inotrope Substanzen: Dopamin (Dopamin® 3–30 µg/kg/Min), Noraepinephrin (Noradrenalin® 0,1–1 mg/h) über Perfusor
Zielparameter	Steigerung des RR bis zur Besserung fokal-neurologischer Defizite
	Grenzwerte: 240 mmHg systolisch bei behandelten Aneurysmen
	150 mmHg (s. o.) systolisch bei unbehandelten Aneurysmen
	Zentraler Venendruck zwischen 8 und 12 mmHg
	Hämodynamisches Monitoring mit Swan-Ganz-Katheter oder PiCCO-System
Überwachung	Intensivstation!
	Kontinuierlich: arterieller Blutdruck, O_2-Sättigung, EKG
	Stündlich: ZVD, Bilanz
	3 × tgl.: Auskultation, Elektrolyte, Wedge-Druck, Osmolalität, Blutgase bei beatmeten Patienten
	1 × tgl.: Röntgen-Thorax, Blutbild, Kreatinin, Harnstoff, Herzenzyme, CRP
Risiken	Herz: dekompensierende Herzinsuffizienz, Herzinfarkt
	Lunge: Lungenödem, Lungenstauung, Pneumothorax
	Hirn: Hirnödem, Aneurysmaruptur, hämorrhagische Infarzierung
	Blut: Elektrolytentgleisung
	Niere: Niereninsuffizienz, akutes Nierenversagen

Falls durch radiologische Methoden neue Hirninfarkte erkennbar sind, muss die Therapie wegen der Gefahr einer Infarkteinblutung reduziert werden. Der obere systolische Blutdruck sollte in diesen Fälle 200 mmHg nicht überschreiten. Weitere Gefahren sind Lungenödem, dekompensierte Herzinsuffizienz, Herzinfarkt, Hirnödem, erneute Aneurysmablutung, schwere Elektrolytentgleisung und Niereninsuffizienz, vor allem unter hoch dosierter Katecholamintherapie.

E 7.4.4 Hyponatriämie-Therapie

Die übliche SIADH-Therapie mit Flüssigkeitsrestriktion ist bei Patienten mit SAB kontraindiziert, da Volumenmangel und Hypotonie Risikofaktoren für die Ausbildung eines symptomatischen Vasospasmus sind (↓). Die Korrektur der Hyponatriämie erfolgt durch die ausreichende Zufuhr von 0,9 % NaCl Infusionen. Gegebenenfalls kann 10 % NaCl über Perfusor (beginnend mit 1 ml/h, Steigerung bis zu 5 ml/h) hinzugefügt werden. Wegen der Gefahr einer zentralen pontinen Myelinolyse darf die Aufsättigung nicht zu rasch erfolgen. Es wird empfohlen, nicht mehr als 1 mmol Serumnatiumanstieg pro Stunde bzw. nicht mehr als 12 mmol Anstieg in 24 h zu erreichen. Erleichtert werden kann die Therapie durch die Gabe von Hydrocortison (100–200 mg/die). Obwohl die mineralokortikoide Wirkung nur gering ist, normalisieren sich die Natrium-Werte deutlich schneller (↔). Alternativ kann auch das Mineralokortikoid Astonin® H angewandt werden (↑).

E 7.5 Spezielle Probleme

E 7.5.1 Nicht-rupturierte Aneurysmen

Zum Spontanverlauf von zufällig entdeckten, nicht rupturierten Aneurysmen liegt eine Studie aus dem New England Journal of Medicine vor (Wiebers 1998). Das optimale Management dieser Aneurysmen wird jedoch trotz dieser Studie auch kontrovers diskutiert. Wichtige Faktoren für oder gegen eine Therapie sind Größe, Lage und Form des Aneurysmas, Varianten des Circulus Willisii, aber auch Begleiterkrankungen und Lebenserwartung des Patienten. Eindeutig für eine Behandlung intraduraler Aneurysmen sprechen eine stattgehabte Blutung aus einem anderen Aneurysma sowie Aneurysmen, die durch ihre direkte raumfordernde Wirkung symptomatisch geworden sind. Liegt keine Blutung aus einem anderen Aneurysma vor, sollte bei asymptomatischen Aneurysmen mit einem Maximaldurchmesser ab 7 mm eine Therapie unter sorgfältiger Berücksichtigung von Alter, Begleiterkrankungen und Lebenserwartung diskutiert werden. Dabei spielen auch behandlungsabhängige Faktoren wie die zentreneigenen Komplikationsraten eine wichtige Rolle. Das simple Messen der Aneurysma-Größe als alleiniger Parameter wird dem individuellen Blutungsrisiko nicht gerecht. Daher sollte der Patient zur individuellen Entscheidungsfindung in jedem Fall in einem Zentrum mit ausgewiesener neuroradiologischer und neurochirurgischer Expertise vorgestellt werden.

Da die endovaskuläre Therapie mit einer sehr niedrigen prozeduralen Morbidität und Letalität behaftet ist, wird an vielen Zentren bei asymptomatischen Aneurysmen der endovaskuläre Therapieweg (wenn anatomisch möglich) offeriert (Bederson et al. 2000, Johnston et al. 2000). Beim Clipping nicht-rupturierter Aneurysmen beträgt die Mortalität 3,5 %, beim Coiling hingegen nur 0,5 % (Johnston et al. 2001). Wenngleich diese Daten die endovaskuläre Therapie eindeutig begünstigen, sollten die Patienten jedoch immer über die bisher noch nicht bekannten Langzeitergebnisse nach Coiling informiert werden. An fast allen Zentren werden die Patienten nach 6–12 Monaten nachangiographiert, an einigen Institutionen erfolgt die Nachsorge nach Coiling per MRA.

Ein Screening von Patienten mit positiver Familienanamnese für Aneurysmen kann unter bestimmten Voraussetzungen sinnvoll sein (Raaymakers et al. 1998, Rinkel 2005). Vor Durchführung einer entsprechenden Untersuchung, in der Regel eine MRA, sollten allerdings die Konsequenzen, auch die Möglichkeit anderer Zufallsbefunde, mit dem Patienten ausführlich diskutiert werden. Kriterien, die für eine Screening-Untersuchung sprechen, sind zwei oder mehr betroffene Angehörige ersten Grades, fehlende Komorbidität und jüngeres Alter. Auch bei Vorliegen von familiären Nierenzysten sollte eine Screening-Untersuchung erwogen werden (Rinkel 2005).

E 7.5.2 SAB ohne Nachweis einer Blutungsquelle

In 15–20 % findet sich bei einer SAB in der initialen Angiographie kein Aneurysma. Bei zwei Drittel dieser Patienten liegt im CT eine sogenannte perimesencephale SAB vor (Vermeer 1997). Diese ist definiert nach der perimesenephal betonten Blutverteilung (kein Blut in der Sylvischen Fissur und rostral der Commissura anterior), dem negativen Angiogramm und dem sehr benignen Verlauf. Bei nur 20 % dieser Patienten entwickelt sich ein Hydrozephalus, Vasospasmen werden praktisch nicht beobachtet. Eine Re-Angiographie ist bei dieser Konstellation nicht nötig, der Krankenhausaufenthalt kann sich auf wenige Tage beschränken. Nur bei 2,5–5 % der Patienten mit einer solchen Blutverteilung im CT findet sich angiographisch ein Aneurysma. Nach neueren Daten ist wahrscheinlich eine alleinige CTA bei diesen Patienten ausreichend (Willinsky et al. 2009).

Bei einer nicht-perimesenzephalen Blutung ohne Aneurysma-Nachweis ist die Situation komplexer: In diesen Fällen muss auch nach arteriovenösen Malformationen und besonders auch nach Durafisteln gesucht werden. Letzteres erfordert, dass auch Injektionen in die Arteria carotis externa bds. durchgeführt werden und zusätzlich, zumindest das obere Halsmark, angiographisch mit dargestellt wird. Ist die Angiographie technisch unzureichend oder inkomplett, sollte eine erneute Angiographie baldmöglichst durchgeführt werden. Ist die Angiographie technisch einwandfrei durchgeführt, sollte nach 10–14 Tagen eine erneute Angiographie durchgeführt werden, da initial eine Thrombosierung des Aneurysmas vorgelegen haben kann.

E 7.5.3 Traumatische SAB

Patienten mit schwerem Schädel-Hirn-Trauma zeigen in 30 % subarachnoidales Blut im initialen CT. Meistens ist das Blut parietal lokalisiert, bei einigen Patienten kann die Abgrenzung zu einer Aneurysma-bedingten SAB aber durchaus schwierig sein. Wenn dann auch der Trauma-Mechanismus nicht klar ist (Autounfall wegen SAB oder SAB wegen Autounfall) sollte der Patient im Zweifel angiographiert werden. Patienten mit einer traumatischen SAB haben eine schlechtere Prognose als Patienten mit gleichem klinischen Zustand ohne SAB. Die Gabe des Kalziumantagonisten Nimodipin konnte die Prognose von Patienten mit traumatischer SAB der Fisher-Grade II–IV verbessern (Letalität 25 % i. v. zu 46 %; Harders et al. 1996). Allerdings ist dies die einzige Studie.

Aneurysmen über 2,5 cm Durchmesser werden Riesen-Aneurysmen genannt und kommen bei 2,5 % der Patienten vor. Sie werden allerdings oft nicht durch eine SAB symptomatisch, sondern durch Kompressionssyndrome. Liegen neurologische Ausfälle vor, wird heute eine endovaskuläre Therapie mit Ausschaltung des Aneurysma-tragenden Gefäßes angestrebt. Neuere Entwicklungen mit intrakraniell applizierbaren Stents lassen heute auch eine Aneurysmaausschaltung unter Schonung des Trägergefäßes zu (Wanke 2003). In seltenen Fällen können Riesenaneurysmen auch nach Anlage eines Gefäßbypasses ausgeschaltet werden.
Bei 5–33 % der Patienten mit einer SAB werden multiple Aneurysmen gefunden. Da bei nicht geclippten Aneurysmen ein Blutungsrisiko von 1–3 % pro Jahr besteht, sollten alle zugänglichen Aneurysmen behandelt werden.

E 7.6 Literatur

Agid R, Andersson T, Almqvist H, Willinsky RA, Lee SK, terBrugge KG, Farb RI, Söderman M. Negative CT angiography findings in patients with spontaneous subarachnoid hemorrhage: When is digital subtraction angiography still needed? AJNR Am J Neuroradiol 2010 Apr; 31 (4):696–705.

Bederson JB, Awad IA, Wibers DO, et al. Recommendations for the management of patients with unruptured intracranial aneurysms: A statement for healthcare professionals from the Stroke Concil of the American Heart Association. Circulation 2000;102:2300–2308.

Biondi A, Ricciardi GK, Puybasset L, Abdennour L, Longo M, Chiras J, Van Effenterre R. Intra-arterial nimodipine for the treatment of symptomatic cerebral vasospasm after aneurysmal subarachnoid hemorrhage: preliminary results. AJNR Am J Neuroradiol 2004J;25:1067–1076.

Brown RD, Wiebers DO. Subarachnoidal hemorrhage and unruptured intracranial aneurysms. In: Cerebrovascular disease – pathophysiology, diagnosis and mangment. Oxford, London, Edingurgh, Carlton: Blackwell Science; 1998.p. 1502–1531.

Brilstra E, Rinkel G, van der Graaf Y, van Rooij W, Algra A. Treatment of intracranial aneurysms by embolization with coils: a systematic review. Stroke 1999;30:470–476.

Byrne JV. Acute endovascular treatment by coil embolisation of ruptured intracranial aneurysms. Ann R Coll Surg Engl 2001;83:253–256.

Canhao P, Ferro J, Pinto A, Melo T, Campos J. Perimesencephalic and nonperimesencephalic subarachnoid haemorrhages with negative angiograms. Acta Neurochirur 1995;132:14–19.

Cloft H, Joseph G, Dion J. Risk of cerebral angiography in patients with subarachnoid hemorrhage, cerebral aneurysm, and arteriovenous malformation: a meta-analysis. Stroke 1999;30:317–320.

Cortnum S, Sørensen P, Jørgensen J. Determining the sensitivity of computed tomography scanning in early detection of subarachnoid hemorrhage. Neurosurgery 2010 May;66 (5):900–902; discussion 903.

Elliott J, Newell D, Lam D, Eskridge J, Douville C, Le Roux P, et al. Comparison of balloon angioplasty and papaverine infusion for the treatment of vasospasm following aneurysmal subarachnoid hemorrhage. J Neurosurg 1998;88:277–284.

Eskridge J, McAuliffe W, Song J, Deliganis A, Newell D, Lewis D, et al. Balloon angioplasty for the treatment of vasospasms: Results of first 50 cases. Neurosurgery 1998;42:510–516.

Feigin V, Rinkel G, Algra A, Vermeulen M, van Gijn J. Calcium antagonists for aneurysmal subarachnoid haemorrhage. Cochrane Database of Systematic Reviews 2000; issue 2. Oxford: Update Software

Fujii Y, Takeuchi S, Sasaki O, Minakawa T, Koike T, Tanaka R. Ultra-early rebleeding in spontaneous subarachnoid hemmorrhage. J Neurosurg 1996;84:35–42.

Gizewski ER, Göricke S, Wolf A, Schoch B, Stolke D, Forsting M, Wanke I. Endovascular treatment of intracranial aneurysms in patients 65 years or older: clinical outcomes. AJNR Am J Neuroradiol 2008 Sep;29 (8):1575–1580.

Grote E, Hassler W. The critical first minutes after subarachnoid hemmorhage. Neurosurgery 1988;22:654–661.

Haley EC, Kassell NF, Apperson-Hansen C, Maile MH, Alves WM. A randomised, double-blind, vehicle-controlled trial of tirilazad mesylate in patients with aneurismal subarachnoid hemorrhage: a cooperative study in North America. J Neurosurg 1997;86:467–474.

Hop J, Rinkel G, Algra A, van Gijn J. Quality of life in patients and partners after aneurysmal subarachnoid hemorrhage. Stroke 1998;29:798–804.

Hop J, Rinkel G, Algra A, van Gijn J. Quality of life in patients and partners after aneurysmal subarachnoid hemorrhage. Stroke 1998;29:798–804.

Johnston SC, Zhao S, Dudley RA, Berman MF, Gress DR. Treatment of unruptured cerebral aneurysms in California. Stroke 2001;32:597–695.

Johnston S, Selvin S, Gress D. The burden, trends, and demographics of mortality from subarachnoid hemorrhage. Neurology 1998;50:1413–1418.

Kangasniemi M, Makela T, Koskinen S, Porras M, Poussa K, Hernesniemi J. Neurosurgery 2004;54:336–340; discussion 340–341.

Kassell NF, Peerless S, Durward Q, Beck D, Drake C, Adams H. Treatment of ischemic deficits from vasospasm with intravascular volume expansion and induced arterial hypertension. Neurosurgery 1982;11:337–343.

Kassell NF, Torner J, Jane J, Haley EC, Adams H. The International Cooperative Study on the Timing of Aneurysm Surgery. Part 2: surgical results. J Neurosurg 1990;72: 37–47.

Kassell NF, Haley EC, Apperson-Hansen C, Alves WM. Randomized, double-blind, vehicle-controlled trial of tirilazad mesylate in pateints with aneurysmal subarachnoid hemorrhage: a kooperative study in Europe, Australia, and New Zealand. J Neurosurg 1996;84:221–228.

Koivisto T, Vanninen R, Hurskainen H, Saari T, Hernesniemi J, Vapalahti M. Outcomes of early endovascular versus surgical treatment of ruptured cerebral aneurysms. A prospective randomized study. Stroke 2000;31:2369–2377.

Lanzino G, Kassell N. Double-blind, randomized, vehicle-controlled study of high-dose tirilazad mesylate in women with aneurysmal subarachnoid hemorrhage. Part II. A cooperative study in North America. J Neurosurg 1999a;90:1018–1024.

Lanzino G, Kassell N, Dorsch N, Pasqualin A, Brandt L, Schmiedek P, et al. Double-blind, randomized, vehicle-controlled study of high-dose tirilazad mesylate in women with aneurysmal subarachnoid hemorrhage. Part I. A cooperative study in Europe, Australia, New Zealand, and South Africa. J Neurosurg 1999b;90:1011–1017.

Lennihan L, Mayer SA, Fink ME et al. Effect of hypervolemic therapy on cerebral blood flow after subarach-

noid hemorrhage: a randomized controlled trial. Stroke 2000;31:383–391.
Linn F, Wijdicks E, van der Graaf Y, Weerdesteyns-van Vliet F, Bartelds A, van Gijn J. Prospective study of sentinel headache in aneurysmal subarachnoid haemorrhage. Lancet 1994;344:590–593.
Linn F, Rinkel G, Algra A, van Gijn J. Incidence of subarachnoid hemorrhage: role of region, year, and rate of computed tomography; a meta-analysis. Stroke 1996;27: 625–629.
McCormack RF, Hutson A. Can computed tomography angiography of the brain replace lumbar puncture in the evaluation of acute-onset headache after a negative noncontrast cranial computed tomography scan? Acad Emerg Med 2010 Apr;17 (4):444–451.
McGuinness B, Gandhi D. Endovascular management of cerebral vasospasm. Neurosurg Clin N Am 2010 Apr;21 (2):281–290.
Molyneux A, Kerr R, Stratton I, Sandercock P, Clarke M, Shrimpton J, Holman R. International Subarachnoid Aneurysm Trial (ISAT) of neurosurgical versus endovascular coiluig in 2143 patients with ruptured intracranial aneurysms: a randomised trial. Lancet 2002;360: 1267–1274.
Newell DW, Elliott JP, Eskridge JM, Winn HR. Endovascular therapy for aneurysmal vasospasm. Crit Care Clin 1999;15:685–699.
Noguchi K, Ogawa T, Seto H, Inugami A, Hadeishi H, Fujita H, et al. Subacute and chronic subarachnoid hemorrhage: diagnosis with fluid-attenuated inversion-recovery MR imaging. Radiology 1997;203:257–262.
Nyquist PA, Brown RD, Wiebers DO, Crowson CS, O'Fallon WM. Circadian and seasonal occurrence of subarachnoid and intracerebral hemmorrhage. Neurology 2001;56:190–193.
Öhman J, Heiskanen O. Timing of operation for ruptured supratentorial aneurysms: a prospectiva randomized study. J Neurosurg 1989;70:55–60.
Polin RS, Hansen CA, German P, Chadduck JB, Kassell NF. Intra-arterially administered papaverine for the treatment of symptomatic cerebral vasospasm. Neurosurgery 1998;42:1256–1264.
Raaymakers TW, Rinkel GJ, Ramos LM. Initial and follow-up screening for aneurysms in families with familial subarachnoid hemorrhage. Neurology 1998;51:1125–1130.
Rinkel GJ. Intracranial aneurysm screening: indications and advice for practice. Lancet Neurol. 2005;4:122–128.
Roos Y. Antifibrinolytic treatment in subarachnoid hemorrhage: a randomized placebo-controlled trial. STAR Study Group. Neurology 2000;54:77–82.
Roos YB, Rinkel GJ, Vermeulen M, Algra A, van Gijn J. Antifibrinolytic therapy for aneurysmal subarachnoid haemorrhage. Cochrane Database Syst Rev 2000; CD00124-CD00125.
Saitoh H, Hayakawa K, Nishimura K, Okuno Y, Teraura T, Yumitori K, et al. Rerupture of cerebral aneurysms during angiography. AJNR 1995;16:539–542.
Saskas K, Dias L, Beale D. Subarachnoid haemorrhage presenting as head injury. BMJ 1995;310:1186–1187.
Schievink W, Schaoid D, Michels V, Piepgras D. Familial aneurysmal subarachnoid hemorrhage: a community-based study. J Neurosurg 1995;83:426–429.
Sudlow C, Warlow C. Comparable studies of the incidence of stroke and its pathological types: results from an international collaboration. Stroke 1997;28: 491–499.
Teasdale GM, Drake CG, Hunt W, Kassell N, Sano K, Pertuiset B, De Villiers JC. A universal subarachnoid hemorrhage scale: report of a committee of the World Federation of Neurosurgical Societies. J Neurol Neurosurg Psychiatry 1988;51:1457.
Teunissen L, Rinkel G, Algra A, van Gijn J. Risk factors for subarachnoid hemorrhage – a systematic review. Stroke 1996;27:544–549.
Van Calenbergh F, Plets C, Goffin J, Velghe L. Nonaneurysmal subarachnoid hemorrhage: prevalence of perimesencephalic hemorrhage in a consecutive series. Surg Neurol 1993;39:320–323.
Van der Wee N, Rinkel G, Hasan D, van Gijn J. Detection of subarachnoid haemorrhage on early CT: is lumbar puncture still needed after a negative scan? J Neurosurg Psychiatry 1995;58:357–539.
van Gijn J, van Dongen K. Computed tomography in the diagnosis of subarachnoid haemorrhage and ruptured aneurysm. Clin Neurol Neurosurg 1980;82:11–24.
van Rooij WJ, Sluzewski M. Opinion: Imaging Follow-Up after Coiling of Intracranial Aneurysms. AJNR Am. J. Neuroradiol 2009;30:1646–1648.
Vermeer S, Rinkel G, Algra A. Circadian fluctuations in onset of subarachnoid hemorrhage. New data on aneurysmal and perimesencephalic hemorrhage and a systematic review. Stroke 1997;28:805–808.
Vermeulen M, Lindsay K, Murray G, Cheah F, Hijdra A, Muizelaar J, et a. Antifibrinolytic treatment in subarachnoid hemorrhage. N Engl J Med 1984;311:432–437.
Wanke I, Dörfler A, Dietrich U, Aalders T, Forsting M. Combined endovascular therapy of ruptured aneurysms and cerebral vasospasm. Neuroradiology 2000;42:926–929.
Wanke I, Doerfler A, Schoch B, Stolke D, Forsting M. Treatment of wide-necked intracranial aneurysms with a self-expanding stent system: initial clinical experience. AJNR Am J Neuroradiol 2003;24:1192–1199.
Weyer GW, Nolan CP, Macdonald RL. Evidence-based cerebral vasospasm management. Neurosurg Focus 2006; 15; 21(3):E8.
Wiebers D for the International Study of Unruptured Intracranial Aneurysms Investigators.Unruptured intracranial aneurysms--risk of rupture and risks of surgical intervention. N Engl J Med 1998;339:1725–1733.
Wijdicks E, Vermeulen M, Murray G, Hijdra A, van Gijn J. The effects of treating hypertension following aneurysmal subarachnoid hemorrhage. Clin Neurol Neurosurg 1990;92:111–117.
Willinsky RA, Peltz J, da Costa L, Agid R, Farb RI, terBrugge KG. Clinical and angiographic follow-up of ruptured intracranial aneurysms treated with endovascular embolization. AJNR Am J Neuroradiol 2009;30 (5): 1035–1040.
Yalamanchili K, Rosenwasser RH, Thomas JE, Liebman K, McMorrow C, Gannon P. Frequency of cerebral vasospasm in patients treated with endovascular occlusion of intracranial aneurysms. Am J Neuroradiol. 1998;19: 553–558.

E 8 Sinus- und Hirnvenenthrombose

*von T. Pfefferkorn und J. Fiehler**

Die Sinus- und Hirnvenenthrombose (SVT) ist eine insgesamt eher seltene, bei prädestinierten Patienten aber relativ häufige Erkrankung mit variabler klinischer Präsentation, gelegentlich schwieriger neuroradiologischer Diagnosesicherung, guten Möglichkeiten der Behandlung und einer unter Therapie vergleichsweise günstigen Prognose. Aus pathophysiologischen und therapeutischen Gesichtspunkten ist zwischen *blander* und wesentlich seltener auftretender *septischer* SVT (s. E 8.5.2) zu unterscheiden. In Abhängigkeit von den betroffenen venösen Strukturen ist weiter zwischen einer Thrombose der großen *Sinus* und einer Thrombose der *zerebralen Venen* zu differenzieren. Häufig sind beide Strukturen gleichzeitig betroffen. Eine Beteiligung der *inneren Hirnvenen* ist selten, hat aber prognostische Konsequenzen. Im vorliegenden Beitrag wird nur die SVT im Erwachsenenalter behandelt, obwohl die Erkrankung auch bei Kindern auftritt, möglicherweise sogar mit einer etwas höheren Inzidenz.

E 8.1 Klinik

E 8.1.1 Klinische Symptomatik und prädisponierende Faktoren

Häufigstes Symptom der SVT sind Kopfschmerzen. Sie sind bei fast 90 % der betroffenen Patienten vorhanden (Ferro et al. 2004) und bei etwa 20 % der Patienten alleiniges Symptom. Bleibt die Thrombose auf die Sinus beschränkt, so kommt es bei ausreichender Drainage über kollaterale Venen in der Regel zu keiner lokalen Hirnschädigung. Fokale neurologische Defizite treten in dieser Konstellation dementsprechend selten auf. Allerdings entwickelt sich durch die gestörte Liquorresorption und venöse Liquordrainage eine intrakranielle Hypertension (Stam 2005), die zu einem Papillenödem und Sehstörungen führen kann (Biousse et al. 1999). Eine Ausbreitung der Thrombose auf die zerebralen Venen kann im Rahmen der dann auftretenden lokalen venösen Kongestion zu fokalem Ödem, Infarkt und/oder Blutung mit entsprechenden fokal-neurologischen Ausfällen führen (Stam 2005). Auch epileptische Anfälle sind dann sehr häufig. Insgesamt treten diese bei etwa 40 % der Patienten mit SVT auf (Ferro et al. 2008). Bei einem kleinen Teil der Patienten kommt es, teilweise auch unter Therapie, bei zunehmender fokaler und/oder generalisierter Hirnschwellung zu einer vital bedrohlichen klinischen Verschlechterung, sodass eine intensivmedizinische Behandlung mit Beatmungspflichtigkeit und Hirndrucktherapie notwendig wird. Bei Beteiligung der inneren Hirnvenen zeigen über 70 % der betroffenen Patienten quantitative und qualitative Bewusstseinsstörungen (Pfefferkorn et al. 2009), sodass auch in dieser Konstellation häufig Intensivpflichtigkeit besteht.

Tab. E 8.1 zeigt die Häufigkeit einzelner Symptome und klinischer Zeichen bei unselektierten Patienten mit SVT. **Tab. E 8.2** zeigt typische klinische Befundkonstellationen in Abhängigkeit der betroffenen venösen Strukturen. Dabei ist aber zu berücksichtigen, dass in der Mehrzahl der Fälle mehrere Venen/Sinus betroffen sind (z. B. kombinierte Thrombose von Sinus sagittalis superior, Sinus transversus und kortikalen Venen).

Tab E 8.1: Symptome und klinische Zeichen bei SVT (Ferro et al. 2004)

Symptome/Zeichen	Häufigkeit (%)
Kopfschmerzen	89
Epileptische Anfälle	39
Paresen	37
Stauungspapille	28
Bewusstseinsstörung, qualitativ (z. B. Orientierungsstörung, psychotische Symptomatik)	22
Aphasie	19
Bewusstseinsstörung, quantitativ (Koma/Sopor)	14
Doppelbilder	14
Visusminderung	13
Sensible Ausfälle	5

* Autoren dieses Kapitels in der 5. Auflage: M. Strupp und M. Dichgans.

Tab. E 8.2: Typische Befundkonstellationen bei SVT

Betroffener Sinus, betroffene Venen	Häufigkeit (%)	Symptome/ Klinische Zeichen	Radiologische Besonderheiten	Klinische Besonderheiten
Sinus transversus	70–80	Kopfschmerzen, teilweise lateralisiert; Ohren- und Nackenschmerzen; fokale Ausfälle	Hypoplasien häufig, daher schwierige Abgrenzung in der alleinigen MRA	Evtl. schlechtere Prognose bei rechtsseitiger Thrombose; septische Genese bei Otitis oder Mastoiditis
Sinus sagittalis superior	62	Kopfschmerzen, Stauungspapille, Bewusstseinsstörung, erhöhter Liquoreröffnungsdruck	Gelegentlich Zeichen der generalisierten Hirnschwellung	Gelegentlich blander Verlauf mit isolierter intrakranieller Hypertension
Sinus rectus	18	Kopfschmerzen, Bewusstseinsstörungen bis zum Koma	Bereits im Nativ-CT meist hyperdense Darstellung des Sinus rectus	Innere Hirnvenen häufig mit betroffen
Kortikale Venen	17	Kopfschmerzen, fokale Ausfälle, Aphasie, epileptische Anfälle	Stauungsblutung, Stauungsinfarkt; direkter Nachweis schwierig, am ehesten mit MRT (T2*)	Bei ausgedehntem Befund vitale Bedrohung durch Raumforderung und Mittellinienverlagerung
Innere Hirnvenen	11	Kopfschmerzen, Bewusstseinsstörungen bis zum Koma	Thalamus- und Basalganglienödem; Hirnvenen im Nativ-CT regelhaft hyperdens	Ungünstiger Verlauf (Tod oder schwere Behinderung) bei etwa 20 % der Patienten
Sinus cavernosus	1	Kopfschmerzen, Chemosis, Protrusio bulbi	Schwieriger radiologischer Nachweis (MRT: T2*)	Häufig septische Genese (Sinusitis, Infektionen im Gesichtsbereich)
Zerebelläre Venen	< 1	Hirnstamm- und Kleinhirnzeichen	Schwieriger radiologischer Nachweis (MRT: T2*)	Sehr selten

Neben der reinen Symptomkonstellation ist auch der klinische Zeitverlauf sehr variabel. So können die Symptome schlagartig auftreten (De Bruijn et al. 1996), sich aber auch über Tage bis Wochen langsam entwickeln oder als chronische Kopfschmerzen manifestieren (Ferro et al. 2004). Variabler Beginn und variable Symptome führen oft zu erheblichen Verzögerungen bis zur Diagnosestellung. In einer großen Beobachtungsstudie (International Study on Cerebral Vein and Dural Sinus Thrombosis; ISCVT) mit 624 eingeschlossenen Patienten, lag das diagnostische Intervall im Median bei sieben Tagen (Ferro et al. 2009), bei Patienten mit isolierter intrakranieller Hypertension noch höher.
In der überwiegenden Mehrzahl der Patienten mit SVT lassen sich prädisponierende Faktoren nachweisen. In oben genannter Studie (ISCVT) traf dies auf über 85 % der Patienten zu. In abnehmender Häufigkeit sind vor allem hormonelle Veränderungen (Schwangerschaft, Wochenbett, orale Kontrazeption), genetisch bedingte oder erworbene Gerinnungsstörungen, Infektionen, hämatologische Erkrankungen und Malignome zu nennen (Ferro et al. 2004). Eine detaillierte Auflistung auch seltener Ursachen bzw. begünstigender Faktoren zeigt **Tab. E 8.3**. Allerdings ist dabei ein kausaler Zusammenhang nicht immer eindeutig belegt.

E 8.1.2 Diagnostik

Bei Verdacht auf eine SVT erfolgt die Diagnosesicherung über neuroradiologische Schnittbildverfahren (Stam 2005, Leach et al. 2006). Die Diagnose einer Sinusthrombose mit bildgebenden Verfahren ist nicht trivial und stellt auch heute noch hohe Anforderungen an die Erfahrung des Untersuchenden und die Untersuchungstechnik. Prinzipiell geeignet sind sowohl die Computertomographie (CT) als auch die Magnetresonanztomographie (MRT). Als praktisches Vorgehen bei V. a. SVT wird oft wegen der breiteren Verfügbarkeit die CCT mit venöser CTA bevorzugt. Bei negativem Ergebnis sollte eine MRT erfolgen, um auch isolierte Venenthrombosen nachzuweisen (Linn et al. 2010). Bei prompter Verfügbarkeit der MRT oder Kontraindikationen für CCT und CTA (z. B. Schwangerschaft, Niereninsuffizienz) muss die Diagnostik primär mittels MRT erfolgen. Die Angiographie spielt in der Diagnostik der Sinusthrombose inzwischen nur noch bei der Vorbereitung eines interventionellen Eingriffs eine Rolle, nicht jedoch als eigentliches diagnostisches Verfahren. Typische neuroradiologische Befunde zeigen die **Abb. E 8.1** und **Abb. E 8.2**.

Die Schnittbildverfahren können die pathomorphologischen Komponenten der SVT und ihre Folgen darstellen: Abhängig von den gewählten Methoden gelingen der direkte Thrombusnachweis, der Nachweis einer Flussunterbrechung im Sinus bzw. der Hirnvene und der Nachweis einer lokalen Hyperämie sowie der des kongestiven Ödems (ggf. mit Einblutung). Allen Methoden gemeinsam ist das Problem der Variabilität der Anatomie des venösen Systems einschließlich der Sinus, sodass bei fehlendem Nachweis desselben zwischen dessen Aplasie und thrombotischem Verschluss unterschieden werden muss. Zudem ergeben sich Interpretationsschwierigkeiten durch anatomische Eigenheiten des venösen Systems (z. B. Pacchioni-Granulationen, unilaterale Agenesie des Sinus transversus, Anreicherung des Tentorium cerebelli) und durch methodenabhängige Artefakte. Wichtige Zusatzinformationen ergeben sich aus dem Nachweis weiterer

Tab. E 8.3: Ursachen und begünstigende Faktoren bei SVT (Ferro et al. 2004)

Ursache/begünstigender Faktor	Häufigkeit (%)
Hormonelle Ursachen • Orale Kontrazeption • Wochenbett • Schwangerschaft • Hormonsubstitution in der Menopause • Steroide	50–60
Genetische Gerinnungsstörungen • Faktor-V-Leiden-Mutation (APC-Resistenz) • Antithrombin-III-Mangel • Prothrombin-Mutation • Protein-S- oder Protein-C-Mangel • Hyperhomocysteinämie	22
Erworbene Gerinnungsstörungen • Anti-Phospholipid-AK-Syndrom • Nephrotisches Syndrom • Disseminierte intravasale Gerinnung • Heparin induzierte Thrombopenie Typ II	16
Infektionen • Lokale Infektion (z. B. Meningitis, Sinusitis, Otitis, Mastoiditis, Zahnabszess, Gesichtsinfektion, Tonsillitis) • Systemische Infektion (Sepsis, bakterieller, viraler Infekt)	12
Hämatologische Erkrankung • Polyzythämie, Polyglobulie • Thrombozytose • Anämie	12
Malignome • Paraneoplastische Gerinnungsstörung • Direkte venöse Kompression durch Tumor • Radiogene Thrombose nach Tumorbestrahlung • Leukozytose bei Leukämie • Nebenwirkung zytotoxischer Therapie	8
Mechanische Ursachen • Venöse Kompression durch Tumor (z. B. Meningeom) • Schädel-Hirn-Trauma • Liquorunterdruck • Intraoperative Manipulation • Abflussstörung durch Jugularis-Katheter • Abflussstörung nach endovaskulärer Therapie (Embolisation)	5
Vaskulitiden/Autoimmunerkrankungen • M. Crohn, Colitis ulcerosa • Systemischer Lupus erythematodes • M. Behçet • Rheumatoide Arthritis • Thrombangiitis obliterans • Sarkoidose	5
Intrakranielle Gefäßanomalien • Durale arterio-venöse Fistel • Arterio-venöse Malformation	2
Dehydration	2

Pathologien, z. B. einer Mastoiditis mit konsekutiver Thrombophlebitis oder eines Hirnabszesses.

Computertomographie (CT): Im nativen CT können hyperdense Thromben in den größeren Sinus und gelegentlich auch in den epizerebralen Venen und im inneren Venensystem nachgewiesen werden (»cord sign«). Sensitivität und Spezifität der nativen CT sind jedoch gering. Am zuverlässigsten scheinen sich noch die thrombosierten inneren Hirnvenen als primär hyperdense Strukturen nachweisen zu lassen (Linn et al. 2009). Wegweisend in der nativen CT-Diagnostik sind eher die kongestiven Folgen der SVT mit Hypodensität in einem venösen Territorium und/oder typischer Einblutung. Allerdings schließt im Nativ-CT das Fehlen eines hyperdensen Thrombussignals im Sinus eine SVT nicht aus. Moderne Multidetektor-CTs erlauben mittels venöser CTA eine zuverlässige, räumlich hoch auflösende Darstellung der Sinus und eine zuverlässige Detektion einer Kontrastmittelaussparung (Leach et al. 2006). Eine Kontrastmittelaussparung im Sinus (»empty triangle«) ist allerdings nicht spezifisch für einen Thrombus.

Magnetresonanztomographie (MRT): Die MRT in Kombination mit der MR-Angiographie ist bei V. a. SVT die Methode der Wahl (Agid et al. 2008). Die Interpretation der MRT ist komplex, erlaubt aber weitergehende Schlussfolgerungen als die CT. Mittels verschiedener Methoden der MR-Angiographie lässt sich eine Flussunterbrechung im Sinus sicher

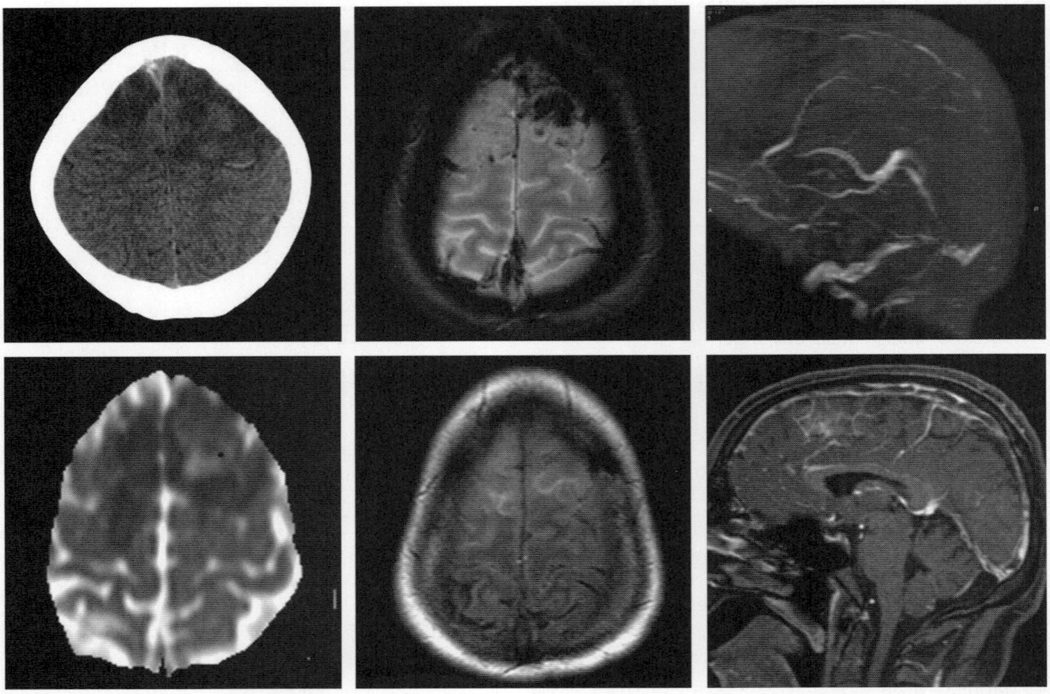

Abb. E 8.1: Thrombose des Sinus sagittalis superior (SSS) und der entsprechenden kortikalen Venen. Im CT (oben links) sind der hyperdense Sinus, eine links frontale Einblutung sowie eine hyperdense kortikale Vene zu sehen. Ausgedehnter lässt sich dieser Befund in der T2*-gewichteten Aufnahme abgrenzen (oben Mitte). In der MR-Angiographie ist kein Flusssignal im SSS abgrenzbar (oben rechts). In der »apparent diffusion coefficient«-Karte zeigen sich bifrontal hypointense Diffusionseinschränkungen als Ausdruck eines sekundären ischämischen Ödems. In der Fluid-Attenuated-Inversion-Recovery (unten Mitte) zeigen sich Sulci und kortikale Venen hyperintens. In der T2-gewichteten 3D-Darstellung ist der Thrombus als KM-Aussparung im SSS nachweisbar.

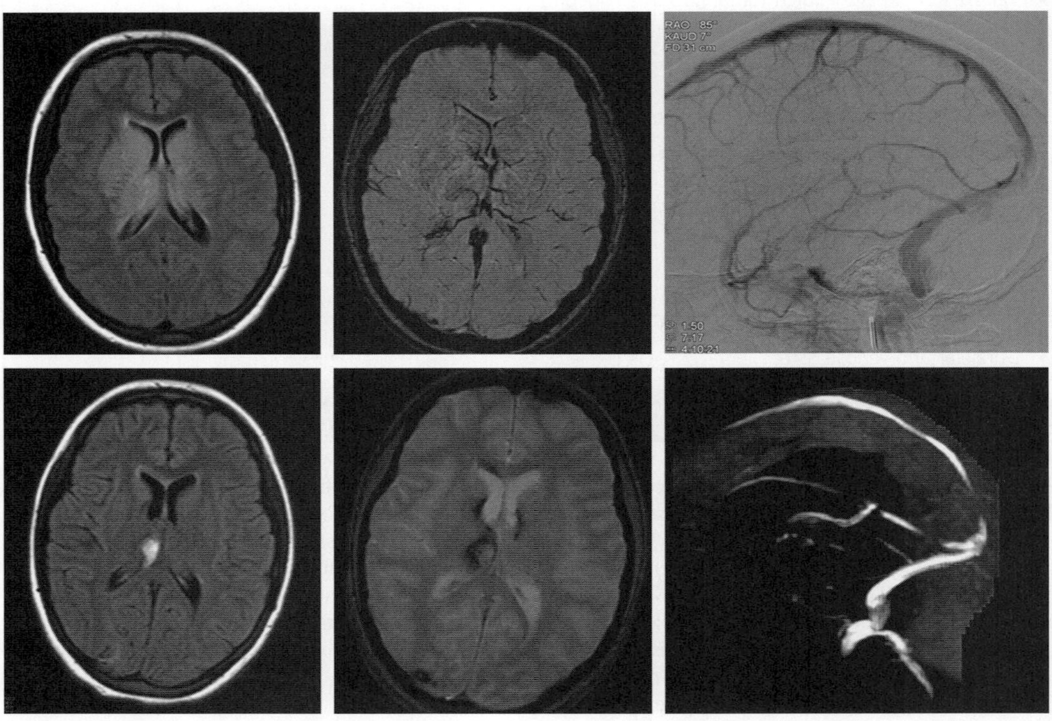

Abb. E 8.2: Ausgedehnte Thrombose der inneren Hirnvenen, der V. basalis, bis in den Sinus rectus reichend, mit typischem kongestivem Ödem in der FLAIR (oben links) und thrombosierten, korkenzieherartig veränderten Venen in der SWI (oben Mitte). Die konventionelle Angiographie wurde bei der 18-jährigen Patientin vor der intraarteriellen Fibrinolysebehandlung angefertigt und zeigt das Fehlen der inneren Venendrainage. Drei Wochen später sind hämorrhagische Residuen insbesondere im rechten Thalamus zu sehen (unten links und unten Mitte); die MR-Angiographie zeigt eine Rekanalisation des tiefen Venensystems mit einer residuellen Stenose des Sinus rectus (unten rechts).

nachweisen (Leach et al. 2006). Wichtig ist hierbei, die jeweils verwendete Technik genau zu kennen, da selbst kleine Abweichungen (z. B. Anregungsrichtung) den Befund entscheidend beeinflussen können. Der direkte Thrombusnachweis gelingt mit T1- oder T2*-gewichteten bzw. SWI-Aufnahmen in Abhängigkeit von Thrombuslokalisation und -alter zumeist sehr sensitiv (Selim et al. 2002, Leach et al. 2006). Neben den verschlossenen Sinus lassen sich hiermit auch einzelne thrombosierte Venen als hypointense Strukturen darstellen (Linn et al. 2010). Diese müssen allerdings gegenüber lokalen subpialen oder subarachnoidalen Blutungen abgegrenzt werden, die ähnlich zur Darstellung kommen und z. B. beim reversiblen Vasokonstriktions-Syndrom (s. Kap. E 3) oder bei der Amyloid-Angiopathie (s. Kap. E 6) auftreten können. Die Darstellung des kongestiven bzw. später auch ischämischen Ödems, ggf. mit Einblutung, ist mit der diffusionsgewichteten Bildgebung gut möglich (Yoshikawa et al. 2002).

Erhöhte D-Dimer-Werte (> 500 ng/ml) finden sich bei den meisten Patienten mit SVT (Kosinski et al. 2004). Allerdings schließen normale Werte eine SVT im Einzelfall nicht sicher aus (Crassard et al. 2005). Darüber hinaus sind D-Dimer-Werte häufig aus anderen Gründen, z. B. im Rahmen einer akuten Infektion, erhöht. Aus diesen Gründen ist die Bestimmung des D-Dimer-Wertes in der Diagnostik der SVT von begrenzter Wertigkeit.

E 8.2 Epidemiologie und Verlauf

Die jährliche Inzidenz der SVT beim Erwachsenen ist nicht bekannt, wird aber auf unter 1 zu 100 000 geschätzt (Stam 2005). Bei Risikopopulationen liegt die Inzidenz wesentlich höher. So beträgt die Wahrscheinlichkeit für das Auftreten einer SVT während Schwangerschaft und Wochenbett etwa 12 zu 100 000 (Lanska und Kryscio 2000). Frauen sind insgesamt etwa dreimal häufiger betroffen als Männer, das mediane Alter bei Erkrankung von Erwachsenen liegt bei 37 Jahren (Ferro et al. 2004).

Im Vergleich zu anderen zerebrovaskulären Erkrankungen ist die Prognose relativ günstig. Allerdings liegen keine zuverlässigen Daten zum Spontanverlauf vor. Unter Therapie (Antikoagulation zumindest in der Akutphase) zeigen über 80 % der Patienten einen günstigen Verlauf. So waren im ISCVT-Kollektiv (624 Patienten, Antikoagulation bei 83 %) nach im Median 16 Monaten Beobachtungszeit 87 % der Patienten funktionell unabhängig, der Großteil davon beschwerdefrei. Die Letalität betrug 8 %, der Anteil abhängiger Patienten 5 % (Ferro 2004). Negative prognostische Prädiktoren in dieser Studie waren vor allem ZNS-Infektionen (Hazard Ratio = 3,3), Malignome (HR = 2,9), Beteiligung der inneren Hirnvenen (HR = 2,9), Koma (HR = 2,7) und Nachweis einer intrazerebralen Blutung bei Aufnahme (HR = 1,9) (Ferro et al. 2004).

In der Bildgebung lässt sich unter Antikoagulation im Langzeitverlauf meist eine Besserung des Gefäßbefundes nachweisen. So kommt es innerhalb von vier Monaten bei der Mehrzahl der Patienten zumindest zur teilweisen Rekanalisierung der verschlossenen venösen Strukturen (Strupp et al. 2002, Baumgartner et al. 2003).

Die Rezidivrate nach SVT scheint gering (Martinelli et al. 2010), allerdings bietet auch die Antikoagulation keinen absoluten Schutz. Im ISCVT-Kollektiv betrug die Rezidivrate nach einem Median von 16 Monaten 2,2 % für eine erneute SVT und 4,3 % für ein anderweitiges thrombotisches Ereignis. Über 40 % der von einem Rezidiv betroffenen Patienten waren zu diesem Zeitpunkt antikoaguliert (Ferro et al. 2004).

E 8.3 Therapeutische Prinzipien

Wichtigstes Therapieziel in der Akutphase der SVT ist die Verhinderung einer fortschreitenden Thrombosierung. Ist diese gestoppt, so kommt es bei den meisten Patienten durch die körpereigene Fibrinolyse innerhalb von vier Monaten zu einer Rekanalisierung der betroffenen Sinus und Venen (Baumgartner et al. 2003). Aber auch bei persistierenden Verschlüssen führt die Ausbildung von venösen Kollateralen in der Regel zu einer klinischen Stabilisierung.

E 8.3.1 Kontrolle beeinflussbarer Risikofaktoren

Zeitgleich mit der Einleitung aktiver therapeutischer Maßnahmen sollten beeinflussbare prothrombotische Faktoren ausgeschaltet werden. Dies betrifft vor allem Patientinnen, die orale Kontrazeptiva einnehmen (De Bruijn et al. 1998). Aber auch das Rauchen fördert wahrscheinlich venöse Thrombosen (Holst et al. 2010) und sollte daher beendet werden. Zum Erreichen dieses Ziels sind strukturierte Entwöhnungsprogramme eine sinnvolle Maßnahme. Systemische und lokale Infektionen können ebenfalls Thrombosen fördern und müssen entsprechend behandelt werden. Besondere Bedeutung hat dies bei der septischen SVT (s. E 8.5.2). Bei einigen weiteren seltenen Ursachen einer SVT ergeben sich kausale therapeutische Möglichkeiten, so z. B. bei der Polyzythämie (Aderlass) und beim postpunktionellen Liquorunterdrucksyndrom (epidurale Eigenblutinjektion; s. Kap. A 8).

E 8.3.2 Antikoagulation

Obwohl als Standardtherapie weit verbreitet und von den meisten Fachgesellschaften als solche auch empfohlen (Haberl 2008, Einhaupl et al. 2010), ist die Antikoagulation in der Behandlung der SVT studientechnisch weniger gut abgesichert als allgemein angenommen. Zwar ist die Antikoagulation in der Behandlung der tiefen Beinvenenthrombose und der Lungenembolie unzweifelhaft wirksam (Buller et al. 2004, Quinlan et al. 2004), dies erlaubt aber noch nicht die unkritische Übertragung dieses Behandlungskonzepts auf Patienten mit SVT, insbesondere deshalb, weil etwa 40 % der Patienten mit SVT Stauungsblutungen aufweisen, häufig bereits vor Beginn der Antikoagulation (Ferro et al. 2004).

Nach theoretischen Überlegungen soll die Antikoagulation ein Fortschreiten der Thrombose verhindern. Durch die körpereigene Fibrinolyse und die Ausbildung von Umgebungskreisläufen ist dann mit einem verbesserten venösen Abfluss und einem Rückgang der lokalen Kongestion zu rechnen, die ihrerseits für die Entwicklung venöser Infarkte und Stauungsblutungen verantwortlich ist. Dementsprechend sollte das Risiko einer Stauungsblutung oder einer Blutungszunahme durch die Antikoagulation reduziert werden.

Tatsächlich liegen drei kleine randomisierte kontrollierte Studien zur Antikoagulation bei SVT vor. In der ersten Studie wurde intravenöses Heparin mit Placebo verglichen. Bereits nach Einschluss von nur 10 Patienten pro Studienarm wurde diese vorzeitig beendet, da eine Zwischenanalyse einen Vorteil für Heparin ergeben hatte (Einhaupl et al. 1991). In einer weiteren Studie wurden 57 Frauen mit intravenösem Heparin oder Placebo behandelt. Hier ergab sich ein Trend für eine bessere Erholung in der Verum-Gruppe (Nagaraja et al. 1995). In einer dritten Studie wurde bei 60 Patienten subkutan appliziertes Nadroparin mit Placebo verglichen. Es ergab sich kein signifikanter Unterschied im Outcome (De Bruijn und Stam 1999). Eine Metaanalyse dieser drei Studien zeigte bei antikoagulierten Patienten eine nicht-signifikante Reduktion des Risikos funktionell abhängig zu verbleiben oder zu versterben von 23 % auf 10 % (Stam et al. 2002). Basierend auf dieser Datenlage wird die Antikoagulation von den meisten Zentren und Neurologen favorisiert. So wurden im ISCVT-Kollektiv von 624 Patienten über 80 % antikoaguliert, häufig lagen gleichzeitig Stauungsblutungen vor. Nachdem nur 13 % der Patienten dieses Kollektivs eine schlechte Erholung (Tod oder Abhängigkeit) aufwiesen, scheint die Antikoagulation bei SVT zumindest relativ sicher zu sein (Ferro et al. 2004). Dies bestätigt auch eine Subgruppenanalyse aus dem genannten Kollektiv, die nur die Patienten mit intrazerebraler Blutung einschloss. Hier zeigte sich bei Patienten mit früh nachgewiesener Stauungsblutung kein erhöhtes Risiko einer Blutungszunahme oder einer weiteren Blutung (Girot et al. 2007) unter Antikoagulation.

Obwohl eindeutige Daten aus großen prospektiven randomisierten Studien nicht vorliegen, sprechen die Ergebnisse der oben genannten kleineren Studien und die Sicherheitsdaten aus dem ISCVT-Kollektiv für eine Antikoagulation bei SVT. Die Durchführung einer großen placebokontrollierten Studie wäre zwar vom Standpunkt der evidenzbasierten Medizin wünschenswert, angesichts der Datenlage ethisch aber kaum zu vertreten. Auch ließen sich die nötigen Fallzahlen bei der niedrigen Inzidenz der SVT und der relativ seltenen ungünstigen Verläufe wahrscheinlich nur schwer erreichen.

Nach klinischer Stabilisierung unter Heparintherapie sollte eine überlappende Umstellung auf orale Antikoagulanzien erfolgen (Haberl 2008). In Deutschland kommt in der Regel Phenprocoumon (Marcumar®) zur Anwendung. Bei der Rezidivprophylaxe extrakranieller Thrombosen hat sich eine Ziel-INR von 2.0–3.0 als effektiver erwiesen als eine INR von 1.5–1.9 (Kearon et al. 2008). In Anlehnung daran erscheint eine INR von 2.0–3.0 auch bei der SVT als sinnvollster Zielbereich. Die Dauer der Marcumar-Behandlung richtet sich nach dem Thromboserisiko. In der Regel erfolgt sie über 3–6 Monate. Bei Vorliegen von hereditären Koagulopathien mit hohem Thromboserisiko (z. B. Faktor-V-Leiden-Mutation, Prothombinkomplex-Mutation) aber auch bei Thromboserezidiv sollte eine dauerhafte Antikoagulation erwogen werden. Vielversprechende neuere Substanzen zur oralen Antikoagulation umfassen Faktor-Xa-Inhibitoren und direkte Thrombininhibitoren. Vorteil dieser Medikamente wäre die nicht mehr notwendige regelmäßige Überwachung der INR. Hier bleibt die weitere Entwicklung abzuwarten (Sattari und Lowenthal 2010).

E 8.3.3 Therapie epileptischer Anfälle

Epileptische Anfälle sind eine häufige Komplikation, etwa 40 % der Patienten mit SVT sind davon betroffen (Ferro et al. 2004). Besonders gefährdet scheinen Patienten mit fokalen supratentoriellen Läsionen und kortikalen Venenthrombosen (Ferro et al. 2008). Mögliche Risikofaktoren für das Auftreten epileptischer Anfälle sind außerdem Thrombosen des Sinus sagittalis superior, Auftreten der SVT im Wochenbett (Ferro et al. 2008) und das Vorliegen fokaler neurologischer Defizite (Masuhr et al. 2006). Das Risiko erneuter epileptischer Anfälle scheint nach frühem erstem Anfall und ohne nachfolgende antikonvulsive Behandlung bei über 50 % zu liegen (Ferro et al. 2008). Mit antikonvulsiver Therapie vermag man dieses Rezidivrisiko drastisch zu senken (Ferro et al. 2008), sodass hier eine eindeutige Behandlungsindikation besteht (Haberl 2008). Langfristig erscheint das Anfallsrisiko nach SVT gering, sodass eine dauerhafte Therapie meist nicht notwendig ist. Daten zur prophylaktischen antikonvulsiven Therapie (also vor einem ersten Anfall) liegen nicht vor. Deren Einsatz kann nach den aktuellen Leitlinien der European Federation of Neurological Societies (ENFS) bei Risikopatienten (supratentorielle Läsion, fokales neurologisches Defizit) in der Primärprävention erwogen werden (Einhäupl et al. 2010). Die deutschen Leitlinien sehen allerdings keine primärpräventive antikonvulsive Therapie vor (Haberl 2008).

E 8.3.4 Eskalative Therapie

Während die SVT unter Antikoagulation in den meisten Fällen einen relativ gutartigen Verlauf nimmt, so kommt es dennoch bei etwa 10–15 % der Patienten zu bleibenden mäßigen oder schweren Behinderungen bzw. zum Tod (Ferro et al. 2004). Diese Patienten zeigen häufig einen therapierefraktären progredienten Verlauf mit zunehmenden fokal-neurologischen Defiziten und/oder zunehmender Vigilanzstörung. Ursache ist meist eine progrediente lokale Raumforderung bei Stauungsödem, -infarkt oder -blutung, teilweise auch eine progrediente generalisierte Hirnschwellung. Derart betroffene Patienten können möglicherweise von einer Therapieeskalation profitieren, die auf einer forcierten Rekanalisierung der verschlossenen Sinus und Venen bzw. einer operativen Druckentlastung basiert. Kontrollierte Studien zu diesen Verfahren liegen allerdings nicht vor.

E 8.3.4.1 Forcierte Rekanalisierung

Die interventionell-neuroradiologische Rekanalisation eines Thrombus in Hirnvenen und Sinus kommt als individueller Heilversuch bei ausgedehnten Befunden und progredienten Symptomen in Kombination mit dem Versagen der konventionellen Therapie in Betracht. Zusätzliche Blutungen oder die Ausdehnung vorhandener Blutungen kommen, je nach Patientenselektion, bei 5–25 % der interventionellen Behandlungen vor (Stam et al. 2008). Die vorherige Behandlung mit intravenösem Heparin stellt hier keine Kontraindikation, sondern eine nützliche Kombination dar (Groden und Zeumer 2002, Stam et al. 2008). Die Schwierigkeit besteht in der rechtzeitigen Indikationsstellung, da das Ergebnis der Behandlung maßgeblich vom Bewusstseinszustand der Patienten bestimmt ist. Die Erfahrungen beschränken sich auf kleinere Fallserien, die sich erheblich hinsichtlich der verwendeten Technik und der erzielten Ergebnisse unterscheiden. Die Methodik besteht in der langsamen Fibrinolysebehandlung des Thrombus von arterieller Seite über einen Mikrokatheter, ggf. in Kombination mit transvenöser mechanischer Rekanalisation, z. B. mittels eines Absaugkatheters (Stam et al. 2008, Rahman et al. 2009). Darüber hinaus ist über Versuche mit der lokalen intravenösen Gabe von Fibrinolytika über einen Mikrokatheter in den Thrombus hinein berichtet worden. Hierbei ist zu beachten, dass immer auch die zusätzlich thrombosierten kortikalen Venen und Brückenvenen rekanalisiert werden müssen, um die Kongestion aufzuheben. Aufgrund der anatomischen Heterogenität der Befunde und klinischen Verläufe hat sich ein Standardvorgehen in der interventionellen Therapie der SVT bislang nicht entwickelt. Eine randomisierte prospektive Studie, die die endovaskuläre fibrinolytische Therapie mit der alleinigen konventionellen Therapie vergleicht ist geplant, (Thrombolysis Or Anticoagulation in Cerebral Venous Thrombosis: TO-ACT) (Stam et al. 2010).

E 8.3.4.2 Operative Entlastung

Die transtentorielle Herniation ist die häufigste Todesursache bei Patienten mit SVT (Canhao et al. 2005). Kommt es trotz konsequenter Heparinisierung zu einer vital bedrohlichen Raumforderung, so ist eine medikamentöse Hirndrucktherapie mit Osmotherapeutika allenfalls über einen kurzen Zeitraum wirksam. Mehrere kleine Fallserien mit bis zu 12 eingeschlossenen Patienten belegen die zunehmende Durchführung der dekompressiven Operation bei drohender oder bereits klinisch eingetretener Einklemmung (Pupillenerweiterung) (Bender et al. 2007, Lanterna et al. 2009, Coutinho et al. 2009b, Theaudin et al. 2010). In all den genannten Fallserien erreichte ein substanzieller Teil der Patienten langfristig die funktionelle Unabhängigkeit wieder. Dies spricht dafür, die operative Entlastung bei vital bedrohlicher Raumforderung in Einzelfällen zu erwägen. Die Durchführung randomsierter Studien zu diesem Therapieaspekt erscheint bei der niedrigen Fallzahl derart schwer betroffener Patienten unrealistisch.

E 8.4 Pragmatische Therapie

Die wichtigsten therapeutischen Empfehlungen sind nach Evidenzgraden (Pfeile) und Empfehlungsstärken (A, B, C) in **Tab. E 8.4** dargestellt.

Tab. E 8.4: Wichtigste therapeutische Empfehlungen nach Evidenzgraden und Empfehlungsstärken

Therapie	Evidenzgrad	Empfehlungsstärke
Antikoagulation in der Akutphase: unfraktioniertes Heparin (PTT 60–80 s) oder gewichtsadaptiert niedermolekulares Heparin	↑	A
Antikoagulation trotz nachgewiesener Stauungsblutung	↑	A
Orale Antikoagulation (INR 2.0–3.0) in der Post-Akutphase für 3–6 Monate	↔	A
Dauerhafte Antikoagulation bei nachgewiesener Gerinnungsstörung oder Thromboserezidiv	↔	A
Prophylaktische antikonvulsive Therapie	↔	C
Antikonvulsive Therapie nach erstem Anfall	↔	A
Endovaskuläre Rekanalisierung (lokal thrombolytisch, mechanisch) beiprogredientem Verlauf trotz adäquater Heparinisierung	↔	C
Operative Entlastung bei progredienter kritischer Raumforderung	↔	C
Antikoagulation bei septischer SVT	↔	B
Frühzeitige Fokussanierung bei septischer SVT	↔	A
Prophylaktische Antikoagulation bei Schwangerschaft nach früher durchgemachter SVT	↔	C
Prophylaktische Antikoagulation im Wochenbett nach früher durchgemachter SVt	↔	B

E 8.4.1 Überwachung

Der klinische Verlauf bei SVT ist extrem variabel. Bei einem Teil der Patienten kommt es trotz adäquater Therapie zur klinischen Verschlechterung. Dies kann im ungünstigsten Fall zu einer schweren bleibenden Behinderung oder gar zu Koma und Tod führen. Deshalb sollten Patienten mit SVT zumindest initial auf einer Stroke Unit überwacht werden. Bei Vigilanzstörung, Anzeichen von Hirndruck, Grand-Mal-Status oder anderen schweren Komplikationen muss die Verlegung auf eine (idealerweise neurologische) Intensivstation erfolgen.

E 8.4.2 Antikoagulation

E 8.4.2.1 Unfraktioniertes Heparin

Bei Nachweis der SVT erfolgt, unabhängig vom Vorliegen einer Stauungsblutung, die Antikoagulation mit unfraktioniertem Heparin. Das PTT-Ziel liegt zwischen 60 und 80 Sekunden. Auf eine Bolusgabe kann in der Regel verzichtet werden, sie sollte allenfalls bei perakuten Verläufen mit einer Dosis von 5 000 Einheiten erwogen werden. Je nach Gewicht sollte die Anfangsdosis zwischen 800 und 1 200 Einheiten pro Stunde liegen, die erste PTT-Kontrolle macht erst nach sechs Stunden Sinn. Bei progredientem klinischem Verlauf unter Heparinisierung erhöhen wir den PTT-Zielbereich auf 80–100 Sekunden. Lässt sich auch dadurch keine Stabilisierung erreichen, kann eine forcierte Rekanalisierung (s. E 8.4.5) erwogen werden.

Eine wichtige und nicht seltene Komplikation der Heparintherapie ist die immunvermittelte Heparininduzierte Thrombozytopenie (HIT II). Sie tritt bei bis zu 3 % der über mehrere Tage behandelten Patienten auf. Pathophysiologisch kommt es dabei zur Interaktion zwischen Heparin und dem aus aktivierten Thrombozyten freigesetzten Plättchenfaktor 4. IgG-vermittelt bindet der entstandene Komplex an Thrombozyten. Dies führt zu einer Aggregation derselben und einer weiteren Ausschüttung von Plättchenfaktor 4 mit einem dann einsetzenden Circulus vitiosus (Brieger et al. 1998). Laborchemisch manifestiert sich die HIT II etwa 5–10 Tage nach Beginn der Heparintherapie durch einen Thrombozytenverbrauch (Abfall auf unter 50 % des Ausgangswerts), klinisch kommt es zu vorwiegend venösen Thrombosen bis hin zur fulminanten Lungenembolie (Shantsila et al. 2009). Dementsprechend sind regelmäßige (am besten tägliche) Kontrollen der Thrombozytenzahlen unter Behandlung mit Heparin zwingend notwendig, entscheidend ist dabei weniger der Absolutwert als das Erkennen eines relevanten Abfalls. Die Diagnosesicherung erfolgt über den Antikörpernachweis. Allerdings hat dieser keine hundertprozentige Sensitivität, sodass bei klinischem und laborchemischem (Thrombozyten!) Verdacht unabhängig vom Testergebnis die Heparintherapie sofort pausiert werden muss. Als alternative Antikoagulantien werden Thrombininhibitoren (z. B. Argatroban: Argatra®) oder Faktor-Xa-Inhibitoren (z. B. Danaparoid: Orgaran®) eingesetzt. Bei stattgehabter HIT II muss eine erneute Heparinexposition vermieden werden, entsprechend muss eine Dokumentation in Arztbericht und Patientenausweis erfolgen.

E 8.4.2.2 Niedermolekulares Heparin

Als wahrscheinlich gleichwertige Alternative zu unfraktioniertem Heparin können auch für die Behandlung tiefer Beinvenenthrombosen zugelassene niedermolekulare Heparine subkutan appliziert werden, z. B. gewichtsadaptiert Enoxaparin (Clexane®, 2 × tgl. 100 Einheiten der Anti-Faktor-Xa-Aktivität pro kg Körpergewicht) oder Nadroparin (Fraxiparin®, 2 × tgl. 90 Einheiten der Anti-Faktor-Xa-Aktivität pro kg Körpergewicht). Mögliche Nachteile gegenüber unfraktioniertem Heparin sind die schlechtere Steuerbarkeit der gerinnungshemmenden Aktivität und die längere Halbwertszeit, die bei Blutungskomplikationen oder notfallmäßigen operativen Eingriffen relevant werden kann. Andererseits zeigte eine aktuelle retrospektive Analyse aus dem ISCVT-Kollektiv (n = 421), dass Patienten, die mit niedermolekularem Heparin behandelt wurden, eine höhere Wahrscheinlichkeit hatten nach sechs Monaten funktionell unabhängig zu sein als Patienten, die unfraktioniertes Heparin erhielten (Coutinho et al. 2010). Auch unter Therapie mit niedermolekularem Heparin kann es zur HIT II kommen (Pohl et al. 2005). Diese tritt zwar seltener auf als unter Therapie mit unfraktioniertem Heparin, erfordert aber dennoch die o. g. engmaschige Kontrolle der Thrombozytenzahlen.

E 8.4.2.3 Substitution von gerinnungshemmenden Faktoren

Selten liegt eine Heparinresistenz vor. Diese macht sich durch hohe Heparindosen ohne adäquaten PTT-Anstieg bemerkbar. In dieser Situation muss ein Mangel an gerinnungshemmenden Faktoren ausgeschlossen werden. Insbesondere bei erworbenem (z. B. Lebersynthesestörung, Sepsis) oder seltener hereditärem Antithrombin-III-Mangel wirkt Heparin nur unzureichend. Hier ist eine gleichzeitige Substitution von Antithrombin III indiziert.

E 8.4.2.4 Orale Antikoagulation

Bei den meisten Patienten mit SVT kommt es innerhalb von Tagen bis wenigen Wochen zu einer klinischen Stabilisierung und einer Rückbildung der neuroradiologischen Befunde (generalisiertes oder lokales Hirnödem, Stauungsblutung). Um das Risiko eines Rezidivs zu minimieren, erfolgt dann die überlappende Umstellung auf orale Antikoagulantien. In Deutschland wird überwiegend Phenprocoumon (Marcumar®) verwendet. Die Dosierung richtet sich nach der INR, der Zielbereich liegt zwischen 2.0 und 3.0. Neben der Ausstellung eines Patientenausweises hat eine ausführliche Patientenaufklärung zu erfolgen. Schwerpunkte der Aufklärung sind Nebenwirkungen (Blutungen, Haarausfall) und weitere Einflussgrößen auf den INR-Effekt (Diät, Medikamenteninteraktionen). Die orale Antikoagulation sollte über 3–6 Monate erfolgen. Bei Hochrisikopatienten (rezidivierende Thrombosen, hereditäre Gerinnungsstörungen, Phospholipid-AK-Syndrom) muss die orale Antikoagulation dauerhaft fortgesetzt werden. Bei paraneoplastischer Gerinnungsstörung ist eine orale Antikoagulation möglicherweise weniger wirksam als Heparin (Wahrenbrock et al. 2003). Hier kann, vor allem bei Rezidiv unter Phenprocoumon (Marcumar®), eine Dauertherapie mit niedermolekularem Heparin erwogen werden. Für eine Weiterbehandlung mit ASS nach Beendigung der oralen Antikoagulation gibt es keinerlei Evidenz. Auch aus pathophysiologischen Überlegungen macht dieses Vorgehen keinen Sinn.

E 8.4.3 Schmerztherapie

Die kausale Behandlung der bei SVT fast immer vorliegenden Kopfschmerzen basiert auf der Antikoagulation. Damit kommt es bei der Mehrzahl der Patienten innerhalb weniger Tage zu einer Besserung oder Rückbildung der Kopfschmerzen. Neben der Antikoagulation sollte aber eine frühzeitige symptomatische Kopfschmerztherapie mit nicht-steroidalen Analgetika, z. B. Ibuprofen (2–3 × 400 mg tgl. p. o.) oder Paracetamol (2 × 1 g tgl. p. o.) erfolgen. Auf ASS sollte verzichtet werden, da die Thrombozyten-Aggregationshemmung das Auftreten von Stauungsblutungen möglicherweise begünstigt und operative Eingriffe (z. B. Hemikraniektomie) erschwert. Lassen sich die Kopfschmerzen durch nicht-steroidale Analgetika nicht beherrschen, so können Opioide verwendet werden, z. B. Tramadol (2 × tgl. 50–200 mg p. o.) oder Piritramid (3–4 × tgl. 3,75–7,5 mg s. c.). Wegen möglicher Nebenwirkungen (Atemdepression, Vigilanzstörung, Blutdruckabfall) muss bei Gabe von Opioiden eine kontinuierliche Überwachung gewährleistet sein.

E 8.4.4 Therapie epileptischer Anfälle

Eine prophylaktische antikonvulsive Therapie führen wir bei Patienten mit SVT nicht durch. Kommt es zu einem Anfall, so besteht eine klare Behandlungsindikation. Um das Risiko weiterer Anfälle oder eines Status epilepticus zu reduzieren, sollte bereits unmittelbar nach dem ersten Anfall behandelt werden. Wegen weitgehend fehlender Medikamenteninteraktionen (z. B. mit Phenprocoumon; Marcumar®) bietet sich zunächst Levetiracetam (Keppra®, 2 × tgl. 1–1,5 g p. o. oder i. v.) an. Gelingt darunter keine Anfallskontrolle, sollte eine intravenöse Schnellaufsättigung mit Phenytoin (Phenhydan®; 15–20 mg/kg Körpergewicht, davon 250 mg über 30 Minuten, den Rest über 6 Stunden) oder Valproat (z. B. Ergenyl®; 20–30 mg/kg Körpergewicht über 30 Minuten) erfolgen. Nach Erreichen therapeutischer Spiegel kann auf Tabletten umgestellt werden. Bei anhaltender Anfallsfreiheit kann die antikonvulsive Therapie nach 3–6 Monaten ausgeschlichen werden.

E 8.4.5 Lokale Thrombolyse und mechanische Thrombektomie

Nur in den relativ seltenen Fällen einer progredienten klinischen und bildgebenden Verschlechterung unter Ausreizung der konventionellen Therapie (Heparin i. v. mit maximalem PTT-Zielbereich von 80–100 s), erwägen wir eine endovaskuläre Therapie nach interdisziplinärer Diskussion mit unseren Kollegen der Neuroradiologie. Diese Therapie besteht in der transarteriellen Thrombolyse mit rt-PA und/oder der mechanischen transvenösen Thrombektomie mittels Absaugkathetern. Keinesfalls handelt es sich hier um ein standardisiertes Vorgehen, sondern immer um einen individuellen Heilversuch.

E 8.4.6 Konservative und operative Hirndrucktherapie

Bei einem Teil der SVT-Patienten kommt es aufgrund einer ausgeprägten generalisierten Hirnschwellung und/oder einem relevanten lokalen Ödem bei Stauung, Infarkt oder Blutung zu einer kritischen Hirndruckerhöhung. Eine generalisierte Hirnschwellung kann sich neben Kopfschmerzen und Vigilanzstörung auch in teilweise rasch progredienten Sehstörungen bis hin zum kompletten Visusverlust äußern. Ist eine zusätzliche lokale Raumforderung ausgeschlossen, so ist hier ein Liquorablassversuch gerechtfertigt (Kesler et al. 2004, Haberl 2008). Bei nicht beherrschbarer lokaler Raumforderung durch Infarkt, Blutung oder Ödem (häufig kombiniert) drohen Mittellinienverlagerung, Einklemmung und Tod (Canhao et al. 2005). In mehreren Fallserien konnte gezeigt werden, dass durch die lebensrettende operative Entlastung nicht nur ein Überleben, sondern in vielen Fällen auch eine gute funktionelle Erholung erreicht werden kann (Bender et al. 2007, Lanterna et al. 2009, Coutinho et al. 2009b, Theaudin et al. 2010). Auch wenn keine Daten aus randomisierten Vergleichsstudien vorliegen (und auch in Zukunft nicht vorliegen werden), sollte die Indikation zur Entlastungskraniektomie unseres Erachtens bei vitaler Bedrohung großzügig gestellt werden. Der Nutzen der konservativen Hirndrucktherapie (Osmotherapie, kontrollierte Beatmung etc.; s. Kap. G 2) liegt in dieser Situation in einer kurzzeitigen Stabilisierung und Überbrückung bis zur Operation.

E 8.4.7 Unwirksam oder obsolet

Im ISCVT-Kollektiv (n = 624) wurden 24 % der Patienten mit Steroiden behandelt. Dies hatte weder für das Gesamtkollektiv noch für einzelne Subgruppen einen positiven Effekt. Bei Patienten mit Parenchymläsionen waren Steroide sogar mit einer ungünstigeren Prognose assoziiert (Canhao et al. 2008). Insofern sollten Steroide bei Patienten mit SVT vermieden werden.

E 8.5 Besondere Aspekte

E 8.5.1 SVT und Schwangerschaft

Schwangerschaft und Wochenbett begünstigen die Entstehung von Sinus- und Venenthrombosen. Im ISCVT-Kollektiv waren 6,3 % der 381 an einer SVT erkrankten Frauen im gebärfähigen Alter schwanger, 13,8 % befanden sich im Wochenbett. Die Mehrheit dieser Patientinnen wurde aufgrund der SVT mit Heparin behandelt. In dieser Konstellation scheint die Langzeitprognose keinesfalls schlechter zu sein als bei anderen SVT-Patienten (Coutinho et al. 2009a).

Patientinnen mit einer stattgehabten SVT scheinen während einer nachfolgenden Schwangerschaft insgesamt ein niedriges Rezidivrisiko zu haben. Allerdings liegen hierzu nur Studien mit begrenzten Fallzahlen vor (Preter et al. 1996, Lamy et al. 2000, Mehraein et al. 2003, Ferro et al. 2004). In diesen Studien wurden insgesamt 84 Schwangerschaften nach stattgehabter SVT ausgewertet. Dabei kam es in einem Fall zu einer erneuten SVT während der Schwangerschaft und in einem weiteren Fall zu einer erneuten SVT während des Wochenbetts. Extrazerebrale venöse Thrombosen traten in zwei Fällen auf. Diese niedrigen Rezidivraten rechtfertigen bei vorliegendem Kinderwunsch kein Abraten von einer Schwangerschaft. Bei fehlenden Hinweisen auf eine zusätzlich bestehende Thrombophilie ist auch eine prophylaktische Antikoagulation mit Heparin während der Schwangerschaft nicht zwingend indiziert. Eine vaginale Entbindung ist in der Regel möglich. Wegen des besonderen Risikos im Wochenbett sollte für diese Phase eine prophylaktische Heparintherapie (in der Regel niedermolekulares Heparin) vorgesehen werden.

E 8.5.2 Septische SVT

Die septische SVT entsteht in der Regel auf dem Boden einer fortgeleiteten bakteriellen Infektion im Gesichts- und Kopfbereich. Besonders häufig sind aufgrund von anatomischen Lagebeziehungen und Drainagewegen der Sinus cavernosus bei Gesichts-, Zahn- und Nasennebenhöhlen-Infektionen und der Sinus transversus bzw. sigmoideus bei Otitis und Mastoiditis betroffen. Auch bei bakterieller Meningitis kann es zu einem Befall der Sinus und Hirnvenen kommen. Das Erregerspektrum umfasst entsprechend der ursächlichen Streuherde v. a. Staphylokokken und Streptokokken (Pneumokokken), aber auch gramnegative Keime (z. B. Hämophilus influenzae, E. coli). Die septische SVT tritt wesentlich seltener als die blande SVT auf. Genaue Zahlen zur Inzidenz liegen nicht vor. Im ISCVT-Kollektiv bestand bei 12,3 % der Patienten mit SVT eine Infektion. In 2,1 % war dabei das zentrale Nervensystem betroffen, bei 8,2 % der Patienten handelte es sich um eine HNO-Infektion (Ferro et al. 2004). Die Letalität liegt bei der septischen SVT je nach Ausdehnung der Thrombosierung mit bis zu 50 % wesentlich höher als bei der blanden SVT (Southwick et al. 1986, DiNubile et al. 1990).

Wichtigste therapeutische Maßnahme ist die umgehende chirurgische bzw. HNO-ärztliche Sanierung des entzündlichen Fokus und die antibiotische Therapie. Häufig liegt v. a. zu Beginn der Erkrankung kein Erregernachweis vor. Dementsprechend erfolgt zunächst die empirische intravenöse Therapie, z. B. mit Ceftriaxon (Rocephin® 1 × 4 g) und Ampicillin (6 × 2 g). Bei v. a. nosokomiale Infektion sollte wegen des erweiterten Erregerspektrums mit Meropenem (Meronem® 3 × 2 g) und Vancomycin (1–2 × 1 g, Dosisanpassung nach Spiegel) behandelt werden. Bei Erregernachweis wird die antibiotische Therapie unter Berücksichtigung des Antibiogramms und der Liquorgängigkeit der verschiedenen Antibiotika angepasst. Die Datenlage zur Antikoagulation bei septischer SVT ist sehr begrenzt. In einer retrospektiven Analyse von 104 Fällen schien die Kombination der antibiotischen Therapie mit der Antikoagulation das Auftreten von weiteren Komplikationen (z. B. Erblindung, Hirninfarkt, Ophthalmoplegie, epileptische Anfälle) zu reduzieren. Komplikationen der Antikoagulation waren in dieser Serie selten, ein eindeutiger Effekt auf die Letalität ließ sich allerdings auch nicht nachweisen (Levine et al. 1988). Mit dem Ziel, eine weitere Ausbreitung der Thrombose zu verhindern, halten wir eine PTT-wirksame Heparinisierung auch bei der septischen SVT für gerechtfertigt und sinnvoll. Diese sollte in Absprache mit den Operateuren möglichst bald nach der Fokussanierung begonnen bzw. vor einem chirurgischen Engriff nur möglichst kurz unterbrochen werden.

E 8.6 Literatur

Agid R, Shelef I, Scott JN, Farb RI. Imaging of the intracranial venous system. Neurologist 2008;14:12–22.

Baumgartner RW, Studer A, Arnold M, Georgiadis D. Recanalisation of cerebral venous thrombosis. J Neurol Neurosurg Psychiatry 2003:74:459–461.

Bender A, Schulte-Altedorneburg G et al. Functional outcome after severe cerebral venous thrombosis. J Neurol 2007;254:465–470.

Biousse V, Ameri A, Bousser MG. Isolated intracranial hypertension as the only sign of cerebral venous thrombosis. Neurology 1999;53:1537–1542.

Brieger DB, Mak KH, Kottke-Marchant K, Topol EJ. Heparin-induced thrombocytopenia. J Am Coll Cardiol 1998;31:1449–1459.

Buller HR, Agnelli G, Hull RD, Hyers TM, Prins MH, Raskob GE. Antithrombotic therapy for venous thromboembolic disease: the Seventh ACCP Conference on Antithrombotic and Thrombolytic Therapy. Chest 2004;126:401–428.

Canhao P, Cortesao A, Cabral M, Ferro JM, Stam J, Bousser MG, Barinagarrementeria F. Are steroids useful to treat cerebral venous thrombosis? Stroke 2008;39:105–110.

Canhao P, Ferro JM, Lindgren AG et al. Barinagarrementeria F. Causes and predictors of death in cerebral venous thrombosis. Stroke 2005;36:1720–1725.

Coutinho JM, Ferro JM, Canhao P, Barinagarrementeria F, Bousser MG, Stam J. Unfractionated or low-molecular weight heparin for the treatment of cerebral venous thrombosis. Stroke 2010;41:2575–2580.

Coutinho JM, Ferro JM, Canhao P et al. Cerebral venous and sinus thrombosis in women. Stroke 2009a;40:2356–2361.

Coutinho JM, Majoie CB, Coert BA, Stam J. Decompressive hemicraniectomy in cerebral sinus thrombosis: consecutive case series and review of the literature. Stroke 2009b;40:2233–2235.

Crassard I, Soria C, Tzourio C et al. A negative D-dimer assay does not rule out cerebral venous thrombosis: a series of seventy-three patients. Stroke 2005;36:1716–1719.

De Bruijn SF, Stam J. Randomized, placebo-controlled trial of anticoagulant treatment with low-molecular-weight heparin for cerebral sinus thrombosis. Stroke 1999;30: 484–488.

De Bruijn SF, Stam J, Kappelle LJ. Thunderclap headache as first symptom of cerebral venous sinus thrombosis. CVST Study Group. Lancet 1996;348:1623–1625.

De Bruijn SF, Stam J, Vandenbroucke JP. Increased risk of cerebral venous sinus thrombosis with third-generation oral contraceptives. Cerebral Venous Sinus Thrombosis Study Group. Lancet 1998;351:1404.

DiNubile MJ, Boom WH, Southwick FS. Septic cortical thrombophlebitis. J Infect Dis 1990;161:1216–1220.

Einhäupl K, Stam J, Bousser MG, De Bruijn SF, Ferro JM, Martinelli I, Masuhr F. EFNS guideline on the treatment of cerebral venous and sinus thrombosis in adult patients. Eur J Neurol 2010:17:1229–1235.

Einhäupl KM, Villringer A, Meister W, Mehraein S, Garner C, Pellkofer M, Haberl RL, Pfister HW, Schmiedek P. Heparin treatment in sinus venous thrombosis. Lancet 1991:338:597–600.

Ferro JM, Canhao P, Bousser MG, Stam J, Barinagarrementeria F. Early seizures in cerebral vein and dural sinus thrombosis: risk factors and role of antiepileptics. Stroke 2008;39:1152–1158.

Ferro JM, Canhao P, Stam J, Bousser MG, Barinagarrementeria F. Prognosis of cerebral vein and dural sinus thrombosis: results of the International Study on Cerebral Vein and Dural Sinus Thrombosis (ISCVT). Stroke 2004;35:664–670.

Ferro JM, Canhao P, Stam J, Bousser MG, Barinagarrementeria F, Massaro A, Ducrocq X, Kasner SE. Delay in the diagnosis of cerebral vein and dural sinus thrombosis: influence on outcome. Stroke 2009;40: 3133–3138.

Girot M, Ferro JM, Canhao P, Stam J, Bousser MG, Barinagarrementeria F, Leys D. Predictors of outcome in patients with cerebral venous thrombosis and intracerebral hemorrhage. Stroke 2007;38:337–342.

Groden C, Zeumer H. Treatment of thrombosis of intracranial veins and sinuses. In: Byrne JV. Interventional Neuroradiology, Oxford: Oxford University Press; 2002.pp331–344.

Haberl R. Hirnvenen- und Sinusthrombose. In: Diener H, Putzki N, eds. Leitlinien für die Diagnostik und Therapie in der Neurologie. Stuttgart: Thieme, 2008.

Holst AG, Jensen G, Prescott E. Risk factors for venous thromboembolism: results from the Copenhagen City Heart Study. Circulation 2010;121:1896–1903.

Kearon C, Kahn SR, Agnelli G, Goldhaber S, Raskob GE, Comerota AJ. Antithrombotic therapy for venous thromboembolic disease: American College of Chest Physicians Evidence-Based Clinical Practice Guidelines (8th Edition). Chest 2008;133:454S–545S.

Kesler A, Hadayer A, Goldhammer Y, Almog Y, Korczyn AD. Idiopathic intracranial hypertension: risk of recurrences. Neurology 2004;3:1737–1739.

Kosinski CM, Mull M, Schwarz M et al. Do normal D-dimer levels reliably exclude cerebral sinus thrombosis? Stroke 2004;35:2820–2825.

Lamy C, Hamon JB, Coste J, Mas JL. Ischemic stroke in young women: risk of recurrence during subsequent pregnancies. French Study Group on Stroke in Pregnancy. Neurology 2000;55:269–274.

Lanska DJ, Kryscio RJ. Risk factors for peripartum and postpartum stroke and intracranial venous thrombosis. Stroke 2000;31:1274–1282.

Lanterna LA, Gritti P, Manara O, Grimod G, Bortolotti G, Biroli F. Decompressive surgery in malignant dural sinus thrombosis: report of 3 cases and review of the literature. Neurosurg Focus 2009:26:E5.

Leach JL, Fortuna RB, Jones BV, Gaskill-Shipley MF. Imaging of cerebral venous thrombosis: current techniques, spectrum of findings, and diagnostic pitfalls. Radiographics 2006;26(Suppl 1):19–41.

Levine SR, Twyman RE, Gilman S. The role of anticoagulation in cavernous sinus thrombosis. Neurology 1988: 38:517–522.

Linn J, Michl S, Katja B, Pfefferkorn T, Wiesmann M, Hartz S, Dichgans M, Bruckmann H. Cortical vein thrombosis: the diagnostic value of different imaging modalities. Neuroradiology 2010;52:899–911.

Linn J, Pfefferkorn T, Ivanicova K et al. Noncontrast CT in deep cerebral venous thrombosis and sinus thrombosis: comparison of its diagnostic value for both entities. AJNR Am J Neuroradiol 2009;30:728–735.

Martinelli I, Bucciarelli P, Passamonti SM, Battaglioli T, Previtali E, Mannucci PM. Long-term evaluation of the risk of recurrence after cerebral sinus-venous thrombosis. Circulation 2010;121:2740–2746.

Masuhr F, Busch M, Amberger N, Ortwein H, Weih M, Neumann K, Einhaupl K, Mehraein S. Risk and predictors of early epileptic seizures in acute cerebral venous and sinus thrombosis. Eur J Neurol 2006;13:852–856.

Mehraein S, Ortwein H, Busch M, Weih M, Einhaupl K, Masuhr F. Risk of recurrence of cerebral venous and sinus thrombosis during subsequent pregnancy and puerperium. J Neurol Neurosurg Psychiatry 2003;74:814–816.

Nagaraja D, Rao B, Taly A, Subhash M. Randomized controlled trial of heparin in puerperal cerebral venous/ sinus thrombosis. Nagaraja D, Rao BSS, Taly AB, et al. Randomized controlled trial of heparin in puerperal cerebral venous/sinus thrombosis. Nimhans J 1995;13: 111–115. 1995.

Pfefferkorn T, Crassard I, Linn J, Dichgans M, Boukobza M, Bousser MG. Clinical features, course and outcome in deep cerebral venous system thrombosis: an analysis of 32 cases. J Neurol 2009;256:1839–1845.

Pohl C, Kredteck A, Bastians B, Hanfland P, Klockgether T, Harbrecht U. Heparin-induced thrombocytopenia in neurologic patients treated with low-molecular-weight heparin. Neurology 2005;64:1285–1287.

Preter M, Tzourio C, Ameri A, Bousser MG. Long-term prognosis in cerebral venous thrombosis. Follow-up of 77 patients. Stroke 1996;27:243–246.

Quinlan DJ, McQuillan A, Eikelboom JW. Low-molecular-weight heparin compared with intravenous unfractionated heparin for treatment of pulmonary embolism: a meta-analysis of randomized, controlled trials. Ann Intern Med 2004;140:175–183.

Rahman M, Velat GJ, Hoh BL, Mocco J. Direct thrombolysis for cerebral venous sinus thrombosis. Neurosurg Focus 2009;27:E7.

Sattari M, Lowenthal DT. Novel Oral Anticoagulants in Development: Dabigatran, Rivaroxaban, and Apixaban. Am J Ther 2010 June 9 [Epub ahead of print].

Selim M, Fink J, Linfante I, Kumar S, Schlaug G, Caplan LR. Diagnosis of cerebral venous thrombosis with echo-planar T2*-weighted magnetic resonance imaging. Arch Neurol 2002;59:1021–1026.

Shantsila E, Lip GY, Chong BH. Heparin-induced thrombocytopenia. A contemporary clinical approach to diagnosis and management. Chest 2009;135:1651–1664.

Southwick FS, Richardson EP, Jr.,Swartz MN. Septic thrombosis of the dural venous sinuses. Medicine (Baltimore) 1986;65:82–106.

Stam J. Thrombosis of the cerebral veins and sinuses. N Engl J Med 2005;352:1791–1798.

Stam J, De Bruijn SF, DeVeber G. Anticoagulation for cerebral sinus thrombosis. Cochrane Database Syst Rev 2002;CD002005.

Stam J, Ferro JM, Bousser MG. Thrombolysis or anticoagulation in cerebral venous thrombosis (TO-ACT). www.to-act-trial.org/publications (bisher nur im Internet abrufbar) 2010.

Stam J, Majoie CB, van Delden OM, van Lienden KP, Reekers JA. Endovascular thrombectomy and thrombolysis for severe cerebral sinus thrombosis: a prospective study. Stroke 2008;39:1487–1490.

Strupp M, Covi M, Seelos K, Dichgans M, Brandt T. Cerebral venous thrombosis: correlation between recanalization and clinical outcome – a long-term follow-up of 40 patients. J Neurol 2002;249:1123–1124.

Theaudin M, Crassard I, Bresson D et al. Should decompressive surgery be performed in malignant cerebral venous thrombosis?: a series of 12 patients. Stroke 2010;41: 727–731.

Wahrenbrock M, Borsig L, Le D et al. Selectin-mucin interactions as a probable molecular explanation for the association of Trousseau syndrome with mucinous adenocarcinomas. J Clin Invest 2003;112:853–862.

Yoshikawa T, Abe O, Tsuchiya K et al. Diffusion-weighted magnetic resonance imaging of dural sinus thrombosis. Neuroradiology 2002;44:481–488.

E 9 Therapie zerebraler vaskulärer Malformationen

*von I. Wanke, M. Forsting und C. Stapf**

E 9.1 Klinik

E 9.1.1 Vorbemerkungen

Zu den zerebralen vaskulären Malformationen gehören arteriovenöse Fehlbildungen, Kavernome und kapilläre Teleangiektasien. Bei den arteriovenösen Fehlbildungen muss unterschieden werden zwischen den pialen arteriovenösen Malformationen (AVM) des Gehirns und den duralen arteriovenösen Fisteln (DAVF). Bei Letzteren liegen durale arterielle zuführende Arterien vor, und der Shunt liegt innerhalb der Dura Mater bzw. zwischen den Durablättern. Kapilläre Teleangiektasien sind meist Zufallsbefunde und klinisch asymptomatisch.

E 9.1.2 Symptome

Etwa die Hälfte der AVM manifestiert sich durch eine intrakranielle Blutung (ICB, SAB). Die häufigsten, nicht blutungsbedingten Symptome sind epileptische Anfälle (30 %) und Kopfschmerzen (15 %) oder fokale neurologische Defizite (5 %).
Ein Großteil der Patienten mit DAVF ist asymptomatisch oder leidet an einem pulssynchronen Ohrgeräusch. Blutungen bei duralen AV-Malformationen kommen überwiegend dann vor, wenn kortikale Venen in die Drainage der DAVF einbezogen sind. Weniger häufig ist die Ausbildung eines vasogenen Hirnödems mit progressiver Pseudodemenz oder ein Hydrozephalus durch Volumenüberlastung des venösen Systems.
Kavernome werden klinisch durch epileptische Anfälle, symptomatische Thrombosen/Blutungen oder lokalisationsabhängige fokale neurologische Defizite auffällig; die Mehrheit kommt jedoch als asymptomatischer Zufallsbefund zur Darstellung (Labauge et al. 2007).

E 9.1.3 Einteilungen

Piale AVM werden nach der von Spetzler und Martin 1989 vorgeschlagenen Skala in fünf Grade eingeteilt. Das operative Therapierisiko nimmt mit steigendem Summenscore zu. Die Einteilung erlaubt hingegen keine Aussagen über das spontane Blutungsrisiko oder die behandlungsassoziierte Morbidität nach endovaskulärer Behandlung oder Radiotherapie.

Tab. E 9.1: Spetzler-Martin-Skala der pialen arteriovenösen Malformationen

Größe des Nidus	**Punkte**
< 3 cm	1
3–6 cm	2
> 6 cm	3
Venöse Drainage	
Äußere Venen	0
Innere Venen	1
Lage des Angioms	
Nicht-eloquente Hirnregion	0
Eloquente Hirnregion (Sprache, Sehen, Motorik ...)	1

Um das spontane Blutungsrisiko abschätzen und eine mögliche interventionelle Behandlung diskutieren zu können, muss eine Katheterangiographie durchgeführt und die Angioarchitektur der AVM entsprechend derzeitiger terminologischer Standards analysiert werden (Joint Writing Group 2001). Als Prädiktoren für ein erhöhtes Blutungsrisiko gelten eine tiefe Lage des AVM-Nidus, ausschließliche Drainage in tiefe Hirnvenen und rupturierte nidale Aneurysmen (Stefani et al. 2002, Stapf et al. 2006). Das spontane Blutungsrisiko unrupturierter AVM ist relativ niedrig (1 %/Jahr), wohingegen Patienten mit bereits stattgehabter Blutung ein bis zu fünfmal erhöhtes Rezidivblutungsrisiko haben (Halim et al. 2004). Dieses Blutungsrisiko ist während des ersten Jahres nach initialer Blutung mit bis zu 18 % am höchsten (Mast et al. 1995).

Bei DAVF orientiert sich die Einteilung von Cognard et al. (1995) an der venösen Drainage. Erfolgt die Drainage nicht primär in einen großen venösen Sinus, sondern entweder direkt in eine Brückenvene oder aber über den Sinus retrograd in kortikale Venen, ist das Blutungsrisiko erhöht und damit eine Therapieindikation gegeben.

Patienten mit einer Typ-I-Fistel haben einen gutartigen Krankheitsverlauf ohne Blutungskomplikationen. Patienten mit einer Fistel vom Typ IIa leiden in bis zu 20 % unter den Zeichen einer intrakraniellen Druckerhöhung. Patienten mit einer Fistel vom Typ IIb werden in etwa 10 % durch intrakranielle Blu-

* Autoren dieses Kapitels in der 5. Auflage: I. Wanke und M. Forsting.

Tab. E 9.2: Einteilung der duralen AV-Fisteln nach Cognard et al. (1995)

Grad I	AV-Kurzschluss mit venöser Drainage in einen großen duralen Sinus mit antegradem Fluss
Grad IIa	Mit Reflux im Sinus
Grad IIb	Reflux über den Sinus in kortikale Venen
Grad IIa + b	Reflux im Sinus und in kortikale Venen
Grad III	Direkte Drainage in eine kortikale Vene ohne venöse Ektasie
Grad IV	Direkte Drainage in eine kortikale Vene mit venöser Ektasie
Grad V	Drainage in eine spinale Vene

tungen auffällig. Die Häufigkeit von Blutungen bei Erstdiagnose beträgt 40 % bei Fisteln vom Typ III und 65 % bei Fisteln vom Typ IV. Der Typ V ist bei über 50 % der diagnostizierten Patienten mit einer progressiven Myelopathie assoziiert.

Kavernome bestehen in der Regel aus an Hämosiderin-reichen intraparenchymatösen Läsionen mit sinusoidalen Dilatationen postkapillärer Venen. Sie können jedoch selten auch im Rückenmark, an proximalen Hirnnervenstämmen, in der Retina oder sehr selten als kutane Manifestationen auftreten (Labauge et al. 2007). Die derzeitigen terminologischen Standards zur Einteilung und strukturierten Befundung sporadischer oder multipler Kavernome wurden von der Angioma Alliance vorgeschlagen (Al-Shahi Salman et al. 2008).

Tab E 9.3: Einteilung und Charakterisierung der Kavernome nach Al Shahi-Salman et al. (2008)

Klinisch	Symptomatisch • Epilepsie • Blutung • Kopfschmerzen	Asymptomatisch
Familiäre Vorgeschichte	Positiv • Stammbaum • Vererbungsmuster	Negativ
Genetischer Test	Positiv • CCM 1 (KRIT 1) • CCM 2 (MGC4607) • CCM 3 (PDCD10)	Negativ
Bildgebung	MRT (T1 +/– Kontrast, T2 und/oder FLAIR, T2* oder SWI)	
Anzahl	Multiple Kavernome Beschreibung: Lokalisationen	Einzelnes Kavernom Beschreibung: Lokalisation
Größe	Maximaler Kavernom-Durchmesser	
Blutung	Akute Blutung	Chronisches Hämosiderin-Depot
	• Extraläsionell • Intraläsionell	
DVA	Vorhanden (20–30 %)	Nicht vorhanden

E 9.1.4 Diagnostik

Bei rupturierter AVM zeigt die CT sehr genau parenchymale, eventuell subarachnoidale oder intraventrikuläre Blutkomponenten. Bei nicht rupturierten AVM kann die CT durchaus normal sein. In 20 % lassen sich jedoch Verkalkungen innerhalb der AVM erkennen. MR-tomographisch stellen sich die zu- und abführenden Gefäße einer AVM als typische tubuläre Strukturen mit einer Signalauslöschung in T2-gewichteter Sequenz dar. Im MRT können auch alte und kleinere Blutungen durch die Hämosiderinablagerung erkannt werden; auch die anatomische Zuordnung des AVM-Nidus ist einfacher.

Die zeitliche und örtliche Auflösung der MR-Angiographie ist jedoch nicht ausreichend, um potenzielle anatomische Risikofaktoren zu bewerten oder die Behandlungsstrategie zu planen (Takano et al. 1999, Giffith et al. 2000, Warren et al. 2001). Der Goldstandard in der Diagnostik, insbesondere in der prätherapeutischen Planung, ist nach wie vor die selektive Katheterangiographie. Den genauesten anatomischen Überblick über den Nidus erhält man jedoch nur durch superselektive Injektionen in einzelne zuführende Gefäße (Turjman et al. 1995). Eine DAVF kann mittels MR-Angiographie anhand der arterialisierten Venen diagnostiziert werden. Die Sonderform der Carotis-Cavernosus-Fistel (CCF) kann im CT oder MRT an der dilatierten Vena ophthalmica superior vermutet werden. Die Katheterangiographie in digitaler Subtraktionstechnik ist beim klinischen Verdacht auf das Vorliegen einer duralen AV-Fistel (z. B. pulssynchrones Ohrgeräusch) oder einer atypisch gelegenen intrazerebralen Blutung trotz negativer Schnittbildgebung dennoch obligat. Hierbei ist zu fordern, dass die Angiographie eine selektive Injektion in die A. carotis interna und externa beidseits und die Arteria vertebralis beidseits umfasst. Nur so können alle duralen Äste mit ausreichender Sicherheit dargestellt werden und eine potenziell gefährliche Fistel (s. Cognard Klassifikation) ausgeschlossen werden. Eine Globalinjektion in die A. carotis communis ist keinesfalls ausreichend, schon gar nicht eine Übersichtsangiographie aus dem Aortenbogen.

Zur Diagnosestellung eines Kavernoms oder einer zerebralen Kavernomatose gilt die kraniale mit obligater T2* (Gradientenecho) oder SWI-Sequenz als Goldstandard zum Nachweis assoziierter Hämosiderinablagerungen. Eine Kavernomblutung sollte entsprechend derzeit gültiger Standards nur im Rahmen eines klinisch-symptomatischen Ereignisses mit radiologischem Nachweis einer zeitlich assoziierten akuten Blutung diagnostiziert werden (Al Shahi-Salman et al. 2008). Nach Kontrastmittelgabe findet sich in 20–30 % eine venöse Entwicklungsanomalie (developmental venous anomaly, DVA) die im Allgemeinen keinen Einfluss auf den Spontanverlauf des Kavernoms hat, im Falle einer chirurgischen Kavernomexstirpation aber unbedingt erhalten werden sollte.

E 9.2 Verlauf

Der bedeutendste Risikofaktor für zukünftige AVM-Rupturen ist eine bereits früher aufgetretene AVM-Blutung: Bei unbehandelt gebliebenen Malformationen wurden bis zu 18 % Blutungsrezidive im ersten Jahr beobachtet. In der Folge besteht ein mittleres jährliches Blutungsrisiko von bis zu 5 %. Als weitere Risikofaktoren gelten zunehmendes Alter, eine tiefe AVM-Lokalisation, eine exklusive tiefe venöse Drainage sowie der angiographische Nachweis (insbesondere rupturierter) assoziierter Aneurysmata. Die AVM-Größe erwies sich in jüngeren Untersuchungen als weniger bedeutsam für die Prognose des langfristigen Rupturrisikos (Stefani et al. 2002, Stapf et al. 2006). Patienten mit unrupturierter AVM ohne die o. g. morphologischen Risikofaktoren scheinen ein eher geringes Blutungsrisiko um etwa 1 % pro Jahr zu haben (Halim et al. 2004, Hernesniemi et al. 2008).
Durch die fehlende kapillare Resistenz stellen zerebrale AVM ein arterielles Niederdrucksystem dar. Für AVM-Patienten bestehen daher keine Kontraindikationen gegen körperliche bzw. sportliche Aktivitäten. Auch Schwangerschaften scheinen die Wahrscheinlichkeit einer AVM-Ruptur nicht zu erhöhen (Finnerty et al. 1999). Nach den Daten von Horton (1990) ergibt sich auch keine erhöhte Blutungsgefahr bei vaginalen Geburten. Die Entscheidung zu einer Sectio sollte daher nicht durch das Vorhandensein einer AVM, sondern lediglich aufgrund gynäkologischer bzw. geburtshelferischer Faktoren indiziert werden.

Die Mehrzahl der DAVF tritt bei Frauen jenseits des 55. Lebensjahres auf. Eine Ausnahme bilden die DAVF der vorderen Schädelgrube, die aus unbekannten Gründen häufiger bei Männern auftreten und eine höhere Blutungswahrscheinlichkeit haben, weshalb eine rasche und radikale Therapie indiziert ist.

Kavernome haben ein spontan niedriges Blutungsrisiko von etwa 0,6 % pro Jahr (Labauge et al. 2001). Nach symptomatischer Kavernomblutung liegt dieses Risiko wahrscheinlich im Verlauf höher. Es gibt andererseits keinen Hinweis auf ein erhöhtes Risiko im Zusammenhang mit körperlichen oder sportlichen Aktivitäten. Hinsichtlich eines eventuell erhöhten Blutungsrisikos im Zusammenhang mit Schwangerschaften, der Einnahme von Thrombozytenaggregationshemmern oder von Antikoagulanzien ist die Datenlage derzeit unklar. Da sich eine Blutung häufig als Folge einer intraläsionalen Thrombose entwickelt, wird aktuell sogar eine blutverdünnende Therapie zum Schutz diskutiert.

E 9.2.1 Prävalenz und Inzidenz

Die Prävalenz zerebraler AVM wird derzeit auf zwischen 10–18/100 000 geschätzt (Al-Shahi et al. 2001, Berman et al. 2000) Drei prospektive bevölkerungsbasierte Studien suggerieren jährliche Detektionsraten von 1.0–1.4/100 000, mit jährlichen inzidenten AVM-Rupturen von 0,5–0,7/100 000 (Al-Shahi 2003, Stapf 2003, Gabriel et al. 2010). Familiäre AVM sind mit Ausnahme familiärer hämorrhagischer Telangiektasien (Rendu-Osler-Weber Syndrom) sehr selten (Van Beijnum et al. 2007) Radiologisch gesehen verändern sich zerebrale AVM über die Zeit nur unwesentlich (Minakawa et al. 1989). Über die Häufigkeit von DAVF liegen keine gut abgesicherten Zahlen vor. In der klinischen Erfahrung sind DAVF etwa 10-mal seltener als zerebrale AVM, die Dunkelziffer nicht diagnostizierter Durafisteln liegt jedoch aufgrund mangelnder Darstellbarkeit durch nichtinvasive bildgebende Verfahren wahrscheinlich wesentlich höher.
Sowohl frühere Autopsieserien als auch moderne MRT-Studien suggerieren eine Prävalenz zerebraler Kavernome zwischen 0,1 und 0,5 %. Je nach Referenzpopulation finden sich in 10–40 % der Fälle familiäre Häufungen genetisch determinierter, zerebraler Kavernomatosen (Labauge et al. 2007).

E 9.3 Therapeutische Prinzipien

Zur neurologischen und interventionellen Behandlung zerebraler vaskulärer Malformationen liegen noch keine abgeschlossenen prospektiven randomisierten Studien vor. Daher sind Aussagen zur Evidenzklasse und zu Empfehlungsstärken nicht möglich.

Von neurologischer Seite werden im Zusammenhang mit vaskulären Malformationen auftretende epileptische Anfälle oder chronische Kopfschmerzsyndrome symptomatisch entsprechend allgemeiner Therapiestandards behandelt. Synergistische Effekte moderner Antiepileptika zur Migräneprophylaxe bei Epilepsiepatienten sollten zur Medikamentenökonomie genutzt werden.

Hinsichtlich spezifischer interventioneller Behandlungsmethoden ist es grundsätzlich das therapeutische Ziel, die Gefäßmalformation aus der Zirkulation auszuschalten, um eine zukünftige Blutung zu verhindern. Dies kann bei AVM erreicht werden durch eine endovaskuläre Therapie und/oder mikrochirurgische Exstirpation und/oder eine stereotaktische Strahlentherapie. Die partielle Therapie einer AVM sollte kein Behandlungsziel sein, denn sie trägt ein Behandlungsrisiko, ohne Schutz vor einer Blutung zu gewähren.
DAVF sind gelegentlich einer chirurgischen, meist jedoch einer endovaskulären Therapie zugänglich.

Kavernome werden in der Regel neurochirurgisch exstirpiert.

Die Indikation zur interventionellen Behandlung sollte grundsätzlich von einem interdisziplinären Team (Neuroradiologie, Neurochirurgie, Strahlentherapie, Neurologie) getroffen werden, um für jede individuelle Malformation die beste Strategie auszuwählen. Die Wahl der Therapie für einen bestimmten Patienten hängt zum einen von der Größe, Komplexität und Lokalisation der Malformation ab, zum anderen sicher auch von den vor Ort verfügbaren Behandlungsmodalitäten. Allgemein besteht eine Behandlungsindikation für Malformationen, die durch ein Blutungsereignis symptomatisch geworden sind.
Hinsichtlich der Behandlung unrupturierter Malformationen ist die Datenlage derzeit unklar: Für Kavernome ohne symptomatische Blutung kann eine chirurgische Exhärese bei symptomatischer Größenzunahme oder therapieresistenter Epilepsie erwogen werden. Asymptomatische DAVF werden bei Vorliegen eines kortikalen (Typ IIb bis IV) oder spinalen (Typ V) Drainagetyps behandelt. Der Benefit der interventionellen Behandlung unrupturierter AVM ist derzeit ungewiss und Gegenstand einer laufenden, prospektiven, randomisierten Behandlungsstudie (ARUBA, clinicaltrials.gov: NCT00389181).

Nach der Spetzler und Martin-Einteilung ist die chirurgische Behandlung von AVM Grad I bis III mit einer geringen Morbidität assoziiert. Die chirurgische Behandlung von AVM Grad IV hat eine Behandlungsmorbidität von 31,2 % und bei Grad V sogar von 50 %. Spetzler und Martin selbst befürworten daher bei AVM Grad I und II die primär chirurgische Behandlung. Die anderen AVM sollten möglichst interdisziplinär, unter Umständen sogar in Kombination mit Embolisation, neurochirurgischer Operation und/oder stereotaktischer Strahlentherapie behandelt werden. Als Embolisationsmaterialen werden überwiegend Flüssigklebstoffe vom Typ des Acrylats, einem Gemisch aus Glubran® und Lipiodol oder auch Onyx®, verwendet. Die Embolisierung mit PVA-Partikeln ist heute nicht mehr indiziert. Hauptnachteil ist die hohe Rekanalisierungsrate nach PVA-Behandlungen. Die Anzahl der kompletten Ausschaltung einer AVM durch alleinige Embolisation, insbesondere bei AVM unter 3 cm, ist auf 40–70 % angestiegen (Valavanis et al. 2005, Picard et al. 2005). Neue Embolisate und die jetzt übliche intranidale Injektionstechnik gehen mit einer deutlichen Verbesserung der endovaskulären Heilungsrate einher.
Eine häufige Indikation zur endovaskulären Behandlung ist die präoperative Verkleinerung des AVM-Nidus. Ziel dieser Behandlung kann sein, eine bislang nicht operable AVM in eine operable AVM zu verwandeln oder aus einer höhergradigen AVM eine niedergradige AVM zu machen und damit die Operationsmorbidität und -mortalität deutlich zu senken. Wichtig ist in diesen Fällen eine genaue Absprache mit dem Operateur, um gemeinsam festzulegen, welche Feeder endovaskulär embolisiert werden sollten und welche Feeder neurochirurgisch besser zu erreichen sind. Hilfreich ist auch der präoperative Verschluss von intranidalen Aneurysmen. Anatomisch tief liegende AVM von weniger als 2,5 cm Durchmesser können mit oder ohne vorherige endovaskuläre Volumenreduktion durch stereotaktische Strahlentherapie behandelt werden.

Bei DAVF Typ I oder Typ IIa ist nach rein angiologischen Kriterien keine Behandlung indiziert. Bei subjektiven Beschwerden der Patienten (pulssynchroner Tinnitus) kann eine Embolisation zum Sistieren des Ohrgeräusches durchgeführt werden. Bei Fisteln ab dem Typ IIb ist die Behandlung aufgrund der erhöhten Blutungswahrscheinlichkeit indiziert und kann einen Verschluss des betroffenen Sinus-Segmentes erfordern – was in der Regel, solange genügend venöse Kollateralabflüsse für die Hirnzirkulation bestehen, gut toleriert wird.

Die Carotis-Cavernosus-Fistel (CCF) stellt eine Sonderform der DAVF dar und wird aufgrund angiographischer Kriterien nach Barrow in vier Gruppen eingeteilt (Barrow et al. 1985).

Tab. E 9.4: Einteilung der Carotis-Cavernosus-Fisteln

Typ A	Direkte Verbindung zwischen der transkavernösen ACI und dem Sinus cavernosus
Typ B	Meningealer Zufluss nur aus den Ästen der ACI
Typ C	Meningealer Zufluss nur aus den Ästen der ACE
Typ D	Gemischte Zuflüsse aus Ästen der ACI und ACE

Die meisten spontanen CCF gehören zum Typ D, wenn die Angiographie entsprechend gezielt durchführt wurde. Diese Fisteln führen häufig zu einer Protrusio bulbi mit Visusminderung und einer Ophthalmoplegie, seltener manifestieren sie sich als Blutung. Es können die üblichen transarteriellen oder transvenösen Zugänge gewählt werden, um mithilfe von Flüssigembolisaten und/oder Coils (venös) einen definitiven Verschluss zu erreichen. Bei einigen Patienten führt nur eine kombinierte transarterielle und transvenöse Behandlung zum Erfolg. (Theaudin 2007). Die Behandlungsstrategie der traumatischen CCF richtet sich bei diesem Typ nach dem Ausmaß der Verletzung der Arteria carotis interna. Bei langstreckigen Verletzungen wird es selten möglich sein, die ACI zu erhalten. Bei akutem Auftreten neurologischer Ausfälle sollte in jedem Fall die Therapie schnellstmöglich durchgeführt werden.

E 9.4 Pragmatische Therapie

Die neurologische Behandlung der im Zusammenhang mit vaskulären Malformationen auftretenden epileptischen Anfälle oder chronische Kopfschmerzsyndrome ist symptomatisch und folgt den allgemeinen Therapiestandards (s. Kap. A3 und C1). Synergistische Effekte moderner Antiepileptika zur gleichzeitigen Migräneprophylaxe bei Epilepsiepatienten sollten zur Medikamentenökonomie genutzt werden.

E 9.4.1 Anästhesie

Die chirurgische Behandlung zerebraler Gefäßmalformationen findet in Allgemeinanästhesie statt. Die endovaskuläre Therapie arteriovenöser Malformationen wird praktisch ausschließlich in Intubationsnarkose durchgeführt. Einige Gruppen arbeiten bei AVM unter Lokal- oder intermittierender Allgemeinanästhesie, wenn ein neurovaskulärer Funktionstest (superselektiver Wada-Test mittels Amytal-Injektionen) durchgeführt wird. Bei diesem Test wird eine geringe Menge eines Barbiturates in einen AVM-Feeder gespritzt, um einen eventuell nachteiligen Embolisationseffekt in Gefäßen funktionell wichtiger Hirnareale zu simulieren (Lazar et al. 1997). Die stereotaktische Strahlentherapie wird in der Regel unter Lokalanästhesie zur Anbringung des Stereotaxierahmens durchgeführt.

E 9.4.2 Komplikationen

Die häufigste und neurologisch bedeutendste Komplikation der Embolisation einer AVM ist die akute peri- bzw. postinterventionelle Blutung. Ischämische Komplikationen aufgrund einer inadäquaten Embolisation von gesunden Arterien oder von sog. »en passage«-Gefäßen sind deutlich seltener. Die akute postinterventionelle Blutung hat vielfältige Ursachen. Ein erhöhtes Risiko für diese Komplikationen besteht sicher bei einem Verschluss von drainierenden Venen, sei es durch das Embolisat oder im Zuge einer postinterventionellen, durch Minderfluss bedingten venösen Thrombose. Trotz der immer glatteren Katheteroberflächen kann es, besonders bei Verwendung von Acrylaten oder Onyx®, in seltenen Fällen noch zu einem Festkleben bzw. Festhängen des Katheters im zuführenden Gefäß kommen. Auch intraprozedurale Gefäß- oder Aneurysmarupturen gehören zum Behandlungsrisiko.

Im Bereich der chirurgischen AVM-Behandlung wurde das Konzept des Overload-Phänomens (normal perfusion pressure breakthrough) von Spetzler et al. (1978) als die schlagartige Flussverminderung nach Resektion einer AVM bei fehlender Autoregulation und nachfolgendem Hirnödem oder Blutung beschrieben. Möglicherweise sind einige dieser Blutungen auch durch die Ruptur eines intranidalen Aneurysmas nach nur partiellem Verschluss einer AVM bedingt. Ist es zu einer Komplikation mit Blutung gekommen, muss das Hämatom zusammen mit dem eventuell verbleibenden AVM-Rest neurochirurgisch ausgeräumt werden.

Das grundsätzliche Vorgehen bei einer DAVF ist der endovaskuläre Verschluss der Fistelzone mit einem permanenten Klebstoff. Besonders bei Embolisationen im Externagebiet bzw. in duralen Ästen ist eine sehr genaue Kenntnis der extra-intrakraniellen Anastomosen erforderlich. Außerdem werden eine Reihe von Hirnnerven über durale Gefäße versorgt, sodass Embolisationen proximal dieser Gefäßabgänge zu bleibenden Hirnnervenausfällen führen können. Auch Embolisationen an Gefäßen der A. carotis externa sollten daher nur in besonders erfahrenen Zentren durchgeführt werden.

Das neurologische Risiko der chirurgischen Kavernombehandlung liegt im Allgemeinen um 5–10 % (Tarnaris et al. 2008), wobei Hirnstammkavernome naturgemäß das höchste Behandlungsrisiko aufweisen. Behandlungsindikationen bestehen für Kavernome nach symptomatischer Blutung, bei symptomatischer Größenzunahme und therapieresistenter Kavernom-assoziierter Epilepsie. Bei Vorliegen einer venösen Entwicklungsanomalie (DVA) muss diese bei der Kavernomentfernung erhalten bleiben. Bei Patienten mit zerebraler Kavernomatose sollte wegen der zu erwartenden lebenslangen Neubildung von Kavernomen die chirurgische Indikation zurückhaltend gestellt werden. Nach schlechten therapeutischen Ergebnissen (Pollock et al. 2000, Mathiesen et al. 2003) wird die Kavernombehandlung mittels stereotaktischer Strahlentherapie derzeit weniger empfohlen.

E 9.5 Literatur

Al-Shahi R, Warlow C. A systematic review of the frequency and prognosis of arteriovenous malformations of the brain in adults. Brain 2001;124:1900–1926.

Al-Shahi R, Bhattacharya JJ, Currie DG, et al. Stroke 2003; 34:1163–1169.

Al-Shaauthor Salman R, Berg MJ, Morrison L, Awad IA; on behalf of the Angioma Alliance Scientific Advisory Board.Hemorrhage from cavernous malformations of the brain. Definition and reporting standards. Stroke 2008;39:3222.

Barrow D, Spector R, Braun I, Landmann J, Tindall S, Tindall G. Classification and treatment of spontaneous carotid sinus fistula. J Neurosurg 1985;62:248–256.

Berman M, Sciaca R, Pile-Spellman J, et al. The epidemiology of brain arteriovenous malformations. Neurosurgery 2000;47:389–396.

Brown, R, Wiebers, D, Torner J, O'Fallon W. Frequency of intracranial hemorrhage as presenting and subtype analyses: a population based study of intracranial vascular malformations in Olmsted Country, Minnesota. J Neurosurg 1997;85:29–32.

Cognard C, Gobin YP, Pierot L, et al. Cerebral dural arteriovenous fistulas: clinical and angiographic correlation with a revised classification of venous drainage. Radiology 1995;194:671–680.

Finnerty J, Chisholm C, Chapple H, et al. Cerebral arteriovenous malformation in pregnancy: Presentation and neurologic, obstetric and ethical significance. Am J Obstet Gynecol 1999;181:296–303.

Gabriel RA, Kim H, Sidney S, et al. Ten-year detection rate of brain arteriovenous malformations in a large, multiethnic, defined population. Stroke 2010;41;21–26.

Griffiths P, Hoggard N, Warren D, et al. Brain arteriovenous malformations: Assessment with dynamic MR digital subtraction angiography. AJNR 2000;21:1892–1899.

Halim A, Johnston C, Singh V, et al. Longitudinal risk of intracranial hemorrhage in patients with arteriovenous malformation of the brain within a defined population. Stroke 2004;35:1697–1702.

Hartmann A, Mast H, Mohr JP, et al. Determinants of staged endovascular and surgical treatment outcome of brain arteriovenous malformations. Stroke 2005;36: 2431–2435.

Hernesniemi JA, Dasht R, Juvela S, et al. Natural history of brain arteriovenous malformations. A long-term follow-up study of risk of hemorrhage in 238 patients. Neurosurgery 2008;63:823–831.

Horton J, Chambers W, Lyons S, et al. Pregnancy and the risk of hemorrhage from cerebral arteriovenous malformations. Neurosurgery 1990;27:867–872.

Jellinger K. Vascular malformations of the central nervous system: a morphological overview. Neurosurg Rev 1986; 9:177–216.

Joint Writing Group of the Technology Assessment Committee American Society of Interventional and Therapeutic Neuroradiology; Joint Section on Cerebrovascular Neurosurgery a Section of the American Association of Neurological Surgeons and Congress of Neurological Surgeons; Section of Stroke and the Section of Interventional Neurology of the American Academy of Neurology. Reporting Terminology for Brain Arteriovenous Malformation Clinical and Radiographic Features for Use in Clinical Trials. Stroke 2001;32:1430–1442.

Labauge P, Brunereau L, Laberge S andHoutteville JP. Prospective follow-up of 33 asymptomatic patients with familial cerebral cavernous malformations. Neurology 2001;57;1825–1828.

Labauge P, Denier C, Bergametti F, Tournier-Lasserve E. Lancet Neurology 2007;6:237–244.

Lazar RM, Marshall RS, Pile-Spellman J, Hacein-Bey L, Young WL, Mohr JP, Stein BM. Anterior translocation of language in patients with left cerebral arteriovenous malformation. Neurology 1997;49:802–808.

Mast H, Young WL, Koennecke HC, et al. Risk of spontaneous haemorrhage after diagnosis of cerebral arteriovenous malformation. Lancet 1997;350:1065–1068.

Mathiesen T, Edner G, Kihlström L. Deep and brainstem cavernomas. J Neurosurg 2003;99:31–37.

Minakawa T, Tanaka R, Koike T, et al. Angiographic follow-up study of cerebral arteriovenous malformations with reference to their enlargement and regression. Neurosurgery 1989;24:68–74.

Picard L, Bracard S, Anxionnat R, Lebedinsky A, Finitsis S. Brain AVM embolization.Retrospective study concerning 728 patients followed between 1984 and 2004. Intervent Neuroradiol 2005;11:45–50.

Pollock BE, Garces YI, Stafford SL, Foote RL, Schomberg PJ, Link MJ. Stereotactic radiosurgery for cavernous malformations. J Neurosurg 2000;93:987–991.

Spetzler R, Hargraves R, McCormick P, et al. Relationship of perfusion pressure and size to risk of hemorrhage from arteriovenous malformations. J Neurosurg 1992; 76:918–923.

Stapf C, Mast H, Sciacca RR, et al. The New York Islands AVM Study: Design, study progress and initial results. Stroke 2003;34:E29–33.

Stapf C, Mast H, Sciacca RR, et al. Predictors of hemorrhage in patients with untreated brain arteriovenous malformation. Neurology 2006;66:1350–1355.

Stefani M, Porter P, terBrugge K, Montanera W, Willinksy R, Wallace M. Large and deep brain arteriovenous malformations are associated with risk of future hemorrhage. Stroke 2002a;33:1220–1224.

Takano K, Utsunomiya H, Ono H, et al. Dynamic contrast-enhanced subtraction MR angiography in intracranial vascular abnormalities. Eur Radiol 1999;9:1909–1912.

Tarnaris A, Fernandes RP, Kitchen ND. Does conservative management for brain stem cavernomas have better long-term outcome? Brit J Neurosurg 2008;22:748–757.

Theaudin M, Saint-Maurice JP, Chapot R, et al. Diagnosis and treatment of dural carotid-cavernous fistulas: a consecutive series of 27 patients. J Neurol Neurosurg Psychiatry 2007;78:174–179.

Turjman F, Massoud T, Vinuela F, Sayre J, Guigliemi G, Duckwiler G. Correlation of the angioarchitectural features of cerebral arteriovenous malformations with clinical presentation of hemorrhage. Neurosurgery 1995;37: 856–862.

Valavanis A, Pangalu A, Tanaka M. Endovascular treatment of cerebral ateriovenous malformations with emphasis on the curative role of embolisation. Intervent Neuroradiol 2005;11:37–43.

Van Beijnum J, van der Worp HB, Schippers HM, et al. Familial occurrence of brain arteriovenous malformations: a systematic review. J Neurol Neurosurg Psychiatry 2007;78:1213–1217.

Warren D, Hoggard N, Radatz M, et al. Cerebral arteriovenous malformations: comparison of novel magnetic resonance angiographic techniques and conventional catheter angiography. Neurosurgery 2001;48:973–983.

E 9

E 10 Bildgebende Diagnostik und Therapie spinaler, vaskulärer Malformationen

*von I. Wanke, M. Westphal und D. A. Rüfenacht**

Abkürzungsverzeichnis

ASA	Arteria spinalis anterior
ASP	Arteria spinalis posterior
AV	arteriovenös
AVF	arteriovenöse Fistel
AVM	arteriovenöse Malformation
BDAVF	zerebrale durale arteriovenöse Fistel
RM	Rückenmark
SAVF	spinale arteriovenöse Fistel
SAVM	spinale arteriovenöse Malformation
SDAVF	spinale durale arteriovenöse Fistel
VHT	venöse Hypertension

Das vorliegende Kapitel soll eine konzise Übersicht der aktuellen Konzepte geben, einen Bestimmungsschlüssel der Gefäßläsionen mittels bildgebender Diagnostik bieten und einen Überblick über von den Autoren derzeit angewandten minimalinvasiven endovaskulären und mikrochirurgischen Techniken.

E 10.1 Klinik

Mechanismen der Symptombildung am Rückenmark bei Gefäßläsionen: Am häufigsten kommt es über verschiedene Mechanismen zu Störungen des Wasserhaushalts am Rückenmark, zu Ödembildung und so zu neurologischen Ausfällen. Das dynamische Gleichgewicht eines durch eine Gefäßläsion betroffenen Gefäßabschnitts kann durch Störungen der vaskulären Biomechanik oder Biologie dekompensieren, die Funktion des Gefäßsystems oder das betroffene Organ direkt schädigen und damit zur Symptombildung am Rückenmark führen. Diese Störungen sind oft als Folge von Ermüdungserscheinungen der Gefäßwände oder von Entgleisungen biologischer Signale und deren Konsequenzen auf die Gefäßwand zu sehen.

Gefäßreiche Läsionen am Rückenmark werden am häufigsten durch Zirkulationsstörungen, seltener durch intra- oder extramedulläre Blutungen (SAB), deren Folgeerscheinungen (inkl. Arachnoida-Vernarbungen) oder durch raumfordernde Effekte manifest. Entsprechend äußern sich die verschiedenen Schädigungen am Rückenmark resp. an den Nervenwurzeln klinisch durch neurologische Reiz- oder Ausfallerscheinungen.

Tab. E 10.1: Von der Gefäßläsion zur Symptombildung

Biomechanische Mechanismen

Erhöhter Flow führt zur Erweiterung des Gefäßlumens.

Arterien: Flow-bedingte Entwicklung von arteriellen Aneurysmen

Venen: Flow-bedingte Entwicklung von venösen Ektasien

→ Erweiterte Gefäßabschnitte können rupturieren oder durch ihre Pulsationen im anliegenden Nervengewebe zur Irritation einer Nervenwurzel (Funktionsausfall, Schmerzen) oder Liquorresorptionsstörung (Rückenmarködem angrenzend zu intramedullären Gefäßektasien) führen.

Erhöhter Druck führt zur Verdickung der Gefäßwand.

Venolen: Behinderung der Rückresorption von Flüssigkeit mit konsekutiver Ödembildung im Rückenmark

Venen: Ausbildung von Stenosen und Verschlüssen an Engstellen (z. B. Duradurchtrittsstellen der normalen radikulären Venen)

→ Verminderte Compliance der Venenwand oder der Verschluss radikulärer Venen führt zum Flüssigkeitsrückstau im medullären venösen System und über erhöhten Druck zu konsekutiv geschädigter Funktion der kapillären und venösen Gefäßwandabschnitte.

Biomechanische/Biologische gekoppelte Mechanismen

Überhöhter Shear (Reibung des Blutflusses am Endothel) führt zur Schädigung des Endothels und der Lamina elastica interna.

Erniedrigter Shear führt zum Zerfall der Endothelfunktion und Endothelschicht, was z. B. über eine geschädigte Gefäßwand und Exposition der extrazellulären Matrix zur Thrombusbildung in Gefäßabschnitten mit langsamem Blutfluss führen kann.

Biologische Mechanismen

Proteolytische Enzyme des Thrombus führen z. B. zur Degradierung der Gefäßwand, was in Aneurysmen oder venösen Ektasien eine Ruptur vorbereiten kann.

Ein Großteil der Läsionen wirkt über Ödembildung. Ein Kongestionsödem und entsprechende Symptome entwickeln sich langsam, oft schrittweise bei duralen AV-Fisteln (Thron 2001) oder kleinen perimedullären Fisteln (Tomlinson et al. 1993). Die meist langsame Entwicklung myelopathischer Symptome steht einer raschen Diagnose oft im Wege und verleitet bei dem typischerweise älteren Patientengut in der Regel dazu, in Richtung degenerativer Erkrankungen zu denken, was mitunter zu unnötigen und erfolglosen

* Autoren dieses Kapitels in der 5. Auflage: A. K. Thron und T. Krings.

Dekompressions- resp. gar Stabilisationsoperationen führen kann. Oftmals wird das Vorhandensein einer medullären venösen Hypertension (VHT) lange verkannt und die Compliance der Rückenmarkdrainage weiter strapaziert bis ein crescendoartig einsetzendes Transversalsyndrom schließlich zur bildgebenden Diagnostik der Konsequenzen einer VHT des Rückenmarks mittels MRT führt.

Spinale Gefäßmissbildungen mit größerem AV-Shunt können zur Entwicklung von pulsierenden, raumfordernden venösen Ektasien und zu Liquorresorptionsstörung führen und so durch eine Myelopathie mit Ödembildung symptomatisch werden; seltener auch durch ein spontanes Blutungsereignis wegen Ruptur der venösen Ektasie.

Anders zeigt sich die Symptomatik bei Kavernomen. Hier kommt es in der Regel zu Thrombosen und dadurch zur Schwellung und angrenzenden Mikroblutungen (Tomlinson et al. 1994) mit unspezifischen, klinisch meist sensorischen Symptomen, die sich nach kurzer Zeit bessern und oft bildgebend nicht evaluiert werden. Kommt es bei den durch rezidivierende Blutungen größer werdenden Kavernomen zu einer manifesten Raumforderung, persistieren die Symptome. Den Mikroblutungen stehen die intramedullären Blutungen gegenüber, die akut raumfordernd ein mehr oder weniger ausgeprägtes Transversalsyndrom oder eine Brown-Sequard-Symptomatik hervorrufen oder auch nur eine monoradikuläre Parese, je nach Lage im Rückenmark. Intramedulläre Blutungen sind ein wegweisendes Kriterium im Rahmen des Bestimmungsschlüssels.

Hämangioblastome, die häufigsten vaskulären Tumore des Rückenmarks, können auch spezifische Symptome entwickeln. Sie wirken durch ein periläsionales Ödem bzw. nicht selten durch eine Syrinxbildung mit der typischen subtilen, langsam einsetzenden klinischen Manifestation, die oft erst bei erheblicher Ausprägung zur Diagnostik führt. Blutungen sind extrem selten und meist vom subarachnoidalen Typ (de San Pedro et al. 2010).

Gefäßläsionen im Epiduralraum oder an den Spinalkanal angrenzenden Strukturen, wie z. B. der Vena cava, oder im intrakraniellen Raum können über Einbezug des medullären venösen Systems zu Zirkulationsstörungen am Rückenmark führen. Eine Störung der Zirkulation kann im Rückenmark fernab der eigentlichen Lokalisation der Gefäßläsion zustande kommen.

E 10.1.1 Bestimmungsschlüssel der spinalen Gefäßläsionen für die diagnostische Bildgebung

Die im Rahmen der Konzepte erwähnten morphologischen Veränderungen lassen sich am besten mittels Kernspintomographie und Katheterangiographie, weniger mit der Computertomographie erfassen und zur Klassifizierung der Gefäßläsion verwenden. In der Folge werden diese Kriterien in der Form eines Bestimmungsschlüssels erarbeitet.
Grundlage dazu ist die Fähigkeit, die für die Anwendung des Bestimmungsschlüssels notwendigen morphologischen Kriterien zuverlässig erkennen und anwenden zu können. Dazu gehören:

- Identifikation der Spinalarterien, insbesondere der zuführenden radikulären Äste der Arteria spinalis anterior respektive Arteria spinalis posterior (**Abb. E 10.1**).
- Identifikation von Lage (intramedullär, extramedullär, extrathekal) und Größe (klein, mittelgroß, groß) des AV-Fistelpunkts (**Abb. E 10.2**, **Abb. E 10.3**).
- Identifikation des Gefäßbildmusters (medulläre Venen, radikuläre Venen, venöse Ektasien) und der Zirkulationsgeschwindigkeit (AVF mit arterialisierter jedoch verlangsamter Zirkulation (VHT, Abflussbehinderung); AVF mit rasch zirkulierendem Venenbild (multiple AVF einen AVM-Nidus formend; vereinzelte AVF ohne Nidus) (**Abb. E 10.4**).
- Identifikation intramedullärer Signalanomalien (MRT) – durch VHT-Hypostase bedingtes Ödem; segmentale Ödembildung bei Liquorresorptionsstörung durch lokal pulsierende Gefäßkonvolute; blutungsbedingte, medulläre Signalstörungen, intramedulläre Liquorresorptionsstörung mit Ausbildung einer Syrinx (**Abb. E 10.5**).

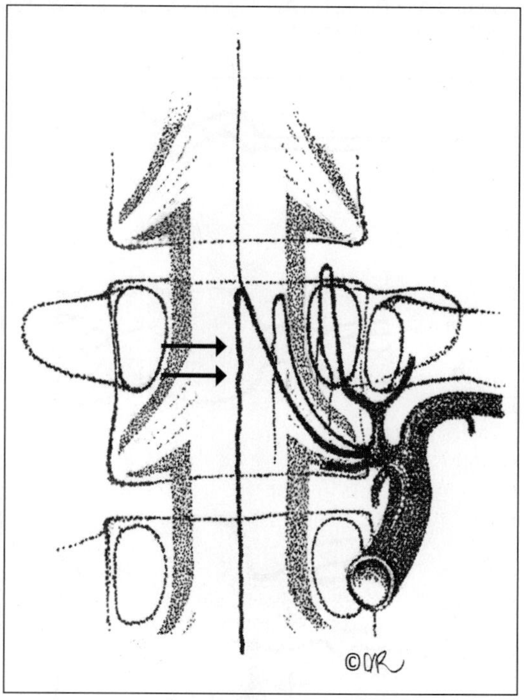

Abb. E 10.1: Identifikation der spinalen Arterien. Darstellung der ASA (Doppelpfeil) in der Mittellinie, mit typischem, haarnadel-konfiguriertem Verlauf kaudal des radikulomedullären Zuflusses. Typisch ist auch ein schmächtigerer Ast, der kranialwärts zieht. Die Lokalisation der radikulomedullären, die ASA hauptversorgenden Adamkiewicz-Arterie ist meist auf einer Höhe zwischen BWK6 und LWK2 und häufiger links als rechts. Auch ein schmächtiger, radikulomedullärer Zufluss zur ASP ist hier dargestellt (Pfeil), mit paramedianem Verlauf in Projektion auf den Spinalkanal. Der Verlauf der radikulomedullären Zuflüsse kommt entlang der Nervenwurzel zur Darstellung und in Projektion unter dem Pedikel des Wirbels. Dagegen ist ein Verlauf einer »haarnadel-ähnlichen« Arterie in Projektion zum Wirbelpedikel (Pfeilspitze) charakteristisch für einen dorsalen muskulären Ast.

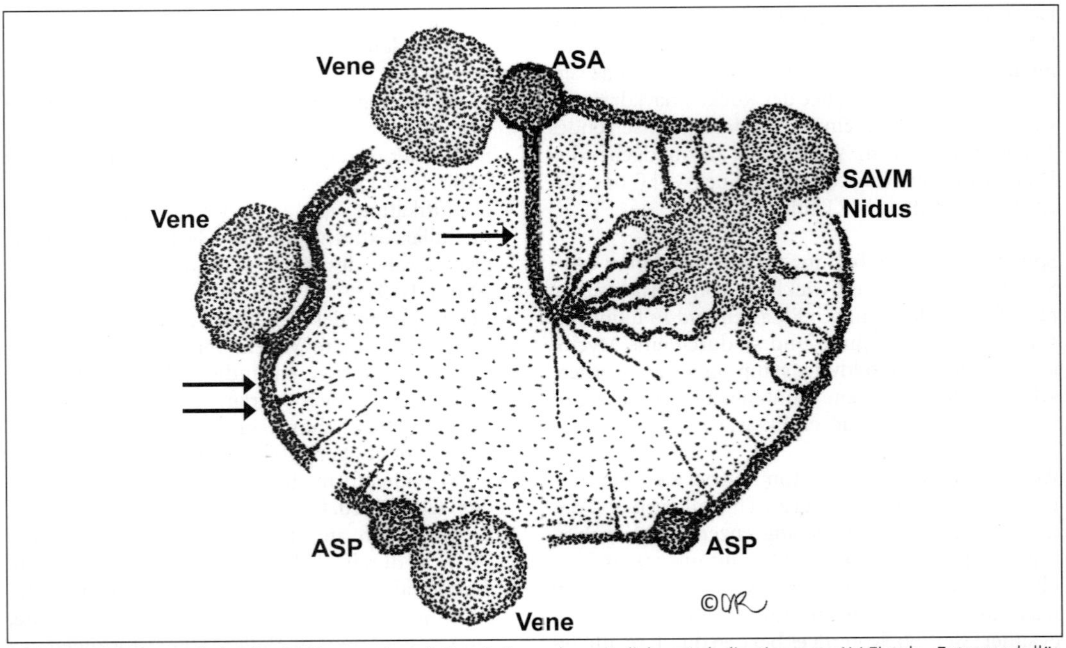

Abb. E 10.2: Querschnitt des Rückenmarks mit Darstellung der möglichen Lokalisation von AV-Fisteln. Extramedullär (SAVF): bei arterieller Versorgung direkt über die ASA, ASP oder perimedulläre Arterien (links). Intramedullär (SAVM): bei arterieller Versorgung vorwiegend über die ASA (Mitte oben) und Nachweis intramedullärer, multipler kleiner AV-Fisteln an Ästen aus einer Art. sulcocommissuralis (Pfeil) oder aus einer perimedullären Verbindung (Doppelpfeil) der ASA und ASP. Die vielen AVF fügen sich zu einer SAVM zusammen und präsentieren sich als Nidus (Glomus). Drainage zur Rückenmarkoberfläche.

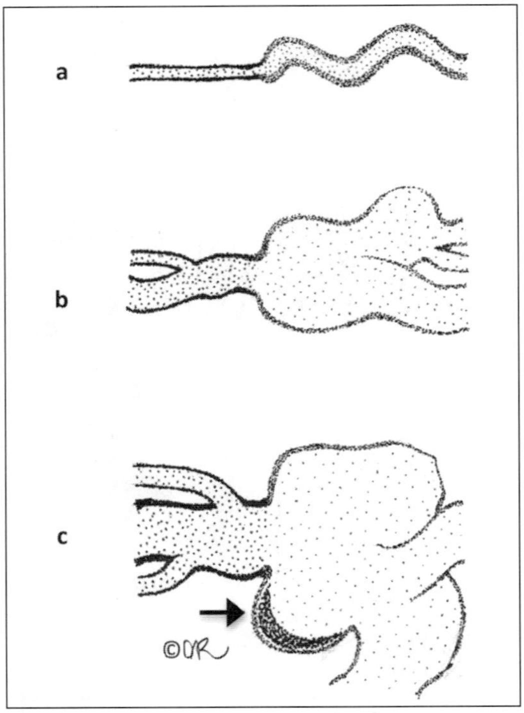

Abb. E 10.3: Verschiedene AV-Fistelgrößen.

a) Kleine (1–3 mm) AV-Fistel mit erhöhtem Druck und Wandverdickung in der Vene, konsekutiv reduzierter Compliance und schrittweiser Etablierung einer VHT am RM.
b) Mittelgroße (3–6 mm) AV-Fistel mit v. a. erhöhtem Fluss und großer venöser Ektasie; es ist eine Wandverdünnung auf der venösen Seite eingetreten.
c) Große (>6 mm) AV-Fistel mit sehr großer venöser Ektasie und wandständiger Thrombose (Pfeil), was zu einer weiteren Degradierung der Wandqualität führen kann.

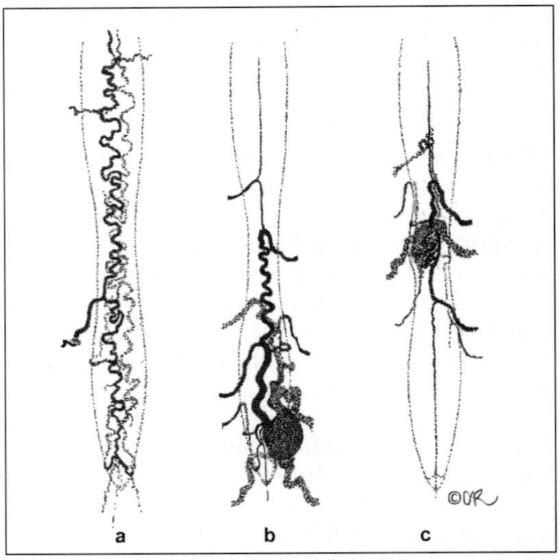

Abb. E 10.4: Verschiedene Gefäßmuster der Läsionen am RM.

a) SDAVF mit arterieller Versorgung über eine Segmentarterie und Arterialisierung, aber langsam fließendem, venösen Abfluss. Die intraduralen Venen sind dabei fast immer vermehrt geschlängelt und befinden sich an der dorsalen und ventralen Oberfläche des Rückenmarks. Es fehlen die normal drainierenden radikulären Venen, was zur medullären VHT führt.
b) SAVF mit flussabhängiger, großer venöser Ektasie extramedullär. Die Versorgung der SAVF vollzieht sich über mehrere radikuläre Zuflüsse zur ASA und ASP, die dilatiert und vermehrt elongiert sind. Rasche Zirkulation und Drainage durch, je nach AVF-Größe, stark erweiterte und elongierte radikuläre Venen.
c) SAVM mit Nidus (Glomus) intramedullär, erkennbar an der umschriebenen Vorwölbung des Rückenmarks. In der Regel größenabhängig, zunehmend rasche Zirkulation und Drainage durch stark erweiterte und elongierte radikuläre Venen.

Tab. E 10.2: Bestimmungsschlüssel

Bestimmungsschlüssel spinaler Gefäßmissbildungen						
MRT	1 **SDAVF** 2 **BDAVF** mit spinaler Drainage 3 medullär-venöser Aufstau bedingt durch **Reflux aus epiduralen Venen**	4 **SAVF/ SAVM klein**	5 **SAVF mittel und groß**	6 **SAVM mittel und groß**	7 **Tumor**	8 **Kavernom**
Blutung subarachnoidal	0	0	X	X	X	0
Blutung (resp. Thrombose) intramedullär und Ödem	0	0	0	X	(X)	X (Thrombose)
sympt. venöse Hypertension: Ödem vom Konus aufwärts	X	X	0	0	0	0
Ödem nur zervikal (sehr selten)	X	0	0	0	0	0
fortgeschr. venöse Hypertension: Ödem/Infarkt	X	X	0	0	0	0
venöse Hypertension mit Atrophie	X	X	0	0	0	0
Ödem angrenzend an venöse Ektasie/Raumforderung	0	0	X	X	X, evtl. mit Syrinx	X
MRT mit KM						
umschriebene KM-Aufnahme (intra-/extramedulläre Läsion)	X (Venen)	x (Venen)	0	0	X	X
fleckförmig irreguläre KM-Aufnahme bei venösem Infarkt (Rückenmark, Nervenwurzeln)	X	X	0	0	0	0
DSA/MRA						
einheitliche Gefäßgröße 1–3 mm an RM-Oberfläche, keine umschriebene venöse Ektasie	X	X	0	0	0	0
uneinheitliche Gefäßgröße an RM-Oberfläche und intramedullär, venöse Ektasien	0	0	X	X	0	0
AVF Größe < 3 mm	X	X	0	X	X	0
AVF Größe 3–6 mm	0	0	X	X	0	0
AVF Größe > 6 mm	0	0	X	X	0	0
radikuläre Arterien beteiligt	0	X	X	X	X	0
radikuläre Venen beteiligt	X	X	X	X	X	0
AVF Anzahl > 1–3, extramedullär	0	X	X	0	0	0
AVF Anzahl > 3, intramedullär	0	0	0	X	(X)	0

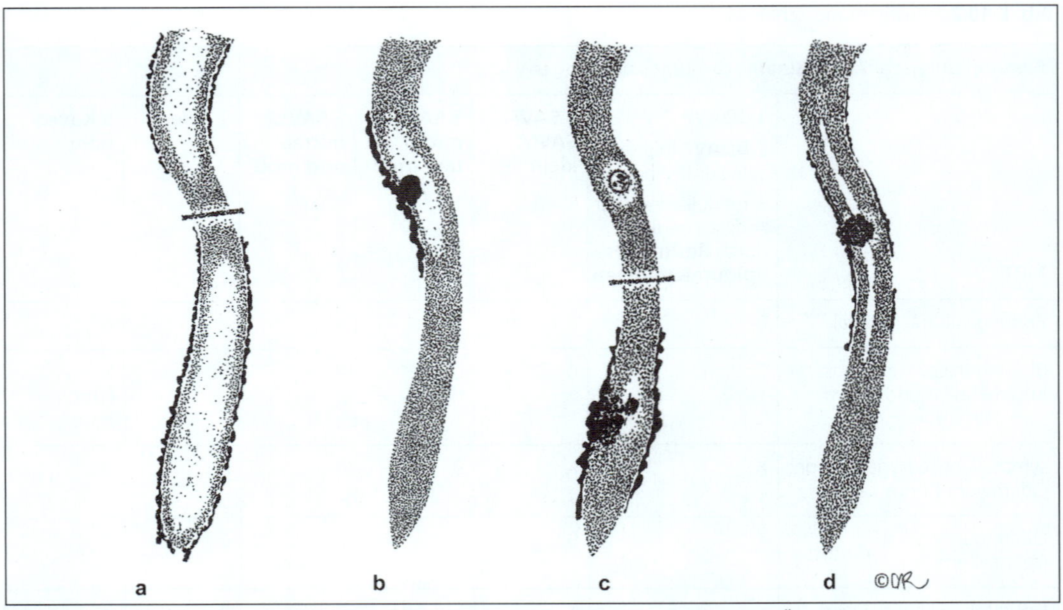

Abb. E 10.5: Identifikation intramedullärer Signalanomalien (MRT) der verschiedenen Ödemformen am Rückenmark.

a) *unten:* am Konus beginnendes Kongestionsödem, z. B. SDAVF; *oben:* ein Kongestionsödem kann sich auch von zervikal kaudalwärts entwickeln, insbesondere bei kraniellen, zum Spinalkanal hin drainierenden DAVF
b) Ödem um eine pulsierende, intramedulläre venöse Ektasie, z. B. bei SAVF oder SAVM
c) *unten:* Ödem bei intramedullärer Blutung bei SAVM; *oben:* Ödem um Mikroblutungen bei intramedullärem Kavernom
d) Syrinx, meist bei Hämangioblastom

Tab. E 10.3: Zusammenfassung der Gefäßläsionen: Klassifikation und Symptome

1 **SDAVF** – Spinale Durale AV-Fistel, symptomatisch über VHT
2 **BDAVF** – Intrakranielle Gefäßläsionen (meist DAVF) mit venösem Reflux ins spinale intradurale Kompartiment, symptomatisch über VHT
3 Extradurale Gefäßläsionen mit **venösem Reflux** ins spinale intradurale Kompartiment, symptomatisch über VHT
4 **SAVF klein** – Spinale AV-Fistel meist extramedullär, an der ASA, der ASP oder an Verbindungen zwischen diesen beiden Systemen, d. h. perimedullär, symptomatisch durch VHT
5 **SAVF mittelgroß und groß** – Spinale AV-Fistel extramedullär, an der ASA, der ASP oder an Verbindungen zwischen diesen beiden Systemen, d. h. perimedullär, symptomatisch meist durch Rückenmarködem oder Nervenwurzelirritation angrenzend an venöse, pulsierende Ektasie/Raumforderung oder durch Subarachnoidalblutung
6 **SAVM** – Spinale AV-Malformation, meist teilweise oder ganz intramedullär, mit multiplen AVF auf Ästen der Sulcocommissuralarterien oder Ästen der perimedullären Spinalarterien, symptomatisch meist durch Rückenmarködem oder Nervenwurzelirritation angrenzend an venöse Ektasie/Raumforderung oder durch intramedulläre Blutung mit Subgruppen zu 5 **SAVF** oder 6 **SAVM** bei Identifikation von assoziierten, extradural gelegenen Gefäßmissbildungen liegt eine **systemische Gefäßmissbildung**, OWR (Osler-Weber-Rendue = hereditäre Telangiektasie), oder eine **metamere Gefäßmissbildung**, Cobb-Syndrom, vor
7 Vaskulärer **Tumor** des intraduralen Kompartiments, symptomatisch durch Ödem angrenzend an Raumforderung, durch Syrinxbildung oder durch Blutung
8 **Kavernom**, meist teilweise oder ganz intramedullär, symptomatisch durch Thrombose und assoziierte Blutung

E 10.2 Epidemiologie und Verlauf

Bedingt durch die Seltenheit der vaskulären spinalen Malformationen gibt es nur sehr wenige und unzureichende Angaben zur Epidemiologie. Das Präsentationsalter spinaler Gefäßerkrankungen liegt hauptsächlich in der 4. bis 6. Lebensdekade und das männliche Geschlecht ist häufiger betroffen, im Verhältnis von ca. 60 zu 40 % (Lad et al. 2009). Die VHT bei spinalen duralen AVF sind mit über 50 % die häufigste Manifestation und Form der Gefäßläsionen am Rückenmark.

Gefäßläsionen haben entsprechend ihrer Lokalisation eine Versorgung durch die organspezifischen Arterien, so z. B. werden alle AVF/AVM des Rückenmarks durch spinale Arterien versorgt, was heißt, dass das Vorhandensein von vergrößerten spinalen Arterien dadurch zu einem klaren Kriterium im Bestimmungsschüssel wird.
Rasch zirkulierende Gefäßläsionen haben durch die Größe des AV-Shunts (Blutflussgeschwindigkeit, Druck) Einfluss auf die Größe und Wandbeschaffenheit der beteiligten Arterien und Venen, und je nach Vernetzung mit der Zirkulation eines Organs, Implikationen auf dessen Flüssigkeitshaushalt und Funktionstüchtigkeit. Im Rückenmark manifestieren sich so nicht alle Gefäßläsionen gleich, ein weiterer Umstand, der es erlaubt, die verschiedenen Läsionen über ihren Effekt auf den Flüssigkeitshaushalt gemäß dem oben angeführten Bestimmungsschlüssel zu analysieren.

Venöse Zirkulationsstörungen sind beim Rückenmark im Vergleich zu den anderen Organen relativ häufig und in der Regel vergesellschaftet mit venösen Abflussstörungen aus dem intrathekalen Kompartiment, so wie dies z. B. bei spinalen duralen AVF der Fall ist (Foix et al. 1926, Kendall et al. 1977, Merland et al. 1980). Eine Überlastung der venösen Zirkulation im und angrenzend an den Spinalkanal kann ebenfalls zu venösen Zirkulationsstörungen intrathekal führen. Bei spinalen duralen AVF und bei kleinen spinalen AVF ist die venöse Zirkulation zwar arterialisiert, aber nur durch ein kleines AV-Shuntvolumen gespeist, was vorwiegend zu einer Druck- und weniger zu einer Blutflusszunahme führt (Hassler et al. 1989). Die assoziierten venösen Wandverdickungen führen zunehmend zu erschwertem Abfluss aus dem intrathekalen Kompartiment. Das Fehlen von Klappen, die Länge und die Feinheit des medullären Venensystems mögen hier als mögliche prädisponierende morphologische Gründe angenommen werden, welche zusammen mit einer kleinen AVF schrittweise zur Ausbildung einer regional gestörten venösen Drainage und dadurch zur venösen Hypertension (VHT) und damit assoziierter Ödembildung im Rückenmark führen können (Tadié et al. 1985, Thron 2001).

E 10.3 Therapeutische Prinzipien

Entlang ihrer raschen Evolution in den letzten fünf Jahrzehnten hat die medizinische Bildgebung zunehmend Einblick in die Pathologie der spinalen gefäßreichen Läsionen (d. h. Gefäßmalformationen, AV-Fisteln etc.) und somit deren Diagnostik und Therapie erlaubt (Houdart et al. 1966, Djindjian et al. 1971). Im gleichen Zeitraum und dank der Entwicklung adaptierter medizintechnischer Materialien wurden Methoden der minimalinvasiven endovaskulären, d. h perkutanen Therapiemöglichkeiten verfügbar (Gueguen et al. 1987, Biondi et al. 1990, Gobin et al. 1992). Dementsprechend wurden auch eine Reihe von Konzepten der Klassifikationen und der Symptombildung spinaler Gefäßläsionen postuliert, was sich bis hin in die aktuelle medizinische Literatur in z. T. widersprüchlichen Fachtexten verfolgen lässt (Thron et al. 2001, Thron 2001, Mullan 1994, Rüfenacht et al. 1998, Rodesch et al. 2002, McDougall et al. 2005, Krings et al. 2010). Die Seltenheit der besprochenen Gefäßläsionen trägt weiter dazu bei, dass bis dato nur beschränkt eine einheitliche Lehrmeinung, geschweige denn »evidence based medicine« zu diesem Thema besteht.

E 10.4 Pragmatische Therapie

Zur Therapie von spinalen vaskulären Malformationen liegen keine randomisierten kontrollierten Studien vor. Sämtliche Empfehlungen beruhen daher auf Fallserien und persönlichen Erfahrungen.
Bei vaskulären Läsionen mit AV-Shunt wird prinzipiell der Verschluss der AVF-Region angestrebt. Dies kann durch endovaskulären oder mikrochirurgischen Verschluss erfolgen. Bei oft assoziierter, fehlender adäquater venöser Drainage (VHT), wie es z. B. bei SDAVF regelmäßig der Fall ist, kann durch thrombosehemmende Medikation eine zunehmende zirkulationsbedingte Verschlechterung zu verhindern versucht werden.

Bei Tumoren und Kavernomen (intradural) ist die Entfernung einer Läsion nur über mikrochirurgische Methoden möglich.

E 10.4.1 Aktuell angewandte, bildgesteuerte, minimalinvasive Therapieformen

Der Verschluss eines AV-Shunts geht endovaskulär oft zusammen einher mit Verschluss angrenzender Gefäßabschnitte auf der arteriellen, der venösen oder auf beiden Seiten. Dies ist leider technisch nicht immer machbar und wäre bei bestimmten Gefäßläsionen, wie z. B. den meisten SAVM, mit einem zu hohen Ischämierisiko für das Rückenmark verbunden. Entsprechend kommen bei spinalen Gefäßläsionen je nach endovaskulärer Zugangsmöglichkeit, sowie je nach Nähe eines AV-Shunts zu den normalen Arterien des Rückenmarks, verschiedene Methoden und Materialien in Betracht. Je nach Größe einer AVF kommen heute Coils, Flüssigembolisate oder Partikel als Implantat zur Anwendung. Eine Übersicht der läsionsspezifischen Anwendung gibt **Tab. E 10.4**

E 10.4.2 Aktuell angewandte chirurgische Therapieformen

Die Effizienz mikrochirurgischer Therapien ist durch die ortsgenaue bildgebende Diagnostik, die Kombination mit endovaskulären Techniken und die intraoperative Anwendung fluoreszenzangiographischer Verfahren erheblich verbessert worden.

SDAVF können bei guter Lokalisationsdiagnostik mit einem minimalen Zugang zum intraduralen Ursprung der Drainagevene definitiv unterbunden werden (Mourier 1989, Huffmann et al. 1995). Dabei wird nur ein kleiner Zugang einseitig in einen Wirbelbogen gefräst oder nur ein interlaminäres Fenster erweitert (»Spinal Keyhole Approach«). Nach Eröffnung der Dura wird das pathologische Gefäß aufgesucht, mittels Mikro-Doppler verifiziert, koaguliert und durchtrennt. Die extradurale Situation wird dabei unberührt belassen. Mit dieser Vorgehensweise wird allerdings nur der AV-Shunt ausgeschaltet, nicht jedoch die venöse Abflussbehinderung korrigiert, d. h. der arterialisierte venöse Druck wird reduziert und es kann je nach bereits bestehender venöser Myelomalazie zum Teil eine Besserung eintreten. Ist der Vorgang des myelomalazischen Umbaus (nekrotisierende Myelitis Foix-Alajouanine) allerdings erst einmal in Gang gesetzt, kann dieser auch nach Ausschaltung der SDAVF fortschreiten, und das Krankheitsbild weiter progredient bleiben. Im weiteren Verlauf lassen sich mögliche Verschlechterungen durch eine persistierend gestörte venöse Zirkulation am Rückenmark bei progredienter Thrombose erklären.

Für die Ausschaltung der oft im konusnahen Bereich gelegenen anterioren oder posterioren SAVF ist die chirurgische Option vorwiegend bei kleinen oder mittelgroßen AVF eine gute Alternative zur endovaskulären Behandlung, insbesondere bei morphologisch komplexem, endovaskulärem Zugang. Die exakte AVF-Lokalisation ist wie bei der SDAVF erfolgsbestimmend.

Glomeruloide, d.h. SAVM mit kompaktem, sich vom Rückenmarkgewebe abgrenzenden Nidus sind chirurgisch schwer zu behandeln. Eine enge Vergesellschaftung nutritiver und nidulöser Gefäße macht eine Dissektion unter Erhalt der normalen Perfusion, d.h. in der Regel bei SAVM mit Mitversorgung durch die ASA nicht möglich. Grundsätzlich folgt die Therapie den Prinzipien kranieller Läsionen, wobei die knappe Dissektion, an den Grenzen der Gefäßmalformation bleibend, entscheidend ist. So besteht im Prinzip für an die Oberfläche reichende, posteriore SAVM eine chirurgische Option.
Für SAVM ohne scharfe morphologische Grenze zum Rückenmarkgewebe besteht keine chirurgische Therapieoption.

Kavernome werden operiert, wenn eine symptomatische Blutung eingetreten ist (Mitha et al. 2011, Kim et al. 2006). Hat eine solche Blutung einmal stattgefunden, besteht eine Tendenz zur erneuten Blutung mit einem jährlichen Nachblutungsrisiko, das auf mindestens 10 % geschätzt wird. Nach 4–6 Wochen, ein Zeitraum, der es dem Rückenmark erlaubt, sich von dem unmittelbaren Blutungsereignis zu erholen, erfolgt idealerweise die Operation. Je nach Lage erfolgt eine Laminotomie oder eine Hemilaminektomie. Tiefliegende, intramedulläre Läsionen werden über eine posteriore Myelotomie in der Mittellinie angegangen. Läsionen, die an die Oberfläche gelangen und dadurch einen ausreichend großen Einstiegssektor auch nach intramedullär ermöglichen, können direkt angegangen werden. Die Begrenzung ist in der Regel eine stabile Glioseschicht, eine enge Vergesellschaftung mit der ASA ist eher selten. Intraoperativ sind der Ultraschall zur exakten Lokalisation, elektrophysiologisches Monitoring in manchen Fällen und technische Hilfsmittel wie der CO_2-Laser nützlich. Nach vollständiger Entfernung sind Rezidive selten. Die nach einer Operation verbleibenden, durch Hämosiderin gelb verfärbte Randzonen bleiben auch nach vollständiger Operation postoperativ in der MRT als Suszebtibilitätsartefakt sichtbar.

Hämangioblastome sind ebenfalls mikrochirurgisch zu entfernen (Oppenlander et al. 2006). Die Indikation ergibt sich nicht nur aus ihrer direkten Rückenmarkbedrängung, sondern oftmals auch aus den indirekten Effekten durch die begleitende Syringomyelie (Srivatanakul et al. 2009). Sie haben ihre Gefäßversorgung direkt aus den angrenzenden pialen Gefäßen, werden dort schrittweise umschnitten und dann in einer oft sehr ausgeprägten Gliosezone, welche die eigentlichen Rückenmarkbahnen schützt, aus dem Rückenmark herausgelöst. Auch hier sind Rezidive nach vollständiger Entfernung sehr selten. Man kann zwar mit spinaler Angiographie die Blutversorgung in der Regel gut darstellen, der technische Aufwand einer präoperativen Embolisation steht aber in den allermeisten Fällen nicht im Verhältnis zum Nutzen und rechtfertigt diese nur bei großen Läsionen. Nach einer Embolisation allein kann sich der raumfordernde Effekt bereits zurückbilden.

Tab. E 10.4: Zusammenfassung der Therapieformen chirurgisch vs. endovaskulär

1 SDAVF
- EVT: Superselektive Injektion von Flüssigembolisat (polymerisierend, z. B. Glubran™) und Verschluss der retrograd, radikulär abfließenden Vene nahe des AV-Fistelpunkts, d. h. im Bereich Wurzeltasche.
- NCH: Keyhole Zugang zum Spinalkanal und intradurale Durchtrennung der arterialisierten Drainagevene.

2 BDAVF
- EVT: Superselektive Injektion von Flüssigembolisat (präziptierend, z. B. Onyx™) und Verschluss des AV-Fistelpunkts.
- NCH: Kraniotomie und intradurales Aufsuchen und Unterbinden der arterialisierten Drainagevene mit Umgebungskoagulation des duralen Nidus.

3 Extradurale Gefäßläsionen mit venösem Reflux ins spinale intradurale Kompartiment
- EVT: Reduktion resp. Verschluss der Läsion; Verschluss der venösen Kollateralen zum intraspinalen, venösen Kompartiment.
- NCH: Mikrochirurgische Unterbindung der Läsion; Verschluss der venösen Kollateralen zum intraspinalen, venösen Kompartiment.

4 SAVF klein
- EVT: Falls SAVF auf ASP, superselektive Injektion von Flüssigembolisat, falls nicht langstreckiger Verlauf über RM. Falls SAVF auf ASA, EVT i. R. mit zu hohem Risiko verbunden.
- NCH: Exposition der Läsion und intraoperative Fluoreszenzdarstellung der Hämodynamik mit Isocyaningrün (ICG-Angiographie), dann mikrochirurgisches Unterbinden der SAVF.

5 SAVF mittelgroß und groß
- EVT: Falls Zugang zur AV-Shuntregion möglich, Verschluss mit Coils und Flüssigembolisat.
- NCH: Schrittweise Reduktion durch sequenziellen Verschluss der Feeder mithilfe von ICG, bis zum vollständigen Verschluss der SAVF.

6 SAVM
- EVT: Bei AV-Shuntgrößen bis zu ca. 1 000 Mikrometer und multiplen AVF ist das Risiko/Nutzen-Verhältnis der schrittweisen Teilembolisation mit genau kalibrierten Partikeln einem superselektiver Zugang und Verschluss mit Flüssigembolisat überlegen.
  Coils und Flüssigembolisat können für den superselektiven Verschluss von AVF mit Größe über ca. 1 000 Mikrometer eingesetzt werden.
- NCH: Resektion nach den Prinzipien der kraniellen AVM, wenn die Dissektion von der A. spinalis anterior möglich ist; gegebenenfalls ergänzend zur EVT.

7 Vaskulärer Tumor des intraduralen Kompartiments
- EVT: Evtl. prächirurgische Partikelembolisation.
- NCH: Mikrochirurgische Resektion wie bei Rückenmarktumoren mit pialer Umschneidung und Unterbindung aller Zuflüsse.

8 Kavernom
- EVT: Keine Optionen.
- NCH: Mikrochirurgische Resektion in der Gliosezone, präferenziell 4–6 Wochen nach Blutung, in seltenen Fällen auch akut.

E 10.5 Beispiele von Bildgebung und Therapie einer Auswahl typischer Läsionen

Fallbeispiele:

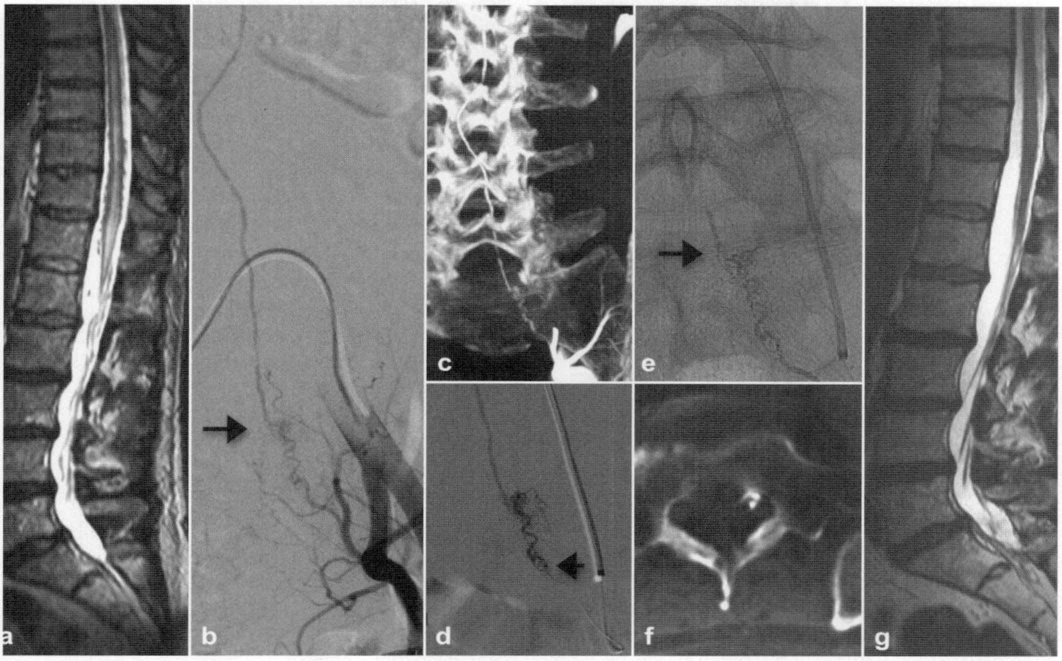

Abb. E 10.6: SDAVF, sakral, 60 M

a) Die MRT zeigt ein Rückenmarködem (Kongestionsödem) und pathologische Gefäße (1–3 mm) auf der Rückenmarkoberfläche.
b) Die Katheterangiographie mit Injektion in die A. iliaca communis zeigt eine spinale durale AV-Fistel mit Versorgung über die Segmentarterie S1 links, der Fistelpunkt (Pfeil) befindet sich an der Dura an der Austrittstelle der S1-Wurzel.
c) Die Cone-Beam-CT-Untersuchung mit gleichzeitiger arterieller Injektion demonstriert sowohl den anatomischen Bezug des Fistelpunktes als auch die intradural verlaufende, arterialisierte Vene.
d) Mikrokatheterinjektion vor Embolisation (Pfeil an Mikrokatheterspitze).
e) Nach Embolisation mit Flüssigembolisat (Glubran) sind die zuführenden Arterien als auch der proximale Anteil der intraduralen Vene (Pfeil) mit Implantat gefüllt.
f) Die CT-Kontrolle zeigt die intradurale Lage des kontrastmittelhaltigen Embolisates im proximalen Abschnitt der vormals arterialisierten radikulären Vene S1.
g) Die MRT-Kontrolle zeigt bereits 2 Wochen später eine annähernde Befundnormalisierung mit deutlichem Rückgang des Kongestionsödems.

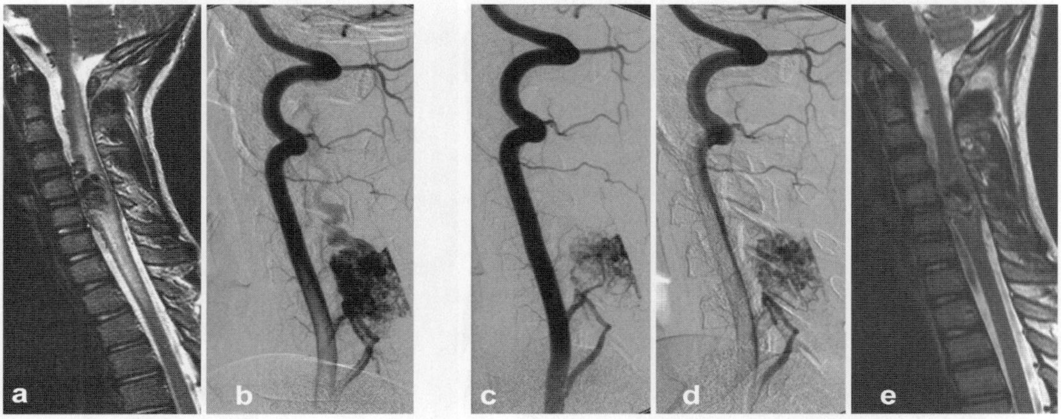

Abb. E 10.7: Intramedulläre SAVM, zervikal, 11 M

a) Die MRT zeigt ein Ödem, angrenzend an eine venöse, z. T. intramedullär gelegene Ektasie.
b) Die selektive, präinterventionelle Katheterangiographie zeigt eine Versorgung aus Ästen der Sulcocommissuralarterien.
c) und **d)** Nach Teilembolisation mit Partikeln zeigt sich eine Reduktion des Nidus und insbesondere auch der venösen Ektasie.
e) Die MRT nach der Embolisation bestätigt einen Rückgang des Rückenmarködems schon 2 Tage später, der 11-jährige Patient hat sich klinisch von seiner mäßiggradigen Hemiparese erholt.

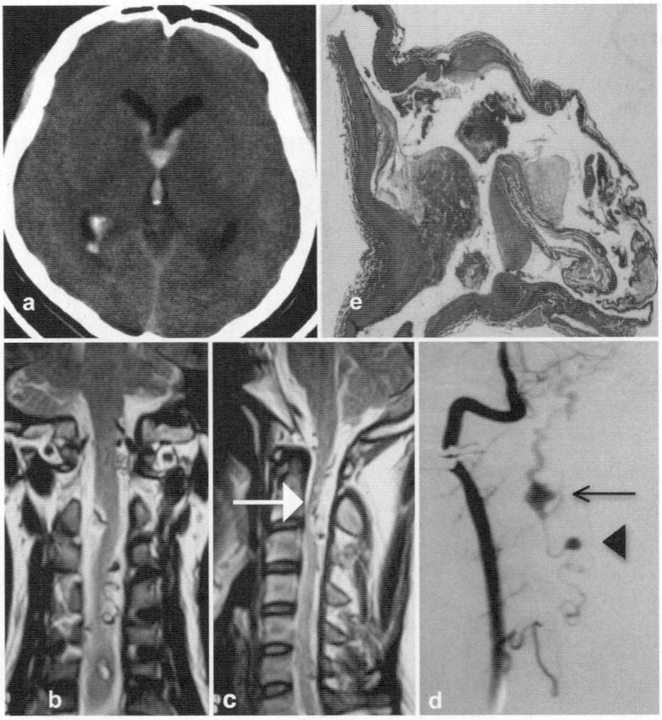

Abb. E 10.8: Posteriore, extramedulläre SAVF, zervikal, 58 M

a) CT mit intraventrikulärer Einblutung bei akuter SAB.
b) In der MRT (T2 koronar und sagittal) Nachweis perimedullärer, dilatierter Gefäße.
c) Die Katheterangiographie zeigt eine extramedulläre AV-Fistel der ASP, an der ein Aneurysma (Pfeilspitze) zu erkennen ist. Die AV-Fistel ist weiter kranial (Pfeil), wobei die ASP direkt in eine große venöse Ektasie mündet. Im weiteren Drainageverlauf sind mehrere venöse Ektasien vorhanden.
d) Das histologische Bild nach operativer Ausschaltung der Fistel zeigt das Aneurysma, das für die Blutung verantwortlich ist.

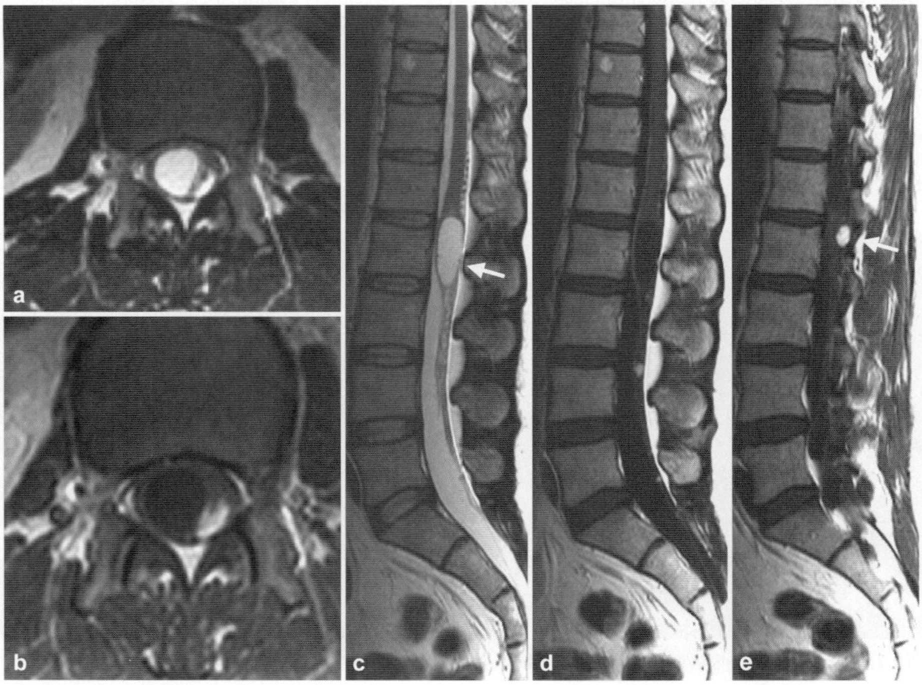

Abb. E 10.9: Hämangioblastom

a) und **b)** Die axialen MRT Bilder zeigen eine große Syrinx, den Kontrastmittel anreichernden Hämangioblastomknoten sieht man dorsolateral links im RM.
c), **d)** und **e)** Die sagittalen Schichten demonstrieren das Ausmaß der Syrinx, den benachbarten Hämangioblastomknoten auf Höhe der Syrinx (Pfeil, e) sowie weitere Hämangioblastomknoten entlang der Cauda equina. Außerdem sieht man die Gefäßanschnitte der tumorversorgenden Gefäße entlang des RM, sehr gut sichtbar auf der T2-gewichteten Sequenz (Pfeil, c).

E 10.6 Literatur

Biondi A, Merland JJ, Reizine D, et al. Embolization with particles in thoracic intramedullary arteriovenous malformations: long-term angiographic and clinical results. Radiology 1990;177:651–658.

de San Pedro JR, Rodríguez FA, Níguez BF, et al. Massive hemorrhage in hemangioblastomas Literature review. Neurosurg Rev 2010;33:11–26.

Djindjian R. Angiography of the spinal cord. Acta Neurol Latinoam 1971;17:21–28.

Foix C, Alajouanine T. La myelite necrotique subaigue. Rev Neurol 1926;33:1–423.

Gobin YP, Rogopoulos A, Aymard A, et al. Endovascular treatment of intracranial dural arteriovenous fistulas with spinal perimedullary venous drainage. J Neurosurg 1992;77:718–723.

Gueguen B, Merland JJ, Riche MC, Rey A. Vascular malformations of the spinal cord: intrathecal perimedullary arteriovenous fistulas fed by medullary arteries. Neurology 1987;37:969–979.

Hassler W, Thron A, Grote EH. Hemodynamics of spinal dural arteriovenous fistulas. An intraoperative study. J Neurosurg 1989;70:360–370.

Houdart R, Djindjian R, Hurth M. Vascular malformations of the spinal cord. The anatomic and therapeutic significance of arteriography. J Neurosurg 1966;24:583–594.

Huffmann BC, Gilsbach JM, Thron A. Spinal dural arteriovenous fistulas: a plea for neurosurgical treatment. Acta Neurochir (Wien) 1995;135:44–51.

Kim LJ, Klopfenstein JD, Zabramski JM, Sonntag VK, Spetzler RF. Analysis of pain resolution after surgical resection of intramedullary spinal cord cavernous malformations. Neurosurgery 2006;58:106–111; discussion 106–111.

Krings T, Thron AK, Geibprasert S, et al. Endovascular management of spinal vascular malformations. Neurosurg Rev 2010;33:1–9.

Lad SP, Santarelli JG, Patil CG, Steinberg GK, Boakye M. National trends in spinal arteriovenous malformations A review. Neurosurg Focus 2009;26 (1):E10.

McDougall CG, Deshmukh VR, Fiorella DJ, Albuquerque FC, Spetzler RF. Endovascular techniques for vascular malformations of the spinal axis. Neurosurg Clin N Am 2005;16:395–410.

Merland JJ, Riche MC, Chiras J. Intraspinal extramedullary arteriovenous fistulae draining into the medullary veins. J Neuroradiol 1980;7:271–320.

Mitha AP, Turner JD, Abla AA, Vishteh AG, Spetzler RF. Outcomes following resection of intramedullary spinal cord cavernous malformations: a 25-year experience. J Neurosurg Spine 2011;14 (5):605–611.

Mourier KL, Gelbert F, Rey A, et al. Spinal dural arteriovenous malformations with perimedullary drainage. Indications and results of surgery in 30 cases. Acta Neurochir (Wien) 1989;100:136–141.

Mullan S. Reflections upon the nature and management of intracranial and intraspinal vascular malformations and fistulae. J Neurosurg 1994;80:606–616.

Oppenlander ME, Spetzler RF. Advances in spinal hemangioblastoma surgery. World Neurosurg 2010;74:116–117.

Rodesch G, Hurth M, Alvarez H, Tadié M, Lasjaunias P. Classification of spinal cord arteriovenous shunts: proposal for a reappraisal - the Bicêtre experience with 155 consecutive patients treated between 1981 and 1999. Neurosurgery 2002;51:374–379; discussion 379–380.

Rüfenacht DA, Pruvo J-P, Weerts JGE, Leys D. Vascular Lesions of the Spinal Cord. In Ginsberg MD and Bogousslavsky J: Cerebrovascular Disease. B-Blackwell Science. 1998,p. 1569–1584.

Kendall BE, Logue V. Spinal epidural angiomatous malformations draining into intrathecal veins. Neuroradiology 1977;13:181–189.

Srivatanakul K, Songsaeng D, Ozanne A, Toulgoat F, Lasjaunias P. Spinal arteriovenous malformation associated with syringomyelia. J Neurosurg Spine 2009;10:436–442.

Tadié M, Hemet J, Freger P, Clavier E, Creissard P. Morphological and functional anatomy of spinal cord veins. J Neuroradiol 1985;12:3–20.

Thron A (1988) Vascular anatomy of the spinal cord. Neuroradiological investigations and clinical syndromes. Berlin Heidelberg New York: Springer.

Thron A, Mull M, Reith W. [Spinal arteriovenous malformations]. Radiologe 2001;41:949–954.

Thron A. [Spinal dural arteriovenous fistulas]. Radiologe 2001;41:955–960.

Tomlinson FH, Houser OW, Scheithauer BW, Sundt TM, Okazaki H, Parisi JE. Angiographically occult vascular malformations: a correlative study of features on magnetic resonance imaging and histological examination. Neurosurgery 1994;34:792–799; discussion 799–800.

Tomlinson FH, Rüfenacht DA, Sundt TM, Nichols DA, Fode NC. Arteriovenous fistulas of the brain and the spinal cord. J Neurosurg 1993;79:16–27.

E 11 Leukodystrophien

*von Ch. Opherk und N. Peters**

E 11.1 Definition

Leukodystrophien (LD) sind genetisch determinierte Erkrankungen, die zu einem gestörten Aufbau oder einem fortschreitenden Abbau des zentralen Myelins führen. Zu unterscheiden sind die LD von anderen Leukenzephalopathien, die mit einer sekundären Störung des ZNS-Myelins einhergehen (zur Übersicht s. **Tab. E 11.1**). LD sind keine vaskulären Erkrankungen im engeren Sinne, sie stellen jedoch eine wichtige Differentialdiagnose insbesondere zu den häufigen vaskulären Veränderungen der weißen Substanz dar und werden daher hier behandelt. Bei einem Großteil der LD ist der zugrunde liegende biochemische oder genetische Defekt inzwischen bekannt, fortwährend werden neue Entitäten beschrieben (Köhler 2010, Kohlschütter et al. 2010). Die meisten LD manifestieren sich bevorzugt in der ersten oder zweiten Lebensdekade, viele LD können jedoch auch im Erwachsenenalter auftreten. Die infantilen Formen machen sich häufig durch eine gestörte motorische und geistige Entwicklung oder epileptische Anfälle bemerkbar. Der Verlauf ist oftmals rascher als bei den adulten Formen. Bei Beginn im Erwachsenenalter finden sich in erster Linie folgende Leitsymptome oder Symptomkombinationen: chronisch progrediente spastisch-ataktische Syndrome, psychiatrische Störungen, spastische Paraparese, spinozerebelläre Ataxie, Dystonie, eine demenzielle Entwicklung, eine demyelinisierende sensomotorische Neuropathie, extrapyramidal-motorische Symptome oder epileptische Anfälle. Insgesamt besteht bei den meisten LD eine große phänotypische Variabilität. Schwerpunkt dieses Kapitels sind die wichtigsten adulten Formen der LD.

E 11.2 Diagnostisches Vorgehen und Differentialdiagnosen

Wegweisend für die Diagnosestellung einer LD ist neben dem klinischen Bild in der Regel die kraniale Magnetresonanztomographie (MRT). Dabei lassen sich aus dem Verteilungsmuster der Läsionen, dem Kontrastmittelverhalten und anderen Besonderheiten bereits erste Hinweise auf die zugrunde liegende Erkrankung gewinnen (**Tab. E 11.1**, zur Übersicht siehe auch Schiffmann und van der Knaap 2009). MRT-Veränderungen können allerdings diskret sein oder sogar komplett fehlen. Weitere Aufschlüsse ergeben sich aus der neurologischen Symptomatik (z. B. zusätzliches Vorliegen einer Polyneuropathie bei Adrenoleukodystrophie (ALD), metachromatische LD, M. Krabbe), extrazerebralen Manifestationen (z. B. Nebennierenrindeninsuffizienz bei ALD), Erstmanifestationsalter, Verlauf und Familienanamnese.

Tab. E 11.1: Differentialdiagnose der Leukenzephalopathien

Leukodystrophien
Adrenoleukodystrophie
Pelizaeus-Merzbacher-Krankheit
Metachromatische Leukodystrophie
M. Krabbe (Globoidzell-Leukodystrophie)
Vanishing white matter disease
Zerebrotendinöse Xanthomatose
Alexander-Krankheit
Hereditäre diffuse Leukenzephalopathie mit Spheroiden
Autosomal-dominante Leukodystrophie mit Beginn im Erwachsenenalter (ADLD)
andere (s. Text)
Andere erbliche Erkrankungen mit häufiger Beteiligung der weißen Substanz
Mitochondriale Erkrankungen
M. Fabry
Gangliosidosen
Mannosidosen
M. Niemann-Pick Typ C
Sialidose
M. Salla
Galaktosialidose
Fukosidose
Neuronale Zeroidlipofuszinose
M. Refsum
Myotone Dystrophien
PROMM
Kongenitale Muskeldystrophien
Pseudoxanthoma elasticum
Aminoazidurien, Organazidurien
Vaskulär (Auswahl)
Subkortikale vaskuläre Enzephalopathie
CADASIL u. a. genetische Mikroangiopathien
Amyloidangiopathien
Vaskulitis
Antiphospholipid Antikörper-Syndrom/Sneddon-Syndrom
Andere Differentialdiagnosen
Inflammation, Infektionen, Toxine, Neoplasien, physikalische und metabolische Ursachen

Zur weiteren Diagnostik bei Verdacht auf LD gehören neben der Anamnese und dem kranialen MRT: Lumbalpunktion, Neurographie, EMG, evozierte Potenziale, transkortikale Magnetstimulation und EEG. Mit der MR-Spektroskopie lassen sich im Einzelfall wertvolle Informationen gewinnen. Zur Diagnosesicherung sind gezielte Untersuchungen erforderlich. Entsprechend der in **Tab. E 11.2** aufgeführten Differentialdiagnosen sind zum Teil umfangreiche Zusatzuntersuchungen nötig. Im Einzelfall kann eine Sura-

* Autor dieses Kapitels in der 5. Auflage: M. Dichgans.

lisbiopsie oder auch eine Hirnbiopsie indiziert sein. Aus der Diagnosestellung ergibt sich bei den LD oftmals der Bedarf nach einer humangenetischen Beratung von Familienangehörigen (s. hierzu Kap. N 1). Im Folgenden werden die für die Erwachsenen-Neurologie wichtigsten LD besprochen. Die Ordnung erfolgt entsprechend des Vererbungsmodus. Die meisten LD werden autosomal-rezessiv, seltener x-chromosomal oder autosomal-dominant vererbt; sehr selten sind chromosomale Aberrationen, auf die hier nicht im Detail eingegangen wird.

E 11.3 X-chromosomal vererbte Leukodystrophien

E 11.3.1 X-chromosomale Adrenoleukodystrophie

Klinik und Verlauf

Die Adrenoleukodystrophie (ALD) ist eine Erkrankung des Peroxisomenstoffwechsels und beruht auf Mutationen innerhalb des *ABCD1*-Gens. Biochemisch findet sich eine gestörte β-Oxidation von gesättigten überlangkettigen Fettsäuren (Moser et al. 2007a). Dadurch kommt es zur Akkumulation von C24 : 0- und C26 : 0-Fettsäuren in verschiedenen Geweben, u. a. in Gehirn, Rückenmark, Nebennierenrinde und Hoden. Die Inzidenz der ALD wird auf 1 : 17 000 bis 1 : 42 000 Geburten geschätzt (Bezman et al. 2001, Moser et al. 2007a). Betroffen sind in erster Linie (hemizygote) Männer. Heterozygote Merkmalsträgerinnen zeigen einen wesentlich milderen Verlauf. Unterschieden werden sechs verschiedene Präsentationsformen:

- Adrenomyeloneuropathie (AMN) 30–40 %
- Zerebrale ALD mit Beginn im Kindesalter 30–40 %
- Zerebrale ALD mit Beginn im Jugendalter 5–10 %
- Zerebrale ALD mit Beginn im Erwachsenenalter < 5 %
- Isolierte Nebennierenrindeninsuffizienz (M. Addison) altersabhängig (10–20 %, in der Kindheit bis 50 %)
- Prä-/Asymptomatische Genträger 5–10 %

Unterschiedliche Verlaufsformen können dabei auch innerhalb einzelner Familien auftreten. Im Erwachsenenalter überwiegt die Manifestation als AMN. Etwa 15–30 % der weiblichen Genträgerinnen entwickeln AMN-ähnliche Symptome (Differentialdiagnose zur Multiplen Sklerose). Die AMN manifestiert sich in einer progredienten spastischen Paraparese mit Sensibilitätsstörungen an den Beinen (v. a. Tiefensensibilität) sowie Blasen- und Mastdarm-Entleerungsstörungen. Der Verlauf ist in der Regel langsam progredient. Bei ca. 20 % der AMN-Patienten kommt es innerhalb von zehn Jahren nach Diagnosestellung zu einer zerebralen Mitbeteiligung (van Geel et al. 2001). Die *zerebrale* ALD manifestiert sich klinisch zumeist in einer rasch fortschreitenden Demenz, psychiatrischen Störungen oder epileptischen Anfällen und ist mit einer schlechten Prognose vergesellschaftet. Die meisten dieser Patienten versterben innerhalb weniger Jahre nach Beginn der zerebralen Symptomatik (van Geel et al. 2001) u. a. aufgrund zentral-respiratorischen Versagens. 75 % der Patienten entwickeln im Verlauf eine Nebennierenrindeninsuffizienz (klinisch: Schwäche und rasche Ermüdbarkeit, arterielle Hypotonie, Bronzeverfärbung der Haut).

Pathologisch findet sich bei der AMN eine distale Axonopathie mit sekundärer Demyelinisierung von Rückenmark und peripheren Nerven. Im Gegensatz dazu steht bei der zerebralen Pathologie die primäre Demyelinisierung im Vordergrund. Der Ausgangspunkt liegt zumeist in den hinteren Balkenanteilen sowie parieto-okzipital. Von dort schreitet der Demyelinisierungsprozess langsam fort. Die Hirnrinde bleibt ausgespart.

In der kraniellen MRT zeigen sich typischerweise bilaterale, weitgehend symmetrische T2/FLAIR-Marklagerhyperintensitäten, entsprechend obiger Verteilung (seltener frontal oder auch fokal). Die Kontrastmittelaufnahme spricht für eine aktive zerebrale Erkrankung und ist mit einer raschen Progression assoziiert (Melhem et al. 2000). Bei der AMN ohne klinische Zeichen einer zerebralen Mitbeteiligung kann die kranielle Bildgebung unauffällig sein. Neurographisch findet sich in der Regel eine mäßig ausgeprägte, vorwiegend axonale, sensomotorische Polyneuropathie (van Geel et al. 1996).

Die Diagnosesicherung erfolgt durch Bestimmung der überlangkettigen Fettsäuren im Plasma oder in Hautfibroblasten (Cave: 15–20 % falsch negative Befunde bei heterozygoten Frauen). Eine Mutationssuche im *ABCD1*-Gen ist möglich, jedoch aufgrund des breiten Mutationsspektrums sehr aufwendig. Unbedingt erforderlich ist eine Überprüfung der Nebennierenrindenfunktion (Bestimmung von ACTH und Cortisol im Serum, ACTH-Test).

Therapie

Patienten mit einer NNR-Insuffizienz müssen einer Substitutionstherapie mit Steroiden (↑↑, A) zugeführt werden.

Diätetische Maßnahmen (↔, C): Unter der Kombination einer fettarmen Diät mit der Einnahme von Lorenzo's Öl (einer 4 : 1 Mischung von Glyceroltrioleat und Glyceroltrierucat) kommt es bei den meisten Patienten innerhalb von vier Wochen zu einer Normalisierung der Plasmakonzentration von C26 : 0. In mehreren offenen Studien an jeweils begrenzten Patientenzahlen konnte jedoch kein Einfluss der diätetischen Behandlung auf die Krankheitsprogression (zumindest im Erwachsenenalter) nachgewiesen werden (zur Übersicht siehe Moser et al. 2007b). Möglicherweise besteht jedoch ein positiver Effekt der Therapie bei asymptomatischen Genträgern im Kindesalter (Moser et al. 2007b). Nebenwirkungen (Leberenzymerhöhungen, Thrombozytopenien, gastrointestinale Beschwerden, Gingivitis) sind häufig.

Allogene Knochenmarkstransplantation (KMT, ↔, C): Die Einführung der KMT erfolgte unter der Vorstellung, dass durch die Übertragung funktionell normaler Knochenmarkszellen – mit nachfolgender Einwanderung von Abkömmlingen dieser Zellen in das Gehirn – die Ablagerung von Fettsäuren als Ursache der Demyelinisierung vermindert werden könne. Bei 19 transplantierten Kindern mit zerebraler ALD konnte in einer Verlaufsbeobachtung über

einen Zeitraum von 10–15 Jahren eine deutliche Verbesserung der Überlebensraten sowie eine Stabilisierung und zum Teil sogar Besserung des Befundes dokumentiert werden (Shapiro et al. 2000, Mahmood et al. 2007). Als primäre Zielgruppe für eine KMT werden Patienten mit früher zerebraler Beteiligung angesehen (Mahmood et al. 2007). Die Indikationsstellung und Durchführung sollte spezialisierten Zentren vorbehalten sein.
Gen-Therapie (↔, C): Kürzlich wurde erstmals eine Gentherapie der ALD beim Menschen durchgeführt (Cartier et al. 2009). Hierzu wurden CD34+ Stammzellen zweier Jungen mit ALD *ex vivo* mit einem gesunden *ABCD1*-Gen transduziert. Es kam zu einer stabilen Expression von ABCD1-Protein und klinisch zeigte sich nach 14–16 Monaten ein vergleichbarer Effekt wie nach KMT. Erfahrungen in größeren Patientenkollektiven bleiben abzuwarten.
Weitere Therapien (↔, C): Therapieversuche mit Statinen, Immunsuppressiva, Immunglobulinen, Plasmapherese, β-Interferon und Thalidomid an jeweils kleinen Patientenzahlen haben bisher keine überzeugenden Erfolge gezeigt.

E 11.3.2 Pelizaeus-Merzbacher-Krankheit

Klinik und Verlauf

Die Pelizaeus-Merzbacher-Krankheit (PMK) zählt zu den sogenannten sudanophilen oder orthochromatischen Leukodystrophien, einer heterogenen Gruppe von Erkrankungen, die mit einer Demyelinisierung des ZNS und einer Akkumulation von sudanophilen Lipidtröpfchen (Cholesterin und Triglyzeride) in Mikroglia und Astrozyten einhergeht (Yool et al. 2000). Die PMK beruht auf Mutationen im Proteolipid-Protein (*PLP*)-Gen. PLP und seine gespleißte Isoform DM20 sind wesentliche strukturelle Komponenten des Myelins im ZNS. Genaue Zahlen zur Inzidenz oder Prävalenz dieser insgesamt seltenen Erkrankung liegen nicht vor. Betroffen sind in erster Linie (hemizygote) Männer, ein Teil der heterozygoten Merkmalsträgerinnen entwickelt jedoch ebenfalls Symptome.
Die Erkrankung manifestiert sich in der Regel im Kindesalter. Neben schwer verlaufenden Formen mit frühem Beginn gibt es mildere Verläufe, bei denen eine spastische Paraparese deutlich im Vordergrund steht (Yool et al. 2000, Golomb et al. 2004). Diese mildere Erkrankungsform wird auch häufig als Spastische Paraplegie Typ 2 (SPG2) bezeichnet. Manche Patienten werden erst im Erwachsenenalter vorstellig. Die verschiedenen Verläufe sind mit unterschiedlichen Mutationen assoziiert (Cailloux et al. 2000). Kernspintomographisch zeigen sich ausgedehnte Signalanhebungen (T2), welche das gesamte Marklager ausfüllen (**Tab. E 11.2**). Die evozierten Potenziale sind in der Regel verzögert oder nicht ableitbar. Die Diagnosesicherung erfolgt durch den Nachweis von Mutationen im *PLP*-Gen. In ca. zwei Drittel der Fälle finden sich Duplikationen. Offensichtlich spielt die Stärke der Expression von PLP eine pathogenetisch entscheidende Rolle (Wolf et al. 2005). Es gibt der PMK ähnliche Erkrankungen mit Mutationen in anderen Genen.

Therapie

Eine kausale Therapie ist nicht bekannt.

Tab. E 11.2: Kernspintomographische Kriterien zur Differenzierung verschiedener im Erwachsenenalter auftretender Leukodystrophien

Erkrankung	Verteilungsmuster (T2/Flair Signalanhebungen im supratentoriellen Marklager)					KM Aufnahme	Besonderheiten
	umschrieben	konfluierend	symmetrisch	asymmetrisch	Befall der grauen Substanz		
Adrenoleukodystrophie	–	++	++	(+)	–	+	i. d. R. okzipitaler Befall, hintere Balkenanteile, Pyramidenbahn (v. a. pontomedullär) Höhrbahn
Pelizaeus Merzbacher	–	++	++	–	–	–	evtl. streifenartiges Muster (Aussparung des perivaskulären Myelins), subkortikale U-Fasern zu Beginn ausgespart
Metachromatische Leukenzephalopathie	(+)	++	++	–	–	–	evtl. tigerfellartiges Muster, subkortikale U-Fasern zu Beginn ausgespart, Basalganglien oft hypodens
M. Krabbe (Globoidzell Leukodystrophie)	(+)	++	++	(+)	nur bei infantilen Formen	–	parieto-okzipitaler Befall, Pyramidenbahn regelmäßig betroffen, hintere Balkenanteile subkortikale U-Fasern, ausgespart

Tab. E 11.2: Kernspintomographische Kriterien zur Differenzierung verschiedener im Erwachsenenalter auftretender Leukodystrophien (Fortsetzung)

Erkrankung	Verteilungsmuster (T2/Flair Signalanhebungen im supratentoriellen Marklager)					KM Aufnahme	Besonderheiten
	umschrieben	konfluierend	symmetrisch	asymmetrisch	Befall der grauen Substanz		
Vanishing white matter disease	–	++	++	–	–	–	Zystenbildungen im Marklager der Hemisphären
Zerebrotendinöse Xanthomatose	(+)	++	++	–	Nukleus dentatus, Basalganglien, Substantia nigra	–	Signalanhebungen im Nukleus dentatus und umgebenden Marklager, evtl. Verkalkungen im Nukleus dentatus, Atrophie von Großhirn und Kleinhirn
Alexander-Krankheit	–	++	++	–	Basalganglien	+	periventrikulärer Randsaum (dunkel in T2), Beteiligung der hinteren Schädelgrube, evtl. Makrozephalie
Hereditäre diffuse Leukenzephalopathie mit Sphenoiden	+	+	(+)	+	–	–	frontale bzw. frontoparietale Betonung, Beteiligung der Pyramidenbahn bis in Höhe des Hirnstamms, Atrophie
Autosomal-dominante Leukodystrophie mit Beginn im Erwachse-nenalter (ADLD)	–	++	++	–	–	–	Ausbreitung von frontal nach okzipital, zum Teil bis ins Kleinhirn und in den Hirnstamm

E 11.4 Autosomal-rezessiv vererbte Leukodystrophien

E 11.4.1 Metachromatische Leukodystrophie

Klinik und Verlauf

Die Inzidenz der metachromatischen Leukodystrophie (MLD) liegt bei etwa 1 : 40 000. Verursacht wird sie durch Mutationen im Arylsulfatase-A-Gen (*ARSA*), und dies resultiert in einem Mangel an lysosomaler Arylsulfatase A. In Einzelfällen liegt ein Defekt des Sphingolipid-Aktivator-Protein B (Saposin B) vor (*PS-AP*-Gen). Die beiden Proteine bilden zusammen die Cerebrosidsulfatase. Bei der MLD kommt es zur Akkumulation von sulfatierten Sphingolipiden im Bereich des zentralen und peripheren Nervensystems. Sulfatide stellen einen wichtigen Bestandteil der Zellmembranen bzw. Myelinscheiden dar. Daher zeigt sich pathologisch eine charakteristische Demyelinisierung im Bereich des zentralen Nervensystems sowie teilweise eine demyelinisierende Polyneuropathie.
Unterschieden werden eine späte infantile Form (ca. zwei Drittel der Fälle), eine juvenile und eine adulte Form. Die beiden Letzteren manifestieren sich klinisch typischerweise in einer Wesensänderung und in einer demenziellen Entwicklung. Die adulte Form macht etwa ein Fünftel der Fälle aus.

Klinisch ist die Erkrankung zudem durch psychiatrische Störungen gekennzeichnet, u. a. affektive Störungen, emotionale Labilität sowie auch Psychosen. Es zeigen sich zudem Frontalhirnzeichen wie z. B. eine Aufmerksamkeitsstörung, Hyperaktivität oder erhöhte Impulsivität. Nicht selten werden Patienten daher primär psychiatrisch vorstellig. Klinisch kommt es zudem im Verlauf zu einer spastischen Paraparese, einer Ataxie sowie – gelegentlich – extrapyramidal-motorischen Symptomen. Der Verlauf ist in der Regel langsam progredient. Prognostisch ist das Erreichen der fünften oder sechsten Lebensdekade möglich.
In der kraniellen MRT findet sich in der Regel eine diffuse, weitgehend symmetrische Signalanhebung (T2/FLAIR) im Bereich des Marklagers. Diese zeigt – passend zu dem klinischen Bild – oftmals eine frontale Betonung (**Tab. E 11.2**, Faerber et al. 1999). Die subkortikalen U-Fasern sind zu Beginn ausgespart. Die evozierten Potenziale zeigen meist eine pathologische Latenzverzögerung bzw. sind nicht ableitbar. Auch wenn eine klinisch manifeste Neuropathie eher selten ist, zeigt sich neurographisch häufig eine demyelinisierende Neuropathie. In der Lumbalpunktion findet sich typischerweise ein deutlich erhöhter Eiweißwert bei ansonsten regelrechtem Befund.
Eine Diagnosesicherung ist durch den Nachweis einer erhöhten Sulfatidausscheidung im Urin sowie den biochemischen Nachweis einer reduzierten

oder fehlenden Aktivität des Enzyms Arylsulfatase A in Leukozyten oder Fibroblasten möglich. Dabei ist zu beachten, dass bedingt durch Polymorphismen eine reduzierte Enzymaktivität im Sinne einer Pseudodefizienz auch bei klinisch asymptomatischen Personen vorkommen kann. Schließlich ist auch eine molekulargenetische Diagnostik über den Mutationsnachweis im *ARSA*-Gen möglich.

Therapie

Neben der supportiven Therapie kommt, wie bei anderen Leukodystrophien, der Transplantation Enzym-kompetenter Stammzellen in Zukunft eine möglicherweise zunehmend bedeutende Rolle zu (↔, C). Hierunter scheint es bei frühzeitiger Therapie der juvenilen Form zu einer gewissen Stabilisierung zu kommen (Krivit 2004). Aktuelle Ansätze beinhalten zudem die Transplantation genetisch modifizierter Stammzellen mit erhöhter Arylsulfatase A-Expression sowie die Transplantation autologer Stammzellen (Biffi et al. 2008). Eine Phase I-/II-Studie zur infantilen/juvenilen Form ist kürzlich eingeleitet worden. Ansätze zur Enzymersatztherapie werden untersucht (Matzner et al. 2009).

E 11.4.2 Morbus Krabbe

Klinik und Verlauf

Mit einer Inzidenz von etwa 1 : 100 000 stellt M. Krabbe (auch Globoidzell-Leukodystrophie genannt) eine seltenere Form der Leukodystrophie dar. Die Erkrankung beruht auf einem Mangel an lysosomaler Beta-Galactocerebrosidase. Folge des Enzymdefekts ist eine Akkumulation von Galactocerebrosiden insbesondere im Bereich der Oligodendrozyten, Mikroglia und Makrophagen, die daher auch als »Globoid-Zellen« bezeichnet werden.

Es lassen sich zwei Verlaufsformen unterscheiden: Eine frühe infantile Form mit raschem Verlauf (Entwicklungsstörungen, Opisthotonus, Spastik, Blindheit, epileptische Anfälle und Versterben im Kindesalter) sowie eine juvenile bzw. adulte Form (ca. 10 % der Fälle) mit schleichender Entwicklung. Die adulte Form ist meist charakterisiert durch eine spastische Para-/Tetraparese (Satoh et al. 1997), Visusminderung, Ataxie, epileptische Anfälle sowie eine demenzielle Entwicklung. Seltener finden sich eine demyelinisierende Neuropathie, extrapyramidalmotorische und psychiatrische Störungen. Das klinische Bild ist insgesamt sehr variabel, auch intrafamiliär. Berichte über den natürlichen Verlauf sind limitiert.

Kernspintomographisch zeigen sich in den T2/FLAIR-gewichteten Aufnahmen flächige, in der Regel symmetrische hyperintense Veränderungen mit parieto-okzipitaler Betonung (s. **Tab. E 11.2**). In der Regel sind die Pyramidenbahn und das Zerebellum mitbeteiligt. Der Liquorbefund ist oftmals nicht richtungsweisend, neurographisch kann sich eine demyelinisierende Neuropathie zeigen. Die evozierten Potenziale sind aufgrund der Demyelinisierung meistens pathologisch.

Eine Diagnosesicherung kann über den Nachweis einer reduzierten Enzymaktivität der Beta-Galactocerebrosidase in Leukozyten oder Fibroblasten erfolgen. Zudem ist eine molekulargenetische Diagnostik mittels Mutationsnachweis im *GALC*-Gen möglich (aufgrund des breiten Mutationsspektrums jedoch sehr aufwendig).

Therapie

Auch beim M. Krabbe gibt es Hinweise auf einen positiven Effekt der KMT auf den Krankheitsverlauf (↔, C) (Krivit et al. 1998, 1999). Bei einigen transplantierten Patienten konnte eine Besserung der klinischen und kernspintomographischen Befunde dokumentiert werden. Wie auch bei anderen Leukodystrophien kommt zukünftig möglicherweise der autologen Transplantation genetisch veränderter Stammzellen eine zunehmende Bedeutung zu (Cartier und Aubourg 2008).

E 11.4.3 Vanishing white matter disease

Klinik und Verlauf

Die sogenannte »vanishing white matter disease« (weitere Synonyme: »childhood ataxia with central nervous system hypomyelination«, myelinopathia centralis diffusa, Ovarioleukodystrophie) stellt möglicherweise eine der häufigsten Formen einer Leukodystrophie dar, nicht nur bei Kindern, sondern wohl auch als Erkrankung des Erwachsenenalters. Nach früheren Beschreibungen (siehe u. a. Prass et al. 2001) wurde in der jüngeren Vergangenheit vermehrt über die Erkrankung berichtet (Riecker et al. 2007, Bugiani et al. 2010). Ursächlich sind Mutationen in einem der fünf Gene *EIF2B1* bis *EIF2B5*, die den Translations-Initiationsfaktor eIF2B kodieren (Leegwater et al. 2001). Auf zellulärer Ebene betrifft die Pathologie Astrozyten und Oligodendrozyten mit konsekutiver Myelinisierungsstörung.

Charakteristischerweise manifestiert sich die Erkrankung nach einem Bagatelltrauma, einer Belastungssituation oder einem fieberhaften Infekt mit einer dann im Verlauf anhaltenden zerebellären Ataxie, spastischen Tetraparese sowie einer Bewusstseinsstörung oder psychiatrischen Störungen. Zudem zeigen sich eine demenzielle Entwicklung sowie epileptische Anfälle. Der Verlauf ist chronisch progredient mit zusätzlichen Einbrüchen im Falle erneuter, wie oben beschriebener Ereignisse. Bei weiblichen Betroffenen findet sich mitunter eine ovarielle Insuffizienz mit primärer Amenorrhoe (Bugiani et al. 2010).

Kernspintomographisch zeigen sich in der T2/FLAIR-Wichtung charakteristischerweise diffuse flächige hyperintense Marklagerveränderungen mit Aussparung der U-Fasern. Im Verlauf kommt es nicht selten zu zystisch-degenerativen Marklagerläsionen (**Tab. E 11.2**, Bugiani et al. 2010). Bei klinischem und bildgebendem Verdacht kann eine molekulargenetische Diagnosesicherung erfolgen.

Therapie

Eine kausale Therapie ist nicht bekannt.

E 11.4.4 Zerebrotendinöse Xanthomatose (CTX)

Klinik und Verlauf

Die Zerebrotendinöse Xanthomatose (CTX) ist eine seltene Erkrankung des Lipidstoffwechsels, basierend auf einer reduzierten Aktivität des mitochondrialen Enzyms Sterol 27-Hydroxylase (CYP27). Ursächlich finden sich Mutationen im *CYP27A1*-Gen (Verrips et al. 2000). Resultierend kommt es zu einer Akkumulation von Cholestanol und Cholesterol in verschiedenen Geweben, insbesondere in den Augenlinsen, im ZNS sowie in den Sehnen mit Ausbildung von Sehnen-Xanthomen, z. B. im Bereich der Patellar- und Achillessehnen. Neben früh auftretenden Diarrhöen zeigen sich häufig bereits im Kindesalter Katarakte (Gallus et al. 2006). Zu einer neurologischen Manifestation kommt es etwa in der zweiten bis dritten Lebensdekade. Hierbei finden sich charakteristischerweise Pyramidenbahn- und zerebelläre Zeichen, zudem eine Polyneuropathie, kognitive Defizite, Verhaltensauffälligkeiten und epileptische Anfälle (Federico und Dotti 2003, Gallus et al. 2006). Abortive Formen ohne Sehnen-Xanthome sind beschrieben.
In der Kernspintomographie bestehen neben bilateralen Marklagerveränderungen charakteristischerweise zerebelläre Verkalkungen im Bereich des Nukleus dentatus. Zudem zeigt sich im Verlauf eine globale Atrophie (**Tab. E 11.2**, Barkhof et al. 2000, Gallus et al. 2006). Bei klinischem und bildgebendem Verdacht kann eine biochemische Diagnosesicherung durch den Nachweis erhöhter Cholestanol-Spiegel im Serum sowie von Gallensäuren im Urin erfolgen. Diese Untersuchungen können auch als Verlaufsparameter dienen. Gegebenenfalls kann eine molekulargenetische Mutationsanalyse des *CYP27A1*-Gens durchgeführt werden.

Therapie

Durch die orale Gabe von Chenodesoxycholsäure (z. B. 750 mg/Tag) lässt sich die Progression der Erkrankung aufhalten (↑, A) (Berginer et al. 1984, Mondelli et al. 2001). Neben klinischen Effekten konnte wiederholt eine Besserung der elektrophysiologischen und laborchemischen Befunde dokumentiert werden. Unter einer Therapie mit Chenodesoxycholsäure konnten metabolische und strukturelle zerebelläre Behandlungseffekte mittels MR-Spektroskopie und DTI-MRT demonstriert werden (Seidel et al. 2010). Diese Therapie kann ggf. durch Applikation eines HMG-CoA-Reduktase-Hemmers (z. B. Simvastatin) ergänzt werden, wodurch sich die Serumkonzentrationen von Cholestanol und Cholesterin weiter senken lassen (Verrips et al. 1999). Daten hinsichtlich eines möglichen klinischen Benefits einer solchen Kombinationstherapie liegen jedoch noch nicht vor.

E 11.4.5 Weitere autosomal-rezessiv vererbte Leukodystrophien

Neben den oben besprochenen Erkrankungen gibt es noch zahlreiche, teils seltenere autosomal-rezessive Leukodystrophien mit adulter Manifestation, auf welche hier im Detail nicht eingegangen werden kann. Hierzu gehören u. a. die Canavan-Erkrankung (syn. van Bogaert-Bertrand-Erkrankung, Kohlschütter et al. 2010), die adulte Polyglukosankörperchen-Erkrankung (APBD; Massa et al. 2008), die Megalenzephale Leukoenzephalopathie mit subkortikalen Zysten (MLC, Joseph et al. 2009) sowie die Leukenzephalopathie mit Hirnstamm- und Spinalmarkläsionen und Laktaterhöhung (LBSL; Uluc et al. 2008). Es wird auf die jeweilige Fachliteratur verwiesen. Erwähnt werden sollte noch der Morbus Gaucher (Glukozerebrosidose), für dessen nicht-neuropathische (viszerale bzw. hämatologische) Form eine Enzymersatztherapie sowie die Substrathemmung mit Miglustat zur Verfügung steht (Piran und Amato 2010).

E 11.5 Autosomal-dominant vererbte Leukodystrophien

E 11.5.1 Alexander-Krankheit

Klinik und Verlauf

Die Alexander-Krankheit stellt eine eher seltene Form der Leukodystrophie dar. Ursächlich finden sich in der Mehrzahl der Fälle heterozygote (meist *de novo*) missense-Mutationen in dem Gen für saures Gliafaserprotein (GFAP) (Brenner et al. 2001). Dementsprechend besteht oft keine Familienanamnese. Pathologisch ist die Krankheit durch charakteristische zytoplasmatische Einschlüsse (sog. Rosenthal-Fasern) in Astrozyten gekennzeichnet. Diese enthalten das intermediäre Filamentprotein GFAP in Assoziation mit AlphaB-Crystallin und finden sich vorwiegend in subependymalen, subpialen und periventrikulären Regionen (Messing et al. 2001). Diese Pathologie hat eine von rostral nach kaudal fortschreitende Demyelinisierung des ZNS zur Folge.
Von den schwerer verlaufenden infantilen Formen lassen sich eine juvenile und eine adulte Form abgrenzen. Bei der juvenilen Form stehen bulbäre Zeichen, eine Spastik und eine Ataxie im Vordergrund. Das klinische Erscheinungsbild der adulten Form ist variabel mit wiederholten »Schüben« und Remissionen und ist neben einer Spastik gekennzeichnet durch eine demenzielle Entwicklung, Dystonie sowie epileptische Anfälle (Moser 2005, Messing et al. 2010). Aufgrund des mitunter schubartigen Verlaufs stellt die Erkrankung eine mögliche Differentialdiagnose zur Multiplen Sklerose dar.
In der Kernspintomographie zeigen sich charakteristische bilaterale frontal betonte T2/FLAIR-hyperintense Marklagerläsionen. Zudem finden sich vor allem bei der infantilen Form teils fleckige Veränderungen auch in den Basalganglien. Zum Teil zeigt sich eine pathologische Kontrastmittelaufnahme, insbesondere periventrikulär ependymal (**Tab. E 11.2**, Schiffmann und van der Knaap 2009). Es sind auch Fälle ohne Marklagerpathologie bekannt (Messing et al. 2010). Die Diagnosesicherung erfolgt molekulargenetisch durch den Nachweis von Mutationen im *GFAP*-Gen oder bioptisch durch den Nachweis von Rosenthal-Fasern im ZNS.

Therapie

Eine kausale Therapie ist nicht bekannt. Neuere, u. a. protektive Therapieansätze befinden sich in Untersuchung (Messing et al. 2010).

E 11.5.2 Hereditäre diffuse Leukenzephalopathie mit Spheroiden (HDLS)

Klinik und Verlauf

Die HDLS ist ebenfalls eine seltene Erkrankung des Erwachsenenalters. Der zugrunde liegende molekulare Defekt ist bis heute nicht bekannt (Wider et al. 2009). Die HDLS manifestiert sich im frühen bis mittleren Erwachsenenalter mit kognitiven Defiziten und psychiatrischen Symptomen. Weiterhin finden sich oftmals eine Spastik, eine Gangataxie, extrapyramidal-motorische Symptome sowie epileptische Anfälle (Wider et al. 2009). In der Kernspintomographie zeigen sich multifokale, frontozentral betonte konfluierende Marklagerläsionen, nicht selten mit asymmetrischer Verteilung (Freeman et al. 2009). Im Verlauf kommt es zudem zu Läsionen im Bereich der Pyramidenbahn sowie einer supra- und infratentoriellen Atrophie. Der Liquor und die Nervenleitgeschwindigkeit sind in der Regel unauffällig. Die Diagnose basiert auf dem Nachweis sogenannter neuroaxonaler Spheroide in der weißen Hirnsubstanz. Eine genetische Diagnostik steht aufgrund des nicht bekannten genetischen Defekts aktuell nicht zur Verfügung.

Therapie

Eine kausale Therapie ist nicht bekannt.

E 11.5.3 Autosomal-dominante Leukodystrophie mit Beginn im Erwachsenenalter (ADLD)

Klinik und Verlauf

Die insgesamt seltene ADLD wird verursacht durch Genduplikationen des Lamin B1-Gens (*LMNB1*) (Padiath et al. 2006), welches für ein nukleäres Filamentprotein kodiert. Dieses Protein scheint eine Rolle bei der Kontrolle oxidativen Stresses zu spielen (Malhas et al. 2009). Pathologisch finden sich fleckförmige Demyelinisierungszonen mit einer Vakuolisierung der weißen Substanz. Dabei sind – im Gegensatz zur Multiplen Sklerose – die Oligodendrozyten auch in den Demyelinisierungszonen erhalten. Entzündungszeichen finden sich nicht.
Erstes Symptom sind nicht selten autonome Störungen (z. B. Blasenstörung, erektile Dysfunktion, orthostatische Dysregulation). Im Verlauf zeigen sich kognitive Störungen, eine Spastik sowie eine zerebelläre Ataxie. Bei einem Teil der Patienten findet sich eine Innenohrschwerhörigkeit. Der Verlauf ist oftmals chronisch progredient, aufgrund eines möglichen schubweisen Verlaufs stellt die Multiple Sklerose eine wichtige Differentialdiagnose dar (Coffeen et al. 2000). Jedoch beginnt der Erkrankung oftmals erst in der 4. oder 5. Lebensdekade.

In der Kernspintomographie zeigen sich bereits früh bilaterale T2/FLAIR-hyperintense Marklagerläsionen (s. **Tab. E 11.2**). Nicht selten sind die Läsionen inhomogen, die U-Fasern bleiben typischerweise ausgespart. Die Veränderungen beginnen im Frontallappen und breiten sich von dort nach okzipital aus. Dabei zeigt sich oftmals eine rasche Progredienz. Auch charakteristische Veränderungen im Bereich der mittleren Kleinhirnschenkel sind zu sehen. Schließlich kommt es zu einer Gehirnatrophie. Die evozierten Potenziale sind häufig verzögert. Die Nervenleitgeschwindigkeit und der Liquorbefund sind in der Regel unauffällig.

Therapie

Eine kausale Therapie ist nicht bekannt.

Selbsthilfeorganisationen

Bundesverein Leukodystrophie e. V., Schelmenäckerstr. 20, 71157 Hildrizhausen, Email: info@bv-lev.de, Internet: www.blev.de

Myelin Projekt Deutschland e. V., Große Straße 64, 28876 Bremen/Oyten, Email: info@myelin.de, Internet: www.myelin.de

Leukonet – BMBF Netzwerk für Leukodystrophien, Internet: www.leukonet.de

E 11.6 Literatur

Barkhof F, Verrips A, Wesseling P et al. Cerebrotendinous xanthomatosis: the spectrum of imaging findings and the correlation with neuropathologic findings. Radiology 2000;217:869–876.

Berginer VM, Salen G, Shefer S. Long-term treatment of cerebrotendinous xanthomatosis with chenodeoxycholic acid. N Engl J Med 1984;311:1649–1652.

Bezman L, Moser AB, Raymond GV, Rinaldo P, Watkins PA, Smith KD, Kass NE, Moser HW. Adrenoleukodystrophy: incidence, new mutation rate, and results of extended family screening. Ann Neurol 2001;49:512–517.

Biffi A, Lucchini G, Rovelli A, Sessa M. Metachromatic leukodystrophy: an overview of current and prospective treatments. Bone Marrow Transplant 2008;42 (Suppl 2): S 2–6.

Bugiani M, Boor I, Powers JM, Scheper GC, van der Knaap MS. Leukoencephalopathy with vanishing white matter: a review. J Neuropathol Exp Neurol 2010;69:987–996.

Cailloux F, Gauthier-Barichard F, Mimault C et al. Genotype-phenotype correlation in inherited brain myelination defects due to proteolipid protein gene mutations. Clinical European Network on Brain Dysmyelinating Disease. Eur J Hum Genet 2000;8:837–845.

Cartier N, Aubourg P. Hematopoietic stem cell gene therapy in Hurler syndrome, globoid cell leukodystrophy, metachromatic leukodystrophy and X-adrenoleukodystrophy. Curr Opin Mol Ther 2008;10:471–478.

Cartier N, Hacein-Bey-Abina S, Bartholomae CC et al. Hematopoietic stem cell gene therapy with a lentiviral vector in X-linked adrenoleukodystrophy. Science 2009; 326:818–823.

Coffeen CM, McKenna CE, Koeppen AH et al. Genetic localization of an autosomal dominant leukodystrophy mimicking chronic progressive multiple sclerosis to chromosome 5q31. Hum Mol Genet 2000;9:787–793.

Faerber EN, Melvin J, Smergel EM. MRI appearances of metachromatic leukodystrophy. Pediatr Radiol 1999;29: 669–672.

Federico A, Dotti MT. Cerebrotendinous xanthomatosis: clinical manifestations, diagnostic criteria, pathogenesis, and therapy. J Child Neurol 2003;18:633–638.

Freeman SH, Hyman BT, Sims KB, Hedley-Whyte ET, Vossough A, Frosch MP, Schmahmann JD. Adult onset leukodystrophy with neuroaxonal spheroids: clinical, neuroimaging and neuropathologic observations. Brain Pathol 2009;19:39–47.

Gallus GN, Dotti MT, Federico A. Clinical and molecular diagnosis of cerebrotendinous xanthomatosis with a review of the mutations in the CYP27A1 gene. Neurol Sci 2006;27:143–149.

Golomb MR, Walsh LE, Carvalho KS, Christensen CK, DeMyer WE. Clinical findings in Pelizaeus-Merzbacher disease. J Child Neurol 2004;19:328–331.

Joseph E, Sureka J, Gibikote S, Aaron S, Thomas MM. Megalencephalic leukoencephalopathy with subcortical cysts in an adult. Acta Neurol Belg 2009;109:53–54.

Köhler W. Leukodystrophies with late disease onset: an update. Curr Opin Neurol 2010;23:234–241.

Kohlschütter A, Bley A, Brockmann K, Gartner J, Krageloh-Mann I, Rolfs A, Schols L. Leukodystrophies and other genetic metabolic leukoencephalopathies in children and adults. Brain Dev 2010;32:82–89.

Krivit W, Peters C, Shapiro EG. Bone marrow transplantation as effective treatment of central nervous system disease in globoid cell leukodystrophy, metachromatic leukodystrophy, adrenoleukodystrophy, mannosidosis, fucosidosis, aspartylglucosaminuria, Hurler, Maroteaux-Lamy, and Sly syndromes, and Gaucher disease type III. Curr Opin Neurol 1999;12:167–176.

Krivit W, Shapiro EG, Peters C, Wagner JE, Cornu G, Kurtzberg J, Wenger DA, Kolodny EH, Vanier MT, Loes DJ, Dusenbery K, Lockman LA. Hematopoietic stem-cell transplantation in globoid-cell leukodystrophy. N Engl J Med 1998;338:1119–1126.

Leegwater PA, Vermeulen G, Konst AA et al. Subunits of the translation initiation factor eIF2B are mutant in leukoencephalopathy with vanishing white matter. Nat Genet 2001;29:383–388.

Mahmood A, Raymond GV, Dubey P, Peters C, Moser HW. Survival analysis of haematopoietic cell transplantation for childhood cerebral X-linked adrenoleukodystrophy: a comparison study. Lancet Neurol 2007;6:687–692.

Malhas AN, Lee CF, Vaux DJ. Lamin B1 controls oxidative stress responses via Oct-1. J Cell Biol 2009;184:45–55.

Massa R, Bruno C, Martorana A, de Stefano N, van Diggelen OP, Federico A. Adult polyglucosan body disease: proton magnetic resonance spectroscopy of the brain and novel mutation in the GBE1 gene. Muscle Nerve 2008;37:530–536.

Matzner U, Lullmann-Rauch R, Stroobants S et al. Enzyme replacement improves ataxic gait and central nervous system histopathology in a mouse model of metachromatic leukodystrophy. Mol Ther 2009;17:600–606.

Melhem ER, Loes DJ, Georgiades CS, Raymond GV, Moser HW. X-linked adrenoleukodystrophy: the role of contrast-enhanced MR imaging in predicting disease progression. AJNR Am J Neuroradiol 2000;21:839–844.

Messing A, Daniels CM, Hagemann TL. Strategies for treatment in Alexander disease. Neurotherapeutics 2010;7:507–515.

Mondelli M, Sicurelli F, Scarpini C, Dotti MT, Federico A. Cerebrotendinous xanthomatosis: 11-year treatment with chenodeoxycholic acid in five patients. An electrophysiological study. J Neurol Sci 2001;190:29–33.

Moser HW. Alexander disease: combined gene analysis and MRI clarify pathogenesis and extend phenotype. Ann Neurol 2005;57:307–308.

Moser HW, Mahmood A, Raymond GV. X-linked adrenoleukodystrophy. Nat Clin Pract Neurol 2007a;3:140–151.

Moser HW, Moser AB, Hollandsworth K, Brereton NH, Raymond GV. »Lorenzo's oil« therapy for X-linked adrenoleukodystrophy: rationale and current assessment of efficacy. J Mol Neurosci 2007b;33:105–113.

Padiath QS, Saigoh K, Schiffmann R, Asahara H, Yamada T, Koeppen A, Hogan K, Ptacek LJ, Fu YH. Lamin B1 duplications cause autosomal dominant leukodystrophy. Nat Genet 2006;38:1114–1123.

Piran S, Amato D. Gaucher disease: a systematic review and meta-analysis of bone complications and their response to treatment. J Inherit Metab Dis 2010;33:271–279.

Prass K, Bruck W, Schroder NW, Bender A, Prass M, Wolf T, van der Knaap MS, Zschenderlein R. Adult-onset Leukoencephalopathy with vanishing white matter presenting with dementia. Ann Neurol 2001;50:665–668.

Riecker A, Nagele T, Henneke M, Schols L. Late onset vanishing white matter disease. J Neurol 2007;254:544–545.

Satoh JI, Tokumoto H, Kurohara K, Yukitake M, Matsui M, Kuroda Y, Yamamoto T, Furuya H, Shinnoh N, Kobayashi T, Kukita Y, Hayashi K. Adult-onset Krabbe disease with homozygous T1853C mutation in the galactocerebrosidase gene. Unusual MRI findings of corticospinal tract demyelination. Neurology 1997;49: 1392–1399.

Schiffmann R, van der Knaap MS. Invited article: an MRI-based approach to the diagnosis of white matter disorders. Neurology 2009;72:750–759.

Seidel S, Kasprian G, Prayer D, Krssak M, Sycha T, Auff E. Visualisation of treatment response in a case of cerebrotendinous xanthomatosis. J Neurol Neurosurg Psychiatry 2010.

Shapiro E, Krivit W, Lockman L, Jambaque I, Peters C, Cowan M, Harrisy R, Blanche S, Bordigoni P, Loes D, Ziegler R, Crittenden M, Ris D, Berg B, Cox C, Moser H, Fischer A, Aubourg P. Long-term effect of bone-marrow transplantation for childhood-onset cerebral X-linked adrenoleukodystrophy. Lancet 2000;356:713–718.

Uluc K, Baskan O, Yildirim KA, Ozsahin S, Koseoglu M, Isak B, Scheper GC, Gunal DI, van der Knaap MS. Leukoencephalopathy with brain stem and spinal cord involvement and high lactate: a genetically proven case with distinct MRI findings. J Neurol Sci 2008;273:118–122.

van Geel BM, Bezman L, Loes DJ, Moser HW, Raymond GV. Evolution of phenotypes in adult male patients with X-linked adrenoleukodystrophy. Ann Neurol 2001;49: 186–194.

van Geel BM, Koelman JH, Barth PG, Ongerboer de Visser BW. Peripheral nerve abnormalities in adrenomyeloneuropathy: a clinical and electrodiagnostic study. Neurology 1996;46:112–118.

Verrips A, Hoefsloot LH, Steenbergen GC, Theelen JP, Wevers RA, Gabreels FJ, van Engelen BG, van den Heuvel LP. Clinical and molecular genetic characteristics of patients with cerebrotendinous xanthomatosis. Brain 2000;123 (Pt 5):908–919.

Verrips A, Wevers RA, van Engelen BG, Keyser A, Wolthers BG, Barkhof F, Stalenhoef A, De Graaf R, Janssen-Zijlstra F, van Spreeken A, Gabreels FJ. Effect of simvastatin in addition to chenodeoxycholic acid in patients with cerebrotendinous xanthomatosis. Metabolism 1999;48:233–238.

Wider C, van Gerpen JA, DeArmond S, Shuster EA, Dickson DW, Wszolek ZK. Leukoencephalopathy with spheroids (HDLS) and pigmentary leukodystrophy (POLD): a single entity? Neurology 2009;72:1953–1959.

Wolf NI, Sistermans EA, Cundall M et al. Three or more copies of the proteolipid protein gene PLP1 cause severe Pelizaeus-Merzbacher disease. Brain 2005;128:743–751.

Yool DA, Edgar JM, Montague P, Malcolm S. The proteolipid protein gene and myelin disorders in man and animal models. Hum Mol Genet 2000;9:987–992.

F Infektions- und Entzündungskrankheiten

1 Bakterielle Infektionen 495
von H.-W. Pfister, M. Klein und R. Beer

2 Intrakranielle und spinale Abszesse 511
von M. Klein, F.-W. Kreth und H.-W.Pfister

3 Tuberkulöse Meningitis 523
von M. Klein, A. Neher und H.-W. Pfister

4 Neurosarkoidose 531
von M. A. Friese

5 Neurosyphilis 539
von M. Maschke

6 Andere Spirochäteninfektionen 545
von H.-W. Pfister und V. Fingerle

7 Tropenkrankheiten (inkl. Parasitosen) 556
von M. Platten und E. Schmutzhard

8 Virale Entzündungen des ZNS 570
von M. Maschke

9 Pilzinfektionen des ZNS 589
von M. Platten

10 HIV-Infektion und AIDS: neurologische Manifestationen 598
von G. Arendt und M. Maschke

11 Multiple Sklerose und andere demyelinisierende Erkrankungen 625
von H. Wiendl, M. A. Friese, V. Limmroth und R. Hohlfeld

12 Antikörper-assoziierte autoimmune Enzephalopathien 697
von M. A. Friese und T. Magnus

13 Prion-Erkrankungen 705
von C. P. Beier und J. B. Schulz

F 1 Bakterielle Infektionen

von H.-W. Pfister, M. Klein und R. Beer *

F 1.1 Bakterielle Meningitis

F 1.1.1 Klinik

> Die bakterielle (eitrige) Meningitis entsteht
> - als Komplikation einer Infektion in der Nachbarschaft (»Durchwanderungsmeningitis«, z. B. bei Otitis, Sinusitis, Mastoiditis, selten als Komplikation eines Hirnabszesses oder subduralen Empyems),
> - hämatogen durch Bakteriämie (z. B. bakterielle nasopharyngeale Schleimhautinvasion bei Meningokokkeninfektionen) oder bei septischem Streuherd (z. B. Pneumonie, Endokarditis),
> - postoperativ (nach neurochirurgischen Operationen) und
> - in seltenen Fällen iatrogen (z. B. nach paravertebraler Injektion).

Klinisch ist die bakterielle Meningitis durch die klassische Trias Kopfschmerzen, Meningismus und hohes Fieber charakterisiert. Ferner kann es zu Übelkeit, Erbrechen, Lichtscheu, einem Verwirrtheitssyndrom (selten einer akuten Psychose), einer Vigilanzstörung und epileptischen Anfällen kommen. Die klinische Symptomatik entwickelt sich in der Regel akut innerhalb von einigen Stunden bis zu wenigen Tagen.

Ein akutes meningitisches Krankheitsbild in Kombination mit einem Exanthem (das Spektrum reicht von einzelnen Petechien bis zu ausgedehnter Purpura mit Hautnekrosen), das sich insbesondere am Stamm und an den Beinen, aber auch im Bereich der Schleimhäute und der Konjunktiven manifestieren kann, ergibt den Verdacht auf eine Meningokokkenmeningitis. Bei etwa zwei Drittel der Patienten mit einer Meningokokkenmeningitis ist bei Aufnahme ein Exanthem nachweisbar (Heckenberg et al. 2008). Die klassische klinische Konstellation der Meningokokkeninfektion eines hämorrhagischen Exanthems in Kombination mit Meningismus und Bewusstseinsstörung entwickelt sich innerhalb von 13 bis 22 Stunden (Thompson et al. 2006). Petechiale Hautveränderungen können aber auch bei Pneumokokken- und Haemophilusmeningiti den vorkommen.

Etwa 10–15 % der Meningokokkeninfektionen haben einen fulminanten Verlauf mit Entwicklung eines Waterhouse-Friderichsen-Syndroms, das durch eine Verbrauchskoagulopathie mit großen petechialen Blutungen der Haut und Schleimhäute und einen septischen Schock mit Multiorganversagen gekennzeichnet ist. Osler-Knötchen (Osler spots) an Fingern oder Zehen sollten den Verdacht auf eine zugrunde liegende septisch-embolische Endokarditis lenken. Eine Herpes simplex-Infektion der Lippen (Herpes labialis) findet sich bei etwa 10 % der Patienten mit eitriger Meningitis.

Bei etwa 10–15 % der Patienten mit einer eitrigen Meningitis finden sich als Folge einer Zerebritis (fokalen Meningoenzephalitis) oder einer zerebralen Ischämie fokale zerebrale Symptome in Form von Hemi- oder Tetraparesen, Aphasien und Hemianopsien. Epileptische Anfälle werden bei 15–30 % der Patienten beobachtet (Kastenbauer und Pfister 2003, van de Beek et al. 2004); etwa zwei Drittel der epileptischen Anfälle treten in den ersten 24 Stunden nach Krankenhausaufnahme auf, ca. 95 % in der ersten Krankheitswoche.

Etwa 10 % der Patienten haben eine Hirnnervenbeteiligung, der Häufigkeit nach des III., VI. und VII. Hirnnerven; ein Papillenödem ist nur bei 3 % der Patienten nachweisbar (van de Beek et al. 2004). Hörstörungen, die meist Folge einer eitrigen Labyrinthitis sind, lassen sich bei 10–15 % aller Patienten nachweisen, bei Patienten mit Pneumokokkenmeningitis sogar bei bis zu 30 % (Dodge et al. 1984, Kastenbauer und Pfister 2003).

F 1.1.1.1 Diagnostik

Im Liquor findet sich bei der bakteriellen Meningitis typischerweise eine granulozytäre Pleozytose über 1 000 Zellen/µl. In seltenen Fällen findet sich bei Listerieninfektionen eine überwiegend lymphozytäre Pleozytose (Mylonakis et al. 1998).

> Liquorzellzahlen < 1 000 Zellen/µl können bei der bakteriellen Meningitis
> - sehr früh im Krankheitsverlauf,
> - bei antibiotisch anbehandelten Patienten,
> - bei fulminanten Krankheitsverläufen (sog. »apurulente bakterielle Meningitis«, d. h. Nachweis einer hohen Bakteriendichte im Liquor-Grampräparat bei gleichzeitig geringer Liquorzellzahl) und
> - bei abwehrgeschwächten (z. B. leukopenischen) Patienten
>
> beobachtet werden.

Es gibt sogar Berichte über gesicherte bakterielle Meningitiden mit normaler Liquorzellzahl, dann allerdings mit erniedrigter Liquorglukose und erhöhter Liquoreiweißkonzentration. Typischerweise findet sich bei der bakteriellen Meningitis eine schwere Blut-Liquor-Schrankenstörung (Li-

* Autoren dieses Kapitels in der 5. Auflage: H.-W. Pfister und S. Kastenbauer.

quor-Serum-Albumin-Quotient > 20×10^{-3}, normal < $7{,}4 \times 10^{-3}$; Pandy +++). Die Proteinkonzentration im Liquor ist meist > 120 mg/dl; der Liquor-/Serum-Glukose-Quotient < 0,3 (Liquor-Glukose-Konzentration meist < 30 mg/dl). Bei Patienten mit extrem niedrigen Liquor-Glukose-Konzentrationen (< 5 mg/dl) findet sich in der Regel im Liquor eine sehr große Zahl von Bakterien (Bakterienrasen im Grampräparat). An einzelnen Zentren wird die Bestimmung von Liquorlaktat (> 4,5 mmol/l) der Glukosebestimmung vorgezogen.

Die Diagnose der bakteriellen Meningitis wird durch die folgenden Nachweismethoden im Liquor gesichert:
- mikroskopisch in der Gramfärbung,
- Antigennachweis (von *N. meningitidis*, *S. pneumoniae*, *H. influenzae* und *Streptococcus agalactiae*) mit der Latexagglutinationsmethode,
- bakteriologisch in der Kultur.

Der Nachweis von Bakterien im Liquor ist mit den genannten Methoden bei 70–90 % der Patienten mit eitriger Meningitis möglich. Indikationen für den Einsatz der Antigennachweismethoden sind: Bestätigung unklarer mikroskopischer Liquorbefunde, Liquor mit deutlicher Pleozytose und negativem mikroskopischem Befund, Liquor eines Patienten mit antibiotischer Vorbehandlung (Pfister et al. 2008). Bei 60–70 % der Patienten mit bakterieller Meningitis sind die Blutkulturen positiv (van de Beek et al. 2004, Kastenbauer und Pfister 2003). Bei Verdacht auf eine Meningokokkenerkrankung sollte auch versucht werden, den Erreger mikroskopisch und kulturell in Hauteffloreszenzen nachzuweisen. Ferner kann in der Diagnostik der Meningokokkenerkrankungen bei negativem mikroskopischem und kulturellem Befund eine Polymerase-Kettenreaktion (PCR) zum Nachweis der Meningokokken-DNA im Liquor und im Blut (vorzugsweise EDTA-Blut) in die Wege geleitet werden (Kniehl et al. 2001).
Im Blut findet sich bei der bakteriellen Meningitis regelhaft (Ausnahme: immunsupprimierte Patienten) eine Leukozytose und eine Erhöhung des C-reaktiven Proteins (CRP). Eine Metaanalyse ergab, dass der negative CRP-Befund bei Patienten mit dem klinischen Bild einer Meningitis mit einer Vorhersagewahrscheinlichkeit von ≥ 97 % für eine nicht-bakterielle Ursache spricht, der positive CRP-Befund aber klinisch wenig hilfreich ist. Aufgrund der bisherigen Berichte bei Kindern und Erwachsenen mit bakterieller Meningitis ist die Serumkonzentration des inflammatorischen Peptids Procalcitonin bei bakterieller Meningitis, nicht jedoch bei viraler Meningitis erhöht. Die Spezifität des Serum-Procalcitonins scheint in der Diagnostik der bakteriellen Meningitis höher zu sein als die des C-reaktiven Proteins. Es muss allerdings bedacht werden, dass Procalcitonin in den frühen Phasen einer Meningitis infolge eines lokalisierten parameningealen Infektionsfokus normal sein kann; d. h. ein negativer Procalcitonin-Wert schließt eine bakterielle Meningitis nicht aus.

Wichtige Differentialdiagnosen der bakteriellen Meningitis sind in **Tab. F 1.1** zusammengefasst.

Tab. F 1.1: Wichtige Differentialdiagnosen der bakteriellen Meningitis

- Virusmeningitis/Enzephalitis (z. B. Herpes simplex-Enzephalitis)
- Tuberkulöse Meningitis
- Pilzmeningitis (insbesondere Kryptokokkenmeningitis)
- Protozoen (z. B. Naegleria-)Meningoenzephalitis
- Meningealkarzinose
- Mollaret-Meningitis
- Parameningeale Eiterherde (Hirnabszess, epiduraler Abszess, subdurales Empyem)
- Subarachnoidalblutung
- Basilaristhrombose
- Sinus-/Venenthrombose
- Tumor in der hinteren Schädelgrube

F 1.1.2 Epidemiologie und Verlauf

F 1.1.2.1 Inzidenz

Die jährliche Inzidenz der bakteriellen Meningitis liegt in Europa bei zwei bis sechs Erkrankungen pro 100 000 Einwohner (DGPI 2009). In Deutschland lag die jährliche Inzidenz der Meningokokkenmeningitis in den Jahren 2007 bis 2009 bei etwa 0,5–0,6 pro 100 000 Einwohner (383 gemeldete Erkrankungsfälle im Jahr 2010, aktuelle Informationen vom Robert-Koch-Institut unter: www.rki.de; RKI 2011). Meningokokkenerkrankungen treten vorwiegend im Winter und Frühjahr (30–40 % der Erkrankungen finden sich im ersten Quartal des Jahres) als sporadische Erkrankungen oder lokale Meningokokkenkrankheitsausbrüche auf. Meningokokkenmeningitis-Epidemien sind meist mit dem Serotyp A assoziiert (seltener mit den Serotypen C und B).
Die jährliche Inzidenz der Pneumokokkenmeningitis wird auf ein bis zwei Fälle pro 100 000 Einwohner geschätzt, kann jedoch in Entwicklungsländern Inzidenzraten bis zu 20 pro 100 000 Einwohner/Jahr erreichen.
Die Inzidenz der invasiven Haemophilus influenzae Typ B (Hib)-Erkrankungen ist nach Einführung der Hib-Konjugat-Impfstoffe deutlich zurückgegangen. In Deutschland erkranken derzeit nur noch etwa 30 Kinder im Alter bis zu fünf Jahren pro Jahr an einer Hib-Meningitis (DGPI 2009). Bei den Erkrankten handelt es sich überwiegend um nicht oder inkomplett geimpfte Kinder; etwa 3 % versterben.
Die bakterielle Meningitis wird sehr häufig in Entwicklungsländern und in bestimmten geographischen Regionen, wie z. B. dem sog. »Meningitisgürtel« in Afrika (südlich der Sahara und nördlich des Äquators von der West- bis zur Ostküste, z. B. Nigeria, Kamerun) beobachtet, wo die geschätzte Inzidenz der Meningokokkenmeningitis etwa 70 Fälle/100 000 Einwohner/Jahr beträgt.

F 1.1.2.2 Erregerspektrum

Das Erregerspektrum der bakteriellen Meningitis ist im Wesentlichen vom Patientenalter, den Grund- und Begleitkrankheiten sowie den klinisch prädisponierenden Faktoren abhängig (**Tab. F 1.2** und **Tab. F 1.3**). Ein erhöhtes Risiko einer invasiven Meningokokkenerkrankung haben unter anderem Splenektomierte, Patienten mit Defekten der terminalen Komplementkaskade (C3, C5–C9) und Perso-

nen mit niedrigen prämorbiden Titern serogruppenspezifischer bakterizider Antikörper.
Die deutliche Abnahme der Inzidenz der Haemophilusmeningitiden hat dazu geführt, dass *Streptococcus pneumoniae* und *Neisseria meningitidis* nun die häufigsten Erreger einer bakteriellen Meningitis sowohl bei Erwachsenen als auch bei Kindern sind. Neben Pneumokokken und Meningokokken sind die häufigsten bakteriellen Erreger einer Meningitis bei Erwachsenen Listerien (< 5 % der Fälle), Staphylokokken (je nach Literaturangabe 1–9 % der Fälle), gram-negative Enterobakterien inkl. *Pseudomonas aeruginosa* (sog. »gram-negative Meningitis«; < 10 % der Fälle) und *Haemophilus influenzae* (1–3 %) (**Tab. F 1.3**).
Die häufigsten Keime der Meningitis in der Neugeborenenperiode sind Gruppe B-Streptokokken (ungefähr 70 % der Fälle). Anaerobe Bakterien sind die Ursache von < 1 % der bakteriellen Meningitisfälle. Mehr als ein Erreger wird bei etwa 1 % der Patienten mit bakterieller Meningitis im Liquor nachgewiesen, insbesondere bei Patienten mit Abwehrschwäche, bekanntem Schädel-Hirn-Trauma oder vorausgegangener neurochirurgischer Operation.

F 1.1.2.3 Komplikationen

Die Hälfte der erwachsenen Patienten mit einer bakteriellen Meningitis entwickelt in der Akutphase der Erkrankung Komplikationen unterschiedlichen Schweregrades (Pfister et al. 1993, 2002, van de Beek 2004) (**Tab. F 1.4**). Die Komplikationen entwickeln sich in der Regel in der ersten Woche, gelegentlich noch nach zwei bis drei Wochen. Als kritische Zeit im Verlauf der bakteriellen Meningitis wird in der Regel die erste Woche der Erkrankung angesehen, sodass Patienten mit einer bakteriellen Meningitis in der Initialphase der Erkrankung auf einer Intensivstation behandelt werden sollten. **Tab. F 1.4** zeigt die wichtigsten intrakraniellen Komplikationen.

Tab. F 1.2: Erregerspektrum und prädisponierende Faktoren

Prädisponierende Faktoren*	Wahrscheinlicher Erreger
Sinusitis, Mastoiditis, Otitis media	*S. pneumoniae*, Staphylokokken, *H. influenzae*
Schädel-Hirn-Trauma, Durafistel	*S. pneumoniae, Staphylococcus aureus*, gram-negative Enterobakterien
Nosokomiale Meningitis (z. B. nach neurochirurgischer Operation)	gram-negative Enterobakterien, *Pseudomonas aeruginosa*, Staphylokokken
Ventrikulitis bei externer Liquordrainage, Shuntinfektion	*Staph. epidermidis, Staph. aureus*, gram-negative Enterobakterien
Pneumonie	*S. pneumoniae*, andere Streptokokken
Endokarditis	*Staph. aureus, S. pneumoniae*, andere Streptokokken
Rezidivierende Meningitis	*S. pneumoniae*, andere Streptokokken, *H. influenzae*
Petechien	Meningokokken, *Staph. aureus, S. pneumoniae*
Immunsuppression (z. B. Diabetes mellitus, chronischer Alkoholismus, immunsuppressive Therapie, AIDS, Malignom)	*Listeria monocytogenes*, gram-negative Enterobakterien, *Staph. aureus, S. pneumoniae*
Splenektomie	*S. pneumoniae*
i. v. Drogenabhängigkeit	Staphylokokken, *Pseudomonas aeruginosa*

* Mehr als die Hälfte der erwachsenen Patienten mit bakterieller Meningitis haben prädisponierende Faktoren.

Tab. F 1.3: Häufige Erreger der bakteriellen Meningitis, in Abhängigkeit vom Alter des Patienten

Alter	Typische Erreger
< 1 Monat	Gram-negative Enterobacteriaceae (*Escherichia coli*, Klebsiella, Enterobacter, Proteus, *Pseudomonas aeruginosa*) Streptokokken, insbesondere Gruppe B-Streptokokken (*S. agalactiae*) *Listeria monocytogenes*
1 Monat – 6 Jahre	*N. meningitidis* *S. pneumoniae* andere Streptokokken, Staphylokokken, Listerien, gram-negative Enterobakterien (inkl. *Pseudomonas aeruginosa*) (*Haemophilus influenzae**)
> 6 Jahre	*N. meningitidis* *S. pneumoniae* andere Streptokokken, *H. influenzae*, Listerien, Staphylokokken, gram-negative Enterobacteriaceae (inkl. *Pseudomonas aeruginosa*)

* Seit Einführung der *H. influenzae*-Impfung hat die Inzidenz deutlich abgenommen.

Das im CT bei etwa 10–15 % der Patienten nachweisbare Hirnödem gilt als die wichtigste Ursache einer intrakraniellen Druckerhöhung in der Akutphase der Meningitis. Ferner können auch eine Zunahme des zerebralen Blutvolumens (als Folge einer gestörten zerebrovaskulären Autoregulation oder einer Sinus-/Venenthrombose) und eine Liquorabflussstörung (Hydrozephalus) zu einer Erhöhung des intrakraniellen Drucks im Akutverlauf der Meningitis beitragen. Hirnödem und intrakranielle Druckerhöhung können zur Einklemmung und zu Perfusionsstörungen in Folge einer Abnahme des zerebralen Perfusionsdrucks führen.
In der Diagnostik zerebrovaskulärer Komplikationen erscheint die Durchführung einer zerebralen Angiographie (DSA) heutzutage durch die verbesserten Methoden der Magnetresonanztomographie (MRT), CT-Angiographie und Dopplersonographie nur noch in Ausnahmefällen gerechtfertigt, beispielsweise bei dringendem Verdacht auf eine kortikale Venenthrombose, wenn mittels MRT und MR-/CT-Angiographie keine eindeutige diagnostische Aussage möglich ist. Eine zerebrovaskuläre Beteiligung wird in der Regel mit der MRT (insbesondere T2-Wichtung, perfusions- und diffusionsgewichteter MRT) und der MR-Angiographie nachgewiesen. Die transkranielle dopplersonographische (TCD-)Untersuchung bietet die Möglichkeit der nicht-invasiven Verlaufsuntersuchung in der Akutphase der Erkrankung. Da intrakraniellen (Parenchym- oder Subarachnoidal-)Blutungen häufig eine Gefäßruptur infolge einer zerebralen Vaskulitis zugrunde zu liegen scheint (Kastenbauer und Pfister 2003), sollte in diesen Fällen nach einer Vaskulitis gesucht werden. Klinische Daten haben gezeigt, dass bei der Pneumokokkenmeningitis auch nach initial gutem Verlauf unter Antibiotika-Therapie verzögerte zerebrovaskuläre Komplikationen mit zerebralen Ischämien vorkommen können (Schut et al. 2009, Klein et al. 2010).
Die Angaben in der Literatur zur Häufigkeit des Hydrozephalus bei der bakteriellen Meningitis variieren stark, liegen aber meist in der Größenordnung zwischen 5 und 20 % (Kastenbauer und Pfister 2003, Kasanmoentalib et al. 2010). Der kommunizierende Hydrozephalus (Hydrocephalus aresorptivus) wird bei der bakteriellen Meningitis häufiger als der obstruktive Hydrozephalus (Verschlusshydrozephalus) beobachtet. Das CT kann bereits in den ersten Krankheitstagen eine potenziell lebensbedrohliche Liquorabflussstörung zeigen. In der Literatur wird angegeben, dass etwa 20–30 % der Patienten mit einer bakteriellen Meningitis auch eine Ventrikulitis haben (bei Neugeborenen mit einer gram-negativen Meningitis sogar bis zu 50 % der Patienten). Aktuelle eigene Untersuchungsbefunde (Einsatz der diffusionsgewichteten MRT) legen nahe, dass mehr als 90 % der Patienten mit einer Pneumokokkenmeningitis in der Bildgebung Zeichen einer Ventrikulitis haben.

Beim Auftreten **epileptischer Anfälle** im Verlauf der Meningitis muss insbesondere an folgende Ursachen gedacht werden:

- Fokale Meningoenzephalitis (Zerebritis),
- Arterielle Ischämie (Infarkt),
- Sinusthrombose oder kortikale Venenthrombose,
- Hyponatriämie, z. B. beim Syndrom der inadäquaten ADH-Sekretion (SIADH) oder beim zerebralen Salzverlust-Syndrom (cerebral salt wasting),
- Subdurales Empyem (bei Kindern subdurale Effusion) und Hirnabszesse,
- Nebenwirkung der medikamentösen Therapie (z. B. hohe Penicillindosen bei eingeschränkter Nierenfunktion).

Die Inzidenz von Hörstörungen bei Kindern und Erwachsenen mit bakterieller Meningitis liegt bei 10–30 %, wobei die höchsten Zahlen für Pneumokokkenmeningitisfälle berichtet werden. Eine Vestibulopathie findet sich bei 10–15 % der Überlebenden einer Pneumokokkenmeningitis. In der Untersuchung von Patienten mit bilateraler Vestibulopathie ist bei etwa 10 % der Patienten dies ursächlich einer durchgemachten bakteriellen Meningitis anzuschuldigen. Zum Nachweis vestibulokochleärer Funktionsstörungen im Verlauf der Meningitis werden insbesondere eingesetzt: Audiometrie, akustisch evozierte Hirnstammpotenziale und Elektronystagmographie mit Kalorik. Für klinisch-wissenschaftliche Fragestellungen wird die hochauflösende Kernspintomographie der Schädelbasis eingesetzt, mit der eine Kontrastmittelaufnahme vestibulokochleärer Strukturen nachgewiesen werden kann.

Häufigste extrakranielle Komplikationen in der Akutphase der bakteriellen Meningitis sind septischer Schock, Verbrauchskoagulopathie, adult respiratory distress syndrome (ARDS), Arthritis (septisch und reaktiv), Elektrolytstörungen wie Hyponatriämie, Syndrom der inadäquaten ADH-Sekretion (SIADH), zerebrales Salzverlust-Syndrom oder zentraler Diabetes insipidus, Rhabdomyolyse, Pankreatitis, septische einseitige (selten beidseitige) Endophthalmitis oder Panophthalmitis, Blindheit als Folge einer Vaskulitis und spinale Komplikationen (Pfister 2002, van de Beek et al. 2004).

Tab. F 1.4: Wichtige intrakranielle Komplikationen der bakteriellen Meningitis

- Hirnödem mit der Gefahr der Einklemmung
- zerebrale arterielle Gefäßkomplikationen: Arteriitis (Stenosen, Kaliberschwankungen), Vasospasmus, fokale kortikale Hyperperfusion, zerebrale Autoregulationsstörung
- septische Sinusthrombosen (überwiegend des Sinus sagittalis superior) und kortikale Venenthrombosen
- Hydrozephalus
- Zerebritis (Hirnphlegmone)
- sterile subdurale Effusion[1]

[1] *selten als Folge der Meningitis*: Hirnabszess, subdurales Empyem

Selten werden in der Akutphase der bakteriellen Meningitis spinale Komplikationen (z. B. Myelitis oder spinale Vaskulitis) beobachtet (Kastenbauer et al. 2001). Eine spinale Kernspintomographie ist zur weiteren Einordnung erforderlich, insbesondere auch zum Ausschluss einer epi- oder subduralen Blutung (bzw. eines Abszesses).
Wenige Monate bis zu vielen Jahren nach einer Meningitis kann es zur Entwicklung einer Syringomyelie kommen. Diese Komplikation scheint nach tuberkulöser Meningitis häufiger zu sein als nach bakterieller, eitriger Meningitis. Ursächlich werden eine abgelaufene ischämische Myelonschädigung und eine Zugwirkung auf das Myelon durch narbige Veränderungen der Meningen verantwortlich gemacht.

F 1.1.2.4 Prädiktoren, Prognose

In der Literatur gibt es eine Vielzahl von Studien, in denen prognostisch relevante Faktoren untersucht wurden.

Zu den wichtigsten **Prädiktoren** für einen ungünstigen Verlauf der Erkrankung können gezählt werden:

- Patientenalter über 60 Jahre,
- schwere zugrunde liegende oder begleitende Krankheit,
- Art des Erregers (z. B. gram-negative Enterobakterien, Pneumokokken, Listerien),
- lange Krankheitsdauer vor Antibiotika-Therapiebeginn,
- septischer Schock,
- Bewusstseinsminderung,
- fokale neurologische Ausfälle,
- Liquorsyndrom der »apurulenten bakteriellen Meningitis«,
- niedrige Liquorglukose.

Der frühzeitige Beginn einer Antibiotikatherapie ist von entscheidender prognostischer Bedeutung (Klein et al. 2009) (↑↑, A). Es konnte kürzlich gezeigt werden, dass eine Verzögerung der Antibiotikatherapie von mehr als drei Stunden nach Krankenhausaufnahme die Prognose der Pneumokokkenmeningitis ungünstig beeinflusst (Auburtin et al. 2006). Ferner wird die Prognose vor allem durch die im Krankheitsverlauf auftretenden Komplikationen bestimmt. Es konnte gezeigt werden, dass je ein Drittel der im Verlauf der eitrigen Meningitis verstorbenen Patienten an primär zerebralen Komplikationen, primär extrazerebralen, systemischen Komplikationen bzw. zerebralen und systemischen Komplikationen verstarb (Pfister et al. 1993). Die höchste Letalität findet sich bei Pneumokokken- und Listerienmeningitiden mit 10–20 % bzw. 20–30 %; 3–8 % der Patienten mit Meningokokkenmeningitiden versterben. Insgesamt wird der Anteil von neurologischen Residuen (insbesondere Hörstörungen, neuropsychologische Auffälligkeiten, Hemiparese, epileptische Anfälle, seltener Ataxie, Hirnnervenparesen und Sehstörungen wie z. B. homonyme Hemianopsie) in der Literatur mit 10–40 % angegeben.

F 1.1.3 Therapeutische Prinzipien

F 1.1.3.1 Pathogenese und Pathophysiologie

In tierexperimentellen Untersuchungen konnte gezeigt werden, dass die im Verlauf der Meningitis auftretenden zerebralen Komplikationen hauptsächlich Folge entzündlicher Reaktionen des Wirtes auf bakterielle Komponenten sind (Koedel et al. 2010). Man geht heutzutage davon aus, dass subkapsuläre bakterielle Oberflächenkomponenten (z. B. Zellwandbestandteile wie Teichonsäure oder Peptidoglykan der gram-positiven Erreger und Lipopolysaccharide der gram-negativen Erreger) im Subarachnoidalraum mit Mustererkennungsrezeptoren, z. B. Toll-like-Rezeptoren, immunkompetenter Zellen interagieren und die lokale Produktion verschiedener inflammatorischer Mediatoren induzieren, wie z. B. bestimmter Zytokine wie Interleukin 1, Tumor-Nekrose-Faktor-α und Interleukin-6. Die proinflammatorischen Zytokine können zu einer vermehrten Freisetzung von chemotaktischen Zytokinen (Chemokinen) und zur Expression von Adhäsionsmolekülen führen, sowohl auf Endothelzellen als auch auf Leukozyten. Die Folge ist eine vermehrte Adhäsion von Leukozyten an das zerebrale Endothel und schließlich eine Auswanderung der Leukozyten in den Subarachnoidalraum. Aktivierte Leukozyten können verschiedene toxische Faktoren freisetzen (wie z. B. Oxidantien und proteolytische Enzyme). In den letzten zehn Jahren wurden in tierexperimentellen Untersuchungen reaktive Sauerstoffspezies (ROS), Stickstoffmonoxid (NO) und Peroxynitrit (ONOO-) als essenzielle Mediatoren der pathophysiologischen Veränderungen identifiziert. Die Oxidantien/Radikale können über verschiedene voneinander unabhängige Mechanismen zytotoxisch wirken, z. B. durch Induktion der Lipidperoxidation oder über eine Aktivierung von Caspasen oder Matrixmetalloproteinasen. Oxidativer Stress ist auch eine wesentliche Ursache des Meningitis-assoziierten Hörschadens (Klein et al. 2003).

F 1.1.3.2 Antibiotikatherapie der bakteriellen Meningitis

Die Antibiotikatherapie der bakteriellen Meningitis ist für die Erregereradikation entscheidend, da die Immunantwort (»host response«) die Infektion nicht erfolgreich bekämpfen kann (dies wird z. B. deutlich anhand der Letalität der Pneumokokkenmeningitis, die vor Einführung der Antibiotikatherapie nahezu 100 % betrug). Das Antibiotikum soll gut liquorgängig sein, denn es müssen ausreichend wirksame Liquorkonzentrationen erreicht werden. Bei unbekanntem Erreger wird empirisch unter Berücksichtigung des Alters des Patienten, der prädisponierenden Faktoren und der damit wahrscheinlichsten Bakterien behandelt (**Tab. F 1.3** und **Tab. F 1.5**).

F 1.1.3.3 Operation eines möglichen infektiösen Fokus

Ein möglicher infektiöser Fokus (z. B. Sinusitis, Otitis) muss schnell (d. h. am Aufnahmetag) diagnostiziert und saniert werden.

Tab. F 1.5: Empirische Antibiotikatherapie der bakteriellen Meningitis (ambulant erworben, ohne Erregernachweis)

Altersgruppe	Empfohlenes Antibiotikaregime
Neugeborene	Cefotaxim plus Ampicillin[a] (A)
Kleinkinder und Kinder	Cephalosporin der 3. Generation[b, c] (A)
Erwachsene	Cephalosporin der 3. Generation[b] plus Ampicillin[d] (A)

[a] Zusätzlich kann ein Aminoglykosid – insbesondere bei schwerstkranken Patienten – eingesetzt werden (DGPI 2009).
[b] z. B. Cefotaxim oder Ceftriaxon
[c] laut Empfehlungen der Deutschen Gesellschaft für Pädiatrische Infektiologie (DGPI 2009)
[d] In Regionen mit einem hohen Anteil Penicillin-resistenter Pneumokokken wird in der Initialtherapie eine Kombinationsbehandlung wie z. B. Ceftriaxon plus Ampicillin plus Vancomycin oder Ceftriaxon plus Ampicillin plus Rifampicin empfohlen.

F 1.1.3.4 Adjuvante Therapieformen

Kortikosteroide: In einer europäischen, prospektiven, randomisierten, multizentrischen, placebokontrollierten Doppelblindstudie wurde die Wirksamkeit von Dexamethason bei 301 Erwachsenen mit bakterieller Meningitis untersucht (deGans et al. 2002). Dexamethason (10 mg) oder Placebo wurden in dieser Studie vor der ersten Antibiotikum-Gabe und dann alle sechs Stunden für insgesamt vier Tage appliziert. In der Studie konnte ein günstiger Effekt der Dexamethason-Behandlung gezeigt werden: Dexamethason führte zu einer signifikanten Reduktion der Letalität und der Häufigkeit ungünstiger klinischer Verläufe. Die Subgruppenanalyse zeigte, dass Dexamethason nur bei den Patienten mit Pneumokokkenmeningitis wirksam war, nicht bei Meningitiden anderer Ätiologie, wie z. B. der Meningokokkenmeningitis.
Eine kürzlich publizierte Metaanalyse (24 klinische Studien, 4 041 Patienten) zeigte, dass eine Kortikosteroid-Therapie die Häufigkeit von Hörstörungen bei der Haemophilus influenzae-Meningitis und die Letalität der Pneumokokkenmeningitis senkt (Brouwer et al. 2010). Diese Analyse zeigte einen positiven Effekt bei Patienten mit Pneumokokkenmeningitis, nicht dagegen bei Patienten mit Meningokokkenmeningitis. Eine Wirksamkeit von Dexamethason bei der bakteriellen Meningitis konnte in klinischen Studien in Entwicklungsländern (z. B. in der »Malawi-Studie«) nicht gezeigt werden. Dies liegt wahrscheinlich an folgenden Faktoren: hoher Anteil an HIV-positiven Patienten, Fehlernährung, fortgeschrittenes Krankheitsbild mit später ärztlicher Vorstellung und Versorgung. Bei Patienten mit einer Meningitis als Folge einer bakteriellen Endokarditis und bei der bakteriellen Meningitis im Neugeborenenalter wird der Einsatz von Kortikosteroiden nicht empfohlen. Inwieweit Dexamethason die kernspintomographisch (oder angiographisch) nachgewiesenen arteriellen zerebralen Gefäßkomplikationen (Arteriitis, Vasospasmus) beeinflusst (und evtl. sogar zu einer Zunahme von Infarkten führen kann; siehe Schut et al. 2009), ist bislang unklar.

Therapie der Komplikationen: Bei Vorliegen eines erhöhten intrakraniellen Drucks müssen den Hirndruck senkende Maßnahmen (z. B. 30°-Oberkörperhochlagerung, tiefe Sedierung, Osmotherapie, evtl. kurzzeitig milde Hyperventilation, eventuell externe Liquordrainage) durchgeführt werden. Für die kernspintomographisch (oder angiographisch) nachgewiesenen arteriellen zerebralen Gefäßkomplikationen (Arteriitis, Vasospasmus) gibt es bislang keine gesicherten Therapieformen. Die Wirksamkeit einer Antikoagulation septischer Sinus-/Venenthrombosen bei der bakteriellen Meningitis ist unklar (Southwick 1995); prospektive kontrollierte Studien liegen bisher nicht vor. In einer retrospektiven Studie zeigte sich allerdings ein günstiger Effekt der Heparintherapie bei Patienten mit septischer Sinus cavernosus-Thrombose (Southwick 1995).

Experimentelle Therapieansätze: Verschiedene antiinflammatorische Substanzen zeigten in Tiermodellen der bakteriellen Meningitis günstige Effekte (z. B. Antioxidantien, Caspase-Inhibitoren, Hemmstoffe der Matrixmetalloproteinasen). Mit Ausnahme von Dexamethason wurden diese Substanzen bisher bei Menschen mit bakterieller Meningitis nicht eingesetzt. Weitere experimentelle Studien, insbesondere Untersuchungen in fortgeschrittenen Meningitisstadien, sind erforderlich, um zu klären, welche dieser Therapieformen Eingang in die klinische Praxis finden kann.
Die Liquorfiltration bei Patienten mit bakterieller Meningitis muss als experimentelles Therapieverfahren angesehen werden, deren Wirksamkeit aufgrund der zur Verfügung stehenden kasuistischen klinischen Daten und experimentellen Befunde sehr fraglich ist.

F 1.1.4 Pragmatische Therapie

F 1.1.4.1 Allgemeines Vorgehen im Krankenhaus bei Patienten mit Verdacht auf bakterielle Meningitis

Bei Patienten mit V. a. bakterielle Meningitis (ohne Bewusstseinsstörung, ohne fokalneurologisches Defizit) soll unmittelbar nach der klinischen Untersuchung die lumbale Liquoruntersuchung angeschlossen werden; nach Blutabnahme (für das Anlegen von Blutkulturen) wird sofort mit der Antibiotikatherapie (plus Dexamethasongabe) begonnen (s. **Tab. F 1.5** und **Tab. F 1.6** sowie **Abb. F 1.1**). Bei schwer bewusstseinsgestörten Patienten und Patienten mit fokalneurologischem Defizit (z. B. Hemiparese) soll vor der Liquoruntersuchung ein Schädel-CT mit der Frage eines erhöhten intrakraniellen Drucks (z. B. Hirnabszess, Hydrozephalus) durchgeführt werden (Pfister 2002). Um keine Zeit

Tab. F 1.6: Antibiotikatherapie der bakteriellen Meningitis (bei bekanntem Erreger[1])

Bakterieller Erreger	**Standardantibiotika**	**Alternativen**
N. meningitidis	Penicillin G	Ceftriaxon (oder Cefotaxim), Ampicillin, Rifampicin[2]
S. pneumoniae, Penicillinempfindlich *S. pneumoniae*, Penicillinresistent	Penicillin G Ceftriaxon plus Vancomycin oder Ceftriaxon plus Rifampicin	Ceftriaxon (oder Cefotaxim) Meropenem, Cefepim
H. influenzae	Ceftriaxon (oder Cefotaxim)	Ampicillin, Meropenem
Gruppe B-Streptokokken (*S. agalactiae*)	Penicillin G (plus Gentamicin[2])	Ceftriaxon, Ampicillin (plus Gentamicin), Vancomycin
Gram-negative Enterobacteriaceae (z. B. Klebsiella, *E. coli*, Proteus)	Ceftriaxon (oder Cefotaxim)	Meropenem, Cefepim
Pseudomonas aeruginosa	Ceftazidim plus Aminoglykosid[2]	Meropenem plus Aminoglykosid, Cefepim plus Aminoglykosid, Ciprofloxacin
Staphylokokken (Methicillinempfindlich)	Fosfomycin[2]	Rifampicin[2], Vancomycin (oder Flucloxacillin), Cefazolin, Linezolid
Staphylokokken (Methicillinresistent)	Vancomycin	Linezolid, Trimethoprim-Sulfamethoxazol, Rifampicin, Fosfomycin
Listeria monocytogenes	Ampicillin plus Gentamicin[2, 3]	Trimethoprim-Sulfamethoxazol, Meropenem
Bacteroides fragilis	Metronidazol	Meropenem, Clindamycin

1 Behandlung entsprechend der Resistenzprüfung
2 Rifampicin, Fosfomycin und Aminoglykoside dürfen wegen der Gefahr von Resistenzentwicklungen nicht in Monotherapie eingesetzt werden
3 In einer retrospektiven Studie zeigte sich unter einer Kombinationstherapie Ampicillin + Aminoglykosid kein besseres klinisches Ergebnis als unter einer Monotherapie mit Ampicillin (Mitja et al. 2009).

durch das Warten auf das CT zu verlieren, sollen bei diesen Patienten bereits unmittelbar nach der Blutentnahme (für das Anlegen einer Blutkultur) Antibiotika (und Dexamethason) appliziert werden. Ziel sollte es sein, innerhalb von einer Stunde nach Aufnahme des Patienten mit der Antibiotikatherapie zu beginnen. Eine Verzögerung der Antibiotikatherapie um mehr als 3 Stunden nach Krankenhausaufnahme muss unbedingt vermieden werden (↑↑, A). Danach wird möglichst schnell ein Schädel-CT durchgeführt, anschließend (wenn der CT-Befund nicht dagegen spricht) eine Liquorpunktion.

Kontraindikationen für die Liquorpunktion sind computertomographische Zeichen eines erhöhten intrakraniellen Drucks (z. B. generalisiertes Hirnödem, Hydrozephalus, Hirnabszess), klinische Zeichen der Einklemmung (z. B. komatöser Patient, einseitig erweiterte und nicht lichtreagible Pupille) und relevante Blutgerinnungsstörungen. Es muss möglichst bald nach Aufnahme des Patienten eine HNO-ärztliche Konsiliaruntersuchung erfolgen. Wenn klinisch (z. B. Otitis) oder im CT mit Knochenfenster-Technik bzw. koronaren CT der Nasennebenhöhlen ein parameningealer Entzündungsherd (z. B. Sinusitis, Mastoiditis) als mögliche Ursache für die bakterielle Meningitis nachgewiesen wird, soll möglichst rasch (d. h. am Aufnahmetag) die operative Fokussanierung erfolgen. Selten kann ein Cholesteatom mit Knochenarrosion (und sekundärer Meningitis) nachgewiesen werden. Die chirurgische Versorgung von Duradefekten (z. B. bei Patienten mit vorausgegangenem Schädel-Hirn-Trauma) erfolgt nach Abklingen der akuten Meningitis, meist 10–14 Tage nach Antibiotikatherapie. In Abhängigkeit von der Anamnese und vom klinischen Befund wird eventuell nach anderen infektiösen Foci gesucht (z. B. Röntgen-Thorax, Abdomen-Sonographie/CT, Echokardiographie).

Vorgehen bei Verdacht auf bakterielle Meningitis in der Prähospitalphase: Die Datenlage für einen potenziellen Nutzen einer antibiotischen Therapie vor Eintreffen des Patienten im Krankenhaus ist aktuell konträr und nicht schlüssig (Sudarsanam et al. 2008, Klein und Pfister 2010). Von der European Federation of Neurological Societies wird derzeit der Beginn einer antibiotischen Therapie vor Krankenhausaufnahme des Patienten nur bei Vorliegen einer disseminierten Meningokokkenerkrankung (Waterhouse-Friderichsen-Syndrom) empfohlen und ferner, wenn eine Krankenhauseinweisung nicht innerhalb von 90 Minuten sichergestellt werden kann (Chaudhuri et al. 2008).

F 1.1.4.2 Initiale empirische Antibiotikatherapie (unbekannter Erreger)

Die häufigsten Erreger bakterieller Meningitiden im Neugeborenenalter sind gram-negative Enterobakterien, *Streptococcus agalactiae* und *Listeria monocytogenes* (**Tab. F 1.3**). Daher wird in dieser Altersgruppe meist eine empirische Initialtherapie mit einem Cephalosporin der 3. Generation (z. B. Cefotaxim) in Kombination mit Ampicillin empfohlen (DGPI 2009). Da Cephalosporine nicht gegen *Listeria monocytogenes* wirksam sind, soll eine Cephalosporin-Monotherapie in dieser Altersgruppe nicht durchgeführt werden. Bei Kleinkindern (Lebensalter über zwei Monate) und Kindern wird meist eine Cephalosporintherapie empfohlen. Die initiale Antibiotikatherapie gesunder, nicht abwehrgeschwächter erwachsener Patienten mit ambulant

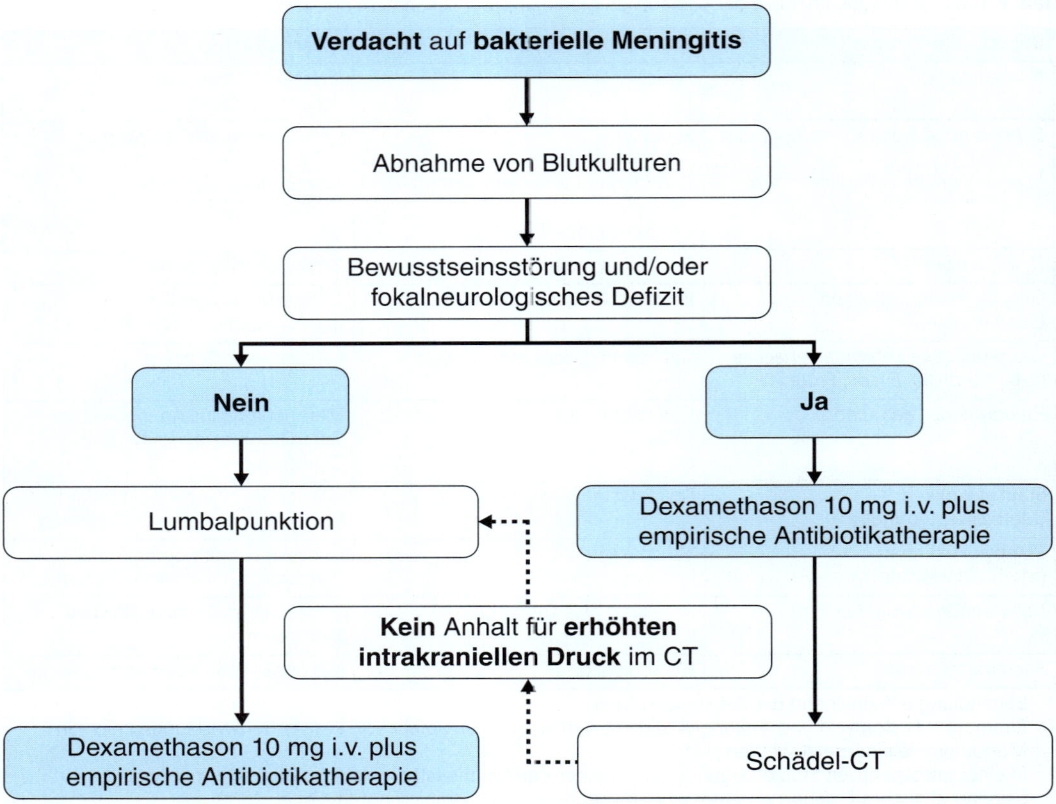

Abb. F 1.1: Vorgehen bei klinischem Verdacht auf bakterielle Meningitis

erworbener (»community-acquired«) bakterieller Meningitis, die meist durch Pneumokokken und Meningokokken verursacht wird, besteht in der Gabe eines Cephalosporins der 3. Generation (die am meisten eingesetzten Präparate sind Ceftriaxon oder Cefotaxim) und Ampicillin, um *Listeria monocytogenes* mitzuerfassen (A).

F 1.1.4.3 Antibiotikatherapie bei bekanntem Erreger

Bei nachgewiesenem Erreger wird entsprechend den Empfindlichkeitstests ein hochwirksames, ausreichend liquorgängiges Antibiotikum empfohlen. Die Antibiotikatherapie der Meningitiden mit bekanntem Erreger ist in **Tab. F 1.6**. In **Tab. F 1.7** ist die altersabhängige Dosierung der in der Therapie der bakteriellen Meningitis oft eingesetzten Antibiotika zusammengestellt. Wegen der geringen therapeutischen Breite sollen die Serumspiegel von Vancomycin und die der Aminoglykoside regelmäßig bestimmt werden.

Eine hoffnungsvolle Substanz in der Behandlung der Staphylokokkenmeningitis ist Linezolid. Linezolid hat ein dem Vancomycin ähnliches Wirkungsspektrum. Nach der bisherigen Datenlage liegen die Vorteile von Linezolid gegenüber Vancomycin in seiner besseren Liquorgängigkeit und dem günstigeren Nebenwirkungsprofil. Linezolid soll nicht als first-line-Präparat gegeben werden. Der Einsatz von Linezolid kommt in Betracht, wenn Linezolid empfindliche Bakterien als Ursache der vorliegenden ZNS-Infektion nachgewiesen sind, und entweder (a) Vancomycin kontraindiziert ist oder aufgrund von Nebenwirkungen abgesetzt werden muss, oder (b) eine klinische Verschlechterung unter Vancomycin vorliegt. Erste klinische Erfahrungen zeigen, dass Linezolid ein gut wirksames Antibiotikum bei ZNS-Infektionen durch multiresistente Staphylokokken und Enterokokken darstellt (Ntziora und Falagas 2007).

Tab. F 1.7: Altersabhängige Dosierung der in der Therapie der bakteriellen Meningitis gebräuchlichen Antibiotika bei Erwachsenen

Antibiotikum (Handelsname)	Tagesdosis und Dosisintervall
Penicillin G (Penicillin®)	24–30 × 10^6 U/d (alle 4 Std.)
Ampicillin (Binotal®)	12–15 g/d (alle 4 Std.)
Cefotaxim (Claforan®)	9–12 g/d (alle 8 Std.)
Ceftazidim (Fortum®)	6 g/d (alle 8 Std.)
Ceftriaxon (Rocephin®)	4 g/d (alle 12 oder 24 Std.)
Linezolid (Zyvoxid®)	1,2 g (alle 12 Std.)
Meropenem (Meronem®)	6 g/d (alle 8 Std.)
Fosfomycin (Infectofos®)	15 g/d (alle 8 Std.)
Gentamicin[1] (Refobacin®)	240–360 mg/d (alle 24 Std.)
Trimethoprim (TMP) + Sulfamethoxazol (SMX) (Eusaprim®)	480 mg/d TMP + 2,4 g/d SMX (alle 8 Std.)
Rifampicin (Rifa®)	600 mg/d (alle 24 Std.)
Vancomycin[1] (Vancomycin®)	2 g/d (alle 12 Std.)

[1] Serumspiegelbestimmungen erforderlich

Die Antibiotikatherapie der Meningitis bei septischer Herdenzephalitis richtet sich nach dem Ergebnis der Blutkultur. Bei den häufigen Erregern einer bakteriellen Endokarditis, den Penicillin-empfindlichen oralen Streptokokken und Gruppe-D-Streptokokken, ist bspw. bei einem unkomplizierten Verlauf einer infektiösen Endokartitis empfehlenswert (Bodmann et al. 2010):

- Penicillin G (20–30 Mio. IE/d i. v.) in 3–4 Gaben für 4 Wochen (oder für 2 Wochen bei Kombination mit Gentamicin 3 mg/kg/d als Einzelgabe i. v., Kontrolle der Serumspiegel empfohlen), und alternativ bei Penicillin-Unverträglichkeit:
- Vancomycin (30 mg/kg/d i. v. in 2 Gaben für 4 Wochen) oder Ceftriaxon 2–4 g/d i. v. für 4 Wochen.

Bei etwa 20–25 % der Patienten wird ein herzchirurgischer Eingriff erforderlich. Die Prognose ist abhängig von dem Ausmaß und der Lokalisation der ischämischen Infarkte sowie der frühzeitigen Diagnosestellung. Häufigste Residuen sind fokalneurologische Symptome (z. B. Hemiparesen), psychopathologische Auffälligkeiten und epileptische Anfälle.

F 1.1.4.4 Antibiotikaresistenzprüfung der Liquorisolate

Die Antibiotikaempfindlichkeit der verursachenden Erreger muss in vitro getestet werden; nach Wirkungsprofil wird die Antibiotikatherapie entsprechend angepasst. In bestimmten Regionen wurden innerhalb der letzten Jahre zunehmende Penicillin-Resistenzraten von *Streptococcus pneumoniae* berichtet, die teilweise über 50 % lagen, insbesondere in Frankreich, Spanien, Ungarn, Australien, Neuguinea, Südafrika und in einzelnen Gebieten in Amerika. Zudem steigt die Anzahl der gegenüber der 3. Generation Cephalosporine resistenten Pneumokokken in diesen Ländern ebenfalls an. Derzeit gibt es noch keine derartig gravierenden Resistenzprobleme in Deutschland, in der Schweiz, in Österreich, Skandinavien, Großbritannien und den Niederlanden. Auch gibt es zunehmend Berichte über Penicillin-resistente Stämme von Meningokokken (z. B. in Spanien und Südafrika, nicht jedoch in Deutschland) (www.rki.de). Bei Touristen, die aus diesen Ländern mit bekannter erhöhter Inzidenz von Penicillin-resistenten Pneumokokken oder Meningokokken heimkehren, muss daher verstärkt an die Möglichkeit von Infektionen mit antibiotikaresistenten Erregern gedacht werden. Für Penicillin-resistente Pneumokokken und Meningokokken kommen insbesondere Cephalosporine der 3. Generation, bei Pneumokokken-Resistenz gegen Cephalosporine der 3. Generation Ceftriaxon plus Vancomycin oder Rifampicin in Betracht.

F 1.1.4.5 Dauer der Antibiotikatherapie

Die Behandlungsdauer der bakteriellen Meningitis richtet sich nach dem Ansprechen auf die Therapie und nach der Erregerart (s. **Tab. F 1.8**).

Tab. F 1.8: Empfehlungen zur Dauer der Antibiotikatherapie bei unkomplizierten Verläufen einer bakteriellen Meningitis im Erwachsenenalter

Bakterieller Erreger	Empfohlene Dauer der Antibiotikatherapie (Tage)[1]
N. meningitidis	7–10 (↑↑, A)
S. pneumoniae	10–14 (↑↑, A)
H. influenzae	7–10 (↑↑, A)
L. monocytogenes	14–21 (A)
Gruppe B-Streptokokken	14–21 (A)
gram-negative Enterobacteriaceae	21 (A)

[1] abhängig vom Schweregrad der Erkrankung und den Komplikationen

F 1.1.4.6 Verlauf unter Antibiotikatherapie

Bei **fehlender klinischer Besserung** innerhalb von zwei Tagen nach Beginn der Antibiotikatherapie müssen vor allem folgende Ursachen erwogen werden:

- Auftreten von intrakraniellen Komplikationen,
- persistierender infektiöser Fokus (insbesondere ein nicht-sanierter oder unzureichend operierter parameningealer Fokus wie z. B. eine Mastoiditis, Sinusitis oder Otitis media),
- inadäquates Antibiotika-Regime (z. B. unwirksames Antibiotikum oder zu niedrige Dosis).

Entsprechende diagnostische Maßnahmen (insbesondere Bildgebung, HNO-Konsiliaruntersuchung) müssen in die Wege geleitet werden. Wenn der Erreger der eitrigen Meningitis nicht isoliert werden konnte, sollte bei fehlendem Ansprechen auf die Antibiotikatherapie eine Erweiterung bzw. ein Umsetzen der Antibiotika in Erwägung gezogen werden.

Routinemäßige Liquorkontrollpunktionen nach Behandlungsbeginn werden nicht empfohlen. In Ausnahmefällen kann bei unklarer bakterieller Ätiologie (bislang kein Erregernachweis möglich) und fehlender klinischer Besserung eine Liquorkontrollpunktion erwogen werden.

F 1.1.4.7 Therapie wichtiger intrakranieller Komplikationen

Bei erwachsenen Patienten mit klinischem Verdacht auf eine bakterielle Meningitis und entsprechenden Liquorveränderungen (d. h. trüber Liquor, Nachweis von Bakterien im Liquor in der Gramfärbung oder einer Liquor-Leukozyten-Zahl von > 1 000/µl) soll Dexamethason (z. B. Fortecortin®) in einer Dosis von 10 mg i. v. unmittelbar vor Gabe des Antibiotikums (oder gleichzeitig) verabreicht werden (↑↑, A). Daraufhin wird mit 10 mg Dexamethason alle sechs Stunden für insgesamt vier Tage behandelt. Die Nebenwirkungsrate (z. B. gastrointestinale Blutung) scheint unter Dexamethason

F 1

im Vergleich zu Placebo nicht erhöht zu sein. Allerdings scheint Dexamethason die Liquorgängigkeit von Vancomycin in der Therapie der Pneumokokkenmeningitis zu beeinträchtigen (Paris et al. 1994). Daher sollte der Kombination Ceftriaxon/Rifampicin gegenüber Ceftriaxon/Vancomycin der Vorzug gegeben werden, wenn gleichzeitig Dexamethason verabreicht wird. Im Falle eines Nachweises von *Streptococcus pneumoniae* wird die Fortsetzung einer empirisch begonnenen Therapie über insgesamt 4 Tage empfohlen, im Falle eines anderen Erregernachweises das Absetzen von Dexamethason.
Es wird eine Behandlung mit Magenschutzmitteln (z. B. Pantoprazol) empfohlen, ferner eine Low-dose-Heparinisierung zur Thrombose-Prophylaxe. Inwieweit Dexamethason die kernspintomographisch (oder angiographisch) nachgewiesenen arteriellen zerebralen Gefäßkomplikationen (Arteriitis, Vasospasmus) günstig beeinflusst, ist bislang unklar (↔).
In der Therapie der bakteriellen Meningitis im Kindesalter (jenseits der sechsten Lebenswoche) kann laut Empfehlungen der DGPI (2009) die Dexamethason-Therapie erwogen werden. Diese Therapie vermag zumindest bei der Haemophilus-Meningitis vor allem Hörschäden zu reduzieren (DGPI 2009).

Bei Patienten mit einer Meningitis als Folge einer bakteriellen Endokarditis, bei der Meningokokkenmeningitis und bei der bakteriellen Meningitis im Neugeborenenalter wird der Einsatz von Kortikosteroiden nicht empfohlen.
Bei MR-angiographischem oder dopplersonographischem Hinweis auf einen Vasospasmus großer Hirnbasisarterien kann in Analogie zum Vorgehen bei einer Subarachnoidalblutung eine Nimodipingabe (Nimotop®) erwogen werden (↔).
Wir halten eine Antikoagulation mit Heparin (Zielwert: doppelte PTT) bei kernspintomographisch (MR-angiographisch oder in der DSA) nachgewiesenen septischen Sinus-/Venenthrombosen in Folge einer bakteriellen Meningitis für gerechtfertigt (↑, C). Eine Einschränkung dieser Empfehlung gilt für die Meningitis-assoziierte Thrombose des Sinus transversus aufgrund der hierbei berichteten erhöhten Blutungsgefahr (Southwick 1995).
Bei computertomographischem Nachweis eines generalisierten Hirnödems erfolgt eine intravenöse Osmotherapie mit 20 %-Mannit (in Abhängigkeit von der Ausprägung des Befundes und vom klinischen Zustand bis 6 × 125 ml i. v./die) (A), eine Oberkörperhochlagerung (30°) und bei beatmeten Patienten eine kurzzeitige Hyperventilation (Zielwert pCO_2 32–35 mmHg). Die maximale hirndrucksenkende Wirkung der Hyperventilation dauert allerdings nur etwa 12–24 Stunden (A).
Bei Vorliegen einer Liquorabflussstörung (Hydrozephalus) wird eine externe intraventrikuläre Liquordrainage zur Abnahme von Liquor und Registrierung des intrakraniellen Drucks (ICP) angelegt (A). Aufgrund unserer klinischen Erfahrungen sollten erwachsene Patienten mit bakterieller Meningitis, die 24 (bis 48) Stunden nach Beginn der Antibiotikatherapie weiterhin komatös sind und damit klinisch nur eingeschränkt beurteilbar sind, eine intraventrikuläre Drainage zur Messung des intrakraniellen Drucks (und ggf. zur Senkung des intrakraniellen Drucks mittels Liquorablassen) erhalten (Winkler et al. 2002). Da im CT bei schweren klinischen Verläufen einer bakteriellen Meningitis die tatsächlichen intrakraniellen Druckverhältnisse unterschätzt werden können, ist ein ICP-Monitoring mit Durchführung entsprechender Maßnahmen zur Senkung des ICPs von großer Bedeutung. Dies entspricht auch den Empfehlungen in der Literatur.
Bei etwa 10 % der Patienten mit einem drainagepflichtigen Hydrozephalus wird im weiteren Krankheitsverlauf ein ventrikuloperitonealer Shunt erforderlich.
Bei Vorliegen einer Foramen Monroi-Blockade kann eine beidseitige externe intraventrikuläre Liquordrainage erforderlich werden.
Bei Auftreten eines epileptischen Anfalls werden Antiepileptika (z. B. initial Phenytoin-Infusionskonzentrat) gegeben, mindestens für die ersten beiden Wochen der Erkrankung. Über eine Fortführung der Therapie muss dann anhand des klinischen Zustandsbildes, des EEG- und des CT-Befundes entschieden werden.
Ob Dexamethason in der Therapie des akuten Querschnittsyndroms durch eine Myelitis wirksam ist, ist unklar. Als Prophylaxe einer Beinvenenthrombose sollen para- oder tetraparetische Patienten antikoaguliert werden. Intrakraniellen Parenchym- und Subarachnoidalblutungen scheint oft eine Vaskulitis zugrunde zu liegen. Auch hier ist aber unklar, ob Dexamethason als adjuvante Therapie wirksam ist. Gerinnungsstörungen und hypertensive Entgleisungen müssen therapiert werden.
Therapie der Wahl bei nachgewiesenem Hirnabszess ist die CT-gesteuerte stereotaktische Punktion, Aspiration und Drainage für einige Tage.
Die sterile subdurale Effusion (Hygrom) bildet sich in der Regel spontan zurück und erfordert keine Therapie. Nur bei klinischer Verschlechterung oder Verdacht auf ein subdurales Empyem sollten aus diagnostischen und therapeutischen Gründen eine stereotaktische Punktion und Aspiration (und Drainage) durchgeführt werden.

F 1.1.4.8 Isolierung des Patienten, hygienische Maßnahmen bei Verdacht auf eine Meningokokkenerkrankung

Patienten mit Verdacht auf eine Meningokokkenmeningitis (z. B. petechiales Exanthem, gram-negative Kokken im Liquorgrampräparat) müssen bis 24 Stunden nach Beginn einer adäquaten Antibiotikatherapie isoliert werden. Pflege- und ärztliches Personal müssen grundlegende Hygienemaßnahmen (Tragen von Schutzkitteln, Nasen-Mund-Schutz, Handschuhe, Händedesinfektion) beachten. Bereits bei begründetem Verdacht auf eine Meningokokkenmeningitis muss eine Meldung an die zuständigen Gesundheitsbehörden erfolgen, damit eine lokale Häufung von Erkrankungsfällen rechtzeitig erkannt werden kann. Enge Kontaktpersonen müssen ausfindig gemacht und über das erhöhte Risiko sowie mögliche Symptome einer Meningokokkenerkrankung (z. B. Fieber, Schüttelfrost, Kopfschmerzen) aufgeklärt werden; ihnen ist eine Chemoprophylaxe zu empfehlen. Insgesamt sind nur 1–2 % aller Meningokokken-Infektionsfälle sekundäre Fälle.

F 1.1.4.9 Chemoprophylaxe bei Meningokokkenmeningitis

Das Erkrankungsrisiko für enge Haushalts-Kontaktpersonen von Patienten mit Meningokokkenmeningitis liegt etwa 400- bis 1 200-mal über dem Risiko der Allgemeinbevölkerung (RKI 2010). Eine Risikoreduktion soll durch eine Chemoprophylaxe (Eradikation von Erregern aus dem Nasopharynx) erreicht werden (**Tab. F 1.9**).

Enge Kontaktpersonen sind (RKI 2010; www.rki.de):

- alle Haushaltsmitglieder
- Personen, bei denen der begründete Verdacht besteht, dass sie mit oropharyngealen Sekreten des Patienten in Berührung gekommen sind (z. B. enge Freunde, Intimpartner, eventuell Banknachbarn in der Schule, medizinisches Personal, z. B. nach Mund-zu-Mund-Beatmung, Intubation oder Absaugen des Patienten ohne Mundschutz)
- Kontaktpersonen in Kindereinrichtungen mit Kindern unter sechs Jahren (bei guter Gruppentrennung nur die betroffene Gruppe)
- enge Kontaktpersonen in sonstigen Gemeinschaftseinrichtungen mit haushaltsähnlichem Charakter, z. B. Internate, Wohnheime und Kasernen

Darüber hinaus werden auch Personen als Kontaktpersonen angesehen, die bis zu maximal 7 Tage vor Ausbruch der Erkrankung mit dem Erkrankten einen sehr engen Kontakt hatten, der dem eines Haushaltskontakts gleicht (RKI 2010). Bei den genannten Kontaktpersonen wird eine Chemoprophylaxe empfohlen. Bei Haushaltskontakten sowie engen Kontakten mit haushaltsähnlichem Charakter sollte – sofern der Indexfall an einer impfpräventablen Serogruppe erkrankte – zusätzlich eine postexpositionelle Meningokokken-Impfung erfolgen, mit einem Impfstoff, der die entsprechende Serogruppe enthält (RKI 2010). Die Chemoprophylaxe muss schnellstmöglich in die Wege geleitet werden; sinnvoll ist sie bis maximal 10 Tage nach dem letzten Kontakt mit dem Erkrankten.

Alle drei genannten Chemotherapeutika (s. **Tab. F 1.9**) führen mit hoher Sicherheit zur Eradikation von Meningokokken im Nasopharynx.

Neben den engen Kontaktpersonen sollen auch Erkrankte (Indexpatienten) vor ihrer Krankenhausentlassung mit einem der erwähnten Chemoprophylaktika behandelt werden, wenn bei ihnen die systemische Antibiotikatherapie mit Penicillin G und nicht mit einem Cephalosporin der 3. Generation durchgeführt wurde, da bei Behandlung mit Penicillin G aufgrund dessen schlechter Schleimhautgängigkeit keine sichere Schleimhauteradikation erreicht wird.

F 1.1.4.10 Meldepflicht

Meldepflichtig ist in Deutschland nach dem Infektionsschutzgesetz (IfSG) der Krankheitsverdacht, die Erkrankung sowie der Tod an Meningokokkenmeningitis oder -sepsis. In der Schweiz erfolgen Meldungen an den kantonsärztlichen Dienst des Wohn- bzw. Aufenthaltsorts des Patienten bei einer invasiven Meningokokkenerkrankung: bei Verdacht und nach Laborbestätigung – Frist 1 Tag; bei invasiven Pneumokokkenerkrankungen: nach Laborbestätigung – Frist 1 Woche. In Österreich sind nach dem Epidemiegesetz und der Verordnung betreffend anzeigepflichtiger übertragbarer Krankheiten Krankheits- und Sterbefälle aufgrund invasiver bakterieller Erkrankungen (Meningitiden und Sepsis) meldepflichtig.

F 1.2 Andere bakterielle Infektionen des Zentralnervensystems

Die klinischen Charakteristika, diagnostischen Methoden sowie Angaben zum Verlauf und zur Therapie der ZNS-Listeriose, der Neurobrucellose, Nokardiose und der Mykoplasmeninfektion sind in **Tab. F 1.10** zusammengefasst.

Tab. F 1.9: Chemoprophylaxe der Meningokokkenmeningitis*

Antibiotkum und Altersgruppe	Dosierung
Rifampicin (Rifa®)[1] (A)	
Erwachsene	600 mg alle 12 Std. für 2 Tage p. o.
Kinder ≥ 1 Monat	10 mg/kg alle 12 Std. für 2 Tage p. o.
Kinder < 1 Monat	5 mg/kg alle 12 Std. für 2 Tage p. o.
Ciprofloxacin (Ciprobay®)[1,2] (A)	
Erwachsene	500 mg als Einzeldosis p. o.
Kinder	–
Ceftriaxon (Rocephin®) (A)	
Erwachsene und Kinder ≥ 12 J.	250 mg als Einzeldosis i. m.
Kinder < 12 J.	125 mg als Einzeldosis i. m.

* siehe auch Empfehlungen des RKIs (www.rki.de)
[1] nicht bei Schwangeren
[2] Ciprofloxacin darf Personen < 18 Jahre sowie Schwangeren und stillenden Frauen nicht gegeben werden.

Tab. F 1.10: Andere bakterielle Infektionen des Zentralnervensystems

Krankheit (Erreger)	Epidemiologie, klinische Symptomatik	Diagnostik	Therapie, Verlauf
ZNS-Listeriose (*Listeria monocytogenes*)	Weltweite Verbreitung, ≈ 3.6 Fälle pro 1 Million Einwohner pro Jahr, in Deutschland von 2001–2009: 3 092 Fälle (RKI 2010a), Epidemien können vorkommen, Infektion durch Aufnahme kontaminierter Nahrungsmittel (z. B. Rohmilchprodukte, Rohwürste, geräucherter Fisch, bestimmte Weichkäse aus pasteurisierter Milch), neurologische Manifestationen (etwa 30 %): akute (oder subakute) Meningitis/ Meningoenzephalitis (≈ 90 %), Hirnstammenzephalitis (≈ 5–10 %), Hirnabszess oder spinaler Abszess (< 5 %); 70 % der Patienten sind immunsupprimiert.	Liquor: gram-positive Stäbchen in der Gramfärbung, positiver kultureller Nachweis im Blut und im Liquor (< 70 %), Liquorpleozytose Median 600 Zellen/µl, nur selten > 5 000 Zellen/µl, häufig gemischte granulozytärlymphozytäre Pleozytose: CT/MRT-Befunde: Hirnödem, Hydrozephalus, Hirnstammläsionen.	Ampicillin 6 × 2 g/d i. v. für (2–)3 Wochen plus Gentamicin 1 × 240–360 mg/d i. v. für 7(–10) Tage. Alternative: Cotrimoxazol, Meropenem; Gesamtletalität der ZNS-Listeriose 25–30 %, bei immunsupprimierten Patienten bis zu 60 %.
Neurobrucellose (*Brucella species, z. B. Brucella melitensis, Brucella abortus, Brucella suis*)	Etwa 500 000 Fälle weltweit jährlich, endemisch im Mittleren Osten (z. B. Saudi Arabien, Kuwait) und in der Mittelmeerregion. In den letzten Jahren wurden in Deutschland 19 bis 37 Brucellose-Fälle pro Jahr registriert (RKI 2010b). Unter den Infektionsländern wurde am häufigsten die Türkei angegeben, andere Länder (vor allem Länder im Mittelmeerraum) wurden nur in Einzelfällen genannt. Übertragungsfaktoren sind vor allem Verzehr von Frischkäse und das Trinken nicht- pasteurisierter Milch oder ein Kontakt mit infizierten Tieren (Ziegen, Schafe, Rinder, Schweine). Neurobrucellose bei 2–5 % der infizierten Patienten: • subakute oder chronische Meningitis • akute Meningoenzephalitis, selten Myelitis • Radikuloneuritis (Hirnnervenbeteiligung) • zerebrovaskuläre Beteiligung (Vaskulitis, Vasospasmus, mykotisches Aneurysma) (Gul et al. 2009)	Positive Liquor- oder Blutkulturen bei < 50 % der Patienten; Liquor: lymphozytäre Pleozytose (< 500 Zellen/µl), Eiweißerhöhung (bis 500 mg/dl) und erniedrigter Liquor-/ Serum-Glukose-Quotient; Nukleinsäure-gestützte Brucella-Diagnostik (zuerst gattungsspezifische PCR, dann Speziesspezifische PCR anschließen); Antikörpernachweis, z. B. mittels Coombs-Test und ELISA; als beweisend für eine akute Infektion gilt ein Titer-Anstieg um 2–3 Verdünnungsstufen nach wiederholter Untersuchung im Abstand von 2–3 Wochen; Komplement-Bindungsreaktion als Bestätigungstest; bei Neurobrucellose erhöhte ELISA-IgM- und -IgG-Antikörpertiter im Liquor.	Doxycyclin (200 mg/d p. o.) plus Rifampicin (600 mg/d p. o.) plus Ceftriaxon (1 × 2 g/d i. v.) oder Cotrimoxazol (z. B. 320 mg täglich TMP- Dosis i. v.) für mindestens 4 Wochen, dann in Abhängigkeit vom klinischen Ansprechen und Liquorbefund weitere Therapie mit Doxycyclin (200 mg/d p. o.) plus Rifampicin (600 mg/d p. o.) für 3–6 Monate. Kortikosteroide (z. B. Dexamethason, initial 3 × 8 mg/d i. v.) können im Akutstadium hinzugegeben werden. Wichtigste Komplikationen: Endokarditis, intrazerebrale Blutung, Subarachnoidalblutung bei mykotischem Aneurysma, Gesamtletalität 2 %, Restitutio ad integrum > 50 % der behandelten Patienten.
Nokardiose (Nocardia Spezies, *z. B. Nocardia asteroides, Nocardia farcinica, Nocardia brasiliensis*)	Opportunistische Infektion bei immunsupprimierten Patienten, ZNS-Nokardiose sehr selten, Nokardien kommen im Erdboden vor, hämatogene Erregeraussaat bei primärer pulmonaler Infektion. Neurologische Manifestationen bei 20 bis 30 % der Patienten: am häufigsten Hirnabszess, oft multipel, sehr selten Meningitis ohne gleichzeitigen Hirnabszess.	Mikroskopischer Nachweis der Erreger (grampositive und in der Ziehl-Neelsen-Färbung säurefeste Bakterien), positive Kultur im Abszessaspirat oder in der endotrachealen Absaugung/Bronchiallavage; der Liquor kann eitrig sein oder aber eine granulozytäre/ lymphozytäre Pleozytose zeigen.	Cotrimoxazol (480 mg/d i. v. TMP Dosis) für 6 bis 8 Wochen, dann orale Weiterbehandlung für 6 bis 12 Monate (z. B. 160–320 TMP/d p. o.) zur Rezidivprophylaxe. Alternativen: Meropenem, Ceftriaxon, Ampicillin, Vancomycin, Linezolid; chirurgische Intervention beim Hirnabszess. Prognose der ZNS-Nokardiose ist ungünstig; Gesamtletalität < 50 %,bei Vorliegen multipler Hirnabszesse 90 %.
Mykoplasmen-Infektion (*Mycoplasma pneumoniae*)	M. pneumoniae ist eine häufige Ursache einer ambulant erworbenen Pneumonie; klinische Charakteristika: pulmonaler Infekt (atypische Pneumonie), gefolgt von neurologischen Komplikationen: Meningoenzephalitis, zerebelläre Ataxie, Querschnittsmyelitis, Meningitis, Polyneuropathie, Guillain-Barre-Syndrom, Mononeuritis multiplex, Myositis, ischämischer Infarkt.	Serologische Diagnose: Nachweis von IgM- und IgG-Antikörpern, Mykoplasmen spezifische intrathekale Antikörperproduktion, Mykoplasmen-DNA-Nachweis mittels PCR im Liquor. Positive Kälteagglutinine (Titer > 1 : 64) bei < 50 % der Patienten. MRT: periventrikuläre Marklagerläsionen oder intramedulläre Läsionen (im Falle einer Myelitis.)	Doxycyclin (200 mg/d p. o.) Moxifloxacin (400 mg/d p. o.) oder Clarithromycin (2 × 500 mg/d p. o.). Mykoplasmen haben keine Zellwand, daher sind Penicillin und Cephalosporine nicht wirksam. Bei schweren Fällen (z. B. Myelitis mit Paraparese) Kortikosteroide (z. B. 500 mg Methylprednisolon/d i. v. für 5 Tage). Residuen bei < 10–15 % der Patienten. Sehr selten tödliche Verläufe.

F 1.3 Neurologische Komplikationen während des EHEC/HUS-Krankheitsausbruchs in Deutschland 2011

Von Mai bis Juli 2011 kam es in Deutschland (insbesondere in Norddeutschland) zu einem Krankheitsausbruch mit enterohämorrhagischen Escherichia coli (EHEC)-Infektionen: Es wurden 3 469 EHEC-Erkrankungen (inkl. 426 asymptomatische EHEC-Infektionen) gemeldet, ferner 852 Fälle eines assoziierten hämolytisch-urämischen Syndroms (HUS, inkl. der Verdachtsfälle; s. Robert-Koch-Institut 2011). Etwa 70 % der Betroffenen waren – bis dahin gesunde – junge Frauen (Richter-Kuhlmann 2011). Insgesamt verstarben 50 Patienten, 18 EHEC- und 32 HUS-Patienten (Robert-Koch-Institut 2011, Stand: 25.7.2011). Am 26.7.2011 hat das Robert-Koch-Institut den Ausbruch für beendet erklärt.
Bei etwa der Hälfte der Patienten mit HUS wurden neurologische Komplikationen beobachtet; diese beinhalten epileptische Anfälle (selten Status epilepticus), zentrale fokale Störungen (z. B. aphasisches Bild, Apraxie, Halbseitensymptome, Okulomotorikstörungen), ferner auch qualitative und quantitative Bewusstseinsstörungen (Verwirrtheitssyndrom, delirante Bilder, Vigilanzstörung; Röther und Gerloff 2011). Im Schädel-MRT fanden sich bei etwa 2/3 der Patienten Veränderungen, die a. e. einer metabolisch-toxischen Schädigung entsprechen. Es zeigten sich insbesondere symmetrische thalamo-pontine Läsionen, zerebellär oder im Hirnstamm gelegene Signalalterationen sowie diffuse, posterior betonte, schwerpunktmäßig kortikal lokalisierte Auffälligkeiten (in der Diffusions- und in der FLAIR-Wichtung), die im Verlauf oft reversibel sind (Magnus et al. 2012). Die pathogenetischen Mechanismen der zerebralen Komplikationen bei EHEC/HUS sind unklar. Diskutiert werden eine toxische Endothelschädigung (durch das Shigatoxin der EHEC-Erreger), eine gestörte zerebrovaskuläre Autoregulation und sekundäre immunvermittelte Mechanismen, z. B. eine Aktivierung der Komplementkaskade.
Eine antibiotische Therapie gilt als kontraindiziert. Eine Plasmapherese wurde bei 93 % aller im Register ausgewerteten Patienten durchgeführt; etwa 35 % der Patienten sind mit dem Antikörper Eculizumab, der gegen das Protein C5 im Komplementsystem gerichtet ist, behandelt worden (Richter-Kuhlmann 2011). Zum Zeitpunkt der Krankenhausentlassung waren nur noch 4,4 % der Patienten dialysepflichtig. Die Ergebnisse von klinischen (inkl. neurologischen) Verlaufsuntersuchungen zur Beurteilung der definitiven vergleichenden Wirksamkeit der eingesetzten Therapien (Plasmapherese, Eculizumab) stehen derzeit noch aus.

F 1.4 Nosokomiale Meningitis, Ventrikulitis und Shunt-Infektionen

F 1.4.1 Definition und Epidemiologie

Bei nosokomialen Infektionen handelt es sich um Infektionen, die ein Patient im zeitlichen Zusammenhang mit einem stationären oder ambulanten Krankenhausaufenthalt erwirbt, sofern die Infektion nicht bereits vorher bestand. Es werden exogene und endogene Infektionswege unterschieden (Kerwat et al. 2010). Bei exogenen Infektionen (auch als »Kreuzinfektion« bezeichnet) werden die Infektionserreger aus der Umgebung aufgenommen, z. B. durch den direkten Kontakt mit Personen oder kontaminierten Gegenständen. Endogene nosokomiale Infektionen werden durch Keime der patienteneigenen Flora verursacht.
Die Inzidenz der nosokomialen Meningitis wird in der Literatur zwischen 2–27 % angegeben (Beer et al. 2010). Ca. 1–2 % der Patienten mit einem offenen Schädel-Hirn-Trauma entwickeln eine nosokomiale bakterielle Meningitis, bei protrahierter Liquorrhoe infolge eines persistierenden Schädelbasis-Defekts kommt es zu einem deutlichen Anstieg des Infektionsrisikos auf bis zu 25 %. Fundierte epidemiologische Daten gibt es zur nosokomialen Ventrikulomeningitis sekundär zur Anlage einer externen Ventrikeldrainage (EVD). Hier beträgt die kumulative Rate an positiven Liquorkulturen 8,8 % pro Patient bzw. 8,1 % pro EVD-Katheter in situ (Lozier et al. 2002). Das Risiko für eine EVD-assoziierte Infektion steigt mit zunehmender Liegedauer des Ventrikelkatheters sowie Anzahl und Art der Kathetermanipulationen – mit höherem Infektionsrisiko für Spülung und intrathekale Substanzapplikation (verglichen mit nur Liquorentnahme). Eine intraventrikukäre Blutung prädisponiert ebenfalls zur Entwicklung einer EVD-assoziierten Meningitis. Auch das chirurgische Vorgehen hat einen Einfluss auf die Infektionsrate. Weniger gut dokumentiert ist die Rolle von systemischen Infekten als Ursache einer Katheter-assoziierten Ventrikulomeningitis. In diesem Zusammenhang ist es wichtig, eine »echte« Katheterinfektion von einer Kontamination oder Katheterkolonisation abzugrenzen. Eine Kontamination ist bei Vorliegen einer positiven Liquorkultur ohne abnormen chemischen und zytologischen Liquorbefund anzunehmen. Eine Katheterkolonisation ist durch wiederholt positive Liquorkulturen plus laborchemische Hinweise auf eine Ventrikulomeningitis jedoch ohne entsprechende klinische Infektsymptomatik definiert. Eine Infektion wird infolgedessen durch eine positive Liquorkultur plus pathologischen Liquorbefund und entsprechende klinische Präsentation gesichert (Lozier et al. 2002). Differentialdiagnostisch ist auch die Möglichkeit einer Infektion bei klinischen Zeichen einer floriden ZNS-Infektion und pathologischem Liquorbefund trotz negativer Liquorkultur in Betracht zu ziehen, insbesondere bei Patienten mit vorheriger bzw. unter laufender Antibiotikatherapie.

F 1.4.2 Mikrobiologie

Bei den Katheter-assoziierten Meningitiden dominieren gram-positive Erreger, in erster Linie Keime der residualen Hautflora wie *Staphylococcus epidermidis* und *Staphylococcus aureus*. Nach wie vor ist eine Zunahme an Infektionen mit sogenannten multiresistenten Stämmen zu verzeichnen (Beer et al. 2008). Das Resistenzspektrum unterscheidet sich von Patient zu Patient wie auch von Station zu Station und wird u. a. von den lokalen Antibiotika-

»Verordnungsgewohnheiten« beeinflusst. Gram-negative Keime zeichnen für ca. 10 % der nosokomialen Meningitisfälle verantwortlich. Auch hier nehmen Infektionen durch multiresistente Erreger (v. a. *Pseudomonas spp.* und *Acientobacter spp.*) zu. Nosokomiale ZNS-Infektionen durch Anaerobier und Pilze, in erster Linie *Candida spp.*, sind zahlenmäßig zwar weitaus seltener, stellen aber aus therapeutischer Sicht eine Herausforderung dar.

F 1.4.3 Diagnostik

Wichtige klinische Parameter, die das Vorliegen einer nosokomialen ZNS-Infektion anzeigen, sind Fieber, positive meningeale Reizzeichen, Bewusstseinsstörung oder ein Anstieg des intrakraniellen Drucks bei komatösen bzw. analgosedierten Patienten. Da die genannten Symptome auch durch nichtinfektiöse Ursachen hervorgerufen werden können, müssen zusätzliche diagnostische Maßnahmen ergriffen werden. Das Vorliegen einer Ventrikulomeningitis kann bildgebend mittels kontrastverstärkter CT oder MRT diagnostiziert werden, wobei typischerweise eine deutliche Kontrastanreicherung des Ventrikelependyms bzw. der Meningen zur Darstellung kommt. Bisweilen finden sich auch Abszessformationen um den infizierten Katheter bzw. im Bereich des »Stichkanals«. Hinweise auf eine nosokomiale Meningitis kann auch die Liquoranalyse liefern. Während bei einer oft fulminant verlaufenden gram-negativen Ventrikulomeningitis mit hohem Fieber, Sepsissyndrom und purulentem Liquor die Diagnostik keine große Herausforderung darstellen sollte, kann im Gegensatz dazu der Nachweis einer gram-positiven Ventrikulitis, die teilweise nur mit einer geringgradigen Inflammationsreaktion einhergeht, protrahiert verlaufen. Auch eine hämorrhagische Kontamination des Liquors mit konsekutiver »aseptischer Reizpleozytose« kann die Infektdiagnostik beeinträchtigen. Hier kann die Kalkulation des sogenannten »Zellindex« (Berechnung der Ratio von Leukozyten und Erythrozyten im Liquor dividiert durch die Ratio von Leukozyten und Erythrozyten im peripheren Blut) die diagnostische Präzision erhöhen (Pfausler et al. 2004). Auf die Problematik negativer Liquorkulturen bei antibiotisch vor- bzw. anbehandelten Patienten wurde bereits hingewiesen.

F 1.4.4 Therapeutische Prinzipien

Verzögerte oder inadäquate antimikrobielle Therapie der nosokomialen Ventrikulomeningitis ist mit einer erhöhten Letalität und Morbidität verbunden. Die initiale empirische Antibiotikagabe (**Tab. F 1.11**) muss das wahrscheinliche Erregerspektrum, die lokale Resistenzlage, die Grundkrankheit sowie Patientenfaktoren wie Alter, Begleiterkrankungen und Immunstatus berücksichtigen (Van de Beek et al. 2010). Des Weiteren müssen die pharmakodynamischen und pharmakokinetischen Besonderheiten der applizierten Substanzen beachtet werden. Da die Mehrzahl der nosokomialen Meningitiden durch Staphylokokken verursacht wird, muss die Initialtherapie eine Substanz mit guter Wirksamkeit im gram-positiven Bereich und adäquater Penetration in den Liquor cerebrospinalis beinhalten. Um auch multiresistente Stämme wirksam zu behandeln, wird die Applikation von Glykopeptiden (z. B. Vancomycin) oder Linezolid empfohlen (**Tab. F 1.11**). Bei Kontraindikationen gegen eine systemische Glykopeptid-Gabe kann bei gesicherter Staphylokokken-Ventrikulitis alternativ eine intrathekale Applikation erwogen werden (Ziai und Levin 2009). Da initial häufig das (zusätzliche) Vorliegen eines multiresistenten gram-negativen Erregers nicht dezidiert ausgeschlossen werden kann, ist zusätzlich ein Cephalosporin mit Wirksamkeit gegen Pseudomonas-Spezies oder ein Carbapenem (z. B. Meropenem), je nach lokaler Resistenzsituation, zu geben (**Tab. F 1.11**). Nach Erregerisolation sollte die antibiotische Therapie entsprechend der Resistenztestung adaptiert werden, nicht selten ist eine Deeskalation möglich.

Empfehlungen zur Therapiedauer einer nosokomialen Meningitis sind in der Literatur spärlich. In der Regel wird eine Antibiotikagabe für 10–14 Tage als ausreichend angesehen, insbesondere wenn wiederholte Liquorkulturen ein negatives Ergebnis liefern. Bei einer Infektion durch multiresistente gram-negative Erreger ist eine Therapiedauer von zumindest 21 Tagen gerechtfertigt. Die Rezidivrate wird mit ca. 25 % angegeben, sodass auch nach Abschluss der Antibiotikatherapie entsprechende »Surveillance«-Maßnahmen aufrechterhalten werden müssen.

Im Gegensatz zum umstrittenen prophylaktischen Katheterwechsel wird bei Vorliegen einer Shunt- oder EVD-assoziierten Ventrikulomeningitis die

Tab. F 1.11: Empfehlungen für die empirische Antibiotikatherapie bei bakteriellen nosokomialen intrakraniellen Infektionen in Abhängigkeit von Risikofaktoren

Risikofaktor	Häufige Erreger	Empirische Therapie[1,2]
Neurochirurgische Intervention (inkl. Ventrikulitis)	Staphylokokken (z. B. *S. aureus*, *S. epidermidis*) gram-negative Stäbchen	Vancomycin oder Linezolid plus Cephalosporin der 3. bzw. 4. Generation oder Meropenem (A)
Offenes Schädel-Hirn-Trauma	Staphylokokken (z. B. *S. aureus*, *S. epidermidis*) gram-negative Stäbchen	Vancomycin oder Linezolid plus Cephalosporin der 3. bzw. 4. Generation oder Meropenem (A)
Schädelbasis-Fraktur (Frühphase)	*S. pneumoniae*, hämolysierende Streptokokken Anaerobier (vgl. residuale Mundflora)	Cephalosporin der 3. Generation plus Metronidazol (oder Meropenem) plus ancomycin oder Linezolid (A)

1 Nach Erregerisolation sollte eine gezielte Antibiotikatherapie entsprechend der Resistenztestung erfolgen.

2 Dosierungsempfehlung für die intravenöse Gabe bei adulten Patienten ohne Nieren- bzw. Leberfunktionseinschränkung: Vancomycin 15 mg/kg alle 8 h (Talspiegel 15–20 mg/l), Linezolid 600 mg alle 12 h, Meropenem 2 g alle 8 h, Cefotaxim 2 g alle 4–6 h, Cefepim 2 g alle 4–6 h (Auswahl je nach Resistenzmuster), Metronidazol 500 mg alle 6–8 h.

Entfernung und gegebenenfalls Neuanlage des Kathetersystems empfohlen, da eine ausreichende Antibiotikapenetration in den bakteriellen Biofilm, der am Kathetermaterial haftet, nicht gewährleistet werden kann (Beer et al. 2008). Ob sich zur Prävention einer nosokomialen Ventrikulomeningitis die Verwendung von Antibiotika- oder Antiseptika-imprägnierten EVD-Kathetern durchsetzen wird, ist aktuell nicht absehbar. Erste klinische Studien haben jedenfalls die Sicherheit und Wirksamkeit solcher Katheter belegen können (Beer et al. 2010).

F 1.5 Literatur

Auburtin M, Wolff M, Charpentier J et al. Detrimental role of delayed antibiotic administration and penicillin-nonsusceptible strains in adult intensive care unit patients with pneumococcal meningitis: the PNEUMOREA prospective multicenter study. Crit Care Med 2006;34:2758–2765.

Beer R, Lackner P, Pfausler B, Schmutzhard E. Nosocomial ventriculitis and meningitis in neurocritical care patients. J Neurol 2008;255:1617–1624.

Beer R, Pfausler B, Schmutzhard E. Infectious intracranial complications in the neuro-ICU patient population. Curr Opin Crit Care 2010;16:117–122.

Bodmann KF, Grabein B und die Expertenkommission der Paul-Ehrlich-Gesellschaft für Chemotherapie e. V.: Empfehlungen zur kalkulierten parenteralen Initialtherapie bakterieller Erkrankungen bei Erwachsenen. Chemother J 2010;19:179–255.

Brouwer MC, McIntyre P, de Gans J, Prasad K, van de Beek D: Corticosteroids for acute bacterial Meningitis (Rewies). Cochrane Database Syst Rev 2010 Sept 8;9: CD00405.

Chaudhuri A et al. EFNS guideline on the management of community-acquired bacterial meningitis: report of an EFNS Task force on acute bacterial meningitis in older children and adults. Eur J Neurol 2008;15:649–659.

DeGans J van de Beek D for the European Dexamethasone in Adulthood Bacterial Meningitis Study Investigators.Dexamethasone in Adults with Bacterial Meningitis. N Engl J Med 2002;347:1549–1556.

DGPI (Deutsche Gesellschaft für Pädiatrische Infektiologie). Meningitis. 5. Auflage München: Thieme 2009. p. 720–726.

Dodge PR, Davis H, Feigin RD, Holmes SJ, Kaplan SL, Jubelirer DP, Stechenberg BW, Hirsh SK. Prospective evaluation of hearing impairment as a sequela of acute bacterial meningitis. N Engl J Med 1984;311:869–874.

Gul HC, Redem H, Beck S: Overview of neurobrucellosis: a pooled analysis of 187 cases. Int J Infect Dis 2009;13: 339–343.

Heckenberg SB, de Gans J, Brouwer MC, Weisfeld M, Piet JR, Spanjaard L, van der Ende A, van de Beek D. Clincial features, outcome and Meningococcal genotypie in 258 adults with meningococcal meningitis: a prospective cohort study. Medicine (Baltimore) 2008;87:185–192.

Kasanmoertalib ES, Brouwer MC, van der Ende A, van de Beek D, Hyrocephalus in adults with community acquired bacterial meningitis. Neurology 2010;75:918–923.

Kastenbauer S, Winkler F, Fesl G, Schiel X, Ostermann H, Yousry TA, Pfister HW. Acute severe spinal cord dysfunction in bacterial meningitis in adults: MRI findings suggest extensive myelitis. Arch Neurol 2001;58:806–810.

Kastenbauer S, Pfister HW. Pneumococcal meningitis in adults: Spectrum of complications and prognostic factors in a series of 87 cases. Brain 2003;126:1015–1025.

Kerwat K, Graf J, Wulf H. Nosokomiale Infektionen. Anasthesiol Intensivmed Notfallmed Schmerzther 2010;45: 30–31.

Klein M, Koedel U, Pfister H-W, Kastenbauer S. Meningitis-associated hearing loss: protection by adjunctive antioxidant therapy. Ann Neurol 2003;54:451–458.

Klein M, Pfister HW, Leib SL, Koedel U. Therapy of community-acquired acute bacterial meningitis: the clock is running. Expert Opin Pharmacother 2009;10:2609–2623.

Klein M, Koedel U, Kastenbauer S, Pfister HW, van de Beek D, Schut ES, Brouwer MC, Steiner I. Delayed cerebral thrombosis after initial good recovery from pneumococcal meningitis: past as prologue: delayed stroke as a parainfectious process of bacterial meningitis? Neurology 2010;75:193.

Klein M, Pfister HW. Bakterielle Infektionen des Zentralnervensystems. Nervenarzt 2010;81:150–161.

Kniehl E, Dörries R, Geiß HK, Matz B, Neumann-Häfelin D, Pfister HW, Prange H, Schlüter D, Spellerberg B, Spencker FB. MiQ (Qualitätsstandards in der mikrobiologisch-infektiologischen Diagnostik). Infektionen des Zentralnervensystems. München: Urban & Fischer; 2001.

Koedel U, Klein M, Pfister HW. New understandings on the pathophysiology of bacterial meningitis. Curr Opin Infect Dis 2010;23:217–223. Review.

Lozier AP, Sciacca RR, Romagnoli MF, Connolly ES Jr.Ventriculostomy-related infections: a critical review of the literature. Neurosurgery 2002;51:170–182.

Magnus T, Röther J, Simova O et al. The neurological Syndrome in Adults during the 2011 northern German E. coli scrotype 0104:H4 outbreak. Brain 2012;135:1850–1859.

Mitja O, Pigrau C, Ruiz I, Vidal X, Almirante B, Planes AM, Molina I, Rodriguez D, Pahissa A. Predictors of mortality and impact of aminoglycosides on outcome. J Antimicrob Chemother 2009;64:416–423.

Mylonakis E, Hohmann EL, Calderwood SB. Central nervous system infection with *Listeria monocytogenes*. Medicine 1998;77:313–336.

Ntziora F, Falagas ME. Linezolid for the treatment of patients with central nervous system infection. Ann Pharmacother 2007;41:296–308.

Paris MM, Hickey SM, Uscher MI, Shelton S, Olsen KD, McCracken GH jr.Effect of dexamethasone on therapy of experimental penicillin- and cephalosporin-resistant pneumococcal meningitis. Antimicrob Agents Chemother 1994;38:1320–1324.

Paul R, Lorenzl S, Koedel U, Sporer B, Vogel U, Frosch M, Pfister HW. Matrix metalloproteinases contribute to the blood-brain barrier disruption during bacterial meningitis. Ann Neurol 1998;44:592–600.

Pfausler B, Spiss H, Beer R, Kampl A, Engelhardt K, Schober M, Schmutzhard E. Treatment of staphylococcal ventriculitis associated with external cerebrospinal fluid drains: a prospective randomized trial of intravenous compared with intraventricular vancomycin therapy. J Neurosurg 2003;98:1040–1044.

Pfausler B, Beer R, Engelhardt K, Kemmler G, Mohsenipour I, Schmutzhard E. Cell index- a new parameter for the early diagnosis of ventriculostomy (external ventricular drain)-related ventriculitis in patients with intraventricular hemorrhage? Acta Neurochir (Wien) 2004; 146:477–481.

Pfister HW, Feiden W, Einhäupl KM. The spectrum of complications during bacterial meningitis in adults: Results of a prospective clinical study. Arch Neurol 1993; 50:575–580.

Pfister HW. Meningitis. Klinik – Differenzialdiagnose – Pathophysiologie – Therapie. Stuttgart: Kohlhammer; 2002.

Pfister HW, Eiffert H, Müller M, Nau R. Bakterielle (eitrige) Meningoenzephalitis. In: Diener HC, et al., Hrsg. Leitlinien für Diagnostik und Therapie in der Neurologie. 3., überarbeitete Auflage. Stuttgart: Thieme; 2005.p. 323–330.

Pfister HW, Eiffert H, Nau R, Schmutzhard E, Täuber M.: Bakterielle (eitrige) Meningoenzephalitis. In: Diener HC et al. (Hrsg.) Leitlinien für Diagnostik und Therapie

F
1

in der Neurologie. 4. überarbeitete Auflage. Stuttgart: Thieme, 2008.p. 397–407.

Richter-Kuhlmann E. EHEC-HUS-Epidemie: Glimpflicher ausgegangen als befürchtet. Deutsches Ärzteblatt 2011;38:1648.

RKI (Robert-Koch Institut).: Meningokokkenerkrankungen. RKI Ratgeber, Merkblätter für Ärzte, Stand August 2010 (www.rki.de).

RKI (Robert-Koch-Institut). Listeriose 2001 bis 2009. Epidemiologisches Bulletin 2010a;34:341–345.

RKI (Robert-Koch-Institut). Reiseassoziierte Infektionskrankheiten 2009. Epidemiologisches Bulletin 2010b; 38:379–387.

RKI (Robert-Koch-Institut). Aktuelle Statistik meldepflichtiger Infektionskrankheiten, Deutschland. Epidemiologisches Bulletin 2011;3:21.

RKI (Robert-Koch-Institut). Informationen zum EHEC-/HUS-Ausbruchsgeschehen von Mai bis Juli 2011 in Deutschland - Ende des Ausbruchs. Epidemiologisches Bulletin, 2011;31:295–296.

Schut ES, Brouwer MC, de Gans J. Delayed cerebral thrombosis after initial good recovery from pneumococcal meningitis. Neurology 2009;73:1988–1995.

Southwick FS. Septic thrombophlebitis of major dural venous sinuses. Curr Clin Trop Infect Dis 1995;15:179–203.

Sudarsanam T et al. Pre-admission antibiotics for suspected cases of meningococcal disease. Cochrane Database Syst Rev CD005437.

Thompson MJ, Ninis N, Perera R et al. Clinical recognition of meningococcal disease in children and adolescents. Lancet 2006;367:397–403.

van de Beek D, De Gans J, Spanjaard L, Weisfelt M, Reitsma JB, Vermeulen M. Clinical features and prognostic factors in adults with bacterial meningitis. N Engl J Med 2004;351:1849–1859.

Van de Beek D, Drake JM, Tunkel AR. Nosocomial bacterial meningitis. N Engl J Med 2010;362:146–154.

Winkler F, Kastenbauer S, Yousry TA, Maerz U, Pfister HW. Discrepancies between brain CT imaging and severely raised intracranial pressure proven by ventriculostomy in adults with pneumococcal meningitis. J Neurol 2002; 249 (9):1292–1297.

Ziai WC, Lewin JJ 3rd.Improving the role of intraventricular antimicrobial agents in the management of meningitis. Curr Opin Neurol 2009;22:277–282.

F 2 Intrakranielle und spinale Abszesse

*von M. Klein, F.-W. Kreth und H.-W. Pfister**

F 2.1 Hirnabszess

F 2.1.1 Klinik

F 2.1.1.1 Definition

Der Hirnabszess ist eine lokale, intrazerebrale Infektion, die als Zerebritis beginnt und sich zu einer Eiteransammlung mit Bindegewebskapsel entwickelt.

F 2.1.1.2 Diagnose

Die häufigsten klinischen Befunde und Symptome bei Patienten mit Hirnabszess sind in **Tab. F 2.1** zusammengefasst. In der kranialen CT zeigt sich in der Frühphase der Zerebritis ein hypodenses Areal mit geringer oder fehlender Kontrastmittelaufnahme (Falcone und Post 2000). Nach Formation des Abszesses mit Bildung einer Bindegewebskapsel kommt es typischerweise zu einer ringförmigen Kontrastmittelaufnahme mit perifokalem Ödem und Raumforderung. Im MRT finden sich im Vergleich zu Tumoren im Zentrum des Abszesses meist erhöhte Signale in der diffusionsgewichteten Sequenz (DWI) bei reduzierten ADC Werten und in der Abszessperipherie erniedrigte Flusswerte in der Perfusion (Chiang et al. 2009, Reddy et al. 2006, Reiche et al. 2010). Zudem wurde in der »Diffusion Tensor Imaging« (DTI) in Abszesshöhlen mit einer hohen Sensitivität (bis zu 100 %) eine erhöhte fraktionale Anisotropie (FA) berichtet (Horger et al. 2009). MRT-spektroskopisch finden sich bei Abszessen im Vergleich zu Hirntumoren häufig erhöhte Resonanzen für Acetat, Laktat, Alanin, Succinat und Pyruvat sowie Aminosäuren wie Valin, Leucin, Isoleucin, während die Peaks für Acetylaspartat, Cholin und Kreatin/Phosphokreatin sowohl bei Patienten mit Hirntumor als auch Abszessen gleichermaßen erniedrigt sind (Chiang et al. 2009, Reiche et al. 2010). Die Differenzierung zwischen Abszessen und Tumoren im ZNS durch bildgebende Verfahren kann jedoch im Einzelfall schwierig bleiben; möglicherweise könnte durch die Kombination von Spektroskopie und DWI die Spezifität erhöht werden (Nath et al. 2009). Der Nachweis einer Leukozytose im Blut, einer BSG-Beschleunigung oder CRP-Erhöhung (**Tab. F 2.1**) kann differentialdiagnostisch hilfreich sein. Blutkulturen (aerob und anaerob) sollten angelegt werden, obwohl sie nur bei etwa 10 % der Patienten positiv sind (Chun et al. 1986).

Tab. F 2.1: Diagnose des Hirnabszesses

Symptome und Befunde	Mittlere Häufigkeit (Spanne)
Kopfschmerzen	82 % (64–97 %)[a]
Übelkeit mit Erbrechen	55 % (35–85 %)[a]
Bewusstseinsstörung	54 % (28–91 %)[a]
Fieber	52 % (32–62 %)[a]
Stauungspapille	39 % (9–56 %)[b]
Hemiparese	33 % (23–44 %)[b]
Epileptische Anfälle	25 % (13–35 %)[b]
Meningismus	21 % (5–41 %)[b]
Leukozytose im Blut	47 % (30–57 %)[b]
Beschleunigte BSG	59 % (48–65 %)[c]
Erhöhtes C-reaktives Protein	82 % (77–90 %)[d]
Positive Blutkulturen (aerob und anaerob)	11 %[e]
Positive Kulturen aus intrakraniellem Eiter (aerob und anaerob)	83 % (69–97 %)[f]

a Svanteson et al. 1988, Yang 1981, O'Dono-ghue et al. 1992, Nielsen et al. 1982, Chun et al. 1986, Yang und Zhao 1993
b Chun et al. 1986, Yang und Zhao 1993, Seydoux und Francioli 1992, Svanteson et al. 1988
c Yang und Zhao 1993, Svanteson et al. 1988
d Hirschberg und Bosnes 1987, Jamjoom 1996, Grimstad et al. 1992
e Chun et al. 1986
f Seydoux und Francioli 1992, Chun et al. 1986, O'Donoghue et al. 1992, Alderson et al. 1981, Yang und Zhao 1993, Svanteson et al. 1988

Bei einem Patienten mit einem nachgewiesenen Hirnabszess muss nach einem primären Fokus gesucht werden. Empfehlenswert sind in der Regel folgende Untersuchungen: kraniale CT mit Knochenfenster mit Nasennebenhöhlen und Mastoid, HNO-ärztliche Konsiliaruntersuchung, zahnärztliche Untersuchung, Röntgen-Thorax und Abdomen-Ultraschall-Untersuchung (eventuell CT), Echokardiogramm und HIV-Serologie. Eine Lumbalpunktion soll bei Patienten mit raumforderndem Hirnabszess wegen des erheblichen Risikos einer zerebralen Herniation nicht durchgeführt werden (1–3 % der Patienten; Yang 1981, Nielsen et al. 1982). Darüber hinaus tragen die Liquorbefunde meist nicht zur Diagnose bei: Liquorkulturen sind nur bei < 10 % der Patienten positiv (im Mittel 6 %; Seydoux und Francioli 1992, Nielsen et al. 1982, Chun et al. 1986) und andere Liquorparameter wie Zellzahl (zwischen 0 und 100 000/µl), Protein (normal oder bis auf über 500 mg/dl erhöht) oder Glukose (normal oder deutlich erniedrigt) sind unspezifisch verändert (Chun

* Autoren dieses Kapitels in der 5. Auflage: S. Kastenbauer und H.-W. Pfister.

et al. 1986, Seydoux und Francioli 1992). Die wichtigste diagnostische (und therapeutische) Maßnahme ist die stereotaktische Aspiration des Abszesses. Der intrakranielle Eiter soll sofort ausgestrichen und mittels Gram-Färbung untersucht werden; Kulturen (aerob und anaerob) sind im Mittel bei 84 % der Patienten positiv (Spanne 69–97 %; Seydoux und Francioli 1992, Chun et al. 1986, O'Donoghue et al. 1992, Alderson et al. 1981, Yang und Zhao 1993, Svanteson et al. 1988). Bei entsprechendem Verdacht sind auch Färbungen und Kulturen zum Nachweis von Pilzen, Mykobakterien und Protozoen indiziert. Gegebenenfalls kann die Diagnostik durch PCR-Untersuchungen ergänzt werden, insbesondere bei Verdacht auf langsam wachsende Erreger (z. B. Mykobakterien) (Nau et al. 2008).

F 2.1.1.3 Differentialdiagnosen

Die wichtigsten Differentialdiagnosen sind Metastase(n) und hirneigene Tumoren, ferner fokale Meningoenzephalitis (z. B. Herpes-simplex-Enzephalitis), subdurales Empyem, epiduraler Abszess und septische Sinus- oder Hirnvenenthrombose. Radiologisch kann darüber hinaus die Abgrenzung eines Hirnabszesses von einem(r) ischämischen Infarkt, Blutung in Resorption, thrombosierten Aneurysma, arteriovenösen Malformation, Multiplen Sklerose, Sarkoidose oder Lymphom mitunter schwierig sein (Falcone und Post 2000). Bei AIDS-Patienten ist die wichtigste Differentialdiagnose der Toxoplasmen-Enzephalitis das primäre ZNS-Lymphom (PCNSL), gefolgt von Abszessen durch andere Erreger, Metastasen und Ischämie oder Blutung. Für die diagnostische Einordnung und Therapie von raumfordernden Hirnläsionen wird bei AIDS-Patienten folgendes Vorgehen vorgeschlagen (American Academy of Neurology 1998, Giancola 2004):

a) große Läsionen mit raumfordernder Wirkung und drohender zerebraler Herniation sollen offen biopsiert und entlastet werden;
b) walle anderen Patienten sollen eine empirische Anti-Toxoplasmen-Therapie erhalten, außer sie haben eine singuläre Hirnläsion und eine negative Toxoplasma-Serologie;
c) bei letzteren Patienten soll eine stereotaktische Biopsie durchgeführt werden;
d) eine stereotaktische Biopsie ist auch bei allen Patienten indiziert, die sich unter probatorischer Anti-Toxoplasmen-Therapie klinisch oder radiologisch verschlechtern.

F 2.1.2 Epidemiologie und Verlauf

Die jährliche Inzidenz des Hirnabszesses wird in der Gesamtbevölkerung auf 0,3–1,3/100 000 geschätzt (Miller et al. 1988, Nicolosi et al. 1991). Männer sind etwa zwei- bis viermal häufiger betroffen als Frauen (Menon et al. 2008, Sharma et al. 2009, Tseng et al. 2002). Gewisse prädisponierende Faktoren (**Tab. F 2.2**) bedingen ein deutlich erhöhtes Risiko für die Entwicklung eines Hirnabszesses. Vor der Einführung von Antibiotika lag die Letalität des Hirnabszesses bei 40–60 %; aktuelle Studien berichteten eine mittlere Letalität von 11 % (Spanne 4–19 %; Carpenter et al. 2007, Faraji-Rad und Schamini 2007, Menon et al. 2008, Sharma et al. 2009, Song et al. 2008, Tseng et al. 2002, Tseng und Tseng 2006). Pa-

Tab. F 2.2: Prädisponierende Faktoren für die Entwicklung eines Hirnabszesses (ausgewählte Studien mit hohen Fallzahlen)

Prädisponierende Faktoren	Risiko eines Hirnabszesses	Literaturstellen
Akute oder chronische Sinusitis	11 von 649 Patienten (1,7 %)	Clayman et al. 1991
Chronische Otitis media	29 von 20 331 Patienten (0,14 %) »Lebensrisiko« eines 30-jährigen Mannes: 0,5 %	Kangsanarak et al. 1993 Nunez und Browning 1990
Offenes Schädel-Hirn-Trauma	Schuss- und Splitterverletzungen: 37 von 1 221 Patienten (3 %)	Rish et al. 1981
Kraniotomie	17 von 2 944 Patienten entwickelten Hirnabszess oder subdurales Empyem (0,58 %)	Korinek 1997
Organtransplantierte Patienten unter Ciclosporin	28 von 4 628 Patienten (0,61 %)	Selby et al. 1997
Knochenmark- oder Stammzelltransplantation	26 von 655 Patienten (4 %)	Maschke et al. 1999
HIV-Infektion (unter hochaktiver antiretroviraler Therapie)	Jährliche Inzidenz der Toxoplasmose: 0,22 %[a]	Sacktor et al. 2001
Kongenitale Herzerkrankung	26 von 1 270 Patienten (2 %)	Fischbein et al. 1974
Singuläre pulmonale AVM[b]	1 von 32 Patienten (3 %)	Swanson et al. 1999
Multiple pulmonale AVM	4 von 61 Patienten (7 %)	Swanson et al. 1999
Diffuse pulmonale AVM	6 von 16 Patienten (37 %)	Faughnan et al. 2000
Akute bakterielle Endokarditis	1–5 %	Kanter und Hart 1991, Pruitt et al. 1978, Salgado et al. 1989, Le Cam et al. 1984

a Ergebnis einer nordamerikanischen Studie; die Inzidenz könnte in Europa aufgrund der höheren Durchseuchung der Bevölkerung mit *Toxoplasma gondii* (Maschke et al. 1999) höher sein.
b AVM = arteriovenöse Malformation

Tab. F 2.3: Häufigste Erreger des Hirnabszesses in sechs ausgewählten aktuellen Studien mit insgesamt 368 Kulturen aus intrakraniellem Eiter

Erreger	Mittlere Häufigkeit (%)
Streptokokken	51,6
Nicht spezifizierte anaerobe Streptokokken	18,5
Nicht spezifizierte aerobe Streptokokken	17,2
Streptococcus milleri	10,7
Nicht spezifizierte mikroaerophile Streptokokken	2,9
Streptococcus pneumoniae	2,3
Bacteroidetes	36,4
Bacteroides-Spezies[a]	30,2
Fusobacterium-Spezies	6,2
Enterobacteriaceae	27,6
Proteus-Spezies[b]	17,9
Escherichia coli	8,4
Klebsiella pneumoniae	1,3
Staphylokokken	16,6
Staphylococcus aureus	15,6
Staphylococcus epidermidis	1,0
andere Bakterien	
Haemophilus-Spezies	6,5
Peptostreptococcus-Spezies	4,5
Eubacterium-Spezies	4,2
Propionibacterium acnes	2,9
Peptococcus-Spezies	2,3

a Überwiegend *B. fragilis* oder *B. melaninogenicus*
b Überwiegend *P. mirabilis* oder *P. fragilis* (Seydoux und Francioli 1992, Chun et al. 1986, O'Donoghue et al. 1992, Alderson et al. 1981, Yang und Zhao 1993, Svanteson et al. 1988). Im Mittel waren 83 % der Kulturen positiv (Spanne 69–97 %). Ein einziger Keim wurde bei 68 % und zwei oder mehr Erreger bei 32 % der positiven Kulturen nachgewiesen. Daher ist die Summe der mittleren Häufigkeiten größer 100 %.

tienten mit Vigilanzminderung bei Aufnahme (GCS < 12), rasch progredienter Erkrankung, multiplen oder tief gelegenen Abszessen oder intraventrikulärer Abszessruptur sowie hämatogener Genese oder begleitender Sepsis haben eine schlechtere Prognose (Takeshita et al. 2001, Menon et al. 2008, Song et al. 2008, Tseng und Tseng 2006). Zu den langfristigen Komplikationen des Hirnabszesses gehören epileptische Anfälle (16 %; Seydoux und Francioli 1992), fokale neurologische Defizite (18 %; Nielsen et al. 1983) oder kognitive Beeinträchtigungen (18 %; Nielsen et al. 1983).

F 2.1.3 Therapeutische Prinzipien

Kontrollierte, randomisierte Studien zur Therapie des Hirnabszesses liegen derzeit nicht vor. Therapieempfehlungen stützen sich daher auf retrospektive Analysen und klinische Erfahrungen, Evidenzgrade können somit nicht angegeben werden. Die Therapie des Hirnabszesses basiert auf a) einer operativen Therapie, b) antibiotischen Behandlung und c) Sanierung des Primärfokus, falls vorhanden.
Die chirurgische Behandlung des Hirnabszesses hat zum Ziel, die Raumforderung zu reduzieren, die Diagnose zu sichern und Material für die Erregerdiagnostik zu gewinnen. Die präoperative Verabreichung von Antibiotika reduziert die Wahrscheinlichkeit positiver Kulturergebnisse (Yang und Zhao 1993). Dennoch wird empfohlen, mit der antibiotischen Behandlung bereits bei begründetem Verdacht auf einen Hirnabszess zu beginnen, insbesondere wenn eine deutliche raumfordernde Wirkung vorliegt.

Eine alleinige Antibiotikatherapie zur Abszessbehandlung kann bei multiplen, tief gelegenen und kleinen Abszessen erfolgen. Ebenso ist in frühen Stadien (Zerebritis) eine konservative Therapie indiziert. Voraussetzungen für eine alleinige antibiotische Therapie sind eine eindeutige Diagnosestellung, ein geringer raumfordernder Effekt und ein kalkulierbares Erregerspektrum (Nau et al. 2008). Antibiotika, die für die Behandlung von Hirnabszessen eingesetzt werden, sollen intravenös verabreicht werden, gegen die wahrscheinlichen Erreger wirksam sein, ausreichend gut in die Abszesshöhle (und den primären Infektionsherd) penetrieren und bakterizide Wirkung haben (Townsend und Scheld 1998). Das Spektrum der Erreger beim Hirnabszess ist in **Tab. F 2.3** dargestellt. Nach der Abszesslokalisation und dem wahrscheinlichen primären Infektionsherd kann mitunter ein charakteristisches Erregerspektrum vermutet werden (**Tab. F 2.4**).
Besorgniserregend ist die Zunahme von Hirnabszessen durch Methicillin-resistente *Staphylococcus aureus*-Stämme (MRSA), insbesondere bei im Krankenhaus und hier v. a. nach neurochirurgischen Operationen erworbenen Infektionen (Tattevin et al. 2003, Roche et al. 2003).

F 2.1.4 Pragmatische Therapie

F 2.1.4.1 Operative Therapie des Hirnabszesses

Die chirurgische Methode der Wahl bei Hirnabszessen ist die stereotaktische Aspiration durch ein Bohrloch. Im Allgemeinen ist die Schädigung des umliegenden Hirngewebes dabei geringer als bei der offenen Kraniotomie und Exzision und der Eingriff ist schneller durchführbar. Die stereotaktische Aspiration erlaubt zudem auch die Punktion tief gelegener Abszesse (Hirnstamm, Kleinhirn und Basalganglien). Bei großen supratentoriellen Abszessen kann in seltenen Fällen auch eine »Free Hand Aspiration« durchgeführt werden, insbesondere wenn in der Notfallsituation keine Zeit für eine stereotaktische Punktion bleibt. Eine offene Abszessexzision ist bei gekammerten Abszessen indiziert oder wenn Fremdkörper oder Knochensplitter vorliegen, sollte aber aufgrund der größeren operativen Hirngewebsläsion nicht in der Nähe wichtiger Kortexareale, in den Stammganglien oder im Hirnstamm durchgeführt werden (Nau et al. 2008). Eine Kraniotomie und Exzision des Abszesses wird häufig auch

F 2

Tab. F 2.4: Lokalisation und Erregerspektrum des Hirnabszesses in Abhängigkeit von der Ätiologie

Prädisponierende Faktoren	Abszesslokalisationen	Häufigste Erreger
Sinusitis	Frontallappen	Streptokokken *(v. a. Streptococcus (S.) milleri), Staphylococcus (Staph.) aureus, Haemophilus influenzae, Bacteroides*
Otitis/Mastoiditis	Temporallappen, Kleinhirn	Streptokokken, *Bacteroides*, Enterobakterien (v. a. *Proteus*-Spezies), *Pseudomonas, Haemophilus influenzae*
Odontogene Infektion	Frontallappen	Streptokokken, Staphylokokken, *Bacteroides, Fusobacterium, Actinomyces, Actinobacillus*
Bakterielle Endokarditis	Häufig multiple Abszesse, jeder Lappen möglich	*Staph. aureus*, Viridans-Streptokokken
Pulmonale Infektion (Lungenabszess, Empyem, Bronchiektasen)	Häufig multiple Abszesse, jeder Lappen möglich	Streptokokken, Staphylokokken, *Bacteroides, Fusobacterium*, Enterobakterien
Rechts-Links-Shunt (kongenitaler Herzfehler, pulmonale AVM)	Häufig multiple Abszesse, jeder Lappen möglich	Streptokokken, Staphylokokken, *Peptostreptococcus*
Offenes Schädel-Hirn-Trauma, postoperativ nach neurochirurgischen Operationen	Im Bereich der Wunde	*Staph. aureus und Staph. epidermidis*[a], Streptokokken, Enterobakterien, Clostridium
Unbekannt (kryptogener Hirnabszess)	Jeder Lappen möglich	Streptokokken, *Peptostreptococcus, Bacteroides, Haemophilus influenzae*, Staphylokokken
Immunsuppression: Organ- oder Knochenmarktransplantation	Häufig multiple Abszesse, jeder Lappen möglich	*Aspergillus, Candida, Toxoplasma gondii*, Nokardien, selten *Listeria monocytogenes*
AIDS	Häufig multiple Abszesse, jeder Lappen möglich	*Toxoplasma gondii, Listeria monocytogenes*, Mykobakterien, *Candida, Aspergillus, Cryptococcus neoformans*

a Cave: bei postoperativen Hirnabszessen wurden in einer Studie bei 19,4 % der Patienten Methicillin-resistente *Staphylococcus aureus*- und bei 4,8 % *Staphylococcus epidermidis*-Stämme nachgewiesen (Korinek 1997)

bei Patienten mit (wiederholter) erfolgloser Aspiration und Abszessen durch Pilze nötig. Bei Patienten mit schlechter Blutgerinnung kann eventuell der Kraniotomie und Exzision der Vorzug gegeben werden, da intraoperative intrakranielle Blutungen bei diesem Zugang leichter kontrolliert werden können. Mit dem intraoperativ gewonnenen Eiter sollen sofort Ausstrich und Gram-Färbung erfolgen und Kulturen (aerob und anaerob) angelegt werden.

Eine externe Ventrikeldrainage eines Hydrozephalus ist besonders häufig bei Patienten mit Basalganglien- oder Thalamusabszessen (75 % der Patienten; Lutz et al. 1994) und bei Kleinhirnabszessen nötig (79,2 %; Nadvi et al. 1997). Bei einer intraventrikulären Abszessruptur (14,5 bzw. 27,3 % der Patienten, letal bei 79 % bzw. 39,4 % der Patienten; Nielsen et al. 1982, Takeshita et al. 2001) soll die Anlage einer externen Ventrikeldrainage erfolgen (beidseits bei Foramen Monroi-Blockade). Bei Patienten mit multiplen Hirnabszessen gilt die Empfehlung (Mamelak et al. 1995), dass Abszesse > 2,5 cm Durchmesser oder mit deutlicher raumfordernder Wirkung stereotaktisch aspiriert (oder exzidiert) werden sollen. Wenn alle Abszesse < 2,5 cm sind, wird empfohlen, die größte und/oder am leichtesten zugängliche Läsion aus diagnostischen Gründen zu aspirieren (Mamelak et al. 1995). Eine (Re-)Aspiration oder Exzision wird empfohlen, wenn einer der Abszesse nach zwei Wochen antibiotischer Therapie größer oder nach drei bis vier Wochen nicht kleiner geworden ist (Mamelak et al. 1995).

F 2.1.4.2 Operative Therapie des primären Infektionsherdes

Der primäre Fokus (z. B. Otitis, Sinusitis, Bronchiektasen) soll sobald als möglich saniert werden. Im Falle einer raschen Verschlechterung des neurologischen Status hat jedoch die Operation des Hirnabszesses Vorrang.

Häufige Infektionsherde sind (**Tab. F 2.5**):

- parameningeale Foci (fortgeleitete Entzündung): meist Otitis media, Mastoiditis oder Sinusitis, selten dentale Eiterherde, Kopfhautinfektionen, kraniofaziale Osteomyelitis oder eine bakterielle Meningitis.
- septische Streuherde (hämatogene Ausbreitung): oft in der Lunge (Pneumonie, Bronchiektasen, Lungenabszess oder -empyem) oder im Herzen (bakterielle Endokarditis). Auch bei Vorliegen eines Rechts-Links-Shunts (pulmonale arteriovenöse Malformationen – AVMs – und kongenitale Herzfehler) kommt es relativ häufig zur Entwicklung von Hirnabszessen (beeinträchtigte Filterfunktion des pulmonalen Kapillarbetts).
- Trauma oder Operation: nach einem (meist offenen) Schädel-Hirn-Trauma (v. a. bei Verschmutzung der Wunde oder Verbleib von Knochensplittern oder Fremdkörpern im Hirngewebe) oder einer neurochirurgischen Operationen (v. a. bei Wundkomplikationen und Liquorfisteln; Bayston et al. 2000).

Tab. F 2.5: Ätiologie des Hirnabszesses

Ätiologie	Mittlere Häufigkeit (Spanne)
Otogen	37 % (16–66 %)
Hämatogen	19 % (3–23 %)
Posttraumatisch/ postoperativ	13 % (9–28 %)
Sinugen	8 % (1–20 %)
Odontogen	3 % (0–13 %)
Kryptogen	15 % (10–22 %)
Andere	5 % (0–11 %)

F 2.1.4.3 Medikamentöse Therapie

Antibiotika: Die Empfehlungen für die empirische Antibiotikatherapie und deren Dosierung sind in den **Tab. F 2.6** und **Tab. F 2.7** zusammengefasst. Bei Patienten ohne Immunsuppression mit ambulant erworbenem Hirnabszess wird eine initiale Kombinationstherapie mit einem Cephalosporin der 3. Generation (z. B. Ceftriaxon 2 × 2 g/Tag i. v.) plus Metronidazol (3 × 0,5 g/Tag i. v.) plus einem gegen Staphylokokken wirksamen Antibiotikum (z. B. Vancomycin 2 × 1 g/Tag i. v. unter Spiegelbestimmung, Rifampicin 1 × 0,6 g/Tag i. v. oder Flucloxacillin 4 × 2–3 g/Tag i. v.) empfohlen. Bei Patienten mit postoperativem oder posttraumatischem oder im Krankenhaus erworbenem Hirnabszess sollen beispielsweise mit einem Cephalosporin der 3. Generation plus Metronidazol plus Vancomycin oder alternativ mit Meropenem (3 × 2 g/Tag i. v.) plus Vancomycin behandelt werden. Einzelberichte und Fallserien für eine erfolgreiche Behandlung von Abszessen, die durch multiresistente aerobe gram-positive Bakterien oder Nokardien hervorgerufen wurden, liegen für Linezolid vor (Beer et al. 2007, Ntziora et al. 2007, Rupprecht und Pfister 2005, Saito et al. 2010). Bei organ- oder knochenmarktransplantierten Patienten muss, abgesehen von der empirischen Antibiotikatherapie, initial auch eine gegen Pilze, Nokardien und Toxoplasmen gerichtete antiinfektiöse Therapie erwogen werden. Für die Therapie von AIDS-Patienten mit Verdacht auf zerebrale Toxoplasmose siehe die Kapitel F 7 und F 10.

Tab. F 2.6: Empirische Antibiotikatherapie des intrakraniellen Abszesses (bei unbekanntem Erreger)

Prädisponierende Faktoren	Therapieempfehlung
Ambulant erworben (immunkompetenter Patient)	Cephalosporin der 3. Generation[a] + Metronidazol + gut gegen Staphylokokken wirksames Antibiotikum[b]
Postoperativ oder posttraumatisch	Cephalosporin der 3. Generation[a] + Metronidazol + Vancomycin – Alternativ: Meropenem + Vancomycin

[a] Ceftriaxon oder Cefotaxim; bei *Pseudomonas*: Ceftazidim
[b] z. B. Vancomycin, Rifampicin, Fosfomycin, Flucloxacillin (Linezolid)

Nach den Kulturergebnissen soll die antibiotische Therapie dem Antibiogramm angepasst werden. In der Regel wird eine Dauer der intravenösen Antibiotikatherapie von 4–8 Wochen empfohlen, vorausgesetzt dass der/die Erreger gegen die verwendeten Substanzen empfindlich ist/sind, eine klare klinische und bildgebende Befundbesserung vorliegt und der Patient die Behandlung gut verträgt. Einige Autoren empfehlen bei nachgewiesener Empfindlichkeit der Erreger eine anschließende orale Antibiotikatherapie (z. B. mit Trimethoprim-Sulfamethoxazol oder Amoxicillin-Clavulansäure plus Rifampicin) für weitere 2–6 Wochen, es handelt sich hierbei allerdings nicht um eine gesicherte Therapie. Nokardien-Abszesse müssen entsprechend der Ergebnisse des Antibiogramms meist 6–12 Monate therapiert werden, um Rezidive zu vermeiden (wirksame Präparate sind oft Meropenem, Amikacin, Cotrimoxazol, Amoxicillin/Clavulansäure und Linezolid) (Nau et al. 2008).

Tab. F 2.7: Empfohlene Antibiotika- und Antimykotikadosierung bei intrakraniellen und spinalen Abszessen

Antibiotikum	Tagesdosis
Liposomales Amphotericin B	5 mg/kg KG i. v.
Cefotaxim	3 × 2–4 g i. v.
Ceftazidim	3 × 2 g i. v.
Ceftriaxon	2 × 2 g i. v.
Clindamycin	4 × 600 mg i. v.
Flucloxacillin	6 × 2 g i. v.
Fosfomycin	3 × 5 g i. v.
Linezolid	2 × 600 mg i. v.
Meropenem	3 × 2 g i. v.
Metronidazol	3 × 500 mg i. v.
Rifampicin	1 × 10 mg/kg KG i. v. (maximal 600 mg)
Trimethoprim + Sulfamethoxazol	3 × 160 mg i. v. + 3 × 800 mg i. v.
Vancomycin	2 × 1 g i. v.[b]
Voriconazol	Initial 2 × 6 mg/kg KG i. v. dann 2 × 4 mg/kg KG i. v.

[a] Tagesdosen bis 1,5 mg/kg KG sind bei Aspergillose oder Mukormykose vertretbar
[b] Unter Kontrolle der Basis-/Tal- und Spitzen-Serumkonzentrationen

Antiepileptika: Epileptische Anfälle sind eine häufige Komplikation von Hirnabszessen (bei 20–50 % der Patienten wurden Anfälle bei Aufnahme berichtet; Nielsen et al. 1982, Wong et al. 1989, Yang und Zhao 1993, Ciurea et al. 1999, Tseng und Tseng 2006). Risikofaktoren für das Auftreten von epileptischen Anfällen bei Hirnabszessen sind kongenitale Herzfehler und eine frontoparietale Lokalisation der Abszesse (Chuang et al. 2010). Epileptische Anfälle können erstmals in der Akutphase aber auch in den Folgemonaten und -jahren auftreten (Chuang et al. 2010). Patienten mit Hirnabszess und epileptischen Anfällen oder epilepsietypischen Potenzialen im EEG ohne klinisch beobachtete epileptische Anfälle sollen antiepileptisch behandelt werden, beispielsweise mit Phenytoin, Carbamazepin oder Levetiracetam. Es gibt keine Evidenz für die prophylaktische antikonvulsive Behandlung aller Patienten mit Hirnabszess. Dennoch wird mitunter aufgrund der Häufigkeit von epileptischen Anfällen in der akuten Phase bei supratentoriellen Abszessen und Empyemen eine zwei- bis dreiwöchige antikonvulsive Prophylaxe mit Phenytoin empfohlen. Entscheidet man sich für eine solche Prophylaxe, kann sie ausgeschlichen werden, wenn das EEG 2–3 Wochen nach Therapiebeginn keine epilepsietypischen Potenziale zeigt und bis dahin keine epileptischen Anfälle aufgetreten sind (Nau et al. 2008).

Kortikosteroide: Ein genereller Einsatz von Kortikosteroiden beim Hirnabszess kann aufgrund mangelnder Studienlage nicht empfohlen werden. In älteren retrospektiven Analysen zeigte die generelle adjuvante Therapie mit Kortikosteroiden keinen günstigen Effekt auf die neurologischen Defizite oder das Überleben (Chun et al. 1986, Seydoux und Francioli 1992). Der Einsatz von Kortikosteroiden (z. B. initial 3 × 8 mg i. v. Dexamethason/Tag) ist jedoch indiziert, wenn ein ausgeprägtes perifokales Ödem vorliegt bzw. eine Herniation droht, multiple Abszesse mit deutlichem perifokalen Ödem vorliegen, die nur teilweise operativ angehbar sind, oder Hirnregionen mit besonderer Ödemneigung (z. B. Kleinhirn) betroffen sind (Nau et al. 2008). Nach Stabilisierung des Patienten sollen die Kortikosteroide über einige Tage ausgeschlichen werden.

F 2.1.4.4 Prophylaxe des Hirnabszesses

Zu den prophylaktischen Maßnahmen bei Patienten mit entsprechenden prädisponierenden Faktoren (**Tab. F 2.2**) gehören:

- konsequente Behandlung einer akuten oder chronischen Sinusitis oder Otitis media (Clayman et al. 1991, Kangsanarak et al. 1993),
- bei kongenitalem zyanotischem Herzfehler operative Korrektur des Vitiums oder Antibiotikaprophylaxe bei Eingriffen, die mit einer transienten Bakteriämie einhergehen können (Fischbein et al. 1974),
- bei diffusen pulmonalen arteriovenösen Malformationen (AVMs) Antibiotikaprophylaxe und Okklusion (z. B. Embolisierung) größerer AVMs (Faughnan et al. 2000),
- nach offenem Schädel-Hirn-Trauma frühzeitige Breitspektrum-Antibiotikaprophylaxe bis fünf Tage nach der (neuro)chirurgischen Wundversorgung (z. B. 3 × 1,2 g i. v. Amoxicillin + Clavulansäure/Tag oder 3 × 750 mg i. v. Cefuroxim/Tag [1,5 g Initialdosis] + 3 × 500 mg i. v. Metronidazol/Tag; Bayston et al. 2000),
- vor Kraniotomien eine Antibiotikaprophylaxe (z. B. 2 g i. v. Cefuroxim vor Einleitung der Anästhesie; eine zweite Dosis soll bei einer Operationsdauer > 6 Stunden gegeben werden) (Barker 1994),
- bei HIV-positiven Patienten mit negativer Toxoplasma-Serologie Expositionsprophylaxe,
- bei Toxoplasma-seropositiven HIV-infizierten Patienten mit einer CD4 + -T-Lymphozytenzahl < 100/µl prophylaktische Behandlung mit Trimethoprim-Sulfamethoxazol (s. Kap. F 7 und F 10) bis die CD4-Zellzahl für mehr als 3 Monate über 200/µl liegt und
- bei HIV-positiven Patienten nach Toxoplasmen-Enzephalitis Sekundärprophylaxe mit Pyrimethamin + Sulfadiazin (+ Folinsäure) (s. Kap. F 7 und F 10).

F 2.2 Subdurales Empyem

F 2.2.1 Klinik

F 2.2.1.1 Definition

Das subdurale Empyem ist eine eitrige Entzündung im Subduralraum, d. h. zwischen der Dura mater und der Arachnoidea.

F 2.2.1.2 Diagnose

Die klinischen Befunde und Symptome beim subduralen Empyem sind Fieber (77 %), Meningismus (74 %), periorbitales Ödem (43 %), epileptische Anfälle (39 %), subgalealer Abszess (33 %), Kopfschmerz (32 %), Hemiparese (25,5 %), Augenlidabszess (12 %) und Zeichen der zerebralen Herniation (4,7 %; Nathoo et al. 1999). Mehr als 50 % der Patienten sind vigilanzgemindert (Bok und Peter 1993). Die CT zeigt typischerweise eine hypodense oder isodense subdurale Raumforderung mit randständiger Kontrastmittelaufnahme. Die MRT ist sensitiver im Nachweis subduraler Empyeme als die CT. Die subdurale Flüssigkeitsansammlung ist im Vergleich mit dem Liquor typischerweise nur wenig hyperintens auf T1-gewichteten und stark hyperintens auf T2-gewichteten Sequenzen. In den diffusionsgewichteten MRT-Sequenzen ist das Signal des subduralen Empyems erhöht (Tsuchiya et al. 2003). Wenn das subdurale Empyem Folge einer Sinusitis frontalis ist, dann befindet es sich normalerweise über dem Frontallappen; im Falle einer Otitis media ist meist der Temporal- oder Okzipitallappen betroffen. Oft breiten sich subdurale Empyeme rasch und diffus über den Großhirnhemisphären oder entlang der Falx cerebri aus. Infratentorielle Empyeme sind sehr selten (Nathoo et al. 1997, Pathak et al. 1990).
Eine Lumbalpunktion ist bei Vorliegen eines subduralen Empyems kontraindiziert (erhebliches Risiko einer zerebralen Herniation). Zudem sind die Liquorbefunde nur unspezifisch. BSG und Blutleukozytenzahl sollen regelhaft erhöht sein (Bok und Peter 1993). Komplikationen des subduralen Empyems sind epidurale Abszesse (15,3 %) oder Hirnabszesse (6 %), Osteomyelitis (10 %), ischämischer Hirninfarkt (2,4 %) und Status epilepticus (1,1 %; Nathoo et al. 1999). Auch septische Sinus- oder Hirnvenenthrombosen, Hirnödem, bakterielle Meningitis und Hyponatriämie können auftreten.

F 2.2.1.3 Differentialdiagnose

Die klinischen Differentialdiagnosen umfassen eine fokale Enzephalitis, eitrige Meningitis, einen epiduralen Abszess oder Hirnabszess und eine septische Sinus- oder Hirnvenenthrombose. Radiologisch muss das subdurale Empyem vor allem vom chronischen subduralen Hämatom (stärker hyperintens auf T2-gewichteten Sequenzen) und sterilen subduralen Effusionen/Hygromen (isointens mit ventrikulärem Liquor) abgegrenzt werden.

F 2.2.2 Epidemiologie und Verlauf

Subdurale Empyeme sind selten. Sie nehmen oft einen sehr akuten Verlauf, da sie sich im Subduralraum ungehindert ausbreiten können. Unbehandelt verlaufen sie innerhalb von Tagen bis Wochen tödlich. Durch verbesserte diagnostische und therapeutische Möglichkeiten konnte die Letalität auf 8–12 % reduziert werden (Pathak et al. 1990, Dill et al. 1995, Nathoo et al. 1999). Bei etwa 80 % aller Patienten kann man mit einem guten oder zufriedenstellenden »Outcome« rechnen (≥ 4 Punkte auf der Glasgow Outcome Scale; Nathoo et al. 1999). Epileptische Anfälle wurden bei 14,7 % der Patienten berichtet (Nathoo et al. 1999).

Häufige primäre Infektionsherde (Ergebnisse einer Studie an 699 südafrikanischen Patienten; Nathoo et al. 1999) sind eine paranasale Sinusitis (67 %), bakterielle Meningitis (bei 10 %, fast ausschließlich bei Säuglingen und Kleinkindern), Ohrinfektionen (9 %), Trauma (8 %) und Zahn- oder Kieferinfektionen (< 1 %). Andere prädisponierende Faktoren (5 %) sind z. B. Diabetes mellitus, Alkoholismus, Sepsis, neurochirurgische Operationen und Lungen- oder Kopfhautinfektionen. Die Antibiotikatherapie muss sich gegen die häufigsten Erreger richten. Diese sind aerobe und anaerobe Streptokokken (vor allem *Streptococcus milleri*), Staphylokokken (vor allem postoperativ; cave: Methicillin-resistente Staphylokokken; Hlavin et al. 1994, Korinek 1997) und gram-negative Enterobakterien (vor allem *Proteus, Pseudomonas* und *Escherichia coli*). Multiple Erreger wurden in der oben erwähnten südafrikanischen Studie bei 14,1 % nachgewiesen. Bei 17,6 % der Patienten blieben die Kulturen steril (Nathoo et al. 1999).

F 2.2.3 Therapeutische Prinzipien und Pragmatische Therapie

Die Behandlung des subduralen Empyems ähnelt der des Hirnabszesses und besteht aus einer raschen operativen Therapie des Empyems, einer operativen Behandlung des primären Infektionsherdes und einer medikamentösen Therapie (Antibiotika, gegebenenfalls Antiepileptika und Kortikosteroide). Eine alleinige antibiotische Therapie ist nicht ausreichend.
Die optimale chirurgische Methode ist immer noch umstritten. Bei frischen Empyemen wird meist eine Aspiration durch mehrere Bohrlöcher durchgeführt (Steiger und Reulen 1999, Nau et al. 2008), die Alternative ist eine Kraniotomie (vorzugsweise bei älteren Empyemen mit Granulationsgewebe). Die Drainage über Bohrlöcher ist weniger invasiv, muss aber möglicherweise wiederholt werden. Die Kraniotomie ist in der Regel als einmaliger Eingriff ausreichend. Gekammerte subdurale Empyeme, wie sie bei längeren Verläufen beobachtet werden können, müssen oft wiederholt mit Aspiration oder Kraniotomie behandelt werden. Aus dem intraoperativ gewonnenen Material sollen sofort Ausstrich und Gram-Färbung erstellt und Kulturen (aerob und anaerob) angelegt werden.

Die medikamentöse Therapie entspricht der des Hirnabszesses (**Tab. F 2.6** und **Tab. F 2.7**). Nach den Kulturergebnissen soll die Therapie an das Antibiogramm angepasst werden. Als Dauer der intravenösen Antibiotikatherapie werden meist 4(–6) Wochen angegeben. Insbesondere zur frühzeitigen Erkennung postoperativer Rezidive sollen regelmäßig bildgebende Untersuchungen erfolgen.

F 2.3 Epiduraler Abszess

F 2.3.1 Klinik

F 2.3.1.1 Definition

Der intrakranielle epidurale Abszess ist eine eitrige Entzündung zwischen dem inneren Blatt der Dura und ihrem äußeren Blatt, das mit dem Periost des Schädelknochens fest verwachsen ist.

F 2.3.1.2 Diagnose

Die klinischen Befunde und Symptome ähneln denen des intrakraniellen subduralen Empyems (Nathoo et al. 1999). Die kraniale MRT ist sensitiver als die CT beim Nachweis der epiduralen Eiteransammlung (hyperintens verglichen mit dem ventrikulären Liquor), da keine Artefakte durch den benachbarten Knochen auftreten. Die Dura kann als dünne Linie sichtbar sein, die den Abszess vom Hirnparenchym trennt. In den diffusionsgewichteten MRT-Sequenzen ist das Signal erhöht (Tsuchiya et al. 2003).

F 2.3.2 Epidemiologie und Verlauf

Epidurale Abszesse sind noch seltener als subdurale Empyeme. Mögliche Komplikationen sind kraniale Osteomyelitis, subdurales Empyem, Meningitis, septische Sinus- oder Hirnvenenthrombose, Zerebritis und Hirnabszess. Die Prognose ist meist gut: 95 % der Patienten erholen sich mit adäquater Therapie vollständig (Glasgow Outcome Scale = 5) (Nathoo et al. 1999).

F 2.3.3 Therapeutische Prinzipien und pragmatische Therapie

Die Therapie ähnelt der des subduralen Empyems und Hirnabszesses: rasche operative Therapie des Empyems, operative Behandlung des primären Infektionsherdes und medikamentöse Therapie. Kontrollierte randomisierte Studien zur Therapie des epiduralen Abszesses liegen nicht vor.
Häufige primäre Infektionsherde (Ergebnisse einer Studie an 82 südafrikanischen Patienten; Nathoo et al. 1999) sind eine Sinusitis (65 %), Mastoiditis (20 %) oder Trauma (6 %), zudem werden epidurale Abszesse und/oder subdurale Empyeme als Folge einer Kraniotomie beobachtet (Hlavin et al. 1994). Streptokokken (vor allem *Streptococcus milleri*) und *Proteus*–Spezies sind die häufigsten Erreger beim otorhinogenen epiduralen Abszess (Nathoo et al.

F 2

1999). Bei postoperativen epiduralen Abszessen dominieren Staphylokokken (cave: Methicillin-resistente *Staphylococcus aureus* und *Staphylococcus epidermidis*; Hlavin et al. 1994).
Die Drainage des Abszesses erfolgt meist durch eine Bohrloch-Aspiration. Der primäre Infektionsherd muss gegebenenfalls operativ behandelt werden. Die medikamentöse Therapie entspricht der des Hirnabszesses. Die empfohlene empirische Antibiotikatherapie und deren Dosierungen sind in den **Tab. F 2.6** und **Tab. F 2.7** dargestellt. Nach den Kulturergebnissen soll die Therapie an das Antibiogramm angepasst werden.

F 2.4 Spinaler epiduraler Abszess

F 2.4.1 Klinik

F 2.4.1.1 Definition

Der spinale epidurale Abszess ist eine eitrige Entzündung zwischen der Dura mater und dem vertebralen Periost.

F 2.4.1.2 Diagnose

Die häufigen initialen Symptome bei spinalem epiduralem Abszess sind starke Rückenschmerzen (75 %), Muskelverspannungen (58 %), Muskelschwäche (40 %), radikuläre Schmerzen (38 %), Sensibilitätsstörungen (36 %) und Fieber (32 %). Zudem kann es zu Blasen- und Mastdarmstörungen, Paraparesen, Nackensteife, Verwirrtheit und Kopfschmerzen kommen. Klinisch wird die Entwicklung spinaler Abszesse in vier Stadien eingeteilt: 1. Rückenschmerzen, Fieber, Muskelverspannungen, 2. radikuläre Schmerzen, Nackensteife und Reflexanomalitäten, 3. sensible Defizite, Paresen und Blasen-/Mastdarmstörungen und 4. Paraplegie (Sendi et al. 2008). Eine Verschlechterung kann sich sehr schnell vollziehen. 35 % der Abszesse sind im thorakalen, 30 % im lumbalen oder lumbosakralen und 19 % im zervikalen Epiduralraum lokalisiert; je 7 % betreffen den zervikothorakalen oder thorakolumbalen Übergang. Bei 1 % der Patienten finden sich Abszesse, die sich von zervikal bis lumbal ausdehnen (Reihsaus et al. 2000). Selten können auch nicht zusammenhängende Abszesse (z. B. zervikal und lumbal) vorliegen (Pfister et al. 1996). 70 % der spinalen epiduralen Abszesse entwickeln sich dorsal des Myelons und können sich dort über mehrere Segmente ausdehnen, weil der dorsal locker mit Fett und epiduralen Venen ausgefüllte Epiduralraum es zulässt. Ventral liegt die Dura dem Periost und den Ligamenta fest an; ventrale Abszesse sind deshalb seltener und meist auf ein bis zwei Segmente begrenzt. Intraoperativ findet sich bei den akut verlaufenden Fällen meist Eiter, nach längerem Krankheitsverlauf dominieren Granulations- und Bindegewebe.

Im MRT zeigt sich eine in den T2-gewichteten Sequenzen hyperintense und in den T1-gewichteten Sequenzen hypointense Raumforderung (Jarvik und Deyo 2002, Parkinson et al. 2004). Die Dura kann als dünne Linie (hypointens auf den T2-gewichteten Sequenzen) zwischen Eiter und Liquor gesehen werden. Nach Kontrastmittelgabe zeigt sich meist eine homogene oder randständige Kontrastmittelaufnahme, gelegentlich noch bevor in den T1- oder T2-Sequenzen Auffälligkeiten gefunden werden. Auf den MRT-Bildern soll auch nach dem primären Infektionsherd, wie z. B. Wirbelkörper-Osteomyelitis und/oder Spondylodiszitis oder einem paravertebralen oder Psoasabszess, gesucht werden.

Blutkulturen sind eine besonders wertvolle Methode bei Patienten mit spinalem epiduralem Abszess, weil sie in der Mehrzahl der Fälle positiv (ca. 60 %) und die im Blut nachgewiesenen Erreger fast immer mit dem den Abszess verursachenden Keim identisch sind (Curry, Jr. et al. 2005). Zudem finden sich häufig eine Blut-Leukozytenzahl > 10 000/µl (97 %) und eine BSG > 20 mm in der ersten Stunde (94 %) sowie ein erhöhtes CRP (Reihsaus et al. 2000). Der Liquor kann eine gemischte Pleozytose (bis mehrere 100 Leukozyten/µl) und ein erhöhtes Protein (bis mehrere 100 mg/dl) zeigen. Eine Lumbalpunktion soll jedoch bei V. a. spinalen epiduralen Abszess nicht durchgeführt werden, weil durch die Nadel die Infektion in den Subarachnoidalraum verschleppt werden kann.

F 2.4.1.3 Differentialdiagnose

Zu den Differentialdiagnosen des spinalen epiduralen Abszesses gehören Bandscheibenvorfall, spinaler Tumor, transverse Myelitis, epidurales Hämatom, Wirbelkörper-Osteomyelitis, spinaler subduraler oder intramedullärer Abszess und spinale Ischämie (Darouiche et al. 2006) sowie selten eine Myelitis bei akuter bakterieller Meningitis (Kastenbauer et al. 2001).

F 2.4.2 Epidemiologie und Verlauf

Spinale epidurale Abszesse werden an großen Kliniken bei etwa 0,2–2 pro 10 000 Patienten diagnostiziert (Hlavin et al. 1990, Reihsaus et al. 2000). Männer überwiegen mit einem Verhältnis von 1 : 0,56 (Reihsaus et al. 2000). Menschen jeden Alters können betroffen sein (Reihsaus et al. 2000), Kinder leiden jedoch selten an einem spinalen epiduralen Abszess (Auletta und John 2001). Komplikationen sind Myelon- oder Wurzelkompression, Myelomalazie (infolge von Vaskulitis und Venenthrombosen), eitrige Meningitis, septischer Schock und hämatogene Abszessabsiedlung in andere Organe.
Bei 45 % der Patienten ist ein primärer Infektionsherd nachweisbar (Ausbreitung per continuitatem oder hämatogen). Dazu gehören Hautinfektionen (15–18 % aller Patienten), urogenitale Infektionen (10 %), Wirbelkörper-Osteomyelitis und/oder Diszitis (7 %), pulmonale oder mediastinale Infektionen (5 %), Sepsis (5–8 %), abdominelle Infektionen (4 %) und Endokarditiden (3 %) (Reihsaus et al. 2000, Sendi 2008). Ein Trauma (meist spinal) geht der Erkrankung bei 10 % der Patienten voraus (möglicherweise durch Infektion eines spinalen Hämatoms oder andere Gewebsverletzungen bei transienter Bakteriämie). Zu den iatrogenen Ursachen gehören eine epidurale Anästhesie (5 %), extraspinale (5 %) und spinale Operationen (3 %) sowie paravertebrale Injektionen (1 %). Häufige immunkompromittierende Grunderkrankungen bei Pa-

tienten mit spinalem epiduralem Abszess sind Diabetes mellitus (15–21 %), i. v. Drogenabusus (9–15 %), iatrogene Immunsuppression (12 %), maligne Tumore und Leukämien (2–7 %), HIV (6 %) und Alkoholismus (5 %) (Sendi et al. 2008).

Bis in die 1930er Jahre verstarben fast alle Patienten mit einem spinalen epiduralen Abszess. Durch die Einführung der Laminektomie als operatives Standardverfahren und den Antibiotika fiel die Letalität auf aktuell etwa 15 %. Eine Restitutio ad integrum kann bei 40–50 % der Patienten erreicht werden. Geringere neurologische Defizite bleiben bei 20–30 % und hochgradige Paresen oder Plegie bei 10–20 % der Patienten zurück (Reihsaus et al. 2000). Eine gute Prognose besteht bei Patienten ohne neurologisches Defizit bei Aufnahme und Patienten, deren Defizit seit weniger als 24 Stunden besteht. Eine vollständige Erholung ist allerdings unwahrscheinlich, wenn hochgradige Paresen oder eine Plegie seit mehr als 36–48 Stunden bestehen (Reihsaus et al. 2000).

F 2.4.3 Therapeutische Prinzipien

Der spinale epidurale Abszess ist ein neurologisch-neurochirurgischer Notfall. Eine rasche Diagnosestellung und Therapie sind daher zwingend. Die Behandlung besteht in der Regel aus einer operativen Drainage und Entlastung des Abszesses, intravenöser Antibiotikatherapie und gegebenenfalls operativen Therapie des primären Infektionsherdes. Die parenterale Antibiotikatherapie muss gegen die wahrscheinlichsten Erreger gerichtet sein. Der häufigste Erreger in spinalen epiduralen Abszessen ist *Staphylococcus aureus* (73 % der Fälle) (Reihsaus 2000). Weitere häufige Erreger sind koagulase-negative Staphylokokken (4 %), Streptokokken (7 %, vor allem *Streptococcus viridans* und *Streptococcus pneumoniae*) und *Escherichia coli* (2 %). Gemischte bakterielle Infektionen (3 %), Pilze (1,5 %, vor allem *Aspergillus fumigatus*) und Parasiten (0,35 %, z. B. *Echinococcus granularis*) sind selten.

F 2.4.4 Pragmatische Therapie

F 2.4.4.1 Operative Therapie

Dorsal des Myelons gelegene Abszesse werden meist über eine (Hemi-)Laminektomie mit Entfernung von Eiter oder Granulationsgewebe und anschließender Drainage, ggf. mit mehrtägiger epiduraler Spülung, reseziert (Steiger und Reulen 1999). Zervikale, ventral des Myelons gelegene raumfordernde Abszesse werden in der Regel über einen anterioren Zugang operiert; thorakolumbale, ventral des Duralsacks gelegene Abszesse können meist über einen dorsolateralen Zugang entlastet werden. Eine absolute Indikation zur Entfernung eines epiduralen spinalen Abszesses besteht bei kompressionsbedingten neurologischen Defiziten, Hinweisen auf die Ausbildung einer transversen Myelitis sowie Zeichen der spinalen Instabilität aufgrund einer Osteodestruktion. Eine relative Indikation besteht bei konservativer Therapieresistenz zur Herdsanierung, Größenreduktion oder Keimgewinnung, wobei alternativ die Durchführung einer CT-gesteuerten Punktion zu erwägen ist. Benachbarte Infektionsherde sollen, wenn möglich, in der gleichen Sitzung operativ saniert werden.

F 2.4.4.2 Medikamentöse Therapie

Antibiotika: Für die empirische Initialtherapie wird in der Regel eine Kombination eines Cephalosporins der 3. Generation (z. B. Ceftriaxon) mit einem gegen Staphylokokken wirksamen Antibiotikum (z. B. Rifampicin, Fosfomycin, Clindamycin oder Flucloxacillin) empfohlen (Dosierungen siehe **Tab. F 2.7**). Bei nosokomialen spinalen epiduralen Abszessen mit V. a. Methicillin-resistente Staphylokokken soll Vancomycin eingesetzt werden, beispielsweise in Kombination mit Meropenem. In therapieresistenten Fällen kann anstelle von Vancomycin Linezolid als Reserveantibiotikum eingesetzt werden (Rupprecht und Pfister 2005). Nach den Kulturergebnissen wird die antibiotische Therapie dem Antibiogramm angepasst. Üblicherweise wird eine Dauer der parenteralen Antibiotikatherapie von 4–6 Wochen empfohlen. Die Therapie soll allerdings für etwa 6–8 Wochen durchgeführt werden, wenn eine Wirbelkörper-Osteomyelitis vorliegt.

Kortikosteroide: Der Einsatz von Kortikosteroiden ist umstritten. Ein günstiger Effekt konnte bislang nicht gezeigt werden.

Konservative Therapie: Eine konservative Therapie kann erwogen werden bei Patienten

- ohne wesentliches neurologisches Defizit,
- mit Plegie seit mehr als drei Tagen,
- mit hohem operativem Risiko wegen Komorbidität oder
- bei Inoperabilität, z. B. bei langstreckigen Abszessen.

Im Falle einer konservativen Therapie soll bei Patienten mit negativen Blutkulturen erwogen werden, den Erreger z. B. durch eine CT-gesteuerte Nadelbiopsie zu identifizieren. Konservativ behandelte Patienten ohne wesentliches neurologisches Defizit müssen besonders engmaschig neurologisch untersucht werden, um eine Verschlechterung rasch zu erkennen und sie dann sofort entsprechend zu behandeln. Retrospektive Analysen zeigten, dass sich die Prognose von Patienten, die nach diesen Empfehlungen konservativ behandelt wurden, nicht von chirurgisch behandelten Patienten unterscheidet (Leys et al. 1985, Grieve et al. 2000, Siddiq et al. 2004). Insbesondere ventral lokalisierte Abszesse (häufig früh erkannt, da durch systemische Entzündungszeichen früh auffallend) scheinen sich möglicherweise eher als dorsale Abszesse durch eine medikamentöse Therapie behandeln zu lassen (Karikari et al. 2009). Eine retrospektive Analyse (Tung et al. 1999) konnte zudem zeigen, dass eine gute Prognose bestand bei a) Abszessen von < 3 cm Länge zephalokaudal, b) < 50 % Einengung des sagittalen Durchmessers des Spinalkanals und c) homogener Kontrastmittelaufnahme (die auf eine phlegmonöse oder granulomatöse Entzündung hinweist im Gegensatz zur randständigen Kontrastmittelaufnahme eines Abszesses, der Eiter enthält). Die Autoren empfehlen, nur solche Patienten konservativ zu behandeln, die mindestens zwei dieser Kriterien erfüllen.

F 2.5 Spinales subdurales Empyem

Bisher wurden nur wenige Fälle eines spinalen subduralen Empyems publiziert (Bartels et al. 1992, Levy et al. 1993, Schneider und Givens 1998, Ozates et al. 2000, Pilkington et al. 2003). Es ist meist die Folge einer hämatogenen Ausbreitung von *Staphylococcus aureus*, Streptokokken oder gram-negativen Stäbchen von einem fernen Infektionsherd. Eine fortgeleitete Ausbreitung von einem benachbarten Infektionsherd ist selten, meist handelt es sich um iatrogene Fälle (Bartels et al. 1992). Die klinischen Befunde und Symptome ähneln denen des spinalen epiduralen Abszesses. Eine rasche operative Drainage und Entlastung wird in allen Fällen empfohlen (Bartels et al. 1992). Die antibiotische Therapie entspricht der des spinalen epiduralen Abszesses.

F 2.6 Spinaler intramedullärer Abszess

Spinale intramedulläre Abszesse sind sehr selten (Simon et al. 2003). Die Mehrheit der intramedullären Abszesse ist kryptogenen Ursprungs (Chan und Gold 1998). Etwa 25 % der Infektionen breiten sich durch einen Dermalsinus aus (Fistelgang bei Spina bifida occulta) (Chan und Gold 1998), seltener sind hämatogene oder iatrogene Infektionen. Das klinische Bild ist ähnlich wie beim spinalen epiduralen oder subduralen Abszess; lediglich Fieber (< 50 %) scheint seltener aufzutreten (Chan und Gold 1998). Die Diagnose wird meist mit der MRT gestellt. Ähnlich der Therapie des Hirnabszesses besteht die Therapie in der Regel aus einer raschen Dekompression und Drainage (Myelotomie oder CT-gesteuerte Nadelaspiration) und parenteraler antibiotischer Therapie (Chan und Gold 1998). Für die initiale empirische Antibiotikatherapie wird eine Kombination von Vancomycin, einem Cephalosporin der 3. Generation und Metronidazol empfohlen (Dosierung siehe **Tab. F 2.7**), wenn Hautveränderungen am lumbosakralen Übergang den Verdacht auf eine Ausbreitung von *Staphylococcus aureus* oder *epidermidis*, Enterobakterien oder Anaerobiern durch einen Dermalsinus vermuten lassen (Chan und Gold 1998). Bei postoperativen Abszessen soll die Initialtherapie auch gegen *Pseudomonas* und Methicillin-resistente Staphylokokken gerichtet sein; daher wird in diesen Fällen eine Kombination von Vancomycin, Ceftazidim und Metronidazol empfohlen (Chan und Gold 1998). Ein erheblicher Anteil der kryptogenen intramedullären Abszesse wird durch *Listeria monocytogenes* verursacht; deshalb soll in diesen Fällen Ampicillin im Antibiotikaschema enthalten sein (Chan und Gold 1998). Bei hämatogenen intramedullären Abszessen kann sich die Initialtherapie nach dem primären Infektionsherd richten.

F 2.7 Literatur

Alderson D, Strong AJ, Ingham HR, Selkon JB. Fifteen-year review of the mortality of brain abscess. Neurosurgery 1981;8 (1):1–6.

American Academy of Neurology. Evaluation and management of intracranial mass lesions in AIDS. Report of the Quality Standards Subcommittee of the American Academy of Neurology. Neurology 1998;50 (1):21–26.

Auletta JJ, John CC. Spinal epidural abscesses in children: a 15-year experience and review of the literature. Clin Infect Dis 2001;32 (1):9–16.

Barker FG. Efficacy of prophylactic antibiotics for craniotomy: a meta-analysis. Neurosurgery 1994;35 (3):484–490.

Bartels RH, de Jong TR, Grotenhuis JA. Spinal subdural abscess. Case report. J Neurosurg 1992;76 (2):307–311.

Bayston R, de Louvois J, Brown EM, Johnston RA, Lees P, Pople IK. Use of antibiotics in penetrating craniocerebral injuries. »Infection in Neurosurgery« Working Party of British Society for Antimicrobial Chemotherapy. Lancet 2000;355 (9217):1813–1817.

Beer R, Engelhardt KW, Pfausler B et al. Pharmacokinetics of intravenous linezolid in cerebrospinal fluid and plasma in neurointensive care patients with staphylococcal ventriculitis associated with external ventricular drains. Antimicrob Agents Chemother 2007;51:379–382.

Bok AP, Peter JC. Subdural empyema: burr holes or craniotomy? A retrospective computerized tomography-era analysis of treatment in 90 cases. J Neurosurg 1993;78 (4):574–578.

Carpenter J, Stapleton S, Holliman R. Retrospective analysis of 49 cases of brain abscess and review of the literature. Eur J Clin Microbiol Infect Dis 2007;26:1–11.

Chan CT, Gold WL. Intramedullary abscess of the spinal cord in the antibiotic era: clinical features, microbial etiologies, trends in pathogenesis, and outcomes. Clin Infect Dis 1998;27 (3):619–626.

Chiang IC, Hsieh TJ, Chiu ML et al. Distinction between pyogenic brain abscess and necrotic brain tumour using 3-tesla MR spectroscopy, diffusion and perfusion imaging. Br J Radiol 2009;82:813–820.

Chuang MJ, Chang WN, Chang HW et al. Predictors and long-term outcome of seizures after bacterial brain abscess. J Neurol Neurosurg Psychiatry 2010;81:913–917.

Chun CH, Johnson JD, Hofstetter M, Raff MJ. Brain abscess. A study of 45 consecutive cases. Medicine (Baltimore) 1986;65 (6):415–431.

Ciurea AV, Stoica F, Vasilescu G, Nuteanu L. Neurosurgical management of brain abscesses in children. Childs Nerv Syst 1999;15 (6–7):309–317.

Clayman GL, Adams GL, Paugh DR, Koopmann CF. Intracranial complications of paranasal sinusitis: a combined institutional review. Laryngoscope 1991;101 (3): 234–239.

Curry WT, Jr.,Hoh BL, Amin-Hanjani S, Eskandar EN. Spinal epidural abscess: clinical presentation, management, and outcome. Surg Neurol 2005;63 (4):364–371.

Darouiche RO. Spinal epidural abscess. N Engl J Med 2006; 355:2012–2020.

Dill SR, Cobbs CG, McDonald CK. Subdural empyema: analysis of 32 cases and review. Clin Infect Dis 1995;20 (2):372–386.

Falcone S, Post MJ. Encephalitis, cerebritis, and brain abscess: pathophysiology and imaging findings. Neuroimaging Clin N Am 2000;10 (2):333–353.

Faraji-Rad M, Samini F. Clinical features and outcome of 83 adult patients with brain abscess. Arch Iran Med 2007;10:379–282.

Faughnan ME, Lui YW, Wirth JA, Pugash RA, Redelmeier DA, Hyland RH, et al. Diffuse pulmonary arteriovenous malformations: characteristics and prognosis. Chest 2000;117 (1):31–38.

Fischbein CA, Rosenthal A, Fischer EG, Nadas AS, Welch K. Risk factors of brain abscess in patients with congenital heart disease. Am J Cardiol 1974;34 (1):97–102.

Giancola ML, Rizzi EB, Schiavo R et al. Reduced value of thallium-201 single-photon emission computed tomography in the management of HIV-related focal brain lesions in the era of highly active antiretroviral therapy. AIDS Res Hum Retroviruses 2004;20:584–588.

Grieve JP, Ashwood N, O'Neill KS, Moore AJ. A retrospective study of surgical and conservative treatment for spinal extradural abscess. Eur Spine J 2000;9 (1):67–71.

Grimstad IA, Hirschberg H, Rootwelt K. 99mTc-hexamethylpropyleneamine oxime leukocyte scintigraphy and C-reactive protein levels in the differential diagnosis of brain abscesses. J Neurosurg 1992;77 (5):732–736.

Hirschberg H, Bosnes V. C-reactive protein levels in the differential diagnosis of brain abscesses. J Neurosurg 1987;67 (3):358–360.

Hlavin ML, Kaminski HJ, Fenstermaker RA, White RJ. Intracranial suppuration: a modern decade of postoperative subdural empyema and epidural abscess. Neurosurgery 1994;34 (6):974–980.

Hlavin ML, Kaminski HJ, Ross JS, Ganz E. Spinal epidural abscess: a ten-year perspective. Neurosurgery 1990;27 (2):177–184.

Horger M, Nagele T, Joanoviciu SD et al. Cerebritis and brain abscess: imaging findings. Rofo 2009;181:831–835.

Infection in Neurosurgery Working Party of the British Society for Antimicrobial Chemotherapy. The rational use of antibiotics in the treatment of brain abscess. Br J Neurosurg 2000;14 (6):525–530.

Jamjoom AB. Short course antimicrobial therapy in intracranial abscess. Acta Neurochir (Wien) 1996;138 (7): 835–839.

Jarvik JG, Deyo RA. Diagnostic evaluation of low back pain with emphasis on imaging. Ann Intern Med. 2002; 137:586–597.

Kangsanarak J, Fooanant S, Ruckphaopunt K, Navacharoen N, Teotrakul S. Extracranial and intracranial complications of suppurative otitis media. Report of 102 cases. J Laryngol Otol 1993;107 (11):999–1004.

Kanter MC, Hart RG. Neurologic complications of infective endocarditis. Neurology 1991;41 (7):1015–1020.

Kastenbauer S, Winkler F, Fesl G, Schiel X, Ostermann H, Yousry TA, et al. Acute severe spinal cord dysfunction in bacterial meningitis in adults: MRI findings suggest extensive myelitis. Arch Neurol 2001;58 (5):806–810.

Karikari IO, Powers CJ, Reynolds RM et al. Management of a spontaneous spinal epidural abscess: a single-center 10-year experience. Neurosurgery 2009;65:919–923.

Korinek AM. Risk factors for neurosurgical site infections after craniotomy: a prospective multicenter study of 2 944 patients. Neurosurgery 1997;41 (5):1073–1079.

Le Cam B, Guivarch G, Boles JM, Garre M, Cartier F. Neurologic complications in a group of 86 bacterial endocarditis. Eur Heart J 1984;5 (Suppl C):97–100.

Levy ML, Wieder BH, Schneider J, Zee CS, Weiss MH. Subdural empyema of the cervical spine: clinicopathological correlates and magnetic resonance imaging. Report of three cases. J Neurosurg 1993;79 (6):929–935.

Leys D, Lesoin F, Viaud C, Pasquier F, Rousseaux M, Jomin M, et al. Decreased morbidity from acute bacterial spinal epidural abscesses using computed tomography and nonsurgical treatment in selected patients. Ann Neurol 1985;17 (4):350–355.

Lutz TW, Landolt H, Wasner M, Gratzl O. Diagnosis and management of abscesses in the basal ganglia and thalamus: a survey. Acta Neurochir (Wien) 1994;127 (1–2): 91–98.

Mamelak AN, Mampalam TJ, Obana WG, Rosenblum ML. Improved management of multiple brain abscesses: a combined surgical and medical approach. Neurosurgery 1995;36 (1):76–85.

Maschke M, Dietrich U, Prumbaum M, Kastrup O, Turowski B, Schaefer UW, et al. Opportunistic CNS infection after bone marrow transplantation. Bone Marrow Transplant 1999;823 (11):1167–1176.

Menon S, Bharadwaj R, Chowdhary A et al. Current epidemiology of intracranial abscesses: a prospective 5 year study. J Med Microbiol 2008;57:1259–1268.

Miller ES, Dias PS, Uttley D. CT scanning in the management of intracranial abscess: a review of 100 cases. Br J Neurosurg 1988;2 (4):439–446.

Nadvi SS, Parboosing R, van DJ. Cerebellar abscess: the significance of cerebrospinal fluid diversion. Neurosurgery 1997;41 (1):61–66.

Nath K, Agarwal M, Ramola M et al. Role of diffusion tensor imaging metrics and in vivo proton magnetic resonance spectroscopy in the differential diagnosis of cystic intracranial mass lesions. Magn Reson Imaging 2009;27: 198–206.

Nathoo N, Nadvi SS, Gouws E, van D, Jr. Craniotomy improves outcomes for cranial subdural empyemas: computed tomography-era experience with 699 patients. Neurosurgery 2001;49:872–877.

Nathoo N, Nadvi SS, van DJ. Infratentorial empyema: analysis of 22 cases. Neurosurgery 1997;41 (6):1263–1268.

Nathoo N, Nadvi SS, van DJ. Cranial extradural empyema in the era of computed tomography: a review of 82 cases. Neurosurgery 1999;44 (4):748–753.

Nathoo N, Nadvi SS, van DJ, Gouws E. Intracranial subdural empyemas in the era of computed tomography: a review of 699 cases. Neurosurgery 1999;44 (3):529–535.

Nau R, Behnke-Mursch J., Buehler R. et al. Hirnabszess. Leitlinien der Deutschen Gesellschaft für Neurologie. Stuttgart: Thieme; 2008.S. 408–413.

Nicolosi A, Hauser WA, Musicco M, Kurland LT. Incidence and prognosis of brain abscess in a defined population: Olmsted County, Minnesota, 1935–1981. Neuroepidemiology 1991;10 (3):122–131.

Nielsen H, Gyldensted C, Harmsen A. Cerebral abscess. Aetiology and pathogenesis, symptoms, diagnosis and treatment. A review of 200 cases from 1935–1976. Acta Neurol Scand 1982;65 (6):609–622.

Ntziora F, Falagas ME. Linezolid for the treatment of patients with central nervous system infection. Ann Pharmacother 2007;41:296–308.

Nunez DA, Browning GG. Risks of developing an otogenic intracranial abscess. J Laryngol Otol 1990;104 (6):468–472.

O'Donoghue MA, Green HT, Shaw MD. Cerebral abscess on Merseyside 1980–1988. J Infect 1992;25 (2):163–172.

Ozates M, Ozkan U, Kemaloglu S, Hosoglu S, Sari I. Spinal subdural tuberculous abscess. Spinal Cord 2000;38 (1): 56–58.

Pathak A, Sharma BS, Mathuriya SN, Khosla VK, Khandelwal N, Kak VK. Controversies in the management of subdural empyema. A study of 41 cases with review of literature. Acta Neurochir (Wien) 1990;102 (1–2):25–32.

Parkinson JF, Sekhon LH. Spinal epidural abscess: appearance on magnetic resonance imaging as a guide to surgical management. Report of five cases. Neurosurg Focus 2004;17:E12-

Pfister HW, von Rosen F, Yousry T. MRI detection of epidural spinal abscesses at noncontiguous sites. J Neurol y 1996;243 (4):315–317.

Pilkington SA, Jackson SA, Gillett GR. Spinal epidural empyema. Br J Neurosurg 2003;17 (2):196–200.

Pruitt AA, Rubin RH, Karchmer AW, Duncan GW. Neurologic complications of bacterial endocarditis. Medicine (Baltimore) 1978;57 (4):329–343.

Reddy JS, Mishra AM, Behari S, Husain M, Gupta V, Rastogi M, Gupta RK. The role of diffusion-weighted imaging in the differential diagnosis of intracranial cystic mass lesions: a report of 147 lesions. Surg Neurol 2006; 66:246–250.

Reiche W, Schuchardt V, Hagen T, et al. Differential diagnosis of intracranial ring enhancing cystic mass lesions – role of diffusion-weighted imaging (DWI) and diffusion-tensor imaging (DTI). Clin Neurol Neurosurg 2010;112:218–225.

Reihsaus E, Waldbaur H, Seeling W. Spinal epidural abscess: a meta-analysis of 915 patients. Neurosurg Rev 2000;23 (4):175–204.

Rish BL, Caveness WF, Dillon JD, Kistler JP, Mohr JP, Weiss GH. Analysis of brain abscess after penetrating craniocerebral injuries in Vietnam. Neurosurgery 1981;9 (5): 535–541.

Roche M, Humphreys H, Smyth E, et al. A twelve-year review of central nervous system bacterial abscesses; presentation and aetiology. Clin Microbiol Infect 2003;9 (8): 803–809.
Rosenblum ML, Mampalam TJ, Pons VG. Controversies in the management of brain abscesses. Clin Neurosurg 1986;33:603–632.
Rupprecht TA, Pfister HW. Clinical experience with linezolid for the treatment of central nervous system infections. Eur J Neurol 2005;12 (7):536–542.
Sacktor N, Lyles RH, Skolasky R, Kleeberger C, Selnes OA, Miller EN, et al. HIV-associated neurologic disease incidence changes: Multicenter AIDS Cohort Study, 1990–1998. Neurology 2001;56 (2):257–260.
Salgado AV, Furlan AJ, Keys\ TF, Nichols TR, Beck GJ. Neurologic complications of endocarditis: a 12-year experience. Neurology 1989;39 (2 Pt 1):173–178.
Saito N, Aoki K, Sakurai T et al. Linezolid treatment for intracranial abscesses caused by methicillin-resistant Staphylococcus aureus – two case reports. Neurol Med Chir (Tokyo) 2010;50:515–517.
Sendi P, Bregenzer T, Zimmerli W. Spinal epidural abscess in clinical practice. QJM 2008;101:1–12.
Schneider P, Givens TG. Spinal subdural abscess in a pediatric patient: a case report and review of the literature. Pediatr Emerg Care 1998;14 (1):22–23.
Selby R, Ramirez CB, Singh R, Kleopoulos I, Kusne S, Starzl TE, et al. Brain abscess in solid organ transplant recipients receiving cyclosporine-based immunosuppression. Arch Surg 1997;132 (3):304–310.
Seydoux C, Francioli P. Bacterial brain abscesses: factors influencing mortality and sequelae. Clin Infect Dis 1992;15 (3):394–401.
Sharma R, Mohandas K, Cooke RP. Intracranial abscesses: changes in epidemiology and management over five decades in Merseyside. Infection 2009;37:39–43.
Siddiq F, Chowfin A, Tight R, Sahmoun AE, Smego RA, Jr. Medical vs surgical management of spinal epidural abscess. Arch Intern Med 2004;164 (22):2409–2412.
Simon JK, Lazareff JA, Diament MJ, Kennedy WA. Intramedullary abscess of the spinal cord in children: a case report and review of the literature. Pediatr Infect Dis J 2003;22 (2):186–192.
Song L, Guo F, Zhang W et al. Clinical features and outcome analysis of 90 cases with brain abscess in central China. Neurol Sci. 2008;29:425-430.
Stabler A, Reiser MF. Imaging of spinal infection. Radiol Clin North Am 2001;39:115–135.
Steiger HJ, Reulen HJ. Manual Neurochirurgie. Landsberg: Ecomed Verlag; 1999.
Svanteson B, Nordstrom CH, Rausing A. Non-traumatic brain abscess. Epidemiology, clinical symptoms and therapeutic results. Acta Neurochir (Wien) 1988;94 (1–2):57–65.
Swanson KL, Prakash UB, Stanson AW. Pulmonary arteriovenous fistulas: Mayo Clinic experience, 1982–1997. Mayo Clin Proc 1999;74 (7):671–680.
Takeshita M, Kawamata T, Izawa M, Hori T. Prodromal signs and clinical factors influencing outcome in patients with intraventricular rupture of purulent brain abscess. Neurosurgery 2001;48 (2):310–316.
Tattevin P, Bruneel F, Clair B, et al. Bacterial brain abscesses: a retrospective study of 94 patients admitted to an intensive care unit (1980 to 1999). Am J Med 2003; 115 (2):143–146.
Townsend GC, Scheld WM. Infections of the central nervous system. Adv Intern Med 1998;43:403–447.
Tseng HJ, McEwan AG, Paton JC, Jennings MP. Virulence of Streptococcus pneumoniae: PsaA mutants are hypersensitive to oxidative stress. Infect Immun 2002;70: 1635–1639.
Tseng JH, Tseng MY. Brain abscess in 142 patients: factors influencing outcome and mortality. Surg Neurol 2006; 65:557–562.
Tung GA, Yim JW, Mermel LA, Philip L, Rogg JM. Spinal epidural abscess: correlation between MRI findings and outcome. Neuroradiology 1999;41 (12):904–909.
Tsuchiya K, Osawa A, Katase S, et al. Diffusion-weighted MRI of subdural and epidural empyemas. Neuroradiology 2003;45 (4):220–223.
Wong TT, Lee LS, Wang HS, Shen EY, Jaw WC, Chiang CH, et al. Brain abscesses in children – a cooperative study of 83 cases. Childs Nerv Syst 1989;5 (1):19–24.
Yang SY. Brain abscess: a review of 400 cases. J Neurosurg 1981;55 (5):794–799.
Yang SY, Zhao CS. Review of 140 patients with brain abscess. Surg Neurol 1993;39 (4):290–296.

F 3 Tuberkulöse Meningitis

*von M. Klein, A. Neher und H.-W. Pfister**

F 3.1 Klinik

Die tuberkulöse Meningitis ist eine subakut oder chronisch verlaufende, schwerpunktmäßig basale Meningitis mit charakteristischem entzündlichen Liquorsyndrom mit lymphomonozytärer Pleozytose, Eiweißerhöhung und Glukoseerniedrigung. Die Erkrankung wird durch säurefeste, stäbchenförmige Erreger des *Mycobacterium-tuberculosis*-Komplexes hervorgerufen. Zum *M. tuberculosis*-Komplex gehören *M. tuberculosis, M. bovis, M. caprae, M. africanum, M. microti, M. canetti, M. pinepedii* und der BCG-Impfstamm (RKI 2010b).

Klinisch dominieren Fieber (50–80 %), Meningismus (40–80 %) und Kopfschmerzen (50–80 %) sowie Übelkeit und Erbrechen (30–60 %). Etwa 30–50 % der Patienten haben zum Zeitpunkt der Klinikaufnahme Hirnnervenparesen (insbesondere VI., III., seltener IV., VII., II. Hirnnerv), ein Verwirrtheitssyndrom oder eine Vigilanzstörung (Garg 1999, Thwaites et al. 2000). Seltener finden sich epileptische Anfälle (Erwachsene 5 %) und fokalneurologische Defizite, wie z. B. eine Hemiparese (10–20 % der Patienten).

Im Liquor findet sich bei der tuberkulösen Meningitis typischerweise eine lymphomonozytäre Pleozytose mit Zellzahlen von 60–400 Zellen/µl, selten über 1 000 Zellen/µl (Garg 1999). Zu Beginn der Erkrankung dominiert eine granulozytäre Pleozytose, die jedoch in der Regel nach wenigen Tagen Krankheitsdauer in eine lymphozytäre Pleozytose übergeht. Der Liquoröffnungsdruck ist bei den meisten Patienten erhöht. Das Gesamteiweiß im Liquor ist bei 95 % der Patienten erhöht (Thwaites und Hien 2005); bei zwei Drittel der Patienten finden sich Werte zwischen 100 und 500 mg/dl. Bei zunehmender Krankheitsdauer können Liquoreiweißwerte von über 1 000 mg/dl vorkommen. Ein erniedrigter Liquor-/Serum-Glukose-Quotient von < 0,5 findet sich bei 95 % der Patienten (Thwaites und Hien 2005). Oft lässt sich bei Patienten mit tuberkulöser Meningitis eine intrathekale IgA-Produktion nachweisen. Sehr selten wurden in der Literatur tuberkulöse Meningitisfälle mit normaler Liquorzellzahl und normalem Liquoreiweißgehalt berichtet. Insbesondere bei abwehrgeschwächten Patienten, z. B. HIV-positiven Patienten, können normale Liquorbefunde vorkommen (Cecchini et al. 2009).

Die Diagnose einer tuberkulösen Meningitis wird durch den Erregernachweis im Liquor durch Einsatz folgender Methoden belegt (A):

- Mikroskopische Untersuchung des Liquor-Ausstrichpräparats nach Durchführung der Ziehl-Neelsen-Färbung (Alternative: Fluoreszenzmikroskopie nach Auramin-Färbung). Der Nachweis säurefester Stäbchen gelingt bei 5–30 % der Patienten.
- Einsatz der Polymerase-Kettenreaktion (PCR) zum Nachweis von Mykobakterien-DNA im Liquor: Die Sensitivität liegt je nach Untersuchung bei 50 bis über 90 %. Die Spezifität erreicht in mehreren Untersuchungen 90–100 % (Fresquet-Wolf et al. 1998, Thwaites et al. 2000, Pai et al. 2003).
- Kultureller Nachweis von Mykobakterien im Festnährmedium (z. B. Löwenstein-Jensen-Medium): Positive Befunde finden sich nach einmaliger Liquorpunktion bei 20–50 %, nach drei Liquorpunktionen bei 50–80 % der Patienten. Für den kulturellen Mykobakteriennachweis soll aufgrund der in der Regel geringen Erregerdichte – wenn möglich – eine Liquormenge von > 5 ml gewonnen und untersucht werden. Repetitive Liquoruntersuchungen erhöhen die Sensitivität des Nachweises (Bhigjee et al. 2007).

Röntgenologisch finden sich bei 25–50 % der erwachsenen Patienten mit tuberkulöser Meningitis typische Veränderungen einer früher durchgemachten pulmonalen Tuberkulose (z. B. postspezifische Residuen apikal, verkalkte Hiluslymphknoten). Nicht selten finden sich auch Zeichen einer gleichzeitig bestehenden Miliartuberkulose (12–28 %) (Kalita et al. 2004, Thwaites und Mien 2005). Dies reflektiert die Tatsache, dass sich bei Miliartuberkulose zu ca. 80 % eine begleitende ZNS-Manifestation findet (Garg 2010). Anamnestische Hinweise auf eine frühere, klinisch manifeste Tuberkulose, finden sich nur bei 10 % der Erwachsenen. Ein vorausgegangener enger Kontakt mit Tuberkulosekranken ist bei etwa 20–50 % der Patienten zu eruieren. Der Tuberkulin-Hauttest (Mendel-Mantoux-Test) ist oft diagnostisch nicht hilfreich; es fanden sich bei etwa 50 % der erwachsenen Patienten mit tuberkulöser Meningitis negative Befunde. Interferon-gamma Release Assays (QuantiFERON-TB Gold In-Tube, QFT-GIT; T-Spot TB) können allgemein bei Tuberkuloseerkrankungen mit einer Sensitivität von 70–89 % (QFT-GIT) bzw. 89–94 % (T-Spot TB) in der Diagnostik hilfreich sein, die Spezifitäten lagen bei bis zu 99 % (QFT-GIT) bzw. 88 % (T-Spot). Bei Patienten mit tuberkulöser Meningitis ist die Aussagekraft wahrscheinlich geringer: Aus dem peripheren Blut wurden in zwei Studien nur eine Sensitivität von 58–71 % und eine Spezifität von 57–91 % erreicht, und auch aus dem Liquor war die Aussagekraft des Tests gering (T-Spot: Sensitivität 58–59 %

* Autor dieses Kapitels in der 5. Auflage: H.-W. Pfister.

F 3

bei relativ hoher Spezifität 94 %), da aus dem Liquor isolierte Lymphozyten, die ex vivo stimuliert werden, schnell zugrunde gehen (Kim et al. 2010, Patel et al. 2010, Diel et al. 2010). Aktuell werden Interferon-gamma Release Assays nicht für die Routinediagnostik bei subakuten/chronischen ZNS-Infektionen empfohlen (Mazurek et al. 2010, Thwaites et al. 2009a, 2009b) (↔).

Im Schädel-CT oder -MRT können bei etwa 90 % der Patienten mit tuberkulöser Meningitis pathologische Befunde erhoben werden (Ozates et al. 2000) (s. **Tab. F 3.1**). Isolierte zerebrale Tuberkulome können jedoch häufig nur unzureichend von anderen raumfordernden zerebralen Läsionen unterschieden werden. Möglicherweise kann durch die MR-Spektroskopie (z. B. Cholin/Kreatin Ratio) eine diagnostische Verbesserung erzielt werden (Kingsley et al. 2006, Pretell et al. 2005).

Tab. F 3.1: Mögliche pathologische Befunde im Schädel-CT/MRT bei tuberkulöser Meningitis

Basale meningeale KM-Aufnahme
Kontrastmittelaufnahme und Verdickung von Hirnnerven (z. B. des N. oculomotorius, N. abducens)
Hydrocephalus (aresorptivus oder occlusus)
Tuberkulom oder Abszess
Ischämische Infarkte als Folge einer Vaskulitis
Vaskulitis-typische Veränderungen (z. B. Stenose, Kaliberschwankungen) in der MR- oder CT-Angiographie oder der transkraniellen Dopplersonographie

Wichtige Differentialdiagnosen der ZNS-Tuberkulose sind in **Tab. F 3.2** zusammengefasst.

Tab. F 3.2: Wichtige Differentialdiagnosen der ZNS-Tuberkulose

Tuberkulöse Meningitis
Neurosarkoidose
Meningeosis carcinomatosa
Kryptokokken-Meningitis
Lyme-Neuroborreliose
Neurosyphilis
Primäre diffuse leptomeningeale Gliomatose
Vaskulitiden (z. B. Wegenersche Granulomatose)
Listerien-Meningoenzephalitis
Neurozystizerkose (meningeale Verlaufsform)
Virale Meningitis (inkl. HIV-Infektion)
Neurobrucellose
Leptospirose
Septisch-embolische Herdenzephalitis
Intrazerebrales Tuberkulom
Primärer Hirntumor (inkl. ZNS-Lymphom)
Metastase
Hirnabszess[1]
Toxoplasmose
Neurozystizerkose
Kryptokokkom

1 bakteriell (inkl. Nokardiose) sowie Aspergillose

F 3.2 Epidemiologie und Verlauf

Es wird geschätzt, dass weltweit jährlich etwa 9,4 Millionen Menschen an einer aktiven Tuberkulose erkranken; zirka 1,8 Millionen versterben (WHO 2009). In Deutschland wurden im Jahr 2008 4 543 Tuberkulosefälle gemeldet (5,5 Neuerkrankungen pro 100 000 Einwohner). Mit 949 Erkrankungsfällen belief sich der Anteil der extrapulmonalen Tuberkulose auf 21,3 %, die Inzidenz der extrapulmonalen Tuberkulose lag bei zwei Erkrankungsfällen pro 100 000 Einwohner (RKI 2010a). In 27 Fällen wurde eine tuberkulöse Meningitis oder ein sonstiger ZNS-Befall gemeldet.

Die tuberkulöse Meningitis kommt in allen Altersstufen vor. Zu den bekannten Risikofaktoren für eine tuberkulöse Meningitis, die bei 20–50 % der Patienten nachweisbar sind, gehören Mangelernährung, chronischer Alkoholismus, Leberzirrhose, Diabetes mellitus, Malignomerkrankung, immunsuppressive Therapien und HIV-Infektion.

Die neurologischen Symptome der tuberkulösen Meningitis entwickeln sich subakut innerhalb weniger Tage bis Wochen. Es werden drei verschiedene klinische Stadien unterschieden (s. **Tab. F 3.3**). Klinisch dominieren Zeichen der basalen Meningitis; selten finden sich klinische Zeichen einer Meningomyeloradikulitis. In Einzelfällen manifestiert sich die tuberkulöse ZNS-Infektion als fulminante Meningoenzephalitis mit Vigilanzstörung.

Tab. F 3.3: Klinische Stadien der tuberkulösen Meningitis

Stadium I
Unspezifische Symptome (z. B. Kopfschmerzen, Fieber, Nachtschweiß, Übelkeit, Gewichtsverlust, Müdigkeit, Myalgien), kein neurologisches Defizit, keine Vigilanzstörung
Stadium II
Meningeale Symptome, Vigilanzstörung oder Verwirrtheitssyndrom, geringgradiges neurologisches Defizit (z. B. Hirnnervenparesen)
Stadium III
Schwere Bewusstseinsstörung (Stupor, Koma), epileptische Anfälle, ausgeprägtes neurologisches Defizit (z. B. Hemiplegie)

(nach: Medical Research Council 1948)

Im Verlauf der tuberkulösen Meningitis können sich verschiedene Komplikationen entwickeln (s. **Tab. F 3.4**).

Als prognostisch ungünstige Konstellationen werden angesehen: Patientenalter (Säuglinge, hohes Alter), fortgeschrittenes Krankheitsstadium (Letalität im Stadium III bei etwa 50 %), fokalneurologisches Defizit (z. B. bei Hirninfarkt), gleichzeitiges Vorliegen einer Miliartuberkulose, schwere Grundkrankheit und ein hohes Liquorgesamteiweiß (> 300 mg/dl) (Garg 1999).

Bei Patienten mit nichttuberkulösen mykobakteriellen Krankheiten (Krankheitsbilder, die durch MOTT – mycobacteria other than tuberculosis, mit Ausnahme von *M. leprae* – verursacht werden, frühere Bezeichnung: atypische Mykobakteriosen), wie z. B. *Mycobacterium avium- oder M. intracellulare*-Infektionen, sind neurologische Komplikationen nur sehr selten zu beobachten; intrazerebrale, entzündliche raumfordernde Läsionen wurden mehr als doppelt so häufig beobachtet wie meningitische Verläufe (Garg 1999).

Vor der Ära der antituberkulösen Therapie wurde nur sehr vereinzelt eine spontane Ausheilung der tuberkulösen Meningitis beobachtet; die Letalität lag dementsprechend bei nahezu 100 %. Durch die me-

Tab. F 3.4: Komplikationen der tuberkulösen Meningitis

- Hydrocephalus (aresorptivus oder occlusus)[1]
- Zerebrale Vaskulitis[2], *selten*: mykotische Aneurysmen mit dem Risiko einer Subarachnoidalblutung
- Tuberkulome[3]
- Tuberkulöse Abszesse (selten)
- Hyponatriämie oder Syndrom der inadäquaten ADH-Sekretion
- Spinale Beteiligung:
  - Ausbreitung des Entzündungsprozesses auf die spinalen Meningen mit nachfolgender Myeloradikulitis
  - Arachnitische Adhäsionen
  - Vaskulitis mit medullären Infarkten
  - Tuberkulom
  - postmeningitische Syringomyelie (nach Monaten bis Jahren)
- Tuberkulöse Enzephalopathie[4]

1 bei etwa 40 % der Patienten nachweisbar, bei einer Krankheitsdauer von mehr als 4–6 Wochen sogar bei über 90 % der Patienten.
2 Stenosen oder Verschlüsse, meist im supraklinoidalen Anteil der Arteria carotis interna, in der Arteria cerebri media und anterior und/oder in der Arteria basilaris; oft sind auch kleine penetrierende Arterien betroffen; ischämische Hirninfarkte (am häufigsten im Bereich der Stammganglien und der Capsula interna, seltener im Thalamus, Pons und Kleinhirn lokalisiert) können computertomographisch bei 20–30 % der Patienten nachgewiesen werden (Nair et al. 2009).
3 insgesamt bei 10–20 % der Patienten nachweisbar (hierzulande seltener zu beobachten).
4 nur bei Kindern: Klinisch Stupor/Koma, Liquor meist normal oder nur diskrete Zellzahl-/ Eiweißerhöhung, diffuse Entmarkungen und Marklagerödem, wahrscheinlich immunvermittelt, Ähnlichkeiten bestehen zu der akuten disseminierten Enzephalomyelitis – ADEM –, Kortikosteroide zeigten gute Effekte (Garg 1999).

dikamentöse Therapie und bessere Behandlungsmöglichkeiten der Komplikationen wurde die Letalitätsrate auf etwa 10–20 % gesenkt; die Angaben in der Literatur liegen zwischen 7 % (Kent et al. 1993) und 59 % (Girgis et al. 1991). Etwa ein Drittel der Überlebenden hat neurologische Residualsymptome, vorwiegend organisches Psychosyndrom, Hydrozephalus, Hemiparese, Ataxie, Hirnnervenparesen und epileptische Anfälle.

F 3.3 Therapeutische Prinzipien

F 3.3.1 Therapieindikation

Die Indikation für den Beginn der antituberkulösen Therapie ist (abgesehen von den Fällen mit Erregernachweis) bei einem Patienten mit dem klinischen Bild einer subakuten oder chronischen Meningitis dann gegeben, wenn

- das für die tuberkulöse Meningitis typische Liquorsyndrom vorliegt oder im Liquor ein Umschlagen der granulozytären in eine lymphozytäre Pleozytose, eine Zunahme des Liquoreiweißwertes und ein Abfall des Liquorglukosewertes dokumentiert werden,
- gleichzeitig die bakteriologischen Kulturen und die Kryptokokkendiagnostik (Tuschepräparat und Antigentest) negativ sind sowie liquorzytologisch keine malignen Zellen nachweisbar sind,
- oder wenn gleichzeitig andere Organmanifestationen (z. B. pulmonal, urogenital) vorliegen, die den dringenden Verdacht auf eine tuberkulöse Genese ergeben (Marais et al. 2010).

F 3.3.2 Allgemeines Therapieregime

Als Standardmedikamente gelten Isoniazid (INH), Rifampicin (RMP), Pyrazinamid (PZA) und Ethambutol (EMB). Streptomycin hat aufgrund der weltweit zunehmenden Resistenzen und der Applikationsart (kann nicht p. o. gegeben werden) an Bedeutung verloren. Alternative antituberkulöse Medikamente sind Fluorochinolone, Linezolid, Protionamid, Amikacin und Capreomycin.
Die antituberkulöse Therapie muss sowohl die sich rasch teilenden, sich langsam proliferierenden als auch die metabolisch inaktiven Mykobakterien erfassen (Grünhage et al. 2005). Die Durchführung einer Kombinationstherapie ist erforderlich, um eine Resistenzentwicklung zu verhindern. Kontrollierte klinische vergleichende Therapiestudien mit verschiedenen Antituberkulotika liegen bei der tuberkulösen Meningitis nicht vor (daher können keine Evidenzpfeile angegeben werden). Anfänglich wird für die Dauer von zwei Monaten mit vier Antituberkulotika behandelt. Dann wird die Therapie für zehn Monate mit zwei Antituberkulotika (INH und RMP) weitergeführt.

F 3.3.3 Kortikosteroide

Eine kürzlich veröffentlichte Cochrane Metaanalyse von sieben randomisierten Studien mit 1 140 Patienten zeigte, dass Kortikosteroide die Prognose bei HIV-negativen Kindern und Erwachsenen mit tuberkulöser Meningitis verbesserten, ein möglicher Effekt bei HIV-infizierten Patienten blieb unklar (Prasad et al. 2008, 2009). Diese Datenanalyse wurde maßgeblich durch eine randomisierte, placebokontrollierte Doppelblindstudie beeinflusst, die an zwei Krankenhäusern in Vietnam durchgeführt wurde (545 Patienten im Alter < 14 Jahre) (Thwaites et al. 2004a). Dexamethason senkte signifikant die Letalität von 41,3 % (112/271 Patienten) auf 31,8 % (87/274 Patienten). Mit Dexamethason konnte allerdings die Rate an schweren Behinderungen zum Zeitpunkt neun Monate nach Therapie nicht signifikant beeinflusst werden (Placebo-Gruppe 22/159 (13,8 %) versus Dexamethason-Gruppe 34/187 Patienten (18,2 %)). Steroide scheinen die Liquorpenetration von Antituberkulosemitteln nicht zu vermindern (Kaojarern et al. 1991). Zusammengefasst wird derzeit der Einsatz von Kortikosteroiden bei allen Patienten mit tuberkulöser Meningitis empfohlen, unabhängig vom Krankheitsstadium (s. **Tab. F 3.5**) (Centers for Disease Control 2003, Thwaites und Hien 2005, Garg 2010, Thwaites et al. 2009a) (↑↑, A).

F 3.4 Pragmatische Therapie

F 3.4.1 Antituberkulotika

Für die Behandlung der tuberkulösen Meningitis wird eine initiale Vierfachtherapie mit Isoniazid

Tab. F 3.5: Behandlung der tuberkulösen Meningitis im Erwachsenenalter

Isoniazid (z. B. Isozid®)*	< 50 kg KG: 200 mg/d, > 50 kg KG: 300 mg/d (max. Tagesdosis 300 mg); als Einzeldosis p. o.
+ Rifampicin (z. B. Rifa®)	< 50 kg KG: 450 mg/d, > 50 kg KG: 600 mg/d (max. Tagesdosis 600 mg); als Einzeldosis p. o.
+ Pyrazinamid** (z. B. Pyrafat®)	< 50 kg KG: 1,5 g/d; 51–75 kg KG: 2,0 g/d; > 75 kg KG: 2,5 g/d (max. Tagesdosis 2,5 g); als Einzeldosis p. o.
+ Ethambutol (Myambutol®)	15 mg/kg KG/d (max. Tagesdosis 2 g); als Einzeldosis p. o.
+ Vitamin B_6 (z. B. Vitamin B_6®)*	50 mg/d p. o. zur Prophylaxe der Polyneuropathie
+ Kortikosteroide, z. B. Methylprednisolon (Urbason® 1–2 mg/kg/d p. o.) oder Dexamethason (12 mg/d p. o.) in absteigender Dosierung über ca. 4–8 Wochen (↑↑, A).	
Therapieregime (bei unauffälligem Resistenzergebnis): Initiale Vierfachtherapie bei Erwachsenen mit Isoniazid, Rifampicin, Pyrazinamid und Ethambutol für die Dauer von zwei Monaten. Absetzen von Pyrazinamid und Ethambutol nach zwei Monaten, Fortführen der Therapie mit Isoniazid und Rifampicin für weitere zehn Monate. Ggf. kann eine längere Therapie notwendig sein (in Abhängigkeit von Klinik, Liquorbefund und Bildgebung).	

* Isozid®-Comp 300 mg enthält 60 mg Pyridoxin
** Alternative Antituberkulotika sind:
Streptomycin (Streptomycin®) 15 mg/kg KG/d (max. Tagesdosis 1 g), Einzeldosis i. m. oder i. v.
Protionamid (ektebin®, Peteha®) p. o. 1 × 500 mg/d, > 50 kg KG 750 mg; max. Tagesdosis 750 mg; evt. Dosisteilung auf zwei Gaben aufgrund besserer Verträglichkeit

(INH), Rifampicin (RMP), Pyrazinamid (PZA) und Ethambutol (EMB) für die Dauer von zwei Monaten empfohlen (s. **Tab. F 3.5**, Deutsches Zentralkomitee zur Bekämpfung der Tuberkulose 2001). Nach Ablauf von zwei Monaten wird die Therapie für weitere zehn Monate mit INH und RMP fortgeführt (Centers for Disease Control 2003, Thwaites et al. 2009b). Die Medikamente werden gleichzeitig in einer täglichen Einzeldosis eingenommen, da das Erreichen hoher Spitzenkonzentrationen von Bedeutung ist. Die aus dem Liquor isolierten Stämme von *M. tuberculosis* müssen gegen alle gebräuchlichen Antituberkulotika getestet werden, um Resistenzen rasch zu erfassen und die Therapie entsprechend anzugleichen. Liegt innerhalb der ersten zwei Behandlungsmonate das kulturelle Ergebnis vor und zeigt sich keine Resistenz gegenüber INH, RMP und PZA, kann EMB abgesetzt werden.
Die Resistenzentwicklung gegen Antituberkulotika hat weltweit eine große Bedeutung in der Behandlung der Tuberkulose. Resistenzen beeinflussen Therapierbarkeit und Weiterverbreitung der Tuberkulose. Es werden »Multiresistenz« (gleichzeitige Resistenz gegen mindestens INH und RMP) und »jegliche Resistenz« (Resistenz gegen mindestens eines der fünf Erstrangmedikamente) unterschieden (RKI 2010a). Der Anteil der Erreger mit jeglicher Resistenz zeigte in Deutschland in den letzten Jahren eine leicht rückläufige Tendenz: 12,5 % (2006), 11,7 % (2007), 11,6 % (2008). Ebenfalls rückläufig war der Anteil der multiresistenten Mykobakterien mit jeweils 2,3 % (78 Erkrankungsfälle 2006), 2,0 % (2007) und 1,5 % (45 Erkrankungsfälle in 2008). Problematisch ist oft die Behandlung von Tuberkulosepatienten aus Staaten der ehemaligen Sowjetunion, da bis zu 57 % der Isolate dort gegenüber mindestens einem Medikament resistent sind, 14,2 % eine Mehrfachresistenz zeigen (Grünhage et al. 2005) und die Mehrheit der Patienten mit multiresistenten Erregern (27/45) in Deutschland aus diesen Ländern stammen (RKI 2010a).
Als vielversprechende Kandidaten für die Kombinationsbehandlung der multiresistenten ZNS-Tuberkulose kommen Moxifloxacin (Avalox®) und Linezolid (Zyvoxid®) in Betracht.

Ist eine parenterale Behandlung erforderlich (z. B. bewusstseinsgestörte Patienten mit Aspirationsgefahr oder Darmatonie), wird intravenös mit Isoniazid (Isozid®, tebesium®), Rifampicin (Rifa®, Eremfat®) und Ethambutol (Myambutol®) behandelt. Pyrazinamid (Pyrafat®) und Protionamid (ektebin®, Peteha®) stehen nicht für die parenterale Applikation zur Verfügung.
Für die initiale Therapie bei Kindern wird von der Deutschen Gesellschaft für Pädiatrische Infektiologie eine Vierfachkombination empfohlen (Bitzan et al. 2009).
Grundsätzlich von der Tuberkulose zu unterscheiden sind die nicht meldepflichtigen atypischen Mykobakteriosen, z. B. verursacht durch *Mycobacterium avium* oder *M. intracellulare*, die häufiger bei HIV-positiven Patienten vorkommen. Einheitliche Therapieempfehlungen bei diesen nichttuberkulösen mykobakteriellen Krankheiten des ZNS liegen bislang nicht vor. Meist wird eine Kombination aus drei bis vier Medikamenten empfohlen, z. B. Clarithromycin (oder Azithromycin), in Kombination mit Ethambutol, Ciprofloxacin, Rifabutin oder Linezolid.

F 3.4.2 Verlauf unter antituberkulöser Therapie

Unter antituberkulöser Therapie kommt es oft erst innerhalb von einigen Wochen bis Monaten zu einer Besserung der neurologischen Symptome und Normalisierung der Liquorzellzahl und des Liquoreiweißwertes. Wiederholte mikrobiologische Untersuchungen des Liquors sind empfehlenswert (A), da auch nach Therapiebeginn in etwa 40 % der tuberkulösen Meningitiden noch für einige Tage ein positiver mikroskopischer und kultureller Befund erhoben werden kann und die PCR im Liquor noch mehrere Wochen nach Beginn der Antituberkulotika-Therapie positiv sein kann (Thwaites et al. 2000). In einer Studie (79 erwachsene Patienten mit tuberkulöser Meningitis) war vor Therapiebeginn die Ziehl-Neelsen-Färbung bei 52 % der Patienten positiv, die PCR bei 38 %; 5–15 Tage nach Therapiebeginn lag die Positivität noch bei 2 % bzw. 28 % (Thwaites et al. 2004b). Sechs Monate nach Beginn der Therapie hatten immer noch 25 % der Patienten eine Liquorpleozytose und 40 % eine Liquoreiweißerhöhung. Die erniedrigte Liquorglukose normalisierte sich bei der Hälfte der Patienten innerhalb von zwei Monaten nach Therapiebeginn und bei nahezu allen Patienten innerhalb von sechs Monaten (Berger 1994).

Unter antituberkulöser Therapie kann es zu einer sogenannten paradoxen Reaktion kommen. So können vereinzelt Tuberkulome an Größe zunehmen oder erstmals in den bildgebenden Verfahren zur Darstellung kommen (»paradoxical worsening« Garg 1999, Sutlas et al. 2003); auch kann sich unter Therapie ein Hydrozephalus entwickeln. Ferner kann es nach Beginn der antituberkulösen Therapie zu einer vorübergehenden klinischen Verschlechterung (mit transienter granulozytärer Liquorpleozytose und Anstieg des Liquoreiweißwertes, möglicherweise auch Nachweis von säurefesten Stäbchen im Liquor bei vorher negativem mikroskopischen Befund) kommen. In solchen Fällen soll die antituberkulöse Therapie bei unauffälligem Resistenzspektrum (in Kombination mit Kortikosteroiden) weitergegeben werden.

F 3.4.3 Unerwünschte Arzneimittelwirkungen (UAW) der antituberkulösen Therapie

Es können bei den Patienten Nebenwirkungen (**Tab. F 3.6**) und Wechselwirkungen mit anderen gleichzeitig verabreichten Medikamenten (**Tab. F 3.7**) unterschieden werden. Die häufigsten Nebenwirkungen sind eine vorübergehende Leberfunktionsstörung (selten eine schwere Hepatopathie) und gastrointestinale Nebenwirkungen (Übelkeit, Erbrechen, Durchfälle), seltener Störungen vonseiten der Nieren, des zentralen oder peripheren Nervensystems und allergische Reaktionen. Die Entwicklung einer Hepatopathie (medikamentös bedingte Hepatitis und/oder Cholestase) unter der Kombination Isoniazid (INH), Rifampicin (RMP) und Pyrazinamid (PZA) ist bei regelmäßiger Kontrolle der Leberfunktionsparameter rasch zu erkennen. Ein Anstieg der Serum-Transaminasen auf das Fünffache der oberen Normgrenze kann in der Regel unter engmaschiger Beobachtung und Kontrolle noch toleriert werden (Deutsches Zentralkomitee zur Bekämpfung der Tuberkulose 2001). Ein noch deutlicherer Anstieg der Serum-Transaminasen, der Nachweis einer Hyperbilirubinämie oder das Auftreten klinischer Symptome erfordert das Absetzen der Substanzen. Es wird dann beispielsweise mit den nicht hepatotoxischen Präparaten Streptomycin und Ethambutol weiterbehandelt. Wenn sich die Leberenzyme normalisiert haben, können die initial verwendeten Präparate der Reihe nach wieder angesetzt werden (unter strenger Kontrolle der Leberenzyme). Lässt sich nach Hinzufügen eines Präparats erneut eine Hepatotoxizität nachweisen, muss dieses Präparat endgültig für die Behandlung ausscheiden. Klinische Beobachtungen zeigen, dass eine INH-bedingte Hepatotoxizität zu einem Anstieg der sGOT und sGPT führt, während RMP eher eine Erhöhung der γ-GT und der alkal. Phosphatase verursacht.

Eine unter Pyrazinamid-Therapie auftretende Hyperurikämie ist bei fehlenden klinischen Zeichen nicht behandlungsbedürftig. Nach Absetzen von Pyrazinamid kommt es in der Regel zur Normalisierung. Wenn Arthralgien unter Pyrazinamid-Therapie auftreten, werden nichtsteroidale Antiphlogistika verabreicht. Bei massiven Beschwerden wird Pyrazinamid abgesetzt.

Tab. F 3.6: Wichtige unerwünschte Arzneimittelwirkungen (UAW) der Standard-Antituberkulotika

Substanz	Häufig	Selten	sehr selten
Isoniazid	Transaminasenerhöhung, Akne	Hepatitis, kutane UAW, Polyneuropathie	Epileptische Anfälle, Optikusneuritis, Bewusstseinsstörungen, Psychose, Hämolytische Anämie, Aplastische Anämie, Agranulozytose, Lupus-Reaktion, Arthralgien, Gynäkomastie
Rifampicin	Transaminasenerhöhung, Cholestase, Rotfärbung von Körperflüssigkeiten (Kontaktlinsen)	Hepatitis, kutane UAW, Übelkeit, Thrombopenie, Fieber »Flu-like«-Syndrom	Anaphylaxie, Hämolytische Anämie, Akutes Nierenversagen, Wirkungen auf zentrales und peripheres Nervensystem (Müdigkeit, Kopfschmerzen, Benommenheit, Ataxie, Verwirrtheit, Adynamie, Sehstörungen)
Pyrazinamid	Transaminasenerhöhung, Übelkeit, Erbrechen, Flush-Syndrom, Myopathie, Arthralgie, Hyperurikämie (vorbestehende Gicht relative Kontraindikation)	Hepatitis, kutane UAW	Photosensibilisierung, Anämie
Ethambutol		Retrobulbär-Neuritis, Arthralgie, Hyperurikämie	kutane UAW, Transaminasenerhöhung, Polyneuropathie
Streptomycin		Gleichgewichtsstörungen, Tinnitus, Hörverlust, kutane UAW	Nierenfunktionseinschränkung, Agranulozytose, aplastische Anämie; Anaphylaxie, Neuromuskuläre Blockade, Atemdepression, Parästhesien, Dermatitis exfoliativa, Kontaktallergie (Pflegepersonal)

(nach: Deutsches Zentralkomitee zur Bekämpfung der Tuberkulose 2001)

Tab. F 3.7: Arzneimittelinteraktionen der Standard-Antituberkulotika

Substanz	Spiegel erhöht durch	Spiegel gesenkt durch	Erhöht den Serumspiegel von	Senkt den Serumspiegel von
Isoniazid	Prednisolon Protionamid		Phenytoin, Carbamazepin, Cumarinen, Diazepam	Enfluranen Azolen
Rifampicin	Cotrimoxazol	PAS		Cumarinen**
		Ketokonazol		Azolen (z. B. Voriconazol)
				Sulfonylharnstoffen
				oralen Kontrazeptiva*
				Glukokortikoiden
				Diazepam
				Phenytoin
				Theophyllin
				Digoxin
				Digitoxin
				Methadon
				Protease-Inhibitoren
				Ciclosporin
Ethambutol		Antazida		

(nach: Deutsches Zentralkomitee zur Bekämpfung der Tuberkulose 2001)
* Die Sicherheit der Wirkung dieser Mittel ist bei gleichzeitiger Rifampicin-Verabreichung nicht mehr gegeben. Es empfiehlt sich, andere kontrazeptive Maßnahmen anzuwenden.
** daher gleichzeitig nicht empfohlen (Heparin-Umstellung)

F 3.4.4 Patientenaufklärung vor Therapiebeginn, Monitoring von unerwünschten Arzneimittelwirkungen

Die Patienten müssen über die möglichen Nebenwirkungen aufgeklärt werden. Vor Beginn der Standardtherapie ist ein umfassendes Monitoring (insbesondere Blutbild, Nierenwerte, Leberwerte) erforderlich. Vor Therapie mit EMB muss eine augenärztliche Funktionsuntersuchung erfolgen, vor Therapie mit SM eine Audiometrie durchgeführt werden. Die Patienten sollten vor der Therapie mit Rifampicin auf die rot/orange-bräunliche Verfärbung des Urins hingewiesen werden. Bei der Therapie mit Isoniazid, Rifampicin und Pyrazinamid müssen die Leberparameter regelmäßig kontrolliert werden. Bei Therapie mit Isoniazid und Protionamid soll eine Prophylaxe der Polyneuropathie mit Pyridoxin erfolgen. Wenn mit EMB behandelt wird, muss darauf aufmerksam gemacht werden, dass akute Sehstörungen auftreten können, die zum sofortigen Absetzen des Präparates zwingen. Regelmäßige augenärztliche Kontrollen (Visus, Gesichtsfeld, Farbensehvermögen) sind wichtig. Eine Störung des Rot-Grün-Sehens gilt als erstes Zeichen einer EMB-induzierten Optikusneuritis. Eine Vorschädigung des Nervus opticus stellt eine EMB-Kontraindikation dar. Die Therapie mit Streptomycin erfordert regelmäßige Audiometriekontrollen.

F 3.4.5 Therapiedauer

Es liegen keine prospektiven kontrollierten Untersuchungen zur Erfassung der optimalen Therapiedauer vor (↔). Meist wird derzeit eine Gesamttherapiedauer von zwölf Monaten empfohlen (Empfehlungen von: Deutsches Zentralkomitee zur Bekämpfung der Tuberkulose, British Thoracic Society, Centers for Disease Control). Bei leichtem Krankheitsverlauf und hervorragendem klinischen Ansprechen auf die Therapie kann eine kürzere Behandlungsperiode (z. B. bis neun Monate) erwogen werden. Ein MedlineSearch verglich die Ergebnisse von vier Studien mit einer Therapiedauer von sechs Monaten mit denjenigen von sieben Studien mit einer Therapiedauer von mehr als sieben Monaten (van Loenhout-Rooyackers et al. 2001). Ein Rezidiv der tuberkulösen Meningitis zeigte sich bei zwei von 131 Patienten (1,5 %) bei einer Therapiedauer von sechs Monaten und bei keinem der 591 Patienten mit einer Therapiedauer von mehr als sechs Monaten (van Loenhout-Rooyackers et al. 2001).
Bei schlechtem Ansprechen auf die Therapie kann eine Therapiedauer von 18–24 Monaten oder länger erforderlich werden. Dies ist vereinzelt in der Behandlung von multiplen intrazerebralen Tuberkulomen notwendig.
Da die Diagnose der tuberkulösen Meningitis auch bei negativen Ergebnissen des Ziehl-Neelsen-Präparates, der Kultur und der PCR nicht ausgeschlossen werden kann, soll bei begründetem klinischen Verdacht – auch bei fehlendem Erregernachweis – die

Therapie über den gesamten Zeitraum (in Abhängigkeit vom klinischen Verlauf 6–12 Monate) durchgeführt werden (↔, B).

F 3.4.6 Kortikosteroide

Einheitliche Therapieempfehlungen zum Einsatz von Kortikosteroiden bzgl. Kortisonpräparat, Dosis und Dauer liegen in der Literatur nicht vor. In den wichtigen großen kontrollierten Kortison-Studien wurden unterschiedliche Therapieregimes gewählt. Erfolgreiche Ergebnisse wurden mit Predniso(lo)n (1–4 mg/kg kg Tagesdosis; Schoeman et al. 1997, Donald und Schoeman 2004) und mit Dexamethason (bei Erwachsenen 12 mg/d bzw. 0,4 mg/kg kg/Tag; Girgis et al. 1991, Thwaites et al. 2004a) berichtet. Oft wird eine Therapie mit Prednison oder Prednisolon (initial 1–2 mg/kg/Tag p. o.) oder Dexamethason (initial 6–12 mg/Tag p. o.) in absteigender Dosierung über 6–8 Wochen empfohlen (Garg 1999, Byrd und Zinser 2001, Thwaites et al. 2009a) (↑).

F 3.4.7 Therapie bei HIV-positiven Patienten

Die Behandlung von HIV-positiven Patienten mit tuberkulöser Meningitis kann aufgrund von Medikamenteninteraktionen, Nebenwirkungen und paradoxen Reaktionen sowie dem Auftreten eines möglichen Immunrekonstitutionssyndrom (IRIS) kompliziert sein. So führt eine Therapie mit Rifampicin häufig zu einer Induktion von Cytochrom P-450 und P-Glycoprotein, sodass es zu reduzierten Spiegeln von nicht-nukleosidalen Reverse-Transkriptase-Inhibitoren und Protease-Inhibitoren kommen kann (McIlleron et al. 2007). Dadurch kann die Wirksamkeit der antiretroviralen Therapie signifikant reduziert werden. In der Regel wird bei tuberkulöser Meningitis bei HIV-Infizierten mit der antituberkulösen Therapie begonnen und etwa 4–6 Wochen später dann die antiretrovirale Medikation hinzugegeben (nicht gleichzeitiger Beginn der antituberkulösen und antiretroviralen Therapie!). Erste nicht-randomisierte Studien haben gezeigt, dass die antiretrovirale Therapie im Falle einer starken Immunsuppression (CD4-Zellzahl < 100 Zellen/µl) nicht verzögert werden soll, während sie bei höheren CD4-Zellzahlen wahrscheinlich später begonnen werden kann (Lawn et al. 2007, Schiffer et al. 2007) (↑). Das Risiko eines Immunrekonstitutionssyndroms bei HIV-infizierten Patienten im Falle einer Tuberkulose ist erhöht und tritt meist innerhalb von zwei Monaten nach Therapiebeginn auf. Dabei kann es zu starken paradoxen Reaktionen, mit einer Vergrößerung der Tuberkulome kommen (Huttner et al. 2004, Pepper et al. 2009). Infolgedessen soll die Therapie in Zentren durchgeführt werden, wo man über Erfahrung mit der antituberkulösen und antiretroviralen Therapie verfügt. Insgesamt wird bei HIV-infizierten Patienten mit tuberkulöser Meningitis ein Therapieschema wie bei HIV-negativen Patienten empfohlen. Sollte aufgrund von Medikamenteninteraktionen eine Therapie mit Rifampicin nicht möglich sein, kann stattdessen mit Rifabutin behandelt werden (siehe www.hiv-druginteractions.org oder www.bhiva.org).

F 3.4.8 Operative Maßnahmen

Kommt es in der Akutphase der Erkrankung zur Entwicklung eines klinisch manifesten *Hydrozephalus*, ist eine externe intraventrikuläre Liquordrainage erforderlich. Bei Persistenz der Liquorabflussstörung soll ein ventrikulo-peritonealer Shunt angelegt werden; das Risiko einer systemischen Erregeraussaat nach Shunt-Implantation scheint auch im Stadium der akuten tuberkulösen Meningitis gering zu sein (Garg 1999). *Tuberkulome* werden im akuten Stadium der Erkrankung wegen der Gefahr einer Ausbreitung des entzündlichen Prozesses in der Regel nicht operiert. Eine operative Entlastung ist aber erforderlich, wenn epileptische Anfälle nicht zu beherrschen sind oder wichtige intrakranielle Strukturen, wie z. B. das Chiasma opticum, gefährdet sind.

F 3.5 Unwirksam/Obsolet

Nicht gebräuchliche Medikamente in der Therapie der tuberkulösen Meningitis sind heutzutage Cycloserin und Para-Aminosalicylsäure (↓). In einer placebokontrollierten Studie bei 47 Kindern mit tuberkulösen Meningitis in Südafrika war Thalidomid (Rationale: Thalidomid als ein TNF-Inhibitor, der im Tierversuch günstige Effekte zeigte) unwirksam (Schoeman et al. 2004). Aufgrund von Nebenwirkungen (und Todesfällen) wurde die Studie vorzeitig abgebrochen.

F 3.6 Literatur

Berger JR. Tuberculous meningitis. Curr Opin Neurol 1994;7:191–200.

Bhigjee AI, Padayachee R, Paruk H et al. Diagnosis of tuberculous meningitis: clinical and laboratory parameters. Int J Infect Dis. 2007;11:348–354.

Bitzan M, Büttcher M, Heininger U et al. Tuberkulose und nicht tuberkulöse mykobakterielle Krankheiten. In DGPI Handbuch, Infektionen bei Kindern und Jugendlichen. 5. Aufl. Stuttgart: Thieme; 2009.p. 528–552.

Byrd T, Zinser P. Tuberculous meningitis. Curr Treat Options Neurol 2001;3:427–432.

Cecchini D, Ambrosioni J, Brezzo C et al. Tuberculous meningitis in HIV-infected and non-infected patients: comparison of cerebrospinal fluid findings. Int J Tuberc Lung Dis 2009;13:269–271.

Centers for Disease Control. Treatment of tuberculosis. MMWR Recomm Rep 2003;52:1–77.

Deutsches Zentralkomitee zur Bekämpfung der Tuberkulose. Richtlinien zur medikamentösen Behandlung der Tuberkulose im Erwachsenen- und Kindesalter. Pneumologie 2001;55:494–511.

Diel R, Loddenkemper R, Nienhaus A. Evidence-based comparison of commercial interferon-gamma release assays for detecting active TB: a metaanalysis. Chest 2010;137:952–968.

Donald PR, Schoeman JF. Tuberculous meningitis. N Engl J Med 2004;351:1719–1720.

Fresquet-Wolf C, Haas J, Wildemann B, Storch-Hagenlocher B. Value of polymerase chain reaction (PCR) for diagnosis of tuberculous meningitis. Nervenarzt 1998; 69:502–506.

Garg RK. Tuberculosis of the central nervous system. Postgrad Med J 1999;75:133–140.

Garg RK. Tuberculous meningitis. Acta Neurol Scand 2010;122:75–90.

Girgis NI, Farid Z, Kilpatrick ME, Sultan Y, Mikhail IA. Dexamethasone adjunctive treatment for tuberculous meningitis. Pediatr Infcet Dis J 1991;10:179–183.

F 3

Grünhage F, Sauerbruch T, Spengler U. Tuberkulose – aktuelle Therapie. Dtsch Med Wochenschr 2005;130:159–164.

Huttner HB, Kollmar R, Hug A et al. Fatal tuberculous meningitis caused by immune restoration disease. J Neurol 2004;251:1522–1523.

Kalita J, Misra UK, Ranjan P. Tuberculous meningitis with pulmonary miliary tuberculosis: a clinicoradiological study. Neurol India 2004;52:194–196.

Kaojarern S, Supmonchai K, Phuapradit P, Mokkhavesa C, Krittiyanunt S. Effect of steroids on cerebro-spinal fluid penetration of antituberculous drugs in tuberculous meningitis. Clin Pharmacol Ther 1991;49:6–12.

Kent SJ, Crowe SM, Yung A, Lucas CR, Mijch AM. Tuberculous meningitis: a 30-year review. Clin Infect Dis 1993;17:987–994.

Kim SH, Cho OH, Park SJ et al. Rapid diagnosis of tuberculous meningitis by T cell-based assays on peripheral blood and cerebrospinal fluid mononuclear cells. Clin Infect Dis 2010;50:1349–1358.

Kingsley PB, Shah TC, Woldenberg R. Identification of diffuse and focal brain lesions by clinical magnetic resonance spectroscopy. NMR Biomed 2006;19:435–462.

Lawn SD, Myer L, Bekker LG, Wood R. Tuberculosis-associated immune reconstitution disease: incidence, risk factors and impact in an antiretroviral treatment service in South Africa. AIDS 2007;21:335–341.

van Loenhout-Rooyackers JH, Keyser A, Laheij RJ, Verbeek AL, van der Meer JW. Tuberculous meningitis: is a 6-month treatment regimen sufficient? Int J Tuberc Lung Dis 2001;5:1028–1035.

Marais S, Thwaites G, Schoeman JF et al. Tuberculous meningitis: a uniform case definition for use in clinical research. Lancet Infect Dis 2010;10:803–812.

Mazurek M, Jereb J, Vernon A et al. Updated guidelines for using Interferon Gamma Release Assays to detect Mycobacterium tuberculosis infection – United States, 2010. MMWR Recomm Rep 2010;59:1–25.

McIlleron H, Meintjes G, Burman WJ, Maartens G. Complications of antiretroviral therapy in patients with tuberculosis: drug interactions, toxicity, and immune reconstitution inflammatory syndrome. J Infect Dis. 2007; 196 (Suppl 1):S63–75.

Medical Research Council. Streptomycin in Tuberculosis Trials Committee. Streptomycin treatment of tuberculous meningitis. Lancet 1948;i:582–596.

Nair PP, Kalita J, Kumar S, Misra UK. MRI pattern of infarcts in basal ganglia region in patients with tuberculous meningitis. Neuroradiology 2009;51:221–225.

Ozates M, Kemaloglu S, Gurkan F, Ozkan U, Hosoglu S, Simsek MM. CT of the brain in tuberculous meningitis. A review of 289 patients. Acta Radiol 2000;41:13–17.

Pai M, Flores LL, Pai N, Hubbard A, Riley LW, Colford JM. Diagnostic accuracy of nucleic acid amplification tests for tuberculous meningitis: a systematic review and meta-analysis. Lancet Infect Dis 2003;3:633–643.

Patel VB, Singh R, Connolly C et al. Cerebrospinal T Cell Responses Aid the Diagnosis of Tuberculous Meningitis in a HIV and TB Endemic Population. Am J Respir Crit Care Med 2010;182:569–577.

Pepper DJ, Marais S, Maartens G, et al. Neurologic manifestations of paradoxical tuberculosis-associated immune reconstitution inflammatory syndrome: a case series. Clin Infect Dis 2009;48:e96–107.

Prasad K, Karlupia N, Kumar A. Treatment of bacterial meningitis: An overview of Cochrane systematic reviews. Respir Med 2009;103:945–950.

Prasad K, Singh MB. Corticosteroids for managing tuberculous meningitis. Cochrane Database Syst Rev 2008; CD002244.

Pretell EJ, Martinot C, Jr.,Garcia HH et al. Differential diagnosis between cerebral tuberculosis and neurocysticercosis by magnetic resonance spectroscopy. J Comput Assist Tomogr 2005;29:112–114.

RKI. Bericht zur Epidemiologie der Tuberkulose in Deutschland für 2009. Robert Koch Institut. 2010a;19–55.

RKI. Tuberkulose. Epidemiologisches Bulletin. Robert Koch Institut. 2010b;11:92–96.

Schiffer JT, Sterling TR. Timing of antiretroviral therapy initiation in tuberculosis patients with AIDS: a decision analysis. J Acquir Immune Defic Syndr 2007;44:229–234.

Schoeman JF, Zyl LEV, Laubscher JA, et al. Effect of corticosteroids on intracranial pressure, computed tomographic findings and clinical outcome in young children with tuberculous meningitis. Pediatrics 1997;99:226–231.

Schoeman JF, Springer P, van Rensburg AJ, et al. Adjunctive thalidomide therapy for childhood tuberculous meningitis: results of a randomized study. J Child Neurol 2004;19:250–257.

Sutlas PN, Unal A, Forta H, Senol S, Kirbas D. Tuberculous meningitis in adults: review of 61 cases. Infection 2003; 31:387–391.

Thwaites G, Chau TTH, Mai NTH, Drobniewski F, McAdam K, Farrar J. Tuberculous meningitis. J Neurol Neurosurg Psychiatry 2000;68:289–299.

Thwaites GE, Bang ND, Dung NH et al. Dexamethasone for the treatment of tuberculous meningitis in adolescents and adults. N Engl J Med 2004a;351:1741–1751.

Thwaites GE, Caws M, Chau TT et al. Comparison of conventional bacteriology with nucleic acid amplification (amplified mycobacterium direct test) for diagnosis of tuberculous meningitis before and after inception of antituberculous chemotherapy. J Clin Microbiol 2004b;42: 996–1002.

Thwaites GE, Hien TT. Tuberculous meningitis: many questions, too few answers. Lancet Neurol 2005;4:160–170.

Thwaites G, Fisher M, Hemingway C et al. British Infection Society guidelines for the diagnosis and treatment of tuberculosis of the central nervous system in adults and children. J Infec. 2009a;59:167–187.

Thwaites GE, Schoeman JF. Update on tuberculosis of the central nervous system: pathogenesis, diagnosis, and treatment. Clin Chest Med 2009b;30:745–54, ix.

WHO. Global Tuberculosis Control. WHO. 2009;4–5.

F 4 Neurosarkoidose

*von M. A. Friese**

F 4.1 Klinik

Die Sarkoidose ist eine entzündliche granulomatöse Multisystemerkrankung ungeklärter Ätiologie, die mit einer Vielzahl von Symptomen einhergehen kann (Iannuzzi et al. 2007). Histopathologisch finden sich nicht-verkäsende epitheloidzellige Granulome mit geordneten Riesenzellen vom Langhans-Typ und einem peripheren Lymphozytenwall. Bedingt durch die Verteilung der Granulome variiert die Krankheitsausprägung zwischen den betroffenen Patienten beträchtlich. Die Erkrankung manifestiert sich in über 90 % an der Lunge. Darüber hinaus können Haut und Augen (Uveitis) sowie – seltener – Speicheldrüsen, Knochen und Gelenke, Herz, Lymphknoten, Leber, Milz, Skelettmuskulatur und das periphere und zentrale Nervensystem betroffen sein. Klinisch ist das Nervensystem bei ca. 10 % der an Sarkoidose Erkrankten befallen. Obwohl eine alleinige Erkrankung des Nervensystems selten ist, zeigen sich die neurologischen Erscheinungen häufig früh im Verlauf (50–70 % innerhalb der ersten zwei Erkrankungsjahre). Bei ca. 50 % der Patienten mit einer ZNS-Manifestation führt diese daher zur Erstpräsentation (Zajicek et al. 1999, Joseph und Scolding 2007). Autopsiestudien zeigen zudem, dass nur bei ca. 50 % der Patienten der ZNS-Befall *ante mortem* diagnostiziert wird. Das weite klinische Spektrum der Neurosarkoidose beinhaltet Hirnnervenparesen (nach Häufigkeit: VII, II, IX und X), aseptische Meningitiden, raumfordernde Läsionen im ZNS mit Rückenmark-, Kleinhirn- und Hirnstammsyndromen sowie kognitiven Einschränkungen, Hydrozephalus, periphere Neuropathien und Myopathien (**Tab. F 4.1**). Bei dem auf eine Sarkoidose hinweisenden Heerfordt-Syndrom treten, neben Hirnnervenneuropathien mit vornehmlicher Beteiligung des N. facialis, eine Uveitis, Schwellung der Parotis und Fieber auf. Periphere Neuropathien können in bis zu 6–18 % bei Erstpräsentation vorhanden sein und sich als Mononeuritis multiplex, Polyradikulopathie, Guillian-Barré-Syndrom, symmetrische sensomotorische Polyneuropathie, Kleinfaserneuropathie, rein sensorische oder rein motorische Neuropathie manifestieren. Myopathien sind selten ein präsentierendes Syndrom. Die seltenen symptomatischen Myopathien zeigen sich als akute oder häufiger chronische Myopathien mit einer Progression über Monate bis Jahre.

Tab. F 4.1: Symptome der Neurosarkoidose

Symptome	%
Hirnnervenausfälle (v. a. N. VII)	50
Optikusneuritis	38
Kopfschmerzen	30
epileptische Anfälle	10
Funktionsstörungen der Hypophyse	10
Sensorische und motorische Defizite	10
Neuropsychologische Auffälligkeiten	10
Zerebelläre Symptome	10
Hydrozephalus	5
Symptomenkomplex wie bei Meningitis	5

(modifiziert nach Nowak und Widenka 2001)

F 4.1.1 Diagnose

Da die Neurosarkoidose jeden Teil des Nervensystems befallen kann und die klinischen Zeichen und Symptome unspezifisch sind, kann eine sichere Diagnose nur histologisch gestellt werden, sodass bei Verdacht in jedem Fall eine Organbiopsie anzustreben ist. Diese sollte, wenn möglich, in einem befallenen Organ erfolgen, das leichter für Biopsien zugänglich ist und weniger Risiken birgt als das Nervensystem. Ist die Erkrankung nicht durch eine Biopsie des Nervensystems gesichert, muss diese als »wahrscheinliche« Neurosarkoidose betituliert werden (**Tab. F 4.2**). Im Mittelpunkt der Diagnostik stehen demnach der Nachweis einer entzündlichen

Tab. F 4.2: Diagnose der Neurosarkoidose

Gesichert
Klinische Symptome vereinbar mit Neurosarkoidose
+ Positive Histologie des Nervensystems
+ Ausschluss anderer Diagnosen
Wahrscheinlich
Klinische Symptome vereinbar mit Neurosarkoidose
+ Laborhinweise einer ZNS-Entzündung (mind. 1 der folgenden Parameter)
± erhöhtes Liquorprotein
± erhöhte Liquorzellzahl
± oligoklonale Banden im Liquor
± Liquor CD4-/CD8-Ratio > 5
± MRT mit Neurosarkoidose vereinbar
+ Ausschluss anderer Diagnosen
± Evidenz für eine systemische Sarkoidose
± positive Histologie
± mindestens 2 indirekte Hinweise im FDG-PET/Gallium-Szintigraphie oder hochauflösendem Thorax-CT
± Bronchoalveoläre Lavage mit CD4-/CD8-Ratio > 3,5
Möglich
Klinische Symptome vereinbar mit Neurosarkoidose
+ Ausschluss anderer Diagnosen
+ kein Nachweis der oben aufgeführten Kriterien

(Kriterien nach Zajicek et al. 1999, Marangoni et al. 2006)

* Autor dieses Kapitels in der 5. Auflage: R. Weissert.

ZNS-Erkrankung (Liquor, MRT) und der Nachweis eines systemischen Befalls (Blutanalyse, Urinanalyse, Bildgebung), der in mehr als 89 % der Fälle nachzuweisen ist (Terushkin et al. 2010) (**Tab. F 4.3**).

Tab. F 4.3: Diagnostisches Vorgehen bei V. a. Neurosarkoidose

Initiale Untersuchungen
Liquor • Zellzahl, Protein, Immunglobuline, isoelektrische Fokussierung • ACE, sIL2R • FACS: CD4/CD8-Ratio Blut • Differentialblutbild • GOT, GPT, GGT, AP • Kreatinin, Harnstoff • Kalzium • BSG, CRP • Serumelektrophorese • ACE, sIL2R • Quantiferon-TB-Gold® Urin (24-h) • Kalzium Craniales, ggf. spinales MRT mit Kontrastmittel Röntgenuntersuchung des Thorax Pulmonale Funktionsuntersuchungen Ophthalmologische Untersuchung • Fluoreszenzangiographie EKG
Weiterführende Diagnostik bei ausbleibender Verifikation einer Diagnose
Bronchoalveoläre Lavage • FACS: CD4-/CD8-Ratio FDG-PET Hochauflösendes CT-Thorax Biopsie • Lymphknoten, Haut, Lunge, Muskel • ZNS

Zur Diagnose einer Neurosarkoidose weist die Kernspintomographie eine hohe Sensitivität (ca. 80 %), jedoch nur eine geringe Spezifität auf (Joseph und Scolding 2007). Kernspintomographisch lassen sich die in **Tab. F 4.4** aufgeführten Manifestationen unterscheiden. Da intraparenchymatöse Granulome häufig mit den kleinen Arterien und Venen des ZNS assoziiert sind, können solche Veränderungen auch zur Infarzierung versorgender Gewebestrukturen führen und die Abgrenzung zur primären isolierten Angiitis des ZNS erschweren.

Der Liquorbefund ist in ca. 70–80 % der Fälle bei der Neurosarkoidose pathologisch (Zajicek et al. 1999, Joseph und Scolding 2009), er ist jedoch nicht spezifisch und erlaubt selten eine Abgrenzung z. B. gegenüber der Multiplen Sklerose. Patienten mit Neurosarkoidose zeigen häufig eine Liquorpleozytose (40–50 %), zumeist Lymphozytose und erhöhte Eiweißwerte (50–70 %). Oligoklonale Banden sind zu 30–40 % nachweisbar. Im Gegensatz zur Multiplen Sklerose zeigt der Liquor bei Neurosarkoidose mit positiven oligoklonalen Banden auch praktisch immer ein erhöhtes Liquorprotein. Dieser Unterschied könnte zur Abgrenzung der beiden Erkrankungen beitragen (Zajicek et al. 1999, Joseph und Scolding 2009). Das Angiotensin-Converting-Enzym (ACE) wird durch epitheloide Zellen in granulomatösem Gewebe produziert; zwar zeigt der erhöhte Nachweis im Liquor nur eine geringe Sensitivität (24–55 %), aber eine hohe Spezifität (94 %) für die Neurosarkoidose (Khoury et al. 2009). Auch eine erhöhte CD4-/CD8-Ratio (> 5) im Liquor soll ein hilfreiches Diagnosekriterium darstellen (Marangoni et al. 2006).

Ein systemischer Befall sollte zunächst mittels Röntgenuntersuchung der Lunge oder hochauflösender Thorax-Computertomographie sowie pulmonalen Funktionstests untersucht werden (restriktive Funktionsstörung). Die Blutuntersuchungen sollten ein Differentialblutbild (Leuko- und Lymphozytopenie, ggf. Eosinophilie, Anämie), Serumelektrophorese (Erhöhung der Gammaglobuline und des IgG), Kalzium (ca. 10 % der Sarkoidose-Patienten zeigen eine Hyperkalziämie durch erhöhte Produktion von 1,25-(OH_2)-Vitamin D_3 in Epitheloidzellen), die Leberenzyme und Nierenretentionswerte (erhöhte Werte bei Leber- bzw. Nierenbeteiligung) einschließen. Die Blutsenkungsgeschwindigkeit (BSG) kann bei akuten Verlaufsformen der Sarkoidose erhöht sein. Die Bestimmung des ACE aus dem Serum hat nur eine geringe Aussagekraft und ist bei ca. 50 % (35–75 %) der Patienten mit Neurosarkoidose erhöht. Sowohl das ACE im Liquor als auch das im Serum kann durch eine autosomal dominante Mutation im ACE-Gen (c.3705C > T; Pro1199Leu) über den normalen Grenzwert erhöht sein und damit die Diagnostik in eine falsche Richtung leiten. Der sIL2R im Serum scheint die gleiche Spezifität für die pulmonale Sarkoidose zu besitzen wie das ACE im Serum, allerdings eine höhere Sensitivität (83 %), und könnte als Marker für die Krankheitsaktivität dienlich sein (Hoitsma et al. 2004). Zur Abgrenzung gegenüber der Tuberkulose sollte zudem ein Tuberkulose spezifischer *Interferon-γ-Release-Assay* (QuantiFERON-TB-Gold®) durchgeführt werden. Eine 24-h-Urinanalyse kann bei bis zu 40 % der Sarkoidose-Patienten eine Hyperkalziurie, bedingt durch eine latente Hyperkalziämie nachweisen, die ggf. eine Nephrokalzinose und eine Niereninsuffizienz zur Folge haben kann. Weiterhin sollten die Patienten ein EKG erhalten (in ca. 30 % der Fälle Herzrhythmusstörungen) und aufgrund des häufigen okulären Befalls mit Uveitis eine ophthalmologische Untersuchung mit ggf. Fluoreszenzangiographie. Zur weiteren Diagnoseerhärtung kann eine bronchoalveoläre Lavage zur Bestimmung der CD4-/CD8-Ratio durchgeführt werden (40–60 % zeigen eine erhöhte Ratio – > 3,5 – bei gesichertem Lungenbefall). Bei einer CD4-/CD8 Ratio < 1 ist eine Sarkoidose mit pulmonalem Befall weitgehend ausgeschlossen. Wurde bis dahin keine extra-zerebrale Manifestation gefunden, kann schließlich zur Bestimmung eines geeigneten Biopsieortes eine Galliumszintigraphie oder eine Fluorodeoxyglucose-Positronen-Emissions-Tomographie (FDG-PET) durchgeführt werden. Da die Sensitivität, um eine entzündliche Aktivität zu detektieren, mit einem FDG-PET höher ist als durch eine Galliumszintigraphie, ist das FDG-PET vorzuziehen. Die Biopsie eines Lymphknotens, der Lunge, Leber, Haut oder Konjunktiva sind anzustreben, wenn ein Befall nachzuweisen ist. Sogar die »blinde« Biopsie eines Organs ohne sicheren Befall kann bei Verdacht auf Neurosarkoidose ohne klinisch systemische Auffälligkeiten angestrebt werden. Insbesondere eine gezielte endosonographisch gesteuerte Feinnadelpunktion eines hilären Lymphknotens im Rahmen der BAL ist Erfolg versprechend. In Muskelbiopsien des M. gastrocnemius, M. vastus lateralis oder M. biceps brachii sollen in 50–80 % der Patienten, die keine Symptome einer Myopathie aufweisen, typische Granulome nachweisbar sein. Wenn eine ZNS-Läsion gut zugänglich ist, wenig oder keine Hinweise für eine systemische Erkrankung nachweisbar sind und die Wahrscheinlichkeit besteht, über längere Zeit immunsuppressive Medikamente anzuwenden, sollte eine Biopsie des ZNS durchgeführt werden.

Tab. F 4.4: MRT-Manifestationen der Neurosarkoidose

Im MRT sichtbare Auffälligkeiten	%
Nicht-kontrastmittelaufnehmende Parenchymläsionen (häufig lokalisiert periventrikulär, im Hirnstamm und in den Basalganglien)	35
Kontrastmittelaufnehmende Parenchymläsionen (häufig lokalisiert im Hypothalamus, Hirnstamm, Groß- und Kleinhirnhemisphären)	34
Leptomeningeale Veränderungen	32
Verdickung der Dura, Meningeom-ähnliche Formation der Dura	29
Läsionen des Rückenmarks und der Nervenwurzeln	17
Läsionen der Hirnnerven	15
Hydrozephalus	6

(zusammengefasste Daten aus Christoforidis et al. 1999, Lexa und Grossman 1994, Seltzer et al. 1991)

F 4.1.2 Differentialdiagnosen

Die Differentialdiagnosen zur Neurosarkoidose umfassen ein weites Spektrum. Da die abschließende Diagnose einer Neurosarkoidose auf einer Kombination aus klinischen Zeichen, laborchemischen, radiologischen und histopathologischen Untersuchungen beruht, kann die Diagnose einer möglichen, wahrscheinlichen und gesicherten Neurosarkoidose (**Tab. F 4.2**) nur unter Ausschluss folgender Erkrankungen gestellt werden: Tuberkulose, Multiple Sklerose, akute disseminierte Enzephalomyelitis (ADEM), systemischer Lupus erythematodes, Neuroborreliose, Neurolues, M. Behçet, HIV, Amyloidose, M. Whipple, Lepra, Toxoplasmose, Pilzerkrankungen des ZNS, Helminthosen, Wegenersche Granulomatose, Churg-Strauss-Syndrom, Vogt-Koyanagi-Harada-Syndrom, Melkersson-Rosenthal-Syndrom, isolierte Angiitis des ZNS, Lymphome, Meningeome, Kraniopharyngeome, Gliome und Metastasen (Christoforidis et al. 1999, Nowak und Widenka 2001, Hoitsma et al. 2004, Stern et al. 2004).

F 4.2 Epidemiologie und Verlauf

Die Sarkoidose tritt in jedem Teil der Erde auf, betrifft beide Geschlechter und jede ethnische Gruppe. Es werden vor allem Erwachsene vor dem 50. Lebensjahr befallen, mit einem Gipfel zwischen dem 20. und 39. Lebensjahr. In Skandinavien und Japan findet sich ein zweiter Erkrankungsgipfel bei Frauen, die älter als 50 Jahre sind. Generell scheinen Frauen ein leicht erhöhtes Krankheitsrisiko aufzuweisen. Die Inzidenz zeigt eine große weltweite Variationsbreite, vermutlich aufgrund von Unterschieden in der Umweltexposition, den Überwachungsmethoden und genetischen Einflüssen. Die Prävalenz der Sarkoidose wird in den USA auf ca. 40/100 000 geschätzt, mit einer Inzidenz von 10/100 000 bei Kaukasiern und 35,5/100 000 bei Afroamerikanern. Afroamerikaner, Dänen und Schweden zeigen die höchsten Inzidenz- und Prävalenzraten. Für die isolierte Neurosarkoidose wird eine Inzidenz von unter 0,2/100 000 bei Kaukasiern angenommen (Nowak und Widenka 2001).

Der Verlauf der Neurosarkoidose ist sehr variabel. Dabei finden sich spontane Rückbildungen. Der natürliche Krankheitsverlauf wird durch die immunsuppressive Therapie verschleiert. Remissionen werden in etwa zwei Drittel der Fälle und chronisch progrediente Verläufe in etwa einem Drittel der Fälle gesehen. 1–5 % der Sarkoidose-Patienten versterben an der Erkrankung zumeist aufgrund respiratorischer Insuffizienz, Beteiligung der Herzmuskulatur oder schwerwiegender ZNS-Pathologien. Unter einer aggressiven Immunsuppression zeigen ca. 50 % der Patienten mit Neurosarkoidose eine klinische Verbesserung, ca. 35 % einen stabilen Verlauf, während sich 15 % weiter verschlechtern (Scott et al. 2007). Die Erkrankung wird durch eine Schwangerschaft nicht negativ beeinflusst, es treten jedoch postpartal Exazerbationen auf. An Sarkoidose erkrankte Frauen zeigen keine erhöhten Raten an Fehlgeburten oder kongenitalen fötalen Missbildungen (American Thoracic Society 1999). Prognostisch günstig bei der Neurosarkoidose erscheint die Limitierung der Ausfälle auf die Hirnnerven, ungünstig erscheinen zerebrale parenchymatöse Läsionen, große tumoröse Veränderungen, ein Hydrozephalus sowie Myopathien. Die Letalität ist unterschiedlich zwischen verschiedenen ethnischen Gruppen und unterschiedlichen geografischen Lokalisationen. Afroamerikaner haben häufig extrapulmonale Manifestationen und eine hohe Rate an Rückfällen. Es wurden immungenetische Untersuchungen durchgeführt, die nahelegen, dass HLA-Antigene die Prognose und das Muster des Organbefalls mitbestimmen (American Thoracic Society 1999).

F 4.3 Therapeutische Prinzipien

Die Ursache der Sarkoidose ist unbekannt. Da jedoch zumeist die Lunge, Augen und die Haut befallen sind, erscheinen umweltbedingte Antigene eine wahrscheinliche Ursache der Erkrankung zu sein. Diskutiert werden eine entzündlich virale, bakterielle oder autoimmune Pathogenese sowie bisher nicht identifizierte Umweltfaktoren (toxische Umweltsubstanzen, Insektizide, Schimmelpilze), die im Zusammenspiel mit einer genetischen Prädisposition zur Erkrankung führen. Eine positive Assoziation wurde mit einem Dienst bei der U. S. Navy, bei Metallarbeitern, Feuerwehrmännern und Bauarbeitern festgestellt. Zudem hat sich eine erhöhte Inzidenz bei Feuerwehrmännern, die im Rahmen des Anschlags auf das World Trade Center 2001 eingesetzt wurden, gezeigt. Neben Umweltfaktoren bestehen genetische Assoziationen mit HLA-B8 in der Bevölkerung von Großbritannien, Italien und Tschechien und HLA-DR17 in Skandinavien. Zudem fand sich eine Assoziation mit dem im HLA kodierten Gen Butyrophilin-like 2, welches vermutlich eine kostimulatorische Funktion in der Immunantwort ausübt (Iannuzzi et al. 2007).

In der Frühphase der Erkrankung findet man in den betroffenen Organen eine Aktivierung von $CD4^+$ T-Helferzellen, die im Verlauf zu einer Infiltration und Aktivierung von Monozyten und Makrophagen führen. Die T-Zellen zeigen einen T-Helfer-1-Phänotyp und produzieren Interferon-gamma und Interleukin-2. Dadurch differenzieren Makrophagen zu Epitheloidzellen und zeigen eine erhöhte Zytokinproduktion (insb. TNF-alpha) sowie bakterizide Funktion. Schließlich fusionieren diese zu mehrkernigen Riesenzellen und unterhalten somit eine chronische Entzündungsreaktion – es entstehen die typischen nicht-verkäsenden Granulome. Schließlich kann es durch lokale Expression von Zytokinen und Wachstumsfaktoren zu einer Fibrosierung mit veränderter Organstruktur kommen. Dieses Stadium markiert einen irreversiblen Organschaden, der für eine Immuntherapie nicht mehr zugänglich ist. Parallel zur gesteigerten Immunantwort in den betroffenen Organen findet sich paradoxerweise im Blut eine abgeschwächte T-Zellreaktion, die von einer B-Zellstimulation und einer Hypergammaglobulinämie in ca. 50 % der Fälle begleitet wird. Das Unwissen darüber, ob die Immunreaktion gegen ein Fremd- oder ein Selbstantigen gerichtet ist, erschwert eine rationale Therapie. Demnach zielt die Therapie derzeit darauf ab, die überschießende Immunreaktion mit der Granulombildung und nachfolgender Organfibrose zu unterdrücken.

Kontrollierte randomisierte prospektive Therapiestudien zur Neurosarkoidose liegen nicht vor. Es werden die gleichen Substanzen wie bei der pulmonalen Sarkoidose verwendet, für die nur eine kontrollierte randomisierte Studie zur Wirksamkeit von Methotrexat vorliegt. So werden vornehmlich Kortikosteroide eingesetzt (↔, A), die die Immunantwort unterdrücken. Bei unzureichender Therapie, und, um Steroide einzusparen, werden mit einigem Erfolg in Kombination mit Kortikosteroiden verschiedene Immunsuppressiva eingesetzt. Methotrexat (↔, A), ein Folsäureanalogon inhibiert die Replikation von T- und B-Lymphozyten und führt damit als Antimetabolit zu einer immunsuppressiven Wirkung. Azathioprin (↔, A) ist ein Purinanalogon, das durch die Inhibition der DNA-Synthese zu einer immunsuppressiven Wirkung führt. Mycophenolatmofetil (↔, B) ist ein Inhibitor der Ionosin-Monophosphat-Dehydrogenase (IMPDH), einem kritischen Enzym in der Purinsynthese. Da insbesondere IMPDH Typ II gehemmt wird, welches in aktivierten Lymphozyten vermehrt vorkommt, inhibiert Mycophenolatmofetil vornehmlich die Proliferation der T- und B-Lymphozyten. Ciclosporin A (↔, B) ist ein xenobiotisches Immunsuppressivum, welches Transkriptionsfaktoren inhibiert, die für die Aktivierung von T-Lymphozyten verantwortlich sind. Sowohl Cyclophosphamid (↔, B) als auch Chlorambucil (↔, B) sind alkylierende Substanzen, die die humorale als auch die zelluläre Immunität inhibieren. Cladribin (↔, B) ist ein weiteres Purinanalogon, das sich spezifisch in Lymphozyten anreichert und damit eine gewisse zytotoxische Spezifität erreicht. Zur Antagonisierung des TNF-alpha werden mit Erfolg die rekombinanten Antikörper Infliximab (↔, A) und Adalimumab (↔, B) sowie Thalidomid (↔, C) und Pentoxifyllin (↔, C) eingesetzt. Zudem wurden bei der Lungen- und Neurosarkoidose positive Erfahrungen mit den Antimalariamitteln Chloroquin (↔, C) und Hydroxychloroquin (↔, B) gewonnen. Diese sollen die T-Lymphozytenaktivierung durch die Beeinflussung der Antigenpräsentation hemmen und damit die Granulombildung vermindern. Bei therapierefraktären Formen wurde auch, um die Entzündungszellen zu zerstören, die gezielte ZNS-Bestrahlung mit 20 Gy mit therapeutischem Erfolg durchgeführt (↔, C) (American Thoracic Society 1999, Baughman et al. 2003, Hoitsma et al. 2004, Patel et al. 2007, Terushkin et al. 2010, Zajicek et al. 1999).

F 4.4 Pragmatische Therapie

Symptomatische Patienten, die eine bioptisch gesicherte Neurosarkoidose aufweisen, sollten sofort behandelt werden, um eine potenzielle Fibrose sowie ischämische Veränderungen mit permanenter ZNS-Schädigung zu verhindern. Zudem sollten symptomatische Patienten behandelt werden, wenn eine Biopsie des Nervensystems nicht möglich ist, im MRT und/oder FDG-PET aber suggestive Zeichen für eine Neurosarkoidose zu finden sind und eine systemische Beteiligung gesichert ist. Eine infektiöse oder neoplastische Genese sollte weitestgehend ausgeschlossen sein. Ein Dilemma stellen asymptomatische Patienten mit Neurosarkoidose dar. Deren Behandlung sollte individuell entschieden werden. Details zur Applikation und Dosierung finden sich in **Tab. F 4.5**.

Initial werden Kortikosteroide als Mittel der Wahl eingesetzt. Bei gesicherter Neurosarkoidose wird Prednisolon (z. B. Decortin® H) verabreicht. Eine Dosisreduktion wird bei Ansprechen der Therapie nach etwa einem Monat durchgeführt, gefolgt von einer Erhaltungsdosis für ca. ein Jahr. Bei leichten Verläufen der Erkrankung ist eine Therapie mit Prednisolon für die Dauer von 2–4 Wochen mit anschließender einwöchiger Ausschleichphase häufig schon ausreichend (Stern 2004). Bei schweren Verläufen oder akuten Exazerbationen sollte zu Beginn der Therapie eine Hochdosissteroidtherapie mit Methylprednisolon (z. B. Urbason®) über 3–5 Tage durchgeführt werden. Danach sollte die Therapie mit Prednisolon fortgeführt werden. Eine Osteoporoseprophylaxe sollte bei Steroidmedikation durch die Gabe von Kalzium und Vitamin D erfolgen. Dieses kann jedoch eine durch die Sarkoidose induzierte Hyperkalziämie verstärken oder demaskieren, sodass eine engmaschige Kalziumkontrolle notwendig ist. Sollte eine Hyperkalziämie entstehen, kann die Prophylaxe auf Bisphosphonate umgestellt werden.

Bei unzureichendem Ansprechen auf Steroide sollte eine Kombinationstherapie oder Einzeltherapie mit anderen Immunsuppressiva erwogen werden (**Abb. F 4.1**). Ein durch Studien belegter Vorteil einer der immunsuppressiven Therapien gegenüber einer anderen besteht derzeit nicht. Dabei ist vor

Tab. F 4.5: Therapie der Neurosarkoidose

Therapie (Empfehlung) (Evidenz)	Dosierung	Laboruntersuchungen, Vorsorge	Wichtige unerwünschte Wirkungen
Prednisolon (z. B. Decortin® H) (↔, A)	Initial 0,5–1 mg/kg/d, langsame Dosisreduktion bei Ansprechen; längerfristige Behandlung mit 0,1 mg/kg/d	Periodische Knochendichtemessung (zusätzlich Bisphosphonate, Vitamin D, Kalzium; Bisphosphonate sollten vor und während einer Schwangerschaft vermieden werden); Protonenpumpenhemmer (Magenschutz)	*Kurzfristige Einnahme*: Schlafstörungen, Stimmungswandel, Akne, Gewichtszunahme, verschwommenes Sehen, Dyspepsie *Längerfristige Einnahme*: Magenulzeration, Osteoporose, proximale Myopathie, Flüssigkeitsretention, Diabetes mellitus, Bluthochdruck, Infektionsrisiko
Methylprednisolon (z. B. Urbason®) (↔, A)	1 000 mg/d oder 20 mg/kg KG/d i. v. für 3–5 Tage	Protonenpumpenhemmer (Magenschutz); bei Immobilisation Thromboseprophylaxe mit niedermolekularen Heparinen	Siehe oben
Methotrexat (z. B. Methotrexat Lederle®) (↔, A)	7,5 mg einmal in der Woche, mit Erhöhung um 2,5 mg alle 2 Wochen bis 10–25 mg/Woche für ggf. 12 Monate beibehalten	Thorax-Röntgen; Hepatitis B und C-Status vor Therapiebeginn; regelmäßig Blutbild und Leberenzyme (wöchentlich in den ersten 2 Monaten und danach 3-monatlich); zusätzliche Einnahme von Folsäure 5 mg/Woche, um Knochenmarksuppression und gastrointestinale Nebenwirkungen abzumildern; es wird empfohlen eine Leberbiospie nach jedem Gramm Methotrexat durchzuführen	Übelkeit, Erbrechen, Mundulzerationen, Knochenmarksuppression, Hepatotoxizität und Pneumonitis
Azathioprin (z. B. Imurek®) (↔, A)	2 (1–3) mg/kg bis max. 200 mg/d	Regelmäßige Überwachung des Blutbildes und der Leberfunktion (in den ersten 2 Monaten wöchentlich, bei stabilen Blutwerten anschließend in 3-monatlichen Abständen); Bestimmung der TPMT(Thiopurin-Methyltransferase)-Aktivität kann zum Ausschluss schwerwiegender Nebenwirkungen vor Beginn durchgeführt werden; Zielwerte: Lymphozyten 600–1 200 µl; MCV ≥ 100 µm³	Übelkeit, Erbrechen, Knochenmark-suppression, Leberdysfunktion, Warzen
Mycophenolatmofetil (CellCept®) (↔, B)	500 mg 2 ×/d für 1 Woche; bei guter Toleranz 1 000 mg 2 ×/d; bei persistierender Erkrankung nach 2–3 Monaten Erhöhung auf 1 500 mg 2 ×/d	Blutbild, Kreatinin und Leberenzyme (wöchentlich im 1. Behand-lungsmonat, zweiwöchentlich in den nächsten 2 Monaten und danach monatlich)	Dyspepsie und Knochenmarksuppression

Tab. F 4.5: Therapie der Neurosarkoidose (Fortsetzung)

Therapie (Empfehlung) (Evidenz)	Dosierung	Laboruntersuchungen, Vorsorge	Wichtige unerwünschte Wirkungen
Ciclosporin A (z. B. Sandimmun®) (↔, B)	Beginn mit 25 mg 2 ×/d mit Dosissteigerung um 50 mg jeden 3. Tag. In der Regel auf 2,5 (3–5) mg/kg/d	Überwachung der Nierenfunktion (Kreatinin zunächst alle 2 Wochen), der Elektrolyte und des Blutdrucks; Therapie nach Blutspiegel (12 h nach der letzen Dosis – Ziel: 200–400 ng/ml)	Übelkeit, Erbrechen, Hypertrichosis, Bluthochdruck, Nierendysfunktion, Tremor, Parästhesien
Hydroxychloroquin (Quensyl®) (↔, B)	200 mg 2 ×/d (Hydroxychloroquin)	EKG, augenärztliche Untersuchung alle 3–6 Monate, nach 1 Jahr jährlich Glucose-6-Phosphatdehydrogenase-Mangel ausschließen	Irreversible retinale Schädigung, Krampfanfälle, Taubheit, Tinnitus, Lichen planus-ähnliche Eruptionen, Alopezia, Bluthochdruck, EKG-Veränderungen
Infliximab (Remicade®) (↔, A)	3–5 mg/kg i. v. einmal pro Woche in Woche 0, 2 und 6 zur Induktion; danach Wiederholung alle 4–8 Wochen	Untersuchung auf Tuberkulose vor Beginn	Anaphylaxis, Infektionsrisiko, Hautausschlag, Hepatotoxizität, Panzytopenie, verzögerte allergische Reaktionen, mögliche Exazerbation einer Herzinsuffizienz, ZNS-Demyelinisierung/Entzündung
Cyclophosphamid (Endoxan®) (↔, A)	Max. Kumulativdosis 30 g (–50 g) Induktion: einmalig 500 mg/m² i. v. alle 4 Wochen Bolus wiederholen mit Dosissteigerung um 125 mg/m² bis Leukozytennadir < 4 000/µl (Blutbildkontrollen Tag 8, 10 und 12); Dosisreduktion um 125 mg/m² bei Leukozyten < 3 000/µl, Absetzen der Therapie bei Leukozyten < 1 500/µl, Dosissteigerung bis max. 1,0 g/m²; Dosisreduktion bei Krea-Cl < 30 ml/min oder Alter > 65 J. um 30 % bei Erstgabe, dann Anpassung nach Nadir; Behandlungsdauer: bis zum Erreichen einer Remission, mindestens jedoch für 6 Monate	Regelmäßige Überwachung des Blutbildes und der Leberfunktion sowie Urinanalyse auf Hämaturie (wöchentlich im 1. Monat und danach monatlich); engmaschige Leukozytenkontrolle bei GFR 10–30 ml/min; Vor CYC-Gabe: 1 500 ml NaCl 0,9 % i. v., 4 mg Ondasetron i. v., 400 mg Mesna i. v. Nach CYC-Gabe: 1 500 ml NaCl 0,9 % i. v., 4 h danach: 400 mg Mesna i. v., 8 h danach: 400 mg Mesna i. v.	Übelkeit, Erbrechen, Diarrhoe, Fatigue, Zystitis, Hämaturie, Knochenmarksuppression
Radiotherapie (↔, C)	1,5 Gy/d, Gesamtdosis 20 Gy		

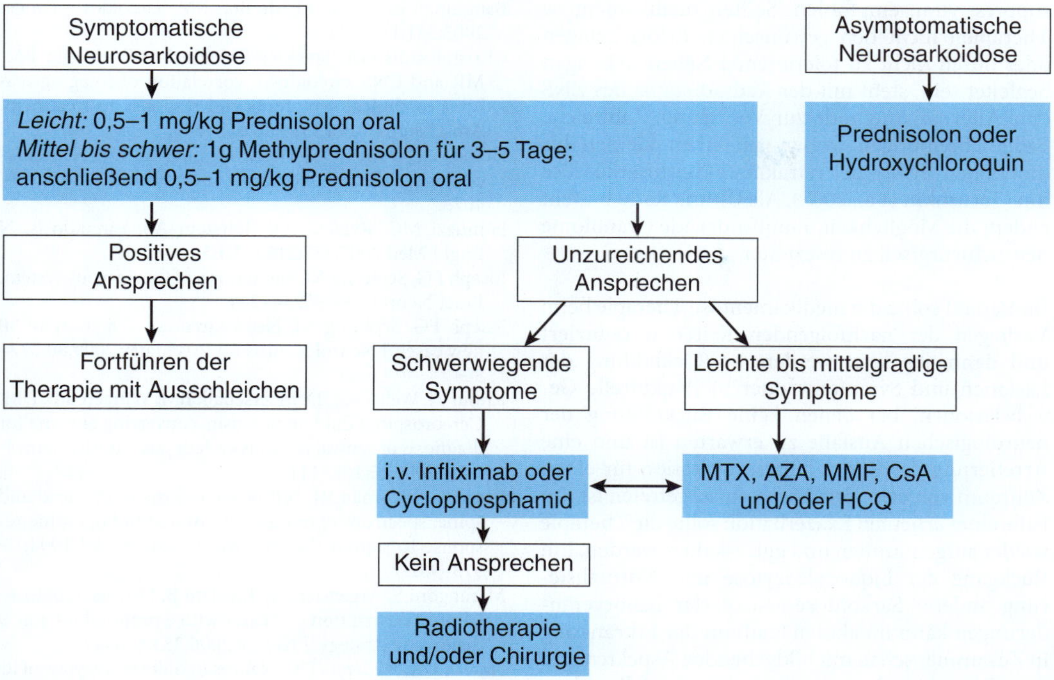

Abb F 4.1: Therapeutischer Algorithmus der Neurosarkoidose (modifiziert nach Terushkin et al. 2010); MTX = Methotrexat, AZA = Azathioprin, MMF = Mycophenolatmofetil, CSA = Ciclosporin A

allem die Kombination mit Methotrexat (z. B. Methotrexat Lederle®) oral oder parenteral verabreicht laut publizierter nicht kontrollierter und nicht randomisierter Datenlage anzuraten. Eine 61 %-Ansprechrate auf Methotrexat als Substitution für Kortikosteroide wurde in Patienten mit Neurosarkoidose berichtet (Terushkin et al. 2010). In der bisher einzigen doppelblinden randomisierten Studie konnte die Steroidmenge bei Sarkoidose-Patienten in der Methotrexat-Gruppe verglichen mit Placebo um ca. 50 % reduziert werden, allerdings trat der Effekt erst mit einer Verzögerung von ca. sechs Monaten ein (Baughman et al. 2000). Alternativ kann auch Azathioprin (z. B. Imurek®) angewendet werden. Da mit Methotrexat mehr Erfahrung bei einer größeren Anzahl an Patienten vorliegt, wird dieses jedoch zumeist gegenüber dem Azathioprin bevorzugt. Die Ansprechrate für Azathioprin bei der pulmonalen Sarkoidose liegt bei 20–80 %, und die meisten Anwender sind mit der Wirkung bei steroidresponsiven Neurosarkoidosen zufrieden, jedoch weniger überzeugt bei steroidrefraktären Neurosarkoidosen (Patel et al. 2007). Mycophenolatmofetil (CellCept®) wurde erfolgreich bei der Neurosarkoidose eingesetzt. Über die Wirksamkeit von Ciclosporin A (Sandimmun®) bei der Neurosarkoidose besteht keine Einigkeit. Patienten, die nicht auf Steroide ansprachen, wurden in einer Studie auf zwei unterschiedliche Ciclosporin-Dosierungen randomisiert. Aufgrund der Behandlung konnte zwar die Steroiddosis reduziert werden, jedoch war der Krankheitsverlauf in den beiden Dosierungsarmen vergleichbar (Stern et al. 1992). Eine randomisierte open-label-Studie bei pulmonaler Sarkoidose konnte keine Überlegenheit für Ciclosporin zusammen mit Prednison im Vergleich zur Prednison-Gruppe feststellen (Wyser et al. 1997). Eine weitere Option der Therapieeskalation stellt Cyclophosphamid dar, für das in verschiedenen Fallserien ein Ansprechen von 60–80 % dokumentiert wird. Zudem kann auch ein Therapieversuch mit Hydroxychloroquin (Quensyl®) allein oder in Kombination mit Steroiden und/oder Immunsuppressiva durchgeführt werden. Dabei kann die hypoglykämische Wirkung bei einer steroidinduzierten Hyperglykämie nützlich sein. In einer retrospektiven Analyse der Sarkoidose zeigte Hydroxychloroquin allerdings eine deutlich schlechtere Wirksamkeit als Methotrexat oder Azathioprin. Es gibt ebenfalls einen positiven Erfahrungsbericht mit Cladribin bei einer therapierefraktären Neurosarkoidose.

In therapieresistenten Fällen wird ein Therapieversuch mit Infliximab (Remicade®) empfohlen und zeigte auch bei therapierefraktären Fällen eine überzeugende Wirksamkeit (Santos et al. 2010). Infliximab führte noch zu einer klinischen Verbesserung bei Patienten mit einer Cyclophosphamid-resistenten ZNS-Sarkoidose. Patienten, die Mycophenolatmofetil oder Methotrexat in Kombination mit Infliximab erhielten, zeigten keine schwerwiegenden Komplikationen. Demnach könnten diese Kombinationen eine weitere Option der Therapieeskalation darstellen. Eine ähnlich erfolgreiche Behandlung wurde für Adalimumab (Humira®) berichtet, einen anderen TNF-alpha neutralisierenden Antikörper. Ein Patient, der auf Infliximab ansprach, zeigte hingegen kein Ansprechen auf Etanercept (Enbrel®).

Es muss beachtet werden, dass mit Ausnahme von Infliximab das Ansprechen auf Immunsuppressiva im Vergleich zu Kortikosteroiden mit Zeitverzögerung einsetzt, sodass praktisch immer zunächst mit Kortikosteroiden begonnen werden sollte. Demnach wird bei schwerwiegendem Verlauf und fehlendem Ansprechen auf Kortikosteroide eine frühe Eskalation mit Infliximab oder Cyclophosphamid, das am schnellsten wirksame zytostatische Immunsuppressivum, empfohlen. Sollten medikamentöse Therapien nicht den gewünschten Erfolg bringen oder durch nicht zu tolerierende Nebenwirkungen begleitet sein, steht mit der Radiotherapie des ZNS eine Alternativmethode zur Verfügung. Zahlreiche Fallbeschreibungen weisen auf einen kleinen bis moderaten Erfolg bei refraktärer Neurosarkoidose hin (Terushkin et al. 2007). Als Ultima Ratio besteht zudem die Möglichkeit, raumfordernde Granulome neurochirurgisch zu resezieren.

Im Verlauf sollte die medikamentöse Therapie beim Vorliegen der nachfolgenden Kriterien reduziert und dann abgesetzt werden: a) Rückbildung der Läsionen und Symptome oder b) strukturelle Gewebsläsionen, bei denen keine Rückbildung der neurologischen Ausfälle zu erwarten ist und eine Arretierung der Erkrankungsprogression für einen Zeitraum von etwa drei Monaten aufgetreten ist. Im Falle einer erneuten Exazerbation sollte die Therapie wieder aufgenommen und ggf. eskaliert werden. Ein Rückgang der Liquorpleozytose und Normalisierung anderer Sarkoidose-assoziierter Laborveränderungen kann im akuten Stadium der Erkrankung in Zusammenschau mit bildgebenden Aspekten und dem Rückgang der neurologischen Ausfallerscheinungen als Hinweis für das Ansprechen der Therapie gewertet werden. Bei Patienten mit Sarkoidose, die neben den neurologischen Symptomen weitere Manifestationen zeigen, sollten die Therapieentscheidungen immer interdisziplinär mit spezialisierten Internisten diskutiert werden.
Generell ist darauf zu achten, dass Frauen während der Einnahme zytotoxischer Substanzen eine ausreichende Antikonzeption betreiben. Als symptomatische Therapieformen sollten bei Notwendigkeit Hormonsubstitutionen bei Endokrinopathien, Antikonvulsiva bei epileptischen Anfällen und neurochirurgische Maßnahmen bei Raumforderungen und Hydrozephalus eingesetzt werden. Rehabilitative Maßnahmen sind zu unterstützen.

F 4.5 Literatur

American Thoracic Society. Statement on sarcoidosis. Am J Resp Crit Care Med 1999;160:736–755.

Baughman RP, Winget DB, Lower EE. Methotrexate is steroid sparing in acute sarcoidosis: results of a double blind, randomized trial. Sarcoidosis Vasc Diffuse Lung Dis 2000;17:60–66.

Baughman RP, Lower EE, du Bois RM. Sarcoidosis. Lancet 2003;361:1111–1118.

Christoforidis GA, Spickler EM, Recio MV, Mehta BM. MR and CNS sarcoidosis. correlation of imaging features to clinical symptoms and response to treatment. Am J Neuroradiol 1999;20:655–669.

Hoitsma E, Faber CG, Drent M, Sharma OP. Neurosarcoidosis: a clinical dilemma. Lancet Neurol 2004;3:397–407.

Iannuzzi MC, Rybicki BA, Teirstein AS. Sarcoidosis. N Engl J Med 2007;357:2153–2165.

Joseph FG, Scolding NJ. Sarcoidosis of the nervous system. Pract Neurol 2007;7:234–244.

Joseph FG, Scolding NJ. Neurosarcoidosis: a study of 30 new cases. J Neurol Neurosurg Psychiatry 2009;80:297–304.

Khoury J, Wellik KE, Demaerschalk BM, Wingerchuk DM. Cerebrospinal fluid angiotensin-converting enzyme for diagnosis of central nervous system sarcoidosis. Neurologist 2009;15:108–111.

Lexa FJ, Grossman RI. MR of sarcoidosis in the head and spine: spectrum of manifestations and radiographic response to steroid therapy: Am J Neuroradiol 1994;15: 973–982.

Marangoni S, Argentiero V, Tavolato B, Neurosarcoidosis: Clinical description of 7 cases with a proposal for a new diagnostic strategy. J Neurol 2006;253:488–495.

Nowak DA, Widenka DC. Neurosarcoidosis: a review of its intracranial manifestation. J. Neurol 2001;248:363–372.

Patel AV, Stickler DE, Tyor WR. Neurosarcoidosis. Curr Treat Options Neurol 2007;9:161–168.

Santos E, Shaunak S, Renowden S, Scolding NJ. Treatment of refractory neurosarcoidosis with infliximab. J Neurol Neurosurg Psychiatry 2010;81:241–246.

Scott TF, Yandora K, Valeri A, Chieffe C, Schramke C. Aggressive therapy for neurosarcoidosis: long-term follow-up of 48 treated patients. Arch Neurol 2007;64:691–696.

Seltzer S, Mark AS, Atlas SW. CNS sarcoidosis: evaluation with contrast-enhanced MR imaging. Am J Neuroradiol 1991;12:1227–1233.

Stern BJ, Schonfeld, SA, Sewell, C, Krumholz, A, Scott P, Belendiuk G. The treatment of neurosarcoidosis with ciclosporine. Arch Neurol 1992;49:1065–1072.

Stern BJ. Neurological complications of sarcoidosis. Curr Opin Neurol 2004;17:311–316.

Terushkin V, Stern BJ, Judson MA, Hagiwara M, Pramanik B, Sanchez M, Prystowsky S. Neurosarcoidosis presentations and management. Neurologist 2010;16:2–15.

Wyser CP, Schalkwyk EM van, Alheit B, Bardin PG, Joubert JR. Treatment of progressive pulmonary sarcoidosis with cyclosporin A: a randomised controlled trial. Am J Respir Crit Care Med 1997;156:1571–1576.

Zajicek JP, Scolding NJ, Foster O, Rovaris M, Evanson J, Moseley IF et al. Central nervous system sarcoidosis – diagnosis and management. QJM 1999;92:103–117.

F 5 Neurosyphilis

*von M. Maschke**

F 5.1 Klinik und Diagnostik

Die Rückläufigkeit der Syphilisneuinfektionen zwischen 1985 und 1995 hatte zur Folge, dass die meisten Kliniken den Routineeinsatz serologischer Syphilissuchreaktionen aufgaben. Mittlerweile ist es jedoch v. a. seit 2001 in manchen Regionen wie Berlin oder Hamburg allerdings zu einem sogar beträchtlichen Anstieg der Neuerkrankungsrate gekommen. Dadurch ist das Risiko deutlich erhöht, eine floride Neurosyphilis zu übersehen. Das Problem besteht indes darin, dass die klinischen Erscheinungsbilder der Syphilis, besonders aber die der Neurosyphilis, sehr variabel sind. Diese schon sehr früh erkannte Besonderheit des Leidens (Jonathan Hutchinson 1863: »Syphilis – the great imitator«) hat sich in den letzten Dekaden eher noch verschärft, weil die unwissentliche Mitbehandlung durch Antibiotikagaben aus anderer Indikation, wie auch bessere Lebensbedingungen, die Entwicklung »klassischer« Manifestationsformen zum Vollbild der Syphilis oft verhindern. HIV-Koinfektionen, die sehr häufig sind, können zusätzlich das Bild verfälschen. Der Verdacht auf Neurosyphilis entsteht heute in der Regel also nicht aufgrund der klinischen Symptomatik, sondern eher als Folge der Liquoruntersuchung und/oder anamnestischer Hinweise zu Lebensstil und regionaler Herkunft des Betroffenen. In dieser Situation sind die schon früher definierten Kriterien für das Vorliegen einer Neurosyphilis aktueller als je zuvor.

Ein Patient leidet *wahrscheinlich* an einer Neurosyphilis, wenn mindestens zwei der nachfolgenden Punkte 1. bis 3. und immer der Punkt 4. gegeben sind:

1. Chronisch-progredienter Verlauf einer neurologisch-psychiatrischen Symptomatik mit Phasen von Verschlechterung und Teilremission.
2. Pathologische Liquorbefunde mit gemischtzelliger oder mononukleärer Pleozytose, Blut-Liquor-Schrankenstörung und/oder IgG-dominanter Immunreaktion im ZNS.
3. Günstige Beeinflussung von Krankheitsverlauf und/oder Liquorbefunden (v. a. Pleozytose und Schrankenstörung) durch Antibiotika.
4. Positiver TPPA-(oder TPHA-)Test und FTA-ABS-Test im Serum.

Das Erscheinungsbild des syphilitischen ZNS-Befalls hängt in erster Linie vom Krankheitsstadium ab, in dem es auftritt. Im Primärstadium der Syphilis

Ein Patient leidet *sicher* an einer Neurosyphilis, wenn eine lokale treponemenspezifische Antikörperreaktion, messbar über einen spezifischen Antikörper-Index (empfohlen: ITpA-Test), vorliegt[1]

1 $$\text{ITpA-Index} = \frac{\text{TPHA-Titer (Liquor)}}{\text{Gesamt-IgG (Liquor)}} \times \frac{\text{Gesamt-IgG (Serum)}}{\text{TPHA-Titer (Serum)}}$$
(ITpA = Intrathekal-produzierte Treponema pallidum-Antikörper)
Bei fehlender Antikörperproduktion gegen T. p. im ZNS beträgt der ITpA-Index 1 (0,5–2,0). Ein Wert > 2,0 deutet auf eine spezifische Antikörpersynthese im ZNS hin, ein Wert >, 0 beweist sie mit hoher Reliabilität (Sensitivität 84 %, Spezifität 100 %; Prange und Bobis-Seidenschwanz 1995). Falsch negative Befunde kommen gelegentlich bei ZNS-Befall im Sekundärstadium und bei vaskulitischer Neurosyphilis vor.

ist eine neurologische Symptomatik äußerst ungewöhnlich. Im Sekundärstadium kann es als Zeichen der frühen ZNS-Invasion zu Kopfschmerz (leichte Meningitis), Schwindel und Hirnnervenläsionen (vorzugsweise N. VIII, VII und III) kommen. Die frühsyphilitische Polyradikulitis wurde immer wieder beschrieben (Lanska et al. 1988). Während der Spätlatenz (mindestens ein Jahr nach der Infektion) entwickeln einige Patienten, ohne eigentliche Beschwerden zu haben, Funktionsstörungen, die mal vom Ophthalmologen (z. B. beginnende Optikusläsion), mal vom Otologen (Hörverlust, Schwindelattacken) festgestellt werden. Wenn bei der Liquoruntersuchung chronische Entzündungszeichen wie leichte Pleozytose oder oligoklonales IgG vorhanden sind, spricht man von einer »asymptomatischen« Neurosyphilis. Andere Patienten weisen eine manifeste ZNS-Symptomatik mit Kopfschmerz, Schwindel und reduzierter Leistungsfähigkeit sowie Reflexabweichungen, Pallhypästhesie, leichtgradiger Gang- und Standataxie, Anisokorie, radikulären Syndromen oder leichten zentralen Paresen auf. Wir sprechen dann von einer unklassifizierbaren Neurosyphilis. Auch hier findet man oft Liquorveränderungen mit geringfügiger Pleozytose, Proteinerhöhung und oligoklonalem IgG. Die Progredienz dieser Bilder ist langsam bzw. schleichend.
Die meningovaskuläre Neurosyphilis (Syphilis cerebrospinalis) wird definitionsgemäß ebenso wie die noch zu erwähnenden parenchymatösen Neurosyphilisformen der Tertiärsyphilis zugeordnet. Dabei ist zu beachten, dass die sehr späten Formen, wie die Tabes dorsalis und progressive Paralyse, in der postantibiotischen Ära nur noch den geringeren Anteil gegenüber der meningovaskulären Neurosyphilis ausmachen (Conde-Sendin et al. 2004). Typischerweise manifestiert sich die Symptomatik vier bis sie-

* Autor dieses Kapitels in der 5. Auflage: H. Prange und M. Maschke.

F 5

ben Jahre nach der Infektion mit Sehstörungen verschiedener Ursache (50 %), Schwindel (35 %), Mono- oder Hemiparesen mit oft schlagartigem Beginn (20 %), Kopfschmerz (20 %), Hörverlust, Gangstörungen oder Verhaltensauffälligkeiten (je 20 %). Später stehen Symptomkombinationen im Vordergrund, die Hirnnervenausfälle/Hirnstammläsionen (25 %), Hemiparesen oder Hemihypästhesien und Gesichtsfeldausfälle (20 %), akustische und vestibuläre Funktionsstörungen (13 %), eine chronische Meningitis (10 %), spinale Syndrome (10 %), Epilepsie (8 %) wie auch chronische hirnorganische Psychosyndrome (8 %) einschließen. Das Liquorsyndrom der vaskulitischen Variante ist durch leichte Pleozytose, Störung der Blut-Liquor-Schranke und quantitativ geringere lokale IgG-Synthese gekennzeichnet; Letztere fehlt in ca. 25 %.

Die tabische Neurosyphilis (Tabes dorsalis) tritt 5–25 Jahre nach der Infektion auf und beginnt schleichend. Die häufigsten Initialsymptome bei 26 eigenen Patienten waren einschießende Schmerzen v. a. in die Beine (54 %), Sehstörungen (27 %), Ataxie (27 %), abdominelle Krisen, die in einigen Fällen zu Laparotomien veranlassten (15 %), Parästhesien (15 %), Schwindel (15 %) sowie Verhaltensauffälligkeiten (5 %). Als Kardinalsymptome standen später im Vordergrund Reflexabschwächung oder -verlust in den unteren Extremitäten (100 %), Pallhypästhesie (81 %), Pupillenstörungen, insbesondere reflektorische Pupillenstarre (66 %), Gangstörungen (50 %), Optikusatrophie (45 %), Gelenkdeformationen (32 %), Augenmuskellähmungen (4 %). Die klinische Progredienz ist durch Antibiotika zu unterbrechen, die lanzinierenden Schmerzen und die Ataxie bestehen zumeist auch nach sanierender Therapie fort. Das Liquorsyndrom schließt nur bei ca. 50 % eine mononukleäre Pleozytose, aber praktisch immer eine mehr oder weniger ausgeprägte intrathekale IgG-Produktion ein.

Die paralytische Neurosyphilis (progressive Paralyse) entspricht einer chronischen Enzephalitis und manifestiert sich frühestens ein Jahrfünft nach der Infektion, meistens sehr viel später. Initial treten Wesensänderungen (34 %), Sprechstörungen (31 %), Kopfschmerz (28 %), Schwindel (28 %), Neigung zu aggressiven Durchbrüchen und gesetzlichen Verfehlungen (19 %) in Erscheinung (Prange und Goers 1991). Nach und nach entwickelt sich ein chronischer Demenzprozess, kombiniert mit Verwirrtheit und psychotischen Episoden, Kritik- und Urteilsschwäche, abnormen Pupillenreaktionen, irregulärem Tremor, »Silbenschmieren«, Beben der Gesichtsmuskulatur, Reflexsteigerungen, schließlich Harn- und Stuhlinkontinenz und Marasmus. Wenn eine Hemisymptomatik, ggfs. mit Hirnwerkzeugstörungen vorliegt, sprach man in der älteren Literatur von der *Lissauer Herdparalyse*. Unbehandelt sterben die Patienten drei bis fünf Jahre nach Krankheitsbeginn. Durch Behandlung ist in der Regel nur eine Teilremission zu erreichen; die Progredienz wird aber unterbrochen.

Sonstige Manifestationen wie gummöse Läsion von ZNS oder peripheren Nerven, syphilitische Amyotrophie und Spinalparalyse, Pachymeningitis cervicalis hyperplastica und auch Pachymeningitis haemorrhagica im Kalottenbereich sind selten geworden. Die gummösen Veränderungen stellen jedoch nach wie vor eine wichtige Differentialdiagnose bei unklaren Kontrastmittel aufnehmenden Herden dar und sind ohne Biopsie zuweilen schwierig zu diagnostizieren, da nur 83 % eine seropositive Syphilis und nur 65 % typische Liquorveränderungen aufweisen (Fargen et al. 2009).

F 5.2 Epidemiologie und Verlauf

Die Inzidenz der Syphilis nahm in Deutschland zwischen 2001 und 2004 wieder zu. Während im Jahr 1990 für die alten Bundesländer 868 Neuerkrankungen, d. h. 1,3 Erkrankte/100 000, gemeldet wurden, lag die Zahl der registrierten Neuinfektionen 2004 bei 3 345 Fällen (4,2/100 000). In den Jahren 2004 bis 2008 ist bundesweit kein weiterer Anstieg zu erkennen (RKI 2009). 2008 wurden 3 172 Patienten mit einer neu diagnostizierten Syphilis gemeldet. Es wurden jedoch entgegen der bundesweiten Tendenz Zunahmen der Inzidenzen im Jahr 2008 im Vergleich zum Vorjahr in den Bundesländern Berlin, Brandenburg, Bremen und Hamburg registriert. Die Anstiege in Berlin und Hamburg waren dabei mit 44 % bzw. 33 % beträchtlich. Die höchste Inzidenz wurde 2008 mit 19,1/100 000 Einwohner in Berlin registriert. Männer infizieren sich gemäß der aktuellen Daten zwölfmal häufiger als Frauen. Das typische Alter der Neuinfektion liegt bei Männern zwischen 30 und 39 Jahren, bei Frauen früher (20–29 Jahre). Die größte Risikogruppe sind Männer, die Sex mit Männern haben (MSM), da mindestens vier von fünf aller in Deutschland gemeldeten Syphilis-Fälle durch sexuellen Kontakt zwischen Männern übertragen wurden. Darüber hinaus gibt es europaweit beträchtliche Unterschiede. Entsprechend der Ergebnisse der IUSTI Europe (Ross et al. 2009) lag die Inzidenz in Norwegen bei 1,2/100 000, in Rumänien bei 22,7/100 000 und in Russland bei 59,1/100 000 Einwohner. In Deutschland findet, sich eine seropositive Syphilis in 4–17 % der HIV-infizierten MSM (Spielmann et al. 2010).

Die *Inzidenz der Neurosyphilis* verläuft mit einem gewissen zeitlichen Versatz parallel zu den Neuinfektionen. Daten aus früheren Jahrzehnten lassen sich dahingehend interpretieren, dass die Inzidenz der Neurosyphilis etwa um den Faktor 0,07 niedriger liegt als die Inzidenz der Neuerkrankungen (Rockwell et al. 1964, Prange und Ritter 1981). Man kann also die derzeitige Inzidenz syphilitischer ZNS-Komplikationen auf maximal 0,15–0,2/100 000 schätzen.

Grundsätzlich entwickelt nur ein Drittel der Exponierten eine Syphiliserkrankung, die sich nach einer Inkubationszeit von zehn Tagen bis zu drei Monaten (durchschnittlich 21 Tage) als *Primäraffekt* (Ulcus durum) manifestiert. Die Serokonversion findet 14–40 Tage nach Erregerkontakt statt; der IgM-Westernblot ist am frühesten positiv*. Bei 10–40 % der Patienten mit Primärkomplex heilt die Krankheit auch ohne spezielle Therapie aus. Bei den übrigen

* IgM-Antikörper im Serum bleiben auch später, bis hin zum Tertiärstadium, als Aktivitätskriterium der unbehandelten Syphilis positiv (MiQ Qualitätsstandards 2001).

stellt sich eine Generalisierung ein: Die Erreger breiten sich über Blut und Lymphsystem aus und verursachen eine *Sekundärsyphilis*, deren Symptome sich 4–16 Wochen nach Auftreten des Ulcus durum manifestieren. Am häufigsten sind Condylomata in der Anal- und Genitalregion, aber auch andere Haut- und Schleimhautareale können betroffen sein. Eine leichte Mitreaktion des ZNS soll häufiger sein als klinisch diagnostiziert. Untersuchungen von Lukehart et al. (1988) mit dem Rabbit-Inokulations-Test (RIT) erbrachten einen Erregernachweis im Liquor bei 30 % der Untersuchten im Primosekundärstadium; eine (zumeist symptomlose) Liquorpleozytose fand man in diesem Stadium bei 40 % der Untersuchten. Da im natürlichen Verlauf der Syphilis nur 5–10 % der Erkrankten Jahre bis Jahrzehnte später eine Neurosyphilis entwickeln (Rockwell et al. 1964), ist offensichtlich eine Selbstheilung im ZNS möglich. Bei Koinfektionen mit HIV stellt sich jedoch häufiger eine Neurosyphilis ein (Marra et al. 2004). Die Symptome des Sekundärstadiums bilden sich etwa nach drei bis 12 Wochen wieder zurück. Bei einem Viertel dieser Patienten stellt sich in den nächsten 12 Monaten ein Rezidiv ein, sofern die Krankheit nicht erkannt und behandelt wurde. Man bezeichnet diese Phase als *Frühlatenz;* sie gilt als infektiös. Ab dem zweiten Jahr nach Abheilen des Primäraffektes spricht man von der *Spätlatenz*, in der die Patienten in der Regel die Krankheit nicht mehr übertragen. Definitionsgemäß beginnt das *Tertiärstadium* mit der späten Organmanifestation. Sie äußert sich bei ca. 15 % der Betroffenen als gummöse Syphilis (Knochen, Haut, verschiedene Organsysteme), bei 10 % als kardiovaskuläre Syphilis (u. a. Aortenaneurysma) und bei 5–10 % als Neurosyphilis. Die Tertiärsyphilis kann vier bis 40 Jahre nach der Infektion auftreten. Während im Primär- und Sekundärstadium residuenfreie Heilungen möglich sind, erreicht man im Tertiärstadium auch durch hoch dosierte Antibiotikagaben zumeist nur Defektheilungen. Der über längere Zeiträume entstandene Entzündungsprozess bildet sich, wenn überhaupt, nur langsam zurück. Indikationen für eine Liquorpunktion sind in **Tab. F 5.1** dargestellt.

Tab. F 5.1: Indikationen für Lumbalpunktion und Liquordiagnostik bei positiven Seroreaktionen

- Neurologische, ophthalmologische, otologische oder psychiatrische Symptomatik
- HIV-Infektion (speziell bei CD4+-Zellzahl < 350/ul) plus latente Syphilis
- Klinische Zeichen für eine gummöse oder kardiovaskuläre Manifestationsform der Tertiärsyphilis
- Therapiekontrolle (in zunehmend größeren Abständen bis Zellzahl normalisiert ist)
- Verdacht auf Therapieversagen oder Rezidiv (z. B. erneute IgM-Positivität)

(modifiziert nach CDC Atlanta 2006)

F 5.3 Therapeutische Prinzipien

F 5.3.1 Pathogenetische Aspekte

Der Erreger der Syphilis, *Treponema pallidum ssp. pallidum (T. p.)*, enthält in seiner zytoplasmatischen Membran eine Peptidoglykanschicht, die den Angriffsort der Beta-Laktam-Antibiotika darstellt. *T. p.* besitzt weder Endotoxin noch entfaltet es eine toxische oder zelldestruktive Wirkung. Entscheidend für seine Pathogenität ist die Haftung an der Wirtszelle, die parasitär bis zu ihrem Untergang ausgenutzt wird. Weitere Pathogenitätsfaktoren des Erregers sind seine Strategien, sich den Abwehrmechanismen des Wirtsorganismus zu entziehen. Hierzu gehören die bakterielle Phosphodiesterase, die Antikörper des Wirtes neutralisiert, und die Wanderung von *T. p.* in immunologisch privilegierte Orte, z. B. Nervenzellen, deren Befall vom körpereigenen Immunsystem nur eingeschränkt erkannt werden kann. Neuere Studien zeigen zudem, dass bestimmte Subtypen wie der *T. p.* Subtyp 14d/f bevorzugt zu einer Neurosyphilis führen (Marra et al. 2010).

Im Primäraffekt (Syphilis I) werden bei 60–90 % der Erkrankten die lokalen Abwehrmechanismen durch den Erreger unterlaufen, sofern keine antibiotische Behandlung stattfindet. Es folgt eine Ausbreitung von *T. p.* im Körper mit konsekutivem Befall von Haut, Schleimhaut, Auge, ZNS sowie anderen parenchymatösen Organen. Diese Generalisierung des Krankheitsprozesses entspricht dem Sekundärstadium. Die sich anschließende Latenzphase ist durch einen infektionsimmunologischen Gleichgewichtszustand zwischen Erreger und Wirt gekennzeichnet. Das Eindringen von *T. p.* in das Nervensystem ist offensichtlich in allen Krankheitsphasen möglich. Einzelnen Autoren gelang es, am Primäraffekt die Penetration von *T. p.* in periphere Nervenendigungen zu demonstrieren (Secher et al. 1982). Es blieb allerdings ungeklärt, ob dieses bereits als Hinweis für eine transneurale Erregerwanderung zum ZNS hin zu bewerten ist. Die Penetration des ZNS durch *T. p.* dürfte vorzugsweise auf hämatogenem Wege erfolgen. Liquoruntersuchungen bei an Sekundärsyphilis Erkrankten zeigten, dass 25–40 % pathologische Veränderungen aufweisen. Nach der später nicht mehr überprüften Auffassung mancher Autoren ist dies ein Zeichen einer frühen ZNS-Invasion (Chesney und Kemp 1924, Mills 1927, Löwhagen et al. 1983).

Im Spätstadium der Syphilis ist der Organbefall durch eine perivaskuläre Anhäufung von Lymphozyten, Plasmazellen und endothelialen Zellen charakterisiert. Die Maximalform der krankheitstypischen granulomatösen Reaktion ist das *Gumma*. Es besteht aus massiven Infiltraten von Lymphozyten, Plasmazellen und Makrophagen. Im ZNS werden Meningen, Hirnnerven sowie kleine piale und parenchymatöse Gefäße in den entzündlichen Prozess einbezogen. Die Parenchymschädigung kommt entweder durch Gefäßverschlüsse mit Gewebsischämie oder durch Neuronendegeneration, Demyelinisation, Astrozytenproliferation sowie Ependymgranulation zustande.

F 5.3.2 Pharmakologie und Pharmakokinetik

Die frühere Regel, wonach *T. p.* auf Penicillin, andere Beta-Laktame, Makrolide und Tetrazykline immer gut empfindlich ist, muss modifiziert werden, weil ein Erythromycin-resistenter, ein Azithromycin resistenter und ein Penicillase-produzierender Stamm von *T. p.* isoliert wurden (Norgard et al. 1981, Stapleton et al. 1985, Lukehart et al. 2004). Hierbei handelt es sich jedoch um seltene Ausnahmen. Es gibt allerdings geografische Regionen wie z. B. Dublin oder San Francisco, in denen Makrolid-Resistenzen durch die Verbreitung eines bestimmten *T. p.* Stammes in 54–88 % der Fälle nachgewiesen werden können (Lukehart et al. 2004, Mitchell et al. 2006). Die Bestimmung der minimalen Hemmkonzentrationen für die einzelnen Antibiotika ist nicht möglich, weil sich der Erreger durch mikrobiologische Standardtechniken nicht kultivieren lässt.

Aus experimentellen Daten weiß man, dass Penicillin-Konzentrationen von 0,1 µg/ml im Serum maximal treponemozid sind (Rein 1981). Als Zielgröße für die Behandlung der Neurosyphilis wird eine Konzentration von 0,018 µg Penicillin/ml als Mindestkonzentration im Liquor angesehen; spezielle experimentelle Daten sind hierfür jedoch nicht verfügbar. Ein solcher Liquorspiegel ist durch Penicillindosen von 20–30 Mio IE/d, verteilt auf drei bis sechs Einzelgaben zu erreichen (Ducas und Robson 1981, Zenker und Rolfs 1990). Auch hinsichtlich der Therapiedauer ist die Datenlage unzureichend: Die in vitro bestimmte Replikationszeit der Treponemen von 30–33 Stunden könnte in vivo, beispielsweise bei Neurosyphilis, wesentlich länger sein. Nach Zenker und Rolfs (1990) ist 1. die Erfolgsquote der Therapie positiv mit der Therapiedauer korreliert und 2. die Immobilisation von *T. p.* umso schneller und effektiver, je höher man die verabfolgte Dosis wählt. Die Antibiotikakonzentrationen, die zur 50 %igen Immobilisation der Treponemen erforderlich sind, liegen bei 0,002 µg/ml für Penicillin G, 0,07 µg/ml für Amoxicillin und 0,01 µg/ml für Ceftriaxon (Korting et al. 1986). Diese Konzentrationen sollen in vivo – wie zuvor für Penicillin G schon beschrieben – um den Faktor 10 überschritten werden. Nach einer eigenen pharmakokinetischen Studie mit Ceftriaxon wird eine treponemozide Liquorkonzentration in dieser Größenordnung nach Verabfolgung von 2 g/d (Initialdosis 4 g/d) erreicht (Nau et al. 1993). Damit ist Ceftriaxon eine dem Penicillin G mindestens gleichwertige Substanz zur Behandlung der Neurosyphilis, was in klinischen Studien bisher aber nur durch eine kleinere Phase-II-Studie bei Patienten mit Neurosyphilis und HIV bestätigt wurde (Marra et al. 2000).

Doxycyclin wurde nur bei kleineren Patientengruppen untersucht, deshalb kann auf der Basis der vorhandenen Datenlage keine definitive Empfehlung gegeben werden (Quinn und Bender 1988, BASHH Clinical Effectiveness Group 2008).

F 5.4 Pragmatische Therapie

F 5.4.1 Antibiotika

Die aktuellen europäischen Empfehlungen der IUSTI (French et al. 2009) für die Behandlung der latenten und tertiären Syphilis sind in **Tab. F 5.2** dargestellt. Modifikationen ergeben sich allerdings für neurologische und psychiatrische Patienten aus folgenden Gründen:

1. Die Tagesdosis von 2,4 (wie auch 4,8) Mio IE Procain-Penicillin G i. m. plus 4 × 500 mg Probenecid über 10 bis 14 Tage reicht nicht aus, um in jedem Fall treponemozide Penicillinspiegel im Liquor zu erzeugen (Goh et al. 1984).
2. Benzathin-Penicillin G, welches in einer Dosierung von 2,4 Mio IE i. m. für das Primosekundär- und das Latenzstadium empfohlen wird, gewährleistet ebenfalls nicht Liquorkonzentrationen ≥ 0,018 µg Penicillin/ml und ist deshalb nicht zur Therapie von ZNS-Komplikationen bei Syphilis II sowie Früh- und Spätlatenz geeignet.

Tab. F 5.2: Therapieempfehlung für Syphilis im Latenz- und im Tertiärstadium

Antibiotikum	Route	Dosierung	Dauer
Frühlatenz			
Benzathin-Penicillin G	intramuskulär	2,4 Mio IE	einmalig
Doxycyclin	oral	2 × 100 mg pro Tag	2 Wochen
Azithromycin	oral	1 × 2 g pro Tag	Einmalige Dosis*
Erythromycin	oral	4 × 500 mg pro Tag	2 Wochen
Tetracyclin	oral	4 × 500 mg pro Tag	2 Wochen
Spätlatenz oder unbekanntes Latenzstadium			
Benzathin-Penicillin G	intramuskulär	2,4 Mio IE pro Woche	3 Wochen
Doxycyclin	oral	2 × 100 mg pro Tag	4 Wochen
Erythromycin	oral	4 × 500 mg pro Tag	2 Wochen
Tetracyclin	oral	4 × 500 mg pro Tag	4 Wochen
Tertiärstadium/neurologische Symptomatik			
wässriges Penicillin G	intravenös	3–4 Mio IE alle 4 Stunden	18–21 Tage
Procain-Penicillin G	intramuskulär	2,4 Mio IE pro Tag	10–17 Tage
plus Probenecid	oral	4 × 500 mg pro Tag	10–17 Tage

(French et al. 2009; BASHH Clinical Effectiveness Group 2008; *Riedner et al. 2005)

Die Therapie der ersten Wahl bei Neurosyphilis ist Penicillin G in kristalloider Lösung, intravenös verabfolgt mit 18–24 Mio IE/d (3–4 Mio IE alle vier Stunden) über mindestens 18 Tage (↑, A). Dieses Schema wird bei symptomatischer und asymptomatischer Neurosyphilis sowie bei allen Formen der Syphilis mit HIV-Koinfektion angewendet. Als gleichwertig ist die in vielen Kliniken übliche i. v.-Gabe von 3 × 10 oder 5 × 5 Mio IE Penicillin G anzusehen (French et al. 2009).
Ein alternatives Therapieschema für Patienten mit vermutetem oder gesichertem syphilitischen ZNS-Befall stellt die tägliche i. v.-Gabe von 2 g Ceftriaxon (Initialdosis 4 g) über 10–14 Tage dar (Marra et al. 2000). Bei Penicillinallergie wird eine vorausgehende Penicillindesensibilisierung empfohlen (Schöfer et al. 2005) (↔, B).
Als Therapie der dritten Wahl wird Doxycyclin (4 x 200 mg/d für 28 Tage) empfohlen (BASHH Clinical Effectiveness Group 2008). Tetrazykline sind jedoch bei Schwangerschaft und Kindern bis zu acht Jahren wegen Gelbfärbung der Zähne kontraindiziert. Als wirksames Antibiotikum kann in solchen Fällen auch Chloramphenicol erwogen werden. Allerdings ist seine Effektivität bei Neurosyphilis nie in kontrollierten Studien untersucht worden (↔, C).

F 5.4.2 Therapieindikation und Therapiekontrolle

Eine Syphiliserkrankung ist bei positiver Lipoidantikörperreaktion (VDRL-Test oder Cardiolipin-KBR) und dem Nachweis treponemenspezifischer IgM-Antikörper im Serum (T. p.-IgM-ELISA oder 19S-IgM-FTA-ABS-Test) behandlungsbedürftig (French et al. 2009). Bei aktiver Neurosyphilis im späten Tertiärstadium kann insbesondere bei HIV-Patienten der VDRL-Test und selten auch einmal der 19S-IgM-FTA-ABS-Test (bzw. der T. p.-IgM-ELISA) negativ ausfallen. In solchen Fällen wird die Behandlungsbedürftigkeit nach Liquorbefund (Pleozytose; hoher TPPA-Titer) sowie nach klinischen Progredienzzeichen abgeschätzt. Der ITpA-Index ist nicht als Aktivitätsmerkmal geeignet; er kann nach der Therapie zunächst sogar noch ansteigen und bleibt zumeist lebenslänglich erhöht.
Von einer erfolgreichen Behandlung der Neurosyphilis kann man ausgehen, wenn sich innerhalb von mehreren Wochen die Zellzahl und innerhalb weniger Monate die Störung der Blut-Liquor-Schranke normalisiert hat; die treponemenspezifischen IgM-Antikörper verschwinden in der Regel innerhalb von sechs bis 12 Monaten. Der VDRL-Test soll nach drei Monaten auf ein Drittel des Ausgangswertes abgefallen und nach 12 Monaten negativ sein. TPPA- und FTA-ABS-Test sind ebenso wie der ITpA-Index für die Therapiekontrolle ungeeignet. Liquorkontrollen werden so lange durchgeführt, bis die Pleozytose abgeklungen ist; ein langsamer Rückgang der intrathekalen IgG-Synthese ist zu erwarten. (Gemeint ist das Gesamt-IgG, nicht aber das treponemenspezifische IgG, welches im ITpA-Index gemessen wird.)
Falls 12–24 Stunden nach Beginn der antibiotischen Behandlung Allgemeinsymptome wie Fieber, Kopf- oder Muskelschmerz, Abgeschlagenheit, Tachykardie, Blutdruckanstieg oder -abfall, Leukozytose und relative Lymphopenie, außerdem Krampfanfälle und/oder eine Verschlechterung der neurologischen Ausfälle auftreten, muss an eine *Jarisch-Herxheimer-Reaktion* gedacht werden. Sie ist in frühen Krankheitsstadien häufig, bei Neurosyphilis nur in 1–2 % der Fälle zu beobachten. Betroffene Patienten sollten kardiovaskulär überwacht und symptomatisch mit Antipyretika behandelt werden. Die Antibiotikaverabfolgung darf nicht unterbrochen werden.

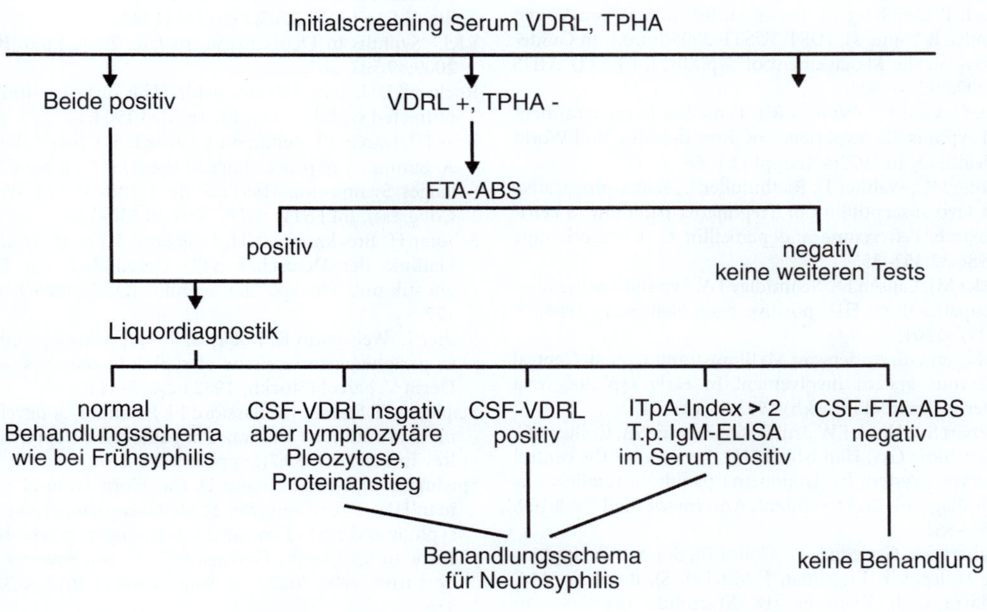

Abb. F 5.1: Diagnostisches Vorgehen und Therapiemaßnahmen bei Verdacht auf syphilistischen ZNS-Befall

F 5.4.3 Allgemeine Therapiemaßnahmen

Epileptische Anfälle werden auch bei Neurosyphilis-Patienten entsprechend den Leitlinien der DGN für die antikonvulsive Therapie behandelt. Lanzinierende Schmerzen sind als neuropathische Schmerzen zumeist refraktär gegenüber üblichen Analgetika, deshalb bieten sich Therapieversuche mit Carbamazepin, Lamotrigin, Gabapentin, Pregabalin, Amitriptylin, Duloxetin oder Flupirtin an. Bei psychotischen Episoden und Verwirrtheitssyndromen kommen in erster Wahl Anxiolytika und/oder Neuroleptika infrage, wobei die Neigung zu Krampfanfällen namentlich bei der paralytischen Neurosyphilis beachtet werden soll. Die Verwendung von Kortikosteroiden (während der Antibiotikagabe) muss als experimentell betrachtet werden, weil keine Daten über deren Therapieeffekt vorliegen.

F 5.5 Literatur

BASHH Clinical Effectiveness Group. UK National Guidelines on Early and Late Syphilis 2008. www.BASSH.org.uk Centers for disease control and prevention. Sexually transmitted diseases treatment guidelines 2006. MMWR 2006;55:RR-11 und www.cdc.gov/std.

Chesney AM, Kemp JE. Incidence of Spirochaeta pallida in cerebrospinal fluid during early stage of syphilis. JAMA 1924;83:1725–1728.

Conde-Sendín MA, Amela-Peris R, Aladro-Benito Y, Maroto AA. Current clinical spectrum of neurosyphilis in immunocompetent patients. Eur Neurol 2004;52:29–35.

Ducas J, Robson HG. Cerebrospinal fluid penicillin levels during therapy for latent syphilis. JAMA 1981;246: 2583–2584.

Goh BT, Smith GW, Samarasinghe L, et al. Penicillin concentrations in serum and cerebrospinal fluid after intramuscular injection of aqueous procaine penicillin 0.6 MU with and without probenecid. Br J Vener Dis 1984; 60:371–373.

Fargen KM, Alvernia JE, Lin CS, Melgar M. Cerebral syphilitic gummata: a case presentation and analysis of 156 reported cases. Neurosurgery 2009;64:568–575.

French P, Gomberg M, Janier M, Schmidt B, van Voorst Vader P, Young H; IUST. IUSTI: 2008 European Guidelines on the Management of Syphilis. Int J STD AIDS 2009;20:300–309.

Idsoe O, Guthe T, Willcox RR. Penicillin in the treatment of syphilis: the experience of three decades. Bull World Health Ogan 1972;47(Suppl 1):1–68.

Korting HC, Walther D, Riethmüller U, et al. Comparative in vivo susceptibility of Treponema pallidum to ceftizoxime, ceftriaxone and penicillin G. Chemotherapy 1986;32:352–355.

Lanska MJ, Lanska DJ, Schmidley JW. Syphilitic polyradiculopathy in an HIV-positive man. Neurology 1988;38: 1297–1301.

Löwhagen GB, Andersson M, Blomstrand C, et al. Central nervous system involvement in early syphilis. Acta Derm Venereol (Stockh) 1983;63:409–417.

Lukehart SA, Hook EW 3rd, Baker-Zander SA, Collier AC, Critchlow CW, Handsfield HH. Invasion of the central nervous system by Treponema pallidum: implications for diagnosis and treatment. Ann Intern Med 1988;109: 855–862.

Lukehart SA, Godornes C, Molini BJ, Sonnett P, Hopkins S, Mulcahy F, Engelman J, Mitchell SJ, Rompalo AM, Marra CM, Klausner JD. Macrolide resistance in Treponema pallidum in the United States and Ireland. N Engl J Med 2004;351:154–158.

Marra CM, Boutin P, McArthur JC, et al. A pilot study evaluating ceftriaxone and penicillin G as treatment agents for neurosyphilis in human immunodeficiency virus-infected individuals. Clin Infect Dis 2000;30:540–544.

Marra CM, Maxwell CL, Tantalo L, Eaton M, Rompalo AM, Raines C, Stoner BP, Corbett JJ, Augenbraun M, Zajackowski M, Kee R, Lukehart SA. Normalization of cerebrospinal fluid abnormalities after neurosyphilis therapy: does HIV status matter? Clin Infect Dis 2004; 38:1001–1006.

Marra CM, Sahi SK, Tantalo LC, Godornes C et al. Enhanced molecular typing of treponema pallidum: geographical distribution of strain types and association with neurosyphilis. J Infect Dis 2010;202:1380–1388.

Mills CH. Routine examination of the cerebrospinal fluid in syphilis. Br Med J 1927;2:527–532.

MiQ 2001. Qualitätsstandards in der mikrobiologischinfektiologischen Diagnostik: Syphilis, Heft 16 München: Urban & Fischer 2001.

Mitchell SJ, Engelman J, Kent CK, Lukehart SA, Godornes C, Klausner JD. Azithromycin-resistant syphilis infection: San Francisco, California, 2000-2004. Clin Infect Dis 2006;42:337–345.

Nau R, Prange HW, Muth P, et al. Passage of cefotaxime and ceftriaxone into the cerebrospinal fluid of patients with uninflamed meninges. Antimicrob. Agents Chemother 1993;27:1518–1524.

Norgard MV, Miller JN. Plasmid DNA in Treponema pallidum: potential for antibiotic resistance by syphilis bacteria. Science 1981;213:535.

Prange H, Ritter G. Epidemiologie der Neurosyphilis. Nervenarzt 1981;52:32–35.

Prange HW, Goers R. Syphilis des Nervensystems heute. In: Huffmann G, Graune HJ, Hrsg. Infektionskrankheiten des Nervensystems. Reinbek: Einhorn; 1991.p. 154–165.

Prange HW, Bobis-Seidenschwanz I. Zur Evaluierung serologischer Aktivitätskriterien bei Neurosyphilis. Verh Dtsch Ges Neurol 1994/95;8:789–791.

Quinn TC, Bender B. Sexually transmitted diseases. In: Harvey AM, Johns RJ, McKusick, eds. The Priciples and Practice of Medicine. Norwalk: Appleton & Lange; 1988. p. 661–663.

Rein MF. Treatment of neurosyphilis. JAMA 1981;246: 2613.

Riedner G, Rusizoka M, Todd J, Maboko L, Hoelscher M, Mmbando D, et al. Single-Dose Azithromycin versus Penicillin G Benzathine for the treatment of Early Syphilis. N Eng J Med 2005;353:1236–1244.

RKI. Syphilis in Deutschland im Jahr 2008. Epid. Bull. 2009;49:503–507.

Rockwell DH, Yobs AR, Moore MB. The Tuskegee study of untreated syphilis. Arch Intern Med 1964;144:792–798.

Ross JD, Garcia PJ, Zenilman J, Lewis DA, Chan R, Poder A. Summary of proceedings of the IUSTI Global Challenges Symposium (ISSTDR 2007/10th IUSTI World Congress). Int J STD AIDS 2009;20:130–134.

Schöfer H, Brockmeyer NH, Hagedorn HJ et al. Syphilis. Leitlinie der Deutschen STD Gesellschaft zur Diagnostik und Therapie der Syphilis. JDDG 2005;4:160–177.

Secher L, Weismann K, Kobayasi T. Treponema pallidum in peripheral nerve tissue of syphilitic chancres. Acta Derm Venereol (Stockh) 1982;62:407–411.

Stapleton JT, Stamm LV, Bassford PJ. Potential for development of antibiotic resistance in pathogenic treponemes. Rev Infect Dis 1985;7(Suppl 2):S314–S317.

Spielmann N, Münstermann D, Hagedorn HJ et al. German HIV-1 Seroconverter Study Group.Time trends of syphilis and HSV-2 co-infection among men who have sex with men in the German HIV-1 seroconverter cohort from 1996-2007. Sex Transm Infect 2010;86:331–336.

Zenker PN, Rolfs RT. Treatment of syphilis 1989. Rev Infect Dis 1990;12(Suppl 6):591–609.

F 6 Andere Spirochäteninfektionen

*von H.-W. Pfister und V. Fingerle**

F 6.1 Lyme-Neuroborreliose

F 6.1.1 Klinik

Borrelia (B.) burgdorferi sensu lato ist der Erreger der Lyme-Borreliose, einer durch Schildzecken übertragenen Infektionskrankheit, die sich an verschiedenen Organen, insbesondere an der Haut, den Gelenken und am Nervensystem manifestieren kann. Bei der Lyme-Borreliose werden eine frühe – lokalisierte und disseminierte – Phase und eine späte Phase (persistierende Infektion) unterschieden (Pfister et al. 1994, Steere 2001). Im individuell sehr unterschiedlichen Krankheitsverlauf müssen aber nicht alle Phasen klinisch manifest werden. In allen klinischen Phasen können neurologische Symptome beobachtet werden.

Frühe lokalisierte Phase: Das Erythema migrans (Wanderröte), ein nach peripherwärts expandierendes, ringförmiges (in ca. 70 % der Erythema migrans-Fälle) oder homogenes (ca. 30 %) Erythem, entwickelt sich drei Tage bis 16 Wochen (Median 1,5 Wochen) nach der Infektion. Es bildet sich in der Regel spontan innerhalb von Wochen bis Monaten (Spanne 1 Tag bis 14 Monate) zurück. In diesem Stadium kann es gelegentlich zum Auftreten grippeähnlicher Allgemeinsymptome wie Fieber, Kopfschmerzen, Abgeschlagenheit, Arthralgien und Myalgien kommen. Diese Symptome sind vermutlich Ausdruck einer Spirochätämie. In diesem Stadium finden sich keine entzündlichen Liquorveränderungen.

Frühe disseminierte Phase: Etwa 15 % der unbehandelten Infizierten entwickeln nach einer Inkubationszeit von 3–4 Wochen (Spanne 1–18 Wochen) neurologische Manifestationen (akute Neuroborreliose). 40–50 % der Patienten erinnern sich an einen Zeckenstich. Auch finden sich bei knapp der Hälfte der Patienten Hinweise auf ein vorausgegangenes Erythema migrans, wobei bei 10–20 % der Patienten das Erythema migrans zum Zeitpunkt der neurologischen Manifestation noch vorhanden ist. Etwa 80–90 % aller Lyme-Neuroborreliose-Fälle im Erwachsenenalter präsentieren sich als Bannwarth-Syndrom.

Kardinalsymptome des Bannwarth-Syndroms sind
- radikuläre Schmerzen, insbesondere nachts, oft multilokulär und wandernd,
- periphere Paresen, an den Extremitäten, der Bauchwand, oder im Bereich der Hirnnerven, insbesondere des Nervus facialis (bei einem Drittel der Patienten beidseitige Fazialisparese) und des N. abducens,
- ein entzündliches Liquor-Syndrom mit einer lymphomonozytären Pleozytose mit Werten zwischen 10 und 1 000 Zellen/µl.

Beim Bannwarth-Syndrom fehlen meist meningeale Zeichen wie Nackensteifigkeit und Kopfschmerzen oder sie sind nur sehr gering ausgeprägt. Seltener finden sich in der Frühphase der Borrelieninfektion als Ausdruck einer Neuroborreliose: lymphozytäre Meningitis (mit Kopfschmerzen, Meningismus, Hirnnervenparesen); Plexusneuritis; Mononeuritis multiplex; Meningoenzephalitis; Myeloradikulitis und zerebrale Vaskulitis.

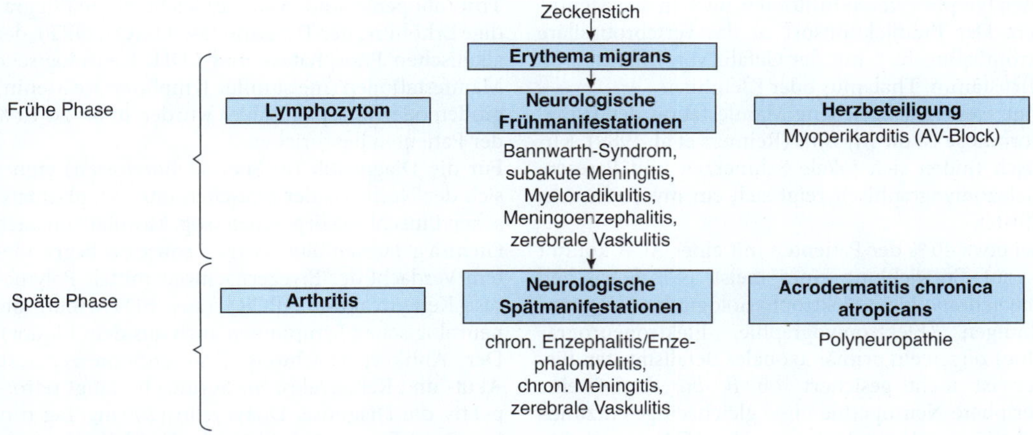

Abb. F 6.1: Klinische Einteilung der Lyme-Borreliose

* Autor dieses Kapitels in der 5. Auflage: H.-W. Pfister.

Im Gegensatz zum Manifestationsspektrum der Neuroborreliose im Erwachsenenalter dominiert bei Kindern eine subakute lymphozytäre Meningitis, oft kombiniert mit einer Fazialisparese (über 80 % der Patienten; DGPI 2009). Weniger als 5 % der Kinder mit Neuroborreliose haben ein Bannwarth-Syndrom. Eine monosymptomatische Fazialisparese in Folge einer *B. burgdorferi*-Infektion (d. h. keine zusätzlichen Symptome, aber Vorliegen einer entzündlichen Liquorpleozytose) kommt fast ausschließlich bei Kindern vor (RKI 2009).
Die häufigste nicht-neurologische, früh-disseminierte Manifestation ist die Myoperikarditis mit transientem AV-Block wechselnden Grades. Weitere klinische Manifestationen sind multiple Erythema-migrans-artige Hautveränderungen (in Europa bei 5 % der Patienten, in den USA bei etwa 50 %), und das Borrelien-Lymphozytom.

Späte Phase: Monate bis Jahre nach der Primärinfektion kann es zur Entwicklung neurologischer Spätmanifestationen (chronische Neuroborreliose) kommen. Hierzu zählen:

- chronisch progrediente Borrelien-Enzephalitis oder -Enzephalomyelitis
- zerebrale Vaskulitis
- Myositis
- Acrodermatitis chronica atrophicans (ACA)-assoziierte Polyneuropathie

Klinische Charakteristika der sehr seltenen chronischen Enzephalomyelitis sind para- oder tetraspastische Syndrome mit spastisch ataktischem Gangbild und Blasenentleerungsstörung (Kohlhepp et al. 1986). Ferner wurden z. B. berichtet: Hemiparesen, Hemianopsien, Aphasien/Dysarthrien, Bewegungsstörungen und Querschnittsyndrome mit Sensibilitätsniveau. Die Symptomatik kann sich über Wochen oder mehrere Monate entwickeln.

Die borrelieninduzierte *zerebrale Vaskulitis* ist durch einen akuten Beginn mit fokalneurologischem Defizit (zerebrale Ischämie) charakterisiert. Die wenigen histologischen Berichte in der Literatur zeigen eine Vaskulitis mit Intima-Schwellung, leichter Fibrose der Media, Verdickung der Adventitia und zahlreichen lymphozytären Infiltraten, auch in den Meningen. Der Prädilektionsort ist das vertebrobasiläre Strombahngebiet, mit der Gefahr von Infarkten im Hirnstamm, Thalamus oder Kleinhirn.
Eine weitere sehr seltene Manifestation der Lyme-Borreliose ist die *Myositis* (Reimers et al. 1989). Klinisch finden sich fokale Schmerzen und Paresen. Elektromyographisch zeigt sich ein myopathisches Muster.
Bei etwa 40 % der Patienten mit einer ACA kommt es zur Entwicklung einer meist asymmetrischen *Polyneuropathie*. Elektrophysiologische Untersuchungen (Elektromyographie, Elektroneurographie) zeigen ein primär axonales Befallsmuster. Bisher ist nicht gesichert, ob *B. burgdorferi* eine periphere Neuropathie ohne gleichzeitige entzündliche Liquor-Veränderungen oder ACA verursacht.
Nicht-neurologische späte Manifestationen sind: Lyme-Arthritis mit bevorzugtem Befall großer Gelenke, insbesondere der Kniegelenke, ACA sowie, sehr selten, Keratitis, ein Dermatomyositis-ähnliches Syndrom und Einzelfälle einer zirkumskripten Sklerodermie.
Nicht gesicherte Borrelien-Manifestationen sind: Polyneuropathie (ohne ACA), Motoneuronerkrankung, Parkinson-Syndrom, Demenz, Enzephalopathie und Post-Lyme-Disease-Syndrom (siehe weiter unten).

F 6.1.1.1 Differentialdiagnosen

Differentialdiagnostisch sind aufgrund des meningitischen Syndroms vor allem auszuschließen: virale Meningitis, Mollaret-Meningitis, Pilz-Meningitis, tuberkulöse Meningitis, Meningeosis carcinomatosa, Neurosarkoidose, zerebrale Vaskulitis, andere Spirochäteninfektionen wie Syphilis, Leptospirose, Rückfallfieber. Periphere Fazialisparesen erfordern die Abgrenzung zum Guillain-Barré-Syndrom, Miller-Fisher-Syndrom und der idiopathischen Fazialisparese. Die intensiven radikulären Schmerzen beim Bannwarth-Syndrom lassen häufig initial an einen Bandscheibenprolaps, eine Zosterradikulitis oder eine Polymyalgia rheumatica denken. Bei der chronischen Lyme-Enzephalomyelitis können im Kernspintomogramm periventrikuläre Signalalterationen nachweisbar sein, die allerdings unspezifisch sind (Agarwal und Sze 2009). Eine Abgrenzung zur Multiplen Sklerose ist in der Regel durch die Untersuchung eines Liquor-Serum-Paars und den Nachweis einer *B. burgdorferi*-spezifischen intrathekalen Antikörperproduktion möglich.
Ebenfalls durch Zecken übertragene Erkrankungen, die vorwiegend in Amerika beobachtet werden, sind die humane Ehrlichiose und Anaplasmose, die durch obligat intrazelluläre Bakterien der Arten *Ehrlichia* und Anaplasma verursacht werden (Fingerle und Wilske 2009). Die humane granulozytäre Ehrlichiose (syn. Anaplasmose; Erreger: *Anaplasma phagocytophilum)* kommt auch in Europa (z. B. Slowenien, Schweden, Holland) vor (Lotric-Furlan et al. 1998, Fingerle et al. 1999, Oteo et al. 2000). In Deutschland wurde bisher noch kein Fall berichtet. Klinische Charakteristika sind: akutes Auftreten von Fieber, Kopfschmerzen, Übelkeit, Myalgien, Arthralgien, Exanthem (bei 30 % der Patienten), Entwicklung einer Leukopenie (oft mit Linksverschiebung), Thrombopenie und Anämie, leicht bis mäßiggradige Erhöhung der Transaminasen (GOT, GPT), der alkalischen Phosphatase und LDH. Neurologische Manifestationen (meist milde lymphozytäre Meningitiden oder Enzephalitiden) wurden in bis zu 10 % der Patienten beschrieben.
Für die Diagnostik (in Speziallaboratorien) eignet sich der Nachweis der typischen intrazytoplasmatischen Einschlusskörperchen (sog. Morulae) im nach Giemsa gefärbten Blutausstrich sowie bei begründetem Verdacht der Erregernachweis mittels Polymerase-Kettenreaktion (PCR) (aus EDTA-Blut, bei neurologischen Symptomen auch aus dem Liquor). Der Antikörpernachweis (Immunfluoreszenztest; Akut- und Rekonvaleszenz Serum) bestätigt retrospektiv die Diagnose. Doxycyclin (200 mg/Tag p. o. für 10–14 Tage) gilt als Mittel der Wahl. Betalaktam-Antibiotika (z. B. Ampicillin oder Cephalosporine) sind nicht wirksam. Die humane Anaplasmose zeigt meist einen milden monophasischen Verlauf; bei immunsupprimierten und älteren Patienten wurden

allerdings schwere, vereinzelt tödliche Verläufe beobachtet (Dumler und Bakken 1998).

F 6.1.1.2 Diagnostik

Die Serodiagnostik der systemischen Borrelieninfektion beinhaltet ein 2-Stufen-Schema: Durchführung eines Suchtests (Enzym Immuno Assay – EIA), gefolgt von einem Bestätigungstest (Western-Blot) (Wilske et al. 2000). Es sollen bevorzugt Western-Blots (Immunoblots) mit rekombinanten Antigenen zum Einsatz kommen; der rekombinante Antigen-Blot hat – im Gegensatz zum Ganzzell-Lysat-Blot – den Vorteil einer einfachen und sicheren Identifizierung von reaktiven Banden. Die Häufigkeit positiver serologischer Befunde hängt vom Krankheitsstadium ab. In der Frühphase finden sich bei etwa 50 % der Patienten Borrelien-IgM-Antikörper. Bei Spätmanifestationen finden sich praktisch immer positive Serum-IgG-Antikörper, d. h. der fehlende Nachweis von borrelienspezifischen IgG-Antikörpern schließt bereits eine chronische Neuroborreliose mit hoher Sicherheit aus.
Die sichere Diagnose der aktiven (akuten oder chronischen) Neuroborreliose bei vorliegendem klinischen Verdacht basiert auf dem Nachweis einer

- lymphomonozytären Pleozytose im Liquor (oft Nachweis von Plasmazellen und aktivierten B-Lymphozyten, meist kombiniert mit einer Liquor-Protein-Erhöhung, einem erhöhten Liquor-/Serum-Albumin-Quotienten und dem Nachweis von oligoklonalen IgG-Banden im Liquor) in *Kombination* mit einer
- *Borrelia burgdorferi*-spezifischen intrathekalen IgG-Synthese (Stanek et al. 1996, 2010, Rauer et al. 2008).

Tab. F 6.1: Diagnostische Kriterien der Neuroborreliose

Mögliche Neuroborreliose
• typisches klinisches Bild (Meningitis, Meningoradikulitis, Hirnnervenausfälle, fokale neurologische Ausfälle) • Borrelien-spezifische IgG- und/oder IgM-Antikörper im Serum • Liquorbefund nicht vorliegend, Liquorpunktion nicht durchgeführt
Wahrscheinliche Neuroborreliose
wie *mögliche Neuroborreliose plus* • entzündliches Liquor-Syndrom (lymphomonozytäre Pleozytose, Eiweißerhöhung, intrathekale Immunglobulinsynthese, oligoklonale Gammopathie) • Ausschluss anderer Ursachen
Gesicherte Neuroborreliose
wie *wahrscheinliche Neuroborreliose* plus • intrathekale Borrelien-spezifische Antikörperproduktion (und/oder positive Borrelienkultur/positive PCR)

(nach Rauer et al. 2008)

In den Empfehlungen der European Federation of Neurological Societies wurde eine ähnliche Falldefinition für die Neuroborreliose vorgeschlagen (Mygland et al. 2010), hier heißt es:

- Definitive Neuroborreliose, wenn alle drei folgenden Diagnosekriterien erfüllt sind:
  - neurologische Symptome, die für eine Neuroborreliose sprechen;
  - Liquor-Pleozytose;
  - intrathekale *B. burgdorferi*-spezifische Antikörper-Produktion.
- Mögliche Neuroborreliose:
  - es sind zwei der drei genannten Diagnosekriterien erfüllt.

Die intrathekale Borrelien-spezifische Antikörperproduktion wird durch die Bestimmung des Liquor-/Serum-Index untersucht (in den meisten Laboren positives Ergebnis bei einem Wert > 1,5). Die Konstellation einer positiven *B. burgdorferi*-spezifischen intrathekalen Antikörperproduktion ohne Liquor-Pleozytose spricht für eine früher durchgemachte Neuroborreliose ohne aktuelle Krankheitsaktivität. Die *B. burgdorferi*-spezifische intrathekale Antikörperproduktion entwickelt sich bei unbehandelten Patienten in der zweiten Krankheitswoche, ist nach drei Wochen bei etwa 75 % der Patienten nachweisbar und nach 6–8 Wochen bei nahezu allen Patienten. In sehr frühen Krankheitsstadien der Neuroborreliose können bei etwa 5–10 % der Patienten *B. burgdorferi*-spezifische Antikörper im Liquor, jedoch nicht im Serum nachgewiesen werden. Bei Patienten mit einer akuten Neuroborreliose kann eine IgM-Antwort fehlen. Bei Patienten mit Symptomen über einen Zeitraum von mehr als zwei bis drei Monaten schließt ein negativer Borrelien-Antikörper-Test die Möglichkeit einer Neuroborreliose aus. Eine intrathekale *B. burgdorferi*-spezifische Antikörperproduktion kann viele Jahre oder Jahrzehnte persistieren; ohne gleichzeitigen Nachweis einer entzündlichen Liquor-Pleozytose gilt sie daher nicht als Zeichen einer aktiven Infektion.
Mit dem alleinigen Nachweis erhöhter Serum-IgG-Antikörpertiter gegen *B. burgdorferi* kann ein kausaler Zusammenhang zwischen einer neurologischen Symptomatik und einer *B. burgdorferi*-Infektion nicht bewiesen werden, da dieser Befund durch eine früher durchgemachte *B. burgdorferi*-Infektion bedingt sein kann. Die hohe Prävalenz von Serum-IgG-Antikörpern gegen *B. burgdorferi* in der Bevölkerung in Endemiegebieten und bei Personen mit erhöhtem Risiko für Zeckenstiche (z. B. Waldarbeitern) trägt zu den Schwierigkeiten der Serodiagnostik bei. Bei der Interpretation der serologischen Befunde muss berücksichtigt werden, dass positive Serum-Antikörper über viele Jahre persistieren können und asymptomatische Infektionen mit *B. burgdorferi* häufig sind. Epidemiologische Untersuchungen haben positive Serum-*B. burgdorferi*-Antikörper bei etwa 10–20 % der Allgemeinbevölkerung gezeigt. Ein positiver Bluttest kann daher nicht mit einer aktiven Infektion gleichgesetzt werden (auch nicht ein positiver IgM-Test). Bisher gibt es keinen Antikörper-Test (inklusive dem Western-Blot), der zwischen einer aktiven und einer früher durchgemachten Infektion (»Seronarbe«) sicher unterscheiden kann.

Im Gegensatz zu *Treponema pallidum*, dem Erreger der Syphilis, kann *B. burgdorferi* in künstlichen Nährmedien (modifiziertes Kelly-Medium) kultiviert werden. Der kulturelle Erregernachweis gelingt in Spziallaboratorien aus Hautbiopsien beim Erythema migrans oder bei der Acrodermatitis chronica atrophicans in über 50 %, ist dagegen aus dem Liquor nur bei etwa 10–20 % der Patienten mit einem Bannwarth-Syndrom möglich (s. **Tab. F 6.2**). Bei neurologischen Spätmanifestationen ist bisher der kulturelle Erregernachweis aus dem Liquor nicht gelungen.

Tab. F 6.2: Diagnostik der Lyme-Borreliose (zu erwartende positive Ergebnisse beim Erregernachweis)

Haut (Erythema migrans, ACA)	50–70 % mit Kultur oder PCR
Liquor (akute Neuroborreliose)	10–20 % mit Kultur oder PCR
Gelenkpunktat* (Lyme-Arthritis)	50–70 % mit PCR (Kultur extrem selten positiv)

* höhere Sensitivität des Erregernachweises aus Synovialis-Biopsie

Die Ergebnisse der PCR zum Nachweis von *B. burgdorferi*-DNA sind in der Sensitivität denen der Kultur vergleichbar, mit Ausnahme des Erregernachweises aus Gelenkpunktat bei der Lyme-Arthritis, bei dem die PCR der Kultur weit überlegen ist. Der Nachweis von *B. burgdorferi*-DNA im Liquor mittels PCR gelingt nur bei etwa 10–20 % der Patienten mit einer akuten Neuroborreliose. In Ausnahmefällen (z. B. immunsupprimierte Patienten) kann eine Borrelieninfektion durch den Erregernachweis aus dem Liquor gestützt werden. Indikationen für die PCR-Diagnostik bestehen bei kurzer Krankheitsdauer (frühe Krankheitsphase) und negativer Serologie, aber klinisch eindeutigem Verdacht. Zur Absicherung der Spezifität und zur Spezies-Diagnose sollte die PCR in einem Referenzlabor (z. B. im Nationalen Referenzzentrum für Borrelien oder in einem mikrobiologischen Universitätslabor) durchgeführt werden.
In einer Studie konnte gezeigt werden, dass möglicherweise dem Nachweis des Chemokins CXCL13 im Liquor eine wichtige Bedeutung in der Diagnostik der akuten Neuroborreliose zukommt (Rupprecht et al. 2007, 2008). Klinische Untersuchungen haben eine Sensitivität und Spezifität des Liquor-CXCL13-Spiegels von etwa 95 % gezeigt (Senel et al. 2009, Schmidt et al. 2011). Eine Bestimmung von CXCL13 im Liquor kann bei bestimmten Konstellationen hilfreich sein, z. B. a) in der sehr frühen Krankheitsphase bei klinischem Verdacht auf eine akute Neuroborreliose, wenn der Borrelien-Liquor-/Serum-Antikörper-Index noch negativ ist, oder b) bei atypischer klinisch-neurologischer Symptomatik und positivem Borrelien-Liquor-/Serum-Antikörper-Index.

In der Labordiagnostik der Lyme-Borreliose sind aufgrund von Spezifitätsproblemen bzw. nicht ausreichender Validierung folgende Verfahren ungeeignet:

- Lymphozyten-Transformationstest (LTT),
- Visual Contrast Sensitivity Test (VCS-Test, Synonym: Graustufentest),
- Nachweis einer erniedrigten CD57 positiven/CD3 negativen Lymphozytensubpopulation (sog. CD57-Test),
- Antigennachweis im Liquor oder Urin,
- PCR aus Serum und Urin,
- Nachweis »Zystischer Spirochätenformen«,
- fluoreszenzmikroskopischer Direktnachweis von Spirochäten (oder Dunkelfeldmikroskopie) in Patientenproben.

F 6.1.2 Epidemiologie und Verlauf

Der Erreger hat seinen Namen von seinem Entdecker Willy Burgdorfer (Burgdorfer et al. 1982). Aufgrund von DNA-Analysen wurden fünf verschiedene humanpathogene Genospezies von *B. burgdorferi* nachgewiesen:

- *B. burgdorferi* sensu stricto,
- *B. garinii* (benannt nach dem französischen Neurologen Garin, der 1922 eine Meningoradikulitis nach Zeckenstich berichtet hat),
- *B. afzelii* (benannt nach dem schwedischen Dermatologen Afzelius, der 1909 erstmals das Erythema migrans beschrieben hat),
- *B. spielmanii* (nachgewiesen nur in Erythema migrans-Hautläsionen) und
- *B. bavariensis* (im Bundesland Bayern isolierte Borrelie; früher *B. garinii* OspA Typ 4).

In Europa kommen alle fünf Borrelien-Genospezies vor; in Amerika wurde bisher nur *B. burgdorferi* sensu stricto als humanpathogener Erreger beschrieben. Ein strenger Organotropismus der verschiedenen Genospezies besteht nicht, wenngleich die Genotypisierung von Liquor-Isolaten in Europa ein Vorherrschen von *B. garinii* zeigte und der häufigste Erreger der Hautmanifestationen der Lyme-Borreliose in Europa *B. afzelii* ist.
Überträger von *B. burgdorferi* ist in Europa die Schildzecke *Ixodes (I.) ricinus*, die auch als Überträger des Frühsommer-Meningoenzephalitis-(FSME)-Virus fungiert. Eine Übertragung von *B. burgdorferi* durch Insektenstiche wird diskutiert, erscheint aber wegen der komplexen Vektor-Pathogen-Wirt-Interaktionen als sehr unwahrscheinlich. Ferner wurden folgende Zecken als Überträger von *B. burgdorferi* nachgewiesen: *I. persulcatus* in Osteuropa und Asien, *I. scapularis* im Osten der Vereinigten Staaten und *I. pacificus* im Westen der Vereinigten Staaten von Amerika. Der Anteil Borrelien tragender Zecken liegt in Deutschland zwischen 10 und 30 %; es finden sich deutliche regionale Unterschiede (Wilske et al. 1987). Die höchste Prävalenz borrelieninfizierter Zecken fand sich bei adulten Zecken und Nymphen, während die niedrigste Infektionsrate mit *B. burgdorferi* bei den Zeckenlarven nachweisbar war.
Die Lyme-Borreliose kommt im gesamten Bundesgebiet vor. Borrelien-spezifische Antikörper finden sich je nach Endemiegebiet und Altersgruppe in Deutschland und Österreich bei 5– > 10 % der gesunden Personen (Stanek et al. 1986, Kaiser et al. 1997).
Die Erkrankung wird in allen Altersgruppen beobachtet. Frühmanifestationen der Lyme-Borreliose können überwiegend zwischen Juni und Oktober beobachtet werden, während Spätmanifestationen über das ganze Jahr verteilt diagnostiziert werden. Bei 85 % der Patienten mit einem Bannwarth-Syn-

drom liegt der Erkrankungsbeginn im Sommer oder Herbst; lediglich 15 % erkranken in den Wintermonaten und im Frühling.

Die Früh-Manifestationen haben meist eine günstige Prognose, da sie überwiegend spontan abheilen. Allerdings muss im Rahmen der seltenen kardialen Manifestation der Lyme-Borreliose mit lebensbedrohlichen Rhythmusstörungen gerechnet werden. Das Risiko, dass ein Erythema migrans nach adäquater Antibiotikumtherapie fortschreitet, scheint bei < 1 % zu liegen.
Es ist bekannt, dass sich die neurologischen Symptome des Bannwarth-Syndroms unter einer rein symptomatischen Therapie innerhalb von mehreren Wochen bis Monaten zurückbilden. Dennoch ist eine Antibiotikatherapie notwendig, da zum einen die intensiven radikulären Schmerzen gebessert werden, zum anderen die Entwicklung von Spätmanifestationen verhindert werden soll. Eine Besserung der radikulären Schmerzen beim Bannwarth-Syndrom kann meist in den ersten fünf Tagen der Antibiotikatherapie beobachtet werden (Pfister et al. 1989, 1991). Unabhängig von der Ausprägung der Fazialisparese wird eine vollständige Rückbildung in den meisten Fällen innerhalb von Wochen beobachtet. Residuen oder Defektheilungen von Fazialisparesen (z. B. pathologische Mitbewegungen im Gesicht) werden bei etwa 5 % der Patienten gesehen. Bei etwa 10–20 % der Patienten mit einem Bannwarth-Syndrom sind ein halbes Jahr nach der Antibiotikatherapie noch neurologische Symptome in Form von Restparesen, geringgradigen Sensibilitätsstörungen oder intermittierenden radikulären Schmerzen nachweisbar. In einer kürzlich durchgeführten Verlaufsuntersuchung hatten 12 % der Patienten ein Jahr nach der behandelten akuten Neuroborreliose noch objektivierbare neurologische Defizite (Ljøstad und Mygland 2010).
Die kardialen Manifestationen sind in der Regel nach Antibiotikatherapie voll reversibel und haben eine günstige Prognose.
Die Erfolgsquote der Antibiotikatherapie ist bei den Spätmanifestationen etwas geringer.

Im Gegensatz zur frühen, akuten Neuroborreliose ist die chronische Neuroborreliose keine selbstlimitierende Erkrankung. Zur Behandlung chronischer Lyme-Enzephalomyelitiden gibt es allerdings bisher nur Einzelfallberichte. Auch nach jahrelangem klinischen Verlauf kann es nach einer Antibiotikatherapie noch zu einer klinischen Besserung kommen (Weber und Pfister 1994). Etwa 10 % der Patienten mit einer Lyme-Arthritis sprechen nicht auf die Antibiotikabehandlung an (Herzer 2005). Bei etwa 10 % der Patienten persistieren Arthritis-Schübe trotz Antibiotikatherapie über ein Jahr oder länger. Man spricht dann von einer chronischen Arthritis. Verlaufsuntersuchungen haben aber gezeigt, dass auch die chronische Arthritis innerhalb mehrerer Jahre spontan ausheilt.
Die meisten Patienten mit einer Acrodermatitis chronica atrophicans bessern sich unter einer Antibiotikatherapie, wenngleich die Rückbildung der Symptome viele Monate dauern kann.

Unspezifische Symptome (z. B. Müdigkeit, Kopfschmerzen, radikuläre Schmerzen, Myalgien, Konzentrations- und Gedächtnisstörungen, Dysästhesien, Schlafstörungen) nach durchgemachter und behandelter Lyme-Borreliose (z. B. Erythema migrans oder Bannwarth-Syndrom) wurden in der Literatur als *Post-Lyme Disease-Syndrom (PLD-Syndrom)*, *chronische Lyme-Enzephalopathie* oder chronische Lyme-Borreliose bezeichnet. Das PLD-Syndrom wurde insbesondere bei amerikanischen Patienten berichtet. Klare diagnostische Kriterien fehlen.
Kürzlich durchgeführte Studien zeigen, dass erneute Antibiotikakuren gegenüber Placebo keinen Vorteil erbringen (Klempner et al. 2001, Kaplan et al. 2003, Fallon et al. 2008). Darüber hinaus konnte in einer altersbezogenen Vergleichsstudie gezeigt werden, dass derartige unspezifische Beschwerden bei Patienten mit einem Zustand nach Lyme-Borreliose nicht häufiger waren als bei Personen ohne durchgemachte Lyme-Borreliose (Seltzer et al. 2000).
Ähnliche Beobachtungen wurden in einer Anfang 2010 publizierten klinischen Studie gemacht (Cerar et al. 2010). In dieser Studie wurde die Häufigkeit subjektiver Beschwerden bei Patienten mit einem abgelaufenen Erythema migrans untersucht, die nach den aktuellen Therapieempfehlungen mit Antibiotika behandelt wurden. Eine altersbezogene Vergleichsgruppe bestand aus Kontrollpersonen ohne durchgemachte Lyme-Borreliose. Zu den Symptomen, die zum Nachuntersuchungszeitpunkt, 6 und 12 Monate nach der Antibiotikabehandlung berichtet wurden, gehörten Müdigkeit, Arthralgien, Myalgien und Kopfschmerzen. Die Studie zeigte, dass sich die Häufigkeit neuer oder verstärkter Symptome bei Patienten mit Erythema migrans nicht signifikant von jener der Kontrollgruppe ohne Anamnese einer Lyme-Borreliose unterschied. Dies macht klar, dass unspezifische Symptome, die nach behandeltem Erythema migrans berichtet werden, nicht zwangsläufig in kausalem Zusammenhang mit der durchgemachten Borreliose stehen und nicht vorschnell als »chronische Lyme-Borreliose« eingeordnet werden dürfen; unspezifische Symptome wie Myalgien, Arthralgien, Müdigkeit oder Kopfschmerzen finden sich in einem gleich hohen Prozentsatz auch bei Kontrollpersonen ohne durchgemachte klinisch-manifeste Borrelieninfektion. Insbesondere müssen entsprechende differentialdiagnostische Überlegungen erfolgen; dies betrifft beispielsweise die Abgrenzung zu verschiedenen rheumatischen Erkrankungen (z. B. Kollagenosen, Polymyalgia rheumatica), zu Schilddrüsenstoffwechselstörungen, depressiven Syndromen oder Somatisierungsstörungen.
Die Durchführung der Borrelien-Serologie sollte nur bei begründetem V. a. eine Borrelien-Ätiologie durchgeführt werden; unspezifische Symptome sind keine Indikation für die Durchführung einer Borrelien-Serologie, da der prädiktive Wert eines positiven serologischen Befundes hier sehr gering ist.

F 6.1.3 Therapeutische Prinzipien

F 6.1.3.1 Pathogenese

Die Entwicklung einer Meningitis oder Enzephalitis in der Frühphase der Borrelieninfektion ist Folge einer hämatogenen Erregeraussaat. Es gibt einzelne klinische Beobachtungen, die dafür sprechen, dass es im Verlauf der *B. burgdorferi*-Infektion zu einer frühen Invasion des Zentralnervensystems mit den Erregern kommen kann (Pfister et al. 1991). Ferner gibt es auch tierexperimentelle Untersuchungen, die nach systemischer Gabe von Borrelien eine frühe Migration der Erreger durch die Blut-Hirn-Schranke zeigten (Benach und Garcia-Monco 1990). Das Bannwarth-Syndrom entsteht wahrscheinlich durch Ausbreitung der Borrelien vom Stichort entlang peripherer Nerven zum Subarachnoidalraum. Für diese Hypothese spricht die Tatsache, dass die radikulären Schmerzen bei etwa 70 % der Patienten initial in der Extremität auftreten, in der zuvor der Zeckenstich oder das Erythema migrans beobachtet wurde. Die definitiven pathophysiologischen Mechanismen der verschiedenen klinischen Manifestationen der Neuroborreliose sind jedoch im Detail noch unbekannt. Aufgrund experimenteller Untersuchungen scheinen Zytokine, Chemokine, Stickstoffmonoxid, Matrixmetalloproteinasen und vermutlich auch durch den Erreger getriggerte Autoimmunmechanismen (z. B. T-Zell-vermittelte Autoimmunreaktionen, Induktion von Auto-Antikörpern gegen neuronale und gliale Proteine) in der Pathogenese der Neuroborreliose beteiligt zu sein (siehe Rupprecht et al. 2008). Die klinische Besserung von Patienten mit chronischer Neuroborreliose unter einer Antibiotikatherapie spricht dafür, dass der Erreger wahrscheinlich lange persistieren kann. Bei chronischen Lyme-Polyneuritiden wurden in histologischen Untersuchungen von Nervenbiopsien perivaskuläre Infiltrate und Gefäßthrombosierungen beobachtet, die zu einer ischämisch bedingten Läsion des peripheren Nerven führen können.

F 6.1.3.2 Antibiotikatherapie

B. burgdorferi ist hochempfindlich gegenüber Ceftriaxon (und Cefotaxim), Penicillin und Doxycyclin; eine Resistenz gegenüber diesen Antibiotika ist bisher nicht dokumentiert worden.

In kontrollierten klinischen Studien haben sich in der Behandlung des Erythema migrans verschiedene Antibiotika als wirksam erwiesen: Doxycyclin, Amoxicillin, Cefuroxim, Penicillin V, Azithromycin, Minocyclin und auch Ceftriaxon (Weber und Pfister 1994, Steere 2001). Makrolide (z. B. Roxithromycin) haben allerdings trotz guter In-vitro-Aktivität klinisch bei Patienten mit Erythema migrans zu Therapieversagen geführt.

Klinische, nicht-kontrollierte Studien sprachen für die Wirksamkeit von intravenösem Penicillin G bei Patienten mit Bannwarth-Syndrom (Steere et al. 1983, Kristoferitsch et al. 1986). Kopfschmerzen, Nackensteifigkeit und radikuläre Schmerzen besserten sich unter Penicillin G schneller im Vergleich zu einer historischen Kontrollgruppe, bei der Prednison gegeben worden war (Steere et al. 1983). Allerdings gab es keine Unterschiede zwischen den beiden Gruppen in der Rückbildung der Paresen.

In prospektiven randomisierten Therapiestudien (allerdings mit geringen Patientenzahlen) waren Penicillin G, Cefotaxim, Ceftriaxon und Doxycyclin bei der Neuroborreliose wirksam (Pfister et al. 1989, 1991, Müllegger et al. 1991, Karlsson et al. 1994), Kontrollierte klinische Studien bei Patienten mit chronischer Lyme-Enzephalitis/Enzephalomyelitis konnten bisher nicht durchgeführt werden, da das Krankheitsbild relativ selten ist.

Derzeit gilt Ceftriaxon als Standardantibiotikum in der Therapie der Neuroborreliose. Als Alternativpräparat zu Ceftriaxon kommt Doxycyclin (200 mg/die p. o.) in Betracht. In einer Meta-Analyse von 8 europäischen Studien mit insgesamt mehr als 300 Patienten mit definitiver Neuroborreliose zeigte sich kein statistisch signifikanter Unterschied hinsichtlich des Behandlungserfolgs zwischen einer oralen Doxycyclin-Therapie im Vergleich zur intravenösen Gabe von Penicillin G oder Ceftriaxon (Halperin et al. 2007). In einer kürzlich publizierten placebo-kontrollierten Doppelblindstudie wurde bei 102 erwachsenen Patienten mit Lyme-Neuroborreliose die orale Doxycyclin-Therapie mit intravenösem Ceftriaxon verglichen (Behandlungsdauer 2 Wochen) (Ljostad et al. 2008). Die Autoren beschrieben eine ähnlich gute Wirksamkeit von oralem Doxycyclin und intravenösem Ceftriaxon. Doxycyclin kommt somit als Alternative in der Behandlung der akuten Neuroborreliose in Betracht. Insbesondere bei einer vorliegenden Allergie gegen Beta-Lactam-Antibiotika kann auf Doxycyclin ausgewichen werden. Die Bioverfügbarkeit von Doxycyclin ist nach oraler Gabe sehr hoch (> 90 %); die Serumkonzentrationen von Doxycyclin sind nach intravenöser und oraler Gabe recht ähnlich.

Die in der Regel empfohlene Behandlungsdauer in den Frühstadien der Lyme-Borreliose liegt bei 14 Tagen, im chronischen Stadium bei (2–)3 Wochen. Es gibt keinen wissenschaftlichen Beleg, eine Behandlungsdauer von mehr als 2–3 Wochen bei Patienten mit Neuroborreliose zu empfehlen. Dennoch gibt es immer wieder Berichte über eine Therapiedauer von vielen Wochen und sogar Monaten, obwohl vereinzelt schwere Nebenwirkungen (z. B. pseudomembranöse Kolitis) berichtet wurden (s. **Tab. F 6.3** und **Tab. F 6.4**, Pfister et al. 1991, Müllegger et al. 1991, Rauer et al. 2008).

F 6.1.3.3 Kortikosteroide

Klinische Beobachtungen bei Patienten mit einem Bannwarth-Syndrom zeigten eine schnelle Besserung der radikulären Schmerzen unter Kortikosteroiden. Da es auch unter alleiniger intravenöser Antibiotikatherapie zu einer raschen Besserung der Schmerzen kommt, wird der Einsatz von Kortikosteroiden beim Bannwarth-Syndrom nicht empfohlen (Pfister et al. 1988). Es gibt bislang keine gesicherten Daten über die Wirkung von Kortikosteroiden bei den neurologischen Spätmanifestationen.

F 6.1.4 Pragmatische Therapie

F 6.1.4.1 Indikation für eine Antibiotikatherapie

Eine Antibiotikatherapie (s. **Tab. F 6.3**, **Tab. F 6.4**) ist indiziert, wenn eine gesicherte oder wahrscheinliche Neuroborreliose vorliegt. Eine Indikation für eine Antibiotikatherapie ist nicht gegeben, wenn unspezifische Symptome (z. B. Müdigkeit, Kopfschmerzen, Arthralgien, Myalgien, Gemütsschwan-

kungen) vorliegen, die neurologische Untersuchung einen Normalbefund erbringt und nur positive Borrelien-Antikörper-Titer im Serum bei vollständig unauffälliger Liquor-Analyse vorliegen.
Eine »Behandlung von erhöhten Borrelien-Antikörpertitern« bei gesunden Personen wird nicht empfohlen.

F 6.1.4.2 Wahl der Antibiotika

Als Standardantibiotikum in der Behandlung des Erythema migrans gilt Doxycyclin (**Tab. F 6.4**); Alternativen sind insbesondere Amoxicillin und Cefuroxim. Bei Kindern unter neun Jahren und bei Schwangeren ist Doxycyclin kontraindiziert.

Tab. F 6.3: Therapie der Lyme-Borreliose bei Erwachsenen

Krankheitsphasen	Medikament[1]	Tagesdosis	Applikationsart	Dauer (Tage)	
Früh lokalisiert	**Doxycyclin** [2]	**1 × 200 mg**	p. o.	14	↑↑, A
	Amoxicillin	3 × 500–1 000 mg	p. o.	14	↑, B
	Cefuroximaxetil	2 × 500 mg	p. o.	14	↑, B
	Azithromycin[3]	2 × 250 mg	p. o.	5–10	↑, C
Früh disseminiert	**Ceftriaxon**	**1 × 2 g**	i. v.	14[5]	↑↑, A
	Cefotaxim	3 × 2 g	i. v.	14	↑↑, A
	Doxycyclin	1 × 200 mg[6]	p. o.	14	↑↑, A
	Amoxicillin[4]	3 × 500–1 000 mg	p. o.	14	↑, B
Späte Formen	**Ceftriaxon**	**1 × 2 g**	i. v.	14–21[5]	↑↑, A
	Doxycyclin	1 × 200 mg[6]	p. o.	21–28[7]	↑↑, A
	Amoxicillin	3 × 500–1 000 mg	p. o.	21–28	↑, B
	Cefotaxim	3 × 2 g	i. v.	14–21	↑, B

1 In dieser Spalte sind alternative Antibiotika aufgeführt, die in klinischen Studien wirksam waren.
2 Doxycyclin ist kontraindiziert bei Kindern < 9 Jahre (DGPI 2009) und bei Schwangeren; siehe Leitlinien der Deutschen Dermatologischen Gesellschaft, Hofmann et al. 2009.
3 Bei Unverträglichkeit der anderen oralen Antibiotika. Makrolide (z. B. Azithromycin, Roxithromycin) haben trotz guter In-vitro-Aktivität klinisch bei Patienten mit Erythema migrans zu Therapieversagen geführt
4 bei leichteren (nicht-neurologischen) Manifestationen
5 Die optimale Therapiedauer der Neuroborreliose ist derzeit noch nicht bekannt. Es gibt keine Studie, die zeigt, dass bei der akuten Neuroborreliose eine Therapiedauer von mehr als 2 Wochen bessere Ergebnisse als die 14-tägige Behandlung bringt. Bei der chronischen Neuroborreliose wird meist eine Therapiedauer von drei Wochen empfohlen.
6 Möglicherweise ist in der Therapie der Neuroborreliose eine Tagesdosis von 300 mg erforderlich.
7 bei Lyme Arthritis 28 Tage, bei Acrodermatitis chronica atrophicans 21–28 Tage (Hofmann et al. 2009).

Das am häufigsten eingesetzte Antibiotikum in der Therapie der Neuroborreliose (frühe und chronische) ist Ceftriaxon (2 g/Tag i. v. über 14 bzw. 21 Tage), das bei leichteren Krankheitsverläufen auch ambulant verabreicht werden kann (A). Alternativ werden oft Cefotaxim sowie bei Cephalosporin-Allergie Doxycyclin gegeben (A) (siehe **Tab. F 6.3** und **Tab. F 6.4**).

Tab. F 6.4: Therapie der Neuroborreliose bei Erwachsenen

Akute Neuroborreliose
- Ceftriaxon 1 × 2 g/Tag i. v. 14 Tage *oder* Cefotaxim 3 × 2 g/Tag i. v. 14 Tage (↑↑)

Alternativ bei Cephalosporin-Allergie:
- Doxycyclin 2(–3) × 100 mg/Tag p. o. 14 Tage (↑↑)

Chronische Neuroborreliose
- Ceftriaxon 1 × 2 g/Tag i. v. 14–21 Tage (↑) *oder* Cefotaxim 3 × 2 g/Tag i. v. 14–21 Tage (↑)

Alternativ bei Cephalosporin-Allergie:
- Doxycyclin 2(–3) × 100 mg/Tag p. o. 14–21 Tage (↑)

Vereinzelt wird beobachtet, dass es bei Patienten mit Bannwarth-Syndrom innerhalb weniger Tage nach Beginn der Antibiotikatherapie zu einer Verschlimmerung oder zu einem Neuauftreten einer Fazialisparese kommt, wahrscheinlich auf dem Boden eines immunvermittelten Prozesses (Dotevall und Hagberg 1999). In solchen Fällen kann mit Kortikosteroiden (z. B. Methylprednisolon 1 mg/kg KG/Tag p. o.) für einige Tage behandelt werden; ihr Effekt ist allerdings wissenschaftlich nicht belegt.

F 6.1.4.3 Dauer der Antibiotikatherapie

Die übliche Dauer der Antibiotikatherapie der akuten Neuroborreliose liegt bei 14 Tagen (s. **Tab. F 6.4** und **Tab. F 6.5**). Bei der chronischen Neuroborreliose wird meist eine Therapiedauer von drei Wochen empfohlen. Es gibt keine Studien, die zeigen, dass eine längere Therapiedauer zu günstigeren klinischen Ergebnissen führt.
Es gibt keine gesicherten Daten, die die Überlegenheit einer Puls-/Intervall- oder Hochdosis-Antibiotikatherapie im Vergleich zu einer täglichen Antibiotikabehandlung in üblicher Dosierung zeigen.

F 6.1.4.4 Therapiekontrolle

Verlaufsuntersuchungen der Borrelien-Antikörper-Titer im Serum zur Beurteilung eines möglichen Therapieeffekts sind nicht empfehlenswert. Ist der

Patient in einer klinischen Verlaufsuntersuchung nach sechs Monaten nicht beschwerdefrei, ist eine Kontroll-Liquorpunktion zu empfehlen. Findet sich noch eine erhöhte Liquorzellzahl, soll ein erneuter Antibiotikumtherapiezyklus durchgeführt werden. Oligoklonale IgG-Banden im Liquor und eine intrathekale Borrelien-spezifische Antikörperproduktion können viele Monate und Jahre nach der Antibiotikatherapie noch nachweisbar sein und gelten nicht als Parameter für eine aktive Erkrankung. Der Nachweis von unverändert erhöhten Serum-IgG- und/oder IgM-Antikörpertitern nach Antibiotikatherapie belegt nicht eine persistierende Infektion. Daher sollte der Therapieerfolg aufgrund der Besserung der neurologischen Symptomatik und der Normalisierung der Liquor-Pleozytose beurteilt werden.

F 6.1.4.5 Impfung

Eine durchgemachte, klinisch manifeste Lyme-Borreliose (z. B. Erythema migrans, Bannwarth-Syndrom) hinterlässt keine sichere protektive Immunität; Reinfektionen können vorkommen. Ein Borrelien-Impfstoff steht derzeit nicht zur Verfügung. Der vorübergehend in Amerika zugelassene Impfstoff (Lymerix®) ist mittlerweile wieder vom Markt genommen worden.

F 6.1.4.6 Vorgehen bei Zeckenstich

Bei einer gestochenen Person muss die Zecke zur Verminderung des Infektionsrisikos möglichst rasch entfernt werden. Bei der Entfernung der Zecke innerhalb von 12 Stunden nach Beginn des Saugaktes scheint das Risiko einer Borrelienübertragung sehr gering zu sein. Die Entfernung der Zecke erfolgt möglichst rasch mittels Pinzette, Zeckenkarte oder eines Skalpells. Öl, Klebstoff oder Nagellack sollten nicht verwendet werden. Anschließend sollte die Stichstelle desinfiziert werden. Die gestochene Person sollte über mögliche wichtige Manifestationen einer Borrelieninfektion aufgeklärt werden, z. B. Erythema migrans, Bannwarth-Syndrom, Lyme-Arthritis. Die prophylaktische Anwendung von Insekten abweisenden Hautschutzmitteln (Repellents) erscheint für die Abwehr von Zecken nicht ausreichend; z. B. ist DEET - Autan® - gegen Zecken nur etwa zwei Stunden wirksam.

Eine routinemäßige prophylaktische Antibiotikatherapie ist hierzulande nicht empfehlenswert, da das Risiko einer klinisch manifesten Infektion nach einem Zeckenstich vermutlich sehr gering ist. Untersuchungen zufolge ist in Deutschland nach einem Zeckenstich bei 0,7–5,6 % der Betroffenen mit einer Serokonversion zu rechnen und bei 0,3–1,4 % mit einer manifesten Erkrankung (Paul et al. 1987, Heininger et al. 1993, Maiwald et al. 1998, Reimer et al. 1999). In Hochendemiegebieten in den USA reduzierte eine Prophylaxe mit Doxycyclin (1 × 200 mg p. o. innerhalb von 72 Stunden nach Zeckenstich) die Inzidenz des Erythema migrans (Nadelman et al. 2001). Allerdings wird die statistische Signifikanz der Ergebnisse kontrovers diskutiert. In Einzelfällen kann auch bei uns eine Doxycyclinprophylaxe erwogen werden z. B. bei multiplen Zeckenstichen, bei ängstlichen Personen oder nach einem Zeckenstich in bekannten Hochendemiegebieten.

F 6.2 Leptospirose

F 6.2.1 Klinik und Verlauf

Dei Leptospirose gilt als ist die weltweit am weitesten verbreitete Anthropozoonose; verursacht wird sie durch die Spirochäte *Leptospira interrogans* sensu lato und ihren mehr als 200 Serovaren. Obwohl mittels molekulargenetischer Methoden mittlerweile über zehn humanpathogene Leptospiraspezies differenziert werden können, wird in der Diagnostik die gut etablierte, auf Antiseren basierende Einteilung beibehalten. Die Erkrankung wird insbesondere in tropischen Regionen mit vorausgegangenen starken Niederschlägen oder nach Naturkatastrophen beobachtet (z. B. nach Überflutungen in Peru und Ecuador 1998, nach Wirbelsturm in Indien im Jahre 1999). In gemäßigten Breiten kommt die Leptospirose als saisonale Erkrankung mit Häufungen im Sommer und Frühherbst vor. In Deutschland wurden im Jahre 2009 92 Fälle einer Leptospirose gemeldet (RKI 2010). Im Sommer 2007 wurde im Landkreis Düren ein Leptospira-Grippotyphosa-Ausbruch (sog. Feldfieber) bei 28 Erdbeerpflückern (RKI 2008) beobachtet. Bedingungen für das epidemische Auftreten des Feldfiebers sind insbesondere eine hohe Feldmausdichte, eine mittlere Lufttemperatur von ≥ 18°C, vorausgegangene niederschlagsreiche Perioden und manuelle Feldarbeit mit Kontakt zu kontaminiertem Wasser/Boden/Schlamm. Reservoir der Leptospiren sind insbesondere Nagetiere (Mäuse, Ratten), die asymptomatisch infiziert sind und die Leptospiren mit dem Urin ausscheiden. In einem feuchten Milieu (Wasser, Schlamm) können die Leptospiren lange in der Umwelt überleben und somit den Menschen oder andere Tiere (z. B. Hunde) infizieren. Bei bestimmten Freizeitaktivitäten (z. B. Camping, Bootsfahren) können Leptospiren akquiriert werden. Die Krankheit kommt bei bestimmten Berufsgruppen (Kanalarbeitern, Bauern, Tierärzten) gehäuft vor (siehe RKI, Steckbriefe seltener und importierter bakterieller Erkrankungen, Seite 73–74).

Tab. F 6.5: Parenterale Therapie der Neuroborreliose, Lyme-Arthritis und Lyme-Karditis im Kindesalter

Arzneimittel	Dosierung	Dauer
Ceftriaxon*	50 mg/kg KG/Tag (max. 2 g/Tag) in 1 ED parenteral	14 Tage[2]
Cefotoxim*	200 mg/kg KG/Tag (max. 6 g/Tag) in 3 ED parenteral	14 Tage[2]
Penicillin G*	500 000 I. E./kg KG/Tag (max. 12 Mio. I. E./Tag) in 4 ED parenteral	14 Tage[3]

[1] nach DGPI 2009
[2] Behandlungsdauer bei der Neuroborreliose und Lyme-Arthritis mindestens 14 Tage
[3] nur zur Behandlung der Neuroborreliose
* jeweils alternativ
ED = Einzeldosis
(nach DGPI 2003)

In den meisten Fällen verläuft die Leptospirose als subklinische oder milde, fieberhafte Erkrankung mit unspezifischen, grippeähnlichen Allgemeinsympto-

men (influenza-like illness) wie Schüttelfrost, Kopfschmerzen, Myalgien (z. B. starke Wadenschmerzen) sowie konjunktivalen Blutungen (30–85 % der Patienten). Nach einem fieberfreien Intervall von 1–3 Tagen kann es zur Entwicklung einer lymphozytären Meningitis mit einer Pleozytose bis 500 Zellen/µl und einer mäßiggradigen Eiweißerhöhung kommen, in selteneren Fällen zur Entwicklung einer Meningoenzephalitis, Myelitis/Myeloradikulitis, Polyneuritis, zerebellären Dysfunktion, Iridozyklitis/Uveitis oder Endokarditis (Panicker et al. 2001). Unter dem *Morbus Weil* (Infektion mit *Leptospira interrogans Serovar Icterohaemorrhagiae*, auch als Schweinehirtenkrankheit bekannt) versteht man die klinisch schweren, lebensbedrohlichen Verläufe mit Leber- und Nierenbeteiligung sowie Blutungsneigung (Ikterus, Niereninsuffizienz, Thrombopenie, Capillary Leakage-Syndrom), die bei etwa 5–10 % der Infizierten beobachtet werden können (Vieira et al. 1999, Coursin et al. 2000).
Die Diagnose der Leptospirose kann durch den Erregernachweis (z. B. Untersuchung des Direktpräparats in der Dunkelfeldmikroskopie, direkte Immunfluoreszenz, PCR und-Kultur) aus Blut, Liquor und Urin sowie durch serologische Untersuchungen (Enzymimmunoassay, IgM- und IgG-Antikörperdiagnostik, Mikroagglutinationsreaktion; Komplement-Bindungsreaktion) bestätigt werden (Brem und Schönberg 2009).

F 6.2.2 Therapie

In der Behandlung der Neuroleptospirose werden meist Cephalosporine (z. B. Ceftriaxon 1 × 2 g/die i. v.) oder Penicillin G (z. B. Penicillin G 4 × 5 Mega/die i. v.) über einen Zeitraum von 7–10 Tagen empfohlen. Als Alternative kommt Doxycyclin (200 mg/die p. o.) in Betracht (Edwards und Levett 2004, McBride et al. 2005). Vereinzelt wurde in den ersten Stunden nach Beginn der Antibiotikatherapie eine Jarisch-Herxheimer-artige Reaktion (z. B. Fieber, Schüttelfrost, Kopfschmerzen, Myalgie) beobachtet (Watt und Warrel 1995). Die Leptospirose kann insbesondere bei Patienten höheren Alters fulminant verlaufen. In den letzten Jahren wurden in Deutschland auch Fälle von Leptospirose mit fatalen pulmonalen Hämorrhagien beobachtet (RKI 2005). Die Letalität der Leptospirose lag in Deutschland bei 9 %: von den zwischen 1962 und 2002 registrierten 2 694 Erkrankten verstarben 234 Patienten (Jansen et al. 2005). Die häufigste Todesursache ist ein Multiorganversagen. Als prognostisch ungünstige Faktoren werden ein höheres Lebensalter (> 60 Jahre), pulmonale Blutungen (SPHS-severe pulmonary haemorrhage syndrome) und eine schwere Leber- und Nierenbeteiligung angesehen.
Meldepflichtig nach dem Infektionsschutzgesetz (§ 7 Abs. 1) ist der direkte oder indirekte Erregernachweis.

F 6.3 Rückfallfieber

F 6.3.1 Klinik und Verlauf

Es können das endemische Zeckenrückfallfieber und das epidemische Läuserückfallfieber unterschieden werden. Die zahlreichen Erreger des endemischen, durch Lederzecken (Ornithodoros spp.) übertragenen Zeckenrückfallfiebers sind bislang nur unzureichend klassifiziert. Wichtige Spezies umfassen *B. duttonii* (Verbreitung insbes. Zentral-, Ost- und Süd-Afrika), *B. hispanica* (Spanien, Portugal, N-Afrika), *B. persica* (Mittlerer Osten, Zentralasien), *B. hermsii* (USA Westen) und *B. turicatae* (USA Südwesten) (Wilske und Fingerle 2009); die Erkrankung wird insbesondere in Afrika, Saudi-Arabien, Indien, Zentralasien, im Iran und vereinzelt in Mittelamerika und Südeuropa beobachtet (Spach et al. 1993). Das epidemische Läuserückfallfieber wird durch *B. recurrentis* verursacht. Diese Erreger werden durch Kleiderläuse (Pediculus humanus) von Mensch zu Mensch übertragen; beim Zerquetschen der Läuse können die Erreger freigesetzt werden und über Haut- und Schleimhautläsionen eine Infektion verursachen. Die Erkrankung, die heutzutage nur noch selten beobachtet wird, kommt in Nord-, Zentral- und Ostafrika (z. B. Äthiopien), vereinzelt in Asien und Südamerika (z. B. Bolivien, Peru) vor.
Klinisch ist das Rückfallfieber durch das akute Auftreten von hohem Fieber, Kopfschmerzen, Lichtempfindlichkeit, Schläfrigkeit, Myalgien, Arthralgien und trockenem Husten charakterisiert. Ein petechiales Exanthem findet sich bei etwa 30 % der Patienten. Ferner kann es zur Entwicklung einer Lymphadenopathie, Hepatosplenomegalie, Ikterus und Iridozyklitis kommen. Die typische neurologische Manifestation (10–30 % der Patienten) ist eine lymphozytäre Meningitis; seltener kommt es zur Entwicklung einer Enzephalitis oder Radikulomyelitis. Neurologische Komplikationen werden beim endemischen Zeckenrückfallfieber häufiger als beim epidemischen Läuserückfallfieber beobachtet (Cadavid und Barbour 1998). Während der Fieberattacke kann die Diagnose des Rückfallfiebers in ca. 70 % der Fälle durch den Borreliennachweis im Blutausstrich oder dicken Tropfen (Giemsafärbung, Dunkelfeldmikroskop) gesichert werden. Der kulturelle Erregernachweis ist im Liquor bei etwa 10 % der Fälle möglich. Serologische Verfahren sind bei hoher Antigenvariabilität unzuverlässig, molekulargenetische Nachweismethoden sind bislang nur in Speziallaboratorien etabliert.
Die Rückfallfiebererkrankungen sind durch rezidivierende Fieberattacken gekennzeichnet. Unbehandelt hat das Zeckenrückfallfieber durchschnittlich drei Fieberepisoden (bis maximal 13), das Läuserückfallfieber typischerweise ein bis zwei (maximal bis fünf) Rezidive. Dauer und Intensität der Symptome nehmen mit jedem Fieberrezidiv ab.
Nach antibiotischer Behandlung heilt das Rückfallfieber bei etwa 95 % der Patienten vollständig aus. Ohne Behandlung liegt die Letalität beim Zeckenrückfallfieber bei 2–5 %, beim Läuserückfallfieber bei bis zu 40 %. Häufigste Todesursachen sind Myokarditis, Schock und Leberversagen.

F 6.3.2 Therapie

In der Behandlung der Rückfallfiebererkrankungen gilt Doxycyclin (2 × 100 mg/die p. o. für 10 Tage) als Mittel der Wahl (Estanislao und Pachner 1999, Bratton und Corey 2005). Alternativ kann Ceftriaxon

(1 × 2 g/d i. v.) gegeben werden. Mit dem Auftreten von Jarisch-Herxheimer-Reaktionen (z. B. Fieber, Schüttelfrost, Tachykardie, Blutdruckabfall) innerhalb weniger Stunden nach Therapiebeginn muss gerechnet werden (Seboxa und Rahlenbeck 1995). Meldepflichtig nach dem Infektionsschutzgesetz ist der direkte oder indirekte Erregernachweis von *Borrelia recurrentis*.

F 6.4 Literatur

Agarwal R, Sze G. Neuro-lyme disease: MR imaging findings. Radiology 2009;253:167–173.

Benach JL, Garcia Monco JC. Aspects of the pathogenesis of neuroborreliosis. In: Schutzer SE (Hrsg.) Lyme Disease: Molecular and Immunologic Approaches. Cold Spring Harbor: Laboratory Press; 1992.p. 1–10.

Bratton RL, Corey GR. Tick-borne disease. Am Fam Physician 2005;71:2323–2330.

Brem S, Schönberg A. Spirochäten, Leptospira spp. In: Neumeister B et al. Hrsg. Mikrobiologische Diagnostik. Stuttgart: Thieme; 2009.S. 580–583.

Burgdorfer W, Barbour AG, Hayes SF, Benach JL, JP Davis Grunwaldt. Lyme-disease – a tick borne spirochetosis? Science 1982;216:1317–1319.

Cerar D, Cerar T, Ruzić-Sabljić E, Wormser GP, Strle F. Subjective symptoms after treatment of early Lyme disease. Am J Med 2010,123:79–86.

DGPI (Deutsche Gesellschaft für Pädiatrische Infektiologie). Lyme-Borreliose, 5. Auflage. Stuttgart: Thieme; 2009.S. 350–356.

Dotevall L, Hagberg L. Successful oral doxycycline treatment of Lyme disease – associated facial palsy and meningitis. Clin Infect Dis 1999;28:569–574.

Dumler JS, Madigan JE, Pusterla N, Bakken JS. Ehrlichioses in humans: epidemiology, clinical presentation, diagnosis, and treatment. Clin Infect Dis. 2007;15; 45 (Suppl 1):S45–51.

Edwards CN, Levett PN. Prevention and treatment of leptospirosis. Expert Rev Anti-infect Ther 2004;2:293–298.

Estanislao LB, Pachner AR. Spirochetal infection of the nervous system. Neurol Clin 1999;17:783–800.

Evison J et al. Abklärung und Therapie der Lyme Borreliose bei Erwachsenen und Kindern. Empfehlungen der Schweizerischen Gesellschaft für Infektiologie. Teil 1 Epidemiologie und Diagnostik. Schweizerische Ärztezeitung 2005;86:2332–2338.

Ezpeleta D, Munoz-Blanco JL, Tabernero C, Gimenez-Roldan S. Neurological complications of Mediterranean boutonneuse fever. Presentation of a case of acute encephalomeningomyelitis and review of the literature. Neurologica 1999;14:38–42.

Fallon BA, Keilp JG, Corbera KM, Petkova E, Britton CB, Dwyer E, Slavov I, Cheng J, Dobkin J, Nelson DR, Sackeim HA. A randomized, placebo-controlled trial of repeated IV antibiotic therapy for Lyme encephalopathy. Neurology 2008;70:992–1003.

Fingerle V, Goodman JL, Johnson RC, Kurtti TJ, Munderloh UG, Wilske B. Epidemiologic aspects of human granulocytic Ehrlichiosis in southern Germany. Wien Klin Wochenschr 1999;111:1000–1004.

Fingerle V, Wilske B: Mikrobiologische Diagnostik der Lyme Borreliose. J Lab Med 2007;31:141–148.

Fingerle V, Schulte-Spechtel UC, Ruzic–Sabljic E, Leonhard S, Hofmann H, Weber K, Pfister K, Strle F, Wilske B. Epidemiological aspects and molecular characterization of Borrelia burgdorferi s. l. from southern Germany with special respect to the new species Borrelia spielmanii sp. nov. Int J Med Microbiol 2008;298:279–290.

Fingerle V, Wilske B. Ehrlichia spp., Anaplasma spp. und Neorickettsia spp. In: Neumeister B Hrsg. Mikrobiologische Diagnostik. Stuttgart: Thieme; 2009.S. 624–628.

Goettner G, Schulte-Spechtel U, Hillermann R, Liegl G, Wilske B, Fingerle V. Improvement of Lyme borreliosis serodiagnosis by a newly developed recombinant immunoglobulin G (IgG) and IgM line immunoblot assay and addition of VlsE and DbpA homolgues. J Clin Microbiol 2005;43:3602–3609.

Halperin J, Shapiro ED, Logigian E, Belman AL, Dotevall L, Wormser GP, Krupp L, Gronseth G, Bever CT. Practice Parameter: Treatment of nervous system Lyme disease (an evidence based review). Report of the quality standards subcommittee of the American Academy of Neurology. Neurology 2007;69:91–102.

Hauser U, Wilske B. Enzyme-linked immunosorbent assays with recombinant internal flagellin fragments derived from different species of Borrelia burgdorferi sensu lato for the serodiagnosis of Lyme neuroborreliosis. Med Microbiol Immunol 1997;186:145–151.

Heininger U, Zimmermann T, Schoerner C, Brade V, Stehr K. Tick bite and Lyme borreliosis. An epidemiologic study in the Erlangen area. Monatsschrift Kinderheilkunde 1993;141:874–877.

Herzer P. Lyme-Borreliose. MMW 2005;28:80–84.

Hofmann H et al. Kutane Manifestationen der Lyme Borreliose. Leitlinien der Deutschen Dermatologischen Gesellschaft, Arbeitsgemeinschaft für Dermatologische Infektiologie, 2009.

Jansen A, Schöneberg I, Frank C, Alpers K, Schneider T, Stark K. Leptospirosis in Germany, 1962–2003. Emerg Infect Dis 2005;11:1048–1054.

Kaiser R, Kern A, Kampa D, Neumann-Haefelin D. Prevalence of antibodies to Borrelia burgdorferi and tick-borne encephalitis virus in an endemic region in southern Germany. Zentralblatt für Bakteriologie 1997;286: 534–541.

Kaiser R, Rauer S. Advantage of recombinant borrelial proteins for serodiagnosis of neuroborreliosis. J. Med. Microbiol. 1999;48:5–10.

Kaplan RF, Trevino RP, Johnson GM, Levy L, Dornbush R, Hu LT, Evans J, Weinstein A, Schmid CH, Klempner MS. Cognitive function in post-treatment Lyme-Disease. Neurology 2003;60:1916–922.

Kohlhepp W, Mertens HG, Oschmann P. Acute and chronic illness after tick-bite Borrelia burgdorferi infections. Zentralbl Bakteriol Mikrobiol Hyg A 1986;263: 356–364.

Klein M, Pfister HW. Bakterielle Infektionen des Zentralnervensystems. Nervenarzt 2001;81:150–161.

Klempner MS, Hu LT, Evans J, et al. Two controlled trials of antibiotic treatment in patients with persistant symptoms in the history of Lyme disease. N Engl J Med 2001; 345:85–92.

Krause A, Fingerle V. Lyme-Borreliose. Z Rheumatol 2009; 68:239–254.

Kristoferitsch W, Baumhackl U, Sluga E, Stanek G, Zeiler K. High dose penicillin in meningopolyneuritis Garin-Bujadoux-Bannwarth. Zbl Bakt Hyg A 1986;263:357–364.

Ljøtad U, Skogvoll E, Eikeland R, et al. Oral doxycycline versus intravenous ceftriaxone for European Lyme neuroborreliosis: a multicentre, non-inferiority, double-blind, randomised trial. Lancet Neurol 2008;7:690–695.

Ljøstad U, Mygland Å. Remaining complaints 1 year after treatment for acute Lyme neuroborreliosis; frequency, pattern and risk factors. Eur J Neurol 2010;17:118–123.

Lotric-Furlan S, Petrovec M, Zupanc TA, et al. Human granulocytic Ehrlichiosis in Europe: clinical and laboratory findings for four patients from Slovenia. Clin Infect Dis 1998;27:424–428.

Maiwald M, Oehme R, March O, Petney TN, Kimmig P, Naser K, et al. Transmission risk of Borrelia burgdorferi sensu lato from Ixodes ricinus ticks to humans in southwest Germany. Epidemiology & Infection 1998;21:103–108.

McBride AJA, Athanazio DA, Reis MG, Ko AI. Leptospirosis. Current Opinion in Infectious Diseases 2005;18: 376–386.

Müllegger RR, Milner MM, Stanek G, Spork KD. Penicillin sodium and ceftriaxone in the treatment of neuroborreliosis in children – a prospective study. Infection 1991; 19:279–283.

Mygland A, Ljøstad U, Fingerle V, et al. EFNS guidelines on the diagnosis and management of European Lyme neuroborreliosis. European Journal of Neurology 2010;17: 8–16.

Nadelman RB, Nowakowski J, Fish D, et al. Prophylaxis with single-dose doxycycline for the prevention of Lyme disease after an Ixodes scapularis tick bite. N Engl J Med 2001;345:79–84.

Oteo JA, Blanco JR, Martinez de Artola V, Ibarra V. First report of human granulocytic ehrlichiosis from southern Europe (Spain). Emerg Infect Dis 2000;6:430–432.

Panicker JN, Mammachan R, Jayakumar RV. Primary neuroleptospirosis. Postgrad Med J 2001;77:589–590.

Paul H, Gerth HJ, Ackermann R. Infectiousness for humans of Ixodes ricinus containing *Borrelia burgdorferi*. Zentralblatt für Bakteriologie, Mikrobiologie und Hygiene/Series A, Medical Microbiology, Infectious Diseases, Virology, Parasitology 1987;263:473–476.

Pfister HW, Einhäupl KM, Franz P, Garner C. Corticosteroids for radicular pain in Bannwarth's syndrome. Ann New York Acad Sci 1988;539:485–487.

Pfister HW, Preac-Mursic V, Wilske B, Einhäupl KM. Cefotaxime versus Penicillin G for acute neurological manifestations in Lyme borreliosis: a prospective randomized study. Arch Neurol 1989;46:1190–1193.

Pfister HW, Preac-Mursic V, Wilske B, Schielke E, Sörgel F, Einhäupl KM. Randomized comparison of ceftriaxone and cefotaxime in Lyme-neuroborreliosis. J Infect Dis 1991;163:311–318.

Pfister HW, Wilske B, Weber K.. Lyme Borreliosis: basic science and clinical aspects. Lancet 1994;343:1013–1016.

Pfister HW, Rupprecht TA. Clinical aspects of neuroborreliosis and post Lyme disease syndrome in adults patients. Int J Med Microbiol 2006;296 (Suppl 40):11–16.

Pfister HW, Rupprecht T, Fingerle V, Wilske B. Diagnostik und Therapier der Neuroborreliose. DNP 2007;1:31–38.

Pfister HW, Schmidt C, Fingerle V. Neuroborreliose: Aktuelle klinische Aspekte. MMW 2010;202:1389–1396.

Rauer S (federführend), Kaiser R, Kölmel HW, Pfister HW, Schmutzhard E, Sturzenegger M, Wilske B. Neuroborreliose. In: Leitlinien für Diagnostik und Therapie in der Neurologie. 4., überarbeitete Auflage. Stuttgart: Thieme; 2008.S. 415–423.

Reimer B. Marschang A, Fingerle V, Wilske B, v Sonnenburg F, v Hoecke C. Epidemiology of Lyme borreliosis in South-Eastern Bavaria (Germany). Zentralbl Bateriol 1999;289:653–654.

Reimers CD, Pongratz DE, Neubert U, Pilz A, Hübner G, Naegele M, Wilske B, Duray PH, DeKoning J. Myositis caused by Borrelia burgdorferi. Report of 4 cases. J Neurol Sci 1989;91:215–226.

Robert-Koch-Insitut (RKI). Leptospira/GRIPPTOTYPHOSA – Ausbruch unter Erdbeerpflückern. Epidemiologisches Bulletin 2008;11:85-88.

Robert-Koch-Institut (RKI). Aktuelle Statistik meldepflichtiger Infektionskrankheiten. Epidemiologisches Bulletin 2010;39:398.

Robert Koch Institut (RKI). Krankheiten, für die gemäß LVO eine erweiterte Meldepflicht zusätzlich zum IfsG besteht (Stand 2009). Epidemiologisches Bulletin 2009; 5:33–49.

Rupprecht TA, Kirschning CJ, Popp B, Kastenbauer S, Fingerle V, Pfister HW, Koedel U. Borrelia garinii induces CXCL13 production in human monocytes through Toll-like receptor 2. Infect Immun 2007;75:4351–4356.

Rupprecht TA, Koedel U, Fingerle V, Pfister HW. The pathogenesis of Lyme neuroborreliosis: From infection to inflammation. Mol Med 2008;14:205–212.

Schmidt C, Plate A, Angele B et al. Pro CL-Prospective study on the role of CXCL13 in Lyme neuroborreliosis. Neurology 2011;76:1051–1058.

Seboxa T, Rahlenbeck SI. Treatment of louse-borne relapsing fever with low dose penicillin or tetracycline: a clinical trial. Scand J Infect Dis 1995;27:29–31.

Seltzer EG, Gerber MA, Cartter ML, Freudigman K, Shapiro ED. Long-term outcomes of persons with Lyme disease. JAMA 2000;283:609–616.

Senel M, Rupprecht TA, Tumani H, Pfister HW, Ludolph AC, Brettschneider J. The chemokine CXCL13 in acute neuroborreliosis. J Neurol Neurosurg Psychiatry. 2009 Dec 3. [Epub ahead of print]

Stanek G, Flamm H, Groh V, Hirschl A, Kristoferitsch W, Neumann R, Schmutzhard E, Wewalka G. Epidemiology of Borrelia infections in Austria. Zbl Bakt Hyg 1986; A263 : 442–449.

Stanek G, O'Connell S, Cimmino M, et al. European Union concerted action on risk assessment in Lyme borreliosis: clinical case definitions for Lyme borreliosis. Wien Klin Wochenschr 1996;108:741–747.

Stanek G, Fingerle V, Hunfeld KP, Jaulhac B, Kaiser R, Krause A, Kristoferitsch W, O'Connell S, Ornstein K, Strle F, Gray J. Lyme borreliosis: Clinical case definitions for diagnosis and management in Europe. Clin Microbiol Infect. 2010 Feb 2. [Epub ahead of print]

Steere AC, Pachner AR, Malawista SE. Neurologic abnormalities of Lyme disease: successful treatment with high-dose intravenous penicillin. Ann Intern Med 1983; 99:767–772.

Steere AC. Lyme disease. N Engl J Med 2001;345:115–125.

Vieira A, Barros MS, Valente C, Trindade L, Faria MJ, Freitas F. Human leptospirosis. A short review concerning a caseload. Acta Med Port 1999;12:331–340.

Watt G, Warrel DA. Leptospirosis and the Jarsch-Herxheimer reaction. Clin Infect Dis 1995;20:1437–1438.

Weber K, Pfister HW. Clinical management of Lyme borreliosis. Lancet 1994;343:1017–1020.

Wilske B, Steinhuber R, Bergmeister H, Fingerle V, Schierz G, Preac-Mursic V, Vanek E, Lorbeer B. Lyme-Borreliose in Süddeutschland. Epidemiologische Daten zum Auftreten von Erkrankungsfällen sowie zur Durchseuchung von Zecken (Ixodes ricinus) mit Borrelia burgdorferi. DMW 1987;112:1730–1736.

Wilske B, Zöller L, Brade V, Eiffert H, Göbel UB, Stanek G, Pfister HW. Mikrobiologische Qualitätsstandards Lyme-Borreliose. Urban & Fischer; 2000.

Wilske B., Zöller L, Brade V, Eiffert M, Göbel UB, Stanek G, unter Mitarbeit von HW Pfister (2000): MIQ 12 Lyme-Borreliose. Qualitätsstandards in der mikrobiologisch-infektiologischen Diagnostik. München: Urban & Fischer (in Englisch via internet unter DGHM.org oder NRZ-Borrelien.LMU.de).

Wilske B, Fingerle V, Schulte-Spechtel U. Microbiological and serological diagnosis of Lyme borreliosis. FEMS Immunol Med Microbiol 2007;49:13–21.

Wilske B. Epidemiology and diagnosis of Lyme borreliosis. Ann Med 2006;37:568–579.

Wilske B, Fingerle V. Borrelia spp. In: Neumeister B et al. Hrsg. Mikrobiologische Diagnostik. Stuttgart: Thieme; 2009.S. 583–593.

F 6

F 7 Tropenkrankheiten (inkl. Parasitosen)

*von M. Platten und E. Schmutzhard**

F 7.1 Einleitung

Tropenkrankheiten umfassen neben den Infektionskrankheiten auch ernährungs-, umwelt- und genetisch bedingte Erkrankungen des Nervensystems unter den besonderen sozialen, sozioökonomischen, kulturellen und klimatischen Bedingungen eines tropischen Landes. So sind in der Differentialdiagnose einer akuten bzw. subakuten Bewusstseinstrübung ohne neurologische bzw. sonstige Begleitsymptomatik (z. B. Fieber) unter tropischen Gegebenheiten Intoxikationen, Störung des Wasser- und Elektrolythaushalts oder eine Exsikkose-assoziierte Sinusthrombose zu berücksichtigen. Meningokokkenmeningitiden können im sogenannten Meningitisgürtel (Sub-Sahara Afrika) mit Inzidenzen von bis zu 1 000/100 000 Menschen pro Jahr endemisch sein.

Eine akute zerebrale Herdsymptomatik wird im tropischen Ambiente auch durch Ischämien, intrakranielle Blutungen, Sinusthrombosen sowie raumfordernde Prozesse (neben Granulomem, vor allem auch parasitäre Zysten) bedingt sein. In Südamerika ist die häufigste Ursache eines jugendlichen Schlaganfalls eine mit *Trypanosoma cruzi* assoziierte Myokarditis/Kardiomyopathie mit sekundär kardiogener Embolisation. Eine akute spinale Symptomatik, im Sinne einer akuten Myelitis, kann in tropischen Ländern durch Enteroviren (Enterovirus 69–71, Poliomyelitis-Viren), aber auch Arboviren, z. B. West-Nil-Virus, Rabiesviren) bedingt sein, vor allem aber ist eine *Gnathostoma spinigerum* Infestation oder eine granulomatöse Myelitis (*Schistosoma spp.*, Neurozystizerkose) differentialdiagnostisch zu überlegen.

Eine subakute bis chronische spinale Symptomatik kann einerseits im Sinne einer HTLV-I assoziierten Myelopathie, andererseits im Rahmen von raumfordernden spinalen Prozessen (Abszesse, Granulome, Zysten, etc.) gesehen werden. Ein Vitamin-B_{12} und Folsäuremangel führt ebenso zu spinalen Symptomen (ernährungsbedingt, Infestation mit *Diphyllobothrium latum*/Fischbandwurm) wie übermäßige Fluorexposition (Fluorose Indien) mit der Entwicklung einer Spinalkanalstenose.
Erkrankungen des neuromuskulären Übergangs, insbesondere Myasthenia gravis, sind weltweit verbreitet, toxische Substanzen (z. B. Curare) können regional oder lokal von Bedeutung sein.
Schädel-Hirn-Traumen und Geburtstraumen sind in tropischen Ländern die häufigste Ursache für eine symptomatische Epilepsie, gefolgt von infektiösen entzündlichen Prozessen wie Enzephalitis, zerebrale Malaria, Hirnabszesse, Neurozystizerkose, etc. Bis zu 70 % der Epilepsieerkrankungen werden in einigen Regionen Süd- und Mittelamerikas durch eine symptomatische Neurozystizerkose bedingt, aber auch in anderen tropischen Regionen sind bis zu 15 % der Epilepsien durch diese Erkrankung verursacht.
Die Tatsache, dass in weiten Teilen Afrikas erst in den letzten Jahren die Neurozystizerkose als Ursache für eine fokale bzw. generalisierte Epilepsie identifiziert werden konnte, hängt sicherlich mit den mangelnden diagnostischen Möglichkeiten in diesen Regionen zusammen. Allerdings können viele andere parasitäre Erkrankungen (*Schistosoma spp.*, *Paragonimus spp.*, Echinokokkuszysten), aber auch Tuberkulome, etc. epileptische Anfälle bzw. Epilepsien verursachen. Ein weiterer wesentlicher Unterschied im Management von Patienten mit Epilepsien ist das beschränkte Angebot an Antikonvulsiva, insbesondere in ländlichen tropischen Gegenden.

Bei akuten und subakuten Neuropathien müssen neben den in Europa bekannten und relativ häufigeren autoimmun vermittelten auch toxische oder infektiöse Ursachen (z. B. Neuropathie im Rahmen einer Leprareaktion) in Betracht gezogen werden.

Grundsätzlich werden extrapyramidale Syndrome in tropischen Ländern eher selten gesehen; Arbovirosen können eine solche extrapyramidalmotorische Symptomatik im Rahmen der akuten Enzephalitis als führendes Symptom bedingen. Eine chronische Manganintoxikation oder eine nutritive Intoxikation (Guam's Disease – Parkinsonsymptomatik, amyotrophe Lateralsklerose und Demenz beim Stamm der Chamorro auf der Insel Guam) sind lokal bzw. regional bedingte Erkrankungen des extrapyramidalmotorischen Systems mit hoher Inzidenz und Prävalenz. Das Spektrum viraler Enzephalitiden schließt Lassa-Fieber, Junin-Fieber, Hanta-Virus-Infektion, Machupo-Virus-Fieber, Ebola-Fieber und Marburg-Fieber ein.
Jede akute Psychose mit allgemeinen oder organspezifischen Begleitsymptomen wie Fieber, fokal neurologischen Zeichen und/oder Bewusstseinstrübung bedarf, insbesondere im tropischen Ambiente, einer strukturellen Abklärung zum Ausschluss einer Enzephalitis, Meningitis, zerebralen Malaria, Schlafkrankheit und anderer Infektionen/Infestationen des Nervensystems von regionaler Bedeutung. In tropischen Ländern finden sich gehäuft infektiöse Ursachen für die Entwicklung einer chronischen organischen Psychose wie Schlafkrankheit, HIV-

* Autor dieses Kapitels in der 5. Auflage: M. Platten.

Enzephalopathie und Neuro-Lues. Der Missbrauch und die Abhängigkeit von psychotropen Substanzen – in tropischen Ländern ist die Alkoholerkrankung an erster Stelle zu nennen – kann regional und lokal durch in nördlichen/westlichen Ländern unbekannte suchtpotente Substanzen bewirkt sein. Kenntnisse dieser regionalen Gegebenheiten sind essenziell.

F 7.2 Erkrankungen durch Protozoen

F 7.2.1 Zerebrale Toxoplasmose

F 7.2.1.1 Klinik

Toxoplasma gondii ist ein obligat intrazellulärer Parasit, dessen Geschlechtsformen sich in der Katze (Endwirt) entwickeln. Die Infektion des Menschen (Zwischenwirt) mit Sporozoiten erfolgt meist durch kontaminierte Nahrungsmittel (z. B. unzureichend gegartes Fleisch) oder – im Falle der kongenitalen Toxoplasmose – transplazentar. Die meisten postnatalen primären Infektionen verlaufen klinisch stumm oder mit milden grippeähnlichen Symptomen. Nach Penetration der Darmwand kommt es zu hämatogenen Absiedlungen, bevorzugt in Muskelgewebe und Zentralnervensystem, wo es bei den meisten immunkompetenten Infizierten zur Bildung asymptomatischer Zysten kommt.
Zentralnervöse Manifestationen treten meist in Form von multiplen Hirnabszessen oder diffusen Enzephalitiden, seltener akuten Menigoenzephalitiden oder Myelitiden auf. Sehr selten werden generalisierte Verlaufsformen mit Pneumonie, Hepatitis, Myokarditis und Myositis beobachtet. Die Chorioretinitis toxoplasmotica tritt wahrscheinlich nur bei konnatalen Verlaufsformen auf.
Die meisten Erkrankungen verlaufen als subakute bis chronische Enzephalitis mit Kopfschmerzen, Vigilanzminderung und Fieber über einen Zeitraum von 1–4 Wochen. Bei Hirnabszessen können der Lokalisation entsprechend fokale Defizite oder epileptische Anfälle hinzutreten. In bis zu einem Drittel der Fälle entwickelt sich eine akute Meningoenzephalitis. Selten kommt es zu diffusen chronischen Enzephalitiden ohne radiographisch nachweisbare fokale Läsionen. Diese Patienten werden häufig durch Gedächtnisstörung, Wesensveränderung bis hin zu psychiatrischen Symptomen auffällig. In Einzelfällen wurde ein Befall von Rückenmark oder Plexus choroideus mit konsekutivem Hydrozephalus beschrieben.

Für die definitive Diagnose einer zerebralen Toxoplasmose ist der histologische Nachweis von Tachyzoiten im biopsierten Hirngewebe oder der Nachweis von *T. gondii*-DNA in Gewebe oder Liquor mittels PCR zu fordern. Im klinischen Alltag werden jedoch die meisten Patienten bei typischer Bildgebung und Klinik auch ohne eindeutigen Nachweis von Toxoplasmen im ZNS behandelt. In der kraniellen Computer- oder Kernspintomographie finden sich meist multiple ringförmig kontrastmittelaufnehmende Läsionen mit perifokalem Ödem im Bereich der Mark-Rinden-Grenze oder den Basalganglien. Im nativen CT stellen sich die Läsionen hypodens, im T2-gewichteten MRT hyperintens dar. In 25 % bis 40 % sind die Läsionen solitär, in 5 % bis 20 % nicht kontrastmittelaufnehmend. Sofern verfügbar können MR-Spektroskopie, SPECT oder FDG-PET in der differentialdiagnostischen Abgrenzung gegen tumoröse Läsionen (Lymphom) nützliche Informationen liefern (Kastrup et al. 2005). Der Liquor ist häufig normal oder weist eine mäßige unspezifische lymphozytäre Pleozytose auf. Gelegentlich findet sich eine Schrankenstörung oder erniedrigte Glukose. Der Nachweis einer intrathekale Antikörpersynthese gegen *T. gondii* mittels eines erhöhten spezifischen IgG-Index gelingt in 69 % der Fälle (Potasman et al. 1988). Die Sensitivität der PCR zum Nachweis von *T. gondii*-DNA im Liquor wird mit etwa 50 % angegeben (Eggers et al. 1995). Der mikroskopische Nachweis oder die Anzüchtung von *T. gondii* aus dem Liquor ist nur selten erfolgreich. Bei den meisten Patienten mit einer zerebralen Toxoplasmose sind die serologischen Untersuchungen positiv. Nur etwa 3–6 % der Toxoplasmose-Patienten ist seronegativ. Bei abwehrgeschwächten Patienten ist das Ausbleiben eines Antikörpertiteranstiegs häufig. Da die Durchseuchung in der Bevölkerung hoch ist, hat eine positive Serologie alleine keinen diagnostischen Wert. Eine stereotaktische Hirnbiopsie zur histologischen und immunhistochemischen Untersuchung kann bei dringendem Verdacht sowie diagnostisch unergiebiger Serologie und Liquorbefund und leicht zugänglicher Läsion erwogen werden. Bei Patienten mit AIDS sollte die Hirnbiopsie erst dann erfolgen, wenn es bei adäquater Therapie nach zwei Wochen zu keiner klinischen oder radiologischen Verbesserung gekommen ist.

In die weiteren differentialdiagnostischen Überlegungen müssen Herpes-simplex-Enzephalitis, Lues, Ebstein-Barr-, und Zytomegalievirus-Infektion, Pilzenzephalitis, bakterieller Hirnabszess, Tuberkulose, progressive multifokale Leukenzephalopathie und Tumorerkrankungen (z. B. Lymphom) einbezogen werden.

F 7.2.1.2 Epidemiologie und Verlauf

Die zerebrale Toxoplasmose ist in aller Regel Folge einer reaktivierten latenten Infektion. Die Prävalenz der latenten Infektion mit *T. gondii* ist sehr hoch mit starken regionalen Schwankungen. In Deutschland ist etwa jeder Dritte im Alter von 30 Jahren seropositiv. Eine schwere ZNS-Infektion tritt fast ausschließlich bei immunsupprimierten Patienten auf. Mit dem Beginn der AIDS-Pandemie wurde die Toxoplasmose zur häufigsten Ursache fokaler neurologischer Defizite bei HIV-infizierten Individuen. Dabei scheint das Ausmaß der Immunsuppression von Bedeutung zu sein, denn in bis zu 90 % der AIDS-Patienten mit Toxoplasmose beträgt die Anzahl der peripheren CD4 + T-Lymphozyten weniger als 200/l. Mit einer besseren antiretroviralen Therapie und der Einführung der Chemotherapie zur Prophylaxe der *Pneumocystis carinii*-Pneumonie (PcP) ist die relative Inzidenz der zerebralen Toxoplasmose in den letzten Jahren deutlich gesunken (Maschke et al. 2000). In jüngeren Studien beträgt der Anteil der Toxoplasmosen als Ursache zerebraler Raumforderungen in AIDS-Patienten nur noch 19 % (Ammassari et al. 1998).

Die konnatale Toxoplasmose wird transplazentar übertragen. Voraussetzung ist in aller Regel eine akute oder reaktivierte latente Infektion der Mutter während der Schwangerschaft. Das Risiko einer konnatalen Infektion durch eine akute Infektion während der Schwangerschaft beträgt zwischen 30 % und 50 %, wobei das Risiko im Schwangerschaftsverlauf steigt. Infektionen im ersten Trimester gehen meist mit einer schweren kongenitalen Infektion einher, wohingegen Infektionen im letzten Trimester initial häufig asymptomatisch bleiben. Neurologische Manifestationen beinhalten Chorioretinitis, Epilepsie, psychomotorische Retardierung, Mikrozephalie, disseminierte intrazerebrale Verkalkungen und Hydrozephalus.

F 7.2.1.3 Therapeutische Prinzipien und pragmatische Therapie

Eine Therapie der postnatal erworbenen Primärinfektion bei immunkompetenten Patienten ist in der Regel nicht indiziert. Eine Ausnahme stellen Schwangere mit akuter Toxoplasmeninfektion (Serokonversion, IgG-Anstieg) dar. Zwar ist bislang nicht hinreichend belegt, dass die antibiotische Behandlung während der Schwangerschaft das Risiko einer konnatalen Toxoplasmose senkt (Peyron et al. 2000). Dennoch sollten Schwangere mit akuter Toxoplasmainfektion mit Spiramycin (3–4 g/Tag, z. B. Selectomycin®) bis zur Geburt behandelt werden.

Therapie der Wahl der Toxoplasma-Enzephalitis ist eine Kombinationsbehandlung mit Sulfadiazin (4–6 g/Tag, Sulfadiazin-Heyl®) und Pyrimethamin (initial 100 mg/Tag für 1 Tag, anschließend 50–75 mg/Tag, z. B. Daraprim®). Bei Sulfonamid-Unverträglichkeit kann Sulfadiazin durch Clindamycin (2 400–4 800 mg/Tag, z. B. Sobelin®) ersetzt werden. Die Kombination aus Azithromycin (z. B. Zithromax®) und Pyrimethamin oder die Monotherapie mit Atovaquon (Wellvone®) kann derzeit nicht als Therapie der ersten Wahl angesehen werden. Zur Reduktion der Pyrimethamin-induzierten Knochenmarksschädigung sollte für die Dauer der Therapie Folinsäure (5–10 mg/Tag, z. B. Leucovorin®) verabreicht werden. Die klinischen Symptome sind bei 86 % der Patienten innerhalb einer Woche, die radiographischen Veränderungen bei 95 % der Patienten innerhalb von zwei Wochen rückläufig (Luft et al. 1993, Porter und Sande 1992). Die Therapie sollte bei klinischem Ansprechen für mindestens sechs Wochen fortgeführt werden. In einer retrospektiven Analyse fand sich kein Unterschied in den Ansprechraten von bioptisch gesicherten gegenüber vermuteten zerebralen Toxoplasmosen (Cohn et al. 1989). Aus diesem Grunde ist eine Behandlung bei AIDS-Patienten bereits bei dem Verdacht auf eine zerebrale Toxoplasmose (Seropositivität, typische klinische und bildgebende Veränderungen) indiziert. Eine Biopsie von Toxoplasmose-suspekten intrazerebralen Raumforderungen sollte a) bei *T. gondii*-seronegativen AIDS-Patienten, b) bei AIDS-Patienten, die eine PCP-Prophylaxe erhielten und c) bei Patienten mit vermuteter zerebraler Toxoplasmose, die nach zweiwöchiger Therapie nicht angesprochen haben, in Erwägung gezogen werden. Diese Vorgehensweise wird durch den Rückgang der relativen Inzidenz der zerebralen Toxoplasmose bei AIDS-Patienten bei gleichzeitiger Zunahme der Inzidenz primärer ZNS-Lymphome begründet. Nach erfolgreicher Behandlung der zerebralen Toxoplasmose kommt es in bis zu 80 % der Patienten nach Beendigung der Therapie zu Rezidiven (Porter und Sande 1992). Dies macht insbesondere bei HIV-infizierten Individuen eine lebenslange Sekundärprophylaxe notwendig. Mittel der Wahl sind hierbei Sulfadiazin (2 g/Tag) in Kombination mit Pyrimethamin (25 mg/Tag) und Folinsäure (10 mg/Tag). Wiederum kann bei Sulfonamid-Unverträglichkeit Sulfadiazin durch Clindamycin (1 200–2 400 mg/Tag) ersetzt werden. Jüngere Studien legen nahe, dass bei Ansprechen auf eine antiretrovirale Therapie mit erheblicher und anhaltender Verbesserung der immunologischen Kompetenz auf eine Sekundärprophylaxe verzichtet werden kann (Furrer et al. 2000, Guex et al. 2000).

Neugeborene mit einer konnatalen Toxoplasmose sollten zwölf Monate mit Sulfadiazin in Kombination mit Pyrimethamin und Folinsäure behandelt werden, um ein Fortschreiten der Erkrankung zu verhindern (Couvreur et al. 1988, McCabe und Oster 1989, Schwartzman 2001). Therapeutika und Dosierungen können **Tab. F 7.1** entnommen werden.

F 7.2.1.4 Prophylaxe

Bei *Toxoplasma*-seropositiven AIDS-Patienten wird mittlerweile eine Primäprophylaxe empfohlen, wenn sich eine signifikante Immunsuppression einstellt. Mittel der Wahl sind dabei das zur Prophylaxe der PcP eingesetzte Kombinationspräparat Cotrimoxazol (160/800 mg/Tag oder 3 ×/Woche, z. B. Cotrim®) oder Dapson (50 mg/Tag, Dapson-Fatol®) in Kombination mit Pyrimethamin (50 mg 1 ×/Woche) und Folinsäure (25 mg 1 ×/Woche) (Kaplan et al. 1997). Alternativ kann eine Kombination aus Sulfadiazin (500 mg 2 ×/Woche) in Kombination mit Pyrimethamin (25 mg 2 x/Woche) und Folinsäure (15 mg 2 ×/Woche) eingesetzt werden (Schurmann et al. 2001).

F 7.2.2 Zerebrale Malaria

F 7.2.2.1 Klinik

Unter den fünf Malariaerregern des Menschen (*Plasmodim falciparum*, *P. knowlesi P. vivax*, *P. ovale* und *P. malariae*) werden praktisch ausschließlich bei *P. falciparum*-Infektionen (Malaria tropica) schwere Verläufe mit zerebraler Beteiligung beobachtet. *P. falciparum* wird durch die weibliche Anopheles-Mücke übertragen. Nach Transformation in der Leber erfolgt nach etwa einer Woche die Freisetzung von Merozoiten. Diese reifen in den Erythrozyten aus. Es kommt zur Sequestration von parasitenbeladenen Erythrozyten und Akkumulation in Kapillaren und Venolen vieler Organe (Turner 1997). Etwa 1–3 % der Patienten mit Malaria tropica entwickeln eine zerebrale Malaria. Besonders Kinder, Reisende, Schwangere und Immunsupprimierte haben ein erhöhtes Risiko für einen schweren Verlauf (Osuntokun 1983). Bei der Pathogenese der zerebralen Verlaufsform spielen mehrere pathophysiologische Prozesse eine Rolle. Durch die Sequestration parasitenbeladener Erythrozyten sowie Monozyten und

Tab. F 7.1: Therapie und Prophylaxe der zerebralen Toxoplasmose

Indikation	1. Wahl	2. Wahl
akute Toxoplasma-Enzephalitis	Sulfadiazin p. o. 4–6 g/Tag + Pyrimethamin p. o. 100 mg/Tag für 2 Tage, dann 50–75 mg/Tag + Folinsäure p. o. 5–10 mg/Tag für mindestens 6 Wochen	Clindamycin p. o. 2,4–4,8 g/Tag + Pyrimethamin p. o. 100 mg/Tag für 2 Tage, dann 50–75 mg/Tag + Folinsäure p. o. 5–10 mg/Tag für mindestens 6 Wochen
Sekundärprophylaxe der akuten Toxoplasma-Enzephalitis bei Immunkompromittierten	Sulfadiazin p. o. 2 g/Tag + Pyrimethamin p. o. 25 mg/Tag + Folinsäure p. o. 5–10 mg/Tag lebenslang	Clindamycin p. o. 1,2–2,4 g/Tag + Pyrimethamin p. o. 25 mg/Tag + Folinsäure p. o. 5–10 mg/Tag lebenslang
Primärprophylaxe der akuten Toxoplasma-Enzephalitis bei Immunkompromittierten	Cotrimoxazol p. o. 160/800 mg/Tag oder 3 ×/Woche	Dapson p. o. 50 mg/Tag + Pyrimethamin p. o. 50 mg 1 ×/Woche + Folinsäure p. o. 25 mg 1 ×/Woche
Akute Toxoplasma-Infektion während der Schwangerschaft	Spiramycin p. o. 3–4 g/Tag bis zur Geburt	
Kongenitale Toxoplasmose	Sulfadiazin p. o. 75–150 mg/kg/Tag + Pyrimethamin p. o. 1 mg/kg/Tag + Folinsäure p. o. 5–10 mg/Tag für 12 Monate	

Thrombozyten kommt es zum Verschluss von Kapillaren und Venolen mit nachfolgenden fokalen metabolischen Entgleisungen, Hirnödem und petechialen Blutungen (Schofield und Grau 2005). Darüber hinaus kommt es zu einer überschießenden Immunantwort mit Ausschüttung toxischer Zytokine wie Tumornekrosefaktor-α (TNF-α) und Stickoxid (NO) (Clark et al. 1993, Clark et al. 1991). Die zerebrale Malaria äußert sich in einer diffusen Enzephalopathie mit Bewusstseinsstörung, Verwirrtheit, epileptischen Anfällen und akuter Psychose ohne wesentliche meningitische Zeichen. Fokale neurologische Ausfälle sind selten ebenso wie Bewegungsstörungen, Myoklonien und Tremor. Die von der Weltgesundheitsbehörde übernommen diagnostischen Kriterien für die zerebrale Malaria beinhalten ein durch andere Enzephalopathien nicht zu erklärendes Koma (z. B. hypoglykämisch, postiktal: fokal neurologische Defizite, epileptische Anfälle, schwere Prostration, neurologische Herdsymptomatik) mit Nachweis einer *P. falciparum*-Parasitämie (WHO 2000) mit dem Nachweis einer Malaria-Retinopathie (WHO 2008). Schwere systemische Manifestationen wie akutes Nierenversagen, ARDS (acute respiratory distress syndrome), schwerer Ikterus, metabolische Azidose, selten akutes Lungenödem oder disseminierte intravasale Koagulation können begleitend auftreten. In etwa 3 % der erwachsenen Patienten tritt eine z. T. lebensbedrohliche Hypoglykämie (Dondorp et al. 2005, 2010) auf. Auslösende Faktoren dafür sind Glykogendepletion in der Leber, Verbrauch durch die Parasiten, Chinin-induzierte Hyperinsulinämie und Hemmung der Glukoneogenese durch Zytokine wie TNF-α und Interleukin-1.

Die Diagnose wird durch mikroskopische Untersuchung dünner und dicker peripherer Blutausstriche mit Nachweis von ringförmigen Trophozoiten in den Erythrozyten gesichert. Der Liquor ist in der Regel unauffällig und zeigt nur selten eine geringgradige Zellzahl- und Eiweißerhöhung. Meist ist auch das kraniale CT unauffällig, nur gelegentlich findet sich ein Hirnödem. In einzelnen Fallberichten wurde über das Vorliegen einer zerebralen Malaria ohne Nachweis von *Plasmodium falciparum* im Blutausstrich berichtet.

F 7.2.2.2 Epidemiologie und Verlauf

Die Malaria ist mit einer Inzidenz von 300–500 Millionen pro Jahr eine der häufigsten Parasitosen weltweit. Die Inzidenz unter Reisenden aus den industrialisierten Ländern beträgt derzeit 30 000 pro Jahr (Pasvol 2005). Malaria ist endemisch in Asien, in Afrika südlich der Sahara (außer den größten Teilen Südafrikas), im Mittleren Osten sowie in Zentral- und Südamerika.

Die Prognose der zerebralen Malaria wird meist durch das Ausmaß des begleitenden Organversagens bestimmt. Die Letalität wird mit 5–20 % für rein zerebrale Verläufe und mit bis zu 50 % für schwere systemische Verläufe angegeben (Newton et

Tab. F 7.2: Therapie der zerebralen Malaria

Substanz	Aufsättigung	Erhaltung
Chinindihydrochlorid	20 mg/kg als Dauerinfusion über 4 h oder 7 mg/kg i. v. über 30 Min., dann 10 mg/kg über 4 h oder 20 mg/kg i. m. (60 mg/ml)	10 mg/kg über 4 h alle 8–12 h *oder* 10 mg/kg i. m. alle 8–12 h
Artesunat	2,4 mg/kg i. v.	2,4 mg/kg i. v. alle 12–24 h

(nach Newton et al. 2000, Dondorp 2005, 2010)

al. 2000). Hohe Dichte von Parasiten und niedrige IgG-Antikörpertiter sind mit einer schlechten Prognose vergesellschaftet (Brasseur et al. 1990). Der Tod tritt meist nach ein bis zwei Wochen ein. Bei den überlebenden Erwachsenen kommt es meist innerhalb von 2–4 Tagen zur kompletten Restitution. Bei den überlebenden Kindern sind Residualsymptome wie Hirnleistungs- und Verhaltensstörungen, Sprach- und Sprachentwicklungsstörungen, Ataxie, Hemiparese, Aphasie, kortikale Blindheit und Epilepsien häufiger (6–12 %) (Idro et al. 2006, John et al. 2006, Kihara et al. 2008, Carter et al. 2010). Prädiktoren für neurologische Folgeschäden sind protrahierte Anfälle, lange Bewusstlosigkeit und schwere Anämie (Steele und Baffoe-Bonnie 1995).

F 7.2.2.3 Therapeutische Prinzipien und pragmatische Therapie

Aufgrund der weltweiten Resistenzlage gegenüber Chloroquin ist Chinin das Medikament der Wahl zur Therapie der zerebralen Malaria. Ein rascher Therapiebeginn und eine intensivmedizinische Überwachung sind für den Therapieerfolg von entscheidender Bedeutung. Wenn möglich sollte die Behandlung in einer Einrichtung mit tropenmedizinischer Erfahrung erfolgen. Bei schweren Verlaufsformen sollte eine intravenöse Aufsättigung erfolgen (20 mg/kg Chinindihydrochlorid über 4 Stunden), um rasch einen parasitiziden Serumspiegel zu erreichen (van der Torn et al. 1998). Anschließend beträgt die empfohlene Dosis 30 mg/kg/Tag in drei Tagesdosen als intravenöse Infusion über 2–4 Stunden für 7 Tage. Eine Tagesdosis von 1 800 mg sollte nicht überschritten werden. Da es unter Chinin zu lebensbedrohlichen Hypoglykämien kommen kann, ist eine strenge Überwachung erforderlich (White et al. 1983). Andere Nebenwirkungen sind arterielle Hypotonie, Herzrhythmusstörungen, Übelkeit, Erbrechen, Kopfschmerzen, Tinnitus und selten Sehstörungen (Visusminderung, Gesichtsfeldeinengung, Doppelbilder, Farbenfehlsichtigkeit), Agranulozytose, Thrombozytopenie und anaphylaktische Reaktionen. Da bei parenteraler Gabe mit einer höheren Nebenwirkungssrate zu rechnen ist, ist die Umstellung auf orale Gabe so schnell wie möglich anzustreben (Newton et al. 2000). Alternativ kann bei möglicherweise besserer Effektivität Artemether, ein Artemisinin-Derivat eingesetzt werden (McIntosh und Olliaro 2000). Dieses Medikament ist in Deutschland in Kombination mit Lumefantrin (Riamet®) zur Behandlung der akuten unkomplizierten Malaria tropica zugelassen. In einer randomisierten, kontrollierten Studie zur initialen Behandlung der zerebralen Malaria bei Kindern war rektal applizierteś Artemether der intravenösen Chinintherapie ebenbürtig (Aceng et al. 2005). Zur Therapiekontrolle sollten tägliche Untersuchungen des Blutausstriches und des Dicken Tropfens mit Bestimmung der Parasitendichte erfolgen. Die SEAQUAMAT- und AQUAMAT-Studien zeigten eine überlegende Wirkung von Artesunate i. v. gegenüber Chinin i. v. Dosierungsempfehlungen zur parenteralen Behandlung der zerebralen Malaria finden sich in **Tab. F 7.2**. Kortikoide und Osmotherapeutika (wie Mannit) verbessern den klinischen Krankheitsverlauf nicht (Prasad und Garner 2000, Mohanty et al. 2011). Da sie teilweise sogar ungünstig wirken, sollten sie nicht eingesetzt werden. Erythrozytenaustauschtransfusionen werden allgemein bei Parasitenbeladung von > 10 % empfohlen (Weir et al. 2000), ohne dass deren therapeutischer Nutzen gesichert ist (Riddle et al. 2002).

F 7.2.2.4 Prophylaxe

Die WHO, das Center for Disease Control (CDC), aber auch dir Deutsche Tropenmedizinische Gesellschaft (DTG) oder die Österreichische Gesellschaft für Tropenmedizin und Parasitologie (ÖGTP) veröffentlichen jedes Jahr auf den neuesten Stand gebrachte Empfehlungen zur Expositions- und Chemoprophylaxe der Malaria.

Internetadressen:

- Center for Disease Control and Prevention
  www.cdc.gov
- Deutsche Gesellschaft für Tropenmedizin und Internationale Gesundheit (DTG)
  www.dtg.org
- Österreichische Gesellschaft für Tropenmedizin und Parasitologie (ÖGTP).
  www.oegtp.at
- World Health Organization
  www.who.int

F 7.2.3 Zerebrale Amöbiasis

Zu dieser seltenen, durch frei lebende Protozoen übertragene Erkrankungsgruppe zäählen neben der primären Amöben- Meningoenzephalitis (Naegleri fowleri), die granulomatöse Amöben-Meningoenzephalitis (Acanthamoeba-Spezies oder Balamuthia *mandrillaris*) und die sekundäre zerebrale Amöbenruhr (*Entamoeba histolytica*). Zusammenfassung siehe **Tab. F 7.4**.

F 7.3 Wurmerkrankungen

F 7.3.1 Neurozystizerkose

F 7.3.1.1 Klinik

Die Neurozystizerkose wird durch die Larven (Zystizerken) des Schweinebandwurms *Taenia solium* verursacht. Die Infektion des Menschen erfolgt zunächst durch die Aufnahme von Zystizerken mit ungekochtem Schweinefleisch. Die Larven reifen im Darm zu Würmern aus (Taeniasis). Eier oder Wurmsegmente (Proglottiden) werden über den Stuhl ausgeschieden. Nach Ingestion von Wurmeiern mit fäkal verunreinigter Nahrung oder nach ano-oraler Autoinfektion kommt es zur hämatogenen Streuung der geschlüpften Larven (Onkosphären). Neben dem ZNS (60–80 %) werden so auch Muskeln (20–50 %), Augen (10–20 %), subkutanes Fettgewebe und selten das Rückenmark befallen. Die klinische Einteilung der Neurozystizerkose erfolgt je nach Lokalisation und Begleitreaktion des Wirtsgewebes auf die verschiedenen Reifungsstadien des Erregers (White 2000). Initial wird die Immunreaktion des Wirtsgewebes durch den lebenden Parasiten unterdrückt (vesikuläres Stadium). Nachfolgend kommt es zu einer Infiltration der Zyste durch Entzündungszellen (kolloidales Stadium) und Abtötung des Parasiten mit Kollaps der Zyste (granulonoduläres Stadium), an deren Stelle eine progrediente Fibrose treten kann (kalzifiziertes Stadium). Diesem Prozess entsprechend wird die Erkrankung in den ersten drei Stadien als aktive Neurozystizerkose, im letzten Stadium als inaktive Neurozystizerkose bezeichnet. Zystizerken siedeln sich meist intraparenchymatös (parenchymatöse Form), in 10–20 % der Fälle intraventrikulär (ventrikuläre Form) oder subarachnoidal (meningeale Form) insbesondere im Bereich der Sylvischen Fissur oder der basalen Zisternen ab. Zysten im Bereich der Sylvischen Fissur können bis auf mehrere Zentimeter Durchmesser anwachsen. Die neurologischen Symptome variieren in Abhängigkeit von Erkrankungsstadium und Lokalisation der Parasiten. In der Regel wird die Erkrankung durch fokale epileptische Anfälle manifest. In den Entwicklungsländern ist die Neurozystizerkose die häufigste Ursache für erworbene Epilepsien. Das Auftreten epileptischer Anfälle ist meist Folge einer aktiven parenchymatösen Neurozystizerkose und scheint eher Folge der Entzündungsreaktion des Wirtes als der Infektion per se zu sein (Carpio et al. 1998). Epileptische Anfälle können auch bei der inaktiven parenchymatösen Form als Folge einer Glianarbe auftreten (Nash 2004). Kopfschmerzen sind bei allen Erkrankungsformen häufig. Ventrikuläre und zisternale Zysten führen nicht selten zu einem obstruktiven Hydrozephalus. Weitere Manifestationen sind Vaskulitis, basale Meningitis und psychische Veränderungen.

Die zerebrale Bildgebung ist diagnostisch richtungsweisend. In CT und MRI finden sich bei der inaktiven parenchymatösen Neurozystizerkose meist multiple Verkalkungen von 2–10 mm Durchmesser ohne Umgebungsreaktion. Bei der aktiven parenchymatösen Erkrankungsform stellt sich der lebende Erreger zunächst hypodens dar. Die Zystenflüssigkeit ist isodens, selten kann im Bereich der Zystenwand der invaginierte Scolex als noduläre Verdickung identifiziert werden. Mit Einsetzen der Entzündungsreaktion kommt es zu einem perifokalem Ödem und ringförmiger Kontrastmittelaufnahme. Der Liquor kann bei den meningealen und ventrikulären Formen eine mäßiggradige Pleozytose, Eiweißerhöhung, verminderte Glukose, Eosinophilie und oligoklonale Banden aufweisen, ist bei den parenchymatösen Formen jedoch meist normal. Die Diagnose wird durch serologische Untersuchungsmethoden (z. B. indirekter Hämagglutinationstest und IgG/IgM-ELISA) ergänzt. Jedoch sind auch neuere serologische Untersuchungsmethoden wie der Immunoblot mit gereinigtem *T. solium*-Antigen bei Patienten mit solitären parenchymatösen Zysten und abgestorbenen Parasiten häufig negativ (Garcia et al. 1997a, Prabhakaran et al. 2004). Selten lassen sich subkutane Zysten tasten oder Sklettmuskelverkalkungen besonders im Oberschenkel radiographisch erfassen. Parasiteneier oder Proglottiden werden im Stuhl nur bei 25 % der Patienten nachgewiesen. Die diagnostischen Kriterien sind in **Tab. F 7.3** zusammengefasst.
Differentialdiagnostisch sind andere Parasitosen wie Echinokokkose, Toxoplasmose und Trichinose abzugrenzen.

F 7.3.1.2 Epidemiologie und Verlauf

Die Neurozystizerkose ist eine der häufigsten Parasitosen des ZNS. Konservativen Erhebungen zufolge sterben jährlich 50 000 Menschen an Neurozystizerkose bei wenigstens 50 Millionen Infizierten weltweit (White 1997). Die Erkrankung ist endemisch in den meisten Entwicklungsländern Lateinamerikas, Zentral-, Ost- und Südafrikas sowie Asiens, aber auch in Teilen Portugals, Spaniens und Osteuropas. Aufgrund von erhöhtem Reiseaufkommen in und Immigration aus Entwicklungsländern nimmt die Inzidenz auch in den Industrienationen zu. Eine in Deutschland akquirierte Neurozystizerkose ist eine Seltenheit (Wiegand et al. 1999). Verlauf und Prognose sind von der individuellen Immunantwort und der Anzahl und Lokalisation der Zysten abhängig. Obwohl sich die meisten Erkrankungen als parenchymatöse Form manifestieren, ist die Morbidität bei der Neurozystizerkose meist Folge extraparenchymatöser Manifestationen. Ohne spezifische antiparasitäre Therapie kommt es in der Regel zu einer spontanen Degeneration intraparenchymatöser Parasiten innerhalb von zwei Jahren (Baranwal et al. 1998, Carpio et al. 1995). In manchen Fällen kommt es zur Zystenkalzifikation (inaktive Neurozystizerkose). Unter Therapie mit Praziquantel (Biltricide®) bessern sich klinisch 80–90 % der Patienten mit parenchymatösen Zysten und 50 % mit Meningitis. 15 % entwickeln trotz Therapie einen Hydrozephalus, bei 25 % werden die zerstörten Zysten durch Granulome ersetzt. Nach medikamentöser Therapie ergab sich eine 82 %-ige Reduktion der Zystenzahl und eine 95 %-ige Reduktion der Anfallshäufigkeit (Vazquez und Sotelo 1992). Die MRT eignet sich für Verlaufsuntersuchungen und kann degenerative Veränderungen der Parasiten darstellen (Martinez et al. 1995).

F 7.3.1.3 Therapeutische Prinzipien und pragmatische Therapie

Die Therapie ist abhängig von Erkrankungsstadium und Lokalisation der Zysten. Patienten mit inaktiver parenchymatöser Neurozystizerkose haben ein hohes Risiko einer symptomatischen Epilepsie, die häufig eine lebenslange antikonvulsive Prophylaxe notwendig macht (Del Brutto 1994). Das Auftreten eines Hydrozephalus bei inaktiver ventrikulärer oder zisternaler Neurozystizerkose macht häufig eine neurochirurgische Intervention (Zystenexzision, Shuntanlage) notwendig. Antiparasitäre Medikamente spielen bei der Behandlung der inaktiven parenchymatösen Neurozystizerkose keine Rolle.
Bei der aktiven parenchymatösen Form stehen Albendazol (Eskazole®), ein Imidazolderivat mit antiparasitären Eigenschaften, und Praziquantel (Biltricide®), ein Isoquinolinderivat mit einem breiten antihelminthischen Wirkungsspektrum, als wirksame Medikamente zur Verfügung. Mittel der Wahl für Hirnparenchym-Zysten ist Albendazol (Del Brutto et al. 1993). Eine 7-tägige Therapie ist ebenso wirksam wie ein 14-tägiger Therapiezyklus (Garcia et al. 1997b). Da eine antiparasitäre Therapie verglichen mit einer alleinigen antikonvulsiven Behandlung zu einem schnelleren Zystenzerfall und zu einer besseren Anfallskontrolle führt (Garcia et al. 2004), wird bei aktiver parenchymatöser Neurozys-

Tab. F 7.3: Diagnostische Kriterien der Neurozystizerkose

Kategorie	Kriterien
Absolut	1. Histologischer Parasitennachweis im ZNS-Biopsat 2. Zystische ZNS-Läsion mit Scolex im CT/MRT 3. Subretinaler Parasitennachweis in der Funduskopie
Wichtig	1. Typische ZNS-Läsion ohne Scolexnachweis im CT/MRT 2. Positives Serum im Immunoblot mit gereinigten *T. solium*-Antigenen 3. Rückbildung von ZNS-Läsionen nach Therapie mit Albendazol oder Praziquantel 4. Spontane Rückbildung einer solitären typischen ZNS-Läsion
Gering	1. ZNS-Läsionen vereinbar mit einer Neurozystizerkose im CT/MRT 2. Klinische Manifestationen einer Neurozystizerkose 3. Positiver ELISA im Liquor 4. Zystizerkose-Manifestationen außerhalb des ZNS
Epidemiologisch	1. Nachweis eines Kontaktes mit *T. solium* 2. Ständiger Aufenthalt oder häufige Reisen in Endemiegebiete

Diagnostische Sicherheit	Kriterien
Definitiv	1 absolutes oder 2 wichtiges, 1 geringes und 1 epidemiologisches
Wahrscheinlich	1 wichtiges und zwei geringe oder 1 wichtiges und 1 geringes und 1 epidemiologisches oder 3 geringe und 1 epidemiologisches

tizerkose die Therapie mit Albendazol (15 mg/kg/Tag für 7 Tage) oder mit Praziquantel (50 mg/kg/Tag in drei Einzeldosen für 15 Tage) empfohlen. Eine Kombination von Praziquantel und Albendazole scheint wirksamer zu sein als eine Monotherapie (Garcia et al. 2011). Während der Therapie mit Albendazol oder Praziquantel kommt es bei vielen Patienten zum Auftreten von Fieber, Kopfschmerzen, Übelkeit und Erbrechen, möglicherweise als Folge der entzündlichen Reaktion des Organismus auf die zerfallenden Parasiten im Gehirn. Die Verabreichung von Kortikoiden kann Frequenz, Intensität und Dauer dieser Symptome reduzieren. Weil die Reaktionen jedoch häufig gering und von kurzer Dauer sind und Steroide den Plasmaspiegel von Praziquantel senken, wird eine Anwendung von Kortikoiden nur bei Patienten mit sehr hoher Läsionslast sowie bei Patienten mit Arachnoiditis, Ependymitis, Angiitis und Meningitis empfohlen (Garcia und Del Brutto 2005).

Therapie der Wahl bei ventrikulärer Neurozystizerkose ist die Shuntanlage. Im aktiven Erkrankungsstadium ist eine Verstopfung des Katheters durch Parasitenbestandteile mit nachfolgender Shuntinsuffizienz häufig. Das Risiko einer Shuntinsuffizienz kann möglicherweise durch den Einsatz von Albendazol/Praziquantel oder Steroiden gesenkt werden (White 1997). Eine Zystenexzision ist zwar effektiv, jedoch mit einer signifikanten Morbidität verbunden (Sotelo 1997). Die Remission einer aktiven ventrikulären Neurozystizerkose unter alleiniger medikamentöser Therapie wurde in Einzelfällen beschrieben (Cuetter et al. 1997, Proano et al. 1997). Da die zisternale Neurozystizerkose häufig mit einer erheblichen Arachnoiditis einhergeht, sollten bei dieser Form eine Therapie mit Dexamethason, bei Hydrozephalus eine Shuntanlage erfolgen. Obschon keine kontrollierten Studien zur Frage des Nutzens einer antiparasitären Medikation bei dieser Erkrankungsform vorliegen, sollte zusätzlich eine Behandlung mit Albendazol (15 mg/kg/Tag über 4 Wochen) erfolgen. Bei Arachnoiditis, Enzephalitis oder Ependymitis sollte zunächst auf eine antiparasitäre Therapie verzichtet werden, da es hierunter zu einer Verstärkung der Entzündungsreaktion durch den Parasitenzerfall kommen kann (Garcia und Del Brutto 2005). Eine Operation mit Aspiration der Zystenflüssigkeit ist nur bei konservativ nicht beherrschbarem Hydrozephalus infolge von subarachnoidalen Riesenzysten indiziert (Proano et al. 2001).

F 7.3.2 Echinokokkose des ZNS

F 7.3.2.1 Klinik

Die menschliche Echinokokkose wird durch die Larven (Hydatiden, Finnen) von Echinococcus granulosus (Hundebandwurm) und Echinococcus multilocularis (Fuchsbandwurm) hervorgerufen. Die Echinokokkuseier werden durch Kontakt mit Bandwurmträgern (z. B. Hund, Katze, Fuchs) oder durch kontaminierte Nahrung aufgenommen. Nach Penetration der Darmwand gelangen die Larven über die Portalvenen in die Leber, um von dort meist in Lunge und Gehirn zu metastasieren. Ein ZNS-Befall in Form von intrazerebraler, sehr selten intraventrikulärer, subduraler und intraspinaler Zystenbildung wird in weniger als 5 % der alveolären (*E. multilocularis*) und in weniger als 2 % der zystischen (*E. granulosus*) Echinokokkosen festgestellt (Kammerer 1993). Die Zysten sind meist solitär im Stromgebiet der A. cerebri media und wachsen langsam verdrängend. *E. multilocularis*-Zysten besitzen keine Wand und wachsen multizystisch-invasiv. Bei der alveolären Echinokokkose ist der ZNS-Befall meist Folge eines lange bestehenden Leberfokus wohingegen die zystische Echinokokkose primär das ZNS betreffen kann. Je nach Lokalisation der Zysten ist die klinische Präsentation durch Hirndrucksteigerung, fokale neurologische Defizite und epileptische Anfälle gekennzeichnet. Das kranielle CT zeigt scharf begrenzte, meist solitäre, runde, zystische, liquorisodense Raumforderungen mit einem Durchmesser von mehreren Zentimetern, meist ohne umgebendes Ödem oder Kalzifikationen (Butke et al. 2004). Eine Eosinophilie im Blut, die Erhöhung von IgE im Serum und serologische Untersuchungen (z. B. indirekte Hämagglutination, indirekte Immunfluoreszenz, ELISA) können diagnostisch hilfreich sein. Der Liquor zeigt meist einen Normalbefund, nur selten findet sich eine Eosinophilie.

F 7.3.2.2 Epidemiologie und Verlauf

Die Infektion mit *E. granulosus* betrifft vor allem Kinder und ist in den Mittelmeerländern, dem Mittleren Osten, Zentral- und Südamerika endemisch. Die Prävalenz beträgt dort bis zu 75 Erkrankungsfällen pro 100 000 Einwohnern. Infektionen mit *E. multilocularis* sind weltweit seltener, stellen aber insbesondere in kälteren Regionen (Alaska, Nordamerika, Europa, China) ein ernstes infektiologisches Problem dar. Die Prognose hängt von den operativen Therapiemöglichkeiten ab. Multiple Zysten, der Befall anderer Organe und intraoperative Zystenruptur sind ungünstige prognostische Faktoren.

F 7.3.2.3 Therapeutische Prinzipien und pragmatische Therapie

Die operative Entfernung der Zysten ist bislang die einzig effektive Therapie der zerebralen Echinokokkose. Wegen der Gefahr einer anaphylaktischen Reaktion und Zystenaussaat sollte intraoperativ eine Ruptur der Zyste mit konsekutiver Entleerung des Zysteninhalts vermieden werden. *E. multilocularis*-Zysten sind aufgrund der fehlenden Wand und des invasiven Wachstums einer kompletten Resektion nur selten zugänglich. Der Nutzen einer Chemotherapie ergibt sich lediglich aus Einzelfallberichten und beinhaltet Benzoimidazolderivate (Albendazol, Mebendazol). Eine medikamentöse Behandlung ist bei inoperablen Zysten oder nach intraoperativer Zystenruptur indiziert (Kalaitzoglou et al. 1998). Der Nutzen einer präoperativen Chemotherapie zur Größenreduktion von Zysten ist nicht ausreichend belegt. Bei intraoperativer Zystenruptur wird eine Behandlung mit Albendazol (10 mg/kg/Tag in vier 28-tägigen Zyklen mit 15-tägigen Intervallen) empfohlen. Sind die Zysten inoperabel oder nur subtotal entfernt worden, empfehlen sich eine mindestens 3-monatige Therapiedauer und CT-Kontrollen (Singounas et al. 1992). Bei unvollständig entfernten *E. multilocularis*-Zysten kann wegen des hohen Rezidivrisikos eine lebenslange Therapie in der angegebenen Dosierung unter sorgfältiger Kontrolle der Nebenwirkungen (Blutbild, Leberwerte) notwendig sein. Nebenwirkungen von Albendazol und Mebendazol sind Panzytopenie, Leberfunktionsstörungen, Fieber, Bauchschmerzen, Kopfschmerzen, Haarausfall und Urtikaria (Teggi et al. 1993). Fettreiche Kost verbessert die Wirkstoffresorption.

Tab. F 7.4: Parasitosen mit neurologischen Manifestationen

Erkrankung	Klinik	Diagnose	Therapie und Verlauf
Protozoen			
Toxoplasmose des ZNS *Toxoplasma gondii* Vorkommen weltweit Übertragung durch rohes Fleisch, Katzenfaeces	meist subakute Enzephalitis durch Reaktivierung einer latenten Infektion bei Abwehrgeschwächten	solitäre oder multiple ringförmig KM-aufnehmende Raumforderungen	Therapiebeginn bei Verdacht: Sulfadiazin (4–6 g/Tag) + Pyrimethamin (initial 200, dann 75 mg/Tag) + Folinsäure (5–10 mg/Tag) für mindestens 6 Wochen (↔, B)
Malaria meist *Plasmodium falciparum* Vorkommen in Asien, Afrika, Mittlerer Osten, Zentral- und Südamerika Übertragung durch Anopheles-Mücke	zerebrale Manifestationen (epileptische Anfälle, Koma) bei etwa 1–3 % der Patienten mit Malaria tropica	Nachweis von Parasiten im Blutausstrich, Liquor und CT/MRI meist unauffällig	zur Aufsättigung Chinin 20 mg/kg als Dauerinfusion über 4 h, dann 10 mg/kg alle 8 Stunden, (↔, B), Letalität 5–20 %. Alternative: Artesunate i. v. 2,4 mg alle 12 Stunden
primäre Amöben-Meningoenzephalitis *Naegleria fowleri* Vorkommen weltweit Übertragung durch freilebende Zysten/ Trophozoiten in stehenden Gewässern Martinez und Visvesvara (2001) Campbell (1993)	akute, fulminante Meningitis 3–5 Tage nach Infektion mit rascher Bewusstseinstrübung	Liquor purulent, massive Pleozytose (vorwiegend polymorphkernige Granulozyten), mikroskopischer Nachweis beweglicher Amöben im Liquor-Nativpräparat	keine gesicherte Therapie. Amphotericin B i. v. (evtl. liposomales AmB) (1,5 mg/kg/Tag für 2 Wochen) und i. th. (0,5 mg jeden 2. Tag) (↔, B), alternativ oder zusätzlich Miconazol i. v. (350 mg/m²/Tag) und i. th. (10 mg jeden 2. Tag) (↔, C)

Tab. F 7.4: Parasitosen mit neurologischen Manifestationen (Fortsetzung)

Erkrankung	Klinik	Diagnose	Therapie und Verlauf
granulomatöse Amöben-Enzephalitis *Acantamoeba* Spezies *Balamuthia mandrillaris* Vorkommen weltweit Übertragung durch freilebende Zysten/Trophozoiten in stehenden Gewässern Martinez und Visvesvara (2001) Visvesvara (2010)	subakuter bis chronischer Verlauf mit Kopfschmerzen, Bewusstseinstrübung, fokalen neurologischen Ausfällen und epileptischen Anfällen	CT/MRT: meist multiple, nicht KM-aufnehmende intrazerebrale Raumforderungen Liquor meist unergiebig ohne Erregernachweis, Diagnose durch Haut- oder Hirnbiopsie	keine gesicherte Therapie; Pentamidine, Fluconazol, Flucytosin werden empfohlen
sekundäre zerebrale Amöbiasis *Entamöba histolytica* Vorkommen weltweit (v. a. Tropen) Übertragung durch Aufnahme von Zysten mit fäkal kontaminierter Nahrung Petri et al. (2001) Campbell (1993)	meist asymptomatisch oder milde gastrointestinale Symptome (enterischer Verlauf), bei invasiver Form mit Leber- und Lungenabszessen in bis zu 10 % meist multiple Hirnabszesse, selten Meningitis	CT/MRT: meist multiple Abszesse, v. a. frontal und in den Stammganglien Liquor meist unergiebig Serologie (ELISA, HA), Nachweis von Leberabszessen (Sonographie, CT, evtl. Punktion)	Metronidazol 2g/Tag für 2–4 Wochen (↔, B), evtl. in Kombination mit Chloroquin (300 mg/Tag) (↔, C), Tetracyclin (2 g/Tag) und/oder Dehydroemetin (80 mg/Tag) (↔, C), evtl. stereotaktische Aspiration solitärer raumfordernder Abszesse (↔, C), Hirndrucksenkung mit Mannitol oder Dexamethason (↔, C)
afrikanische Trypanosomiasis (Schlafkrankheit) *Trypanosoma brucei gambiense und rhodesiense* Vorkommen in Afrika südlich der Sahara Übertragung durch Tse-Tse-Fliege Pepin und Donelson (2001) Villanueva (1993)	initial häufig asymptomatische Verlaufsform (1. Phase) (*T. b. gambiense*: Monate bis Jahre; *T. b. rhodesiense*: Wochen bis Monate), in der 2. Phase ZNS-Beteiligung mit Apathie, Somnolenz, verändertem Schlafmuster	Parasitennachweis in Blut, Lymphknoten und Liquor, Serologie (ELISA), EEG	*T. b. gambiense:* Eflornithin oder evtl. NECT: Nifurtimox-Eflornithin combination therapy *T. b. rhodesiense:* Suramin i. v. bis 1 000 mg/Tag an den Tagen 1, 3, 6, 14, 21 (↔, B) 2. Phase: Melarsoprol 3,6 mg/kg/Tag (bis zu 180 mg/Tag) i. v. an den Tagen 1, 2, 3, 11, 12, 13, 21, 22, 23) (↔, B)
amerikanische Trypanosomiasis (Chagas-Krankheit) *Trypanosoma cruzi* Vorkommen in Südamerika Übertragung durch Faeces von Raubwanzen Walker (2005) Kirchhoff (2001) Villanueva (1993)	Erythem an der Infektionsstelle (Chagom), chronische Verlaufsform mit gastrointestinalen Manifestationen (Megaösophagus, Megakolon, Kardiomyopathie), akute Verlaufsform mit systemischer Dissemination und Myokarditis, selten Meningoenzephalitis v. a. bei Kindern und Abwehrgeschwächten	Parasitennachweis im Blut (evtl. Xenodiagnose) oder Liquor (PCR) Serologie CT/MRT häufig normal, selten multiple, ringförmig KM-aufnehmende zerebrale Läsionen	Benznidazol 5 mg/kg/Tag für 2 Monate (↔, B), alternativ Nifurtimox 8–20 mg/kg/Tag p. o. für 3–4 Monate (↔, B) bei akuter und chronischer Verlaufsform
Nematoden (Fadenwürmer)			
Trichinellose *Trichinella spiralis* und andere Spezies Vorkommen weltweit Übertragung durch rohes Fleisch Bruschi und Murrell (2001) Mawhorter et al. (1993)	meist asymptomatisch, initial (enterale Phase) gastrointestinale Symptome, abhängig vom Erregerstamm und Zahl ingestierter Erreger systemische Dissemination (*parenterale Phase*) mit Myalgien, Petechien, Lungen- und Myokardbefall. Meningoenzephalitis in 10–24 % der Fälle	Serologie (ELISA) Liquor meist unergiebig Bei Muskelbefall CK-Anstieg CT/MRT: multiple, teilweise kalzifizierende, ringförmig KM-aufnehmende zerebrale Läsionen, häufig jedoch normal bei unergiebigen Befunden evtl. Muskelbiopsie	Therapiebeginn bei Verdacht: Thiabendazol 50 mg/kg/Tag über 7 Tage (↔, B) ist nur innerhalb der ersten 1–2 Wochen nach Erregeringestion wirksam, bei systemischer Dissemination Mebendazol 600–1200 mg/Tag für 3 Tage, dann 1200–1500 mg/Tag für 10 Tage (↔, B). Alternativ Albendazol 400 mg/Tag für 3 Tage, dann 800 mg/Tag für 15 Tage (↔, C). Ggf. symptomatische Behandlung mit Steroiden (↔, C) gute Prognose

Tab. F 7.4: Parasitosen mit neurologischen Manifestationen (Fortsetzung)

Erkrankung	Klinik	Diagnose	Therapie und Verlauf
Toxocariasis *Toxocara canis* Vorkommen weltweit Übertragung durch Ingestion mit Wurmeiern kontaminierter Lebensmittel Liu (2001)	meist asymptomatisch, bei hohen Inokulationsdosen viszerale und okuläre Verlaufsformen selten ZNS-Befall in Form von eosinophiler Meningitis, Enzephalomyelitis oder Hirnabszessen	CT/MRI: Marklagerläsionen Serologie (ELISA)	bei schweren Verläufen Diethylcarbamazin6 mg/kg/Tag für 3 Wochen (↔, B), alternativ Albendazol 10 mg/kg/Tag für 5 Tage (↔, C) oder Mebendazol 20–25 mg/kg/Tag für 3 Wochen (↔, C) bei okulärer Beteiligung Steroide (Prednison 1 mg/kg/Tag für 2–4 Wochen (↔, B)
Angiostrongyliasis (eosinophile Meningoenzephalitis) *Angiostrongylus cantonensis* Vorkommen in Südostasien, Neuguinea, pazifische Inseln, Australien Übertragung durch Ingestion von Larven mit rohen Schnecken Kuberski (2001) Weller und Liu (1993)	häufig afebrile Meningitis mit Kopfschmerzen, Parästhesien, Hirnnervenausfällen	eosinophile Pleozytose im Liquor selten direkter Erregernachweis CT/MRT häufig normal	keine spezifische Therapie, ggf. symptomatische Behandlung mit Steroiden (↔, C), meist Spontanremission bei schweren Verläufen Albendazol 800 mg/Tag für 3 Wochen oder Mebendazol 200 mg/Tag für 5 Tage (↔, B)
Gnathosomiasis meist *Gnathosoma spinigerum* Vorkommen weltweit (v. a. in Indien, China, Japan, Malaysia, Philippinen, Vietnam) Übertragung durch Ingestion von Larven mit rohem Fisch Guitierrez (2001) Weller und Liu (1993)	kutane (Erytheme) und gastrointestinale Manifestationen, ZNS-Befall durch Penetration von Larven durch die Foramina spinalia, nachfolgend Radikulomyeloenzephalitis und subarachnoidale Blutungen mit typischem polyphasischem Verlauf	in der zerebralen MRT häufig multiple Cluster von kleinen, rundlichen T2-hyperintensen Läsionen Liquor häufig blutig oder xanthochrom mit eosinophiler Pleozytose Biopsie subkutaner Läsionen Serologische Tests bei der CDC in Atlanta, USA verfügbar	nicht gesichert Resektion der Larven wird nicht empfohlen einzelne Fallberichte über das Ansprechen auf Albendazol 800 mg/Tag für 3 Wochen (↔, C) nach erfolgreicher Therapie behalten etwa 50 % der Patienten permanente neurologische Defizite zurück
Strongyloidiasis *Strongyloides stercoralis* Vorkommen weltweit Übertragung durch Penetration der Zerkarien durch die Haut Walker (2005) Genta (2001) Cappello und Hotez (1993)	meist chronischer Verlauf, häufig klinisch stumm oder mit gastro-intestinalen Symptomen, selten Meningoenzephalitis (häufig mit bakterieller Begleitmeninigitis) und Hirnabszesse im Rahmen einer systemischen Erregerdissemination bei Abwehrgeschwächten	Nachweis von Zerkarien in Sputum, Urin, Stuhl, selten Liquor (Baermann-Test) Serologie (ELISA) CT/MRT: multiple zerebrale ringförmig KM-aufnehmende Läsionen	Therapiebeginn bei Verdacht: bei disseminierter Strongyloidiasis oder immunkompromittierten Patienten Thiabendazol 50 mg/kg/Tag für mehrere Wochen (↔, B), alternativ 200 mg/kg/Tag für 1–2 Tage, max. 7–10 Tage (↔, B) trotz Behandlung bis zu 60 % Letalität
Zestoden (Bandwürmer)			
Neurozystizerkose *Taenia solium* Vorkommen weltweit, endemisch in Lateinamerika, Zentral- und Südafrika, Asien, Portugal, Spanien und Osteuropa Übertragung durch mit Wurmeiern kontaminierte Nahrung	meist parenchymatöse, seltener ventrikuläre oder subarachnoidale Zysten mit Verschlusshydrozephalus und Krampfanfällen	CT/MRT: zystische intrakranielle Raumforderungen mit Umgebungsreaktion (aktive Form) oder Verkalkungen (inaktive Form) Serologie Liquor bei parenchymatösen Läsionen unergiebig	symptomatische Therapie (Antikonvulsiva) bei inaktiver Form (↔, B), bei aktiver Form Kombinationstherapie von Prazquantel 50 mg/kg/Tag für 1–2 Wochen plus Albendazol 15 mg/kg/Tag über 7 Tage (↑, A), bei Verschlusshydrozephalus Shuntanlage (↔, B), ggf. Zystenresektion/-aspiration (↔, C), bei subarachnoidalen Zysten mit Begleitarachnoiditis, Enzephalitis oder Ependymitis **keine** antiparasitäre Therapie (↔, B), Steroide hochdosiert für >4 Wochen (↔, C)

Tab. F 7.4: Parasitosen mit neurologischen Manifestationen (Fortsetzung)

Erkrankung	Klinik	Diagnose	Therapie und Verlauf
Echinokokkose *Echinococcus granulosus* selten *multilocularis* Vorkommen weltweit, endemisch in Asien, Lateinamerika, Mittlerer Osten, Mittelmeerraum Übertragung durch Aufnahme von Wurmeiern mit kontaminierter Nahrung	in 2–5 % intrazerebrale Zysten mit Hirndrucksteigerung, fokalen neurologischen Ausfällen, epileptischen Anfällen	CT/MRT scharf begrenzte, meist solitäre, runde, zystische, liquorisodense Raumforderung mit einem Durchmesser von mehreren Zentimetern Serologie Eosinophilie, IgE-Erhöhung Liquor unergiebig	vollständige operative Entfernung (↔, B), bei Zystenruptur Gefahr der Aussaat und Anaphylaxie Albendazol (10–15 mg/kg/Tag) für 1–4 Monate (↔, B), alternativ Mebendazol 50 mg/kg/Tag (↔, B) Letalität < 10 %
Trematoden (Saugwürmer)			
Schistosomiasis meist *Schistosoma mansoni* und *haematobium* und *japonicum* Vorkommen in Afrika, Mittlerer Osten (*S. haematobium* und *mansoni*), Karibik, Südamerika (*S. mansoni*), China, Südostasien, Philippinen (*S. japonicum*) Übertragung durch Penetration der Zerkarien durch die Haut Walker (2005) King und Mahmoud (2001) Liu (1993)	initial Zerkariendermatitis, nachfolgend granulomatöse Entzündung von Darm, Leber und Blase, selten Befall von Hirn (2–5 %, S. *japonicum*, Meningoenzephalitis, Hirnabszesse) oder Rückenmark (S. *haematobium und mansoni*, transverse Myelitis, granulomatöse Entzündung von Konus und Kauda, Radikulitis)	Eosinophilie Nachweis von Wurmeiern in Urin und Stuhl Serologie (ELISA) CT/MRT: bei Hirnbefall multiple KM-aufnehmende Läsionen, bei Rückenmarksbefall diffuse KM-aufnehmende Konusauftreibung	Therapiebeginn bei Verdacht: Praziquantel 40 mg/kg/Tag in 2 Einzeldosen für 1 Tag bei Infektionen mit *S. mansoni* und *haematobium* (↔, B) bzw. 60 mg/kg/Tag in 3 Einzeldosen bei Infektionen mit S. japonicum (↔, B), evtl. in Kombination mit Steroiden (Prednison 60 mg/Tag für 2 Wochen) (↔, C), bei akuter Myelonkompression ggf. Laminektomie, bei Therapieversagen Oxamniquin 20 mg/kg/Tag in 2 Einzeldosen für 1 Tag (↔, B) gute Prognose bei frühem Behandlungsbeginn
Paragonimiasis meist *Paragonimus westermani* Vorkommen in China, Korea, Japan, Taiwan, Philippinen, Südamerika, Afrika Übertragung durch Aufnahme von Metazerkarien mit rohen Krabben und Krebsen MacLean et al. (2001) Kusner und King (1993)	meist pulmonale Manifestation mit chronischer Verlaufsform (*endemische Hämoptyse*), in etwa 1 % Migration von Larven durch das Foramen magnum, nachfolgend Meningitis und zerebrale Abszesse mit epileptischen Anfällen, Kopfschmerzen, Sehstörungen	CT/MRT: meist multiple zerebrale, traubenförmig KM-aufnehmende kalzifizierende Läsionen mit perifokalem Ödem Liquor meist unergiebig Nachweis von Wurmeiern in Sputum und Stuhl Serologie (ELISA) Ringschatten im Röntgen-Thorax	Therapiebeginn bei Verdacht: Praziquantel 75 mg/Tag für 2–3 Tage (↔, B) führt in 90–100 % zur Heilung. Alternative: Albendazol (10–15 mg/kg/Tag) für 2–4 Wochen; unbehandelt hohe Letalität

F 7.3.3 Schistosomiasis (Bilharziose)

F 7.3.3.1 Klinik, Epidemiologie und Verlauf

Die Schistosomiasis ist eine der häufigsten Wurmerkrankungen weltweit. Etwa 200 Millionen Menschen der Landbevölkerung Afrikas, Südamerikas und Asiens sind mit Trematoden (Saugwürmer) der Gattung *Schistosoma* infiziert. Die Aufnahme der Larven erfolgt perkutan bei Kontakt mit zerkarienhaltigem Wasser. Die Trematoden siedeln sich in den Venengeflechten der ableitenden Harnwege (*S. haematobium*) sowie des Darms (*S. mansoni, S. japonicum, S. mekongi, S. intercalatum*) an und stoßen dort Eier ab, die nach Monaten bis mehreren Jahren über eine hämatogene Aussaat ins ZNS verschleppt werden können.

Die Beteiligung des ZNS bei einer Infektion ist selten und häufig asymptomatisch (Nascimento-Carvalho und Moreno-Carvalho 2005) *S. mansoni* und *haematobium* verursachen vorwiegend solitäre Granulome im unteren Rückenmark, seltener auch im zerebralen Kortex. *S. japonicum* kann eine granulomatöse Enzephalitis verursachen. Selten entsteht eine intrazerbrale Blutung, die zu epileptischen Anfällen und fokalen neurologischen Ausfällen führt (Pittella 1997). Die Diagnose der Schistosomiasis wird durch den Nachweis von Wurmeiern im Stuhl, in der Rektum- oder Leberbiopsie gestellt. *S. haematobium*-Eier können im Urin oder der Harnblasenwand gefunden werden. Mittels ELISA können Antikörper in Serum und Liquor nachgewiesen werden. Meist besteht eine Eosinophilie im peripheren Blutausstrich und eine mäßige Pleozytose und Eiweißvermehrung im Liquor. Mit Praziquantel ist eine Heilung in den meisten Fällen möglich (Bia und Barry 1986).

F 7.3.3.2 Therapeutische Prinzipien und pragmatische Therapie

Bei der Behandlung aller Formen der Schistosomiasis ist Praziquantel (Biltricide®) das Mittel der Wahl. An Nebenwirkungen können Bauchschmerzen,

Übelkeit, Diarrhö, Fieber und Kopfschmerzen auftreten. Bei einer Infektion mit *S. haematobium, S. mansoni* und *S. intercalatum* wird eine Einzeldosis Praziquantel 40 mg/kg gegeben. Als Alternative wird Oxamniquin (in Deutschland nicht im Handel) 15 mg/kg als Einzeldosis (in Ostafrika 30 mg/kg/Tag, in ägypten und Südafrika 30 mg/kg/Tag für 2 Tage) oder bei *S. haematobium*-Infektionen Metrifonat (in Deutschland nicht im Handel) 10 mg/kg jede zweite Woche insgesamt 3 Dosen gegeben. Die Infektion mit *S. japonicum* wird mit 3 Dosen Praziquantel 20 mg/kg an einem Tag behandelt. Die gleichzeitige Verabreichung von Kortikoiden (z. B. Dexamethason 12–16 mg/Tag) ist zur Verminderung der entzündlichen Gewebsreaktion auf die Parasiteneier zu empfehlen (Fowler et al. 1999).

F 7.4 Andere Parasiteninfektionen des ZNS

Klinik, Verlauf und die Therapie der Toxoplasmose, der zerebralen Malaria, der Amöbeninfektion des ZNS, der Neurozystizerkose, der Echinokokkose, der Schistosomiasis und anderer Parasiteninfektionen des ZNS sind in **Tab. F 7.4** zusammengefasst.

F 7.5 Literatur

Aceng JR, Byarugaba JS, Tumwine JK. Rectal Artemether versus intravenous quinine for the treatment of cerebral malaria in children in Uganda: a randomised clinical trial. Brit Med J 2005;330:334–337.

Ammassari A, Scoppettuolo G, Murri R, Pezzotti P, Cingolani A, Del Borgo C, et al. Changing disease patterns in focal brain lesion-causing disorders in AIDS. J Acquir Immune Defic Syndr Hum Retrovirol 1998;18:365–371.

Baranwal AK, Singhi PD, Khandelwal N, Singhi SC. Albendazole therapy in children with focal seizures and single small enhancing computerized tomographic lesions: a randomized, placebo-controlled, double blind trial. Pediatr Infect Dis J 1998;17:696–700.

Barrett MP, Vincent IM, Burchmore RJ, Kazibwe AJ, Matovu E Drug resistance in human African trypanosomiasis. Future Microbiol. 2011;6:1037–1047.

Bia FJ, Barry M. Parasitic infections of the central nervous system. Neurol Clin 1986;4:171–206.

Brasseur P, Ballet JJ, Druilhe P. Impairment of Plasmodium falciparum-specific antibody response in severe malaria. J Clin Microbiol 1990;28:265–268.

Brun R, Blum J. Human African trypanosomiasis. Infect Dis Clin North Am. 2012;26:261–273.

Bruschi F, Murrell KD. Trichinellosis. In: Guerrant RL, Walker DH, Weller PF, eds. Essentials of tropical infectious diseases. Kapitel 78. Philadelphia, PA: Curchill Livingston; 2001.p. 433–438.

Burri C. Chemotherapy against human African trypanosomiasis: is there a road to success? Parasitology 2010;137: 1987–1994.

Butke Y, Kemanoglu S, Nazaroglu H, Özkan Ü, Cerviz A, Simsek M. Cerebral hydatid disease: CT and MRI imaging findings. Swiss Med Wkly 2004;134:459–467.

Carpio A, Escobar A, Hauser WA. Cysticercosis and epilepsy: a critical review. Epilepsia 1998;39:1025–1040.

Carpio A, Santillan F, Leon P, Flores C, Hauser WA. Is the course of neurocysticercosis modified by treatment with antihelminthic agents? Arch Intern Med 1995;155: 1982–1988.

Carter JA, Lees JA, Gona JK, et al. Severe falciparum malaria and acquired childhood language disorder. Dev Med Child Neurol 2006;48:51–57.

Carter JA, Mung–la Odera V, Neville BG, et al. Persistent neurocognitive impairments associated with severe falciparum malaria in Kenyan children. J Neurol Neurosurg Psychiatry 2005;76:476–481.

Clark IA, Cowden WB, Rockett KA. Nitric oxide and cerebral malaria. Lancet 1993;341:632–633.

Clark IA, Rockett KA, Cowden WB. Role of TNF in cerebral malaria. Lancet 1991;337:302–303.

Cohn JA, McMeeking A, Cohen W, Jacobs J, Holzman RS. Evaluation of the policy of empiric treatment of suspected Toxoplasma encephalitis in patients with the acquired immunodeficiency syndrome. Am J Med 1989; 86:521–527.

Couvreur J, Desmonts G, Thulliez P. Prophylaxis of congenital toxoplasmosis. Effects of spiramycin on placental infection. J Antimicrob Chemother 1988;22Suppl B: 193–200.

Cuetter AC, Garcia-Bobadilla J, Guerra LG, Martinez FM, Kaim B. Neurocysticercosis: focus on intraventricular disease. Clin Infect Dis 1997;24:157–164.

Del Brutto OH. Prognostic factors for seizure recurrence after withdrawal of antiepileptic drugs in patients with neurocysticercosis. Neurology 1994;44:1706–1709.

Del Brutto OH, Rajshekhar V, White AC, Jr.,Tsang VC, Nash TE, Takayanagui OM, et al. Proposed diagnostic criteria for neurocysticercosis. Neurology 2001;57:177–183.

Del Brutto OH, Sotelo J, Roman GC. Therapy for neurocysticercosis: a reappraisal. Clin Infect Dis 1993;17:730–735.

Dondorp A, Nosten F, Stepniewska K, Day N, White N. South East Asian Quinine Artesunate Malaria Trial (SEAQUAMAT) group. Artesunate versus quinine for treatment of severe falciparum malaria: a randomised trial. Lancet 2005;366 (9487):717–725.

Dondorp AM, Fanello CI, Hendriksen IC, et al. Artesunate versus quinine in the treatment of severe falciparum malaria in African children (AQUAMAT): an open-label, randomised trial. Lancet 2010;376 (9753):1647–1657.

Eggers C, Gross U, Klinker H, Schalke B, Stellbrink HJ, Kunze K. Limited value of cerebrospinal fluid for direct detection of Toxoplasma gondii in toxoplasmic encephalitis associated with AIDS. J Neurol 1995;242:644–649.

Fowler R, Lee C, Keystone JS. The role of corticosteroids in the treatment of cerebral schistosomiasis caused by Schistosoma mansoni: case report and discussion. Am J Trop Med Hyg 1999;61:47–50.

Fryauff DJ, Baird JK, Basri H, Sumawinata I, Purnomo, Richie TL, et al. Randomised placebo-controlled trial of primaquine for prophylaxis of falciparum and vivax malaria. Lancet 1995;346:1190–1193.

Furrer H, Opravil M, Bernasconi E, Telenti A, Egger M. Stopping primary prophylaxis in HIV-1-infected patients at high risk of toxoplasma encephalitis. Swiss HIV Cohort Study. Lancet 2000;355:2217–2218.

Garcia HH, Gilman RH, Catacora M, Verastegui M, Gonzalez AE, Tsang VC. Serologic evolution of neurocysticercosis patients after antiparasitic therapy. Cysticercosis Working Group in Peru. J Infect Dis 1997a;175:486–489.

Garcia HH, Gilman RH, Horton J, Martinez M, Herrera G, Altamirano J, et al. Albendazole therapy for neurocysticercosis: a prospective double-blind trial comparing 7 versus 14 days of treatment. Cysticercosis Working Group in Peru. Neurology 1997b;48:1421–1427.

Garcia HH, Pretell J, Gilman RH, Martinez SM, Moulton LH, Del Brutto OH, et al. A trial of antiparasitic treatment to reduce the rate of seizures due to cerebral cysticercosis. Cysticercosis Working Group in Peru. New Engl J Med 2004;350:249–258.

Garcia HH, DelBrutto OH. Neurocysticercosis: updated concepts about an old disease. Lancet Neurol 2005;4: 653–661.

Garcia HH, Lescano AG, Lanchote VL, et al. Pharmacokinetics of combined treatment with praziquantel and

F
7

albendazole in neurocysticercosis. Br J Clin Pharmacol 2011;72:77–84.
Genta RM. Strongyloidiasis. In: Guerrant RL, Walker DH, Weller PF, eds. Essentials of tropical infectious diseases. Kapitel 85. Philadelphia, PA: Curchill Livingston; 2001.p. 464–468.
Guex AC, Radziwill AJ, Bucher HC. Discontinuation of secondary prophylaxis for toxoplasmic encephalitis in human immunodeficiency virus infection after immune restoration with highly active antiretroviral therapy. Clin Infect Dis 2000;30:602–603.
Gutierrez Y. Gnathostoma. In: Guerrant RL, Walker DH, Weller PF, eds. Essentials of tropical infectious diseases. Kapitel 80: Other nematode tissue infections. Philadelphia, PA: Curchill Livingston; 2001.p. 447–448.
Idro R, Kakooza-Mwesige A, Balyejjussa S, et al. Severe neurological sequelae and behavior problems after cerebral malaria in Ugandan children. BMC Res Notes 2010; 3:104.
Idro R, Marsh K, John CC, Newton CR. Cerebral malaria: mechanisms of brain injury and strategies for improved neurocognitive outcome. Pediatr Res 2010;68:267–274.
John CC, Bangirana P, Byarugaba J, Opoka RO, Idro R, Jurek AM, Wu B, Boivin MJ. Cerebral malaria in children is associated with long-term cognitive impairment. Pediatrics 2008;122:92–99.
Kalaitzoglou I, Drevelengas A, Petridis A, Palladas P. Albendazole treatment of cerebral hydatid disease: evaluation of results with CT and MRI. Neuroradiology 1998; 40:36–39.
Kammerer WS. Echinococcosis affecting the central nervous system. Semin Neurol 1993;13:144–147.
Kaplan JE, Masur H, Jaffe HW, Holmes KK. Preventing opportunistic infections in persons infected with HIV: 1 997 guidelines. JAMA 1997;278:337–338.
Kastrup O, Wanke I, Maschke M. Neuroimaging of infections. NeuroRx 2005;2:324–332.
Kihara M, Carter JA, Newton CR. The effect of Plasmodium falciparum on cognition: a systematic review. Trop Med Int Health 2006;11:385–397.
King CH Mahmoud AAF (2001) Schistosomiasis. In: Guerrant RL, Walker DH, Weller PF, eds. Essentials of tropical infectious diseases. Kapitel 92. Philadelphia, PA: Curchill Livingston; 2001.p. 492–496.
Kirchhoff LV. American Trypanomiasis. In: Guerrant RL, Walker DH, Weller PF, eds. Essentials of tropical infectious diseases. Kapitel 66. Philadelphia, PA: Curchill Livingston; 2001.365–372.
Kuberski T. Angiostrongyliasis. In: Guerrant RL, Walker DH, Weller PF, eds. Essentials of tropical infectious diseases. Kapitel 79. Philadelphia, PA: Curchill Livingston; 2001.p. 438–442.
Liu LX. Toxocariasis. In: Guerrant RL, Walker DH, Weller PF, eds. Essentials of tropical infectious diseases. Kapitel 77: Toxocariasis and larva migrans syndromes. Philadelphia, PA: Curchill Livingston; 2001.p. 428–432.
Luft BJ, Hafner R, Korzun AH, Leport C, Antoniskis D, Bosler EM, et al. Toxoplasmic encephalitis in patients with the acquired immunodeficiency syndrome. Members of the ACTG 077p/ANRS 009 Study Team. N Engl J Med 1993;329:995–1000.
MacLean JD, Cross J, Mahanty S. Paragonimiasis. In: Guerrant RL, Walker DH, Weller PF, eds. Essentials of tropical infectious diseases. Kapitel 93: Liver, Lung and intestinal fluke infections. Philadelphia, PA: Curchill Livingston; 2001.p. 503–506.
Martinez AJ, Visvesvara GS. Free living amebae: Naegleria, Acanthamoeba and Balmuthia infections. In: Guerrant RL, Walker DH, Weller PF, eds. Essentials of tropical infectious diseases. Kapitel 68. Philadelphia, PA: Curchill Livingston; 2001.p. 379–384.
Martinez HR, Rangel-Guerra R, Arredondo-Estrada JH, Marfil A, Onofre J. Medical and surgical treatment in neurocysticercosis a magnetic resonance study of 161 cases. J Neurol Sci 1995;130:25–34.
Maschke M, Kastrup O, Esser S, Ross B, Hengge U, Hufnagel A. Incidence and prevalence of neurological disorders associated with HIV since the introduction of highly active antiretroviral therapy (HAART). J Neurol Neurosurg Psychiatry 2000;69:376–380.
McCabe RE, Oster S. Current recommendations and future prospects in the treatment of toxoplasmosis. Drugs 1989;38:973–987.
McIntosh HM, Olliaro P. Artemisinin derivatives for treating severe malaria. Cochrane Database Syst Rev 2000;2: CD000256
Mohanty S, Mishra SK, Patnaik R, et al (2011).Brain swelling and mannitol therapy in adult cerebral malaria: a randomized trial. Clin Infect Dis;53:349–355.
Nash TE, Del Brutto OH, Butman JA, Corona T, Delgado-Escueta A, Duron RM et al. Calcified neurocysticercosis and epileptogenesis. Neurology 2004;62:1934–1938.
Nash TE, Garcia HH. Diagnosis and treatment of neurocysticercosis. Nat Rev Neurol. 2011;7:584–594.
Nascimento-Carvalho CM, Moreno-Carvalho OA. Neuroschistosomiasis due to Schistosoma mansoni: a review of pathogenesis, clinical syndromes and diagnostic approaches. Rev Inst Med Trop S Paulo 2005;47: 179–184.
Newton CR, Hien TT, White N. Cerebral malaria. J Neurol Neurosurg Psychiatry 2000;69:433–441.
Ohrt C, Richie TL, Widjaja H, Shanks GD, Fitriadi J, Fryauff DJ, et al. Mefloquine compared with doxycycline for the prophylaxis of malaria in Indonesian soldiers. A randomized, double-blind, placebo-controlled trial. Ann Intern Med 1997;126:963–972.
Osuntokun BO. Malaria and the nervous system. Afr J Med Med Sci 1983;12:165–172.
Overbosch D, Schilthuis H, Bienzle U, Behrens RH, Kain KC, Clarke PD, et al. Atovaquone-proguanil versus mefloquine for malaria prophylaxis in nonimmune travelers: results from a randomized, double-blind study. Clin Infect Dis 2001;33:1015–1021.
Pasvol G. Management of severe malaria: interventions and controversies. Infect Dis Clin N Am 2005;19:211–240.
Pepin J Donelson JE. African Trypanosomiasis. In: Guerrant RL, Walker DH, Weller PF, eds. Essentials of tropical infectious diseases. Kapitel 65. Philadelphia, PA: Curchill Livingston; 2001.p. 360–365.
Petri WA, Singh U, Ravdin JI. Enteric amebiasis. In: Guerrant RL, Walker DH, Weller PF, eds. Essentials of tropical infectious diseases. Kapitel 60. Philadelphia, PA: Curchill Livingston; 2001.p. 321–328.
Peyron F, Wallon M, Liou C, Garner P. Treatments for toxoplasmosis in pregnancy. Cochrane Database Syst Rev 2000;2.
Pittella JE. Neuroschistosomiasis. Brain Pathol 1997;7: 649–662.
Porter SB, Sande MA. Toxoplasmosis of the central nervous system in the acquired immunodeficiency syndrome. N Engl J Med 1992;327:1643–1648.
Potasman I, Resnick L, Luft BJ, Remington JS. Intrathecal production of antibodies against Toxoplasma gondii in patients with toxoplasmic encephalitis and the acquired immunodeficiency syndrome (AIDS). Ann Intern Med 1988;108:49–51.
Prabhakaran V, Rajshekhar V, Murrell KD, Oommen A. Taenia solium metacestode glycoproteins as diagnostic antigens for solitary cysticercus granulomas in Indian patients. Trans R Soc Trop Med Hyg 2004;98:478–484.
Prasad K, Garner P. Steroids for treating cerebral malaria. Cochrane Database Syst Rev 2000;2.
Priotto G, Kasparian S, Mutombo W, et al. Nifurtimox-eflornithine combination therapy for second stage African Trypanosoma brucei gambiense trypanosomiasis: a multicentre, randomized, phase III, non-inferiority trial. Lancet 2009;374:56–64.
Proano JV, Madrazo I, Avelar F, Lopez-Felix B, Diaz G, Grijalva I. Medical treatment for neurocysticercosis charac-

terized by giant subarachnoid cysts. N Engl J Med 2001; 345:879–885.

Proano JV, Madrazo I, Garcia L, Garcia-Torres E, Correa D. Albendazole and praziquantel treatment in neurocysticercosis of the fourth ventricle. J Neurosurg 1997; 87:29–33.

Riddle MS, Jackson JL, Sanders JW, Blazes DL. Exchange transfusion as an adjunct therapy in plasmodium falciparum malaria: a meta-analysis. Clin Infect Dis 2002;34: 1192–1198.

Ryan ET, Kain KC. Health advice and immunizations for travelers. N Engl J Med 2000;342:1716–25.

Schmutzhard E, Helbok R. Parasitäre Erkrankungen des ZNS. In: Schwab St, Schellinger P, Werner Ch, Unterberg A, Hacke W, Hrsg. Neurointensiv. Heidelberg: Springer Med; 2008.p. 536–544.

Schmutzhard E. Protozoal infections. In: Noseworthy HJ, eds. Neurological Therapeutics; Principles and Practice, Second Edition, London: Informa Health Care; 2006.p. 1116–1132.

Schmutzhard E. Parasitäre Erkrankungen des Nervensystems. Nervenarzt 2010a;81:162–171.

Schmutzhard E. Neurologie in den Tropen. In: Löscher Th, Burchard GD, Hrsg. Tropenmedizin in Klinik und Praxis, 4. Aufl. Stuttgart, New York: Thieme; 2010b.p. 228–235.

Schmutzhard E. Virale ZNS Infektionen. In: Löscher Th, Burchard GD, Hrsg. Tropenmedizin in Klinik und Praxis, 4. Auflage, Stuttgart, New York: Thieme; 2010c.p. 304–323.

Schmutzhard E. Bakterielle Meningitis. In: Löscher Th, Burchard GD, Hrsg. Tropenmedizin in Klinik und Praxis, 4. Auflage, Stuttgart, New York: Thieme; 2010b.p. 438–44.

Schmutzhard J, Kositz Ch, Lackner P, et al. Murine malaria is associated with significant hearing impairment. Malar j 2010;9:159.

Schofiled L Grau GE. Immunological processes in malaria pathogenesis. Nat Rev Immunol 20055;5:722–735.

Schurmann D, Bergmann F, Albrecht H, Padberg J, Grunewald T, Behnsch M, et al. Twice-weekly pyrimethamine-sulfadoxine effectively prevents Pneumocystis carinii pneumonia relapse and toxoplasmic encephalitis in patients with AIDS. J Infect 2001;42:8–15.

Schwartzman JD. Toxoplasmosis. Curr Infect Dis Rep 2001;3:85–89.

Shanks GD, Oloo AJ, Aleman GM, Ohrt C, Klotz FW, Braitman D, et al. A new primaquine analogue, tafenoquine (WR 238605), for prophylaxis against Plasmodium falciparum malaria. Clin Infect Dis 2001;33:1968–1974.

Singounas EG, Leventis AS, Sakas DE, Hadley DM, Lampadarios DA, Karvounis PC. Successful treatment of intracerebral hydatid cysts with albendazole: case report and review of the literature. Neurosurgery 1992;31:571–574.

Slater CA, Sickel JZ, Visvesvara GS, Pabico RC, Gaspari AA. Brief report: successful treatment of disseminated acanthamoeba infection in an immunocompromised patient. N Engl J Med 1994;331:85–87.

Sotelo J. Treatment of brain cysticercosis. Surg Neurol 1997;48:110–112.

Steele RW, Baffoe-Bonnie B. Cerebral malaria in children. Pediatr Infect Dis J 1995;14:281–285.

Teggi A, Lastilla MG, De Rosa F. Therapy of human hydatid disease with mebendazole and albendazole. Antimicrob Agents Chemother 1993;37:1679–1684.

Turner G. Cerebral malaria. Brain Pathol 1997;7:569–582.

van der Torn M, Thuma PE, Mabeza GF, Biemba G, Moyo VM, McLaren CE, et al. Loading dose of quinine in African children with cerebral malaria. Trans R Soc Trop Med Hyg 1998;92:325–331.

Vazquez V, Sotelo J. The course of seizures after treatment for cerebral cysticercosis. N Engl J Med 1992;327:696–701.

Virk A. Medical advice for international travelers. Mayo Clin Proc 2001;76:831–840.

Visvesvara GS. Amebic meningoencephalitides and keratitis: challenges in diagnosis and treatment. Curr Opin Infect Dis. 2010;23:590–594.

Walker M, Zunt JR. Parasitic central nervous system infections in immunocompromised hosts. Clin Infect Dis 2005;40:1005–1015

Weber T. Cerebrospinal fluid analysis for the diagnosis of human immunodeficiency virus-related neurologic diseases. Semin Neurol 1999;19:223–233.

Weir EG, King KE, Ness PM, Eshleman SH. Automated RBC exchange transfusion: treatment for cerebral malaria. Transfusion 2000;40:702–707.

White AC, Jr.Neurocysticercosis: a major cause of neurological disease worldwide. Clin Infect Dis 1997;24:101–113; quiz 114–115.

White AC, Jr.Neurocysticercosis: updates on epidemiology, pathogenesis, diagnosis, and management. Annu Rev Med 2000;51:187–206.

White NJ, Warrell DA, Chanthavanich P, Looareesuwan S, Warrell MJ, Krishna S, et al. Severe hypoglycemia and hyperinsulinemia in falciparum malaria. N Engl J Med 1983;309:61–66.

Wiegand F, Koeppen S, Haussermann P, Delcker A. [Neurocysticercosis. Current review of the literature based on a long-term study of 2 clinically distinct German cases]. Nervenarzt 1999;70:298–305.

WHO. Severe and complicated malaria. World Health Organization Malaria Action Programme. Trans R Soc Trop Med Hyg 1986;80:3–50.

WHO. Management of severe malaria. A practical handbook. 2000, 2nd ed., World Health Organization, Geneva.

WHO. World Malaria Report 2008. World Health Organization, Geneva.

Winkler AS, Blocher J, Auer H, Gotwald T, Matuja W, Schmutzhard E. Epilepsy and neurocysticercosis in rural Tanzania – An imaging study. Epilepsia 2009;50: 987–993.

F 7

F 8 Virale Entzündungen des ZNS

*von M. Maschke**

Bei einer Vielzahl möglicher viraler Infektionen ist das ZNS glücklicherweise selten beteiligt. Epidemiologische Studien schätzen die Inzidenz der viralen Enzephalitis auf 0,07 bis 12,6/100 000 Einwohner pro Jahr (Granerod et al. 2010). Trotz der relativ geringen Inzidenz verursachen erregerbedingte Enzephalitiden beträchtliche Kosten. Allein in den USA werden die jährlich verursachten Kosten auf 640 Millionen Dollar geschätzt (Khetsiurani et al. 2002). Kommt es zu einer Infektion der Meningen und/oder des Hirnparenchyms, so hängt das Ausmaß der viralen ZNS-Infektion von der Art des Virus und der Immunkompetenz des Patienten ab. Die Viren, die nach einer größeren finnischen Studie am häufigsten bei immunkompetenten Patienten zu einer Enzephalitis führen, sind Herpes-simplex-Virus (HSV) Typ I, Varizella-zoster-Virus (VZV), Epstein-Barr-Virus (EBV), Mumps, Masern und Enteroviren wie Coxsackie A und B und ECHO-Virus (Koskiniemi et al. 2001). Ähnliche Ergebnisse fanden sich in einer gerade abgeschlossenen französischen Multicenter-Studie, wobei Mumps und Masern im letzten Jahrzehnt seltener geworden sind (Mailles et al. 2009). Dabei muss beachtet werden, dass selbst mit den heutigen sensitiven PCR-Methoden in 50–75 % der Fälle das Virus weder aus dem Liquor noch aus dem Blut identifiziert werden kann.(Koskiniemi et al. 2001, Glaser et al. 2003, Granerod et al. 2010).

Um genauere epidemiologische Aussagen zur Inzidenz der viralen Meningitis und Enzephalitis treffen zu können, sind mehrere Register eröffnet worden, die dies untersuchen. Im Meningitis- und Enzephalitis Register in Niedersachsen (MERIN) werden seit dem Jahr 2003 Fälle mit einer viralen Meningitis registriert (http://www.nlga.niedersachsen.de/). 92 % der im Jahr 2010 registrierten Patienten stammten aus pädiatrischen Abteilungen, wobei am häufigsten Picorna- und Enteroviren (v. a. ECHO-Virus Typ 30) sowie Adenoviren als Erreger identifiziert werden konnten. Bestimmte genetische Mutationen scheinen das Risiko für eine virale Enzephalitis deutlich zu erhöhen (Casrouge et al. 2006). Bei immuninkompetenten Patienten finden sich zudem Viren als Auslöser einer Enzephalitis, die sonst nicht oder nur selten humanpathogen sind. Dazu gehören die Polyomaviren JC-Virus und SV40-Virus, das humane Herpesvirus (HHV) Typ 6 sowie das Zytomegalievirus (CMV). Eine ganze Reihe von Studien und Reviews hat in der letzten Zeit auf das Spektrum eher exotischer Viren und neu beschriebener Viren aufmerksam gemacht (Solomon 2003, Sejvar 2006, Wong 2010). Zu diesen sogenannten »emerging viruses« gehören z. B. das West-Nil-Virus, das Nipah-Virus und das Enterovirus 71. Weltweit gesehen ist die durch einen Flavivirus verursachte Japan Enzephalitis die häufigste virale Enzephalitis mit den meisten Todesfällen (jährliche Anzahl erkrankter Patienten 50 000, 15 000 Todesfälle pro Jahr) (Misra und Kalita 2010).
Die Viren gelangen dabei entweder über den Blutstrom oder entlang peripherer Nerven in das ZNS. Zu den typischen Vertretern mit hämatogener Ausbreitung zählen beispielsweise Togaviren, die für einen Großteil epidemischer Enzephalitiden verantwortlich sind, sowie CMV und EBV. Dagegen ist bei der Herpes-simplex-Enzephalitis, der Tollwut und wahrscheinlich auch der Poliomyelitis die neurale Ausbreitung der entscheidende Pathomechanismus der ZNS-Invasion.

Dieses Kapitel beschreibt die akuten viralen Infektionen des ZNS, ihre Klinik, Diagnose und Behandlung. Dabei soll v. a. auf die derzeit in Mittel- und Westeuropa häufig vorkommenden und behandelbaren Virusinfektionen eingegangen werden. Die neurologischen Komplikationen der HIV-Infektion werden an anderer Stelle dargestellt (s. Kap. F 10).

> Anhand des klinischen Bildes und der Pathogenese lassen sich virale Infektionen des ZNS unterteilen in
> 1. Akute Virusinfektionen (am häufigsten)
> 2. Chronische ZNS-Infektionen: Human immunodeficiency virus (HIV), Human T cell lymphotrophic virus (HTLV), Zytomegalievirus (CMV), Rötelnvirus, lymphozytäre Choriomeningitis Virus (LCMV)
> 3. Latente ZNS-Infektionen (Herpesviren)
> 4. Übertragbare neurodegenerative Erkrankungen durch Viren: subakut sklerosierende Panenzephalitis (SSPE) und progressive multifokale Leukenzephalopathie

F 8.1 Klinik

Das klinische Erscheinungsbild viraler Infektionen des ZNS ist nur selten hinreichend spezifisch, um eine präzise diagnostische Zuordnung zu erlauben. Entscheidend für die sensitive, spezifische und schnelle Diagnose viraler ZNS-Infektionen ist der Nachweis viraler DNA aus dem Liquor und/oder aus dem Serum. Darüber hinaus ist die Erfassung der intrathekalen virusspezifischen Antikörperproduktion, die Viruskultur aus dem Liquor und – heutzutage nur noch in seltenen Fällen – der direkte

* Autoren dieses Kapitels in der 5. Auflage: R. Maschke und R. Weissert.

Virusnachweis aus bioptisch gewonnenem Hirngewebe hilfreich. Die Identifikation des Virus gelingt heute in einem Großteil viraler Meningitiden, allerdings in nur 25–46 % der viralen Enzephalitiden (Koskiniemi et al. 2001, Granerod et al. 2010). In der klinischen Untersuchung sollte zudem auf Hautexantheme (z. B. bei Masern, Röteln, VZV), die Beteiligung der Atemwege (lymphozytäres Choriomeningitis (LCM)-Virus, CMV, Influenzavirus), des Genitaltraktes, der Lippen (HSV-1, HSV-2) oder des Gastrointestinaltraktes (Enteroviren) sowie auf eine Parotisschwellung (Mumps) geachtet werden. Zudem sollte gezielt nach Insektenstichen, Zeckenbissen oder Bissen durch Säugetiere gefragt und eine Reiseanamnese erhoben werden. 2003 und 2004 gab es in Deutschland nach Reisen in die USA z. B. drei Fälle von West-Nil-Fieber (Robert-Koch-Institut 2005). Des Weiteren sollten der Verlauf der Erkrankung (Enterovirus-Infektionen haben häufig einen biphasischen Verlauf) und andere assoziierte Symptome ermittelt werden (z. B. Hydrophobie bei Rabies).

F 8.1.1 Klinik und Verlauf der Meningitis

Die virale Meningitis ist eine Infektion des kranialen und spinalen Subarachnoidalraumes. Sie ist mindestens doppelt so häufig wie die virale Enzephalitis oder Meningoenzephalitis. Nach neueren epidemiologischen Untersuchungen führt die virale Meningitis in 14/100 000 Einwohnern/Jahr zu einer Krankenhausaufnahme (Khetsuriani et al. 2003). Die führenden klinischen Symptome der akuten viralen Meningitis sind Kopfschmerz, Fieber und meningeale Reizung. In variabler Ausprägung können Übelkeit, Erbrechen, Photophobie und Bewusstseinsstörungen hinzutreten. Neurologische Fokalzeichen sind als Hinweis auf eine Beteiligung des Hirnparenchyms zu werten. Milde radikuläre Symptome oder umschriebene Hirnnervenausfälle werden jedoch gelegentlich bei Meningitiden beobachtet. Sowohl in Europa als auch in Nord-Amerika gehören Enteroviren (Coxsackie A, B und ECHO-Viren) mit einer Häufigkeit von etwa 50–90 % aller diagnostizierten Fälle zu den häufigsten Erregern viraler Meningitiden. Dabei kann es z. B. als Folge von verseuchtem Wasser an nicht-öffentlichen Schwimmstellen zu kleineren endemischen Häufungen von Enterovirus-bedingten Meningitiden kommen (Hauri et al. 2005). Nach den Enteroviren folgen in der Häufigkeit Mumps (10–20 % d. F. bei nicht geimpften Personen), Herpesviren (5–10 %), HIV und Arboviren in variabler Häufigkeit. Das LCM-Virus wird möglicherweise zu selten diagnostiziert, in älteren Serien wurde es in 10 –15 % d. F. nachgewiesen.

Normalerweise zeigen virale Meningitiden einen benignen klinischen Verlauf über etwa 10–14 Tage (90 % d. F.). Etwa 10 % der Fälle verlaufen protrahiert, jedoch sind auch hier Residualsymptome selten und Todesfälle sehr ungewöhnlich. Neuere Untersuchungen legen jedoch nahe, dass es bei bis zu 15–40 % der Patienten zu milden bis moderaten kognitiven Defiziten als Folge der viralen Meningitis kommen kann (Sittinger et al. 2002, Schmidt et al. 2005). Bei begleitender Ependymitis ist die Entwicklung eines Hydrozephalus möglich.

Darüber hinaus gibt es eine rezidivierende lymphozytäre Meningitis, die Mollaret-Meningitis (Mollaret 1944, Bruyn et al. 1962). Dieses seltene Syndrom ist durch eine rezidivierende meningeale Reizung, Fieber und Liquorpleozytose ohne zunächst erkennbare Ursache gekennzeichnet (Schmutzhard 2001). Im Liquor werden dabei endotheliale Zellen (Mollaret Zellen) gefunden, die jedoch nicht pathognomonisch sind. Einige Studien wiesen nun mittels PCR HSV-2- und in einigen Fällen auch HSV-1-DNA nach, sodass ein Zusammenhang mit Herpes-simplex-Virus-Infektionen angenommen werden muss (Jensenius et al. 1998, Tang et al. 2000). Eine retrospektive Studie von Patienten mit zentraler HSV-2-Infektion stellte bei 19 % eine rezidivierende Meningitis fest (Omland et al. 2008). Inwieweit das Wiederauftreten durch die Gabe von Aciclovir unterdrückt werden kann, ist bisher noch nicht geklärt.

F 8.1.2 Klinik und Verlauf der Enzephalitis

Die virale Enzephalitis ist eine Infektion des Hirngewebes, oft mit Zeichen der meningealen (Meningoenzephalitis) oder spinalen Beteiligung (Enzephalomyelitis). Bisweilen treten auch radikuläre Symptome hinzu (z. B. Enzephalomyeloradikulitis). Meist erleben die Patienten ein kurzes Prodromalstadium mit Fieber, Kopfschmerz mit oder ohne Meningismus, Photophobie, Abgeschlagenheit, Übelkeit oder Erbrechen, das typischerweise gefolgt wird von qualitativen oder quantitativen Bewusstseinsstörungen neurologischer Fokalsymptomatik und häufig auch epileptischen Anfällen. Zum Zeitpunkt der Aufnahme im Krankenhaus sind die häufigsten Symptome Fieber (92 %), Persönlichkeitsänderung (85 %), Aphasie (76 %), während eine Hemiparese nur in 38 % der Fälle gefunden wird (Schmutzhard 2001). Die Bewusstseinsstörung kann bis zum Koma fortschreiten und begleitet sein von Zeichen des zunehmenden Hirndrucks. Ein SIADH oder Diabetes insipidus können ebenso wie autonome Störungen im Gefolge einer viralen Enzephalitis auftreten (Steiner et al. 2010).

Der Krankheitsverlauf erstreckt sich von zwei Wochen bis über mehrere Monate. Zu Zeiten, in denen noch keine effektiven Virostatika verfügbar waren, belief sich die Gesamtletalität auf etwa 10 %, betrug jedoch vor der Einführung von Aciclovir bei der Herpes-simplex-Enzephalitis (HSE) bis zu 70–80 %. Heute liegt die Mortalität einer mit Aciclovir behandelten HSE unter 20 %. Bei den überlebenden Patienten finden sich jedoch häufig neurologische und neuropsychologische Residuen, sodass nur 48 % aller erkrankten Patienten den Ausgangsstatus vor Beginn der Enzephalitis erreichen (McGrath et al. 1997). Die Inzidenz der Herpesenzephalitis liegt bei etwa 2–4 Fälle/10^6 Einwohner/Jahr (Najioullah et al. 2000, Schmutzhard 2001). Bis zu einem Fünftel der HSE-Patienten zeigt ohne antivirale Therapie eine milde oder atypische Verlaufsform ohne fokale Defizite und mit nur langsamer Progression (Fodor et al. 1998). Das Herpes-simplex-Virus kann auch monophasische oder rekurrierende Hirnstammenzephalitiden hervorrufen (Tyler et al. 1995, Omland et al. 2008).

Tab. F 8.1: Spektrum humanpathogener Viren, die eine Enzephalitis verursachen können

Familie	Gattung	Erbinformation	Anteil an Enzephalitis *
Herpesviridae	Herpes-simplex-Virus Typ 1 und Typ 2	DNA	11–42 % (davon 90 % HSV-1, 10 % HSV-2)
	Varizella-Zoster-Virus	DNA	15–27 %
	Zytomegalievirus	DNA	
	Epstein-Barr-Virus	DNA	
	Humanes-HerpesVirus Typ 6	DNA	
Orthomyxoviridae	Influenzavirus Typ A	RNA	7 %
Picornaviridae	Enteroviren (Coxsackie-A, -B, ECHO-Viren, Poliomyelitisviren, EnteroVirus 68–72)	RNA	11 %
Arboviridae **a) Togaviridae** **b) Bunyaviridae** **c) Arenaviridae** **d) Rhabdoviridae**	a) Flavi-Viren (Murray-Valley-Virus, St.-Louis-Enzephalitis-Virus, Japan-Enzephalitis-Virus, West-Nil-Fieber-Virus, Frühsommermeningo-enzephalitis (FSME)-Virus), Rubiviren (Rötelnvirus) b) California-Enzephalitis-Virus c) Lymphozytäres Choriomeningitis (LCM)-Virus d) Lyssavirus (Tollwutvirus)	RNA	
Paramyxoviridae	Masernvirus Mumpsvirus	RNA	
Adenoviridae	Mastadenovirus	DNA	

*nach Koskiniemi et al. 2001; modifiziert nach Kennedy 2004 und Mailles et al. 2009

Enzephalitiden durch VZV nehmen einen größeren Anteil an den viralen Enzephalitiden ein. Akute VZV-Enzephalitiden finden sich gleichzeitig zu Windpocken oder einem Herpes zoster, wobei darauf zu achten ist, dass etwa 40 % der erkrankten Patienten keine Hautzeichen aufweisen (Koskiniemi et al. 2002). Eine subakute Enzephalitis kann sich 3–50 Tage nach Herpes-zoster-Infektion (meist Zoster ophthalmicus) besonders bei Patienten mit relativer Immunschwäche entwickeln (Jemseck et al. 1983). Das Varizella-zoster-Virus (VZV) führt dabei zu einer umschriebenen zerebralen Vaskulitis oder Vaskulopathie oder infiziert Oligodendrogliazellen direkt (Gilden et al. 1988, Amlie-Lefond et al. 1995). Zu den wichtigsten Erregern akuter Meningoenzephalitiden in Europa zählen HSV-1, Arboviren, Enteroviren, Masern, Mumps (nicht geimpfte Personen), EBV, HIV und seltener LCM-Virus. Besonders häufig betroffen sind Kinder und junge Erwachsene.

Das humane Herpesvirus Typ 6 (HHV-6) führt v. a. bei immuninkompetenten Patienten zu viralen Meningoenzephalitiden. Nach einer Organ- oder Knochenmarktransplantation sind bei einigen Patienten, v. a. bei Kindern, gut dokumentierte Fälle beschrieben worden, auch konnte in vitro eine produktive Infektion von menschlichen Astrozyten nachgewiesen werden (He 1996, Knox und Carrigan 1995, Provencal et al. 2010). Darüber hinaus häufen sich Fallberichte über HHV-6-Enzephalitiden bei immunkompetenten Patienten (Torre et al. 1998, Birnbaum et al. 2005). Ähnlich wie das Zytomegalievirus (CMV) zeigt auch HHV-6 nur eine geringe Empfindlichkeit gegenüber Aciclovir, sodass hier Gancyclovir und Foscarnet bevorzugt gegeben werden sollte (Singh und Carrigan 1996, Janoly-Dumenil et al. 2006). Dagegen ist die Rolle des humanen Herpesvirus Typ 7 (HHV-7) in der Entstehung einer viralen Enzephalitis widersprüchlich. Während es einige Hinweise darauf gibt, dass HHV-7 bei immuninkompetenten Patienten die eigentliche Infektion mit anderen Viren, v. a. CMV, nur vorbereiten könnte und selbst nicht auslösendes Agens ist, deuten andere Fälle wiederum darauf hin, dass HHV-7 auch alleine eine virale Enzephalitis auslösen könnte (Chan et al. 2002).

F 8.1.3 Klinik und Verlauf der Myelitis

Die häufigsten Erreger akuter viraler Myelitiden auf dem europäischen Festland sind Coxsackie A- und B-Viren, ECHO-Viren, Varizella-zoster-Virus (VZV) und Frühsommer-Meningoenzephalitis-Virus (FSME). Bei HIV infizierten Patienten (Kap. F 10) können akute Myelitiden durch HSV und/oder CMV sowie VZV hervorgerufen werden. Andere Viren, die als Auslöser einer Myelitis identifiziert wurden, sind Influenzavirus Typ A, Rötelnvirus, und das West-Nil-Virus. Möglicherweise können auch Hepatitis C (über autoimmunvermittelte Mechanismen) und HHV-7 zu Myelitiden führen (Grewal et al. 2004, Ward et al. 2002).
Zudem ist das humane T-Zell-lymphotrope Virus Typ 1 (HTLV-1) als auslösendes Virus für die tropische spastische Paraparese bzw. HTLV 1-assoziierte Myelopathie nachgewiesen worden (Osame et al. 1986). Eine begleitende Myopathie, Dysautonomie, zerebelläre Ataxie und periphere Neuropathie wurde ebenfalls beschrieben. Da das Virus v. a. in tropischen Ländern vorkommt, muss an HTLV-1

bei Migranten und Patienten mit Reisetätigkeit in diesen Ländern gedacht werden.
Manchmal ist es schwierig, zwischen einer akuten, direkten Virusinfektion des Myelons und einer parainfektiösen, immunvermittelten Rückenmarkschädigung zu unterscheiden (Übersicht: Andersen 2000). Eine sorgfältige Anamnese ist für die Differentialdiagnose entscheidend. Für eine parainfektiöse Ätiologie spricht eine Infektion oder Impfung in den vorausgegangenen 1–4 Wochen meist gefolgt von einem freien Intervall vor Einsetzen der neurologischen Symptomatik. In diesen Fällen bleiben in aller Regel Viruskultur und Liquor-PCR ohne Erregernachweis. Zusätzliche multifokale Marklagerläsionen im kranialen Kernspintomogramm mit oder ohne simultane KM-Anreicherung können ein wichtiges diagnostisches Indiz für eine immunvermittelte akute disseminierte Enzephalomyelitis (ADEM) sein (s. Kap. F 11.6). Die Neuromyelitis optica (Devic Syndrom), eine Kombination aus mehrsegmentaler Myelitis und Optikusneuritis, gilt als Sonderform der Multiplen Sklerose (s. Kap. F 11.6).
Die Poliomyelitis, die typischerweise die motorischen Neurone der Vorderhörner des Rückenmarks und des Hirnstamms betrifft, ist seit Einführung der oralen Polioimpfung selten geworden. In Einzelfällen (< 1/2 000 000 Impfungen) werden Poliomyelitiden bei Patienten nach Impfung mit Lebendimpfstoff bzw. bei nichtimmunisierten Kontaktpersonen im Umfeld eines Geimpften beobachtet. Die vakzinale Polio tritt innerhalb von 1–3 Wochen nach erfolgter Impfung auf und wird besonders bei jüngeren Kindern (< 4. Lebensjahr) beobachtet. Im Gegensatz dazu tritt die Polio bei Kontaktpersonen von Geimpften etwa 3–4 Wochen nach der Impfung auf und betrifft typischerweise Erwachsene. Dem initialen viralen Syndrom (Fieber, Kopfschmerz, Übelkeit) folgen Muskelschmerzen mit Entwicklung asymmetrischer schlaffer Paresen innerhalb von Tagen. Proximale Muskeln sind häufiger betroffen als distale und die Beine häufiger als die Arme.

F 8.2 Diagnostik

In den Blutuntersuchungen weist eine relative Lymphozytose bei normaler Blutsenkungsgeschwindigkeit und niedrige CRP-Erhöhungen sowie unauffällige Procalcitonin-Werte bei hohem Fieber auf eine virale Genese der Meningitis/Enzephalitis hin (Sormunen et al. 2001, Shimetani et al. 2001, Steiner et al. 2010). Der entscheidende Schritt in der Diagnostik aller viralen Infektionen des ZNS ist allerdings die Untersuchung des Liquors.Typischerweise zeigt sich eine lymphozytäre Pleozytose mit Zellzahlen von weniger als 500 Zellen/mm^3. In 5–10 % der Fälle können auch höhere Zellzahlen beobachtet werden, so etwa bei LCM-Virus, seltener auch bei Mumps-Infektionen (Tyler 1984). Herpesvirus-Infektionen haben zumeist höhere Zellzahlen und höhere Proteinkonzentrationen als Enterovirus-Erkrankungen (Ihekwaba et al. 2008). Polymorphkernige Pleozytosen bei der initialen Punktion können vorliegen, nach 12–24 Stunden zeigt die Kontrollpunktion jedoch ein zunehmend lymphozytäres Zellbild. Persistiert die polymorphkernige Pleozytose, liegt eine bakterielle Infektion nahe, obwohl vereinzelt auch virale Meningitiden, insbesondere durch bestimmte ECHO-Viren (z. B. E 9.) ein solches Zellbild aufweisen können. Der Liquorzucker ist unauffällig, kann aber bei Infektionen mit Herpesviren, LCM-Virus oder Mumps gelegentlich auch erniedrigt sein. Bei Liquorzuckererniedrigung sind eine tuberkulöse Meningitis, eine Pilzmeningitis, eine Meningeosis carcinomatosa und die Sarkoidose des ZNS auszuschließen. Das Liquorgesamtprotein ist bei viraler Infektion des ZNS typischerweise leicht erhöht, überschreitet aber nur selten 800 mg/dl. Die Liquorbefunde sind typisch, aber nicht spezifisch. Sie können ebenfalls angetroffen werden bei parainfektiöser Enzephalomyelitis, unzureichend anbehandelter bakterieller Meningitis, parasitären ZNS-Infektionen, in Frühstadien einer tuberkulösen Meningitis oder Pilzmeningitis und bei parameningealen Infektionen.

Das EEG ist bei viralen Enzephalitiden sehr häufig pathologisch, zumeist aber ebenfalls ein unspezifischer Parameter. Meist zeigt sich eine Verlangsamung des Grundrhythmus, aber auch Herdbefunde werden in 60–80 % der Fälle angetroffen. Bei Leukoenzephalitiden (z. B. progressive multifokale Leukoenzephalopathie durch JC-Virus-Infektion) soll sich eher eine diffuse Verlangsamung zeigen, während Polioenzephalitiden durch häufig rhythmisch ablaufende langsame Wellen gekennzeichnet sind (Steiner et al. 2010). In einigen Fällen legen EEG-Veränderungen eine spezifische Diagnose nahe (z. B. periodische, bilateral symmetrische, hochgespannte stereotype Komplexe langsamer Wellen im 4–8 Sekundenintervall bei subakut sklerosierender Panenzephalitis (SSPE). Repetitive Komplexe mit oder ohne Spikes und steilen Wellen im 1–5 Sekundenintervall über den Temporalregionen werden häufig bei der Herpesenzephalitis beobachtet, ihr Fehlen schließt die Diagnose aber keinesfalls aus.
Zerebrale Computertomographie (CCT) und Magnetresonanztomographie (MRT) können wichtige Indizien für das Vorliegen einer viralen Enzephalitis oder parainfektiösen Enzephalomyelitis liefern und werden außerdem benötigt, um nichtvirale Ursachen einer Enzephalitis oder Enzephalopathie auszuschließen. Heutzutage ist die CCT jedoch nur noch als Screeningmethode zum Ausschluss einiger anderer Ursachen geeignet. Viele Studien legen nahe, dass mittels diffusionsgewichteter und FLAIR-gewichteter MRT bereits in der Frühphase der Erkrankung Veränderungen nachgewiesen werden können (Maschke et al. 2004, Kastrup et al. 2005). Wann immer möglich, sollte daher bereits bei der Aufnahme so rasch wie möglich ein MRT veranlasst werden, zumal differentialdiagnostisch zu erwägende Erkrankungen wie eine ADEM nicht durch eine CCT visualisiert werden können. Bei der Herpesenzephalitis lassen sich zumeist innerhalb der ersten 48 Stunden nach Beginn der Erkrankung hyperintense Läsionen in frontotemporalen Hirnarealen im FLAIR- und T2-gewichteten Bild nachweisen, selbst dann, wenn das CCT noch einen Normalbefund aufweist oder nur geringe Auffälligkeiten zeigt.
Assoziierte Kulturelle Züchtung und serologische Tests gehören zur Standarddiagnostik viraler ZNS-Infektionen. **Tab. F 8.2** gibt Hinweise für die Wahl des adäquaten Untersuchungsmaterials zur kulturellen Züchtung.

Tab. F 8.2: Virusisolation und -identifikation

	Rachenspülwasser	Urin	Liquor	Blut	Stuhl	Anderes	Serologie (Liquor/ Serum)
Adenovirus	++	–	+	–	+		–
FSME-Virus	–	–	–	+	–		++
LCM-Virus	–	–	++	+	–	Hirnbiopsie	+
Herpes-simplex-Virus	–	–	–	–	–	Bläschen-Inhalt	+
Varizella-zoster-Virus	–	–	+	–	–		–
Epstein-Barr-Virus	+	–	–	+	–		++
Zytomegalievirus	+	+	–	–	–		+
Influenzavirus	++	–	–	+	–		–
Mumpsvirus	++	++	++	–	–		+
Masernvirus	++	+	–	+	–		+
Poliovirus	+	–	–	–	++		+
Coxsackie-A- + -B-Virus	++	–	++	–	++		+
Echovirus	–	–	+	–	++	Exanthem	+
Pockenvirus	+	–	–	–			+
Rötelnvirus	+	+	+	–	+	Hirnbiopsie	+
Tollwutvirus	+	–	–	–	–		+

(modifiziert nach Tyler 1984, Steiner et al. 2010)
++ = sehr hilfreich, + = hilfreich, – = wenig hilfreich

Ein Titeranstieg von mindestens vier Stufen innerhalb von 2 bis 4 Wochen nach Beginn der Erkrankung spricht für eine akute spezifische Infektion. Das relativ lange Zeitintervall bis zum Aufbau der Immunantwort bedingt per se, dass sich die Serologie in erster Linie für die retrospektive Bestätigung einer Diagnose eignet, in der akuten Entscheidungssituation aber nur sehr begrenzten Wert besitzt. Ein erhöhter virusspezifischer Liquor/Serum-Antikörperquotient deutet auf eine intrathekale Immunreaktion und damit auf eine ZNS-Infektion mit dem jeweiligen Virus. Werden virusspezifische IgM-Antikörper in Serum oder Liquor nachgewiesen, ist vom Vorliegen einer akuten Infektion auszugehen.

Die Polymerase-Kettenreaktion (PCR) ist heute die diagnostische Methode der Wahl beiviraler ZNS-Infektion. Mit der PCR gelingt der Nachweis auch geringer Mengen viraler DNA oder RNA bei HSV-, VZV-, CMV-, EBV-, HIV-, HHV-6-, HHV-7-, Rötelnvirus-, JC-Virus-, Parvovirus B19-, Enterovirus- und Masernvirus-Infektionen (Goswami et al. 1991, Puchammer et al. 1991, Cinque et al. 1992, 2003, Mustafa et al. 1993, Klapper et al. 1993, Hosoya et al. 1998, Steiner et al. 2010). Bei Herpes-simplex- und Enterovirus-Infektionen zeigt die PCR eine hohe Sensitivität (95–100 %) und Spezifität (97–100 %). Auch bei anderen viralen Infektionen ist die Aussagekraft der PCR sehr hoch einzuschätzen: Die Wahrscheinlichkeit der definitiven Diagnose einer viralen ZNS-Infektion ist bei Patienten mit positiver PCR etwa 88-mal so hoch, wie bei Patienten mit negativem PCR-Ergebnis (Jeffery et al. 1997).

Tab. F 8.3: Differentialdiagnose viraler Enzephalitiden

Infektionen	
• bakteriell	Hirnabszess, Endokarditis enta, Tuberkulose, Lues, Mycoplasma pneumoniae-Infektion, M. Whipple
• mykotisch	Kryptokokkose, Kandidiose, Aspergillom
• parasitär	Malaria, Toxoplasmose, Zystizerkose, Trichinose
Toxisch-allergisch	Schwermetalle, nichtsteroidale Antiphlogistika (Ibuprofen, Naproxen), Acetyl-salizylsäure, Sulfamethoxazol, Trimethoprim, Isoniazid, Azathioprin, Cytosin-Arabinosid, Barbiturate, Reye-Syndrom
Metabolische Erkrankungen	Elektrolytstörungen, diabetisches oder hypoglykämisches Koma, akute Porphyrie, Phäochromozytom
Systemische Erkrankungen	Sarkoidose, Kollagenosen
Degenerative Erkrankungen	Adrenoleukodystrophie, Leigh's Enzephalopathie
Vaskuläre Erkrankungen	zerebraler Infarkt, Vaskulitis, Sinusvenenthrombose, Dissekat
Neoplasien	Filiae (Karzinom, Lymphom etc.), paraneoplastische Enzephalitis, Meningeosis

Differentialdiagnose: Die Diagnose einer viralen Meningoenzephalitis erfordert den differentialdiagnostischen Ausschluss von bakteriellen Meningitiden, Sinusvenenthrombosen, Hirnhautreizungen mit Fokalsymptomatik anderer Genese (z. B. Subarachnoidalblutung) sowie von metabolischen und toxisch-allergischen Enzephalopathien (**Tab. F 8.3**). Die Möglichkeit einer parameningealen Infektion (Abszess, Empyem) ist ebenfalls zu bedenken (Reik und Barwick 1990). Wie bereits im Abschnitt »Myelitis« angesprochen, kann die Differenzierung zwischen einer akuten Infektion und einem para- bzw. postinfektiös-immunvermittelten Prozess schwierig sein. Letzterer kann sich 1–4 Wochen nach Infektion mit z. B. Masern (Wahrscheinlichkeit 1 : 1 000), Windpocken (1 : 2 500), Herpes zoster, Mumps, Röteln (1 : 6 000), Influenza, Mononukleose oder auch nach Impfungen, wie etwa gegen Pocken, Gelbfieber, Influenza oder Tollwut, entwickeln. Das Risiko postvakzinaler Enzephalomyelitiden wurde durch die Anwendung moderner Impfstoffe allerdings erheblich reduziert. Das klinische Bild derartiger postinfektöser oder postvakzinaler Erkrankungen wird geprägt durch akutes Fieber, eine multifokale neurologische Symptomatik und nicht selten hinzutretende epileptische Anfälle. Häufig lassen sich kleine hyperintense Läsionen im T2-gewichteten MRT-Bild nachweisen. Sie entsprechen neuropathologisch perivaskulären Entzündungen mit begleitender Demyelinisierung. Die Liquorveränderungen erlauben keine Unterscheidung zur akuten viralen Enzephalitis (Kerkar und Molavi 1990). Ein Therapieversuch mit Kortikosteroiden ist gerechtfertigt, auch wenn keine gesicherten Daten zur Effektivität dieses Vorgehens vorliegen. Positive Fallberichte werden insbesondere nach hochdosierter Kortisonpulstherapie berichtet (Ellis et al. 1994, Amit et al. 1992) und vereinzelt auch nach Plasmapheresebehandlung (Kanter et al. 1995, Stricker et al. 1992, Rogaleswki et al. 2007).

F 8.3 Verlauf

In den **Tab. F 8.4** und **Tab. F 8.5** werden die klinischen Verläufe und Besonderheiten der häufigsten akuten und chronischen viralen Infektionen des zentralen Nervensystems zusammengefasst.

Tab. F 8.4: Akute Virusinfektionen des ZNS

Virusgruppe	Virustyp	Neurologische Manifestation	Klinische Besonderheiten	Verlauf
Adenoviren	Adenovirus	Meningitis, Meningoenzephalitis	akute fieberhafte Pharyngitis, Konjunktivitis, epidemische Keratokonjunktivitis	bei Kleinkindern manchmal schwerer Verlauf
Arboviren	FSME-Virus (Frühsommer-Meningo-enzephalitis; syn CEE-Virus = Central European Encephalitis)	Meningitis, Meningoenzephalitis nach Zeckenbiss	30 % der Infizierten erkranken mit grippalen Allgemein-symptomen, häufig biphasischer Verlauf, neurologische Symptome bei 10 % der Erkrankten	Neurol. Manifestation: isolierte Meningitis 25 %, Meningoenzephalitis 75 %, Letalität 0,8–2 %, poliomyelitis-ähnlich in 10 %, Letalität bis zu 20 %. Schwerer Verlauf: fast nur Erwachsene
	EEE-Virus (Eastern Equine Encephalitis)	schwere Enzephalitis nach Moskitostich, häufig Basalganglienbeteiligung (Ostküste und Golfküste der USA)	epidemisches Auftreten vor allem Ostküste der USA, Verwechslung mit Herpesenzephalitis auch neuroradiologisch möglich (fokale Läsionen 25 % d. F.)	Letalität 30–80 %, Residualsymptome 20–70 %
	Californiavirus (mehr als 10 unterschiedliche Bunyavirusserotypen)	Enzephalitis, Meningoenzephalitis nach Moskitostich (mittlerer Westen, Osten und Süden der USA), meist Kinder, Krampfanfälle in etwa 40 % d. F.	Krampfanfälle in etwa 40 % d. F.	relativ niedrige Letalität (< 2 %) und Residualsymptome (2 %)
	St.-Louis-Enzephalitis Virus	Meningoenzephalitis nach Moskitostich	Hirnnervenbeteiligung möglich (10–25 % d. F.)	Letalität bis 20 %, Residualsymptome um 5 %
	Western Equine Encephalitis	Enzephalitis nach Moskitostich, im Westen und Südwesten der USA	eher milder Verlauf, bei jüngeren Kindern häufig Krampfanfälle, Pyramidenbahnbeteiligung, Tremor ausgeprägte Residualsymptomatik bei Kindern unter 1 Jahr möglich	Gesamtletalität 3–4 %

Tab. F 8.4: Akute Virusinfektionen des ZNS (Fortsetzung)

Virusgruppe	Virustyp	Neurologische Manifestation	Klinische Besonderheiten	Verlauf
Arenaviren	LCM-Virus (lymphozytäre Choriomeningitis)	Meningoenzephalitis und -myelitis, übertragen durch Mäuse und Hamster	grippale Allgemein-symptome	protrahierter Verlauf, Wochen bis Monate, Residualsymptome eher sel-ten, Letalität 2,5 %
Herpesviren	HSV Typ 1 (Herpes-simplex-Virus)	Temporallappen-Enzephalitis	Prodromalstadium, Wernicke-Aphasie, fokale epileptische Anfälle	unbehandelt mit Letalität bis zu 80 %, dagegen < 20 % bei Aciclovir-Therapie, Residualsymptome in ca. 50 % d. F.
	HSV Typ 2 (Herpes-simplex Typ 2 Enzephalitis und Meningitis)	Hirnstammenzephalitis Rezidivierende lymphozytäre Meningitis	Betont Hirnstamm-symptome Mollaret Meningitis	Behandlung v. a. bei Hirnstammenzephalitis mit Aciclovir notwendig
	VZV (Varizella-zoster-Virus)	Varizellen-Enzephalitis, -Cerebellitis oder zerebrale Vaskulitis	Zoster opthalmicus	Letalität 5–10 %, Defektheilung bis 20 %
		Zosterganglionitis, -radikulitis, selten -Myelitis aufsteigende Enzephalitis bei Immundefizienz möglich	Herpes-zoster Exanthem	postherpetische Neuralgie in 10 %, aber bei 5 % der > 60-Jährigen
	EBV (Epstein-Barr-Virus)	Meningitis, Enzephalitis (als Hirnstammenzephalitis), Zerebellitis, Polyneuritis	infektiöse Mononukleose, Fieber, Lymphadenopathie	Heilung in 80–90 %, Letalität 2–5 %
	CMV (Zytomegalievirus)	Meningoenzephalitis, Polyneuritis, Myelitis (meist Reaktivierung bei Immunsuppression oder nach Knochenmarktransplantation)	Lympho-Monozytose, nicht selten mit Hepatitis, Myokarditis, Pneumonie	akute oder subakute Bewusstseinsstörung, fokale Defizite
	humanes-Herpesvirus Typ 6 (HHV-6)	selten Meningoenzephalitis, fokal oder diffus	Erreger der Roseola infantum. Meist Kinder oder immunkompromittierte Patienten, aber auch bei erhaltener Immunkompetenz	leichte und schwerste Verläufe möglich, auch Todesfälle
Myxoviren	Influenza-A-, -B-Virus	Enzephalitis, Enzephalomyelitis (parainfektiös)	Grippe, Bronchitis, Pneumonie, Myalgien, Exanthem	meist benigner Verlauf, aber auch schwere progressive Enzephalitis möglich (Gesamtletalität < 10 %)
	Mumpsvirus	Meningitis, Meningoenzephalitis (manchmal vor Parotitis)	Parotitis, Orchitis, Pankreatitis, Oophoritis	meist kurzdauernd und gutartig, bei Erwachsenen aber auch schwerste Verläufe möglich; selten Hydrozephalus durch Ependymitis
	Masernvirus	parainfektiöse Enzephalitis	zweiphasiger Verlauf, katarrhalisches Stadium, makulopapulöses Exanthem, evtl. Bronchopneumonie	schlechte Prognose bei Koma oder Anfällen, Letalität ca. 20 %, Defektheilung ca. 30–40 %
	Parainfluenzavirus	Meningitis	Atemwegserkrankungen	häufig gutartiger Verlauf
Enteroviren	Poliomyelitis Virus Typ 1–3	Poliomyelitis	zweiphasiger Verlauf mit katarrhalischer Vorphase und paralytischmeningitischen Stadium	Gesamtletalität ca. 10 %, bei > 40-jährigen 30 %, Restparesen bei ca. 30 %
	Coxsackie-Virus-A	Meningitis, selten Enzephalitis	Herpangina, Sommergrippe	benigne Meningitis bis zu 10 Tagen
	-B	Meningitis, selten Enzephalitis	Pleurodynie, Myo- und Pericarditis	

Tab. F 8.4: Akute Virusinfektionen des ZNS (Fortsetzung)

Virusgruppe	Virustyp	Neurologische Manifestation	Klinische Besonderheiten	Verlauf
	ECHO-Viren	Meningitis, selten Meningomyelitis	gastrointestinale Störungen, grippeähnliche Symptome	benigne Meningitis
Pockenvirus	Pockenvirus	Enzephalomyelitis, fast immer parainfektiös	zyklischer Verlauf mit Initialstadium (Fieber, Exanthem) Eruptionssuppurationsstadium (charakteristisches Exanthem)	zerebrale Beteiligung in 2,7 %
Rötelnvirus	Rötelnvirus	Enzephalitis (parainfektiös)	Rötelnexanthem, nuchale Lymphadenopathie	Letalität der Enzephalitis 20 %
Rhabdoviren	Tollwutvirus	Tollwut (Lyssa)-Enzephalitis	Prodromalstadium mit Kopfschmerz, Fieber; Exzitationsstadium mit Erregungszuständen, Hydrophobie, Aerophobie, paralytisches Stadium und Tod	Letalität nahezu 100 %

Tab. F 8.5: Subakute und chronische Virusinfektionen des ZNS

Erreger	Krankheitsbild	Klinische Besonderheiten
Konventionelle Erreger • Masernvirus	SSPE (subakut sklerosierende Panenzephalitis)	Häufigkeit: 1/1 Mio. nach Maserninfektion, Auftreten bei Kindern: 1. Stadium: Psychische Störungen, Intelligenzabbau 2. Stadium: Neurologische Herdsymptome, Myoklonien, Ataxie, Virusstörungen 3. Stadium: Bewusstseinsstörungen, Koma, Tod nach Monaten bis wenigen Jahren
• Rötelnvirus	PRP (progressive Röteln-Panenzephalitis)	extrem seltene Erkrankung, ähnlich SSPE, aber prolongierter Verlauf, langsam progressiver intellektueller Abbau, Demenz, Tod
• JC- oder SV40-PML-Virus	PML (progressive multifokale Leukenzephalopathie)	subakut demyelisierende Leukenzephalopathie bei immunkompromittierten Patienten, relativ häufige Komplikation bei AIDS (vgl. Kap. F 9)
• HIV (Humanes-Immundefizienz-Virus)	AIDS-Enzephalopathie	Enzephalopathie mit progredienten kognitiven und motorischen Störungen bis hin zum AIDS-Dementia-Komplex, vakuoläre AIDS-Myelopathie. Als sekundäre Folge der Immunschwäche Toxoplasma-Enzephalitis, Kryptokokkenmeningitis, PML, zerebrale Lymphome etc. (vgl. Kap. F 9)

F 8.4 Therapeutische Prinzipien

F 8.4.1 Aktive und passive Immunisierung

Die Impfung gegen Viruserkrankungen ist ein wesentlicher Bestandteil der Prävention entsprechender Infektionen auch des ZNS. Besonders wichtig sind Impfungen gegen Poliomyelitis, Masern, Mumps und Röteln. Weiterhin sind nach jeweiliger Indikation auch Impfungen gegen Influenza, FSME, Hepatitis B, Gelbfieber, Tollwut und Adenovirus Typ 4 und 7 verfügbar. Möglicherweise führt die Impfung gegen VZV vor Durchführung einer Knochenmarktransplantation (KMT) oder peripheren Blutstammzelltransplantation (PBSZT) zur Reduktion eines Zoster nach erfolgter Transplantation (Hata et al. 2002). Darüber hinaus sind Vakzine gegen Flaviviren (z. B. West-Nil-Virus, Japan Enzephalitis Virus) in der Entwicklung bzw. Anwendung (Monath et al. 2002, Coller et al. 2010).

Die Gabe von polyvalentem Immunglobulin und speziellen Hyperimmunglobulinen kann sowohl in der Prävention als auch in der Behandlung akuter viraler Infektionen sinnvoll sein (**Tab. F 8.6**) (Berlit 1989). Dabei muss beachtet werden, dass es kontrollierte Studien v. a. für den Einsatz von intravenösen Immunglobulinen und Hyperimmunglobulinen gegen CMV nach Organtransplantation oder KMT/PBSZT gibt (Ruutu et al. 1997, Zikos et al. 1998), wobei dieser selbst in der Patientengruppe, auch in Anbetracht der Kosten, nicht unumstritten ist. In der Postexpositionsprophylaxe der Tollwut werden Tollwut-Hyperimmunglobulin und -Impfstoff kombiniert gegeben. Varizellazoster-Hyperimmunglobulin kann eingesetzt werden, um die Dis-

Tab. F 8.6: Prophylaxe und Therapie viraler Infektionen mit Immunglobulin

	Prophylaxe	Therapie
1.	CMV-Prophylaxe bei Polytransfusion und Immundefizit	500 mg IgG (z. B. Gamma-Venin) i. v. pro Blutkonserve
2.	CMV-Prophylaxe nach Knochenmarktransplantation	CMV-Hyperimmunglobulin i. v. (Cytotect®)
3.	Prophylaxe generalisierter Varizellazoster-Infektionen bei Hypo-(a-)gammaglobulinämie und intakter T-Zell-Funktion	> 10 g IgG i. v. oder HZV-Hyperimmunglobulin i. m. (Varizellon®)
4.	Kontaktpersonen von Pockenerkrankten	Pockenvirus-Hyperimmunglobulin i. m.
5.	Personen mit Kontakt zu Tollwut-Tieren	Rabies Immunglobulin i. m. und aktive Immunisierung

seminierung einer Varizella-Infektion bei immunkompromittierten Patienten insbesondere bei Antikörpermangelsyndrom zu vermeiden (Stevens und Marigan 1980).

F 8.4.2 Antivirale Therapie*

Insgesamt gibt es wenige randomisierte Studien zur Wirksamkeit der antiviralen Therapie bei viralen Enzephalitiden. Am besten ist noch die Wirksamkeit von Aciclovir bei der Herpesenzephalitis belegt.
Nucleosid-Analoga (Aciclovir, Brivudin, Famciclovir, Valaciclovir, Gancyclovir, Vidarabin) (**Tab. F 8.7**). Nukleosidanaloga wirken über die kompetitive Hemmung der viralen DNA-Polymerase und dem daraus resultierenden vorzeitigen Abbruch der DNA-Kettensynthese. Da die Aktivität dieser Wirkstoffe von ihrer Phosphorylierung durch die virale Thymidinkinase abhängt, entfaltet sich ihre Wirkung relativ selektiv in virusinfizierten Zellen. Klinisch wichtige DNA-Viren, die mit Nukleosidanaloga behandelt werden können, sind Viren der Herpesgruppe: HSV-1, HSV-2, EBV, VZV und CMV.
Das Deoxyguanosinanalogon Aciclovir (z. B. Zovirax®) besitzt Effektivität gegen HSV-1, HSV-2, VZV und EBV. Es wirkt ungenügend gegen CMV, da es in CMVinfizierten Zellen unzureichend phosphoryliert wird. Die Entwicklung Aciclovir-resistenter Viren mit Mutation der Thymidinkinase oder DNA-PolymeraseEnzyme ist möglich und wird zunehmend häufig bei immunkompromittierten Patienten beobachtet. Aciclovir wird primär über die Nieren ausgeschieden (circa 70 %), die Halbwertzeit liegt bei normaler Nierenfunktion bei etwa zwei bis drei Stunden. Die Liquorkonzentration beträgt etwa 50 % der koinzidenten Plasmakonzentration. Die Bioverfügbarkeit nach oraler Gabe ist mit ca. 20 % relativ gering (de Miranda und Blum 1983). Da Aciclovir seine Wirkung weitgehend spezifisch in infizierten Zellen entfaltet, hat es verhältnismäßig geringe Nebenwirkungen. Gelegentlich zeigen sich kurzfristige Anstiege von Harnstoff und Kreatinin (5–25 %), in Einzelfällen werden aber auch ausgeprägte Nierenfunktionsstörungen bis zum akuten Nierenversagen beobachtet. Bei vorbestehender Niereninsuffizienz ist eine Dosisanpassung erforderlich (siehe **Tab. F 8.7**, Fachinfo). Reversible neurologische Störungen wie Verwirrtheit, Tremor oder epileptische Anfälle sind insbesondere bei Patienten mit Zustand nach Knochenmarktransplantation beobachtet worden (ca. 4 %).
Die Effektivität von Aciclovir in der Behandlung der Herpes-simplex-Enzephalitis wurde eindrucksvoll belegt (O'Brien und Campoli-Richards 1989, Whitley 1988). In einer prospektiven, doppelblind randomisierten Multicenter-Studie konnte die Letalität auf 19 % gesenkt werden (Skoldenberg et al. 1984). Etwa 50 % der Patienten sind nach Ablauf eines halben Jahres in der Lage, wieder zu ihrem Alltagsleben zurückzukehren. Andererseits bedeutet dies, dass alltagrelevante neurologische Residualsymptome in fast der Hälfte der Fälle zu erwarten sind (Whitley et al. 1986, Prange et al. 1985). Zur Therapie der Herpesenzephalitis wird die intravenöse Gabe von 10 mg pro kg Körpergewicht Aciclovir in achtstündigen Intervallen über einen Zeitraum von 14 Tagen empfohlen. Bei Patienten mit Immundefizit oder mit unzureichendem Ansprechen auf die Therapie können höhere Dosierungen und eine längere Therapiedauer erforderlich sein. Famciclovir, Brivudin und Valaciclovir sind zur Frühbehandlung des Herpes zoster bei immunkompetenten Patienten zugelassen. Famciclovir (Famvir®) ist ein synthetisches Guaninderivat, das rasch metabolisiert wird zu Penciclovir. Der Wirkmechanismus von Penciclovir ist mit dem des Aciclovir vergleichbar. Wie Aciclovir muss Penciclovir durch eine virale Thymidinkinase phosphorylieren. Das Wirkungs- und Nebenwirkungsprofil entspricht dem des Aciclovir. Famciclovir verkürzt die Dauer der postherpetischen Neuralgie und ist auch in der Behandlung des rekurrenten Herpes genitalis effektiv (Perry und Wagstaff 1995, Tyring et al. 1995).
Valaciclovir (Valtrex®) weist aufgrund besserer gastrointestinaler Resorption eine drei- bis fünf-mal höhere Bioverfügbarkeit auf als Aciclovir und wird im Körper rasch in Aciclovir umgewandelt. Nach pharmakokinetischen Untersuchungen führt die Gabe von 2 × 2 000 mg Valaciclovir/Tag zu vergleichbaren Serumkonzentrationskurven wie die intravenöse Gabe von 3 × 10 mg/kg Aciclovir/Tag, 2 × 1 000 mg Valaciclovir/Tag entsprechen 3 × 5 mg/kg Aciclovir i. v./die, 2 × 250 mg Valaciclovir/die entsprechen der oralen Gabe von 5 × 800 mg Aciclovir.
Brivudin (Zostex®) ist kein neues Virostatikum. Das Nukleosidanalogon wurde bereits in den siebziger Jahren in der damaligen DDR und in England synthetisiert und bis zum Jahr 2000 unter dem Handelsnamen Helpin® zur Therapie von Herpes-simplex-Infektionen angeboten. Ähnlich wie Aciclovir oder

* Antiretroviral wirksame Substanzen werden im Kap. F 10 »HIV-Infektionen und AIDS« besprochen.

andere Nukleoside muss die Substanz erst zum Triphosphat umgewandelt werden, bevor es durch Hemmung der DNA-Polymerase seine Hemmwirkung gegen Herpesviren entfalten kann. Im direkten Vergleich mit den anderen Virostatika, die zur Zostertherapie angeboten werden, besitzt es in vitro eine mehr als 100fach höhere antivirale Aktivität als Aciclovir oder Famciclovir. Gleichzeitige Medikation mit 5-Flurouracil und anderen Antimetaboliten sind kontraindiziert. Weiterhin führt Brivudin zu einer Verdrängung von Medikamenten mit hoher Plasmaeiweißbindung. Gegebenenfalls sollten daher Blutspiegelkontrollen und Dosisanpassungen erfolgen. Immunkompetente Erwachsene sollen 1 ×täglich 125 mg, Kinder und Jugendliche 1 x täglich 2 mg/kg KG (max. 1 × 125 mg/Tag) Brivudin erhalten.

Vidarabin (Adenin-Arabinosid) zeigt primär Wirksamkeit gegen HSV-1, HSV-2 und VZV. Heute ist es weitgehend durch Aciclovir verdrängt worden (Whitley et al. 1986, Skoldenberg et al. 1984). In Einzelfällen kommt es noch zum Einsatz bei Enzephalitiden mit Aciclovir-resistenten Herpes-simplex-Viren. Vidarabin wird in vivo relativ rasch zu weniger aktiven Metaboliten abgebaut. Seine Halbwertzeit beträgt ungefähr 3 bis 4 Stunden, ca. 60 % der Substanz werden über die Nieren ausgeschieden. Bei Niereninsuffizienz ist deshalb eine Dosisanpassung erforderlich. Da Vidarabin nur wenig löslich ist, werden relativ große Volumina zur intravenösen Therapie benötigt (15 mg/kg/die als 12-Stunden-Infusion). Die Liquorkonzentrationen erreichen ca. 30–50 % der Serumkonzentrationen. Als Nebenwirkungen werden Übelkeit, Diarrhö und Erbrechen beobachtet, bei höheren Dosierungen (20 mg/kg/die) können Tremor, Ataxie, Psychosen und epileptische Anfälle ausgelöst werden.

Gancyclovir (Cymeven®) ist ebenso wie Aciclovir ein Desoxyguanosinanalogon und zeigt Effektivität gegen Viren der Herpesgruppe und andere DNA-Viren. Gancyclovir ist das Medikament der Wahl zur Behandlung schwerer CMV-Infektionen sowohl bei immunkompetenten als auch immunkompromittierten Patienten (z. B. nach Knochenmarktransplantation, Organtransplantation oder bei AIDS) (Faulds und Heel 1990, Cohen et al. 1993, Dieterich et al. 1993). Wesentliche Nebenwirkung ist die Knochenmarksuppression mit Neutropenie (< 1 000 Zellen/mm³ in 40 % d. F.) und Thrombozytopenie (< 50 000 Thrombozyten/mm³ in 20 % d. F.). Neurologische Nebenwirkungen umfassen Kopfschmerzen, Verwirrtheit, Halluzinationen, Psychosen und Krampfanfälle. Bei persistierender Immunschwäche ist eine Dauertherapie erforderlich.

Das Virostatikum Foscarnet (Foscavir®) ist ein Pyrophosphatanalogon, das die DNA-Polymerasen von HSV-1, HSV-2, CMV, EBV und VZV inhibiert (Crumpacker 1992) und relativ gute Liquorgängigkeit besitzt (Hengge et al. 1993). Bei AIDS-Patienten mit CMV-Retinitis wird Foscarnet mit vergleichbarem Erfolg wie Gancyclovir eingesetzt (Ansprechrate 60–90 %) (Fletcher 1992). Patienten, die mit Foscarnet behandelt wurden, zeigten sogar eine längere Überlebensdauer als solche, die Gancyclovir erhalten hatten (AIDS Research Group, AIDS Clinical Trials Group 1992). Bei AIDS-assoziierter CMV-Retinitis ist immer eine Dauerbehandlung erforderlich. Foscarnet kann ebenfalls in der Behandlung Aciclovir-resistenter HSV-, VZV-Stämme und HHV-6-Infektionen eingesetzt werden, die insbesondere nach Organtransplantation zur interstitiellen Pneumonie aber auch zur Enzephalitis führen können. Ähnlich wie CMV ist HHV-6 weitgehend resistent gegenüber Aciclovir, aber empfindlich gegen Gancyclovir und Foscarnet (Singh und Carrigan 1996). Hauptnebenwirkung von Foscarnet ist die Nephrotoxizität, die bis zum akuten Nierenversagen führen kann. Adäquate Hydratation ist deshalb ein wesentlicher Bestandteil der Foscarnettherapie und reduziert signifikant die nephrotoxischen Nebenwirkungen (Jacobson 1992). Auf Elektrolytverschiebungen muss besonders geachtet werden, insbesondere auf Hypo- und Hyperkalzämien, Hypo- und Hyperphosphatämien und Hypokaliämien. Bei etwa 10 % der Patienten ist mit neurologischen Nebenwirkungen zu rechnen, wie Kopfschmerz, Tremor, Krampfanfälle und Bewusstseinsstörungen.

Cidofovir (Vistide®) ist ein Nukleosidanalogon von Deoxycytidin (dCTP), das den Einbau von dCTP in die virale DNA inhibiert. Die Substanz wird in der Behandlung HIV-assoziierter CMV-Infektionen eingesetzt, insbesondere bei CMV-Retinitis. Über die Effektivität von Cidofovir bei ZNS-Infektionen mit CMV liegen insgesamt noch keine ausreichenden Daten vor. Es sollte deshalb derzeit noch den Patienten vorbehalten bleiben, die auf Gancyclovir und Foscarnet unzureichend angesprochen haben. Darüber hinaus gibt es Studien zur Behandlung der JC-Virus-bedingten progressiven multifokalen Leukoenzephalopathie, die jedoch widersprüchliche Ergebnisse gezeigt haben (De Luca et al. 2001, Marra et al. 2002). Die übliche Dosis beträgt 5 mg/kg i. v. (einstündige Infusionszeit) mit einmal wöchentlicher Gabe in den ersten zwei Wochen sowie anschließender Erhaltungstherapie mit 5 mg/kg i. v. jede zweite Woche. Auf ausreichende Hydratation ist zu achten, es werden vor jeder Gabe 1 000 ml 0,9 % Kochsalzlösung infundiert, gefolgt von weiteren 1 000 ml direkt nach der Medikamentengabe. Probenecid sollte drei Stunden vor jeder Cidofovir-Infusion gegeben werden (2 g), sowie nach 2 und 8 Stunden nach der Infusion (jeweils 1 g). Cidofovir zeigt ebenfalls eine signifikante dosisabhängige Nephrotoxizität, sodass eine Dosisanpassung bei Nierenfunktionsstörungen erforderlich ist. Es sind sorgfältige Laborkontollen u. a. von Kreatinin und Proteinausscheidung durchzuführen. Weitere Nebenwirkungen ergeben sich aus der Hämatotoxizität (Neutropenie, Thrombozytopenie und Anämie; 10–20 %) und möglichen ophthalmologischen Komplikationen (Iritis, Absinken des intraokulären Drucks). Deshalb ist neben entsprechenden Laborkontrollen auch eine regelmäßige augenärztliche Vorstellung erforderlich. Darüber hinaus können gastrointestinale Nebenwirkungen, allergische Reaktionen, Haarausfall, Respirations- und neuromuskuläre Störungen (Schwäche) auftreten sowie Parästhesien.

Amantadin (z. B. InfectoFlu Sirup®) und Rimantadin. Diese trizyklischen Amine hemmen die Replikation von Influenza A-Virus durch eine Suppression des Virus-Uncoating. Beide Substanzen können sowohl in der Therapie als auch in der Prophylaxe gegen Influenza A eingesetzt werden. Bei saisonaler sechswöchiger Gabe von 100–200 mg Amantadin

Tab. F 8.7: Charakterisierung antiviraler Substanzen

Wirkstoff (Handelsname)	Empfindliche Erreger	Dosis	Häufigste Nebenwirkungen
Aciclovir (z. B. Zovirax®)	HSV, VZV	3 × 10 mg/kg/die i. v. über 1 Stunde	Übelkeit und Erbrechen, Absinken hämatologischer Parameter (Anämie, Thrombozytopenie, Leukozytopenie), reversible Bilirubin und Leberenzym-Anstiege, Niereninsuffizienz (auf ausreichende Flüssigkeitszufuhr achten)
Brivudin (Zostex®)	VZV	1 × 125 mg/die p. o. über 7 Tage, Therapiebeginn mögl. Innerhalb von 72 Std. nach Auftreten der ersten Effloreszenzen	Übelkeit, BB-Veränderungen, Appetitlosigkeit, Insomnie, Kopfschmerzen, Schwindel
Cidofovir (Vistide®)	CMV, in vitro Aktivität gegen JC-Virus	5 mg/kg/die i. v. einmal pro Woche für 2 Wochen, danach 5 mg/kg i. v. alle 2 Wochen	Neutropenie, Übelkeit, Alopezie, Proteinurie, Kreatinin-Anstieg (prophylaktische Gabe von Probenecid: 2 g 3 h vor und 1 g 2 h und 8 h nach Infusion), Uveitis, Senkung des Augeninnendrucks
Famciclovir (Famvir®)	HSV, VZV	2–3 × 125–250 mg/die p. o. (bei Immunsuppression: 2 × 500 mg) über 5–7 Tage	Kreatinin-Anstieg, Kopfschmerzen, Übelkeit, bei älteren Patienten: Konfusion, Somnolenz, Desorientierung, Wahnvor-stellungen
Foscarnet (Foscavir®)	CMV, HSV	2 × 90 mg/kg/die i. v. über je 1–2 h für 14–21 d über ZVK Erhaltungsdosis: 1 × 90–120 mg/kg/die i. v.	Nierenfunktionsstörung, in seltenen Fällen akutes Nierenversagen, Anstieg von Leberenzymen, Übelkeit, Durchfall, BB-Veränderungen, Elektrolytstörungen, Parästhesien, Tremor, Ataxie, Neuropathie, Hypästhesie, Psychosen, Überaktivität, aggressive Reaktionen, Krampfanfälle, vereinzelt ventrikuläre Herzrhythmusstörungen (mit Torsades de pointes, Asystolie), Geschwüre am Penis und an der Scheide möglich
Gancyclovir (Cymeven®)	CMV	2 ×täglich einstündige Tropfinfusion von 5 mg Gancyclovir/kg KG in 12-stündlichem Abstand für die Dauer von 14–21 Tagen Erhaltungstherapie: 1 × tgl. einstündige Infusion von 5 mg/kg KG	Knochenmarkdepression, Fieber, Sepsis, Diarrhoe, Übelkeit, Schüttelfrost, multipl. Organversagen, Azidose, Krämpfe, Schwindel, Synkope, Bewusstseinsstörungen Pruritus, Urtikaria, Konjunktivitis, Retinitis, u. v. a.
Oseltamivir (Tamiflu®)	Influenza-A-Virus	2 × 75 mg/die p. o. über 5 Tage	Übelkeit, Magenschmerzen
Pleconaril (Picovir®, in Deutschland noch nicht zugelassen)	Enteroviren, Rhinoviren	3 × 200–800 mg/die p. o.	Keine relevanten
Ribavirin (z. B. Copegus®, Robetol®)	HCV	800–1 200 mg/die p. o. oder als Aerosol	Anämie, Gewichtsverlust
Valaciclovir (Valtrex®)	HSV, VZV	2–3 × 0,5–1 g/die p. o.	Kopfschmerzen, Übelkeit, allergische Reaktionen, Blutbild-, Leberwertveränderungen
Valganciclovir (Valcyte®)	CMV	2 × 900 mg/die p. o. für 21 Tage. Erhaltungstherapie: 1 × 900 mg/die	Myelotoxizität, Gastrointestinale Nebenwirkungen. Selten: Aseptische Meningitis
Zanamivir (Relenza®)	Influenza-A- und B-Virus	2 × täglich 2 Inhalationen à 5 mg/die über 5 Tage	Bronchospasmus

oder Rimantadin pro Tag wird eine 75 %-ige Prävention gegen Influenza A-Infektion erreicht. Sowohl Amantadin als auch Rimantadin können den Verlauf einer Influenza A-Infektion abschwächen, wenn sie binnen 24–48 Stunden nach Symptombeginn gegeben werden (Little et al. 1978, Kubar et al. 1989). Ribavirin (Rebetol®, Copegus®, Virazole®) ist ein synthetisches Guanosinanalogon, das zur Behandlung der chronischen Hepatitis C (Rebetol®, Copegus®) und von Infektionen mit RS-Virus (respiratory syncytial virus) (Virazole®) zugelassen ist.

Zanamivir und Oseltamivir sind für die Behandlung der Influenza zugelassen. Zanamivir (Relenza®) ist ein Inhibitor der Neuroaminidase. Die Neuroaminidase wird vom Virus benötigt, um von infizierten Zellen zu gesunden Zellen zu wechseln. Zanamivir hemmt die Ausbreitung von Influenzavirus Typ A und B im Körper. Dadurch vermindert es die Symptome und die Dauer der Erkrankung. Die Behandlung sollte so früh wie möglich beginnen – innerhalb 48 Stunden nach Einsetzen der Symptome. Die empfohlene Dosis beträgt zweimal täglich zwei Inhalationen über fünf Tage. Dies entspricht einer Gesamttagesdosis von 20 mg. Oseltamivir (Tamiflu®) ist ebenfalls ein Neuroaminidase-Inhibitor. Der wichtigste Unterschied zu Zanamivir, das inhaliert wird, ist die perorale Applikationsweise von Oseltamivir. Einzelfallberichte weisen darauf hin, dass Oseltamivir auch eine Wirksamkeit in der Behandlung der durch das Influenza Typ B-Virus bedingten Enzephalitis haben könnte (↔, C) (Straumanis et al. 2002).

Pleconaril (Picovir, WIN 63 843) ist ein neues, in Deutschland noch nicht zugelassenes Virostatikum mit Wirksamkeit gegen Enteroviren und Rhinoviren. Es ist ein oral applizierbarer Kapsidblocker, der mit dem Kapsid von Rhinoviren und Enteroviren interagiert. Die Kapsidstruktur verändert sich durch Pleconaril und es kommt zum Uncoating und zur Freisetzung der viralen RNA in das Zytoplasma, wo die Replikation der Viren erfolgt. Fallberichte legen nahe, dass Pleconaril in der Behandlung von Entervirus-bedingten Meningitiden und Enzephalitiden sinnvoll sein könnte (Rotbart et al. 2001, Utzig et al. 2003). Die erste kontrollierte Studie zur Behandlung von Enterovirus Meningitiden mit Pleconaril bei Säuglingen verlief hinsichtlich der Effektivität jedoch negativ (Abzug et al. 2003).

Interferone sind Glykoproteine, die neben antiproliferativen und immunmodulierenden Effekten auch antivirale Eigenschaften besitzen. Endogene Interferone werden in der Frühphase viraler Infektionen produziert und ausgeschüttet. Sie binden an spezifische Zellrezeptoren und initiieren dadurch die Produktion antiviraler Proteine. Nach spezifischer Stimulation (z. B. viral) können verschiedene natürliche Interferone (Humaninterferon-Alpha, -Beta und -Gamma) von Leukozyten, Fibroblasten und T-Lymphozytenkulturen isoliert werden. Alle drei Klassen menschlicher Interferone stehen heute in rekombinant synthetisierter Form als Arzneimittel zur Verfügung.

In-vitro-Testungen haben ergeben, dass Beta-Interferon die Replikation von über 100 verschiedenen Virusarten hemmt. Kontrollierte Studien zur klinischen antiviralen Effektivität bei ZNS-Infektionen liegen bislang noch nicht vor. In anekdotischen Berichten wurde Beta-Interferon ein positiver Effekt in der Therapie schwerer Herpes-simplex-Enzephalitiden zugeschrieben. Retrospektive Studien deuten auf eine mögliche Wirksamkeit in der Behandlung der SSPE hin (Anlar et al. 2004). Kontrollierte klinische Studien zur Indikation und Effektivität dieser Therapie existieren nicht. Möglicherweise begrenzen auch die relativ niedrigen Liquorkonzentrationen von Beta-Interferon (2–3 % der Serumkonzentration) den therapeutischen Wert bei viralen ZNS-Infektionen. Alpha-Interferon ist in einer kontrollierten Studie ohne Erfolg bei der Japan Enzephalitis eingesetzt worden (Solomon et al. 2003). Gleiches gilt für die intraventrikuläre Gabe von Alpha-Interferon bei der SSPE (Gascon et al. 2003).

F 8.4.3 Allgemeine Maßnahmen

Die Kenntnis der primären und sekundären Komplikationen viraler ZNS-Infektionen ist wichtig, um prophylaktische und therapeutische Maßnahmen möglichst früh und adäquat einzuleiten. Zu den primären Komplikationen zählen verschiedene Arten von Ventilationsstörungen. Zur Erkennung und frühzeitigen Behandlung werden die Atmungsparameter engmaschig kontrolliert. Eine Hypokapnie ist wegen der möglichen Induktion epileptischer Anfälle zu vermeiden, sofern keine Hirndrucktherapie erforderlich ist. Erhöhter intrakranieller Druck ist die Folge eines zytotoxischen Hirnödems und kann zur Massenverlagerung mit z. B. transtentorieller Einklemmung führen. Die spezielle Behandlung wird im Anschluss dargestellt. Epileptische Anfälle sind eine häufige Komplikation viraler Enzephalitiden. Der Wert einer prophylaktischen antiepileptischen Therapie ist nicht geklärt.

Sekundäre Komplikationen viraler ZNS-Infektionen treten vor allem bei schwerkranken und immobilisierten Patienten auf. Zu ihnen zählen u. a. Dekubitalgeschwüre, Kontrakturen, Aspirationspneumonien, tiefe Venenthrombosen, gastrointestinale Blutungen, Harnwegsentzündungen bei liegendem Urinkatheter, lokale und systemische Infektionen bei liegendem zentralen Venenkatheter oder arteriellem Katheter.

Intrakranielle Druckerhöhung: Die Behandlung des erhöhten intrakraniellen Druckes umfasst eine adäquate Lagerung des Patienten (30° Oberkörperhochlagerung), Vermeiden einer Kopfrotation oder Anteflexion (Jugularvenenkompression), Intubation und, wenn erforderlich, kurzfristige Hyperventilation (Zielwert pCO_2 zwischen 25 und 30 mm Hg), Flüssigkeitsrestriktion, wenn erforderlich Osmotherapie (z. B. Mannitol 20 %, 125 ml in 10–20 Minuten bis zu 6 × täglich, vgl. a. Kap. F 2.5.2).

F 8

> Da durch die Gabe von Kortikosteroiden keine relevante Reduzierung eines zytotoxischen Hirnödems erreicht wird, andererseits durch Immunsuppression die Ausbreitung der Virusinfektion gefördert werden kann, ist die Gabe von Kortikosteroiden bei viraler ZNS-Infektion derzeit nicht zu empfehlen. Die Wirksamkeit und Sicherheit wird prospektiv in der laufenden GACHE Studie geklärt (Martinez-Torres et al. 2008).

Prophylaxe und Behandlung von Anfällen. Epileptische Anfälle bei viraler Enzephalitis sind mitunter schwer zu behandeln. Zu empfehlen ist die Gabe von Phenytoin oder Valproinsäure, welche auch als Infusionskonzentrat zur Schnellaufsättigung zur Verfügung stehen. Wird ein noch schnellerer Wirkungseintritt benötigt, kann Lorazepam (z. B. Tavor® 1–2,5 mg), Clonazepam (z. B. Rivotril® 1 mg) oder Diazepam (Valium® 10 mg) intravenös verabreicht werden.

F 8.5 Pragmatische Therapie

F 8.5.1 Herpes-simplex-Enzephalitis

Die erfolgreiche Behandlung der Herpes-simplex-Enzephalitis ist abhängig von früher Diagnosestellung und gezielter Therapie (Hinson und Tyor 2001, Whitley und Gnann 2002). Lässt die klinische Konstellation an eine mögliche Herpesenzephalitis denken, muss eine empirische Therapie mit Aciclovir (z. B. Zovirax®) begonnen werden.

Dies ergibt sich aus der relativ guten Verträglichkeit von Aciclovir (z. B. Zovirax®) und den erheblichen Konsequenzen eines verspäteten Behandlungsbeginns bei dieser schweren nekrotisierenden Enzephalitis. Der Verdacht gründet sich auf eine variable Kombination folgender klinischer und zusatzdiagnostischer Befunde:
Grippeähnliches Prodromalstadium (Kopfschmerzen, hohes Fieber), danach gelegentlich kurzzeitige Besserung, Wernicke-Aphasie bei Befall der dominanten Hemisphäre plus Hemiparese, Wesensänderung mit kurzen psychotischen Episoden (Verwirrtheit, psychotische Situationsverkennung, Geruchshalluzinationen), Krampfanfälle (komplex-fokal beginnend mit sekundärer Generalisation), quantitative Bewusstseinstrübung bis hin zum Koma. Im Liquor findet sich eine lymphozytäre Pleozytose (5–350 µl; initial normale Liquorzellzahl bei 5 %), mäßige bis deutliche Eiweißerhöhung und ein leichter Anstieg des Laktats (max. 4,0 mmol/l).
Das CCT ist innerhalb der ersten 2–4 Tage nach Beginn der neurologischen Symptomatik in der Regel ohne Auffälligkeiten. In der Folge finden sich temporo- und frontobasale Hypodensitäten und eine Beteiligung des G. cinguli. Sensitiver und schneller ist das MRT mit hyperintensen Läsionen frontotemporal im T2-gewichteten Bild und in der FLAIR-Wichtung innerhalb von zwei Tagen nach Beginn der Symptomatik. Zudem zeigt die diffusionsgewichtete Aufnahme zumeist bereits innerhalb der ersten 24 Stunden eine Diffusionsstörung frontotemporal (Maschke et al. 2004). Temporal betonte steile Abläufe im EEG unterstützen die Diagnose, sind jedoch unspezifisch. Die HSV-PCR im Liquor sichert die Diagnose bereits in frühen Stadien der Herpesenzephalitis (Sensitivität 95 %, Spezifität 100 %); sie ist heute der sensitivste und spezifischste diagnostische Test. Die PCR wird bereits kurz nach Auftreten der ersten Symptome positiv und bleibt in der Regel für ein bis zwei Wochen positiv. Im Verlauf wird sie dann wieder negativ. Man erhält die Resultate innerhalb weniger Tage, – allerdings dennoch zu spät, um mit der Therapieentscheidung darauf zu warten. Antikörper gegen das Herpesvirus im Liquor sind ab etwa dem Ende der zweiten Woche nachweisbar.
Die Indikation zur probatorischen Therapie mit Aciclovir (z. B. Zovirax®) ist gegeben, wenn eine charakteristische klinische Symptomatik auf eine Virusenzephalitis hinweist. Zudem sollte antibiotisch behandelt werden, bis ein sicherer Erregernachweis erfolgt ist, z. B. mit Ceftriaxon (Rocephin®) mit einer Dosis bis zu 4 g pro Tag intravenös (100 mg/kg KG).

Therapieschema
1. Aciclovir (z. B. Zovirax®) 10 mg/kg KG 8-stündlich über 14 Tage als i. v. Infusion in 100–500 ml physiologischer Kochsalzlösung (Infusionsdauer mindestens eine Stunde). Bei Niereninsuffizienz muss eine Dosisreduktion erfolgen (**Tab. F 8.7**, siehe Fachinfo) (↑↑, A).
2. Bei Aciclovirallergie bzw. bei aciclovirresistenten HSV-Stämmen kann Foscarnet (Foscarvir®) in einer Dosierung von alle 12 Stunden 90 mg/kg KG (alternativ alle 8 Stunden 60 mg/kg KG) als einstündige Infusion über 2–3 Wochen verabreicht werden (Hinson und Tyor 2001).
3. Obwohl mit oralem Valaciclovir (Valtrex®) Serumspiegel erreicht werden können, die mit denen mit intravenösem Aciclovir vergleichbar sind, ist die Effektivität oraler Anti-Herpes-Virostatika bei Herpesenzephalitis bislang nicht bekannt. Sie sollten deshalb primär nicht eingesetzt werden (↔, C).

F 8.5.1.1 Herpes-simplex-Meningitis

Es gibt keine kontrollierten Untersuchungen zur Effektivität von Aciclovir und anderen Anti-Herpes-Virostatika in der Behandlung der primären oder rezidivierenden Herpes-simplex-Meningitis. Nach Einzelfallberichten scheint die Behandlung zu einer Reduzierung von Dauer und Schwere der Erkrankung zu führen. Patienten mit akuter Erkrankung oder ausgeprägter Symptomatik sollten Aciclovir (z. B. Zovirax®) 3 × 5–10 mg/kg KG i. v. /Tag erhalten (↔, C). Patienten mit geringer Symptomatik können orale Anti-Herpes-Virostatika z. B. Aciclovir in einer Dosierung von 5 × 800 mg/Tag, Famciclovir (Famir®) 3 × 250 mg/Tag oder Valaciclovir (Valtrex®) 3 × 1 000 mg/Tag (↔, C) erhalten. Bei Patienten mit rekurrierenden Herpes-simplex-Meningitiden kann die orale Gabe von Aciclovir (z. B. Zovirax®) 2 × 400 mg/Tag, Famciclovir (Famvir®) 2 × 250 mg/Tag oder Valaciclovir (Valtrex®) 2 × 500 mg/Tag möglicherweise zu milderen und weniger häufigen Episoden führen (↔, C).

F 8.5.2 Herpes-zoster-Myelitis und -Enzephalitis

Die Behandlung von Zoster-Infektionen des ZNS entspricht der der Herpes-simplex-Enzephalitis. In der Frühbehandlung des lokalen Herpes zoster erweitern die Substanzen Famciclovir (Famvirv), Brividin (Zostex®) und Valaciclovir (Valtrex®) das therapeutische Spektrum (vgl. Abschnitt F 8.4.2).

F 8.5.3 CMV-Infektionen

50–60 % der Erwachsenen auf dem europäischen Festland sind CMV-seropositiv. Während CMV bei immunkompetenten Erwachsenen nur selten zu neurologischen Komplikationen führt (aber dennoch in die Differentialdiagnose mit einbezogen werden muss), ist es ein wichtiger Erreger von ZNS-Infektionen bei immunkompromittierten Patienten, etwa nach Knochenmark- oder Organtransplantationen und bei fortgeschrittener HIV-Infektion. CMV kann bei diesen Patienten schwere Enzephalitiden, Myelitiden und Radikulomyelitiden hervorrufen (Maschke et al. 2002). Teilweise kommt es als Hinweis auf eine Ventrikuloenzephalitis zu einer subependymalen Kontrastmittelanreicherung um die Seitenventrikel herum, was zwar nicht pathognomonisch aber relativ typisch für eine CMV-Infektion des ZNS ist. Der Befall des zentralen Nervensystems kann mit oder ohne Zeichen des systemischen Befalls (z. B. CMV-Retinitis, -Colitis oder Pneumonie) einhergehen (Cohen 1996). Randomisierte Untersuchungen zur therapeutischen Wirksamkeit der unten genannten Substanzen bei ZNS-Infektionen mit CMV liegen nicht vor (↔, C).

Akuttherapie
Gancyclovir (Cymeven®) 5 mg/kg KG alle 12 Stunden i. v. oder
Foscarnet (Foscavir®) 60 mg/kg KG 8-stündlich oder 90 mg/kg KG alle 12 Stunden i. v. (↑, A)

Erhaltungstherapie
Gancyclovir (Cymeven®) 5 mg/kg KG/Tag oder
Foscarnet (Foscavir®) 90–120 mg/kg KG/Tag i. v.

Als mögliche Alternative kann bei therapieresistenten Fällen die kombinierte Gabe von Gancyclovir (Cymeven®) und Foscarnet (Foscavir®) oder die Gabe von Cidofovir (Vistide®) versucht werden.

F 8.5.4 EBV-Enzephalitis

EBV-Infektionen mit zerebraler Beteiligung nehmen meist einen leichten Verlauf. Insbesondere bei Kindern und immunkompromittierten Patienten werden aber auch schwere Krankheitsbilder beobachtet. Kontrollierte Therapiestudien zur EBV-Enzephalitis liegen nicht vor (↔, C). Therapeutisch steht neben Aciclovir (z. B. Zovirax®) in therapieresistenten Fällen alternativ auch Gancyclovir (Cymeven®) zur Verfügung. Bei Erwachsenen mit positiver EBV-PCR im Liquor und unklaren raumfordernden Veränderungen im MRT muss insbesondere bei HIV-Patienten an ein primäres Lymphom des ZNS gedacht werden. Gegebenenfalls ist dann eine stereotaktische Hirnbiopsie zur Diagnosesicherung notwendig.

F 8.5.5 Frühsommer-Meningoenzephalitis (FSME)

Die saisonale Aktivität von Zecken erstreckt sich von März bis Oktober. In dieser Zeit wird auch die FSME übertragen. Die Inkubationszeit nach FSME-Exposition beträgt sieben bis 14, selten bis 28 Tage. Die Übertragung des Flavivirus auf den Menschen durch Trinken nichtpasteurisierter Milch von Haustieren (Kuh, Ziege, Schaf) ist möglich, aber selten, und hat untergeordnete Bedeutung (primäres Erregerreservoir: Kleinsäugerpopulationen wie Mäuse, Vögel, Rehe und Rotwild). Da das Virus nicht von Mensch zu Mensch übertragen wird, ist eine gesonderte Unterbringung von erkrankten Personen nicht erforderlich. Auch Maßnahmen für Kontaktpersonen, z. B. klinische Untersuchungen oder Impfungen, sind nicht notwendig. Wichtig ist jedoch eine genaue Befragung der erkrankten Personen zum vermutlichen Ort und den Umständen der Infektion, um die Aussagen zu den Risikogebieten zu präzisieren und damit die Prävention optimieren zu können. Eine postexpositionelle Immunprophylaxe ist nicht möglich. Nicht jeder Stich einer infizierten Zecke führt zu einer Infektion. Nach erfolgter Infektion treten bei ca. 30 % der Infizierten Krankheitserscheinungen auf. Der Krankheitsverlauf der FSME ist biphasisch. Es kommt zunächst zu grippeähnlichen Symptomen mit mäßigem Fieber (in der Regel nicht über 38 °C), Kopfschmerzen, Erbrechen und Schwindelgefühl. Nach einem fieberfreien Intervall von etwa einer Woche (bis zu 20 Tagen) entsteht bei etwa 10 % der Infizierten eine Meningoenzephalitis mit Fieber, Erbrechen, meningealen Reizerscheinungen, vereinzeltem Auftreten von Stupor oder Koma. Vor allem bei älteren Patienten kann sich zusätzlich eine Myelitis entwickeln. In diesen Fällen besteht die Gefahr von bleibenden neurologischen Ausfällen, in der Regel in Form von Paresen, von Epilepsie oder lange andauernden Kopfschmerzen. Diese Symptome können oft Monate nach der Erkrankung persistieren. Häufig kommt es jedoch selbst nach schweren Verläufen zur völligen Heilung. Schwere Krankheitsverläufe werden fast nur bei Erwachsenen beobachtet. Bei 1–2 % der Erkrankten mit ZNS-Beteiligung führt die Erkrankung zum Tode. Die Therapie erfolgt symptomatisch. Eine spezifische antivirale Therapie ist nicht verfügbar.

Diagnostische Methode der Wahl ist der FSME-Virus-spezifische IgM- und IgG-Nachweis in Serum oder Liquor mittels des ELISA-Verfahrens. Diese Antikörper können mit Beginn der zweiten Krankheitsphase nachgewiesen werden. Bei Verläufen ohne eine klare Symptomatik des zentralen Nervensystems (Meningitis, Enzephalomyelitis, Myelitis) gilt der alleinige IgM-Nachweis im Blut allerdings als unzureichend spezifisch, so dass empfohlen wird, den vierfachen Titeranstieg in zwei Serumproben nachzuweisen. Alternativ erhöht der simultane Nachweis des FSME-spezifischen IgM und IgG im Serum die Spezifität. Zu beachten ist jedoch, dass FSME-Impfungen über längere Zeit zu nachweisbaren Spiegeln von FSME-spezifischen IgM-Antikörpern führen können.
Da es keine spezifische Therapie für die FSME gibt, sind die FSME-Schutzimpfung und vorbeugendes Verhalten zur Verhinderung von Zeckenbissen, wie das Tragen von schützender heller Kleidung (auf dieser sind Zecken besonders gut sichtbar), Repellents und eine postexpositionelle »Zeckenkontrolle« angezeigt.

Bei der Indikation zur Schutzimpfung sollten Art, Ausmaß und Dauer der Gefährdung sowie Mobilität der Bewohner und Besucher der Risikogebiete in die Entscheidung mit eingebracht werden. Alle Personen, die in Risikogebieten wohnen und arbeiten und dabei ein Zeckenbissrisiko haben und Personen, die sich aus anderen Gründen in den Risikogebieten aufhalten und dabei gegenüber Zecken exponiert sind, sollten eine Schutzimpfung erhalten. Es gibt Impfstoffe für Erwachsene und Kinder. Für einen kom-

F 8

pletten Impfschutz sind drei Impfungen erforderlich – eine Grundimmunisierung, bestehend aus zwei Teilimmunisierungen sowie einer Boosterung (Angaben des Herstellers beachten). Eine Auffrischimpfung ist nach drei Jahren erforderlich. Schon kurze Zeit nach der zweiten Teilimpfung besteht ein Infektionsschutz von ungefähr 90 %. Nach einem vollen Impfzyklus besteht ein 98–99 %iger Schutz. Alle drei Jahre wird eine Auffrischungsimpfung empfohlen, um den Immunschutz nicht zu verlieren. Als Nebenwirkungen der Impfung können leichte bis mittlere Rötungen und Schwellungen an der Impfstelle auftreten. In manchen Fällen können auch Kopfschmerzen, leichtes Fieber, Muskel- und Gelenkbeschwerden in den ersten Tagen nach der Impfung vorkommen. Meistens halten die Beschwerden nur kurz an und sind spätestens nach einigen Tagen vorüber. Schwere Komplikationen sind extrem selten. Zu ihnen gehören starke Kopfschmerzen, Neuritiden, Radikulitiden und Guillain-Barré-Syndrom. Eine FSME-Erkrankung kann durch die Impfung nicht ausgelöst werden. FSME-Impfungen bei Kindern verlaufen im Allgemeinen leichter als bei Erwachsenen, vorwiegend mit dem Bild einer Meningitis und seltener einer Enzephalitis. Nur in Einzelfällen kommt es zu neurologischen Restschäden. Aufgrund von gehäuften Fieberreaktionen bei Impfungen von ein- bis zweijährigen Kindern, wird die Impfung erst ab dem dritten Lebensjahr nach sorgfältiger Indikationsstellung empfohlen.

Das Robert-Koch-Institut informiert auf seiner Homepage (www.rki.de) über die aktuellen Empfehlungen zur Impfung und über Endemiegebiete (Risikogebiete und Hochrisikogebiete). Neben Deutschland ist die FSME in mehreren europäischen Ländern eine wichtige Infektionskrankheit. Dazu gehören Österreich, Polen, Ungarn, Kroatien, Schweden, Finnland, die Slowakische Republik, Russland, Tschechische Republik, Litauen, Estland und Lettland. Vor einer Reise in die entsprechenden Länder, mit Aufenthalt in Risikogebieten und möglicher Exposition mit Zecken, sollte eine FSME Schutzimpfung erfolgen (↔, C).
Fachliche Beratung zur FSME bietet auch das Nationale veterinärmedizinische Referenzlabor für durch Zecken übertragene Erkrankungen am Friedrich-Löffler-Institut, Bundesforschungsinstitut für Tiergesundheit, Standort Jena (Naumburger Straße 96a, 07743 Jena), Ansprechpartner Herr PD Dr. J. Süss, Tel. 03641–804248, Fax 03641–804228.

F 8.5.6 Tollwut (Rabies, Lyssa)

Die Tollwutinfektion führt zu einer deletären Enzephalitis mit Schwerpunkt im Hirnstamm und den limbischen Strukturen (Hemachudha et al. 2002). In den wenigen Fällen, in denen die Enzephalitis überlebt wurde, ist eine Postexpositionsprophylaxe vor Auftreten neurologischer Symptome erfolgt oder es bestand eine Restimmunität durch vorherige Impfung. Insgesamt erkranken jedoch nur etwa 20 % der Personen, die mit Rabiesvirus Kontakt hatten und keine Behandlung (Immunisierung) erfahren.
Durch breit angelegte Impfprogramme konnten die Tollwutfälle in vielen Ländern drastisch reduziert werden. In Entwicklungsländern, z. T. aber auch noch in Osteuropa, ist heute noch häufiger mit Tollwutfällen zu rechnen. Weltweit sterben nach Angaben der WHO etwa 35 000 Menschen an Tollwut, etwa 7 Millionen Menschen werden postexpositionell behandelt (s. u.). Die höchsten Erkrankungszahlen gibt es in Südostasien, mit etwa 30 000 Todesfällen in Indien. In Europa finden sich die höchsten Erkrankungsraten in Russland und den Anrainerstaaten. Die Erkrankung hat eine hohe Dunkelziffer.

Das Virus wird typischerweise durch den Biss eines infizierten Tieres durch Speichelkontakt übertragen, doch ist die Übertragung prinzipiell auch durch Speichelkontakt mit verletzter Haut und bei Schleimhautkontakt möglich sowie durch die Inhalation virushaltigen Aerosols. Die Gefahr, sich in Deutschland mit Tollwut zu infizieren, ist äußerst gering. Die letzen beiden Todesfälle traten 1996 und 2004 auf, nachdem in beiden Fällen die Erkrankung nach Tierbissen im Ausland importiert worden war. Zudem wurden 2005 Transplantatempfänger, welche Organe einer im Ausland an Tollwut infizierten Person erhalten hatten, infiziert und verstarben. Das Virus vermehrt sich innerhalb der Inkubationszeit von etwa 3–8 Wochen (selten kürzer als neun Tage, in Einzelfällen bis zu einem und sogar mehreren Jahren) im Muskelgewebe im Bereich der Bissverletzung, bevor es in intramuskuläre Nervenendigungen eindringt und durch retrograden, axonalen Transport zum Rückenmark gelangt. Zu diesem Zeitpunkt erleben etwa 50 % der Patienten schmerzhafte Parästhesien, Brennen oder Jucken im Bereich der Eingangspforte (z. B. Bisswunde). Gleichzeitig können Allgemeinsymptome wie Kopfschmerz, Fieber und Abgeschlagenheit auftreten. Nach diesem Prodromalstadium entwickelt sich ein Psychosyndrom mit Unruhe und Logorrhö gefolgt von Hydro- und Aerophobie (50–90 %), Lähmungen (20 %) und epileptischen Anfällen (10 %). Schließlich führt die schwere Enzephalitis, die besonders hippocampale Strukturen betrifft, zum Koma und in nahezu 100 % d. F. innerhalb weniger Tage zum Tod. CT und MRT sind meist unauffällig, nur in Einzelfällen lassen sich Veränderungen im Hirnstamm und im hypothalamisch-hypophysären System nachweisen (Pleasure und Fischbein 2000). Die Behandlung erfolgt symptomatisch unter intensivmedizinischen Bedingungen (Kontrolle von Atmung, Kreislauf, ZNS-Symptomen). Wenn die Krankheit bereits ausgebrochen ist, so verlief sie in der Vergangenheit immer tödlich. Anfang 2005 wurde jedoch in den USA ein Fall berichtet, wo eine 15-jährige ungeimpfte Jugendliche die Erkrankung nach einer experimentellen virostatischen Behandlung und mehrwöchigen Intensivtherapie überlebt hat.

Während der Inkubationszeit lässt sich der Nachweis der Infektion noch nicht führen. Der Verdacht auf das Vorliegen einer Tollwuterkrankung beim Menschen ergibt sich zunächst aus den klinischen Symptomen und einer gründlichen Anamnese. Diagnostisch ist zu Lebzeiten der Patienten ein Antigen- bzw. Tollwutvirus-RNA-Nachweis in Epithelzellen der Kornea, in Nackenhautbiopsien, im Speichel oder Liquor grundsätzlich möglich. Ebenso kann ein Virusnachweis über Zellkulturen angestrebt werden. Alle intravitam eingesetzten diagnostischen Verfahren erbringen jedoch nicht selten negative

Resultate und stellen folglich keine Ausschlusskriterien dar. Die Bestätigung der klinischen Verdachtsdiagnose gelingt sicher erst post mortem, beispielsweise aus Proben vom Ammonshorn, aus dem Cerebellum und dem Hirnstamm. Der Nachweis von Negri-Einschlusskörperchen in Schnittpräparaten von Gehirngewebe kann eine ätiologische Zuordnung zur Tollwut bei Todesfällen unklarer Genese nach neurologischer Symptomatik erlauben. Zum Nachweis von Impftitern können Antikörper mit dem Neutralisationstest (RFFIT – rapid focus fluorescent inhibition test) nachgewiesen werden.

Tab. F 8.8: Indikationen zur Postexpositionsprophylaxe der Tollwut (entsprechend Epidemiologisches Bulletin, Robert Koch Institut vom 29. Juli 2005/Nr. 30)

Grad der Exposition	Art der Exposition		Immunprophylaxe (Beipackzettel beachten)
	durch ein tollwutverdächtiges oder tollwütiges Wild- oder Haustier	durch einen Tollwut-Impfstoffköder	
I	Berühren/Füttern von Tieren, Belecken der intakten Haut	Berühren von Impfstoffködern bei intakter Haut	keine Impfung
II	Knabbern an der unbedeckten Haut, oberflächliche, nicht blutende Kratzer durch ein Tier, Belecken der nicht intakten Haut	Kontakt mit der Impfflüssigkeit eines beschädigten Impfstoffköders mit nicht intakter Haut	Impfung
III	Jegliche Bissverletzung oder Kratzwunden, Kontamination von Schleimhäuten mit Speichel (z. B. durch Lecken, Spritzer)	Kontamination von Schleimhäuten und frischen Hautverletzungen mit der Impfflüssigkeit eines beschädigten Impfstoffköders	Impfung und **einmalig simultan** mit der ersten Impfung passive Immunisierung mit Tollwut-Immunglobulin (20 I. E./kg Körpergewicht)

Bei möglicher Tollwutexposition wird die Prophylaxe und Behandlung entsprechend den Richtlinien der WHO umgehend durchgeführt, unabhängig vom Expositionsintervall. Neueste Informationen zur Tollwut mit Zugang zum Epidemiologischen Bulletin als PDF sind auf der Homepage des Robert-Koch-Instituts erhältlich (www.rki.de). Die kontaminierte Wunde sollte postexpositionell sofort und ausgiebig mit Seifenlösung oder Wasser gereinigt (»Auswaschen des Erregers«) und mit Alkohol desinfiziert werden. Tiefe Bisswunden kann man mittels Kathetern spülen. Verätzung und Nähen der Wunde sollten nicht erfolgen. Neben der aktiven und passiven Immunisierung gegen Tollwut ist auch an die Tetanusprophylaxe zu denken. Das Impfschema richtet sich nach dem verwendeten Rabies-Vakzinetyp. Es wird z. B. an den Tagen 0, 3, 7, 14 und 28 intramuskulär, entsprechend den Empfehlungen der Impfstoffhersteller, der Impfstoff verabreicht. Rechtzeitig appliziert liegt die Schutzrate nach einer aktiven Immunisierung bei peripheren Verletzungen bei 100 %.

Bei der passiven Immunisierung mit Rabies-Immunglobulin werden 20 I. E. pro kg Körpergewicht gegeben, davon wird der Großteil der Dosis um die Wunde infiltriert, der Rest wird intramuskulär in die Glutealregion injiziert, gefolgt von einem vollständigen aktiven Immunisierungszyklus.

Routinemäßig gegen Tollwut geimpft werden sollten Tierärzte, Jäger, Forstpersonal und andere Personen, die Umgang mit Tieren in Gebieten mit Wildtollwut haben, sowie ähnliche Risikogruppen (z. B. Personen mit beruflichem oder sonstigem engen Kontakt zu Fledermäusen sowie Personal in Laboratorien mit Tollwutrisiko). Auch Reisende in Regionen mit hoher Tollwutgefährdung, z. B. durch streunende Hunde, sollten sich impfen lassen.

Konsiliarlaboratorium für Tollwut: Universitätsklinikum Essen Institut für Virologie, Hufeland 55, 45122 Essen, Ansprechpartner Herr Prof. Dr. R. S. Ross oder Herr Prof. Dr. M. Roggendorf, Tel. 0201-723-3561/3550, Fax 0201-723-5929, E-mail: stefan.ross@uni-essen.de oder roggendorf@uni-essen.de

Zur weiteren Information: Friedrich-Löffler-Institut, Bundesforschungsinstitut für Tiergesundheit Institut für Epidemiologie. Nationales und O. I. E. Referenzlabor für Tollwut. WHO Collaborating Centre for Rabies Surveillance and Research, Ansprechpartner Dr. Thomas Müller, Seestr. 55, 16868 Wusterhausen, Tel. 033979-80-186, Fax 033979-80-200, E-mail: thomas.mueller@wus.bfav.de

F 8.6 Literatur

Abzug MJ, Cloud G, Bradley J, Sanchez PJ, Romero J, Powell D, Lepow M, Mani C, Capparelli EV, Blount S, Lakeman F, Whitley RJ, Kimberlin DW; National Institute of Allergy and Infectious Diseases Collaborative Antiviral Study Group.Double blind placebo-controlled trial of pleconaril in infants with enterovirus meningitis. Pediatr Infect Dis J 2003;22:335–341.

AIDS Research Group, in collaboration with the AIDS Clinical Trials Group. Mortality in patients with the acquired immunedeficiency syndrome treated with either foscarnet or ganciclovir for cytomegalovirus retinitis. N Engl J Med 1992;326:213–220.

Amit R, Glick B, Itzchak Y, Dgani Y, Meyeir S. Acute severe combined demyelination. Childs Nerv Syst 1992;8:354–356.

Amlie-Lefond C, Kleinschmidt-DeMasters K, Mahalingam R, Davis LE, Gilden DH. The vasculopathy of varicella-zoster virus encephalitis. Ann Neurol 1995;37: 784–790.

Andersen, O. Myelitis. Curr Opin Neurol 2000;13:311–316.

Anlar B, Aydin OF, Guven A, Sonmez FM, Kose G, Herguner O. Retrospective evaluation of interferon-beta treatment in subacute sclerosing panencephalitis. Clin Ther 2004;26:1890–1894.

Berlit P. Immunglobulin therapy in neurologic diseases. Klin Wochenschr 1989;67:967–970.

Birnbaum T, Padovan CS, Sporer B, Rupprecht TA, Ausserer H, Jaeger G, Pfister HW. Severe meningoencephalitis caused by human herpesvirus 6 type B in an immunocompetent woman treated with ganciclovir. Clin Infect Dis 2005;40:887–889.

F 8

Bruyn GW, Straathof LJ, Raymakers GM. Mollaret's meningitis. Differential diagnosis and diagnostic pitfalls. Neurology 1962;12:745–753.

Casrouge A, Zhang SY, Eidenschenk C, Jouanguy E, Puel A, Yang K, Alcais A, Picard C, Mahfoufi N, Nicolas N, Lorenzo L, Plancoulaine S, Senechal B, Geissmann F, Tabeta K, Hoebe K, Du X, Miller RL, Heron B, Mignot C, de Villemeur TB, Lebon P, Dulac O, Rozenberg F, Beutler B, Tardieu M, Abel L, Casanova JL. Herpes simplex virus encephalitis in human UNC-93B deficiency. Science 2006;314:308–312.

Chan PK, Chik KW, To KF, Li CK, Shing MM, Ng KC, Yuen PM, Cheng AF. Case report: human herpesvirus 7 associated fatal encephalitis in a peripheral blood stem cell transplant recipient. J Med Virol 2002;66:493–496.

Cinque P, Vago L, Brytting M, Castagna A, Accordini A, Sundqvist VA, Zanchetta N, Monforte AD, Wahren B, Lazzarin A, et al. Cytomegalovirus infection of the central nervous system in patients with AIDS: diagnosis by DNA amplification from cerebrospinal fluid. J Infect Dis 1992;166:1408–1411.

Cinque P, Bossolasco S, Lundkvist A. Molecular analysis of cerebrospinal fluid in viral diseases of the central nervous system. J Clin Virol 2003;26:1–28.

Cohen BA. Prognosis and response to therapy of cytomegalovirus encephalitis and meningomyelitis in AIDS. Neurology 1996;46:444–450.

Cohen BA, McArthur JC, Grohman S, Patterson B, Glass JD. Neurologic prognosis of cytomegalovirus polyradiculomyelopathy in AIDS. Neurology 1993;43:493–499.

Coller BA, Clements DE, Martyak T, Yelmene M, Thorne M, Parks DE. Advances in flavivirus vaccine development. I Drugs 2010;13:880–884.

Crumpacker CS. Mechanism of action of foscarnet against viral polymerases. Am J Med 1992;92:3.

De Luca A, Giancola ML, Ammassari A, Grisetti S, Cingolani A, Larussa D, Alba L, Murri R, Ippolito G, Cauda R, Monforte A, Antinori A. Potent anti-retroviral therapy with or without cidofovir for AIDS-associated progressive multifocal leukoencephalopathy: Extended follow-up of an observational study. J Neurovirol 2001;7:364–368.

de Miranda P, Blum MR. Pharmacokinetics of acyclovir after intravenous and oral administration. J Antimicrob Chemother 1983;12:Suppl B:29–37.

Dieterich DT, Kotler DP, Busch DF, Crumpacker C, Du Mond C, Dearmand B, Buhles W. Gancyclovir treatment of cytomegalovirus colitis in AIDS: a randomized, double-blind, placebo-controlled multicenter study. J Infect Dis 1993;167:278–282.

Ellis BD, Komorsky GS, Cohen BH. Medical and surgical management of acute disseminated encephalomyelitis. J Neuroopthalmol 1994;14:210–213.

Faulds D, Heel RC. Gancyclovir. A review of ist antiviral activity, pharmacokinetic properties and therapeutic efficacy in cytomegalovirus infections. Drugs 1990;39: 597–638.

Fletcher CV. Treatment of herpesvirus infections in HIV-infected individuals. Ann Pharmacother 1992;26:955–962.

Fodor P A, Levin M J, Weinberg A, Sandberg E, Sylman J, Tyler K L. Atypical herpes simplex virus encephalitis diagnosed by PCR amplification of viral DNA from CSF. Neurology 1998;51:554–559.

Gascon GG; International Consortium on Subacute Sclerosing Panencephalitis. Randomized treatment study of inosiplex versus combined inosiplex and intraventricular interferon-alpha in subacute sclerosing panencephalitis (SSPE): international multicenter study. J Child Neurol 2003;18:819–827.

Gilden DH, Murray RS, Wellish M, et al. Chronic progressive varicella-zoster virus encephalitis in an AIDS patient. Neurology 1988;38:1150–1153.

Glaser CA, Gilliam S, Schnurr D, Forghani B, Honarmand S, Khetsuriani N, et al. In search of encephalitis etiologies: diagnostic challenges in the California Encephalitis Project, 1998-2000. Clin Infect Dis 2003;36:731–742.

Granerod J, Tam CC, Crowcroft NS, Davies NW, Borchert M, Thomas SL. Challenge of the unknown. A systematic review of acute encephalitis in non-outbreak situations. Neurology 2010;75:924–932.

Goswami KK, Miller RF, Harrison MJ, Hamel DJ, Daniels RS, Tedder RS. Expression of HIV-1 in the cerebrospinal fluid detected by the polymerase chain reaction and its correlation with central nervous system disease, AIDS 1991;5:797–803.

Grewal AK, Lopes MB, Berg CL, Bennett AK, Alves VA, Trugman JM. Recurrent demyelinating myelitis associated with hepatitis C viral infection. J Neurol Sci 2004; 224:101–116.

Hata A, Asanuma H, Rinki M, Sharp M, Wong RM, Blume K, Arvin AM. Use of an inactivated varicella vaccine in recipients of hematopoietic-cell transplants. N Engl J Med 2002;347:26–34.

Hauri AM, Schimmelpfennig M, Walter-Domes M, Letz A, Diedrich S, Lopez-Pila J, Schreier E. An outbreak of viral meningitis associated with a public swimming pond. Epidemiol Infect 2005;133:291–298.

He J. Infection of primary human fetal astrocytes by human herpesvirus 6. J Virol 1996;70:1296–1300.

Hemachudha T, Laothamatas J, Rupprecht CE. Human rabies: a disease of complex neuropathogenetic mechansims and diagnostic challenges. Lancet Neurol 2002;1: 101–109.

Hengge UR, Brockmeyer NH, Malessa R, Ravens U, Goos M. Foscarnet penetrates the blood-brain barrier: rationale for therapy of cytomegalovirus encephalitis. Antimicrob Agents Chemother 1993;37:1010–1014.

Hinson VK, Tyor WR. Update on viral encephalitis. Curr Opin Neurol 2001;14:369–374.

Hosoya M, Honzumi K, Sato M, Katayose M, Kato K, Suzuki H. Application of PCR for various neurotropic viruses on the diagnosis of viral meningitis. J Clin Virol 1998;11:117–124.

Ihekwaba UK, Kudesia G, McKendrick MW. Clinical features of viral meningitis in adults: significant differences in cerebrospinal fluid findings among herpes simplex virus, varicella zoster virus, and enterovirus infections. Clin Infect Dis 2008;47:783–789.

Jacobs A, Bamborschke S, Szelies B, Lanfermann H, Schroder R, Heiss WD. Varicella-zoster-virus myelitis without herpes. An important differential diagnosis of the radicular syndrome. Dtsch Med Wochenschr 1996; 121:331–335.

Jacobson MA. Review of the toxicities of foscarnet. J Acquir Immune Defic Syndr 1992;5:11–17.

Janoly-Dumenil A, Galambrun C, Basset T, Mialou V, Bertrand Y, Bleyzac N. Human herpes virus-6 encephalitis in a paediatric bone marrow recipient: successful treatment with pharmacokinetic monitoring and high doses of ganciclovir. Bone Marrow Transplant 2006;38:769–770.

Jeffery K J, Read S J, Peto T E, Mayon-White R T, Bangham C R. Diagnosis of viral infections of the central nervous system: clinical interpretation of PCR results. Lancet 1997;349:313–317.

Jemsek J, Greenberg SB, Taber L, Harvey D, Gershon A, Couch RB. Herpes zoster-associated encephalitis: Clinicopathologic report of 12 cases and review of the literature. Medicine 1983;62:81–97.

Jensenius M, Myrvang B, Storvold G, Bucher A, Hellum KB, Bruu AL. Herpes simplex virus type 2 DNA detected in cerebrospinal fluid of 9 patients with Mollaret's meningitis. Acta Neurol Scand 1998;98:209–212.

Kanter DS, Horensky D, Sperling RA, Kaplan JD, Malachowski ME, Churchill WH Jr.Plasmapheresis in fulminant acute disseminated encephalomyelitis. Neurology 1995;45:824–827.

Kastrup O, Wanke I, Maschke M. Neuroimaging of infections. NeuroRx 2005;2:324–332.

Kennedy PG. Viral encephalitis: causes, differential diagnosis, and management. J Neurol Neurosurg Psychiatry 2004;75 Suppl 1:i10–15.

Kerkar S, Molavi A. Postinfection complications of the central nervous system. In: Schlossberg D, Hrsg. Infections of the nervous system. New York Berlin Heidelberg: Springer; 1990.P. 135–142.

Khetsuriani N, Holman RC, Anderson LJ. Burden of encephalitis-associated hospitalizations in the United States, 1988–1997. Clin Infect Dis 2002;35:175–182.

Khetsuriani N, Quiroz ES, Holman RC, Anderson LJ. Viral meningitis-associated hospitalizations in the United States, 1988–1999. Neuroepidemiology 2003;22:345–352.

Klapper PE, Cleator GM, Tan SV, Guiloff RJ, Scaravilli F, Ciardi M, Aurelius E, Forsgren M. Diagnosis of herpes simplex encephalitis with PCR. Lancet 1993;341:691.

Knox KK, Carrigan DR. Active human herpesvirus (HHV-6) infection of the central nervous system in patients with AIDS. J Acquir Immune Defic Syndr Hum Retovirol 1995;9:69–73.

Koskiniemi M, Rantalaiho T, Piiparinen H, von Bonsdorff CH, Farkkila M, Jarvinen A, Kinnunen E, Koskiniemi S, Mannonen L, Muttilainen M, Linnavuori K, Porras J, Puolakkainen M, Raiha K, Salonen EM, Ukkonen P, Vaheri A, Valtonen V; Study Group.Infections of the central nervous system of suspected viral origin: a collaborative study from Finland. J Neurovirol 2001;7:400–408.

Koskiniemi M, Piiparinen H, Rantalaiho T, Eranko P, Farkkila M, Raiha K, Salonen EM, Ukkonen P, Vaheri A. Acute central nervous system complications in varicella zoster virus infections. J Clin Virol 2002;25:293–301.

Kubar OL, Brjantseva EA, Nikitina LE, Zlydnikov DM. The importance of virus drug-resistance in the treatment of influenza with rimantadine. Antiviral Res 1989;11:313–315.

Little JW, Hall WJ, Douglas RG Jr, Mudholkar GS, Speers DM, Patel K. Attenuation of airway hyperreactivity by amantadine in natural influenza A infection. Am Rev Respir Dis 1978;118:295–303.

Lukes S A, Norman D. Computed tomography in acute disseminated encephalomyelitis. Ann Neurol 1983;13:567–572.

Mailles A, Stahl JP; Steering Committee and Investigators Group.Infectious encephalitis in france in 2007: a national prospective study. Clin Infect Dis 2009;49:1838–1847.

Marra CM, Rajicic N, Barker DE, Cohen BA, Clifford D, Donovan Post MJ, Ruiz A, Bowen BC, Huang ML, Queen-Baker J, Andersen J, Kelly S, Shriver S; Adult AIDS Clinical Trials Group 363 Team.A pilot study of cidofovir for progressive multifocal leukoencephalopathy in AIDS. AIDS 2002;16:1791–1797.

Martinez-Torres F, Menon S, Pritsch M, Victor N, Jenetzky E, Jensen K, Schielke E, Schmutzhard E, de Gans J, Chung CH, Luntz S, Hacke W, Meyding-Lamadé U. GACHE Investigators.Protocol for German trial of Acyclovir and corticosteroids in Herpes-simplex-virus-encephalitis (GACHE): a multicenter, multinational, randomized, double-blind, placebo-controlled German, Austrian and Dutch trial [ISRCTN45122933]. BMC Neurol 2008;8:40.

Maschke M, Kastrup O, Diener HC. CNS manifestations of cytomegalovirus infections: diagnosis and treatment. CNS Drugs 2002;16:303–315.

Maschke M, Kastrup O, Forsting M, Diener HC. Update on neuroimaging in infectious central nervous system disease. Curr Opin Neurol 2004;17:475–480.

Meningitis- und Enzephalitis Register in Niedersachsen (MERIN). http://www.nlga.niedersachsen.de/

McGrath N, Anderson NE, Croxson MC, Powell KF. Herpes simplex encephalitis treated with acyclovir: diagnosis and long term outcome. J Neurol Neurosurg Psychiatry 1997;63:321–326.

Misra UK, Kalita J. Overview: Japanese encephalitis. Prog Neurobiol 2010;91:108–120.

Mollaret P. La méningite endothélioleucocytaire multirécurrente bénigne syndrome nouveau ou maladie nouvelle? Rev Neurol (Paris) 1944;76:57–67.

Monath TP, McCarthy K, Bedford P, Johnson CT, Nichols R, Yoksan S, Marchesani R, Knauber M, Wells KH, Arroyo J, Guirakhoo F. Clinical proof of principle for ChimeriVax: recombinant live, attenuated vaccines against flavivirus infections. Vaccine 2002;20:1004–1018.

Mustafa M M, Weitman S D, Winick N J, Bellini W J, Timmons C F, Siegel J D. Subacute measles encephalitis in the young immunocompromised host: report of two cases diagnosed by polymerase chain reaction and treated with ribavirin and review of the literature. Clin Infect Dis 1993;16:654–660.

Najioullah F, Bosshard S, Thouvenot D, Boibieux A, Menager B, Biron F, Aymard M, Lina B. Diagnosis and surveillance of herpes simplex virus infection of the central nervous system. J Med Virol 2000;61:468–473.

Nikkels AF, Pierard GE. Recognition and treatment of shingles. Drugs 1994;48:528–548.

O'Brien JJ, Campoli-Richards DM. Acyclovir. An updated review of its antiviral activity, pharmacokinetic properties and therapeutic efficacy. Drugs 1989;37:233–309.

Omland LH, Vestergaard BF, Wandall JH. Herpes simplex virus type 2 infections of the central nervous system: a retrospective study of 49 patients. Scand J Infect Dis 2008;40:59–62.

Osame M, Usuku K, Izumo S, Ijichi N, Amitani H, Igata A, Matsumoto M, Tara M. HTLV-I associated myelopathy, a new clinical entity. Lancet 1986;1:1031–1032.

Perry CM, Wagstaff AJ. Famciclovir. A review of ist pharmacological properties and therapeutic efficacy in herpesvirus infections. 1995.

Pleasure S J, Fischbein N J. Correlation of clinical and neuroimaging findings in a case of rabies encephalitis. Arch Neurol 2000;57:1765–1769.

Prange HW, Hacke W, Felgenhauer K. Diagnostik und Therapie der Herpes-simplex-Enzephalitis. Akt Neurol 1985;12:217–225.

Provenzale JM, van Landingham K, White LE. Clinical and imaging findings suggesting human herpesvirus 6 encephalitis. Pediatr Neuroly 2010;42:32–39.

Puchhammer-Stockl E, Popow-Kraupp T, Heinz FX, Mandl CW, Kunz C. Detection of varicella-zoster virus DNA by polymerase chain reaction in the cerebrospinal fluid of patients suffering from neurological complications associated with chicken pox or herpes zoster. J Clin Microbiol 1991;29:1513–1516.

Reik Jr L, Barwick MC. Noninfectious causes of acute CNS inflammation. In. Schlossherg D (Hrsg.) Infections of the nervous system. New York, Berlin Heidelberg: Springer; 1990.p. 73–89.

Robert-Koch-Institut. Infektionsepidemiologisches Jahrbuch meldepflichtiger Krankheiten für 2004. Berlin 2005.

Rogalewski A, Kraus J, Hasselblatt M, Kraemer C, Schbitz WR. Improvement of advanced postvaccinal demyelinating encephalitis due to plasmapheresis. Neuropsychiatr Dis Treat 2007;3:987–991.

Rotbart HA, Webster AD; Pleconaril Treatment Registry Group.Treatment of potentially life-threatening enterovirus infections with pleconaril. Clin Infect Dis 2001;32: 228–235.

Ruutu T, Ljungman P, Brinch L, Lenhoff S, Lonnqvist B, Ringden O, Ruutu P, Volin L, Albrechtsen D, Sallerfors B, Ebeling F, Myllyla G. No prevention of cytomegalovirus infection by anti-cytomegalovirus hyperimmune globulin in seronegative bone marrow transplant recipients. The Nordic BMT Group. Bone Marrow Transplant 1997;19:233–236.

Schmidt H, Heimann B, Djukic M, Wallesch CW, Nau R. Neuropsychological sequelae of bacterial and viral meningitis. Brain 2006;129:333–45

Schmutzhard E. Viral infections of the CNS with special emphasis on herpes simplex infections. J Neurol 2001; 248:469–477.
Schumacher K. Therapie mit Immunglobulinen. Dtsch med Wschr 1986;111:550–556.
Sejvar JJ. The evolving epidemiology of viral encephalitis. Curr Opin Neurol 2006;19:350–357.
Shimetani N, Shimetani K, Mori M. Levels of three inflammation markers, C-reactive protein, serum amyloid A protein and procalcitonin, in the serum and cerebrospinal fluid of patients with meningitis. Scand J Clin Lab Invest 2001;61:567–574.
Singh N, Carrigan DR. Human herpesvirus-6 in transplantation: an emerging pathogen. Ann-Intern-Med 1996;124:1065–1071.
Sittinger H, Muller M, Schweizer I, Merkelbach S. Mild cognitive impairment after viral meningitis in adults. J Neurol 2002;249:554–560.
Skoldenberg B. Herpes simplex encephalitis. Scand J Infect Dis Suppl 1991;80:40–46.
Skoldenberg B, Alestig K, Burman L, Forkman A, Lövgren K et al. Acyclovir versus vidarabine in herpes simplex encephalitis. Lancet 1984;II:707–711.
Solomon T. Exotic and emerging viral encephalitides. Curr Opin Neurol 2003;16:411–408.
Solomon T, Dung NM, Wills B, Kneen R, Gainsborough M, Diet TV, Thuy TT, Loan HT, Khanh VC, Vaughn DW, White NJ, Farrar JJ. Interferon alfa-2a in Japanese encephalitis: a randomised double-blind placebo-controlled trial. Lancet 2003;361:821–826.
Sormunen, P, Kallio, M J, Kilpi, T, Peltola, H. C-reactive protein is useful in distinguishing Gram stain-negative bacterial meningitis from viral meningitis in children. Pediatr 1999;134:725–729.
Steiner I, Budka H, Chaudhuri A, Koskiniemi M, Sainio K, Salonen O, Kennedy PG. Viral meningoencephalitis: a review of diagnostic methods and guidelines for management. Eur J Neurol 2010;17:999–957.
Stevens DA, Marigan TC. Zoster immune globulin prophylaxis of disseminated zoster in compromised hosts. A randomized trial. Arch intern Med 1980;140: 52–54.
Straumanis JP, Tapia MD, King JC. Influenza B infection associated with encephalitis: treatment with oseltamivir. Pediatr Infect Dis J 2002;21:173–175
Stricker RB, Miller RG, Kiprov DD. Role of plasmapheresis in acute disseminated (postinfectious) encephalomyelitis. J Clin Apheresis 1992;7:173–179.
Tang YW, Cleavinger PJ, Li H, Mitchell PS, Smith TF, Persing DH. Analysis of candidate-host immunogenetic determinants in herpes simplex virus-associated Mollaret's meningitis. Clin Infect Dis 2000;30:176–178.
Torre D, Speranza F, Martegani R, Ferrante P, Omodeo-Zorini E, Mancuso R, Fiori GP. Meningoencephalitis caused by human herpesvirus-6 in an immunocompetent adult patient: case report and review of the literature. Infection 1998;26:402–404.
Tyler KL. Diagnosis and management of acute viral encephalitis. Sem Neurol 1984;4:480–489.
Tyler K L, Tedder D G, Yamamoto L J, Klapper J A, Ashley R, Lichtenstein K A, Levin M J. Recurrent brainstem encephalitis associated with herpes simplex virus type 1 DANN in cerebrospinal fluid. Neurology 1995;45:2246–2250.
Tyring S, Barbarash RA, Nahlik JE, Cunningham A, Marley J, Heng M, Jones T, Rea T, Boon R, Saltzman R. Famciclovir for the treatment of acute herpes zoster: effects on acute disease and postherpetic neuralgia. A randomized, double-blind, placebo-controlled trial. Collaborative Famciclovir Herpes Zoster Study Group. Ann intern Med 1995;123:89–96.
Utzig N, Friedrich B, Burtzlaff C, Lauffer H. Polio-like myelitis due to Coxsackie-Virus B 3: Course under treatment with pleconaril. Klin Padiatr 2003;215:286–287.
Whitley RJ, Gnann JW. Viral encephalitis: familial infections and emerging pathogens. Lancet 2002;359:507–514.
Ward KN, White RP, Mackinnon S, Hanna M. Human herpesvirus-7 infection of the CNS with acute myelitis in an adult bone marrow recipient. Bone Marrow Transplant 2002;30:983–985.
Ward KN. Human herpesviruses-6 and -7 infections. Curr Opin Infect Dis 2005;18:247–252.
Whitley RJ. Herpes simplex infections of the central nervous system. A review. Am J Med 1988;85(Suppl 2A):61–67.
Whitley RJ, Alford CA, Hirsch MS, Schooley RT, Luby JP, Aoki FY, Hanley D, Nahmias AJ, Soong SJ. Vidarabine versus acyclovir therapy in herpes simplex encephalitis. N Engl J Med 1986;314:144–149.
Wong KT. Emerging epidemic viral encephalitides with a special focus on henipaviruses. Acta Neuropathol 2010; 120:317–325.
Zikos P, Van Lint MT, Lamparelli T, Gualandi F, Occhini D, Mordini N, Berisso G, Bregante S, Bacigalupo A. A randomized trial of high dose polyvalent intravenous immunoglobulin (HDIgG) vs. Cytomegalovirus (CMV) hyperimmune IgG in allogeneic hemopoietic stem cell transplants (HSCT). Haematologica 1998;83:132–137.

F 9 Pilzinfektionen des ZNS

von M. Platten

F 9.1 Klinik, Pathogenese und Verlauf

Die Inzidenz von Pilzinfektionen hat in den letzten Jahrzehnten deutlich zugenommen. Hierfür verantwortlich gemacht werden die Zunahme an abwehrgeschwächten Patienten – insbesondere im Rahmen der AIDS-Pandemie –, der weitverbreitete und längerfristige Einsatz von Immunsuppressiva (z. B. nach Transplantationen), Zytostatika und Breitspektrumantibiotika sowie die Zunahme von schweren Grunderkrankungen (z. B. Malignome, Diabetes mellitus) in einer immer älter werdenden Bevölkerung.

Pilze sind eukaryontische Organismen mit einer polysaccharidhaltigen Zellwand. Die Einteilung erfolgt aufgrund Fortpflanzungsart und Struktur in Hefen (Candida, Cryptococcus), Schimmelpilze (Aspergillus, Mucorales) und dimorphe Pilze (Histoplasma, Coccidioides, Blastomyces). Während Hefen und Schimmelpilze meist opportunistische Infektionen verursachen, werden die dimorphen Pilze als obligat pathogen angesehen. Sie kommen in Nordamerika (*Histoplasma capsulatum, Coccidioides immitis, Blastomyces dermatitidis*), Südamerika (*Paracoccidioides brasiliensis*) und den Tropen endemisch vor und sind in Europa selten. Mykosen des ZNS sind in unseren Breiten meist Folge von opportunistischen Infektionen durch *Cryptococcus neoformans, Candida albicans, Aspergillus fumigatus* und *Mucorales* spp. Die Infektion des ZNS erfolgt in der Regel sekundär als Folge einer hämatogenen Streuung von einem pulmonalen oder gastrointestinalen Fokus, seltener fortgeleitet aus der Nachbarschaft bei Sinusitis oder Otitis. Subakute bis chronische, selten akute Meningoenzephalitiden oder basale Meningitiden stellen das häufigste klinische Erscheinungsbild dar. Intrakranielle Raumforderungen können als Folge einer Bildung von Granulomen, Abszessen oder Zysten auftreten.

Der Liquor zeigt meist wie bei primären subakuten Entzündungen eine leichte bis mäßige gemischtzellige Pleozytose, häufig mit neutrophilen oder eosinophilen Granulozyten, Eiweißerhöhung und leicht erniedrigtem Zucker. Dies erklärt die differentialdiagnostischen Schwierigkeiten in Abgrenzung zur tuberkulösen Meningitis. Als Ausdruck einer intrathekalen Immunantwort ist der IgG-Index häufig erhöht. Bei der isoelektrischen Fokussierung kann sich oligoklonales IgG im Liquor finden. Die Diagnostik der wichtigsten Pilzinfektionen des ZNS ist in **Tab. F 9.1** zusammengefasst.

In die differentialdiagnostischen Überlegungen müssen bakterielle Meningitiden (insbesondere Tuberkulose), Meningeosis carcinomatosa und andere chronische Meningitiden (Lupus, Sarkoidose, idiopathische hypertrophe Pachymeningitis) eingeschlossen werden.

Tab. F 9.1: Diagnostik der wichtigsten Pilzinfektionen des ZNS

Erkrankung	Diagnose
Kryptokokkose	Liquor: Mikroskopie (Tuschepräparat), Antigennachweis, Kultur Serum: Antigennachweis (Latextest)
Kandidiasis	Liquor, Blut, Urin: Kultur Serum: Antigennachweis (Latextest), Antikörpernachweis (Hämagglutination, ELISA, Präzipitation)
Aspergillose	Bronchoalveoläre Lavage, ggf. Biopsie (Lunge, Hirnabszess): Kultur, Mikroskopie
Zygomykose (Mucormykose)	Biopsie, Abstrich (Nasennebenhöhlen): Spezialkultur, Mikroskopie, Serologie

F 9.1.1 Kryptokokkose

Die Kryptokokkose (europäische Blastomykose, Torulose) ist die häufigste Mykose mit selektivem ZNS-Befall. Sie tritt in den meisten Fällen bei abwehrgeschwächten Patienten auf und ist die häufigste zerebrale Pilzerkrankung bei AIDS (Powderly 1993). Die Infektion erfolgt in der durch Inhalation von *Cryptococcus neoformans* mit verstäubtem Vogelkot. Einige Wochen nach häufig asymptomatischem Befall der Lunge kommt es zur hämatogenen Streuung, meist ausschließlich in das ZNS. Oftmals lässt sich zum Zeitpunkt des ZNS-Befalls die Lungenmanifestation nicht mehr nachweisen. Klinisch stehen bitemporale Kopfschmerzen als Ausdruck einer Meningoenzephalitis im Vordergrund. Im Krankheitsverlauf können Hirndruckzeichen, basale Hirnnervenausfälle, Blindheit und Taubheit hinzutreten (Chimelli und Mahler-Araujo 1997). Die vorübergehende Hirndrucksteigerung tritt in mehr als 50 % der erkrankten Patienten auf und trägt entscheidend zur Morbidität und Mortalität bei (Graybill et al. 2000).

Charakteristische Befunde in CT und MRI sind erweiterte Virchow-Robinsche Räume sowie granulomatöse oder zystische leptomeningeale, seltener parenchymatöse oder intraventrikuläre Läsionen (Miszkiel et al. 1996). Eine Kontrastmittelaufnahme kann fehlen (Mathews et al. 1992). Die Diagnose gelingt durch mikroskopischen Erregernachweis im Liquor (Tuschepräparate, PAS-Färbung des Sedimentes), kulturellen und Antigennachweis (Latex-Agglutinationstest). Liquorpleozytose und -eiweißerhöhung können bei immunkompromittierten Patienten fehlen. Sowohl Antigen-Titer als auch PCR können Anhaltspunkte für den Erfolg einer antimykotischen Therapie geben (Diamond und Bennett 1974, Rappelli et al. 1998). Meist wird die Prognose durch die Schwere der Grunderkrankung bestimmt. Hohe Erregerlast, Hirndruckzeichen und eine geringe Entzündungsreaktion sind ungünstige prognostische Faktoren (Nguyen et al. 2010). Unbehandelte Meningitiden nehmen meist innerhalb von wenigen Wochen bis Monaten einen tödlichen Verlauf. Mit Amphotericin B-basierten Therapieschemata werden Heilungsraten von mehr als 50 % erzielt (Bicanic und Harrsion 2004, Sun et al. 2009).

F 9.1.2 Kandidiasis

Die Neurokandidiasis wird in den meisten Fällen durch *Candida albicans* verursacht. Aufgrund des breiten Einsatzes antimykotischer Medikamente zur Prophylaxe von Pilzerkrankungen wird der Anteil der Kandidämien, die durch andere Candida-Spezies (*C. glabrata*, *C. tropicalis* oder *C. lusitania*) verursacht werden, in den kommenden Jahren vermutlich steigen (Pfaller et al. 1998). Die ZNS-Beteiligung ist in der Regel Folge einer hämatogenen Aussaat einer nosokomialen Infektion anderer Organe – insbesondere des Gastrointestinaltraktes –, seltener eines neurochirurgischen Eingriffes und betrifft meist (frühgeborene) Neugeborene oder immunsupprimierte Kinder. Eine Kandidämie bei Erwachsenen führt nur selten zu einer ZNS-Beteiligung. Zentralvenöse Katheter oder ventrikuloperitoneales Shuntmaterial stellen eine wichtige Infektionsquelle dar.
Eine zerebrale Beteiligung manifestiert sich meist mit multiplen, kleinen (< 2 mm), subkortikal gelegenen Mikroabszessen (Pendlebury et al. 1989). Selten kommt es zu Makroabszessen, Meningitis oder Vaskulitis. Der klinische Verlauf ist häufig durch eine chronische Enzephalopathie mit Bewusstseinsstörungen, häufig ohne meningeale Reizsymptome und fokale neurologische Ausfälle gekennzeichnet.
Die Diagnose wird durch kulturellen und Antigennachweis im Liquor gestellt. Der mikroskopische Nachweis gelingt in etwa 40 % der Fälle. Bei zerebraler Mikroabszedierung ist der Liquor häufig unergiebig. In jedem Fall sollte eine Anzüchtung mit Resistenzbestimmung erfolgen. Trotz antimykotischer Chemotherapie beträgt die Letalität zwischen 10 % und 30 %. Bei Kindern und Neugeborenen sind Defektheilungen häufig (Sanchez-Portocarrero et al. 2000).

F 9.1.3 Aspergillose

Infektionen des ZNS mit *Aspergillus fumigatus* (seltener *A. terreus*, *A. versicolor* und *A. flavus*) sind in den meisten Fällen nosokomial erworben und betreffen abwehrgeschwächte Patienten, häufig nach Organtransplantationen. Nach Knochenmarktransplantationen sind Aspergillen die Hauptursache von Hirnabszessen. Insgesamt machen sie etwa 5 % aller Mykosen des ZNS aus. Nach Inhalation des Erregers und hämatogener Aussaat kommt es meist im Rahmen einer systemischen Dissemination der pulmonalen Herde zu solitären oder multiplen Hirnabszessen (47 %), Granulomen (35 %), seltener Meningitiden und Ventrikulitiden (18 %). Die Infiltration der Gefäße kann mykotische Aneurysmen, thrombotische Verschlüsse und hämorrhagische Infarzierungen zur Folge haben. In seltenen Fällen können isolierte chronische neutrophile Aspergillus-Meningitiden bei immunkompetenten Patienten auftreten (Mikolich et al. 1996). Klinische Manifestationen beinhalten Wesensveränderungen (86 %), epileptische Anfälle (41 %), fokal-neurologische Ausfälle (32 %) und meningitische Zeichen (19 %). Ein mikroskopischer oder kultureller Erregernachweis ist langwierig und gelingt nur in Ausnahmefällen. Sensitiver als Kulturen oder PCR-Test scheint der serologische Nachweis des Galactomannan-Antigens zu sein (Verweij et al. 1999).
Aufgrund der diagnostischen Probleme wird die zerebrale Aspergillose nur selten rechtzeitig entdeckt und behandelt. Verwechselungen mit morphologisch ähnlichen *Scedosporien* (*S. prolificans, S. apiospermum*) sind häufig und klinisch bedeutsam, da diese gegen Amphotericin B und Azole resistent sind (Troke et al. 2008). Die Mortalität beträgt trotz chirurgischer und medikamentöser Therapie fast 100 % (Denning 1996). In einer kürzlich publizierten Fallserie konnte die Prognose durch eine kombinierte neurochirurgische Behandlung (Abszessresektion) und medikamentöse Therapie mit Voriconazol erheblich verbessert werden (Schwartz et al. 2005). Voriconazol besitzt eine gute Liquorgängigkeit und ist nach den Richtlinien der Deutschen Gesellschaft für Hämatologie und Onkologie (DGHO) das Mittel der ersten Wahl zur Behandlung zerebraler Aspergillosen (Böhme et al. 2003).

F 9.1.4 Zygomykose (Mukormykose)

Der ZNS-Befall durch die ubiquitär vorkommenden Erreger der Ordnung *Mucorales* (*Mucor, Rhizopus spp., Rhizomucor, Absidia*) ist meist Folge direkter rhinozerebraler oder hämatogener Ausbreitung in immunsupprimierten Individuen. In rhinozerebralen Mukormykosen kommt es bevorzugt zu einem Befall der Frontallappen. Das Risiko zerebraler Zygomykosen ist bei Patienten mit Diabetes mellitus, Polytoxikomanie, Tumorpatienten und bei Einnahme des Chelatbildners Deferoxamin erhöht (Roden et al. 2005). Der Verlauf ist häufig subakut mit Kopfschmerzen, Hirnnervenausfällen fokal neurologischen Ausfällen und Bewusstseinsstörungen (Eucker et al. 2001). Aufgrund der hohen Angioinvasivität kommt es häufig zu Hirninfarkten oder Hirnvenenthrombosen. Die Diagnose ist schwierig und erfordert eine Biopsie oder Abstrich aus dem betroffen Gewebe (z. B. Nasennebenhöhlen). Serologische Nachweisverfahren sind wenig sensitiv (Sanchez und Noskin 1998). Die definitive Diagnose kann nur anhand des mikroskopischen und kulturellen Nachweises der charakteristischen nicht septierten Hyphen gestellt werden (Eucker et al. 2001). Die Letalität beträgt trotz Abszessresektion und hoch dosierter. Therapie mit Amphotericin B mehr als 50 % (Pagano et al. 2009).

F 9.2 Therapeutische Prinzipien

Fast alle Antimykotika weisen Interaktionen mit einer Vielzahl anderer Medikamente auf. Vor Beginn einer antimykotischen Therapie ist daher das individuelle Interaktionsprofil sorgfältig zu prüfen. Polyen-Antimykotika (Amphotericin B), Flucytosin, Azolderivate (Fluconazol, Itraconazol, Miconazol, Ketokonazol, Voriconazol) und Echinocandine (Caspofungin) sind wirksame Substanzklassen zur Behandlung zerebraler Mykosen. Alle Substanzen besitzen eine geringe therapeutische Breite. Die wichtigsten Nebenwirkungen können der **Tab. F 9.2** entnommen werden. Die spezifischen Therapieschemata der einzelnen ZNS-Mykosen sind in **Tab. F 9.3** zusammengefasst.

Amphotericin B (Amphotericin B®) ist als Breitspektrum-Antimykotikum Mittel der ersten Wahl bei den meisten Pilzinfektionen des ZNS. Die Wirkung beruht hauptsächlich auf der Bindung von Ergosterol, einem wichtigen Bestandteil der Pilzzellmembran. Die Ansprechrate auf Amphotericin B variiert in Abhängigkeit von Erreger und Grunderkrankung und beträgt für die wichtigsten ZNS-Mykosen etwa 50 % (Tiphine et al. 1999). Der Einsatz wird jedoch limitiert durch die z. T. erhebliche, kumulative Nephrotoxizität in bis zu 80 % der Patienten (Gallis et al. 1990) sowie die geringe Liquorgängigkeit.

Eine intrathekale Gabe ist bei schwerkranken Patienten oder zur Rezidivbehandlung nach abgeschlossener Therapie zu erwägen.

Liposomal gebundenes Amphotericin B (AmBisome®) hat bei geringerer Toxizität möglicherweise eine bessere antimykotische Wirkung als konventionelles Amphotericin B. Zum einen werden bei gleicher Dosis höhere Plasmaspiegel erreicht (12,2 mg/l gegenüber 1,7 mg/l bei 1 mg/kg Körpergewicht), zum anderen lässt die geringere Toxizität höhere Dosen (bis zu 5 mg/kg) zu (Walsh et al. 1999). Zwar fehlen überzeugende vergleichende Studien von konventionellen mit liposomal gebundenem Amphotericin B im Hinblick auf die antimykotischen Effekte weitestgehend (Dupont 2002), dennoch legen einarmige Studien eine bessere Effektivität insbesondere bei schweren Mykosen in immunsupprimierten Patienten mit hoher Mortalität nahe, sodass der Einsatz hier gerechtfertigt erscheint (**Tab. F 9.3**). Liposomales Amphotericin B sollte zudem bei Patienten mit zerebralen Mykosen eingesetzt werden, bei denen

- konventionelles Amphotericin B wegen einer Niereninsuffizienz kontraindiziert ist,
- es unter konventionellem Amphotericin B zu nephrotoxischen Nebenwirkungen gekommen ist, und
- die auf konventionelles Amphotericin B nicht ansprechen.

Flucytosin (5-Fluorocytosin, Ancotil®) besitzt antimykotische Aktivität gegen *Candida, Cryptococcus* und *Aspergillus*. Es wird durch Cytosindesaminase in der Pilzzelle in den Antimetaboliten 5-Fluorouracil umgewandelt. Im Liquor werden etwa 75 % der Plasmakonzentration erreicht. Resistenzen gegenüber Flucytosin bestehen primär (etwa 10 % der *Candida* spp.) oder entwickeln sich während der Behandlung. Aus diesem Grunde wird Flucytosin bei systemischen Mykosen praktisch nicht als Monotherapie eingesetzt (Francis und Walsh 1992). Wegen der synergistischen Wirkung ist die Kombinationsbehandlung mit Amphotericin B der Monotherapie mit Amphotericin B überlegen und stellt die Therapie der Wahl bei der Kryptokokkenmeningitis dar (van der Horst et al. 1997). Aus denselben Überlegungen wird die Kombinationsbehandlung auch bei zerebralen Aspergillosen und Kandidosen eingesetzt, obwohl keine vergleichenden Studien den Nutzen einer Kombinationsbehandlung gegenüber einer Amphotericin B-Monotherapie belegen (Patel 1998). Aufgrund der konzentrationsabhängigen Myelotoxizität von Flucytosin sollten während der Behandlung neben Blutbildkontrollen regelmäßige Spiegelbestimmungen erfolgen. Dabei sollten Serumkonzentrationen von 100 mg/l nicht überschritten werden (Vermes et al. 2000).

Fluconazol (Diflucan®, Fungata®) ist ein Triazol, das wie alle Azole die Cytochrom P450-abhängige Demethylase hemmt und so die für die Zellmembran wichtige Synthese von Ergosterol blockiert. Es hat keine antimykotische Aktivität gegen nicht-*albicans Candida* spp. und gegen *Aspergillus* (Willems et al. 2001). Fluconazol besitzt eine hohe orale Bioverfügbarkeit und gute Liquorgängigkeit und hat im Vergleich zu Amphotericin B und Flucytosin ein günstigeres Nebenwirkungsprofil. Es ist Mittel der Wahl zur Erhaltungstherapie bzw. Prophylaxe bei zerebraler Kryptokokkose und Kandidiasis (Rex et al. 2000, Saag et al. 2000). Darüberhinaus wird Fluconazol bei der Behandlung der zerebralen Histoplasmose (Knapp et al. 1999) und zur Therapie der Kokzidioidomykose nach Induktion durch Amphotericin B und Flucytosin eingesetzt (Dewsnup et al. 1996).

Itraconazol (Sempera®, Siros®) wird aufgrund der schlechten Liquorgängigkeit (< 1 %) nur noch zur Rezidivprophylaxe zerebraler Mykosen eingesetzt da mit Voriconazol und Posaconazol effektivere und besser liquorgängige Alternativen zur Verfügung stehen. Daneben findet Itraconazol als Alternative zu Fluconazol Anwendung in der Behandlung der Kokzidioidomeningitis (Tucker et al. 1990) und Blastomykose (Chapman et al. 2000) sowie zur Rezidivprophylaxe nach Kryptokokkenmeningitis (Just-Nubling 1994) oder zerebraler Histoplasmose (Hadi et al. 1999) bei Patienten mit AIDS.

Voriconazol (Vfend®) ist ein Triazol der 2. Generation mit einem breiten antimykotischen Wirkspektrum einschließlich fungizider Wirkung gegen *Aspergillus spp.* und fungistatischer Wirkung gegen *Candida spp.* Weitere Vorteile dieser Substanz sind die hohe orale Bioverfügbarkeit (90 %), die Möglichkeit der parenteralen Gabe und die gute Liquorgängigkeit (Liquorkonzentration/Plasmakonzentration ~ 0,2). Wirksame Liquorspiegel werden bei einer intravenösen Erhaltungsdosis von 8 mg/kg/Tag erreicht (Lutsar et al. 2000). In der empirischen antimykotischen Therapie von Patienten mit Neutro-

F 9

Tab. F 9.2: Pharmakologische Eigenschaften und Nebenwirkungen der wichtigsten Antimykotika

	Amphotericin B	Flucytosin	Fluconazol	Itraconazol	Voriconazol	Posaconazol
orale Bioverfügbarkeit	< 5 %	> 80 %	> 80 %	> 70 %	> 90 %	> 20 %
Tagesdosis (bei ZNS-Befall)	0,7–1 mg/kg i. v. (AmBisome® bis 3 mg/kg)	100–150 mg/kg i. v.	400–800 mg p. o.	400–600 mg p. o.	400–800 mg p. o. 4–12 mg/kg/Tag i. v.	400–800 mg p. o.
Eliminationshalbwertszeit	15 Tage	3–6 h	22–31 h	24–42 h	6–9 h	15–35 h
Liquorgängigkeit	2–4 %	> 75 %	> 70 %	< 1 %	50 %	50 %
Nebenwirkungen	Fieber, Durchfall, Anämie, Thrombophlebitis, Hautausschlag, Anaphylaxie, Nephropathie, Hypokaliämie	Verwirrtheit, Durchfall, Hautausschlag, Leberenzymerhöhung (selten Leberzellnekrose), Myelosuppression	Krampfanfälle, Hautausschlag, Blutbildveränderungen, Leberenzymanstieg (selten Leberzellnekrose), Nierenfunktionsstörung	Schwindel Blutbildveränderungen, Hautausschlag (selten Lyell-Syndrom) Leberenzymanstieg (selten Leberzellnekrose), selten Kardiomyopathie	Sehstörungen, kardiale Arrhythmien, Leberenzymerhöhung (selten Leberzellnekrose), Hautausschlag, Verwirrtheit	Ubelkeit, Kopfschmerzen, Schwindel, Anfälle, Verschwommensehen, Lebenzymanstieg, Fieber, Neutropenie, Nebenniereninsuffizienz, Hypeglykämie, renaltubuläre Azidose, QTc-Verlängerung
Kontraindikationen	schwere Leber- oder Nierenfunktionsstörung		schwere Leberfunktionsstörung, Kinder unter 16 Jahre, Schwangerschaft	Schwangerschaft	Schwangerschaft, schwere Leberfunktionsstörung, gleichzeitige Gabe von Medikamenten, die über CYP2C9, 2C19 oder 3A4 metabolisiert werden[1]	Schwangerschaft, schwere Leberfunktionsstörung, gleichzeitige Gabe von Protonenpumpenhemmern, Mutterkornalkaloiden, HMG-CoA-Reduktase-Inhibitoren oder Medikamenten, die über CYP3A4, metabolisiert werden
Besonderheiten	Dosisanpassung bei Niereninsuffizienz	Verlängerung des Dosisintervalls bei Niereninsuffizienz	Dosisanpassung bei Niereninsuffizienz, Resorptionshemmung durch Antazida	Dosisanpassung bei Niereninsuffizienz	Dosisanpassung bei Leberzirrhose, i. v.-Gabe bei Niereninsuffizienz vermeiden	keine Dosisanpassung, regelmäßige Elektrolytkontrolle

[1] Ullmann (2003)

Tab. F 9.3: Therapie und Rezidivprophylaxe der zerebralen Mykosen

	Immunkompetent	**Immunkompromittiert**
Kryptokokkose	AMB 0,7–1 mg/kg/Tag i. v. + 5-FC 150 mg/kg/Tag i. v. für 2 Wochen[a] dann FLU 400 mg/Tag p. o. für mind. 4 Wochen oder AMB 0,7 mg/kg/Tag i. v. + 5-FC 150 mg/kg/Tag i. v. für 6–10 Wochen	AmBisome® 3–5 mg/kg/Tag i. v. + 5-FC 150 mg/kg/Tag i. v. für 2 Wochen[a] dann FLU 400 mg/Tag p. o. für mind. 10 Wochen (↑, A) oder AmBisome® 3–5 mg/kg/Tag i. v. + 5-FC 150 mg/kg/Tag i. v. für 6–10 Wochen (↑, A) dann FLU 200 mg/Tag p. o. (↑, A) oder ITR 400 mg/Tag p. o. lebenslang (↑, B)
Kandidiasis	AMB 0,7 mg/kg/Tag i. v. + 5-FC 100 mg/kg/Tag i. v. für 2 Wochen dann FLU 400–800 mg/Tag p. o. für 4–6 Wochen (↔, B) alternativ VRC 8 mg/kg/Tag i. v. (am 1. Tag 12 mg/kg/Tag) (↔, B)	AMB 0,7 mg/kg/Tag i. v. + 5-FC 100 mg/kg/Tag i. v. für 2 Wochen dann FLU 400–800 mg/Tag p. o. für 4–6 Wochen[b] (↔, B) alternativ VRC 8 mg/kg/Tag i. v. (am 1. Tag 12 mg/kg/Tag) (↔, B)
Aspergillose	VRC 8 mg/kg/Tag i. v. (am 1. Tag 12 mg/kg/Tag)[c] oder VRC 400 mg/Tag p. o. (am 1. Tag 800 mg/Tag)[c] (↔, B) alternativ liposomales AMB 1–5 mg/kg/Tag i. v. für 2–4 Wochen[c] (↔, B) dann ITR 400 mg/Tag p. o. für 1 Jahr (↔, B)	VRC 8 mg/kg/Tag i. v. (am 1. Tag 12 mg/kg/Tag)[c] oder VRC 400 mg/Tag p. o. (am 1. Tag 800 mg/Tag)[c] (↔, B) alternativ liposomales AMB 1–5 mg/kg/Tag i. v. für 2–4 Wochen[c] (↔, B) dann ITR 400 mg/Tag p. o. für 1 Jahr (↔, B)
Histoplasmose	AMB 0,5–0,7 mg/kg/Tag i. v. für 4 Wochen[d] dann ITR 400 mg/Tag p. o. für 6–12 Monate (↑, A)	AmBisome® 3–5 mg/kg/Tag i. v. für 4 Wochen dann ITR 400 mg/Tag p. o. lebenslang (↑, A)
Kokzidioidomykose	AmBisome® 3–5 mg/kg/Tag i. v. für 6–10 Wochen dann FLU 400–600 mg/Tag p. o. für 9–18 Monate dann FLU 200–400 mg/Tag p. o. lebenslang (↑, A)	AmBisome® 3–5 mg/kg/Tag i. v. für 6–10 Wochen dann FLU 400–600 mg/Tag p. o. für 9–18 Monate dann FLU 200–400 mg/Tag p. o. lebenslang (↑, A)
Blastomykose	AmBisome® 3–5 mg/kg/Tag i. v. für 4 Wochen dann VRC 400 mg/Tag p. o. für 12 Monate (↔, B)	AmBisome® 3–5 mg/kg/Tag i. v. für 4 Wochen dann VRC 400 mg/Tag p. o. für 12 Monate (↔, B)
Zygomykosen	AmBisome® 5 mg/kg/Tag i. v. für 6–8 Wochen[c] (↔, B)	AmBisome® 5 mg/kg/Tag i. v. für 6–8 Wochen[c] (↔, B)

(Chapman et al. 2000, Böhme et al. 2003, Bicanic und Harrison 2004, Davis und Porter 2005, Roden et al. 2005, Wheat et al. 2005)
AMB = Amphotericin B; 5-FC = 5-Fluorocytosin; FLU = Fluconazol; ITR = Itraconazol; VRC = Voriconazol
[a] Bei nicht erfolgter Liquor-Sanierung nach zwei Wochen sollte die Kombinationstherapie fortgesetzt werden.
[b] Eine lebenslange Therapie mit Fluconazol wird von einigen Autoren empfohlen (Casado et al. 1997).
[c] Wenn möglich Abszessresektion.
[d] Ggf. Shuntanlage

penie und persistierendem Fieber scheint Voriconazol dem liposomalen Amphotericin B gleichwertig (Walsh et al. 2002). In einer vergleichbaren Studie war Voriconazol bei der Behandlung invasiver Aspergillosen wirksamer als konventionelles Amphotericin B (Herbrecht et al. 2002). Voriconazol ist in Europa zur Behandlung der invasiven Aspergillose und der Fluconazol-resistenten, schweren invasiven Kandidiasis zugelassen. Bei zerebralen Aspergillosen ist Voriconazol nach den Richtlinien der Deutschen Gesellschaft für Hämatologie und Onkologie (DGHO) das Mittel der ersten Wahl (Böhme et al. 2003).

Posaconazol (Noxafil®) ist ein neueres Triazol mit breitem antimykotischem Wirkspektrum. Aufgrund der relativ guten Verträglichkeit von Posaconazol kann es zur Prophylaxe von Pilzinfektionen bei hämatologischen Hochrisikopatienten eingesetzt werden (Maertens 2007). Bei einer Liquorgängigkeit von 50 % ist Posaconazol auch breit wirksam bei der Therapie von ZNSMykosen (Pitisuttithum et al. 2005). Posaconazol ist derzeit nur als orale Suspension erhältlich.

Caspofungin (Cancidas®) ist ein parenteral applizierbares semisynthetisches Echinocandin mit einer breiten antimykotischen Wirkung, insbesondere gegen *Aspergillus spp.*, die gegen Fluconazol resistent sind (Maertens et al. 2000). Der Wirkmechanismus unterscheidet sich von dem der Polyene, Azole und Flucytosin. Der Wirkstoff hemmt die Synthese von b-(1,3)-D-Glucan, einem Bestandteil der Pilzzellwand. Patienten mit invasiver Aspergillose, bei denen eine Therapie mit Amphotericin B oder Itraconazol ohne Erfolg blieb oder nicht vertragen wurde, können auf eine Therapie mit Caspofungin günstig ansprechen (Maertens et al. 2000). In der Behandlung der invasiven Kandidiasis scheint Caspofungin konventionellem Amphotericin bei besserer Verträglichkeit zumindest gleichwertig (Mora-Duarte et al. 2002, Hiemenz et al. 2010). Caspofungin ist aufgrund der fehlenden Liquorgängigkeit bei zerebralen Mykosen nicht indiziert.

Anidulafungin (Ecalta®) ist ähnlich wie Caspofungin ein parenteral applizierbares semisynthetisches Echinocandin, das seit 2007 für die Behandlung der invasiven Kandidiasis bei nicht-neutropenen Patienten zugelassen ist.

Mycamine (Mycamine®) ist ein weiteres semisynthetisches Echinocandin. Seit 2008 ist es zugelassen für die Behandlung der invasiven Kandidiasis und Ösophagus-Kandidiasis sowie zur Prophylaxe von Candidainfektionen bei Patienten mit allogener Stammzelltransplantation oder mit zu erwartender Neutropenie über zehn Tage.

Miconazol (Daktar®) und Ketokonazol (Nizoral®) haben wegen der schlechten Liquorgängigkeit keinen Stellenwert mehr in der Behandlung von Pilzinfektionen des ZNS.

Neue Strategien der antimykotischen Therapie basieren – neben der Nanopartikel-basierten Neuformulierung von Amphotericin B und Itraconazol – auf dem Einsatz neuer Azole (Isavuconazol, Albaconazol) und Echinocandine (Aminocandin), der Entwicklung monoklonaler Antikörper und Vakzine, die in frühen klinischen Studien Effektivität gezeigt haben.

F 9.3 Pragmatische Therapie

Vor Therapiebeginn sollte eine Erregerkultur aus dem Liquor mit dem Ziel eines Erregernachweises und einer Resistenzbestimmung angelegt werden. Aufgrund der geringen Erregerdichte ist dafür die Asservierung von wenigstens 10 ml Liquor notwendig (Gottfredsson und Perfect 2000). Bei nosokomial erworbenen ZNS-Mykosen (Kandidiasis, Aspergillose) ist zunächst die Entfernung oder ein Wechsel von Kathetern (Shunts, zentralvenöse Katheter) vorzunehmen. Bei schwerem Krankheitsverlauf muss bereits vor dem Ergebnis der Resistenzbestimmung die Behandlung mit Amphotericin B (0,7 mg/kg/Tag) in Kombination mit Flucytosin (100–150 mg/kg/Tag) begonnen werden. Die Dauer der Behandlung richtet sich nach dem klinischen Verlauf, sollte jedoch in der Regel nach Sanierung des Liquors noch vier Wochen fortgeführt werden. Eine Rezidivprophylaxe mit Fluconazol (200–400 mg/Tag) oder Itraconazol (200 mg/Tag) wird in Abhängigkeit vom Immunstatus durchgeführt. Einen Überblick über die Behandlung und Rezidivprophylaxe der verschiedenen Pilzinfektionen gibt **Tab. F 9.3**.

Die Zieldosis für Amphotericin B ist 0,4–0,7 mg/kg/Tag oder 0,8–1,0 mg/kg jeden zweiten Tag. Bei Kombination mit Flucytosin oder intolerablen Nebenwirkungen kann die Dosis reduziert werden. Abhängig vom Ansprechen sollte eine Monotherapie für mindestens vier Wochen nach der letzten positiven Kultur fortgeführt werden. Die kumulative Dosis der dosisgerechten Therapie beträgt 1,5–2 g. Eine kumulative Dosis von 4 g sollte aufgrund der Gefahr einer irreversiblen Nephropathie nicht überschritten werden.
Amphotericin B wird langsam intravenös eindosiert. Das Eindosierungsschema ist der **Tab. F 9.4** zu entnehmen.

Tab. F 9.4: Intravenöse Eindosierung von Amphotericin B

Tag 1	1 mg in 20 ml Glucose (5 %) als Testdosis nach 4 h bei guter Verträglichkeit 0,2 mg/kg in 500 ml Glucose (5 %)
Tag 2	0,4 mg/kg in 500 ml Glucose (5 %)
täglich um 0,2 mg/kg bis zur angestrebten Zieldosis steigern	

Präparation der Amphotericin B-Infusionslösung

- Vor jeder Infusion Zufuhr von 1 000 ml Kochsalzlösung (0,9 %).
- Die Infusionslösung wird unmittelbar vor Gebrauch hergestellt.
- Die Konzentration der fertigen Infusionslösung beträgt maximal 0,1 mg/ml.
- Die Trockensubstanz wird in 10ml Aqua ad injectabile gelöst und mit 5 % Glukoselösung (250 oder 500 ml) vermischt.
- Zur Prophylaxe einer Phlebothrombose werden der fertigen Infusionslösung 1 000 IE Heparin zu-

gesetzt, sofern die Infusion nicht über einen zentralvenösen Katheter erfolgt.
- Die Lösung wird lichtgeschützt und separat infundiert.

Die Inzidenz und/oder Schwere von Nebenwirkungen ist wahrscheinlich bei langer Infusionsdauer (4–6 h) geringer (Tiphine et al. 1999). Die Applikation von Paracetamol 500 mg (Benuron®) oder Metamizol 500 mg (Novalgin®), ggf. Pethidin (Dolantin®), 25–50 mg i. v. und Alizaprid (Vergentan®) 100 mg i. v. vor und 4 h nach Infusion verbessert die Verträglichkeit. Die Nephrotoxizität kann durch Infusion 0,9 % Kochsalzlösung vor jeder Amphotericin B-Infusion abgemildert werden (Sawaya et al. 1995). Die Applikation von Amphotericin B in Fettlösungen (Intralipid®) oder als kolloidale Lösung (Amphocil®) zur Reduktion der Toxizität kann aufgund der derzeitigen Datenlage nicht empfohlen werden (Tiphine et al. 1999).

Liposomales Amphotericin B (AmBisome®) wird zubereitet, indem man der Substanz 12 ml steriles Wasser für Injektionszwecke (ohne Konservierungsmittel) zugibt und 15 Sekunden kräftig schüttelt. Die Konzentration der Lösung beträgt 4 mg/ml. Die benötigte Menge des rekonstituierten liposomalen Amphotericin B wird über einen 5 m Filter mit 5 %-iger Glukoselösung vermischt. Die Konzentration der fertigen Infusionslösung beträgt maximal 2 mg/ml. Liposomales Amphotericin B darf nicht mit Salzen oder anderen Medikamenten zusammengebracht werden.

Intrathekale Anwendung von Amphotericin B

Eine Indikation zur zusätzlichen intrathekalen Therapie ist gegeben, wenn

- unter systemischer Therapie keine eindeutige Besserung eingetreten ist.
- ein Rezidiv nach komplettierter Therapie auftritt.
- der Patient zu Beginn der Therapie schwerkrank, ausgeprägt immunsupprimiert oder moribund ist.

Amphotericin B kann durch Lumbalpunktion appliziert werden. Aufgrund häufiger arachnitischer Verklebungen ist die intraventrikuläre Instillation über ein Ommaya-Reservoir der lumbalen Applikation vorzuziehen.

Präparation der intrathekalen Injektionslösung

- Die Injektionslösung wird unmittelbar vor Gebrauch hergestellt.
- Die Konzentration beträgt 0,025 mg Amphotericin B/ml in 5 %iger Glukoselösung hergestellt.

Nach Testdosis von 0,025 mg (entsprechend 1 ml Lösung) wird die Dosis jeden zweiten Tag um 0,025 mg erhöht bis maximal 0,5 mg erreicht sind. Dann erfolgt Injektion von 0,5 mg 2–3 × pro Woche.

Kontrolluntersuchungen während der Amphotericin B-Therapie

Blutbild, Retikulozyten, Elektrolyte, Kreatinin, Harnstoff, GOT, GPT, LDH, alkalische Phosphatase, Bilirubin zweimal wöchentlich.
Kreatininclearance, Liquor (Zellzahl, Gesamteiweiß, Zucker, Laktat, Kultur und Antigen einmal wöchentlich. Bei intrathekaler Therapie wird jeder Liquor untersucht.
Natives CCT (aufgrund möglicher zisternaler Verklebungen mit konsekutivem okklusiven Hydrozephalus) alle zwei Wochen.
Bei akuter Niereninsuffizienz muss die Therapie für zwei bis drei Tage unterbrochen und die Dosis auf höchstens 0,2–0,4 mg/kg Körpergewicht gesenkt werden.

Flucytosin (Ancotil®) wird peroral oder intravenös und aufgrund rascher Resistenzbildung nur in Kombination mit anderen Antimykotika verabreicht. In Kombination mit Amphotericin B wird es zur Induktionstherapie der zerebralen Kryptokokkose und Kandidose eingesetzt (Gottfredsson und Perfect 2000). Die Dosis beträgt 100–150 mg/kg Körpergewicht verteilt auf drei bis vier Einzeldosen.
Bei eingeschränkter Nierenfunktion wird die Dosis reduziert:

- Kreatinin 2,0–3,5 mg/dl (GFR 40–25 ml/min.): 50 mg/kg/12 h
- Kreatinin 3,5–6,0 mg/dl (GFR 20–10 ml/min.): 50 mg/kg/24 h
- Kreatinin > 6,0 mg/dl (GFR < 10 ml/min.): 50 mg/kg/48 h

Es sollten regelmäßig Serumspiegel bestimmt werden und im therapeutischen Bereich von 40–60 µg/ml gehalten werden. Spiegel von 100 µg/ml sollten nicht überschritten werden. Aufgrund der Resistenzbildung ist die Bestimmung der Sensibilität der Pilze gegenüber Flucytosin vor Beginn und während der Therapie im Abstand von zwei Wochen empfehlenswert.

Fluconazol (Diflucan®, Fungata®) wird oral oder intravenös verabreicht werden. Es wird als Monotherapie zur Behandlung (400–800 mg/Tag) und Rezidivprophylaxe (200–400 mg/Tag) von Meningitiden bei Kandidose, Kryptokokkose und Kokzidioidomykose verwendet (Gottfredsson und Perfect 2000). In Einzelfällen wird es auch in Kombination mit Amphotericin B, Flucytosin und Fluconazol bei AIDS-Patienten mit Kryptokokkenmeningitis eingesetzt (Just-Nubling 1994). Aufgrund der potenziellen Nephro- und Hepatotoxizität sind wöchentliche Kontrollen von Transaminasen und Nierenretentionsparametern empfehlenswert.

Itraconazol (Sempera®, Siros®) wird meist oral gegeben, auch intravenöse Zubereitungen sind erhältlich. Es wird in einer Dosierung von 200–400 mg/Tag vorzugsweise zur Erhaltungstherapie nach Induktion mit Amphotericin B bei Aspergillosen, aber auch Histoplasmosen oder Kryptokokkosen (alternativ zu Fluconazol) eingesetzt (Gottfredsson und Perfect 2000). Durch die Bindung an Zyklodextrin-Träger kann die orale Bioverfügbarkeit gesteigert werden (Willems et al. 2001). Die Resorption ist bei saurem pH-Wert im Magen besser. Daher sollte die gleichzeitige Einnahme mit säurebindenden oder -blockierenden Medikamenten vermieden werden.

Voriconazol (Vfend®) ist oral und intravenös wirksam. Es wird in einer Dosierung von 400–800 mg/Tag (p. o.) bzw. 4–12 mg/kg/Tag (i. v.) zur Behand-

F 9

lung zerebraler Aspergillosen und Kandidosen eingesetzt. Voriconazol ist gleichzeitig Substrat und Hemmstoff der Zytochrom-P450-Isoenzyme CYP2C9, CYP2C19 und CYP3A4. Daher ist die gleichzeitige Gabe von Medikamenten, die über diese Enzyme verstoffwechselt werden (z. B. Carbamazepin, Phenytoin, Benzodiazepine), sorgfältig zu prüfen (Ullmann 2003). Wie bei allen Azolen sind aufgrund der potenziellen Nephro- und Hepatotoxizität wöchentliche Kontrollen von Transaminasen und Nierenretentionsparametern empfehlenswert.

F 9.3.1 Behandlung besonderer Probleme

Etwa 10 % der Patienten mit zerebraler Mykose entwickeln einen Hydrozephalus. Die Anlage interner Shuntsysteme sollte aufgrund der hohen Komplikationsrate (Verschleppung von Pilzen, Sepsis, Shuntverschluss) erst nach Sanierung des Liquors erfolgen (Young et al. 1985). Ist eine Liquorableitung nicht aufschiebbar, muss eine externe Ventrikeldrainage angelegt werden.

Parenchymatöse Infektionen mit raumfordernden Abszessen werden insbesondere bei Aspergillosen, aber auch Kryptokokkosen, Kandidosen und Histoplasmosen beobachtet.

Solitäre Abszesse und Granulome werden bei günstiger Lokalisation operativ entfernt (Goodman und Coffey 1989) und damit einer diagnostischen Klärung zugeführt. Bei bekanntem Erreger wird 48 Stunden vor der neurochirurgischen Intervention eine antimykotische Therapie mit maximaler Dosierung eingeleitet. Unter einem aggressiven operativen und chemotherapeutischen Therapieregime lässt sich die Mortalitätsrate bei zeitiger Diagnosestellung von 64 % auf 39 % senken (Young et al. 1985). Der Einsatz von Steroiden wird kontrovers diskutiert und sollte bei immunsupprimierten Patienten nicht erfolgen.

F 9.4 Literatur

Bicanic T, Harrison TS. Cryptococcal meningitis. Br Med Bull 2004;72:99–118.

Böhme A, Ruhnke M, Buchheidt D, Karthaus M, Einsele H, Guth S, Heussel G, Heussel CP, Junghanss C, Kern WK, Kubin T, Maschmeyer G, Sezer O, Silling G, Südhoff T, Szelenyi H, Ullmann AJ. Treatment of fungal infections in hematology and oncology. Ann Hematol 2003;82 (Suppl 2):S133–S140.

Casado, J, Quereda C, Oliva J, Navas E, Moreno A, Pintado V, Cobo J, Corral I. Candidal meningitis in HIV-infected patients: analysis of 14 cases. Clin Infect Dis 1997;25: 673–676.

Chapman SW, Bradsher RW, Jr.,Campbell GD, Jr.,Pappas PG, Kauffman CA. Practice guidelines for the management of patients with blastomycosis. Infectious Diseases Society of America. Clin Infect Dis 2000;30:679–683.

Chimelli L, Mahler-Araujo MB. Fungal infections. Brain Pathol 1997;7:613–627.

Denning DW. Therapeutic outcome in invasive aspergillosis. Clin Infect Dis 1996;23:608–615.

Dewsnup DH, Galgiani JN, Graybill JR, Diaz M, Rendon A, Cloud GA, et al. Is it ever safe to stop azole therapy for Coccidioides immitis meningitis? Ann Intern Med 1996;124:305–310.

Diamond RD, Bennett JE. Prognostic factors in cryptococcal meningitis. A study in 111 cases. Ann Intern Med 1974;80:176–181.

Drake KW, Adam RD. Coccidioidal meningitis and brain abscesses. Neurology 2009;73:1780–1786.

Dupont B. Overview of the lipid formulations of amphotericin B. J Antimicrob Chemother 2002;49 (Suppl A): 31–36.

Eucker J, Sezer O, Graf B, Possinger K. Mucormycoses. Mycoses 2001;44:253–260.

Francis P, Walsh TJ. Evolving role of flucytosine in immunocompromised patients: new insights into safety, pharmacokinetics, and antifungal therapy. Clin Infect Dis 1992;15:1003–1018.

Gallis HA, Drew RH, Pickard WW. Amphotericin B: 30 years of clinical experience. Rev Infect Dis 1990;12:308–329.

Goodman ML, Coffey RJ. Stereotactic drainage of Aspergillus brain abscess with long-term survival: case report and review. Neurosurgery 1989;24:96–99.

Gottfredsson M, Perfect JR. Fungal meningitis. Semin Neurol 2000;20:307–322.

Graybill JR, Sobel J, Saag M, van Der Horst C, Powderly W, Cloud G, et al. Diagnosis and management of increased intracranial pressure in patients with AIDS and cryptococcal meningitis. The NIAID Mycoses Study Group and AIDS Cooperative Treatment Groups. Clin Infect Dis 2000;30:47–54.

Hadi M, Boncoeur-Martel MP, Bouteille B, Preux PM, Bernet-Bernady P, Dumas M, et al. [Cerebral miliary granulomatosis with Histoplasma capsulatum in an HIV seronegative patient]. Rev Neurol (Paris) 1999;155:231–233.

Herbrecht R, Denning DW, Patterson TF, Bennett JE, Greene RE, Oestmann JW, Kern WV, Marr KA, Ribaud P, Lortholary O, Sylvester R, Rubin RH, Wingard JR, Stark P, Durand C, Caillot D, Thiel E, Chandrasekar PH, Hodges MR, Schlamm HT, Troke PF, de Pauw B; Invasive Fungal Infections Group of the European Organisation for Research and Treatment of Cancer and the Global Aspergillus Study Group.Voriconazole versus amphotericine B for primary therapy of invasive aspergillosis. N Engl J Med 2002;347:408–415.

Herbrecht R, Nivoix Y, Fohrer C, Natarajan-Ame S, Letscher-Bru V. Management of systemic fungal infections: alternatives of itraconazole. J Antimicrob Chemother 2005;56 (Suppl S1):i39–i48.

Hiemenz JW, Raad II, Maertens JA, Hachem Ry, Saah AJ, Sable CA et al. Efficacy of caspofungin as salvage therapy for invasive aspergillosis compared to standard therapy in a historical cohort. Eur J Clin Microbiol Infect Dis 2010;29:1387–1394.

Just-Nubling G. [Therapy of candidiasis and cryptococcosis in AIDS]. Mycoses 1994;37:56–63.

Knapp S, Turnherr M, Dekan G, Willinger B, Stingl G, Rieger A. A case of HIV-associated cerebral histoplasmosis successfully treated with fluconazole. Eur J Clin Microbiol Infect Dis 1999;18:658–661.

Lutsar I, Troke P, Clark M. Concentration of voriconazole in cerebrospinal fluid (CSF) in patients with cerebral mould infections. Rev Iberoam Micol 2000;Suppl.: S126.

Maertens J, Raad I, Sable CA. Multicenter, noncomparative study to evaluate safety and efficacy of Caspofungin (CAS) in adults with invasive aspergillosis (IA) refractory or intolerant to amphotericin B (AMB), AMB lipid formulations (lipid AMB) or azoles [abstract 1103]. Programs and abstracts of the 40th Interscience Conference on Antimicrobial Agents and Chemotherapy (Toronto) Washington, DC: American Society for Microbiology, 2000:371.

Maertens J, Raad I, Sable CA, Ngai A, Berman R, Patterson TF, Denning D, Walsh T. Multicenter, noncomparative study to evaluate safety efficacy of caspofungin in adults with invasive aspergillosis refractory or intolerant to

amphotericin B, AmB lipid formulations, or azoles. Abstracts of the 40th ICAAC 2000,371:1103.
Maertens J. Evaluating prophylaxis of invasive fungal infections in patients with hematologic malignancies. Eur J Haematol 2007;78:275–282.
Mathews VP, Alo PL, Glass JD, Kumar AJ, McArthur JC. AIDS-related CNS cryptococcosis: radiologic-pathologic correlation. AJNR Am J Neuroradiol 1992;13: 1477–1486.
Mikolich DJ, Kinsella LJ, Skowron G, Friedman J, Sugar AM. Aspergillus meningitis in an immunocompetent adult successfully treated with itraconazole. Clin Infect Dis 1996;23:1318–1319.
Miszkiel KA, Hall-Craggs MA, Miller RF, Kendall BE, Wilkinson ID, Paley MN, et al. The spectrum of MRI findings in CNS cryptococcosis in AIDS. Clin Radiol 1996;51:842–850.
Mora-Duarte J, Betts R, Rotstein C, Colombo AL, Thompson-Moya L, Smietana J, Lupinacci R, Sable C, Kartsonis N, Perfect J for the Caspofungin Invasive Candidiasis Study Group.Comaprison of Caspofungin and Anphotericin B for invasive candidiasis. N Engl J Med 2002; 347:2020–2029.
Nguyen MH, Husain S, Clancy CJ, Peacock JE, Hung CC, Kontoyiannis DP, et al. Outcomes of central nervous system cryptococcosis vary with host immune function: Results from a multi-center prospective study. J Infect 2010;61:419–426.
Patel R. Antifungal agents. Part I. Amphotericin B preparations and flucytosine. Mayo Clin Proc 1998;73:1205–1225.
Pendlebury WW, Perl DP, Munoz DG. Multiple microabscesses in the central nervous system: a clinicopathologic study. J Neuropathol Exp Neurol 1989;48:290–300.
Pfaller MA, Jones RN, Messer SA, Edmond MB, Wenzel RP. National surveillance of nosocomial blood stream infection due to species of Candida other than Candida albicans: frequency of occurrence and antifungal susceptibility in the SCOPE program. Diagn Microbid Infect Dis 1998;31:327–332.
Pagano L, Valentini CG, Posteraro B, Girmenia C, Ossi C, Pan A et al. Zygomycosis in Italy:A survey of FIMUA-ECMM. J Chemother 2009;21:322–329.
Participant Group. Surveillance and Control of Pathogens of Epidemiologic. Diagn Microbiol Infect Dis 1998;30: 121–129.
Pfister H-W. Pilzmeningitis. In: Pfister H-W. Meningitis. Stuttgart: Kohlhammer; 2002.p. 158, 160.
Pitisuttithum P, Negroni R, Graybill JR, Bustamante B, et al. Activity of posaconazole in the treatment of central nervous system fungal infections. J Antimicrob Chemother 2005;56:745–55.
Powderly WG. Cryptococcal meningitis and AIDS. Clin Infect Dis 1993;17:837–842.
Rappelli P, Are R, Casu G, Fiori PL, Cappuccinelli P, Aceti A. Development of a nested PCR for detection of Cryptococcus neoformans in cerebrospinal fluid. J Clin Microbiol 1998;36:3438–3440.
Rex JH, Walsh TJ, Sobel JD, Filler SG, Pappas PG, Dismukes WE, et al. Practice guidelines for the treatment of candidiasis. Infectious Diseases Society of America. Clin Infect Dis 2000;30:662–678.
Roden MM, Zaoutis TE, Buchanan Wl, Knudsen TA, Sarkisova TA, Schaufele RL, Sein M, Sein T, Chiou CC, Chu JH, Kontoyiannis DP, Walsh TJ. Epidemiology and outcome of zygomycosis: a review of 929 reported cases. Clin Infect Dis 2005;41:634–653.
Saag MS, Graybill RJ, Larsen RA, Pappas PG, Perfect JR, Powderly WG, et al. Practice guidelines for the management of cryptococcal disease. Infectious Diseases Society of America. Clin Infect Dis 2000;30:710–718.
Sanchez J, Noskin GA. Recent advances in the management of fungal infections. Cancer Treat Res 1998;96: 167–182.
Sanchez-Portocarrero J, Perez-Cecilia E, Corral O, Romero-Vivas J, Picazo JJ. The central nervous system and infection by Candida species. Diagn Microbiol Infect Dis 2000;37:169–179.
Sawaya BP, Briggs JP, Schnermann J. Amphotericin B nephrotoxicity: the adverse consequences of altered membrane properties. J Am Soc Nephrol 1995;6:154–164.
Schwartz S, Ruhnke M, Ribaud P, Corey L, Driscoll T, Cornely OA, Schuler U, Lutsar I, Troke P, Thiel E. Improved outcome in central nervous system aspergillosis with voriconazole treatment. Blood 2005;106:2641–2645.
Sun HY, Alexander BD, Lortholary O, Dromer F, Forrest GN, Lyon GM, et al. Lipid formulations of amphotericin B significantly improves outcome in solid organ transplant recipients with central nervous system cryptococcosis. Clin Infect Dis 2009;49:1721–1728.
Tiphine M, Letscher-Bru V, Herbrecht R. Amphotericin B and its new formulations: pharmacologic characteristics, clinical efficacy, and tolerability. Transpl Infect Dis 1999;1:273–283.
Tucker RM, Denning DW, Dupont B, Stevens DA. Itraconazole therapy for chronic coccidioidal meningitis. Ann Intern Med 1990;112:108–112.
Troke P, Aguirrebengoa K, Arteaga C, Ellis D, Heath CH, Lutsar I et al. Treatment of Scedosporiosis with voriconazole: Clinical experience with 107 patients. Antimicrob Agents Chemother 2008;52:1743–1750.
Ullmann AJ. Review of the safety, tolerability and drug interactionsof the new antifungal agents caspofungin and voriconazole. Curr Med Res Opin 2003;19:263–271.
van der Horst CM, Saag MS, Cloud GA, Hamill RJ, Graybill JR, Sobel JD, et al. Treatment of cryptococcal meningitis associated with the acquired immunodeficiency syndrome. National Institute of Allergy and Infectious Diseases Mycoses Study Group and AIDS Clinical Trials Group. N Engl J Med 1997;337:15–21.
Vermes A, Guchelaar HJ, Dankert J. Flucytosine: a review of its pharmacology, clinical indications, pharmacokinetics, toxicity and drug interactions. J Antimicrob Chemother 2000;46:171–179.
Verweij PE, Brinkman K, Kremer HP, Kullberg BJ, Meis JF. Aspergillus meningitis: diagnosis by non-culture-based microbiological methods and management. J Clin Microbiol 1999;37:1186–1189.
Walsh TJ, Finberg RW, Arndt C, Hiemenz J, Schwartz C, Bodensteiner D, et al. Liposomal amphotericin B for empirical therapy in patients with persistent fever and neutropenia. National Institute of Allergy and Infectious Diseases Mycoses Study Group. N Engl J Med 1999;340: 764–771.
Walsh TJ, Hiemenz JW, Seibel NL, Perfect JR, Horwith G, Lee L, et al. Amphotericin B lipid complex for invasive fungal infections: analysis of safety and efficacy in 556 cases. Clin Infect Dis 1998;26:1383–1396.
Walsh TJ, Pappas P, Winston DJ, Lazarus HM, Petersen F, Raffalli J, Yanovich S, Stiff P, Greenberg R, Donowitz G, Lee J. Voriconazole compared with liposomal amphotericin B for empirical antifungal therapy in patients with neutropenia and persistent fever. N Engl J Med 2002;346:225–234.
Willems L, van der Geest R, de Beule K. Itraconazole oral solution and intravenous formulations: a review of pharmacokinetics and pharmacodynamics. J Clin Pharm Ther 2001;26:159–169.
Young RF, Gade G, Grinnell V. Surgical treatment for fungal infections in the central nervous system. J Neurosurg 1985;63:371–381.

F 10 HIV-Infektion und AIDS: neurologische Manifestationen

*von G. Arendt und M. Maschke**

F 10.1 Definition, Epidemiologie

Die übertragbare Immunschwächekrankheit AIDS (acquired immunodeficiency syndrome) wurde erstmals 1981 beschrieben (Gottlieb et al. 1981, Masur et al. 1981). Hervorgerufen wird sie durch eine Infektion mit dem humanen Immundefizienzvirus Typ-1 (HIV-1) und der westafrikanischen Variante Typ-2 (HIV-2).

Für die Infektion mit HIV spielen überwiegend Sexualkontakte, die therapeutische oder akzidentielle Übertragung von Blut oder kontaminierten Blutprodukten und die prä-, peri- oder postnatale (durch Stillen) Infektion eine Rolle. In Deutschland wird die Zahl der HIV-infizierten Personen aktuell auf ca. 73 000 geschätzt, knapp 28 000 Personen sind an AIDS erkrankt. Seit Beginn der Epidemie verstarben etwa 29 000 HIV-infizierte Menschen in Deutschland. Die Neuinfektionsrate wird mit etwa 3 000/Jahr beziffert. Die aktuellen Risikofaktoren in Deutschland sind der homosexuelle Kontakt bei Männern (59,8 %), heterosexuelle Kontakte (14,2 %), der i. v. Drogenabusus (14,2 %) und die Mutter-Kind-Transmission (0,6 %) (Robert Koch Institut 2010).

Das HIV infiziert vorwiegend CD4-positive T-Lymphozyten (»CD4 +-Zellen«), Makrophagen und Monozyten. Ferner findet auch eine Infektion CD4-negativer Zellen wie z. B. B-Lymphozyten, Astrozyten und Endothelzellen statt. Für das »Andocken« und die Inkorporation von HIV sind unterschiedliche Chemokin-Rezeptoren von Bedeutung (z. B. CXCR-4 und CCR-5). Vereinfacht dargestellt führt die zunehmende Reduktion von CD4-positiven Lymphozyten zu einer Schwächung der zellulären Immunität und in der Folge zur Begünstigung von Virus-, Mykobakterien-, Parasiten- und Pilzinfektionen sowie neoplastischer Erkrankungen. Früh im Krankheitsverlauf wird auch eine ungezielte, polyklonale B-Zell-Aktivierung (Hypergammaglobulinämie) mit der Bildung z. T. irrelevanter Antikörper nachgewiesen. Dies kann einerseits zur Beeinträchtigung der spezifischen humoralen Immunabwehr und in frühen Krankheitsstadien zu Autoimmunphänomenen führen (z. B. Guillain-Barré-Syndrom, Immunthrombozytopenie) (Hagberg et al. 1986, Biniek et al. 1986). Neurologische Komplikationen treten in etwa 10 % der Patienten als Erstmanifestation der Infektion auf (Guiloff et al. 1988, Maschke 1999). In Untersuchungen vor Einführung der antiretroviralen Kombinationstherapie (cART) fanden sich bei mehr als 50 % der Erwachsenen und 90 % der Kinder in fortgeschrittenen Stadien der HIV-Infektion neurologische Manifestationen. Nach Einführung der cART (1996) sind die neurologischen Komplikationen erheblich zurückgegangen (Maschke et al. 2000, Sacktor et al. 2001, D'Arminio 2004), und die Behandlung und Prognose klinisch bereits manifester opportunistischer und direkt HIV-induzierter Erkrankungen mit hoher Mortalität haben sich verbessert (Gendelman et al. 1998, Staudinger und Henry 2000, De Luca et al. 2000). Die Überlebenszeit von Patienten mit AIDS stieg von 19,6 auf 39,6 Monate (Dore et al. 2003).

F 10.2 Diagnose, Stadien und Klassifikation

Die Diagnose der HIV-Infektion wird mit dem Nachweis von HIV-Antikörpern mittels ELISA (»Screening-Test«) und Western Blot (Bestätigungstest) durchgeführt. Da HIV-spezifische Antikörper üblicherweise erst etwa 1–3(–6) Monate post infectionem nachweisbar sind, kann bei begründetem Verdacht auf eine akute Infektion die Präsenz des Virus bereits einige Tage (ca. 7–11 Tage) nach Exposition durch Bestimmung der HI-Viruslast mittels PCR (HIV-RNA-Kopien pro ml Plasma) nachgewiesen werden. Eine weitaus wichtigere Rolle spielt dieser Parameter jedoch in der Einschätzung der Krankheitsprogression (Mellors et al. 1996), der Indikationsstellung für eine und deren Effektivität.

Der Verlauf der HIV-Infektion hat sich nach Einführung der (cART) im Jahre 1996 grundlegend verändert: Die Häufigkeit HIV-1-assoziierter Erkrankungen ist erheblich gesunken (Brodt et al. 1997, Maschke et al. 2000, Sacktor et al. 2001) und die Überlebenszeit von Patienten mit AIDS deutlich gestiegen (De Luca et al. 1998, Dore et al. 2003).

F 10.3 HIV-assoziierte Manifestationen des ZNS

F 10.3.1 Pathophysiologische Grundlagen

Sehr früh im Verlauf der Infektion findet eine Invasion und Besiedlung des ZNS durch das HIV statt. Im Gegensatz zu anderen viralen ZNS-Infektionen, wie z. B. Herpes, Polio oder Rabies, welche durch eine direkte Infektion von Neuronen charakterisiert sind, ist bei der HIV-Infektion die Virusreplikation

* Autoren dieses Kapitels in der 5. Auflage: B. Sporer und M. Maschke.

Tab. F 10.1: Inzidenz und orientierende Manifestationszeitpunkte der wichtigsten neurologischen Komplikationen der HIV-Infektion

HIV-1-assoziierte Erkrankungen	Inzidenz[a]	Manifestationszeitpunkt[b]
Akute HIV-Meningitis	~1–6 %	Stadium A–B/Serokonversion
HIV-assoziierte Demenz	~10–20 % (~ 10 %)	Stadium C
HIV-Myelopathie	~6–10 %	Stadium C
Periphere Neuropathie	~15–35 %	Stadium B–C
Myopathie	< 2 %	Stadium A–C
Opportunistische Infektionen/ Neoplasien des Nervensystems		
Toxoplasma-Enzephalitis	~5–20 % (2–4 %)	Stadium C (CD4-Zellzahl/µl < 200)
Kryptokokken-Meningoenzephalitis	~2–12 % (~1,5 %)	Stadium C (CD4-Zellzahl/µl < 200)
Progressive multifokale Leukenzephalopathie	~2 % (~ 1,5 %)	Stadium C (CD4-Zellzahl/µl < 100)
CMV-Enzephalitis	~1–2 %c	Stadium C (CD4-Zellzahl/µl < 100)
CMV-Polyradikulitis	~1 %	Stadium C (CD4-Zellzahl/µl < 100)
Primäres ZNS Lymphom	~2–4 % (~0,5 %)	Stadium C (CD4-Zellzahl/µl < 100)

[a] In Klammern steht – soweit bisher vorliegend – die Inzidenz für den Zeitraum nach Einführung (1996) der antiretroviralen Kombinationstherapie (cART).
[b] Das Erkrankungsrisiko ist charakteristisch für unterschiedliche Stadien. Die Angaben dienen als ungefähre Orientierungshilfe. Höhere CD4-Zellzahlen schließen die jeweilige Erkrankung nicht aus.
[c] Bezogen auf die Inzidenz klinisch manifester CMV-Infektionen. Die Häufigkeit histopathologischer Zeichen einer CMV-Enzephalitis ist wesentlich höher (~30 –40 %).

Tab. F 10.2a: CDC-Klassifikation der HIV-Infektion (revidierte Fassung 1993)

Laborkategorien (CD4-Zellzahl/µl)	Klinische Kategorien		
	A (asymptomatisch)	B (Symptome, kein AIDS)	C (Symptome, AIDS)
1: > 500	A1	B1	C1
2: 200–499	A2	B2	C2
3: < 200	A3	B3	C3

Tab. F 10.2b: Erkrankungen der klinischen Kategorien A–C (Auszüge)

Kategorie A	Kategorie C (AIDS definierend)
Asymptomatische HIV-Infektion, persistierende generalisierte Lymphadenopathie, akute symptomatische (primäre) HIV-Infektion	CMV-Retinitis Extrapulmonale Kryptokokken-Infektion Generalisierte CMV-Infektion HIV-assoziierte Demenz Infektionen mit Mycobakterium avium complex oder M. kansaii, disseminiert oder extrapulmonal Maligne Lymphome Progrediente multifokale Leukenzephalopathie Toxoplasma-Enzephalitis Tuberkulose Wasting-Syndrom
Kategorie B	
Herpes zoster (polysegmental oder rezidivierend) Periphere Neuropathie Konstitutionelle Symptome: Fieber > 38,5 °C, Diarrhö (> 4 Wochen) Listeriose Orale Haarleukoplakie	

im ZNS vorwiegend in mononukleären Phagozyten (Makrophagen und Mikroglia) und in einem geringeren Ausmaß in Astrozyten zu finden (Tornatore et al. 1994). Die Infektion von Neuronen durch HIV (Nuovo et al. 1994) wird kontrovers diskutiert und ist wahrscheinlich pathogenetisch nicht relevant. Sehr früh wurde daher die Hypothese aufgestellt, dass vorwiegend indirekte Mechanismen zur neuronalen Funktionsstörung und zum neuronalen Zelltod beitragen (Vazeux et al. 1992). Eine Reihe von Untersuchungen hat auf die pathogene Bedeutung viraler Proteine, z. B. des HIV-Hüllproteins gp120 (Lipton 1991, Toggas et al. 1994) und der Regulatorproteine Tat (Magnuson et al. 1995) und Nef (Koedel et al. 1999, Sporer et al. 2000a) hingewiesen. Neben diesen sogenannten »Virotoxinen«, welche inflammatorische und neurotoxische Effekte aufweisen können, spielen Mediatoren eine Rolle, die aus HIV-infizierten und aktivierten immunkompetenten Zellen (z. B. Makrophagen, Mikroglia) freigesetzt werden. Diese in immunhistochemischen, liquoranalytischen und experimentellen Studien nachgewiesenen inflammatorischen (z. B. die Zytokine TNF-α, IL-1β) und chemotaktischen (z. B. die Chemokine MCP-1, MIP-1α/β, IP-10) Substanzen können eine chronische Entzündungsreaktion unterhalten und die Ausschüttung zytotoxischer Mediatoren (z. B. Arachidonsäure-Metabolite, exzitatorische Aminosäuren, freie Radikale, Fas-L) und Matrix-Metalloproteinasen induzieren (Griffin et al. 1994, Sporer et al. 1998, 2000a, Kelder et al. 1998, Conant et al. 1999, Nolting et al. 2009). Eine erhöhte Produktion dieser Mediatoren könnte dann zur neuronalen Dysfunktion, zum neuronalen Zelltod, zur Immigration von z. T. HIV-infizierten Leukozyten und zur strukturellen Schädigung der extrazellulären Matrix führen. Pathoanatomisch stützen zellkulturelle, liquordiagnostische (Di Rocco et al. 2000), neuropathologische, kernspinspektroskopische (v. Giesen et al. 2001) und nuklearmedizinische Befunde (Wang et al. 2004, Sporer et al. 2005) die Bedeutung der Störung des dopaminergen Systems bzw. einen bevorzugten Befall der Basalganglien.

F 10.3.2 Die HIV-assoziierte Demenz (HAD)

F 10.3.2.1 Klinik

Die HIV-assoziierte Demenz ist eine subakut bis chronisch verlaufende »subkortikale« Demenz, die vorwiegend in fortgeschrittenen Stadien der HIV-1-Infektion auftritt (McArthur et al. 1993).
Das klinische Bild der HAD ist charakterisiert durch neuropsychologische (Konzentrations-, Gedächtnisstörungen, psychomotorische Verlangsamung), psychopathologische (Antriebsarmut, Interessenverlust, sozialer Rückzug, emotionale Verflachung) und motorische Störungen (Feinmotorik-, Extrapyramidalmotorik- und zerebelläre Störungen). Psychomotorische Tests (z. B. finger tapping) weisen früh im Verlauf eine reduzierte motorische Geschwindigkeit nach (Arendt et al. 1990). Untypisch sind ein rascher Verlauf von wenigen Wochen, eine Vigilanzstörung, Meningismus und fokal-neurologische Zeichen. In 5–10 % können epileptische Anfälle auftreten (Wong et al. 1990).
Seit 2003 fiel auf, dass die schweren, HIV-assoziierten Demenzbilder zugunsten milder kognitiver Beeinträchtigungen in den Hintergrund traten (Dore et al. 2003, Brew 2004). Somit beschloss eine Konsensuskonferenz 2005 eine neue, dreistufige »Neuro-AIDS«-Nomenklatur einzuführen (Antinori et al. 2007):

1. das asymptomatische, HIV-assoziierte, neuropsychologische Defizit (ANPD) (engl. asymptomatic, HIV-associated, neurocognitive impairment = ANI);
2. das milde, HIV-assoziierte, neurokognitive Defizit (MNCD) (engl. mild neurocognitive disorder);
3. die HIV-assoziierte Demenz (HAD) (engl. HIV-associated dementia).

Das asymptomatische, HIV-assoziierte neuropsychologische Defizit wird diagnostiziert, wenn ein Patient in mindestens zwei von mindestens fünf neuropsychologischen Tests pathologische Resultate außerhalb der einfachen Standardabweichung erzielt. Getestet werden:

- Aufmerksamkeit,
- Informationsverarbeitung,
- sprachliche Fähigkeiten,
- Abstraktionsvermögen,
- Feinmotorik,
- Gedächtnis,
- Merkfähigkeit,
- Wahrnehmungsschnelligkeit.

Der Patient bemerkt diese Defizite nicht. Sie müssen mindestens vier Wochen vorhanden sein. Vor einer Klassifizierung nach dieser Nomenklatur muss somit mindestens eine Wiederholungsuntersuchung stattgefunden haben. Bei der neuropsychologischen Testung muss der Patient in klinisch gutem Zustand sein; er muss psychopathologisch unauffällig sein und darf keine opportunistischen zerebralen Infektionen, metabolischen Störungen oder Hinweise auf aktiven Drogen- oder Alkoholgebrauch haben. Besonderes Augenmerk muss auf Ko-Morbiditäten (z. B. Hepatitis-Virus-C-Koinfektion) gelegt werden, die neurokognitive Defizite bei HIV-Infizierten verschärfen können.
Für das milde, HIV-assoziierte neurokognitive Defizit gelten dieselben Kriterien, nur ist sich der Patient der Defizite bewusst. Er klagt über Ineffizienz im Beruf, Versagen bei sog. »Multitasking«-Aufgaben und soziale Interaktionsprobleme. Die subjektive Beschwerdeschilderung sollte fremdanamnestisch bestätigt werden.
Bei der HIV-assoziierten Demenz ist der Betroffene – wie bei jeder anderen Demenzform auch – nicht mehr in der Lage, seinen Alltag selbstständig zu strukturieren; seine Testergebnisse müssen außerhalb der zweifachen Standardabweichung pathologisch sein.
In der Konsensuspublikation sind neuropsychologische Tests festgehalten, die international in der Diagnostik HIV-assoziierter Gehirnerkrankungen zur Anwendung kommen sollten (Antinori et al. 2007).
Als rasche »screening« Methode der HAD bietet sich nach wie vor die HIV-Demenz-Skala in übersetzter Version an (Power et al. 1995, v. Giesen et al. 2005), die jedoch bei begründetem Verdacht eine ausführliche neuropsychologische Testung nicht ersetzen kann.
Histopathologisch finden sich eine Abblassung der weißen Substanz, perivaskuläre Infiltrate bestehend aus Mikroglia, Makrophagen und multinukleären Riesenzellen (fusionierte infizierte Makrophagen) (Budka 1986, Glass und Johnson 1996) sowie eine reaktive Vermehrung von Astrozyten (Astrozytose) (Navia et al. 1986a). Im Bereich des Kortex, Putamen, Globus pallidus und Hippocampus wurde ein Neuronenuntergang beschrieben. Eine klare Korrelation zur Schwere der Demenz konnte jedoch nicht gefunden werden (Ketzler et al. 1990, Everall et al. 1994, Masliah et al. 1996).
Da es bisher keinen einzelnen spezifischen radiologischen, laborchemischen oder neurophysiologischen Parameter gibt, gründet sich die Diagnose HIV-assoziierter Gehirnerkrankungen auf klinische und neuropsychologische Untersuchungsergebnisse.

Liquordiagnostisch sind diskrete entzündliche Veränderungen (lymphozytäre Liquorpleozytose, diskrete Gesamteiweißerhöhung, liquorspezifische oligoklonale Banden) bei der Mehrzahl aller HIV-infizierten Patienten zu finden. Eine erhöhte HI-Viruslast im Liquor (> 200 Kopien/ml) macht das Vorliegen klinisch relevanter, HIV-assoziierter Gehirnerkrankungen wahrscheinlicher, insbesondere, wenn die Viruslast im Liquor höher ist als im Blut (Ellis et al. 2002, Arendt et al. 2007). Die Ergebnisse unterschiedlicher Studien wiesen allerdings eine große interindividuelle Streuung auf, was die Wertigkeit dieses Laborparameters in der Routinediagnostik erheblich einschränkt (McArthur et al. 1997,

Tab. F 10.3: CSF Penetration Effectiveness (CPE)-Tabelle (nach Letendre et al. 2010)

Antiretroviraler Wirkmechanismus	CPE 4	3	2	1
Nukleosidische-/ Nukleotidische Reverse-Transkriptase-Inhibitoren	Zidovudin	Abacavir Emtricitabin	Didanosin Lamivudin Stavudin	Tenofovir Zalcitabin
Nicht-nukleosidische Reverse-Transkriptase-Inhibitoren	Nevirapin	Delavirdin Efavirenz	Etravirin	Nelfinavir Ritonavir Saquinavir Saquinavir/r Tipranavir/r
Protease-Inhibitoren	Indinavir/r	Darunavir/r Fosamprenavir/r Indinavir/r Lopinavir/r	Atazanavir/r Fosamprenavir	Enfuvirtid
Entry-/Fusions-Inhibitoren		Maraviroc		
Integrase-Inhibitoren		Raltegravir		

Brew et al. 1997). Zu beachten ist jedoch, dass einerseits auch opportunistische Infektionen mit Liquorpleozytose zu einem Anstieg der Liquor-HI-Viruslast führen können (Morris et al. 1998) und andererseits mit der cART vorbehandelte Patienten trotz fortschreitender Demenz eine niedrige bis nicht detektierbare Liquor-HI-Viruslast aufweisen können (Cysique et al. 2005). Die Arbeitsgruppe des NHRCs in San Diego prüfte in den letzten Jahren unter Mitarbeit der pharmazeutischen Industrie die Liquorgängigkeit antiretroviraler Medikamente und etablierte den international viel diskutierten CPE (CSF Penetration Effectiveness)-Score; dieser ordnet den einzelnen antiretroviralen Substanzen Zahlen von 1 (geringe) bis 4 (hohe Liquorgängigkeit) zu, wobei die Werte der einzelnen Substanzen einer Kombination zu einem CPE-Gesamtscore addiert werden (z. B.: Retrovir mit CPE 4, Epivir mit CPE 2 und Viramune mit CPE 4 erreichen zusammen 10, was einer ausgezeichneten Liquorgängigkeit entspricht; für jede Behandlung wird ein CPE-Wert von 7 oder höher empfohlen (Letendre et al. 2010) (B).
Kernspintomographisch finden sich im T2-gewichteten Bild in der tiefen weißen Substanz und den Basalganglien Signalanhebungen ohne Gadolinium-Aufnahme, die unter Therapie rückläufig sein können (Thurnher et al. 2000). Neben diesen Befunden besteht bei 75 % der Patienten eine Hirnatrophie, die allerdings auch bei ca. 50 % asymptomatischer Patienten mit HIV-Infektion zu finden ist (Gelman und Guinto 1992). Das EEG kann unspezifische Veränderungen (z. B. Verlangsamungen) aufweisen. Funktionell bildgebende Verfahren, die u. a. eine Verminderung des zerebralen Blutflusses und kernspinspektroskopische Veränderungen (Anstieg glialer Zellmarker in Frühstadien; Abnahme neuronaler Marker in Spätstadien) nachgewiesen haben, könnten in Zukunft in der Früh- und Verlaufsdiagnostik an Bedeutung gewinnen. Bisher sind diese Verfahren jedoch für die Routinediagnostik nicht ausreichend etabliert (Tucker et al. 2004) bzw. zu teuer. Sehr interessante Studien von Chang et al. (2009) haben nachgewiesen, dass HIV-positive Patienten bereits früh im Infektionsverlauf mehr neuronale Zellen aktivieren müssen als HIV-negative Vergleichspopulationen, um neue Inhalte erlernen zu können.

F 10.3.2.2 Epidemiologie und Verlauf

Die Inzidenz der HIVE beträgt ca. 10–20 % und ist nach Einführung der cART um etwa 50 % zurückgegangen (Dore et al. 1999, Maschke et al. 2000, Sacktor et al. 2001). Neuere epidemiologische Untersuchungen zeigten allerdings keinen Rückgang der Prävalenz der Vorstufen (asymptomatisches, HIV-assoziiertes neuropsychologisches Defizit und mildes, HIV-assoziiertes, neurokognitives Defizit) und ein zunehmendes Auftreten bei Patienten mit CD4-Zellzahlen über 200 Zellen/µl (Dore et al. 2003, McArthur et al. 2004). Der Verlauf der HAD ist ohne Behandlung chronisch progredient. Innerhalb von Monaten kann sich das klinische Bild bis zu einer spastischen Tetraparese und Mutismus verschlechtern. Eine solch dramatische Entwicklung ist heute selten, da die cART sie bis auf seltene Ausnahmen verhindert. Unter cART hat sich die Überlebenszeit auch der raren, schweren Fälle auf 48 Monate erhöht (Dore et al. 1999, 2003). Davon abgesehen dominieren die milden neurokognitiven Defizite.
Die ersten placebokontrollierten Studien zur therapeutischen Wirksamkeit der antiretroviralen Therapie mit Zidovudin in hoher (750 mg/die Ziduvodin/AZT/Retrovir®) und durchschnittlicher (500–600 mg/die) Dosierung wurden 1988, 1992 und 1993 veröffentlicht (Schmitt et al. 1988, Arendt et al. 1992, Sidtis et al. 1993) (↑↑, A). In einer offenen Studie wurde zudem auf die Wirksamkeit von d4T (Stavudin, Zerit®) hingewiesen (Arendt et al. 2001), das allerdings heute wegen seiner starken mitochondrial-toxischen Nebenwirkungen kaum noch zur Anwendung kommt. Seit Einführung der cART im Jahr 1996 gibt es eine Reihe an Kasuistiken und offenen Studien, die über eine partielle oder vollständige Remission unterschiedlich schwerer kognitiv/motorischer Defizite unter cART berichten (Gendelman et al. 1998, Maddocks und Iredell 1999, Sacktor et al. 2000b). Pathogenetisch orientierte Therapien (z. B. Nimodipin, Memantine) führten in kleineren Studien bisher nicht zu robusten Effekten (Navia et al. 1998, Turchan et al. 2003). Der Einsatz von Selegilin, welches in kleinen, placebokontrollierten Studien positive Effekte zeigte (The Dana Consortium 1998, Sacktor et al. 2000a), im experi-

Tab. F 10.4: Wichtige Differentialdiagnosen der HIV-1-assoziierten Demenz

Differentialdiagnosen	Diagnostik
Neurolues	Liquordiagnostik mit Antikörpernachweis
CMV-Enzephalitis	Liquor: Zellzahl (ggf. granulozytär) und Eiweiß erhöht, Glukose erniedrigt, CMV-PCR positiv, MRT Schädel: hyperintense Läsionen in T2WI, andere CMV-Manifestationen? (Retinitis, Colitis)
Progressive multifokale Leukenzephalopathie	Liquor: JC-Virus PCR positiv, MRT Schädel: flächige hyperintense Marklagerläsionen in T2WI ohne Gadolinium-Enhancement
VZV-Enzephalitis	Liquor: deutliche Entzündungszeichen, VZV-PCR positiv, Antikörpernachweis (Serum und Liquor)
Toxoplasma-Enzephalitis	CT/MRT: uni/multifokale Läsionen, KM-aufnehmend, raumfordernd Rarität: diffuse Mikroglia-Enzephalitis
Metabolische Enzephalopathie	Labor: u. a. Elektrolyte, Nieren-, Leber-, Schilddrüsenwerte; deutlich verringerter AZ
Andere Ursachen	Je nach Befundlage: Ausschluss anderer Infektionen mit Bakterien/Mykobakterien, Pilzen (z. B. Kryptokokken) und einer Meningeosis lymphomatosa

mentellen Modell allerdings die Virusreplikation und Ausschüttung neurotoxischer Substanzen fördert (Czub et al. 2004), ist umstritten.

F 10.3.3 Die HIV-assoziierte Myelopathie

F 10.3.3.1 Klinik

In fortgeschrittenen Stadien der HIV-Infektion kann es zu einer subakut bis chronisch verlaufenden Myelopathie kommen, die durch eine meist schleichend progrediente spinale Symptomatik mit einer beinbetonten, spastischen Tetraparese, spinaler Ataxie und Inkontinenz charakterisiert ist. Eine begleitende, distal symmetrische Polyneuropathie kann das klinische Bild anfangs verschleiern.

Histopathologisch werden im Bereich der Hinterstränge und Vorderseitenstränge des thorakalen Myelons eine vakuoläre Degeneration der weißen Substanz (vakuoläre Myelopathie) und in frühen Stadien Infiltrate mit Makrophagen nachgewiesen (Tan et al. 1995). Die neuropathologischen Veränderungen sind denen der funikulären Myelose ähnlich. Die Pathomechanismen sind bisher weitestgehend unbekannt. Von der vakuolären Myelopathie wurde die HIV-assoziierte Myelitis histopathologisch abgegrenzt. Hier finden sich multinukleäre Riesenzellen als Merkmal einer produktiven HIV-Infektion, und im Gegensatz zur vakuolären Myelopathie wird ein direkter pathogenetischer Zusammenhang mit der produktiven HIV-Infektion diskutiert (Budka et al. 1988, Grafe und Wiley 1989). Die HIV-assoziierte Myelitis kann isoliert oder in Kombination mit der vakuolären Myelopathie auftreten (Petito et al. 1994).

Die kernspintomographische Diagnostik zeigt unspezifische Befunde und dient dem Ausschluss anderer Erkrankungen. Heutzutage kommt in Spezialzentren das sog. Tensor-Imaging zur Anwendung, das Faserdegenerationen darstellen kann. Liquordiagnostisch finden sich keine spezifischen Veränderungen (Geraci et al. 2000). Differentialdiagnostisch müssen raumfordernde spinale Prozesse, opportunistische Infektionen mit CMV, HTLV-1, HSV, VZV, Mykobakterien (spinale Tuberkulome), Toxoplasma gondii und Treponema pallidum sowie ein Vitamin B_{12}-Mangel ausgeschlossen werden.

F 10.3.3.2 Epidemiologie und Verlauf

Die HIV-assoziierte Myelopathie liegt in schweren Fällen in bis zu 80 % mit der HAD kombiniert vor und ist meist eine Manifestation der fortgeschrittenen HIV-Infektion, die heutzutage selten ist. In Einzelfällen wurde das Auftreten einer Myelopathie allerdings auch in frühen Stadien berichtet (Fischer und Enzensberger 1987, Wiley und Price 1993). Der Verlauf ist chronisch progredient. Bisher existieren keine gesicherten Therapieempfehlungen. Kasuistisch wurden unter HAART Remissionen im Frühstadium der Myelopathie dokumentiert (Staudinger und Henry 2000, Di Rocco und Tagliati 2000) (↑). Ferner sollten symptomatische Therapien der Spastik (z. B. mit Baclofen oder Tizanidin) und der Blasenstörung (z. B. Oxybutynin oder Flavoxat) sowie Krankengymnastik angewendet werden.

F 10.3.4 Die akute HIV-Meningitis

Die akute HIV-Meningitis ist eine relativ seltene Komplikation, die zur Zeit der Serokonversion, aber auch zu späteren Zeitpunkten meist bei Patienten mit noch guter Immunität auftritt. Das klinische Bild und der Liquorbefund unterscheiden sich nicht von denen einer akuten aseptischen Meningitis anderer Ätiologie. Die Symptome und das entzündliche Liquorsyndrom bilden sich in der Regel innerhalb von Tagen bis Wochen weitgehend zurück. Gering entzündliche Liquorveränderungen mit einer diskreten Gesamteiweißerhöhung, einer geringen Liquorpleozytose und dem Nachweis von liquorspezifischen oligoklonalen Banden lassen sich jedoch auch bei ca. 40–80 % klinisch asymptomatischer HIV-1-infizierter Patienten nachweisen (Appleman et al. 1988).

Die Diagnose beruht auf dem Ausschluss anderer ZNS-Infektionen. Insbesondere beim Auftreten von Hirnnervenausfällen sollten andere Ursachen wie eine Neurosyphilis, Neuroborreliose (s. Kap. F 6), tuberkulöse Meningitis (s. Kap. F 3), Pilzmeningitis (s. Kap. F 9) und eine Meningitis lymphomatosa/carcinomatosa liquordiagnostisch ausgeschlossen werden.

F 10.3.5 Therapeutische Prinzipien (antiretrovirale Therapie)

Die hochaktive antiretrovirale Kombinationstherapie (cART) besteht aus mindestens drei antiretroviralen Substanzen, die basierend auf ihrem Nebenwirkungsprofil, der vorbestehenden Zusatz-

HAART 2011

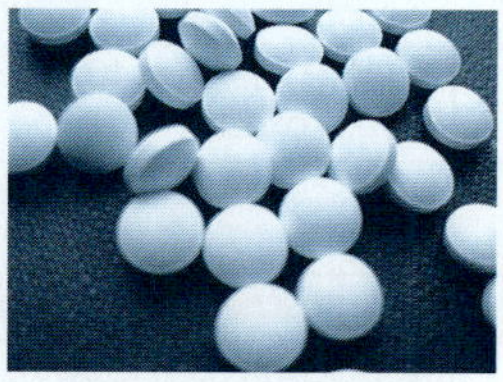

NRTIS (Nukleosidische-/Nukleotidische-Reserve-Transkriptase-Inhibitoren)
Zidovudin AZT
Lamivudin 3TC
Abacavir ABC
Didanosin ddI
Zacitabin ddC
Stavudin d4T
Tenofovir RDF
Emtricitabin FTC

NRTIS (Nicht-Nukleosidische-Reserve-Transkriptase-Inhibitoren)
Nevirapin NVP
Efavirenz EFV
Delavirdin DLV
Etavirin

PI (Protease-Inhibitoren)
Saquinavir SQV
Indinavir IDV
Nelfinavir NLV
Fosamprenavir fAPV
Lopinavir LPV
Atazanavir ATV
Tipranavir TPV
Darunavir

Fusions-Inhibitoren
Enfuvirtid (T20)

CCR/5-Antagonisten
Maraviroc

Integrase-Inhibitoren
Raltegravir

Abb. F 10.1: Schematische Abbildung der 2012 im Bereich der EMA (European Medicines Agency) zugelassenen antiretroviralen Wirkstoffe gegen das HI-Virus. Die Unterteilung erfolgt anhand der üblichen Wirkstoffklassen.

medikation und etwaiger Resistenzen gewählt werden. Aktuell sind Medikamente aus den Substanzklassen der Reverse-Transkriptase-Hemmer vom Typ der (1) Nukleosid-Analoga (NRTI) und (2) Nicht-Nukleosid-Analoga (NNRTI) sowie Proteaseinhibitoren (PI), Integrase-Inhibitoren und sog. »Entry«-Hemmer (Fusionshemmer und CCR5-Anatgonisten) zugelassen. Die Kombination von AZT und D4T sollte aufgrund antagonistischer Eigenschaften nicht erfolgen. Nur der kombinierte Einsatz unterschiedlicher antiretroviraler Substanzen ermöglicht eine längerfristige Hemmung der Virusreplikation und reduziert das Risiko von Resistenzen und des Therapieversagens (Hoffmann 2005, Flepp et al. 2001). Eine herausragende Bedeutung für den individuellen Erfolg der z. T. nebenwirkungsreichen cART hat die Compliance des Patienten (Bangsberg et al. 2001). Zunehmend werden daher auch Kombinationspräparate und Substanzen für die tägliche Einmalgabe entwickelt (Trizivir®, Atripla®, Eviplera®).

Die allgemeine Indikationsstellung für die antiretrovirale Therapie orientiert sich am klinischen Status, an der CD4-Zellzahl, der Plasma-HI-Viruslast und der Krankheitsprogression. Die Therapieziele umfassen die Senkung der Plasma-HI-Viruslast möglichst unter die Nachweisgrenze, das Anheben der CD4-Zellzahl und die zumindest partielle Immunrekonstitution bei geringen Nebenwirkungen und Erhalt bzw. Verbesserung der Lebensqualität.

Die wichtigsten Nebenwirkungen umfassen das Lipodystrophie-Syndrom, die medikamentös-toxische Polyneuropathie (DDI, DDC, D4T) und Myopathie (AZT), die Myelotoxizität (AZT), allergische Exantheme (vorwiegend NRTI und NNRTI) und die Laktatazidose (NRTI), die selten lebensbedrohliche Ausmaße annehmen kann. In Bezug auf die bekannte Neurotoxizität einiger antiretroviraler Substanzen ist zu beachten, dass die Präparate DDI (Videx®), DDC (Hivid®) und D4T (Zerit®) nicht oder nur unter engmaschiger neurologischer Kontrolle bei Patienten mit vorbestehender Polyneuropathie zur Anwendung kommen sollten; alle drei Präparate werden heute wegen ihrer Nebenwirkungen kaum noch angewendet. Die moderne antiretrovirale Therapie ist eine »Klassen-Kombination« (NRTI/PI oder NNRTI, PI-I-III/CCR5-Antagonist). Ferner muss auf multiple Medikamenteninteraktionen insbesondere der Erst- und Zweitgenerationen-Proteasehemmer mit anderen Substanzklassen (z. B. Antiepileptika, Analgetika, Sedativa) geachtet werden. Beispielsweise kann die Wirkung von PIs, die vorwiegend über das Zytochrom-P450-3A-System metabolisiert werden, durch die pharmakologische Induktion desselben (z. B. durch Carbamazepin, Phenobarbital, Phenytoin) erheblich reduziert werden. Umgekehrt inhibieren einige PIs (insbesondere RTV, das zur Boosterung anderer PIs verwendet wird und daher in fast jeder PI-haltigen antiretroviralen Kombination vorkommt) das Zytochrom-3A-P450-3A-System und führen zu einem protrahierten Abbau anderer Substanzen (Benzodiazepine, Opiate, Marcumar, Antikonvulsiva, Antidepressiva), was eine Dosisanpassung von Medikamenten mit enger therapeutischer Breite nötig macht (Piscitelli et al. 1996, Hug et al. 1998). Die moderne Drittgeneration der PIs (Darunavir) provoziert diese Probleme nicht mehr.

F 10.3.6 Pragmatische Therapie

Basierend auf epidemiologischen und offenen Verlaufsbeobachtungen besteht Konsens dahingehend,

Tab. F 10.5: Übersicht von Nebenwirkungen und Arzneimittelinteraktionen antiretroviraler Substanzen (Hug et al. 1998, Piscitelli et al. 1996)

	Substanz/Generikum/ Präparat®/*Kombipräparat®*	Häufige Nebenwirkungen/Anmerkung
NRTI	AZT/Zidovudin/Retrovir®/ *Combivir®/Trizivir®*	Kopfschmerzen (40 %), Müdigkeit, epileptische Anfälle, Myopathie, Myelotoxizität
	DDI/Didanosin/Videx®	Kopfschmerzen (5 %), epileptische Anfälle, Neuropathie, Pankreatitis (Vorsicht bei Kombination mit ATV)
	DDC/Zalcitabin/Hivid®	epileptische Anfälle, Neuropathie, Stomatitis
	3TC/Lamivudin/Epivir®/ *Combivir®/Kivexa®/Trizivir®*	Kopfschmerzen (35 %), Schwindel, Müdigkeit, epileptische Anfälle
	D4T/Stavudin/Zerit®	Kopfschmerzen (4 %), Neuropathie
	ABC/Abacavir/Ziagen®/ *Kivexa®/Trizivir®*	Exantheme (z. T. schwere Reaktionen (4–6 %), Gabe sofort beenden, keine erneute Exposition)
	FTC/Emtricitabin/Emtriva®/ *Truvada®*	Neutropenie, Anämie, Kopfschmerzen, Schwindel, Insomnie, Diarrhö, Hyperpigmentation
	TDF/Tenofovir/Viread®/ *Truvada®*	Schwindel, Diarrhö, Pankreatitis (Vorsicht bei Kombination mit DDI), Nierenversagen
Protease-inhibitoren	IDV/Indinavir/Crixivan®	Kopfschmerzen, Nephrolithiasis, Hyperbilirubinämie (meist klinisch irrelevant)
	SQV/Saquinavir/Fortovase®	Tremor, Diarrhö (20 %), GI-Beschwerden, Hyperglykämie
	RTV/Ritonavir/Norvir®	Nausea, Tremor, periorale Paraesthesien, Diarrhö, Hepatitis, Pankreatitis/meist Kombinationspräparate (»PI-Booster«)
	NFV/Nelfinavir/Viracept®	Müdigkeit (10–20 %), Diarrhö, Hyperglykämie
	LPV/Lopinavir/Kaletra®	Nausea, Diarrhö, Cholesterin, Hyperglykämie
	APV/Amprenavir/Agenerase®	Kopfschmerzen, Übelkeit, Exantheme, Hyperglykämie
	ATV/Atazanavir/Reyataz®	Hyperbilirubinämie (16 %, Ø Kombination mit IDV), Kopfschmerzen, Insomnie, Übelkeit, periphere neurologische Symptome
	FPV/Fosamprenavir/Telzir®	Diarrhö, Kopfschmerzen, Schwindel, Müdigkeit, Exantheme (auch Stevens-Johnson-Syndrom)
	TPV/Tipranavir/Aptivus®	Hypercholesterinämie, -triglyceridämie, Diarrhö, Transaminasenerhöhung, enthält Ethanol
NNRTI	EFV/Efavirenz/Sustiva®	Benommenheit, Depression, Nervosität (50 %), Parästhesien, Exantheme (30 %), gastrointestinale Symptome (20 %)
	DLV/Delavirdin/Rescriptor®	Kopfschmerzen, Müdigkeit, Exantheme, gastrointestinale Symptome (30 %)/ **in Deutschland nicht zugelassen**
	NVP/Nevirapin/Viramune®	Kopfschmerzen (30 %), Übelkeit (60 %), Müdigkeit, Exantheme (< 0,3 % Steven-Johnson-Syndrom)
FI	T20/Enfuvirtid/Fuzeon® (Fusionsinhibitor, sc. Gabe)	Kopfschmerzen, Insomnie, Lymphadenopathien, erhöhte Infektanfälligkeit
CCR5-Antagonisten	Maraviroc/Celsentri®	Muskelschmerzen, Schlafstörungen
Integrase-Inhibitoren	Raltegravir/Isentress®	Kopfschmerzen
	Methadon senkt Plasmaspiegel von D4T und DDI **TDF** erhöht DDI (Dosisanpassung von DDI auf 250 mg/die, Kombi kritisch) **Ribavirin** hemmt die Phosphorylierung von AZT (Kombination nicht empfohlen)	Kombination mit Mida-, Triazolam, Ergotamin-Derivaten, Johanniskraut, Sim-, Lovastatin, Astemizol, Terfenadin, Cisaprid vermeiden, **Vorsicht**: Kombi mit Antiarrhythmika und BD (toxische Plasmakonzentrationen aufgrund verminderter Metabolisierung möglich, teilweise **KI**) **RTV. TPV**: zusätzlich Kombi mit Amiodaron, Flecainid, Propafenon, Quinidin vermeiden (es bestehen > 200 WW mit anderen Substanzen!), RTV erhöht Plasmaspiegel anderer PI (gewünschter »Booster« Effekt) **RTV** erhöht Plasmaspiegel von: Rifb, Clari, Erythro, BD, DPH, PB, CBZ, Doxepin, MDMA (»Ecstasy«), Betablockern, Ca-Antagonisten; **IDV, APV, LPV, NFV** erhöhen Plasmaspiegel von: Rifb (evt. Dosis erniedrigen) **CBZ, PB, DPH, Dexamethason, Rif, Rifb** senken wahrscheinlich die Plasmaspiegel aller PI => Drug Monitoring (Beispiel: Rif führt zu einer Plasmaspiegelreduktion der meisten PI um 70–85 % = meist **KI**) **Sonstiges:** Clari erhöht Plasmaspiegel von IDV, SQV; Erythro erhöht Plasmaspiegel von LPV, APV (meist keine Dosisanpassung nötig), LPV senkt FPV und vice versa (Kombi nicht günstig), trizyklische AD erhöhen Plasmaspiegel von NFV

Abkürzungen: Rif: Rifampicin, Rifb: Rifabutin, Clari: Clarithromycin, Erythro: Erythromycin, CBZ: Carbamazepin, DPH: Phenytoin, PB: Phenobarbital, BD: Benzodiazepine, AD: Antidepressiva dass Patienten mit einer HAD von der cART profitieren (v. Giesen et al. 2000, Sacktor et al. 2000b, Dore et al. 2003, Cysique et al. 2006). Die Diagnose einer HAD ist daher eine explizite Indikation zur cART. ANPD und MNCD sind bisher eine relative Indikation. Bei Persistenz oder Symptomprogression muss auch bei diesen Patienten eine cART oder die Optimierung der bestehenden Behandlung in Erwägung gezogen werden. Pragmatisch sollte die Therapie möglichst eine oder mehrere liquorgängige Substanzen enthalten, sodass ein Letendre-Index von ≥ 7 erreicht wird (s. o.) (↑, B). Bisher werden die folgenden Präparate als besonders (AZT, NVP) bzw. gut (ABC, EFV, FTC, FPV/r, LPN/r, DRV/r, RAL und MVC) liquorgängig eingestuft. Für die HIV-1-assoziierte Myelopathie existieren bisher keine durch kontrollierte Studien gesicherten Therapieempfehlungen.

F 10.3.7 Immunrekonstitutionssyndrome (IRIS)

cART führt sicher zu einer verbesserten Immunantwort auf pathogene Keime, was auch die Verringerung der Inzidenz opportunistischer ZNS-Infektionen nach ihrer Einführung erklärt. In letzter Zeit werden jedoch vermehrt atypische Verläufe opportunistischer ZNS-Infektionen beobachtet. Zudem scheint es nach Initiierung einer cART häufig zu entzündlichen Erkrankungen des zentralen und peripheren Nervensystems, aber auch innerer Organe zu kommen. Neuere Untersuchungen zeigen, dass diese inflammatorischen Reaktionen Folge einer fehlerhaften Immunrekonstitution sind, in deren Verlauf sich die eigentlich gegen pathogene Keime gerichtete Immunantwort gegen körpereigene Zellen wendet. Die daraus resultierenden Erkrankungen werden inflammatorische Immunrekonstitutionssyndrome (IRIS) genannt (French et al. 2004, Hirsch et al. 2004, Goebel 2005). Dabei werden infektiöse IRIS von sarkoidoseähnlichen und autoimmunologischen IRIS unterschieden.
Als mögliche Risikofaktoren für die Entwicklung eines IRIS wurden eine aktive oder subklinische opportunistische Infektion sowie eine CD4+-Zellzahl unter 50/µl und siebenstellige Plasma-Virusbelastungen zum Zeitpunkt des Beginns einer cART identifiziert (Shelbourne et al. 2005a). Zudem scheint das Vorhandensein bestimmter Gene (HLA-B44, HLA-A2, HLA-DR4, TNF-alpha-308*2) für die Entstehung eines IRIS zu prädisponieren. Interessanterweise kommt es gerade bei den Patienten, bei denen die Viruslast des HIV besonders rasch nach Therapiebeginn unter die Nachweisgrenze abfällt, überdurchschnittlich häufig zu einem IRIS. Die allermeisten IRIS entstehen innerhalb der ersten 120 Tage nach einer neu begonnenen cART.

F 10.3.7.1 Neurologische infektiöse IRIS

Infektiöse IRIS entstehen auf dem Boden einer aktiven oder subklinischen opportunistischen Infektion. Infektiöse IRIS, die das ZNS betreffen, spielen v. a. bei einer Infektion mit dem JC-Virus eine Rolle (Cinque et al. 2001, Hoffmann et al. 2003, Vendrely et al. 2005). Darüber hinaus scheint es bei subklinischen Infektionen mit Kryptokokken zu einer aseptischen Meningitis, mediastinalen Lymphadenitis und auch zu intraparenchymatösen Läsionen des ZNS als Ausdruck eines infektiösen IRIS zu kommen (Shelbourne et al. 2005b, Jenny-Avital und Abadi 2002). Pathologisch liegt diesem Kryptokokken-assoziierten IRIS eine granulomatöse Entzündung mit gleichzeitiger Hyperkalziämie zugrunde. Weitere neurologische, infektiöse IRIS scheint es im Gefolge von Infektionen mit Herpes-Viren und Mykobakterien zumeist in Form aseptischer Meningitiden zu geben.
Völlig unklar ist derzeit, wie therapeutisch auf das Vorliegen eines infektiösen IRIS reagiert werden soll. Nach Einzelfallberichten und kleineren Fallsammlungen kommt es nach der Gabe von Kortikoiden, die theoretisch zur Unterdrückung der überschießenden Immunantwort führen könnten, nicht immer zu einer Verbesserung. Es gibt Hinweise, dass eine Unterbrechung oder Modifizierung einer cART ein besseres Outcome zumindest bei JC-Virus-assoziierten IRIS erreichen kann. Eine allgemeine Therapieempfehlung lässt die derzeitige Studienlage jedoch nicht zu.

F 10.3.7.2 Autoimmunologische IRIS

Einige Fallberichte schildern das Auftreten multifokaler, leukenzephalitischer Läsionen nach Initiierung einer cART. In diesen sogenannten »MS-type lesions« ließ sich keine JC-Virus-DNA, aber eine perivaskuläre Infiltration mit mononukleären Zellen nachweisen, sodass auf autoimmunbedingte IRIS als Ursache geschlossen wurde (Corral et al. 2004).

F 10.4 HIV-assoziierte Erkrankungen des peripheren Nervensystems und Muskels

F 10.4.1 HIV-assoziierte Neuropathien

F 10.4.1.1 Klinik, Epidemiologie und Verlauf

Periphere Neuropathien sind häufige HIV-assoziierte neurologische Komplikationen. Unterschiedliche Formen kommen in allen Stadien der HIV-1-Infektion vor. Es lassen sich mindestens sieben Manifestationen unterscheiden:

1. die distal symmetrische, sensomotorische Polyneuropathie (DSP),
2. die chronisch inflammatorische, demyelinisierende Polyneuropathie (CIDP),
3. die akute, inflammatorische Polyradikulitis (HIV-1-assoziiertes Guillain-Barré-Syndrom [GBS]),
4. die HIV-assoziierte vaskulitische Polyneuropathie,
5. die Mononeuritis multiplex und
6. die Neuropathie bei diffuser, infiltrativer Lymphozytose (DILS) sowie
7. die antiretroviral-toxische Neuropathie (ATN)

Die distal symmetrische, sensomotorische Polyneuropathie (DSP) ist die häufigste Manifestation. Die Prävalenz wird je nach Studie zwischen 35 und 80 % der HIV-infizierten Patienten angegeben und steigt

mit zunehmender Immundefizienz an (Husstedt et al. 1994, 2000). Histopathologisch finden sich eine segmentale Demyelinisierung, axonale Degeneration und der Nachweis mäßiggradiger, epi- und endoneuraler, perivaskulärer Infiltrate (Bradley et al. 1998).
Zu distal betonten, leichten Paresen und Atrophien kommt es in etwa 30 % der Fälle. Die distale sensible Polyneuropathie (DSP) entwickelt sich über Monate bis Jahre schleichend chronisch progredient. Neurophysiologische Untersuchungen zeigen ein meist axonal betontes Schädigungsmuster mit normalen oder meist nur gering verlangsamten Nervenleitgeschwindigkeiten.
Anamnestisch und laborchemisch müssen Neuropathien anderer Ätiologie (z. B. durch Diabetes mellitus, Alkoholabusus, Vitamin B_{12}-Mangel, hereditäre Neuropathien) ausgeschlossen werden (s. Kap. J 2). Die zahlenmäßig wichtigste Differentialdiagnose ist jedoch die der medikamentös-toxischen Polyneuropathien, die durch eine Reihe antiretroviraler Medikamente, Tuberkulostatika (z. B. INH) oder Zytostatika (z. B. Vincristin) bedingt sein können. Für die antiretroviralen Nucleosidanaloga DDI (Didanosin, Videx®), DDC (Zalcitabin, Hivid®) und D4T (Stavudin, Zerit®) ist eine dosisabhängige, nach dem Absetzen der Substanzen teilreversible Polyneuropathie nachgewiesen (Berger et al. 1993, Simpson und Tagliati 1995), die je nach Studienergebnis und Dosierung bei ca. 10 und 35 % der behandelten Patienten innerhalb von 1–6 Wochen auftritt. Als pathogenetisch relevanter Faktor wird eine toxische Störung der mitochondrialen DNA-Synthese diskutiert (Wulff et al. 2000). Klinisch und neurophysiologisch gibt es keinen Parameter, der diese Form der Polyneuropathie gegenüber der DSP abgrenzt. Diese Form der Neuropathie ist jedoch rückläufig, da diese Nukleosidanaloga wegen ihrer mitochondrial-toxischen Nebenwirkungen überhaupt nicht mehr (ddC) oder kaum noch (d4T, ddI) eingesetzt werden.

Ist die Progredienz rascher, die Klinik primär von schmerzhaften Missempfindungen geprägt, sind die Beschwerden nicht mit der Einnahme neurotoxischer Substanzen assoziiert und Koinfektionen (z. B. mit Borrelien, Zytomegalievirus, Herpes-simplex- und Varizella-zoster-Virus) durch die Liquordiagnostik weitestgehend ausgeschlossen, sollte eine N.-suralis-Biopsie mit der Fragestellung »vaskulitische Polyneuropathie« durchgeführt werden (Deutsche Neuro-AIDS Arbeitsgemeinschaft/DNAA 2000), die gelegentlich auch als Erstmanifestation der HIV-Infektion auftreten kann (Mahadevan et al. 2001).
Die akute (Guillain-Barré-Syndrom (GBS)) oder chronisch inflammatorische Polyradikuloneuritis (CIDP) sind seltene Manifestationen. Die HIV-assoziierte CIDP tritt in frühen bis späten HIV-Krankheitsstadien auf, das GBS ist eher eine Manifestation der frühen HIV-1-Infektion oder Serokonversion. Für beide Formen wird eine immunogene Ätiologie angenommen (Wulff et al. 2000). Beide Syndrome unterscheiden sich klinisch und neurophysiologisch nicht vom GBS und der CIDP HIV-negativer Patienten (s. Kap. J 1). Die Liquordiagnostik dient dem Ausschluss opportunistischer Infektionen und zeigt neben einem erhöhten Gesamteiweiß oft auch eine milde Pleozytose. Kasuistisch wurden GBS-ähnliche Syndrome im Rahmen einer Laktatazidose (Wooltorton 2002) in Zusammenhang mit der Einnahme von NRTI (insb. D4T) und als mögliches Immunrekonstitutionssyndrom (s. Kap. F 10.3.7.3) beschrieben.
Die Mononeuritis multiplex ist eine seltene, meist selbstlimitierende, wahrscheinlich immunogen bedingte Manifestation der frühen HIV-1-Infektion, die durch eine rasch auftretende, neurophysiologisch vorwiegend axonale Schädigung einzelner oder mehrerer Hirn- oder peripherer Nerven charakterisiert ist. Eine in späten Stadien der HIV-1-Infektion auftretende Form der Mononeuritis multiplex verläuft progredient und schwer und ist durch den Befall multipler peripherer Nerven charakterisiert. In diesen Fällen lässt sich im Nervenbiopsat oder im Liquor (mittels PCR) meist eine Infektion mit CMV nachweisen (Said et al. 1991, Roullet et al. 1994). In seltenen Fällen wurden auch vaskulitisbedingte Mononeuritiden beschrieben (Lange et al. 1988, Bradley und Verma 1996).
Die diffuse infiltrative Lymphozytose (DILS) ist eine äußerst seltene Manifestation, welche histologisch durch die viszerale Infiltration CD8-positiver T-Lymphozyten und laborchemisch durch eine persistierende CD8-Lymphozytose charakterisiert ist. Das klinische Bild ähnelt dem Sjögren-Syndrom. In 60 % der Fälle kommt es zu einer schmerzlosen Schwellung der Parotis und einem Sicca-Syndrom mit Lungen, Nieren und Leberbeteiligung. Die DILS-assoziierte Schädigung peripherer Nerven ist klinisch meist durch eine akut bis subakut verlaufende, distal-symmetrische, schmerzhafte, axonale Polyneuropathie charakterisiert. Selten kann auch ein multifokales Verteilungs- und demyelinisierendes Schädigungsmuster auftreten (Moulignier et al. 1997, Gherardi et al. 1998).

F 10.4.1.2 Pragmatische Therapien

Für die häufigste Form der HIV-assoziierten Neuropathien, die DSP, existieren bisher keine etablierten kausalen Therapieansätze, sodass vorwiegend symptomatische Behandlungen angewendet werden (McArthur et al. 2000, Schifitto et al. 2001). Die Gabe von L-Acetylcarnitin zeigte in zwei kleinen, offenen Studien einen positiven Effekt bei der antiretroviral-toxischen Neuropathie (ATN) (Herzmann et al. 2006, Osio et al. 2006). In placebokontrollierten Studien wirkten die Antikonvulsiva Gabapentin und Lamotrigin schmerzlindernd (Newshan 1998, LaSpina et al. 2001, Simpson et al. 2003, Hahn et al. 2004), die Behandlung mit Amitriptylin (75–100 mg/Tag), Mexiletin (bis 600 mg/Tag), Peptid T (intranasal 6 mg/Tag), ein Akupunkturregime und die topische Anwendung von Lidocain-Gel (5 %) und Capsaicin (0,075 %) zeigten keine Wirksamkeit (Simpson et al. 1996, Kieburtz et al. 1998, Kemper et al. 1998, Shlay et al. 1998, Paice et al. 2000, Estanislao et al. 2004). In einer rezenten Metaanalyse placebokontrollierter, randomisierter Studien erwiesen sich nur Capsaicin-Folien, Nerve Growth Factor und Cannabis als wirksamer als Placebo (Phillips et al. 2010). Carbamazepin sollte aufgrund der Induktion des Zytochrom-P-450-3A-Systems und des damit verbundenen beschleunigten Abbaus einiger antiretroviraler Substanzen (PI) nur unter engmaschiger Kontrolle der HI-Viruslast verabreicht werden. Bei der medikamentös-toxischen Form der Polyneuropathie sollte, sofern aus virologischer Sicht vertretbar, ein Absetzen oder eine Dosisreduktion neurotoxischer Substanzen erfolgen. In der Regel kommt es nach etwa vier bis acht (–16) Wochen zu einer Besserung der Beschwerden. In einigen Fällen kann es zwischenzeitlich auch zu einer temporären klinischen Verschlechterung kommen (coasting syndrome).

Kontrollierte Studien zur Anwendung immunmodulatorischer (intravenöse Gabe von Immunglobulinen, Plasmapherese) oder immunsuppressiver Maßnahmen (Glukokortikoide) liegen nicht vor. Die Anwendung sollte auf immunogen bedingte Manifestationen (HIV-assoziiertes Guillain-Barré-Syndrom, CIDP, Mononeuritis multiplex) beschränkt bleiben und den therapeutischen Richtlinien folgen, die bei HIV-negativen Patienten etabliert sind (s. Kap. J 1). Die Gabe von Glukokortikoiden ist insbesondere bei vaskulitisbedingten Neuropathien, dem DILS und der CIDP indiziert. Die Behandlung sollte – basierend auf dem bioptischen Nachweis (Vaskulitis, DILS) – streng gestellt werden. Bei fortgeschrittener Immundefizienz sollten begleitende primärprophylaktische Maßnahmen (z. B. Candida-Prophylaxe) durchgeführt werden. Generell sollte beachtet werden, dass bei einer ausgeprägten Immundefizienz die Wahrscheinlichkeit opportunistischer Infektionen z. B. durch CMV, HSV und VZV hoch ist. Es kann hierbei zu Polyradikulitiden und multifokalen Polyneuropathien kommen, die klinisch und elektrophysiologisch auch z. B. als Mononeuritis multiplex imponieren und eine zügig eingeleitete, erregerspezifische Behandlung erfordern (Said et al. 1991, Roullet et al. 1994) (s. Kap. F 10.5). In jüngster Zeit erschienen Untersuchungen zur Assoziation einer sensiblen, axonalen Polyneuropathie HIV-infizierter Patienten mit einer Hypertriglyceridämie, die Folge eines metabolischen Syndroms bei langfristiger Behandlung mit Proteasehemmern sein kann (Ellis et al. 2008).

F 10.4.2 Die HIV-assoziierte Myopathie

F 10.4.2.1 Klinik, Epidemiologie, Verlauf

Die HIV-assoziierte Myopathie ist durch einen meist chronisch progredienten Verlauf mit belastungsabhängigen Myalgien im Anfangstadium charakterisiert. Das Auftreten von proximal betonten Paresen und Muskelatrophien in Kombination mit myopathischen Veränderungen im Elektromyogramm und einer meist früh nachzuweisenden, milden Erhöhung der Serum-CK, welche selten auch normwertig sein kann, machen die Diagnose wahrscheinlich (Simpson et al. 1990, Wulff und Simpson 1999). Eine hinreichende diagnostische Sicherheit ergibt die Muskelbiopsie. Die Prävalenz von Myopathien liegt bei HIV-infizierten Patienten mit antiretroviraler Behandlung bei etwa bei 1–2 %, bei Patienten ohne Behandlung bei etwa 1 % (Simpson et al. 1997). Myopathien können in allen Stadien der HIV-Infektion auftreten. Die Prävalenz des DILS (s. Kap. F 10.4.1) scheint bei Patienten mit HIV-assoziierter Myopathie erhöht zu sein (Johnson et al. 2003). Neben der HIV-assoziierten Form sind die Zidovudin-(AZT, Retrovir®) induzierte Myopathie, die mit dem Wasting-Syndrom im AIDS-Stadium assoziierte Myopathie sowie Myopathien und Myositiden bei opportunistischen Infektionen, Vaskulitiden und Malignomen abzugrenzen.

Histopathologisch ist die HIV-assoziierte Myopathie mit dem Nachweis entzündlicher Infiltrate der Polymyositis HIV-negativer Patienten ähnlich. In einigen Fällen können entzündliche Infiltrate fehlen und es dominieren eine Typ-2-Faseratrophie oder eine Nemalinmyopathie. Die wichtigste Differentialdiagnose ist die AZT-induzierte Myopathie. Pathogenetisch ist bei Letzterer vermutlich eine toxische mitochondriale Dysfunktion führend (Morgello et al. 1995). In einigen Studien wurden als Zeichen einer mitochondrialen Dysfunktion »ragged red fibers« nachgewiesen (Dalakas et al. 1990). Die Wahrscheinlichkeit der AZT-induzierten Myopathie, die unter der inzwischen üblichen Dosierung (600 mg/die) deutlich seltener auftritt, steigt mit der Behandlungsdauer (> 200 Tagen) und der kumulativen Gesamtdosis (> 250 g) an (Mhiri et al. 1991). In sehr seltenen Fällen kann es im Rahmen der HIV-Infektion auch zu einer akuten Rhabdomyolyse kommen, die vereinzelt bereits im Stadium der Serokonversion beschrieben wurde (Mahe et al. 1989, Chariot et al. 1994) und von medikamentös-toxischen (HMG-CoA-Reduktase Inhibitoren, antiretroviralen Medikamenten [3TC, DDI, RTV, IDV], Trimethoprim/Sulfamethoxazol) und erregerbedingten Formen abgegrenzt werden muss (Mendila et al. 1997, Anders et al. 1997, Benveniste et al. 1999). Vereinzelt wurden schwer verlaufende Syndrome einhergehend mit Laktatazidose, hepatischer Steatosis in Kombination mit einer Myopathie bei HIV-infizierten Patienten beschrieben, die mit Stavudin (D4T) in Kombination mit anderen NRTI und PI behandelt waren (Miller et al. 2000). Die Bestimmung der CK, des Laktats und der Transaminasen sollte die Verdachtdiagnose zügig evaluieren.

F 10.4.2.2 Pragmatische Therapie

Kontrollierte Studien zur Behandlung der HIV-Myopathie existieren bisher nicht. Bei einer milden Manifestation kann die Gabe nichtsteroidaler Antiphlogistika ausreichen. Bei schwereren Formen sollten Glukokortikoide (z. B. Prednison 100 mg/Tag für 3–4 Wochen) oder Immunglobuline (0,4 g/kg KG/Tag für 5 Tage) gegeben werden (Deutsche Neuro-AIDS Arbeitsgemeinschaft/ DNAA 2000, Authier et al. 2005) (B). Wird eine AZT-induzierte Myopathie vermutet, sollte die Substanz für mindestens 6–8 Wochen abgesetzt werden, um einen ausreichenden Effekt beurteilen zu können.

F 10.5 HIV-assoziierte opportunistische Erkrankungen des Nervensystems

In den letzten Jahren kam es infolge der verbesserten systemischen Therapie durch die Einführung der hochaktiven antiretroviralen Therapie (cART) zu einem Rückgang der opportunistischen Infektionen des zentralen oder peripheren Nervensystems (Maschke et al. 2000, Sacktor et al. 2001, Buchacz et al. 2010, The UK Collaborative HIV Cohort (CHIC) Study Steering Committee (in press)). Etwa ein Drit-

Tab. F 10.6: Therapie der wichtigsten direkt HIV-assoziierten Manifestationen des peripheren Nervensystems

Manifestation *(Manifestationszeitpunkt)*	**Inzidenz**	**Therapie**
distal symmetrische senso-motorische Polyneuropathie (DSPN) *(CDC Stadium II-III)*	15–35 %	**HAART** (↔, B) unter Ausschluss neurotoxischer Substanzen symptomatische Therapie: **Gabapentin** (↑↑) (Neurontin®) bis 3 600 mg/Tag *NW*: Benommenheit, Übelkeit, potenzielle Pankreastoxizität in Kombination mit DDI und D4T *Hinweis*: einschleichende Gabe oder **Lamotrigin** (↑) (Lamictal®) bis 300 mg/Tag *NW*: Exantheme, Kopfschmerzen, Übelkeit *Hinweis*: langsame Aufdosierung (Dosiserhöhung: 25 mg/2 Wochen) bei persistierenden Beschwerden: **Flupirtin** (Katadolon®) bis 600 mg/Tag *NW*: Sedierung, Obstipation **retardierte Morphinpräparate** *NW*: Sedierung, Obstipation, Übelkeit
Akute inflammatorische Polyneuroradikulitis (GBS) *(CDC Stadium I-II)*	< 1 %	Bei Verlust der Gehfähigkeit: 1. Wahl: **Immunglobulin G** (↔, B) i. v. (0,4 g/kg KG für 5 Tage) 2. Wahl: **Plasmapherese** (↔, B) *Hinweis:* in fortgeschrittenen Stadien HAART erwägen. Bei CD4-Zellzahl < 100/µl ⇒ CMV Infektion ausschließen
Chron. inflammatorische Polyneuroradikulitis (CIDP) *(CDC Stadium II-III)*	selten	1. Wahl: **Prednison** (↔, B) (1–1,5 mg/kg KG; innerhalb von Wochen reduzieren auf ca. 10–20 mg Erhaltungstherapie), bei schwerem Verlauf ggf. initial Pulstherapie (Prednison 250–500 mg/Tag für 3–5 Tage) und/oder **Immunglobulin G** (↔) i. v. (0,4 g/kg KG für 5 Tage) (Wiederholung alle 6–10 Wochen) **Plasmapherese G** (↔) (Wiederholung alle 6–10 Wochen)
HIV-assoziierte vaskulitische Polyneuropathie *(CDC Stadium I-III)*	selten	**Prednison** (↔) (1–1,5 mg/kg KG für 2–3 Wochen) *Hinweis:* in fortgeschrittenen Stadien opportunistische Infektionen ausschließen (insb. CMV)
Mononeuritis multiplex *(CDC Stadium I-II)*	selten	Selbst limitierend *Hinweis:* In fortgeschrittenen Stadien steigt die Gefahr der durch opport. Infektionen bedingten Mononeuritis multiplex (insb. CMV)
Neuropathie bei diff. infiltr. Lymphozytose (DILS) *(CDC Stadium II-III)*	selten	Beginn der **HAART** (↔, B); **Prednisolon** (1 mg/kg KG; innerhalb 10–14 Wochen reduzieren auf ca. 10–20 mg Erhaltungstherapie)

(modifiziert nach: Deutsche Neuro-AIDS Arbeitsgemeinschaft 2000)
HAART = hochaktive antiretrovirale Therapie, ↑↑ = Therapieempfehlung stützt sich auf mehr als eine prospektive randomisierte Studie oder eine Metaanalyse, ↑ = Therapieempfehlung stützt sich auf mindestens eine randomisierte, prospektive Therapiestudie, ↔ = reine empirische Therapieempfehlung ohne sicheren wissenschaftlichen Beweis

tel der Infektionen treten bei CD4+-Zellzahlen unter 200/µl auf. Eine hohe HI-Viruslast über 100 000 RNA Kopien/ml ist ein unabhängiger Risikofaktor für die Entstehung einer opportunistischen ZNS-Infektion. CMV-Infektionen, die Toxoplasma-Enzephalitis und die Kryptokokken-Meningitis sind weiterhin die häufigsten HIV-assoziierten opportunistischen Infektionen des Nervensystems.

F 10.5.1 Toxoplasma-Enzephalitis

F 10.5.1.1 Klinik, Epidemiologie und Verlauf

Die Toxoplasma-Enzephalitis wird durch Reaktivierung einer persistierenden Infektion mit Toxoplasma gondii, einem tier- und menschenpathogenen Protozoon, seltener durch eine Neuinfektion, ausgelöst. Die Inzidenz beträgt nach Einführung der cART etwa 2–4 %. Der Beginn ist meist subakut über mehrere Tage bis Wochen, seltener akut innerhalb eines Tages. Fokale neurologische Ausfälle (z. B. Hemiparese, Hemianopsie, Hirnstammsymptome, zerebelläre Ataxie) sind zumeist neben Kopfschmerzen, Fieber und Verschlechterung des Allgemeinzustandes die Initialsymptome und werden häufig von fokalen und/oder sekundär generalisierten epileptischen Anfällen (15–25 % Initialsymptom) begleitet (Navia et al. 1986b). Computertomographisch finden sich zumeist multifokale, gleichzeitig supra- und infratentoriell auftretende, ringförmig kontrastmittelaufnehmende Läsionen mit perifokalem Ödem. Die Magnetresonanztomographie ist der CT in der Detektion kleinerer Läsionen (Ciricillo und Rosenblum 1990) überlegen. Die Untersuchung des Liquors ist zum Ausschluss anderer Erkrankungen nützlich, zeigt aber ansonsten keinen spezifischen Befund. Die Polymerase-Ketten-Reaktion für den Nachweis von Toxoplasma gondii aus Liquor oder Serum ist mit einer geringen Sensitivität (25–50 %) bei hoher Spezifität (100 %) behaftet (Franzen et al. 1997, Julander at al. 2001). Serologische Untersuchungen (ELISA und Immunosorbent-Agglutinations-Assay/ISAGA) auf IgG- und IgM-Antikörper sind bei HIV-Patienten ebenfalls mit einer hohen Rate falsch negativer oder falsch positiver Resultate verbunden (Mariuz et al. 1997). Letztendlich wird

Tab. F 10.7: Therapie der häufigsten HIV-assoziierten opportunistischen Infektionen

Erkrankung	Akuttherapie	Häufigste Nebenwirkungen	Erhaltungstherapie
Toxoplasma-Enzephalitis	(↑↑, A) **Pyrimethamin:** 100 mg p. o. Tag 1, danach 50–100 mg/die p. o. + **Folinsäure** 15 mg/die p. o. + **Sulfadiazin** 2–8 g/die p. o. Alternativ: (↑↑, A) **Pyrimethamin** + **Clindamycin** 2 400 mg/die p. o. Andere Alternativen: (↔, C) **Ataquavone** Monotherapie, (↔, C) **Pyrimethamin** + **Clarithromycin** oder **Azithromycin** (s. Text)	**Pyrimethamin** (Daraprim®): u. a. Leuko-, Thrombopenie, Anämie **Sulfadiazin** (Sulfadiazin-Heyl®): u. a. Hautreaktionen, Blutbildveränderungen, Übelkeit, Erbrechen **Clindamycin** (Sobelin®): u. a. Hautreaktionen, gastrointestinale Störungen (bis zur pseudomembranösen Kolitis), Blutbildveränderungen, Verstärkung der neuromuskulären Blockade	**Pyrimethamin** 25–50 mg/die p. o. + **Folinsäure** 15 mg/ 2 × Woche; Alternativ: **Cotrimoxazol** 960 mg/die p. o. oder **Sulfadiazin** 2 g/die p. o. **Beendigung, wenn:** CD4 +-Zellzahl > 200/µl über mind. 3–6 Monate und klinisch asymptomatisch für eine Toxoplasma Enzephalitis (Leport et al. 1991, katlama 1996, Podzamczer et al. 2000, Kaplan et al. 2009)
Kryptokokken-Meningitis	(↑↑, A) **Amphotericin B** 0,5–1,0 mg/kg/die i. v. + Alternativ: (↑, A) **Fluconazol** 400 mg/die p. o. oder (↑, A) **Itraconazol** 400 mg/die p. o.	**Amphotericin B** (Amphotericin B®, AmBisome®): u. a. Fieber, Schüttelfrost, Übelkeit während der Infusion, Nierenschädigung, Elektrolytverschiebungen **5-Flucytosin** (Ancotil®): u. a. Blutbildveränderungen bis zur Agranulozytose, Transaminasenanstieg, Leberschädigung bis hin zu Leberzellnekrosen **5-Flucytosin** 100 mg/kg/die i. v. **Fluconazol** (Diflcuan®): u. a. Gastrointestinale Beschwerden, Transaminasenanstieg **Itraconazol** (Sempera®): u. a. Gastrointestinale Beschwerden, Transaminasenanstieg	**Fluconazol** 200 mg/die p. o. Alternativ: **Itraconazol** 200 mg/die p. o. **Beendigung, wenn:** CD4 +-Zellzahl > 200/µl über mind. 6 Monate und klinisch asymptomatisch für eine Kryptokokken-Meningitis (Kaplan et al. 2009)
Progressive multifokale Leukenzephalopathie (PML)	(↔, B) **cART**[1]	**cART**: s. Tabelle antiretrovirale Therapie	
Primäres Lymphom des ZNS (PCNSL)	(↔, B) **cART**[1] + (↔, B) **Radiatio** des Neurokraniums mit einer Gesamtdosis von 30–50 Gy Alternativ: nur bei gutem Allgemeinzustand und in Zusammenarbeit mit Onkologen (↔, B) Chemotherapie mit Methothrexat	**Methotrexat** (z. B. Metext®): u. a. Panzytopenie, toxische Hautreaktionen, Haarausfall, gastrointestinale Störungen, Nierenschäden, Haut- und Schleimhautentzündungen; Cave: wenn Chemotherapie, dann vor Bestrahlung wegen erhöhter Gefahr einer Leukoenzephalopathie	**cART**
CMV-assoziierte Infektionen	(↑, A) **Foscarnet** i. v. 2 × 90 mg/kg/die i. v. + **Gancyclovir** i. v. 2 × 5 mg/kg/die Alternativ: (↑, B) **Cidofovir** i. v. 5 mg/kg/Woche	**Foscarnet** (Foscavir®): u. a. Nierenschädigung bis hin zum akuten Nierenversagen, Transaminasenanstieg, Störung der Hämatopoese, gastrointestinale Störungen, Elektrolytstörungen **Gancyclovir** (Cymeven®): u. a. Neutropenie, Panzytopenie, Eosinophilie, gastrointestinale Störungen, Nierenschädigung, Transaminasenerhöhung **Cidofovir** (Vistide®): 5 mg/kg/ 1 × Woche i. v. + **Probenicid** 4,2 und 2 g jeweils 3 Stunden vor und 2 und 8 Stunden nach jeder Applikation zum Nierenschutz	**Foscarnet** i. v. 1 × 90 mg/kg/die i. v. + **Gancyclovir** i. v. 1 × 5 mg/kg/die i. v. oder **Cidofovir** i. v. 5 mg/kg i. v. alle 14 Tage **Beendigung wenn:** CD4 +-Zellzahl > 100–150/µl über mind. 6 Monate und keine Hinweise auf eine aktive CMV Erkrankung sowie regelmäßige neurologische Kontrollen

Tab. F 10.7: Therapie der häufigsten HIV-assoziierten opportunistischen Infektionen (Fortsetzung)

Erkrankung	Akuttherapie	Häufigste Nebenwirkungen	Erhaltungstherapie
Tuberkulöse Meningitis	(↑↑, A) **Isoniazid** 5 mg/kg/die p. o. + **Rifampicin** 600 mg/die p. o. + **Ethambutol** 20 mg/kg/die + **Pyrazinamid** 4 × 500 mg/die p. o. (+ Vitamin B_6 100 mg/die p. o. + Allopurinol 300 mg/die p. o.) Alternativen: **Streptomycin** 3 × 1 g/Woche i. m. oder **Protionamid** 10 mg/kg/die p. o. (bei gleichzeitigem INH 5 mg)	**Isoniazid** (Isozid®, Tebesium®): u. a. Polyneuropathie, Leberschädigung **Rifampicin** (z. B. Erefat®, Rifa®): u. a. Leberschädigung **Ethambutol** (z. B. Myambutol®): u. a. Optikusschädigung, Hyperurikämie **Pyrazinamid** (z. B. Pyrafat®): u. a. Leberschädigung **Streptomycin** (z. B. Strepto-Fatol®): u. a. Nierenschädigung, Läsion N. facialis **Protionamid** (Peteha®): u. a. Leberschädigung	**nach 3 Monaten:** 2fach Kombination möglichst inkl. **Isoniazid, Rifampicin**, nach 9–12 Monaten: nur **Isoniazid** oder **Rifampicin** **Beendigung:** Nach 18 Monaten Therapiedauer und klinisch fehlendem Hinweis auf eine aktive Tuberkulose
Meningitis urch atypische Mykobakterien	(↑↑, A) **Clarithromycin** 1 000 mg/die + **Ethambutol** 1 200 mg/die p. o. Alternativ: **Clarithromycin** + **Rifabutin** 300 mg/die p. o.	**Clarithromycin** (z. B. Klacid®): u. a. gastrointestinale Störungen, Hypakusis **Rifabutin** (Mycobutin®): u. a. Leberschädigung, Störung der Hämatopoese	Therapiedauer mindestens 18–24 Monate, bei fehlender Besserung unter 2fach Kombination Gabe einer 3fach Kombination aus **Rifabutin, Clarithromycin** und **Ethambutoe** (Shafran 1998)
Neurosyphilis	(↑↑, A) **Penicillin G** 24–48 Mio. Einheiten/die i. v.	**Pencillin G** (z. B. Penicillin »Grünenthal«®): u. a. Allergische Reaktionen bis zum anaphylaktischen Schock, zentralnervöse Erregungszustände, gastrointestinale Störungen	Therapiedauer mindestens 14 Tage (s. Kap. F 5)

1 = hochaktive antiretrovirale Terapie, ↑↑ = Therapieempfehlung stützt sich auf mehr als eine prospektive randomisierte Studie oder eine Metaanalyse, ↑= Therapieemfehlung stützt sich auf mindestens eine randomisierte, prospektive Therapiestudie, ↔ = reine empirische Therapieempfehlung ohne sicheren wissenschaftlichen Beweis

die Diagnose aus der Kombination klinischer und typischer radiologischer Befunde sowie anhand des klinischen und radiologischen Ansprechens der Patienten auf die bei Verdacht begonnene antiparasitäre Therapie gestellt. Bei mehr als 70 % der Patienten, die wegen des Verdachts auf eine Toxoplasma-Enzephalitis behandelt werden, zeigt sich nach sieben Tagen eine klinische Verbesserung. Eine Verschlechterung unter antiparasitärer Therapie bei gleichzeitigem Nachweis einer singulären Läsion spricht gegen die Diagnose einer Toxoplasma-Enzephalitis.

F 10.5.1.2 Therapeutische Prinzipien

Bei hinreichendem Verdacht auf eine Toxoplasma-Enzephalitis (neurologische Fokalsymptomatik + multiple intrazerebrale Läsionen im MRT) wird mit einer probatorischen Therapie begonnen (s. **Tab. F 10.7**) (Dannemann et al. 1992.). Alternative Therapien, die v. a. bei intolerablen Nebenwirkungen der zuvor genannten Kombinationstherapien bedingt eingesetzt werden können, bestehen in der Gabe von Clarithromycin (2 g/die) oder Azithromycin (500–1 200 mg/die) zusammen mit Pyrimethaminund Folinsäure oder Atoquavone (4 × 750 mg/die) als Monotherapie (Übersicht: Mariuz et al. 1997, Kaplan et al. 2009). Bei Patienten mit Resorptionsstörungen oder ausgeprägter Diarrhö kann auf die intravenöse Gabe von Clindamycin (4 × 600 mg i. v.) oder Cotrimoxazol (3 840 mg i. v. am Tag 1, danach 2 880 mg/die i. v.) umgestellt werden. Sind die Läsionen der Toxoplasma-Enzephalitis mit deutlicher raumfordernder Wirkung und drohender Einklemmung verbunden, so sollten in den ersten Tagen zusätzlich Kortikosteroide (Dexamethason 3–4 × 4–8 mg/die) oder Osmodiuretika verabreicht werden. Zu beachten ist auch, dass es bei der Toxoplasma-Enzephalitis wie bei anderen opportunistischen Infektionen zu einem IRIS mit einer paradoxen Verschlechterung der Symptome nach Beginn der antiparasitären Therapie und der cART kommen kann (Tremont-Lukats et al. 2008). Wie lange die Erhaltungstherapie gegeben werden muss, ist weiterhin Gegenstand von Diskussionen (Soriano et al. 2000). Die derzeitige Empfehlung lautet, dass bei einer CD4 +-Zellzahl von über 200/µl über mindestens drei bis sechs Monate und fehlender Symptomatik für eine aktive Toxoplasma-Enzephalitis die Sekundärprophylaxe abgesetzt werden kann (DNAA 2002, Kaplan et al. 2009). Zudem sollte bei Patienten mit einer CD4 +-Zellzahl unter 100/µl eine Primärprophylaxe mit Trimethoprim 160 mg plus Sulfamethoxazol 800 mg (Cotrim forte®) pro Tag (Kaplan et al. 2009) erfolgen.

F 10.5.2 Kryptokokken-Meningitis

F 10.5.2.1 Klinik, Epidemiologie und Verlauf

Die Kryptokokken-Meningitis wird durch den Pilz Cryptococcus neoformans verursacht, der hauptsächlich in Vogelkot und Taubenmist vorkommt. Die Übertragung erfolgt durch Inhalation und führt zunächst zu einer Infektion der kleinen Luftwege. Inwieweit dann bereits die primäre Infektion oder eine Reaktivierung der Lungenherde zu einer hämatogenen Aussaat beiträgt, ist unklar. Die Kryptokokken-Meningitis wurde vor Einführung der HAART in 1,9–11,6 % der Patienten im Stadium AIDS beobachtet (Dismuckes 1988, Chuck und Sande 1989). Nach Einführung der HAART nahm die Inzidenz allerdings ab (Sacktor et al. 2001, Mirza et al. 2003). Die Klinik entwickelt sich zumeist subakut über Wochen. Eine Verschlechterung des Allgemeinzustandes mit allgemeinem Krankheitsgefühl, Fieber und Kopfschmerzen lässt sich fast immer zu Beginn nachweisen (Zuger et al. 1986). Meningeale Reizsymptome wie Nackensteife, Photophobie, Nausea und Vomitus sind häufig, können aber fehlen. In etwa 20–30 % der Fälle ist der Bewusstseinszustand gemindert und unter 20 % der Patienten entwickeln fokale Ausfälle inklusive Hirnnervenausfälle und Schwindel. Ein Papillenödem als Ausdruck des erhöhten Hirndrucks wird in lediglich 10 % der Fälle vorgefunden. Nodulär oder ringförmig kontrastmittelaufnehmende Läsionen (Kryptokokkome), erweiterte Virchow-Robin-Räume und ein Hydrozephalus internus können in einem kleinen Teil der Fälle v. a. MR-tomographisch nachgewiesen werden (Mathews et al. 1992). Der Liquor zeigt sehr häufig Zellzahlerhöhungen und einen erhöhten Eiweißgehalt sowie einen erniedrigten Liquorzucker, wobei beides je nach Studie in 30–60 % der Patienten unauffällig bleiben kann (Clark et al. 1990). Der Liquordruck ist dagegen bei ca. 60 % der Patienten erhöht (Denning et al. 1991), wobei exzessive Liquordruckerhöhungen ebenso wie ein bereits initial reduzierter Bewusstseinszustand, hohe Kryptokokkus-Antigen-Titer im Liquor (> 1 : 1 024) und/oder Serum sowie extraneurale Manifestationen der Infektion (van der Horst et al. 1997, Graybill et al. 2000) mit einer schlechteren Prognose einhergehen. Dies impliziert, dass auch bei unauffälliger Bildgebung eine Messung des Liquoröffnungsdruckes unerlässlich ist. Der Direktnachweis des Kapsel-Pilzes durch ein Liquortuschepräparat gelingt bei 72–88 % der Patienten, wohingegen die Liquorkultur in 100 % positiv ist. Das Kryptokokkus-Antigen ist im Liquor und im Serum in > 90 % positiv (Chuck und Sande 1989). Die Mortalität bei Kryptokokken-Meningitis wird mit 10–38 % angegeben (Powderly 1993). Problematisch ist die Möglichkeit der Entstehung eines infektiösen Immunrekonstitutionssyndroms bei subklinischer Kryptokokken-Infektion (Jenny-Avital und Abadii 2002). Diese Erkrankung sollte dann in Erwägung gezogen werden, wenn es bei fallendem Kryptokokkus-Antigen-Titer im Liquor zu einer Verschlechterung der klinischen Symptomatik kommt (s. **Tab. F 10.7**).

F 10.5.2.2 Therapeutische Prinzipien

Die Standardtherapie besteht nach randomisierten Studien in der intravenösen Gabe von Amphotericin B Deoxycholat (0,5–1,0 mg/kg/die) und 5-Flucytosin (100 mg/kg/die verteilt auf vier Dosen) über sechs Wochen, da sie der oralen Gabe von Fluconazol oder Itraconazol überlegen ist (Larsen et al. 1990, de Gans et al. 1992, Kaplan et al. 2009) (↑↑). Die Zeitspanne bis zum Nachweis einer negativen Liquorkultur beträgt unter dieser Kombinationstherapie etwa 15 Tage. Bei Vorschädigung der Nieren kommt liposomales Amphotericin B (AmBisome®) in einer Dosis von 4–6 mg/kg/die für 3 Wochen infrage, welches sich bei vergleichbarer Effektivität als im Vergleich zur Muttersubstanz weniger nephrotoxisch erwies (Leenders et al. 1997, Baddour et al. 2005, Kaplan et al. 2009), allerdings auch als deutlich kostenintensiver. Die Imidazol-Derivate Fluconazol und Itraconazol sind aufgrund der in mehreren Studien (Larsen et al. 1990, de Gans et al. 1992, Saag et al. 1992) nachgewiesenen geringeren Effektivität lediglich Therapie der zweiten Wahl und kommen v. a. dann zum Einsatz, wenn eine Niereninsuffizienz oder Leukopenie die Gabe von Amphotericin B und 5-Flucytosin verhindert (van der Horst et al. 1997). Erste Studien weisen darauf hin, dass das neue Triazolderivat Posaconazol eine wirksame Alternative bei Therapieversagen darstellen könnte (Pitisuttithum et al. 2005). Die Akuttherapie sollte durchgeführt werden bis die Liquorkultur steril, der Kryptokokkus-Antigen-Titer deutlich abgefallen ist und sich ein klinisches Ansprechen zeigt. In der Regel wird die Akuttherapie über drei bis sechs Wochen durchgeführt. Aufgrund der hohen Rezidivgefahr (37 % innerhalb von sechs Monaten ohne Erhaltungstherapie) muss anschließend eine Erhaltungstherapie mit Fluconazol 200 mg/die p. o. verabreicht werden (Bozette et al. 1991, Kaplan et al. 2009). Im Vergleich zu Itraconazol (200 mg/die p. o.) wird unter Fluconazol eine deutlich geringere Rezidivrate beobachtet (4 % unter Fluconazol, 23 % unter Itraconazol) (Saag et al. 1999). Fluconazol ist zudem der Gabe von Amphotericin B in einer Dosis von 1 mg/kg/Woche in der Rezidivvorbeugung überlegen (Powderly et al. 1992). Analog zur Toxoplasma-Enzephalitis kann die Rezidivprophylaxe bei einer CD4 +-Zellzahl über 200/µl über mindestens sechs Monate und fehlenden klinischen und serologischen Hinweisen auf eine aktive Kryptokokken-Meningitis abgesetzt werden (DNAA 2002, Vibhagool 2003, Kaplan et al. 2009).

Die Reduktion eines erhöhten Liquoröffnungsdruckes ist ebenso wichtig wie die medikamentöse Therapie. Zunächst sollten serielle Punktionen mit Ablassen einer größeren Menge Liquors (20 ml) durchgeführt werden (Malessa et al. 1994, Graybill et al. 2000). Zusätzlich kann die Gabe von Acetazolamid (Diamox®, 2 × 250–500 mg/die p. o.) versucht werden. Sollte dies zu keiner andauernden Reduktion des Liquordruckes führen, sollte eine externe Ventrikeldrainage angelegt werden.

F 10.5.3 CMV-Infektionen des zentralen und peripheren Nervensystems

F 10.5.3.1 Klinik, Epidemiologie und Verlauf

Bei Patienten im Stadium AIDS wird eine CMV-Retinitis, -Kolitis oder -Enzephalitis in etwa 40 % der Patienten nachgewiesen. Bei etwa einem Drittel lässt sich eine Infektion des ZNS durch CMV post mor-

tem finden. Nach Einführung der cART kam es allerdings zu einem signifikanten Abfall der Inzidenz und Prävalenz der CMV-Infektionen (Mocroft et al. 2000).
Neuropathologisch werden eine fokal nekrotisierende Enzephalitis, eine nekrotisierende Ventrikuloenzephalitis, eine mikrogliale, noduläre Enzephalitis und eine Enzephalitis mit isolierten, Inklusionen beinhaltenden Zellen (»Eulenaugenzellen«, Zytomegalozyten) unterschieden (Vinters et al. 1989, Jellinger et al. 2000, Maschke et al. 2002). Die Enzephalitis präsentiert sich zumeist als diffuse Enzephalitis mit subakutem Beginn, progredienten neuropsychologischen Symptomen mit Konzentrations- und Aufmerksamkeitsstörungen, unspezifischer Kraftminderung sowie sensiblen Defiziten, teilweise aber auch mit Hirnstammsymptomen und progredienter Bewusstseinsminderung bis hin zum Koma (Holland et al. 1994). Von manchen Autoren wird die Ventrikuloenzephalitis von der eigentlichen diffusen Enzephalitis klinisch und neuropathologisch unterschieden, wobei häufige Symptome Hirnnervenausfälle und Nystagmus sein sollen und psychische Alterationen eher seltener sind (Grassi et al. 1998). In Ausnahmefällen kann die CMV-Infektion des ZNS auch eine intrazerebrale Raumforderung vortäuschen (Dyer et al. 1995). Das CT zeigt bis auf ein ependymales Kontrastmittelenhancement bei der Ventrikuloenzephalitis zumeist einen unauffälligen Befund oder eine generalisierte Hirnvolumenminderung. Das MRT ist die Methode der Wahl, wobei auch hier Sensitivität und Spezifität gering sind (Clifford et al. 1996, Burke et al. 1999). Die häufigsten Befunde sind ein subependymales Gadolinium-Enhancement, eine Erweiterung der inneren Liquorräume und teilweise großflächige, hyperintense Veränderungen des Marklagers, der Basalganglien oder des Zerebellums in den T2-gewichteten Bildern mit einem variablen Kontrastmittel-Enhancement in der T1-Gewichtung. Hämorrhagische Veränderungen sind ebenfalls möglich (Maschke et al. 2004). Die Veränderungen des Liquors bestehen aus einer unspezifischen, polymorphkernigen oder lymphomonozytären Pleozytose und variablen Eiweißerhöhungen. Die Methode mit der höchsten Sensitivität (86–94 %) und Spezifität (87–94 %) ist der Nachweis einer positiven PCR gegen CMV-DNA im Liquor (Gozlan et al. 1992). Mögliche zusätzliche Hinweise auf eine Replikation des Virus im Nervensystem können die Bestimmung des CMV pp67 late gene transcripts (Sensitivität 85 %, Spezifität 100 %) und des pp65 Antigens im Liquor sein (Zhang et al. 2000). Beide Methoden sind aber nur in wenigen Laboratorien verfügbar oder nicht für die Anwendung an Liquormaterial validiert. Auch die Bestimmung des pp65-Antigens im Serum gibt einen Hinweis auf eine aktive Replikation des Virus (Mathiesen et al. 1988, Zhang et al. 2000, Maschke et al. 2002).

Die (Myelo-)Polyradikuloneuritis ist eine CMV-Manifestation, die zunächst die lumbosakralen Wurzeln betrifft und darüber zu einer schlaffen, aufsteigenden Paraparese, Areflexie, sensiblen Ausfalls- und Reizerscheinungen mit teilweise heftigen radikulären Schmerzen sowie einer Urinretention führt (Behar et al. 1987, Cohen et al. 1993, Budka 1997). In manchen Fällen aszendiert die Infektion, sodass auch Arme und Hirnnerven mitbetroffen sein können. Das Myelon kann im Rahmen dieser Infektion, aber auch isoliert in Form einer nekrotisierenden Myelitis betroffen sein (Miles et al. 1993). Es finden sich in etwa 50 % der Patienten eine deutliche, polymorphkernige oder gemischte Pleozytose, ein erhöhtes Gesamteiweiß und eine Hypoglykorrhachia (Miller et al. 1996). Kernspintomographisch lassen sich eine verdickte Cauda equina mit diffusem oder leptomeningealem Kontrastmittel-Enhancement, ein Kontrastmittel-Enhancement der dorsalen Wurzeln und – bei Mitbeteiligung des Myelons – in der T2-Gewichtung hyperintense Läsionen des Rückenmarks nachweisen (Talpos et al. 1991, Whiteman et al. 1994). Die Diagnosesicherung erfolgt wie bei der Enzephalitis durch die CMV-PCR. Ein ähnliches Erkrankungsbild kann auch bei einer Infektion mit Mycobacterium tuberculosis, anderen Viren der Herpesgruppe (Varizella-zoster-Virus, Epstein-Barr-Virus, Herpes-simplex-Virus) und bei der Meningeosis lymphomatosa entstehen (So und Olney 1994, Miller et al. 1996).
Das periphere Nervensystem kann auch solitär in Form einer CMV-bedingten Mononeuritis multiplex oder Mononeuropathie betroffen sein (Said et al. 1991, Kolson und Gonzalez-Scarano 2001). Eine Neuritis nervi optici, die zumeist im Gefolge einer CMV-Retinitis entsteht, ist ebenfalls möglich (Mansour 1997).

F 10.5.3.2 Therapeutische Prinzipien

Aufgrund der geringen Fallzahl und der schwierigen prämortalen Diagnose existieren keine kontrollierten Studien zur Therapie der CMV-bedingten, zentralen oder peripheren Infektionen des Nervensystems. Nach offenen Studien scheint die Kombination aus Foscarnet (2 × 90 mg/die i. v.) und Gancyclovir (2 × 5 mg/kg/die i. v.) in der Behandlung der CMV-Enzephalitis und Myelitis in bis zu 74 % der Patienten zu einer Besserung oder zumindest Stabilisierung zu führen (Anduze-Faris et al. 2000). Auch bei CMV-Polyradikulopathien führt die Behandlung mit Gancyclovir zu einer Besserung (Kim und Hollander 1993). Nach der Induktionstherapie sollte eine Erhaltungstherapie mit reduzierter Dosis (Foscarnet 90 mg/kg/die + Gancyclovir 5 mg/kg/die) durchgeführt werden.

F 10.5.4 Progressive multifokale Leukoenzephalopathie (PML)

F 10.5.4.1 Klinik, Epidemiologie und Verlauf

Die progressive multifokale Leukoenzephalopathie (PML) wird durch die Infektion von Oligodendrozyten durch das JC-Virus (syn.: Polyomavirus hominis) ausgelöst. Dieses wurde erstmals 1971 isoliert und ist nach den Initialen des ersten Patienten benannt (Padgett et al. 1971). Die Inzidenz der Erkrankung ist nach Einführung der cART etwas rückläufig (Antinori et al. 2001, Sacktor et al. 2001). Die genaue Inzidenz liegt derzeit bei 1,3 Fällen/1 000 Patientenjahren (Engsig et al. 2009). Neuropathologisch finden sich eine multifokale Demyelinisierung, hyperchrome und vergrößerte oligodendrogliale Kerne und vergrößerte, bizarr geformte Astrozyten (von Einsiedel et al. 1993). Der Beginn ist subakut mit kognitiven Defiziten, visuellen Störungen (Quadrantenanopsie, Hemianopsie), Mono- oder Hemiparesen sowie Sprach- oder Sprechstörungen als häufigste Initialsymptome (von Einsiedel et al. 1993, Happe et al. 2000). Eine Ataxie, Schwindel, Kopfschmerzen und Anfälle kommen in geringerer Häufigkeit vor. Die kognitiven Defizite schreiten relativ rasch fort und sind im Gegensatz zur HIV-Demenz relativ häufig mit fokalen Ausfällen verbunden. Die Kernspintomographie ist sensitiver als das cCT in der Detektion PML-typischer Veränderungen. Typischerweise werden in der T2-Wichtung hyperintense Veränderungen des Marklagers unter Einschluss der U-Fasern gefunden, die sich in der T1-Wichtung hypointens darstellen. Die Veränderungen sind v. a. im frontalen und parietookzipitalen Marklager lokalisiert und nehmen nur sehr selten schwach Kontrastmittel auf (in 5–10 %) (Whiteman et al. 1993). Ein Drittel der Patienten weist infratentorielle Läsionen auf. Isoliert infratentoriell auftretende Verläufe kommen vor (Whiteman et al. 1993, Kastrup et al. 2002). Der Liquor zeigt unspezifische, HIV-assoziierte Veränderungen. Ein Direktnachweis der JC-Virus-DNA im Liquor gelingt über eine PCR mit einer Sensitivität von 74–90 % (nested PCR, höhere Sensitivität durch serielle Untersuchungen) und Spezifität von 99 % (Weber et al. 1994, De Luca et al. 1996). Die JC-Viruslast kann ebenfalls bestimmt werden. Studien weisen daraufhin, dass möglicherweise das Absinken der Viruslast oder gar das Verschwinden der Virus-DNA unter Therapie mit einem verbesserten neurologischen Outcome und Überleben einhergeht (De Luca et al. 2000, Giudici et al. 2000). Zudem scheint es unter cART zu einer Antikörperbildung gegen das JC-Virus zu kommen (Giudici et al. 2000). Die Diagnose wird erschwert, wenn es im Rahmen eines infektiösen Immunrekonstitutionssyndroms zu einer Kontrastmittelanreicherung kommt (s. Kap. F 10.3.7.1).

F 10.5.4.2 Pragmatische Therapie

Nach neueren Studien führt eine Immunrekonstitution unter cART zu einem deutlichen Anstieg der medianen Überlebenszeit auf etwa 46 Wochen (Clifford et al. 1999). Mittlerweile kommt es in etwa der Hälfte der HIV-Patienten mit einer PML nach Initiierung einer cART zu einer Remission ohne weitere Verschlechterung der neurologischen Defizite (Berenguer et al. 2003, Marzocchetti et al. 2009). Darüber hinaus gab es zunächst Hinweise, dass Cidofovir das Überleben verlängert (de Luca et al. 2001). Demgegenüber stehen aber eine amerikanische, randomisierte Studie und eine Kohortenstudie, die keine Überlegenheit der Kombinationstherapie cART/Cidofovir gegenüber cART allein zeigen konnten (Marra et al. 2002, de Luca et al. 2008), sodass derzeit keine generelle Empfehlung für den Einsatz von Cidofovir gegeben werden kann. Unter der cART kann es zum Verschwinden der PCR auf JC-Virus-DNA im Liquor kommen (de Luca et al. 2000). Cytarabin (Arabinosid) und alpha-Interferon zeigen entweder keine oder keine sichere Wirksamkeit und können daher derzeit nicht empfohlen werden (Hall et al. 1998, Huang et al. 1998). Eine Studie zur Wirksamkeit von Mefloquin bei HIV-assoziierter PML (ClinicalTrials.gov Identifier: NCT00746941) wurde im Herbst 2010 wegen Ineffizienz abgebrochen. Darüber hinaus ist bei der HIV-assoziierten PML die Möglichkeit eines IRIS zu beachten, welches in mehr als 50 % der HIV-Patienten mit einer PML zu beobachten ist (Tan et al. 2009). Möglicherweise ist die Gabe von Kortikosteroiden hilfreich, um das IRIS zu behandeln; es existieren zu dieser Therapie bisher jedoch keine randomisierten Studien.

F 10.5.5 Neurosyphilis

F 10.5.5.1 Klinik, Epidemiologie und Verlauf

Eine positive Serologie für Treponema pallidum wird in 46–63 % der HIV-infizierten Patienten beobachtet (Sindrup et al. 1986, Berenguer et al. 1991). Die größte Risikogruppe sind Männer, die Sex mit Männern haben (MSM), da mindestens vier von fünf aller in Deutschland gemeldeten Syphilis-Fälle über sexuelle Kontakte zwischen Männern übertragen werden. Darüber hinaus gibt es europaweit beträchtliche Unterschiede zwischen Ost- und West. Entsprechend der Ergebnisse der IUSTI Europe (Ross et al. 2009) lag die Inzidenz in Norwegen bei 1,2/100 000, in Rumänien bei 22,7/100 000 und in Russland bei 59,1/100 000 Einwohner. In Deutschland finden sich eine seropositive Syphilis in 4–17 % der HIV-infizierten MSM (Spielmann et al. 2010). Die häufigsten Manifestationen der Neurosyphilis entstehen in der Frühphase der Erkrankung in Form einer Meningitis (häufig mit Hirnnervenausfällen), Meningovaskulitis, Polyradikulitis und seltener Myelitis. Häufig treten syphilitische ophthalmologische Erkrankungen auf (Papillitis, Retinitis, Uveitis). Spätstadien mit progressiver Paralyse, spastischer Paraparese oder Gummenbildung sind seltene Manifestationen. Im Liquor findet man eine mononukleäre Pleozytose und eine milde Eiweißerhöhung, wobei die Veränderungen in den Spätstadien meist geringer ausgeprägt sind. Der VRDL(Veneral Disease Research Laboratory)-Test im Liquor ist sehr spezifisch für die Diagnose einer Neurosyphilis, allerdings wird die Sensitivität nur mit 30–70 % angegeben (Hart 1986), sodass ein negativer VRDL-Test eine Neurosyphilis nicht ausschließt (Malessa et al. 1996a). Zusätzlich ist die Bestimmung des FTA-ABS(fluorescent-treponemal-antibody absorption)-Tests und die Bestimmung des TPHA (Treponema pallidum hemagglutination)-Tests aus Liquor und Serum sowie die Bildung des Liquor-Serum-Quotienten dieser Tests sinnvoll und sensitiver als der VRDL-Test (Tomberlin et al. 1994).

F 10.5.5.2 Therapeutische Prinzipien

Die Neurosyphilis sollte bei klinischem Verdacht und/oder positivem VRDL- oder FTA-ABS-Tests und der Voranamnese einer Syphilis behandelt werden. Dazu sollte eine hochdosierte, intravenöse Penicillin G-Gabe über mindestens 14 Tage erfolgen. Die Tagesdosis sollte 24–48 Mio. Einheiten betragen (Malessa et al. 1996). Alternativ kommt die Gabe von Pencillin-G Benzathin i. m. (Pendysin®, Tardocillin®, 2,4 Mio. Einheiten) oder Procain-Penicillin i. m. (Jenacillin®) plus Probenicid (2–4 Mio. Einheiten) in Betracht (Rolfs et al. 1997). Ceftriaxone

(Rocephin®, 2 g/die i. v.) wirkt möglicherweise ähnlich gut, wobei es aufgrund der schlechteren Datenlage nur als Alternative z. B. bei Pencillinallergie ohne Kreuzallergie mit Cephalosporinen infrage kommt (Marra et al. 2000). Bei genereller Beta-Lactam-Allergie ist trotz fehlender kontrollierter Studien Doxycyclin aufgrund seiner guten Liquorgängigkeit und treponemiziden Wirksamkeit anderen Antibiotika vorzuziehen (4 × 200 mg/die i. v. oder p. o., Vibravenös®, Vibramycin®) (Onoda 1979). Anschließend sollten alle drei bis sechs Monate Liquorkontrollen über einen Zeitraum von zwei Jahren durchgeführt werden, um Rezidive möglichst früh zu erkennen (s. Kap. F 5).

F 10.5.6 Andere bakterielle Infektionen (Mykobakteriosen, Nocardiose)

F 10.5.6.1 Klinik, Epidemiologie und Verlauf

Die Infektion mit Mycobacterium tuberculosis oder dessen Reaktivierung ist nicht nur in Endemiegebieten eine der häufigsten bakteriellen Infektionen bei Patienten mit HIV. In afrikanischen Ländern südlich des Äquators beträgt die Rate der Koinfektionen von HIV und Tuberkulose bis zu 50 % (Gazzard 2001). Bei Patienten mit nachgewiesener Koinfektion liegt die Rate positiver Anzüchtungen von Mycobacterium tuberculosis aus dem Liquor bei 3–10 % (Berenguer et al. 1992). Umgekehrt wird bei der tuberkulösen Meningitis in 65 % der Patienten ein Hinweis auf eine extrameningeale Tuberkulose gefunden. Das klinische Bild der tuberkulösen Meningitis bei HIV-Patienten unterscheidet sich nicht wesentlich von dem bei HIV-negativen Patienten (diffuse Kopfschmerzen häufig über Monate, Lähmungen basaler Hirnnerven, abendliche Fieberschübe, hirnorganisches Psychosyndrom). Das kraniale CT oder MRT ist in bis zu 70 % der Patienten auffällig (Berenguer et al. 1992, Whiteman et al. 1995). Pathologische Veränderungen beinhalten ein meningeales Enhancement, eine KM-aufnehmende intraparenchymale Läsion, Tuberkulome, tuberkulöse Abszesse, einen Hydrozephalus und vaskulitische Infarkte (Whiteman et al. 1995). Der Liquor zeigt in der Regel eine lymphozytäre Pleozytose, Eiweißerhöhung (fehlt in 40 %) und einen verminderten Glukosegehalt (Berenguer et al. 1992). Neben der kulturellen Anzüchtung aus dem Liquor sollten eine Ziehl-Neelsen-Färbung sowie eine PCR auf Mycobacterium tuberculosis erfolgen. Die Sensitivität der nested PCR beträgt über 90 % (Scarpellini et al. 1995). Zusätzlich sollten die üblichen Untersuchungen auf eine extrameningeale Manifestation stattfinden (Röntgen-Thorax, Untersuchung des Urins/Sputums/Magensaftes auf säurefeste Stäbchen und kulturelle Anzüchtung).

Die Infektion mit atpyischen, d. h. nicht tuberkulösen Mykobakterien (M. avium intracellulare, seltener M. kansasii, M. xenopi, M. genavense, sehr selten M. fortuitum, M. cheloneii) erfolgt durch Ingestion der ubiquitär im Staub vorkommenden Erreger über Lunge und Darm. Nach der Einführung der cART sind diese Infektionen eher seltener geworden und treten in der Regel bei Patienten mit CD4 +-Zellzahlen unter 50/µl auf (Ives et al. 2001). Fieber, Gewichtsabnahme, Abdominalschmerzen und Diarrhö sind die häufigsten Allgemeinsymptome. Eine Meningitis durch atypische Mykobakterien ist sehr selten (Jellinger at al. 2000) und wird in 60 % durch M. avium intracellulare verursacht. Die Mortalität ist mit ca. 70 % beträchtlich (Flor et al. 1996). Intraparenchymale Läsionen, die sich raumfordernd präsentieren, kommen ebenfalls vor (Berman et al. 1994). Der Nachweis des Erregers erfolgt durch die kulturelle Anzüchtung aus Liquor und Serum (sensitiver als die PCR) und die PCR auf atypische Mykobakterien aus Liquor und Serum (Sensitivität ca. 95 %, wenn mehr als 40 Organismen/ml, aber nur ca. 55 %, wenn weniger als 40 Organismen/ml) (Bogner et al. 1997, MacGregor et al. 1999). Nur bei intraparenchymatösen Läsionen und einem nicht zu schlechten Allgemeinzustand des Patienten sollte eine stereotaktische Hirnbiopsie zur Diagnosesicherung erwogen werden.

Die Infektion mit dem grampositiven Bakterium Nocardia asteroides, welches in der Morphologie Aktinomyzeten ähnelt, führt zu multiplen Hirnabszessen, wobei ebenfalls von einer hämatogenen Aussaat aus kavitären pulmonalen Läsionen auszugehen ist. In der Literatur wurden bisher nur sehr wenige Fälle einer nachgewiesenen intrazerebralen Nocardiose berichtet (Kim et al. 1991). Die Hirnabszesse lassen sich computer- oder kernspintomographisch als ringförmig kontrastmittelaufnehmende Läsionen darstellen. Teilweise können subependymale Knötchen und ein basales meningeales Enhancement als Hinweis auf eine Meningitis demonstriert werden (LeBlang et al. 1995). Die Diagnosesicherung gelingt entweder durch den histologischen Nachweis der Nocardien nach stereotaktischer Biopsie eines Abszesses oder leider in einem Teil der Fälle nur post mortem.

F 10.5.6.2 Therapeutische Prinzipien

Die Therapie der tuberkulösen Meningitis bei HIV-Patienten unterscheidet sich nicht von der bei immunkompetenten Patienten (Bouza 1992, s. **Tab. F 10.6**). Die Infektion des ZNS durch atypische Mykobakterien wird wie die systemische Infektion mit einer Zweifachkombination aus Clarithromycin (z. B. Klacid®, 1 000 mg/die p. o.) und Ethambutol (Myambutol® 1 200 mg/die p. o.) oder Rifabutin (Mycobutin® 300 mg/die p. o.) behandelt. Manche Autoren empfehlen direkt die Gabe einer Dreifachkombination (s. **Tab. F 10.7**), zumal es darunter seltener zu Resistenzentwicklungen kommen soll (Gordin et al. 1999). Eine randomisierte Studie legt zudem nahe, dass die gleichzeitige Gabe von Dexamethason zu einer Verbesserung des Outcomes bei Patienten mit HIV führen könnte (Thwaites et al. 2004).

Die Behandlung der seltenen Infektion des ZNS mit Nocardia asteroides stützt sich nur auf Einzelfallberichte oder kleine Fallsammlungen. Die Kombination aus Amikacin, Imipenem und Ceftriaxone führte in einem Fall zu einer kurzen Stabilisierung. Darüber hinaus scheinen die meisten Stämme sensibel gegen Imipenem und Amkiacin zu sein (Farina et al. 1995). Andere Autoren empfehlen zunächst die Gabe von Sulfonamiden in Kombination mit Trimethoprim, wobei es Sulfonamid-resistente Stämme gibt (Farina et al. 1995) (s. Kap. F 3).

F 10.5.7 Andere Pilzinfektionen (Candidose, Aspergillose, Histoplasmose, Kokzidiose, Blastomykose)

Obwohl extrazerebrale Infektionen mit anderen Pilzarten sehr häufig zu verzeichnen sind, sind derartige Infektionen des ZNS (Aspergillus-Enzephalitis, Candida-Enzephalitis) mit einer Inzidenz unter einem Prozent ausgesprochen selten (Burckhardt 1999). Die ZNS-Histoplasmose, Kokzidiose-Meningitis und Blastomycosis-Meningitis stellen in Deutschland Raritäten dar.

Die Aspergillus-Enzephalitis entsteht zumeist durch hämatogene Aussaat bei pulmonaler Infektion mit Aspergillus fumigatus bei Patienten mit weit fortgeschrittener HIV-Erkrankung und CD4 +-Zellzahlen unter 50/µl (Lortholary et al. 1993). In anderen Fällen wurde als primärer Infektionsort auch eine Sinusitis, Otitis oder orbitale Infektion nachgewiesen (Myoklonakis 2000). Die sehr seltene Candida-Enzephalitis ist ebenfalls häufig Folge einer pulmonalen Infektion, wobei als Erreger zumeist der Hefepilz Candida albicans identifiziert wird. Beide Infektionen führen bei rascher Verschlechterung des Allgemeinzustandes zu einer progredienten Bewusstseinsminderung, Kopfschmerzen, neurologischen Fokalsymptomen und einfach-partialen sowie sekundär generalisierten Anfällen. Die Prognose ist infaust und nahezu alle Patienten mit Aspergillus- oder Candida-Enzephalitis versterben rasch (Holding et al. 2000). Die Diagnosesicherung erfolgt mittels kultureller Anzüchtung und Antigennachweis im Serum und für die Spezies Aspergillus auch im Liquor. Bei vorbestehender lokaler Candidamykose geben rasch ansteigende Antikörper-Titer einen Hinweis auf eine mögliche systemische Candida-Infektion. Computer- oder kernspintomographische Untersuchungen zeigen meistens multiple, ring- oder girlandenförmig kontrastmittelaufnehmende, intraparenchymatöse, häufig an der Mark-Rinden-Grenze oder in den Stammganglien liegende Läsionen, die von einem perifokalen Ödem begleitet werden. Candida-Enzephalitiden können sich auch als multiple, kleine, subkortikale Herde darstellen. In der Kernspintomographie kann man teilweise eine Dreischichtung des Aspergillus-Abszesses beobachten (Dietrich et al. 2001) (s. Kap. F 9).

F 10.5.8 Andere virale Infektionen (Herpes-simplex- und Varizellazoster-Infektionen)

Die Infektion des ZNS durch das Herpes-simplex-Virus Typ 1 oder Typ 2 (HSV-1, -2) ist in lediglich ca. 2 % der Patienten mit neurologischen Symptomen nachzuweisen (Cinque et al. 1998). Häufiger sind Mischinfektionen mit anderen Viren (JC-Virus, HIV, CMV). Das Erkrankungsbild entspricht zumeist einer Enzephalitis oder Meningoenzephalitis. Eine Meningitis wird häufiger durch HSV-2 ausgelöst. In seltenen Fällen wird eine Myelitis (Britton et al. 1985) oder eine lumbosakrale Myeloradikulitis (Miguelez et al. 1999) beobachtet. Die Diagnose erfolgt durch Nachweis der HSV-DNA aus dem Liquor und Ausschluss v. a. einer Koinfektion mit CMV.

Das Varizella-zoster-Virus (VZV) (VZV) verursacht bei Patienten mit HIV 17-mal häufiger eine Radikulitis als in einer gesunden Vergleichspopulation (Buchbinder et al. 1992). Dabei sind v. a. die thorakolumbalen Segmente (T3-L2) und die trigeminusinnervierten Areale (v. a. V1) betroffen. Andere neurologische VZV-verursachte Erkrankungen sind eine multifokale nekrotisierende Enzephalitis, Ventrikulitis, nekrotisierende Myelitis und Meningitis (De la Blanchardiere et al. 2000). Wie bei der HSV-Infektion wird die Diagnose durch die Kombination der klinischen Symptome mit dem Nachweis einer virusspezifischen DNA aus Liquor oder Serum gestellt, wobei auch hier eine mögliche Koinfektion mit dem wesentlich häufigeren CMV beachtet werden muss (s. Kap. F 8).

F 10.5.9 Primäres ZNS-Lymphom

F 10.5.9.1 Klinik, Epidemiologie und Verlauf

Obwohl zunächst eine Zunahme von Non-Hodgkin-Lymphomen bei Patienten mit HIV beobachtet wurde (Mocroft et al. 2000), wurde in kürzlich publizierten Studien, die teilweise große Patientenpopulationen mit einer Beobachtungszeit bis zum Jahr 2010 einschlossen, ein signifikanter Abfall der Inzidenz primärer ZNS-Lymphome bei Patienten mit HIV-Infektion nach Einführung der HAART berichtet (Chow et al. 2001, Sacktor et al. 2001, Kirk et al. 2001). Es wird geschätzt, dass etwa 2–3 % aller Patienten mit AIDS ein primäres ZNS-Lymphom entwickeln (Bacellar et al. 1994). Immunhistochemisch handelt es sich bei dem primären ZNS-Lymphom um ein hochgradig malignes, großzelliges, immunoblastisches, monoklonales B-Zell-Lymphom (Remick et al. 1990). Eine spezifische, EBV-assoziierte Onkogenese des primären ZNS-Lymphoms bei HIV-Patienten liegt nahe, da sich je nach Studie in 50–100 % der Patienten eine EBV-Genomexpression im Tumor nachweisen lässt (MacMahon 1991, Morgello 1992). Die klinischen Symptome bestehen aus fokal-neurologischen Defiziten, Bewusstseinsstörungen, Kopfschmerzen und sekundär generalisierten epileptischen Anfällen (Happe et al. 2001). Die Kernspintomographie ist in der Detektion multipler Läsionen sensitiver als das cCT. Es zeigen sich weitaus häufiger als bei immunkompetenten Patienten mit primärem ZNS-Lymphom multiple Läsionen (in manchen Fallserien bei bis zu 70 % der Patienten). Ein pathologisches KM-Enhancement wird meistens gefunden, wobei in bis zu 27 % keine Anreicherung zu erkennen ist (Thurnher et al. 2001). Zudem können diffuse Marklagerveränderungen und spontane Hämorrhagien beobachtet werden. Eine erhöhte Thallium-201 Aufnahme der intrazerebralen Raumforderungen im SPECT spricht für ein primäres ZNS-Lymphom, wobei die Sensitivität mit 92 % und der negative prädiktive Wert mit 94 % angegeben werden (Antinori et al. 1999). Somit schließt ein negatives SPECT ein Lymphom nicht aus. Zudem wird ein erhöhter Thallium-201 Uptake auch bei anderen Erkrankungen, wie z. B. bei der progressiven multifokalen Leukenzephalopathie beobachtet (Port et al. 1999). Die Kombination eines erhöhten Thallium-201 Uptakes mit einer positiven PCR auf EBV-DNA aus dem Liquor erzielt einen positiven prädiktiven Wert von bis zu

100 % mit einer Spezifität von 100 % für die Diagnose eines primären ZNS-Lymphoms (Antinori et al. 2001). Die Sensitivität und Spezifität einer positiven Liquor-PCR auf EBV-DNA allein beträgt 100 % bzw. 98,5 % (Cinque et al. 1993). Letztendlich ist eine sichere Abgrenzung gegen die häufigste Differentialdiagnose, die Toxoplasma-Enzephalitis, nur durch eine Hirnbiopsie möglich.
Häufiger als das primäre ZNS-Lymphom sind systemische Non-Hodgkin-Lymphome, die in 7–10 % der HIV-Patienten auftreten. Eine Mitbeteiligung des ZNS wird bei 30 % der Patienten mit einem systemischen Non-Hodgkin-Lymphom nachgewiesen, wobei die häufigste Manifestation die Meningeosis lymphomatosa darstellt (Levine et al. 1991). Dabei treten multiple Hirnnervenausfälle und polyradikuläre Defizite auf. Die Kernspintomographie kann ein pathologisches, zumeist intensives meningeales KM-Enhancement sowohl spinal als auch intrakraniell nachweisen. Die Diagnose wird durch Immunphänotypisierung der malignen Zellen aus dem Liquor gesichert.

F 10.5.9.2 Therapeutische Prinzipien

Die Behandlung des *primären Lymphoms* des ZNS erfordert zunächst die Diagnosesicherung durch Biopsie oder bei Patienten mit schlechtem Allgemeinzustand auch durch die Kombination der radiologischen Befunde, erhöhtes Uptake im 201-Thallium-SPECT und Nachweis der EBV-DNA via PCR im Liquor. Zudem sollte sicher ein peripheres Lymphom ausgeschlossen werden (CT-Thorax, -Abdomen, Knochenmarkpunktion, Lymphknotenentnahme oder -biopsie bei vergrößerten Lymphknoten). Die Aggressivität der Behandlung richtet sich dann nach dem Allgemeinzustand des Patienten, Koinfektionen, Alter und anderen Grunderkrankungen. Bei einem isolierten primären Lymphom des ZNS wird zunächst versucht, durch eine intensivierte antiretrovirale Therapie – oder bei medikamentennaiven Patienten durch den Beginn einer cART – eine Immunrekonstitution zu erreichen. Allein diese Maßnahme führte zu einer signifikanten Überlebensverlängerung (Chow et al. 2001, Hoffmann et al. 2001). Bei Patienten mit gutem Allgemeinzustand erfolgt dann eine kombinierte Chemo- und Strahlentherapie. Die Chemotherapie sollte vor der Radiatio mit hochdosiertem, intravenösem (3 g/m Körperoberfläche alle 14 Tage) und intrathekalem (15 mg 2 ×/Woche) Methotrexat oder mit einer Polychemotherapie, bestehend aus z. B. Procarbazin, Lomustin und Vincristin, durchgeführt werden. Die Radiatio des Neurokraniums erfolgt bis zum zweiten Halswirbel mit einer Maximaldosis von 40 Gy. Darunter sind mediane Überlebenszeiten von 13 Monaten zu erreichen, die aber in Einzelfällen deutlich darüber liegen können (Chamberlain und Kormanik 1999). Dexamethason sollte in einer Dosis von 3–4 × 8 mg pro Tag bei Beginn der Bestrahlung mit anschließend ausschleichender Dosierung gegeben werden. Darüber hinaus gibt es Hinweise, dass zusätzlich zu der kombinierten Radio-Chemotherapie eine hoch dosierte antiretrovirale Therapie Remissionen erzielen kann. In einer kleinen Serie zeigten vier von fünf behandelten Patienten unter Interleukin-2 (2 × 22 Mio IE/die), Ganciclovir (2 × 5 mg/kg/die i. v.) und Zidovudine (2 × 1,6 g/die i. v.) eine Remission (Raez et al. 1999). Die Therapie mit Hydroxyurea führte bei zwei Patienten ebenfalls zu einer Remission (Slobod et al. 2000).
Die Behandlung einer Meningeosis lymphomatosa im Rahmen *peripherer Lymphome* erfolgt nach dem Therapieschema des Standard-CHOP-Protokolls zusammen mit einer intrathekalen Chemotherapie (Methotrexat) und Bestrahlung des Neurokraniums. Die Chemotherapie sollte im Rahmen von überwachten Studien erfolgen (Arbeitsgruppe HIV-assoziierte Lymphome, Deutsche Krebsgesellschaft, Prof. Dr. D. Huhn, UKRV, Spandauer Damm 130, 13 353 Berlin; Tel. 030/45051192) (s. auch Kap. H 2).

F 10.6 HIV- und AIDS-Meldesystem in der Bundesrepublik Deutschland

AIDS Fallregister: Seit 1982 gibt es ein in Deutschland vom Bundesgesundheitsamt geführtes zentrales AIDS-Fallregister, in dem neu aufgetretene AIDS-Erkrankungen und AIDS-Todesfälle anonymisiert erfasst werden. Die Meldung erfolgt auf freiwilliger Basis durch die behandelnden Ärzte auf besonderen Fallberichtsbögen. Aufgrund der Freiwilligkeit der Angaben muss von einer Dunkelziffer ausgegangen werden, die auf ca. 20 % geschätzt wird.

Laborberichtspflicht: Seit 1987 besteht die Laborberichtsverordnung, die alle Laboratorien, die HIV-Bestätigungstests durchführen, zur anonymen Meldung der positiven Befunde an das Bundesgesundheitsamt verpflichtet.

Wichtige Kontaktadressen und Internet-Informationsmaterial

In allen Gesundheitsämtern größerer Städte sind AIDS-Beratungsstellen eingerichtet worden. Ferner existieren eine Reihe von regionalen und überregionalen Selbsthilfeorganisationen, deren Kontaktadressen über die Gesundheitsämter erfragt werden können.

Wichtige Verbände, Wissenschaftliche Gesellschaften und Stiftungen (in alphabetischer Reihenfolge)

DAGNÄ
(Deutsche Arbeitsgemeinschaft niedergelassener Ärzte in der Versorgung HIV-Infizierter), Perleberger Str. 27, 10559 Berlin, Tel.: 030/3980193-0

DAIG
(Deutsche AIDS-Gesellschaft), Prof. Dr. G. Behrens (Vorsitzender), Medizinische Hochschale Hannover, Carl-Neuberg-Str. 1, 30625 Hannover

Deutsche AIDS-Hilfe e. V.,
Dieffenbachstr. 33, 10967 Berlin, Tel.: 030/6900870 (www.aidshilfe.de)

Deutsche AIDS-Stiftung,
Markt 26, 53111 Bonn, Tel.: 0228/604690

DNAA
(Deutsche Neuro-AIDS Arbeitsgemeinschaft e. V.), Prof. Dr. I.-W. Husstedt, Westfälische Wilhelms-Universität, Müster/UKM, Albert-Schweitzer-Str. 33, 48129 Münster
www.dnaa.de

Nützliche Internetadressen
Center for Disease Control: http://www.cdc.gov
HIV.NET: http://www.hiv.net
HIV/AIDS Treatment Information Service: http://www.hivatis.org
Robert Koch Institut: http://www.rki.de
UNAIDS: http://www.unaids.org
World Health Organisation (WHO): http://www.who.int

F 10.7 Literatur

American Academy of Neurology AIDS Task Force. Nomenclature and research case definitions for neurologic manifestations of human immunodeficiency virus-type 1 (HIV-1) infection. Report of a Working Group of the American Academy of Neurology AIDS Task Force. Neurology 1991;41:778–785.

Anduze-Faris BM, Fillet AM, Gozlan J et al. Induction and maintenance therapy of cytomegalovirus central nervous system infection in HIV-infected patients. AIDS 2000,14:517–524.

Antinori A, Ammassari A, Giancola ML, Cingolani A, Grisetti S, Murri R, Alba L, Ciancio B, Soldani F, Larussa D, Ippolito G, De Luca A. Epidemiology and prognosis of AIDS-associated progressive multifocal leukoencephalopathy in the HAART era. J Neurovirol 2001;7:323–328.

Antinori A, De Rossi G, Ammassari A, Cingolani A, Murri R, Di Giuda D, De Luca A, Pierconti F, Tartaglione T, Scerrati M, Larocca LM, Ortona L. Value of combined approach with thallium-201 single-photon emission computed tomography and Epstein-Barr virus DNA polymerase chain reaction in CSF for the diagnosis of AIDS-related primary CNS lymphoma. J Clin Oncol 1999;17:554–560.

Anders HJ, Bogner JR, Goebel FD. Mild rhabdomyolysis after high-dose trimethoprim-sulfamethoxazole in a patient with HIV infection. Eur J Med Res 1997;2:198–200.

Appleman ME, Marshall DW, Brey RL, Houk RW, Beatty DC, Winn RE, et al. Cerebrospinal fluid abnormalities in patients without AIDS who are seropositive for the human immunodeficiency virus. J Infect Dis 1988;158: 193–199.

Arendt G, Hefter H, Elsing C, Strohmeyer G, Freund HJ. Motor dysfunction in HIV-infected patients without clinically detectable central-nervous deficit. J Neurol 1990;237:362–368.

Arendt G, von Giesen HJ, Hefter H, Theisen A. Therapeutic effects of nucleoside analogues on psychomotor slowing in HIV infection. AIDS 2001;15:493–500.

Arendt G, Hefter H, Buescher L, Hilperath F, Elsing C, Freund HJ. Improvement of motor performance of HIV-positive patients under AZT therapy. Neurology 1992; 42 (4):891–896.

Arendt G, Nolting T, Frisch C, Husstedt IW, Gregor N, Koutsilieri E, Maschke M, Angerer A, Obermann M, Neuen-Jacob E, Adams O, Loeffert S, Riederer P, ter Meulen V, Sopper S; German Competence Network HIV/AIDS.Intrathecal viral replication and cerebral deficits in different stages of human immunodeficiency virus disease. J Neurovirol 2007;13 (3):225–232.

Authier FJ, Chariot P, Gherardi RK. Skeletal muscle involvement in human immunodeficiency virus (HIV)-infected patients in the era of highly active antiretroviral therapy (HAART). Muscle Nerve 2005;32:247–260.

Bacellar H, Munoz A, Miller EN, Cohen BA, Besley D, Selnes OA, Becker JT, McArthur JC. Temporal trends in the incidence of HIV-1-related neurologic diseases: Multicenter AIDS Cohort Study, 1985–1992. Neurology 1994;44:1892–1900.

Baddour LM, Perfect JR, Ostrosky-Zeichner L. Successful use of amphotericin B lipid complex in the treatment of cryptococcosis. Clin Infect Dis 2005;40 (Suppl 6):S409–413.

Bangsberg DR, Perry S, Charlebois ED, Clark RA, Roberston M, Zolopa AR, et al. Non-adherence to highly active antiretroviral therapy predicts progression to AIDS. AIDS 2001;15:1181–1183.

Behar R, Wiley C, McCutchan JA. Cytomegalovirus polyradiculoneuropathy in acquired immune deficiency syndrome. Neurology 1987;37:557–561.

Benveniste O, Longuet P, Duval X, Le M, V, Leport C, Vilde JL. Two episodes of acute renal failure, rhabdomyolysis, and severe hepatitis in an AIDS patient successively treated with ritonavir and indinavir. Clin Infect Dis 1999;28:1180–1181.

Berenguer J, Moreno S, Laguna F, Vicente T, Adrados M, Ortega A, Gonzalez-LaHoz J, Berger JR. Neurosyphilis in human immunodeficiency virus type 1-seropositive individuals. A prospective study. Arch Neurol 1991;48: 700–702.

Berenguer J, Moreno S, Laguna F, Vicente T, Adrados M, Ortega A, et al. Tuberculous meningitis in patients infected with the human immunodeficiency virus. N Engl J Med 1992;326:668–672.

Berenguer JP, Miralles P, Arrizabalaga J, et al. Clinical course and prognostic factors of progressive multifocal leukoencephalopathy in patients treated with highly active antiretroviral therapy. Clin Infect Dis 2003;36: 1047–1052.

Berger AR, Arezzo JC, Schaumburg HH, Skowron G, Merigan T, Bozzette S, et al. 2',3'-dideoxycytidine (ddC) toxic neuropathy: a study of 52 patients. Neurology 1993;43:358–362.

Berman SM, Kim RC, Haghighat D, Mulligan ME, Fierer J, Wyle FC. Mycobacterium genavense infection presenting as a solitary brain mass in a patient with AIDS: case report and review. Clin Infect Dis 1994;19:1152–1154.

Biniek R, Malessa R, Brockmeyer NH, Luboldt W. Anti-Rh(D) immunoglobulin for AIDS-related thrombocytopenia. Lancet 1986;2:627.

Bogner JR, Rusch-Gerdes S, Mertenskotter T et al. Patterns of mycobacterium avium culture and PCR positivity in immunodeficient HIV-infected patients: progression from localized to systematic disease, German Aids Study Group (GASG/IDKF). Scand J Infect Dis 1997;29: 579–584.

Bouza E. Tuberculous meningitis in patients infected with the human immunodeficiency virus. N Engl J Med 1992; 326:668–672.

Bozzette SA, Larsen RA, Chiu J, Leal MA, Jacobsen J, Rothman P, Robinson P, Gilbert G, McCutchan JA, Tilles J, et al. A placebo-controlled trial of maintenance therapy with fluconazole after treatment of cryptococcal meningitis in the acquired immunodeficiency syndrome. California Collaborative Treatment Group. N Engl J Med 1991;324:580–584.

Bradley WG, Shapshak P, Delgado S, Nagano I, Stewart R, Rocha B. Morphometric analysis of the peripheral neuropathy of AIDS. Muscle Nerve 1998;21:1188–1195.

Bradley WG, Verma A. Painful vasculitic neuropathy in HIV-1 infection: Relief of pain with prednisone therapy. Neurology 1996;47:1446–1451.

Brew BJ. Evidence for a change in AIDS dementia complex in the era of highly active antiretroviral therapy and the possibility of new forms of AIDS dementia complex. AIDS 2004;18 (Suppl 1):S75–78.

Brew BJ, Pemberton L, Cunningham P, Law MG. Levels of human immunodeficiency virus type 1 RNA in cerebro-

F 10

spinal fluid correlate with AIDS dementia stage. J Infect Dis 1997;175:963–966.
Britton CB, Mesa-Tejada R, Fenoglio CM, Hays AP, Garvey GG, Miller JR. A new complication of AIDS: thoracic myelitis caused by herpes simplex virus. Neurology 1985;35:1071–1074.
Buchacz K, Baker RK, Palella FJ Jr,Chmiel JS, Lichtenstein KA, Novak RM, Wood KC, Brooks JT; HOPS Investigators.AIDS-defining opportunistic illnesses in US patients, 1994-2007: a cohort study. AIDS 2010;24:1549–1559.
Brodt HR, Kamps BS, Gute P, Knupp B, Staszewski S, Helm EB. Changing incidence of AIDS defining illnesses in the era of antiretroviral combination therapy. AIDS 1997;11:1731–1738.
Buchbinder SP, Katz MH, Hessol NA, Liu JY, O'Malley PM, Underwood R, Holmberg SD. Herpes zoster and human immunodeficiency virus infection. J Infect Dis 1992; 166:1153–1156.
Budka H, Maier H, Pohl P. Human immunodeficiency virus in vacuolar myelopathy of the acquired immunodeficiency syndrome. N Engl J Med 1988;319:1667–1668.
Budka H. Multinucleated giant cells in brain, a hallmark of the acquired immunodeficiency syndrom (AIDS). Acta Neuropathol 1986;69:253–258.
Budka H. Neuropatholgy of myelitis, myelopathy, and spinal cord infections in AIDS. Neuroimaging Clin N Am 1997;7:639–650.
Burckhardt B. Rare AIDS-defining diseases in the Swiss HIV Cohort Study. Eur J Clin Microbiol Infect Dis 1999; 18:399–402.
Burke DG, Leonard DG, Imperiale TF, Valdez H, Karaman B, Shick E, Kalayjian RC. The utility of clinical and radiographic features in the diagnosis of cytomegalovirus central nervous system disease in AIDS patients. Mol Diagn 1999;4:37–43.
Chamberlain MC, Kormanik PA. AIDS-related central nervous system lymphomas. J Neurooncol 1999;43:269–276.
Chariot P, Ruet E, Authier FJ, Levy Y, Gherardi R. Acute rhabdomyolysis in patients infected by human immunodeficiency virus. Neurology 1994;44:1692–1696.
Ernst T, Yakupov R, Nakama H, Crocket G, Cole M, Watters M, Ricardo-Dukelow ML, Chang L. Declined neural efficiency in cognitively stable human immunodeficiency virus patients. Ann Neurol 2009;65 (3):316–325.
Chow KU, Mitrou PS, Geduldig K, Helm EB, Hoelzer D, Brodt HR. Changing incidence and survival in patients with aids-related non-Hodgkin's lymphomas in the era of highly active antiretroviral therapy (HAART). Leuk Lymphoma 2001;41:105–116.
Chuck SL, Sande MA. Infections with Cryptococcus neoformans in the acquired immunodeficiency syndrome. N Engl J Med 1989;321:794–799.
Cinque P, Brytting M, Vago L, Castagna A, Parravicini C, Zanchetta N, D'Arminio Monforte A, Wahren B, Lazzarin A, Linde A. Epstein-Barr virus DNA in cerebrospinal fluid from patients with AIDS-related primary lymphoma of the central nervous system. Lancet 1993;342: 398–401.
Cinque P, Vago L, Marenzi R, Giudici B, Weber T, Corradini R, Ceresa D, Lazzarin A, Linde A. Herpes simplex virus infections of the central nervous system in human immunodeficiency virus-infected patients: clinical management by polymerase chain reaction assay of cerebrospinal fluid. Clin Infect Dis 1998;27:303–309.
Cinque P, Pierotti C, Viganò MG, Bestetti A, Fausti C, Bertelli D, Lazzarin A. The good and evil of HAART in HIV-related progressive multifocal leukoencephalopathy. J Neurovirol 2001;7 (4):358–363.
Ciricillo SF, Rosenblum ML. Use of CT and MR imaging to distinguish intracranial lesions and to define the need for biopsy in AIDS patients. J Neurosurg 1990;73:720–724.
Clark RA, Greer D, Atkinson W, Valainis GT, Hysiop N. Spectrum of Cryptococcus neoformans infection in 68 patients infected with human immunodeficiency virus. Rev Infect Dis 1990;12:768–777.
Clifford DB, Arribas JR, Storch GA, Tourtellote W, Wippold FJ. Magnetic resonance brain imaging lacks sensitivity for AIDS associated cytomegalovirus encephalitis. J Neurovirol 1996;2:397–403.
Clifford DB, Yiannoutsos C, Glicksman M, Simpson DM, Singer EJ, Piliero PJ, Marra CM, Francis GS, McArthur JC, Tyler KL, Tselis AC, Hyslop NE. HAART improves prognosis in HIV-associated progressive multifocal leukoencephalopathy. Neurology 1999;52:623–625.
Cohen BA, McArthur JC, Grohman S, Patterson B, Glass J. Neurological prognosis of cytomegalovirus polyradiculomyelopathy in AIDS. Neurology 1993;43:493–499.
Conant K, McArthur JC, Griffin DE, Sjulaon L, Wahl LM, Irani DH. Cerebrospinal fluid levels of MMP–2,–7, and 9 are elevated in associationwith human immunodeficiency virus dementia. Ann Neurol 1999;46:391–398.
Corral I, Quereda C, García-Villanueva M, Casado JL, Pérez-Elías MJ, Navas E, Ariza A, Moreno S. Focal monophasic demyelinating leukoencephalopathy in advanced HIV infection. Eur Neurol 2004;52 (1):36–41.
Cysique LA, Brew BJ, Halman M, Catalan J, Sacktor N, Price RW, et al. Undetectable Cerebrospinal Fluid HIV RNA and beta–2 Microglobulin Do Not Indicate Inactive AIDS Dementia Complex in Highly Active Antiretroviral Therapy-Treated Patients. J Acquir Immune Defic Syndr 2005;39:426–429.
Cysique LA, Maruff P, Brew BJl. Variable benefit in neuropsychological function in HIV-infected HAART-treated patients. Neurology. 2006;66 (9):1447–1450.
Czub S, Czub M, Koutsilieri E, Sopper S, Villinger F, Muller JG, et al. Modulation of simian immunodeficiency virus neuropathology by dopaminergic drugs. Acta Neuropathol (Berl) 2004;107:216–226.
Dalakas MC, Illa I, Pezeshkpour GH, Laukaitis JP, Cohen B, Griffin JL. Mitochondrial myopathy caused by long-term zidovudine therapy. N Engl J Med 1990;322:1098–1105.
Dannemann B, McCutchan JA, Israelski D, Antoniskis D, Leport C, Luft B, Nussbaum J, Clumeck N, Morlat P, Chiu J, et al. Treatment of toxoplasmic encephalitis in patients with AIDS. A randomized trial comparing pyrimethamine plus clindamycin to pyrimethamine plus sulfadiazine. The California Collaborative Treatment Group. Ann Intern Med 1992;116:33–43.
d'Arminio A, Sabin CA, Phillips AN, Reiss P, Weber R, Kirk O, El-Sadr W, De Wit S, Mateu S, Petoumenos K, Dabis F, Pradier C, Morfeldt L, Lundgren JD, Friis-Møller N; Writing Committee of the D:A:D: Study Group.Cardio- and cerebrovascular events in HIV-infected persons. AIDS 2004;18 (13):1811–1817.
De Gans J, Portegies P, Tiessens G, Eeftinck Schattenkerk JK, van Boxtel CJ, van Ketel RJ, Stam J. Itraconazole compared with amphotericin B plus flucytosine in AIDS patients with cryptococcal meningitis. AIDS 1992;6:185–190.
De La Blanchardiere A, Rozenberg F, Caumes E, Picard O, Lionnet F, Livartowski J, Coste J, Sicard D, Lebon P, Salmon-Ceron D. Neurological complications of varicella-zoster virus infection in adults with human immunodeficiency virus infection. Scand J Infect Dis 2000;32: 263–269.
De Luca A et al. The effect of potent antiretroviral therapy and JC virus load in cerebrospinal fluid on clinical outcome of patients with AIDS-associated progressive multifocal leukoencephalopathy. J Infect Dis 2000;182: 1077–1083.
De Luca A, Antinori A, Ortona L. Antiretroviral therapy and improving AIDS survival. JAMA 1998;279:1874–1875.
De Luca A, Cingolani A, Linzalone A, Ammassari A, Murri R, Giancola ML, Maiuro G, Antinori A. Improved detection of JC virus DNA in cerebrospinal fluid for diagnosis of AIDS-related progressive multifocal leukoencephalopathy. J Clin Microbiol 1996;34:1343–1346.

De Luca A, Giancola ML, Ammassari A et al. Potent antiretroviral therapy with or without cidofovir for AIDS-associated progressive multifocal leukoencephalopathy: Extended follow-up of an observational study. J Neurovirol 2001;7:364–368.

De Luca A, Ammassari A, Pezzotti P, Cinque P, Gasnault J, Berenguer J, Di Giambenedetto S, Cingolani A, Taoufik Y, Miralles P, Marra CM, Antinori A; Gesida 9/99, IRINA, ACTG 363 Study Groups. Cidofovir in addition to antiretroviral treatment is not effective for AIDS-associated progressive multifocal leukoencephalopathy: a multicohort analysis. AIDS 2008;22:1759–1767.

Denning DW, Armstrong RW, Lewis BH, Stevens DA. Elevated cerebrospinal fluid pressures in patients with cryptococcal meningitis and acquired immunodeficiency syndrome. Am J Med 1991;91:267–272.

Deutsche Neuro-AIDS Arbeitsgemeinschaft (DNAA). Peripheral nerve diseases and myopathies associated with HIV infection. Nervenarzt 2000;71:442–450.

Deutsche Neuro-AIDS Arbeitsgemeinschaft (DNAA). Aktuelle Diagnostik und Therapie opportunistischer Hirnerkrankungen bei AIDS. Deutsche Medizinische Wochenschrift 2002;127:1477–1485.

Di Rocco A, Tagliati M. Remission of HIV myelopathy after highly active antiretroviral therapy. Neurology 2000;55:456.

Dietrich U, Hettmann M, Maschke M, Dörfler A, Schwechheimer K, Forsting M. Cerebral Aspergillosis: Comparison of radiological and neuropathological findings in patients with bone marrow. transplantation. European Radiology 2001;11:1242–1249.

Dismukes WE. Cryptoccoccal meningitis in patients with AIDS. J Infect Dis 1988;157:624–628.

Dore GJ, Correll PK, Li Y, Kaldor JM, Cooper DA, Brew BJ. Changes to AIDS dementia complex in the era of highly active antiretroviral therapy. AIDS 1999;13:1249–1253.

Dore GJ, Correll PK, Li Y, Kaldor JM, Cooper DA, Brew BJ. Changes to AIDS dementia complex in the era of highly active antiretroviral therapy. AIDS 1999;13: 1249–1253.

Dore GJ, McDonald A, Li Y, Kaldor JM, Brew BJ. Marked improvement in survival following AIDS dementia complex in the era of highly active antiretroviral therapy. AIDS 2003;17:1539–1545.

Dyer JR, French MA, Mallal SA. Cerebral mass lesions due to cytomegalovirus in patients with AIDS: a report of two cases. J Infect 1995;30:147–151.

Ellis RJ, Moore DJ, Childers ME, Letendre S, McCutchan JA, Wolfson T, et al. Progression to neuropsychological impairment in human immunodeficiency virus infection predicted by elevated cerebrospinal fluid levels of human immunodeficiency virus RNA. Arch Neurol 2002;59:923–928.

Ellis RJ, Marquie-Beck J, Delaney P, Alexander T, Clifford DB, McArthur JC, Simpson DM, Ake C, Collier AC, Gelman BB, McCutchan JA, Morgello S, Grant I; CHARTER Group.Human immunodeficiency virus protease inhibitors and risk for peripheral neuropathy. Ann Neurol 2008;64 (5):566–572.

Engsig FN, Hansen AB, Omland LH, Kronborg G, Gerstoft J, Laursen AL, Pedersen C, Mogensen CB, Nielsen L, Obel N. Incidence, clinical presentation, and outcome of progressive multifocal leukoencephalopathy in HIV-infected patients during the highly active antiretroviral therapy era: a nationwide cohort study. J Infect Dis 2009199:77–83.

Estanislao L, Carter K, McArthur J, Olney R, Simpson D. A Randomized Controlled Trial of 5 % Lidocaine Gel for HIV-Associated Distal Symmetric Polyneuropathy. J Acquir Immune Defic Syndr 2004;37:1584–1586.

Everall IP, Glass JD, McArthur J, Spargo E, Lantos P. Neuronal density in the superior frontal and temporal gyri does not correlate with the degree of human immunodeficiency virus-associated dementia. Acta Neuropathol Berl 1994;88:538–544.

Farina C, Boiron P, Goglio A, Provost F. Human nocardiosis in northern Italy from 1982 to 1992. Northern Italy Collaborative Group of Nocardiosis. Scand J Infect Dis 1995;27:23–27.

Fischer PA, Enzensberger W. Neurological complications in AIDS. J Neurol 1987;234:269–279.

Flepp M, Schiffer V, Weber R, Hirschel B. Modern anti-HIV therapy. Swiss Med Wkly 2001;131 (15–16):207–213. Review.

Flor A, Capdevila JA, Martin N, Gavalda J, Pahissa A. Nontuberculous mycobacterial meningitis: report of two cases and review. Clin Infect Dis 1996;23:1266–1273.

Franzen C, Altfeld M, Hegener P, Hartmann P, Arendt G, Jablonowski H, Rockstroh J, Diehl V, Salzberger B, Fatkenheuer G. Limited value of PCR for detection of Toxoplasma gondii in blood from human immunodeficiency virus-infected patients. J Clin Microbiol 1997;35: 2639–2641.

French MA, Price P, Stone SF. Immune restoration disease after antiretroviral therapy. AIDS 2004;18:1615–1627.

Gazzard B. Tuberculosis, HIV and the developing world. Clin Med 2001;1:62–68.

Gelman BB, Guinto FC. Morphometry, histopathology, and tomography of cerebral atrophy in the aquired immune deficiency. Ann Neurol 1992;32:21–40.

Gendelman HE, Zheng J, Coulter CL, Ghorpade A, Che M, Thylin M, et al. Suppression of inflammatory neurotoxins by highly active antiretroviral therapy in human immunodeficiency virus-associated dementia. J Infect Dis 1998;178:1000–1007.

Geraci A, Di Rocco A, Liu M, Werner P, Tagliati M, Godbold J, Simpson D, Morgello S. AIDS myelopathy is not associated with elevated HIV viral load in cerebrospinal fluid. Neurology 2000;55:440–442.

Gherardi RK, Chrétien F, Delfau-Larue MH, Authier FJ, Moulignier A, Roulland-Dussoix D, Bélec L. Neuropathy in diffuse infiltrative lymphocytosis syndrome: an HIV neuropathy, not a lymphoma. Neurology 1998;50 (4):1041–1044.

Giudici B, Vaz B, Bossolasco S, Casari S, Brambilla AM, Luke W, Lazzarin A, Weber T, Cinque P. Highly active antiretroviral therapy and progressive multifocal leukoencephalopathy: effects on cerebrospinal fluid markers of JC virus replication and immune response. Clin Infect Dis 2000;30:95–99.

Glass JD, Johnson RT. Human immunodeficiency virus and the brain. Annu Rev Neurosci 1996;19:1–26.

Goebel FD. Immune reconstitution inflammatory syndrome (IRIS) – another new disease entity following treatment initiation of HIV infection. Infection 2005 Feb;33:43–45.

Gordin FM, Sullam PM, Shafran SD, Cohn DL, Wynne B, Paxton L, Perry K, Horsburgh CR Jr. A randomized, placebo-controlled study of rifabutin added to a regimen of clarithromycin and ethambutol for treatment of disseminated infection with Mycobacterium avium complex. Clin Infect Dis 1999;28:1080–1085.

Gottlieb MS, Schroff R, Schanker HM, Weisman JD, Fan PT, Wolf RA, et al. Pneumocystis carinii pneumonia and mucosal candidiasis in previously healthy homosexual men: evidence of a new acquired cellular immunodeficiency. N Engl J Med 1981;305:1425–1431.

Gozlan J, Salord JM, Roullet E, Baudrimont M, Caburet F, Picard O, Meyohas MC, Duvivier C, Jacomet C, Petit JC. Rapid detection of cytomegalovirus DNA in cerebrospinal fluid of AIDS patients with neurologic disorders. J Infect Dis 1992;166:1416–1421.

Grafe MR, Wiley CA. Spinal cord and peripheral nerve pathology in AIDS: the roles of cytomegalovirus and human immunodeficiency virus. Ann Neurol 1989;25: 561–566.

Grassi MP, Clerici F, Perin C, D'Arminio Monforte A, Vago L, Borella M, Boldorini R, Mangoni A. Microglial nodular encphalitis and ventriculoencephalitis due to cytomegalovirus infection in patients with AIDS: two

F 10

distinct clinical patterns. Clin Infect Dis 1998;27:504–508.

Graybill JR, Sobel J, Saag M, van Der Horst C, Powderly W, Cloud G, Riser L, Hamill R, Dismukes W. Diagnosis and management of increased intracranial pressure in patients with AIDS and cryptococcal meningitis. The NIAID Mycoses Study Group and AIDS Cooperative Treatment Groups. Clin Infect Dis 2000;30:47–54.

Griffin DE, Wesselingh SL, McArthur JC. Elevated central nervous system prostaglandins in human immunodeficiency virus-associated dementia. Ann Neurol 1994;35: 592–597.

Guiloff RJ, Fuller A, Roberts A, Hargreaves M, Gazzard B, Scaravilli F, et al. Nature, incidence and prognosis of neurological involvement in the acquired immunodeficiency syndrome in central London. Postgrad Med J 1988;64:919–925.

Hagberg L, Malmvall BE, Svennerholm L, Alestig K, Norkrans G. Guillain-Barre syndrome as an early manifestation of HIV central nervous system infection. Scand J Infect Dis 1986;18:591–592.

Hahn K, Arendt G, Braun JS, von Giesen HJ, Husstedt IW, Maschke M, et al. A placebo-controlled trial of gabapentin for painful HIV-associated sensory neuropathies. J Neurol 2004;251:1260–1266.

Hall CD, Dafni U, Simpson D, Clifford D, Wetherill PE, Cohen B, McArthur J, Hollander H, Yainnoutsos C, Major E, Millar L, Timpone J. Failure of cytarabine in progressive multifocal leukoencephalopathy associated with human immunodeficiency virus infection. AIDS Clinical Trials Group 243 Team. N Engl J Med 1998;338: 1345–1351.

Happe S, Lunenborg N, Rickert CH, Heese C, Reichelt D, Schuierer G, Schul C, Husstedt IW. Progressive multifokale Leukoenzephalopathie im Verlauf der AIDS-Erkrankung. Nervenarzt 2000;71:96–104.

Happe S, Milbradt O, Heese C, Rickert CH, Oelerich M, Schul C, Reichelt D, Husstedt IW. Primäres Lymphom des zentralen Nervensystems als Neuromanifestation im AIDS-Stadium. Nervenarzt 2001;72:136–142.

Hart G. Syphilis tests in diagnostic and therapeutic decision making. Ann Intern Med 1986;104:368–376.

Herzmann C, Johnson MA, Youle M. Long-term effect of acetyl-L-carnitine for antiretroviral toxic neuropathy. HIV Clin Trials. 2005;6 (6):344–350.

Hirsch HH, Kaufmann G, Sendi P, Battegay M. Immune reconstitution in HIV-infected patients. Clin Infect Dis 2004;38:1159–1166.

Hoffmann C, Horst HA, Albrecht H, Schlote W. Progressive multifocal leucoencephalopathy with unusual inflammatory response during antiretroviral treatment. J Neurol Neurosurg Psychiatry 2003;74:1142–1144.

Hoffmann C, Tabrizian S, Wolf E, Eggers C, Stoehr A, Plettenberg A, Buhk T, Stellbrink HJ, Horst HA, Jager H, Rosenkranz T. Survival of AIDS patients with primary central nervous system lymphoma is dramatically improved by HAART-induced immune recovery. AIDS 2001;15:2119–2127.

Holding KJ et al. Aspergillosis among people infected with human immunodeficiency virus: incidence and survival. Clin Infect Dis 2000;31:1253–1257.

Holland NR, Power C, Matthwes VP, Glass JD, Forman M, McArthur JC. Cytomegalovirus encephalitis in acquired immunodeficiency syndrome (AIDS). Neurology 1994; 44:507–514.

Huang SS, Skolasky RL, Dal Pan GJ, Royal W 3rd, McArthur JC. Survival prolongation in HIV-associated progressive multifocal leukoencephalopathy treated with alpha-interferon: an observational study. J Neurovirol 1998;4:324–332.

Hug B, Kaeser YA, Haefeli WE, Battegay M. Anti-retroviral therapy and antiepileptics. Case report and discussion. Schweiz Med Wochenschr 1998;128:1138–1144.

Husstedt IW, Evers S, Reichelt D, Grotemeyer KH, Kammer-Suhr B, Bockenholt S, et al. Screening for HIV-associated distal-symmetric polyneuropathy in CDC-classification stages 1, 2, and 3. Acta Neurol Scand 2000; 101:183–187.

Husstedt IW, Grotemeyer KH, Busch H, Zidek W. Early detection of distal symmetrical polyneuropathy during HIV infection by paired stimulation of sural nerve. Electroencephalogr Clin Neurophysiol 1994;93:169–174.

Ives NJ, Gazzard BG, Easterbrook PJ. The changing pattern of AIDS-defining illnesses with the introduction of highly active antiretroviral therapy (HAART) in a London clinic. J Infect 2 001;42:134–139.

Jellinger KA, Setinek U, Drlicek M, Böhm G, Steurer A, Lintner F. Neuropathology and general autopsy findings during the last 15 years. Acta Neuropathol 2000;100: 213–220.

Jenny-Avital ER, Abadi M. Immune reconstitution cryptococcosis after initiation of successful highly active antiretroviral therapy. Clin Infect Dis 2002;35:e128–133.

Johnson RW, Williams FM, Kazi S, Dimachkie MM, Reveille JD. Human immunodeficiency virus-associated polymyositis: a longitudinal study of outcome. Arthritis Rheum 2003;49:172–178.

Julander I, Martin C, Lappalainen M, Guy E, Isberg B, Evengar B. Polymerase chain reaction for diagnosis of cerebral toxoplasmosis in cerebrospinal fluid in HIV-positive patients. Scand J Infect Dis 2001;33:538–541.

Kaplan JE, Benson C, Holmes KH, Brooks JT, Pau A, Masur H; Centers for Disease Control and Prevention (CDC); National Institutes of Health; HIV Medicine Association of the Infectious Diseases Society of America. Guidelines for prevention and treatment of opportunistic infections in HIV-infected adults and adolescents: recommendations from CDC, the National Institutes of Health, and the HIV Medicine Association of the Infectious Diseases Society of America. MMWR Recomm Rep 2009;58 (RR-4):1–207.

Kastrup O, Maschke M, Diener H, Wahnke I. Progressive multifocal encephalopathy limited to the brain stem. Neuroradiology 2002;44:227–229.

Katlama C, De Wit S, O'Doherty E, Van Glabeke M, Clumeck N. Pyrimethamine-clindamycin vs. pyrimethamine-sulfadiazine as acute and long-term therapy for toxoplasmic encephalitis in patients with AIDS. Clin Infect Dis 1996;22:268–275.

Kelder W, McArthur JC, Nance-Sproson T, McClernon D, Griffin DE. Beta-chemokines MCP-1 and RANTES are selectively increased in cerebrospinal fluid of patients with human immunodeficiency virus-associated dementia. Ann Neurol 1998;44:831–835.

Kemper CA, Kent G, Burton S, Deresinski SC. Mexiletine for HIV-infected patients with painful peripheral neuropathy: a double-blind, placebo-controlled, crossover treatment trial. J Acquir Immune Defic Syndr Hum Retrovirol 1998;19:367–372.

Ketzler S, Weis S, Haug H, Budka H. Loss of neurons in the frontal cortex in AIDS brains. Acta Neuropathol (Berl) 1990;80:92–94.

Kieburtz K, Simpson D, Yiannoutsos C, Max MB, Hall CD, Ellis RJ, et al. A randomized trial of amitriptyline and mexiletine for painful neuropathy in HIV infection. AIDS Clinical Trial Group 242 Protocol Team. Neurology 1998;51:1682–1688.

Kim J, Minamoto GY, Grieco MH. Nocardia infection as a complication of AIDS: Report of six cases and review. Rev Infect Dis 1991;13:624–629.

Kim YS, Hollander H. Polyradiculopathy due to cytomegalovirus: report of two cases in which improvement occurred after prolonged therapy and review of the literature. Clin Infect Dis 1992;17:32–37.

Kirk O, Pedersen C, Cozzi-Lepri A, Antunes F, Miller V, Gatell JM, Katlama C, Lazzarin A, Skinhoj P, Barton SE. Non-Hodgkin lymphoma in HIV-infected patients in the era of highly active antiretroviral therapy. Blood 2001;98:3406–3412.

Koedel U, Kohleisen B, Sporer B, Lahrtz F, Ovod V, Fontana A, et al. Human immunodeficiency type 1 nef protein is a viral factor for the recruitment of leukocytes into the central nervous system. J Immunol 1999;163:1237–1245.

Kolson DL, Gonzalez-Scarano F. HIV-associated neuropathies: role of HIV-1, CMV, and other viruses. J Peripher Nerv Syst 2001;6:2–7.

La Spina I, Porazzi D, Maggiolo F, Bottura P, Suter F. Gabapentin in painful HIV-related neuropathy: a report of 19 patients, preliminary observations. Eur J Neurol 2001;8:71–75.

Lange DJ, Britton CB, Younger DS, Hays AP. The neuromuscular manifestations of human immunodeficiency virus infections. Arch Neurol 1988;45:1084–1088.

Larsen RA, Leal MA, Chan LS. Fluconazole compared with amphotericin B plus flucytosine for cryptococcal meningitis in AIDS. A randomized trial. Ann Intern Med 1990;113:183–187.

LeBlang SD, Whiteman ML, Post MJ, Uttamchandani RB, Bell MD, Smirniotopolous JG. CNS nocardia in AIDS patients: CT and MRI with pathologic correlation. J Comput Assist Tomogr 1995;19:15–22.

Leenders AC, Reiss P, Portegies P, Clezy K, Hop WC, Hoy J, Borleffs JC, Allworth T, Kauffmann RH, Jones P, Kroon FP, Verbrugh HA, de Marie S. Liposomal amphotericin B (AmBisome) compared with amphotericin B both followed by oral fluconazole in the treatment of AIDS-associated cryptococcal meningitis. AIDS 1997; 11:1463–1471.

Leport C, Tournerie C, Raguin G, Fernandez-Martin J, Niyongabo T, Vilde JL. Long-term follow-up of patients with AIDS on maintenance therapy for toxoplasmosis. Eur J Clin Microbiol Infect Dis 1991;10:191–193.

Letendre S, Marquie-Beck J, Capparelli E, Best B, Clifford D, Collier AC, Gelman BB, McArthur JC, McCutchan JA, Morgello S, Simpson D, Grant I, Ellis RJ; CHARTER Group.Validation of the CNS Penetration-Effectiveness rank for quantifying antiretroviral penetration into the central nervous system. Arch Neurol 2008;65 (1):65–70.

Levine AM, Wernz JC, Kaplan L, Rodman N, Cohen P, Metroka C, Bennett JM, Rarick MU, Walsh C, Kahn J, et al. Low-dose chemotherapy with central nervous system prophylaxis and zidovudine maintenance in AIDS-related lymphoma. A prospective multi-institutional trial. JAMA 1991;266:84–88.

Lipton SA. Calcium channel antagonists and human immunodeficiency virus coat protein-mediated neuronal injury. Ann Neurol 1991;30:110–114.

Lortholary O, et al. Invasive aspergillosis in patients with acquired immunodeficiency syndrome: Report of 33 cases. Am J Med 1993;95:177–187.

MacGregor RR, Dreyer K, Herman S, Hocknell PK, Nghiem L, Tevere VJ, Williams AL. Use of PCR in detection of Mycobacterium avium complex (MAC) bacteremia: sensitivity of the assay and effect of treatment for MAC infection on concentrations of human immunodeficiency virus in plasma. J Clin Microbiol 1999;37:90–94.

MacMahon EM, Glass JD, Hayward SD, Mann RB, Becker PS, Charache P, McArthur JC, Ambinder RF. Epstein-Barr virus in AIDS-related primary central nervous system lymphoma. Lancet 1991;338:969–973.

Maddocks S, Iredell J. AIDS dementia complex: response to highly active antiretroviral therapy. AIDS 1999;13: 2490–2491.

Magnuson DSK, Knudson BE, Geiger JD, Brownstone RM, Nath A. Human immunodeficiency virus type 1 TAT activates Non-N-Methyl-D-Aspartate excitatory amino acid receptors and causes neurotoxicity. Ann Neurol 1995;37:373–380.

Mahadevan A, Gayathri N, Taly AB, Santosh V, Yasha TC, Shankar SK. Vasculitic neuropathy in HIV infection: a clinicopathological study. Neurol India 2001;49:277–283.

Mahe A, Bruet A, Chabin E, Fendler JP. Acute rhabdomyolysis coincident with primary HIV-1 infection. Lancet 1989;2:1454–1455.

Malessa R, Agelink M, Hengge U, Mertins L, Gastpar M, Brockmeyer NH. Oligosymptomatic neurosyphilis with false-negative CSF-VRDL in HIV-infected individuals. Eur J Med Res 1996;1:1–4.

Malessa R, Krams M, Hengge U, Weiller C, Reinhardt V, Volbracht L, Rauhut F, Brockmeyer NH. Elevation of intracranial pressure in acute AIDS-related cryptococcal meningitis. Clin Investig 1994;72:1020–1026.

Mansour AM. Cytomegalovirus optic neuritis. Curr Opin Ophthalmol 1997;8:55–58.

Mariuz P, Bosler E, Luft BJ. Toxoplasmosis. In: AIDS and the nervous system. Berger JR, Levy RM, eds. Philadelphia: Lippincott-Raven; 1997.p. 641–659.

Marra CM, Boutin P, McArthur JC, Hurwitz S, Simpson PA, Haslett JA, van der Horst C, Nevin T, Hook EW 3rd. A pilot study evaluating ceftriaxone and penicillin G as treatment agents for neurosyphilis in human immunodeficiency virus-infected individuals. Clin Infect Dis 2000;30:540–544.

Marra CM, Rajicic N, Barker DE, Cohen BA, Clifford D, Donovan Post MJ, Ruiz A, Bowen BC, Huang ML, Queen-Baker J, Andersen J, Kelly S, Shriver S; Adult AIDS Clinical Trials Group 363 Team.A pilot study of cidofovir for progressive multifocal leukoencephalopathy in AIDS. AIDS 2002;16:1791–1797.

Marzocchetti A, Tompkins T, Clifford DB, Gandhi RT, Kesari S, Berger JR, Simpson DM, Prosperi M, De Luca A, Koralnik IJ. Determinants of survival in progressive multifocal leukoencephalopathy. Neurology 2009;73: 1551–1558.

Maschke M, Kastrup O, Diener HC. CNS manifestations of cytomegalovirus infections: Diagnosis and treatment. CNS Drugs 2002;16:303–315.

Maschke M, Kastrup O, Esser S, Ross B, Hengge U, Hufnagel A. Incidence and prevalence of neurological disorders associated with HIV since the introduction of highly active antiretroviral therapy (HAART). J Neurol Neurosurg Psychiatry 2000;69:376–380.

Maschke M, Kastrup O, Forsting M, Diener HC. Update on neuroimaging in infectious central nervous system disease. Curr Opin Neurol 2004;17:475–480.

Maschke M. HIV-assoziierte neurologische Erkrankungen. Akt Neurol 1999;26:349–359.

Masliah E, Ge N, Mucke L. Pathogenesis of HIV-1 associated neurodegeneration. Crit Rev Neurobiol 1996;10: 57–67.

Masur H, Michelis MA, Greene JB, Onorato I, Stouwe RA, Holzman RS, et al. An outbreak of community-acquired Pneumocystis carinii pneumonia: initial manifestation of cellular immune dysfunction. N Engl J Med 1981;305: 1431–1438.

Mathews VP, Alo PL, Glass JD, Kumar AJ, McArthur JC. AIDS-related CNS cryptococcosis: radiologic-pathologic correlation. AJNR Am J Neuroradiol 1992;13:1477–1486.

Mathiesen T, Sonnerborg A, von Sydow M, Gaines H, Wahren B. IgG subclass reactivity against human immunodeficiency virus (HIV) and cytomegalovirus in cerebrospinal fluid and serum from HIV-infected patients. J Med Virol 1988;25:17–26.

McArthur JC, Hoover DR, Bacellar H, Miller EN, Cohen BA, Becker JT, et al. Dementia in AIDS patients: incidence and risk factors. Multicenter AIDS Cohort Study. Neurology 1993;43:2245–2252.

McArthur JC, McClernon DR, Cronin MF, Nance ST, Saah AJ, St CM, et al. Relationship between human immunodeficiency virus-associated dementia and viral load in cerebrospinal fluid and brain. Ann Neurol 1997;42:689–698.

McArthur JC, Yiannoutsos C, Simpson DM, Adornato BT, Singer EJ, Hollander H, et al. A phase II trial of nerve growth factor for sensory neuropathy associated with HIV infection. AIDS Clinical Trials Group Team 291. Neurology 2000;54:1080–1088.

McArthur JC. HIV dementia: an evolving disease. J Neuroimmunol 2004;157:3–10.

Mellors JW, Rinaldo CR, Jr., Gupta P, White RM, Todd JA, Kingsley LA. Prognosis in HIV-1 infection predicted by the quantity of virus in plasma. Science 1996;272:1167–1170.

Mendila M, Walter GF, Stoll M, Schmidt RE. Rhabdomyolysis in antiretroviral therapy with Lamivudin. Dtsch Med Wochenschr 1997;122:1003–1006.

Mhiri C, Baudrimont M, Bonne G, Geny C, Degoul F, Marsac C, et al. Zidovudine myopathy: a distinctive disorder associated with mitochondrial dysfunction. Ann Neurol 1991;29:606–614.

Miguelez M, Correa-Nazco VJ, Linares M, Laynez P, Gonzalez M, Martinez A. Lumbosacral polyradiculomyelitis caused by herpes simplex virus (HSV) in a patient with AIDS. An Med Interna 1999;16:417–419.

Miles C, Hoffmann W, Lai CW, Freeman JW Cytomegalovirus-associated transverse myelitis. Neurology 1993;43: 2143–2145.

Miller KD, Cameron M, Wood LV, Dalakas MC, Kovacs JA. Lactic acidosis and hepatic steatosis associated with use of stavudine: report of four cases. Ann Intern Med 2000; 133:192–196.

Miller RF, Fox JD, Thomas P, Waite JC, Sharvell Y, Gazzard BG, Harrison MJ, Brink NS. Acute lumbosacral polyradiculopathy due to cytomegalovirus in advanced HIV disease: CSF findings in 17 patients. J Neurol Neurosurg Psychiatry 1996;61:456–460.

Mirza S, Phelan M, Rimland D, et al. The changing epidemiology of cryptococcosis: an update from population-based active surveillance in 2 large metropolitan areas, 1992–2000. Clin Infect Dis 2003;36:789–794.

Mocroft A, Katlama C, Johnson AM, Pradier C, Antunes F, Mulcahy F, Chiesi A, Phillips AN, Kirk O, Lundgren JD. AIDS across Europe, 1994–1998: the EuroSIDA study. Lancet 2000;356:291–296.

Morgello S, Wolfe D, Godfrey E, Feinstein R, Tagliati M, Simpson DM. Mitochondrial abnormalities in human immunodeficiency virus-associated myopathy. Acta Neuropathol (Berl) 1995;90:366–374.

Morgello S. Epstein-Barr and human immunodeficiency viruses in acquired immunodeficiency syndrome-related primary central nervous system lymphoma. Am J Pathol 1992;141:441–450.

Morris L, Silber E, Sonnenberg P, Eintracht S, Nyoka S, Lyons SF, et al. High human immunodeficiency virus type 1 RNA load in the cerebrospinal fluid from patients with lymphocytic meningitis. J Infect Dis 1998;177:473–476.

Moulignier A, Authier FJ, Baudrimont M, Pialoux G, Belec L, Polivka M, Clair B, Gray F, Mikol J, Gherardi RK. Peripheral neuropathy in human immunodeficiency virus-infected patients with the diffuse infiltrative lymphocytosis syndrome. Ann Neurol 1997;41 (4): 438–445.

Myklonakis E. Central nervous system aspergillosis in patients with human immunodeficiency virus infection. Medicine (Baltimore) 2000;79:269–280.

Navia BA, Cho ES, Petito CK, Price P. The AIDS dementia complex: II. Neuropathology. Ann Neurol 1986a;19: 525–535.

Navia BA, Dafni U, Simpson D, Tucker T, Singer E, McArthur JC, et al. A phase I/II trial of nimodipine for HIV-related neurologic complications. Neurology 1998;51: 221–228.

Navia BA, Petito CK, Gold JW, Cho ES, Jordan BD, Price RW. Cerebral toxoplasmosis complicating the acquired immune deficiency syndrome: clinical and neuropathological findings in 27 patients. Ann Neurol 1986b;19: 224–238.

Newshan G. HIV neuropathy treated with gabapentin. AIDS 1998;12:219–221.

Nolting T, Lindecke A, Koutsilieri E, Maschke M, Husstedt IW, Sopper S, Stüve O, Hartung HP, Arendt G; Competence Network HIV/AIDS.Measurement of soluble inflammatory mediators in cerebrospinal fluid of human immunodeficiency virus-positive patients at distinct stages of infection by solid-phase protein array. J Neurovirol 2009;15 (5-6):390–400.

Nuovo GJ, Gallery F, MacConnell P, Braun A. In situ detection of polymerase chain reaction-amplified HIV-1 nucleic acids and tumor necrosis factor-alpha RNA in the central nervous system. Am J Pathol 1994;144:659–666.

Onoda Y. Therapeutic effect of oral doxycycline on syphilis. Br J Vener Dis 1979;55:110–115.

Osio M, Muscia F, Zampini L, Nascimbene C, Mailland E, Cargnel A, Mariani C. Acetyl-l-carnitine in the treatment of painful antiretroviral toxic neuropathy in human immunodeficiency virus patients: an open label study. J Peripher Nerv Syst 2006;11 (1):72–76.

Padgett BL, Walker DL, ZuRhein GM, Eckroade RJ, Dessel BH. Cultivation of papova-like virus from human brain with progressive multifocal leucoencephalopathy. Lancet 1971;1:1257–1260.

Paice JA, Ferrans CE, Lashley FR, Shott S, Vizgirda V, Pitrak D. Topical capsaicin in the management of HIV-associated peripheral neuropathy. J Pain Symptom Manage 2000;19:45–52.

Petito CK, Vecchio D, Chen YT. HIV antigen and DNA in AIDS spinal cords correlate with macrophage infiltration but not with vacuolar myelopathy. J Neuropathol Exp Neurol 1994;53:86–94.

Philipps TJC, Cherry CL, Cox S, Marshall SJ, Rice ASC. Pharmacological Treatment of painful HIV-Associated Sensory neuropathy: A Systemic Review and Meta-Analysis of Randomised controlled Trials. PLOS 2010; Vol 5,12:1–10.

Piscitelli SC, Flexner C, Minor JR, Polis MA, Masur H. Drug interactions in patients infected with human immunodeficiency virus. Clin Infect Dis 1996;23:685–693.

Pitisuttithum P, Negroni R, Graybill JR, Bustamante B, Pappas P, Chapman S, Hare RS, Hardalo CJ. Activity of posaconazole in the treatment of central nervous system fungal infections. J Antimicrob Chemother (im Druck)

Podzamczer D, Miro JM, Ferrer E, Gatell JM, Ramon JM, Ribera E, Sirera G, Cruceta A, Knobel H, Domingo P, Polo R, Leyes M, Cosin J, Farinas MC, Arrizabalaga J, Martinez-Lacasa J, Gudiol F. Thrice-weekly sulfadiazine-pyrimethamine for maintenance therapy of toxoplasmic encephalitis in HIV-infected patients. Spanish Toxoplasmosis Study Group. Eur J Clin Microbiol Infect Dis 2000;19:89–95.

Port JD, Miseljic S, Lee RR, Ali SZ, Nicol TL, Royal W 3rd, Chin BB. Progressive multifocal leukoencephalopathy demonstrating contrast enhancement on MRI and uptake of thallium-201: a case report. Neuroradiology 1999;41:895–998.

Powderly WG, Saag MS, Cloud GA, Robinson P, Meyer RD, Jacobson JM, Graybill JR, Sugar AM, McAuliffe VJ, Follansbee SE, et al. A controlled trial of fluconazole or amphotericin B to prevent relapse of cryptococcal meningitis in patients with the acquired immunodeficiency syndrome. The NIAID AIDS Clinical Trials Group and Mycoses Study Group. N Engl J Med 1992;326:793–798.

Powderly WG. Cryptococcal meningitis and AIDS. Clin Infect Dis 1993;17:837–842.

Power C, Selnes OA, Grim JA, McArthur JC. HIV Dementia Scale: a rapid screening test. J Acquir Immune Defic Syndr Hum Retrovirol 1995;8:273–278.

Raez L, Cabral L, Cai JP, et al. Treatment of AIDS-related primary central nervous system lymphoma with zidovudine, ganciclovir, and interleukin 2. AIDS Res Hum Retroviruses 1999;15:713–719.

Remick SC, Diamond C, Migliozzi JA, Solis O, Wagner H Jr, Haase RF, Ruckdeschel JC. Primary central nervous system lymphoma in patients with and without the acquired immune deficiency syndrome. A retrospective analysis and review of the literature. Medicine (Baltimore) 1990;69:345–360.

Robert Koch Institut. HIV/AIDS-Eckdaten 2006. Epidemiologisches Bulletin 2006.p. 1–2.

Rolfs RT, Joesoef MR, Hendershot EF, Rompalo AM, Augenbraun MH, Chiu M, Bolan G, Johnson SC, French P, Steen E, Radolf JD, Larsen S. A randomized trial of enhanced therapy for early syphilis in patients with and without human immunodeficiency virus infection. The Syphilis and HIV Study Group. N Engl J Med 1997;337: 307–314.

Ross JD, Garcia PJ, Zenilman J, Lewis DA, Chan R, Poder A. Summary of proceedings of the IUSTI Global Challenges Symposium (ISSTDR 2007/10th IUSTI World Congress). Int J STD AIDS 2009;20:130–134.

Roullet E, Assuerus V, Gozlan J, Ropert A, Said G, Baudrimont M, et al. Cytomegalovirus multifocal neuropathy in AIDS: analysis of 15 consecutive cases. Neurology 1994;44:2174–2182.

Saag MS, Cloud GA, Graybill JR, Sobel JD, Tuazon CU, Johnson PC, Fessel WJ, Moskovitz BL, Wiesinger B, Cosmatos D, Riser L, Thomas C, Hafner R, Dismukes WE. A comparison of itraconazole versus fluconazole as maintenance therapy for AIDS-associated cryptococcal meningitis. National Institute of Allergy and Infectious Diseases Mycoses Study Group. Clin Infect Dis 1999;28:291–296.

Saag MS, Powderly WG, Cloud GA, Robinson P, Grieco MH, Sharkey PK, Thompson SE, Sugar AM, Tuazon CU, Fisher JF, et al. Comparison of amphotericin B with fluconazole in the treatment of acute AIDS-associated cryptococcal meningitis. The NIAID Mycoses Study Group and the AIDS Clinical Trials Group. N Engl J Med 1992;326:83–89.

Sacktor N, Lyles RH, Skolasky R, Kleeberger C, Selnes OA, Miller EN, et al. HIV-associated neurologic disease incidence changes: Multicenter AIDS Cohort Study, 1990–1998. Neurology 2001;56:257–260.

Sacktor N, Schifitto G, McDermott MP, Marder K, McArthur JC, Kieburtz K. Transdermal selegiline in HIV-associated cognitive impairment: pilot, placebo-controlled study. Neurology 2000a;54:233–235.

Sacktor NC, Skolasky RL, Lyles RH, Esposito D, Selnes OA, McArthur JC. Improvement in HIV-associated motor slowing after antiretroviral therapy including protease inhibitors. J Neurovirol 2000b;6:84–88.

Said G, Lacroix C, Chemouilli P, Goulon-Goeau C, Roullet E, Penaud D, et al. Cytomegalovirus neuropathy in acquired immunodeficiency syndrome: a clinical and pathological study. Ann Neurol 1991;29:139–146.

Scarpellini P, Racca S, Cinque P, Delfanti F, Gianotti N, Terreni MR, Vago L, Lazzarin A. Nested polymerase chain reaction for diagnosis and monitoring treatment response in AIDS patients with tuberculous meningitis. AIDS 1995;9:895–900.

Schifitto G, Yiannoutsos C, Simpson DM, Adornato BT, Singer EJ, Hollander H, et al. Long-term treatment with recombinant nerve growth factor for HIV-associated sensory neuropathy. Neurology 2001;57:1313–1316.

Schmitt FA, Bigley JW, McKinnis R, Logue PE, Evans RW, Drucker JL. Neuropsychological outcome of zidovudine (AZT) treatment of patients with AIDS and AIDS-related complex. N Engl J Med 1988;319:1573–1578.

Shafran SD. Prevention and treatment of disseminated Mycobacterium avium complex infection in human immunodeficiency virus-infected individuals. Int J Infect Dis 1998;3:39–47.

Shelburne SA 3rd, Darcourt J, White AC Jr, Greenberg SB, Hamill RJ, Atmar RL, Visnegarwala F. The role of immune reconstitution inflammatory syndrome in AIDS-related Cryptococcus neoformans disease in the era of highly active antiretroviral therapy. Clin Infect Dis 2005; 40:1049–1052.

Shelburne SA, Visnegarwala F, Darcourt J, Graviss EA, Giordano TP, White AC Jr, Hamill RJ. Incidence and risk factors for immune reconstitution inflammatory syndrome during highly active antiretroviral therapy. AIDS 2005;19:399–406

Shlay JC, Chaloner K, Max MB, Flaws B, Reichelderfer P, Wentworth D, et al. Acupuncture and amitriptyline for pain due to HIV-related peripheral neuropathy: a randomized controlled trial. Terry Beirn Community Programs for Clinical Research on AIDS. JAMA 1998;280: 1590–1595.

Sidtis JJ, Gatsonis C, Price RW, Singer EJ, Collier AC, Richman DD, et al. Zidovudine treatment of the AIDS dementia complex: results of a placebo-controlled trial. AIDS Clinical Trials Group. Ann Neurol 1993;33:343–349.

Simpson DM, Bender AN, Farraye J, Mendelson SG, Wolfe DE. Human immunodeficiency virus wasting syndrome may represent a treatable myopathy. Neurology 1990;40: 535–538.

Simpson DM, Dorfman D, Olney RK, McKinley G, Dobkin J, So Y, et al. Peptide T in the treatment of painful distal neuropathy associated with AIDS: results of a placebo-controlled trial. The Peptide T Neuropathy Study Group. Neurology 1996;47:1254–1259.

Simpson DM, McArthur JC, Olney R, Clifford D, So Y, Ross D, et al. Lamotrigine for HIV-associated painful sensory neuropathies: a placebo-controlled trial. Neurology 2003;60:1508–1514.

Simpson DM, Slasor P, Dafni U, Berger J, Fischl MA, Hall C. Analysis of myopathy in a placebo-controlled zidovudine trial. Muscle Nerve 1997;20:382–385.

Simpson DM, Tagliati M. Nucleoside analogue-associated peripheral neuropathy in human immunodeficiency virus infection. J Acquir Immune Defic Syndr Hum Retrovirol 1995;9:153–161.

Sindrup JH, Weismann K, Wantzin GL. Syphilis in HTLV-III infected male homosexuals. AIDS Res 1986;2:285–288.

Slobod KS, Taylor GH, Sandlund JT, Furth P, Helton KJ, Sixbey JW. Epstein-Barr virus-targeted therapy for AIDS-related primary lymphoma of the central nervous system. Lancet 2000;356:1493–1494.

So YT, Olney RK. Acute lumbosacral polyradiculopathy in acquired immunodeficiency syndrome: experience in 23 patients. Ann Neurol 1994;35:53–58.

Soriano V, Dona C, Rodriguez-Rosado R, Barreiro P, Gonzalez-Lahoz J. Discontinuation of secondary prophylaxis for opportunistic infections in HIV-infected patients receiving highly active antiretroviral therapy. AIDS 2000;14:383–386.

Spielmann N, Münstermann D, Hagedorn HJ, an der Heiden M, Houareau C, Gunsenheimer-Bartmeyer B, Kücherer C, Keeren K, Hamouda O, Marcus U; German HIV-1 Seroconverter Study Group.Time trends of syphilis and HSV-2 co-infection among men who have sex with men in the German HIV-1 seroconverter cohort from 1996-2007. Sex Transm Infect 2010;86:331–336.

Sporer B, Koedel U, Paul R, Kohleisen B, Erfle V, Fontana A, et al. Human immunodeficiency virus type-1 Nef protein induces blood-brain barrier disruption in the rat: role of matrix metalloproteinase-9. J Neuroimmunol 2000a;102:125–130.

Sporer B, Koedel U, Goebel FD, Pfister HW. Increased levels of soluble Fas receptor and Fas ligand in the cerebrospinal fluid of HIV-infected patients. AIDS Res Hum Retroviruses 2000a;16:221–226.

Sporer B, Koedel U, Paul R, Kohleisen B, Erfle V, Fontana A, et al. Human immunodeficiency virus type–1 Nef protein induces blood-brain barrier disruption in the rat: role of matrix metalloproteinase–9. J Neuroimmunol 2000b;102:125–130.

Sporer B, Paul R, Koedel U, Grimm R, Goebel FD, Wick M, et al. Detection of matrixmetalloproteinase–9 in the cerebrospinal fluid of HIV-infected patients. J Infect Dis 1998;178:854–857.

Staudinger R, Henry K. Remission of HIV myelopathy after highly active antiretroviral therapy. Neurology 2000;54:267–268.

Talpos D, Tien D, Hesselink JR. Magnetic resonance imaging of AIDS-related polyradiculopathy. Neurology 1991; 41:1995–1997.

Tan SV, Guiloff RJ, Scaravilli F. AIDS-associated vacuolar myelopathy. A morphometric study. Brain 1995;118 (Pt 5):1247–1261.

Tan K, Roda R, Ostrow L, McArthur J, Nath A. PML-IRIS in patients with HIV infection: clinical manifestations and treatment with steroids. Neurology 2009;72:1458–1464.

The DANA Consortium. A randomized, double-blind, placebo-controlled trial of deprenyl and thioctic acid in human immunodeficiency virus-associated cognitive impairment. Dana Consortium on the Therapy of HIV Dementia and Related Cognitive Disorders. Neurology 1998;50:645–651.

The UK Collaborative HIV Cohort (CHIC) Study Steering Committee. HIV-associated central nervous system diseases in the recent combination antiretroviral therapy era. Eur J Neurol 2010 doi: 10.1111/j.1468-1331.2010.03291. [Epub ahead of print]

Thurnher MM, Rieger A, Kleibl-Popov C, Settinek U, Henk C, Haberler C, Schindler E. Primary central nervous system lymphoma in AIDS: a wider spectrum of CT and MRI findings. Neuroradiology 2001;43:29–35.

Thurnher MM, Schindler EG, Thurnher SA, Pernerstorfer-Schon H, Kleibl-Popov C, Rieger A. Highly active antiretroviral therapy for patients with AIDS dementia complex: effect on MR imaging findings and clinical course. AJNR Am J Neuroradiol 2000;21:670–678.

Thwaites G, Chau TT, Mai NT, Drobniewski F, McAdam K, Farrar J. Tuberculous meningitis. J Neurol Neurosurg Psychiatry 2000;68:289–299.

Thwaites GE, Nguyen DB, Nguyen HD, Hoang TQ, Do TT, Nguyen TC, Nguyen QH, Nguyen TT, Nguyen NH, Nguyen TN, Nguyen NL, Nguyen HD, Vu NT, Cao HH, Tran TH, Pham PM, Nguyen TD, Stepniewska K, White NJ, Tran TH, Farrar JJ. Dexamethasone for the treatment of tuberculous meningitis in adolescents and adults. N Engl J Med 2004;351:1741–1751.

Toggas SM, Masliah E, Rockenstein EM, Rall GF, Abraham CR, Mucke L. Central nervous system damage produced by expression of the HIV-1 coat protein gp120 in transgenic mice. N 1994;367:188–193.

Tomberlin MG, Holtom PD, Owens JL, Larsen RA. Evaluation of neurosyphilis in human immunodeficiency virus-infected individuals. Clin Infect Dis 1994;18:288–294.

Tornatore C, Chandra R, Berger JR, Major EO. HIV-1 infection of subcortical astrocytes in the pediatric central nervous system. Neurology 1994;44:481–487.

Tremont-Lukats IW, Garciarena P, Juarbe R, El-Abassi RN. The immune inflammatory reconstitution syndrome and central nervous system toxoplasmosis. Ann Intern Med 2009;150:656–657.

Tucker KA, Robertson KR, Lin W, Smith JK, An H, Chen Y, et al. Neuroimaging in human immunodeficiency virus infection. J Neuroimmunol 2004;157:153–162.

Turchan J, Sacktor N, Wojna V, Conant K, Nath A. Neuroprotctive Therapy for HIV dementia. Carr HIV Res 2003;1:373–383.

van der Horst CM, Saag MS, Cloud GA, Hamill RJ, Graybill JR, Sobel JD, Johnson PC, Tuazon CU, Kerkering T, Moskovitz BL, Powderly WG, Dismukes WE. Treatment of cryptococcal meningitis associated with the acquired immunodeficiency syndrome. N Engl J Med 1997;337: 15–21.

Vazeux R, Lacroix-Ciaudo C, Blanche S, Cumont MC, Henin D, Gray F, et al. Low levels of human immunodeficiency virus replication in the brain tissue of children with severe acquired immunodeficiency syndrome encephalopathy. Am J Pathol 1992;140:137–144.

Vendrely A, Bienvenu B, Gasnault J, Thiebault JB, Salmon D, Gray F. Fulminant inflammatory leukoencephalopathy associated with HAART-induced immune restoration in AIDS-related progressive multifocal leukoencephalopathy. Acta Neuropathol 2005;109 (4):449–455.

Vibhagool A, Sungkanuparph S, Mootsikapun P, Chetchotisakd P, Tansuphaswaswadikul S, Bowonwatanuwong C, Ingsathit A. Discontinuation of secondary prophylaxis for cryptococcal meningitis in human immunodeficiency virus-infected patients treated with highly active antiretroviral therapy: a prospective, multicenter, randomized study. Clin Infect Dis 2003;36: 1329–1331.

Vinters HV, Kowk MK, Ho HW, Anders KH, Tomiyasu U, Wolfson WL, Robert F. Cytomegalovirus in the nervous system of patients with the acquired immune deficiency syndrome. Brain 1989;112:245–268.

Von Einsiedel RW, Fife TD, Aksamit AJ, Cornford ME, Secor DL, Tomiyasu U, Itabashi HH, Vinters HV. Progressive multifocal leukoencephalopathy in AIDS: a clinicopathologic study and review of the literature. J Neurol 1993;240:391–406.

Von Giesen HJ, Hefter H, Jablonowski H, Arendt G. HAART is neuroprophylactic in HIV-1 infection. J Acquir Immune Defic Syndr 2000;23 (5):380–385.

Von Giesen HJ, Wittsack HJ, Wenserski F, Koller H, Hefter H, Arendt G. Basal ganglia metabolite abnormalities in minor motor disorders associated with human immunodeficiency virus type 1. Arch Neurol 2001;58:1281–1286.

Wang GJ, Chang L, Volkow ND, Telang F, Logan J, Ernst T, et al. Decreased brain dopaminergic transporters in HIV-associated dementia patients. Brain 2004;127: 2452–2458.

Weber T, Turner RW, Frye S, Luke W, Kretzschmar HA, Luer W, Hunsmann G. Progressive multifocal leukoencephalopathy diagnosed by amplification of JC virus-specific DNA from cerebrospinal fluid. AIDS 1994;8: 49–57.

Whiteman M, Espinoza L, Post MJ, Bell MD, Falcone S. Central nervous system tuberculosis in HIV-infected patients: clinical and radiographic findings. AJNR Am J Neuroradiol 1995;16:1319–1327.

Whiteman ML, Dandapani BK, Shebert RT, Post MJ. MRI of AIDS-related polyradiculomyelitis. J Comput Assist Tomogr 1994;18:7–11.

Whiteman ML, Post MJ, Berger JR, Tate LG, Bell MD, Limonte LP. Progressive multifocal leukoencephalopathy in 47 HIV-seropositive patients: neuroimaging with clinical and pathologic correlation. Radiology 1993;187: 233–240.

Wiley JM, Price RW. Management of neurologic complications of HIV-1-infection and AIDS. In: Sunday MA, Volberding PA, eds. The medical management of AIDS. Philadelphia: WB Saunders; 1993.p. 193–217.

Wong MC, Suite ND, Labar DR. Seizures in human immunodeficiency virus infection. Arch Neurol 1990;47:640–642.

Wooltorton E. HIV drug stavudine (Zerit, d4T) and symptoms mimicking Guillain-Barre syndrome. CMAJ 2002; 166:1067.

Wulff EA, Simpson DM. Neuromuscular complications of the human immunodeficiency virus type 1 infection. Semin Neurol 1999;19:157–164.

Wulff EA, Wang AK, Simpson DM. HIV-associated peripheral neuropathy: epidemiology, pathophysiology and treatment. Drugs 2000;59:1251–1260.

Zhang F, Tetalli S, Wang XP, Kaplan MH, Cromme FV, Ginocchio CC. Detection of human cytomegalovirus pp67 late gene transcripts in cerebrospinal fluid of human immunodeficiency virus type 1-infected patients by nucleic acid sequence-based amplification. J Clin Microbiol 2000;38:1920–1925.

Zuger A, Louie E, Holzman RS, Simberkoff MS, Rahal JJ. Cryptococcal disease in patients with the acquired immunodeficiency syndrome. Diagnostic features and outcome of treatment. Ann Intern Med 1986;104:234–240.

F 11 Multiple Sklerose und andere demyelinisierende Erkrankungen

*von H. Wiendl, M. A. Friese, V. Limmroth und R. Hohlfeld**

F 11.1 Klinik und Diagnose der Multiplen Sklerose

F 11.1.1 Klinik

Die Multiple Sklerose (MS) ist eine autoimmunologische chronisch entzündliche Erkrankung des zentralen Nervensystems (ZNS), die sich meist im frühen Erwachsenenalter manifestiert. Nach wie vor stellt sie die häufigste Ursache frühzeitiger Behinderung im jungen Erwachsenenalter dar. Die Erkrankung weist eine große klinische, bildgebende und pathologische Heterogenität auf und wird in verschiedene Verlaufs- und Sonderformen unterteilt. Die individuelle Prognose wird durch ein komplexes Zusammenspiel von genetischer Prädisposition, Umweltfaktoren und spezifischer Erregerexposition bestimmt, wobei die Details noch nicht abschließend geklärt sind (Wiendl und Kieseier 2010).
Bei der Mehrzahl der Patienten beginnt die Erkrankung mit einem schubförmig remittierenden Verlauf (RR-MS = relapsing-remitting multiple sclerosis), bei dem sich Phasen der klinischen Verschlechterung, Remission und Stabilität ablösen. In späteren Krankheitsphasen wird der schubförmige Verlauf bei etwa der Hälfte aller Patienten von einer sekundären Progression (kontinuierliche Zunahme der neurologischen Defizite) abgelöst (SP-MS). Bei 10–20 % der Patienten beginnt die Erkrankung mit einer stetigen (primär progressiven) neurologischen Verschlechterung (PP-MS), die mit oder ohne aufgelagerte Schübe abläuft. Da die MS alle zentralnervösen Strukturen betreffen kann, kommt es bei den Schüben sowie im Verlauf der Erkrankung zu verschiedenartigen Symptomen wie Sensibilitätsstörungen, Lähmungen, Seh- und Koordinationsstörungen, kognitiven Einschränkungen, psychiatrischen Auffälligkeiten, Müdigkeit (Fatigue), Schmerzen und Störungen bzw. Ausfall der Blasenkontrolle. Die Symptome variieren im Verlauf und sind interindividuell sehr unterschiedlich. Im Rahmen eines Schubes entwickeln sich die neurologischen Symptome über mehrere Tage, erreichen dann ein Plateau und bilden sich über Tage bis Wochen zurück (Schumacher et al. 1965). Die Remissionstendenz sowie das Ansprechen auf die Akuttherapie des Schubes sind zu Beginn der Erkrankung im Allgemeinen besser als im weiteren Krankheitsverlauf.

Als Schub werden abgrenzbar neu aufgetretene klinische Symptome angesehen, die subjektiv berichtet oder durch objektive Untersuchung verifiziert werden können und länger als 24 Stunden andauern (Poser et al. 1983, McDonald et al. 2001). Abgegrenzt davon werden Pseudoattacken oder Pseudoexazerbationen, die paroxysmale Verschlechterungen durch Änderungen der Körperkerntemperatur (Uthoff-Phänomen; Uthoff 1890) oder im Rahmen von Infekten darstellen. Der Verdacht auf stattgehabte Schübe kann sich aus subjektiven Patientenberichten und der Anamnese ergeben. Für die Diagnosestellung einer MS sind allerdings objektivierbare klinische Befunde korrespondierend zu einer entsprechenden ZNS-Läsion erforderlich. Einzelne paroxysmale Episoden (wie z. B. tonische Spasmen) werden definitionsgemäß nicht als Schub eingeordnet. Multiple derartige Episoden mit einer Dauer von mehr als 24 Stunden werden jedoch ebenfalls als Schub gewertet. Das Kriterium für das Vorliegen zweier separater Schübe ist definitionsgemäß ein Zeitintervall von 30 Tagen zwischen dem Beginn des ersten Schubes und dem zweiten Schub (Poser et al. 1983, McDonald et al. 2001, Polman et al. 2005a, 2011).

F 11.1.2 Diagnose

Weder bestimmte klinische Charakteristika noch einzelne diagnostische Tests allein sind ausreichend für die Diagnose einer MS. In den letzten Jahrzehnten sind daher MS-Diagnosekriterien erarbeitet und stetig weiterentwickelt worden, die eine Kombination aus klinischen und paraklinischen Parametern beinhalten. Kernkriterium der MS-Diagnose ist und bleibt der Nachweis einer räumlichen und zeitlichen Dissemination. Im Jahr 2001 erarbeitete ein internationales Gremium neue diagnostische Kriterien für die Multiple Sklerose, die erstmals neben den klinischen auch kernspintomographische Kriterien definierten und damit die Diagnosestellung nach einem ersten Ereignis ermöglichten (McDonald et al. 2001). Diese lösten die im Jahr 1982 erarbeiteten Kriterien nach Poser (Poser et al. 1983) ab, die grundsätzlich zwei klinische Schübe als Voraussetzung für eine Diagnose forderten. Unter Berücksichtigung des ausdrücklichen Hinweises, dass die aktuellen neurologischen Symptome durch »nichts besser als durch das Vorliegen einer MS« erklärt werden können, haben sich die McDonald-Kriterien im klinischen Alltag für die frühe Diagnosestellung der MS mit schubförmigem Verlauf bewährt (Polman et al. 2005b). Im Jahr 2005 wurde eine Revision der Kriterien vorgeschla-

* Autoren dieses Kapitels in der 5. Auflage: H. Wiendl, R. Weissert, V. Limmroth und R. Hohlfeld.

gen (Polman et al. 2005a, Wiendl et al. 2006), in der 1. die MRT-Kriterien für die Disseminierung von Läsionen über die Zeit, 2. die Rolle von Rückenmarkläsionen in der MRT und 3. die Diagnosestellung einer primär progredienten MS modifiziert wurden. Bei konsequenter Anwendung der revidierten Diagnosekriterien war die Feststellung einer zeitlichen und örtlichen Dissemination im MRT und somit die Diagnose »MS« ab 31 Tagen nach Auftreten der ersten klinischen Symptomatik (auch klinisch isoliertes Syndrom, clinical isolated syndrome = CIS genannt) möglich (Polman et al. 2005a). Im Jahre 2010 wurde eine erneute Revision dieser McDonald-Kriterien vorgeschlagen (Polman et al. 2011). Dabei wurden die MRT-Charakteristika, die in der Revision von 2005 auf der Barkhof/Tintoré-Klassifikation (Barkhof et al. 1997 und Tintoré et al. 2006) aufbauten, durch die vereinfachte Klassifikation von Swanton (Swanton et al. 2006) und deren Validierung durch MAGNIMS (Swanton et al. 2007, Montalban et al. 2010), eine europäische MRT-Kollaborationsgruppe, abgelöst (s. **Tab. F 11.1**). Neben dem Wegfall des 30-tägigen Abstands nach dem Auftreten der ersten klinischen Symptomatik erlauben die Kriterien von 2010 bei einigen Patienten mit klinisch isoliertem Syndrom eine sofortige MS-Diagnose.
Ihnen zufolge reicht nun der Nachweis von mindestens einer T2-Läsion in mindestens zwei von vier der als für die MS charakteristisch angesehenen Lokalisationen: juxtakortikal, periventrikulär, infratentoriell oder spinal (s. **Tab. F 11.1**).
Nachweis der zeitlichen Dissemination: Die Kriterien von 2005 forderten eine neue T2-Läsion frühestens 30 Tage nach dem ersten klinischen Ereignis im Vergleich zu einer vorherigen MRT-Referenz-Untersuchung. Auf eine zweite MRT-Untersuchung nach mindestens 30 Tagen kann nun jedoch verzichtet werden. Nach den neuen Kriterien reicht eine einzige MRT-Untersuchung zum Nachweis der zeitlichen Dissemination, wenn sich sowohl asymptomatische Gadolinium-aufnehmende als auch nicht-Gadolinium-aufnehmende Läsionen zeigen und andere Ätiologien für die kernspintomographischen Herde sicher ausgeschlossen sind. Damit kann also bei einem Patienten mit einem ersten klinischen Symptom oder Ereignis die Diagnose einer MS bereits mit einer einzigen MRT-Untersuchung erfolgen (s. **Tab. F 11.1**).

Neben den vereinfachten diagnostischen Kriterien für Patienten mit ersten klinischen Symptomen trennen die revidierten McDonald-Kriterien von 2010 erstmals die Neuromyelitis optica als eigene Entität von der MS (Details siehe **Tab. F 11.6**) und revidieren auch die Kriterien der primär progredienten MS (PPMS) als Sonderform der MS. Auch für die PPMS werden die kernspintomographischen Kriterien für die räumliche Dissemination vereinfacht (s. **Tab. F 11.2**). Es wird weiterhin ein retrospektiver oder prospektiver chronisch progredienter Verlauf von mindestens einem Jahr gefordert mit mindestens zwei der folgenden drei Kriterien: a) Nachweis von einer oder mehr T2-Läsionen in mindestens einer für die MS charakteristischen Lokalisation (periventrikulär, juxtakortikal oder infratentoriell), b) Nachweis von zwei oder mehr spinalen T2-Herden oder c) einem positiven Liquorbefund (mindestens zwei oligoklonale Banden oder erhöhte intrathekale IgG-Synthese).

F 11.1.2.1 Pragmatisches Vorgehen bei der Erstdiagnostik

Bei Patienten mit erstem klinischen Ereignis und Verdacht auf MS bleibt die umfassende Differentialdiagnostik vor Anwendung der revidierten McDonald-Kriterien nach wie vor unerlässlich. Hierzu gehören neben einer ausführlichen Anamnese – einschließlich der speziellen Frage nach anderen Autoimmunerkrankungen (auch im Bereich der Familie) – laborchemische Untersuchungen inkl. Lumbalpunktion mit Nachweis eines entzündlichen Liquorsyndroms (oligoklonale IgG-Banden im Liquor oder quantitativer Nachweis einer intrathekalen IgG-Synthese). In der klinischen Praxis hat es sich bewährt, zur klinischen, bildgebenden und Liquor-Diagnostik und Einschätzung zusätzlich die folgende Labordiagnostik durchführen zu lassen: Blutbild inklusive CRP, BSG, dsDNA-AK, ANA, ACE, Vit B_{12}, Folsäure, Borrelienserologie. Ein HIV-Test sollte bei entsprechender Anamnese zusätzlich erfolgen. Spezifische Autoimmunerkrankungen wie SLE, das Sjögren-Syndrom, die Sarkoidose sowie auch der Morbus Behçet sind differentialdiagnostisch relevante systemische entzündliche Erkrankungen.

Einen Vorschlag für das pragmatische Vorgehen zur Diagnosestellung einer MS gibt **Abb. F 11.1** (Klotz et al. 2011b).

F 11.1.2.2 Kernspintomographie

Die Kernspintomographie nimmt in Diagnosestellung, Verlaufs- und Prognosebeurteilung sowie als Surrogatmarker für die Therapie inzwischen eine zunehmend wichtigere Rolle ein (Miller et al. 2004, Goodin 2006, Barkhof et al. 2009). T2-gewichtete MRT-Aufnahmen des Gehirns sind bei etwa 95 % der Patienten mit klinisch gesicherter MS pathologisch (Ormerod et al. 1987, Yetkin et al. 1991). Im MRT zeichnet sich ein MS-typischer Befund in den Frühstadien durch mehrere, bevorzugt im periventrikulären Marklager anzutreffende Läsionen aus. Früh auftretende T2-Läsionen nach einer Sehnervenentzündung können prognostisch genutzt werden und deuten auf eine stärkere Dynamik der Erkrankung hin (Swanton et al. 2010). Die Läsionen der weißen Substanz korrelieren gut mit den makroskopisch sichtbaren pathologischen Plaques (Ormerod et al. 1987). Läsionen der grauen Substanz kommen ebenfalls bei der MS vor, entziehen sich allerdings den herkömmlichen MRT-Techniken (Schmierer et al. 2010). Grundsätzlich treten Läsionen der weißen Substanz auch bei anderen Erkrankungen auf, wobei differentialdiagnostisch am häufigsten ischämische oder altersbedingte Veränderungen zu erwägen sind. Nützliche Unterscheidungskriterien sind in **Tab. F 11.3** angegeben. Allgemeine Übereinstimmung besteht aber trotz der sich stetig verbessernden MRT-Techniken hinsichtlich der begrenzten Spezifität kernspintomographischer Befunde (Polman et al. 2011). Auch wenn validierte MRT-Kriterien die Spezifität einer MS-Diagnose verbessern, ist das isolierte MRT keine Untersuchungsmethode, die definitive Aussagen über die

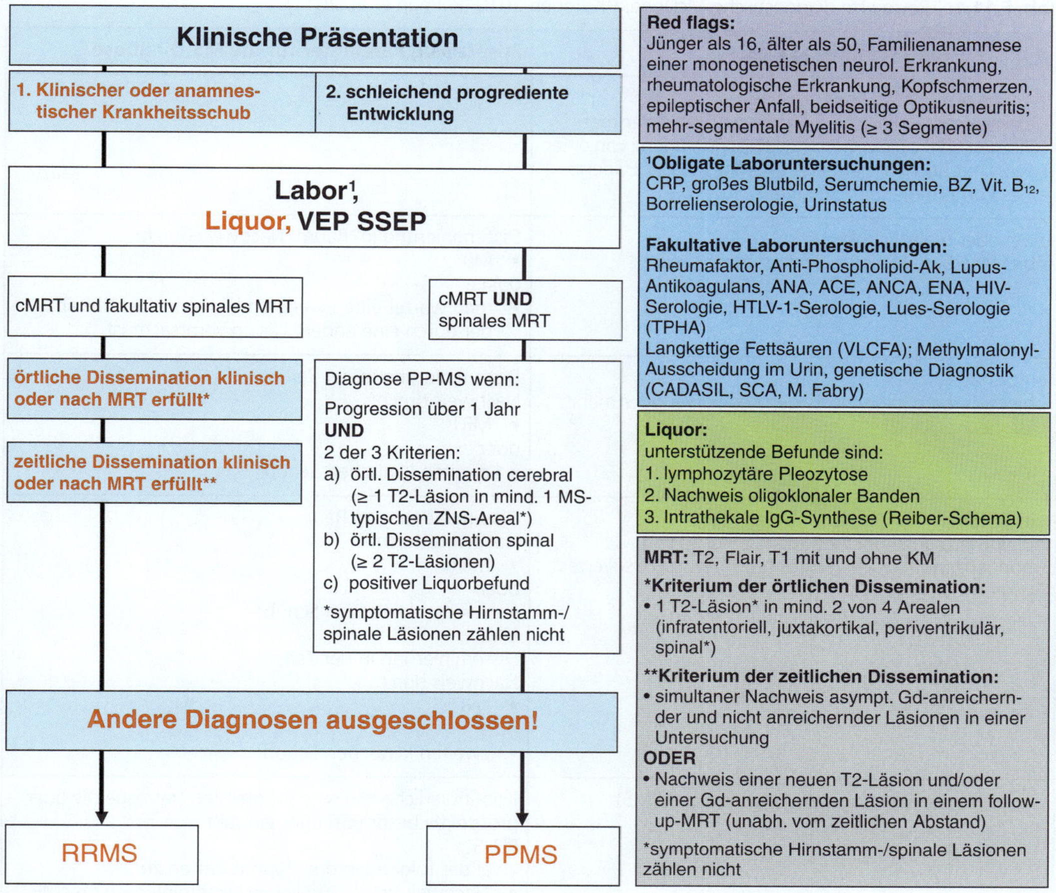

Abb. F 11.1: Pragmatisches Vorgehen bei einer MS-Diagnose

zugrunde liegende Pathologie zulässt. Eine allein auf kernspintomographischen Veränderungen basierende Diagnose ist also mit großer Vorsicht zu bewerten, insbesondere bei atypischer Präsentation der Erkrankung, und bedarf weiterer diagnostischer Verfahren. Das zerebrale MRT ist bei der primär progredienten Verlaufsform der MS weniger häufig pathologisch, was am ehesten als Ausdruck der vorwiegend spinalen Pathologie und/oder eines unterschiedlichen pathologischen Spektrums (eher i. S. einer generalisierten Axonopathie) zu interpretieren ist.

Gadolinium-kontrastierende Herde findet man in der Frühphase neuer, aktiver Läsionen als Ausdruck einer Störung der Blut-Hirn-Schranke. Die Dauer der Kontrastmittelaufnahme beträgt etwa vier bis sechs Wochen. Ringförmige Kontrastmittelanreicherungen sowie perifokale Verdrängungszeichen und Masseneffekte können bei akuten Läsionen beobachtet werden. Generell wird die kernspintomographische Feststellung neu aufgetretener aktiver Läsionen als ein sensitiver Indikator für die Einschätzung der Krankheitsaktivität gesehen. Die kernspintomographische Sensitivität ist in etwa zehnmal höher als die klinisch feststellbaren Schübe (Miller 1996). Allerdings ist eine exakte Korrelation kernspintomographischer Befunde mit klinischen Parametern nicht immer gegeben (s. Abschnitt F 11.2.3). Die Kernspintomographie sollte in der Regel mit Kontrastmittelgabe durchgeführt werden.

Die MRT-Kriterien zur Diagnose einer MS wurden in der 2010 erfolgten Revision der McDonald-Kriterien etwas gelockert (Polman et al. 2011). Jedoch bleibt analog zum klinischen Kernkonzept der MS-Diagnosestellung die Anforderung des Nachweises einer Dissemination im Raum und in der Zeit. Die vereinfachten Kriterien für eine räumliche Dissemination sind in den **Tab. F 11.1** und **Tab. F 11.2** aufgeführt. Der Nachweis einer zeitlichen Disseminierung wurde kürzlich ebenfalls vereinfacht (Montalban et al. 2010). Praktisch bedeutet dies, dass jede neue T2-Läsion, die zu einem beliebigen Zeitpunkt nach einer sogenannten »Referenz-Aufnahme«, unabhängig vom zeitlichen Abstand der Aufnahmen, für die Erfüllung der MRT-Diagnosekriterien im Sinne einer Disseminierung über die Zeit herangezogen werden kann. Dies soll eine schnellere Diagnosestellung ermöglichen und verleiht den Bildgebungskriterien noch mehr Flexibilität. Zudem erlauben es die McDonald-Kriterien von 2010, eine MS-Diagnose bei einigen CIS-Patienten mit nur einem MRT zu stellen. Demnach sind die MS-Diagnosekriterien erfüllt, wenn ein CIS-Patient die Swanton-Kriterien erfüllt und sowohl Gadolinium-aufnehmende als auch nicht-aufnehmende Läsionen vorliegen. In **Tab. F 11.1** sind die Kriterien für pathologische MS-assoziierte MRT-Veränderungen bezüglich der Parameter räumliche und zeitliche Dissemination aufgelistet.

Läsionen im Rückenmark sind bei der MS häufig. Die spinale Kernspintomographie erbringt bei un-

Tab. F 11.1: Revidierte diagnostische McDonald-Kriterien 2010 (Polman et al. 2011)

Klinische Symptomatik	Zusätzliche Parameter für die MS-Diagnose
zwei oder mehr Schübe[a], objektivierbare klinische Evidenz von zwei oder mehr Läsionen oder objektivierbare klinische Evidenz von einer Läsion mit nachvollziehbarer anamnestischer Evidenz eines vorhergehenden Schubes[b]	keine[c]
zwei oder mehr Schübe[a], objektivierbare klinische Evidenz einer Läsion	Disseminierung im Raum, Nachweis durch: • MRT[d] *oder* • man wartet einen weiteren klinischen Schub[a] ab, der durch eine andere Läsion verursacht ist
ein Schub[a], objektivierbare klinische Evidenz von zwei oder mehr Läsionen	Disseminierung in der Zeit, Nachweis durch: • MRT[e] *oder* • zweiten klinischen Schub[a]
ein Schub[a], objektivierbare klinische Evidenz einer Läsion (monosymptomatische Präsentation; klinisch isoliertes Syndrom)	Disseminierung im Raum, Nachweis durch: • MRT[c] *oder* • zweiten klinischen Schub[a] *UND* Disseminierung in der Zeit, Nachweis durch: • MRT[e] *oder* • zweiten klinischen Schub[a]
Schleichende neurologische Progression (PPMS)	Kontinuierliche klinische Progression (retrospektiv oder prospektiv bestimmt) über ein Jahr PLUS zwei der folgenden drei Punkte treffen zu: • Nachweis einer räumlichen Disseminierung im cMRT, basierend auf ≥ 1 T2-Läsion in MS-charakteristischer Region (periventrikulär, juxtakortikal, infratentoriell oder spinal) • Nachweis einer räumlichen Disseminierung im spinalen MRT, basierend auf ≥ 2 T2-Läsionen im Rückenmark • positiver Liquorbefund (oligoklonale Banden und/oder erhöhter IgG-Index)[d]

(nach McDonald et al. 2001 und Polman et al. 2011)
Wenn die aufgeführten Kriterien erfüllt sind und es keine bessere Erklärung für die klinische Symptomatik gibt, so ist die Diagnose »**MS**«; wenn die Symptome MS-verdächtig sind, die Kriterien jedoch nicht komplett erfüllt sind, so ist die Diagnose »**mögliche MS**«; wenn eine weitere Diagnose während der Evaluation auftritt, die die gesamte klinische Äußerung besser erklärt, ist die Diagnose »**nicht MS**« zu stellen.

a) Ein Schub ist als eine anamnestische oder objektivierbare Episode definiert, die mit einem aktuellen oder zurückliegenden akut entzündlich demyelinisierenden Ereignis vereinbar ist, mind. 24 Stunden andauert und nicht durch Fieber oder eine Infektion erklärt werden kann. Diese Symptomatik sollte durch eine neurologische Untersuchung dokumentiert werden, jedoch können einige anamnestische Ereignisse mit MS-typischen Symptomen und Evolutionscharakter, aber fehlenden objektivierbaren neurologischen Befunden, auch als angemessener Hinweis auf ein demyelinisierendes Ereignis angesehen werden. Berichte über paroxysmale Symptome (zurückliegend oder aktuell) sollten allerdings aus multiplen Episoden, die mind. über 24 Stunden auftreten, bestehen. Bevor eine definitive MS-Diagnose gestellt werden kann, sollte zumindest ein Schub durch die neurologische Untersuchung, durch visuell evozierte Potenziale (VEP) bei Patienten mit berichteten Sehstörungen oder durch das MRT mit Zeichen einer Demyelinisierung in der Region, die im Patientenbericht als symptomatisch angegeben wurde, dokumentiert werden.
b) Eine klinische Diagnose, die auf objektivierbaren klinischen Befunden von zwei Schüben basiert, ist am sichersten. Nachvollziehbare anamnestische Befunde für einen Schub in der Abwesenheit von dokumentierten objektivierbaren neurologischen Befunden können historische Ereignisse mit Symptomen und einem Evolutionscharakter beinhalten; ein Schub muss jedoch durch einen Befund objektivierbar sein.
c) Es sind keine zusätzlichen Untersuchungen nötig. Dennoch bleibt es wünschenswert, dass jede Diagnose einer MS bildgebend unter Verwendung der diagnostischen Kriterien gestützt wird. Wenn jedoch bildgebende Untersuchungen oder andere Tests durchgeführt werden (MRT, Liquor) und *negativ* sind, ist extreme Vorsicht geboten, bevor man eine MS-Diagnose stellt. Es müssen andere Diagnosen in Erwägung gezogen werden. Es darf keine bessere Erklärung geben für das klinische Bild sowie für die eine MS-Diagnose stützende objektivierbare Evidenz.
d) Die MRT-Kriterien für die räumliche Disseminierung müssen erfüllt sein (nach Swanton et al. 2006, 2007; s. **Tab. F 11.2**). Gadolinium-anreichernde Herde sind nicht erforderlich; symptomatische Läsionen sind von der Bewertung ausgeschlossen, wenn der Patient unter einem Hirnstamm- oder spinalem Syndrom leidet.
e) Der MRT-Nachweis einer zeitlichen Disseminierung muss durch Erfüllen der Kriterien nach Montalban et al. (2010) erbracht werden (s. **Tab. F 11.2**).

auffälligem kranialem MRT wesentliche Zusatzinformationen, vor allem bei Patienten mit PP-MS. Bei älteren Patienten ist sie ein nützliches Differential-Diagnostikum.

Zudem sei angemerkt, dass durch den zunehmenden Gebrauch der MRT ein Problem häufiger auftritt: der Verdacht einer MS nur auf Basis der Bildgebung und ohne korrelierendes klinisches Problem oder Symptom (sog. »radiologically isolated syndrome«, RIS). In der Literatur tauchen hierzu erste Untersuchungen auf, die bestätigen, dass es sich dabei nicht selten um die (oft zufällige) Identifizierung von MS-Fällen handelt. Das Risiko ist z. B. höher, wenn begleitende Myelonläsionen vorliegen (Okuda et al. 2011). Die konkrete klinische Konsequenz ist sicherlich trotzdem sehr individuell und sollte gegebenenfalls eine breitere differentialdiagnostische Abklärung nach sich ziehen (Sellner et al. 2010).

F 11.1.2.3 Evozierte Potenziale

Die Bedeutung elektrophysiologischer Untersuchungen im Rahmen der Routinediagnostik liegt in der Objektivierung von klinisch *stummen* Läsionen sowie des Betroffenseins entsprechender Funktionssysteme bei klinischer Symptomatik. Diese nimmt jedoch mit zunehmend verbesserten MRT-Techniken kontinuierlich ab. Grundsätzlich können evozierte Potenziale neben der MRT in der Frühphase der Erkrankung zur Prognoseabschätzung und zur Verlaufskontrolle der Erkrankungsschwere eingesetzt werden (Fuhr et al. 2001, Fraser et al. 2006, Leocani et al. 2006, Kallmann et al. 2006). Im akuten Stadium finden sich Amplitudenminderung und Verzögerung der Potenziale, später besonders Latenzverzögerungen. Obwohl sich in der Literatur erheblich divergierende Angaben finden, haben von den visuell-, auditorisch-, somatosensorisch-evozierten und transkortikal motorischen Potenzialen aufgrund der Spezifität, der Sensitivität sowie des prädiktiven Wertes für die Entwicklung einer klinisch definitiven MS die visuell evozierten Potenziale (VEP) sowie die somatosensorisch evozierten Potenziale (SEP) die höchste Bedeutung in der MS-Zusatzdiagnostik. Verschiedene Studien konnten eine statistisch signifikante Assoziation zwischen abnormen VEP und einem erhöhten Risiko, eine klinisch sichere MS zu entwickeln demonstrieren (Lee et al. 1991, Hume und Waxman 1988, Matthwes et al. 1982, Fraser et al. 2006). Die Sensitivität des VEP, d. h. die Häufigkeit eines abnormen VEP bei Patienten mit klinisch sicherer MS, variiert zwischen 42 % und 100 % und hängt insbesondere vom Zeitpunkt der Messung nach Beginn der Erkrankung ab. Die typische Veränderung bei MS ist eine Verzögerung der P100-Reizantwort, die in Einzelfällen bis zu 70 ms über dem Normwert liegen kann. Pathologische Befunde bei den SEP finden sich bei bis zu 80 % der Patienten mit MS, häufig sogar ohne wesentliches klinisches Korrelat. Typische Befunde der SEP sind deutliche Latenzverlängerungen, wobei diese mit einer mehr oder weniger ausgeprägten Deformierung des Potenzials bzw. Amplitudenminderung einhergehen. Die akustisch evozierten Potenziale (AEP) sowie auch die transkraniell magnetisch evozierten Potenziale (MEP) haben ihre wesentliche Bedeutung in der Detektion klinisch stummer Läsionen. Allerdings sind sie aufgrund geringer Spezifität sowie z. T. auch geringer Sensitivität von untergeordneter Bedeutung für die Diagnosesicherung. In den revidierten Diagnosekriterien nach McDonald (s. **Tab. F 11.1**) werden nur noch die VEP als elektrophysiologisches Zusatzdiagnostikum empfohlen, um anamnestische Angaben zu verifizieren.

F 11.1.2.4 Liquoruntersuchung

Der charakteristische Liquorbefund einer MS umfasst bei dem Großteil der Patienten eine leichte bis mäßige Pleozytose aus Lymphozyten und Monozyten (< 50 Zellen/µl), eine autochthone Immunglobulinproduktion (IgG-Index nach Delpech und Lichtblau > 0,7 oder Berechnung der intrathekalen IgG-Synthese nach Reiber in %) sowie isolierte oligoklonale Banden (OKB) im Liquor in der isoelektrischen Fokussierung als Hinweis auf eine persistierende Sekretion von Antikörpern durch einzelne Plasmazellklone (Awad et al. 2010). Etwa 95 % der Patienten mit klinisch sicherer MS haben positive OKB (McLean et al. 1990). OKB im Liquor haben eine hohe Spezifität und Sensitivität für die MS, Ersteres hängt jedoch von den in Betracht gezogenen Differentialdiagnosen ab. In vielen – insbesondere chronisch – entzündlichen Erkrankungen findet man ebenfalls positive OKB (z. B. Neuroborreliose, Neurolues, Neurotuberkulose, Neurosarkoidose), hier kann jedoch die Differenzierung der Ig-Unterklassen (IgG, IgA und IgM) zu einer weiteren Spezifizierung beitragen (intrathekale IgM-Synthese bei Neuroborreliose und intrathekale IgA-Synthese bei Neurotuberkulose und Neurosarkoidose). Eine Erhöhung der liquordiagnostischen Spezifität kann durch die sog. MRZ-Reaktion erreicht werden. Hierbei wird die spezifische intrathekale Antikörperbildung gegen Masern-, Röteln- und Varizella-zoster- sowie Herpes-simplex-Viren errechnet, die bei 72 %, 60 %, 55 % und 28 % des untersuchten Gesamtkollektivs zu finden ist. Die Spezifität der MS-Diagnostik erhöht sich bei einer Kombination von intrathekaler IgG-Synthese mit positiver MRZ-Reaktion auf über 95 % (Reiber et al. 1998). Das Muster der oligoklonalen Banden bleibt bei einem Individuum über viele Jahre stabil. In der Frühphase der MS kann der IgG-Index (noch) unauffällig sein, jedoch können bereits eindeutige OKB vorhanden sein (> 2 Banden im Liquor, die nicht im Serum zu finden sind), was für eine höhere Sensitivität der OKB spricht. Die Subtypisierung der Immunglobulinklassen (IgG, IgA, IgM), die zytologische Differenzierung sowie die durchflusszytometrische Analyse von T- und B-Zellpopulationen aus dem Liquor gehören leider nicht zur allgemeinen Standardliquordiagnostik im Rahmen der MS, können jedoch wertvolle Zusatzinformationen in der differentialdiagnostischen Abgrenzung zu anderen entzündlichen ZNS-Erkrankungen erbringen (Awad et al. 2010).

Die international empfohlene Standardliquordiagnostik bei der MS (Freedman et al. 2005b) bleibt hinter den gängigen Standards im deutschsprachigen Raum eher zurück. Die McDonald-Kriterien (McDonald et al. 2001, Polman et al. 2005a, 2011) fordern eine Liquoruntersuchung mit positivem Befund zwar nicht mehr zwingend, wir halten jedoch

Tab. F 11.2: McDonald-MRT-Kriterien (2010) der Multiplen Sklerose

Räumliche Dissemination
Eine räumliche Dissemination kann durch das Vorhandensein von ≥ 1 T2-Läsion+ in mindestens zwei von vier Regionen im zentralen Nervensystem demonstriert werden*: • periventrikulär • juxtakortikal • infratentoriell • spinal

+ Gadolinium-Anreicherung ist keine Voraussetzung für die räumliche Dissemination
* Wenn ein Hirnstamm- oder Rückenmarksyndrom vorliegt, werden die symptomatischen Läsionen von den Kriterien ausgeschlossen und nicht bei der Anzahl der Läsionen berücksichtigt
(basierend auf Swanton et al. 2006, 2007)

Zeitliche Dissemination
Eine zeitliche Dissemination kann durch zwei Kriterien demonstriert werden: • Eine neu aufgetretene T2- und/oder Gadolinium-anreichernde Läsion in einem Folge-MRT in Bezug auf ein vorheriges Referenz-MRT, unabhängig vom zeitlichen Abstand der beiden MRT • Gleichzeitiges Vorhandensein einer asymptomatischen Gadolinium-anreichernden und nicht-anreichernden Läsion

(basierend auf Montalban et al. 2010)

Tab. F 11.3: Unterscheidungskriterien MS-bedingter MRT-Veränderungen von vaskulären und altersbezogenen MRT-Pathologika

Multiple Sklerose	**Ischämie/Alter**
Periventrikuläre Verteilung	Läsionen der weißen und grauen Substanz inklusive Basalganglien
Ovoide Läsionen mit Längsachse 90° zur Ebene der Seitenventrikel/Ausrichtung zum Kortex	
Subkortikale Läsionen beziehen U-Fasern mit ein	
Infratentorielle Läsionen (Hirnstamm/Zerebellum)	
Balkenläsionen typisch	Balkenläsionen selten
Spinale Läsionen häufig	Spinale Läsionen selten

grundsätzlich die Liquordiagnostik auch weiterhin für angezeigt, um die Diagnose einer MS zu sichern, insbesondere aber zum differentialdiagnostischen Ausschluss anderer Erkrankungen. Die Diagnose einer PPMS kann auch bei negativem Liquorbefund gestellt werden (Polman et al. 2011). **Tab. F 11.4** fasst typische Liquorbefunde der MS zusammen.

F 11.1.3 Differentialdiagnose

Obwohl in den meisten Fällen die Diagnose einer MS wenig Schwierigkeiten bereitet, muss vor allem bei atypischer initialer Präsentation eine differentialdiagnostische Abgrenzung gegenüber anderen multifokalen Erkrankungen des zentralen Nervensystems erfolgen. Ebenso sind bei monofokalen und monosymptomatischen Präsentationen kritisch andere Ursachen zu bedenken (Wiendl und Kieseier 2010). Die bisher als Sonderform der MS geltende Neuromyelitis optica (Devic-Syndrom) ist durch die Revision der McDonald-Kriterien 2010 erstmals als eigene Entität definiert worden (Polman et al. 2011). Die Abgrenzung erfolgt neben der klinischen Präsentation insbesondere über die Bestimmung spezifischer Antikörper gegen Aquaporin-4-Kanäle (Lennon et al. 2004, 2005, Nakashima et al. 2006) sowie nach kernspintomographischen Kriterien (Polman et al. 2011). Die Charakteristika der MS-Sonderformen werden am Ende dieses Kapitels besprochen.

F 11.2 Verlauf

F 11.2.1 Epidemiologie und Genetik

Die Ursache der MS ist nicht bekannt. Epidemiologische Untersuchungen stützen eine genetisch bedingte Prädisposition, in deren Rahmen bisher nicht bekannte Umweltfaktoren und kulturelle Faktoren einen Einfluss auf die Krankheitsentstehung nehmen. Die MS tritt weltweit mit einer Prävalenz zwischen 1 und 300 Erkrankungen pro 100 000 Einwohner auf. Ca. 2,5 Millionen Menschen auf der Welt sind betroffen. Die Zahl der in Deutschland Betroffenen wird auf 100 000 bis 120 000 geschätzt (Hein und Hopfenmüller 2000). Die Inzidenz der MS liegt in Nordeuropa und Nordamerika bei vier bis acht neu diagnostizierten Fällen pro 100 000 Einwohner, die Prävalenz zwischen 60–100/100 000 (Noseworthy et al. 2000a). Mehrere jüngere Studien mit großen Kohorten deuten allerdings übereinstimmend darauf hin, dass sowohl Prävalenz als auch Inzidenz in den letzten Jahrzehnten weltweit zugenommen haben (Nicoletti et al. 2011, Krökki et al. 2011, Simpson et al. 2010). Frauen sind 1,5- bis 2-mal häufiger betroffen als Männer. Der Erkrankungsgipfel liegt

Tab. F 11.4: Typische Liquorbefunde bei Multipler Sklerose

Lymphomonozytäre Pleozytose	bei etwa 30–70 % der Patienten; gewöhnlich < 50 Leukozyten/µl
Gesamteiweiß, Laktat, Glukose	normwertig
IgG-Index	bei > 85 % der Patienten erhöht (Reiber et al. 1998, Pohl et al. 2004)
Intrathekale IgG-Synthese	bei > 72 % (IgM ca. 20 %; IgA ca. 7 %)
Oligoklonale Banden	bei bis zu 95 % der Patienten positiv (McLean et al. 1990, Reiber et al. 1998, Pohl et al. 2004)
MRZ-Reaktion	89 % aller MS-Patienten mit kombinierter MRZ-Reaktion (Reiber et al. 1998)

um das 30. Lebensjahr, wobei die MS immer häufiger bereits bei Kindern und Jugendlichen diagnostiziert wird (Ruggieri et al. 1999, Pohl et al. 2004, Chabas et al. 2006). Als Hochrisikogebiete gelten Zentral-, Ost- und Nordeuropa, Kanada, die nördlichen Regionen der USA und südliche Teile von Australien. Auf der nördlichen und südlichen Hemisphäre nimmt die Prävalenz mit zunehmendem Breitengrad, also zu den Polen hin, zu (Kurtzke 1980). Insgesamt weisen alle Regionen, in denen Nachkommen von Europäern leben, eine mittlere bis hohe MS-Prävalenz auf. Auch herrscht unter Kaukasiern generell eine deutlich höhere Prävalenz als z. B. bei Asiaten, die in gleichen Breitengraden leben. *Migrationsstudien* legen nahe, dass das MS-Risiko in der Jugend und Pubertät durch Umweltfaktoren beeinflusst wird. Personen, die nach dem 15. Lebensjahr aus Regionen mit hoher Prävalenz auswandern, nehmen das in der Ursprungsregion vorherrschende MS-Risiko mit. Im Gegensatz hierzu gleicht sich das Risiko für Personen, die vor dem 15. Lebensjahr auswandern, dem der Zielregion an. Es ist bislang nicht sicher geklärt, inwieweit sozioökonomische Faktoren, Hygienebedingungen, Ernährung bzw. verschiedene Umweltfaktoren wie Sonnenlichtexposition und durchschnittliche Jahrestemperatur zu den Prävalenzunterschieden der MS beitragen (z. B. Willer et al. 2005, Sotgiu et al. 2003). Die Verteilung bestimmter prädisponierender allelischer Polymorphismen von Genen kann in den entsprechenden Populationen und ethnischen Gruppen zu den beobachteten Unterschieden beitragen (z. B. Reich et al. 2005). Es bleibt weiterhin unklar, ob die Umweltfaktoren auf der Ebene des Individuums eingreifen (z. B. infektiöse, übertragbare Agentien) oder das Risiko der gesamten Population erhöhen (z. B. ökologische Faktoren wie Klima, Erdboden oder Ernährung; Lauer 1997, Bach 2002).

Populations-, Familien- und Zwillingsstudien haben gezeigt, dass genetische Faktoren zur Krankheitsempfänglichkeit beitragen. Dabei übt der HLA-Haplotypus den stärksten genetischen Einfluss aus. Hinweise auf eine genetische Prädisposition ergeben sich aus den folgenden Beobachtungen:

1. Es gibt familiäre Häufungen, die nicht durch Umweltfaktoren erklärbar sind (Ebers et al. 1995, Oksenberg et al. 2001),
2. die Konkordanzrate ist bei monozygoten Zwillingen deutlich höher als bei dizygoten (31 % versus 5 %; Ebers et al. 1986, Sadovnick et al. 1993),
3. es existiert eine ethnische Prädisposition (z. B. Häufung in Nordeuropa versus Protektion nordamerikanischer Indianer) und
4. es besteht eine Assoziation mit humanem Leukozyten-Antigen- (HLA-)DR2b.

Der exakte Vererbungsmodus ist unbekannt, folgt aber keinem mendelschen oder mitochondrialen Erbgang. Die MS wird damit zu der Gruppe der komplexen genetischen Erkrankungen gezählt. Das Risiko für Kinder und Eltern von MS-Patienten ist im Vergleich zur Allgemeinbevölkerung 10-20fach erhöht (etwa 2 % gegenüber 0,1 % in der allgemeinen Bevölkerung). Töchter von MS-Patientinnen tragen hiervon das höchste Risiko. Geschwister erkranken 20–30-fach häufiger als nicht verwandte Personen. Die Konkordanzrate bei eineiigen Zwillingen liegt bei 25–31 % (Faktor 150-200). Demgegenüber weisen Ehepartner oder adoptierte Angehörige von MS-Patienten ein Risiko auf, das dem der Allgemeinbevölkerung entspricht. Populations-, Familienstudien sowie Untersuchungen des kompletten Genoms (Ebers et al. 1995, Haines et al. 1996, Kuokkanen et al. 1997, Sawcer et al. 1996, 2005, Reich et al. 2005) konnten als die das Risiko tragende Region Gene des Haupthistokompatibilitätskomplexes identifizieren (HLA beim Menschen, MHC für alle Spezies), die mit der MS assoziiert sind, insbesondere HLA-DRB1*1501 (DR2b), DRB5*0101 (DR2a), DQA1*0101 und DQB1*0602. Weiterführende Studien zeigen, dass HLA-DRB1 mit dem größten Risiko behaftet ist (Lincoln et al. 2005, Hafler et al. 2007). Zudem ist bekannt, dass bestimmte genetische Varianten (v. a. Genpolymorphismen) vermutlich modifizierend auf den Erkrankungsverlauf wirken bzw. mit bestimmten MS-Verlaufstypen assoziiert sind (z. B. Kroner et al. 2005). Keiner der genetischen Befunde ist bislang ausreichend validiert bzw. populationsübergreifend charakterisiert, sodass sich gegenwärtig in der klinischen Routinediagnostik keine sinnvolle Anwendungsmöglichkeit findet.

F 11.2.2 Klinische Verlaufsformen und Prognose

Die MS ist eine Erkrankung des jungen Erwachsenenalters und manifestiert sich meist zwischen dem 20. und 40. Lebensjahr (Median 28 Jahre). Nur wenige Patienten entwickeln die Erkrankung vor dem 15. oder nach dem 55. Lebensjahr. Der klinische Verlauf ist sehr variabel. Für den klinischen Sprachgebrauch ist auch weiterhin die Einteilung der Verlaufstypen nach Lublin und Reingold (1996) (s. **Tab. F 11.1**) nützlich. Bei der Mehrzahl der Patienten (etwa 85 %) manifestiert sich die Erkrankung mit einem schubförmig remittierenden Verlauf (RR-MS) (Weinshenker et al. 1989a). Die Erkrankten haben Schübe bzw. Episoden akuter neurologischer Dysfunktion, die sich häufig innerhalb weniger Wochen wieder zurückbilden. Die Erst-

F 11

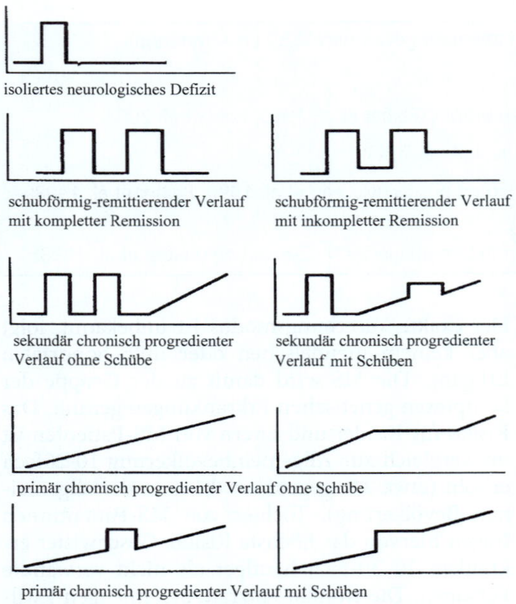

Abb. F 11.2: Verlaufsformen der MS (nach Lublin und Reingold 1996)

symptome der MS unterscheiden sich bei Patienten mit frühem und späterem Erkrankungsalter. Bei jüngeren Patienten beginnt die RR-MS häufig monosymptomatisch mit einer Optikusneuritis (36 %) oder Parästhesien (33 %). Paresen allein oder in Kombination mit sensiblen Ausfällen findet man häufiger bei älteren Patienten (50 %). Neue neurologische Dysfunktionen entwickeln sich typischerweise über mehrere Stunden bis wenige Tage. Paroxysmal auftretende Symptome wie neuropathische oder neuralgiforme Schmerzen oder dystone Bewegungen kommen bei der MS ebenfalls häufig vor. Zur Definition des Schubs siehe Abschnitt F 11.1.1. Ein Schub dauert meist ein bis drei Wochen, selten länger als acht Wochen, wobei letzterer eine schlechtere Rückbildungstendenz aufweist. Ob es zu einer vollständigen Remission kommt, hängt jedoch nicht nur von der Schubdauer, sondern auch von den jeweiligen Krankheitszeichen ab. Parästhesien, Optikusneuritis oder Doppelbilder bilden sich zumindest zu Beginn der Erkrankung gut zurück. Paresen, zerebelläre Symptome oder autonome Störungen haben dagegen eine schlechtere Prognose. Obwohl einige Patienten im gesamten Krankheitsverlauf jeweils komplett remittierende Schübe haben, wird in späteren Krankheitsphasen der schubförmige Verlauf bei etwa der Hälfte aller Patienten von einer sekundären Progression (kontinuierliche Zunahme der neurologischen Defizite) abgelöst (SP-MS), die mit oder ohne zusätzliche Schübe abläuft. Die Rückbildung der Schübe ist dann zumeist inkomplett, zudem ist eine schleichende Progression der Behinderung feststellbar. Bei neuen Schüben kommt es entweder zum Wiederauftreten oder zur Verschlechterung bereits bestehender Symptome, in 20 % der Schübe auch zu neuen Krankheitszeichen. Das Risiko, nach einer isolierten Optikusneuritis eine klinisch sichere Multiple Sklerose zu entwickeln, liegt bei mindestens 50 % (Übersicht bei Soderstrom 2001, Miller et al. 2005a, b). Etwa 50–70 % der Patienten mit monosymptomatischer Optikusneuritis haben bereits klinisch stumme Läsionen im MRT, 60–70 % der Patienten haben positive OKB im Liquor (Soderstrom et al. 1998). Das Vorhandensein von MR-Läsionen (> 3) zum Zeitpunkt der Präsentation erhöht das Risiko, später eine MS zu entwickeln auf mehr als 50 %. Der zusätzliche Nachweis von OKB erhöht den positiven Vorhersagewert eines pathologischen MRT-Befunds. Das initiale MRT ist prädiktiv für die Einschätzung der Wahrscheinlichkeit späterer Schübe bzw. Behinderung (Miller et al. 2005a, b, Tintoré et al. 2006, Swanton et al. 2010). Nach Beginn der Erkrankung im frühen Erwachsenenalter erleiden zwischen 25–50 % der Patienten einen zweiten Schub innerhalb eines Jahres, bis zu 50 % innerhalb zwei Jahren und zwei Drittel innerhalb von drei Jahren nach der Erstsymptomatik.

Sobald die sekundär progrediente Verlaufsform erreicht ist, steigt das Risiko voranschreitender bleibender Behinderungen. Obwohl Verlauf und Prognose individuell sehr variabel sind, kann man folgende Merkposten nennen: Die mediane Zeit von der Erstmanifestation zur Konversion in eine sekundär progrediente Form beträgt etwa zehn Jahre. Im Median dauert es 15 Jahre, bis die Patienten eine einseitige Gehhilfe benötigen (z. B. Stock), d. h. ca. fünf Jahre nach der SP-MS-Konversion. Die Zeit bis zur Rollstuhlgebundenheit liegt im Median bei 24 Jahren (Weinshenker et al. 1989a, b). Aktuellere Publikationen mit langzeitbeobachteten Kohorten geben sogar längere Zeiträume und eine geringere Progressionsgeschwindigkeit an (Kantarci und Wingerchuk 2006). Die Patienten mit stetiger Progression der neurologischen Symptome von Beginn (mit oder ohne aufgelagerte Schübe; PP-MS) haben die schlechteste Prognose.

Zumindest in der Frühphase der RR-MS werden Schubfrequenzen von 0,5–1,3/Jahr beobachtet. Zu den nachgewiesenen, den Schub provozierenden Faktoren gehören virale Infekte (Sibley et al. 1985). Obwohl bakterielle Infekte per se scheinbar das Risiko für Schübe nicht steigern, können Infektionen als solche (z. B. Harnwegsinfekt) eine signifikante symptomatische Verschlechterung bewirken, die bei der klinischen Evaluation in Betracht gezogen werden muss. Eine Beziehung zwischen einer Verschlechterung oder Schüben und Stress, Traumen und chirurgischen Eingriffen ist in verschiedenen anekdotischen Berichten zu finden. Bis heute allerdings fehlen überzeugende Beweise für solche Assoziationen (Goldacre et al. 2006).

Etwa 50 % der MS-Patienten benötigen nach 15 Jahren zumindest eine Gehhilfe (Weinshenker et al. 1989a, b), wobei 10 % nach 25 Jahren ohne wesentliche Behinderung bleiben, auch ohne Therapie (Kantarci et al. 1998). Der Begriff der benignen MS wurde für Verläufe geprägt, bei denen die Patienten trotz der Diagnose einer MS über viele Jahre bis Jahrzehnte kaum nennenswerte neurologische Defizite aufweisen. Nach Lublin und Reingold bezeichnet man als benigne MS Verläufe, bei denen die Patienten 15 Jahre nach Erkrankungsbeginn in keinem neurologischen Funktionssystem Einschränkungen aufweisen (Lublin und Reingold 1996). Die Analyse einer Kohorte (Mayo-Klinik) zeigte, dass bei einem EDSS von 2 nach zehn Jahren die Wahrscheinlichkeit stabil zu bleiben bei über 90 % liegt (Pittock et al. 2004). Die Gruppe sogenannter »benigner« Formen der MS machte in dieser Kohorte 17 % aus (Pittock et al. 2004). Die biologische Grundlage dieser Variabilität im klinischen Langzeitverlauf ist wenig verstanden, ebenso sind auf individuellem Niveau keine Prädiktoren bekannt (Kantarci und Weinshenker 2005). Obwohl generell angenommen wird, dass die Anzahl der Schübe mit der Krankheitsaktivität korreliert und damit die Progression von bleibenden neurologischen Defiziten mitbestimmt, scheint diese Korrelation nur in der frühen/schubförmigen Phase der Erkrankung zu bestehen (z. B. Weinshenker et al. 1989b). Schübe in der progredienten Phase haben keinen wesentlichen Einfluss auf die Progression, unabhängig davon, ob es sich um eine primäre oder sekundäre Progression handelt (Confavreux et al. 2000, Kremenchutzky et al. 2006). Die primär progrediente MS (PP-MS) hat die schlechteste Prognose: die Betroffenheit von drei Funktionssystemen und eine frühe und schnelle Progression bestimmen hier eindeutig die ungünstige Prognose bezüglich der Behinderung (Cottrell et al. 1999, Tremlett et al. 2006).

Der zunehmende Gebrauch der Kernspintomographie hat eine neue Dimension der prognostischen Einschätzung der MS mit sich gebracht (s. Abschnitt F 11.2.3). Die Anzahl der Kontrastmittel aufnehmenden Läsionen korreliert mit klinischen Schüben (Smith et al. 1993), die Anzahl von T2-Läsionen korreliert bei schubförmiger MS mit der Wahrscheinlichkeit einer schnelleren Behinderung und Progression (Brex et al. 2002, Rudick et al. 2006a), Hirnparenchymatrophie, Reduktion in der Magnetisations-Transfer-Ratio, Reduktion des zervikalen Rückenmarkdurchmessers und persistierende T1-»black holes« sind Hinweise auf eine schlechte Langzeitprognose (McFarland et al. 2002, Bermel und Bakshi 2006).

Die Multiple Sklerose selbst führt nur sehr selten zum Tod. Die Lebenserwartung von MS-Kranken ist trotzdem statistisch verkürzt (Kantarci und Weinshenker 2005). Dies ist die Folge der häufigen Sekundärkomplikationen bei Patienten mit schweren Verlaufsformen (z. B. Aspirationspneumonie, Dekubitus, Harnwegsinfekte, Stürze). Als Faustregel gilt: Ein Drittel der Patienten bleibt lebenslang ohne wesentliche Behinderungen; ein Drittel akkumuliert zwar neurologische Defizite, die die alltäglichen Tätigkeiten beeinträchtigen, aber dennoch ein normales Leben erlauben (z. B. Berufstätigkeit, Familienplanung); ein Drittel erreicht einen Behinderungsgrad, der zur Berufsunfähigkeit, zum Verlust der Gehfähigkeit und teilweise zur vollständigen Pflegebedürftigkeit führt. Maligne Verläufe mit Erkrankungsprogressionen über Monate und Tod innerhalb von wenigen Jahren sind sehr selten (Weinshenker 1994). Lebensbedrohliche Situationen entstehen insbesondere bei großen Läsionen in den oberen Zervikalsegmenten oder im Hirnstamm.

F 11.2.3 Bedeutung von Surrogatmarkern für natürlichen Verlauf, Prognose und Therapie

In zahlreichen Verlaufsuntersuchungen zur Rolle der Läsionslast im initialen Kernspintomogramm bei isoliertem klinischem Syndrom konnte gezeigt werden, dass sowohl das Risiko, innerhalb von zwei Jahren einen erneuten Schub zu erleiden, als auch der Grad der Behinderung nach zwei, fünf und zehn Jahren ganz wesentlich von der initialen Läsionslast abhängt (z. B. Brex et al. 2002, O'Riordan et al. 1998, Sailer et al. 1999, Rudick et al. 2006a). Histopathologische Studien (Übersicht bei Ludwin 2000) und neue kernspintomographische Untersuchungsverfahren (Magnetisations-Transfer-Ratio, Magnet-Resonanz-Spektroskopie und Bestimmungen der Hirnsubstanzminderung) deuten eindeutig darauf hin, dass bereits in sehr frühen Krankheitsstadien neben den entzündlichen Veränderungen axonale Schäden (Trapp et al. 1998, Simon et al. 2000, Bjartmar und Trapp 2001) und eine Volumenminderung der Hirnsubstanz nachweisbar sind (Berg et al. 2000, Brex et al. 2000, Rudick et al. 1999). Obwohl die Korrelation kernspintomographischer Parameter mit Schüben bzw. Erkrankungsprogression nicht immer gegeben ist, hat sich das MRT als der führende Surrogatmarker für die Wirksamkeitsbeurteilung von Therapien in Studien etabliert und gewinnt zunehmend an Bedeutung auch in der Prognoseeinschätzung (Goodin 2006, s. **Tab. F 11.2**). So ist die Kernspintomographie inzwischen auch ein wesentliches Indikationskriterium für eine früh einsetzende immunmodulatorische Therapie nach einem ersten MS-verdächtigen Schub. Vergleicht man mit verschiedenen MR-Techniken erhobene Befunde mit dem klinischen Verlauf und der Erkrankungsschwere, so sind die Akkumulation der T1-»black holes«, der Rückenmarkdurchmesser auf Höhe C2, der Grad der Hirnparenchymatrophie, die Reduktion der Magnetisation-Transfer-Ratio und der Verlust von N-Acetyl-Aspartat in der MR-Spektroskopie bessere Surrogatmarker als die Kontrastmittelaufnehmenden Läsionen oder die T2-Läsionslast (Übersicht bei McFarland et al. 2002). Die genannten Parameter sind besser geeignet, spezifische und persistierende Gewebeschäden zu visualisieren. Beispielsweise zeigen die T1-»black holes« Demyelinisierung, gliale Vernarbungen sowie axonalen Schaden an.

Obwohl vielfältige Wege beschritten wurden, um Parameter für die aktuelle oder prognostische Einschätzung der Krankheitsaktivität (Schub, Verlauf, etc.) zu finden, hat sich bis heute kein reliabler bzw. in der Routine anwendbarer Marker definieren lassen (Bielekova und Martin 2004, Teunissen et al. 2005). Es bestehen allerdings Hinweise darauf, dass Antikörper, die gegen bestimmte Bestandteile der Markscheide oder anderer Strukturen des ZNS gerichtet sind, als Biomarker in Bezug auf Aktivität der Erkrankung und Eingrenzung der MS-Unterform einzusetzen sind. So konnten bei der Neuromyelitis optica Antikörper gegen das auf Astrozyten exprimierte Kanalprotein Aquaporin-4 gefunden werden, die bei der klassischen MS nicht zu finden sind (Lennon et al. 2004, 2005). Die Bedeutung von Antikörpern gegen die Myelinbestandteile Myelin-basisches-Protein und Myelin-Oliogodendrozyten-Glykoprotein als Prognosemarker ist aufgrund z. T. widersprüchlicher Publikationen unklar (Berger et al. 2003, Gaertner et al. 2004, Lampasona et al. 2004, Rauer et al. 2006).

Der Nachweis oligklonaler Banden im Liquor an sich ist ein häufiger Befund bei Patienten mit MS, in Kombination mit MRT-Befunden kommt diesen jedoch auch eine mögliche prädiktive Bedeutung zu. In einer spanischen Untersuchung an 572 Patienten mit klinisch isoliertem Syndrom (CIS) zeigte sich, dass der Nachweis oligoklonaler Banden das Risiko für das Auftreten eines zweiten Schubs verdoppelte (Tintoré et al. 2008).

F 11.3 Therapeutische Prinzipien

Die Ursache der MS ist nicht bekannt. Die Befunde bisheriger Untersuchungen legen einen immunvermittelten Pathomechanismus nahe, der sich bei Individuen mit genetischer Prädisposition manifestiert. Die Ereignisse sowie die zeitliche Abfolge, die zur Initiierung und Perpetuierung der Immunkaskade führen, sind weitgehend unverstanden. Viele Befunde sprechen für eine Autoimmungenese der MS, bei der ZNS-reaktive T-Lymphozyten eine zentrale Rolle spielen (s. **Abb. F 11.3**). Die Relevanz infektiöser Agentien (insbesondere Viren) wird immer wieder postuliert, jedoch konnte bis heute kein singulärer Erreger als verantwortliches Agens ausgemacht werden. Nach neueren pathogenetischen Konzepten der Autoimmunität sowie Erkenntnissen der T-Zell-Antigenerkennung widersprechen sich beide Hypothesen nicht mehr notwendigerweise. Für die meisten der gegenwärtig angewandten Therapiestrategien ist die entzündliche Natur der MS-Läsionen der rationale Hintergrund. Die klinische, genetische, kernspintomographische und pathologische Heterogenität der MS suggeriert jedoch, dass mehr als ein pathogener Mechanismus zur Gewebeschädigung bei MS beiträgt. Strategien zur Neuroprotektion, -regeneration oder Remyelinisierung befinden sich zum größten Teil noch in experimentellen oder frühen klinischen Phasen der Entwicklung.

F 11.3.1 Immunpathogenese der MS

Die entmarkte Plaque ist das Hauptcharakteristikum der MS (Frohman et al. 2006b). Innerhalb der Plaques kommt es zu einer Zerstörung des Myelins und/oder der Oligodendrozyten bei relativer Erhaltung der Axone und der Ausbildung von Narbengewebe (Lassmann 1998). Sie sind begleitet von einer Entzündungsreaktion. Das entzündliche Infiltrat setzt sich hauptsächlich aus Lymphozyten und Makrophagen zusammen, die überwiegend perivaskulär liegen. Die Zusammensetzung des entzündlichen Infiltrats ist vom Stadium der Demyelinisierungsaktivität abhängig. Plaques bei akuter und früher MS weisen eine ausgedehnte Remyelinisierung auf (»shadow plaques«), während das Remyelinisierungspotenzial bei chronischen MS-Plaques weitaus geringer ist (Chang et al. 2002). In MS-Läsionen finden sich ganz unterschiedliche Veränderungen hinsichtlich der Myelin- und Oligodendrozytenschädigung (Patrikios et al. 2006).
Bei Patienten mit schubförmiger MS finden sich vornehmlich fokale entmarkende Läsionen in der weißen Substanz. Im Gegensatz dazu findet sich bei primär und sekundär chronischen Verlaufsformen eine diffuse Schädigung der »normal appearing white matter« und eine kortikale Demyelinisierung (Kutzelnigg et al. 2005). Die Affektion der grauen Substanz gewinnt zunehmend Bedeutung in der Einschätzung der Progressionsdynamik sowie der kortikal bedingten Pathologie bei MS-Patienten (Miller et al. 2005a,b). Dabei finden sich bei den chronischen Formen eine starke mikrogliale Aktivierung und diffuse axonale Schädigungen mit Beteiligung des gesamten Gehirns. In chronischen Verlaufsformen der MS finden sich Hinweise auf ektopes lymphoides Gewebe (B-Zell-Follikel) in den Meningen (Serafini et al. 2004).
Die unterschiedlichen histopathologischen Befunde lassen sich mit einem einheitlichen Pathomechanismus nur schwer erklären. Es wird derzeit angenommen, dass verschiedene immunologische und möglicherweise toxische Mechanismen für die unterschiedlichen histologischen Muster und Stadien der Erkrankung verantwortlich sind (Barnett und Prineas 2004, Trebst et al. 2006).

Die frühen Symptome der MS sind vermutlich das Resultat axonaler Demyelinisierungen, die zur Verlangsamung oder Blockade der Nervenleitung führen. Die Remission wird dem Rückgang des entzündlichen Ödems zugesprochen sowie einer partiellen Remyelinisierung. Weiterhin gibt es eine Reihe von Molekülen (z. B. Zytokine, NO, pH), die die axonale Funktion stören können (Friese et al. 2007). Die Wiederherstellung der Nervenfunktion könnte auch durch die Neuverteilung von Natriumkanälen in den Segmenten der Demyelinisierung mitbedingt sein (Waxman 2008). Wiederholte Schübe führen dann zur irreversiblen Axonenschädigung, zu Gliosenarben und zum Verbrauch von Oligodendrozytenvorläuferzellen. Sie sind verantwortlich für die Progression der neurologischen Symptomatik. Interessanterweise bestätigen Studien der letzten Jahre die bereits in den Erstbeschreibungen der Erkrankung nachgewiesenen axonalen Schäden, die auch schon in sehr frühen Phasen der MS nachzuweisen sind (z. B. Trapp et al. 1998, Kuhlmann et al. 2002) und mit dem Ausmaß der Entzündung in jedem Stadium der Erkrankung korrelieren (Frischer et al. 2009).

F 11.3.1.1 Immunologie der MS

Die MS wird zu den Autoimmunerkrankungen gezählt. Dabei nimmt man an, dass es durch Bruch der immunologischen Toleranz zu einer Immunantwort gegen körpereigene Proteine kommt, die im Verlauf zur Gewebspathologie führt. Wie es zur Auslösung der Immunantwort gegen »Selbst-Proteine« kommt, ist bisher nicht geklärt. Als Hypothesen werden eine vermehrte Synthese von sogenannten »Neo-Epitopen«, molekulares Mimikry zwischen »Selbst-Proteinen« und »Fremd-Proteinen«, wie viralen Proteinen, Adjuvantien, Immundefizienzsyndrome und chronische Entzündungsprozesse diskutiert, wobei die genannten potenziellen Mechanismen sich nicht gegenseitig ausschließen (Sospedra und Martin 2005, Kleinschnitz et al. 2007). Immer sollte bedacht werden, dass diese Prozesse auf dem Boden einer genetischen Prädisposition stattfinden, wobei den MHC-Klasse-I- und Klasse-II-Genen eine zentrale Bedeutung in der Regulation der Immunantwort zukommt.

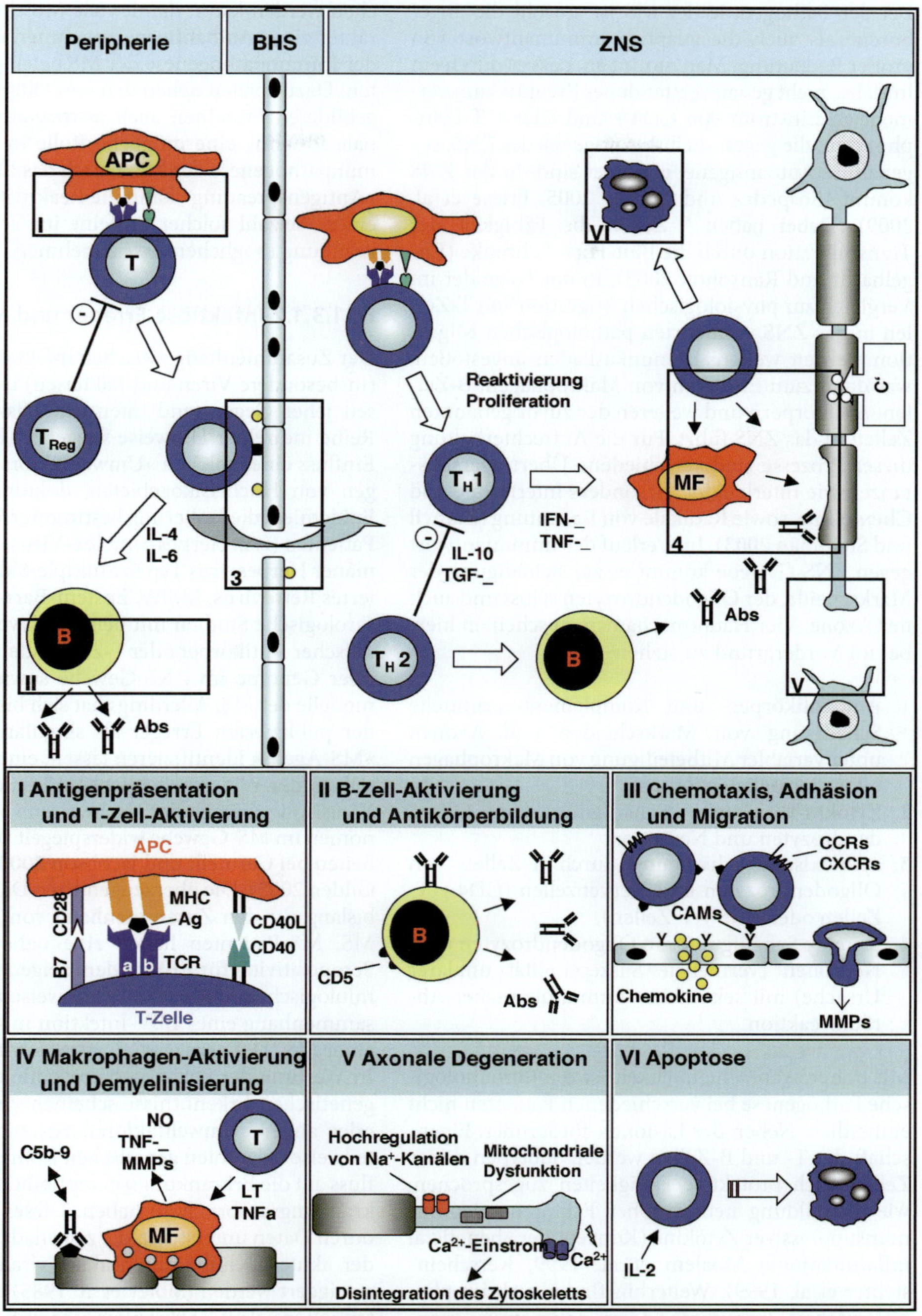

Abb. F 11.3: Schematische Darstellung entscheidender Schritte in der Pathogenese der Multiplen Sklerose zur Verdeutlichung potenzieller Angriffspunkte therapeutischer Strategien (s. auch **Tab. F 11.5**). Autoreaktive T-Zellen (T) in der Peripherie erkennen ihr spezifisches Autoantigen (Ag), welches ihnen von Antigenpräsentierenden Zellen (APZ), wie z. B. Makrophagen (MF), über den Haupthistokompatibilitätskomplex (MHC)-Klasse-II angeboten wird. Dies bedarf der Interaktion mit dem T-Zell-Rezeptor (TCR) und dem gleichzeitigen Vorhandensein ko-stimulatorischer Signale (CD28, B7, CD40, CD40L). Dabei werden die autoreaktiven T-Zellen auch von regulatorischen T-Zellen (Treg) beeinflusst (I). Die aktivierten T-Zellen können nun die Blut-Hirn-Schranke (BHS) überwinden und das zentrale Nervensystem (ZNS) infiltrieren. Der Vorgang der transendothelialen Migration wird von einem komplexen Zusammenspiel aus zellulären Adhäsionsmolekülen (CAMs), Chemokinen und Chemokin-Rezeptoren (CCRs, CXXRs) sowie Matrix-Metalloproteinasen (MMPs) reguliert (III). Innerhalb des ZNS werden die T-Zellen reaktiviert und stimulieren Mikrogliazellen und Makrophagen. Dies führt zu einer gesteigerten Phagozytose und einer vermehrten Produktion von Zytokinen und freien Radikalen, wie z. B. TNF-, Lymphotoxin (LT) und Stickstoffmonoxid (NO), welche letztlich die Demyelinisierung und den axonalen Schaden hervorrufen (IV). Autoantikörper (Abs), welche von B-Zellen (B) produziert werden, tragen ebenfalls zur Gewebezerstörung bei (II). Zudem können sie die Komplementkaskade aktivieren, was die Bildung des sog. Membran-Angriffs-Komplexes (C5b–9; C´) zur Folge hat und zur Auflösung der Zielstruktur führt (IV). Die Hochregulation von Na^{+}- und Ca^{2+}-Kanälen auf den Axonen sowie eine gestörte Mitochondrienfunktion fördern ebenfalls die axonale Degeneration (V). Die Entzündungsreaktion wird durch ein Gleichgewicht pro- und antiinflammatorischer Zytokine, wie z. B. IL-10, TGF- oder auch IL-2, welches die Apoptose in T-Zellen induzieren kann, reguliert (VI) (adaptiert aus Kleinschnitz et al. 2007).

Bei der Pathogenese der MS ist sowohl die angeborene als auch die adaptive Immunantwort von großer Bedeutung. Man nimmt an, dass es durch ein initiales, nicht genau verstandenes Ereignis zum vermehrten Einstrom von CD4 + und CD8 + T-Lymphozyten, die gegen »Selbst-Antigene« des ZNS, sogenannte Autoantigene, gerichtet sind, in das ZNS kommt (Sospedra und Martin 2005, Friese et al. 2009). Dabei haben T-Zellen die Fähigkeit der Transmigration durch die Blut-Hirn-Schranke (Engelhardt und Ransohoff 2005). In der Folge der im Vergleich zur physiologischen Migration von T-Zellen in das ZNS vermehrten pathologischen Migration werden weitere Immunkaskaden angestoßen, was dann zum Einstrom von Makrophagen, B-Zellen, Antikörpern und weiteren der zuvor genannten Zellen in das ZNS führt. Für die Aufrechterhaltung dieser Prozesse sind verschiedene Überträgersubstanzen wie Interleukine, besonders Interferone und Chemokine, sowie Radikale von Bedeutung (Zamvil und Steinman 2003). Im Verlauf der Immunantwort gegen ZNS-Gewebe kommt es zur Schädigung der Markscheide, der Oligodendrozyten selbst und auch der Axone. Vier Hauptmechanismen scheinen hierbei im Vordergrund zu stehen:

1. Autoantikörper- und Komplement-vermittelte Schädigung von Markscheiden und Axonen unter variabler Mitbeteiligung von Makrophagen oder mikroglialen Zellen,
2. Zytokin-vermittelte Schädigung von Oligodendrozyten und Neuronen,
3. zytotoxische Schädigung durch T-Zellen von Oligodendrozyten und Nervenzellen (CD4 + T-Zellen oder CD8 + T-Zellen),
4. primäre Schädigung von Oligodendrozyten oder Neuronen (vermehrte Suszeptibilität unklarer Ursache) mit sekundärer immunologischer Abräumreaktion.

Mit hoher Wahrscheinlichkeit ist die immunologische Pathogenese bei verschiedenen Patienten nicht einheitlich. Neben der Läsionen-fördernden Eigenschaft der T- und B-Zellen werden Subtypen dieser Zellen auch protektive Fähigkeiten zugesprochen, wie die Bildung neurotropher Faktoren oder immunsuppressiver Zytokine (Konzept der »beneficial inflammation«; Moalem et al. 1999, Kerscheinsteiner et al. 1999). Weiterhin finden sich im physiologischen Immunrepertoire sogenannte regulatorische T-Zellen (bzw. T-Suppressorzellen), die elementar sind für die Aufrechterhaltung der peripheren Immuntoleranz und damit eine Autoimmunität verhindern. Die funktionelle Kapazität dieser Zellen (CD4CD25FoxP3) scheint bei Patienten mit MS reduziert (Viglietta et al. 2004, Haas et al. 2005). Die Analyse der Immunreaktivität gegen verschiedene Myelinbestandteile von T-Zellen im Blut zeigt, dass auch im Immunrepertoire von Gesunden solche Zellen zu finden sind (Martin et al. 1992). Verschiedene experimentelle und klinische Befunde der letzten Jahre suggerieren, dass T-zelluläre Reaktivitäten gegen Myelinbestandteile für die Pathogenese – zumindest in bestimmten Phasen der Erkrankung – relevant sein können (Bielekova et al. 2000, Friese et al. 2008).

Man muss jedoch davon ausgehen, dass die Toleranz gegen eine Vielzahl von Proteinen im ZNS gebrochen werden kann, damit viele Moleküle den Charakter eines Autoantigens annehmen und somit an der Immunpathogenese der MS beteiligt sein könnten. Dazu spielen neben den von Oligodendrozyten gebildeten Proteinen auch astrozytäre und neuronale Proteine eine mögliche Rolle in der Autoimmunpathogenese der MS. Durch das Phänomen des »Antigenspreading« kann die Reaktivität gegenüber einer Vielzahl solcher Proteine im Verlauf der Erkrankung möglicherweise zunehmen.

F 11.3.1.2 Infektiöse Erreger und MS

Der Zusammenhang zwischen infektiösen Erregern (insbesondere Viren und Bakterien) und der MS ist seit jeher Gegenstand intensiver Diskussion. Eine Reihe indirekter Hinweise suggeriert bis heute den Einfluss eines solchen »Umweltfaktors«: das Vorliegen von Hochrisikogebieten, dokumentierte MS-Epidemien, die Isolierung bestimmter Viren bei MS-Patienten (z. B. Herpes-simplex-Virus, HTLV–1, humaner Herpesvirus Typ 6, Multiple-Sklerose-assoziiertes Retrovirus, MSRV, Epstein-Barr-Virus, EBV), serologische Studien mit dem Nachweis Virus-spezifischer Antikörper oder T-Zellen, der Nachweis viraler Genome im ZNS-Gewebe sowie Virus-Tiermodelle der MS. Allerdings hat sich bis heute keiner der publizierten Erreger als singuläres infektiöses »MS-Agens« identifizieren lassen, eine Tatsache die sich in der Widersprüchlichkeit des Schrifttums zu Virusisolierungen oder Nachweisen von viralen Genomen im MS-Gewebe widerspiegelt (Übersichtsarbeiten bei Cermelli und Jacobson 2000, Meinl 1999, Gilden 2005). Die überzeugendsten Daten existieren bislang für den Zusammenhang von EBV mit der MS. MS-Patienten haben eine nahezu 100 %-ige Seropositivität für EBV, zudem zeigen sich in epidemiologischen Studien klare Hinweise für einen Zusammenhang einer EBV-Infektion mit dem Beginn einer MS (DeLorenze et al. 2006, Levin et al. 2010). In Wertung der bekannten epidemiologischen und genetischen Erkenntnisse scheinen virale Agentien oder andere Umweltfaktoren zusammen mit den teilweise bekannten genetischen Komponenten Einfluss auf die Erkrankungssuszeptibilität bzw. den Erkrankungsausbruch zu haben. Dieser Schluss wird durch Daten unterstützt, die zeigen, dass bis zu 25 % der akuten Schübe durch akute virale Infektionen getriggert werden (Sibley et al. 1985) oder Virusinfektionen dem Erkrankungsbeginn vorangehen können (z. B. Ascherio et al. 2001a). Es bleibt derzeit ungeklärt, ob 1. Viren eine notwendige Voraussetzung für die Initiierung oder Reaktivierung einer MS sind oder ob 2. primär eine Autoimmunreaktion gegen ZNS-Gewebe vorliegt, die potenziell durch virale (Ko)Infekte moduliert wird.

F 11.3.2 Gegenwärtige Therapiestrategien

Dem behandelnden Arzt stehen im Sinne eines Stufenschemas der verlaufsmodifizierenden MS-Therapie folgende Möglichkeiten zur Verfügung: 1. die Behandlung des akuten Schubes (Kortisonstoßtherapie, Plasmapherese), 2. die Basistherapie (Beta-Interferone, Glatirameracetat, Immunglobuline, Azathioprin, Natalizumab) sowie 3. Strategien

der Eskalationstherapie (Natalizumab, Fingolimod, Mitoxantron, Cyclophosphamid, Rituximab, Alemtuzumab). Alle therapeutischen Entscheidungen sind durch die Tatsache beeinträchtigt, dass es bis heute keine klinisch verwertbaren Risikoprädiktoren für die Entwicklung der Erkrankung oder in der Routine verwendbare Surrogatmarker für klinische Exazerbationen gibt. Jeder therapeutische Eingriff beginnt nach heutigem Verständnis trotz der Empfehlung einer frühen immunmodulatorischen Intervention mutmaßlich erst Jahre nachdem immunpathologische Prozesse eingesetzt haben. Keine der bislang zugelassenen Therapieformen kommt dem Idealziel nahe, Schübe ganz zu vermeiden bzw. die klinische Progression langfristig anzuhalten und wenige Nebenwirkungen zu haben. Neben Therapierespondern gibt es primäre oder sekundäre Therapieversager. Dies bedeutet nicht selten, dass individuelle Therapieentscheidungen notwendig werden (z. B. bei Versagen der Initialtherapie, rascher Progredienz oder dem Auftreten schwerer Schübe). Hier stehen Maßnahmen zur Eskalation der Immuntherapie wie Natalizumab, Fingolimod, Mitoxantron bzw. als Alternativmedikation Cyclophosphamid oder neuerdings (für diese Indikation allerdings nicht zugelassene) monoklonale Antikörper wie Rituximab oder Alemtuzumab zur Verfügung.
Obwohl die positive Wirkung zugelassener Agentien auf die Schubrate und die kernspintomographisch (MRT) nachweisbare Krankheitsaktivität gut belegt ist, ist ihre Wirksamkeit hinsichtlich Krankheitsprogression und dauerhafter Behinderung allenfalls mäßig (Frohman et al. 2006a). Vor diesem Hintergrund geht die Suche nach alternativen Behandlungsstrategien weiter (Kleinschnitz et al. 2007). Viele Medikamente bzw. Strategien befinden sich derzeit in klinischen Phase-I- bis Phase-III-Prüfungen, wobei zum gegenwärtigen Zeitpunkt nicht absehbar ist, welche der Immunspezifika oder unspezifischen therapeutischen Strategien einmal zum Standard in der klinischen Praxis gehören werden (Lopez-Diego und Weiner 2008).
Aufgrund des zunehmenden Wissens über die zellulären und molekularen Mechanismen der Immunzellmigration und -aktivierung fanden in jüngster Zeit insbesondere (super)selektive Behandlungsstrategien Beachtung (Hohlfeld und Wekerle 2004). Mehrere Rückschläge der letzten Jahre lehren jedoch, dass Selektivität nicht unbedingt bessere Wirksamkeit bedeutet und mit einem erhöhten Risiko für unerwartete Nebenwirkungen einhergeht (Wiendl und Hohlfeld 2002). Daher sowie aufgrund der immer deutlicher werdenden Krankheitsheterogenität der MS und der Entwicklung nebenwirkungsärmerer, oraler Formulierungen, werden neben den eleganten immunselektiven Therapiestrategien auch Ansätze einer generellen Immunsuppression wieder zunehmend attraktiv (Kieseier und Wiendl 2007, Kleinschnitz et al. 2007). Darüber hinaus versuchen aufkommende Behandlungsstrategien die neurodegenerative Komponente der MS (axonaler und neuronaler Schaden) zu verzögern bzw. eingetretenen Gewebeschaden rückgängig zu machen (Remyelinisierung).

Die der Erkrankung zugrunde liegenden, überwiegend inflammatorischen Ereignisse können an bestimmten Punkten der hypothetischen pathogenetischen Kaskade modifiziert werden (s. **Abb. F 11.3**). Entscheidende Schritte wie 1. das Vorhandensein und die periphere (Re)Aktivierung ZNS-autoreaktiver T-Zellen, 2. die Existenz bzw. Bildung pathogener B-Zellen und Antikörper, 3. die Adhäsion und die Penetration von T-Zellen in das ZNS, 4. die lokale Aktivierung von Immuneffektoren im ZNS, insbesondere der Makrophagen, 5. Mechanismen der De-/Remyelinisierung sowie des neuronalen Untergangs und schließlich 6. die Apoptose von Immunzellen können über ihre putativen Mediatoren beeinflusst werden (s. **Abb. F 11.1**). Wichtig ist, dass die Bedeutung einzelner Komponenten in den verschiedenen Phasen der Erkrankung unterschiedlich ist (s. o.) und demnach auch angewandte Therapieprinzipien eine phasenabhängige differenzielle Effektivität haben. Nach einer Darstellung der gegenwärtig eingesetzten Therapieprinzipien, deren theoretischen Grundlagen sowie der Ergebnisse der wichtigsten kontrollierten Studien wird im Folgenden kurz auf die wichtigsten in der fortgeschrittenen Entwicklung befindlichen Behandlungen sowie die Perspektiven der MS-Therapie eingegangen.

F 11.3.2.1 Glukokortikosteroide (GCS)

Glukokortikosteroide (GCS) sowie früher das adrenocorticotrope Hormon (ACTH) gehören zu den Grundsteinen der MS-Therapie, insbesondere des akuten MS-Schubes. Aufgrund ihrer vielfältigen Wirkmechanismen werden GCS in pharmakologischen Dosen zur Behandlung von Entzündungsreaktionen breit eingesetzt – eine Rationale, die auch beim MS-Schub Verwendung findet. Neben dem antiödematösen Effekt und der Restauration der Blut-Hirn-Schranke steht dabei vor allem die immunsuppressive Wirkung im Vordergrund, die sich auf humorale und zelluläre Immunprozesse erstreckt (Gold et al. 2001). Bezüglich der molekularen Wirkmechanismen kennt man 1. spezifische, intrazellulär über den zytosolischen GCS-Rezeptor vermittelte Effekte und 2. unspezifische Membraneffekte. Erstere wirken über Translokation des GCS-Rezeptorkomplexes in den Zellkern auf nukleäre Transkriptionsvorgänge verschiedener Zytokine und Entzündungsmediatoren (bereits bei Dosen von 1 mg/kg KG/Tag). Letztere Effekte werden vermutlich über steroidsensitive membranassoziierte Proteine vermittelt, die in niedrigeren Dosierungen membranstabilisierende Wirkung haben, sich dosisabhängig jedoch auch auf die intrazelluläre Kalziumkonzentration und die Reduktion der ATP-Produktion auswirken. Über die hierdurch erfolgende Entkoppelung der Atmungskette wird die Aktivierung von Immunzellen verhindert. Möglicherweise werden auch apoptotische Signale vermittelt. Diese Effekte werden in der Regel erst mit Steroidgaben von über 10 mg/kg KG/Tag erreicht. Die exogene Zufuhr von GCS führt bereits nach vier bis sechs Stunden zu einer Reduktion der Lymphozyten und Monozyten im Blut, während die Anzahl der Granulozyten durch Umverteilungsprozesse deutlich steigt (Freisetzung aus dem Knochenmark und von endothelialen Oberflächen). Sowohl im Blut als auch im Liquor reagieren T-Lymphozyten, insbesondere die Population der $CD4^+$ T-Helferzellen, verstärkt auf die GCS. Während zytotoxische $CD8^+$ T-Zellen und B-Zellen relativ resistent sind, scheint die Abnahme der $CD4^+$ T-

Zellen insbesondere auf apoptotischem Zelluntergang zu beruhen. Obwohl unter verlängerter GCS-Gabe die Masse des lymphoiden Gewebes abnimmt, bleibt die zelluläre und humorale Immunantwort nahezu intakt. Im Zusammenhang mit der erhöhten Empfindlichkeit von $CD4^+$ T-Zellen auf GCS wurde auch gezeigt, dass die Produktion insbesondere proinflammatorischer Zytokine (sogenannte Th1-Zytokine) wie IL-2, IFN-γ und TNF-α deutlich vermindert ist, während die Produktion von Th2-Zytokinen wie TGF-β weitgehend unbeeinflusst bleibt. Weiterhin umfassen die entzündungshemmenden Effekte die Inhibition von Arachidonsäuremetaboliten wie der Prostaglandine und Leukotriene, die Abnahme der Gefäßdilatation, des Ödems, der Fibrinablagerung und Migration von Entzündungszellen in das Gewebe sowie die Hemmung der Degranulierung lysosomaler Enzyme. In der EAE konnte gezeigt werden, dass hoch dosiertes Methylprednisolon durch Apoptoseinduktion die Entzündung *in situ* rascher beendet (Schmidt et al. 2000).

GCS in der Therapie des akuten Schubes: Die Nutzung von intravenösen GCS zur Behandlung von MS-Schüben hat sich in den letzten beiden Dekaden zunehmend durchgesetzt (Filippini et al. 2000, Miller et al. 2000). Nachdem lange Zeit mittelhohe orale Dosen eingesetzt wurden, wurde der Effekt einer intravenösen Hochdosistherapie (»Pulstherapie« mit 500 mg Methylprednisolon über fünf Tage) erst 1985 berichtet (Barnes et al. 1985) und systematisch erstmals 1987 untersucht (Milligan et al. 1987). In der von Beck et al. publizierten Optikusneuritis-Studie (Beck et al. 1993) wurde mit 1 g Methylprednisolon (MP) i. v. über drei Tage, gefolgt von 1 mg/kg KG oralem Prednison über elf Tage versus Placebo behandelt. Die hoch dosierte i. v. MP-Pulstherapie führte zu einer rascheren Erholung der Sehschärfe. Nach Ablauf von sechs Monaten zeigte sich zwischen den drei Therapiegruppen bezüglich der Sehfähigkeit kein signifikanter Unterschied. Dagegen waren das Gesichtsfeld, die Empfindlichkeit für visuelle Kontraste sowie das Farbensehen in der hoch dosiert behandelten Patientengruppe noch deutlich besser. Die orale Hochdosistherapie (fünf Tage Methylprednisolon 500 mg/Tag) mit anschließendem Ausschleichen über zehn Tage kommt als Alternative zur intravenösen Hochdosistherapie in Betracht. In einer Studie von 1998 zeigte diese Applikationsform im Vergleich zum Placebo einen signifikanten Effekt auf die Rückbildungsgeschwindigkeit von akuten Schubsymptomen (Sellebjerg et al. 1998). Dies wurde auch für die Optikusneuritis nachgewiesen (Sellebjerg et al. 1999). Eine randomisierte Studie, die fünf Tage orales Methylprednisolon mit i. v. Methylprednisolon jeweils 1 000 mg/Tag verglich, konnte keine Unterschiede in Bezug auf die Kontrastmittel anreichernden Herde aufzeigen (Martinelli et al. 2009). Eine Cochrane-Analyse konnte ebenfalls keinen klinischen oder radiologischen Unterschied zwischen oraler und intravenöser Applikation finden (Burton et al. 2009). Die Nebenwirkungen waren denjenigen der i. v.-Therapie vergleichbar. In mehreren offenen Studien konnte nach hoch dosierter Steroidgabe mithilfe serieller MRT-Untersuchungen eine signifikante Reduktion der Kontrastmittelaufnahme frisch-entzündlicher Herde bei Patienten im akuten Schub demonstriert werden (Grauer et al. 2001). Allerdings dauert der Effekt auf die Kontrastmittelaufnahme nach i. v. MP-Therapie nur für wenige Wochen an, längerdauernde Effekte wurden nach zehntägiger MP-Applikation berichtet. Beim Vergleich von 2 g versus 500 mg i. v. MP über sieben Tage zeigte sich eine stärkere und länger anhaltende Wirkung hinsichtlich der Aufrechterhaltung der Integrität der BHS, gemessen im MRT (Oliveri et al. 1998). Während die Effekte der GCS auf die Rückbildung der Schübe konsistent belegt sind, gibt es derzeit keine ausreichenden Hinweise dafür, dass die GCS-Pulstherapie eine Langzeitwirkung auf den natürlichen Verlauf der MS hat.

Regelmäßige GCS-Gabe bei chronisch progredientem oder schubförmigem Krankheitsverlauf: Progrediente MS-Verläufe: Erneut in das Zentrum des Interesses gerückt ist der potenzielle Nutzen regelmäßiger Kortikosteroid-Pulstherapien nach festgelegtem Schema. Für den Nutzen einer Hochdosis-GCS-Langzeitbehandlung (monatliche oder zweimonatliche Kortisonpulse) bei chronisch-progredienter MS (PP-MS, SP-MS) berichtet die Studie von Goodkin et al. (1998) eine gewisse Verzögerung der Krankheitsprogression und insbesondere kurzfristige Verbesserung von Spastik, Kleinhirnfunktion und Sensibilität. Effekte der GCS-Gaben waren nicht länger als drei Monate anhaltend (Cazzato et al. 1995). Studien der Evidenzklasse I liegen hier nicht vor. Allerdings sind aus unserer Sicht insbesondere bei den eingeschränkten Therapiemöglichkeiten der primär chronisch progredienten MS sowie bei fortgeschrittenen Verläufen bei sekundär progredienter MS probatorische intravenöse Steroid-Pulstherapien angebracht (↔). Bei positivem Effekt kann eine mehrmalige Wiederholung dieser Maßnahme in drei- bis sechsmonatigen Abständen erfolgen (↔).

Schubförmige MS-Verläufe: In einer Phase-II-Studie zum prophylaktischen Wert regelmäßiger Steroid-Pulstherapien wurde eine geringere Zunahme anhaltend hypointenser T1-Läsionen als Hinweis für strukturelle Schädigungen berichtet sowie eine signifikante Reduktion der Progressionswahrscheinlichkeit über einen Beobachtungszeitraum von fünf Jahren (Zivadinov et al. 2001). Eine signifikante Reduktion der Schubrate oder Differenzen in den T2-Läsionen traten dabei allerdings nicht auf, jedoch sank die Zahl der Patienten, die in eine sekundär progrediente Phase übergingen. Die Bedeutung dieser alternativen, prophylaktischen Maßnahme ist insbesondere aufgrund methodischer Limitationen dieser Studie zurückhaltend zu beurteilen. Zwei randomisierte, prospektive und geblindete Phase-III-Untersuchungen zeigten zudem widersprüchliche Ergebnisse. Die kleinere und kürzere NORMIMS-Studie zeigte eine signifikante Schubratenreduktion in der Kombinationsbehandlung aus subkutanem IFN-β1a und vierwöchentlicher oraler Einnahme von 200 mg Methylprednisolon an fünf aufeinanderfolgenden Tagen im Vergleich zur alleinigen IFN-β1a-Behandlung (Sorensen et al. 2009). Hingegen zeigte die größere MECOMBIN-Studie, die i. m. IFN-β1a mit der monatlichen Einnahme von oralem 500 mg Methylprednisolon an drei aufeinanderfolgenden Tagen kombinierte, zwar ebenfalls eine Reduktion der Schubrate, jedoch wies der

Tab. F 11.5: Therapeutische Strategien bei MS

(Vermutete) Zielstruktur	Ausgewählte Substanzen	Rationale
ZNS-Antigene	Orales Myelin, MBP8298, löslicher MBP-HLA-D2-Komplex DNA-Plasmide des MBP	Induktion von Immuntoleranz durch »bystander suppression«, T-Zell-Anergie
	APLs	siehe oben
T-Zellen und TCR	T-Zell-, TCR- und DNA-Vakzine	Abschwächung autoaggressiver T-Zellen; Stimulation gegen regulatorische Immunmechanismen
	Antikörper gegen T-Zell-Differenzierungsmoleküle: anti-CD3 (Muromab); anti-CD4 (Priliximab, cM-T412); anti-CD52 (Alemtuzumab: Campath-1H)	T-Zell-Suppression/-Depletion
	Antikörper/Peptidantagonisten gegen kostimulatorische Moleküle: CTLA4-Ig (Abatacept: BMS188667; RG2077); anti-CD40L (IDC131); Anti-CD25 (IL2-Rezeptor; Daclizumab)	Blockade der T-Zell-Proliferation/-Differenzierung
B-Zellen und Antikörper	Plasmapherese, IvIg, Anti-CD20-Antikörper (Rituximab, Ocrelizumab, Ofatumumab), Anti-BAFF/APRIL (Atacicept), Anti-BAFF (Belimumab)	Entfernung von Autoantikörpern/pathogenen humoralen Faktoren
T-Helfersubtyp (Th1/Th2)-Balance	*Antikörper oder Antagonisten gegen proinflammatorische Zytokine:* Anti-TNFα (Infliximab, Etanercept); anti-IL-12 (ABT-874, CNTO-1275); Anti-IL-12/IL-23 (Ustekinumab), anti-TGFβ	Verschiebung in Richtung Th2-vermittelter (antientzündlicher) Immunantworten, Blockade der Proliferation/Aktivierung von Immunzellen
	Applikation/vermehrte Produktion antiinflammatorischer Zytokine: IL-10; IL-4; Fumarat (BG12)	siehe oben
	Phosphodiesterase-Inhibitoren: Mesopram, Rolipram, Ibudilast	siehe oben
	Thiazolidinedione: Pioglitazone, Rosiglitazone	siehe oben
Adhäsionsmoleküle	*Antikörper oder Antagonisten gegen Adhäsionsmoleküle auf T-Zellen/Endothelzellen:* Anti-α4β1-Integrin (VLA-4) (Natalizumab); orale VLA-4-Antagonisten (Firategast: SB683699, CDP 323); anti-LFA-1 (CD11a, Hu23F2G, Efalizumab)	Verhinderung der Überwindung der BHS durch autoaggressive T-Zellen
Chemokine/Chemokin-Rezeptoren	*Antikörper oder Antagonisten gegen Chemokin-Rezeptoren auf T-Zellen/Endothelzellen:* CCR1-Inhibitor (BX-471: ZK811752); CCR2-Inhibitor; CCR5-Inhibitor	Verhinderung der Überwindung der BHS durch autoaggressive T-Zellen
Transmigration durch die BHS/Gehirngewebe	*MMP-Inhibitoren:* Minozyklin, Alpha-Liponsäure, Omega-3-Fettsäuren	Erhalt der extrazellulären Matrix, Verhinderung der Überwindung der BHS durch autoaggressive T-Zellen
Proliferierende Zellen des Immunsystems	*Anthracenedione:* Mitoxantron, Pixantron	*verschiedene Mechanismen:* T- und B-Zell-Depletion, Induktion von Apoptose, Inhibition der T- und B-Zell-Aktivierung, verminderte Antikörperbildung, Zytokin-Shift
	Alkylanzien: Cyclophosphamid, Treosulfan	
	Antimetabolite: Azathioprin, Methotrexat, Mycophenolatmofetil, Cladribin, Teriflunomid	siehe oben
	Antiproliferativa: Sirolimus, Temsirolimus, Laquinimod	siehe oben
	Calcineurin-Inhibitoren: Ciclosporin	siehe oben

F 11

Tab. F 11.5: Therapeutische Strategien bei MS (Fortsetzung)

(Vermutete) Zielstruktur	Ausgewählte Substanzen	Rationale
Zirkulierende Lymphozyten, Lymphozyten-Homing	*Funktioneller Sphingosin 1-Phosphat-Rezeptor-Antagonist:* Linomide (FTY720, Fingolimod, BAF-312)	vermehrtes Lymphozyten-Homing in sekundäre lymphatische Organe und verringertes Auswandern ins ZNS
Unterschiedliche entzündliche/ immunologische Kaskaden	*Statine:* Simvastatin, Atorvastatin	Verschiedene Mechanismen: Inhibition der T-und B-Zell-Aktivierung, Herunterregulation von Chemokin-Rezeptoren, Adhäsionsmolekülen und ko-stimulatorischen Faktoren, Blockade der MHC-Klasse-II-Expression, Zytokin-Shift
Sexualhormon-gleichgewicht	Oestriol Testosteron	Verschiebung in Richtung Th2-vermittelter (antientzündlicher) Immunantworten
freie Radikale	Harnsäurevorläufer	verminderte Gewebsdestruktion
Ionenkanäle (Na^+, K^+, Ca^{2+})	*Na^+-Kanalblocker:* Phenytoin, Flecainid	Verminderung des axonalen und neuronalen Schadens, verminderte Überladung der Zellen mit Ca^{2+}
	Ca^{2+}-Kanalblocker: Nitrendipin, Bepridil	Inhibierung der Proliferation von Immunzellen
	K^+-Kanalblocker: shk-Dap(22), TRAM-34-α1	siehe oben
	ASIC1-Kanalblocker: Amilorid	Verminderung des axonalen und neuronalen Schadens, verminderte Überladung der Zellen mit Ca^{2+}
Verschiedene neuroprotektive Mechanismen	*Neurotrophe Faktoren:* IGF-1, CNTF, LIF, BDNF	Verschiedene Mechanismen: Verbessertes Überleben von Neuronen und Gliazellen, verminderter axonaler Schaden, verminderte Exzitotoxizität
	Cannabinoide: Delta(9)-THC, Cannabisextrakt	
	Wachstumsfaktoren: Epo, G-CSF	siehe oben
	Glutamattransmission: MK-801, NBQX, Riluzole	siehe oben
Remyelinisierung/ Reparatur	*Stammzellen:* Neuronale/oligodendrogliale Vorläuferzellen HSCT	Ersatz von geschädigten Neuronen, Gliazellen und Myelin, Immunablation und Rekonstitution des Immunsystems, Heilung,
	IvIg	Unterstützung endogener Remyelinisierungsmechanismen

(adaptiert aus Kleinschnitz et al. 2007)

primäre Endpunkt der Behinderungsprogression keinen Unterschied zwischen alleinigem IFN-β1a und der Kombination mit Methylprednisolon auf (Ravnborg et al. 2010). *Für eine prophylaktische Langzeittherapie mit niedrig dosierten oralen Kortikosteroiden besteht bei der MS derzeit dagegen keine rationale Basis. Sie sollte wegen der zu erwartenden Nebenwirkungen in jedem Fall vermieden werden.*

Intrathekale Injektion von GCS: Die intrathekale GCS-Administration wurde und wird an verschiedenen MS-Zentren regelmäßig praktiziert. In Einzelfällen (z. B. van Buskirk et al. 1964) bzw. im Rahmen kontrollierter Beobachtungen (Rohrbach et al. 1988, Hoffmann et al. 2003, 2006) konnte nach der intrathekalen Anwendung mit Depot-Methylprednisolonacetat (DMPA) bzw. Triamcinolonacetonid (TCA) ein über mehrere Wochen anhaltender günstiger Effekt auf die spinale Paraspastik und die Gehfähigkeit beobachtet werden (↔). Unter Verwendung von intrathekalem Triamcinolonacetonid (Volon A®, 40–80 mg bei einmaliger Anwendung) sind die potenziell auftretenden Nebenwirkungen wie z. B. eine aseptische Meningitis oder eine adhäsive Arachnoiditis seltener geworden. Wir erwägen diese Anwendungsmöglichkeit bei fortgeschrittenen chronisch progredienten Patienten mit dominierender spinaler Symptomatik und spastischer Gehbeeinträchtigung, bei denen weder die orale antispastische Therapie noch intravenöse Kortisonpulse Besserung erbracht haben (↔). Bei positivem Ansprechen können die Injektionen zweimonatlich wiederholt werden (↔).

Zusammenfassend ist die Therapie des akuten MS-Schubes mit Kortikosteroiden (Prednisolon oder Methylprednisolon) auf Basis mehrerer, im Wesentlichen konsistenter Klasse-I- und Klasse-II-Studien als etablierter Standard anzusehen (↑↑), während der Effekt von GCS auf die Langzeitprognose funktioneller Beeinträchtigungen derzeit nicht sicher belegt ist. Nicht klar definiert sind nach wie vor die effektivste Dosis sowie die erforderliche Therapiedauer und -häufigkeit. In den publizierten Studien wurden verschiedene Dosierungen und Applikationsarten eingesetzt, wobei sich die intravenöse GCS-Hochdosisbehandlung als therapeutischer Standard im deutschsprachigen Raum durchgesetzt hat, vorzugsweise mit Methylprednisolon (500–1 000 mg, drei bis fünf Tage), es besteht jedoch keine sichere Überlegenheit gegenüber der oralen Anwendung. Auf Basis der noch unzureichend vorliegenden Studien scheint es möglich, dass in regulären zeitlichen Abständen durchgeführte Kortisonpulse bei der Langzeitbehandlung von Patienten mit RR-MS bzw. SP-MS einen positiven Effekt haben könnten (↔). Intrathekale Applikation von GCS kann als symptomatische Therapiemaßnahme zur Besserung spastischer Symptome in Ausnahmefällen erwogen werden (↔).

F 11.3.2.2 Immunmodulatorische Behandlungen

Zu den in Studien erfolgreichen und inzwischen etablierten immunmodulatorischen Therapieprinzipien bei der MS gehören das Typ I-Interferon, Interferon-β (IFN-β), mit seinen Präparationen Interferon-β1a (Avonex®, Rebif®) und Interferon-β1b (Betaferon®, Extavia®), das Polypeptidgemisch Glatirameracetat (GA, Copaxone®, Copolymer-1) sowie die intravenösen Immunglobuline (IvIg, off-label).

Interferone

Interferone sind natürlich vorkommende Glykoproteine aus der Familie der Zytokine mit antiviralen, antiproliferativen und immunmodulatorischen Eigenschaften.

Natürliches IFN-β wurde aufgrund seiner immunmodulatorischen Wirkung bereits in den 1970er Jahren zur Behandlung der MS eingesetzt (Jacobs und Johnson 1994, Jacobs et al. 1987). IFN-β hat neben seinen antiviralen Eigenschaften sowohl immunaktivierende als auch immunmodulierende Effekte. Ein wesentlicher Wirkmechanismus liegt in der Antagonisierung der durch IFN-γ induzierten proinflammatorischen Effekte. Daneben induziert es immunmodulatorische Zytokine wie IL-10 und TGF-β, hemmt die T-Zellproliferation, vermindert die durch IFN-γ induzierte Expression von MHC-Klasse-II- und Adhäsionsmolekülen, steigert die T-Suppressoraktivität, blockiert Metalloproteinasen und Chemokine und vermindert die Blut-Hirn-Schranken-Permeabilität. Aufgrund der vielfältigen, im Detail unvollständig verstandenen und teilweise paradoxen Wirkmechanismen der Interferone resultiert der therapeutische Nutzen aus einem immunologischen Netto-Effekt, der weitgehend aus hypothetischen Aktivierungsschritten abgeleitet wird (Yong 2002).
Die gentechnischen Herstellungswege der verfügbaren Beta-Interferon-Präparate unterscheiden sich voneinander. Rekombinantes Interferon-β1b, der Wirkstoff von Betaferon® und Extavia®, wird in E. coli als nicht glykosyliertes Protein exprimiert. Herstellungsbedingt findet sich ein Austausch der Aminosäure Cystein gegen Serin an Position 17 und eine Deletion der Aminosäure Methionin an Positition 1. Inferferon-β1a, der Wirkstoff von Avonex® und Rebif®, wird in Säugetierzellen (Ovarialzellen des Chinesischen Hamsters, CHO) exprimiert und entspricht hinsichtlich Struktur, Aminosäuresequenz und Glykosylierung praktisch dem natürlich vorkommenden IFN-β.

Beta-Interferone (IFN-β, Inferferon-β1a, Avonex®, Rebif®; Interferon-β1b, Betaferon®) bei schubförmiger MS
Die Wirksamkeit der Beta-Interferone beim schubförmigen Verlauf konnte in vier großen, randomisierten und doppelblinden, placebokontrollierten Klasse-I-Studien belegt werden (IFNB 1993, 1995, Jacobs et al. 1996, OWIMS 1999, PRISMS 1998). Entsprechend den Therapieprotokollen erfolgte die Zulassung für die subkutane Gabe von IFN-β1b (Betaferon®) 8 Millionen Internationale Einheiten (MIU) jeden zweiten Tag (European Study Group 1998, IFNB 1993, 1995, Kappos et al. 2001), für die intramuskuläre Gabe von IFN-β1a (Avonex®) in der Dosierung von 6 MIU (30 µg) einmal pro Woche (Jacobs et al. 1996) und die subkutane Gabe von IFN-β1a (Rebif®) in der Dosierung von 3 × 6 MIU bzw. 12 MIU (22 µg bzw. 44 µg) pro Woche. Alle Studien zeigten in der entsprechenden Dosierung eine signifikante Reduktion der Schubfrequenz (um etwa 30 %) und der kernspintomographischen Krankheitsaktivität. Für Avonex® und Rebif® konnte zudem ein signifikanter Einfluss auf die Krankheitsprogression nachgewiesen werden, mit Betaferon® zeigte sich ein positiver Trend. Die Wirkung der Interferone setzte rasch ein, wie die Abnahme der Schübe bereits zwei Monate nach Therapiebeginn zeigt, und hielt über die gesamte Studienzeit an. Die Anzahl der MRT-Läsionen sank unter Interferontherapie teilweise drastisch (für IFN-β1b 80 % für den Aktivitätsmedian) (Paty und Li 1993). Für alle drei Präparate liegen mittlerweile auch Langzeitbeobachtungen von bis zu 16 Jahren vor. Diese zeigen, dass im Verlauf der Behandlung nicht mit neuen, schwerwiegenden Nebenwirkungen gerechnet werden muss und somit insbesondere die Sicherheit auch bei langjähriger Anwendung bestätigt ist (Rio et al. 2005, Kinkel et al. 2006). Verschiedene Verlaufsbeobachtungen ergaben – wenn auch mit den bekannten Einschränkungen retrospektiver Analysen – Hinweise auf eine anhaltende Wirksamkeit der Interferone in der Langzeitanwendung (z. B. Rudick et al. 2005). Nach bisher vorliegenden Erkenntnissen bestehen keine grundsätzlichen qualitativen Unterschiede der immunmodulatorischen Effekte von IFN-β1a und IFN-β1b (Ann Marrie und Rudick 2006). Eine Vielzahl von Publikationen befasst sich mit den Effekten der verschiedenen Beta-Interferone auf klinische oder bildgebende Teilaspekte der schubförmigen MS. Der Leser sei hier auf Spezialliteratur verwiesen. Eine aktuelle Zusammenstellung und Wertung von 208 Artikeln zur Behandlung der schubförmigen Multiplen Sklerose mit Interferon findet sich in der Cochrane-Datenbank (Rice et al. 2001). Eine Bewertung aller immunmodulatorischen Agentien auf evidenzbasierten Kriterien der vorliegenden Studien findet sich bei Goodin et al. (2002).

Beta-Interferone bei sekundär progredienter MS (SP-MS)

Sowohl IFN-β1a (Rebif®, Avonex®) als auch IFN-β1b (Betaferon®) wurden auch bei SP-MS in Studien getestet. Für IFN-β1b konnten in der europäischen kontrollierten, randomisierten, doppelblinden Phase-III-Multicenterstudie signifikante Effekte auf die Krankheitsprogression, Schubzahl und zahlreiche kernspintomographische Parameter gesehen werden, weshalb für diese Indikation die Zulassung besteht (European Study Group 1998, Kappos et al. 2001). Demgegenüber zeigte sich allerdings weder in der nordamerikanischen Betaferon® SP-MS-Studie (Betaferon® 5 MIU bzw. 8 MIU jeden zweiten Tag; Panitch et al. 2004) noch in der SPECTRIMS-Studie (Rebif® 3 × 22 bzw. 3 × 44 μg; SPECTRIMS 2001) ein signifikanter Effekt auf die Verzögerung der Krankheitsprogression. Andere Endpunkte und Studienparameter wie z. B. Effekte auf die MR-Aktivität oder Schubratenreduktion waren unter Verum teilweise signifikant positiv beeinflusst. Präliminäre Ergebnisse einer entsprechenden Studie für IFN-β1a (IMPACT, Avonex® 60 μg i. m.; Cohen et al. 2002) zeigen bezüglich der bestätigten EDSS-Progression ebenfalls keine Wirkung, allerdings bezüglich des hier gewählten primären Endpunktes MSFC (Multiple Sclerosis Functional Composite Score) innerhalb der zweijährigen Beobachtungszeit einen positiven Effekt (Cohen et al. 2002). Als mögliche Ursachen für die unterschiedlichen Studienergebnisse werden die Zusammensetzung der Studienpopulationen (Verhalten der Placebogruppen) und die möglicherweise unabhängig von Schüben und entzündlicher Krankheitsaktivität in der Kernspintomographie weiterhin ablaufende Krankheitsprogression diskutiert (Cohen und Antel 2004).

Beta-Interferone nach erster, MS-verdächtiger Episode

Zur Frage des frühzeitigen Therapiebeginns mit IFN-β existieren zwischenzeitlich drei Klasse-I-Evidenz-Studien (CHAMPS, Jacobs et al. 2000; ETOMS, Comi et al. 2001a; BENEFIT, Kappos et al. 2006a). In den Studien wurden Patienten bereits nach dem ersten Schub bei Nachweis von disseminierten, MS-typischen Läsionen im kranialen MRT mit IFN-β behandelt (CHAMPS: Avonex® 30 μg i. m.; ETOMS: 22 μg Rebif® s. c.; BENEFIT: Betaferon® 250 μg s. c.). Übereinstimmend zeigen die Studien, dass die Zeit bis zum Auftreten bzw. das relative Risiko eines zweiten Schubes (d. h. Beginn einer klinisch sicheren MS nach Poser-Kriterien [CHAMPS, ETOMS] bzw. nach McDonald-Kriterien [BENEFIT]) durch eine frühe Behandlung mit Beta-Interferonen signifikant hinausgezögert werden kann (über neun Monate). Weiterhin zeigte sich eine deutlich geringere Zunahme der im MRT fassbaren subklinischen Krankheitsaktivität innerhalb eines geblindet-kontrollierten Beobachtungszeitraums von bis zu drei Jahren. Der Effekt der frühen Interferontherapie setzt sich auch über längere Beobachtungszeiten (fünf Jahre) fort (Kinkel et al. 2006). Insgesamt lässt sich übereinstimmend sagen, dass in der Frühphase einer klinisch möglichen MS, d. h. bei monosymptomatischer oder auch multifokaler Präsentation, die Injektion eines Beta-Interferon-Präparats das Auftreten eines zweiten Schubes bzw. die Konversion in eine sichere MS verzögert (↑↑). Die Zulassung von Betaferon® (IFN-β1b) und Avonex® (IFN-β1a) für die Anwendung bei »Patienten mit erstmaligem demyelinisierenden Ereignis und hohem Risiko für das Auftreten einer klinisch gesicherten MS« erfolgte durch die EMEA. Rebif® (IFN-β1a) wurde ebenfalls von der European Medicines Agency (EMA) für die Behandlung einer MS nach den McDonald-Kriterien genehmigt. Aus den vorliegenden Untersuchungen zur Frühtherapie ergeben sich wertvolle Erkenntnisse über Risikofaktoren, die mit dem frühen Auftreten eines zweiten Schubes assoziiert sind (z. B. O'Connor 2003). Zusammen mit den bereits publizierten Ergebnissen zum Risiko der Entwicklung einer klinisch definitiven MS nach initialer Symptomatik (Anonymus 1997, Brex et al. 2002, Morrissey et al. 1993, O'Riordan et al. 1998, Sailer et al. 1999) unter Einbeziehung der neuen Diagnosekriterien nach McDonald setzen sich damit die Empfehlungen zum frühen Einsatz eines IFN-β-Präparates nach dem ersten Schub zunehmend durch (s. Abschnitt F 11.4.2.1). Eine kürzlich durchgeführte Cochrane Metaanalyse der CIS-Studien kam zu dem Schluss, dass IFN-β Behandlung im ersten Jahr (Odds Ratio 0,53) und im zweiten Jahr (Odds Ratio 0,52) im Vergleich zu Placebo (Clerico et al. 2008) den Patientenanteil signifikant verringert, der zu einer klinisch definitiven MS konvertiert (Clerico et al. 2008).

Dosis-Wirkungsbeziehung der Interferon-Präparate

Aus den publizierten Dosisvergleichsstudien ergeben sich Hinweise auf eine Dosis-Wirkungsbeziehung von IFN-β (z. B. OWIMS 1999, Paty und Li 1993, PRISMS 1998, 2001). Diese ist aber vermutlich nicht linear, weist einen Plateaueffekt hinsichtlich der maximalen klinischen Wirksamkeit auf und ist möglicherweise abhängig vom Applikationsweg und der daraus resultierenden Bioverfügbarkeit. Für die subkutan (s. c.) applizierten Präparate Rebif® und Betaferon® zeigte sich in klinischen Studien eine dosisabhängige Wirksamkeit bei mehrmaliger Applikation pro Woche (OWIMS 1999, Paty und Li 1993, PRISMS 1998, 2001). Betaferon® zeigte hingegen keine bessere klinische Wirksamkeit in einer noch höheren Dosis von 500 μg s. c. jeden zweiten Tag im Vergleich zu 250 μg jeden zweiten Tag (O'Connor et al. 2009). Eine Dosis-Wirkungsbeziehung konnte beim Vergleich von Avonex® (30 μg vs. 60 μg intramuskulär [i. m.] einmal pro Woche) bei schubförmiger MS ebenfalls nicht nachgewiesen werden (Clanet et al. 2002) und es ergab sich auch bei der einmal wöchentlichen Anwendung von Rebif® keine Differenz zwischen 22 μg und 44 μg s. c. pro Anwendung (Freedman et al. 2005a).

Von den bisher publizierten direkten Vergleichsstudien der IFN-β-Präparate bei schubförmiger MS (Vartanian 2003) erfüllen nur drei Studien die Kriterien einer Klasse-I-Evidenz (Goodin et al. 2002). In der sogenannten EVIDENCE-Studie wurde Rebif® (3 × 44 μg/Woche s. c.) gegen Avonex® (1 × 30 μg/Woche i. m.) hinsichtlich eines Wirksamkeitsunterschiedes bezüglich Schubfreiheit getestet; es zeigten sich signifikant bessere Effekte von Rebif® gegenüber Avonex® in Bezug auf Schubrate, Zeit bis zum nächsten Schub und MR-Aktivität (Panitch et al. 2002), die auch noch nach 16 Monaten nachweisbar waren (Panitch et al. 2005). Die Krankheitsprogression als Ausdruck zunehmender Behinderung (gemessen mittels EDSS) unterschied sich allerdings nicht signifikant zwischen den beiden Behandlungsgruppen. In einer zweiten Studie zum Vergleich von IFN-β-Präparaten, der sogenannten INCOMIN-Studie, wurde Betaferon® mit Avonex® über einen Zeitraum von zwei Jahren verglichen (Durelli et al. 2002). Die MRT-Auswertung erfolgte zentral und geblindet. Unter Betaferon®-Behandlung fanden sich eine höhere Anzahl schubfreier Patienten und eine geringere Zunahme der Läsionslast im kraniellen MRT als unter Avonex®. Problematisch an dieser Studie bleibt, dass die untersuchenden Neurologen nicht gegenüber der applizierten Medikation geblindet waren und somit ein wichtiger Qualitätsstandard für zulassungsrelevante MS-Studien nicht erfüllt wurde. In der dritten Studie wurde Betaferon® ebenfalls prospektiv im offenen, randomisierten Design mit Rebif® 22 µg 1 × pro Woche s. c. verglichen (Koch-Henriksen et al. 2006). Hierbei fanden sich für die Schubrate innerhalb von 24 Monaten und die Zeit bis zum Auftreten des ersten Schubs unter der Medikation keine signifikanten Unterschiede zwischen beiden Therapieregimen.

Auf Basis der vorliegenden Studien scheint eine Dosis-Wirkungskurve für IFN-β bei der MS zu bestehen, die allerdings nach experimentellen und klinischen Daten bei Respondern einen Plateaueffekt zeigt (siehe Schubratenreduktion, Erkrankungsprogression etc.). Teile dieser beobachteten Dosis-Wirkungsbeziehungen resultieren vermutlich aus den Unterschieden in der Applikationshäufigkeit der Interferone (eher denn der Dosis). Auf Basis mehrerer Studien ist die Applikationsart (s. c. oder i. m.) der Interferone für die klinischen Effekte nicht entscheidend, zumindest im Hinblick auf die derzeitig publizierten Daten zur Effektivität (↑). Das Nebenwirkungsprofil unterscheidet sich allerdings hinsichtlich der Applikationsformen. *Aus den derzeitigen Vergleichsstudien der verschiedenen Interferone lassen sich momentan keine definitiven Schlussfolgerungen hinsichtlich der differenziell größeren Wirksamkeit einzelner Präparate ableiten, insbesondere unter dem Aspekt der langfristigen Behinderungsbeeinflussung.* Die Therapieentscheidung, welche Applikationsform, -dosierung und -frequenz im individuellen Behandlungsfall eingesetzt werden sollte, liegt mangels klarer wissenschaftlicher Belege im Ermessen des behandelnden Arztes und sollte auch die Situation des einzelnen Patienten mit berücksichtigen.

Neutralisierende Antikörper (NAB)

Die Frage nach der Bedeutung neutralisierender Antikörper (NAB), die sich im Gefolge einer IFN-β-Therapie entwickeln und dadurch die nützliche Wirkung inhibieren können, ist von hohem Interesse. Die Bewertung der hierzu vorliegenden Ergebnisse ist aus verschiedenen Gründen kontrovers (z. B. fehlende Standardisierung der Assays; Übersicht bei Polman et al. 2010). Das Vorkommen von NAB unterscheidet sich zwischen den Präparaten (Avonex® geringer als Rebif® und Betaferon®) (Bertolotto 2004, Sorensen et al. 2005a). Insbesondere in den ersten beiden Jahren der Behandlung ist das Risiko der NAB-Bildung sehr hoch (Sorensen et al. 2005b). Die Schubfrequenz ist bei Patienten mit hochtitrigen NAB erhöht (Sorensen et al. 2003a). Das Risiko eines Therapieversagens steigt bei anhaltend hohen NAB-Titern statistisch an (Francis et al. 2005, Polman et al. 2003, Kappos et al. 2005, Giovannoni und Goodman 2005). Die Bewertung von NAB und damit ihre Einbeziehung in Therapieentscheidungen ist nur unter Anwendung standardisierter und allgemein akzeptierter Testmethoden möglich (Polman et al. 2010). Konsens besteht momentan dahingehend, dass nur bei Verdacht auf Therapieversagen (klinisch sowie paraklinisch, z. B. klare Zunahme der Läsionslast bzw. Floridität im MRT) das Vorliegen neutralisierender Antikörper als zusätzliches Beurteilungskriterium für das Absetzen der Interferontherapie einbezogen werden sollte. Da die Entscheidung zur Fortführung einer Therapie mit einem entsprechenden Interferon-Präparat insgesamt vom klinischen Verlauf und evtl. kernspintomographischen Befunden abhängig gemacht wird, muss zudem ein positiver Antikörperspiegel drei bis sechs Monate später bestätigt werden. Nach mindestens zweimaligem Nachweis hochtitriger neutralisierender Antikörper (entsprechend der Befundmitteilung des ausführenden Labors) sollte bei Verdacht auf ungenügende Therapiewirkung die IFN-β-Therapie beendet und auf ein anderes Behandlungskonzept umgestellt werden. Bei klinisch eindeutigem Therapieversagen sollte die zweite NAB-Bestimmung für die Umstellung der Immuntherapie nicht abgewartet werden.

Zusammenfassend hat sich auf der Basis von verschiedenen konsistenten Klasse-I-Studien für die IFN-β-Präparate eine Reduktion der Schubrate (sowohl klinisch als auch MR-tomographisch) bei Patienten mit MS oder mit klinisch isoliertem Syndrom gezeigt (↑↑). IFN-β verlangsamt wahrscheinlich die Behinderungsprogression (↑). IFN-β ist indiziert in der Frühtherapie der MS nach einem ersten demyelinisierenden Ereignis für Patienten mit hohem Risiko für das Auftreten einer klinisch gesicherten MS sowie bei Patienten, die bereits eine RR-MS oder SP-MS mit Schüben haben (↑↑). Die Langzeitsicherheit der Anwendung ist inzwischen gut belegt (↑↑). Eine längerfristige Wirksamkeit auf die Schubratenreduktion bzw. Verzögerung der Behinderungsprogression wird angenommen, ist jedoch bislang nicht auf Klasse-I-Evidenz belegt (↑). Aus den Vergleichsstudien der verschiedenen Interferone lassen sich keine definitiven Schlussfolgerungen hinsichtlich der differenziell größeren Wirksamkeit einzelner Präparate ableiten. Die Rate neutralisierender Antikörperbildung unterscheidet sich zwischen den Interferon-Präparaten (Avonex® < Rebif® < Betaferon®). Gut belegt ist inzwischen der negative Einfluss hochtitriger neutralisierender Antikörper bezüglich verschiedener Effektivitätsparameter (↑↑). Effektive Maßnahmen zur Reduktion bzw. Verhinderung der Bildung von NAB sind bisher nicht belegt.

Glatirameracetat (Copaxone®, GA, Copolymer-I, Cop 1)

GA ist eine standardisierte Mischung synthetischer Polypeptide der Aminosäuren L-Alanin, L-Glutaminsäure, L-Lysin und L-Tyrosin, die im Peptidgemisch in identischen molaren Verhältnissen (0,14 : 0,34 : 0,43 : 0,09) wie im basischen Myelinprotein (MBP) vorliegen (Molekulargewicht 4,7–12 kDa), jedoch eine zufällige Aminosäuresequenz bieten.

Nachdem sich GA in der EAE als wirksam erwiesen hatte (z. B. Teitelbaum et al. 1972), wurde der Wirkstoff in mehreren klinischen Studien untersucht und ist seit September 2001 auch in Deutschland für die Therapie der schubförmigen MS zugelassen (Übersicht bei Yong 2002). Eine Reihe immunologischer Studien konnte in den letzten Jahren verschiedenartige Wirkmechanismen von GA *in vitro* und *in vivo* aufklären (Duda et al. 2000, Gran et al. 2000, Neuhaus et al. 2000, Teitelbaum et al. 1999, Übersicht bei Farina et al. 2005). Sie trugen damit zum molekularen Verständnis dieses ersten erfolgreichen Paradigmas einer »Antigen-abgeleiteten« und »Antigen-spezifischen« Therapie der MS bei. Die vier wesentlichen Mechanismen sind:

1. Kompetition mit dem MBP um die Bindung an MHC-Moleküle und damit die Antigenpräsentation,
2. Kompetition von GA/MHC mit MBP/MHC um die Bindung an T-Zell-Rezeptoren,
3. teilweise Aktivierung und Toleranzinduktion von MBP-spezifischen T-Zellen (Wirkweise wie veränderte Peptidliganden) und
4. die Induktion GA-spezifischer, regulatorischer T-Helfer-2(Th2)-Zellen, die Th1-vermittelte Immunprozesse via »Bystander«-Suppression zu beeinflussen vermögen.

Während 1. und 2. vornehmlich unter Zellkulturbedingungen vorkommen, scheinen 3. und 4. für die klinisch beobachteten Effekte *in vivo* relevant zu sein. Bezüglich des vermuteten Wirkmechanismus von Glatirameracetat mehren sich Hinweise, dass die Induktion neurotropher Faktoren hierbei eine wichtige Rolle spielen könnte (Farina et al. 2005). Trotz interessanter Befunde in experimentellen Modellen der MS und *in vitro* (Aharoni et al. 2005) fanden sich beim Menschen *in vivo* bisher keine überzeugenden Hinweise auf einen neuroprotektiven oder gar neuroregenerativen Effekt von Copaxone® (Khan et al. 2005).
Die Wirksamkeit von GA bei Patienten mit RR-MS wurde in einer großen klinischen Phase-III-Studie (elf US-Zentren) an 251 Patienten über zwei Jahre demonstriert (Johnson et al. 1995, Comi et al. 2011), die entweder mit 20 mg/d GA oder Placebo behandelt wurden. Primärer Endpunkt der Studie war die durchschnittliche Schubfrequenz pro Jahr. Kernspintomographische Untersuchungen wurden nur in einer kleinen Patientenkohorte durchgeführt (Mancardi et al. 1998). Als Ergebnis zeigte sich eine statistisch signifikante Reduktion der Schubrate um 29 %, wobei Patienten mit niedrigen EDSS-Werten am meisten profitierten (Patienten mit einem EDSS-Wert ≤ 2 hatten 33 % Schubratenreduktion im Vergleich zu Patienten mit einem EDSS-Wert > 2 mit 22 %). Auch während der Folgestudie blieb der signifikante Effekt von GA auf die Schubrate als primäre Zielgröße erhalten (Johnson et al. 1998). GA reduziert die Gesamtzahl der das Kontrastmittel Gadolinium (Gd) anreichernden Läsionen nach etwa sechs Monaten Behandlungszeit (primärer Endpunkt; Comi et al. 2001b). Weniger neue MS-Läsionen (T2 im MRT) veränderten sich zu irreversiblen Läsionen – als hypointense Signale oder »schwarze Löcher« im T1-Scan nachweisbar (Filippi et al. 2001), was einen positiven Effekt von GA auf die Gewebezerstörung innerhalb neu aufgetretener MS-Läsionen nahelegt. Im Vergleich zu den MRT-Studien mit den verschiedenen IFN-β-Präparaten tritt der positive Therapieeffekt von GA sowohl bei klinisch als auch mittels MRT gemessener Krankheitsaktivität deutlich verzögert ein (erst nach sechs Monaten signifikant). Diese Verzögerung scheint mit den immunologischen Veränderungen zu korrespondieren, die ebenfalls erst nach Monaten messbar werden.
Eine randomisierte, placebokontrollierte Studie hat zudem die Wirksamkeit von Copaxone® beim klinisch isolierten Syndrom (PreCISe-Studie) untersucht und eine Reduktion um 45 % im Vergleich zu Placebo gezeigt, eine klinisch definitive MS nach drei Jahren zu entwickeln (Comi et al. 2009). Derzeit liegen keine überzeugenden Daten über die Wirksamkeit der Substanz bei SP-MS vor. GA zeigte keine signifikante Wirksamkeit in einer Studie bei chronisch progredienter MS (»PROMiSe-Studie«; primärer Endpunkt: anhaltende Verschlechterung des neurologischen Status; 946 Patienten mit primär progredientem MS-Verlauf; Wolinsky et al. 2003).
Langzeitdaten zu Copaxone®/Glatirameracetat in der täglichen subkutanen Anwendung mit bis zu zehn Jahren Verlaufsbeobachtung erbrachten keine unerwarteten neuen Nebenwirkungen (Ford et al. 2006).
Bezüglich der Effektivität von Copaxone® im Vergleich zu rekombinanten IFN-Präparaten liegen nun zwei randomisierte Studien vor. Sowohl die REGARD-Studie (Rebif® 44 µg im Vergleich zu Copaxone®) als auch die BEYOND-Studie (Betaferon® im Vergleich zu Copaxone®) konnten keine signifikante Überlegenheit einer der Behandlungen hinsichtlich Schubrate und MR-Kriterien zeigen (Mikol et al. 2008, O'Connor et al. 2009). Auch die Option, von rekombinanten IFN-β-Präparaten bei Unverträglichkeit oder Therapieversagen mit mehrfach hochtitrig gemessenen NAB auf Copaxone® zu wechseln, wurde in einer offenen Beobachtungsstudie positiv bewertet (Vallittu et al. 2005). Die Effektivität einer GA-Therapie scheint unabhängig von einer Vorbehandlung mit einem IFN-β-Präparat zu sein (Zwibel 2006), womit für Patienten, bei denen die Interferone wirkungslos, kontraindiziert oder von nicht tolerablen Nebenwirkungen begleitet sind, GA infrage kommt. In einer ersten Verlaufsuntersuchung ergab sich, dass Glatirameracetat nach oder gleichzeitig zu einer Mitoxantronbehandlung sicher angewendet werden kann und bezüglich der Schubrate remissionserhaltend wirkt (Ramtahal et al. 2006). Eine erste klinische Studie zur oralen Anwendung von Glatirameracetat verlief negativ (Filippi et al. 2001). Neutralisierende Antikörper gegen GA haben nach gegenwärtiger Einschätzung keine klinische Relevanz.

Intravenöse Immunglobuline (IvIg)

Aufgrund vielfältiger Wirkmechanismen modulieren IvIg (humane intravenös applizierte Immunglobuline) hauptsächlich die humorale, jedoch auch die zelluläre Immunantwort (Nimmerjahn und Ravetch 2008) und werden bei einer Reihe von neurologischen Immunerkrankungen eingesetzt (Übersicht bei Gold et al. 2007).
Nach wie vor besteht für keines der am Markt befindlichen IvIg-Präparate eine Zulassung für die Be-

handlung der MS. Es existieren derzeit fünf größere Studien zu IvIg bei schubförmiger MS (Achiron et al. 1998, Fazekas et al. 1997, Sorensen et al. 1998, Lewanska et al. 2002, Fazekas et al. 2008). In der größten Untersuchung (148 Patienten; Fazekas et al. 1997) führten IvIg im Vergleich zu Placebo zu einer leichten klinischen Besserung (EDSS) sowie zu einer Reduktion der Schubfrequenz. Die Reduktion der Schubrate konnte in einer weiteren Studie an 40 Patienten bestätigt werden (Achiron et al. 1998). Eine Reduktion von entzündlichen ZNS-Veränderungen durch IvIg, gemessen an der Anzahl Gd-anreichernder Läsionen im MRT, konnte bei Sorensen et al. gezeigt werden (26 Patienten), eine Änderung der T2-gewichteten Läsionen war nicht nachweisbar (Sorensen et al. 1998). Eine weitere kleine, ausschließlich auf die Analyse von kernspintomographischen Daten ausgelegte Studie konnte positive Effekte auf MRT-Veränderungen nachweisen (Teksam et al. 2000). Nicht erfolgreich war eine Dosisvergleichsstudie beim schubförmigen Verlauf der MS mit einem neuen, höher konzentrierten IvIg-Präparat (Gamunex®). Sowohl der primäre (Schubrate) als auch der sekundäre Endpunkt konnten nicht erreicht werden, wobei der negative Ausgang der Studie wohl auch der nur geringen Krankheitsaktivität in der Placebogruppe zuzurechnen ist (Fazekas et al. 2008). Eine Metaanalyse der bisher publizierten Studien zu IvIg bei MS, ohne Berücksichtigung der zuletzt durchgeführten negativen Studie, kommt zu der Schlussfolgerung, dass beim schubförmigen Verlauf ein positiver Effekt auf Schubrate und MR-Aktivität nachweisbar ist (Sorensen 2003b). Zum Effekt einer Frühtherapie zeigt eine randomisierte, doppelblinde monozentrische Studie, dass IvIg nach dem ersten Schub – bei einjähriger Beobachtung – die Zeit bis zum Auftreten einer klinisch definitiven MS und die Zunahme von Läsionen in der MRT signifikant gegenüber Placebo verzögern (Achiron et al. 2004b). In zwei weiteren prospektiven, randomisierten Studien (beim sekundär progredienten Krankheitsverlauf und in der Akutbehandlung des MS-Schubs) konnten der jeweilige primäre Endpunkt und die meisten sekundären Endpunkte der Studie nicht erreicht werden (Hommes et al. 2004, Sorensen et al. 2004). Hinweise für einen aufgrund experimenteller Befunde postulierten remyelinisierenden Effekt von IvIg konnten in den bisher vorliegenden klinischen Studien nicht bestätigt werden (Noseworthy et al. 2001, 2000b, Stangel et al. 2000). Ebenso konnte bei der Akutbehandlung des MS-Schubes kein zusätzlicher Therapieeffekt von IvIg in einem *Add-on*-Design zur Steroidtherapie festgestellt werden (Sorensen et al. 2004).

Aufgrund der insgesamt sehr heterogenen, z. T. widersprüchlichen Studiendaten und der nicht geklärten Dosisfrage werden IvIg allenfalls als Reservepräparat in der Basistherapie der schubförmigen MS angesehen. Beim sekundär progredienten Verlauf und in der Schubbehandlung sind IvIg aufgrund der negativen Studienlage nicht indiziert (Hommes et al. 2004).

IvIg können in der Schwangerschaft und Stillzeit im Prinzip als bisher einziges Präparat nahezu gefahrlos zur Schubprophylaxe eingesetzt werden. Argumente hierfür liefern einige Beobachtungen (retrospektive Untersuchung und offene prospektive Verlaufsbeobachtungen; Achiron et al. 1996, 2004a, Orvieto et al. 1999, Haas 2000). Keine dieser Studien wurde placebokontrolliert durchgeführt, weshalb sich aus den vorliegenden Daten derzeit keine generelle Empfehlung zur postpartalen Gabe von IvIg ergibt (individuelle Entscheidung). IvIg sind aufgrund des günstigen Nebenwirkungsprofils bei der kindlichen MS ebenfalls eine Option. Bei Patientinnen mit Kinderwunsch und Bedarf für die Fortführung einer immunmodulatorischen Therapie stellen IvIg eine Alternative dar, dies gilt auch für die Stillzeit.

F 11.3.2.3 Immunsuppressive Behandlungen

Nicht-selektive Immunsuppressiva oder Chemotherapeutika, für die schon langjährige Erfahrungen beim Einsatz in der MS-Therapie vorliegen, sind Mitoxantron (MIX), Azathioprin (AZA), Cyclophosphamid (CTX) und mit Einschränkungen Methotrexat (MTX). Immunsuppressive Therapiestrategien wurden aus der Tumortherapie oder der Transplantationsmedizin für den Einsatz bei der MS adaptiert. Dabei wird ein aggressiver Eingriff in die immunologisch und entzündlich vermittelten Vorgänge der Gewebszerstörung angestrebt. Das therapeutische Konzept der generellen Immunsuppression bei MS wurde in den letzten Jahren aus verschiedenen Gründen neu belebt.

Mitoxantron (Novantron®, MIX)

Mitoxantron (MIX) ist ein Anthracenedion und mit den Anthrazyklinen Doxorubicin und Daunorubicin verwandt. Die Substanz bewirkt über eine Interaktion mit der Topoisomerase-2 und eine Interkalation in die DNS-Einzel- und Doppelstrangbrüche und ist als Zytostatikum in der Behandlung neoplastischer Erkrankungen (Mammakarzinom, akute Leukämien im Erwachsenenalter sowie der CLL und NHL) etabliert. Die Applikation resultiert in einer signifikant verminderten Synthese von Nukleinsäuren, in einigen Zelltypen auch in Merkmalen des apoptotischen Zelltodes. Der immunsuppressive Effekt wurde im Tierexperiment hauptsächlich bei den proliferierenden Zellen beobachtet, unter den Immunzellen besonders bei den B-Lymphozyten. Die relativ lange biologische Halbwertszeit von sechs Tagen ermöglicht lange Applikationsintervalle. Besondere Nebenwirkungen sind neben sekundärer Amenorrhoe, Übelkeit und Erbrechen eine anhaltende Knochenmarksuppression oder Alopezie (Wingerchuk 2006b). Obwohl die Toxizität insgesamt geringer als bei Cyclophosphamid ist, zeigt MIX wie andere Antrazykline Kardiotoxizität. Ab einer kumulativen Dosis von 140 mg/m² KOF wurden Verminderung der Ejektionsfraktion und Herzinsuffizienz beobachtet (kumulative Wahrscheinlichkeit 2,6 %).

Neben kleineren Beobachtungsstudien vorwiegend bei sekundär progredientem Verlauf (Übersicht bei Cursiefen et al. 1999), liegen bei Patienten mit schubförmiger MS und hoher Schubfrequenz inzwischen mehrere Klasse-I-Studien vor (Bastianello et al. 1994, Edan et al. 1997, Hartung et al. 2002, Millefiorini et al. 1997). Innerhalb der unterschiedlichen Beobachtungszeiten (sechs Monate bis zwei Jahre) konnte jeweils ein signifikanter Effekt auf die Schubreduktion gezeigt werden. So wurden in der randomisierten, placebokontrollierten europäischen

Multicenterstudie (MIMS-Studie) bei insgesamt 194 eingeschlossenen Patienten mit aktiver RR-MS sowie progressiver MS (SP-MS) zwei Dosierungen (5 mg/m² KOF und 12 mg/m² KOF) i. v. alle drei Monate über zwei Jahre appliziert. Es kam zu einem signifikanten, dosisabhängigen Effekt sowohl auf die Schubrate (0,6 vs. 0,21), das Zeitintervall bis zum nächsten Schub (15 Monate vs > 24 Monate), als auch auf die bleibende EDSS-Progression und den Ambulations-Index (Hartung et al. 2002, Krapf et al. 2005). Mitoxantron ist mit dem Risiko schwerwiegender Nebenwirkungen unter oder nach der Therapie auch vor Erreichen der kumulativen Grenzdosis behaftet. So entwickeln 12 % der Patienten eine systolische Dysfunktion, 0,4 % eine Herzinsuffizienz und 0,8 % eine Leukämie (Marriott et al. 2010). Die Behandlung durch einen MS-Spezialisten ist bis zu einer Gesamtdosis von 140 mg/m² Körperoberfläche (KOF) unter strenger Nutzen-Risiko-Abwägung und gleichzeitiger Überwachung der Herzfunktion *on-label* möglich.

Mitoxantron ist hinsichtlich der Senkung der Schubrate bei Patienten mit RR-MS und aktiver SP-MS wirksam (↑↑). Die Indikation besteht in erster Linie bei Patienten mit hochfrequentem schubförmigen Verlauf und schlechter Remissionstendenz bzw. Therapieversagen der Initialbehandlung mit IFN-β oder GA sowie bei sekundär progredientem Verlauf mit rascher Progression (1 EDSS Punkt pro Jahr). Nach den vorliegenden Studien ist es möglich, dass durch eine Mitoxantrontherapie ein günstiger Effekt auf die Erkrankungsprogression erreicht wird, wobei die Evidenzen für diese Beurteilung derzeit nicht ausreichen (↔). Problematisch ist momentan die unzureichende Datenlage für die weitere immunmodulierende oder immunsuppressive Behandlung nach Erreichen der kumulativen Mitoxantron-Grenzdosis (Strategien der Eskalation und Deeskalation, siehe pragmatische Therapie).

Azathioprin (Imurek®, AZA)

Die Wirkung von Azathioprin (AZA), einem Purinananlog, geht auf seinen Metaboliten 6-Mercaptopurin zurück, der mit seinem Analogon Hypoxanthin, einem zentralen Baustein der Nukleinsäurebiosynthese, kompetitiert und deshalb vielfältige Wirkungen auf die DNA- und RNA-Synthese hat. Es wird angenommen, dass AZA vorwiegend auf unreife Immunozyten wirkt, während wenig oder kein Effekt auf mature Komponenten, z. B. antigene Gedächtniszellen, besteht. Die Substanz zeigt ein ausgeprägtes immunsuppressives Potenzial und findet häufig Anwendung in der Transplantationsmedizin und bei verschiedenen Autoimmunerkrankungen. Die Verträglichkeit ist in der Regel gut, allerdings zeigen 10–20 % der Patienten gastrointestinale Beschwerden nach der Einnahme. Eine AZA-Intoleranz wird mit einer Häufigkeit von ca. 1 : 300 beobachtet (bei einem homozygoten Polymorphismus für Thiopurin-Methyltransferase-Defizienz). 89 % der Bevölkerung sind homozygot für das Allel mit der hohen Aktivität. Die Thiopurin-Methyltransferase-Aktivität kann in den roten Blutkörperchen gemessen werden (Thomas et al. 2001).
Nach wie vor wird AZA in der Behandlung der RR-MS in einer Reihe europäischer Länder eingesetzt und ist seit Frühjahr 2000 offiziell in Deutschland für diese Indikation zugelassen. Die Gabe ist oral und wird zu einer Zieldosis von 2,5–3 mg/kg KG täglich hochdosiert. Für die effektive Anwendung wird als Zielparameter eine Reduktion der Gesamtlymphozytenzahl im Blut auf 700–1 000/μl oder aber eine Anhebung des MCV um > 7 μl empfohlen, was in den publizierten Studien nicht durchgehend angestrebt bzw. dokumentiert wurde.
AZA wird seit Langem bei der MS breit eingesetzt (Kappos 1990). Neben einer Reihe offener und kontrollierter Studien, die einen Trend zur Wirksamkeit bei RR-MS zeigten, existiert allerdings bis heute lediglich eine Studie mit Klasse-I-Evidenz bei 59 RR-MS-Patienten (Goodkin et al. 1991). Die Ergebnisse aller AZA-Studien wurden in einer Metaanalyse evaluiert, die einen Effekt der Substanz bei der RR-MS konstatiert (Yudkin et al. 1991). In einer kleineren prospektiven Untersuchung zum Effekt von Azathioprin in blutbildwirksamer Dosierung auf kernspintomographische Läsionen bei MS konnte im prä/post-Design bei 14 Patienten eine Reduktion der Gadolinium-anreichernden Herde gezeigt werden. Da keine Kontrollgruppe in dieser Studie vorhanden war, lässt sich der statistische Effekt einer Regression zum Mittelwert (*regression to the mean*) nicht ausschließen (Massacesi et al. 2005). In einer doppelblinden, randomisierten und placebokontrollierten Studie, die eine Behandlung aus IFN-β i. m. mit einer Kombinationsbehandlung aus IFN-β i. m. plus Azathioprin bzw. IFN-β i. m. plus Azathioprin und Prednisolon verglich, zeigte sich keine Überlegenheit einer der drei Behandlungsarme hinsichtlich Schubrate oder EDSS-Progression (Havrdova et al. 2009).
AZA wird in einer Dosierung von 2–3 mg/kg KG nach gegenwärtiger Einschätzung als Mittel der 2. Wahl als Basistherapie bei schubförmiger MS gegeben. Patienten, die bereits mit AZA behandelt werden und einen stabilen Krankheitsverlauf zeigen, können aufgrund der neuen Erkenntnisse zur Langzeitsicherheit dieses Präparats (Palace und Rothwell 1997) unter ein- bis zweimonatiger Kontrolle des Blutbildes die Therapie für ca. zehn Jahre fortführen. Auch für Patienten, die eine parenterale Applikation von Medikamenten ablehnen oder bei denen andere Gründe gegen die neuen Substanzen sprechen (Unverträglichkeit oder Kontraindikationen, wie z. B. das Vorliegen anderer Autoimmunerkrankungen), steht AZA zur Verfügung. Mit einem verzögerten Wirkeintritt von mindestens drei bis sechs Monaten muss gerechnet werden.

Cyclophosphamid (Endoxan®, CTX)

Cyclophosphamid (CTX) interkaliert in die DNA und gehört zur Gruppe der Alkylanzien. Es wirkt vorwiegend auf Zellen, die sich rasch teilen, wie z. B. Zellen des lymphoiden, gastrointestinalen, urothelialen Systems, der Haarfollikel, Zellen der Keimgewebe und Tumorzellen. Seine Wirksamkeit bei Autoimmunerkrankungen wie der Lupusnephritis, der Wegener Granulomatose und verschiedener Vaskulitiden hat 1966 zum ersten Einsatz bei MS geführt. CTX führt zum einen zu einer allgemeinen Suppression der zellbasierten als auch der humoralen Immunantwort und kann die Blut-Hirn-Schranke passieren. Zum anderen zeigen experimentelle Untersuchungen, dass es unter der Behandlung mit CTX zu einer spezifischen Verschiebung der Immunantwort in Richtung eines Th2-Zytokinmusters kommt (Smith et al. 1997), und zudem nehmen T-Zellen verschiedener Subklassen, die Anzahl der B-Zellen und die Zytokinsekretion ab. Die EAE kann durch Gabe von CTX blockiert werden.

Zur Therapie der MS mit CTX liegen mehrere Studien bei chronisch progressiver Erkrankung vor (SP-MS und PP-MS). Mit Ausnahme einer kanadischen Untersuchung (The Canadian Cooperative Multiple Sclerosis Study Group 1991) handelt es sich hierbei um Klasse-II-Studien. Die Einschätzung der Wirksamkeit sowie des anzuwendenden Regimes ist aufgrund widersprüchlicher Ergebnisse sowie unterschiedlicher Protokolle bis heute kontrovers. Eine prospektive, randomisierte, doppelblinde, placebokontrollierte Studie liegt bis heute nicht vor, ebenso wenig aussagekräftige kernspintomographische Daten. In einer kleinen offenen Therapiestudie mit paralleler Gabe von entweder Mitoxantron oder Cyclophosphamid zeigten sich bei Patienten mit SP-MS beide Medikamente bzgl. klinischer und kernspintomographischer Parameter etwa gleich wirksam (Perini et al. 2006). Studien zur Kombination von Cyclophosphamid mit Kortisonpulsen oder Immunmodulatoren (z. B. IFN-β) lassen aufgrund ihres Designs allenfalls Aussagen zur Verträglichkeit zu.

Aus den vorliegenden Studien kann keine eindeutige Überlegenheit eines bestimmten Therapieschemas mit CTX bei MS empfohlen werden. Es gibt zudem keine Klasse-I-Evidenz, die die Wirksamkeit von CTX – bei bestimmten Subgruppen oder Verläufen – eindeutig belegen kann. Nach den bisherigen Studien scheinen jedoch die MS-Patienten von CTX zu profitieren, welche jüngeren Alters sind (18–40 Jahre), eine aktive Erkrankung haben (KM-aufnehmende Läsionen im MRT bzw. Schübe im Jahr vor Therapiebeginn) und einen rasch progredienten Verlauf mit weniger als 2-jähriger progressiver Phase zeigen (Elkhalifa und Weiner 2010). Hingegen scheinen späte Stadien der progressiven MS mit fehlender entzündlicher Komponente nicht zu profitieren (La Mantia et al. 2007). Die signifikanten Nebenwirkungen, Malignome der Blase und des lymphatischen Systems, beschränken CTX auf MS-Patienten mit sehr häufigen und schweren Schüben und rascher Progression, wenn andere Behandlungen ausgeschöpft sind.

Methotrexat (MTX)

Methotrexat ist ein Immunsuppressivum, das bei einer Reihe von onkologischen Erkrankungen (z. B. Leukämien, Lymphomen) oder Autoimmunerkrankungen (z. B. rheumatoide Arthritis, Myasthenia gravis) erfolgreich eingesetzt wird. Für den Einsatz bei MS existieren wenige Studien (Goodkin et al. 1996). Zum einen aufgrund zu geringer Patientenzahlen, zum anderen jedoch wegen der überwiegend marginalen Therapieeffekte in den eingesetzten Dosierungen ist diese Substanz für die Praxis von untergeordneter Bedeutung.

Cladribin

Das oral verfügbare Cladribin ist ein Adenosindesaminase(ADA)-resistentes Desoxyadenosinanalogon, das für die Behandlung maligner Erkrankungen des hämatopoetischen Systems entwickelt wurde. Cladribin wird in der Zelle zunächst mittels der Desoxycytidinkinase (DCK) phosphoryliert und zu dem aktiven 2-CdATP umgewandelt, welches in die zelluläre DNA eingebaut wird und zu einem Zellzyklusstopp und zur Apoptose führt (Liliemark 1997, Schmidt 2010). In den meisten Zelltypen wird 2-CdATP jedoch durch eine 5'-Nukleotidase (5'-NTase) dephosphoryliert und inaktiviert. Lymphozyten besitzen hingegen im Vergleich zu anderen Zelltypen größere Mengen an DCK als an 5'-NTase, was zu einer Anreicherung von 2-CdATP in den Lymphozyten führt. Durch die Resistenz von Cladribin gegenüber ADA akkumuliert 2-CdATP in den Lymphozyten und reduziert demnach bevorzugt zirkulierende periphere T- und B-Lymphozyten, in geringerem Ausmaß auch NK-Zellen und Neutrophile.

Nach vielversprechenden Phase-II-Studien (Schmidt 2010) wurde die Wirksamkeit und Sicherheit von Cladribin-Tabletten an 1 326 Patienten mit RR-MS in einer doppelblinden, randomisierten, placebokontrollierten Phase-III-Studie (CLARITY) über 96 Wochen untersucht (Giovannoni et al. 2010). Dazu wurden zwei verschiedene kumulative Dosierungen von Cladribin (3,5 mg/kg oder 5,25 mg/kg Körpergewicht) getestet. Cladribin-Tabletten führten im Vergleich zu Placebo zu einer signifikanten relativen Reduktion der jährlichen Schubrate um 58 % (3,5 mg/kg KG) bzw. 55 % (5,25 mg/kg KG) und des Risikos einer bestätigten Behinderungsprogression. Die Anzahl von Kontrastmittel anreichernden MRT-Läsionen konnte um 86 % bzw. 88 %, die aktiver T2-Läsionen um 73 % bzw. 77 % in den Behandlungsgruppen mit 3,5 mg/kg bzw. 5,25 mg/kg KG im Vergleich zu Placebo signifikant reduziert werden.

Hinsichtlich der Nebenwirkungen in der CLARITY-Studie wurde eine Lymphopenie bei 21,6 % (3,5 mg/kg) bzw. 31,5 % (5,25 mg/kg) gegenüber 1,8 % in der Placebogruppe am häufigsten beobachtet. Bei 20 der mit Cladribin-Tabletten behandelten Patienten wurden auf die Haut beschränkte Herpes-zoster-Infektionen beobachtet. Zudem traten in der Behandlungsgruppe mit 3,5 mg/kg Cladribin drei isolierte Malignome auf (Ovarialkarzinom, Pankreaskarzinom und malignes Melanom). In der Behandlungsgruppe mit 5,25 mg/kg wurde bei einer Patientin ein Cervix-Carcinoma in situ festgestellt. Außerdem trat etwa neun Monate nach Studienende bei einer weiteren Patientin aus der Behandlungsgruppe mit 5,25 mg/kg Cladribin ein Chorionkarzinom auf. Ob die geringe Häufung von Malignomen in der Cladribingruppe tatsächlich eine Nebenwirkung darstellt, muss in weiteren Beobachtungsstudien geklärt werden. Diesbezüglich wird die CLARITY-Studie momentan durch eine doppelblinde, placebokontrollierte randomisierte Phase-IIIb-Studie fortgeführt (CLARITY EXTENSION), in der Daten zur Langzeitsicherheit von Cladribin gesammelt werden sollen. In der doppelblinden, placebokontrollierten, randomisierten ONWARD-Studie wird die Sicherheit und Verträglichkeit von Cladribin in Kombination mit IFN-β bei Patienten mit aktiver RR-MS untersucht. Eine weitere multizentrische, doppelblinde, randomisierte, placebokontrollierte Phase-III-Studie (ORACLE) untersucht die Wirksamkeit von Cladribin bei Patienten mit einem klinisch iso-

lierten Syndrom. Die Langzeitsicherheit der Therapie mit Cladribin-Tabletten wird außerdem im Rahmen der Pharmakovigilanz in einem Register (»PREMIERE«) erfasst.
Die Wirksamkeit von Cladribin auf die Krankheitsprogression bei chronisch progredienter MS wurde in einer doppelblinden, placebokontrollierten Phase-III-Studie (MS-001-Studie) bei 159 Patienten untersucht (ca. 70 % SPMS; ca. 30 % PPMS) (Rice et al. 2000). Die Patienten erhielten randomisiert entweder Placebo oder Cladribin bis zu einer kumulativen Gesamtdosis von 0,7 mg/kg oder 2,1 mg/kg KG. Hinsichtlich der Behinderungsprogression (EDSS) nach bis zu 24 Monaten wurden keine signifikanten Unterschiede erkennbar. Allerdings zeigte sich eine mehr als 90 %ige Reduktion der mittleren Anzahl Gd-anreichernder MRT-Läsionen.
Eine Zulassung von Cladribin für die RR-MS wurde von der EMA im Januar 2011 zurückgewiesen, das Präparat ist nur in Australien und Russland zugelassen.

F 11.3.2.4 Immunspezifika

Anti-alpha-4-Integrin (Tysabri®, anti-VLA-4, Natalizumab)

Die Einwanderung von Leukozyten in das ZNS bei der MS unterliegt der Regulation von Zelladhäsionsmolekülen auf Endothelzellen und Chemokinen, die von den Entzündungsherden freigesetzt werden. Die Entwicklung monoklonaler Antikörper zur zielgerichteten Blockade einzelner, pathophysiologisch relevanter Moleküle hat die Behandlungsmöglichkeiten zahlreicher neoplastischer und auch chronisch entzündlicher Erkrankungen deutlich erweitert. Als erstes erfolgreiches Beispiel in der Behandlung der schubförmigen MS ist hier Tysabri® zu nennen. Es handelt sich hierbei um einen humanisierten monoklonalen Antikörper gegen α4-Integrin, der VLA-4 (Very Late Antigen-4) auf der Oberfläche zahlreicher Immunzellen erkennt. Durch die Bindung von Natalizumab (Tysabri®) an VLA-4 wird dessen Interaktion mit dem Liganden VCAM auf der Oberfläche von Endothelzellen der Blut-Hirn-Schranke blockiert und somit die Auswanderung von Lymphozyten und Monozyten in entzündlich verändertes Gewebe stark vermindert (Steinman 2005). Ausgehend von diesem Wirkmechanismus wurde Natalizumab (Tysabri®) nach ersten positiven Ergebnissen in experimentellen Modellen der MS (Yednock et al. 1992, Theien et al. 2001) für die immunmodulatorische Therapie des Menschen weiterentwickelt. Nach vielversprechenden Ergebnissen einer Phase-IIb-Studie mit signifikanter Reduktion aktiver Läsionen im MRT unter monatlichen Natalizumab-Infusionen (Miller et al. 2003) wurden zwei zulassungsrelevante Phase-III-Studien mit Natalizumab (Tysabri®) bei schubförmiger MS durchgeführt: Natalizumab versus Placebo (AFFIRM) bzw. Natalizumab plus Avonex® versus Placebo plus Avonex® (SENTINEL). In beiden Studien konnte bzgl. der primären Endpunkte eine deutlich signifikante Überlegenheit für Natalizumab (300 mg alle vier Wochen i. v.) sowohl in der Mono- als auch in der Kombinationstherapie gezeigt werden (Rudick et al. 2006b, Polman et al. 2006). Natalizumab (Tysabri®) führte in der AFFIRM-Studie zu einer Reduktion des Risikos einer bestätigten Behinderungsprogression von 42 % über zwei Jahre. Während die Wahrscheinlichkeit einer Progression auf Basis einer Kaplan-Meier-Analyse in der Placebogruppe bei 29 % lag, war sie unter Natalizumab-Therapie auf 17 % reduziert. Die Schubrate pro Jahr wurde um 68 % reduziert, die Akkumulation neuer oder sich vergrößernder hypointenser T2-Läsionen in der Kernspintomographie wurde um 83 % innerhalb der zweijährigen Beobachtung reduziert (durchschnittliche Anzahl der Läsionen 1,9 mit Natalizumab versus 11 mit Placebo). Die Anzahl der das Kontrastmittel Gadolinium aufnehmenden Läsionen wurde um 92 % reduziert. Insgesamt wurde die Therapie gut vertragen: Nebenwirkungen, die in der Natalizumab-Gruppe signifikant häufiger als in der Placebo-Gruppe auftraten, waren Fatigue, allergische Reaktionen (9 % versus 4 %) und Hypersensitivitätsreaktionen (aufgetreten bei 25 der 637 Patienten, die Natalizumab erhielten). Während der zweijährigen Studienphase unter Behandlung mit Natalizumab (Tysabri®) fand sich eine doppelt so hohe Anzahl von Patienten ohne Krankheitsaktivität (keine Schübe, keine EDSS-Progression, keine neue MRT-Aktivität gemessen an T2- und T1-Läsionen). Die Wirksamkeit von Tysabri® im Vergleich zu den bisher verfügbaren Therapiemöglichkeiten erscheint eindrücklich. Dabei ist anzumerken, dass parallel laufende Studien auch bei Morbus Crohn weniger signifikante Effekte des Antikörpers zeigten (Sandborn et al. 2005), was wiederum für die Schlüsselrolle der VLA-4-VCAM Interaktion an der Blut-Hirn-Schranke im Besonderen zu liegen scheint.

Die überzeugenden Ergebnisse für die Schubratenreduktion nach einem Jahr in der AFFIRM-Studie führten bereits Ende 2004 zur beschleunigten Zulassung der Substanz in den USA. Nur drei Monate später wurde der Vertrieb des Präparats aber gestoppt, da bei zwei Patienten aus der SENTINEL-Studie und bei einem Patienten mit M. Crohn, der Natalizumab (Tysabri®) im Rahmen einer anderen Studie erhalten hatte, eine progressive multifokale Leukenzephalopathie (PML) diagnostiziert worden war. Zwei Patienten verstarben an der Erkrankung, der dritte überlebte die JC-Virusinfektion mit schweren neurologischen Residuen. Umfangreiche Untersuchungen zur Klärung eines Zusammenhangs zwischen der Behandlung mit Natalizumab (Tysabri®) und dem Auftreten dieser opportunistischen Infektion haben bislang keine schlüssige Erklärung liefern können (Yousry et al. 2006, Ransohoff 2005, Koralnik 2006). Eine detaillierte Nachuntersuchung (inklusive kraniellem MRT) der in Studien mit Natalizumab (Tysabri®) behandelten Patienten (MS, M. Crohn und rheumatoide Arthritis; 3 000 Patienten; mittlere Behandlungszeit 17,9 Monate) fand keine weiteren Verdachtsfälle. Das Risiko, an einer PML zu erkranken, wurde demnach mit ca. 1 von 1 000 nach einer mittleren Behandlungszeit von knapp 18 Monaten angenommen.

Die Zulassung von Natalizumab (Tysabri®) zur Behandlung der schubförmigen MS durch die EMEA erfolgte 2006 unter Auflagen (www.emea.eu.int/humandocs/Humans/EPAR/tysabri/tysabri.htm). Seit Juli 2006 steht das Präparat in der EU zur Verfügung. Bei Abfassung dieses Kapitels (Quartal I/2011) wurden ca. 100 000 Patienten weltweit mit Tysabri® behandelt und es lagen 111 Meldungen zu einer PML-Entwicklung unter Tysabri® vor (22 Todesfälle = 20 %). Dies entspricht weiterhin einem Risiko von 1 : 1 000. Mittels einer sensitiven PCR konnte kein JC-Virusgenom im Liquor von MS-Patienten gefunden werden, die nicht mit Natalizumab (Tysabri®) behandelt wurden. Es besteht durch die MS per se also kein erhöhtes Risiko einer JC-Virus-Replikation und Ausbreitung im ZNS (Khalili und White 2006). Anwendungsdauer und Vorbehandlung mit immunsuppressiven Medikamenten scheinen jedoch einen Einfluss zu haben. Das Risiko scheint nach zweijähriger Therapie deutlich zu steigen (Clifford et al. 2010). Mittels eines serologischen Tests (ELISA) auf JC-Virus-Antikörper konnte im Blut von MS-Patienten, die mit Tysabri® behandelt wurden, eine Seropositivität von ca. 50 % detektiert werden. Im Gegensatz dazu zeigten 17 verfügbare MS-Patienten, die eine PML unter Tysabri® entwickelten, in ihrem prä-PML-Serum eine Seropositivität von 100 %. Diese Studie legt nahe, dass Patienten, die eine negative JCV-Serologie zeigen, unter Umständen ein sehr viel geringeres Risiko haben, eine PML unter Tysabri® zu entwickeln (Gorelik et al. 2010). Derzeit kann jedoch eine serologische Bestimmung vor Beginn nur im Rahmen von Studien empfohlen werden, da die therapeutischen Konsequenzen noch nicht geklärt sind und sich daher am etablierten Vorgehen nichts ändern würde.

Gemäß der aktuellen Fachinformation besteht eine Indikation für Tysabri® zur »krankheitsmodifizierenden Monotherapie von hochaktiver schubförmiger MS« bei folgenden Patientengruppen: 1. Patienten mit hoher Krankheitsaktivität trotz Behandlung mit einem IFN-β-Präparat oder 2. unbehandelte Patienten mit rasch fortschreitender schubförmig remittierend verlaufender MS (mindestens zwei schwere Schübe pro Jahr). Die Zulassungsindikation stellt einen Kompromiss zwischen dem zu erwartenden Nutzen und dem möglichen Risiko dieser Therapie unter Beachtung einer größtmöglichen Sicherheit für die Patienten dar, wobei der Zulassungstext in wesentlichen Teilen nicht die Einschlusskriterien der beiden Phase-III-Studien (AFFIRM und SENTINEL) widerspiegelt (Kappos et al. 2007).

Tysabri® kommt als Präparat der Eskalationstherapie bei schubförmig verlaufender MS ohne Zeichen der sekundären Progression, aber nicht ausreichendem Effekt einer Basistherapie mit IFN-β oder Glatirameracetat zum Einsatz. Bei nicht vorbehandelten und hochaktiven Patienten (besondere Schwere der Schübe – zwei – sowie hohe Läsionslast in der Kernspintomographie) kann Tysabri® als Primärtherapie erwogen werden. Bisher war nach den Empfehlungen der MSTKG allein Mitoxantron hierfür vorgesehen. Nach der aktuellen Datenlage stellt daher Tysabri® als Monotherapie momentan eine Alternative in der Eskalationstherapie der schubförmigen MS dar. Diese Indikation wurde durch zwei Studien nach Zulassung geprüft. In einer deutschen Studie wurden 31 Patienten aufgrund von suboptimaler Antwort auf eine First-line-Therapie mit Tysabri® behandelt. Die jährliche Schubrate vor der Tysabri®-Behandlung lag bei 2,1 und änderte sich im ersten Jahr mit Tysabri® auf 0,2 – eine 90 %ige Reduktion der Schubrate (Putzki et al. 2009). In einer zweiten dänischen Studie wurden 175 Patienten untersucht, die zuvor eine First-line-Therapie verwendeten und dann auf Tysabri® umgestellt wurden. Hier wurde eine Veränderung der jährlichen Schubrate von 2,71 auf 0,71 berichtet (75 %ige Schubratenreduktion) (Oturai et al. 2009).

Die Entwicklung von neutralisierenden Antikörpern gegen Tysabri® zeigt sich in bis zu 6 % der behandelten Patienten (Calabresi et al. 2007). Diese können zu vermehrten Hypersensitivitätsreaktionen und einem Wirkverlust führen. Patienten, die eine Medikamentenreaktion entwickeln oder ein schlechtes Ansprechen auf Tysabri® zeigen, sollten auf neutralisierende Antikörper getestet werden.

Fingolimod (Gilenya®, FTY720)

Fingolimod (FTY 720) leitet sich vom Pilz *Isaria sinclarii* ab und hat eine einzigartige immunregulatorische Wirkung. Nach In-vivo-Phosphorilierung entsteht aus FTY720 das FTY720-Phosphat(p), ein nicht-selektiver, hoch affiner Antagonist der Sphingosin-1-Phosphat-Rezeptoren (S1P). Die der Fingolimod-Wirkung zugrunde liegenden Mechanismen sind noch nicht genau bekannt. Eine Hypothese geht davon aus, dass sich FTY720 direkt an die S1P-Rezeptoren auf den Lymphozyten bindet (»funktioneller Antagonismus«). Hieraus resultiert eine Rezeptorinternalisierung und -degradierung, wodurch die Auswanderung autoaggressiver Lymphozyten aus den Lymphknoten entlang des endogenen chemotaktischen S1P-Gradienten verhindert wird (Matloubian et al. 2004). Fingolimod hält demnach $CD4^+$-, $CD8^+$- und B-Zellen in den sekundären Lymphorganen zurück, sodass diese nicht zu den entzündlichen Herden im ZNS gelangen können (Brinkmann et al. 2002). Dieses vermehrte sog. »Homing« der Lymphozyten scheint dabei stark von der Expression verschiedener Chemokine abzuhängen (Cyster 2005). Außerdem wurde kürzlich in einer Studie gezeigt, dass Fingolimod einen direkten Einfluss auf dendritische Zellen (Muller et al. 2005) und Oligodendrozyten sowie deren Vorläuferzellen (Miron et al. 2008a, 2008b) hat.

Die zweite Hypothese besagt, dass die Schrankenfunktion der Lymphknotengefäße durch die Substanz verändert wird, indem diese an S1P-Rezeptoren auf lymphatischen Endothelzellen bindet. Dies blockiert die Transmigration der Lymphozyten vom medullären Parenchym eines Lymphknotens zu seinen Drainageregionen (Mandala et al. 2002). Aufgrund der genannten Wirkmechanismen erzeugt Fingolimod eine ausgeprägte Lymphopenie im Blut, ruft jedoch keine allgemeine Immunsuppression hervor.

Das therapeutische Potenzial des Moleküls konnte schon in mehreren Studien zur Organtransplantation gezeigt werden (Budde et al. 2002). Zudem war Fingolimod in verschiedenen EAE-Modellen wirksam (z. B. Fujino et al. 2003, Foster et al. 2009). Die Ergebnisse einer internationalen, doppelblinden, placebokontrollierten Phase-II-Studie mit 281 RRMS-Patienten waren vielversprechend (Kappos et al. 2006b). Die Teilnehmer bekamen über sechs Monate Fingolimod 1,25 mg/d oder 5 mg/d p. o. oder Placebo verabreicht. Am Ende der Beobachtungsperiode war die Gesamtzahl der Gd-anreichernden Läsionen auf den monatlichen MRT-Aufnahmen in beiden Dosisgruppen deutlich reduziert (primärer

Studienendpunkt). Neue Kontrastmittel aufnehmende Herde sowie neue Läsionen in der T2-Wichtung waren ebenfalls in geringerer Anzahl nachweisbar. Außerdem blieb ein deutlich höherer Anteil der Patienten, die Fingolimod erhielten, schubfrei (86 % in der Verumgruppe gegenüber 70 % in der Placebogruppe). Die Schubrate wurde unter der Fingolimod-Behandlung zwischen 53 % und 55 % reduziert. Die Ergebnisse der 24-monatigen Nachbeobachtungsphase, in der alle Teilnehmer auf eine Verum-Medikation eingestellt wurden, zeigten eine anhaltende Wirksamkeit (O'Connor et al. 2009a). Im Allgemeinen war die Substanz sicher in der Anwendung und es zeigten sich keine schwerwiegenden Nebenwirkungen. Verhältnismäßig oft wurden jedoch Erkältungen, Sinusitiden, leichte Kopfschmerzen und gastrointestinale Nebenwirkungen berichtet. Diese kamen insgesamt unter der höheren Dosierung häufiger vor. Aufgrund des Wirkmechanismus des Medikaments sind jedoch weitere Sicherheitsuntersuchungen bei längerfistiger Verabreichung dringend notwendig. In den Studien zur Transplantationsabstoßung traten beispielsweise mehrmals Makulaödeme auf. Weiterhin müssen aufgrund der S1P-Co-Expression im Herz-Kreislauf-System eine mögliche Hypotonie bzw. Bradykardie bedacht werden. Kürzlich wurden zwei große Phase-III-Studien zum Fingolimod bei RRMS abgeschlossen. Eine der Studien untersuchte die Sicherheit und Wirksamkeit zweier Dosierungen (1,25 mg/d und 0,5 mg/d) gegen Placebo (FREEDOMS; Kappos et al. 2010), die andere beschäftigte sich mit der Wirksamkeit von Fingolimod im direkten Vergleich zu IFN-β1a i. m. (TRANSFORMS; Cohen et al. 2010). Beide Studien zeigten, dass Fingolimod die Schubrate, die Behinderungsprogression und MRT-Endpunkte zu verbessern vermag. Die Schubratenreduktion (primärer Endpunkt) betrug 54 % (0,5 mg) bzw. 60 % (1,25 mg) gegenüber Placebo sowie 52 % (0,5 mg) bzw. 39 % (1,25 mg) gegenüber IFN-β1a i. m.
Fingolimod ist derzeit sicherlich eine der interessantesten und innovativsten immunmodulatorischen Substanzen. Dies trifft sowohl für seinen immunologischen Wirkmechanismus als auch für seine Praktikabilität (orale Verabreichung) zu. Dennoch sollte man die oben erwähnten Vorbehalte berücksichtigen. Die unlängst abgeschlossenen Phase-III-Studien können nicht die Frage beantworten, ob die Anwendung des Medikaments langfristig sicher und wirksam ist. Momentan kann man nicht vorhersagen, inwieweit die durch Fingolimod verursachte dauerhafte Suppression der Lymphozytenmigration die Immunabwehr des menschlichen Organismus beeinträchtigen wird. Da nach der Markteinführung von Fingolimod ein Todesfall in den USA innerhalb von 24 Stunden nach der ersten Dosis gemeldet wurde, bei unklarer Todesursache und es weltweit zu zehn weiteren ungeklärten Todesfällen nach Fingolimod-Therapiebeginn gekommen ist, ist eine strenge kardiovaskuläre Therapieüberwachung bei Fingolimodbeginn notwendig.

F 11.3.3 Experimentelle Therapien und Perspektiven der MS-Therapie

Die klinische Realität zwingt häufig zur Modifikation der etablierten und zugelassenen Therapeutika bzw. des Standardvorgehens im Sinne von Immuneskalations- oder Alternativstrategien. Aufgrund der begrenzten Evidenzen für die Wirksamkeit bei der MS bzw. der gegenwärtigen Zulassungssituation sind diese therapeutischen Maßnahmen als individuelle Heilversuche bzw. experimentelle Behandlungen einzuschätzen.
Eine große Zahl neuer Substanzen bzw. Strategien befindet sich in der Entwicklung. In **Tab. F 11.5** findet sich eine Zusammenstellung gegenwärtig in der Prüfung befindlicher bzw. denkbarer (immun)therapeutischer Interventionsmöglichkeiten bei MS, die sich in Analogie zum Schema von **Abb. F 11.3** nach der Beeinflussung kritischer Schritte einer möglichen pathogenetischen Kaskade richten. Es sei hier auf speziellere Übersichtsarbeiten mit Darstellung der entsprechenden Strategien bzw. Agentien sowie ihrer jeweiligen Rationale verwiesen (Wiendl und Hohlfeld 2002, Kleinschnitz et al. 2007, Hohlfeld und Wekerle 2004, Lopez-Diego und Weiner 2008).
Mehrere Substanzen befinden sich nach erfolgreichen Phase-II-Studien derzeit in zulassungsrelevanten, großen, randomisierten und placebokontrollierten Phase-III-Studien. Stellvertretend seien hier z. B. Laquinimod (Comi et al. 2008), Teriflunomid (O'Connor et al. 2006) und Fumarsäure (Kappos et al. 2008a) genannt, die alle orale Formulierungen darstellen. Interessante Weiterentwicklungen sind bei den monoklonalen Antikörpern zu erwarten (z. B. Daclizumab, Rituximab, Alemtuzumab; Lutterotti und Martin 2008).

F 11.3.3.1 Plasmapherese

Nach ersten günstigen Erfahrungen mit dem Einsatz von Plasmapherese in Kombination mit Cyclophosphamid Mitte der 1980er Jahre (Khatri et al. 1985) und einer Folgestudie (Weiner et al. 1989) konnten die Hoffnungen zum Einsatz der kontinuierlichen Plasmapherese als verlaufsmodifizierende Therapie durch die multizentrische kanadische Studie (The Canadian Cooperative Multiple Sclerosis Study Group 1991) nicht bestätigt werden.
Bezüglich der Plasmapherese als Behandlungsoption bei schweren, GCS-resistenten Schüben existiert eine randomisierte Studie von Weinshenker et al. (1999) zusammen mit einer retrospektiven Erhebung (59 Patienten; Keegan et al. 2002). Die Plasmapherese-Therapie zur Schubbehandlung, mit Ersatz des Plasmapherisats durch Albumin-Elektrolytlösungen, wurde sowohl bei schwerer, schubförmig verlaufender MS als auch bei schwerer, therapierefraktärer Optikus(Retrobulbär)neuritis in offenen Studien eingesetzt und es wurden therapeutische Effekte beschrieben (Ruprecht et al. 2004, Schilling et al. 2006). Das Ansprechen auf die Plasmapherese könnte mit dem histopathologischen Subtyp der MS korrelieren (Keegan et al. 2005). Die Evidenz ist aber noch begrenzt, weshalb diese Maßnahme trotz der positiven Erfahrungen und theoretischer Überlegungen weiterhin als individueller Heilversuch anzusehen ist (Lehmann et al. 2006).
Nach gegenwärtiger Einschätzung ergibt sich die Indikation zur Plasmaphere bei Patienten mit akuten, schweren Schüben mit beträchtlichen neurologischen Defiziten (z. B. Hemiparese, Paraparese, Tetraparese, starker Visusverlust mit drohender Erblindung), die auf Kortikosteroide nicht angesprochen

haben (siehe auch Eskalationstherapie des Schubes bei pragmatischer Therapie) (↔). Die Plasmapherese hat nach gegenwärtiger Datenlage keinen Stellenwert in der Dauerbehandlung einer progressiven MS.

F 11.3.3.2 Knochenmark- bzw. Stammzelltransplantation (KMT bzw. SZT)

Da das ultimative Ziel der MS-Behandlung die Heilung der Erkrankung sein sollte, ist die Überlegung, das fehlgeleitete Immunsystem durch eine autologe hämatopoetische Stammzellentransplantation (HSCT) komplett neu zu programmieren, konzeptionell sehr ansprechend. Allerdings ist dieser Ansatz für die MS bis heute sehr kontrovers diskutiert. Bei der autologen HSCT werden die Immunzellen des Patienten durch eine stark wirksame Chemotherapie zerstört (»Ablation«) und daraufhin durch autologe hämatopoetische Stammzellen ersetzt. Diese werden vor der Immunablation aus dem Knochenmark oder Blut des Patienten isoliert. Dadurch wird erhofft, dauerhaft autoimmune Effektorzellen beseitigen zu können. Da sich das Immunsystem durch die Rückführung »gesunder« Stammzellen prinzipiell wieder erholt, birgt dieses Vorgehen die theoretische Chance einer vollständigen Heilung. Hämatopoetische Stammzellen können entweder durch autologe (vom Patienten selbst), allogene (von einem genetisch passenden Spender) oder syngene (von einem Zwilling) Transplantation verabreicht werden.

Intensive Immunsuppression, gefolgt von einer autologen HSCT wurde seit ca. 15 Jahren bei ungefähr 250 MS-Patienten mit schweren Verläufen sporadisch getestet. Verschiedene Phase-I- und II-Studien wurden durchgeführt mit unterschiedlichen Konditionierungsregimen und Einschlusskriterien (Mancardi und Saccardi 2008). Ob eine Wirkung besteht, konnte bislang nicht endgültig geklärt werden, da Phase-III-Studien derzeit noch fehlen. Das wichtigste Problem der autologen HSCT ist die durch die Transplantation bedingte Mortalität, die bei ca. 3,3 % liegt, obwohl in den letzen Jahren ein deutlicher Rückgang verzeichnet werden konnte. Für eine zunächst nicht lebensbedrohliche Erkrankung wie die MS ist demnach die Indikation sehr streng zu prüfen. Die Mortalität scheint jedoch mit der Intensität der Konditionierung zu korrelieren. Eine kürzlich durchgeführte unkontrollierte Phase-I/II-Studie an 21 RR-MS-Patienten unterscheidet sich von den bisher durchgeführten Studien darin, dass die meisten Patienten in den vorherigen Studien eine SP-MS hatten. Die Patienten in dieser Studie waren jung, mit geringem Behinderungsgrad und fehlendem Ansprechen auf IFN-β (Burt et al. 2009). In dieser neuen Studie wurde zudem ein nicht-myeloablatives Regime mit Cyclophosphamid und Alemtuzumab oder Cyclophosphamid und Antithymozytenglobulin gewählt. Nach drei Jahren zeigten 81 % der Patienten eine Verbesserung des Behinderungsgrades und 62 % waren frei von Erkrankungsaktivität nach MRT-Kriterien, während 23 % einen erneuten Schub erlitten (Burt et al. 2009). Die Toxizität dieses Regimes war mild, es traten keine Todesfälle auf. Derzeit bleibt unklar, welche myeloablativen Regime am besten geeignet sind. Randomisierte Studien werden notwendig sein, um in diesem Punkt weitere Erkenntnisse zu generieren. Die früh im Erkrankungsverlauf durchgeführte autologe HSCT scheint jedoch am ehesten zu einem langfristigen Erfolg zu führen. Demnach wurde versucht, standardisierte Richtlinien und Auswahlkriterien zur autologen HSCT bei MS aufzustellen (Mancardi und Saccardi 2008). Außer diversen technischen Vorgehensweisen empfehlen diese Richtlinien, die Behandlung nur in ausgewiesenen Transplantationszentren durchzuführen. Zudem sollten die Patienten nicht über 50 Jahre alt sein und eine höchst aktive RR-MS haben (mit EDSS-Wert < 6,5), die mit den zugelassenen immunmodulatorischen oder immunsuppressiven Therapien nicht kontrollierbar ist (↔).

F 11.3.3.3 Anti-CD20-Therapie (Rituximab, MabThera®)

Rituximab (MabThera®) ist ein gentechnisch hergestellter chimärer (Maus/Mensch) monoklonaler Antikörper (mAb) gegen CD20 – ein Differenzierungsantigen, das man auf gesunden und maligne entarteten prä-B- und reifen B-Lymphozyten findet. Auf hämatopoetischen Stammzellen, aktivierten B-Zellen (Plasmazellen) und in anderen Geweben kommt es nicht vor. CD20 steuert den Zellzyklus und die Zelldifferenzierung. Rituximab ist bereits für die Behandlung von B-Zell-Tumoren zugelassen und wird im Allgemeinen gut vertragen. An Nebenwirkungen sind akute Transfusionsreaktionen mit Fieber, Hypotonie und Dyspnoe bekannt. Nach einigen ermutigenden offenen Pilotstudien und Fallserien wurde eine randomisierte, doppelblinde, placebokontrollierte Phase-II-Studie durchgeführt. RR-MS-Patienten wurden mittels zweier Rituximab-Infusionen, jeweils 1 000 mg (oder Placebo) in zweiwöchentlichem Abstand, behandelt (Hauser et al. 2008). Verglichen mit der Placebobehandlung zeigte die Verumgruppe eine signifikante Reduktion der Kontrastmittel aufnehmenden T1-Läsionen im MRT (91 %) in den Wochen 12, 16, 20 und 24. Der Patientenanteil, der einen Schub erlitt, wurde unter Rituximab im Vergleich zu Placebo nach 24 Wochen um 58 % reduziert. Zudem zeigte sich eine signifikant geringere jährliche Schubrate nach 24 Wochen (0,37 vs. 0,84), jedoch nicht nach 48 Wochen. Zusammenfassend war Rituximab gut verträglich. Leichte bis mittelstarke Infusionsreaktionen durch die Zytokinfreisetzung bei B-Zelllyse waren häufig. Infektionen wurden nicht gehäuft berichtet, allerdings war die Studie auch nicht auf eine Untersuchung der Langzeitsicherheit angelegt. Opportunistische Infektionen, wie eine PML durch JCV, wurde hingegen bei anderen Patientengruppen unter Rituximab berichtet, mit einem geschätzten Risiko von 1 : 4 000 und einer Mortalität von 90 % (Carson et al. 2009). Diese Ergebnisse legen nahe, dass B-Zellen eine wichtige Rolle in der Pathogenese der MS spielen. Da Plasmazellen durch den Antikörper nicht depletiert werden und die Antikörperspiegel nicht signifikant verändert werden, scheint der Effekt durch eine Modulation der Antigenpräsentation und pro-inflammatorischen B-Zell-Zytokine vermittelt zu sein (Bar-Or et al. 2008, 2010). Patienten mit Zeichen einer entzündlichen Aktivität scheinen von diesem Antikörper zu profitieren, wie kürzlich in einer randomisierten, doppelblinden und placebokontrollierten Studie untersucht wurde (OLYM-

PUS-Studie) (Hawker et al. 2009). Andere humanisierte bzw. humane depletierende Antikörper, die gegen CD20 gerichtet sind, wie Ocrelizumab und Ofatumumab, werden derzeit ebenfalls bei MS-Patienten getestet.

F 11.3.3.4 Anti-CD25-Therapie (Daclizumab)

Interleukin-2 (IL-2) ist ein kritischer Wachstumsfaktor für die Expansion und Reifung von aktivierten T-Zellen. Daclizumab ist ein humanisierter IgG1 monoklonaler Antikörper, welcher an die IL-2 Rezeptor-α-Kette (CD25) bindet. CD25 ist auf aktivierten aber nicht auf ruhenden T-Zellen vorhanden. Daclizumab blockiert die Bindung des IL-2 an CD25 ohne eine T-Zell-Lyse zu induzieren und wurde bereits erfolgreich bei Nierentransplantationen und *off-label* für einige maligne hämatologische Erkrankungen und Autoimmunerkrankungen verwendet (Waldmann 2007).

Nach einer offenen Studie mit vielversprechenden Ergebnissen wurde die Sicherheit und Wirksamkeit in einer randomisierten, doppelblinden und placebokontrollierten Phase-II-Studie (CHOICE) untersucht (Wynn et al. 2010). Hier wurde insgesamt 230 Patienten 2 mg/kg s. c. Daclizumab alle zwei Wochen oder 1 mg/kg s. c. Daclizumab alle vier Wochen oder Placebo verabreicht. Die Behandlung erfolgte als A*dd-on*-Therapie zu einer IFN-β Therapie. Die höhere Daclizumabdosis zeigte eine 72 %ige Reduktion, die niedrigere Dosis eine 25 %ige Reduktion von Kontrastmittel aufnehmenden T1-Läsionen im MRT im Vergleich zu einer IFN-β-Monotherapie. Die Verträglichkeit war insgesamt gut, ohne schwerwiegende unerwünschte Wirkungen, mit einer leicht erhöhten Rate an Hautausschlägen und Infektionen. Opportunistische Infektionen traten nicht auf.

Mechanistisch scheint Daclizumab nicht wie erwartet durch die veränderte T-Zell-Funktion zu wirken, sondern durch die Expansion einer Subgruppe von regulatorischen natürlichen Killerzellen ($CD56^{bright}$ NK-Zellen), deren Expansion mit dem therapeutischen Effekt korreliert (Bielekova et al. 2006, Wynn et al. 2010).

Derzeit läuft eine Phase-III-Studie, die Daclizumab mit IFN-β1a (Avonex®) vergleicht (DECIDE).

F 11.3.3.5 Anti-CD52-Therapie (Alemtuzumab, Campath-1H)

Alemtuzumab ist ein humanisierter monoklonaler Antikörper, der gegen das Oberflächenantigen CD52 gerichtet ist (Klotz et al. 2012), das mit derzeit noch ungeklärter Funktion auf Lymphozyten und Monozyten exprimiert wird. Die Behandlung mir Alemtuzumab führt zu einer raschen und nachhaltigen Lymphopenie. Abhängig vom Subtyp benötigen die Lymphozyten unterschiedlich lang zur vollständigen Regeneration: $CD4^{+}$ T-Zellen regenerieren sich besonders langsam. Die Latenz zum Erreichen des Ursprungswerts beträgt bei diesem Zelltyp bis zu fünf Jahre.

Alemtuzumab ist für die Behandlung von chronisch lymphatischen Leukämien lizenziert und wird bei einer Reihe von Autoimmunerkrankungen, Nierentransplantationen und nicht-myeloablativen Konditionierungen in der Stammzelltherapie erfolgreich eingesetzt. Nach offenen Studien wurde schließlich eine randomisierte Vergleichsstudie zwischen Alemtuzumab und s. c. IFN-β (Rebif) in der Behandlung von frühen aktiven RR-MS-Patienten durchgeführt (CAMMS-223, Coles et al. 2008). Diese zeigte eine hohe Wirksamkeit von Alemtuzumab im Vergleich zu IFN-β in der Reduktion der Schubrate und der Behinderungsprogression von > 70 %. Kein bislang getestetes Medikament hat diese erstaunliche Wirksamkeit erreicht, die jedoch auch mit einem beachtlichen Nebenwirkungsspektrum einhergeht. Insbesondere ist die Entstehung von anderen Autoimmunerkrankungen während der Alemtuzumab-Behandlung zu nennen. So zeigen 20–30 % der Patienten eine Thyreoiditis und ca. 3 % entwickeln eine idiopathische thrombozytopenische Purpura, die bereits zu einem tödlichen Ausgang (Hirnblutung) in der CAMMS-223-Studie führte. Zudem traten Fälle an Goodpasture-Syndrom, autoimmun-vermittelter Neutropenien und hämolytischer Anämie auf.

Mechanistische Studien konnten nun zeigen, dass genetisch bedingt erhöhte Interleukin-21-Konzentrationen im Serum von MS-Patienten zur Entwicklung einer sekundären Autoimmunerkrankung unter Alemtuzumab-Behandlung prädisponieren. Alemtuzumab hat in Studien eine neuroprotektive Funktion gezeigt und zu einer Verbesserung des EDSS bei MS-Patienten geführt (Jones et al. 2010). Neben diskret vermehrten Infektionen der oberen Atemwege gab es keine opportunistischen Infektionen während der CAMMS-223-Studie, kürzlich wurde jedoch auch unter Alemtuzumab der erste PML-Fall berichtet.

Alemtuzumab wird momentan in Phase III-Studien für eine Zulassung untersucht, eine Zulassung ist frühestens 2012 zu erwarten.

F 11.3.3.6 Fumarsäure

Die Fumarsäure wird bisher nur zur Behandlung der Psorais eingesetzt. Aufgrund zahlreicher Nebenwirkungen wurden inzwischen neuere Fumarsäureester (FSE) mit besserer Verträglichkeit entwickelt (Linker et al. 2008).

Vor Kurzem wurden die Ergebnisse einer offenen Studie mit FSE an zehn Patienten mit RRMS veröffentlicht (Schmirgk et al. 2006). Dabei schloss sich an eine sechswöchige Baseline-Phase die 18-wöchige Behandlungsphase (Zieldosis 720 mg/d) an, die wiederum von einer vier Wochen dauernden Auswaschphase gefolgt war. Danach wurde FSE nochmals in reduzierter Dosis von 360 mg/d über 48 Wochen verabreicht. Nach insgesamt drei Monaten zeigte sich ein Rückgang der Schubfrequenz wie auch des Gesamtvolumens Gd-anreichernder Herde in der MRT. Allerdings beendeten drei Patienten die Studie aufgrund gastrointestinaler Nebenwirkungen vorzeitig.

Im Rahmen einer größeren, doppelblinden und placebokontrollierten Studie, die an 257 MS-Patienten durchgeführt wurde, die mit drei unterschiedlichen Dosierungen eines FSE (BG00012; 120 mg, 360 mg oder 720 mg pro Tag über 24 Wochen) behandelt wurden, konnte sowohl die klinische als auch paraklinische Wirksamkeit für FSE demonstriert werden (Kappos 2008b). Auf die Behandlungsphase folgte eine 24-wöchige Extensionsphase, in der alle Teilnehmer auf aktive Medikation eingestellt wurden.

Zirka 90 % der Patienten beendeten die Studie. Durch die höchste Dosis BG00012 (720 mg/d) wurde die mittlere Anzahl Kontrastmittel aufnehmender Herde (primärer Studienendpunkt) signifikant reduziert. Zudem zeigten sich positive Effekte auf die Anzahl neuer Herde in der T2-Wichtung und auf die Entstehung neuer black holes im Vergleich zu Placebo. Nebenwirkungen in Form von Hautreaktionen, Kopfschmerzen, Nasopharyngitis und Übelkeit waren in allen Gruppen gleich häufig anzutreffen (Gold et al. 2006).
Die Initiatoren der Studie kommen daher zu dem Schluss, dass BG00012 zumindest über den Beobachtungszeitraum von 24 Wochen sicher und wirksam bei Patienten mit RRMS ist. In Phase-III-Studien wird gegenwärtig die klinische Wirksamkeit von BG00012 untersucht. Erste Ergebnisse zeigen eine signifikante Wirksamkeit mit Schubratenreduktion von mehr als 50 % gegenüber Placebo (DEFINE) sowie gute Wirksamkeit im Vergleich zum Verum Glatirameracetat (CONFIRM) (Pressemitteilung Biogen Idec April und Oktober 2011, ECTRIMS Amsterdam 2011).

F 11.3.3.7 Mycophenolatmofetil (MMF)

Im Rahmen kleinerer Beobachtungsstudien wurde bei verschiedenen neuroimmunologischen Erkrankungen in der letzten Zeit häufiger Mycophenolatmofetil (Cell Cept®) eingesetzt (Schneider-Gold et al. 2006). Für die MS liegen aber bisher keine ausreichenden Daten vor, um den Einsatz außerhalb protokollgeführter, individueller therapeutischer Heilversuche zu rechtfertigen (↔). Bislang sind lediglich unkontrollierte Fallserien publiziert (Ahrens et al. 2001, Frohman et al. 2004), zuletzt eine offene Kombinationstherapie über 2 g/d MMF und IFN-β1a (Avonex) bei RR-MS, verabreicht über einen Zeitraum von sechs Monaten. Die jährliche Schubrate lag vor Studienbeginn bei 2,0 und der EDSS bei 2,9, es fanden sich insgesamt 35 Gd-aufnehmende Läsionen im MRT. Am Ende der Studie lag die jährliche Schubrate bei 0,57, der EDSS bei 2,6 und es konnten keine Gd-aufnehmenden Läsionen detektiert werden (Vermersch et al. 2007). Beim Einsatz von Mycophenolatmofetil wurden zuletzt vermehrt frühe Zeichen opportunistischer Infektionen berichtet, weshalb Anzeichen dafür unbedingt beachtet werden sollten (Rowin et al. 2006).

F 11.3.3.8 Treosulfan (Ovastat®)

Das Zytostatikum Treosulfan (Dihydroxybusulfan) gehört zur Gruppe der Alkylanzien und ist für die Behandlung des fortgeschrittenen Ovarkarzinoms zugelassen. Bei guter Verträglichkeit ist seine akute und langfristige Toxizität im Vergleich zu Cyclophosphamid gering, es besitzt keine kumulative Kardiotoxizität wie Mitoxantron. Seine immunsuppressiven und myeloablativen Eigenschaften scheinen dabei sogar besser zu sein als diejenigen von Cyclophosphamid und Busulfan. Treosulfan wurde bereits erfolgreich im Tiermodell der MOG-induzierten EAE eingesetzt (Weissert et al. 2003). Eine kleine Phase-I-Pilotstudie bei Patienten mit aktiver SP-MS über ein Jahr zeigte gute Verträglichkeit und klinische Stabilisierung oder Verbesserung im EDSS und MSFC, die MR-Tomographie zeigt weniger Gd-Kontrastmittelaufnahme (Wiendl et al. 2007).

F 11.3.3.9 Kombinationstherapien

Die partielle Wirksamkeit aller angewandten Agentien stellt die Frage nach dem synergistischen Potenzial bestimmter Kombinationstherapien etablierter Agentien (Conway und Cohen 2010). Untersuchungen zu Kombinationstherapien von insbesondere IFN-β mit immunsuppressiven Medikamenten, wie Azathioprin (Havrdova et al. 2009), Methotrexat (Cohen et al. 2009) oder Cortison (Cohen et al. 2009, Havrdova et al. 2009, Ravnborg et al. 2009, Sorensen et al. 2009), zeigten bis auf eine Studie (Sorensen et al. 2009) keinen zusätzlichen Benefit gegenüber der Monotherapie. Ähnliches gilt für die *Add-on*-Therapie mit Cyclophosphamid (Smith et al. 2005) oder Mitoxantron.
Eine analoge Argumentation gilt für den Einsatz von Statinen als *add-on* zur verlaufsmodifizierenden Therapie. Die bisher publizierte Verlaufsuntersuchung zur MRT-Aktivität bei MS-Patienten unter der Therapie mit Simvastatin liefert keine ausreichende Begründung zum Einsatz von Statinen bei der MS (Vollmer et al. 2004) und bisher noch unpublizierte Daten zeigen keine zusätzliche Wirkung, sondern eher eine Tendenz zur Verschlechterung in der mit Statin behandelten Gruppe bei RR-MS (SIMCOMBIN-Studie). Ergebnisse weiterer, derzeit laufender Studien müssen vor einer evidenzbasierten Bewertung abgewartet werden.

F 11.3.4 Feststellung des Behandlungserfolges und Dokumentation des Verlaufs

Aufgrund des wechselhaften und schwer vorherzusagenden Verlaufs der MS ist die Bewertung des Behandlungserfolges schwierig. Der Goldstandard, an dem sich Krankheitsverlauf und therapeutische Effekte messen müssen, sollte trotz hochentwickelter paraklinischer Marker der klinische Befund bleiben. Die meisten für den Patienten relevanten klinischen Verlaufseckpunkte wie die Notwendigkeit einer Gehhilfe oder die Rollstuhlpflicht werden innerhalb des Beobachtungszeitraumes von kontrollierten Studien nicht erreicht. Aus diesem Grund werden in klinischen Studien sogenannte Surrogatmarker wie z. B. das MRT oder intermediäre Endpunktbestimmungen (klinische Skalen) benutzt, anhand derer die neurologische Beeinträchtigung oder Behinderung abgeschätzt wird (Übersicht bei Wingerchuk et al. 1997). In den Studien zur MS wurden verschiedenartige Endpunkte zum Wirksamkeitsnachweis benutzt wie z. B. die Schubrate, die Behinderung und die Lebensqualität. Die *Kurtzke-Skala* (Disability Status Scale, DSS) oder die *EDSS* (Expanded Disability Status Scale; Kurtzke 1983), seltener die *Scripps Neurological Rating Scale* (SNRS), wurden als Skalen für die Behinderung benutzt und stellen den gegenwärtigen Standard dar. Zur Quantifizierung weiterer Funktionsbereiche hat sich in den letzten Jahren die *Multiple Sclerosis Functional Composite-Skala* (MSFC), bestehend aus *25-Foot-Walk, 9-Hole-Peg-Test und Paced auditory serial additions test (PASAT)*, etabliert (Cutter et al. 1999, Cohen et al. 2000).

Hierfür werden eine kurze Gehstrecke (7,6 m) nach Zeit, ein Steckbrett-Test nach der Zeit zur Quantifizierung der Armfunktion und ein Aufmerksamkeits-/Konzentrationstest (PASAT) durchgeführt. Die Berechnung erfolgt als z-Score und erlaubt einen inter- und intraindividuellen Vergleich (Cohen et al. 2000). Ein Vorteil gegenüber dem *EDSS* ist die ausgewogenere Bewertung von Gehfähigkeit, Funktion der oberen Extremität und der kognitiven Funktion. Obwohl für die *EDSS* die längste Erfahrung und die weiteste Verbreitung unter den MS-Spezialisten sprechen, ist die schlechte Reliabilität vor allem in den unteren Bereichen der Skala nachteilig, ebenso die Überbewertung der Funktionen der unteren Extremitäten. Diese ist bei höheren EDSS-Werten faktisch allein ausschlaggebend.

Der Einsatz der neuen immunmodulatorischen/-spezifischen Medikamente im Rahmen einer Stufentherapie setzt eine genaue standardisierte und quantitativ auswertbare Dokumentation des klinischen Verlaufs beim einzelnen Patienten voraus. In Anlehnung an den Vorschlag der MSTKG zur Standardisierung der Verlaufsbeobachtung von MS-Patienten unter einer immunmodulatorischen Therapie (MSTKG 2002) erscheint folgendes Vorgehen sinnvoll:

Vor Beginn der Therapie: neurologische Untersuchung mit Erhebung von EDSS und MSFC sowie kernspintomographische Untersuchung des Gehirns *mit* Gadoliniumgabe unter Berücksichtigung von publizierten Qualitätskriterien (Gass et al. 1999); ggf. evozierte Potenziale zur Aufdeckung subklinischer Läsionen. Ausführliche Aufklärung über die verschiedenen Präparate (Wirkung und Nebenwirkung) und deren Anwendung als Basistherapie (siehe Pragmatische Therapie) und die Vereinbarung realistischer Therapieziele.

Während der Therapie: Es sollten klinische Untersuchungen im ersten Jahr alle drei bis sechs Monate, dann im Halbjahres- bis Jahresabstand mit Dokumentation von MSFC und EDSS sowie ggf. evozierten Potenzialen durchgeführt werden. Eine MRT-Verlaufsuntersuchung unter den gleichen technischen Voraussetzungen wie zu Therapiebeginn ist bei geplanter Umstellung der Therapie oder bei unklarer klinischer Einschätzung des Therapieeffektes indiziert.

F 11.4 Pragmatische Therapie

Im Folgenden wird auf die aktuellen Therapiemöglichkeiten und in der Praxis angewandten Behandlungsschemata bei den verschiedenen Erkrankungsstadien der MS eingegangen (Abschnitte F 11.4.1 bis F 11.4.3). Weiterhin wird das Vorgehen in speziellen Situationen wie z. B. Schwangerschaft oder bei Impfungen skizziert (Abschnitt F 11.4.4) und es werden MS-spezifische, symptomatische Behandlungen besprochen (Abschnitt F 11.4.5).

Für akut entzündliche, demyelinisierende Ereignisse als Initialsymptom bzw. im Verlauf der MS ist die Therapie mit intravenösen Kortikosteroiden etablierter Standard (Abschnitt F 11.4.1) (↑↑). Bei schweren und nicht Kortison-responsiven Schüben kommt die Plasmapherese-Therapie zur Schubbehandlung infrage, mit Ersatz durch Albumin-Elektrolytlösungen (↔). Die immunmodulatorische Dauerbehandlung der schubförmigen MS hat auf Basis der in den letzten Jahren veröffentlichten Studien weiter an Bedeutung gewonnen (Abschnitt F 11.4.2) (↑↑). Die Ansichten über Zeitpunkt sowie Dauer einer immunmodulierenden Behandlung haben sich dahingehend verändert, dass nun ein möglichst früher Beginn der Immuntherapie nach dem ersten demyelinisierenden Ereignis bei entsprechender entzündlicher Krankheitsaktivität anzustreben ist (Frühtherapie der MS) (↑↑). Dabei hofft man neben der Abschwächung der Entzündung auch auf eine Verringerung des oft schon früh nachweisbaren axonalen Schadens. Während für die Therapie der sekundär progredienten MS (SP-MS) auf Basis – zumindest in Teilen – erfolgreicher Studien evidenzbasierte Behandlungsmaßnahmen (IFN-β1b, Mitoxantron) (↑) vorliegen (Abschnitt F 11.4.3), existiert für die Therapie der primär progredienten MS immer noch kein nachgewiesen wirksames Therapieprinzip (↓) (Abschnitt F 11.4.3.5). Als Beispiel für ein standardisiertes Vorgehen erläutern wir unser Vorgehen der Eskalationstherapie bei progredienter Erkrankung (s. **Abb. F 11.1**). Als Option neben dem Mitoxantron (und mit Einschränkungen Cyclophophamid) sind als zugelassene Therapiemöglichkeiten der monoklonale Antikörper Natalizumab (Tysabri®) sowie – erst kürzlich (Q2/2011) – FTY720 (Gilenya®) hinzugekommen. Aufgrund der erst seit 2011 bestehenden Verfügbarkeit von FTY720 sind die Erfahrungen zum Einsatz in der klinischen Praxis momentan gering. Während die Wirksamkeit der Substanzen Mitoxantron, Natalizumab und FTY720 in den zugrunde liegenden Studien klar belegt ist (↑–↑↑), weicht der empfohlene und zugelassene Indikationsbereich von den zulassungsrelevanten Einschlusskriterien ab (nicht primär geprüft nach dem Kriterium einer Eskalationsstrategie). Die Studienlage zur Beurteilung des Konzepts der immunmodulatorischen Stufentherapie mit Basistherapie und Eskalation bzw. Deeskalation hat sich leider in den letzten Jahren kaum verbessert. Nach wie vor fehlen größere kontrollierte Studien zur Evaluation der einzelnen Schritte einer Eskalationstherapie, sodass die Empfehlungen hierzu weiterhin als Klasse-III-Evidenz anzusehen sind (↔). Gleiches gilt für die Empfehlungen zur Deeskalation nach erfolgter Eskalationstherapie (↔).

Um die Umsetzung der aus den Studien und experimentellen Daten gewonnenen Erkenntnisse in die tägliche Behandlungspraxis zu verbessern, wurde für den deutschsprachigen Bereich Europas eine Bestandsaufnahme inklusive Aktualisierungen im Rahmen einer Konsensusgruppe erstellt (Multiple Sklerose Therapie Konsensus Gruppe, MSTKG 1999, 2001, 2002, 2006). Eine Übersicht zu den therapeutischen Überlegungen in den verschiedenen Stadien und Verlaufsformen der MS gibt **Tab. F 11.6**. Erläuterungen finden sich im Text.

F 11.4.1 Behandlung des Schubes und der Optikusneuritis

F 11.4.1.1 Glukokortikosteroide (GCS)

Glukokortikosteroide (GCS) sind die Behandlung der ersten Wahl bei Erstmanifestation einer MS sowie zur Behandlung von Schüben einer RR-MS

Tab. F 11.6: Therapiemöglichkeiten der unterschiedlichen Verlaufsformen der MS in ihren verschiedenen Stadien basierend auf den gegenwärtig verfügbaren und zugelassenen Medikamenten (s. auch **Abb. F 11.4**)

Stadium/Verlaufsform	Behandlung	Evidenz	Empfehlungsstärke
Optikusneuritis/akuter Schub	Hoch dosierte i. v. **Kortikosteroide**	(↑↑)	A
	Eskalation: Plasmapherese	(↔)	C
Erster Schub (MS-verdächtige Episode)	**IFN-β**	(↑↑)	A
1. Sofortige Frühtherapie Mono/multifokale Präsentation mit klinisch signifikanter Beeinträchtigung a) eine hohe Läsionslast (6 Herde; Barkhof et al. 1997) im kraniellen MRT, ersatzweise spinalen MRT *oder* b) eine funktionell deutlich beeinträchtigende Schubsymptomatik, die sich unter Kortisonstoßtherapie (und/oder Schubeskalationstherapie) innerhalb von zwei Monaten nicht ausreichend zurückbildet **2. Verzögerte Frühtherapie** a) milde monofokale Präsentation b) eine mittlere Läsionslast (3–6 Herde) im kraniellen ersatzweise spinalen MRT, c) Dissemination in Zeit/Raum 1–6 Monate im MRT nach Initial-MRT	**Glatirameracetat**	(↑↑)	A
Schubförmige MS (RR-MS)	**IFN-β** (1. Wahl)	(↑↑)	A
Basistherapie	**Glatirameracetat** (1. Wahl)	(↑↑)	A
	Azathioprin (2. Wahl)	(↑ ↔)	B
	IvIg (*off-label*)*	(↔)	C
	(*allenfalls Ausweichpräparat, verwendet insb. in der Schwangerschaft und postpartal, Kostenübernahme durch die Krankenkassen muss in jedem Fall gesondert beantragt werden)	(↑↑)	A
	Bei Schüben zusätzlich hoch dosierte i. v. Kortikosteroide		
Schubförmige MS (RR-MS)	**Natalizumab** (1. Wahl)	(↑)	A
schwere Schübe, rasche Progression, hohe Läsionslast, Versagen immunmodulatorischer Agentien der 1./2. Wahl	**FTY720** (1. Wahl)	(↑)	A
	Mitoxantron (2. Wahl)	(↑)	B
	Cyclophosphamid (3. Wahl)	(↔)	C
	Rituximab (*off-label*)	(↔)	GCP
	Alemtuzumab (*off-label*)	(↔)	GCP
	Bei Schüben zusätzlich hoch dosierte i. v. Kortikosteroide	(↑↑)	A
Sekundär progrediente MS (SP-MS)	**IFN-β**	(↑ ↔)	B
Gehfähige Patienten, aktiver Verlauf, Schübe	**Mitoxantron**	(↑)	A
	Cyclophosphamid	(↔)	C
Sekundär progrediente Verlaufsform	**Mitoxantron**	(↔ ↑)	C
Langsame Progression ohne Schübe	**Rekurrierende Kortisonpulse**	(↔)	C
Primär chronisch progrediente Verlaufsform (PP-MS)	Keine etablierte Therapie Versuch mit hoch dosierten i. v. **Kortikosteroiden** als wiederholte Pulse; in Ausnahmefällen **Mitoxantron** In Ausnahmefällen **Rituximab** (off-label bei floridem entzündlichem MRT.	 (↔) (↔)	 C C

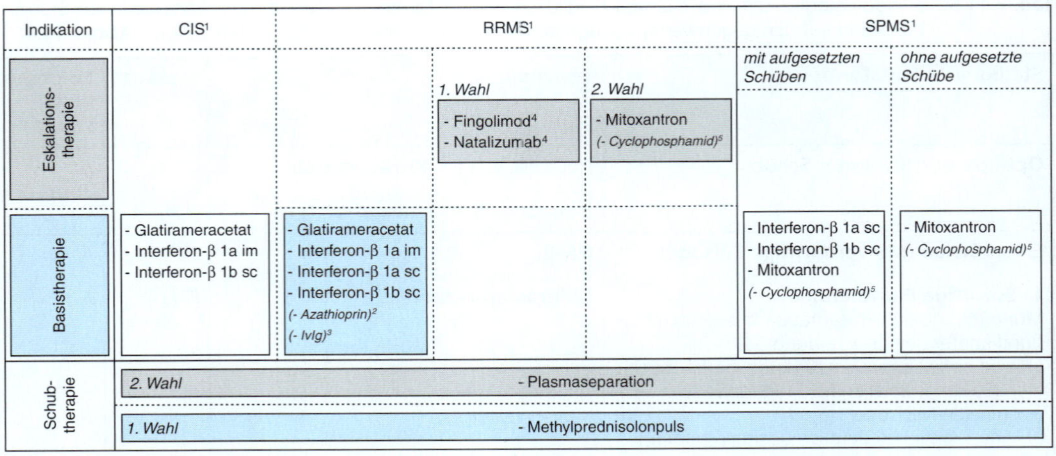

Abb. F 11.4: Immunmodulatorische Stufentherapie der schubförmigen MS (adaptiert nach dem Schema des KKNMS und den DGN-Leitgnien; http://www.kompetenznetz-multiplesklerose.de/images/stories/PDF_Dateien/Leitlinie/dgn-kknms_ms-11_20120412_final.pdf)

1 Substanzen in alphabetischer Reihenfolge; die hier gewählte Darstellung impliziert KEINE Überlegenheit einer Substanz gegenüber einer anderen innerhalb einer Indikationsgruppe (dargestellt innerhalb eines Kastens)
2 zugelassen wenn Interferon-β nicht möglich oder unter Azathioprin-Therapie stabiler Verlauf erreicht
3 Einsatz im Einzelfall postpartal gerechtfertigt, insbesondere vor dem Hintergrund fehlender Behandlungsalternativen
4 Fingolimod und Natalizumab haben eine Zulassung zur Behandlung Therapie-naiver Patient bei mind. zwei behindernden Schüben mit Krankheitsprogression binnen der letzten zwölf Monate und mind. eine Gd+-Läsion bzw. einer sign. Zunahme an T2-Läsionen im MRT
5 zugelassen für bedrohlich verlaufende Autoimmunkrankheiten, somit lediglich nur für fulminante Fälle als Ausweichtherapie vorzusehen, idealerweise nur an ausgewiesenen MS-Zentren

oder von schubförmigen Auflagerungen bei SP-MS oder PP-MS (↑↑) (s. **Tab. F 11.7**). Experimentelle Befunde deuten darauf hin, dass ein Ansprechen auf die Kortisontherapie umso besser ist, je früher sie nach Beginn der Symptome erfolgt; idealerweise innerhalb von drei bis vier Tagen. Für die Auswahl eines bestimmten Kortisons können aufgrund der in Studien teilweise sehr unterschiedlichen Präparate und Dosierungen nur allgemeine, pharmakologische Gesichtspunkte herangezogen werden. Vorzugsweise wird mit Methylprednisolon oder Prednisolon behandelt. Aus pharmakologischer Sicht bestehen bei äquipotenten Dosierungen keine signifikanten Unterschiede.

Therapie des akuten Schubes: Wir empfehlen die *intravenöse Gabe* von *Prednisolon oder Methylprednisolon* (500–1 000 mg/Tag in 250 ml 5 % Glukoselösung als Kurzinfusion über 30–60 Minuten am besten morgens), zumindest an drei, besser an fünf aufeinanderfolgenden Tagen (3 × 1 g bzw. 5 × 500 mg) (A), bevor sich eine orale Ausschleichphase anschließt (s. **Tab. F 11.7**). Für ein *orales Ausschleichen* sprechen die Ergebnisse der Optikusneuritisstudie von Beck (1995) sowie das Wiederauftreten von kontrastmittelaufnehmenden Herden im MRT nach abruptem Absetzen einer kurzzeitigen GCS-Pulstherapie (Miller et al. 1992). Das orale Ausschleichen wird nicht obligat durchgeführt, jedoch bei Patienten empfohlen, bei denen die Besserung innerhalb der ersten drei bis fünf Tage nicht ausreichend war, und sofern keine starken Nebenwirkungen der intravenösen Medikation dagegen sprechen (C). Die orale Hochdosistherapie mit 500 mg Methylprednisolon (Sellebjerg et al. 1999) wird nach der bisher vorliegenden Studienevidenz als mögliche Option lediglich bei Kontraindikationen gegen eine intravenöse Therapie angesehen. Bei erstmaliger, intravenöser Kortisongabe ist eine stationäre Aufnahme aufgrund seltener, aber möglicherweise bedrohlicher Nebenwirkungen empfehlenswert (Anaphylaxie, Psychose, Pankreatitis, Blutdruckkrise bei bekanntem Hypertonus, Hypokaliämie, Hyperglykämie bei latentem oder bekanntem Diabetes mellitus; s. **Tab. F 11.7**). Bei guter Verträglichkeit sind weitere Pulstherapien auch ambulant durchführbar und sollten vom individuellen Risikoprofil abhängig gemacht werden (z. B. Immobilisation mit erhöhtem Risiko für thromboembolische Ereignisse).

Vor der Stoßtherapie sind floride Infekte auszuschließen (Blutbild sowie Urinstatus). In den besprochenen Zeitintervallen kommt es zu keinen cushingoiden Nebenwirkungen. Obwohl Magenulzera selten auftreten, ist die Gabe von Protonenpumpenhemmern bis zum Abschluss des oralen Ausschleichens bei entsprechender Anamnese oder typischen Ulkus-verdächtigen Beschwerden zu empfehlen. Als »Magenschutz« beim Magengesunden empfehlen wir Zwischenmahlzeiten mit Milchprodukten. Bei floridem Ulkus darf keine Kortikosteroidtherapie durchgeführt werden! Die klassischen Nebenwirkungen der Langzeittherapie wie vermehrte Infektionsneigung, Adipositas (Stammfettsucht), Ödeme, Hypokaliämie, neu auftretender Diabetes mellitus, arterielle Hypertonie, Katarakt, Glaukom, Steroidakne, Osteoporose, Myopathien oder Neuropathien sind bei der Pulstherapie nicht zu erwarten (Kaiser und Kley 1992). Psychische Akutwirkungen wie schwere Unruhe, hypomanische oder depressive Reaktionen sind selten, können aber insbesondere bei entsprechender Anamnese oder psychiatrischer

Tab. F 11.7: Schubbehandlung mit hoch dosierten i. v. Kortikosteroiden

Tag 1–5	500 (–1 000) mg Methyl-/Prednisolon (z. B. Urbason® oder Solu-Decortin®) i. v. in 250 ml 5 % Glukoselösung als Kurzinfusion über 30 Minuten bis 1 Stunde morgens (A)
Falls keine oder nur leichte Besserung orales Ausschleichen (C):	
Tag 1-15	1 × 20 mg Esomeprazol (z. B. Nexium®) oder andere Protonenpumpeninhibitoren alternativ: 2 × 150 mg Ranitidin (z. B. Sostril®, Zantic®, Ranitic®)
Tage 6 und 7	80 mg Methyl-/Prednisolon oral (z. B. Urbason®, Decortin H®)
Tage 8 und 9	60 mg Methyl-/Prednisolon oral
Tage 10 und 11	40 mg Methyl-/Prednisolon oral
Tage 12 und 13	20 mg Methyl-/Prednisolon oral dann ab
Hinweise und Vorsichtsmaßnahmen während der hoch dosierten i. v.-Kortikosteroidtherapie	

- **Applikation:** Die Gabe als Kurzinfusion über 30–60 Minuten ist der Injektion als Einzeldosis vorzuziehen. Falls ambulante Durchführung geplant, sollte die erste Dosis in Anwesenheit eines Arztes oder einer Schwester mit den Möglichkeiten der Notfallbehandlung durchgeführt werden. Seltene aber möglicherweise bedrohliche Nebenwirkungen sind: anaphylaktische Reaktionen, kardiovaskuläre Probleme (v. a. Blutdruckkrisen), Pankreatitis, Hyperglykämie, Elektrolytstörungen (Hypokaliämie), Thromboembolie, psychotische Dekompensation.
- **Ulzerogene Wirkung:** Obwohl Magenulzera selten auftreten, ist die Gabe von Protonenpumpenblockern bis zum Abschluss des oralen Ausschleichens bei entsprechender Anamnese oder typischen Ulkus-verdächtigen Beschwerden zu empfehlen. Als »Magenschutz« beim Magengesunden empfehlen wir Zwischenmahlzeiten mit Milchprodukten. Bei floridem Ulkus keine Kortikosteroidtherapie! Falls Unsicherheiten bestehen, sollte vor Beginn der Therapie eine Gastroskopie erfolgen.
- **Thromboserisiko:** Patienten mit Thromboserisiko oder thrombotischen Ereignissen in der Vorgeschichte sollten low-dose Heparin subkutan erhalten (z. B. 2 × 7 500 IE Heparin s. c.). Insbesondere bei immobilisierten Patienten mit erhöhtem Thromboembolierisiko besteht die Gefahr einer thrombotisch induzierten Hüftkopfnekrose.
- **Elektrolyte:** Falls erforderlich, sollte Kalium oral substituiert werden (z. B. Kalinor-Brausetabletten 1/Tag). Kalium sollte zu Beginn, an den Tagen 4 und 5 der i. v.-Therapie und während der oralen Ausschleichphase alle 3–5 Tage bestimmt werden. Häufig reicht das Essen von kaliumhaltigem Obst (1–2 Bananen/Tag) aus.
- **Infekte:** Hoch dosierte i. v.-Steroide sollten bei Patienten mit Zeichen akuter Infektionen (Fieber > 38,5 °C oder/und Leukozytose, BSG/CRP-Erhöhung) **nicht** gegeben werden.
- **Psychische Nebenwirkungen:** Jedes Zeichen einer akuten Psychose wie Depression, Halluzination, formale oder inhaltliche Denkstörungen erfordert psychiatrische Intervention. Patienten mit derartigen Zeichen in der Vorgeschichte bzw. bekannten Reaktionen auf i. v.-Kortisontherapie sollten **nicht** ambulant behandelt werden.
- **Ruhelosigkeit oder Schlafstörungen:** Sie werden mit Benzodiazepinen (z. B. Lormetazepam (Noctamid®) 1 mg; Nitrazepam (Mogadan®) 2,5–5 mg) oder Zopiclon (Ximovan®, 7,5 mg) behandelt. Sie treten insbesondere bei nicht-morgendlicher Gabe/Einnahme der Steroide auf.
- **Diabetes:** Latenter oder manifester Diabetes erfordern regelmäßige Überwachung von Blut- und Urinzucker und ggf. Adaptation der Diabetes-Therapie.
- **Hypertonus:** Latenter oder manifester Hypertonus erfordert regelmäßiges Messen des Blutdrucks. Ggf. müssen Antihypertensiva angepasst werden. Cave: Thiazid-Diuretika wegen vermehrtem Kaliumverlust!
- **Tuberkulose:** Eine vernarbte Tuberkulose in der Anamnese ist keine Kontraindikation zur i. v.-Kortikoidtherapie. Aus juristischen Gründen jedoch vorher immer Durchführung eines Röntgen-Thorax.
- **Schwangerschaft:** Fetale Missbildungen (LKG-Spalte) können bei Steroidgabe während der ersten drei Schwangerschaftsmonate auftreten. Später sind selbst hohe Steroiddosen relativ sicher. Die Patientinnen sollten dennoch von einem Gynäkologen mitbetreut werden.
- Sofern die Stoßtherapie nicht stationär durchgeführt wird, sollte der Patient während der gesamten Behandlung möglichst zu Hause bleiben und ruhen. Eine stationäre Aufnahme ist nicht notwendig, wird aber vor/während der ersten Kortisonstoßtherapie empfohlen.

Die orale Ausschleichphase ist nicht obligat, die Dosen während der Ausschleichphase können leicht modifiziert werden (siehe Text)

Vorgeschichte auftreten. Hier kann bedarfsweise die Behandlung mit Psychopharmaka notwendig werden. Aseptische Osteonekrosen von Humerus- oder Femurkopf stellen irreversible, wenn auch sehr seltene Nebenwirkungen dar. Dies gilt ebenfalls für ein plötzliches Herz-Kreislauf-Versagen infolge Anaphylaxie.
Wir empfehlen *jede Verschlechterung, die die Kriterien des Schubes erfüllt* (s. Abschnitt F 11.1.1) *mit i. v. GCS zu behandeln (A).*

Eskalationstherapie des Schubes: Bei ausbleibendem Effekt einer ersten intravenösen GCS-Pulstherapie kann bei funktionell beeinträchtigenden, z. T. lebensbedrohlichen Schüben (motorische, zerebelläre oder Hirnstammsymptomatik sowie schwere Optikusneuritis, Visusverlust > 80 %) folgendes Vorgehen empfohlen werden (C):

1. Fortsetzung der Initialtherapie über die übliche Dauer von drei bis fünf Tagen bis zu zehn Tagen oder eine höher dosierte Gabe der Standarddosierung.
2. Bleiben die Symptome auch innerhalb von zwei Wochen nach Beendigung der Kortikosteroidtherapie funktionell schwer beeinträchtigend, so kann nach erneuter quantitativer neurologischer Untersuchung eine weitere intravenöse Kortikosteroidpulstherapie durchgeführt werden. Es sollte aber spezialisierten Zentren vorbehalten sein, bei besonders therapierefraktären Symptomen auch extreme Dosisbereiche von 30–50 mg Methylprednisolon/kg KG (z. B. 5 × 2 000 mg/Tag) anzuwenden, welche z. B. bei der Behandlung akuter traumatischer Querschnittsymptome ohne wesentliche Nebenwirkungen eingesetzt werden (↔).

3. Ist innerhalb von zwei Wochen nach Beendigung der zweiten GCS-Therapie keine eindeutige Rückbildung der Schubsymptomatik eingetreten, kann die Option einer Plasmapherese nach Rücksprache mit einem MS-Zentrum in Betracht gezogen werden (↔). In der Regel werden hierbei fünf Plasmapheresezyklen mit Albuminsubstitution durchgeführt. Erfahrungsgemäß ist ein Ansprechen nach drei bis vier PE-Behandlungen à 50 ml/kg KG Austauschvolumen zu erwarten. Eine Erweiterung der PE-Behandlungen bei Nichtansprechen (auf z. B. acht Plasmapheresen) ist individuell zu entscheiden (↔).

Die Wahrscheinlichkeit einer Besserung unter Plasmapherese liegt bei ca 50 % (–70 %). Der Beginn des Schubereignisses sollte idealerweise nicht länger als vier (bis max. sechs) Wochen zurückliegen. Bei mehr als zwei Monaten Abstand vom initialen Schubereignis ist keine Besserung mehr zu erwarten (Keegan et al. 2002) (↑). Nebenwirkungen der Plasmapherese sind Volumenbelastung, mgl. Tetanie-Symptome durch Antikoagulation (und Hypokalzämie) und allergische Symptome auf Albumin. Großvolumige Zugänge sind notwendig (ggf. Anlage ZVK oder Shaldon-Katheter). Die Plasmapherese ist bei der MS nur als Krisenintervention sinnvoll und nicht als Option für eine Langzeittherapie (↓) zu bewerten.
IvIg zeigen keine Wirksamkeit als Zusatz zu GCS beim akuten Schub (Sorensen 2004, Visser et al. 2004) und sind von daher nicht als alternative Möglichkeit sinnvoll (↓). Bei schweren, protrahiert verlaufenden Schüben und anhaltender subklinischer Krankheitsaktivität kann von der o. g. Sequenz abgewichen und ggf. schon frühzeitig mit einer Eskalation der Immuntherapie (z. B. Natalizumab, Mitoxantron) begonnen werden. Das Behandlungsprozedere bei kompliziert verlaufenden Schüben sollte mit einem MS-Zentrum abgesprochen werden (↑).

Kontinuierliche Gabe von GCS: Nach dem derzeitigen Kenntnisstand wirkt sich eine Dauertherapie der MS mit niedrig dosierten oralen GCS nicht günstig auf den Krankheitsverlauf aus und zieht viele, auch schwere Nebenwirkungen nach sich (↓). *Für die Langzeittherapie mit niedrig dosierten oralen Kortikosteroiden besteht bei der MS keine rationale Basis. Sie ist nicht indiziert.*

Regelmäßige Kortisonpulse: Für Patienten mit sekundär chronisch progredientem Verlauf der MS (SP-MS) sind wiederholte Pulstherapien möglich, wenn diese für Langzeitimmuntherapien mit Interferon oder zytostatisch wirksamen Substanzen nicht geeignet sind (↔). Aufgrund der Studienlage sind probatorische wiederholte GCS-Pulstherapien in regelmäßigen Abständen für die Dauer von einem Jahr (üblicherweise alle drei Monate 5 × 500 mg Methylprednisolon) bei guter Verträglichkeit und Wirksamkeit auch über einen längeren Zeitraum vertretbar (↔). Ziel wäre insbesondere eine kurz- bis mittelfristige symptomatische Besserung durch die GCS-Pulse. Die GCS-Therapie kann ebenfalls in der Induktionsphase einer Chemotherapie (z. B. Mitoxantron oder Cyclophosphamid) zu einer transienten Besserung oder Progressionsverzögerung führen (↔).

Die Strategie regelmäßiger GCS-Pulstherapien als Erhaltungstherapie bei schubförmiger MS (RR-MS) ist bislang in zwei Studien beschrieben (Zivadinov et al. 2001, Then Bergh et al. 2006). Daraus lässt sich gegenwärtig keine Empfehlung dieser Therapieform für die RR-MS (z. B. bei Interferon- oder Glatirameracetat-Versagern) ableiten.

Intrathekale Kortisongaben: Die intrathekale Injektion des Steroids Triamcinolonacetonid (TCA; Volon A®) wird in mehreren deutschen Kliniken durchgeführt, wobei die Injektionsfrequenz, -intervalle und Dosierungen des TCA sehr unterschiedlich sind. Jüngst wurden prospektive, offene Beobachtungen an MS-Patienten mit primär oder sekundär progredientem Krankheitsverlauf publiziert, bei denen in dreitägigen Abständen jeweils sechs TCA-Injektionen à 40 mg appliziert worden waren. Die Therapie führte zu einer Verbesserung des EDSS und einer Verlängerung der Gehstrecke (Hoffmann et al. 2003, 2006). Wesentliche Nebenwirkungen traten hierbei nicht auf. Wir erwägen die intrathekale Applikation von GCS als symptomatische Therapiemaßnahme zur Besserung spastischer Symptome in Ausnahmefällen als individuellen Versuch (↔). Voraussetzung ist ein insuffizientes Ansprechen auf orale antispastische Therapiemaßnahmen bzw. Nichtansprechen oder Unverträglichkeit intravenöser GCS-Gaben. Initial werden durch Lumbalpunktion 40 mg Volon A® appliziert (nur kristallines Präparat verwenden!), die Gehstrecken sowie die Spastik werden im Verlauf gemessen. Eine zweite Injektion von erneut 40 mg bzw. 80 mg erfolgt bei unzureichendem Effekt der ersten Injektion. Bei positivem Ansprechen kann diese Maßnahme alle ein bis drei Monate wiederholt werden (↔). Dieses invasive Verfahren sollte in jedem Fall nur durch erfahrene Zentren durchgeführt werden. Es besteht die Gefahr einer Liquorzirkulationsstörung nach repetitiven Injektionen.

F 11.4.2 Immunmodulierende Dauerbehandlung der MS

F 11.4.2.1 Allgemeine Vorbemerkungen, Indikations- und Abbruchkriterien

Sowohl für *Interferon-β* (IFN-β) als auch *Glatirameracetat* (GA) konnte in großen kontrollierten Studien eine signifikante Reduktion der Schubhäufigkeit bei RR-MS nachgewiesen werden. Ein langfristiger Einfluss auf die Progression der Erkrankung ist vermutet, jedoch weniger gut belegt (Beobachtungszeiten inzwischen bis zu 21 Jahren). Aus den vorliegenden Studien zum Wirksamkeitsnachweis und den unterstützenden Befunden zur Krankheitsaktivität wurden Kriterien erarbeitet, nach denen sich Patienten mit entsprechender Symptomatik für die Initiierung einer immunmodulatorischen Basistherapie qualifizieren. *Hierbei gelten IFN-β und GA als Therapie der 1. Wahl, Azathioprin und IvIg (Off-label-Anwendung) als Therapeutika der 2. Wahl.*

Indikation zur immunmodulatorischen Therapie bei schubförmiger MS (RR-MS)
Der Beginn einer immunmodulatorischen Therapie mit einem rekombinanten Interferon-Präparat oder

Glatirameracetat soll möglichst frühzeitig nach Diagnosestellung einer schubförmigen MS (nach McDonald-Kriterien) bei aktivem Verlauf begonnen werden (↑↑). Abhängig von der individuellen Situation des Patienten (z. B. begleitende Autoimmunerkrankungen, Kontraindikationen oder ablehnende Haltung gegenüber regelmäßigen i. m.-/s. c.-Injektionen) kommen weitere Substanzen wie Azathioprin oder IvIg für die Basistherapie infrage (↑). Bei nicht tolerablen, lokalen Nebenwirklungen an der Haut bei s. c. applizierten Präparaten (Rebif®, Betaferon®) kann die Umstellung auf die zugelassene i. m.-Applikationsform (Avonex®) erwogen werden (↔). Die Indikation zum Beginn der verlaufsmodifizierenden Therapie bei RR-MS ist bei aktivem Krankheitsverlauf mit mindestens zwei funktionell relevanten Schüben in den letzten beiden Jahren oder Auftreten eines schweren Krankheitsschubes mit schlechter Remissionstendenz gegeben. Neben der klinischen Aktivität (Anzahl, Schwere der Schübe) beziehen wir zusätzlich die kernspintomographische Aktivität (Anzahl von Läsionen, T2-Läsionslast, Vorhandensein Gadolinium-anreichernder Läsionen, T1-Läsionen, Hirnatrophie) als objektiven Parameter ein. Ein MRT sollte gegebenenfalls bei Therapiebeginn aktualisiert werden. Dies bietet neben einem Ausgangsbefund der Krankheitsaktivität einen objektiven Verlaufsparameter, mit dem man zusätzlich zur Klinik ein Ansprechen auf die Therapie (z. B. Zu-/Abnahme der Gd-anreichernden Läsionen, Zu-/Abnahme der T2-Läsionslast) im Verlauf festmachen kann.

Indikationen zur immunmodulatorischen Therapie nach erster MS-verdächtiger Episode

Die immunmodulatorische Basistherapie soll »so früh wie möglich« beginnen, gegebenenfalls nach einem ersten stattgehabten Schub. Neben den hierzu vorliegenden Studien (CHAMPS, Jacobs et al. 2000, ETOMS, Comi et al. 2001a, BENEFIT, Kappos et al. 2006a) unterstützen diese Empfehlungen Erkenntnisse über Risikofaktoren, die mit dem frühen Auftreten eines zweiten Schubes assoziiert sind sowie die publizierten Daten über das Risiko der Entwicklung einer klinisch definitiven MS nach initialer Symptomatik (z. B. Brex et al. 2002). In der Praxis zwingen die neuen Diagnosekriterien von 2010 jetzt Arzt und Patient noch mehr und noch früher als bisher, sich mit der Diagnose und den Konsequenzen auseinanderzusetzen. Im Folgenden differenzieren wir zwischen der sofortigen und der verzögerten Frühtherapie (C).

Als »Frühtherapie« definieren wir eine Therapie, die bereits nach dem ersten klinischen Ereignis/Schub beginnt, unabhängig davon, ob die McDonald-Kriterien erfüllt sind. In der Praxis stellt sich häufig die Frage, ob bei solchen Patienten sofort mit einer immunmodulierenden Basistherapie begonnen wird (»sofortige Frühtherapie«), oder ob man zunächst abwartet und den Therapiebeginn vom Nachweis subklinischer Aktivität in einer MRT-Verlaufsuntersuchung abhängig macht (»verzögerte Frühtherapie«).

1. Sofortige Frühtherapie
a) Mono-/multifokale Präsentation mit klinisch signifikanter Beeinträchtigung.
b) Eine hohe Läsionslast (≥ 6 Herde; Barkhof et al. 1997) im kraniellen MRT, ersatzweise spinalen MRT *oder*
c) eine funktionell deutlich beeinträchtigende Schubsymptomatik, die sich unter Kortisonstoßtherapie (und/oder Schubeskalationstherapie) innerhalb von 2 Monaten nicht ausreichend zurückbildet.

2. Verzögerte Frühtherapie
a) Milde monofokale Präsentation.
b) Eine mittlere Läsionslast (3–6 Herde) im kraniellen, ersatzweise spinalen MRT,
c) Dissemination in Zeit/Raum 1–6 Monate im MRT nach Initial-MRT.

Das Diagnosegespräch sollte stets im Bewusstsein um die persönlichen Konsequenzen aufseiten des Patienten geschehen, da hiermit ein irreversibler Prozess in Gang gesetzt wird, der weit über die vordergründigen Therapieentscheidungen hinausgeht. Vor Beginn der Therapie muss der Patient verständlich über realistische Therapieziele, die theoretischen Wirkansätze und mögliche Nebenwirkungen der Behandlung gemäß der aktuellen Produktinformation aufgeklärt werden. Der Verlauf soll unter der Therapie standardisiert dokumentiert werden. Um die Wirksamkeit der kostenintensiven Immuntherapie zu überprüfen und die Adhärenz zu verbessern, sollten besonders im ersten Jahr der Behandlung engmaschige klinische Kontrolluntersuchungen (im Regelfall alle drei Monate) zur Abschätzung des Therapieeffekts und der Verträglichkeit des eingesetzten Präparats sowie zur Optimierung der Begleittherapie erfolgen.

Indikation zur immunmodulatorischen Behandlung bei sekundär progredienter MS (SP-MS)

Die Studien zum Einsatz immunmodulatorischer Agentien bei der SP-MS erbrachten unterschiedliche Ergebnisse (s. Abschnitt F 11.3.2). Wir halten *IFN-β bei SP-MS* für indiziert, wenn sowohl klinisch als auch kernspintomographisch noch deutlich fassbare Zeichen der entzündlichen Krankheitsaktivität (überlagerte Schübe, überdurchschnittlich rasche Behinderungsprogression, Gadolinium-anreichernde Herde) vorhanden sind (↑). Befindet sich die Erkrankung in einem mehr »neurodegenerativen« Stadium mit geringer Entzündungsaktivität (fehlende Schübe in den letzten zwei Jahren, geringe Behinderungszunahme, fehlende subklinische Krankheitsaktivität im MRT), wird auf die Verwendung von IFN-β verzichtet. Für Patienten mit höheren Behinderungsgraden oder sekundär chronisch progredienten Verläufen gibt es bislang keine Daten zum Wirksamkeitsnachweis von GA, sodass hierfür kein Indikationsbereich besteht. Aufgrund einer negativen Studienlage zu GA bzw. intravenösen Immunglobulinen bei SP-MS können diese Therapieoptionen für diese Verlaufsform nicht empfohlen werden (↓).

Behandlungsdauer immunmodulatorischer Therapie

Zur optimalen Dauer der Immuntherapie gibt es bisher keine kontrollierten Studien. Eine hierzu veröffentlichte Metaanalyse (Filippini et al. 2003) ist aufgrund methodischer Schwächen nicht allgemein anerkannt. Auch nach längeren Beobachtungszeiträumen von Patienten innerhalb kontrollierter Studien (z. B. Kappos et al. 2006a) oder offen (Johnson et al. 2000) mit inzwischen teilweise bis zu 21 Jahren Behandlungsdauer wird bei guter Sicherheit der Präparate eine anhaltende Wirksamkeit angenommen (↔ bis ↑). Eine *Fortführung der Therapie ist unter neurologischer Kontrolle gerechtfertigt, wenn:*

- weiterhin ein Therapieeffekt plausibel ist (z. B. reduzierte Schubfrequenz, -schwere im Vergleich zur prätherapeutischen Phase, verminderte Krankheitsprogression) und
- keine schwerwiegenden Nebenwirkungen auftreten, die die Lebensqualität des Patienten einschränken.

Insbesondere der erste Punkt entfällt bei Beginn einer immunmodulatorischen Therapie nach dem ersten Schub, was die Einschätzung des Erfolgs erschwert. Hilfreich hierbei ist wiederum die Bewertung der Krankheitsaktivität bzw. -dynamik mittels MR-tomographischer Verlaufsuntersuchungen. Unter welchen Umständen (z. B. keinerlei Krankheitsaktivität klinisch oder kernspintomographisch über zwei Jahre) eine immunprophylaktische Therapie unter- oder abgebrochen werden kann, ist derzeit unklar und bedarf prospektiver Studien. Wir beraten die Patienten dahingehend, dass die immunmodulatorische Therapie mit IFN-β bzw. GA eine Dauertherapie darstellt, die in Abhängigkeit von Verträglichkeit und Nebenwirkungen auch bei klinischer Stabilisierung über Jahre durchgeführt werden soll. Bei guter Therapieadhärenz ist nach mindestens dreijähriger Krankheitsstabilität (keine Schübe, keine klinische Krankheitsprogression, stabiles MRT) eine Unterbrechung der Therapie bei ausdrücklichem Patientenwunsch und nach eingehender Aufklärung vertretbar. Allerdings sollte dies nur unter Fortführung engmaschiger Kontrolluntersuchungen erfolgen.

Therapieversagen

Bezüglich der Frage des Therapieversagens bzw. der *Indikation für die Beendigung einer immunmodulierenden Dauertherapie* liegt ebenfalls keine allgemeingültige Definition vor. Eine operationale Definition des Therapieversagens ist in Anlehnung an die gängige Praxis in den Studien zum schubförmigen Verlauf eine nach drei bis sechs Monaten bestätigte *Krankheitsprogression um einen Punkt auf der EDSS-Skala* bzw. um 0,5 Punkte bei Ausgangs-EDSS-Werten von 6 bzw. 7. Entscheidungskriterium ist der Vergleich mit der Progression vor Therapiebeginn. Die Zeitspanne bis zur ersten Beurteilbarkeit eines Therapieansprechens oder -versagens erstreckt sich über minimal sechs Monate, sinnvollerweise ein Jahr. Als Therapieversagen bei RR-MS wird eine gleichbleibende oder zunehmende Schubrate und bei SP-MS eine gleichbleibende oder zunehmende Progressionsrate über den Zeitraum eines Jahres im Vergleich zum Intervall vor Therapiebeginn gewertet.
Die Unterscheidung in ein *primäres* und *sekundäres* Therapieversagen ist sinnvoll. Primäres Therapieversagen liegt vor, wenn keine Beeinflussung des Krankheitsverlaufes durch die immunprophylaktische Therapie erreicht werden kann, sekundäres Therapieversagen, wenn nach vorübergehender Stabilisierung des Krankheitsverlaufes erneute Krankheitsaktivität bzw. Progression eintritt. Als paraklinischer Marker für ein Therapieansprechen eignet sich – mit Einschränkungen – in der Praxis lediglich die Kernspintomographie, die wir unter immunmodulatorischer Therapie in längeren Abständen (z. B. jährlich) empfehlen.

Einbeziehung der Kernspintomographie in Therapieentscheidungen

Der Stellenwert kernspintomographischer Verlaufsuntersuchungen zur Kontrolle der Wirksamkeit einer Immuntherapie ist außerhalb von Studien bisher nur in Ansätzen untersucht worden. In einer kürzlich publizierten, sechsjährigen Verlaufsbeobachtung, waren vor allem niedriges T1-Läsionsvolumen sowie fehlende Gadoliniumaufnahme und negative NAB nach einem Jahr Behandlungsdauer mit einem günstigen Ansprechen auf die laufende Immuntherapie assoziiert (Tomassini et al. 2006).
Auch unter der Voraussetzung, dass die Verlaufsuntersuchung nach einem festgelegten Protokoll, unter Beachtung genauer Repositionierung, gleichbleibender Schichtdicke (5 mm) und gleichem Schichtabstand, mit gleichen MR-Sequenzen und unter genauer Beachtung des zeitlichen Intervalls zwischen Kontrastmittelinjektion und Messung sowie der stets gleichen Dosis des MR-Kontrastmittels, durchgeführt wird (Filippi et al. 2006, Simon et al. 2006), erscheint eine kernspintomographische Kontrolle zur Abschätzung des subklinischen Therapieeffekts frühestens ein Jahr nach Beginn der Immuntherapie sinnvoll.
Sollten sich aber anhand anamnestischer Angaben des Patienten und im klinischen Untersuchungsbefund nach einem Jahr bereits Hinweise für eine unveränderte oder erhöhte Schubfrequenz, für kognitive Veränderungen oder eine anderweitige klinische Progression und somit für ein nicht optimales Ansprechen auf die Immuntherapie ergeben (Freedman et al. 2004, Bates et al. 2005), so erfolgt zunächst eine MRT, dann bei Behandlung mit IFN-β eine Bestimmung der NAB und ggf. eine Kortikosteroidstoßtherapie. Bei deutlichen Hinweisen für eine Verschlechterung der klinischen Situation sollte gemäß des Schemas (s. **Abb. F 11.4**) eine Modifikation der Immuntherapie vorgenommen werden. In Zweifelsfällen empfiehlt sich eine Kontrolle der NAB nach acht bis zwölf Wochen. Bei weiterhin bestehendem Verdacht auf ein Therapieversagen mit anhaltend hohem NAB-Titer sollte dann eine Umstellung der Immuntherapie erfolgen.

F 11.4.2.2 Immunmodulation mit Interferon-β

Für die Behandlung mit Interferonen (IFN-β) stehen vier Präparate zur Verfügung (IFN-β1a: Avonex®, Rebif®; IFN-β1b: Betaferon®, Extavia®). IFN-β1b (Betaferon®, Bayer; Extavia®, Novartis) wird in einer Dosierung von 8 Millionen IU im Abstand von zwei Tagen subkutan injiziert. Für IFN-β1a liegen zwei Präparate in unterschiedlichen Applikationsformen vor: IFN-β1a (Avonex®, Biogen) wird in einer Dosierung von 6 Millionen IU (30 μg) einmal pro Woche intramuskulär appliziert, IFN-β1a (Rebif®, Serono) wird entweder mit 3 × 22 μg oder 3 × 44 μg dreimal wöchentlich subkutan injiziert. Die Patienten erlernen das Injizieren jeweils unter geschulter Anleitung entweder im Rahmen eines kurzen stationären Aufenthaltes oder ambulant. Essenziell gehört zu dieser Anleitung auch die ausreichende Aufklärung über mögliche Nebenwirkungen (s. u.), entsprechende Gegenmaßnahmen sowie zur Kontrazeption. Im Sinne einer besseren Adaptation wird in den ersten beiden Wochen nur die Hälfte (bei starker Überreaktion auch nur 25 %) der jeweiligen Enddosis injiziert. Die Applikationen sollten von einer antiphlogistischen Medikation (vorzugsweise Ibuprofen 400 mg oder Paracetamol 500 mg) begleitet werden, die 30 bis 60 Minuten vor – bzw. je nach grippeähnlichen Nebenwirkungen – in variablen Zeitabständen auch nach den jeweiligen Injektionen eingenommen wird (Ibuprofen bis 3 × 400 mg, Paracetamol bis 4 × 500 mg insgesamt). Nach vier bis sechs Wochen kann versucht werden, die begleitende antiphlogistische Medikation zu reduzieren bzw. auszulassen. Aufgrund möglicher symptomatischer Verschlechterungen durch IFN-β muss besonders bei der SP-MS auf ein langsames Eintitrieren geachtet werden (hier am besten aufsteigend in wöchentlicher Steigerung um 25 %, beginnend mit einem Viertel der Gesamtdosis und unter Komedikation mit antiphlogistischer Therapie). Nicht selten führt IFN-β durch die Verstärkung der Spastik zu einer vorübergehenden Verschlechterung der Gehfähigkeit, die bei Persistenz zum Wunsch nach Therapieabbruch von Patientenseite führen kann.

Aufgrund der Auswertung der Schubfrequenz in großen Therapiestudien rechnet man mit einem Wirkungseintritt bei Ansprechen auf die Therapie innerhalb von sechs bis acht Wochen. Die Therapie sollte abgebrochen werden, wenn sich die Schubfrequenz unverändert fortsetzt oder es unter ihr zu einer deutlichen Progression kommt (siehe zuvor: Therapieversagen). Auch der kernspintomographische Verlauf gibt einen Anhalt über die Therapiewirksamkeit: Das Ausbleiben KM-aufnehmender Herde ist ein Parameter für die Wirksamkeit der Therapie.

Praktisch gehen wir so vor, dass vor Beginn der Therapie eine MRT-Untersuchung nach einem standardisierten Protokoll durchgeführt wird, die bei klinisch nicht eindeutigem Ansprechen nach einem Jahr wiederholt wird. Im Fall des Einsatzes von Interferonen in der Frühtherapie wird eine MRT-Untersuchung bereits nach drei bis sechs Monaten empfohlen (Sicherung der Diagnose sowie erste Einschätzung des Therapieansprechens). In der Regel lässt sich aus dem klinischen und dem kernspintomographischen Befund über die Weiterführung der Therapie entscheiden. Schübe unter Therapie werden wie üblich mit hoch dosierten GCS behandelt. Die IFN-Therapie muss hierunter nicht notwendigerweise ausgesetzt werden.

Die Frage nach der besten Dosierung der Interferone (siehe Dosis-Wirkungsbeziehung der Interferon-Präparate) wird weiterhin kontrovers diskutiert. Obschon eine *Dosis-Wirkungsbeziehung von IFN-β* anzunehmen ist, lassen sich aus den Daten zum jetzigen Zeitpunkt *keine allgemeinen Empfehlungen zur differenziellen Indikation der einzelnen zugelassenen Präparate ableiten.* Durch die unterschiedlichen Dosierungen und Applikationsarten wird allerdings eine individuelle Abstimmung der Therapie ermöglicht. Zu den Kriterien gehören die Applikationsfrequenz (1 × [Avonex®] versus 3/4 × pro Woche [Rebif®, Betaferon®, Extavia®]), der Applikationsweg (i. m. [Avonex®] versus s. c. [Rebif®, Betaferon®, Extavia®]), die Handhabung der Interferon-Präparate (Lyophilisat zum Mischen [Avonex®, Betaferon®] versus Fertigspritze [Rebif®]) sowie die individuelle Verträglichkeit und das Nebenwirkungsprofil.

Die Strategie einer Steigerung der Interferondosis innerhalb eines Präparates bzw. zwischen verschiedenen Präparaten bei Verdacht auf Therapieversagen wird nur durch wenige Studien mit niedrigem Evidenzniveau »plausibilisiert« (z. B. switching Studien) (↔). Bei Vorliegen neutralisierender Antikörper ist eine Umstellung innerhalb der Interferone nicht sinnvoll (neutralisierende Antikörper sind kreuzreaktiv) (↑↑). Anhand der vorliegenden Daten ergibt sich keine ausreichende Evidenz, bei sekundärem Therapieversagen von einem auf ein anderes Beta-Interferon-Präparat umzustellen. Je nach Krankheitsaktivität schlagen wir hier die Änderung der immunmodulatorischen Strategie vor (Umstellung innerhalb der Immunmodulatoren oder Eskalationstherapie). Trotz relativ guter Verträglichkeit der Präparate insgesamt gibt es einzelne Patienten, die auch bei Ausschöpfung der Möglichkeiten zur Behandlung der Nebenwirkungen über einen Zeitraum von mehr als sechs Monaten starke Unverträglichkeiten zeigen. Bei *lokalen* Nebenwirkungen nach subkutaner Injektion kann die Umstellung auf ein intramuskuläres Präparat (Avonex®) erwogen werden, andererseits ist die Umstellung eines Interferon-Präparats auf ein anderes bei persistierenden schweren grippeähnlichen Nebenwirkungen nicht sinnvoll.

Verträglichkeit, Nebenwirkungen und Kontraindikationen: Grundsätzlich sind zu Beginn der Therapie mit Interferonen leichte Nebenwirkungen häufig, ernste Nebenwirkungen – auch nach inzwischen langjähriger Beobachtung – jedoch selten (Übersicht bei Walther und Hohlfeld 1999). Initial treten häufig *grippeähnliche Symptome* auf, die nur bei einem kleinen Teil der Patienten länger als sechs Monate persistieren. Ermüdbarkeit, Kopfschmerzen, allgemeines Krankheitsgefühl und Myalgien werden weiterhin angegeben. Diese Nebenwirkungen treten meist vier bis zwölf Stunden nach der Injektion auf und können durch die Komedikation mit Antiphlogistika bzw. durch die Injektion am Abend gemildert werden. Entzündungen, Rötungen, Indurationen an der Einstichstelle kommen bei den subkutan verabreichten IFN-Präparaten vor. Vereinzelt (1–3 %) treten aseptische Hautnekrosen auf, die manchmal zum Therapieabbruch oder zum Aussetzen der Therapie zwingen. Aus den genannten Gründen soll der Patient auch die Einstichstellen wechseln. Lokale Nebenwirkungen können durch das Auflegen von Kühlpackungen vor und nach den Injektionen gelindert werden, zusätzlich durch das Anwärmen der Ampulle in der Hand. Auf das Auftreten oder die Verschlechterung depressiver Symptome (bis hin zur Suizidalität) soll geachtet werden, da sie zum einen in der MS-Population gehäuft vorkommen, zum anderen in Interferonstudien gehäuft berichtet wurden (IFNB 1993, Jacobs et al. 2000). Für Patienten mit einer depressiven Erkrankung sind Interferone zwar relativ kontraindiziert, können aber nach unserer Erfahrung unter strenger psychiatrischer Kontrolle und ggf. antidepressiver Medikation vertretbar sein, wenn die MS gut auf IFN-β anspricht bzw. andere Medikamente unwirksam sind. Ein bedeutsames Problem ist die Verstärkung der Spastik durch Interferone, die sogar zur vorübergehenden Zunahme der motorischen Behinderung führen kann. Dieser meist passagere Effekt kann antispastisch (z. B. mit Baclofen) therapiert werden. Man beobachtet unter Interferonen einen Anstieg der Leberwerte sowie vorübergehende, leichtere Leukopenien. Empfohlen wird die monatliche Kontrolle von Blutbild und Leberwerten innerhalb der ersten drei Behandlungsmonate, danach in dreimonatlichen Abständen. Bei Leukozytenwerten < 3 000/μl, Thrombozytenwerten < 75 000/μl bzw. Transaminasenerhöhungen über das Fünffache der Norm sollte die Dosis reduziert werden, in extremeren Fällen muss die Therapie ausgesetzt bzw. ganz abgesetzt werden. Seltene Fälle von toxischen Hepatitiden sind berichtet. Mehrere Berichte über Schwangerschaften, die unter der Therapie mit rekombinanten IFN-β-Präparaten auftraten, zeigen ein erhöhtes Risiko von Frühaborten und vermindertem Geburtsgewicht (Sandberg-Wollheim et al. 2005, Boskovic et al. 2005), sodass weiterhin auf deren Einsatz während der Schwangerschaft verzichtet werden muss. Es sollte vor allem auf eine sichere Kontrazeption geachtet werden, da in den genannten Arbeiten die beschriebenen Folgen sogar trotz frühen Absetzens der IFN-Medikation nach positivem Schwangerschaftstest aufgetreten waren. Eine Indikation zum Abbruch der Schwangerschaft wird nicht gesehen. Über negative Auswirkungen der Interferone zur Fertilität beim Mann gibt es keine Daten. **Tab. F 11.8** fasst die wichtigsten Fakten zur Therapie mit Interferonen zusammen.

F 11.4.2.3 Immunmodulation mit Glatirameracetat (Copolymer-1, Copaxone®, GLAT, GA)

Glatirameracetat (Copaxone®) hat sich aufgrund der in den letzten Jahren gewachsenen Wirksamkeitsevidenzen zu einer guten Alternative der Basistherapie entwickelt und ist seit September 2001 in Deutschland zur Therapie der schubförmigen MS (RR-MS) zugelassen. Die tägliche subkutane Injektion von 20 mg Glatirameracetat, die der Patient nach fachgerechter Anleitung und Aufklärung selbst durchführen kann, wird vergleichsweise gut vertragen und hat auch innerhalb der Langzeitbeobachtung relativ wenige Nebenwirkungen (s. **Tab. F 11.8**). Man beginnt die Therapie mit der vollen Dosis (20 mg), eine begleitende antiphlogistische Medikation ist nicht notwendig. Verschiedene Befunde deuten auf einen differenziellen Wirkmechanismus im Vergleich zu IFN-β hin (s. Abschnitt **F 11.3.2.2.2**). Die Kenntnis der Latenz bis zur vollen Entfaltung der Wirksamkeit von GA (etwa 3–6 Monate) ist für die klinische Anwendungspraxis wichtig, da z. B. Schübe innerhalb der ersten Monate einer begonnenen Therapie mit GA nicht als Hinweis für ein Therapieversagen gedeutet werden dürfen. Für Patienten mit höheren Behinderungsgraden oder sekundär chronisch progredienten Verläufen gibt es bislang keinen überzeugenden Wirksamkeitsnachweis, sodass die Hauptbedeutung von GA bei Patienten in frühen Krankheitsstadien und mit relativ kurzen Krankheitsverläufen (klinisch bzw. MR-tomographisch) liegt. Glatirameracetat kann Wirksamkeit auch nach Therapieversagen mit IFN-β zeigen. Umgekehrt kann nach Therapieversagen unter Glatirameracetat die Umstellung auf ein IFN-β erfolgen bzw. je nach Verlauf bereits die Therapieeskalation durchgeführt werden.

Nebenwirkungen und Kontraindikationen: Insgesamt wird die tägliche subkutane Applikation von 20 mg Copaxone® vergleichsweise gut vertragen. Neben lokalen Nebenwirkungen (Juckreiz, Erytheme, Schwellungen, Entzündung) ist das vereinzelte Auftreten von Lymphknotenschwellungen sowie kurzdauernden, spontan remittierenden, systemischen Reaktionen mit Beklemmungsgefühl, Angst, Herzrasen und Flush-Symptomen (sogenannte systemische Post-Injektions-Reaktionen: SPIR) erwähnenswert. Diese tritt als mindestens einmaliges Ereignis meist kurz nach der Injektion auf (bei etwa 10 % der Patienten, insgesamt mit einer Häufigkeit von 0,04 % bezogen auf die Gesamtzahl der Injektionen, d. h. 1 aus 2 500 Injektionen). Die SPIR ist selbstlimitierend und führt nicht zu Langzeit- oder Folgeschäden. Die Patienten müssen vor Therapiebeginn hierüber detailliert informiert werden. Wie bei jeder Applikation einer körperfremden Substanz kann eine anaphylaktische Reaktion grundsätzlich auftreten. Bis jetzt wurden nur vereinzelte nicht fatale anaphylaktische Reaktionen unter GA-Therapie beschrieben. Einzelne Fallberichte existieren – wie für IFN-β – zum Auftreten von Autoimmunerkrankungen unter Therapie (Übersicht bei Ziemssen et al. 2002). Wechselwirkungen von GA mit anderen Medikamenten sind nicht beschrieben. In Schwangerschaft und Stillzeit ist Glatirameracetat kontraindiziert und sollte ausgesetzt werden.

F 11.4.2.4 Immunmodulation mit Intravenösen Immunglobulinen (IvIg) (Off-label-Anwendung)

Die praktische Bedeutung von IvIg in der MS-Therapie ist in den letzen Jahren aufgrund kontroverser bzw. z. T. negativer Studienergebnisse kontinuierlich zurückgegangen. Intravenöse Immunglobuline gelten als Reservemedikation zur Behandlung der schubförmigen MS, wenn sich der Einsatz von Interferonen und Glatirameracetat als wirkungslos, kontraindiziert oder von nicht tolerablen Nebenwirkungen begleitet darstellt (↑). Für chronisch progrediente Verlaufsformen kann aufgrund der derzeitigen Studien keine Empfehlung gegeben werden (↓). Hat eine bisherige IvIg-Therapie zu einer gut dokumentierten Stabilisierung des Krankheitsverlaufs geführt, so ist deren Fortführung gerechtfertigt. Bei geplanter Neueinstellung auf IvIg ist in jedem Falle eine Kostenübernahme zu beantragen (off-label use!). Bei Patienten mit Kinderwunsch und Bedarf für die Fortführung einer immunmodulatorischen Therapie stellen IvIg eine Alternative dar. Dies gilt auch für die Stillzeit. Zur Verhinderung postpartaler Schübe sind IvIg das Mittel der 1. Wahl (↔).
Über die günstigste Dosis sowie die Applikationsintervalle besteht kein Konsens (in den vorliegenden Studien differieren die Dosierungen bis zum Faktor

Tab. F 11.8: Wichtige Fakten zur Therapie mit Immunmodulatoren

Präparat	Dosierung, Applikation, Frequenz	Wirklatenz	Zulassung/ Indikation	Nebenwirkung	Kontraindikationen, Warnhinweise	Kontrolluntersuchungen	Bewertung, praktische Tipps
Interferone							
Avonex® (Interferon-β-1a)	30 µg (entspricht 6 MIU), i. m., 1 ×/ Woche	6–8 Wochen	RR-MS CIS	*sehr häufig:* grippe-ähnliche Symptome (meist 2–8 h nach Injektion, 12–16 h anhaltend, oft am Beginn der Therapie am stärksten, im Verlauf abnehmend); bei s. c.-Applikation: Hautrötungen, Schwellung, Entzündung *häufig:* Leukopenie, Leberwerterhöhung, vorübergehende Zunahme der Spastik und Muskelschwäche, Hautausschläge, Depression (Aufklärung erforderlich!), flushing, Thrombozytopenie, Anämie *selten bis sehr selten:* Nekrose an Injektionsstellen, Alopezie, Schilddrüsenfunktionsstörungen, anaphylaktische Reaktion, Leberversagen (toxische Hepatitis)	Schwangerschaft und Stillzeit, schwere Depression, Suizidalität, dekompensierte Leberinsuffizienz, Epilepsie therapeutisch nicht ausreichend kontrolliert, Überempfindlichkeit gegen Interferone (oder einen der Hilfsstoffe, z. B. Serumalbumin)	**Labor** in den ersten 3 Monaten monatliche Kontrolle von Blutbild, GOT, GPT, Gamma-GT, danach dreimonatliche Kontrollen; bei Leukozytenwerten < 3 000/µl, Thrombozytenwerten < 75 000/µl bzw. Transaminasenerhöhungen über das 5fache der Norm, Dosisreduktion oder Aussetzen der Therapie bis zur Normalisierung der Werte **Klinisch** im ersten Therapiejahr alle 3 Monate klinische Kontrolle (inkl. EDSS und MSFC) zur Beurteilung von Verträglichkeit, Adhärenz und Wirksamkeit, in einjährigen Abständen zusätzliche MRT; Elektrophysiologische Zusatzuntersuchungen (VEP, MEP, SEP) in mindestens einjährigen Abständen sinnvoll; bei Verdacht auf ein Therapieversagen ist die Bestimmung von NAB sinnvoll; bei klinisch eindeutigem Therapieversagen muss vor Umstellung der Immuntherapie die zweite NAB-Bestimmung nicht abgewartet werden bzw. kann die Entscheidung zur Therapieumstellung rein klinisch gestellt werden! Bei mindestens zweimaligem Nachweis hochtitriger NAB (entsprechend der Befundmitteilung des ausführenden Labors) sollte bei Verdacht auf ungenügende Therapiewirkung die IFN-β-Therapie beendet und auf ein anderes Behandlungskonzept umgestellt werden effektive Maßnahmen zur Reduktion der NAB sind bisher nicht belegt	• Basistherapie der 1. Wahl bei schubförmiger MS (↑↑) • Präparate der 1. Wahl für Frühtherapie der MS nach erstem Schub (↑↑) • Therapie für aktive SP-MS (gehfähige Patienten, aktiver Verlauf) (↑) • zur Vermeidung grippeartiger Nebenwirkungen abendliche Injektion und prophylaktische Gabe von 400 mg Ibuprofen oder 0,5–1 g Paracetamol (30–60 Minuten vor Injektion) • neutralisierende Antikörper (NAB) finden sich in zunehmender Häufigkeit bei (Avonex® < Rebif® < Befaferon®) • anhaltend hochtitrige NAB sind mit klinischem Wirkverlust der Interferone assoziiert (↑↑) • es besteht wahrscheinlich eine Korrelation zwischen Dosis/Frequenz und der initialen Reduktion der Schubrate (↑) • die relative Relevanz der NAB gegenüber anderen Faktoren, insbesondere Dosis und Häufigkeit von Nebenwirkungen, ist offen
Betaferon®, Extavia® (Interferon-β-1b)	8 MIU (entspricht 250 µg), s. c., jeden 2. Tag	6–8 Wochen	RR-MS SP-MS CIS				
Rebif® (Interferon-β-1a)	22 bzw. 44 µg, s. c., 3 ×/Woche	6–8 Wochen	RR-MS SP-MS				

Tab. F 11.8: Wichtige Fakten zur Therapie mit Immunmodulatoren (Fortsetzung)

Präparat	Dosierung, Applikation, Frequenz	Wirklatenz	Zulassung/ Indikation	Nebenwirkung	Kontraindikationen, Warnhinweise	Kontrolluntersuchungen	Bewertung, praktische Tipps
Glatirameracetat Copaxone® (Glatirameracetat, GA)	20 mg, s. c., täglich	ca. 3 Monate bis zur kompletten Wirkung	RR-MS	Entzündungen der Einstichstelle, systemische Postinjektionsreaktion (SPIRS): Herzklopfen, Luftnot, Herzrasen, Vasodilatation (innerhalb von Minuten nach Injektion, meist von kurzer Dauer, gehen spontan und ohne Folgen zurück), Lipoatrophie, Lymphadenopathie, Ödeme, Gewichtszunahme, Tremor	Schwangerschaft und Stillzeit, Überempfindlichkeit gegenüber Glatirameracetat oder einem der Hilfsstoffe (Mannitol); *sehr selten* schwere Allergien; *gelegentlich* Lipoatrophie	**Labor** keine regelmäßigen Laborkontrollen erforderlich **Klinisch** klinische Verlaufsuntersuchungen analog zu Interferonen	• Basistherapie der 1. Wahl bei RR-MS (↑↑) • Wirksamkeit in der Beeinflussung der Behinderungsprogression nicht sicher belegt, keine Indikation in der SP-MS • Alternativoption beim CIS in Fällen bei denen IFN-β kontraindiziert oder nicht möglich ist (↔) • Wirksamkeit von GA ist auch nach vorheriger Beta-Interferontherapie anzunehmen (↑) • Neutralisierende Antikörper haben keine klinische Relevanz
Intravenöse Immunglobuline (Off-label-Anwendung bei MS)	0,2 g/kg KG alle 4 Wochen, i. v. (Cave: Infusionsgeschwindigkeit, insbesondere bei erstmaliger Infusion – Geschwindigkeit 1 ml/Minute), 1 ×/Monat	innerhalb weniger Wochen	RR-MS (2. Wahl); evtl. postpartal bei stillenden Frauen	Kopfschmerzen, Myalgien, Schüttelfrost, Übelkeit, Hautekzem, Blutdruckänderungen, Schwindel, Brustenge, Nierenversagen *selten:* Überempfindlichkeitsreaktionen mit Hypotonien bis zum anaphylaktischen Schock, reversible aseptische Meningitis, reversible hämolytische Anämie, Transaminaseanstieg, Kreatininanstieg, Nierenversagen, zerebrale Ischämien (Risikofaktoren: ältere Menschen, Hypovolämie, Übergewicht)	schwere Herzinsuffizienz, IgA-Mangel, Niereninsuffizienz	**Labor** vor Behandlung IgA-Mangel ausschließen, Serumkreatinin, HIV- und HBV-Serologie sinnvoll, Patient während und bis 20 Minuten nach Infusion sorgfältig beobachten **Klinisch** klinische und paraklinische Verlaufsuntersuchungen analog zu Interferonen	• Alternativpräparat bei RR-MS (immer Kostenübernahme beantragen!) • Alternativoption beim CIS in Fällen bei denen IFN-β und GA kontraindiziert (eine positive Studie vorliegend) (↔) • in der Postpartalphase als Option zur Verhinderung postpartaler Schübe möglich (↔) • optimale Dosis unklar, für MS erscheint 0,2 g/kg KG alle 4 Wochen am besten belegt (↔)

10!). Wir verwenden IvIg (z. B. Flebogamma®) *in der Dosierung von 0,2 g/kg KG über drei bis fünf Tage, wobei die Zyklen alle ein bis zwei Monate wiederholt werden.* Nachdem es keinen Beleg gibt, dass IvIg wirksamer sind als Azathioprin – welches als Alternativpräparat nach den Medikamenten der 1. Wahl ebenfalls infrage kommt – stellen wir die Indikation zur IvIg-Therapie in der MS zunehmend streng.
Nebenwirkungen und Kontraindikationen: Siehe Kapitel Myasthenia gravis (J 7) bzw. **Tab. F 11.8.**

F 11.4.2.5 Immunsuppression mit Azathioprin (AZA, Imurek®)

Azathioprin (Imurek®) ist *Mittel der 2. Wahl zur Therapie der RR-MS* und wird nach wie vor insbesondere in vielen europäischen Ländern als Immunsuppressivum mit relativ günstigem Nebenwirkungsprofil eingesetzt. Obwohl die Meinungen über die Wirksamkeit von Azathioprin (AZA) bis heute kontrovers sind, zeigen Studien bei RR-MS eine Tendenz zur Reduktion der Schubrate (Yudkin et al. 1991) (↑). Bei der chronisch progredienten MS erbrachte das Medikament keinen positiven Effekt (↓). Unter Dauertherapie mit AZA steigt erst nach mehr als fünf Jahren das Malignomrisiko auf das Doppelte, nach mehr als zehn Jahren um den Faktor 4,4 (Fall-Kontrollstudie, Confavreux et al. 1996). Die Mehrzahl der Langzeitbeobachtungen unter Azathioprin beschreibt das Medikament bis zur Gesamtanwendungsdauer von zehn Jahren als sicher (Palace und Rothwell 1997). Bei nachweisbar erhöhtem Risiko für Sekundärneoplasien ist die Dauer dieser immuntherapeutischen Strategie aus unserer Sicht auf fünf (bis zehn) Jahre zu begrenzen. Bei Umsetzung auf ein anderes immunmodulatorisches Regime (IFN-β, GA) praktizieren wir direktes Absetzen und Initiierung der alternativen Immunmodulation. Bei Entscheidung zum generellen Aussetzen der immunmodulatorischen Therapie empfehlen wir ein langsameres Ausschleichen mit Reduktion der Dosis um 50 mg alle drei Monate (in Analogie zum Vorgehen bei der Myasthenia gravis) (↔).
Azathioprin wird in einer Dosierung von 2–3 mg/kg Körpergewicht in ein bis drei Einzeldosen oral eingenommen (typische Tagesdosis zwischen 150–200 mg). Die volle immunsuppressive Wirkung entfaltet sich frühestens nach etwa drei Monaten und lässt sich an einer Zunahme des mittleren erythrozytären Volumens (MCV) um 5–10 % sowie der Retikulozytenzahl auf > 15 ‰ ablesen. In den ersten sechs bis acht Wochen ist eine *wöchentliche* Kontrolle, im weiteren Verlauf eine *monatliche* Kontrolle der Laborparameter sinnvoll. Als Zielgröße unter Azathioprintherapie wird eine Lymphopenie von 600–1 000/µl angestrebt. Die absoluten Leukozytenzahlen sollten zwischen 3 000 und 5 000/µl liegen. Bei Leukozytenzahlen unter 3 000/µl sollte die Dosis reduziert werden. Bei persistierenden Leukozytenwerten unter 3 500/µl wird eine Therapiepause empfohlen. Die absoluten und relativen Leukozyten- und Lymphozytenzahlen sollten nicht als alleinige Wirksamkeitsparameter verwendet werden, und Dosissteigerungen sollten nicht aufgrund dieser Zahlen, sondern in Zusammenschau mit der klinischen Wirksamkeit durchgeführt werden.
Nebenwirkungen und Kontraindikationen: Siehe Kapitel Myasthenia gravis (J 7).

F 11.4.3 Behandlung der schweren schubförmigen MS (RR-MS), der sekundär chronisch progredienten MS (SP-MS) und der primär progredienten MS (PP-MS)

F 11.4.3.1 Immunspezifika: Natalizumab (Tysabri®)

Natalizumab ist in der Europäischen Union für die krankheitsmodifizierende Monotherapie der hochaktiven, schubförmig-remittierend verlaufenden Multiplen Sklerose (MS) zugelassen (Eskalationstherapie).
Es kann bei folgenden Patientengruppen eingesetzt werden:

- Patienten mit hoher Krankheitsaktivität trotz Behandlung mit einem Beta-Interferon-Präparat oder Glatirameracetat: Patienten sollten im letzten Jahr unter Basistherapie
  - mindestens einen Schub gehabt haben und
  - mindestens neun T2-hyperintense Läsionen im kranialen MRT oder mindestens eine Gadolinium anreichernde Läsion aufweisen

oder

- Patienten mit rasch fortschreitender schwerer schubförmig-remittierend verlaufender Multipler Sklerose können primär mit Natalizumab behandelt werden, wenn:
  - zwei oder mehr Schübe mit Behinderungsprogression im zurückliegenden Jahr aufgetreten sind und
  - eine oder mehr Gadolinium anreichernde Läsionen im MRT des Gehirns oder eine signifikante Erhöhung der T2-Läsionen im Vergleich zu einer kürzlich durchgeführten (sechs bis zwölf Monate alten) MRT nachweisbar sind.

Die zugelassenen Indikationen für Natalizumab sind weitgehend identisch mit denjenigen für Fingolimod. Natalizumab wird als Infusion mit 300 mg alle vier Wochen intravenös verabreicht. Jede Durchstechflasche enthält 15 ml Konzentrat (20 mg/ml) und wird vor der Applikation in 100 ml 0,9%iger NaCl-Lösung verdünnt. Dosisanpassungen nach Gewicht, Geschlecht, ethnischer Zugehörigkeit werden nicht vorgenommen. Nach Gabe von 300 mg Natalizumab werden maximale Blutkonzentrationen von ca. 110 µg/ml erreicht. Die durchschnittliche Konzentration liegt bei 23–29 µg/ml. Die mittlere Plasmahalbwertszeit liegt bei 16 Tagen. Das Auftreten persistierender neutralisierender Antikörper erhöht die Ausscheidung des Medikaments um das Dreifache (Auftreten in ca. 6 % der Patienten). Mittels Plasmaaustausch oder Immunadsorption kann Natalizumab aus dem Organismus eliminiert werden.

Dauer der Eskalationstherapie: Für die Behandlung mit Natalizumab exisiteren sehr robuste Daten zum Risiko-Nutzen-Profil. Die Entscheidung über eine Weiterbehandlung mit Natalizumab nach zwei Jahren muss dann in Abhängigkeit von der individuellen Wirksamkeit des Medikaments, unter Berücksichtigung der verfügbaren Sicherheitsdaten, gangbarer Alternativen und des individuellen Risikos des Patienten sowie nach erneuter Aufklärung des Patienten (informed consent) erfolgen (siehe auch PML-Risiko unter »Besondere Hinweise«; und »Reevaluation nach 24 Monaten«). Eine Weiterbehandlung kann erfolgen, jedoch müssen alle klinischen und paraklinischen Maßnahmen der Pharmakovigilanz beachtet werden.

Nebenwirkungen und Kontraindikationen: Natalizumab sollte nicht angewandt werden, wenn eine Überempfindlichkeit gegen die Substanz oder einen der sonstigen Bestandteile besteht (beschrieben wurden ca. 4 % leichte bzw. 0,8 % schwere Hypersensitivitätsreaktionen). Bei Patienten mit systemischen Pilzinfektionen mit Candida und Aspergillus (außer Soor und Hautpilzen) wird in den ersten sechs Monaten von der Verwendung von Natalizumab abgeraten. Auch bei aktiven Infektionen (Harnwegsinfekte, Lungenentzündung, chronisch aktive Hepatitis), akuten Herpes-Infektionen (simplex oder zoster) mit einer Reaktivierung innerhalb der letzten drei Monate sowie bei anderen chronischen Virusinfektionen ist von der Natalizumab-Therapie abzuraten. Zudem sollten Patienten nicht mit Natalizumab therapiert werden, wenn eine der folgenden Krankheiten vorliegt: progressive multifokale Leukenzephalopathie sowie opportunistischen Infektionen (innerhalb der letzten drei Monate), HIV-Infektion, chronische oder rezidivierende bakterielle Infektionen (z. B. Tbc). Bei Patienten mit einem Malignom ist Natalizumab kontraindiziert (mögl. Ausnahmen: behandeltes Carcinoma *in situ*, mehr als fünf bis zehn Jahre Rezidivfreiheit bei behandeltem Karzinom; reseziertes Basaliom). Auch der Zustand nach Organtransplantation mit aktueller Immunsuppression sowie eine Schwangerschaft führen zur Kontraindikation. Die Unbedenklichkeit und Wirksamkeit von Natalizumab bei Kindern unter 18 Jahren ist bisher noch nicht belegt, es liegen jedoch erste kleinere Fallserien zur Anwendung vor. Derzeit ist Natalizumab bei Kindern unter 18 Jahren kontraindiziert.

Risiken einer Langzeitbehandlung mit Natalizumab: Die Therapie mit Natalizumab ist mit dem Risiko einer PML assoziiert. Dieses Risiko steigt insbesondere nach einer länger andauernden Behandlung (v. a. ≥ zwei Jahre). Deshalb ist eine engmaschige klinische Beobachtung dringend angezeigt und der Patient muss nach zwei Jahren erneut über die Risiken einer Behandlung, insb. das erhöhte PML-Risiko, informiert weren (*obligat*). Hier sollten kognitive und neuropsychologische Funktionen besonders berücksichtigt werden. Nach aktuellem Kenntnisstand lassen sich drei Faktoren für das Risiko benennen, an einer PML unter Natalizumab-Therapie zu erkranken, und auf der Basis retrospektiver, durch die Firma Biogen Idec initiierte Analysen bisheriger PML-Fälle teilweise quantifizieren: 1. eine Behandlungsdauer von mehr als 24 Monaten, 2. eine vorausgegangene immunsuppressive Therapie (unabhängig von Dauer, Abstand und Art der Immunsuppression), 3. ein positiver JCV-Serologie-Status. Anti-JCV-Antikörper sind hierbei momentan als »möglicher Biomarker« zu werten, deren Bewertung derzeit auf einer retrospektiven Studie basiert und dessen unabhängige wissenschaftliche prospektive Validierung noch aussteht, allerdings von der EMA in der Fachinformation als Risikofaktor genannt ist. Nach gegenwärtigem Wissensstand basiert die Entscheidung der Weiterführung der Therpaie auf der Behandlungsdauer, immunsuppressiver Vortherapie sowie verfügbaren Therapiealternativen und erst in zweiter Linie auf der JCV-Serologie. Ein fehlender Nachweis von Anti-JCV-Antikörpern entbindet daher keinesfalls von anderweitig notwendigen sinnvollen Maßnahmen der Pharmakovigilanz.
Bei Verdacht auf Komplikationen einer Natalizumab-Therapie, Entscheidungsschwierigkeiten bzgl. der möglichen Behandlungsalgorithmen sollte der Kontakt zu einem kompetenten MS-Zentrum gesucht werden. Bei Verdacht auf PML sowie Behandlung einer PML mit IRIS ist in jedem Fall unverzüglich der Kontakt mit einem MS-Zentrum sowie zu einem neurologischen Krankenhaus der Maximalversorgung (mit Intensivstation) zu suchen.

Natalizumab-assoziierte PML und IRIS

Behandlung der Natalizumab-assoziierten PML: Die Wiederherstellung der Immunfunktion ist die wichtigste Einzelmaßnahme zur Beherrschung der PML. Daher stellt bereits das Absetzen der Therapie bei vermuteter PML unter Natalizumab den ersten Schritt dar. Angesichts der langen biologischen Halbwertszeit von Natalizumab bedarf es zusätzlicher Maßnahmen zur möglichst raschen Elimination des Antikörpers. Der dreimalige Austausch des 1,5-fachen Blutplasmavolumens über fünf bis acht Tage senkt nicht nur die Konzentration von Natalizumab im Blut, sondern entsättigt auch die α4-Integrin-Moleküle. Alternativ wurde von einigen Autoren die Immunadsorption der Antikörper an eine Tryptophan-Säule (TR-350-L) aus einem typischen Plasmavolumen von 2 000 ml angewandt. Die Datenlage reicht jedoch derzeit nicht aus, um eine der beiden Methoden, deren Kombination oder eine Immunadsorption mit Protein-A-Säulen bevorzugt empfehlen zu können.
Zur antiviralen Therapie wurde eine Vielzahl von Wirkstoffen auf Basis von Fallberichten oder kleinen Fallserien empfohlen. Die einzige prospektive, randomisierte Studie zur medikamentösen Therapie der PML wurde bei HIV-Patienten durchgeführt und konnte keinen Vorteil der Gabe von Cytosinarabinosid zeigen, obwohl die Substanz in vorangegangenen Einzelfallberichten als wirksam eingestuft worden war. Auch die zusätzliche Gabe von Cidofovir brachte bei der HIV-assoziierten PML gegenüber der hochaktiven antiretroviralen Therapie alleine keinen Vorteil. Ein kürzlich durchgeführtes Screening der Aktivität von 2 000 zugelassenen Wirkstoffen gegen neurotrope Stämme von JCV ergab, dass Mefloquin die virale Replikation nach Aufnahme in die Wirtszelle hemmt. Der Effekt von Mefloquin auf die JCV-Titer im Liquor wird derzeit in einer kleineren Studie geprüft. Außerdem wird die Blockade von Serotoninrezeptoren als weiterer Therapieansatz bei PML diskutiert. Ein Fallbericht zeigt, dass Mirtazapin bei PML wirksam sein könnte. Dieser Therapieansatz beruht auf der Beobachtung, dass JCV den Serotoninrezeptor 5-HT2a zur Bindung an die Zielzellen nutzt und dass Mirtazapin und verwandte Substanzen wie Ketan-

Tab. F 11.9: Praktisches Vorgehen bei Therapie mit Natalizumab (Tysabri®)

Indikation
Monotherapie bei hochaktiver schubförmiger MS bei

1. *Patienten mit hoher Krankheitsaktivität trotz immunmodulatorischer Behandlung (IFN-β oder GA)*
   - im letzten Jahr mindestens ein Schub und
   - mindestens neun T2-hyperintense Läsionen *oder* ≥ eine Gd-anreichernde Läsion
2. *Patienten mit rasch fortschreitender schubförmig remittierend verlaufender MS (mindestens zwei schwere Schübe pro Jahr)*
   - zwei oder mehr Schübe mit Behinderungsprogression in einem Jahr und
   - mit ≥ einer Gd-anreichernden Läsionen im MRT *oder* mit einer signifikanten Erhöhung der T2-Läsionen im Vergleich zu früheren (6 bis 12 Monate alten) MRT-Aufnahmen

Dosierung
300 mg i. v. im Abstand von 4 Wochen (1 × monatlich)

Kontraindikationen:
Überempfindlichkeit gegen die Substanz oder einen sonstigen Bestandteil, Malignom, Zustand nach Organtransplantation mit aktueller Immunsuppression, PML, aktiven oder chronischen Infektionen, Schwangerschaft, Kinder unter 18 Jahren

vor 1. Gabe*

1. Sichere Diagnose! Aufklärung, Einverständniserklärung (*obligat*)
2. Anamnese und klinische Untersuchung zu möglichen Kontraindikationen (*obligat*)
3. Labor Basis-Programm: BB, Diff-BB, Leberwerte (GOT, GPT, GGT), CRP (*obligat*); CD4-/CD8-T-Zellen (ggf. CD19-B-Zellen, NK-Zellen) Hepatitis B- und C-Serologie (bei anamnestischen Hinweisen oder erhöhten Leberwerten), HIV-Serologie, VZV-Serologie, Tbc-Test (empfohlen); bei Patientinnen wird ein Schwangerschaftstest empfohlen. Bei Lymphopenie < 1 000/µl, Neutropenie < 1 550/µl, oder CD4 +-T-Zellen < 500/µl bzw. CD8 +-T-Zellen < 250/µl sollte Natalizumab nicht angesetzt werden (*obligat*). Diff-BB muss dann in *zweiwöchtentlichen* Abständen durchgeführt werden, ggfs. eine internistische Abklärung. Natalizumab kann nach Normalisierung der Werte und Ausschluss anderer Ursachen begonnen werden.
4. MRT des Schädels (≤ 3 Monate alt) auch zur Differenzierung akuter Schub vs. PML *(obligat)*
5. Maßnahmen für Akuttherapie anaphylaktischer Reaktionen vorhalten (*obligat*)

Therapieabstand und Maßnahmen abhängig von Vortherapien

- Abstand zu vorheriger Therapie mit IFN-β oder Glatirameracetat: keine (vorausgesetzt, eventuelle Effekte jener Therapien auf Immunsystem, z. B. Zytopenie, sind abgeklungen)
- Abstand zu vorheriger Therapie mit Fingolimod: mind. 2–3 Monate bei normalisierten Leukozyten (*obligat*), kompletter Immunstatus (Diff-BB, CD4 +-, CD8 +-T-Zellen, CD19-B-Zellen) (*obligat*)
- Abstand zu vorheriger Therapie mit Azathioprin, Methotrexat oder Mitoxantron: Auswaschphase von mind. 3 (Azathiprin, Methotrexat) bis 6 Monaten (Mitoxantron), kompletter Immunstatus (Diff-BB, CD4 +-, CD8 +-T-Zellen, B-Zellen) (*obligat*); Effekte auf Immunsystem, z. B. Zytopenie, müssen abgeklungen sein
- Abstand zu vorheriger Therapie mit Rituximab, Alemtuzumab, Ciclosporin A, Cyclophosphamid: > 6 Monate, kompletter Immunstatus inkl. Diff-BB, CD4 +-, CD8 +-T-Zellen, B-Zellen, NK-Zellen (*obligat*); Effekte auf Immunsystem, z. B. Zytopenie, müssen abgeklungen sein
- Abstand zur Behandlung mit Studienmedikamenten (z. B. BG12, Teriflunomid, Laquinimod, Daclizumab): nicht festzulegen, aber Effekte auf Immunsystem, z. B. Zytopenie, müssen abgeklungen sein

Applikation
Biologische Vorprobe: 1 ml der Infusionslösung infundieren, abstellen und 15 Minuten beobachten (Anaphylaxie). Diese Maßnahme bei erster und zweiter Applikation zwingend (anaphylaktische/anaphylaktoide Reaktionen, insbesondere i. R. der zweiten Gabe)

- 15 ml des Natalizumab-Konzentrats werden zu 100 ml einer 0,9 %igen NaCl-Infusion gegeben
- Dauer der Infusion: eine Stunde; Nachbeobachtung eine Stunde

***Verlaufskontrollen/Besonderheiten/Hinweise**

- Blutbild alle 3–6 Monate (*obligat*) und CRP (*empfohlen*), bei Leukozytopenie o. Leukozytose Diff-BB (*obligat*)
- Leberwerte (GOT, GPT, GGT): Kontrolle 4 Wochen nach Behandlungsbeginn und unter Therapie alle 3 Monate im ersten halben Jahr (*empfohlen*). Bei Anstieg über 3-fachen Normwert Natalizumab aussetzen. Wenn Transaminasewerte wieder sinken, kann Therapie fortgeführt werden (cave: engmaschige Kontrolle!); bei wiederholtem Anstieg der Leberwerte auf das 5-fache der Norm Natalizumab dauerhaft absetzen
- Vierteljährliche neurologische Kontrolluntersuchungen (*obligat*)
- Kontroll-MRT nach 12 und 24 Monaten *(obligat)*, wird die Therapie danach weitergeführt, sollten Maßnahmen höchster klinischer Vigilanz erfolgen
- Reevaluation der Behandlung nach 24 Monaten
- Fortsetzung der Therapie nur, wenn Wirksamkeit und Immunkompetenz gegeben sind und Indikation weiterhin besteht
- ausführliche Diskussion mit Patienten und Dokumentation (*obligat*)
- Die fehlende Verfügbarkeit von Therapiealternativen sowie die Unwirksamkeit weniger riskanter Therapieoptionen (Therapieversagen unter vorangegangener Basistherapie) sollte dokumentiert werden (*empfohlen*).

Schübe unter Natalizumab
Schübe, die unter Natalizumab auftreten, können nach Standardvorgaben mit Kortison therapiert werden (unter begleitender Weiterführung der Natalizumab-Therapie). Relevant ist hier die Prüfung von Ursachen für ein möglicherweise zugrunde liegendes Therapieversagen (z. B. das Vorliegen von neutralisierenden Antikörpern gegen Natalizumab). Prinzipiell möglich ist die Eskalationstherapie des MS-Schubes mittels Plasmapherese. Natalizumab wird aufgrund seiner Pharmakokinetik hier jedoch ausgewaschen.

Tab. F 11.9: Praktisches Vorgehen bei Therapie mit Natalizumab (Tysabri®) (Fortsetzung)

Umstellen von Natalizumab auf andere MS-Therapeutika
Kein Abstand zur Deeskalation auf Beta-Interferone oder Glatirameracetat: Nachfolgetherapie sollte rasch anschließen, BB, Diff-BB, Leberwerte (*obligat*) und Referenz-MRT (*empfohlen*)
Umstellung auf Fingolimod oder Mitoxantron mit Karenzzeit von 2–3 Monaten sowie vor Beginn Immunstatus und Referenz-MRT (*obligat*)

Schwangerschaft und Stillzeit
- Frauen im gebärfähigen Alter sind auf eine wirksame Empfängnisverhütung aufmerksam zu machen (*obligat*). Natalizumab mind. drei Monate vor einer gewünschten Konzeption abzusetzen
- Natalizumab ist während der Schwangerschaft und Stillzeit kontraindiziert. Verordnung während der Schwangerschaft nur wenn der behandelnde Arzt es als notwendig erachtet. Das Stillen ist im Falle einer Behandlung zu beenden
- Eine Schwangerschaft unter Natalizumab ist keine zwingende Indikation für einen Schwangerschaftsabbruch, jedoch sollte eine Beendigung der Therapie erwogen werden

Impfungen
Die Wirksamkeit von Impfungen kann während und bis zu drei Monate nach dem Absetzen von Natalizumab eingeschränkt sein. Die Anwendung von attenuierten Lebendimpfstoffen ist unter der Therapie mit Natalizumab zu vermeiden (*obligat*).

Infektionen unter Natalizumab
Patienten mit akuten oder chronischen Infektionen sollten keine Therapie mit Natalizumab beginnen. Bei akuten Infektionen unter Natalizumab sind unverzüglich Maßnahmen zur Diagnostik und Therapie einzuleiten. Bei Zeichen einer Immunkompromittierung zeigen (z. B. Infekthäufung, Aktivierungen latenter Viren, opportunistische Infektionen) ist Natalizumab abzusetzen (*obligat*).

PML
Die Anwendung von Natalizumab wurde mit einem erhöhten Risiko für die Entwicklung einer PML in Verbindung gebracht, die tödlich verlaufen oder zu einer schweren Behinderung führen kann. Das Risiko einer PML steigt:
- mit zunehmender Behandlungsdauer (insb. > 24 Monate)
- nach Behandlung mit Immunsuppressivum

Entsprechend muss der Patient nach zweijähriger Therapie erneut über die Risiken einer Behandlung – insbesondere über das erhöhte Risiko für eine PML – informiert und über erste Anzeichen einer PML und deren Symptome in Kenntnis gesetzt werden (*obligat*).
Für den Fall, dass der Verdacht auf eine PML besteht, muss die Gabe von Natalizumab so lange ausgesetzt werden, bis eine PML ausgeschlossen werden kann (*obligat*).
Erlaubt die klinische Untersuchung keine Differenzierung zwischen MS-Schub und PML, sind MRT-Untersuchungen (mit KM), Liquoruntersuchungen auf JCV-DNA und wiederholte neurologische Untersuchungen durchzuführen (*obligat*). Ggf. wiederholte Virus-DNA Bestimmungen in einem Referenzlabor.

PML und IRIS
- IRIS tritt faktisch obligat nach Ende der Therapie mit Natalizumab auf (i. d. R. innerhalb einiger Wochen und Monate nach Plasmaaustausch)
- Folge: schwere neurologische Komplikationen möglich, die ohne entsprechende intensivmedizinische Maßnahmen tödlich verlaufen
- Aufgrund hoher Variabilität der Krankheit und Alternativdiagnosen führt manchmal nur eine Biopsie zur Klärung der Situation (DD PML, IRIS, MS-Läsionsprogression)
- Derzeit einzige Therapie: hoch dosierte Steroide, konventionelle intensivmedizinische Maßnahmen zur Kontrolle eines Hirnödems, Überwachung mit geeigneter Behandlung der damit einhergehenden Entzündungsreaktion (*obligat*)

serin und Ritanserin die Infektion von kultivierten Zellen blockieren. Allerdings ist es unwahrscheinlich, dass der Serotoninrezeptor die einzige Struktur ist, über die das Virus in die Zelle eindringt, und dass die üblichen Dosierungen von Mirtazapin ausreichen, um die Rezeptoren effektiv zu blockieren. Zusammenfassend kann daher keine pauschale Empfehlung für den Routineeinsatz bestimmter Substanzen als antivirale Therapie bei PML gegeben werden, ein individueller Heilversuch sollte allerdings durchaus erwogen werden. Das Therapieschema richtet sich dabei nach dem üblichen Vorgehen für die anderweitigen Indikationen (z. B. für Mefloquin Eindosierungsphase mit 250 mg/die oral über drei Tage, dann Erhaltungstherapie mit 250 mg/Woche für sechs Monate).

IRIS bei Absetzen von Natalizumab

Das inflammatorische Immunrekonstitutionssyndrom (IRIS) ist definiert als paradoxe Verschlechterung des klinischen Zustands durch Rekonstitution des Immunsystems. Hiervon zu trennen ist die Wiederkehr der entzündlichen MS-Krankheitsaktivität (»rebound«) nach Absetzen von Natalizumab, die aktuellen Berichten zufolge recht schwerwiegend verlaufen kann. Das IRIS tritt nach Beginn einer intensiven antiretroviralen Therapie bei HIV (HAART) und regelhaft nach Absetzen von Natalizumab bei MS im Kontext von PML auf. Das klinische und radiologische Bild und das Intervall zwischen dem Absetzen von Natalizumab bzw. dem Beginn der Plasmaaustauschtherapie und dem Auftreten des IRIS sind jedoch recht variabel; so kann der zeitliche Abstand drei Wochen bis zu mehreren Monaten betragen. Die Pathogenese des IRIS ist insgesamt noch nicht ausreichend verstanden. Zudem ist unklar, ob sich seine Pathologie bei Patienten mit Natalizumab-assoziierter PML und bei HIV identisch darstellt. Obwohl die Diagnose des IRIS nicht primär auf radiologischen Kriterien beruht, werden entzündliche Prozesse in der CT oder MRT wie neue Kontrastmittel aufnehmende Läsionen vielfach als

Hinweis auf ein IRIS interpretiert. IRIS-spezifische Liquorbefunde gibt es nicht.

Zur Behandlung des IRIS liegen keine kontrollierten Studien vor. Da ein IRIS aufgrund eines raumfordernden Effekts und einer Hirndrucksteigerung lebensbedrohlich verlaufen kann, wird ein aggressives antiinflammatorisches Vorgehen mit hoch dosierten Kortikosteroiden als erforderlich erachtet. Dem Konsensus nach werden 1 g Methylprednisolon/Tag für fünf Tage mit nachfolgender ausschleichender Gabe über zwei Wochen empfohlen. Die am Behandlungsende durchgeführte MRT dient der Entscheidung, ob die Therapie verlängert werden muss. Wenn sich die Symptome während der Ausschleichphase oder danach verschlechtern, sollte erneut nach dem gleichen Schema therapiert werden. Alternativ ist eine Dosiserhöhung zu erwägen (2 g Methylprednisolon/Tag für fünf Tage, mit nachfolgend ausschleichender Gabe). Ein Hirnödem kann den Einsatz von Mannitol erfordern (Übersicht bei Hartung et al. 2011).

F 11.4.3.2 FTY720 (Fingolimod, Gilenya®)

Indikation: Fingolimod ist in der Europäischen Union in erster Linie als Eskalationstherapie zugelassen. Es kann bei folgenden Patientengruppen eingesetzt werden:

1. Patienten mit hoher Krankheitsaktivität trotz Behandlung mit einem Beta-Interferon-Präparat oder Glatirameracetat. Patienten sollten im letzten Jahr unter Basistherapie
   - mindestens einen Schub gehabt haben und
   - sie sollten mindestens neun T2-hyperintense Läsionen im kranialen MRT oder mindestens eine Gadolinium anreichernde Läsion aufweisen.

oder

2. Patienten mit rasch fortschreitender schwerer schubförmig-remittierend verlaufender Multipler Sklerose können auch primär mit Fingolimod behandelt werden, wenn
   - zwei oder mehr Schübe mit Behinderungsprogression im Jahr zuvor aufgetreten sind und
   - eine oder mehr Gadolinium anreichernde Läsionen im MRT des Gehirns oder eine signifikante Erhöhung der T2-Läsionen im Vergleich zu einer kürzlich durchgeführten (sechs bis zwölf Monate alten) MRT nachweisbar sind.

Die zugelassenen Indikationen für Fingolimod sind identisch mit denjenigen für Natalizumab.
Die Dosierung ist 0,5 mg, einmal täglich oral. Die Tablette kann mit oder ohne Nahrung eingenommen werden. Dosisanpassungen nach Gewicht, Geschlecht, ethnischer Zugehörigkeit werden nicht vorgenommen.

Aufgrund der Zulassung der Substanz bei Schriftlegung dieses Buches bestehen relativ wenige Erfahrungen mit FTY720 außerhalb klinischer Studien. Seit 01/2012 besteht die Notwendigkeit einer strengeren kardiovaskulären Überwachung von MS-Patienten, die eine Therapie mit Fingolimod (Gilenya®) beginnen. Da das Präparat nach der ersten Dosis eine vorübergehende Bradykardie verursachen und möglicherweise einen AV-Block auslösen kann und einige Fallberichte von Patienten mit unerwünschten kardiovaskulären Ereignissen vorliegen, darunter der Fall einer Patientin, die nach der ersten Gabe von Fingolimod aus bislang unbekannter Ursache verstarb, ist innerhalb der ersten sechs Stunden nach Behandlungsbeginn eine intensive Überwachung der kardiovaskulären Funktionen erforderlich. Die Überwachung umfasst ein Zwölf-Kanal-EKG vor der Erstgabe und sechs Stunden nach der ersten Dosis eine kontinuierliche sechsstündige EKG-Überwachung sowie stündliche Messungen von Blutdruck und Herzfrequenz. Diese Überwachung sollte bei Patienten mit Hinweisen auf klinisch bedeutsame kardiale Auffälligkeiten bis zu deren Rückbildung weitergeführt werden. **Tab. F 11.10** fasst den praktischen Umgang mit Fingolimod zusammen.

F 11.4.3.3 Mitoxantron (MIX, Novantron®)

Das Chemotherapeutikum Mitoxantron kann bei Versagen einer immunmodulierenden Basisbehandlung im Sinne der Therapieeskalation bzw. bei schweren und rasch progredienten MS-Verläufen eingesetzt werden. In mehreren Studien wurde übereinstimmend eine signifikante Reduktion der Schubzahl und in der zweijährigen Dosisvergleichsstudie (MIMS-Studie; Hartung et al. 2002) auch der Krankheitsprogression nachgewiesen (↑). Es wird als ein effektives immunprophylaktisches Medikament in der Behandlung sowohl der schubförmigen als auch der sekundär progredienten MS angesehen, welches aber aufgrund seiner Kardiotoxizität oberhalb einer Dosis von 140 mg/m² KOF nur etwa 24–36 Monate eingesetzt werden kann. Der Effekt auf die Krankheitsaktivität kann nach Absetzen von MIX andauern. Eine Wirksamkeit bei primär progredienter MS konnte bisher nicht gezeigt werden (Leary und Thompson 2005).
Wir stellen die Indikation bei Patienten mit:

1. hochaktivem schubförmigem Verlauf mit zwei Schüben/Jahr und/oder Progression im EDSS mit schlechter Remissionstendenz mit oder ohne vorangegangene Immuntherapie (IFN-β, GA, AZA, IvIg, Off-label-Anwendung)
2. Therapieversagen der Medikamente der 1. (und 2.) Wahl bei schubförmiger MS
3. SP-MS mit rascher Progression (1 EDSS-Punkt pro Jahr)

Die bläuliche Substanz, die bei Raumtemperatur gelagert werden kann, wird nach Verdünnung in physiologischer Kochsalzlösung in einer ca. 30-minütigen Infusion appliziert. Die Applikationsintervalle betragen in Anlehnung an die MIMS-Studie drei Monate für die Gesamtdauer von zwei Jahren (d. h. neun Infusionen mit einer Dosis von 12 mg/m² Körperoberfläche). Zur Vermeidung von infusionsbedingter Übelkeit wird die zusätzliche Medikation mit einem oralen oder intravenösen Antiemetikum (z. B. Ondansetron oder Tropisetron) empfohlen (s. **Tab. F 11.11**). Die Patienten sollten zur ausreichenden Flüssigkeitszufuhr (zwei bis drei Liter) am Tag nach der Infusion angehalten werden, zudem müssen sie über eine kurzfristig auftretende Blau-

Tab. F 11.10: Praktisches Vorgehen bei der Therapie mit FTY720 (Fingolimod, Gilenya®)

Indikation
Eskalationstherapie bei hochaktiver schubförmiger MS bei
1. *Patienten mit hoher Krankheitsaktivität trotz immunmodulatorischer Behandlung (IFN-β oder GA) so wie*
   - im letzten Jahr mindestens einem Schub und
   - mindestens 9 T2-hyperintensen Läsionen *oder* ≥ einer Gd-anreichernden Läsion
2. *Patienten mit rasch fortschreitender schubförmig remittierend verlaufender MS (mindestens 2 schwere Schübe pro Jahr) sowie*
   - zwei oder mehr Schüben mit Behinderungsprogression in einem Jahr und
   - mit ≥ 1 Gd-anreichernden Läsionen im MRT *oder* mit einer signifikanten Erhöhung der T2-Läsionen im Vergleich zu früheren (6 bis 12 Monate alten) MRT-Aufnahmen

Dosierung
0,5 mg oral (1 × täglich); Einnahme mit oder ohne Nahrung möglich
Bei leichter Leberinsuffizienz ist keine Anpassung der Dosis notwendig. Fingolimod wird bei oraler Gabe innerhalb von 12–16 Stunden resorbiert. Die Eliminationshalbwertszeit von Fingolimod und Fingolimod-P beträgt 6–9 Tage. Bei täglicher Gabe wird nach 1–2 Monaten die Steady-state-Konzentration im Plasma erreicht. Weder Dialyse noch Plasmaaustausch führen zu einer Elimination von Fingolimod aus dem Körper. Die Metabolisierung erfolgt über Cyp P450 4F2, sowie Cyp P450 3A4. Demnach können Cyp P450 3A4 inhibitoren (z. B. Proteaseinhibitoren, Azol-Antimykotika, Clarithromycin oder Telithromycin) zu einer Erhöhung der Fingolimod-Konzentration führen.

vor 1. Gabe*
obligat:
1. Anamnese und klinische Untersuchung zu möglichen Kontraindikation
2. Labor-Basis-Programm: BB, Diff-BB, GOT, GPT, GGT, ESG, VZV-Serologie, Schwangerschaftstest, Bei VZV seronegativen Patienten: Impfung gegen VZV (Lebendimpfstoff)
3. EKG: vor Behandlungsbeginn ein 12-Kanal-EKG und 6 Stunden nach der ersten Dosis; eine kontinuierliche 6-stündige EKG-Überwachung nach Erstdosis sowie stündliche Messungen von Blutdruck und Herzfrequenz; bei Patienten mit Hinweisen auf klinisch bedeutsame kardiale Auffälligkeiten sollte die Überwachung bis zu deren Rückbildung weitergeführt werden.
   Eine Fortführung der Überwachung wird bei Vorliegen eines der folgenden Kriterien empfohlen:
   Zum Zeitpunkt von 6 Stunden nach der ersten Gabe das Vorhandensein von:
   - Herzfrequenz < 40 Schläge pro Minute
   - Rückgang der Herzfrequenz um mehr als 20 Schläge pro Minute im Vergleich zum Ausgangswert
   - Persistierendem neu aufgetretenem AV-Block 2. Grades, Typ Mobitz 1 (Wenckebach)

   Während der 6-stündigen Überwachung das Auftreten von:
   - Symptomatischer Bradykardie
   - Neu aufgetretenem AV-Block 2. Grades, Typ Mobitz 2
   - Neu aufgetretenem AV-Block 3. Grades
4. Opthalmologische Untersuchungen bei Diabetikern und Patienten mit Uveitis oder Makulaödem in der Anamnese
5. Lungenfunktionstest: Bei Hinweisen auf pulmonologische Störung Spirometrie und Bestimmung der DLCO
6. Aufklärungsblatt mit Einwilligungserklärung zur Therapie

empfohlen:
7. Hepatitis-B- und C-Serologie, HIV-Serologie, bei entsprechender Anamnese Tbc-Test und Röntgen-Thorax; Behandlung mit Fingolimod frühestens 4 Wochen nach Impfung
8. Referenz-MRT bei Behandlungsbeginn (≤ 3–6 Monate alt)
9. Opthalmologische Untersuchungen zum Ausschluss eines Makulaödems: Dermatologische Untersuchungen: Präkanzerosen ausschließen

Abstand und Maßnahmen abhängig von den Vortherapien
1. Behandlungsnaiv: Keine weitere Zusatzdiagnostik
2. Vorbehandlung mit Interferon-β oder Copaxone: Keine Wartezeit oder weitere Zusatzdiagnostik notwendig
3. Vorbehandlung mit Natalizumab: Mindestabstand von 8 Wochen, Diff-BB (*obligat*), insb. wenn ≥ 18 Monate dauerhaft Natalizumab-Therapie (*obligat*)
4. Vorbehandlung mit Azathioprin, Methotrexat oder Mitoxantron Auswaschphase von 3–6 Monaten, Diff-BB, CD4-T-Zellen, CD8-T-Zellen, CD19-B-Zellen (*obligat*)
5. Vorbehandlung mit Rituximab oder Alemtuzumab: Karenzzeit ≥ 6 Monate, Diff-BB, CD4-T-Zellen, CD8-T-Zellen und CD19-B-Zellen (*obligat*)
6. Vorbehandlung mit Studienmedikamenten (z. B. BG12, Teriflunomide, Laquinimod, Daclizumab, Cladribin): Karenzzeit > 3–6 Monate, Diff-BB, CD4-T-Zellen, CD8-T-Zellen, CD19-B-Zellen (*obligat*)

***Verlaufskontrollen/Besonderheiten/Hinweise**
obligat:
- BB und Diff-BB: 2 und 4 Wochen nach Behandlungsbeginn, danach alle 3–6 Monate
- Bei einer Lymphopenie unter 200/µl (bestätigt in einer 2. Messung nach 2 Wochen) muss Fingolimod abgesetzt werden; dann Diff-BB alle 14 Tage, Fingolimod erst wieder ansetzen, wenn Lymphozyten-Wert > 600/µl
- GOT, GPT, GGT: 2 und 4 Wochen nach Behandlungsbeginn, danach in 3–6-monatlichen Abständen kontrollieren: Bei Lebertransaminasen über 5 × ULN (*upper limit of normal*) sollte Fingolimod abgesetzt werden und wöchentliche Kontrollen von GOT, GPT, GGT sowie Serum-Bilirubin und AP durchgeführt werden. Bei Rückkehr der Transaminasenwerte in den Normbereich kann Fingolimod wieder angesetzt werden. Leberwerte dann wöchentlich kontrollieren. Bei einem wiederholten Anstieg der Lebertransaminasen über 5 × ULN muss Fingolimod permanent abgesetzt werden.
- Nach dem ersten Behandlungsmonat und dann vierteljährliche neurologische Kontrolluntersuchungen, ggf. durch MS-behandlungserfahrene Ärzte (z. B. MS-Zentren)

Tab. F 11.10: Praktisches Vorgehen bei der Therapie mit FTY720 (Fingolimod, Gilenya®) (Fortsetzung)

- Kranielles MRT: einmal jährlich zur Beurteilung des Behandlungserfolges und zur Einschätzung differentialdiagnostisch relevanter Komplikationen
- Ophthalmologische Kontrolle: 3–4 Monate nach Therapiebeginn mit der Frage, ob ein Makulaödem vorliegt, bei Diabetikern und bei Patienten mit einer Uveitis in der Vorgeschichte darüber hinaus regelmäßige (z. B. alle 6 Monate) Augenhintergrunduntersuchung; bei neuen Sehstörungen, die nicht einer Optikusneuritis zugeordnet werden können sollte erneute Untersuchung erfolgen.
- Pulmonologische Kontrolle: bei Hinweisen auf Lungenfunktionsstörungen ist eine fachärztliche pulmonologische Untersuchung durchzuführen

empfohlen:
- Dermatologische Kontrolle: nach 1 Jahr bei Patienten ohne erhöhtes Risiko, bei Risikopatienten (aktinische Keratose, Basaliom-Anamnese) ist eine Untersuchung nach 1 Jahr dringend empfohlen
- Schübe: Schübe, die unter Fingolimod auftreten, können nach Standardvorgaben mit Kortison therapiert werden (unter begleitender Weiterführung der Fingolimod-Therapie). Ebenfalls möglich ist die Eskalationstherapie des MS-Schubes mittels Plasmapherese. Fingolimod wird aufgrund seiner Pharmakokinetik hier nicht ausgewaschen.
- Die zusätzliche Gabe von Immunmodulatoren (Interferone oder Copaxone), monoklonalen Antikörpern (Natalizumab) oder Immunsuppressiva (Azathioprin, Methotrexat, Mitoxantron) ist streng kontraindiziert
- Bei Aussetzen von Fingolimod für mehr als 2 Wochen gelten die Hinweise zur Erstdosierung erneut

Umstellen von Fingolimod auf andere MS Therapeutika
obligat:
- Deeskalation von Fingolimod auf Beta-Interferone oder Copaxone: Es wird empfohlen, eine 4-wöchige Karenzzeit einzuhalten, Diff-BB zum Ausschluss einer relevanten Lymphopenie
- Umstellung auf Natalizumab oder Mitoxantron: Es wird empfohlen, eine mind. 6–8-wöchige Karenzzeit einzuhalten, kompletter Immunstatus (Diff-BB, CD4-T-Zellen, CD8-T-Zellen, CD19-B-Zellen) (*obligat*), cMRT zur Erfassung des Ausgangsstatus insbesondere auch im Hinblick auf Komplikationen

Schwangerschaft und Stillzeit
obligat:
- Fingolimod ist während der Schwangerschaft und Stillzeit streng kontraindiziert;
- Frauen im gebärfähigen Alter sind auf eine wirksame Empfängnisverhütung aufmerksam zu machen;
- Eine Schwangerschaft unter Fingolimod ist keine zwingende Indikation für einen Schwangerschaftsabbruch; Fingolimod sollte jedoch sofort abgesetzt werden

empfohlen:
- Da nach Abbruch der Behandlung die Elimination von Fingolimod etwa 2 Monate dauert, sollte Fingolimod mindestens 3 Monate vor einer gewünschten Konzeption abgesetzt werden.

Impfungen
empfohlen:
Die Wirksamkeit von Impfungen kann während und bis zu 2 Monate nach Absetzen von Fingolimod eingeschränkt sein. Die Anwendung von attenuierten Lebendimpfstoffen ist unter der Therapie mit Fingolimod zu vermeiden.

Infektionen
obligat:
Patienten mit akuten oder chronischen Infektionen sollten keine Therapie mit Fingolimod beginnen. Bei akuten Infektionen unter Fingolimod sind unverzüglich Maßnahmen zur Diagnostik und Therapie einzuleiten. Insbesondere gilt dies bei Verdacht auf (Re-)Aktivierung von Viren der Herpesgruppe (z. B. Herpes zoster, Herpesenzephalitis mit Herpes simplex). Sollten sich Zeichen einer Immunkompromittierung zeigen (z. B. Infekthäufung, Aktivierungen latenter Viren, opportunistische Infektionen) ist Fingolimod sofort abzusetzen.

Blutdruck
empfohlen:
Regelmäßige RR-Kontrollen unter Fingolimod

Dauer der Therapie
Die maximale Therapiedauer ist momentan nicht bekannt. Daten zur Behandlung von MS-Patienten mit Fingolimod basieren momentan im Wesentlichen auf 2-jährigen Studiendaten. Eine 2-jährige Behandlung kann somit mit bekanntem Risiko-Nutzen-Profil durchgeführt werden. Die Entscheidung über eine Weiterbehandlung mit Fingolimod nach 2 Jahren muss dann in Abhängigkeit von der individuellen Wirksamkeit des Medikaments, unter Berücksichtigung bis dahin evtl. verfügbarer Sicherheitsdaten und nach erneuter Aufklärung des Patienten (informed consent) erfolgen.

Kontraindikationen
- schwere Leberinsuffizienz (Child-Pugh C)
- maligne Erkrankung
- Immundefizienz, aktive oder chronische Infektionen (insbesondere Hepatitis B und Tuberkulose)
- AV-Block II° oder III°, Herzrhythmusstörungen, die mit Klasse-Ia- (z. B. Chinidin, Ajmalin, Disopyramid) oder Klasse-III-Antiarrhythmika (z. B. Amiodarone, Sotalol) behandelt werden (cave Induktion von Torsades-de-Pointes)
- Makulaödem
- Bei Patienten mit chronischer schwerer Atemwegserkrankung, Lungenfibrose oder chronisch-obstruktiver Lungenerkrankung sollte Fingolimod nur mit besonderer Vorsicht angewendet werden.
- Die Unbedenklichkeit und Wirksamkeit von Fingolimod bei Kindern im Alter von 0 bis 18 Jahren ist bisher noch nicht belegt.
- In der Schwangerschaft und während der Stillzeit ist Fingolimod klar kontraindiziert.

Tab. F 11.11: Praktisches Vorgehen bei Mitoxantrontherapie

Indikation
1. hochaktiver schubförmiger Verlauf mit ≥ 2 Schüben/Jahr und/oder Progression im EDSS mit schlechter Remissionstendenz mit oder ohne vorangegangene Immuntherapie (IFN-ß, GA, AZA, Ivlg)
2. Therapieversagen der Medikamente der 1. (und 2.) Wahl bei schubförmiger MS
3. SP-MS mit rascher Progression (≥ 1 EDSS Punkt pro Jahr)

Einschlusskriterien
Kontraindikationen:
kardiale Vorerkrankungen, pathologische EKG-Veränderungen, LVEF < 50 %, vorbestehende Myelonsuppression, stattgehabte Antracyclintherapie oder mediastinale Radiation, mögliche kardiotoxische Komedikationen (z. B. Lithium), Schwangerschaft oder Stillzeit, relative Kontraindikation: eingeschränkte Leberfunktion

Vor Therapiebeginn:
Röntgen-Thorax, EKG, Echokardiographie, Blutbild, Leberwerte, Nierenwerte, klinische Chemie, Urinstatus, Schwangerschaftstest, bei Frauen sichere Kontrazeption

Therapieschema
1. Prophylaktische Antiemese (z. B. Navoban® 5 mg i. v.) 30–60 Minuten vor Infusion
2. Mitoxantron 12 mg/m² Körperoberfläche, gelöst in 250 ml NaCl 0,9 % über ca. 30 Minuten
3. Nach Infusion: regelmäßige Blutbildkontrolle (alle 3–4 Tage) bis zum Erreichen des Leukozytennadirs 10–14 Tage nach Infusion und Dokumentation des Wiederanstiegs der Leukozyten vor erneuter Mitoxantrongabe (ab der 4. Woche in 14-tägigem Abstand)
4. Dosismodifikation bei Leukozyten/Thrombozytennadir:
   Leukozytennadir < 2 000/µl oder Thrombozytennadir < 50 000/µl: Reduktion auf 10 mg/m² KOF
   Leukozytennadir < 1 000/µl oder Thrombozytennadir < 25 000/µl: Reduktion auf 8 mg/ m² KOF
   Leukozyten < 3 500/µl und/oder Thrombozyten < 100 000/µl zum geplanten Infusionszeitpunkt:
   Aufschub bis zur Leukozyten/Thrombozytennormalisierung
5. Therapieintervall: Infusionen alle 3 Monate
6. Maximaldosis: 140 mg/ m² KOF
7. Abbruchkriterien:
   Reduktion der linksventrikulären Auswurffraktion um > 10 % i. Vgl. zum Ausgangswert oder < 50 % im Absolutwert
   Keine Beeinflussung der Erkrankungsprogression bzw. Schubfrequenz innerhalb von 6–12 Monaten

Begleitende Maßnahmen
1. Ausführliche Information und Aufklärung des Patienten über toxische Nebenwirkungen, schriftliche Einverständniserklärung
2. Ausstellung Chemotherapiepass
3. Kontrollechokardiographie in halbjährlichen Abständen bzw. nach Erreichen einer kumulativen Gesamtdosis von 80 mg/m² KOF
4. Ggf. begleitende Kortisonpulstherapie während erster 3 Monate (unterstützend bis zum Greifen der Immunsuppression)

verfärbung des Urins bzw. der Skleren informiert werden. Schwere Nebenwirkungen wie Kardiomyopathie oder sekundäre Leukämien bei MS-Patienten während und nach der Behandlung mit Mitoxantron sind bekannt (Risiko 0,2–0,4 %), Die Behandlung sollte durch einen MS-Spezialisten erfolgen. Da in der MIMS-Studie unerwünschte kardiale Nebenwirkungen vor allem unter höheren Gesamtdosen auftraten, wird empfohlen, jenseits einer Kumulativdosis von 100 mg/qm KOF vor jeder Mitoxantronapplikation eine echokardiographische Kontrolle zu veranlassen und die Indikation zur Steigerung über 100 mg/m² KOF streng zu stellen. Die *Höchstdosis* wird derzeit mit *140 mg/m² KOF* angegeben.

Dauer der Eskalationstherapie, Immundeeskalation: Zunehmend hinterfragt werden inzwischen die Dauer einer erfolgreichen Immuneskalation und die nachfolgende Therapie (Deeskalation). Eine Rationale hierfür wäre die erneute Suszeptibiliät eines »supprimierten« Immunsystems für eine mildere immunmodulatorische Therapie, sprich Beta-Interferone oder alternativ Glatirameracetat (Ramtahal et al. 2006). Bislang liegen hierzu keine evidenzbasierten Daten vor. Letztere Strategie wird gegenwärtig in verschiedenen Studien geprüft (z. B. REMAIN-Studie) und findet auch bereits in der täglichen Praxis Verbreitung. Bei erfolgreicher Immuneskalation kommen folgende Möglichkeiten in Betracht: a) die Dauer der Mitoxantrontherapie kann durch Reduktion der jeweiligen Dosis von 12 auf 5 mg/m² KOF gestreckt werden, b) Mitoxantron wird beendet ohne Folgetherapie, c) Mitoxantron wird beendet (auch vor der zugelassenen Höchstdosis) und eine immunmodulatorische Therapie (re)initiiert (Deeskalation) (↔). Zusammen mit dem Wissen um die (kumulative und nicht kumulative) Toxizität des Alkylans sind die wenigen vorliegenden Daten vereinbar mit dem letzteren Konzept (Ramtahal et al. 2006). Zeigt sich ein Patient (insbesondere bei vormals progredient-relapsierender oder schubförmiger Verlaufsform) nach einem Jahr Mitoxantrontherapie (damit bei ca. 60 mg/m² KOF Dosis) eindeutig stabilisiert (auch ausweislich MRT), so ist aus unserer Sicht die frühe Deeskalation auf einen Immunmodulator durchaus zu vertreten (↔). Engmaschige Verlaufskontrollen zur Dokumentation einer weiteren Stabilisierung unter Deeskalation sind notwendig.

Nebenwirkungen und Kontraindikationen: Die Behandlung sollte immer in Kooperation mit einem MS-Zentrum unter engmaschiger Kontrolle des Blutbildes sowie der Leber- und Nierenfunktionswerte erfolgen. Wegen möglicher kardiotoxischer

Nebenwirkungen sollten vor Beginn der Behandlung und in mindestens halbjährlichen Abständen echokardiographische Untersuchungen mit Bestimmung der linksventrikulären Auswurffraktion (LVEF) durchgeführt werden. Eine Reduktion um 10 % i. Vgl. zum Vorbefund bzw. absolut < 50 % ist ein Abbruchkriterium (s. **Tab. F 11.11**). Die häufigsten Nebenwirkungen sind gastrointestinaler Art, an erster Stelle Übelkeit und Erbrechen (bis zu 70 % der Patienten). Selten tritt eine reversible Alopezie auf, bei Frauen häufiger eine sekundäre Amenorrhoe (meist reversibel). Schwerwiegender sind die erwähnten kardiotoxischen Nebenwirkungen wie Herzinsuffizienz, seltener Herzinfarkt, die dosisabhängig bisher vorwiegend bei Tumorpatienten berichtet wurden. Seltene Nebenwirkungen sind Ikterus, Krampfanfälle, Kopfschmerzen, Husten und Dyspnoe. Wegen der durch Mitoxantron möglicherweise induzierten Kardiotoxizität sollten MS-Patienten mit Herzerkrankungen (LVEF < 50 %), anhaltender oder vorausgegangener Therapie mit anderen kardiotoxischen Substanzen (z. B. Lithium, Anthrazykline) oder vorausgegangener Mediastinalbestrahlung nicht mit Mitoxantron behandelt werden. Absolute Kontraindikationen sind weiterhin Schwangerschaft und Stillzeit sowie eine Leukopenie von < 1 500 Zellen/µl. Eine relative Kontraindikation ist eine eingeschränkte Leberfunktion. *Sowohl bei männlichen als auch weiblichen Patienten sollte die Kontrazeption nach Absetzen von Mitoxantron noch mindestens sechs Monate fortgesetzt werden.* Auf die Möglichkeit der Samenspende ist bei männlichen Patienten vor der Therapie hinzuweisen!

F 11.4.3.4 Cyclophosphamid (CTX, Endoxan®)

Cyclophosphamid (CTX), eines der stärksten Immunsuppressiva überhaupt, ist bei besonders malignen MS-Verläufen mit häufigen Schüben und/oder rasch progredientem Voranschreiten der Erkrankung indiziert, bei denen andere immunsuppressive oder immunmodulierende Maßnahmen wirkungslos waren (s. **Tab. F 11.6**). Seine Bedeutung ist in der Praxis im Zuge zunehmend verfügbarer und hochwirksamer monoklonaler Antikörper inzwischen gering. Evidenzen für eine Wirksamkeit von CTX nach Mitoxantron – inzwischen eine der häufigsten Indikationen für CTX – fehlen (↓). In einer kleinen offenen Therapiestudie zeigten Mitoxantron und CTX in paralleler Gabe vergleichbare Wirksamkeit (Perini et al. 2006) (↔). Das Toxizitätsprofil von CTX ist jedoch schlechter als das von Mitoxantron. CTX wird nach folgendem Schema eingesetzt: Begonnen wird mit einer Induktionstherapie von 350 mg/m² KOF (in 250 ml 0,9 % NaCl-Lösung als Kurzinfusion über 30 Minuten) an drei aufeinanderfolgenden Tagen (wird besser vertragen als eine intitale Gabe der vollen nachfolgenden Dosen), gefolgt von Auffrischinfusionen mit 600 mg/m² KOF in Abständen von vier (bis sechs) Wochen. Man steigert dann die monatliche Dosis um jeweils 100 mg/m², bis ein Leukozytennadir von 2 000/µl erreicht wird, ohne die Maximaldosis von 1 000 mg/m² zu überschreiten. Nach sechs bis neun Monaten können die Abstände auf zwei bis drei Monate erweitert werden. Im Anschluss an die ersten monatlichen Infusionen werden sechs Infusionen (mit der ermittelten Höchstdosis) im Abstand von zwei Monaten gegeben (= 12 weitere Monate) und dann drei Infusionen im Abstand von drei Monaten verabreicht (= neun weitere Monate), bevor die Behandlung abgesetzt wird. Dieses Schema wird insgesamt deutlich besser vertragen als das Originalprotokoll mit Induktionsphase nach Weiner et al. (1993). *100 g CTX stellen eine Obergrenze für die kumulative Gesamtdosis* dar. Praktische Hinweise zur Applikation sowie zu Nebenwirkungen und Kontraindikationen finden sich in Kapitel E 3 (Vaskulitiden des ZNS).

F 11.4.3.5 Andere Therapiemaßnahmen

Methotrexat

Aufgrund der zuvor dargestellten Studien kann keine allgemeine Empfehlung für den Einsatz von Methotrexat bei der MS gegeben werden, insbesondere aufgrund der marginalen Therapieeffekte mit Dosierungen, wie sie in der Rheumatherapie eingesetzt werden. In Einzelfällen kann bei Versagen anderer Therapiemaßnahmen ein Behandlungsversuch bei Patienten zur Stabilisierung der Koordination angebracht sein (↔). MTX wird dann oral mit 7,5 mg/Woche verabreicht. Bezüglich der Nebenwirkungen, Wechselwirkungen und Kontraindikationen sei auf die entsprechenden Abschnitte in Kapitel J 7 (Myasthenia gravis) verwiesen.

Behandlung der primär chronisch progredienten MS

Bis heute steht für die Behandlung der primär chronisch progredienten Verlaufsform keine in Studien nachgewiesene effiziente Behandlung zur Verfügung (Leary und Thompson 2005). Ist die Diagnose einer PP-MS sicher zu stellen (Thompson et al. 2000), so halten wir bei schubförmiger Verschlechterung (ca. 20 % haben Schübe) die Durchführung einer Kortisonstoßtherapie für angebracht, die abhängig vom (seltenen) Erfolg gegebenenfalls in wiederholten Pulsen weitergeführt werden kann (↔). Bei rascher Progredienz der Symptomatik kann auch ein individueller Heilversuch mit Mitoxantron erwogen werden (↔).

F 11.4.4 Therapie in speziellen Situationen

F 11.4.4.1 MS und Schwangerschaft bzw. Kontrazeption

Bisherige Studien konnten weder eine Beeinflussung des Langzeitverlaufs (insbesondere auf die Progression) einer MS durch Schwangerschaften noch die generelle Beeinflussung einer Schwangerschaft durch eine MS als Grunderkrankung ermitteln. Auch die hormonelle Kontrazeption beeinflusst den Verlauf einer MS nicht. Mehrere Studien zeigten sogar, dass die Schubrate während einer Schwangerschaft eher rückläufig ist (Confavreux et al. 1998), wobei dieser Effekt im letzten Trimenon aber am stärksten ausgeprägt zu sein scheint (mittlere Schubrate 0,2/Jahr versus 0,7/Jahr vor Schwangerschaft). Postpartal steigt die Schubrate vorübergehend für drei bis sechs Monate wieder an, um dann auf das Ausgangsniveau zurückzufallen (Confavreux et al. 1998).

Therapie von Schüben in der Schwangerschaft: Grundsätzlich sind fast alle in der Therapie der MS verwendeten Medikamente während einer Schwangerschaft kontraindiziert. Allerdings können Schübe während der Schwangerschaft, insbesondere nach dem 1. Trimenon, mit einem Kortisonstoß nach dem üblichen Schema behandelt werden. Die typische Begleitmedikation eines Kortisonstoßes (H2-Blocker oder Protonenpumpenhemmer) gehört zur Gruppe 4 des Schwangerschafts-Chiffres (keine ausreichenden Erfahrungen beim Menschen, allerdings keinerlei Hinweise im Tierversuch auf eine teratogene Wirkung), sodass hier eine strenge Indikationsstellung gefordert wird, die Gabe grundsätzlich aber möglich ist. Die Gabe von intravenösen Immunglobulinen (IvIg) bei akuten Schüben hat sich in mehreren Studien als unwirksam erwiesen (Übersicht bei Stangel und Gold 2005).

Immunsuppressive und immunmodulatorische Therapie in der Schwangerschaft: Alle zugelassenen immunsuppressiven und chemotherapeutischen Präparate sind streng kontraindiziert, sodass allen Patientinnen unter diesen Therapien eine konsequente Kontrazeption empfohlen werden muss. Bei chemotherapeutischen Substanzen muss mit Aborten und Missbildungen gerechnet werden. Auch Azathioprin kann zu teratogenen Effekten führen (insbesondere Myelosuppression, Polydaktylie); eine unter Azathioprin ungewollt entstandene Schwangerschaft ist jedoch nicht unbedingt ein Grund für einen Schwangerschaftsabbruch, da eine fetale Schädigung nicht zwingend entsteht. Auch für die häufig verwendeten Immunmodulatoren wie Interferone und Glatirameracetat besteht formal eine Kontraindikation. Aus den Studien mit Interferon-β-1a (Rebif und Avonex) ist inzwischen bekannt, dass von den 3 361 an den Studien teilnehmenden Patientinnen 41 unter der IFN-Therapie schwanger wurden. Hiervon brachten 21 Patientinnen gesunde Kinder zur Welt, erlitten acht spontane Aborte, brachen neun die Schwangerschaft ab, gab es eine Totgeburt und eine Missbildung (Hydrozephalus; Sandberg-Wollheim et al. 2005). Vergleicht man diese Gruppe mit MS-Patientinnen, die ebenfalls an diesen Studien teilgenommen hatten und schwanger wurden, das Interferon aber aufgrund eines Kinderwunsches mindestens zwei Wochen vor der Konzeption abgesetzt hatten, finden sich 22 Patientinnen, von denen 21 gesunde Kinder geboren haben. Hieraus ergibt sich, dass die spontane Abortrate unter einer bestehenden IFN-Therapie etwas erhöht ist (was aber statistisch nicht signifikant war). Für Glatirameracetat gelten ähnliche Grundsätze, allerdings wurde hier bis jetzt über keine erhöhte Abortrate oder andere Komplikationen berichtet. Eine unter einer immunmodulatorischen Therapie entstandene Schwangerschaft muss daher nicht abgebrochen werden. Ein ausreichender Konzeptionsschutz unter diesen Therapien sollte jedoch weiterhin empfohlen werden. Keine Kontraindikationen bestehen für IvIg, die bei Patientinnen mit häufigen Schüben, die auch in der Schwangerschaft einen immunmodulatorischen Schutz benötigen, angewendet werden können. Hier haben mehrere Studien eine Reduktion der Schubrate während der Schwangerschaft belegen können (Achiron et al. 2004a). Allerdings besitzen IvIg für diese Indikation keine Zulassung, sodass keine Erstattungspflicht durch die Kostenträger gegeben ist.

Therapie der postpartalen Phase: Da in der postpartalen Phase mit einer Zunahme der Schubfrequenz zu rechnen ist, erscheint eine Dauertherapie für mindestens sechs Monate nach der Entbindung sinnvoll. Mehrere Studien konnten inzwischen auch hier belegen, dass regelmäßige IvIg-Infusionen die Schubfrequenz reduzieren können (Achiron et al. 2004a). In Deutschland bleibt allerdings das Problem der Erstattungsfähigkeit, sodass die postpartale Therapie der MS mit IvIg bei den Kostenträgern beantragt werden muss und die Bewilligung eine reine Ermessensentscheidung ist. Der Nutzen einer prophylaktischen Therapie mit Steroiden in den ersten sechs Monaten postpartal ist (bisher) nicht erwiesen, wird aber in nicht wenigen Zentren als Ersatz zur IvIg-Therapie durchgeführt, sofern diese nicht erhältlich oder erstattungsfähig ist.

Beratung von MS-Patientinnen hinsichtlich einer Schwangerschaft: Das früher vertretene Konzept, Patientinnen mit MS von einer Schwangerschaft abzuraten, ist obsolet. Von möglichen Nebenwirkungen der Medikamente abgesehen, zeigen sich bei MS-Patientinnen im Vergleich zur Normalbevölkerung weder erhöhte Geburtskomplikationen noch erhöhte Raten von embryonalen oder fetalen Missbildungen. Selbst Schübe während einer Schwangerschaft können gut behandelt werden. Ein wichtiger Aspekt vor einer Schwangerschaft ist für viele Patientinnen die Frage, inwiefern die MS eine Erbkrankheit ist und Kinder dem Risiko unterliegen, ebenfalls an MS zu erkranken. Wie bereits erläutert, ist die MS keine Erbkrankheit per se, dennoch erhöht sich durch begleitende genetische Faktoren das Erkrankungsrisiko für Kinder von MS-Patienten im Vergleich zur Allgemeinbevölkerung um das 10- bis 20-fache (etwa 2 % gegenüber 0,1 % in der allgemeinen Bevölkerung), wobei Töchter von MS-Patientinnen hierbei das höchste Risiko tragen. Sind beide Eltern erkrankt, steigt das Risiko weiter. Weder der erste noch der zweite Punkt sollten jedoch als Argumente gegen eine Schwangerschaft gesehen werden. Ist die Erkrankung allerdings sehr aktiv (z. B. innerhalb der ersten Erkrankungsjahre bereits mehrere Schübe mit Residuen), so sollte darauf hingewiesen werden, dass die zu erwartende, möglicherweise auch zunehmende Behinderung, die mütterliche Versorgung der Kinder in den nächsten Jahren erschweren wird.

F 11.4.4.2 MS und Impfungen

Bislang standen die Bedenken gegenüber Impfungen bei MS im Vordergrund, da aufgrund vereinzelter Fallberichte Impfungen mit nachfolgenden Schüben bzw. gar mit der Krankheitsauslösung kausal verknüpft wurden. Andererseits ist bekannt, dass Schübe durch Infekte getriggert werden können (z. B. Sibley et al. 1985). In mehreren epidemiologischen Studien konnte gezeigt werden, dass bei der Influenza-Vakzination (Confavreux et al. 2001, De Keyser et al. 1998, Miller et al. 1997) kein erhöhtes Risiko für MS-Patienten besteht. Diese Befunde werden durch aktuelle immunologische Untersuchungen gestützt, bei denen durch die zur Influenza-Impfung verwendeten Spaltvakzine keine Induktion autoreaktiver Immunzellen auftritt, es aber nach viraler Infektion durchaus zu einer Verstärkung autoimmuner Reaktionen kommen kann (Moriabadi et al. 2001). Ähnliches gilt für die Tetanus-, Hepatitis-B- und FSME-Impfung, für die ebenfalls gute epidemiologische Evidenzen vorhanden sind (Ascherio et al. 2001b, Baumhackl et al. 2003, Confavreux et al. 2001, De Keyser 1998, Zipp et al. 1999). Insgesamt unterstreichen diese Befunde die grundsätzliche Verschiedenheit von Impfung und Infektion für die Stimulation einer Autoimmunreaktion. *Aus diesen Gründen kann MS-Patienten die Grippe-Schutzimpfung gerade vor Einleitung einer immunsuppressiven Therapie empfohlen werden.* Ebenfalls sollte Patienten, bei denen virale Infekte den Schüben reproduzierbar vorangehen, eine Influenza-Vakzinierung angeraten werden. Auch für Tetanus-Impfungen sowie Hepatitis-B-Impfungen bei z. B. beruflich exponierten Gruppen gelten damit die gleichen Empfehlungen wie für die Allgemeinbevölkerung.

Theoretisch möglich bleibt die Induktion von Schüben durch Lebendvakzine (z. B. Polio, Gelbfieber), wobei das Risiko der natürlichen Infektion mit dem jeweiligen Virus als ungleich größer anzusehen ist. Das Problem stellt sich in der Praxis kaum, da die allermeisten Lebendvakzine in Kindheit und Jugend verabreicht werden. Nach dem 30. Lebensjahr wird allgemein empfohlen, die orale Polio-Lebendimpfung bei MS-Patienten durch subkutan verabreichte, inaktivierte Vakzine (Salk) zu ersetzen.
Nicht geklärt ist die Erfolgsrate von Impfungen bei laufender immunmodulatorischer Therapie, inklusive Kortisonstoßtherapie. Bei intensiver immunsuppressiver Behandlung ist mit einem verminderten Impferfolg zu rechnen. Eine Impfung mit attenuierten Lebendimpfstoffen ist aufgrund der möglichen Gefährdung des in seiner Immunabwehr geschwächten Patienten nicht empfehlenswert.

F 11.4.4.3 MS und Epilepsie

Das Risiko, zu Beginn oder im Verlauf einer MS-Erkrankung eine Epilepsie zu entwickeln, ist gegenüber der Allgemeinbevölkerung um das Vierfache erhöht (Olafsson et al. 1999, Olafsson und Hauser 1999). Es handelt sich um fokale Epilepsien, bei denen sowohl einfach fokale und/oder komplex fokale Anfälle mit und ohne sekundäre Generalisierung vorkommen. Obwohl epileptische Anfälle nicht zu den typischen Symptomen einer MS gehören, kann in Abhängigkeit vom Anfallstyp, der Anfallshäufigkeit und der Schwere eine Therapie erforderlich sein. Diese orientiert sich am Standardvorgehen (s. Kap. C 1).

F 11.4.4.4 MS und chirurgische Eingriffe/Narkose

Chirurgische Eingriffe bzw. Narkosen haben vermutlich keinen Einfluss auf die Auslösung von Schüben oder die Progression der Erkrankung, allerdings liegen hierzu kaum systematische Untersuchungen vor. Elektive chirurgische Eingriffe sollten aus praktischen Gesichtspunkten wann immer möglich in einer stabilen Erkrankungsphase bzw. nach Beginn der entsprechenden Therapie durchgeführt werden. Die immunmodulatorische Injektionstherapie kann auch kurzfristig ausgesetzt werden. Einzelne Fallberichte deuten auf eine z. T. verlängerte Aufwachphase nach Eingriffen unter Vollnarkose sowie auf eine verlängerte Wirkung von spinalen Anästhesien bei entsprechend vorbelasteten Patienten hin (Finucane et al. 2005).

F 11.4.4.5 MS und Wärme

Für viele MS-Patienten ist Hitze unangenehm (heiße Bäder, heiße Sommertage, Fieber, Sauna), da es bei einer Steigerung der Körperkerntemperatur zu einer teilweise deutlichen Zunahme oder auch dem Wiederauftreten von motorischen oder sensiblen Defiziten (Uhthoff-Phänomen) kommen kann. Die pathophysiologische Ursache ist nicht eindeutig geklärt, möglicherweise handelt es sich hier nur um die Ausdehnung der Läsionen durch die steigende Temperatur. Nicht selten wird die Zunahme der Symptomatik als Schub gedeutet und entsprechend behandelt, obwohl die Symptomatik nach Senkung der Temperatur wieder komplett rückläufig ist. Grundsätzlich sollte daher bei Patienten mit fiebrigen Infektionen (insbesondere Urogenitalinfekten), die über eine Zunahme ihrer Symptomatik berichten, immer auch daran gedacht werden, dass es sich ausschließlich um ein Uhthoff'sches Phänomen handeln kann, das nicht mit einem Kortisonstoß behandelt werden muss, sondern nach symptomatischer oder antibiotischer Therapie wieder rückläufig sein wird. Es ist wichtig, Patienten über diese Zusammenhänge aufzuklären, um Hitzeexpositionen zu vermeiden und diesen entsprechend vorzubeugen. Bei Patienten mit schwerwiegender hitzeinduzierter Symptomatik kann versuchsweise der Kaliumkanalblocker 4-Aminopyridin (AP) gegeben werden (Heilversuch; s. Abschnitt F 11.4.5.7). Darüber hinaus kann die Körpertemperatur durch Kühlanzüge/-westen gesenkt werden. Mehrere Studien konnten hier belegen, dass die Senkung der Körpertemperatur zu deutlichen Funktionsverbesserungen führen kann (NASA MS Cooling Study Group 2003).

F 11.4.5 Symptomatische und unterstützende Behandlung

Neben der akuten Schubbehandlung und der immunmodulatorischen oder immunsuppressiven Dauerbehandlung ist die unterstützende und symptomatische Therapie die dritte wichtige Säule einer umfassenden MS-Therapie. Soweit nicht spezielle Medikationen oder Maßnahmen für die MS vorliegen, wird auf die detaillierte Besprechung an anderen Stellen dieses Buches verwiesen. Supportive Maßnahmen wie Physiotherapie oder Veränderungen in der Berufstätigkeit, des Tagesablaufes und der Lebensführung sollten immer Bestandteil des multimodalen Therapiekonzeptes sein. Im Gegensatz zu den zuvor dargestellten Therapieprinzipien existieren für symptomatische Therapiemaßnahmen bei der MS nur limitierte evidenzbasierte Daten und wenige kontrollierte Studien. Eine Arbeitsgruppe der MSTKG hat kürzlich eine evidenzbasierte Bewertung aller symptomatischer Therapiemaßnahmen bei MS erstellt und herausgegeben (Henze 2004, Henze et al. 2006).

F 11.4.5.1 Spastik

Siehe Kap. I 14

F 11.4.5.2 Ataxie und Tremor

Siehe Kap. I 6, I 12

F 11.4.5.3 Blasenfunktionsstörungen

Siehe Kap. K 3

F 11.4.5.4 Defäkationsstörungen

Siehe Kap. K 3

F 11.4.5.5 Sexualfunktionsstörungen

Siehe Kap. K 3

F 11.4.5.6 »Fatigue«

»Fatigue« (Erschöpfung, Abgeschlagenheit, Ermüdung) ist ein häufiges Symptom und Problem bei Patienten mit MS und tritt unabhängig von körperlichen Belastungen auf (Übersicht bei Zimmermann und Hohlfeld 1999). Bis zu 75 % der MS-Patienten beklagen in Befragungen zunehmende Müdigkeit und verminderte Belastbarkeit, was für viele junge Patienten, die in der Mitte ihrer beruflichen Entwicklung stehen, nicht selten das größte Problem überhaupt darstellt. Neben zunehmenden Schwierigkeiten bei der Bewältigung des normalen Tagesablaufes ist Fatigue ein häufiger Grund für die Arbeitsunfähigkeit. Die oft schwer fassbaren Beschwerden wurden früher als »Neurasthenie« der MS-Patienten bezeichnet und sind in ihren pathophysiologischen Mechanismen nicht geklärt (direkte Schädigung strategisch wichtiger neuroanatomischer Regionen, generalisierte Effekte von Entzündungsmediatoren, Schädigung der hypothalamisch-hypophysär-noradrenergen Achse). Fatigue kann mithilfe spezieller Fragebögen quantifiziert werden (Fatigue Severity Scale oder Fatigue impact scale).

Wichtig ist der Ausschluss symptomatischer Ursachen, die behandelbar sind und ebenfalls im Zusammenhang mit einer MS auftreten können, wie Schilddrüsendysfunktionen (insbesondere Hashimoto-Thyreoiditis!), Anämien, Leberstoffwechselfunktionsstörungen oder auch ein sich ankündigender Schub. Schwierig, aber wichtig, kann die Differenzierung von möglicherweise koexistierenden depressiven Beschwerden bzw. begleitenden neuropsychologisch-kognitiven Defiziten sein, da hier eine spezifische Begleitmedikation z. B. mit Antidepressiva (SSRIs) erfolgen kann. Unterstützende Maßnahmen wie Übungsprogramme, Einplanung von Pausen während des Tagesverlaufes und Besserung der Schlafhygiene sind ebenfalls wichtig.

Sofern es sich eindeutig um ein MS-bedingtes Fatigue-Syndrom handelt, kann eine spezifische Medikation erfolgen: Medikament der 1. Wahl ist *Amantadin* (z. B. PK-Merz®, 100–200 mg in zwei Einzeldosen oder nur morgens, max. Tagesdosis 300 mg), das allgemein gut verträglich ist (Krupp et al. 1995). Alternativ kommt *Pemolin*. (Tradon®, 30–100 mg) in den Morgenstunden infrage, das jedoch etwas mehr Nebenwirkungen hat. Eine erste Studie mit dem Stimulans *Modafinil* (Vigil®, 100–200 mg morgens) dokumentiert die Wirksamkeit und Sicherheit der Substanz (Rammohan et al. 2002). Diese Daten konnten in einer französischen Studie jedoch nicht repliziert werden (Stankoff et al. 2005). Aus der Erfahrung der Autoren ist Modafinil ein bei einigen Patienten gut wirksames Präparat, das aber nicht selten auch zu Unruhezuständen führt. Ein weiterer Nachteil ist seine BtM-Pflichtigkeit. Eine kleine kontrollierte Studie zeigte kürzlich einen positiven Effekt von *Prokarin* (als Pflaster 2 × täglich), und im Rahmen einer kleinen Studie wurde kürzlich auch gezeigt, dass Acetylsalicylsäure Fatigue bessern kann, allerdings nur in höheren Dosierungen ab 1 000 mg/Tag (Wingerchuk et al. 2005). Die gesamte Gruppe der psychogenen Stimulanzien wie Amphetaminil (AN1), Phenetyllin (Captagon) oder Methylphenydat (Ritalin) sind bisher nicht ausreichend in dieser Indikation untersucht worden.

F 11.4.5.7 4-Aminopyridin (AP) und 3,4-Diaminopyridin (DAP)

Die Substanzen 4-Aminopyridin (4-AP) und 3,4-Diaminopyridin (DAP) können verschiedene Symptome bei der MS bessern. Zurückgeführt wird dies auf eine internodale Kalium-Kanal-Blockade und damit einer Leitungsverbesserung demyelinisierter Axone mit Verlängerung des Aktionspotenzials. Möglich ist zudem eine vermehrte zentrale Transmitterausschüttung. Die EMEA hat 2011 einer bedingten Marktzulassung für Fampridin (Fampyra®) zur Verbesserung der Gehfähigkeit erwachsener MS-Patienten, bei denen eine Gehbehinderung vorliegt (Grad 4–7 auf der EDSS-Behinderungsskala), zugestimmt. Fampridin ist eine retardierte Formulierung des 4-AP und die Zulassung basiert auf zwei randomisierten, doppel-blinden, multizentrischen Phase III-Studien. Insgesamt hat Fampridin die Gehgeschwindigkeit bei etwa einem Drittel der MS-Patienten signifikant verbessert. In der ersten Phase III-Studie, bei denen 301 MS-Patienten eingeschlossen wurden, zeigten Patienten, die auf Fampridin ansprachen, eine Verbesserung der Gehgeschwindigkeit um 25 %, verglichen mit dem Ausgangswert, während die Plazebogruppe sich nur um 4,7 % verbesserte (Goodman et al 2009). Resultate der zweiten Phase III-Studie, bei denen 204 MS-Patienten randomisiert wurden, konnten diese Ergebnisse bestätigen. Zudem zeigte sich bei den Patienten, die ihre Gehgeschwindigkeit verbesserten auch eine Zunahme der Beinstärke (Goodman et al. 2010). Zusätzlich wurden andere günstige Effekte berichtet, obwohl für diese nicht formell in der Intervention getestet wurde. Zu diesen positiven Effekten gehörte eine Verbesserung der Ermüdbarkeit, Sehschärfe, Spastik, Blasen- und Mastdarmstörungen, der sexuellen Dysfunktion sowie kognitiver Defizite. Es werden zweimal täglich 10 mg im Abstand von 12 Stunden eingenommen. Die Erstverordnung ist derzeit auf zwei Wochen begrenzt; innerhalb dieser zwei Wochen muss eine Verbesserung durch einen Gehtest vor und einen weiteren zwei Wochen nach Einnahme dokumentiert und objektiviert werden. Ist keine Verbesserung erkennbar, ist das Arzneimittel wieder abzusetzen. Zu den Nebenwirkungen gehören Unwohlsein, Übelkeit, Schwindel, Verwirrtheit, Angst, epileptische Anfälle (meist bei höheren Dosen) und Bewusstseinsverlust.

F 11.4.5.8 Nystagmus

Siehe Kap. B 3

F 11.4.5.9 Paroxysmale Phänomene und Schmerzen

Paroxysmale Symptome sind kurzzeitige, d. h. Sekunden bis Minuten dauernde und stereotyp wiederkehrende klinische Symptome, die spontan oder getriggert mehrfach pro Stunde oder Tag auftreten können. Die Häufigkeit solcher Phänomene liegt bei der MS bei etwa 10–20 %. Sie können sogar Früh- und Leitsymptom einer MS sein. In absteigender Häufigkeit sind die wichtigsten Manifestationsformen: Sensibilitätsstörungen mit Parästhesien und Brennen, selten Juckreiz; Lhermitte-Zeichen; Schmerzen; Trigeminusneuralgie; Dysarthrie verbunden mit Ataxie; paroxysmale Dystonien (früher: tonische Hirnstammanfälle); Hemiataxie verbunden mit Parästhesien; Doppelbilder; Akinesie (Ostermann und Westerberg 1975). Pathophysiologisch sind paroxysmale Phänomene oftmals Ausdruck neuronaler Dysfunktionen auf dem Boden umschriebener Demyelinisierungen im ZNS (ephaptische Erregungsstörungen partiell demyelinisierter Axone).

Ein weiterer Problembereich für viele MS-Patienten sind *Schmerzsyndrome*, unter denen bis zu 60 % aller MS-Patienten leiden, teilweise auch als erstem Symptom. Klassischerweise handelt es sich hier um zentrale oder neuropathische Schmerzsyndrome, die durch herkömmliche Analgetika nicht behandelbar sind. Häufigstes neuropathisches Schmerzsyndrom ist die *Trigeminusneuralgie*, die bei bis zu 20 % der MS-Patienten auftritt. Klassische Natriumkanalblocker wie Carbamazepin sind hier am wirksamsten, häufig bereits in geringen Dosierungen (beginnend mit 2 × 100 mg, steigern bis auf 600–1 200 mg/Tag). Grundsätzlich könnten auch andere Natriumkanalblocker wie Lamotrigin, Phenytoin oder Oxcarbacepin eingesetzt werden, die jedoch weniger untersucht sind oder mehr Nebenwirkungen haben. Alternativ oder auch in Kombination bietet sich Gabapentin (beginnend mit 300 mg, Steigerung alle zwei Tage um 300 mg, Zieldosis 900–1 800 mg) an, da es fast keine Interaktionen mit anderen Substanzen besitzt. Zur Behandlung der Trigeminusneuralgie bei MS-Patienten bewährt sich auch Topiramat (25–100 mg), das jedoch zu verstärkter Müdigkeit und Leistungsstörungen führen kann, insbesondere bei Patienten, die bereits unter Fatigue leiden (Gilron et al. 2001, Zvartau-Hind et al. 2000). Bei therapierefraktären Fällen können auch Kombinationen mit anderen Substanzklassen wie trizyklischen Antidepressiva (z. B. Amitriptylin) oder Valproat versucht werden. Sollten sich Hinweise für einen neuen Krankheitsschub ergeben, so sprechen paroxysmale Symptome und Schmerzen oft auf hoch dosierte Steroidgaben an. Zur Therapie der Trigeminusneuralgie sei ferner auch auf Kapitel A 5 verwiesen. Die Therapie von Schmerzen richtet sich insgesamt nach den im Kapitel A 12 beschriebenen Prinzipien der Schmerztherapie.

F 11.4.5.10 Kognitive Funktionsbeeinträchtigungen

Die der MS zugrunde liegenden pathophysiologischen Mechanismen verursachen nicht nur sensible und motorische Defizite, sondern auch neuropsychologische und kognitive Behinderungen. In einer großen südniedersächsischen Studie konnte schon Ende der 1970er Jahre gezeigt werden, dass bis zu 60 % aller MS-Patienten im Verlauf ihrer Erkrankung an kognitiven Defiziten leiden, bei ca. 4 % sind diese sogar das erste Symptom (Poser et al. 1979). Im Mittelpunkt der kognitiven Störungen stehen v. a. eine Reduktion der Informationsverarbeitungsgeschwindigkeit (damit insbesondere auch Störung des Multitaskings) und Störungen der Gedächtnisfunktion (Lernen und Erinnern neuer Informationen). Aufmerksamkeitsdefizite, Störungen der räumlichen Perzeption und linguistische Störungen kommen seltener vor. Generelle kognitive Abbauprozesse wie bei demenziellen Entwicklungen bleiben Ausnahmen (Rao et al. 1991a, b). Eine spezifische Therapie dieser Defizite bleibt nach wie vor schwierig und unbefriedigend. Zwar konnte in mehreren Studien gezeigt werden, dass die erfolgreiche immunmodulatorische Therapie mit Interferon-β auch die Entwicklung kognitiver Defizite reduzieren oder teilweise sogar bessern kann (Fischer et al. 2000). Spezifische Therapieansätze fehlen jedoch weiterhin. Eine kürzlich veröffentlichte Studie, die eine Besserung kognitiver Defizite bei MS-Patienten unter der Gabe des Acetylcholinesterasehemmers Donepizil berichtete (Greene et al. 2000, Krupp et al. 2004), bedarf der Bestätigung durch andere Gruppen. Gezielte neuropsychologische, nicht-medikamentöse Interventionen, wie etwa ein computerbasiertes Trainingsprogramm, scheinen ebenfalls erfolgreich (Plohmann et al. 1998), haben allerdings noch keine breite Verwendung gefunden.

F 11.4.5.11 Psychische Störungen

MS ist mit einer erhöhten Rate an psychischen Störungen assoziiert. Die vielfältigen funktionalen und psychosozialen Beeinträchtigungen durch die MS überfordern die Anpassungsfähigkeit der Patienten häufig und führen insbesondere zu Depressionen und Suiziden. Die Rate depressiver Störungen sowie von Suiziden ist bei MS-Patienten etwa siebenmal höher als in der Allgemeinbevölkerung. Ist die Depression schwer, so ist die Einbeziehung eines Psychiaters notwendig und die Behandlung mit neueren Antidepressiva aus der Gruppe der Serotonin-Wiederaufnahmehemmer wie Citalopram, Fluoxetin oder Sertralin angezeigt. Werden Substanzen aus der Gruppe der älteren Trizyklika verwendet, sollte an die ausgeprägte anticholinerge Wirkung gedacht werden, die bereits bestehende Blasenentleerungsstörungen deutlich verstärken können (sofern Inkontinenzprobleme vorliegen, können die anticholinergen Nebenwirkungen auch therapeutisch genutzt werden). Die medikamentöse Therapie sollte idealerweise mit einer entsprechenden psychotherapeutischen Betreuung kombiniert werden.

F 11.4.5.12 Physiotherapie

Zur Vermeidung von Sekundärfolgen und zur Verbesserung funktioneller Einschränkungen gehört die Physiotherapie auf neurophysiologischer Grundlage zur Basisversorgung. Sie spielt neben Ergotherapie, physikalischer Therapie und Logopädie eine fundamentale Rolle beim Versuch einer funktionellen Verbesserung (Kraft 1999). Der Nutzen von Physiotherapie, Ergotherapie und anderen begleitenden Behandlungen im Rahmen des Gesamtkonzeptes einer stationären »Neurorehabilitation« wurde in mehreren Studien gezeigt (Freeman et al. 1997, Solari et al. 1999). Ein Therapieprogramm zur Erhaltung der Muskelkraft und Beweglichkeit sollte bei allen Patienten erwogen werden. Während akuter und schwerer Schübe werden zunächst passive Übungen durchgeführt. Die aktive Physiotherapie sollte beginnen, sobald die Rückbildung des Schubes einsetzt bzw. eine stabile Phase erreicht ist. Das Ziel ist nicht nur der rasche Rückgewinn von Kraft und Beweglichkeit, sondern auch die Erhaltung der verbliebenen motorischen Funktionen. Große Bedeutung kommt auch dem Erlernen von Ersatzstrategien bzw. Entspannungstechniken zu (z. B. bei fluktuierender oder einschießender Spastik) und – soweit möglich – Vermeidungsstrategien.

F 11.4.5.13 Berufstätigkeit, körperliche Aktivität und MS

Die Erkrankung per se bedeutet weder eine Verpflichtung zur körperlichen Schonung noch eine Einschränkung der geistigen Belastbarkeit. Obwohl nicht bekannt ist, dass bestimmte Berufe ein spezielles Risiko für MS-Patienten darstellen, sollten diese dahingehend beraten werden, dass Berufe mit konstanter, schwerer körperlicher Arbeit oder auch feinmotorischen Höchstleistungen nicht sinnvoll sind. Extreme körperliche Belastungen inklusive Hochleistungssport sollten gemieden werden, insbesondere wenn das Auftreten von Uhthoff-Phänomen bereits bekannt ist. Ausreichend regelmäßige, körperliche Betätigung wirkt günstig (Petajan et al. 1996).

F 11.4.5.14 Komplementäre und alternative medizinische Behandlungen

Der chronische Charakter der Erkrankung, der unvorhersehbare Verlauf sowie die noch unzureichende Wirksamkeit aller derzeit verfügbaren immunpathogenetisch orientierten Therapien fördern weiterhin das Interesse an komplementären und alternativen Behandlungsmaßnahmen. Nach Umfragen greifen MS-Patienten häufiger auf solche Therapieformen zurück als andere Patientengruppen; der Prozentsatz liegt zwischen 60 % und 70 % (Schwartz et al. 1999, Winterholler et al. 1997, Schwarz et al. 2005). Klinische Effekte konnten bisher für keine alternative Therapieform nachgewiesen werden. Dennoch mögen begleitende Verfahren wie Massagen, Meditationstechniken und Entspannungsmethoden bei MS-Patienten das Krankheitsgefühl mindern und, wie auch bei gesunden Personen, das individuelle Wohlbefinden fördern. Da viele der Angebote nicht im engeren Sinne medizinisch schädlich sind, wenngleich auch häufig unsinnig teuer, muss nicht dringend davon abgeraten werden, sofern der Patient hierauf besteht. Entscheidend ist in diesem Zusammenhang aber die Weiterführung der konventionellen Therapie (Weilbach et al. 2001).

Auch ein Effekt der Ernährungsumstellung ist trotz umfangreicher populärwissenschaftlicher Literatur nicht belegt (Schwarz und Leweling 2005). Nur wenige der angebotenen Therapieformen (inklusive Diäten) erfüllen Kriterien, welche in der Wirksamkeitsprüfung neuer Medikamente oder Therapieformen gefordert werden. Adäquat getestet, jedoch ohne Wirksamkeit bei der MS, sind die Sauerstoffüberdrucktherapie und die Enzymtherapie (Wobenzym®). Andere Therapien sind ungetestet, inadäquat getestet oder zudem – im Sinne pathogenetischer Vorstellungen – unsinnig. Hierzu gehören die Fratzer-Therapie, die Amalgamentfernung, Neuroperm, Evers-Diät, Akupunktur, Rutatee, fettarme Diät, glutenfreie Diät, Vitamin- und Mineralsupplemente, Chiropraktik, Lymphdrainage, Pycnogenol.

Eindeutig abgeraten werden sollte von Verfahren, die aus pathophysiologischer Sicht schädlich sein können: Therapie mit Schlangengift, Bienenstichtherapie, Frischzellentherapie, »immunaugmentative Therapie« sowie Xenotransplantate. Hier bleibt es sogar ärztliche Pflicht, vor diesen schädlichen Therapieformen zu warnen. Unberechtigten Heilsversprechen und medizinischer Halb- und Desinformation sollte durch adäquate ärztliche Information entgegengewirkt werden.

F 11.4.5.15 Pharmakoökonomische Aspekte der MS

Die gesamten Krankheitskosten der MS in der Bundesrepublik belaufen sich pro Jahr auf über 4 Mrd. Euro (Kobelt et al. 2001, 2006). Trotz Berücksichtigung des Einsatzes neuer Hochpreispräparate (ca. 20 % der MS-Patienten mit INF-β oder GA behandelt) fielen in der Analyse von 2001 nur 7 % der Gesamtkrankheitskosten auf die Medikamente (Kobelt et al. 2001). Wie bei chronischen Erkrankungen zu erwarten, beträgt der Anteil der indirekten Kosten durch Krankheitsfehlzeiten, vorzeitige Berentung und Verdienstausfall fast 50 % der Kosten. Des Weiteren stellen die informellen Kosten, d. h. die durch Angehörige oder Freunde erbrachten, nicht finanzierten Leistungen, einen erheblichen Faktor dar. Die Kosten steigen progressiv bei höheren Behinderungsstufen, wobei sich fast ein exponenzieller Anstieg mit zunehmenden EDSS-Graden ergibt. Aus dieser Kostenbetrachtung lässt sich ableiten, dass eine Stabilisierung der Erkrankung auf niedrigem Behinderungsniveau (EDSS-Grade ohne wesentliche Einschränkung der Gehfähigkeit) nicht nur für die Lebensqualität der einzelnen Patienten bedeutsam ist, sondern auch unter volkswirtschaftlichen Aspekten »kostensparend« – zumindest für einige Jahre. Auf Dauer werden sich die Gesamtkosten allerdings nur dann verringern, wenn die Progredienz der MS bis hin zu einer schweren Behinderung nicht nur zeitlich verschoben wird, sondern noch wirksamere Therapieformen zu einer Stagnation der Progredienz oder sogar zur Rückbildung von bestehenden Behinderungen führen.

F 11.5 Unwirksam, obsolet

Die zur Verfügung stehenden Behandlungen der MS sind bei Weitem nicht ideal, weshalb die Suche nach wirkungsstärkeren und nebenwirkungsärmeren Therapien anhält. Die »Therapiehistorie« der MS zeigt deshalb ein sehr breites Spektrum fehlgeschlagener oder in ihrer Wirksamkeit unzureichend oder gar nicht belegter therapeutischer Ansätze, inklusive einer großen Anzahl alternativer und komplementärer Therapien. Letztere sind in Abschnitt F 11.4.5.14 kommentiert. Aktuelle fehlgeschlagene immunpathogenetisch orientierte Therapien, die im Rahmen kontrollierter Studien geprüft wurden, sind in der Speziallitcratur nachzulesen (Wiendl und Hohlfeld 2002, Kleinschnitz et al. 2007, Meuth et al. 2010).

F 11.6 Multiple Sklerose im Kindesalter

MS wird zunehmend auch bei Kindern und Jugendlichen diagnostiziert. Sie präsentiert sich nahezu ausschließlich als schubförmig verlaufende Erkrankung, wobei auch hier im weiteren Verlauf eine sekundäre chronische Progredienz 10–15 Jahre nach Auftreten des ersten Schubereignisses beobachtet werden kann. Die differentialdiagnostische Herausforderung beim ersten akuten demyelinisierenden Ereignis ist die Abgrenzung zur akuten disseminierten Enzephalomyelitis (ADEM). In einer prospektiven Studie an 290 Kindern mit akut aufgetretener Demyelinisierung zeigten 81 ein fokal neurologisches Defizit, 119 erhielten die Diagnose einer ADEM und 96 Kinder zeigten Symptome, die auf eine bereits bestehende MS hinwiesen (basierend auf typischen MRT-Veränderungen in Assoziation mit entsprechenden klinischen Symptomen). Nach etwa dreijähriger klinischer Beobachtung hatten bereits 168 Kinder eine MS entwickelt, davon immerhin in 47 % der Patienten mit initialem fokal neurologischem Defizit und 29 % der Kinder mit der initialen Diagnose einer ADEM. Eine kürzlich veröffentlichte Arbeit beschreibt die Inzidenz eines erworbenen demyelinisierendes Ereignisse (ADS) mit 0,9 pro 100 000 kanadischen Kindern (Banwell et al. 2009).

Allgemein anerkannte Diagnosekriterien für die kindliche MS wurden bisher nicht etabliert, international gibt es aber Vorschläge, wie solche Kriterien aussehen könnten (Krupp et al. 2007):

- Die kindliche MS erfordert multiple Episoden einer Demyelinisierung des ZNS, die sich zeitlich und räumlich wie bei der Erwachsenen-MS trennen lassen; ein Mindestalter für das Auftreten dieser klinischen Ereignisse ist nicht vorgesehen.
- Das MRT kann in Analogie zur Diagnose der MS bei Erwachsenen die Dissemination im Raum dokumentieren und diagnostisch bewertend einbringen (McDonald et al. 2001, Polman et al. 2005a, 2011).
- Die Kombination aus pathologischen Veränderungen im Liquor und zwei MRT-Läsionen, von denen eine im Gehirn lokalisiert sein muss, kann ebenso das Kriterium der räumlichen Dissemination erfüllen; dabei muss der Liquor entweder oligoklonale Banden oder einen erhöhten IgG-Index zeigen; in Analogie zur Diagnose beim Erwachsenen kann auch beim Kind das MRT das Kriterium der Dissemination der Zeit erfüllen; neue T2-Läsionen oder Kontrastmittel aufnehmende Läsionen müssen drei Monate nach dem initialen klinischen Ereignis sichtbar sein.
- Ein klinisches Ereignis, das vereinbar ist mit einer ADEM, kann nicht als erstes Schubereignis einer MS betrachtet werden.

Gerade der letzte Punkt der scharfen Abgrenzung von der ADEM ist sicherlich sehr konservativ. In Zukunft werden multinationale Kollaborationen daran arbeiten, einheitliche Kriterien zur Diagnosestellung der kindlichen MS zu finden. Dies ist insbesondere wichtig, da etwa 3–10 % aller MS-Patienten einen Krankheitsbeginn vor dem 18. Lebensjahr haben (Boiko et al. 2002, Simone et al. 2002, Ghezzi et al. 1997). Bei Betrachtung aller bisher publizierten Kohorten zeigt sich, dass 96 % der Diagnosen initial einer RRMS entsprachen und lediglich 3,7 % als PPMS diagnostiziert wurden (Banwell et al. 2007). 50–70 % der Kinder präsentierten sich mit multifokalem Defizit, wohingegen 30–50 % der betroffenen Kinder ein monofokales Defizit zeigten. In der letzteren Gruppe hatten 10–22 % eine Retrobulbärneuritis, 30 % Paresen, 15–30 % Sensibilitätsstörungen, 5–15 % eine Ataxie und 25 % Hirnstammsymptome (Banwell et al. 2007). Interessanterweise zeigte sich in der Gruppe der Kinder unter zehn Jahren (und das waren immerhin 17 % zum Zeitpunkt des ersten klinischen Ereignisses) auffällig häufig eine Ataxie als erstes klinisch fassbares neurologisches Defizit (53 %). Es bleibt derzeit unklar, ob dieser augenfällige Unterschied in der klinischen Manifestation gegenüber der MS im Erwachsenenalter Ausdruck einer altersabhängigen Immunogenität verschiedener Myelinproteine oder Ausdruck einer veränderten Immunreaktivität des Immunsystems ist oder auf anderen altersassoziierten Faktoren basiert.

Die Schubfrequenz zeigt sich in den vorliegenden Untersuchungen äußerst variabel, in großen retrospektiven Untersuchungen liegt sie zwischen 0,38–1,0 pro Jahr (Deryck et al. 2006, Gusef et al. 2002). Hinsichtlich der Krankheitsprogression der langfristigen körperlichen Behinderung gibt es nur kleinere Fallstudien. Im Vergleich zu ähnlichen Untersuchungen bei Kohorten mit Erwachsenen-MS zeigte sich, dass Patienten mit kindlicher MS etwa zehn Jahre länger benötigten, um einen ähnlichen Grad klinischer Behinderung zu erreichen, dann aber im Schnitt zehn Jahre jünger waren als die erwachsenen MS-Patienten mit gleicher Behinderung.

Der klinische Verlauf der MS im Kindesalter zeigt somit deutliche Parallelen zu der MS im Erwachsenenalter. Die gegenwärtige Herausforderung bleibt die frühzeitige Diagnosestellung, um entsprechende Therapiestrategien einleiten zu können.

F 11.7 Sonderformen der MS

Eine Reihe von klinisch ähnlichen Erkrankungen sind mit der Multiplen Sklerose bzw. demyelinisierender Erkrankungen assoziiert, wobei nicht abschließend geklärt ist, ob es sich um Sonderformen oder aufgrund einer unterschiedlichen Pathophysiologie um eigenständige Entitäten handelt: die Neuromyelitis optica (Devic-Syndrom), die akute disseminierte Enzephalomyelitis (ADEM), Balo-Sklerose, die sog. Marburg-Variante der MS und der Symptomenkomplex, der sich hinter dem Eponym Schilder-Erkrankung verbirgt. Diese Krankheitsbilder sind zum Teil sehr selten und erfordern – mit Ausnahme der NMO – aufgrund ungewöhnlicher klinischer wie bildgebender Präsentationen oft die bioptische Abklärung. Die Differenzierungen sind jedoch von zunehmender Bedeutung, da sich mit der Verbesserung der pathophysiologischen Erkenntnisse auch die Therapiestrategien differenzieren. Größere kontrollierte Therapiestudien fehlen jedoch aufgrund der niedrigen Fallzahlen, sodass die Behandlungsoptionen weitgehend auf Einzelfallbeschreibungen beruhen.

F 11.7.1 Neuromyelitis optica (NMO, Devic-Syndrom)

Die *Neuromyelitis optica* (Devic-Syndrom, NMO) ist eine in Westeuropa seltene (in Südost-Asien häufiger vorkommende) Form der erworbenen demyelinisierenden Erkrankungen, deren Name auf der besonderen Lokalisation mit Auftreten von Optikusneuritis und akuter Myelitis beruht. Nach den revidierten McDonald-Kriterien von 2010 wird die NMO als eigene Entität gesehen (Polman et al. 2011). Die Einstufung als eigene Entität (und nicht als Sonderform der MS) scheint insbesondere unter pathoimmunologischen Gesichtspunkten gerechtfertigt. Im Gegensatz zur MS und anderen assoziierten Formen konnte bei der NMO ein Antigen identifiziert und eine primär Antikörper-vermittelte Immunpathogenese nachgewiesen werden (Gold und Linington 2002). Bei dem Antigen handelt es sich um den Aquaporin-4-Kanal, einen Bestandteil des Dystroglycan-Protein-Komplexes (Lennon et al. 2004, 2005), der wahrscheinlich an der Blut-Hirn-Schranke exprimiert wird. Die Befunde verdichten sich, dass diese Aquaporin-4-Antikörper nicht nur einen guten Biomarker für die Diagnose darstellen, sondern auch pathogenetisch relevant sind (Jarius und Wildemann 2010).
Klinisch verläuft die Erkrankung multiphasisch (häufig in »Clustern« schwerer Krankheitsaktivität), ohne deutliche Remissionen zwischen den Schüben und häufig einer raschen Akkumulation neurologischer Defizite. Neben der Topographie der Läsionen fehlen meist im Unterschied zur MS die oligoklonalen Banden (bis 37 % positive isolierte oligoklonale Banden im Liquor), oder sie treten transient auf bei dennoch konstanten Entzündungszeichen (ca. 80 %) mit polymorphkernigem Zellbild (häufig granulozytär und eosinophil) (häufig > 50 Zellen/µl, z. T. bis zu 1 000 Zellen/µl im Liquor). Auch kernspintomographisch finden sich Unterschiede der Art, Verteilung und des Signalverhaltens der NMO-Läsionen. Die Läsionen treten häufig exklusiv im Myelon auf, werden aber auch in der dorsalen Medulla in Kontinuität zu Myelonherden, im Hypothalamus und Hirnstamm gesehen. Die epidemiologische Verteilung mit gehäuftem und schwerem Auftreten bei Asiaten und dunkelhäutigen Menschen weist auf eine genetische Disposition hin. In der bislang größten publizierten retrospektiven Serie von 71 Patienten aus der Mayo-Klinik (Wingerchuk et al. 1999) wurden klinische, bildgebende und Laborparameter zur Unterscheidung von der MS vorgeschlagen.
Neue Diagnosekriterien wurden unter Einbeziehung spezifischer immunologischer Marker (NMO-IgG) vorgeschlagen (Wingerchuk et al. 2006) und auch in die *NMO-Diagnosekriterien* der EFNS (Sellner et al. 2010) einbezogen:

Erfüllung von zwei absoluten Kriterien:

1. Optikusneurits und
2. Myelitis

Erfüllung von mindestens zwei von drei supportiven Kriterien:

1. Vorliegen von einer kontinuierlichen Rückenmarkläsion im MRT über drei oder mehr Wirbelkörpern
2. MRT-Kriterien erfüllen nicht die revidierten McDonald-Diagnosekriterien für MS
3. NMO-IgG (Aquaporin-4-AK) im Serum nachweisbar

Diese Diagnosekriterien zeigen eine hohe Spezifität (83 %) und Sensitivität (88 %).
Antikörper gegen Aquaporin-4 werden jedoch auch in sogenannten NMO-Spektrumerkrankungen detektiert, welche aus *longitudinally extensive transverse myelitis* (LETM) und *recurrent isolated optic neuritis* (RION)/*bilateral optic neuritis* (BON) bestehen.
Aquaporin-4-Antikörper können bei ca. 70–80 % der NMO-Patienten detektiert werden. Die Prognose der NMO ist insgesamt schlechter als die der MS. Fulminante schubförmige Verläufe sind mit einer Mortalität zwischen 16 % und 50 % angegeben.

Wie bei der MS ist die Standard-Akuttherapie die Gabe von hoch dosierten Steroidstößen. Immunmodulatorische Therapien haben sich im Gegensatz zur MS hier jedoch nicht durchsetzen können. Im Gegenteil, es gibt gute Hinweise dafür, dass IFN-β die NMO exazerbieren kann, sodass Immunsuppressiva zum Einsatz kommen. Mehrere Studien wiesen darauf hin, dass Plasmapheresen möglicherweise wirksamer sind als bei der MS und Kortisonstöße in Kombination mit Immunsuppressiva, wie z. B. Azathioprin (Keegan et al. 2002). Basierend auf den Hinweisen, dass B-Zellen möglicherweise eine zentrale Rolle in der Pathophysiologie der NMO spielen, sind Therapieversuche mit dem monoklonalen Antikörper gegen B-Zellen (CD20), Rituximab, durchgeführt worden, die gute klinische Erfolge zeigten, noch aber an größeren Patientengruppen bestätigt werden müssten (Cree et al. 2005, Jacob et al. 2008). Die EFNS-Leitlinien (Sellner et al. 2010) schlagen das in **Tab. F 11.12** aufgeführte therapeutische Vorgehen vor.

Wie bei der MS ist die Standard-Akuttherapie die Gabe von hoch dosierten Steroidstößen. Immunmo-

Tab. F 11.12: Praktisches therapeutisches Vorgehen bei Neuromyelitis optica

First-Line-Therapie	
1. Azathioprin	oral 2,5–3 mg/kg/d
plus	
2. Prednisolon	oral 1 mg/kg/d
oder	
3. Rituximab	Option 1: i. v. 375 mg/m² wöchentlich für 4 Wochen (Lymphomprotokoll) Option 2: 1 000 mg i. v. zweimalig im Abstand von 2 Wochen (Rheumatoide Arthritis-Protokoll) Option 1 und 2: Reinfusion nach 6–12 Monaten (optimales Intervall derzeit nicht bekannt)
Second-Line-Therapie (Alphabetisch – eine Überlegenheit einer Therapie ist nicht gesichert)	
1. Cyclophosphamid	i. v. 7–25 mg/kg jeden Monat über einen Zeitraum von 6 Monaten (insb. in Assoziation mit SLE/SS)
oder	
2. Mitoxantron	i. v. 12 mg/m² monatlich über 6 Monate, gefolgt von 12 mg/m² jeden 3. Monat für 9 Monate
oder	
3. Mycophenolatmofetil	oral 1–3 g/d
andere Therapien	
4. IvIg, Methotrexat	
Eskalation (zusätzlich)	
5. Intermittierende Plasmapherese	

dulatorische Therapien haben sich im Gegensatz zur MS hier jedoch nicht durchsetzen können, sodass Immunsuppressiva zum Einsatz kommen. Einzelne Studien berichten sogar über vermehrte Exazerbationen unter IFN-β1b-Therapie (Shimizu et al. 2010). Mehrere Studien wiesen darauf hin, dass Plasmapheresen möglicherweise wirksamer sind als bei der MS und Kortisonstöße in Kombination mit Immunsuppressiva (Keegan et al. 2002). Basierend auf den Hinweisen, dass B-Zellen möglicherweise eine zentrale Rolle in der Pathophysiologie der NMO spielen, sind bereits mehrfach Therapieversuche mit dem monoklonalen Antikörper gegen B-Zellen (CD20), Rituximab, durchgeführt worden, die gute klinische Erfolge zeigten, noch aber an größeren Patientengruppen bestätigt werden müssten (Cree et al. 2005, Jacob et al. 2008). Die Therapie mit Rituximab ist für einige Autoren so überzeugend, dass es als Therapie der ersten Wahl diskutiert wird (Carroll und Fujihara 2010, Pellkofer et al. 2011). Sollten sich die Daten weiter bestätigen, wäre die diagnostische Abgrenzung zur MS aufgrund der unterschiedlichen therapeutischen Konsequenzen von entscheidender Bedeutung.

F 11.7.2 Akute disseminierte Enzephalomyelitis (ADEM)

Die akute disseminierte Enzephalomyelitis (ADEM) ist eine seltene inflammatorisch demyelinisierende Erkrankung, die vorwiegend Kinder und junge Erwachsene betrifft (Young et al. 2008). Typischerweise geht eine infektiöse Erkrankung (Masern, Mumps, Influenza A oder B, HSV, HHV6, Varizella, Rubella, Vaccinia, EBV, CMV, *Mycoplasma pneumoniae, Chlamydia, Legionella, Campylobacter oder Streptococci*) voran. Daneben kommt sie auch nach Immunisierung vor (z. B. Diphterie-Tetanus-Pertussis, Masern, Rabies). Zu den charakteristischen klinischen Befunden gehören das relativ plötzliche Auftreten multifokaler neurologischer Störungen, hinweisend auf disseminierte Läsionen, Zeichen einer akuten Meningoenzephalitis mit Meningismus (Fieber), Bewusstseinsstörungen sowie fokale und generalisierte Anfälle. Im Liquor findet sich meist eine lymphozytäre Pleozytose und erhöhter Proteingehalt bei oft negativen oligoklonalen Banden (OKB), wobei selten Normalbefunde vorkommen. Liegen OKB vor, sollten diese bei einer ADEM im Verlauf nicht mehr nachweisbar sein. In der Kernspintomographie zeigen sich große solitäre oder multiple demyelinisierende Läsionen, die in der Regel aber nicht obligat Kontrastmittel anreichern. Der Verlauf ist zunächst monophasisch, wobei es keine sicheren diagnostischen Kriterien gibt, die in der akuten Phase eine klare Differenzierung der ADEM vom ersten Schub einer MS zulassen. Unklar bleibt, wie viele Patienten mit initialer Diagnose einer ADEM später eine klinisch sichere MS nach Poser- oder McDonald-Kriterien entwickeln. In der größten bislang publizierten Serie mit 40 Patienten (Schwarz et al. 2001) wurde eine Konversion nach einer durchschnittlichen Beobachtungszeit von 38 Monaten immerhin bei 35 % dokumentiert. Dies legt nahe, dass es sich bei der ADEM eher um eine Variante der MS als eine eigenständige klinische Entität handelt (Menge et al. 2005). Entscheidungskriterien für eine ADEM sind die genannten klinischen Befunde sowie die anamnestischen Hinweise auf eine vorangegangene Infektion oder Vakzination. Im MRT sieht man häufiger diffus verteilte Läsionen supra- und infratentoriell sowie auch subkortikal gelegen, mit Einbeziehung der Stammganglien, aber auch des Kortex, wobei sich im Verlauf selten neue Läsionen entwickeln. Kontrollierte Therapiestudien bei ADEM liegen nicht vor. Therapie der 1. Wahl sind hoch dosierte Kortikosteroide (s. Abschnitt F 11.4.1.1). Bei Erfolglosigkeit wird gemäß der genannten Vorgaben eine Eskalationstherapie durchgeführt, wobei wir als Therapie der 1. Wahl wegen der geringeren Komplikationsraten intravenöse Immunglobuline (0,4 g/kg KG über fünf Tage) geben, als Alternative oder bei Nichtansprechen die Plasmapherese durchführen. Einige jüngere Studien zeigen, dass die Plasmapherese insbesondere bei Kindern sinnvoll ist (Khurana et al. 2005). Zeigt sich auch hier kein Erfolg, so sollte eine Cyclophosphamidtherapie durchgeführt werden, die gemäß dem unter Abschnitt F 11.4.3.3 genannten Schema eingeleitet und durchgeführt wird. Ob und wie lange dann weitere Infusionen (im zweimonatlichen Abstand) erfolgen sollen, hängt vom individuellen Verlauf ab.

F 11.7.3 Balo-Sklerose

Die Balo-Sklerose (BS) ist ein weiteres Beispiel für einen autoimmunologischen Prozess des ZNS, der in den meisten Fällen monophasisch mit schneller

Progredienz verläuft. Die Läsionen sind durch alternierende Ringe aus demyelinisiertem und erhaltenem Myelin charakterisiert. Die Beziehung zur MS ist nicht eindeutig geklärt. Während die Erkrankung in Europa eine Rarität ist, wird sie in China und auf den Philippinen häufiger gefunden. Typische neuroanatomische Besonderheiten sind hier, dass wenige große Läsionen in der weißen Substanz unter Aussparung der grauen Substanz zu finden sind (Stadelmann et al. 2005). Zudem zeigen die Läsionen – ähnlich wie NMO-Läsionen, jedoch gegensätzlich zu den MS-Läsionen, einen Verlust des Aquaporin-4 (Matsuoka et al. 2010). Demnach könnte es sich bei der Balo-Sklerose auch um eine Variante der NMO handeln. Eine Neuritis nervi optici, spinale oder zerebelläre Beteiligungen kommen hier nicht vor. Interessanterweise respektiert die Entzündung die anatomische Struktur des gyralen Verlaufes und die Trennungslinien des Myelins, sodass bei axialer Betrachtung bzw. Schnittführung homogene konzentrisch geformte Entzündungsstrukturen und entsprechende KM-Anreicherungen beobachtet werden können (Kastrup et al. 2002, Stadelmann et al. 2005). Die Läsionen bei der Balo-Sklerose können im Akutstadium starke Störungen in der Diffusionswichtung im MRT zeigen (Wiendl et al. 2005). Die Liquordiagnostik bleibt wie beim Devic-Syndrom oft unergiebig. Hier fehlen meist oligoklonale Banden sowie eine intrathekale Immunglobulin-Synthese, sodass die Diagnose anhand von Klinik und MRT gestellt werden muss. Auch hier besteht die Therapie analog zur Behandlung eines MS-Schubes aus der Gabe von hoch dosiertem Methylprednisolon über mehrere Tage. Da es sich in der Regel um ein monophasisches Geschehen handelt, besteht keine Indikation zum Einsatz einer immunmodulatorischen Dauertherapie.

F 11.7.4 Marburg-Variante der MS

Eine akute, nicht eitrige und häufig schwer verlaufende Enzephalomyelitis ist unter dem Namen Marburg-Variante der MS oder Marburg-Erkrankung bekannt. Sie verläuft klinisch dramatischer als die ADEM und ist gekennzeichnet durch einen perakuten Verlauf, die unbehandelt tödlich verlaufen kann. Ein Zusammenhang mit vorangegangenen Infektionen oder Impfungen besteht nicht. Wesentliches Kennzeichen der Marburg-Variante ist das abrupte Auftreten von massiven Demyelinisierungsherden im ZNS, die häufig auch den Hirnstamm einbeziehen. Die schlechte Prognose ist vermutlich in den zusätzlich zur Entmarkung auftretenden Nekrosen und der starken Mitbetroffenheit der Axone begründet. Histopathologisch lässt sich die Marburg-Variante von der ADEM (sowie von der MS) durch eine zusätzliche Infiltration mit neutrophilen Granulozyten trennen. Wegen des perakuten Verlaufs werden aggressive Behandlungsschemata (siehe ADEM) empfohlen, ohne dass hierzu gesicherte klinische Daten vorliegen.

F 11.7.5 Sonstiges

Die Eigenständigkeit der Schilder-Erkrankung als sich in der Kindheit manifestierende Variante der MS (*diffuse Sklerose-Schilder*, Leukenzephalitis periaxialis diffusa) ist nicht allgemein akzeptiert. Ein Großteil der beschriebenen Fälle war vermutlich an einer Adrenoleukodystrophie (AD) erkrankt. Zur Multiplen Sklerose im Kindesalter wird auf eine aktuelle Übersichtsarbeit verwiesen (Yeh et al. 2009). Bezüglich anderer Erkrankungen der weißen Substanz sei auf Kapitel D 9 (Metabolische und toxische Enzephalopathien) verwiesen.

Organisationen und Selbsthilfegruppen

Krankheitsbezogenes Kompetenznetzwerk Multiple Sklerose (MS) e. V.
Ismaninger Straße 22
81675 München
Tel: + 49 (0)89 4140 46 28
Fax + 49 (0)89 4140 46 55
www.kompetenznetz-multiplesklerose.de
E-Mail: kknms@kkn-ms.de

DMSG Bundesverband e. V.
Küsterstr. 8
30519 Hannover
Tel: 0511/9 68 34-0
Fax: 0511/9 68 34–50
http://www.dmsg.de
E-Mail: dmsg@dmsg.de

F 11.8 Literatur

Achiron A, Rotstein Z, Noy S, Mashiach S, Dulitzky M, Achiron R. Intravenous immunoglobulin treatment in the prevention of childbirth- associated acute exacerbations in multiple sclerosis: a pilot study. J Neurol 1996; 243 (1):25–28.

Achiron A, Gabbay U, Gilad R, Hassin-Baer S, Barak Y, Gornish M, Elizur A, Goldhammer Y, Sarova-Pinhas I. Intravenous immunoglobulin treatment in multiple sclerosis. Effect on relapses. Neurology 1998;50 (2): 398–402.

Achiron A, Kishner I, Dolev M, Stern Y, Dulitzky M, Schiff E, Achiron R. Effect of intravenous immunoglobulin treatment on pregnancy and postpartum-related relapses in multiple sclerosis. J Neurol 2004a;251:1133–1137.

Achiron A, Kishner I, Sarova-Pinhas I, Raz H, Faibel M, Stern Y, Lavie M, Gurevich M, Dolev M, Magalashvili D, Barak Y. Intravenous immunoglobulin treatment following the first demyelinating event suggestive of multiple sclerosis: a randomized, double-blind, placebo-controlled trial. Arch Neurol 2004b;61 (10):1515–1520.

Aharoni R, Eilam R, Domev H, Labunskay G, Sela M, Arnon R. The immunomodulator glatiramer acetate augments the expression of neurotrophic factors in brains of experimental autoimmune encephalomyelitis mice. Proc Natl Acad Sci USA 2005;102 (52):19045–19050.

Ahrens N, Salama A, Haas J. Mycophenolate-mofetil in the treatment of refractory multiple sclerosis. J Neurol 2001; 248 (8):713–714.

Ann Marrie R, Rudick RA. Drug Insight: interferon treatment in multiple sclerosis. Nat Clin Pract Neurol 2006;2 (1):34–44.

Anonymus. The 5-year risk of MS after optic neuritis. Experience of the optic neuritis treatment trial. Optic Neuritis Study Group. Neurology 1997;49 (5):1404–1413.

Ascherio A, Munger KL, Lennette ET, Spiegelman D, Hernan MA, Olek MJ, Hankinson SE, Hunter DJ. Epstein-

Barr virus antibodies and risk of multiple sclerosis: a prospective study. Jama 2001a;286 (24):3083–3088.

Ascherio A, Zhang SM, Hernan MA, Olek MJ, Coplan PM, Brodovicz K, Walker AM. Hepatitis B vaccination and the risk of multiple sclerosis. N Engl J Med 2001b;344 (5):327–332.

Awad A, Hemmer B, Hartung HP, Kieseier B, Bennet JL, Stuve O. Analyses of cerebral spinal fluid in the diagnosis of multiple sclerosis. J Neuroimmunol 2010;219:1–7.

Bach JF. The effect of infections on susceptibility to autoimmune and allergic diseases. N Engl J Med 2002;347 (12):911–920.

Banwell B, Ghezzi A, Bar-Or A, Mikaeloff Y, Tardieu M. Multiple sclerosis in children: clinical diagnosis, therapeutic strategies, and future directions. Lancet Neurol 2007 Oct;6 (10):887–902.

Barkhof F, Filippi M, Miller DH, Scheltens P, Campi A, Polman CH, Comi G, Ader HJ, Losseff N, Valk J. Comparison of MRI criteria at first presentation to predict conversion to clinically definite multiple sclerosis. Brain 1997;120 (Pt 11):2059–2069.

Barkhof F, Calabresi PA, Miller DH, Reingold SC. Imaging outcomes for neuroprotection and repair in multiple sclerosis trials. Nat Rev Neurol 2009;5:256–266.

Barnes MP, Bateman DE, Cleland PG, Dick DJ, Walls TJ, Newman PK, Saunders M, Tilley PJ. Intravenous methylprednisolone for multiple sclerosis in relapse. J Neurol Neurosurg Psychiatry 1985;48 (2):157–159.

Barnett MH, Prineas JW. Relapsing and remitting multiple sclerosis: pathology of the newly forming lesion. Ann Neurol 2004;55 (4):458–468.

Bar-Or A, Calabresi PA, Arnold D, Markowitz C, Shafer S, Kasper LH, Waubant E, Gazda S, Fox RJ, Panzara M, Sarkar N, Agarwal S, Smith CH. Rituximab in relapsing-remitting multiple sclerosis: a 72-week, open-label, phase I trial. Ann Neurol 2008;63:395–400.

Bar-Or A, Fawaz L, Fan B, Darlington PJ, Rieger A, Ghorayeb C, Calabresi PA, Waubant E, Hauser SL, Zhang J, Smith CH. Abnormal B-cell cytokine responses a trigger of T-cell-mediated disease in MS? Ann Neurol 2010;67: 452–461.

Bastianello S, Pozzilli C, D'Andrea F, Millefiorini E, Trojano M, Morino S, Gasperini C, Bozzao A, Gallucci M, Andreula C. A controlled trial of mitoxantrone in multiple sclerosis: serial MRI evaluation at one year. Can J Neurol Sci 1994;21 (3):266–270.

Bates D, Toyka KV, Wolinsky JS, Arnold D. Disease management in multiple sclerosis. Eur Neurol 2005;53 (4): 203–205.

Baumhackl U, Franta C, Retzl J, Salomonwitz E, Eder G. A controlled trial of tick-borne encephalitis vaccination in patients with multiple sclerosis: clinical, immunological and MRI results. Vaccine 2003;21 (Suppl 1): S56–56.

Beck RW, Cleary PA, Trobe JD, Kaufman DI, Kupersmith MJ, Paty DW, Brown CH. The effect of corticosteroids for acute optic neuritis on the subsequent development of multiple sclerosis. The Optic Neuritis Study Group. N Engl J Med 1993;329 (24):1764–1769.

Beck RW. The optic neuritis treatment trial: three-year follow-up results. Arch Ophthalmol 1995;113 (2):136–137.

Berg D, Maurer M, Warmuth-Metz M, Rieckmann P, Becker G. The correlation between ventricular diameter measured by transcranial sonography and clinical disability and cognitive dysfunction in patients with multiple sclerosis. Arch Neurol 2000;57 (9):1289–1292.

Berger T, Rubner P, Schautzer F, Egg R, Ulmer H, Mayringer I, Dilitz E, Deisenhamer F, Reindl M. Antimyelin antibodies as a predictor of clinically definite multiple sclerosis after a first demyelinating event. N Engl J Med 2003;349 (2):139–145.

Bermel RA, Bakshi R. The measurement and clinical relevance of brain atrophy in multiple sclerosis. Lancet Neurol 2006;5 (2):158–170.

Bertolotto A. Neutralizing antibodies to interferon beta: implications for the management of multiple sclerosis. Curr Opin Neurol 2004;17 (3):241–246.

Bielekova B, Goodwin B, Richert N, Cortese I, Kondo T, Afshar G, Gran B, Eaton J, Antel J, Frank JA, McFarland HF, Martin R. Encephalitogenic potential of the myelin basic protein peptide (amino acids 83–99) in multiple sclerosis: results of a phase II clinical trial with an altered peptide ligand. Nat Med 2000;6 (10):1167–1175.

Bielekova B, Martin R Development of biomarkers in multiple sclerosis. Brain 2004;127 (Pt 7):1463–1478.

Bielekova B, Catalfamo M, Reichert-Scrivner S, Packer A, Cerna M, Waldmann TA, McFarland H, Henkart PA, Martin R. Regulatory CD56 (bright) natural killer cells mediate immunomodulatory effects of IL-2Ralpha-targeted therapy (daclizumab) in multiple sclerosis. Proc Natl Acad Sci USA 2006;103:5941–5946.

Biogen Idec. Biogen Idec Announces Positive Top-Line Results from the First Phase 3 Trial Investigating Oral BG-12 (DIMETHYL FUMARATE) in Multiple Sclerosis. Press release Apr 11,2011.

Biogen Idec. Biogen Idec Announces Positive Top-Line Results from Second Phase 3 Trial Investigating Oral BG-12 (Dimethyl Fumarate) in Multiple Sclerosis. Press release Oct 26, 2011.

Bjartmar C, Trapp BD. Axonal and neuronal degeneration in multiple sclerosis: mechanisms and functional consequences. Curr Opin Neurol 2001;14 (3):271–278.

Banwell B, Kennedy J, Sadovnick D, Arnold DL, Magalhaes S, Wambera K, Connolly MB, Yager J, Mah JK, Shah N, Sebire G, Meaney B, Dilenge ME, Lortie A, Whiting S, Doja A, Levin S, MacDonald EA, Meek D, Wood E, Lowry N, Buckley D, Yim C, Awuku M, Guimond C, Cooper P, Grand'Maison F, Baird JB, Bhan V, Bar-Or A. Incidence of acquired demyelination of the CNS in Canadian children. Neurology. 2009;72 (3):232–9.

Boiko A, Vorobeychik G, Paty D, Devonshire V, Sadovnick D; University of British Columbia MS Clinic Neurologists.Early onset multiple sclerosis: a longitudinal study. Neurology 2002 Oct 8;59 (7):1006–1010.

Boskovic R, Wide R, Wolpin J, Bauer DJ, Koren G. The reproductive effects of beta interferon therapy in pregnancy: a longitudinal cohort. Neurology 2005;65 (6): 807–811.

Brex PA, Jenkins R, Fox NC, Crum WR, O'Riordan JI, Plant GT, Miller DH. Detection of ventricular enlargement in patients at the earliest clinical stage of MS. Neurology 2000;54 (8):1689–1691.

Brex PA, Ciccarelli O, O'Riordan JI, Sailer M, Thompson AJ, Miller DH. A longitudinal study of abnormalities on MRI and disability from multiple sclerosis. N Engl J Med 2002;346 (3):158–164.

Brinkmann V, Davis MD, Heise CE et al. The immune modulator FTY720 targets sphingosine 1-phosphate receptors. J Biol Chem 2002;277:21453–21457.

Budde K, Schmouder RL, Brunkhorst R et al. First human trial of FTY720, a novel immunomodulator, in stable renal transplant patients. J Am Soc Nephrol 2002;13: 1073–1083.

Burt RK, Loh Y, Cohen B, Stefoski D, Balabanov R, Katsamakis G, Oyama Y, Russell EJ, Stern J, Muraro P, Rose J, Testori A, Bucha J, Jovanovic B, Milanetti F, Storek J, Voltarelli JC, Burns WH. Autologous non-myeloablative haemopoietic stem cell transplantation in relapsing-remitting multiple sclerosis: a phase I/II study. Lancet Neurol 2009;8:244–253.

Burton JM, O'Connor PW, Hohol M, Beyene J. Oral versus intravenous steroids for treatment of relapses in multiple sclerosis. Cochrane Database Syst Rev 2009;3: CD006921.

Calabresi PA, Giovannoni G, Confavreux C, Galetta SL, Havrdova E, Hutchinson M, Kappos L, Miller DH, O'Connor PW, Phillips JT, Polman CH, Radue EW, Rudick RA, Stuart WH, Lublin FD, Wajgt A, Weinstock-Guttman B, Wynn DR, Lynn F, Panzara MA; AFFIRM and SENTINEL Investigators. The incidence and significance of anti-natalizumab antibodies: results from AFFIRM and SENTINEL. Neurology 2007;69:1391–1403.

Carroll WM, Fujihara K. Neuromyelitis optica. Curr Treat Options Neurol 2010;12:244–255.

Carson KR, Focosi D, Major EO, Petrini M, Richey EA, West DP, Bennett CL. Monoclonal antibody-associated progressive multifocal leucoencephalopathy in patients treated with rituximab, natalizumab, and efalizumab: a Review from the Research on Adverse Drug Events and Reports (RADAR) Project. Lancet Oncol 2009;10:816–824.

Cazzato G, Mesiano T, Antonello R, Monti F, Carraro N, Torre P, Bosco A, Cargnelutti D. Double-blind, placebo-controlled, randomized, crossover trial of high-dose methylprednisolone in patients with chronic progressive form of multiple sclerosis. Eur Neurol 1995;35 (4): 193–198.

Cermelli C, Jacobson S. Viruses and multiple sclerosis. Viral Immunol 2000;13 (3):255–267.

Chabas D, Green AJ, Waubant E. Pediatric multiple sclerosis. NeuroRx 2006;3 (2):264–275.

Chang A, Tourtellotte WW, Rudick R, Trapp BD. Premyelinating oligodendrocytes in chronic lesions of multiple sclerosis. N Engl J Med 2002;346 (3):165–173.

Clanet M, Radue EW, Kappos L, Hartung HP, Hohlfeld R, Sandberg-Wollheim M, Kooijmans-Coutinho MF, Tsao EC, Sandrock AW; European IFNbeta-1a (Avonex) Dose-Comparison Study Investigators. A randomized, double-blind, dose-comparison study of weekly interferon beta-1a in relapsing MS. Neurology 2002;59 (10): 1507–1517.

Clerico M, Faggiano F, Palace J, Rice G, Tintorè M, Durelli L. Recombinant interferon beta or glatiramer acetate for delaying conversion of the first demyelinating event to multiple sclerosis. Cochrane Database Syst Rev 2008;2: CD005278.

Clifford DB, De Luca A, Simpson DM, Arendt G, Giovannoni G, Nath A. Natalizumab-associated progressive multifocal leukoencephalopathy in patients with multiple sclerosis: lessons from 28 cases. Lancet Neurol 2010; 9:438–446.

Cohen JA, Fischer JS, Bolibrush DM, Jak AJ, Kniker JE, Mertz LA, Skaramagas TT, Cutter GR. Intrarater and interrater reliability of the MS functional composite outcome measure. Neurology 2000;54 (4):802–806.

Cohen JA, Cutter GR, Fischer JS, Goodman AD, Heidenreich FR, Kooijmans MF, Sandrock AW, Rudick RA, Simon JH, Simonian NA, Tsao EC, Whitaker JN; IMPACT Investigators Benefit of interferon beta-1a on MSFC progression in secondary progressive MS. Neurology 2002;59 (5):679–687.

Cohen JA, Antel JP. Does interferon beta help in secondary progressive MS? Neurology 2004;63 (10):1768–1769.

Cohen JA, Imrey PB, Calabresi PA, Edwards KR, Eickenhorst T, Felton WL 3rd,Fisher E, Fox RJ, Goodman AD, Hara-Cleaver C, Hutton GJ, Mandell BF, Scott TF, Zhang H, Apperson-Hansen C, Beck GJ, Houghtaling PL, Karafa MT, Stadtler M; ACT Investigators.Results of the Avonex Combination Trial (ACT) in relapsing-remitting MS. Neurology 2009 Feb 10;72 (6):535–541.

Cohen JA, Barkhof F, Comi G, Hartung HP, Khatri BO, Montalban X, Pelletier J, Capra R, Gallo P, Izquierdo G, Tiel-Wilck K, de Vera A, Jin J, Stites T, Wu S, Aradhye S, Kappos L; TRANSFORMS Study Group. Oral fingolimod or intramuscular interferon for relapsing multiple sclerosis. N Engl J Med 2010;362:402–415.

Coles AJ, Compston DA, Selmaj KW, Lake SL, Moran S, Margolin DH, Norris K, Tandon PK, CAMMS223 Trial Investigators.Alemtuzumab vs. interferon beta-1a in early multiple sclerosis. N Engl J Med 2008;359:1786–1801.

Comi G, Filippi M, Barkhof F, Durelli L, Edan G, Fernandez O, Hartung H, Seeldrayers P, Sorensen PS, Rovaris M, Martinelli V, Hommes OR; Early Treatment of Multiple Sclerosis Study Group. Effect of early interferon treatment on conversion to definite multiple sclerosis: a randomised study. Lancet 2001a;357 (9268):1576–1582.

Comi G, Filippi M, Wolinsky JS. European/Canadian multicenter, double-blind, randomized, placebo-controlled study of the effects of glatiramer acetate on magnetic resonance imaging-measured disease activity and burden in patients with relapsing multiple sclerosis. European/Canadian Glatiramer Acetate Study Group. Ann Neurol 2001b;49 (3):290–297.

Comi G, Pulizzi A, Rovaris M, Abramsky O, Arbizu T, Boiko A, Gold R, Havrdova E, Komoly S, Selmaj K, Sharrack B, Filippi M; LAQ/5062 Study Group. Effect of laquinimod on MRI-monitored disease activity in patients with relapsing-remitting multiple sclerosis: a multicentre, randomised, double-blind, placebo-controlled phase IIb study. Lancet 2008;371:2085–2092.

Comi G, Martinelli V, Rodegher M, Moiola L, Bajenaru O, Carra A, Elovaara I, Fazekas F, Hartung HP, Hillert J, King J, Komoly S, Lubetzki C, Montalban X, Myhr KM, Ravnborg M, Rieckmann P, Wynn D, Young C, Filippi M; PreCISe study group. Effect of glatiramer acetate on conversion to clinically definite multiple sclerosis in patients with clinically isolated syndrome (PreCISe study): a randomised, double-blind, placebo-controlled trial. Lancet 2009;374:1503–1511.

Comi G, Cohen JA, Arnold DL, Wynn D, Filippi M; Phase III dose-comparison study of glatiramer acetate for multiple sclerosis. Ann Neurol 2011 Jan;69 (1):75-82.

Confavreux C, Saddier P, Grimaud J, Moreau T, Adeleine P, Aimard G. Risk of cancer from azathioprine therapy in multiple sclerosis: a case- control study. Neurology 1996; 46 (6):1607–1612.

Confavreux C, Hutchinson M, Hours MM, Cortinovis-Tourniaire P, Moreau T. Rate of pregnancy-related relapse in multiple sclerosis. Pregnancy in Multiple Sclerosis Group. N Engl J Med 1998;339 (5):285–291.

Confavreux C, Vukusic S, Moreau T, Adeleine P. Relapses and progression of disability in multiple sclerosis. N Engl J Med 2000;343 (20):1430–1438.

Confavreux C, Suissa S, Saddier P, Bourdes V, Vukusic S. Vaccinations and the risk of relapse in multiple sclerosis. Vaccines in Multiple Sclerosis Study Group. N Engl J Med 2001;344 (5):319–326.

Conway D, Cohen JA. Combination therapy in multiple sclerosis. Lancet Neurol 2010 Mar;9 (3):299–308.

Cottrell DA, Kremenchutzky M, Rice GP, Hader W, Baskerville J, Ebers GC. The natural history of multiple sclerosis: a geographically based study. 6. Applications to planning and interpretation of clinical therapeutic trials in primary progressive multiple sclerosis. Brain 1999; 122 (Pt 4):641.

Cree BA, Lamb S, Morgan K, Chen A, Waubant E, Genain C. An open label study of the effects of rituximab in neuromyelitis optica. Neurology 2005 Apr 12;64 (7);1270–1272.

Cursiefen S, Flachenecker P, Rieckmann P, Toyka KV. [Mitoxantrone (Novantron) in therapy of severe multiple sclerosis. A retrospective study of 15 patients]. Nervenarzt. 1999;70 (8):723–731. [Article in German]

Cutter GR, Baier ML, Rudick RA, Cookfair DL, Fischer JS, Petkau J, Syndulko K, Weinshenker BG, Antel JP, Confavreux C, Ellison GW, Lublin F, Miller AE, Rao SM, Reingold S, Thompson A, Willoughby E. Development of a multiple sclerosis functional composite as a clinical trial outcome measure. Brain. 1999 May; 122 (Pt 5):871–882.

Cyster JG. Chemokines, sphingosine-1-phosphate, and cell migration in secondary lymphoid organs. Annu Rev Immunol 2005;23:127–159.

De Keyser J, Zwanikken C, Boon M. Effects of influenza vaccination and influenza illness on exacerbations in multiple sclerosis. J Neurol Sci 1998;159 (1):51–53.

Delpech B, Lichtblau E. (1972): Immunochemical estimation of IgG and albumin in cerebrospinal fluid. Clin Chim Acta;37:15–23. [Article in French]

De Keyser J. Safety of tetanus vaccination in relapsing-remitting multiple sclerosis. Infection 1998;26 (5):319.

DeLorenze GN, Munger KL, Lennette ET, Orentreich N, Vogelman JH, Ascherio A. Epstein-Barr virus and multiple sclerosis: evidence of association from a prospective study with long-term follow-up. Arch Neurol 2006; 63 (6):839–844.

Deryck O, Ketelaer P, Dubois B. Clinical characteristics and long term prognosis in early onset multiple sclerosis. J Neurol 2006 Jun;253 (6):720–723.

Duda PW, Schmied MC, Cook SL, Krieger JI, Hafler DA. Glatiramer acetate (Copaxone) induces degenerated, Th2-polarized immune responses in patients with multiple sclerosis. J Clin Invest 2000;105 (7):967–976.

Durelli L, Verdun E, Barbero P, Bergui M, Versino E, Ghezzi A, Montanari E, Zaffaroni M; Independent Comparison of Interferon (INCOMIN) Trial Study Group. Every-other-day interferon beta-1b versus once-weekly interferon beta-1a for multiple sclerosis: results of a 2-year prospective randomised multicentre study (INCOMIN). Lancet. 2002;359 (9316):1453–60.

Ebers GC, Bulman DE, Sadovnick AD, Paty DW, Warren S, Hader W, Murray TJ, Seland TP, Duquette P, Grey T, et al. A population-based study of multiple sclerosis in twins. N Engl J Med 1986;315 (26):1638–1642.

Ebers GC, Sadovnick AD, Risch NJ. A genetic basis for familial aggregation in multiple sclerosis. Canadian Collaborative Study Group. Nature 1995;377 (6545):150–151.

Edan G, Miller D, Clanet M, Confavreux C, Lyon-Caen O, Lubetzki C. Therapeutic effect of mitoxantrone combined with methylprednisolone in multiple sclerosis: a randomised multicentre study of active disease using MRI and clinical criteria. J Neurol Neurosurg Psychiatry 1997;62 (2):112–118.

Elkhalifa A, Weiner H. Cyclophosphamide Treatment of MS: Current Therapeutic Approaches and Treatment Regimens. Int MS J 2010;1:12–18.

Engelhardt B, Ransohoff RM. The ins and outs of T-lymphocyte trafficking to the CNS: anatomical sites and molecular mechanisms. Trends Immunol 2005;26 (9): 485–495.

European SG, MS oSp. Placebo-controlled multicentre randomised trial of interferon beta-1b in treatment of secondary progressive multiple sclerosis. European Study Group on interferon beta-1b in secondary progressive MS. Lancet 1998;352 (9139):1491–1497.

Farina C, Weber MS, Meinl E, Wekerle H, Hohlfeld R. Glatiramer acetate in multiple sclerosis: update on potential mechanisms of action. Lancet Neurol 2005;4 (9):567–575.

Fazekas F, Deisenhammer F, Strasser-Fuchs S, Nahler G, Mamoli B. Randomised placebo-controlled trial of monthly intravenous immunoglobulin therapy in relapsing-remitting multiple sclerosis. Lancet 1997;349: 589–593.

Fazekas F, Lublin FD, Li D, Freedman MS, Hartung HP, Rieckmann P, Sørensen PS, Maas-Enriquez M, Sommerauer B, Hanna K; PRIvIg Study Group; UBC MS/MRI Research Group.Intravenous immunoglobulin in relapsing-remitting multiple sclerosis: a dose-finding trial. Neurology 2008;71:265–271.

Filippi M, Rovaris M, Rocca MA, Sormani MP, Wolinsky JS, Comi G; Eurpoean/Canadian Glatiramer Acetate Study Group. Glatiramer acetate reduces the proportion of new MS lesions evolving into »black holes«. Neurology 2001;57 (4):731–733.

Filippi M, Rocca MA, Arnold DL, Bakshi R, Barkhof F, De Stefano N, Fazekas F, Frohman E, Wolinsky JS. EFNS guidelines on the use of neuroimaging in the management of multiple sclerosis. Eur J Neurol 2006;13 (4): 313–325.

Filippini G, Brusaferri F, Sibley WA, Citterio A, Ciucci G, Midgard R, Candelise L. Corticosteroids or ACTH for acute exacerbations in multiple sclerosis. Cochrane Database Syst Rev 2000;(4):CD001331.

Filippini G, Munari L, Incorvaia B, Ebers GC, Polman C, D'Amico R, Rice GP. Interferons in relapsing remitting multiple sclerosis: a systematic review. Lancet 2003;361 (9357):545–552.

Finucane BT, Terblanche OC. Prolonged duration of anesthesia in a patient with multiple sclerosis following paravertebral block. Can J Anaesth 2005;52:493–497.

Fischer JS, Priore RL, Jacobs LD, et al. Neuropsychological effects of Interferon β–1a in relapsing multiple sclerosis. Ann Neurol 2000;48:885–892.

Ford CC, Johnson KP, Lisak RP, Panitch HS, Shifronis G, Wolinsky JS; Copaxone Study Group. A prospective open-label study of glatiramer acetate: over a decade of continuous use in multiple sclerosis patients. Mult Scler 2006;12 (3):309–320.

Foster CA, Mechtcheriakova D, Storch MK, Balatoni B, Howard LM, Bornancin F, Wlachos A, Sobanov J, Kinnunen A, Baumruker T. FTY720 rescue therapy in the dark agouti rat model of experimental autoimmune encephalomyelitis: expression of central nervous system genes and reversal of blood-brain-barrier damage. Brain Pathol 2009 Apr;19 (2):254–266.

Francis GS, Rice GP, Alsop JC; PRISMS Study Group. Interferon beta-1a in MS: results following development of neutralizing antibodies in PRISMS. Neurology 2005;65 (1):48–55.

Fraser C, Klistorner A, Graham S, Garrick R, Billson F, Grigg J. Multifocal visual evoked potential latency analysis: predicting progression to multiple sclerosis. Arch Neurol 2006;63 (6):847–850.

Freedman MS, Patry DG, Grand'Maison F, Myles ML, Paty DW, Selchen DH; Canadian MS Working Group Treatment optimization in multiple sclerosis. Can J Neurol Sci 2004;31 (2):157–168.

Freedman MS, Francis GS, Sanders EA, Rice GP, O'Connor P, Comi G, Duquette P, Metz L, Murray TJ, Bouchard JP, Abramsky O, Pelletier J, O'Brien F; Once Weekly Interferon beta-1alpha for Multiple Sclerosis Study Group; University of British Columbia MS/MRI Research Group.Randomized study of once-weekly interferon beta-1a therapy in relapsing multiple sclerosis: three-year data from the OWIMS study. Mult Scler 2005a;11 (1):41–45.

Freedman MS, Thompson EJ, Deisenhammer F, Giovannoni G, Grimsley G, Keir G, Ohman S, Racke MK, Sharief M, Sindic CJ, Sellebjerg F, Tourtellotte WW. Recommended standard of cerebrospinal fluid analysis in the diagnosis of multiple sclerosis: a consensus statement. Arch Neurol 2005b;62 (6):865–870.

Freeman JA, Langdon DW, Hobart JC, Thompson AJ. The impact of inpatient rehabilitation on progressive multiple sclerosis. Ann Neurol 1997;42 (2):236–244.

Friese MA, Craner MJ, Etzensperger R, Vergo S, Wemmie JA, Welsh MJ, Vincent A, Fugger L. Acid-sensing ion channel-1 contributes to axonal degeneration in autoimmune inflammation of the central nervous system. Nat Med 2007;13:1483–1489.

Friese MA, Jakobsen KB, Friis L, Etzensperger R, Craner MJ, McMahon RM, Jensen LT, Huygelen V, Jones EY, Bell JI, Fugger L. Opposing effects of HLA class I molecules in tuning autoreactive CD8 + T cells in multiple sclerosis. Nat Med 2008;14:1227–12235.

Friese MA, Fugger L. Pathogenic CD8(+) T cells in multiple sclerosis. Ann Neurol 2009;66:132–141.

Frischer JM, Bramow S, Dal-Bianco A, Lucchinetti CF, Rauschka H, Schmidbauer M, Laursen H, Sorensen PS, Lassmann H. The relation between inflammation and neurodegeneration in multiple sclerosis brains. Brain 2009;132:1175–1189.

Frohman EM, Brannon K, Racke MK, Hawker K. Mycophenolate mofetil in multiple sclerosis. Clin Neuropharmacol 2004;27 (2):80–83.

Frohman EM, Havrdova E, Lublin F, Barkhof F, Achiron A, Sharief MK, Stuve O, Racke MK, Steinman L, Weiner H, Olek M, Zivadinov R, Corboy J, Raine C, Cutter G, Richert J, Filippi M. Most patients with multiple sclerosis or a clinically isolated demyelinating syndrome should be treated at the time of diagnosis. Arch Neurol 2006a;63 (4):614–619.

Frohman EM, Racke MK, Raine CS. Multiple sclerosis – the plaque and its pathogenesis. N Engl J Med 2006b;354 (9):942–955.

Fuhr P, Borggrefe-Chappuis A, Schindler C, Kappos L Visual and motor evoked potentials in the course of multiple sclerosis. Brain 2001;124 (Pt 11):2162–2168.

Fujino M, Funeshima N, Kitazawa Y et al. Amelioration of experimental autoimmune encephalomyelitis in Lewis rats by FTY720 treatment. J Pharmacol Exp Ther 2003; 305:70–77.

Gaertner S, de Graaf KL, Greve B, Weissert R. Antibodies against glycosylated native MOG are elevated in patients with multiple sclerosis. Neurology 2004;63 (12):2381–2383.

Gass A, Radu EW, Filippi M, Kappos L. MRT-follow up bei MS. Eine Richtlinie für die Qualitätssicherung. Rofo Fortschr Geb Rontgenstr Neuen Bildgeb Verfahr 1999; 170 (6):581–586.

Ghezzi A, Deplano V, Faroni J, Grasso MG, Liguori M, Marrosu G, Pozzilli C, Simone IL, Zaffaroni M. Multiple sclerosis in childhood: clinical features of 149 cases. Mult Scler 1997 Feb;3 (1):43–46.

Gilden DH. Infectious causes of multiple sclerosis. Lancet Neurol 2005;4 (3):195–202.

Gilron I, Booher SL, Rowan JS, Max MB. Topiramate in trigeminal neuralgia: a randomized, placebo-controlled multiple crossover pilot study. Clin Neuropharmacol 2001;24 (2):109–112.

Giovannoni G, Goodman A. Neutralizing anti-IFN-beta antibodies: how much more evidence do we need to use them in practice? Neurology 2005;65 (1):6–8.

Giovannoni G, Comi G, Cook S, Rammohan K, Rieckmann P, Soelberg Sørensen P, Vermersch P, Chang P, Hamlett A, Musch B, Greenberg SJ; CLARITY Study Group.A placebo-controlled trial of oral cladribine for relapsing multiple sclerosis. N Engl J Med 2010;362: 416–426.

Gold R, Buttgereit F, Toyka KV. Mechanism of action of glucocorticosteroid hormones: possible implications for therapy of neuroimmunological disorders. J Neuroimmunol 2001;117 (1–2):1–8.

Gold R, Linington C. Devic's disease: bridging the gap between laboratory and clinic. Brain 2002;125 (Pt 7):1425–1427.

Gold R, Havrdova E, Kappos L et al. Safety of a novel oral singleagent fumarate, BG00012, in patients with relapsing-remitting multiple sclerosis: results of a phase 2 study. J Neurol 2006;253:144.

Gold R, Stangel M, Dalakas MC. Drug Insight: the use of intravenous immunoglobulin in neurology -therapeutic considerations and practical issues. Nat Clin Pract Neurol 2007;3:36–44.

Goldacre MJ, Abisgold JD, Yeates DG, Seagroatt V. Risk of multiple sclerosis after head injury: record linkage study. J Neurol Neurosurg Psychiatry 2006;77 (3):351–353.

Goodin DS, Frohman EM, Garmany GP Jr., Halper J, Likosky WH, Lublin FD, Silberberg DH, Stuart WH, van den Noort S; Therapeutics and Technology Assessment Subcommittee of the American Academy of Neurology and the MS Council for Clinical Practice Guidelines. Disease modifying therapies in multiple sclerosis: report of the Therapeutics and Technology Assessment Subcommittee of the American Academy of Neurology and the MS Council for Clinical Practice Guidelines. Neurology 2002;58 (2):169–178.

Goodin DS. Magnetic resonance imaging as a surrogate outcome measure of disability in multiple sclerosis: have we been overly harsh in our assessment? Ann Neurol 2006;59 (4):597–605.

Goodkin DE, Bailly RC, Teetzen ML, Hertsgaard D, Beatty WW. The efficacy of azathioprine in relapsing-remitting multiple sclerosis. Neurology 1991;41 (1):20–25.

Goodkin DE, Rudick RA, VanderBrug Medendorp S, Daughtry MM, Van Dyke C. Low-dose oral methotrexate in chronic progressive multiple sclerosis: analyses of serial MRIs. Neurology 1996;47 (5):1153–1157.

Goodkin DE, Kinkel RP, Weinstock-Guttman B, VanderBrug-Medendorp S, Secic M, Gogol D, Perryman JE, Uccelli MM, Neilley L. A phase II study of i. v. methylprednisolone in secondary-progressive multiple sclerosis. Neurology 1998;51 (1):239–245.

Goodman AD, Brown TR, Krupp LB, Schapiro RT, Schwid SR, Cohen R, Marinucci LN, Blight AR. Sustained-release oral fampridine in multiple sclerosis: a randomised, double-blind, controlled trial. Lancet 2009; 373:732–738.

Goodman AD, Brown TR, Edwards KR, Krupp LB, Schapiro RT, Cohen R, Marinucci LN, Blight AR. A phase 3 trial of extended release oral dalfampridine in multiple sclerosis. Ann Neurol, 2010;68:494–502.

Gorelik L, Lerner M, Bixler S, Crossman M, Schlain B, Simon K, Pace A, Cheung A, Chen LL, Berman M, Zein F, Wilson E, Yednock T, Sandrock A, Goelz SE, Subramanyam M. Anti-JC virus antibodies: implications for PML risk stratification. Ann Neurol 2010;68:295–303.

Gran B, Tranquill LR, Chen M, Bielekova B, Zhou W, Dhib-Jalbut S, Martin R. Mechanisms of immunomodulation by glatiramer acetate. Neurology 2000;55 (11):1704–1714.

Grauer O, Offenhausser M, Schmidt J, Toyka KV, Gold R. Glukokorticoidsteroidtherapie bei Optikusneuritis und MS. Evidenz aus klinischen Studien und praktischen Empfehlungen. Nervenarzt 2001;72 (8):577–589.

Greene YM, Tariot PN, Wishart H. A 12-week open trial of donepizil hydrochloride in patients with multiple sclerosis and associated cognitive impairments. J Clin Psychopharmacol 2000;20:350–356.

Gusev E, Boiko A, Bikova O, Maslova O, Guseva M, Boiko S, Vorobeichik G, Paty D. The natural history of early onset multiple sclerosis: comparison of data from Moscow and Vancouver. Clin Neurol Neurosurg 2002 Jul; 104 (3):203–207.

Haas J. High dose IvIg in the post partum period for prevention of exacerbations in MS. Mult Scler 2000;6 (Suppl 2):S18–20, S33.

Haas J, Hug A, Viehover A, Fritzsching B, Falk CS, Filser A, Vetter T, Milkova L, Korporal M, Fritz B, Storch-Hagenlocher B, Krammer PH, Suri-Payer E, Wildemann B. Reduced suppressive effect of CD4 +CD25high regulatory T cells on the T cell immune response against myelin oligodendrocyte glycoprotein in patients with multiple sclerosis. Eur J Immunol 2005;35 (11):3343–3352.

Hafler DA, Compston A, Sawcer S, Lander ES, Daly MJ, De Jager PL, de Bakker PI, Gabriel SB, Mirel DB, Ivinson AJ, Pericak-Vance MA, Gregory SG, Rioux JD, McCauley JL, Haines JL, Barcellos LF, Cree B, Oksenberg JR, Hauser SL International Multiple Sclerosis Genetics Consortium. Risk alleles for multiple sclerosis identified by a genomewide study. N Engl J Med 2007;357: 851–862

Haines JL, Ter-Minassian M, Bazyk A, Gusella JF, Kim DJ, Terwedow H, Pericak-Vance MA, Rimmler JB, Haynes CS, Roses AD, Lee A, Shaner B, Menold M, Seboun E, Fitoussi RP, Gartioux C, Reyes C, Ribierre F, Gyapay G, Weissenbach J, Hauser SL, Goodkin DE, Lincoln R, Usuku K, Oksenberg JR, et al. A complete genomic screen for multiple sclerosis underscores a role for the major histocompatability complex. The Multiple Sclerosis Genetics Group. Nat Genet 1996;13 (4):469–471.

Hartung H-P, Gonsette P, König N, Kwiecinski H, Guseo A, Morrissey S, et al. Mitoxantrone in progressive multiple sclerosis: a placebo-controlled, double-blind, randomised, multicentre trial. Lancet 2002;360 (9350): 2018–2025.

Hartung H-P, Berger J, Wiendl H, Meier U, Stangel M, Aktas O, Kieseier B, Radü EW, Buttmann M, Gold R für die Teilnehmer eines Expertenmeetings: Therapie der Multiplen Sklerose mit monoklonalen Antikörpern: aktualisierte Empfehlungen zum Umgang mit Natalizumab im Rahmen eines Expertenmeetings. Akt Neurol 2011;38 (1):2–11

Hauser SL, Waubant E, Arnold DL, Vollmer T, Antel J, Fox RJ, Bar-Or A, Panzara M, Sarkar N, Agarwal S, Langer-Gould A, Smith CH; HERMES Trial Group. B-cell depletion with rituximab in relapsing-remitting multiple sclerosis. N Engl J Med 2008;358:676–688.

Havrdova E, Zivadinov R, Krasensky J, Dwyer MG, Novakova I, Dolezal O, Ticha V, Dusek L, Houzvickova E, Cox JL, Bergsland N, Hussein S, Svobodnik A, Seidl Z, Vaneckova M, Horakova D. Randomized study of interferon beta-1a, low-dose azathioprine, and low-dose corticosteroids in multiple sclerosis. Mult Scler 2009 Aug; 15 (8):965–976.

Hawker K, O'Connor P, Freedman MS, Calabresi PA, Antel J, Simon J, Hauser S, Waubant E, Vollmer T, Panitch H, Zhang J, Chin P, Smith CH; OLYMPUS trial group. Rituximab in patients with primary progressive multiple sclerosis: results of a randomized double-blind placebo-controlled multicenter trial. Ann Neurol 2009;66:460–471.

Hein T, Hopfenmuller W. Hochrechnung der Zahl an Multiple Sklerose erkrankten Patienten in Deutschland. Nervenarzt 2000;71 (4):288–294.

Henze T. Symptomatische Therapie der Multiplen Sklerose. Nervenarzt 2004;75 (Suppl 1):2–39.

Henze T, Rieckmann P, Toyka KV; Multiple Sclerosis Therapy Consensus Group of the German Multiple Sclerosis Society. Symptomatic treatment of multiple sclerosis. Multiple Sclerosis Therapy Consensus Group (MSTCG) of the German Multiple Sclerosis Society. Eur Neurol 2006;56 (2):78–105.

Hoffmann V, Schimrigk S, Islamova S, Hellwig K, Lukas C, Brune N, Pohlau D, Przuntek H, Muller T. Efficacy and safety of repeated intrathecal triamcinolone acetonide application in progressive multiple sclerosis patients. J Neurol Sci 2003;211 (1–2):81–84.

Hoffmann V, Kuhn W, Schimrigk S, Islamova S, Hellwig K, Lukas C, Brune N, Pohlau D, Przuntek H, Muller T. Repeat intrathecal triamcinolone acetonide application is beneficial in progressive MS patients. Eur J Neurol 2006; 13 (1):72–76.

Hohlfeld R, Wekerle H. Autoimmune concepts of multiple sclerosis as a basis for selective immunotherapy: from pipe dreams to (therapeutic) pipelines. Proc Natl Acad Sci USA 2004;101 (Suppl 2):14599–14606.

Hommes OR, Sorensen PS, Fazekas F, Enriquez MM, Koelmel HW, Fernandez O, Pozzilli C, O'Connor P. Intravenous immunoglobulin in secondary progressive multiple sclerosis: randomised placebo-controlled trial. Lancet. 2004;364 (9440):1149–56.

Hume AL, Waxman SG. Evoked potentials in suspected multiple sclerosis: diagnostic value and prediction of clinical course. J Neurol Sci 1988;83 (2–3):191–210.

IFNB MSG. Interferon beta-1b is effective in relapsing-remitting multiple sclerosis. I. Clinical results of a multicenter, randomized, double-blind, placebo-controlled trial. The IFNB Multiple Sclerosis Study Group. Neurology 1993;43 (4):655–661.

IFNB MSG. Interferon beta-1b in the treatment of multiple sclerosis: final outcome of the randomized controlled trial. The IFNB Multiple Sclerosis Study Group and The University of British Columbia MS/MRI Analysis Group. Neurology 1995;45 (7):1277–1285.

Jacob A, Weinshenker BG, Violich I, McLinskey N, Krupp L, Fox RJ, Wingerchuk DM, Boggild M, Constantinescu CS, Miller A, De Angelis T, Matiello M, Cree BA. Treatment of neuromyelitis optica with rituximab: retrospective analysis of 25 patients. Arch Neurol 2008 Nov;65 (11):1443–1448.

Jacobs L, Salazar AM, Herndon R, Reese PA, Freeman A, Jozefowicz R, Cuetter A, Husain F, Smith WA, Ekes R, et al. Intrathecally administered natural human fibroblast interferon reduces exacerbations of multiple sclerosis. Results of a multicenter, double-blind study. Arch Neurol 1987;44 (6):589–595.

Jacobs L, Johnson KP. A brief history of the use of interferons as treatment of multiple sclerosis. Arch Neurol 1994; 51 (12):1245–1252.

Jacobs LD, Cookfair DL, Rudick RA, Herndon RM, Richert JR, Salazar AM, Fischer JS, Goodkin DE, Granger CV, Simon JH, Alam JJ, Bartoszak DM, Bourdette DN, Braiman J, Brownscheidle CM, Coats ME, Cohan SL, Dougherty DS, Kinkel RP, Mass MK, Munschauer FE 3rd,Priore RL, Pullicino PM, Scherokman BJ, Whitham RH, et al. Intramuscular interferon beta-1a for disease progression in relapsing multiple sclerosis. The Multiple Sclerosis Collaborative Research Group (MSCRG). Ann Neurol 1996;39 (3):285–294.

Jacobs LD, Beck RW, Simon JH, Kinkel RP, Brownscheidle CM, Murray TJ, Simonian NA, Slasor PJ, Sandrock AW. Intramuscular interferon beta-1a therapy initiated during a first demyelinating event in multiple sclerosis. CHAMPS Study Group. N Engl J Med 2000;343 (13): 898–904.

Jarius S, Wildemann B. AQP4 antibodies in neuromyelitis optica: diagnostic and pathogenetic relevance. Nat Rev Neurol 2010;6:383–392.

Johnson KP, Brooks BR, Cohen JA, Ford CC, Goldstein J, Lisak RP, et al. Copolymer 1 reduces relapse rate and improves disability in relapsing-remitting multiple sclerosis: results of a phase III multicenter, double-blind placebo-controlled trial. The Copolymer 1 Multiple Sclerosis Study Group. Neurology 1995;45 (7):1268–1276.

Johnson KP, Brooks BR, Cohen JA, Ford CC, Goldstein J, Lisak RP, Myers LW, Panitch HS, Rose JW, Schiffer RB, Vollmer T, Weiner LP, Wolinsky JS; Copolymer 1 Multiple Sclerosis Study Group. Extended use of glatiramer acetate (Copaxone) is well tolerated and maintains its clinical effect on multiple sclerosis relapse rate and degree of disability. Copolymer 1 Multiple Sclerosis Study Group. Neurology 1998;50 (3):701–708.

Johnson KP, Brooks BR, Ford CC, Goodman A, Guarnaccia J, Lisak RP, et al. Sustained clinical benefits of glatiramer acetate in relapsing multiple sclerosis patients observed for 6 years. Copolymer 1 Multiple Sclerosis Study Group. Mult Scler 2000;6 (4):255–266.

Jones JL, Anderson JM, Phuah CL, Fox EJ, Selmaj K, Margolin D, Lake SL, Palmer J, Thompson SJ, Wilkins A, Webber DJ, Compston DA, Coles AJ. Improvement in disability after alemtuzumab treatment of multiple sclerosis is associated with neuroprotective autoimmunity. Brain 2010 Aug;133 (Pt 8):2232–2247.

Kaiser H, Kley HH. Kortisontherapie. Stuttgart, New York: Thieme Verlag; 1992.

Kallmann BA, Fackelmann S, Toyka KV, Rieckmann P, Reiners K. Early abnormalities of evoked potentials and future disability in patients with multiple sclerosis. Mult Scler 2006;12 (1):58–65.

Kantarci O, Siva A, Eraksoy M, Karabudak R, Sutlas N, Agaoglu J, Turan F, Ozmenoglu M, Togrul E, Demirkiran M. Survival and predictors of disability in Turkish MS patients. Turkish Multiple Sclerosis Study Group (TUMSSG). Neurology 1998;51 (3):765–772.

Kantarci OH, Weinshenker BG. Natural history of multiple sclerosis. Neurol Clin 2005;23 (1):17–38.

Kantarci O, Wingerchuk D. Epidemiology and natural history of multiple sclerosis: new insights. Curr Opin Neurol 2006;19 (3):248–254.

Kappos L. Immunsuppressive Therapie der multiplen Sklerose mit Ciclosporin A und Azathioprin. Heidelberg, Berlin, New York: Springer; 1990.

Kappos L, Polman C, Pozzilli C, Thompson A, Beckmann K, Dahlke F. Final analysis of the European multicenter trial on IFNbeta-1b in secondary-progressive MS. Neurology 2001;57 (11):1969–1975.

Kappos L, Clanet M, Sandberg-Wollheim M, Radue EW, Hartung HP, Hohlfeld R, Xu J, Bennett D, Sandrock A, Goelz S; European Interferon Beta-1a IM Dose-Comparison Study Investigators. Neutralizing antibodies and efficacy of interferon beta-1a: a 4-year controlled study. Neurology 2005;65 (1):40–47.

Kappos L, Polman CH, Freedman MS, Edan G, Hartung HP, Miller DH, Montalban X, Barkhof F, Bauer L, Jakobs P, Pohl C, Sandbrink R. Treatment with interferon beta-1b delays conversion to clinically definite and McDonald MS in patients with clinically isolated syndromes. Neurology 2006;67 (7):1242–1249.

Kappos L, Traboulsee A, Constantinescu C, Eralinna JP, Forrestal F, Jongen P, Pollard J, Sandberg-Wollheim M, Sindic C, Stubinski B, Uitdehaag B, Li D. Long-term subcutaneous interferon beta-1a therapy in patients with relapsing-remitting MS. Neurology 2006a;67 (6):944–953.

Kappos L, Antel J, Comi G et al. FTY720 D2201 Study Group Oral fingolimod (FTY720) for relapsing multiple sclerosis. N Engl J Med 2006b;355 (11):1124–1140.

Kappos L, Bates D, Hartung HP, Havrdova E, Miller D, Polman CH, Ravnborg M, Hauser SL, Rudick RA, Weiner HL, O'Connor PW, King J, Radue EW, Yousry T, Major EO, Clifford DB. Natalizumab treatment for multiple sclerosis: recommendations for patient selection and monitoring. Lancet Neurol 2007;6:431–441.

Kappos L, Gold R, Miller DH, Macmanus DG, Havrdova E, Limmroth V, Polman CH, Schmierer K, Yousry TA, Yang M, Eraksoy M, Meluzinova E, Rektor I, Dawson KT, Sandrock AW, O'Neill GN. BG-12 Phase IIb Study Investigators.Efficacy and safety of oral fumarate in patients with relapsing-remitting multiple sclerosis: a multicentre, randomised, double-blind, placebo-controlled phase IIb study. Lancet 2008a;372:1463–1472.

Kappos L, Gold R, Miller DH et al. BG-12 Phase IIb Study Investigators.Effi cacy and safety of oral fumarate in patients with relapsing-remitting multiple sclerosis: a multicentre, randomised, double-blind, placebo-controlled phase IIb study. Lancet 2008b;372:1463–1472.

Kappos L, Radue EW, O'Connor P, Polman C, Hohlfeld R, Calabresi P, Selmaj K, Agoropoulou C, Leyk M, Zhang-Auberson L, Burtin P; FREEDOMS Study Group. A placebo-controlled trial of oral fingolimod in relapsing multiple sclerosis. N Engl J Med 2010;362:387–401.

Kastrup O, Stude P, Limmroth V. Balo's concentric sclerosis: evolution of active demyelination demonstrated by serial contrast-enhanced MRI. J Neurol 2002;249:811–814.

Keegan M, Pineda AA, McClelland RL, Darby CH, Rodriguez M, Weinshenker BG. Plasma exchange for severe attacks of CNS demyelination: Predictors of response. Neurology 2002;58 (1):143–146.

Keegan M, Konig F, McClelland R, Brück W, Morales Y, Bitsch A, Panitch H, Lassmann H, Weinshenker B, Rodriguez M, Parisi J, Lucchinetti CF. Relation between humoral pathological changes in multiple sclerosis and response to therapeutic exchange. Lancet 2005;366 (9485): 579–582.

Kerschensteiner M, Gallmeier E, Behrens L, Leal VV, Misgeld T, Klinkert WE, Kolbeck R, Hoppe E, Oropeza-Wekerle RL, Bartke I, Stadelmann C, Lassmann H, Wekerle H, Hohlfeld R. Activated human T cells, B cells and monocytes produce brain-derived neurotrophic factor in vitro and in inflammatory brain lesions: a neuroprotective role of inflammation? J Exp Med189 (5):865–870.

Khalili K, White MK. Human demyelinating disease and the polyomavirus JCV. Mult Scler 2006;12 (2):133–142.

Khan O, Shen Y, Caon C, Bao F, Ching W, Reznar M, Buccheister A, Hu J, Latif Z, Tselis A, Lisak R. Axonal metabolic recovery and potential neuroprotective effect of glatiramer acetate in relapsing-remitting multiple sclerosis. Mult Scler 2005;11 (6):646–651.

Khatri BO, McQuillen MP, Harrington GJ, Schmoll D, Hoffmann RG. Plasmapheresis in progressive MS. Neurology 1985;35 (4):614.

Khurana DS, Melvin JJ, Kothare SV, Valencia I, Hardison HH, Yum S, Faerber EN, Legido A. Acute disseminated encephalomyelitis in children: discordant neurologic and neuroimaging abnormalities and response to plasmapheresis. Pediatrics 2005;116:431–436.

Kieseier BC, Wiendl H. Oral Disease-modifying treatments for multiple sclerosis: the story so far. CNS Drugs. 2007;21:483–502

Kinkel RP, Kollman C, O'Connor P, Murray TJ, Simon J, Arnold D, Bakshi R, Weinstock-Gutman B, Brod S, Cooper J, Duquette P, Eggenberger E, Felton W, Fox R, Freedman M, Galetta S, Goodman A, Guarnaccia J, Hashimoto S, Horowitz S, Javerbaum J, Kasper L, Kaufman M, Kerson L, Mass M, Rammohan K, Reiss M, Rolak L, Rose J, Scott T, Selhorst J, Shin R, Smith C, Stuart W, Thurston S, Wall M; CHAMPIONS Study Group. IM interferon beta-1a delays definite multiple sclerosis 5 years after a first demyelinating event. Neurology 2006;66 (5):678–684.

Kleinschnitz C, Meuth SG, Kieseier BC, Wiendl H. Immunotherapeutic Approaches in MS: Update on Pathophysiology and Emerging Agents or Strategies. EMID-DT 2007.

Klotz L, Meuth SG, Wiendl H. Immune mechanisms of new therapeutic strategies in multiple sclerosis – a focus on alemtuzumab. Clinical Immunology 2012 Jan;142 (1):25–30. Epub 2011 Apr 15.

Klotz L, Gold B, Hemmer T, Korn F, Zipp R, Hohlfeld BC, Kieseier H, Wiendl H. Diagnostik der Multiplen Sklerose: 2010 Revision der McDonald Kriterien. Nervenarzt 2011b Oct;82 (10):1302–9.

Kobelt G, Lindgren P, Smala A, Rieckmann P, Group. Costs and Quality of Life in Multiple Sclerosis. An observational study in Germany. Health Economics in Prevention and Care 2001;2:60–68.

Kobelt G, Berg J, Lindgren P, Fredrikson S, Jonsson B. Costs and quality of life of patients with multiple sclerosis in Europe. J Neurol Neurosurg Psychiatry 2006;77 (8):918–926.

Koch-Henriksen N, Sorensen PS, Christensen T, Frederiksen J, Ravnborg M, Jensen K, Heltberg A, Kristensen O, Stenager E, Petersen T, Hansen T; Danish Multiple Sclerosis Group. A randomized study of two interferon-beta treatments in relapsing-remitting multiple sclerosis. Neurology 2006;66 (7):1056–1060.

Koralnik IJ. Progressive multifocal leukoencephalopathy revisited: Has the disease outgrown its name? Ann Neurol 2006;60 (2):162–173.

Kraft GH. Rehabilitation still the only way to improve function in multiple sclerosis. Lancet 1999;354 (9195): 2016–2017.

Krapf H, Morrissey SP, Zenker O, Zwingers T, Gonsette R, Hartung HP; MIMS Study Group. Effect of mitoxantrone on MRI in progressive MS: results of the MIMS trial. Neurology 2005;65 (5):690–695.

Kremenchutzky M, Rice GP, Baskerville J, Wingerchuk DM, Ebers GC. The natural history of multiple sclerosis: a geographically based study 9: observations on the progressive phase of the disease. Brain 2006;129 (Pt 3):584–594.

Krökki O, Bloigu R, Reunanen M, Remes A. Increasing incidence of multiple sclerosis in women in Northern Finland, Multiple Sklerose 2011;17:133–138.

Kroner A, Mehling M, Hemmer B, Rieckmann P, Toyka KV, Maurer M, Wiendl H. A PD-1 polymorphism is associated with disease progression in multiple sclerosis. Ann Neurol 2005;58 (1):50–57.

Krupp LB, Coyle PK, Doscher C, Miller A, Cross AH, Jandorf L, Halper J, Johnson B, Morgante L, Grimson

R. Fatigue therapy in multiple sclerosis: results of a double-blind, randomized, parallel trial of amantadine, pemoline, and placebo. Neurology 1995;45 (11):1956–1961.

Krupp LB, Christodoulou C, Melville P, Scherl WF, MacAllister WS, Elkins LE. Donepezil improved memory in multiple sclerosis in a randomized clinical trial. Neurology 2004;63:1579–1585.

Krupp LB, Banwell B, Tenembaum S; International Pediatric MS Study Group. Consensus definitions proposed for pediatric multiple sclerosis and related disorders. Neurology 2007 Apr 17;68 (16 Suppl 2):S7–12.

Kuhlmann T, Lingfeld G, Bitsch A, Schuchardt J, Bruck W. Acute axonal damage in multiple sclerosis is most extensive in early disease stages and decreases over time. Brain 2002;125 (Pt 10):2202–2212.

Kuokkanen S, Gschwend M, Rioux JD, Daly MJ, Terwilliger JD, Tienari PJ, Wikstrom J, Palo J, Stein LD, Hudson TJ, Lander ES, Peltonen L. Genomewide scan of multiple sclerosis in Finnish multiplex families. Am J Hum Genet 1997;61 (6):1379–1387.

Kurtzke JF. Epidemiologic contributions to multiple sclerosis: an overview. Neurology 1980;30 (7 Pt 2):61–79.

Kurtzke JF. Rating neurologic impairment in multiple sclerosis: an expanded disability status scale (EDSS). Neurology 1983;33 (11):1444–1452.

Kutzelnigg A, Lucchinetti CF, Stadelmann C, Brück W, Rauschka H, Bergmann M, Schmidbauer M, Parisi JE, Lassmann H. Cortical demyelination and diffuse white matter injury in multiple sclerosis. Brain 2005;128: 2705–2712.

La Mantia L, Milanese C, Mascoli N, D'Amico R, Weinstock-Guttman B. Cyclophosphamide for multiple sclerosis. Cochrane Database Syst Rev 2007;1: CD002819.

Lampasona V, Franciotta D, Furlan R, Zanaboni S, Fazio R, Bonifacio E, Comi G, Martino G. Similar low frequency of anti-MOG IgG and IgM in MS patients and healthy subjects. Neurology 2004;62 (11):2092–2094.

Lassmann H. Neuropathology in multiple sclerosis: new concepts. Mult Scler. 1998;4 (3):93–8.

Lauer K. Ecologic studies of multiple sclerosis. Neurology 1997;49(2 Suppl 2):S18–26.

Leary SM, Thompson AJ. Primary progressive multiple sclerosis: current and future treatment options. CNS Drugs 2005;19 (5):369–376.

Lee KH, Hashimoto SA, Hooge JP, Kastrukoff LF, Oger JJ, Li DK, Li DK, Paty DW. Magnetic resonance imaging of the head in the diagnosis of multiple sclerosis: a prospective 2-year follow-up with comparison of clinical evaluation, evoked potentials, oligoclonal banding, and CT. Neurology 1991;41 (5):657–660.

Lehmann HC, Hartung HP, Hetzel GR, Stuve O, Kieseier BC. Plasma exchange in neuroimmunological disorders: Part 1: Rationale and treatment of inflammatory central nervous system disorders. Arch Neurol 2006;63 (7): 930–935.

Lennon VA, Wingerchuk DM, Kryzer TJ, Pttock SJ, Lucchinetti CF, Fujihara K, Nakashima I, Weinshenker BG. A serum autoantibody marker of neuromyelitis optica: distinction from multiple sclerosis. Lancet 2004;364 (9451):2106–2112.

Lennon VA, Kryzer TJ, Pittock SJ, Verkman AS, Hinson SR. IgG marker of optic-spinal multiple sclerosis binds to the aquaporin-4 water channel. J Exp Med 2005;202 (4):473–477.

Leocani L, Rovaris M, Boneschi FM, Medaglini S, Rossi P, Martinelli V, Amadio S, Comi G. Multimodal evoked potentials to assess the evolution of multiple sclerosis: a longitudinal study. J Neurol Neurosurg Psychiatry 2006; 77 (9):1030–1035.

Levin LI, Munger KL, O'Reilly EJ, Falk KI, Ascherio A. Primary infection with the Epstein-Barr virus and risk of multiple sclerosis. Ann Neurol 2010;67:824–830.

Lewanska M, Siger-Zajdel M, Selmaj K. No difference in efficacy of two different doses of intravenous immunoglobulins in MS: clinical and MRI assessment. Eur J Neurol 2002;9 (6):565–572.

Liliemark J. The clinical pharmacokinetics of cladribine. Clin Pharmacokinet 1997;32:120–131.

Lincoln MR, Montpetit A, Cader MZ, Saarela J, Dyment DA, Tiislar M, Ferretti V, Tienari PJ, Sadovnick AD, Peltonen L, Ebers GC, Hudson TJ. A predominant role for the HLA class II region in the association of the MHC region with multiple sclerosis. Nat Genet 2005;37 (10): 1108–1112.

Linker RA, Lee DH, Stangel M et al. Fumarates for the treatment of multiple sclerosis: potential mechanisms of action and clinical studies. Expert Rev Neurother 2008; 8:1683–1690.

Lopez-Diego RS, Weiner HL. Novel therapeutic strategies for multiple sclerosis – a multifaceted adversary. Nat Rev Drug Discov 2008;7:909–925.

Lublin FD, Reingold SC. Defining the clinical course of multiple sclerosis: results of an international survey. National Multiple Sclerosis Society (USA) Advisory Committee on Clinical Trials of New Agents in Multiple Sclerosis. Neurology 1996;46 (4):907–911.

Ludwin SK. The neuropathology of multiple sclerosis. Neuroimaging Clin N Am 2000;10 (4):625–648.

Lutterotti A, Martin R. Getting specific: monoclonal antibodies in multiple sclerosis. Lancet Neurol 2008;7:538–547.

Mancardi GL, Sardanelli F, Parodi RC, Melani E, Capello E, Inglese M, Ferrari A, Sormani MP, Ottonello C, Levrero F, Uccelli A, Bruzzi P. Effect of copolymer-1 on serial gadolinium-enhanced MRI in relapsing remitting multiple sclerosis. Neurology 1998;50 (4): 1127–1133.

Mancardi G, Saccardi R. Autologous haematopoietic stem-cell transplantation in multiple sclerosis. Lancet Neurol 2008;7:626–636.

Mandala S, Hajdu R, Bergstrom J, Quackenbush E, Xie J, Milligan J, Thornton R, Shei GJ, Card D, Keohane C, Rosenbach M, Hale J, Lynch CL, Rupprecht K, Parsons W, Rosen H. Alteration of lymphocyte trafficking by sphingosine-1-phosphate receptor agonists. Science. 2002 Apr 12;296 (5566):346–9.

Marriott JJ, Miyasaki JM, Gronseth G, O'Connor PW. Therapeutics and Technology Assessment Subcommittee of the American Academy of Neurology. Evidence Report: The efficacy and safety of mitoxantrone (Novantrone) in the treatment of multiple sclerosis: Report of the Therapeutics and Technology Assessment Subcommittee of the American Academy of Neurology. Neurology 2010;74:1463–1470.

Martin R, McFarland HF, McFarlin DE. Immunological aspects of demyelinating diseases. Annu Rev Immunol 1992;10:153–187.

Martinelli V, Rocca MA, Annovazzi P, Pulizzi A, Rodegher M, Boneschi FM, Scotti R, Falini A, Sormani MP, Comi G, Filippi M. A short-term randomized MRI study of high-dose oral vs intravenous methylprednisolone in MS. Neurology 2009;73:1842–1848.

Massacesi L, Parigi A, Barilaro A, Repice AM, Pellicano G, Konze A, Siracusa G, Taiuti R, Amaducci L. Efficacy of azathioprine on multiple sclerosis new brain lesions evaluated using magnetic resonance imaging. Arch Neurol 2005;62 (12):1843–1847.

Matloubian M, Lo CG, Cinamon G et al. Lymphocyte egress from thymus and peripheral lymphoid organs is dependent on S1P receptor 1. Nature 2004;427:355–360.

Matsuoka T, Suzuki SO, Iwaki T, Tabira T, Ordinario AT, Kira J. Aquaporin-4 astrocytopathy in Baló's disease. Acta Neuropathol 2010;120:651–660.

Matthews PM, Wattam-Bell JRB, Pountey E. Evoked potentials in the diagnosis of multiple sclerosis: a follow-up study. J Neurol Neurosurg Psychiatry 1982;45:303–307.

McDonald WI, Compston A, Edan G, Goodkin D, Hartung HP, Lublin FD, McFarland HF, Paty DW, Polman CH, Reingold SC, Sandberg-Wollheim M, Sibley W, Thomp-

F 11

son A, van den Noort S, Weinshenker BY, Wolinsky JS. Recommended diagnostic criteria for multiple sclerosis: guidelines from the International Panel on the diagnosis of multiple sclerosis. Ann Neurol 2001;50 (1):121–127.

McFarland HF, Barkhof F, Antel J, Miller DH. The role of MRI as a surrogate measure in MS. Mult Scler 2002;8 (1):40–51.

McLean MA, Luxton RW, Thompson A. A study of immunoglobulin G in the cerebrospinal fluid of 1 007 patients with suspected neurological disease using isoelectric focusing and the Log IgG-index. Brain 1990;113:1269–1289.

Meinl E. Concepts of viral pathogenesis of multiple sclerosis. Curr Opin Neurol 1999;12 (3):303–307.

Menge T, Hemmer B, Nessler S, Wiendl H, Neuhaus O, Hartung HP, Kieseier BC, Stuve O. Acute disseminated encephalomyelitis: an update. Arch Neurol 2005;62: 1673–1680.

Meuth SG, Bittner S, Ulzheimer JC, Kleinschnitz C, Kieseier BC, Wiendl H. Therapeutic approaches to multiple sclerosis: an update on failed, interrupted, or inconclusive trials of neuroprotective and alternative treatment strategies. BioDrugs 2010;24:317–330.

Mikol DD, Barkhof F, Chang P, Coyle PK, Jeffery DR, Schwid SR, Stubinski B, Uitdehaag BM; REGARD study group. Comparison of subcutaneous interferon beta-1a with glatiramer acetate in patients with relapsing multiple sclerosis (the REbif vs Glatiramer Acetate in Relapsing MS Disease [REGARD] study): a multicentre, randomised, parallel, open-label trial. Lancet Neurol 2008 Oct;7 (10):903–914.

Millefiorini E, Gasperini C, Pozzilli C, D'Andrea F, Bastianello S, Trojano M, Morino S, Morra VB, Bozzao A, Calo' A, Bernini ML, Gambi D, Prencipe M. Randomized placebo-controlled trial of mitoxantrone in relapsing- remitting multiple sclerosis: 24-month clinical and MRI outcome. J Neurol 1997;244 (3):153–159.

Miller AE, Morgante LA, Buchwald LY, Nutile SM, Coyle PK, Krupp LB, Doscher CA, Lublin FD, Knobler RL, Trantas F, Kelley L, Smith CR, La Rocca N, Lopez S. A multicenter, randomized, double-blind, placebo-controlled trial of influenza immunization in multiple sclerosis. Neurology 1997;48 (2):312–314.

Miller DH, Thompson AJ, Morrissey SP, MacManus DG, Moore SG, Kendall BE, Kendall BE, Moseley IF, McDonald WI. High dose steroids in acute relapses of multiple sclerosis: MRI evidence for a possible mechanism of therapeutic effect. J Neurol Neurosurg Psychiatry 1992; 55 (6):450–453.

Miller DH. Guidelines for MRI monitoring of the treatment of multiple sclerosis: recommendations of the US Multiple Sclerosis Society's task force. Mult Scler 1996;1 (6):335–338.

Miller DH, Khan OA, Sheremata WA, Blumhardt LD, Rice GP, Libonati MA, Willmer-Hulme AJ, Dalton CM, Miszkiel KA, O'Connor PW; International Natalizumab Multiple Sclerosis Trial Group A controlled trial of natalizumab for relapsing multiple sclerosis. N Engl J Med 2003;348 (1):15–23.

Miller DH, Filippi M, Fazekas F, Frederiksen JL, Matthews PM, Montalban X, Polman CH. Role of magnetic resonance imaging within diagnostic criteria for multiple sclerosis. Ann Neurol 2004;56 (2):273–278.

Miller D, Barkhof F, Montalban X, Thompson A, Filippi M. Clinically isolated syndromes suggestive of multiple sclerosis, part I: natural history, pathogenesis, diagnosis, and prognosis. Lancet Neurol 2005a;4 (5):281–288.

Miller D, Barkhof F, Montalban X, Thompson A, Filippi M. Clinically isolated syndromes suggestive of multiple sclerosis, part 2: non-conventional MRI, recovery processes, and management. Lancet Neurol 2005b;4 (6): 341–348.

Miller DM, Weinstock-Guttman B, Bethoux F, Lee JC, Beck G, Block V, Durelli L, LaMantia L, Barnes D, Sellebjerg F, Rudick RA. A meta-analysis of methylprednisolone in recovery from multiple sclerosis exacerbations. Mult Scler 2000;6 (4):267–273.

Milligan NM, Newcombe R, Compston DA. A double-blind controlled trial of high dose methylprednisolone in patients with multiple sclerosis: 1. Clinical effects. J Neurol Neurosurg Psychiatry 1987;50 (5):511–516.

Mikol DD, Barkhof F, Chang P, Coyle PK, Jeffery DR, Schwid SR, Stubinski B, Uitdehaag BM; REGARD study group. Comparison of subcutaneous interferon beta-1a with glatiramer acetate in patients with relapsing multiple sclerosis (the REbif vs Glatiramer Acetate in Relapsing MS Disease [REGARD] study): a multicentre, randomised, parallel, open-label trial. Lancet Neurol 2008; 7:903–914.

Miron VE, Hall JA, Kennedy TE et al. Cyclical and dose-dependent responses of adult human mature oligodendrocytes to fingolimod. Am J Pathol 2008a;173:1143–1152.

Miron VE, Jung CG, Kim HJ et al. FTY720 modulates human oligodendrocyte progenitor process extension and survival. Ann Neurol 2008b;63:61–71.

Moalem G, Leibowitz-Amit R, Yoles E, Mor F, Cohen IR, Schwartz M. Autoimmune T cells protect neurons form secondary degeneration after central nervous system axotomy. Nat Med 1999;5 (1):49–55.

Montalban X, Tintoré M, Swanton J, Barkhof F, Fazekas F, Filippi M, Frederiksen J, Kappos L, Palace J, Polman C, Rovaris M, de Stefano N, Thompson A, Yousry T, Rovira A, Miller DH. MRI criteria for MS in patients with clinically isolated syndromes. Neurology 2010;74:427–434.

Moriabadi NF, Niewiesk S, Kruse N, Jung S, Weissbrich B, ter Meulen V, Toyka KV, Rieckmann P. Influenza vaccination in MS: absence of T-cell response against white matter proteins. Neurology 2001;56 (7):938–943.

Morrissey SP, Miller DH, Kendall BE, Kingsley DP, Kelly MA, Francis DA, MacManus DG, McDonald WI. The significance of brain magnetic resonance imaging abnormalities at presentation with clinically isolated syndromes suggestive of multiple sclerosis. A 5-year follow-up study. Brain 1993;116 (Pt 1):135–146.

MSTKG. MS Therapie Konsensus Gruppe. Immunmodulierende Stufentherapie der Multiplen Sklerose. Nervenarzt 1999;70 (4):371–386.

MSTKG. Immunmodulierende Stufentherapie der Multiplen Sklerose. 1. Ergänzung. Nervenarzt 2001;72 (2): 150–157.

MSTKG. Immunmodulierende Stufentherapie der Multiplen Sklerose. 2. Ergänzung. Der Nervenarzt 2002;73 (6):556–563.

MSTKG; Rieckmann P. [Escalating immunomodulatory therapy of multiple sclerosis: Update (September 2006).] Nervenarzt. 2006;77 (12):1506–18. German.

Muller H, Hofer S, Kaneider N et al. The immunomodulator FTY720 interferes with effector functions of human monocyte-derived dendritic cells. Eur J Immunol 2005; 35:533–545.

Nakashima I, Fujihara K, Miyazawa I, Misu T, Narikawa K, Nakamura M, Watanabe S, Takahashi T, Nishiyama S, Shiga Y, Sato S, Weinshenker BG, Itoyama Y. Clinical and MRI features of Japanese patients with multiple sclerosis positive for NMO-IgG. J Neurol Neurosurg Psychiatry 2006;77 (9):1073–1075.

NASA MS Cooling Study Group. A randomized controlled study of the acute and chronic effects of cooling therapy for MS. Neurology 2003;60:1955–1960.

Neuhaus O, Farina C, Yassouridis A, Wiendl H, Then Bergh F, Dose T, Wekerle H, Hohlfeld R. Multiple sclerosis: comparison of copolymer-1-reactive T cell lines from treated and untreated subjects reveals cytokine shift from T helper 1 to T helper 2 cells. Proc Natl Acad Sci USA 2000;97 (13):7452–7457.

Nicoletti A, Patti F, Lo Fermo S Messina S, Bruno E, Quattrocchi G, Laisa P, Cilia S, Mostile G, Marziolo R, Scillieri R, Maimone D, Zappia M. Increasing frequency of multiple sclerosis in Catania, Sicily: a 30 year survey. Mult Scler 2011;17:273–280.

Nimmerjahn F, Ravetch JV. Anti-inflammatory actions of intravenous immunoglobulin. Annu Rev Immunol 2008;26:513–533.

Noseworthy JH, Lucchinetti C, Rodriguez M, Weinshenker BG. Multiple sclerosis. N Engl J Med 2000a;343 (13): 938–952.

Noseworthy JH, O'Brien PC, Weinshenker BG, Weis JA, Petterson TM, Erickson BJ, Windebank AJ, Whisnant JP, Stolp-Smith KA, Harper CM Jr., Low PA, Romme LJ, Johnson M, An KN, Rodriguez M. IV immunoglobulin does not reverse established weakness in MS: A double-blind, placebo-controlled trial. Neurology 2000b;55 (8): 1135–1143.

Noseworthy JH, O'Brien PC, Petterson TM, Weis J, Stevens L, Peterson WK, Sneve D, Cross SA, Leavitt JA, Auger RG, Weinshenker BG, Dodick DW, Wingerchuk DM, Rodriguez M. A randomized trial of intravenous immunoglobulin in inflammatory demyelinating optic neuritis. Neurology 2001;56 (11):1514–1522.

O'Connor KC, Chitnis T, Griffin DE, Piyasirisilp S, Bar-Or A, Khoury S, Wucherpfennig KW, Hafler DA. Myelin basic protein-reactive autoantibodies in the serum and cerebrospinal fluid of multiple sclerosis patients are characterized by low-affinity interactions. J Neuroimmunol. 2003;136(1–2):140–8.

O'Connor PW, Li D, Freedman MS, Bar-Or A, Rice GP, Confavreux C, Paty DW, Stewart JA, Scheyer R; Teriflunomide Multiple Sclerosis Trial Group; University of British Columbia MS/MRI Research Group. A Phase II study of the safety and efficacy of teriflunomide in multiple sclerosis with relapses. Neurology 2006;66 (6): 894–900.

O'Connor P, Filippi M, Arnason B, Comi G, Cook S, Goodin D, Hartung HP, Jeffery D, Kappos L, Boateng F, Filippov V, Groth M, Knappertz V, Kraus C, Sandbrink R, Pohl C, Bogumil T. BEYOND Study Group 250 microg or 500 microg interferon beta-1b versus 20 mg glatiramer acetate in relapsing-remitting multiple sclerosis: a prospective, randomised, multicentre study. Lancet Neurol 2009;8:889–897.

O'Connor P, Comi G, Montalban X et al.; FTY720 D2201 Study Group Oral fingolimod (FTY720) in multiple sclerosis: two-year results of a phase II extension study. Neurology 2009a;72:73–79.

Oksenberg JR, Baranzini SE, Barcellos LF, Hauser SL. Multiple sclerosis: genomic rewards. J Neuroimmunol 2001; 113 (2):171–184.

Okuda DT, Mowry EM, Cree BA, Crabtree EC, Goodin DS, Waubant E, Pelletier D. Asymptomatic spinal cord lesions predict disease progression in radiologically isolated syndrome. Neurology 2011 Feb 22;76 (8):686–692.

Olafsson E, Benedikz J, Hauser WA. Risk of epilepsy in patients with multiple sclerosis: a population-based study in Iceland. Epilepsia 1999;40 (6):745–747.

Olafsson E, Hauser WA. Prevalence of epilepsy in rural Iceland: a population-based study. Epilepsia 1999;40 (11): 1529–1534.

Oliveri RL, Valentino P, Russo C, Sibilia G, Aguglia U, Bono F, Fera F, Gambardella A, Zappia M, Pardatscher K, Quattrone A. Randomized trial comparing two different high doses of methylprednisolone in MS: a clinical and MRI study. Neurology 1998;50 (6):1833–1836.

O'Riordan JI, Thompson AJ, Kingsley DP, MacManus DG, Kendall BE, Rudge P, McDonald WI, Miller DH. The prognostic value of brain MRI in clinically isolated syndromes of the CNS. A 10-year follow-up. Brain 1998;121 (Pt 3):495–503.

Ormerod IE, Miller DH, McDonald WI, du Boulay EP, Rudge P, Kendall BE, Moseley IF, Johnson G, Tofts PS, Halliday AM, et al. The role of NMR imaging in the assessment of multiple sclerosis and isolated neurological lesions. A quantitative study. Brain 1987;110 (Pt 6): 1579–1616.

Orvieto R, Achiron R, Rotstein Z, Noy S, Bar-Hava I, Achiron A. Pregnancy and multiple sclerosis: a 2-year experience. Eur J Obstet Gynecol Reprod Biol 1999;82 (2): 191–194.

Ostermann PO, Westerberg CE. Paroxysmal attacks in multiple sclerosis. Brain 1975;98 (2):189–202.

Oturai AB, Koch-Henriksen N, Petersen T, Jensen PE, Sellebjerg F, Sorensen PS. Efficacy of natalizumab in multiple sclerosis patients with high disease activity: a Danish nationwide study. Eur J Neurol 2009;16:420–423.

OWIMS. Evidence of interferon beta-1a dose response in relapsing-remitting MS: the OWIMS Study. The Once Weekly Interferon for MS Study Group. Neurology 1999;53 (4):679–686.

Palace J, Rothwell P. New treatments and azathioprine in multiple sclerosis. Lancet 1997;350 (9073):261.

Panitch H, Goodin DS, Francis G, Chang P, Coyle PK, O'Connor P, Monaghan E, Li D, Weinshenker B; EVIDENCE Study Group. Evidence of Interferon Dose-response: European North American Compartative Efficacy; University of British Columbia MS/MRI Research Group. Randomized, comparative study of interferon beta-1a treatment regimens in MS: The EVIDENCE Trial. Neurology. 2002;59 (10):1496–1506.

Panitch H, Miller A, Paty D, Weinshenker B; North American Study Group on Interferon beta-1b in Secondary Progressive MS: results from a 3-year controlled study. Neurology. 2004;63 (10):1788–1795.

Panitch H, Goodin D, Francis G, Chang P, Coyle P, O'Connor P, Li D, Weinshenker B; EVIDENCE (Evidence of Interferon Dose-response: European North American Comparative Efficacy) Study Group and the University of British Columbia MS/MRI Research Group. Benefits of high-dose, high-frequency interferon beta-1a in relapsing-remitting multiple sclerosis are sustained to 16 months: final comparative results of the EVIDENCE trial. J Neurol Sci 2005;239 (1):67–74.

Patrikios P, Stadelmann C, Kutzelnigg A, Rauschka H, Schmidbauer M, Laursen H, Sorensen PS, Bruck W, Lucchinetti C, Lassmann H. Remyelination is extensive in a subset of multiple sclerosis patients. Brain 2006; 129(Pt 12):3165–3172.

Paty DW, Li DK. Interferon beta-1b is effective in relapsing-remitting multiple sclerosis. II. MRI analysis results of a multicenter, randomized, double-blind, placebo-controlled trial. UBC MS/MRI Study Group and the IFNB Multiple Sclerosis Study Group. Neurology 1993; 43 (4):662–667.

Pellkofer HL, Krumbholz M, Berthele A, Hemmer B, Gerdes LA, Havla J, Bittner R, Canis M, Meinl E, Hohlfeld R, Kuempfel T. Long-term follow-up of patients with neuromyelitis optica after repeated therapy with rituximab. Neurology 2011 Apr 12;76 (15):1310–1315.

Perini P, Calabrese M, Tiberio M, Ranzato F, Battistin L, Gallo P. Mitoxantrone versus cyclophosphamide in secondary-progressive multiple sclerosis: a comparative study. J Neurol 2006;253 (8):1034–1040.

Petajan JH, Gappmaier E, White AT, Spencer MK, Mino L, Hicks RW. Impact of aerobic training on fitness and quality of life in multiple sclerosis. Ann Neurol 1996;39 (4):432–441.

Pittock SJ, McClelland RL, Mayr WT, Jorgensen NW, Weinshenker BG, Noseworthy J, Rodriguez M. Clinical implications of benign multiple sclerosis: a 20-year population-based follow-up study. Ann Neurol 2004;56 (2): 303–306.

Plohmann AM, Kappos L, Ammann W, Thordai A, Wittwer A, Huber S, Bellaiche Y, Lechner-Scott J. Computer assisted retraining of attentional impairments in patients with multiple sclerosis. J Neurol Neurosurg Psychiatry 1998;64 (4):455–462.

Pohl D, Rostasy K, Reiber H, Hanefeld F. CSF characteristics in early-onset multiple sclerosis. Neurology 2004;63: 1966–1967

Polman CH, Bertolotto A, McFarland HF, Oger J, Pachner AR, Petkau J, Reder AT, Reingold SC, Schellekens H, Sørensen PS. Recommendations for clinical use of data on neutralising antibodies to interferon-beta therapy in multiple sclerosis. Lancet Neurol 2010;9:740–750.

Polman C, Kappos L, White R, Dahlke F, Beckmann K, Pozzilli C, Thompson A, Petkau J, Miller D; European Study Group on Interferon Beta-1b in Secondary Progressive MS. Neutralizing antibodies during treatment of secondary progressive MS with interferon beta-1b. Neurology 2003;60 (1):37–43.

Polman CH, O'Connor PW, Havrdova E, Hutchinson M, Kappos L, Miller DH, Phillips JT, Lublin FD, Giovannoni G, Wajgt A, Tea M, Lynn F, Panzara MA, Sandrock AW; AFFIRM Investigators. A randomized, placebo-controlled troal of natalizumab for relapsing remitting multiple sclerosis. N Engl J Med 2006;354 (9):899–910.

Polman CH, Reingold SH, Banwell B, Clanet M, Cohen JA, Filippi M, Fujihara K, Havrdova E, Hutchinson M, Kappos L, Lublin FD, Montalban X, O'Connor P, Sandberg-Wollheim M, Thompson AJ, Waubant E, Weinshenker B, Wolinsky JS. Diagnostic criteria for multiple sclerosis: 2010 revisions to the »McDonald criteria« Ann Neurol. 2011;69 (2):292–302.

Polman CH, Reingold SC, Edan G, Filippi M, Hartung HP, Kappos L, Lublin FD, Metz LM, McFarland HF, O'Connor PW, Sandberg-Wollheim M, Thompson AJ, Weinshenker BG, Wolinsky JS. Diagnostic criteria for multiple sclerosis: 2005 revisions to the »McDonald Criteria«. Ann Neurol 2005a;58 (6):840–846.

Polman CH, Wolinsky JS, Reingold SC. Multiple sclerosis diagnostic criteria: three years later. Mult Scler 2005b;11 (1):5–12.

Poser S, Wikstrom J, Bauer HJ. Clinical data and the identification of special forms of multiple sclerosis in 1271 cases studied with a standardized documentation system. J Neurol Sci 1979;40:159–168.

Poser CM, Paty DW, Scheinberg L, McDonald WI, Davis FA, Ebers GC, et al. Johnson KP, Sibley WA, Silberberg DH, Tourtellotte WW. New diagnostic criteria for multiple sclerosis: guidelines for research protocols. Ann Neurol 1983;13 (3):227–231.

PRISMS. A randomized, placebo-controlled, double-blind study of interferon-beta 1a in relapsing-remitting multiple sclerosis. Lancet 1998;352 (9139):1498–1504.

PRISMS. PRISMS-4: Long-term efficacy of interferon-beta-1a in relapsing MS. Neurology 2001;56 (12):1628–1636.

Putzki N, Kollia K, Woods S, Igwe E, Diener HC, Limmroth V. Natalizumab is effective as second line therapy in the treatment of relapsing remitting multiple sclerosis. Eur J Neurol 2009;16:424–426.

Rammohan KW, Rosenberg JH, Lynn DJ, Blumenfeld AM, Pollak CP, Nagaraja HN. Efficacy and safety of modafinil (Provigil®) for the treatment of fatigue in multiple sclerosis: a two centre phase 2 study. J Neurol Neurosurg Psychiatry 2002;72 (2):179–183.

Ramtahal J, Jacob A, Das K, Boggild M. Sequential maintenance treatment with glatiramer acetate after mitoxantrone is safe and can limit exposure to immunosuppression in very active, relapsing remitting multiple sclerosis. J Neurol 2006;253 (9):1160–1164.

Ransohoff RM. Natalizumab and PML. Nat Neurosci 2005; 8 (10):1275.

Rao SM, Leo GJ, Bernardin L, Unverzagt F. Cognitive dysfunction in multiple sclerosis. I. Frequency, patterns, and prediction. Neurology 1991a;41 (5):685–691.

Rao SM, Leo GJ, Ellington L, Nauertz T, Bernardin L, Unverzagt F. Cognitive dysfunction in multiple sclerosis. II. Impact on employment and social functioning. Neurology 1991b;41 (5):692–696.

Rauer S, Euler B, Reindl M, Berger T. Antimyelin antibodies and the risk of relapse in patients with a primary demyelinating event. J Neurol Neurosurg Psychiatry 2006; 77 (6):739–742.

Ravnborg M, Bendtzen K, Christensen O, Jensen PE, Hesse D, Tovey MG, Sørensen PS. Treatment with azathioprine and cyclic methylprednisolone has little or no effect on bioactivity in anti-interferon beta antibody-positive patients with multiple sclerosis. Mult Scler. 2009 Mar;15 (3):323–8. Epub 2008 Nov 21.

Ravnborg M, Sørensen PS, Andersson M, Celius EG, Jongen PJ, Elovaara I, Bartholomé E, Constantinescu CS, Beer K, Garde E, Sperling B. Methylprednisolone in combination with interferon beta-1a for relapsing-remitting multiple sclerosis (MECOMBIN study): a multicentre, double-blind, randomised, placebo-controlled, parallel-group trial. Lancet Neurol 2010;9:672–680.

Reiber H, Ungefehr S, Jacobi C. (1998): The intrathecal, polyspecific and oligoclonal immune response in multiple sclerosis. Mult Scler;4 (3):111–7.

Reich D, Patterson N, De Jager PL, McDonald GJ, Waliszewska A, Tandon A, Lincoln RR, DeLoa C, Fruhan SA, Cabre P, Bera O, Semana G, Kelly MA, Francis DA, Ardlie K, Khan O, Cree BA, Hauser SL, Oksenberg JR, Hafler DA. A whole-genome admixture scan finds a candidate locus for multiple sclerosis susceptibility. Nat Genet 2005;37 (10):1113–1118.

Rice GP, Filippi M, Comi G. Cladribine and progressive MS: Clinical and MRI outcomes of a multicenter controlled trial. Neurology 2000;54:1145–1155.

Rice GP, Incorvaia B, Munari L, Ebers G, Polman C, D'Amico R, Filippini G. Interferon in relapsing-remitting multiple sclerosis (Cochrane Review). Cochrane Database Syst Rev 2001;4.

Rio J, Tintore M, Nos C, Tellez N, Galan I, Montalban X. Interferon beta in relapsing-remitting multiple sclerosis. An eight years experience in a specialist multiple sclerosis centre. J Neurol 2005;252 (7):795–800.

Rohrbach E, Kappos L, Städt D, Kaiser D, Hennes A, Dommasch D, Mertens HG. Intrathecal versus oral corticosteroid therapy of spinal symptoms in multiple sclerosis: a double-blind controlled trial. Neurology 1988; 38(Suppl 1):256.

Rowin J, Amato AA, Deisher N, Cursio J, Meriggioli MN. Mycophenolate mofetil in dermatomyositis: is it safe? Neurology 2006 Apr 25;66 (8):1245–1247.

Rowin J, Amato AA, Deisher N, Cursio J, Meriggioli MN. Mycophenolate mofetil in dermatomyositis: is it safe? Neurology 2006;66 (8):1245–1247.

Rudick RA, Cutter GR, Baier M, Weinstock-Guttman B, Mass MK, Fisher E, Miller DM, Sandrock AW. Estimating long-term effects of disease-modifying drug therapy in multiple sclerosis patients. Mult Scler 2005;11 (6): 626–634.

Rudick RA, Lee JC, Simon J, Fisher E. Significance of T2 lesions in multiple sclerosis: A 13-year longitudinal study. Ann Neurol 2006a;60 (2):236–242.

Rudick RA, Stuart WH, Calabresi PA, Confavreux C, Galetta SL, Radue EW, Lublin FD, Weinstock-Guttman B, Wynn DR, Lynn F, Panzara MA, Sandrock AW; SENTINEL Investigators Natalizumab plus interferon beta-1a for relapsing multiple sclerosis. N Engl J Med 2006b;354 (9):911–923.

Ruggieri M, Polizzi A, Pavone L, Grimaldi LM. Multiple sclerosis in children under 6 years of age. Neurology 1999;53 (3):478–484.

Ruprecht K, Klinker E, Dintelmann T, Rieckmann P, Gold R. Plasma exchange for severe optic neuritis: treatment of 10 patients. Neurology 2004;63 (6):1081–1083.

Sadovnick AD, Armstrong H, Rice GP, Bulman D, Hashimoto L, Paty DW, Hashimoto SA, Warren S, Hader W, Murray TJ, et al. A population-based study of multiple sclerosis in twins: update. Ann Neurol 1993;33 (3):281–285.

Sailer M, O'Riordan JI, Thompson AJ, Kingsley DP, MacManus DG, McDonald WI, Miller DH. Quantitative MRI in patients with clinically isolated syndromes suggestive of demyelination. Neurology 1999;52 (3):599–606.

Sandberg-Wollheim M, Frank D, Goodwin TM, Giesser B, Lopez-Bresnahan M, Stam-Moraga M, Chang P, Francis GS. Pregnancy outcomes during treatment with interferon beta-1a in patients with multiple sclerosis. Neurology 2005;65:802–806.

Sandborn WJ, Colombel JF, Enns R, Feagan BG, Hanauer SB, Lawrance IC, Panaccione R, Sanders M, Schreiber S, Targan S, van Deventer S, Goldblum R, Despain D, Hogge GS, Rutgeerts P; International Efficacy of Natalizumab as Active Crohn's Therapy (ENACT-1) Trial Group; Evaluation of Natalizumab as Continuous Therapy (ENACT-2) Trial Group Natalizumab induction and maintenance therapy for Crohn's disease. N Engl J Med 2005;353 (18):1912–1925.

Sawcer S, Jones HB, Feakes R, Gray J, Smaldon N, Chataway J, Robertson N, Clayton D, Goodfellow PN, Compston A. A genome screen in multiple sclerosis reveals susceptibility loci on chromosome 6p21 and 17q22. Nat Genet 1996;13 (4):464–468.

Sawcer S, Ban M, Maranian M, Yeo TW, Compston A, Kirby A, Daly MJ, De Jager PL, Walsh E, Lander ES, Rioux JD, Hafler DA, Ivinson A, Rimmler J, Gregory SG, Schmidt S, Pericak-Vance MA, Akesson E, Hillert J, Datta P, Oturai A, Ryder LP, Harbo HF, Spurkland A, Myhr KM, Laaksonen M, Booth D, Heard R, Stewart G, Lincoln R, Barcellos LF, Hauser SL, Oksenberg JR, Kenealy SJ, Haines JL; for the International Multiple Sclerosis Genetics Consortium. A high-density screen for linkage in multiple sclerosis. Am J Hum Genet 2005;77 (3):454–467.

Schilling S, Linker RA, Konig FB, Koziolek M, Bahr M, Muller GA, Paulus W, Gartner J, Bruck W, Chan A, Gold R. Plasmaaustausch bei steroidresistenten Multiple-Sklerose-Schüben – Klinische Erfahrungen an 16 Patienten. Nervenarzt 2006;77 (4):430–438.

Schimrigk S, Brune N, Hellwig K, Lukas C, Bellenberg B, Rieks M, Hoffmann V, Pöhlau D, Przuntek H. Oral fumaric acid esters for the treatment of active multiple sclerosis: an open-label, baseline-controlled pilot study. Eur J Neurol. 2006 Jun;13 (6):604–10.

Schmidt J, Gold R, Schonrock L, Zettl UK, Hartung HP, Toyka KV. T-cell apoptosis in situ in experimental autoimmune encephalomyelitis following methylprednisolone pulse therapy. Brain 2000;123(Pt 7):1431–1441.

Schmidt S. Cladribin-Tabletten bei schubförmiger Multipler Sklerose. Noch ein Purinanalogon oder echte therapeutische Innovation? 2010;81:1231–1241.

Schmierer K, Parkes HG, So PW, An SF, Brandner S, Ordidge RJ, Yousry TA, Miller DH. High field (9.4 Tesla) magnetic resonance imaginig of cortical grey matter lesions in multiple sclerosis. Brain 2010;133:858–867.

Schneider-Gold C, Hartung HP, Gold R. Mycophenolate mofetil and tacrolimus: new therapeutic options in neuroimmunological diseases. Muscle Nerve 2006;34 (3): 284–291.

Schumacher FA, Beeve GW, Kibler RF, et al. Problems of experimental trials of therapy in multiple sclerosis. Ann N Y Acad Sci 1965;122:552–568.

Schwartz CE, Laitin E, Brotman S, LaRocca N. Utilization of unconventional treatments by persons with MS: is it alternative or complementary? Neurology 1999;52 (3): 626–629.

Schwarz S, Mohr A, Knauth M, Wildemann B, Storch-Hagenlocher B. Acute disseminated encephalomyelitis: a follow-up study of 40 adult patients. Neurology 2001; 56 (10):1313–1318.

Schwarz S, Leweling H, Meinck HM. Alternative und komplementäre Therapien der Multiplen Sklerose. Fortschr Neurol Psychiatr 2005;73 (8):451–462.

Sellebjerg F, Frederiksen JL, Nielsen PM, Olesen J. Double-blind, randomized, placebo-controlled study of oral, high-dose methylprednisolone in attacks of MS. Neurology 1998;51 (2):529–534.

Sellebjerg F, Nielsen HS, Frederiksen JL, Olesen J. A randomized, controlled trial of oral high-dose methylprednisolone in acute optic neuritis. Neurology 1999;52 (7): 1479–1484.

Sellner J, Boggild M, Clanet M, Hintzen RQ, Illes Z, Montalban X, Du Pasquier RA, Polman CH, Sorensen PS, Hemmer B. EFNS guidelines on diagnosis and management of neuromyelitis optica. Eur J Neurol 2010;17: 1019–1032.

Serafini B, Rosicarelli B, Magliozzi R, Stigliano E, Aloisi F. Detection of ectopic B cell follicles with germinal centers in the meninges of patients with secondary progressive multiple sclerosis. Brain Pathol 2004;14 (2): 164–174.

Shimizu J, Hatanaka Y, Hasegawa M. IFNß-1b may severely exacerbate Japanese optic-spinal MS in neuromyelitis optica. Neurology 2010;75:1423–1427.

Sibley WA, Bamford CR, Clark K. Clinical viral infections and multiple sclerosis. Lancet 1985;1 (8441):1313–1315.

Simon JH, Kinkel RP, Jacobs L, Bub L, Simonian N. A Wallerian degeneration pattern in patients at risk for MS. Neurology 2000;54 (5):1155–1160.

Simon JH, Li D, Traboulsee A, Coyle PK, Arnold DL, Barkhof F, Frank JA, Grossman R, Paty DW, Radue EW, Wolinsky JS. Standardized MR imaging protocol for multiple sclerosis: consortium of MS Ceters consensus guidelines. AJNR Am J Neuroradiol 2006;27: 455–461.

Simone IL, Carrara D, Tortorella C, Liguori M, Lepore V, Pellegrini F, Bellacosa A, Ceccarelli A, Pavone I, Livrea P. Course and prognosis in early-onset MS: comparison with adult-onset forms. Neurology 2002 Dec 24;59 (12): 1922–1928.

Simpson K, Pittas S, van der Mei I et al. Trends in the epidemiology of multiple sclerosis in Greater Hobart, Tasmania: 1951-2009. J Neurol Neurosurg Psychiatrie 2011 Feb;82 (2):180–187 (epub: 20.11.2010)

Smith DR, Balashov KE, Hafler DA, Khoury SJ, Weiner HL. Immune deviation following pulse cyclophosphamide/methylprednisolone treatment of multiple sclerosis: increased interleukin-4 production and associated eosinophilia. Ann Neurol 1997;42 (3):313–318.

Smith DR, Weinstock-Guttman B, Cohen JA, Wei X, Gutmann C, Bakshi R, Olek M, Stone L, Greenberg S, Stuart D, Orav J, Stuart W, Weiner H. A randomized blinded trial of combination therapy with cyclophosphamide in patients-with active multiple sclerosis on interferon beta. Mult Scler 2005;11 (5):573–582.

Smith ME, Stone LA, Albert PS, Frank JA, Martin R, Armstrong M, Maloni H, McFarlin DE, McFarland HF. Clinical worsening in multiple sclerosis is associated with increased frequency and area of gadopentetate dimeglumine-enhancing magnetic resonance imaging lesions. Ann Neurol 1993;33 (5):480–489.

Soderstrom M, Ya-Ping J, Hillert J, Link H. Optic neuritis: prognosis for multiple sclerosis from MRI, CSF, and HLA findings. Neurology 1998;50 (3):708–714.

Soderstrom M. Optic neuritis and multiple sclerosis. Acta Ophthalmol Scand 2001;79 (3):223–227.

Solari A, Filippini G, Gasco P, Colla L, Salmaggi A, La Mantia L, Farinotti M, Eoli M, Mendozzi L. Physical rehabilitation has a positive effect on disability in multiple sclerosis patients. Neurology 1999;52 (1):57–62.

Sorensen PS, Wanscher B, Jensen CV, Schreiber K, Blinkenberg M, Ravnborg M, Kirsmeier H, Larsen VA, Lee ML. Intravenous immunoglobulin G reduces MRI activity in relapsing multiple sclerosis. Neurology 1998; 50 (5):1273–1281.

Sorensen PS, Ross C, Clemmesen KM, Bendtzen K, Frederiksen JL, Jensen K, Kristensen O, Petersen T, Rasmussen S, Ravnborg M, Stenager E, Koch-Henriksen N; Danish Multiple Sclerosis Study Group. Clinical importance of neutralising antibodies against interferon beta in patients with relapsing-remitting multiple sclerosis. Lancet 2003a;362 (9391):1184–1191.

Sorensen PS. The role of intravenous immunoglobulin in the treatment of multiple sclerosis. J Neurol Sci 2003b; 206 (2):123–130.

Sorensen PS, Haas J, Sellebjerg F, Olsson T, Ravnborg M; TARIMS Study Group. IV immunoglobulins as add-on treatment to methylprednisolone for acute relapses in MS. Neurology 2004;63 (11):2028–2033.

Sorensen PS, Deisenhammer F, Duda P, Hohlfeld R, Myhr KM, Palace J, Polman C, Pozzilli C, Ross C; EFNS Task Force on Anti-IFN-beta Antibodies in Multiple Sclerosis.Guidelines on use of anti-IFN-beta antibody measurements in multiple sclerosis: report of an EFNS Task Force on IFN-beta antibodies in multiple sclerosis. Eur J Neurol 2005a;12 (11):817–827.

Sorensen PS, Koch-Henriksen N, Ross C, Clemmesen KM, Bendtzen K; Danish Multiple Sclerosis Study Group. Appearance and disappearance of neutralizing antibodies during interferon-beta therapy. Neurology 2005b;65 (1):33–39.

Sorensen PS, Mellgren SI, Svenningsson A, Elovaara I, Frederiksen JL, Beiske AG, Myhr KM, Søgaard LV, Olsen IC, Sandberg-Wollheim M. NORdic trial of oral Methylprednisolone as add-on therapy to Interferon beta-1a for treatment of relapsing-remitting Multiple Sclerosis (NORMIMS study): a randomised, placebo-controlled trial. Lancet Neurol 2009;8:519–529.

Sospedra M, Martin R. Immunology of multiple sclerosis. Annu Rev Immunol 2005;23:683–747.

Sotgiu S, Pugliatti M, Sotgiu A, Sanna A, Rosati G. Does the »hygiene hypothesis« provide an explanation for the high prevalence of multiple sclerosis in Sardinia? Autoimmunity 2003;36 (5):257–260.

SPECTRIMS SG. Randomized controlled trial of interferon-beta-1a in secondary progressive MS: Clinical results. Neurology 2001;56 (11):1496–1504.

Stadelmann C, Ludwin S, Tabira T, Guseo A, Lucchinetti CF, Leel-Ossy L, Ordinario AT, Bruck W, Lassmann H. Tissue preconditioning may explain concentric lesions in Balo's type of multiple sclerosis. Brain 2005;128(Pt 5): 979–987.

Stangel M, Boegner F, Klatt CH, Hofmeister C, Seyfert S. Placebo controlled pilot trial to study the remyelinating potential of intravenous immunoglobulins in multiple scleroris. J Neurol Neurosurg Psychiatry 2000;68;89–92.

Stangel M, Gold R. [High-dose intravenous immunoglobulins in the treatment of multiple sclerosis. An update]. Nervenarzt 2005 Oct;76 (10):1267, 1269-70, 1272. [Article in German]

Stankoff B, Waubant E, Confavreux C, Edan G, Debouverie M, Rumbach L, Moreau T, Pelletier J, Lubetzki C, Clanet M; French Modafinil Study Group. Modafinil for fatigue in MS: a randomized placebo-controlled double-blind study. Neurology 2005;64 (7):1139–1143.

Steinman L. Blocking adhesion molecules as therapy for multiple sclerosis: natalizumab. Nat Rev Drug Discov 2005;4:510–518.

Swanton JK, Fernando K, Dalton CM, Miszkiel KA, Thompson AJ, Plant GT, Miller DH. Modification of MRI criteria for multiple sclerosis in patients with clinically isolated syndromes. J Neurol Neurosurg Psychiatry 2006;77:830–833.

Swanton JK, Rovira A, Tintore M, Altmann DR, Barkhof F, Filippi M, Huerga E, Miszkiel KA, Plant GT, Polman C, Rovaris M, Thompson AJ, Montalban X, Miller DH. MRI criteria for multiple sclerosis in patients presenting with clinically isolated syndromes: a multicentre retrospective study. Lancet Neurol. 2007;6:677–686.

Swanton JK, Fernando KT, Dalton CM, Miszkiel KA, Altmann DR, Plant GT, Thompson AJ, Miller DH. Early MRI in optic neuritis: the risk for clinically definite multiple sclerosis. Mult Scler 2010;16:156–165.

Teitelbaum D, Webb C, Meshorer A, Arnon R, Sela M. Protection against experimental allergic encephalomyelitis. Nature 1972;240 (5383):564–566.

Teitelbaum D, Arnon R, Sela M. Immunomodulation of experimental autoimmune encephalomyelitis by oral administration of copolymer-I. Proc Natl Acad Sci USA 1999;96:3842–3847.

Teksam M, Tali T, Kocer B, Isik S. Qualitative and quantitative volumetric evaluation of the efficacy of intravenous immunoglobulin in multiple sclerosis: preliminary report. Neuroradiology 2000;42 (12):885–889.

Teunissen CE, Dijkstra C, Polman C. Biological markers in CSF and blood for axonal degeneration in multiple sclerosis. Lancet Neurol 2005;4 (1):32–41.

The Canadian Cooperative Multiple Sclerosis Study Group. The Canadian cooperative trial of cyclophosphamide and plasma exchange in progressive multiple sclerosis. The Canadian Cooperative Multiple Sclerosis Study Group. Lancet 1991;337 (8739):441–446.

Theien BE, Vanderlugt CL, Eagar TN, Nickerson-Nutter C, Nazareno R, Kuchroo VK, Miller SD. Discordant effects of anti-VLA-4 treatment before and after onset of relapsing experimental autoimmune encephalomyelitis. J Clin Invest 2001;107 (8):995–1006.

Then Bergh F, Kumpfel T, Schumann E, Held U, Schwan M, Blazevic M, Wismuller A, Holsboer F, Yassouridis A, Uhr M, Weber F, Daumer M, Trenkwalder C, Auer DP. Monthly intravenous methylprednisolone in relapsing-remitting multiple sclerosis – reduction of enhancing lesions, T2 lesion volume and plasma prolactin concentrations. BMC Neurol 2006;6:19.

Thomas FJ, Hughes TA, Anstey A. Azathioprine treatment in multiple sclerosis; pretreatment assessment of metaboliser status. J Neurol Neurosurg Psychiatry 2001;70 (6): 815.

Thompson AJ, Montalban X, Barkhof F, Brochet B, Filippi M, Miller DH, Polman CH, Stevenson VL, McDonald WI. Diagnostic criteria for primary progressive multiple sclerosis: a position paper. Ann Neurol 2000;47 (6):831–835.

Tintoré M, Rovira A, Rio J, Nos C, Grive E, Tellez N, Pelayo R, Comabella M, Sastre-Garriga J, Montalban X. Baseline MRI predicts future attacks and disability in clinically isolated syndromes. Neurology 2006;67 (6):968–972.

Tintoré M, Rovira A, Río J, Tur C, Pelayo R, Nos C, Téllez N, Perkal H, Comabella M, Sastre-Garriga J, Montalban X. Do oligoclonal bands add information to MRI in first attacks of multiple sclerosis? Neurology 2008 Mar 25;70 (13 Pt 2):1079–1083.

Tomassini V, Paolillo A, Russo P, Giugni E, Prosperini L, Gasperini C, Antonelli G, Bastianello S, Pozzilli C. Predictors of long-term clinical response to interferon beta therapy in relapsing multiple sclerosis. J Neurol 2006; 253 (3):287–293.

Trapp BD, Peterson J, Ransohoff RM, Rudick R, Mork S, Bo L. Axonal transection in the lesions of multiple sclerosis. N Engl J Med 1998;338 (5):278–285.

Trebst C, Wiendl H, Stangel M. Concepts of lesion development in multiple sclerosis. Konzepte zur Läsionsentstehung bei Multipler Sklerose. Nervenarzt 2006;77 (2): 158, 160–162, 164.

Tremlett H, Paty D, Devonshire V. Disability progression in multiple sclerosis is slower than previously reported. Neurology 2006;66 (2):172–177.

Uthoff W. Untersuchungen über bei multipler Herdsklerose vorkommenden Augenstörungen. Arch Psychiatr Nervenkrankh 1890;21:55–106; 303–410.

Vallittu AM, Peltoniemi J, Elovaara I, Kuusisto H, Farkkila M, Multanen J, Eralinna JP. The efficacy of glatiramer acetate in beta-interferon-intolerant MS patients. Acta Neurol Scand 2005;112 (4):234–237.

van Buskirk C, Poffenbarger AL, Capriles LF, Idea BV. Treatment of multiple sclerosis with intrathecal steroids. Neurology 1964;14:595–597.

Vartanian T. An examination of the results of the EVIDENCE, INCOMIN, and phase III studies of interferon beta products in the treatment of multiple sclerosis. Clin Ther 2003;25 (1):105–118.

Vermersch P, Waucquier N, Michelin E, Bourteel H, Stojkovic T, Ferriby D, de Seze J; G-SEP (Groupe septentrional d'études et de prise en charge de la sclérose en plaques).Combination of IFN beta-1a (Avonex) and mycophenolate mofetil (Cellcept) in multiple sclerosis. Eur J Neurol 2007;14:85–89.

Viglietta V, Baecher-Allan, Weiner HL, Hafler DA. Loss of functional suppression by CD4+CD35+ regulatory T cells in patients with multiple sclerosis. J Exp Med 2004; 199 (7):971–979.

Visser LH, Beekman R, Tijssen CC, Uitdehaag BM, Lee ML, Movig KL, Lenderink AW. A randomized, double-blind, placebo-controlled pilot study of i. v. immune globulins in combination with i. v. methylprednisolone in the treatment of relapses in patients with MS. Mult Scler 2004;10 (1):89–91.

Vollmer T, Key L, Durkalski V, Tyor W, Corboy J, Markovic-Plese S, Preiningerova J, Rizzo M, Singh I. Oral simvastatin treatment in relapsing-remitting multiple sclerosis. Lancet 200415;363 (9421):1607–1608.

Waldmann TA. Anti-Tac (daclizumab, Zenapax) in the treatment of leukemia, autoimmune diseases, and in the prevention of allograft rejection: a 25-year personal odyssey. J Clin Immunol 2007;27:1–18.

Walther EU, Hohlfeld R. Multiple sclerosis: side effects of interferon beta therapy and their management. Neurology 1999;53 (8):1622–1627.

Waxman SG. Mechanisms of disease: sodium channels and neuroprotection in multiple sclerosis-current status. Nat Clin Pract Neurol 2008;4:159–169.

Weilbach FX, Rieckmann P, Gold R, Toyka KV. Multiple Sklerose: Kritische Betrachtung umstrittener und komplementärmedizinischer Therapien auf der Grundlage aktueller Hypothesen zur Pathogenese. Aktuelle Neurologie 2001;28:31–38.

Weiner HL, Dau PC, Khatri BO, Petajan JH, Birnbaum G, McQuillen MP, McQuillen MP, Fosburg MT, Feldstein M, Orav EJ. Double-blind study of true vs. sham plasma exchange in patients treated with immunosuppression for acute attacks of multiple sclerosis. Neurology 1989; 39 (9):1143–1149.

Weiner HL, Mackin GA, Orav EJ, Hafler DA, Dawson DM, LaPierre Y, Herndon R, Lehrich JR, Hauser SL, Turel A, Turel A, et al. Intermittent cyclophosphamide pulse therapy in progressive multiple sclerosis: final report of the Northeast Cooperative Multiple Sclerosis Treatment Group. Neurology 1993;43 (5):910–918.

Weinshenker BG, Bass B, Rice GP, Noseworthy J, Carriere W, Baskerville J, Ebers GC. The natural history of multiple sclerosis: a geographically based study. 1. Clinical course and disability. Brain 1989a;112(Pt 1):133–146.

Weinshenker BG, Bass B, Rice GP, Noseworthy J, Carriere W, Baskerville J, Ebers GC. The natural history of multiple sclerosis: a geographically based study. 2. Predictive value of the early clinical course. Brain 1989b;112(Pt 6): 1419–1428.

Weinshenker BG. Natural history of multiple sclerosis. Ann Neurol 1994;36.

Weinshenker BG, O'Brien PC, Petterson TM, Noseworthy JH, Lucchinetti CF, Dodick DW, Pineda AA, Stevens LN, Rodriguez M. A randomized trial of plasma exchange in acute central nervous system inflammatory demyelinating disease. Ann Neurol 1999;46 (6):878–886.

Weissert R, Wiendl H, Pfrommer H, Storch MK, Schreiner B, Barth S, Seifert T, Melms A, Dichgans J, Weller M Action of treosulfan in myelin-oligodendrocyte-glycoprotein-induced experimental autoimmune encephalomyelitis and human lymphocytes. J Neuroimmunol 2003; 144(1–2):28–37.

Wiendl H, Hohlfeld R. Therapeutic approaches in Multiple Sclerosis: lessons to learn from failed and interrupted treatment trials. BioDrugs 2002;16 (3):183–200.

Wiendl H, Weissert R, Herrlinger U, Krapf H, Kuker W. Diffusion abnormality in Balo's concentric sclerosis: clues for the pathogenesis. Eur Neurol 2005b;53 (1):42–44.

Wiendl H, Kieseier BC, Gold R, Hohlfeld R, Bendszus M, Hartung HP. Multiple Sklerose – Revision der McDonald-Diagnosekriterien. Nervenarzt 2006;77 (10):1235–1245.

Wiendl H, Kieseier BC, Weissert R, Mylius HA, Pichlmeier U, Hartung H-P, Melms A, Kuker W, Weller M. Treatment of active secondary progressive MS with treosulfan: open-label trial. J Neurol 2007;254 (7):884–9

Wiendl H, Kieseier BC. Multiple Sklerose. Klinik, Diagnostik und Therapie. Stuttgart: Kohlhammer; 2010.

Willer CJ, Dyment DA, Sadovnick AD, Rothwell PM, Murray TJ, Ebers GC; Canadian Collaborative Study Group Timing of birth and risk of multiple sclerosis: population based study. BMJ 2005;330 (7483):120.

Wingerchuk DM, Noseworthy JH, Weinshenker BG. Clinical outcome measures and rating scales in multiple sclerosis trials. Mayo Clin Proc 1997;72 (11):1070–1079.

Wingerchuk DM, Hogencamp WF, O'Brien PC, Weinshenker BG. The clinical course of neuromyelitis optica (Devic's syndrome). Neurology 1999;53 (5):1107–1114.

Wingerchuk DM, Benarroch EE, O'Brien PC, Keegan BM, Lucchinetti CF, Noseworthy JH, Weinshenker BG, Rodriguez M. A randomized controlled crossover trial of aspirin for fatigue in multiple sclerosis. Neurology 2005; 64:1267–1269.

Wingerchuk DM, Lennon VA, Pittock SJ, Lucchinetti CF, Weinshenker BG. Revised diagnostic criteria for neuromyelitis optica. Neurology 2006a;66 (10):1485–1489.

Wingerchuk DM. Multiple sclerosis disease-modifying therapies: adverse effect surveillance and management. Expert Rev Neurother 2006 b;6 (3):333–346.

Winterholler M, Erbguth F, Neundorfer B. Die Nutzung von Alternativmedizin bei MS Patienten: Patientencharakteristik und Nutzungsmuster Fortschr Neurol Psychiatr 1997;65 (12):555–561.

Wolinsky JS; PROMiSe Study Group. The diagnosis of primary progressive multiple sclerosis. J Neurol Sci 2003; 206 (2):145–152.

Wynn D, Kaufman M, Montalban X, Vollmer T, Simon J, Elkins J, O'Neill G, Neyer L, Sheridan J, Wang C, Fong A, Rose JW; CHOICE investigators.Daclizumab in active relapsing multiple sclerosis (CHOICE study): a phase 2, randomised, double-blind, placebo-controlled, add-on trial with interferon beta. Lancet Neurol 2010;9: 381–390.

Yednock TA, Cannon C, Fritz LC, Sanchez-Madrid F, Steinman L, Karin N. Prevention of experimental autoimmune encephalomyelitis by antibodies against alpha 4 beta 1 integrin. Nature 1992;356 (6364):63–66.

Yeh EA, Chitnis T, Krupp L, Ness J, Chabas D, Kuntz N, Waubant E; US Network of Pediatric Multiple Sclerosis Centers of Excellence. Pediatric multiple sclerosis. Nat Rev Neurol 2009;5:621–631.

Yetkin FZ, Haughton VM, Papke RA, Fischer ME, Rao SM. Multiple sclerosis: specificity of MR for diagnosis. Radiology 1991;178 (2):447–451.

Yong VW. Differential mechanisms of action of interferon-beta and glatiramer acetate in MS. Neurology 2002;59 (6):802–808.

Young NP, Weinshenker BG, Lucchinetti CF. Acute disseminated encephalomyelitis: current understanding and controversies. Semin Neurol 2008;28:84–94.

Yousry TA, Major EO, Ryschkewitsch C, Fahle G, Fischer S, Curfman B, Miszkiel K, Mueller-Lenke n; Sanchez E, Barkhof F, Radue EW, Jager HR, Clifford DB. Evaluation of patients treated with natalizumab for progressive multifocal leukoencephalopathy. N Engl J Med 2006;354 (9):924–933.

Yudkin PL, Ellison GW, Ghezzi A, Goodkin DE, Hughes RA, McPherson K, Mertin J, Milanese C. Overview of azathioprine treatment in multiple sclerosis. Lancet 1991;338 (8774):1051–1055.

Zamvil SS, Steinman L. Diverse targets for intervention during inflammatory and neurodegenerative phases of multiple sclerosis. Neuron 2003;38 (5):685–688.

Ziemssen T, Neuhaus O, Farina C, Hartung H-P, Hohlfeld R. Behandlung der Multiplen Sklerose mit Glatiramer-Azetat: Aktuelles zu Wirkungsmechanismen, Pharmakokinetik, Nebenwirkungsprofil und Studiensituation. Nervenarzt 2002;73 (4):321–333.

Zimmermann C, Hohlfeld R. Fatigue bei multipler Sklerose. Nervenarzt 1999;70 (6):566–574.

Zipp F, Weil JG, Einhaupl KM. No increase in demyelinating diseases after hepatitis B vaccination. Nat Med 1999; 5 (9):964–965.

Zivadinov R, Rudick RA, De Masi R, Nasuelli D, Ukmar M, Pozzi-Mucelli RS, Grop A, Cazzato G, Zorzon M. Effects of IV methylprednisolone on brain atrophy in relapsing-remitting MS. Neurology 2001;57 (7):1239–1247.

Zvartau-Hind M, Din MU, Gilani A, Lisak RP, Khan OA. Topiramate relieves refractory trigeminal neuralgia in MS patients. Neurology 2000;55:1587–1588.

Zwibel HL. Copolymer-1 Treatment Study Principal Investigators Glatiramer acetate in treatment-naive and prior interferon-beta-1b-treated multiple sclerosis patients. Acta Neurol Scand 2006;113 (6):378–386.

F 12 Antikörper-assoziierte autoimmune Enzephalopathien

von M. A. Friese und T. Magnus

F 12.1 Klinik

Autoantikörper-assoziierte autoimmune Enzephalopathien sind eine Gruppe von Erkrankungen, bei denen Patienten Autoantikörper gegen synaptische Proteine entwickeln. Diese Antikörper binden an zellmembranständige oder synaptische Antigene des zentralen Nervensystems, wie Liganden-gesteuerte Ionenkanäle (NMDA-, AMPA-, $GABA_B$-, Glycin-Rezeptoren) oder Proteine, die in den synaptischen Spalt sezerniert werden (LGI1) und mit Ionenkanälen assoziiert sind (VGKC). Da diese Proteine eine wichtige Funktion in der synaptischen Transmission und Plastizität einnehmen, führt die Autoimmunreaktion zumeist zu epileptischen Anfällen sowie neuropsychiatrischen Symptomen wie Störungen des Neugedächtnisses (episodisches Gedächtnis), der Kognition und/oder affektiven Störungen bis hin zur Psychose, als klassischem Zeichen einer limbischen Enzephalitis. Zusätzlich erklärt die anatomische Lokalisation bzw. Anreicherung der Antigene z. B. im Hippocampus die spezifischen Symptome wie z. B. die kognitiven Einschränkungen (Graus et al. 2010).

Die klassischen paraneoplastischen Antigene sind zumeist im Zellinneren lokalisiert. Ähnliches gilt auch für die Thyreoperoxidase (TPO) oder das Thyreoglobulin (TG), Antigene von Autoantikörpern, die mit der Hashimoto-Enzephalopathie assoziiert sind. Auch die GAD (Glutaminsäure-Decarboxylase), ein Zielantigen von Autoantikörpern, die bisher mit dem Stiff-Person-Syndrom assoziiert wurden, kürzlich aber auch mit Enzephalopathien in Verbindung gebracht wurden (Malter et al. 2010), sowie die Transglutaminasen, die ein mögliches Zielantigen bei der Gluten-assoziierten Enzephalopathien darstellen, sind vornehmlich intrazelluläre Proteine (Hadjivassiliou et al. 2010).

Erst kürzlich wurden die Autoantikörper-assoziierten autoimmunen Enzephalopathien beschrieben, die größtenteils nicht mit einer Paraneoplasie assoziiert sind und als vereinendes Merkmal Antikörper gegen Zelloberflächenmoleküle aufzeigen. Diese Autoantikörper, die mit autoimmunen Enzephalopathien assoziiert sind, scheinen zudem pathogenetisch relevant zu sein, sodass Autoantikörper-assoziierte autoimmune Enzephalopathien behandelbare Erkrankungen darstellen. Einige dieser Immunpathologien können als klinisch-immunologisch abgrenzbare Entitäten beschrieben werden, z. B. scheinen die anti-NMDA-Rezeptor vermittelten Enzephalopathien einem typischen klinischen Verlauf zu folgen. Da nur ein Teil der limbischen Enzephalitiden mit diesen Antikörpern assoziiert ist, sollten bei Vorliegen des Syndroms der limbischen Enzephalitis drei verschiedene Entitäten diagnostisch in Erwägung gezogen werden: 1. virale Enzephalitis, 2. paraneoplastische Enzephalitis und 3. Autoantikörper-assoziierte autoimmune Enzephalopathien. Diese sollten differentialdiagnostisch rasch abgeklärt werden, um eine differenzielle und adäquate Therapie einzuleiten (**Tab. F 12.1**). Unter den immunvermittelten Enzephalitiden (**Tab. F 12.2**) sind Antikörper gegen NMDA-Rezeptoren (67 %) am häufigsten nachweisbar, gefolgt von VGKC (7 %), GAD (5 %), AMPA-R (4 %), $GABA_B$-R (4 %) sowie den klassischen paraneoplastischen Antikörpern Ma2 (3 %), HuD (2 %) und CRPM5 (0,5 %) (Lancaster et al. 2010).

Tab. F 12.1: Diagnostisches Vorgehen bei v. a. Autoantikörper-assoziierten autoimmunen Enzephalopathien

Liquordiagnostik Zellzahl, Protein, Immunglobuline, isoelektrische Fokussierung *PCR:* HSV, HHV-6, VZV, CMV, EBV *Antikörper:* HSV, HHV-6, VZV, CMV, EBV
Blutdiagnostik Differentialblutbild, T3, T4, TSH, GPT, GOT, Kreatinin, Harnstoff, Na^+, K^+, Ca^{2+}, CK, CRP, BSG, PTT, Quick *Autoantikörper:* TPO, TG, ANA, dsDNA, SS-A, SS-B, Lupus-Antikoagulanz, Cardiolipin-AK, Beta-2-Glykoprotein-I, NMDA-R, AMPA-R, LGI1 (VGKC), $GABA_B$-R, Glycin-R, GAD, Gliadin, deamidiertes Gliadin, Transglutaminase 2 *Paraneoplastische Antikörper:* Hu, Ma2, Ma1, CV2/CRPM5, Amphiphysin
Apparative Diagnostik EEG Kopf-MRT (FLAIR oder T2) FDG-PET-CT

F 12.1.1 Enzephalopathien mit NMDA-Rezeptor-Antikörpern

Diese Erkrankung betrifft insbesondere junge Frauen (40 %) und Kinder (30 %). Männer (30 %) und ältere Patienten beider Geschlechter können jedoch ebenso erkranken (Dalmau et al. 2008, Florance et al. 2009, Irani et al. 2010a). Dieses Syndrom beginnt mit einer Prodromalsymptomatik mit subfebrilen Temperaturen, Kopfschmerz und Abgeschlagenheit. Den Prodromi folgen nach einigen Tagen Ängstlichkeit und Stimmungsschwankungen sowie bei praktisch allen Patienten zunehmende psychiatrische Symptome, z. T. im Sinne einer akuten Psychose mit formalen und inhaltlichen Denkstörungen. Diese können gleichzeitig auftreten oder

Tab. F 12.2: Derzeit bekannte Antikörper-assoziierte autoimmune Enzephalopathien

Diagnose	Neurologische Syndrome	Liquor	MRT	EEG	Besonderheit	Tumoren (%)
NMDA-R	Enzephalitis mit initial psychiatrischen Symptomen gefolgt von Katatonie, Dyskinesien, Aphasie und Hypoventilation	70–95 % pathologisch, 70–90 % Liquorpleozytose, 10 % (Frühphase), 40 % (im Verlauf) intrathekale Immunglobulinsynthese	33–55 % mesiotemporale Hyperintensität, Basalganglien, Rückenmark	80–90 % epileptische Erregbarkeitssteigerung, allgemeine Verlangsamung	Frauen: Männer 2,5 : 1, Orofaziale Dyskinesien	Ovarialteratome < 14 LJ (9 %) < 18 LJ (31 %) < 18 LJ (56 %)
LGI1 (VGKC)	Epileptische Anfälle, Hyponatriämie, Desorientiertheit, Kurzzeitgedächtnisstörung, Creutzfeldt-Jacob-ähnliche Symptome	40 % Liquorpleozytose; keine intrathekale Immunglobulinsynthese	70–80 % mesiotemporale Hyperintensität	70 % epileptische Erregbarkeitssteigerung, allgemeine Verlangsamung	Männer: Frauen 2 : 1, REM Schlafstörung, Hyponatriämie (> 70 %)	Thymom, Kleinzelliges Bronchialkarzinom (inges. selten)
AMPA-R	Akute limbische Dysfunktion, psychiatrische Auffälligkeiten	80 % Liquorpleozytose bisher kein Nachweis intrathekaler Immunglobulinsynthese	75 % mesiotemporale Hyperintensität	75 % epileptische Erregbarkeitssteigerung, allgemeine Verlangsamung	Frauen (90 %); schubförmige Rezidive	Kleinzelliges Bronchialkarzinom, Brust, Thymom (70 %)
$GABA_B$-R	Akute limbische Dysfunktion	90 % pathologisch, 70 % Liquorpleozytose, 30 % intrathekale Immunglobulinsynthese	70 % mesiotemporale Hyperintensität, Corpus callosum	75 % epileptische Erregbarkeitssteigerung, allgemeine Verlangsamung	Krampfanfälle (86 %), z. T. GAD und TPO-AK positiv	Kleinzelliges Bronchialkarzinom (50 %)
Glycin-R	PERM (progressive encephalomyelitis with rigidity and myoclonus), Stiff-Person-Syndrom	Bisher nur ein Fall beschrieben: Liquorpleozytose ohne intrathekaler Immunglobulinsynthese	Bisher nur ein Fall beschrieben	Bisher nur ein Fall beschrieben	Bisher nur ein Fall beschrieben	Lungenkarzinom
Na_X	Enzephalopathie; Hypernatriämie		Bisher nur ein Fall beschrieben	Bisher nur ein Fall beschrieben	Bisher nur ein Fall beschrieben	Ganglioneurom
GAD65	Stiff-Person-Syndrom, Zerebelläre Ataxie, Limbische Enzephalitis	60 % intrathekale Immunglobulinsynthese, 20 % Liquorpleozytose	100 % mesiotemporale Hyperintensität, häufig bilateral	epileptische Erregbarkeitssteigerung, allgemeine Verlangsamung	Vermehrt Frauen	?
Gliadin	Zerebelläre Ataxie, Neuropathie, Intestinale Beschwerden (10 %)	unspezifisch	zerebelläre Atrophie (ca. 60 %)	?	HLA-DQ2 bei über 70 %, häufige NLG Veränderungen (45 %), Assoziation mit Sprue	?
TPO TG	Kognitive Einschränkungen bis zur Demenz, Schlaganfall-ähnliche Episoden, epileptische Anfälle, Myoklonus	Erhöhtes Liquoreiweiß (80 %)	Ischämien, Atrophie (ca. 60 %)	> 90 % Auffälligkeiten	30 % subklinische Hypothyreose	Nicht assoziiert

gefolgt sein von Gedächtnisstörungen, epileptischen Anfällen, Bewusstseinsstörungen, Bewegungsstörungen (orofaziale, Extremitäten- und/oder Stammdyskinesien sowie dystone Haltungen), autonomer Instabilität und häufig beatmungspflichtigen Hypoventilationen. Die autonome Instabilität kann Blutdruck- und Temperaturschwankungen, Tachy- und Bradykardie sowie Asystoliephasen mit sich bringen. Enzephalopathien mit Antikörpern gegen N-Methyl-D-Aspartat Glutamatrezeptoren (NMDA-R) werden häufig als virale oder idiopathische Enzephalitis sowie als malignes neuroleptisches Syndrom, katatoner Stupor bei Schizophrenie oder Enzephalitis lethargica von Economo fehldiagnostiziert. Auch abortive Verläufe mit milden psychiatrischen Auffälligkeiten oder epileptischen Anfällen als einzige Manifestation wurden beschrieben. Eine Paraneoplasie mit Entdeckung eines Ovarialteratoms ist altersabhängig; ca. 20–50 % der Patientinnen älter als 18 Jahre haben uni- oder bilaterale ovariale Teratome, während weniger als 31 % bzw. 9 % der Frauen unter 18 oder 14 Jahre Teratome aufweisen. Zudem gibt es eine Assoziation mit Hodgkin-Lymphomen. In männlichen Patienten ist die Detektion eines Tumors (z. B. im Testis) selten.

Diagnostisch sind neben der Antikörperbestimmung cMRT, Liquor und EEG relevant (**Tab. F 12.2**). Es sind auch spinale Läsionen, vergleichbar mit der Neuromyelitis optica beschrieben worden. Der Nachweis der NMDA-R-Antikörper gelingt zumeist im Serum und im Liquor, wobei selten die Antikörper nur im Liquor nachweisbar sind. Da die Bestimmung der NMDA-Rezeptor-Antikörper in kommerziellen Laboren nicht standardisiert ist und z. T. unterschiedliche Assays mit unterschiedlichen Untereinheiten verwendet werden, muss vom anforderenden Arzt sichergestellt werden, dass es sich um eine zellbasierte Bestimmung handelt, die die NR1-Untereinheit beinhaltet.

F 12.1.2 Enzephalopathien mit AMPA-Rezeptor-Antikörpern

Bei Patienten mit Enzephalopathien, die mit Antikörpern gegen die Glutamatrezeptor-Untereinheiten 1 und 2 (GluR1/2) des α-Amino-3-hydroxy-5-methyl-4-isoxazol-Propionsäure(AMPA)-Rezeptors assoziiert sind, handelt es sich in der Regel um Frauen (90 %) im mittleren Alter (38–87, median 60 Jahre), die eine akute limbische Dysfunktion entwickeln oder weniger häufig psychiatrische Auffälligkeiten zeigen. In den bisher beschriebenen 13 Patienten zeigen 10 (80 %) einen zugrunde liegenden Tumor in der Lunge, der Brust oder dem Thymus. Bei 80 % zeigte der Liquor eine Liquorpleozytose (6–75/μl), während oligoklonale Banden im Liquor in keinem Fall nachweisbar waren. Die MRT-Untersuchung des Kopfes zeigte bei 75 % in der FLAIR-Sequenz eine Signalanhebung in den medialen Temporallappen, vereinbar mit einer limbischen Enzephalitis. Im EEG fanden sich ebenfalls bei 75 % Auffälligkeiten. In einer Patientin wurden Antikörper gegen AMPA-Rezeptoren nur im Liquor gefunden. Da der Titer im Liquor jeweils höher als im Serum war, ist von einer intrathekalen Synthese auszugehen. Der Titerverlauf im Serum korrelierte mit dem Ansprechen auf eine immunsuppressive Therapie. Die neurologischen Symptome sprechen gut auf eine Tumorbehandlung und Immunsuppression an, zeigen aber eine Tendenz für ein schubförmiges Rezidiv (ca. 60 %), welches wiederum gut auf Immuntherapie anspricht. Schübe sind dabei nicht sicher mit einem Tumorrezidiv assoziiert (Lai et al. 2009).

F 12.1.3 Enzephalopathien mit LGI1-Antikörpern (bzw. VGKC-Antikörper)

Bei der mit Antikörpern gegen spannungsabhängige Kaliumkanäle (*voltage gated potassium channel*; VGKC) assoziierten limbischen Enzephalitis finden sich klinisch häufig epileptische Anfälle (82–90 %), Gedächtnisstörungen und Verwirrtheit (100 %) sowie im Labor eine Hyponatriämie (38–60 %). Seltener treten Myoklonien (40 %), vegetative Zeichen (ca. 10 %) oder Zeichen eines Korsakow-Syndroms mit Konfabulationen auf (Lai et al. 2010, Irani et al. 2010b, Vincent et al. 2004). Gelegentlich kann auch ein Symptomenkomplex wie bei der Creutzfeldt-Jacob-Erkrankung gefunden werden. Patienten sind typischerweise männlich (60–90 %) und durchschnittlich 60 Jahre alt (30–80 %). Diagnostisch wegweisend sind EEG, Liquor, cMRT und der Nachweis der Antikörper (**Tab. F 12.2**). Der letztliche Beweis erfolgt durch den Nachweis der Antikörper gegen VGKC im Liquor oder Serum entweder immunhistochemisch oder durch den standardisierten ^{125}I-Dendrotoxin-Test. In der Minderzahl der Fälle liegt ein Tumor vor (0–20 %). Es handelt sich dabei um unterschiedliche Tumoren der Lunge, Schilddrüse, Mamma oder Niere, aber auch ovariale Teratome oder Thymome sind beschrieben worden (Lai et al. 2010).
Erst kürzlich wurde das eigentliche Antigen der VGKC-Antikörper assoziierten limbischen Enzephalitis entdeckt, das LGI1 (*leucine-rich glioma-inactivated 1*) (Lai et al. 2010, Irani et al. 2010b). Zukünftig wird eine direkte Bestimmung von LGI1-Antikörpern den Nachweis erleichtern und ggf. die Sensitivität erhöhen.

F 12.1.4 Enzephalopathien mit $GABA_B$-Rezeptor-Antikörpern

$GABA_B$-Rezeptoren sind G-Protein-gekoppelte Rezeptoren, die eine präsynaptische Inhibition vermitteln. Eine Enzephalitis, die durch Antikörper gegen $GABA_B$-R vermittelt wird, zeigt sich insbesondere durch das Bild einer limbischen Dysfunktion (Verwirrtheit und Gedächtnisstörungen) und früh im Verlauf auftretende epileptische Anfälle (Lancaster et al. 2010). Die $GABA_B$-R-Antikörper (IgG1 >IgG3 >IgG2) wurden sowohl im Serum als auch im Liquor gefunden, während bei 20 % die Antikörper ausschließlich im Liquor detektiert werden konnten. Zusätzlich können cMRT, Liquor und EEG (**Tab. F 12.2**) diagnostisch hilfreich sein.
Bei ca. 50 % der Patienten konnte im Verlauf ein kleinzelliges Bronchialkarzinom oder ein neuroendokriner Tumor der Lunge gefunden werden. Die neurologischen Symptome sprachen gut auf eine Immuntherapie und eine Behandlung des Tumors

an, falls dieser vorhanden war. Die Hälfte der Patienten mit $GABA_B$-R-Antikörpern hatten zusätzliche Autoantikörper im Serum (TPO, GAD, SOX1 oder N-Typ spannungsabhängige Kalziumkanäle). Diese Autoantikörper zeigen, dass bei den Erkrankten eine allgemeine autoimmunologische Diathese besteht, sodass manche Symptome bei Erkrankungen, die mit Antikörpern gegen intrazelluläre Antigene assoziiert sind, auch dadurch erklärt sein könnten.

F 12.1.5 Enzephalopathien mit Glycin-Rezeptor-Antikörpern

Bisher wurden Antikörper gegen Glycin-Rezeptoren nur für einen Patienten mit progressiver Enzephalomyelitis, Rigidität und Myoklonus (PERM) beschrieben (Hutchinson et al. 2008). Dieses Syndrom wird als Variante des Stiff-Person-Syndroms aufgefasst und durch einen subakuten Beginn mit Extremitäten- und Stammrigidität, Muskelkrämpfen, Hirnstammdysfunktion, Hyperekplexie und Enzephalopathie beschrieben. Dieser Patient zeigte eine Liquorpleozytose ohne isolierte oligoklonale Banden im Liquor. Antikörperpositivität wurde im Serum gefunden. Diese schwere Enzephalopathie kann auf eine Immuntherapie gut ansprechen, wie auch für den Patienten mit Glycin-Rezeptor-Antikörpern berichtet wurde.

F 12.1.6 Enzephalopathien mit GAD-Antikörpern

Glutaminsäure-Decarboxylase (GAD) katalysiert die Synthese der Gamma-Aminobuttersäure (GABA) – der wichtigste inhibitorische Neurotransmitter des ZNS. Antikörper gegen GAD wurden ursprünglich im Serum und Liquor von Patienten mit Siff-Person-Syndrom (SPS) identifiziert. Dieses Syndrom tritt gehäuft zusammen mit anderen Autoimmunerkrankungen auf, hauptsächlich mit Diabetes mellitus Typ 1 (DM1). Da in ca. 80 % der neu diagnostizierten DM1-Patienten GAD-Antikörper nachweisbar sind, ist die Zuordnung nicht sicher geklärt. Allerdings sind die Konzentrationen in der Regel ca. 100-fach höher bei SPS- als bei DM1-Patienten. GAD-Antikörper wurden ebenfalls in einer Subgruppe von Patienten mit spät manifestierender isolierter zerebellärer Ataxie gefunden sowie bei einigen Patienten mit Epilepsie, limbischer Enzephalitis, Downbeat-Nystagmus, Gaumensegeltremor und Hirnstammdysfunktion (Saiz et al. 2008). Obwohl das Vorliegen von hochtitrigen GAD-Antikörper darauf hinweist, dass die zugrunde liegende neurologische Symptomatik immunvermittelt ist, sollte die spezifische intrathekale Synthese nachgewiesen werden. Diese Analyse ist besonders entscheidend, wenn gleichzeitig ein DM1-oder ein anderes autoimmunes endokrines Syndrom vorliegt. GAD-Antikörper sind bei einigen Patienten mit paraneoplastischem SPS mit Thymomen und anderen soliden Tumoren positiv nachweisbar, ihr Vorkommen bei klassischen paraneoplastischen Erkrankungen ist aber selten. Ein Zusammenhang bei Patienten mit limbischer Enzephalitis und GAD-Antikörpern wurde erst kürzlich beschrieben (Malter et al. 2010, Saiz et al. 2008; **Tab. F 12.2**).

F 12.1.7 Hashimoto-Enzephalopathie mit TPO/TG-Antikörpern oder Steroid-Responsive Encephalopathy Associated with Autoimmune Thyroiditis (SREAT)

Die Hashimoto-Enzephalopathie ist eine bisher nicht gut verstandene Erkrankung, die hauptsächlich über das Vorliegen von Autoantikörpern gegen Thyreoperoxidase (TPO, früher mikrosomale Antikörper) und Thyreoglobulin (TG) sowie einem guten Ansprechen auf Steroide definiert ist (Schiess und Pardo 2008). Ein weiterer Antikörper gegen das aminoterminale Ende der α-Enolase scheint ebenfalls mit der Hashimoto-Enzephalopathie assoziiert zu sein (40–80 %). Keiner dieser Antikörper ist jedoch spezifisch für diese Erkrankung, und TPO-Antikörper finden sich auch in der euthyreoten Normalbevölkerung (14 % der Männer und 26 % der Frauen). Anti-TPO und -TG stehen klassischerweise im Zusammenhang mit einer Hashimoto-Thyreoiditis, die sich klinisch nach anfänglicher Hyperthyreose häufig mit Zeichen einer Hypothyreose präsentiert.
Die neurologischen Symptome sind vielfältig und beinhalten kognitive Störungen mit verminderter Gedächtnisleistung und Verwirrtheit bis hin zu einem schweren demenziellen Syndrom, fokale und generalisierte Anfälle (ca. 60 %), Schlaganfall-ähnliche Episoden (ca. 20–30 %), Myoklonien, psychiatrische Auffälligkeiten, Ataxien, Tremor, choreatiforme Bewegungsstörungen und Kopfschmerzen. Die Erkrankung betrifft meistens Frauen und Mädchen (70–80 %). Mittlerweile werden drei Verlaufsformen unterschieden – eine akute, eine chronische und eine schubförmig remittierende. Diagnostisch finden sich zusätzlich im Liquor eine Eiweißerhöhung, EEG-Veränderungen und im cMRT verschiedene ischämische oder degenerative Veränderungen. Zusätzlich haben ca. 30 % der Betroffenen eine subklinische Hypothyreose.

F 12.1.8 Enzephalopathien mit Gliadin-Antikörpern

Gliadin-Antikörper sind neben den Transglutaminase-Antikörpern (anti-TG2 IgG und IgA, anti-TG3 und anti-TG6) serologische Marker einer möglichen erhöhten Glutensensitivität. Diese äußert sich typischerweise durch gastrointestinale Beschwerden. Eine Ataxie ist die häufigste neurologische Komplikation und tritt nicht selten ohne eine vorhergehende gastrointestinale Beschwerdesymptomatik auf. Erschwert wird die Zuordnung jedoch aufgrund des hohen Auftretens dieser Antikörper in der Normalbevölkerung (> 10 %). Bei Ataxie ohne Nachweis einer Multisystematrophie Typ C oder einer positiven Familienanamnese liegt der Anteil mit positiven Gliadin-Antikörpern mit bis zu 40 % aber deutlich höher. Diese Patienten haben ein durchschnittliches Erkrankungsalter von 48 Jahren (14–81 Jahre), zeigen immer eine Gangataxie mit häufig assoziierter Extremitätenataxie (obere 75 %, untere 90 %). Zusätzlich finden sich häufig typische okuläre Zeichen (> 80 %) und eine zerebelläre Dysarthrie (> 60 %). Der elektrophysiologische Nachweis einer zusätzlichen Polyneuropathie gelingt bei 45 % der Fälle. Bei diesen Patienten sind gastrointestinale Beschwerden nur zu ca. 10 % vorhanden und selbst eine Biopsie zeigt passende enteropathische Veränderungen nur in ca. 30 % der Fälle. Es gibt eine hohe Assoziation mit HLA-DQ2 bei über 70 % der Patienten. Unterschiedliche Neuropathieformen stellen sicherlich die zweithäufigste neurologische Manifestationsform dar. Gliadin Antikörper treten bei bis zu 30 % der idiopathischen PNPs auf. Die Behandlung besteht primär aus glutenfreier Ernährung, wobei vielleicht auch die Gabe von Immunglobulinen hilfreich sein kann (Hadjivassiliou et al. 2010).

F 12.1.9 Enzephalopathien mit Na_X-Antikörpern

Ein bisher erst einmalig beschriebener Antikörper richtet sich gegen den atypischen Natriumkanal und Natriumsensor Na_x, der unter anderem im Hypophysenhinterlappen exprimiert wird. Im Vordergrund stand eine ausgeprägte Hypernatriämie, begleitet von wechselnden Vigilanzzuständen. In dem beschriebenen Fall war das Antikörpersyndrom mit dem Auftreten eines Na_x exprimierenden Schwannzelltumors assoziiert (Hiyama et al. 2010).

F 12.1.10 Antikörper-negative limbische Enzephalitiden

Eine besondere diagnostische Herausforderung stellen die limbischen Enzephalitiden dar, bei denen kein Antikörpernachweis gelingt. Gegenwärtig ist die Einschätzung des prozentualen Anteils dieser Gruppe schwierig, da durch die neuen Antikörper und Nachweismethoden zunehmend Erkrankungen zugeordnet werden können. In einer kürzlich beschriebenen Untersuchung von 410 Patienten mit Verdacht auf immunvermittelte Enzephalitiden konnten nur in 38 (9 %) Fällen keine Antikörper nachgewiesen werden (Lancaster et al. 2010).

F 12.2 Epidemiologie und Verlauf

Die Aussicht auf eine klinische Remission ist bei den unterschiedlichen Antikörper-assoziierten autoimmunen Enzephalopathien unterschiedlich ausgeprägt. Die Remission der Enzephalopathien mit NMDA-Rezeptor-Antikörpern hängt von der raschen Diagnosestellung und im Falle einer Paraneoplasie von der Entfernung des Tumors ab. Patienten, bei denen innerhalb von vier Monaten der Tumor entfernt wurde, hatten einen deutlich günstigeren Verlauf als die restlichen Patienten (Dalmau et al. 2008). Der frühe Beginn einer immunsuppressiven Therapie (< 40 Tage) kann ebenso den Verlauf günstig beeinflussen und den Aufenthalt auf der Intensivstation deutlich reduzieren (Irani et al. 2010a). In der Mehrzahl der Fälle kommt es zu einer weitgehenden Rückbildung der Symptomatik, allerdings bleiben bei ca. einem Viertel anhaltende schwere Defizite oder es kommt zu einem letalen Ausgang. Allerdings sind auch spontane Remissionen noch nach Monaten bei bis dahin schweren Verläufen möglich. Von den 75 % mit spontaner oder therapieinduzierter Remission haben 8 % weiterhin subtile Veränderungen frontaler Fähigkeiten, wie Aufmerksamkeit, Planung oder Impulskontrolle. 30 % zeigten im Verlauf Schlafstörungen. Selbst nach 5–7 Jahren können jedoch frontotemporale Atrophie und Hypoperfusion noch eine deutliche Verbesserung zeigen. Demnach sind die schweren und lang anhaltenden Defizite in einigen Patienten mit Antikörpern gegen NMDA-Rezeptoren potenziell reversibel und eher einem funktionellen als einem strukturellen neuronalen Schaden zuzuschreiben. Auch die Enzephalopathien mit Antikörpern gegen AMPA- oder $GABA_B$-Rezeptoren scheinen ähnlich günstig auf Immuntherapien anzusprechen, obwohl die begrenzten Fallserien keine sichere Aussage zulässt. Nach Tumorentfernung oder Beginn einer Immuntherapie ist nach ca. 2–3 Wochen mit einer klinischen Besserung zu rechnen. Besonders gut sprechen die Enzephalopathien mit Antikörpern gegen VGKC auf eine Immuntherapie an. So findet sich in bis zu 80 % eine gute und meist rasche Erholung nach erfolgter Immuntherapie. Es sind jedoch auch schwere Residualzustände und krankheitsbedingtes Versterben beschrieben. Bei der Hashimoto-Enzephalopathie ist eine Kortisontherapie im überwiegenden Teil erfolgreich (ca. 90 %). Nur gelegentlich kommt es zu Rückfällen, sodass eine langfristige Kortisontherapie zum Teil auch eine Kortisonersatztherapie notwendig wird.

Anders ist der Verlauf der Enzephalopathien, die mit GAD- oder Gliadin-Antikörpern assoziiert sind. Bei diesen Enzephalopathien bleiben oft Residualzustände zurück, die einer Therapie nur wenig zugänglich sind.

F 12.3 Therapeutische Prinzipien

Die Antikörper-assoziierten autoimmunen Enzephalopathien mit Oberflächenantigenen, die seltener mit Tumoren assoziiert sind, sprechen im Gegensatz zu den immunvermittelten Enzephalopathien, die mit intrazellulären Antigenen assoziiert sind, wie die klassischen paraneoplastischen Erkrankungen (z. B. Ma2, Hu), besser auf eine Immuntherapie an. Ein schlechtes Ansprechen auf Immuntherapie liegt für die mit GAD- oder Gliadin-Antikörpern assoziierten Enzephalopathien vor. Der Grund für diese Diskrepanz mag in der unterschiedlichen Bedeutung der Antikörper für die Pathogenese der einzelnen Erkrankungen liegen. So ist konzeptionell nachzuvollziehen, dass Antikörper, die an Oberflächenmoleküle binden, einen direkten Effekt über eine Rezeptorinternalisierung, Komplementaktivierung oder Antikörper-abhängige zelluläre Zytotoxizität (Makrophagen, NK-Zellen etc.) ausüben können.

Es gibt keine kontrollierten randomisierten prospektiven Therapiestudien zu den unterschiedlichen Enzephalopathien und bisher sind lediglich Fallberichte und -serien verfügbar. Aus pathophysiologischen Überlegungen werden die gleichen Substanzen verwendet, wie sie auch bei anderen Antikörper- und immunvermittelten Erkrankungen zum Einsatz kommen (**Tab. F 12.3**). So werden vornehmlich Kortikosteroide eingesetzt (↔, A), um rasch die Immunantwort zu unterdrücken. Eine Plasmapherese (↔, A) führt zudem zu einer Entfernung der Antikörper aus der Zirkulation und i. v. Immunglobuline (↔, A) führen über Bindung an Fc-gamma-Rezeptoren zu einer komplexen antientzündlichen Immunmodulation. Als weitere Eskalation der Therapie in schweren Verlaufsformen ist ein positiver Effekt von Rituximab (↔, A) berichtet worden. Rituximab ist ein humanisierter rekombinanter Antikörper, der CD20+ B-Zellen depletiert und damit die Antikörperproduktion langfristig vermindert sowie indirekt einen Effekt auf eine T-Zellantwort zeigt. Schließlich kommt auch das Cyclophosphamid (↔, A) in therapieresistenten Fällen zum Einsatz. Eine Überlegenheit einer bestimmten Therapieform ist derzeit nicht zu konstatieren.

Tab. F 12.3: Therapeutisches Vorgehen bei autoimmunen Autoantikörper-vermittelten Enzephalopathien

Therapie (Empfehlung) (Evidenz)	Dosierung	Laboruntersuchungen, Vorsorge	Wichtige unerwünschte Wirkungen
Prednisolon (z. B. Decortin H ®) (↔, A)	Initial 0,5–1 mg/kg/d; langsame Dosisreduktion bei Ansprechen. Längerfristige Behandlung mit 0,1 mg/kg/d	Periodische Knochendichtemessung (zusätzlich Bisphosphonate, Vitamin D, Kalzium; Bisphosphonate sollten vor und während einer Schwangerschaft vermieden werden); Protonenpumpenhemmer (Magenschutz)	*Kurzfristige Einnahme*: Schlafstörungen, Stimmungswandel, Akne, Gewichtszunahme, verschwommenes Sehen, Dyspepsie *Längerfristige Einnahme*: Magenulzeration, Osteoporose, proximale Myopathie, Flüssigkeitsretention, Diabetes mellitus, Bluthochdruck, Infektionsrisiko
Methylprednisolon (z. B. Urbason®) (↔, A)	1 000 mg/d oder 20 mg/kg KG/d i. v. für 3–5 Tage	Protonenpumpenhemmer (Magenschutz); bei Immobilisation Thromboseprophylaxe mit niedermolekularen Heparinen	Siehe oben
i. v. Immunglobuline (z. B. Kiovig ®) (↔, A)	2 g/kg als Induktionsdosis (30 g/d) 0,4 g/kg alle 3–4 Wochen als Erhaltungstherapie	Vor der Erstgabe Ausschluss eines IgA-Defizits	Allergische Reaktionen, vereinzelt aseptische Meningitis, Sorbit kann als Bestandteil verschiedener Immunglobulin-Präparate eine eingeschränkte Nierenfunktion vorübergehend verschlechtern
Plasmapherese (↔, A)	5 Zyklen einer Plasmaseparation über einen zentralen Venenkatheter (ggf. auch großlumigen peripheren Venenkatheter)	Überwachung des CRP (< 20 mg/L), Leukozyten (< 12 000/µl), Fibrinogen (> 1 g/L), kein Fieber, reizloser Katheter	Unerwünschte Wirkungen im Rahmen der Katheteranlage und wie bei einer Dialyse
Rituximab (MabThera®) (↔, A)	Rituximab 375 mg/m² KO 1 × pro Woche für insgesamt 4 Wochen oder 1 000 mg Rituximab (i. d. R. in 600 ml) jeweils an Tag 1 und an Tag 15	Monitorüberwachung während der Infusion, Vorbereitung mit 1 000 mg Paracetamol i. v., 2 mg Clemastin i. v., 50 mg Ranitidin i. v., 100 mg Prednisolon i. v. B-Zellen Bestimmung nach 3 Monaten	Cave: Exantheme, Verschlechterung vorbestehender Herzbeschwerden und Bronchospasmus, weitere Nebenwirkungen sind Fieber (50 %), Schüttelfrost, Rigor, Übelkeit Kopfschmerz, Halsirritationen und Blutdruckabfall (10 %)
Cyclophosphamid (Endoxan®) (↔, A)	Max. Kumulativdosis 30 g (–50 g) Induktion: einmalig 500 mg/m² i. v. alle 4 Wochen Bolus wiederholen mit Dosissteigerung um 125 mg/m² bis Leukozytennadir < 4 000/µl (Blutbildkontrollen Tag 8, 10 und 12); Dosisreduktion um 125 mg/m² bei Leukozyten < 3 000/µl, Absetzen der Therapie bei Leukozyten < 1 500/µl Dosissteigerung bis max. 1,0 g/m²; Dosisreduktion bei Kreatinin-Clearance < 30 ml/min oder Alter > 65 J. um 30 % bei Erstgabe, dann Anpassung nach Nadir; Behandlungsdauer: bis zum Erreichen einer Remission, mindestens jedoch für 6 Monate	Regelmäßige Überwachung des Blutbildes und der Leberfunktion sowie Urinanalyse auch Hämaturie (wöchentlich im 1. Monat und danach monatlich); engmaschige Leukozytenkontrolle bei GFR 10–30 ml/min; Vor CYC-Gabe: 1 500 ml NaCl 0,9 % i. v., 4 mg Oncasetron i. v., 400 mg Mesna i. v. Nach CYC-Gabe: 1 500 ml NaCl 0,9 % i. v., 4 h danach: 400 mg Mesna i. v., 8 h danach: 400 mg Mesna i. v.	Übelkeit, Erbrechen, Diarrhoe, Fatigue, Zystitis, Hämaturie, Knochenmarksuppression

Die Behandlungen, die ausschließlich Antikörper aus der Zirkulation entfernen oder modifizieren (z. B. Plasmapherese, i. v. Immunglobuline), sind meist nur in der Frühphase der Erkrankungen wirksam, in der Spätphase mit hohen intrathekalen Antikörperproduktionen unwirksam. So zeigt z. B. die Enzephalopathie, die mit Antikörpern gegen VGKC-abhängige Proteine assoziiert ist und zumeist ohne eine prominente Liquorpleozytose oder intrathekale Antikörpersynthese einhergeht, in der Regel ein gutes Ansprechen auf Plasmapherese, IvIg und Steroide. Die Enzephalopathien mit Antikörpern gegen NMDA-Rezeptoren sprechen jedoch nur gut auf eine Plasmapherese, IvIg und Steroide an, wenn diese früh im Verlauf durchgeführt werden, ohne nachweisbare intrathekale Antikörperproduktionen (Irani et al. 2010a). Sind bereits oligoklonale Banden im Liquor nachweisbar, müssen diese Patienten oft länger und aggressiver mit Rituximab oder/und Cyclophosphamid behandelt werden.

F 12.4 Pragmatische Therapie

Symptomatische Patienten sollten einer raschen Therapie zugeführt werden. Dabei hat sich nach unserer Erfahrung bei fehlenden kontrollierten Studien das folgende Stufenschema bewährt (**Abb. F 12.1**).

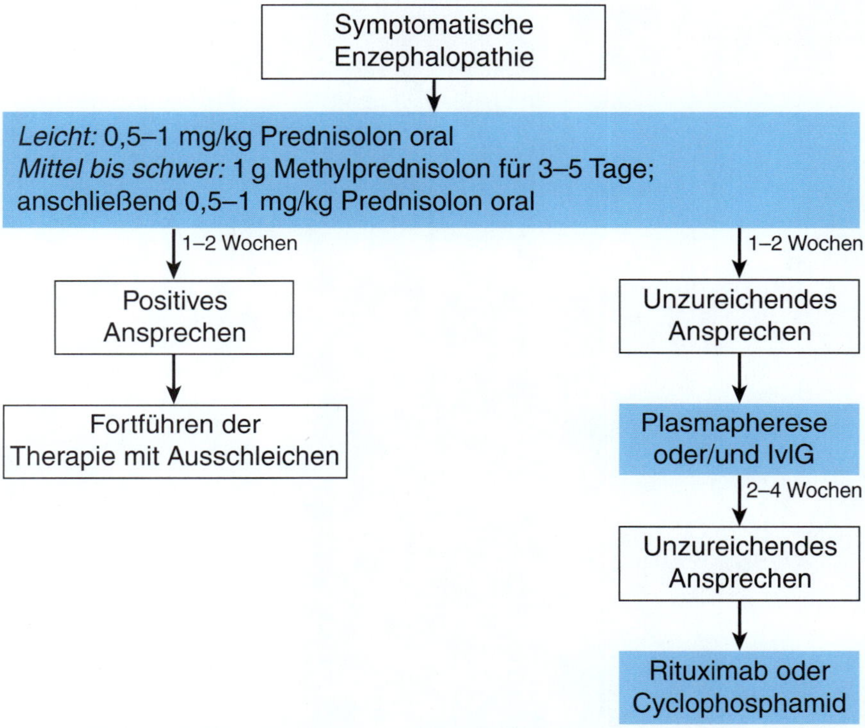

Abb. F 12.1: Stufenschema der Basis- und Eskalationstherapie von autoimmunen Antikörper-assoziierten Enzephalopathien.

F 12.5 Literatur

Dalmau J, Gleichman AJ, Hughes EG, Rossi JE, Peng X, Lai M et al. Anti-NMDA-receptor encephalitis: case series and analysis of the effects of antibodies. Lancet Neurol 2008;7:1091–1098.

Florance NR, Davis RL, Lam C, Szperka C, Zhou L, Ahmad S et al. Anti-N-methyl-D-aspartate receptor (NMDAR) encephalitis in children and adolescents. Ann Neurol 2009;66:11–18.

Graus F, Saiz A, Dalmau J. Antibodies and neuronal autoimmune disorders of the CNS. J Neurol 2010;257:509–517.

Hadjivassiliou M, Sanders DS, Grünewald RA, Woodroofe N, Boscolo S, Aeschlimann D. Gluten sensitivity: from gut to brain. Lancet Neurol 2010;9:318–330.

Hiyama TY, Matsuda S, Fujikawa A, Matsumoto M, Watanabe E, Kajiwara H, Niimura F, Noda M. Autoimmunity to the sodium-level sensor in the brain causes essential hypernatremia. Neuron 2010;66:508–522.

Hutchinson M, Waters P, McHugh J, Gorman G, O'Riordan S, Connolly S, Hager H, Yu P, Becker CM, Vincent A. Progressive encephalomyelitis, rigidity, and myoclonus: a novel glycine receptor antibody. Neurology 2008;71:1291–1292.

Irani SR, Bera K, Waters P, Zuliani L, Maxwell S, Zandi MS, Friese MA et al. N-methyl-D-aspartate antibody encephalitis: temporal progression of clinical and paraclinical observations in a predominantly non-paraneoplastic disorder of both sexes. Brain 2010a;133:1655–1667.

Irani SR, Alexander S, Waters P, Kleopa KA, Pettingill P, Zuliani L, Peles E, Buckley C, Lang B, Vincent A. Antibodies to Kv1 potassium channel-complex proteins leucine-rich, glioma inactivated 1 protein and contactin-associated protein-2 in limbic encephalitis, Morvan's syndrome and acquired neuromyotonia. Brain 2010b; 133:2734–2748.

Lancaster E, Lai M, Peng X, Hughes E, Constantinescu R, Raizer J et al. Antibodies to the GABA(B) receptor in limbic encephalitis with seizures: case series and characterisation of the antigen. Lancet Neurol 2010;9:67–76.

Lai M, Hughes EG, Peng X, Zhou L, Gleichman AJ, Shu H, et al. AMPA receptor anitibodies in limbic encephalitis alter synaptic receptor location. Ann Neurol 2009;65: 424–434.

Lai M, Huijbers MG, Lancaster E, Graus F, Bataller L, Balice-Gordon R, Cowell JK, Dalmau J. Investigation of LGI1 as the antigen in limbic encephalitis previously attributed to potassium channels: a case series. Lancet Neurol 2010;9:776–785.

Malter MP, Helmstaedter C, Urbach H, Vincent A, Bien CG. Antibodies to glutamic acid decarboxylase define a form of limbic encephalitis. Ann Neurol 2010;67:470–478.

Saiz A, Blanco Y, Sabater L, González F, Bataller L, Casamitjana R, Ramió-Torrentà L, Graus F. Spectrum of neurological syndromes associated with glutamic acid decarboxylase antibodies: diagnostic clues for this association. Brain 2008;131:2553–2563.

Schiess N, Pardo CA. Hashimoto's encephalopathy. Ann N Y Acad Sci 2008;1142:254–265.

Vincent A, Buckley C, Schott JM, Baker I, Dewar BK, Detert N, Clover L, Parkinson A, Bien CG, Omer S, Lang B, Rossor MN, Palace J. Potassium channel antibody-associated encephalopathy: a potentially immunotherapy-responsive form of limbic encephalitis. Brain 2004;127:701–712.

F 13 Prion-Erkrankungen

*von C. P. Beier und J. B. Schulz**

F 13.1 Klinik und Verlauf

Prion (von *pro*teinaceous *in*fectious *on*ly)-Erkrankungen sind seltene übertragbare Erkrankungen des Zentralnervensystems, die mit spezifischen neuropathologischen Veränderungen wie ausgedehnter Vakuolenbildung, Neuronenverlust und Gliose einhergehen und obligat tödlich verlaufen (Aguzzi et al. 2001, Collinge 2005, Glatzel et al. 2005, Prusiner 1998). Sie sind außergewöhnlich, da es vererbbare und übertragbare Formen gibt. Die Inkubationszeit beträgt Monate bis Jahre und kann bei Vorliegen einer Heterozygotie am Codon 129 (s. u.) auf über 50 Jahre ansteigen. Der klinische Verlauf ist progredient. Die häufigste Prion-Erkrankung bei Tieren, die Scrapie, betrifft vor allem Schafe, aber auch Ziegen, und wurde vermutlich bereits zur Zeit der Römer beschrieben. Besonderes Interesse riefen Prion-Erkrankungen des Menschen hervor, als in den 1960er Jahren der Nachweis gelang, dass die Kuru-Erkrankung bei Ureinwohnern Neu-Guineas durch Kannibalismus und Einreibung infektiösen Gewebes mit konjunktivalem Kontakt übertragen wurde und die Inokulation solchen Gewebes bei Labortieren eine Prion-Erkrankung hervorrief. Bei Kuru handelt es sich um ein epidemisches progredientes zerebelläres Syndrom ohne wesentliche kognitive Beeinträchtigung und ohne periodische EEG-Veränderungen. Die Suche nach dem Erreger von Kuru und anderen Prion-Erkrankungen, insbesondere der Creutzfeldt-Jakob-Erkrankung, und die Entwicklung der Prion-Hypothese durch Prusiner und Mitarbeiter in den 1980er Jahren, gehört auch heute noch zu den spektakulärsten Kontroversen der modernen Medizin. Prusiner erhielt für seine Thesen und Arbeiten auf dem Gebiet der Prionen 1997 den Nobelpreis für Medizin.

Tab. F 13.1: Prion-Erkrankungen des Menschen

Prion-Erkrankung	Ursachen
Creutzfeldt-Jakob-Erkrankung	
• familiär (ca. 10 %)	PrP-Mutation (*Missense*-Mutation in Codon 178, 180, 200, 208, 210; oder Insertion zwischen Codon 51 und 91)
• iatrogen (selten, > 5 %)	Übertragung durch kontaminierte Wachstumshormonpräparate, Hornhauttransplantation, Dura-mater-Implantate und intrazerebrale EEG-Elektroden; häufig Codon 129-Homozygotie
• Variante (vCJD)	Übertragung durch BSE-Prion-kontaminierte Nahrungsmittel, bisher 100 % Methionin Codon 129 Homozygotie
• spontan (ca. 85–90 %)	Ätiologie unklar, möglicherweise somatische Mutation oder Spontankonversion von PrP^{C} zu PrP^{Sc}, Prädisposition bei Codon 129-Homozygotie
Gerstmann-Sträussler-Scheinker-Syndrom	PrP-Mutation (*Missense*-Mutation in Codon 102, 105, 117, 198, 212 oder 217; Insertion mit Start bei Codon 76 oder 84)
Familiäre fatale Insomnie	PrP-Mutation (Missense-Mutation in Codon 178)
Kuru	Übertragung durch Kannibalismus und andere rituelle Handlungen

Die Erreger der Prion-Erkrankungen, die *Prionen*, sind infektiöse proteinhaltige Partikel, die nukleinsäurefrei und resistent gegenüber Ribonukleasen und Desoxyribonukleasen, Hitze, Formaldehyd, UV-Bestrahlung sind, jedoch nicht komplett resistent gegenüber Proteasen. Prion-Erkrankungen werden durch eine abnorm konfigurierte Form des PrP^{C}-Proteins übertragen, das nach der am längsten bekannten Prion-Erkrankung von Schafen und Ziegen, der *Scrapie*, als PrP^{Sc} bezeichnet wird. PrP^{Sc} ist bezüglich der Aminosäuresequenz bei sporadischen Prion-Erkrankungen identisch mit normalem PrP^{C}. Das PrP^{Sc}-Protein katalysiert die sich vermutlich exponentiell ausbreitende Umwandlung von normal konfiguriertem körpereigenem PrP^{C} in pathologisches PrP^{Sc}. Dabei kommt es zur Umwandlung der

* Autoren dieses Kapitels in der 5. Auflage: J. B. Schulz und M. Weller.

Tab. F 13.2: Diagnose der Creutzfeldt-Jakob-Erkrankung

Diagnose	Kriterien
sicher	Histologie
klinisch wahrscheinlich	progressive Demenz < 2 Jahre (obligat) *plus*: • mindestens zwei von vier Symptomen: – Myoklonien – visuelle oder zerebelläre Störungen – pyramidale oder extrapyramidale Störungen – akinetischer Mutismus • typische EEG-Veränderungen (per odische *sharp wave*-Komplexe) *oder* Nachweis von Protein 14–3–3 im Liquor bei Krankheitsdauer < 2 Jahre *oder* hyperintense Basalganglien im MRT0
klinisch möglich	progressive Demenz < 2 Jahre (obligat) plus zwei von vier Symptomen (s. o.), *ohne* Vorliegen eines typischen EEGs und keine Liquoruntersuchung oder negativer 14–3–3–Befund

α-helikalen Struktur in eine β-Faltblattstruktur (Aguzzi und Calella 2009). Die Prion-Hypothese löst damit auch das Rätsel einer infektiösen Erkrankung, die dennoch ebenso autosomal-dominant vererbt werden kann. Die Hypothese einer Krankheitsübertragung durch ein nukleinsäurefreies, proteinhaltiges Agens erklärt weiterhin die wesentlichen klinischen und epidemiologischen Beobachtungen und experimentellen Befunde zu den Prion-Erkrankungen.

PrP^C wird nicht nur im Gehirn exprimiert, sondern auch in Herz und Skelettmuskel und in den meisten anderen Organen, außer Leber und Pankreas. Normal gefaltetes PrP^c ist über einen Phosphatidylinositol-Anker an der Zellmembran verankert und in sog. »lipid rafts« zu finden. Die Funktion des PrP^C-Proteins, das durch ein einziges, auf Chromosom 20 gelegenes Gen codiert wird, ist nicht gesichert. Eine durch experimentelle Befunde unterstützte Hypothese nimmt an, dass PrP^c einen phylogenetisch hochkonservierten Rezeptor für verschiedenste potenziell toxische Proteinaggregate darstellt. Demnach binden extrazellulär gelegene oligomere Proteinaggregate an PrP^C und werden nach Internalisierung dem lysosomalen Abbau zugeführt. Zu hohe Konzentrationen extrazellulärer, fehlgefalteter Proteine würden demnach direkt oder durch lysosomale Akkumulation zum Zelltod führen (Aguzzi und O'Connor 2010).

Die Prion-Infektion mit PrP^{Sc} bei erworbenen Prion-Erkrankungen geht wahrscheinlich in zwei Schritten vor sich: in einem ersten Schritt kommt es zum Befall lymphoretikulärer Organe, u. a. der Milz und der Peyer'schen Plaques im Darm im Falle einer oralen Infektion. Der zweite Schritt, die Neuroinvasion, erfolgt dann über das die lymphatischen Organe innervierende autonome Nervensystem, wobei die genauen molekularen Mechanismen der Infektion sympathischer Nervenendigungen und des Transports ins ZNS ebenso wie die Transportwege von PrP^{Sc} im ZNS nicht genau bekannt sind (Aguzzi und O'Connor 2010). PrP^{Sc} bildet Aggregate, die nur bei Anwesenheit von PrP^c zu den neuropathologischen Veränderungen im Gehirn führen (Mallucci et al. 2003). Die postulierte Funktion von PrP^c als Rezeptor für Proteinaggregate bietet hierfür eine denkbare Erklärung.
Zu den Prion-Erkrankungen (**Tab. F 13.1**) des Menschen zählen Kuru, verschiedene Formen der Creutzfeldt-Jakob-Erkrankung, das Gerstmann-Sträussler-Scheinker-Syndrom und die familiäre fatale Insomnie (Collinge 2005, Glatzel et al. 2005, Prusiner 1998). Die Creutzfeldt-Jakob-Erkrankung ist eine seltene Erkrankung, deren Häufigkeit in Deutschland 1,6 : 1 000 000 (Schweiz 2,5 : 1 000 000) beträgt und deren Inzidenz in beiden Ländern seit 2000 stabil ist (Heinemann et al. 2007). Die Diagnose ist derzeit nur histologisch zu sichern (**Tab. F 13.2**). Die mit 85–90 % häufigste Form der sporadischen Creutzfeldt-Jakob-Erkrankung tritt spontan um das 60. Lebensjahr auf und führt meist innerhalb von sechs Monaten zum Tod. Die initiale Symptomatik ist unspezifisch. Häufig kommt es zu depressiv gefärbten Persönlichkeitsveränderungen, Schlafstörungen und Gewichtsabnahme. Die Einschränkung kognitiver Funktionen oder Verhaltensanomalien stellen das Leitsymptom dar. Allerdings kann die Erkrankung auch ausschließlich mit neurologischen Ausfällen, meist mit zerebellären Störungen oder kortikalen Sehstörungen beginnen. Klassische Symptome sind subakute progressive Demenz und Myoklonien, die durch laute Geräusche oder taktile Reize provoziert werden können (*startle response*). Im Erkrankungsverlauf treten häufig zusätzlich zerebelläre Symptome, extrapyramidale und pyramidale Symptome auf. Generalisierte Krampfanfälle sind selten. Gelegentlich ist präferenziell der okzipitoparietale Kortex betroffen (Heidenhain-Variante). Das EEG zeigt in der Regel – aber nicht immer – ein typisches Muster periodisch auftretender triphasischer Komplexe. Der Liquor ist bezüglich der Routineparameter Zellzahl, Schrankenfunktion, IgG-Synthese und isoelektrische Fokussierung unauffällig. Die neuronenspezifische Enolase (NSE) ist bei typischem Verlauf vermutlich immer erhöht (> 35 ng/ml), jedoch kein spezifischer Parameter der Prion-Erkrankungen, sondern lediglich Hinweis auf einen raschen Neuronenuntergang. Eine höhere Sensitivität (94 %) und vor allem Spezifität (84 %) besteht im Nachweis des Proteins 14–3–3 im Liquor (Zerr et al. 2000). In der Kernspintomographie zeigt sich auf T2-gewichteten und FLAIR-Aufnahmen eine hyperintense Darstellung des Globus pallidus und des Nucleus caudatus (Schroter et al. 2000). Die Ursache der sporadischen Creutzfeldt-Jakob-Erkrankungen ist unbekannt. Homozygotie für Valin oder Methionin im polymorphen Codon 129 des PrP-Gens gilt als Suszeptibilitätsfaktor.

Zu den seltenen familiären Prion-Erkrankungen gehören die familiäre Form der Creutzfeldt-Jakob-

Erkrankung, das Gerstmann-Sträussler-Scheinker-Syndrom sowie die familiäre fatale Insomnie. Alle entstehen durch Mutationen des PrP-Gens, von den mittlerweile über 30 bekannt sind. Verschiedene Mutationen im PrP-Gen führen demnach zu unterschiedlichen klinischen Phänotypen. Darüber hinaus kann die gleiche Mutation in Codon 178 in Abhängigkeit vom Methionin/Valin Polymorphismus an Codon 129 entweder zu familiärer Creutzfeldt-Jakob-Erkrankung oder familiärer fataler Insomnie führen (Goldfarb et al. 1992).

Die familiäre Form der Creutzfeldt-Jakob-Erkrankung entsteht typischerweise durch den Austausch der Aminosäure Glutamat zu Lysin am Codon 200 bzw. von Valin zu Isoleucin am Codon 210. Im Vergleich zu sporadischen Erkrankungen ist beim familiären Typ der Beginn früher, der Verlauf weniger rasch und periodische EEG-Muster sind seltener. Weitere syndromale Unterschiede zwischen sporadischer und familiärer Creutzfeldt-Jakob-Erkrankung gibt es nicht. Das Gerstmann-Sträussler-Scheinker-Syndrom wird häufig durch einen Austausch von Aspartat mit Asparagin (Codon 187) bedingt und ist eine seltene autosomal-dominant vererbte progrediente zerebelläre Ataxie mit Demenz, die durch charakteristische multizentrische Plaqueablagerungen in Groß- und Kleinhirnrinde sowie spongiforme Veränderungen gekennzeichnet ist (Hainfellner et al. 1995). Im Vergleich zur Creutzfeldt-Jakob-Erkrankung ist der klinische Beginn früher und der Verlauf protrahierter. Ähnliches gilt für die sehr seltene familiäre fatale Insomnie, die mit Thalamusdegeneration und ausgeprägten vegetativen Entgleisungen sowie Störungen der zirkadianen Rhythmik einhergeht (Goldfarb et al. 1992, Montagna et al. 1995).
Iatrogene Creutzfeldt-Jakob-Erkrankungen wurden durch kontaminierte Wachstumshormonpräparate, intrazerebrale EEG-Elektroden, *Dura-mater*-Transplantate und Hornhauttransplantationen übertragen. Neuropathologisch entspricht das Bild der sporadischen Form. In den letzten 20 Jahren wurden mehrere 100 iatrogene Fälle (bislang 10 Fälle in Deutschland) nach Injektion von kontaminiertem Wachstumshormon und Transplantation kontaminierter *Dura mater* berichtet (Heinemann et al. 2007).

Von Interesse ist angesichts der Epidemie der bovinen spongiformen Enzephalopathie (BSE) in den 1990er Jahren in England eine atypische Variante der Creutzfeldt-Jakob-Erkrankung (vCJD), die inzwischen bei 171 Patienten in Großbritannien (weltweit: 218 Fälle) beobachtet und neuropathologisch diagnostiziert wurde (Stand Oktober 2010). Bisher wurde kein Fall der neuen Variante in Deutschland pathologisch oder molekularbiologisch bestätigt. Die neue Variante betrifft überwiegend jüngere Patienten, geht meist früh mit psychopathologischen Auffälligkeiten einher, beginnt häufig mit Ataxie und weist einen protrahierteren Verlauf auf (Will et al. 1996) (**Tab. F 13.3**). Es wird eine kausale Beziehung zwischen BSE und cCJD angenommen. Hierfür sprechen, neben experimentellen und biochemischen Daten, überlappende Prävalenzen mit jeweils der höchsten Anzahl von Fällen in Großbritannien und ein deutlicher Rückgang der vCJD Fälle nach Ende der BSE Epidemie. Das für vCJD bzw. BSE spezifische Bandenmuster bei partiellem proteolytischem Verdau der Prionen ist von der klassischen Creutzfeldt-Jakob-Erkrankung unterscheidbar und kann als diagnostischer Test genutzt werden, um die Erkrankung aus einer Hirn- oder Tonsillenbiopsie (Hill et al. 1997) nachzuweisen.

Sowohl Sensitivität als auch Spezifität für den Nachweis von 14–3–3 im Liquor sind für die Diagnose der vCJD geringer als bei der klassischen Creutzfeldt-Jakob-Erkrankung. Typische EEG-Veränderungen mit triphasischen Komplexen zeigen sich nicht oder erst sehr spät im Krankheitsverlauf (Collinge 2005, Glatzel et al. 2005). Kernspintomographisch zeigen Patienten mit einer vCJD, nicht aber Patienten mit sporadischer CJD-Erkrankung, auf T2- und diffusionsgewichteten Aufnahmen eine Hyperintensität im Pulvinar thalami (Zeidler et al. 2000). vCJD kann im Gegensatz zur klassischen sporadischen CJD durch den Nachweis von Prion-Aggregaten in der Tonsillen-Biopsie diagnostiziert werden (Hill et al. 1997).

Kuru wird seit Aufgabe des Kannibalismus und der damit verbundenen Rituale nur noch selten beobachtet. Interessant ist die Parallele zur BSE, weil der BSE-Epidemie, aufgrund der Rückfütterung kontaminierter Rinderhirne im Tiermehl, ebenfalls eine Form des forcierten groß angelegten Kannibalismus vorausging.

F 13.2 Therapeutische Prinzipien

Eine kurative Therapie manifester Prion-Erkrankungen steht nicht zur Verfügung. Da bereits während des frühen klinischen Krankheitsverlaufs erhebliche Schäden des Gehirns mit kortikalem und subkortikalem Neuronenverlust, erheblicher Astrogliose und Mikroglia-Aktivierung eintreten (Aguzzi und Calella 2009), wird eine solche Therapie kaum zu einer erheblichen Besserung bestehender Symptome führen. Erstrebenswerte Ziele sind daher die Verlangsamung des Erkrankungsverlaufs, Verlängerung der Lebenserwartung und Verbesserung der Lebensqualität. Die Prävention von Prion-Erkrankungen ist angesichts fehlender therapeutischer Optionen derzeit von herausragender Bedeutung.

F 13.2.1 Prävention

Obwohl in England noch 1–5 Fälle neu diagnostizierter iatrogener Prion-Erkrankungen pro Jahr registriert werden, sollten diese zukünftig nicht mehr auftreten. Die Umstellung auf gentechnisch hergestellte Hormonpräparate verhindert die Infektion durch infizierte Präparate. Die Prävention der Übertragung der Creutzfeldt-Jakob-Erkrankung im Krankenhaus und bei der Sektion (Budka et al. 1995) erfordert das Befolgen spezifischer Richtlinien. Isolierpflege ist nicht erforderlich. Materialen, die mit Liquor, Hirngewebe oder inneren Organen von Patienten mit erkennbarem CJD-Risiko sind, soweit möglich, zu vernichten. Kontaminierte Arbeitsflächen werden für 60 min mit 1 N Natronlauge (80 g/l) behandelt. Kontaminierte Haut wird für

Tab. F 13.3: Unterschiede zwischen klassischer und atypischer (variant) Creutzfeldt-Jakob-Erkrankung

	Sporadische Creutzfeldt-Jakob-Erkrankung	Atypische *(variant) Creutzfeldt-Jakob-Erkrankung*
Erkrankungsalter	55–70 Jahre	19–39 Jahre
Frühsymptome	Demenz, Myoklonien	psychische Veränderungen, Ataxie
Klinische Dynamik	rasch progredienter Verlauf (ca. 6 Monate)	schleichender Beginn und protrahierter Verlauf (ca. 14 Monate)
EEG	periodische *sharp wave*-Komplexe	unspezifische Veränderungen, keine periodischen *sharp wave*-Komplexe
Liquor	Protein 14–3–3 (94 %)	Protein 14–3–3 nur bei 50 % nachweisbar
Kernspintomographische Befunde	Hyperintensität im Nucleus caudatus und Globus pallidus auf T2-gewichteten Aufnahmen (bei ca. 66 %)	Hyperdensität im Pulvinar thalami auf T2- und diffusionsgewichteten Aufnahmen (bei ca. 80 %)
PrP-Genotyp (Codon 129)	variabel in Codon 129 (Met/Met, Met/Val oder Val/Val)	100 % Met/Met-Homozygotie in Codon 129
PrP^{Sc}-Ablagerungen	synaptische Ablagerungen, selten Plaques	deutliche floride Plaques
PrP^{Sc}-Bandenmuster nach Proteaseverdau	Typ 1, 2	Typ 4 (100 %, entsprechend experimenteller BSE bei Mäusen, Makaken und anderen Tieren)

10 min mit 1 N Natronlauge behandelt und danach unter fließendem Wasser gründlich abgespült. Vordringlich ist die Entwicklung eines einfachen diagnostischen Tests zum Ausschluss infizierter, noch nicht klinisch erkrankter Personen von Organspenden.

Die aktuellen Empfehlungen des Robert-Koch-Instituts zur Desinfektion von chirurgischen Instrumenten bei Verdacht auf CJD sowie zur Krankenversorgung und Instrumentensterilisation bei CJK-Patienten sind unter http://www.rki.de abrufbar. Für Patienten mit möglicher oder wahrscheinlicher Erkrankung wurde ein Endoskop-Pool geschaffen, der für spezielle Eingriffe bei Creutzfeldt-Jakob Patienten auf Mietbasis zur Verfügung steht (Prof. Dr. Schulz-Schaeffer, TSE Koordinierungsstelle, Georg-August-Universität Göttingen, Robert-Koch-Str. 40, 37075 Göttingen, Tel.: 0551–392700, Fax: 0551–398472).

Die Prävention familiärer autosomal-dominant vererbter Prion-Erkrankungen (ca. 10 % der Fälle) ist nur im Rahmen genetischer Beratung möglich. Es gibt keine Hinweise darauf, dass die Creutzfeldt-Jakob-Erkrankung durch normalen Kontakt mit einem Erkrankten im Rahmen der häuslichen Pflege oder der Krankenhausbetreuung übertragen wurde. Auch Geschlechtsverkehr überträgt die Erkrankung vermutlich nicht. Experimentelle Übertragungsversuche durch intrazerebrale Inokulation haben gezeigt, dass vor allem, aber nicht nur, Gehirn, Rückenmark und Auge erkrankter Menschen eine Prion-Erkrankung bei Labortieren auslösen können (Brown et al. 1994).
In Gebieten mit hoher Scrapie-Inzidenz bei Schafen hat sich keine erhöhte Inzidenz von menschlichen Prion-Erkrankungen gezeigt. Das Risiko für die Erkrankung des Menschen bei exogener PrP^{Sc}-Exposition wird vermutlich durch mehrere Faktoren bestimmt: 1. den eigenen PrP-Genotyp, 2. die Quelle des PrP^{Sc} (Speziesbarriere), 3. die Dosis des Inokulats und 4. den Inokulationsweg. Erwähnenswert ist in diesem Zusammenhang die Beobachtung, dass sich die durch die subkutane Applikation von Hormonpräparaten übertragenen iatrogenen Prion-Erkrankungen durch extrem lange Inkubationszeiten auszeichneten (Brown et al. 1994).

Mögliche Ursachen für sporadische Prion-Erkrankungen sind eine singuläre somatische Mutation oder eine spontane Konformationsänderung von PrP^{c}, die einen katalytischen Prozess der Umwandlung von PrP^{C} in PrP^{Sc} einleitet. Diese Hypothese ist mit der Beobachtung vereinbar, dass sich bei sporadischer Creutzfeldt-Jakob-Erkrankung keine Keimbahnmutationen des PrP-Gens nachweisen lassen. Sie erklärt aber nicht den Altersgipfel bei ca. 60 Jahren (Aguzzi und Calella 2009). Die neue Variante der vCJD scheint jedoch durch den der BSE-Epidemie zugrunde liegenden »Prion-Stamm« ausgelöst zu werden, der sich von anderen Prion-Stämmen einschließlich verschiedener Scrapie-Stämme dadurch unterscheidet, dass er effizient alle bisher untersuchten Spezies bei oraler Zufuhr kontaminierten Gewebes infiziert und die Speziesbarriere bereits bei der ersten Passage überspringt (Narang 1996). Die erfolgreichste Maßnahme zur Prävention von BSE und vCJD war daher das vollständige Verbot der Verfütterung tierischen Futters an Rinder im Jahr 1996. Hierdurch konnte die Zahl der BSE Neuerkrankungen auf aktuell zwei Fälle/Jahr reduziert werden, im zeitlichem Abstand nimmt nun auch die Zahl der vCJD Fälle seit dem Jahr 2000 auf jährlich aktuell 1–2 Neuerkrankungen ab. Empfehlungen zu diätetischen Maßnahmen können daher nicht gegeben werden. Es ist davon auszugehen, dass die signifikanteste Exposition des Menschen bereits von 1985 bis Anfang der 1990er Jahre in England stattgefunden hat.

F 13.2.2 Experimentelle Therapien

Trotz verschiedener experimenteller Ansätze zur Therapie von Prion-Erkrankungen existiert aktuell kein Therapieansatz mit relevanter klinischer Wirksamkeit. Eine kleine, placebokontrollierte Studie mit

Flupiritin verbesserte zwar die kognitive Leistungsfähigkeit in der Verumgruppe, hatte aber keinen Einfluss auf das Überleben oder den Krankheitsverlauf (Otto et al. 2004). Das zweite, in größeren Serien untersuchte Medikament ist Quinacrin, für das jedoch in zwei Patientenserien kein Wirksamkeitsnachweis erbracht werden konnte (Collinge et al. 2009, Haik et al. 2004). Daten laufender Studien zur Wirksamkeit von Tetrazyklinen sind noch ausstehend, werden aber wahrscheinlich ebenfalls keinen Durchbruch in der Therapie von Prion-Erkrankungen bringen (Geschwind 2009).

Die meisten bisherigen experimentellen Therapien zielen auf eine Akkumulationshemmung des krankheitsassoziierten Prion-Proteins, PrP^{Sc} ab. Ein wesentliches Problem dieses Ansatzes ist es, dass der genaue Ablauf des Aggregationsprozesses noch nicht vollständig verstanden ist. Eine Übersicht über die bisher untersuchten Substanzen findet sich in (Trevitt und Collinge 2006). Obwohl einige der Substanzen bereits in Tiermodellen hinsichtlich übertragbarer Prion-Erkrankungen erprobt wurden, ist ihre praktische Anwendbarkeit ungeklärt. Die Effekte sind meist marginal, und selbst die mehr Erfolg versprechenden Substanzen müssen zum Zeitpunkt oder kurz nach der Infektion verabreicht werden, um zu protektiven Effekten zu führen. Neuere, kausale Therapieansätze zielen auf die Depletierung bzw. kompetitive Inhibition von Amyloid-stabilisierenden Proteinen (Aguzzi und O'Connor 2010, Kolstoe et al. 2009) oder beinhalten Substanzen, die β-Faltblattstrukturen aufzubrechen vermögen (z. B. durch Prp^{C} Peptidfragemente (Soto et al. 2000), wobei keiner der geschilderten experimentellen Ansätze aktuell in größeren klinischen Studien untersucht wird.

Für die Präexpositions-Prophylaxe bieten sich bei konventionellen viralen Erregern Impfstrategien an. Möglicherweise können diese Strategien auch bei Prionen zum Erfolg führen. Die wesentliche Schwierigkeit ist die Induktion einer humoralen Immunantwort gegen PrP^{C} und PrP^{Sc}. Dies ist vermutlich auf die Toleranz des Immunsystems gegenüber PrP^{C} zurückzuführen – ein ubiquitäres endogenes Protein. Eine Ausschaltung des PrP-Gens führt zu einer deutlichen Verbesserung der Immunisierung (Heppner et al. 2001), die jedoch klinisch nicht umsetzbar ist. Die passive Immunisierung benötigt hohe Titer, ist aber prinzipiell im Tiermodell in frühen Krankheitsphasen wirksam (White et al. 2003). Hierbei besteht allerdings die Gefahr eine Neurotoxizität nach intrathekaler Applikation durch die Vernetzung von PrP^{c} (Aguzzi und Calella 2009). Goni et al. (2008) gelang durch eine Optimierung der Vakzinierungsprotokolle eine erfolgreiche aktive Immunisierung unter Verwendung eines abgeschwächten *Salmonella typhimurium*-Stamms mit Bildung von IgA und IgG Antikörpern, die in hohen Titern einen erfolgreichen Schutz vor oraler Infektion bietet (Goni et al. 2008).

Ein weiterer therapeutischer Ansatzpunkt zur Postinfektionsprophylaxe besteht in der Störung des lymphoretikulären Systems durch die Gabe von gegen Lymphotoxin-beta-Rezeptor gerichtetem IgG (Montrasio et al. 2000). Dieser im Affen und Menschen schon als verträglich erkannte therapeutische Ansatz schützt im Mausmodell vor einer oralen Infektion, sodass er einen realistischen Ansatz zur Therapie direkt nach Infektion von z. B. medizinischem Personal bietet. Allerdings wurde die Entwicklung eines in klinischen Studien untersuchten Antikörpers (Baminercept, Biogen Idun) aufgrund unzureichender Wirksamkeit bei rheumatischen Erkrankungen beendet.

Experimentell wirksam ist auch das Abfangen von PrP^{sc} mittels nicht umwandelbarer Pseudosubstrate. Im Mausmodell war ein lösliches, über einen Fc-Fragment fusioniertes, PrP^{c} Dimer erfolgreich. Auch Versuche mit lenitviraler Überexpression des PrP^{c} Dimers zeigten einen Schutz vor Infektion (Aguzzi und Calella 2009, Meier et al. 2003).

F 13.2.3 Therapie

Wie oben beschrieben, bestehen aktuell keine kausalen Therapieoptionen. Eine symptomatische Therapie kann mittels Flupiritin (Katadon®) zur Verbesserung der kognitiven Funktionen versucht werden (Otto et al. 2004). Weitere Therapieoptionen bestehen darüber hinaus nur für die Myoklonien. Zur symptomatischen Therapie der Myoklonien bei Creutzfeldt-Jakob-Erkrankung können Clonazepam (Rivotril®) oder Valproinsäure (Orfiril®, Ergenyl®) eingesetzt werden. Die Unbedenklichkeit von Valproinsäure wird allerdings durch eine Publikation infrage gestellt, die im Mausmodell über eine vermehrte Ablagerung von Plaques unter der Behandlung mit Valproinsäure berichtet (Shaked et al. 2002).

F 13.3 Meldepflicht

Prion-Erkrankungen sind bei Verdacht meldepflichtig. Empfohlen wird die Kontaktaufnahme mit der Prion-Forschungsgruppe der Universität Göttingen: Prof. Dr. I. Zerr, Neurologische Klinik der Universität Göttingen, Robert-Koch-Straße 40, 37075 Göttingen, Tel.: 0551–396636.

F 13.4 Literatur

Aguzzi A, Calella AM. Prions: protein aggregation and infectious diseases. Physiol Rev 2009;89:1105–1152.

Aguzzi A, Montrasio F, Kaeser PS. Prions: health scare and biological challenge. Nat Rev Mol Cell Biol 2001;2:118–126.

Aguzzi A, O'Connor T. Protein aggregation diseases: pathogenicity and therapeutic perspectives. Nat Rev Drug Discov 2010;9:237–248.

Brown P, Gibbs CJ Jr.,Rodgers-Johnson P, Asher DM, Sulima MP, Bacote A, Goldfarb LG, Gajdusek DC. Human spongiform encephalopathy: the National Institutes of Health series of 300 cases of experimentally transmitted disease. Ann Neurol 1994;35:513–529.

Budka H, Aguzzi A, Brown P, Brucher JM, Bugiani O, Collinge J, Diringer H, Gullotta F, Haltia M, Hauw JJ. Tissue handling in suspected Creutzfeldt-Jakob disease (CJD) and other human spongiform encephalopathies (prion diseases). Brain Pathol 1995;5:319–322.

Collinge J. Molecular neurology of prion disease. J Neurol Neurosurg Psychiatry 2005;76:906–919.

Collinge J, Gorham M, Hudson F, Kennedy A, Keogh G, Pal S, Rossor M, Rudge P, Siddique D, Spyer M, Thomas D, Walker S, Webb T, Wroe S, Darbyshire J. Safety and efficacy of quinacrine in human prion disease (PRION-1 study): a patient-preference trial. Lancet Neurol 2009; 8:334–344.

Geschwind MD. Clinical trials for prion disease: difficult challenges, but hope for the future. Lancet Neurol 2009; 8:304–306.

Glatzel M, Stoeck K, Seeger H, Luhrs T, Aguzzi A. Human prion diseases: molecular and clinical aspects. Arch Neurol 2005;62:545–552.

Goldfarb L, Petersen R, Tabaton M, Brown P, LeBlanc A, Montagna P, Cortelli P, Julien J, Vital C, Pendelbury W. Fatal familial insomnia and familial Creutzfeldt-Jakob disease: disease phenotype determined by a DNA polymorphism. Science 1992;258:806–808.

Goni F, Prelli F, Schreiber F, Scholtzova H, Chung E, Kascsak R, Brown DR, Sigurdsson EM, Chabalgoity JA, Wisniewski T. High titers of mucosal and systemic anti-PrP antibodies abrogate oral prion infection in mucosal-vaccinated mice. Neuroscience 2008;153:679–686.

Haik S, Brandel JP, Salomon D, Sazdovitch V, Delasnerie-Laupretre N, Laplanche JL, Faucheux BA, Soubrie C, Boher E, Belorgey C, Hauw JJ, Alperovitch A. Compassionate use of quinacrine in Creutzfeldt-Jakob disease fails to show significant effects. Neurology 2004;63: 2413–2415.

Hainfellner JA, Brantner-Inthaler S, Cervenakova L, Brown P, Kitamoto T, Tateishi J, Diringer H, Liberski PP, Regele H, Feucht M, et al. The original Gerstmann-Straussler-Scheinker family of Austria: divergent clinicopathological phenotypes but constant PrP genotype. Brain Pathol 1995;5:201–211.

Heinemann U, Krasnianski A, Meissner B, Varges D, Kallenberg K, Schulz-Schaeffer WJ, Steinhoff BJ, Grasbon-Frodl EM, Kretzschmar HA, Zerr I. Creutzfeldt-Jakob disease in Germany: a prospective 12-year surveillance. Brain 2007;130:1350–1359.

Heppner FL, Musahl C, Arrighi I, Klein MA, Rulicke T, Oesch B, Zinkernagel RM, Kalinke U, Aguzzi A. Prevention of scrapie pathogenesis by transgenic expression of anti-prion protein antibodies. Science 2001;294:178–182.

Hill AF, Zeidler M, Ironside J, Collinge J. Diagnosis of new variant Creutzfeldt-Jakob disease by tonsil biopsy. Lancet 1997;349:99–100.

Kolstoe SE, Ridha BH, Bellotti V, Wang N, Robinson CV, Crutch SJ, Keir G, Kukkastenvehmas R, Gallimore JR, Hutchinson WL, Hawkins PN, Wood SP, Rossor MN, Pepys MB. Molecular dissection of Alzheimer's disease neuropathology by depletion of serum amyloid P component. Proc Natl Acad Sci U S A 2009;106:7619–7623.

Mallucci G, Dickinson A, Linehanx J, Klohn P-C, Brandner S, Collinge J. Depleting Neuronal PrP in Prion Infection Prevents Disease and Reverses Spongiosis. Science 2003; 302:871–874.

Meier P, Genoud N, Prinz M, Maissen M, Rulicke T, Zurbriggen A, Raeber AJ, Aguzzi A. Soluble dimeric prion protein binds PrP(Sc) in vivo and antagonizes prion disease. Cell 2003;113:49–60.

Montagna P, Cortelli P, Gambetti P, Lugaresi E. Fatal familial insomnia: sleep, neuroendocrine and vegetative alterations. Adv Neuroimmunol 1995;5:13–21.

Montrasio F, Frigg R, Glatzel M, Klein MA, Mackay F, Aguzzi A, Weissmann C. Impaired prion replication in spleens of mice lacking functional follicular dendritic cells. Science 2000;288:1257–1259.

Narang H. Origin and implications of bovine spongiform encephalopathy. Proc Soc Exp Biol Med 1996;211:306–322.

Otto M, Cepek L, Ratzka P, Doehlinger S, Boekhoff I, Wiltfang J, Irle E, Pergande G, Ellers-Lenz B, Windl O, Kretzschmar HA, Poser S, Prange H. Efficacy of flupirtine on cognitive function in patients with CJD: A double-blind study. Neurology 2004;62:714–718.

Prusiner SB. The prion diseases. Brain Pathol 1998;8:499–513.

Schroter A, Zerr I, Henkel K, Tschampa HJ, Finkenstaedt M, Poser S. Magnetic resonance imaging in the clinical diagnosis of Creutzfeldt-Jakob disease. Arch Neurol 2000;57:1751–1757.

Shaked GM, Engelstein R, Avraham I, Rosenmann H, Gabizon R. Valproic acid treatment results in increased accumulation of prion proteins. Ann Neurol 2002;52:416–420.

Soto C, Kascsak RJ, Saborio GP, Aucouturier P, Wisniewski T, Prelli F, Kascsak R, Mendez E, Harris DA, Ironside J, Tagliavini F, Carp RI, Frangione B. Reversion of prion protein conformational changes by synthetic beta-sheet breaker peptides. Lancet 2000;355:192–197.

Trevitt CR, Collinge J. A systematic review of prion therapeutics in experimental models. Brain 2006;129:2241–2265.

White AR, Enever P, Tayebi M, Mushens R, Linehan J, Brandner S, Anstee D, Collinge J, Hawke S. Monoclonal antibodies inhibit prion replication and delay the development of prion disease. Nature 2003;422:80–83.

Will R, Ironside J, Zeidler M, Cousens S, Estibeiro K, Alperovitch A, Poser S, Pocchiari M, Hofman A, Smith P. A new variant of Creutzfeldt-Jakob disease in the UK. Lancet 1996;347:921–925.

Zeidler M, Sellar RJ, Collie DA, Knight R, Stewart G, Macleod MA, Ironside JW, Cousens S, Colchester AC, Hadley DM, Will RG. The pulvinar sign on magnetic resonance imaging in variant Creutzfeldt-Jakob disease. Lancet 2000;355:1412–1418.

Zerr I, Pocchiari M, Collins S, Brandel JP, de Pedro Cuesta J, Knight RS, Bernheimer H, Cardone F, Delasnerie-Laupretre N, Cuadrado Corrales N, Ladogana A, Bodemer M, Fletcher A, Awan T, Ruiz Bremon A, Budka H, Laplanche JL, Will RG, Poser S. Analysis of EEG and CSF 14-3-3 proteins as aids to the diagnosis of Creutzfeldt-Jakob disease. Neurology 2000;55:811–815.

G Intensivneurologie

1 Neurologische Intensivmedizin 713
von A. Bender, O. Kastrup und H.-W. Pfister

2 Hirndruck und akuter Hydrozephalus 738
von A. Bender, T. Rupprecht und J. Regelsberger

3 Schädel-Hirn-Trauma 753
von A. Kampfl, R. Beer und E. Schmutzhard

4 Maligne Hyperthermie und neuroleptisches malignes Syndrom 767
von O. Kastrup

5 Akute Intoxikationen 773
von F. Schmidt-Graf und M. Wehling

6 Alkoholfolgekrankheiten 785
von K. Jahn, M. Maschke und K. F. Mann

7 Hirntod und postmortale Organspende 805
von S. Förderreuther und S. A. Brandt

G 1 Neurologische Intensivmedizin

von A. Bender, O. Kastrup und H.-W. Pfister

Abkürzungsverzeichnis

APACHE	Acute Physiology And Chronic Health Evaluation
ARDS	Adult Respiratory Distress Syndrome
BPS	Behavioral Pain Scale
CBF	zerebraler Blutfluss
CIP	Critical-Illness-Polyneuropathie
$CMRO_2$	zerebraler Sauerstoffverbrauch
CPP	zerebraler Perfusionsdruck
EVD	externe Ventrikeldrainage
GBS	Guillain-Barré-Syndrom
GCS	Glasgow Coma Scale
ICP	intrakranieller Druck
IvIg	intravenöse Immunglobuline
KG	Körpergewicht
LAE	Lungenarterienembolie
LDF	Laser-Doppler-Flussmessung
MAP	mittlerer arterieller Blutdruck
MSAP	Muskelsummenaktionspotenzial
NDMR	nicht-depolarisierende Muskelrelaxanzien
NIRS	Nah-Infrarot-Spektroskopie
PaO_2	Sauerstoffpartialdruck
$PbrO_2$	Sauerstoffpartialdruck im Gehirn
pCO_2	Kohlendioxid-Partialdruck
PEEP	positiver endexspiratorischer Druck
PVS	persistierender vegetativer Status
RR	Blutdruck
RSI	Rapid-Sequence Intubation
RSS	Ramsay-Sedierungs-Skala
SAB	Subarachnoidalblutung
SHT	Schädel-Hirn-Trauma
SjO_2	Sauerstoffsättigung im Bulbus jugularis
SNAP	sensorisches Nervenaktionspotenzial
SpO_2	periphere Sauerstoffsättigung
SSEP	somatosensibel evozierte Potenziale
TDM	Thermodiffusionsmethode
VAP	Ventilator-assoziierte Pneumonie
ZVD	zentralvenöser Druck

Ziel der neurologischen Intensivtherapie ist die spezialisierte Versorgung von Patienten mit neurologischen Erkrankungen und manifester oder potenzieller Störung der Vitalparameter. Hauptursachen für Intensivpflichtigkeit bei neurologischen Erkrankungen sind Bewusstseinsstörungen, zunehmender intrakranieller Druck (ICP), schwere ZNS-Infektionen, Status epilepticus, Intoxikationen, neurogene-neuromuskuläre Ateminsuffizienz sowie zentral oder peripher bedingte Schluckstörungen (Harms et al. 1998). Zu unterscheiden sind Patienten mit primär nicht intensivpflichtigen neurologischen Erkrankungen, die im Rahmen einer aufgetretenen Komplikation intensiv überwacht und therapiert werden müssen (z. B. Pneumonie bei MS-Patienten), von Patienten mit Krankheitsbildern, die primär eine Intensivtherapie benötigen (z. B. Subarachnoidalblutung, SAB). Während die Intensivtherapie im Fall der ersten Patientengruppe eher allgemeinen intensivmedizinischen Grundsätzen folgt, erfordert die Behandlung der letztgenannten Gruppe spezifische Überwachungs- und Behandlungsstrategien, wie z. B. die Aufrechterhaltung eines adäquaten zerebralen Perfusionsdrucks (CPP) bei Patienten mit Vasospasmus und Erhöhung des intrakraniellen Drucks (ICP). Die Notwendigkeit einer spezialisierten neurologischen Intensivmedizin konnte in einer Analyse prospektiv gesammelter Daten zur Krankenhaus-Letalität von Patienten mit einer intrazerebralen Blutung gezeigt werden. Die Patienten, die auf einer allgemeinen Intensivstation behandelt wurden, hatten eine 3,4-fach höhere Letalität als die Patienten, die in einer neurologischen/neurochirurgischen Intensivstation versorgt wurden (Diringer et al. 2001). Die Einführung von klar definierten, evidenzbasierten Behandlungsleitlinien hat darüber hinaus z. B. in der Behandlung von Patienten mit schwerem Schädelhirntrauma (SHT) zu einer signifikanten, ca. 15 %igen Zunahme von Patienten mit gutem klinischen Ergebnis geführt (Fakhry et al. 2004). Ziel dieses Kapitels ist die Vermittlung allgemeiner Behandlungs- und Überwachungsstrategien mit besonderer Relevanz für die neurologische Intensivmedizin. Für die Therapie einzelner neurologischer Krankheitsbilder sei auf die entsprechenden speziellen Kapitel dieses Buches hingewiesen.

G 1.1 Allgemeines Management

Unabhängig von modernen und komplexen Monitoringverfahren oder speziellen neuropharmakologischen Therapieansätzen sollten allgemeine Behandlungsgrundsätze wie z. B. Lagerung und Blutzuckereinstellung als notwendige Basismaßnahmen zuerst beachtet werden, da sie zu einer Verbesserung der Prognose neurologischer Intensivpatienten beitragen können.

G 1.1.1 Lagerung

Die Oberkörperhochlagerung von 30° ist bei fast allen Intensivpatienten indiziert und dient der Pneumonieprophylaxe, insbesondere bei Patienten mit enteraler Ernährung (↑) (Heyland et al. 2003). Darüber hinaus führt sie – bei mittiger Kopfposition in Relation zur Körperachse (nicht seitwärts rotiert) – bei Patienten mit Hirndruck zu einer Optimierung des venösen Rückstroms und somit zu einem niedrigeren ICP (↑↑) (Ng et al. 2004, Mahfoud et al. 2010). Die Erhöhung der Oberkörperposition kann allerdings mit einer Abnahme von zerebralem Per-

G 1

fusionsdruck (CPP) und zerebralem Blutfluss (CBF) verbunden sein und sollte daher bei entsprechenden Risikopatienten vermieden werden (↑) (Moraine et al. 2000). Bei schwerwiegender arterieller Hypotension trotz entsprechender symptomatischer Therapie sollte der Aufrechterhaltung eines adäquaten CPP und CBF Vorrang gegeben und der Oberkörper entsprechend flach gelagert werden (↔) (Vincent et al. 2005). Eine entsprechende klinische Situation findet sich häufig bei SAB-Patienten unter Nimodipintherapie. Da gerade diese Patienten zur Vermeidung Vasospasmus-assoziierter Ischämien einen ausreichenden CPP benötigen, sollte unseres Erachtens im Zweifelsfall diejenige Oberkörperposition (meistens zwischen 0–30°) eingestellt werden, die individuell zum besten CPP führt (erfordert die invasive ICP-Messung).

G 1.1.2 Temperatur

Fieber (Erhöhung der Körperkerntemperatur auf > 38,3 °C) erhöht den Energiebedarf der Zellen und kann zu einer zerebralen Vasodilatation und in der Folge zu einer Erhöhung des ICP führen. Fieber kann die Prognose von Patienten mit akuten neurologischen Krankheitsbildern verschlechtern und ist mit erhöhter Liegezeit, Letalität und Morbidität assoziiert (Mink et al. 2010). Eine Fieberepisode tritt bei bis zu 70 % der Patienten mit akuten Hirnschädigungen auf neurologischen Intensivstationen auf, wobei SAB-Patienten besonders häufig betroffen zu sein scheinen (Badjatia 2009). Trotz intensiver Diagnostik bleibt das Fieber bei bis zu einem Drittel der Patienten ohne erkennbare Ursache, sodass häufig von einem »zentralen Fieber« ausgegangen wird (Kilpatrick et al. 2000). Bei der Beurteilung von Erhöhungen der Körperkerntemperatur muss bedacht werden, dass die tatsächliche Temperatur des Gehirns um bis zu 2 °C höher liegen kann (Rossi et al. 2001).

Während bei Patienten ohne Hirnverletzung Fieber als sinnvolle antiinfektiöse Reaktion durchaus in gewissen Grenzen toleriert werden kann, sollte bei Patienten mit akuten Hirnverletzungen eine Normothermie angestrebt werden (↑↑). Bei Schlaganfallpatienten ist Fieber innerhalb der ersten 24 Stunden nach dem Ereignis assoziiert mit einer schlechteren Prognose (Reith et al. 1996). Dennoch existieren bisher keine belastbaren prospektiven Studien, die einen Vorteil einer intensivierten Strategie zum Erreichen von Normothermie gezeigt hätten (↔).

Die antipyretische Therapie, als Kombination aus pharmakologischen und klassischen physikalischen Maßnahmen, ist häufig ineffektiv, manchmal sogar gefährlich, z. B. bei sehr schneller Temperatursenkung mit Metamizol (Novalgin®), in deren Folge es zu einer Senkung des Blutdrucks und damit des CPP bei Patienten mit akuter Hirnschädigung kommen kann. Therapeutisch werden physikalische Maßnahmen wie Kühlung durch feuchte Umschläge an den Extremitäten, Verabreichung von gekühlten Infusionen und antipyretische Pharmaka empfohlen. Diclofenac, Ibuprofen oder Paracetamol scheinen alle ähnlich wirksam bei der Temperatursenkung zu sein, sodass die Auswahl der einzelnen Substanzen entsprechend dem Nebenwirkungsprofil (renale versus hepatische Toxizität) und der individuellen Wirksamkeit erfolgen sollte (Fumagalli et al. 2009). Alle Substanzen können ebenso wie Metamizol zu einer Blutdrucksenkung führen. Eine kontinuierliche (bis zu 48 Stunden) und niedrig dosierte intravenöse Diclofenac-Infusion (0,04 mg/kg KG/Stunde) scheint bei neurologischen Intensivpatienten antipyretisch effektiv und hämodynamisch gut verträglich zu sein (Cormio et al. 2007). Es sind jedoch die teilweise erheblichen gastralen Nebenwirkungen zu berücksichtigen. Als Ultima Ratio kann eine veno-venöse Hämofiltration mit Blutkühlung während der extrakorporalen Passage durchgeführt werden. Besonders effektiv in der kontrollierten Absenkung der Körpertemperatur z. B. im Rahmen einer neuroprotektiven Therapie nach Reanimationen sind moderne endovaskuläre Kühlsysteme (z. B. CoolGard-System®) oder neue, nichtinvasive externe Kühlsysteme.

Die symptomatische Behandlung von Fieber sollte nicht die Suche nach der zugrunde liegenden Ursache ersetzen. Neben der beatmungsassoziierten Pneumonie stellen Harnweginfekte und Katheter-assoziierte Infektionen häufige Infektionsquellen dar. Es wird geschätzt, dass in den USA jährlich ca. 28 000 Intensivpatienten durch eine ZVK-assoziierte Sepsis versterben. Der prophylaktische Wechsel zentraler Venenkatheter nach einer bestimmten Verweildauer führt nicht zu einer Reduktion klinisch relevanter Infektionen und sollte daher erst bei klinischem Infektionsverdacht bzw. unerklärtem Anstieg der Entzündungsparameter erfolgen. Allerdings konnte durch die Einführung eines protokollbasierten ZVK-Managements die Häufigkeit entsprechender Infektionen um ca. zwei Drittel gesenkt werden (Pronovost et al. 2006). Präventiv besonders wirksam waren, neben dem sterilen Arbeiten, das Vermeiden eines femoralen Zugangs und die rasche Entfernung nicht mehr indizierter Katheter.

Bei unklarem Fieber bei liegender externer Ventrikeldrainage (EVD) muss an die Möglichkeit einer Ventrikulitis gedacht werden. Die Infektionsrate einer EVD beträgt 7,5/1 000 EVD-Tage, wobei das Infektionsrisiko zwischen dem 4. und 9. Tag nach Anlage besonders hoch ist (Scheithauer et al. 2010). Die Mehrzahl der Ventrikulitiden tritt innerhalb der ersten 12 Tage auf, sodass eine längere EVD-Liegezeit danach eher mit einem geringeren Infektionsrisiko assoziiert ist. Häufige EVD-Manipulationen sollten vermieden werden. Bei uns hat sich die Abnahme und Untersuchung von ventrikulärem Liquor aus der EVD zum Infektionsscreening jeden zweiten Tag bewährt.

G 1.1.3 Blutzucker

Erhöhte Blutzuckerwerte (sowohl in Bezug auf erhöhte Durchschnittswerte als auch auf hyperglykäme Krisen) sind bei intensivpflichtigen Patienten mit akuten Hirnverletzungen (z. B. Schlaganfall, SHT, SAB) eindeutig mit einer schlechteren Prognose assoziiert (↑↑) (zur Übersicht Bilotta et al. 2010).

Hinsichtlich der Blutzuckereinstellung konnte eine Studie an eher leichtgradig erkrankten chirurgischen Intensivpatienten (mittlerer APACHE II Score von 9) zeigen, dass eine intensivierte Insulintherapie mit Einstellung des Blutzuckers auf Werte zwischen 4,4 und 6,1 mmol/L (80–110 mg/dl) zu

verminderter Krankenhaus-Letalität, kürzerer Beatmungszeit und niedrigerer Sepsisinzidenz führte (↑↑) (van den Berghe et al. 2001). Eine Subgruppenanalyse dieser großen prospektiven Studie zeigte, dass aus neurologischer Sicht eine Blutzuckereinstellung < 110 mg/dl zu einer 50 %-Abnahme der Inzidenz der Critical-Illness-Polyneuropathie (CIP) führen kann (s. Kap. G 1.5.2). Zwischenzeitlich sind jedoch mehrere prospektive Studien erschienen, die bei Patienten mit akuten neurologischen Erkrankungen keinen Vorteil einer intensivierten Blutzuckereinstellung (Zielbereich 80–110 mg/dl versus < 180 mg/dl) bezüglich des Outcomes zeigten (Coester et al. 2010). Es kam in der Interventionsgruppe zu häufigeren Hypoglykämien, die ihrerseits zu einer Prognoseverschlechterung führen können. Andererseits waren in einer prospektiven Studie an SAB-Patienten Blutzuckerwerte > 140 mg/dl innerhalb der ersten fünf Tage mit einem schlechteren Outcome assoziiert (Schlenk et al. 2009).
Sowohl Hyper- als auch Hypoglykämien sind somit zu vermeiden. Der für neurologische Patienten optimale Blutglukose-Zielbereich ist allerdings derzeit noch nicht klar. Aus pragmatischer Sicht könnte ein Zielbereich zwischen 100 und 160 mg/dl angestrebt werden (C).

G 1.1.4 Hämodynamik und Oxygenierung

Universal gültige Empfehlungen zur Einstellung von systemischem Blutdruck, ICP, CPP und CBF bei neurologischen Intensivpatienten mit schweren intrakraniellen Läsionen (insbesondere SHT, Ischämie, Blutung, jegliche andere lokale Raumforderung, diffuses Hirnödem) sind aufgrund der Heterogenität der Krankheitsbilder und der Komplexität der individuellen zerebralen hämodynamischen Situation nicht möglich. Selbst bei einzelnen Erkrankungen, wie z. B. dem schweren SHT, gibt es nach wie vor keine Einigkeit über das beste Management von MAP, ICP und CPP (White et al. 2008). Empfehlungen zum konkreten hämodynamischen Management bei speziellen Krankheitsbildern werden in den entsprechenden Kapiteln dieses Buches behandelt.
In Anlehnung an die Leitlinien der Brain Trauma Foundation von 2007 sowie an die S2-Leitlinie der Deutschen Gesellschaft für Neurochirurgie (2007) für die Behandlung von Patienten mit schwerem SHT, können folgende Empfehlungen mit hinreichendem Evidenzniveau (↑) angegeben und aus pragmatischer Sicht auch für andere Patienten mit Hirndruckerhöhungen orientierend herangezogen werden (Guidelines for the management of severe traumatic brain injury 2007):

- Der systolische Blutdruck sollte nicht unter 90 mm Hg fallen (B)
- Der CPP sollte in einem Bereich zwischen 50 und 70 mm Hg sein (B/C)
- Der PaO_2 sollte nicht unter 60 mm Hg abfallen (C)
- Die SpO_2 sollte nicht unter 90 % abfallen (C)

Eine Anhebung des CPP auf Werte > 70 mm Hg ist mit einer Zunahme an pulmonalen Komplikationen (ARDS) verbunden und sollte vermieden werden (B).

Idealerweise folgt das Management der (zerebralen) Hämodynamikden individuellen Patientenerfordernissen. Hierfür ist es zwingend notwenig, Parameter der zerebralen Hämodynamik zu erheben. Auch wenn unterschiedliche Faktoren (z. B. CBF) maßgeblich Einfluss auf das Entstehen von zerebralen Sekundärschäden haben, so ist bisher im Wesentlichen die Bestimmung des CPP in die Behandlungssteuerung eingeflossen. Hierfür ist es notwendig, den ICP zu messen (s. Kap. G 2). Die Indikation zur Anlage einer EVD zur ICP-Messung sollte insbesondere dann erwogen werden, wenn Patienten aufgrund einer Vigilanzminderung nicht mehr adäquat neurologisch beurteilt werden können (GCS < 8) und wenn ihre akute neurologische Erkrankung (z. B. SHT, bakterielle Meningitis) typischerweise mit einer ICP-Erhöhung einhergehen kann.
Wenn der MAP zum Erreichen des individuellen CPP-Zielkorridors angehoben werden muss, sollte zunächst versucht werden, durch Volumengabe den Blutdruck anzuheben (Ziel-ZVD 8–12 mm H_2O). Reicht dies nicht aus, muss zusätzlich ein Vasopressorverwendet werden. Die in Deutschland zugelassenen intravenösen Vasopressoren Norepinephrin (Arterenol®), Epinephrin (Suprarenin®), Dopamin und Vasopressin führen alle zu einer Steigerung des CBF und – soweit untersucht – zu keiner ICP-Erhöhung (Muzevich et al. 2009). Norepinephrin und Vasopressin führen darüber hinaus auch zu einer Steigerung der zerebralen Gewebssauerstoffspannung. Bei der Auswahl des Vasopressors sollten nach Möglichkeit Informationen des hämodynamischen Monitorings (z. B. PiCCO®-Messung) einfließen. Mit der Ausnahme von akuten spinalen Verletzungen (hier Empfehlung für Dopamin oder Norepinephrin) empfahl eine Expertengruppe entweder den Einsatz von Norepinephrin oder Phenylephrin – das in Deutschland nicht intravenös erhältlich ist – für das hämodynamische Management der häufigsten akuten Hirnverletzungen (SHT, ischämischer Hirninfarkt, ICB, SAB) (C) (Muzevich et al. 2009).
Bei Notwendigkeit zur Blutdrucksenkung sollten kurzwirksame Substanzen zur kontinuierlichen Infusion mit günstigem Sicherheitsprofil verwendet werden, wie z. B. Urapidil (Ebrantil®), oder Esmolol (Brevibloc®). Dihydralazin (Nepresol®) ist ebenfalls intravenös verfügbar und sehr wirksam in der Blutdrucksenkung, birgt aber durch den verzögerten Wirkungseintritt (ca. 15 Minuten) sowie die lange Halbwertszeit von 2–3 Stunden die Gefahr der iatrogenen Hypotension, die unbedingt vermieden werden muss.

G 1.1.5 Ernährung

Die Ernährung von Intensivpatienten ist eine wichtige ärztliche Aufgabe und kann das klinische Ergebnis beeinflussen. Bis zu 40 % der Patienten auf Intensivstationen werden mangelernährt, was zu einer Schwächung von Immunsystem, Atemantrieb und -mechanik und in der Folge zu verlängerter Beatmungsdauer und Intensivpflichtigkeit sowie zu einer höheren Morbidität und Letalität führt (Giner et al. 1996).
Die aktuellen Empfehlungen der Deutschen Gesellschaft für Ernährungsmedizin lassen sich wie folgt zusammenfassen (Kreymann et al. 2009). Wenn ab-

zusehen ist, dass nicht innerhalb von drei Tagen eine volle orale Nahrungsaufnahme möglich ist, sollte mit einer enteralen Ernährung begonnen werden (C). Bei hämodynamisch stabilen Patienten mit ausreichendem enteralen Nahrungstransport sollte innerhalb von 24 Stunden mit der Ernährung begonnen werden (C). Eine parenterale Ernährung sollte nicht begonnen werden, wenn mit enteraler Ernährung die Zielkalorienmenge erreicht werden kann (A). Wenn abzusehen ist, dass eine ausreichende enterale bzw. orale Nahrungsaufnahme nicht innerhalb von fünf Tagen erreicht werden kann, sollte sofort mit einer parenteralen Ernährung begonnen werden (A). Wenn eine enterale bzw. orale Ernährung innerhalb von fünf Tagen realistisch erscheint und der Patient keine Zeichen der Malnutrition aufweist, sollte bei Sicherstellung einer basalen Glukoseversorgung (2–3 g/kg KG/Tag) auf eine volle parenterale Ernährung verzichtet werden (B). Die notwendige Kalorienzufuhr ist abhängig vom Krankheitsstadium. Eine Hyperalimentation sollte in der Akutphase der Erkrankung vermieden werden (A). In dieser Phase kann eine Kalorienzufuhr > 20–25 kcal/kg KG/Tag mit einer schlechten Prognose assoziiert sein (C). Patienten, die länger als fünf Tage parenteral ohne signifikanten enteralen Anteil ernährt werden, sollten zusätzlich Glutamin-Dipeptid in einer Dosis von 0,3–0,4 g/kg KG/Tag erhalten (A).

An dieser Stelle sei darauf hingewiesen, dass die Deutsche Gesellschaft für Ernährungsmedizin 2007 spezielle Leitlinien für die enterale Ernährung von Schlaganfallpatienten veröffentlich hat.

Bei Patienten mit entsprechender Anamnese einer Mangelernährung oder einer Alkoholkrankheit oder bei Patienten mit unklarer Anamnese empfehlen wir die routinemäßige Gabe von 100 mg Vitamin B_1 i. v. (Thiamin)/Tag über einen Zeitraum von fünf Tagen zur Vorbeugung einer Laktatazidose oder Wernicke-Enzephalopathie.

G 1.1.6 Thromboseprophylaxe

Sowohl Intensivpatienten als auch Patienten mit akuten neurologischen Erkrankungen gelten meistens als Hochrisikopatienten für das Auftreten von tiefen Beinvenenthrombosen und Lungenarterienembolien (Raslan et al. 2010). Ohne entsprechende Prophylaxe sind bis zu 50 % der Schlaganfallpatienten von einer Beinvenenthrombose betroffen (Kelly et al. 2001). Die entsprechende Inzidenz bei Intensivpatienten ohne Prophylaxe liegt mit bis zu 88 % sogar noch höher. Weitere Risikofaktoren sind höheres Alter, Thrombosen in der Anamnese, maligne Erkrankungen, Polytrauma, maschinelle Beatmung, längerer Intensivaufenthalt, Venenkatheter in der V. femoralis sowie fehlende Thromboseprophylaxe (Geerts et al. 2003). Ein Großteil der tiefen Beinvenenthrombosen auf Intensivstationen verläuft ohne typische klinische Warnhinweise. Zur Thromboseprophylaxe werden Basismaßnahmen (z. B. Frühmobilisation), medikamentöse (fraktioniertes oder unfraktioniertes Heparin, Thrombininhibitoren, Faktor-Xa-Inhibitoren, Danaparoid) und mechanische Strategien (Kompressionsstrümpfe, pneumatische Kompressionsverfahren) verwendet, die eine relative Risikoreduktion für das Auftreten einer Beinvenenthrombose von über 50 % bewirken können (↑↑). Die medikamentöse Prophylaxe scheint dabei in ihrer Wirksamkeit mechanischen Verfahren überlegen zu sein. Niedermolekulare Heparine (4 000–6 000 AntiXa IU/Tag) scheinen bei Thrombose-Risikopatienten effektiver zu wirken als unfraktioniertes Heparin (5 000 U alle 8–12 Std.). Generell sollte eine Thromboseprophylaxe so früh wie möglich nach Aufnahme auf der Intensivstation beginnen und auf das individuelle Risikoprofil des jeweiligen Patienten abgestimmt sein (A). Entsprechend der gemeinsamen S3-Leitlinien-Empfehlungen von 27 deutschen Fachgesellschaften und Berufsverbänden (2009) sollten auf Intensivstationen zur Thromboseprophylaxe Heparine primär subkutan appliziert werden (A). Bei Blutungsneigung, unsicherer Resorption oder Niereninsuffizienz kann alternativ auf niedrig dosiertes (nicht-PTT wirksames, »Low-Dose«) unfraktioniertes Heparin – kontinuierlich intravenös appliziert – umgestiegen werden (z. B. Heparin 400 IE/h) (C). Letzteres bietet auch wegen der besseren Steuerbarkeit praktische Vorteile, z. B. bei kurzen Pausen können zentrale Venenkatheter gelegt werden.

Ein häufiges Problem ist das Management der Thromboseprophylaxe bei neurologischen Intensivpatienten mit intrazerebralen Blutungen, SAB oder nach neurochirurgischen Operationen. Eine prospektive Studie mit 100 Patienten nach Kraniotomie fand signifikante Blutungen bei einem von 50 Patienten mit unfraktioniertem und bei zwei von 50 Patienten mit fraktioniertem Heparin zur Thromboseprophylaxe (Macdonald et al. 2003). Über den Zusammenhang zwischen dem Zeitpunkt der Antikoagulation und dem Blutungsrisiko existieren nur tierexperimentelle Daten. Hier führte eine PTT-wirksame Heparinisierung innerhalb der ersten Woche nach Kraniotomie bei ca. 15 % der behandelten Ratten zu einer intrakraniellen Blutung im Vergleich zu 0 % bei Beginn der Heparingabe nach dem zehnten Tag (Schaible et al. 1985). Gerade beim Vorliegen relativer Kontraindikationen für eine frühe medikamentöse Thromboseprophylaxe sollten Basismaßnahmen und mechanische Verfahren angewendet werden (A).

Es existieren keine anerkannten Leitlinien zur Durchführung der Thromboseprophylaxe bei Patienten mit erhöhtem intrakraniellen Blutungsrisiko, sodass jeweils im Einzelfall Nutzen und Risiken gegeneinander abgewogen werden müssen. Generell sollte das Konzept einer postoperativen Heparintherapie in enger Absprache mit den behandelnden Neurochirurgen erfolgen. Eine Umfrage bei deutschen neurochirurgischen Kliniken ergab, dass bis zu 97 % der Abteilungen bei Z. n. Kraniotomien eine postoperative Thromboseprophylaxe mit Heparin durchführten, wobei 29 % damit postoperativ bereits innerhalb der ersten acht Stunden begannen (Raabe et al. 2000).

G 1.2 Neurologisches Monitoring

Entscheidender Bestandteil des Monitorings neurologischer Intensivpatienten ist in erster Linie die tägliche und gegebenenfalls mehrfach tägliche klinische Untersuchung. Hierfür sind entsprechende

Analgosedierungskonzepte gefordert, die eine rasche klinische Beurteilbarkeit ermöglichen sollen (s. u.). Darüber hinaus stehen zahlreiche technische Monitoringverfahren zur Verfügung, um die klinische Diagnostik zu ergänzen (zur Messung von ICP und CPP, s. Kap. G 2).

G 1.2.1 Kontinuierliche EEG-Überwachung

Hauptindikationen für die kontinuierliche EEG-Überwachung auf Intensivstationen sind die Steuerung der Sedierungstiefe, z. B. bei Patienten mit einem Barbituratkoma zur Hirndrucktherapie, die Diagnose des nicht-konvulsiven Status epilepticus, die Prognosebeurteilung, z. B. bei Patienten nach hypoxischer Hirnschädigung, sowie – als noch experimenteller Ansatz – das frühzeitige Erkennen von ischämischen Läsionen, z. B. bei Patienten mit Vasospasmus nach SAB (Friedman et al. 2009).
Auf Intensivstationen erleiden nach SHT ca. 20 % und nach nicht traumatischen intrazerebralen Blutungen ca. 26 % der Patienten epileptische Anfälle, die direkt assoziiert sind mit zunehmendem Hirnödem und Mittellinienverlagerung. Die Hälfte dieser Anfälle ist nicht konvulsiv und somit bei nicht klinisch adäquat zu beurteilenden Patienten am ehesten durch die kontinuierliche EEG-Überwachung zu diagnostizieren (Vespa et al. 2003b). Eine einmalige Routine-EEG-Untersuchung für 30 Minuten konnte in einer Untersuchung bei 11 % der Patienten einen nicht konvulsiven Status epilepticus nachweisen, wohingegen die anschließende kontinuierliche EEG-Überwachung diese Diagnose bei 28 % der Patienten stellen konnte (Pandian et al. 2004). In einer Studie an 110 neurologischen Intensivpatienten mit im EEG nachgewiesenen epileptischen Anfällen konnten nach einstündigem kontinuierlichen EEG-Monitoring 50 % der Anfälle nachgewiesen werden, nach 24-stündiger Überwachung stieg dieser Anteil je nach Bewusstseinslage auf 80–95 % (Claassen et al. 2004).

G 1.2.2 Messung der zerebralen Oxygenierung

Sekundäre ischämische Nervenzellschädigungen stellen eine Gefahr bei Patienten mit akuter Hirnschädigung dar. Die entscheidenden Einflussgrößen sind dabei der CBF und der Sauerstoffpartialdruck im Hirnparenchym ($PbrO_2$). In Ermangelung praktikabler Messverfahren zur Bestimmung dieser beiden Parameter wurde traditionell der CPP verwendet, der idealerweise direkt mit dem CBF korrelieren sollte. Neuere Daten stellen jedoch die allgemeine Gültigkeit dieser Annahme infrage (Wintermark et al. 2004). Es kommt daher den Messverfahren zur Bestimmung der tatsächlichen zerebralen Oxygenierung eine größere Bedeutung zu. Dies trifft um so mehr zu, da es auch bei normalem ICP und CPP zu sekundären ischämischen Läsionen kommen kann. Verfügbar sind die jugularvenöse Sauerstoff-Sättigungsmessung im Bulbus jugularis (SjO_2) als indirektes globales Verfahren sowie die lokale $PbrO_2$-Bestimmung mittels einer invasiven Messsonde. Unter physiologischen Bedingungen sollte der SjO_2 > 55 % bzw. der $PbrO_2$ 35–50 mm Hg betragen. Mehrere Studien – überwiegend an SHT-Patienten durchgeführt – suggerieren, dass pathologische Werte der Oxygenierungsmessverfahren mit einer ungünstigeren Prognose assoziiert sind (zur Übersicht: Tisdall et al. 2007).
Die SjO_2-Messung mittels eines retrograd in den Bulbus der V. jugularis interna vorgeschobenen fiberoptischen Oxymeters ist ein Maß für das Gleichgewicht zwischen zerebralem Sauerstoff-Angebot und -Verbrauch. Entsättigungen des SjO_2 waren in großen klinischen Studien (177 Patienten mit SHT) mit einer schlechteren Prognose und höheren Letalität assoziiert (Feldman et al. 1997).
In einer aktuellen Untersuchung an 123 SHT-Patienten konnte erstmals gezeigt werden, dass es durch Etablierung eines $PbrO_2$-gesteuerten Behandlungsprotokolls mit dem Ziel eines $PbrO_2$ > 20 mm Hg zu einer geringeren Letalität und günstigerem 3-Monats-Outcome im Vergleich zu einer historischen Kontrollgruppe mit ICP/CPP-gesteuertem Behandlungsregime kam (Spiotta et al. 2010). Auch wenn diese Studie nicht randomisiert und nur kombiniert retro- und prospektiv war, so erbrachte sie doch erstmals einen gültigen Hinweis dafür, dass diese invasive Erhebung der zerebralen Sauerstoffspannung einen günstigen Effekt auf die Prognose nach schwerem SHT haben könnte (↔).
In den interdisziplinären Brain-Trauma-Foundation Leitlinien (2007) finden sich zum Einsatz dieser entsprechenden Messverfahren keine Klasse-I(A)- oder Klasse-II(B)-Empfehlungen. Mit niedriger Empfehlungsstärke werden ein $PbrO_2$ < 15 mm Hg oder ein SjO_2 < 50 % als Behandlungsgrenzwerte angegeben (C).

Die Nah-Infrarot-Spektroskopie (NIRS) ist ein nichtinvasives Verfahren zur Bestimmung der Sauerstoffsättigung von Hämoglobin im Hirngewebe. Diese Methode muss zum momentanen Zeitpunkt allerdings als experimentell angesehen werden. Auch wenn es vor allem unter methodischen Gesichtspunkten interessante Korrelationen mit anderen Parametern des zerebralen Monitorings bei SHT- oder Schlaganfallpatienten gibt, konnte bislang nicht gezeigt werden, dass diese Methode zuverlässig prognostische oder gar behandlungsrelevante Informationen liefert.

G 1.2.3 Mikrodialyse

Die zerebrale Mikrodialyse ist ein invasives Verfahren zur Messung von Metaboliten und Neurotransmittern im Extrazellularraum definierter Hirnregionen. Vor allem bei Patienten nach SHT konnte mit dieser Methode gezeigt werden, dass eine Reduktion des Glukose- oder ein Anstieg des Laktatspiegels im Gehirn mit einer schlechteren Prognose assoziiert ist (Vespa et al. 2003a). Bei Patienten mit SAB waren erhöhte Laktat/Pyruvat-Quotienten im Mikrodialysat hinweisend auf sekundäre Ischämien im Rahmen eines zerebralen Vasospasmus (Sarrafzadeh et al. 2004). Sensitivität und Spezifität der frühzeitigen Diagnose eines Vasospasmus durch die Mikrodialyse werden mit 82 % bzw. 89 % angegeben (Unterberg et al. 2001). Obwohl die Mikrodialyse zunehmend insbesondere in spezialisierten Zentren eingesetzt wird, so handelt es sich doch noch um ein experimentelles Verfahren. Dementsprechend finden sich in den aktuellen Leitlinien der Brain-Trauma-Foundation von 2007 hierzu keine Empfehlungen oder Stellungnahmen.

G 1.2.4 Bewertung des multimodalen Neuromonitorings

Die Vielzahl der mittlerweile verfügbaren innovativen Methoden zum multimodalen Monitoring neurologischer Intensivpatienten darf nicht darüber hinwegtäuschen, dass bislang für die meisten Verfahren und Indikationen – mit wenigen Ausnahmen – kein therapeutischer Nutzen für das generelle klinische Ergebnis in randomisierten klinischen Studien gezeigt werden konnte. Viele Verfahren zur kontinuierlichen Überwachung ermöglichen darüber hinaus lediglich Aussagen über ein örtlich begrenztes Hirnareal. Die Mikrodialyse oder das Messen der zerebralen Oxygenierung ist dementsprechend insbesondere dann hilfreich für das frühzeitige Entdecken von Komplikationen oder kritischen Verschlechterungen (z. B. neuer Vasospasmus), wenn die Messfühler an genau dieser relevanten und nicht unbedingt vorhersagbaren Stelle platziert wurden.

G 1.3 Analgosedierung und Relaxierung

G 1.3.1 Allgemeine Grundlagen

Eine adäquate Analgosedierung ist unumstrittener Goldstandard der allgemeinen Therapierichtlinien bei allen Intensivpatienten. Ziel der analgosedativen Therapie ist der kooperationsfähige, ausreichend schmerzbehandelte Patient, der sich problemlos beatmen, von der Beatmungsmaschine entwöhnen (weanen) und extubieren lässt und bei dem keine unerwünschten kardiopulmonalen Nebenwirkungen auftreten (Kong et al. 1994). Wie weit Anspruch und Wirklichkeit teilweise auseinanderklaffen zeigt sich daran, dass 75 % der intensivpflichtigen Patienten über starke bis stärkste Schmerzen berichteten, während 80 % ihrer Behandler die Analgesie für ausreichend hielten (Whipple et al. 1995). Andererseits ist eine unnötig zu lange oder zu tiefe Sedierung mit höherer Letalität und Morbidität, längerer Intensivpflichtigkeit und höheren Kosten assoziiert und führt häufiger zur Entwicklung eines Delirs (Kress et al. 2000).
Grundlage der patientenorientierten und zielgerichteten Analgosedierung ist das regelmäßige und zuverlässige Monitoring von Schmerzen, Sedierungstiefe und Delirentwicklung (A), wie in der aktuellen »S3-Leitlinie Analgesie, Sedierung und Delirmanagement« der Deutschen Gesellschaft für Anästhesiologie und Intensivmedizin (DGAI) sowie der Deutschen Interdisziplinären Vereinigung für Intensiv- und Notfallmedizin (DIVI 2009) dargestellt (Martin et al. 2010). Dieses Monitoring sollte mindestens alle acht Stunden erfolgen und validierte Messinstrumente verwenden (A). Bereits die Einführung standardisierter Protokolle mit Verwendung validierter Scores führt zu einer Senkung von Morbidität und Letalität (Chanques et al. 2006).
Für die Beurteilung einer adäquaten Analgesie können bei wachen und kontaktfähigen Patienten z. B. einfache visuelle Analogskalen (VAS) verwendet werden. Bei sedierten oder nicht kontaktfähigen Patienten müssen andere Parameter, wie z. B. Gesichtsausdruck, Bewegung der oberen Extremität und Tolerierbarkeit der Beatmungsmaschine, verwendet werden. Diese Parameter haben Eingang in die häufig verwendete und von DIVI/DGAI empfohlene Behavioral Pain Scale (BPS) gefunden (s. **Tab. G 1.1**) (Payen et al. 2001). Darüber hinaus ist die Beurteilung von vegetativen Funktionen (Herzfrequenz, Blutdruck, Atemfrequenz, Schwitzen) bei dieser Einschätzung hilfreich.
Bei der Beurteilung der Sedierungstiefe wird u. a. die Richmond Agitation-Sedation-Scale (RASS) empfohlen, die von +4 (sehr streitlustig) bis zu -5 (nicht erweckbar) reicht (s. **Tab. G 1.4**) (Ely et al. 2003). Für die Mehrzahl der Intensivpatienten wird bei der Analgosedierung ein Zustand angestrebt, der sie wach und kooperationsfähig sein lässt (RASS 0 bzw. -1; Ausnahme z. B. Patienten mit ICP-Erhöhung), was zu einer hohen Patientenzufriedenheit bei reduzierten Komplikationen und Nebenwirkungen führt (↑). Eine unnötig tiefe Sedierung mit einem Ziel-RASS von < -2 führt zu einer kardiovaskulären Depression, die höhere Dosen von positiv inotropen Substanzen und Vasokonstriktoren zur Stabilisierung erfordert. Weitere Nachteile sind die unnötige Verlängerung der Beatmungsdauer mit der daraus resultierenden erhöhten Infektionsgefährdung sowie die Immobilisierung des Patienten, das erhöhte Risiko der Entwicklung einer venösen Thrombose und die Störung der Darmmotilität. Hauptsächliche Probleme einer Untersedierung sind Hypertension, Tachykardieentwicklung und eine weitere Steigerung des ICP bei bereits vorbestehendem erhöhten intrakraniellen Druck (Sydow et al. 1999).
Die Wahl der adäquaten Kombination aus Sedativa und Analgetika sollte nicht spontan und nach persönlichen Vorlieben erfolgen, sondern einem schriftlich festgelegten Sedierungskonzept entspringen. Solche klinikinternen Leitlinien führen zusammen mit der regelmäßigen Anwendung von Scoring-Systemen, zur Überwachung von Sedierungsniveau, Schmerzintensität und Auftreten eines Delirs, zu einer Verringerung der Beatmungszeit und der intensivstationären Behandlungsdauer und vor allem auch zu einer Reduktion der Behandlungskosten (Brattebo et al. 2002) (↑). Sedierungsrichtlinien, die eine tägliche kurzzeitige Unterbrechung der kontinuierlichen Analgosedierung zur klinischen Beurteilung der Patienten beinhalten, führen zu einer Verkürzung von Beatmungsdauer und Intensivaufenthalt und können Zusatzuntersuchungen zur artdiagnostischen Einordnung von Bewusstseinsstörungen reduzieren (Kress et al. 2000) (↑). Vorsicht ist hierbei jedoch bei Hirndruckpatienten geboten, da es durch die Aufwachversuche zu einer geringen, wenngleich messbaren ICP-Erhöhung sowie zu Veränderungen des CPP kommen kann (Skoglund et al. 2009).
Es gibt nur wenige Studien, die sich gezielt mit dem Einsatz verschiedener Analgosedativa bei dem speziellen Patientengut auf neurologischen Intensivsta-

tionen befasst haben, sodass im Folgenden zunächst kurz die aktuellen Leitlinienempfehlungen von DGAI und DIVI für die Intensivmedizin allgemein dargestellt werden sollen. Darüber hinaus gelten bei neurologischen Intensivpatienten besondere Anforderungen an die Analgosedierungsstrategie, insbesondere an die rasche klinische Beurteilbarkeit. Daher gelten möglichst kurz wirksame Substanzen in diesem Bereich als besonders sinnvoll. Außerdem sollten die ausgewählten Analgosedativa im Idealfall keine negativen Auswirkungen auf die kritischen Determinanten der neuronalen Energieversorgung (ICP, CPP, zerebraler Sauerstoffverbrauch) haben.

G 1.3.2 Analgesie

Zur kurzzeitigen Analgesie auf Intensivstationen (< 72 Stunden) mit Opioiden können entweder Bolusgaben von Piritramid (Dipidolor®) oder kontinuierliche Gaben von kurzwirksamen und gut steuerbaren Opioiden, wie z. B. Sufentanil (Sufenta®) oder Remifentanil (Ultiva®) eingesetzt werden (C). Gerade Remifentanil kann aufgrund seiner günstigen Pharmakokinetik und der raschen neurologischen Beurteilbarkeit bei einer abzusehenden Analgosedierungszeit von < 72 Stunden bei neurologischen Intensivpatienten sinnvoll sein (B). Bei Notwendigkeit einer kontinuierlichen Analgesie für > 72 Stunden können Sufentanil oder Fentanyl verwendet werden (C). Nach kontinuierlicher Analgesie sollte die Opioidtherapie schrittweise ausgeschlichen werden. Beim Auftreten von Entzugssymptomenkann Clonidin verwendet werden. Morphin wird aufgrund seiner häufig auftretenden unerwünschten Nebenwirkungen wie Histaminfreisetzung, Pruritus, Obstipation und Akkumulation sowie seiner unvorhersehbaren Wirkdauer bei Niereninsuffizienz durch renal eliminierte Metabolite in Deutschland kaum eingesetzt (Martin et al. 2005).

Bolusinjektionen von hochpotenten Opioiden (Fentanyl, Sufentanil, Remifentanil, Alfentanil) sind bei nicht intubierten Patienten aufgrund der Gefahr der Atem- und Kreislaufdepression zu vermeiden. Aufgrund erheblicher interindividueller Wirkungsschwankungen können bereits kleine Mengen dieser Opioide insbesondere bei multimorbid kranken Intensivpatienten neben der respiratorischen Insuffizienz auch zu einem raschen Abfall von MAP und CPP führen. Adjuvante Substanzen wie Clonidin und Ketamin können eingesetzt werden, um die erforderliche Opioiddosis zu reduzieren (Martin et al. 2005).

Die Datenlage bezüglich der Auswirkungen einer Opioidtherapie auf den ICP und die zerebrale Hämodynamik ist bislang widersprüchlich. Opioide führen nach Bolusinjektionen selbst bei suffizienter Ventilation zu einer moderaten Zunahme des ICP und einer Abnahme von MAP und CPP, die selbst noch nach einer Stunde nachweisbar sind (de Nadal et al. 1998). Andere Studien zeigten eine moderate Abnahme des ICP bei SHT-Patienten nach Injektion von Sufentanil (Scholz et al. 1994). Opioide scheinen zudem zu einer Zunahme der epileptischen Aktivität im EEG zu führen (Manninen et al. 1999).

Tab. G 1.3 gibt Auskunft über die wichtigsten Opioide zur kontinuierlichen Infusion auf Intensivstationen. Sufentanil (Sufenta®), das eine kürzere kontextsensitive Halbwertszeit besitzt als Fentanyl, kann aufgrund seiner bei äquianalgetischer Dosierung stärker sedierenden Eigenschaften auch als Monosubstanz zur Analgesie und Sedierung eingesetzt werden, ebenso Remifentanil. Die Opioide zeichnen sich bei Normovolämie neben der starken analgetischen Wirkung durch eine sehr gute kardiovaskuläre Stabilität aus. Rasche Verteilung und die relativ kurze Eliminationshalbwertszeit führen zu einer raschen Reversibilität der Analgesie mit Sufentanil auch nach längerer Infusion (Ethuin et al. 2003). Das ultrakurz wirksame Opioid Remifentanil (Ultiva®) gewinnt zunehmend an Bedeutung für die Intensivmedizin. Es wird durch unspezifische Esterasen nieren- und leberunabhängig abgebaut, sodass insbesondere bei Niereninsuffizienz, selbst nach längerfristiger Anwendung, keine prolongierten Wirkungen auftreten. Durch die sehr kurze Eliminations-HWZ von < 10 Minuten, unabhängig von der Behandlungsdauer, führt Remifentanil zu einer raschen klinischen Beurteilbarkeit selbst bei langzeit-analgosedierten neurologischen Intensivpatienten (Tipps et al. 2000). Bei Patienten nach neurochirurgischen Operationen oder mit SHT konnte durch eine analgesiebasierte Sedierung (zunächst Titrierung des Analgetikums zur Sedierung, gefolgt von Titrierung des Sedativums) mit Remifentanil im Vergleich zu Fentanyl eine raschere neurologische Beurteilbarkeit bei vergleichbarem Sicherheitsprofil erreicht werden (Karabinis et al. 2004).

G 1.3.3 Sedierung

Die Auswahl der Sedativa sollte sich nach der individuell zu erwartenden Sedierungsdauer sowie der Sedierungsindikation richten. Eine tiefe Sedierung bleibt wenigen speziellen Indikationen vorbehalten, auf neurologischem Fachgebiet insbesondere Patienten mit kritischer ICP-Erhöhung (A). Bei einer zu erwartenden Sedierungsdauer < 7 Tagen sollte bevorzugt Propofol eingesetzt werden (B). Die Gefahr eines Propofol-Infusions-Syndroms muss unbedingt bedacht und regelmäßig überprüft werden (s. unten). Bei einer längeren Sedierungsdauer sollte Midazolam (Dormicum®) verwendet werden (B). Etomidate (Hypnomidate®) soll zur Langzeitsedierung nicht verwendet werden (A), kann jedoch bei Patienten mit hämodynamischer Instabilität noch als Einleitungshypnotikum zur Intubation verwendet werden (B).

Clonidin, Ketamin und Nicht-Opioid-Analgetika können in allen Sedierungsphasen unter strenger Berücksichtigung der entsprechenden Kontraindikationen adjuvant zur Dosisreduktion der anderen Analgosedativa eingesetzt werden (C).

Ein normaler Tag-Nacht-Rhythmus sollte bei nicht tief analgosedierten Patienten angestrebt werden, wobei primär nicht-medikamentöse Maßnahmen wie die Optimierung der intensivstationären Umgebungsbedingungen (Reduktion von Licht, Lärm und nächtliche Beschränkung auf die notwendigen Maßnahmen) angewendet werden sollten (B).

G 1.3.3.1 Propofol

Propofol (Disoprivan®) ist in Deutschland erst ab dem 17. Lebensjahr zur Sedierung zugelassen und nur zur intensivmedizinischen Therapie für maximal sieben Tage. Propofol besitzt eine sedativhypnotische und anxiolytische, jedoch keine analgetische Wirkung und sollte daher mit einem Analgetikum kombiniert werden. Propofol wirkt gaba(A)erg sowie inhibitorisch an NMDA-Rezeptoren und scheint in bestimmten Situationen neuroprotektiv zu wirken (zur Übersicht: Kotani et al. 2008).

Aufgrund der hohen Metabolisierungsrate, der über beliebige Applikationszeiten fast konstant kurzen kontext-sensitiven Halbwertszeit und der Tatsache, dass es keine aktiven Metabolite bildet und kaum kumuliert, ist das Medikament gut steuerbar und daher besonders zur kurz- und mittelfristigen Sedierung geeignet. Es führt innerhalb von ca. einer Minute zum Bewusstseinsverlust. Die Wirkdauer ist dosisabhängig, beträgt jedoch meistens nur 2–8 Minuten durch rasche Umverteilung ins Fettgewebe. Auch nach längerer kontinuierlicher Infusion hält die sedierende Wirkung meistens nur für bis zu einer Stunde nach Ausschalten des Perfusors an (Bailie et al. 1992).

Beim Menschen führt sowohl die Bolusinjektion als auch die kontinuierliche Infusion zu einem Abfall von CBF und zerebralem Sauerstoffverbrauch ($CMRO_2$) (Vandesteene et al. 1988). Propofol kann in geringem Umfang den ICP senken, der CPP sollte dabei jedoch kontinuierlich überwacht werden, da es vor allem durch einen Abfall des mittleren arteriellen Blutdrucks (MAP) zu einer zerebralen Minderperfusion kommen kann. Propofol ist ein wirksames Antikonvulsivum und führt bei ausreichend hoher Dosierung bis zum Burst-Suppression-Muster im EEG. Nebenwirkungen der Propofoltherapie sind vor allem ein Blutdruckabfall durch peripheren Widerstandsverlust und die Kontaminationsgefahr der sehr lipophilen Zubereitungsform. Die Langzeitapplikation von Propofol kann zur kritischen Erhöhung der Triglycerid-, Lipase- und Amylasespiegel führen.

Eine besonders gefürchtete und oft letale Komplikation der Propofoltherapie ist das Propofol-Infusions-Syndrom. Hierbei kann es zu einer Hyperkaliämie, metabolischen Azidose, Rhabdomyolyse, Herz- und Nierenversagen kommen. Dieses Syndrom tritt insbesondere bei einer Dosis von > 5 mg/kg KG/Stunde bzw. bei einer kontinuierlichen Anwendung (jeder Dosis) für länger als 48 Stunden auf. SHT-Patienten scheinen darüber hinaus ein erhöhtes Risiko für ein Propofol-Infusions-Syndrom zu haben (Otterspoor et al. 2008). Die Dosis sollte daher insbesondere bei Patienten mit akuten Hirnverletzungen < 4 mg/kg KG/Stunde betragen und bei abzusehender längerer Sedierungsdauer sollte frühzeitig auf eine andere Substanzklasse (Benzodiazepine) oder adjuvante Medikamente zur Propofol-Dosisreduktion (z. B. Ketamin) umgestellt werden.

G 1.3.3.2 Midazolam

Midazolam (Dormicum®) ist ein Benzodiazepin mit großer therapeutischer Breite, aber einem Ceiling-Effekt. Es wirkt anxiolytisch, antikonvulsiv, zentral relaxierend sowie sedierend-hypnotisch und wird mit am häufigsten zur Langzeitsedierung (> 72 Stunden) von beatmeten Patienten angewendet. Seine Wirkung beginnt nach 0,5–5 Minuten und hält nach einmaliger Gabe für ca. zwei Stunden an. Nach kontinuierlicher Anwendung (> 24 Stunden) ist die Wirkdauer schwierig vorherzusagen. Die Zeit bis zum Ende der sedierenden Wirkung kann mehrere Tage betragen und ist auch insbesondere vom Patientenalter abhängig (Bremer et al. 2004).

Die blutdrucksenkende Wirkung von Midazolam ist bei Normovolämie sehr gering und deutlich weniger ausgeprägt als z. B. die von Propofol. Dennoch zeigte sich in einer kleinen Untersuchung an 12 SHT-Patienten, dass ein einmaliger Midazolam-Bolus zu einer relevanten Senkung des MAP und des CPP führen kann. Bei einem Drittel der Patienten fiel der CPP sogar auf kritische Werte < 50 mm Hg. Die ICP-Werte blieben insgesamt unverändert (Papazian et al. 1993).

G 1.3.3.3 Etomidat

Etomidat (Hypnomidate®) ist ein kurzwirksames Injektionshypnotikum ohne analgetische Wirkung und sollte nur noch zur Narkoseeinleitung z. B. bei der Intubation hämodynamisch instabiler Patienten verwendet werden (B). Zur kontinuierlichen Sedierung beatmeter Patienten auf Intensivstationen besteht keine Indikation. Beim Erwachsenen führt die Verabreichung von einer Ampulle in der Regel nach zehn Sekunden zu einer Schlafdauer von 4–5 Minuten. Etomidat wird rasch aus dem Gehirn eliminiert, was die schnelle Erholung ohne Hang-over-Effekt erklärt. Im normalen Dosisbereich kommt es nur zu einer geringen blutdrucksenkenden Wirkung. Wichtigste Nebenwirkung vor allem bei längerer Anwendung ist die Unterdrückung der Nebennierenfunktion mit Abfall der Mineralo- und Glukokortikoidspiegel für 8–10 Stunden. Jedoch führt auch die bereits einmalige Etomidatgabe zu einer ein- bis zweitägigen Depression der Steroidproduktion, die bei Sepsispatienten zu einer Verschlechterung des Outcomes führen kann (Malerba et al. 2005).

Etomidat senkt in Dosierungen, die zum Burst-Suppression-Muster im EEG führen CBF, $CMRO_2$ und ICP, ohne jedoch zu einem signifikanten CPP-Abfall zu führen (Modica et al. 1992). Trotz der möglichen Induktion eines isoelektrischen EEGs mit Etomidat kann es bei Einleitung der Narkose zu unwillkürlichen Extremitätenbewegungen und bei längerer Sedierung zu epilepsietypischen Potenzialen im EEG kommen (Krieger et al. 1985). Der Hersteller empfiehlt eine rasche Injektion der Gesamtdosis innerhalb weniger Sekunden zur Vermeidung dieser kortikalen Aktivierung bei entsprechend prädisponierten Patienten; manche Autoren empfehlen den Verzicht auf Etomidat bei Epilepsiepatienten (Ebrahim et al. 1986).

G 1.3.3.4 Ketamin

Ketamin (Ketanest®) wird auf deutschen Intensivstationen vorzugsweise adjuvant zur Sedierung eingesetzt (Martin et al. 2005). Es wirkt dosisabhängig in subanästhetischer Dosis ausschließlich analgetisch, eine höhere Dosierung führt zur sogenannten »dissoziativen Anästhesie«. Diese ist charakterisiert durch eine Abkopplung des Patienten von seiner Umwelt bei erhaltener Wachheit und durch eine starke analgetische Potenz (Adams et al. 1990). Die vorrangigen Indikationen zum Einsatz von Ketamin ergeben sich durch seine sympathomimetischen Eigenschaften und sind dementsprechend die Analgosedierung bei Patienten mit Bronchospasmus oder mit hypotensiver Kreislaufsituation nicht kardiogener Ursache. Die Wirkung eines i. v.-Bolus tritt nach ca. 30 Sekunden ein und hält für ca. 5–15 Minuten an. Vier bis sechs Wochen Behandlungsdauer sollten nicht überschritten werden. Zur Vermeidung von unangenehmen Träumen sollte Ketamin nach Möglichkeit nicht in Monotherapie eingesetzt werden.

Die Anwendung in der neurologischen Intensivmedizin war aufgrund von Berichten über eine Ketamin-induzierte Erhöhung von CBF und ICP in den vergangenen 30 Jahren stark eingeschränkt (Takeshita et al. 1972). Diese Beobachtung gilt jedoch nur für spontan atmende Patienten ohne zusätzliche Sedierung. Eine Reihe nicht randomisierter Studien konnte jedoch übereinstimmend zeigen, dass Ketamin-Razemat bei kontrolliert beatmeten und sedierten Patienten mit normalen pCO_2-Werten den ICP nicht erhöht und somit auch bei diesen Patienten eingesetzt werden kann (↑) (Himmelseher et al. 2005). Bei der Verwendung von Ketamin anstelle von Opiaten in der Kombinationsanalgosedierung (z. B. mit Midazolam oder Propofol) konnten ein höherer CPP erreicht und Katecholamine eingespart werden. Im Gegensatz zu anderen Anästhetika wird durch Ketamin in klinisch verwendbaren Dosen keine Supprimierung der hirnelektrischen Aktivität im EEG hervorgerufen (Schultz et al. 1990).

G 1.3.3.5 Thiopental

Thiopental (Trapanal®) wirkt als Barbiturat hypnotisch und antikonvulsiv und ist zur Narkoseeinleitung bzw. Kurznarkose in Kombination mit einem Analgetikum zugelassen, nicht hingegen für die kontinuierliche Sedierung. Das bis vor Kurzem wegen seiner kürzeren Wirkdauer auf Intensivstationen ebenfalls häufig verwendete Methohexital (Brevimytal®) ist seit 2006 in Deutschland nur noch über internationale Apotheken erhältlich. Nach einem Thiopental-Bolus tritt Bewusstlosigkeit nach ca. zehn Sekunden ein. Die Wirkungsdauer beträgt dann etwa 6–8 Minuten. Thiopental wird in der Leber metabolisiert, wobei ein aktiver Metabolit (Pentobarbital) entsteht. Bei längerer Anwendung besteht die Gefahr der toxischen Kumulation. Wichtigste Nebenwirkung bei der Kurzzeittherapie in der Intensivmedizin ist der akute Blutdruckabfall. Wegen einer hyperalgisierenden Wirkung sollten Barbiturate mit Opioiden kombiniert werden.

Die Domäne von Thiopental in der neurologischen Intensivmedizin ist die Senkung eines krisenhaft erhöhten ICP sowie die Durchbrechung eines Status epilepticus. Thiopental führt zu einem bis zu 45 %-Abfall von CBF, $CMRO_2$ und ICP. Die ICP-senkende Wirkung hält nach einmaliger Injektion über mehr als zehn Minuten an. Kontrollierte Studien fanden für die Kombination aus Barbituraten und Hyperventilation bei SHT-Patienten mit ICP-Erhöhung ein besseres klinisches Ergebnis im Vergleich zur Therapie ohne Barbiturate (↑) (Eisenberg et al. 1988). Insgesamt gibt es drei randomisierte klinische Studien zum Einsatz von Barbituraten bei SHT-Patienten mit ICP-Erhöhung. Eine Cochrane-Analyse dieser Studien fand insgesamt keine Hinweise für ein besseres Outcome durch den Einsatz von Barbituraten (Roberts 2000). Einerseits sind Barbiturate nebenwirkungsreich (Blutdruckabfall, Immunsuppression), andererseits wird der ICP-senkende Effekt häufig durch einen gleichzeitigen CPP-Abfall bei 25 % der Patienten überkompensiert. Dennoch empfehlen die internationalen Brain-Trauma-Foundation Leitlinien den Einsatz von Barbituraten unter EEG-Kontrolle bei hämodynamisch stabilen Patienten, bei denen eine kritische Hirndruckerhöhung durch keine anderen Maßnahmen kontrolliert werden kann (B). Eine hoch dosierte Barbiturattherapie zur Prophylaxe einer ICP-Erhöhung soll nicht durchgeführt werden (A).

Tab. G 1.1: Behavioral Pain Scale (BPS) zur Schmerzquantifizierung bei nicht kontaktfähigen Patienten

Beurteilungskriterium	Beschreibung	Punkte
Gesichtsausdruck	Entspannt	1
	Teilweise angespannt	2
	Stark angespannt	3
	Grimassieren	4
Bewegung obere Extremität	Keine Bewegung	1
	Teilweise gebeugt	2
	Komplett gebeugt inkl. Fingerbeugung	3
	Dauerhaftes Wegziehen	4
Adaptation an das Beatmungsgerät	Tolerierung	1
	Seltenes Husten	2
	»Kämpfen« mit dem Beatmungsgerät	3
	Kontrollierte Beatmung nicht möglich	4

(modifiziert nach Payen et al. 2001)

G 1.3.3.6 Clonidin

Clonidin (z. B. Catapresan®) kann adjuvant in allen Sedierungsphasen sinnvoll als Analgosedativum, Anxiolytikum und Antihypertonikum eingesetzt werden. Clonidin senkt den Sympathikotonus und kann insbesondere bei folgenden Indikationsstellungen eingesetzt werden: Basissedierung (insbesondere bei hypertensiven Intensivpatienten), Therapie sympathikoadrenerg-stimulierter und paradoxer Aufwachreaktionen, Prophylaxe und Behandlung von Entzugssyndromen nach Langzeitanalgosedierung oder bei vorbestehendem Alkoholabusus, Reduktion des postoperativen Shiverings. Eine adjuvante Clonidin-Therapie kann eine Dosisreduktion von Sedativa und Analgetika bewirken und damit deren Nebenwirkungen (z. B. Atemdepression durch Opioide und Benzodiazepine) reduzieren sowie zu einer Kosteneinsparung führen (Spies et al. 2000).

G 1.3.3.7 Volatile Anästhetika

Ein neuerer Trend in der Intensivmedizin stellt die kontinuierliche Sedierung von Intensivpatienten mit Inhalationsanästhetika, wie z. B. Isofluran dar. Trotz positiver Berichte über das Sicherheitsprofil dieser Strategie auch bei Sedierungszeiten von über einer Woche, handelt es sich hierbei um einen Off-Label-Use. Vorteile sind vor allem eine bessere Steuerbarkeit sowie kürzere und vorhersagbarere Aufwachzeiten. Nachteile sind insbesondere der höhere technische Aufwand sowie die höheren Anforderungen an den Arbeitsplatzschutz. Durch modernere und einfacher zu bedienende Applikationssysteme (AnaConDa®), die zusammen mit normalen Beatmungsgeräten verwendet werden können, könnte diese Technik jedoch mehr Verbreitung in der Intensivmedizin finden (Sackey et al. 2004). In Bezug auf neurointensivmedizinische Indikationen wurde die inhalative Sedierung mit Isofluran über mehrere Tage bisher bei Patienten mit Status epilepticus erfolgreich eingesetzt (Mirsattari et al. 2004). Es bleibt abzuwarten, ob die inhalative Sedierung weiteren Einzug in neurologische Intensivstationen hält.

G 1.3.4 Delir

Ein Delir ist bei beatmeten Patienten mit vorangegangener Analgosedierung sehr häufig (> 80 %) und bei ausbleibender oder verspäteter Diagnosestellung und inkonsequenter Therapie mit einer erhöhten Morbidität verbunden. Auch zum Delir-Screening sollte mindestens achtstündlich ein validierter Score wie z. B. der Confusion Assessment Method for the Intensive Care Unit (CAM-ICU) oder der Delirium Detection Score (DDS, s. **Tab. G 1.2**) verwendet werden (A) (Radtke et al. 2009). Zur Behandlung eines Delirs können Haloperidol, Risperidon oder Olanzapin eingesetzt werden (C). Bei jüngeren Erwachsenen mit längerer Sedierungsdauer und Entzugssyndrom können länger wirksame Benzodiazepine (z. B. Lorazepam, Tavor®) gegeben werden (C).

Tab. G 1.2: Delirium Detection Score (DDS)

	Punkte	
Orientierung	0	orientiert zu Person, Ort, Zeit, Fähigkeit zur Konzentration
	1	nicht sicher orientiert zu Zeit/Ort, Unfähigkeit zur Konzentration
	4	nicht orientiert zu Ort und oder Zeit
	7	nicht orientiert zu Ort, Zeit und Person
Halluzinationen	0	keine Halluzinationen
	1	gelegentlich leichte Halluzinationen
	4	permanent leichte Halluzinationen
	7	permanent schwere Halluzinationen
Agitation	0	normale Aktivität
	1	leicht gesteigerte Aktivität
	4	moderate Unruhe
	7	schwere Unruhe
Angst	0	keine Angst
	1	leichte Angst
	4	gelegentlich moderate Angst
	7	Panikattacken
Schweißausbrüche	0	keine
	1	meist unbemerkt, v. a. Hände
	4	Schweißperlen auf der Stirn
	7	starkes Schwitzen
Summe der Punkte > 7 = V. a. Delir		

(modifiziert nach Otter et al. 2005)

G 1.3.5 Spezielle Probleme der Analgosedierung

Bei mehr als 60 % aller Patienten mit Langzeitsedierung werden Entzugssyndrome unterschiedlichen Schweregrades beobachtet, die das klinische Ergebnis verschlechtern können (Tobias 2000). Im Vordergrund stehen dabei die Selbstgefährdung der Patienten (z. B. durch Extubation), eine höhere Infektinzidenz, Herzrhythmusstörungen, stressbedingte myokardiale Ischämien, ein vermehrter gastrointestinaler Reflux und ein höheres Risiko für Ulkusblutungen. Auch führen unterschiedliche Substanzen zu verschiedenen klinischen Entzugserscheinungsbildern. Agitation, Tachykardie, Hypertension, Tachypnoe, gastrointestinaler Reflux, Fieber, Schwitzen, visuelle Halluzinationen, Delir und Anfälle sind die typischen klinischen Charakteristika des Benzodiazepin-Entzugssyndroms (Spies et al. 1999). Die Entzugssymptome sind dabei abhängig von der kumulativen Dosis (z. B. Midazolam > 60 mg/kg KG) und nicht von der Infusionsdauer (Fonsmark et al. 1999). Auch Propofol und Opioide führen in Abhängigkeit von Dosis und Anwendungsdauer zu Entzugssyndromen. Um diese rasch erkennen zu können, sollte mehrfach täglich ein Monitoring im Hinblick auf mögliche Entzugssymptome erfolgen. Als Scoring-System kann beispielsweise der Richmond Agitation-Sedation Scale (RASS) verwendet werden (**Tab. G 1.4**). Entzugssymptome treten häufig nachts verstärkt in Erscheinung.

Die beste Behandlungsstrategie des Entzugssyndroms besteht in dessen Vermeidung durch ausschleichende Reduktion der Analgosedierung. Eine initiale Reduktion um 25 % und im Anschluss daran eine tägliche Reduktion um 10 % wird als sicher erachtet. Bei manifester Symptomatik stehen insbesondere lang wirksame Benzodiazepine (z. B. Lorazepam, Tavor®) und Propofol (bei sehr starkem Unruhezustand), Clonidin, Betablocker und Magnesium (bei verstärktem Sympathikotonus) und Haloperidol (bei produktiv-psychotischen Symptomen) zur symptomorientierten Therapie zur Verfügung (Spies et al. 1999).

Tab. G 1.3: Häufig verwendete Analgosedativa in der Intensivmedizin

Medikament	Beladung mg/50 ml	Konz. (mg/ml)	Dosis Bolus[1]	HWZ[2]	Bemerkung	Förderrate ml/h	
Propofol 2 % (Disoprivan®)	1 000	20	0,5–2,5 mg	4 (10–60)	RR ↓, antikonvulsiv, ICP, CAVE Propofol-Infusions-Syndrom	3,0–14	
Midazolam (Dormicum®)	90	1,8	0,03–0,3 mg	90–150	RR ↓, unkalkulierbare Akkumulation, anti-konvulsiv	0,5–6,9	
Etomidat (Hypnomidate®)	nur Bolus	2	0,15–0,3 mg	3 (5)	RR ↓, ICP; pro-konvulsiv (?)	nur Bolus	
Thiopental (Trapanal®)	nur Bolus	50	1,5–3 mg	660 (6–8)	RR ↓, ICP, antikonvulsiv, Akkumulation	nur Bolus	
Remifentanil (Ultiva®)	5	0,1	1 µg	3–10	RR ↓, keine Akkumulation	1	12
Fentanyl	1,5	0,03	2–3 µg	90–360	RR ↓, Akkumulation	2,0	8,0
Sufentanil (Sufenta®)	0,5	0,01	0,5–5 µg	2,3–73	RR ↓, Akkumulation	2,0	10,0
Ketamin	2 500	50	1–2 mg	5,5–18	RR ↔, Bronchodilatat, ICP ↑, wenn pCO_2 ↑	0,6	4,0
Clonidin (Catapresan®)	2,25	0,045	nicht sinnvoll	360– > 1 000	als Begleitmedikation zur vegetat. Dämpfung	0,6	2,0

(modifiziert nach Martin et al. 2005)

1 Dosisangaben pro kg Körpergewicht; 2 Soweit möglich, Angabe der kontext-sensitiven HWZ, in Klammern Angabe der Wirkdauer nach Bolusgabe; ↑ steigert, ↓ senkt, ↔ unverändert

Wichtig ist der Hinweis, dass nicht jeder Unruhezustand als Folge eines Entzugssyndroms zu sehen ist. Häufig führen falsche Einstellung des Respirators (kontrollierte Beatmung beim wachen Patienten), unbehandelte Schmerzen, Hypoxämie oder neurologische Krankheitsbilder (septische Enzephalopathie) zu einem ähnlichen klinischen Bild und müssen rasch erkannt und ggf. behandelt werden.

G 1.3.6 Therapie mit Muskelrelaxanzien

Gemäß den Leitlinien der DGAI/DIVI gibt es keine generelle Empfehlung zum Einsatz von Muskelrelaxanzien bei kritisch kranken Patienten auf Intensivstationen. Der Einsatz von Muskelrelaxanzien wird dementsprechend nur bei speziellen Indikationen empfohlen (A). Wenn Muskelrelaxanzien eingesetzt werden, ist eine ausreichende Analgosedierung sicherzustellen (A). Zu den Situationen, in denen eine Muskelrelaxierung auf einer neurologischen Intensivstation sinnvoll und notwendig sein kann, zählt z. B. die Hypothermie-Behandlungvon Patienten nach Reanimationsereignis, bei Tetanus sowie Tollwut. Selbst bei der klassischen Hauptindikation, der Erleichterung der mechanischen Ventilation – insbesondere bei ARDS-Patienten – ist der Nutzen einer Muskelrelaxierung umstritten (Martin J. et al. 2005). Wenn anderweitig jedoch keine suffiziente Oxygenierung mehr zu erreichen ist, sollte bei drohender Hypoxie ein entsprechender Versuch erwogen werden. Eine in Umfragen häufig genannte weitere Indikation zur Muskelrelaxierung ist die Behandlung eines erhöhten ICP. Die amerikanischen Leitlinien der Society of Critical Care Medicine verweisen in diesem Zusammenhang auf einen Mangel an kontrollierten Studien für eine entsprechende Empfehlung (Murray et al. 2002). Eine retrospektive Analyse prospektiv gesammelter Daten von 514 Patienten mit schwerem SHT fand keine Verbesserung des generellen klinischen Ergebnisses durch den Einsatz von Relaxanzien im Rahmen des ICP-Managements, dafür jedoch mehr nicht-neurologische Komplikationen in der Relaxanziengruppe (Hsiang et al. 1994). Muskelrelaxanzien führen bei längerer Anwendung zur Atrophie von Muskulatur und Schädigung der neuromuskulären Endplatte und damit zu Weaning-Problemen (Gooch 1995). Die Verwendung von Muskelrelaxanzien ist ein wichtiger Risikofaktor für die Entstehung einer Critical-Illness-Polyneuropathie.

Im Unterschied zur gerade besprochenen kontinuierlichen Anwendung auf Intensivstationen haben Muskelrelaxanzien einen festen Platz bei der Durchführung der endotrachealen Intubation. Bei der Auswahl des Muskelrelaxanz sollte dabei nach Möglichkeit auf eine nicht-depolarisierende (NDMR) Substanz zurückgegriffen werden. Succinylcholin als depolarisierendes Muskelrelaxanz wirkt zwar deutlich schneller, birgt aber die Gefahr einer vitalbedrohlichen Kaliumerhöhung im Serum, insbesondere bei Patienten mit Paresen. Außerdem kann es bei der Einleitung zu einer Erhöhung des ICP führen (Minton et al. 1986). Nicht-depolarisierende Muskelrelaxanzien wirken schlechter bei Patienten mit Läsionen des 1. Motoneurons oder nach längerer Immobilisation sowie bei Komedikation mit Carbamazepin, Phenytoin oder Steroiden (Waud et al. 1986). Für die am häufigsten verwendeten Substanzen Pancuronium, Atracurium, Cisatracurium und Vecuronium gilt, dass sie keine Auswirkungen auf den ICP haben (Cold et al. 2002).

G 1.4 Respiratorische Insuffizienz und Beatmungstherapie

Zusätzlich zu den allgemeinen pulmonalen oder kardialen Ursachen einer respiratorischen Insuffizienz umfasst das Spektrum spezieller respiratorischer Störungen bei neurologischen Intensivpatienten periphere neuromuskuläre Störungen (»Atempumpenschwäche«) und zentrale Störungen des Atemantriebs (z. B. Maschinenatmung, Cheyne-Stokes-Atmung, Tachypnoe), z. B. im Rahmen von Erhöhungen des ICP oder Hirnstammläsionen (Nyquist et al. 2008). Häufige Gründe für eine manifeste oder drohende respiratorische Verschlechterung bei neurologischen Intensivpatienten sind zudem Vigilanzminderungen und/oder eine Verminderung der Schutzreflexe mit Aspirationsgefahr. Darüber hinaus können neurologische Erkrankungen (z. B. SAB) über bisher wenig geklärte Pathomechanismen zu einem neurogenen Lungenödem führen. Die Bedeutung einer adäquaten respiratorischen Therapie wird dadurch verdeutlicht, dass die Letalität bei SAB-Patienten zu 50 % auf pulmonale Ursachen zurückzuführen ist (Gruber et al. 1999).

Tab. G 1.4: Richmond Agitation-Sedation Scale (RASS)

	Ausdruck	Beschreibung
+ 4	Streitlustig	Offene Streitlust, gewalttätig, unmittelbare Gefahr für das Personal
+ 3	Sehr agitiert	Zieht oder entfernt Schläuche oder Katheter; aggressiv
+ 2	Agitiert	Häufige ungezielte Bewegung, atmet gegen das Beatmungsgerät
+ 1	Unruhig	Ängstlich, aber Bewegungen nicht aggressiv oder lebhaft
0	Aufmerksam und ruhig	
– 1	Schläfrig	Nicht ganz aufmerksam, aber erwacht anhaltend durch Ansprache (> 10 s)
– 2	Leichte Sedierung	Erwacht kurz mit Augenkontakt durch Stimme (< 10 s)
– 3	Mäßige Sedierung	Bewegung oder Augenöffnung durch Stimme (aber keinen Augenkontakt)
– 4	Tiefe Sedierung	Keine Reaktion auf Stimme, aber Bewegung oder Augenöffnung durch körperlichen Reiz
– 5	Nicht erweckbar	Keine Reaktion auf Stimme oder körperlichen Reiz

(modifiziert nach Ely et al. 2003)

Prinzipiell muss zu Beginn der Beatmungstherapie zwischen invasiven (endotracheale Intubation) und nichtinvasiven (»Non-Invasive Positive Pressure Ventilation«) Beatmungsformen entschieden werden. Letztere ist nach unserer Erfahrung bei Intensivpatienten mit neurologischen Krankheitsbildern oft nicht sinnvoll einsetzbar, da der Atemweg im Gegensatz zur endotrachealen Intubation nicht vor Aspiration geschützt ist und Schluckstörungen bei diesem Patientengut sehr häufig sind.

G 1.4.1 Endotracheale Intubation

Anhand der in **Tab. G 1.5** aufgeführten allgemeinen Richtwerte für Erwachsene ist für jeden Patienten individuell die Intubationsindikation zu stellen. Bei einer zu erwartenden progredienten neurologischen Grunderkrankung sollte die Entscheidung zur Intubation in Abhängigkeit vom Verlauf relativ früh gestellt werden. Dies gilt insbesondere auch für Patienten mit abgeschwächten oder fehlenden Schutz-

Tab. G 1.5: Allgemeine Richtwerte zur Intubation (für Erwachsene)

	Intubationsindikation bei	Normwerte/Normalbefunde
paO_2 (mm Hg)	< 50*	75–100
$paCO_2$ (mm Hg)	> 55 und < 25	35–45
Atemfrequenz (min^{-1})	> 40	12–20
Vitalkapazität (ml/kg KG)	< 10	55–75
Inspiratorischer Sog (mbar)	< 25	75–100
Bewusstseinslage	soporös – komatös	wach
Schutzreflexe	eingeschränkt/fehlend	erhalten

(modifiziert nach Planck 1997)

* Bei Patienten mit erhöhtem intrakraniellen Druck sollte die Intubation frühzeitig bei einem paO_2 < 65 mm Hg und einem $paCO_2$ > 40 mm Hg erfolgen.

Tab. G 1.6: Art der respiratorischen Störung und Intubationsindikation

	Wichtige Krankheiten	Relevante Parameter/Befunde
Zentrale Atemantriebsstörung	Erhöhter intrakranieller Druck Intoxikation Metabolische Störung	paO_2 < 65 mm Hg $paCO_2$ > 55 mm Hg ($paCO_2$ > 40 mm Hg bei intrakranieller Drucksteigerung) Schwere Vigilanzstörung
Insuffiziente Atemmechanik	GBS, Myasthenie, Tetanus, Polio, Botulismus, Myositis, Myopathien, hoher Querschnitt	Vitalkapazität < 1 l Inspirator. Sog < 25 mbar Atemfrequenz > 40/min
Kaudale Hirnnervenparesen	Hirnstamminfarkt, Miller-Fisher-Syndrom, basale Meningitis, Trauma oder Blutung in der hinteren Schädelgrube	Speichelsee im Rachen Schluckstörung Fehlender Hustenreflex V. a. Aspiration
Obstruktion der Luftwege	bds. Recurrensparese, Glottisödem, Tracheomalazie	$paCO_2$ > 55 mm Hg paO_2 < 55 mm Hg Atemfrequenz > 40/min
Pulmonale Erkrankung	Pneumonie, Lungenödem, ARDS, Atelektase, COPD, Lungenembolie	paO_2 < 60 mm Hg $paCO_2$ > 55 mm Hg Atemfrequenz > 40/min

(GBS = Guillain-Barré-Syndrom, ARDS = adult respiratory distress syndrome, COPD = chronic obstructive pulmonary disease)

reflexen, damit nicht ein schweres ARDS (Adult Respiratory Distress Syndrome) nach Aspiration zu einem die Prognose limitierenden Faktor wird. Die pragmatische Gewichtung respiratorischer Parameter bei verschiedenen neurologischen Erkrankungen ist in **Tab. G 1.6** aufgeführt.

Um einen möglichst geringen Atemwegswiderstand in der Weaning-Phase sicherzustellen, wie auch für eine eventuell im Verlauf notwendige Bronchoskopie, sollte eine Tubusgröße von mindestens 7,5 mm Durchmesser ausgewählt werden und wegen der häufig längeren Beatmungspflichtigkeit nur Tuben mit Ausgleichscuff (»low pressure high volume Cuffs«) Verwendung finden. Gerade bei Patienten mit kritischer zerebraler Hämodynamik gilt für die Durchführung der Intubation, dass ein Abfall von Blutdruck und CPP im Rahmen der erforderlichen Kurznarkose vermieden werden muss. Daher sollte vor Beginn der Intubation auf einen ausreichenden Volumenhaushalt geachtet werden (ZVD 8–12 mm H_2O). Vor Beginn der Intubation empfiehlt sich eine 5-minütige Präoxygenierung mit 100 % Sauerstoff, z. B. über Maske. Für viele Patienten hat sich die sogenannte »Rapid-Sequence Intubation« (RSI, nahezu gleichzeitige Anwendung eines wirksamen Einleitungsanästhetikums zusammen mit einem Muskelrelaxanz) als sehr effektiv und sicher bewährt. Die Erfolgsquoten im Notfallbereich liegen bei ca. 98 %. Durch die rasche Intubation werden vor allem bei Patienten mit erhöhtem Aspirationsrisiko durch Verkürzung der Intubationsdauer und Vermeidung längerer Beutel-Masken-Beatmungszeiten mit Überblähung des Magens die Komplikationen reduziert (Reynolds et al. 2005). Auch das Risiko von Blutdruckspitzen mit erhöhtem intrazerebralen Blutungsrisiko ist bei Einhaltung der entsprechenden Empfehlungen reduziert.

G 1.4.2 Beatmungsstrategien

Spezielle Beatmungsstrategien bei neurologischen Patienten wurden bisher nicht in prospektiven und kontrollierten klinischen Studien untersucht. Die Darstellung allgemeiner Grundlagen der maschinellen Beatmung würde den Rahmen dieses Kapitels sprengen, sodass im Folgenden nur auf Besonderheiten bei neurologischen Intensivpatienten und auf gut evidenzbasierte allgemeine Leitlinien eingegangen werden kann.

In diesem Zusammenhang sind neurologische Intensivpatienten charakterisiert durch ein erhöhtes

Risiko einer Aspirationspneumonie (Schluckstörung, Vigilanzminderung, abgeschwächte Schutzreflexe) und dadurch bedingtem ARDS sowie einer prolongierten Beatmungspflichtigkeit im Rahmen protrahierter Verläufe der neurologischen Grunderkrankung (z. B. Hirnstamminfarkte, GBS).
Allgemeine Behandlungsprinzipien sind:

1. assistierte Beatmungsmodi sind nach Möglichkeit zu bevorzugen,
2. ein ausreichend hoher positiv-endexspiratorischer Druck (PEEP) ist zu gewährleisten,
3. eine Ventilator-assoziierte Pneumonie (VAP) sollte früh mit einer adäquaten antibiotischen Therapie behandelt werden,
4. die Notwendigkeit einer Tracheotomie sollte früh diskutiert werden und
5. der Zeitpunkt einer Extubation sollte anhand fester Protokolle und Leitlinien ermittelt werden.

Auch wenn es aus pathophysiologischer Sicht sinnvoll erscheinen mag, bei akuten Hirnverletzungen einen höheren als für eine normale Oxygenierung erforderlichen FiO_2 am Respirator einzustellen, so gibt es für diese Strategie keine Evidenz. Tatsächlich birgt sie die theoretische Gefahr einer Lungenschädigung (Stocchetti et al. 2005).
Auf die Frage der Sinnhaftigkeit einer Hyperventilation bei Patienten mit kritisch erhöhtem ICP wird im Kapitel G2 (Hirndruck) eingegangen. Dennoch soll bereits an dieser Stelle kurz erwähnt werden, dass es keine Indikation für eine prophylaktische und länger andauernde Hyperventilation mit einem pCO_2 < 25 mm Hg gibt (B). Wenn, dann handelt es sich um eine kurzfristige Maßnahme zur Senkung einer akuten Hirndruckkrise, die nach Möglichkeit aufgrund des in dieser Zeit häufig kritisch eingeschränkten CBFs nicht innerhalb der ersten 24 Stunden nach dem Schädigungsereignis durchgeführt werden sollte (C).
Aus allgemein atemmechanischer Sicht ist es anzustreben, eine Mitatmung des Patienten bereits frühzeitig zu ermöglichen (assistierte Beatmungsform). Dennoch muss bei Patienten mit ICP-Erhöhung bedacht werden, dass ein Spontanatmungsversuch, z. B. zur Überprüfung der Voraussetzungen für eine Extubation (s. unten), zu einer weiteren ICP-Erhöhung führen kann. Dies gilt insbesondere, wenn selbst unter kontrollierten Beatmungsbedingungen bereits eine ICP-Erhöhung auf Werte > 25 mm Hg besteht (Jaskulka et al. 1993). Bei Notwendigkeit einer Bronchoskopie sollte bedacht werden, dass es hierdurch selbst bei adäquater Sedierung zu einem ICP-Anstieg kommen kann (Kerwin et al. 2000).

G 1.4.3 PEEP, ARDS und neurologische Intensivpatienten

Der PEEP dient der Verbesserung des pulmonalen Gasaustausches und kann Atelektasen verhindern. Prinzipiell kann der PEEP jedoch zu einer Abnahme des CBF und zu einer Zunahme des ICP führen (zur Übersicht Nyquist et al. 2008). In jedem Fall ist ein adäquater ZVD (8–12 mm H_2O) eine Grundvoraussetzung zur Vermeidung dieser negativen PEEP-Auswirkungen bei Patienten mit akuten zerebralen Schädigungen. Die Datenlage bezüglich der maximal möglichen Höhe des PEEP ohne negative Folgen für CBF und ICP ist widersprüchlich, scheint jedoch auch von der Lungencompliance abzuhängen. Bei Patienten mit pulmonaler Schädigung (z. B. Pneumonie) führte ein PEEP von 5–12 cm H_2O nicht zu negativen Veränderungen bei ICP oder CBF (Caricato et al. 2005). Dennoch sollte – falls möglich – bei Patienten mit erhöhtem ICP ein Monitoring von ICP und CPP erfolgen, wenn der PEEP über 5 cm H_2O erhöht werden soll.
Eine Sonderrolle in der Beatmungstherapie nehmen Patienten ein, bei denen es zur Entwicklung eines ARDS gekommen ist. Hier hat sich aus allgemein intensivmedizinischer Sicht ein lungenprotektives Beatmungsprotokoll bewährt, das aus alveolären Rekrutierungsmanövern, hohem PEEP, Tidalvolumina von maximal 6 ml/kg KG und Plateaudrücken von < 30 cm H_2O besteht. Bei diesem Konzept wird bei nicht-neurologischen Intensivpatienten eine permissive Hyperkapnie billigend in Kauf genommen (Amato et al. 1998). Bei Patienten mit erhöhtem ICP kann dieses Vorgehen jedoch zu einem kritischen Anstieg des ICP führen. Hier ist in jedem Fall eine kontinuierliche ICP-Messung zu fordern. In einer Studie mit elf Patienten, die sowohl an einem ARDS als auch an einer akuten Hirnschädigung erkrankt waren, zeigte sich, dass die lungenprotektive Beatmung (durchschnittlicher PEEP ca. 15 cm H_2O) trotz angestiegener pCO_2-Werte nicht zu signifikanten ICP-Erhöhungen führte (Wolf et al. 2002). Ein invertiertes Inspirations-Expirations-Verhältnis bei der Beatmung (I : E-Verhältnis) führte bei unterschiedlichen akuten Hirnverletzungen nicht zu einer ICP-Erhöhung (Georgiadis et al. 2002).
Polytrauma-Patienten mit gleichzeitiger schwerer Lungenschädigung und SHT sind durch die eingeschränkte pulmonale und ventrikuläre (Liquorsystem) Compliance besonders gefährdet, durch geringe PEEP-Veränderungen einen erheblichen ICP-Anstieg zu erleiden (Caricato et al. 2005). In bestimmten Situationen kann bei diesen oder anderen Patienten mit schwerer Lungenschädigung eine Hochfrequenz-Ventilation (HFV) zur adäquaten Oxygenierung notwendig sein. In kleinen Fallserien hat sich gezeigt, dass es in dieser Konstellation durch den Beginn der HFV zu einer signifikanten Abnahme des ICP bzw. zu keinen nachteiligen Veränderungen der zerebralen Hämodynamik gekommen ist (Bennett et al. 2007).
In einer kleinen prospektiven Untersuchung an 16 SAB-Patienten mit gleichzeitigem ARDS, wurde der Effekt unterschiedlicher Lungenrekrutierungsmanöver auf ICP, CPP und Oxygenierung untersucht. Ein PEEP von 15 cm H_2O sowie eine Druckkontrolle von 35 cm H_2O über PEEP für insgesamt zwei Minuten führte zu einer signifikanten Verbesserung der Oxygenierung, zu keinen ICP-Veränderungen und einem tolerablen Abfall des CPP (Nemer et al. 2010).

G 1.4.4 Weaning und Extubation

In mehreren randomisierten Studien konnte gezeigt werden, dass die Einführung eines Weaning-Protokolls mit genau definierten Kriterien für den richtigen Zeitpunkt eines Extubationsversuches und die

tägliche Überprüfung dieser Voraussetzungen sinnvoll sind, um Beatmungsdauer, Komplikationsraten und Kosten zu reduzieren (Keenan 2002) (↑↑). In Anlehnung an eine randomisierte klinische Studie an 300 Intensivpatienten (Ely et al. 1996), schlagen wir bei neurologischen Intensivpatienten das in **Tab. G 1.7** dargestellte Weaning-Protokoll vor. Bei Erfüllung aller Kriterien sollte am gleichen Tag über zwei Stunden ein Spontanatemversuch am T-Stück oder Vernebler erfolgen. Der Versuch gilt als erfolgreich, wenn folgende Kriterien erfüllt sind: Atemfrequenz < 35/Minute (maximal 5 Minuten am Stück mit > 35 werden akzeptiert), Sauerstoffsättigung (Pulsoximetrie) > 90 %, Herzfrequenz < 140/Minute, systolischer Blutdruck 90–180 mm Hg. Der Patient sollte am Tag der Extubation nüchtern sein.
Bei neurologischen Intensivpatienten mit neuromuskulären Erkrankungen (GBS, Myasthenie, CIP) wird folgendes Vorgehen im Sinne einer Expertenempfehlung empfohlen: a) Die muskuläre Kraft sollte sich insgesamt wieder gebessert haben (positive Dynamik), b) die Vitalkapazität (VK) sollte > 15 ml/kg KG betragen (entspricht > 1,125 L bei einem 75 kg-Patienten), c) der durchschnittliche Beatmungsdruck sollte < 20 cm H_2O sein, d) die FiO_2 sollte < 0,4 sein, e) ein Vernebler-Spontanatmungsversuch sollte mindestens über 12–24 Stunden erfolgreich gewesen sein und f) es sollten aktuell keine signifikant erhöhten systemischen Entzündungszeichen nachweisbar sein (Nyquist et al. 2008).

Auf die Möglichkeit einer zusätzlichen ICP-Erhöhung bei Hirndruckpatienten im Rahmen von Spontanatemversuchen wurde bereits weiter oben hingewiesen.Extubationsversuch

Tab. G 1.7: Weaning-Kriterien für einen Extubationsversuch

paO_2: FiO_2 > 200
PEEP ≤ 5 cm H_2O
Positiver Hustenreiz bei der endotrachealen Absaugung
Positiver Schluckversuch[a]
Kooperativer Patient[a]
Keine kontinuierliche Gabe von Sedativa
Atemfrequenz (pro Minute): Tidalvolumen (Liter/Zug) ≤ 105[b]

(modifiziert nach Ely et al. 1996)

[a] gemäß unserer Erfahrung ergänzt, [b] gemessen über 1 Minute im assistierten Beatmungsmodus bei einem PEEP von 5 cm H_2O ohne Druckunterstützung. Das Tidalvolumen errechnet sich aus Atemminutenvolumen: Atemfrequenz

G 1.4.5 Tracheotomie

Der optimale Zeitpunkt für eine Tracheotomie wird kontrovers diskutiert. In einer Metaanalyse randomisierter klinischer Studien zum Vergleich der frühen (innerhalb der ersten Woche nach Aufnahme) mit der späten (nach ca. 14 Tagen) Tracheotomie, zeigten sich signifikant kürzere Beatmungszeiten und eine kürzere Intensivpflichtigkeit in der Gruppe der Patienten mit früher Tracheotomie (↑↑) (Griffiths et al. 2005). In diesem Kontext ist zu bedenken, dass es durch die Tracheotomie bei Patienten mit akuten Hirnverletzungen zu einer ICP-Erhöhung kommen kann, sodass ein entsprechendes ICP-Monitoring auch während des Eingriffs gewährleistet sein muss. In einer kleinen Fallserie zeigte sich kein Unterschied im Ausmaß der ICP-Erhöhung in Abhängigkeit vom Zeitpunkt der Tracheotomie (früh, d. h. < 7 Tage versus spät, d. h. > 7 Tage) (Kocaeli et al. 2008). Eine aktuelle, randomisierte und kontrollierte Multicenter-Studie an 419 Intensivpatienten fand keinen Vorteil der frühen Tracheotomie in Bezug auf die Häufigkeit von Ventilator-assoziierten Pneumonien (↓) (Terragni et al. 2010).
Prinzipiell steht der Nutzen der Tracheotomie gegenüber der Langzeit-Endotrachealintubation außer Frage. Bei einem länger liegenden oralen Tubus ist die Mundpflege erschwert und die Gefahr einer Kehlkopfschädigung erhöht; eine nasotracheale Intubation hat als Nachteil die lokale Sekretretention mit der erhöhten Gefahr von Sinusitiden und Schleimhautulzerationen. Hauptvorteil der Beatmung über eine Trachealkanüle ist die bessere Toleranz bei wachen Patienten. Neben dem Wegfall des Fremdkörpergefühls erleichtert die verminderte Totraumventilation die Entwöhnung von der Beatmungsmaschine. Dies trifft insbesondere für neurogene/neuromuskuläre Erkrankungen mit Ateminsuffizienz zu, weshalb bei diesen Patienten mit vorauszusehender längerer Beatmungspflichtigkeit frühzeitig zu einer Tracheotomie geraten wird. Typische neurologische Erkrankungsbilder mit Tracheotomie-Notwendigkeit im Rahmen der Intensivbehandlung sind GBS, schwere CIP sowie Hirnstammläsionen, z. B. bei Basilaristhrombose.

G 1.4.6 Prophylaxe und Therapie Ventilator-assoziierter Pneumonien (VAP)

Generell stellen VAP die häufigsten nosokomialen Infektionen auf Intensivstationen dar (bis zu einem Viertel der beatmeten Patienten ist betroffen) und sind mit substanzieller Morbidität, Letalität und Zusatzkosten im Gesundheitswesen verbunden. Die zusätzlichen Kosten, die durch diese Art der Pneumonie verursacht werden, wurden (für die USA) mit 40 000 $ pro Fall ermittelt (Warren et al. 2003). Der Krankenhausaufenthalt verlängert sich um ca. sechs Tage (Safdar et al. 2005). Neurologische Intensivpatienten weisen ein ca. vierfach erhöhtes Risiko für eine VAP auf (Leroy et al. 2004). Die Diagnose der VAP fordert das Vorliegen von mindestens drei Kriterien der folgenden vier: Fieber (seltener Hypothermie), Leukozytose, eitriges Absaugsekret und Infiltratnachweis im Röntgenbild.
Es existieren international mehrere aktuelle Leitlinien zur Diagnose und Behandlung von VAP. In einer aktuellen Übersichtsarbeit wurde versucht, evidenzbasiert die entscheidenden Empfehlungen der unterschiedlichen Leitlinien in einem leicht umsetzbaren »Empfehlungspaket« zu sammeln (Rello et al. 2010). Für die rasche Diagnosestellung einer VAP wurden als besonders wichtig angesehen: a) bei klinischem Verdacht Durchführung einer Röntgenuntersuchung des Thorax mit Befundung durch einen Experten innerhalb von einer Stunde und b) sofortige Rückmeldung des Ergebnisses der Gram-

Färbung des endotrachealen Absaugsekrets (A). Für die Behandlung der VAP gilt: a) Sofortige Anbehandlung nach Abnahme mikrobiologischer Tests, b) empirische Therapie je nach lokalem Erregerspektrum und individuellem Risikoprofil, c) Deeskalation der antibiotischen Therapie entsprechend den Kulturergebnissen, d) Beurteilung des Behandlungserfolgs innerhalb von 72 Stunden und e) kurze Therapiedauer von acht Tagen im Normalfall.
In einer Metaanalyse randomisierter klinischer Studien erwiesen sich die Oberkörperhochlagerung (30–45°) und die Verwendung spezieller Rotationsbetten (gerade bei neurologischen Patienten) als protektive Maßnahmen gegen VAP. Bei Patienten ohne erhöhtem gastrointestinalen Blutungsrisiko war die Stressulkusprophylaxe mit Sucralfat der mit H_2-Blockern überlegen. Die orale Dekontamination durch oropharyngeale und gastrale Gabe von nichtresorbierbaren Antibiotika und Antimykotika kann derzeit nicht generell empfohlen werden (↑↑) (Collard et al. 2003). Nasogastrale Sonden und Kondensationsflüssigkeit im Beatmungsschlauchsystem vergrößern das VAP-Risiko (Rotstein et al. 2008).
In den aktuellen Richtlinien empfiehlt die American Thoracic Society folgendes Vorgehen (American Thoracic Society 2005): Bei Manifestation der Pneumonie innerhalb der ersten fünf Tage nach stationärer Aufnahme und beim Fehlen weiterer Risikofaktoren für die Besiedlung mit multiresistenten Keimen (Antibiotikatherapie in den letzten drei Monaten, stationärer Aufenthalt in einer Einrichtung des Gesundheitswesens innerhalb der letzten drei Monate, chronische Dialyse, Bewohner eines Senioren-/Pflegeheims, jegliche Immunsuppression, strukturelle Lungenerkrankung) ist die Monotherapie z. B. mit Ceftriaxon (alternativ z. B. Levofloaxcin oder Ciprofloxacin) ausreichend. In allen anderen Fällen muss vom Vorliegen eines potenziell multiresistenten Erregers ausgegangen werden und Keime, wie z. B. *Pseudomonas aeruginosa* oder Methicillin-resistenter *Staphylococcus aureus*, in der Initialtherapie mitberücksichtigt werden. Praktisch trifft dies für annähernd alle beatmeten Intensivpatienten zu. Sowohl die aktuellen deutschen Leitlinien der Paul-Ehrlich-Gesellschaft für Chemotherapie (PEG) (auch unter Berücksichtigung der Update-Empfehlungen von 2010, Bodmann et al. 2010) als auch die amerikanischen Leitlinien empfehlen in diesem Fall eine Kombinationstherapie. Laut PEG kann z. B. Ceftazidim (z. B. Fortum®), Piperacillin/Tazobactam (z. B. Tazobac®) oder Meropenem (z. B. Meronem®) mit Ciprofloxacin (z. B. Ciprobay®), Levofloxacin (z. B. Tavanic®), Fosfomycin (z. B. Infectofos®) oder Tobramycin (z. B. Gernebcin®) kombiniert werden. Die aktuellen amerikanischen Leitlinien hingegen empfehlen zusätzlich noch die Gabe von Vancomycin (z. B. Vancomycin®). Bei Patienten mit eingeschränkter Nierenfunktion und erhöhtem Risiko eines Nierenversagens sollte Linezolid (z. B. Zyvoxid®) statt Vancomycin verabreicht werden (↑). Selbstverständlich soll die Therapie bei Vorliegen eines positiven Kulturbefundes mit Antibiogramm entsprechend abgeändert werden. Initial ist das Abwarten des mikrobiologischen Befundes vor Beginn einer antibiotischen Therapie nicht indiziert und führt zu einer höheren Morbidität und Letalität (Iregui et al. 2002). Beim Nachweis von multiresistenten *P. aeruginosa* oder *A. baumannii* kann intravenöses Colistin (2,5–5 mg/kg KG/Tag verteilt auf 2–3 Einzeldosen) sinnvoll sein (Rotstein et al. 2008).
Weitere Leitlinienempfehlungen sind: a) die orale endotracheale Intubation ist die Intubationsmethode der Wahl und der nasalen vorzuziehen (B) und b) ein geschlossenes Absaugsystem sollte verwendet werden (B).

G 1.5 Häufige Komplikationen und Fragestellungen im neurologischen Konsiliardienst auf Intensivstationen

G 1.5.1 Septische Enzephalopathie

Die septische Enzephalopathie betrifft je nach verwendeten Definitionskriterien 8–70 % der Sepsispatienten. Sie ist damit die häufigste Form der Enzephalopathie auf Intensivstationen und wahrscheinlich aufgrund der häufigen Analgosedierung eher noch unterdiagnostiziert (Streck et al. 2008). Auch wenn die genauen Pathomechanismen noch nicht bekannt sind, so scheinen doch die Störung der Blut-Hirn-Schranke durch Zytokine, Chemokine und Aktivierung der Komplementkaskade sowie eine Störung der zerebralen Mikrozirkulation eine zentrale Rolle zu spielen. Bakterienproteine könnten durch die gestörte Schranke im Subarachnoidalraum eine Entzündungsreaktion induzieren (Flierl et al. 2010).
Die Leitsymptome der progredienten Wahrnehmungs- und Konzentrationsstörungen bis hin zur schweren Vigilanzminderung können der eigentlichen Sepsis vorausgehen. Fokal-neurologische Defizite gehören nicht zum Symptomspektrum. Die Diagnose der septischen Enzephalopathie setzt den Ausschluss anderer Ursachen einer Enzephalopathie, wie z. B. Hypoxie, Leber- oder Nierenschädigung, Schilddrüsen- oder Nebennierenfunktionsstörung voraus. Das Vorliegen eines systemischen Inflammationssyndroms (SIRS), entsprechend den Kriterien Temperatur > 38 °C oder < 36 °C, Herzfrequenz > 90/Minute, Tachypnoe > 20/Minute und Leukozytenzahl > 12 G/L oder < 4 G/L, sollte bei entsprechender neurologischer Symptomatik differentialdiagnostisch an eine septische Enzephalopathie denken lassen. Spezifische Labortests zur Diagnosesicherung liegen nicht vor. Neben typischen systemischen Entzündungsparametern wie CRP und Procalcitonin zeigt sich in Liquoruntersuchungen oft eine geringgradige Eiweißerhöhung als Ausdruck einer gestörten Blut-Hirn-Schranke (Bolton et al. 1993). Das EEG gilt als frühester und sensibelster Parameter in der Diagnosestellung und zeigt in Abhängigkeit vom klinischen Schweregrad unspezifische Allgemeinveränderungen bis hin zu triphasischen Wellen und Burst-Suppression-Muster. Aufgrund der guten Korrelation mit der Klinik kann das EEG auch als zusätzlicher Verlaufsparameter verwendet werden (Young et al. 1992). Auch Veränderungen im Schädel-MRT in Form von Hyperintensitäten in den FLAIR-Sequenzen sowohl in der grauen als auch in der weißen Substanz wurden berichtet (Finelli et al. 2004). Die therapeutischen Möglichkeiten umfassen die Aufrechterhaltung

eines adäquaten CPP (50–70 mm Hg) und eines suffizienten Gasaustausches sowie eine frühzeitige antibiotische Therapie der zugrunde liegenden Sepsis. Tierexperimentell und in einzelnen Fallberichten wurde über eine Verbesserung der Symptomatik nach Ketamin-Sedierung oder nach Ibuprofengabe berichtet, möglicherweise verursacht durch die Blockade von NMDA-Rezeptoren und Verminderung zirkulierender Zytokine (z. B. TNF-B) (Gendelman et al. 1998). Auch antioxidative Substanzen und Stickoxid(NO)-Inhibitoren werden in diesem Zusammenhang als mögliche Therapieoptionen diskutiert (Eggers et al. 2003). Eine aktuelle, nicht randomisierte, jedoch kontrollierte Studie untersuchte den Einfluss der Gabe von aktiviertem Protein C (APC) auf einen möglichen Surrogatmarker für die septische Enzephalopathie. Protein S100B (S100B), ein Serummarker für Gliaschädigung, scheint bei Patienten mit einer schweren septischen Enzephalopathie erhöht zu sein. Rekombinantes APC, das die Mikrozirkulation bei Sepsis verbessern kann, führte bei 24 Patienten mit septischer Enzephalopathie zu einem signifikanten Abfall von S100B im Vergleich zu 30 nicht behandelten Patienten (Spapen et al. 2010).

Letztlich bleibt jedoch momentan jenseits von experimentellen Therapieansätzen die konsequente Therapie der Sepsis die effektivste Behandlungsoption. Die Erkrankung galt bisher als voll reversibel, selbst bei Vorliegen einer schwersten Vigilanzminderung bis hin zum Burst-Suppression-Muster im EEG (Young et al. 1999). Diese Sichtweise wurde jedoch jüngst infrage gestellt, da sich bei schweren Verlaufsformen Hinweise für dauerhafte kognitive Defizite ergaben (Young 2010). Generell verschlechtert eine septische Enzephalopathie zusätzlich die Prognose der Sepsis.

G 1.5.2 Critical Illness Polyneuropathie und Myopathie

Die Critical Illness Polyneuropathie (CIP) ist eine schwerwiegende und relativ häufige neurologische Komplikation bei Intensivpatienten und tritt häufig in Kombination mit einer Myopathie (CIM) auf. Ca. 70–80 % aller Intensivpatienten entwickeln eine CIP oder CIM. In der Gruppe der Intensivpatienten mit Sepsis und Multiorganbeteiligung tendiert die Inzidenz gegen 100 % (zur Übersicht Zink et al. 2009). Neben der systemischen Inflammation sind Multiorganversagen, Muskelrelaxanzien, Steroidtherapie, Aminoglykosid-Antibiotika, Niereninsuffizienz, parenterale Ernährung, niedriges Serumalbumin und Katecholamine weitere Risikofaktoren für eine CIP. Die klinische Untersuchung zur Diagnosestellung ist weder sensitiv noch spezifisch und häufig fallen die betroffenen Patienten erst durch ein erschwertes Weaning, gehäufte Reintubationen oder eine bisher unerklärte Para- oder Tetraparese in der Aufwachphase auf. Goldstandard zur Diagnosesicherung sind Neuro- und Myographie. Die CIP verläuft als eine symmetrische, akute, axonal betonte und gemischt sensorisch-motorische Polyneuropathie vorwiegend der Beine (Latronico et al. 2005) und kann proximale wie distale Muskeln betreffen. Häufigste Befunde hierbei sind Amplitudenminderungen von Muskelsummenaktionspotenzial (MSAP) und sensiblem Nervenaktionspotenzial (SNAP) (Bolton 2005). Die MSAP-Amplitudenminderung tritt oft innerhalb von zwei Wochen nach Beginn des SIRS auf, wohingegen SNAP-Amplitudenminderung und pathologische Spontanaktivität im EMG erst später beobachtet werden können (Tennila et al. 2000). Hauptsäule der CIP-Behandlung ist die Behandlung des zugrunde liegenden SIRS bzw. der Sepsis. Darüber hinaus liegen keine prospektiven kontrollierten Studien über weitere spezifische Therapieformen vor. Soweit möglich sollten Muskelrelaxanzien während der Intensivbehandlung im Sinne einer prophylaktischen Maßnahme vermieden werden. Die intensivierte Insulintherapie mit einem Blutzuckerzielbereich < 110 mg/dl führte in einer Studie zu einer knapp 50 %igen Reduktion des CIP-Risikos bei beatmeten Intensivpatienten und verdeutlicht den Stellenwert einer vorbeugenden Therapiestrategie (van den Berghe et al. 2005). Andererseits besteht durch dieses Vorgehen die Gefahr von Hypoglykämien, die ihrerseits zu einer Prognoseverschlechterung bei Patienten mit akuten Hirnverletzungen führen können. Frühmobilisation und Physiotherapie könnten den CIP-/CIM-Verlauf positiv beeinflussen (Needham 2008).

Die Prognose der CIP ist abhängig vom Schweregrad der axonalen Degeneration und reicht von Restitutio ad integrum in einem Zeitraum von bis zu fünf Jahren bis hin zur dauerhaften hochgradigen Tetraparese in besonders schweren Fällen (Witt et al. 1991). Ein gutes klinisches Ergebnis mit funktioneller Unabhängigkeit kann bei ca. 70 % der überlebenden Patienten mit einer CIP erwartet werden (van der Schaaf et al. 2004).

G 1.5.3 Verzögerte Aufwachreaktion

Eine häufige Fragestellung auch im Rahmen der konsiliarischen Tätigkeit auf nicht neurologischen Intensivstationen ist die Suche nach der Ursache für eine verzögerte Aufwachreaktion, insbesondere bei Patienten nach längerer Analgosedierung. Systematische Untersuchungen über Ursachen und Ausmaß dieses Befundes sind bislang nicht publiziert worden. Die wahrscheinlich häufigste Ursache sind weiterhin relevante Serumspiegel von Analgosedativa trotz Beendigung der entsprechenden Therapie. Gerade das zur Langzeit-Analgosedierung häufig verwendete Midazolam kann durch Rückverteilungsvorgänge aus dem Gewebe noch für mehrere Tage zu einer Vigilanzminderung führen. Die Bestimmung der Serum- oder Urinspiegel sowie gegebenenfalls die Wirkung von Antagonisten am Benzodiazepinrezeptor (bis zu 1 mg Flumazenil-Anexate®) können hier Klarheit bringen. Im Zweifelsfall sollte neben dem Schädel-CT frühzeitig ein EEG durchgeführt werden, um einen non-konvulsiven Status epilepticus ausschließen zu können, der auf Intensivstationen wahrscheinlich erheblich unterdiagnostiziert ist (Walker 2003). Andere häufige Ursachen sind, in Abhängigkeit vom Patientenspektrum, anoxische, urämische, hepatische oder septische Enzephalopathien. Wichtig ist der Ausschluss von Erkrankungen, die eine fehlende Kontaktfähigkeit imitieren können. Zu denken ist hierbei insbesondere an ein Locked-in-Syndrom nach Ponsinfarkt, eine zentrale pontine Myelinolyse nach Elektrolytverschiebungen, beidseitige Hypakusis nach ototoxischen Medikamenten (Aminoglykoside, Diuretika), eine ausgeprägte CIP mit fehlender motorischer Reaktion und an eine medikamentös induzierte myasthene Reaktion (Antibiotika). Eine detaillierte klinische Untersuchung und ggf. eine erweiterte neurophysiologische Diagnostik (z. B. Ableitung der SEP und AEP, gegebenenfalls Serienstimulation) können bei der Differentialdiagnose dieser seltenen Ursachen hilfreich sein. Neben den Analgosedativa können natürlich auch andere in der Intensivmedizin häufig verwendete Medikamente zu einer Vigilanzminderung führen, insbesondere Immunsuppressiva z. B. nach Organtransplantationen. Auch an Vitaminmangelsyndrome sollte gedacht werden. Pragmatisch empfehlen wir in solchen Situationen die Gabe von 100 mg Vitamin B_1/Tag für 5 Tage.

Eine retrospektive Erhebung an 308 nicht neurologischen Intensivpatienten mit Sedierung und Beatmungsdauer von > 72 Stunden fand bei 14 % der Patienten eine fehlende Kontaktfähigkeit 48 Stunden nach Beendigung der Analgosedierung. Zu dieser Zeit wurde ein Schädel-CT zur Klärung der verzögerten Aufwachreaktion durchgeführt. 60 % der CT-Untersuchungen zeigten einen Normalbefund, bei den übrigen waren ältere Läsionen zu sehen. Nur in einem Fall zeigte sich eine vorher nicht bekannte neue Läsion (kleine SAB). Aus keinem der 42 CTs ergab sich eine hinreichende Erklärung oder eine therapeutische Konsequenz. Der einzige Unterschied (soweit bei einer retrospektiven Analyse beurteilbar) zu einer rasch erwachenden historischen Kontrollgruppe war, dass diese Kontrollen entsprechend einem Sedierungsprotokoll behandelt worden waren, das tägliche Aufwachversuche beinhaltete (Balachandran et al. 2009).

Bei der Quantifizierung einer Vigilanzminderung hat sich seit Jahrzehnten die Glasgow Coma Scale durchgesetzt, die jedoch Nachteile bei der Bewertung neurologischer Patienten auf Intensivstationen hat. Daher wurde vor einigen Jahren als Alternative für diesen Bereich der sogenannte »FOUR-Score« (Full Outline of UnResponsiveness; s. **Tab. G 1.8**) entwickelt (Wijdicks et al. 2005). Dieser Score soll vor allem bei neurologischen Patienten eine detailliertere Untersuchung des Vigilanzgrades ermöglichen und auch z. B. Patienten in einem Locked-in-Syndrom identifizieren können. Zwischenzeitlich wurde der FOUR-Score im Hinblick auf Testgütekriterien mehrfach validiert und findet zunehmend Verbreitung (zur Übersicht: Kornbluth et al. 2010). Die flächendeckende Verwendung und entsprechende Evaluation durch unterschiedlichste Anwender steht jedoch noch aus.

Tab. G 1.8: FOUR-Score zur Überprüfung des Vigilanzgrades

Punkte	Augenantwort
4	Augen offen, Blickfolge ODER Blinzeln auf Aufforderung
3	Augen offen, jedoch keine Blickfolge ODER Blinzeln
2	Augen geschlossen, öffnen auf laute Ansprache
1	Augen geschlossen, öffnen auf Schmerzreize
0	Augen geschlossen, keine Reaktion auf Schmerzreize
	Motorische Antwort
4	Auf Aufforderung Daumen hoch, Faustschluss ODER Friedenszeichen
3	Gezielte Schmerzabwehr
2	Beugeantwort auf Schmerzreize
1	Streckantwort auf Schmerzreize
0	Keine Antwort auf Schmerzreize ODER myoklonischer Status
	Hirnstammreflexe
4	Pupillenlichtreaktion und Kornealreflexe auslösbar
3	Einseitige Mydriasis ohne Pupillenlichtreaktion
2	Beidseits keine Pupillenlichtreaktion ODER kein Kornealreflex
1	Beidseits keine Pupillenlichtreaktion UND kein Kornealreflex
0	Beidseits keine Pupillenlichtreaktion UND kein Kornealreflex UND kein Hustenreiz
	Atmung
4	Nicht intubiert, normales Atemmuster
3	Nicht intubiert, Cheyne-Stokes-Atmung
2	Nicht intubiert, unregelmäßiges Atemmuster
1	Intubiert, gesamt Atemfrequenz > maschinell eingestellter Frequenz
0	Intubiert, gesamt Atemfrequenz = maschinell eingestellter Frequenz (Apnoe)

(Wijdicks et al. 2005)

G 1.6 Prognosebeurteilung

Die Kenntnis des zu erwartenden klinischen Ergebnisses eines intensivmedizinischen Krankheitsbildes bzw. einer Komplikation ist von erheblicher Bedeutung und sollte in Therapieentscheidungen und die Aufklärung der Angehörigen mit einfließen. Wünschenswert wären Prädiktoren für ein gutes oder schlechtes funktionelles klinisches Ergebnis möglichst früh im Krankheitsverlauf. Hierzu wurden für Patienten auf allgemeinen Intensivstationen spezielle Mess- und Vorhersageinstrumente in Form von Skalen und Scores entwickelt, die zum Teil sehr gut mit der Gesamtprognose korrelieren. Ein weiterer wichtiger Aspekt ist die Frage, ob es sinnvoll ist, die Prognose schwerkranker Patienten auf Intensivstationen nur im Sinne der Überlebenswahrscheinlichkeit aufzufassen. Im Gegensatz zu dieser Ergebnisqualität sollte nach Ansicht der Autoren vor allem auch die zu erreichende Lebensqualität ein wichtiger Faktor der Prognosebeurteilung sein. Hierfür steht ebenfalls eine Vielzahl von Messinstrumenten zur Verfügung, die jedoch keinen Vorhersagewert in der Akutphase besitzen (z. B. SF-36, EuroQOL).

G 1.6.1 Allgemeine Messinstrumente zur Prognoseabschätzung von Intensivpatienten

Die standardisierte und regelmäßige Erhebung von prognostischen und Arbeitsintensitäts-Indizes mit-

tels Skalen sind wichtige diagnostische Methoden der Qualitätssicherung und Prognosebeurteilung auf Intensivstationen. Mit einer gewissen Wahrscheinlichkeit kann z. B. die Dauer der Intensivbehandlung oder das Letalitätsrisiko anhand mehrerer Faktoren vorhergesagt werden. Auch wenn es wünschenswert wäre, kann ein Prognose-Score nicht das zu erwartende individuelle klinische Ergebnis mit ausreichender Treffsicherheit vorhersagen. Dennoch kann die tägliche Erhebung einfacher Scores Aufschluss über den intraindividuellen Krankheitsverlauf geben und ein Baustein in den täglichen Entscheidungsprozessen bezüglich der Therapiemodifikation sein. Unter monetären Gesichtspunkten wird für die Abrechnung der Komplexbehandlung Intensivmedizin (OPS 8-980) im DRG-System die tägliche Erhebung der Messinstrumente Simplified Acute Physiology Score (SAPS II) und Therapeutic Intervention Scoring System (TISS) gefordert. Weitere Vorhersageinstrumente sind der Acute Physiology And Chronic Health Evaluation (APACHE, mittlerweile Versionen I-IV, teilweise nur kommerziell erhältlich) sowie das Mortality Probability Model (MPM III). Die Scores sind zum Teil an mehreren zehntausend Intensivpatienten prospektiv validiert worden. Einige Scores bieten die Möglichkeit zur Anpassung an die individuellen Patientencharakteristika einer Station (vorherrschende Diagnosen), um die Vorhersagegenauigkeit noch zu erhöhen.
Teilweise wurden auch Patienten mit für die neurologische Intensivmedizin relevanten Diagnosen mittels dieser Scoring-Systeme evaluiert. In einer prospektiven Untersuchung konnten für einen adaptierten APACHE-II-Score zufriedenstellende Vorhersagewahrscheinlichkeiten für die Letalität bei Patienten mit Schlaganfall, intrazerebraler Blutung oder ZNS-Infektion erreicht werden (Su et al. 2009). In einer aktuellen retrospektiven Analyse von 672 konsekutiven neurochirurgischen Intensivpatienten wurden der APACHE II sowie SAPS II erhoben. Die tatsächliche Krankenhausletalität der Patienten betrug 28,4 %, die entsprechende Vorhersage des SAPS II betrug 38,4 % und die des APACHE II 37,7 % (Park et al. 2009). Bei SAB-Patienten war der SAPS II, bei SHT-Patienten waren beide Scoring-Systeme unabhängige Letalitätsprädiktoren.

Für eine gemischte neurologisch-neurochirurgische Intensivstation gilt, dass die durchschnittliche Krankenhaus-Letalität unabhängig von der Grunderkrankung 9 % und die 1-Jahres-Letalität 25,4 % beträgt (Diringer et al. 2004). Die durchschnittliche Verweildauer auf der neurologischen Intensivstation beträgt 9,1 ± 7,5 Tage (Suarez et al. 2004). In einer aktuellen prospektiven Untersuchung wurden fast 800 konsekutive neurologische Intensivpatienten einer spezialisierten neurologischen Intensivstation untersucht. Die mediane Aufenthaltsdauer auf der Intensivstation betrug 4 Tage (0–87 Tage), die mediane Beatmungsdauer betrug 3 Tage (0–83 Tage). Je nach verwendeter Analysestrategie betrug die Letalität während des Krankenhausaufenthalts 19–28 %, die 1-Jahres-Letalität 38–45 %. Ca. 30 % der Patienten fielen nach einem Jahr in die Kategorie günstiges funktionelles Outcome. Neben der Diagnose (ungünstig waren intrazerebrale Blutung und Hirntumor, günstig waren GBS und Myasthenie) korrelierten insbesondere die Länge der Beatmung sowie der TISS-28-Score an ersten Tag mit einem schlechten Outcome (Kiphuth et al. 2010). Die Gesamtprognose hängt wesentlich von der Entwicklung nicht-neurologischer Organkomplikationen ab. Übereinstimmend werden Häufigkeiten von ca. 30 % für die Entwicklung eines Versagens von mindestens einem nicht neurologischen Organsystem angegeben, wodurch die Krankenhaus-Letalität auf ca. 30–40 % ansteigt. Dabei spielt vor allem das Lungenversagen eine herausragende Rolle (Zygun 2005). Die Organdysfunktion kann dabei in ursächlichem Zusammenhang mit der neurologischen Erkrankung stehen. Gut untersuchte Beispiele hierfür sind vor allem myokardiale Dysfunktionen bei SAB-Patienten (z. B. Takotsubo-Kardiomyopathie) sowie das neurogene Lungenödem nach SHT, SAB, Status epilepticus oder intrazerebraler Blutung (Macmillan et al. 2002).

G 1.6.2 Spezielle klinische Ergebnis- und Prognosebeurteilung

Im Folgenden soll kurz auf die Prognose ausgewählter intensivmedizinischer Krankheitsbilder bzw. Komplikationen eingegangen werden, die nicht an anderer Stelle in diesem Buch besprochen werden.

G 1.6.2.1 Transtentorielle Herniation

Die transtentorielle Herniation ist die gefürchtetste neurologische Komplikation bei Patienten mit ICP-Erhöhung. Eine Studie mit 27 Patienten einer neurochirurgischen Intensivstation, die klinische Zeichen der Einklemmung boten, untersuchte deren klinisches Outcome sechs Monate nach maximaler konservativer und gegebenenfalls chirurgischer Therapie des erhöhten ICP. 74 % der Patienten überlebten die Einklemmung, 59 % erreichten sogar eine funktionelle Unabhängigkeit, gemessen mit der Glasgow Outcome Skala (Skoglund et al. 2005). Unsere eigenen Beobachtungen stützen die Annahme, dass selbst eine mehrstündige zerebrale Herniation bei prinzipiell behandelbarer Grunderkrankung (hier: subdurales Hämatom, subdurales Empyem) mit einem sehr guten funktionellen Langzeit-Outcome einhergehen kann (unpublizierte Daten). Aus unserer Sicht sollte daher in der entsprechenden Akutsituation bei behandelbarer Ursache die Indikation für eine neurochirurgische Intervention großzügig gestellt werden.

G 1.6.2.2 Globale zerebrale Ischämie

In Europa und den USA werden pro Jahr zusammen ca. 875 000 Menschen reanimiert, von denen nur ca. 10–15 % wieder aus dem Akutkrankenhaus entlassen werden können (85–90 % versterben präklinisch oder im Akutkrankenhaus) (Eisenberg et al. 2001). Mehr als die Hälfte der Überlebenden erleiden dauerhafte Hirnschäden und funktionelle Defizite unterschiedlichen Ausmaßes (Pusswald et al. 2000). Prinzipiell handelt es sich bei dieser hypoxischen Enzephalopathie um ein breites Spektrum von assoziierten Defiziten, das vom Maximalbild des Hirntodes bis hin zu leichten kognitiven Defiziten reichen kann (zur Übersicht: Young 2009). Die Prognosebeurteilung reanimierter Patienten, die das Bewusstsein auf der Intensivstation noch nicht wiedererlangt haben, ist eine häufige Fragestellung auch auf nicht neurologischen Intensivstationen im Rahmen der neurologischen Konsiliartätigkeit. Durch eine globale zerebrale Ischämie mit nachfolgender anoxischer Enzephalopathie (syn.: hypoxische Hirnschädigung) muss bei ca. 40 % der Überlebenden noch einen Monat nach dem Ereignis mit einem persistierenden vegetativen Status (PVS) gerechnet werden, der durch das völlige Fehlen jeglicher Kontaktfähigkeit trotz geöffneter Augen charakterisiert ist (Pfeifer et al. 2005). Hält dieser Zustand langfristig an, spricht man von einem permanenten vegetativen Status (syn.: apallisches Syndrom, Wachkoma).

Auch wenn Patienten nach einem Reanimationsereignis typischerweise primär auf internistischen oder interdisziplinären und nicht auf neurologischen Intensivstationen betreut werden, so soll an dieser Stelle doch kurz auf die aktuellen Therapieempfehlungen eingegangen werden. Wichtigster Bestandteil der neurologischen Therapie ist die Induktion einer milden Hypothermie (32–34 °C) für 12–24 Stunden bei Patienten, die nach Wiedereintritt des Kreislaufs nicht wieder adäquat wach und kontaktfähig werden. Eine Cochrane-Metaanalyse hat den Effekt der Hypothermie auf das neurologische Outcome nach einem Reanimationsereignis untersucht und sich dabei auf fünf Studien bezogen, die insgesamt ca. 480 Patienten einschlossen. Die Wahrscheinlichkeit für ein gutes neurologisches Outcome während des Krankenhausaufenthalts (Cerebral Performance Category 1 und 2) war für die Patienten der Hypothermie-Gruppe 55 % höher, ebenso war die Wahrscheinlichkeit, lebend aus dem Krankenhaus entlassen zu werden, um 35 % höher im Vergleich zur Normothermie-Gruppe (Arrich et al. 2009).

Die aktuellen Reanimations-Leitlinien 2010 der American Heart Association empfehlen, dass komatöse Überlebende eines Reanimationsereignisses außerhalb des Krankenhauses mit Vorhofflimmern als erstem dokumentierten Rhythmus für 12–24 Stunden auf 32–34 °C gekühlt werden sollten (B). Ein gleiches Vorgehen kann empfohlen werden für Patienten mit Herz-Kreislauf-Stillstand im Krankenhaus unabhängig vom Herzrhythmus sowie für die Patienten außerhalb der Klinik mit pulsloser elektrischer Aktivität (B). Komatöse Patienten, die spontan eine Hypothermie nach Herz-Kreislauf-Stillstand entwickeln (> 32 °C) sollen während einer Zeit von 48 Stunden nicht aktiv wiedererwärmt werden (C) (Deakin et al. 2010). Weder der optimale Zeitpunkt der Hypothermie-Induktion (z. B. präklinisch versus klinisch), die Methode der Induktion (z. B. gekühlte Infusionen, i. v.-Kühlkatheter-Systeme, Kühldecken) noch die Geschwindigkeit der Wiedererwärmung haben aufgrund unklarer Datenlage Eingang in die Leitlinienempfehlungen gefunden. Selbstverständlich müssen darüber hinaus die allgemeinen Management-Empfehlungen für neurologische Intensivmedizin, insbesondere Temperaturkontrolle, Blutzuckermanagement, Beatmungs- und Blutdrucktherapie beachtet werden.

Die Domäne der Neurologen im Management von Patienten mit einer fehlenden adäquaten Aufwachreaktion nach Reanimationsereignis ist die Beurteilung der individuellen Prognose. In relativ großen Fallserien wurden hierzu mehrere Faktoren identifiziert, die mit einer hohen Wahrscheinlichkeit mit einer schlechten Prognose assoziiert sind. Faktoren mit einer sehr hohen Spezifität für eine schlechte Prognose (Tod oder PVS) sind a) fehlende Pupillenlichtreaktion oder Cornealreflexe an Tag 3, b) auf Schmerzreize an Tag 3 entweder keine motorische Reaktion oder Strecksynergismen, c) Status myoclonicus an Tag 1 und d) bilateral fehlende N20 kortikale Reizantworten bei den Medianus-SEP an Tag 3 (zur Übersicht: Young 2009). Die Interpretation der Neurodestruktionsmarker NSE und Protein S100 B im Serum ist schwieriger. Klar ist, dass hohe Werte für eine schlechte Prognose sprechen. Eine Studie gibt einen NSE-Grenzwert von 33 µg/L an, ab dem mit 100 % Spezifität ein schlechtes Outcome zu erwarten sei (Zandbergen et al. 2006). Aus unserer Erfahrung gibt es durchaus Patienten, die trotz höherer NSE-Werte wieder kontaktfähig wurden. Wir empfehlen daher, nicht alleine aufgrund eines entsprechenden Befundes eine weitreichende Prognoseeinschätzung zu treffen. Bisher ist unklar, ob die nun den Leitlinien konforme Hypothermie-Behandlung zu einer anderen Einschätzung dieser o. g. Prognoseparameter führen muss, die größtenteils vor Einführung der Hypothermie etabliert wurden.

Ein wesentliches Problem ist die spezifische Vorhersage im Einzelfall, denn auch bei den eigentlichen »100 %-Kriterien« für eine infauste Prognose gibt es immer wieder Berichte über günstigere als vorhergesagte Verläufe. Ein weiteres Problem ist die Beeinträchtigung der Studienergebnisse durch Self-Fulfilling-Prophecies, d. h. beim Vorliegen von »100 %-Kriterien«, wie z. B. einer besonders hohen NSE, wird eine palliative Therapie durchgeführt, an der der Patient dann noch im Akutkrankenhaus verstirbt und somit tatsächlich das vorhergesagte schlechte Outcome hat.

Die ethische Diskussion über das sinnvolle weitere therapeutische Vorgehen bei entsprechender Befundkonstellation ist schwierig und bewegt sich im Spannungsfeld zwischen evtl. verfrühter palliativer Therapie und evtl. frustranem ausführlichem Frührehabilitationsversuch. Erschwert wird diese Diskussion gerade in den letzten Jahren durch Befunde der funktionellen Bildgebung, die Hinweise auf funktionierende kortikale Teilnetzwerke und erhaltenes Bewusstsein bei Patienten mit der Diagnose eines PVS erbracht haben (Cruse et al. 2010).

G 1.6.2.3 Locked-in-Syndrom

Das Locked-in-Syndrom ist am häufigsten Folge einer vaskulär-bedingten Läsion des ventralen Pons und hat eine Letalität von ca. 14 % (neuere Daten) bis 60 % (ältere Daten) (Casanova et al. 2003). Im Rahmen moderner vaskulärer Rekanalisierungsverfahren und den Fortschritten der neurologischen Intensivmedizin kann in Zukunft eher noch mit einer Zunahme der Überlebensrate dieser fatalen Erkrankung gerechnet werden. Trotz Fortschritten in der Rehabilitationsbehandlung ist die Prognose dieser Erkrankung weiterhin schlecht und wesentlich vom Verlauf der ersten 3–6 Monate bestimmt. Mit einer signifikanten funktionellen Besserung kann nach dieser Zeit nicht mehr gerechnet werden. Bei überlebter Akutphase beträgt die 5-Jahres-Überlebensrate ca. 80 % (Katz et al. 1992). Durch einen frühen Beginn multidisziplinärer Rehabilitationsverfahren noch in der Akutklinik kann bei ca. 20 % der Betroffenen eine gute bis mittlere Wiederherstellung der motorischen Funktionen mit teilweiser Unabhängigkeit in den Aktivitäten des täglichen Lebens erreicht werden, bei ca. 60 % findet zumindest eine leichte Besserung statt. Ca. 70 % erreichen z. T. durch Verwendung moderner technischer Hilfsmittel wieder eine Kommunikationsfähigkeit, ca. 50 % können wieder schlucken und ca. 30 % erreichen wieder eine ausreichende Blasen-Mastdarmkontrolle (Casanova et al. 2003). Große Aufmerksamkeit haben in den letzten Jahren Studien hervorgerufen, die angedeutet haben, dass ein relevanter Teil der Locked-in-Syndrom-Patienten trotz maximaler körperlicher Behinderung eine gute Lebensqualität, ohne Hinweise auf ein depressives Syndrom, haben kann (zur Übersicht: Lule et al. 2009). Sicherlich ist diese Wahrnehmung jedoch auch abhängig von der Phase der Krankheitsverarbeitung. Ärzte, Pflegende und Angehörige vermuten hingegen bei den Betroffenen oft eine weitaus schlechtere Lebensqualität als die später tatsächlich angegebene. Hier muss vor einer übereilten weitreichenden Therapieentscheidung im Sinne der Durchführung einer palliativen Therapie gewarnt werden.

G 1.7 Literatur

Adams HA, Hempelmann G. 20 years of ketamine – a backward look. Anaesthesist 1990;39:71–76.

Amato MB, Barbas CS, Medeiros DM, Magaldi RB, Schettino GP, Lorenzi-Filho G, Kairalla RA, Deheinzelin D, Munoz C, Oliveira R, Takagaki TY, Carvalho CR. Effect of a protective-ventilation strategy on mortality in the acute respiratory distress syndrome. N Engl J Med 1998; 338:347–354.

American Thoracic Society. Guidelines for the management of adults with hospital-acquired, ventilator-associated, and healthcare-associated pneumonia. Am J Respir Crit Care Med 2005;171:388–416.

Arbeitskreis Krankenhaus- & Praxishygiene der AWMF. Hygienemaßnahmen bei intravasaler Medikamentenapplikation. 3. Aufl. 2004.

Arrich J, Holzer M, Herkner H, Mullner M. Hypothermia for neuroprotection in adults after cardiopulmonary resuscitation. Cochrane Database Syst Rev 2009; CD004128.

Badjatia N. Hyperthermia and fever control in brain injury. Crit Care Med 2009;37:S250–257.

Bailie GR, Cockshott ID, Douglas EJ, Bowles BJ. Pharmacokinetics of propofol during and after long-term continuous infusion for maintenance of sedation in ICU patients. Br J Anaesth 1992;68:486–491.

Balachandran JS, Jaleel M, Jain M, Mahajan N, Kalhan R, Balagani R, Donnelly HK, Greenstein E, Mutlu GM. Head CT is of limited diagnostic value in critically ill patients who remain unresponsive after discontinuation of sedation. BMC Anesthesiol 2009;9:3.

Bennett SS, Graffagnino C, Borel CO, James ML. Use of high frequency oscillatory ventilation (HFOV) in neurocritical care patients. Neurocrit Care 2007;77:221–226.

Bilotta F, Rosa G. Glucose management in the neurosurgical patient: are we yet any closer? Curr Opin Anaesthesiol 2010;23:539–543.

Bodmann K-F, Grabein B und die Expertenkommission der Paul-Ehrlich-Gesellschaft für Chemotherapie e. V. Empfehlungen zur kalkulierten parenteralen Initialtherapie bakterieller Erkrankungen bei Erwachsenen – Update 2010. Paul-Ehrlich-Gesellschaft für Chemotherapie e. V.; www.p-e-g.org 2010.

Bolton CF, Young GB, Zochodne DW. The neurological complications of sepsis. Ann Neurol 1993;33:94–100.

Bolton CF. Neuromuscular manifestations of critical illness. Muscle Nerve 2005;32:140–163.

Brattebo G, Hofoss D, Flaatten H, Muri AK, Gjerde S, Plsek PE. Effect of a scoring system and protocol for sedation on duration of patients' need for ventilator support in a surgical intensive care unit. BMJ 2002;324:1386–1389.

Bremer F, Reulbach U, Schwilden H, Schuttler J. Midazolam therapeutic drug monitoring in intensive care sedation: a 5-year survey. Ther Drug Monit 2004;26:643–649.

Caricato A, Conti G, Della CF, Mancino A, Santilli F, Sandroni C, Proietti R, Antonelli M. Effects of PEEP on the intracranial system of patients with head injury and subarachnoid hemorrhage: the role of respiratory system compliance. J Trauma 2005;58:571–576.

Casanova E, Lazzari RE, Lotta S, Mazzucchi A. Locked-in syndrome: improvement in the prognosis after an early intensive multidisciplinary rehabilitation. Arch Phys Med Rehabil 2003;84:862–867.

Chanques G, Jaber S, Barbotte E, Violet S, Sebbane M, Perrigault PF, Mann C, Lefrant JY, Eledjam JJ. Impact of systematic evaluation of pain and agitation in an intensive care unit. Crit Care Med 2006;34:1691–1699.

Claassen J, Mayer SA, Kowalski RG, Emerson RG, Hirsch LJ. Detection of electrographic seizures with continuous EEG monitoring in critically ill patients. Neurology 2004;62:1743–1748.

Coester A, Neumann CR, Schmidt MI. Intensive insulin therapy in severe traumatic brain injury: a randomized trial. J Trauma 2010;68:904–911.

Cold GE, Dahl BL. Topics in Neuroanaesthesia and Intensive Care. 2002.

Collard HR, Saint S, Matthay MA. Prevention of ventilator-associated pneumonia: an evidence-based systematic review. Ann Intern Med 2003;138:494–501.

Cormio M, Citerio G. Continuous low dose diclofenac sodium infusion to control fever in neurosurgical critical care. Neurocrit Care 2007;6:82–89.

Cruse D, Owen AM. Consciousness revealed: new insights into the vegetative and minimally conscious states. Curr Opin Neurol 2010;23:656–660.

de Nadal M, Ausina A, Sahuquillo J, Pedraza S, Garnacho A, Gancedo VA. Effects on intracranial pressure of fentanyl in severe head injured patients. Acta Neurochir Suppl 1998;71:10–12.

de Nadal M, Munar F, Poca MA, Sahuquillo J, Garnacho A, Rossello J. Cerebral hemodynamic effects of morphine and fentanyl in patients with severe head injury: absence of correlation to cerebral autoregulation. Anesthesiology 2000;92:11–19.

Deakin CD, Morrison LJ, Morley PT, Callaway CW, Kerber RE, Kronick SL, Lavonas EJ, Link MS, Neumar RW, Otto CW, Parr M, Shuster M, Sunde K, Peberdy MA, Tang W, Hoek TL, Bottiger BW, Drajer S, Lim SH, Nolan JP. Part 8: Advanced life support 2010 International Consensus on Cardiopulmonary Resuscitation and Emergency Cardiovascular Care Science with Treatment Recommendations. Resuscitation 2010;

Diringer MN, Edwards DF. Admission to a neurologic/neurosurgical intensive care unit is associated with reduced mortality rate after intracerebral hemorrhage. Crit Care Med 2001;29:635–640.

Diringer MN, Reaven NL, Funk SE, Uman GC. Elevated body temperature independently contributes to increased length of stay in neurologic intensive care unit patients. Crit Care Med 2004;32:1489–1495.

Ebrahim ZY, DeBoer GE, Luders H, Hahn JF, Lesser RP. Effect of etomidate on the electroencephalogram of patients with epilepsy. Anesth Analg 1986;65:1004–1006.

Eggers V, Schilling A, Kox WJ, Spies C. Septic encephalopathy. Diagnosis und therapy. Anaesthesist 2003;52: 294–303.

Eisenberg HM, Frankowski RF, Contant CF, Marshall LF, Walker MD. High-dose barbiturate control of elevated intracranial pressure in patients with severe head injury. J Neurosurg 1988;69:15–23.

Eisenberg MS, Mengert TJ. Cardiac resuscitation. N Engl J Med 2001;344:1304–1313.

Ely EW, Baker AM, Dunagan DP, Burke HL, Smith AC, Kelly PT, Johnson MM, Browder RW, Bowton DL, Haponik EF. Effect on the duration of mechanical ventilation of identifying patients capable of breathing spontaneously. N Engl J Med 1996;19; 335:1864–1869.

Ely EW, Truman B, Shintani A, Thomason JW, Wheeler AP, Gordon S, Francis J, Speroff T, Gautam S, Margolin R, Sessler CN, Dittus RS, Bernard GR. Monitoring sedation status over time in ICU patients: reliability and validity of the Richmond Agitation-Sedation Scale (RASS). JAMA 2003;289:2983–2991.

Ethuin F, Boudaoud S, Leblanc I, Troje C, Marie O, Levron JC, Le Moing JP, Assoune P, Eurin B, Jacob L. Pharmacokinetics of long-term sufentanil infusion for sedation in ICU patients. Intensive Care Med 2003;29:1916–1920.

Fakhry SM, Trask AL, Waller MA, Watts DD. Management of brain-injured patients by an evidence-based medicine protocol improves outcomes and decreases hospital charges. J Trauma 2004;56:492–499.

Feldman Z, Robertson CS. Monitoring of cerebral hemodynamics with jugular bulb catheters. Crit Care Clin 1997;13:51–77.

Finelli PF, Uphoff DF. Magnetic resonance imaging abnormalities with septic encephalopathy. J Neurol Neurosurg Psychiatry 2004;75:1189–1191.

Flierl MA, Rittirsch D, Huber-Lang MS, Stahel PF. Pathophysiology of septic encephalopathy – an unsolved puzzle. Crit Care 2010;14:165.

Fonsmark L, Rasmussen YH, Carl P. Occurrence of withdrawal in critically ill sedated children. Crit Care Med 1999;27:196–199.

Friedman D, Claassen J, Hirsch LJ. Continuous electroencephalogram monitoring in the intensive care unit. Anesth Analg 2009;109:506–523.

Fumagalli R, Bellani G, Perri A. Which drugs for the control of fever in critical patients. Curr Drug Targets 2009; 10:881–886.

Geerts W, Selby R. Prevention of venous thromboembolism in the ICU. Chest 2003;124:357S–363S.

Gendelman HE, Zheng J, Coulter CL, Ghorpade A, Che M, Thylin M, Rubocki R, Persidsky Y, Hahn F, Reinhard J, Jr.,Swindells S. Suppression of inflammatory neurotoxins by highly active antiretroviral therapy in human immunodeficiency virus-associated dementia. J Infect Dis 1998;178:1000–1007.

Georgiadis D, Schwarz S, Kollmar R, Baumgartner RW, Schwab S. Influence of inspiration: expiration ratio on intracranial and cerebral perfusion pressure in acute stroke patients. Intensive Care Med 2002;28:1089–1093.

Giner M, Laviano A, Meguid MM, Gleason JR. In 1995 a correlation between malnutrition and poor outcome in critically ill patients still exists. Nutrition 1996;12:23–29.

Gooch JL. Prolonged paralysis after neuromuscular blockade. J Toxicol Clin Toxicol 1995;33:419–426.

Griffiths J, Barber VS, Morgan L, Young JD. Systematic review and meta-analysis of studies of the timing of tracheostomy in adult patients undergoing artificial ventilation. BMJ 2005;330:1243.

Gruber A, Reinprecht A, Illievich UM, Fitzgerald R, Dietrich W, Czech T, Richling B. Extracerebral organ dysfunction and neurologic outcome after aneurysmal subarachnoid hemorrhage. Crit Care Med 1999;27:505–514.

Guidelines for the management of severe traumatic brain injury. J Neurotrauma 2007;24 (Suppl 1):S 1–106.

Harms L, Garner C, Einhaupl KM. The status of neurologic intensive care in Germany. Current data. Nervenarzt 1998;69:1123–1133.

Heyland DK, Dhaliwal R, Drover JW, Gramlich L, Dodek P. Canadian clinical practice guidelines for nutrition support in mechanicallyventilated, critically ill adult patients. JPEN J Parenter Enteral Nutr 2003;27:355–373.

Himmelseher S, Durieux ME. Revising a dogma: ketamine for patients with neurological injury? Anesth Analg 2005;101:524–534, table.

Hsiang JK, Chesnut RM, Crisp CB, Klauber MR, Blunt BA, Marshall LF. Early, routine paralysis for intracranial pressure control in severe head injury: is it necessary? Crit Care Med 1994;22:1471–1476.

Iregui M, Ward S, Sherman G, Fraser VJ, Kollef MH. Clinical importance of delays in the initiation of appropriate antibiotic treatment for ventilator-associated pneumonia. Chest 2002;122:262–268.

Jaskulka R, Weinstabl C, Schedl R. [The course of intracranial pressure during respirator weaning after severe craniocerebral trauma]. Unfallchirurg 1993;96:138–141.

Karabinis A, Mandragos K, Stergiopoulos S, Komnos A, Soukup J, Speelberg B, Kirkham AJ. Safety and efficacy of analgesia-based sedation with remifentanil versus standard hypnotic-based regimens in intensive care unit patients with brain injuries: arandomised, controlled trial. Crit Care 2004;8:R268–R280.

Katz RT, Haig AJ, Clark BB, DiPaola RJ. Long-termsurvival, prognosis, and life-care planning for 29 patients with chronic locked-in syndrome. Arch Phys Med Rehabil 1992;73:403–408.

Keenan SP. Weaning protocols: here to stay. Lancet 2002; 19;359:186–187.

Kelly J, Rudd A, Lewis R, Hunt BJ. Venous thromboembolism after acute stroke. Stroke 2001;32:262–267.

Kerwin AJ, Croce MA, Timmons SD, Maxwell RA, Malhotra AK, Fabian TC. Effects of fiberoptic bronchoscopy on intracranial pressure in patients with brain injury: a prospective clinical study. J Trauma 2000;48:878–882; discussion 882–873.

Kilpatrick MM, Lowry DW, Firlik AD, Yonas H, Marion DW. Hyperthermia in the neurosurgical intensive care unit. Neurosurgery 2000;47:850–855.

Kiphuth IC, Schellinger PD, Kohrmann M, Bardutzky J, Lucking H, Kloska S, Schwab S, Huttner HB. Predictors for good functional outcome after neurocritical care. Crit Care 2010;14:R136.

Kocaeli H, Korfali E, Taskapilioglu O, Ozcan T. Analysis of intracranial pressure changes during early versus late percutaneous tracheostomy in a neuro-intensive care unit. Acta Neurochir (Wien) 2008;150:1263–1267;discussion 1267.

Kong R, Payen D. Controlling sedation rather than sedation controlling you. Clin Intensive Care 1994;5:5–7.

Kornbluth J, Bhardwaj A. Evaluation of Coma: A Critical Appraisal of Popular Scoring Systems. Neurocrit Care 2010;

Kotani Y, Shimazawa M, Yoshimura S, Iwama T, Hara H. The experimental and clinical pharmacology of propofol, an anesthetic agent with neuroprotective properties. CNS Neurosci Ther 2008;14:95–106.

Kress JP, Pohlman AS, O'Connor MF, Hall JB. Daily interruption of sedative infusions in critically ill patients undergoing mechanical ventilation. N Engl J Med 2000; 342:1471–1477.

Kreymann G, Adolph M, Druml W, Jauch KW. Intensive medicine – Guidelines on Parenteral Nutrition, Chapter 14. Ger Med Sci 2009;7:Doc14.

Krieger W, Copperman J, Laxer KD. Seizures with etomidate anesthesia. Anesth Analg 1985;64:1226–1227.

Latronico N, Peli E, Botteri M. Critical illness myopathy and neuropathy. Curr Opin Crit Care 2005;11:126–132.

Leitlinien der Deutschen Gesellschaft für Ernährungsmedizin. Enterale Ernährung: Intensivmedizin. Aktuel Ernaehr Med 2003;28:S42–S50.

Leitlinie (S3). Prophylaxe der venösen Thromboembolie. AWMF Leitlinien Register Nr. 003/001 2009.

Leitlinie der Deutschen Gesellschaft für Neurochirurgie. Schädel-Hirn-Trauma im Erwachsenenalter. AWMF Leitlinien Register Nr. 008/001 2007.

Leroy O, Soubrier S. Hospital-acquired pneumonia: risk-factors, clinicalfeatures, management, and antibiotic resistance. Curr Opin Pulm Med 2004;10:171–175.

Lule D, Zickler C, Hacker S, Bruno MA, Demertzi A, Pellas F, Laureys S, Kubler A. Life can be worth living in locked-in syndrome. Prog Brain Res 2009;177:339–351.

Macdonald RL, Amidei C, Baron J, Weir B, Brown F, Erickson RK, Hekmatpanah J, Frim D. Randomized, pilot study of intermittent pneumatic compression devices plus dalteparin versus intermittent pneumatic compression devices plus heparin for prevention of venous thromboembolism in patients undergoing craniotomy. Surg Neurol 2003;59:363–372.

Macmillan CS, Grant IS, Andrews PJ. Pulmonary and cardiac sequelae of subarachnoid haemorrhage: time for active management? Intensive Care Med 2002;28:1012–1023.

Mahfoud F, Beck J, Raabe A. Intracranial pressure pulse amplitude during changes in head elevation: a new parameter for determining optimum cerebral perfusion pressure? Acta Neurochir (Wien) 2010;152:443–450.

Malerba G, Romano-Girard F, Cravoisy A, Dousset B, Nace L, Levy B, Bollaert PE. Risk factors of relative adrenocortical deficiency in intensive care patients needing mechanical ventilation. Intensive Care Med 2005;31: 388–392.

Manninen PH, Burke SJ, Wennberg R, Lozano AM, El BH. Intraoperative localization of an epileptogenic focus with alfentanil and fentanyl. Anesth Analg 1999;88: 1101–1106.

Martin J, Bäsell K, Bürkle H, Hommel J, Huth G, Kessler P, Kretz FJ. Leitlinien zur sedierenden und analgetischen Therapie im Rahmen der Intensivmedizin. Anästh Intensivmed 2005;46:S1–S20.

Martin J, Heymann A, Basell K, Baron R, Biniek R, Burkle H, Dall P, Dictus C, Eggers V, Eichler I, Engelmann L, Garten L, Hartl W, Haase U, Huth R, Kessler P, Kleinschmidt S, Koppert W, Kretz FJ, Laubenthal H, Marggraf G, Meiser A, Neugebauer E, Neuhaus U, Putensen C, Quintel M, Reske A, Roth B, Scholz J, Schroder S, Schreiter D, Schuttler J, Schwarzmann G, Stingele R, Tonner P, Trankle P, Treede RD, Trupkovic T, Tryba M, Wappler F, Waydhas C, Spies C. Evidence and consensus-based German guidelines for the management of analgesia, sedation and delirium in intensive care – short version. Ger Med Sci 2010;8:Doc02.

Mink S, Schwarz U, Mudra R, Gugl C, Frohlich J, Keller E. Treatment of Resistant Fever: New Method of Local Cerebral Cooling. Neurocrit Care 2010;15:107–112.

Minton MD, Grosslight K, Stirt JA, Bedford RF. Increases in intracranial pressure from succinylcholine: prevention by prior nondepolarizing blockade. Anesthesiology 1986;65:165–169.

Mirsattari SM, Sharpe MD, Young GB. Treatment of refractory status epilepticus with inhalational anesthetic agents isoflurane and desflurane. Arch Neurol 2004;61: 1254–1259.

Modica PA, Tempelhoff R. Intracranial pressure during induction of anaesthesia and tracheal intubation with etomidate-induced EEG burst suppression. Can J Anaesth 1992;39:236–241.

Moraine JJ, Berre J, Melot C. Is cerebral perfusion pressure a major determinant of cerebral blood flow during head elevation in comatose patients with severe intracranial lesions? J Neurosurg 2000;92:606–614.

Murray MJ, Cowen J, DeBlock H, Erstad B, Gray AW, Jr.,Tescher AN, McGee WT, Prielipp RC, Susla G, Jacobi J, Nasraway SA, Jr.,Lumb PD. Clinical practice guidelines for sustained neuromuscular blockade in the adult critically ill patient. Crit Care Med 2002;30:142–156.

Murray MJ, Plevak DJ. Analgesia in the critically ill patient. New Horiz 1994;2:56–63.

Muzevich KM, Voils SA. Role of vasopressor administration in patients with acute neurologic injury. Neurocrit Care 2009;11:112–119.

Needham DM. Mobilizing patients in the intensive care unit: improving neuromuscular weakness and physical function. Jama 2008;300:1685–1690.

Nemer SN, Caldeira JB, Azeredo LM, Garcia JM, Silva RT, Prado D, Santos RG, Guimaraes BS, Ramos RA, Noe RA, Souza PC. Alveolar recruitment maneuver in patients with subarachnoid hemorrhage and acute respiratory distress syndrome: A comparison of 2 approaches. J Crit Care 2010;26:22–27.

Ng I, Lim J, Wong HB. Effects of head posture on cerebral hemodynamics: its influences on intracranial pressure, cerebral perfusion pressure, and cerebral oxygenation. Neurosurgery 2004;54:593–597.

Nyquist P, Stevens RD, Mirski MA. Neurologic injury and mechanical ventilation. Neurocrit Care 2008;9:400–408.

Otter H, Martin J, Basell K, von Heymann C, Hein OV, Bollert P, Jansch P, Behnisch I, Wernecke KD, Konertz W, Loening S, Blohmer JU, Spies C. Validity and reliability of the DDS for severity of delirium in the ICU. Neurocrit Care 2005;2:150–158.

Otterspoor LC, Kalkman CJ, Cremer OL. Update on the propofol infusion syndrome in ICU management of patients with head injury. Curr Opin Anaesthesiol 2008; 21:544–551.

Pandian JD, Cascino GD, So EL, Manno E, Fulgham JR. Digital video-electroencephalographic monitoring in the neurological-neurosurgical intensive care unit: clinical features and outcome. Arch Neurol 2004;61:1090–1094.

Papazian L, Albanese J, Thirion X, Perrin G, Durbec O, Martin C. Effect of bolus doses of midazolam on intracranial pressure and cerebral perfusion pressure in patients with severe head injury. Br J Anaesth 1993;71: 267–271.

Park SK, Chun HJ, Kim DW, Im TH, Hong HJ, Yi HJ. Acute Physiology and Chronic Health Evaluation II and Simplified Acute Physiology Score II in predicting hospital mortality of neurosurgical intensive care unit patients. J Korean Med Sci 2009;24:420–426.

Payen JF, Bru O, Bosson JL, Lagrasta A, Novel E, Deschaux I, Lavagne P, Jacquot C. Assessing pain in critically ill sedated patients by using a behavioral pain scale. Crit Care Med 2001;29:2258–2263.

Pfeifer R, Borner A, Krack A, Sigusch HH, Surber R, Figulla HR. Outcome after cardiac arrest: predictive values and limitations of the neuroproteins neuron-specific enolase and protein S-100 and the Glasgow Coma Scale. Resuscitation 2005;65:49–55.

Pronovost P, Needham D, Berenholtz S, Sinopoli D, Chu H, Cosgrove S, Sexton B, Hyzy R, Welsh R, Roth G, Bander J, Kepros J, Goeschel C. An intervention to decrease catheter-related bloodstream infections in the ICU. N Engl J Med 2006;355:2725–2732.

Pusswald G, Fertl E, Faltl M, Auff E. Neurological rehabilitation of severely disabled cardiac arrest survivors. Part II. Life situation of patients and families after treatment. Resuscitation 2000;47:241–248.

Raabe A, Gerlach R, Zimmermann M, Seifert V. [Practice of perioperative thromboembolic prophylaxis in neurosurgery: results of a German survey]. Zentralbl Neurochir 2000;61:103–110.

Radtke FM, Franck M, Oppermann S, Lutz A, Seeling M, Heymann A, Kleinwachter R, Kork F, Skrobik Y, Spies CD. [The Intensive Care Delirium Screening Checklist (ICDSC) – translation and validation of intensive care delirium checklist in accordance with guidelines]. Anasthesiol Intensivmed Notfallmed Schmerzther 2009;44: 80–86.

Ramsay MA, Savege TM, Simpson BR, Goodwin R. Controlled sedation with alphaxalone-alphadolone. Br Med J 1974;2:656–659.

Raslan AM, Fields JD, Bhardwaj A. Prophylaxis for venous thrombo-embolism in neurocritical care: a critical appraisal. Neurocrit Care 2010;12:297–309.

Reith J, Jorgensen HS, Pedersen PM, Nakayama H, Raaschou HO, Jeppesen LL, Olsen TS. Body temperature in acute stroke: relation to stroke severity, infarct size, mortality, and outcome. Lancet 1996;347: 422–425.

Rello J, Chastre J, Cornaglia G, Masterton R. A European care bundle for management of ventilator-associated pneumonia. J Crit Care 2011;26:3–10.

Reynolds SF, Heffner J. Airway management of the critically ill patient: rapid-sequence intubation. Chest 2005; 127:1397–1412.

Roberts I. Barbiturates for acute traumatic brain injury. Cochrane Database Syst Rev 2000;CD000033.

Rossi S, Zanier ER, Mauri I, Columbo A, Stocchetti N. Brain temperature, body core temperature, and intracranial pressure in acute cerebral damage. J Neurol Neurosurg Psychiatry 2001;71:448–454.

Rotstein C, Evans G, Born A, Grossman R, Light RB, Magder S, McTaggart B, Weiss K, Zhanel GG. Clinical practice guidelines for hospital-acquired pneumonia and ventilator-associated pneumonia in adults. Can J Infect Dis Med Microbiol 2008;19:19–53.

Sackey PV, Martling CR, Granath F, Radell PJ. Prolonged isoflurane sedation of intensive care unit patients with the Anesthetic Conserving Device. Crit Care Med 2004; 32:2241–2246.

Safdar N, Dezfulian C, Collard HR, Saint S. Clinical and economic consequences of ventilator-associated pneumonia: a systematic review. Crit Care Med 2005;33: 2184–2193.

Sarrafzadeh AS, Haux D, Ludemann L, Amthauer H, Plotkin M, Kuchler I, Unterberg AW. Cerebral ischemia in aneurysmal subarachnoid hemorrhage: a correlative microdialysis-PET study. Stroke 2004;35:638–643.

Schaible KL, Smith LJ, Fessler RG, Rachlin JR, Brown FD, Mullan S. Evaluation of the risks of anticoagulation therapy following experimental craniotomy in the rat. J Neurosurg 1985;63:959–962.

Scheithauer S, Burgel U, Bickenbach J, Hafner H, Haase G, Waitschies B, Reinges MH, Lemmen SW. External ventricular and lumbar drainage-associated meningoventriculitis: prospective analysis of time-dependent infection rates and risk factor analysis. Infection 2010;38: 205–209.

Schlenk F, Vajkoczy P, Sarrafzadeh A. Inpatient hyperglycemia following aneurysmal subarachnoid hemorrhage: relation to cerebral metabolism and outcome. Neurocrit Care 2009;11:56–63.

Scholz J, Bause H, Schulz M, Klotz U, Krishna DR, Pohl S, Schulte am EJ. Pharmacokinetics and effects on intracranial pressure of sufentanil in head trauma patients. Br J Clin Pharmacol 1994;38:369–372.

Schultz A, Schultz B, Zachen B, Pichlmayr I. The effects of ketamine on the electroencephalogram – typical patterns and spectral representations. Anaesthesist 1990; 39:222–225.

Skoglund K, Enblad P, Marklund N. Effects of the neurological wake-up test on intracranial pressure and cerebral perfusion pressure in brain-injured patients. Neurocrit Care 2009;11:135–142.

Skoglund TS, Nellgard B. Long-time outcome after transient transtentorial herniation in patients with traumatic brain injury. Acta Anaesthesiol Scand 2005;49: 337–340.

Spapen H, Nguyen DN, Troubleyn J, Huyghens L, Schiettecatte J. Drotrecogin alfa (activated) may attenuate severe sepsis-associated encephalopathy in clinical septic shock. Crit Care 2010;14:R54.

Spies C, Vincent JL, Dossow von V. Analgosedierung in der Intensivmedizin – Ein Überblick über das aktuelle Management. J Anästh Intensivbeh 2000;7:206–209.

Spies CD, Rommelspacher H. Alcohol withdrawal in the surgical patient: prevention and treatment. Anesth Analg 1999;88:946–954.

Spiotta AM, Stiefel MF, Gracias VH, Garuffe AM, Kofke WA, Maloney-Wilensky E, Troxel AB, Levine JM, Le Roux PD. Brain tissue oxygen-directed management and outcome in patients with severe traumatic brain injury. J Neurosurg 2010;113:571–580.

Stocchetti N, Maas AI, Chieregato A, van der Plas AA. Hyperventilation in head injury: a review. Chest 2005;127: 1812–1827.

Streck EL, Comim CM, Barichello T, Quevedo J. The septic brain. Neurochem Res 2008;33:2171–2177.

Su YY, Li X, Li SJ, Luo R, Ding JP, Wang L, Cao GH, Wang DY, Gao JX. Predicting hospital mortality using APACHE II scores in neurocritically ill patients: a prospective study. J Neurol 2009;256:1427–1433.

Suarez JI, Zaidat OO, Suri MF, Feen ES, Lynch G, Hickman J, Georgiadis A, Selman WR. Length of stay and mortality in neurocritically ill patients: impact of a specialized neurocritical care team. Crit Care Med 2004;32:2311–2317.

Sydow M, Neumann P. Sedation for the critically ill. Intensive Care Med 1999;25:634–636.

Takeshita H, Okuda Y, Sari A. The effects of ketamine on cerebral circulation and metabolism in man. Anesthesiology 1972;36:69–75.

Tennila A, Salmi T, Pettila V, Roine RO, Varpula T, Takkunen O. Early signs of critical illness polyneuropathy in ICU patients with systemic inflammatory response syndrome or sepsis. Intensive Care Med 2000;26:1360–1363.

Terragni PP, Antonelli M, Fumagalli R, Faggiano C, Berardino M, Pallavicini FB, Miletto A, Mangione S, Sinardi AU, Pastorelli M, Vivaldi N, Pasetto A, Della Rocca G, Urbino R, Filippini C, Pagano E, Evangelista A, Ciccone G, Mascia L, Ranieri VM. Early vs late tracheotomy for prevention of pneumonia in mechanically ventilated adult ICU patients: a randomized controlled trial. Jama 2010;303:1483–1489.

Tipps LB, Coplin WM, Murry KR, Rhoney DH. Safety and feasibility of continuous infusion of remifentanil in the neurosurgical intensive care unit. Neurosurgery 2000; 46:596–601.

Tisdall MM, Smith M. Multimodal monitoring in traumatic brain injury: current status and future directions. Br J Anaesth 2007;99:61–67.

Tobias JD. Tolerance, withdrawal, and physical dependency after long-term sedation and analgesia of children in the pediatric intensive care unit. Crit Care Med 2000; 28:2122–2132.

Unterberg AW, Sakowitz OW, Sarrafzadeh AS, Benndorf G, Lanksch WR. Role of bedside microdialysis in the diagnosis of cerebral vasospasm following aneurysmal subarachnoid hemorrhage. J Neurosurg 2001;94:740–749.

van den Berghe G, Schoonheydt K, Becx P, Bruyninckx F, Wouters PJ. Insulin therapy protects the central and peripheral nervous system of intensive care patients. Neurology 2005;64:1348–1353.

van den Berghe G, Wouters P, Weekers F, Verwaest C, Bruyninck F, Schetz M, Vlasselaers D, Ferdinande P, Lauwers P, Bouillon R. Intensive insulin therapy in the critically ill patients. N Engl J Med 2001;345:1359–1367.

van der Schaaf M, Beelen A, de VR. Functional outcome in patients with critical illness polyneuropathy. Disabil Rehabil 2004;26:1189–1197.

Vandesteene A, Trempont V, Engelman E, Deloof T, Focroul M, Schoutens A, de RM. Effect of propofol on cerebral blood flow and metabolism in man. Anaesthesia 1988;43:42–43.

Vespa PM, McArthur D, O'Phelan K, Glenn T, Etchepare M, Kelly D, Bergsneider M, Martin NA, Hovda DA. Persistently low extracellular glucose correlates with poor outcome 6 months after human traumatic brain injury despite a lack of increased lactate: a microdialysis study. J Cereb Blood Flow Metab 2003a;23:865–877.

Vespa PM, O'Phelan K, Shah M, Mirabelli J, Starkman S, Kidwell C, Saver J, Nuwer MR, Frazee JG, McArthur DA, Martin NA. Acute seizures after intracerebral hem-

orrhage: a factor in progressive midline shift and outcome. Neurology 2003b;60:1441–1446.
Vincent JL, Berre J. Primer on medical management of severe brain injury. Crit Care Med 2005;33:1392–1399.
Walker MC. Status epilepticus on the intensive care unit. J Neurol 2003;250:401–406.
Warren DK, Shukla SJ, Olsen MA, Kollef MH, Hollenbeak CS, Cox MJ, Cohen MM, Fraser VJ. Outcome and attributable cost of ventilator-associated pneumonia among intensive care unit patients in a suburban medical center. Crit Care Med 2003;31:1312–1317.
Waud BE, Waud DR. Tubocurarine sensitivity of the diaphragm after limb immobilization. Anesth Analg 1986; 65:493–495.
Whipple JK, Lewis KS, Quebbeman EJ, Wolff M, Gottlieb MS, Medicus-Bringa M, Hartnett KR, Graf M, Ausman RK. Analysis of pain management in critically ill patients. Pharmacotherapy 1995;15:592–599.
White H, Venkatesh B. Cerebral perfusion pressure in neurotrauma: a review. Anesth Analg 2008;107:979–988.
Wijdicks EF, Bamlet WR, Maramattom BV, Manno EM, McClelland RL. Validation of a new coma scale: The FOUR score. Ann Neurol 2005;58:585–593.
Wintermark M, Chiolero R, van MG, Revelly JP, Porchet F, Regli L, Meuli R, Schnyder P, Maeder P. Relationship between brain perfusion computed tomography variables and cerebral perfusion pressure in severe head trauma patients. Crit Care Med 2004;32:1579–1587.
Witt NJ, Zochodne DW, Bolton CF, Grand'Maison F, Wells G, Young GB, Sibbald WJ. Peripheral nerve function in sepsis and multiple organ failure. Chest 1991;99:176–184.
Wolf S, Schurer L, Trost HA, Lumenta CB. The safety of the open lung approach in neurosurgical patients. Acta Neurochir 2002;81:99–101.
Young GB, Bolton CF, Archibald YM, Austin TW, Wells GA. The electroencephalogram in sepsis-associated encephalopathy. J Clin. Neurophysiol 1992;9:145–152.
Young GB, Kreeft JH, McLachlan RS, Demelo J. EEG and clinical associations with mortality in comatose patients in a general intensive care unit. J Clin Neurophysiol 1999;16:354–360.
Young GB. Clinical practice. Neurologic prognosis after cardiac arrest. N Engl J Med 2009;361:605–611.
Young GB. Sparing brain damage in severe sepsis: a beginning. Crit Care 2010;14:159.
Zandbergen EG, Hijdra A, Koelman JH, Hart AA, Vos PE, Verbeek MM, de Haan RJ. Prediction of poor outcome within the first 3 days of postanoxic coma. Neurology 2006;66:62–68.
Zink W, Kollmar R, Schwab S. Critical illness polyneuropathy and myopathy in the intensive care unit. Nat Rev Neurol 2009;5:372–379.
Zygun D. Non-neurological organ dysfunction in neurocritical care: impact on outcome and etiological considerations. Curr Opin Crit Care 2005;11:139–143.

G 2 Hirndruck und akuter Hydrozephalus

*von A. Bender, T. Rupprecht und J. Regelsberger**

Der physiologische intrakranielle Druck (ICP) beträgt beim Erwachsenen im Liegen 5–15 mm Hg. Druckspitzen, die z. B. beim Husten, Niesen oder Pressen entstehen, werden vom Gesunden gut toleriert. Anhaltende Druckerhöhungen über 25–30 mm Hg sind meist nicht mit dem Leben vereinbar. Die Ätiologie des pathologisch erhöhten ICP ist vielseitig. Neben verschiedenen primär neurologischen Erkrankungen kommen traumatische oder vaskuläre Läsionen, Tumore sowie metabolische Entgleisungen oder Intoxikationen infrage. Entscheidend für das Outcome ist das frühzeitige Erkennen einer intrakraniellen Drucksteigerung sowie deren rasche und effektive Behandlung. Neben der Senkung des ICP steht die Aufrechterhaltung eines adäquaten zerebralen Perfusionsdrucks im Vordergrund, um eine ausreichende Versorgung des Hirngewebes zu gewährleisten.

G 2.1 Pathophysiologie

G 2.1.1 Hirndruck

Die Schädelkalotte wird durch die Kompartimente Hirngewebe (85 %), Liquor cerebrospinalis (10 %) und Blutvolumen (5 %) ausgefüllt. Da das Gesamtvolumen des intrakraniellen Raums konstant bleibt, muss es gemäß der Monroe-Kellie-Doktrin (formuliert von Burrows 1848) bei Volumenzunahme eines Kompartimentes (z. B. durch Liquoraufstau, Hirnblutung, Tumor, Hirnödem) kompensatorisch zu einer Umverteilung der anderen Kompartimente kommen.

Hirndruck mit Hirnvolumen korrelieren in typischer Weise miteinander (**Abb. G 2.1**). Zunächst besitzt das System Kompensationsmechanismen, das heißt, selbst bei relativ deutlicher Volumenzunahme steigt der Hirndruck nur minimal, die intrakranielle Druck-Volumenkurve steigt nur flach an. Nach kompletter Ausnutzung der Kompensationsreserven führt jede noch so geringe Volumenzunahme eines Kompartimentes zu einem exponentiellen Anstieg des ICP. Wenige Milliliter Volumenzunahme (z. B. durch Hyperämie, Ödemzunahme, Liquorstau) können dann zu einer Dekompensation führen. Andererseits können kleine Entlastungen (durch Reduktion des Blutvolumens, Liquorentnahme über einen ventrikulären Katheter) den ICP effektiv senken.

Eine ICP-Steigerung nach Erschöpfung der intrakraniellen Reservekapazitäten initiiert einen Circulus vitiosus. Der erhöhte ICP senkt den zerebralen Perfusionsdruck (CPP, Differenz von mittlerem arteriellen Druck und dem intrakraniellen Druck), kompensatorisch fällt der zerebrale Gefäßwiderstand, was wiederum eine zerebrale Vasodilatation mit Zunahme des Blutvolumens und damit eine weitere ICP-Steigerung bewirkt. Daneben führt die zerebrale Minderperfusion durch Abnahme des CPP zu einer metabolischen Störung, welche die Ausbildung eines Hirnödems weiter begünstigt. Durch Kompression der Brückenvenen resultiert ebenfalls eine Volumenzunahme.

Ursachen einer Erhöhung des intrakraniellen Drucks:
- im Kompartiment *Hirnparenchym* eine lokale Raumforderung (z. B. Tumor, Blutung, Zyste, Abszess) oder ein diffuses Hirnödem.
- im Kompartiment *Liquor* eine Abflussstörung im Bereich der inneren Liquorräume bzw. der Subarachnoidalräume (Hydrocephalus occlusus) oder eine Störung der Liquorresorption (Hydrocephalus aresorptivus).
- im Kompartiment *Blut* eine Kongestion (durch Hypertonie, Hyperkapnie oder Vasomotorenparalyse) oder eine venöse Abflussbehinderung (Venenthrombose).
- Entstehung *zusätzlicher Kompartimente*, z. B. epidurale- oder subdurale Hämatome, Empyeme.

Tab. G 2.1 gibt einen Überblick über die Ursachen eines erhöhten Hirndrucks.

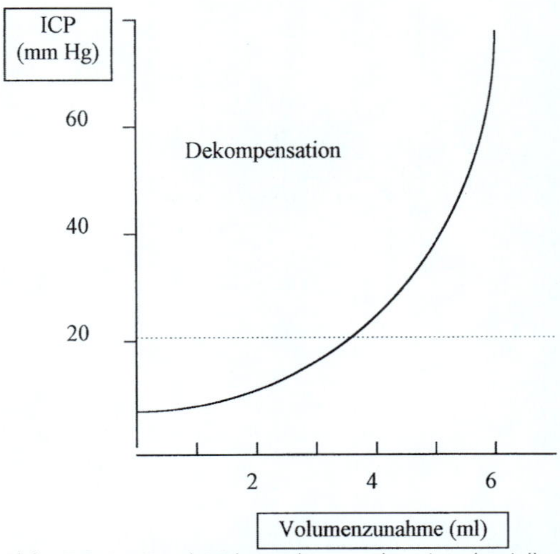

Abb. G 2.1: Druck-Volumenkurve des intrakaniellen Raums (nach Gobiet 1984)

* Autoren dieses Kapitels in der 5. Auflage: T. Rupprecht und C. Goetz.

G 2.1.2 Hirnödem

Die Ausbildung eines Hirnödems ist entweder die Folge einer Blut-Hirn-Schrankenstörung (vasogenes Ödem) oder einer Zellschädigung (zytotoxisches Ödem).

Beim vasogenen Ödem kommt es zum Übertritt von proteinreicher Flüssigkeit durch die eröffneten »tight-junctions« aus dem Intravasalraum in das Interstitium. Mit der Ödemflüssigkeit werden auch Mediatoren eingeschwemmt, die zu sekundären Zellschäden führen können. Typische Ursachen eines vasogenen Ödems sind Hirntumore, Abszesse und Kontusionen im Rahmen eines Schädel-Hirn-Traumas.

Zu einem zytotoxischen Hirnödem kommt es durch Hypoxie (z. B. nach prolongierter kardio-pulmonaler Reanimation), in der Frühphase des akuten Hirninfarkts (sichtbar als »early ischemic signs« im cCT) oder im Rahmen einer hepatischen- oder renalen Enzephalopathie. Elektronenmikroskopisch zeigen sich geschwollene Dendriten und Astrozyten. Die Ursache liegt in einer Zunahme osmotisch aktiver Substanzen in der Zelle, z. B. durch den Einstrom von Ionen, insbesondere Natriumionen. Auftreten kann dies, wenn Transportsysteme der Zellmembran aktiviert werden, die entweder für die Aufrechterhaltung der extrazellulären Glutamatkonzentration (Schneider et al. 1992) oder für die Regulation des intrazellulären pH-Werts verantwortlich sind (Staub et al. 1993).

In den meisten Fällen einer Hirnschädigung findet sich eine Kombination aus zytotoxischem und vasogenem Hirnödem. So kommt es in der Praxis bei einer Ischämie oder einem Schädel-Hirn-Trauma zunächst zu einem zytotoxischen Ödem, das sich u. a. durch Messung des »Apparent Diffusion Coefficient« (ADC) in der Magnetresonanztomographie erfassen lässt. Im weiteren Verlauf kommt es zu Störungen der Blut-Hirn-Schranke mit Entwicklung eines vasogenen Ödems, sodass bei einer Ischämie oder einem Schädel-Hirn-Trauma im Verlauf meist beide Ödemtypen als Ursache einer Hirnschwellung vorliegen. Bei chronischen Prozessen (Bildung eines fokalen Hirnödems bei Hirntumoren) steht die Schrankenstörung im Vordergrund.

G 2.1.3 Hydrozephalus

Die Hirn-Rückenmarks-Flüssigkeit (Liquor cerebrospinalis) wird im Plexus choroideus in den beiden Seitenventrikeln, aber auch im dritten und vierten Ventrikel produziert. Aus den inneren Hirn-

Tab. G 2.1: Ursachen des erhöhten intrakraniellen Drucks

Genese	Diffuse Hirnschwellung	Raumforderung	Hydrozephalus	Zunahme des Blutvolumens
Trauma	schweres Trauma	Kontusionsblutung Kontusionsödem epidurales Hämatom subdurales Hämatom	selten, meist Spät-hydrozephalus	traumatische AV-Fistel
Tumoren	Gliomatosis Meningeosis carcinomatosa Chemotherapie (z. B. Cisplatin)	primäre ZNS-Tumore Filiae	Ventrikeltumore Tumore der hinteren Schädelgrube supraselläre Tumore Pinealis-Tumore	
Vaskulär	Subarachnoidalblutung Sinusvenenthrombose Hypertensive Enzephalopathie	Massenblutung raumfordernder Hemisphäreninfarkt Infarkte der hinteren Schädelgrube	Subarachnoidalblutung Ventrikelblutung Verschlusshydrozephalus bei raumforderndem Infarkt/Blutung im Bereich der hinteren Schädelgrube	Venenthrombose Hypertensive Enzephalopathie Angiome Vena-galeni-Aneurysma
Substratmangel und Hypoxie	Kreislaufstillstand schwere Hypoglykämie CO-Intoxikation	Grenzzoneninfarkte		
Metabolisch	hepatische Enzephalopathie Reye-Syndrom osmotische Entgleisung (z. B. diabetische Ketoazidose, Hypernatriämie)			
Entzündlich	bakterielle Meningitis Virusenzephalitis	Hirnabszess Herdenzephalitis Empyem Pilzenzephalitis intrazerebrale Parasitose	bakterielle Meningitis intraventrikuläre Zysten bei Parasitose	septische Venenthrombose
Sonstige	Pseudotumor cerebri Intoxikationen Eklampsie Höhenödem			

wasserkammern gelangt der Liquor über die Foramina Luschkae in die äußeren Liquorräume und wird dort über die Pacchionischen Granulationen oder spinal im Bereich der Spinalwurzeln in das venöse System aufgenommen. Die Gesamt-Liquormenge beträgt ca. 120–500 ml, je nach Alter und Begleiterkrankungen, und wird bei einer Produktionsmenge des Plexus choroideus von etwa 0,3–0,4 ml/min mehrfach täglich ausgetauscht.

Nach bisherigen Vorstellungen wird der Liquor cerebrospinalis zu ca. 90 % vom Choroidalplexus in den Seitenventrikeln gebildet und unterliegt einem ständigen Kreislauf mit Resorption durch die Pacchionischen Granulationen und die Durascheiden der Spinalwurzeln. Die Pathophysiologie der Liquorproduktion, seiner Zirkulation sowie Resorption ist jedoch weiterhin nicht gänzlich geklärt, da beispielsweise Pacchionische Granulationen bei Säuglingen nicht zu finden sind. Hier müssen also andere Resorptionswege vorhanden sein. Diskutiert wird die Möglichkeit einer Liquorresorption über die Nasenschleimhäute nach Durchtritt durch die Lamina cribrosa.

Der Hydrozephalus bezeichnet die Erweiterung der intrakraniellen Liquorräume, vornehmlich der Ventrikel. Die Erweiterung der Ventrikel geht parallel einher mit der Zunahme des Hirndrucks und den damit verbundenen klinischen Symptomen Kopfschmerz, Übelkeit, Erbrechen, Stauungspapillen und schließlich Bewusstseinseintrübung. Kommt es zu einer Störung des Gleichgewichts von Liquorproduktion auf der einen Seite (z. B. beim Plexuspapillom erhöht) und Liquorresorption auf der anderen Seite, resultiert ein Hydrozephalus. Der normale Hirndruck beträgt < 15 cm Wassersäule (10 cm H_2O = 13 mm Hg), exine kritische Erhöhung ist bei > 25 cm H_2O erreicht.

Die Einteilung des Hydrozephalus erfolgt nach seiner Pathogenese wie folgt:

- **Verschlusshydrozephalus (Hydrocephalus occlusus):** Durch Verlegung der Liquorabflusswege. Die häufigsten Ursachen sind an den anatomischen Engen des Ventrikelsystems zu suchen: Foramina Monroi (Tumoren), Aquaeductus sylvii (Tumoren, angeborene Aquäduktverschlüsse, erworbene, entzündliche Aquäduktstenosen), Foramen Magendii (Tumoren oder entzündliche Verklebungen).
- **Malresorptiver Hydrozephalus (Hydrocephalus malresorptivus)**: Hierbei sind die Wege zwischen den Ventrikeln und den basalen Zisternen offen, die Liquorresorption über den Hirnoberflächen ist jedoch gestört, meist durch arachnoidale Verklebungen nach Subarachnoidalblutung, Entzündung (Meningitis) oder Trauma.
- **Normotensiver Hydrozephalus (Hydrocephalus normotensivus)**: Erweiterung der inneren und äußeren Liquorräume bei gleichzeitig hirnatrophischen Veränderungen im Erwachsenenalter. Im Gegensatz zum Verschluss- und malresorptiven Hydrozephalus findet sich hier meist kein erhöhter Liquordruck. Klinisch durch Inkontinenz, kleinschrittiges Gangbild und Gedächtnisstörungen gekennzeichnet. Neuropsychologische Testung vor und nach probatorischer Liquorentlastung (Lumbalpunktion und Ablassen von 20–40 ml Liquor) notwendig. Differentialdiagnose zu Enzephalopathien oft schwierig.
- **Sekundärer Hydrozephalus (Hydrocephalus evacuo)**: Kein druckbedingter Hydrozephalus. Erweiterung aller inneren und äußeren Liquorräume durch hirnatrophische Veränderungen (z. B. Anenzephalie oder schwere hypoxische oder traumatische Hirnschädigung). Keine Ventilanlage notwendig.

Das cCT ist die Untersuchung der Wahl und zeigt bei einem Hydrozephalus häufig eine charakteristische ballonförmige Auftreibung der Vorder-, Temporalhörner und des 3. Ventrikels (s. **Abb. G 2.2**). Die Vergrößerung der Ventrikel führt zu einer Kompression des Gehirns und zu einer Liquordiapedese in das periventrikuläre Marklager (»capping phänomen«), typischerweise im Bereich der beiden Vorderhörner der Seitenventrikel. Das Furchenrelief über der Hirnkonvexität stellt sich verstrichen dar. Der okklusive Hydrozephalus führt sehr häufig zu einer Absenkung des Bodens des III. Ventrikels als Zeichen eines Missverhältnisses zwischen intraventrikulärem und präpontinem, intrazisternalem Druck.

Der akute Hydrozephalus ist durch eine rasch progrediente klinische Symptomatik mit gesteigerten Hirndruckzeichen gekennzeichnet und stellt einen Notfall mit sofortiger Handlungsnotwendigkeit dar. Es ist die umgehende Ventrikelpunktion indiziert. Hierbei wird über eine Bohrlochtrepanation hochfrontal ein Katheter in das Vorderhorn des Seitenventrikels eingeführt und nach außen abgeleitet. Auch eine Liquorpassagestörung, z. B. aufgrund eines Tumors im Bereich des Aquäduktes zwischen III. und IV. Ventrikel, kann eine Dekompensation mit akutem Krankheitsgeschehen darstellen. Ist in diesem Fall eine kausale Therapie, also die Tumorentfernung, nicht möglich und ist eine Absenkung des Bodens des III. Ventrikels im sagittalen MRT nachweisbar, erfolgt die endoskopische Ventrikulozisternostomie. Hierbei wird der Boden des III. Ventrikels eröffnet und somit kann eine Verbindung zwischen Ventrikel und intrazisternalem Raum für eine normale Liquorzirkulation wiederhergestellt werden.
Ist eine dauerhafte Ableitung des Liquors notwendig, kann die Liquorableitung durch Implantation eines subkutanen Drainagesystems vom Ventrikel in das Peritoneum indiziert sein. Zwischengeschaltet ist ein druck- oder flussgesteuertes Ventil, das einen Reflux sowie den unkontrollierten Liquorabfluss verhindert. Eine Alternative ist der ventrikuläre-atriale Shunt

G 2.1.4 Autoregulation der Hirndurchblutung

Das Gehirn verfügt über sehr geringe Energiespeicher. Folglich ist Voraussetzung für einen suffizienten zerebralen Metabolismus ein konstanter zerebraler Blutfluss (CBF), der wiederum entscheidend vom zerebralen Perfusionsdruck (CPP) abhängt.

Unter physiologischen Bedingungen wird der zerebrale Blutfluss in einem breiten Bereich unabhängig vom arteriellen Blutfluss konstant gehalten (Autoregulation der Hirndurchblutung). Die Hirndurchblutung folgt bei Normotonikern erst unterhalb eines arteriellen Mitteldrucks von 50–60 mm Hg bzw. oberhalb von 150–160 mm Hg dem Blutdruck. Bei Patienten mit vorbestehender arterieller Hypertonie sind die Grenzen der Autoregulation zu höheren Blutdruckwerten verschoben, sodass diese Patienten einen niedrigeren systemischen Blutdruck schlechter tolerieren.

Fällt der arterielle Blutdruck unter die Grenzen der Autoregulation, kann die Minderperfusion des Gehirns zunächst durch eine vermehrte Sauerstoffextraktion kompensiert werden. Erst wenn dieser Kompensationsmechanismus aufgebraucht ist, resultieren neurologische Ausfälle (Bewusstseinsstörung, fokalneurologische Symptome). Wenn die Autoregulation nach oben durchbrochen wird, kommt es, neben einer Dilatation arterieller Gefäße, zu einer Schädigung der Mikrozirkulation. Durch eine Erhöhung der Permeabilität der Blut-Hirn-Schranke führt dies fakultativ zu einem vasogenen Hirnödem (hypertensive Enzephalopathie) mit sekundärer Erhöhung des ICP.

Die Autoregulation kann durch eine Vielzahl von Erkrankungen (Hirninfarkt, Blutung, Trauma, entzündliche Hirnerkrankungen und Tumore) regional oder global gestört sein, mit der Folge, dass sich der zerebrale Blutfluss linear zum arteriellen Blutdruck ändert (druckpassives Verhalten). Auch eine pathologische Erhöhung des ICP (> 25 mm Hg) führt zu einer Störung der Autoregulation (Czosnyka et al. 2001). Unter diesen Umständen kann bereits eine milde Hypotension zu einer Gewebsminderperfusion und somit zu einer sekundären Hirnschädigung führen. Umgekehrt ist jede Blutdruckspitze ödemfördernd.

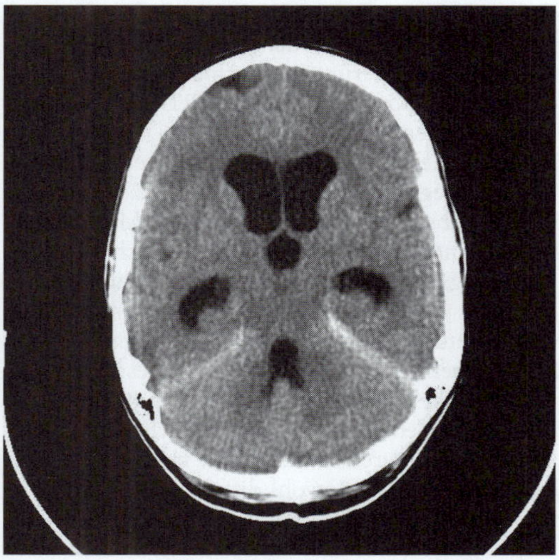

Abb. G 2.2: cCT eines akuten Hydrozephalus bei einem Patienten nach SAB.

G 2.1.5 Hirndurchblutung und pCO_2

Für den arteriellen $paCO_2$ im Bereich von etwa 25–80 mm Hg besteht eine lineare Beziehung zwischen $paCO_2$ und Hirnperfusion, vermittelt über den Durchmesser der zerebralen Widerstandsarterien. Diese CO_2-Reagibilität ist von praktischer Bedeutung: Eine Hyperkapnie ($paCO_2$ > 44 mm Hg) führt zu einer zerebralen Vasodilatation mit Hyperperfusion. Bei einem Anstieg des $paCO_2$ von physiologischen Werten (42–44 mm Hg) auf 50 mm Hg entspricht dies einer Zunahme des Blutkompartiments um 10 ml, bei 80 mm Hg bereits um 40 ml, was zu einem Anstieg des Hirndrucks führen kann. Andererseits führt Hyperventilation ($paCO_2$ 32–35 mm Hg) über eine Vasokonstriktion zu einer Reduktion des zerebralen Blutvolumens und folglich zu einer Abnahme des ICP.

G 2.2 Klinik des erhöhten intrazerebralen Drucks

G 2.2.1 Klinische Symptome und Zeichen

Bei beginnendem Hirndruck sind die Erstsymptome relativ unspezifisch. Die klassische Trias von Hypertonie, Bradykardie (Cushing-Reflex) und Cheyne-Stokes-Atmung manifestiert sich erst spät.

Morgendliche, meist bifrontal lokalisierte Kopfschmerzen, die mit Übelkeit und Erbrechen einhergehen und beim Niesen, Pressen oder Husten verstärkt werden, können Frühzeichen eines erhöhten intrakraniellen Drucks sein. Nackensteifigkeit oder okzipital lokalisierte Kopfschmerzen sind häufig bei Raumforderungen im Bereich der hinteren Schädelgrube anzutreffen.

Bei chronisch erhöhtem Hirndruck (z. B. bei Pseudotumor cerebri, aber auch bei langsam wachsenden Tumoren) ist ein Papillenödem mit Visusstörungen, Einengung des Gesichtsfeldes sowie Vergrößerung des blinden Flecks ein häufiger Befund. Bei akuter Hirndruckerhöhung ergibt dagegen die Augenhintergrundspiegelung meist keinen pathologischen Befund.

Eine Abduzensparese als Ursache für eine Störung der Pupillomotorik kann ein Zeichen für erhöhten intrakraniellen Druck sein. Als Frühsymptom der unkalen Einklemmung (s. u.) kommt es zu einer ipsilateralen Pupillenerweiterung mit träger Lichtreaktion. Bei weiterem Druckanstieg entwickelt sich eine komplette Okulomotoriusparese mit Ptose und maximal weiter, lichtstarrer Pupille.

Das Leitsymptom der akuten bedrohlichen ICP-Erhöhung ist jedoch die Bewusstseinsminderung.

Die Möglichkeit eines erhöhten Hirndrucks sollte, auch ohne sichere klinische Zeichen, bei jedem unklaren Koma in Erwägung gezogen werden.

G 2.2.2 Einklemmungs-Syndrome

Sind die Kompensationsmechanismen ausgeschöpft und steigt der Hirndruck weiter an, kommt es sekundär zu Massenverschiebungen von Hirngewebe mit resultierender Herniation. **Abb. G 2.3** zeigt die Mechanismen von cingulärer, unkaler, transtentorieller bzw. foraminaler Herniation. Zu einer sog. Aufwärts-Herniation (nicht dargestellt) kommt es durch Verschiebung der oberen Anteile der Vermis cerebelli in die Incisura tentorii. Diese »obere Einklemmung« kann durch supratentorielle Druckent-

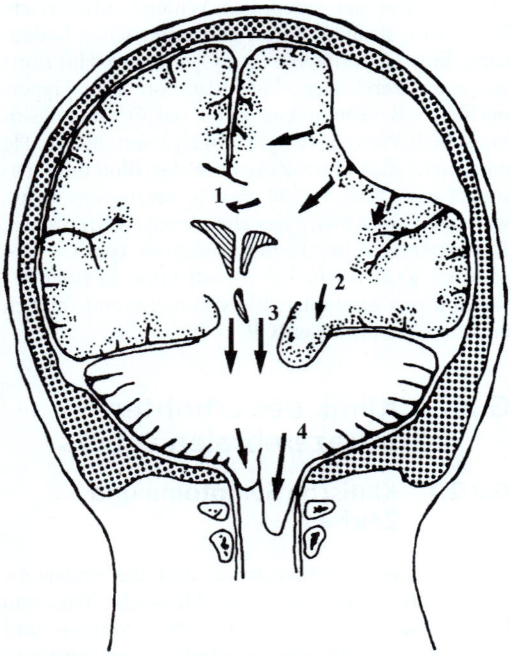

Abb. G 2.3: (1) **Cinguläre Herniation** des Gyrus cinguli unter die Falx cerebri. (2) **Unkale Herniation** medialer Anteile des Temporallappens (Gyrus parahippocampalis) am Tentoriumschlitz mit Kompression des Mesenzephalons. (3) **Zentrale transtentorielle Herniation** durch Verschiebung des Dienzephalons durch die Incisura tentorii und Kompression des Mesenzephalons. (4) **Foraminale Herniation** mit Verlegung der Kleinhirntonsillen in das Foramen occipitale magnum und Kompression der Medulla oblongata.

lastung bei infratentoriellem Hirndruck, z. B. bei übermäßiger Drainage von Liquor mittels externer Ventrikeldrainage, auftreten.
Durch die Massenverschiebung kommt es zu einem progredienten Druck auf Mittelhirn und Hirnstamm.
Das frühe dienzephale Syndrom, als erstes Anzeichen einer Zwischenhirnschädigung, führt zur Vigilanzminderung und Verhaltensänderung. Es kommt zu Konzentrations- und Orientierungsstörungen. Gelegentlich zeigt sich als Erstsymptom ein ein- oder beidseitiges Horner-Syndrom. Schmerzreize werden gezielt abgewehrt.

Beim späten dienzephalen Syndrom ist der Patient soporös bis komatös, Schmerzreize lösen Beugesynergismen der oberen und Strecksynergismen der unteren Extremitäten und des Rumpfes aus (Dekortikationshaltung). Der Patient entwickelt ein periodisches Atemmuster (Cheyne-Stoke). Die Pupillen sind eng, isokor und lichtreagibel. Der okulozephale Reflex ist auslösbar.

Beim mesenzephalen Syndrom bestehen lichtstarre, mittelweite, anisokore und entrundete Pupillen. Der okulozephale Reflex ist dyskonjugiert. Auf Schmerzreize reagiert der Patient mit Strecksynergismen aller Extremitäten. Es besteht eine Maschinenatmung, daneben eine Kreislauf- und Temperaturdysregulation.

Zeichen eines pontinen Syndroms ist der Ausfall weiterer Hirnstammreflexe (Kornealreflex, okulozephaler Reflex). Die Atmung wird flach und ataktisch. Auf Schmerzreize erfolgt nur noch eine geringe Streckreaktion. Das medulläre Syndrom, charakterisiert durch einen Ausfall sämtlicher Hirnstammreflexe, das Absinken von Blutdruck und Körpertemperatur, fehlende Reaktionen auf Schmerzreize sowie Cluster- und Schnappatmung bis zum Eintreten des Atemstillstandes, ist als Zeichen einer fortschreitenden transtentoriellen Herniation als prognostisch äußerst ungünstig anzusehen.

Eine infratentorielle Läsion führt im Vergleich zu einer supratentoriell gelegenen Läsion früher zu Ausfällen im Bereich des Hirnstamms mit resultierenden Hirnnervenausfällen, zerebellären und kardiorespiratorischen Zeichen. Durch komplexe intrakranielle Translations- oder Torsionsbewegungen von Hirnarealen kann auch das frühzeitige Auftreten von Pupillenstörungen erklärt werden sowie die schlechte Sensitivität des ICP-Monitorings beim raumfordernden Hemisphäreninfarkt (Ropper 1986).

G 2.2.3 Bildgebung bei erhöhtem intrakraniellen Druck

Bei klinischen Hinweisen auf einen erhöhten intrakraniellen Druck ist eine Bildgebung unabdingbar, wobei die Entscheidung zwischen cCT und cMRT abhängig ist von der vermuteten Ursache und den gegebenen Bedingungen. Im akuten Notfall (Trauma, Tumor, Infarkt, Blutung, dekompensierter Hydrozephalus) liefert das CT in kürzester Zeit alle notwendigen Informationen. Zusätzliche Fragestellungen lassen sich nach Bewältigung der Akutsituation elektiv mit der MRT klären. Bei klinischen Hinweisen auf eine akute Hirndruckerhöhung ist aus unserer Sicht aufgrund der langen Untersuchungszeit mit Flachlagerung und schlechteren Überwachungsmöglichkeiten eine MRT-Untersuchung kontraindiziert.
Ein typisches Zeichen einer einseitigen supratentoriell gelegenen Raumforderung (z. B. Tumor, Infarkt, Abszess) ist eine horizontale Mittellinienverlagerung. Daneben kommt es durch die Verschiebung des Mittelhirns zu einer Kompression der Seitenventrikel. Eine weitere Kompression führt durch Verschluss des ipsilateralen Foramen Monroe zu einem resultierenden Aufstau des Ventrikels. Ein Ventrikelaufstau mit Erweiterung beider Temporalhörner entsteht konsekutiv auch bei Schwellungen der hinteren Schädelgrube mit Kompression des IV. Ventrikels. Sowohl diffuse (z. B. bei Hypoxie, Meningoenzephalitis) als auch lokale Schwellungen führen durch Aufbrauchen des Subarachnoidalraums zu einer verstrichenen Rindenzeichnung. Bei weiterer Progredienz lassen sich zunächst die suprasellären, im weiteren Verlauf auch die perimesenzephalen Zisternen nicht mehr abgrenzen. Allerdings schließt ein unauffälliges cCT eine intrakranielle Druckerhöhung nicht mit 100 %iger Sicherheit aus, z. B. bei Patienten mit diffusem Hirnödem im Rahmen einer bakteriellen Meningitis (Winkler et al. 2002).

G 2.2.4 Monitoring des Hirndrucks

Bei allen Patienten, bei welchen klinisch eine Erhöhung des Hirndrucks besteht oder zu erwarten ist, muss regelmäßig ein neurologischer Status erhoben werden. Ist eine neurologische Beurteilung aufgrund medizinischer Maßnahmen nur eingeschränkt möglich (z. B. durch Analgosedierung), oder liegt bereits eine, durch die Primärerkrankung bedingte Vigilanzstörung vor, sollte eine kontinuierliche Hirndruckmessung angestrebt werden. Nur durch ein kontinuierliches Monitoring des Hirndrucks kann eine Erhöhung des ICP frühzeitig erkannt und eine geeignete Therapie eingleitet werden.

G 2.2.4.1 Indikationen des invasiven ICP-Monitorings

Gemäß den Leitlinien der internationalen Brain Trauma Foundation von 2007 bestehen bei SHT-Patienten folgende Indikationen zur invasiven ICP-Messung:

a) GCS ≤ 8 und auffälliges cCT (z. B. intrazerebrale Blutungen, Kontusionen, Hirnödem) (B) sowie
b) wenn mindestens zwei der folgenden Faktoren trotz normalem cCT erfüllt sind: Alter > 40 Jahre, systolischer Blutdruck < 40 mm Hg, ein- oder beidseitige Beuge- oder Streckhaltung (C) (Guidelines for the management of severe traumatic brain injury 2007).

Über diese Empfehlung bei SHT-Patienten hinaus existieren keine evidenzbasierten Empfehlungen zur Indikation des invasiven ICP-Monitorings. In Analogie zum Vorgehen bei SHT empfehlen wir eine ICP-Messung bei allen Patienten mit Vigilanzminderung (GCS ≤ 8), deren neurologische Akuterkrankung typischerweise mit ICP-Erhöhungen einhergehen kann (s. **Tab. G 2.2**).

Tab. G 2.2: Typische Indikationen zur Hirndruckmessung

- Schädel-Hirn-Trauma
- Intrazerebrale Blutungen
- SAB
- Hydrozephalus
- Maligner Mediainfarkt
- Kleinhirninfarkt
- Menigoenzephalitis
- Hirnödeme durch metabolische Enzephalopathien

(modifiziert nach Smith 2008)

Das Evidenz-Defizit im Bereich des ICP-Monitorings wird sich wahrscheinlich aufgrund ethischer Bedenken auch in Zukunft nicht lösen lassen, da es aufgrund pathophysiologischer Überlegungen nicht vertretbar erscheint, einer Kontrollgruppe die EVD-Anlage zu verwehren. So scheiterte eine aktuelle Cochrane-Analyse zum Effekt des ICP-Monitorings auf das Outcome von Komapatienten daran, dass keine entsprechenden kontrollierten Studien ausreichender methodischer Qualität identifiziert werden konnten (Forsyth et al. 2010).

G 2.2.4.2 Invasives Hirndruck-Monitoring

Es stehen verschiedene Messsysteme zur Verfügung, die sich hinsichtlich Invasivität, Messgenauigkeit, Rekalibrierung, Kosten, Interventionsmöglichkeiten, Infektionsrisiko und dem Ort der Platzierung unterscheiden. Je nach verwendeter Methode wird die Sonde ventrikulär, intraparenchymatös, subdural oder epidural positioniert. Spezifische Vor- und Nachteile sind in **Tab. G 2.3** zusammengefasst.

Die Messung über einen intraventrikulär liegenden Katheter (synonym: externe Ventrikeldrainage, EVD) gilt als »Goldstandard«. Aufgrund der Möglichkeit, jederzeit einen Nullpunktabgleich durchführen zu können, kann der Drift des Messsystems eliminiert und damit auch langfristig eine hohe Messgenauigkeit erzielt werden. Ferner kann der ICP durch die Drainage von Liquor gesenkt werden. Daneben besteht die Möglichkeit, den ventrikulären Liquor mikrobiologisch oder biochemisch zu untersuchen. Allerdings ist diese Methode mit einem relevanten Infektionsrisiko sowie dem Risiko einer Stichkanalblutung bis hin zum Auftreten eines ausgeprägten intrazerebralen Hämatoms vergesellschaftet. Regelmäßige (z. B. jeden 2. Tag) biochemische und mikrobiologische Kontrollen zum Ausschluss einer Ventrikulitis sind obligat. Das höchste Infektionsrisiko besteht zwischen dem 4. und 9. Tag, bei längerer Liegedauer sinkt das Infektionsrisiko erheblich ab. Die Ventrikulitis-Rate wurde in einer prospektiven Untersuchung mit 7,5/1 000 EVD-Tage angegeben (Scheithauer et al. 2010). Die Inzidenz für EVD-assoziierte Blutungskomplikationen wird mit 1,1 % angegeben, wovon nur ca. die Hälfte als signifikant beurteilt wurde (Brain Trauma Foundation 2007).

Während sub- und epidurale Katheter aufgrund der unzureichenden Messgenauigkeit an Bedeutung verloren haben, steht bei Kontraindikationen für die Implantation eines intraventrikulären Katheters (z. B. Schlitzventrikel oder hohes Blutungsrisiko) die – weniger traumatisierende – Parenchymsonde zur Verfügung. Das Messprinzip der intraparenchymalen Hirndruckmessung beruht in diesem Fall auf der Veränderung des an der Katheterspitze reflektierten Lichts an einer drucksensitiven Membran, welche von einem fiberoptischen Katheter registriert wird. Diese fiberoptischen Systeme gelten als zuverlässig, können meist jedoch nicht nachkalibriert werden. Die Infektionsrate sowie das Risiko einer Blutung bei Anlage sind im Vergleich zum Ventrikelkatheter geringer. Allerdings fehlt diesen Systemen der therapeutische Aspekt der Druckreduktion durch Liquorablass.

Bei der Interpretation des ICP muss Folgendes bedacht werden: Die Vorstellung eines global einheitlichen ICP trifft nicht zu. Da der Schädelraum durch Falx, Tentorium etc. in weitere halbgeschlossene Kompartimente unterteilt ist, weichen die Druckwerte je nach Art und Lokalisation der Raumforderung in verschiedenen Hirnregionen voneinander ab. Daraus ergibt sich, dass alle Messungen des ICP nicht für das gesamte ZNS repräsentativ sind und nur regionale Aussagekraft haben. Besondere Vorsicht ist geboten, wenn von supratentoriellen Messorten auf die Druckverhältnisse im Bereich der hinteren Schädelgrube rückgeschlossen wird. Druckgradienten von 5–20 mm Hg zwischen Lä-

Tab. G 2.3: Vor und Nachteile der unterschiedlichen Hirndruckmessungen

Lokalisation	Vorteile	Nachteile
Ventrikulär	Misst am ehesten den globalen ICP Große Messgenauigkeit Rekalibrierung möglich Hirndrucksenkung mittels Liquorablassen möglich Liquoranalyse möglich	Invasivste und technisch schwierigste Methode Infektionsgefahr, dann meist Ventrikulitis (abhängig von Dauer) Gefahr der intrazerebralen Blutung Falsche Messwerte bei Schlitzventrikeln
Intrazerebral	Direkte Gewebedruckmessung Läsionsnahe Messung möglich Niedrige Komplikationsrate	Nachkalibrierung nicht möglich Drift der Nulllinie im Zeitverlauf Misst eher lokale ICP-Verhältnisse
Epidural	Geringe Infektionsgefahr Einfache Anlage Keine Duraverletzung	Methodische Messfehler häufig
Subdural	Rekalibrierung bei manchen Systemen möglich	Infektionsgefahr Störanfällige Messung

(modifiziert nach Smith 2008)

sionsseite und nicht betroffener Hemisphäre werden beschrieben, zwischen hinterer Schädelgrube und dem supratentoriellen Raum sind sogar noch wesentlich größere Differenzen möglich (Gaab und Heissler 1984).
Bei kontinuierlicher Messung des ICP als Funktion der Zeit wird neben der charakteristischen, atemmodulierten ICP-Pulswelle das phasenweise Auftreten typischer Druckwellen beobachtet. Die erstmals von Lundberg 1960 beschriebenen A-Wellen (Plateauwellen) charakterisieren einen plötzlichen Anstieg des Hirndrucks auf 50–80 mm Hg für ca. 5–20 Minuten, danach fällt der Hirndruck wieder auf sein Ausgangsniveau. Sie sind wahrscheinlich die Folge einer vasodilatorischen Kaskade, ausgelöst durch einen Abfall des CPP mit resultierender reflektorischer Zunahme des zerebralen Blutvolumens (CBV). A-Wellen sind immer als pathologisch anzusehen und können als Vorboten einer Herniation mit Bradykardie und Hypertension einhergehen (Czosnyka et al. 1999). Bei den sog. B-Wellen handelt es sich um rhythmisch auftretende ICP-Anstiege (0,5–2/Minute) auf unter 30 mm Hg mit einer Amplitude von 5–10 mm Hg; sie werden als die Folge rhythmischer Schwankungen des Kohlendioxid-Partialdrucks und des CBV angesehen. Salven von B-Wellen sind meist Vorboten einer Plateauwelle (Gaab und Heissler 1984). Die von Lundberg beschriebenen C-Wellen (4–8/Minute) sind Wellen von limitierter Dauer und Amplitude (maximal 20 mm Hg) und haben keine klinische Relevanz (Czosnyka 2000).

G 2.2.4.3 Nichtinvasives ICP-Monitoring

Mittels der transkraniellen Dopplersonographie (TCD) kann eine indirekte Aussage über den zerebralen Blutfluss und über den CPP getroffen werden (Schmidt et al. 2001). Der Pulsatilitätsindex beschreibt das Verhältnis von systolischem Blutfluss (beeinflusst durch den systemischen Blutdruck) und intrakraniellem diastolischen Fluss (überwiegend durch den ICP bestimmt). Dieser Index korreliert im TCD am besten mit dem ICP (Homberg et al. 1993). Bei extrem erhöhtem ICP kann ein retrograder diastolischer Fluss im TCD dokumentiert werden. Dieser »Pendelfluss« – als Ausdruck des zerebralen Perfusionsstillstandes – kann im Rahmen der Hirntoddiagnostik als Irreversibilitätsnachweis verwendet werden.
Die TCD wie auch die übrigen nichtinvasiven Verfahren (z. B. Tympanographie) eignen sich nicht zum kontinuierlichen Hirndruckmonitoring als Erfordernis der modernen neurologischen Intensivmedizin.

G 2.3 Verlauf und Prognose

G 2.3.1 Zeitrahmen der ICP-Messung

In Abhängigkeit von der Ursache sowie der Lokalisation der primären ZNS-Läsion zeigt sich eine unterschiedliche zeitliche Dynamik der resultierenden Hirnschwellung.
Beim ischämischen Hirninfarkt entwickelt sich das Hirnödem ab dem 2. Tag, erreicht sein Maximum am 3.–5. Tag, kann jedoch auch bis zum 10. Tag zunehmen (Ropper und Shafran 1984). Im Rahmen einer Hirnkontusion nimmt das perifokale Ödem in der Regel vom 3. bis zum 10. Tag zu. Bei einer hypoxischen Hirnschädigung kann sich innerhalb der ersten Stunden ein Hirnödem ausbilden, das Maximum ist je nach Schwere der Hypoxie am 3.–5. Tag erreicht. Ein Hirnödem im Rahmen einer fulminanten bakteriellen Meningitis/Meningoenzephalitis zeigt sich innerhalb der ersten 3 Tage (Pfister et al. 1993). Dagegen kommt es beim schweren Schädel-Hirn-Trauma innerhalb von Stunden zur Ausbildung eines Hirnödems, welches in den nächsten 3–5 Tagen nochmals zunehmen kann. Ein Hirnödem im Rahmen von Intoxikationen bzw. metabolischen Komata entwickelt sich rasch und bildet sich nach kausaler Therapie prompt zurück. Die Dauer der ICP-Messung sollte sich dementsprechend an der zu erwartenden klinischen Dynamik orientieren und im Wesentlichen die Dauer der eingeschränkten klinischen Beurteilbarkeit der Patienten überbrücken.

G 2.3.2 Verlauf und Prognose von Patienten mit erhöhtem intrakraniellen Druck

Sowohl bei Patienten mit schweren Schädel-Hirn-Traumen als auch nach intrakraniellen Blutungen,

ischämischen Hirninfarkten (Steiner et al. 2001), Herpes-simplex-Enzephalitiden (Barnett et al. 1988), hepatischen Enzephalopathien und dem Reye-Syndrom konnte die Bedeutung der Höhe des intrakraniellen Drucks bzw. des zerebralen Perfusionsdrucks für den Verlauf und die Prognose nachgewiesen werden. Allerdings können selbst ICP-Werte von 40–50 mm Hg für 36–48 Stunden in Einzelfällen noch toleriert werden, wenn es gelingt, den CPP konsequent oberhalb 60 mm Hg zu halten (Young et al. 2003).
Neben der Schwere der zugrunde liegenden Erkrankung ist auch deren Lokalisation von prognostischer Bedeutung. Bei gleichem Volumen führen z. B. temporale Blutungen oder ischämische Hirninfarkte häufiger zu einer transtentoriellen Herniation als okzipital oder frontal gelegene (Andrews et al. 1988). Supratentorielle Raumforderungen werden bei gleichem Volumen besser kompensiert als infratentoriell gelegene. Da Blutungen oder Infarkte im infratentoriellen Kompartiment bei Schwellung rasch zu einer Kompression des Hirnstammes führen können, ist hier eine Entlastungstrepanation frühzeitig zu diskutieren.

G 2.3.3 Prognose nach Einklemmungs-Symptomen

Überlebt ein Patient nach stattgehabter Einklemmung die Akutphase durch den Hirndruck senkende Maßnahmen, wird die Prognose insbesondere von der Geschwindigkeit der Einklemmung bestimmt. Eine langsam zunehmende Hirndrucksteigerung (z. B. Herpes-Enzephalitis) wird besser toleriert und ist mit einer günstigeren Prognose verbunden. 20–50 % der Patienten mit Streck- und Beugesynergismen, einseitig lichtstarrer Pupille und operativer Intervention überleben ein subdurales Hämatom (Seelig et al. 1981). Neuere Daten zeigen, dass nach zerebraler Herniation durchaus bei entsprechender maximaler Behandlung (inkl. dekompressiver Kraniektomie) mit einem guten funktionellen Langzeitergebnis bei 25–59 % der Patienten gerechnet werden kann, und zwar auch in Fällen mit beidseits weiter und lichtstarrer Pupille (Qureshi et al. 2000, Skoglund et al. 2005). Aus unserer Sicht sollte daher der klinische oder bildmorphologische Herniationsnachweis bei entsprechend behandelbarer neurologischer Akuterkrankung nicht als absolutes Argument gegen eine weitere maximale – auch neurochirugische – Therapie verwendet werden (C).
Eine relativ häufige Komplikation nach tentorieller Herniation sind ischämische Infarkte im Versorgungsgebiet der A. cerebri posterior durch Kompression des P2-Segments durch den Tentoriumrand, die entsprechend der Ausdehnung zu Gesichtsfeldeinschränkungen bis hin zur kortikalen Blindheit führen können.
Die Kompression des Hirnstamms durch eine infratentorielle Raumforderung, die zu einer ausgeprägten Vigilanzstörung führt, hat ohne Dekompression der hinteren Schädelgrube und Anlage einer Ventrikeldrainage eine ungünstige Prognose. Liegt bereits ein Bulbärhirnsyndromvor, ist auch nach einer in diesem Stadium durchgeführten Dekompressionsoperation ein schwerstes Defizit zu erwarten (Waidhauser et al. 1990). Dagegen besteht bei einer sich langsam entwickelnden Mittelhirnkompression über Stunden auch nach Ausbildung lichtstarrer Pupillen die Möglichkeit der Reversibilität (Delashaw et al. 1990). Die Prognose hängt entscheidend davon ab, ob, und in welcher Ausdehnung, es zur Infarzierung mittelliniennaher ponto-mesenzephaler Strukturen, einschließlich der Formatio reticularis gekommen ist.

G 2.4 Therapeutische Prinzipien

Ziel der Hirndrucktherapie ist die Vermeidung bzw. das Minimieren sekundärer Hirnschädigungen. Neben dem erhöhten ICP und der direkten Druckläsion sind die kritischen Prognose-determinierenden Größen dabei CPP, CBF und die zerebrale Sauerstoffspannung (s. Kap. G 1).
Für das SHT als beispielhafte akute neurologisch-neurochirurgische Erkrankung mit ICP-Erhöhung existieren Behandlungsleitlinien der Brain Trauma Foundation von 2007 sowie in Anlehnung daran S3-Leitlinien der Deutschen Gesellschaften für Neurologie sowie für Neurochirurgie von 2009. In Ermangelung entsprechender Evidenz sollten diese Empfehlungen unseres Erachtens unter Vorbehalt in Analogie auch für andere Erkrankungen mit ICP-Erhöhung angewandt werden.
Neben vorbeugenden Maßnahmen sollte eine Hirndrucktherapie bei ICP-Werten > 20 mm Hg begonnen werden (B). ICP-Werte > 20–25 mm Hg sind bei SHT-Patienten mit einem schlechteren Outcome verbunden.

G 2.4.1 Allgemeine Maßnahmen

Die allgemeinen Maßnahmen zur Optimierung des ICP entsprechen den ausführlichen Empfehlungen in Kapitel G 1. Sie umfassen insbesondere Lagerung (nach Möglichkeit 10–30° Oberkörperhochlagerung, Kopf in mittiger Position), problem- und patientenorientierte Analgosedierung, Temperaturmanagement (s. u.), hämodynamisches Management (s. u.) und angepasste Beatmungstherapie.

G 2.4.2 Systemische und zerebrale Hämodynamik

Die entscheidenden Empfehlungen der Fachgesellschaften zu diesem Thema sind:

a) Der Blutdruck sollte überwacht werden und ein systolischer Blutdruck < 90 mm Hg sollte vermieden werden (B),
b) die Oxygenierung sollte überwacht werden und eine Hypoxie (PaO_2 < 60 mm Hg oder SO_2 < 90 %) sollte vermieden werden (C),
c) der CPP sollte wahrscheinlich in einem Bereich zwischen 50 und 70 mm Hg liegen (C),
d) aggressive Maßnahmen zur Anhebung des CPP auf Werte > 70 mm Hg sollten wegen der Gefahr der Induktion einer akuten Lungenschädigung (ARDS) vermieden werden (B).

Darüber hinaus gibt es leider aufgrund fehlender Evidenz keinen Konsens über die beste hämodyna-

G 2

mische Strategie. Es ist nicht klar, ob CPP-gesteurte Behandlungsregime (z. B. CPP > 60 mm Hg oder CPP > 70 mm Hg) zu einem besseren Outcome führen als ein ICP-basiertes Management (White et al. 2008).

Eine reflektorische Hypertonie (Cushing-Reflex) des Hirndruckpatienten sollte nicht aggressiv gesenkt werden, um den CPP nicht zu gefährden (C). Bei ICP-bedingten Blutdruckspitzen sind primär den Hirndruck senkende Maßnahmen indiziert. Erst anschließend sollte der Blutdruck behutsam auf hochnormale Werte gesenkt werden.
Muss der Blutdruck gesenkt werden, sollten ausschließlich hirndruckneutrale Substanzen wie Urapidil (Ebrantil®) oder Clonidin (Catapresan®) verwendet werden. Andere Substanzen, wie z. B. Nifedipin (Adalat®), Glycerolnitrat (Nitrolingual®) oder Dihydralazinsulfat (Nepresol®), erhöhen aufgrund ihrer vasodilatatorischen Wirkung potenziell den intrakraniellen Druck (für die Auswahl der Katecholamine, s. Kap. G 1.).

G 2.4.3 Körpertemperatur und Hypothermiebehandlung

Der zerebrale Blutfluss ist von der Körpertemperatur abhängig. Pro Grad Körpertemperatur steigen der zerebrale Blutfluss und der Metabolismus im Gehirn um 10–13 %. Eine erhöhte Körpertemperatur muss daher bei Patienten mit akuten Hirnverletzungen (traumatisch und nicht-traumatisch) vermieden werden. Auf der anderen Seite steht als therapeutisches Prinzip die Hypothermiebehandlung, z. B. als moderate Hypothermie mit einer Körperkerntemperatur von 32–35 °C zur Verfügung. Die Wirkungen beruhen dabei wahrscheinlich vorwiegend auf einer Reduktion des Stoffwechsels, auf einer Stabilisierung der Blut-Hirn-Schranke, Verminderung neuroinflammatorischer Prozesse und auf einer Senkung von Glutamat-assoziierter Exzitotoxizität sowie von oxidativem Stress (Sahuquillo et al. 2007).
Als klinisch relevante Nebenwirkungen und Komplikationen einer Hypothermiebehandlung sind Blutungsneigung, Immunsuppression, Hypokaliämie sowie eine veränderte Pharmakokinetik vieler Medikamente beschrieben worden (Schreckinger et al. 2009).
Die Datenlage bezüglich des klinischen Effekts der Hypothermiebehandlung bei SHT-Patienten ist widersprüchlich. In den letzten Jahrzehnten wurden mindestens elf randomisierte klinische Studien zu diesem Thema durchgeführt. Annähernd alle Studien zeigten, dass durch Hypothermie der ICP gesenkt werden kann, und zwar um durchschnittlich 10 mm Hg (zur Übersicht: Schreckinger et al. 2009). Ein signifikanter Effekt auf die Prognose zeigte sich jedoch nur bei der Mehrzahl der acht Monocenter-Studien aber bei keiner der drei Multicenter-Studien. Warum sich der eindeutige ICP-senkende Effekt nicht schlüssig in ein verbessertes Outcome übersetzt ist nicht klar. Ein Effekt mag sein, dass die optimale Umsetzung und Strategie des Hypothermie-Konzepts noch nicht feststeht, insbesondere in Bezug auf Zieltemperatur, Therapiedauer und Geschwindigkeit der Wiedererwärmung.

Es gibt Hinweise, dass eine Zieltemperatur von 35 °C einer tieferen Kühlung überlegen sein könnte (↔) (Tokutomi et al. 2003). Ebenso könnte eine individuelle und bedarfsorientierte Dauer der Hypothermiebehandlung (z. B. bis zur nachhaltigen ICP-Normalisierung) einem starren zeitlichen Schema (z. B. 48 Stunden) überlegen sein (Davies 2005). Eine Studie an 215 SHT-Patienten verglich entsprechende Behandlungsregime und fand, dass eine durchschnittlich fünftägige bedarfsgesteuerte Hypothermiebehandlung zu einem besseren neurologischen 6-Monats-Outcome führte als eine zweitägige, bei der es gehäuft zu einem ICP-Rebound während der Wiedererwärmungsphase kam (↑) (Jiang et al. 2006). Dieser Rebound-Effekt zeigte sich auch in dramatischer Weise in einer prospektiven Studie an 50 Patienten mit malignem Mediainfarkt und Hypothermiebehandlung. Nach einer moderaten Hypothermie für 24–72 Stunden starben 15 der 50 Patienten während oder kurz nach der Wiedererwärmungsphase durch eine ICP-Krise mit Herniation (Schwab et al. 2001). Es wird daher eine langsame Wiedererwärmung über mindestens 12–24 Stunden unter ständigem ICP-Monitoring empfohlen (B) (Schreckinger et al. 2009).
Zusammengefasst bewegen sich Evidenz und Empfehlungsgrade derzeit noch im Bereich von Klasse III (bzw. C). Diese Empfehlungen sind: a) Aus pathophysiologischer Sicht kann eine Hypothermiebehandlung sinnvoll sein, b) die Zieltemperatur liegt möglicherweise im Bereich von 35 °C, c) die Therapiedauer sollte wahrscheinlich > 48 Stunden betragen und sich idealerweise den individuellen Patientenerfordernissen anpassen und d) die Wiedererwärmung sollte langsam erfolgen und mindestens 12–24 Stunden dauern. Eindeutig ist hingegen, dass Hypothermie zu einer signifikanten ICP-Senkung führt (A). Bei einer anders nicht behandelbaren ICP-Erhöhung > 20 kann daher eine moderate Hypothermie (33–35 °C) durchaus in Erwägung gezogen werden (McIntyre et al. 2003).

ICP-Krisen mit letaler zerebraler Herniation sind eine häufige Todesursache bei Patienten mit akutem Leberversagen. Bislang gibt es keine randomisierten und kontrollierten Studien zum Einsatz der Hypothermie, sondern nur Fallserien mit insgesamt weniger als 50 behandelten Patienten (Dmello et al. 2010). Bei einem Großteil dieser Patienten kam es durch die Hypothermie zu einem signifikanten Abfall des ICP und Anstieg des CPP, sodass bei einigen Patienten die Zeit bis zur Lebertransplantation erfolgreich überbrückt werden konnte. Ansonsten gelten die gleichen Einschränkungen bei der Frage der konkreten Umsetzung wie für SHT-Patienten (s. oben).
Mehrere Studien haben den Effekt der Hypothermie bei Patienten mit ischämischem Hirninfarkt untersucht. Die COOL AID I und II-sowie die ICTuS-L-Studie waren nicht ausreichend gepowered, um einen eindeutigen positiven Effekt gegenüber der Normothermie zu zeigen (De Georgia et al. 2004, Hemmen et al. 2010). Sie bestätigten jedoch, dass dieses Therapieverfahren auch in der Kombination mit systemischer Lysetherapie relativ sicher angewandt werden kann. Beim malignen Mediainfarkt könnte die Hypothermie zur ICP-Kontrolle beitragen, ist aber wahrscheinlich der dekompressiven Kraniektomie unterlegen (Georgiadis et al. 2002).

Auch bei anderen neurologischen Erkrankungen, die mit kritischen ICP-Erhöhungen einhergehen können, wie z. B. bakterielle Meningitis oder SAB, ist die Hypothermie als Ultima-Ratio-Therapie zur Kontrolle des ICP in Einzelfallberichten oder kleineren Serien teilweise mit Erfolg angewandt worden.

G 2.4.4 Gasaustausch und therapeutische Hyperventilation

Die Therapie einer respiratorischen Insuffizienz ist Grundvoraussetzung für eine adäquate Hirndrucktherapie und wird in Grundzügen in Kapitel G 1 dargestellt. Im Kontext des ICP soll jedoch nochmals darauf hingewiesen werden, dass im Bereich von 24–100 mm Hg die Erhöhung des $paCO_2$ pro mm Hg zu einer Erhöhung des Blutflusses um 2 ml 100 g^{-1} min^{-1} führt. Bei Patienten, deren Kompensationsmechanismen erschöpft sind, kann deshalb eine Hypoventilation ausreichend sein, um den Hirndruck massiv zu erhöhen.

Hyperventilation führt durch Erniedrigung des pCO_2 zu einer reaktiven Vasokonstriktion mit Abnahme des CBF und damit zu einer Senkung des ICP. Daneben ist durch die Kompensation der zelltoxischen intrazerebralen Azidose initial ein positiver Effekt zu erwarten. Bei intubierten Patienten lässt sich diese Maßnahme rasch einleiten und führt bereits nach wenigen Minuten zu einer Abnahme des ICP um durchschnittlich 6 mm Hg. Von forcierter Hyperventilation wird bei pCO_2-Werten < 25 mm Hg gesprochen. Allerdings wird der den Hirndruck senkende Effekt durch Pufferung mit Reduktion des Bicarbonats im Hirnparenchym und der Gefäßwand mit der Zeit aufgehoben. Nach ca. 20 Stunden führt eine Hyperventilation nicht mehr zu Senkung des Hirndrucks (Rangel-Castillo et al. 2006). Hauptsorge beim Einsatz der Hyperventilation ist, dass es durch die Vasokonstriktion in vulnerablen Hirnarealen zu einem kritischen Abfall des CBF kommen könnte, mit der Entwicklung von sekundären Ischämien (Sutton et al. 1990). Zudem wird der zerebrale Metabolismus im Verlauf der Hyperventilation (bereits nach 20 min) negativ beeinflusst (Soustiel et al. 2006). Tatsächlich zeigte eine kontrollierte, randomisierte Studie einen negativen Effekt der prophylaktischen forcierten Hyperventilation (Ziel-$paCO_2$ von 25 mm Hg) bei schwerem SHT (↓) (Muizelaar et al. 1991).
Entsprechend der aktuellen Empfehlungen der Brain-Trauma-Foundation sollte daher keine prophylaktische forcierte Hyperventilation durchgeführt werden (B). Hyperventilation kann als kurzfristige Akutmaßnahme zur ICP-Senkung sinnvoll sein, sollte nach Möglichkeit jedoch nicht innerhalb der ersten 24 Stunden nach Schädigungsereignis durchgeführt werden, da in dieser Zeit der CBF regional bereits deutlich erniedrigt sein kann (C). Wenn eine forcierte Hyperventilation durchgeführt wird, ist ein erweitertes Monitoring mit Messung der jugularvenösen Sauerstoffsättigung oder der Sauerstoffspannung im Gehirn sinnvoll (C). Pragmatisch streben wir bei sedierten ICP-Patienten einen niedrig-normalen pCO_2 von 34–38 mm Hg an.

G 2.4.5 Tris-hydroxy-methyl-aminomethane (THAM/»Tris«-Puffer)

Im Tierversuch vermindert THAM eine Liquorazidose, senkt den Hirndruck und stellt die defekte CO_2-Reagibilität wieder her. Daneben wirkt es wahrscheinlich direkt an der Gefäßwand vasokonstriktorisch (Akioka et al. 1976). Auch bei Patienten konnte eine Senkung des erhöhten ICP nachgewiesen werden (Wolf et al. 1993). THAM sollte kontinuierlich nur über einen zentralen Venenkatheter gegeben werden (paravaskuläre Infusion führt zu schweren Nekrosen). Bei beatmeten Patienten mit normaler Nierenfunktion (THAM wird über die Niere ausgeschieden) sollte zunächst mit einem Bolus von 1 mmol/kg KG über 45 Minuten begonnen werden, der ICP sollte um ca. 10–15 mm Hg abfallen. Bei positivem Ansprechen wird ein Ziel-pH_{art} von 7,5–7,55 sowie ein Basenüberschuss von +5 mEq angestrebt. Dafür ist eine Dauerinfusion von ca. 0,25 mmol/kg KG/h erforderlich, wobei der Säure-Basen-Haushalt engmaschig kontrolliert werden muss. Bei einem pH > 7,55 bzw. einem BE > 5 mEq sollte pausiert werden. Seit den frühen 1990er Jahren wurde THAM bei ICP-Patienten nicht mehr prospektiv evaluiert und hat keinen Eingang in die internationalen Leitlinien gefunden. Es handelt sich aus unserer Sicht um eine Ultima-Ratio-Therapie. Prinzipiell gelten die gleichen Sicherheitsbedenken wie bei der forcierten Hyperventilation, da auch durch THAM eine Vasokonstriktion mit CBF-Reduktion hervorgerufen wird (Latorre et al. 2009).

G 2.4.6 Osmotherapie

Osmotherapeutika können den ICP sehr effektiv senken. Ihre Wirkungsweise beruht auf dem Aufbau eines osmotischen Gradienten über der Blut-Hirn-Schranke, der Verschiebung von Flüssigkeit aus dem Extrazellulärraum nach intravasal sowie auf vielen anderen Effekten, die von einer Besserung der zerebralen Mikrozirkulation bis hin zu antioxidativen Eigenschaften von Mannitol reichen (zur Übersicht: Latorre et al. 2009). In den aktuellen Leitlinien wird nur noch auf die Substanzen Mannitol und hypertone NaCl-Lösung als Osmotherapeutika eingegangen. Glycerol und Sorbitol sind weniger gut wirksam und führen zu einem größeren Rebound-Effekt. Sie sollten nach Möglichkeit nicht mehr eingesetzt werden.

Mannitol (z. B. Mannit-Lösung® 20 %) senkt den Hirndruck sehr rasch und effektiv, wirkt bis zu sechs Stunden und ist mit einer Verbesserung des kurzfristigen klinischen Outcomes bei ICP-Patienten assoziiert. Es wird häufig als direkte Notfallmaßnahme bei Zeichen einer akuten transtentoriellen Einklemmung (0,35–0,7g/kg KG als Bolus, entspricht ca. 125–250 ml) verwendet. Ob intermittierende Bolusgaben der kontinuierlichen Gabe überlegen sind, konnte bisher nicht abschließend geklärt werden. Bolusgaben sind aber in Deutschland sicher die häufiger verwendete Applikationsform (Roberts et al. 2003). Eine andere Studie empfiehlt eine Hochdosistherapie (1,4 g/kg), da sich im Vergleich zu der Gruppe mit 0,7 g/kg ein signifikant besseres Out-

G 2

come bei frühzeitiger Applikation (< 2 h nach SHT) gezeigt hat (↑) (Cruz et al. 2004). Die häufige oder gar prophylaktische Gabe kann durch Anstieg der Osmolarität im Hirngewebe zu einem Wirkungsverlust führen; bei defekter Blut-Hirn-Schranke (z. B. in der Umgebung von infarziertem Gewebe) kann die Substanz akkumulieren und das Umgebungsödem bei wiederholter Gabe sogar noch verstärken (»Rebound-Phänomen«) (Kaufmann und Cardoso 1992). Daher wird die Mannitol-Gabe bei raumfordernden ischämischen Infarkten nicht empfohlen (↓) (Bereczki et al. 2003). Eine aktuelle Cochrane-Analyse schloss 226 Patienten mit entweder ischämischem Hirninfarkt oder intrazerebraler Blutung aus drei kleineren kontrollierten Studien ein. Die Mannitol-Therapie war bei dieser Indikation weder mit einem eindeutigen Vor- noch Nachteil assoziiert (Bereczki et al. 2007). Eine frühzeitige Entlastungskraniektomie wäre in dieser Konstellation eher die Therapie der Wahl.
Die Verabreichung von Mannitol ist mit weiteren potenziellen Risiken verbunden. Die induzierte Osmodiurese kann zu einem Volumenmangel mit Hypotension führen. Eine Normovolämie (z. B. durch anschließende Infusion von 1 l NaCl-Lösung) ist unbedingt anzustreben. Unter einer Therapie mit Mannitol muss die Serumosmolarität kontrolliert werden. Steigt diese über 320 mosmol/l an, sollte pausiert werden, da die Gefahr eines akuten Nierenversagens (akute tubuläre Nekrose) deutlich zunimmt. Unter Kontrolle der Serumosmolarität können Bolusgaben von 0,2–0,35 g/kg KG (entspricht ca. 80–125 ml) alle 4–8 Stunden erfolgen. In der internationalen Literatur werden sogar Bolusdosen von 1–2 g/kg KG unter ICP-Kontrolle empfohlen (zur Übersicht Latorre et al. 2009). Die Anwendung > 24 Stunden ist mit einer Zunahme der Gefahr eines ICP-Rebounds verbunden. Bei Überschreiten dieser Therapiedauer sollte Mannitol nach Möglichkeit schrittweise ausgeschlichen werden.

Daneben stehen hypertone NaCl-Lösungen zur Verfügung, zum einen als reine Elektrolytlösungen (1,5 %–30 %) und zum anderen in Kombination mit Dextran. Natrium verbleibt bei intakter Blut-Hirn-Schranke besser intravasal als Mannitol und birgt somit ein geringeres Rebound-Risiko (Bhardwaj and Ulatowski 2004). Beim SHT wurde in zwei Studien eine gute Wirksamkeit von 7,2 % NaCl + 6 % Dextran (HyperHAES®) im Vergleich zu Mannitol gezeigt (↑). So führte die Gabe von equimolaren Mengen von NaCl/Dextran im Vergleich zu Mannitol bei einem kleinen Kollektiv (n = 9) zu einer effektiveren und länger dauernden ICP-Senkung (Battison et al. 2005). Eine zuvor durchgeführte Studie, die gleiche Volumenmengen Mannitol und NaCl/Dextran verglich, kam zu einem ähnlichen Ergebnis (Vialet et al. 2003). Bei malignen Mediainfarkten und SAB scheinen NaCl/Dextran-Lösungen und auch hypertone (10 %) reine NaCl-Lösungen ebenfalls wirksam zu sein (Schwarz et al. 1998, 2002b, Horn et al. 1999). Aus ethischen Gründen gibt es verständlicherweise nur wenige placebokontrollierte Studien. Eine Studie bei 22 Patienten mit SAB und allerdings nur marginal erhöhtem ICP konnte eine signifikante ICP-Senkung bzw. CPP-Anhebung nach einer Infusion mit 2 ml/kg 7,2 % NaCl + 6 % Dextran im Vergleich zu isotoner NaCl-Lösung (Placebo) nachweisen (Bentsen et al. 2006). Inwieweit dieses Ergebnis auf Patienten mit deutlich erhöhtem ICP übertragbar ist, kann derzeit jedoch nicht abschließend beurteilt werden. Häufig wird für die kontinuierliche Infusion 3 % NaCl verwendet und für die Bolusgabe 23,4 % NaCl (Latorre et al. 2009). Eine relevante Gefahr ist die Entwicklung einer zentralen pontinen Myelinolyse bei Patienten, die bereits vor der Gabe hypertoner NaCl-Lösungen eine chronische Hyponatriämie hatten.
Zusammenfassend sind sowohl Mannitol als auch wahrscheinlich hypertone NaCl-Lösungen bei Hirndruckerhöhung wirksam. Insbesondere der möglicherweise komplementäre Effekt – Mannitol führt zu einer Hyponatriämie, hypertone NaCl-Lösungen dagegen zu einer Hypernatriäme – könnte dabei therapeutisch bei abwechselnder Applikation interessant sein.
Die Brain-Trauma-Foundation empfiehlt aktuell zur Osmotherapie Mannitol in einer Dosierung von 0,25–1 g/kg KG zur Hirndrucktherapie (B). Wegen des diuretischen Effekts muss auf einen ausreichenden Blutdruck von > 90 mm Hg systolisch geachtet werden (B). Mannitol sollte bevorzugt erst nach Anlage eines invasiven ICP-Monitorings verwendet werden oder als Notfallmaßnahme bei drohender Herniation oder signifikanter klinischer Verschlechterung (C). Aufgrund der Evidenzlage werden hypertone NaCl-Lösungen bisher nicht als gleichwertige Therapieoption aufgeführt.

G 2.4.7 Glukokortikoide

Steroide sind in der Akuttherapie von Hirndruckkrisen in der Regel nicht hilfreich. Glukokortikoide haben einen nachgewiesenen positiven Effekt auf perifokale Ödeme bei primären Hirntumoren, zerebralen Metastasen, Abszessen und Lymphomen (3 x 4 mg–3 x 8 mg Dexamethason/d). Eine klinische Besserung der Patienten kann innerhalb der ersten 24 Stunden nach Gabe beobachtet werden. Eine Reduktion des ICP ist erst nach 48–72 Stunden zu erwarten. Beim Hirnödem im Rahmen von SHT oder von Infarkten (ischämisch oder hämorrhagisch) sind sie nicht wirksam, können zu einer Verschlechterung der Prognose führen und sind kontraindiziert (↓) (Allen und Ward 1998, Roberts et al. 2004).

G 2.4.8 Sedativa zur Hirndrucktherapie

Die Auswirkungen der häufig verwendeten Analgosedativa auf ICP, CPP und CBF wurden bereits in Kapitel G.1 ausführlich dargestellt. Neben den klassischen Barbituraten kann auch Propofol eine ICP-Senkung bewirken, ebenso Etomidate, das jedoch aufgrund seiner Nebenwirkungen keine First-Line-Therapie zur ICP-Senkung mehr sein sollte.

Barbiturate: Barbiturate reduzieren den Hirnmetabolismus und bewirken dadurch eine Abnahme von CBF und ICP. Außerdem sollen Barbiturate antioxidativ und anti-apoptotisch wirksam sein (zur Übersicht Latorre et al. 2009). Zwei kontrollierte, randomisierte Studien zeigten keinen Vorteil des prophylaktischen Barbituratkomas beim SHT (↓) (Schwartz et al. 1984, Ward et al. 1985). Eine weitere Studie bei SHT und erhöhtem Hirndruck, der durch Hyperventilation, Mannitol und Ventrikeldrainage nicht zu beherrschen war, zeigte unter dem Einsatz von Barbituraten eine verbesserte ICP-Kontrolle (↑) (Eisenberg et al. 1988). Auch bei raumfordernden Hemisphäreninfarkten konnte eine Senkung der Hirndruckwerte erreicht werden, jedoch zeigte sich keine Verbesserung des klinischen Outcomes (Schwab et al. 1997). Eine Cochrane-Analyse fand insgesamt keine Hinweise für ein besseres Outcome durch den Einsatz von Barbituraten bei SHT-Patienten (Roberts 2000). Einerseits sind Barbiturate nebenwirkungsreich (Blutdruckabfall, Immunsuppression mit pulmonalen Infekten, hepatotoxisch), andererseits wird der ICP-senkende Effekt häufig durch einen gleichzeitigen CPP-Abfall – bedingt durch eine relevante Senkung des MAP – bei 25 % der Patienten überkompensiert. Dennoch empfehlen die internationalen Brain-Trauma-Foundation Leitlinien den Einsatz von Barbituraten unter EEG-Kontrolle bei hämodynamisch stabilen Patienten, bei denen eine kritische Hirndruckerhöhung durch andere Maßnahmen nicht kontrolliert werden kann (B). Eine hoch dosierte Barbiturattherapie zur Prophylaxe einer ICP-Erhöhung soll nicht durchgeführt werden (A).

Barbiturate sollten über einen separaten zentralvenösen Zugang appliziert werden. Als Aufsättigung sollte z. B. Thiopental (Trapanal®) 200–400 mg als Bolus i. v. appliziert werden, in den darauffolgenden 30 Minuten sollten ca. 500–2 000 mg Thiopental infundiert werden. Für die Dauertherapie beträgt die Dosis 2–5 mg/kg KG/h. Hierfür besteht jedoch in Deutschland keine Zulassung. Eine EEG-Ableitung zur Therapiekontrolle (Burst-Suppression-Muster mit Suppressionsphasen von etwa 30 Sekunden) ist erforderlich. Neben der arteriellen Blutdruckmessung muss auch eine kontinuierliche Hirndruckmessung erfolgen.

G 2.4.9 Indometacin

Indometacin (z. B. Confortid®) senkt den zerebralen Blutfluss (CBF) und damit den ICP. Ein wirksamer Effekt wurde sowohl beim SHT (Slavik und Rhoney 1999) als auch beim Hirnödem im Rahmen einer zerebralen Ischämie (Schwarz et al. 1999) und tierexperimentell beim Leberversagen mit Hirnödem (Chung et al. 2001) beschrieben. Da noch keine größeren Studien vorliegen, muss diese Therapie als experimentell betrachtet werden. Es wurden ICP-Rebound-Effekte beschrieben und es besteht ebenso wie bei der Hyperventilation die Gefahr sekundärer Ischämien (Latorre et al. 2009). Eine Dosierung von 30–50 mg i. v. wird empfohlen.

G 2.4.10 Dekompressionsoperation

Prinzipiell ist eine dekompressive Kraniektomie eine Notfallmaßnahme zur Lebensrettung bei Patienten mit unterschiedlichen neurologischen Erkrankungen mit kritischer Hirndruckerhöhung. Für Schlaganfall- und SHT-Patienten ist der Effekt der Kraniektomie bereits gut untersucht worden.

Ca. 1–10 % der supratentoriellen ischämischen Hirninfarkte entwickeln sich zu einem sog. malignen Mediainfarkt mit massiver Raumforderung, Mittellinienverlagerung und ICP-Erhöhung bis hin zur Herniation innerhalb der ersten 24–48 Stunden (zur Übersicht: Huttner et al. 2009). Ohne dekompressive Kraniektomie sterben ca. 80 % der Patienten trotz maximaler konservativer intensivmedizinischer Therapie innerhalb der ersten drei Monate (Berrouschot et al. 1998). 2009 wurden die gepoolten Daten der drei europäischen kontrollierten Studien (DESTINY, DECIMAL, HAMLET) mit insgesamt 109 Patienten (Alter < 60 Jahre) veröffentlicht, die innerhalb von 48 Stunden nach Symptombeginn entweder mit Hemikraniektomie oder konservativer Strategie behandelt wurden (Hofmeijer et al. 2009). Hier zeigte sich durch die Kraniektomie eine Reduktion der 1-Jahres-Mortalität um 50 % (Number-Needed-To-Treat, NNT = 2). Nach einem Jahr hatten 23/58 Patienten aus der Kraniektomie-Gruppe und 12/51 Patienten aus der konservativen Gruppe ein als gut definiertes klinisches Outcome mit einem mRS-Wert ≤ 3. Diese absolute Risikoreduktion um 16 % war jedoch nicht signifikant. Die Datenlage bezüglich des optimalen OP-Zeitpunkts ist noch nicht klar. Auch wenn eine ältere Metaanalyse keinen Vorteil einer frühen versus verzögerten Kraniektomie fand (Gupta et al. 2004), sprechen doch mehrere Beobachtungen dafür, dass eine Entlastungskraniektomie innerhalb der ersten 24 Stunden den größten Effekt haben könnte (zur Übersicht: Huttner et al. 2009). Bezüglich einer Altersgrenze bei der Auswahl der für eine OP infrage kommenden Patienten kann noch keine abschließende Empfehlung auf der Basis prospektiv-erhobener Daten abgegeben werden. Hier müssen die Ergebnisse der DESTINY-II-Studie abgewartet werden, die auch Patienten > 60 Jahre einschließt.

Auch beim SHT steht eine zum Teil beidseitige Dekompressionsoperation zur Verfügung. Polin et al. (1997) führten bei Patienten mit einem ICP > 40 mm Hg nach einem SHT innerhalb von 48 Stunden eine bilaterale Dekompression durch. Sie konnten im Vergleich mit einem Datenbankkollektiv ein besseres Outcome zeigen. In einer ähnlichen Studie wurde an 57 Patienten unabhängig vom Alter (alle jedoch < 50 Jahre) ein gutes Outcome nach Dekompression gezeigt (Guerra et al. 1999). Eine retrospektive Studie (n = 49) fand dagegen eine Reduktion des ICP und der Mittellinienverlagerung, jedoch keine Verbesserung des Outcome (Munch et al. 2000). Letztlich steht nur eine kontrollierte Studie (konservativ vs. konservativ + Dekompression) zur Verfügung, die zwar ein besseres Outcome zeigen konnte, aufgrund methodischer Einschränkungen jedoch nicht uneingeschränkt verwertbar ist (Taylor et al. 2001). Eine 2006 durchgeführte Metaanalyse konnte dementsprechend aufgrund fehlender ausreichender Studienlage keine abschließende Empfehlung bei Erwachsenen mit SHT und erhöhtem ICP Druck geben (↔) (Sahuquillo et al. 2006). Auch wenn es durch die dekompressive Kraniektomie zu einer signifikanten ICP-Senkung zu kommen scheint, so ist doch nach wie vor unklar, ob es hierdurch auch tatsächlich zu einer Verbesserung des klinischen Verlaufs kommt oder lediglich zu einer Abnahme der Mortalität um den Preis einer Zunahme der Patienten mit schlechtem neurologischen Outcome (z. B. vegetative State) (Li et al. 2010). Erfreulicherweise rekrutieren derzeit zwei internationale randomisierte und kontrollierte Multicenter-Studien (RESCUEicp und DECRA) insgesamt 820 SHT-Patienten mit ICP-Erhöhung, um diese Frage auf hohem methodischen Niveau zu beantworten.

G 2.5 Pragmatische Therapie

Patienten mit den klinischen Zeichen des zunehmenden Hirndrucks bedürfen der Versorgung auf einer Intensivstation, die mit der Therapie und Überwachung des Hirndrucks vertraut ist. Verlegungen in solche Zentren sollten möglichst vor der vollständigen Manifestation von Hirndruckzeichen durchgeführt werden. Auch sollte die Möglichkeit der neurochirurgischen Intervention gegeben sein.

G 2.5.1 Initiale Notfalltherapie

Folgendes Vorgehen wird in der Akutsituation zur Senkung des erhöhten Hirndrucks, insbesondere bei drohender Herniation, empfohlen:

- mindestens ein großlumiger intravenöser Zugang,
- ausreichende Oxygenierung, Ausschluss Hyperkapnie (BGA), wenn notwendig Intubation und dann eventuell moderate Hyperventilation,
- Mannitol 20 % 250 ml rasch infundieren,
- Stabilisierung des systemischen Blutdrucks, wenn notwendig mit Volumensubstitution oder Katecholaminen, Erfordernishochdruck (Cushing-Reflex) nicht primär senken,
- Oberkörper 10–30° hoch lagern (nur bei stabilem Kreislaufzustand), Kopf in mittlere Neutralposition bringen,
- bei fehlenden Schutzreflexen Intubation, unbedingt Blutdruckabfall im Rahmen der Intubation vermeiden,
- Notfall-cCT sobald Patient stabil, zusammen mit Neurochirurgie OP-Indikation ableiten,
- Verlegung auf geeignete Intensivstation organisieren.

Bei sich weniger akut entwickelndem Hirndruck sollte eine abgestufte Therapie durchgeführt werden.

G 2.6 Pragmatische Intensivtherapie

Auf der Intensivstation stehen neben allgemeinen (z. B. Normotonie, -thermie, Lagerung und ausreichende Oxygenierung) und speziellen Maßnahmen der Hirndrucksenkung (Osmotherapie, Hypothermie und Analgosedierung) die Möglichkeiten zum invasiven Monitoring des ICP zur Verfügung. Diese sollten nach einem Stufenschema angewandt werden:

Allgemeine Maßnahmen zur Behandlung von erhöhtem Hirndruck

- Therapie der respiratorischen Insuffizienz (paO_2 > 100 mm Hg, $paCO_2$ 35–42 mm Hg) (↑↑)
- Normothermie (medikamentöse und physikalische Fiebersenkung) (↑↑)
- Therapie metabolischer Störungen (insbesondere Hyperglykämie) (Ziel-BZ 80–160 g/dl, Hypernatriämie) (↑↑)
- Aufrechterhaltung eines suffizienten arteriellen Blutdrucks (MAP > 90 mm Hg), Hypovolämie vermeiden
- Optimierung der Kopflagerung (freier jugularvenöser Abfluss)
- Oberkörperhochlagerung (10–30°) nur, wenn darunter keine Verschlechterung der Kreislaufsituation auftritt, d. h., der arterielle Druck in der A. carotis muss stabil bleiben (↑)
- Analgesie und Sedierung

Zunehmende Hirnschwellung (Vigilanzminderung, Pupillomotorikstörung, Progression in der bildgebenden Diagnostik)

- Analgosedierung verstärken, ggf. Intubation
- ICP-Monitoring, insbesondere wenn der Patient nicht mehr sicher klinisch beurteilbar ist (CPP-Kontrolle, Validierung der Therapieformen) (↔)
- Falls externe Ventrikeldrainage vorhanden: Liquor ablassen
- Erneute Abwägung einer neurochirurgischen Intervention (insbesondere bei vaskulärer oder traumatischer Genese) (↑)
- Ziel: CPP > 50–70 mm Hg, ICP < 20 mm Hg; wenn erforderlich Katecholamintherapie (dann möglichst mit Noradrenalin)

Behandlung einer akuten Hirndruckkrise bzw. eines längeren kontinuierlichen Hirndruckanstiegs > 20 mm Hg

- Osmotherapie mit hypertoner NaCl-Lösung (z. B. HyperHAES®), 250 ml als Bolus alle 8 h (Cave: Hypernatriämie, Volumenüberladung bei Herzinsuffizienz) (↑) oder Mannitol (z. B. Mannit-Lösung 20 %®), initial 125–250 ml, dann 80–125 ml als Bolus alle 6–8 h (Cave: Hyponatriämie, Serumosmolarität, RR-Abfall wegen diuretischer Wirkung – ggf. anschließende Infusion einer Elektrolytlösung) (↑). Ggf. auch beide Osmotherapeutika im Wechsel, Cave: Rebound nach täglicher Gabe > 24 h
- Moderate Hypothermie (33–35 °C) bei malignem Mediainfarkt, hepatischer Enzephalopathie und SHT mit ICP > 20 mm Hg (↑) für mindestens 4 Tage (↑), Cave: erhöhtes Infektrisiko
- Kurzzeitige Hyperventilation (Ziel $paCO_2$ 32–34 mm Hg), nur geeignet zur Therapie einer Hirndruckkrise, jedoch Cave: Rebound bei zu schneller Normalisierung des $paCO_2$
- Propofol- oder Barbiturat-Narkose bis zum Burst-Suppression-Muster im EEG (Cave: erhöhtes Infektrisiko, insbesondere bei Barbituraten); ggf. Muskelrelaxierung, damit Hustenstoß (plötzlicher Anstieg des Hirndrucks) unterbunden wird
- erneute Abwägung einer neurochirurgischen Intervention (insbesondere bei vaskulärer oder traumatischer Genese) (↑)

G 2.7 Literatur

Akioka T, Ota K, Matsumato A, et al. The effects of THAM on intracranial hypertension. An experimental and clinical study. In: Beks JWF, Bosch DA, Brock M, eds. Intracranial Pressure III. Berlin: Springer; 1976.p. 219–222.

Allen CH, Ward JD. An evidence-based approach to management of increased intracranial pressure. Crit Care Clin 1998;14:485–495.

Andrews BT, Chiles BW 3rd,Olsen WL, Pitts LH. The effect of intracerebral hematoma location on the risk of brain-stem compression and on clinical outcome. J Neurosurg 1988;69:518–522.

Barnett GH, Ropper AH, Romeo J. Intracranial pressure and outcome in adult encephalitis. J Neurosurg 1988;68: 585–588.

Battison C, Andrews PJ, Graham C, Petty T. Randomized, controlled trial on the effect of a 20 % mannitol solution and a 7.5 % saline/6 % dextran solution on increased intracranial pressure after brain injury. Crit Care Med 2005;33:196–202.

Bentson G, Breivik H, Lundar T, Stubhaug A. Hypertonic saline (7,2 %) in 6 % hydroxyethyl starch reduces intracranial pressure and improves hemodynamics in a placebo-controlled study involving stable patients with subarachnoid hemorrhage. Crit Care Med 2006;34: 2912–2917.

Bereczki D, Fekete I, Prado GF, Liu M. Mannitol for acute stroke. Cochrane Database Syst Rev 2007; CD001153.

Bereczki D, Mihalka L, Szatmari S, et al. Mannitol use in acute stroke. Stroke 2003;34:1730–1735.

Berrouschot J, Sterker M, Bettin S, Koster J, Schneider D. Mortality of space-occupying ('malignant') middle cerebral artery infarction under conservative intensive care. Intensive Care Med 1998;24:620-623.

Bhardwaj A, Ulatowski JA. Hypertonic saline solutions in brain injury. Curr Opin Crit Care 2004;10:126–131.

Chung C, Gottstein J, Blei AT. Indometacin prevents the development of experimental ammonia-induced brain edema in rats after portacaval anastomosis. Hepatology 2001;34:249–254.

Clemmesen JO, Larsen FS, Kondrup J, Hansen BA, Ott P. Cerebral herniation in patients with acute liver failure is correlated with arterial ammonia concentration. Hepatology 1999;29:648–653.

Cruz J, Minoja G, Okuchi K, Facco E. Successful use of the new high-dose mannitol treatment in patients with Glasgow Coma Scale scores of 3 and bilateral abnormal pupillary widening: a randomized trial. J Neurosurg 2004;100:376–383.

Czosnyka M et al. Hemodynamic characterization of intracranial pressure plateau waves in head-injury patients. J Neurosurg 1999;91:11–19.

Czosnyka M, Smielewski P, Piechnik S, Steiner LA, Pickard JD. Cerebral autoregulation following head injury. J Neurosurg 2001;95:756–763.

Czosnyka M. Monitoring intracranial pressure. In: Matta BF, Menon DK, Turner JM, eds. Textbook of Neuroanaesthesia and Critical care. London: Greenwich Medical Center; 2000.

Davies AR. Hypothermia improves outcome from traumatic brain injury. Crit Care Resusc 2005;7:238–243.

De Georgia MA, Krieger DW, Abou-Chebl A, Devlin TG, Jauss M, Davis SM, Koroshetz WJ, Rordorf G, Warach S. Cooling for Acute Ischemic Brain Damage (COOL AID): a feasibility trial of endovascular cooling. Neurology 2004;63:312–317.

Delashaw JB, Broaddus WC, Kassell NF, et al. Treatment of right hemispheric cerebral infarction by hemicraniectomy. Stroke 1990;21:874–881.

Dmello D, Cruz-Flores S, Matuschak GM. Moderate hypothermia with intracranial pressure monitoring as a therapeutic paradigm for the management of acute liver failure: a systematic review. Intensive Care Med 2010;36: 210–213.

Eisenberg HM, Frankowski RF, Contant CF, Marshall LF, Walker MD. High-dose barbiturate control of elevated intracranial pressure in patients with severe head injury. J Neurosurg 1988;69:15–23.

Forsyth RJ, Wolny S, Rodrigues B. Routine intracranial pressure monitoring in acute coma. Cochrane Database Syst Rev 2010;CD002043.

Gaab MR, Heissler HE. ICP monitoring. Crit Rev Biomed Eng 1984;11:189–250. Review.

Georgiadis D, Schwarz S, Aschoff A, Schwab S. Hemicraniectomy and moderate hypothermia in patients with severe ischemic stroke. Stroke 2002;33:1584–1588.

Guerra WK, Gaab MR, Dietz H, Mueller JU, Piek J, Fritsch MJ. Surgical decompression for traumatic brain swelling: indications and results. J Neurosurg 1999;90:187–196.

Guidelines for the management of severe traumatic brain injury (Brain Trauma Foundation). J Neurotrauma 2007;24 (Suppl 1):S1–106.

Gupta R, Connolly ES, Mayer S, Elkind MS. Hemicraniectomy for massive middle cerebral artery territory infarction: a systematic review. Stroke 2004;35:539–543.

Hemmen TM, Raman R, Guluma KZ, Meyer BC, Gomes JA, Cruz-Flores S, Wijman CA, Rapp KS, Grotta JC, Lyden PD. Intravenous thrombolysis plus hypothermia for acute treatment of ischemic stroke (ICTuS-L): final results. Stroke 2010;41:2265–2270.

Hofmeijer J, Kappelle LJ, Algra A, Amelink GJ, van Gijn J, van der Worp HB. Surgical decompression for space-occupying cerebral infarction (the Hemicraniectomy After Middle Cerebral Artery infarction with Life-threatening Edema Trial [HAMLET]): a multicentre, open, randomised trial. Lancet Neurol 2009;8:326–333.

Homberg AM, Jakobsen M, Enevoldsen E. Transcranial Doppler recordings in raised intracranial pressure. Acta Neurol Scand 1993;87:488–493.

Horn P, Munch E, Vajkoczy P, et al. Hypertonic saline solution for control of elevated intracranial pressure in patients with exhausted response to mannitol and barbiturates. Neurol Res 1999;21:758–764.

Huttner HB, Schwab S. Malignant middle cerebral artery infarction: clinical characteristics, treatment strategies, and future perspectives. Lancet Neurol 2009;8:949–958.

Jalan R, Olde Damink SW. Hypothermia for the management of intracranial hypertension in acute liver failure. Curr Opin Crit Care 2001;7:257–262. Review.

Jiang JY, Xu W, Li WP, Gao GY, Bao YH, Liang YM, Luo QZ. Effect of long-term mild hypothermia or short-term mild hypothermia on outcome of patients with severe traumatic brain injury. J Cereb Blood Flow Metab 2006;26:771–776.

Kaufmann AM, Cardoso ER. Aggravation of vasogenic edema by multiple-dose mannitol. J Neurosurg 1992;77: 584–589.

Langfitt TW, Weinstein JD, Kassell NF. Cerebral vasomotor paralysis produced by intracranial hypertension. Neurology 1965;15:622.

Latorre JG, Greer DM. Management of acute intracranial hypertension: a review. Neurologist 2009;15:193–207.

Li LM, Timofeev I, Czosnyka M, Hutchinson PJ. Review article: the surgical approach to the management of increased intracranial pressure after traumatic brain injury. Anesth Analg 2010;111:736–748.

Lundberg N. Continuous recording and monitroing of ventricular fluid pressure in neurosurgical practice. Acta Psychiat Neurol Scand 1960;140:36.

McIntyre LA, Fergusson DA, Hebert PC, Moher D, Hutchison JS. Prolonged therapeutic hypothermia after traumatic brain injury in adults. JAMA 2003;289:2992–2999.

Munch E, Horn P, Schurer L, Piepgras A, Paul T, Schmiedek P. Management of severe traumatic brain injury by decompressive craniectomy. Neurosurgery 2000; 47:315–322.

Pfister HW, Feiden W, Einhäupl KM. Spectrum of complications during bacterial meningitis in adults. Results of a prospective clinical study. Arch Neurol 1993;50:575–581.

Polin RS, Shaffrey ME, Bogaev CA, Tisdale N, Germanson T, Bocchicchio B, Jane JA. Decompressive bifrontal craniectomy in the treatment of severe refractory posttraumatic cerebral edema. Neurosurgery 1997;41:84–92.

Qureshi AI, Geocadin RG, Suarez JI, Ulatowski JA. Long-term outcome after medical reversal of transtentorial herniation in patients with supratentorial mass lesions. Crit Care Med 2000;28:1556–1564.

Rangel-Castillo L, Robertson CS. Management of intracranial hypertension. Crit Care Clin 2006;22:713–732; abstract ix.

Roberts I, Schierhout G, Wakai A. Mannitol for acute traumatic brain injury. Cochrane Database Syst Rev 2003; CD001049.

Roberts I et al. Effect of intravenous corticosteroids on death within 14 days in 10008 adults with clinically significant head injury (MRC CRASH trial): randomised placebo-controlled trial. Lancet 2004;364:1321–1328.

Roberts I. Barbiturates for acute traumatic brain injury. Cochrane Database Syst Rev 2000;CD000033.

Ropper AH, Shafran B. Brain edema after stroke. Clinical syndrome and intracranial pressure. Arch Neurol 1984; 41:26–29.

Ropper AH. Lateral displacement of the brain and level of consciousness in patients with an acute hemispheral mass. N Engl J Med 1986;314:953–958.

Sahuquillo J, Arikan F. Decompressive craniectomy for the treatment of refractory high intracranial pressure in traumatic brain injury. Cochrane Database Syst Rev. 2006;25.

Sahuquillo J, Vilalta A. Cooling the injured brain: how does moderate hypothermia influence the pathophysiology of traumatic brain injury. Curr Pharm Des 2007;13: 2310–2322.

Scheithauer S et al. External ventricular and lumbar drainage-associated meningoventriculitis: prospective analysis of time-dependent infection rates and risk factor analysis. Infection 2010;38:205–209.

Schmidt EA, Czosnyka M, Gooskens I, Piechnik SK, Matta BF, Whitfield PC, Pickard JD. Preliminary experience of the estimation of cerebral perfusion pressure using transcranial Doppler ultrasonography. J Neurol Neurosurg Psychiatry 2001;70:198–204.

Schneider GH, Baethmann A, Kempski O. Mechanisms of glial swelling induced by glutamate. Can J Physiol Pharmacol 1992;70(Suppl):334–343.

Schreckinger M, Marion DW. Contemporary Management of Traumatic Intracranial Hypertension: Is There a Role for Therapeutic Hypothermia? Neurocrit Care 2009;11: 427–436.

Schwab S, Georgiadis D, Berrouschot J, Schellinger PD, Graffagnino C, Mayer SA. Feasibility and safety of moderate hypothermia after massive hemispheric infarction. Stroke 2001;32:2033–2035.

Schwab S, Spranger M, Schwarz S, Hacke W. Barbiturate coma in severe hemispheric stroke: useful or obsolete? Neurology 1997;48:1608–1613.

Schwartz ML, Tator CH, Rowed DW, Reid SR, Meguro K, Andrews DF. The University of Toronto head injury treatment study: a prospective, randomized comparison of pentobarbital and mannitol. Can J Neurol Sci 1984; 11:434–440.

Schwarz S, Bertram M, Aschoff A, Schwab S, Hacke W. Indometacin for brain edema following stroke. Cerebrovasc Dis 1999;9:248–250.

Schwarz S, Georgiadis D, Aschoff A, Schwab S. Effects of hypertonic (10 %) saline in patients with raised intracranial pressure after stroke. Stroke 2002b;33:136–140.

Schwarz S, Schwab S, Bertram M, Aschoff A, Hacke W. Effects of hypertonic saline hydroxyethyl starch solution and mannitol in patients with increased intracranial pressure after stroke. Stroke 1998;29:1550–1555.

Seelig JM, Becker DP, Miller JD, Greenberg RP, Ward JD, Choi SC. Traumatic acute subdural hematoma: major mortality reduction in comatose patients treated within four hours. N Engl J Med 1981;304:1511–1518.

Shapiro HM, Marshall LF. Intracranial pressure responses to PEEP in head-injured patients. J Trauma 1978;18: 254–256.

Skoglund TS, Nellgard B. Long-time outcome after transient transtentorial herniation in patients with traumatic brain injury. Acta Anaesthesiol Scand 2005;49:337–340.

Slavik RS, Rhoney DH. Indometacin: a review of its cerebral blood flow effects and potential use for controlling intracranial pressure in traumatic brain injury patients. Neurol Res 1999;21:491–499. Review.

Smith M. Monitoring intracranial pressure in traumatic brain injury. Anesth Analg 2008;106:240–248.

Soustiel JF et al. Comparison of moderate hyperventilation and mannitol for control of intracranial pressure control in patients with traumatic brain injury – a study of cerebral blood flow and metabolism. Acta Neurochir (Wien) 2006;148:845–851.

Staub F, Peters J, Kempski O, Schneider GH, Schurer L, Baethmann A. Swelling of glial cells in lactacidosis and by glutamate: significance of Cl(−)-transport. Brain Res 1993;610:69–74.

Steiner T, Friede T, Aschoff A, Schellinger PD, Schwab S, Hacke W. Effect and feasibility of controlled rewarming after moderate hypothermia in stroke patients with malignant infarction of the middle cerebral artery. Stroke 2001;32:2833–2835.

Steiner T, Pilz J, Schellinger PD, Wirtz R, Friederichs V, Aschoff A, Hacke W. Multimodal online monitoring in middle cerebral artery territory stroke. Stroke 2001;32: 2500–2506.

Sutton LN, McLaughlin AC, Dante S, Kotapka M, Sinwell T, Mills E. Cerebral venous oxygen content as a measure of brain energy metabolism with increased intracranial pressure and hyperventilation. J Neurosurgy 1990;73: 927–932.

Taylor A, Butt W, Rosenfeld J, et al. A randomized trial of very early decompressive craniectomy in children with traumatic brain injury and sustained intracranial hypertension. Childs Nerv Syst 2001;17:154–162.

Tokutomi T, Morimoto K, Miyagi T, Yamaguchi S, Ishikawa K, Shigemori M. Optimal temperature for the management of severe traumatic brain injury: effect of hypothermia on intracranial pressure, systemic and intracranial hemodynamics, and metabolism. Neurosurgery 2003;52:102-111; discussion 111–102.

Vialet R, Albanese J, Thomachot L, Antonini F, Bourgouin A, Alliez B, Martin C. Isovolume hypertonic solutes (sodium chloride or mannitol) in the treatment of refractory posttraumatic intracranial hypertension: 2 mL/kg 7.5 % saline is more effective than 2 mL/kg 20 % mannitol. Crit Care Med 2003;31:1683–1687.

Waidhauser E, Hamburger C, Marguth F. Neurosurgical management of cerebellar hemorrhage. Neurosurg Rev. 1990;13:211–217.

Ward JD, Becker DP, Miller JD, et al. Failure of prophylactic barbiturate coma in the treatment of severe head injury. J Neurosurg 1985;62:383–388.

White H, Venkatesh B. Cerebral perfusion pressure in neurotrauma: a review. Anesth Analg 2008;107:979-988.

Winkler F, Kastenbauer S, Yousry TA, Maerz U, Pfister HW. Discrepancies between brain CT imaging and severely raised intracranial pressure proven by ventriculostomy in adults with pneumococcal meningitis. J Neurol 2002; 249:1292–1297.

Wolf AL, Levi L, Marmarou A, et al. Effect of THAM upon outcome in severe head injury: a randomized prospective clinical trial. J Neurosurg 1993;78:54–59.

Young JS et al. Is there an upper limit of intracranial pressure in patients with severe head injury if cerebral perfusion pressure is maintained? Neurosurg Focus 2003; 15:E2.

G 3 Schädel-Hirn-Trauma

von A. Kampfl, R. Beer und E. Schmutzhard

Abkürzungen

CBF	zerebraler Blutfluss
CPP	zerebraler Perfusionsdruck
CT	Computertomographie
DSA	digitale Subtraktions-Angiographie
EDH	Epiduralhämatom
EEG	Elektroenzephalographie
EVP	evozierte Potenziale
GCS	Glasgow Coma Scale
ICP	intrakranieller Druck/Hirndruck
MAP	arterieller Mitteldruck
MRT	Magnetresonanztomographie
pCO_2	Kohlendioxidpartialdruck im Blut
pO_2	Sauerstoffpartialdruck im Blut
(t)SAB	(traumatische) Subarachnoidalblutung
SDH	Subduralhämatom
SHT	Schädel-Hirn-Trauma
SjO_2	jugular-venöse Sauerstoffsättigung
ptO_2	Gewebe-Sauerstoffpartialdruck

G 3.1 Epidemiologie

Die Inzidenz des Schädel-Hirn-Traumas (SHT) beträgt in der EU ca. 200 pro 100 000 Einwohner pro Jahr (Tagliaferri et al. 2006). Da jedoch ca. 5–10 % der Patienten mit einem SHT in der Prähospitalphase versterben und ca. 20–40 % keine akute medizinische Versorgung in Anspruch nehmen, sind die epidemiologischen Daten zum SHT in ihrer Aussagekraft limitiert. Es kann davon ausgegangen werden, dass das Verhältnis von Patienten mit einem leichten, mittelschweren und schweren SHT (s. Definition), die lebend in ein Krankenhaus aufgenommen werden, 8 : 1 : 1 beträgt (Corrigan et al. 2010).

Die Inzidenz des SHT ist am höchsten zwischen dem 15. und 24. Lebensjahr bzw. nach dem 75. Lebensjahr. Männer sind häufiger betroffen als Frauen (Verhältnis ca. 1,5 : 1). Ca. 40 % aller SHT ereignen sich im Rahmen von Verkehrsunfällen, 25 % sind durch Stürze bedingt und 25 % durch Sport-, Freizeit- und Arbeitsunfälle (Tagliaferri et al. 2006). Eine Zunahme ist bei SHT infolge körperlicher Gewalt zu verzeichnen, die Häufigkeit wird rezent mit 7–10 % angegeben (Butcher et al. 2007).

Das SHT stellt im jungen Erwachsenenalter die häufigste Todesursache dar. Die Letalität beträgt insgesamt ca. 10 % und für hospitalisierte Patienten 1–3 %. Während Verkehrsunfälle die Haupttodesursache von SHT-Patienten zwischen dem 15. und 24. Lebensjahr darstellen, repräsentieren Stürze die häufigste Todesursache ab dem 75. Lebensjahr (Tagliaferri et al. 2006). Eine erhöhte Letalität und Morbidität zeigt sich auch bei Patienten mit niedrigem sozioökonomischen Status, Alkohol- und Drogenabusus.

Hinsichtlich der sozioökonomischen Folgen, die durch SHT-Patienten verursacht werden, wird zwischen direkten (z. B. bedingt durch die medizinische Versorgung von SHT-Patienten) und indirekten Kosten unterschieden (entstehen durch den Verlust bzw. die Unterbrechung der Erwerbsfähigkeit). Die Gesamtkosten, die jährlich in den USA für SHT-Patienten anfallen, werden auf über 60 Milliarden US-Dollar geschätzt (Maas et al. 2008). Aufgrund dieser Daten kommt der Prävention des SHT eine besondere Bedeutung zu. Das Anlegen eines Sicherheitsgurts reduziert das Risiko, bei einem Verkehrsunfall ums Leben zu kommen um 49 %, für Airbags beträgt die Risikoreduktion 17 %. Hinsichtlich des Tragens eines Helms wird die Risikoreduktion für einen letalen Verkehrsunfall mit 74 % für Motorradfahrer bzw. 39 % für Fahrradfahrer angegeben (Cummings et al. 2006).

G 3.2 Definition und Klassifikation

Der Schweregrad des SHT wird mithilfe des Glasgow Coma Scale (GCS) Score (**Tab. G 3.1**) (Teasdale und Jennett 1974) bestimmt. Dabei werden die Fähigkeit des Augenöffnens, die verbale Antwort und die motorische Reaktion beurteilt. Der GCS ist unmittelbar am Unfallort, nach kardialer, hämodynamischer und respiratorischer Stabilisierung, vor Gabe bzw. nach Metabolisierung von Analgosedativa und Relaxanzien zu erheben.

- Ein leichtes SHT liegt bei einem GCS von 15–13 vor (falls eine Bewusstseinsstörung eintritt, dauert diese maximal 15 Minuten an, die Dauer der posttraumatischen Amnesie beträgt meist weniger als eine Stunde). Neurologische Fokalzeichen fehlen, das Schädel CT zeigt in der Regel keine Parenchymläsionen.
- Ein mittelschweres SHT ist durch einen GCS von 12–9 definiert (die Bewusstseinsstörung und die posttraumatische Amnesie können bis zu 24 Stunden andauern).
- Ein schweres SHT liegt definitionsgemäß bei einem GCS von 8–3 vor (die Dauer der Bewusstlosigkeit beträgt mehr als 24 Stunden).

Der positive prädiktive Wert des GCS bezüglich der Letalität liegt bei ungefähr 70 %. Ein initialer GCS von 3 ist mit einer Letalität von ca. 80 % assoziiert, bei einem GCS von 7–13 beträgt die Letalität 10–15 %. Die Aussagekraft des GCS im Hinblick auf die Langzeitmorbidität von SHT-Patienten ist jedoch gering (Marmarou et al. 2007).

G 3

Tab. G 3.1: Glasgow Coma Scale (GCS) Score

Zu bewertende Reaktion	Beobachtete Reaktion	Punkte
Augenöffnen	spontan	4
	auf Aufforderung	3
	auf Schmerzreiz	2
	kein Augenöffnen	1
Verbale Antwort	voll orientiert, prompte Antwort	5
	unvollständig orientiert	4
	verwirrt, unangemessen	3
	unverständlich	2
	keine verbale Antwort	1
Motorische Reaktion	adäquat auf Aufforderung	6
	gezielte Abwehr auf Schmerzreize	5
	ungezielte Abwehr	4
	Beugesynergismen	3
	Strecksynergismen	2
	keine Bewegung	1

G 3.3 Pathologie

Das Verletzungsmuster nach einem SHT beinhaltet Läsionen der Weichteile, des Knochens, der Gefäße und des Hirnparenchyms (McArthur et al. 2004). Prinzipiell muss zwischen einem offenen (penetrierenden) und einem geschlossenen (gedeckten) SHT unterschieden werden. Das offene SHT ist durch ein Zerreißen der Dura mater definiert. Je nach Art der Verletzung unterscheidet man zwischen fokalen und diffusen Schädigungen (**Tab. G 3.2**). Hervorzuheben ist, dass es sich beim SHT um einen dynamischen Prozess handelt und sich die Mehrzahl der Verletzungsfolgen meist binnen 6–8 Stunden entwickelt (Narayan et al. 2008). So ist bei fokalen Verletzungen in ca. 25–45 % mit einer Größenzunahme bzw. dem Auftreten neuer Läsionen zu rechnen. Eine Progredienz diffuser Verletzungen ist in ca. 16 % zu verzeichnen (Maas et al. 2008).

Tab. G 3.2: Verletzungsmuster nach SHT

Fokale Verletzungen	Diffuse Verletzungen
Schädelfrakturen	Diffuse axonale Verletzung (DAI)
Traumatische intrakranielle Hämatome (EDH, SDH, traumatische SAB)	Diffuse vaskuläre Schädigung (globale zerebrale Ischämie)
Kontusionen	Hirnschwellung und traumatisches Hirnödem (zytotoxisch, vasogen, hydrostatisch, osmotisch)
Andere Verletzungen (vgl. Hirnnervenläsionen, traumatische Gefäßverletzungen)	

Schädelfrakturen werden klassifiziert nach Lokalisation, Typ (vgl. Biegungsfraktur, Berstungsfraktur) und Form. Bei offenen Schädelbasisfrakturen kann es zum Auftreten einer Oto- oder Rhinoliquorrhoe kommen, diese wird durch den Nachweis von Beta-trace-Protein bzw. Beta-2-Transferrin aus dem Nasen- bzw. Ohrsekret bestätigt. Schädelfrakturen sind auch mit einem erhöhten intrakraniellen Blutungsrisiko assoziiert, wobei dieses Risiko mit abnehmendem GCS zunimmt. So beträgt das Risiko für das Auftreten einer traumatischen intrakraniellen Blutung bei wachen Patienten ohne Schädelfraktur ca. 0,1 %, bei Vorliegen einer Bewusstseinsstörung plus Schädelfraktur steigt dieses Risiko auf ca. 25 % an.
Epiduralhämatome (EDH) treten bei 5–15 % aller tödlich verlaufenden SHT auf. Meist sind EDH temporal lokalisiert und resultieren aus Sickerblutungen aus dem Frakturspalt oder verletzten Duragefäßen (häufig arterielle Blutungen aus Ästen der Arteria meningea media, seltener venöse Blutungen). EDH können während des Krankheitsverlaufs an Größe zunehmen (in bis zu 50 % der Fälle), dies kann sich bis zum 14. Tag nach dem SHT ereignen. Eine besonders hohe Mortalität haben EDH der hinteren Schädelgrube (Oertel et al. 2002).
Traumatische Subduralhämatome (SDH) zeigen sich bei 5–22 % der SHT-Patienten (Oertel et al. 2002). In der Regel entstehen SDH durch das Zerreißen venöser Blutleiter (vgl. kortikale Venen, Brückenvenen, Sinus) und sind oft, im Gegensatz zu den EDH, mit Parenchymläsionen verbunden.
Eine traumatische Subarachnoidalblutung (tSAB) lässt sich bei bis zu 50 % der Patienten mit einem schweren SHT (Oertel et al. 2002) nachweisen. Ein Drittel der Patienten mit einer tSAB entwickelt zwischen dem 2.–14. Tag post Trauma einen Vasospasmus, der in bis zu 30 % der Fälle zu einer zerebralen Ischämie führen kann (Oertel et al. 2005).

Kontusionen sind meist frontotemporal nachweisbar, Parietal-, Okzipitallappen und Kleinhirn sind seltener betroffen. Die Häufigkeit von Kontusionen bei SHT-Patienten liegt zwischen 25–40 % (Bullock et al. 2006). Risikofaktoren für eine Größenzunahme hämorrhagischer Kontusionen sind Gerinnungsstörung, höheres Lebensalter und männliches Geschlecht (Oertel et al. 2002).
Diffuse axonale Verletzungen sind die Folge von Rotations- und Akzelerationskräften, die bei entsprechender Intensität zu einer gegengleichen Rotation von Großhirn- und Kleinhirn-Hemisphären führen, sodass im Bereich der »Konnektionspunkte« (vgl. Corpus callosum und dorsolateraler oberer Hirnstamm) Scherverletzungen resultieren (McArthur et al. 2004). Diffuse axonale Verletzungen treten insbesondere dann auf, wenn der Kopf gegen weiche Gegenstände prallt (zum Beispiel Innenverkleidung von Autos). Patienten mit einer diffusen axonalen Verletzung zeigen im Vergleich zu SHT-Patienten, die dieses Verletzungsmuster nicht aufweisen, seltener intrakranielle Hämatome, Kontusionen, erhöhte intrakranielle Druckwerte und Schädelbasisfrakturen, dennoch sind diffuse axonale Verletzungen mit einem ungünstigen Outcome assoziiert (Kampfl et al. 1998, Jennett et al. 2001).
Ischämische Läsionen sind bei ca. 90 % der Patienten, welche infolge des SHT versterben, nachweisbar (McArthur et al. 2004). Prädilektionsstellen sind Hippocampus und Basalganglien, seltener Kleinhirn und zerebraler Kortex. Trotz des häufigen Vorkommens ischämischer Ereignisse ist eine Angabe des CBF-Schwellenwerts, welcher das Auftreten einer zerebralen Ischämie nach einem SHT bedingt, problematisch (Botteri et al. 2008), da die zerebrale Oxygenierung von zusätzlichen Parametern wie Sauerstoffgehalt des arteriellen Blutes und der metabolischen Sauerstoffumsatzrate des Gehirns ($CMRO_2$) abhängt.
Das posttraumatische Hirnödem wird unterteilt in ein zelluläres (zytotoxisches) und extrazelluläres (vasogenes) Hirnödem (Donkin und Vink 2010). Eine Variante des vasogenen Hirnödems repräsentiert das sogenannte hydrostatische Hirnödem, welches bei Verlust der zerebralen Autoregulationskapazität auftritt. Ferner kann bei Absinken der Plasmaosmolalität unter die Hirnosmolalität ein osmotisches Hirnödem resultieren, welches ebenfalls zu einem weiteren Anstieg des intrakraniellen Drucks beitragen kann. Wichtige Mediatoren des posttraumatischen Hirnödems auf molekularer Ebene sind die Aquaporine, Matrix Metalloproteinasen sowie vasoaktive Substanzen, u. a. Bradykinine, Substanz P und das »Calcitonin Gene-Related Peptide« (CGRP).

G 3.4 Pathophysiologie

Die Pathomechanismen des SHT sind äußerst heterogen (Maas et al. 2008). Die resultierenden Verletzungen sind Folge der mechanischen Gewalteinwirkung auf den Schädel und das Gehirn (sogenannte »primäre Verletzung«). Primäre Schädigungen treten unmittelbar post Trauma auf und können eine Progression innerhalb der nächsten Stunden zeigen (vgl. Größenzunahme einer Kontusion). Durch die primäre Schädigung wird eine Reihe von extra- und intrakraniellen Prozessen angestoßen (**Tab. G 3.3**), die zu Veränderungen auf zellulärer, biochemischer und molekularer Ebene führen (sogenannte »sekundäre Schädigung«) und zu einer weiteren Ausbreitung des Zellschadens beitragen (Werner und Engelhard 2007). Die Häufigkeit von sekundären Schäden nach einem SHT wird in Autopsiestudien mit 70–90 % angegeben. Die Prozesse der sekundären Schädigung entwickeln sich über mehrere Stunden bis Tage und können Wochen andauern. Pathophysiologisch bedeutsam ist, dass die sekundäre Schädigung zu einer Aggravierung der intrakraniellen Hypertension beiträgt. Bei den Ursachen handelt es sich teils um reversible und somit potenziell therapeutisch beeinflussbare Prozesse. Mediatoren der sekundären Schädigung sind u. a. die Freisetzung von Neurotransmittern (Exzitotoxizität), Elektrolytverschiebungen, die Bildung freier Radikale, mitochondriale Dysfunktion sowie proinflammatorische Zytokine (Enriquez und Bullock 2004). Eine bedeutende Rolle kommt auch den verschiedenen Zelltodmechanismen (Nekrose, Apoptose sowie Autophagie) zu (Stoica und Faden 2010). Basierend auf experimentellen Studien wurden in den letzten Jahren zahlreiche neuroprotektive Substanzen, die in die Kaskaden der sekundären Schädigung eingreifen, entwickelt und auch in klinischen Phase-II- und Phase-III-Studien evaluiert. Die Ergebnisse waren durchwegs ernüchternd (Maas et al. 2008). Eine Substanz, die aufgrund zweier vielversprechender Phase-II-Studien derzeit klinisch weiterverfolgt wird, ist Progesteron (Xiao et al. 2008, Wright et al. 2007).

Tab. G 3.3: Ursachen der sekundären Schädigung nach einem SHT

Extrakranielle Ursachen	Intrakranielle Ursachen
Hypotension	Intrakranielle traumatische Hämatome
Hypox(äm)ie	Hirnödem und Hirnschwellung
Hyperkapnie und Hypokapnie	Vasospasmus nach tSAB
Fieber	Posttraumatische epileptische Anfälle
Hyperglykämie und Hypoglykämie	(Nosokomiale) ZNS-Infektionen

G 3.5 Diagnostik

Um die optimale weitere Versorgung von SHT-Patienten zu gewährleisten, muss bereits am Unfallort anhand des GCS eine Einteilung in leichtes, mittelschweres und schweres SHT erfolgen. Obligat ist auch eine Beurteilung der Pupillenreaktion. Daraus lassen sich wichtige diagnostische und therapeutische Konsequenzen ableiten. Auf Zusatzverletzungen, insbesondere auf Wirbelsäulenverletzungen mit Myelonbeteiligung, ist zu achten.
Folgende laborchemische Parameter sollten routinemäßig bestimmt werden: Blutbild, Gerinnungsstatus, Elektrolyte, Leber- und Nierenfunktionsparameter, Kreatinkinase, Blutglukose, arterielle Blutgase inkl. Laktat, Blutalkoholspiegel, Blutgruppenserologie sowie Urinstatus.
Die zerebrale Computertomographie (CT) ist die diagnostische Modalität der ersten Wahl (Dubroff und Newberg 2008). Mittels CT lassen sich in der Akutphase rasch extra- und intrakranielle Hämatome, eine tSAB, Kontusionen, ein Hirnödem, Schädelfrakturen und intrakranielle Lufteinschlüsse nachweisen (**Abb. G 3.1a, b, c**).
Mit zunehmender Verbreitung wird vermehrt eine Magnetresonanztomographie (MRT) in der (Sub-)Akutphase nach einem SHT, insbesondere bei unauffälligem CT trotz persistierender Bewusstseinsstörung, durchgeführt. Die MRT ist äußerst sensitiv im Nachweis von diffusen axonalen Verletzungen (**Abb. G 3.1d**) und von nicht-hämorrhagischen Kontusionen im Bereich des Temporallappens und der hinteren Schädelgrube (Dubroff und Newberg 2008). Die MR-Angiographie (MRA) dient dem Nachweis von Gefäßverletzungen (z. B. Gefäßdissektion). Vermehrt kommen auch moderne Untersuchungssequenzen wie »Diffusion Tensor Imaging« (DTI) und funktionelles MRT (fMRT) zur Anwendung, wobei die aktuelle Datenlage noch keine abschließende Bewertung zur Validität dieser Techniken zulässt (Provenzale 2010).

Die Neurosonographie ermöglicht den Nachweis von extrakraniellen Gefäßverletzungen, ferner dient die transkranielle Duplex- bzw. Dopplersonographie dem Nachweis eines Vasospasmus infolge einer tSAB.
Die Elektroenzephalographie (EEG) wird bei Patienten mit einem schweren SHT in erster Linie zur Dosissteuerung der Barbituratnarkose eingesetzt, ferner wird das EEG zum Nachweis von epileptogenen Potenzialen herangezogen. Des Weiteren haben bestimmte EEG-Befunde und Befunde evozierter Potenziale (EVP) bei Patienten mit einem (schweren) SHT eine gewisse prognostische Aussagekraft.
Die konventionelle (digitale Subtraktions-)Angiographie (DSA) wird zunehmend durch semiinvasive Schnittbildangiographieverfahren (vgl. CTA, MRA) ersetzt, repräsentiert aber nach wie vor den Goldstandard zur genauen Lokalisation einer traumatischen AV-Fistel.

G 3.6 Leichtes Schädel-Hirn-Trauma

G 3.6.1 Definition

Das leichte SHT ist definiert durch einen initialen GCS von 15–13, die Dauer einer allfälligen Bewusstseinsstörung ist kürzer als 15 Minuten, die Dauer der posttraumatischen Amnesie meist kürzer als eine Stunde, neurologische Fokalzeichen fehlen. Häufig zeigt sich ein unauffälliges zerebrales CT, Schädelfrakturen können jedoch in 3–13 % der Fälle nachweisbar sein (Cushman et al. 2001).

G 3.6.2 Epidemiologie

Genaue epidemiologische Daten zum leichten SHT liegen nicht vor, da viele dieser Patienten keine medizinische Versorgung beanspruchen. Die Inzidenz des leichten SHT wird auf ca. 150 pro 100 000 Einwohner pro Jahr geschätzt (Corrigan et al. 2010).

G 3.6.3 Diagnostik

Hinsichtlich der Entscheidung zur Durchführung einer zerebralen CT nach einem leichten SHT gibt es bis dato keine einheitliche Vorgehensweise. Die Anwendung von validierten Kriterien zur Indikationsstellung für eine Schädel-CT-Untersuchung ermöglicht den rationalen Einsatz dieser Methode bei Patienten mit einem erhöhten Risiko für das Auftreten von intrakraniellen Verletzungen (**Tab. G 3.4**). Obwohl tendenziell mehr Patienten einer CT-Abklärung zugeführt werden, erscheint dieses Vorgehen durch die Vermeidung von nicht notwendigen stationären Aufnahmen auch aus gesundheitsökonomischer Sicht gerechtfertigt (Stiell et al. 2005).

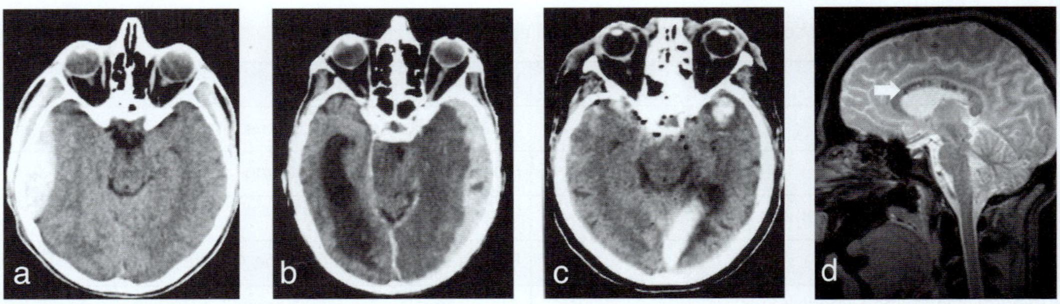

Abb. G 3.1: Typische Verletzungsfolgen nach einem SHT. Diagnostik mittels zerebraler CT: a) Epiduralhämatom; b) Subduralhämatom; c) Subduralhämatome, traumatische SAB, Kontusionsblutung sowie intrakranielle Lufteinschlüsse als Hinweis auf ein offenes Schädel-Hirn-Trauma. Diagnostik mittels zerebraler MRT: d) Diffuse axonale Verletzungen (Pfeil) im Corpus callosum

Tab. G 3.4: Validierte Kriterien zur Durchführung eines Schädel-CT nach einem leichten SHT

»New Orleans Criteria« (GCS 15)	**»Canadian CT Head Rule« (GCS 15-13 für Patienten ab 16 Jahre)**
(Persistierender) Kopfschmerz	GCS < 15 innerhalb von 2 Stunden post Trauma
Erbrechen	(Vermutete) penetrierende Verletzung bzw. Impressionsfraktur
Alter über 60 Jahre	Hinweis auf Schädelbasisfraktur
Intoxikation mit Alkohol oder Drogen	Zwei- oder mehrmaliges Erbrechen
Persistierende (länger als 60 Minuten) anterograde Amnesie	Alter über 65 Jahre
Hinweise für eine Weichteil- bzw. knöcherne Verletzung oberhalb Klavikula-Niveau	Retrograde Amnesie für länger als 30 Minuten
Epileptischer Anfall	»Gefährlicher« Verletzungsmechanismus (Fußgänger kollidiert mit Fahrzeug, Person wird bei Unfall aus Fahrzeug geschleudert, Sturz mit Fallhöhe ≥ 1 m bzw. Treppensturz ≥ 5 Stufen)

G 3.6.4 Verlauf

Nach einem leichten SHT entwickeln ca. 20–80 % der Patienten ein sogenanntes akutes posttraumatisches Syndrom (Ryan und Warden 2003). Dieses Syndrom wird seit Jahren kontrovers diskutiert und beinhaltet posttraumatische Kopfschmerzen, Benommenheit, Licht- und Geräuschempfindlichkeit, Geruchs- und Geschmacksstörungen, erhöhte Reizbarkeit, Depression, anhaltende Müdigkeit und Abgeschlagenheit, Schlafstörungen, Übelkeit, Erbrechen, Konzentrations- und Aufmerksamkeitsstörungen, Schwindel, Sehstörungen, somatische Beschwerden, distale Hyperhidrose sowie vegetativen Tremor. Am häufigsten ist der posttraumatische Kopfschmerz (ca. 22 %), wobei der Kopfschmerz vom Spannungstyp mit 85 % dominiert (Stovner et al. 2009).

Das geringste Risiko, ein posttraumatisches Syndrom zu entwickeln, haben gut motivierte, junge Patienten ohne posttraumatische Amnesie bzw. Bewusstseinsstörung. Patienten mit einer kurzen posttraumatischen Amnesie (kürzer als eine Stunde) und einem GCS von 15 erholen sich zumeist innerhalb von sechs bis 12 Wochen. Patienten über 55 Jahre und mit einer prolongierten posttraumatischen Amnesie benötigen meist mehrere Monate bis zur völligen Restitution. Im Allgemeinen erholen sich 85–90 % der Patienten mit einem leichten SHT innerhalb eines Jahres (Comper et al. 2005).

Ca. 10–15 % zeigen nach diesem Zeitraum ein persistierendes (chronisches) posttraumatisches Syndrom. Das chronische posttraumatische Syndrom ist gekennzeichnet durch länger als 3–6 Monate persistierende zervikozephale Schmerzen mit fakultativ begleitenden vegetativen und/oder »neurasthenisch«-depressiven Beschwerden. Prognostisch ungünstige Faktoren für die Entstehung eines chronischen posttraumatischen Syndroms sind gravierende zusätzliche unfallbedingte Verletzungen, SHT in der Vorgeschichte, positive Kopfschmerzanamnese, Neigung zu depressiver Verstimmung, zu erhöhtem Angstniveau sowie zu affektiven und vegetativen Beschwerden, erhöhtes Stressniveau zum Unfallzeitpunkt, niedriger sozioökonomischer Status, sekundäre soziale Probleme und anhängige Rechtsstreitigkeiten. Besonders hervorzuheben ist, dass eine genaue Aufklärung über mögliche Komplikationen und regelmäßige (neurologische) Verlaufskontrollen das Risiko reduzieren, ein chronisches posttraumatisches Syndrom zu entwickeln (Ryan und Warden 2003).

G 3.6.5 Pragmatische Therapie

G 3.6.5.1 Akutstadium

Patienten, die ein erhöhtes Risiko für die Entwicklung von intrakraniellen Komplikationen nach einem leichten SHT aufweisen (**Tab. G 3.5**), sollten für zumindest 24 Stunden stationär zur klinischen Beobachtung aufgenommen werden.

Tab. G 3.5: Risikofaktoren für das Auftreten von intrakraniellen Komplikationen nach einem leichten SHT

Unklarer Unfallhergang
Prolongierte posttraumatische anterograde Amnesie
Retrograde Amnesie länger als 30 Minuten
Verletzung(en) oberhalb Klavikula-Niveau inklusive Schädelfraktur
Persistierender (heftiger) Kopfschmerz
Erbrechen
Jedes fokal-neurologische Defizit
Epileptischer Anfall
Alter über 60 Jahre
Gerinnungsstörung(en)
»High-energy (vehicle) accident« nach »Advanced Trauma Life Support«-Kriterien: Aufprallgeschwindigkeit > 64 km/h, massive Karosserie-Deformierung, Bergezeit aus Fahrzeug > 20 min, Sturz aus > 6 m Höhe, Fahrzeugüberschlag, Motorradunfall mit Geschwindigkeit > 32 km/h, Fußgänger kollidiert mit Fahrzeug
Alkohol und/oder Drogenintoxikation

Bei der medikamentösen Therapie des akuten posttraumatischen Kopfschmerzes (siehe auch Kap. A

11) gibt es kein einheitliches Prozedere (Beer et al. 2008a). Als Analgetika können sowohl Paracetamol (z. B. ben-u-ron®) 500 mg 3 × 1 p o. (oder Supp.)/die als auch Metamizol (z. B. Novalgin®) 500 mg 3 × 1 p. o./die oder 3 × 20 Trpf./die verabreicht werden. Acetylsalicylsäure (z. B. Aspirin®) 500 mg 3 × 1 p. o./die oder Diclofenac (z. B. Voltaren®) 50 mg 3 × 1 p. o./die sollten wegen potenzieller Erhöhung des Blutungsrisikos erst ab dem dritten Tag post Trauma angewendet werden. Auch die Gabe von Amitriptylin (z. B. Saroten retard®) in einer Dosierung von 25–100 mg p. o./die bzw. gelegentlich die zusätzliche Gabe eines niederpotenten Neuroleptikums, wie Promethazin (z. B. Atosil®) 25 mg 3 × 1 p. o./die wird von manchen Autoren empfohlen. Des Weiteren wird der Einsatz von mittelpotenten Analgetika, wie Tramadol, in retardierter Form (z. B. Tramal retard®) 100 mg 2 × 1 p. o./die nach einem fixen Zeitschema vorgeschlagen. Die Gabe von Mischpräparaten soll vermieden werden. Bei einem begleitenden zervikalen Schmerzsyndrom können Antiphlogistika und/oder Myotonolytika eingesetzt werden: Diclofenac (z. B. Voltaren®) 50 mg 3 × 1 p. o./die und gegebenenfalls Tetrazepam (z. B. Musaril®) 50 mg 3 × 1 p. o./die. Die Therapieansätze (↔) sind in **Tab. G 3.6** zusammengestellt.

Hält der Kopfschmerz länger als vier Wochen an, sollten wegen der Gefahr der möglichen Ausbildung eines medikamenteninduzierten Kopfschmerzes keine Analgetika mehr gegeben werden.
Neben der medikamentösen Therapie empfehlen sich auch die frühzeitige Mobilisierung des Patienten, physiotherapeutische Maßnahmen mit krankengymnastischer Übungsbehandlung, Massage und Wärmetherapie, Entspannungsverfahren (z. B. progressive Muskelrelaxation nach Jacobson) und ein Schmerzimmunisierungstraining (↔).
Bei Vertigo mit Erbrechen kann Dimenhydrinat (Vomex A®) 150 mg 3 × 1 Supp./die verabreicht werden. Übelkeit und Erbrechen können die Applikation von Antiemetika, wie Metoclopramid (z. B. Paspertin®) 3 × 20 Trpf./die, gegebenenfalls in parenteraler Form, oder Domperidon (Motilium®) Suspension 3 × 1 ml (= 10 mg)/die erfordern (↔).
Bei orthostatischer Dysregulation kann Etilefrin (z. B. Effortil®) in Tropfenform (3 × 20 Trpf./die) oder Dihydroergotamin (Dihydergot®) 3 × 1 ml (= 2 mg)/die gegeben werden (↔). Ebenso kann das Tragen von Stützstrümpfen angeboten werden (↔).
Bezüglich der Behandlung des benignen paroxysmalen Lagerungsschwindels wird auf das entsprechende Therapiekapitel verwiesen (s. Kap. B 5).

Tab. G 3.6: Pharmakotherapie des akuten posttraumatischen Kopfschmerzes

Substanz (Handelsname)	Dosierungsempfehlung
Analgetika	
Acetylsalicylsäure (z. B. Aspirin®)	500–1 000 mg/die (max. 3 000 mg/die)
Paracetamol (z. B. ben-u-ron®)	500–1 000 mg/die (max. 2 000 mg/die)
Metamizol (Novalgin®)	500–1 000 mg/die (max. 3 000 mg/die)
Tramadol (Tramal retard®)	100–200 mg/die
Kombinationspräparate, insbesondere mit Kodein, Koffein oder Benzodiazepinen (Abhängigkeitspotenzial!) bieten keinen Vorteil und sollten vermieden werden.	
Antiphlogistika und Myotonolytika	
Diclofenac (z. B. Voltaren®)	50–150 mg/die
Tetrazepam (Musaril®)	50–150 mg/die
Antivertiginosa und Antiemetika	
Dimenhydrinat (Vomex A®)	50–450 mg/die
Metoclopramid (z. B. Paspertin®)	10–30 mg/die
Domperindon (Motilium®)	10–30 mg/die

G 3.6.5.2 Chronisches Stadium

Drei Monate nach einem SHT sind posttraumatische Symptome noch bei ca. 33 % der Patienten vorhanden, wobei auch hier der posttraumatische Kopfschmerz das häufigste Symptom darstellt (Ropper und Gorson 2007). Der chronische posttraumatische Kopfschmerz ähnelt am häufigsten dem Kopfschmerz vom Spannungstyp.
Bei der Therapie des chronischen posttraumatischen Kopfschmerzes (siehe auch Kap. A 11) kommen als nicht-medikamentöse Maßnahmen physikalische Therapien und verhaltensmedizinische Ansatzformen, wie Stressbewältigungstraining, soziales Kompetenztraining, Biofeedback, Sozialberatung und berufsbezogene Maßnahmen, operante Therapien mit Aufdeckung und Beseitigung positiver Verstärker für Schmerzverhalten und Erhöhung der körperlichen Aktivität zum Einsatz.
Bei der speziellen medikamentösen Therapie können trizyklische Antidepressiva in Form von Amitriptylin (z. B. Saroten retard®) 25–75 mg p. o./die oder Amitriptylinoxid (Equilibrin®) bis 90 mg p. o./die gegeben werden (**Tab. G 3.7**). Die Aufdosierung sollte schleichend erfolgen, erst nach einer achtwöchigen Gabe kann der Therapieerfolg beurteilt werden. Alternativ kann bei strenger Indikationsstellung auf Doxepin (z. B. Sinquan®), Imipramin (Tofranil®), Nortriptylin (Nortrilen®) oder Tranylcypromin (Parnate®) ausgewichen werden. Eine Einnahme von Analgetika auf Bedarfsbasis ist generell nicht zu empfehlen.

Der medikamenteninduzierte Dauerkopfschmerz bei protrahierter Analgetikagabe im Verlauf eines akuten oder chronischen posttraumatischen Kopfschmerzes sollte stationär mittels Absetzen der Analgetika und Ausschleichen der Benzodiazepine und der Ergotaminpräparate erfolgen (s. Kap. A 4). Zur Therapie der Kopfschmerzexazerbation kann Naproxen (Proxen®) 500 mg 2 × 1 p. o./die oder Acetylsalicylsäure (z. B. Aspirin®) 500–1 000 mg maximal 3 × 1 i. v./die verabreicht werden. Im Anschluss erfolgt bei Bedarf eine Kopfschmerzprophylaxe (**Tab. G 3.7**) und eine Verhaltenstherapie.

Zur Behandlung des posttraumatischen neurasthenisch-depressiven Syndroms können folgende Therapiemaßnahmen versucht werden (Beer et al. 2008a): Schmerzpsychologische Therapie mit Anwendung psychotherapeutischer Verfahren, insbesondere bei der Entwicklung einer posttraumatischen Stresserkrankung, neuropsychologische Therapie, soziotherapeutische Maßnahmen und medikamentöse Therapie mit SSRI in einschleichender Dosierung (z. B. Sertralin® 50–200 mg p. o./die). Keine der beschriebenen Therapieformen (↔) ist jedoch mittels prospektiver Studien evaluiert.

Tab. G 3.7: Pharmakotherapie des chronischen posttraumatischen Kopfschmerzes

Substanz (Handelsname)	Dosierungsempfehlung
Amitriptylin (Saroten®)	25–100 mg/die
Amitriptylinoxid (Equilibrin®)	30–90 mg/die
Maprotilin (Ludiomil®)	25–75 mg/die
Doxepin (Sinquan®)	50–100 mg/die (max. 150 mg/die)
Imipramin (Tofranil®)	75–100 mg/die (max. 150 mg/die)
Nortriptylin (Nortrilen®)	25–100 mg/die (max. 150 mg/die)
Tranylcypromin (Parnate®)	20–40 mg/die

G 3.6.5.3 Therapieansätze mit bislang ungeklärter Wirksamkeit

Zahlreiche psychopharmakologische Interventionen zur Verbesserung von Aufmerksamkeit, neurokognitiven Defiziten und Verhaltensauffälligkeiten wurden bei Patienten nach einem SHT untersucht (Chew und Zafonte 2009). Aufgrund der Heterogenität des Patientenkollektivs ist die Aussagekraft der Mehrzahl der Studien limitiert und es kann keine generelle Anwendungsempfehlung ausgesprochen werden. Im Einzelfall kann jedoch ein individueller Heilversuch angezeigt sein. So kann durch die Gabe von Psychostimulanzien wie Methylphenidat (Ritalin®) eine Antriebssteigerung induziert werden (↔). Amantadin (z. B. PK-Merz®) (↔) kann zu einer Verbesserung der kognitiven Funktionen führen und bei Agitiertheit, Aggression und Stimmungsschwankungen eingesetzt werden. Die Tagesdosis beträgt 100–400 mg. Auch unter Levodopa (z. B. Madopar®) (↔) wurden Verbesserungen von kognitiven Defiziten und von Verhaltensstörungen beschrieben. Bei posttraumatischer Depression, Labilität oder emotionalen Schwankungen können Valproat (z. B. Ergenyl®) und Carbamazepin (z. B. Tegretal®) versucht werden (↔). Propanolol (z. B. Dociton®) wurde erfolgreich zur Beherrschung von posttraumatisch aufgetretenem Aggressionsverhalten angewendet (↔).
Kontrovers wird die Dauer der poststationären Bettruhe bzw. einer ärztlich angeordneten Arbeitsunfähigkeit diskutiert. Derzeit gibt es keinen Konsens bezüglich der weiteren Betreuung von Patienten mit einem leichten SHT nach Abschluss des Krankenhausaufenthalts. Zu beachten ist, dass prolongierte Bettruhe von über zwei Wochen das Outcome von Patienten mit einem leichten SHT verschlechtern kann (De Kruijk et al. 2001).

G 3.7 Mittelschweres Schädel-Hirn-Trauma

G 3.7.1 Definition

Ein mittelschweres SHT liegt vor, wenn der initiale GCS 12–9 beträgt bzw. eine Bewusstseinsstörung und/oder Bewusstlosigkeit oder eine posttraumatische Amnesie bis zu 24 Stunden besteht.

G 3.7.2 Epidemiologie

Auch die epidemiologischen Daten von Patienten mit einem mittelschweren SHT weisen eine große Schwankungsbreite auf, da u. a. verschiedene Definitionen benutzt wurden, selbst wenn ein GCS von 9–11 erhoben wurde oder wenn Patienten mit einem GCS von > 12 ein neurologisches Defizit oder ein pathologisches CT aufwiesen. Daher variiert der Anteil der mittelschweren SHT-Patienten zwischen 7–28 % an der Summe aller SHT (Tagliaferri et al. 2006).

G 3.7.3 Verlauf

Ein pathologisches CT findet sich bei einem GCS von 12 bei 13 % und bei einem GCS von 9 bei 55 % der Patienten, wobei am häufigsten Kontusionsherde (33 %), intrakranielle Hämatome (15 %) oder eine Hirnschwellung (13 %) nachweisbar sind (Stein und Ross 1992). Patienten mit einem pathologischen CT zeigen nach sechs Monaten ein signifikant schlechteres Outcome. Auch weisen diese Patienten ein höheres Risiko für die Entwicklung einer sekundären Hirnschädigung sowie für die Notwendigkeit einer neurochirurgischen Intervention auf. Ferner bestehen eine höhere Morbidität und Letalität. Sechs Monate nach dem Trauma zeigen 60–73 % der Patienten ein gutes Outcome, und ca. 25 % weisen eine mäßiggradige Behinderung auf. Etwa 90 % der Patienten berichten über einen posttraumatischen Kopfschmerz, der in der Intensität und Dauer variieren kann; gleich häufig werden Gedächtnisdefizite beschrieben.

G 3.7.4 Pragmatische Therapie

Patienten mit einem mittelschweren SHT müssen stationär auf eine Überwachungseinheit aufgenommen werden. Beachtet werden muss, dass bei Patienten mit einem pathologischen CT eine neurochirurgische Intervention notwendig werden kann. Falls sich der Patient klinisch verschlechtert, müssen intensivmedizinische Maßnahmen ergriffen werden (s. Therapie des schweren SHT). Die Durchführung eines Kontroll-CT wird binnen 6–12 Stunden post Trauma bzw. akut im Falle einer klinischen Verschlechterung empfohlen. Bei ca. einem Drittel der Patienten ist mit einer Befundverschlechterung zu rechnen. Die Zeitspanne zwischen weiteren notwendigen bildgebenden Kontrolluntersuchungen orientiert sich am klinischen Verlauf bis zum Erreichen eines GCS von 14–15.
Über die weitere medizinische und adjuvante Therapie von Patienten, die nach einem mittelschweren SHT nach Hause entlassen werden können, besteht kein einheitlicher Konsens. Der Beginn einer psychologischen Betreuung wird empfohlen, wenn Patienten ein erhöhtes Risiko für die Entwicklung eines chronischen posttraumatischen Syndroms aufweisen (s. Therapie des leichten SHT).

G 3.8 Schweres Schädel-Hirn-Trauma

G 3.8.1 Definition und Epidemiologie

Ein schweres SHT liegt vor, wenn der initiale GCS 8–3 beträgt, die Bewusstlosigkeit länger als 24 Stunden anhält und/oder es zum Auftreten von Hirnstammzeichen kommt. Die Inzidenz des schweren SHT beträgt in Mitteleuropa ca. 15–20 pro 100 000 Einwohner pro Jahr (Tagliaferri et al. 2006).

G 3.8.2 Pragmatische Therapie

G 3.8.2.1 Unfallort/Transport in die Klinik

Am Unfallort muss der neurologische Zustand des Patienten mit Prüfung von Bewusstseinslage, motorischer Reaktion (GCS), Opto- und Pupillomotorik sowie Atmung erhoben werden. Obligat ist ferner eine strukturierte (z. B. Notarztprotokoll der Deutschen Interdisziplinären Vereinigung für Intensiv- und Notfallmedizin) allgemeine körperliche Untersuchung zum Ausschluss zusätzlicher Verletzungen (z. B. Wirbelsäulentrauma, penetrierende Verletzung). Das oberste Ziel bei Patienten mit einem schweren SHT ist die Stabilisierung der Vitalfunktionen. Absolute Priorität besitzen dabei die Vermeidung und die Behandlung der Hypoxie und der Hypotonie (↑↑), da diese beiden Faktoren einen negativen Einfluss auf das neurologische Outcome haben (Stahel et al. 2008). Eine Hypoxie ist definiert durch eine Sauerstoffsättigung < 90 % bzw. einen arteriellen pO_2 < 60 mm Hg, eine Hypotension durch einen systolischen Blutdruckwert < 90 mm Hg.
Patienten mit einem schweren SHT sind zu intubieren und kontrolliert zu beatmen. Dabei soll ein arterieller pO_2 > 90 mm Hg und ein arterieller pCO_2-Wert zwischen 30–35 mm Hg angestrebt werden (↑↑). Bevorzugte Sedativa für die Intubation sind Etomidat (Hypnomidate®) 0,2–0,3 mg/kg i. v., Propofol (Disoprivan®) 1–2,5 mg/kg i. v., Midazolam (Dormicum®) 0,15–0,35 mg/kg i. v. oder Ketamin (Ketanest S®) 0,5–1 mg/kg i. v. (Bourgoin et al. 2003), als Analgetika werden Morphin (MSI®) 5–10 mg i. v., Fentanyl (Fentanyl®) 0,05–0,2 mg i. v. oder Sufentanil (Sufenta®) 0,02–0,05 mg i. v. eingesetzt (Citerio und Cormio 2003). Zur Relaxierung sollten kurz wirksame Relaxanzien wie Rocuronium (Esmeron®) 0,6–1 mg/kgKG i. v. oder Vecuronium® (Norcuron®) 0,08–0,1 mg/kgKG i. v. verwendet werden (Juul et al. 2000). Zur »Rapid Sequence Induction« bei Patienten mit einem schweren SHT ist auch die Applikation des depolarisierenden Muskelrelaxans Suxamethonium/Succinylcholin® (Lysthenon®) 0,5–1 mg/kgKG i. v. zulässig, da es bei diesem Patientenkollektiv keine Evidenz zur Aggravierung einer allfällig bestehenden intrakraniellen Hypertension gibt (Brown et al. 1996, Clancy et al. 2001). Eine Übersicht zu den genannten Substanzen gibt **Tab. G 3.8**.
Primär ist die Stabilisierung des Blutdrucks mit adäquater Volumentherapie anzustreben (↑↑). Nach aktueller Datenlage ist die Applikation von isotonen (z. B. Ringerlaktat oder isotoner Kochsalzlösung), hypertonen kristalloiden oder kombiniert kristalloidkolloidalen Lösungen (z. B. HyperHes®) als gleichwertig anzusehen (Cooper et al. 2004). Nicht mehr empfohlen werden kann die Verabreichung von Albumin (SAFE Study Investigators 2007). Keinesfalls dürfen hypotone Lösungen aufgrund der möglichen Aggravierung eines sich entwickelnden Hirnödems infundiert werden (↓). Ist trotz forcierter Flüssigkeitsgabe kein adäquater Blutdruck zu erzielen, ist der Einsatz von Vasopressoren/Inotropika (**Tab. G 3.8**), wie Dobutamin (Dobutrex®) 2–10 µg/kg/min, Epinephrin (Suprarenin®) 0,01–0,4 µg/kg/min, Norepinephrin (Arterenol®) 0,05–0,3 µg/kg/min, oder Phenylephrin (Neosynephrine®) 1–10 µg/kg/min, gerechtfertigt (↑) (Steiner et al. 2004).
Bei Auftreten von Zeichen der intrakraniellen Hypertension (Anisokorie, Cushing-Reflex) in der Prähospitalphase ist nach Intubation und tiefer Analgosedierung neben einer moderaten Hyperventilation (Ziel pCO_2 30–33 mm Hg) die rasche intravenöse Applikation von hyperosmolaren Flüssigkeiten (z. B. 250 ml Mannitol 20 % bzw. 30 ml NaCl 23,4 %) indiziert (↔). Im Einzelfall kann der Einsatz von Barbituraten (z. B. Thiopental-Bolus mit 10 mg/kg i. v.) unter engmaschiger Kontrolle des Blutdrucks erwogen werden (Gabriel et al. 2002) (↔).

G 3.8.2.2 Notaufnahme/Intensivstation

Im Schockraum ist eine Reevaluierung der Vitalparameter vorzunehmen. Zeichen der intrakraniellen Hypertension müssen frühzeitig erfasst werden. Behandlungsziel ist die Protektion des Gehirns vor se-

Tab. G 3.8: Übersicht über Vasopressoren/Inotropika, Analgosedativa und Muskelrelaxanzien, die in der Therapie des schweren SHT zur Anwendung kommen

Substanz (Handelsname)	Dosierungsempfehlung*
Vasopressoren/Inotropika	
Dobutamin (Dobutrex®)	2–10 µg/kg/min
Epinephrin (Suprarenin®)	0,01–0,4 µg/kg/min
Norepinephrin (Arterenol®)	0,05–0,3 µg/kg/min
Phenylephrin (Neosynephrine®)	1–10 µg/kg/min
Analgetika/Sedativa	
Ketamin (Ketanest S®)	0,5–3 mg/kg/h
Midazolam (z. B. Dormicum®)	2–25 mg/h
Propofol (z. B. Disoprivan®)	0,1–5 mg/kg/h**
Morphin (z. B. MSI®)	1–10 mg/h
Fentanyl (Fentanyl®)	0,5–5 µg/kg/h
Sufentanil (Sufenta®)	0,25–2,5 µg/kg/h
Muskelrelaxanzien	
Suxamethonium/Succinylcholin (Lysthenon®)	0,5–1 mg/kg
Rocuronium (Esmeron®)	0,6–1 mg/kg
Vecuronium (Norcuron®)	0,08–0,1 mg/kg

* Richtdosis, kann im Einzelfall nach Ermessen des behandelnden Arztes auch überschritten werden
**Eine Dosis von 5 mg/kg/h für länger als 48 Stunden sollte wegen des Risikos eines sog. Propofol-Infusionssyndroms (Kam und Cardone 2007) nicht überschritten werden

kundären Schäden durch Prävention und (aggressive) Therapie von Hypoxämie, Hypotension, Hyper-/Hypokapnie, Hyperthermie, Hyper-/Hypoglykämie und Störungen im Elektrolythaushalt, insbesondere Hyponatriämie (↑↑). Die Durchführung einer Ganzkörper-CT ist obligat. Standard-CT-Protokolle zur Evaluation von Polytrauma-Patienten beinhalten auch die Applikation von Kontrastmittel (Thorax-Scan in arterieller Phase, Abdomen-Scan in portovenöser Phase). Das weitere Prozedere richtet sich danach, ob die Notwendigkeit für die neurochirurgische Entlastung raumfordernder, intrakranieller Läsionen besteht und ob eine Messung des intrakraniellen Drucks (ICP) indiziert ist (s. u.; zur Therapie des erhöhten intrakraniellen Drucks s. auch Kap. G 2).

Die Anlage einer ICP-Sonde ist dann gerechtfertigt, wenn der Patient ein schweres SHT erleidet und gleichzeitig ein pathologisches CT mit Nachweis eines intrakraniellen Hämatoms, einer Kontusion, eines Hirnödems bzw. von komprimierten basalen Zisternen vorliegt (↑). Ebenso ist bei Patienten mit einem schweren SHT und unauffälligem CT dann eine Hirndrucksonde zu legen, wenn zumindest zwei der folgenden Kriterien zutreffen (Brain Trauma Foundation 2007) (↑):

- uni- oder bilaterale Beuge- und/oder Strecktendenzen,
- (therapierefraktäre) arterielle Hypotension und
- Lebensalter über 40 Jahre,

da bei diesen Patienten ein ungefähr gleich hohes Risiko (ca. 50–60 %) für einen ICP-Anstieg besteht wie bei Patienten mit pathologischem CT.

Prinzipiell sollte die ICP-Sonde intraventrikulär platziert werden (↑), da dann durch das Ablassen von Liquor zumindest kurzfristig der ICP gesenkt werden kann. Alternativer Messort ist das Hirnparenchym, in Ausnahmefällen auch der Epidural- oder Subarachnoidalraum (Messungen allerdings sehr artefaktanfällig).

G 3.8.2.3 Neurochirurgische Therapie

Bei traumatischen intrakraniellen Hämatomen besteht eine dringliche OP-Indikation bei komatösen Patienten mit Mittellinienverlagerung (Bullock et al. 2006) (↑). Ein akutes SDH wird in der Regel über eine großflächige Kraniotomie entleert. Ferner besteht bei einem EDH die Indikation zur Trepanation und Entlastung bei einem Volumen > 30 ml unabhängig vom GCS (↑).

Hämorrhagische Parenchymläsionen mit einem Volumen > 50 ml sollten operativ entlastet werden (↑). Mittlerweile ist ein Trend zur Entlastung auch von weniger ausgeprägten, meist frontal oder temporopolar lokalisierten Kontusionen festzustellen (↔). Bei komatösen Patienten ist eine kontinuierliche ICP-Messung indiziert, ein operatives Vorgehen ist bei Größenprogredienz (Volumen > 20 ml) und zunehmender Raumforderung (Mittellinienverlagerung > 5 mm oder Kompression der basalen Zisternen) angezeigt. Traumatische Raumforderungen im Bereich der hinteren Schädelgrube mit Kompression des IV. Ventrikels und/oder beginnender Liquorzirkulationsstörung bedürfen ebenfalls einer operativen Therapie (↑).

Bei Nachweis einer Impressionsfraktur besteht eine OP-Indikation bei raumforderndem Effekt der imprimierten Kalotte. Geschlossene Impressionsfrakturen sollten bei Dislokation des Knochenfragments um mehr als die Kalottendicke operiert werden.

Bei einem offenen SHT mit Duraverletzung (im Schädel-CT meist intrakranielle Lufteinschlüsse nachweisbar) richtet sich das chirurgische Vorgehen nach dem Ausmaß der Zerreißung und dem Fortbestehen der Liquorrhoe/Liquorfistel. Bei kleinen Defekten kommt es in ca. 70 % innerhalb von 7 Tagen zu einem spontanen Sistieren der Liquorrhoe. Zu beachten ist allerdings das potenzielle Infektionsrisiko, daher sollte bereits bei Verdacht auf ein offenes SHT eine intravenöse antibiotische Therapie mit einem »liquorgängigen« Breitbandantibiotikum (z. B. Cefotaxim) begonnen werden (↔). Ferner sollten bei einem offenen SHT mit intrakraniellen Hämatomen und/oder pterionalen bzw. orbitofacialen Verletzungen vaskuläre Läsionen mittels (CT-)Angiographie ausgeschlossen werden (Beer et al. 2008b).

G 3.8.2.4 Spezielle Intensivtherapie – Therapie der intrakraniellen Hypertension

Nach aktueller Datenlage werden ICP-Werte > 20 mm Hg als behandlungspflichtig angesehen. Für die korrekte Berechnung des CPP ist es wichtig, sich auf den Blutdruck in Höhe der Schädelbasis zu beziehen. Primäres Ziel ist es, einen CPP-Abfall < 50 mm Hg (dabei gilt: CPP = MAP – ICP) zu verhindern, dies ist initial mit Volumengabe und/oder Applikation von Vasopressoren und Inotropika anzustreben (Brain Trauma Foundation 2007) (↑↑). Der optimale CPP stellt eine individuelle Größe dar, die von zahlreichen Faktoren wie Funktionszustand der Blut-Hirn-Schranke, zerebrovaskulärer Autoregulationskapazität, Hirndurchblutung und Hirnstoffwechsel abhängt. Nach den aktuellen Empfehlungen der Brain Trauma Foundation (2007) sollte der CPP in einem Bereich zwischen 50–70 mm Hg gehalten werden. Einzelne Patienten dürften auch von höheren CPP-Werten profitieren, anzumerken ist allerdings, dass eine unkritische CPP-Augmentation auf Werte > 70 mm Hg, insbesondere bei Patienten mit gestörter Autoregulation, mitunter das neurologische Outcome verschlechtern kann.
Mittlerweile werden invasive zerebrale Monitoringsysteme angeboten, die eine parallele, kontinuierliche bzw. intermittierende Aufzeichnung von zerebralen Parametern, u. a. lokaler Gewebe-Sauerstoffpartialdruck (ptO_2), regionaler CBF und zerebrale Metaboliten (Mikrodialyse), ermöglichen (sogenanntes multimodales Neuromonitoring). Die derzeitige Datenlage erlaubt allerdings noch keine Beurteilung, ob durch die Anwendung dieser Methoden eine Therapieoptimierung und in der weiteren Folge eine Outcome-Verbesserung zu erzielen ist (Goodman und Robertson 2009, Maloney-Wilensky et al. 2009).
Ist die Aufrechterhaltung eines adäquaten CPP durch Stabilisierung des MAP nicht möglich, werden folgende Maßnahmen zur ICP-Senkung empfohlen (Brain Trauma Foundation 2007, Beer et al. 2008b):

- Oberkörperhochlagerung um 30–35° zur Gewährleistung eines optimalen zerebrovenösen Abflusses (Kopf orthograd in Atlantookzipitalachse) (↔).
- Intensivierung der Sedierung und Analgesie (↔). Zur Sedierung werden am häufigsten Benzodiazepine sowie Propofol verwendet (**Tab. G 3.8**). Hohe Dosen dieser Substanzen können eine Hypotension hervorrufen, auf eine ausreichende Volumensubstitution ist zu achten. Bedeutsam ist die antikonvulsive Eigenschaft dieser Medikamente. Bei der Gabe von Propofol ist die vermehrte Lipidbelastung des Patienten zu beachten. Als Analgetika kommen meist Morphin, Fentanyl und Sufentanil zum Einsatz (**Tab. G 3.8**). Die Applikation von Ketamin führt in Kombination mit Propofol oder einem Benzodiazepin beim kontrolliert beatmeten Patienten nicht zum ICP-Anstieg (Bourgoin et al. 2003). Daher ist die Verabreichung von Ketamin insbesondere beim hämodynamisch instabilen, beatmeten SHT-Patienten zulässig. Zusätzlich können Muskelrelaxanzien kurzzeitig zur Senkung eines erhöhten ICP eingesetzt werden. Die prophylaktische oder kontinuierliche Applikation von Muskelrelaxanzien bei Patienten mit schwerem SHT ist jedoch kontraindiziert (↓), insbesondere, da eine kontinuierliche Relaxierung des Patienten dessen Risiko erhöht, eine Sepsis und »Critical Illness« Neuromyopathie zu entwickeln.
- Intermittierendes oder kontinuierliches Ablassen von Zerebrospinalflüssigkeit bei Vorhandensein einer Ventrikelsonde (↔).
- Intravenöse Applikation von hyperosmolaren Substanzen (↑), zum Beispiel Mannitol 20 % 0,25–1 g/kg i. v. als Kurzinfusion (Wakai et al. 2007). Die wiederholte Applikation alle 4–6 Stunden ist möglich, wobei die Serumosmolalität 320 mosmol/kg nicht übersteigen sollte. Alternativ können hypertone Kochsalzlösungen infundiert werden, z. B. Bolusinjektion (über 2 min) von 30 ml NaCl 23,4 % (Ware et al. 2005).
- Moderate Hyperventilation (↔): der $paCO_2$ sollte nach Möglichkeit zwischen 30–35 mm Hg gehalten werden (Stocchetti et al. 2008). Eine Hyperventilation mit konsekutiver Hypokapnie führt zur Vasokonstriktion zerebraler Blutgefäße. Daraus resultieren ein reduzierter CBF und ein verminderter zerebrales Blutvolumen (pro mm Hg-Reduktion des pCO_2 nimmt der CBF um ca. 3 % ab). Moderate Hypokapnie mit pCO_2-Werten von 30–35 mm Hg ruft höchst unwahrscheinlich ischämische Komplikationen hervor, ist aber effektiv in der Behandlung eines erhöhten ICP. Bei pCO_2-Werten < 30 mm Hg besteht die Gefahr einer zusätzlichen zerebralen Ischämie, daher ist eine prophylaktische und prolongierte Hyperventilation mit arteriellen pCO_2-Werten < 30 mm Hg zu vermeiden.

Nach Ausschöpfen dieser Maßnahmen sind bei therapierefraktärer intrakranieller Hypertension folgende Behandlungsversuche zulässig (Brain Trauma Foundation 2007, Beer et al. 2008b):

- Kurzfristige forcierte Hyperventilation ($paCO_2$ < 30 mm Hg) (↔): Sollte diese Therapiemaßnahme notwendig werden, ist wegen der Gefahr der zerebralen Ischämie eine Messung der SjO_2, des ptO_2 im Hirngewebe oder des CBF durchzuführen (Stocchetti et al. 2008).
- Barbituratnarkose (↔): Eine Hochdosis-Barbituratnarkose stellt eine therapeutische Option dar, wenn die intrakranielle Hypertension mit ande-

ren Maßnahmen nicht mehr beherrscht werden kann (Stocchetti et al. 2008). Barbiturate weisen ein breites Nebenwirkungsspektrum auf, zu erwähnen sind u. a. die negativen Effekte auf das kardiovaskuläre System und die Leberfunktion, die Hypotension sowie die erhöhte Sepsisrate. Wird eine Barbituratnarkose in Erwägung gezogen, sind ein hämodynamisches Monitoring und ein EEG-Monitoring unabdingbar, da nur im sog. »Burst-Suppression-EEG« eine sinnvolle Reduktion des CBF und des zerebralen Metabolismus (um ca. 50 %) stattfindet. Üblicherweise wird Thiopental (Thiopental®) als Bolus in einer Dosis von 10 mg/kg verabreicht, danach erfolgt die kontinuierliche Gabe in einer Dosis von 3–5 mg/kg/h.

- Osteoklastische (dekompressive) Kraniotomie mit Duraerweiterungsplastik (↔): Es kann davon ausgegangen werden, dass eine dekompressive Kraniotomie bei therapieresistenten ICP-Anstiegen die Letalität reduziert, offen bleibt, ob mit diesem Therapieverfahren die Morbidität verbessert werden kann. Derzeit wird in multizentrischen Studien (RESCUEicp, DECRAN) der Stellenwert der frühzeitigen Kraniotomie im Vergleich zur Barbiturattherapie untersucht (Hutchinson et al. 2006).
- Therapeutische Hypothermie (Zieltemperatur 35–33 °C) (↔): Der Stellenwert von prophylaktischer als auch therapeutischer Hypothermie nach einem schweren SHT wird kontrovers diskutiert. Obwohl ein neuroprotektiver Effekt für die Hypothermie experimentell belegt ist, sollte diese Therapie derzeit nur als Behandlungsoption bei therapierefraktärer intrakranieller Hypertension zum Einsatz kommen (De Deyne 2010).

G 3.8.2.5 Allgemeine Intensivtherapie

Das isolierte schwere SHT stellt eine Multisystemerkrankung dar. Systemische, nicht-neurologische Komplikationen sind häufig und repräsentieren wesentliche, potenziell modifizierbare Risikofaktoren für erhöhte Morbidität und Letalität (Zygun et al. 2005). Eine überschießende Stressantwort mit Katecholaminexzess wird aktuell als wesentlicher Pathomechanismus für die systemischen Komplikationen diskutiert (Lim und Smith 2007). So finden sich subendokardiale Hämorrhagien als Hinweis auf einen stattgehabten Katecholaminexzess bei ca. 50 % der an einem schweren SHT verstorbenen Patienten. Eine günstige Beeinflussung der überschießenden Stressantwort durch Clonidin oder Magnesium wird diskutiert. Ca. 31 % der Patienten mit einem schweren SHT und einer Beatmungsdauer > 24 Stunden entwickeln einen akuten Lungenschaden. Das Auftreten eines akuten Lungenschadens geht mit einer Verdoppelung der Letalität und einem schlechteren funktionellen Outcome einher. Eine weitere Komplikation bei Patienten mit einem schweren SHT repräsentieren Gerinnungsstörungen, die Inzidenz wird zwischen 24–35 % angegeben. Gerinnungsstörungen stellen einen relevanten Risikofaktor für eine klinische Verschlechterung dar, einerseits wegen der Möglichkeit eines protrahierten Auftretens von intrakraniellen Blutungen, andererseits verzögern Gerinnungsstörungen bis zur Korrektur der Gerinnungsparameter die Durchführung von Monitoring-Maßnahmen (vgl. ICP-Sonden-Anlage). In der Folge kann es zu einer verzögerten Einleitung von notwendigen Therapiemaßnahmen kommen.

- Beatmungstherapie: Das Vorliegen eines schweren SHT stellt insbesondere bei Oxygenierungsproblemen keine Kontraindikation gegen die Anwendung eines moderaten PEEP (10–14 mbar) dar (Lowe und Ferguson 2006) (↑), der ICP sollte dabei kontinuierlich überwacht werden. Auch ist eine kontinuierliche Messung des exspiratorischen pCO_2 mittels Kapnographie vorteilhaft, insbesondere bei Notwendigkeit einer »lungenprotektiven« druckkontrollierten Beatmung. Primär ist eine Normoventilation mit $paCO_2$ von 35–38 mm Hg anzustreben.
  Bei (Verdacht auf) Liquorfistel, Schädelbasisfrakturen und in der Frühphase nach transsphenoidaler OP ist eine nichtinvasive Ventilation mit Maske bzw. Helm kontraindiziert. Durch frühzeitige Tracheo(s)tomie in der ersten Behandlungswoche lässt sich die Beatmungsdauer reduzieren, im Vergleich mit längerfristiger Intubation zeigte sich jedoch kein signifikanter Unterschied hinsichtlich Pneumonierate, Aufenthaltsdauer auf der Intensivstation und Letalität (Bouderka et al. 2004) (↔).
- Temperaturmanagement: Fieber begünstigt die Ausbildung sekundärer zerebraler Schäden und muss daher konsequent behandelt werden (Badjatia 2009) (↑). Neben physikalischen Methoden kommen unter Berücksichtigung hepatischer, renaler und hämatologischer Veränderungen Medikamente mit antipyretischer Wirkung wie Paracetamol 1 g i. v. bis zu 4 x tgl., Metamizol 1 g i. v. bis zu 4 x tgl., Pethidin 50–100 mg i. v. bis zu 3 × tgl., Diclofenac 75 mg i. v. bis zu 2 × tgl. und Mefenaminsäure 500 mg p. o. bis zu 3 × tgl. zur Anwendung.
- Thromboseprophylaxe: Patienten mit einem schweren SHT haben ein erhöhtes Risiko für venöse thromboembolische Ereignisse. Sofern nicht wegen Verletzungen an den unteren Extremitäten kontraindiziert, wird das Anlegen von Kompressionsstrümpfen empfohlen. Die Applikation von LMWH bzw. UFH in niedriger Dosis bietet im Vergleich dazu einen besseren Schutz vor thrombotischen Ereignissen und ist ab dem zweiten Tag post Trauma, sofern keine neurochirurgische Interventionserfordernis gegeben ist, zulässig (Raslan et al. 2010) (↔).
- Ernährungstherapie: Patienten mit einem schweren SHT haben einen hohen Kalorienbedarf, nach dem Akutstadium (in der Regel binnen der ersten 72 Stunden post Trauma) sollte eine (enterale) Ernährung angestrebt werden, die 20–50 % über dem Standardgrundumsatz liegt (Cook et al. 2008, Perel et al. 2006) (↑). Um einer allfälligen Hypo- bzw. Hyperalimentation rechtzeitig entgegenwirken zu können, ist ein engmaschiges metabolisches Monitoring erforderlich (Hartl et al. 2009) (↑).
- Antikonvulsive Therapie: Frühanfälle (innerhalb der ersten Woche post Trauma) treten bei ca. 20 % der Patienten mit schwerem SHT auf, in ca. 10–15 % der Fälle ist ein Übergang in eine posttraumatische Epilepsie beschrieben (Kharatishvili und Pitkänen 2010). Der Beginn einer prophylak-

tischen antikonvulsiven Therapie bedarf einer sorgfältigen Nutzen-Risiko-Abwägung (↔), eine Anfallsprophylaxe ist indiziert bei penetrierendem Verletzungsmechanismus und Impressionsfrakturen.

G 3.8.3 Outcome

Fortschritte in der prähospitalen Notfallmedizin und die zunehmende Standardisierung der Intensivtherapie (Brain Trauma Foundation 2007) von Patienten mit einem schweren SHT haben in den letzten Jahren zu einem Rückgang der Letalität geführt. Trotzdem ist das Outcome von Patienten mit einem schweren SHT nach wie vor ungünstig. Zu beachten ist, dass seriöse Aussagen zum Outcome erst 6 Monate nach dem Ereignis zulässig sind. Innerhalb dieses Zeitraums erreichen ca. 85 % ein stabiles Rehabilitationsergebnis, bei ca. 15 % ist auch nach diesem Zeitraum mit einer funktionellen Verbesserung zu rechnen (Maas et al. 2008). Einer Auswertung der »Trauma Coma Data Bank« zufolge versterben ca. 30–36 % der Patienten mit einem schweren SHT und ca. 5 % der Fälle münden in einen vegetativen Zustand (apallisches Syndrom), ca. 15 % der Patienten bleiben schwerst und ca. 15–20 % mittelgradig behindert. Eine gute funktionelle Erholung ist bei ca. 25 % der Patienten zu erwarten (Valadka und Robertson 2007).
Die IMPACT (»International Mission on Prognosis and Analysis of Clinical Trials«)-Studie arbeitete an einer Datenbank mit über 8 500 SHT-Patienten folgende Parameter als wesentliche unabhängige Outcome-Prädiktoren heraus: Alter, GCS für motorische Reaktion, Pupillenreaktion und CT-Charakteristika (Murray et al. 2007). Unter der Berücksichtigung weiterer Prädiktoren wie Hypotension, Hypoxie, GCS für Augenöffnen und verbales Antworten sowie bestimmter Laborwerte (Blutglukose, Thrombozytenzahl und Hämoglobin) ist es mittlerweile möglich, schon in der Akutphase nach einem schweren SHT Modellberechnungen hinsichtlich des möglichen Langzeit-Outcomes anzustellen (Steyerberg et al. 2008).
In Bezug auf neurophysiologische Techniken und Prognoseevaluierung wurde eingehender die Wertigkeit des EEGs und der somatosensorischen EVP untersucht (Lingsma et al. 2010). So zeigten Patienten mit einem abnormen oder fehlenden spontanen »Arousal« im EEG oder mit bilateral fehlenden kortikalen Antworten bei Ableitung der Medianus-SSEP häufig ein schlechtes Outcome.
In den letzten Jahren wurden auch einige Proteine, darunter S-100 und Neuron-spezifische Enolase (NSE) in Serum, Liquor cerebrospinalis und zerebraler Mikrodialyseflüssigkeit als potenzielle Biomarker zur Bestimmung des Schädigungsausmaßes und als Prognoseprädiktoren evaluiert (Lingsma et al. 2010). Obwohl für manche dieser Faktoren eine Assoziation zwischen der Konzentration zu einem bestimmten Zeitpunkt oder über einen bestimmten Zeitverlauf und dem funktionellen Outcome hergestellt werden konnte, steht eine Validierung dieser Daten nach wie vor aus, insbesondere sind weitere multivariate Analysen zu fordern (Kattan 2003).

G 3.9 Therapie bestimmter Krankheitsbilder

Bezüglich der Behandlung von Hirnnervenläsionen, Gefäßdissektionen (s. Kap. E 1), Hydrozephalus (s. Kap. G 2), Epilepsie (s. Kap. C 1, C 2) oder einer fortgeleiteten Meningitis (s. Kap. F 1), Zerebritis, Ventrikulitis oder Hirnabszess (s. Kap. F 2) wird auf die entsprechenden Therapiekapitel verwiesen.

G 3.10 Literatur

Badjatia N. Hyperthermia and fever control in brain injury. Crit Care Med 2009;37(Suppl):S250–S257.
Beer R, Brugger P, Ettlin T, Kampfl A, Keidel M, Wallesch CW. Leichtes Schädel-Hirn-Trauma. In: Diener HC, Kommission Leitlinien der Deutschen Gesellschaft für Neurologie (Hrsg.) Leitlinien für Diagnostik und Therapie in der Neurologie, 4., überarbeitete Auflage. Stuttgart: Thieme; 2008a.727–732.
Beer R, Cesnulis E, Engelhard K, Haupt WF, Kampfl A, Stover J, Unterberg A, Zangger P. Schweres Schädel-Hirn-Trauma. In: Diener HC, Kommission Leitlinien der Deutschen Gesellschaft für Neurologie (Hrsg.) Leitlinien für Diagnostik und Therapie in der Neurologie, 4., überarbeitete Auflage. Stuttgart: Thieme; 2008b.733–740.
Botteri M, Bandera E, Minelli C, Latronico N. Cerebral blood flow thresholds for cerebral ischemia in traumatic brain injury. A systematic review. Crit Care Med 2008; 36:3089–3092.
Bouderka MA, Fakhir B, Bouaggad A, Hmamouchi B, Hamoudi D, Harti A. Early tracheostomy versus prolonged endotracheal intubation in severe head injury. J Trauma 2004;57:251–254.
Bourgoin A, Albanese J, Wereszczynski N, Charbit M, Vialet R, Martin C. Safety of sedation with ketamine in severe head injury patients: comparison with sufentanil. Crit Care Med 2003;31:711–777.
Brain Trauma Foundation, American Association of Neurological Surgeons, Congress of Neurological Surgeons, Joint Section on Neurotrauma and Critical Care. Guidelines for the management of severe traumatic brain injury, 3rd ed. J Neurotrauma 2007;24(Suppl 1):S1–S95.
Brown MM, Parr MJ, Manara AR. The effect of suxamethonium on intracranial pressure and cerebral perfusion pressure in patients with severe head injuries following blunt trauma. Eur J Anaesthesiol 1996;13:474–477.
Bullock MR, Chesnut R, Ghajar J, Gordon D, Hartl R, Newell DW, Servadei F, Walters BC, Wilberger JE; Surgical Management of Traumatic Brain Injury Author Group. Guidelines for the surgical management of traumatic brain injury. Neurosurgery 2006;58(Suppl):S1–S60.
Butcher I, McHugh GS, Lu J, Steyerberg EW, Hernández AV, Mushkudiani N, Maas AI, Marmarou A, Murray GD. Prognostic value of cause of injury in traumatic brain injury: results from the IMPACT study. J Neurotrauma 2007;24:281–286.
Chew E, Zafonte RD. Pharmacological management of neurobehavioral disorders following traumatic brain injury – a state-of-the-art review. J Rehabil Res Dev 2009; 46:851–879.
Citerio G, Cormio M. Sedation in neurointensive care: advances in understanding and practice. Curr Opin Crit Care 2003;9:120–126.
Clancy M, Halford S, Walls R, Murphy M. In patients with head injuries who undergo rapid sequence intubation using succinylcholine, does pretreatment with a competitive neuromuscular blocking agent improve outcome? A literature review. Emerg Med J 2001;18:373–375.

Comper P, Bisschop SM, Carnide N, Tricco A. A systematic review of treatments for mild traumatic brain injury. Brain Inj 2005;19:863–880.

Cook AM, Peppard A, Magnuson B. Nutrition considerations in traumatic brain injury. Nutr Clin Pract 2008;23: 608–620.

Cooper DJ, Myles PS, McDermott FT, Murray LJ, Laidlaw J, Cooper G, Tremayne AB, Bernard SS, Ponsford J; HTS Study Investigators.Prehospital hypertonic saline resuscitation of patients with hypotension and severe traumatic brain injury: a randomized controlled trial. J Am Med Assoc 2004;291:1350–1357.

Corrigan JD, Selassie AW, Orman JA. The epidemiology of traumatic brain injury. J Head Trauma Rehabil 2010;25: 72–80.

Cushman JG, Agarwal N, Fabian TC, Garcia V, Nagy KK, Pasquale MD, Salotto AG; EAST Practice Management Guidelines Work Group.Practice management guidelines for the management of mild traumatic brain injury: the EAST practice management guidelines work group. J Trauma 2001;51:1016–1026.

De Deyne CS. Therapeutic hypothermia and traumatic brain injury. Curr Opin Anaesthesiol 2010;23: 258–262.

De Kruijk JR, Twijnstra A, Meerhoff S, Leffers P. Management of mild traumatic brain injury: lack of consensus in Europe. Brain Inj 2001;15:117–123.

Donkin JJ, Vink R. Mechanisms of cerebral edema in traumatic brain injury: therapeutic developments. Curr Opin Neurol 2010;23:293–299.

Dubroff JG, Newberg A. Neuroimaging of traumatic brain injury. Semin Neurol 2008;28:548–557.

Enriquez P, Bullock R. Molecular and cellular mechanisms in the pathophysiology of severe head injury. Curr Pharm Des 2004;10:2131–2143.

Gabriel EJ, Ghajar J, Jagoda A, Pons PT, Scalea T, Walters BC. Guidelines for prehospital management of traumatic brain injury. J Neurotrauma 2002;19:111–174.

Goodman JC, Robertson CS. Microdialysis: is it ready for prime time? Curr Opin Crit Care 2009;15:110–117.

Hartl WH, Jauch KW, Parhofer K, Rittler P; Working group for developing the guidelines for parenteral nutrition of The German Association for Nutritional Medicine. Complications and monitoring - Guidelines on Parenteral Nutrition, Chapter 11. Ger Med Sci 2009;7: Doc17.

Hutchinson PJ, Corteen E, Czosnyka M, Mendelow AD, Menon DK, Mitchell P, Murray G, Pickard JD, Rickels E, Sahuquillo J, Servadei F, Teasdale GM, Timofeev I, Unterberg A, Kirkpatrick PJ. Decompressive craniectomy in traumatic brain injury: the randomized multicenter RESCUEicp study (www.RESCUEicp.com). Acta Neurochir Suppl 2006;96:17–20.

Jennett B, Adams JH, Murray LS, Graham DI. Neuropathology in vegetative and severely disabled patients after head injury. Neurology 2001;56:486–490.

Juul N, Morris GF, Marshall SB, Marshall LF. Neuromuscular blocking agents in neurointensive care. Acta Neurochir 2000;76(Suppl):467–470.

Kam PC, Cardone D. Propofol infusion syndrome. Anaesthesia 2007;62:690–701.

Kampfl A, Schmutzhard E, Franz G, Pfausler B, Haring HP, Ulmer H, Felber S, Golaszewski S, Aichner F. Prediction of recovery from post-traumatic vegetative state with cerebral magnetic-resonance imaging. Lancet 1998;351: 1763–1767.

Kattan MW. Judging new markers by their ability to improve predictive accuracy. J Natl Cancer Inst 2003;95: 634–635.

Kharatishvili I, Pitkänen A. Posttraumatic epilepsy. Curr Opin Neurol 2010;23:183–188.

Lim HB, Smith M. Systemic complications after head injury: a clinical review. Anaesthesia 2007;62:474–482.

Lingsma HF, Roozenbeek B, Steyerberg EW, Murray GD, Maas AI. Early prognosis in traumatic brain injury: from prophecies to predictions. Lancet Neurol 2010;9: 543–554.

Lowe GJ, Ferguson ND. Lung-protective ventilation in neurosurgical patients. Curr Opin Crit Care 2006;12:3–7.

Maas AI, Stocchetti N, Bullock R. Moderate and severe traumatic brain injury in adults. Lancet Neurol 2008;7: 728–741.

Maloney-Wilensky E, Gracias V, Itkin A, Hoffman K, Bloom S, Yang W, Christian S, LeRoux PD. Brain tissue oxygen and outcome after severe traumatic brain injury: a systematic review. Crit Care Med 2009;37:2057–2063.

Marmarou A, Lu J, Butcher I, McHugh GS, Murray GD, Steyerberg EW, Mushkudiani NA, Choi S, Maas AI. Prognostic value of the Glasgow Coma Scale and pupil reactivity in traumatic brain injury assessed pre-hospital and on enrollment: an IMPACT analysis. J Neurotrauma 2007;24:270–80.

McArthur DL, Chute DJ, Villablanca JP. Moderate and severe traumatic brain injury: epidemiologic, imaging and neuropathologic perspectives. Brain Pathol 2004;14: 185–194.

Murray GD, Butcher I, McHugh GS, Lu J, Mushkudiani NA, Maas AI, Marmarou A, Steyerberg EW. Multivariable prognostic analysis in traumatic brain injury: results from the IMPACT study. J Neurotrauma 2007;24:329–337.

Narayan RK, Maas AI, Servadei F, Skolnick BE, Tillinger MN, Marshall LF; Traumatic Intracerebral Hemorrhage Study Group.Progression of traumatic intracerebral hemorrhage: a prospective observational study. J Neurotrauma 2008;25:629–639.

Oertel M, Boscardin WJ, Obrist WD, Glenn TC, McArthur DL, Gravori T, Lee JH, Martin NA. Posttraumatic vasospasm: the epidemiology, severity, and time course of an underestimated phenomenon: a prospective study performed in 299 patients. J Neurosurg 2005;103:812–824.

Oertel M, Kelly DF, McArthur D, Boscardin WJ, Glenn TC, Lee JH, Gravori T, Obukhov D, McBride DQ, Martin NA. Progressive hemorrhage after head trauma: predictors and consequences of the evolving injury. J Neurosurg 2002;96:109–116.

Perel P, Yanagawa T, Bunn F, Roberts I, Wentz R, Pierro A. Nutritional support for head-injured patients. Cochrane Database Syst Rev 2006; CD001530.

Provenzale JM. Imaging of traumatic brain injury: a review of the recent medical literature. Am J Roentgenol 2010; 194:16–19.

Raslan AM, Fields JD, Bhardwaj A. Prophylaxis for venous thrombo-embolism in neurocritical care: a critical appraisal. Neurocrit Care 2010;12:297–309.

Ropper AH, Gorson KC. Clinical practice. Concussion. N Engl J Med 2007;356:166–172.

Ryan LM, Warden DL. Post concussion syndrome. Int Rev Psychiatry 2003;15:310–316.

SAFE Study Investigators; Australian and New Zealand Intensive Care Society Clinical Trials Group; Australian Red Cross Blood Service; George Institute for International Health, Myburgh J, Cooper DJ, Finfer S, Bellomo R, Norton R, Bishop N, Kai Lo S, Vallance S. Saline or albumin for fluid resuscitation in patients with traumatic brain injury. N Engl J Med 2007;357:874–884.

Stahel PF, Smith WR, Moore EE. Hypoxia and hypotension, the »lethal duo« in traumatic brain injury: implications for prehospital care. Intensive Care Med 2008;34: 402–404.

Stein SC, Ross SE. Moderate head injury: a guide to initial management. J Neurosurg 1992;77:562–564.

Steiner LA, Johnston AJ, Czosnyka M, Chatfield DA, Salvador R, Coles JP, Gupta AK, Pickard JD, Menon DK. Direct comparison of cerebrovascular effects of norepinephrine and dopamine in head-injured patients. Crit Care Med 2004;32:1049–1054.

Steyerberg EW, Mushkudiani N, Perel P, Butcher I, Lu J, McHugh GS, Murray GD, Marmarou A, Roberts I,

Habbema JD, Maas AI. Predicting outcome after traumatic brain injury: development and international validation of prognostic scores based on admission characteristics. PLoS Med 2008;5:e165.
Stiell IG, Clement CM, Rowe BH, Schull MJ, Brison R, Cass D, Eisenhauer MA, McKnight RD, Bandiera G, Holroyd B, Lee JS, Dreyer J, Worthington JR, Reardon M, Greenberg G, Lesiuk H, MacPhail I, Wells GA. Comparison of the Canadian CT Head Rule and the New Orleans Criteria in patients with minor head injury. J Am Med Assoc 2005;294:1511–1518.
Stocchetti N, Maas AI, Chieregato A, van der Plas AA. Hyperventilation in head injury: a review. Chest 2005;127: 1812–1827.
Stocchetti N, Zanaboni C, Colombo A, Citerio G, Beretta L, Ghisoni L, Zanier ER, Canavesi K. Refractory intracranial hypertension and »second-tier« therapies in traumatic brain injury. Intensive Care Med 2008;34: 461–467.
Stoica BA, Faden AI. Cell death mechanisms and modulation in traumatic brain injury. Neurotherapeutics 2010; 7:3–12.
Stovner LJ, Schrader H, Mickeviciene D, Surkiene D, Sand T. Headache after concussion. Eur J Neurol 2009;16: 112–120.
Tagliaferri F, Compagnone C, Korsic M, Servadei F, Kraus J. A systematic review of brain injury epidemiology in Europe. Acta Neurochir (Wien) 2006;148:255–268.
Teasdale G, Jennett B. Assessment of coma and impaired consciousness. A practical scale. Lancet 1974;2:81–84.
Valadka AB, Robertson CS. Surgery of cerebral trauma and associated critical care. Neurosurgery 2007;61(Suppl): 203–220.
Wakai A, Roberts I, Schierhout G. Mannitol for acute traumatic brain injury. Cochrane Database Syst Rev 2007; CD001049.
Ware ML, Nemani VM, Meeker M, Lee C, Morabito DJ, Manley GT. Effects of 23.4% sodium chloride solution in reducing intracranial pressure in patients with traumatic brain injury: a preliminary study. Neurosurgery 2005;57:727–736.
Werner C, Engelhard K. Pathophysiology of traumatic brain injury. Br J Anaesth 2007;99:4–9.
Wright DW, Kellermann AL, Hertzberg VS, Clark PL, Frankel M, Goldstein FC, Salomone JP, Dent LL, Harris OA, Ander DS, Lowery DW, Patel MM, Denson DD, Gordon AB, Wald MM, Gupta S, Hoffman SW, Stein DG. ProTECT: a randomized clinical trial of progesterone for acute traumatic brain injury. Ann Emerg Med 2007;49:391–402.
Xiao G, Wei J, Yan W, Wang W, Lu Z. Improved outcomes from the administration of progesterone for patients with acute severe traumatic brain injury: a randomized controlled trial. Crit Care 2008;12:R61.
Zygun DA, Kortbeek JB, Fick GH, Laupland KB, Doig CJ. Non-neurologic organ dysfunction in severe traumatic brain injury. Crit Care Med 2005;33:654–660.

G 4 Maligne Hyperthermie und neuroleptisches malignes Syndrom

*von O. Kastrup**

G 4.1 Fieber, zentrales Fieber und Hyperthermie

Die Regulation der Körpertemperatur ist eine Funktion des Hypothalamus. *Fieber* bezeichnet eine physiologische Sollwertverstellung der Körpertemperatur z. B. als Reaktion auf eine bakterielle Infektion (Saper und Breder 1994). Die Induktion des Fiebers wird über humorale Faktoren wie Zytokine, z. B. Interleukin-1β, Tumornekrosefaktor-α, Interferon-β und -γ sowie Prostaglandinmetaboliten vermittelt. Die Effektormechanismen der Sollwerterhöhung entsprechen den physiologischen Mechanismen, die die Aufrechterhaltung der Körpertemperatur bei kalter Außentemperatur gewährleisten. Zu den Regulationsmechanismen der Wärmekonservierung gehören Zentralisierung der Durchblutung, verminderte Schweißsekretion und Wärmeproduktion durch Zittern. Die Wärmeabgabe erfolgt über eine Steigerung von peripherer Durchblutung und Schweißsekretion. Bei hyperthermen Zuständen liegt dagegen keine Sollwertverstellung im Hypothalamus, sondern ein Missverhältnis zwischen Wärmeproduktion und Wärmeabgabe vor, d. h. eine Überforderung der endogenen Mechanismen der Wärmeregulation. Typisches Beispiel ist die Überwärmung nach exogener Hitzebelastung (»Hitzschlag«). Das zentrale Fieber, das häufig bei Erkrankungen des Zentralnervensystems postuliert wird, ist ein durch experimentelle und klinische Daten unzureichend gestütztes Konzept. Bei einer Dysfunktion der temperaturregulierenden Strukturen des Hypothalamus resultiert nicht eine Hyperthermie, sondern eine Hypo- oder Poikilothermie. Deshalb sollte jedes Fieber bei neurologischen Patienten wiederholt sorgfältig abgeklärt werden, bevor ein zentrales Fieber diagnostiziert wird.

G 4.2 Maligne Hyperthermie

G 4.2.1 Klinik

Die maligne Hyperthermie (MH) ist eine pharmakogenetische Erkrankung, d. h. eine hereditär bedingte, abnorme Reaktion der Muskulatur auf Inhalationsnarkotika, wie Äther, Halothan, Isofluran, Sevofluran, Desfluran oder Enfluran, sowie depolarisierende Muskelrelaxanzien, wie Suxamethonium/Succinylcholin (Klingler et al. 2005). Sie ist assoziiert mit Mutationen des Ryanodin-Rezeptor-Gens. Es handelt sich beim Ryanodin-Rezeptor um den Kalziumkanal, der Ca+ aus den Speichern des sarkoplasmatischen Retikulums zur Muskelkontraktion freisetzt. Das klassische Syndrom der MH, das zumeist bei Narkoseeinleitung oder auch während der Narkose auftritt, ist durch kalziumvermittelte Muskelkontrakturen, v. a. der Massetermuskulatur, tachykarde Herzrhythmusstörungen, metabolische und respiratorische Azidose, Rhabdomyolyse, Myoglobinurie und disseminierte intravasale Gerinnung gekennzeichnet. Die Hyperthermie ist Folge der metabolischen Entgleisung. Wichtigstes pathophysiologisches Kennzeichen der malignen Hyperthermie ist ein pathologischer Anstieg der myoplasmatischen Kalziumkonzentration. Typisches klinisches Frühzeichen der malignen Hyperthermie ist ein Masseterspasmus nach der Injektion von Succinylcholin. Dieses Zeichen ist nicht spezifisch für die maligne Hyperthermie. Es kann auch bei anderen Muskelerkrankungen ausgelöst werden, ohne folgende maligne Hyperthermie. Der Masseterspasmus bei der Narkoseeinleitung erfordert eine erhöhte Aufmerksamkeit, nicht den Abbruch der Narkose, wenn der Masseterspasmus nicht persistiert. Betroffene Patienten sollten sich allerdings einer neurologischen Abklärung und eventuell einer Muskelbiopsie zur Prüfung der Vulnerabilität für maligne Hyperthermie unterziehen (In-vitro-Muskelkontrakturtest, s. u.).

Weitere häufige Frühzeichen sind in den meisten Fällen Temperaturanstieg, Sinustachykardie und Hyperkapnie (Larach et al. 2010). Bei den meisten Erstmanifestationen ist keine Familienanamnese bekannt. Trotz der typischen klinischen Manifestation der malignen Hyperthermie während einer Narkose müssen differentialdiagnostisch vor allem andersartige Unverträglichkeitsreaktionen, andere toxische Rhabdomyolysen, Sepsis und thyreotoxische Krise erwogen werden. Die Konstellation von erhöhtem Muskeltonus und Hyperthermie findet sich auch bei neuroleptischem malignen Syndrom, katatoner Psychose, dem Serotoninsyndrom, malignem Dopaminmangel-Syndrom und akinetischer Parkinson-Krise (s. u.). Die differentialdiagnostische Abgrenzung zu diesen Syndromen bereitet aufgrund der unterschiedlichen Anamnese selten Probleme.

G 4.2.2 Diagnostik

Etwa die Hälfte der Anlageträger für maligne Hyperthermie zeigt erhöhte Kreatinkinase-Spiegel im Serum. Individuen mit familiärer chronischer Erhö-

* Autoren dieses Kapitels in der 5. Auflage: M. Weller und F. Lehmann-Horn.

hung der Kreatinkinase können deshalb kann auch ohne entsprechende Anamnese ein erhöhtes Narkoserisiko haben. Deshalb kann auch bei nahen Verwandten von Patienten mit MH oder einem MH-verdächtigen Zwischenfall in der Anamnese, bei hereditären Muskelerkrankungen mit Kopplung zum Ryanodin-Rezeptor-Gen und bei Familien mit unklarer Kreatinkinase-Erhöhung der In-vitro-Muskelkontrakturtest vor elektiven chirurgischen Eingriffen in Betracht gezogen werden. Ein wichtiger Test für die Identifizierung von Merkmalsträgern ist der invasive In-vitro-Muskelkontrakturtest, der am frisch entnommenen Muskel (M. vastus) eine abnorme Kontraktur bei Halothan- und Koffeinexposition zeigt (EMHG 1984). Biopsien an distalen Extremitäten werden nicht empfohlen. Der EMHG-Test klassifiziert die Testpersonen bei positiver Reaktion auf beide Substanzen als MHS (malignant hyperthermia-susceptible), als MHE (malignant hyperthermia-equivocal) bei nur einem positiven Test und als MHN (malignant hyperthermia-normal) bei negativen Tests (EMHG 1984). Vor der Muskelbiopsie sollte keine Therapie mit Dantrolen, Kalziumantagonisten oder β-Rezeptorenblockern erfolgt sein. Auch Patienten mit zahlreichen anderen Muskelerkrankungen wie nichtdystrophischen Myotonien und myotoner Dystrophie können einen pathologischen Test aufweisen. Die Sensitivität liegt bei 98,5 %, die Spezifität bei 81,8 % (Brandt et al. 1999). Ein neuer Test benutzt den RYR1-spezifischen Agonisten 4-Chloro-m-Cresol anstelle von Koffein (Baur et al. 2000).

Tab. G 4.1: Klinische Charakteristika und therapeutische Maßnahmen bei hyperthermen Syndromen

	Klinische Charakteristika	Therapie
Maligne Hyperthermie	Hyperthermie, Muskelkrämpfe, Tachykardie, Zyanose, Azidose, Myoglobinurie	Abbruch der Narkose oder Wechsel des Anästhetikums und Muskelrelaxans (**A**) **Verabreichung von Dantrolen durch möglichst viele i. v.-Zugänge** (↑, A) 2,5 mg/kg und anschließend je nach klinischem Verlauf etwa mit 1 mg/kg/h als Dauerinfusion. Maximale Tagesdosis 10 mg/kg, Therapiedauer zumeist bis 2 Tage (**A**) Monitoring von Körpertemperatur, Elektrolyten (Kalium), Blutgasen, Säure-Base-Status und Flüssigkeitsbilanz
Neuroleptisches malignes Syndrom	Rigor und andere extrapyramidale Störungen, Hyperthermie, Vigilanzstörung	notwendige Maßnahmen: **Absetzen des verantwortlichen Medikaments** ↑; Rehydrierung, subkutan Heparin zur Prophylaxe tiefer Beinvenenthrombosen, Lorazepam (Tavor®) bei Agitation fakultative Maßnahmen: Amantadin (PK-Merz®), L-DOPA, Bromocriptin (z. B. Pravidel®) oder andere Dopaminrezeptor-Agonisten, Dantrolen
Malignes Dopaminmangelsyndrom und akinetische Parkinson-Krise	Symptome der Grunderkrankung, Hyperthermie, Vigilanzstörung, Dehydrierung	Rehydrierung, subkutan Heparin zur Prophylaxe tiefer Beinvenenthrombosen, Wiederaufnahme der dopaminergen Medikation

Histologisch zeigt der Muskel der Anlageträger im Intervall keine typischen Veränderungen. Der Herzmuskel ist vermutlich nicht betroffen. Ohne den spezifischen Auslöser der Narkoseeinleitung bleiben Anlageträger für MH vermutlich asymptomatisch.
Mehr als 50 % der Patienten mit MH zeigen Mutationen in einem Gen, das für ein Kanalprotein kodiert, das die Kalziumfreisetzung aus dem sarkoplasmatischen Retikulum des Skelettmuskels kontrolliert. Da das pflanzliche Alkaloid Ryanodin als Ligand dieses Kanalproteins identifiziert wurde, wird das Protein auch als »Ryanodin-Rezeptor« (RYR1) bezeichnet (Benkusky et al. 2004). Mehr als 20 Punktmutationen des RYR1-Gens wurden als Ursache der malignen Hyperthermie beschrieben (Brandt et al. 1999, McCarthy et al. 2000).

Weitere Genorte, die vermutlich Suszeptibilitätsgene für MH tragen, befinden sich auf den Chromosomen 1q, 3q, 5, 7q und 17q, u. a. die große Untereinheit des spannungsabhängigen Dihydropyridinrezeptors des Skelettmuskels. Wegen der Heterogenität der Mutationen des RYR1-Gens sowie der anderen, non-RYR1-Mutationen, die vermutlich Ursache der malignen Hyperthermie sein können, sind einfache genetische Screening-Verfahren zum Nachweis der Suszeptibilität für MH in naher Zukunft nicht zu erwarten.

G 4.2.3 Epidemiologie und Verlauf

Die Inzidenz der MH per Narkose beträgt etwa 1 : 20 000 bei Kindern und 1 : 100 000 bei Erwachsenen. Patienten mit einer Central-core-Erkrankung, einer strukturellen kongenitalen Myopathie unklarer Genese mit variabler klinischer Expressivität, (z. T. Ursache des Floppy-infant-Syndroms) und Patienten mit King-Denborough-Syndrom (Myopathie mit fazialer und Skelettdysmorphie) sind obligate Risikopatienten für die maligne Hyperthermie. Die Mehrzahl der Patienten mit Central-core-Erkrankung trägt Mutationen im RYR1-Gen, das auch bei mehr als der Hälfte der Patienten mit maligner Hyperthermie betroffen ist (Brandt et al. 1999, McCarthy et al. 2000). Mehrere komplikationsfreie Narkosen in der Anamnese schließen eine MH nicht aus. Exogene Faktoren wie Koexposition mit Inhalationsnarkotika und Suxamethonium, die Dosis der Pharmaka und körperliche

Beanspruchung spielen demnach bei der Erstmanifestation eine wichtige Rolle. Der malignen Hyperthermie ähnliche Syndrome treten auch bei Patienten mit anderen neuromuskulären Erkrankungen bei Provokation durch Narkosen auf. Es kommt hier aber häufiger zu Hyperkaliämien und kardialen Komplikationen. Die MH ist ein schweres Krankheitsbild, dessen Letalität von 75 % in den 1960er-Jahren dank der modernen Intensivmedizin und der Einführung des Dantrolens (Krause et al. 2004) (s. u.) auf unter 10 % gesunken ist. Todesursachen bei MH sind Herzrhythmusstörungen, Linksherzversagen mit Lungenödem und Verbrauchskoagulopathien, Nierenversagen und malignes Hirnödem. Nach Abklingen der akuten Episode besteht meist eine protrahierte proximal betonte Myopathie mit Schwellung und Druckempfindlichkeit. Eine abnorme Ermüdbarkeit besteht über Monate fort.

G 4.2.4 Therapeutische Prinzipien

Neben der Behandlung des akuten Krankheitsbilds steht die Prophylaxe erneuter Krankheitsepisoden im Vordergrund. Wenn sich bei der Narkose die Entwicklung einer malignen Hyperthermie ankündigt, sollte die Narkose nach Möglichkeit abgebrochen und eine symptomatische Therapie eingeleitet werden: Temperatursenkung auf 38–38,5 °C und Kontrolle von Vitalparametern, Säuren- und Basenhaushalt, Elektrolyten und Flüssigkeitshaushalt. Wichtigste spezifische Maßnahme ist die Gabe von Dantrolen, die in aller Regel zu einer Abschwächung des Verlaufs und rascherer Rückbildung der Symptome führt. Dantrolen hemmt die Freisetzung von Kalzium aus den intrazellulären Speichern des sarkoplasmatischen Retikulums, ohne die Wiederaufnahme von Kalzium zu blockieren (Krause et al. 2004). Die Substanz muss bei jeder Narkose verfügbar sein. Die Dantrolentherapie wird bis zur Rückbildung des Syndroms fortgesetzt. Bei Patienten mit Myopathien und MH-artigen Symptomen hat Dantrolen keinen bewiesenen Nutzen.

G 4.2.5 Pragmatische Therapie

Die Früherkennung der MH ist die wichtigste Voraussetzung für die erfolgreiche Therapie. Die Kombination aus Erhöhung des endexspiratorischen CO_2 und metabolischer Azidose ist ein spezifisches Frühzeichen der malignen Hyperthermie, auch muss ein rascher Temperaturanstieg nach Narkosebeginn wachsam machen. Bei persistierendem Masseterspasmus nach Suxamethoniu mgabe sollte auf provozierende Narkotika und Muskelrelaxanzien verzichtet werden. Bei vitaler Indikation zur Operation muss auf andere Narkotika (Opioide) und nicht-depolarisierende Muskelrelaxanzien umgestellt werden (s. o.). Zur Behandlung der metabolischen und respiratorischen Azidose wird mit 100 % O_2 hyperventiliert und intravenös Natriumbikarbonat (2–4 meq/kg Körpergewicht) verabreicht. Die weitere Behandlung mit Flüssigkeits- und Elektrolytsubstitution sowie Nephroprotektion richtet sich nach den Blutgasen und dem Säuren- und Basenhaushalt.

Die sofortige intravenöse Gabe eines Bolus von Dantrolen, initial in einer Dosis von 2,5 mg/kg und anschließend – je nach klinischem Verlauf – etwa mit 1 mg/kg/h als Dauerinfusion, ist der wichtigste Schritt der Therapie. Die Tagesdosis von Dantrolen sollte 10 mg/kg nicht überschreiten, die Therapiedauer ist zumeist bis 2 Tage (A). Auch bei hoher Dosierung induziert Dantrolen bei Gesunden keine Paresen, Patienten mit Myopathien können mit einer Muskelschwäche reagieren. Als NW besteht ein Cholestaserisiko. Nach Rückbildung der MH ist bis zur Stabilisierung intensivmedizinische Überwachung erforderlich. Wie lange Dantrolen gegeben werden sollte, ist umstritten. Während der ersten Tage sollten Digitalispräparate, Sympathomimetika, Parasympatholytika und kalziumhaltige Präparate gemieden werden.

G 4.2.6 Obsolete Maßnahmen

Zahlreiche pharmakologische Therapieansätze haben sich bei der Therapie der MH als unwirksam erwiesen. Zu diesen zählen Kalziumkanalblocker, Procainamid, Lidocain, Betablocker sowie Kortikosteroide. Obsolet ist auch die präoperative orale Prophylaxe mit Dantrolen bei Risikopatienten.

G 4.3 Neuroleptisches malignes Syndrom

G 4.3.1 Klinik

Das neuroleptische maligne Syndrom (NMS) wurde initial als lebensbedrohliche Komplikation der Pharmakotherapie schizophrener Psychosen mit hochpotenten Neuroleptika beschrieben. Die Kardinalsymptome des NMS, extrapyramidal-motorische Störungen und Hyperthermie, werden auf einen akuten relativen Dopaminmangel in den Basalganglien und im Hypothalamus zurückgeführt. Das Risiko ist bei Behandlung mit atypischen Neuroleptika geringer (Ananth et al. 2004). Auch die Gabe des Antiemetikums Metoclopramid (Paspertin®, Gastrosil®), vor allem bei Kindern, und von Tetrabenazin (Nitomane®) zur Therapie der Chorea Huntington kann auslösend sein. Die strikte Abgrenzung des neuroleptischen malignen Syndroms als eigenständiges Krankheitsbild ist wegen der Beschreibung ähnlicher Krankheitsbilder nach Verabreichung anderer Pharmaka, ohne dopaminantagonistische Wirkung, wie z. B. Lithium und trizyklische Antidepressiva, kaum aufrechtzuerhalten. Das neuroleptische maligne Syndrom ist somit ein Misnomer. Es gibt eine syndromale Überlappung mit der akinetischen Parkinson-Krise und dem malignen Dopaminmangel-Syndrom (s. u.). Die Identifizierung mehrerer Risikofaktoren zeigt (s. u.), dass vermutlich jeder exponierte Patient unter gewissen Risikokonstellationen ein neuroleptisches malignes Syndrom entwickeln kann.

Die typischen klinischen Kennzeichen, extrapyramidal-motorische Störungen und Zeichen der autonomen Dysregulation mit Hyperthermie, entwickeln sich innerhalb von Stunden, Tagen oder auch Wochen nach Beginn der Neuroleptikatherapie. Zu den extrapyramidalen Störungen beim NMS zählen

Tremor, Rigor, Retrocollis, Opisthotonus, Trismus, okulogyre Krisen und choreatiforme Bewegungsstörungen. Autonome Störungen sind neben Hyperthermie Blässe, Diaphorese, Tachypnoe, Tachykardie, Hypertonie oder Hypotonie und Harnverhalt. Die Bewusstseinslage fluktuiert und ist meist reduziert. Im Labor finden sich häufig eine Erhöhung der Kreatinkinase (CK), bis zu > 1 000 U/ml, ggf. Transaminasenanstieg, eine BSG-Erhöhung und eine Leukozytose. Die Kreatinkinase-Erhöhung ist kein unabhängiger diagnostischer Parameter, da Kreatinkinase-Erhöhungen unabhängig von einem neuroleptischen malignen Syndrom mit hyperthermen Reaktionen auf Neuroleptika einhergehen (O'Dwyer und Sheppard 1993).

Im Gegensatz zur malignen Hyperthermie, bei der die primäre Störung im Muskel liegt, tragen beim neuroleptischen malignen Syndrom vermutlich sowohl zentralnervöse als auch muskuläre Prozesse zur Entstehung des Krankheitsbilds bei. Der Pathomechanismus der Muskel-Kreatinkinase-Erhöhung beim neuroleptischen malignen Syndrom ist unklar. Vermutlich spielen Rigor und Hyperthermie eine synergistische Rolle. Gegen eine toxische Neuroleptikawirkung allein sprechen die Verursachung auch durch zahlreiche nicht verwandte Pharmaka und die CK-Erhöhung beim malignen Dopaminmangel-Syndrom (s. u.). Gegen eine Verursachung der CK-Erhöhung nur durch den Rigor spricht sein Fehlen bei anderen neurologischen Erkrankungen mit Rigor. Ein erniedrigter Eisenspiegel im Serum wurde beschrieben, besitzt aber keine diagnostische Aussagekraft. Patienten mit einem früheren NMS haben kein erhöhtes Risiko, eine maligne Hyerthermie zu entwickeln (Troller und Sachdev 1999).
Operationale Kriterien für die Diagnose des NMS sind nicht etabliert (Gurrera et al. 1992). Die wichtigsten Differentialdiagnosen sind die akute febrile/perniziöse Katatonie (Fleischhacker et al. 1990) und fieberhafte Erkrankungen bei mit Neuroleptika behandelten Patienten. Aufgrund der Anamnese bestehen kaum Verwechslungsmöglichkeiten mit der malignen Hyperthermie. Beim Hitzeschlag finden sich anamnestisch Hinweise auf extreme körperliche Belastung und Hitzeexposition. Kreatinkinase-Erhöhung und extrapyramidal-motorische Störungen fehlen. Mit dem neuroleptischen malignen Syndrom verwandt ist das Serotonin-Syndrom (Carbone 2000), das vor allem bei kombinierter Behandlung mit L-Tryptophan, Kombinationen von unselektiven und selektiven Serotonin-Wiederaufnahmehemmern und Monoaminoxidasehemmern beobachtet wird. Zu den diagnostischen Kriterien für das Serotonin-Syndrom zählen neben der zum Teil exzessiven Hyperthermie und Schweißneigung ein spontaner oder Reflex-Myoklonus, Tremor, Hyperreflexie, Diarrhöen und psychoorganische Veränderungen, aber keine relevante Kreatinkinase-Erhöhung.

G 4.3.2 Epidemiologie und Verlauf

Die Inzidenz des NMS bei therapierten Patienten liegt zwischen 0,1 und 2,5 %. Risikofaktoren sind rasche Aufdosierung und Depotgabe von zumeist hochpotenten Neuroleptika, Dehydrierung, idiopathisches Parkinson-Syndrom, vorbestehende Hirnschädigung und Oligophrenie. Der natürliche Verlauf hängt davon ab, ob und zu welchem Zeitpunkt die Diagnose des neuroleptischen malignen Syndroms gestellt wird. In den ersten Jahren der Neuroleptika-Ära waren tödliche Verläufe aufgrund von Nierenversagen bei massiver Rhabdomyolyse, Lungenembolie und interkurrenten Infektionen häufig. Bei Absetzen des Pharmakons und suffizienter supportiver Therapie wird das NMS heute fast immer folgenlos überstanden. Schwerere Verläufe finden sich oft bei älteren Patienten. Diese werden häufig mit hochpotenten Neuroleptika behandelt, um die bei den niederpotenten Medikamenten gefürchteten kardiovaskulären Nebenwirkungen zu vermeiden, neigen eher zur Einnahme falsch hoher Medikamentendosierungen und zeigen initial weniger dramatische autonome Symptome. Frühe Symptome des neuroleptischen malignen Syndroms wie Verwirrtheit werden gelegentlich fälschlich einer neurologischen Grunderkrankung wie dem idiopathischen Parkinson-Syndrom oder einer Demenz des Alzheimer-Typs zugeordnet.

G 4.3.3 Therapeutische Prinzipien

Wichtigstes Prinzip der Therapie des NMS ist das Absetzen des auslösenden Pharmakons. In zweiter Linie sind supportive Maßnahmen wie Hydrierung, Senkung der Körpertemperatur und Prophylaxe internistischer Komplikationen wie Thrombose, Lungenembolie und Rhabdomyolyse mit Gefahr der Nierenschädigung wichtig. Neben diesen gesicherten therapeutischen Maßnahmen wurden aufgrund pathophysiologischer Modelle zur Genese des neuroleptischen malignen Syndroms spezifische Therapieformen entwickelt, deren Wirksamkeit umstritten ist. Zu den neurochemischen Veränderungen beim NMS zählen ein Dopaminmangel in Basalganglien und Hypothalamus sowie vermutlich eine erhöhte Aktivität exzitatorischer Aminosäuretransmitter wie Glutamat. Es liegen keine kontrollierten Studien vor, aber zahlreiche positive Kasuistiken zur Wirkung von L-DOPA, Bromocriptin und Lisurid. Ebenso gibt es positive Erfahrungen mit der antiviralen Substanz Amantadin, die vermutlich über eine Hemmung der exzitatorischen Aminosäuretransmitteraktivität antiakinetisch wirkt. In Analogie zur Behandlung der malignen Hyperthermie wurde Dantrolen in die Therapie eingeführt. Ob die Gabe von Dantrolen sowie dopaminagonistischer oder glutamatantagonistischer Pharmaka eine günstige Wirkung auf den Verlauf des neuroleptischen malignen Syndroms hat, ist umstritten (Rosenberg und Green 1989, Rosebush et al. 1991) (↔).
Psychiatrische Patienten mit einer positiven Anamnese für ein neuroleptisches malignes Syndrom haben bei Fehlen zusätzlicher Risikofaktoren vermutlich kein erhöhtes Risiko für ein Rezidiv bei erneuter neuroleptischer Medikation, selbst wenn sie in einschleichender Aufdosierung wieder mit dem gleichen Pharmakon behandelt werden. Aus theoretischen Erwägungen sollte der Einsatz eines atypischen Neuroleptikums wie Clozapin (Leponex®) in Erwägung gezogen werden (Weller und Kornhuber 1992). Die Erfahrung der letzten Jahre

zeigt jedoch, dass alte und neue Atypika (Clozapin, Olanzapin, Risperidon, Quetiapin, Ziprasidon, Aripiprazol) selbst in Standarddosis und Monotherapie ein NMS auslösen können. Falls aufgrund der psychiatrischen Erkrankung eine dringende Behandlungsindikation innerhalb von 10–14 Tagen nach Abklingen des neuroleptischen malignen Syndroms gegeben ist, wird der Einsatz der Elektrokonvulsionstherapie befürwortet (Troller und Sachdev 1999) (↑, B). Betroffene Patienten sollten eine Notiz mit Vermerk des stattgehabten neuroleptischen malignen Syndroms und des auslösenden Pharmakons mit sich führen.

G 4.3.4 Pragmatische Therapie

Kontrollierte Studien fehlen. Die wichtigste therapeutische Maßnahme des NMS ist das Absetzen des auslösenden Pharmakons. Eine Dehydration muss unter Beachtung der Elektrolyte ausgeglichen werden. Die Körpertemperatur sollte durch Wadenwickel und Antipyretika wie Paracetamol (ben-u-ron®) unter 39 °C gesenkt werden. Thromboseprophylaxe sollte auch bei unruhigen Patienten erfolgen. Zur Ruhigstellung empfiehlt sich Lorazepam (Tavor®, 3 x 1–2,5 mg).
Die dopaminerge pharmakologische Therapie des neuroleptischen malignen Syndroms ist umstritten. Falls sich nach Absetzen aller potenziell ursächlicher Pharmaka innerhalb von 24 h keine wesentliche Rückbildung der Symptome einstellt, ist ein Behandlungsversuch mit Amantadin (PK-Merz®) i. v. bis zu 3 x 200 mg/die sinnvoll. Die Wirksamkeit dieser Therapie ist ebenso wenig gesichert wie der Versuch mit L-DOPA oder Dopaminagonisten. Schwere Verläufe und fortdauernde Psychose können in seltenen Fällen eine Elektrokonvulsionstherapie (EKT) erfordern (Troller und Sachdev 1999).

G 4.3.5 Obsolete Maßnahmen

Bei Verdacht auf neuroleptisches malignes Syndrom muss auf Anticholinergika verzichtet werden, weil sie die Hitzeabgabe über die Peripherie erschweren und durch ihre prodeliranten Effekte das klinische Monitoring beeinträchtigen. Wenn differentialdiagnostisch nicht zwischen neuroleptischem malignen Syndrom und akuter letaler Katatonie entschieden werden kann, dürfen klassische Neuroleptika nicht weiter gegeben werden. In unklaren Fällen ist die EKT zu erwägen.

G 4.4 Malignes Dopaminmangel-Syndrom und akinetische Parkinson-Krise

G 4.4.1 Klinik

Ein klinisch und pathophysiologisch vom NMS kaum abgrenzbares Krankheitsbild, das maligne Dopaminmangel-Syndrom, kann sich nach raschem Entzug dopaminerger Medikation bei Patienten mit idiopathischem Parkinson-Syndrom entwickeln. Zu den Pharmaka, deren Entzug ein dem neuroleptischen malignen Syndrom ähnliches Bild auslösen können, zählen nicht nur L-DOPA und Dopaminagonisten, sondern auch der Glutamatrezeptorantagonist Amantadin (PK-Merz®). Das abrupte Absetzen aller dopaminergen Pharmaka bei Patienten mit idiopathischem Parkinson-Syndrom ist deshalb kontraindiziert. Die akinetische Parkinson-Krise ist ein weiteres, dem NMS sehr ähnliches Krankheitsbild, das durch Hyperthermie und Kreatinkinase-Erhöhung gekennzeichnet sein kann (Onofrj und Thomas 2005). Risikofaktoren für die Parkinson-Krise sind Infektionen, exogene Hitzebelastung und Flüssigkeitsentzug. Sie tritt häufig bei schlechter Versorgung auch zusammen mit unregelmäßiger Medikamenteneinnahme auf. Die akinetische Krise entwickelt sich jedoch primär ohne Entzug dopaminerger Medikation und wird mit einer transient verminderten Responsivität gegenüber dopaminerger Medikation in Verbindung gebracht (Onofrj und Thomas 2005).

G 4.4.2 Epidemiologie und Verlauf

Malignes Dopaminmangel-Syndrom und akinetische Parkinson-Krise sind schwere Krankheitsbilder, deren Inzidenz vermutlich unterschätzt wird. Internistische Komplikationen in Form interkurrenter Infektionen, v. a. Pneumonie und Harnwegsinfekte, sind häufig. Die Prognose hängt wesentlich von der frühen Diagnose ab.

G 4.4.3 Therapeutische Prinzipien

Die therapeutischen Prinzipien entsprechen denen der Therapie des neuroleptischen malignen Syndroms. Speziell beim malignen Dopaminmangel-Syndrom soll die Gabe von 1 000 mg Methylprednisolon i. v. über drei Tage zu einer Verkürzung der medianen Krankheitsdauer von 18 auf sieben Tage führen (Sato et al. 2005). Als Wirkmechanismen werden ein allgemeiner zytoprotektiver Effekt sowie eine Förderung dopaminerger Neurotransmission diskutiert.

G 4.4.4 Pragmatische Therapie

Kontrollierte Studien fehlen. Die symptomatische Therapie entspricht der des neuroleptischen malignen Syndroms. Zusätzlich ist die Neueinstellung der Parkinson-Medikation erforderlich. Auch wenn Amantadin (PK-Merz®) zuvor kein Bestandteil der Medikation war, empfiehlt sich initial ein Therapieversuch mit Amantadininfusionen (PK-Merz® i. v., 2–3 x 200 mg/die) für einige Tage, bis das akute Krankheitsbild abgeklungen ist. Aufgrund der Publikation einer positiven, randomisierten Studie (Sato et al. 2005) ist auch ein Behandlungsversuch mit Steroiden gerechtfertigt (↑, C).

G 4.4.5 Obsolete Maßnahmen

Die Gabe von Anticholinergika beim malignen Dopaminmangel-Syndrom und bei akinetischer Parkinson-Krise ist obsolet.

G 4.5 Literatur

Ables AZ, Nagubilli R. Prevention, recognition and management of serotonin syndrome. Am Fam Physician 2010;81:1139–1142.

Ananth J, Parameswaran S, Gunatilake S, Burgoyne K, Sidhom T. Neuroleptic malignant syndrome and atypical antipsychotic drugs. J Clin Psychiatry 2004;65:464–470.

Baur CP, Bellon L, Felleiter P, Fiege M, Fricker R, Glahn K, Heffron JJ, Herrmann-Frank A, Jurkat-Rott K, Klingler W, Lehane M, Ording H, Tegazzin V, Wappler F, Georgieff M, Lehmann-Horn F. A multicenter study of 4-chloro-m-cresol for diagnosing malignant hyperthermia susceptibility. Anesth Analg 2000;90:200–205.

Benkusky NA, Farrell EF, Valdivia HH. Ryanodine receptor channelopathies. Biochem Biophys Res Commun 2004;322:1280–1285.

Brandt A, Schleithoff L, Jurkat-Rott K, Klingler W, Baur C, Lehmann-Horn F. Screening of the ryanodine receptor gene in 105 malignant hyperthermia families: novel mutations and concordance with the in vitro contracture test. Hum Mol Genet 1999;8:2055–2062.

Carbone JR. The neuroleptic malignant and serotonin syndromes. Emerg Med Clin North Am 2000;18:317–325.

European Malignant Hyperthermia Group (EMHG). A protocol for the investigation of malignant hyperpyrexia (MH) susceptibility. Br J Anaesth 1984;56:1267–1269.

Fleischhacker WW, Unterweger B, Kane JM, Hinterhuber H. The neuroleptic malignant syndrome and its differentiation from lethal catatonia. Acta Psychiatr Scand 1990;81:3–5.

Gurrera RJ, Chang SS, Romero JA. A comparison of diagnostic criteria for neuroleptic malignant syndrome. J Clin Psychiatry 1992;53:56–62.

Khaldi S, Kornreich C, Choubani Z. Gourevitch R. Neuroleptic malignant syndrome and atypical antipsychotics: a brief review. Encephale 2008;34:618–624.

Klingler W, Lehmann-Horn F, Jurkat-Rott K. Complications of anaesthesia in neuromuscular disorders. Neuromuscul Disorders 2005;15:195–206.

Krause T, Gerbershagen MU, Fiege M, Weißhorn R, Wappler F. Dantrolene. A review of its pharmacology, therapeutic use and new developments. Anaesthesia 2004;59: 364–373.

Larach MG, Gronert GA, Allen GC, Brandom BW, Lehman EB Clinical presentation, treatment and complications of malignant hyperthermia in North America from 1987 to 2006. Anesth Analg 2010;110:498–507.

McCarthy TV, Quane KA, Lynch PJ. Ryanodine receptor mutations in malignant hyperthermia and central core disease. Hum Mutat 2000;15:410–417.

O'Dwyer AM, Sheppard NP. The role of creatine kinase in the diagnosis of neuroleptic malignant syndrome. Psychol Med 1993;23:323–326.

Onofrj M, Thomas A. Acute akinesia in Parkinson disease. Neurology 2005;64:1162–1169.

Rosenberg MR, Green M. Neuroleptic malignant syndrome: review of response to therapy. Arch Intern Med 1989;149:1927–1931.

Rosebush PI, Stewart T, Mazurek MF. The treatment of neuroleptic malignant syndrome. Are dantrolene and bromocriptine useful adjuncts to supportive care? Br J Psychiatry 1991;159:709–712.

Saper CB, Breder CD. The neurologic basis of fever. N Engl J Med 1994;330:1880–1886.

Sato Y, Asoh T, Metoki N, Satoh K. Efficacy of methylprednisolone pulse therapy on neuroleptic malignant syndrome in Parkinson's disease. J Neurol Neurosurg Psychiatry 2003;74:574–576.

Trollor JN, Sachdev PS. Electroconvulsive treatment of neuroleptic malignant syndrome: a review and report of cases. Aust N Z J Psychiatry 1999;33:650–659.

Weller M, Kornhuber J. Clozapine rechallenge after an episode of »neuroleptic malignant syndrome«. Br J Psychiatry 1992;161:855–856.

G 5 Akute Intoxikationen

*von F. Schmidt-Graf und M. Wehling**

G 5.1 Klinik

G 5.1.1 Klinische Leitsymptome, Komplikationen

Bei jedem Patienten mit plötzlich aufgetretener Gesundheitsstörung muss differentialdiagnostisch an eine akute Intoxikation gedacht werden. Häufige Symptome bei Vergiftungen sind Bewusstseinsstörung oder Koma, Veränderungen der Pupillenweite und -reaktivität, epileptische Anfälle, Myoklonien, Ataxie, Dystonien, Psychosen, Hyperthermie, Tachykardie, Atemdepression, Hyperventilation, Übelkeit, Erbrechen, Durchfälle, Hautläsionen oder auffälliger Fötor. Auch Störungen der okulozephalen und vestibulookulären Reflexe können auftreten, ohne für eine Hirnstammschädigung beweisend zu sein. In ausreichend hoher Dosierung führen die meisten toxischen Substanzen zu Bewusstseinsstörungen oder Koma. Neurologische und kardiale Symptome lassen sich oft einem der folgenden Syndrome zuordnen. Substanzspezifische klinische Symptome liegen jedoch nur bei 5 % der Patienten vor. Randomisierte Studien zu akuten Intoxikationen gibt es nahezu nicht, sodass es daher im Folgenden nicht möglich ist, Evidenz- und Empfehlungsstärken anzugeben.

Anticholinerges Syndrom: Blockade von Acetylcholin-Rezeptoren, meist Mischbild aus peripheren und zentralen anticholinergen Wirkungen: Akkomodationsstörungen, Mydriasis, Trockenheit von Haut- und Schleimhäuten, Hautrötung, Hyperthermie, Harnverhalt, Magen- und Darmatonie, Tachykardie, Hypertonie, supraventrikuläre Extrasystolen, Verwirrtheit, Agitation, Halluzinationen, Bewegungsstörungen.
Auslösende Substanzen: Zyklische Antidepressiva, Neuroleptika, anticholinerge Parkinsonmedikamente, Anticholinergika, Antihistaminika, Belladonna-Alkaloide, Bilsenkraut, Stechapfel Engelstrompete, Ethylalkohol.

In diesem Zusammenhang muss auch das wichtige Verwirrtheitssyndrom erwähnt werden, dessen Auslösung bei weitem nicht auf Anticholinergika beschränkt ist. Ohne dass dieses eindeutig einem spezifischen Transmittersystem zuzuordnen wäre, so ist eine lange Liste von Arzneimitteln doch häufig schon bei üblichen Dosierungen – in jedem Fall aber bei Intoxikationen – in der Lage, einen Verwirrtheitszustand auszulösen. Ältere Patienten sind hier notorische Opfer. Insbesondere zentral-anticholinerge Substanzen sind bei Demenzpatienten gefährlich.

Auslösende Substanzen sind grundsätzlich alle ZNS-wirksamen Pharmaka einschließlich der anticholinerg wirksamen Substanzen (s. o.): Sedativa/Hypnotika (Benzodiazepine, Barbiturate), Opiate, Dopaminagonisten, Antikonvulsiva, tri- und tetrazyklische Antidepressiva, Lithium, Neuroleptika, Parkinsonmedikamente, Antihistaminika, Spasmolytika, Antiemetika; aber auch: nicht-steroidale Entzündungshemmer, Antibiotika und antivirale Medikamente (insbesondere Fluorochinolone!, Makrolide, Cephalosporine, Interferon), Kortikosteroide, Antihypertensiva und kardiale Medikamente (Betablocker, Digoxin, Diuretika, Antiarrhythmika).

Cholinerges Syndrom: Abhängig von den betroffenen Acetylcholin-Rezeptoren muskarinartige oder nikotinartige Symptome. Muskarinartige Symptome: Miosis, vermehrte Sekretion von Speichel, Tränenflüssigkeit, Bronchialsekret und Magensaft, Erbrechen, Diarrhö, Abdominalkrämpfe, Einnässen, Schwitzen, Bradykardie. Nikotinartige Symptome: Muskelfaszikulationen, Lähmungen, Rigor, seltener Tachykardie, Hypertension (im Verlauf: eher Hypotension).
Auslösende Substanzen: Acetylcholin, Pilocarpin, Carbachol, Pyridostigmin, Physostigmin, Alkylphosphate (irreversible Cholinesterasehemmung), Carbamate (Insektizide mit reversibler Cholinesterasehemmung), Tabakvergiftung (Nikotineffekt, insbesondere bei Kindern), Pilze (z. B. Risspilze), Cholinesterasehemmer (z. B. Donepezil).
Sympathomimetisches Syndrom: Mydriasis, Mundtrockenheit, Agitation, Verwirrtheit, epileptische Anfälle, Tachykardie, Hypertension, Hyperventilation, Hyperthermie.
Auslösende Substanzen: Amphetamine, Ephedrin, Tryptamin, Kokain, Halluzinogene, Methylxanthine, irreversible MAO-Inhibitoren.
Opiat-Syndrom: Miosis, initial Euphorie, dann Somnolenz bis Koma, Hirnödem, Hypoventilation bis tödlicher Atemstillstand, Lungenödem, Erbrechen, Darmatonie, Hypothermie, Hypotension.
Auslösende Substanzen: Heroin, Morphin, andere Opiatagonisten.
Hypnotika-Syndrom: Bewusstseinsstörung, Muskelrelaxation, Atem- und Kardiodepression mit Hypotonie, Druckläsionen. Auslösende Substanzen: Sedativa, Hypnotika, Ethanol.
Serotonin-Syndrom: epileptische Anfälle, psychische Erregung, Übelkeit/Erbrechen, Durchfall, Kopfschmerzen, motorische (Myoklonien, Rigor, Hyperreflexie) und autonome Symptome (Hyperthermie, Schweißbildung, Dehydratation, Tachykardie, kardiale Rhythmusstörungen, Mydriasis).

* Autoren dieses Kapitels in der 5. Auflage: F. Schmidt.

Auslösende Substanzen: Selektive Serotonin-(Noradrenalin)-Wiederaufnahme(Reuptake)-Hemmer (SSRI/SNRI), MAO-Hemmer, insbesondere in (verbotener) Kombination mit SSRI, Neuroleptika, Tryptane, Drogen auf Amphetaminbasis.

G 5.1.2 Evaluation, Diagnostik und Überwachung

Bei Aufnahme des Patienten sollte, soweit es aufgrund der Bewusstseinslage und der Situation möglich ist, eine Erhebung der Anamnese bzw. Fremdanamnese mit Fragen nach Begleitumständen, Lebenssituation, bekanntem Drogenkonsum und Medikamenteneinnahme, psychiatrischen Vorerkrankungen, Inspektion der Umgebung des Patienten und eine ausführliche körperliche Untersuchung (insbesondere mit Beachtung neurologischer [Bewusstseinszustand, Pupillen!] und gastrointestinaler Symptome, kardiovaskulärer und pulmonaler Vitalparameter, Körpertemperatur sowie Hautläsionen) erfolgen.
Zur Labordiagnostik gehören Blutbild, Blutzucker, Elektrolyte, Quick bzw. INR, PTT, Kreatinin, Leberwerte, CK, Laktat, Ammoniak, Alkoholspiegel, arterielle Blutgasanalyse (Anionenlücke, metabolische Azidose?), Urinuntersuchung (Ketonkörper, pH-Wert?). Für toxikologische Untersuchungen und Schnelltests werden Blut, Stuhl, Urin und Mageninhalt asserviert.

Ein toxikologisches Screening sollte so umfassend wie möglich sein, obwohl unerwartete Ergebnisse selten sind (Brett 1988). Schnelltestverfahren (Dünnschichtchromatographie, Enzymimmunoassay) erfassen bei 94–98 % der Intoxikationsfälle Substanzgruppen oder Agens. Mittels kommerziell erhältlicher Immunoassays können Urinproben innerhalb von 15 Minuten qualitativ auf Methadon, andere Opiate, Benzodiazepine, Barbiturate, trizyklische Antidepressiva, Kokain, Amphetamine und Cannabinoide (oder die jeweiligen Metaboliten dieser Substanzen) untersucht werden. Eine Serumspiegelbestimmung ist mittlerweile für viele Medikamente und toxische Substanzen möglich (z. B. Paracetamol, Acetylsalicylsäure, Digoxin, Lithium, Theophyllin, Phenytoin, Carbamazepin, Ethanol und andere Alkohole). Aufgrund des Serumspiegels kann für einige Substanzen über die Indikation zur Antidotbehandlung oder der sekundären Giftelimination entschieden werden (Ellenhorn 1997, Osterloh et al. 1986). Zur Einleitung einer Therapie genügt der klinische Verdacht, eine toxikologische Bestätigung kann oft nicht abgewartet werden. Quantitative und forensisch beweisende Bestimmungen sind meist erst durch zeitaufwendige und teure Untersuchungen möglich, die durch verschiedene Universitätsinstitute und kommerzielle Anbieter durchgeführt werden. Auskünfte zu Intoxikationen erteilen im 24-Stunden-Dienst die am Ende des Kapitels aufgeführten Vergiftungszentralen, die durch die kurzen Ausführungen hier nicht ersetzt werden können.

Tab. G 5.1: Häufige Differentialdiagnosen neurologischer Symptome bei akuten Intoxikationen

Weite Pupillen	Sympathomimetika (Amphetamine, »Ecstasy«, Kokain, LSD, Clonidin, Engelstrompete); Entzugssyndrom (Alkohol, Opiate) zusätzlich fehlende Lichtreaktion: Anticholinergika (Atropin, Scopolamin, zyklische Antidepressiva, Glutethimid, Antihistaminika)
Enge Pupillen	Cholinergika (Pilocarpin, Nikotin, Physostigmin, Organophosphate), Ethanol, Benzodiazepine, Barbiturate, Opiate, Bromide, Chloralhydrat
Blickparesen	Phenytoin, Carbamazepin, Ethanol und andere Alkohole, Narkotika, Benzodiazepine, Barbiturate, Botulismus
Dystonien	Neuroleptika, Metoclopramid, Kokain, Amphetamine, Carbamazepin
Ataxie	Ethanol und andere Alkohole, Antiepileptika (Phenytoin, Carbamazepin), Sedativa und Hypnotika, organische Lösungsmittel
Muskeltonus hypoton, Hyporeflexie	Sedativa und Hypnotika, insbesondere starke Benzodiazepine (z. B. Flunitrazepam), Muskelrelaxanzien, Organophosphate, Carbamat, Botulinumtoxin
Muskeltonus hyperton, Hyperreflexie	Zyklische Antidepressiva, irreversible MAO-Hemmer, Serotonin-Reuptake-Hemmer, Phenothiazin, Tetanus, Strychnin
Faszikulationen	Organophosphate, Lithium
Myoklonien	Zyklische Antidepressiva, MAO-Hemmer, Serotonin-Syndrom, Methaqualon, verschiedene Metalle
Epileptische Anfälle	Kokain, LSD, Sympathomimetika, v. a. Amphetamine, Opiate, Antidepressiva, insbesondere Bupropion, Neuroleptika, Lithium, Antiepileptika, Lokalanästhetika, Salicylate, Ergotamine, Isoniazid, Kohlenmonoxid, Methylxanthine, Ethanol/Benzodiazepine (v. a. Entzug), Campher, Organophosphate, Blei, sekundär bei Hypo-(Insulin!) oder Hyperglykämie
Cerebrales Ödem	Salicylate, Methanol, Ethylenglykol, Valproinsäure, »Ecstasy«, sekundär bei fulminantem Leberversagen (z. B. »Ecstasy«, Paracetamol), sekundär bei Hypoventilation und Hypoxie (z. B. Opiate)
Hypoventilation	Sedativa und Narkotika (z. B. Barbiturate, Benzodiazepine, Letztere aber mit großer therapeutischer Breite), Opiate, Ethanol, Organophosphate, sekundär bei tiefer Bewusstseinsstörung bei vielen Intoxikationen
Hyperventilation	Substanzen, die zur metabolischen Azidose führen (z. B. Methanol, Ethylenglykol, Salicylate, Kohlenmonoxid), sekundär durch Hypoxie bei Rauchvergiftung
Hyperthermie	Anticholinergika, Nikotin, Salicylate, Sympathomimetika, v. a. Amphetamine, LSD, Kokain, Mescalin, MAO-Hemmer, Methaqualon, zyklische Antidepressiva, Phenothiazine, Butyrophenone, Diphenhydramin, Schilddrüsenhormone, Entzug dopaminerger Medikamente, alle oben genannten Medikamente, die ein Serotoninsyndrom auslösen

Im EKG sind auf Bradykardie und Tachykardie, ventrikuläre und supraventrikuläre Extrasystolen, AV-Blockierungen, QRS- und QT-Verlängerungen zu achten.
Bei unklaren Bewusstseinsstörungen oder fokalneurologischen Symptomen sollte ein Schädel-CT angefertigt werden. Insbesondere bei äußeren Verletzungen und Drogen- oder Alkoholintoxikationen muss ein Schädel-Hirn-Trauma (inklusive traumatischer Blutung) ausgeschlossen werden, ebenso sollte bei einem unklaren Schädel-Hirn-Trauma ein Alkohol- und Drogen-Screening erfolgen. In einer Studie hatten 42 % der Schädel-Hirn-Trauma-Patienten bei Aufnahme einen hohen Ethanolspiegel (Dikmen et al. 1995).
Oft ist eine intensivmedizinische Behandlung oder Überwachungspflicht indiziert.
Intoxikationen sind häufig bei akzidentellen Überdosierungen von Alkohol und/oder Drogen (Polypharmazie mit sich z. B. sedativ/hypoventilatorisch verstärkenden Substanzen), bei willentlicher Einnahme von Medikamenten oder anderen potenziell toxischen Stoffen in suizidaler Absicht sowie bei Medikamenten mit enger therapeutischer Breite und meist vermeintlich sachgerechtem Gebrauch (z. B. Lithium, Digoxin).

G 5.2 Häufigkeit und Bedeutung von Intoxikationen

Die Inzidenz akuter Expositionen gegenüber potenziell toxischen Substanzen liegt bei 10–25 pro Jahr auf 1 000 Einwohner. In Deutschland gibt es keine genauen epidemiologischen Daten über akute Intoxikationen, obwohl die Giftinformationszentralen über 100 000 Anrufe pro Jahr erhalten. Eine umfassende Statistik über toxische Expositionen ist im jährlichen Bericht der amerikanischen Vereinigung der Giftinformationszentralen (American Association of Poison Control Centers AAPCC, Bronstein et al. 2009) zu finden. Auch diese ist jedoch lückenhaft, da der überwiegende Anteil der tödlichen Vergiftungen – und vermutlich auch ein hoher Anteil der schweren Intoxikationen ohne letalen Ausgang – nicht enthalten ist. Todesfälle und schwere Vergiftungen mit bekannten Substanzen werden den toxikologischen Beratungszentren oft nicht gemeldet (Soslow und Woolf 1992).
Bei Erwachsenen ist der Anteil der Frauen mit akuten Intoxikationen aufgrund des höheren Anteils bei suizidalen Vergiftungen etwas höher. Dagegen ist Drogenmissbrauch mit Vergiftungserscheinungen häufiger bei Männern zu beobachten. Der Häufigkeitsgipfel von Intoxikationen bei den Erwachsenen liegt zwischen 20 und 45 Jahren. Ein hoher Prozentsatz der Giftexpositionen tritt bei Kindern auf. Bei Kindern unter 10 Jahren handelt es sich üblicherweise um eine akzidentelle Giftexposition. Drogenmissbrauch und Suizidversuche sind bei älteren Kindern und Erwachsenen häufig. Akzidentelle oder iatrogene Medikamentenüberdosierungen treten überwiegend bei geriatrischen Patienten auf.
Nach akuter Toxinexposition sind Symptome nur in 10–20 % zu beobachten, wobei ca. 90 % zu geringen, 10 % zu mäßig schweren und 1–2 % zu schweren Krankheitsbildern führen. Etwa 2–5 % der stationär aufgenommenen Patienten mit akuten Intoxikationen werden auf Intensivstationen behandelt. Gründe hierfür sind in erster Linie Beatmung und die Überwachung der Vitalfunktionen. Intoxikationen stellen die häufigste Ursache des nichttraumatischen Komas im Erwachsenenalter dar (35–40 %).
Intoxikationen, die zur intensivmedizinischen Überwachung führen, sind meist verursacht durch Einnahme von Substanzen in suizidaler Absicht (bis zu 90 %), akzidentelle Überdosierung bei Alkohol- oder Drogenmissbrauch oder Einnahme von Medikamenten mit schmaler therapeutischer Breite. Unter den letalen Intoxikationen treten 60–90 % bei Suizidversuchen auf. Die häufigsten Ursachen bei letalem Ausgang sind Intoxikationen mit Kohlenmonoxid, Opiaten, Alkohol-Drogenkombinationen, trizyklische Antidepressiva, Kokain und Schlafmittel (Kerr et al. 2001). 80–90 % der Intoxikierten werden tot aufgefunden oder versterben vor Erreichen des Krankenhauses (Chafee-Bahamon 1983). Todesfälle bei Patienten, die das Krankenhaus erreichen, sind häufig durch Vergiftungen mit Analgetika (überwiegend Paracetamol, Salicylate), Antidepressiva (zyklische Antidepressiva, irreversible MAO-Hemmer), Kokain, andere Psychostimulanzien, Narkotika und Herz-Kreislauf-Medikamente verursacht. Bei Giftaufnahme in suizidaler Absicht liegen häufig Mischintoxikationen (oft Medikamente in Kombination mit Alkohol) vor, was bei der diagnostischen Einordnung bedacht werden sollte.
Bei den Drogenintoxikationen sind in den letzten Jahren v. a. Vergiftungen durch Drogenersatzstoffe hinzugekommen, aber auch Opioidvergiftungen haben zugenommen, insbesondere Überdosierungen mit Fentanyl nach intravenöser Injektion von ausgekochten Fentanylpflastern. Neu sind in den letzten 15 Jahren auch Colchicin-Vergiftungen aufgrund der Verwechslung von Bärlauch mit Herbstzeitlosen.
Insbesondere Drogenintoxikationen sind häufig mit akuten Störungen des peripheren und zentralen Nervensystems vergesellschaftet, jedoch sind oft Komplikationen aufgrund des vorherigen Lebensstils und reduzierten Ernährungs- und Allgemeinzustandes (insbesondere bei Alkoholikern) bei chronisch Abhängigen zu erwarten (Neiman 1998). Ein erhöhtes Risiko für zusätzliche traumatische Verletzungen (Marzuk et al. 1995) und Infektionskrankheiten, insbesondere bei HIV-Infektionen, sollte beachtet werden.

G 5.3 Allgemeine therapeutische Maßnahmen

Primäres Ziel der Notfallbetreuung ist die Stabilisierung der kardiopulmonalen Funktionen und die Vermeidung von irreversiblen Organschädigungen. Todesfälle bei Intoxikationen treten meist innerhalb der ersten Stunden auf und sind Folge von Lungenödem, respiratorischer Insuffizienz, Herzversagen oder kardialen Rhythmusstörungen. Eine besondere Gefahr stellt die spezifische Verwundbarkeit des Gehirns bei nur kurzzeitiger Unterbrechung des Energiestoffwechsels und der Sauerstoffzufuhr dar. Innerhalb von wenigen Minuten kann es zu einer irreversiblen zerebralen Schädigung kommen, so durch arterielle Hypotonie mit ungenügender zerebraler Durchblutung, ausgeprägte Hypoventilation und Hypoxämie (pO_2 < 30–40 mm Hg), Blockade des O_2-Transports (z. B. durch Kohlenmonoxid, Methämoglobinbildner) oder der Atemkette (z. B. durch Zyanid, Hydrogensulfid) und ausgeprägte Hypoglykämie. Eine selektive Neurotoxizität mit struktureller Schädigung des zentralen oder peripheren Nervensystems ist bei akuten Intoxikationen selten.

Zur Behandlung einer akuten Intoxikation gehören in erster Linie:
- Stabilisierung der Vitalfunktionen und die ZNS-orientierte Notfalltherapie,
- komplette Untersuchung (Anamnese, körperliche Untersuchung) und weitere Diagnostik (diagnostische Schnelltests, gegebenenfalls Bildgebung) (s. G 5.1.2),
- Dekontamination und primäre Giftelimination,
- sekundäre Giftelimination,
- Einsatz spezifischer Antidote (soweit möglich),
- Überwachung bzw. Intensivtherapie.

G 5.3.1 Initiale Stabilisierung

Zunächst sollte eine Stabilisierung der Vitalfunktionen nach der etablierten *ABCD*-Regel erfolgen: *A*temwege freimachen, *B*eatmung, *C*irkulation (Kreislaufüberwachung, gegebenenfalls Herzdruckmassage), *D*rugs (medikamentöse Therapie) (Hong und Dorian 2005). Die Vitalparameter sollten auch nach Stabilisierung engmaschig überwacht werden. Zur neurologischen Überwachung gehört vor allem die Beurteilung des Bewusstseinszustandes und der Pupillen (Größe, Reaktivität), der spontanen und reflektorischen Augenbewegungen und der Extremitätenbewegungen und Muskeleigenreflexe. Der okulozephale Reflex sollte nur getestet werden, wenn kein Verdacht auf ein Trauma der Halswirbelsäule besteht.

G 5.3.2 Dekontamination und primäre Giftelimination

Eine primäre Giftelimination sollte grundsätzlich angestrebt werden, da diese toxische Substanzen vor der Resorption entfernt und somit bei frühzeitigem Beginn zu einer Reduktion der Toxinmenge führt. Allerdings gibt es wichtige Kontraindikationen, die unbedingt beachtet werden müssen. Die wichtigsten Verfahren sind:

Induziertes Erbrechen: bei wachen, ansprechbaren Patienten nach oraler Giftaufnahme, kontraindiziert bei bewusstseinsgestörten Patienten, epileptischem Anfall, Intoxikationen mit Detergenzien, Säuren, Laugen oder fettlöslichen Giften. Durchführung: am besten mechanisch induziert, unterstützt durch größere Mengen lauwarmen Wassers zuvor. Falls nicht möglich, Gabe von Ipecacuanha-Sirup, Erwachsene 30 ml, Kinder unter 12 Jahren 10–15 ml, anschließend mehrere Gläser Wasser oder Saft; bis zum Eintritt des Erbrechens können 20–60 Minuten vergehen; mittlerweile umstritten, da nach einer Stunde nur noch unwesentliche Giftanteile entfernt werden und Nebenwirkungen, v. a. bei Kindern, durch Aspiration und anhaltendes Erbrechen nicht zu unterschätzen sind. Die Gabe von Apomorphin wird bei höheren Komplikationsraten nicht mehr empfohlen.

Magenspülung: indiziert bei kurz (1–2 h) zurückliegenden oralen Intoxikationen, wenn induziertes Erbrechen kontraindiziert ist, bei Bewusstlosen nur nach Intubation, kontraindiziert bei V. a. Magen- oder Ösophagusperforation, Herz- oder Ateminsuffizienz. Durchführung: stabile Seitenlage, Prämedikation mit 0,5 mg Atropin i. v. (kontraindiziert bei anticholinergem Syndrom!), orales Einführen eines mit Lidocain bestrichenen Magenschlauchs, Ende unter Patientenniveau halten, herausfließenden Mageninhalt für toxikologische Untersuchungen asservieren, über Patientenniveau anheben und mit lauwarmem Wasser solange spülen, bis die Lavageflüssigkeit klar ist.

Kohle: durch Bindung an Aktivkohle kann die intestinale Resorption von fett- und wasserlöslichen Toxinen vermindert und z. T. eine Unterbrechung des enterohepatischen oder enteroenteritischen Kreislaufs erreicht werden (z. B. Carbamazepin, Dapson, Digoxin, Digitoxin, Nadolol, Phenobarbital, Theophyllin) (Park et al. 1986); indiziert bei fast allen Medikamenten (Ausnahmen: z. B. Lithium, Eisen). Initial 0,5–1g/kg KG Kohle, alle 4 h erneut für ca. 12–24 h, per os oder per Magensonde.

Natriumsulfat (Glaubersalz): kann zum Abführen in Kombination mit Kohle gegeben werden; initial 50–100 ml einer 20 %igen Lösung per os oder per Magensonde, weitere Gaben im Wechsel mit Kohleapplikation.

Hyperosmolare Sorbitlösung (40 %): zum Abführen, allein oder im Wechsel mit Kohle; 40 ml alle 2 h oder im Wechsel mit Kohle alle 4 h.

Perorale Darmspülung: indiziert bei Einnahme großer Tablettenmengen mit retardierter Wirkung, bei Substanzen, die schlecht von Kohle absorbiert werden (z. B. Eisen- und Zinkverbindungen), länger zurückliegender oraler Ingestion und Darmatonie, kontraindiziert bei Säuren- und Laugenintoxikationen. Durchführung: Gabe von bis zu 2 l/h über 2–4 h der elektrolyt- und polyethylenglykolhaltigen wässrigen Lösung, wie sie zur Vorbereitung zur Koloskopie verwendet wird.

Dekontamination durch Abwaschen: indiziert bei Giftaufnahme von fettlöslichen Substanzen über die Haut (z. B. Benzol, Kohlenwasserstoffe, Parathion, Alkylphosphate); Abwaschen mit Seife unter fließendem Wasser, Handschuhe verwenden (!).

Zusätzlich: Wassergabe zur Verdünnung ätzender Substanzen wie Säuren, die durch Erbrechen oder Spülung nicht entfernt werden können (s. o.), bei Einnahme von z. B. Seifen ist zur Entschäumung die Gabe von Dimeticon üblich.

G 5.3.3 Sekundäre Giftelimination

Die Bedeutung der sekundären Giftelimination ist mittlerweile teilweise umstritten. Die sekundäre Giftelimination umfasst Verfahren, die zur Entfernung toxischer Substanzen nach erfolgter Resorption dienen. Indikationen hierzu sind u. a. die Einnahme einer potenziell letalen Dosis oder Gefahr irreversibler Schäden, kritische Blutplasmaspiegel, tiefes Koma, Toxine mit hoher Plasmaproteinbindung, schwere Intoxikationen mit »dialysablen« Giften und Niereninsuffizienz. Hierzu gehört auch die repetitive Kohlegabe (s. o.).

Forcierte Diurese: mindert die renale Rückresorption einiger Substanzen, indiziert bei Intoxikationen mit Salicylaten, Barbital, Phenobarbital, Lithium sowie bei Hämolyse und Rhabdomyolyse, bei Amphetamin- oder Kokainintoxikationen kann eine zusätzliche Urinansäuerung sinnvoll sein. Durchführung: Legen von PVK, ZVK und Blasenkatheter, stündliche Urinbilanzierung, Gabe von 500 ml Glukose 5 % und 500 ml NaCl 0,9 % im Wechsel, jeweils über 1 h, pro Liter zusätzlich 20 mmol KCl und 20 mmol NaCl, Furosemid nach ZVD und Urinbilanz, ständige Kontrolle von BGA, ZVD, Elektrolyten, Kreatinin. Durchsatz 6–12 l/Tag (Cave: Herz-Kreislaufbelastung!).

Hämodialyse: bei Intoxikationen mit niedermolekularen Substanzen mit geringer Proteinbindung und niedrigem Verteilungsvolumen, z. B. Bromid, Chloralhydrat, Lithium, Methanol, Ethylenglykol, Ethanol, Procainamid (Kar et al. 1992), Salicylat (Yip et al. 1992).

Hämoperfusion: Entfernung lipophiler und proteingebundener Substanzen, auch mit hoher Proteinbindung (Nenov et al. 2003); empfohlen u. a. bei Intoxikationen mit Knollenblätterpilzen (Feinfeld et al. 1994), Barbituraten in hoher Dosis (Lindberg et al. 1992), Carbamazepin, Chloramphenicol, Disopyramid, Glutethimid, Methaqualon (Baggish et al. 1981), Methotrexat (Giardino et al. 1993, Giardino et al. 1995), Paraquat (Suzuki et al. 1993), Theophyllin (Serumspiegel > 60 mg/l oder Status epilepticus; Nenov et al. 2003); unwirksam bei Substanzen mit hohem Verteilungsvolumen, z. B. Organophosphat-Insektizide (Martinez-Chuecos et al. 1992).
Plasmapherese: selten indiziert bei Paraquat- oder Thyreoideahormon-Vergiftung, begrenzte Erfahrungen, umstrittene Effizienz.

Hyperbarer Sauerstoff: Behandlung mit reinem Sauerstoff in einer Überdruckkammer bei schweren CO-Vergiftungen (Koma oder epileptische Anfälle) (Tibbles und Perrotta 1994).

G 5.3.4 Antidote

Nur wenige Patienten mit Intoxikationen können mit einem spezifischen Antidot behandelt werden. Im Vordergrund der Behandlung steht immer die Sicherung der Vitalfunktionen. Sollte eine Behandlung mit Antidoten möglich sein, ist zu beachten, dass einige Antidote (z. B. Flumazenil, Naloxon) eine kürzere Halbwertszeit als die meisten der von ihnen antagonisierten Substanzen haben und deshalb erneut gegeben bzw. die Patienten auch bei erfolgreicher Antagonisierung weiter überwacht werden müssen. Hinsichtlich der Details wird auf fachtoxikologische/pharmakologische Werke verwiesen.

G 5.3.5 Überwachung und Intensivtherapie

Patienten, die mit dem Verdacht auf eine akute Intoxikation in die Klinik eingeliefert werden, sollten zunächst intensivmedizinisch oder zumindest engmaschig überwacht werden. Dies trifft insbesondere für Patienten mit Stupor oder Koma, Status epilepticus oder einer Serie von Anfällen, Ateminsuffizienz, Lungenödem, kardialen Symptomen wie Herzrhythmusstörungen, arterieller Hypo- oder Hypertonie, Verdacht auf Suizidversuch bis zur Einweisung in eine psychiatrische Station und bei Verdacht auf Vergiftungen mit verzögerter Symptomatik (z. B. Botulinumtoxin, Diquat, Ethylenglykol, Knollenblätterpilze, Methanol, MAO-Hemmer, Paraquat, Schwermetalle) zu.

G 5.4 Spezielles Management

Tausende von Substanzen können Ursache akuter Intoxikationen sein. Im Folgenden sind die häufigsten und für die klinische Behandlung in der Neurologie relevanten Intoxikationen mit neurologischen oder psychiatrischen Symptomen aufgeführt. Für ausführlichere Informationen sei auf intensivmedizinische und toxikologische Standardwerke verwiesen (Ellenhorn 1997, Flomenbaum et al. 2006, Olson 2003, Shannon et al. 2007). Sofortige Kontaktaufnahme mit einer Vergiftungszentrale und Information über elektronische Datenbanken wird empfohlen. Die Behandlungsempfehlungen stammen aus klinischer Erfahrung, nur wenige basieren auf klinischen Studien.

G 5.4.1 Alkohole und Glykole

Ethanol (s. auch Kap. G 6)
Alkohol allein oder in Kombination mit anderen Mitteln ist die häufigste Ursache akuter Intoxikationen. Letale Dosis 5–8 g/kg KG, bei Alkoholtoleranz auch höher, häufig Mischintoxikationen.
Klinik: Vergiftungsstadien in Abhängigkeit von der Alkoholkonzentration: Exzitationsstadium (nur bei ansteigendem Blutalkoholspiegel)/hypnotisches Stadium/narkotisches Stadium/asphyktisches Stadium (Atemlähmung und Kreislaufversagen). Vasodilatation mit Hautrötung und Hypothermie, gestörte Thermoregulation, Hypoglykämie, Polyurie durch gestörte ADH-Sekretion, metabolische Azidose, bei Ateminsuffizienz auch respiratorische Azidose, Konzentrations- und Koordinationsstörung, Ataxie, Fehleinschätzung, Bewusstseinsstörung bis Koma, Atem- und Kreislaufdepression.
Diagnostik: Blutalkoholspiegelbestimmung, Blutzucker, Leberwerte, Elektrolyte, BGA, Gerinnung, Pankreaswerte, Bikarbonat; Ausschluss anderer Ursachen einer Bewusstseinsstörung (Meningitis,

G 5

Schädel-Hirn-Trauma, Hypoglykämie, Leberversagen, Drogenscreening etc.).
Therapie: auf induziertes Erbrechen oder Magenspülung wegen hoher Aspirationsgefahr möglichst verzichten, prophylaktisch Thiamin 100 mg i. v. täglich, Glukoseinfusion bei Hypoglykämie, Gabe von Natriumbikarbonat bei metabolischer Azidose, bei Exzitation Haloperidol 5–10 mg i. v., gegebenenfalls Intubation und Beatmung, bei schweren Intoxikationen Hämodialyse.

Methanol

Vorkommen in Treibstoff, Lösungsmittel, wird zum Vergällen von Ethanol verwendet (»selbstgebrannte« Destillate); Methylalkohol wird sehr langsam über Formaldehyd als Zwischenprodukt zu Ameisensäure oxidiert, die für die eigentliche Giftwirkung (inhibiert die Cytochrom c-Oxidase) und Azidose verantwortlich ist (lange HWZ!). Letale Dosis: 30 ml (5–100 ml), in Anwesenheit von Ethanol ist die Toxizität verringert.
Klinik: initial Schwindel, Übelkeit, Erbrechen, Kopfschmerzen, Ataxie, Somnolenz, im Verlauf Abdominalschmerzen (Pankreasschädigung mit erhöhter Amylase), Sehstörungen mit Verschwommensehen, »tanzende, weiße Flecken vor den Augen«, Farbwahrnehmungsstörung bis Erblindung, bei schweren Intoxikationen Koma, epileptische Anfälle, metabolische Azidose, Hyperventilation, Bradykardie; bei Überleben schwerer Intoxikationen bleibende extrapyramidale Bewegungsstörungen.
Therapie: frühzeitige Therapie entscheidet über die Prognose (Kruse 1992); induziertes Erbrechen innerhalb von Minuten bis Stunden sinnvoll, Dauerinfusion mit Ethanol (Alkoholdehydrogenase besitzt höhere Affinität zu Ethanol als zu Methanol, Umwandlung zu Formaldehyd wird blockiert): 0,25 ml Ethanol 95 %/kg/h (1 ‰ Serumalkoholspiegel anstreben), alternativ Gabe von Fomepizol (4-Methylpyrazol), Alkalisierung mit Natriumbikarbonat, Lichtschutz für die Augen, Hämodialyse bei Dosis > 15 ml oder Blutmethanolspiegel > 0,5 ‰, im Zweifelsfall immer bei neurologischen oder visuellen Symptomen, gegebenenfalls 10 mg Folsäure/kg KG i. v. täglich (verbesserte Ausscheidung der Ameisensäure).

Glykole und Derivate

Lösungs- und Frostschutzmittel, farblose, süßlich schmeckende Flüssigkeit. Letale Dosis 100 ml. Toxische Wirkung über Metaboliten: schwere metabolische Azidose durch Glykolsäure, Oxalsäure führt als Kalziumchelator zu Tetanie, kardialen Rhythmusstörungen, Nierenversagen.
Klinik: Kopfschmerzen, Übelkeit, Erbrechen, Schwindel, ZNS-Depression mit Ataxie, Dysarthrie, Nystagmus, Somnolenz bis Koma, Atemdepression, verzögerte Wirkung der Metaboliten führt zu metabolischer Azidose, Nierenversagen, Hyperventilation, Hypotonie, kardialen Rhythmusstörungen, Lungenödem, epileptischen Anfällen.
Therapie: Magenspülung und Kohlegabe in den ersten Stunden sinnvoll, Dauerinfusion mit Ethanol (s. Methanolintoxikation) oder Fomepizol, Alkalisierung mit Natriumbikarbonat, Hämodialyse bei Ethylenglykolspiegel > 8 mmol/l bzw. 50 mg/dl oder bei eingeschränkter Nierenfunktion (Stokes und Aueron 1980).

G 5.4.2 Sedativa und Hypnotika

Benzodiazepine

Schlafmittel, Sedativa, Anxiolytika, Muskelrelaxanzien, Antikonvulsiva. Benzodiazepinvergiftungen gehören zu den häufigsten Tablettenintoxikationen mit relativ benignem Verlauf, häufig Mischintoxikationen. Hohes Suchtpotenzial, letale Intoxikationen selten.
Wirkung: verstärken hemmende Wirkung GABAerger Neurone, dosisabhängig sedierend, angstlösend, muskelrelaxierend, antikonvulsiv; große therapeutische Breite.
Klinik: Somnolenz bis Koma, Ataxie, muskuläre Hypotonie, Hyporeflexie, Sprachstörungen, arterielle Hypotonie, Hypoventilation.
Therapie: bei kurz zurückliegender Einnahme induziertes Erbrechen, Magenspülung, Kohlegabe. Primäre Giftelimination vor allem bei hoher Dosis, progredienter Symptomatik, erloschenen Schutzreflexen oder Mischintoxikationen. Gegebenenfalls Antagonisierung mit Flumazenil (z. B. Anexate®), initial 0,2–0,5 mg (2–5 ml) i. v., dann 0,1 mg/min, bis Patient wach ist. Flumazenil ist eher ein Diagnostikum (insbesondere zum Ausschluss gefährlicher Begleitintoxikationen mit z. B. Trizyklika, bei denen sich die Bewusstlosigkeit nicht wesentlich bessert) als ein Therapeutikum, da die Halbwertzeit für einen therapeutischen Einsatz zu kurz ist.
Die Elimination von Benzodiazepinen und deren aktiver Metaboliten kann bei alten oder leberinsuffizienten Patienten massiv verlängert sein (Barton et al. 1989).

Barbiturate

Schlafmittel, Sedativa und Antikonvulsiva, auch missbräuchlich als Rauschmittel. Häufigkeit von Intoxikationen mit abnehmendem klinischen Einsatz seltener.
Wirkung: Agonist am GABA-A-Rezeptor, unterschieden werden lang-, mittellang- und kurzwirksame (bei rascher Metabolisierung keine schwerwiegenden Intoxikationen bekannt) Barbiturate. Letale Dosis bei Erwachsenen je nach Substanz 5–20 g.
Klinik: Bewusstseinsstörung bis tiefes Koma, kann von Ataxie, Nystagmus, Schwindel, Reflexabschwächung bis zum Verlust der Hirnstammreflexe begleitet sein, initial Miosis. Ateminsuffizienz mit Hypoventilation, Hypothermie, Bradykardie, Hypotonie, eventuell Hautblasen; im EEG schwere Allgemeinveränderung mit Burst-Suppression-Muster.
Therapie: Magenspülung, Kohle- und Natriumsulfatgabe, forcierte alkalische Diurese bei langwirksamen Substanzen und einigen mittellangwirksamen Präparaten (Allobarbital, Aprobarbital), bei schweren Intoxikation Hämodialyse (Lindberg et al. 1992) oder besser Hämoperfusion, Intubation bereits bei mäßiggradiger Hypoxämie, Flüssigkeitssubstitution und ggf. Kreislaufstützung (Katecholamine) bei Hypotonie.

G 5.4.3 Antihistaminika

Antiallergika, u. a. auch in zahlreichen rezeptfrei erhältlichen Schlafmitteln enthalten.
Wirkung: H_1- oder H_2-Rezeptor-Blocker. Letale Dosis 2,5–5 g.

Klinik: Agitiertheit, Verwirrtheit, Mydriasis, trockene Haut und Schleimhaut, Hyperthermie, Tachykardie (zentrales und peripheres anticholinerges Syndrom), Rhabdomyolyse, bei schweren Vergiftungen Koma, respiratorische Insuffizienz, tonisch-klonische Krämpfe.
Therapie: primäre Giftelimination ab ca. 200 mg, CK-Kontrolle über 24 h (Rhabdomyolyse!); bei schweren Intoxikationen Antagonisierung mit Physostigmin, 2 mg i. v., gegebenenfalls 1–2-mal wiederholen.

G 5.4.4 Neuroleptika

Psychopharmaka, Tranquilizer. Intoxikationen häufig (Patienten mit hoher Siuzidalitätsrate, weite Verbreitung, geringe therapeutische Breite).
Wirkung: Blockade von postsynaptischen Dopamin-Rezeptoren, zentrale und periphere anticholinerge Effekte, Beeinflussung auch anderer Transmittersysteme.
Klinik: je nach Substanz extrapyramidale Symptome (Parkinsonoid, Dyskinesien), anticholinerges Syndrom mit Sedierung bis Koma, arterielle Hypotonie, Tachykardie, Atemdepression, trockene Schleimhaut, Harnverhalt.
Das maligne neuroleptische Syndrom wird charakterisiert durch Muskelrigor und andere extrapyramidale Symptome, Hyperthermie, Zeichen der autonomen Dysregulation, Bewusstseinsstörung und CK-Anstieg. Es tritt nach Beginn einer Neuroleptikabehandlung in der Regel innerhalb von 24–72 h bei 0,1–2,5 % der Patienten auf (Kornhuber und Weller 1994) und ist mit dem serotoninergen Syndrom verwandt (s. o.).
Therapie: primäre Giftelimination, bei anticholinergem Syndrom Magenspülung, Antagonisierung mit Physostigmin, 2 mg i. v., gegebenenfalls Wiederholung; bei Bewegungsstörungen, insbesondere Akutdyskinesien, 2,5–5 mg Biperiden i. v. (z. B. Akineton®).

G 5.4.5 Antidepressiva

Trizyklische/Tetrazyklische Antidepressiva

»Klassische Antidepressiva«, werden auch zur Behandlung chronischer Schmerzen eingesetzt. Intoxikationen mit zyklischen Antidepressiva gehören zu den gefährlichsten Vergiftungen und stellen einen großen Anteil an suizidalen Vergiftungen mit letalem Ausgang dar.
Wirkung: blockiert die präsynaptische Wiederaufnahme von Noradrenalin, Serotonin und Dopamin im ZNS, periphere und zentrale anticholinerge Wirkungen.
Klinik: Unruhe, Erregung, Halluzinationen, Bewusstseinsstörung bis Koma, Pyramidenbahnzeichen, zerebrale Anfälle, Bewegungsstörungen (zentrales anticholinerges Syndrom), peripheres anticholinerges Syndrom mit trockener Haut und Schleimhaut, Tachykardie, Hyperthermie, Harnverhalt; respiratorische Insuffizienz, Mydriasis, gefährlichste Nebenwirkungen manifestieren sich am Herzen (v. a. Herzrhythmusstörungen bis zur Asystolie) und an Gefäßen (Hypotonie) und sind für die meisten Todesfälle, die meist innerhalb von 6 Stunden auftreten, verantwortlich.
Therapie: primäre Giftelimination mit Magenspülung, Kohle- und Laxanziengabe, eventuell perorale Darmspülung, auch nach länger zurückliegender Tabletteneinnahme; anticholinerge Wirkungen mit Physostigmin (initial 2 mg i. v., gegebenenfalls Wiederholung) antagonisieren; Natriumbikarbonatgabe bei Azidose, gegebenenfalls Kaliumsubstitution, Therapie der kardialen Komplikationen je nach Entstehungsmechanismus mit Physostigmin/Betablocker, NaCl, Antiarrhythmika, bei refraktärer Hypotonie Katecholamine, gegebenenfalls Anlage eines temporären Schrittmachers; bei schwersten Intoxikationen sekundäre Giftelimination durch Hämoperfusion.

Lithium

Anwendung zur Phasenprophylaxe bei bipolaren affektiven Erkrankungen und in der Behandlung von Manien und schizoaffektiven Psychosen; leichte Intoxikationserscheinungen bei Serumspiegel > 1,2–2,0 mmol/l, schwere Intoxikationen bei höheren Spiegeln, schmale therapeutische Breite.
Wirkung: Inhibition der zellulären Adenylatzyklase-Aktivierung und der Ausschüttung verschiedener Neurotransmitter.
Klinik: Erbrechen, Diarrhö, Nierenfunktionsstörung, Agitation, Somnolenz bis Koma, Tremor, Ataxie, Hyperreflexie, zerebrale Krampfanfälle. ZNS-Symptome durch langsamen Übertritt durch die Blut-Hirn-Schranke häufig über mehrere Tage. Bleibende neurologische Schädigung in 10 % aller schweren Intoxikationen (Adityanjee et al. 2005, Sheean 1991).
Therapie: symptomatische Therapie, primäre Giftelimination nur bei kurz zurückliegender Intoxikation; sekundäre Giftelimination durch Hämodialyse bei chronischer Überdosierung und Serumspiegeln > 3 mmol/l, nach akuter (Erst-)Einnahme nur bei viel höheren Werten, da schneller Konzentrationsabfall durch Verteilung in tiefe Kompartimente.

Selektive Serotonin-Wiederaufnahme(Reuptake)-Hemmer (SSRI)

Einsatz bei Depressionen, Angst- und Zwangserkrankungen; Überdosierung führt selten zu bedrohlichen Intoxikationen.
Wirkung: Serotoninwiederaufnahme wird selektiv an der präsynaptischen Membran inhibiert.
Klinik: Übelkeit, Erbrechen, Tachykardie, Tremor, Benommenheit. In Kombination mit MAO-Inhibitoren oder Lithium kann es zum Serotonin-Syndrom kommen: psychische Erregung, motorische Symptome (Myoklonien, Rigor, Hyperreflexie), autonome Symptome (Schweißbildung, kardiale Rhythmusstörungen, Fieber, Mydriasis); selten Todesfälle infolge Hyperthermie (s. o.), Rhabdomyolyse, Gerinnungsstörungen, Multiorganversagen (Sternberg 1991, Bodner et al. 1995, Jones und Story 2005).
Therapie: induziertes Erbrechen, Magenspülung, Aktivkohle.

Monoaminooxidase (MAO)-Inhibitoren

Anwendung bei schweren Depressionen, Parkinson. Letale Dosis der irreversiblen MAO-Inhibitoren 4–8 mg/kg KG.
Wirkung: reversible oder irreversible Hemmung der Monoaminooxidase A und/oder B, Akkumulation der Monoamin-Neurotransmitter.

G 5

Klinik: Sympathomimetisches Syndrom mit Mydriasis, Erregung, Tremor, Rigor, Myoklonien, epileptische Anfälle, Tachykardie, Hypertonie, Hyperthermie, bei schweren Vergiftungen Hypotension und Koma. Bei Kombination mit adrenergen Substanzen (z. B. Tyramin aus Käse) kann es zur ausgeprägten sympathikotonen Symptomatik mit hypertensiver Krise kommen, bei (verbotener) Kombination mit SSRI/SNRI zum serotoninergen Syndrom (s. o.).
Therapie: Magenspülung, Aktivkohle, Blutdruck-Kontrolle und gegebenenfalls Behandlung.

G 5.4.6 Antiepileptika

Carbamazepin

Antiepileptikum, Schmerztherapeutikum bei neuralgischen Schmerzen, Einsatz bei affektiven Psychosen; hemmt die Natriumleitfähigkeit der Nervenzellmembran. Letale Dosis von Carbamazepin 100–500 mg/kg KG.
Klinik: Übelkeit, Erbrechen, Bradykardie, Hypotension, Ateminsuffizienz, Mydriasis Nystagmus, Ophthalmoparese, Ataxie, Dystonien, Bewusstseinsstörung bis Koma, epileptische Anfälle. Bei schweren Vergiftungen Koma, Myokarddepression, Hypoventilation (Tibballs 1992, Schmidt und Schmitz-Buhl 1995). Anfälle und eine Dosis über 24 g sind prädiktiv für letalen Ausgang (Schmidt und Schmitz-Buhl 1995). Hyponatriämie ist eine bekannte Nebenwirkung von Carbamazepin und vor allem der neueren Substanz Oxcarbazepin, die zu Verwirrtheit und Bewusstseinsstörungen bis zum Koma führen kann.
Therapie: Magenspülung, auch nach lange zurückliegenden Intoxikationen; bei Klumpenbildung von Carbamazepin häufig endoskopische Lavage sinnvoll. Kohlegabe, Magnesiumsulfat als Laxans. Hämoperfusion und Plasmapherese sind mäßig effektiv; Gabe von Physostigmin bei dystonen Symptomen (Spiller 2001).

Phenytoin

Antiepileptikum. Relativ häufige Intoxikation durch akzidentelle oder beabsichtigte Überdosierung oder infolge von Dosiserhöhung oder nach Änderung der Komedikation, hemmt die Natriumleitfähigkeit der Nervenzellmembran; Letalität gering, letale Dosis ab 7 500 mg.
Klinik: Übelkeit, Erbrechen, kardiale Rhythmusstörungen, selten Hyperglykämie, Nystagmus, Ophthalmoparesen, Ataxie, Bewusstseinsstörung, epileptische Anfälle.
Therapie: Induziertes Erbrechen und Magenspülung innerhalb 12 h, Kohle und Laxanzien; Eliminationsverfahren sind nicht wirksam. EKG-Überwachung, bei komplettem AV-Block Gabe von 0,5–1 mg Atropin i. v., gegebenenfalls temporärer Herzschrittmacher.

Valproinsäure

Antiepileptikum, seltener auch Einsatz als Schmerzmittel und Migräneprophylaxe. Intoxikationen selten und meist benigne. Inhibition des GABA-Abbaus bzw. Verstärkung der GABAergen Wirkung.
Klinik: Übelkeit, Erbrechen, Atemdepression, Miosis, Asterixis, Verwirrtheit, Somnolenz bis (selten) tiefes Koma, selten Hepatotoxizität mit Hyperammonämie und Enzephalopathie, Hirnödem (Camilleri et al. 2005, Houghton und Bowers 2003).
Therapie: Magenspülung und Kohlegabe, Ammoniakspiegelbestimmung; sekundäre Eliminationsverfahren (Hämodialyse, Hämoperfusion) sind selten notwendig.

G 5.4.7 Analgetika

Paracetamol (Acetaminophen)

Rezeptfreies Analgetikum und Antipyretikum mit geringer therapeutischer Breite. Häufig suizidale Vergiftungen, akzidentell nur selten und überwiegend bei Patienten mit vorbestehender Leberschädigung. Bei Alkoholikern kann die Interaktion mit Ethanol schon bei hoch-therapeutischer Dosis zum akuten Leberversagen führen (Sivilotti et al. 2005). Letale Dosis 10–25 g (> 200–250 mg/kg KG), bei älteren oder leberkranken Patienten auch weniger (6 g).
Wirkung: nach Saturierung des Gluthation-abhängigen Abbaus entstehen Makromoleküle, die in der Leberzelle zum Zelltod führen.
Klinik: initial Übelkeit, Erbrechen, nach kurzer Latenz fulminantes Leberversagen mit Ikterus, abdominelle Schmerzen, Anstieg der Leberenzyme, Gerinnungsstörungen, Hypoglykämie, Herzrhythmusstörungen, Niereninsuffizienz, metabolische Azidose, hepatische Enzephalopathie. Maximum der Leberschädigung erst am 2.–4. Tag. Tod durch Hirnödem, hämorrhagische Diathese oder Sepsis.
Therapie: Magenspülung und anschließend Aktivkohle innerhalb von 4 h. Gabe von N-Acetylcystein (z. B. Fluimucil®) als Antidot (regeneriert Glutathion, SH-Gruppen-Donator), Beginn so schnell wie möglich innerhalb von 8 (–10) Stunden, Gesamtdosis schematisch bestimmt in Abhängigkeit von aufgenommener Paracetamoldosis und Körpergewicht (meist 300 [–1 300!] mg N-Acetylcystein/kg KG über 24 [–68] h i. v.). Bei akutem Leberversagen und hepatischer Enzephalopathie möglicherweise konventionelle oder auxiliäre Lebertransplantation (Brok et al. 2002).

Acetylsalicylsäure

Rezeptfreies Analgetikum, Antiphlogistikum und Antipyretikum. Konzentrationsabhängige HWZ: normal 2,5 h, bei Intoxikationen 15–30 h. Letale Dosis 30–40 g, Kinder 3 g.
Wirkung: Prostaglandinsynthese- und Thrombozytenaggregationshemmung, Benzoesäurederivat, das in Magen- und Darmwand zu Salicylsäure deacetyliert wird.
Klinik: bei leichten Intoxikationen gastrointestinale Beschwerden, Übelkeit, Erbrechen, Hörstörungen, Schwindel, Hyperventilation, selten allergische Haut- und Blutbildveränderungen, Bronchokonstriktion und Asthmaanfälle; bei schweren Intoxikationen Somnolenz, Delir, Hyperventilation, Hyperthermie, Dehydratation, hämorrhagische Diathese, Krampfanfälle.
Therapie: primäre Giftelimination (induziertes Erbrechen, Magenspülung, Kohlegabe), O_2-Gabe, Flüssigkeits- und Kaliumsubstitution, Ausgleich einer metabolischen Azidose, gegebenenfalls Intubation und Beatmung; bei schweren Intoxikationen frühzeitig forcierte Diurese, Harnalkalisierung,

eventuell Dialyse, Diuretika bei zerebralem oder pulmonalem Ödem.

G 5.4.8 Rauschgifte

Opiate, Heroin

Medizinische Anwendung als starke Analgetika (Morphin und synthetische Substanzen) und Antitussiva (Codein); Toleranzentwicklung und Entzugssyndrom. Intoxikation meist infolge unsachgemäßen Gebrauchs als Suchtmittel, häufig durch Überdosierung oder Kombination verschiedener Opiate mit Benzodiazepinen oder Kokain. Aufnahme intravenös (Heroin, rasche zentralnervöse Anflutung; Fentanyl aus ausgekochten Pflastern), Inhalation (Heroin, Opium), oral (Methadon, Codein, Hydrocodein); letale Heroindosis ab 50 mg.
Wirkung: Bindung an Endorphin-Rezeptoren vermittelt analgetische, atemdepressive, antitussive und sedative Effekte.
Klinik: Miosis, initial Euphorie, dann Eintrübung bis Koma, respiratorische Insuffizienz, Übelkeit, Erbrechen, Darmatonie, Hypothermie; Komplikationen: hypoxische Organschädigung mit Hirnödem, Lungenödem, Rhabdomyolyse (Klockgether et al. 1997), selten epileptische Anfälle.
Therapie: bei (seltener) oraler Aufnahme primäre Giftelimination; Stabilisierung der Vitalfunktionen (Intubation, Beatmung), Gabe von Naloxon (z. B. Narcanti®), initial 0,4–2 mg i. v., vorsichtige Steigerung, da Naloxon ein akutes Entzugssyndrom auslösen kann, Wiederholung nach 3 Minuten (möglichst s. c. oder i. m., um eine prolongierte Wirkung zu erreichen), insgesamt bis zu 10 mg; kurze Halbwertszeit von Naloxon (1–1,5 h) beachten, da es erneut zu Opiatintoxikationssymptomen kommen kann, daher länger andauernde Überwachungspflicht. Bei toxischem Lungenödem Glukokortikoidgabe, Sauerstoff.

Kokain

Pflanzenalkaloid aus südamerikanischen Kokablättern, Psychostimulanz. Aufnahme als Salz über Nase, Magen-Darm-Trakt, seltener i. v., als freie Base (»crack«) geraucht.
Wirkung: lokalanästhetisch, periphere und zentralnervöse Effekte über noradrenalinartige Wirkung und Blockade der Dopaminwiederaufnahme der präsynaptischen Membran, vasokonstriktorisch im systemischen Kreislauf, insbesondere an koronaren und zerebralen Arterien.
Klinik: Hypertonie, Tachykardie, Koronarspasmen mit Rhythmusstörungen und kardialer Ischämie, Hyperthermie, Kopfschmerzen, Agitation, Verwirrtheit, Halluzinationen, Delir, Tremor, Dyskinesien, Koordinationsstörungen, Mydriasis, tonisch-klonische Anfälle, Koma, Atemdepression. Komplikationen: Rhabdomyolyse und sekundäres Nierenversagen, subarachnoidale und intrazerebrale Blutungen, zerebrale Ischämien (Sloan et al. 1991).
Therapie: bei oraler Aufnahme eventuell primäre Giftelimination, Dekontaminations- und Eliminationsverfahren sind jedoch aufgrund der raschen Aufnahme und kurzen Halbwertszeit meist sinnlos; ansonsten supportive und symptomatische Therapie.

Amphetamine und verwandte Drogen auf Amphetaminbasis

Psychostimulierende Substanzen, medizinische Anwendung als Appetitzügler, zur Narkolepsiebehandlung und bei schweren kindlichen Aufmerksamkeitsstörungen; größte Bedeutung als chemische Basis von »Designerdrogen«: z. B. 3,4-Methylendioxyamphetamin (MDA, »love drug«) oder 3,4-Methylendioxymethamphetamin (MDMA, »Ecstasy«); Einnahme als Tabletten von 20 bis 150 mg, selten auch parenteral. Amphetamine stimulieren die Ausschüttung von Dopamin, Noradrenalin und Serotonin bei gleichzeitiger Hemmung der Wiederaufnahme, zentralnervös stimulierende (hohes Suchtpotenzial!) und peripher sympathomimetische Effekte, schnelle und ausgeprägte Toleranzentwicklung. Toxische Wirkungen treten meist ab Dosen von 50–100 mg, aber auch dosisunabhängig auf (Burgess et al. 2000, De la Torre et al. 2004).
Klinik: Agitiertheit, Verwirrtheit, Bewusstseinsstörung bis Koma, Kopfschmerzen, Bewegungsstörungen, epileptische Anfälle, Hyperthermie, Tachykardie, kardiale Rhythmusstörungen, arterielle Hypertonie, Mydriasis, Mundtrockenheit.
Therapie: induziertes Erbrechen bis 2 Stunden nach Einnahme, sonst Magenspülung, Aktivkohle und Natriumsulfatgabe, gegebenenfalls Sedierung, forcierte Diurese, bei ausgeprägtem anticholinergen Syndrom Gabe von Physostigmin (0,03 mg/kg i. v. initial, bei Wirksamkeit Wiederholung alle 20 Minuten), bei Tachykardie und Hypertonie vosichtige Gabe von Betablockern (z. B. Metoprolol 1–5 mg i. v.).

Halluzinogene

Klassischer Vertreter ist LSD (Lysergsäurediethylamid), daneben besitzen viele andere Substanzen halluzinogene Wirkungen: z. B. Psilocybin (Pilzextrakt), Mescalin (aus einem mexikanischen Kaktus) oder Cannabis (Haschisch und Marihuana, aus der Pflanze Cannabis sativa), Gamma-Hydroxybuttersäure (GHB, »Liquid Ecstasy«), Gamma-Butyrolacton (Haushaltschemikalie zum Entfernen von Klebstoff, rasche Abhängigkeit). Aufnahme oral, intranasal, sublingual oder i. v.
Klinik: Halluzinationen, Verlust von örtlicher und zeitlicher Orientierung, Affektlabilität, Mydriasis, Bewegungsstörungen, Rigor, epileptische Anfälle, Schwindel, Übelkeit, Erbrechen, Hyperthermie, Tachykardie, arterielle Hypertonie, bei Gamma-Butyrolacton schwere Delirien, tiefe Komata mit plötzlichem Erwachen.
Therapie: symptomatisch, gegebenenfalls Sedierung (z. B. mit Diazepam), meist schnelle Restitution.

Engelstrompete

Nachtschattengewächs (Brugmansia insignis), zunehmender Gebrauch der Blüten als psychostimulierende Droge (Paetzold et al. 1999).
Klinik: anticholinerge Effekte, Orientierungsstörungen, Halluzinationen.
Therapie: Sedierung (z. B. mit Diazepam), symptomatische Behandlung.

G 5.4.9 Kardiale Medikamente

Betablocker

Einsatz u. a. bei Hypertonie, Tachyarrhythmien, Tremor, Migräneprophylaxe. Katecholaminwirkung an Beta-Rezeptoren wird gehemmt, in hohen Dosen Membranstabilisierung. Bei Intoxikationen hohe Letalität.
Klinik: Somnolenz bis Koma, zerebrale Krampfanfälle, Mydriasis, Bronchialobstruktion, Hypotonie, Bradykardie, Asystolie.
Therapie: primäre Giftelimination (Magenspülung), temporäre Schrittmacheranlage, ggf. Dopamin/Dobutamin/Adrenalin; Antidottherapie mit Glukagon (0,2 mg/kg als Kurzinfusion, anschließend Gesamtdosis von 0,5 mg/kg über 12 h, maximal 24 h anwenden, engmaschige Blutzuckerkontrollen!).

Digitalis

Anwendung bei verschiedenen kardialen Erkrankungen. Meist akzidentelle Intoxikationen. Nachweis über Blutspiegelbestimmung.
Klinik: Übelkeit, Erbrechen, Herzrhythmusstörungen bis Asystolie/Kammerflimmern, Hyperkaliämie, Benommenheit, Sehstörungen mit Farbwahrnehmungsstörungen, Halluzinationen.
Therapie: primäre Giftelimination (induziertes Erbrechen, Magenspülung, Kohle); Cholestyramin zur Unterbindung des enterohepatischen Kreislaufs v. a. bei Digitoxin (4–8 g alle 6 h), je nach kardialer Symptomatik Antiarrhythmika, Atropin, temporärer Schrittmacher, Glukose-Insulin-Infusion zur Therapie der Hyperkaliämie; bei schweren Vergiftungen Digitalis-Antidot i. v. (80 mg Antidot binden 1 mg Digitalis im Körper).

G 5.4.10 Alkylphosphate

Insektizide, Fungizide

Wirkung: irreversible Cholinesterasehemmung durch Phosphorylierung.
Klinik: Erbrechen, evtl. Knoblauchgeruch, abdominelle Schmerzen, Hyperglykämie, Tachykardie, ventrikuläre Extrasystolen, Kammerflimmern, teilweise Bradykardie mit AV-Block, Bronchialobstruktion, Laryngospasmus, Speichelfluss, Muskelkrämpfe und -zuckungen, Paresen, Agitation, Bewusstseinsstörung bis Koma, epileptische Anfälle, Sprachstörung, Miosis.
Therapie: Vitalfunktionen sichern, Intubation/Beatmung, Atropin 2–5 mg i. v. initial, dann 2 mg/h, Azidosekorrektur, primäre Giftelimination (induziertes Erbrechen, Magenspülung, Kohle, Laxanzien, bei perkutaner Aufnahme Hautreinigung), sekundäre Giftelimination durch Hämoperfusion möglich, Antidotbehandlung mit Obidoxim (z. B. Toxogonin®) (frühestens 5 min nach Atropingabe, 0,25 g Obidoxim i. v. initial, kann nach 2 h 1-2-mal wiederholt werden), Substitution von Cholinesterase (Serumcholinesterase®, initial 1–2 Flaschen Trockensubstanz in je 1 ml Aqua pro inj. langsam i. v., dann Weiterbehandlung bis ein deutlicher Anstieg der CHE-Aktivität im Serum und kein wesentlicher Abfall eintritt).

Tab. G 5.2: Häufig zur Behandlung akuter Intoxikationen verwendete Medikamente

Substanz	Markenname (z. B.)	Applikation	Indikation
Acetylcystein T	Fluimucil®	300 mg/kg KG/24 h i. v., angepasst an Paracetamoldosis nach Schema	Paracetamolintoxikation
Atropin	Atropinsulfat®	Initial 0,5–1 mg i. v., ggf. Wiederholung	Bradykarde Herzrhythmusstörungen, Intoxikation mit Parasympathomimetika, Alkylphosphatvergiftung; kontraindiziert bei anticholinergem Syndrom
Biperiden	Akineton®	2,5–5 mg i. v.	Bewegungsstörungen, z. B. bei Neuroleptika; kontraindiziert bei Engwinkelglaukom, mechanischem oder paralytischem Ileus
Diazepam	Valium®	5–10 mg i. v., ggf. Wiederholung	Sedierung, CAVE: Atemdepression, paradoxe (exzitierende) Reaktion bei älteren Patienten
Flumazenil	Anexate®	Initial 0,2–0,5 mg i. v., dann 0,1 mg/min bis Patient wach	Benzodiazepinintoxikation, CAVE: kurze Halbwertszeit
Haloperidol	Haldol®	2–10 mg oral, i. v., i. m.	Akute psychotische Syndrome, Delir, psychomotorische Erregung, Dyskinesien
Naloxon	Narcanti®	Initial 0,4–2 mg i. v., Wiederholung bis max. 10 mg	Opiatintoxikation, vorsichtige Steigerung, da akutes Entzugssyndrom möglich; kurze Halbwertszeit beachten
Physostigmin	Anticholium®	2 mg i. v., ggf. Wiederholung	Antagonisierung anticholinerger Wirkungen (z. B. bei Intoxikation mit Antihistaminika, Neuroleptika, zyklische Antidepressiva, Amphetamine); kontra- indiziert bei KHK, Asthma, Hypotonie, Bradykardie, Diabetes mellitus, mechanischem Ileus oder Harnverhalt

G 5.4.11 Botulismus

Intoxikation mit einem von *Clostridium botulinum* gebildeten Neurotoxin, das die Freisetzung von Acetylcholin an peripheren Nervenendigungen blockiert, Beginn variabel nach 6–36 h; Vorkommen in unsachgemäß konserviertem Gemüse, Obst, Fleisch. Nachweis im Tierversuch.
Klinik: Übelkeit, Erbrechen, Obstipation, Mundtrockenheit, Sehstörungen mit Doppelbildern, Akkomodationsstörungen, Ptosis, Mydriasis, gestörter Lichtreaktion, außerdem Schwindel, Dysarthrie, Dysphagie, allgemeine Schwäche, respiratorische Insuffizienz.
Therapie: primäre Giftelimination (induziertes Erbrechen nur im Frühstadium, Laxanziengabe), Antitoxingabe schon bei begründetem Verdacht (Botulismus-Antitoxin, initial 500 ml i. v., nach 4–6 h erneut 250 ml, je nach klinischem Verlauf), frühzeitig Beatmung, regelmäßige BGA-Kontrolle, Pulsoxymetrie.

G 5.4.12 Gase

Zyanid

Entstehung u. a. bei Erhitzung und Verbrennung von Kunststoffen. Störung der Atmungskette durch Cytochromoxidase-Blockierung.
Klinik: bei kleineren Mengen Atemnot bis respiratorische Insuffizienz, Zyanose, Bittermandelgeruch, Schleimhautreizung, Schwindel, Kopfschmerzen, zerebrale Anfälle, Bewusstseinsstörung; bei schweren Intoxikationen häufig plötzliche Letalität.
Therapie: bei oraler Aufnahme Magenspülung mit Kaliumpermanganat, Kohle, Abführmaßnahmen, bei perkutaner Aufnahme Abwaschen der Haut mit viel Wasser und Seife (Handschuhe anziehen!); Antidot-Behandlung mit 4-DMAP (4-Dimethylaminophenol) (bei schweren Intoxikationen 3,25 mg/kg, bei mittelschweren 1 mg/kg; keine Nachinjektion wegen kumulativer Methämoglobinbildung), danach Natriumthiosulfat 6–12 g i. v., Dialyse (Zyanid und das aus Zyanid und Thiosulfat entstandene Thiozyanat sind dialysierbar). *Keine* direkte Mund-zu-Mund- oder Mund-zu-Nase-Beatmung!

Kohlenmonoxid

Vorkommen u. a. in Auspuffgasen; Hypoxie und Gewebsazidose durch mangelnde O_2-Sättigung des Hb und fehlende O_2-Abgabe in Anwesenheit von Hb-CO (CO besitzt 300-fach höhere Affinität zu Hb als O_2).
Diagnostik: CO-Hb-Bestimmung, BGA.
Klinik (akute Exposition): Übelkeit, Erbrechen, rosige Haut, Adynamie, Bewusstlosigkeit, Aystolie, Apnoe.
Therapie: gegebenenfalls Reanimation, O_2, hyperbare Oxygenierung, Natriumbikarbonat bei Azidose, Hirnödemprophylaxe mit Mannit und Dexamethason (3 × 8 mg).

Tab. G 5.3: Giftzentralen

Ort	Telefonnummer	Email-/Internet-Adresse
Berlin	030 / 192 40	mail@giftnotruf.de www.bbges.de/content/index28aa.html
Bonn	0228 / 192 40	www.gizbonn.de/
Erfurt	0361 / 73 07 30	www.ggiz-erfurt.de/
Freiburg	0761 / 192 40	www.uniklinik-freiburg.de/giftberatung/live/index.html
Göttingen	0551 / 192 40	www.giz-nord.de/
Homburg/Saar	06841 / 192 40	www.uniklinikum-saarland.de/giftzentrale
Mainz	06131 / 192 40	www.giftinfo.uni-mainz.de
München	089 / 192 40	tox@lrz.tum.de www.toxinfo.org/
Nürnberg	0911 / 398 24 51	www.giftinformation.de
Wien	0043 / 1 / 406 43 43	www.meduniwien.ac.at/viz/
Zürich	145 (Inland) 0041 / 251 51 51 (Ausland)	info@toxi.ch www.toxi.ch

G 5.5 Literatur

Adityanjee, Munshi KR, Thampy A. The syndrome of irreversible lithium-effectuated neurotoxicity. Clin Neuropharmacol 2005;28:38–49.

Baggish D, Gray S, Jatlow P, Bia MJ. Treatment of methaqualone overdose with resin hemoperfusion. Yale J Biol Med 1981;54:147–150.

Barton K, Auld PW, Scott mg, Nicholls DP. Chlordiazepoxide metabolite accumulation in liver disease. Med Toxicol Adverse Drug Exp 1989;4:73–76.

Bodner RA, Lynch T, Lewis L, Kahn D. Serotonin syndrome. Neurology 1995;45:219–223.

Brett AS. Implications of discordance between clinical impression and toxicology analysis in drug overdose. Arch Intern Med 1988;148:437–441.

Brok J, Buckley N, Gluud C. Interventions for paracetamol (acetaminophen) overdoses. Cochrane Database Syst Rev 2002;(3):CD003328.

Bronstein AC, Spyker DA, Cantilena LR, Green JL, Rumack BH, Griffin SL. 2008 Annual report of the American Association of poison control center's national poi-

G 5

son data system (NPDS): 26th annual report. Clin Toxicol 2009;47: (10)911–1084.

Burgess C, O'Donohoe A, Gill M. Agony and ecstasy: a review of MDMA effects and toxicity. Eur Psychiatry 2000; 15:287–294.

Chafee-Bahamon C. Epidemiology of serious poisonings. Clin Toxicol Rev 1983;5:1–2.

Camilleri C, Albertson T, Offerman S. Fatal cerebral edema after moderate valproic acid overdose. Ann Emerg Med 2005;45:337–338.

De la Torre R, Farre M, Navarro M, Pacifici R, Zuccaro P, Pichini S. Clinical pharmacokinetics of amfetamine and related substances: monitoring in conventional and nonconventional matrices. Clin Pharmacokinet 2004; 43:157–185.

Dikmen SS, Machamer JE, Donovan DM, Winn HR, Temkin NR. Alcohol use before and after traumatic head injury. Ann Emerg Med 1995;26:167–176.

Ellenhorn MJ. Ellenhorn's Medical Toxicology. Diagnosis and treatment of human poisoning. Lippincott Williams & Wilkins; 1997.

Feinfeld DA, Mofenson HC, Caraccio T, Kee M. Poisoning by amatoxin-containing mushrooms in suburban New York – report of four cases. J Toxicol Clin Toxicol 1994; 32:715–721.

Flomenbaum NE, Goldfrank LR, Hoffmann RS, Howland MA, Lewin NA, Nelson LS. Goldfrank's toxicologic emergencies. Columbus O.H.: McGraw-Hill Publishing Co.; 2006.

Giardino R, Fini M, Giavaresi G, Spighi M, Faenza S, Orlandi M, Florio ML. In vitro and ex vivo evaluation of methotrexate removal by different sorbents haemoperfusion. Biomater Artif Cells Immobilization Biotechnol 1993;21:447–454.

Giardino R, Fini M, Giavaresi G, Spighi M, Faenza S, Florio ML, Orlandi M, Stefoni S. Comparison of hemodialysis versus hemoperfusion in the clearance of high-dose methotrexate in pigs. Artif Organs 1995;19:362–365.

Hong MF, Dorian P. Update on advanced life support and resuscitation techniques. Curr Opin Cardiol 2005; 20:1–6.

Houghton BL, Bowers JB. Valproic acid overdose: a case report and review of therapy. Med Gen Med 2003;5:5.

Jones D, Story DA. Serotonin syndrome and the anaesthetist. Anaesth Intensive Care 2005;33:181–187.

Kar PM, Kellner K, Ing TS, Leehey DJ. Combined high-efficiency hemodialysis and charcoal hemoperfusion in severe N-acetylprocainamide intoxication. Am J Kidney 1992;20:403–406.

Kerr GW, McGuffie AC, Wilkie S. Tricyclic antidepressant overdose: a review. Emerg Med J 2001;18:236–241.

Klockgether T, Weller M, Haarmeier T, Kaskas B, Maier G, Dichgans J. Gluteal compartment syndrome due to rhabdomyolysis after heroin abuse. Neurology 1997;48: 275–276.

Kornhuber J, Weller M. Neuroleptic malignant syndrome. Curr Opin Neurol 1994;7:353–357.

Kruse JA. Methanol poisoning. Intensive Care Med 1992; 18:391–397.

Lindberg MC, Cunningham A, Lindberg NH. Acute phenobarbital intoxication. South Med J 1992;85:803–807.

Martinez-Chuecos J, del Carmen Jurado M, Gimenez MP, Martinez D, Menendez M. Experience with hemoperfusion for organophosphate poisoning. Crit Care Med 1992;20:1538–1543.

Marzuk PM, Tardiff K, Leon AC, Hirsch CS, Stajic M, Portera L, Hartwell N, Iqbal MI. Fatal injuries after cocaine use as a leading cause of death among young adults in New York City. N Engl J Med 1995;332:1753–1757.

Neiman J. Alcohol as a risk factor for brain damage: neurologic aspects. Alcohol Clin Exp Res 1998;22:346–351.

Nenov VD, Marinov P, Sabeva J, Nenov DS. Current applications of plasmapheresis in clinical toxicology. Nephrol Dial Transplant 2004;18:56–58.

Olson KR. Poisoning and drug overdose. McGraw-Hill-Publishing Co.; 2004.

Osterloh JD, Pond SM, Grady S, Becker CE. Serum formate concentrations in methanol intoxication as a criterion for hemodialysis. Ann Intern Med 1986;104:200–203.

Paetzold W, Schneider U, Emrich HM, Oehlschlager P. Angel trumpets: case report of drug-induced psychosis caused by Brugmansia insigniis. Psychiatr Prax 1999;26: 147–148.

Park GD, Spector R, Goldberg MJ, Johnson GF. Expanded role of charcoal therapy in the poisoned and overdosed patient. Arch Intern Med 1986;146:969–973.

Schmidt S, Schmitz-Buhl M. Signs and symptoms of carbamazepine overdose. J Neurol 1995;242:169–173.

Shannon MW, Borron SW, Burns M. Haddad and Winchester's clinical management of poisoning and drug overdose. Philadelphia: Saunders; 2007.

Sheean GL. Lithium neurotoxicity. Clin Exp Neurol 1991; 28:112–127.

Sivilotti ML, Yarema MC, Juurlink DN, Good AM, Johnson DW. A risk quantification instrument for acute acetaminophen overdose patients treated with N-acetylcysteine. Ann Emerg Med 2005;46:263–271.

Sloan MA, Kittner SJ, Rigamonti D, Price TR. Occurence of stroke associated with use/abuse of drugs. Neurology 1991;41:1358–1364.

Soslow AR, Woolf AD. Reliability of data sources for poisoning deaths in Massachusetts. Am J Emerg Med 1992; 10:124–127.

Spiller HA. Management of carbamazepine overdose. Pediatr Emerg Care 2001;17:452–456.

Sternberg H. The serotonin syndrome. Am J Psychiatry 1991;148:705–713.

Stokes JB, Aueron F. Prevention of organ damage in massive ethylene glycol ingestion. JAMA 1980;243:2065–2066.

Suzuki K, Takasu N, Okabe T, Ishimatsu S, Ueda A, Tanaka S, Fukuda A, Arita S, Kohama A. Effect of aggressive haemoperfusion on the clinical course of patients with paraquat poisoning. Hum Exp Toxicol 1993;12:323–327.

Tibballs J. Acute toxic reaction to carbamazepine: clinical effects and serum concentrations. J Pediatr 1992;121: 295–299.

Tibbles PM, Perrotta PL. Treatment of carbon monoxide poisoning: a critical review of human outcome studies comparing normobaric oxygen with hyperbaric oxygen. Ann Emerg Med 1994;24:269–276.

Yip L, Dart RC, Gabow PA. Concepts and controversies in salicylate toxicity. Emerg Med Clin North Am 1994;12: 351–364.

G 6 Alkoholfolgekrankheiten

*von K. Jahn, M. Maschke und K. F. Mann**

Chronischer Alkoholmissbrauch schädigt das zentrale und das periphere Nervensystem sowie die Muskulatur. Nach neueren Statistiken betreiben 19 % der Deutschen einen riskanten Alkoholkonsum, 2,4 % erfüllen die DSM-IV Kriterien einer Alkoholabhängigkeit (Pabst et al. 2010). Alkoholkonsum ist für 5,5 % aller Todesfälle in Deutschland verantwortlich (Konnopka und König 2007).
Alkoholkonsum hat einen von der Dosis abhängigen Akuteffekt. Chronischer Konsum bereits geringer Mengen kann zu Schäden in multiplen Organsystemen und der Entwicklung zahlreicher psychischer und somatischer Folgeerkrankungen führen (Singer et al. 2010). Im Gehirn führt Alkohol unter anderem durch die toxischen Effekte von Glutamat zu Zelluntergang und Atrophie, beginnend im Kleinhirn, später den frontalen Kortex, das limbische System und schließlich das gesamte Zentralnervensystem (ZNS) betreffend (Geibprasert et al. 2010). Glutamat wird als Reaktion auf die modulierende Wirkung von Alkohol am $GABA_A$-Rezeptor vermehrt gebildet. Das zuungunsten der Exzitation verschobene Gleichgewicht bei Alkoholentzug erklärt die Symptome und die Wirksamkeit GABAerger Medikamente in dieser Situation. Alkohol wird durch die hepatische Alkoholdehydrogenase zu Acetaldehyd oxidiert, dem aufgrund seiner ausgeprägten Zytotoxizität eine wichtige Rolle in der Pathogenese von Alkoholschäden an inneren Organen und im Nervensystem zukommt. Die Interaktion von Acetaldehyd mit verschiedenen Monoaminen wie Serotonin, Adrenalin oder Noradrenalin sowie eine verstärkte Freisetzung von Dopamin im Nucleus accumbens und der Amygdala sind an der Entstehung der Alkoholabhängigkeit beteiligt (Kenna et al. 2004).
Ein weiterer, für die Pathogenese von Alkoholfolgeschäden wichtiger Aspekt ist die bei Alkoholikern häufige Mangelernährung. Es besteht vor allem ein Mangel an Vitaminen der B-Gruppe. Ein Teil der Alkoholiker decken ihren Kalorienbedarf vorwiegend durch die Zufuhr alkoholischer Getränke, die wenig Vitamine und Mineralien enthalten (erst etwa 40 l Bier oder 200 l Wein enthalten die täglich erforderliche Menge an B-Vitaminen!). Auf der anderen Seite steigert der Alkoholmetabolismus den Vitaminbedarf. Zur Entstehung eines Vitaminmangels tragen zusätzlich die Störungen der intestinalen Vitaminresorption (beschleunigte intestinale Passage, Zottenatrophie, Hemmung aktiver Transportmechanismen, häufiges Erbrechen) und eine Beeinträchtigung der hepatischen Vitaminspeicherung und Aktivierung infolge der alkoholischen Leberzellschädigung bei. Für die Substitutionstherapie mit Vitaminen folgt hieraus, dass beim Alkoholiker im Allgemeinen mit einer schlechten intestinalen Resorption wasserlöslicher Vitamine und bei Vorliegen von Leber- und Pankreasschäden auch mit einer unsicheren Resorption fettlöslicher Vitamine zu rechnen ist. Bereits niedrig normale Vitamin-Spiegel können bei Alkoholkranken zu Schädigungen des ZNS führen.

G 6.1 Alkoholintoxikation

G 6.1.1 Klinik

Der Alkoholrausch ist eine passagere exogene Psychose infolge einer akuten, übermäßigen Alkoholzufuhr. Der resultierende Blutalkoholspiegel wird über die oral aufgenommene Alkoholmenge hinaus auch von Körpergewicht, Magenfüllung (Beeinflussung der Resorptionsgeschwindigkeit), Geschlecht (Fettgewebsanteil) und nicht zuletzt auch von der Alkoholgewöhnung bestimmt. Maßgeblich für das klinische Bild ist nicht allein die Höhe des Blutalkoholspiegels, sondern auch die aktuelle körperliche Verfassung, die Persönlichkeitsstruktur und die Umgebung. In der Praxis bewährt sich die Einteilung in drei Rauschstadien (nach Feuerlein 1998):
Leichter Rausch (Blutalkoholspiegel 0,5–1,5 ‰): psychomotorische Leistungsfähigkeit vermindert, Enthemmung, Stimulation, vermehrte Kontaktbereitschaft, vermehrter Rede- und Tätigkeitsdrang, verminderte Selbstkontrolle, alkoholischer Lagenystagmus.
Mittelgradiger Rausch (Blutalkoholspiegel 1,5–2,5 ‰): Euphorie oder aggressive Gereiztheit, verminderte Selbstkritik, Benommenheit, starke Abhängigkeit des Verhaltens von der äußeren Situation, primitive, explosive Reaktionsweisen.
Schwerer Rausch (Blutalkoholspiegel über 2,5 ‰): Bewusstseinsstörung, Desorientiertheit, motivationslose Angst und Erregung. Infolge der Alkoholwirkungen im vestibulozerebellären System: Ataxie, Schwindel, Dysarthrie, Nystagmus. Insbesondere bei fortschreitender Vertiefung der Bewusstseinsstörung müssen differentialdiagnostisch ein begleitendes Schädelhirntrauma mit komplizierender intrakranieller Blutung, eine Vergiftung mit Hypnotika oder Psychopharmaka, ein Koma infolge von Urämie, Hypo- oder Hyperglykämie ausgeschlossen werden.

Der »pathologische Rausch« ist ein meist durch stärkere Alkoholisierung, seltener schon durch kleine Mengen Alkohol ausgelöster, Minuten bis Stunden andauernder Erregungs- oder Dämmerzustand bei

* Autoren dieses Kapitels in der 5. Auflage: M. Maschke, K. Jahn und P. Thier.

verminderter Alkoholtoleranz, z. B. infolge vorausgegangener Hirnverletzung, mit Desorientiertheit, Situations- und Personenverkennung, Sinnestäuschungen, Angst, Wut und Neigung zu persönlichkeitsfremden Gewalthandlungen mit meist vollständiger Amnesie für diesen Zustand. Die insgesamt seltene Diagnose der alkoholinduzierten, pathologischen Intoxikation hat vor allem forensische Bedeutung. Differentialdiagnostisch sollten andere Alkoholfolgezustände (Alkoholdelir und Alkoholhalluzinose, s. u.), psychiatrische Erkrankungen (schizophrene und affektive Psychosen) und metabolische Entgleisungen abgegrenzt werden.

G 6.1.2 Therapie

Der leichte bis mittelschwere Rausch erfordert keine spezifische Therapie. Bei schweren Erregungszuständen sollte von der Gabe sedierender Substanzen (z. B. Benzodiazepine) abgesehen werden, da sich die Wirkung von Alkohol und der Medikation addieren. Zusätzlich sind Mischintoxikationen nicht selten. Aus diesem Grunde sind Benzodiazepine und Clomethiazol kontraindiziert. Als Mittel der Wahl gilt Haloperidol (Haldol®), das als hochpotentes Neuroleptikum eine gute antipsychotische und psychomotorisch dämpfende Wirkung mit (im Vergleich zu den niedrigpotenten Neuroleptika) geringen kardiovaskulären Risiken verbindet. Haloperidol wird initial in einer Dosierung von 5–10 mg, vorzugsweise i. v., gegeben. Eine ein- bis zweimalige Wiederholung der Gabe dieser Dosis in Abständen von 30 Minuten ist möglich. Die Maximaldosis sollte in 24 Stunden 60 mg, parenteral verabreicht, nicht überschreiten. Darüber hinaus erscheint allenfalls die Gabe stärker dämpfend wirkender niedrigpotenter Neuroleptika wie Levomepromazin (Neurocil®, 25 mg i. m.) Chlorprothixen (Truxal®, initial 15–30 mg p. o.) oder Melperon (Eunerpan®, initial 50–100 mg p. o.) in vergleichsweise niedriger Dosierung vertretbar. Die Gabe dieser Substanzen sollte gerade bei älteren Patienten unter Überwachung mit regelmäßiger Blutdruckkontrolle erfolgen, da sie einen Blutdruckabfall und Herzrhythmusstörungen induzieren können. Die Behandlung schwerer Alkoholintoxikationen erfolgt im Übrigen nach den gleichen Regeln wie die von Intoxikationen anderer Ursache. Ein spezifisches Antidot des Alkohols ist nicht verfügbar. Metadoxine (300 mg i. v.) beschleunigt die Alkoholausscheidung, ist aber in Deutschland nicht verfügbar (Vonghia et al. 2008).

G 6.2 Alkoholhalluzinose

G 6.2.1 Klinik

Die Erkrankung ist charakterisiert durch akustische Halluzinationen bei meist ungetrübtem Sensorium: (Selzer 1980, Glass 1989, Soyka et al. 2005). Typische Inhalte dieser Halluzinationen: Familienmitglieder, Bekannte oder Nachbarn sprechen über den Patienten. Die Gespräche handeln häufig von Vorwürfen, Beschuldigungen und Drohungen, die dem Betroffenen wegen seines sozial negativen Verhaltens gemacht werden. Der Patient reagiert auf diese bedrohlichen Inhalte adäquat mit Rechtfertigungsversuchen, mit Depression und mit Angst bis zur Panik. Die Unwirklichkeit dieser Erscheinungen ist dem Betroffenen nicht bewusst. Die Halluzinationen treten vorzugsweise in der Nacht in Erscheinung. Visuelle Halluzinationen treten demgegenüber ganz zurück. Vegetative Begleitsymptome und motorische Unruhe fehlen. Bei einem kleinen Teil der Patienten nimmt die Erkrankung einen chronischen Verlauf: Trotz der Persistenz bedrohlicher Halluzinationen wird der Patient äußerlich ruhiger, und er zieht sich zunehmend zurück. Die Pathogenese ist unklar. Neuere Studien deuten darauf hin, dass eine Dysfunktion des Thalamus bei der Entstehung eine Rolle spielen könnte (Soyka et al. 2005).

G 6.2.2 Epidemiologie und Verlauf

Die Alkoholhalluzinose ist selten und tritt gewöhnlich in der Abstinenzphase, ein bis zwei Wochen nach einem Alkoholexzess auf, ist aber in der Regel nicht Teil des eigentlichen Entzugs-Syndroms (s. u.). Übergangsformen zwischen Alkoholdelir, der Maximalvariante des Entzugs-Syndroms, und Alkoholhalluzinose sind allerdings möglich. Ohne Behandlung klingt die Alkoholhalluzinose innerhalb eines Zeitraumes von wenigen Tagen bis zu sechs Monaten ab. Obgleich die Prognose im Allgemeinen gut ist, entwickeln doch 10–20 % der Patienten einen chronischen Verlauf.

G 6.2.3 Therapie

Es gibt nur wenige Studien zur Behandlung der Alkoholhalluzinose. Die Therapie der Wahl ist nach Expertenmeinung die Gabe von Neuroleptika, bei gleichzeitig bestehender ängstlicher Agitation in Kombination mit Anxiolytika (Soyka et al. 1996). Dabei sollte hochpotenten Neuroleptika wie Haloperidol der Vorzug gegeben werden. Die mögliche Senkung der Anfallsschwelle ist klinisch ohne Bedeutung (Soyka et al. 1992). Atypische Neuroleptika wie z. B. Risperidon können alternativ in der Therapie der chronischen Alkoholhalluzinose verwendet werden (Soyka et al. 1997). Eine kleine doppelblinde, randomisierte Studie wies zudem eine Effektivität von Valproinsäure bei der akuten Alkoholhalluzinose nach (Aliyev und Aliyev 2008). Unabhängig von der Wahl des Pharmakons sollte die Behandlung in jedem Falle zunächst stationär erfolgen. Ein ruhiger, gut beleuchteter Raum und eine ausreichende emotionale Unterstützung tragen dazu bei, dass sich der Patient sicher fühlen und entspannen kann.

Neuroleptika: In Abhängigkeit von Alter, Gewicht und körperlicher Verfassung werden initial 2–10 mg Haloperidol (Haldol®) oral, wenn nötig auch intramuskulär oder intravenös gegeben. Maximale Tagesdosis 60 mg, bedarfsweise 10 mg jede Stunde. Bei einer chronischen Alkoholhalluzinose sollte ein Wechsel auf atypische Neuroleptika angestrebt werden (z. B. Risperidon, Olanzapin).

Anxiolytika: Bei ängstlicher Agitation sollte gleichzeitig für die ersten zwei bis drei Tage ein Anxiolytikum verabreicht werden. Dabei kommt sowohl

Lorazepam (Tavor) als auch andere Anxiolytika wie z. B. Chlordiazepoxid infrage. Je nach Ausmaß der Agitation und Ängstlichkeit werden 3 × 0,5–3 × 2 mg Lorazepam oral oder intravenös gegeben.

G 6.3 Alkoholentzugs-Syndrome

G 6.3.1 Klinik

Für das »unkomplizierte Alkoholentzugs-Syndrom« (Prädelir) lassen sich der Schweregrad und die medikamentöse Behandlungsnotwendigkeit standardisiert mit der CIWA-A-Skala (Clinical Institute Withdrawal Assessment for Alcohol, Stuppäck et al. 1995) einschätzen, die psychopathologische und somatische Items und Parameter misst. Führendes Symptom aller akuten Entzugs-Syndrome ist der Tremor (6–8/sec) der Hände, mitunter auch der Zunge und der Augenlider mit Tendenz zur Verstärkung bei motorischer Aktivität und emotionaler Belastung. Daneben finden sich weniger häufig Übelkeit, Erbrechen, Schwächegefühl, Zeichen der vegetativen Hyperaktivität (Tachykardie, Hypertonie, Hyperhidrose), Angst, Niedergeschlagenheit, Schlaflosigkeit, lebhafte Muskeleigenreflexe, Myoklonien, Hyperkinesien und gegebenenfalls große Anfälle. Auch wird über Mundtrockenheit ohne Dehydration und Kopfschmerzen geklagt. Diese Symptomatik findet sich regelmäßig, wenn nach chronischem Alkoholabusus der Alkoholkonsum für einige Tage eingestellt oder reduziert wird. Kurzdauernde ungeformte Halluzinationen (visuell, akustisch oder taktil) können auch im Prädelir vorübergehend in Erscheinung treten, sind also nicht auf das Vollbild des Delirs beschränkt.

Das Alkoholdelir (Delirium tremens) ist durch die Orientierungsstörung und die Bewusstseinseinengung klar vom akuten Entzugs-Syndrom unterschieden. Der Delirante erlebt darüber hinaus lebhafte Halluzinationen verschiedener Sinnesqualitäten, wobei die visuellen Halluzinationen (szenenhafte Abläufe mit Beteiligung kleiner, bewegter Dinge) überwiegen. Er ist hochgradig unruhig bis zur schweren Erregtheit. Das Vollbild des Delirs ist infolge einer ausgeprägten vegetativen Entgleisung mit Hyperthermie, Atemstörungen und kardiovaskulärer Dekompensation lebensbedrohlich.

G 6.3.2 Epidemiologie und Verlauf

Milde Entzugserscheinungen finden sich bei den meisten Alkoholikern, die die Alkoholeinnahme vermindern oder einstellen. Die schwerwiegende Form des Entzugs-Syndroms, das Alkoholdelir, entwickelt sich nur bei 1–15 % der Alkoholiker. Das unkomplizierte Entzugs-Syndrom beginnt etwa 8–12 Stunden nach Alkoholentzug, erreicht nach etwa 24–36 Stunden seinen Höhepunkt und klingt innerhalb von 5–7 Tagen ab. Unspezifische Symptome wie Unwohlsein, innere Unruhe u. a. können noch einige Wochen andauern und subtile Residuen des Alkoholentzugs, wie etwa eine veränderte Schlafarchitektur, bleiben noch über Monate nachweisbar (Meyer 1989). Das Vollbild des Delirs manifestiert sich meist am zweiten bis dritten Tag nach Alkoholentzug. Unbehandelt endet das Delir nach selten mehr als drei bis fünf Tagen in einem tiefen Terminalschlaf. Alkoholentzugsanfälle vom Grand mal-Typ treten vorzugsweise vor Ausbildung des Vollbildes des Alkoholdelirs auf. Bis vor 20 Jahren lag die Letalität des Alkoholdelirs unter einer Behandlung mit Alkohol oder Paraldehyd bei 10–20 % (Rommelspacher et al. 1991). Die modernen Therapieverfahren haben die Letalität des Delirs auf 2 % senken können (Maschke et al. 2008).

G 6.3.3 Therapeutische Prinzipien

Ziel der Behandlung ist die Verhinderung eines voll ausgeprägten Delirs, die Verhinderung von Alkoholentzugsanfällen und im Falle eines bereits bestehenden Delirs die Verkürzung der Delir-Dauer und die Bekämpfung der mit dem Delir verbundenen lebensbedrohlichen autonomen Symptome.

Das Alkoholentzugs-Syndrom ist Ausdruck einer gesteigerten zentralnervösen Erregbarkeit. Sie wird darauf zurückgeführt, dass Alkohol als Modulator am $GABA_A$-Rezeptor wirkt und die Hemmung fördert (Mhatre et al. 1993, Sanna und Harris 1993). Diese Förderung von Inhibition geht im Alkoholentzug verloren. Die Wirksamkeit von Benzodiazepinen in der Behandlung von Entzugserscheinungen erklärt sich daraus, dass ein die Inhibition fördernder Modulator am GABA/Benzodiazepin-Rezeptor-Komplex durch den anderen ersetzt wird. Die Erscheinungen der sympathischen Überaktivität (Tremor, Tachykardie etc.), die Bestandteil der Entzugssymptomatik sind, sind Folge eines Fortfalls GABAerger Inhibition noradrenerger Zellgruppen des Locus coeruleus. Die in der Behandlung der Entzugs-Syndrome eingesetzten Katecholamin-Antagonisten (Clonidin) reduzieren direkt die sympathische Überaktivität, ohne dass primär Einfluss auf die verminderte GABAerge Inhibition genommen werden müsste. Der Verlust GABAerger Inhibition ist der wichtigste Faktor der gesteigerten Erregbarkeit im Alkoholentzug, dem sich andere Faktoren unterordnen. Die Hypomagnesiämie, die häufig im Rahmen des chronischen Alkoholismus und des Alkoholentzugs zu beobachten ist, dürfte einer dieser nachrangigen Faktoren sein (Flink 1981, McIntyre 1984).

Von wenigen Ausnahmen abgesehen, weisen alle in der Behandlung des Alkoholentzugs-Syndroms einschließlich des Delirs wirksamen Medikamente eine suchterzeugende Potenz auf und sind in der Lage, den Alkohol als die suchterzeugende Substanz zu ersetzen. Ihr Einsatz muss daher kontrolliert und auf die akute Entzugsphase beschränkt bleiben. Mehr als 150 Medikamente sollen bislang in der Therapie der Alkoholentzugs-Syndrome eingesetzt worden sein (Nutt et al. 1989). Es besteht nach wie vor keine Einigkeit darüber, welcher der vielen Substanzen der Vorzug zu geben sei. Über den Versuch, aus der Vielfalt pharmakologischer Möglichkeiten die wirklich relevanten zu extrahieren, sollte nicht der Beitrag nicht-medikamentöser Maßnahmen übersehen werden. Tatsächlich kann nicht genug betont werden, dass auch die pflegerischen und im weitesten

Sinne psychotherapeutischen Maßnahmen einen wichtigen Beitrag zur Stabilisierung des Patienten im Alkoholentzug leisten und Teil jeder Behandlung sein sollten (Castaneda und Cushman 1989).

G 6.3.3.1 Benzodiazepine und Clomethiazol

Von der Wirksamkeit her sind Benzodiazepine und Clomethiazol wahrscheinlich äquipotent, wobei keine guten randomisierten Vergleichsstudien vorliegen. So zeigt eine Metaanalyse über elf randomisierte Studien, dass Benzodiazepine in der Behandlung des Alkoholentzugs-Syndroms ebenso gut wirksam sind wie Clomethiazol (Holbrook et al. 1999). Eine kleine Studie zeigte allerdings Vorteile für Clomethiazol bei ausgeprägtem Delir (McGrath 1975). Dagegen scheint das Suchtpotenzial bei Benzodiazepinen etwas geringer ausgeprägt zu sein als bei Clomethiazol, was einer der Hauptgründe für die Nichtanwendung von Clomethiazol in den USA ist. Eine aktuelle Cochrane-Analyse uber 64 Studien mit 4 309 Teilnehmern zeigt, dass Benzodiazepine effektiv zur Behandlung des Alkoholentzugs sind (↑↑) und die Anfallsschwelle wirksam erhöhen (Amato et al. 2010). Weiterhin ist ein Unterschied in der Wirksamkeit verschiedener Benzodiazepine nicht belegt. In Studien werden am häufigsten Chlordiazepoxid und Diazepam eingesetzt. Für alle Benzodiazepine gilt, dass ihre Dosis so bemessen sein sollte, dass sämtliche Entzugssymptome unterdrückt werden oder aber der Patient sediert ist. Eine symptomgesteuerte Gabe ist dabei besser als ein starres Therapieregime (Spies et al. 1996). Schwere Delire erfordern unter Umständen die zusätzliche Gabe von Betablockern oder Clonidin, um Tremor und Bluthochdruck, die nicht genügend von den Benzodiazepinen beeinflusst werden, zu behandeln.
Clomethiazol ist ein Fragment des Thiaminmoleküls, das GABAerge und glycinerge Mechanismen fördert (Majumdar 1990). Clomethiazol wirkt ausgeprägt antikonvulsiv, sedierend und anxiolytisch und hat sich bislang allen anderen Substanzen in der Therapie des Voll-Delirs als überlegen erwiesen (↑↑). Trotz seiner Risiken gilt es daher nach wie vor als Mittel der ersten Wahl in der Behandlung des voll ausgeprägten Delirs. Seinem Einsatz wird in Europa die drastische Senkung der Delir-Mortalität von 10–15 % auf 2 % zugeschrieben. Ein weiterer Vorzug dieser Substanz sind die günstigen pharmakokinetischen Parameter, die auch bei oraler Gabe einen raschen Wirkungseintritt und eine gute Steuerbarkeit erlauben. Prinzipiell ist zur Coupierung der vegetativen Störungen sowohl bei Clomethiazol als auch bei Benzodiazepinen eine Kombination mit Clonidin oder Betablockern sinnvoll, bei psychotischen Symptomen mit Haloperidol (Maschke et al. 2008).

G 6.3.3.2 Andere Medikamente

Die Suche nach ungefährlicheren und potenteren Alternativen zu den derzeitigen Mitteln der Wahl, den Benzodiazepinen und dem Clomethiazol, hält an. Am weitesten verbreitet ist die Behandlung mit Carbamazepin. Die Kombinationstherapie ist in vielen Fällen sinnvoll. Eine Alkoholentgiftung ist im ambulanten Setting in 14–21 Tagen durchführbar und erfordert bei 30–50 % der Behandlungsfälle eine pharmakologische Therapie. Fur die ambulante Behandlung stehen Schemata mit Antiepileptika (Carbamazepin) und Antihyperkinetika (Tiaprid) zur Verfügung, die sich als sicher und wirksam erwiesen haben. Es ist zu beachten, dass weder Antiepileptika noch Antihyperkinetika eine Zulassung zur ambulanten Alkoholentzugsbehandlung haben, beide Substanzen müssen daher »off-label« verordnet werden (Mann et al. 2006). Auch die aktuellsten Metaanalysen (56 Studien mit 4 076 Teilnehmern) zeigen, dass Antikonvulsiva, die aufgrund der Hemmung exzitatorischer Mechanismen (z. B. Natriumkanalblockade) oder Förderung der Inhibition (z. B. GABA-Rezeptoragonisten) potenziell sinnvoll sind, nicht an die Wirksamkeit der Benzodiazepine und der des Clomethiazols heranreichen (Minozzi et al. 2010, Barrons und Roberts 2010). Clonidin ist eine Substanz, die die sympathische Aktivität reduziert, indem sie zentrale präsynaptische Alpha-2-Adrenorezeptoren stimuliert. Clonidin (Catapresan®) ist den Benzodiazepinen und dem Clomethiazol ebenbürtig, wenn es um die Kontrolle von Tremor und Schweißausbrüchen geht und wahrscheinlich sogar wirksamer hinsichtlich der Stabilisierung von Blutdruck, Puls und Atmung (Baumgartner 1988) (↑↑). Andererseits ist die Wirkung von Clonidin auf die Schlafstörungen gering (Björkvist 1975) und seine Fähigkeit, Halluzinationen und Anfälle zu verhindern, ist ungenügend (Robinson et al. 1989). Das ist auch der Grund, weshalb wir von einer Clonidin-Monotherapie als Alternative zur Verabreichung von Benzodiazepinen oder Clomethiazol abraten.

G 6.3.4 Pragmatische Therapie

Nur bei milden Entzugserscheinungen kann gefahrlos auf eine medikamentöse Behandlung verzichtet werden. Unkomplizierte Alkoholentzugs-Syndrome mit intensiverer Symptomatik sowie das Alkoholdelir werden entweder mit Clomethiazol oder mit Benzodiazepinen behandelt, die in ihrer Wirksamkeit von keinem anderen Medikament erreicht werden.

G 6.3.4.1 Benzodiazepine

Bei der praktischen Behandlung hat Diazepam (Valium®) als Benzodiazepin den Vorteil, dass es sich durch hohe therapeutische Breite, eine rasche Absorption nach oraler Gabe und die anschließende rasche Verteilung im Gehirn auszeichnet (vgl. z. B. Nutt et al. 1989). Vorteilhaft ist auch, dass die Wirkungen von Diazepam bzw. seines aktiven Metaboliten vergleichsweise lang anhalten, was eine ausgeglichene Beeinflussung der Symptomatik erlaubt. Ein Dosierungsschema bietet **Tab. G 6.1**.
Als Alternative zum Diazepam kann Chlordiazepoxid (Librium®, Multum®) betrachtet werden. Ein Nachteil ist die vergleichsweise langsame Resorption und Verteilung. Die Dosierung erfolgt analog der von Diazepam (vgl. **Tab. G 6.2**). 25 mg Chlordiazepoxid vertreten hierbei 10 mg Diazepam. Die Elimination von Diazepam und Chlordiazepoxid erfolgt beim Vorliegen schwerer Lebererkrankungen verzögert. Die Benzodiazepine Lorazepam (Tavor® u. a. m.) und Oxazepam (Adumbran®, Azutranquil® u. a. m.) haben den Vorzug, dass ihre Elimination nicht wesentlich von der Oxidation in der Leber abhängt. Beide werden in sechsstündlichen Abständen

in einer Dosis von 1–3 mg (Lorazepam) bzw. 15–60 mg (Oxazepam) per os nach Maßgabe der Symptomatik verabreicht. Lorazepam verteilt sich selektiver im Zentralnervensystem als Diazepam, das wegen seiner Lipophilie zu einem erheblichen Anteil im Körperfettgewebe umverteilt wird. Mit Blick auf die Halbwertszeit von Lorazepam und Oxazepam sollte das Intervall zwischen nachfolgenden Verabreichungen nicht verlängert werden.

G 6.3.4.2 Clomethiazol (Distraneurin®)

Clomethiazol führt nach zwei bis drei Wochen in einem hohen Prozentsatz zu einer Suchtverschiebung. Die Gabe von Clomethiazol ist daher nur unter stationären Bedingungen für eine begrenzte Zeit vertretbar. Nach Applikation höherer Dosen besteht die Gefahr schwerer Atemdepression, hypotoner Blutdruckreaktionen und der Atemwegsverlegung infolge bronchialer Hypersekretion (Schmehling 1967, Pentikäinen et al. 1976). Das Risiko der genannten Nebenwirkungen wird durch kardiopulmonale Vorerkrankungen erhöht. Die parenterale Applikationsform, für die schwere Nebenwirkungen besonders häufig waren, ist nicht mehr verfügbar. Hohe Dosen von Clomethiazol erfordern die kontinuierliche Monitorüberwachung des Patienten. Bei kardiopulmonalen Vorerkrankungen sind Benzodiazepine sicherer. Andererseits kann die orale Behandlung mit Clomethiazol in moderaten Dosen (bis zu 24 Kapseln in 24 Stunden) bei Patienten ohne kardiovaskuläre Vorerkrankungen als sicher betrachtet werden. Eine solche Behandlung ist in aller Regel ausreichend wirksam, wenn sie frühzeitig im Entzug begonnen wird. Auf die Gabe von Clomethiazol-Tabletten sollte wegen der Gefahr von Oesophagus-Ulzera verzichtet werden. Die Dosierung wird in **Tab. G 6.1** beschrieben.

Tab. G 6.1: Akutbehandlung des Alkoholentzugs-Syndroms: Benzodiazepine vs. Clomethiazol

Kardiopulmonale Vorerkrankungen?	
Ja: Diazepam (Valium®)	Nein: Clomethiazol (Distraneurin®)
Initiale Behandlung	
10 mg/h bis zur Symptomfreiheit (sog. »diazepam loading«). Bei schweren Verläufen (Intensivstation) unter Umständen bis zu 240 mg Diazepam erforderlich. Bei unzureichender Kontrolle von Blutdruck und Tremor zusätzliche Gabe von **Clonidin** oder **Betablockern** möglich	2–4 Kapseln (à 192 mg), nach 30 Minuten, sofern keine Symptomfreiheit bis zu 6 weitere Kapseln in den ersten 2 Stunden
Erhaltungsdosis	
20 mg/6 h, ab Tag 2: allmähliche Dosisreduktion	2 Kapseln alle 1–2 Stunden, Maximaldosis: 24 Kapseln in 24 Stunden, ab Tag 2: allmähliche Dosisreduktion
Cave	
Patient muss erweckbar bleiben, Aspirationsgefahr bei deliranten Patienten, daher hier: i. v. oder i. m. Applikation Alternativ: Chlordiazepoxid (Librium®), 25 mg Chlordiazepoxid vertreten 10 mg Valium®	Überschreitung der Höchstdosis zur Behandlung schwerer Delire nur unter intensivmedizinischen Bedingungen
Interaktion	
Additive Wirkung mit anderen sedierenden Substanzen (Benzodiazepine, Alkohol), Magenschutz vorzugsweise mit Ranitidin (Sostril®), da im Gegensatz zu Cimetidin und PPI keine Hemmung der Elimination von Diazepam und Chlordiazepoxid durch die Leber	Additive Wirkung mit anderen sedierenden Substanzen (Benzodiazepine, Alkohol), Abbau durch Cimetidin gehemmt, vermehrt Bradykardien in Kombination mit Betablocker

G 6.3.4.3 Weitere medikamentöse Optionen

Antikonvulsiva: Wegen des günstigen Nebenwirkungsprofils hat sich insbesondere Carbamazepin als Alternative für das unkomplizierte Entzugssyndrom etabliert (↑) (s. **Tab. G 6.2**). So erwiesen sich 800 mg/die Carbamazepin, gegeben über 6 bis 9 Tage, in ihrer Wirksamkeit als den Benzodiazepinen vergleichbar (Malcolm et al. 1989). Allerdings kommt es häufiger als unter Clomethiazol oder Benzodiazepinen zur Entwicklung des Voll-Delirs (Palsson 1981, Barrons und Roberts 2010). Eine Reihe von Studien liegt auch für Valproat, Topiramat, Oxcarbazepin und andere Antiepileptika vor, die in der Summe keine ausreichende Evidenz für die Wirksamkeit ergeben (Shinn und Greenfield 2010, De Sousa 2010). Das vergleichsweise schwach wirksame Gabapentin wurde kombiniert mit Clomethiazol in der Hoffnung verabreicht, hierdurch Clomethiazol einzusparen. Nachdem eine kleinere Studie zunächst Erfolg versprechende Daten lieferte (Bonnet et al. 1999), konnte eine größere kontrollierte Studie keine Vorteile der Kombinationstherapie Clomethiazol/Gabapentin gegenüber der Monotherapie mit Clomethiazol zeigen (Bonnet et al. 2003).

Clonidin: Nachdem Clonidin und die Benzodiazepine unterschiedliche Wirkungsschwerpunkte in der Beeinflussung des Alkoholentzugs-Syndroms haben, ist die kombinierte Verabreichung von Clonidin und Benzodiazepinen eine gut begründete und gerne verwendete Option in der Behandlung

G 6

schwerer Alkoholentzugsdelire geworden (zu Dosis und Nebenwirkungen vgl. Kapitel G 1. Neurologische Intensivmedizin).

Kombinationstherapie: Von verschiedenen Autoren wird als Alternative zu einer hochdosierten Monotherapie mit Clomethiazol die Kombinationstherapie mit Haloperidol (Haldol®; bis zu 60 mg/die), empfohlen (Pfitzer et al. 1988, Maschke et al. 2008). Dieser Empfehlung liegt die Hoffnung zugrunde, dass eine schwerpunktmäßige Beeinflussung der psychotischen Symptome auch die vegetative Entgleisung mindere. Ob die Kombination von Clomethiazol und Haloperidol oder die gleichfalls vorgeschlagene Kombination von Benzodiazepinen mit Haloperidol (oder auch die von Benzodiazepinen mit Clomethiazol) tatsächlich Vorteile gegenüber Monotherapien bietet, ist nicht durch kontrollierte Studien belegt. Wie bereits oben ausgeführt, ist die Kombination der Standardtherapie (Benzodiazepine oder Clomethiazol) mit Clonidin zur Behandlung der autonomen Symptome und mit Antikonvulsiva zur Einsparung der sedierenden Medikation sinnvoll.

Tab. G 6.2: Therapie des Alkoholentzugs-Syndroms

Substanz		Dosis	Nebenwirkungen
Benzodiazepine			
Diazepam (z. B. Valium®)	↑↑, A	5–10 mg p. o. als Einzeldosis, genaue Dosierung s. **Tab. G 6.1** bei schweren Verläufen i. v.-Gabe 120–240 mg/Tag auf Intensivstation möglich	Somnolenz, Addition mit Alkoholwirkung, Atemdepression, Transaminasenerhöhung, Nausea, Erbrechen, Diarrhö, Kopfschmerzen
Chlordiazepoxid (z. B. Librium®)	↑↑, B	12,5–25 mg p. o. als Einzeldosis, genaue Dosierung s. **Tab. G 6.1**	dto.
Lorazepam (z. B. Tavor®)	↑↑, A	1–3 mg p. o./i. v. alle 4–6 h	Weniger lebertoxisch, sonst ähnliche Nebenwirkungen
Midazolam (z. B. Dormicum®)	↑↑, B	Bei schweren Verläufen i. v. bis 20 mg/h nach Wirkung	dto.
Clomethiazol			
Clomethiazol (Distraneurin®)	↑↑, A	1–2 Kps. (à 192 mg) p. o. alle 2 Stunden, bis zu 24 Kps./die	Verstärkte Sekretion Nasen- und Bronchialschleimhaut, Nausea, Erbrechen
Andere Substanzen/Kombinationstherapie			
Clonidin (Catapresan®)	↑↑, A	Nach Symptomatik 150–300 µg p. o. als Einzeldosis in Kombination mit Clomethiazol oder Benzodiazepinen (nicht als Monotherapie), alternativ kontinuierliche i. v.–Gabe	Blutdrucksenkung, Bradykardie, Somnolenz
Haloperidol (Haldol®)	↑, B	Bis zu 60 mg/die in Kombination mit Clomethiazol oder Benzodiazepinen (nicht als Monotherapie)	Extrapyramidal-motorische Nebenwirkungen, Blutbildveränderungen, Nausea, Erbrechen, Blutdrucksenkung bei i. v.–Gabe
Carbamazepin (Tegretal®)	↑, B	2 × 400 mg pro Tag für 6 Tage, dann über 3 Tage ausschleichen (in Kombination mit Clomethiazol oder Benzodiazepinen beim Delir, Monotherapie nur bei leichten Symptomen)	Nausea, Schwindel, Transaminasenerhöhung

Unterstützende Maßnahmen: Unabhängig von der Wahl der spezifischen medikamentösen Behandlung des Alkoholentzugs-Syndroms ist für eine ausgewogene Ernährung, ausreichend Flüssigkeit und eine Kontrolle des Elektrolythaushaltes zu sorgen. Thiamin sollte substituiert werden (100 mg i. v. pro Tag). Eine orale Magnesiumgabe, die vielfach bei milder Entzugssymptomatik auch als alleinige Maßnahme wirksam sein kann, kann zur Unterstützung der Behandlung mit Benzodiazepinen und Clomethiazol erwogen werden. Sie ist, sofern keine Niereninsuffizienz vorliegt, auch ohne Kontrolle des Serum-Magnesiumspiegels möglich. Man gibt 3 × 100–150 mg (Tagesbedarf eines Erwachsenen etwa 400–600 mg/d) Magnesium vor dem Essen, etwa in Form von Magnesiumaspartat-Hydrochlorid (Magnesiocard®) oder Magnesiumcitrat (Magnesium Diasporal®) über längere Zeit. Die parenterale Substitution von Magnesium darf nur nach Maßgabe des gemessenen Magnesiumdefizits erfolgen. Benzodiazepine und Clomethiazol gewährleisten zumeist einen ausreichenden Schutz vor Alkoholentzugsanfällen. Die zusätzliche Gabe anderer Antikonvulsiva bringt in der Regel keinen Gewinn. Allgemein sind Patienten im Alkoholentzug überwacht, in ruhiger, gut beleuchteter Umgebung zu behandeln.

G 6.3.5 Weniger wirksam, unwirksam oder obsolet

Während des Alkoholentzugs ist die Ausschüttung von Kortikosteroiden erhöht, Ausdruck der Aktivierung der Achse Hypothalamus-Hypophyse-Nebenniere. Gaben exogener Kortikosteroide könnten die Übererregung dieser Achse reduzieren und hierdurch die Entzugssymptomatik lindern. Eine Untersuchung, in der 4 mg Dexamethason intravenös zusätzlich zur Standardbehandlung mit dem Benzodiazepin Lorazepam verabreicht wurde, konnte keinen Unterschied in der erforderlichen Lorazepam-Dosis nachweisen (Adinoff und Pols 1997). Betablocker beeinflussen lediglich Teile der Entzugssymptomatik. So mindert etwa Propanolol den Tremor und die Tachykardie; die übrige Entzugssymptomatik bildet sich gleich gut unter Placebo zurück (Ladewig et al. 1977). Ein anderer Betablocker, Atenolol, zeigte darüber hinaus auch eine positive Beeinflussung von Unruhe und Agitiertheit (Gottlieb 1988), bietet aber, wie auch die übrigen Betablocker, keinen Anfallsschutz.

Unter den Antikonvulsiva hat Diphenylhydantoin keinen Platz in der Prophylaxe von Alkoholentzugsanfällen. (Alldredge et al. 1989, Chance 1991). Phenothiazine sind in der Behandlung von Alkoholentzugs-Syndromen kontraindiziert. Unter der Behandlung mit Phenothiazinpräparaten wurden nicht nur vermehrt Grand mal-Anfälle, sondern auch vermehrt Delir-Verläufe gesehen, was einerseits auf ihre die Krampfschwelle senkenden Einflüsse, andererseits aber auf ihre anticholinergen Wirkungen, denen eine delirogene Potenz zukommt, zurückzuführen ist.

Auch für Neuroleptika aus der Gruppe der Butyrophenone wie Haloperidol oder Benperidol ist der Einsatz in der Monotherapie des Alkoholentzugs nicht sinnvoll (Athen et al. 1977, Holzbach 1981, Schied et al. 1986). Die Monotherapie mit Butyrophenonen wie Haloperidol sollte daher beschränkt bleiben auf Entzugs-Syndrome, die in eine Alkoholhalluzinose übergehen.
Eine Wirksamkeit des GABA-Derivates Piracetam ist nicht belegt, eine Verwendung der früher häufig verwendeten Barbiturate und des Paraldehyds ist heute mit Blick auf die verfügbaren weniger toxischen Alternativen entbehrlich. Bei leichten Entzugserscheinungen, nicht aber im vollentwickelten Delir, ist auch Alkohol wirksam. Gegen seine Verwendung in der Therapie des Alkoholentzugs-Syndroms, die gelegentlich immer noch empfohlen wird, sprechen die geringe therapeutische Breite, seine kurze Wirkungsdauer und seine Toxizität. Die Gammahydroxybuttersäure: (GHBA) ist ein Vorläufer und Metabolit von GABA und in Deutschland für die anästhesiologische Anwendung zugelassen (Somsanit®). Das Potenzial von GHBA in der Behandlung des Alkoholentzugs-Syndroms und der Alkoholabhängigkeit ist in jüngerer Zeit untersucht worden. Oral in einer Dosis von 50 mg/kg/d verabreicht, reduziert es Entzugserscheinungen wie Tremor, Schweißausbrüche, Übelkeit und psychische Veränderungen wie Depressivität, Angst oder Agitiertheit, ohne zu einer wesentlichen Sedierung zu führen. Eine Metaanalyse über 13 kontrollierte Studien (von denen 11 in Italien durchgeführt wurden) zeigt, dass GHBA die Entzugssymptome sehr gut kontrolliert und darüber hinaus die Abstinenz aufrechterhalten kann. Es besteht aber keine Überlegenheit gegenüber Benzodiazepinen und Chlomethiazol bei hohem Suchtpotenzial (Leone et al. 2010). Da GHB auch als Straßendroge verwendet wird (»Killer-Tropfen«), sollte sein Einsatz angesichts zahlreicher sicherer Alternativen sehr kritisch gesehen werden.

G 6.4 Wernicke-Enzephalopathie

G 6.4.1 Klinik

Die Wernicke-Enzephalopathie (Polioencephalitis haemorrhagica superior) ist charakterisiert durch eine subakut auftretende Okulomotorikstörung mit Blicklähmung, Nystagmus und/oder Pupillenstörungen. Zusätzlich treten vegetative Dysregulation (Hypothermie und Hypotension), epileptische Anfälle und mentale Symptome (Verwirrung, Desorientierung, Apathie, Schläfrigkeit oder tiefer Stupor bis zum Koma) einzeln oder in verschiedenen Kombinationen auf. Gleichzeitig können eine zerebelläre Ataxie, eine alkoholische Polyneuropathie und andere Zeichen des chronischen Alkoholgebrauchs vorliegen.

Ursache ist immer ein Thiaminmangel, möglicherweise vor dem Hintergrund einer genetischen Prädisposition. Der Thiaminmangel ist häufig, aber keineswegs immer Folge des Alkoholismus mit begleitender Fehlernährung. Weitere seltene Ursachen eines Thiaminmangels können sein: Fehlernährung anderer Ursache, exzessives Fasten, inadäquate parenterale Ernährung (zu hohe Kohlenhydratzufuhr), Hämodialyse, Urämie, Hyperemesis gravidarum, disseminierte Tuberkulose, Karzinome des oberen Verdauungstraktes und disseminierte Tumoren des lymphatisch-hämatopoetischen Systems. Möglicherweise prädisponiert auch ein höheres Alter für die Entstehung einer Wernicke-Enzephalopathie. Thiamin ist in Form seines Pyrophosphates als Coenzym an der Glykolyse (Pyruvatdehydrogenase-Komplex), am Tricarbonsäurezyklus (Alpha-Ketoglutarat-Decarboxylase) und am Hexosemonophosphat-Shunt (Transketolase) beteiligt. Ob der Thiaminmangel sich am ZNS unmittelbar über einen gestörten Kohlenhydratstoffwechsel oder aber möglicherweise indirekt über Veränderungen des Metabolismus verschiedener ZNS-Transmitter (Serotonin, Glutamat, Aspartat und Histamin) auswirkt, ist nicht entschieden.

Die Korsakow-Psychose ist durch weitgehenden Verlust des Lang- und Kurzzeitgedächtnisses und Störungen des Erwerbs neuer Gedächtnisinhalte gekennzeichnet. (Kopelman et al. 2009). Andere kognitive Funktionen sind im Vergleich dazu relativ gut erhalten. Konfabulationen werden v. a. in der Initial- und in der Rekonvaleszenzphase beobachtet. Wie die Wernicke-Erkrankung, so ist auch die Korsakow-Psychose häufig Folge eines Thiaminmangels bei Alkoholismus und tritt dann üblicherweise als psychische Manifestation der Wernicke-Erkrankung auf. Typische, isolierte Korsakow-Psychosen werden aber gleichermaßen beobachtet bei Schäden des Dienzephalons und der Temporallappen anderer Genese (Herpes-simplex-Enzephalitis, bilaterale Thalamusinfarkte, Tumoren).

Bei den charakteristischen pathologisch-anatomischen Veränderungen der Wernicke-Enzephalopathie handelt es sich um symmetrische hämorrhagische, spongiforme Läsionen, die sich typisch in den Mamillarkörpern, in Thalamus und Hypothalamus, in der periaquäduktalen grauen Substanz des Hirnstamms und in der Vierhügelplatte finden (Sullivan und Pfefferbaum 2009, Zuccoli et al. 2009, Geibprasert et al. 2010). Zusätzlich können zerebelläre Veränderungen vorliegen. Läsionen im anterioren Thalamus finden sich typischerweise bei Patienten mit Korsakow-Psychose, während sich Schäden in anderen Hirnregionen, die bekanntermaßen an der Abspeicherung bzw. am Abruf von Gedächtnisinhalten beteiligt sind, auch bei Wernicke-Patienten ohne Korsakow-Psychose nachweisen lassen (Harding et al. 2000). Die Läsionen der Wernicke-Enzephalopathie, die sich kernspintomographisch bei T2-Gewichtung intra vitam als hyperintense Herde darstellen (Galluci et al. 1990) und häufig mit einem deutlichen Gadolinium-Enhacement subependymal im Bereich des III., IV. Ventrikels und des Aquaeductus mesencephali einhergehen (Mascalchi et al. 1999, Kavuk et al. 2003), finden sich im neuropathologischen Sektionsgut mit einer Häufigkeit von 0,8–4,7 %, wobei die Diagnose klinisch nur in etwa 20 % der Fälle gestellt wurde (Harper 1983, Harper et al. 1989).

G 6.4.2 Epidemiologie und Verlauf

Die Prävalenz der Wernicke-Enzephalopathie beträgt in Deutschland 0,3–0,8 %, wobei dies milde, klinisch nicht apparente Fälle einschließt (Sechi und Serra 2007). Die akute Erkrankung ist ein medizinischer Notfall und hat trotz früher und korrekter Behandlung eine Mortalität von 17 %. Sie geht auf das Konto der vegetativen Dysregulation infolge dienzephaler Läsionen. Die akuten okulären Symptome, auch milde mentale Symptome (Schläfrigkeit, Störung der Konzentration usw.), bessern sich im Allgemeinen rasch (2–24 Stunden) unter der Gabe von Thiamin. Horizontaler Nystagmus und Ataxie können allerdings in geringerer Ausprägung auch langfristig persistieren. Der Verlauf der mnestischen Störung, ist sie erst einmal in Erscheinung getreten, lässt sich hingegen nicht wesentlich durch Thiaminsubstitution beeinflussen. Das amnestische Bild ist Ausdruck irreversibler morphologischer Veränderungen. Nur die frühzeitige Thiaminsubstitution vermag ein Fortschreiten der Erkrankung mit der Entwicklung einer Korsakow-Psychose (die sich nur bei etwa 20 % der Patienten weitgehend zurückbildet) zu verhindern.

G 6.4.3 Therapeutische Prinzipien

Zur Therapie der Wernicke-Enzephalopathie wird in der Literatur übereinstimmend die parenterale Gabe von Thiamin (↑↑) in Mengen empfohlen, die weit über das hinausgehen, was zur Wiederauffüllung der Gewebespeicher und zur Deckung des Tagesumsatzes erforderlich ist. Problem dabei ist, dass nur eine äußerst unzureichende Datenlage hinsichtlich der Dosierung und des Applikationsweges besteht (Day et al. 2004). Dementsprechend schwanken die Dosisangaben je nach Autor zwischen 50 und 600 mg/d. Thiamingaben in dieser Größenordnung sind völlig unbedenklich, da Thiamin erst in weit höheren Dosen toxische Wirkungen zeigt (Galvin et al. 2010). Auch die langfristige Gabe von 150 mg/d Thiamin wird ohne Toxizitätserscheinungen toleriert. Häufig unterschätzt wird hingegen das Risiko schwerer anaphylaxie-ähnlicher Reaktionen mit zum Teil letalem Ausgang, mit denen bei parenteraler Gabe von Thiamin – unabhängig von der Dosis – gerechnet werden muss. In einer Serie von 1 070 Applikationen von 100 mg Thiamin i. v. bei 989 Patienten traten einmal ein generalisierter Juckreiz und 11-mal lokale Reaktionen auf (Wrenn et al. 1989). Schwere Reaktionen sind in Einzelfällen beschrieben (Sechi und Serra 2007). In der Weltliteratur sind mindestens sechs Todesfälle aufgrund parenteraler Thiamingabe dokumentiert. Möglicherweise geht mancher Todesfall in der Akutphase der Wernicke-Enzephalopathie auf das Konto einer nicht erkannten Thiaminreaktion, die u. a. auch mit Anfällen und schweren Bewusstseinsstörungen einhergehen kann. Weitere Symptome einer Thiaminreaktion können sein: Erythem, Urtikaria, Purpura, präkordiale und epigastrische Schmerzen, Erbrechen, Atemnot, Tachykardie und Hypotension bis zum Bild des voll entwickelten Schocks. Ursache von Thiamin-Unverträglichkeiten ist höchstwahrscheinlich nicht das Thiamin selbst, sondern ein nicht identifizierter Zusatzstoff in kommerziellen Präparaten (Blum et al. 1974). Das Risiko einer parenteralen Thiamingabe wird möglicherweise durch die gleichzeitige Gabe anderer B-Komplex-Vitamine gesenkt. Zu dieser vielfach in der Literatur mitgeteilten Vermutung liegt allerdings keine Evidenz vor. In der Literatur finden sich nur ganz vereinzelte Hinweise auf Unverträglichkeitsreaktionen nach oraler Gabe von Thiamin (z. B. Acharya et al. 1969).

Eine wirksame Behandlung der mnestischen Störungen bei Patienten mit persistierender Korsakow-Psychose ist bis heute nicht bekannt. Einen Therapieansatz verspricht die Noradrenalin-Hypothese der Korsakow-Psychose: Hiernach schädigen die typischen symmetrischen Läsionen um den dritten und vierten Ventrikel sowie den Aquädukt vorzugsweise noradrenerge Projektionen aus dem Locus coeruleus, die für Lern- und Gedächtnisfunktionen und die Verhinderung von Ablenkbarkeit wesentlich sein sollen (Coull 1994). Eine Besserung der Gedächtnisleistung sollte demnach in Analogie zur Parkinsontherapie durch eine Substitution, hier von Noradrenalin, erzielbar sein. McEntee und Mair (1980) beobachteten eine signifikante Besserung einzelner Gedächtnisfunktionen unter der Gabe des zentralen Noradrenalin-Agonisten Clonidin (2 × 0,3 mg/d oral). D-Amphetamin und Methysergid erwiesen sich hingegen als wirkungslos. Diese Verbesserung der Gedächtnisfunktion von Korsakow-Patienten durch Clonidin konnten Martin et al. (1983) und O'Carroll et al. (1993) allerdings nicht bestätigen. Eine andere Substanz, die unter der Vorstellung eines Noradrenalindefizits erprobt wurde, ist DL-threo-3,4-dihydrocyphenylserine (DOPS), eine nicht-physiologische Noradrenalinvorstufe (Langlais et al. 1988). Auf eine Unterfunktion eines anderen zentralnervösen monoaminergen Projektionssystems, nämlich das der serotonergen Projektionen aus den Raphe-Zellen, weisen Untersuchungen von Martin und Mitarbeitern (1988) hin. Diese Autoren konnten unter der Gabe des Serotonin-Aufnahmeblockers Fluvoxamin in einer randomisierten, placebokontrollierten Studie eine Besserung von Gedächtnisfunktionen bei abstinenten Patienten mit einer Korsakow-Psychose nachweisen (Martin et al. 1995). Dieses Ergebnis wird aber durch Berichte anderer Autoren relativiert (O'Carroll et al. 1994), die unter Gabe von Fluvoxamin keine wesentliche Verbesserung des kognitiven Profils der behandelten Korsakow-Patienten erzielen konnten. Eine weitere medikamentöse Option in der Behandlung der Korsakow-Psychose stellen Cholinesterasehemmer dar (Angunawela und Barker 2001). In einer kleinen Fallserie führte die Gabe von Donepezil bei drei Patienten zu einer Besserung der kognitiven Störungen, aber auch nicht-kognitiver Defizite (Cochrane et al. 2005).

G 6.4.4 Pragmatische Therapie

Die Wernicke-Enzephalopathie ist die einzige neurologische Erkrankung, die die unbedingte parenterale Gabe von Thiamin erfordert. In der akuten Phase ist es wichtig zu wissen, dass Thiamin vor einer Gabe glucosehaltiger Infusionen gegeben werden sollte, weil Glucose allein die Symptome verschlechtern kann. Wir empfehlen folgendes Vorgehen: Initial werden für drei Tage dreimal täglich 100–200 mg Thiamin i. v. als Kurzinfusion verabreicht (Thomson et al. 2002, Sechi und Serra 2007, Galvin et al. 2010). An den folgenden Tagen werden 100 mg i. v./d gegeben, bis der Patient in der Lage ist, wieder eine normale, ausgewogene Nahrung zu sich zu nehmen. Bei normaler Nahrungsaufnahme kann nach drei Tagen auch auf 100 mg Thiamin als orale Gabe für die Zeitdauer von insgesamt zehn Tagen umgestellt werden. Die zusätzliche Gabe eines Polyvitaminpräparates empfiehlt sich. Auf die zur Prophylaxe anaphylaktischer Reaktionen von einigen Autoren empfohlene Gabe von Steroiden (z. B. initial 0,5 mg Synacthen® i. m.) sollte unseres Erachtens in Anbetracht der Seltenheit dieser Komplikation, insbesondere aber auch mit Blick auf den durch die Glukosemobilisation bedingten erhöhten Thiaminbedarf, schließlich aber auch wegen des beim Alkoholiker erhöhten Ulkusrisikos verzichtet werden.

Gefährdete Patienten sollten prophylaktisch mit dem Thiaminderivat Benfotiamin (300 mg/d; Milgamma®) behandelt werden, dass anders als Thiamin nach oraler Verabreichung gut resorbiert wird. Mangels ausreichender Erfahrungen kann gegenwärtig die Benfotiamingabe aber nicht als Alternative zur parenteralen Thiamingabe in der Behandlung der Wernicke-Enzephalopathie empfohlen werden. Eine gesichert wirksame Therapie der Korsakow-Psychose ist bislang nicht verfügbar.

G 6.5 »Alkoholische« Kleinhirnatrophie

G 6.5.1 Klinik

Die Erkrankung ist klinisch charakterisiert durch eine schwere Stand- und Gangataxie mit ausgeprägter intersegmentaler Instabilität, die durch Augenschluss akzentuiert wird. In der Posturographie zeigt sich typischerweise ein anterior-posteriores Schwanken mit einem 3-Hz-Tremor (Diener et al. 1984a). Der Kniehackenversuch ist ataktisch, die Koordination der oberen Extremitäten ist hingegen weit weniger gestört. Okulomotorische Störungen wie Sakkadierung der Blickfolge, Störung der Suppression des vestibulookulären Reflexes oder Blickrichtungsnystagmus können auftreten, sind aber nicht obligat (Timmann-Braun und Diener 2000). Als pathologisch-anatomisches Substrat der Erkrankung findet sich eine Degeneration des Zerebellums mit Schwerpunkt im oberen Kleinhirnwurm und im medialen Kleinhirnvorderlappen (Adams 1976). Die Degeneration der Purkinjezellen ist ausgeprägter als die der übrigen neuronalen Elemente. Wohl Ausdruck noch nicht verstandener physiologischer Kompensationsmechanismen ist die nur sehr lockere Korrelation zwischen klinischer Symptomatik und Ausmaß der Kleinhirnatrophie. Klinische Zeichen einer zerebellären Dysfunktion werden bei etwa einem Drittel aller chronischen Alkoholiker beobachtet (Scholz et al. 1986).

G 6.5.2 Epidemiologie und Verlauf

Die alkoholische Kleinhirnatrophie ist etwa doppelt so häufig wie die Wernicke-Enzephalopathie und betrifft überwiegend Männer (11 : 1). Der Altersgipfel liegt in der 5. Dekade. Die Symptomatik entwickelt sich in der Mehrzahl der Fälle schubförmig über einen Zeitraum von wenigen Wochen. Bei Abstinenz ist zumindest eine langfristige Stabilisierung, teilweise auch eine eindrückliche Besserung der Symptomatik zu beobachten (Diener et al. 1984b). Bei fortgesetztem Abusus ist das Krankheitsbild progredient. Akzentuierungen der Symptomatik während interkurrenter Erkrankungen (Infektionen, Alkoholdelir) werden beobachtet.

G 6.5.3 Therapeutische Prinzipien

Die Mehrzahl der vorliegenden Befunde weisen auf einen Thiaminmangel als wesentlichen pathogenetischen Faktor hin (Adams und Victor 1989). Ratten, die chronisch mit Alkohol gefüttert werden, weisen einen Verlust zerebellärer Körnerzellen, Interneurone und Purkinjezellen auf (Tavares et al. 1987, Wenisch et al. 1998, Heaton et al. 2000, Gotz et al. 2000, Martinez et al. 2001, Jaatinen und Rintala 2008). Alkoholiker mit Thiaminmangel zeigen einen ausgeprägten Untergang zerebellärer Neurone, der die Purkinjezellen einbezieht und von einer Atrophie der Molekularschicht begleitet wird. Möglicherweise reichen bereits niedrig normale Thiaminspiegel im Zusammenhang mit chronischem Alkoholkonsum aus, eine Kleinhirnschädigung zu provozieren (Maschke et al. 2005). Die morphologischen Veränderungen sind am stärksten ausgeprägt im Kleinhirnwurm und in den Flocculi (Baker et al. 1999). Von einer alkoholischen Kleinhirnatrophie betroffene Patienten leiden häufig unter Mangelernährung, und nicht selten geht der Exazerbation der Kleinhirnerkrankung ein rapider Gewichtsverlust voraus. Dass Ernährungsdefizite und nicht der Alkohol der wesentliche Grund für die Entwicklung der Kleinhirnschäden sind, wird durch die Beobachtung unterstrichen, dass gelegentlich ein Beginn der Kleinhirnsymptomatik in Phasen der Abstinenz beobachtet werden kann und dass zerebelläre Ataxien bei Mangelernährung ohne begleitenden Alkoholabusus beobachtet werden, die sich in nichts vom Bild der alkoholischen Kleinhirnatrophie unterscheiden. Diese Beobachtungen sprechen in der Summe nachdrücklich dafür, dass die alkoholische Kleinhirnatrophie nichts anderes als eine auf das Kleinhirn beschränkte Manifestation der Wernicke-Enzephalopathie ist. Es bleibt unklar, warum der Thiaminmangel bei einigen Betroffenen zum Vollbild der Wernicke-Enzephalopathie führt, bei anderen hingegen Schäden nach sich zieht, die auf das Kleinhirn beschränkt bleiben, und weshalb die Kleinhirnmanifestation das männliche Geschlecht bevorzugt. Unklar bleibt auch, ob eine prophylaktische Einnahme von Vitamin-B-Präparaten eine alkoholische Kleinhirnschädigung oder eine Wernicke-Enzephalopathie bei Patienten mit chronischem Alkoholabusus verhindern kann.

G 6.5.4 Pragmatische Therapie

Wichtigste therapeutische Maßnahme ist die Alkoholabstinenz. Unter der Annahme, dass ein Thiaminmangel der wesentliche pathogenetische Faktor sei, werden zusätzlich wie bei der Wernicke-Enzephalopathie Thiamin und andere B-Vitamine gegeben (vgl. Abschnitt G 6.4). Die Dosis muss allerdings nicht so hoch sein, 100 mg p. o. pro Tag sind ausreichend. Ergänzend empfiehlt sich ein krankengymnastisches Ataxietraining.

G 6.6 Zerebrale Atrophie des Alkoholikers und »Alkoholdemenz«

Chronischer Alkoholabusus verursacht eine zerebrale Atrophie, die die weiße und die graue Substanz mit einbezieht und regional unterschiedlich stark ausgeprägt ist. Ihr Schwerpunkt liegt im Bereich der Frontallappen und in den Arealen des limbischen Systems (Kril und Halliday 1999, Crews et al. 2004). Alkoholiker ohne klinisch manifeste Ausfälle weisen computertomographisch bzw. kernspintomographisch im Vergleich zu gleichaltrigen gesunden Kontrollen im statistischen Mittel signifikant weitere innere und äußere Liquorräume auf (Geibprasert et al. 2010). Neuropathologische Untersuchungen auf der Grundlage moderner stereologischer Techniken haben zeigen können, dass ein Neuronenverlust zur Atrophie, wie sie mit neuroradiologischen Methoden erfasst wird, beiträgt (Kril et al. 1997). Andererseits haben eine Reihe von Studien zeigen können, dass die neuroradiologischen Zeichen der zerebralen Atrophie teilweise reversibel sind (Carlen et al. 1978, Carlen und Wilkinson 1987, Muuronen et al. 1989). Die Rückbildung der zerebralen Atrophie wird von einer Verbesserung des kognitiven Leistungsprofils begleitet (Muuronen et al. 1989), dessen Ausmaß aber nach wie vor strittig bleibt. Das Substrat der neuroradiologisch sichtbaren »Atrophie« ist nicht gesichert, und die Mechanismen ihrer Reversibilität sind nicht geklärt. Die Tatsache, dass die Rückbildung der zerebralen Atrophie offenbar einige Wochen bis Monate benötigt und, wie kernspintomographische Untersuchungen (Schroth et al. 1988) zeigen, nicht von einer wesentlichen Wasseraufnahme der weißen Substanz begleitet ist, spricht gegen eine Entfaltung des Gehirns infolge einer vermehrten Wasser- und Elektrolyteinlagerung und eher für Regenerationsprozesse auf zellulärem Niveau. Zu denken wäre etwa an eine Wiederausbildung dendritischer Verzweigungen, eventuell verbunden mit Modifikationen der Zahl und Morphologie dendritischer Spines (Carlen und Wilkinson 1987, Lescaudron et al. 1989, Bühler und Mann 2011). Eine positive Beeinflussung dieses hypothetischen Regenerationsprozesses durch andere Faktoren als die konsequente Abstinenz ist nicht bekannt.

G 6.7 Zentrale pontine und extrapontine Myelinolyse

G 6.7.1 Klinik

Es handelt sich bei der zentralen pontinen Myelinolyse (Adams et al. 1959) um eine demyelinisierende Erkrankung, die typischerweise die zentralen Anteile des Brückenfußes betrifft, hierauf aber keineswegs beschränkt bleiben muss. Begleitende extrapontine Herde können in etwa 10 % der Fälle im Bereich des Thalamus, des Zerebellums, der Kapsel, der Basalganglien oder anderer Hirnanteile beobachtet werden (Wright et al. 1979, Weissman und Weissman 1989, Kumar et al. 2006). Das Spektrum der klinischen Symptomatik reicht von Zeichen einer leichten pontinen Funktionsstörung bis zum Locked-in-Syndrom. Typischerweise finden sich Zeichen der Pseudobulbärparalyse mit Sprech- und Schluckstörungen, der Pyramidenbahnschädigung mit Hyperreflexie, Babinski-Zeichen und Tetraplegie und Bewusstseinsstörungen (Goebel und Herman-Ben Yur 1976, Pfister et al. 1985).

Die überwiegende Mehrzahl der vorliegenden Studien spricht dafür, dass die zentrale pontine Myelinolyse Folge eines zu raschen Ausgleichs einer Hyponatriämie mit der Folge einer vorübergehenden Hypernatriämie sei (z. B. Norenberg et al. 1982, Illowsky und Laureno 1987, Tien et al. 1992, Sterns et al. 1994). Eine Elektrolytverschiebung im Rahmen eines chronischen Alkoholismus ist hierbei nur eine unter vielen möglichen Ursachen einer symptomatischen Hyponatriämie. Sie ist aber wohl deswegen die wichtigste Ursache der zentralen pontinen Myelinolyse, weil sie häufig mit Leberfunktionsstörungen verbunden ist, die wahrscheinlich für die Folgen der Schwankungen der Natrium-Serumspiegel sensibilisieren (Estol et al. 1989). Andere häufige Ursachen sind Mangelernährung, Organtransplantation und HIV-Infektionen mit nachfolgender Elektrolytstörung.

G 6.7.2 Epidemiologie und Verlauf

In neuroradiologischen Reihenuntersuchungen an Alkoholikern konnte eine pontine Myelinolyse in

0,5 % aller untersuchten Patienten nachgewiesen werden (Uchino et al. 2003). In früheren Jahren wurde die zentrale pontine Myelinolyse als eine regelhaft zum Tode führende Krankheit angesehen, deren Diagnose fast ausschließlich post mortem gestellt wurde. Mit der Einführung bildgebender Verfahren (CT, MR) mehrten sich aber die Berichte über intra vitam diagnostizierte Fälle mit teilweise milderer klinischer Symptomatik und der gelegentlichen Rückbildung bis zur Restitutio ad integrum (Pfister et al. 1985). Auch asymptomatische Fälle scheinen nach neueren Studien häufiger als bisher angenommen (Sullivan und Pfefferbaum 2001, Uchino et al. 2003).

G 6.7.3 Therapie

Die wesentliche therapeutische Perspektive bietet die Hypothese (Norenberg 1983, Norenberg und Papendick 1984), dass der rasche Ausgleich der Hyponatriämie zu einer osmotischen Schädigung von Gefäßendothelien führe, die myelinolytische Faktoren freisetzen. Tierexperimentelle Beobachtungen legen nahe, dass in diesen Mechanismus sowohl durch Dexamethason, von dem ein Endothelschutz erwartet wird, als auch durch Colchicin, das eine sekundäre Makrophageninvasion inhibiert, eingegriffen werden könnte (Rojiani et al. 1988, Oh 1990). Ferner könnte eine Plasmapherese die myelinolytischen Faktoren entfernen und Immunglobuline ihre schädliche Wirkung durch Bindung verhindern. Tatsächlich haben sich beim Einsatz bei einzelnen Patienten sowohl die Plasmapherese (Bibl et al. 1999), die Hochdosis-Steroidgabe (Nakano et al. 1996) als auch die intravenöse Gabe von Immunglobulinen (Finsterer et al. 2000) als wirksam erwiesen. Dasselbe gilt für die tägliche Gabe von TRH (thyroid releasing hormone) (Chelmaly et al. 1998). Nachdem aber bislang keine Daten aus kontrollierten Studien vorliegen, wäre eine generelle Empfehlung, den einen oder anderen therapeutischen Ansatz zu verfolgen, nicht zu rechtfertigen. Die Behandlung wird sich daher im Allgemeinen auf symptomatische Maßnahmen, wie z. B. Embolie-, Pneumonie, und Dekubitusprophylaxe bei bettlägrigen Patienten, sowie gegebenenfalls eine Beatmung bei Patienten mit Locked-in-Syndrom, beschränken müssen.

Auf den Ausgleich einer Hyponatriämie wegen des Risikos einer zentralen pontinen Myelinolyse zu verzichten, ist nach Auffassung der Mehrzahl der Autoren verfehlt, da der Kranke durch schwere zentralnervöse Komplikationen der Hyponatriämie (Hirnödem, epileptische Anfälle, Bewusstseinsstörung, Atemstillstand etc.) bedroht wird. Allerdings muss der Ausgleich der Hyponatriämie behutsam und unter regelmäßiger Kontrolle erfolgen. Die Zunahme der Serumkonzentration soll 0,5 mmol/l/h nicht überschreiten (Brunner et al. 1990, Sterns et al. 1994) und in 24 Stunden der Natriumspiegel nicht mehr als 8 mmol/l angehoben werden (Kumar et al. 2006). In jedem Fall muss eine vollständige Kompensation oder gar eine Konversion in eine Hypernatriämie vermieden werden. Die Natriumzufuhr muss daher eingestellt werden, wenn der Patient noch leicht hyponatriämisch (zwischen 121 und 134 mmol/l) ist (Ayus et al. 1987). Anders als die akute Hyponatriämie wird eine chronische Hyponatriämie im Allgemeinen vergleichsweise gut toleriert und lässt sich ausreichend durch Flüssigkeitseinschränkung beherrschen.

G 6.8 Marchiafava-Bignami-Syndrom

G 6.8.1 Klinik

Morphologische Grundlage des seltenen Marchiafava-Bignami-Syndroms ist eine Nekrose zentraler Anteile des Corpus callosum. Sie ist häufig mit einer glialen Sklerose der dritten Schicht der Großhirnrinde (Morelsche laminäre Sklerose) assoziiert, die das Hauptursprungs- bzw. Zielgebiet der kallosalen Fasern darstellt. (Uchino et al. 2006). Die Pathogenese der Nekrose des Corpus callosum ist ungeklärt. Sie tritt offenbar nach langjährigem, exzessivem Konsum von Alkohol, insbesondere in Form von Rotwein (2 l/die über mehr als 20 Jahre), auf. Selten scheint sie auch einmal bei nicht alkoholbedingten Erkrankungen aufzutreten (Murthy et al. 2010). Mit Blick auf eine gewisse Ähnlichkeit zu tierexperimentellen Enzephalopathien nach Zyanid-Intoxikation ist erwogen worden (Brion 1976), dass Alkohol indirekt über eine Störung des Vitamin-B_{12}-Stoffwechsels zu einer Freisetzung endogener, demyelinisierend wirkender Zyanide führen könnte. Eine mögliche Beziehung zur Wernicke-Enzephalopathie wird durch die Tatsache nahegelegt, dass das Marchiafava-Bignami-Syndrom in ca. 15–25 % mit einer Wernicke-Enzephalopathie vergesellschaftet auftritt. Schließlich ist auch darüber spekuliert worden, dass den Methanolverunreinigungen alkoholischer Getränke eine pathogenetische Bedeutung zukommen könnte. Allerdings fehlen für alle genannten Spekulationen und Hypothesen wirklich überzeugende Befunde, die sie stützen würden. Die Pathogenese dieser seltenen Erkrankung bleibt daher weitestgehend unverstanden.

Das vergleichsweise wenig scharf umrissene klinische Bild des Marchiafava-Bignami-Syndroms wird bestimmt durch einen zunehmenden Abbau von Persönlichkeit und Intelligenz, epileptische Anfälle, Dysarthrophonie, Stand- und Gangstörung, Greifreflexe, muskuläre Hypertonie, Pyramidenbahnzeichen und Bewusstseinsstörungen bis zum Koma. Augenmuskel- oder Blicklähmungen sprechen eher gegen das Vorliegen eines Marchiafava-Bignami-Syndroms.

G 6.8.2 Epidemiologie, Verlauf und Therapie

Die Erkrankung setzt üblicherweise akut ein und führt nach stetiger Progredienz innerhalb von wenigen Tagen bis wenigen Monaten zum Tode. Mit Einführung der modernen neuroradiologischen Untersuchungsmethoden hat die Zahl der Berichte über vergleichsweise gutartige Verläufe mit langanhaltenden Remissionen oder gar Ausgang in Zustandsbildern mit gelegentlich geringen Residuen zugenommen (Baron et al. 1989). Dabei scheinen frühzeitige, in der Diffusionsgewichtung nachweisbare Läsionen

des Corpus callosum sowie eine sehr ausgedehnte Schädigung des gesamten Corpus callosums mit einer schlechten Prognose einherzugehen (Heinrich et al. 2004, Menegon et al. 2005). Eine effektive, den Spontanverlauf beeinflussende Therapie ist nicht bekannt. Allerdings gibt es Berichte über die erfolgreiche Behandlung mit Hochdosis-Kortikosteroid-Gaben (Kikkawa et al. 2000, Gerlach et al. 2003). Diese Einzelfallbeobachtungen legen es nahe, in Fällen rascher, ansonsten nicht beeinflussbarer Progression der Symptomatik zu Kortikosteroiden zu greifen.
Die Behandlung wird sich im Übrigen auf symptomatische Maßnahmen beschränken müssen.

G 6.9 Alkoholische Pellagra-Enzephalopathie

Bei der alkoholischen Pellagra-Enzephalopathie handelt es sich um eine Alkoholfolgekrankheit, die durch ähnliche morphologische Veränderungen und klinische Erscheinungen gekennzeichnet ist, wie sie die endemische Pellagra-Enzephalopathie-aufweist. Sie wird an dieser Stelle gesondert erwähnt, weil ihre Exazerbation im Rahmen des Alkoholismus möglicherweise Folge eines Ausgleichs des Vitaminmangels des Alkoholikers mit Thiamin und/oder Pyridoxin ohne begleitende Gaben von Nikotinsäure ist (Hauw et al. 1988, Serdaru et al. 1988).

G 6.10 Alkoholmyelopathie

G 6.10.1 Klinik

In sehr seltenen Fällen entwickelt sich im Rahmen eines chronischen Alkoholkonsums das Bild einer progressiven Myelopathie, die sowohl die lateralen als auch die dorsalen Anteile des Rückenmarks erfasst. Im Vordergrund der Symptomatik stehen eine spastische Paraparese, Störungen sensibler Funktionen mit Parästhesien sowie Blasenstörungen. Die in der älteren Literatur favorisierte Annahme einer toxischen Schädigung des Myelons infolge einer schweren Leberfunktionsstörung, vergleichbar der des Zerebrums im Rahmen der hepatischen Enzephalopathie, ist in jüngerer Zeit infrage gestellt worden, nachdem mehrere Fälle alkoholischer Myelopathie auch ohne wesentliche Lebererkrankung bekannt wurden.

G 6.10.2 Epidemiologie und Verlauf

Die Erkrankung ist selten, epidemiologische Daten fehlen. Die Symptomatik entwickelt sich progredient. Abstinenz führt zum Stillstand, nicht aber zu einer wesentlichen Besserung der Funktionsstörungen (Sage et al. 1984).

G 6.10.3 Therapie

Bei Vorliegen schwerer Leberfunktionsstörungen mit Zeichen des portokavalen Shunts folgt die Behandlung den im Kapitel über die hepatische Enzephalopathie (vgl. Kap. D 9) gegebenen Empfehlungen. Im Übrigen strikte Alkoholabstinenz, Ausgleich etwaig vorliegender Vitamindefizite sowie symptomatische Maßnahmen.

G 6.11 Alkoholpolyneuropathie

G 6.11.1 Klinik

Die alkoholische Polyneuropathie zeichnet sich durch distal-, sensibel- und beinbetonte sensomotorische Ausfälle bei vorwiegend axonaler Schädigung aus. Im Vordergrund stehen Schäden der dünnen, schwach myelinisierten Nervenfasern mit für den Patienten schmerzhaften Par- und Dysästhesien. Der Schmerzcharakter ist variabel: ein eher dumpfer und konstanter Schmerz oder aber ein Schmerz von eher lanzierendem Charakter, scharf einschießend und nur momentan anhaltend (Koike et al. 2001). Weitere Beschwerden sind Krämpfe, ein Kältegefühl in den Beinen oder umgekehrt ein Hitzegefühl und Brennen, v. a. in den Fußsohlen. Die Beschwerden werden durch Hautkontakt verstärkt. Paresen, dann mit Atrophien einhergehend, kommen bei fortgeschrittenen Fällen hinzu. Vegetative Symptome mit Störungen der Schweißsekretion (häufig Hyperhidrose der Volarseiten von Händen und Füßen), glänzender, dünner Haut, Veränderungen der Fußnägel oder Potenzstörung sind häufig. Selten sind Hirnnervenausfälle, v. a. vonseiten des N. oculomotorius und der kaudalen Hirnnerven. Bisweilen stehen die subjektiven Beschwerden ganz im Vordergrund und die motorischen und sensorischen Störungen sind eher gering. Im Elektromyogramm der betroffenen Muskulatur finden sich die Zeichen der Denervierung. Elektrophysiologische Hinweise auf eine Polyneuropathie finden sich bei zwei Drittel der Alkoholkranken (Scholz et al. 1986). Pathologisch-anatomisch zeigt sich eine vorwiegend axonale Degeneration, aber auch eine segmentale Demyelinisierung.

G 6.11.2 Epidemiologie und Verlauf

Die Prävalenz einer Polyneuropathie bei Alkoholikern liegt in Studien, je nach diagnostischen Kriterien, zwischen 12,5 und 48,6 % (Koike und Sobue 2006). Der Verlauf ist variabel. Die Alkoholpolyneuropathie kann trotz fortgesetztem Alkoholabusus subklinisch bleiben, ein über Jahre mehr oder minder konstantes klinisches Bild bieten oder aber eine progrediente Verschlechterung zeigen. In seltenen Fällen kann sich die Alkoholpolyneuropathie als akut einsetzende sensomotorische Polyneuropathie, nicht unähnlich einem Guillain-Barré-Syndrom äußern (Vandenbulcke und Janssens 1999, Wohrle et al. 1998). Patienten können sich innerhalb einiger Monate vollständiger Alkoholabstinenz weitgehend erholen. Selbst bei initial an den Rollstuhl gefesselten Patienten kann eine Rehabilitation erreicht werden. Das Tempo der Erholung wird durch das Tempo der Regeneration der betroffenen Nerven bestimmt. Nur in leichten Fällen kann eine wesentliche Besserung innerhalb von Wochen beobachtet werden. Die Prognose ist unabhängig vom Alter.

G 6.11.3 Therapie

Die Nervenschädigung im Rahmen der Alkoholpolyneuropathie wird vor allem durch toxische Alkoholabbauprodukte (Acetaldehyd), aber auch durch nutritiven Mangel an Thiamin und anderen B-Vitaminen verursacht (Koike et al. 2003). Die toxische Neuropathie betrifft vor allem dünne, schwach myelinisierte Fasern, die Vitaminmangel-Neuropathie auch dicke, myelinisierte Nervenfasern. Die wichtigste therapeutische Maßnahme ist das Erreichen der Alkoholabstinenz. Auch wenn der Thiaminmangel nur für einen Teil der Schäden verantwortlich ist, ist die Substitution wirksam und sinnvoll. Die Gabe von 300 mg/d Benfotiamin, eines Thiaminderivats, das (anders als Thiamin) exzellent nach oraler Verabreichung resorbiert wird, über vier Wochen, gefolgt von 100 mg/d in den folgenden vier Wochen, führte zu einer signifikanten Verbesserung sensorischer und motorischer Funktionen und zumindest tendenziell auch zu einer Schmerzreduktion (Woelk et al. 1998). Nebenwirkungen wurden nicht beobachtet. Mit Blick auf die gut belegte Wirksamkeit einer Benfotiamin-Therapie besteht kein Grund, eine Therapie mit parenteral verabreichtem Thiamin zu erwägen. Zusätzlich sinnvoll sind Krankengymnastik und eine symptomatische Therapie der Schmerzen, die im Detail im Kapitel zu den Polyneuropathien (J 2) beschrieben sind.

G 6.12 Optische Neuropathie (sog. Tabak-Alkohol-Amblyopie)

G 6.12.1 Klinik

Innerhalb von einigen Tagen bis wenigen Wochen entwickelt sich ein Visus-Verlust mit Verschwommensehen. Der ophthalmologische Befund ergibt typischerweise bilaterale, häufig symmetrische zentrale Skotome, größer für Farbmarken als für weiße Testmarken, und temporal abgeblasste Papillen. Pathologisch-anatomisch findet man eine bilaterale symmetrische Demyelinisierung des papillomakulären Bündels des Nervus opticus mit nachfolgendem Faserverlust. Die Läsion beginnt retrobulbär und schreitet retinofugal fort. In der Retina findet sich ein Verlust parafovealer Ganglienzellen. Die Tabak-Alkohol-Amblyopie tritt bei etwa einem von 200 hospitalisierten Alkoholikern auf. Männer überwiegen. Möglicherweise ist die sogenannte Tabak-Alkoholamblyopie nur eine Extremvariante einer Optikusaffektion, die in den meisten Fällen subklinisch bleibt: Meinck und Adler (1982) fanden bei mehr als 40 % eines Kollektivs Alkoholabhängiger leichte bis mittelgradige Veränderungen der VEP-Parameter bei überwiegend normalen ophthalmologischen Befunden. Es bestand keine Assoziation zu anderen Alkoholfolgen am Nervensystem.

G 6.12.2 Epidemiologie und Verlauf

Die Erkrankung ist selten. Unbehandelt entwickelt sich eine irreversible Atrophie des N. opticus. Eine Rückbildung der Störungen kann nach Erfahrungen von Aulhorn (1989) trotz Therapie (s. u.) nicht mehr erwartet werden, wenn die Symptomatik bereits mehrere Wochen bestanden hat.

G 6.12.3 Therapie

Das Bild einer Tabak-Alkohol-Amblyopie lässt sich sowohl durch Mangel eines jeden der B-Vitamine als auch durch Zyanid- oder Methanolintoxikation und schließlich durch Kombinationen dieser Noxen hervorrufen. Die gemeinsame pathogenetische Endstrecke könnte eine Beeinträchtigung mitochondrialer Funktionen sein (Sadun 1998), die aus unbekannten Gründen schwerpunktmäßig bestimmte Anteile der Retina betrifft, während andere metabolisch aktive Gewebe ausgespart bleiben. Versuche, die Tabak-Alkohol-Amblyopie durch eine Einflussnahme auf den mitochondrialen Stoffwechsel zu beeinflussen, sind bislang nicht bekannt geworden. Trotz eines weiterbestehenden Alkoholabusus kann es zu einer wesentlichen Besserung der Tabak-Alkohol-Amblyopie kommen, vorausgesetzt, der Mangel an B-Vitaminen wird ausgeglichen (Dreyfus 1977). Neben der Alkoholabstinenz wird eine Substitution von B-Vitaminen (BVK-Roche Forte®, Polybion Forte®, Vitamin-B-Komplex forte-Ratiopharm® u. a.) propagiert. Studien zum Nachweis der Wirksamkeit fehlen.

G 6.13 Alkoholmyopathien

Man kann mindestens drei Myopathieformen unterscheiden, die in Begleitung des Alkoholismus beobachtet werden können: eine akute Myopathie mit Rhabdomyolyse und Myoglobinurie, eine hypokaliämische akute Myopathie und schließlich eine chronische Myopathie, zu der hier auch die subklinischen Formen gerechnet werden.

G 6.13.1 Akute alkoholische Myopathie

G 6.13.1.1 Klinik

Alkohol dürfte die häufigste Ursache einer akuten Rhabdomyolyse mit Myoglobinurie darstellen. Vergleichbare Bilder werden aber auch durch Intoxikationen anderer Art hervorgerufen (Kohlenmonoxid, Opiate, Schlafmittel, Schlangengifte, industrielle Toxine; vgl. Görtz et al. 1978). Das klinische Bild der akuten alkoholischen Myopathie ist geprägt von hochgradiger Schmerzhaftigkeit, Schwellung und Bewegungsunfähigkeit der betroffenen Muskelgruppen. Sämtliche Rumpf- und Extremitätenmuskeln können einbezogen sein. Die Augenmuskeln und auch die übrige Schädelmuskulatur sind ausgespart. Der Zerfall der Muskulatur führt zu einer Hyperkaliämie, einem exzessiven Anstieg der Serumkreatinkinase und zu einem akuten Nierenversagen. Tierexperimentell kann man vergleichbare Bilder erzeugen, wenn es nach mehrwöchiger Alkoholexposition zu einem Nahrungsentzug kommt (Haller und Drachman 1980). Im Übrigen ist die Pathogenese unbekannt. Verschiebungen des Serumkaliumspiegels spielen jedenfalls, anders als bei der unter Abschnitt G 6.13.2 beschriebenen hypokaliämischen Alkoholmyopathie, keine Rolle (Perkoff 1972, Hallgren et al. 1980, Haller et al. 1984).

G 6.13.1.2 Therapie und Verlauf

Eine kausale Behandlung der Rhabdomyolyse ist nicht bekannt. Im Vordergrund steht die Behandlung des akuten Nierenversagens (forcierte Diurese, Regulation von Flüssigkeits-, Säure-, Basen- und Elektrolythaushalt, gegebenenfalls Hämodialyse). Bezüglich der Details wird auf die intensivmedizinische und internistische Literatur verwiesen. Die Mortalität der toxischen Rhabdomyolyse ist hoch: So verstarben drei von vier Patienten in einer von Görtz und Mitarbeitern (1978) vorgestellten Kasuistik unter den Zeichen eines protrahierten Herz-Kreislaufversagens trotz frühzeitiger Hämodialyse, so dass diese Autoren als Alternative einen frühzeitigen und wiederholten Plasma-Austausch diskutieren, ohne aber über Erfahrungen hiermit zu berichten. Wird das akute Nierenversagen überstanden, so ist bei strikter Alkoholabstinenz mit einer Rückbildung der motorischen Störungen im Verlauf von Wochen bis Monaten zu rechnen. Bei erneuten Alkoholexzessen sind Rezidive zu erwarten.

G 6.13.2 Hypokaliämische Alkoholmyopathie

G 6.13.2.1 Klinik

Diese zweite Form der akuten Alkoholmyopathie ist mit Blick auf das klinische Bild, ihre Pathogenese und die Therapie streng von der zuvor besprochenen akuten Rhabdomyolyse zu trennen (Sharief et al. 1997, Finsterer et al. 1998). Ihre Ursache ist eine Hypokaliämie, die im Rahmen des Alkoholismus Folge vermehrten Erbrechens oder gastrointestinaler Kaliumverluste sein kann. Im Verlaufe einiger Tage bis zu weniger Wochen kommt es zur Ausbildung schmerzloser, proximal betonter Paresen. Im Serum zeigt sich eine schwere Hypokaliämie (Serumkalium unter 2 mval/l). Die renale Kaliumexkretion ist nicht vermehrt. Die Serumspiegel von Leber- und Muskelenzymen sind deutlich erhöht. Bioptisch finden sich in den betroffenen Muskeln Einzelfasernekrosen und Vakuolenbildungen.

G 6.13.2.2 Therapie und Verlauf

Langsame Infusion von bis zu 20 mval/h KCl oder K-Laktat unter fortlaufender EKG-Kontrolle und über einen zentralen Venenverweilkatheter. Gesamtzufuhr nach Maßgabe des Defizits. Vorsicht bei Nierenfunktionsstörungen! Die Paresen bilden sich hierunter innerhalb von 7 bis 14 Tagen zurück. In dieser Zeit normalisieren sich auch die Serumenzymspiegel.

G 6.13.3 Chronische alkoholische Myopathie

G 6.13.3.1 Klinik

Es handelt sich um eine schmerzlose Myopathie, die sich subakut oder chronisch bei zwei Drittel der Alkoholiker entwickelt. Sie führt zu einer unter Umständen recht erheblichen Atrophie und Schwäche der proximalen Extremitätenmuskulatur. In aller Regel ist die Beckenmuskulatur weit stärker als die Schultergürtelmuskulatur betroffen. Die Myopathie geht meist mit einer Kardiomyopathie einher. Die vorzugsweise proximale Myopathie wird häufig, aber nicht obligat, von einer alkoholinduzierten distal betonten Polyneuropathie begleitet (vgl. Abschnitt G 6.11). Das Ausmaß der Myopathie (und übrigens auch das der Kardiomyopathie) nimmt linear mit der Gesamtlebensdosis konsumierten Alkohols zu (Urbano-Marquez et al. 1989). Klinisch-chemisch imponieren die Zeichen der alkoholischen Leberschädigung (Erhöhung von Gamma-GT, GOT, GPT), während eine Erhöhung der Kreatinkinase selten anzutreffen ist. Laut Oh (1976) findet sich die chronische alkoholische Myopathie bei knapp 1 % aller hospitalisierten Alkoholiker. Vermutlich ist aber zumindest eine subklinische Form dieser Erkrankung wesentlich häufiger. Hierfür spricht, dass sich elektromyographische und histopathologische Zeichen der Myopathie bei einem bis zwei Drittel der hospitalisierten Alkoholiker finden lassen (Conde-Martel et al. 1992, Romero et al. 1994). Die Ätiologie der chronischen alkoholischen Myopathie, die offenbar ganz überwiegend die Typ II-Fasern betrifft (Langohr et al. 1989, Fernandez-Sola et al. 1995), ist nicht geklärt. Diskutiert werden Schädigungen der Muskelmembran oder der Mitochondrien durch toxische Alkoholmetabolite wie Acetaldehyd oder freie Radikale, intrazelluläre Ödeme im Rahmen der fast immer zu findenden Leberschädigung, Verminderung glykolytischer Enzyme in Anpassung an das alkoholische Milieu, immunologische Störungen u. a. m. Zudem scheint es zu einer Resistenz gegenüber anabolen Hormonen wie Insulin oder Insulin-like Growth Factor I zu kommen (Lang et al. 2005).

G 6.13.3.2 Therapie und Verlauf

Auch hier gilt, dass an erster Stelle für eine strikte Alkoholkarenz und ausgewogene Ernährung zu sorgen ist. Die Prognose gilt aber selbst dann noch als günstig, wenn der Alkoholkonsum in vergleichsweise geringen Mengen (< 60 g/d) fortgesetzt wird (Fernandez-Sola et al. 2000). Bei Alkoholkarenz erfolgt die Erholung von der Myopathie rascher und weitgehender als von der begleitenden Neuropathie. Für eine begleitende krankengymnastische Übungsbehandlung ist zu sorgen. Bezüglich der Therapie der assoziierten Kardiomyopathie sei auf die internistische Literatur verwiesen.

G 6.14 Behandlung der Alkoholabhängigkeit

Nicht nur die psychosozialen Folgen des Alkoholismus, sondern auch die somatischen Folgen am Nervensystem erfordern eine intensive Behandlung der Alkoholabhängigkeit, die durch medikamentöse Therapie der somatischen Folgen allenfalls ergänzt, aber nie ersetzt werden kann. Wünschenswert, aber nicht unbedingt Voraussetzung, für eine erfolgreiche Therapie ist, dass der Patient den vorliegenden Kontrollverlust und seine somatischen und sozialen Folgen einsieht und sich für die Abstinenz entscheidet. Beide notwendigen Ziele können auch im Rahmen einer »qualifizierten Entzugsbehandlung« (Mann et al. 2006) erreicht werden. Der Kranke muss ein Gefühl der Eigenverantwortlichkeit entwickeln (Mann 2000). Einer der wahrscheinlich am längsten bekannten Befunde zu strukturellen Veränderungen infolge langfristigen Alkoholkonsums ist die Abnahme von Hirngewebe vor allem in frontalen und temporalen Hirnbereichen und eine damit einhergehende Erweiterung der inneren und äußeren Liquorräume (Mann et al. 2001, Pfefferbaum et al. 1998). Dennoch lohnt es sich, mit dem Trinken aufzuhören, wie eine erst kürzlich durchgeführte Studie nahelegt. Diese konnte zeigen, dass sich das Gehirn alkoholkranker Menschen teilweise regenerierte, wenn sie mit dem Trinken aufhörten (Bartsch et al. 2007). Alkohol verändert nicht nur die Struktur des Gehirns, sondern auch dessen Funktion. Mithilfe der fMRT konnten Hirnregionen identifiziert werden, die bei der Abhängigkeitsentwicklung von Bedeutung sind. Eine zentrale Rolle spielen dabei Regionen, die zum sogenannten mesocorticolimbischen Belohnungssystem zählen. Studien, die die Hirnaktivierung alkoholabhängiger Patienten beim Betrachten von mit Alkohol assoziierten und neutralen Reizen mit der von Kontrollprobanden (sozialen Trinkern) verglichen haben, fanden, dass die Patienten eine stärkere Aktivierung in verschiedenen Komponenten des Belohnungssystems (ventrales Tegmentum, Teile der Basalganglien und orbifrontaler Kortex), des Aufmerksamkeits-Netzwerks (frontaler- und okzipito-parietaler Kortex) und in Teilen des Temporallappens (Wrase et al. 2002, Grüsser et al. 2004, Bühler und Mann 2011) zeigten.

Thema dieses Abschnitts ist die Diskussion pharmakologischer Ansätze in der Therapie der Alkoholabhängigkeit, die Teil eines integrierten Behandlungskonzepts sein müssen, dessen wesentliche Säulen psychoedukative Maßnahmen, psychologische Unterstützung und flankierende soziale Maßnahmen sind. Zur pharmakologischen Rückfallprophylaxe bei Alkoholabhängigen sind in Deutschland der Glutamatmodulator Acamprosat (Campral®) und der Opioidantagonist Naltrexon (Adepend®) zugelassen. Für beide Substanzen konnte in einer Vielzahl von Studien ein replizierbarer, die Abstinenz erhaltender Effekt gezeigt werden (Mann 2004, Mann et al. 2004). Ein aversionstherapeutischer Effekt dagegen wird durch die Substanz Disulfiram erzielt. Obwohl diese Therapieoption nach wie vor umstritten ist und nur bei bestimmten Patienten zum Einsatz kommen sollte, beispielsweise, wenn alle anderen zur Verfügung stehenden rückfallprophylaktischen Maßnahmen ausgeschöpft sind, stellt die Behandlung mit Disulfiram eine aussichtsreiche Therapieform dar (Mutschler et al. 2008).

Acamprosat (Campral®) (Calciumacetylhomotaurinat) ist in Deutschland seit 1995 zur Alkoholrückfallprophylaxe zugelassen. Der Wirkmechanismus der Substanz beruht auf einem funktionellen Glutamatantagonismus durch Blockade des NMDA-Rezeptors. Acamprosat zeigt ein günstiges Nebenwirkungsprofil auf. In ca. 30 % der Falle kommt es in den ersten Tagen nach Behandlungsbeginn zu gastrointestinalen Beschwerden, die meist unbehandelt sistieren. Kontraindiziert ist der Einsatz bei schwerer Niereninsuffizienz (Serumkreatinin > 120 µmol/l), schwerer Leberinsuffizienz und Schwangerschaft. Sinnvoll ist ein Therapiebeginn im Anschluss an die stationare Entgiftung. Die Eindosierungsphase kann in der letzten Woche des stationaren Aufenthalts begonnen werden, sodass die Medikation mit Campral nach Entlassung sich idealerweise über mindestens 6–12 Monate, der Zeit der höchsten Rückfallgefährdung, erstreckt. Metaanalysen klinischer Daten zeigen einen Anteil dauerhafter Abstinenz nach 6 Monaten Behandlungsdauer von 36,1 % unter Behandlung mit Acamprosat gegenüber 23,4 % mit Placebo (Mann 2004). Die Standarddosis beträgt 3-mal 2 Tabletten à 333 mg/Tag. Eine unterstützende Begleitung im Sinne regelmäßiger Gespräche ist unabdingbar. Die gleichzeitige Einnahme von Acamprosat und Alkohol verändert weder die Pharmakokinetik des Alkohols noch die von Acamprosat und macht die Substanz daher für den ambulanten Gebrauch sicher.

Naltrexon (Nemexin®) wurde in Deutschland erst 2010 zur Therapie der Aufrechterhaltung der Abstinenz bei Alkoholabhangigkeit zugelassen. Naltrexon ist ein kompetitiver Antagonist am µ- und K-Opioid-Rezeptor, wodurch die durch Endorphin vermittelten verstärkenden Alkoholeffekte vermindert werden sollen und somit auch das dadurch entstehende Suchtverlangen. Wie bei Acamprosat zeigten placebokontrollierte Studien den rückfallprophylaktischen Effekt, der vor allem in Kombination mit einer begleitenden psychotherapeutischen Maßnahme wirkt (Anton et al. 2006, Morley et al. 2006). Naltrexon besitzt insgesamt eine gute Verträglichkeit und erhöht nicht die Toxizität von Alkohol. Als unerwünschte Arzneimittelwirkung kommt es am häufigsten bei Therapiebeginn zu Übelkeit, zu Kopfschmerzen oder gastrointestinalen Beschwerden. Die Tagesdosis beträgt üblicherweise 50 mg als Einmalgabe. In den USA steht eine weitere Applikationsform der Substanz als intramuskuläres Depot zur Verfügung, die beispielsweise bei Patienten mit schlechter Einnahmetreue von Medikamenten eine gute Wirksamkeit gegenüber Placebo zeigen konnte (Garbutt et. al 2005). Eine Zulassung in Europa ist zu erwarten.

Disulfiram (Antabus®) ist der einzige relevante Vertreter der für Alkohol sensibilisierenden Medikamente, der eine Aversion gegen Alkohol induziert (Fuller und Cordis 2004). Disulfiram greift in die enzymatische Abbaukaskade von Alkohol ein. Durch die Blockierung der Aldehyd-Dehydrogenase kommt es zu einer Akkumulation von giftigem Acetaldehyd, was rasch zu Symptomen wie Übelkeit, Erbrechen, Hypotonie und Synkopen führen kann. Dieser praktisch unmittelbar nach dem Konsum von bereits geringen Mengen Alkohol (23 g reiner Alkohol) eintretende Effekt wird von den betroffenen Patienten als äußerst unangenehm empfunden und stellt den eigentlichen »Aversionseffekt« von Disulfiram dar, der nur durch eine totale Alkoholabstinenz zukünftig vermieden werden kann. Erfolgt der Therapiebeginn mit Disulfiram im Rahmen einer stationären Therapie, kann nach erfolgreicher Entgiftung und einem zeitlichen Mindestabstand von 7 Tagen nach dem letzten Alkoholkonsum eine Eindosierungsphase von täglich 500 mg über eine Woche durchgeführt werden. Ambulant kann diese

Therapie im Sinne einer supervidierten Einnahme fortgeführt werden, idealerweise in den ersten 2–3 Monaten mit mehreren Kurzkontakten pro Woche (täglich oder z. B. jeden zweiten Tag). Hierbei empfiehlt sich eine Erhaltungsdosis von 1,5–3 g pro Woche. Vor der entsprechenden Vergabe der Disulfiramdosis unter Sicht ist eine Messung des Atemalkohols durchzuführen. Diese Behandlungsform sollte in der Regel in spezialisierten suchtmedizinischen Ambulanzen psychiatrischer Kliniken durchgeführt werden. Jedoch ist unter Einhaltung der beschriebenen Vorsichtsmaßnahmen auch durch den Nerven- oder Hausarzt eine Behandlung mit Disulfiram möglich. In vereinzelten Fällen ohne gleichzeitige Alkoholgabe beobachtete Nebenwirkungen von Disulfiram sind Anfälle, Leberschäden, teratogene Schäden im ersten Trimenon der Schwangerschaft, Psychosen, Polyneuropathien, Geschmacksstörungen, Optikusneuritis, Ataxien und Knochenmarkdepression (Chick 1999). Als Kontraindikationen gelten Leberschäden, Epilepsien, Psychosen und Störungen der Hämatopoese, frische Magen- oder Duodenalulzera und eine koronare Herzkrankheit. Als wesentlicher Prädiktor für den Therapieerfolg erwies sich die Verlässlichkeit der Medikamenteneinnahme, ein Befund, der einmal mehr die Bedeutung der Motivation und der Selbstkontrolle in der Therapie der Alkoholabhängigkeit unterstreicht. Andere Studien haben zeigen können, dass die Häufigkeit des Alkoholkonsums, die Zahl der Tage, an denen zu Alkoholika gegriffen wird, und die Gesamtmenge des konsumierten Alkohols unter Disulfiram-Einnahme reduziert werden. Die Zahl der langfristig abstinenten Trinker bleibt hingegen unbeeinflusst (Hughes und Cook 1997, Garbutt et al. 1999).

Andere Substanzen, die die Abstinenz nach Alkoholabhängigkeit fördern können, sind Topiramat (Johnson et al. 2003) und Baclofen (Ameisen 2005, Addolorato et al. 2002, 2007, Garbutt et al. 2010). Der generelle Einsatz kann für diese Substanzen noch nicht empfohlen werden.

G 6.15 Literatur

Acharya V, Store SD, Golwalla, AF. Anaphylaxis following ingestion of aneurine hydrochloride. J Indian Med Assoc 1969;52:84–85.

Adams RD, Victor M, Mancall EL. Central pontine myelinolysis: a hitherto undescribed disease occurring in alcoholic and malnourished Arch Neurol Psychiatr 1959; 81:154–172.

Adams A. Nutritional cerebellar degeneration. In: Vinken, PJ., Bruyn, GW, eds. Metabolic and deficiency diseases of the nervous system. Handbook of Clinical Neurology, Vol. 28. Amsterdam: Elsevier; 1976.p. 271–283.

Adams A, Victor M. Principles of Neurology. New York: McGraw Hill. 4. Auflage; 1989.

Addolorato G, Caputo F, Capristo E, Domenicali M, Bernardi M, Janiri L et al. Baclofen efficacy in reducing alcohol craving and intake: a preliminary double-blind randomized controlled study. Alcohol Alcohol 2002;37: 504–508.

Addolorato G, Leggio L, Ferrulli a, Cardone S, Vonghia L, Mirijello A, Abenavoli L et al. Effectiveness and safety of baclofen for maintenance of alcohol abstinence in alcohol-dependent patients with liver cirrhosis: randomised, double-blind controlled study. Lancet 2007; 49:1083–1085.

Adinoff B, Pols B. Dexamethasone in the treatment of the alcohol withdrawal syndrome. Am J Drug Alcohol Abuse 1997;23:615–22.

Alldredge BK, Lowenstein DH Simon RP. Placebo-controlled trial of intravenous diphenyhydantoin for short-term treatment of alcohol withdrawal seizures. Am J Med 1989;87:645–648.

Aliyev ZN, Aliyev NA. Valproate treatment of acute alcohol hallucinosis: a double-blind, placebo-controlled study. Alcohol Alcohol 2008;43:456–459.

Amato L, Minozzi S, Vecchi S, Davoli M. Benzodiazepines for alcohol withdrawal. Cochrane Database Syst Rev 2010; CD005063.

Ameisen O. Complete and prolonged suppression of symptoms and consequences of alcohol-dependence using high-dose baclofen: a self-case report of a physician. Alcohol Alcohol 2005;40:147–150.

Angunawela II, Barker A. Anticholinesterase drugs for alcoholic Korsakoff syndrome. Int J Geriatr Psychiatry 2001;16:338–339.

Anton RF, O'Malley SS, Ciraulo DA, Cisler RA, Couper D, Donovan DM, Gastfriend DR, Hosking JD, Johnson BA, LoCastro JS, Longabaugh R, Mason BJ, Mattson ME, Miller WR, Pettinati HM, Randall CL, Swift R, Weiss RD, Williams LD, Zweben A; COMBINE Study Research Group.Combined pharmacotherapies and behavioral interventions for alcohol dependence: the COMBINE study: a randomized controlled trial. JAMA 2006;295:2003–2017.

Athen D, Hippius H, Meyendorf R, Riemer CH, Steiner RH. Ein Vergleich der Wirksamkeit von Neuroleptika und Clomethiazol bei der Behandlung des Alkoholdelirs. Nerverarzt 1977;48:528–532.

Aulhorn E. Die Tabak-Alkohol-Amblyopie. In: Schied HW, Heimann H, Mayer K, Hrsg. Der chronische Alkoholismus. Grundlagen, Diagnositik, Therapie. Stuttgart, New York: Gustav Fischer Verlag; 1989.p. 163–174.

Ayus JC, Radha K, Krothapalli K, Arieff AI. Treatment of symptomatic hyponatremia and its relation to brain damage. The New Engl J Med 1987;317:1190–1195.

Baker KG, Harding AJ, Halliday GM, Kril JJ, Harper CG. Neuronal loss in functional zones of the cerebellum of chronic alcoholics with and without Wernicke's encephalopathy. Neuroscience 1999;91:429–438.

Baron R, Heuser K, Moarioth G. Marchiafava-Bignami disease with recovery diagnosed by CT and MRI: demyelination affects several CNS structures. J Neurol 1989; 236:364–366.

Barrons R. Roberts N. The role of carbamazepine and oxcarbazepine in alcohol withdrawal syndrome. J Clin Pharm 2010;35:153–167.

Bartsch AJ Homola G, Biller A, Smith SM, Weijers HG, Wiesbeck GA, Jenkinson M, De SN, Solymosi L, Bendszus M, Manifestations of early brain recovery associated with abstinence from alcoholism. Brain (2007)130: 36–47.

Baumgartner GR. Clonidine versus chlordiazepoxide in acute alcohol withdrawal: a preliminary report. South Med J 1988;81:56–60.

Bibl D, Lampl C, Gabriel C, Jungling G, Brock H, Kostler G. Treatment of central pontine myelinolysis with therapeutic plasmapheresis. Lancet 1999;353:1155.

Björkvist SE. Clonidine in alcohol withdrawal. Acta Psych Scand 1975;52:256–263.

Blum KU, Kasemir H, Scharfe W. Untersuchungen zur Pathogenese der anaphylaktischen Reaktionen nach Thiaminapplikation. Verhandlungen der Dtsch. Gesells. Inn. Med. 1974;80:1569–1571.

Bonnet U, Banger M, Leweke FM, Maschke M, Kowalski T, Gastpar M. Treatment of alcohol withdrawal syndrome with gabapentin. Pharmacopsychiatry 1999;32:107–109.

Bonnet U, Banger M, Leweke FM, Specka M, Muller BW, Hashemi T, Nyhuis PW, Kutscher S, Burtscheidt W, Gastpar M. Treatment of acute alcohol withdrawal with

gabapentin: results from a controlled two-center trial. J Clin Psychopharmacol 2003;23:514–549.
Brion S. Marchiafava-Bignami syndrome. In: Vinken PH, Bruyn GW, eds. Metabolic and deficiency diseases of the nervous system. Handbook of Clinical Neurology, Vol. 28. Amsterdam: Elsevier; 1976.p. 317–332.
Brunner JE, Redmond JM, Haggar AM, Kruger DF, Elias SB. Central pontine myelinolysis and pontine lesions after rapid correction of hyponatremia: a prospective magnetic resonance imaging study. Ann Neurol 1990; 27:61–66.
Buehler M, Mann K. Alcohol and the human brain. A systematic review of different neuroimaging techniques. Alcohol Clin Exp Res 2011;35:1771–1793.
Carlen PL, Wortzmann G, Holgate RC, Wilkinson DA, Rankin JG. Reversible cerebral atrophy in recently abstinent chronic alcoholics measured by computed tomography scans. Science 1978;200:1076–1078.
Carlen PL, Wilkinson DA. Reversibility of alcohol-related brain damage: clinical and experimental observations. Acta Med Scand Suppl 1987;717:19–26.
Castaneda R, Cushman P. Alcohol withdrawal: a review of clinical management. J Clin Psychiatry 1989;50:278–284.
Chance JF. Emergency department treatment of alcohol withdrawal seizures with phenytoin. Ann. Ermerg. Med. 1991;20:520–522.
Chemaly R, Halaby G, Mohasseb G, Medlej R, Tamraz J, el-Koussa S. Myelinolyse extra-pontine: traitement par T.R.H. Extrapontine myelinolysis: treatment with TRH. Rev Neurol (Paris) 1998;163–165.
Chick J. Safety issues concerning the use of disulfiram in treating alcohol dependence. Drug Saf 1999;20:427–435.
Cochrane M, Cochrane A, Jauhar P, Ashton E. Acetylcholinesterase inhibitors for the treatment of Wernicke-Korsakoff syndrome-three further cases show response to donepezil. Alcohol Alcohol 2005;40:151–154.
Conde-Martel A, Gonzalez-Reimers E, Santolaria-Fernadez F, Romero-Perez JC, Gonzalez-Hernandez T. Pathogenesis of alcoholic myopathy: roles of ethanol and malnutrition. Drug Alcohol Depend 1992;30:101–110.
Coull JT. Pharmacological manipulations of the alpha 2-noradrenergic system. Effects on cognition. Drugs Aging 1994;5:116–126.
Crews FT, Collins MA, Dlugos C, Littleton J, Wilkins L, Neafsey EJ, Pentney R, Snell LD, Tabakoff B, Zou J, Noronha A. Alcohol-induced neurodegeneration: when, where and why? Alcohol Clin Exp Res 2004;28:350–364.
Day E, Bentham P, Callaghan R, Kuruvilla T, George S. Thiamine for Wernicke-Korsakoff Syndrome in people at risk from alcohol abuse. Cochrane Database Syst Rev 2004;CD004033.
De Sousa A. The role of topiramate and other anticonvulsants in the treatment of alcohol dependence: a clinical review. CNS Neurol Disord Drug Targets 2010;9:45–49.
De Sousa A, De Sousa A. A one-year pragmatic trial of naltrexone vs disulfiram in the treatment of alcohol dependence. Alcohol Alcohol 2004;39:528–531.
Diener HC, Dichgans J, Bacher M, Gompf B. Quantification of postural sway in normals and patients with cerebellar diseases. Electroencephalogr Clin Neurophysiol 1984a;57:134–142.
Diener HC, Dichgans J, Bacher M, Guschlbauer B. Improvement of ataxia in alcoholic cerebellar atrophy through alcohol abstinence. J Neurol 1984b;231:258–262.
Dreyfus PM. Diseases of the nervous system in chronic alcoholics. In: Kissin B, Begleiter H, eds. The biology of alcoholism. New York, London: Plenum Press; 1977.
Estol CJ, Faris AA, Martinez AJ, Ahdab-Barmada M. Central pontine myelinolysis after liver transplantation. Neurol 1989;39:493–498.
Fernandez-Sola J, Sacanella E, Estruch R, Nicolas JM, Grau JM, Urbano-Marquez A. Significance of type II fiber atrophy in chronic alcoholic myopathy. J Neurol Sci 1995; 130:69–76.
Fernandez-Sola J, Nicolas JM, Sacanella E, Robert J, Cofan M, Estruch R, Urbano-Marquez A. Low-dose ethanol consumption allows strength recovery in chronic alcoholic myopathy. QJM 2000;93:35–40.
Feuerlein W, Küfner H, Soyka M: Alkoholismus – Missbrauch und Abhängigkeit, 5. Auflage. Stuttgart: Thieme; 1998.
Finsterer J, Hess B, Jarius C, Stollberger C, Budka H, Mamoli B. Malnutrition-induced hypokalemic myopathy in chronic alcoholism. J Toxicol Clin Toxicol 1998;36: 369–373.
Finsterer J, Engelmayer E, Trnka E, Stiska M. Immunoglubulins are effective in pontine myelinolysis. Clin Neuropharmacol 2000;23:110–113.
Flink EB. Magnesium deficiency. Etiology and clinical spectrum. Acta Med Scand Suppl 1981;647:125–137.
Fuller RK, Gordis E. Does disulfiram have a role in alcoholism treatment today? Addiction 2004;99:21–24.
Gallimberti L, Spella MR, Soncini CA, Gessa GL. Gammahyroxybutyric acid in the treatment of alcohol and heroin dependence. Alcohol 2000;20:257–262.
Galluci M, Bozzao A, Splendiani A, Masciocchi C, Passariello R. Wernicke encephalopathy: MR findings in five patients. Am J Neuroradiol 1990;11:887–892.
Galvin R, Bråthen G, Ivashynka A, Hillbom M, Tanasescu R, Leone MA; EFNS.EFNS guidelines for diagnosis, therapy and prevention of Wernicke encephalopathy. Eur J Neurol 2010;17:1408–1418.
Garbutt JC, West SL, Carey TS, Lohr KN, Crews FT. Pharmacological treatment of alcohol dependence. A review of the evidence. JAMA 1999;281:1218–1325.
Garbutt JC, Kranzler HR, O'Malley SS, et al. Efficacy and tolerability of lang-acting injectable naltrexone for alcohol dependence: a randomized controlled trial. JAMA 2005;293:1617–1625.
Garbutt JC, Kampov-Polevoy AB, Gallop R, Kalka-Juhl L, Flannery BA. Efficacy and safety of baclofen for alcohol dependence: a randomized, double-blind placebo-controlled trial. Alcohol Clin Exp Res. 2010;34(11):1849–1857.
Geibprasert S, Gallucci M, Krings T. Alcohol-induced changes in the brain as assessed by MRI and CT. Eur Radiol 2010;20:1492–1501.
Gerlach A, Oehm E, Wattchow J, Ziyeh S, Glocker FX, Els T. Use of high-dose cortisone in a patient with Marchiafava-Bignami disease. J Neurol 2003;250:758–760.
Glass IB. Alcoholic hallucinosis: a psychiatric enigma. 1. The development of an idea. Brit J Addict 1989;84:29–41.
Goebel HH, Herman-Ben Yur P. Central pontine myelinolysis. In: Vinken PJ, Bruyn GW, eds. Handbook of Clinical Neurology.Vol. 28. Amsterdam: Elsevier; 1976.p. 285–316.
Görtz B, Kunst H, Heitman R. Toxische Rhabdomyolyse nach Alkohol- und Medikamentenvergiftungen. Dtsch Med Wochenschrift 1978;103:121–123.
Gottlieb LD. The role of beta blockers in alcohol withdrawal syndrome. Postgrad Med Feb 1988;29:169–174.
Gotz ME, Janetzky B, Pohli S, Gottschalk A, Gsell W, Tatschner T, Ransmayr G, Leblhuber F, Gerlach M, Reichmann H, Riederer P, Boning J. Chronic alcohol consumption and cerebral indices of oxidative stress: is there a link? Alcohol Clin Exp Res 2001;25:717–725.
Grüsser SM, Wrase J, Klein S, Hermann D, Smolka MN, Ruf M, Weber-Fahr W, Flor H, Mann K, Braus DF, Heinz A. Cue-induced activation of the striatum and medial prefrontal cortex predicts relapse in abstinent alcoholics. Psychopharmacology (Berl) 2004;175:296–302.
Haller RG, Drachman DB. Alcoholic rhabdomyolysis: An experimental model in the rat. Science 1980;208:412–414.
Haller RG, Carter NW, Ferguson E, Knochel JP. Serum and muscle potassium in experimental alcoholic myopathy. Neurology 1984;34:529–532.

Hallgren R, Lundin L, Roxin LE, Venge P. Serum and urinary myoglobin in alcoholics. Acta Med Scand 1980; 208:33–39.

Harding A, Halliday G, Caine D, Kril J. Degeneration of anterior thalamic nuclei differentiates alcoholics with amnesia. Brain 2000;123:141–154.

Harper C. The incidence of Wernicke's encephalopathy in Australia – a neuropathological study of 131 cases. J Neurol, Neurosurg Psychiatry 1983;46:593–598.

Harper C, Gold J, Rodriguez N, Perdices N. The prevalence of the Wernicke-Korsakoff syndrome in Sydney, Australia: a prospective necropsy study. J Neurol Neurosurg Psychiatry 1989;52:282–285.

Hauw JJ, De-Baecque C, Hausser-Hauw C, Serdaru M. Chromatolysis in alcoholic encephalopathies. Pellagra-like changes in 22 cases. Brain 1988;111:843–857.

Heaton MB, Mitchell JJ, Paiva M. Amelioration of ethanol-induced neurotoxicity in the neonatal rat central nervous system by antioxidant therapy. Alcohol Clin Exp Res 2000;24:512–518.

Heinrich A, Runge U, Khaw AV. Clinicoradiologic subtypes of Marchiafava-Bignami disease. J Neurol 2004; 251:1050–1059.

Holbrook AM, Crowther R, Lotter A, Cheng C, King D. Meta-analysis of benzodiazepine use in the treatment of acute alcohol withdrawal. CMAJ 1999;160:649–655.

Holzbach E. Vergleich heutiger Therapiemethoden beim Delirium tremens. In: Keup, W, Hrsg. Behandlung der Sucht und Mißbrauch chemischer Stoffe, 4. Wissenschaftliches Symposium der Deutschen Hauptstelle gegen die Suchtgefahren in Tutzing. Stuttgart, New York: Thieme; 1981.p. 54–64.

Hughes JC, Cook CC. The efficacy of disulfiram: a review of outcome studies. Addiction 1997;92:381–395.

Illowsky BP, Laureno R. Encephalopathy and myelinolysis after rapid correction of hyponatremia. Brain 1987;110: 855–867.

Jaatinen P, Rintala J. Mechanisms of ethanol-induced degeneration in the developing, mature, and aging cerebellum. Cerebellum 2008;7:332–347.

Johnson BA, Ait-Daoud N, Bowden CL, DiClemente CC, Roache JD, Lawson K, Javors MA, Ma JZ. Oral topiramate for treatment of alcohol dependence: a randomised controlled trail. Lancet 2003;361:1677–1685.

Kavuk I, Agelink MW, Gaertner T, Kastrup O, Doerfler A, Maschke M, Diener HC. Wernicke's encephalopathy: unusual contrast enhancement revealed by magnetic resonance imaging. Eur J Med Res 2003;8:492–494.

Kenna GA, McGeary JE, Swift RM. Pharmacotherapy, pharmacogenomics, and the future of alcohol dependence treatment, Part 2. Am J Health Syst Pharm 2004;61: 2380–2388.

Kikkawa Y, Takaya Y, Niwa N. A case of Marchiafava-Bignami disease that responded to high-dose intravenous corticosteroid administration. Rinsho Shinkeigaku 2000;40 (11):1122–1125.

Koike H, Iijima M, Sugiura, M Mori K. Hattori N, Ito H, Hiravama M, Sobue G. Alcoholic neuropathy is clinicopathologically distinct from thiaminedeficiency neuropathy. Ann Neurol 2003;54:19–29.

Koike H, Mori K, Misu K, Hattori N, Ito H, Hirayama M, Sobue G. Painful alcoholic polyneuropathy with predominant small-fiber loss and normal thiamine status. Neurology 2001;56:1727–1732.

Koike H, Sobue G. Alcoholic neuropathy. Curr Opin Neurol 2006;19:481–486.

Konnopka A, König HH. Direct and indirect costs attributable to alcohol consumption in Germany. Pharmacoeconomics. 2007;25:605–618.

Kopelman MD, Thomson AD, Guerrini I, Marshall EJ. The Korsakoff syndrome: clinical aspects, psychology and treatment. Alcohol Alcohol 2009;44:148–154.

Kril JJ, Halliday GM, Svoboda MD, Cartwright H. The cerebral cortex is damaged in chronic alcoholics. Neuroscience 1997;79:983–998.

Kril JJ, Halliday GM. Brain shrinkage in alcoholics: a decade on and what have we learned? Prog Neurobiol 1999;58:381–387.

Kumar S, Fowler M, Gonzalez-Toledo E, Jaffe SL. Central pontine myelinolysis, an update. Neurol Res 2006;28: 360–366.

Ladewig D, Levin P, Gastpar M, Gerking P, Roth E. Betablocker und Zentralnervensystem. In: Kielholz H, Hrsg. Beta-blockers and the central nervous system. Bern: Huber; 1977;p. 154–162.

Lang CH, Frost RA, Summer AD, Vary TC. Molecular mechanisms responsible for alcohol-induced myopathy in skeletal muscle and heart. Int J Biochem Cell Biol 2005;37:2180–2195.

Langlais PJ, Mair RG, Whalen PJ, McCourt W, McEntee WJ. Memory effect of DL-threo-3,4-dihydroxyphenylserine (DOPS) in human Korsakoff's disease. Psychopharmacology (Berlin) 1988;95:250–254.

Langohr HD, Tröster H, Zimmermann CW. Alkoholenzymopathie der Muskulatur. In: Schied HW, Heimann H, Mayer K, Hrsg. Der chronische Alkoholismus. Grundlagen, Diagnostik, Therapie. Stuttgart, New York: Gustav Fischer; 1989.p. 229–238.

Lenzenhuber E, Muller, Rommelspacher H, Spies C. Gamma-hydroxybutyrate for treatment of alcohol withdrawal syndrome in intensive care patients. A comparison between two symptom-oriented concepts. Anaesthesist 1999;48:89–96.

Leone MA, Vigna-Taglianti F, Avanzi G, Brambilla R, Faggiano F. Gamma-hydroxybutyrate (GHB) for treatment of alcohol withdrawal and prevention of relapses. Cochrane Database Syst Rev 2010;CD00626.

Lescaudron L, Jaffard R, Verna A. Modfications in number and morphology of dendritic spines resulting from chronic ethanol consumption and withdrawal: a Golgi study in the mouse anterior and posterior hippocampus. Exp Neurol 1989;106:156–1663.

Majumdar SK. Chlomethiazole: current status in the treatment of the acute ethanol withdrawal syndrome. Drug Alcohol Depend 1990;27:201–207.

Malcolm R, Ballenger JC, Sturgis ET, Anton R. Double-blind controlled trial comparing carbamazepine to oxacepam treatment of alcohol withdrawal. Am J Psychiatr 1989;146:617–621.

Mann KF. Alkohol: Klinik und Behandlung (Kapitel 19) In: Helmchen H, Henn F, Lauter H, Sartorius N, Hrsg. Psychiatrie der Gegenwart, 4. Aufl., Band 6: Erlebens- und Verhaltensstörungen, Abhängigkeit und Suizid 2000:511–529.

Mann K, Agartz I, Harper C, Shoaf S, Rawlings RR, Momenan R, Hommer DW, Pfefferbaum A, Sullivan EV, Anton RF, Drobes DJ, George MS, Bares R, Machulla HJ, Mundle G, Reimold M, Heinz A. Neuroimaging in alcoholism: ethanol and brain damage. Alcohol Clin Exp Res 2001;25:104–109.

Mann K. Pharmacotherapy of alcohol dependence. A review of the clinical data. CNS Drugs 2004;18 (8):485–504.

Mann K, Lehert P, Morgan MY. The efficacy of acamprosate in maintaining abstinence in alcohol-dependent individuals: results of a metaanalysis. Alcohol Clin Exp Res 2004;28:51–63.

Mann K, Loeber S, Croissant B, Kiefer F. Die qualifizierte Entzugsbehandlung von Alkoholabhängigen: Psychotherapeutische und pharmakologische Strategien. Köln: Deutscher Ärzteverlag; 2006.

Martin PR, Ebert MH, Gordon EK, Kopin IJ. Central and peripheral catecholamine metabolism during clonidine treatment of alcohol amnestic disorder. Clin Pharmacol Ther 1983;33:19–27.

Martin PR, Adinoff B, Eckardt MJ, Stapleton JM, Bone GA, Rubinow DA, Lane EA, Linnoila M. Effective pharmacotherapy of alcoholic amnestic disorder with fluvoxamine. Preliminary findings. Arch Gen Psychiat 1988; 46:617–621.

Martin PR, Adinoff B, Lane E, Stapleton JM, Bone GA, Weingartner H, Linnoila M, Eckardt MJ. Fluvoxamin treatment of alcoholic amnestic disorder. Eur Neuropsychopharmacol 1995;5:27–33.

Martinez SE, Vaglenova J, Sabria J, Martinez MC, Farres J, Pares X. Distribution of alcohol dehydrogenase mRNA in the rat central nervous system. Consequences for brain ethanol and retinoid metabolism. Eur J Biochem 2001;268:5045–5056.

Mascalchi M, Simonelli P, Tessa C, Giangaspero F, Petruzzi P, Bosincu L, Conti M, Sechi G, Salvi F. Do acute lesions of Wernicke's encephalopathy show contrast enhancement? Report of three cases and review of the literature. Neuroradiology 1999;41:249–254.

Maschke M, Weber J, Bonnet U, Dimitrova A, Bohrenkamper J, Sturm S, Muller BW, Gastpar M, Diener HC, Forsting M, Timmann D. Vermal atrophy of alcoholics correlate with serum thiamine levels but not with dentate iron concentrations as estimated by MRI. J Neurol 2005;252:704–711.

Maschke M, Hansen HC, Müller T, Pfausler B, Schuchardt V, Tieks F. Alkoholdelir. In: Diener HC, Putzki N Hrsg. Leitlinien für die Diagnostik und Therapie in der Neurologie 4. Aufl. Stuttgart: Thieme 2008.p. 860–867.

McEntee WJ, Mair RG. Memory enhancement in Korsakoff's psychosis by clonidine: further evidence for a noradrenergic deficit. Ann Neurol 1980;7:466–470.

McGrath SD. A controlled trial of clomethiazole and chlordiazepoxide in the treatment of the acute withdrawal phase of alcoholism. Conference on alcoholism. London: Longman; 1975; p. 81–90.

McIntyre N. The effects of alcohol on water, electrolytes and minerals. Contemp Issues Clin Biochem 1984;1: 117–134.

Meinck HM, Adler L. Optikusaffektion bei Alkoholabhängigkeit – Früherkennung durch das visuell evozierte Potential. Nervenarzt 1982;53:644–646.

Menegon P, Sibon I, Pachai C, Orgogozo JM, Dousset V. Marchiafava-Bignami disease: diffusion-weighted MRI in corpus callosum and cortical lesions. Neurology 2005;65:475–477.

Meyer RE. Prospects for a rational pharmacotherapy of alcoholism. J Clin Psychiat 1989;50:403–412.

Mhatre MC, Pena G, Sieghart W, Ticku MK. Antibodies specific for GABA-A receptor alpha subunits reveal that chronic alcohol treatment down-regulates alpha-subunit expression in rat brain regions. J Neurochem 1993;61:1620–1625.

Minozzi S, Amato L, Vecchi S, Davoli M. Anticonvulsants for alcohol withdrawal. Cochrane Database Syst Rev 2010; CD005064.

Moncini M, Masini E, Gambassi F, Mannoaioni PF. Gamma-hyroxybutyric acid and alcohol-related syndromes. Alcohol 2000;20:285–291.

Morley KC, Teesson M, Reid SC, Sannibale C, Thomson C, Phung N, Weltman M, Bell JR, Richardson K, Haber PS. Naltrexone versus acamprosate in the treatment of alcohol dependence: A multi-centre, randomized, double-blind, placebo-controlled trial. Addiction 2006;101: 1451–1462.

Murthy SB, Jawaid A, Bock JE, Qureshi SU, Schulz PE. Marchiafava-Bignami disease (MBD) in a nonalcoholic patient: a case report. Can J Neurol Sci 2010;37:138–140.

Mutschler J, Diehl A, Vollmert C, Herre H, Mann K, Kiefer F. Recent results in relapse prevention of alcoholism with Disulfiram. Neuropsychiatr 2008;22 (4):243–251.

Muuronen A, Bergman H, Hindmarsh T, Telakivi T. Influence of improved drinking habits on brain atrophy and cognitive performance in alcoholic patients: a 5-year follow-up study. Alcoholism NY 1989;13:137–141.

Nakano H, Ohara Y, Bandoh K, Miyaoka M. A case of central pontine myelinolysis after surgical removal of a pituitary tumor. Surg Neurol 1996;46:32–36.

Norenberg MD, Leslie KO, Robertson AS. Association between rise in serum sodium and central pontine myelinolysis. Ann Neurol 1982;11:128–135.

Norenberg MD. A hypothesis of osmotic endothelial injury: a pathogenetic mechanism in central pontine myelinolysis. Arch Neurol 1983;40:66–69.

Norenberg MD, Papendick RE. Pathogenetic factors in electrolyte-induced myelinolysis. Ann Neurol 1984;16: 140.

Nutt D, Adinoff B, Linnoila M. Benzodiazepines in the treatment of alcoholism. Recent Dev Alcoh 1989;7:283–313.

O'Carroll RE, Moffoot A., Ebmeier KP, Murray C, Goodwin GM. Korsakoff's syndrome, cognition and clonidine. Psychol Med 1993;23:341–347.

O'Carroll RE, Moffoot AP, Ebmeier KP, Goodwin GM. Effects of fluvoxamine treatment on cognitive functioning in the alcoholic Korsakoff syndrome. Psychopharmacoloy 1994;116:85–88.

Oh MS. Prevention of myelinolysis in rats by dexamethasone or colchicine. Am J Nephrol 1990;10:158–161.

Oh SJ. Alcoholic myopathy, an electrophysiological study. Electromyogr Clin Neurophysiol 1976;16:205–218.

Pabst A, Piontek D, Kraus L, Müller S. Substanzkonsum und substanzbezogene Störungen. Ergebnisse des Epidemiologischen Suchtsurveys 2009. Sucht 2010;5:327–336.

Palsson A. Die Wirksamkeit frühzeitiger Clomethiazol-Medikation zur Prävention des Delirium tremens. Eine retrospektive Studie über das Ergebnis verschiedener medikamentöser Behandlungsstrategien in den Psychiatrischen Kliniken Helsingborgs 1975–1980. In: Evans JG, et al, Hrsg. Clomethiazol. München: Verlag für angewandte Wissenschaften; 1981 p. 114–119.

Pentikäinen PJ, Valtonen VV, Miettinen TA. Deaths in connection with chlomethiazole (hemineurin) therapy. Int J Clin Pharmacol Biopharm 1976;14:225–230.

Perkoff GT. Alcoholic Myopathy. Annu Rev Med 1972;22: 125–132.

Pfefferbaum A, Sullivan EV, Rosenbloom MJ, Mathalon DH, Lim KO. A controlled study of cortical gray matter and ventricular changes in alcoholic men over a 5-year interval. Arch Gen Psychiatry 1998;55:905–912.

Pfister HW, Einhäupl KM, Brandt T. Mild central pontine myelinolysis: a frequently undetected syndrome. Eur Arch Psychiatr Neurol Sci 1985;235:134–139.

Pfitzer F, Schuchardt V, Heitmann R. Die Behandlung schwerer Alkoholdelirien. Nervenarzt 1988;59:229–236.

Robinson BJ, Robinson GM, Maling TJ, Johnson RH. Is clonidine useful in the treatment of alcohol withdrawal? Alcoholism NY 1989;13:95–98.

Rojiani AM, Prineas JW, Chow ES. Alteration in myelin degradation in electrolyte induced demyelination (EID) by steroid/colchicine (abstract). J Neuropath Exp Neurol 1988;47:307.

Romero JC, Santolaria F, Gonzalez-Reimers E, Diaz-Flores L, Conde A, Rodriguez-Morena F, Batista N. Chronic alcoholic myopathy and nutritional status. Alcohol 1994; 11:549–555.

Rommelspacher H, Schmidt LG, Helmchen H. Pathobiochemistry and pharmacotherapy of alcohol withdrawal. Nervenarzt 1991;62:649–657.

Sadun A (1998) Acquired mitochondrial impairment as a cause of optic nerve disease. Trans Am Ophthalmol Soc 1998;96881–96923.

Sage JI, Van Itert RL, Lepore FE. Alcoholic myelopathy without substantial liver disease. A syndrome of progressive dorsal and lateral column dysfunction. Arch Neurol 1984;41:999–1001.

Sanna E, Harris RA. Recent developments in alcoholism: neuronal ion channels. Recent Dev Alcohol 1993;11: 169–186.

Schied HW, Braunschweiger M, Schupmann A. Die Behandlung des Delirium tremens in den Psychiatrischen Krankenhäusern der Bundesrepublik Deutschland. In:

Evans JG, et al, Hrsg. Clomethiazol. München: Verlag für angewandte Wissenschaften; 1986.p. 121–125.

Schmehling E. Atemdepression nach Distraneurin? Nervenarzt 1967;38:266–269.

Scholz E, Diener HC, Dichgans J, Langohr HD, Schied W, Schupmann, A. Incidence of peripheral neuropathy and cerebellar ataxia in chronic alcoholics. J Neurol 1986; 233:212–217.

Schroth G, Naegele T, Kloe U, Mann K, Petersen D. Reversible brain shrinkage in abstinent alcoholics, measured by MRI. Neuroradiology 1988;30:385–389.

Sechi G, Serra A. Wernicke's encephalopathy: new clinical settings and recent advances in diagnosis and management. Lancet Neurol 2007;6:442–455.

Selzer ML. Alcoholism and alcoholic psychoses. In: Kaplan HI, Freedman AM, Sadock BJ, eds. Comprehensive textbook of psychiatry.Vol. 1–3. 3. Auflage. Baltimore, London: Williams & Wilkins Company; 1980.p. 1629–1644.

Serdaru M, Hausser-Hauw C, Laplane D, Buge A, Castaigne P, Goulon M, Lhermitte F, Hauw JJ. The clinical spectrum of alcoholic pellagra encephalopathy. A retrospective analysis of 22 cases studied pathologically. Brain 1988;111:829–842.

Sharief MK, Robinson SF, Swash M. Hypokalaemic myopathy in alcoholism. Neuromuscul Disord 1997;7:533–535.

Shinn AK, Greenfield SF. Topiramate in the treatment of substance-related disorders: a critical review of the literature. J Clin Psychiatry 2010;71:634–648.

Singer M, Batra A, Mann K. Alkohol und Tabak. Grundlagen und Folgekrankheiten. Stuttgart: Thieme 2010.

Soyka M, Botschev C, Völcker A. Neuroleptic treatment in alcohol hallucinosis – no evidence for increased seizure risk. J Clin Psychopharmacol 1992;12:66–67.

Soyka M. Die Alkoholhalluzinose: Klinik, Diagnose und Therapie. Nervenarzt 1996;67:891–895.

Soyka M, Wegner U, Moeller HJ. Risperidone in treatment-refractory chronic alcohol hallucinosis. Pharmacopsychiatry 1997;30:135–136.

Soyka M, Koch W, Tatsch K. Thalamic hypofunction in alcohol hallucinosis: FDG PET findings. Psychiatry Res 2005;139:259–262.

Spies CD, Dubisz N, Neumann T, Blum S, Müller C, Rommelspacher H, Brummer G, Specht M, Sanft C, Hannemann L, Striebel HW, Schaffartzik W. Therapy of alcohol withdrawal syndrome in intensive care unit patients following trauma: results of a prospective, randomized trial. Crit Care Med 1996;24:414–422.

Sterns RH, Cappuccio JD, Silver SM, Cohen EP. Neurologic sequelae after treatment of severe hyponatremia: a multicenter perspective. J Am Soc Nephrol 1994;4:1522–1530.

Stuppäck C, Barnas C, Falk M et al. Eine modifizierte und ins Deutsche übersetzte Form der Clinical Institute Withdrawal Assessment for Alcohol Scale (CIWA-A). Wien Z Suchtforschung 1995;18:39–48.

Sullivan EV, Pfefferbaum A. Neuroimaging of the Wernicke-Korsakoff syndrome. Alcohol Alcohol 2009;44: 155–165.

Sullivan EV, Pfefferbaum A. Magnetic resonance relaxometry reveals central pontine abnormalities in clinically asymptomatic alcoholic men. Alcohol Clin Exp Res 2001;25:1206–1212.

Tavares MA, Paula-Barbossa MM, Verwer RW. Alcohol-induced granule cell loss in the cerebellar cortex of the adult rat. Exp Neurol 1987;78:574–582.

Thomson AD, Cook CC, Touquet R, Henry JA. The Royal College of Physicians report on alcohol: guidelines for managing Wernicke's encephalopathy in the accident and Emergency Department. Alcohol Alcohol 2002;37: 513–521.

Tien R, Arieff AI, Kucharczyk W, Warsik A, Kucharczyk J. Hyponatremic encepalopathy: is central myelinolysis a component? Am J Med 1992;92:513–522.

Timmann-Braun D, Diener HC. Alcoholic cerebellar degeneration (including ataxias that are due to other toxic causes). In: Klockgether T, ed. Handbook of ataxia disorders. New York: Marcel Dekker; 2000p. 571–606.

Uchino A, Takase Y, Nomiyama K, Egashira R, Kudo S. Acquired lesions of the corpus callosum: MR imaging. Eur Radiol 2006;16:905–914.

Uchino A, Yuzuriha T, Murakami M, Endoh K, Hiejima S, Koga H, Kudo S. Magnetic resonance imaging of sequelae of central pontine myelinolysis in chronic alcohol abusers. Neuroradiology 2003;45:877–880.

Urbano-Marquez A, Estruch R, Navarro-Lopez F, Grau JM, Mont L, Rubin E. The effects of alcoholism on skeletal and cardiac muscle. N Engl J Med 1989;320:409–415.

Vandenbulcke M, Janssens J. Acute axonal polyneuropathy in chronic alcoholism and malnutrition. Acta Neurol Belg 1999;99:198–201.

Vonghia L, Leggio L, Ferrulli A, Bertini M, Gasbarrini G, Addolorato G. Acute alcohol intoxication. Eur J Intern Med 2008;19:561–567.

Weissman JD, Weissman BM. Pontine myelinolysis and delayed encephalopathy following the rapid correction of acute hyponatremia. Arch Neurol 1989;46:926–927.

Wenisch S, Fortmann B, Steinmetz T, Kriete A, Leiser R, Bitsch I. 3-D confocal laser scanning microscopy used in morphometric analysis of rat Purkinje cell dendritic spines after chronic ethanol consumption. Anat Histol Embryol 1998;27:393–397.

Woelk H, Lehrl S, Bitsch R, Kopcke W. Benfotiamine in treatment of alcoholic polyneuropathy: an 8-week randomized controlled study (BAP I Study). Alcohol Alcohol 1998;33:631–638.

Wohrle JC, Spengos K, Steinke W, Goebel HH, Hennerici M. Alcohol-related acute axonal polyneuropathy: a differential diagnosis of Guillain-Barre syndrome. Arch Neurol 1998;55:1329–1334.

Wrase J, Grüsser SM, Klein S, Diener C, Hermann D, Flor H, Mann K, Braus DF, Heinz A. Development of alcohol-associated cues and cueinduced brain activation in alcoholics. Eur Psychiatry 2002;17:287–291.

Wrenn KD, Murphy F, Slovis CM. A toxicity study of parenteral thiamine hydrochloride. Ann Emerg Med 1989; 18:867–870.

Wright DG, Laureno R, Victor M. Pontine and extrapontine myelinolysis. Brain 1979;102:361–385.

Zuccoli G, Santa CD, Bertolini M. et al. MR imaging findings in 56 patients with Wernicke encephalopathy: nonalcoholics may differ from alcoholics. AJNR Am J Neuroradiol 2009;30:171–176.

G 7 Hirntod und postmortale Organspende

*von S. Förderreuther und S. A. Brandt**

G 7.1 Definition und Pathophysiologie

Der Hirntod ist definiert als Zustand der irreversibel erloschenen Gesamtfunktion von Großhirn, Kleinhirn und Hirnstamm. Dabei wird die Herz- und Kreislauf-Funktion durch kontrollierte Beatmung künstlich aufrechterhalten. Zum Hirntod können alle schwerwiegenden strukturellen primären und sekundären Hirnerkrankungen und -schäden führen, wie Traumen, Blutungen, arterielle oder venöse Gefäßverschlüsse, Behinderungen der Liquorpassage, metabolische Enzephalopathien oder ischämisch-hypoxische Hirnschäden. Diese gehen in aller Regel mit einer therapierefraktären Hirndrucksteigerung einher. Als »primäre« Hirnschäden werden alle das Gehirn unmittelbar betreffenden Läsionen bezeichnet, als »sekundäre« Hirnschäden die metabolischen Auswirkungen primär extrazerebraler Erkrankungen.

Pathophysiologisch kommt es durch die stetige Zunahme des intrakraniellen Drucks zur kontinuierlichen Abnahme des Perfusionsdrucks bis hin zum Zirkulationsstillstand. Dies führt zunächst zu einem Ausfall des Funktionsstoffwechsels und im Verlauf auch des Strukturstoffwechsels. Dabei kommt es schon vor dem vollständigen Zirkulationsstillstand des Gehirns zu den klinischen Ausfallsymptomen und erst dann zu den neurophysiologischen Zeichen der erloschenen Hirnfunktion. Autoptisch findet man einen hirndruckbedingten ischämischen Infarkt des gesamten Organs bis zum kraniospinalen Übergang, wobei die postmortale Autolyse am Gehirn umso weiter gegenüber den anderen Organen fortgeschritten ist, je länger die Herz-Kreislauf-Funktion über den Ausfall der Hirnzirkulation hinaus aufrechterhalten wurde (»respirator brain«).
Die Epidemiologie des Hirntodes ist nicht bekannt, weil nicht bei allen Patienten mit entsprechend schweren Gehirnschädigungen die dafür unerlässliche formale Hirntoddiagnostik erfolgt. In Deutschland überwiegen unter postmortalen Organspendern seit Jahren verschiedene Formen intrakranieller Blutungen und ischämisch-hypoxische Enzephalopathien.
Der Hirntod wurde und wird auch im Kontext ethischer, moralischer, religiöser und weltanschaulicher Sichtweisen diskutiert (Übersicht in Laureys 2005). In diesem Zusammenhang geäußerte Bedenken am Hirntod als Tod des Menschen können sich dabei nicht auf biologische Argumente stützen. Es ist die Aufgabe des Arztes, die biologischen Fakten einfühlsam, aber unmissverständlich zu vermitteln. Die klare Definition des isolierten Gesamthirntodes bietet hierfür ein biologisch begründetes und ethisch tragfähiges Fundament.

G 7.2 Klinik, Diagnose und Dokumentation

Die Entwicklung des Hirntodes lässt sich klinisch bei primären Großhirnschäden durch die Zeichen der therapeutisch nicht mehr beeinflussbaren Hirndruckerhöhung mit rostro-kaudal fortschreitendem Hirnstammausfall erkennen. Dies führt zur Erweiterung und Lichtstarre der Pupillen, Erlöschen weiterer Hirnstammreflexe bis zum Fehlen der Hustenreaktion beim Absaugen und des Atemantriebs, oft dem Übergang einer (Streck-)Spastik in eine allgemeine Muskelhypotonie, häufig, jedoch nicht regelhaft, zu einem Diabetes insipidus, einer Temperaturregulationsstörung mit Entwicklung einer sekundären Hypothermie sowie einem Blutdruckanstieg und Bradykardie (»Cushing-Reflex«) mit nachfolgendem plötzlichen Blutdruckabfall und von da an erforderlicher Katecholamingabe. Primär infratentorielle Erkrankungen mit zunächst isoliertem Hirnstammausfall (»Hirnstammtod«) z. B. bei einem Basilarisverschluss sind seltener und erfordern stets die apparative Untersuchung des Großhirns (s. u.).

Im apparativen Monitoring kündigt sich der drohende Hirntod im EEG durch eine immer flachere und langsamere, schließlich diskontinuierliche EEG-Aktivität (»Burst-Suppression«) und therapieresistente intrakranielle Druckwerte mit Abnahme des Perfusionsdrucks an.

G 7.2.1 Formale Aspekte

Die Feststellung des Hirntodes muss in Deutschland gemäß den durch das Transplantationsgesetz (TPG) allgemein verbindlich gewordenen »Richtlinien zur Feststellung des Hirntodes« des Wissenschaftlichen Beirats der Bundesärztekammer erfolgen. Die Richtlinien und der vorgeschriebene Protokollbogen können über die Internetadresse http://www.bundesaerztekammer.de/30/Richtlinien/Richtidx/index.html abgerufen werden.

Die Untersucher müssen eine mehrjährige Erfahrung in der Intensivbehandlung schwerer Hirnschäden gemäß den Anforderungen der »Richtlinien zum Inhalt der Weiterbildung« haben und ihre Be-

* Autorin dieses Kapitels in der 5. Auflage: S. Förderreuther.

funde unabhängig voneinander erheben. Im Fall einer Organspende dürfen die Untersucher nicht an der Organentnahme beteiligt sein. Die Diagnose des Hirntodes erfordert gemäß den »Richtlinien zur Feststellung des Hirntodes«

- die Erfüllung der bestimmten Voraussetzungen,
- die Feststellung der klinischen Symptome des Ausfalls der Hirnfunktion,
- den Nachweis der Irreversibilität der klinischen Ausfallsymptome.

Ist bei entsprechend standardisierter Untersuchung der Hirntod nicht festzustellen, so muss der Untersuchungsalgorithmus zu einem späteren Zeitpunkt neu begonnen werden. Aus Gründen der Glaubwürdigkeit ist ein Wechsel der Methode zum Nachweis der Irreversibilität zu begründen. Jede Untersuchung ist auf dem vorgeschriebenen Protokollbogen (s. **Abb. G 7.2**) zu dokumentieren. Als Todeszeitpunkt wird dort und auf dem Totenschein die Uhrzeit vermerkt, zu der alle Untersuchungen abgeschlossen waren und der Hirntod festgestellt wurde.

Gemäß TPG können Angehörige in die Unterlagen der Todesfeststellung Einblick nehmen. Eigene Erfahrungen erlauben die Empfehlung, Angehörigen nach entsprechender Erläuterung anzubieten, der Untersuchung beizuwohnen.
Die Bedeutung des Hirntodes als sicheres inneres Todeszeichen muss den Angehörigen, dem Pflegepersonal, teilweise aber auch den Ärzten zugleich einfühlend und unmissverständlich dargelegt werden. Der Hirntod wird teilweise nicht als sicheres inneres Todeszeichen verstanden und abgelehnt.
Dem hirntoten Menschen gebührt die gleiche Pietät wie jedem anderen toten Menschen.

G 7.2.2 Erfüllung der Voraussetzungen

Die Erfüllung der Voraussetzungen bedeutet zum einen den Nachweis einer mit intrakranieller Drucksteigerung verbundenen »akuten schweren primären oder sekundären Hirnschädigung« sowie die Unterscheidung zwischen primär supra- und infratentoriellen Läsionen, zum anderen den Ausschluss reversibler Ursachen.

> Reversibel kann die Hirnfunktion fehlen infolge von
> - Intoxikationen und Medikamenteneffekten,
> - Schockzuständen,
> - metabolischen Komata,
> - primärer Hypothermie und
> - entzündlichen Erkrankungen (»Hirnnerven-Polyneuritis«, Hirnstamm-Enzephalitis).

In der Praxis bereitet die Beurteilung von Medikamenteneinflüssen auf den klinischen Befund die meisten Schwierigkeiten. Da es für Patienten mit schwerwiegenden Hirnschädigungen keine gesicherten Dosis-Wirkungsbeziehungen für die meisten therapeutisch eingesetzten zentral dämpfenden Medikamente gibt, kann die Beurteilung nicht generell durch Serumspiegel-Bestimmungen erfolgen. Ohnehin stehen nicht für alle Substanzen Spiegeluntersuchungen zur Verfügung. Um zu prüfen, ob die Voraussetzungen auch unter Behandlung mit zentral dämpfenden Medikamenten erfüllt sind, werden in den »Richtlinien ...« keine Spiegelbestimmungen gefordert. Die »Richtlinien ...« weisen auf folgende Methoden zur Überprüfung der Voraussetzungen hin:

- *Zuordnung von Zeitpunkt und Dosis bisher verabreichter Medikamente zu den jeweils im Krankheitsverlauf dokumentierten klinischen Befunden.* Nach dem Absetzen von zentral dämpfenden Substanzen muss jede klinische Verschlechterung Ausdruck der fortschreitenden Hirnschädigung sein. Der einzelne Patient ist hier gleichsam seine eigene Kontrolle.
- *Wirkung von Antidota in ausreichender Dosierung* (Naloxon bis 10 mg, Flumazenil bis 1 mg). Naloxon und Flumazenil haben eine höhere Rezeptoraffinität als Opiate bzw. Benzodiazepine. Die vollständige Antagonisierung der Opiat- bzw. Benzodiazepin-Wirkung erlaubt daher die Beurteilung des Patienten.
- *Medikamentös nicht unterdrückbare neurophysiologische Befunde.* Evozierte Potenziale bleiben auch unter der Behandlung mit dämpfenden Medikamenten erhalten. Ihr sukzessiver Ausfall belegt daher die fortschreitende Hirnschädigung.
- *Untersuchung der Hirndurchblutung.* Der zerebrale Perfusionsstillstand resultiert ausnahmslos in einer ischämischen Nekrose des gesamten Parenchyms und führt daher immer zum irreversiblen Ausfall der Hirnfunktionen. Im Zweifelsfall muss zur Überprüfung der Voraussetzungen der zerebrale Zirkulationsstillstand mittels Dopplersonographie oder Perfusionsszintigraphie nachgewiesen werden. Eine Angiographie zur Todesfeststellung ist zu unterlassen, da sie den Patienten einem für ihn nutzlosen Risiko aussetzen würde. Neuere Methoden zur Prüfung der zerebralen Perfusion wie die Magnetresonanzangiographie sind nicht zugelassen, da deren Validität erst in prospektiven Studien überprüft werden muss.

Eine ausführlichere Begründung zur Notwendigkeit und Bedeutung toxikologischer Untersuchungen im Rahmen der Hirntoddiagnostik sowie Empfehlungen für die toxikologische Analytik nebst überarbeiteten Grenzwerten sind von der Gesellschaft für Toxikologische und Forensische Chemie veröffentlicht worden (Toxichem und Krimtech 2002).

G 7.2.3 Klinischer Befund fehlender Hirnfunktion

Der klinische Befund belegt den Ausfall der Hirntätigkeit durch das tiefe Koma, das Fehlen sämtlicher Hirnnervenreflexe und der Vitalfunktionen des Hirnstamms. Erhaltene Rückenmarkstätigkeit und Untersuchungsartefakte können diagnostisch verunsichern. Hierzu zählen:

- Spinale motorische Phänomene (erhaltene Eigen- und Fremdreflexe bis hin zu komplexen spinalen Bewegungsmustern),

- spinale vegetative Phänomene (z. B. reflektorische Piloarrektion),
- falsch positiver Atropintest (bei Injektion am Katecholaminschenkel),
- pulssynchrone Luftbewegungen im Tubus,
- Triggerung des Respirators durch Puls-synchrone Luftbewegungen im Tubus.

Im Gegensatz zu zerebralen motorischen und vegetativen Phänomenen können spinale Phänomene ausschließlich in spinal innervierten Körperregionen ausgelöst werden. Sie treten oft nur zeitweilig und schlecht reproduzierbar auf und nehmen im Verlauf teilweise zu. Selbstverständlich muss bei vorhandenen Zweifeln an den klinischen Untersuchungsbefunden weiter beobachtet und behandelt werden.

Bei erloschener Hirnfunktion fehlen
- das Bewusstsein,
- jede Form der spontanen zerebralen Motorik (epileptische Anfälle, extrapyramidale Hyperkinesen, Rigor, Spastik, »Dekortikation«, »Dezerebrierung«),
- die reflektorische zerebrale Motorik sowie die Hirnstamm- und Hirnnervenreflexe (»Primitivbewegungen« wie Greif-, Saug- und Schnauz-Reflex, Lichtreflex der Pupille, Kornealreflex, vestibulookulärer Reflex, »Puppenkopf-Phänomen« thermischer Vestibularisreflex, Würge- und Hustenreflex)
- und die Vitalfunktionen des Hirnstamms (kein Tagesrhythmus der Körpertemperatur, Blutdruck- und Herzfrequenz unbeeinflusst von Karotissinus- und Bulbusdruck sowie durch 2 mg Atropin i. v., Apnoe). Apnoe heißt fehlender zentraler Atemantrieb bei bisher pulmonal gesunden Menschen während einer akuten Hypoventilation mit Anstieg des $paCO_2$ von normalen Werten auf 60 mmHg. Bei der Testung ist eine Hypoxie stets zu vermeiden. Es empfiehlt sich zunächst eine Präoxygenierung mit 100 % O_2, dann Diskonnektion vom Respirator und Hypoventilation, z. B. mittels Kuhn-System mit 1–2 Zügen 100 % O_2/Minute bis zum $paCO_2$ 60 mmHg (Bestimmung Temperatur-korrigiert).

G 7.2.4 Nachweis der Irreversibilität der klinischen Ausfallsymptome

Der Nachweis der Irreversibilität der klinischen Ausfallsymptome (s. **Abb. G 7.1**) erfolgt bei Erwachsenen und bei Kindern ab dem 3. Lebensjahr mit primär supratentorieller oder sekundärer Hirnschädigung
- entweder durch weitere klinische Beobachtungen
  - für wenigstens 12 Stunden bei primärer Hirnschädigung
  - für mindestens 3 Tage bei sekundärer Hirnschädigung
- oder durch ergänzende Untersuchungen.

Bei Erwachsenen und bei Kindern, die das 2. Lebensjahr vollendet haben, mit primär infratentoriellen Hirnschädigungen, muss der Ausfall des Großhirns immer durch die fehlende bioelektrische Großhirnaktivität im EEG oder durch den Nachweis des Zirkulationsstillstands belegt werden.
Bei reifen Neugeborenen, Säuglingen und Kleinkindern bis zum vollendeten 2. Lebensjahr gelten besondere Vorschriften (s. **Abb. G 7.1**).

Für die Durchführung des EEGs, der evozierten Potenziale, des Perfusionsszintigramms und der Dopplersonographie sind die in den »Richtlinien ...« beschriebenen technischen Hinweise zu beachten.
In der Mehrzahl der Fälle wird das EEG als zusätzliche apparative Methode eingesetzt. Es ist praktisch allerorts einsetzbar und in jeder klinischen Konstellation und Altersgruppe für den Irreversibilitätsnachweis geeignet. Seine Beurteilung erfordert jedoch besondere Erfahrung, insbesondere bei der Beurteilung von Artefakten und deren Abgrenzung von erhaltener Hirntätigkeit. Am zweit häufigsten wird in Deutschland die Dopplersonographie angewendet. Sie erlaubt den Irreversibilitätsnachweis in den Fällen, in denen Medikamenteneinflüsse und metabolische Effekte als relevante Einflussgrößen nicht ausgeschlossen werden können, über den Nachweis des Zirkulationsstillstandes (Monteiro et al. 2006). Bei einer vorbestehenden ausgeprägten Hirnatrophie, einer sekundären Hirnschädigung und immer dann, wenn die Kalotte nicht vollständig geschlossen ist (z. B. offene Hirnverletzungen, nach Entlastungstrepanation), kann es allerdings zu der Konstellation kommen, in der die Funktionen von Großhirn, Kleinhirn und Hirnstamm irreversibel erloschen sind, ohne dass ein vollständiger Perfusionsstillstand vorliegt. In diesen Fällen resultiert der irreversible Ausfall der Hirntätigkeit auf der direkten Gewebeschädigung. Bei entsprechenden klinischen Konstellationen empfiehlt es sich, den Irreversibilitätsnachweis durch Verlaufsuntersuchungen oder neurophysiologische Methoden zu erbringen.
Viele Untersucher schätzen die Anwendung einer apparativen Zusatzuntersuchung als zusätzliche Möglichkeit der Dokumentation und als Instrument, um den Ausfall der Hirnfunktion bei Angehörigen und Klinikpersonal zu veranschaulichen (z. B. isoelektrisches-EEG). Es gibt jedoch keinerlei Hinweise darauf, dass die klinische Untersuchung alleine mit der entsprechenden Verlaufsuntersuchung den Hirntod weniger sicher nachweisen könnte. Auch darf der Hirntod nie ausschließlich anhand einer apparativen Untersuchung festgestellt werden. Die klinische Untersuchung ist selbst bei nachgewiesenem Zirkulationsstillstand obligat.
Unter Einhaltung der geltenden Richtlinien gibt es keinen dokumentierten Fall, bei dem nach Feststellung des Hirntodes die als erloschen dokumentierten neurologischen Funktionen zurückgekehrt wären. Es gibt daher keinen Anlass, die Zuverlässigkeit der geltenden Richtlinien infrage zu stellen. Diese Bewertung wird auch in der angelsächsischen Literatur vertreten (Wijdicks et al. 2010).

G 7

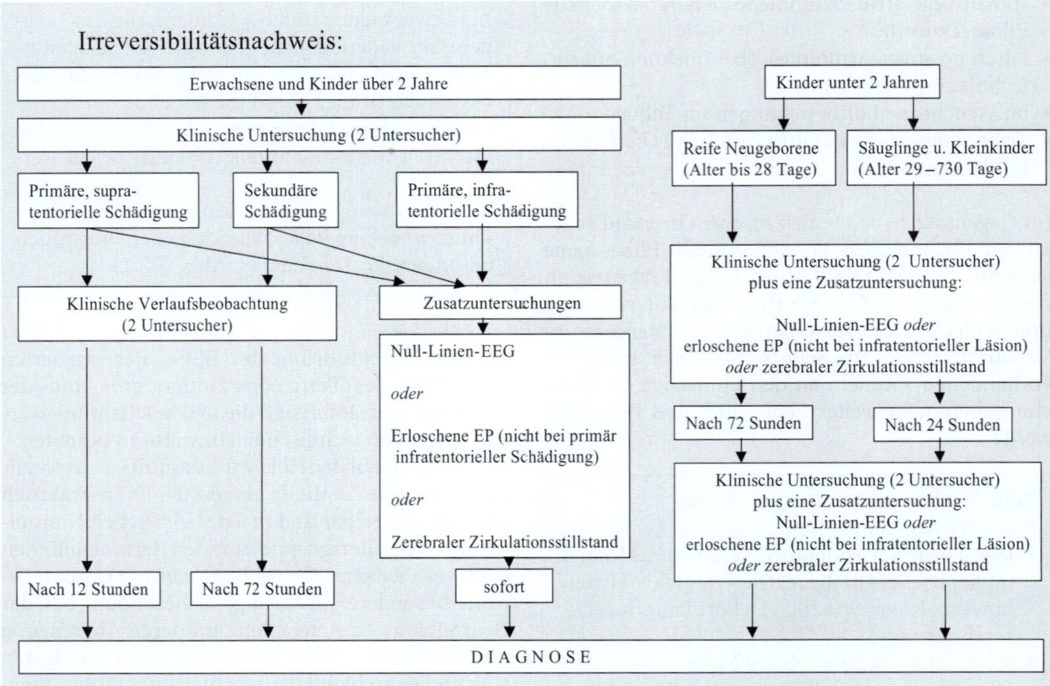

Abb. G 7.1: Algorithmus zum Nachweis der Irreversibilität der klinischen Ausfallsymptome

> Ergänzende apparative Untersuchungsbefunde zum Nachweis der Irreversibilität sind (jeweils spezielle Ableitevorschriften, siehe »Richtlinien...«):
> - fehlende bioelektrische Hirntätigkeit im EEG über mindestens 30 Minuten.
> - fehlende akustisch oder somatosensibel evozierte Gehirnpotenziale bei primär supratentorieller oder sekundärer Hirnschädigung (bei Kindern unter 2 Jahren nur AEP validiert!),
> - fehlende Hirnzirkulation bei zweimaliger dopplersonographischen Untersuchung der extrakraniellen und intrakraniellen hirnversorgenden Gefäße im Abstand von wenigstens 30 Minuten oder im Hirnperfusions-Szintigramm oder in einem selektiven arteriellen Angiogramm, dessen Indikation aber »therapeutische Konsequenzen voraussetzt«.

G 7.3 Konsequenzen

Durch den Ausfall der zentralen Blutdruckregulation und der hypothalamischen Hormonachse kommt es zu meist zur Ausbildung einer katecholaminpflichtigen Hypotonie, teilweise aber auch zu Blutdruckspitzen, Ausbildung einer sekundären Hypothermie und eines Diabetes insipidus mit Hypernatriämie und Hypovolämie.

G 7.4 Postmortale Organspende

Das TPG verpflichtet die Krankenhäuser, potenzielle Organspender bei der regionalen Organisationszentrale der Deutschen Stiftung Organtransplantation (DSO; http://www.dso.de/) oder dem örtlichen Transplantationszentrum zu melden. Es gibt keine generelle Altersgrenze für eine Organspende. Die medizinischen Voraussetzungen für die Transplantation einzelner Organe sind festgelegt, erlauben aber – außer bei absoluter Kontraindikation, wie bei malignen System- oder übertragungsfähigen Infektionskrankheiten –, individuelle Entscheidungen. Nach unnatürlichem Tod muss die Organspende von der Staatsanwaltschaft genehmigt werden. Koordinatoren der DSO können die medizinische Eignung der Organe für eine Transplantation bereits im Vorfeld prüfen und die Kliniken bei allen weiteren Belangen (Kontaktaufnahme mit der Staatsanwaltschaft, Angehörigengespräche etc.) unterstützen.

> Für eine suffiziente organerhaltende Therapie sind folgende Zielgrößen anzustreben:

Diurese	~ 1 ml/kg KG/h
ZVD	~ 10 mmHg
Hb	≥ 10 g/dl
RR syst.	≥ 100 mmHg
Frequenz	≤ 100/min
pO_2	~ 100 mmHg
BZ	~ 100 mg/dl
Temperatur > 35°C	

Die Frage der Organspende sollte erst nach der Feststellung des Hirntodes mit den Angehörigen besprochen werden. Nach Möglichkeit sollte der bisher behandelnde und der Familie bereits bekannte Arzt das Gespräch mit den Angehörigen führen, gegebenenfalls zusammen mit einem Seelsorger oder einem Koordinator der DSO. Beide großen christlichen Kirchen bewerten die Organspende als Akt der Nächstenliebe über den Tod hinaus. Formal müssen in diesem Gespräch die rechtlichen Bedingungen – Spenderausweis, mündliche Äußerungen des Verstorbenen gegenüber seinen Angehörigen, unter bestimmten Umständen Entscheidung der Ange-

Protokoll zur Feststellung des Hirntodes

Name ____________ Vorname ____________ geb.: ____________ Alter: ________

Klinik: ________________________________

Untersuchungsdatum: ____________ Uhrzeit: ____________ Protokollbogen-Nr.: ____________

1. Voraussetzungen

1.1 Diagnose ________________________________

Primäre Hirnschädigung: ________ supratentoriell ____________ infratentoriell ____________

Sekundäre Hirnschädigung: ________________________________

Zeitpunkt des Unfalls/Krankheitsbeginns: ________________________________

1.2 Folgende Feststellungen und Befunde bitte beantworten mit ja oder nein

Intoxikation	ausgeschlossen: ____________
Relaxation	ausgeschlossen: ____________
Primäre Hypothermie	ausgeschlossen: ____________
Metabolisches oder endokrines Koma	ausgeschlossen: ____________
Schock	ausgeschlossen: ____________
Systolischer Blutdruck	____________ mmHg

2. Klinische Symptome des Ausfalls der Hirnfunktion

2.1 Koma ________________________________

2.2 Pupillen	weit / mittelweit	
	Lichtreflex beidseits	fehlt ____________
2.3 Okulo-zephaler Reflex (Puppenkopf-Phänomen)	beidseits	fehlt ____________
2.4 Korneal-Reflex beidseits		fehlt ____________
2.5 Trigeminus-Schmerz-Reaktion beidseits		fehlt ____________
2.6 Pharyngeal-/Tracheal-Reflex		fehlt ____________
2.7 Apnoe-Test bei art. $p_a CO_2$ ________ mmHg		erfüllt ____________

3. Irreversibilitätsnachweis durch 3.1 oder 3.2

3.1 Beobachtungszeit:

Zum Zeitpunkt der hier protokollierten Untersuchungen bestehen die obengenannten Symptome seit ________ Std.

Weitere Beobachtung ist erforderlich mindestens 12/24/72 Stunden ja ____________ nein ____________

3.2. Ergänzende Untersuchungen:

	ja	nein	Datum	Uhrzeit	Arzt
3.2.1 Isoelektrisches (Null-Linien-) EEG, 30 Min. abgeleitet:					
3.2.2 Frühe akustisch evozierte Hirnstamm-potentiale Welle III–V beidseits erloschen					
Medianus-SEP beidseits erloschen					

3.2.3 Zerebraler Zirkulationsstillstand beidseits festgestellt durch:

Dopplersonographie: ________ Perfusionsszintigraphie: ________ Zerebrale Angiographie: ________

Datum ____________ Uhrzeit ____________ untersuchender Arzt ____________

Abschließende Diagnose:

Aufgrund obiger Befunde, zusammen mit den Befunden der Protokollbögen Nr. ________, wird der Hirntod und somit der **Tod des Patienten** festgestellt am: ________ um ________ Uhr.

Untersuchender Arzt: ________________ ________________

Name Unterschrift

Abb. G 7.2: Protokoll zur Feststellung des Hirntodes

hörigen gemäß der gesetzlich vorgeschriebenen Rangfolge – beachtet werden. Es ist gesetzlich vorgeschrieben, das Gespräch zu dokumentieren.

Unabhängig von Fragen der postmortalen Organspende benötigen Angehörige eines verstorbenen Menschen ärztliche Zuwendung und Hilfe auch für organisatorische Belange und für die Trauerarbeit.

G 7.5 Literatur

Förderreuther S, Angstwurm H. Notwendigkeit und Bedeutung toxikologischer Untersuchungen für die Hirntoddiagnostik aus neurologischer Sicht. Toxichem+Krimtech 2002;69, 3:121–124.

Laureys S. Death, unconsciousness and the brain. Nature Rev Neurosci 2005;6:899–909.

Monteiro LM, Bollen CW, Huffelen van AC, Ackerstaff RGA, Jansen NJG, Vught van AJ. Transcranial Doppler ultrasonography to confirm brain death: a meta-analysis. Intensive Care Med 2006;32:1937–1944.

Wijdicks EFM, Varelas PN, Gronseth, GS, Greer DM. Evidence-based guideline update: Determining brain death in adults: Report of the Quality Standards Subcommittee of the American Academy of Neurology. Neurology 2010;74;1911–1918.

Wissenschaftlicher Beirat der Bundesärztekammer. Richtlinien zur Feststellung des Hirntods. Dritte Fortschreibung 1997 mit Ergänzungen gemäß Transplantationsgesetz (TPG). Dtsch Ärztebl 1998;95:B 1509–1516.

H Neoplasien und Missbildungen

1 Primäre intrakranielle und spinale Tumoren 813
von W. Wick, J. C. Tonn und M. Weller

2 Primäre ZNS-Lymphome und ZNS-Manifestationen bei systemischen Lymphomen 848
von M. Glas, T. Birnbaum und U. Herrlinger

3 Hirnmetastasen 862
von W. Wick, F. Winkler, M. Westphal und M. Weller

4 Meningeosis neoplastica 878
von W. Wick und M. Weller

5 Paraneoplastische Syndrome 887
von R. Voltz und F. Leypoldt

6 Syringomyelie und Syringobulbie 901
von F. Roser und M. Tatagiba

7 Neurokutane Syndrome 907
von F. Roser und M. Tatagiba

8 Zerebrale Missbildungen 918
von F. C. Hummel und F. Heinen

9 Hypophysentumore 935
von J. Flitsch und H. Lahner

H 1 Primäre intrakranielle und spinale Tumoren

von W. Wick, J. C. Tonn und M. Weller

H 1.1 Einleitung

Dieses Kapitel behandelt primäre Tumoren des zentralen und peripheren Nervensystems (ZNS). Primäre ZNS-Lymphome (Kap. H 2), Hirnmetastasen (Kap. H 3) und Meningeosis neoplastica solider Tumoren (Kap. H 4) werden in separaten Kapiteln erörtert. Allgemein gebräuchliche Malignitätskriterien wie infiltratives Wachstum oder Metastasierung werden der klinischen Bedeutung der primären Hirntumoren nur unzureichend gerecht. Auch die malignen primären Hirntumoren metastasieren selten außerhalb des ZNS. Andererseits können auch histologisch benigne Tumoren durch Entstehung eines obstruktiven Hydrozephalus oder Beeinträchtigung der Funktion lebensnotwendiger zerebraler Strukturen erhebliche Morbidität verursachen. **Tab. H 1.1** fasst die aktuelle WHO-Klassifikation der Hirntumoren zusammen (Louis et al. 2007).

Die Ätiologie der meisten Hirntumoren ist unbekannt. Selten besteht ein erhöhtes Risiko für bestimmte Hirntumoren aufgrund einer Erbkrankheit (**Tab. H 1.2**). Für die überwiegende Mehrzahl der Hirntumoren sind genetische Faktoren jedoch nicht relevant. Auch Umweltfaktoren spielen vermutlich nur eine untergeordnete Rolle. Weder für Kopfverletzungen oder bestimmte Ernährungsgewohnheiten noch für den Gebrauch von Mobiltelefonen (Handys) wurde eine Assoziation mit Hirntumoren gezeigt. Letzteres kann auch mit der gegenüber anderer Strahlung geringeren Effektivität und der erst in den letzten 15 Jahren stärkeren Verbreitung zu tun haben. Die Strahlentherapie des Gehirns scheint das Risiko für die Entwicklung von Meningeomen um den Faktor 10 und von Gliomen um den Faktor 3–7 zu erhöhen. Da Hirntumoren in Tiermodellen viral oder chemisch auslösbar sind, könnten solche Faktoren auch beim Menschen relevant sein. Epidemiologische Daten zu Inzidenz, Altersverteilung und Überlebensraten von Patienten mit Hirntumoren aus den USA finden sich in **Tab. H 1.3** und **Tab. H 1.4**.

Das klinische Syndrom bei Hirntumoren wird durch die Lokalisation und die Tumorentität bestimmt. Die Bestätigung der Verdachtsdiagnose erfolgt durch bildgebende Verfahren, in erster Linie Magnetresonanztomographie (MRT), bei Kontraindikationen oder im Einzelfall ergänzend die Computertomographie (CT), mit Kontrastmittelgabe. Die Kontrastmittelaufnahme als Zeichen einer gestörten Blut-Hirn-Schranken-Funktion ist generell mit höherer Malignität assoziiert, aber diese Korrelation ist nicht ausreichend, um auf eine histologische Verifizierung des Malignitätsgrads zu verzichten.

Tab. H 1.1: WHO-Klassifikation der Hirntumoren

Neuroepitheliale Tumoren	
Astrozytäre Tumoren	
9400/3[1]	diffuses Astrozytom
9420/3	fibrilläres Astrozytom
9410/3	protoplasmatisches Astrozytom
9411/3	gemistozytisches Astrozytom
9401/3	anaplastisches Astrozytom
9440/3	Glioblastom
9441/3	Riesenzellglioblastom
9442/3	Gliosarkom
9421/1	pilozytisches Astrozytom
9425/3[2]	pilomyxoides Astrozytom
9424/3	pleomorphes Xanthoastrozytom
9381	Gliomatosis cerebri
9384/1	Subependymales Riesenzellastrozytom
Oligodendrogliale Tumoren	
9450/3	Oligodendrogliom
9451/3	anaplastisches Oligodendrogliom
Oligoastrozytäre Tumoren	
9382/3	Oligoastrozytom
9382/3	anaplastisches Oligoastrozytom
Ependymale Tumoren	
9391/3	Ependymom
9391/3	zellulär
9393/3	papillär
9391/3	klarzellig
9391/3	tanyzytisch
9392/3	anaplastisches Ependymom
9394/1	myxopapilläres Ependymom
9383/1	Subependymom
Tumoren des Plexus choroideus	
9390/0	Plexuspapillom
9390/1[2]	atypisches Plexuspapillom
9390/3	Plexuskarzinom
Gliale Tumoren unklaren Ursprungs	
9430/3	Astroblastom
9444/1	Chordoidgliom des dritten Ventrikels
9431/1[2]	angiozentrisches Gliom
Neuronale und gemischte neurogliale Tumoren	
9493/0	dysplastisches Gangliozytom des Kleinhirns (Lhermitte-Duclos)
9412/1	desmoplastisches infantiles Astrozytom/Gangliogliom
9413/0	dysembryoplastischer neuroepithelialer Tumor
9492/0	Gangliozytom
9505/1	Gangliogliom
9505/3	anaplastisches Gangliogliom
9506/1	zentrales Neurozytom
9506/1[2]	extraventrikuläres Neurozytom
9506/1[2]	zerebelläres Liponeurozytom
9509/1[2]	papillärer glioneuraler Tumor
9509/1[2]	Rosetten bildender glioneuraler Tumor des vierten Ventrikels
8680/1	Paragangliom

Tab. H 1.1: WHO-Klassifikation der Hirntumoren (Fortsetzung)

Pinealistumoren	
9361/1	Pineozytom
9362/3	Pinealoblastom
9362/3	parenchymaler Pinealistumor intermediärer Differenzierung
9395/3[2]	papillärer Tumor der Pinealisregion
Embryonale Tumoren	
9501/3	Medulloepitheliom
9392/3	Ependymoblastom
9470/3	Medulloblastom
9471/3	Desmoplastisches/noduläres Medulloblastom
9471/3[2]	Medulloblastom mit extensiver Nodularität
9474/3[2]	anaplastisches Medulloblastom
9474/3	großzelliges Medulloblastom
9473/3	supratentorieller primitiver neuroektodermaler Tumor (PNET)
9500/3	Neuroblastom
9490/3	Ganglioneuroblastom
9501/3	Medulloepitheliom
9392/3	Ependymoblastom
9508/3	atypisches Teratom/rhabdoider Tumor
Tumoren der peripheren Nerven	
9560/0	Schwannom (Neurinom, Neurilemmom)
9560/0	zellulär
9560/0	plexiform
9540/0	melanotisch
9550/0	Neurofibrom
9571/0	plexiform
9571/3	Perineuriom, NOS
9540/3	malignes Perineuriom
9540/3	maligner Nervenscheidentumor des peripheren Nervensystems (MPNST)
9540/3	epitheloider MPNST
9540/3	MPNST mit divergenter mesenchymaler und/oder epithelialer Differenzierung
	Melanotischer MPNST
	MPNST mit glandulärer Differenzierung
Meningeale Tumoren	
Tumoren der Meningothelzellen	
9530/0	Meningeom
9531/0	meningothelial
9532/0	fibrös (fibroblastisch)
9537/0	transitional (gemischt)
9533/0	psammomatös
9534/0	angiomatös
9530/0	mikrozystisch
9530/0	sekretorisch
9530/0	lympho-plasmazellreich
9530/0	metaplastisch
9538/1	klarzellig
9538/2	choroidal
9539/1	atypisch
9538/3	papillär
9538/3	rhabdoid
9530/3	anaplastisches Meningeom
Mesenchymale, nicht-meningotheliale Tumoren	
8850/0	Lipom
8861/0	Angiolipom
8880/0	Hibernom
8850/3	Liposarkom (intrakraniell)
8815/0	solitärer fibröser Tumor

Tab. H 1.1: WHO-Klassifikation der Hirntumoren (Fortsetzung)

8810/3	Fibrosarkom
8830/3	malignes fibröses Histiozytom
8890/0	Leiomyom
8890/3	Leiomyosarkom
8900/0	Rhabdomyom
8900/3	Rhabdomyosarkom
9220/3	Chondrom
9220/3	Chondrosarkom
9180/0	Osteom
9180/3	Osteosarkom
9210/0	Osteochondrom
9120/0	Hämangiom
9133/1	epitheloides Hämangioendotheliom
9150/1	Hämangioperizytom
9150/3	anaplastisches Hämangioperizytom
9120/3	Angiosarkom
9140/3	Kaposi-Sarkom
9364/3	Ewing Sarkom – PNET
Primär melanozytische Veränderungen	
8728/0	diffuse Melanozytose
8728/[2]	Melanozytom
8720/3	malignes Melanom
8728/3	meningeale Melanomatose
Andere Neoplasien mit Bezug zu den Meningen	
9161/1	Hämangioblastom
Lymphome und hämatopoetische N eubildungen	
9590/3	malignes Lymphom
9731/3	Plasmozytom
9930/3	granulozytisches Sarkom
Keimzelltumoren	
9064/3	Germinom
9070/3	embryonales Karzinom
9071/3	Dottersacktumor
9100/3	Chorionkarzinom
9080/1	Teratom
9080/0	reif
9080/3	unreif
9084/3	Teratom mit maligner Transformation
9085/3	gemischter Keimzelltumor
Tumoren der Sellaregion	
9350/1	Kraniopharyngeom
9351/1	adamantinös
9352/1	papillär
9582/0	Granularzelltumor
9432/1[2]	Pituizytom
8291/0[2]	spindelzelliges Onkozytom der Adenohypophyse
Metastasen	

(nach Louis et al. 2007)

[1] Morphologische Einteilung der *International Classification of Diseases for Oncology* (ICD-O) und der *Systematized Nomenclature of Medicine* (SNOMED). Die Tumordignität ist mit /0 für benigne Tumoren, /1 für niedriggradige oder Tumoren unsicheren malignen Potenzials oder Tumoren mit Grenzmalignität (/2 für *in situ-Veränderungen*) und /3 für maligne Tumoren eingeteilt.

[2] Die kursiven Zahlen stellen einen provisorischen Code für die vierte Auflage der ICD-O dar. Es ist geplant, diese in die nächste Auflage der ICD-O einzufügen. Sie werden allerdings gegenwärtig teilweise noch modifiziert.

Tab. H 1.2: Genetische Prädispositionen für Hirntumoren

	Inzidenz	Genort	Gen	Genprodukt	Hirntumorentität	Hautveränderungen	Andere Manifestationen
Neurofibromatose I (von Recklinghausen)	1 : 4 000	17q11	NF1	Neurofibromin	Neurofibrom, maligner peripherer Nervenscheidentumor (MPNST), Optikusgliom, Astrozytom	Café-au-lait Flecken, multiple axilläre hyperpigmentierte Makulae	Irishamartom, Knochenläsion, Phäochromozytom, Leukämie
Neurofibromatose II	1 : 40 000	22q12	NF2	Merlin (Schwannomin)	(bilateral) Akustikusneurinom, Schwannom, Meningeom, spinales Ependymom, Astrozytom, gliale Hamartien, zerebrale Verkalkungen	–	Trübung der hinteren Linse, Retinahamartom
von Hippel-Lindau-Syndrom	1 : 40 000	3p25	VHL	VHL-Protein	Hämangioblastom	–	Retinahämangioblastom, Nierenzellkarzinom, Phäochromozytom
Tuberöse Sklerose (Bourneville-Pringle)	1 : 5 000	9q34 16p13	TSC1 TSC2	Hamartin Tuberin	Subependymales Riesenzellastrozytom, kortikale Tuber	kutane Angiofibrome (*Adenoma sebaceum*), Bindegewebehamartome (Peau chagrin), subunguale Fibrome	kardiales Rhabdomyom, adenomatöse Polypen von Duodenum und Dünndarm, Lungen- und Nierenzysten, Lymphangioleiomyomatose, Angiomyolipome der Nieren
Li-Fraumeni-Syndrom	143 Familien	17p13	p53 (meistens)	TP53	Astrozytom, PNET	–	Mammakarzinome, Knochen- und Weichteilsarkome, Nebennierenrindenkarzinome, Leukämie
Cowden-Syndrom	selten	10q23	PTEN (MMAC1) (meistens)	PTEN	dysplastisches Gangliozytom des Kleinhirns (Lhermitte-Duclos), Megalenzephalie	multiple Trichilemmome, Fibrome	polypöse Hamartien des Kolon, Schilddrüsenneoplasien, Mamma karzinome
Turcot-Syndrom	160 Fälle	5q21 3p21 7p22	APC HMLH1 HPSM2	APC hMLH1 hPSM2	Medulloblastom	– Café-au-lait Flecken	kolorektale Polypen kolorektale Polypen
Nävoid-Basalzellkarzinom-(Gorlin-Goltz) Syndrom	1 : 57 000	9q31	PTCH	Ptch	Medulloblastom	multiple Basalzellkarzinome, grübchenförmige Palmar- oder Plantarkeratosen	Kieferzysten, Ovarialfibrome, Skelettanomalien

Tab. H 1.3: Epidemiologie der Hirntumoren

Tumor	Häufigkeit aller hirneigenen Tumoren [%]	Jährliche Inzidenz pro 100 000	Medianes Alter bei Diagnose
Tumoren aus neuroepithelialem Gewebe			
pilozytisches Astrozytom	1,9	0,34	13
diffuses Astrozytom (protoplasmatisch, fibrillär)	0,6	0,10	47
anaplastisches Astrozytom	2,2	0,41	52
spezielle Astrozytomvarianten	0,5	0,1	40
Astrozytom, nicht näher spezifiziert	2,4	0,44	47
Glioblastom	17,0	3,11	64
Oligodendrogliom	1,7	0,31	41
anaplastisches Oligodendrogliom	0,8	0,14	49
Ependymom/anaplastisches Ependymom	1,5	0,28	40
Ependymomvarianten	0,5	0,09	43
Mischgliom	1,1	0,19	42
malignes Gliom, nicht näher spezifiziert	2,3	0,42	38
Plexus choroideus	0,2	0,04	17
Neuroepithelial	0,1	0,02	58
benigne und maligne neuronal/glial	1,5	0,27	26
Pinealisparenchymtumor	0,2	0,03	28
embryonal/primitiv/Medulloblastom	1,1	0,20	9
Tumoren der Hirn- und Spinalnerven			
Nervenscheidentumor, benigne und maligne	9,2	1,66	53
Tumoren der Meningen			
Meningeom	33,6	6,17	64
andere mesenchymale, benigne und maligne Tumoren	0,4	0,07	45
Hämangioblastom	0,8	0,15	48
Lymphome und hämatopoetische Neoplasien			
Lymphom	2,6	0,47	63
Keimzelltumoren und Zysten			
Keimzelltumoren, Zysten und Heterotopien	0,4	0,08	16
Tumoren der Sellaregion			
Hypophyse	10,7	1,95	50
Kraniopharyngeom	0,7	0,13	38
Lokale Ausbreitung regionaler Tumoren			
Chordom/Chondrosarkom	0,1	0,02	52
Nicht klassifizierte Tumoren			
Hämangiom	0,8	0,14	47
Neubildung, unspezifisch	5,1	0,95	69
alle sonstigen	0,1	0,01	54

Quelle: www.cbtrus.org (Inzidenz angepasst an die US-Standardpopulation des Jahres 2010)

Tab. H 1.4: Überlebensraten 2 und 5 Jahre nach Diagnose eines primären Hirntumors

	2-Jahres-Überleben [%]	5-Jahres-Überleben [%]
Pilozytisches Astrozytom	94	91
Diffuses Astrozytom	62	47
Anaplastisches Astrozytom	44	30
Glioblastom	9	3
Oligodendrogliom	83	70
Anaplastisches Oligodendrogliom	60	42
Ependymom/anaplastisches Ependymom	81	70
Mischgliom	73	56
Malignes Gliom, nicht näher spezifiziert	37	30
neuroepithelialer Tumor	49	40
Maligner neuronaler/glialer, neuronaler oder gemischter Tumor	72	63
embryonaler Tumor/Medulloblastom	71	55
Lymphom	26	16

Tab. H 1.5: MRT-gestützte Ansprechkriterien der Response Assessment in Neurooncology (RANO) Arbeitsgruppe

Kriterium	CR	PR	SD	PD
T1 Gadolinium-affine Läsion	keine	≥ 50 % (↓)	< 50 % (↓) aber < 25 % (↑)	≥ 25 % (↑)*
T2/FLAIR	stabil oder (↓)	stabil oder (↓)	stabil oder (↓)	(↑)*
Neue Läsionen	keine	keine	keine	vorhanden*
Kortikosteroide	keine	stabil oder (↓)	stabil oder (↓)	NA †
Klinische Situation	stabil oder (↑)	stabil oder (↑)	stabil oder (↑)	(↓)*
Notwendig für Erfüllung des Kriteriums	alle	alle	alle	irgendeines*

(nach Wen et al. 2010)

RANO = Response Assessment in Neurooncology; CR = Komplettes Ansprechen (*Complete Response*); PR = Partielles Ansprechen (*Partial Response*); SD = Stabile Erkrankung (*Stable Disease*); PD = Progrediente Erkrankung (*Progressive Disease*); FLAIR = *Fluid-attenuated inversion recovery;* NE = nicht erforderlich;

* Progression wird diagnostiziert, wenn dieses Kriterium vorhanden ist

† Eine höhere Steroiddosis wird nur in Verbindung mit einer bleibenden klinischen Verschlechterung zur Progressionsdefinition verwendet

(↑) Zunahme (keine Evidenzpfeile)

(↓) Abnahme (keine Evidenzpfeile)

So sind 45 % der Gliome ohne Kontrastmittelaufnahme dennoch höhergradig (III/IV) (Kunz et al. 2011), während fast 50 % der niedriggradigeren (I/II) Tumoren Kontrastmittel aufnahmen (Scott et al. 2002).

Die MRT ist außerdem die wichtigste diagnostische Maßnahme für die Beurteilung der Wirksamkeit der Therapie in klinischen Studien (Wen et al. 2010) (**Tab. H 1.5**). Da jedoch das Ansprechen auf Chemotherapie zumindest bei Gliomen nicht mit der Dauer des progressionsfreien Überlebens korreliert (Grant et al. 1997), gilt das Ansprechen auf eine Therapie nach bildgebenden Kriterien vor allem als geeigneter Parameter zur Bewertung der biologischen Aktivität neuer Substanzen in Phase II-Studien und möglicherweise zur Identifizierung von Patienten, die längerfristig von einer antiangiogenen. Therapie profitieren (Prados et al. 2011). Für Studien der Phase III, die die Wirksamkeit einer neuen Therapie im Vergleich zu der jeweiligen Standardtherapie prüfen, sind je nach Gesamtprognose und Einfluss der untersuchten Therapie auf die Bildgebung (»Steroideffekt«) ohne gleichzeitige Wirkung auf die Tumorgröße das progressionsfreie Überleben oder aber das Gesamtüberleben adäquate Endpunkte.

Die zerebrale Angiographie verliert für neuroonkologische Fragestellungen zunehmend an Bedeutung. Sie dient teilweise noch der Operationsplanung, selten der präoperativen Embolisierung tumorversorgender Gefäße. Die Positronenemissionstomographie (PET), insbesondere unter Einsatz von Aminosäure-Tracern, z. B. Methionin oder Fluoräthyltyrosin (FET), wird zur Identifizierung von Arealen hoher metabolischer Aktivität für die Auswahl des Biopsieortes, für die Verlaufsbeurteilung metabolischer Aktivität, die Differenzierung zwischen Tumorrezidiv und Strahlennekrose und die Festlegung des Zielvolumens für die Strahlentherapie eingesetzt (Grosu et al. 2005, Poepperl et al. 2005, Rachinger et al. 2005, Kunz et al. 2011). Grundsätzlich sollte jeder Hirntumor histologisch untersucht werden. Das Tumorgewebe wird entweder durch Biopsie oder mikrochirurgisch partieller oder kompletter Resektion gewonnen. Die stereotaktische Serienbiopsie hat eine diagnostische Sensitivität von annähernd 100 %. Sie ist das Verfahren der Wahl für Probeentnahmen aus Läsionen in eloquenten kortikalen Arealen, der Zentralregion, dem visuellen Kortex, dem Dienzephalon oder dem Hirnstamm. In Zentren mit hoher Expertise liegen die Raten der permanenten Morbidität unter 3 % und der Letalität unter 1 % (Kreth et al. 2001).

H 1.2 Therapeutische Prinzipien

H 1.2.1 Antiödematöse Behandlung

Das vasogene Ödem ist eine wesentliche Ursache für die klinischen Defizite von Patienten mit Hirntumoren. Maligne Tumoren wie das Glioblastom werden häufiger als histologisch gutartigere Läsionen von einem Ödem begleitet. Lösliche Faktoren wie der *vascular endothelial-derived growth factor* (VEGF) spielen eine wichtige Rolle bei der Ödembildung. Das als vasogen klassifizierte hirntumorassoziierte Ödem spricht sehr gut auf Kortikosteroide an. Die Behandlung mit Steroiden wie Dexamethason (z. B. Fortecortin®) ist daher integraler Bestandteil der Behandlung bei raumfordernden Hirntumoren. Meist werden 8–16 mg Dexamethason (z. B. Fortecortin®) einmal täglich verabreicht (↑, A). Eine Ausnahme muss bei der Differentialdiagnose des primären ZNS-Lymphoms gemacht werden (Kap. H 2), bei dem wegen der Verschleierung der Diagnose vor einer Biopsie auf den präoperativen Einsatz von Steroiden verzichtet werden sollte. Falls keine Operation geplant wird, z. B. bei multiplen Metastasen eines bekannten Primärtumors, reichen zur Palliation gewöhnlich geringere Steroiddosen (Kap. H 3). Hohe intravenöse Dosen (40–100 mg Dexamethason) sind bei drohender Einklemmung oder rascher sensomotorischer Verschlechterung aufgrund eines spinalen Tumors indiziert. Postoperativ sollten die Steroide nach klinischen Kriterien ausgeschlichen werden. Der therapeutische Nutzen der Steroide muss gegenüber den unerwünschten Effekten längerfristiger Behandlung mit Steroiden abgewogen werden. Diese umfassen Immunsuppression, gastrointestinale peptische Ulzera, Osteoporose, Depression, Psychose, Hautveränderungen, Myopathien und erhöhtes Risiko thrombembolischer

Ereignisse. Als Regel gilt: *so wenig wie möglich, so viel wie nötig*. Steroide sollten wegen der möglichen negativen Interaktion mit der Chemotherapie nach Möglichkeit vor deren Beginn reduziert oder ausgeschlichen und nicht als Antiemese eingesetzt werden (Roth et al. 2010).

H 1.2.2 Operation

Operative Eingriffe dienen nicht nur der Gewinnung von Gewebe für die definitive Diagnose, sondern sind für viele Hirntumoren auch die wichtigste therapeutische Maßnahme. Fortschritte in der Bildgebung und neue Entwicklungen in der Chirurgie und der Anästhesie haben die Präzision der Eingriffe verbessert und den durch neurochirurgische Interventionen erzielbaren Überlebensvorteil bei vielen Tumorentitäten deutlich vergrößert. Astrozytome des WHO-Grads I, Meningeome, Akustikusneurinome und Hypophysenadenome gehören zu den operativ heilbaren Tumoren. Für Patienten mit diffus wachsenden oder malignen Astrozytomen ist die Operation hingegen nicht kurativ. Diese Patienten müssen zur Verbesserung der Prognose zusätzlich bestrahlt oder chemotherapiert werden. Da das Volumen des Resttumors bei diesen Tumoren möglicherweise ein prognostischer Faktor ist, verfolgen zahlreiche Strategien, beispielsweise der Einsatz der fluoreszenzgestützten Resektion mit 5-Aminolävulinsäure, das Ziel, eine nach mikrochirurgischen Kriterien komplette Tumorresektionen ohne neurologische Morbidität zu ermöglichen (Stummer et al. 2006). Es gilt als wünschenswert, eine maximale erzielbare Resektion mit dem Funktionserhalt in der Gliomchirurgie zu verbinden, sowohl bei Erstdiagnose als auch beim Rezidiv (Stummer et al. 2011; Park et al. 2010) (↑, A). Ist eine Tumorresektion nicht möglich, so erlaubt die stereotaktische Serienbiopsie heute nicht nur die genaue histologische Diagnose, sondern auch die Erstellung der molekulargenetischen Signatur des Tumors (Thon et al. 2009).

Die Anlage eines ventrikuloperitonealen Shunts zur Entlastung eines Hydrozephalus oder Ventrikelkatheters mit subgalealem Reservoir für die intrathekale Chemotherapie sind neurochirurgische Maßnahmen bei Tumoren mit anderweitig nicht korrigierbarem Hydrozephalus bzw. leptomeningealer Metastasierung (Kap. H 4).

H 1.2.3 Strahlentherapie

Die Strahlentherapie ist essenzieller Bestandteil der Behandlung der meisten hirneigenen Tumoren, die nicht komplett reseziert werden können (↑↑, A). Die Strahlenbehandlung wird extern in einer Serie einzelner Fraktionen (fraktionierte Strahlentherapie) als Einzeldosis (Radiochirurgie) oder interstitiell durch die Implantation radioaktiver Strahler (Brachytherapie) appliziert (McDermott et al. 2004). Die fraktionierte Strahlentherapie wird präferenziell bei Astrozytomen, Medulloblastomen und Ependymomen eingesetzt. Zielvolumina können die Läsion allein, die Läsion mit einem Sicherheitsabstand von 2–4 cm bzw. das T2-Volumen des Tumors einbeziehend (*Teilhirnbestrahlung*), das gesamte Gehirn oder die Neuroachse (Gehirn und Spinalkanal) sein. Benigne Läsionen wie z. B. Meningeome oder Akustikusneurinome können bis zu einer gewissen Größe alternativ zur Operation durch Radiochirurgie, aber auch durch eine stereotaktische fraktionierte Radiotherapie (Combs et al. 2006) behandelt werden. Mit Brachytherapie werden vor allem zirkumskripte Gliome unter 3,5 cm Durchmesser der WHO-Grade I und II therapiert (Kreth et al. 2010). Bei der Radiotherapie benigner Tumoren wird ausschließlich das Läsionsvolumen behandelt. Bei malignen Gliomen wird in der Regel die *erweiterte Tumorregion bzw. der tumortragende Teil des Gehirns* bestrahlt. Hier wird die Läsion durch die Kontrastmittelaufnahme, das T2-Volumen und in einzelnen Zentren auch das PET-Volumen definiert. Die Ganzhirnbestrahlung findet bei in der Rezidivtherapie bei primären ZNS-Lymphomen (Kap. H 2) (↑, B) und bei multiplen Hirnmetastasen (>3) (↑↑, A) (Kap. H 3) Anwendung. Die Neuroachsenbestrahlung wird z. B. bei Keimzelltumoren und Medulloblastomen angewandt.

Der Wirkmechanismus der Strahlentherapie ist nicht vollständig geklärt und scheint von der Histologie des Tumors abzuhängen. Die Hemmung der Proliferationsaktivität ist das Hauptziel der Behandlung. Proliferative Aktivität ist im Gehirn mit wenigen Ausnahmen sich teilender Astrozyten, Endothelien und neuronaler Vorläuferzellen subependymal und im Hippocampus auf den Tumor beschränkt und daher »tumorspezifisch«. Die Hemmung der Tumorzellproliferation ist vermutlich ein maßgeblicher Effekt der Strahlentherapie glialer Tumoren. Demgegenüber werden bei diesen Tumoren selten relevante zytolytische Effekte erzielt. Unmittelbarer Zelltod durch Strahlentherapie und Verschwinden der Tumormassen werden hauptsächlich bei primären ZNS-Lymphomen (Kap. H 2) und Keimzelltumoren gesehen. Determinierende molekulare Faktoren für das Ansprechen vonTumorzellen auf Strahlentherapie werden weiter unten im Zusammenhang mit der Chemotherapie diskutiert. Bei Tumoren wie dem Glioblastom, die wegen ihres raschen Wachstums stark von der Neovaskularisierung abhängen, ist die Beeinträchtigung des Tumorgefäßsystems ein weiterer Effekt der Strahlentherapie. Ein antiangiogener Effekt wird auch als ein Wirkmechanismus der Strahlentherapie bei sehr langsam wachsenden, histologisch gutartigen Tumoren postuliert. Ein Kompromiss zwischen der Kontrolle des Tumors durch die Strahlentherapie und der Strahlensensitivität des Gehirns wird durch die Modulation der Gesamtdosis, die Größe der Einzelfraktionen, das bestrahlte Gesamtvolumen, das Alter des Patienten und die Histologie der Läsion erreicht.

H 1.2.4 Chemotherapie

Die Chemotherapie wird als Rezidivtherapie nach Versagen von Operation und Strahlentherapie, direkt nach der Operation kombiniert als Radiochemotherapie oder als erste Behandlung nach histologischer Diagnosestellung vor der Strahlentherapie eingesetzt. Die Bedeutung der Chemotherapie in der Behandlung primärer ZNS-Lymphome, anaplastischer Gliome und Glioblastome ist unbestritten. Zudem zeichnet sich Konsensus auch über die Wirkung

von Chemotherapie in der Behandlung von Medulloblastomen und Germinomen ab. Grundsätzlich hängt die Effektivität der Chemotherapie von den im Tumor erreichbaren Medikamentenspiegeln und vom Ausmaß der intrinsischen Resistenz der Tumorzellen gegenüber dem Wirkstoff ab. Kritische Parameter bei systemischer Applikation sind vor allem die kapilläre Perfusion des Tumors, das Vorhandensein arteriovenöser Kurzschlüsse und die Strecke, die eine Substanz aus dem Gefäß bis zur Tumorzelle durch Diffusion oder *bulk flow* zurücklegen muss. Morphologisches Korrelat der Bluthirnschranke sind die *tight junctions* zwischen den Kapillarendothelien des normalen Gehirns. Die Epithelzellen des Plexus choroideus bilden eine ähnliche Schranke zwischen Blut und Liquor in den Ventrikeln. Daher können lipophile, unpolare Medikamente besser als hydrophile, polare Substanzen in die zerebralen extrazellulären Räume eindringen und im Gehirn diffundieren. Aufgrund dieser Gegebenheiten ist die Funktion der Blut-Hirn-Schranke im oder in der Nähe des Tumors für die Sensitivität des Tumors gegenüber Chemotherapie wichtig. Zusätzlich zu ihrer mechanischen Schrankenfunktion bildet die Blut-Hirn-Schranke durch die endotheliale Expression von Substanzpumpen wie dem P-Glykoprotein, das durch das *multidrug resistance*(mdr)-Gen kodiert wird, oder dem mdr-assoziierten Protein, MRP-1, eine pharmakologische Barriere. Diese Substanzpumpen, die auch auf Tumorzellen exprimiert werden, verhindern die intrazelluläre Anreicherung verschiedener, nicht strukturverwandter Medikamente, wie z. B. Vincristin, Doxorubicin oder Teniposid.
Zell- und molekularbiologische Faktoren bestimmen in Laboruntersuchungen ebenfalls die Sensitivität von Tumorzellen gegenüber zytotoxischen Stimuli. In umfangreichen Zellkulturarbeiten ist es jedoch nicht gelungen, die Chemosensitivität menschlicher maligner Gliomzellen aufgrund spezifischer molekularer Veränderungen zu prognostizieren. Chemosensititivitätsuntersuchungen an primärem Tumormaterial sollten deshalb nicht für Therapieentscheidungen herangezogen werden. Der erste Erfolg bei der Etablierung molekularer Prädiktoren des Ansprechens auf Strahlentherapie und Chemotherapie wurde mit den prognostisch günstigen Verlusten chromosomalen Materials auf den Armen 1p und 19q bei oligodendroglialen Tumoren erzielt (Cairncross et al. 1998). Auch scheint der Verlust der Expression des DNA-Reparaturenzyms O^6-Methyl-Guanin-DNA-Methyltransferase (MGMT) aufgrund einer Methylierung der Promoterregion des mg MT-Gens das Ansprechen von Gliomen auf alkylierende Substanzen wie Nitrosoharnstoffe und Temozolomid vorherzusagen (Esteller et al. 2000, Hegi et al. 2005). Bei anaplastischen Gliomen wurde für MGMT ein prognostischer Effekt nach alkylierender Chemo- aber auch nach einer Strahlentherapie gezeigt (Wick et al. 2009). Der jüngste bei allen Gliomen prognostische Parameter ist eine Mutation im Kodon 132 der Isozitratdehydrogenase (IDH) (Balss et al. 2008, Hartmann et al. 2010).
Chemotherapeutika werden einzeln oder kombiniert verabreicht. Rationalen für die Kombinationschemotherapie sind Synergieerwartungen oder differenzielle Empfindlichkeit verschiedener Subklone des Tumors gegenüber einzelnen Substanzen. Proliferierende Zellen werden wegen der geringen proliferativen Aktivität des gesunden Gehirns als spezifisches Ziel der Hirntumortherapie angesehen. Diese Modellvorstellungen werden durch die selbst in Glioblastomen nicht über 20–40 % und oft weit darunter liegende Proliferationsrate und die Schwierigkeiten, relevante Medikamentenspiegel im Tumorbett zu erreichen, eingeschränkt. Konsequenterweise werden verstärkt Substanzen getestet, die unabhängig vom Zellzyklus wirken und im Gegensatz zu höherdosierten Pulstherapien, die vor allem für chemosensible Entitäten wie die primären ZNS-Lymphome sinnvoll sind, über längere Zeit oral eingenommen werden. Bis heute fehlen direkte klinische Belege für synergistische Effekte der kombinierten Radiochemotherapie in der Behandlung von Hirntumoren. Chemotherapeutische Strategien mit Wirksamkeit scheinen diese unabhängig vom Kontext einer Strahlentherapie zu haben.
Die prä-strahlentherapeutische Chemotherapie ist wegen mutmaßlich höherer Medikamentenspiegel bei noch nicht durch die Strahlentherapie gestörtem Gefäßsystem attraktiv. Diese Strategie, die bei primären ZNS-Lymphomen (Kap. H 2) und auch anaplastischen Gliomen erfolgreich ist, hat sich bei Glioblastomen, Medulloblastomen und Keimzelltumoren bisher nicht bewährt.
Hochdosis-Chemotherapien mit autologer Stammzelltransplantation wurden vor allem bei Kindern und jungen Erwachsenen mit neu diagnostizierten oder rezidivierten malignen Hirntumoren untersucht (Wolff und Finlay 2004). Trotz relevanten Ansprechens bei einigen Patienten ist die Hochdosis-Chemotherapie bei malignen Hirntumoren weiterhin experimentell und ohne definierte Indikation.
Weder die Chemotherapie mit Öffnung der Blut-Hirn-Schranke, z. B. durch den Bradykinin-Agonist RMP-7, noch die intraarterielle Chemotherapie besitzen einen Stellenwert innerhalb der Standardtherapie von Hirntumoren.
Die intraarterielle Chemotherapie ist bei soliden Hirntumoren ineffektiv. Ihr Stellenwert liegt in der Behandlung subarachnoidaler Absiedlungen intrinsischer Hirntumoren (Kap. H 4).
Durch lokale (interstitielle) Chemotherapie wird versucht, systemische Toxizität zu umgehen und die lokalen Wirkspiegel zu erhöhen. Die meisten Erfahrungen liegen für die Implantation von BCNU-Polymeren (Gliadel®) in die Resektionshöhle vor (s. u. H 1.3.1.3.).

H 1.2.5 Andere pharmakologische Therapien

Die häufig enttäuschenden Ergebnisse von Operation, Strahlentherapie und Chemotherapie in der Behandlung vieler maligner Hirntumoren bei Erwachsenen haben zur Entwicklung zahlreicher alternativer Therapieverfahren geführt. Durch die Induktion von Differenzierung sollte sich der maligne Phänotyp von Tumorzellen, die zytotoxischen Therapien entkommen sind, umkehren lassen. Die bisherigen Behandlungen mit Kandidatensubstanzen zur Differenzierung wie Interferonen, Retinoiden, Lovastatin oder Phenylacetat haben keinen Erfolg gezeigt (↓↓, B). Das ausgeprägte infiltrative Wachstum maligner Gliome verursacht die progressive neurologische Morbidität und verhindert eine

Tab. H 1.6: Chemotherapeutika für die Behandlung von Hirntumoren

Medikament	Wirkmechanismus	Blut-Hirn-Schranken-Gängigkeit[a]	Dosis	Tumor	Unerwünschte Wirkungen[d]	Referenzen
ACNU (Nimustin) Problem: nicht mehr vertügbar (Ersatz BCNU/CCNU)	Alkylanz	++	100 mg/m²[b] x 6 Wochen	anaplastisches Gliom, Glioblastom	Lungenfibrose	NOA 2003
BCNU (Carmustin)	Alkylanz	++	150–200 mg/m² x 6 Wochen	anaplastisches Gliom, Glioblastom	Lungenfibrose	Walker et al. 1978, 1980
CCNU (Lomustin)	Alkylanz	++	130 mg/m²[b] x 6 Wochen 110 mg/m²[c] x 6 Wochen	anaplastisches Gliom, Glioblastom, Medulloblastom	Lungenfibrose	Levin et al. 1990 Streffer et al. 2000 Packer et al. 1994 Kortmann et al. 2000
Carboplatin	DNA-Quervernetzungen	–	verschiedene Schemata, z. B. 360 mg/m² x 4 Wochen	Germinom, Oligodendrogliom	Polyneuropathie, Nephrotoxizität	Alberts und Dorr 1998
Cytarabin		+	verschiedene Schemata, z. B. 120 mg/m² D1 × 3 × 6 Wochen	Glioblastom	insgesamt mäßig, Lungenödem	NOA 2003
Etoposid (VP16)	Topoisomerase-II-Inhibitor		verschiedene Schemata	Germinom, anaplastisches Gliom, Glioblastom	Diarrhoe	Jensen et al. 2010
Imatinib/Glivec	PDGF-Rezeptor-Antagonist		2 × 300–400 mg täglich	Glioblastom	Periphere Ödeme	Dresemann 2004
Hydroxyharnstoff	antiproliferativ, Hemmung der Ribonukleosid-bisphosphatreduktase	+	20 mg/kg kontinuierlich	Meningeom	insgesamt mäßig, gastrointestinale Toxizität	Dogruel et al. 2003
Procarbazin	Alkylanz		130–150 mg/m² p. o. D1–D28 × 4 Wochen	anaplastisches Gliom, Glioblastom	Allergie (PNP)	Brandes et al. 1999a Yung et al. 2000
Temozolomid	Alkylanz	++	150–200 mg/m² D1–D5 × 4 Wochen; 75 mg/m²/Tag konkomitant zur Bestrahlung	anaplastisches Gliom, Glioblastom	Diarrhoe	Friedman et al. 1998 Yung et al. 1999, 2000 Stupp et al. 2005
Topotecan	Topoisomerase-I-Inhibitor	++	1,5 mg/m² D1–5 × 3 Wochen	anaplastisches Gliom, Glioblastom	insgesamt gering	Macdonald et al. 1996
Vincristin	Spindelgift	–	1,4 mg/m² (max.: 2 mg)[e]	Medulloblastom	Polyneuropathie	Cairncross et al. 1994 Packer et al. 1997

[a] Liquorspiegel > 30 % Serumspiegel: ++, > 5 % +, < 5 % –
[b] Monotherapie
[c] Kombinationschemotherapie
[d] außer Myelosuppression
[e] PCV-Protokoll

komplette Resektion. Deshalb werden auch Hemmstoffe von Migration, Invasion und Angiogenese für die Behandlung maligner Hirntumoren untersucht. Zu diesen zählen Thalidomid, PTK787 und Cilengitide. Schließlich werden Tyrosinkinasehemmstoffe mit präferenzieller Antagonisierung des Rezeptors des Plättchenwachstumsfaktors PDGF (Imatinib = Gleevec = STI571) oder des epidermalen Wachstumsfaktor EGF (Gefinitib = Iressa = ZD1839, Erlotinib = Tarceva = OSI774) allein oder in Kombination mit Strahlen- oder Chemotherapie evaluiert. Bisher hat sich jedoch keine dieser Strategien bezüglich Tumorkontrolle oder Überlebenszeit in einer kontrollierten Studie als klinisch wirksam erwiesen (↓, B). Es wurden in Analogie zu anderen Tumoren daher molekular definierte Subgruppen von Glioblastomen postuliert, bei denen die Patienten dennoch z. B. auf EGFR-Hemmstoffe ansprechen sollen (Mellinghoff et al. 2005).

In einer kontrollierten Studie hat sich diese Gruppe jedoch als ausschließlich prognostisch ungünstig erwiesen (van den Bent et al. 2009).

Aufgrund der prominenten pathologischen Neovaskularisierung bei malignen Gliomen sind hier vor allem zielgerichtete antiangiogene Therapien attraktiv. Hauptziel einer antiangiogenen Therapie bei malignen Gliomen ist sehr wahrscheinlich die Normalisierung des Gefäßbetts, die eine selektive Permeabilität der Blut-Hirn-Schranke und eine bessere Perfusion des Tumors ermöglicht. Sauerstoffentzug oder ein Aushungern gegenüber Wachstumsfaktoren sind möglicherweise weniger relevant. Obschon die bessere Perfusion die Wirksamkeit einiger Therapien (z. B. Radiotherapie) verstärken könnte, gibt es vor allem tierexperimentelle Hinweise, dass ausgerechnet die klassische Chemotherapie aufgrund schlechter Blut-Hirn-Schranken-Gängigkeit weniger wirksam ist (Ma et al. 2001). Der humanisierte, monoklonale Antikörper gegen den vaskulären endothelialen Wachstumsfaktor (VEGF) Bevacizumab, hat bei WHO Grad III- und IV-Gliomen ungewöhnlich hohe Ansprechraten bei ebenfalls interessantem progressionsfreien (PFS) und Gesamtüberleben (OS) gezeigt (PFS6 = 46 %, OS6 = 77 %) (Vredenburgh et al. 2007). Aus diesem Grund ist Bevacizumab durch die Food and Drug Administration (FDA) in den USA und in vielen Ländern außerhalb der EU für die Rezidivtherapie bei Glioblastomen zugelassen worden (↑, B). Vor allem in Europa wird intensiv debattiert, ob das Ansprechen als gültiger Surrogat-Parameter für das progressionsfreie oder Gesamtüberleben gewertet werden kann. Zwei Studien der EORTC untersuchen seit Mitte 2011 die Rolle von Bevacizumab in der Rezidivtherapie malignisierter niedergradiger Gliome und anaplastischer Gliome sowie rezidivierter Glioblastome (www.eortc.be). Die Rekrutierung der Phase-III-Studien in der Primärtherapie des Glioblastoms für Bevacizumab und Cilengitide wurde 2011 abgeschlossen, Ergebnisse liegen noch nicht vor.

H 1.2.6 Somatische Gentherapie und onkolytische Virustherapie

Das Glioblastom ist die prototypische Tumorentität für die Suizidgentherapie. Bei der Suizidgentherapie werden meist mittels viralen Gentransfers lokal Genexpressionskassetten in die Zellen eingeschleust, die für Enzyme kodieren, die in Säugerzellen nicht exprimiert werden. Die Spezifität wird in diesem Ansatz durch die systemische Gabe einer nicht-toxischen Vorform des Wirkstoffes (Prodrug) erreicht, die ausschließlich in Zellen aktiviert werden kann, die durch den das Enzym kodierenden viralen Vektor transduziert worden sind. Die Verwendung retroviraler Systeme begrenzt die Transduktion auf sich teilende Zellen. In klinischen Studien ist die Aktivierung von Gancyclovir durch Thymidinkinase genutzt worden. In einer Phase III-Studie mit 248 Patienten wurde für die Kombination aus konventioneller Strahlentherapie und Thymidinkinase/Gancyclovir (Cymeven®)-Suizidgentherapie keine Überlegenheit gegenüber alleiniger Strahlentherapie beobachtet (Rainov 2000). Das Hauptproblem besteht in der Entwicklung einer Applikationsform, die die Transduktion einer möglichst großen Zahl von Tumorzellen erlaubt und frei von Neurotoxizität ist. Schließlich werden bei Glioblastompatienten erste klinische Studien mit onkolytischen Viren durchgeführt.

H 1.2.7 Immuntherapie

Die Immuntherapie bleibt, obwohl bisher in kontrollierten Serien ineffektiv (Bogdahn et al. 2011), ein zentraler Ansatz der experimentellen Tumortherapie, da sie nicht nur die Chance zur Palliation bietet, sondern prinzipiell auch Heilungspotenzial hat. Immuntherapeutische Ansätze sind für maligne Hirntumoren zumindest theoretisch sinnvoll, weil diese lokal immunsupprimierend wirken und Hirntumoren in der Regel nicht außerhalb des ZNS metastasieren. Es gibt auch erste Hinweise für eine effektive Tumorabwehr innerhalb des ZNS durch eine systemische Vakzinierung (Sampson et al. 2010). Derzeit werden verschiedene immuntherapeutische Verfahren, wie die Neutralisierung des immunsuppressiven *transforming growth factor-β* (TGF-β), Vakzinierungen gegen eine autoaktive Variante des EGFR (EGFRvIII) und Ansätze einer auf dendritischen Zellen basierenden Vakzinierung evaluiert.

H 1.2.8 Unerwünschte Effekte der Tumortherapie

Die Behandlung von ZNS-Tumoren geht mit unerwünschten Wirkungen einher, die häufig nur schwer von den durch die Tumorprogression bedingten neurologischen Störungen abzugrenzen sind. Die operationsassoziierte Morbidität nimmt stetig ab. Es werden jedoch eine relevante Morbidität und auch Mortalität durch Strahlentherapie und Chemotherapie verursacht. Die unerwünschten Effekte der Ganzhirnbestrahlung werden in Kapitel H 4 behandelt. Die unerwünschten Wirkungen der Neuroachsenbestrahlung werden hier zusammengefasst, da diese Behandlungsform vor allem bei intrinsischen Hirntumoren wie den Medulloblastomen und den Ependymomen eingesetzt wird. Bei diesen Tumoren sind die Patienten jung und die Prognose ist oft gut, so dass die langfristige Toxizität relevant wird. Die Neuroachsenbestrahlung kann Kleinwüchsigkeit, Knochenmarkdepression, Alopezie und Geschlechtshormonveränderungen bei Frauen verursachen. Vermutlich ist nicht nur die Bestrahlung der Wachstumszonen der Wirbelsäule, sondern auch eine bestrahlungsinduzierte Hypophysendysfunktion mit Wachstumshormondefizienz für die Kleinwüchsigkeit verantwortlich. Die frühzeitige Supplementierung von Wachstumshormonen ist deshalb indiziert. Die Knochenmarkschädigung kann zu Anämie, Leukopenie oder Thrombozytopenie führen. Diese Blutbildveränderungen sind meist selbstlimitierend. Der strahleninduzierte Haarverlust ist dosisabhängig und häufig reversibel. Die Einbeziehung der Ovarien in das Strahlenfeld birgt ein Risiko für hormonelle Störungen. Die Hoden werden nicht in das Bestrahlungsfeld eingeschlossen. Das Risiko für das Auftreten einer Strahlenmyelopathie ist dosisabhängig (Behin und Delattre 2004). Unterhalb einer Dosis von 50 Gy ist diese Komplikation selten. Anekdotisches Ansprechen auf Antikoagulation (Kap. H 4) oder hyperbare Sauerstofftherapie wurde berichtet.

Chemotherapie führt zu vorhersagbarer, meist transienter Myelosuppression sowie substanzspezifischen Nebenwirkungen (**Tab. H 1.6**). Der niedrigste Wert der Leukozyten und der Thrombozyten wird als Nadir bezeichnet. Dieser Gipfel der Myelosuppression wird bei den meisten Chemotherapeutika zwischen dem 7. und 14. Tag nach Behandlung beobachtet. Bei den Nitrosoharnstoffen treten die Nadires erst nach 4 bis 6 Wochen auf. Der Nadir legt die Zeitplanung der Zyklen der Chemotherapie fest. Während der Chemotherapie sind wöchentliche Bestimmungen der Leukozyten- und Thrombozytenzahl und zumindest bei Alkylanzien auch der Lymphozytenzahl notwendig. Zwei Untersuchungen pro Woche sollten erfolgen, wenn die Zahl der neutrophilen Granulozyten unter 1 500/µl oder die der Thrombozyten unter 50 000/µl liegt. Bei Neutrophilenzahlen unter 1 000/µl oder Thrombozytenzahlen unter 25 000/µl sind tägliche Bestimmungen erforderlich. Bei drohendem raschen Absinken der neutrophilen Granulozyten unter 500/µl oder Werten unter 500/µl, sollte *granulocyte colony-stimulating factor* (G-CSF, 300 µg täglich, z. B. Neupogen®) appliziert werden, bis die Werte mindestens zwei Tage lang über 500/µl liegen. Patienten mit neutrophilen Granulozyten unter 500/µl *ohne* Fieber oder anderen Infektzeichen sollten eine prophylaktische Antibiotika-Therapie erhalten. Empfohlen werden z. B. 200 mg Ofloxacin (z. B. Tarivid®) und 100 mg Fluconazol (z. B. Diflucan®) p. o., bis die Neutrophilen wieder über 500/µl liegen. Patienten, die parallel mit Kortikosteroiden behandelt werden, sollten zur Prävention einer *Pneumocystis carinii*-Pneumonie zusätzlich 80 mg Trimethoprim und 400 mg Sulfamethoxazol (z. B. Kepinol®) einnehmen, die nach Absetzen der Steroide noch weitere zwei Wochen gegeben werden. Die Ursache für die Anfälligkeit von Hirntumorpatienten gegenüber *Pneumocystis jiroveci*-Pneumonien scheint in der Lymphozytopenie zu liegen. Daher sollte bei Kombinationstherapie mit Kortikosteroiden und Chemotherapie sowie in der kontinuierlichen Temozolomidtherapie parallel zur Radiotherapie sowie ab einer Lymphozytenzahl < 500 eine prophylaktische Gabe von Trimethoprim/Sulfamethoxazol einmal täglich an drei Tagen der Woche, z. B. Montag, Mittwoch und Freitag, gegeben werden (↑, B). Myelosupprimierte Patienten mit Fieber oder anderen Infektzeichen sollten zur Gabe intravenöser Antibiotika, z. B. Piperacillin/Tazobactam (z. B. Tazobac®), 3 × 4,5g pro Tag, und Gentamicin (z. B. Refobacin®), 240 mg pro Tag, stationär aufgenommen werden. Patienten mit Thrombozytopenie unter 10 000/µl sollten hinsichtlich der Entwicklung von Blutungszeichen, z. B. im Bereich der Mundschleimhaut, stationär überwacht werden (↑, B).

Bei Patienten, die Nitrosoharnstoffe erhalten sollen, sollte vor Therapiebeginn und nach jedem dritten Therapiezyklus die Lungenfunktion evaluiert werden. Patienten mit einer auf Procarbazin (z. B. Natulan®) zurückzuführenden Medikamentenunverträglichkeit während der PC-Therapie können auf eine CCNU-Monotherapie (z. B. Cecenu®) mit erhöhter Dosis (130 mg/m² alle 6–8 Wochen) umgestellt werden. Vincristin (z. B. Vincristinsulfat®) in der Therapie adulter Medulloblastome wird weggelassen, wenn sich während der Therapie Zeichen einer klinisch relevanten Polyneuropathie entwickeln.

H 1.2.9 Symptomatische Therapie

Die Kontrolle epileptischer Anfälle hat große Bedeutung für die Lebensqualität von Hirntumorpatienten. Patienten, die mit einem Krampfanfall symptomatisch werden, werden wegen des Wiederholungsrisikos zunächst, zumindest perioperativ, antikonvulsiv eingestellt. Bei Patienten ohne postoperative Anfälle sollten die Antikonvulsiva spätestens nach drei Monaten langsam abgesetzt werden (↑, B). Persistieren die Anfälle über die ersten postoperativen Tage hinaus, so ist meist eine Behandlung auf Dauer indiziert. Mittel der ersten Wahl sind Levetiracetam, Lamotrigin, Valproinsäure und Carbamazepin. Levetiracetam und Valproinsäure sind auch für die intravenöse Applikation verfügbar. Allerdings besteht eine Kontroverse über erhöhte Blutungskomplikationen bei Operationen unter Valproinsäure. Bisher bestätigen weder größere publizierte Untersuchungen noch eigene Erfahrungen, dass die perioperative Gabe von Valproinsäure das Blutungsrisiko steigert, dass präoperativ Gerinnungsparameter und Blutungszeit kontrolliert und für normal befunden worden sind. Patienten, die trotz einer bis zum Auftreten relevanter unerwünschter Wirkungen ausdosierten antikonvulsiven Monotherapie weiterhin Anfälle erleiden, werden auf ein anderes Präparat umgestellt oder mit einer Kombination aus zwei oder drei Substanzen behandelt. Im Allgemeinen kann bei Patienten mit guter Kontrolle des Tumors auch ohne Antikonvulsiva viel eher mit Anfallsfreiheit gerechnet werden als bei Patienten, bei denen dies nicht gelingt (Wick et al. 2005). Bei jeder Verlaufskontrolle sollte die Notwendigkeit der Antikonvulsivatherapie überprüft werden, da die Langzeitbehandlung mit Antikonvulsiva auch zu kognitiven Beeinträ chtigungen führen kann (Klein et al. 2002).

Das Risiko für tiefe Venenthrombosen und Lungenembolien ist für Patienten mit Hirntumoren, vor allem malignen Gliomen, erhöht (Marras et al. 2000). Ursächlich hierfür sind Immobilisierung, Extremitätenparesen, Kortisonmedikation und die Freisetzung thrombogener Faktoren durch die Tumorzellen. Ob dieses Risiko durch Strahlentherapie oder

Chemotherapie weiter erhöht wird, ist unklar. Eine prophylaktische Antikoagulation ist in der Risiko-Nutzen-Abwägung sehr wahrscheinlich nicht effektiv (Perry et al. 2010a) (↑, B). Eine therapeutische Antikoagulation initial mit Heparin i. v. und dann s. c. niedermolekularem Heparin oder auch Phenprocoumon (Marcumar®) ist unbedenklich, solange keine große raumfordernde Läsion vorliegt. Hirntumorpatienten nach tiefer Venenthrombose oder Lungenembolie sollten die gleiche Behandlung erhalten wie andere Patienten. Eine Ausnahme bilden Patienten, die zeitgleich chemotherapeutisch behandelt werden, da beim Auftreten ausgeprägter Thrombozytopenien das Blutungsrisiko bei oraler Antikoagulation erhöht ist. Diese Patienten sollten mit niedermolekularen Heparinen, die gegenüber Phenprocoumon (Marcumar®) eine günstigere Pharmakokinetik aufweisen, behandelt werden (Schmidt et al. 2002). Es sollte darüber aufgeklärt werden, dass eine Schwangerschaft das Wachstum niedergradiger Gliome verstärken kann (Pallud et al. 2010).

H 1.3 Neuroepitheliale Tumoren

H 1.3.1 Astrozytäre Tumoren

H 1.3.1.1 Klinik

Unter dem Begriff astrozytäre Tumoren werden Läsionen mit unterschiedlicher biologischer Dignität von gutartigen Veränderungen wie dem pilozytischen Astrozytom bis zum Glioblastom subsumiert. Die medianen Erkrankungsalter und Überlebensraten nach 2 und 5 Jahren für die astrozytären Tumoren finden sich in den **Tab. H 1.3** und **Tab. H 1.4**. Die wichtigsten Prädiktoren für einen besseren Verlauf innerhalb histologischer Entitäten sind geringes Alter und hoher Karnofsky-Index bei Diagnose. Das pilozytische Astrozytom (WHO-Grad I) ist ein meist kindlicher, oft zerebellär lokalisierter Tumor, häufig mit großen zystischen Komponenten, der chirurgisch geheilt werden kann. Auch Optikusgliome sind meist WHO-Grad I-Läsionen, in etwa einem Drittel bei Neurofibromatose Typ I. Diffuse Astrozytome (WHO-Grad II), die zusammen mit den WHO-Grad I-Tumoren oft auch als niedriggradige Gliome bezeichnet werden, wachsen im Gegensatz zu diesen jedoch infiltrativ, typischerweise im Marklager der Hemisphären, seltener in Pons, Hypothalamus oder Rückenmark. Epileptische Anfälle sind die häufigsten Erstsymptome supratentorieller Manifestationen. Bei Hirnstammgliomen stehen zunächst Hirnnervenausfälle und später Pyramidenbahnzeichen oder Ataxie im Vordergrund. Spinale Astrozytome wachsen gewöhnlich langsam. Sie neigen zu Zystenbildung bis zur Entwicklung einer Syrinx. Bildgebend stellen sich diffuse Astrozytome in der MRT bei T_1-Wichtung hypointens, bei T_2-Wichtung hyperintens mit fehlendem oder nur geringem Masseneffekt dar.

Anaplastische Astrozytome (WHO-Grad III) und Glioblastome (WHO-Grad IV), die als maligne Gliome bezeichnet werden, können im gesamten Gehirn, bevorzugt frontal und temporal, entstehen. Glioblastome können nach der Klinik scheinbar *de novo* (primäres Glioblastom) oder *über* maligne Progression aus Grad II- oder III-Astrozytomen (sekundäres Glioblastom) entstehen. Ungefähr 5 % der malignen Gliome sind bei Diagnosestellung multifokal, und 5–10 % wachsen im Verlauf in den Subarachnoidalraum ein. Charakteristische Merkmale bei der Diagnose eines Glioblastoms sind kurze Anamnese von weniger als 6 Monaten, progredientes fokales motorisches oder sensorisches neurologisches Defizit, konstante oder intermittierende Kopfschmerzen, partielle oder generalisierte Anfälle und Persönlichkeitsveränderungen. Die MRT zeigt ein schlecht demarkiertes Gebiet gemischter Intensität, das häufig auch bei kleineren Tumoren von einem großen vasogenen Ödem umgeben ist. Die Kontrastmittelaufnahme ist meist irregulär ringförmig, häufig aber auch wie bei Metastasen regulär ringförmig mit einer zentralen Hypodensität, die einer Nekrosezone oder einer Zyste entspricht.

H 1.3.1.2 Epidemiologie und Verlauf

Der WHO-Grad ist ein guter prognostischer Marker für astrozytäre Tumoren (**Tab. H 1.4**). Heilungen sind mit Ausnahme der pilozytischen Astrozytome selten. Für Patienten mit pilozytischen Astrozytomen ist die Prognose sehr gut. Maligne Entartung ereignet sich spontan (0,9 %) oder nach Strahlentherapie (1,8 %) nur selten (Tomlinson et al. 1994). Eine onkogene Aberration von BRAF findet sich bei 60–80 % der pilozytischen Astrozytome. Da diese selten bei diffusen astrozytären Tumoren zu finden sind, kann ihre An- oder Abwesenheit die Differentialdiagnose zwischen pilozytischen und niedriggradigen, diffusen Astrozytomen erleichtern (Pfister et al. 2008). Im Gegensatz zu dieser histologisch stabilen Entität zeigen diffuse WHO-Grad II-Astrozytome die Tendenz zur malignen Progression, d. h. im Falle des Rezidivs entsprechen sie oft einem anaplastischen Astrozytom oder Glioblastom. Die höchste Wahrscheinlichkeit der malignen Progression unter den Grad II-Tumoren scheint für gemistozytische Astrozytome zu bestehen. Günstige prognostische Faktoren für Patienten mit WHO-Grad II-Gliomen sind eine Mutation von Isocitrat-Dehydrogenase *(IDH1)* oder *IDH2*, Alter unter 40, epileptische Anfälle bei Diagnosestellung, geringes Tumorvolumen (unter 40 ml), Fehlen von p53-Mutationen, geringer Resttumor nach der Resektion und hoher Karnofsky-Index (Pignatti et al. 2002). Dem Nachweis des mutanten IDH1-Proteins (R132H) kommt eine große Bedeutung bei der Identifikation von diffusen Gliomen und deren differentialdiagnostischer Abgrenzung gegenüber anderen Tumorentitäten und einer reaktiven Gliose zu (Balss et al. 2008). Das pilomyxoide Astrozytom stellt eine erst kürzlich abgegrenzte Variante des pilozytischen Astrozytoms dar. Diese Tumoren sind im Vergleich zum klassischen pilozytischen Astrozytom mit einer höheren Wahrscheinlichkeit der lokalen Rezidivbildung sowie liquorgenen Dissemination assoziiert und werden daher dem WHO-Grad II zugeordnet (Louis et al. 2007).

Die Prognose für anaplastische Astrozytome und Glioblastome ist schlecht. Sekundäre Glioblastome haben gegenüber den primären Glioblastomen nur in der Subgruppe der Patienten mit *IDH1*-Mutation eine bessere Prognose. Die Verlängerung des progressionfreien Überlebens durch Operation, Strahlentherapie und Chemotherapie reicht von einigen

Monaten beim Glioblastom bis zu Jahren bei einigen Patienten mit anaplastischem Astrozytom. Einzelne Patienten mit Glioblastom leben länger als 5 Jahre. Im Vergleich zu anderen Patienten waren diese Patienten jünger, erhielten eine makroskopisch komplette Tumorresektion, adjuvante Chemotherapie, zeigten histologisch eine geringere Proliferationsrate und hatten eine Methylierung im Promotor für das Gen der O6-Methylguanyl-Methyltransferase (Steinbach et al. 2005, Krex et al. 2007). In einer großen Serie des Deutschen Gliomverbunds waren die MGMT-Promotor Methylierung und die IDH-Mutationen die wichtigsten prognostischen Parameter (Weller et al. 2009). Patienten mit malignem Gliom, die 70 Jahre oder älter sind, sterben oft innerhalb weniger Monate (Wick et al. 2010). Der klinische Verlauf von Gliosarkomen entspricht dem der Glioblastome. Es ist bisher ungeklärt, ob Riesenzellglioblastome gegenüber den Glioblastomen eine bessere Prognose besitzen. Differenzielle therapeutische Strategien für Glioblastome, Riesenzellglioblastome oder Gliosarkome gibt es nicht.

Hirnstammgliome sind häufig diffuse Grad II-Läsionen, z. T. aber auch höhergradig. Sie finden sich häufiger bei Kindern als bei Erwachsenen. Die Diagnose wird vor allem bei Kindern oft alleine nach der Bildgebung gestellt. Da bei Erwachsenen die Bildgebung nicht so eindeutig und das differentialdiagnostische Spektrum größer ist, sollte hier immer die bioptische Sicherung der Diagnose angestrebt werden (Rachinger et al. 2009). Die Überlebensraten bei Kindern liegen bei 51 % nach 1 Jahr und bei 10 % nach 5 Jahren (Wolff et al. 2008, Qaddoumi et al. 2009). Die Überlebensraten älteren Patienten sind besser (Laigle-Donadey et al. 2008). Etwa 25 % aller spinalen Tumoren des Erwachsenenalters sind Astrozytome des WHO-Grads II. Die 10-Jahres-Überlebensraten bei spinalen Astrozytomen sind für pilozytische Astrozytome hoch (81 %), für fibrilläre Grad II-Astrozytome mit 15–75 % je nach Serie deutlich niedriger Robinson et al. 2005). Wie überall im ZNS ist die Prognose für die seltenen spinalen Grad III/IV-Astrozytome trotz multimodaler Therapie schlecht.

H 1.3.1.3 Therapeutische Prinzipien

Die wichtigsten therapeutischen Prinzipien für Astrozytome bei Diagnose und Progression oder Rezidiv sind in **Tab. H 1.7** zusammengefasst, die wichtigsten Studienergebnisse in den **Tab. H 1.8** und **Tab. H 1.9**. Die Operation ist Therapie der Wahl beim pilozytischen Astrozytom (Brown et al. 2004). Sie gilt auch als Standard in der Primär- und Rezidivtherapie bei umschriebenen niedergradigen Gliomen sowie bei anaplastischen Astrozytomen, sofern beachtet wird, dass die Prävention neurologischer Defizite einen höheren Stellenwert besitzt als das Ausmaß der Radikalität. Diffuse niedergradige Gliome ohne gute Abgrenzung in der T2-gewichteten MRT sind demgegenüber eher selten für eine primäre Resektion geeignet. Bei malignen Gliomen (WHO-Grad III und IV) mit lokaler Raumforderung ist die mikrochirurgische Resektion der erste Therapieschritt. Bei malignen Gliomen ohne raumfordernden Charakter in eloquenten, funktionstragenden Arealen ist die Indikation zur Resektion zurückhaltender zu stellen. Auch bei Glioblastomen ist eine zweite Resektion sinnvoll, wenn bei günstigen Prognosefaktoren (geringes Tumorvolumen, klinischer Zustand und Lage des Tumors) den Patienten postoperativ eine weitere Therapie angeboten werden kann (Park et al. 2010).

Die Bestimmung der molekularen Parameter, Ko-Deletion von 1p/19q, *IDH*-Mutationsstatus, Methylierung des *MGMT*-Promotors hat bisher für den klinischen Alltag keine Relevanz. Grad-II-Tumore haben eine bessere Prognose, wenn *IDH* mutiert ist, die Bedeutung von der 1p/19q Ko-Deletion und des *MGMT*-Status ist weniger gut gesichert. Für Grad-III- und IV-Gliome sind alle genannten Parameter prognostisch relevant, erlauben aber keine exakte individuelle Prognose. *MGMT* hat außerdem für Glioblastome prädiktiven Charakter für ein Ansprechen auf alkylierende Chemotherapie, also z. B. Temozolomid oder Nitrosoharnstoffe (Tabatabai et al. 2010).

Die Strahlentherapie der erweiterten Tumorregion ist eine Behandlungsoption für die seltenen progredienten pilozytischen Astrozytome, die z. B. bei Lage in der Sehbahn oder im Thalamus operativ nicht angehbar sind (Tao et al. 1997). Der Stellenwert der Strahlentherapie bei diffusen Astrozytomen wird kontrovers gesehen, weil das Verhältnis von Wirksamkeit und Nebenwirkungen ungünstiger ist als bei den maligneren Hirntumoren (Douw et al. 2009). In der EORTC-Studie 22844 zeigte sich kein Überlebensunterschied zwischen einer Dosis von 45 Gy oder 59,4 Gy (Karim et al. 1996). In einer ähnlichen amerikanischen Studie zeigte sich kein Unterschied zwischen 50,4 Gy und 64,8 Gy (Shaw et al. 2002). Die EORTC-Studie 22845 belegt, dass die Strahlentherapie mit 54 Gy bei Diagnosestellung gegenüber Zuwarten mit 7,4 gegenüber 7,2 Jahren keinen Überlebensvorteil bringt. Jedoch verlängert sie die Zeit bis zur Progression mit 5,3 gegenüber 3,4 Jahren signifikant (van den Bent et al. 2005). In dieser Studie wurde zudem die Hypothese, dass Strahlentherapie die maligne Progression fördert, nicht belegt. Die Brachytherapie erscheint als alternative Form der Strahlentherapie für WHO-Grad I/II-Gliome wirksam (Kreth et al. 2010). Sie kommt bei radiologisch (im T2-MRT) umschriebenen Tumoren unter 4 cm im Durchmesser sowohl primär als auch nach inkompletter Resektion in Betracht (Schnell et al. 2008). Letzteres Vorgehen stellt ein innovatives Konzept zur Reduktion operationsbedingter Morbidität dar, wenn Anteile des Glioms in funktionell wichtigen Regionen liegen und der Tumor für eine primäre Radiotherapie zu groß ist. Auf der Grundlage von Alter und Ausmaß der Resektion als prognostischen Faktoren verfolgte die RTOG-Studie 98-02 das Konzept, dass Patienten unter 40 Jahren mit makroskopischer Komplettresektion beobachtet wurden, während Patienten über 40 Jahre sowie jüngere Patienten nach Teilresektion entweder in einen Strahlentherapiearm oder in einen Arm mit Strahlentherapie und konsekutiver PCV-Therapie randomisiert wurden. Die erste Zwischenanalyse in der Gruppe der prognostisch günstigen Tumoren zeigte bereits nach drei Jahren eine Tumorprogression bei 38 % der astrozytären Tumoren und bei 43 % der Tumoren mit einem präoperativen Durchmesser über 4 cm (Shaw et al. 2005). Bei diffusen Astrozytomen des Hirnstamms oder des Rückenmarks ist die Strahlentherapie Therapie der Wahl (Laigle-Donadey et al. 2008).

Tab. H 1.7: Standardbehandlungen für gliale Tumoren

	Behandlung bei Diagnosestellung	Behandlung bei Rezidiv oder Progression
pilozytisches Astrozytom (WHO-Grad I)	Resektion (↑, B)	Reresektion (↑, B) Strahlentherapie falls Resektion nicht möglich (↑, B)
diffuses Astrozytom (WHO-Grad II)	Resektion Biopsie und Abwarten (↑, C) Biopsie und Strahlentherapie	Resektion Strahlentherapie (↑↑, A) Chemotherapie
Oligodendrogliom und Oligoastrozytom (WHO-Grad II)	Resektion und Abwarten oder Chemotherapie oder Strahlentherapie (↑, C)	Resektion und Chemotherapie (↑, B) oder Strahlentherapie (↑↑, B)
anaplastisches Astrozytom (WHO-Grad III)	Resektion plus Strahlentherapie (↑↑, A) oder Chemotherapie mit Temozolomid (↑, A)	Reresektion plus Chemotherapie oder Radiotherapie (↑, B) oder stereotaktische Strahlentherapie
Anaplastisches Oligodendrogliom und Oligoastrozytom (WHO-Grad III)	Resektion mit nachfolgender Chemotherapie mit Temozolomid (↑, A) oder Strahlentherapie (↑↑, A)	Reresektion und Chemotherapie (↑, B) oder Strahlentherapie (↑, B)
Glioblastom (WHO-Grad IV)	Resektion (oder Biopsie) plus Strahlentherapie (↑↑, A) plus Temozolomid (↑↑, A)	(Reresektion plus) Chemotherapie (↑, B) oder stereotaktische Strahlentherapie (↑, C)

Die Strahlentherapie der erweiterten Tumorregion ist seit den Studien von Walker et al. (1978, 1980) (**Tab. H 1.7** und **Tab. H 1.9**) der Standard für Patienten mit anaplastischem Astrozytom oder Glioblastom. Eine postoperative Strahlentherapie sollte nicht zu früh, aber auch nicht später als etwa 6 Wochen nach der Operation begonnen werden. Prognostisch günstig ist der Start etwa 4 Wochen nach der Operation (Blumenthal et al. 2009). Trotz intensiver Bemühungen um die Optimierung von Dosis und Fraktionierung wurde bisher keine Verbesserung gegenüber dem konventionellen Schema von 54–60 Gy in 1,8–2 Gy-Fraktionen erzielt (Laperriere et al. 2002). Akzelerierte Schemata mit höheren Einzeldosen sind für Patienten mit schlechterer Prognose akzeptabel (Brada et al. 1999) und sind der konventionellen Therapie bei älteren Patienten nicht unterlegen (Roa et al. 2004, Malmstrom et al. 2010). Eine französische Studie zum Vergleich von Strahlentherapie und supportiver Therapie zeigt einen deutlichen Vorteil bei der Überlebenszeit für die bestrahlten Patienten (Keime-Guibert et al. 2007). Weder Brachytherapie (Laperriere et al. 1998) noch ein radiochirurgischer Boost (Souhami et al. 2004) zusätzlich zur konventionellen Strahlentherapie verbessern die Überlebenszeit. Auch viele Ansätze zur Verbesserung der Wirksamkeit der Strahlentherapie mit strahlensensibilisierenden Substanzen sind gescheitert. Wenn der Tumor als umschriebene Läsion rezidiviert, ist eine stereotaktische hypofraktionierte Strahlentherapie, möglich (Combs et al. 2005b, Grosu et al. 2005).

Die Chemotherapie hat für pilozytische Astrozytome im Erwachsenenalter keine Bedeutung. Sie wird jedoch bei kindlichen Grad I/II-Gliomen sowohl im Rezidiv als auch vor Strahlentherapie mit gewissem Erfolg eingesetzt, vor allem bei Kindern unter 3 Jahren, um einen Aufschub der Strahlentherapie zu ermöglichen (Packer et al. 1997, Gnekow et al. 2004). Obwohl die Chemotherapie keine Heilung erreicht, werden über Jahre dauernde Stabilisierungen erreicht. Nach Strahlentherapie progrediente Grad II-Astrozytome bei Erwachsenen werden ebenfalls mit Zytostatika behandelt. In der Primärtherapie konkurriert die Chemotherapie mit Temozolomid Quinn et al. 2003) oder nach dem PCV-Schema (Buckner et al. 2003) zunehmend mit der Strahlentherapie. Durch den Nachweis der Wirksamkeit von Temozolomid in der Primärtherapie des Glioblastoms (Stupp et al. 2005) wurden die nitrosoharnstoffbasierten Protokolle aus der Primärtherapie verdrängt. Patienten, deren Tumor eine Methylierung der Promoterregion des *O6-Methylaguanyl-Methyl-Transferase (MGMT)*-Gens aufwies, erzielten eine 2-Jahres-Überlebensrate von 46 % (Hegi et al. 2005). Im Gegensatz zu Nitrosoharnstoffen besteht bei Temozolomid vermutlich keine kumulative Knochenmarktoxizität, sodass derzeit verschiedene Konzepte der Dosisintensivierung von Temozolomid geprüft werden. Kontrovers diskutiert wird hingegen die randomisierte Studie zur lokalen Chemotherapie mit BCNU-Waffeln (Gliadel®) (Westphal et al. 2003), die zwar für die *Intent-to-treat*-Population, nicht aber für Patienten mit Glioblastom einen signifikanten Zugewinn an Überlebenszeit erbrachte. Eine oligozentrische Phase-II-Studie bei Patienten mit neu diagnostiziertem Glioblastom mit CCNU und Temozolomid zusätzlich zur Strahlentherapie erbrachte ein medianes progressionsfreies Überleben von 9 Monaten und ein medianes Gesamtüberleben von 22,6 Monaten. In dieser Studie schienen auch nur die Patienten mit Methylierung der Promoterregion des mg MT-Gens von der Chemotherapie zu profitierten (Herrlinger et al. 2006).

Unter der Vorstellung höherer Wirkspiegel im Tumor und geringerer Neurotoxizität gegenüber der klassischen Abfolge haben viele Studien die Bedeutung einer »neoadjuvanten« (vor der Strahlentherapie verabreichten) Chemotherapie bei anaplastischen Gliomen und Glioblastomen untersucht. Außer einer Studie mit Temozolomid, die bei 55 % der Patienten ein progressionsfreies Überleben nach 4 Monaten ergab (Friedman et al. 1998), waren diese Ansätze nicht erfolgreich (Grossman et al. 2003).

Tab. H 1.8: Ausgewählte klinische Studien bei niedriggradigen Gliomen und anaplastischen oligodendroglialen Tumoren[1]

Referenz	Tumor	n	Therapie	n	Ansprechen	medianes progressionsfreies Überleben [Monate]	Progressionsfreies Überleben nach 12 Monaten [%]	medianes Überleben [Monate]	5-Jahres-Überleben [%]
WHO-Grad II									
Strahlentherapie									
EORTC 22844	Pilozytische Astrozytome	31	RT, 25 × 1,8 Gy (45 Gy)	171		ca. 58	ca. 92		ca. 58
(Karim et al. 1996)	Astrozytome	206		172		ca. 61	ca. 87	ca. 68	ca. 58
	Oligoastrozytome	31							
	Oligodendrogliome	75	RT, 33 × 1,8 Gy (59,4 Gy)						
EORTC 22845	Astrozytome	180	Beobachtung	140		41	81	> 77	66
(Karim et al. 2002)	Oligoastrozytome	29	RT, 30 × 1,8 Gy (54 Gy)	150		58	93	ca. 77	63
	Oligodendrogliome	78							
	unklar	3							
NCCTG/RTOG/ ECOG	Astrozytome	65	RT, 28 × 1,8 Gy (50,4 Gy)	101		ca. 70	ca. 94	ca. 118	72
(Shaw et al. 2002)	Oligodendrogliome	138	RT, 36 × 1,8 Gy (64,8 Gy)	102		ca. 67	ca. 86	ca. 102	64
Chemotherapie									
Buckner et al. 2003	Oligodendrogliome	17	PCV		29–52 %				
	Oligoastrozytome	11							
Quinn et al. 2003	Astrozytome	16	Temozolomid		11 CR, 17 PR, 16 SD	22	76		
	Oligodendrogliome	20	(200 mg/m² D1–5 × 28 Tage)						
	Oligoastrozytome	5							
	Pilozytische Astrozytome	5							
Hoang-Xuan et al. 2004	Oligodendrogliome	49	Temozolomid		10 PR, 8 MR, 36 SD		73		
	Oligoastrozytome	11	(200 mg/m² D1–5 × 28 Tage)						

Tab. H 1.8: Ausgewählte klinische Studien bei niedriggradigen Gliomen und anaplastischen oligodendroglialen Tumoren[1] (Fortsetzung)

Referenz	Tumor	n	Therapie	n	Ansprechen	medianes progressionsfreies Überleben [Monate]	Progressionsfreies Überleben nach 12 Monaten [%]	medianes Überleben [Monate]	5-Jahres-Überleben [%]
Anaplastische oligodendrogliale Tumoren									
EORTC 26972 (Van den Bent et al. 2003a)	Oligodendrogliome Oligoastrozytome nach RT+PCV	17 11	Temozolomid		7 CR/PR		11	12,3	
EORTC 26971 (Van den Bent et al. 2003b)	Oligodendrogliome Oligoastrozytome nach RT	24 15	Temozolomid		10 CR, 10 PR	10,4	40		
RTOG 94-02 (Cairncross et al. 2006)	Anaplastische Oligodendrogliome und Oligoastrozytome nach Op	148 141	RT PCV+RT	142 147		20,4 31,2	66 69	56,4 58,8	46 49
EORTC 26951 (Van den Bent et al. 2006)	Anaplastische Oligodendrogliome und Oligoastrozytome	265 100	RT RT + PCV	185 183		13 23	52 65	30,6 40,3	37 44
NOA-04 (Wick et al. 2009)	Anplastische Astrozytome, Oligodendrogliome und Oligoastrozytome	144 91 39	RT TMZ/PCV RT TMZ/PCV RT TMZ/PCV	70 66 22 27 47 41		10,8 18,2 52,1 52,7 52,1 52,7		RT: 72,1 TMZ/PCV: 82,6	

[1] Op Operation, RT Strahlentherapie, ChT Chemotherapie, CR komplette Remission, PR partielle Remission, SD stabile Erkrankung, PD Progression, PCV Procarbazin, CCNU und Vincristin, TMZ Temozolomid (**Tab. H 1.5**)

Tab. H 1.9: Resultate ausgewählter klinischer Studien für maligne Gliome

Literatur	Tumor	N	Therapie[1]	Ansprechen	medianes progressionsfreies Überleben [Monate]	Medianes Überleben [Monate]	1-Jahres-Überleben [%]	2-Jahres-Überleben [%]
Primärtherapie								
Walker et al. 1978	maligne Gliome[2]	42	Supportive Therapie			3,3	3	0
		68	BCNU			4,3	12	0
		93	RT[3]			8,4	24	1
		100	RT + BCNU			8,1	32	5
Walker et al. 1980	maligne Gliome	81	MeCCNU			5,6	15	8
		94	RT			8,4	35	10
		92	RT + BCNU			11,9	50	15
		91	RT + MeCCNU			9,8	37	12
Laperriere et al. 1998	maligne Astrozytome	69	RT			13,2		
		71	RT + Brachytherapie			13,8		
Rainov 2000	Glioblastome	124	RT		6,1	11,8	55	
		124	RT + HSV/TK		6	12,2	50	
Neuro-Oncology Working Group 2003	Anaplastische Gliome	29	RT + ACNU + VM26			60	93	88
	Anaplastische Gliome	32	RT + ACNU + Ara-C			62,5	92	72
	Glioblastome	154	RT + ACNU + VM26			17,3	66	25
	Glioblastome	147	RT + ACNU + Ara-C			15,7	65	29
Vuorinen et al. 2003	Maligne Gliome	13	Biopsie + RT		6			
		10	Resektion + RT		3			
Westphal et al. 2003	Maligne Gliome	120	RT		5,9	11,6	50	
		120	Gliadel® + RT		5,9	13,9	59	
Roa et al. 2004	Glioblastome ≥ 60 Jahre	51	RT, 30 × 2 Gy (60 Gy)			5,1		
		49	RT, 15 x Gy (40 Gy)			5,6		
Souhami et al. 2004	Glioblastome	97	RT + BCNU			13,6		9
		89	RT + BCNU + Radiochirurgie (15–24 Gy)			13,5		13
Stupp et al. 2005, 2009	Glioblastome	286	RT		5	12,1	51	10
		287	RT/TMZ + TMZ		6,9	14,6	61	26
Keime-Guibert et al. 2007	Anaplastische Astrozytome und	40	RT (28 × 1,8 Gy)			6,5		
		44	Supportive Therapie			4		
Stupp et al. 2010	Glioblastome	52	RT/TMZ+TMZ+Cilengitide		8	16.1		

Tab. H 1.9: Resultate ausgewählter klinischer Studien für maligne Gliome (Fortsetzung)

Literatur	Tumor	N	Therapie[1]	Ansprechen	medianes progressionsfreies Überleben [Monate]	Medianes Überleben [Monate]	1-Jahres-Überleben [%]	2-Jahres-Überleben [%]
Rezidivtherapie								
Brem et al. 1995	Maligne Gliome nach Op + RT	110	Op + Gliadel®			7,2		
		112	Op			5,4		
Wong et al. 1999	anaplastische Gliome	150	Verschiedene	21 CR or PR	3	11	47	
	anaplastische Astrozytome nach Op + RT ± Chemotherapie	225		14 CR or Pr	2,1	5,8	27	
Yung et al. 1999	anaplastische Astrozytome oder Oligoastrozytome nach Op + RT ± Chemotherapie	111	Temozolomid	9 CR, 24 PR	5,4	13,6	56	
Yung et al. 2000	Glioblastome nach Op + RT ± Chemotherapie	112	Temozolomid	6 PR	2,9			
		113	Procarbazin	6 PR	1,8			
Brandes et al. 2004	Glioblastome nach Op + RT	40	BCNU	6 PR	3	7		
Wick et al. 2007	Glioblastome nach Op + RT ± Nitrosoharnstoff	64	Temozolomid (one week on/one week off)	1 CR, 6 PR	5,5	8,8	23	
Van den Bent et al. 2009	Glioblastome nach Op + RT		Erlotinib	2 PR	1,8	7,7	21,9	
			BCNU/TMZ	5PR	2,4	7,3	26,7	
Friedman et al. 2009	Glioblastome nach Op + RT/TMZ+TMZ ± erster Rezidivtherapie	84	Bevacizumab	1 CR, 23 PR	4,2	9,2		
		82	Bevacizumab + Irinotecan	2 CR, 28 PR	5,6	8,7		
Wick et al. 2010	Glioblastome nach Op + RT/TMZ+TMZ ± erster Rezidivtherapie	174	Enzastaurin	5 PR	1,5	6,6		
		92	Lomustin	4 PR	1,6	7,1		
Perry et al. 2010	Glioblastome	88				9,3		
	(≤ 6 x TMZ,	(33	TMZ 50 mg/m² Tag	1 PR	3,6		27,3	
	> 6 Zyklen TMZ	27		0 CR/PR	1,8		14,8	
	Reexposition)	28)		3 PR	3,7		28,6	
	Anaplastisches Astrozytome nach RT/TMZ + TMZ	29		4 PR		14,6	60,7	
Batchelor et al. 2010	Glioblastome nach Op + RT/TMZ	131	Cediranib 30 mg	20 PR	3,1	8		
		129	Lomustin + Cediranib 20 mg	22 PR	4,1	9,4		
		65	Lomustin + Placebo	6 PR	2,8	9,8		

1 Operationen meist nicht näher spezifiziert
2 Studien mit malignen Gliomen schlossen zu 70–90 % Glioblastome ein
3 RT Strahlentherapie, CR komplette Remission, PR partielle Remission

Außerhalb klinischer Studien sollte die Strahlentherapie deshalb beim Glioblastom baldmöglichst nach der Operation erfolgen. Aktuelle Studien untersuchen, ob eine Ergänzung der Primärtherapie durch v. a. antiangiogene oder gefäßnormalisierende Substanzen, wie den Integrin-Hemmstoff Cilengitide (Stupp et al. 2010) oder den VEGF-Inhibitor Bevacizumab, effektiver ist als die Standardtherapie. Ergebnisse dieser Studien werden für 2014 erwartet. Bis dahin gilt die Radiochemotherapie mit begleitendem und erhaltendem Temozolomid für 6 Monate als Standard in der Primärtherapie von Glioblastomen. Die Studie 0525 der RTOG zur Dosisintensivierung von Temozolomid hat dies weder für Patienten mit methyliertem (= inaktivem) noch mit unmethyliertem (= aktivem) MGMT-Promotor geändert (Gilbert et al. 2011). Eine andere Situation liegt bei anaplastischen Gliomen vor. Die NOA-04-Studie zeigte, dass bei diesen Tumoren die primäre Chemotherapie mit PCV oder Temozolomid in allen Subgruppen die gleiche Effektivität erzielte wie die primäre Strahlentherapie (**Tab. H 1.8**). Wegen des ungünstigen Nebenwirkungsprofils der Strahlentherapie im höheren Alter und der positiven Ergebnisse der Chemotherapie bei Patienten mit anaplastischen Gliomen hat die NOA-08-Studie Strahlentherapie und Temozolomid in einem dosisintensivierten Schema bei Patienten über 65 Jahre (www.neuroonkologie.de) verglichen. Die Auswertung des primären Endpunkts hat im Gegensatz zur initialen Auswertung (Wick et al. 2010) eine Nichtunterlegenheit von Temozolomid gegenüber der Radiotherapie im Bezug auf das Gesamtüberleben gezeigt (Wick et al. 2012). Außerdem wurde MGMT als starker prädiktiver Faktor für ältere Patienten mit Glioblastomen und anaplastischen Astrozytomen etabliert. Die Testung des MGMT-Promotormethylierungsstatus in dieser Patientengruppe erscheint erforderlich.

In der Rezidivsituation oder bei Progression ist der Stellenwert der Chemotherapie gesichert. In einer Metaanalyse einarmiger unizentrischer Phase-II-Studien des North American Brain Tumor Consortiums (NABTC) war das progressionsfreie überleben nach 6 Monaten ein starker Prädiktor für das Gesamtüberleben. Die mediane Gesamtüberlebenszeit betrug für Glioblastome 30 Wochen und für anaplastische Astrozytome 39 Wochen (Lamborn et al. 2008). Wegen fehlender Zulassung stellen auch die international intensiv diskutierten antiangiogenen Therapien mit Cediranib oder Bevacizumab trotz guter Ansprechraten und möglicherweise interessantem Gesamtüberleben außerhalb von klinischen Studien noch keine Option dar.

H 1.3.1.4 Pragmatische Therapie

Pilozytische Astrozytome werden mit kurativer Intention operiert (A). Auch ein Rezidiv sollte operiert werden. Die Strahlentherapie der erweiterten Tumorregion (54 Gy, 5 × 1,8–2 Gy-Fraktionen/Woche) sollte nur bei fehlenden chirurgischen Optionen erwogen werden (Brown et al. 2004) (B). Die Chemotherapie spielt mit Ausnahme kindlicher Optikusgliome keine Rolle in der Behandlung dieser Tumoren.

Astrozytome des WHO-Grads II sollten reseziert werden, wenn keine Zunahme neurologischer Defizite zu erwarten ist (↑, C). Auch eine Rezidivresektion ist zu erwägen. Die Strahlentherapie nach Diagnosestellung ist bei Patienten indiziert, die unter über Krampfanfälle hinausgehenden neurologischen Defiziten leiden (↑, B). Aufgrund randomisierter Studien sollte eine Dosis von 45 Gy ausreichend sein. Bei mit Ausnahme von Anfällen asymptomatischen Patienten kann die Strahlentherapie bis zur klinischen Progression aufgeschoben werden. Zuwartendes Verhalten ist bei Patienten mit asymptomatischen, kleinen Tumoren unter 40 Jahren eher gerechtfertigt als bei älteren Patienten. In allen Fällen muss die Diagnose histologisch gesichert werden, da 30–45 % der radiologisch als niedergradig eingestuften Gliome histologisch Zeichen der Malignität aufwiesen (Scott et al. 2002, Kunz et al. 2011). In den meisten Zentren wird ggf. eine externe fraktionierte Strahlentherapie angewendet. Brachytherapie ist bei kleinen, umschriebenen Tumorvolumina auch wirksam (Kreth et al. 2010). Nicht resezierbare WHO-Grad II-Astrozytome, die nach der Strahlentherapie rezidivieren, werden chemotherapeutisch, bei Erwachsenen am ehesten mit Temozolomid, alternativ nach dem PCV-Schema, behandelt (B). Bei Ansprechen oder Stabilität des Tumors sollte Temozolomid nach acht Zyklen und PCV nach vier Zyklen pausiert werden. Spinale Grad II-Astrozytome sollten nach bioptischer Sicherung oder Teilresektion mit 5 × 1,8 Gy/Woche bis maximal 54 Gy bestrahlt werden. Sie können bei Progression ebenfalls mit Chemotherapie behandelt werden. Für pädiatrische Grad I/II-Gliome liegen Hinweise für die Wirksamkeit von Carboplatin plus Vincristin vor (Packer et al. 1997). Bildgebende Kontrollen werden initial im Abstand von sechs Monaten oder bei klinischer Progression durchgeführt.

Die postoperative Strahlentherapie (54–60 Gy, 5 × 1,8–2 Gy-Fraktionen/Woche) oder eine Chemotherapie mit Temozolomid (5/28 Tage mit 150–200 mg/m² über 8 Zyklen) sind die Optionen für die Behandlung anaplastische Astrozytome (↑↑, A) (Wick et al. 2009). Die Bedeutung einer Kombinationsbehandlung als initiale Therapie anaplastischer Astrozytome ist nicht belegt. Beim Rezidiv sollte eine erneute Resektion in Betracht gezogen werden. Unabhängig von der Möglichkeit einer zweiten Operation sollten Patienten mit progredienten oder rezidivierten anaplastischen Astrozytomen mit gutem Allgemeinzustand (Karnofsky-Index > 60 %) mit dem nicht verwendeten Anteil der Primärtherapie oder einem nitrosoharnstoffhaltigen Protokoll, z. B. PC (modifiziert nach Levin et al. 1990) oder CCNU (LOmustin) oder mit Temozolomid (Yung et al. 1999) behandelt werden (↑, B). Bei Erreichen von Stabilität oder Ansprechen des Tumors sollten Temozolomid nach acht und nitrosoharnstoffhaltige Therapien nach vier Zyklen pausiert werden. Bildgebende Kontrollen werden im Abstand von drei bis vier Monaten oder bei Zeichen klinischen Progresses durchgeführt.

Glioblastome werden reseziert oder biopsiert, bestrahlt (54–60 Gy, 5 × 1,8–2 Gy/Woche) (↑↑, A) und sollten bei Alter unter 65–70 Jahren und gutem Allgemeinzustand (KPS > 70) mit Temozolomid behandelt werden (Stupp et al. 2005, 2009) (↑↑, A). Bei Ansprechen oder Stabilität des Tumors sollte Temozolomid in der Regel nach sechs Zyklen pausiert werden. Bildgebende Kontrollen werden im Abstand von drei Monaten oder bei Zeichen klinischen

Progresses durchgeführt. Bei Progression oder Rezidiv sind Reoperation, erneute Strahlentherapie oder erneute Chemotherapie möglich. Die Reoperation wird vor allem bei Patienten mit günstigem Risikoprofil empfohlen (Park et al. 2010). Die erneute Strahlentherapie, die am ehesten hypofraktioniert stereotaktisch mit z. B. 18 Fraktionen à 2 Gy erfolgen sollte, ist eine Option für Patienten mit umschriebenen Tumoren (Combs et al. 2005a, Niyazi et al. 2011). Eine Rezidiv-Chemotherapie am ehesten mit (dosisintensiviertem) Temozolomid (Yung et al. 2000, Wick et al. 2007, 2009, Perry et al. 2010) sollte bei Patienten mit günstigen prognostischen Faktoren, vor allem einem Karnofsky-Index > 60 %, durchgeführt werden (**Tab. H 1.9**). Weitere Rezidivtherapien sind experimentell und beinhalten z. B. Platinderivat oder Bevacizumab.
Die Behandlung von WHO-Grad III/IV-Gliomen des Hirnstamms oder des Myelons entspricht bis auf die fehlende Option der Resektion dem Vorgehen bei den entsprechenden supratentoriellen Tumoren.

H 1.3.1.5 Andere seltene Astrozytome

Pleomorphe Xanthoastrozytome treten gewöhnlich als supratentorielle WHO-Grad II-Tumoren bei Kindern oder Jugendlichen auf (Giannini et al. 1999). Vorgehen der Wahl ist der Versuch der radikalen Resektion. Postoperativ sollte in den meisten Fällen auch bei inkompletter Resektion zunächst beobachtet werden (Im et al. 2004). Chirurgisch nicht angehbare, progrediente Tumoren sollten bestrahlt werden. Subependymale Riesenzellastrozytome sind meist im Rahmen einer tuberösen Sklerose auftretende WHO-Grad I-Tumoren (**Tab. H 1.2**). Sie können sehr groß werden und eine Obstruktion des Foramen Monroi verursachen. Symptomatische Tumoren sollten reseziert werden. Eine Strahlentherapie ist auch nach inkompletter Resektion nicht indiziert. Der Hemmstoff des mammalian target of rapamycin (mTOR) Everolimus steht in verschiedenen Ländern für Patienten mit nicht resezierbaren, progredienten Tumoren vor der Zulassung (Krüger et al. 2010).

H 1.3.2 Oligodendrogliale Tumoren und Mischgliome

H 1.3.2.1 Klinik

Oligodendrogliome und Oligoastrozytome (WHO-Grad II) sowie ihre anaplastischen Varianten (WHO-Grad III) werden wegen des gleichartigen Vorgehens bei Diagnostik und Therapie gemeinsam betrachtet. Oligoastrozytome verhalten sich prognostisch wie Oligodendrogliome (Wick et al. 2009). Sie sind klonalen Ursprungs, d. h. aus einer transformierten Vorläuferzelle entstehen zwei morphologisch distinkte Tumorzellpopulationen. Die große Mehrzahl der oligodendroglialen Tumoren ist supratentoriell lokalisiert. Mehr als 50 % entstehen in den Frontallappen, 20 % wachsen bifrontal infiltrierend unter Einbeziehung des Marklagers. Auch Basalganglien und Corpus callosum sind häufig betroffen. Die häufigste klinische Manifestation sind Krampfanfälle. Ungefähr 90 % der Oligodendrogliome zeigen Verkalkungen.

H 1.3.2.2 Epidemiologie und Verlauf

Die Überlebensraten für oligodendrogliale Tumoren sind deutlich besser als für Astrozytome (**Tab. H 1.4**). Da einige Oligodendrogliome auch ohne Therapie über Jahre nicht wachsen und da die histologischen Diagnosekriterien von Studie zu Studie variierten, müssen insbesondere retrospektiv erhobene Daten mit Vorsicht interpretiert werden. Prädiktoren für einen günstigeren Krankheitsverlauf sind wie bei den Astrozytomen ein mutiertes IDH1/2 Gen, Hypermethylierung des MGMT-Promotors, 1p/19q Kodeletion (Wick et al. 2009, van den Bent et al. 2006, 2009), geringeres Alter, frontale Lokalisation, makroskopische Komplettresektion, hoher Karnofsky-Index und Fehlen von Kontrastmittelaufnahme in der Bildgebung.

H 1.3.2.3 Therapeutische Prinzipien

Resektion und postoperative Strahlentherapie werden vielfach als Standard angesehen. In einer retrospektiven Serie zu Grad II-Oligodendrogliomen und Oligoastrozytomen waren eine frühe Strahlen- oder Chemotherapie nicht mit verlängerter Progressionsfreiheit oder längerem Gesamtüberleben assoziiert (Olson et al. 2000). Es liegen aber weder vergleichende Daten gegenüber der Alternative Biopsie plus Strahlentherapie oder Resektion ohne Strahlentherapie mit alleiniger Beobachtung vor. Der Stellenwert der kompletten Tumorresektion ist vermutlich geringer als bei den Astrozytomen, weil auch mit Strahlentherapie oder Chemotherapie nach Biopsie hohe Raten partiellen oder kompletten Ansprechens erzielt werden. Erst seit wenigen Jahren werden systematisch prospektive klinische Studien initiiert, die sich spezifisch mit der Therapie oligodendroglialer Tumoren befassen (**Tab. H 1.7**). Für die Grad II-Tumoren gilt wie für die rein astrozytären Tumoren, dass asymptomatische, jüngere Patienten nach Sicherung der Diagnose beobachtet werden können. Bei Tumorprogression sowie symptomatischen Grad II-Tumoren sowie bei allen Grad III-Tumoren ist eine weitere Therapie indiziert. Hier konkurrieren Strahlentherapie und Chemotherapie mit Temozolomid oder PCV. Die Etablierung des PCV-Schemas als eine Standardchemotherapie beruht auf den frühen Publikationen von Cairncross et al. (1994). Insbesondere der Einsatz von Vincristin ist jedoch obsolet, weil die Blut-Hirn-Schranken-Gängigkeit gering ist und bei prolongierter Behandlung ein hohes Polyneuropathierisiko besteht. Vermutlich sind andere Chemotherapien wie z. B. BCNU oder CCNU plus VM26 oder Temozolomid ebenso wirksam. Die Subgruppe der Temozolomid-resistenten Oligodendrogliome aus der EORTC-Studie 26971 zeigte in 50 % ein Ansprechen auf eine nachfolgende PCV-Therapie (Triebels et al. 2004). Wei bei den anaplastischen Astrozytomen sind Strahlentherapie und Chemotherapie mit Temozolomid oder PCV aufgrund der Ergebnisse NOA-04-Studie als gleichwertig anzusehen (↑↑, A) (Wick et al. 2009)
Chromosomale Verluste auf 1p und 19q ind ein Prädiktor für günstiges Ansprechen sowohl auf Strahlentherapie als auch auf Chemotherapie (Cairncross et al. 1998, Bauman et al. 2000), jedoch keine therapieunabhängigen Prädiktoren eines günstigen Ver-

laufs nach alleiniger Operation (Weller et al. 2007). Sie sind keine geeigneten Parameter, um zwischen diesen Therapieoptionen zu entscheiden, sondern lediglich um die Prognose insgesamt abzuschätzen (↑, A).
Sowohl die RTOG-Studie 94-02 (Cairncross et al. 2006) als auch die EORTC-Studie 26951 (van den Bent et al. 2006) verglichen die alleinige Strahlentherapie mit einer Strahlentherapie kombiniert mit PCV nach (RTOG) oder vor (EORTC) der Strahlentherapie. Beide Studien zeigen einen signifikanten Effekt von PCV auf das progressionsfreie Überleben, nicht aber auf das Gesamtüberleben. Die Verbesserung des progressionsfreien Überlebens ging mit einer erheblichen hämatologischen Toxizität bei 65 % (RTOG 94-02) bzw. 38 % (EORTC 26951) der Patienten einher, so dass eine primär kombinierte Radiochemotherapie mit PCV bei diesen Tumoren eher nicht indiziert ist. Die 1p/19q-Kodeletion kennzeichnete in beiden Studien eine Subgruppe mit günstiger Prognose unabhängig von der Therapie. Das Gesamtüberleben wurde in keiner der Studien in einer der genetischen Subgruppen durch PCV signifikant beeinflusst. Die NOA-04 Studie hat gezeigt, dass eine Radio- oder Chemotherapie als Primärbehandlung bei allen anaplastischen Gliomen eingesetzt werden kann. In dieser Studie wurden zudem erstmals prospektiv die prognostische Rolle der IDH1/2-Mutationen gezeigt. Interessanterweise ist die MGMT-Promotor-Hypermethylierung bei anaplastischen Gliomen nicht ausschließlich prädiktiv für das Ansprechen auf Alkylanzien, wie bei Glioblastomen vereinfachend nachweisbar, sondern entweder prognostisch oder prädiktiv sowohl für eine Radio- als auch für eine alkylierende Chemotherapie (Wick et al. 2009, van den Bent et al. 2009).
Die Rezidivtherapie orientiert sich an der Primärtherapie (s. u.). Die Hochdosis-Chemotherapie scheint gegenüber konventionellen Rezidivtherapien keinen Vorteil zu bringen (↓, C) (Cairncross et al. 2000).

H 1.3.2.4 Pragmatische Therapie

Oligodendrogliome und Oligoastrozytome sollten biopsiert oder reseziert werden. Priorität hat die Vermeidung neurologischer Defizite gegenüber dem Ausmaß der Resektion. Asymptomatische Tumoren des WHO-Grads II können danach insbesondere bei jüngeren Patienten zunächst beobachtet werden. Bei Progression sind Strahlentherapie der erweiterten Tumorregion mit Dosiskonzepten wie bei Grad II-Astrozytomen und Chemotherapie mit Temozolomid oder nach dem PCV-Schema konkurrierende Verfahren. Obwohl sich bei mehr als 30 % der Patienten mit Oligodendrogliom im Krankheitsverlauf eine subarachnoidale Aussaat entwickelt, ist die prophylaktische Neuroachsenbestrahlung nicht indiziert. Grad III-Tumoren werden postoperativ entweder bestrahlt (54–60 Gy, 5 × 1,8 Gy/Woche) oder mit Temozolomid oder einem nitrosoharnstoffhaltigen Protokoll wie PCV behandelt (↑↑, A). Eine primär kombinierte Behandlung ist nicht indiziert. Bei Ansprechen oder Stabilität des Tumors sollten Temozolomid nach acht und nitrosoharnstoffhaltige Therapien nach vier Zyklen pausiert werden. Bildgebende Kontrollen werden im Abstand von drei bis vier Monaten oder bei Zeichen klinischen Progresses durchgeführt.

Die Rezidivbehandlung erfolgt bei Grad II- und III-Tumoren ggf. durch Reoperation und in Abhängigkeit von der Primärtherapie zunächst unter Einsatz von Strahlentherapie oder Chemotherapie mit Temozolomid oder PCV (↑, B). Nach Versagen dieser Therapieoptionen kommen meist experimentelle Chemotherapien zum Einsatz, z. B. Carboplatin plus Etoposid (Cairncross et al. 1994), Paclitaxel (Chamberlain und Kormanik 1997) oder antiangiogene Strategien z. B. mit Bevacizumab (Desjardins et al. 2008).

H 1.3.3 Ependymale Tumoren

H 1.3.3.1 Klinik, Epidemiologie und Verlauf

Zu den ependymalen Tumoren zählen Ependymome (WHO-Grad II), anaplastische Ependymome (WHO-Grad III) (79 %), myxopapilläre Ependymome (WHO-Grad I) (13 %) und Subependymome (WHO-Grad I) (8 %). Ependymome können in jedem Alter und überall entlang der Ventrikel oder des Spinalkanals auftreten. Bei Kindern sind sie häufig und vor allem infratentoriell lokalisiert. Während Ependymome 25 % der spinalen Tumoren bei Erwachsenen darstellen, ist diese Lokalisation bei Kindern selten. Infratentorielle und spinale Ependymome sind bei Erwachsenen gleich häufig. Sie werden meist in der dritten oder vierten Lebensdekade diagnostiziert. Ependymome neigen zu subarachnoidaler Metastasierung, die klinisch asymptomatisch sein kann. Deshalb müssen initial und im Verlauf regelmäßig kraniospinale MRT und ggf. auch Liquoruntersuchungen erfolgen. Metastasen außerhalb des ZNS treten sehr selten auf. Niedriges Alter, inkomplette Resektion und Liquoraussaat sind ungünstige prognostische Faktoren (Timmermann et al. 2000). Sowohl für Kinder als auch für Erwachsene liegen die 5-Jahres-Überlebensraten deutlich über 50 % Merchant et al. 2004, Mansur et al. 2005). Die Ergebnisse für Patienten mit spinalen Tumoren sind deutlich besser als für Patienten mit intrakraniellen Tumoren (Glibert et al. 2010). Hier ist die mikrochirurgische Resektion in Zentren mit ausgewiesener Expertise die Theapie der Wahl – sie sollte auch bei oligosymptomatischen Patienten im frühen Krankheitsverlauf erwogen werden, da die funktionellen Ergebnisse direkt von der Schwere der präoperativen Ausfälle abhäng. Anaplastische Ependymome treten häufiger intrakraniell als im Rückenmark auf. Die meisten, aber nicht alle retrospektiven Studien finden eine Assoziation von Anaplasie mit schlechter Prognose (Rezai et al. 1996, Schild et al. 1998, Merchant et al. 2004). Myxopapilläre Ependymome treten meist bei jüngeren Erwachsenen und fast ausschließlich in der Konus-Kauda-Region auf. Sie neigen zu Lokalrezidiven und bei inkompletter Resektion selten auch zu distanten Metastasen (Rezai et al. 1996). Subependymome sind vor allem im Bereich des vierten Ventrikels (> 50 %) und der Seitenventrikel (> 30 %) lokalisiert.

H 1.3.3.2 Therapeutische Prinzipien und pragmatische Therapie

Operation und Strahlentherapie sind die Säulen der Ependymombehandlung (**Tab. H 1.10**). Da das Ausmaß der Resektion ein prognostischer Faktor ist

Tab. H 1.10: Behandlungsempfehlungen für Ependymome

	Lokalisation	Operative Radikalität	Adjuvante Therapie
Ependymom	supratentoriell	komplett oder inkomplett	Strahlentherapie der erweiterten Tumorregion (54 Gy, 5 × 1,8 Gy/Woche) (B)
	infratentoriell	komplett oder inkomplett	Strahlentherapie der erweiterten Tumorregion (50,4 Gy, 5 × 1,8 Gy/Woche) (B)
	spinal	komplett	Beobachtung
		inkomplett	Strahlentherapie der erweiterten Tumorregion (50,4 Gy, 5 × 1,8 Gy/Woche) (B)
	leptomeningeale Aussaat im MRT oder positive Liquorzytologie		Neuroachsenbestrahlung (36 Gy, 5 × 1,8 Gy/Woche) (B) plus Tumordosis wie oben
anaplastisches Ependymom	supratentoriell	komplett oder inkomplett	Strahlentherapie der erweiterten Tumorregion (59,4 Gy, 5 × 1,8 Gy/Woche) (B)
	infratentoriell	komplett oder inkomplett	Strahlentherapie der erweiterten Tumorregion (50,4 Gy, 5 × 1,8 Gy/Woche) (B)
	spinal	komplett	Beobachtung
		inkomplett	Strahlentherapie der erweiterten Tumorregion (54 Gy, 5 × 1,8 Gy/Woche) (C)
	leptomeningeale Aussaat im MRT oder positive Liquorzytologie		Neuroachsenbestrahlung (36 Gy, 5 × 1,8 Gy/Woche) (C) plus Tumordosis wie oben
Myxopapilläres Ependymom		komplette Resektion	Beobachtung (B)
		inkomplette Resektion	Strahlentherapie der erweiterten Tumorregion (B)
Subependymom		komplette oder inkomplette Resektion	Beobachtung (C)

(Gomez et al. 2005), sollte für alle Subtypen in allen Lokalisationen die mikrochirurgisch vollständige Resektion angestrebt werden (↑, B). Ependymome sind strahlensensible Tumoren (Schild et al. 1998). Kontroversen bezüglich der Strahlentherapie betreffen Zeitpunkt, Dosis und Zielvolumen. Unerwünschte Spätwirkungen der Strahlentherapie sind bei dem eher jungen Patientenkollektiv und häufig langen Überlebenszeiten ein besonderes Problem. Für supratentorielle Ependymome und alle anaplastischen Ependymome ist die postoperative Strahlentherapie der erweiterten Tumorregion indiziert (Timmermann et al. 2000, Merchant et al. 2004). Bei fehlendem Nachweis einer Liquoraussaat erfolgt die Bestrahlung der erweiterten Tumorregion mit 5 × 1,8 Gy/Woche. Die Dosis beträgt bis 54 Gy bei supratentoriellen Grad II-Tumoren, 59,4 Gy bei anaplastischen und 50,4 bei infratentoriellen Grad II- sowie anaplastischen Tumoren. Für Patienten mit einer bildgebend oder liquorzytologisch diagnostizierten leptomeningealen Aussaat eines Grad II- oder III-Ependymoms ist eine Neuroachsenbestrahlung mit 5 × 1,8 Gy/Woche bis zur Gesamtdosis von 36 Gy indiziert. Anschließend wird die erweiterte Tumorregion mit 5 × 1,8 Gy/Woche bis 59,4 Gy, bei infratentoriellem Tumorsitz bis 54 Gy aufgesättigt. Spinale anaplastische Ependymome werden bei inkompletter Resektion bis 54 Gy in der Tumorregion bestrahlt, sofern keine Liquoraussaat vorliegt. Bei komplett resezierten Grad II-und möglicherweise auch Grad III Ependymomen kann auf die Strahlentherapie verzichtet und zunächst kontrolliert werden (Gomez et al. 2005).

Radiochirurgie oder fraktionierte stereotaktische Strahlentherapie sind für einige Patienten mit umschriebenem Lokalrezidiv eine Option. Bislang ist der Stellenwert der Chemotherapie in der Ependymombehandlung nicht gesichert. Relevant ist die Chemotherapie vor allem bei Kindern unter drei Jahren, bei denen die Strahlentherapie aufgeschoben werden soll (Kühl et al. 1998). Weder Nitrosoharnstoffe noch Temozolomid sind nach eigenen, nicht publizierten Erfahrungen bei nach Strahlentherapie rezidivierten Ependymomen im Erwachsenenalter wirksam. Platinhaltige Protokolle z. B. mit Topoisomeraseinhibitoren führen bei einigen Patienten zur vorübergehenden Remission (Brandes et al. 2005). Myxopapilläre Ependymome und Subependymome sollten möglichst komplett reseziert werden. Es gibt Empfehlungen, Patienten mit inkomplett resezierten myxopapillären Ependymomen in der erweiterten Tumorregion zu bestrahlen (Schild et al. 1998), während unvollständig resezierte Subependymome zunächst beobachtet werden. Bei jedem progredienten Ependymom sollte immer zuerst die Möglichkeit der erneuten chirurgischen Intervention geprüft werden. Dies gilt auch für symptomatische Läsionen bei leptomeningealer Aussaat.

H 1.3.4 Tumoren des Plexus choroideus

H 1.3.4.1 Klinik, Epidemiologie und Verlauf

Plexuspapillome (WHO-Grad I) sind seltene, gutartige Tumoren, die weniger als 1 % aller Hirntumoren ausmachen und bei Kindern bevorzugt im Trigonum der Seitenventrikel, selten im Bereich des dritten Ventrikels und bei Erwachsenen im Bereich des vierten Ventrikels möglicherweise mit Ausdehnung durch das Foramen Luschkae bis zum Kleinhirnbrückenwinkel lokalisiert sind. Durch gesteigerte Liquorproduktion werden die Patienten oft mit Hirndruckzeichen symptomatisch. Bei kleinen Kindern sind größerer Kopfumfang und Gedeihstörungen häufig die einzigen Symptome. Im Verlauf treten auch hier typische Hirndruckzeichen wie Kopfschmerzen, Übelkeit und Erbrechen, Bewusstseinstrübung und Stauungspapillen auf. Weniger häufig finden sich initial Ataxie, Paresen oder Krampfanfälle. Karzinome des Plexus choroideus (WHO-Grad III) sind lokal invasiv wachsende und über den Liquorraum metastasierende Tumoren. Die 5-Jahres-Überlebensraten liegen für Papillome bei 100 % und für Plexuskarzinome bei 40 % (Pencalet et al. 1998).

H 1.3.4.2 Therapeutische Prinzipien und pragmatische Therapie

Tumoren des Plexus choroideus sollten nach Möglichkeit komplett reseziert werden. Die Entfernung von Papillomen kann kurativ sein. Auch bei inkompletter Resektion sollen Patienten mit Papillom lediglich nachbeobachtet werden. Der Stellenwert der postoperativen Strahlentherapie bei komplett resezierten Plexuskarzinomen wird kontrovers diskutiert (Pencalet et al. 1998, Chow et al. 1999). Inkomplett resezierte Karzinome des Plexus choroideus sollten bestrahlt werden. Bei leptomeningealer Metastasierung ist die Neuroachsenbestrahlung (36 Gy, 5 × 1,8 Gy/Woche) indiziert. Bei Kindern unter drei Jahren kann als Alternative zur Strahlentherapie eine adjuvante Chemotherapie mit Carboplatin und Vincristin erfolgen. Platinhaltige Chemotherapie nach einer Biopsie kann zu Tumorverkleinerungen führen, die nachfolgend eine radikale Resektion ermöglichen. Etwa ein Drittel der Patienten mit rezidivierten oder progredienten Plexuskarzinomen spricht auf eine Chemotherapie an (Wolff et al. 2002).

H 1.3.5 Gliale Tumoren unklaren Ursprungs

Das Astroblastom ist ein seltener, bei jungen Erwachsenen auftretender Tumor unbestimmter Dignität (Brat et al. 2000). Die Tumoren treten vor allem in den Hemisphären, aber auch an allen anderen Orten des ZNS auf. Sie können zystisch sein. Es gibt keine durch größere Studien belegten Behandlungsstrategien. Astroblastome ohne Anaplasie können gelegentlich durch radikale Resektion kontrolliert werden. Bei inkompletter Resektion rezidivieren die Tumoren regelhaft. Sie sollten deshalb postoperativ bestrahlt werden. Der Nutzen der Chemotherapie ist nicht untersucht. Anaplastische Astroblastome, die nach Operation und Strahlenbehandlung rezidivieren oder progredient sind, können entsprechend den Ausführungen zum Glioblastom chemotherapeutisch behandelt werden. Bei Astroblastomen mit Anaplasiezeichen ist die 5-Jahres-Überlebensrate gering (Thiessen et al. 1998).

Das Chordoidgliom des dritten Ventrikels ist ein seltener, nach der WHO-Einteilung als Grad II eingestufter Tumor von Erwachsenen. Der Tumor kann häufig nicht vollständig reseziert werden. Adjuvante Therapien sind nicht untersucht (Kurian et al. 2005).

Als Gliomatosis cerebri (WHO-Grad III) wird das diffuse Wachstum neoplastischer glialer Zellen in mehr als zwei Gehirnlappen bezeichnet. Zu Beginn stehen Epilepsie und Persönlichkeitsveränderungen im Vordergrund. Weitere klinische Symptome und Zeichen entwickeln sich in Abhängigkeit von der Topographie der Läsion. Sowohl Erwachsene als auch Kinder können betroffen sein. Operativ sind die Optionen auf die Diagnosesicherung durch Biopsie begrenzt. Der Krankheitsverlauf variiert stark, das mediane Überleben liegt bei ein bis zwei Jahren (Herrlinger et al. 2002, Perkins et al. 2003). Sowohl Strahlentherapie (Perkins et al. 2003) als auch Chemotherapie mit PCV (Herrlinger et al. 2002) oder Temozolomid gewähren Aufschub (Sanson et al. 2004). Vergleichende Studien fehlen. Wenn man sich für die Strahlentherapie entscheidet, müssen große Volumina, unter Umständen das gesamte Gehirn sowie betroffener Hirnstamm und Rückenmark, behandelt werden. Die Therapie erfolgt z. B. mit 5 × 1,8 Gy/Woche bis 45–54 Gy mit einer lokalen Dosiserhöhung bis 59,4 Gy im Bereich kontrastmittelaufnehmender Läsionen. In der NOA-05-Studie wurden IDH-Mutation und MGMT-Promotormethylierung als günstige molekulare prognostische Faktoren identifiziert. Die verabreichte Chemotherapie mit Procarbazin und CCNU ohne Vincristin zeigte eine längerfristige Kontrolle des Tumors bei der Mehrheit der Patienten und kann deshalb als »Standard« empfohlen werden (↑, C) (Glass et al. im Druck).

H 1.3.6 Neuronale und gemischt neuronalgliale Tumoren

Diesen Tumoren ist eine neuronale Differenzierung und eine relativ gute Prognose gemeinsam. Gangliozytome (WHO-Grad I) und Gangliogliome (WHO-Grad II) können in jedem Alter und überall im ZNS auftreten und sind eine häufige Ursache pharmakoresistenter Epilepsien. Sie sollten nach Möglichkeit reseziert werden, zumal dies auch die beste Therapie der assoziierten Epilepsien ist (Luyken et al. 2004). Sie zeigen nur selten anaplastische oder auch an Glioblastome erinnernde Charakteristika ihres glialen Anteils und sollten dann wie diese Tumoren behandelt werden (H 1.3.1). Desmoplastische kindliche Astrozytome und Gangliogliome sind operativ kurable WHO-Grad I-Läsionen bei Kindern. Sie tragen möglicherweise kein Potenzial zur malignen Progression. In ähnlicher Weise scheinen auch dysembryoplastische neuroepitheliale Tumoren junger Erwachsener (WHO-Grad I) selbst nach partieller Resektion nicht progredient zu wachsen. Das zentrale Neurozytom (WHO-Grad II) kann in jedem Alter, aber vor allem bei Erwachsenen mittleren Alters im Bereich der Seitenventrikel auftreten. Es manifestiert sich mit Hirndruckzeichen und sollte operativ angegangen werden. Bei inkompletter Resektion kann zunächst kontrolliert und bei Progression erneut operiert oder bestrahlt werden (Bertalanffy et al. 2005). Bei histologisch atypischen Tumoren verbessert die Strahlentherapie die lokale Tumorkontrolle (Rades et al. 2005). Eine kraniospinale Disseminierung ist bei wenigen Patienten beschrieben worden. Zerebelläre Neurolipozytome (WHO-Grad I/II) treten bei Erwachsenen auf und sollten reseziert werden. Paragangliome können im Bereich autonomer Ganglien außerhalb des ZNS auftreten. Im ZNS finden sie sich fast immer im Bereich des Filum terminale und entsprechen dem WHO-Grad I. Sie können oft chirurgisch geheilt werden, Lokalrezidive wurden jedoch vereinzelt beobachtet.

H 1.3.7 Neuroblastische Tumoren

H 1.3.7.1 Neuroblastom des Olfaktorius (Ästhesioneuroblastom)

Dieser seltene neuroektodermale Tumor soll sich von den Rezeptorzellen des Nervus olfaktorius ableiten. Der Tumor kann eine neuroendokrine Differenzierung aufweisen. Die Inzidenz ist um das 20. und 50. Lebensjahr erhöht. Die radikale Operation und nachfolgende Radiotherapie ist der einzige kurative Ansatz. Das Ausmaß der Resektion bestimmt die Prognose (Koka et al. 1998). Extrakranielle Metastasen sind häufig. Sowohl für die neoadjuvante, meist platinbasierte Chemotherapie vor Operation und Strahlentherapie als auch für die *second-line*-Chemotherapie bei inoperablen, nach einer Strahlentherapie rezidivierten oder progredienten Tumoren wurden erfolgversprechende Ergebnisse berichtet (Kim et al. 2004, Mishima et al. 2004). Kasuistisch war auch Temozolomid im Rezidiv wirksam (Wick et al. 2004).

H 1.3.7.2 Neuroblastom des Nebennierenmarks und des sympathischen Nervensystems

Unter dieser Tumorentität werden Neuroblastome, Ganglioneuroblastome und Ganglioneurome subsumiert. 96 % werden in der ersten, 3,5 % in der zweiten Lebensdekade diagnostiziert. Die Tumoren gehen vom Nebennierenmark oder von abdominellen, thorakalen, zervikalen oder pelvinen sympathischen Ganglien aus. Die Prognose wird mit zunehmendem Alter und in Abhängigkeit von der Ausdehnung des Tumors bei Diagnose schlechter. Neuroblastome sind paradigmatisch für maligne Erkrankungen mit spontaner Rückbildungstendenz. Sie werden operativ, strahlentherapeutisch und chemotherapeutisch behandelt (Berthold und Hero 2000). Opsoclonus als paraneoplastisches Symptom (s. Kap. H 5) kann zur Diagnose führen.

H 1.3.8 Pinealisparenchymtumoren

Zu diesen Tumoren zählen Pineozytome (WHO-Grad II), Pineoblastome (WHO-Grad IV) und Pinealisparenchymtumoren intermediärer Differenzierung. Sie treten bei Patienten unter 30 Jahren, in 2/3 zwischen 10 und 21 Jahren, auf. Initiale Symptome sind Hirndruckzeichen, Augenmuskelparesen oder Zeichen der Kompression des Chiasma opticum. Die häufigen endokrinen Störungen führen zu Diabetes insipidus, Pubertas praecox oder Hypophyseninsuffizienz. Das Pineoblastom ist, ähnlich dem Medulloblastom, ein maligner Tumor mit Tendenz zur Liquoraussaat. Pineozytome sind gutartig, Pinealisparenchymtumoren intermediärer Differenzierung zeigen eine intermediäre Prognose. Zur Basisdiagnostik gehören MRT der Neuroachse und Liquoruntersuchung. Die 1-Jahres-, 3-Jahres- und 5-Jahres-Überlebensraten werden für Pineozytome auf 100 %, 100 % und 67 % und für die anderen Subgruppen auf 88 %, 78 % und 58 % geschätzt (Schild et al. 1993). Die möglichst radikale Resektion erscheint bei allen Pinealistumoren erstrebenswert. Subtotal resezierte Pineozytome sollten überwacht und bei Progression reoperiert oder bestrahlt werden. Alle anderen Pinealisparenchymtumoren sollten lokal mit 54 Gy (5 × 1,8–2 Gy/Woche) bestrahlt werden. Die Neuroachsenbestrahlung (36 Gy, 5 × 1,8 Gy) erfolgt bei leptomeningealer Aussaat, bei Pineoblastomen prophylaktisch auch ohne bereits erfolgte Metastasierung (Schild et al. 1993). Bei Progression nach Strahlentherapie können cisplatinhaltige Chemotherapien verwendet werden (Galanis et al. 1997). Der Stellenwert der Chemotherapie in der Primärtherapie ist nicht gesichert (Lutterbach et al. 2002).

H 1.3.9 Embryonale Tumoren

H 1.3.9.1 Klinik, Epidemiologie und Verlauf

Medulloepitheliome, Ependymoblastome, differenzierte Medulloblastome, supratentorielle primitive neuroektodermale Tumoren (PNET) und alle anderen seltenen embryonalen Tumoren werden dem WHO-Grad IV zugeordnet und treten gewöhnlich in der Kindheit oder im frühen Erwachsenenalter auf. Nur 25 % der Medulloblastome, der häufigsten Variante, treten nach dem 15. Lebensjahr auf. Sie gehen meist vom Dach des 4. Ventrikels aus und neigen zur Hirnstamminfiltration. Das Auftreten in den zerebellären Hemisphären ist bei älteren Kindern oder jungen Erwachsenen häufiger. Supratentorielle Tumoren mit den Charakteristika von Medulloblastomen werden als supratentorielle PNET bezeichnet. Initiale Manifestation ist häufig ein Verschlusshydrozephalus, aber auch Ataxie und Hirnnervenausfälle treten auf. Etwa 20 % der Medulloblastome haben bereits bei Diagnosestellung innerhalb des ZNS metastasiert. Zudem treten bei etwa 10 % der Patienten im Verlauf Metastasen außerhalb des ZNS auf, v. a. in Knochen, Lymphknoten und Lunge (Mazloom et al. 2010). Alter unter drei Jahren und ZNS-Metastasen bei Diagnose sind ungünstige prognostische Faktoren. Molekulare Klassifikatoren für prognostisch distinkte Gruppen sind Mutationen im Wingless (WnT) Pfad gemeinsam mit einer Deletion von Chromosom 6, Mutationen im Sonic Hedgehog Signalweg (SHH) oder andere Veränderungen, die zur Gruppe der non-Wnt/SHH zusammengefasst werden (Thompson et al. 2006, Brandes et al. 2007, Schwalbe et al. 2011). Durch Operation,

Strahlentherapie und Chemotherapie werden in allen Altersgruppen 5-Jahres-Überlebensraten von über 50 % erreicht (Brandes et al. 2007, Rutkowski et al. 2005).

H 1.3.9.2 Therapeutische Prinzipien

Da die Größe des Resttumors prognostisch wichtig ist, wird eine komplette Resektion angestrebt. Andere mit der Behandlung verknüpfte prognostische Faktoren sind Strahlendosis von mehr als 50 Gy im Bereich der hinteren Schädelgrube und prophylaktische Neuroachsenbestrahlung. Die Neuroachsenbestrahlung wird mit Ausnahme der Kinder unter 3 Jahren als Standardbehandlung angesehen. Bei kleineren Kindern wird primär chemotherapiert (Rutkowski et al. 2005). Die meisten älteren Kinder, die diese Behandlung erhalten und die Tumorerkrankung überleben, wachsen normal auf. Nur eine Minderheit zeigt intellektuelle Störungen oder Verhaltensauffälligkeiten. Die Bedeutung der adjuvanten oder neoadjuvanten Chemotherapie ist wie bei Erwachsenen weniger klar definiert (Kortmann et al. 2000). Bei Erwachsenen sprechen jedoch die Langzeitergebnisse einer italienischen Studie dafür, die Chemotherapie vor einer Strahlentherapie in kommenden Studien zu untersuchen (Barndes et al. 2007). Bei Patienten mit schlechter Prognose (inkomplette Resektion oder Metastasen) scheinen Vincristin, CCNU und Prednisolon (VCP), während und nach der Strahlentherapie verabreicht, das progressionsfreie Überleben zu verlängern. In der Hochrisikogruppe wurden auch mit CCNU, Vincristin und Cisplatin Erfolge erzielt (Packer et al. 1994). Cisplatinhaltige Chemotherapie führte auch bei Erwachsenen mit rezidivierten oder progredienten embryonalen Tumoren zu gutem, wenn auch kurzdauerndem Ansprechen (Galanis et al. 1997). Die Behandlung supratentorieller PNET entspricht der der Medulloblastome. Die Erfolge scheinen jedoch geringer zu sein (Brandes und Franceschi 2010).

H 1.3.9.3 Pragmatische Therapie

Medulloblastome bei Erwachsenen sollten reseziert und anschließend im Bereich der Neuroachse bestrahlt werden. 36 Gy mit 5 × 1,8 Gy pro Woche werden auf das gesamte Gebiet appliziert. Das Tumorbett und alle soliden Tumoren innerhalb des ZNS werden zusätzlich mit 19,8 Gy in 1,8 Gy-Fraktionen aufgesättigt. Kinder sollten innerhalb der aktuellen multizentrischen Studien behandelt werden (Kortmann et al. 2000, Rutkowski et al. 2005). Bei erwachsenen Hochrisiko-Patienten mit makroskopischem Resttumor, spinalen Manifestationen oder Liquoraussaat wird die adjuvante Chemotherapie z. B. mit CCNU, Cisplatin und Vincristin empfohlen (Brandes und Franceschi 2010). Rezidive können stereotaktisch bestrahlt oder bei chemonaiven Patienten mit CCNU, Cisplatin und Vincristin, mit Cisplatin basierten oder anderen experimentellen Protokollen einschließlich Temozolomid behandelt werden (Herrlinger et al. 2005). In der NOA-06-Studie wird eine Nitrosoharnstoff-, Platin- und Vincristin-haltige Chemotherapie parallel zur risokoadaptierten Strahlentherapie untersucht (www.noa.de/Studien).

H 1.4 Tumoren peripherer Nerven

H 1.4.1 Schwannome

H 1.4.1.1 Klinik, Epidemiologie und Verlauf

Schwannome (Neurilemmome, Neurinome, Neurome) sind gutartige WHO-Grad I-Tumoren, die sich an der Übergangszone von zentralem in peripheres Myelin aus neuroektodermalen Schwannzellen peripherer, z. B. vestibulärer Nerven entwickeln. Akustikusneurinome repräsentieren 70–80 % der Läsionen im Kleinhirnbrückenwinkel. Das weibliche Geschlecht überwiegt leicht, der Altersgipfel liegt in der vierten und fünften Lebensdekade. Manifestation ist häufig eine über Monate oder Jahre progrediente einseitige Hörminderung, die initial im Hochtonbereich liegt, aber bis zur Ertaubung fortschreitet, oft mit Tinnitus verbunden ist, seltener mit Gangunsicherheit wegen eines Labyrinthausfalls bei Tumorgrößenzunahme. Auch eine akute Hörverschlechterung ist möglich. Fortschreitendes Wachstum führt zu Fazialisparese, Trigeminusneuralgie, zerebellären Zeichen und Verschlusshydrozephalus. Bilaterale Akustikusneurinome weisen auf eine Neurofibromatose Typ II hin (**Tab. H 1.2**).
Spinale Schwannome stellen ohne Geschlechtsbevorzugung 25 % aller spinalen Tumoren dar. Die Tumoren liegen meist intradural-extramedullär und seltener intra-extradural. Aufgrund der Entstehung aus der Hinterwurzel liegen sie posterolateral zum Ligamentum dentatum. Initial bestehen häufig radikuläre Schmerzen. Im Verlauf treten bei zervikothorakaler Lokalisation auch Pyramidenbahnzeichen und Paresen, später auch sensible Symptome auf. Multiple, meist periphere Schwannome weisen auf eine Schwannomatose hin, eine seltene, häufig sporadische, von der Neurofibromatose Typ II verschiedene und prognostisch günstigere genetische Erkrankung hin (MacCollin et al. 2005).

H 1.4.1.2 Therapeutische Prinzipien und pragmatische Therapie

Patienten mit asymptomatischen oder oligosymptomatischen Akustikusneurinomen, die älter als 65 Jahre sind, werden meist nur klinisch und bildgebend kontrolliert (Yoshimoto 2005). Jüngere Patienten sollten wegen der höheren Wahrscheinlichkeit, dass ein wachsender Tumor Symptome verursacht, behandelt werden. Akustikusneurinome können chirurgisch über die mittlere Schädelgrube, subokzipital oder translabyrinthär angegangen werden. Die komplette Resektion ist oft kurativ. Bei jeder Operation muss die Funktion des N. facialis intraoperativ elektrophysiologisch überwacht werden. Der Erhalt der Hörfunktion hängt vom operativen Zugang, dem Hörvermögen zum Zeitpunkt der Operation und der Tumorgröße ab (Tonn 2004). Eine Übersicht aus verschiedenen Zentren in den USA ergab in 8 % Tumorreste oder progredientes Tumorwachstum (Wiegand et al. 1996). Andererseits wurden in den besten veröffentlichten Serien operierter Akustikusneurinome bei Patienten ohne Neurofibromatose Typ II eine Komplettresektionsrate von 98 % und eine Rezidivrate von unter 1 % berichtet (Tonn et al. 2000). Radiochirurgie (Kondziolka et al. 1998, Wowra et al. 2005) und fraktionierte stereotaktische Strahlentherapie (Combs et al. 2005b) haben sich als wirksame Behandlungsalternativen erwiesen. Der Erfolg der Radiochirurgie hängt wesentlich von einer guten, am besten mittels hochauflösender MRT vorgenommenen präinterventionellen Bestimmung des Zielvolumens ab. Die größte Serie radiochirurgisch behandelter Patienten mit einer Nachbeobachtungszeit von mindestens 5 Jahren ergab eine lokale Tumorkontrolle bei 98 % der Patienten (Kondziolka et al. 1998). Die Fazialisfunktion wurde in 79 %, das präinterventionelle Hörvermögen in 50 % erhalten. 62 % der Tumoren wurden kleiner, 33 % waren stabil. Nach 28 Monaten traten keine neuen neurologischen Defizite mehr auf. Somit ist die Radiochirurgie oder die stereotaktische fraktionierte Bestrahlung unabhängig von der verwendeten Methode für Tumoren mit einem Durchmesser von unter 30 mm vermutlich ebenso effektiv wie die Operation (Wowra et al. 2005, Combs et al. 2010a). Es ist zu vermuten, dass es ähnlich wie bei den Hirnmetastasen ebenfalls keine Unterschiede gibt, wenn anstelle eines Linearbeschleunigers eine Kobalt-60-Quelle (Gamma Knife) verwendet wird (Suh 2010). Große oder bereits bei Diagnose z. B. aufgrund von Hirnstammkompression progredient symptomatische Tumoren sollten reseziert werden (↑, B). Chemo- und Hormontherapie spielen keine Rolle. Alle Patienten sollten präoperativ audiometrisch untersucht werden. In einer kleinen Serie progredienter Akustikusneurinome bei Patienten mit einer NF2 war Bevacizumab (10 mg/kg KG alle 14 Tage) nützlich, um eine Progression und insbesondere eine Verschlechterung der Hörfunktion zu verhindern bzw. sogar eine Verbesserung derselben zu erzielen (↑, C) (Plotkin et al. 2009). Eigene unpublizierte Erfahrungen bestätigen diese Berichte, zeigen aber auch, dass (i) andere Manifestationen der NF2, z. B. Neurinome peripherer Nerven parallel progredient sein können und (ii) Patienten mit NF2-unabhängigen Akustikusneurinomen möglicherweise nicht in gleichem Maße profitieren.

Solitäre symptomatische spinale Schwannome sollten unter Opferung der Nervenwurzel möglichst vollständig und damit kurativ reseziert werden. Da die Tumoren meist von nur einem Faszikel der sensiblen Hinterwurzel ausgehen, ist die vollständige Resektion in der Regel ohne neurologisches Defizit möglich. Der Eingriff sollte unter Einsatz eines EMG-Monitorings erfolgen. Bei multiplen Schwannomen und vor allem einer Schwannomatose (MacCollin et al. 2005) sollten nur symptomatische Läsionen operiert werden. Unbeherrschbarer Schmerz ist hier die führende Indikation.

H 1.4.2 Andere Tumoren peripherer Nerven

Solitäre Neurofibrome sind langsam wachsende, aus Schwannschen Zellen und kollagenfaserigem Bindegewebe bestehende Tumoren (WHO-Grad I). Sie treten häufiger distal als proximal im Nervenverlauf auf und verursachen teilweise heftige Schmerzen. Multiple Neurofibrome sind fast pathognomonisch für die Neurofibromatose Typ I (**Tab. H 1.2**). Plexiforme Neurofibrome malignisieren in 5 % der Fälle. Neurofibrome werden durch eine komplette Resektion geheilt. Auch das Perineuriom ist gutartig (WHO-Grad I), selten und aus perineurialen Zellen in Nerven oder Bindegeweben aufgebaut. Intraneurale Perineuriome sollten biopsiert und beobachtet werden, da eine komplette Resektion zum Verlust der Nervenfunktion führt. Perineuriome im Bindegewebe sollten durch Resektion entfernt werden. Maligne periphere Nervenscheidentumoren (MPNST), die früher als neurogene Sarkome, maligne Schwannome oder anaplastische Neurofibrome bezeichnet wurden, werden als WHO-Grad III- oder IV-Läsionen klassifiziert. Bei mehr als 50 % der Patienten mit MPNST wird eine Mutation des NF1-Gens gefunden. Weitere 10 % treten in Bestrahlungsfeldern auf. Die Behandlung umfasst die weitgehende Resektion und postoperativ die Strahlentherapie der Tumorregion, nach Möglichkeit 30 × 2 Gy. Das 5-Jahres-Überleben liegt zwischen 30 und 50 % (Longhi et al. 2010). Zusätzlich oder bei weiterer Progression nach Strahlentherapie können Sarkom-Protokolle eingesetzt werden.

H 1.5 Tumoren der Meningen

H 1.5.1 Tumoren meningothelialer Zellen

H 1.5.1.1 Klinik, Epidemiologie und Verlauf

Meningeome sind meist gutartige, langsam wachsende, häufige Tumoren intrakranieller oder spinaler arachnoidaler Granulationen (Lusis und Gutmann 2004). Die Inzidenz steigt mit dem Lebensalter. Bei den WHO-Grad I-Meningeomen, der Mehrzahl dieser Tumoren, sind Frauen häufiger betroffen als Männer. Bis zu 10 % der Patienten, darunter diejenigen mit Neurofibromatose Typ 2 (NF2), haben mehr als ein Meningeom (**Tab. H 1.2**). Chromosomale Verluste auf 22q, der Region des NF2-Gens, finden sich bei mehr als 50 % der Patienten mit sporadischen Meningeomen. WHO-Grad II- oder III-Tumoren machen ca. 5 % bzw. 1 % aus. Bei diesen Tumoren sind Männer häufiger betroffen als Frauen. Prädisponierender Faktor ist eine Schädel- bzw. Hypophysenbestrahlung. Aufgrund des Überwiegens weiblicher Patienten und einer Assoziation mit Brustkrebs wurde ein hormonabhängiges Wachstums diskutiert. Die klinischen Hinweise werden durch den Nachweis von Progesteron- und Glukokortikoidrezeptoren auf den Meningeomzellen gestützt. Die Progesteronrezeptorexpression ist nur insofern mit einer besseren Prognose assoziiert, als sie bei höhergradigen Tumoren (II/III) verloren wird (Roser et al. 2004).

Bildgebend stellen sich Meningeome als extraaxiale, verdrängend wachsende, gut abgegrenzte, homogen kontrastmittelaufnehmende Raumforderungen des Schädels oder des Spinalkanals dar. Supratentorielle Meningeome werden mit Epilepsie, Kopfschmerzen oder fokalen neurologischen Defiziten symptomatisch. Bei infratentorieller oder intraventrikulärer Lage können Hirndruckzeichen wie Kopfschmerzen, Bewusstseinstörungen oder Stauungspapillen, aber auch fokale Defizite wie Ataxie oder Hirnnervenausfälle erste Erkrankungszeichen sein. 25 % aller spinalen Tumoren sind Meningeome. Die Lokalisation ist meistens intradural-extramedullär, kann

aber auch intradural-extradural, rein extradural oder intramedullär sein. Rückenschmerzen im Bereich der Mittellinie und diffuse sensible Defizite sind häufige frühe Symptome. Spastische Lähmungen und Blasenstörungen treten erst später auf. Eine wichtige Differentialdiagnose ist die Multiple Sklerose.
Alle Meningeome können lokal infiltrierend wachsen und selten, mit dem WHO-Grad korrelierend, vor allem in Knochen, Lunge und Leber metastasieren. Obwohl die Metastasierungswahrscheinlichkeit für anaplastische Meningeome am höchsten ist, gibt es Fallberichte über postoperativ metastasierte WHO-Grad I-Tumoren. Das 10-Jahres-Überleben von Patienten mit WHO-Grad I-Tumoren liegt über 90 %. Dagegen liegt das mediane Überleben anaplastischer Meningeome vermutlich unter zwei Jahren (Perry et al. 1999). Andere Studien geben bei Patienten mit atypischen (Grad II) und anaplastischen (Grad III) Meningeomen das mediane progressionsfreie Überleben mit 11,9 bzw. zwei Jahren an und 5-Jahres- bzw. 10-Jahres-Überlebensraten von 95 % bzw. 79 %, und 64 % bzw. 34 % (Palma et al. 1997).

H 1.5.1.2 Therapeutische Prinzipien

Die meisten Meningeome sind und bleiben gutartig. Verkalkungen deuten auf ein jahrelanges Wachstum hin. Der Interventionsbedarf vor allem bei älteren Patienten mit asymptomatischen, bildgebend stabilen oder ungünstig lokalisierten Tumoren muss daher sorgfältig abgewogen werden. Hirndruckzeichen, Tumorödem, neurologische Ausfälle, bildgebend dokumentierter Progress oder Anfälle begründen eine Intervention. Bei Behandlungsbedarf ist die Operation Therapie der Wahl. Die Angiographie mit Embolisation der Tumorgefäße erbringt keinen Vorteil für die Operation (Bendszus et al 2000). Eine anatomisch schwierige Lage, Tumoradhäsion an wichtige Strukturen, Infiltration von Sinus oder Venen und osteoplastisches Wachstum können eine kurative Operation verhindern. Während Konvexitätsmeningeome fast immer komplett reseziert werden können, ist dies bei Keilbeinflügel- oder Olfaktoriusmeningeomen nicht immer durchführbar. Vor allem die Meningeome der Region des Sinus cavernosus sind nicht zu resezieren. 20 % der Meningeome rezidivieren innerhalb von 10 Jahren nach einer vollständigen und 80 % nach einer partiellen Resektion (**Tab. H 1.10**). Auch spinale Meningeome werden möglichst vollständig reseziert (Solero et al. 1989).
WHO-Grad I-Meningeome sind relativ strahlensensitive Tumoren (Chan et al. 2010). Radiochirurgie oder extern fraktionierte Strahlentherapie werden zur lokalen Kontrolle inoperabler Läsionen eingesetzt, z. B. in der Region des Sinus cavernosus oder des Keilbeinflügels. Hier liegen die lokalen Kontrollraten nach zehn Jahren bei 90 % bzw. 69 % (Nutting et al. 1999). Mit der Radiochirurgie werden lokale Kontrollraten im Bereich von 90 % nach fünf Jahren erzielt (Kondziolka et al. 1991, 1999, Malik et al. 2005). Diese Behandlung könnte Therapie der Wahl für kleine, progrediente, inoperable Schädelbasismeningeome werden. Wegen der irregulären Konformation und der teilweise kritischen Lage erscheint auch eine stereotaktische Konformationsbestrahlung mit dem Linearbeschleuniger sinnvoll.
Die medikamentöse Behandlung spielt eine untergeordnete Rolle. Eine dauerhafte Behandlung mit Hydroxyharnstoff führt nur zu einer progressionsfreien Zeit von 4 Monaten (Chamberlain und Johnston 2011). Es gibt auch Berichte über eine Stabilisierung der Tumoren durch Interferon-α (Kaba et al. 1997). Temozolomid ist nicht wirksam (Chamberlain et al. 2004). Bislang haben aber weder Tamoxifen noch – trotz kasuistischer Berichte – Somatostatinanaloga (Chamberlain et al. 2007) oder andere Hormonantagonisten eine Bedeutung in der adjuvanten Meningeombehandlung erlangt.
Bei Grad II- und III-Tumoren wird die komplette Resektion angestrebt. Die Verhinderung neurologischer Defizite besitzt aber höchste Priorität. Einige retrospektive Studien kamen zu dem Schluss, dass Strahlen- oder Chemotherapie nicht wirksam sei. In der Summe wird eine Radiotherapie auch nach radikaler Resektion heute jedoch eher befürwortet (Norden et al. 2009). Auch mit einer Brachytherapie lässt sich zumindest vorübergehend eine lokale Tumorkontrolle erzielen, allerdings mit einer lokalen Komplikationsrate von 33 % (Ware et al. 2004).
Die Bedeutung aggressiver Chemotherapie der Grad II/III-Meningeome bleibt umstritten.

H 1.5.1.3 Pragmatische Therapie

Nach sorgfältiger Prüfung der Indikation ist eine möglichst vollständige Resektion die Therapie der Wahl für Meningeome des WHO-Grads I (↑↑, B). Bei inkompletter Resektion wird zunächst nach einem Jahr, dann nach drei Jahren und schließlich in größeren Abständen per MRT nachbeobachtet. Die Indikation zu primärer oder postoperativer Radiochirurgie bzw. Strahlentherapie besteht bei inoperablen, inkomplett resezierten oder rezidivierten symptomatischen oder kritisch lokalisierten (z. B. Sinus cavernosus), asymptomatischen Läsionen (↑, B). Die Kombination aus mikrochirurgischer Tumorverkleinerung und anschließender Radiochirurgie bietet eine gute Behandlungsmöglichkeit mit niedriger Morbiditätsrate für komplex lokalisierte Schädelbasismeningeome (Tonn et al. 2004). Die Strahlentherapie wird meist fraktioniert in 1,8–2,0 Gy-Fraktionen bis 54–60 Gy mit einem Sicherheitssaum je nach Lokalisation von 0,5–2 cm appliziert. Nach Ausschöpfen chirurgischer oder strahlentherapeutischer Behandlungsoptionen für progrediente WHO-Grad I-Meningeome erscheint die Gabe von Hydroxyharnstoff (20 mg/kg täglich) oder Interferon-α (1,5–5 × 10^6 IE s. c. täglich) gerechtfertigt.
Asymptomatische Grad II-Meningeome können, auch bei postoperativ bestehendem Resttumor, zunächst in etwa sechsmonatigen Abständen kontrolliert werden. Die adjuvante Therapie bei komplett resezierten WHO-Grad III-Meningeomen ist kontrovers. Die alleinige Beobachtung mit sechsmonatlicher Bildgebung ist in den ersten beiden Jahren gerechtfertigt. Unvollständig resezierte WHO-Grad III-Tumoren sollten postoperativ je nach Lokalisation mit einem Sicherheitsabstand von bis zu 4 cm bestrahlt werden (60 Gy, 1,8–2 Gy-Fraktionen). Lokalrezidive sollten nach Möglichkeit chirurgisch angegangen werden. Die erneute hypofraktionierte stereotaktische Strahlentherapie oder Radiochirurgie kann als nächstbeste Alternative eingesetzt werden. Eine experimentelle Chemotherapie mit Hy-

droxyharnstoff, α-Interferon oder Carboplatin plus Etoposid kann nach Ausschöpfen der strahlentherapeutischen Optionen vor allem bei metastasierten Tumoren erwogen werden.

H 1.5.2 Mesenchymale, nicht meningotheliale Tumoren

In dieser Gruppe werden verschiedene Tumoren unterschiedlicher Dignität (WHO-Grad I-IV) subsumiert (**Tab. H 1.1**). Primäre zerebrale Sarkome neigen zur systemischen Metastasierung. Das primäre zerebrale Fibrosarkom hat auch nach kompletter Resektion und nachfolgender Strahlentherapie eine schlechte Prognose Oliveira et al. 2002). Hämangioperizytome zeigen intermediäre Dignität (WHO-Grad II/III), treten ohne Altersbevorzugung vor allem im Bereich der großen venösen Sinus und okzipital auf und wurden früher den Meningeomen zugeordnet. Die lokale Rezidivrate ist auch nach makroskopisch kompletter Resektion mit 85–95 % unter den nach 15 Jahren Überlebenden sehr hoch (Vuorinen et al. 1996). Ungünstige histologische Prädiktoren sind hohe Proliferationsaktivität und Zelldichte, Kernpolymorphien, Blutungen und Nekrosen. Postoperativ soll die Bestrahlung das Überleben auch nach kompletter Resektion verlängern (Guthrie et al. 1989). Beim Rezidiv soll zunächst eine Reresektion erwogen werden, unbestrahlte Läsionen werden dann bestrahlt, kleine Tumoren profitieren möglicherweise von der Radiochirurgie (Kano et al. 2008). Chemotherapie ist ineffektiv. Hämangioperizytome gehören zu den intrakraniellen Neoplasien mit der höchsten Neigung zur extrakraniellen Metastasierung: 13 % nach 5 Jahren, 33 % nach 10 Jahren, 64 % nach 15 Jahren (Guthrie et al. 1989).

H 1.5.3 Primär melanozytische Veränderungen

Diese seltene Gruppe umfasst die diffuse leptomeningeale Melanozytose und andere neurokutane Melanosen, Melanozytome und primär meningeale maligne Melanome einschließlich der diffusen Form der malignen meningealen Melanomatose. Eine diffuse Melanozytose wird mit Gedächtnisstörungen, Krampfanfällen und Hirndruckzeichen symptomatisch. Neurokutane Melanosen sind Phakomatosen mit vielfältigen Anomalien. Durch Shuntanlage kann eine symptomatische Palliation der diffusen Melanozytose bei insgesamt sehr schlechter Prognose erreicht werden. Das maligne meningeale Melanom ist ein aggressiver, strahlenresistenter Tumor mit einer ähnlichen Metastasierungshäufigkeit wie primär extrazerebrale maligne Melanome. Die Behandlung sollte analog den Richtlinien für parenchymale und leptomeningeale Metastasen extrazerebraler maligner Melanome erfolgen (Kapitel H 3 und H 4).

H 1.5.4 Tumoren ungeklärter Histogenese (Hämangioblastom)

Hämangioblastome repräsentieren ungefähr 2 % der primär intrakraniellen und spinalen Tumoren. In mehr als 25 % der Fälle liegt ein Von-Hippel-Lindau-Syndrom vor (**Tab. H 1.2**). Hierzu gehören Retinaangiome, Phäochromozytome, Adenome und Angiome von Pankreas, Leber, Nieren oder Nebennieren und z. T. multiple zerebelläre, supratentorielle oder spinale Hämangiome. Hämangioblastome sind gutartige, meist zerebelläre, langsam wachsende Läsionen. Tumoren des Spinalkanals liegen intra- oder extramedullär zervikal oder thorakal. Intramedulläre Manifestationen sind häufig mit einer Syrinx assoziiert. Bei der seltenen supratentoriellen Manifestationsform zeigt sich der Tumor eher solide als zystisch. Bei Lokalisation in der hinteren Schädelgrube treten Hirndruckzeichen oder fokale neurologische Defizite wie Nystagmus oder Ataxie auf. Spinal manifestieren sich die Tumoren mit Zeichen der Myelonkompression, Subarachnoidalblutung oder Syringomyelie. Die einzige Heilungschance besteht in der vollständigen Resektion (↑). Rezidive werden, wenn möglich, erneut operiert. Auch solide, stark vaskularisierte Tumoren sollten *en bloc* reseziert werden (Richard et al. 2000, Lonser et al. 2003). Hämangioblastome sind eher strahlenresistent. Die konventionelle externe Strahlentherapie kann zur Erzielung lokaler Kontrolle inoperabler oder multipler Tumoren eingesetzt werden (Smalley et al. 1990). Der Nutzen stereotaktischer Strahlentherapie oder der Radiochirurgie ist unklar (Chang et al. 1998).

H 1.6 Keimzelltumoren

H 1.6.1 Klinik, Epidemiologie und Verlauf

Intrakranielle Keimzelltumoren sind selten (< 1 %, **Tab. H 1.3**). Sie treten bei Kindern oder jungen Erwachsenen auf. Metastasen eines primär gonadalen Tumors können histologisch nicht von primär intrakraniellen Keimzelltumoren unterschieden werden. Die histologischen Subgruppen schließen prognostisch unterschiedliche Tumoren wie Germinome, embryonale Karzinome, Keimzelltumoren, Chorionkarzinome, Teratome und gemischte Keimzelltumoren ein (Sawamura et al. 1998). Die Diagnose eines gemischten Keimzelltumors ist häufig, Germinome sind die häufigste abgrenzbare Variante (ca. 50 %). Keimzelltumoren wachsen solide und sehr invasiv. Die bevorzugte Lokalisation sind Mittellinienstrukturen wie Glandula pinealis oder die supraselläre Zisterne. Typische klinische Bilder sind Parinaud-Syndrom oder progressiver Hydrozephalus. Keimzelltumoren neigen zur Liquor-Aussaat und bilden selten auch extraneurale Metastasen. Zur Sicherung der neuroradiologischen Verdachtsdiagnose können in Serum oder Liquor erhöhte Spiegel für α-Fetoprotein (AFP) bei Dottersacktumoren oder Teratomen, humanes β-Choriongonadotropin (β-HCG) bei Chorionkarzinomen oder Keimzelltumoren mit β-HCG-sezernierenden Zellen und die plazentare alkalische Phosphatase (PLAP), die bei Germinomen, aber auch anderen Keimzelltumoren erhöht ist, beitragen. Im Gegensatz zu anderen ZNS-Tumoren kann die Diagnose bei Keimzelltumoren oft durch Serum- und Liquoruntersuchungen gesichert werden. Eine histologische Bestätigung der Diagnose ist daher bei charakteristischen komplementären bildgebenden und serologischen Befunden nicht immer notwendig. Die Differentialdiagnose ist von Bedeutung, da Germinome wegen ihrer Strahlensensibilität im Vergleich zu den anderen Typen prognostisch deutlich günstiger sind (Jensen et al. 2010). In der älteren Literatur sind wegen geringer Fallzahlen meist verschiedene Tumorentitäten mit unterschiedlichen Behandlungsregimen zusammengefasst worden. Die Ableitung von Überlebensdaten für einzelne Histologien ist deshalb nur eingeschränkt möglich.

H 1.6.2 Therapeutische Prinzipien und pragmatische Therapie

Germinome sollten wegen ihrer hohen Sensitivität gegenüber Strahlentherapie und Chemotherapie nur biopsiert werden. Bei anderen Keimzelltumoren dient die Operation der Sicherung der histologischen Diagnose, der Entlastung oder Prävention eines Hydrozephalus sowie der Zytoreduktion. Die Zurückhaltung gegenüber operativer Therapie gilt auch nicht für reife Teratome, die entfernt werden sollten. Bei multifokalen Tumoren kommt der operativen Therapie eine geringere Rolle zu. Mit der Ausnahme der reifen Teratome ist die alleinige Resektion keine adäquate Therapie. Die weitere Behandlung hängt von der Histologie und der Tumorausdehnung einschließlich Liquoraussaat sowie dem Allgemeinzustand der Patienten ab. Die meisten Germinome können durch alleinige Strahlentherapie geheilt werden. Die Komplettremissionsrate (CR) beträgt nahezu 100 % (Bamberg et al. 1999) (↑↑, B). Aufgrund der hohen CR-Raten bei einer Strahlendosis im Bereich der Neuroachse von 30 Gy und anschließender Tumoraufsättigung mit weiteren 15 Gy in 1,5 Gy-Fraktionen wurde in der kürzlich geschlossenen SIOP-CNS-GCT-96-Studie eine Reduktion der Neuroachsendosis auf 24 Gy mit einer Tumoraufsättigung mit 16 Gy Tumor untersucht. Germinome sind auch chemosensitiv. So kann durch Chemotherapie meist mit Etoposid und Cisplatin vor der Strahlentherapie bei ähnlich guter Tumorkontrolle die Dosis der Neuroachsenbestrahlung reduziert oder ausschließlich die erweiterte Tumorregion behandelt werden (Aoyama et al. 2002). Bei nicht-germinomatösen Keimzelltumoren ist das Procedere weniger standardisiert. Auch hier führen Chemotherapie, gefolgt von Strahlentherapie und ggf. weiterer Chemotherapie zu Überlebensraten nach fünf Jahren von 70–90 % (Aoyama et al. 2002, Jensen et al. 2010). Patienten mit intrakraniellen Keimzelltumoren sollten nach Möglichkeit innerhalb von Studien behandelt werden. Da ein randomisierter Vergleich von Neuroachsenbestrahlung und Chemotherapie plus fokaler Strahlentherapie fehlt, können keine endgültigen Therapieempfehlungen für die Behandlung von Keimzelltumoren außerhalb klinischer Studien gegeben werden.

H 1.7 Tumoren der Sellaregion

Hypophysenadenome werden in Kapitel K 1. behandelt. Bei allen Sellatumoren sollte vor Interventionen eine ophthalmologische und endokrinologische Untersuchung mit entsprechender Hormonsubstitution erfolgen. Kraniopharyngeome sind histologisch WHO-Grad I-Tumoren, die sich aus epithelialen Resten der Rathkeschen Tasche herleiten. Sie machen 2,5–4 % aller zerebralen Tumoren und 20 % aller suprasellären Tumoren aus. Die makroskopisch soliden oder zystischen Tumoren haben ihren Altersgipfel in der Kindheit, können aber in jedem Alter symptomatisch werden. Ihre enge anatomische Beziehung zu 3. Ventrikel, Hypothalamus und Hypophyse erklärt die Symptomatik und die Probleme radikaler Operationen. Kinder zeigen oft Hirndruckzeichen durch Blockade des Foramen Monroe, während Erwachsene häufiger unter Visusminderung, bitemporalen Gesichtsfeldstörungen, Hypophysenvorderlappeninsuffizienz oder Diabetes insipidus leiden. MRT und CT zeigen meist Zysten und partielle Verkalkungen. Das progressionsfreie Überleben nach 10 Jahren liegt nach Resektion mit und ohne Strahlentherapie bei 60–95 %. Bei Resttumor nach Operation scheint die Strahlentherapie das Rezidivrisiko zu mindern. Dennoch ist Abwarten und Kontrollieren eine Alternative, da Hormonstörungen (18 %) und Optikusschädigungen (0,8 %) auftreten können und auch das Risiko für Ischämien und Zweittumore gegenüber der Normalbevölkerung leicht erhöht ist (Erridge et al. 2009). Vor allem neuropsychologisch stellen sich bei den Kindern nach Operation und Strahlentherapie oftmals bleibende Defizite ein (Habrand et al. 1999). Zysten können mit intrakavitärer Brachytherapie behandelt werden (Voges et al. 1997). Kasuistisch sind Doxorubicin und Lomustin für postoperativ und nach Strahlentherapie progrediente oder rezidivierte Kraniopharyngeome interessant, wenn eine erneute Resektion unmöglich ist (Lippens et al. 1998). Eine Dauertherapie mit Interferon-α zeigte bei 25 % ein Ansprechen des Tumors (Jakacki et al. 2000). Die Instillation von Chemotherapeutika wie Bleomycin in zystische Tumoren wird weiterhin im Einzelfall durchgeführt, mit gewissem Erfolg auch bei Interferon-α (Cavalheiro et al. 2005).

Granularzelltumoren der Neurohypophyse sind seltene WHO-Grad I-Tumoren der Sellaregion (Cohen-Gadol et al. 2003). Sie treten mit einer Bevorzugung des weiblichen Geschlechts bei Erwachsenen auf und sollten reseziert werden. Bei Rezidiven oder Tumorprogress kann eine Strahlentherapie erfolgen.

H 1.8 Andere Tumoren

H 1.8.1 Chordom

Chordome tauchen in der WHO-Klassifizierung der Hirntumoren nicht auf (**Tab. H 1.1**). Das Chordom ist ein langsam, lokal infiltrierend wachsender Tumor, der sich aus Resten der Chorda dorsalis im knöchernen Achsenskelett entwickeln soll. Er findet sich sakrokokzygeal (50 %), im Klivus (35 %) oder vertebral (15 %). Trotz histologischer Benignität wachsen Chordome destruierend und neigen zu postoperativen Rezidiven. Aufgrund des destruktiven Wachstums sind Knochenschmerzen das führende Symptom. Die weitere Klinik hängt von der Lokalisation ab. Sakral kann eine palpable Raumforderung zu Mastdarmstörungen führen, vertebrale Manifestationen können zur Paraparese und intrakranielle Läsionen zu Kopfschmerzen und Hirnner-

venausfällen führen. Schädelbasismanifestationen zeigen sich vor allem in Keilbein oder Klivus, aber auch exzentrische Lokalisationen, wie z. B. im Kleinhirnbrückenwinkel, werden in bis zu einem Drittel der Fälle beschrieben. Bei Ausbreitung in den Sinus sphenoidalis oder Nasopharynx kann es zu submukosalen Schwellungen kommen. Patienten mit Klivuschordomen leben im Median 5 Jahre, bei sakrokokzygealer Lokalisation liegt das Überleben bei bis zu 20 Jahren (Bergh et al. 2000). Metastasen sind selten und treten spät, bevorzugt in Lungen, Lymphknoten oder Leber, auf.
Das Ziel einer makroskopischen Tumorresektion wird wegen der ungünstigen Lage und der Infiltration vitaler Strukturen nur selten erreicht. Aufgrund der hohen Lokalrezidivrate ist für die Schädelbasischordome die postoperative Strahlentherapie, in Form der Protonenbehandlung, Therapie der Wahl (↑, B). Mit dieser Strahlentherapieform können hohe Tumordosen exakt verabreicht werden, ohne kritische Nachbarstrukturen wie Hirnstamm oder Chiasma opticum zu gefährden. Mit Gesamtdosen von bis zu 70 Gy werden progressionsfreie Überlebensraten von 73 % nach 5 Jahren erreicht (Hug et al. 1999). Hirnstammsymptome traten hierunter bei 17 von 367 Patienten mit Schädelbasistumoren auf. Als Risikofaktoren zeigten sich dabei neben der Strahlendosis im Bereich des Hirnstamms die Anzahl früherer Operationen und Diabetes mellitus (Debus et al. 1997). Sowohl in der Primärtherapie nach Resektion als auch im Rezidiv kann auch radiochirurgisch behandelt werden, aber die lokale Komplikationsrate ist relativ hoch (Krishnan et al. 2005). Chemotherapie ist kein etabliertes Therapieverfahren.

H 1.8.2 Epidermoid und Dermoid

Auch diese Tumoren tauchen in der WHO-Klassifizierung der Hirntumoren nicht auf (**Tab. H 1.1**). Sie sind seltene, gutartige, zystische Missbildungen, die wegen ihrer Größe diagnostiziert werden. Epidermoide enthalten Cholesterin. Dermoide bestehen aus Hautanhangsgebilden, wie Haarfollikeln und Talg- sowie Schweißdrüsen. Epidermoide wachsen meist im Kleinhirnbrückenwinkel oder in der suprasellären Zisterne und werden im frühen bis mittleren Erwachsenenalter manifest. Dermoide treten in den gleichen Lokalisationen, aber bereits im Kindesalter auf. Die Lokalisation bestimmt die Klinik. Suprasellär gelegene Läsionen verursachen Sehstörungen, während sich Missbildungen im Kleinhirnbrückenwinkel eher mit einer Trigeminusneuralgie manifestieren. Die Diagnose erfolgt aufgrund des charakteristischen Bildes mittels MRT. Die Ruptur der Zysten beider Missbildungen kann zu chemischer Meningitis und Vasospasmen führen. Symptomatische Läsionen sollten komplett entfernt werden. Wegen der Adhärenz dieser Missbildungen an vitalen Strukturen ist dies nicht immer möglich (Rubin et al. 1989). Bei bildgebend stabilen asymptomatischen Läsionen kann man wegen widersprüchlicher Empfehlungen abwarten. Weder Strahlentherapie noch Chemotherapie spielen in der Behandlung dieser Tumoren eine Rolle.

H 1.9 Literatur

Anderson GD, Lin YX, Berge C, Ojemann GA. Absence of bleeding complications in patients undergoing cortical surgery while receiving valproate treatment. J Neurosurg 1997;87:252–256.

Aoyama H, Shirato H, Ikeda J, Fujieda K, Miyasaka K, Sawamura Y. Induction chemotherapy followed by low-dose involved-field radiotherapy for intracranial germ cell tumors. J Clin Oncol 2002;20:857–865.

Austin-Seymour M, Munzenrider J, Goitein M, Verhey L, Urie M, Gentry R et al. Fractionated proton radiation therapy of chordoma and low-grade chondrosarcoma of the base of the skull. J Neurosurg 1989;70:13–17.

Balss J, Meyer J, Mueller W, Korshunov A, Hartmann C, von Deimling A. Analysis of the IDH1 codon 132 mutation in brain tumors. Acta Neuropathol 2008;116:597–602.

Bamberg M, Kortmann RD, Calaminus G, Becker G, Meisner C, Harms D, Göbel U. Radiation therapy for intracranial germinoma: results from the German cooperative prospective trials MAKEI 83/86/89. J Clin Oncol 1999; 17:2585–2592.

Bauman GS, Ino Y, Ueki K, Zlatescu MC, Fisher BJ, Macdonald DR et al. Allelic loss of chromosome 1p and radiotherapy plus chemotherapy in patients with oligodendrogliomas. Int J Radiat Oncol Biol Phys 2000;48: 825–830.

Behin A, Delattre JY. Complications of radiation therapy on the brain and spinal cord. Semin Neurol 2004;24: 405–417.

Bendszus M, Rao G, Burger R, Schaller C, Scheinemann K, Warmuth-Metz M, Hofmann E, Schramm J, Roosen K, Solymosi L. Is there a benefit of preoperative meningioma embolization? Neurosurgery 2000;47:1306–1311.

Bertalanffy A, Roessler K, Koperek O, Gelpi E, Prayer D, Knosp E. Recurrent central neurocytomas. Cancer 2005; 104:135–142.

Berthold F, Hero B. Neuroblastoma: current drug therapy recommendations as part of the total treatment approach. Drugs 2000;59:1261–1277.

Blumenthal DT, Won M, Mehta MP, Curran WJ, Souhami L, Michalski JM, Rogers CL, Corn BW. Short delay in initiation of radiotherapy may not affect outcome of patients with glioblastoma: a secondary analysis from the radiation therapy oncology group database. J Clin Oncol 2009;27:733–739.

Bogdahn U, Hau P, Stockhammer G, Venkataramana NK, Mahapatra AK, Suri A, et al. Targeted therapy for high-grade glioma with the TGF-beta2 inhibitor trabedersen: results of a randomized and controlled phase IIb study. Neuro Oncol 2011;13:132-142.

Brada M, Sharpe G, Rajan B, Britton J, Wilkins PR, Guerroro J et al. Modifying radical radiotherapy in high grade gliomas; shortening the treatment time through acceleration. Int J Radiat Oncol Biol Phys 1999;43:287–292.

Brandes AA, Tosoni A, Amista P, Nicolardi L, Grosso D, Berti F et al. How effective is BCNU in recurrent glioblastoma in the modern area? Neurology 2004;63:1281–1284.

Brandes AA, Cavallo G, Reni M, Tosoni A, Nicolardi L, Scopece L et al. A multicenter retrospective study of chemotherapy for recurrent intracranial ependymal tumors in adults by the Gruppo Italiano Cooperativo di Neuro-Oncologia. Cancer 2005;104:143–148.

Brandes AA, Franceschi E, Tosoni A, Blatt V, Ermani M. Long-term results of a prospective study on the treatment of medulloblastoma in adults. Cancer 2007;110: 2035–2041.

Brandes AA, Franceschi E. Neuro-oncology: genetic variation in pediatric and adult brain tumors. Nat Rev Neurol 2010;6:653–654.

Brat DJ, Hirose Y, Cohen KJ, Feuerstein BG, Burger PC. Astroblastoma: clinicopathologic features and chromosomal abnormalities defined by comparative genomic hybridization. Brain Pathol 2000;10:342–352.

Brown PD, Buckner JC, O'Fallon JR, Iturria NL, Brown CA, O'Neill BP et al. Adult patients with supratentorial pilocytic astrocytomas: a prospective multicenter clinical trial. Int J Radiat Oncol Biol Phys 2004;58:1153–1160.

Buckner JC, Peethambaram PP, Smithson WA, Groover RV, Schomberg PJ, Kimmel DW et al. Phase II trial of primary chemotherapy followed by reduced-dose radiation for CNS germ cell tumors. J Clin Oncol 1999;17: 933–940.

Buckner JC, Gesme Jr D, O'Fallon JR, Hammack JE, Stafford S, Brown PD et al. Phase II trial of procarbazine, lomustine, and vincristine as initial therapy for patients with low-grade oligodendroglioma or oligoastrocytoma: efficacy and associations with chromosomal abnormalities. J Clin Oncol 2003;21:251–255.

Cairncross JG, Ueki K, Zlatescu MC, Lisle DK, Finkelstein DM, Hammond RR et al. Specific genetic predictors of chemotherapeutic response and survival in patients with anaplastic oligodendrogliomas. J Natl Cancer Inst 1998;90:1473–1479.

Cairncross G, Swinnen L, Bayer R, Rosenfeld S, Salzman D, Paleologos N et al. Myeloablative chemotherapy for recurrent aggressive oligodendroglioma. Neuro-oncol 2000;2:114–119.

Cairncross G, Berkey B, Shaw E, Jenkins R, Scheithauer B, Brachman D, Buckner J, Fink K, Souhami L, Laperierre N, Mehta M, Curran W. Phase III trial of chemotherapy plus radiotherapy compared with radiotherapy alone for pure and mixed anaplastic oligodendroglioma: Intergroup Radiation Therapy Oncology Group Trial 9402. J Clin Oncol 2006;24:2707–2714.

Cavalheiro S, Dastoli PA, Silva NS, Toledo S, Lederman H, Da Silva MC. Use of interferon alpha in intratumoral chemotherapy for cystic craniopharyngioma. Child's Nerv Syst 2005;21:719–724.

Chamberlain MC, Kormanik PA. Salvage chemotherapy with paclitaxel for recurrent oligodendrogliomas. J Clin Oncol 1997;15:3427–3432.

Chamberlain MC, Tsao-Wei DD, Groshen S. Temozolomide for treatment-resistant recurrent meningioma. Neurology 2004;62:1210–1212.

Chamberlain MC, Glantz MJ, Fadul CE. Recurrent meningioma: salvage therapy with long-acting somatostatin analogue. Neurology. 2007;69:969–673.

Chamberlain MC, Johnston SK. Hydroxyurea for recurrent surgery and radiation refractory meningioma: a retrospective case series. J Neurooncol 2011;Feb 13,EPub.

Chan MD, Tatter SB, Lesser G, Shaw EG. Radiation oncology in brain tumors: current approaches and clinical trials in progress. Neuroimaging Clin N Am 2010;20:401-408.

Chang SD, Meisel JA, Hancock SL, Martin DP, McManus M, Adler JR Jr. Treatment of hemangioblastomas in von Hippel-Lindau disease with linear accelerator-based radiosurgery. Neurosurgery 1998;43:28–34.

Chinot OL, Honoré S, Dufour H, Barrie M, Figarella-Branger D, Muracciole X et al. Safety and efficacy of temozolomide in patients with recurrent anaplastic oligodendrogliomas after standard radiotherapy and chemotherapy. J Clin Oncol 2001;19:2449–2455.

Chow E, Reardon DA, Shah AB, Jenkins JJ, Langston J, Heideman RL et al. Pediatric choroid plexus neoplasms. Int J Radiat Oncol Biol Phys 1999;44:249–254.

Cohen-Gadol AA, Pichelmann MA, Link MJ, Scheithauer BW, Krecke KN, Young WF Jr et al. Granular cell tumor of the sellar and suprasellar region: clinicopathologic study of 11 cases and literature review. Mayo Clin Proc 2003;78:567–573.

Combs SE, Thilmann C, Edler L, Debus J, Schulz-Ertner D. Efficacy of fractionated stereotactic reirradiation in recurrent gliomas: long-term results in 172 patients treated in a single institution. J Clin Oncol 2005b;23: 8863–8869.

Combs SE, Volk S, Schulz-Ertner D, Huber PE, Thilmann C, Debus J. Management of acoustic neuromas with fractionated stereotactic radiotherapy (FSRT): long-term results in 106 patients treated in a single institution. Int J Radiat Oncol Phys 2005;63:75–81.

Combs SE, Thilmann C, Debus J, Schulz-Ertner D. Long-term outcome of stereotactic radiosurgery (SRS) in patients with acoustic neuromas. Int J Radiat Oncol Biol Phys. 2006;64:1341–1347.

Combs SE, Welzel T, Schulz-Ertner D, Huber PE, Debus J. Differences in clinical results after LINAC-based single-dose radiosurgery versus fractionated stereotactic radiotherapy for patients with vestibular schwannomas. Int J Radiat Oncol Biol Phys 2010a;76:193–200.

Debus J, Hug EB, Liebsch NJ, O'Farrel D, Finkelstein D, Efird J, Munzenrider JE. Brainstem tolerance to conformal radiotherapy of skull base tumors. Int J Radiat Oncol Biol Phys 1997;39:967–975.

Desjardins A, Reardon DA, Herndon JE 2nd,et al. Bevacizumab plus irinotecan in recurrent WHO grade 3 malignant gliomas. Clin Cancer Res 2008;14:7068–7073.

Dresemann G. Imatinib (STI571) plus hydroxyurea: safety and efficacy in pre-treated, progressive glioblastoma multiforme (GBM) patients (pts). J Clin Oncol 2004;22: 1550.

Dogruel M, Gibbs JE, Thomas SA. Hydroxyurea transport across the blood-brain and blood-cerebrospinal fluid barriers of the guinea-pig. J Neurochem 2003;87:76–84.

Douw L, Klein M, Fagel SS, van den Heuvel J, Taphoorn MJ, Aaronson NK, Postma TJ, Vandertop WP, Mooij JJ, Boerman RH, Beute GN, Sluimer JD, Slotman BJ, Reijneveld JC, Heimans JJ. Cognitive and radiological effects of radiotherapy in patients with low-grade glioma: long-term follow-up. Lancet Neurol 2009;8:810–818.

Dropcho EJ, Soong SJ. The prognostic impact of prior low grade histology in patients with anaplastic gliomas; a case-control study. Neurology 1996;47:684–690.

Erridge SC, Conkey DS, Stockton D, Strachan MW, Statham PF, Whittle IR, Grant R, Kerr GR, Gregor A. Radiotherapy for pituitary adenomas: long-term efficacy and toxicity. Radiother Oncol. 2009 Dec;93 (3): 597-601.

Esteller M, Garcia-Foncillas J, Andion E, Goodman SN, Hidalgo OF, Vanaclocha V et al. Inactivation of the DNA-repair gene mg MT and the clinical response of gliomas to alkylating agents. N Engl J Med 2000;343: 1350–1354.

Friedman HS, McLendon RE, Kerby T, Dugan M, Bigner SH, Henry AJ et al. DNA mismatch repair and O6-alkylguanine-DNA alkyltransferase analysis and response to Temodal in newly diagnosed malignant glioma. J Clin Oncol 1998;16:3851–3857.

Fuller D, Bloom JG. Radiotherapy for chordoma. Int J Radiat Oncol Biol Phys 1988;15:331–339.

Galanis E, Buckner JC, Schomberg PJ, Hammack JE, Raffel C, Scheithauer BW. Effective chemotherapy for advanced CNS embryonal tumors in adults. J Clin Oncol 1997;15:2939–2944.

Giannini C, Scheithauer BW, Burger PC, Brat DJ, Wollan PC, Lach B, O'Neill BP. Pleomorphic xanthoastrocytoma: what do we really know about it? Cancer 1999;85: 2033–2045.

Gilbert M, Mehta M, Aldape, K, Stupp R, Hegi M, Jaeckle K, Armstrong T, et al. RTOG 0525: A randomized phase III trial comparing standard adjuvant temozolomide with a dose-dense schedule in newly diagnosed glioblastoma. J Clin Oncol 2011;29:2006.

Gilbert MR, Ruda R, Soffietti R. Ependymomas in adults. Curr Neurol Neurosci Rep 2010;10:240–247.

Gnekow AK, Kortmann RD, Pietsch T, Emser A. Low grade chiasmatic-hypothalamic glioma-carboplatin and vincristin chemotherapy effectively defers radiotherapy within a comprehensive treatment strategy – report from the multicenter treatment study for children and adolescents with a low grade glioma – HIT-LGG 1996 –

of the Society of Pediatric Oncology and Hematology (GPOH). Klin Pädiatr 2004;216:331–342.

Goldsmith BJ, Wara WM, Wilson CB, Larson DA. Postoperative irradiation for subtotally resected meningiomas. A retrospective analysis of 140 patients treated from 1967–1990. J Neurosurg 1994;80:195–201.

Gomez DR, Missett BT, Wara WM, Lamborn KR, Prados MD, Chang S et al. High failure rate in spinal ependymomas with long-term follow-up. Neuro-oncol 2005;7: 254–259.

Grant R, Liang BC, Slattery J, Greenberg HS, Junck L. Chemotherapy response criteria in malignant glioma. Neurology 1997;48:1336–1340.

Grosu A, Weber WA, Franz M, Stark S, Piert M, Thamm R et al. Reirradiation of recurrent high-grade gliomas using amino acid PET (SPECT) CT/MRI image fusion to determine gross tumor volume for stereotacic fractionated radiotherapy. Int J Radiat Oncol Biol Phys 2005; 63:511–519.

Guthrie BL, Ebersold MJ, Scheithauer BW, Shaw EG. Meningeal hemangiopericytoma: histopathological features, treatment, and long-term follow-up of 44 cases. Neurosurgery 1989;25:514–522.

Habrand JL, Ganry O, Couanet D, Rouxel V, Levy-Piedbois C, Pierre-Kahn A, Khalifa C. The role of radiation therapy in the management of craniopharyngioma: a 25-year experience and review of the literature. Int J Radiat Oncol Biol Phys 1999;44:255–263.

Hartmann C, Hentschel B, Wick W, Capper D, Felsberg J, Simon M, Westphal M, Schackert G, Meyermann R, Pietsch T, Reifenberger G, Weller M, Loeffler M, von Deimling A. Patients with IDH1 wild type anaplastic astrocytomas exhibit worse prognosis than IDH1-mutated glioblastomas, and IDH1 mutation status accounts for the unfavorable prognostic effect of higher age: implications for classification of gliomas. Acta Neuropathol. 2010;120:707–718.

Hegi ME, Diserens AC, Gorlia T, Hamou MF, de Tribolet N, Weller M et al. MGMT gene silencing and response to temozolomide in glioblastoma. N Engl J Med 2005; 352:997–1003.

Herrlinger U, Felsberg J, Küker W, Bornemann A, Plasswilm L, Knobbe CB et al. Gliomatosis cerebri. Molecular pathology and clinical course. Ann Neurol 2002;52:390–399.

Herrlinger U, Steinbrecher A, Rieger J, Hau P, Kortmann RD, Meyermann R et al. Adult medulloblastoma: prognostic factors and response to therapy at diagnosis and at relapse. J Neurol 2005;252:291–299.

Herrlinger U, Rieger J, Koch D, Loeser S, Blaschke B, Kortmann RD, Steinbach JP, Hundsberger T, Wick W, Meyermann R, Tan TC, Sommer C, Bamberg M, Reifenberger G, Weller M. Phase II trial of lomustine plus temozolomide chemotherapy in addition to radiotherapy in newly diagnosed glioblastoma: UKT-03. J Clin Oncol 2006;24:4412–4417.

Hoang-Xuan K, Capelle L, Kujas M, Taillibert S, Duffau H, Lejeune J et al. Temozolomide as initial treatment for adults with low-grade oligodendrogliomas or oligoastrocytomas and correlation with chromosome 1p deletions. J Clin Oncol 2004;22:3133–3138.

Hug EB, Loredo LN, Slater JD, DeVries A, Grove RI, Schaefer RA, Rosenberg AE, Slater JM. Proton radiation therapy for chordomas and chondrosarcomas of the skull base. J Neurosurg. 1999;791:8432–439.

Im SH, Chung CK, Kim SK, Cho BK, Kim MK, Chi JG. Pleomorphic xanthoastrocytoma: a developmental glioneuronal tumor with prominent glioproliferative changes. J Neurooncol 2004;66:17–27.

Jakacki RI, Cohen BE, Jamison C, Mathews VP, Arenson E, Longee DC et al. Phase II evaluation of interferon-a-2a for progressive or recurrent craniopharyngiomas. J Neurosurg 2000;92:255–260.

Jensen AW, Laack NN, Buckner JC, Schomberg PJ, Wetmore CJ, Brown PD. Long-term follow-up of dose-adapted and reduced-field radiotherapy with or wthout chemotherapy for central nervous system germinoma. Int J Radiat Oncol Biol Phys 2010;777:1449–1456.

Kano H, Niranjan A, Kondziolka D, Flickinger JC, Lunsford LD. Adjuvant stereotactic radiosurgery after resection of intracranial hemangiopericytomas. Int J Rad Oncol Biol Phys 2008;72:1333810–1339.

Karim ABMF, Maat B, Hatlevoll R, Menten J, Rutten EHJM, Thomas DGT et al. A randomized trial on dose-response in radiation therapy of low-grade cerebral glioma: European Organization for Research and Treatment of Cancer (EORTC) study 22844. Int J Radiat Oncol Biol Phys 1996;36:549–556.

Keime-Guibert F, Napolitano M, Delattre JY. Neurological complications of radiotherapy and chemotherapy. J Neurol 1998;245:695–708.

Kim L, Hochberg FH, Thornton AF, Harsh IV GH, Patel H, Finkelstein D, Louis DN. Procarbazine, lomustine, and vincristine (PCV) chemotherapy for grade III and grade IV oligoastrocytomas. J Neurosurg 1996;85:602–607.

Kim DW, Jo YH, Kim JH, Wu HG, Rhee CS, Lee CH, Kim TY, Heo DS, Bang YJ, Kim NK. Neoadjuvant etoposide, ifosfamide, and cisplatin for the treatment of olfactory neuroblastoma. Cancer 2004;101:2257–2260.

Koka VN, Julieron M, Bourhis J, Janot F, Le Ridant AM, Marandas P et al. Aesthesioneuroblastoma. J Laryngol Otol 1998;112:628–633.

Kondziolka D, Lunsford D, McLaughlin MR, Flickinger JC. Long-term outcomes after radiosurgery for acoustic neuromas. N Engl J Med 1998;339:1426–1433.

Kondziolka D, Levy EI, Niranjan A, Flickinger JC, Lunsford LD. Long-term outcomes after meningioma radiosurgery: physician and patient perspectives. J Neurosurg 1999;91:44–50.

Kortmann RD, Kühl J, Timmermann B, Mittler U, Urban C, Budach V et al. Postoperative neoadjuvant chemotherapy before radiotherapy as compared to immediate radiotherapy followed by maintenance chemotherapy in the treatment of medulloblastoma in childhood: results of the German prospective randomized trial HIT '91. Int J Radiat Oncol Biol Phys 2000;46:269–279.

Kreth FW, Thon N, Siefert A, Tonn JC. The place of interstital brachytherapy and radio-surgery for low-grade gliomas. Adv Tech Stand Neurosurg 2010;35:183–212.

Kreth FW, Faist M, Rossner R, Volk B, Ostertag CB. Supratentorial World Health Organization Grade 2 astrocytomas and oligoastrocytomas. A new pattern of prognostic factors. Cancer 1997;79:370–379.

Kreth FW, Muacevic A, Medele R, Bise K, Meyer T, Reulen HJ. The risk of haemorrhage after image guided stereotactic biopsy of intra-axial brain tumours – a prospective study. Acta Neurochir (Wien) 2001;143:539–545.

Krex D, Klink B, Hartmann C, von Deimling A, Pietsch T, Simon M, Sabel M, Steinbach JP, Heese O, Reifenberger G, Weller M, Schackert G; German Glioma Network.Long-term survival with glioblastoma multiforme. Brain 2007;130:2596-2606.

Krishnan S, Foote RL, Brown PD, Pollock BE, Link MJ, Garces YI. Radiosurgery for cranial base chordomas and chondrosarcomas. Neurosurgery 2005;56:777–784.

Krüger DA, Care MM, Holland K, et al. Everolimus for Subependymal Giant-Cell Astrocytomas in Tuberous Sclerosis. N Engl J Med 2010;363:1801810–1811

Kunz M, Thon N, Eigenbrod S, Hartmann C, Egensperger R, Herms J, Geisler J, la Fougere C, Lutz J, Linn J, Kreth S, von Deimling A, Tonn JC, Kretzschmar HA, Pöpperl G, Kreth FW. Hot spots in dynamic (18) FET-PET delineate malignant tumor parts within suspected WHO grade II gliomas. Neuro Oncol 2011;13:307810–316.

Kurian KM, Summers DM, Statham PF, Smith C, Bell JE, Ironside JW. Third ventricular chordoid glioma: clinicopathological study of two cases with evidence for a poor clinical outcome despite low grade histological features. Neuropathol Appl Neurobiol 2005;31:354–361.

H 1

Laigle-Donadey F, Doz F, Delattre JY. Brainstem gliomas in children and adults. Curr Opin Oncol 2008;20:662810–667.

Laperriere NJ, Leung PMK, McKenzie S, Milosevic M, Wong S, Glen J et al. Randomized study of brachytherapy in the initial management of patients with malignant astrocytoma. Int J Radiat Oncol Biol Phys 1998;41: 1005–1011.

Laperriere N, Zuraw L, Cairncross G, The Cancer Care Ontario Practice Guidelines Initiative Neuro-Oncology Disease Site Group.Radiotherapy for newly diagnosed malignant glioma in adults: a systematic review. Radiother Oncol 2002;64:259–273.

Leighton C, Fisher B, Bauman G, Depiero S, Stitt L, Macdonald D, Cairncross G. Supratentorial low-grade glioma in adults: an analysis of prognostic factors and timing of radiation. J Clin Oncol 1997;15:1294–1301.

Levin VA, Maor MH, Thall PF, Yung WKA, Bruner J, Sawaya R et al. Phase II study of accelerated fractionation radiation therapy with carboplatin followed by vincristine chemotherapy for the treatment of glioblastoma multiforme. Int J Radiat Oncol Biol Phys 1995;33:357–364.

Lippens RJJ, Rotteveel JJ, Otten BJ, Merx H. Chemotherapy with adriamycin (doxorubicin) and CCNU (lomustine) in four children with recurrent craniopharyngioma. Eur J Paed Neurol 1998;2:263–268.

Longhi A, Errani C, Magagnoli G, Alberghini M, Gamgarotti M, Mercuri M, Ferrari S. High grade malignant peripheral nerve sheath tumors: outcome of 62 patients with localized disease and review of the literature. J Chemother 2010;722:413810–418.

Lonser RR, Weil RJ, Wanebo JE, DeVroom HL, Oldfield EH. Surgical management of spinal cord hemangioblastomas in patients with von Hippel-Lindau disease. J Neurosurg 2003;98:106–116.

Louis DN, Wiestier OD, Cavenee WK. WHO Classification of Tumours of the Central Nervous System. IARC 2007.

Lusis E, Gutmann DH. Meningioma: an update. Curr Opin Neurol 2004;17:687–692.

Lutterbach J, Fauchon F, Schild SE, Chang SM, Pagenstecher A, Volk B, et al. Malignant pineal parenchymal tumors in adult patients: patterns of care and prognostic factors. Neurosurgery 2002;51:44–56.

Luyken C, Blümcke I, Fimmers R, Urbach H, Wiestler OD, Schramm J. Supratentorial gangliogliomas: histopathologic grading and tumor recurrence in 184 patients with a median follow-up of 8 years. Cancer 2004;101:146–155.

Ma J, Pulfer S, Li S, et al. Pharmacodynamic-mediated reduction of temozolomide tumor concentrations by the angiogenesis inhibitor TNP-470. Cancer Res 2001;61: 5491810–5498.

MacCollin M, Chiocca EA, Evans DG, Friedman JM, Horvitz R, Jaramillo D, et al. Diagnostic criteria for schwannomatosis. Neurology 2005;64:1838–1845.

Macdonald DR, Cascino TL, Schold SC, Cairncross JG. Response criteria for phase II studies of supratentorial malignant glioma. J Clin Oncol 1990;8:1277–1280.

Macdonald D, Cairncross G, Stewart D, Forsyth P, Sawa C, Wainman N, Eisenhauer E, for the National Clinical Institute of Canada Clinical Trials Group (NCIC CTG).Phase II study of topotecan in patients with recurrent malignant glioma. Ann Oncol 1996;7:205–207.

Malik I, Rowe JG, Walton L, Radatz MW, Kemeney AA. The use of stereotactic radiosurgery in the management of meningiomas. Br J Neurosurg 2005;19:13–20.

Malmstrom A, Grønberg BH, Stupp R, et al: Glioblastoma (GBM) in elderly patients: A randomized phase III trial comparing survival in patients treated with 6-week radiotherapy (RT) versus hypofractionated RT over 2 weeks versus temozolomide single-agent chemotherapy (TMZ). J Clin Oncol28: 7s, 2010 (suppl; abstr LBA2002)

Mansur DB, Perry A, Rajaram V, Michalski JM, Park TS, Leonard JR, Luchtman-Jones L, Rich KM, Grigsby PW, Lockett MA, Wahab SH, Simpson JR. Postoperative radiation therapy for grade II and III intracranial ependymoma. Int J Radiat Oncol Biol Phys 2005;61:387–391.

Marras LC, Geerts WH, Perry JR. The risk of venous thromboembolism is increased throughout the course of malignant glioma. An evidence-based review. Cancer 2000;89:640–646.

Mazloom A, Zangeneh AH, Paulino AC. Prognostic factors after extraneural metastasis of medulloblastoma. Int J Radiat Onocl Biol Phys 2010;78:72810–78.

Mellinghoff IK, Wang MY, Vivanco I, Haas-Kogan DA, Zhu S, Dia EQ, et al. Molecular determinants of the response of glioblastomas to EGFR kinase inhibitors. New Engl J Med 2005;353:2012–2024.

Merchant TE, Mulhern RK, Krasin MJ, Kun LE, Williams T, Li C, et al. Preliminary results from a phase II trial of conformal radiation therapy and evaluation of radiation-related CNS effects for pediatric patients with localized ependymoma. J Clin Oncol 2004;22:3156–3162.

Mishima Y, Nagasaki E, Terui Y, Irie T, Takahashi S, Ito Y, Oguchi M, Kawabata K, Kamata S, Hatake K. Combination chemotherapy (cyclophosphamide, doxorubicin, and vincristine with continuous-infusion cisplatin and etoposide) and radiotherapy with stem cell support can be beneficial for adolescents and adults with estheisoneuroblastoma. Cancer 2004;101:1437–1444.

Müller W, Hartmann C, Hoffmann A, Lanksch W, Kiwit J, Tonn J, et al. Genetic signature of oligoastrocytomas tumors correlates with tumor location and denotes distinct molecular subsets. Am J Pathol 2002;161:313–319.

Neuro-Oncology Working Group (NOA) of the German Cancer Society. Neuro-Oncology Working Group (NOA)-01 trial of ACNU/VM26 *versus* ACNU/Ara-C chemotherapy in addition to involved-field radiotherapy in the first-line treatment of malignant glioma. J Clin Oncol 2003;21:3276–3284.

Niyazi M, Siefert A, Schwarz SB, Ganswindt U, Kreth FW, Tonn JC et al Therapeutic options for recurrent malignant glioma. Radiother Oncol 2011 Jan;98 (1):1810–14. Epub 2010 Dec 13.

Norden AD, Drappatz J, Wen PY. Advances in meningioma therapy. Curr Neurol Neurosci Rep 2009;9:231810–240.

Nutting C, Brada M, Brazil L, Sibtain A, Saran F, Westbury C et al. Radiotherapy in the treatment of benign meningioma of the skull base. J Neurosurg 1999;90:823–827.

Oliveira AM, Scheithauer BW, Salomao DR, Parisi JE, Burger PC, Nascimento AG. Primary sarcomas of the brain and spinal cord: a study of 18 cases. Am J Surg Pathol 2002;26:1056–1063.

Olson JD, Riedel E, De Angelis LM. Long-term outcome of low-grade oligodendroglioma and mixed glioma. Neurology 2000;54:1442–1448.

Packer RJ. Childhood medulloblastoma: progress and future challenges. Brain Dev 1999;21:75–81.

Packer RJ, Sultan N, Elterman R, Lange B, Goldwein J, Nicholson HS et al. Outcome for children with medulloblastoma treated with Radiation and cisplatin, CCNU, and vincristine chemotherapy. J. Neurosurg 1994;81: 690–698.

Packer RJ, Ater J, Allen J, Phillips P, Geyer R, Nicholson HS et al. Carboplatin and vincristine chemotherapy for children with newly diagnosed progressive low-grade gliomas. J Neurosurg 1997;86:747–754.

Paleologos NA, Macdonald DR, Vick NA, Cairncross JG. Neoadjuvant procarbazine, CCNU, and vincristine for anaplastic and aggressive oligodendroglioma. Neurology 1999;53:1141–1143.

Pallud J, Mandonnet E, Deroulers C, Fontaine D, Badoual M, Capelle L, Guillet-May F, Page P, Peruzzi P, Jouanneau E, Frenay M, Cartalat-Carel S, Duffau H, Taillandier L; Club de Neuro-Oncologie de la Société Française de Neurochirurgie (SFNC); Association des Neuro-Oncologues d'Expression Française (ANOCEF).Pregnancy increases the growth rates of World Health Organization grade II gliomas. Ann Neurol 2010;67:398404.

Palma L, Celli P, Franco C, Cervoni L, Cantore G. Long-term prognosis for atypical and malignant meningiomas: a study of 71 surgical cases. J Neurosurg 1997;86: 793–800.

Park JK, Hodges T, Arko L, Shen M, Dello Iacono D, McNabb A, et al. Scale to predict survival after surgery for recurrent glioblastoma multiforme. J Clin Oncol. 2010 Aug 20;28 (24):3838810–3843.

Paulino AC, Melian E. Medulloblastoma and supratentorial primitive neuroectodermal tumors. An institutional experience. Cancer 1999;86:142–148.

Pencalet P, Sainte-Rose C, Lellouch-Tubiana A, Kalifa C, Brunelle F, Sgouros S et al. Papillomas and carcinomas of the choroid plexus in children. J Neurosurg 1998;88: 521–528.

Perkins GH, Schomer DF, Fuller GN, Allen PK, Maor MH. Gliomatosis cerebri: improved outcome with radiotherapy. Int J Radiat Oncol Biol Phys 2003;56:1137–1146.

Perry A, Scheithauer BW, Stafford SL, Lohse CM, Wollan PC. »Malignancy#x00AB; in meningiomas: a clinicopathologic study of 116 patients, with grading implications. Cancer 1999;85:2046–2056.

Perry JR, Julian JA, Laperriere NJ, Geerts W, Agnelli G, Rogers LR, Malkin MG, Sawaya R, Baker R, Falanga A, Parpia S, Finch T, Levine MN. PRODIGE: a randomized placebo-controlled trial of dalteparin low-molecular-weight heparin thromboprophylaxis in patients with newly diagnosed malignant glioma. J Thromb Haemost 2010a;8:1959810–1965.

Perry JR, Bèlanger K, Mason WP, Fulton D, Kavan P, Easaw J, Shields C, Kirby S, Macdonald DR, Eisenstat DD, Thiessen B, Forsyth P, Pouliot JF. Phase II trial of continuous dose-intense temozolomide in recurrent malignant glioma: RESCUE study. J Clin Oncol 2010;28: 2051810–2057.

Pfister S, Janzarik WG, Remke M, Ernst A, Werft W, Becker N, Toedt G, Wittmann A, Kratz C, Olbrich H, Ahmadi R, Thieme B, Joos S, Radlwimmer B, Kulozik A, Pietsch T, Herold-Mende C, Gnekow A, Reifenberger G, Korshunov A, Scheurlen W, Omran H, Lichter P. BRAF gene duplication constitutes a mechanism of MAPK pathway activation in low-grade astrocytomas. J Clin Invest 2008; 118:1739810–1749.

Pignatti F, Van den Bent M, Curran D, Debruyne C, Sylvester R, Therasse P et al. Prognostic factors for survival in adult patients with cerebral low grade glioma. J Clin Oncol 2002;20:2076–2084.

Plotkin SR, Stemmer-Rachamimov AO, Barker FG 2nd,Halpin C, Padera TP, Tyrrell A, Sorensen AG, Jain RK, di Tomaso E. Hearing improvement after bevacizumab in patients with neurofibromatosis type 2. N Engl J Med. 2009;361:358–367.

Pöpperl G, Goldbrunner R, Gildehaus FJ, Kreth FW, Tanner P, Holtmannspotter M, Tonn JC, Tatsch K. O-(2-[18F]fluoroethyl)-L-tyrosine PET for monitoring the effects of convection-enhanced delivery of paclitaxel in patients with recurrent glioblastoma. Eur J Nucl Med Mol Imaging 2005;32:1018–1025.

Prados MD, Scott C, Curran WJ Jr, Nelson DF, Leibel S, Kramer S. Procarbazine, lomustine, and vincristine (PCV) chemotherapy for anaplastic astrocytoma: a retrospective review of Radiation Therapy Oncology Group protocols comparing survival with carmustine or PCV adjuvant chemotherapy. J Clin Oncol 1999;17: 3389–3395.

Prados M, Cloughesy T, Samant M, Fang L, Wen PY, Mikkelsen T, Schiff D, Abrey LE, Yung WK, Paleologos N, Nicholas MK, Jensen R, Vredenburgh J, Das A, Friedman HS. Response as a predictor of survival in patients with recurrent glioblastoma treated with bevacizumab. Neuro Oncol 2011;13:143–151.

Qaddoumi I, Sultan I, Gajjar A. Outcome and prognostic features in pediatric gliomas: a review of 6212 cases from the Surveillance, Epidemiology, and End Results database. Cancer 2009;115:5761–5770.

Quinn JA, Reardon DA, Friedman AH, Rich JN, Sampson JH, Provenzale JM et al. Phase II trial of temozolomide in patients with progressive low-grade glioma. J Clin Oncol 2003;21:646–651.

Rachinger W, Goetz C, Popperl G, Gildehaus FJ, Kreth FW, Holtmannspotter M, Herms J, Koch W, Tatsch K, Tonn JC. Positron emission tomography with O-(2-[18F]fluoroethyl)-l-tyrosine versus magnetic resonance imaging in the diagnosis of recurrent gliomas. Neurosurgery 2005;57:505–511.

Rachinger W, Grau S, Holtmannspötter M, Herms J, Tonn JC, Kreth FW. Serial stereotactic biopsy of brainstem lesions in adults improves diagnostic accuracy compared with MRI only. J Neurol Neurosurg Psychiatry 2009 Oct; 80 (10):1134–1139.

Rades D, Fehlauer F, Ikezaki K, Schild SE. Dose-effect relationship for radiotherapy after incomplete resection of atypical neurocytomas. Radiother Oncol 2005;74:67–69.

Rainov NG, on behalf of the GL1 328 International Study Group.Aphase III clinical evaluation of herpes simplex virus type 1 thymidine kinase and Gancyclovir gene therapy as an adjuvant to surgical resection and radiation in adults with previously untreated glioblastoma multiforme. Human Gene Therapy 2000;11:2389–2401.

Rajan B, Ashley S, Gorman C, Jose CC, Horwich A, Bloom HJ et al. Craniopharyngeoma – long-term results following limited surgery and radiotherapy. Radiother Oncol 1993;26:1–10.

Rezai AR, Woo HW, Lee M, Cohen H, Zagzag D, Epstein FJ. Disseminated ependymomas of the central nervous system. J Neurosurg 1996;85:618–624.

Richard S, David P, Marsot-Dupuch K, Giraud S, Beroud C, Resche F. Central nervous system hemangioblastomas, endolymphatic sac tumors, and von Hippel-Lindau disease. Neurosurg Rev 2000;23:1–22.

Roa W, Brasher PM, Bauman G, Anthes M, Bruera E, Chan A et al. Abbreviated course of radiation therapy in older patients with glioblastoma multiforme: a prospective randomized clinical trial. J Clin Oncol 2004;22:1583–1588.

Robinson CG, Prayson RA, Hahn JF, Kalfas IH, Whitfierld MD, Lee SY, Suh JH. Long-term survival and functional status of patients with low-grade astrocytoma of spinal cord. Int J Radiat Oncol Biol Phys 2005; 63:91–100.

Roser F, Nakamura M, Bellinzona M, Rosahl SK, Ostertag H, Samii M. The prognostic value of progesterone receptor status in meningiomas. J Clin Pathol 2004;57: 1033–1037.

Roth P, Wick W, Weller M. Steroids in neurooncology: actions, indications, side-effects. Curr Opin Neurol 2010; 23:597–602.

Rubin G, Scienza R, Pasqualin A, Rosta L, Da Pian R. Craniocerebral epidermoids and dermoids: a review of 44 cases. Acta Neurochir 1989;97:1–16.

Rutkowski S, Bode U, Deinlein F, Ottensmeier H, Warmuth-Metz M, Soerensen N et al. Treatment of early childhood medulloblastoma by postoperative chemotherapy alone. N Engl J Med 2005;352:978–985.

Sampson JH, Heimberger AB, Archer GE, Aldape KD, Friedman AH, Friedman HS, et al. Immunologic escape after prolonged progression-free survival with epidermal growth factor receptor variant III peptide vaccination in patients with newly diagnosed glioblastoma. J Clin Oncol 2010;28:4722–4729.

Sanson M, Cartalat-Carel S, Taillibert S, Napolitano M, Djafari L, Cougnard J et al. Initial chemotherapy in gliomatosis cerebri. Neurology 2004;63:270–275.

Sawamura Y, Ikeda J, Shirato H, Tada M, Abe H. Germ cell tumours of the central nervous system: treatment consideration based on 111 cases and their long-term clinical outcomes. Eur J Cancer 1998;34:104–110.

Schild SE, Scheithauer BW, Schomberg PJ, Hook CC, Kelly PJ, Frick L et al. Pineal parenchymal tumors. Clinical, pathologic, and therapeutic aspects. Cancer 1993;72: 870–880.

Schild SE, Nisi K, Scheithauer BW, Wong WW, Lyons MK, Schomberg PJ, Shaw EG. The results of radiotherapy for ependymomas: the Mayo clinic experience. Int J Radiat Oncol Biol Phys 1998a;42:953–958.

Schmidt F, Faul C, Dichgans J, Weller M. Low molecular weight heparin for deep vein thrombosis in glioma patients. J Neurol 2002;249:1409–1412.

Schnell O, Schöller K, Ruge M, Siefert A, Tonn JC, Kreth FW. Surgical resection plus stereotactic 125I brachytherapy in adult patients with eloquently located supratentorial WHO grade II glioma – feasibility and outcome of a combined local treatment concept. J Neurol 2008 Oct;255 (10):1495–1502.

Schwalbe EC, Lindsey JC, Straughton D, Hogg TL, Cole M, Megahed H, et al. Rapid diagnosis of medulloblastoma molecular subgroups. Clin Cancer Res 2011;17:1883–1894.

Scott JN, Brasher PMA, Sevick RJ, Rewcastle NB, Forsyth PA. How often are nonenhancing supratentorial gliomas malignant? A population study. Neurology 2002;59: 947–949.

Shaw E, Arusell R, Scheithauer B, O'Fallon J, O'Neill B, Dinapoli R et al. Prospective randomized trial of low- versus high-dose radiation therapy in adults with supratentorial low-grade glioma: initial report of a North Central Cancer Treatment Group/Radiation Therapy Oncology Group/Eastern Cooperative Oncology Group study. J Clin Oncol 2002;20:2267–2276.

Shaw EG, Won M, Brachman DG, Schultz CJ, Suh JH, Buckner JC et al. Preliminary results of RTOG protocol 9802: a phase II study of observation in completely resected adult low-grade glioma. Neuro-Oncology 2005;

Smalley SR, Schomberg PJ, Earle JD, Laws ER, Scheithauer BW, O'Fallon JR. Radiotherapeutic considerations in the treatment of hemangioblastomas of the central nervous system. Int J Radiat Oncol Biol Phys 1990;18:1165–1171.

Soffietti R, Rudà R, Bradac GB, Schiffer D. PCV chemotherapy for recurrent oligodendrogliomas and oligoastrocytomas. Neurosurgery 1998;43:1066–1073.

Solero CL, Fornari M, Giombini S, Lasio G, Oliveri G, Cimino C, Pluchino F. Spinal meningiomas: review of 174 operated cases. Neurosurgery 1989;125:153–160.

Steinbach JP, Blaicher HP, Herrlinger U, Wick W, Nägele T, Meyermann R et al. Surviving glioblastoma for more than 5 years: the patients' perspective. Neurology 2006; 66:239–242.

Souhami L, Seiferheld W, Brachman D, Podgorsak EB, Werner-Wasik M, Lustig R et al. Randomized comparison of stereotactic radiosurgery followed by conventional radiotherapy with carmustine to conventional radiotherapy with carmustine for patients with glioblastoma multiforme: report of radiation therapy oncology group 93-05 protocol. Int J Radiat Oncol Biol Phys 2004;60:853–860.

Ständer M, Peraud A, Leroch B, Kreth FW. Prognostic impact of TP53 mutation status for adult patients with supratentorial World Health Organization Grade II astrocytoma or oligoastrocytoma: a long-term analysis. Cancer 2004;101:1028–1035.

Stummer W, Pichlmeier U, Meinel T, Wiestler OD, Zanella F, Reulen HJ; ALA-Glioma Study Group.Fluorescence-guided surgery with 5-aminolevulinic acid for resection of malignant glioma: a randomized controlled multicenter phase III trial. Lancet Oncol 2006;7:392–401.

Stummer W, Tonn JC, Mehdorn HM, Nestler U, Franz K, Goetz C et al. Counterbalancing risks and gains from extended resections in malignant glioma surgery: a supplemental analysis from the randomized 5-aminolevulinic acid glioma resection study. J Neurosurg 2011; 114:613–623.

Stupp R, Mason WP, van den Bent MJ, Weller M, Fisher B, Taphoorn MJB et al. Radiotherapy plus concomitant and adjuvant temozolomide for patients with newly diagnosed glioblastoma. N Engl J Med 2005;352:987–996.

Stupp R, Mayer M, Kann R, Weder W, Zouhair A, Betticher DC, et al. Neoadjuvant chemotherapy and radiotherapy followed by surgery in selected patients with stage IIIB non-small-cell lung cancer: a multicentre phase II trial. Lancet Oncol 2009;10:785–793.

Stupp R, Hegi ME, Neyns B, Goldbrunner R, Schlegel U, et al. Phase I/IIa study of cilengitide and temozolomide with concomitant radiotherapy followed by cilengitide and temozolomide maintenance therapy in patients with newly diagnosed glioblastoma. J Clin Oncol 2010; 28:2712–2718.

Suh JH. Stereotactiv radiosurgery for the management of brain metastases. N Engl J Med 2010;362:1119–1127.

Tabatabai G, Stupp R, van den Bent MJ, Hegi ME, Tonn JC, Wick W, Weller M. Molecular diagnostics of gliomas: the clinical perspective. Acta Neuropathol 2010;120:585–592.

Takakura K, Abe H, Tanaka R, Kitamura K, Miwa T, Takeuchi K et al. Effects of ACNU and radiotherapy on malignant glioma. J Neurosurg 1986;64:53–57.

Tao ML, Barnes PD, Billett AL, Leong T, Shrieve DC, Scott RM, Tarbell NJ. Childhood optic chiasm gliomas: radiographic response following radiotherapy and long-term clinical outcome. Int J Radiat Oncol Phys 1997;39: 579–587.

Thiessen B, Finlay J, Kulkarni R, Rosenblum MK. Astroblastoma: does histology predict biological behavior? J Neuro-Oncol 1998;40:59–65.

Thompson MC, Fuller C, Hogg TL, Dalton J, Finkelstein D, Lau CC, et al. Genomics identifies medulloblastoma subgroups that are enriched for specific genetic alterations. J Clin Oncol 2006;24:1924–1931.

Thon N, Eigenbrod S, Grasbon-Frodl EM, Ruiter M, Mehrkens JH, Kreth S et al. Novel molecular stereotactic biopsy procedures reveal intratumoral homogeneity of loss of heterozygosity of 1p/19q and TP53 mutations in World Health Organization grade II gliomas. J Neuropathol Exp Neurol 2009;68:1219–1228.

Timmermann B, Kortmann RD, Kühl J, Meisner C, Slavc I, Pietsch T, Bamberg M. Combined postoperative irradiation and chemotherapy for anaplastic ependymomas in childhood: results of the German prospective trials HIT 88/89 and HIT 91. Int J Radiat Oncol Biol Phys 2000;46: 287–295.

Tomlinson FH, Scheithauer BW, Hayostek CJ, Parisi JE, Meyer FB, Shaw EG et al. The significance of atypia and histologic malignancy in pilocytic astrocytoma of the cerebellum: a clinicopathologic and flow cytometric study. J Child Neurol 1994;9:301–310.

Tonn JC. Microneurosurgery and radiosurgery – an attractive combination. Acta Neurochir Suppl 2004;91:103–108.

Tonn JC, Schlake HP, Goldbrunner R, Milewski C, Helms J, Roosen K. Acoustic neuroma surgery as an interdisciplinary approach: a neurosurgical series of 508 patients. J Neurol Neurosurg Psychiatry 2000;69:161–166.

Triebels VH, Taphoorn MJ, Brandes AA, Menten J, Frenay M, Tosoni A et al. Salvage PCV chemotherapy for temozolomide-resistent oligodendrogliomas. Neurology 2004;63:904–906.

Van Den Bent MJ, Chinot O, Boogerd W, Bravo Marques J, Taphoorn MJ, Kros JM et al. Second-line chemotherapy with temozolomide in recurrent oligodendroglioma after PCV (procarbazine, lomustine and vincristine) chemotherapy: EORTC Brain Tumor Group phase II study 26972. Ann Oncol 2003;14:599–602.

Van den Bent MJ, Delattre J, Brandes AA, Taphoorn MJ, Hoang Xuan K, Bernsen H et al. First analysis of EORTC trial 26951, a randomized phase III study of adjuvant

PCV chemotherapy in patients with highly anaplastic oligodendroglioma. J Clin Oncol 2005;23:1503.
Van den Bent MJ, Afra D, de Witte O, Ben Hassel M, Schraub S, Hoang-Xuan K, Malmström P-O, Collette L, Piérart M, Mirimanoff R, Karim ABMF, for the EORTC Radiotherapy and Brain Tumor Groups and the UK Medical Research Council. Long-term efficacy of early versus delayed radiotherapy for low-grade astrocytoma and oligodendroglioma in adults: the EORTC 22845 randomised trial. The Lancet 2005;366: 985–990.
van den Bent MJ, Carpentier AF, Brandes AA, Sanson M, Taphoorn MJ, et al. Adjuvant procarbazine, lomustine, and vincristine improves progression-free survival but not overall survival in newly diagnosed anaplastic oligodendrogliomas and oligoastrocytomas: a randomized European Organisation for Research and Treatment of Cancer phase III trial. J Clin Oncol 2006; 24;2715–2722.
van den Bent MJ, Brandes AA, Rampling R, Kouwenhoven MC, Kros JM, Carpentier AF, Clement PM, Frenay M, Campone M, Baurain JF, Armand JP, Taphoorn MJ, Tosoni A, Kletzl H, Klughammer B, Lacombe D, Gorlia T. Randomized phase II trial of erlotinib versus temozolomide or carmustine in recurrent glioblastoma: EORTC brain tumor group study 26034. J Clin Oncol 2009;27: 1268–1274.
Voges J, Sturm V, Lehrke R, Treuer H, Gauss C, Berthold F. Cystic craniopharyngeoma: long-term results after intracavitary irradiation with stereotactically applied colloidal beta-emitting radioactive sources. Neurosurgery 1997;35:1001–1010.
Vredenburgh JJ, Desjardins A, Herndon JE, et al. Bevacizumab plus irinotecan in recurrent glioblastoma multiforme. J Clin Oncol 2007;25:4722–4729.
Vuorinen V, Sallinen P, Haapasalo H, Visakorpi T, Kallio M, Jääskelainen J. Outcome of 31 intracranial haemangiopericytomas: poor predictive value of cell proliferation indices. Acta Neurochir 1996;138:1399–1408.
Vuorinen V, Hinkka S, Färkkilä M, Jääskeläinen J. Debulking or biopsy of malignant glioma in elderly people – a randomized study. Acta Neurochir 2003;145:5–10.
Walker MD, Alexander E, Hunt WE, MacCarty CS, Mahaley MS, Mealey J et al. Evaluation of BCNU and/or radiotherapy in the treatment of anaplastic gliomas. Acooperative clinical trial. J Neurosurg 1978;49:333–343.
Walker MD, Green SB, Byar DP, Alexander E, Batzdorf U, Brooks WH et al. Randomized comparisons of radiotherapy and nitrosoureas for the treatment of malignant glioma after surgery. N Engl J Med 1980;303:1323–1329.
Ware ML, Larson DA, Sneed PK, Wara WW, McDermott MW. Surgical resection and permanent brachytherapy for recurrent atypical and malignant meningioma. Neurosurgery 2004;54:55–63.
Weller M, Berger H, Hartmann C, Schramm J, Westphal M, Simon M, Goldbrunner R, Krex D, Steinbach JP, Ostertag CB, Loeffler M, Pietsch T, von Deimling A; German Glioma Network. Combined 1p/19q loss in oligodendroglial tumors: predictive or prognostic biomarker? Clin Cancer Res 2007;13:6933–6937.
Weller M, Felsberg J, Hartmann C, Berger H, Steinbach JP, Schramm J, et al. Molecular predictors of progression-free and overall survival in patients with newly diagnosed glioblastoma: a prospective translational study of the German Glioma Network. J Clin Oncol 2009;27: 5743–5750.
Westphal M, Hilt DC, Bortey E, Delavault P, Olivares R, Warnke PC et al. A phase 3 trial of local chemotherapy with biodegradable wafers (Gliadel wafers) in patients with primary malignant glioma. Neuro-Oncology 2003; 5:79–88.
Wick A, Felsberg J, Steinbach JP, Herrlinger U, Platten M, Blaschke B, Meyermann R, Reifenberger G, Weller M, Wick W. Efficacy and tolerability of temozolomide in an alternating weekly regimen in patients with recurrent glioma. J Clin Oncol 2007;25:3357–3361.
Wick A, Pascher C, Wick W, Jauch T, Weller M, Bogdahn U, Hau P. Rechallenge with temozolomide in patients with recurrent gliomas. J Neurol 2009;256:734–741.
Wick W, Wick A, Küker W, Dichgans J, Weller M. Intracranial metastatic esthesioneuroblastoma responsive to temozolomide. J Neuro-Oncol 2004;70:73–75.
Wick W, Menn O, Meisner C, Steinbach J, Hermisson M, Tatagiba M, Weller M. Pharmacotherapy of epileptic seizures in glioma patients: who, when, why and how long? Onkologie 2005;28:391–396.
Wick W, Hartmann C, Engel C, Stoffels M, Felsberg J, Stockhammer F, et al. NOA-04 randomized phase III trial of sequential radiochemotherapy of anaplastic glioma with procarbazine, lomustine, and vincristine or temozolomide. J Clin Oncol 2009;27:5874-5880. Erratum in: J Clin Oncol 2010;28:708.
Wick W, Platten M, Meisner C, Felsberg J, Tabatabai G, Simon M, Nikkhah G, Papsdorf K, Steinbach JP, Sabel M, Combs SE, Vesper J, Braun C, Meixensberger J, Ketter R, Mayer-Steinacker R, Reifenberger G, Weller M; for the NOA-08 Study Group of the Neuro-oncology Working Group (NOA) of the German Cancer Society. Temozolomide chemotherapy alone versus radiotherapy alone for malignant astrocytoma in the elderly: the NOA-08 randomised, phase 3 trial. Lancet Oncol. 2012 May 9. [Epub ahead of print]
Wick W, Engel C, Combs SE, et al. NOA-08 randomized phase III trial of 1-week-on/1-week-off temozolomide versus involved field radiotherapy in elderly (older than age 65) patients with newly diagnosed anaplastic astrocytoma or glioblastoma (Methusalem). J Clin Oncol 2010;28: 7 (suppl; abstr LBA 2001)
Wiegand DA, Ojemann RG, Fickel V. Surgical treatment of acoustic neuroma (vestibular schwannoma) in the United States: report from the Acoustic Neuroma Registry. Laryngoscope 1996;106:58–66.
Wolff JE, Classen CF, Wagner S, Kortmann RD, Palla SL, Pietsch T, Kühl J, Gnekow A, Kramm CM. Subpopulations of malignant gliomas in pediatric patients: analysis of the HIT-GBM database. J Neurooncol 2008;87:155–164.
Wolff JE, Finlay JL. High-dose chemotherapy in childhood brain tumors. Onkologie 2004;27:239–245.
Wolff JE, Sajedi M, Brant R, Coppes MJ, Egeler RM. Choroid plexus tumours. Br J Cancer 2002;87:1086–1091.
Wong ET, Hess KR, Gleason MJ, Jaeckle KA, Kyritsis AP, Prados MD et al. Outcomes and prognostic factors in recurrent glioma patients enrolled onto phase II clinical trials. J Clin Oncol 1999;17:2572–2578.
Wowra B, Muacevic A, Jess-Hempen A, Hempel JM, Muller-Schunk S, Tonn JC. Outpatient gamma knife surgery for vestibular schwannoma: definition of the therapeutic profile based on a 10-year-experience. J Neurosurg 2005;102:114–118.
Yasargil MG, Curcic M, Kis M, Siegenthaler G, Teddy PJ, Roth P. Total removal of craniopharyngiomas. Approaches and long-term results in 144 patients. J Neurosurg 1990;73:3–11.
Yoshimoto Y. Systematic review of the natural history of vestibular schwannoma. J Neurosurg 2005;103:59–63.
Yung WKA, Prados MD, Yaga-Tur R, Rosenfeld SS, Brada M, Friedman HS et al. for the Temodal Brain Tumor Group.Multicenter phase II trial of temozolomide in patients with anaplastic astrocytoma or anaplastic oligoastrocytoma at first relapse. J Clin Oncol 1999;17: 2762–2771.
Yung WKA, Albright RE, Olson J, Fredericks R, Fink K, Prados MD et al. A phase II study of temozolomide vs. procarbazine in patients with glioblastoma multiforme at first relapse. Br J Cancer 2000;83:588–593.

H 2 Primäre ZNS-Lymphome und ZNS-Manifestationen bei systemischen Lymphomen

*von M. Glas, T. Birnbaum und U. Herrlinger**

H 2.1 Primäre ZNS-Lymphome (PCNSL)

H 2.1.1 Klinik

PCNSL sind primär im Hirnparenchym, seltener auch in den Leptomeningen und/oder im hinteren Augenabschnitt wachsende extranodale Non-Hodgkin-Lymphome (NHL). Bei mehr als 96 % der PCNSL handelt es sich um hochmaligne NHL der B-Zell-Reihe. T-Zell-Lymphome und niedrigmaligne Lymphome treten nur in 1–4 % der Fälle auf. In über 80 % der Fälle wird der diffus-großzellige Subtyp hochmaligner B-Zell-NHL gefunden. PCNSL sind hoch proliferative Tumoren mit einem Proliferationsindex von meist über 50 %. In einem Teil der B-Zell-Tumoren finden sich zahlreiche T-Zellen und Makrophagen als Zeichen einer ausgeprägten Immunreaktion.
PCNSL manifestieren sich in der Regel als intrazerebrale Tumoren, die zu neurologischen Herdstörungen – Wesensänderung, Halbseitensymptomatik, zerebellären Symptomen – sowie Hirndruckzeichen führen (Herrlinger et al. 1999). Bei etwa 40 % der immunkompetenten Patienten und noch häufiger bei AIDS-Patienten finden sich bereits initial multiple Läsionen. Die Läsionen haben meist Kontakt zum Ventrikel oder zur Hirnoberfläche (Küker et al. 2005a). Bei deutlich weniger als 10 % der Patienten findet sich initial ein ausschließlich leptomeningeales Wachstum mit Hirnnervenausfällen, radikulären Schmerzen und organischem Psychosyndrom. Die primäre Mitbeteiligung der Leptomeningen ist in 15–20 % der Fälle anzunehmen (Fischer et al. 2008). Bis zu 10 % der PCNSL-Patienten haben Sehstörungen aufgrund von Tumorinfiltration der hinteren Augenkammer oder eine asymptomatische Augenbeteiligung. Bei initial ausschließlichem Augenbefall ist davon auszugehen, dass bei über 90 % der Patienten nach Monaten bis Jahren zerebrale Manifestationen auftreten (Whitcup et al. 1993). Vom Befall der hinteren Augenkammer als PCNSL-Manifestation sind das uveale Lymphom und das Lymphom der okulären Adnexe abzugrenzen, die beide mit weiteren systemischen Absiedlungen, nicht jedoch mit intrazerebralem Befall assoziiert sind. Im Rezidiv entwickeln über 10 % der Patienten eine systemische Mitbeteiligung (Herrlinger et al. 2005).
Die Kernspintomographie (MRT) ist die adäquate Bildgebung für PCNSL. Auf T1-gewichteten Aufnahmen sind die Läsionen iso- oder hypointens, in T2-gewichteten Sequenzen hyperintens (Küker et al. 2005a). Weit mehr als 90 % der Tumoren bei immunkompetenten Patienten zeigen eine homogene Kontrastmittelaufnahme mit etwas unscharfem Randsaum. Es sind nur Einzelfälle ohne jegliche Kontrastmittelaufnahme publiziert (Lachenmayer et al. 2010). Bei Patienten mit PCNSL nach Organtransplantation oder bei AIDS-Patienten ist die Kontrastmittelaufnahme häufiger ringförmig (Cavaliere et al. 2010). Es ist anzunehmen, dass auch MR-tomographisch unauffällige Regionen des Gehirns okkulten Lymphombefall aufweisen (Lai et al. 2002). Im Vergleich zu Metastasen oder malignen Gliomen haben PCNSL oft ein geringes Umgebungsödem.
Im lumbalen Liquor finden sich bei 70–90 % der Patienten eine leichte bis mäßiggradige Erhöhung des Gesamteiweißes und eine leichte Laktaterhöhung. Die Zellzahl ist in der Hälfte der Fälle erhöht. Oligoklonale Banden sind bei etwa 30 % aller Patienten nachweisbar. Maligne Zellen finden sich zum Zeitpunkt der Diagnose bei 10–30 % aller Patienten. Ihr Nachweis ist oft schwierig, besonders bei niedriger Zellzahl oder reaktiver Lymphozytose. Der immunzytologisch oder mittels FACS-Analyse geführte Nachweis eines monoklonalen Oberflächen-Immunglobulins auf der Mehrzahl der Zellen im Liquor (Hegde et al. 2005) oder der mit PCR geführte Nachweis eines monoklonalen Rearrangements des Immunglobulin-Schwerketten-Gens (Rhodes et al. 1996, Storch-Hagenlocher et al. 2000, Gleissner et al. 2002) in Liquorzellen kann diagnostisch sein. Bei AIDS-Patienten mit PCNSL kann in der Regel im Liquor Epstein-Barr-Virus-DNA mittels PCR nachgewiesen werden.
Die Diagnose eines PCNSL sollte, abgesehen von den sehr seltenen Fällen mit Diagnosestellung aus Liquor oder Glaskörper, immer histologisch durch eine stereotaktische Biopsie gesichert werden. Aufgrund der proapoptotischen Wirkung von Steroiden auf Lymphozyten ist nach vorangegangener Steroidtherapie die Biopsie allerdings häufig negativ. Da die mit Steroiden induzierte Teil- oder Vollremission, die bei 40–60 % der Patienten vorkommt, in der Regel nur kurze Zeit anhält (Herrlinger et al. 1996), kann die Diagnose nach Absetzen der Steroide meist bald durch Biopsie der Rezidiv-Läsion gesichert werden.
Im Rahmen des weiteren Stagings bei histologisch gesichertem PCNSL sollte eine Spaltlampenuntersuchung der Augen zum Ausschluss einer okulären Beteiligung sowie eine Ganzkörpercomputertomo-

* Autor dieses Kapitels in der 5. Auflage: U. Herrlinger.

graphie und eine Knochenmarksbiopsie zum Ausschluss einer systemischen Beteiligung durchgeführt werden (Abrey et al. 2005). Das ausführliche systemische Staging hat an Bedeutung gewonnen, nachdem in einer Studie (Jahnke et al. 2006b) schon bei Erstmanifestation ein molekulargenetisch nachweisbarer, klinisch okkulter systemischer Befall bei zwei von 24 Patienten nachgewiesen werden konnte. Bei allen Patienten muss auch ein HIV-Test durchgeführt werden. Kontrolluntersuchungen zur Überprüfung der Wirksamkeit der Therapie müssen mittels MRT erfolgen. Eine Komplettremission setzt voraus, dass sich die Kontrastmittel aufnehmenden Läsionen im MRT zurückgebildet haben, der Liquor keine malignen Zellen mehr enthält und vorbestehende Augenveränderungen zurückgegangen sind. Gelegentlich verbleiben gerade im Bereich der Biopsiestelle oder als Residuum großer (> 5 cm) Läsionen kleinere, nicht von einem Ödem umgebene Kontrastmittel aufnehmende Läsionen bis zu 3–5 mm, die am ehesten Narbengewebe entsprechen. Auch in solchen Fällen kann eine Komplettremission diagnostiziert werden (Küker et al. 2005b, Abrey et al. 2005).

H 2.1.2 Epidemiologie und Verlauf

Die Inzidenz der PCNSL liegt in den USA derzeit bei 0,4 : 100 000, sodass, ähnliche Inzidenz vorausgesetzt, mit etwa 370 Neuerkrankungen pro Jahr in Deutschland zu rechnen ist. Das mediane Erkrankungsalter liegt bei immunkompetenten Patienten, die die weit überwiegende Mehrheit der Patienten ausmachen, zwischen 60 und 65 Jahren. Bei immunkompetenten Patienten sind keine Risikofaktoren für das Auftreten eines ZNS-Lymphoms bekannt. Schwer immunsupprimierte Patienten haben ein deutlich erhöhtes Risiko, ein primäres ZNS-Lymphom zu entwickeln. Neben Einzelfällen von PCNSL bei systemischem Lupus erythematodes, Tuberkulose, Vaskulitis und angeborenen schweren Immundefekten treten PCNSL bei Immunsupprimierten vor allem im Rahmen von AIDS und nach Organtransplantation auf. Bei AIDS-Patienten ist nach Einführung der hochaktiven antiretroviralen Therapie die PCNSL-Inzidenz stark rückläufig. Für nierentransplantierte Patienten beträgt das Risiko, ein PCNSL zu entwickeln, etwa 2 %. Für herz- oder lebertransplantierte Patienten und insbesondere für darmtransplantierte, scheint diese Zahl noch etwas höher, für knochenmarktransplantierte Patienten niedriger zu liegen. Hierbei spielt auch die Art der immunsuppressiven Therapie eine Rolle, so erhöhen Ciclosporin und Tacrolimus das Lymphomrisiko (Cavaliere et al. 2010).
Bei immunkompetenten Patienten beträgt die mediane Überlebenszeit bei alleiniger supportiver Therapie einschließlich Steroiden drei Monate, bei rein chirurgischer Therapie etwa fünf Monate und mit zusätzlicher Ganzhirnbestrahlung etwa 12–18 Monate (Nelson et al. 1992). Mit kombinierter Radiochemotherapie oder alleiniger primärer Chemotherapie werden mediane Überlebenszeiten von bis zu 60 Monaten und 5-Jahres-Überlebensraten bis zu 70 % berichtet. In großen, retrospektiven, multivariaten Analysen (Ferreri et al. 2003, Abrey et al. 2006) wurden ein höheres Alter und ein geringer Karnofsky-Index als prognostisch ungünstige, therapieunabhängige Faktoren identifiziert. Multiple Läsionen, leptomeningeale Beteiligung bei Diagnose oder das Vorliegen eines T-Zell-Lymphoms (Shenkier et al. 2005) sind prognostisch nicht relevant. Das Vorliegen eines niedrigmalignen ZNS-Lymphoms ist prognostisch sehr günstig (mediane Überlebenszeit 79 Monate; Jahnke et al. 2006a).
Patienten mit PCNSL bei AIDS haben ohne spezifische Behandlung eine mediane Überlebenszeit von 1–2 Monaten. Die Überlebenszeit verlängert sich mit Ganzhirnbestrahlung auf 2–5 Monate. Unter hochaktiver antiretroviraler Therapie und damit verbundener immunologischer Rekonstitution mit mehr als 200/μl CD4-positiven Lymphozyten ist es bei immer mehr Patienten möglich, analog zu nicht immunsupprimierten Patienten eine auf Methotrexat basierende Chemotherapie durchzuführen und die Überlebenszeiten auf 12 Monate und mehr zu verlängern. In Einzelfällen kann es sogar allein durch hochaktive antiretrovirale Therapie zu einer Langzeitremission kommen (McGowan und Shah 1998, Raez et al. 1999). Es ist zu berücksichtigen, dass zwei Drittel der AIDS-Patienten mit PCNSL an opportunistischen Infektionen und nicht am PCNSL sterben. Patienten mit PCNSL nach Organtransplantation haben mittlerweile eine ähnliche Prognose wie immunkompetente Patienten (Cavaliere et al. 2010). Bei manchen dieser Patienten scheint eine Modifikation der immunsuppressiven Behandlung schon eine Verbesserung der Prognose mit sich zu bringen (Snanoudj et al. 2003).

H 2.1.3 Therapeutische Prinzipien

Wichtige klinische Studien zur PCNSL-Therapie bei immunkompetenten Patienten sind in **Tab. H 2.1** zusammengefasst. Auch wenn in einzelnen Fällen jahrelange Remissionen unter Steroidgabe berichtet wurden, stellt eine alleinige Steroidmedikation keine suffiziente Therapie dar, da in der Regel innerhalb von Wochen bis zu wenigen Monaten ein Rezidiv auftritt. Steroide sind jedoch eine sinnvolle Zusatzmedikation zur Chemotherapie. Da die radikale Resektion der oft tief im Marklager sitzenden Läsionen die Gefahr neurologischer Defizite mit sich bringt und die Resektion das Überleben nicht wesentlich verlängert, ist der Versuch der Tumorresektion bei kernspintomographischem Verdacht auf PCNSL obsolet. Der Eingriff sollte sich auf die histologische Sicherung der Diagnose mittels stereotaktischer Biopsie beschränken.
Eine Chemotherapie mit Hochdosis-Methotrexat (HD-MTX) hat sich in verschiedenen Metaanalysen als stärkster Therapie-assoziierter, positiver prognostischer Faktor herausgestellt (Blay et al. 1998, Ferreri et al. 2003). Dies gilt nicht nur für PCNSL, sondern auch für ZNS-Rezidive systemischer NHL (Doolittle et al. 2008). Dementsprechend enthalten alle modernen Protokolle zur PCNSL-Behandlung HD-MTX als wesentlichen Bestandteil. Für eine optimale Wirkung sollte HD-MTX mit einer Dosis von ≥ 3 g/m² über 4–6 Stunden infundiert werden (Ferreri et al. 2004). HD-MTX ist auch bei älteren Patienten mit guter Verträglichkeit anwendbar, sofern eine Kreatinin-Clearance von ≥ 50 ml/min vorliegt (Ng et al. 2000, Jahnke et al. 2005, Zhu et al. 2009).

Die Angaben zur Komplettremissionsrate unter alleiniger HD-MTX-Therapie schwanken aus unklaren Gründen stark zwischen 18 % und 65 %. Die mediane Überlebenszeit liegt bei 25–37 Monaten (Guha-Thakurta et al. 1999, Herrlinger et al. 2002, 2005, Batchelor et al. 2003; Thiel et al. 2010). Nach eigener Erfahrung (Herrlinger et al. 2005) ist ein Langzeitüberleben nach alleiniger HD-MTX-Therapie nur selten möglich. Eines der wichtigsten Ziele derzeitiger klinischer Studien ist daher, die Überlebenszeiten durch eine Kombination von HD-MTX mit anderen Chemotherapeutika im Rahmen einer MTX-basierten Polychemotherapie zu verbessern.

Bei MTX-Monotherapie und MTX-basierter Polychemotherapie wurden bislang nur sehr geringe Raten an Spätneurotoxizität (Leukoenzephalopathie mit fortschreitender Demenz, Ataxie und Blasenentleerungsstörung nach 4–30 Monaten) berichtet (Guha-Thakurta et al. 1999, Jürgens et al. 2010). Dies steht im Gegensatz zur der hohen Rate an Spätneurotoxizität nach kombinierter Radiochemotherapie +/– intrathekaler MTX-Therapie, in deren Folge 30–65 % der längerfristig überlebenden Patienten schwere Komplikationen entwickeln, die zu Pflegebedürftigkeit führen können und die Lebensqualität einschränken (Abrey et al. 1998, Herrlinger et al. 2001, Bessell et al. 2001, Harder et al. 2004, Correa et al. 2004, Gavrilovic et al. 2006). Das Risiko steigt hierbei mit dem Lebensalter, der Höhe der Einzelfraktionen und der Höhe der Gesamtdosis an. Auch wenn mit Kombinationen aus MTX-basierter intravenöser Chemotherapie, intrathekaler Chemotherapie und Ganzhirnbestrahlung relativ lange Überlebenszeiten (Median um 40 Monate) erreicht wurden (Abrey et al. 1998, DeAngelis et al. 2002), sind solche Therapien aufgrund der Spätneurotoxizität heute obsolet. Auch die Kombination aus HD-MTX ohne zusätzliche intrathekale Therapie mit Ganzhirnbestrahlung ist mit neurotoxischen Nebenwirkungen behaftet (Herrlinger et al. 2005) und nach den Ergebnissen der bisher größten randomisierten PCNSL-Studie, der G-PCNSL-SG1-Studie (Thiel et al. 2010), nicht mehr zu empfehlen: Das Gesamtüberleben war im Arm mit HD-MTX und obligater Ganzhirnbestrahlung als Teil der Primärtherapie nicht länger als im Arm ohne zusätzliche primäre Ganzhirnbestrahlung. Dies rechtfertigt es, die potenziell neurotoxische Strahlentherapie bis zum Rezidiv aufzuschieben. Unter Berücksichtigung dieser Daten scheint der Sinn einer derzeit von der IELSG durchgeführten Studie, bei der als Konsolidierungstherapie eine in der Dosis reduzierte Ganzhirnbestrahlung gegen eine Hochdosis-Chemotherapie mit Stammzellrescue getestet wird, zumindest fraglich.

Voraussetzung für eine HD-MTX-basierte Chemotherapie ist u. a. eine adäquate Nierenfunktion (Kreatinin-Clearance > 50 ml/min), die gerade bei älteren Patienten nicht immer vorliegt. Für Patienten, die kein HD-MTX bekommen können, liegen Hinweise darauf vor, dass auch andere Chemotherapeutika, die die Blut-Hirn-Schranke penetrieren, wie etwa Procarbazin und CCNU aus dem PCV-Schema (Chamberlain und Levin 1992) oder Temozolomid (Kurzwelly et al. 2010), in der Primärtherapie des PCNSL wirksam sind. Chemotherapie-Protokolle mit Substanzen, die die Blut-Hirn-Schranke nicht penetrieren, wie das bei systemischem NHL wirksame CHOP-Schema, haben bei PCNSL keine Wirkung gezeigt (Mead et al. 2000). Angesichts der verhältnismäßig kurzen Überlebenszeit nach alleiniger Ganzhirnbestrahlung und dem palliativen Charakter dieser Behandlung ist eine alleinige primäre Strahlentherapie allenfalls noch für solche Patienten zu empfehlen, bei denen Kontraindikationen gegen eine Chemotherapie bestehen. Wegen des meist schon primär multifokalen Befalls wird die Strahlentherapie bei PCNSL als Ganzhirnbestrahlung durchgeführt. Verschiedene Autoren finden eine Schwellendosis bei etwa 40 Gy, ohne weitere Dosisabhängigkeit des Überlebens bei darüber liegenden Dosen. Eine weitere Aufsättigung der Tumorregion verbessert die lokale Kontrolle nicht (Nelson et al. 1999, Bataille et al. 2000).

Um die Prognose von PCNSL-Patienten weiter zu verbessern, wurde nach Chemotherapeutika gesucht, die mit der HD-MTX-Therapie kombiniert werden können. In einer randomisierten Studie (Ferreri et al. 2009) fanden sich Hinweise, dass eine Hochdosis-Ara-C-Therapie zusätzlich zur HD-MTX-Therapie mit einer höheren Remissionsrate assoziiert ist. Belastbare Überlebensdaten liegen hierzu allerdings noch nicht vor. Eine Intensivierung der HD-MTX-basierten (Poly-)Chemotherapie ist insbesondere für jüngere Patienten (< 65 Jahre) eine attraktive Strategie. Da das Alter bei Erstdiagnose ein starker prognostischer Faktor ist, eine nicht nur marginale Option auf Kuration oder Langzeitüberleben nur bei jüngeren Patienten besteht und aggressivere Therapien, wie eine Hochdosistherapie mit Stammzellrescue, nur bei jüngeren Patienten angewendet werden kann, ist man dazu übergegangen, die Therapiekonzepte für jüngere Patienten (< 65 Jahre) getrennt von jenen für ältere Patienten weiterzuentwickeln. Bei den jüngeren Patienten wurden die besten Ergebnisse mit der Polychemotherapie nach Bonn-Bochumer Protokoll erzielt, das Hochdosis-MTX, Ara-C, Cyclophosphamid, Ifosfamid, Steroide und intrathekale Therapie mit MTX und Ara-C kombiniert (Pels et al. 2003, Jürgens et al. 2010). Mit dieser Therapie wurde bei etwa 50 % der Patienten unter 60 Jahren ein rezidivfreies Langzeitüberleben und damit eine potenzielle Heilung erreicht. Das Erreichen einer Komplettremission nach 2 von 6 Zyklen ist hoch prädiktiv für Langzeitüberleben nach Therapie mit dem Bonn-Bochumer Protokoll (Pels et al. 2010). Die intraventrikuläre Chemotherapie scheint ein wesentlicher Bestandteil dieses Therapieprotokolls zu sein, da in einer weiteren Kohorte von Patienten, die mit Bonn-Bochumer Protokoll ohne intraventrikuläre Therapie behandelt wurden, die progressionsfreie Zeit im Vergleich zur Kohorte mit intraventrikulärer Therapie deutlich verkürzt war (Pels et al. 2003, 2009). In weiteren kleinen, einarmigen Studien wurde die Wirksamkeit anderer Polychemotherapie-Protokolle untersucht, die zu HD-MTX Ara-C, Vinca-Alkaloide, Steroide, Etoposid oder Alkylanzien kombinieren (McAllister et al. 2000, Batchelor et al. 2005) und mit Komplettremissionsraten von 65 % und höher und medianen Überlebenszeiten von über 40 Monaten verbunden sind. Polychemotherapien sind im Vergleich zur alleinigen MTX-Therapie mit einer deutlich höheren Rate an akuter Hämatotoxizität verbunden (Pels et al. 2003, Thiel et al. 2010), weshalb sie Patienten über 75 Jahren in der Regel nicht angeboten werden können.

Tab. H 2.1: Therapiestudien zur PCNSL-Primärtherapie

Studie	N	Therapie	Komplett-remissionen (%)	Med. progressions-freies Überleben (Mo.)	Med. Gesamt-überleben (Mo)	2-Jahres-Überleben	5-Jahres-Überleben
Hochdosis-MTX Mono alle Altersgruppen							
Guha-Thakurta et al. 1999	31	HD-MTX	65	19	30	63	
Herrlinger et al., 2002, 2005	37	HD-MTX	30	10	25	51	
Thiel et al. 2010	318	HD-MTX HD-MTX + WBRT	35 (mit MTX)	12 18,3	37,1 32,4	~58 ~58	~29 ~22
Polychemotherapie, jüngere Patienten (< 60–65 Jahre)							
Pels et al. 2003, Jürgens et al. 2010	30	HD-MTX i. v. + VCR/Ara-C/IFO/CPM/Ster. MTX + Ara-C it	61	47	>80	80	57
Illerhaus et al. 2006	30	HD-MTX, HD-Ara-C, TT (Induktion, n=30) BCNU, TT (Ablation; n=22) RT (45 Gy; n=22)	71		>64		69
Abrey et al. 2003	28	HD-MTX, HD-Ara-C (Induktion; n=28) BEAM (BCNU, VP16, Ara-C, Melphalan) (Ablation; n=14	57 (nur Trans-plantierte)	5,8	>28		
(Poly-)Chemotherapie, ältere Patienten ab 65 Jahren							
Zhu et al. 2009	31	HD-MTX	60	7	37		
Kurzwelly et al. 2010	17	Temozolomid 100–150 mg/d an 5/28 Tagen	47 (29 % längerfristig)	5	21	37	18
Hoang-Xuan et al. 2003	50	HD-MTX, CCNU, PCB, Ster. MTX + Ara-C it	42	6,8	14,3	42	
Pels et al. 2003	35	HD-MTX i. v. + VCR/Ara-C/IFO/CPM/Ster. MTX + Ara-C it	61	7	34	59	19
Omuro et al. 2007	23	HD-MTX + Temozolomid	55	8	35	58	
Illerhaus et al. 2009	30	HD-MTX, CCNU, Procarbazin	44	6	15		33

n = Patientenzahl; it = intrathekal/intraventrikulär; i. v. = intravenös; MTX = Methotrexat, HD-MTX = Hochdosis-Methotrexat (> 3 g/m²); VCR = Vincristin; PCB = Procarbazin; TT = Thiotepa; VP16 = Etoposid; CPM = Cyclophosphamid; IFO = Ifosfamid; Ster. = Steroide

Um eine weitere Steigerung der Dosisintensität und damit möglicherweise auch der Wirkung zu erreichen, wurden bei jungen Patienten auch Hochdosis-Chemotherapie-Protokolle mit autologer Stammzelltransplantation angewendet. Die Hochdosistherapie nach dem BEAM-Protokoll (BCNU, VP16, Ara-C, Melphalan) erreichte allerdings das Ziel nicht, einen hohen Prozentsatz der Patienten in dauerhafte Remission zu bringen (57 % Rezidive; Abrey et al. 2003), während die Hochdosistherapie mit BCNU und Thiotepa gefolgt von einer konsolidierenden Strahlentherapie nach einem an der Universität Freiburg entwickelten Protokoll zu rezidivfreiem Langzeitüberleben bei über 50 % der Patienten führte (Illerhaus et al. 2006). Ob das Freiburger Protokoll auch ohne obligate Ganzhirnbestrahlung seine Effektivität behält, muss sich noch in einer derzeit laufenden Studie erweisen. Erste Ergebnisse aus einer kleinen Kohorte mit kurzer Nachbeobachtungszeit weisen darauf hin. Zusammengefasst gibt es für jüngere PCNSL-Patienten unter 65 Jahren zwei Protokolle, die ähnlich hohe Langzeitüberlebensraten berichten: das Bonn-Bochumer Protokoll inkl. intraventrikulärer Chemotherapie und das Freiburger Protokoll mit Hochdosistherapie und Stammzellrescue. Da unklar ist, ob eines dieser Protokolle dem anderen überlegen ist, ist eine deutschlandweite, randomisierte Studie geplant, bei der eine HD-MTX-basierte Chemotherapie mit intraventrikulärer Therapie (modifiziertes Bonn-Bochumer Protokoll) verglichen wird mit der Freiburger Hochdosistherapie mit Stammzellrescue. Nachdem sich die Behandlung mit dem CD20-Antikörper Rituximab als integraler Bestandteil der Primärtherapie hochmaligner systemischer NHL erwiesen hat (Coiffier et al. 2002), ist Rituximab mittlerweile auch in die meisten PCNSL-Therapieprotokolle implementiert worden, obwohl es hierzu aktuell noch keine prospektiven, randomisierten Daten gibt. In einer derzeit von der International Extranodal Lymphoma Study Group (IELSG) geleiteten Studie soll u. a. diese Frage beantwortet werden.

Bei älteren Patienten mit PCNSL sind die Langzeitergebnisse unter allen bisher untersuchten Protokollen deutlich schlechter als bei jüngeren Patienten. Mit dem Bonn-Bochumer Protokoll kann bei 10–20 % der Patienten Langzeitüberleben erreicht werden (Pels et al. 2003). Diejenigen Studien, die sich auf ältere Patienten fokussiert hatten, erreichten mediane Überlebenszeiten von etwa 30 Monaten. Die Ansprechraten mit HD-MTX-Therapie (**Tab. H 2.1**) in Kombination mit Alkylanzien (CCNU, Procarbazin oder Temozolomid) liegen in dieser Altersgruppe bei 50 % und höher, die medianen progressionsfreien Überlebenszeiten sind mit 7–10 Monaten für die meisten Protokolle und mit 15 Monaten für das Bonn-Bochumer Protokoll (Pels et al. 2003) relativ kurz und unterscheiden sich nicht eindeutig von den Überlebenszeiten nach alleiniger HD-MTX-Therapie (**Tab. H 2.1**). Das Problem der PCNSL-Behandlung bei älteren Patienten ist in erster Linie ein Problem der Remissionserhaltung. Konzepte einer Erhaltungstherapie für ältere Patienten werden diskutiert, ein tragfähiges Studienkonzept liegt hierzu allerdings aktuell noch nicht vor.

Im Rezidiv nach initialer MTX-basierter Chemotherapie wurden neben der Ganzhirnbestrahlung auch diverse Chemotherapie-Protokolle evaluiert. Patienten, die initial schon eine Komplettremission auf Hochdosis-MTX entwickelt hatten, können erneut mit Hochdosis-MTX behandelt werden. Sie zeigen eine hohe Rate an erneuten Komplettremissionen (91 %; Plotkin et al. 2004). Eine auf Thiotepa basierende Hochdosistherapie mit Stammzellrescue scheint auch in der Rezidivsituation wirksam zu sein (Soussain et al. 2008, Cheng et al. 2003). Bei Patienten < 65 Jahren ist eine solche Therapie als einzige potenziell kurative Option in Erwägung zu ziehen. Derzeit wird in Deutschland das oben skizzierte Freiburger Protokoll in der Salvage-Situation evaluiert. Falls eine erneute HD-MTX-basierte Therapie oder eine Hochdosistherapie mit Stammzellrescue im Rezidiv/Progress nicht durchgeführt werden kann, müssen andere Chemotherapieoptionen erwogen werden: In einer Phase-II-Studie zeigte die Behandlung mit Temozolomid bei 22 % der Patienten eine Komplettremission (Reni et al. 2004). Zwei Fallserien (Enting et al. 2004, Wong et al. 2004) geben Remissionsraten von 40–70 % bei zusätzlicher Kombination mit dem anti-CD20-Antikörper Rituximab an. Remissionsraten von etwa 25–38 % wurden auch nach Behandlung mit Topotecan (Fischer et al. 2006, Voloschin et al. 2008) oder VP16, Ifosfamid und Ara-C gesehen (Arellano-Rodrigo et al. 2003). Die Wirkung einer alleinigen Hochdosis-Ara-C-Therapie ist bisher nicht genügend evaluiert. Phase-II-Studien weisen im Übrigen darauf hin, dass die Strahlentherapie ähnlich wie in der Primärsituation auch im Rezidiv palliativ wirksam ist und eine Komplettremissionsrate von 37–100 % sowie eine mediane Überlebenszeit von 11–19 Monaten erreicht werden können (Boiardi et al. 1998, Reni et al. 1999, Nguyen et al. 2005, Herrlinger et al. 2005, Hottinger 2007). Langzeitüberlebende sind nach Strahlentherapie allerdings nur sehr selten zu erwarten.

Zur Behandlung okulärer Manifestationen primärer ZNS-Lymphome gibt es wenig Daten. Die Überlebenszeiten bei okulärem Lymphom sind ähnlich denen bei PCNSL. Die Wirkung einer Strahlentherapie ist am besten dokumentiert (Ferreri et al. 2002). Die Wirkung einer Hochdosis-MTX-basierten Chemotherapie deutet sich an (Hormigo et al. 2004). Erste Ergebnisse einer Therapie mit Ifosfamid intravenös oder Trofosfamid oral sprechen für deren Wirksamkeit (Jahnke et al. 2009). Intravitreale MTX-Injektionen werden als Therapiemaßnahme diskutiert (Smith et al. 2002, Helbig et al. 2003). Die größte Fallsammlung okulärer Lymphome (Grimm et al. 2008) fand allerdings keine Hinweise darauf, dass eine dezidierte okuläre Therapie das Überleben verlängert.

Es gibt nur wenige Berichte über die PCNSL-Therapie bei AIDS-Patienten. Sofern günstige prognostische Faktoren bezüglich der Grunderkrankung (fehlende Komorbidität, CD4-T-Zell-Zahl > 200/mm³) vorliegen, können HIV-positive Patienten analog zur Behandlung immunkompetenter Patienten erfolgreich mit einer Hochdosis-MTX-Therapie behandelt werden (Jacomet et al. 1997). Einige Berichte legen nahe, dass die Rekonstitution des Immunsystems durch eine hochaktive antiretrovirale Therapie zu lang anhaltenden Remissionen bei AIDS-assoziierten PCNSL führen kann (McGowan und Shah 1998, Raez et al. 1999). Neben der Hochdosis-MTX-Therapie werden auch von einer Therapie mit Procarbazin und CCNU positive Erfahrungen berichtet (Chamberlain 1994, Forsyth et al. 1994, Chamberlain und Kormanik 1999). Die Ganzhirnbestrahlung verbessert das mediane Überleben nur um 2–3 Monate (Chamberlain 1994).

Zur Behandlung von Patienten mit EBV-positivem PCNSL unter Immunsuppression nach Transplantation gibt es nur einzelne Berichte über Ganzhirnbestrahlung, Rituximab-Therapie und/oder Chemotherapie (Hanel et al. 2001, Castellano-Sanchez et al. 2004, Cavaliere et al. 2010). Bei systemischen NHL nach Transplantation wird diskutiert, ob initial nur eine alleinige Rituximab-Therapie erfolgen sollte oder primär schon eine Rituximab-basierte Chemotherapie zu applizieren ist (Knight et al. 2009). Eine Reduktion der immunsuppressiven Behandlung erscheint als zusätzliche Maßnahme sinnvoll.

H 2.1.4 Pragmatische Therapie

Bei immunkompetenten Patienten wird bei Verdacht auf PCNSL zunächst eine bioptische Diagnosesicherung angestrebt (↑, A). Bei initialem Hirndruck oder behandlungsbedürftigem perifokalem Ödem sollten präoperativ Osmotherapeutika, z. B. Mannitol, statt Steroiden gegeben werden. Die Biopsie sollte stereotaktisch geführt erfolgen. In Einzelfällen genügt auch der Nachweis einer monoklonalen B-Zell-Population im Liquor mittels FACS oder PCR-Analyse des Immunglobulin-Schwerketten-Gens (↑, A). Nach bioptischer Sicherung der Diagnose wird eine Steroidtherapie mit 3 x 8 mg Dexamethason begonnen und sollte ein zeitnaher Beginn der Chemotherapie erfolgen. Bei AIDS-Patienten mit V. a. PCNSL sollte beim Nachweis von Toxoplasmose-Antikörpern im Serum zunächst eine 10–14-tägige probatorische Toxoplasmose-Therapie durchgeführt und erst bei Erfolglosigkeit die Biopsie angestrebt werden (Forsyth 1994).

Jüngere Patienten (< 65 Jahre)

Bei der derzeitigen Studienlage kann keine allgemein verbindliche Standardtherapie benannt werden. Außerhalb von Studien sollte ein Patient unter 65 Jahren entweder nach dem Bonn-Bochumer Protokoll (Blockchemotherapie mit HD-MTX, AraC, Ifosfamid, Cyclophosphamid, Vincristin und Vindesin) oder dem Freiburger Protokoll (HD-MTX, AraC, Hochdosistherapie (BCNU, Thiotepa) mit Stammzellrescue behandelt werden (↑, A) (**Tab. H 2.2**). Da beim Bonn-Bochumer Protokoll die besten Langzeitergebnisse mit der Protokollvariante, die auch eine intraventrikuläre Gabe von MTX, AraC und Steroiden über Ommaya-Reservoir vorsieht, erzielt wurden, sollte hierauf nicht verzichtet werden (↑, C) (Pels et al. 2003). Da es sich bei allen genannten Therapien um potenziell sehr toxische Therapien handelt, können diese nur an mit derartigen Therapien erfahrenen Zentren durchgeführt werden. Angesichts der mit einer Kombinationschemotherapie verbundenen Chance auf Kuration ist es wichtig, möglichst alle Patienten in ein Zentrum zu überweisen, das eine dieser beiden Therapien anbietet. Da unklar ist, ob eine der beiden Therapien der anderen überlegen ist, wird geplant, die wesentlichen Komponenten beider Protokolle (HD-MTX/Ifosfamid + intrathekale Chemotherapie im Bonner Protokoll, HD/MTX/Ifosfamid + BCNU/Thiotepa-basierte Hochdosistherapie mit Stammzellrescue nach Freiburger Protokoll) in einer randomisierten Studie zu untersuchen. Wenn die Rekrutierung der multizentrischen Studie deutschlandweit beginnt, sollte darauf geachtet werden, dass alle neu diagnostizierten Patienten möglichst innerhalb dieser Studie behandelt werden und PCNSL-Patienten an die Studienzentren überwiesen werden. Die international, insbesondere in den USA gebräuchlichen Protokolle sind nicht zu empfehlen, da sie entweder eine konsolidierende Strahlentherapie (nach Ergebnissen der G-PCNSL-SG1-Studie nicht sinnvoll) (↓) oder die alleinige HD-MTX-Therapie (nicht ausreichend wirksam in mehreren Studien) (↓) vorsehen.

Tab. H 2.2: Therapieprotokolle für jüngere PCNSL-Patienten (< 65 Jahre)

Bonn-Bochumer PCNSL-Protokoll (↑, A)
- 6 dreiwöchige Zyklen mit i. v. HD-MTX (Zyklen 1, 2, 4, 5) und Ara-C (Zyklen 3 und 6)
- Kombination mit Dexamethason, Vincristin, Vindesin, Ifosfamid, Cyclophosphamid
- zusätzlich intrathekale Gabe von MTX, AraC, Steroiden,
- keine Bestrahlung

Freiburger PCNSL-Protokoll (↑, A)
- 4 Zyklen Induktionstherapie mit i. v. HD-MTX und Rituximab
- 2 Zyklen HD-Ara-C und Thiotepa, Stammzellmobilisierung mit G-CSF
- Hochdosis-Chemotherapie mit BCNU und Thiotepa, autologe Stammzelltransplantation

Zukünftige Studie der G-PCNSL-SG und der Neuroonkologischen Arbeitsgemeinschaft (NOA)
- Multizentrische Phase-II-Studie
- 3 Zyklen MTX/Ifosfamid/Rituximab
- Randomisierung für Arm A mit weiteren 4 Zyklen MTX/Ifosfamid + intraventrikuläre Chemotherapie oder Arm B mit 2 Zyklen HD-Ara-C und Thiotepa, Stammzellmobilisierung mit G-CSF, Hochdosis-Chemotherapie mit BCNU und Thiotepa, autologe Stammzelltransplantation

Wenn bei einem jüngeren Patienten nach abgeschlossener Primärtherapie keine Komplettremission erreicht werden konnte, der Tumor primär progredient ist oder nach Remission innerhalb von Monaten rezidiviert, sollte, sofern nicht schon primär durchgeführt, eine Hochdosistherapie mit Stammzellrescue nach Freiburger Protokoll mit kurativer Intention durchgeführt werden. Bei Rezidiven, die Jahre nach Erstapplikation des Bonner Protokolls auftreten, kann auch erneut das Bonner Protokoll in vollem Umfang gegeben werden (↑, B). Bei weiteren Rezidiven kann dann, letztlich unabhängig vom Alter, eine Ganzhirnbestrahlung mit 45 Gy (↑, A), eine Temozolomidtherapie (ggf. auch in Kombination mit Rituximab) (↑, B), eine Topotecantherapie (↑, B) oder auch eine AraC-Therapie als Salvagetherapie gegeben werden.

Ältere Patienten

Mit ganz verschiedenen MTX-basierten Chemotherapien können bei älteren Patienten mit PCNSL sehr ähnliche Therapieergebnisse bezüglich des Langzeitüberlebens erreicht werden. Es ist nicht sicher, ob die Kombinationschemotherapien einer HD-MTX-Monotherapie überlegen sind. Deshalb ist es schwierig, eine Standardtherapie für ältere PCNSL-Patienten zu definieren. Dieses Problem hat auch dazu geführt, dass es derzeit keine randomisierten Studien in diesem Bereich gibt. Im Rahmen der nicht randomisierten Freiburger PRIMAIN-Studie wird die Wirkung von HD-MTX + CCNU + Procarbazin + Rituximab bei älteren PCNSL-Patienten untersucht. Für Patienten in gutem Allgemeinzustand ist auch die Therapie nach Bonner Protokoll ohne intraventrikuläre Therapie eine gute Option. Bei Sorge um eine zu schwere Myelotoxizität kann auch eine reine HD-MTX-Therapie durchgeführt und eventuell mit Rituximab kombiniert werden (↑, B).

Für Patienten, die z. B. aufgrund einer Niereninsuffizienz kein HD-MTX bekommen können, gibt es Daten aus einer retrospektiven Fallsammlung (Kurzwelly et al. 2010), die darauf hinweisen, dass mit einer Chemotherapie mit Temozolomid bei annähernd 50 % der Patienten eine Komplettremission und bei etwa 30 % der Patienten sogar eine langfristige Remission induziert werden kann. Selbstverständlich bleibt auch die Ganzhirnbestrahlung mit 36–45 Gy weiterhin eine Option für Patienten, die keine Chemotherapie bekommen können. Bei Patienten mit Kontraindikationen gegen jede Form von Chemotherapie, wie z. B. Patienten in schlechtem Allgemeinzustand aufgrund von Begleiterkrankungen, wird eine primäre Ganzhirnbestrahlung empfohlen. Im Rezidiv eines PCNSL beim älteren Patienten kommen mit Ausnahme der Hochdosis-Chemotherapie mit Stammzellrescue prinzipiell alle für die jüngeren Patienten genannten Optionen infrage.

H 2.1.4.1 Besondere Therapiesituationen

Der Mitbefall eines oder beider Augen bei PCNSL erfordert bei primärer Chemotherapie auf der Basis von HD-MTX, Temozolomid oder PCV keine zusätzliche Behandlung der Augen (B), da die verwendeten Substanzen bis zu einem gewissen Maße auch in die hintere Augenkammer penetrieren (↔) und eine lokale okuläre Therapie keinen zusätzlichen Überlebensvorteil mit sich bringt. Sollte es unter oder nach alleiniger Chemotherapie zu einem okulären Progress oder Rezidiv kommen, ist die Bestrahlung beider Orbitae (auch bei einseitigem Befall) mit 45 Gy unter Ausblockung der vorderen Augenkammer nach 30 Gy als Standardtherapie anzusehen. Sollte bei kombiniertem okulärem und zerebralem Befall eine Ganzhirnbestrahlung notwendig werden, müssen die Orbitae mitbestrahlt werden, da bei zeitversetztem Vorgehen eventuell Probleme mit der Überlappung der orbitalen und zerebralen Strahlenfelder entstehen. Eine prophylaktische Mitbehandlung des ZNS bei ausschließlich okulärem Befall wird nicht empfohlen. Als experimentelle Alternative zur Strahlentherapie kann bei einem Rezidiv auch eine orale Chemotherapie mit Trofosfamid erwogen werden (↑, B). Bei leptomeningealem Befall erfolgt die Therapie analog zur den Vorgaben in Kapitel H 2.2 und H 4. Bei ausschließlich systemischem Rezidiv sollten die Patienten nach dem bei systemischen NHL wirksamen R-CHOP-Protokoll behandelt werden (↑, A). Rezidivverdächtige systemische Läsionen sollten vor Einsetzen einer Therapie biopsiert werden. Bestehen sowohl zerebrale wie auch systemische Manifestationen, so ist bei der individuellen Wahl des Therapieschemas darauf zu achten, dass auch ZNS- und liquorgängige Substanzen verwendet werden. Bei PCNSL-Patienten mit AIDS sollte eine hochaktive antiretrovirale Therapie erfolgen und bei gutem Allgemeinzustand analog der Behandlung immunkompetenter Patienten eine HD-MTX-Therapie (4 g/m², mindestens sechs 14-tägige Zyklen) durchgeführt werden (↔). Bei Patienten mit PCNSL nach Organtransplantation sollte, soweit vertretbar, eine Reduktion der Immunsuppression erfolgen und entweder eine alleinige Rituximab-Therapie oder eine Rituximab-basierte Chemotherapie (z. B. nach Bonn-Bochumer Protokoll) durchgeführt werden.

H 2.2 Sekundäre Manifestationen bei systemischen Lymphomen

H 2.2.1 Klinik und Verlauf

Die Inzidenz systemischer NHL beträgt derzeit 5 : 100 000 mit einem Häufigkeitsgipfel zwischen dem 45. und 50. Lebensjahr. Im Mittel tritt der sekundäre ZNS-Befall sechs bis neun Monate nach Diagnose der systemischen Grunderkrankung auf. Etwa 2–7 % aller Patienten mit NHL, insbesondere jüngere mit lymphoblastischer oder diffus-undifferenzierter Histologie und mit Burkitt-Lymphom, entwickeln ZNS-Manifestationen (Gururangan et al. 2000, Hollender et al. 2002, Boehme et al. 2007, Herrlinger et al. 2009). Bei akuter lymphatischer Leukämie (ALL) liegt dieser Anteil deutlich höher bei 24–30 % (Wellwood und Taylor 2002); nach Einführung der ZNS-Prophylaxe bei ALL hat sich der Anteil auf 4–7 % erniedrigt (Surapaneni et al. 2002). Das Risiko, ein ZNS-Rezidiv eines NHLs zu erleiden, liegt bei mindestens 25 %, wenn mindestens vier der folgenden Risikofaktoren vorliegen: Erhöhte Serum-LDH; erniedrigtes Serum-Albumin (< 35 g/l); Alter < 60 Jahre; Befall retroperitonealer Lymphknoten; Befall von mehr als einem extranodalen Organ (Hollender et al. 2002, Boehme et al. 2007). Bei indolenten Lymphomen und der chronisch lymphatischen Leukämie kommt eine ZNS-Beteiligung nur selten vor (Spectre et al. 2005, Knop et al. 2005). In 75 % der Fälle einer ZNS-Beteiligung handelt es sich um eine leptomeningeale Metastasierung, in den übrigen Fällen um epidurale oder – seltener – um intrazerebrale Manifestationen.

Die Beteiligung der Leptomeningen im Sinne einer Meningeosis lymphomatosa (s. Kap. H 4) kann mit einem hirnorganischen Psychosyndrom, Kopfschmerzen, Übelkeit, Erbrechen und Hirnnervenausfällen sowie radikulären Syndromen symptomatisch werden. Die Diagnose erfolgt durch den Nachweis von Lymphomzellen im Liquor mittels zytologischer und immunzytologischer Untersuchung. Häufig sind hierfür mehrfache Punktionen nötig. Nachdem gezeigt wurde, dass die Durchflusszytometrie (FACS) eine deutlich höhere Sensitivität für die Detektion von Lymphomzellen im Liquor hat (Hegde et al. 2005), wird empfohlen, diese Untersuchung bei jeder Liquorpunktion eines Lymphom-Patienten mit hohem Risiko eines ZNS-Befalls durchzuführen. Kernspintomographisch kommt eine vermehrte Kontrastmittelaufnahme im Bereich der Meningen bzw. entlang verdickter Wurzeln oder kleine Tumorknoten im Subarachnoidalraum bei etwa 60 % der Patienten zur Darstellung (Herrlinger et al. 2004). Bei Meningeosen niedrigmaligner Lymphome und bei der CLL fehlen die Kontrastmittel aufnehmenden Läsionen oft (Knop et al. 2005). Bei umschriebener oder manchmal auch ausgedehnter epiduraler Metastasierung kommt es zu Rückenschmerzen und progredientem Querschnittsyndrom, beim seltenen intrazerebralen Befall zu Hirndruckzeichen und progredienten herdneurologischen Störungen.

Nach der Diagnose des ZNS-Befalls liegt die mediane Überlebenszeit bei 4–12 Monaten (Bokstein et al. 2002, Herrlinger et al. 2004). Junge Patienten mit isoliertem ZNS-Rezidiv, die aggressiv behandelt werden, haben eine deutlich längere Überlebenszeit von median über 20 Monaten (Alvarnas et al. 2000). Die mediane Überlebenszeit der Patienten mit epiduralem Lymphombefall liegt zwischen 12 und 18 Monaten. Über 80 % der Patienten sterben an den Folgen der systemischen Krankheitsprogression (Chamberlain und Kormanik 1997).

Sekundäre ZNS-Manifestationen bei M. Hodgkin sind selten. Die ZNS-Beteiligung tritt typischerweise 2–5 Jahre nach Erstdiagnose auf. Es handelt sich in über 90 % der Fälle um spinale epidurale Metastasen (zwei Drittel thorakale Lokalisation), die mit Rückenschmerzen und progredientem Querschnittsyndrom symptomatisch werden und kernspintomographisch zu diagnostizieren sind. Ein intrakranieller Befall oder eine Meningeosis lymphomatosa sind äußerst selten (Gerstner et al. 2008). Bei Patienten mit spinalen epiduralen Metastasen liegt die mediane Überlebenszeit nach Radiotherapie +/– Chemotherapie zwischen zwei und fünf Jahren, bei Patienten mit intrakraniellem Befall liegt die mediane Überlebenszeit bei fünf Jahren (Gerstner et al. 2008).

H 2.2.2 Therapeutische Prinzipien

H 2.2.2.1 Kurativer Therapieansatz bei hochmalignem NHL

Bei Patienten mit systemischem hochmalignem NHL (diffus-großzelliges Lymphom, lymphoblastisches Lymphom, Burkitt-Lymphom, ALL) besteht abhängig von prognostischen Faktoren wie Tumorstadium, Alter und Karnofsky-Index in der Primärtherapie und beim ersten Rezidiv eine Kurationschance (Übersicht: Coiffier 2005). In den großen Studien, die Langzeitremissionen und kuratives Potenzial belegen, wurden allerdings üblicherweise Patienten mit ZNS-Manifestationen ausgeschlossen (Coiffier et al. 2002), sodass es bisher nur wenig Daten dazu gibt, ob und in welchem Maße auch für Patienten mit ZNS-Beteiligung eine kurative Option besteht. Es gibt eine Studie, die bei ZNS-Befall im Rezidivfall den Wert einer potenziell kurativen Hochdosistherapie mit Stammzellrescue untersucht und mit 41 % eine hohe Überlebensrate nach fünf Jahren berichtet (Alvarnas et al. 2000). Trotz geringer Datengrundlage werden in vielen Zentren Patienten mit ZNS-Beteiligung in der Primär- oder Rezidivsituation mit für systemische NHL potenziell kurativen Protokollen behandelt. Es wird in der Primärtherapie entweder eine auf die jeweilige Lymphomentität abgestellte Standardtherapie oder eine Therapie verwendet, die sich an Studienprotokolle für Patienten mit Burkitt-Lymphomen oder B-ALL anlehnt und HD-MTX und/oder HD-Ara-C enthält. Im Rezidiv wird eine primäre Hochdosis-Chemotherapie mit Stammzellrescue gegeben. Wenn das Protokoll für die intravenöse Therapie keine Substanzen mit hoher Liquor- und ZNS-Penetration enthält (HD-MTX oder HD-Ara-C), ist eine zusätzliche intrathekale Therapie notwendig (Alvarnas et al. 2000). Die Wahl der myeloablativen Hochdosis-Chemotherapie ist nicht standardisiert und kann sich allenfalls an Befunden aus der Therapie primärer ZNS-Lymphome orientieren. Dort wurden hohe Ansprechraten und lange Überlebenszeiten (> 50 % ereignisfreies Überleben nach drei Jahren) gesehen mit Thiotepa und BCNU (Illerhaus et al. 2006), Busulfan und Cyclophosphamid (Soussain et al. 2008), oder mit einer Kombination aus BCNU, Etoposid und Cyclophosphamid (Alvarnas et al. 2000), während die Ergebnisse mit dem BEAM-Protokoll (BCNU, Etoposid, Ara-C, Melphalan) mit einer medianen ereignisfreien Überlebenszeit von 9,3 Monaten deutlich hinter den Erwartungen zurückblieben (Abrey et al. 2003).

H 2.2.2.2 Therapie der Meningeosis lymphomatosa bei hochmalignem NHL

Für die intrathekale Behandlung des leptomeningealen Befalls eines NHL stehen die Substanzen MTX, Ara-C, Thiotepa und Dexamethason zur Verfügung und wurden in vielen Fallserien eingesetzt. Unter einer intrathekalen Therapie kommt es in 80 % der Fälle zur klinischen Remission mit transienter zytologischer Komplettremission. Eine prospektive Studie zum Vergleich der Wirksamkeit einer intrathekalen MTX-Monotherapie vs. einer MTX/Ara-C/Dexamethason-Kombinationstherapie liegt nicht vor. Die Verwendung einer retardierten Ara-C-Präparation (Depocyte®) bringt für den Patienten den Vorteil, dass die Injektionsfrequenz von 2 x wöchentlich auf 1 x pro 2 Wochen erniedrigt werden kann. In einer randomisierten Studie (Glantz et al. 1999) war Depocyte® mit einer im Vergleich zum unretardierten Ara-C besseren Ansprechrate verbunden. Bei Meningeosis lymphomatosa wurde Depocyte® bisher nicht mit intrathekalem MTX verglichen. Für die Anwendung von Depocyte® spricht, dass sich auch bei lumbaler Injektion eine gleichmäßige Verteilung im gesamten Liquorkompartiment einstellt und somit die Implantation eines Ommaya-Reservoirs, das mit einer Morbidität (Reservoirinfektion und Ventrikulitis) von 5–31 % (Obbens et al. 1985, Bokstein et al. 1998, Pels et al. 2003, Herrlinger et al. 2004) assoziiert ist, nicht notwendig ist. Die Applikation von Depocyte® ist allerdings bei 20 % der Patienten mit Kopfschmerzen und anderen Zeichen einer aseptischen Meningitis assoziiert (Jaeckle et al. 2002), deren Inzidenz durch die Gabe von 2 x 4 mg Dexamethason am Tag der Injektion und bis zu drei Tage danach deutlich gesenkt werden kann. Außerdem wird gelegentlich, insbesondere bei stark vorbehandelten Patienten, über das Auftreten von

Radikulopathien/Cauda equina-Syndromen nach Depocyte® berichtet (Jabbour et al. 2007, Hilgendorf et al. 2008). Wenn die Depocyte-Therapie in Verbindung mit einer PCNSL-Therapie nach Bonn-Bochumer Protokoll gegeben wird, liegt die Rate an inkompletten Cauda equina-Syndromen sogar bei 21 % (Ostermann et al. 2010). Depocyte® ist bisher in Kombination mit systemischer Chemotherapie oder Strahlentherapie des ZNS nicht ausreichend untersucht. Im Gegensatz zu Depocyte® ist bei der konventionellen intrathekalen MTX und/oder Ara-C-Therapie die Implantation eines Ommaya-Reservoirs anzuraten, da bei intraventrikulärer Chemotherapie günstigere Verläufe beobachtet werden als bei lumbaler intrathekaler Therapie (Recht et al. 1988). Der gegen B-Zellen gerichtete anti-CD 20-Antikörper Rituximab könnte eine Alternative zu MTX, Ara-C und Depocyte® darstellen. In einer ersten Studie mit über Ommaya-Reservoir gegebenem Rituximab (Rubenstein et al. 2007) sprachen 60 % der Patienten auf diese Therapie an.
Alternativ zur intrathekalen Chemotherapie kann wie bei den primären NHL des ZNS eine systemische HD-Therapie mit MTX > 3,5 g/m² (Batchelor et al. 2001) oder Ara-C (Morra et al. 1993) durchgeführt werden (s. Abschnitt H 2.1.4.). Diese Form der Applikation hat den Vorteil, dass größere solide leptomeningeale Metastasen besser erreicht werden und die Therapie von der Liquorflussdynamik unabhängig ist. Außerdem dürfte eine systemische Therapie auch einer Repopulation des ZNS mit Lymphomzellen vorbeugen. Wird im Rahmen der systemischen Chemotherapie bei progredientem systemischem Lymphom ein Protokoll mit HD-MTX verwendet, so kann dies möglicherweise auch als eine suffiziente Therapie des Liquorraums angesehen werden. Die intravenöse Therapie scheint ähnlich effektiv wie eine intrathekale Chemotherapie, ist allerdings mit mehr systemischen Nebenwirkungen behaftet.
Die Radiotherapie des neurologischen Fokus (Ganzhirnbestrahlung oder Bestrahlung des spinalen Fokus mit einem Wirbel Abstand) wurde in älteren Studien meist in Kombination mit einer intrathekalen Chemotherapie gegeben. Es wurden Gesamtdosen von 20–40 Gy appliziert. Neuere Studien (Chamberlain und Kormanik 1997, Glantz et al. 1999) verzichteten auf eine zusätzliche Radiotherapie.

H 2.2.2.3 Therapie parenchymatöser Raumforderungen bei hochmalignem NHL

Der sekundäre Befall des ZNS mit intraparenchymatösen Raumforderungen wie bei PCNSL ist bei systemischen Lymphomen selten.
In der bisher größten Fallsammlung (Doolittle et al. 2008) mit isoliertem ZNS-Rezidiv (parenchymtös +/– Meningeosis) eines systemischen NHL wird von einer medianen progressionsfreien Zeit von 12 Monaten und einer medianen Gesamtüberlebenszeit von 19 Monaten berichtet. Einige Patienten waren auch Langzeitüberlebende. Der Einsatz von HD-MTX war ein starker positiver prognostischer Faktor, sodass es sinnvoll erscheint, Patienten mit isoliertem parenchymatösen ZNS-Rezidiv analog zu den HD-MTX-basierten Protokollen für PCNSL zu behandeln.

H 2.2.2.4 Therapie der ZNS-Beteiligung bei Hodgkin-Lymphomen, niedrigmalignen NHL und CLL

Aufgrund der ausgeprägten Seltenheit eines – meist epiduralen – intrakraniellen Befalls bei Hodgkin-Lymphom gibt es nur sehr wenige Berichte hierzu. Längerfristige (> 2 Jahre) Remissionen wurden mit Ganzhirnbestrahlung mit und ohne zusätzliche systemische Chemotherapie erreicht. Beim seltenen ZNS-Befall durch indolente Lymphome scheint eine Kombination aus systemischer und intrathekaler Therapie (+/– Radiotherapie) bei einigen Patienten zu sehr langfristigen Remissionen zu führen (Spectre et al. 2005). Bei CLL zeigt entsprechend einer kleinen Fallserie (Knop et al. 2005) Fludarabin eine gewisse Wirksamkeit.

H 2.2.2.5 Therapie der spinalen epiduralen Metastasierung

Bei spinaler epiduraler Metastasierung durch ein NHL oder Hodgkin-Lymphom mit oder ohne Myelonkompression ist die alleinige lokale Strahlentherapie mit 30–40 Gy unter begleitender Steroidtherapie hinsichtlich des funktionellen Ergebnisses und der Prognose gleichwertig der operativen Entlastung mit Nachbestrahlung. Entsprechend dem generellen Vorgehen bei tumorbedingter Rückenmarkskompression dürften Patienten mit eingeschränkter Gehfähigkeit auch bei Lymphomen von einer hochdosierten Dexamethasontherapie (100 mg als Bolus) profitieren (Loblaw et al. 2005). Ein operatives Vorgehen ist nur zur Gewinnung der Histologie bei diagnostischer Unsicherheit sinnvoll. In einer Serie von primär epiduralen NHL erwies sich eine kombinierte Behandlung mit Radiotherapie und Chemotherapie der alleinigen Strahlentherapie als überlegen (Monnard et al. 2006).

H 2.2.2.6 Prophylaktische ZNS-Behandlung bei aggressivem NHL

Die frühe Behandlung mikroskopischer ZNS-Metastasen eines NHL im Sinne einer sogenannten ZNS-Prophylaxe hat das Risiko eines ZNS-Rezidivs bei Kindern und Erwachsenen mit ALL und aggressivem NHL deutlich reduziert (Cortes et al. 1995, Tomita et al. 2002, Surapanemi et al. 2002). Insbesondere Patienten mit einem hohen Risikoindex (The International Non-Hodgkin's Lymphoma Prognostic Factors Project 1993) und Patienten mit extranodalem Befall, v. a. Befall von Hoden, Mamma und paranasalen Sinus, profitieren von einer ZNS-Prophylaxe (Haioun et al. 2000, Zucca et al. 2003). Die »prophylaktische« Behandlung erfolgt in der Regel in Form einer intrathekalen MTX- oder Ara-C-Gabe zeitgleich mit der systemischen Chemotherapie (Dhaliwal et al. 1993, Haioun et al. 2000), die nach präliminären Daten Hochdosis-MTX oder -Ara-C enthalten sollte, um die volle langfristige Wirksamkeit zu entfalten (Chua et al. 2002).

H 2.2.3 Pragmatische Therapie

Die Diagnose einer leptomeningealen Metastasierung sollte durch den Nachweis maligner Zellen im

Liquor gesichert oder wenigstens durch den kernspintomographischen Nachweis Kontrastmittel anreichernder Läsionen im Subarachnoidalraum gestützt werden. Vor Einleitung einer Therapie sollte zusammen mit Kollegen aus der Hämatoonkologie abgeschätzt werden, ob prinzipiell eine kurative Option besteht und der Patient mit dieser Zielsetzung einer intensiven systemischen Chemotherapie, ggf. auch Hochdosistherapie inklusive Stammzellrescue unterzogen werden soll (↑, A). Für die systemische Chemotherapie sollten Protokolle bevorzugt werden, die hirn- und liquorgängige Substanzen (HD-MTX, HD-Ara-C) enthalten (↑, A). Bei Vorliegen einer Meningeosis lymphomatosa sollte eine intrathekale Chemotherapie ergänzt werden, insbesondere dann, wenn wie im R-CHOP-Protokoll wenig hirngängige Substanzen verwendet werden.

Tab. H 2.3: Therapie bei sekundärem ZNS-Befall durch systemische Lymphome

Meningeosis lymphomatosa
- intrathekale Chemotherapie
- systemische Chemotherapie
- Bestrahlung des neurologischen Fokus (36 Gy)

Intrazerebrales sekundäres Lymphom
- Kortikosteroide
- systemische Chemotherapie mit Hochdosis MTX-basierter Chemotherapie nach PCNSL-Protokoll

Spinal-epiduraler Lymphombefall
- Kortikosteroide
- systemische Chemotherapie + Bestrahlung des spinalen Fokus mit 36–40 Gy

Die Therapie der Meningeosis lymphomatosa bei aggressivem NHL erfolgt nach den Leitlinien zur Therapie der Meningeosis neoplastica der Deutschen Gesellschaft für Neurologie (DGN, Weller et al. 2005, s. Kap. H 4). Fehlen Kontrastmittel aufnehmende Läsionen, ist eine alleinige intrathekale Therapie gerechtfertigt. Eine alleinige (bei hirngängigen Substanzen wie HD-MTX oder HD-Ara-C) oder zusätzliche systemische Chemotherapie (bei nicht hirngängigen Substanzen) wird bei Vorliegen aktiven systemischen Befalls und/oder größeren subarachnoidalen, Kontrastmittel aufnehmenden Läsionen favorisiert. Bei Verwendung hirngängiger Substanzen kann auch bei zusätzlichen parenchymatösen Läsionen auf eine additive Strahlentherapie verzichtet werden.

Wenn die intrathekale Therapie mit MTX und/oder unretardiertem AraC durchgeführt wird, ist aus Gründen einer besseren Liquorraumverteilung und damit auch besseren Wirkung (Nagpal et al. 2010) eine intraventrikuläre Applikation über Ommaya- oder Rickham-Reservoir zu empfehlen. Intraventrikulär sollte 12 mg MTX oder 50 mg Ara-C zweimal wöchentlich über mindestens 3 Wochen appliziert werden (↑, B). Bei Patienten, bei denen kein Ommaya-Reservoir implantiert werden kann/soll, bietet sich die lumbale Applikation von Depocyte® einmal alle zwei Wochen als weniger belastende Alternative an (↑, B). Nach initialer dreiwöchiger intrathekaler Therapie wird weiter im wöchentlichen Rhythmus behandelt und nach zwei unauffälligen Zytologien die Therapie ausgesetzt. Wenn Kontrastmittel aufnehmende Läsionen im Subarachnoidalraum vorliegen, kann der symptomatische Abschnitt des Nervensystems zusätzlich mit 2 Gy Einzeldosen bis 40 Gy Gesamtdosis bestrahlt werden. In hochpalliativen Situationen können auch 30 Gy in 10 Einzelfraktionen à 3 Gy gegeben werden. Während der Strahlentherapie erfolgt nur eine intrathekale Injektion pro Woche. Die Details der intrathekalen Chemotherapie und ihrer möglichen Neurotoxizität sind in Kapitel H 4 dargestellt.

Patienten mit intrazerebralen oder größeren, soliden, leptomeningealen Absiedlungen eines systemischen NHL werden initial hoch-dosiert mit Kortikosteroiden behandelt. Bei den seltenen Patienten mit isolierten parenchymatösen Metastasen sollte zum Ausschluss eines Tumors anderer Histologie vorher eine Biopsie durchgeführt werden. Abhängig vom Stadium der Grunderkrankung ist die gleiche Behandlung wie beim primären ZNS-Lymphom mit einer HD-MTX-basierten Chemotherapie zu empfehlen (↑, C). Bei Nichtansprechen oder Rezidiv kann auch mit Strahlentherapie (36–45 Gy) behandelt werden. Bei Patienten mit schlechtem Allgemeinzustand und fortgeschrittener systemischer Erkrankung ist eine palliative Ganzhirnbestrahlung mit 36 Gy in Einzelfraktionen von 2–3 Gy angezeigt (↑, B). Bei zusätzlichem leptomeningealen Befall sollte zusätzlich zur Strahlentherapie eine intrathekale Chemotherapie durchgeführt werden.

Patienten mit bekanntem Lymphom und Rückenmarkskompression durch spinale epidurale Metastasierung erhalten zunächst eine einzelne hochdosierte Kortikosteroid-Gabe mit 100 mg Dexamethason, gefolgt von 4 x 8 mg Dexamethason während der ersten Woche der Strahlentherapie. Die Tumorregion wird bei Vorliegen eines NHL mit einer Wirbelkörperhöhe Sicherheitsabstand in 1,8–2 Gy Einzelfraktionen bis zur Gesamtdosis von 36–40 Gy bestrahlt. Zusätzlich kann eine systemische Chemotherapie empfohlen werden, die beim Fehlen eines parenchymatösen oder leptomeningealen Befall an der Behandlung systemischer NHLs orientiert. Bei einem Plasmozytom sind auch deutlich niedrigere Gesamtstrahlendosen wirksam. Eine operative Dekompression ist nur bei Patienten mit unsicherer Dignität der epiduralen Raumforderung indiziert und kann bei Patienten mit Lokalrezidiv nach Strahlenbehandlung sinnvoll sein, sofern postoperativ chemotherapeutische Optionen bestehen.

H 2.3 Literatur

Abrey LE, DeAngelis LM, Yahalom J. Long-term survival in primary CNS lymphoma. J Clin Oncol 1998;16:859–863.

Abrey LE, Moskowitz CH, Mason WP, Crump M, Stewart D, Forsyth P, Paleologos N, Correa DD, Anderson ND, Caron D, Zelenetz A, Nimer SD, DeAngelis LM. Intensive methotrexate and cytarabine followed by high-dose chemotherapy with autologous stem-cell rescue in patients with newly diagnosed primary CNS lymphoma: an intent-to-treat analysis. J Clin Oncol 2003;21:4151–4156.

Abrey LE, Batchelor TT, Ferreri AJ, Gospodarowicz M, Pulczynski EJ, Zucca E, Smith JR, Korfel A, Soussain C, DeAngelis LM, Neuwelt EA, O'Neill BP, Thiel E, Shenkier T, Graus F, van den Bent M, Seymour JF, Poortmans P, Armitage JO, Cavalli F. International Primary CNS Lymphoma Collaborative Group.Report of an international workshop to standardize baseline evaluation and response criteria for primary CNS lymphoma. J Clin Oncol 2005;23:5034–5043.

Abrey LE, Ben-Porat L, Panageas KS, Yahalom J, Berkey B, Curran W, Schultz C, Leibel S, Nelson D, Mehta M, DeAngelis LM. Primary central nervous system lymphoma: the Memorial Sloan-Kettering Cancer Center Prognostic Model. J Clin Oncol 2006;36:5711–5715.

Alvarnas JC, Negrin RS, Horning SJ, Long GD, Schriber JR, Stockerl-Goldstein K, Tierney K, Wong R, Blume KG, Chao NJ. High-dose therapy with hematopoetic cell transplantation for patients with central nervous system involvement by non-Hodgkin's lymphomas. Biol Blood Marrow Transplant 2000;6:352–358.

Arellano-Rodrigo E, Lopez-Guillermo A, Bessell EM, Nomdedeu B, Montserrat E, Graus F. Salvage treatment with etoposide (VP-16), ifosfamide and cytarabine (Ara-C) for patients with recurrent primary central nervous system lymphoma. Eur J Haematol 2003;70: 219–224.

Bataille B, Delwail V, Menet E, Vandermarcq P, Ingrand P, Wager M, Guy G, Lapierre F. Primary intracerebral malignant lymphoma: report of 248 cases. J Neurosurg 2000;92:261–266.

Batchelor T, Leahy N, Kaufman D. High-dose methotrexate for isolated central nervous system relapse in patients with testicular non-Hodgkin's lymphoma. Clin Lymphoma 2001;2:116–119.

Batchelor T, Carson K, O'Neill A, Grossman SA, Alavi J, New P, Hochberg F, Priet R. Treatment of primary CNS lymphoma with methotrexate and deferred radiotherapy: a report of NABTT 96-07. J Clin Oncol 2003;21: 1044–1049.

Batchelor T, Grossman S, Carson K, Fisher J. Updated results from NABTT CNS consrotium studies in primary CNS lymphoma. Ann Oncol 2005;16:125 (Abstract)

Bessell EM, Graus F, Lopez-Guillermo A, Villa S, Verger E, Petit J, Holland I, Byrne P. CHOD/BVAM regimen plus radiotherapy in patients with primary CNS non-Hodgkin's lymphoma. Int J Radiat Oncol Biol Phys 2001;50: 457–464.

Blay JY, Conroy T, Chevreau C, Thyss A, Quesnel N, Eghbali H, Bouabdallah R, Coiffier B, Wagner JP, LeMevel A, DramaisMarcel D, Baumelou E, Chauvin F, Biron P. High-dose methotrexate for the treatment of primary cerebral lymphomas: Analysis of survival and late neurologic toxicity in a retrospective series. J Clin Oncol 1998;16:864–871.

Boehme V, Zeynalova S, Kloess M, Loeffler M, Kaiser U, Pfreundschuh M, Schmitz N. Incidence and risk factors of central nervous system recurrence in aggressive lymphoma – a survey of 1683 patients treated in protocols of the German High-Grade Non-Hodgkin's lymphoma study group (DSHNHL). Ann Oncol 2007;18:149–157.

Boiardi A, Silvani A, Pozzi A, Salmaggi A. Radiotherapy at tumor recurrence in primary CNS lymphoma. Neurology 1998;50:1934–1935.

Bokstein F, Lossos A, Siegal T. Leptomeningeal metastases from solid tumors: a comparison of two prospective series treated with and without intra-cerebrospinal fluid chemotherapy. Cancer 1998;82:1756–1763.

Bokstein F, Lossos A, Lossos IS, Siegal T. Central nervous system relapse of systemic non-Hodgkin's lymphoma: results of treatment based on high-dose methotrexate combination chemotherapy. Leuk Lymphoma 2002;43: 587–593.

Castellano-Sanchez AA, Li S, Qian J, Lagoo A, Weir E, Brat DJ. Primary central nervous system posttransplant lymphoproliferative disorders. Am J Clin Pathol 2004;121: 246–253.

Cavaliere R, Petroni G, Lopes MB, Schiff D; International Primary Central Nervous System Lymphoma Collaborative Group.Primary central nervous system posttransplantation lymphoproliferative disorder: an International Primary Central Nervous System Lymphoma Collaborative Group Report. Cancer 2010;116:8863-870.

Chamberlain MC, Levin VA. Primary central nervous system lymphoma: a role for adjuvant chemotherapy. J Neuro-Oncol 1992;14:271–275.

Chamberlain MC. Long survival in patients with acquired immune deficiency syndrome-related primary central nervous system lymphoma. Cancer 1994;73:1728–1730.

Chamberlain MC, Kormanik PA. Non-AIDS-related lymphomatous meningitis: combined modality therapy. Neurology 1997;49:1728–1731.

Chamberlain MC, Kormanik PA. AIDS-related central nervous system lymphomas. J Neuro-Oncol 1999;43: 269–276.

Cheng T, Forsyth P, Chaudhry A, Morris D, Gluck S, Russell JA, Stewart DA. High-dose thiotepa, busulfan, cyclophosphamide and ASCT without whole-brain radiotherapy for poor prognosis primary CNS lymphoma. Bone Marrow Transplant 2003;31:679–685.

Chua SL, Seymour JF, Streater J, Wolf MM, Januszewicz EH, Prince HM. Intrathecal chemotherapy alone is inadequate central nervous system prophylaxis in patients with intermediate-grade non-Hodgkin's lymphoma. Leuk Lymphoma 2002;43:1783–1788.

Coiffier B, Lepage E, Briere J, Herbrecht R, Tilly H, Bouabdallah R, Morel P, Van Den Neste E, Salles G, Gaulard P, Reyes F, Lederlin P, Gisselbrecht C. CHOP chemotherapy plus rituximab compared with CHOP alone in elderly patients with diffuse large-B-cell lymphoma. N Engl J Med 2002;346:235–242.

Coiffier B. State-of-the-art therapeutics: diffuse large B-cell lymphoma. J Clin Oncol 2005;23:6387–3693.

Correa DD, DeAngelis LM, Shi W, Thaler H, Glass A, Abrey LE. Cognitive functions in survivors of primary central nervous system lymphoma. Neurology 2004;62: 548–555.

Cortes J, O'Brien SM, Pierce S, Keating MJ, Freireich EJ, Kantarjian HM. The value of high-dose systemic chemotherapy and intrathecal therapy for central nervous system prophylaxis in different risk groups of adult acute lymphoblastic leukemia. Blood 1995;86:2091–2097.

DeAngelis LM, Seiferheld W, Schold SC, Fisher B, Schultz CJ. Combination chemotherapy and radiotherapy for primary central nervous system lymphoma: Radiation Therapy Oncology Group Study 93-10. J Clin Oncol 2002;20:4643–4648.

Dhaliwal HS, Rohatiner AZS, Gregory W, Richards MA, Johnson PWM, Whelan JS, Gallagher CJ, Matthews J, Ganesan TS, Barnett MJ, Waxman JH, Stansfeld AG, Wrigley PFM, Slevin ML, Malpas JS, Lister TA. Combination chemotherapy for intermediate and high grade non-Hodgkin's lymphoma. Br J Cancer 1993;68:767–774.

Doolittle ND, Abrey LE, Shenkier TN, Tali S, Bromberg JE, Neuwelt EA, et al. Brain parenchyma involvement as isolated central nervous system relapse of systemic non-Hodgkin lymphoma: an International Primary CNS Lymphoma Collaborative Group report. Blood 2008; 111:1085–1093.

Enting RH, Demopoulos A, DeAngelis LM, Abrey LE. Salvage therapy for primary CNS lymphoma with a combination of rituximab and temozolomide. Neurology 2004;63:901–903.

Ferreri AJ, Blay JY, Reni M, Pasini F, Gubkin A, Tirelli U, Calderoni A, Zucca E, Cortelazzo S, Chassagne C, Tinguel M, Borisch B, Berger F, Ponzoni M, Cavalli F. Relevance of intraocular involvement in the management of primary central nervous system lymphomas. Ann Oncol 2002;813:531–538.

Ferreri AJ, Blay JY, Reni M, Pasini F, Spina M, Ambrosetti A, Calderoni A, Rossi A, Vavassori V, Conconi A, Devizzi L, Berger F, Ponzoni M, Borisch B, Tinguely M, Cerati M, Milani M, Orvieto E, Sanchez J, Chevreau C, Dell'Oro S, Zucca E, Cavalli F. Prognostic scoring system for primary CNS lymphomas: the International Extranodal Lymphoma Study Group experience. J Clin Oncol 2003;21:266–272.

Ferreri AJ, Guerra E, Regazzi M, Pasini F, Ambrosetti A, Pivnik A, Gubkin A, Calderoni A, Spina M, Brandes A, Ferrarese F, Rognone A, Govi S, Dell'Oro S, Locatelli M, Villa E, Reni M. Area under the curve of methotrexate and creatinine clearance are outcome-determining factors in primary CNS lymphomas. Br J Cancer 2004;90: 353–358.

Ferreri AJ, Reni M, Foppoli M, Martelli M, Pangalis GA, Frezzato M, Cabras MG, Fabbri A, Corazzelli G, Ilariucci F, Rossi G, Soffietti R, Stelitano C, Vallisa D, Zaja F, Zoppegno L, Aondio GM, Avvisati G, Balzarotti M, Brandes AA, Fajardo J, Gomez H, Guarini A, Pinotti G, Rigacci L, Uhlmann C, Picozzi P, Vezzulli P, Ponzoni M, Zucca E, Caligaris-Cappio F, Cavalli F; International Extranodal Lymphoma Study Group (IELSG).High-dose cytarabine plus high-dose methotrexate versus high-dose methotrexate alone in patients with primary CNS lymphoma: a randomised phase 2 trial. Lancet 2009;374:1512–1520.

Fischer L, Thiel E, Klasen HA, Birkmann J, Jahnke K, Martus P, Korfel A. Prospective trial on topotecan salvage therapy in primary CNS lymphoma. Ann Oncol 2006; 17:1141–1145.

Fischer L, Martus P, Weller M, Klasen HA, Rohden B, Röth A, Storek B, Hummel M, Nägele T, Thiel E, Korfel A. Meningeal dissemination in primary CNS lymphoma: prospective evaluation of 282 patients. Neurology 2008; 71:1102–1108.

Forsyth PA, Yahalom J, DeAngelis LM. Combined-modality therapy in the treatment of primary central nervous system lymphoma in AIDS. Neurology 1994;44:1473–1479.

Gavrilovic IT, Hormigo A, Yahalom J, DeAngelis LM, Abrey LE. Long-term follow-up of high-dose methotrexate-based therapy with and without whole brain irradiation for newly diagnosed primary CNS lymphoma. J Clin Oncol 2006;24:4570–4574.

Gerstner ER, Abrey LE, Schiff D, Ferreri AJ, Lister A, Montoto S, Tsang R, Thiel E, Graus F, Behringer D, Illerhaus G, Weaver S, Wen P, Voloschin A, Harris NL, Batchelor TT. CNS Hodgkin lymphoma. Blood 2008;112:1658–1661.

Glantz MJ, Jaeckle KA, Chamberlain MC, Phuphanich S, Recht L, Swinnen LJ, Maria B, LaFollette S, Schumann GB, Cole BF, Howell SB. Randomized trial of a slow-release versus a standard formulation of cytarabine for the intrathecal treatment of lymphomatous meningitis. J Clin Oncol 1999;17:3110–3116.

Gleissner B, Siehl J, Korfel A, Reinhardt R, Thiel E. CSF evaluation in primary CNS lymphoma patients by PCR of the CDR III IgH genes. Neurology 2002;58:390–396.

Grimm SA, McCannel CA, Omuro AM, Ferreri AJ, Blay JY, Neuwelt EA, et al. Primary CNS lymphoma with intraocular involvement: International PCNSL Collaborative Group Report. Neurology 2008;71:1355–1360.

Guha-Thakurta N, Damek D, Pollack C, Hochberg FH. Intravenous methotrexate as initial treatment for primary CNS lymphoma: Response to treatment and quality of life of patients. J Neuro-Oncol 1999;43:259–268.

Gururangan S, Sposto R, Cairo MS, Meadows AT, Finlay JL. Outcome of CNS disease at diagnosis in disseminated small noncleaved-cell lymphoma and B-cell leukemia: a Children's Cancer group study. J Clin Oncol 2000;18:2017–2025.

Haioun C, Besson C, Lepage E, Thieblemont C, Simon D, Rose C, Tilly H, Sonet A, Lederlin P, Attal M, Briere J, Reyes. Incidence and risk factors of central nervous system relapse in histologically aggressive non-Hodgkin's lymphoma uniformly treated and receiving intrathecal central nervous system prophylaxis: a GELA study on 974 patients. Groupe d'Etudes des Lymphomes de l'Adulte. Ann Oncol 2000;11:685–690.

Hanel M, Fiedler F, Thorns C. Anti-CD20 monoclonal antibody (Rituximab) and Cidofovir as successful treatment of an EBV-associated lymphoma with CNS involvement. Onkologie 2001;24:491–494.

Harder H, Holtel H, Bromberg JE, Poortmans P, Haaxma-Reiche H, Kluin-Nelemans HC, Menten J, van den Bent MJ. Cognitive status and quality of life after treatment for primary CNS lymphoma. Neurology 2004;62:544–547.

Hegde U, Filie A, Little RF, Janik JE, Grant N, Steinberg SM, Dunleavy K, Jaffe ES, Abati A, tetler-Stevenson M, Wilson WH. High incidence of occult leptomeningeal disease detected by flow cytometry in newly diagnosed aggressive B-cell lymphomas at risk for central nervous system involvement: the role of flow cytometry versus cytology. Blood 2005;105:496–502.

Helbig H, Cerny T, de Smet MD. Intravitreal chemotherapy for intraocular lymphoma. Ophthalmologe 2003;100: 145–149.

Herrlinger U, Schabet M, Eichhorn M, Petersen D, Grote EH, Meyermann R, Dichgans J. Prolonged corticosteroid-induced remission in primary central nervous system lymphoma: report of a case and review of the literature. Eur Neurol 1996;36:241–243.

Herrlinger U, Schabet M, Petersen D, Krauseneck P. Primary CNS lymphoma: from clinical presentation to diagnosis. J. Neuro-Oncol 1999;43:219–226.

Herrlinger U, Schabet M, Brugger W, Kortmann RD, Kanz L, Bamberg M, Dichgans J, Weller M. Primary CNS lymphoma 1991–1997: outcome and late adverse effects after combined modality treatment. Cancer 2001;91: 130–135.

Herrlinger U, Schabet M, Brugger W, Kortmann RD, Engel C, Schmeck-Lindenau HJ, Mergenthaler HG, Krauseneck P, Benöhr C, Meisner C, Wiestler OD, Dichgans J, Kanz L, Bamberg M, Weller M, for the Neuro-Oncology Working Group (NOA) of the German Cancer Society.German Cancer Society Neuro-Onoclogy Working Group NOA-03 multi-center trial of single agent high-dose methotrexate for primary CNS lymphoma. Ann Neurol 2002;51:247–252.

Herrlinger U, Förschler H, Küker W, Meyermann R, Bamberg M, Dichgans J, Weller M. Leptomeningeal metastasis: survival and prognostic factors in 155 patients. J Neurol Sci 2004;223:167–178.

Herrlinger U, Küker W, Uhl M, Blaicher HP, Karnath O, Bamberg M, Weller M, for the Neuro-Oncology Working Group of the German Cancer Society.NOA-03 multicenter trial of high-dose methotrexate therapy in primary CNS lymphoma: final report. Ann Neurol 2005; 57:843–847.

Herrlinger U, Glantz M, Schlegel U, Gisselbrecht C, Cavalli F. Should intra-cerebrospinal fluid prophylaxis be part of initial therapy for patients with non-Hodgkin lymphoma: what we know, and how we can find out more. Sem Oncol 2009;36:525–534.

Hilgendorf I, Wolff D, Junghanss C et al.. Neurological complications after intrathecal liposomal cytarabine application in patients after allogeneic haematopoietic stem cell transplantation. Ann Hematol 2008;87:1009–1012.

Hollender A, Kvaloy S, Nome O, Skovlund E, Lote K, Holte H. Central nervous system involvement following diagnosis of non-Hodgkin's lymphoma: a risk model. Ann Oncol 2002;13:1099–1107.

Hoang-Xuan K, Taillandier L, Chinot O, Soubeyran P, Bogdhan U, Hildebrand J, Frenay M, De Beule N, Delattre JY, Baron B. Chemotherapy alone as initial treatment for primary CNS lymphoma in patients older than 60 years: a multicenter phase II study (26952) of the European Organization for Research and Treatment of Cancer Brain Tumor Group. J Clin Oncol 2003;21:2726–2731.

Hormigo A, Abrey L, Heinemann MH, DeAngelis LM. Ocular presentation of primary central nervous system lymphoma: diagnosis and treatment. Br J Haematol 2004;126:202–208.

Hottinger AF, DeAngelis LM, Yahalom J, Abrey LE. Salvage whole brain radiotherapy for recurrent or refractory primary CNS lymphoma. Neurology 2007;69:1178–1182.

Illerhaus G, Marks R, Ihorst G, Guttenberger R, Ostertag C, Derigs G, Frickhofen N, Feuerhake F, Volk B, Finke J. High-dose chemotherapy with autologous stem-cell transplantation and hyperfractionated radiotherapy as first-line treatment of primary CNS lymphoma. J Clin Oncol 2006;24:3865–3870.

Illerhaus G, Marks R, Müller F, Ihorst G, Feuerhake F, Deckert M, Ostertag C, Finke J. High-dose methotrexate combined with procarbazine and CCNU for primary CNS lymphoma in the elderly: results of a prospective pilot and phase II study. Ann Oncol 2009;20: 319–325.

Jabbour E, O'Brien S, Kantarjian H et al. Neurologic complications associated with intrathecal liposomal cytarabine given prophylactically in combination with high-dose methotrexate and cytarabine to patients with acute lymphocytic leukemia. Blood 2007;109:3214–3218.

Jacomet C, Girard PM, Lebrette MG, Farese VL, Monfort L, Rozenbaum W. Intravenous methotrexate for primary central nervous system non-Hodgkin's lymphoma in AIDS. AIDS 1997;11:1725–1730.

Jaeckle KA, Batchelor T, O'Day SJ, Phuphanich S, New P, Lesser G, Cohn A, Gilbert M, Aiken R, Heros D, Rogers L, Wong E, Fulton D, Gutheil JC, Baidas S, Kennedy JM, Mason W, Moots P, Russell C, Swinnen LJ, Howell SB. An open label trial of sustained-release cytarabine (DepoCyt) for the intrathecal treatment of solid tumor neoplastic meningitis. J Neurooncol 2002;57:231–239.

Jahnke K, Korfel A, Martus P, Weller M, Herrlinger U, Schmittel A, Fischer L, Thiel E on behalf of the German Primary Cenral Nervous System Lymphoma Study Group (G-PCNSL-SG).High-dose methotrexate toxicity in elderly patients with primary central nervous system. Ann Oncol 2005;16:445–449.

Jahnke K, Korfel A, O'Neill BP, Blay JY, Abrey LE, Martus P, Poortmans PM, Shenkier TN, Batchelor TT, Neuwelt EA, Raizer JJ, Schiff D, Pels H, Herrlinger U, Stein H, Thiel E. International study on low-grade primary central nervous system lymphoma. Ann Neurol 2006a;59: 755–762.

Jahnke K, Hummel M, Korfel A, Burmeister T, Kiewe P, Klasen HA, Muller HH, Stein H, Thiel E. Detection of subclinical systemic disease in primary CNS lymphoma by polymerase chain reaction of the rearranged immunglobulin heavy-chain genes. J Clin Oncol 2006b;24: 4754–4757.

Jahnke K, Thiel E, Bechrakis NE, Willerding G, Kraemer DF, Fischer L, Korfel A. Ifosfamide or trofosfamide in patients with intraocular lymphoma. J Neurooncol 2009;93:213–217.

Juergens A, Pels H, Rogowski S, Fliessbach K, Glasmacher A, Engert A, et al. Long-term survival with favorable cognitive outcome after chemotherapy in primary central nervous system lymphoma. Ann Neurol 2010;67: 182–189.

Knight JS, Tsodikov A, Cibrik DM, Ross CW, Kaminski MS, Blayney DW. Lymphoma after solid organ transplantation: risk, response to therapy, and survival at a transplantation center. J Clin Oncol 2009;27:3354–3362.

Knop S, Herrlinger U, Ernemann U, Kanz L, Hebart H. Fludarabin may induce durable remission in patients with leptomeningeal involvement of chronic lymphocytic leukemia. Leuk Lymphoma 2005;46:1593–1598.

Küker W, Nägele T, Korfel A, Heckl S, Thiel E, Bamberg M, Weller M, Herrlinger U. Primary central nervous system lymphomas (PCNSL): MRI features at presentation in 100 patients. J Neuro-Oncol 2005a;72:169–177.

Küker W, Nägele T, Korfel A, Thiel E, Weller M, Herrlinger U. Primary central nervous system lymphomas: MRI response criteria revised. Neurology 2005b;65:1129–1131.

Kurzwelly D, Glas M, Roth P, Weimann E, Lohner H, Waha A, Schabet M, Reifenberger G, Weller M, Herrlinger U. Primary CNS lymphoma in the elderly: temozolomide therapy and MGMT status. J Neurooncol 2010;97:389–392.

Lachenmayer ML, Blasius E, Niehusmann P, Kovacs A, Stuplich M, Eichler O, Glas M, Urbach H, Herrlinger U. Non-enhancing primary CNS lymphoma. J Neurooncol 2010;101:343–344

Lai R, Rosenblum MK, DeAngelis LM. Primary CNS lymphoma: a whole-brain disease? Neurology 2002;59: 1557–1562.

Loblaw DA, Perry J, Chambers A, Laperriere NJ. Systematic review of the diagnosis and management of malignant extradural spinal cord compression: the Cancer Care Ontario Practice Guidelines Initiative's Neuro-Oncology Disease Site Group. J Clin Oncol 2005;23:2028–2037.

McAllister LD, Doolittle ND, Guastadisegni PE, et al. Cognitive outcomes and long-term follow-up results after enhanced chemotherapy delivery for primary central nervous system lymphoma. Neurosurgery 2000;46: 51–61.

McGowan JP, Shah S. Long-term remission of AIDS-related primary central nervous system lymphoma associated with highly active antiretroviral therapy. AIDS 1998;12:952–954.

Mead GM, Bleehen NM, Gregor A, Bullimore J, Shirley D, Rampling RP, Trevor J, Glaser MG, Lantos P, Ironside JW, Moss TH, Brada M, Whaley JB, Stenning SP. A medical research council randomized trial in patients with primary cerebral non-Hodgkin lymphoma: cerebral radiotherapy with and without cyclophosphamide, doxorubicin, vincristine, and prednisone chemotherapy. Cancer 2000;89:1359–1370.

Monnard V, Sun A, Epelbaum R, Poortmans P, Miller RC, Verschueren T, Scandolaro L, Villa S, Majno SB, Ostermann S, Ozsahin M, Mirimanoff RO. Primary spinal epidural lymphoma: patients' profile, outcome, and prognostic factors: a multicenter Rare Cancer Network study. Int J Radiat Oncol Biol Phys 2006;65:817–823.

Morra E, Lazzarino M, Brusamolino E, Pagnucco G, Castagnola C, Bernasconi P, Orlandi E, Corso A, Santagostino A, Bernasconi C. The role of systemic high-dose cytarabine in the treatment of central nervous system leukemia. Cancer 1993;72:439–445.

Nagpal S, Glantz MJ, Recht L. Treatment and prevention of secondary CNS lymphoma. Semin Neurol 2010;30:263–272.

Nelson DF, Martz KL, Bonner H, Nelson JS, Newall J, Kerman HD, Thomson JW, Murray KJ. Non-Hodgkin's lymphoma of the brain: can high dose, large volume radiation therapy improve survival?

Report on a prospective trial by the radiation therapy oncology group (RTOG): RTOG 8315.

Int J Radiat Oncol Biol Phys 1992;23:9–17.

Nelson DF. Radiotherapy in the treatment of primary central nervous system lymphoma (PCNSL). J Neuro-Oncol 1999;43:241–247.

Ng S, Rosenthal MA, Ashley D, Cher L. High-dose methotrexate for primary CNS lymphoma in the elderly. Neuro-Oncology 2000;2:40–44.

Nguyen PL, Chakravarti A, Finkelstein DM, Hochberg FH, Batchelor TT, Loeffler JS. Results of whole-brain radiation as salvage of methotrexate failure for immunocompetent patients with primary CNS lymphoma. J Clin Oncol 2005;23:1507–1513.

Obbens EA, Leavens ME, Beal JW, Lee YY. Ommaya reservoirs in 387 cancer patients: a 15-year experience. Neurology 1985;735:1274–1278.

Omuro AM, Taillandier L, Chinot O, Carnin C, Barrie M, Hoang-Xuan K. Temozolomide and methotrexate for primary central nervous system lymphoma in the elderly. J Neurooncol 2007;85:207–211.

Ostermann K, Pels H, Kowoll A, Kuhnhenn J, Schlegel U. Neurologic complications after intrathecal liposomal cytarabine in combination with systemic polychemotherapy in primary CNS lymphoma. J Neurooncol 2010; 7103:635–640

Pels H, Schmidt-Wolf IG, Glasmacher A, Schulz H, Engert A, Diehl V, Zellner A, Schackert G, Reichmann H, Kroschinsky F, Vogt-Schaden M, Egerer G, Bode U, Schaller C, Deckert M, Fimmers R, Helmstaedter C, Atasoy A, Klockgether T, Schlegel U. Primary central nervous system lymphoma: results of a pilot and phase II study of systemic and intraventricular chemotherapy with deferred radiotherapy. J Clin Oncol 2003;21:4489–4495.

Pels H, Juergens A, Glasmacher A, Schulz H, Engert A, Linnebank M, Schackert G, Reichmann H, Kroschinsky F, Vogt-Schaden M, Egerer G, Bode U, Schaller C, Lamprecht M, Hau P, Deckert M, Fimmers R, Bangard C, Schmidt-Wolf IG, Schlegel U. Early relapses in primary CNS lymphoma after response to polychemotherapy without intraventricular treatment: results of a phase II study. J Neurooncol 2009;91:299–305.

Pels H, Juergens A, Schirgens I, Glasmacher A, Schulz H, Engert A, Schackert G, Reichmann H, Kroschinsky F, Vogt-Schaden M, Egerer G, Bode U, Deckert M, Fimmers R, Urbach H, Schmidt-Wolf IG, Schlegel U. Early complete response during chemotherapy predicts favorable outcome in patients with primary CNS lymphoma. 2010; [Epub ahead of print]

Plotkin SR, Betensky RA, Hochberg FH, Grossman SA, Lesser GJ, Nabors LB, Chon B, Batchelor TT. Treatment of relapsed central nervous system lymphoma with high-dose methotrexate. Clin Cancer Res 2004;10: 5643–5646.

Raez L, Cabral L, Cai JP, Landy H, Sfakianakis G, Byrne GE, Hurley J, Scerpella E, Jayaweera D, Harrington WJ. Treatment of AIDS-related primary central nervous system lymphoma with zidovudine, Gancyclovir, and interleukin 2. AIDS Res. Hum. Retroviruses 1999;15:713–719.

Recht L, Straus DJ, Cirrincione C, Thaler HT, Posner JB. Central nervous system metastases from non-Hodgkin's lymphoma: treatment and prophylaxis. Am J Med 1988; 84:425–435.

Reni M, Ferreri AJ, Villa E. Second-line treatment for primary central nervous system lymphoma. Br J Cancer 1999;779:530–534.

Reni M, Mason W, Zaja F, Perry J, Franceschi E, Bernardi D, Dell'Oro S, Stelitano C, Candela M, Abbadessa A, Pace A, Bordonaro R, Latte G, Villa E, Ferreri AJ. Salvage chemotherapy with temozolomide in primary CNS lymphomas: preliminary results of a phase II trial. Eur J Cancer 2004;40:1682–1688.

Rhodes CH, Glantz MJ, Glantz L, Lekos A, Sorenson GD, Honsinger C, Levy NB. A comparison of polymerase chain reaction examination of cerebrospinal fluid and conventional cytology in the diagnosis of lymphomatous meningitis. Cancer 1996;77:543–548.

Rubenstein JL, Fridlyand J, Abrey L, Shen A, Karch J, Wang E, Issa S, Damon L, Prados M, McDermott M, O'Brien J, Haqq C, Shuman M. Phase I study of intraventricular administration of rituximab in patients with recurrent CNS and intraocular lymphoma. J Clin Oncol 2007;25: 1350–1356.

Schlegel U, Pels H, Oehring R, Blümcke I. Neurologic sequelae of treatment of primary CNS lymphomas J Neuro-Oncol 1999;43:277–286.

Shenkier TN, Blay JY, O'Neill BP, Poortmans P, Thiel E, Jahnke K, Abrey LE, Neuwelt E, Tsang R, Batchelor T, Harris N, Ferreri AJ, Ponzoni M, O'Brien P, Rubenstein J, Connors JM. Primary CNS lymphoma of T-cell origin: a descriptive analysis from the international primary CNS lymphoma collaborative group. J Clin Oncol 2005; 23:2233–2239.

Smith JR, Rosenbaum JT, Wilson DJ, Doolittle ND, Siegal T, Neuwelt EA, Pe'er J. Role of intravitreal methotrexate in the management of primary central nervous system lymphoma with ocular involvement. Ophthalmology 2002;109:1709–1716.

Snanoudj R, Durrbach A, Leblond V, Caillard S, Hurault De Ligny B, Noel C, Rondeau E, Moulin B, Mamzer-Bruneel MF, Lacroix C, Charpentier B. Primary brain lymphomas after kidney transplantation: presentation and outcome. Transplantation 2003;76:930–937.

Soussain C, Hoang-Xuan K, Taillandier L, Fourme E, Choquet S, Witz F, Casasnovas O, Dupriez B, Souleau B, Taksin AL, Gisselbrecht C, Jaccard A, Omuro A, Sanson M, Janvier M, Kolb B, Zini JM, Leblond V; Société Française de Greffe de Moëlle Osseuse-Thérapie Cellulaire. Intensive chemotherapy followed by hematopoietic stem-cell rescue for refractory and recurrent primary CNS and intraocular lymphoma: Société Française de Greffe de Moëlle Osseuse-Thérapie Cellulaire. J Clin Oncol 2008; 26:2512–2518.

Spectre G, Gural A, Amir G, Lossos A, Siegal T, Paltiel O. Central nervous system involvement in indolent lymphomas. Ann Oncol. 2005;16:450–454.

Storch-Hagenlocher B, Haas J, Vogt-Schaden ME, Bentz M, Hoffmann LA, Biessmann A, Wildemann B. Molecular analysis of the CDR3 encoding region of the immunoglobulin heavy chain locus in cerebrospinal fluid cells as a diagnostic tool in lymphomatous meningitis. Ann Neurol 2000;47:211–217.

Surapaneni UR, Cortes JE, Thomas D, O'Brien S, Giles FJ, Koller C, Faderl S, Kantarjian H. Central nervous system relapse in adults with acute lymphoblastic leukemia. Cancer 2002;94:773–779.

The International Non-Hodgkin's Lymphoma Prognostic Factors Project. A Predictive Model for Aggressive Non-Hodgkin's Lymphoma. New Engl J Med 1993;329:987–994.

Thiel E, Korfel A, Martus P, Kanz L, Griesinger F, Rauch M, Röth A, Hertenstein B, von Toll T, Hundsberger T, Mergenthealer HG, Leithäuser M, Birnbaum T, Fischer L, Jahnke K, Herrlinger U, Plasswilm L, Nägele T, Pietsch T, Bamberg M, Weller M. Should whole brain radiotherapy be considered standard of care in newly diagnosed primary central nervous system lymphoma? The G-PCNSL-SG-1 trial. Lancet Oncol 2010;11:1036–1047.

Tomita N, Kodama F, Kanamori H, Motomura S, Ishigatsubo Y. Prophylactic intrathecal methotrexate and hydrocortisone reduces central nervous system recurrence and improves survival in aggressive non-hodgkin lymphoma. Cancer 2002;95:576–580.

Voloschin AD, Betensky R, Wen PY, Hochberg F, Batchelor T. Topotecan as salvage therapy for relapsed or refractory primary central nervous system lymphoma. J Neurooncol 2008;86:211–215.

Weller M, Bogdahn U, Herrlinger U, Schabet M, Vogt-Schaden M. Leitlinien für Diagnostik und Therapie in der Neurologie. In: Diener HC, Hrsg. Leitlinie Meningeosis neoplastica. Stuttgart: Thieme; 2003.p. 448–451.

Wellwood J, Taylor K. Central nervous system prophylaxis in haematological malignancies. Intern Med J 2002;32: 252–258.

Whitcup SM, de Smet MD, Rubin BI, Palestine AG, Martin DF, Burnier M, Chan C-C, Nussenblatt RB. Intraocular lymphoma. Clinical and histopathologic diagnosis. Ophthalmology 1993;100:1399–1406.

Wong ET, Tishler R, Barron L, Wu JK. Immunochemotherapy with rituximab and temozolomide for central nervous system lymphomas. Cancer 2004;101:139–145.

Zhu JJ, Gerstner ER, Engler DA, Mrugala M, Nugent W, Nierenberg K, Hochberg F, Betensky RA, Batchelor T. High-dose methotrexate for elderly patients with primary central nervous system lymphoma. Neurooncol 2009;11:211–215.

Zucca E, Conconi A, Mughal TI et al. International Extranodal Lymphoma Study Group: Patterns of outcome and prognostic factors in primary large-cell lymphoma of the testis in a survey by the International Extranodal Lymphoma Study Group. J Clin Oncol 2003;21:20–27.

H 2

H 3 Hirnmetastasen

*von W. Wick, F. Winkler, M. Westphal und M. Weller**

H 3.1 Klinik

Dieses Kapitel befasst sich mit den Hirnmetastasen systemischer solider Tumoren. Zerebrale Metastasierung systemischer Lymphome und leptomeningeale Metastasierung werden in den Kapiteln H 3 und H 5 behandelt. Hirnmetastasen bei erwachsenen Patienten treten vor allem bei Bronchialkarzinom, Mammakarzinom, malignem Melanom und Nierenzellkarzinom auf (Schouten et al. 2002, Gavrilovic und Posner 2005). Bei jüngeren Patienten und Kindern gibt es Hirnmetastasen bei (Rhabdomyo-)Sarkomen und Keimzelltumoren. Die Tumorzellen erreichen das Zentralnervensystem vor allem über das Blutgefäßsystem. Sie bilden dort solide Tumoren im Bereich kleiner Arterien oder Kapillaren vor allem der Markrindengrenze. Tumorzellen, die über die Lymphwege oder über das venöse System metastasieren, müssen die Lunge überwinden, um hämatogen in das Gehirn zu gelangen. Deshalb haben die meisten Patienten mit Hirnmetastasen auch Lungenmetastasen, die gelegentlich jedoch erst autoptisch gesichert werden. Bei weniger als der Hälfte der Patienten liegen nach bildgebenden Kriterien einzelne Hirnmetastasen vor. Als singuläre Metastase bezeichnet man die einzige Metastase im Gehirn, als solitäre Metastase die singuläre Hirnmetastase als einzige Tumormanifestation im Körper. Autoptisch liegen bei 75 % der Patienten multiple Hirnmetastasen vor.

Neurologische Symptome und Defizite entwickeln sich gewöhnlich innerhalb von Wochen. Hirnmetastasen manifestieren sich durch Kopfschmerz (50 %), Hemiparese (50 %), Wesensänderung (30 %), epileptische Anfälle (15–20 %), Hirnnervenparesen oder Hirndruckzeichen. Bei 5–10 % der Patienten kommt es aufgrund von Tumoreinblutung oder nicht-kommunizierendem Hydrozephalus zu einem akuten neurologischen Krankheitsbild. Blutungsgefährdet sind vor allem Metastasen bei malignem Melanom oder Chorionkarzinom.

Computertomographie (CT) und Magnetresonanztomographie (MRT) sind die wichtigsten Verfahren zum Nachweis von Hirnmetastasen. In der CT stellen sie sich als runde hypodense oder isodense Läsionen mit perifokalem Ödem variabler Ausprägung dar. Metastasen maligner Melanome oder von Kolon-, Nierenzell- oder Chorionkarzinomen können primär hyperdens sein. Die Kontrastmittelaufnahme ist homogen oder, bei zentraler Nekrose, ringförmig. Die MRT mit Gadoliniumgabe ist für den Nachweis kleiner Läsionen sensitiver als die CT und deshalb die Methode der Wahl bei Verdacht auf Hirnmetastasen. Bildgebend umfasst die Differentialdiagnose benigne und maligne hirneigene Tumoren, Abszesse, Blutungen, ischämische Infarkte und Parasitosen. Bei etwa 70 % der Patienten mit Hirnmetastasen ist eine Tumorerkrankung bekannt. Bei etwa einem Drittel sind Hirnmetastasen die erste Tumormanifestation, vor allem bei Patienten mit Bronchialkarzinom. Bei Patienten mit Hirnmetastasen eines bisher unbekannten Primärtumors sind eine klinische Untersuchung insbesondere auch der Haut, Thoraxaufnahme, Mammographie, Abdomensonographie mit Darstellung der Nieren, Stuhluntersuchung, Bronchiallavage mit und ohne Bronchoskopie sowie CT von Thorax, Abdomen und Becken erforderlich. Falls verfügbar, stellen PET-CT oder PET-MRT die ideal Bildgebung zum Screening dar. Blutuntersuchungen einschließlich der Bestimmung von Tumormarkern sind wenig hilfreich. Erhöhte Spiegel der neuronenspezifischen Enolase (NSE) sprechen für ein kleinzelliges Bronchialkarzinom, (small-cell lung cancer, SCLC), erhöhte Spiegel von α-Fetoprotein (AFP) oder humanem β-Choriongonadotropin (βhCG) in Serum oder Liquor für einen Keimzelltumor als Primärtumor. Da bei der Hälfte der Patienten mit unbekanntem Primärtumor auch bei intensiver Suche kein Primärtumor gefunden wird, sollte nicht zu viel Zeit bei der Primärtumorsuche verstreichen, vor allem bei progredientem neurologischen Defizit. Ein noch nicht bekannter Primärtumor wird mit großer Wahrscheinlichkeit einen geringeren Einfluss auf Morbidität und Überlebenszeit haben als die Hirnmetastasen (Polyzoidis et al. 2005). Solche Patienten sollten operiert oder bei multiplen Metastasen biopsiert werden. Die stereotaktische Biopsie kann unter Lokalanästhesie auch bei nicht operablen Patienten durchgeführt werden. Solche Biopsien sind bei mehr als 90 % der Kranken diagnostisch und ergeben bei den meisten Patienten auch wichtige Hinweise auf den Primärtumor. Die stereotaktische Biopsie hat eine Morbidität von 3–4 % und eine Mortalität von 1 %. Einige Autoren halten die bioptische Sicherung der zerebralen Metastasierung auch dann für indiziert, wenn der Primärtumor bereits bekannt ist. Diese Empfehlung gründet sich auf die Beobachtung, dass in einer prospektiven Serie bei 6 von 54 Patienten (11 %) mit vermuteter singulärer Hirnmetastase histologisch eine andere Diagnose gestellt wurde (Patchell et al. 1990). Pragmatisch wird jedoch bei bekannter Tumorerkrankung zumindest bei multiplen zerebralen Läsionen ohne histologische Sicherung gemäß der Histologie des Primärtumors behandelt, während bei Unsicherheit sowie bei vermuteter singulärer Hirnmetastase in Abhängigkeit von Gesamtzustand und Zeitabstand zur Diagnose des Primarius eine histologische Sicherung zu empfehlen ist.

* Autoren dieses Kapitels in der 5. Auflage: W. Wick und M. Weller.

Tab. H 3.1: Ergebnisse chirurgischer Resektion (Op), chirurgischer Resektion plus (in der Regel) Ganzhirnbestrahlung (Op+WBRT), alleiniger Ganzhirnbestrahlung (WBRT) oder der Radiochirurgie (RC) bei Patienten mit (überwiegend) einzelnen Hirnmetastasen (randomisierte Studien sind fett gedruckt)

Literatur	**Primärtumor**	**Patienten N**	**Therapie**	**Mortalität [%][a]**	**Medianes Überleben [Monate]**	**Ein-Jahres-Überleben [%]**	**Zwei-Jahres-Überleben [%]**	**Vier-Jahres-Überleben [%]**
Patchell et al. 1990	alle	25	Op+WBRT	4	9	45	0	
	alle	23	WBRT	4	3,5	5	4	
Vecht et al. 1993 Noordijk et al. 1994	alle	32	Op+WBRT	9	10	41	19	
	alle	31	WBRT		6	23	10	
Rades et al. 2008	alle	99	Op+WBRT	6,7	48	21		
	alle	69	WBRT	11,5	26	8		
Bindal et al. 1996	alle	62	Op+WBRT	16,4	58	36		
	alle	31	RC+WBRT	7,5	27	10		
Mintz et al. 1996	**alle**	**41**	**Op+WBRT**	**10**	**5,6**	**12**		
		43	**WBRT**	**7**	**6,3**	**30**		
Patchell et al. 1998	**alle**	**49**	**Op+WBRT**		**11,2**			
		46	**Op**		**10,3**			
Kondziolka et al.1999	**diverse**	**14**	**WBRT**		**7,5**			
		13	**WBRT+RC**		**11**			
Garell et al. 1999	**alle**	**37**	**Op+WBRT**		**8**			
		8	**RC**		**12,5**			
Sneed et al. 1999	alle	62	RC		11,3	48		
	alle	43	RC+WBRT		11,1	46		

H 3

Tab. H 3.1: Ergebnisse chirurgischer Resektion (Op), chirurgischer Resektion plus (in der Regel) Ganzhirnbestrahlung (Op+WBRT), alleiniger Ganzhirnbestrahlung (WBRT) oder der Radiochirurgie (RC) bei Patienten mit (überwiegend) einzelnen Hirnmetastasen (randomisierte Studien sind fett gedruckt) (Fortsetzung)

Literatur	Primärtumor	Patienten N	Therapie	Mortalität [%][a]	Medianes Überleben [Monate]	Ein-Jahres-Überleben [%]	Zwei-Jahres-Überleben [%]	Vier-Jahres-Überleben [%]
Schoggl et al. 2000	**alle**	**66**	**Op+WBRT**		**9**			
		67	**RC**		**12**			
O'Neill et al. 2003	**alle**	**74**	**Op+WBRT**			**62**		
		23	**RC**			**56**		
Andrews et al. 2004	**diverse**	**167**	**WBRT**		**6,5**			
		164	**WBRT+RC**		**5,7**			
Muacevic et al. 2008		**33**	**Op/WBRT**		**9,5**			
		31	**RC**		**10,3**			
Kocher et al. 2010	**diverse**	**179**	**Op or RC**		**10,9**			
		180	**WBRT+ OP or RDC**		**9,7**			
Wronski et al. 1995a	Bronchialkarzinom, nichtkleinzellig	231	Op WBRT	3	11	46	24	14
Wronski et al. 1996	Nierenzellkarzinom	50	Op±WBRT	10	12,6	51	24	
Wronski et al. 1995b	Sarkom	25	Op±WBRT		6,6	40	16	
Salvati et al. 1998	Sarkom	15	Op±WBRT	0	9,3	33		

[a] Perioperative Mortalität innerhalb von 30 Tagen, [b] die radiochirurgisch behandelten Patienten erhielten unterschiedliche prä- und postinterventionelle weitere Therapien

Tab. H 3.2: Prognoseklassen (GPA) (Sperduto et al. 2008)

	Score		
	0	0.5	1
Alter	> 60	50–59	< 50
Karnofsky-Index	< 70	70–80	90–100
Zahl der Metastasen	> 3	2–3	1
Extrakranielle Metastasen	Ja		Nein

H 3.2 Epidemiologie und Verlauf

Mehr als 25 % aller Patienten mit systemischen Malignomen entwickeln im Verlauf der Erkrankung Hirnmetastasen. Genauere Angaben fehlen jedoch aus den letzten 10 Jahren auf Populationsebene (Gavrilovic und Posner 2005). Die kumulative Inzidenz nach 5 Jahren wurde in Maastricht beim Bronchialkarzinom 16,3 %, beim Nierenzellkarzinom auf 9,8 %, beim Melanom auf 7,4 %, beim Mammakarzinom auf 5 % und beim Kolonkarzinom auf 1,2 % geschätzt (Schouten et al. 2002). In Detroit lagen die Schätzungen bei 19,9 % (Bronchialkarzinom), 6,9 % (Melanom), 6,5 % (Nierenzellkarzinom), 5,1 % (Mammakarzinom) und 1,8 % (Kolonkarzinom). Autoptisch liegt die Häufigkeit vermutlich deutlich höher. Das Bronchialkarzinom ist als sehr häufiger Tumor für etwa 50 % aller Hirnmetastasen verantwortlich, das Mammakarzinom für 15–20 %, gastrointestinale Tumoren, Melanom und urogenitale Tumoren für etwa je 5–10 % und unbekannte Primärtumoren für 10 %. Das mediane Überleben nach Diagnose der zerebralen Metastasierung beträgt einen Monat ohne Therapie und zwei Monate bei symptomatischer Behandlung mit Steroiden. Die Patienten sterben meist an den Folgen des erhöhten intrakraniellen Drucks mit Einklemmung oder Hirnstammkompression oder an Komplikationen der neurologischen Morbidität. Die Strahlentherapie, meist in Form der Ganzhirnbestrahlung, führt bei etwa 70 % der Patienten zu einer Verbesserung des Neurostatus und verlängert das mediane Überleben auf 3–6 Monate. Das mediane Überleben steigt bei Resektion singulärer Metastasen weniger radiosensitiver Primärtumoren und nachfolgender Ganzhirnbestrahlung um weitere 6–9 Monate (**Tab. H 3.3**).

Bei der Beurteilung des Erfolgs der lokalen Behandlung von Hirnmetastasen ist die lokale Kontrolle und nicht das mediane Überleben der wichtigste Endpunkt, weil die meisten Patienten nicht an den Hirnmetastasen, sondern wegen an der systemischen Tumorprogression versterben. Speziell beim malignen Melanom sind Hirnmetastasen jedoch häufig auch die Todesursache. Klinische und radiologische Ansprechraten sowie die Dauer des Ansprechens sind zusätzliche Parameter zur Beurteilung der spezifischen Therapie von Hirnmetastasen. Prädiktoren langen Überlebens nach der Manifestation von Hirnmetastasen sind Fehlen oder Stabilität extrakranieller Tumormanifestationen, ein langes Intervall zwischen Diagnose des Primärtumors und der Hirnmetastasen, supratentorielle Tumorlokalisation, singuläre Hirnmetastase, hoher Karnofsky-Index (Karnofsky performance score, KPS) und niedriges Alter. Ungünstige prognostische Faktoren sind die Diagnose eines kleinzelligen Bronchialkarzinoms, hohes Alter, niedriger KPS, infratentorielle Tumorlokalisation, multiple Metastasen, fortgeschrittene systemische Metastasierung und akute neurologische Verschlechterung. Die Histologie des Primärtumors ist für die Prognose eher ein untergeordneter Faktor. Einige Patienten mit metachronen Hirnmetastasen, d. h. Metastasen, die sich mehrere Jahre nach Manifestation und Therapie des Primärtumors entwickeln, z. B. bei Mammakarzinom oder nichtkleinzelligem Bronchialkarzinom, können mehrere Jahre überleben. Zur Beurteilung der Prognose bei Patienten mit Hirnmetastasen hat die Radiation Therapy Oncology Group (RTOG) mittels rekursiver Partitionsanalyse eine Klasseneinteilung vorgenommen und validiert, die zu folgender Gruppierung kommt (Gaspar et al. 1997, 2000): Klasse-I-Patienten haben einen KPS von 70 oder mehr, sind jünger als 65 Jahre, zeigen einen kontrollierten Primärtumor und haben keine extrakraniellen Metastasen (mediane Überlebenszeit: 7,1 Monate); Klasse-III-Patienten haben einen KPS unter 70 (mediane Überlebenszeit: 2,3 Monate); alle anderen Patienten sind Klasse-II-Patienten (mediane Überlebenszeit:

Tab. H 3.3: Medianes Überleben nach Primärtumor bei 4 259 Patienten mit Hirnmetastasen (Sperduto et al. 2010)

Primärtumor	Medianes Überleben (Monate)	95 % Konfidenzintervall
NSCLC	7,00	6,53–7,50
SCLC	4,90	4,30–6,20
Malignes Melanom	6,74	5,90–7,57
Nierenzellkarzinom	9,63	7,66–10,91
Mammakarzinom	11,93	9,69–12,85
Gastrointestinale Tumoren	5,36	4,30–6,30
Andere	6,37	5,22–7,49
Gesamt	7,23	6,90–7,60

4,2 Monate). Aufgrund neuerer Daten (Andrews et al. 2004) und der Schwierigkeit festzulegen, ob die systemische Erkrankung kontrolliert ist, wurde 2008 ein neuer Score, ein *Graded Prognostic Assessment* (GPA), vorgeschlagen (**Tab. H 3.2**) (Sperduto et al. 2008) und 2010 durch Primärtumor-spezifische Indizes ergänzt (Sperduto et al. 2010). In diese Analyse gingen 4 259 Patienten mit Hirnmetastasen ein, behandelt zwischen 1985 und 2007, deren medianes Überleben knapp über sieben Monate betrug (**Tab. H 3.3**).

H 3.3 Therapeutische Prinzipien

H 3.3.1 Symptomatische Behandlung

Die wichtigsten symptomatischen Behandlungsmaßnahmen bei Patienten mit Hirnmetastasen sind die Kontrolle des erhöhten intrakraniellen Drucks durch Steroide (Ryken et al. 2010) sowie die Kontrolle symptomatischer epileptischer Anfälle durch Antikonvulsiva (Mikkelsen et al. 2010). Steroide reduzieren das durch die Metastasen ausgelöste Hirnödem und führen bei etwa 70 % der Patienten zumindest für wenige Wochen zu einer Besserung des Neurostatus. Dexamethason (Fortecortin®) ist in einer Dosis von 4 × 1 mg nebenwirkungsärmer, jedoch ebenso wirksam wie in einer Dosis von 4 × 4 mg (Vecht et al. 1994). Neurologische Defizite bilden sich rascher zurück, und die Prognose für Patienten mit niedrigem KPS bessert sich, wenn Steroide begleitend zur Strahlentherapie verabreicht werden. Selten sind bei sich akut verschlechternden Patienten hyperosmolare Infusionen mit Mannitol (Mannitol®, Osmofundin®, Osmosteril®) oder kontrollierte Hyperventilation zusätzlich zu hohen Steroiddosen als lebensrettende Maßnahme erforderlich.

Der Einsatz von Antikonvulsiva bei Patienten mit Hirnmetastasen ist umstritten. Bei Patienten mit symptomatischen epileptischen Anfällen kann bei Anfallsfreiheit über 3 Monate ein Ausschleichen der Antikonvulsiva in Betracht gezogen werden, wenn die Hirnmetastasen gut auf die tumorspezifische Therapie ansprechen. Wenn die antiepileptische Therapie gut vertragen wird und der Patient durch erneute Anfälle medizinisch oder sozial beeinträchtigt würde, kann es sinnvoll sein, die Therapie beizubehalten. Bei Progression erleiden diese Patienten meist erneut Krampfanfälle, so dass die Antikonvulsivagabe bis zum Lebensende indiziert ist. Die prophylaktische Antikonvulsivagabe ohne Anfallsanamnese ist auch vor einem neurochirurgischen Eingriff nicht indiziert. Die einzige randomisierte Studie, die die Primärprophylaxe mit Antikonvulsiva bei Hirntumorpatienten untersuchte, scheiterte an der niedrigen Inzidenz von Anfällen im Kontrollarm (Forsyth et al. 2003). Da Krampfanfälle für Patienten mit erhöhtem intrakraniellen Druck lebensgefährlich sein können, ist jedoch eine prophylaktische Behandlung mit Antikonvulsiva während der ersten Wochen der Strahlentherapie multipler großer Metastasen in Betracht zu ziehen. Phenytoin (z. B. Phenhydan®, Zentropil®), Valproinsäure (z. B. Ergenyl®, Orfiril®) und Carbamazepin (z. B. Tegretal®, Timonil®) sind bezüglich der Kontrolle zerebralorganischer Anfälle bei Hirntumorpatienten vermutlich gleichwertig. Valproinsäure hat gegenüber Phenytoin den Vorteil geringerer Interaktionen mit anderen Pharmaka während der Chemotherapie und gegenüber Carbamazepin den Vorteil der Verfügbarkeit einer intravenösen Darreichungsform. Aufgrund ihres günstigeren Nebenwirkungsprofils und weitgehend fehlender Pharmakainteraktionen werden zunehmend auch neuere Pharmaka wie Levetiracetam (Keppra®), Gabapentin (Neurontin®) oder Lamotrigin (Lamictal®) eingesetzt. Die Entscheidung wird auch getroffen unter Berücksichtigung der Komorbidität, wie Diabetes mellitus, Depression, psychotische Erkrankungen oder Schmerzen. Präterminale Patienten können alternativ mit Benzodiazepinen behandelt werden, die oral, intravenös oder rektal verabreicht werden können.

H 3.3.2 Operation

Spezifische Formen der Therapie von Hirnmetastasen umfassen Chirurgie, Radiochirurgie, fraktionierte Strahlentherapie und Chemotherapie. Die Operation ist meist Bestandteil einer kombinierten Strategie aus makroskopischer Tumorresektion mit nachfolgender Ganzhirnbestrahlung (Hart et al. 2004, Kalkanis et al. 2010). Folgende Patienten sind Kandidaten für die operative Therapie: a) Patienten mit singulären Metastasen; b) Patienten in gutem Allgemeinzustand und mit geringen neurologischen Defiziten; c) Patienten ohne oder zumindest mit stabilen extrakraniellen Tumormanifestationen, d. h. mit stabilem Befund über mindestens drei Monate; d) Patienten mit strahlenresistenten Tumoren; e) Patienten mit unbekanntem Primärtumor oder neuroradiologisch nicht sicher als Metastase einzuordnender Läsion und f) Patienten mit operativ gut zugänglichen Läsionen, ohne hohes Risiko eines schwereren neurologischen Defizits nach der Resektion. Positive prognostische Faktoren sind das Metastasenvolumen (< 9,7 cm³) und die *En-bloc*-Resektion gegenüber der Resektion in einzelnen Stücken (Patel et al. 2010). Grundsätzlich sind das Krankheitsstadium und die bisher erfolgten Therapiemaßnahmen zu berücksichtigen. Insbesondere bei Patienten, die noch nicht spezifisch behandelt worden sind oder bei denen sequenziell noch Erfolg versprechende Therapien zum Einsatz kommen können, sollte die Operation in Betracht gezogen werden. Auch bei Patienten mit zwei oder drei Metastasen kann die Operation indiziert sein, wenn die Läsionen gut zugänglich sind und die anderen o. a. Kriterien erfüllt sind. Bei Patienten mit kleinzelligem Bronchialkarzinom oder Lymphom sollte kein Versuch einer Resektion unternommen werden, weil diese Tumoren strahlen- und chemosensitiv sind und zu disseminierter Aussaat neigen.

Durch verbesserte chirurgische Techniken und ein Absinken der peri- und postoperativen Mortalität hat sich das mediane Überleben von 3–7 auf 5–15 Monate gebessert. Die Ein-Jahres-Überlebensraten betragen in einigen Serien mehr als 50 %. Eine Übersicht solcher Serien, aufgeschlüsselt nach Tumorentität (soweit möglich), findet sich in **Tab. H 3.1**. Die Überlegenheit der Kombination aus Resektion und Strahlentherapie gegenüber alleiniger Strahlentherapie wurde durch mehrere Serien nahegelegt. Die RTOG-Studien schlossen 218 Patienten ein, die mit chirurgischer Resektion und nachfolgender Ganzhirnbestrahlung behandelt wurden (Hendrickson et al. 1983). Die Verbesserung der neurologischen Funktion dauerte bei Patienten mit Resektion singulärer Metastasen vor der Strahlentherapie länger an als bei Patienten, die lediglich eine Strahlentherapie erhielten. Die Resektion war vor allem bei Patienten mit guter neurologischer Funktion und Metastasen eines Melanoms oder Nierenzellkarzinoms ein günstiger prognostischer Faktor. Im Gegensatz dazu zeigte sich die Resektion bei Patienten mit nicht-kleinzelligen Bronchialkarzinomen weniger wirksam und brachte Patienten mit Metastasen eines Mammakarzinoms oder eines kolorektalen Karzinoms keinen Vorteil. Spätere Studien, einschließlich zweier prospektiver randomisierter Studien (Patchell et al. 1990, Vecht et al. 1993, Noordijk et al. 1994), zeigten ein signifikant höheres Überleben bei Patienten mit singulären Hirnmetastasen nicht-kleinzelliger Bronchialkarzinome und anderer Karzinome nach chirurgischer Resektion und Ganzhirnbestrahlung, verglichen mit Ganzhirnbestrahlung allein. Eine dritte randomisierte Studie bestätigte diesen Vorteil der Operation zusätzlich zur Strahlentherapie jedoch nicht (Mintz et al. 1996). Das negative Ergebnis dieser Studie wird dadurch relativiert, dass im chirurgischen Arm (Operation plus WBRT) sieben Patienten keine Strahlentherapie erhielten, während im reinen Strahlentherapiearm alle bis auf einen Patienten bestrahlt und zudem im weiteren Verlauf zehn Patienten operiert wurden. Die lokale Kontrolle der Metastasierung im Gehirn lässt sich verbessern, wenn an die Operation die Ganzhirnbestrahlung angeschlossen wird (s. u.) (Patchell et al. 1998).

Im Laufe der zerebralen Metastasierung kann sich ein symptomatischer und dringlich behandlungsbedürftiger Hydrozephalus entwickeln. Der durch Behinderung der Liquorpassage entstehende Hydrocephalus occlusus kann durch Verlegung eines Foramen monroi, des dritten Ventrikels, des Aquäduktes bei Tumoren in der Pinealisloge oder eine Raumforderung in der hinteren Schädelgrube bedingt sein. Schnellste Maßnahme zur Druckentlastung ist eine externe Ventrikeldrainage, besser noch, in diesbezüglich eingerichteten Zentren, die endoskopische Ventrikulozisternostomie am Boden des dritten Ventrikels. Liegt eine überschaubare Metastasierung vor, sollte sogleich der den Hydrozephalus verursachende Tumor entfernt werden. Eine Ventilanlage als palliative Maßnahme sollte aufgrund der Gefahr der Tumorzelldissemination nicht erfolgen. Bei diffuser Metastasierung und eingeschränkten Therapieoptionen kann die Unterlassung der Behandlung eines okklusiven Hydrozephalus den Spontanverlauf beschleunigen und den Leidensweg der betroffenen Patienten verkürzen.

H 3.3.3 Radiochirurgie

Die perkutane stereotaktische Applikation einer hohen Einzeldosis (*Radiochirurgie*) ist eine Alternative zur konventionellen chirurgischen Resektion und wirkt sowohl bei radiosensitiven als auch bei radioresistenten Tumoren. Die Radiochirurgie kann als primäre Behandlung einzelner oder multipler Läsionen eingesetzt werden, deren Durchmesser jeweils kleiner als 3 cm ist, oder als Rezidivbehandlung bei Patienten, die ein Rezidiv in einem zuvor bestrahlten Feld zeigen. Vorteile der Radiochirurgie im Vergleich zur Resektion sind kurzer Krankenhausaufenthalt und Fehlen operativer Morbidität und Mortalität (Linskey et al. 2010). Es werden lokale Kontrollraten im Bereich von 70–95 % erreicht. Die maximal tolerierten Dosen liegen bei 24 Gy, 18 Gy und 15 Gy bei Läsionen einer Größe von jeweils weniger als 20 mm, 21–30 mm und 31–40 mm (Shaw et al. 2000). Eine umfangreiche retrospektive Analyse von 619 Patienten, die zwischen Mai 1989 und Februar 2006 mittels Linearbeschleuniger an 1 569 Hirnmetastasen behandelt wurden, ergab ein medianes Überleben von 7,9 Monaten, die 1- und 2-Jahres-Überlebensraten lagen bei 36 % und 14 %. Weibliches Geschlecht, hoher KPS, kontrollierter Primärtumor, das Fehlen systemischer Metastasen, asynchrones Auftreten der Hirnmetastasen, weniger Hirnmetastasen, kleineres Metastasenvolumen, Resektion vor der Radiochirurgie und wiederholte radiochirurgische Behandlung waren mit längerem Überleben assoziiert. Melanommetastasen hatten eine schlechtere Prognose. Die lokalen Kontrollraten betrugen 82 % und 72 % nach ein und zwei Jahren (Swinson et al. 2008).

Wie auch die Resektion wird die Radiochirurgie als Primärtherapie meist mit einer adjuvanten Ganzhirnbestrahlung kombiniert (Patil et al. 2010). In einer kleinen randomisierten Studie zur Radiochirurgie plus Ganzhirnbestrahlung, verglichen mit Ganzhirnbestrahlung allein, war das Ansprechen auf die alleinige Ganzhirnbestrahlung nur vorübergehend und die lokale Kontrolle bei zusätzlicher Radiochirurgie sehr viel besser (Kondziolka et al. 1999). Diese Studie wurde vorzeitig abgebrochen, weil nach Rekrutierung von 60 % der Patienten die lokale Kontrolle bei alleiniger Ganzhirnbestrahlung mit 100 % Rezidiven nach einem Jahr gegenüber 8 % mit zusätzlicher Radiochirurgie deutlich schlechter war. Eine weitere randomisierte Studie wies nach, dass die Radiochirurgie nach WBRT die mediane Überlebenszeit bei Patienten mit einzelnen, nicht resezierbaren Metastasen gegenüber alleiniger WBRT verbessert, nicht aber bei Patienten mit multiplen Metastasen (Andrews et al. 2004). Andererseits legen retrospektive Analysen nahe, dass die Ganzhirnbestrahlung nach Radiochirurgie vermutlich ohne Nachteil bis zur Progression aufgeschoben werden kann (Sneed et al. 2002). Bezüglich der Überlebenszeit bestätigte sich diese Annahme in einer randomisierten Studie aus Japan (Aoyama et al. 2006). Ziel des Verzichts auf die Ganzhirnbestrahlung ist die Prävention neurotoxischer Spätfolgen der Ganzhirnbestrahlung. So fand sich bereits vier Monate nach Radiochirurgie kombiniert mit Ganzhirnbestrahlung bei Patienten mit ein bis drei Hirnmetastasen ein höheres Risiko kognitiver Störungen als nach alleiniger Radiochirurgie, während das ZNS-rezidivfreie Überleben mit 73 % gegenüber 27 % durch die Ganzhirnbestrahlung deutlich angehoben wurde (Chang et al. 2009). Schließlich kann die Radiochirurgie auch bei Metastasen des Hirnstamms eingesetzt werden, die nicht operativ angegangen werden können (Huang et al. 1999).

Aufgrund retrospektiver Analysen wurde postuliert, dass die chirurgische Resektion der Radiochirurgie bei der Behandlung von Kollektiven vergleichbarer

Patienten überlegen sei (Bindal et al. 1996). Die Radiochirurgie wurde jedoch, vor allem initial, meist bei Patienten mit nicht operablen, einzelnen oder mehreren Metastasen oder fortgeschrittener systemischer Erkrankung eingesetzt. Neuere Kohortenstudien weisen auf eine Gleichwertigkeit beider Therapiestrategien hin (Garell et al. 1999, Schoggl et al. 2000, O'Neill et al. 2003). Größere randomisierte Studien zum Vergleich von Operation und Radiochirurgie fehlen. Eine wegen schlechter Rekrutierung frühzeitig abgebrochene randomisierte Studie zum Vergleich von Operation gefolgt von Ganzhirnbestrahlung versus Radiochirurgie allein ergab bei singulären Metastasen keinen Hinweis auf Unterschiede in der lokalen Kontrolle oder der Überlebenszeit, während distante Hirnmetastasen in der allein radiochirurgisch behandelten Gruppe häufiger waren (Muacevic et al. 2008).
In den letzten Jahren hat das Konzept der radiochirurgischen Nachbehandlung des Tumorbetts nach chirurgischer Resektion zunehmende Popularität in einigen Zentren erlangt. Retrospektive Studien zeigten hohe Raten lokaler Kontrolle, wenn Radiochirurgie zusätzlich zur Strahlentherapie in der Primär- (Roberge et al. 2009) oder Rezidiv-Therapie (s. u.) (Kim et al. 2006) eingesetzt wurde auch dann, wenn postoperativ die Radiochirurgie anstatt der Ganzhirnbestrahlung zum Einsatz kam (Soltys et al. 2008, Mathieu et al. 2008, Do et al. 2009, Limbrick et al. 2009).

H 3.3.4 Strahlentherapie

Die fraktionierte Strahlentherapie, meist als Ganzhirnbestrahlung, wird unter drei Indikationsstellungen eingesetzt: (i) adjuvant konsolidierend nach Resektion oder Radiochirurgie, (ii) primär therapeutisch bei Patienten, die weder neurochirurgisch noch radiochirurgisch behandelt werden sollen und (iii) prophylaktisch bei Patienten mit Bronchialkarzinom in kurativer Therapieintention.
Da der Nachweis einer singulären Hirnmetastase die Fähigkeit eines Tumors zur Metastasierung in das Gehirn belegt, müssen weitere mikroskopische Läsionen im Gehirn befürchtet werden, die dem Nachweis durch CT und MRT entgehen. Aus diesem Grund etablierte sich die Ganzhirnbestrahlung (Helmfeldbestrahlung) unter Einschluss der Nervi optici und der hinteren Schädelgrube als Therapiemodalität bei Patienten mit Hirnmetastasen. Diese Behandlung verbessert nach der Operation (Patchell et al. 1998) und nach der Radiochirurgie (Aoyama et al. 2006) die lokale Tumorkontrolle im Gehirn, ohne das mediane Überleben zu beeinflussen. In der EORTC-Studie 22952-26001 wurden 359 Patienten nach Radiochirurgie (n = 199) oder Resektion (n = 160) beobachtet (n = 179) oder einer Ganzhirnbestrahlung (180) unterzogen. Es gab keinen Unterschied bei der Überlebenszeit, aber die Ganzhirnbestrahlung reduzierte das Risiko der Progression in Gehirn, deren klinische Relevanz allerdings nicht durch Funktions- oder Lebensqualitätserhalt belegt wurde (Kocher et al. 2010).
Der Stellenwert der adjuvanten Ganzhirnbestrahlung nach erfolgreicher lokaler Therapie singulärer Metastasen bleibt somit aufgrund der Neurotoxizität umstritten (Chang et al. 2009). Es ist vermutlich vertretbar, die Ganzhirnbestrahlung nach kompletter Resektion singulärer Metastasen aufzuschieben, insbesondere, wenn es sich um primär radioresistente Tumoren handelt. Dies gilt typischerweise für metachrone Metastasen von Tumoren wie dem Nierenzellkarzinom oder gastrointestinalen Tumoren. Bei solchen Patienten wird häufig ein langes rezidivfreies Überleben nach alleiniger Operation oder Radiochirurgie beobachtet.
Die Ganzhirnbestrahlung ist die Standardtherapie bei Patienten mit multiplen Hirnmetastasen. Da die MRT für den Nachweis kleiner Läsionen sensitiver als die CT und deshalb Methode der Wahl zum Nachweis von Hirnmetastasen geworden ist, werden heute weniger Patienten mit singulären Hirnmetastasen diagnostiziert als vor 10–20 Jahren. Die Strahlensensitivität der Hirnmetastasen hängt von der Histologie des Primärtumors ab. Entsprechend dem klinischen Ansprechen von bis zu 90 %, das durch Strahlentherapie erreicht wird, zeigt die CT ein partielles Ansprechen, meist definiert als 50 % überschreitende Rückbildung Kontrastmittel aufnehmender Läsionen, oder ein geringeres Ansprechen bei 60–80 % der Patienten mit Metastasen kleinzelliger oder nicht-kleinzelliger Bronchialkarzinome und bei etwa 75 % der Patientinnen mit Mammakarzinom. Demgegenüber sprechen nur 10 % der Melanommetastasen an, obwohl 40–70 % der Patienten eine klinische Besserung zeigen, die vermutlich durch Steroidgabe teilverursacht ist. Auch nur etwa 10 % der Patienten mit urogenitalen und gastrointestinalen Tumoren sprechen dementsprechend nach radiologischen Kriterien an, obwohl die klinische Besserungsrate bei 30–50 % liegt. Metastasen von Keimzelltumoren hingegen sind relativ strahlenempfindlich (Fossa et al. 1999).

Retrospektive Studien, die Patienten mit unterschiedlichen Primärtumoren einschlossen und unterschiedliche Schemata der Ganzhirnbestrahlung einsetzten, berichteten mediane Überlebenszeiten von 2–9 Monaten. Die RTOG führte mehrere prospektive randomisierte Studien durch, die über 2 000 Patienten einschlossen. Fraktionierungsschemata von 20 Gy in 1 Woche, 30 Gy in 2 Wochen, 30 Gy in 3 Wochen, 40 Gy in 3 Wochen, 40 Gy in 4 Wochen oder 50 Gy in 4 Wochen führten nicht zu unterschiedlichen Ergebnissen in Bezug auf den Erhalt neurologischer Funktion, Dauer der Remission oder medianes Überleben (Hendrickson et al. 1983, Gaspar et al. 2010). In einer Serie von 561 Patienten mit günstigen prognostischen Faktoren zeigte sich ebenfalls kein Vorteil eines bestimmten Fraktionierungsschemas. Akzelerierte Schemata von 20 Gy in 1 Woche oder 30 Gy in 2 Wochen führten am schnellsten zu einer Besserung neurologischer Defizite, bei etwa der Hälfte der Patienten innerhalb von 14 Tagen. Die Applikation eines Boosts auf die Tumorregion zusätzlich zur Ganzhirnbestrahlung verbessert die Therapieergebnisse nicht. Mehrere Ansätze zur Verbesserung der Wirksamkeit der Ganzhirnbestrahlung durch radiosensibilisierende Pharmaka, die die intrinsische Radioresistenz einiger solider Tumoren aufheben oder die Radiosensitivität in hypoxischen Tumorarealen verbessern sollen, verfehlten den Wirksamkeitsnachweis in randomisierten Studien, einschließlich Motexafin-Gadolinium (Mehta et al. 2003, 2009) und Efaproxiral (Suh et al. 2006).

Bei Patienten mit SCLC, die ein komplettes Ansprechen auf systemische Chemotherapie zeigen, wird eine Ganzhirnbestrahlung von 20–30 Gy in 2 Gy-Fraktionen als prophylaktische Maßnahme eingesetzt. Diese Maßnahme führt zu einer Reduktion der späteren Inzidenz von Hirnmetastasen und verlängert, das Gesamtüberleben (Auperin et al. 1999, Slotman et al. 2007). Beim NSCLC wird die Inzidenz der Hirnmetastasen reduziert, ohne Einfluss auf die Überlebenszeit (Pöttgen et al. 2007).

H 3.3.5 Chemotherapie

Die Chemotherapie spielt in der Behandlung von Hirnmetastasen im Vergleich zu Operation, Radiochirurgie und fraktionierter Strahlentherapie eine untergeordnete Rolle (Mehta et al. 2010). Hauptursache für das schlechte Ansprechen von Hirnmetastasen auf Chemotherapie ist die Chemoresistenz der Primärtumoren. Viele Tumoren, die häufig in das Gehirn metastasieren, mit Ausnahme des kleinzelligen Bronchialkarzinoms und des Mammakarzinoms, sind primär eher chemoresistente Tumoren, z. B. das nicht-kleinzellige Bronchialkarzinom, das maligne Melanom oder das Nierenzellkarzinom. Zudem wurden die meisten Patienten, die zur Behandlung von Hirnmetastasen eine Chemotherapie erhalten, zuvor mit einer Ganzhirnbestrahlung behandelt, so dass eine Resistenzinduktion und Selektion von Tumorzellen mit erhöhter Resistenz gegenüber genotoxischem Stress allgemein und somit auch gegenüber Chemotherapie anzunehmen ist.
Die Bedeutung der Blut-Hirn-Schranke beim Schutz von Hirnmetastasen gegenüber der systemischen Chemotherapie ist überschätzt worden. Die Blutgefäße der Hirnmetastasen zeigen fenestrierte Endothelauskleidungen, die nicht dem Endothel der physiologischen Blut-Hirn-Schranke entsprechen. Letztere ist durch interzelluläre *tight junctions* gekennzeichnet, die nicht-fenestrierte Endothelzellen überbrücken. Da diese Barriere an der Kontaktfläche von Blutgefäßen und Liquorraum intakt ist, sind Liquorspiegel von Zytostatika kein sinnvoller Parameter, um abzuschätzen, ob ein Zytostatikum Hirnmetastasen erreichen wird oder nicht. Dementsprechend haben die meisten Studien hinreichende Wirkkonzentrationen von Zytostatika in resezierten Hirnmetastasen, nicht jedoch im Liquorraum nachgewiesen. Zudem exprimieren die Blutgefäße der Hirnmetastasen im Gegensatz zu den physiologischen Blutgefäßen des Gehirns nicht das durch das *multidrug-resistance* (mdr–1)-Gen kodierte P-Glykoprotein. Dieses Detoxifizierungssystem verhindert die intrazelluläre Akkumulation strukturell nicht verwandter Pharmaka wie Vincristin, Doxorubicin (z. B. Adriblastin®, Caelyx®) oder Etoposid (VP16) (z. B. Vepesid®). Ein Schutz vor systemischer Chemotherapie durch die Blut-Hirn-Schranke kann somit nur für die Grenzzone zwischen Gehirn und Metastase postuliert werden. So können sich Hirnmetastasen während einer durch Chemotherapie induzierten Rückbildung extrazerebraler Metastasen entwickeln, wenn diese Zellen in einem Mikromillieu wuchsen, das durch die Blut-Hirn-Schranke geschützt war. Andererseits können Substanzen, die als mdr-Substrate bekannt sind, wie der Topoisomerase II-Hemmstoff Etoposid (VP16) oder der Topoisomerase I-Hemmstoff Topotecan (Hycamtin®), bei Hirnmetastasen von Bronchialkarzinomen wirksam sein, weil die Metastasen nicht durch die Expression des P-Glykoproteins geschützt sind.

Patienten mit Hirnmetastasen erhalten häufig parallel zur Strahlentherapie von Hirnmetastasen eine systemische Chemotherapie oder eine Chemotherapie nach der Strahlentherapie, weil zusätzliche extrazerebrale Metastasen bestehen. Die Wirksamkeit kombinierter Strahlen und Chemotherapie als Behandlungskonzept bei Hirnmetastasen wurde erst in neuerer Zeit mit der Einführung von Temozolomid systematischer untersucht. Die Ergebnisse waren eher enttäuschend (**Tab. H 3.3**). Die kombinierte Radiochemotherapie mit Temozolomid führte zu einer Erhöhung der Ansprechrate von 67 % mit alleiniger Strahlentherapie auf 96 % bei kombinierter Behandlung sowie zu einer Verbesserung des Neurostatus, ohne signifikanten Einfluss auf die mediane Überlebenszeit (Antonadou et al. 2002). Die hohen Ansprechraten stehen allerdings im Gegensatz zu anderen Fallsammelstudien und entsprechen nicht den Erfahrungen anderer Zentren. Weder Carboplatin bei nichtkleinzelligen Bronchialkarzinomen (Guerrieri et al. 2004) noch Topotecan (Hedde et al. 2007, Neuhaus et al. 200) oder Nitrosoharnstoffe (Ushio et al. 1991) bei Bronchialkarzinomen führten bei Kombination mit Ganzhirnbestrahlung zu einer Verlängerung der Überlebenszeit. Beim malignen Melanom wurde eine signifikante Reduktion der Mortalität durch die Hirnmetastasen durch zusätzliche Temozolomidgabe von 69 % auf 41 % berichtet (Verger et al. 2005). Zusammengefasst wurde für keinen Tumor bezüglich der Überlebenszeit eine Überlegenheit einer Radiochemotherapie gegenüber alleiniger Strahlentherapie nachgewiesen, wenngleich die Ansprechrate im Gehirn in der Regel erhöht wurde. Viele randomisierte Studien der Radiochemotherapie wurden wegen schlechter Rekrutierung frühzeitig abgebrochen (Verger et al. 2003, Guerrieri et al. 2004, Neuhaus et al. 2009). Demgegenüber zeigte sich im Vergleich von Radiochemotherapie mit Fotemustin beim malignen Melanom ein Zugewinn an hirnspezifischer Progressionsfreiheit gegenüber alleiniger Fotemustin-Chemotherapie (Mornex et al. 2003).
Häufiger wird die Chemotherapie als Monotherapie oder Kombinationschemotherapie ohne Strahlentherapie eingesetzt, entweder primär mit dem Ziel, die Strahlentherapie aufzuschieben, oder als Rezidivtherapie bei Progression nach Strahlentherapie. Eine randomisierte Studie bei NSCLC fand keinen Unterschied bei Variation der Abfolge von Chemotherapie und Strahlentherapie (Lee et al. 2008).
Hirnmetastasen werden in der Regel mit den gleichen Zytostatika behandelt, die bei Metastasen des gleichen Tumors außerhalb des Gehirns eingesetzt würden. Besonders umfangreiche Untersuchungen zur systemischen Chemotherapie bei Hirnmetastasen wurden bei Patienten mit Bronchialkarzinomen durchgeführt. Eine Ansprechrate von 43 %, komplettes und partielles Ansprechen zusammengenommen, wurde mit Hochdosis-Etoposid-Therapie bei SCLC erzielt (Postmus et al. 1989). Nachfolgende Studien zeigten, dass solche Ansprechraten auch mit konventionellen Dosierungen von Etoposid und Teniposid (VM26®) erreicht werden können (Postmus

Tab. H 3.4: Ergebnisse der Chemotherapie zusätzlich zu Chirurgie (Op) und Strahlentherapie (WBRT) bei Patienten mit Hirnmetastasen (randomisierte Studien sind fett gedruckt)

Literatur	Primärtumor	Patienten [n]	Chemotherapie	Ansprechen	Progressionsfreies Überleben [Monate]	Medianes Überleben [Monate]	Ein-Jahres-Überleben [%]	Zwei-Jahres-Überleben [%]
Rosner et al. 1986	Mammakarzinom	100	CFP oder CFPMV oder MVP oder CA[1]	10 CR, 40 PR		5,5	31	
Boogerd et al. 1992	Mammakarzinom	22	CMF oder CAF	2 CR, 10 PR		5,8		
Chang et al. 1994	Melanom	34	Dacarbazin + Fotemustin	2 CR, 2 PR		4,5	20	5
Agarwala et al. 2004	Melanom	117	Op + Temozolomid	1 CR, 7 PR		3,5		
Verger et al. 2004	**Melanom**	**41**	**RT**	**2 CR, 11 PR**		**3,1**		
		41	**RT/Temozolomid plus Temozolomid**	**2 CR, 11 PR**		**4,5**		
Ushio et al. 1991	**Bronchialkarzinom**	**25**	**RT**	**4 CR, 1 PR**		**6,3**		
		34	**RT/XCNU**	**11 CR**		**6,8**		
		29	**RT/XCNU/Tegafur**	**12 CR, 2 PR4**		**7,1**		
Postmus et al. 1995	SCLC	80	VM26	6 CR, 20 PR		2,9		
Cotto et al. 1996	NSCLC	31	Cp + Fotemustin	2 CR		4		
Minotti et al. 1998	NSCLC	23	Cp + VM26	3 CR +5 CR		5		
Korfel et al. 2002	SCLC	30	Topotecan	3 CR, 7 PR	3,1	3,6		
Guerrieri et al. 2004	**NSCLC**	**21**	**RT/Carboplatin**	**29 %**		**3,7**		
		21	**RT**	**10 %**		**4,4**		
Lee et al. 2008	**NSCLC**	**23**	**RT → Gemcitabine/Vinorelbine**	**9 PR**	**4,4**	**9,9**		
		25	**Gemcitabine/Vinorelbine → RT**	**7 PR**	**3,6**	**9,1**		
Neuhaus et al. 2009	**SCLC, NSCLC**	**47**	**RT/Topotecan**	**3 CR, 11 PR**	**2,4**	**2,9**		
		49	**RT**	**5 CR**	**2,2**	**3,2**		
				6 PR				
Spears et al. 1991	Keimzelltumoren (Nicht-Seminome)	24	Cp + Vinblastin + Bleomycin + A oder Cp + A + VP16 + WBRT	6/14 CR				
Fossa et al. 1999	Maligne Keimzelltumoren 139	Cp+verschiedene Schemata Op±WBRT	Prim. Hirnmet.: 56 (16 CR, 15 PR) Sek. Hirnmet.: 83 (17 CR)					54 12
Abrey et al. 2001	Diverse	41	Temozolomid	2 PR, 15 SD		6,6		
Christodoulou et al. 2001	Diverse	24	Temozolomid	1 PR, 4 SD	3	4.5		
Antonadou et al. 2002	**Diverse**	**23**	**WBRT**	**7 CR, 7 PR**		**7**		
		25	**WBRT/Temozolomid plus Temozolomid**	**9 CR, 14 PR**		**8,6**		

[1] A Adriamycin/Doxorubicin, C Zyklophosphamid, Cc CCNU, Cp Cisplatin, D Dibromodulcitol, F 5-Fluorouracil, Hh Hydroxyharnstoff, M Methotrexat, P Prednison, Pc Procarbazin, T Thioguanin, V Vincristin, VM26 Teniposid, VP16 Etoposid; CR komplettes Ansprechen, PR partielles Ansprechen, Op Operation, WBRT Ganzhirn-Strahlentherapie

et al. 1995). Ermutigende Ergebnisse vor allem bei NSCLC wurden für Cisplatin und Cisplatin plus Etoposid berichtet. Insgesamt liegen die Ansprechraten für diese Chemotherapieprotokolle im Bereich von 15–40 %. Sie liegen bei SCLC höher als bei NSCLC, das Ansprechen dauert jedoch nur wenige Monate (**Tab. H 3.3**). Auch der Stellenwert von EGFR-Inhibitoren wie Gefitinib beim nichtkleinzelligen Bronchialkarzinom ist bisher nicht klar definiert (Shimato et al. 2006). Während systemische Metastasen und Hirnmetastasen bei allen Tumoren grundsätzlich meistens gleichsinnig auf die Therapie ansprechen, wurde für SCLC ein deutlich geringeres Ansprechen der zerebralen Metastasen von 27 % gegenüber 73 % im Vergleich zu systemischen Metastasen berichtet (Seute et al. 2006).

Die besten Ergebnisse systemischer Chemotherapie mit Ansprechraten um 50 % und mittleren Überlebenszeiten von 3–8 Monaten wurden für Hirnmetastasen von Mammakarzinomen berichtet (Rosner et al. 1986, Boogerd et al. 1992). Andererseits ist das Zentralnervensystem häufiger das erste Organ des Rückfalls, wenn Patienten zuvor eine adjuvante Chemotherapie bei der Behandlung der Primärläsion erhalten hatten. Diese Beobachtung legt nahe, dass metastatische Tumorzellen während der systemischen Chemotherapie bei mikroskopischer Ausbreitung im Gehirn einen Schutz am ehesten durch die Blut-Hirn-Schranke erfahren. Ein Drittel der Patientinnen mit HER2 +-positiven Mammakarzinomen entwickelt nach Behandlung mit Trastuzumab, einem Antikörper gegen den epidermalen Wachstumsfaktorrezeptor 2/HER, Hirnmetastasen, vermutlich weil diese Tumoren präferenziell in das Gehirn metastasieren und dort durch die Blut-Hirn-Schranke vor der Wirkung von Trastuzumab geschützt sind. Die bisherigen Versuche, diese trotz Trastuzumab-Therapie aufgetretenen Hirnmetastasen mit dem niedermolekularen EGFR/HER2-Inhibitor Lapatinib zu kontrollieren, waren mit einer objektiven Ansprechrate von 6 % eher enttäuschend (Lin et al. 2009). Schließlich wurden auch einige Kasuistiken zum Ansprechen von Hirnmetastasen bei Mammakarzinomen auf die Behandlung mit Antiöstrogenen, vor allem Tamoxifen (z. B. Nolvadex®, Tamobeta®), jedoch auch Megestrolacetat (Megestat®), publiziert.

Ungefähr 10–20 % der Hirnmetastasen maligner Melanome sprechen auf systemische Chemotherapie an. Auch Hirnmetastasen maligner Melanome, die nach der Strahlentherapie progredient sind, können auf Dacarbazin (Detimedac®) und Fotemustin ansprechen oder zumindest eine Stabilisierung zeigen (Chang et al. 1994). Kasuistisches Ansprechen bei Melanommetastasen wurde für Fotemustin allein (Kleeberg et al. 1995, Mornex et al. 2003) oder Temozolomid (Temodal®) (Agarwala et al. 2004) berichtet. Die Korrelation zwischen dem Ansprechen extrazerebraler und zerebraler Metastasen ist beim malignen Melanom hoch. Die systemische Chemotherapie ist eine wirksame Behandlung für Patienten mit Hirnmetastasen von Keimzelltumoren und Chorionkarzinomen. Mit Cisplatin-basierter Chemotherapie wurde eine 5-Jahres-Überlebensrate von 45 % bei Patienten mit malignen Keimzelltumoren erzielt, die bereits bei Diagnosestellung Hirnmetastasen zeigten (Fossa et al. 1999).

Hirnmetastasen von Ovarialkarzinomen können ebenfalls auf Chemotherapie ansprechen. Die seltenen Hirnmetastasen von Schilddrüsenkarzinomen sprechen nur selten auf Chemotherapie an, sind aber auch gegenüber Strahlentherapie oder Radiojod-Therapie resistent. Hirnmetastasen von Nierenzellkarzinomen und kolorektalen Karzinomen sprechen gewöhnlich nicht auf Chemotherapie an. In einer Subgruppenanalyse aus der Zulassungsstudie für den Multikinaseinhibitor Sorafenib beim Nierenzellkarzinom wurde bei der retrospektiven Analyse die Beobachtung gemacht, dass die Inzidenz von Hirnmetastasen im Sorafenib-Arm 3 % (2/70 Patienten) und im Placebo-Arm 12 % (8/69 Patienten) betrug (Massard et al. 2010). Dies könnte ein erster Hinweis für ein prophylaktisches Potenzial bestimmter neuer Therapeutika für die Hirnmetastasierung sein, auch wenn zu diesem Punkt noch keine kontrollierten Daten vorliegen.

Im Unterschied zu den hirneigenen Tumoren (Kap. H 1) war man bei der Erprobung antiangiogener Substanzen bei Patienten mit Hirnmetastasen wegen der mutmaßlichen Blutungsgefahr sehr zurückhaltend. Es zeigt sich aber, dass z. B. der VEGF-Antikörper Bevacizumab bei diesen Patienten gut eingesetzt werden kann: nur bei einem von 85 Patienten trat eine Blutung auf (Akerley et al. 2008). Hirnmetastasen *per se* sind daher heutzutage keine Kontraindikation mehr für den Einsatz antiangiogener Substanzen (Socinski et al. 2009, Besse et al. 2010).

Die intraarterielle Applikation von Zytostatika wurde mit dem Ziel einer erhöhten lokalen Pharmakakonzentration in den Metastasen verfolgt. In den ersten Studien wurden vor allem Cisplatin oder Nitrosoharnstoffe eingesetzt. Relevante Ansprechraten wurden nicht erzielt. Die Inzidenz schwerer Nebenwirkungen in Form von Erblindung und Ertaubung war hoch. Andere Formen der lokalen Therapie, z. B. intraläsionale und intrathekale Chemotherapie, spielen bei der Behandlung solider Hirnmetastasen keine Rolle. Auch immuntherapeutische oder gentherapeutische Ansätze haben sich bisher in der klinischen Behandlung von Patienten mit Hirnmetastasen nicht durchgesetzt.

H 3.3.6 Rezidivierende Hirnmetastasen

Ein Rezidiv lässt sich nicht immer durch CT oder MRT von fokalen Strahlennekrosen unterscheiden. MR-Perfusions- oder MR-Spektroskopie-Untersuchungen können zusätzliche Sicherheit ergeben (Chiang et al. 2009; Hoefnagels et al. 2009). Die Positronen-Emissions-Tomographie (PET) kann einen metabolisch aktiven Tumor identifizieren, während nekrotisches Gewebe hier inaktiv sein sollte. Wenn die PET nicht verfügbar ist oder keine sichere Zuordnung zulässt, kann eine Biopsie zur Klärung der Diagnose notwendig sein. Die Prognose für Patienten mit rezidivierenden oder nach Primärbehandlung progredienten Hirnmetastasen ist schlecht. Die Behandlungsoptionen hängen von der Primärtherapie ab. Die operative Entfernung rezidivierter Hirnmetastasen kann bei Patienten mit günstigen prognostischen Faktoren und vor allem chemoresistenten Tumoren sinnvoll sein, z. B. bei nicht-kleinzelligen Bronchialkarzinomen (Bindal et al. 1995). Die Ganzhirnbestrahlung kann bei Patienten eingesetzt werden, die diese Behandlung zuvor nicht erhalten haben. Radiochirurgie ist bei Patienten, die zuvor operiert oder auch einer Ganzhirnbestrahlung unterzogen wurden, sinnvoll (Chen et al. 2000). Es gibt keinen Unterschied der Wirksamkeit zwischen Linearbeschleuniger, *Gamma-Knife* oder *Cyber-Knife* (Suh 2010). Die interstitielle Strahlentherapie (Brachytherapie) mittels radioaktiven Jods oder Iridiums wird nur noch selten eingesetzt (Ammirati et al. 2010).

H 3.3.7 Hirnmetastasen und leptomeningeale Metastasierung

Wenn keine Gefahr der neurologischen Verschlechterung durch Einklemmung, etwa bei Metastasen der hinteren Schädelgrube, besteht, wird eine Liquoruntersuchung zum Ausschluss leptomeningealer Metastasierung durchgeführt. Bei Tumorzellnachweis im Liquor ist die MRT des gesamten Spinalkanals indiziert. Diagnose und Behandlung der leptomeningealen Metastasierung werden in Kapitel H 4 erörtert.

H 3.4 Pragmatische Therapie

H 3.4.1 Symptomatische Therapie

Symptomatische Behandlungsmaßnahmen sind erforderlich, sobald die Diagnose von Hirnmetastasen gestellt wurde. Einige wenige Patienten mit Hirnmetastasen werden als neurologischer Notfall mit progredienten neurologischen Defiziten und Bewusstseinsstörung klinisch manifest. Patienten, deren Hirnmetastasierung dennoch durch spezifische Behandlung kontrollierbar erscheint, werden zunächst mit hohen Dosen von Steroiden, hyperosmolaren Pharmaka und eventuell kontrollierter Hyperventilation behandelt, um eine akute Einklemmung zu verhindern. Nach klinischer Stabilisierung erfolgt die Behandlung dieser Patienten nach den gleichen Kriterien wie für alle anderen Patienten mit Hirnmetastasen. Patienten mit einem Verschlusshydrozephalus infolge infratentorieller Metastasierung müssen zunächst mit einer externen oder internen Liquordrainage versorgt werden (s. H 3.3.2). Die meisten Patienten mit leichten bis mäßigen neurologischen Symptomen und Zeichen erhöhten intrakraniellen Drucks oder fokalen Defiziten werden mit Dexamethason (Fortecortin®) oder anderen Kortikosteroiden behandelt, sobald die Diagnose der Hirnmetastasierung gestellt ist. Wenn der Primärtumor nicht bekannt ist, sollten Steroide nicht eingesetzt werden, falls der neuroradiologische Befund mit einem primären zerebralen Lymphom vereinbar ist. Patienten mit schweren neurologischen Defiziten, z. B. ausgeprägter Aphasie oder Hemiparese, sollten einen intravenösen Bolus z. B. von 40 mg Dexamethason erhalten (A). Vor der chirurgischen Resektion wird Dexamethason in einer Tagesdosis von 16–32 mg über 2–3 Tage verabreicht, um die Exazerbation eines vorbestehenden Hirnödems während und nach dem operativen Eingriff zu verhindern. Patienten, die nicht operiert werden, können zunächst mit 4 mg Dexamethason behandelt werden, vor allem vor Einleitung der Strahlentherapie (↑, B) (Vecht et al. 1994). Die Dosis der Steroide wird nach Bedarf gesteigert oder reduziert und ausgesetzt, wenn sich die Strahlentherapie dem Abschluss nähert oder auch später. Während der Steroidtherapie sollte kontinuierlich eine Ulkusprophylaxe mit Antazida, H_2-Rezeptor-Antagonisten oder Protonenpumpenhemmstoffen erfolgen. Auf individueller Basis müssen auch Maßnahmen zur Prävention der Osteoporose und möglicher Störungen im Salzhaushalt getroffen werden.

Die Prinzipien der Antikonvulsiva-Behandlung bei Patienten mit Hirnmetastasen wurden oben bereits diskutiert. Diese Pharmaka werden nicht als Routine eingesetzt (↑, B). Tagesdosen, therapeutische Plasmaspiegel und Nebenwirkungen der Antikonvulsiva-Therapie werden in Kapitel C 1 dargestellt. Hospitalisierte Patienten mit fortgeschrittener systemischer Erkrankung und einer Lebenserwartung von weniger als 2–3 Monaten trotz Behandlung, Patienten, die nicht kommunizieren können oder bereits während der Strahlentherapie eine zunehmende Bewusstseinstrübung zeigen, sollten lediglich symptomatisch mit Steroiden, Antikonvulsiva und Analgetika behandelt werden.

H 3.4.2 Tumorspezifische Therapie

Mit Ausnahme der kleinzelligen Bronchialkarzinome, Keimzelltumoren und lymphohämatopoetischen Tumorerkrankungen sollten singuläre Hirnmetastasen gemäß den oben ausgeführten Richtlinien reseziert werden (↑↑, A). Alternativ kann, insbesondere auch bei Patienten mit hohem Operationsrisiko, die Radiochirurgie erfolgen, wenn die Läsion im Durchmesser nicht größer als 3 cm ist und keine Mittellinienverlagerung vorliegt (↑↑, A). Patienten mit fortgeschrittener systemischer Erkrankung können auch bei singulärer Hirnmetastase primär mit der Ganzhirnbestrahlung behandelt werden. Auch nach chirurgischer Resektion oder radiochirurgischer Behandlung singulärer Hirnmetastasen wird häufig mit einer nachfolgenden Ganzhirnbestrahlung in einer Dosis von z. B. 36 Gy (4 x 3 Gy-Einzelfraktionen pro Woche) behandelt, um die lokale Tumorkontrolle zu verbessern (↑, B). Hier muss zwischen den Risiken eines frühen Rezidivs der Hirnmetastasen, dessen Bedeutung für die Lebensqualität noch nicht hinreichend geklärt ist, *versus* der Entwicklung kognitiver Einschränkungen abgewogen werden (Kocher et al. 2010). Falls mehrere günstige prognostische Faktoren vorliegen (s. o.), wird die Behandlung mit 36–45 Gy (5 x 2 Gy-Fraktionen pro Woche) verabreicht, um neurotoxische Spätfolgen der Strahlentherapie zu vermeiden. Ein Boost von 9 Gy kann im Bereich inkomplett resezierter Metastasen appliziert werden (↔, C).

Die meisten Patienten mit multiplen Hirnmetastasen erhalten primär eine Ganzhirnbestrahlung. Ausnahmen sind Patienten mit ausgeprägten neurologischen Defiziten wie einer schweren Aphasie oder Hemiparese, die auf die Raumforderungswirkung einer einzelnen Metastasen zurückgeführt werden können und bei denen mit einer Rückbildung dieser Symptomatik nach der Resektion zu rechnen ist. Andere Patienten zeigen mehrere günstige prognostische Faktoren sowie gut zugängliche Hirnmetastasen, so dass auch in Einzelfällen zwei oder mehr Metastasen operativ entfernt werden können. In diesen

Fällen wird Operation oder Radiochirurgie vorgezogen. Die Dosierung der Ganzhirnbestrahlung bei multiplen Hirnmetastasen entspricht der oben ausgeführten Dosierung bei solitären Metastasen.
Die Chemotherapie orientiert sich an der Histologie des Primärtumors (↑, A). Sie sollte in der Regel Anwendung finden, wenn die operativen und radioonkologischen Therapieoptionen ausgeschöpft sind, die Patienten jedoch in entsprechend gutem Allgemeinzustand sind sowie einen KPS von mindestens 50 % aufweisen.

H 3.4.3 Nebenwirkungen der Strahlentherapie und Chemotherapie

Bei der Strahlentherapie sind akute, subakute und chronische unerwünschte Nebenwirkungen zu differenzieren. Eine Alopezie kann bei allen Patienten auftreten. Sie ist gewöhnlich nur inkomplett reversibel. Frühe neurologische Nebenwirkungen treten bei etwa 20 % der Patienten auf. Sie umfassen Übelkeit, Erbrechen, Fieber und Verschlechterung des neurologischen Zustands. Die frühen Nebenwirkungen werden auf strahleninduzierte Gefäßschäden zurückgeführt, die ein vorbestehendes Hirnödem verstärken können. Sie sprechen auf eine Erhöhung der Steroiddosis an Schwindel, Übelkeit und Müdigkeit entwickeln sich bei etwa 20–25 % der Patienten 13 Monate nach der Strahlentherapie. Diese Nebenwirkungen werden auf eine vorübergehende Demyelinisierung zurückgeführt, sprechen in der Regel nicht auf Kortikosteroide an, sind jedoch meist gering ausgeprägt und bilden sich spontan zurück. Die Ganzhirnbestrahlung birgt bei Überlebenszeiten von über einem Jahr ein erhebliches Risiko irreversibler Neurotoxizität, das vor allem von der Gesamtdosis und dem Fraktionierungsschema abhängt. Das klinische Syndrom aus Demenz, Ataxie und Harninkontinenz in Verbindung mit einer neuroradiologisch nachweisbaren progredienten Leukenzephalopathie und globaler Hirnatrophie oder auch fokalen Strahlennekrosen, die als raumfordernde Läsion imponieren können, wird bei etwa 10 % der Patienten beobachtet, die eine Ganzhirnbestrahlung für länger als ein Jahr überleben (DeAngelis et al. 1989a). Bei heutigen Dosierungsschemata mit Einzelfraktionen nicht über 3 Gy ist mit einer geringeren Inzidenz solcher Spätfolgen zu rechnen (Dropcho 2010). Nach aktuelleren Studien leiden die kognitiven Funktionen der Patienten insgesamt immer noch mehr unter der Tumorprogression als unter der Ganzhirnbestrahlung (Aoyama et al. 2007, Li et al. 2007).
Die Nebenwirkungen der Radiochirurgie umfassen akute leichte Kopfschmerzen und Übelkeit und ein verzögertes steroidsensitives Hirnödem mit vorübergehender Verschlechterung vorbestehender neurologischer Defizite bei etwa 10 % der Patienten. Eine verzögerte Nekrose von Hirngewebe wurde bei etwa 3 % der Patienten beobachtet. Patienten mit raumfordernden Strahlennekrosen und symptomatischem Hirnödem können versuchsweise mit Steroiden oder durch Antikoagulation behandelt werden (Glantz et al. 1994). Zeigt sich innerhalb der ersten Woche der Heparintherapie keine Besserung, so wird auf die Umstellung auf Marcumar verzichtet. Bessern sich die Symptome durch die Heparinisierung, so ist eine Marcumarisierung zunächst für 3 Monate sinnvoll. Symptomatische Hirnblutungen im Rahmen dieser Therapie wurden weder von Glantz und Mitarbeitern (1994) noch in der eigenen kleinen Serie (Happold et al. 2006) beobachtet. Selten ist eine chirurgische Dekompression der Nekrose notwendig, wenn eine akute neurologische Verschlechterung auftritt.

H 3.4.4 Obsolete Behandlungsformen

Eine zweite Serie der Ganzhirnbestrahlung bei Patienten mit rezidivierenden oder erneut progredienten Hirnmetastasen hat eine hohe Rate erheblicher Neurotoxizität, obgleich etwa 30 % der Patienten auf eine solche Behandlung ansprechen (Ammirati et al. 2010). Die stereotaktische perkutane Strahlentherapie hat die invasivere interstitielle Strahlentherapie (Brachytherapie) in der Behandlung von Hirnmetastasen-Rezidiven weitgehend ersetzt. Die Applikation von Gliasite® oder interstitielle Chemotherapie mit BCNU-Wafern ist ebenfalls nicht indiziert. Die intraarterielle Chemotherapie von Hirnmetastasen mit oder ohne hyperosmotische Öffnung der Blut-Hirn-Schranke hat häufig schwere Nebenwirkungen und ist der konventionellen Chemotherapie nicht überlegen.

H 3.5 Spinale Metastasen

Viele der obigen Ausführungen gelten auch für spinale Metastasen. Zu unterscheiden sind Tumoren der Wirbelknochen mit oder ohne Rückenmarkkompression, intraspinale extradurale, intradurale und intramedulläre Tumoren. Dieses Thema ist wegen der zahlreichen neurochirurgischen und orthopädischen Operationsstrategien mit Stabilisierungen und der Frage der therapeutischen Komplementarität verschiedener Modalitäten komplex. Aufgrund des drohenden raschen irreversiblen Verlusts neurologischer Funktion besitzen sowohl Operation als auch Strahlentherapie jedoch meist höhere Dringlichkeit (George et al. 2010). Der Stellenwert der Operation bezüglich des Erhalts der Gehfähigkeit ist durch eine randomisierte Studie belegt (↑, B) (Patchell et al. 2005). Die Strahlentherapie erfolgt primär oder postoperativ mit traditionell 4 × 3 Gy/Woche bis 36 Gy mit einer Wirbelkörperhöhe Sicherheitsabstand kraniokaudal in beide Richtungen. Neue Dosiskonzepte der akzelerierten Bestrahlung bis hin zur Verabreichung von 2 × 8 Gy in einwöchentlichem Abstand befinden sich in der klinischen Erprobung und scheinen eine praktikable Behandlungsform ohne kurzfristig erhöhtes Risiko von Neurotoxizität zu sein (Maranzano et al. 2005). Die Chemotherapie orientiert sich am Primärtumors (s. o.; s. auch Kap. H 4).

H 3.6 Literatur

Abrey LE, Olson JD, Raizer JJ, Mack M, Rodavitch A, Boutros DY, Malkin MG. A phase II trial of temozolomide for patients with recurrent or progressive brain metastases. J Neurooncol 2001;53:259–265.

Agarwala SS, Kirwood JM, Gore M, Dreno B, Thatcher N, Czarnetski B, et al. Temozolomide for the treatment of brain metastases associated with metastatic melanoma A phase II study. J Clin Oncol 2004;22:2101–2107.

Akerley WL, Langer CJ, Oh Y, Strickland DK, Royer SJ, Xia Q, Mu Y, Huang J, Socinski MA. Acceptable safety of bevacizumab therapy in patients with brain metastases due to non-small-cell lung cancer. J Clin Oncol 2008;26:(15S)8043.

Ammirati M, Cobbs CS, Linskey ME, Paleologos NA, Ryken TC, Burri SH, Asher AL, Loeffler JS, Robinson PD, Andrews DW, Gaspar LE, Kondziolka D, McDermott M, Mehta MP, Mikkelsen T, Olson JJ, Patchell RA, Kalkanis SN. The role of retreatment in the management of recurrent/progressive brain metastases: a systematic review and evidence-based clinical practice guideline. J Neuro-Oncol 2010;96:85–96.

Andrews DW, Scott CB, Sperduto PW, Flanders AE, Gaspar LE, Schell MC, et al. Whole brain radiation therapy with or without stereotactic radiosurgery boost for patients with one to three brain metastases: phase III results of the RTOG 9508 randomised trial. Lancet 2004;363:1665–1672.

Antonadou D, Paraskevaidis M, Sarris G, Coliarakis N, Economou I, Karageorgis P, Throuvalas N. Phase II randomized trial of temozolomide and concurrent radiotherapy in patients with brain metastases. J Clin Oncol 2002;20:3644–3650.

Aoyama H, Shirato H, Tago M, Nakagawa K, Toyoda T, Hatano K, Kenjyo M, Oya N, Hirota S, Shioura H, Kunieda E, Inomata T, Hayakawa K, Katoh N, Kobashi G. Stereotactic radiosurgery plus whole-brain radiation therapy vs stereotactic radiosurgery alone for treatment of brain metastases: a randomised controlled trial.. J Am Med Ass 2006;295:2483–2491.

Aoyama H, Tago M, Kato N, Toyoda T, Kenjyo M, Hirota S, Shioura H, Inomata T, Kunieda E, Hayakawa K, Nakagawa K, Kobashi G, Shirato H Neurocognitive function of patients with brain metastasis who received either whole brain radiotherapy plus stereotactic radiosurgery or radiosurgery alone. Int J Radiat Oncol Biol Phys 2007;68:1388–1395.

Auperin A, Arriagada R, Pignon JP, Le-Pechoux C, Gregor A, Stephens RJ, Kristjansen PE, Johnson BE, Ueoka H, Wagner H, Aisner J. Prophylactic cranial irradiation for patients with small-cell lung cancer in complete remission. Prophylactic Cranial Irradiation Overview Collaborative Group. N Engl J Med 1999;341:476–484.

Barnholtz JS, Sloan AE, Davis FG, Vigneau FD, Lai P, Sawaya RE. Incidence proportions of brain metastases in patients diagnosed (1973–2001). in the metropolitan Detroit cancer surveillance system. J Clin Oncol 2004;22:2865–2872.

Besse B, Lasserre SF, Compton P, Huang J, Augustus S, Rohr UP. Bevacizumab safety in patients with central nervous system metastases. Clin Cancer Res 2010;16:269–278.

Bindal RK, Sawaya R, Leavens ME, Hess KR, Taylor SH. Reoperation for recurrent metastatic brain tumors. J Neurosurg 1995;83:600–604.

Bindal AK, Bindal RK, Hess KR, Shiu A, Hassenbusch SJ, Shi WM, Sawaya R. Surgery versus radiosurgery in the treatment of brain metastasis. J Neurosurg 1996;84:748–754.

Boogerd W, Dalesio O, Bais EM, van der Sande JJ. Response of brain metastases from breast cancer to systemic chemotherapy. Cancer 1992;69:972–980.

Chang J, Atkinson H, A‹Hern R, Lorentzos A, Gore ME. A phase II study of the sequential administration of dacarbazine and fotemustine in the treatment of cerebral metastases from malignant melanoma. Eur J Cancer 1994;30A:2093–2095.

Chang EL, Wefel JS,, Hess KR, Allen PK, Lang FF, Kornguth DG, Arbuckle RB, Swint JM, Shiu AS, Maor MH, Meyers CA. Neurocognition in patients with brain metastases treated with radiosurgery or radiosurgery plus whole-brain irradiation: a randomised controlled trial. Lancet Oncol 2009;10:1037–1044.

Chen JCT, Petrovich Z, Giannotta SL, Yu C, Apuzzo MLJ. Radiosurgical salvage therapy for patients presenting with recurrence of metastatic disease to the brain. Neurosurgery 2000;46:860–866.

Chiang IC, Hsieh TJ, Chiu ML, Liu GC, Kuo YT, Lin WC. Distinction between pyogenic brain abscess and necrotic brain tumour using 3-tesla MR spectroscopy, diffusion and perfusion imaging. Br J Radiol 2009;82:813–820.

Christodoulou C, Bafaloukos D, Kosmidis P, Samantas E, Bamias A, Papakostas P, Karabelis A, Bacoyiannis C, Skarlos DV, for the Hellenic Cooperative Oncology Group.Phase II study of temozolomide in heavily pretreated cancer patients with brain metastases. Ann Oncol 2001;12:249–254.

Cotto C, Berille J, Souquet PJ, Riou R, Croisile B, Turjman F, Giroux B, Brune J, Trillet-Lenoir V. A phase II trial of fotemustine and cisplatin in central nervous system metastases from non-small cell lung cancer. Eur J Cancer 1996;32A:69–71.

DeAngelis LM, Delattre JY, Posner JB. Radiation-induced dementia in patients cured of brain metastases. Neurology 1989a;39:789–796.

Do L, Pezner R, Radany E, Liu A, Staud C, Badie B. Resection followed by stereotactic radiosurgery to resection cavity for intracranial metastases. Int J Radiat Oncol Biol Phys 2009;73:486–491.

Dropcho E. Neurotoxicity of radiation therapy. Neurol Clin 2010;28:217–234.

Fossa SD, Bokemeyer C, Gerl A, Culine S, Jones WG, Mead GM, Germa-Luch JR, Pont J, Schmoll HJ, Tjulandin S. Treatment outcome of patients with brain metastases from malignant germ cell tumors. Cancer 1999;85:988–997.

Forsyth PA, Weaver S, Fulton D, Brasher PM, Sutherland G, Stewart D, Hagen NA, Barnes P, Cairncross JG, DeAngelis LM. Prophylactic anticonvulsants in patients with brain tumour. Can J Neurol Sci 2003;30:106–112.

Garell PC, Hitchon PW, Wen BC, Mellenberg DE, Torner J, Stereotactic radiosurgery versus microsurgical resection for the initial treatment of metastatic cancer to the brain. J Radiosurg 1999;2:1–5.

Gaspar L, Scott C, Rotman M, Asbell S, Phillips T, Wasserman T, McKenna WG, Byhardt R. Recursive partitioning analysis (RPA) of prognostic factors in three Radiation Therapy Oncology Group (RTOG) brain metastases trials. Int J Radiat Oncol Biol Phys 1997;37:745–751.

Gaspar LE, Scott C, Murray K, Curran W. Validation of the RTOG recursive partitioning analysis (RPA) classification for brain metastasis. Int J Radiat Oncol Biol Phys 2000;47:1001–1006.

Gaspar LE, Mehta MP, Patchell RA, Burri SH, Robinson PD, Morris RE, Ammirati M, Andrews DW, Asher AL, Cobbs CS, Kondziolka D, Linskey ME, Loeffler JS, McDermott M, Mikkelsen T, Olson JJ, Paleologos NA, Ryken TC, Kalkanis SN, The role of whole brain radiation therapy in the management of newly diagnosed brain metastases: a systematic review and evidence-based clinical practice guideline. J Neuro-Oncol 2010;96:17–32.

Gavrilovic IT, Posner JB. Brain metastases: epidemiology and pathophysiology. J Neuro-Oncol 2005;75:5–14.

George R, Jeba J, Ramkumar G, Chacko AG, Leng M, Tharyan P. Interventions for the treatment of metastatic extradural spinal cord compression in adults. Cochrane Database of Systematic Reviews 2008; Issue 4. Art. No.: CD006716.

Glantz MJ, Burger PC, Friedmann AH, Radtke RA, Massey EW, Schold SC. Treatment of radiation-induced nervous system injury with heparin and warfarin. Neurology 1994;44:2020–2027.

Guerrieri M, Wong K, Ryan G, Millward M, Quong G, Ball DL A randomised phase III study of palliative radiation with concomitant carboplatin for brain metastases from non-small cell carcinoma of the lung. Lung Cancer 2004; 46:107–111.

Happold C, Ernemann U, Roth P, Wick W, Weller M, Schmidt F. Anticoagulation for radiation-induced neurotoxicity revisited. J Neuro-Oncol 2008;90:357–362.

Hart MG, Grant R, Walker M, Dickinson HO. Surgical resection and whole brain radiation therapy versus whole brain radiation therapy alone for single brain metastases. Cochrane Database of Systematic Reviews 2004; Issue 4. Art. No.: CD003292.

Hedde JP, Neuhaus T, Schüller H, Metzler U, Schmidt-Wolf IGH, Kleinschmidt R, Losem C, Lange O, Grohe C, Stier S, Ko YD. A phase I/II trial of topotecan and radiation therapy for brain metastases in patients with solid tumors. Int J Radiat Oncol Biol Phys 2007;68:839–844.

Hendrickson FR, Lee MS, Larson M, Gelber RD. The influence of surgery and radiation therapy on patients with brain metastases. Int J Radiat Oncol Biol Phys 1983;9: 623–627.

Hoefnagels FW, Lagerwaard FJ, Sanchez E, Haasbeek CJ,, Knol DL, Slotman BJ, Vandertop WP. Radiological progression of cerebral metastases after radiosurgery: assessment of perfusion MRI for differentiating between necrosis and recurrence. J Neurol 2009;256:878–887.

Huang CF, Kondziolka D, Flickinger JC, Lunsford LD. Stereotactic radiosurgery for brainstem metastases. J Neurosurg 1999;91:563–568.

Kalkanis SN, Kondziolka D, Gaspar LE, Burri SH, Asher AL, Cobbs CS, Ammirati M, Robinson PD, Andrews DW, Loeffler JS, McDermott M, Mehta MP, Mikkelsen T, Olson JJ, Paleologos NA, Patchell RA, Ryken TC, Linskey ME. The role of surgical resection in the management of newly diagnosed brain metastases: a systematic review and evidence-based clinical practice guideline. J Neuro-Oncol 2010;96:33–43.

Kim PK, Ellis TL, Stieber VW, McMullen KP, Shaw EG, McCoy TP, D'Agostino RB, Bourland JD, DeGuzman AF, Ekstrand KE, Raber MR. Tatter SB. Gamma knife surgery targeting the resection cavity of brain metastasis that has progressed after whole-brain radiotherapy. J Neurosurg 2006;105:75–78.

Kleeberg UR, Engel E, Israels P, Bröcker EB, Tilgen W, Kennes C, Gérard B, Lejeune F, Glabbeke MV, Lentz MA. Palliative therapy of melanoma patients with fotemustine. Inverse relationship between tumor load and treatment effectiveness. A multicentre phase II trial of the EORTC-Melanoma Cooperative Group (MCG). Melanoma Res 1995;5:195–200.

Kocher M, Soffietti R, Abacioglu U, Villà S, Fauchon F, Baumert BG, Fariselli L, Tzuk-Shina T, Kortmann RD, Carrie C, Ben Hassel M, Kouri M, Valeinis E, Van den Berge D, Collette S, Collette L, Mueller RP. for the EORTC Radiation Oncology and Brain Tumor Groups.Adjuvant whole brain radiotherapy versus observation after radiosurgery or surgical resection of 1-3 cerebral metastases. results of the EORTC 22952-26001 study. J Clin Oncol im Druck

Kondziolka D, Patel A, Lunsford LD, Kassam A, Flickinger JC. Stereotactic radiosurgery plus whole brain radiotherapy versus radiotherapy alone for patients with multiple brain metastases. Int J Radiat Oncol Biol Phys 1999; 45:427–434.

Korfel A, Oehm C, von Pawel J, Keppler U, M. Deppermann M, Kaubitsch S, Thiel E. Response to topotecan of symptomatic brain metastases of small-cell lung cancer also after whole-brain irradiation a multicentre phase II study. Eur J Cancer 2002;38:1724–1729.

Lee DH, Han JY, Kim HT, Yoon SJ, Pyo HR, Cho KH, Shin SH, Yoo H, Lee SH, Lee JS. Primary chemotherapy for newly diagnosed nonsmall cell lung cancer patients with synchronous brain metastases compared with whole-brain radiotherapy administered first: result of a randomized pilot study. Cancer 2008;113:143–149.

Li J, Bentzen SM, Renschler M, Mehta MP. Regression after whole-brain radiation therapy for brain metastases correlates with survival and improved neurocognitive function. J Clin Oncol 2007;25:1260–1266.

Limbrick DD Jr, Lusis EA, Chicoine MR, Rich KM, Dacey RG, Dowling JL, Grubb RL, Filiput EA, Drzymala RE, Mansur DB, Simpson JR. Combined surgical resection and stereotactic radiosurgery for treatment of cerebral metastases. Surg Neurol 2009;71:280–288.

Lin NU, Dieras V, Paul D, Lossignol D, Christodoulou C, Stemmler HJ, Roche H, Liu MC, Greil R, Ciruelos E, Loibl S, Gori S, Wardley A, Yardley D, Brufsky A, Blum JL, Rubin SD, Dharan B, Steplewski K, Zembryki D, Oliva C, Roychowdhury D, Paoletti P, Winer EP. Multicenter phase II study of lapatinib in patients with brain metastases from HER2-positive breast cancer. Clin Cancer Res 2009;15:1452–1459.

Linskey ME, Andrews DW, Asher AL, Burri SH, Kondziolka D, Robinson PD, Ammirati M, Cobbs CS, Gaspar LE, Loeffler JS, McDermott M, Mehta MP, Mikkelsen T, Olson JJ, Paleologos NA, Patchell RA, Ryken TC, Kalkanis SN. The role of stereotactic radiosurgery in the management of patients with newly diagnosed brain metastases: a systematic review and evidence-based clinical practice guideline. J Neuro-Oncol 2010;96:45–68.

Maranzano E, Bellavita R, Rossi R, De Angelis V, Frattegiani A, Bagnoli R, Mignogna M, Beneventi S, Lupattelli M, Ponticelli P, Biti GP, Latini P. Short-course versus split-course radiotherapy in metastatic spinal cord compression: results of a phase III, randomized, multicenter trial. J Clin Oncol 2005;23:3358–3365.

Massard C, Zonierek J, Gross-Goupil M, Fizazi K, Szczylik C, Escudier B. Incidence of brain metastases in renal cell carcinoma treated with sorafenib. Ann Oncol 2010;21: 1027–1031.

Mathieu D, Kondziolka D, Flickinger JC, Fortin D, Kenny B, Michaud K, Mongia S, Niranjan A, Lunsford LD. Tumor bed radiosurgery after resection of cerebral metastases. Neurosurgery 2008;62:817–823.

Mehta MP, Rodrigus P, Terhaard CH, Rao A, Suh J, Roa W, Souhami L, Bezjak A, Leibenhaut M, Komaki R, Schultz C, Timmerman R, Curran W, Smith J, Phan SC, Miller RA, Renschler MF. Survival and neurologic outcomes in a randomized trial of motexafin gadolinium and whole-brain radiation therapy in brain metastases. J Clin Oncol 2003;21:2529–2536.

Mehta MP, Shapiro WR, Phan SC, Gervais R, Carrie C, Chabot P, Patchell RA, Glantz MJ, Recht L, Langer C, Sur RK, Roa WH, Mahe MA, Fortin A, Nieder C, Meyers CA, Smith JA, Miller RA, Renschler MF. Motexafin gadolinium combined with prompt whole brain radiotherapy prolongs time to neurologic progression in non-small-cell lung cancer patients with brain metastases: results of a phase III trial. Int J Radiat Oncol Biol Phys 2009;73:1069–1076.

Mehta MP, Paleologos NA, Mikkelsen T, Robinson PD, Ammirati M, Andrews DW, Asher AL, Burri SH, Cobbs CS, Gaspar LE, Kondziolka D, Linskey ME, Loeffler JS, McDermott M, Olson JJ, Patchell RA, Ryken TC, Kalkanis SN. The role of chemotherapy in the management of newly diagnosed brain metastases: a systematic review and evidence-based clinical practice guideline. J Neuro-Oncol 2010;96:71–83.

Mikkelsen T, Paleologos NA, Robinson PD, Ammirati M, Andrews DW, Asher AL, Burri SH, Cobbs CS, Gaspar LE, Kondziolka D, Linskey ME, Loeffler JS, McDermott M, Mehta MP, Olson JJ, Patchell RA, Ryken TC, Kalkanis SN. The role of prophylactic anticonvulsants in the management of brain metastases: a systematic review and evidence-based clinical practice guideline. J Neuro-Oncol 2010;96:97–102.

Minotti V, Crinó L, Meacci ML, Corgna E, Darwish S, Palladino MA, Betti M, Tonato M. Chemotherapy with cisplatin and teniposide for cerebral metastases in non-small cell lung cancer. Lung Cancer 1998;20:93–98.

Mintz AH, Kestle J, Rathbone MP, Gaspar L, Hugenholtz H, Fisher B, Duncan G, Skingley P, Foster G, Levine M. A randomized trial to assess the efficacy of surgery in addition to radiotherapy in patients with a single cerebral metastasis. Cancer 1996;78:1470–1476.

Mornex F, Thomas L, Mohr P, Hauschild A, Delaunay MM, Lesimple T, Tilgen W, Bui BN, Guillot B, Ulrich J, Bourdin S, Mousseau M, Cupissol D, Bonneterre ME, De Gislain C, Bensadoun RJ, Clavel M. A prospective randomized multicentre phase III trial of fotemustine plus whole brain irradiation versus fotemustine alone in cerebral metastases of malignant melanoma. Melanoma Res 2003;13:97–103.

Muacevic A, Wowra B, Siefert A, Tonn JC, Steiger HJ, Kreth FW. Microsurgery plus whole brain irradiation versus Gamma Knife surgery alone for treatment of single metastases to the brain: a randomized controlled multicentre phase III trial. J Neuro-Oncol 2008;87:299–307.

Neuhaus T, Ko Y, Muller RP, Grabenbauer GG, Hedde JP, Schueller H, Kocher M, Stier S, Fietkau R. A phase III trial of topotecan and whole brain radiation therapy for patients with CNS-metastases due to lung cancer. Br J Cancer 2009;100:291–297.

Noordijk EM, Vecht CJ, Haaxma-Reiche H, Padberg GW, Voormolen JHC, Hoekstra FH, Tans JTJ, Lambooij N, Metsaars JAL, Wattendorff AR, Brand R, Hermans J. The choice of treatment of single brain metastasis should be based on extracranial tumor activity and age. Int j Radiat Oncol Biol Phys 1994;29:711–717.

O'Neill BP, Iturria NJ, Link MJ, Pollock BE, Ballman KV, O'Fallon JR. A comparison of surgical resection and stereotactic radiosurgery in the treatment of solitary brain metastases. Int J Radiat Oncol Biol Phys 2003;55:1169–1176.

Patchell RA, Tibbs PA, Walsh JW, Dempsey RJ, Maruyama Y, Kryscio RJ, Markesbery WR, Macdonald JS, Young B. A randomized trial of surgery in the treatment of single metastases to the brain. N Engl J Med 1990;322:494–500.

Patchell RA, Tibbs PA, Regine WF, Dempsey RJ, Mohiuddin M, Kryscio RJ, Markesbery WR, Foon KA, Young B. Postoperative radiotherapy in the treatment of single metastases to the brain. A randomized trial. J Am Med Assoc 1998;280:1485–1489.

Patchell RA, Tibbs PA, Regine WF, Payne R, Saris S, Kryscio RJ, Mohiuddin M, Young B. Direct decompressive surgical resection in the treatment of spinal cord compression caused by metastatic cancer: a randomised trial. Lancet 2005;366:643–648.

Patel AJ, Suki D, Hatiboglu MA, Abouassi H, Shi W, Wildrick DM, Lang FF, Sawaya R. Factors influencing the risk of local recurrence after resection of a single brain metastases. J Neurosurg 2010;113:181–189.

Patil CG, Pricola K, Garg SK, Bryant A, Black KL. Whole brain radiation therapy (WBRT) alone versus WBRT and radiosurgery for the treatment of brain metastases. Cochrane Database of Systematic Reviews 2010; Issue 6. Art. No.: CD006121.

Pöttgen P, Eberhardt W, Grannass A, Korfee S, Stüben G, Teschler H, Stamatis G, Wagner H, Passlick B, Petersen V, Budach V, Wilhelm H, Wanke I, Hirche H, Wilke HJ, Stuschke M. Prophylactic cranial irradiation in operable stage IIIA non-small cell lung cancer treated with neoadjuvant chemoradiotherapy: results from a German multicenter randomized trial. J Clin Oncol 2007;25: 4987–4992.

Polyzoidis KS, Miliaras G, Pavlidis N. Brain metastasis of unknown primary: A diagnostic and therapeutic dilemma. Cancer Treat Rev 2005;31:247–255.

Postmus PE, Haaxma-Reiche H, Sleijfer DT, Kirkpatrick A, McVie JG, Kleisbauer JP, and the EORTC Lung Cancer Cooperative Group.High dose etoposide for brain metastases of small cell lung cancer. A phase II study. Br J Cancer 1989;59:254–256.

Postmus PE, Smit EF, Haaxma-Reiche H, van Zandwijk N, Ardizzoni A, Quoix E, Kirkpatrick A, Sahmoud T, Giaconne G, for the EORTC Lung Cancer Cooperative Group.Teniposide for brain metastases of small-cell lung cancer: a phase II study. J Clin Oncol 1995;13:660–665.

Rades D, Kieckebusch S, Haatanen T, Lohynska R, Dunst J, Schild SE. Surgical resection followed by whole brain radiotherapy versus whole brain radiotherapy alone for single brain metastasis. Int J Radiat Oncol Biol Phys 2008;70:1319–1324.

Roberge D, Petrecca K, El Refae M, Souhami L. Whole-brain radiotherapy and tumor bed radiosurgery following resection of solitary brain metastases. J Neurooncol 2009;95:95–99.

Rosner D, Nemoto T, Lane WW. Chemotherapy induces regression of brain metastases in breast carcinoma. Cancer 1986;58:832–839.

Ryken TC, McDermott M, Robinson PD, Ammirati M, Andrews DW, Asher AL, Burri SH, Cobbs CS, Gaspar LE, Kondziolka D, Linskey ME, Loeffler JS, Mehta MP, Mikkelsen T, Olson JJ, Paleologos NA, Patchell RA, Kalkanis SN. The role of steroids in the management of brain metastases: a systematic review and evidence-based clinical practice guideline. J Neuro-Oncol 2010; 96:103–114.

Salvati M, Cervoni L, Caruso R, Gagliardi FM, Delfini R. Sarcoma metastatic to the brain: a series of 15 cases. Surg Neurol 1998;49:441–444.

Schoggl A, Kitz K, Reddy M, Wolfsberger S, Schneider B, Dieckmann K, Ungersböck K. Defining the role of stereotactic radiosurgery versus microsurgery in the treatment of single brain metastases. Acta Neurochir 2000; 142:621–626.

Schouten LJ, Rutten J, Huveneers HAM, Twijnstra A. Incidence of brain metastases in a cohort of patients with carcinoma of the breast, colon, kidney, and lung and melanoma. Cancer 2002;94:2698–2705.

Seute T, Leffers P, Wilmink JT, Ten Velde GPM, Twijnstra A. *Response* of asymptomatic brain metastases from small-cell lung cancer to systemic first-line chemotherapy. J Clin Oncol 2006;24:2079–2083.

Shaw EG, Scott C, Souhami L, Dinapoli R, Kline R, Loeffler J, Farnan N. Single dose radiosurgical treatment of recurrent previously irradiated primary brain tumors and brain metastases: final report of RTOG protocol 90-05. Int J Radiat Oncol Biol Phys 2000;47:291–298.

Shimato S, Mitsudomi T, Kosaka T, Yatabe Y, Wakabayashi T, Mizuno M, Nakahara N, Hatano H, Natsume A, Ishii D, Yoshida J. EGFR mutations in patients with brain metastases from lung cancer: association with the efficacy of gefitinib. Neuro-Oncology 2006;8:137–144.

Slotman B, Faivre-Finn C, Kramer G, Rankin E, Snee M, Hatton M, Postmus P, Collette L, Musat E, Senan S, EORTC Radiation Oncology Group and Lung Cancer Group.Prophylactic cranial irradiation in extensive small-cell lung cancer. N Engl J Med 2007;357:664–672.

Sneed PK, Lamborn KR, Forstner JM, McDermott MW, Chang S, Park E, Gutin PH, Phillips TL, Wara WM, Larson DA. Radiosurgery for brain metastases: is whole brain radiotherapy necessary? Int J Radiat Oncol Biol Phys 1999;43:549–558.

Sneed PK, Suh JH, Goetsch SJ, Sanghavi SN, Chappell R, Buatti JM, et al. A multi-institutional review of radiosurgery alone vs. radiosurgery with whole brain radiotherapy as the initial management of brain metastases. Int J Radiat Oncol Biol Phys 2002;53:519–526.

Socinski MA, Langer CJ, Huang JE, Kolb MM, Peter Compton P, Wang L, Akerley W. Safety of bevacizumab in patients with non-small-cell lung cancer and brain metastases. J Clin Oncol 2009;27:5255–5261.

Soltys SG, Adler JR, Lipani JD, Jackson PS, Choi CY, Puataweepong P, White S, Gibbs IC, Chang SD. Stereotactic radiosurgery of the postoperative resection cavity for brain metastases. Int J Radiat Oncol Biol Phys 2008; 70:187–193.

Sperduto PW, Berkey B, Gaspar LE, Mehta M, Curran W. A new prognostic index and comparison to three other indices for patients with brain metastases: an analysis of 1,960 patients in the RTOG database. Int J Radiat Oncol Biol Phys 2008;70:510–514.

Sperduto PW, Chao ST, Sneed PK, Luo X, Suh J, Roberge D, Bhatt A, Jensen AW, Brown PD, Shih H, Kirkpatrick J, Schwer A, Gaspar LE, Fiveash JB, Chang V, Knisely J, Sperduto CM, Mehta M. Diagnosis-specific prognostic factors, indexes, and treatment outcomes for patients with newly diagnosed brain metastases: a multiinstitutional analysis of 4,259 patients. Int J Radiat Oncol Biol Phys 2010;77:655–661.

Stuschke M, Eberhardt W, Pöttgen C, Stamatis G, Wilke H, Stüben G, Stäblen F, Wilhelm HH, Menker H, Teschler H, Müller RD, Budach V, Seeber S, Sack H. Prophylactic cranial irradiation in locally advanced non-small-cell lung cancer after multimodality treatment: long-term follow-up and investigations of late neuropsychological effects. J Clin Oncol 1999;17:2700–2709.

Suh JH, Stereotactic radiosurgery for t he management of brain metastases. N Engl J Med 2010;362:1119–1127.

Suh JH, Stea B, Nabid A, Kresl JJ, Fortin A, Mercier JP, Senzer N, Chang EL, Boyd AP, Cagnoni PJ, Shaw E. Phase III study of efaproxiral as an adjunct to whole-brain radiation therapy for brain metastases. J Clin Oncol 2006; 24:106–114.

Swinson BM, Friedman WA. Linear accelerator stereotactic radiosurgery for metastatic brain tumors: 17 years of experience at the University of Florida. Neurosurgery 2008;62:1018–1032.

Tsao MN, Lloyd N, Wong RKS, Chow E, Rakovitch E, Laperriere N. Whole brain radiotherapy for the treatment of multiple brain metastases. Cochrane Database of Systematic Reviews 2006; Issue 3. Art. No.: CD003869.

Ushio Y, Arita N, Hayakawa T, Mogami H, Hasegawa H, Bitoh S, Oku Y, Ikeda H, Kanai N, Kanoh M, Akagi K, Nakagawa H. Chemotherapy of brain metastases from lung carcinoma: a controlled randomized study. Neurosurgery 1991;28:201–205.

Vecht CJ, Haaxma-Reiche H, Noordijk EM, Padberg GW, Voormolen JHC, Hoekstra FH, Tans JTJ, Lambooij N, Metsaars JAL, Wattendorff AR, Brand R, Hermans J. Treatment of single brain metastasis: radiotherapy alone or combined with neurosurgery? Ann Neurol 1993;33: 583–590.

Vecht CJ, Hovestadt A, Verbiest HBC, van Vliet JJ, van Putten WLJ. Dose-effect relationship of dexamethasone on Karnofsky performance in metastatic brain tumors: a randomized study of doses of 4, 8, and 16 mg per day. Neurology 1994;44:675–680.

Verger E, Gil M, Yaya R, Vinolas N, Villa S, Pujol T, et al. Temozolomide and concomitant whole brain radiotherapy in patients with brain metastases: a phase II randomized trial. Int J Rad Oncol Biol Phys 2005;61:185–191.

Wronski M, Arbit E, Burt M, Galicich JH. Survival after surgical treatment of brain metastases from lung cancer: a follow-up study of 231 patients treated between 1976 and 1991. J Neurosurg 1995a;83:605–616.

Wronski M, Arbit E, Burt M, Perino G, Galicich JH, Brennan MF. Resection of brain metastases from sarcoma. Ann Surg Oncol 1995b;2:392–399.

Wronski M, Arbit E, Russo P, Galicich JH. Surgical resection of brain metastases from renal cell carcinoma in 50 patients. Urology 1996;47:187–193.

H 4 Meningeosis neoplastica

von W. Wick und M. Weller

H 4.1 Klinik

Eine Meningeosis neoplastica zeigt die systemische Disseminierung einer Tumorerkrankung an. Die Tumorzellen erreichen den Subarachnoidalraum über hämatogene Aussaat in die Leptomeningen, über Einwanderung von soliden Hirnparenchymmetastasen, Metastasen des Plexus choroideus, Knochenmetastasen im Bereich von Schädel oder Wirbelkörpern, epiduralen Metastasen oder entlang der Hirn- und Spinalnerven. Die Tumorzellausbreitung erfolgt in den Leptomeningen und im Bereich des Subarachnoidalraums, vor allem in basale Zisternen, sylvischer Fissur und Lumbosakralsack. Einige Patienten entwickeln knotige leptomeningeale Läsionen (solider Typ), bei anderen findet man vor allem frei flottierende Tumorzellen im Liquorraum (nicht-adhärenter Typ), oft findet sich eine Kombination beider Ausbreitungsformen. Abzugrenzen ist die Meningeosis neoplastica von den häufigeren spinalen Metastasen, die primär extradural gelegen sind, und den sehr seltenen intramedullären Metastasen. Häufigste Primärtumoren bei extraduralen Metastasen sind Bronchialkarzinome und Mammakarzinome in der Brustwirbelsäule und Prostatakarzinome in der Lendenwirbelsäule. In Abhängigkeit von der Grunderkrankung wird die Meningeosis als Meningeosis carcinomatosa, sarcomatosa, melanomatosa, lymphomatosa, gliomatosa oder einfach neoplastica bezeichnet. Unter den soliden Tumoren findet sich die Meningeosis neoplastica vor allem bei Mammakarzinom, Bronchialkarzinom und malignem Melanom (**Tab. H 4.1**), in etwa der Häufigkeit solider Hirnmetastasen entsprechend (Kap. H 3).
Beim Nierenzellkarzinom sind solide Hirnparenchymmetastasen deutlich häufiger als die Meningeosis neoplastica. Eine Tumorzellausbreitung im Subarachnoidalraum ist auch bei hämatologischen Neoplasien relativ häufig. Etwa 30 % der Patienten mit primär extrazerebralem Non-Hodgkin-Lymphom erleiden im Verlauf eine leptomeningeale Aussaat. Eine Aussaat in das ZNS ist auch bei der akuten lymphatischen Leukämie des Kindesalters sehr häufig, während die Häufigkeit bei chronischer lymphatischer Leukämie unter 1 % liegt. Leptomeningeale Metastasierung tritt auch bei primären Hirntumoren auf, vor allem bei Germinomen, Medulloblastomen, primitiven neuroektodermalen Tumoren (PNET) und Ependymomen. Bei diesen Tumoren gehören Magnetresonanztomographie (MRT) der Neuroachse und Liquoruntersuchung zum *Staging* (Kap. H 1). Die subarachnoidale Aussaat findet sich im Verlauf der Erkrankung auch bei etwa 10 % der Patienten mit malignen Gliomen. Vermutlich sind etwa 5 % aller Tumorpatienten im Verlauf ihrer Erkrankung von einer Meningeosis neoplastica betroffen (Chamberlain 2005).

Die Meningeosis neoplastica tritt typischerweise bei Patienten mit fortgeschrittener Tumorerkrankung auf, kann aber auch der erste Ort der Fernmetastasierung oder sogar die Primärmanifestation des Tumors sein, meist bei Patienten mit Bronchialkarzinom. Bei etwa der Hälfte der Patienten mit leptomeningealer Metastasierung finden sich auch solide Hirnparenchymmetastasen. Zwei Drittel der Patienten mit leptomeningealer Metastasierung zeigen andere systemische Metastasen. Typische klinische Kennzeichen sind Stauungspapillen, Schluckauf, Übelkeit und Erbrechen als, Zeichen erhöhten intrakraniellen Drucks, Hirnnervenparesen, gewöhnlich der Hirnnerven III, VII und VIII, Kopf-, Nacken- und Rückenschmerzen sowie Zeichen der Rückenmarkbeteiligung, v. a. radikuläre Schmerzen bei radikulärer Sensibilitätsstörung, fokale Paresen und Blasenstörungen. Hirnorganische Wesensänderungen, Hemiparese oder Krampfanfälle weisen auf solide Hirnmetastasen hin. Die Differentialdiagnose der Meningeosis neoplastica umfasst subakute und chronische Meningitis, Tuberkulose, Borreliose, Neurosarkoidose, Pilzinfektionen und Angiitiden des ZNS.

Tab. H 4.1: Verteilung der Primärtumoren bei der Meningeosis neoplastica

	Gesamt	Mamma	Lunge	Melanom	Lymphom	Andere
Giannone et al. 1986	22	10	7	1	2	2
Hitchins et al. 1987	44	11	16	1	3	13
Stewart et al. 1987	23	3	7		7	6
Grossman et al. 1993	52	25	12		10	5
Siegal et al. 1994	31	10			13	8
Herrlinger et al. 2004	155	30	20	21	17	77

Die Neuroradiologie spielt bei der Diagnose der Meningeosis neoplastica eine große Rolle. Die kraniale Computertomographie (CCT) zeigt oft erweiterte Ventrikel. Nach Kontrastmittelgabe können sich kleine Tumorknötchen oder eine diffuse Tumorzellausbreitung entlang der Ventrikelwände darstellen. Solche Veränderungen sind bei 25–50 % der Patienten in der CCT nachweisbar. Die MRT ist sensitiver als die CCT und auch die geeignete Methode zur Untersuchung des gesamten Spinalkanals und damit die Methode der Wahl. $_{111}$Indium- oder $_{99}$Technetium-Ventrikulografien können zur Beurteilung des Liquorflusses eingesetzt werden. Die Liquorzirkulation war in einer Studie bei 19 von 31 Patienten (61 %) mit Meningeosis neoplastica gestört. Diese Störung wurde bei 11 dieser 19 Patienten durch fokale Strahlentherapie behoben (Glantz et al. 1995). Patienten mit normaler Liquorzirkulation oder solche, deren Liquorzirkulationsstörung durch Strahlentherapie normalisiert wurde, hatten eine bessere . Zudem zeigten Patienten mit gestörter Liquorzirkulation ein erhöhtes Risiko neurotoxischer Nebenwirkungen der intrathekalen Chemotherapie. Liquorraumkompartimente, die nicht durch intrathekal verabreichte Zytostatika erreicht werden, weil die Liquorzirkulation gestört ist, sind eine der Ursachen für Therapieversagen und können Ort oder Ursprung früher Rückfälle sein. Wegen ihrer Invasivität hat sich die Ventrikulografie trotz dieser interessanten Beobachtungen nicht als diagnostisches Standardverfahren etabliert.

Der Nachweis neoplastischer Zellen im Liquor beweist die Diagnose. Oft sind jedoch wiederholte Lumbalpunktionen notwendig, um neoplastische Zellen nachzuweisen. Spezielle diagnostische Tests einschließlich der Immunhistochemie für tumorassoziierte Antigene können notwendig sein, wenn die Routinezytologie nicht eindeutig ausfällt. Nach zwei negativen Liquoruntersuchungen ist der diagnostische Wert einer dritten Lumbalpunktion gering. Deshalb wird bei typischen Befunden in der MRT manchmal eine Chemoradiotherapie eingeleitet, ohne dass der Nachweis der Tumorzellaussaat durch die Liquorzytologie gelungen ist. Im Zweifelsfall sollte eine Leptomeningealbiopsie in Erwägung gezogen werden. Zahlreiche andere Liquorbefunde unterstützen die Diagnose: Der Liquordruck liegt bei mehr als der Hälfte der Patienten höher als 150 mm Wassersäule. Die Zellzahl ist bei mehr als 70 % der Patienten mäßig erhöht, das Gesamtprotein bei mehr als 80 %. Die Glukose hingegen ist bei 40–80 % erniedrigt. Das Laktat liegt meist höher als 3μmol/l und ist bei Fehlen einer massiven Pleozytose, die auf eine Meningitis hinweist, vermutlich der wichtigste zusätzliche Liquorparameter zum Nachweis der Tumorzellaussaat. Falsch positive Laktatbefunde im Liquor werden durch parallele Bestimmung des Serumlaktats vermieden.
Somit zeigt der typische Liquorbefund bei neu diagnostizierter Meningeosis neoplastica eine moderate Pleozytose mit erhöhtem Laktat, erhöhtem Protein und erhöhtem Liquordruck. Ein erhöhter IgG-Index (bei 40 %) und der Nachweis oligoklonaler Banden in der isoelektrischen Fokussierung (bei 30 %) weisen auf eine entzündliche oder immunologische Antwort auf die Tumorzellinvasion im Subarachnoidalraum hin (Weller et al. 1992). Diese Veränderungen besitzen jedoch keinen differentialdiagnostischen Wert. Ähnliche Skepsis gilt für die große Zahl von »Tumormarker« die als Surrogatparameter zur Diagnose der Meningeosis neoplastica untersucht wurden, wenn der zytologische Nachweis nicht gelingt. Diese Tumormarker umfassen karzinoembryonales Antigen (CEA), humanes Milchfettglobulin (HMFG)-1, β-Glukuronidase, Laktatdehydrogenase (LDH) Fibronektin und den *vascular endothelial growth factor* (VEGF) für Karzinome sowie β_2-Mikroglobulin für hämatologische und lymphoide Neoplasien. Die Bestimmung der Liquor- und Serumkonzentrationen der Tumormarker CEA, CA15.3, CA125, CA19.9 sowie VEGF zeigte, dass bei jedem der 18 Patienten mit Meningeosis neoplastica, aber keinem der 50 Kontrollen eine intrathekale Synthese von zumindest einem Tumormarker nachweisbar war. Der VEGF-Index hingegen diskriminierte deutlich weniger gut (Corsini et al. 2009). Die Bestimmung dieser Parameter ist in der klinischen Praxis von geringem Wert, weil die meisten Diagnosen aufgrund der Liquorzytologie und der MRT-Befunde gestellt werden können und weil die Spezifität dieser Parameter im Liquor niedrig ist. Demgegenüber ist der Nachweis von Alpha-Fetoprotein (AFP) und humanem Beta-Choriongonadotropin (βhCG) für die Diagnose und das Monitoring von Patienten mit Keimzelltumoren hilfreich (Kap. H 1). Der Nachweis numerischer chromosomaler Aberrationen durch die Fluoreszenz-*in situ*-Hybridisierung ist ein weiteres diagnostisches Verfahren, das sich nicht durchgesetzt hat (Van Oostenbrugge et al. 2000). Bei hämatologischen Neoplasien kommt zunehmend die durchflusszytometrische Analyse von Liquorzellen zum Einsatz (Hegde et al. 2005, Bromberg et al. 2007). Liquorzytologie, Zellzahl und Laktat sind am ehesten für das Monitoring während der Therapie geeignet. Eine retrospektive Analyse von 24 Patientinnen mit Meningeosis neoplastica bei Mammakarzinom zeigte eine Korrelation des Ansprechens im Liquorbefund auf intrathekale Methotrexat-Therapie mit der Überlebenszeit (Clatot et al. 2009).

H 4.2 Verlauf

Die Prognose für unbehandelte Patienten mit Meningeosis neoplastica solider Tumoren ist mit einem mittleren Überleben von 6–8 Wochen sehr schlecht. Sie ist für Patienten mit Liquorraumbefall hämatologischer Neoplasien etwas besser. Die fokale Strahlentherapie symptomatischer Läsionen kombiniert mit intrathekaler Chemotherapie verlängert das mediane Überleben auf 3–6 Monate und führt zu einem 1-Jahres-Überleben von 5–25 % (**Tab. H 4.2**). Die Meningeosis neoplastica bei Mammakarzinom und hämatologischen Neoplasien spricht besser auf die Chemoradiotherapie an als bei Bronchialkarzinom und malignem Melanom. Einzelne Langzeitüberlebende führen ein Leben mit guter Lebensqualität. Zwei Drittel der Patienten, die eine spezifische Therapie der Meningeosis neoplastica erhalten, versterben an systemischer Tumorprogression. Negative prognostische Faktoren sind hohes Alter, niedriger Karnofsky-Index, rasche Verschlechterung, Hirnnervenparesen, zusätzliche Hirnparenchymmetastasen, niedrige Liquorglukose und hohes Liquoreiweiß Grossman et al. 1993, Herrlinger et al. 2004).

Tab. H 4.2: Ergebnisse randomisierter Studien der Chemotherapie bei Meningeosis neoplastica

Referenz	Primärtumor	n	Chemotherapie	Strahlentherapie	Medianes Überleben [Monate]	Überlebensspanne [Monate]
Hitchins et al. 1987	alle Mamma Lunge andere	44 11 16 17	A. V/L: MTX 15 mg, 3 x /Woche B. V/L: MTX 15 mg + Ara-C 50 mg/m², 3 x /Woche systemische Chemotherapie oder Strahlentherapie (n = 30)	Ganzhirnbestrahlung (n = 17) Dosis? spinal (n = 4) Neuroachse (n = 1)	A: 2,8 B: 1,6	
Grossman et al. 1993	alle Mamma Lunge Lymphome andere	52 25 12 10 5	A. V: MTX 10 mg, 2 x/Woche (n = 28) B. V: Thiotepa 10 mg 2 x/Woche (n = 24) systemisch (?)	Ganzhirnbestrahlung (?) spinaler Fokus (?) 30 Gy	A: 4 B: 3,5	0–14
Glantz et al. 1999a	alle Mamma Lunge Melanom Gehirn Andere	61 22 10 5 14 10	A: V/L: Ara-C (DepoCyt) 50 mg x 2 Wochen (n = 31) B: V/L: MTX 10 mg 2 x/Woche (n = 30) systemisch (n = 13)	fokal Gehirn oder Wirbelsäule (n = 12)	A: 3,5 B: 2,6	
Glantz et al. 1999b	Lymphome	28	A: V/L: Ara-C (DepoCyt) 50 mg x 2 Wochen (n = 14) B: V/L: Ara-C 50 mg 2 x/Woche (n = 14) Systemisch (n= 12)		A: 3,3 B: 2,1	
Boogerd et al. 2004	Mamma	35	A: no intrathecal chemotherapy B: MTX 10 mg 2 x/Woche, Ara-C 40 mg 2 x/Woche bei Toxizität oder Progression	A: fokal (n = 9) B: fokal (n = 6)	A: 7,1 B: 4,3	

[1] V = ventrikulär, L = lumbal.

H 4.3 Therapeutische Prinzipien

H 4.3.1 Allgemeine Prinzipien

Die Behandlung der Meningeosis neoplastica ist bei Patienten mit soliden Primärtumoren – mit Ausnahme einiger kindlicher Hirntumoren (s. Kap. H 1) – immer palliativ. Dies gilt vermutlich auch für die große Mehrheit der Patienten mit hämatologischen Neoplasien. Der palliative Charakter muss bei der Planung der Therapie berücksichtigt werden, insbesondere mit Blick auf die Beeinträchtigung der Lebensqualität durch die Therapiemaßnahmen. Da der Nachweis der Meningeosis neoplastica eine potenziell ausgedehnte Tumorzellausbreitung im Liquorraum belegt, sollten die therapeutischen Strategien den gesamten Liquorraum erfassen. Die wesentlichen Behandlungsmodalitäten sind Strahlentherapie, systemische Chemotherapie und intrathekale Chemotherapie. Die Ansprechraten bei kombinierter Chemoradiotherapie, definiert als neurologische Stabilisierung oder Rückbildung neurologischer Defizite, liegen bei 40–80 % für Patienten mit Mamma- und Bronchialkarzinom und noch höher bei Patienten mit hämatologischen Neoplasien, jedoch nur bei 10–20 % beim malignen Melanom. Auch einzelne Patienten mit leptomeningealen Metastasen maligner Gliome profitieren von einer solchen Therapie. Eine vorübergehende Eliminierung von Tumorzellen aus dem Liquorraum wird bei bis zu 80 % der Patienten mit hämatologischen Neoplasien und bei bis zu 50 % der Patienten mit soliden Tumoren erreicht (Glantz et al. 1998).

H 4.3.2 Strahlentherapie

Bis auf wenige Ausnahmen ist die Strahlentherapie bei der Meningeosis neoplastica solider Tumoren Bestandteil der Therapie. Nur bei Patienten mit positiver Liquorzytologie und ausschließlicher Tumorzellauskleidung der Wände des Liquorkompartiments ohne solide zerebrale oder spinale Tumoren ist die intrathekale Chemotherapie ausreichend (**Tab. H 4.3**). Auch Patienten mit Meningeosis neoplastica hämatologischer Neoplasien, die systemische und intrathekale Chemotherapie erhalten, können ohne zusätzliche Strahlentherapie behandelt werden. Die Strahlentherapie bewirkt oft eine rasche und gute Palliation. Patienten mit zusätzlichen zerebralen oder zerebellären Metastasen oder Hirnnervenausfällen erhalten meist primär eine Ganzhirnbestrahlung. Wenn intrathekale Chemotherapie nur lumbal und nicht ventrikulär erfolgen kann, erfolgt ebenfalls primär die Ganzhirnbestrahlung. Fokale spinale Läsionen werden mit lokaler Strahlentherapie behandelt. Die Neuroachsenbestrahlung erscheint wegen der Behandlung des gesamten Volumens der Tumorzellausbreitung theoretisch sinnvoll. Wegen ihrer ausgeprägten myelosuppressiven Wirkung wird sie bei den oft chemotherapeutisch intensiv vorbehandelten Patienten jedoch nur selten durchgeführt. Ausnahmen von dieser Regel sind intrinsische Hirntumoren mit leptomeningealen Absiedlungen wie Medulloblastome oder Ependymome (Kap. H 1). Zur Verbesserung der Liquorzirkulation bei durch Ventrikulographie nachgewiesenen tumorbedingten Zirkulationshindernissen wurde die fokale Strahlentherapie ebenfalls eingesetzt (Glantz et al. 1995).

H 4.3.3 Systemische Chemotherapie

Leptomeningeale Metastasen sprechen nicht schlechter als andere Metastasen auf systemische Chemotherapie an, solange sie über die systemische Zirkulation erreicht werden. Zudem ist bei systemischer im Gegensatz zu intrathekaler Chemotherapie das Risiko rascher Rekolonisierung des Subarachnoidalraums durch Tumorzellen von außen geringer. Zahlreiche Studien legen die Wirksamkeit systemischer Chemotherapie bei der Meningeosis neoplastica nahe. Beim kleinzelligen Bronchialkarzinom wurde ein Ansprechen auf Hochdosis-Etoposid-Therapie beobachtet (Postmus et al. 1989). Siegal et al. (1994) wiesen ebenfalls partielles und komplettes Ansprechen bei verschiedenen Primärtumoren bei alleiniger systemischer Chemotherapie nach. Hochdosis-Methotrexat (MTX)-Therapie (8 g/m^2 in 4 h) führte zu Spitzenspiegeln im Liquorraum von 3,7–55 µM und zu einer Sanierung des Liquorraums von malignen Zellen bei 13 von 16 Patienten. Das mittlere Überleben lag bei 13,8 Monaten (Glantz et al. 1998).

H 4.3.4 Intrathekale Chemotherapie

Die meisten Zytostatika, mit Ausnahme von MTX und Cytosinarabinosid (Cytarabin, Ara-C) in hohen Dosierungen sowie vermutlich Topotecan und Temozolomid, erreichen bei systemischer Applikation keine zytotoxischen Konzentrationen im Liquor. Nichtadhärente Zellen im Liquorraum, die nicht direkt über die Blutzirkulation erreicht werden, können deshalb durch die systemische Chemotherapie nicht eliminiert werden. Aus diesen Überlegungen heraus etablierte sich die lokoregionäre intrathekale Chemotherapie als alternative Therapiestrategie. Sie sollte über ein intraventrikuläres Reservoir unter der Galea (Ommaya, Rickham) und nicht über wiederholte Lumbalpunktionen verabreicht werden, weil so höhere und gleichmäßigere Konzentrationen von Pharmaka im Liquorraum erreicht werden. Diese Verabreichungsform ist auch weniger schmerzhaft, nicht mit post-punktionellen Beschwerden behaftet und vermutlich auch sicherer als die lumbale Applikation, da epiduraler Liquoraustritt und versehentliche Injektionen von Pharmaka in neu gebildete Räume lokale epidurale Toxizität verursachen und die wirksame Pharmaka-Applikation in den Liquorraum verhindern können. Auch lumbale Portsysteme haben hohe Komplikationsraten. Lumbale Injektionen von Zytostatika sollten deshalb vor allem zur Palliation stärkster lumbaler Schmerzen bei präterminalen Patienten erfolgen und wenn ein ventrikuläres Reservoir nicht oder noch nicht angelegt werden kann. Gegenüber systemischer Chemotherapie besitzt die intrathekale Therapie den Vorteil, dass sie in aller Regel nicht zu schwerer Myelosuppression oder anderen zytostatikaspezifischen Nebenwirkungen führt. Zugelassen für die intrathekale Chemotherapie sind MTX, Ara-C und Thiotriethylenphosphoramid (Thio-TEPA). Einige Zytostatika wie z. B. Vincristin sind bei intrathekaler Applikation sehr toxisch oder tödlich.

MTX hemmt die DNA-Synthese durch Hemmung der Dihydrofolatreduktase, die reduzierte Folate für die Purinsynthese bereitstellt. Therapeutische Konzentrationen im Liquor liegen bei 1 µM. MTX ist Standardtherapeutikum für hämatologische und lymphoide Neoplasien. Es wird auch zur Behandlung der Meningeosis neoplastica bei soliden Tumoren eingesetzt, die systemisch nicht mit MTX behandelt werden.

Ara-C als cytidinanaloger Antimetabolit hemmt die DNA-Synthese. Therapeutische Konzentrationen für Leukämien und Lymphome liegen zwischen 0,1–40 µM. Im Vergleich zu MTX hat Ara-C eine kürzere Liquorhalbwertzeit und zeigt vermutlich geringere Wirksamkeit bei soliden Tumoren. Ara-C wird daher bevorzugt zur Behandlung hämatologischer und lymphoider Tumoren eingesetzt. Eine Depotform von Ara-C (DepoCyte®) mit dem Ziel längerer Wirkdauer (Phuphanich et al. 2007) ist in Deutschland für die Behandlung der Meningeosis bei hämatologischen Neoplasien zugelassen. Im Vergleich zur 2-maligen Gabe von 50 mg Ara-C pro Woche führten 14-tägige Injektionen von 50 mg DepoCyte® zu besserem Ansprechen und besserer Lebensqualität (Glantz et al. 1999b). Eine zweite Studie belegte zwar keine Überlegenheit bezüglich Ansprechrate oder medianer Überlebenszeit von DepoCyte® gegenüber MTX, zeigte jedoch eine Verlängerung des medianen Intervalls bis zur neurologischen Progression (Glantz et al. 1999a). Das Nebenwirkungsprofil von liposomalem Ara-C ist in Bezug auf leptomeningeale Reizerscheinungen vermutlich etwas ungünstiger (Jabbour et al. 2007).

Das Alkylans Thiotepa schädigt Tumorzellen unabhängig vom Zellzyklus. Wegen der Lipophilie werden nach systemischer Gabe ausreichende Liquorspiegel erreicht, so dass die intrathekale Gabe wie bei Ara-C der Verringerung unerwünschter systemischer Effekte dient. Durch intraventrikuläre Applikation von 10 mg Thiotepa werden für Leukämie-, Mammakarzinom-, Bronchialkarzinom-, Melanom- und Gliomzellen zytotoxische Konzentrationen von 0,1–1 mM erreicht. Thiotepa ist MTX bei der Behandlung leptomeningealer Metastasen solider Tumoren gleichwertig (Grossman et al. 1993).

Das wegen möglicher Synergieeffekte attraktive Konzept der intrathekalen Kombinationschemotherapie hat sich nicht bewährt. MTX plus Ara-C zeigte keine Überlegenheit gegenüber alleiniger MTX-Gabe (Hitchins et al. 1987). Weitere Phase II-Studien deuten zudem erhöhte Toxizität der Kombinationsbehandlung mit MTX, Ara-C und Thiotepa (Giannone et al. 1986) oder der Dreifachkombination, plus Steroide (Stewart et al. 1987) gegenüber MTX-Monotherapie an. Die einzige randomisierte Studie, die bei Patientinnen mit Mammakarzinom die Wirksamkeit von MTX oder alternativ Ara-C gegenüber dem Verzicht auf intrathekale Chemotherapie überprüfte, ergab keinen Hinweis auf einen positiven Effekt der intrathekalen Chemotherapie, sie wurde wegen zu geringer Rekrutierung aber frühzeitig abgebrochen und war bezüglich einiger Patientenmerkmale zwischen beiden Studienarmen nicht balanciert (Boogerd et al. 2004).

H 4.3.5 Experimentelle Therapieansätze

Weitere Zytostatika wie Mafosfamid (Slavc et al. 2003, Blaney et al. 2005), Etoposid (Slavc et al. 2003,

Chamberlain et al. 2006), ACNU (Ushio et al. 1998) und Topotecan (Blaney et al. 2003, Gammon et al. 2006) werden bezüglich ihrer Wirksamkeit und Verträglichkeit für die intrathekale Chemotherapie in experimentellen Studien untersucht.

H 4.3.6 Tumorspezifische Erwägungen

Wegen der geringen Anzahl für die intrathekale Applikation verfügbarer Substanzen wird die Histologie des Primärtumors bei der Wahl der Therapie häufig nur wenig beachtet. Die Therapie wird vielmehr durch systemische Tumormanifestationen und solide Hirnmetastasen bestimmt. Tumorspezifische Erwägungen können jedoch bei der Entwicklung der individuellen Therapiestrategie hilfreich sein. Bei hormonabhängigen Tumoren wie Prostata- oder Mammakarzinom kann auch die Meningeosis neoplastica auf hormonantagonistische Therapie ansprechen (Boogerd et al. 2000). Trotz allgemein schlechter Prognose von Patienten mit Meningeosis gliomatosa stabilisieren sich einige Patienten unter multimodaler Behandlung mit den bei Gliomen eingesetzten Substanzen wie Temozolomid und Nitrosoharnstoffen, die Blut-Hirn- und Blut-Liquor-schrankengängig sind Positive Daten liegen auch für die intrathekale Thiotepa-Gabe (Thiotepa Lederle ®) vor (Witham et al. 1999). Einige der Patienten, deren Behandlungsergebnisse publiziert wurden, erhielten jedoch parallel systemische Chemotherapie. Die ventrikulolumbale Perfusion mit ACNU führt bei einem Teil der Patienten zum Ansprechen, ist jedoch sehr invasiv (Ushio et al. 1998).

H 4.4 Pragmatische Therapie

H 4.4.1 Spezifische Wahl des Behandlungsschemas

Die Behandlung der Meningeosis neoplastica erfolgt unter Berücksichtigung des aktuellen Gesundheitszustands und der Krankheitsentwicklung. Es wird zwischen solider leptomeningealer Metastasierung und positiver Liquorzytologie als Hinweis auf überwiegend nicht adhärente Tumorzellausbreitung im Subarachnoidalraum untershieden. Nichtadhärente Tumorzellen oder dünne Tumorzellschichten auf Myelon oder Hirnstamm sprechen besser auf intrathekale Chemotherapie, solide Manifestationen eher auf systemische Chemotherapie an. Die Therapie wird zudem durch solide Hirnmetastasen und systemische Metastasen bestimmt. **Tab. H 4.3** stellt Richtlinien für die Wahl der Behandlungsmodalitäten zusammen (↑, B). Bei soliden Metastasen und nichtadhärenter Tumorzellausbreitung werden systemische und lokale Ansätze kombiniert. Bei solider leptomeningealer Metastasierung ohne solide Hirnparenchymmetastasen und systemische Metastasen sollte die fokale Strahlentherapie gegebenenfalls mit systemischer Chemotherapie kombiniert werden. Bei soliden Hirnmetastasen erfolgt die Ganzhirnbestrahlung, gegebenenfalls in Kombination mit systemischer Chemotherapie. Bei zusätzlichen systemischen Metastasen ohne solide Hirnparenchymläsionen wird mit systemischer Chemotherapie und meist fokaler spinaler Strahlentherapie behandelt. Patienten, die solide spinale, zerebrale und systemische Metastasen haben, erhalten systemische Chemotherapie, Ganzhirnbestrahlung und fokale spinale Strahlentherapie. Wenn relevante Manifestationen außerhalb des ZNS und solide leptomeningeale Metastasen nicht vorliegen, wird die intrathekale Chemotherapie über ein ventrikuläres Reservoir verabreicht. Bei der Notwendigkeit einer Druckkontrolle (Shunt) parallel zur intrathekalen Therapie bietet sich ein Shunt mit verschließbarem Ventil (on-/off-Ventil) an, um während der Therapie eine peritoneale Effusion des Medikaments zu verhindern und dennoch grundsätzlich eine ausreichende Kontrolle der Liquorraumweite zu erreichen. Bei zusätzlichen soliden Hirnparenchymmetastasen sollte die Ganzhirnbestrahlung erfolgen, solide spinale Läsionen werden lokal bestrahlt. Bei diesen Konstellationen sollten sechs intrathekale Injektionen über drei Wochen vor der Strahlentherapie appliziert werden und im Anschluss an die Strahlentherapie regelmäßige Liquorkontrollen erfolgen. Bei ausgedehnten systemischen Tumormanifestationen wird systemische Chemotherapie gegeben. Je nach Histologie und eingesetzter systemischer Chemotherapie erübrigt sich eine separate intrathekale Therapie.

Tab. H 4.3: Empfehlungen zur Behandlung der Meningeosis neoplastica

Manifestation	Solide Hirnmetastasen	Systemische Metastasen	Therapeutische Strategie
Solider Typ	nein	nein	(systemische Chemotherapie plus) fokale spinale Strahlentherapie
	ja	nein	(systemische Chemotherapie plus) Ganzhirnbestrahlung plus fokale spinale Strahlentherapie
	nein	ja	systemische Chemotherapie (plus fokale spinale Strahlentherapie)
	ja	ja	systemische Chemotherapie plus Ganzhirnbestrahlung (plus fokale spinale Strahlentherapie)
Nicht-adhärenter Typ	nein	nein	intrathekale Chemotherapie
	ja	nein	intrathekale Chemotherapie plus Ganzhirnbestrahlung
	nein	ja	systemische Chemotherapie (plus intrathekale Chemotherapie)
	ja	ja	systemische Chemotherapie plus Ganzhirnbestrahlung (plus intrathekale Chemotherapie)

H 4.4.2 Strahlentherapie

Die Strahlentherapie ist vor allem bei soliden Tumoren fast immer Bestandteil der Therapie der Meningeosis neoplastica. Die fokale Strahlentherapie spinaler Metastasen wird in der Regel in 2 Gy-Fraktionen bis 30–36 Gy unter Einbeziehung der über und unter der Läsion liegenden Wirbelkörperhöhen appliziert. Bei spinalen extraduralen Metastasen wurde die Überlegenheit der kombinierten Behandlung aus Resektion gefolgt von der Strahlentherapie gegenüber alleiniger Strahlentherapie bezüglich der Gehfähigkeit nach Abschluss der Therapie als primärem Endpunkt in einer randomisierten Studie belegt (84 % vs. 52 %) (Patchell et al. 2005). Auch die Dauer des Erhalts der Gehfähigkeit wurde signifikant verlängert. Eine randomisierte Studie zur Strahlentherapie spinaler Metastasen ergab bezüglich Gehfähigkeit und Verträglichkeit keinen Unterschied zwischen je 8 Gy an zwei Tagen und einem protrahierten Regime von 3 × 5 Gy, gefolgt von 5 × 3 Gy (Maranzano et al. 2005).
Umschriebene zerebrale Läsionen werden in 3 Gy-Fraktionen bis 30–36 Gy bestrahlt. Auch die Ganzhirnbestrahlung wird in 3 Gy-Fraktionen bis 36 Gy verabreicht. Solide zerebrale Metastasen können zusätzlich mit fraktionierter Aufsättigung (Boost) oder Radiochirurgie behandelt werden (Kap. H 3). Bei kombinierter Radiochemotherapie wird die Ganzhirnbestrahlung drei Wochen aufgeschoben, sofern dies klinisch vertretbar ist. Die Ganzhirnbestrahlung wird unmittelbar verabreicht, wenn Patienten nur lumbal und nicht intraventrikulär intrathekal behandelt werden können. Wenn sich unter laufender systemischer Chemotherapie ausgedehnte leptomeningeale Metastasen entwickeln, erfolgt primär die Neuroachsenbestrahlung ohne parallele intrathekale Chemotherapie. Diese Konstellation ist selten. Eine weitere Indikation für die Neuroachsenbestrahlung ist fehlendes Ansprechen auf intrathekale Chemotherapie. Unerwünschte Wirkungen der Neuroachsenbestrahlung sind Myelosuppression, Myelopathie, Strahlenkolitis und Strahlenösophagitis. Die unerwünschten Wirkungen der Ganzhirnbestrahlung werden in Kapitel H 3 behandelt.

H 4.4.3 Systemische Chemotherapie

Patienten mit Leukämie oder disseminiertem Non-Hodgkin-Lymphom erhalten systemische und meist auch intrathekale Chemotherapie. Systemische Schemata wie Hochdosis-MTX (z. B. MTX Lederle®) oder Hochdosis-Ara-C (z. B. Alexan®) sind auch bei intrathekaler Metastasierung wirksam. Die häufigste Indikation zur Behandlung von Patienten mit leptomeningealer Metastasierung solider Tumoren mit systemischer Chemotherapie sind symptomatische Metastasen außerhalb des ZNS sowie nach Ganzhirnbestrahlung rezidivierte oder progrediente ZNS-Metastasen. Systemische Chemotherapie ist zudem bei multiplen soliden spinalen Metastasen eine Option, wenn die Neuroachsenbestrahlung vermieden werden soll. Die systemische Chemotherapie erfolgt nach den aktuellen Empfehlungen zur Behandlung des Primärtumors. (↑, B) (Kap. H 3).

H 4.4.4 Intrathekale Chemotherapie

Vor der intrathekalen Chemotherapie sollten die Leukozyten über 3 000/µl, die Thrombozyten über 100 000/µl und bei Gabe von MTX das Serumkreatinin unter 1,5 mg/dl liegen. Anderenfalls bedarf die Therapie besonders sorgfältiger Überwachung. Die intraventrikuläre Therapie über ein Reservoir ist wiederholten Lumbalpunktionen vorzuziehen (↑, B). Vor der ersten Instillation des Medikaments wird die korrekte Lage der Katheterspitze im Vorderhorn des Seitenventrikels mittels CCT überprüft. Die erste Medikation über das Reservoir erfolgt unmittelbar postoperativ. Falls die Klinik den unmittelbaren Behandlungsbeginn erfordert, wird mit der Behandlung über Lumbalpunktionen begonnen, und die Reservoiranlage erfolgt baldmöglichst. Einige Patienten werden mit Hirndruckzeichen symptomatisch. In diesen Fällen sind externe Liquordrainage und Reservoiranlage erste Therapiemaßnahmen.
Bei der operativen Anlage des Ventrikelkathethers bestehen eine Mortalität von 0,5 % und eine perioperative Morbidität von 2–10 %. Es kann zu Blutungen, Infektionen und reversiblen neurologischen Defiziten kommen. Katheterdislokation oder Liquorlecks treten bei 5 % der Reservoirs auf und erfordern die operative Revision. In 5 % der Fälle kommt es durch Liquoraustritt in die weiße Substanz aufgrund von Liquorpulsation oder chronisch erhöhtem Liquordruck zu einer fokalen Leukenzephalopathie im Bereich der Katheterspitze. Einhaltung strikter Sterilität ist von größter Wichtigkeit bei Injektionen in das Reservoir. 5–10 % der Patienten mit Ventrikelreservoir erleiden Meningitiden oder Ventrikulitiden. Der häufigste Erreger in der größten, allerdings schon älteren Serie war *Staphylococcus epidermidis*. Bei Patienten mit Meningeosis neoplastica ist aufgrund von Tumorerkrankung und vorhergehender Radiotherapie und Chemotherapie von einem höheren Infektionsrisiko auszugehen. Bei Reservoirinfektion ist die Entfernung des Reservoirs und aller Schlauchsysteme indiziert. Nur wenige Zentren bemühen sich bei solchen Patienten um die Sanierung mit systemischer oder intraventrikulärer Antibiose.
Vor der intrathekalen Behandlung mit Chemotherapeutika wird die Haut über dem Reservoir sorgfältig desinfiziert. Die Injektionskammer des Reservoirs wird mit dem Daumen mehrmals eingedrückt und die spontane Wiederfüllung beobachtet. Die Injektion darf nur bei frei zirkulierendem Liquor durchgeführt werden. Zu Beginn der Behandlung wird mit einer 22 G-Nadel die zum Volumen der intrathekalen Chemotherapie äquivalente Menge Liquor entnommen. Zur sorgfältigen Durchmischung des Medikaments mit dem Liquor wird über 10–15 Minuten langsam und wiederholt injiziert und aspiriert. Nach der Injektion wird das Reservoir mehrmals eingedrückt, um die sorgfältige Durchmischung des Medikaments mit dem Liquor zu erreichen. Lumbale Behandlungen werden mit atraumatischen (18–22 G) Nadeln durchgeführt. Nach Applikation des Medikaments durch repetitives Injizieren und Aspirieren sollte der Patient mit 10° Neigung in Richtung des Kopfes vier Stunden liegen, um die Verteilung der Substanz in die kranialen Liquorräume zu begünstigen.

Die Zubereitung der Medikamente erfolgt streng nach Vorschrift der Hersteller. Es ist keine Verdünnung mit künstlichem Liquor notwendig. Zum Liquor hyperosmolare Lösungen dürfen nicht eingesetzt werden. Die parallele intrathekale Injektion von Steroiden zur Prävention von Ventrikulitiden und Meningitiden ist nicht notwendig. Während der intrathekalen Chemotherapie, vor allem bei paralleler Strahlentherapie, werden wöchentlich Leukozyten, Thrombozyten und Hämoglobin kontrolliert. Intrathekale Chemotherapie und Ganzhirnbestrahlung führen bei 5–10 % der Patienten zur Myelosuppression.
MTX wird für die meisten Tumoren in den meisten Zentren als Therapie der ersten Wahl angesehen (↑, B). MTX wird zweimal pro Woche appliziert. Die einzelne Dosis beträgt 12 mg für die intraventrikuläre und 15 mg für die lumbale Applikation. Zur Prävention systemischer Nebenwirkungen werden als Antidot 6 Stunden nach der MTX Gabe über 48 h alle 6 h 15 mg Folinsäure (Leucovorin®) p. o. gegeben. Bei Nichtansprechen auf MTX werden leptomeningeale Manifestationen bei Lymphomen oder Leukämien intrathekal eher mit Ara-C (50 mg) (z. B. Alexan®) und bei soliden Tumoren eher mit Thiotepa (10 mg) (Thiotepa Lederle®) behandelt.

Es ist bei Patienten mit zentralnervöser Metastasierung oft schwierig, den Kausalzusammenhang zwischen akut auftretenden neurologischen Defiziten wie Krampfanfällen oder Verschlechterung des klinischen Zustandes und intrathekaler Chemotherapie herzustellen. Intrathekales MTX kann akute, meist transiente, aber durch Schädigung der weißen Substanz auch verzögerte, meist irreversible unerwünschte Wirkungen haben. 5–40 % der Patienten entwickeln in den ersten Stunden nach intrathekaler MTX-Gabe eine reversible aseptische chemische Meningitis mit relevanter Zellzahlerhöhung. Diese kann mit erregerbedingten Meningitiden oder Ventrikulitiden in der Folge häufiger Lumbalpunktionen oder aufgrund einer Reservoirinfektion verwechselt werden. In den ersten zwei Wochen der intrathekalen MTX-Behandlung treten bei 10 % der Patienten Kopfschmerzen, Übelkeit, Schwindel, Fieber oder leichte Pleozytose auf. Auch aszendierende Myelopathien wurden beobachtet.

Die gravierendste Komplikation intrathekaler MTX-Therapie ist die irreversible progressive Leukenzephalopathie mit Hirnatrophie, Demenz, Inkontinenz, Krampfanfällen und fokalen neurologischen Defiziten, die sich Wochen bis Jahre nach der Therapie entwickeln kann, in der Regel im Zusammenhang mit einer Ganzhirnbestrahlung. Leukenzephalopathien können sich aber auch nach alleiniger systemischer Chemotherapie entwickeln (Siegal et al. 1994). Umfangreiche Daten über die MTX-Neurotoxizität wurden in älteren Leukämiestudien erhoben. Schwere Leukenzephalopathien treten häufiger bei MTX-Therapie nach als vor der Strahlentherapie auf. Daher sollten bei der kombinierten Behandlung der Meningeosis neoplastica 4–6 MTX-Gaben vor der Strahlentherapie erfolgen. Auch bei Ara-C werden Leukenzephalopathie und Myelopathie mit aszendierenden sensomotorischen Defiziten beobachtet. Die Häufigkeit unerwünschter Wirkungen ist vermutlich geringer als bei MTX. Ebenso erscheint das Risiko einer Leukenzephalopathie bei Radiochemotherapie mit Thiotepa geringer zu sein als bei kombinierter Behandlung mit MTX. Dosisanpassungen in Bezug auf Körperoberfläche oder Körpergewicht entfallen bei intrathekaler Gabe aufgrund des ab dem dritten Lebensjahr konstanten Liquorvolumens von etwa 150 ml. Ara-C und Thiotepa werden wie MTX zweimal pro Woche verabreicht. Die kumulativen Höchstdosen für MTX, Ara-C und Thiotepa sind nicht definiert, aber das Risiko der Neurotoxizität steigt vermutlich mit der Dosis.
Während der Strahlentherapie sind einmal wöchentliche Injektionen vertretbar. Manche Zentren verzichten wegen der gefürchteten Langzeittoxizität auf die intrathekale Chemotherapie parallel zur Strahlentherapie. Es liegen jedoch keine Studienergebnisse darüber vor, dass MTX während Strahlentherapie toxischer ist als danach. Wir führen wöchentliche Injektionen während der Strahlentherapie durch, wenn bis zum Beginn der Strahlentherapie keine Liquorsanierung erreicht wurde. Im Anschluss an die Strahlentherapie sollte die intrathekale Therapie nur dann mit wöchentlichen Injektionen fortgesetzt werden, wenn keine Liquorsanierung erreicht wurde. Je länger die intrathekale Therapie vor allem nach Strahlentherapie fortgesetzt wird, um so stärker muss individuell die Bedrohung durch die Erkrankung gegen das steigende Neurotoxizitätsrisiko abgewogen werden. Therapieziele sind Stabilisierung oder Besserung neurologischer Defizite und Normalisierung des Liquorbefundes. Liquorzytologie, Zellzahl und Laktat eignen sich als Verlaufsparameter für die Wirksamkeit der Behandlung und Entscheidungskriterien für die weitere Therapieführung. Diese Parameter werden bei laufender Therapie in den Liquorproben bestimmt, die vor der intraventrikulären Therapie gewonnen werden. Der lumbale Liquorbefund zeigt oft höhere Werte für Zellzahl und Protein. Gelegentlich ist es sinnvoll, zu Beginn und Ende der Therapie sowie bei kritischen Phasen in der Therapieplanung auch bei liegendem Reservoir lumbal Liquor zu gewinnen und zu untersuchen. Im Einzelnen ergeben sich häufig folgende Fragen:

Wann wird die intrathekale Therapie abgebrochen oder gewechselt? Bei primärer intrathekaler Chemotherapie ohne Strahlentherapie sollten nach drei intrathekalen Behandlungen keine malignen Zellen im Liquor nachweisbar sein. Abbruch der Behandlung oder Wechsel des Medikaments erfolgen aber erst bei deutlicher Verschlechterung des Liquorbefundes oder Progredienz klinischer Symptome, die auf Fortschreiten der Meningeosis neoplastica und nicht auf einzelne progrediente solide Metastasen zurückzuführen sind. Die meisten Patienten erhalten nach MTX-Versagen eine Ganzhirnbestrahlung und fokale Strahlentherapie. Bei Persistieren der positiven Liquorzytologie nach der Strahlentherapie wird eine intrathekale Therapie mit Ara-C (z. B. Alexan®) oder Thiotepa (Thiotepa Lederle®) angeschlossen.

Wie lange sollte eine wirksame intrathekale Therapie nach Liquorsanierung fortgesetzt werden? Nach 2–3 negativen Liquorzytologien sollte pausiert werden, bis klinisch oder liquordiagnostisch ein Rezidiv auftritt. Insbesondere bei Patienten mit ventrikulären Reservoirs ist in der Remission ein Monitoring mit Liquoruntersuchungen mindestens einmal im Monat sinnvoll und zumutbar. Für die Erhaltungstherapie mit einer Behandlung alle 1–3 Monate gibt es keine unterstützenden Daten aus klinischen Studien. Bei Therapiebeginn behandeln wir jedoch über 3 Wochen (6 Injektionen), auch wenn sich die Liquorzytologie bereits nach ein oder zwei Injektionen normalisiert. Zu einem späteren Zeitpunkt, meist nach Beendigung der Strahlentherapie, beenden wir die intrathekale Chemotherapie nach zwei negativen Liquorzytologien ohne weitere Erhaltungstherapie. Im Rezidiv nach einem freien Intervall nehmen wir die zuvor erfolgreiche Therapie wieder auf. Einige Patienten zeigen Symptome progredienter leptomeningealer Metastasierung ohne korrespondierenden Liquorbefund. Diese Kranken profitieren oft von der Wiederaufnahme der Therapie mit wöchentlicher Behandlung über vier Wochen (↑, C).

Wie lange sollte eine klinisch wirksame Behandlung ohne Liquorsanierung fortgesetzt werden? Theoretisch ist der Liquorbefund ein der Klinik überlegener Verlaufsparameter. Die Verbesserung der Symptome wird neben der intrathekalen Therapie von paralleler Bestrahlung oder Veränderung der Medikation mit Steroiden oder Antikonvulsiva beeinflusst. Die relevanten Liquorbefunde wie Zellzahl, Laktat und Gesamtprotein sind störanfällig, ergänzende immunzytochemische Untersuchungen zur Validierung des Befunds sind zeitaufwändig und kostenintensiv. Aufgrund des palliativen Charakters der Behandlung der Meningeosis neoplastica wird im Zweifelsfall nach der Klinik behandelt. Bei über 4 Wochen stabilem klinischen Befund und stabilem Liquorbefund auch ohne Sanierung von Tumorzellen ist deshalb ein Aussetzen der intrathekalen Chemotherapie, insbesondere *nach* bereits erfolgter Strahlentherapie gerechtfertigt. Die Verschlechterung des Liquorbefundes ohne klinische Symptome ist kein Grund für die Wiederaufnahme der Chemotherapie. Die Entwicklung einer progredienten Leukenzephalopathie rechtfertigt in aller Regel den Abbruch der tumorspezifischen Therapie (↑, C).

H 4.4.5 Supportive Maßnahmen

Bei erhöhtem intrakraniellen Druck kann mit der Anlage eines ventrikuloperitonealen Shunts die wirksame Palliation einer sonst kaum beherrschbaren Hirndrucksymptomatik erreicht werden (Omuro et al. 2005). Bei diesen Patienten sollte ein verschließbares Shunt-System in Betracht gezogen werden, falls zusätzlich eine intrathekale Chemotherapie geplant ist. Patienten mit Meningeosis neoplastica profitieren auch unabhängig von der Strahlentherapie von geringen Mengen an Steroiden. Aufgrund der dosisabhängigen unerwünschten Wirkungen der Steroide empfehlen wir die Gabe von 4 mg Dexamethason oder eines anderen Steroidpräparats in entsprechender Dosierung zu Beginn und Steigerung nach Klinik. Die Reduktion der Steroide sollte nach Ansprechen auf Chemo- oder Strahlentherapie individuell angestrebt werden. Richtlinien für die Behandlung und Prävention von symptomatischen Krampfanfällen finden sich in Kapitel H 1. und H 3. Antikonvulsiva sollten auch nach Implantation eines Reservoirs nicht prophylaktisch gegeben werden. Bei Auftreten von Krampfanfällen sollte über drei Monate antikonvulsiv behandelt werden. Die Entscheidung, die Medikation nach einem Intervall ohne Krampfanfälle abzusetzen, wird individuell, u. a. vor dem Hintergrund des Ansprechens auf die Tumortherapie, getroffen.

H 4.5 Literatur

Blaney SM, Heideman R, Berg S, Adamson P, Gillespie A, Geyer JR, et al. Phase I clinical trial of intrathecal topotecan in patients with neoplastic meningitis. J Clin Oncol 2003;21:143–147.

Blaney S, Balis FM, Berg S, Arndt CA, Heideman R, Geyer JR, Packer R, Adamson PC, Jaeckle K, Klenke R, Aikin A, Murphy R, McCully C, Poplack DG. Intrathecal mafosfamide: a preclinical pharmacology and phase I trial. J Clin Oncol 2005;23:1555–1563.

Boogerd W, Dorresteijn LD, van der Sande JJ, de Gast GC, Bruning PF. Response of leptomeningeal metastases from breast cancer to hormonal therapy. Neurology 2000;55:117–119.

Boogerd W, van den Bent MJ, Koehler PJ, Heimans JJ, van der Sande JJ, Aaronson NK, et al. The relevance of intraventricular chemotherapy for leptomeningeal metastasis in breast cancer: a randomised study. Eur J Cancer 2004;40:2726–2733.

Bromberg JE, Breems DA, Kraan J, Bikker G, van der Holt B, Smitt PS, van den Bent MJ, van't Veer M, Gratama JW. CSF flow cytometry greatly improves diagnostic accuracy in CNS hematologic malignancies. Neurology 2007;68:1674–1679.

Chamberlain MC. Neoplastic meningitis. J Clin Oncol 2005;23:3605–3613.

Chamberlain MC. Phase II trial of intracerebrospinal fluid etoposide in the treatment of neoplastic meningitis. Cancer 2006;106:2021–2027.

Clatot F, Philippin-Lauridant G, Ouvrier MJ, Nakry T, Laberge-Le-Couteulx S, Guillemet C, Veyret C, Blot E. Clinical improvement and survival in breast cancer leptomeningeal metastasis correlate with the cytologic response to intrathecal chemotherapy. J Neuro-Oncol 2009;95:421–426.

Corsini E, Bernardi G, Gaviani P, Silvani A. de Grazia U, Ciusani E, Croci D, Salmaggi A. Intrathecal synthesis of tumor markers is a highly sensitive test in the diagnosis of leptomeningeal metastasis from solid cancers. Clin Chem Lab Med 2009;47:874–879.

Gammon DC, Bhatt MS, Tran L, Van Horn A, Benvenuti M, Glantz MJ. Intrathecal topotecan in adult patients with neoplastic meningitis. Am J Health Syst Pharm. 2006;63:2083–2086.

Giannone L, Greco FA, Hainsworth JD. Combination intraventricular chemotherapy for meningeal neoplasia. J Clin Oncol 1986;4:68–73.

Glantz MJ, Hall WA, Cole BF, Chozik BS, Shannon CM, Wahlberg L, et al. Diagnosis, management, and survival of patients with leptomeningeal cancer based on cerebrospinal fluid-flow status. Cancer 1995;75:2919–2931.

Glantz MJ, Cole BF, Recht L, Akerley W, Mills P, Saris S, et al. High-dose intravenous methotrexate for patients with nonleukemic cancer: is intrathecal chemotherapy necessary? J Clin Oncol 1998;16:1561–1567.

Glantz MJ, Jaeckle KA, Chamberlain MC, Phuphanich S, Recht L, Swinnen LJ, et al. A randomized controlled trial comparing intrathecal sustained-release cytarabine (DepoCyt) to intrathecal methotrexate in patients with neoplastic meningitis from solid tumors. Clin Cancer Res 1999a;5:3394–3402.

H 4

Glantz MJ, Jaeckle KA, Chamberlain MC, Phuphanich S, Recht L, Swinnen LJ, et al. Randomized trial of a slow-release versus a standard formulation of cytarabine for the intrathecal treatment of lymphomatous meningitis. J Clin Oncol 1999b;17:3110–3116.

Grossman SA, Finkelstein DM, Ruckdeschel JC, Trump DL, Moynihan T, Ettinger DS, for the Eastern Cooperative Oncology Group.Randomized prospective comparison of intraventricular methotrexate and thiotepa in patients with previously untreated neoplastic meningitis. J Clin Oncol 1993;11:561–569.

Hegde U, Filie A, Little RF, Janik JE, Grant N, Steinberg SM, et al. High incidence of occult leptomeningeal disease detected by flow cytometry in newly diagnosed aggressive B-cell lymphomas at risk for central nervous system involvement: the role of flow cytometry versus cytology. Blood 2005;105:496–502.

Herrlinger U, Förschler H, Küker W, Meyermann R, Bamberg M, Dichgans J, et al. Leptomeningeal metastasis: survival and prognostic factors in 155 patients. J Neurol Sci 2004a;223:167–178.

Hitchins RN, Bell DR, Woods RL, Levi JA. A prospective randomized trial of single-agent versus combination chemotherapy in meningeal carcinomatosis. J Clin Oncol 1987;5:1655–1662.

Jabbour E, O'Brien S, Kantarjian H, Garcia-Manero G, Ferrajoli A, Ravandi F, Cabanillas M, Thomas DA. Neurologic complications associated with intrathecal liposomal cytarabine given prophylactically in combination with high-dose methotrexate and cytarabine to patients with acute lymphocytic leukaemia. Blood 2007;109: 3214–3218.

Maranzano E, Bellavita R, Rossi R, De Angelis V, Frattegiani A, Bagnoli R, Mignogna M, Beneventi S, Lupattelli M, Ponticelli P, Biti GP, Latini P. Short-course versus split-course radiotherapy in metastatic spinal cord compression. Results of a phase III, randomized, multicenter trial. J Clin Oncol 2005;23:3358–3365.

Patchell RA, Tibbs PA, Regine WF, Payne R, Saris S, Kryscio RJ, Mohiuddin M, Mohiuddin M, Young B. Direct decompressive surgical resection in the treatment of spinal cord compression caused by metastatic cancer. A randomized trial. Lancet 2005;366:643–648.

Phuphanich s, Maria B, Braeckman R, Chamberlain M. A pharmacokinetic study of intra-CSF administered encapsulated cytarabine (DepoCyt) for the treatment of neoplastic meningitis in patients with leukemia, lymphoma, or solid tumors as part of a phase III study. J. Neurooncol 2007;81:201–208.

Omuro AMP, Lallana EC, Bilsky MH, DeAngelis LM. Ventriculoperitoneal shunt in patients with leptomeningeal metastasis. Neurology 2005;64:1625–1627.

Postmus PE, Haaxma-Reiche H, Berendsen HH, Sleijfer DT. High-dose etoposide for meningeal carcinomatosis in patients with small cell lung cancer. Eur J Cancer Clin Oncol 1989;25:377–378.

Siegal T, Lossos A, Pfeffer MR. Leptomeningeal metastases: analysis of 31 patients with sustained off-therapy response following combined-modality therapy. Neurology 1994;44:1463–1469.

Slavc I, Schuller E, Falger J, Gunes M, Pillwein K, Czech T, et al. Feasibility of long-term intraventricular therapy with mafosfamide (n= 26) and etoposide (n= 11): experience in 26 children with disseminated malignant brain tumors. J Neurooncol 2003;64:239–247.

Stewart DJ, Maroun JA, Hugenholtz H, Benoit B, Girard A, Richard M, et al. Combined intraommaya methotrexate, cytosine arabinoside, hydrocortisone and thiotepa for meningeal involvement by malignancies. J Neuro-Oncol 1987;5:315–322.

Stockhammer G, Poewe W, Burgstaller S, Deisenhammer F, Muigg A, Kiechl S, et al. Vascular endothelial growth factor in CSF: a biological marker for carcinomatous meningitis. Neurology 2000;54:1670–1676.

Ushio Y, Kochi M, Kitamura I, Kuratsu J. Ventriculolumbar perfusion of 3-[(4-amino-2-methyl-5-pyrimidinyl) methyl]-1-(2-chloroethyl)-1-nitrosourea hydrochloride for subarachnoid dissemination of gliomas. J Neuro-Oncol 1998;38:207–212.

Van Oostenbrugge RJ, Hopman AH, Arends JW, Ramaekers FC, Twijnstra A. Treatment of leptomeningeal metastases evaluated by interphase cytogenetics. J Clin Oncol 2000;18:2053–2058.

Weller M, Stevens A, Sommer N, Schabet M, Wiethölter H. Tumor cell dissemination triggers an intrathecal immune response in neoplastic meningitis. Cancer 1992; 69:1475–1480.

Witham TF, Fukui MB, Meltzer CC, Burns R, Kondziolka D, Bozik ME. Survival of patients with high grade glioma treated with intrathecal thiotriethylenephosphoramide for ependymal or leptomeningeal gliomatosis. Cancer 1999;86:1347–1353.

H 5 Paraneoplastische Syndrome

*von R. Voltz und F. Leypoldt**

H 5.1 Klinik

Als paraneoplastische Syndrome werden alle Komplikationen von Tumorerkrankungen bezeichnet, die nicht durch den Tumor selbst, durch Metastasen, vaskuläre, infektiöse, metabolische oder therapiebedingte Ursachen ausgelöst sind. Die häufigere Gruppe der *nicht*-immunvermittelten, *nicht*-neurologischen paraneoplastischen Erkrankungen (z. B. SIADH, Koagulopathien) wird in diesem Kapitel nicht besprochen. Bei immunvermittelten, paraneoplastischen, neurologischen Syndromen – im Folgenden nur paraneoplastische Syndrome genannt – kann jede Ebene des Nervensystems betroffen sein, vom zentralen über das periphere Nervensystem, die neuromuskuläre Endplatte bis zum Muskel. Einige klinische Syndrome sind sehr spezifisch für das Vorliegen einer paraneoplastischen Genese und werden als »klassische« paraneoplastische, neurologische Syndrome bezeichnet (**Tab. H 5.1**).

Tab. H 5.1: »Klassische« paraneoplastische Syndrome

A) Zentrales Nervensystem
Enzephalomyelitis
Limbische Enzephalitis
Subakute Kleinhirndegeneration
Opsoklonus-Myoklonus-Syndrom
B) Peripheres Nervensystem
Subakute sensorische Neuronopathie
Chronische intestinale Pseudoobstruktion
C) Neuromuskuläre Synapse und Muskel
Lambert-Eaton-Myasthenie-Syndrom
Dermatomyositis

(nach Graus et al. 2004)

Chronische, nur gering progrediente Syndrome sind selten paraneoplastischer Ursache, diese treten eher subakut oder akut (Tage bis Wochen) auf. Eine Übersicht über das Vorgehen bei der Diagnostik von paraneoplastischen Syndromen zeigt **Tab. H 5.2**.

Tab. H 5.2: Diagnostik zum Nachweis eines paraneoplastischen Syndroms

A) Liquor: Pleozytose? Proteinerhöhung? Oligoklonale Banden?

B) Paraneoplastische Antikörper in Serum und Liquor

C) Tumorsuche

- **Tumor bekannt**
  1. Suche nach Metastasen: MR, Liquor, CT etc.
  2. Suche nach nicht-metastatischen, nicht-paraneoplastischen Komplikationen (vaskulär, infektiös, metabolisch, therapiebedingt)
- **Tumor noch nicht bekannt**
  Suche nach Tumor: Pathologische Lymphknoten, gyn./urol./dermat. Untersuchung; CT-Thorax, Mammographie, Tumormarker, FDG-Ganzkörper-PET

Unbedingt notwendig ist eine umfassende Differentialdiagnose (**Tab. H 5.3**). Bei paraneoplastischen Enzephalomyelitiden existieren keine spezifischen Auffälligkeiten in der Bildgebung. Zum Ausschluss von Differentialdiagnosen sind insbesondere MRT-Darstellungen von Gehirn und Rückenmark notwendig. Ein unauffälliges cMRT schließt ein paraneoplastisches Syndrom nicht aus. Die Liquoruntersuchung ist sensitiver, jedoch unspezifisch. Der Liquor ist meist entzündlich verändert (häufig geringe lymphozytäre Pleozytosen und/oder oligoklonale Banden, teils nur Eiweißerhöhung). In 90 % der Fälle ist mindestens einer dieser drei Liquorparameter pathologisch. Die lymphozytäre Pleozytose nimmt mit zunehmender Erkrankungsdauer ab (50 % während der ersten 3 Monate, danach 30 %), während die Schrankenstörung zunimmt. Bei 7 % ist der Liquor komplett unauffällig (Psimaras et al. 2009). Die weiteren paraklinischen Untersuchungen hängen vom betroffenen System ab (EEG bei limbischen Enzephalitiden, VEP bei Optikusneuritiden, EMG/NLG bei peripheren Syndromen, Elektroretinogramm/optische Kohärenztomographie (OCT) bei Retinopathien).

Bei zwei Drittel der Patienten mit paraneoplastischen Erkrankungen sind hochspezifische Antikörper (AK) nachweisbar. Diese beweisen die paraneoplastische Ätiologie und leiten die Tumorsuche. Ein Schema der aktuellen Diagnosekriterien gibt **Abb. H 5.1**, die Antikörper sind in **Tab. H 5.4** aufgelistet. Die sogenannten klassischen paraneoplastischen AK zeigen zusammen mit einer passenden klinischen Symptomatik zwingend ein paraneoplastisches Syndrom und damit das Vorliegen eines – möglicherweise nur noch nicht nachweisbaren – Tumors an. Einzelne paraneoplastische Syndrome wie z. B. das Lambert-Eaton-Myasthenie-Syndrom (LEMS) kommen auch häufig idiopathisch (40 %) vor. Ebenfalls nur in einem Teil der Fälle paraneoplastisch bedingt sind die neu beschriebenen Untergruppen der limbischen Enzephalitis durch AK gegen sogenannte Oberflächenantigene (**Tab. H 5.4**). Diese werden in Kapitel F 12 beschrieben. **Tab. H 5.5** fasst die Prävalenz, die sinnvolle Antikörperdiagnostik und häufigste Tumorassoziation zusammen.

* Autor dieses Kapitels in der 5. Auflage: R. Voltz.

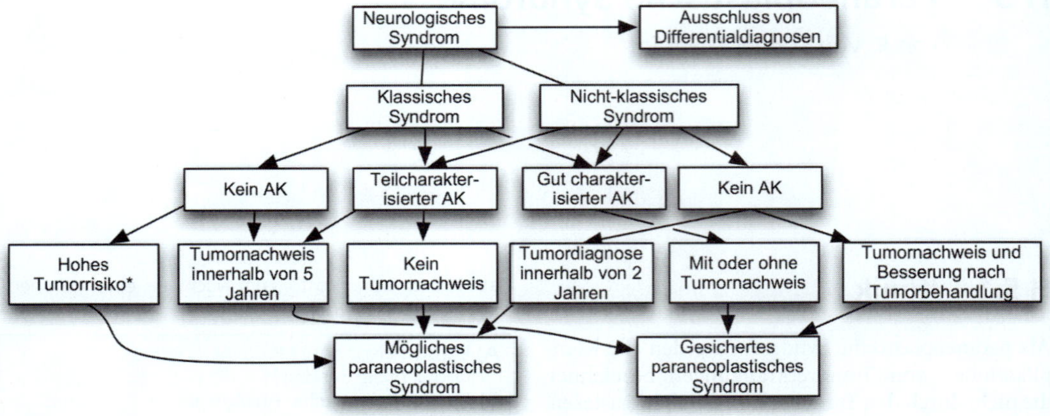

Abb. H 5.1: Diagnosealgorithmus (modifiziert nach Graus et al. 2004)
* erhöhtes Tumorrisiko: Alter über 40 Jahre, kein Ansprechen auf Immuntherapie; gut charakterisierter/teilcharakterisierter AK (s. **Tab. H 5.4**)

Tab. H 5.3: Differentialdiagnosen paraneoplastischer Syndrome

Klinisches Syndrom	Differentialdiagnosen
Limbische Enzephalitis (LE)	Infektiöse Enzephalitis, v. a. HSV, VZV, HHV6 bei Immunsuppression, Lues, CJD, HIV/PML. Lupus erythematodes; Sjögren-Syndrom; Hashimoto-Enzephalopathie; NMDA-AK (Kap. F 12)
Rhombenzephalitis	Infektiöse Enzephalitis, v. a. Listerien, Toxoplasmose; basale Meningitis TBC; M. Whipple Miller-Fisher/Bickerstaff; Myasthenia gravis, M. Behçet, Gliom
Opsoklonus-/Myoklonus-Syndrom	Opsoklonus: u. a. HIV, Hepatitis C, WNV, M. Whipple, Borreliose, postinfektiös (Mycoplasmen, Salmonellen, Streptokokken), medikamentös Myoklonien: physiologisch, hereditär, sporadisch, Epilepsie-Syndrome, Enzephalopathien, CJD, neurodegenerative Erkrankungen, Glutensensitive Enteropathie, Lance-Adams-Syndrom
Myelitis	Infektiös; parainfektiös; MS; NMO; spinale Durafistel, Syringomyelie, Tethered-cord-Syndrom, Spinalis-anterior-Syndrom
Subakute Kleinhirn-degeneration (PKD)	Alkohol, Medikamentös (Lithium, Antikonvulsiva, 5-FU), Vit. B_1, B_{12}, Folsäure, Vit. E, GAD; infektiös (VZV, EBV, Lues, M. Whipple), CJD*, meningeale Siderose, MSA-C, hereditär
Retino-/Optikopathie	Vaskulär; Neuritis N. optici, LHON, medikamentös
Subakut sensible Neuropathie	Diabetes mellitus, CIDP; MGUS; Anti-MAG-Neuropathie; Sjögren-Syndrom, Amyloidose, Kryoglobulinämie, medikamentös/toxisch, Vit. B_{12}
Autonome Neuropathie	Diabetes mellitus; GBS; CIDP, Sjögren-Syndrom, Porphyrie, MSA-A, Mitochondriopathie
Motoneuronerkrankung	Multifokale motorische Neuropathie; ALS; Bulbospinale Muskelatrophie Kennedy
Neuromyotonie	Crampi; Crampus-Faszikulationssyndrom; Radiogene Plexusaffektion; Myotonie
Stiff-person-Syndrom	Myotonie, PERM
Lambert-Eaton-Syndrom	Myasthenia gravis, Episodische Ataxie Typ 2
Myasthenia gravis	Autoimmun; medikamenteninduziert, kongenital, LEMS, Botulismus
Poly-/Dermatomyositis	Myopathie, z. B. durch Steroide, IBM, immunmediierte nekrotisierende Myopathien

5-FU = 5-Fluoruracil; ALS = Amyotrophe Lateralsklerose; CIDP = chronisch inflammatorische demyelinisierende Polyneuropathie; CJD = Creutzfeldt-Jakob-Disease; EBV = Ebstein-Barr-Virus; GBS = Guillain-Barré-Syndrom; HIV = Humanes Immundefizienzsyndrom Virus; IBM = Einschlusskörpermyositis; JC/HIV = Progressive multifokale Leukenzephalopathie bei HIV; LEMS = Lambert-Eaton-Myasthenie-Syndrom; LHON = Lebersche Optikusatropathie, MAG = Myelin assoziiertes Glycoprotein; MGUS = Monoklonale Gammopathie unklarer Signifikanz; MSA = Multisystematrophie; NMO = Neuromyelitis optica; PERM = Progressive Enzephalomyelitis mit Rigidität und Myoklonien; VZV = Varizella-zoster-Virus; WNV = West-Nil-Virus; *Bei PKD-Protein 14–3–3 in 14 % falsch-positiv (H 5.2.1)

Tab. H 5.4: Klinisch relevante Antikörper-Reaktivitäten

Name (Synonym) und Prävalenz*	Antigen	Klinisches Syndrom	häufigste Tumore
Gut charakterisierte, paraneoplastische Antikörper (intrazelluläre Antigene) Assoziation mit einem Tumor in > 95 %			
Anti-Hu (ANNA-1) ca. 40 %	Hu-Proteine	Kleinhirndegeneration, Enzephalomyelitis, sensorische Neuronopathie, sensomotorische Neuropathie, limbische Enzephalitis, autonome Neuropathie	Bronchial-Ca (85 %), insbesondere SCLC, weitere
Anti-Yo (PCA-1) ca. 15 %	cdr2, cdr62	Paraneoplastische Kleinhirndegeneration, W > M	Ovar, Mamma, Uterus
Anti-CV2 (CRMP5) ca. 5 %	CRMP5	Enzephalomyelitis, Neuropathie, Optikusneuritis, limbische Enzephalitis, Kleinhirndegeneration, Chorea	SCLC, Thymom, weitere
Anti-Ma# ca. 5 %	Ma-Proteine	Rhombenzephalitis, limbische Enzephalitis, Neuropathie	Mamma, verschiedene
Anti-Ta/Ma2# ca. 5 %	Ma-Proteine	Limbische Enzephalitis, Rhombenzephalitis, M >> F	Hoden
Anti-Ri (ANNA-2) ca. 5 %	NOVA	Opsoklonus-Myoklonus-Syndrom, Rhombenzephalitis, Kleinhirndegeneration, Myelitiden	Mamma, Ovar, SCLC
Anti-Amphiphysin ca. 5 %	Amphiphysin	Stiff-Person-Syndrom, limbische Enzephalitis, Rhombenzephalitis, Kleinhirndegeneration	Mamma, SCLC
Anti-Recoverin	Recoverin	Retinopathie	Lunge
Anti-Titin	Titin	Myasthenia gravis	Thymom/-Ca
Teilcharakterisierte paraneoplastische Antikörper prädiktiver Wert bezüglich Paraneoplasie unklar			
Anti-Tr (PCA-Tr) ca. 2 %	MAZ-Protein	Kleinhirndegeneration	M. Hodgkin
Anti-Zic4	Zic1-4-Proteine	Kleinhirndegeneration	SCLC
PCA-2	280 kD	Enzephalitis, LEMS, Neuropathie	SCLC
ANNA-3	170 kD	Neuropathie, Kleinhirndegeneration, limbische Enzephalitis	SCLC
Fakultativ paraneoplastische Antikörper (Kapitel F 12) (Antikörper, die mit oder ohne Tumor auftreten, neuronale Oberflächenantigene)			
Anti-NMDA	NMDA NR1	Limbische Enzephalitis, W >> M, Gedächtnisstörungen, Bewegungsstörung, Katatonie, psychiatrische Symptomatik	20–50 % Ovarialteratom, selten Testis
Anti-VGKC	VGKC-assoziierte Proteine (Lgi1, CASPR2)	Limbische Enzephalitis, M > W, Hyponatriämie, Neuromyotonie, Morvan Syndrom, REM-Schlaf Verhaltensstörungen	SCLC, Thymome
Anti-AMPA-R.	AMPA GluR1/2	Limbische Enzephalitis, W >> M, Atypische Psychose, häufige Rezidive	SCLC, Brustkrebs, Thymome
Anti-$GABA_B$-R.	$GABA_B$	Limbische Enzephalitis, häufig Anfälle, GAD-AK	
Anti-GAD	GAD	Limbische Enzephalitis, W > M, Kleinhirndegeneration, Diabetes mellitus I, Hashimoto-Thyreoiditis	Keine

#Prävalenz bezogen auf Anti-Ma und Anti-Ma2/Ta zusammen; *Prävalenzdaten aus Giometto et al. 2010

H 5.1.1 Kleinhirndegeneration

Bei der paraneoplastischen Kleinhirndegeneration (PKD) handelt es sich um das häufigste paraneoplastische Syndrom (24,3 %; Giometto et al. 2010). Meist entsteht subakut über Tage bis wenige Wochen ein schwerstes, zerebelläres Syndrom mit ausgeprägter Beteiligung der Arme, Verlust des Gehvermögens, Dysarthrie, sakkadierter Blickfolge und Nystagmus (meist Downbeat-Nystagmus). Gelegentlich besteht eine heterogene Prodromalsymptomatik ähnlich einem grippalen Infekt. Oft stabilisiert sich die Erkrankung nach mehreren Monaten auf einem sehr schlechten zerebellären Funktionsniveau (90 % rollstuhlabhängig). Eine sich subakut entwickelnde Kleinhirnsymptomatik bei einer Frau über 50 Jahre ist in bis zu zwei Dritteln der Fälle paraneoplastischer Natur. In der Differentialdiagnose (**Tab. H 5.3**) muss an eine sporadische Creutzfeldt-Jakob-Erkrankung (CJD) gedacht werden. Bei PKD wird in 12 % ein falsch-positives Protein 14-3-3 gefunden. Bei paraneoplastischen Syndromen ist jedoch im Gegensatz zu CJD im Western Blot auf Protein 14-3-3 eine »Doppelbande« zu sehen (Saiz et al.

1999). Das Fehlen einer Atrophie im MRT ist in frühen Stadien häufig. Späte Bildgebung kann eine Kleinhirnatrophie darstellen. Degenerative Kleinhirnerkrankungen zeigen dagegen fast immer eine Atrophie bereits initial und einen normalem Liquorbefund. In Einzelfällen kann ein FDG-Hirnstoffwechsel-PET zerebelläre Hypermetabolismen bereits in frühen Stadien einer PKD nachweisen (Choi et al. 2006).

Eine PKD kann anhand der AK-Reaktivitäten in prognostisch relevante Untergruppen eingeteilt werden. Bei Koinzidenz eines subakuten zerebellären Syndroms, einer diffusen Enzephalopathie, limbischer Beteiligung und einer sensorischen Neuronopathie liegt eher ein Anti-Hu-AK (meist SCLC, mittleres Überleben 12 Monate; SCLC = kleinzelliges Bronchialcarcinom (Small Cell Lung Center)) zugrunde. Bei Frauen mit einem isolierten, subakuten und stark progredienten zerebellären Syndrom kommt eher ein Anti-Yo-AK infrage (Mamma oder Ovarial-Ca, mittleres Überleben Mamma-Ca 100 Monate, Ovarial-Ca 20 Monate). Die funktionelle Erholung bei PKD, unabhängig vom assoziierten AK, ist jedoch auch bei Tumorbehandlung und/oder Immunsuppression oft gering.

Ein klassisches Überlappungssyndrom besteht zwischen einer PKD und einem LEMS bei Patienten mit einem SCLC. Dies ist aufgrund des guten Ansprechens von LEMS auf immunmodulatorische Maßnahmen bei sonst schlechtem Ansprechen der PKD von therapeutischer Relevanz und sollte elektrophysiologisch und mittels Anti-VGCC-AK untersucht werden.

H 5.1.2 Paraneoplastische limbische Enzephalitis (PLE)

Erstmals 1957 von Robert A. Henson und als Entität 1968 von Jan A. Corsellis als paraneoplastische limbische Enzephalitis (PLE) beschrieben, bezeichnet dieses Syndrom folgenden Symptomkomplex:

- Akut- bis subakute psychiatrische Auffälligkeiten (Affektive Störungen, Psychosen, Angststörungen etc.)
- Gedächtnisstörungen und andere höhere kognitive Störungen
- Epileptische Anfälle (meist komplex-partiell)
- Fakultativ: Hypothalamisch/Dienzephale Störungen: Gestörter circadianer Rhythmus, Hyperthermie, Vigilanzstörungen, Atemregulationsstörungen, endokrine Störungen

Pathophysiologisch handelt es sich um eine entzündliche Affektion limbischer Hirnareale, insbesondere der mesialen Temporallappen und Hippocampi. Enzephalitiden mit limbischem Schwerpunkt können bei einer Vielzahl von Erkrankungen auftreten und sind oft, aber nicht zwingend, paraneoplastischer Ursache. Insbesondere müssen erregerbedingte Ursachen rasch ausgeschlossen werden (**Tab. H 5.3**). Meistens findet sich ein entzündliches Liquorsyndrom (80–95 %), ein auffälliges EEG mit temporalen Herdbefunden und/oder epileptischen Erregbarkeitsstörungen. Das cMRT zeigt oft uni- oder bi-temporomesiale T2w-Hyperintensitäten. Allerdings spricht ein unauffälliges oder unspezifisches cMRT nicht gegen eine limbische Enzephalitis, bei einigen Untergruppen ist dies sogar typisch (NMDA-R-AK, Kap. F 12). Unauffällige cMRT-, Liquor- und EEG-Untersuchungen schließen eine limbische Enzephalitis weitgehend aus. Bei PLE mit unauffälligem cMRT können im FDG-PET temporale Hypermetabolismen sichtbar werden (Scheid et al. 2004).

Bei einer limbischen Enzephalitis (LE) ist die Bestimmung antineuronaler AK im Serum und Liquor differentialtherapeutisch hoch relevant (**Tab. H 5.4** und **Tab. H 5.5**). LE lassen sich mithilfe der AK in folgendes Schema einteilen (**Abb. H 5.2**):

Es existieren idiopathische und paraneoplastische Varianten der LE. Außerdem können zwei Gruppen von AK unterschieden werden: 1. antineuronale AK gegen intrazelluläre Antigene und 2. antineuronale AK gegen Oberflächenantigene. Zur ersten Gruppe gehören die »klassischen« paraneoplastischen AK (35–50 % der Fälle). Zur zweiten Gruppe zählen AK gegen NMDA-Rezeptor, VGKC und assoziierte Proteine, AMPA-Rezeptor, GABA-Rezeptor, GAD und vermutlich weitere, bisher nicht identifizierte Antigene (Kap. F 12).

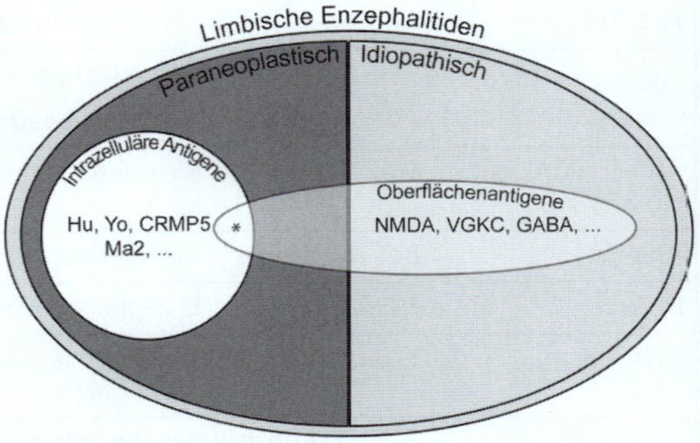

Abb. H 5.2: Schematische Einteilung der limbischen Enzephalitiden
* Koinzidenz von AK gegen intrazelluläre Antigene und Oberflächenantigene (vgl. Abschnitt H 5.2.2)

Bei 5–10 % der limbischen Enzephalitiden findet sich kein derzeit nachweisbarer antineuronaler AK (Bataller et al. 2007). Relevant wird die Unterscheidung durch die bessere Prognose, das bessere Ansprechen auf Immuntherapie, andere assoziierte Tumorlokalisationen und nicht zuletzt das Vorliegen idiopathischer Varianten ohne Tumornachweis (Kap. F 12). Dieser Abschnitt beschäftigt sich daher im Weiteren mit den »klassischen« PLE mit AK gegen intrazelluläre Antigene. Bemerkenswert ist noch der vereinzelte koinzidente Nachweis von »klassischen« und »neuen« AK. Diese Subgruppe verhält sich bezüglich Prognose und Verlauf eher wie die hier weiter beschriebenen »klassischen« PLE (Graus et al. 2008).

Die häufigsten, nachgewiesenen, gut charakterisierten paraneoplastische AK sind die Anti-Hu-AK (50 %; Gultekin et al. 2000). Bei diesen Patienten ist die Enzephalitis oft nur initial auf limbische Areale begrenzt und entwickelt sich häufig im Verlauf zu einer generalisierten Enzephalomyelitis. Ähnliches gilt für CV2/CRMP5-AK, die auch zusammen mit Anti-Hu auftreten können. Hierbei sind Optikusneuritiden und Chorea beschrieben (Cross et al. 2003). Wichtig sind des Weiteren Anti-Ma/Ta in bis

Tab. H 5.5: Neurologische Syndrome, die Wahrscheinlichkeit einer paraneoplastischen Ätiologie und sinnvolle Antikörper-Tests.

Syndrom und Häufigkeit*	Paraneoplastische Ursache	Sinnvolle Antikörper	primäre Tumorsuche
Limbische Enzephalitis ca. 10 %	20 %	Hu, Ta/Ma2, CRMP5/-CV2, Ri, Amphiphysin, NMDA, VGKC, GABA, AMPA, GAD	SCLC Hoden Thymom Ovar Mamma Lymphom
Enzephalomyelitis ca. 5 %	10 %	Hu, CRMP5/CV2, Ampiphysin, Ma/Ta	SCLC Thymom Mamma Ovar Haut Lymphom
Subakute Kleinhirndegeneration ca. 25 %	50 %	Hu, Yo, CRMP5/CV2, Ma2, Ri, Tr, Amphiphysin, PCA-2, ANNA-3, VGCC, Zic4	SCLC Mamma Ovar Thymom Lymphom Hoden
Opsoklonus/Myoklonus (Kind)	50 %	Hu	Neuroblastom
Opsoklonus/Myoklonus (Erwachsene) ca. 2 %	20 %	Ri, Hu, Ma/Ta, NMDA	Mamma SCLC Ovar Hoden
Sensomot. Neuropathie	10 %	Hu, Amphiphysin, CRMP5/CV2, Ma/Ta	SCLC Thymom Lymphom
Subakute sensible Neuronopathie ca. 25 %	20 %	Hu, Amphiphysin, CRMP5/CV2, Ma/Ta	SCLC Thymom Lymphom Mamma Ovar
LEMS ca. 5 %	60 %	anti-VGCC	SCLC
Myasthenia gravis	15 %	AchR, MUSK, Titin	Thymom
Retinopathie ca. 1 %	5 %	Anti-Hu, Recoverin CRMP5/CV2	SCLC Thymom Melanom
Stiff-person-Syndrom ca. 1 %	5 %	Amphiphysin, GAD	Mamma SCLC
Dermatomyositis ca. 2 %	30 %	n. v.	Ovar Lunge Pankreas

* Häufigkeit bezogen auf alle paraneoplastischen Erkrankungen (Giometto et al. 2010)

zu 30 % der Fälle meist bei jungen Männern (Anti-Ta/Ma2). Bei Anti-Ma treten zu den Symptomen der PLE gehäuft Hirnstammsymptome hinzu (Hoffmann et al. 2008). Selten finden sich auch Amphiphysin-AK, oft ebenfalls mit weiteren paraneoplastischen AK (Pittock et al. 2005).
Die häufigsten, assoziierten Tumoren sind Lungenkarzinome (meist SCLC), gedacht werden muss jedoch insbesondere bei jungen Männern auch an Hodenkarzinome (Ma2) und bei Frauen an Mammakarzinome. Besondere Aufmerksamkeit bei der Tumorsuche gilt für Hodentumore und neuroektodermale Hauttumore (Merkel-Zell-Karzinome), die beide einer FDG-PET-Untersuchung entgehen können. Die Prognose ist bei erfolgreicher Tumortherapie mit Besserung in bis zu 38 % der Fälle selbst bei nachgewiesenem Anti-Hu nicht katastrophal. Das beste Ansprechen auf eine Therapie zeigen Patienten mit einer Anti-Ma2-assoziierten PLE.

H 5.1.3 Paraneoplastische Enzephalomyelitis

Das dramatische und unverwechselbare Syndrom einer paraneoplastischen Enzephalomyelitis (PEM) geht mit einer subakut progredienten Dysfunktion limbischer Areale, frontaler, parietaler und okzipitaler Hirnregionen, des Hirnstamms und Zerebellums sowie Rückenmarks und des peripheren nebst autonomen Nervensystems einher. Die Symptomatik kann initial einen Schwerpunkt in einzelnen Bereichen haben, breitet sich jedoch zunehmend aus. Am häufigsten beginnt dieses Krankheitsbild mit einer sensorischen Neuronopathie (Graus et al. 2001). In 75 % der Fälle liegt ein Anti-Hu und ein SCLC vor, Männer sind bevorzugt betroffen (3 : 1). Weitere assoziierte AK sind Anti-CV2/CRMP5 und Anti-Amphiphysin (Antoine et al. 1999, Pittock et al. 2005) sowie seltener Anti-Ri (Pittock et al. 2003). Letztlich ist eine PEM in Zusammenhang mit beinahe jedem Tumor beschrieben worden. Am Häufigsten sind neben dem SCLC, Mamma- und Ovarial-Ca sowie Lymphome. Die Symptomatik geht in der Regel (71 %) der Tumordiagnose im Mittel 7 Monate (1–48 Monate) voraus, und die Tumoren sind meist klein, nicht metastasiert und schwer zu diagnostizieren. Das mittlere Überleben lag bei 12 Monaten (1–121 Monate, 3-Jahres-Überleben 20 %) und die Prognose war schlechter bei Patienten älter als 60 Jahre, schwer betroffenen Patienten (modified Rankin-Scale > 3) oder fehlender Behandlung (Sillevis Smitt et al. 2002). Patienten mit einem Anti-CV2/CRMP5 haben selbst bei Nachweis eines SCLC eine deutlich bessere Prognose als Patienten mit einem Anti-Hu (Mittleres Überleben 52 vs. 12 Monate; Honnorat et al. 2009). In 60 % der Patienten führte die neurologische Symptomatik zum Tod, nicht die Tumorerkrankung.

H 5.1.4 Rhombenzephalitis

Eine paraneoplastische Enzephalitis kann sich auch primär und isoliert im Hirnstamm (Rhombenzephalitis) manifestieren (5,6 % aller paraneoplastischer Syndrome; Giometto et al. 2010) und führt dann zu Blickparesen, Doppelbildern, Dysarthrie oder gar lebensbedrohlichen Bildern mit Atemdepression (Saiz et al. 2009). Meist tritt sie jedoch als Teil einer generalisierten Enzephalomyelitis auf. Assoziierte AK können sein: Anti-Hu, Anti-Yo, Anti-Ma, Anti-CV2/CRMP5 und Anti-Ri.

H 5.1.5 Paraneoplastisches Opsoklonus-Myoklonus-Syndrom (POMS)

Dieses seltene Syndrom (2,3 %) ist durch chaotische, konjugierte, hochamplitudige, unwillkürliche Sakkaden und meist generalisierte Myoklonien charakterisiert. Die angloamerikanische Bezeichnung »Dancing eyes-Dancing feet-Syndrome« beschreibt das Syndrom plastisch. Die Erkrankung entsteht u. a. durch eine Funktionsstörung in den Nuclei fastigii des Kleinhirns. Es kommt in 20 % der Fälle paraneoplastisch vor, die übrigen sind meist postinfektiös. Für die paraneoplastische Variante sprechen ein Alter über 50 Jahre und das Vorliegen einer Enzephalopathie. Die meisten assoziierten Tumore bei Erwachsenen sind im Bereich der Lunge oder der Mamma (Bataller et al. 2001). Bei Kindern sind es eher Neuroblastome (POMS bei 2 % aller Neuroblastome, 50 % der Opsoklonus-Myoklonus-Syndromen haben Neuroblastome). Anti-Hu, Anti-Ri oder Anti-Ma2 sowie weitere nicht charakterisierte AK können assoziiert sein. Auch bei Erwachsenen kommen Neuroblastome vor. Ein Einzelfallbericht beschreibt ein Opsoklonus-Myoklonus-Syndrom bei nachgewiesenen NMDA-AK (Kurian et al. 2010).

H 5.1.6 Myelitis

Sehr selten – nur in 0,3 % aller paraneoplastischen Syndrome – manifestiert sich die Erkrankung als isolierte Myelitis. Aufgrund der Seltenheit einer paraneoplastischen Ätiologie sollte besondere Sorgfalt auf die Differentialdiagnose gelegt werden. Bei paraneoplastischen Myelitiden ist meist die graue Substanz unter Beteiligung der Vorderhörner langstreckig betroffen. Dieses als nekrotisierende Myelopathie bezeichnete Syndrom geht mit schlaffer Para- oder Tetraplegie, Pyramidenbahnzeichen, fehlenden Reflexen und einem sensiblen Querschnitt sowie klinischen und elektrophysiologischen Zeichen des zweiten Motoneurons einher. Es gibt keine spezifische, assoziierte AK und keine streng assoziierte Tumore (gelegentlich Non-Hodgkin-Lymphome). Nekrotisierende Myelopathien nicht-paraneoplastischer Genese haben eine bessere Prognose. Kasuistisch wurden auch NMO-AK-positive Myelitiden in Zusammenhang mit Tumoren nachgewiesen, eventuell handelt es sich bei der Neuromyelitis optica mit Aquaporin4-AK um eine fakultativ auch paraneoplastisch vorkommende Erkrankung (Pittock und Lennon 2008).

H 5.1.7 Stiff-man/person-Syndrom (SMS/SPS)

Progredienter axialer und appendikulärer Rigor mit lumbaler Hyperlordose und paroxysmale, schmerzhafte einschießende Spasmen der Extremitäten, getriggert durch Willkürbewegungen, Aufregung oder taktile/auditorische Stimuli, werden als Stiff-Person-Syndrom (SPS) bezeichnet. Das Syndrom kommt idiopathisch und paraneoplastisch vor. Frauen sind häufiger als Männer betroffen (7 : 3) und es existieren verschiedene Varianten, sogenannte SPS-Plus Syndrome z. B. Stiff-Limb-Syndrom und PERM (Progressive Enzephalitis mit Rigor und Myoklonien) (Kap. I 16). AK gegen GAD und Glycin-Rezeptor sind serologische Marker eines idiopathischen SMS (50–90 %, Kap. F 12). In seiner paraneoplastischen Form (5 % der SPS, 0,6 % der paraneoplastischen Syndrome) können die Patienten AK gegen Amphiphysin (mit oder ohne Anti-GAD) zeigen, dies ist dann ein Marker für ein zugrunde liegendes Mamma-Ca, seltener ein SCLC oder ein Thymom (Pittock et al. 2005). Es existieren jedoch keine verlässlichen Marker für eine Unterscheidung zwischen idiopathisch und paraneoplastisch. Auch entwickelt nur ein Teil der Patienten mit dem Nachweis eines Amphiphysin-AK ein SPS (39 % der Frauen, 12 % der Männer; Pittock et al. 2005).

H 5.1.8 Extrapyramidal-motorische Symptome

Extrapyramidal-motorische Syndrome sind nur selten Ausdruck eines paraneoplastischen Syndroms (1,5 %) mit AK gegen intrazelluläre Antigene (Giometto et al. 2010). Jedoch finden sich diese gehäuft bei idiopathischen oder paraneoplastischen Syndromen mit AK gegen Oberflächenantigene (V. a. NMDA-AK; Kap. F 12).

Eine generalisierte Chorea, fokale und segmentale Dystonien und Hemiballismus können die Erstmanifestation einer paraneoplastischen Enzephalitis sein. Beim Nachweis von CV2/CRMP5-AK zeigt sich in bis zu 70 % der Fälle initial eine meist asymmetrische oder einseitige Chorea, im Verlauf entwickelt sich in 90 % der Patienten jedoch eine Beteiligung weiterer Systeme. Weitere Assoziationen finden sich mit Anti-Hu und Anti-Ma.
Atypische Parkinson-Syndrome sind ebenfalls sehr selten paraneoplastisch bedingt. Hier sind vor allem subakut progrediente progressive supranukleäre Paralyse (PSP)-ähnliche Erkrankungsbilder beschrieben (Anti-Ma/Ma2, Lymphome; Grant und Graus 2009).

H 5.1.9 Retinopathie

Während etwa jeder zehnte Tumorpatient über Visusstörungen klagt, ist die paraneoplastische Retinopathie relativ selten (Saita et al. 1999). Eine paraneoplastische Retinopathie kann mit einem Karzinom (Carcinom assoziierte Retinopathie, CAR) oder einem Melanom (Melanom assoziierte Retinopathie, MAR) assoziiert sein. Bei der CAR treten Lichtempfindlichkeit, Visusminderung und Farbsehstörungen (Symptome der Zäpfchen), verlängerte Dunkeladaptation, periphere oder Ringskotome, Gesichtsfeldeinschränkungen (Symptome der Stäbchen) auf. Die Beschwerden sind über Monate progredient und treten meist vor der Tumordiagnose auf (SCLC, Ovar, Mamma, endokrine Tumore). Der Fundus kann oft unauffällig sein, wegweisend ist das pathologische Elektroretinogramm. Hilfreich kann eine optische Kohärenztomographie sein. Der häufigste mit CAR assoziierte AK ist gegen das Fotorezeptor-Protein Recoverin gerichtet, eine Vielzahl weiterer AK gegen retinale Antigene sind beschrieben (z. B. Anti-Enolase-AK) (Link et al. 2009).
Bei MAR entwickeln die Patienten oft erst Jahre nach der Tumordiagnose visuelle Störungen, meist in Assoziation mit nicht-okulärer Metastasierung. Die Überlebensdauer der MAR-Patienten ist wahrscheinlich dennoch länger. AK gegen bipolare Zellen sind beschrieben worden, jedoch ebenso wie die identifizierten Antigene heterogen und unspezifisch (Lu et al. 2009). Gelegentlich kommt es auch zu einer »Begleitretinitis« im Rahmen eines paraneoplastischen Syndroms mit CRMP-5-AK. Dann sind meist weitere Systeme betroffen (Optikusneuritiden, Cerebellitis etc.) (Cross et al. 2003). Retinopathien sind schlecht oder gar nicht reversibel, vermutlich kommt es zu einer irreversiblen Schädigung von Photorezeptor- und/oder Ganglienzellen.

H 5.1.10 Paraneoplastische Neuropathiesyndrome

Da sowohl Polyneuropathien als auch Tumoren häufig sind, ergibt sich zwangsläufig eine Koinzidenz beider Erkrankungen. Außerdem können bei Tumorpatienten medikamentöse/chemotherapeutische, nutritive und tumortoxische Mechanismen eine Polyneuropathie verursachen und eine immunvermittelt-paraneoplastische Ursache vortäuschen. Jedoch tritt auch bei über 40 % der gesicherten paraneoplastischen Syndrome eine Affektion des peripheren Nervensystems auf (Giometto et al. 2010). Dies führt in der Praxis zu zwei typischen Situationen:

1. Polyneuropathie bei einem onkologischen Patienten mit bekanntem Tumor
2. Polyneuropathie bei einem Patienten ohne bekannten Tumor und einer paraneoplastischen Differentialdiagnose

Zu 1: Bei etwa 10 % der Tumorpatienten mit einer Polyneuropathie finden sich keine Tumorinfiltration, keine relevante Medikamentenanamnese und keine Tumorkachexie (Antoine et al. 1999). Eine primär paraneoplastische Ätiologie ist daher möglich. Bei etwa einem Drittel dieser Patienten kann ein antineuronaler AK identifiziert werden (**Tab. H 5.4**), welcher die paraneoplastische Ätiologie beweist. Aber auch bei AK-negativen Patienten ist weitere Diagnostik sinnvoll. Unter diesen fanden sich in einem Kollektiv dann potenziell behandelbare, entzündliche Neuropathiesyndrome, wenn die Klinik subakut progredient (6–9 Monate), stark ausgeprägt (modified Ranking Scale 3–5) und innerhalb von 2 Jahren vor Tumormanifestation aufgetreten war (Antoine et al. 1999). Ebenfalls hochverdächtig auf eine paraneoplastische Ursache sind bestimmte klinische Syndrome (s. u.). Bezüglich Neuropathien bei Gammopathien vergleiche Kapitel J 2.

Zu 2: In dieser Situation ist vor allem die zeitliche Dynamik hilfreich. Eine primär sensible, langsam über Jahre progrediente distal-symmetrische, axonale Polyneuropathie ist äußerst selten paraneoplastisch. Polyneuropathien jedoch, die rasch über Monate oder Wochen zu ausgeprägten Beschwerden führen und/oder mit ausgeprägten Schmerzen sowie einem generellen Krankheitsgefühl einhergehen, sollten eine umfangreiche Differentialdiagnose zur Folge haben (vgl. auch Kap. J 1 und J 2). Grundsätzlich können paraneoplastische Syndrome am peripheren Nervensystem sehr heterogen sein und jedes Syndrom verursachen (akute/subakute Polyradikuloneuropathie, distal-symmetrische, axonale sensible Polyneuropathie, gemischt axonal-demyelinisierende, sensomotorische Polyneuropathie). Insbesondere sind auch proximale und distale Leitungsverzögerungen häufig bei paraneoplastischen Neuropathien und erschweren die Abgrenzung zu einer chronisch inflammatorischen demyelinisierenden Polyradikulopathie (CIDP) (Camdessanche et al. 2002). Auch eine akute inflammatorische demyelinisierende Polyradikulopathie (AIDP, GBS) kann selten als paraneoplastisches Syndrom insbesondere bei Lymphomen ohne AK auftreten (1,3–1,6 %; Giometto et al. 2010). Mononeuropathien (z. B. N. vestibularis; N. ulnaris) oder Mononeuritis multiplex-Syndrome sind nur selten paraneoplastischer Genese (ggfs. Anti-Hu).
Einzelne klinische Syndrome sind jedoch sehr typisch für eine paraneoplastische Genese. Die häufigste paraneoplastische PNP ist eine sensible Neuronopathie (SN, »Hinterstrang-Ganglionitis«, 25 % Giometto et al. 2010). Hierbei kommt es zu asymmetrischen, meist schmerzhaften Hyp- und Parästhesien der Arme, Beine, von Rumpf und Gesicht mit schwerer Lageempfindungsstörung, einer sensiblen

Ataxie und pseudochoreoathetotischen Bewegungen der Arme und Beine (Camdessanche et al. 2009) (AK-Assoziation vgl. **Tab. H 5.4**). Ebenfalls verdächtig ist eine ausgeprägte autonome Neuropathie (AN, 5,2 %; Giometto et al. 2010). Diese kann sich als chronische intestinale Pseudoobstruktion am Ösophagus und Darm abspielen, zu einer schweren orthostatischen Dysregulation oder kardialen Arrhythmien sowie Mundtrockenheit, erektiler Dysfunktion und Dyshidrose führen (Lee et al. 2001) (AK-Assoziationen vgl. **Tab. H 5.4**). Ein kleiner Teil der Patienten mit einer Pandysautonomie hat hochtitrige, ganglionäre, nikotinerge Acetylcholin-Rezeptor (α3-AchR)-AK, die jedoch mit oder ohne Tumorassoziation auftreten können (McKeon et al. 2009). Häufig kommen AN auch zusammen mit einem LEMS vor. AN haben eine schlechte Prognose (Giometto et al. 2010).
In der Diagnostik spielt die Biopsie eines sensiblen Nerven (N. suralis) nur zum Ausschluss von Differentialdiagnosen (z. B. Vaskulitis, Amyloidose) eine relevante Rolle, da bei paraneoplastischen Neuropathien keine spezifischen oder wegweisenden histologischen Befunde existieren. Bei ausreichendem klinischen Verdacht und subakutem Beginn mit raschem Progress ohne andere Erklärung sollte auch bei negativen paraneoplastischen Antikörpern eine Tumorsuche, ggfs. auch mittels FDG-PET, erfolgen. Ist dies auch negativ, so erfolgt meist eine Reevaluation in halbjährlichem Abstand.

H 5.1.11 Motoneuron-Syndrome

Isolierte, chronisch progrediente Motoneuron-Syndrome (MNS) sind in den allermeisten Fällen neurodegenerativer Genese (Stich et al. 2007) (Kap. I 9). Bei klassischen Verläufen ist daher eine umfangreiche Tumorsuche nicht zielführend. Insbesondere sollte an eine paraneoplastische Genese gedacht werden bei (1) rasch progredientem Verlauf mit (2) einem isolierten zweiten Motoneuron Syndrom und (3) sensibler Beteiligung sowie (4) systemischen oder enzephalopathischen Symptomen.
In Einzelfällen ist ein rasch progredientes MNS primär des zweiten Motoneurons teils auch mit Zeichen des ersten Motoneurons in Assoziation insbesondere mit Lymphomen beschrieben. In diesem Fall werden im Verlauf jedoch meist auch andere Gebiete des ZNS und PNS betroffen und der Liquor zeigt häufig entzündliche Veränderungen. Spezifische AK sind nicht bekannt, gelegentlich findet sich ein Anti-Hu-AK. Bei Paraproteinämie sollte ein Lymphom ausgeschlossen werden. Beschrieben sind ebenfalls Frauen mit einer primären Lateralsklerose und einem Mammakarzinom ohne nachweisbare AK (Forsyth et al. 1997).

H 5.1.12 Hyperexzitabilitätssyndrome peripherer Nerven (u. a. Neuromyotonie)

Hyperexzitabilitätssyndrome des peripheren Nervens subsumieren ein Spektrum von Erkrankungen zwischen einem Crampus-Faszikulationssyndrom, Myokymien und einer Neuromyotonie (NM, Isaac-Syndrom). Das Zusammentreffen mit zentralnervösen Syndromen und autonomen Beschwerden wird als Morvan-Syndrom bezeichnet (Hart et al. 2002). Klinisch bestehen zu unterschiedlichen Graden Muskelkrämpfe, Muskelzuckungen/-wogen, Steifigkeit und Schwäche der Extremitäten und des Rumpfes mit oder ohne autonome Dysfunktion. Insbesondere sistieren diese Phänomene auch nicht im Schlaf oder unter Anästhesie (Nadel-EMG repetitive Entladungen von Motoneuronen; hohe Intraburst-Frequenz). Neben hereditären Formen sind die meisten Erkrankungen autoimmuner Ursache. 60 % dieser Patienten haben Autoantikörper gegen spannungsabhängige Kaliumkanäle oder assoziierte Proteine (Kap. F 12, Anti-VGKC-Komplex). Allerdings haben nur 25 % der antikörperpositiven Patienten eine paraneoplastische Ursache, dann meist Thymome, seltener Bronchial-Ca (Anti-Hu-AK), andere Karzinome oder Lymphome. Hinweisend auf eine paraneoplastische Variante einer NM sind höheres Alter, autonome Störungen und sensible Beteiligung.
Nach neuesten Erkenntnissen sind die AK jedoch gegen Kaliumkanal-assoziierte Proteine gerichtet. Dies könnte die Heterogenität der Anti-VGKC-Erkrankungen (Limbische Enzephalitis, NM, Morvan Syndrom) erklären (Limbische Enzephalitiden Lgi1; Neuromyotonie und Morvan-Syndrom CASPR2) (vgl. auch Kap. F 12).

H 5.1.13 Lambert-Eaton-Myasthenie-Syndrom (LEMS)

Bei einem Lambert-Eaton-Myasthenie-Syndrom (LEMS) ist im Gegensatz zu einer Myasthenia gravis der präsynaptische Teil der neuromuskulären Endplatte betroffen. Meist kommt es zu langsam progredienten Hüft- und Schultergürtelschwächen mit Verminderung der Muskeleigenreflexe und vorübergehender Kraftzunahme nach der ersten Kontraktion. Die externen Augenmuskeln sind nur gering und nie initial betroffen. Begleitend kommt es oft zu autonomen Störungen. Diagnostisch finden sich niedrige CMAP-Amplituden mit Steigerung nach kurzer Vorinnervation oder Hochfrequenzreizung (Kap. J 7).
Etwa 3 % aller Patienten mit einem SCLC haben klinisch und elektrophysiologisch ein LEMS (Payne et al. 2009) und 60 % der Patienten mit einem LEMS haben einen assoziierten Tumor, meist ein SCLC oder Lymphom. Insgesamt macht ein LEMS 4,4 % aller paraneoplastischen Syndrome aus (Giometto et al. 2010). Häufig lassen sich bei paraneoplastischem LEMS Ataxien nachweisen oder bei paraneoplastischer Kleinhirndegeneration ein assoziiertes LEMS. Aufgrund der therapeutischen Relevanz sollte das LEMS dann nicht übersehen werden.
Die mit LEMS assoziierten SCLC haben eine signifikant bessere Prognose (Maddisson und Lang 2008). Leider gibt es derzeit noch keinen verlässlichen serologischen Marker für die paraneoplastische Ätiologie eines LEMS in Abgrenzung zur idiopathischen Variante (Pellkofer et al. 2008).

H 5.1.14 Myasthenia gravis (MG)

Etwa 50 % der Patienten mit einem Thymom haben eine Myasthenia gravis und etwa 15 % der MG-Patienten ein Thymom. Dieses ist meist bei Diagnosestellung noch nicht bekannt. Neben der Bildgebung kann hier die Bestimmung von Anti-Titin-AK auf ein Thymom hinweisen, vor allem bei Patienten unter 60 Jahren (vgl. Kap. J 7).

H 5.1.15 Myositis (PM, DM)

Dermatomyositis (DM) und Polymyositis (PM) sind überzufällig häufig mit Tumoren assoziiert. Während 15 % der PM-Patienten einen Tumor entwickeln (70 % nach Diagnose), sind bei 32 % der Patienten mit DM Tumore assoziiert (58 % nach Diagnose). Die häufigsten Tumoren sind Ovar, Lunge, Pankreas, Magen, Kolon und Non-Hodgkin-Lymphom bei DM sowie Non-Hodgkin-Lymphom, Lunge und Blase bei PM. Bisher gibt es keinen serologischen Marker für die paraneoplastische Ätiologie von DM oder PM (vgl. Kap. J 8).

H 5.1.16 Weitere atypische Syndrome

Bemerkenswert ist das Syndrom einer essenziellen Hypernatriämie, welches mit AK gegen spezielle Natriumkanäle in den circum-ventrikulären Organen und einem Ganglioneurom mit ektoper Expression dieser Kanäle einherging (Hiyama et al. 2010). Inwiefern kasuistisch beschriebene Armplexusneuritiden als paraneoplastische Syndrome auftreten können, ist ungeklärt, zumindest handelt es sich um ein sehr seltenes Syndrom.

H 5.1.17 Paraneoplastische Autoantikörper

Neben der Vielzahl der beschriebenen paraneoplastischen Antikörper (**Tab. H 5.4**) trägt auch die unübersichtliche Nomenklatur zur allgemeinen Verwirrung bei. Diese resultiert aus einer Mischung der Benennung der AK nach Indexpatienten (Anti Hu = Hull, Anti-Ri = Richards), Antigenen (CRMP5 = Collapsin-Response-Mediator 5) und Immunfluoreszenzmuster (ANNA-1 = antineuronaler, nukleärer AK-1 = Anti-Hu). Verkomplizierend kommt hinzu, dass kasuistisch und in kleinen Fallserien »neue« (teil-charakterisierte) AK beschrieben werden (z. B. Zic4), deren prognostische und diagnostische Relevanz oft noch nicht hinreichend untersucht ist.
Bei vielen paraneoplastischen klinischen Syndromen (31 %) können mehrere paraneoplastische AK nachgewiesen werden (Pittock et al. 2004), die Assoziation zwischen Erkrankungsbild und AK ist nur sehr gering. Vielmehr sind die paraneoplastischen AK mit bestimmten Tumoren assoziiert (**Tab. H 5.4**) (bzgl. sinnvoller AK-Testungen vgl. **Tab. H 5.5**).

H 5.1.18 Labordiagnostik

Die Qualität der Antikörperbestimmung ist von herausragender Bedeutung. Nur die Bestimmung der AK mithilfe zweier unabhängiger Methoden (Immunhistochemie und Western Blot) sorgt dafür, dass die klinischen Konsequenzen eines positiven Ergebnisses eindeutig sind. Seren, die in einem der beiden Tests ein inkongruentes Muster haben, sollten als »atypisch« klassifiziert werden; die klinische Konsequenz derartiger Reaktivitäten ist derzeit noch unklar. Obwohl das Serum oft ausreicht, kann ein Liquor/Serum-Pärchen hilfreich sein. Ein spezifischer AK-Index von größer als 1,3, der auf eine intrathekale Synthese des paraneoplastischen AK hinweist, findet sich gehäuft bei zentralnervösen paraneoplastischen Syndromen (Stich et al. 2007).

H 5.1.19 Paraneoplastische Antikörper bei Tumorpatienten ohne neurologische Symptome

Bei vielen Patienten mit einem Tumor können paraneoplastische AK nachgewiesen werden, ohne dass diese neurologische Beschwerden haben. Alle kleinzelligen Bronchialkarzinome exprimieren HuD-Proteine, es können bei rund 29 % der SCLC, 6 % der Mammakarzinome, 4 % der Ovarialkarzinome, 3 % der Gebärmutterkarzinome und 12 % der Thymome »klassische« paraneoplastische AK nachgewiesen werden (Monstad et al. 2009).
Umstritten bleibt, ob Hu-AK als Prädiktor für einen günstigen Verlauf bei Patienten mit SCLC zu sehen ist, hierzu liegen widersprüchliche Arbeiten vor.

H 5.1.20 Antikörper mit ungeklärter Signifikanz

Neben den gut charakterisierten paraneoplastischen Antikörpern werden gelegentlich weitere seltenere Antikörper nachgewiesen, diese werden auch als teilcharakterisiert bezeichnet. Obwohl Anti-Tr-AK nach den derzeit gültigen Diagnosekriterien (Graus et al. 2004) als teilcharakterisiert gilt, zeigt er mit hoher Wahrscheinlichkeit ein paraneoplastisches Syndrom an und sollte zumindest als hinweisend auf ein paraneoplastisches Syndrom interpretiert werden.
Weitere, weniger gut charakterisierte AK sind beschrieben worden. Einige sind ohne klare Assoziation zu klinischen Syndromen und ohne bekannte Autoantigene (PCA-2, ANNA-3). Nur kasuistisch beschrieben sind AK gegen metabotrope Glutamatrezeptoren (mGluR1) bei Kleinhirndegeneration und M. Hodgkin. AK gegen Zic4 kommen meist zusammen mit anderen onkoneuralen AK beim SCLC vor, eventuell können sie isoliert bei Kleinhirndegeneration vorkommen. Ebenfalls zusammen mit Kleinhirndegenerationen sind Anti-Ca-AK beschrieben. Sox-1-AK und AGNA (Anti Glial Nuclear Antibody) sind möglicherweise hinweisend auf eine paraneoplastische Genese. Anti-CRMP3 und -4 kommen meist koinzident mit Anti-CV2/CRMP5 vor und spielen daher vermutlich keine separate Rolle. All diese AK sind derzeit bezüglich der Vorhersage eines paraneoplastischen Syndroms nur ungenügend erforscht, ihre Relevanz für den klinischen Alltag ist daher unklar.

H 5.2 Epidemiologie und Verlauf

Paraneoplastische, neurologische Erkrankungen sind selten, sie treten jedoch bei bestimmten Tumoren gehäuft auf (Lambert-Eaton-Myasthenie-Syndrom bei 2–3 % der kleinzelligen Bronchialkarzinome). Genaue Daten zur Prävalenz existieren nicht, in einem großen klinischen Zentrum werden etwa zwei bis drei Patienten im Jahr neu diagnostiziert, etwa 4 % der pro Jahr an ein Referenzzentrum zur AK-Diagnostik eingesandten Seren sind positiv.

Es liegen aktuelle Daten von knapp 1 000 Patienten aus dem europäischen Register vor (Giometto et al. 2010). Bei der Mehrheit der Patienten findet sich initial nur ein klinisches Syndrom (90 %) (**Tab. H 5.5**), bei 10 % eine Mischung mehrerer klinischer Syndrome. Die häufigsten Syndrome sind paraneoplastische Kleinhirndegenerationen und sensorische Neuronopathien (jeweils 25 %), limbische Enzephalitiden (10 %), Hirnstammenzephalitiden (5 %), generalisierte Enzephalomyelitiden (5 %), autonome Neuropathien (5 %) und Lambert-Eaton-Syndrome (4 %).

Die häufigsten, paraneoplastischen AK sind Anti-Hu (39 %), Anti-Yo (13 %), Anti-CV2/CRMP5 (6 %), Anti-Ri (5 %), Anti-Ma/Ta (4,5 %) sowie Anti-Amphiphysin (3,4 %). In 18 % fanden sich keine AK und in 7 % atypische AK. Die neurologischen Symptome treten bis zu 3–4 Jahre vor der Tumordiagnose (65 %) auf. Die häufigsten assoziierten Tumore sind kleinzelliges Bronchialkarzinom (SCLC, 38 %), Ovarialtumore (11 %), Mammakarzinome (10 %), nicht-kleinzellige Bronchialkarzinome (8 %), Non-Hodgkin- und Hodgkin-Lymphome, Thymome und Prostatakarzinome (jeweils 3 %), kolorektale, gastroösophageale und testikuläre Tumore (jeweils 2 %), Nierenzell-, Merkel-Zell-Tumore und Neuroblastome (jeweils 1 %) (Giometto et al. 2010). Das gleichzeitige Auftreten mehrerer paraneoplastischer Erkrankungen (10 %) und mehrerer paraneoplastischer AK ist möglich und kommt vor allem beim SCLC vor.

Die mit verschiedenen, paraneoplastischen AK assoziierten Syndrome gehen teils mit verschiedener, medianer Überlebensdauer einher (SCLC und Anti-Hu-AK 12 Monaten, SCLC und Anti-CV2/CRMP5-AK 52 Monate; Honnorat et al. 2009, SCLC und LEMS mit Anti-VGCC-AK längeres mittleres Überleben als ohne AK; Maddison und Lang 2008).

Oft ist die neurologische Symptomatik schwerwiegend. Bei 37 % der Patienten war ein Tumorwachstum und in 27 % das paraneoplastische Syndrom die Todesursache (Giometto et al. 2010). Eine schlechte Prognose haben vor allem die paraneoplastischen Erkrankungen des zentralen Nervensystems, eine Ausnahme bilden limbische Enzephalitiden. Die neurologischen Therapieoptionen für paraneoplastische Erkrankungen des peripheren Nervensystems oder der neuromuskulären Endplatte sind besser. Eine Ausnahme besteht bei den autonomen Neuropathien, diese haben eine schlechte Prognose (Giometto et al. 2010).

Während die Erkrankung meist chronisch progredient verläuft, kann sie auch fluktuieren oder indolent verlaufen. Außerdem wurden kasuistisch eine spontane Besserung der neurologischen Symptome und sogar eine spontane Tumorregression beschrieben. Letzteres ist jedoch die absolute Ausnahme.

Bezüglich des zu erwartenden Ansprechens auf eine Therapie sind vor allem bereits ausgeprägte Enzephalomyelitiden und paraneoplastische Kleinhirndegenerationen, aber auch schwere sensorische Neuronopathien schlecht oder gar nicht reversibel. Prognostisch schlecht sind höheres Alter (> 60 Jahre) und schwere Behinderung. Interessanterweise haben Patienten mit gesichertem paraneoplastischen Syndrom ohne Tumornachweis bei der Diagnose eine bessere Prognose als jene mit Tumornachweis (Sillevis Smitt 2002). Eine Ausnahme zu der schlechten Reversibilität der Kleinhirnerkrankungen bildet wahrscheinlich die Anti-Tr assoziierte Kleinhirndegeneration, die besser auf Tumorbehandlung ansprechen. Limbische Enzephalitiden (insbesondere Anti-Ma2-assoziiert) und Opsoklonus-Myoklonus-Syndrome sprechen ebenfalls besser auf die Behandlung an. Schlecht reversibel sind Retinopathien. Peripher-neurologische paraneoplastische Syndrome sind oft besser reversibel unter Behandlung, Ausnahmen bilden sensorische Neuronopathien und autonome Neuropathien, die mit einer erhöhten Mortalität einhergehen (Giometto et al. 2010)

H 5.3 Therapeutische Prinzipien und pragmatische Therapie

H 5.3.1 Pathogenese

Paraneoplastische, neurologische Erkrankungen gestatten einen faszinierenden Einblick in die natürliche immunvermittelte Tumorabwehr des Menschen. Es kommt zu einer ektopen Expression von sogenannten onkoneuralen Antigenen im Tumorgewebe, die ansonsten nur durch Nervenzellen exprimiert werden. Im Rahmen der immunvermittelten Tumorabwehr entsteht dann die autoimmune Reaktion gegen Nervenzellen. Dass eine Immunreaktion gegen Tumoren häufig ist, zeigen die Inzidenzen von Anti-Hu-AK bei Patienten mit SCLC ohne neurologische Symptomatik (bis zu 29 %; Monstad et al. 2009) und der vermutete Überlebensvorteil von Patienten mit diesen AK (Honnorat et al. 2009). Warum jedoch einzelne Patienten mit einem SCLC ein manifestes paraneoplastisches Syndrom mit hochtitrigen Anti-Hu-AK entwickelt, während andere nur niedrige oder gar keine Anti-Hu-AK ohne neurologische Symptomatik entwickeln bleibt derzeit nur ungenügend erklärt. Bei Patienten mit einem paraneoplastischen Syndrom mit Anti-Hu-AK und SCLC findet sich gehäuft HLA-DQ2 und HLA-DR3 (de Graaf et al. 2010).

H 5.3.2 Humorale Immunreaktion

Die meisten paraneoplastischen Antikörper sind nur ein (für die Diagnose hilfreiches) Epiphänomen und zeigen die letztlich primär zytotoxische, zellvermittelte lymphozytäre Immunreaktion gegen den Tumor (und damit auch gegen das Nervensystem) an. Hierfür spricht, dass die meisten paraneoplastischen Antigene intrazellulär und damit außerhalb der Reichweite von AK liegen. Ausnahmen sind möglicherweise Anti-Recoverin und Anti-Amphiphysin.

H 5.3.3 Zelluläre Immunreaktion

Inzwischen gibt es mehrere Hinweise darauf, dass es zytotoxische T-Zellen sind, die primär für die Schädigung der Neurone verantwortlich sind. Ein Transfer von T-Zellen, die spezifisch für onkoneurale Proteine sind, führt im Tiermodell zu einer Enzephalitis (Pellkofer et al. 2004). Tierexperimentell sind autoimmune zytotoxische T-Zellen gegen das HuD-Antigen im T-Zell-Repertoire gesunder Mäuse vorhanden, aber üblicherweise über Toleranzmechanismen supprimiert (DeLuca et al. 2009). Diese Toleranz bricht im Rahmen einer Tumorantwort gegen HuD-positive Tumore vermutlich weg.
Beim Menschen finden sich bei Patienten mit paraneoplastischen Syndromen quantitative und funktionelle Veränderungen an T-Zell-Subtypen (de Beukelaar et al. 2007) sowie typische und atypische zytotoxische T-Zellen, die gegen HuD-Antigene gerichtet sind. Parallel sind regulatorische T-Zellen supprimiert (Tani et al. 2008).

H 5.3.4 Therapie

Therapeutischer Nihilismus aufgrund schlechter Prognose ist bei paraneoplastischen neurologischen Syndromen nicht gerechtfertigt. Einzelne klinische Syndrome sind besser reversibel als allgemein angenommen (z. B. Limbische Enzephalitis). Die suffiziente Tumorbehandlung ist mit einer Besserung oder Stabilisierung der Erkrankung selbst bei Anti-Hu-assoziierten Enzephalomyelitiden korreliert (Graus et al. 2001). Heutzutage stehen mit den therapeutischen monoklonalen Antikörpern (z. B. Rituximab) neue Therapiealternativen zur Verfügung, obwohl deren Stellenwert bei dieser Erkrankung noch nicht eindeutig bekannt ist.
Die Therapie paraneoplastischer Syndrome teilt sich ein in 1. die Tumorbehandlung, 2. Immunsuppression bei fehlendem Tumornachweis und 3. symptomatische Therapien.

H 5.3.5 Tumordiagnose und Tumorbehandlung

Die therapeutische Wirksamkeit einer Tumorbehandlung lässt sich pathogenetisch mit einer Entfernung der onkoneuralen Antigenquelle erklären. Die Evidenz der klinischen Wirksamkeit einer suffizienten Tumorbehandlung leitet sich aus großen retrospektiven Fallserien (u. a. Graus et al. 2001) oder großen Registerdaten (Candler et al. 2004) ab (↑, A). Eine Tumorbehandlung ist mit einer Odds Ratio von 4,56 (95 % Konfidenzintervall 1,62–12,86) mit einer Stabilisierung oder Besserung einer paraneoplastischen Enzephalomyelitis mit Anti-Hu korreliert (Graus et al. 2001). Randomisierte klinische Studien sind aufgrund der Seltenheit dieser Erkrankungen nicht zu erwarten.
In der Tumordiagnose und -behandlung im Kontext eines paraneoplastischen Syndroms sollten einige Besonderheiten bedacht werden. Bei Patienten ohne bisher bekannten Tumor, jedoch mit einem bewiesenen oder zumindest stark vermuteten paraneoplastischen Syndrom, ist die rasche Identifikation des zugrunde liegenden Tumors entscheidend, jedoch oft schwierig. Da die Immunantwort gegen den Tumor offensichtlich biologisch sehr effektiv ist, können die Tumore für lange Zeit histologisch klein bleiben. In einem direkten Vergleich bei der Tumordiagnose von AK-positiven Patienten war das FDG-PET signifikant dem CT überlegen, hat aber auch seine Grenzen, z. B. bei der Diagnose eines Haut- oder Hodentumors. Auch bei AK-negativen Patienten mit wahrscheinlichem paraneoplastischen Syndrom ist die Verwendung eines Ganzkörper-FDG-PET als hochsensitive Suchmethode für okkulte Tumore eine wertvolle Hilfe in der Differentialdiagnose (↑, B) (Hadjivassiliou et al. 2009).
Eine rasche bioptische Sicherung ist in der Situation eines suspekten FDG-PET Befundes unbedingt notwendig. Erfahrungsgemäß können Biopsien von FDG-anreichernden, suspekten Läsionen oft nur floride Entzündung ohne Malignitätszeichen zeigen. Im entsprechenden Kontext sollte dies nicht davon abhalten, eine erneute bioptische Sicherung anzustreben.
Die Tumortherapie sollte eng mit den Onkologen abgestimmt werden, derzeit gibt es keine abweichenden Empfehlungen in der Tumorbehandlung onkologischer Patienten mit oder ohne paraneoplastische Syndrome. Welcher Art die Tumorbehandlung (Operation, Chemotherapie, Radiatio) ist, hängt primär vom Tumortyp und nicht vom paraneoplastischen Syndrom ab.
Eine häufige Situation tritt bei fehlendem Tumornachweis und einem gesicherten paraneoplastischen Syndrom auf (**Abb. H 5.3**). Der okkulte Tumor sollte

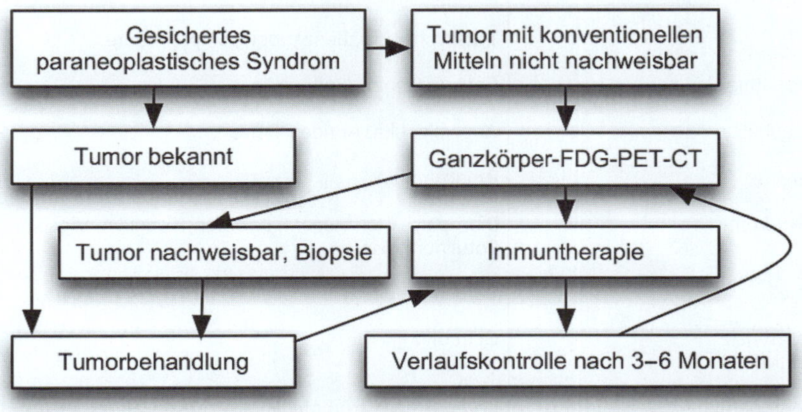

Abb. H 5.3: Behandlungsalgorithmus paraneoplastischer Syndrome schnellstmöglich entdeckt und dann behandelt werden. Hier haben sich 3- bis 6-monatige Verlaufskontrollen über mindestens 4 Jahre etabliert, diese können abhängig von der erwarteten Art des Tumors mit FDG-PET/CT (SCLC, Lymphome), MRT und/oder Sonographie (Ovarialtumore, Hodentumore) erfolgen.

H 5.3.6 Immuntherapie

Obwohl nicht evidenzbasiert, werden die meisten Patienten mit einem paraneoplastischen Syndrom immunsupprimiert. Dies beruht auf der pathophysiologischen Annahme, dass eine früh einsetzende Immuntherapie den neuronalen Untergang vermeiden oder zumindest bremsen kann. Eine Behandlung sollte daher so rasch wie irgend möglich erfolgen. Bezüglich der Art der Immunmodulation gibt es kaum gesicherten Daten, die vorliegenden beruhen auf retrospektiven Fallserien (Graus et al. 2001, Sillevis Smitt et al. 2002) und kleinen unkontrollierten Studien (Keime-Guibert et al. 2000, Shams'illi et al. 2006) (↔, B). Hierzu bestehen folgende Ausnahmen: Beim Stiff-Person-Syndrom werden ivIg (2 g/kg KG über 5 Tage) mit Erfolg angewandt (↑, B) (Dalakas et al. 2001). Die Immunmodulation bei manchen der neuromuskulären Erkrankungen (LEMS, MG, Myositis, Neuromyotonie) erfolgt nach etablierten Kriterien wie bei nicht-paraneoplastischer Ätiologie dieser Syndrome (Kap. J 7, J 8).

Sensorische Neuronopathien, sensomotorische Neuropathien und autonome Neuropathien werden wie auch zentralnervöse paraneoplastische Syndrome pragmatisch meist initial mit Steroidstößen (5 x 1 g Methylprednisolon i. v.) mit oder ohne orale Fortsetzung (1 mg/kg KG Prednisolonäquivalent) behandelt. Nach 2 Wochen ohne Besserung oder Stabilisierung eines zuvor progredienten Syndroms behandeln wir bei zentralnervösen Syndromen mit Cyclophosphamid (Stoßtherapie 750–1 000 mg/m² KOF alle 3–4 Wochen unter Blasenschutz mit Mesna und Antiemetika, z. B. Ondansetron) (Stark et al. 1995). Eine Ausnahme bilden aufgrund pathophysiologischer Überlegungen antikörpervermittelte Erkrankungen (Limbische Enzephalitis mit AK gegen Oberflächenantigene; Kap. F 12). Hier können therapeutisch ivIg (2 g/kg KG verteilt über 5 Tage) eingesetzt werden. Alternativ kann eine Plasmapherese erwogen werden, obwohl deren Wirksamkeit unsicher ist (Graus et al. 1992). Dies gilt auch für isoliert peripher-neurologische oder polyradikuläre Manifestationen. Auch für die Wirksamkeit einer Protein-A-Immunadsorption gibt es schwache Hinweise (Cher et al. 1995). In Einzelfällen wurden ivIg auch mit Erfolg bei Hirnstamm- und Kleinhirnmanifestationen angewandt (Uchuya et al. 1996). Als Alternative zu Cyclophosphamid können auch vier Zyklen Rituximab (375 mg/m² KOF alle 4 Wochen) gegeben werden, analog zu einer unkontrollierten Studie (Shams'illi et al. 2006) (↔, C). Ein Fallbericht beschreibt eine Besserung einer rezidivierenden Retinopathie (CAR) mit Alemtuzumab. Kasuistiken zu anderen therapeutischen monoklonalen Antikörpern existieren derzeit nicht. Bei längerfristiger Immunsuppression wird zusätzlich zu Steroiden oder als Steroid-sparende Agenzien meist MTX (10–15 mg/Woche s. c), Azathioprin (2,5 mg/kg KG), Mycophenolatmofetil (2 g/diem p. o.) oder (nach Talspiegel) eingesetzt.

Folgende Hinweise basieren auf Erfahrungswerten. Bei zeitlichen Verzögerungen in der Tumordiagnose/-biopsie/-behandlung ist ein gesichertes paraneoplastisches Syndrom ein Grund, eine Immunsuppression auch mit der Gefahr einer Verschleierung histologischer Befunde beispielsweise bei Lymphomen zu beginnen. Im Rahmen einer chemotherapeutischen Tumorbehandlung macht eine zusätzliche Immunsuppression mit weiteren Agenzien meist keinen Sinn, dies muss individuell entschieden werden, möglich wären hier insbesondere ivIg und Steroide. Bei Radiatio oder isolierter Operation von Tumoren jedoch kann eine erweiterte Immunsuppression durchaus sinnvoll sein. Ein Argument gegen eine immunsuppressive Therapie ist der mögliche negative Effekt auf das Tumorwachstum. Tumorprogression unter Immuntherapie wird jedoch bei der Mehrzahl der Patienten nicht beobachtet (Keime-Guibert et al. 1999).

Tab. H 5.6: Symptomatische Therapieoptionen paraneoplastischer neurologischer Erkrankungen

Lambert-Eaton-Myasthenie-Syndrom	3,4-Diaminopyridin, Pyridostigmin
Opsoklonus	Clonazepam, Propranolol
Myoklonus	Trihexyphenidyl, Benzatropin, Valproinsäure
Sensible Neuropathie	Carbamazepin, Amitriptylin
Limbische Enzephalitis	Antiepileptika, Antidepressiva
Myasthenia gravis	Pyridostigmin
Stiff-Person-Syndrom	Diazepam, Clonazepam, Baclofen, Tizanidin, Vigabatrin, Botulinumtoxin
Neuromyotonie	Carbamazepin, Phenytoin
Chronische intestinale Pseudoobstruktion	Octreotid
Autonome Neuropathie	Kompressionsstrümpfe, Fludrocortison, Herzschrittmacher

H 5.3.7 Symptomatische Therapieoptionen

In Abhängigkeit vom neurologischen Syndrom stehen dem Kliniker eine Vielzahl symptomatischer Therapiemaßnahmen zur Verfügung. Diese sind unabhängig davon, ob das neurologische Syndrom eine paraneoplastische oder eine andere Ursache hat. Eine Übersicht gibt **Tab. H 5.6**.

H 5.4 Literatur

Antoine JC, Mosnier JF, Absi L, Convers P, Honnorat J, Michel D. Carcinoma associated paraneoplastic peripheral neuropathies in patients with and without anti-onconeural antibodies. J Neurol Neurosurg Psychiatry 1999;67 (1):7–14.

Bataller L, Graus F, Saiz A, Vilchez JJ; Spanish Opsoclonus-Myoclonus Study Group. Clinical outcome in adult onset idiopathic or paraneoplastic opsoclonus-myoclonus. Brain 2001;124 (2):437–443.

Bataller L, Kleopa KA, Wu GF, Rossi JE, Rosenfeld MR, Dalmau J. Autoimmune limbic encephalitis in 39 patients: immunophenotypes and outcomes. J Neurol Neurosurg Psychiatr 2007;78 (4):381–385.

Camdessanche JP, Antoine JC, Honnorat J, Vial C, Petiot P, Convers P, Michel D. Paraneoplastic peripheral neuropathy associated with anti-Hu antibodies. A clinical and electrophysiological study of 20 patients. Brain 2002;125 (1):166–175.

Camdessanché JP, Jousserand G, Ferraud K, Vial C, Petiot P, Honnorat J, Antoine JC. The pattern and diagnostic criteria of sensory neuronopathy: a case-control study. Brain 2009;132 (7):1723–1733.

Candler PM, Hart PE, Barnett M, Weil R, Rees JH. A follow up study of patients with paraneoplastic neurological disease in the United Kingdom. J Neurol Neurosurg Psychiatry 2004;75 (10):1411–1415.

Cher LM, Hochberg FH, Teruya J, Nitschke M, Valenzuela RF, Schmahmann JD, Herbert M, Rosas HD, Stowell C. Therapy for paraneoplastic neurologic syndromes in six patients with protein A column immunoadsorption. Cancer 1995;75 (7):1678–1683.

Choi KD, Kim JS, Park SH, Kim YK, Kim SE, Smitt PS. Cerebellar hypermetabolism in paraneoplastic cerebellar degeneration. J Neurol Neurosurg Psychiatr 2006;77 (4): 525–528.

Cross SA, Salomao DR, Parisi JE, Kryzer TJ, Bradley EA, Mines JA, Lam BL, Lennon VA. Paraneoplastic autoimmune optic neuritis with retinitis defined by CRMP-5-IgG. Ann Neurol 2003;54 (1):38–50.

Dalakas MC, Fujii M, Li M, Lutfi B, Kyhos J, McElroy B. High-dose intravenous immune globulin for stiff-person syndrome. N Engl J Med 2001;345 (26):1870–1876.

de Beukelaar JW, Sillevis Smitt PA, Hop WC, Kraan J, Hooijkaas H, Verjans GM, Gratama JW. Imbalances in circulating lymphocyte subsets in Hu antibody associated paraneoplastic neurological syndromes. Eur J Neurol 2007;14 (12):1383–1391.

De Graaf MT, de Beukelaar JW, Haasnoot GW, Levering WH, Rogemond V, Didelot A, Honnorat J, Gratama JW, Smitt PA. HLA-DQ2(+) individuals are susceptible to Hu-Ab associated paraneoplastic neurological syndromes. J Neuroimmunol 2010;226 (1–2):147–149.

DeLuca I, Blachère NE, Santomasso B, Darnell RB. Tolerance to the neuron-specific paraneoplastic HuD antigen. PLoS ONE 2009;4 (6):e5739x

Forsyth, PA, Dalmau, J, Graus, F, Cwik, V, Rosenblum, MK, Posner, JB: Motor neuron syndromes in cancer patients. Ann Neurol 1997;41:722–730.

Giometto B, Grisold W, Vitaliani R, Graus F, Honnorat J, Bertolini G, PNS Euronetwork. Paraneoplastic neurologic syndrome in the PNS Euronetwork database: a European study from 20 centers. Arch Neurol 2010;67 (3): 330–335.

Grant R, Graus F. Paraneoplastic movement disorders. Mov Disord 2009;24 (12):1715–1724.

Graus F, Keime-Guibert F, Rene R, Benyahia B, Ribalta T, Ascaso C, Escaramis G, Delattre JY. Anti-Hu-associated paraneoplastic encephalomyelitis: analysis of 200 patients. Brain 2001;124 (6):1138–1148.

Graus F, Saiz A, Dalmau J. Neuronal surface antigen antibodies in limbic encephalitis: clinical-immunologic associations. Neurology 2008;71 (12):930–936.

Graus F, Vega F, Delattre J-Y, et al. Plasmapheresis and antineoplastic treatment in CNS paraneoplastic syndromes with antineuronal autoantibodies. Neurology 1992;42:536–540.

Graus F, Delattre JY, Antoine JC, Dalmau J, Giometto B, Grisold W, Honnorat J, Smitt PS, Vedeler Ch, Verschuuren JJ, Vincent A, Voltz R. Recommended diagnostic criteria for paraneoplastic neurological syndromes. J Neurol Neurosurg Psychiatry 2004;75 (8): 1135–1140.

Gultekin SH, Rosenfeld MR, Voltz R, Eichen J, Posner JB, Dalmau J. Paraneoplastic limbic encephalitis: tumor association, neurological symptoms, and immunological findings in 50 patients. Brain 2000;123:1481–1494.

Hadjivassiliou M, Alder S, Van Beek E, Hanney M, Lorenz E, Rao D, Sharrack B, Tindale W. PET scan in clinically suspected paraneoplastic neurological syndromes: a 6-year prospective study in a regional neuroscience unit. Acta Neurologica Scandinavica 2009;119 (3):186–193.

Hart IK, Maddison P, Newsom-Davis J, Vincent A, Mills KR. Phenotypic variants of autoimmune peripheral nerve hyperexcitability. Brain 2002;125 (8):1887–1895.

Hiyama TY, Matsuda S, Fujikawa A, Matsumoto M, Watanabe E, Kajiwara H, Niimura F, Noda M. Autoimmunity to the Sodium-Level Sensor in the Brain Causes Essential Hypernatremia. Neuron 2010;66 (4):508–522.

Hoffmann LA, Jarius S, Pellkofer HL, Schueller M, Krumbholz M, Koenig F, Johannis W, la Fougere C, Newman T, Vincent A, Voltz R. Anti-Ma and anti-Ta associated paraneoplastic neurological syndromes: 22 newly diagnosed patients and review of previous cases. J Neurol Neurosurg Psychiatr 2008;79 (7):767–773.

Honnorat J, Cartalat-Carel S, Ricard D, Camdessanche JP, Carpentier AF, Rogemond V, Chapuis F, Aguera M, Decullier E, Duchemin AM, Graus F, Antoine JC. Onconeural antibodies and tumour type determine survival and neurological symptoms in paraneoplastic neurological syndromes with Hu or CV2/CRMP5 antibodies. J Neurol Neurosurg Psychiatr 2009;80 (4):412–416.

Keime-Guibert F, Graus F, Fleury A, Rene R, Honnorat J, Broet P, Delattre JY. Treatment of paraneoplastic neurological syndromes with antineuronal antibodies (Anti-Hu, anti-Yo) with a combination of immunoglobulins, cyclophosphamide, and methylprednisolone. J Neurol Neurosurg Psychiatry 2000;68 (4):479–482.

Kurian M, Lalive PH, Dalmau JO, Horvath J. Opsoclonus-myoclonus syndrome in anti-N-methyl-D-aspartate receptor encephalitis. Arch Neurol 2010;67 (1):118–121.

Lee HR, Lennon VA, Camilleri M, Prather CM. Paraneoplastic gastrointestinal motor dysfunction: clinical and laboratory characteristics. Am J Gastroenterol 2001;96 (2):373–379.

Maddison P and Lang B. Paraneoplastic neurological autoimmunity and survival in small-cell lung cancer. J Neuroimmunol 2008;201 (202):159–162.

McKeon A, Lennon VA, Lachance DH, Fealey RD, Pittock SJ. Ganglionic acetylcholine receptor autoantibody: oncological, neurological, and serological accompaniments. Arch Neurol 2009;66 (6):735–741.

Monstad SE, Knudsen A, Salvesen HB, Aarseth JH, Vedeler CA. Onconeural antibodies in sera from patients with various types of tumours. Cancer Immunol Immunother 2009;58 (11):1795–1800.

H 5

Payne M, Bradbury P, Lang B, Vincent A, Han C, Newsom-Davis J, Talbot D. Prospective Study into the Incidence of Lambert Eaton Myasthenic Syndrome in Small Cell Lung Cancer. J Thorac Oncol 2009;5 (1):34–38.

Pellkofer H, Schubart AS, Hoftberger R, Schutze N, Pagany M, Schuller M, Lassmann H, Hohlfeld R, Voltz R, Linington C. Modelling paraneoplastic CNS disease: T-cells specific for the onconeuronal antigen PNMA1 mediate autoimmune encephalomyelitis in the rat. Brain 2004; 127 (8):1822–1830.

Pellkofer HL, Armbruster L, Krumbholz M, Titulaer MJ, Verschuuren JJ, Schumm F, Voltz R. Lambert-eaton myasthenic syndrome differential reactivity of tumor versus non-tumor patients to subunits of the voltage-gated calcium channel. J Neuroimmunol 2008;204(1–2):136–139.

Pittock SJ, Lucchinetti CF, Parisi JE, Benarroch EE, Mokri B, Stephan CL, Kim KK, Kilimann MW, Lennon VA. Amphiphysin autoimmunity: paraneoplastic accompaniments. Ann Neurol. 2005;58 (1):96–107.

Pittock SJ, Lucchinetti CF, Lennon VA. Anti-neuronal nuclear autoantibody type 2: paraneoplastic accompaniments. Ann Neurol. 2003;53 (5):580–587.

Pittock SJ, Kryzer TJ, Lennon VA. Paraneoplastic antibodies coexist and predict cancer, not neurological syndrome. Ann Neurol. 2004;56 (5):715–719.

Psimaras D, Carpentier A, Rossi C. CSF study in paraneoplastic syndromes. J Neurol Neurosurg Psychiatr 2010; 81:42–45.

Saiz A, Bruna J, Stourac P, Vigliani MC, Giometto B, Grisold W, Honnorat J, Psimaras D, Voltz R, Graus F. Anti-Hu-associated brainstem encephalitis. J Neurol Neurosurg Psychiatr 2009;80 (4):404–407.

Saiz A, Graus F, Dalmau J, Pifarré A, Marin C, Tolosa E. Detection of 14-3-3 brain protein in the cerebrospinal fluid of patients with paraneoplastic neurological disorders. Ann Neurol. 1999;46 (5):774–777.

Scheid R, Lincke T, Voltz R, von Cramon DY, Sabri O. Serial 18F-fluoro-2-deoxy-D-glucose positron emission tomography and magnetic resonance imaging of paraneoplastic limbic encephalitis. Arch Neurol 2004;61 (11):1785–1789.

Shams'ili S, de Beukelaar J, Gratama JW, Hooijkaas H, van den Bent M, van 't Veer M, Sillevis Smitt P. An uncontrolled trial of rituximab for antibody associated paraneoplastic neurological syndromes. J Neurol 2006;253 (1): 16–20.

Sillevis Smitt P, Grefkens J, De Leeuw B, van den Bent M, van Putten W, Hooijkaas H, Vecht C. Survival and outcome in 73 anti-Hu positive patients with paraneoplastic encephalomyelitis/sensory neuronopathy. J Neurol 2002;249 (6):745–753.

Stark E, Wurster U, Patzold U, Sailer M, Haas J. Immunological and clinical response to immunosuppressive treatment in paraneoplastic cerebellar degeneration. Arch Neurol 1995;52 (8):814–818.

Stich O, Kleer B, Rauer S. Absence of paraneoplastic antineuronal antibodies in sera of 145 patients with motor neuron disease. J Neurol Neurosurg Psychiatr 2007;78 (8):883–885.

Stich O, Jarius S, Kleer B, Rasiah C, Voltz R, Rauer S. Specific antibody index in cerebrospinal fluid from patients with central and peripheral paraneoplastic neurological syndromes. J Neuroimmunol 2007;183 (1–2):220–224.

Tani T, Tanaka K, Idezuka J, Nishizawa M. Regulatory T cells in paraneoplastic neurological syndromes. J Neuroimmunol 2008;196 (1–2):166–169.

H 6 Syringomyelie und Syringobulbie

von F. Roser und M. Tatagiba

Syringomyelie bezeichnet eine Erkrankung, die durch Höhlenbildungen des Rückenmarks oder des Hirnstammes (Syringobulbie) gekennzeichnet ist. Bei der Syringomyelie existiert üblicherweise eine verursachende Pathologie, charakterisiert durch eine Liquorzirkulationsstörung. Auch spinale Tumore, Traumen, angeborene Fehlbildungen des knöchernen kranio-zervikalen Überganges oder degenerative Veränderungen der Wirbelsäule können eine Syringomyelie erzeugen.

Die Syrinx enthält eine dem Liquor ähnliche Flüssigkeit und kann sowohl zentral als auch exzentrisch im Myelon zur Darstellung kommen. Obgleich es verschiedene pathophysiologische Konzepte zur Syrinxentstehung gibt, kann man die Syringomyelie als Folge eines chronischen interstitiellen Ödems verstehen, aus dem extrazelluläre Flüssigkeit im Myelon nicht abfließen kann, so dass es zu einer intramedullären Zystenbildung kommt.

Der Begriff Hydromyelie bezeichnet eine kongenitale Variante der Syringomyelie mit offen gebliebenem Zentralkanal, der bei ca. 1–5 % der Bevölkerung vorwiegend im thorakalen Rückenmark (ca. 70 % der Fälle) persistiert und entsprechend mit Ependym ausgekleidet ist. Im Unterschied zur Syringomyelie ist bei der Hydromyelie sehr selten eine pathologische Erweiterung des Myelons zu verzeichnen (Roser at al. 2010).

H 6.1 Klinik

Die Syrinx (griech. Flöte) entwickelt sich direktional von der Pathologie in kranialer oder kaudaler Richtung, was bedeutet, dass der obere oder untere Anteil der Syrinx in engem Kontakt zur Pathologie steht. Richtungweisend lässt sich bei der Chiari-Malformation die Syrinx fast immer deszendierend nachweisen, bei traumatischen Syringomyelien häufig aszendierend. Zunächst muss mittels bildgebender Verfahren festgestellt werden, ob die Syrinx mit dem IV. Ventrikel oder dem Subarachnoidalraum kommuniziert, und ob Abflusshindernisse im Foramen magnum vorliegen, wie z. B. ein Tonsillentiefstand durch eine Chiari-Malformation (s. **Abb. H 6.1**). Das wichtigste diagnostische Verfahren zur Feststellung der Kommunikation einer Syrinx mit dem Subarachnoidalraum oder dem IV. Ventrikel ist die Kernspintomographie (Brugieres et al. 1999, Tanghe 1995). Mithilfe verschiedener Relaxationszeiten und Gadolinium-Contrast-Enhancement ist es möglich, die Syrinxbildung im Rahmen einer Neoplasie, von der durch eine Liquorpulsationsstörung hervorgerufenen Syrinx zu differenzieren. Hilfreich ist dabei auch ein EKG-getriggertes MRT-Verfahren, welches in dynamischer Form die Liquorpulsation anzeigt und fokale Zirkulationsstörungen sichtbar macht (sog. »cardiacgated« MRI oder CINE-MRT) (Pujol et al. 1995). Besteht durch die CINE-MRT der Verdacht auf eine fokale Arachnopathie, kann eine fokussierte post-Myelographie-CT sehr nützlich sein, die Arachnopathie in axialen Dünnschicht-Aufnahmen nochmals darzustellen. Hier ist auch der Nachweis eines Kontrastmitteleinstroms in die Syrinx möglich (Arlien-Soborg et al. 1993). Elektrophysiologische Methoden (Elektromyographie, somatosensorisch evozierte Potentiale) können bei der Eingrenzung der Höhe und Ausdehnung der Läsion sowie Quantifikation des funktionalen Defizits hilfreich sein, da der Nachweis einer neuronalen Schädigung über die Elektrophysiologie der klinischen Manifestation häufig vorauseilt. Hier sind speziell fraktionierte SEP-Untersuchungen, die Messung der zentralmotorischen Latenz (Klekamp und Samii 2002) und die Bestimmung der Silent Periods zur Darstellung einer Alteration des Tractus spinothalamicus lateralis zu erwähnen. (Roser et al. 2008).

Das erste neurologische Symptom ist meist durch die zugrundeliegende Erkrankung bedingt und nicht durch die Syrinx. Dementsprechend ist eine dezidierte Anamnese entscheidend, um die eigentliche Störung zu identifizieren. Klinisch zeigen sich oft nach langsam progredientem Verlauf Störungen vor allem der protopathischen Sensibilität und durch Irritation der spino-thalamischen Bahnen im Bereich ihrer segmentalen Kreuzung. Die protopathische Sensibilitätsstörung bei erhaltener Berührungsempfindung sowie erhaltenem Vibrations- und Lagesinn, wird als dissoziierte Empfindungsstörung bezeichnet. Umschriebene Muskelatrophien und Paresen können aufgrund nukleärer Läsionen auftreten. Bei zunehmender Volumenzunahme der Syrinx zeigen sich dann durch Druckschädigung der langen Faserbahnen des Myelons beinbetonte Paresen, Spastik und Störungen der Blasen-Mastdarmfunktion. Bei der Syringobulbie finden sich im Rahmen druckbedingter nukleärer Hirnnervenläsionen unilaterale Atrophien der Zunge, Hyp- oder Analgesie des Gesichtes sowie verschiedene Nystagmusformen.

H 6.2 Ätiologie

Die pathophysiologischen Mechanismen der Entstehung einer Syringomyelie werden durch die jeweilige Grunderkrankung bestimmt. Theorien zur Erklärung der Pathogenese reichen von entzündlichen ependymalen Prozessen, über vaskuläre Ursachen, bis hin zu hydrodynamischen Störungen. Längeranhaltende Druckunterschiede zwischen spinalem

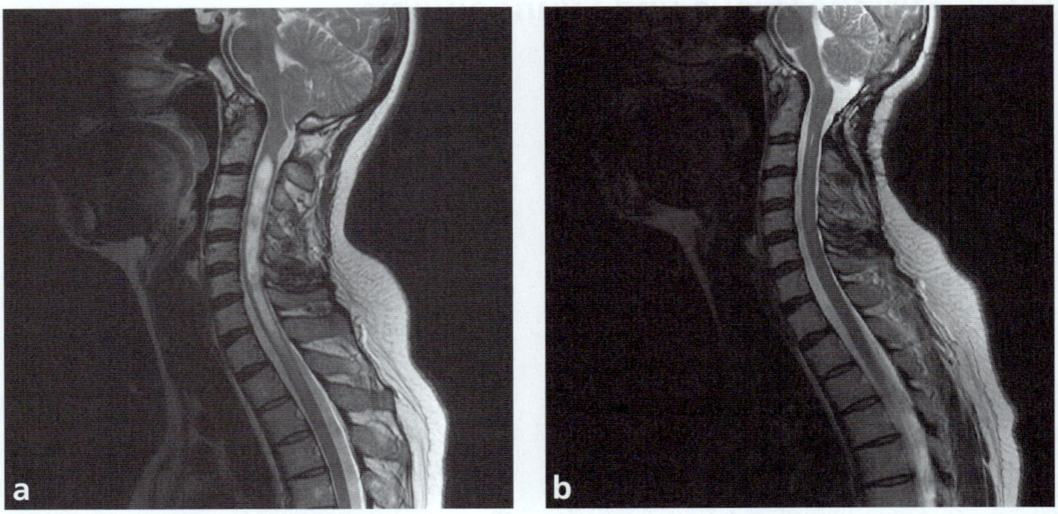

Abb. H 6.1: Zervikale Syringomyelie bei Chiari-Malformation Typ 1. T2-gewichtetes sagittales MRT präoperativ (a) und 12 Monate postoperativ (b).

Subarachnoidalraum und dem Zentralkanal können zur Syringomyelie führen, sei es durch subarachnoidale Blockaden wie Arachnoidalzysten, die dann zu einem Einstrom via dem IV. Ventrikel und dem Obex führen, oder transmedullär über sog. extrazelluläre Virchow-Robin-Räume (Oldfield et al. 1994). Die Bedeutung subarachnoidaler Verwachsungen in der Pathogenese von Syringomyelien werden von Greitz et al. (2006) unterstrichen: Der Venturi-Effekt (auch Bernoulli-Gesetz genannt), hervorgerufen durch subarachnoidale Verwachsungen soll ursächlich für eine Liquorpulsationsbeschleunigung sein und konsekutiv zu einer passiv sogbedingten Ausdehnung des Myelons mit Akkumulation extrazellulärer Flüssigkeit im Myelon und damit de facto einer Syrinxbildung führen.

H 6.2.1 Syringomyelie bei spinalen und zerebralen Missbildungen

Bei einer Reihe von Entwicklungsstörungen des Nervensystems finden sich assoziiert Syringomyelien oder Syringobulbien. Die Entwicklungsstörungen, bei denen Syringomyelien nachweisbar sind, sind meist als Störungen der Neurulation klassifizierbar (z. B. Meningozelen, Meningoenzephalozelen oder Meningomyelozelen), die ihrerseits wieder gehäuft mit Chiari-Malformationen assoziiert sind (Iskandar et al. 1998). Etwa 75 % aller Patienten mit Chiari-Malformation Typ I entwickeln eine Syringomyelie (Anderson et al. 1986). Ein wesentlicher Pathomechanismus bei der Entstehung und Progredienz der Syringomyelie in diesen Fällen ist die tonsilläre Herniation mit konsekutiver Liquorpulsationsstörung im kranio-zervikalen Übergang (Levine 2004). Auch eine basiläre Invagination oder die Dandy-Walker-Malformation kann aufgrund pathologischer Größenverhältnisse der hinteren Schädelgrube Liquorzirkulationsstörungen mit konsekutiver Syringomyelie verursachen (Guille et al. 1995). Die begleitende Syringomyelie betrifft meist das Zervikalmark, kann aber auch distant an jeder anderen Lokalisation entlang des Myelons auftreten.

H 6.2.2 Syringomyelie bei spinalen Neoplasien

Bei einer Syringomyelie sollte bis zum Beweis des Gegenteils an einen intramedullären Tumor gedacht werden. Fast die Hälfte aller intramedullären Tumore, speziell Hämangioblastome und Ependymome, zeigen zystische Komponenten, die dann als Syrinx imponieren (Evans et al. 2002). Der Zysteninhalt hat meist einen besonders hohen Eiweißanteil und lässt sich so mittels neuroradiologischer Bildgebung in der Regel von anderen Syrinxformen differenzieren.

H 6.2.3 Posttraumatische Syringomyelie

Durch Rückenmarktraumen, ischämische Infarkte, postmeningitische Veränderungen oder spontane intramedulläre Blutungen sowie Querschnittsmyelitiden oder Strahlennekrosen kann es zur Ausbildung von Syringomyelien kommen. Auch nach »Bagatelltraumen« des Rückenmarks, ohne initiales neurologisches Defizit, kann es nach einem längeren symptomfreien Intervall zur Ausbildung einer Syringomyelie kommen (Rossier et al. 1968). Wenn Patienten nach Rückenmarkstrauma sekundär neue neurologische Symptome entwickeln, muss stets an eine traumatische Syringomyelie gedacht werden. Instabilitäten, Myelonkompression, Tethered-cord-Syndrom sind andere mögliche Ursachen der Syringomyelie. Die Inzidenz beträgt in größeren Serien ca. 3 % (El Masry und Biyani 1996), in längerfristigen Nachbeobachtungen auch über 51 % (Backe et al. 1991).

Die Entstehung dieser Spätveränderungen ist noch nicht im Detail erklärt. Arachnoidale Vernarbungen können durch verschiedene Mechanismen ausgelöst werden: durch entzündliche Veränderungen der Arachnoidea (bakteriell, viral, chemisch) oder durch Blutprodukte nach subarachnoidaler Blutung. Auch mechanische Irritation durch Trauma, degenerative Veränderungen der Wirbelsäule, wie Skoliose, Kyphose oder Instabilitäten, können zu lokalen, umschriebenen arachnoidalen Vernarbungen mit kon-

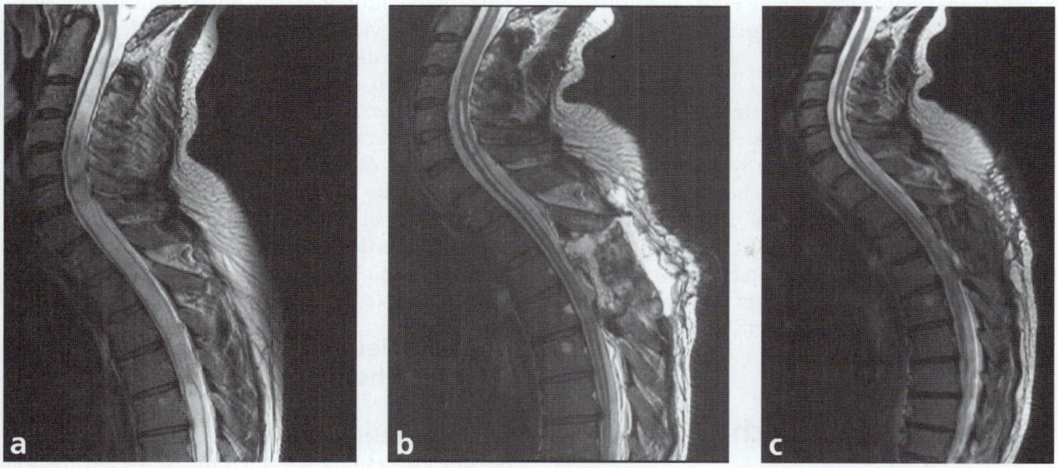

Abb. H 6.2: Zerviko-thorakale Syringomyelie durch eine posttraumatische Arachnoidalzyste in Th3/4. T2-gewichtetes sagittales MRT präoperativ (a), drei Tage postoperativ (b) und sechs Monate postoperativ (c).

sekutiver Liquorzirkulationsstörung führen, die dann ihrerseits auslösend für die Syrinxbildung ist. Oft entstehen distal der Syrinx arachnoidale Zysten, die zudem eine Kompressionswirkung auf das Myelon auslösen (s. **Abb. H 6.2**). Nach direkter Einblutung (Hämatomyelie) infolge Trauma entsteht die Höhlenbildung durch Absorption der Blutbestandteile und Ausbildung einer reaktiven Gliose im Bereich der Blutungszyste. Die Relevanz der arachnoidalen Veränderungen steht bei den subklinischen Traumen aber im Vordergrund (Freund et al. 1999).

H 6.2.4 Hydromyelie

Aufgrund der zunehmenden Anwendung bildgebender Diagnostik wird in den letzten Jahren eine vermehrte Anzahl von Patienten mit einer filiformen Erweiterung des Zentralkanals diagnostiziert. Die Diagnose Syringomyelie ist in diesem Zusammenhang schnell gestellt und der Patient entsprechend stigmatisiert. Hier gilt es eine dezidierte Diagnostik einzuleiten, um eine echte, im Stadium aszendi sich befindende Syringomyelie von einer anlagebedingten Erweiterung des Zentralkanals oder eines Ventriculus terminalis abzugrenzen (Roser et al. 2010). Eine echte Hydromyelie ist sowohl bildgebend als auch klinisch-neurologisch nicht progredient und entspricht somit keinem pathologischen Befund.

H 6.3 Verlauf

Die Prävalenz der Syringomyelie wurde in der prä-MRT Ära mit etwa 8,4 auf 100 000 (Schliep 1978) der in einer Neurologischen Klinik behandelten Patienten, nach Einführung und flächendeckender Verbreitung der MRT mit 24,5 auf 100 000 (Klekamp und Samii 2002).

Bei den Syringomyelieformen, die mit zerebralen Missbildungen assoziiert sind, treten die Beschwerden häufig erst spät, gewöhnlich in der 3. bis 5. Lebensdekade auf (häufigste assoziierte zerebrale Fehlbildung: Chiari-I-Malformation). Ein häufiges Erstsymptom sind Schmerzen und Parästhesien im Bereich der Arme (Van den et al. 1990), später auch nukleäre Atrophien. Die Spastik bevorzugt die unteren Extremitäten. Bei progredientem Verlauf kommt es infolge der Expansion der Höhlen zu Paresen und Atrophien, initial nur unilateral, sowie zu Skoliosen wegen Paresen der paravertebralen Muskulatur. Bei Kindern ist die Skoliose oft das initial dominierende klinische Symptom einer zugrundeliegenden Syringomyelie. Die neurologischen Auffälligkeiten treten dann erst mit zeitlicher Verzögerung auf. Ein klinisches Zeichen für das Vorliegen einer Syrinx können in diesen Fällen unilateral abgeschwächte oder erloschene Bauchhautreflexe sein (Zadeh et al. 1995). Die Lokalisation der Syringes ist ganz überwiegend zervikal und in den oberen thorakalen Abschnitten vorhanden. Rostrale Ausdehnungen bis in den Hirnstamm (Syringobulbie) oder kaudal bis in die Sakralsegmente kommen aber nicht selten vor.

Der Spontanverlauf der Erkrankung ergibt sich aus der zugrundeliegenden Pathologie: Durch fortbestehende Liquorzirkulationsstörungen kommt es bei tonsillärer Herniation oder Raumforderungen im Bereich der hinteren Schädelgrube zu einer progredienten Syringomyelie, die nur durch Behandlung der Liquorabflussstörung im Bereich der hinteren Schädelgrube behoben werden kann. Bei spinalen Tumoren ist der Verlauf der sekundär durch den Tumor entstandenen Syrinx ebenfalls von der Behandlung der Raumforderung abhängig. Posttraumatische, postentzündliche und postischämische Syringen zeigen häufig einen sehr unvorhersehbaren Verlauf. Insgesamt kommt es bei ca. 60 % der Patienten mit einer Syringomyelie zu einem chronisch-progredienten, bei 25 % zu einem fluktuierenden Verlauf mit Zeiten der Progression und Zeiten mit stationären Symptomen. Nur in ca. 15 % der Fälle besteht keinerlei Progredienz der Ausfälle (Sixt et al. 2009). Ohne Kenntnis der individuellen Ätiologie ist eine Vorhersage über den Verlauf in der Regel nicht möglich. Fallbeschreibungen erwähnen immer wieder, dass Manöver, die mit einem plötzlichen Anstieg des intraspinalen- oder intrazerebralen Drucks vergesellschaftet sind, zu plötzlichen Verschlechterungen führen. Es handelt sich dabei z. B. um starkes Niesen oder Pressen. Klinisch kommt es häufig zu einer Zunahme oder zum erstmaligen Auftreten von

Schmerzen. Sekundärprobleme entstehen weiterhin wegen Infektionen, bei autonomer Dysregulation und trophischen Störungen.

Eine Wiederherstellung der freien Liquorpassage führt in den meisten Fällen zu einem Stillstand der vorhandenen neurologischen Symptome. In manchen Fällen werden schon bestehende neurologische Defizite abgemildert, schon lange vorhandene Neuropathien sind jedoch meist persistent. Bei der Chiari-Malformation sind durch Hirnstammkompression bedingte Symptome gut rückläufig, wohingegen durch die Syrinx bedingte Beschwerden auch hier konstant bleiben können.

H 6.4 Therapeutische Prinzipien

Aufgrund des seltenen Auftretens und fehlender nationaler Datenbanken gibt es keine kontrollierten prospektiven Studien bezüglich therapeutischer Optionen. Gemäß verbesserter pathophysiologischer Erkenntnisse gilt generell: Die Syringomyelie sollte als Symptom einer, durch unterschiedliche Ursachen begründeten, zunehmenden arachnoidalen Vernarbung, mit daraus resultierender Liquorzirkulationsstörung gesehen werden. Eine neurochirurgische Intervention zur Wiederherstellung der freien Liquorpassage führt in vielen Fällen nicht nur zu einem Kollaps der Syrinx, sondern kann die klinischen Symptome der Syringomyelie aufhalten, günstigenfalls sogar eine klinische Verbesserung erreichen. Dabei steht die Größe einer Syringomyelie nicht im Verhältnis zur klinischen Ausprägung des Krankheitsbildes. Auch bei Tumoren mit Kompressionswirkung auf das Rückenmark ist unter Umständen ein neurochirurgisches oder strahlentherapeutisches Eingreifen erforderlich. An konservativen Therapiemaßnahmen stehen neben der physikalischen Therapie die symptomatische Behandlung der Spastik und die Schmerzbehandlung im Vordergrund.

H 6.5 Pragmatische Therapie

Da es sich fast immer um einen sehr langsamen, allerdings chronisch progredienten Verlauf handelt, werden zunächst symptomatische, medikamentöse und physikalische Therapien eingeleitet. Jüngere Patienten mit posttraumatischer Syringomyelie ohne neurologisches Defizit (z. B. durch Schleudertrauma) profitieren allerdings durch eine frühe Intervention, so dass neurologische Ausfälle durch chirurgische Beseitigung der Pathologie gar nicht erst auftreten. Ein langer Krankheitsverlauf (mehr als zwei Jahre) gilt in der Regel als unvorteilhafter Prädiktor für eine Besserung der Symptomatik durch neurochirurgische Intervention. Speziell die dann vorliegenden Paresen und Atrophien bilden sich nach einem längeren Verlauf, in der Regel auch nach erfolgreicher mikrochirurgischer Arachnolyse, nicht mehr zurück. Zeigt sich im klinischen oder neuroradiologischen Verlauf eine Progredienz der Syrinx, vor allen Dingen nach zervikal, mit zunehmendem Verlust sensomotorischer Funktion oder ausgeprägten dissoziativen Empfindungsstörungen der oberen Extremitäten, so ist eine neurochirurgische Intervention indiziert, auch wenn andere Symptome schon viele Jahre chronisch evident sind. Zudem können die begleitenden Schmerzen zum Teil effektiv durch eine chirurgische Intervention mit Entlastung der Zyste gebessert und die Progredienz aufgehalten werden. Allerdings liegen zu den verschiedenen chirurgischen Therapieformen bei Syringomyelie keine kontrollierten prospektiven Studien vor. In größeren Fallberichten oder retrospektiven Studien wurden meist verschiedene neurochirurgische Vorgehensweisen angewendet.

H 6.5.1 Neurochirurgische Therapieverfahren

Relativ gut belegt ist sowohl der Pathomechanismus bei der Entstehung wie auch die Verbesserung der klinischen Befunde nach Behandlung einer Chiari-Malformation mit tonsillärem Tiefstand durch subokzipitale Dekompression und gegebenenfalls Rekonstruktion der hinteren Schädelgrube mit Duraerweiterungsplastik (Asgari et al. 2003, Klekamp et al. 1996, Mariani et al. 1991) (↑↑, A). Die Frage, ob bei tonsillärem Tiefstand eine ossäre Dekompression der hinteren Schädelgrube ausreichend ist oder eine Tonsillen-Koagulation notwendig erscheint, ist bis heute umstritten (↔). Eine zu große Erweiterung des Foramen magnum kann zu Rezidiven mit Absinken größerer Kleinhirnanteile führen. Bei der Dekompression ist darauf zu achten, dass eine ausreichende Eröffnung der vernarbten Arachnoidea durchgeführt wird, um so eine freie Liquorpassage aus dem IV. Ventrikel zu gewährleisten. Zu beachten sind bei Patienten mit Chiari-Malformation die häufig koexistierenden knöchernen Anomalien des kraniozervikalen Überganges – z. B. Klippel-Feil-Missbildung, basiläre Invagination, C1-Subluxation. Diese angeborenen Dysplasien können nach standardisierter chirurgischer Therapie eine behandlungsbedürftige kraniozervikale Instabilität hervorrufen.

Posttraumatische Syringomyelien sollten nach Vorliegen hinreichender neuroradiologischer Beweise einer fokalen Arachnopathie exploriert werden. Präoperativ sollte dem Patienten deutlich gemacht werden, dass durch die geplante mikrochirurgische Arachnolyse die klinisch-neurologische Progression aufgehalten werden soll, eine Regredienz der schon vorhandenen Defizite jedoch nicht zu erwarten ist. Nach Laminotomie und Duraeröffnung erfolgt eine mikrochirurgische Inspektion mit Lösung der arachnoidalen Verwachsungen, fakultativ auch eine Durchtrennung der Lig. denticulata. Dann wird eine allogene Duraerweiterungsplastik zur Verhinderung erneuter Verklebungen in diesem Bereich eingenäht. Durch das Wiederherstellen einer freien Liquorzirkulation erreicht man in vielen Fällen den weitestgehenden Kollaps der Syrinx, verbunden mit einer klinischen Stabilisierung (Roser und Tatagiba 2007).

Eine spinale Chordektomie nach komplettem spinalen Querschnitttrauma kann indiziert sein, wenn durch narbenbedingten Zug auf das Myelon eine kraniale Ausdehnung der Syringomyelie entsteht (traumatisches Tethered cord). Eine dadurch bedingte aufsteigende Tetrasymptomatik kann in diesen Fällen verhindert werden.

Nur wenn nach intensiver neuroradiologischer Aufarbeitung (MRT mit FLAIR, T1/T2 ± Gd gewichteten Aufnahmen, cardiac-gated CINE-MRT zur Darstellung der Liquorpulsation mit anschließenden 3D-CISS-Sequenzen) keine fokale Arachnopathie nachgewiesen werden kann und die Syringomyelie klinisch-neuroradiologisch und elektrophysiologisch progredient erscheint, kann als Ultima Ratio die Anlage eines zysto-subarachnoidalen Shunts indiziert sein (Klekamp und Samii 2002).
Mit den in der Vergangenheit postulierten verschiedensten Drainageverfahren konnten oft nur kurzfristige Erfolge erzielt werden. Langzeitergebnisse mit klinischer Besserung der Symptome im Verlauf wurden bei bis zu 80 % der Patienten berichtet (Pillay 1991). Durch später aufkommende gehäufte Berichte über Shuntdysfunktionen mit Wiederauftreten der Syrinx, in bis zu 50 % der operierten Fälle, sowie massiven Vernarbungen des Myelons an der Insertionsstelle, konnten sich diese Therapieverfahren nicht etablieren (Edgar und Quail 1994, Schaller et al. 1999, Sengupta et al. 2000, Sgouros und Williams 1995) (↓).

H 6.5.2 Konservative Behandlung

H 6.5.2.1 Schmerztherapie

Bei Behandlung der Syringomyelie und -bulbie stehen sehr häufig therapierefraktäre Schmerzen im Vordergrund der klinischen Symptome. Bei erfolgloser operativer Behandlung oder fehlender Möglichkeit eines operativen Behandlungszuganges sollte ein multimodaler medikamentöser Therapieversuch, bevorzugt mit trizyklischen Antidepressiva, Carbamazepin oder Gabapentin unternommen werden (s. Kapitel in Teil A). Begleitend sollten psycho- und verhaltenstherapeutische Therapieansätze angeboten werden.

H 6.5.2.2 Behandlung degenerativer Wirbelsäulenveränderungen

Speziell bei Kindern mit Neurulationsstörungen und assoziierter Syrinx steht häufig initial eine schwere Skoliose im Vordergrund der Symptomatik (19 %) (Dobbs et al. 2002). Bei ausgeprägter Fehlstellung sind hier unter Umständen wirbelsäulenchirurgische und orthopädische Maßnahmen unter kontinuierlichem Neuromonitoring erforderlich. Grundsätzlich sollte bei allen Kindern mit idiopathischer Skoliose eine Kernspintomographie zum Ausschluss einer Syrinx als Ursache für die Skoliose durchgeführt werden. Hinweisend für das Vorliegen einer Syrinx sind deutlich abgeschwächte oder fehlende Bauchhautreflexe. Interessanterweise kann sich eine Skoliose stabilisieren oder sogar bessern, wenn früh die Syrinx (unter einem Alter von 10 Jahren) durch subokzipitale Dekompression behandelt wird (Sengupta et al. 2000).

H 6.5.2.3 Symptomatische Therapie

In Abhängigkeit von Art und Ausmaß der autonomen Dysfunktionen sind zum Teil sympahtikolytische oder sympathomimetische Medikation und bei Arthropathien unter Umständen eine Kalzitonin-Behandlung erforderlich. Bei ausgeprägter Spastik sind entsprechende medikamentöse Therapieverfahren (s. Kap. J 13) und eine begleitende physiotherapeutische Übungsbehandlung erforderlich.

H 6.6 Obsolete Therapieformen

Eine Strahlentherapie der Syringomyelie, die früher zur Schmerztherapie durchgeführt wurde, kann durch keine größere Studie gestützt werden. Die Methode der syringo-subarachnoidalen Shunt-Implantation kann nicht als erste Maßnahme empfohlen werden. Abgesehen von der Tatsache, dass die Shuntversorgung die Liquorzirkulationsstörung nicht beseitigt und die Implantation eine Myelotomie erfordert, ergeben sich im Langzeitverlauf vielfältige Komplikationen und Sekundärschäden (~ 50 %) wie Shuntversagen, Dislokationen, Tethered cord und arachnoidale Narben durch Shunt-Implantation mit dann neuen iatrogenen Ursachen einer Liquorzirkulationsstörung (van Calenbergh und van den Bergh 1993, Batzdorf et al. 1998).

H 6.7 Vereine/ Selbsthilfegruppen

DSCM e. V.
Geschäftsstelle
Buchenweg 15a, D–68623 Lampertheim
Tel. 06206 – 949608, E-Mail: info@dscm-ev.de
Internet: www.dscm-ev.de; www.deutschesyringomyelie.de

H 6.8 Literatur

Anderson NE, Willoughby EW, Wrightson P. The natural history of syringomyelia. Clin Exp Neurol 1986;22:71–80.

Arlien-Soborg P, Kjaer L, Praestholm J. Myelography, CT, and MRI of the spinal canal in patients with myelopathy: a prospective study. Acta Neurol Scand 1993;87 (2):95–102.

Asgari S, Engelhorn T, Bschor M, Sandalcioglu IE, Stolke D. Surgical prognosis in hindbrain related syringomyelia. Acta Neurol Scand 2003;107 (1):12–21.

Backe HA, Betz RR, Mesgarzadeh M, Beck T, Clancy M. Post-traumatic spinal cord cysts evaluated by magnetic resonance imaging. Paraplegia 1991;29 (9):607–612.

Batzdorf U, Klekamp J, Johnson JP. A critical appraisal of syrinx cavity shunting procedures. J Neurosurg 1998;89 (3):382–388.

Brugieres P, Iffenecker C, Hurth M, Parker F, Fuerxer F, Idy-Peretti I, et al. Dynamic MRI in the evaluation of syringomyelic cysts. Neurochirurgie 1999;45 (Suppl. 1): 115–129.

Dobbs MB, Lenke LG, Szymanski DA, Morcuende JA, Weinstein SL, Bridwell KH, et al. Prevalence of neural axis abnormalities in patients with infantile idiopathic scoliosis. J Bone Joint Surg Am 2002;84-A (12):2230–2234.

Edgar R, Quail P. Progressive post-traumatic cystic and non-cystic myelopathy. Br J Neurosurg 1994;8 (1):7–22.

El Masry WS, Biyani A. Incidence, management, and outcome of post-traumatic syringomyelia. In memory of Mr Bernard Williams. J Neurol Neurosurg Psychiatry 1996;60 (2):141–146.

Evans A, Stoodley N, Halpin S. Magnetic resonance imaging of intraspinal cystic lesions: a pictorial review. Curr Probl Diagn Radiol 2002;31 (3):79–94.

H 6

Freund M, Aschoff A, Spahn B, Sartor K. Posttraumatic syringomyelia. Rofo 1999;171 (6):417–423.
Greitz D. Unraveling the riddle of syringomyelia. Neurosurg Rev29:251–264.
Guille JT, Miller A, Bowen JR, Forlin E, Caro PA. The natural history of Klippel-Feil syndrome: clinical, roentgenographic, and magnetic resonance imaging findings at adulthood. J Pediatr Orthop 1995;15 (5):617–626.
Iskandar BJ, Hedlund GL, Grabb PA, Oakes WJ. The resolution of syringohydromyelia without hindbrain herniation after posterior fossa decompression. J Neurosurg 1998;89 (2):212–216.
Klekamp J, Batzdorf U, Samii M, Bothe HW. The surgical treatment of Chiari I malformation. Acta Neurochir (Wien) 1996;138 (7):788–801.
Klekamp J, Samii M. Syringomyelia: diagnosis and treatment. Berlin, Heidelberg, New York: Springer; 2002.
Levine DN. The pathogenesis of syringomyelia associated with lesions at the foramen magnum: a critical review of existing theories and proposal of a new hypothesis. J Neurol Sci 2004;220(1–2):3–21.
Mariani C, Cislaghi MG, Barbieri S, Filizzolo F, Di Palma F, Farina E, et al. The natural history and results of surgery in 50 cases of syringomyelia. J Neurol 1991;238 (8): 433–438.
Oldfield EH, Muraszko K, Shawker TH, Patronas NJ. Pathophysiology of syringomyelia associated with Chiari I malformation of the cerebellar tonsils. Implications for diagnosis and treatment. J Neurosurg 1994;80 (1):3–15.
Pillay PK. Thecoperitoneal shunting for syringomyelia. J Neurosurg 1991;75 (5):835–836.
Pujol J, Roig C, Capdevila A, Pou A, Marti-Vilalta JL, Kulisevsky J, et al. Motion of the cerebellar tonsils in Chiari type I malformation studied by cine phase-contrast MRI. Neurology 1995;45 (9):1746–1753.
Roser F, Tatagiba M. Posttraumatic Syringomyelia. J of Neurosurg (Spine) 2007;6 (1):193–195.
Roser F, Ebner FH, Danz S, Riether F, Ritz R, Dietz K, Naegele T, Tatagiba MS. 3D-constructive interference in steady-state (CISS) Magnetic resonance imaging in Syringomyelia: Advantages to conventional imaging. J of Neurosurg (Spine) 2008;8429–435.
Roser F, Ebner FH, Liebsch M, Dietz K, Tatagiba MS. A new concept in the electrophysiological evaluation of Syringomyelia. J of Neurosurg (Spine) 2008;8517–523.
Roser F, Ebner FH, Sixt C, Hagen JM, Tatagiba MS. Defining the line between hydromyelia and syringomyelia. A differentiation is possible based on electrophysiological and magnetic resonance imaging studies. Acta Neurochir (Wien) 2010 Feb;152 (2):213–219.
Rossier AB, Werner A, Wildi E, Berney J. Contribution to the study of late cervical syringomyelic syndromes after dorsal or lumbar traumatic paraplegia. J Neurol Neurosurg Psychiatry 1968;31 (2):99–105.
Schaller B, Mindermann T, Gratzl O. Treatment of syringomyelia after posttraumatic paraparesis or tetraparesis. J Spinal Disord 1999;12 (6):485–488.
Schliep G. Syringomyelia and Syringobulbia. In: Vinken P, Bruyn G, editors. Handbook of Clinical Neurology. Amsterdam: Elsevier; 1978.p. 225–327.
Sengupta DK, Dorgan J, Findlay GF. Can hindbrain decompression for syringomyelia lead to regression of scoliosis? Eur Spine J 2000;9 (3):198–201.
Sixt C, Riether F, Will BE, Tatagiba MS, Roser F. Evaluation of quality of life parameters in patients who have syringomyelia. J Clin Neurosci. 2009 Dec;16 (12):1599–1603.
Sgouros S, Williams B. A critical appraisal of drainage in syringomyelia. J Neurosurg 1995;82 (1):1–10.
Tanghe HL. Magnetic resonance imaging (MRI) in syringomyelia. Acta Neurochir (Wien) 1995;134(1–2):93–99.
Van Calenbergh F, van den Bergh WM. Syringo-peritoneal shunting: results and problems in a consecutive series. Acta Neurochir (Wien) 1993;123(3–4):203–205.
Van den BR, Hoorens G, Van Calenbergh F. Syringomyelia: a retrospective study. Part I: Clinical features. Acta Neurol Belg 1990;90 (2):93–99.
Zadeh HG, Sakka SA, Powell MP, Mehta MH. Absent superficial abdominal reflexes in children with scoliosis. An early indicator of syringomyelia. J Bone Joint Surg Br 1995;77 (5):762–767.

H 7 Neurokutane Syndrome

von F. Roser und M. Tatagiba

Neben anderen Zellen sind vor allem die Haut, das Auge und das ZNS neuroektodermalen Ursprungs. Die neurokutanen Erkrankungen, früher auch Phakomatosen genannt (griech. phakoma = Geburts- oder Muttermal), stellen eine komplexe Gruppe von Syndromen dar, bei denen meist alle drei Organsysteme aufgrund eines genetischen Defektes betroffen sind. Systemische Manifestationen dieser Erkrankungen beinhalten ein überschießendes Skelettwachstum, das Auftreten hamartomatöser Tumoren (z. B. Fibrome und Myome) und vaskulärer Missbildungen (speziell Angiome) von Haut, Auge oder ZNS in extrem variabler Ausprägung. Entsprechend sind die anzuwendenden therapeutischen Strategien sehr unterschiedlich und von den im Einzelfall vorliegenden Symptomen abhängig. So kann die Entfernung eines Tumors, eine Embolisation und/oder die Exstirpation eines Angioms oder die Behandlung eines Hydrozephalus notwendig werden. Durch moderne neurogenetische Methoden ist mittlerweile auch bei klinisch nur wenig betroffenen Patienten eine Diagnose und genetische Beratung sowie manchmal eine Prognose möglich.

In **Tab. H 7.1** sind die bekannten Vererbungsmuster und Genloki der verschiedenen neurokutanen Erkrankungen in einer Übersicht dargestellt. Erkrankungen, die im Text besprochen werden, sind kursiv gesetzt.

Aufgrund der Seltenheit und der hohen genetisch bedingten Variabilität der Ausprägung der neurokutanen Syndrome sind für keine der erwähnten Therapieverfahren kontrollierte Studien bekannt.

H 7.1 Neurofibromatose (NF)

Die Krankheit wurde 1882 erstmals von Dr. Friedrich von beschrieben. Unter dem Begriff Neurofibromatose werden allerdings zwei unterschiedliche Erkrankungen mit autosomal dominanter Vererbung, die Neurofibromatose Typ 1 (kurz NF-1) und Typ 2 (kurz NF-2) zusammengefasst. Beide Erkrankungen zeigen eine sehr variable klinische Ausprägung. Deren Klassifikation sollte entsprechend der Recommendations of the National Institutes of Health Consensus Development Conference (1988) erfolgen.

Die NF-1 ist die häufigste Form der Neurofibromatose mit einer geschätzten Prävalenz von 1 : 3 000–4 000 (Braffman und Naidich 1994b). Sie ist für ca. 90 % aller NF-Fälle verantwortlich. In bestimmten ethnischen Gruppen werden auch höhere Prävalenzziffern mit bis zu 1 : 1 000 angegeben. Die Penetranz der NF-1 beträgt fast 100 % mit einer variablen Expressivität. Die Neumutationsrate von bis zu 50 % ist eine der höchsten unter allen bekannten autosomal-dominant vererbten Erkrankungen (MacCollin und Mautner 1998). Das für die Krankheit verantwortliche Gen wurde auf Chromosom 17q12 lokalisiert (Barker et al. 1987). Das von diesem Gen kodierte Protein »Neurofibromin« (2 818 Aminosäuren) zeigt Funktionen in der Aktivierung des Proto-Onkogenes Ras (Weiss et al. 1999). Ras-Proteine spielen bei einer Reihe zellulärer Prozesse wie z. B. der Proliferation, der Differenzierung und der Tumorbildung eine wichtige Rolle. Neurofibromin wird in den verschiedensten Organen und individuell unterschiedlich stark exprimiert, was die Heterogenität der klinischen Ausprägung und der zugrunde liegenden Pathologie erklären könnte. Zusätzlich liegen häufig sekundäre somatische Mutationen und ein alternatives *splicing* (d. h. ein unterschiedliches Ablesen des Gens) vor (Kaufmann et al. 2002). Anhand von mittlerweile verfügbaren Mausmodellen, die den vom Menschen bekannten genetischen Defekt hetero- oder homozygot tragen, lassen sich zum Teil die beim Menschen beobachteten Symptome nachvollziehen und detailliert analysieren. Die bisherigen Ergebnisse dieser Untersuchungen lassen vermuten, dass das normale NF-1-Gen als Tumor-Suppressor-Gen wirkt.

Bei der NF-2 handelt es sich ebenfalls um eine autosomal-dominante Erkrankung, deren Genlokus auf Chromosom 22q12 liegt. Die NF-2 betrifft ca. eine von 50 000 Personen und manifestiert sich gewöhnlich etwas später als die NF-1 (MacCollin und Mautner 1998), oft erst während der Pubertät (Elster 1992). Das vom gesunden NF-2-Gen kodierte Protein wird Merlin (oder Schwannomin) genannt. Es interagiert im normalen Zellstoffwechsel zwischen Zytoskelett und Zellmembran und spielt insofern eine wichtige Rolle im Zellremodelling und der Wachstumsregulation (Gautreau et al. 2002). Die Analyse der NF-2-Mutationen führte zu genotypisch-phänotypischen Korrelationen, sodass die schwere, früh auftretende Form der NF-2 (auch Typ Wishart genannt) mit frühzeitiger Translations-Terminierung assoziiert wurde, während die milde Form der NF-2 mit deutlich verlängerter Lebenserwartung (auch Typ Gardner genannt) mit Missense-Mutationen (*Frameshift*) in Verbindung gebracht wird (Kluwe und Mautner 1998, Ruttledge et al. 1996, Gutmann et al. 2001).

H 7.1.1 Klinik

Symptome, speziell diejenigen, die die Haut betreffen, sind oft schon von Geburt an vorhanden, treten aber spätestens bis zum 10. bis 15. Lebensjahr auf.

Tab. H 7.1: Neurokutane Erkrankungen

Erkrankung	Vererbung	Häufigkeit	Genlokus	Genprodukt
Neurofibromatose Typ I (NF I)	autosomal-dominant	1 : 3 000	17q11.2	Neurofibromin
Neurofibromatose Typ II (NF II)	autosomal-dominant	1 : 50 000	22q12.2	Merlin
Tuberöse Sklerose (TS)	autosomal-dominant	1 : 20 000	TSC1–9q34 TSC2–16p13.3	Hamartin Tuberin
Sturge-Weber-Syndrom	–	1 : 200 000	–	–
v.-Hippel-Lindau-Krankheit (VHL)	autosomal-dominant	1 : 50 000	3p26-p25	VHL-Gen
Gorlin-Goltz-Syndrom	autosomal-dominant	sehr selten	9q22.3	PATCHED-Protein
*Ataxia teleangiectasia Louis-Bar	autosomal-rezessiv	sehr selten	11q22.3	Phosphatidylinositol-3-Kinase
*Cockayne-Syndrom	autosomal-rezessiv	sehr selten	10q11	Nukleotid-Exzisions-Reparatur
*Sjogren-Larsson-Syndrom	autosomal-rezessiv	sehr selten	17p11.2	Fettaldehyddehydrogenase
*Refsum-Erkrankung	autosomal-rezessiv	sehr selten	10pter-p11.2	Phytansäureoxidase
*Giant-Axon-Neuropathie	autosomal-rezessiv	sehr selten	–	Gigaxonin-Gen
*M. Fabry	x-chromosomal	sehr selten	Xq21.3-q22	Galactosidase

(modifiziert nach Küster et al. 1999)
* neurokutane Manifestationen, aber keine klassischen »Phakomatosen« diese Krankheiten werden in anderen Kapiteln besprochen

Die Diagnose wird entsprechend der 1991 von der NIH festgelegten und 1992 durch die *National Neurofibromatosis Foundation* erweiterten Diagnosekriterien für NF-1 und NF-2 gestellt (Evans et al. 1992; **Tab. H 7.2**).

Tab. H 7.2: Klassifikation der Neurofibromatose

Klassifikation der NF-1:
Zwei oder mehr der folgenden Manifestationen
- sechs oder mehr Café-au-lait-Flecken > 5 mm präpubertär oder > 15 mm postpubertär
- zwei oder mehr Neurofibrome jeden Typs *oder* ein plexiformes Neurofibrom
- axilläre oder inguinale Sommersprossen
- Optikusgliom
- zwei oder mehr Lich'sche Knötchen (Iris Hamartome)
- knöcherne Läsionen – sphenoidale Dysplasie
- schwere Skoliose
- Angehöriger 1. Grades mit NF-1

Klassifikation der NF-2:
Bilaterale Akustikusneurinome (AKN)
1. einseitiges AKN und ein Verwandter 1. Grades mit NF-2
2. einseitiges AKN und multiple Meningeome
3. zwei der folgenden Manifestationen:
   - Neurofibrom, Meningeom, Gliom,
   - Schwannom, präsenile Katarakt
4. eine der unter 3. *und* eine der unter 4. genannten Manifestationen

(nach NIH 1992)

Die Diagnose für NF-1 ist sicher, wenn multiple hellbraune, ovale Hautläsionen, sogenannte Café-au-lait-Flecken (bei 99 % der Patienten, allerdings oft erst in der späteren Kindheit nachweisbar), axilläre oder inguinale hyperpigmentierte Maculae (gewöhnlich sehr zahlreich) und kutane oder subkutane Neurofibrome vorliegen. Obwohl die meisten NF-1-Patienten nur milde Symptome vorweisen und ein normales Leben führen können, kann das Vollbild der Erkrankung zu schweren Beeinträchtigung der Lebensqualität führen.

Bei NF-2-Patienten wird die Erkrankung meist im Laufe der Pubertät durch das Wachstum verschiedener intrakranieller oder spinaler Tumoren symptomatisch. Typischerweise kommt es durch Hörsturz oder Schwindel zur bildgebenden Diagnostik mit Nachweis der bilateralen vestibulären Schwannome.

Die Verteilungsmuster der häufigsten Erkrankungen bei beiden Neurofibromatose-Typen beschreibt **Tab. H 7.3**.

H 7.1.2 Intrakranielle und intraspinale Tumoren

5–10 % der NF-1-Patienten entwickeln intrakranielle Tumoren. Am häufigsten finden sich Optikus- oder Chiasma-Gliome, die bei 5–15 % von Kindern mit NF-1 nachweisbar sind (Farmer et al. 2002) und somit eine der häufigsten Tumorarten der ersten Lebensdekade überhaupt darstellen. Unter allen Patienten, die ein Optikus- oder Chiasma-Gliom entwickeln, haben ca. 25 % eine NF-1 (Pont und Elster 1992). Neurofibrome betreffen überwiegend die spinalen Nervenwurzeln, hier häufiger die dorsalen als die ventralen.

Im Gegensatz zu NF-1 sind kutane Manifestationen bei NF-2 die Ausnahme und beschränken sich dann auf wenige Café-au-lait-Flecken (Aicardi 1992b). Bei NF-2-Patienten findet man in typischer Weise benigne intrakranielle Tumoren, die aber in Form

Tab. H 7.3: Hauptmanifestationen der Neurofibromatose

Tumore	Lokalisation	Klinik	Therapie
NF 1			
Neurofibrome	periphere Nerven	Kompression	Operation
Optikusgliome	Sehbahn	Sehverlust (präpubertär)	Chemotherapie Radiatio Operation
Hamartome	Hypothalamus	endokrinologische Störungen	Beobachtung
Aquäduktstenosen	Aquädukt	Hydrocephalus occlusus	Ventrikulostomie VP-Shunt
Skelettdysplasien	Aplasie des Keilbeinflügels	Proptosis, Exophthalmus	Operative Rekonstruktion
vaskuläre Anomalien	Gefäßstenosen, extra-/intrakraniell	sekundäre Hypertonie	symptomatisch
NF 2			
Neurinome	Hirnnerven, periphere Nerven	je nach Lokalisation	Operation
Meningeome	Konvexität > Schädelbasis > spinal	je nach Lokalisation	Operation
Ependymome	IV. Ventrikel, spinal	spinale Ataxie	Operation Radiatio

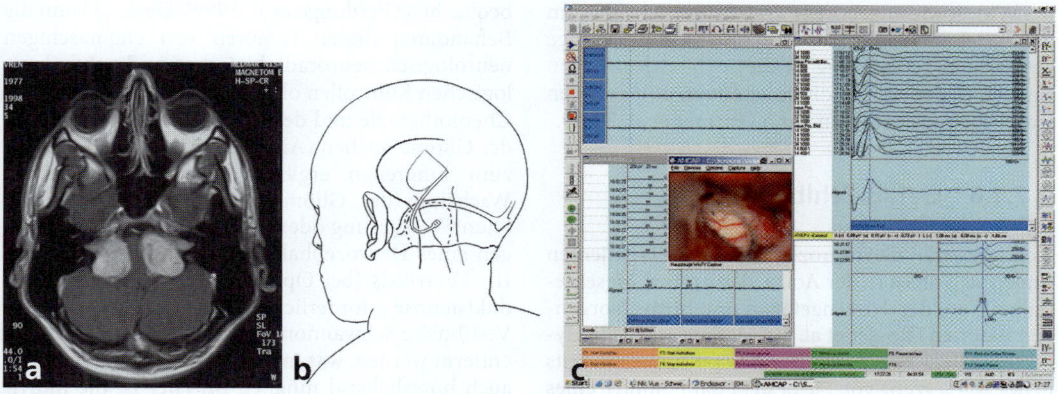

Abb. H 7.1: NF-2-Patient. Links: typische bilaterale vestibuläre Schwannome (MRT, T1-axial mit Gd-Enhancement; Mitte: Schema der Auditory-Brainstem-Implant(ABI)-Implantation im Recessus lateralis des IV. Ventrikels über eine lateral subokzipitale Kraniotomie; Rechts: intraoperative Ableitung der BERA, mit Standbild der ABI-Implantation

eines multiplen Auftretens (z. B. Meningiomatosis cerebri oder schwannomatöser Befall mehrerer Hirnnerven) auftreten können. Zusätzlich zu intrakraniellen und spinalen Meningeomen und Schwannomen finden sich auch intrakranielle und spinale Ependymome. Pathognomonisch für die Erkrankung sind allerdings bilaterale Akustikusneurinome, die in über 97 % der Fälle vorhanden sind (s. **Abb. H 7.1**).

H 7.1.3 Andere Tumormanifestationen bei NF

Erwachsene mit einer NF-1 leiden gehäuft unter Phäochromozytomen (0,5–1 %), Ganglioneuromen, Glomus-Tumoren, Rhabdomyosarkomen, Wilms-Tumoren und Leukämie (Korf 2001). Bei ca. 5 % der NF-1-Patienten kommt es im Alter von ca. 10 Jahren zu einer malignen Transformation eines Neurofibroms in ein Fibrosarkom. Eine solche Transformation wird meist bei plexiformen Neurofibromen, dem häufigsten extrakraniellen Tumor der NF-1 beobachtet (Pont und Elster 1992), der dann lokal aggressive Wachstumstendenzen zeigt (Braffman und Naidich 1994a). Indikatoren für eine maligne Transformation sind neu auftretende Schmerzen und Größenzunahme bei bereits bekannten Tumormanifestationen. Wenn solche Symptome berichtet werden, sollte eine detaillierte Abklärung mittels MR und histologischer Diagnostik erfolgen (Gutmann 1998). Die aggressivste Variante ist der maligne periphere Nervenscheidentumor (MPNST), der sich aus ca. 10 % der plexiformen Neurofibrome entwickelt (Friedrich et al. 2005). Kutane Neurofibrome tendieren im Gegensatz dazu nicht zur malignen Entartung.

H 7.1.4 Andere neurologische Symptome

Häufige neurologische Befunde bei NF-1 sind Minderbegabung (8 %) und Lernschwierigkeiten (40 %) (North et al. 2002). Es finden sich gehäuft (15–45 %) eine Makrokranie (Aicardi 1992b), meist als Folge einer Makrenzephalie, sowie Gyrierungsstörungen mit Veränderungen der kortikalen Differenzierung, die die kognitiven Störungen erklären. Die erhöhte Rate an Epilepsien bei NF-1-Kranken (3–6 %) lässt sich teilweise durch kortikale gliale Knötchen erklären. Diese imponieren in T2-gewichteten MRT-Bildern als kleine punktförmige oder konfluierende Foci erhöhter Signalintensität, vorwiegend im Zerebellum, Hirnstamm, Thalamus, in Basalganglien und der weißen Substanz. Histologisch handelt es sich dabei um Hamartome oder um Myelinisierungsstörungen (Vivarelli et al. 2003). Sie lassen sich bei gründlicher Suche bei 60–80 % der NF-Patienten nachweisen (Duffner et al. 1989, Elster 1992), meist schon bei jüngeren NF-Patienten unter 20 Jahren. Ihre Signifikanz für Klinik und Verlauf der Erkrankung ist bislang unbekannt; ein Zusammenhang mit Lernstörungen bei NF-1-Patienten wird diskutiert (Aoki et al. 1989).

H 7.1.5 Skelettanomalien

Etwa 50 % aller NF-1-Patienten haben muskuloskeletale Fehlbildungen, wobei Wirbelfehlbildungen, als Skoliose oder Kyphoskoliose (untere HWS bzw. obere LWS), sowie angeborene Dysplasien der Tibia am häufigsten sind (Tsirikos et al. 2005). Eine häufige begleitende Fehlbildung ist die Aplasie des großen Keilbeinflügels, durch die es zu einem pulsierenden Exophthalmus kommen kann (Farmer et al. 2002).

H 7.1.6 Gefäß-Fehlbildungen

Stenosierende Gefäßprozesse bei NF-1-Patienten finden sich meist in der Aorta, den großen Mesenterialgefäßen, den Nierengefäßen und hirnversorgenden Arterien (Rosser et al. 2005). Eine arterielle Hypertonie liegt bei ca. 1 % der NF-1-Kranken bereits in der Adoleszenz vor. Sie besteht dann infolge eines Phäochromozytoms oder Nierenarterienstenosen. Kardiovaskuläre Fehlbildungen finden sich bei 2,3 % der NF-1-Patienten (Lin et al. 2000).

H 7.1.7 Verlauf

Die ersten klinisch-neurologischen Zeichen der NF-1 sind Folge der Optikus- und Chiasma-Gliome. Alle anderen Tumore manifestieren sich neurologisch erst nach der Pubertät. Wie schon eingangs erwähnt, sind die Symptome extrem variabel. Ihr Verlauf wird durch Art, Größe und Lokalisation der kranio-zerebralen Manifestationen sowie deren histologische Differenzierung bestimmt. Die Lebenserwartung bei NF-2 ist durch die meist gutartigen, aber multipel auftretenden Tumore generell verkürzt.

H 7.1.8 Therapie

Bislang ist nur eine symptomatische Therapie der NF möglich. Die frühzeitige Erkennung der Erkrankung durch adäquate bildgebende Verfahren hat auf die Lebenserwartung und Lebensqualität der meist jungen Patienten allerdings große Auswirkungen. So kann in spezialisierten Behandlungszentren die Planung neurochirurgischer Eingriffe individualisiert terminiert werden, um so eine optimale Lebensqualität für den Einzelnen zu erreichen. Bei NF-2-Patienten kann, bei frühzeitig nachgewiesenen, noch intrameatalen Akustikusneurinomen, eine das Gehör erhaltende Operation angestrebt werden, um den drohenden kompletten Hörverlust zu vermeiden. Bei der individuellen Planung geht es nicht um die Resektion aller nachgewiesenen Tumore, sondern um die individuelle Entscheidung über das notwendige Management zur Aufrechterhaltung größtmöglicher Lebensqualität.

Eine chirurgische Behandlung kann auch aus kosmetischen Gründen (z. B. Gesichtsnävi) erforderlich werden. Das biologische Verhalten der Optikus- und Chiasma-Gliome variiert mit ihrer Lokalisation. Tumoren vor dem Chiasma opticum bleiben oft über Jahre stabil, wohingegen hinter dem Chiasma opticum gelegene Tumoren und Gliome der Hemisphären oder des Zerebellums zum invasiven Wachstum neigen. Gliome, die vor einem Alter von 6 Jahren auftreten, zeigen meist ein schnelleres Wachstum (Schroder et al. 1999). Allerdings wurden bei jungen Patienten auch spontane Regressionen beobachtet (Perilongo et al. 1999). Deshalb kann die Behandlung dieser Tumoren von engmaschigen neurologisch-neuroradiologischen und ophthalmologischen Kontrollen ohne Intervention bis zu einer Chemotherapie und der chirurgischen Exstirpation der Gliome reichen (Aicardi 1992a). Die Indikation zum Eingreifen ergibt sich bei progredientem Wachstum der Gliome und Liquoraufstau. Eine Shunt-Versorgung oder Ventrikulostomie kann wegen eines Hydrozephalus infolge Kompression des III. Ventrikels (bei Optikusgliom) oder bei Aquäduktstenose erforderlich sein.
Vestibuläre Schwannome können mikrochirurgisch entfernt werden, was in früh diagnostizierten Fällen auch hörerhaltend möglich ist. Hier ist die individuelle Entscheidung, welches der beiden Akustikusneurinome operiert werden sollte wichtig. Präoperativ abgeleitete akustisch-evozierte Potenziale haben einen hohen prädiktiven Wert bezüglich der Chance auf intraoperativen Hörerhalt (Matthies und Samii 1997).
Man muss bereits ertaubten Patienten mit NF-2 auf die Möglichkeit der Implantation eines ABI (Auditory-Brainstem-Implant) hinweisen: Bei Verlust beidseitiger Hörnervenfunktion kann ein ABI in Kombination mit implantiertem Sprachprozessor und entsprechendem Hörtraining befriedigende Hörerfolge erreichen (Otto et al. 2002). Das Prinzip des ABI entspricht im Wesentlichen dem des Cochlear Implant: Das ABI wird auf die Nuclei cochlearis im Recessus lateralis am Boden des IV. Ventrikels aufgebracht, die elektrische Reizung der Hörnervenkerngebiete erlaubt es, einen Höreindruck zu produzieren (s. **Abb. H 7.1**). Da die Tonotopie der Nuclei cochleari senkrecht zur Oberfläche verläuft, ist eine tonale Diskrimination mit Oberflächenelektroden nicht zu erreichen. Erste Implantationen bei Patienten in den USA mit penetrierenden Tiefenelektroden konnten diese Hürde überwinden (Otto et al. 2008).

Besteht eine Kontraindikation für eine Operation (z. B. bei älteren Patienten oder solchen mit allgemein deutlich erhöhtem Operationsrisiko), kann eine stereotaktische Bestrahlung erwogen werden. Generell muss bei Kindern berücksichtigt werden, dass eine Bestrahlung bei einem Alter < 6 Jahren mit einer hohen Rate an endokrinen, zerebrovaskulären (z. B. Moya-Moya-Syndrom) und neuropsychologischen Störungen einhergehen kann (Cappelli et al. 1998). Deshalb wurde bei rasch größenprogredienten Gliomen in letzter Zeit der Einsatz von Chemotherapeutika wie Carboplatin oder Vincristin empfohlen (Listernick et al. 1999). Durch Gabe von Vitamin-D_3-Analogen kann u. U. die Pigmentierung der Café-au-lait-Flecken vermindert werden (Nakayama et al. 1999). Neueste chemotherapeutische Therapieansätze zeigen bei benignen Vestibularisschwannomen eine Regression mit konkomitanter Funktionsbesserung z. B. des Hörvermögens bei Behandlung mit Anti-VEGF (Bevacizumab) (Plotkin et al. 2009).

Spezielle soziale, psychologische und verhaltenstherapeutische Hilfen sollten Kindern mit Lern- und Verhaltensstörungen angeboten werden. Rechtzeitiges Erlernen der Taubstummensprache und des Lippenablesens gehört zur medizinischen Betreuung bei NF-2-Patienten, möglichst schon vor Eintritt der Taubheit. Im internationalen Konsens wurde die optimale Therapie bei NF-2-Patienten sehr gut zusammengefasst: Lebensqualität erhalten bei notwendiger aber minimaler therapeutischer Aktivität, nervaler Funktionserhalt und auditorische Rehabilitation (Evans et al. 2005).

H 7.1.9 Vereine/Selbsthilfegruppen

Von Recklinghausen Gesellschaft e. V.
Bundesverband Neurofibromatose
Martinistr. 52 /Haus O 54
20246 Hamburg
Tel.: 040-46 09 24 14
Fax: 040-5277462
E-Mail: info@von-recklinghausen.org
www.von-recklinghausen.org

H 7.2 Tuberöse Sklerose (TS)

Die Tuberöse Sklerose (eponym: M. Bourneville-Pringle) ist wie die NF eine autosomal-dominant vererbte neurokutane Erkrankung mit Hamartombildung in mehreren Organsystemen, vorwiegend dem Gehirn und der Retina, in Haut, Herz, Nieren und Lungen. Bei ca. 50 % der Fälle handelt es sich um neu aufgetretene Spontanmutationen (Smirniotopoulos und Murphy 1992). Die angenommene Prävalenz liegt zwischen 1 : 10 000 und 1 : 40 000, wobei die Zahlen wegen der ausgeprägten Variabilität der Symptome und ihrer oft nur minimalen (bis fehlenden) Ausprägung mit Vorsicht zu interpretieren sind. Mutationen auf zwei Genen (Chromosom 9 und Chromosom 16; Nellist et al. 2003) bilden den TS-Komplex (TSC), wobei TSC 1 (Hamartin) und TSC 2 (Tuberin) die zelluläre Differenzierung deregulieren können und als Tumor-Supressor-Gene wirken. Allerdings findet sich bei nur 50 % der TS-Familien eine Assoziation mit TSC 1- oder TSC 2-Mutationen (Au et al. 2004, Krymskaya 2003).

H 7.2.1 Klinik

Die Tuberöse Sklerose ist in ihrer klassischen Form durch die Symptomtrias Minderbegabung, Epilepsie und Adenoma sebaceum (Angiofibrom, meist im Gesicht) sowie Erkrankungsbeginn vor dem 10. Lebensjahr definiert. Viele Patienten haben, wie zuvor ausgeführt, nur inkomplette Formen des Syndroms. Im Vordergrund der klinischen Symptomatik stehen meist (in 80–90 %) epileptische Anfälle. Sie sind in bis zu 75 % der Fälle das Erstsymptom und beginnen gewöhnlich im Verlauf des ersten Lebensjahres, wobei sowohl partielle wie auch generalisierte Anfälle vorkommen; typische Anfallsmuster sind tonisch/klonische Krämpfe, atypische Absencen und Neugeborenenkrämpfe. TS-Patienten ohne Anfälle oder mit spätem Anfallsbeginn haben in der Regel eine normale Intelligenz (Wiss 1992). Neben den oft schwer therapierbaren Anfällen bestehen bei vielen TS-Patienten Verhaltensauffälligkeiten und psychiatrische Probleme, bei ca. 50 % der Patienten eine deutliche Minderbegabung. Einige Patienten entwickeln einen Autismus (Asato und Hardan 2004, Curatolo et al. 2004).
Weitere systemische Organmanifestationen der TS sind asymptomatische Knochenzysten, Nierenzysten, periostotische Knochenanbauten, Rhabdomyome des Herzens (in ca. 40 %), Angiomyolipome der Nieren (in nahezu 50 %) sowie Milz- und Lungenzysten und eine Lungenfibrose (Gómez 1991).
Die häufigsten Hautveränderungen sind hypopigmentierte Maculae (die bei 90 % der Patienten vorliegen und am besten unter UV-Licht erkannt werden können), Gesichtsangiofibrome (bei ca. 50 %, meist erst nach dem Alter von 5 Jahren) und fibröse Plaques (meist auf der Stirn oder behaarten Kopfhaut; Gómez 1991).
Kernspin- und computertomograpisch lassen sich eine Reihe von Veränderungen nachweisen, so z. B. kortikale Tuber (histologisch: harte Knötchen mit vermehrt nachweisbaren Astrozyten, nur wenigen Neuronen, Riesenzellen und gestörter Lamination), subependymale Knötchen (Histologisch: Astrozyten sowie Verkalkungen) und kontrast-aufnehmende subependymale Riesenzellastrozytome im Bereich des Foramen Monroi (in ca. 2–26 % der Fälle), die in seltenen Fällen eine maligne Transformation zeigen. Daneben finden sich kernspintomographisch nachweisbare Läsionen der weißen Substanz, bei denen es sich histologisch um Anhäufungen von Riesenzellen handelt, die in ihrem Signalverhalten kortikalen Tubern ähneln (Braffman und Naidich 1994a). Durch die subependymalen Riesenzellastrozytome kann es in der Folge zu einem obstruktiven Hydrozephalus durch Blockade des Foramen Monroi oder Kompression des III. Ventrikels kommen.
Bei mindestens 90 % der Patienten ist eines der genannten neuroradiologischen Zeichen nachweisbar, sodass der Kernspintomographie bei der Diagnosestellung der TS eine hohe Bedeutung zukommt. Etwa die Hälfte der TS-Patienten zeigt (astrozytäre) Hamartome von Retina oder Sehnerv, die im Verlauf meist stabil bleiben, verkalken und keiner weiteren Behandlung bedürfen. Seltener entwickeln sich neue Hamartome in zuvor normal erscheinenden Retinabereichen. In ca. einem Viertel der Fälle findet man peri- oder subungual Fibrome (meist an den Zehen von weiblichen TS-Patienten, die erst nach der Pu-

H
7

bertät in Erscheinung treten). Daneben bestehen weitere, aber unspezifischere Hautveränderungen, wie gruppierte Papeln (in ca. 20 % der Fälle; Gómez 1991).
Trotz der Möglichkeiten einer genetischen Untersuchung wird die Erkrankung zunächst klinisch definiert. Eine NIH-Konsensus-Konferenz hat kürzlich die diagnostischen Kriterien für den TSK definiert und Empfehlungen für diagnostische und Verlaufsuntersuchungen ausgesprochen (Hyman und Whittemore 2000; **Tab. H 7.4**).

H 7.2.2 Verlauf

Die neurokutanen Manifestationen der TS sind bereits im frühen Kindesalter nachweisbar, nur ca. ein Fünftel der Kinder mit dem kompletten klinischen Syndrom erreicht eine normale Lebenserwartung, welche vor allem durch das hohe Tumorrisiko vermindert ist. Patienten mit Teilsymptomen oder oligosymptomatische Formen können eine normale Lebenserwartung haben.

H 7.2.3 Therapie

Die geistige Entwicklung bei TS-Patienten ist eindeutig am besten, wenn die Behandlung der Epilepsie früh und effektiv eingesetzt wird (Gómez 1991). Neugeborenenkrämpfe wurden bislang mit ACTH behandelt. In neueren Studien wurde Vigabatrin sehr erfolgreich eingesetzt, mit kompletter Rückbildung der Anfälle bei 95 % der Patienten und Sistieren von Neugeborenenkrämpfen bei 54 % der Patienten (Thiele 2004). Das Risiko des Auftretens iatrogener Optikusneuropathien muss abgewogen werden, nach bisherigen Erfahrungen ist es deutlich niedriger als der zu erwartende Nutzen der Therapie und in manchen Fällen auch reversibel (Buncic 2004). Eine vergleichende Studie der beiden genannten Medikamente für TS liegt nicht vor, man kann aber auf generelle Untersuchungen bei Neugeborenenkrämpfen verweisen, wo eine ähnliche Effizienz beider Medikamente bei etwas besserer Verträglichkeit von Vigabatrin berichtet wurde (Wong und Trevathan 2001). Mit Valproat, bei generalisierten Myoklonusepilepsien, Phenytoin und Carbamazepin stehen akzeptable Medikamente der 2. Wahl initial bzw. für die Dauertherapie zur Verfügung. Phenobarbital, Clobazepam und Clonazepam sollten wegen Exazerbation von Verhaltensauffälligkeiten nicht verwendet werden. Die N.-vagus-Stimulation ist auch bei TS-Patienten erfolgreich eingesetzt worden (Murphy und Patil 2003).
Einen wichtigen Beitrag zur Behandlung therapierefraktärer Epilepsien bei Tuberöser Sklerose spielt die Epilepsiechirurgie. Frühe effektive Kontrolle über die Krampfanfälle senkt die Entwicklungsdefizite. Die multifokale Art der kortikalen Läsionen sind oft unabhängige epileptogene Zonen. Fortschritte in EEG-Techniken, funktioneller MR-Bildgebung und invasivem-intraoperativem kortikalen Mapping erlauben nun in höherem Maße, Patienten mit Tuberöser Sklerose für einen neurochirurgischen Eingriff zu evaluieren (Romanelli et al. 2004). Riesenzellastrozytome können mikrochirurgisch komplett entfernt werden. Gesichtsangiofibrome werden laserchirurgisch behandelt.

H 7.2.4 Vereine/Selbsthilfegruppen

Tuberöse Sklerose Deutschland e. V.
Im Brückfeld 15
65207 Wiesbaden
Tel.: 0611-469-2707; Fax: -2708
E-Mail: buero@tsdev.org
www.tsdev.org/

H 7.3 Sturge-Weber-Syndrom (SWS, Enzephalo-Trigeminale-Angiomatose)

H 7.3.1 Klinik

Das Sturge-Weber-Syndrom (SWS) ist eine nichterbliche Gefäß-Malformation der Kopfregion. Die Prävalenz ist unbekannt, man kann aber davon ausgehen, dass die Erkrankung seltener vorkommt als NF oder TS. Ein Gendefekt konnte bislang nicht nachgewiesen werden.
Bei dem vollständig ausgebildeten Syndrom findet man uni- oder bilateral ein kapillär-venöses Angiom im Gesichtsbereich (Naevus flammeus), charakteristischerweise über dem Innervationsgebiet des 1. Astes des N. trigeminus. Dieses Angiom tritt oft zusammen mit einer Malformation leptomeningealer Venen (Truhan und Filipek 1993) und der Chorioidea des ipsilateralen Auges auf (Singh

Tab. H 7.4: Diagnostische Kriterien für den Tuberöse-Sklerose-Komplex (TS) – **Gesicherte TS:** zwei Hauptkriterien oder ein Haupt- und zwei Nebenkriterien. **Wahrscheinliche TS:** ein Haupt- und ein Nebenkriterium. **Mögliche TS:** ein Haupt- oder ein Nebenkriterium.

Hauptkriterien	Nebenkriterien
Adenoma sebaceum (Gesichtsangiofibrom)	Multiple, dentale Einschlüsse (enamel pits)
Unguale oder periunguale Fibrome	Hamartöse rektale Polypen
Hypomelanotische Macula (mehr als drei)	Knochenzysten
Multiple retinale noduläre Hamartome	Gingivafibrome
Kortikale Tuber	Kortikale Dysplasien
Subependymale Nodulae	Multiple Nierenzysten
Subependymale Riesenzellastrozytome	
Kardiale Rhabdomyome	
Lymphangiommyomatosis	
Renale Angiomyolipome	

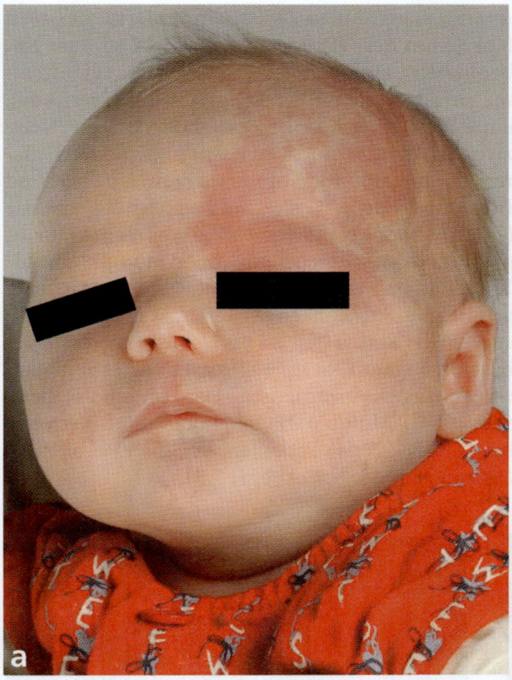

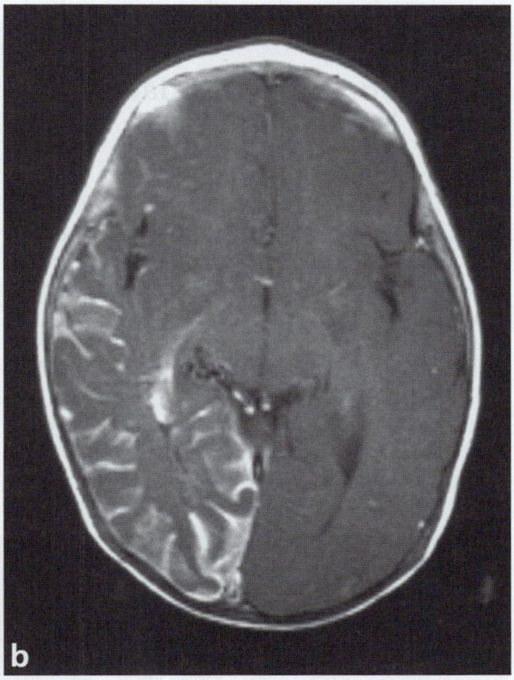

Abb. H 7.2: Sturge-Weber-Patient. a) Hämangiom über N. V1; b) typische Konfiguration im MRT mit parieto-okzipitaler Kontrastmittelanreicherung als Ausdruck der pathologischen tiefen Venenstrukturen beim Sturge-Weber-Syndrom. (Bilder freundlicherweise überlassen von Frau Prof. Dr. med. U. Ernemann, Abt. Neuroradiologie, Universität Tübingen)

et al. 2005). Entsprechend bereitet die Diagnosestellung in der Regel keine Probleme. Durch venöse Stase kommt es sekundär zu ischämisch-hypoxischen Läsionen des Gehirns mit sekundären Verkalkungen entlang pialer Gefäße (perlschnurartig am besten im CCT zu erkennen). Daneben bestehen häufig Störungen der Gyrierung und der kortikalen Lamination (Smirniotopoulos 2004). Oft ist schon bei Geburt im CCT oder MR eine Hemiatrophie der betroffenen Hemisphäre feststellbar. Assoziiert findet man bei zwei Drittel der SWS-Patienten eine kontralaterale Hemiparese und bei fast 100 % eine kontralaterale homonyme Hemianopsie. Durch moderne MRT-Untersuchungen kann der typische »piale blush« dargestellt werden, die konventionelle Angiographie zeigt eine gestörte Drainage oberflächlicher Venen sowie einen venösen Shunt mit vermehrter Drainage tiefer, abnorm dilatierter Hirnvenen (Smirniotopoulos 2004; s. **Abb. H 7.2**).

Klinisch stehen bei über 90 % der Patienten epileptische Anfälle mit Beginn in der frühen Kindheit (bei ca. 75 % vor Ende des ersten Lebensjahres) im Vordergrund (Braffman und Naidich 1994b). Eine Minderbegabung besteht bei 60 % der Patienten (Pascual-Castroviejo et al. 1993), besonders häufig bei solchen mit Anfällen und bilateraler Affektion (Gómez 1991). Im Gegensatz dazu findet man normale Intelligenz auch bei Patienten mit bilateraler Beteiligung, wenn Anfälle ausbleiben. Dies unterstreicht die Wichtigkeit der frühen suffizienten Anfallsprophylaxe. 30 % der Patienten mit SWS klagen über migräneartige Kopfschmerzen auf der Seite der Läsion.

H 7.3.2 Verlauf

Die Prognose des Sturge-Weber-Syndroms hängt von der Lokalisation und dem Ausmaß der zerebralen und okulären Läsionen ab. Vor allem Patienten, bei denen die vom 1. Ast des Trigeminus versorgte Gesichtsregion betroffen ist (Enjolras 1999), sind gefährdet, ein Anfallsleiden oder andere zerebrale Komplikationen zu entwickeln. Die epileptischen Anfälle beginnen häufig fokal mit sekundärer Generalisierung und nachfolgend ausgeprägter postiktaler Parese (Toddsches Phänomen). Blutungen aus den z. T. stark dilatierten Venen sind eher selten. Bei Beteiligung der Chorioidea kommt es oft zur Ausbildung eines Glaukoms (ca. 60 %) und zu einer Augenvergrößerung (Buphthalmos).

H 7.3.3 Therapie

Symptomatische zerebrale Läsionen, speziell, wenn diese nur unilateral vorkommen und mit medikamentös refraktären Anfällen einhergehen, sollten möglichst früh Epilepsie-chirurgisch behandelt werden (Hirsch und Arzimanoglou 2004, Kramer et al. 2000), wobei die meist ausgedehnte zerebrale Angiomatose dabei nicht reduziert werden kann. Die besten Erfolge werden erzielt, wenn junge Patienten mit bis dato wenigen oder fehlenden neurologischen Ausfällen behandelt werden. Kutane Nävi können mit gutem kosmetischem Resultat durch eine Laser-Behandlung entfernt werden. Glaukome werden medikamentös (Betablocker, Carboanhydrase-Inhibitoren) oder chirurgisch behandelt (Powell 1999). Bezüglich der Behandlung der epileptischen Anfälle oder der migräneartigen Kopfschmerzen gibt es keine speziellen Empfehlungen.

H 7.4 Von Hippel-Lindau-Krankheit (VHL)

H 7.4.1 Klinik und Verlauf

Die von Hippel-Lindau-Krankheit (VHL) ist eine autosomal-dominant vererbte, komplexe mesenchymale Dysplasie mit Beteiligung mehrerer Organsysteme. Die Inzidenz beträgt ca. 1 : 50 000 (Neumann et al. 1995). Typischerweise entwickeln VHL-Patienten Hämangioblastome (vaskuläre Fehlbildungen mit Tumorzellen; ca. 35–60 % der Patienten) des Gehirns, bevorzugt im Zerebellum (Couch et al. 2000). Seltener betreffen die Hämangioblastome die Medulla oblongata, die Retina oder das Hals- und Brustmark. Daneben entwickeln die Patienten Tumor-Zysten (Lindau-Zysten) in anderen Organen (speziell in der Niere, dem Pankreas und dem Nebenhoden). Da 60–75 % der ZNS-Hämangioblastome in der hinteren Schädelgrube lokalisiert sind, entwickeln die Kranken, charakteristischerweise zwischen dem 20. und 40. Lebensjahr eine zerebelläre Symptomatik mit Kopfschmerzen, Übelkeit und Erbrechen sowie Gang- und Extremitätenataxie (Braffman und Naidich 1994b). Wenn ein Hämangioblastom des Zerebellums oder multiple spinale Hämangioblastome diagnostiziert wurden, ist eine gründliche Suche nach weiteren Manifestationen, speziell der Retina (bei 1/2 bis 2/3 der Patienten), der inneren Organe (Niere, Pankreas) und des Spinalkanales dringend erforderlich (Hardwig und Robertson 1984). Multiple Hämangioblastome bestehen bei 1/3 bis 2/3 der Patienten, bei 20–50 % bilateral (Huson et al. 1986; s. **Abb. H 7.3**).

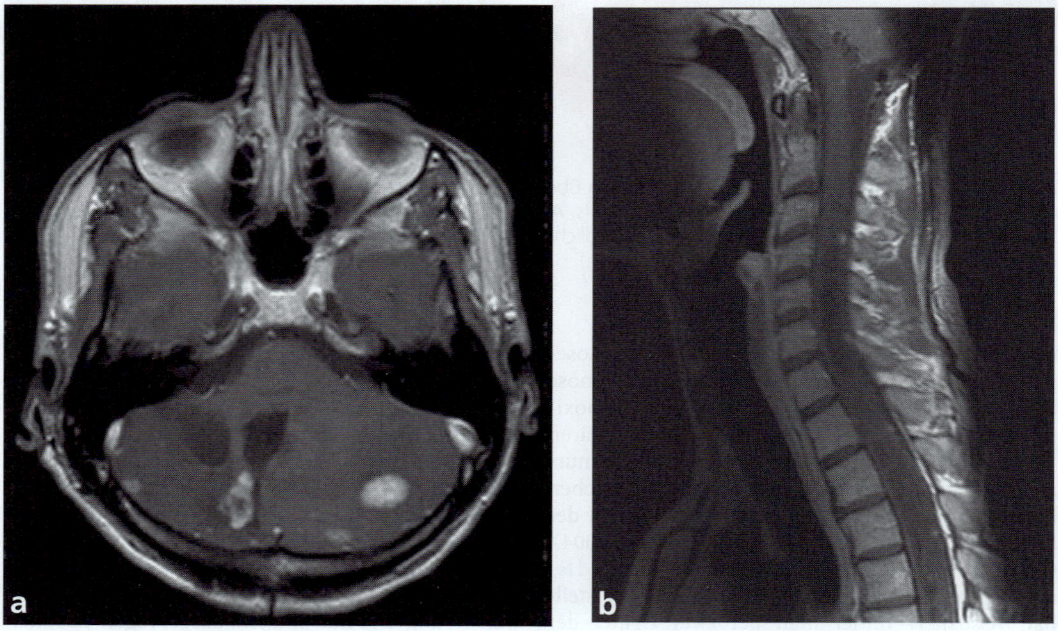

Abb. H 7.3: VHL-Patient. a) multiple zerebelläre, teils zystische Hämangioblastome; b) multiple spinale Hämangioblastome mit begleitender Syringomyelie

Die Diagnose kann gestellt werden, wenn eines der drei folgenden Kriterien erfüllt ist:

1. Nachweis je eines Hämangioblastoms in der Retina und im ZNS;
2. Nachweis eines Hämangioblastoms in der Retina oder im ZNS sowie eine Tumor-Manifestation in der Niere, dem Pankreas, der Leber oder dem Nebenhoden; Nachweis eines Phäochromozytoms, eines Nierenkarzinoms oder
3. eine positive Familienanamnese sowie eines der folgenden Kriterien: Nachweis eines Hämangioblastoms in der Retina oder im ZNS; Manifestationen in der Niere, dem Pankreas, der Leber oder dem Nebenhoden; Nachweis eines Phäochromozytoms oder eines Nierenkarzinoms (Michels 1987).

Retinale Hämangioblastome treten schon bei Kindern auf, allerdings zeigen nur etwa 5 % der VHL-Patienten ein retinales kapilläres Hämangiom vor dem 10. Lebensjahr; die meisten Patienten werden zwischen dem 10. und 40. Lebensjahr symptomatisch; dabei sind die retinalen Läsionen oft multipel, durch Wachstum der Neoplasie kann es zu Netzhautablösungen kommen (Schmidt 2005). 10–20 % der Patienten mit retinalen Hämangiomen haben auch intrakranielle Manifestationen und somit per definitionem eine VHL (Gómez 1991). Bei etwa 30 % der Patienten mit VHL findet man Phäochromozytome, die um das 30. Lebensjahr auftreten (Opocher et al. 2005). Bei Patienten mit zerebellären Hämangioblastomen findet man assoziiert oft eine Polyzythämie. Hämaturie ist ein häufiges Begleitsymptom bei Vorliegen eines Nierenzellkarzinoms. Wegen der initial manchmal fluktuierenden Beschwerden ist klinisch die Verwechslung mit einer Multiplen Sklerose möglich. Tumoren des endolymphatischen Sacks (ELST) treten in etwa 16 % der Fälle auf (Choo et al. 2004). Hier stehen

Schwindel und Hörminderung als Erstsymptom im Vordergrund.
Die mittlere Lebenserwartung beträgt ca. 50 Jahre. Sie wird vorwiegend durch das Auftreten von Nierenzellkarzinomen oder zerebellären Hämangioblastomen bestimmt. Der Genlokus für die VHL wurde auf Chromosom 3p26-p25 identifiziert und das für die Erkrankung verantwortliche Gen kodiert. Das Genprodukt ist ein ca. 284 Aminosäuren langes, mit einem Glycan-Anker versehenes Protein, ohne signifikante Homologie zu bereits bekannten Proteinen (Neumann et al. 1995). Das VHL-Protein hat verschiedene Funktionen: a) »Down«-Regulation von Hypoxie-induzierbaren mRNAs; b) Zusammenbau der extrazellulären Fibronektin-Matrix; c) Regulation des Zell-Zyklus; und d) Regulation der Expression der Karboanhydrasen 9 und 12 (Zbar et al. 1999). Genmutationen führen so zu einer konstitutiven Hochregulation von Genprodukten, die im Rahmen der Angiogenese benötigt werden (z. B. HIF-α), als Folge mit Auftreten der typischen Gefäßtumore (Ohh und Kaelin, Jr. 2003).
Wegen der unterschiedlichen Kombinationen von Missbildungsmerkmalen bei Familien mit VHL wurde eine Klassifikation in verschiedene Subtypen vorgeschlagen: VHL-Typ 1 ohne Phäochromozytom (80 % der Patienten); VHL-Typ 2a mit Phäochromozytom und VHL-Typ 2b mit Phäochromozytom und Nierenzellkarzinom. Dabei scheinen *Missense*-Mutationen mit der Prävalenz des VHL-Typ 2 zu korrelieren, wohingegen Patienten, die als VHL-Typ 1 klassifiziert werden, unter anderem *Nonsense*- und *Frameshif*-Mutationen aufweisen, die dann zu einem verkürzten Genprodukt führen (Brook-Carter et al. 1994).

H 7.4.2 Therapie

Die Therapie der Wahl bei Vorliegen intrakranieller oder spinaler Hämangioblastome ist die mikrochirurgische Entfernung symptomatischer oder lebensbedrohender Tumore. Eine abwartende Haltung mit engmaschigen Verlaufsbeobachtungen ist bei symptomlosen Patienten gerechtfertigt. Eine radiochirurgische Behandlung kann bei VHL-Patienten eine Alternative darstellen, allerdings nur, wenn keine akuten druckbedingten Symptome der hinteren Schädelgrube durch den Tumor vorliegen (Tago et al. 2005). Bei ca. 20 % der Patienten kommt es nach Entfernung eines Hämangioblastoms zu einem Rezidiv. Kleine retinale Hämangiome werden durch Fotokoagulation, größere durch kryochirurgische Verfahren behandelt (Schmidt 2005). ELST-Tumore rezidivieren nach radikaler Exstirpation sehr selten, sollten aber bei subtotaler Entfernung bestrahlt werden (Hansen und Luxford 2004). Patienten mit VHL und Personen, bei denen aufgrund einer positiven Familienanamnese ein erhöhtes Risiko für die Erkrankung besteht, sollten regelmäßig klinisch und radiologisch untersucht werden, um Hämangioblastome oder andere Manifestationen der Erkrankung rechtzeitig erkennen und behandeln zu können. Die verschiedenen Tumoren zeigen dabei ein sehr heterogenes Wachstumsverhalten. Kardiale Rhabdomyome, die schon bei Kindern vorliegen können, sind häufig asymptomatisch und bilden sich im weiteren Lebensverlauf spontan wieder zurück. Gesichts-Angiofibrome, retinale Hamartome und subependymale Riesenzellastrozytome wachsen bis in die 3. Lebensdekade. Danach sistiert das Wachstum häufig, während die Tumoren gleichzeitig zur Kalzifizierung neigen. Operable Tumoren (z. B. Nierenzellkarzinome > 2,5 cm oder Phäochromozytome) sollten entfernt werden, insbesondere wenn klinische Symptome vorliegen.
Eine antiangiogenetische Therapie mit VEGF-Antikörpern (BAY 43-9006 oder AVASTIN™ bei Nierenzellkarzinomen) oder Rezeptorenblockern (PTK787 bei ZNS-Tumoren) verspricht eine selektive Blockade der in den Tumoren hochregulierten Angiogenesefaktoren mit entsprechender Wachstumshemmung der Tumore (Maynard und Ohh 2005, Goldbrunner et al. 2004, Ferrara et al. 2005, Rini 2005).

H 7.4.3 Vereine/Selbsthilfegruppen

Verein für von der von Hippel-Lindau (VHL) Erkrankung betroffene Familien e. V.
Gerhard Alsmeier
Rembrandtstraße 2
49716 Meppen
Tel.: 05931 – 929552
E-Mail: info@hippel-lindau.de

VHL Family Alliance
171 Clinton Road,
Brookline, MA 02445–5815 / USA
Tel.: + 1 800 767 / 4845 oder + 1 617 277 / 5667
Fax: + 1 858 712/ 8712
E-Mail: info@vhl.org

H 7.5 Nävoid-Basalzellkarzinom-Syndrom (Gorlin-Goltz-Syndrom)

H 7.5.1 Klinik und Verlauf

Das Nävoid-Basalzellkarzinom-Syndrom oder »Gorlin-Goltz« bzw. »Gorlin-Syndrom« wird autosomal-dominant vererbt. Es ist klinisch charakterisiert durch multiple Basalzelltumore in Gesicht, Nacken und oberen Rumpfabschnitten, die sich zwischen der Pubertät und dem Alter von ca. 35 Jahren ausbilden. Allerdings bilden nur ca. 50 % der Patienten über 20 Jahre ein Basalzellkarzinom aus, das dann auch aggressive Wachstumstendenzen zeigt. Neben den Basalzelltumoren sind multilokuläre Kieferzysten (in ca. 90 %), Skelettfehlbildungen (z. B. eine Platybasie oder Kyphoskoliose) und zerebrale Migrationsstörungen mit daraus resultierenden Anfallsleiden charakteristisch für das Syndrom (Gorlin 1987). Die Kieferzysten sind meist asymptomatisch, es sei denn sie entzünden sich; noch seltener sind Spontanfrakturen der Mandibula oder Maxilla. Weitere assoziierte Missbildungen/Erkrankungen sind Gehirntumoren (z. B. zerebelläre Medulloblastome), ein Hydrozephalus, extraneurale Tumoren (z. B. ovarielle Sarkome) und endokrine Störungen (z. B. ein hypogonadotropher Hypogonadismus) (Gómez 1991). Die Lebenserwartung scheint verkürzt. Die Pathogenese ist bislang unbekannt.

H 7.5.2 Therapie

Der klinische Verlauf und die Ausprägung der Einzelsymptome beim Gorlin-Goltz-Snydrom sind extrem variabel. Die Hauttumoren sollten dermatologisch-chirurgisch behandelt werden. Komplikationen bzw. Begleiterkrankungen wie z. B. ein Hydrozephalus oder infizierte Zysten müssen entsprechend therapiert werden. Bei größeren Zysten ist manchmal eine Exzision erforderlich. Ein assoziiert vorkommendes Medulloblastom sollte zunächst chirurgisch und chemotherapeutisch behandelt werden, da eine Bestrahlung die Entwicklung neuer Nävi oder Basalzelltumoren bzw. deren maligne Transformation begünstigt (Gómez 1991).

H 7.6 Literatur

Aicardi J. Malformations of the CNS. Diseases of the Nervous Sytem in Childhood, Clinics in Developmental Medicine. London: Mac-Keith Press; 1992a.p. 108–202.

Aicardi J. Neurocutaneous diseases and syndromes. Diseases of the Nervous System in Childhood, Clinics in Developmental Medicine. London: MacKeith Press; 1992b.p. 203–239.

Aoki S, Barkovich AJ, Nishimura K, Kjos BO, Machida T, Cogen P, et al. Neurofibromatosis types 1 and 2: cranial MR findings. Radiology 1989;172 (2):527–534.

Asato MR, Hardan AY. Neuropsychiatric problems in tuberous sclerosis complex. J Child Neurol 2004;19 (4): 241–249.

Au KS, Williams AT, Gambello MJ, Northrup H. Molecular genetic basis of tuberous sclerosis complex: from bench to bedside. J Child Neurol 2004;19 (9):699–709.

Barker D, Wright E, Nguyen K, Cannon L, Fain P, Goldgar D, et al. Gene for von Recklinghausen neurofibromatosis is in the pericentromeric region of chromosome 17. Science 1987;236 (4805):1100–1102.

Braffman B, Naidich TP. The phakomatoses: Part I. Neurofibromatosis and tuberous sclerosis. Neuroimaging Clin N Am 1994a;4 (2):299–324.

Braffman B, Naidich TP. The phakomatoses: Part II. von Hippel-Lindau disease, Sturge-Weber syndrome, and less common conditions. Neuroimaging Clin N Am 1994b;4 (2):325–348.

Brook-Carter PT, Peral B, Ward CJ, Thompson P, Hughes J, Maheshwar MM, et al. Deletion of the TSC2 and PKD1 genes associated with severe infantile polycystic kidney disease – a contiguous gene syndrome. Nat Genet 1994;8 (4):328–332.

Buncic JR, Westall CA, Panton CM, Munn JR, MacKeen LD, Logan WJ. Characteristic retinal atrophy with secondary »inverse« optic atrophy identifies vigabatrin toxicity in children. Ophthalmology 2004;111 (10): 1935–1942.

Cappelli C, Grill J, Raquin M, Pierre-Kahn A, Lellouch-Tubiana A, Terrier-Lacombe MJ, et al. Long-term follow up of 69 patients treated for optic pathway tumours before the chemotherapy era. Arch Dis Child 1998;79 (4): 334–338.

Choo D, Shotland L, Mastroianni M, Glenn G, van Waes C, Linehan WM, et al. Endolymphatic sac tumors in von Hippel-Lindau disease. J Neurosurg 2004;100 (3):480–487.

Couch V, Lindor NM, Karnes PS, Michels VV. von Hippel-Lindau disease. Mayo Clin Proc 2000;75 (3):265–272.

Curatolo P, Porfirio MC, Manzi B, Seri S. Autism in tuberous sclerosis. Eur J Paediatr Neurol 2004;8 (6):327–332.

Duffner PK, Cohen ME, Seidel FG, Shucard DW. The significance of MRI abnormalities in children with neurofibromatosis. Neurology 1989;39 (3):373–378.

Elster AD. Radiologic screening in the neurocutaneous syndromes: strategies and controversies. AJNR Am J Neuroradiol 1992;13 (4):1078–1082.

Enjolras O. Angiomas in children at a turning point of understanding and management. Arch Pediatr 1999;6 (12): 1261–1265.

Evans DG, Baser ME, O'Reilly B, Rowe J, Gleeson M, Saeed S, et al. Management of the patient and family with neurofibromatosis 2: a consensus conference statement. Br J Neurosurg 2005;19 (1):5–12.

Evans DG, Huson SM, Donnai D, Neary W, Blair V, Newton V et al. A genetic study of type 2 neurofibromatosis in the United Kingdom. II. Guidelines for genetic counselling. J Med Genet 1992;29 (12):847–852.

Farmer JP, Khan S, Khan A, Ortenberg J, Freeman C, O'Gorman AM, et al. Neurofibromatosis type 1 and the pediatric neurosurgeon: a 20-year institutional review. Pediatr Neurosurg 2002;37 (3):122–136.

Ferrara N, Hillan KJ, Novotny W. Bevacizumab (Avastin), a humanized anti-VEGF monoclonal antibody for cancer therapy. Biochem Biophys Res Commun 2005;333 (2):328–335.

Friedrich RE, Kluwe L, Funsterer C, Mautner VF. Malignant peripheral nerve sheath tumors (MPNST) in neurofibromatosis type 1 (NF1): diagnostic findings on magnetic resonance images and mutation analysis of the NF1 gene. Anticancer Res 2005;25(3A):1699–1702.

Gautreau A, Louvard D, Arpin M. ERM proteins and NF2 tumor suppressor: the Yin and Yang of cortical actin organization and cell growth signaling. Curr Opin Cell Biol 2002;14 (1):104–109.

Goldbrunner RH, Bendszus M, Wood J, Kiderlen M, Sasaki M, Tonn JC. PTK787/ZK222584, an inhibitor of vascular endothelial growth factor receptor tyrosine kinases, decreases glioma growth and vascularization. Neurosurgery 2004;55 (2):426–432.

Gómez M. Neurocutaneous diseases. In: Bradley W, Daroff R, Fenichel G, Marsden C, eds. Neurology in Clinical Practice. Boston-London: Butterworth Heinemann; 1991.p. 1323–1342.

Gorlin RJ. Nevoid basal-cell carcinoma syndrome. Medicine (Baltimore) 1987;66 (2):98–113.

Gutmann DH. Recent insights into neurofibromatosis type 1: clear genetic progress. Arch Neurol 1998;55 (6): 778–780.

Gutmann DH, Hirbe AC, Haipek CA. Functional analysis of neurofibromatosis 2 (NF2) missense mutations. Hum Mol Genet 2001;10 (14):1519–1529.

Hansen MR, Luxford WM. Surgical outcomes in patients with endolymphatic sac tumors. Laryngoscope 2004; 114 (8):1470–1474.

Hardwig P, Robertson DM. von Hippel-Lindau disease: a familial, often lethal, multi-system phakomatosis. Ophthalmology 1984;91 (3):263–270.

Hirsch E, Arzimanoglou A. Children with drug-resistant partial epilepsy: criteria for the identification of surgical candidates. Rev Neurol (Paris) 2004;160 Spec No 1: 5S210–5S219.

Huson SM, Meredith AL, Sarfarazi M, Shaw DJ, Compston DA, Harper PS. Linkage analysis of peripheral neurofibromatosis (Von Recklinghausen disease) and chromosome 19 markers linked to myotonic dystrophy. J Med Genet 1986;23 (1):55–57.

Hyman MH, Whittemore VH. National Institutes of Health consensus conference: tuberous sclerosis complex. Arch Neurol 2000;57 (5):662–665.

Kaufmann D, Leistner W, Kruse P, Kenner O, Hoffmeyer S, Hein C, et al. Aberrant splicing in several human tumors in the tumor suppressor genes neurofibromatosis type 1, neurofibromatosis type 2, and tuberous sclerosis 2. Cancer Res 2002;62 (5):1503–1509.

Kluwe L, Mautner VF. Mosaicism in sporadic neurofibromatosis 2 patients. Hum Mol Genet 1998;7 (13): 2051–2055.

Kramer U, Kahana E, Shorer Z, Ben Zeev B. Outcome of infants with unilateral Sturge-Weber syndrome and early onset seizures. Dev Med Child Neurol 2000;42 (11):756–759.

Krymskaya VP. Tumour suppressors hamartin and tuberin: intracellular signalling. Cell Signal 2003;15 (8): 729–739.

Lin AE, Birch PH, Korf BR, Tenconi R, Niimura M, Poyhonen M, et al. Cardiovascular malformations and other cardiovascular abnormalities in neurofibromatosis 1. Am J Med Genet 2000;95 (2):108–117.

Listernick R, Charrow J, Tomita T, Goldman S. Carboplatin therapy for optic pathway tumors in children with neurofibromatosis type-1. J Neurooncol 1999;45 (2): 185–190.

MacCollin M, Mautner VF. The diagnosis and management of neurofibromatosis 2 in childhood. Semin Pediatr Neurol 1998;5 (4):243–252.

Matthies C, Samii M. Management of vestibular schwannomas (acoustic neuromas): the value of neurophysiology for intraoperative monitoring of auditory function in 200 cases. Neurosurgery 1997;40 (3):459–466.

Maynard MA, Ohh M. Molecular targets from VHL studies into the oxygen-sensing pathway. Curr Cancer Drug Targets 2005;5 (5):345–356.

Michels V. Von Hippel-Lindau disease. In: Gómez M, ed. Neurocutaneous Diseases: A Practical Approach. Boston: Butterworths; 1987.p. 53–66.

Murphy JV, Patil A. Stimulation of the nervous system for the management of seizures: current and future developments. CNS Drugs 2003;17 (2):101–115.

Nakayama J, Kiryu H, Urabe K, Matsuo S, Shibata S, Koga T, et al. Vitamin D3 analogues improve cafe au lait spots in patients with von Recklinghausen's disease: experimental and clinical studies. Eur J Dermatol 1999;9 (3): 202–206.

Nellist M, Goedbloed MA, Halley DJ. Regulation of tuberous sclerosis complex (TSC) function by 14–3–3 proteins. Biochem Soc Trans 2003;31(3):587–591.

Neumann HP, Lips CJ, Hsia YE, Zbar B. Von Hippel-Lindau syndrome. Brain Pathol 1995;5 (2):181–193.

North K, Hyman S, Barton B. Cognitive deficits in neurofibromatosis 1. J Child Neurol 2002;17 (8):605–612.

Ohh M, Kaelin WG, Jr. VHL and kidney cancer. Methods Mol Biol 2003;222:167–183.

Opocher G, Conton P, Schiavi F, Macino B, Mantero F. Pheochromocytoma in von Hippel-Lindau disease and neurofibromatosis type 1. Fam Cancer 2005;4 (1): 13–16.

Otto SR, Brackmann DE, Hitselberger WE, Shannon RV, Kuchta J. Multichannel auditory brainstem implant: update on performance in 61 patients. J Neurosurg 2002;96 (6):1063–1071.

Otto SR, Shannon RV, Wilkinson EP, Hitselberger WE, McCreery DB, Moore JK, Brackmann DE. Audiologic outcomes with the penetrating electrode auditory brainstem implant. Otol Neurotol 2008 Dec;29 (8):1147–1154.

Pascual-Castroviejo I, Diaz-Gonzalez C, Garcia-Melian RM, Gonzalez-Casado I, Munoz-Hiraldo E. Sturge-Weber syndrome: study of 40 patients. Pediatr Neurol 1993;9 (4):283–288.

Perilongo G, Moras P, Carollo C, Battistella A, Clementi M, Laverda A, et al. Spontaneous partial regression of low-grade glioma in children with neurofibromatosis 1: a real possibility. J Child Neurol 1999;14 (6):352–356.

Plotkin SR, Stemmer-Rachamimov AO, Barker FG 2nd, Halpin C, Padera TP, Tyrrell A, Sorensen AG, Jain RK, di Tomaso E. Hearing improvement after bevacizumab in patients with neurofibromatosis type 2. N Engl J Med 2009 Jul23; 361(4):358-367.

Pont MS, Elster AD. Lesions of skin and brain: modern imaging of the neurocutaneous syndromes. AJR Am J Roentgenol 1992;158 (6):1193–1203.

Powell J. Update on hemangiomas and vascular malformations. Curr Opin Pediatr 1999;11 (5):457–463.

Rini BI. VEGF-targeted therapy in metastatic renal cell carcinoma. Oncologist 2005;10 (3):191–197.

Romanelli P, Verdecchia M, Rodas R, Seri S, Curatolo P. Epilepsy surgery for tuberous sclerosis. Pediatr Neurol 2004;31 (4):239–247.

Rosser TL, Vezina G, Packer RJ. Cerebrovascular abnormalities in a population of children with neurofibromatosis type 1. Neurology 2005;64 (3):553–555.

Ruttledge MH, Andermann AA, Phelan CM, Claudio JO, Han FY, Chretien N, et al. Type of mutation in the neurofibromatosis type 2 gene (NF2) frequently determines severity of disease. Am J Hum Genet 1996;59 (2):331–342.

Schmidt D. Retinal angiomatosis. Klin Monatsbl Augenheilkd 2005;222 (2):90–109.

Schroder S, Baumann-Schroder U, Hazim W, Haase W, Mautner VF. Long-term outcome of gliomas of the visual pathway in type 1 neurofibromatosis. Klin Monatsbl Augenheilkd 1999;215 (6):349–354.

Singh AD, Kaiser PK, Sears JE. Choroidal hemangioma. Ophthalmol Clin North Am 2005;18 (1):151–61, ix.

Smirniotopoulos JG. Neuroimaging of phakomatoses: Sturge-Weber syndrome, tuberous sclerosis, von Hippel-Lindau syndrome. Neuroimaging Clin N Am 2004; 14 (2):171–83, vii.

Smirniotopoulos JG, Murphy FM. The phakomatoses. AJNR Am J Neuroradiol 1992;13 (2):725–746.

Tago M, Terahara A, Shin M, Maruyama K, Kurita H, Nakagawa K, et al. Gamma knife surgery for hemangioblastomas. J Neurosurg 2005;102 Suppl.:171–174.

Thiele EA. Managing epilepsy in tuberous sclerosis complex. J Child Neurol 2004;19 (9):680–686.

Truhan AP, Filipek PA. Magnetic resonance imaging. Its role in the neuroradiologic evaluation of neurofibromatosis, tuberous sclerosis, and Sturge-Weber syndrome. Arch Dermatol 1993;129 (2):219–226.

Tsirikos AI, Saifuddin A, Noordeen MH. Spinal deformity in neurofibromatosis type-1: diagnosis and treatment. Eur Spine J 2005;14 (5):427–439.

Vivarelli R, Grosso S, Calabrese F, Farnetani M, Di Bartolo R, Morgese G, et al. Epilepsy in neurofibromatosis 1. J Child Neurol 2003;18 (5):338–342.

Weiss B, Bollag G, Shannon K. Hyperactive Ras as a therapeutic target in neurofibromatosis type 1. Am J Med Genet 1999;89 (1):14–22.

Wiss K. Neurocutaneous disorders: tuberous sclerosis, incontinentia pigmenti, and hypomelanosis of Ito. Semin Neurol 1992;12 (4):364–373.

Wong M, Trevathan E. Infantile spasms. Pediatr Neurol 2001;24 (2):89–98.

Zbar B, Kaelin W, Maher E, Richard S. Third International Meeting on von Hippel-Lindau disease. Cancer Res 1999;59 (9):2251–2253.

H 8 Zerebrale Missbildungen

*von F. C. Hummel und F. Heinen**

Zerebrale Malformationen sind eine heterogene Gruppe von Erkrankungen, die durch Störungen der Entwicklung und Differenzierung des Gehirns ausgelöst werden und in irreversiblen Defekten resultieren. Die Entwicklung des Kortex beginnt bereits in der siebten Embryonalwoche und folgt einer zeitlich festgelegten Abfolge von einzelnen Entwicklungsschritten. Art und Ausprägung zerebraler Malformationen und assoziierter Missbildungen anderer Organsysteme hängen somit primär von Zeitpunkt (und Dauer) der Schädigung während des Entwicklungszyklus ab. In diesem Zusammenhang wird auch von der Determinationsperiode für Missbildungen gesprochen. Unterschiedliche pathogenetische Auslöser zerebraler Malformationen sind möglich. Das Spektrum reicht von sporadischem Auftreten, exogenen teratotoxischen Bedingungen (Alkoholkonsum, Folsäuremangel), über chromosomale Aberrationen (Trisomie 17) und X-chromosomal, autosomal-dominant oder -rezessiv vererbten Mutationen unterschiedlichen Typs bis hin zu Kombination dieser Faktoren. Die Prävalenz zerebraler Malformationen liegt insgesamt bei ca. 0,1–3 %. Durch die modernen Bildgebungsverfahren wurde die Diagnosestellung von zerebralen Malformationen erleichtert, sodass die Diagnose einer zerebralen Malformation, v. a. auch der asymptomatischen, heute etwas häufiger gestellt wird. Diese Situation stellt an den behandelnden und beratenden Arzt besondere Anforderungen. Es muss gemeinsam mit Patient und Familie entschieden werden, ob eine therapeutische Intervention notwendig und wirklich indiziert ist, und nicht nur der Behandlung eines bildmorphologischen Befundes dient. Bei Verdacht auf das Vorliegen einer erblichen Malformation muss dem Patienten und seinen Angehörigen eine humangenetische Beratung empfohlen werden. Eine Übersicht über Syndrome, für die gegenwärtig eine molekulargenetische Diagnostik verfügbar ist, findet sich unter http://www.genetests.org/. Da es im Bereich der Therapie von Malformationen nur ganz vereinzelt prospektive Studien zur Therapie gibt (z. B. MOMS trial), kann im Folgenden meist keine gesicherte Evidenzklasse oder Empfehlungsstärke zur Therapie der jeweiligen Malformation angegeben werden, sondern (nur) »Best Practice-Empfehlungen«.

H 8.1 Klassifikation

Die 2005 aktualisierte Version der Klassifikation von Barkovich et al. (2005) teilt Missbildungen durch Störungen der kortikalen Entwicklung nach dem frühesten abnormalen Entwicklungsschritt in vier Gruppen ein:

A) Durch Störungen von Proliferation und Apoptose bedingte Missbildungen: Dies schließt Störungen mit vermehrter Proliferation/verminderter Apoptose und Störungen mit verminderter Proliferation/vermehrter Apoptose ein.
B) Durch Störungen der Migration verursachte Missbildungen: Dies schließt Störungen der Migration von den Keimzentren entlang radialer Glia oder Axonen zum Kortex und Störungen des Prozesses der Ablösung von den Leitstrukturen ein sowie der für den Beginn der kortikalen Organisation erforderlichen Neuritenextension.
C) Durch Störungen der kortikalen Organisation bedingte Missbildungen: Neben der Neuritenextension sind dabei vor allem die synaptische Organisation und die neuronale Reifung von Bedeutung.
D) Mit anderen Erkrankungen assoziierte oder noch nicht klassifizierte Missbildungen: Proliferation, Migration und kortikale Organisation sind dabei keine zeitlich streng getrennten Schritte; Proliferation tritt auch während und nach einer erfolgten Migration auf, und während der beginnenden kortikalen Organisation schreitet die Migration fort. Daneben zeigen durch abnormale Proliferation entstandene Zellen häufig Defekte in Migration und Organisation. Trotz dieser Einschränkungen ist diese Klassifikation aus konzeptueller Sicht didaktisch hilfreich für das Verständnis. Diese Klassifikation ergibt sich aus dem Bemühen – wo immer möglich – primär nach dem der Störung zugrunde liegenden Gen zu ordnen statt nach dem klinischen Phänotyp. Dabei ist bemerkenswert, dass unterschiedliche Mutationen der gleichen Gene verschiedene Missbildungen hervorrufen können. Unterschiedlich veränderte Funktionen des entstehenden Proteins, Gendosiseffekte und Einflüsse modifizierender Faktoren sind dafür als ursächlich anzusehen.

H 8.2 Therapeutische Prinzipien

Bei den meisten zerebralen Malformationen ist die Therapie auf eine symptomatische Therapie und die Vermeidung von Sekundärfolgen fokussiert. Ein bei Malformationen häufiges und dominierendes Symptom sind zerebrale Krampfanfälle, die z. T. nur schwer einstellbar sind. Bei medikamentös refraktärer Epilepsie sollte die Option einer epilepsiechirurgischen Intervention früh geprüft werden. Bei Störungen der Liquorzirkulation mit Hydrozephalus wird häufig eine endoskopische Fensterung oder ein

* Autoren dieses Kapitels in der 5. Auflage: F. C. Hummel und J. P. Steinbach.

Tab. H 8.1: Klassifikation zerebraler Malformationen

Malformation	Manifestation	Gen/Protein	Referenzen
Störungen der Neurulation	3. bis 4. Woche		
Meningomyelozele	4. Woche	Kein einzelner Genlokus, aber Änderung der Suszeptibilität durch Gene, z. B. Gene im Folat-Homocystein-Metabolismus	(Brown et al. 2004, Faris und Crowe 1975, Mitchell et al. 2004)
(Meningo-)Enzephalozele	4. Woche		
Anenzephalie	3. Woche		
Cranioschisis totalis	?		
Split-Notochord-Syndrom			
Malformation von Mittellinienstrukturen, Pros- und Telenzephalon	5. bis 10. Woche		
Holoprosenzephalie	5. bis 6. Woche	SIX3, SHH, TGIF, ZIC2, GLI2, PTCH,	(Brown et al. 1998, Gripp et al. 2000, Kelley et al. 1996, Ming und Muenke 1998, Wallis et al. 1999, Kauvar und Müncke 2010, McCabe et al. 2011)
Septo-optische Dysplasie	6. bis 7. Woche	CRIPTO, DHCR7, NODAL, FGF8	
Atelenzephalie	5. Woche	HESX1, SOX2, SOX3, OTX2	
Malformationen durch Störungen der kortikalen Entwicklung **A) Malformationen durch abnorme neuronale und gliale Proliferation**	2. bis 6. Monat		
Erniedrigte Proliferation, erhöhte Apoptose oder erhöhte Proliferation, erniedrigte Apoptose. Abnorme Hirngröße	2. bis 4. Monat	ASPM, Microcephalin, CDK5RAP2, CENPJ, MCPH1, ARFGEF2, SLC25A19	(Bond et al. 2002, 2005, Jackson et al. 2002, Sheen et al. 2004, Rosenberg 2002, Yu et al. 2010, Shen et al. 2010)
Mikrozephalie		WDR62, PNKP	
Makrozephalie		Siehe dort	
Abnorme Proliferation (abnorme Zellen)	2. bis 4. Monat		
Neoplastisch:			
Neuroepitheliale Tumoren, Gangliogliome, -zytome			
Nicht-Neoplastisch:			
Hamartome bei Tuberöser Sklerose, kortikale Dysplasie, Hemimegalenzephalie			
B) Malformationen durch abnorme neuronale Migration	**2. bis 5. Monat**		
Lissenzephalie/ Subkortikale Bandheterotopie	3. Monat	LIS1, DCX, RELN,	(Dobyns et al, 1993, Fox et al. 1998, Gleeson et al. 1998, Hong et al. 2000, Kobayashi et al. 1998, Mercuri et al. 2006, Reiner et al. 1993, Ross et al. 1997, Sheen et al. 2004, Willer et al. 2004)
»Cobblestone complex« (Pflastersteinkomplex)		POMT1/2, FCMD, FKRP, LARGE, ARX, FKTN, YHAWAE co-deletion, VLDLR	
Heterotopien		FLNA, ARFGEF2	

Tab. H 8.1: Klassifikation zerebraler Malformationen (Fortsetzung)

Malformation	Manifestation	Gen/Protein	Referenzen
C) Malformationen durch abnorme kortikale Organisation (und späte neuronale Migration) *Schizenzephalie* *Polymikrogyrie* Kortikale Dysplasie Mikrodysgenesie *Balkenhypo- und -aplasie* *Aicardi-Syndrom* Aquäduktstenose Multizystische Enzephalopathien	**2. bis 5. Monat** 2. Monat 3. bis 5. Monat 3. bis 5. Monat 4. Monat 3. bis 6. Monat	EMX2? GPR56 CNTNAP2 SRPX2 RAB3GAP1 EOMES TUBB2B KIAA1279 PAX6 COL18A1 RNASEH2A, RNASEH2B, RNASEH2C, TREX1, SAMHD1	(Brunelli et al. 1996, Piao et al. 2004, Strauss et al. 2006, Tietjen et al. 2005, Crow et al. 2006a, b, Rice et al. 2009)
D) Malformationen der kortikalen Entwicklung die nicht anderweitig klassifiziert sind Störungen der peroxisomalen Biogenese: *Zellweger-Spektrum* mit Zellweger-Syndrom (ZS) *Neonatale Adrenoleukodystrophie (NALD)* *Infantile Refsum-Erkrankung (IRD)* Rhizomelische Chondrodysplasia punctata (RCDP) Mitochondriale und Pyruvat-Stoffwechsel Erkrankungen	**2. bis 5. Monat**	PEX-Gene	(Baes et al. 1997, Rosewich et al. 2005)
Zerebelläre Malformationen *Chiari-Malformationen* *Dandy-Walker-Syndrom* *Rhombenzephalosynapsis* *Vermishypo-/aplasie-Syndrom: Joubert-Syndrom (JS)* Zerebelläre Hemisphärenhypo-/-aplasie	**4. Woche bis 1. Lj.** 4. Woche 7. bis 10. Woche 4. bis 6. Woche 6. bis 10. Woche 6. Woche	 ZIC1,4 AHI1, NPHP, TMEM216	 (Grinberg et al. 2004) (Dixon-Salazar et al. 2004, Ferland et al. 2004, Parisi et al. 2004, Edvardson et al. 2010, Valente et al. 2010)
Störungen der Myelinisierung Hypo-/Dysmyelinisierung Verzögerte Myelinisierung	**7. Monat bis 1. Lj.**		
Andere Fehlbildungen *Arachnoidalzysten* *Porenzephalie* *Hydranenzephalie*		 COL4A1	 (Meuwissen et al. 2011)

(adaptiert nach Barkovich et al. 2005, Boltshauser 2004, Cama et al. 1995, Cohen 2002, Ming et al. 1998)
Malformationen, die im Text detailliert besprochen werden, sind kursiv gedruckt

ventrikulo-peritonealer Shunt zur Drainage und Reduktion des erhöhten Druckes notwendig. Symptomatische Malformationen, die einen raumfordernden Effekt auf das Hirngewebe haben (z. B. Arachnoidalzysten), müssen gegebenenfalls neurochirurgisch therapiert werden. Bei Beeinträchtigung der Hirnstammfunktion mit Schluckstörungen oder bei Blasenfunktionsstörungen sollten grundsätzlich konsekutive Infektionen für das Gesamtmanagement beachtet und früh therapiert werden (Aspirationspneumonie, Urosepsis).

Ganz wesentlich sind in diesem Zusammenhang die wenigen, aber wirksamen prophylaktischen Maßnahmen. Das ist eine häufige, lebenslange und die einzig vermeidbare Ursache von Entwicklungsstörungen. 14–58 % der schwangeren Frauen geben an, gelegentlich Alkohol zu trinken. Pro Jahr werden in Deutschland ca. 10 000 Kinder mit Störungen aus dem Spektrum des Fetalen Allkoholsyndroms (FAS) geboren, davon ca. 4 000 Kinder mit dem FAS-Vollbild. Das Meiden teratogener Noxen, wie z. B. Alkohol ist ubiquitär zu fordern, aber auch die optimale Regulation z. B. des Folsäurestoffwechsels mit Substitution von Folat (0,4 mg/d) bei Vermeidung (Reduktion, Anpassung) folatantagonistischer Medikamente, wie bestimmter Antibiotika und Antikonvulsiva. Eine Risikoreduktion kann bei gegebener Indikation solcher Medikamente durch eine hoch dosierte Substitution von Folat (5 mg/d) erreicht werden. Die Prophylaxe wirkt nur zum Zeitpunkt der Konzeption, muss also bereits vor Eintritt der Schwangerschaft begonnen und konsequent durchgeführt werden.

Spezifische chirurgische Verfahren, die zur Therapie bestimmter Malformationen eingesetzt werden, sind bei der jeweiligen Erkrankung genauer diskutiert. Generell muss schon einleitend darauf hingewiesen werden, dass nur wenige kontrollierte Studien zu den entsprechenden Therapieverfahren vorliegen.

H 8.3 Missbildungen durch Neuralrohrdefekte

Störungen der Neurulation induzieren mit am häufigsten Missbildungen des ZNS. Nachdem ursprünglich von *einer* Initiationsstelle ausgegangen wurde, von der aus es, ähnlich einem Reißverschluss, in kranialer und kaudaler Richtung zum Verschluss kommt, wird aktuell ein Modell mit drei Initiationsstellen favorisiert (Nakatsu et al. 2000). Ein unvollständiger Schluss des Neuralrohrs führt zu den behandelbaren Meningoenzephalozelen, den Meningozelen und Myelomeningozelen sowie der letal verlaufenden Anenzephalie. Nach dem Modell von Nakatsu lassen sich diesen Subtypen Störungen bestimmter Initiationsstellen zuordnen (Nakatsu et al. 2000). Neurulationsstörungen treten mit einer Häufigkeit von 0,5–1,3 : 1 000 in Erscheinung (Yen et al. 1992), weiter untermauert durch aktuelle Ergebnisse einer Beobachtung über 30 Jahre mit ~ 400 000 Geburten (Stoll et al. 2011). 20 % der Kinder mit Neuralrohrdefekten weisen weitere Anomalien auf. In der pränatalen Diagnostik weist ein erhöhter Alpha-Fetoprotein (AFP)-Spiegel im Serum der Mutter bzw. in der Amnionflüssigkeit auf eine Störung der Neurulation hin. Die Verdachtsdiagnose wird dann weiter durch eine fetale Ultraschalluntersuchung unterstützt. In größeren Studien waren erhöhte AFP-Werte in der Amnionflüssigkeit mit einem 25 %igen Risiko für einen isolierten Neuralrohrdefekt und einem 75 %igen Risiko eines Neuralrohrdefekts in Kombination mit anderen Missbildungen aufgetreten. Bei Neuralrohrdefekten muss von einer multifaktoriellen Genese ausgegangen werden. Genetische Faktoren und Medikamente mit folsäureantagonistischer Wirkung (z. B. Valproinsäure) scheinen von pathophysiologischer Bedeutung zu sein. Die Auftretenswahrscheinlichkeit von Neuralrohrdefekten kann, durch ausreichende Versorgung mit Folsäure in der frühen Schwangerschaft (d. h. Gabe vor Eintritt bzw. Bekanntwerden der Schwangerschaft!) um bis zu 75 % gesenkt werden (Eichholzer et al. 2006).

H 8.3.1 Meningomyelozelen (MMZ)

Die MMZ ist die häufigste und somit klinisch bedeutendste Neurulationsstörung. Die zugrunde liegende Störung tritt zwischen dem 22. und 28. Schwangerschaftstag ein.

H 8.3.1.1 Klinik

Die klinische Symptomatik definiert sich durch die betroffenen Organsysteme: ZNS mit Hydrozephalus, Chiari-Syndrom und spinalen Fehlbildungen (z. B. »tethered cord«), muskuloskeletales System (sekundär durch v. a. spinale Störungen) sowie Fehlbildungen der ableitenden Harnwege und des Darmes. Am häufigsten kommt es lumbal zu unvollständiger Neurulation. Die Läsionen sind mit 4 % zervikal, 6 % thorakal, 15 % thorakolumbal, 37 % lumbal, 27 % lumbosakral und 11 % sakral verteilt. Das Ausmaß assoziierter Fehlbildungen und die spinale Höhe der MMZ bestimmen die klinische Ausprägung der Erkrankung. Mehr als 75 % der Patienten leiden an einem zusätzlichen Hydrozephalus und einem Chiari-II-Syndrom mit Hirnstammfunktionsstörungen. Die Patienten leiden an Querschnittsyndromen mit sensomotorischen Defiziten und Blasen-/Mastdarmfunktionsstörungen, Symptomen des Hydrozephalus, Skoliose und Kyphose. Das sogenannte »tethered-cord«-Syndrom ist v. a. im Erwachsenenalter bei geschlossener dysraphischer Störung schwierig zu diagnostizieren, da es durch unspezifische anorektale Schmerzen, Blasenstörungen und sensomotorische Störungen der Beine symptomatisch wird. Durch Verwachsungen der Kauda kommt es zur chronischen Zugschädigung des Rückenmarks. Im Kindesalter führt dies zu progredienten Schmerzen, spinalen Bewegungseinschränkungen sowie Deformationen und Fußdeformitäten. Zur Verdachtsdiagnose tragen häufig begleitend auftretende Stigmata bei, wie mittelliniennahe Hypertrichose und Hämangiome, subkutane Lipome und sakrale Nävi (Guggisberg et al. 2004, Tubbs et al. 2004). MR-Untersuchungen (ergänzt durch funktionelle Untersuchungen der klinischen Neurophysiologie) erlauben die Diagnosestellung, wobei die bildmorphologischen Befunde lediglich aus einer Kaudalverlagerung des Konus unter LWK1/2-Niveau bestehen können.

H 8.3.1.2 Therapie

Die Behandlung wird bei der MMZ durch die Symptomatik bestimmt und dadurch, wie viel Rückenmarkgewebe in der Zele enthalten ist. In der Regel wird die frühe chirurgische Intervention mit operativem Verschluss der Zele angestrebt, z. B. innerhalb von 24–48 Stunden nach der Geburt, da sich mit steigendem Alter assoziierte Störungen schlechter beheben lassen und operative Eingriffe komplikationsreicher werden. Bei großen Zelen ist häufig eine plastische Hautdeckung nötig. Dennoch verbessert sich durch die frühen Eingriffe die Prognose der bestehenden neurologischen Symptome nicht wesentlich, was v. a. bei lumbaler MMZ mit Paraparese und neurogener Blasenstörung zutrifft. Die Bedeutung einer frühzeitigen symptomatischen Therapie von Sekundärkomplikationen wie Blasenstörungen/-Infektionen ist hervorzuheben. Neuro-orthopädische Operationen infolge Kyphose und Skoliose werden häufig bei thorakalen MMZ notwendig. Bei > 75 % der Patienten entwickelt sich ein Hydrozephalus, der entsprechend behandelt werden muss. Beim *Tethered-cord*-Syndrom sollte früh die chirurgische Lösung der Verwachsungen angestrebt werden, um prophylaktisch sensomotorische Symptome und skeletale Deformitäten zu vermeiden.
In den letzten Jahren wurden *in utero* Interventionen zur Therapie von MMZ entwickelt auf Basis der »two-hit hypothesis« (Adzick et al. 2010). Diese besagt, dass die Symptome durch die MMZ nicht nur durch die primäre Malformation, sondern auch sekundär durch die Amnionflüssigkeit, direkte Traumen und hydrodynamischen Stress ausgelöst sind. Ein RC-Trial von Adzick et al. (2011, MOMS Trial) zeigte in einer Kohorte von 158 Patienten ein signifikant besseres Outcome (Mortalität, Shuntversorgung nach einem Jahr; kognitive und motorische Entwicklung nach 30 Monaten; ↑, B) bei allerdings erhöhtem Risiko für z. B. eine Frühgeburt (79 % vs. 15 %) oder Oligohydramnion (21 % vs. 4%). Diese Ergebnisse sind vielversprechend, eine Therapieentscheidung (pränatal, postnatal) sollte aber immer individuell evaluiert werden, besonders auch im Hinblick auf operative Expertise (Studie an drei hoch spezialisierten Zentren durchgeführt).
Kaudalere MMZ (v. a. distal SWK1) haben eine deutlich bessere Prognose; der Großteil dieser Patienten ist im Verlauf ohne weitere Hilfe gehfähig (Norrlin et al. 2003).

H 8.3.2 (Meningo-)Enzephalozelen (EZ)

Die EZ sind sehr viel seltener als die MMZ. Sie kommen v. a. in Südostasien vor und weisen eine Prävalenz von 1 : 10 000 bzw. 1 : 5 000 für anteriore Defekte auf. Auch hier wird von einer multifaktoriellen Genese ausgegangen, dennoch sind bisher mehr als 20 genetische Syndrome bekannt, die mit einer EZ einhergehen (Cohen 2002). In der westlichen Welt liegen > 85 % der Fälle posterior, in Südostasien dahingegen sind anterior gelegene EZ häufig. 25 % der Föten mit EZ sterben *in utero*.

H 8.3.2.1 Klinik

Die Symptomatik hängt zum einen von der Funktionseinschränkung der in der Zele befindlichen Hirnanteile (v. a. Okzipitallappen, Hirnstamm und Kleinhirn) und von assoziierten intra- (Agenesie des Corpus callosum, Lipome des Corpus callosum) und extraneuralen Fehlbildungen ab. Bei 50 % der Patienten tritt ein Hydrozephalus auf. Eine häufige Komplikation ist die Ruptur der zarten Wand der EZ mit konsekutiver Meningitis.

H 8.3.2.2 Therapie

Kleinere Zelen, die kein Gehirngewebe enthalten, (10–20 % der okzipitalen Zelen), können mit guter Prognose chirurgisch angegangen werden. Zelen, die Gehirngewebe enthalten, sind schwieriger operativ anzugehen und zeigen selbst bei chirurgischer Durchführbarkeit keine überzeugenden Ergebnisse (Date et al. 1993, Lorber und Schofield 1979). Hydrozephalus, epileptische Anfälle und andere sekundäre Probleme werden symptomatisch therapiert (Shunt, antikonvulsive Therapie). Die Mortalität bei EZ variiert zwischen 16 % und 35 % (Brown und Sheridan-Pereira 1992, Date et al. 1993, Martinez-Lage et al. 1996). Insgesamt hängt die Prognose von der Lokalisation der Zele (anteriore Zelen haben eine bessere Prognose), ob Gehirngewebe in der Zele ist oder nicht und von assoziierten Fehlbildungen ab. Detaillierte Zusammenfassungen der Therapieindikation und Notwendigkeit von chirurgischen Eingriffen finden sich in Beiträgen von Peter und Fieggen (1999), Brown et al. (1992) und Mori (1984).

H 8.4 Missbildungen von Mittellinienstrukturen (Pros- und Telenzephalon)

H 8.4.1 Holoprosenzephalie (HPE)

Die HPE ist ein Entwicklungsdefekt mit Störung der Trennung von Mittellinienstrukturen im embryonalen Gehirn. Die HPE wird in drei Hauptgruppen eingeteilt (Cohen 2002): 1. die alobäre, 2. die semilobäre und 3. die lobäre HPE. Die Inzidenz der HPE liegt bei 0,5–1,2 : 10 000 Lebendgeburten (Bullen et al. 2001, Cohen 1989). Bei der alobären HPE besteht eine fehlende sagittale Trennung des Prosenzephalons in zwei Hemisphären, eine fehlende transversale Trennung in das Telenzephalon und Dienzephalon und eine fehlende horizontale Trennung in den olfaktorischen Trakt und den Bulbus. Bei der alobären HPE liegt somit ein kleines monoventrikuläres Zerebrum vor ohne Hemisphärenunterteilung, die Thalami und das Striatum sind nicht durch die Mittellinie getrennt, es fehlen sowohl das Corpus callosum als auch das olfaktorische System. Die semilobäre HPE zeigt rudimentäre zerebrale Lappen, allerdings ohne vollständigen Interhemisphärenspalt (partiell okzipital vorhanden). Das Corpus callosum kann teilweise vorhanden sein, das olfaktorische System ist ähnlich der alobären Form nicht vorhanden. Bei der lobären HPE hat sich das Gehirn in zwei getrennte Lappen mit Interhemisphärenspalt entwickelt, dennoch können die Hemisphären übergreifenden Verbindungen, z. B. der Gyrus cinguli, noch vorhanden sein. Das olfaktorische System kann hypoplastisch angelegt oder nicht vorhanden sein, das Corpus callosum kann vorhanden, unvollständig oder nicht vorhanden sein. Die Trennung der Thalami und des Striatums kann unvollständig sein. Sehr milde Verlaufsformen im Spektrum der HPE sind Malformationen mit fehlendem Corpus callosum und Arhinenzephalie. Zum klassischen Symptomkomplex gehören Veränderung im Gesicht von der Zyklopie, über Ethmozephalie, hypo- oder hypertelorische Augen, Zebozephalie, Gaumenspalten bis zu einer einfachen flachen Nase oder einem Iriskolobom. Die HPE ist häufig mit Malformationen des genito-urethralen, gastrointestinalen und skeleto-muskulären Systems vergesellschaftet (Volpe 2001a).

Die der HPE zugrunde liegenden Auslöser sind heterogen und die Pathogenese ist variabel (Kauvar und Muenke 2010, Rössler und Münke 2010). Als mögliche teratogene Auslöser gelten Diabetes der Mutter (10-fach erhöhtes Risiko), Alkohol, Retinolsäure und andere fragliche Auslöser. Chromosomale Aberrationen wie Trisomie 13, 18 oder 21 sind häufig. Identifizierbare genetische Auslöser erklären 15–20 % der HPE. Fälle mit monogenetischer autosomal-dominanter Vererbung mit inkompletter Penetranz, autosomal-rezessiver und X-chromosomaler Vererbung (Cohen 1989) und verschiedene Mutationen, die wahrscheinlich an der Pathogenese der HPE beteiligt sind, wurden beschrieben (Cohen 2002). In mehreren aktuellen Übersichtsarbeiten werden Algorithmen zur stufenweisen chromosomalen und genetischen Diagnostik vorgeschlagen (Pineda-Alvarez et al. 2010, Solomon et al. 2010).
Klinisch zeigen sich v. a. schwer therapierbare epileptische Anfälle, Tonusregulationsstörungen mit sowohl erhöhtem Muskeltonus als auch reduziertem Muskeltonus (bis zu dem Bild eines »*floppy infant*«), reduzierte selektive motorische Kontrolle, Kontrakturen, endokrine Funktionsstörungen z. B. mit Diabetes insipidus, veränderte Stimme, Essstörungen mit Aspiration, Hirnstammfunktionsstörungen, Entwicklungsverzögerung, ausgeprägte mentale Defizite, Hydrozephalus und Symptome der assoziiert missgebildeten Organsysteme.
Die Prognose der HPE hängt von der Ausprägung ab. Neugeborene mit alobärer HPE in ihrer stärksten Ausprägung sterben fast immer. Bei geringerer Ausprägung leben 20–30 % der Patienten mindestens ein Jahr, in Einzelfällen bis zu 11 Jahren. Bei Patienten mit weniger ausgeprägter, isolierter HPE (semilobär, lobär) ist ein Überleben bis ins Erwachsenalter nicht ungewöhnlich.
Die Diagnose kann *in utero* durch Ultraschall- und MRT-Untersuchungen ab der 16. Schwangerschaftswoche gestellt werden. Bei familiären Formen ist eine humangenetische Beratung und Diagnostik notwendig. In Kauvar und Muencke (2010) findet sich eine sehr klar strukturierte Übersicht bzgl. der zu empfehlenden diagnostischen Schritte.
Therapeutisch werden die jeweils dominierenden Symptome, wie z. B. epileptische Anfälle, Hydrozephalus oder Spastik symptomatisch behandelt. Störungen des endokrinen Systems sollten besonders beachtet, früh diagnostiziert und endokrinologisch kompetent betreut werden (Hypothalamus-Hypophyse-Nebenniere).

H 8.4.2 Septo-optische Dysplasie (SOD)

Die SOD ist eine seltene Entwicklungsstörung (Inzidenz 1 : 50 000; Dattani und Robinson 2000) bestehend aus einem heterogenen Missbildungskomplex mit Aplasie oder Hypoplasie des Nervus opticus, Aplasie oder Hypoplasie des Septum pellucidum, Hypophysenhypoplasie und anderen Malformationen von Mittellinienstrukturen (Dattani und Robinson 2002). Die de Morsier-Malformation bezeichnet eine Untergruppe der SOD mit zusätzlichen Missbildungen des olfaktorischen Systems (De Morsier 1956). Die SOD tritt sporadisch auf, es wurde familiär gehäuftes Auftreten berichtet, das einen autosomal-rezessiven Vererbungsmodus nahe legt (Blethen und Weldon 1985). Es werden eine vaskuläre, toxische (Kokain und Alkohol) und eine genetische (Homebox-Gene, z. B. Hesx1) Genese diskutiert (Stevens und Dobyns 2004, Dominguez et al. 1991, Orrico et al. 2002, Rainbow et al. 2005).
Das klinische Bild der SOD hängt von der Ausprägung der einzelnen Symptome ab und ist sehr heterogen. Die Symptome reichen von mentaler und physischer Retardierung über Sehstörungen bis hin zu endokrinen Störungen, die zu akuter Exazerbation führen können (z. B. Diabetes insipidus). Auch asymptomatische Fälle sind im Spektrum der SOD enthalten.
Die Behandlung ist symptomatisch. Besonderes Augenmerk sollte auf die endokrinen Dysfunktionen gelegt werden, um akut lebensbedrohliche Situationen zu vermeiden.

H 8.5 Missbildungen durch Migrationsstörungen und abnorme kortikale Organisation

H 8.5.1 Malformationen durch abnorme neuronale und gliale Proliferation und Apoptose

Diese Malformationsgruppe setzt sich aus zwei Hauptgruppen zusammen: 1. Malformationen mit erhöhter oder erniedrigter Proliferation und Apoptose, die sich in mikro- und makrozephalen Störungen äußern und 2. Malformationen mit abnormer Proliferation, die sich in nicht-neoplastischen (z. B. Hamartome bei tuberöser Sklerose) und neoplastischen Störungen (z. B. Gangliogliome) äußern. Im Folgenden wird die 1. Gruppe besprochen, die 2. Gruppe wird an anderer Stelle in diesem Buch im Detail diskutiert.

H 8.5.1.1 Mikrozephalie

Der Begriff Mikrozephalie (MiZ) bezieht sich auf den klinischen Befund eines reduzierten Kopfumfangs (in der Regel okzipitofrontal) in Relation zu Alter und Geschlecht. Zur Beurteilung sollte immer die Kopfumfangskurve im Längsschnittverlauf über die Kindheit herbeigezogen werden, die verpflichtend im sogenannten »Gelben Untersuchungsheft« bei jeder U-Untersuchung abgelegt wird. Der Kopfumfang wird dabei als eine Art Surrogatmarker für die Gehirngröße benutzt, obwohl er nur bedingt mit dem Volumen des Gehirns korreliert. In der Regel wird von einer MiZ gesprochen, wenn der Kopfumfang kleiner als der dem Alter und Geschlecht angepasste Mittelwert minus 2 SD ist, und von einer ausgeprägten MiZ, wenn er minus 3 SD ist (Ashwal et al. 2009), was dann im Erwachsenalter einem Umfang von 40–45 cm (normal 53–59 cm) entspricht (Ashwal et al. 2009). Es zeigte sich, dass MiZ eng mit mentaler Retardierung assoziiert ist. Während Patienten mit einem Kopfumfang kleiner 3 SD noch vereinzelt normale Intelligenz zeigen können, kommt dies bei einer Abweichung von 4 SD oder mehr praktisch nicht vor (Dobyns 2002, Dolk 1991). Die MiZ kann pathophysiologisch in zwei Hauptgruppen eingeteilt werden, in die primäre MiZ und die sekundäre MiZ, die sich postnatal ausbilden (Woods 2004). Der Hauptunterschied der Gruppierung ist, dass die primäre MiZ eine Entwicklungsanomalie ist, die sich nicht weiter verändert, im Gegensatz zur sekundären MiZ, die Charakteristiken einer progressiven neurodegenerativen Verschlechterung zeigt (Dobyns 2002, Rosenberg et al. 2002). Weiter können die MiZ auch klinisch kategorisiert werden in eine »high-functioning« und eine »low-functioning« Gruppe mit unterschiedlich stark ausgeprägtem Phänotyp (Dobyns 2002). Als Ursachen kommt eine große Zahl an verschiedenen genetischen und nicht genetischen Faktoren, wie kongenitale Toxoplasmosen, mütterlicher Alkoholkonsum oder das Rubinstein-Taybi-Syndrom infrage, welche ausgeschlossen werden müssen, bevor eine primäre MiZ diagnostiziert werden kann. Die häufigste primäre MiZ ist die autosomal-rezessive MiZ mit einer Inzidenz zwischen 1 : 10 000 bis 1 : 2 000 000, abhängig vom Land und der Bevölkerungsgruppe (Woods et al. 2005). Die klinischen Charakteristika der kongenitalen MiZ (> 4 SD) sind meist milde mentale Retardierung, in der Regel ohne Anfälle, ausgeprägte motorische Defizite oder progressive Verschlechterung der kognitiven Leistungen bei normaler Größe und normalem Körpergewicht. Verschiedene Gene wurden in den letzten Jahren mit der primären MiZ in Verbindung gebracht. Da die MiZ mit ca. 25 000 Neuerkrankungen in den USA nicht so selten ist und die Pathogenese sehr heterogen, stellt sich die Frage nach dem diagnostischen Vorgehen nach Feststellen einer MiZ. Im folgenden Schema ist ein Entscheidungsbaum zum diagnostischen Vorgehen illustriert (**Abb. H 8.1**). Therapeutisch stehen ein symptomatischer und ein sozialtherapeutischer Ansatz im Vordergrund.

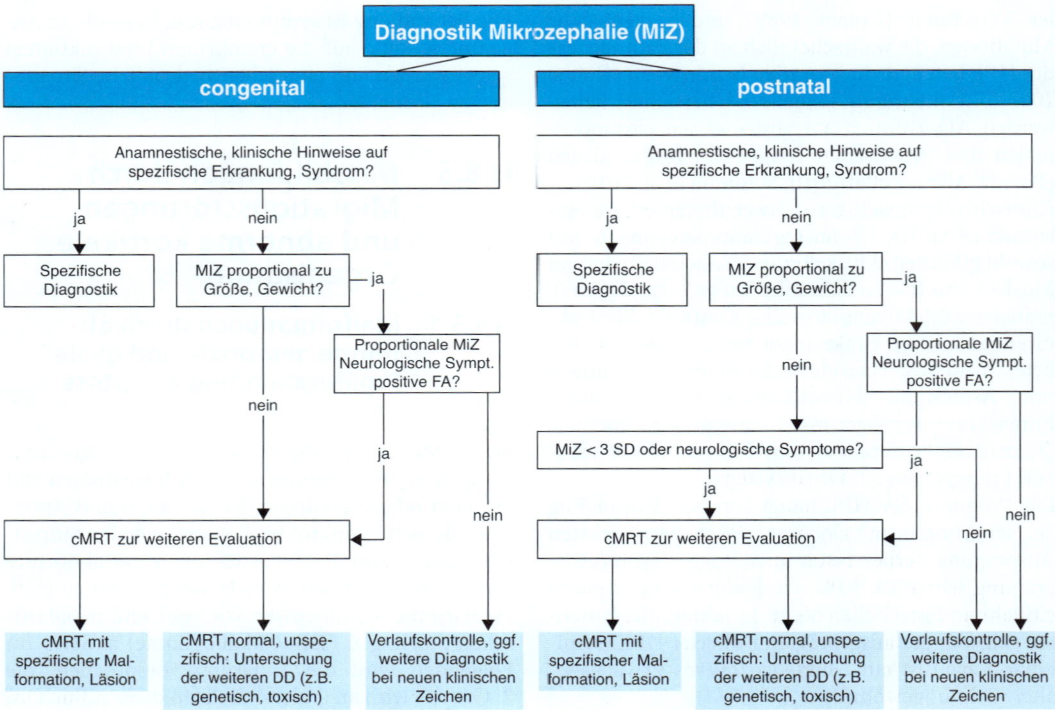

Abb. H 8.1: Mikrozephalie (MiZ): Schema zur diagnostischen Vorgehensweise bei Mikrozephalie (modifiziert nach Ashwal et al. 2009). DD = Differentialdiagnose, FA = Familienanamnese, SD = Standardabweichung

H 8.5.1.2 Makrozephalie

In Analogie zur MiZ ist die Makrozephalie (MaZ) definiert durch einen vergrößerten Kopfumfang in Relation zum alters- und geschlechtentsprechenden Durschnittskopfumfang. Da die MaZ mit verschiedensten genetischen Syndromen vergesellschaftet ist, ist eine genaue epidemiologische Einschätzung schwierig. Klinisch stehen mentale Retardierung, epileptische Anfälle und Bewegungsstörungen im Vordergrund plus Symptome der assoziierten Syndrome. Die häufigsten Ursachen sind eine Megalenzephalie und ein Hydrozephalus. Die Megalenzephalie ist häufig assoziiert mit metabolischen Syndromen wie der Canvas- oder Alexander-Krankheit. Ursachen eines kindlichen Hydrozephalus sind Malformationen (z. B. Chiari, Zysten) oder Infektionen mit Meningitis. In Einzelfällen besteht eine MaZ auch ohne klinische Symptome. Meist haben dann weitere Familienmitglieder auch einen grenzwertigen Kopfumfang. Dies wird als benigne familiäre MaZ bezeichnet. Die Prognose der MaZ hängt von der Genese ab. Kinder mit benigner familiärer MaZ haben eine ganz normale Prognose. Auch bei hydrozephalus-induzierter MaZ kann die Prognose gut sein. Kinder mit MaZ anderer Ursache zeigen aber häufig verzögerte Entwicklung, Retardierung und Anfälle, woraus sich der symptomatische Therapieansatz ergibt.

H 8.5.2 Malformation durch abnorme neuronale Migration

H 8.5.2.1 Lissenzephaliespektrum

Die schwerste Malformation durch Migrationsstörung ist die Lissenzephalie. Sie tritt bei ca. 1 : 100 000 Lebendgeburten auf und ist charakterisiert durch fehlende (Agyrie) oder reduzierte (Pachygyrie) Gyrierung des Gehirns mit verdicktem Kortex. Am besten können diese Malformationen kernspintomographisch diagnostiziert werden. Bildmorphologisch erscheint das Gehirn dabei wie die Zahl 8. Schon vor der Bildgebungsära wurden zwei Hauptformen differenziert, Typ 1 (»*smooth brain*«) und Typ II (»*dimpled brain surface*«) auch als »*cobblestone lissenzephaly*« bezeichnet.

Die Typ-I-Lissenzephalie ist durch einen abnorm dicken Kortex und reduzierte bis aufgehobene Gyrierung charakterisiert und häufig zusätzlich assoziiert mit olivärer Hypoplasie. Diese Störung tritt in der 12. bis 13. Schwangerschaftswoche auf. Bei Kindern mit klassischer Lissenzephalie kommen gehäuft chromosomale Aberrationen vor, insbesondere des Chromosoms 17 und des X-Chromosoms (Francis et al. 2006). Bei diesen Formen scheinen Mutationen im Doublecortin- und LIS1-Gen eine zentrale pathophysiologische Rolle zu spielen (Gleeson et al. 1998). Von einem Miller-Dieker-Syndrom spricht man, wenn das Chromosom 17 betroffen ist und zugleich kraniofaziale und extrakranielle Auffälligkeiten auftreten (Francis et al. 2006). Klinisch weisen Patienten mit Lissenzephalie I einen kleinen Kiefer, bitemporale Mulden, eine hypotone Muskulatur und eine Mikrozephalie mit schwerer geistiger Behinderung auf. Im Verlauf treten häufig epileptische Anfälle und eine spastische Tetraparese hinzu. Beim Miller-Dieker-Syndrom ist die Ausprägung zumeist etwas milder bei zusätzlichen charakteristischen kraniofazialen Veränderungen mit nach oben gebogener Nase, dünnen, langen hervorstehenden Oberlippen und eher flachem Mittelgesicht. Es bestehen auch extrakranielle Missbildungen im urogenitalen, kardialen und skeleto-muskulären System. Bei Refluxkomplikation erleiden die Patienten häufig konsekutiv Aspirationen mit Pneumonie.

Die Typ-II-Lissenzephalie, auch als Pflasterstein-Lissenzephalie (»*cobblestone lissencephaly*«) bezeichnet, beinhaltet verschiedene Syndrome wie das Walker-Warburg-Syndrom, das Muskel-Auge-Hirn-Syndrom (»muscle-eye-brain syndrome«) und die Fukuyama-Muskeldystrophie. Störungen aus dieser Gruppe werden inzwischen formal nicht mehr den Lissenenzephalien zugeordnet, sondern bilden einen eigenen Komplex (Barkovich et al. 2001), sodass der Begriff Pflasterstein-Lissenzephalie verwirrend und streng genommen nicht mehr korrekt ist. Bei diesen Syndromen kommt es zu einer überschießenden Migration von Neuronen. In normalen Gehirnen ist die Oberfläche des Kortex durch eine Basismembran definiert, die bei diesem Erkrankungskomplex defekt ist (Francis et al. 2006). Dies ist wahrscheinlich durch das Fehlen bestimmter Schlüssel-Proteine, unter anderem aus der Gruppe der Laminine und Integrine, vermittelt, welche auch eine pathophysiologische Rolle in der häufig vergesellschafteten Muskeldystrophie spielen (zur Übersicht s. Francis et al. 2006). Klinisch zeigt das Walker-Warburg-Syndrom zusätzlich zu den schon beschriebenen Symptomen der Lissenzephalie eine Makrokranie, vergesellschaftet mit okzipitaler Enzephalozele, retinalen Missbildungen, Hydrozephalus und Hypo- oder Aplasie des Kleinhirnwurms (van Reeuwijk et al. 2005). Zusätzlich zu dieser Symptomatik besteht noch eine kongenitale Muskeldystrophie mit ausgeprägter Muskelhypotonie. Die Lebenserwartung liegt bei wenigen Monaten. Pathogenetisch wird das Walker-Warburg-Syndrom mit Mutationen der POMT1-, Fukutin- oder FKR-Gene in Verbindung gebracht (van Reeuwijk et al. 2005). Die Fukuyama-Muskeldystrophie unterscheidet sich vom Walker-Warburg-Syndrom durch mildere lissenzephale Störungen und das Fehlen retinaler Missbildungen. Bei diesem Syndrom scheint pathogenetisch eine Mutation des Proteins Fukutin vorzuliegen (Hayashi et al. 2001). Das Muskel-Auge-Hirn-Syndrom zeigt typische klinische Charakteristika mit ausgeprägter muskulärer Hypotonie, Sehstörungen sowie globaler Retardierung. Die klinischen Symptome, einschließlich eines assoziierten Hydrozephalus, sind meist weniger ausgeprägt als beim Walker-Warburg-Syndrom. Vereinzelt erlernen Kinder sogar das Gehen und das Sprechen einzelner Wörter, die Lebenserwartung beträgt bis zu 30 Jahre.
Therapeutisch lassen auch diese Missbildungskomplexe nur eine symptomatische Behandlung (z. B. mit antikonvulsiver Therapie) und das Vermeiden sekundärer Komplikationen zu.

H 8.5.2.2 Heterotopien

Die leichteste Form der Migrationsstörungen sind die Heterotopien. Pathophysiologisch stoppen bei dieser Malformation die Neuroblasten während der Migration an einer beliebigen Stelle vor Erreichen des eigentlichen Ziels und bilden dort Zellnester. Histologisch differenziert werden streifige, noduläre und laminäre Heterotopien. Die MRT-Bildgebung, mit der Darstellung von grauer Substanz z. B. im periventrikulären Marklager, ist wegweisend zur Diagnostik. Aktuell werden T1- und T2-gewichtete Aufnahmen in adäquater Schichtorientierung und -dicke und ggf T1-gewichtete Turbo-inversion-recovery-Aufnahmen (TIR) zur bildmorphologischen Differentialdiagnostik empfohlen. Klinisch steht die epileptische Symptomatik mit Herdanfällen unterschiedlicher Modalitäten (somatosensorisch, limbisch, auditorisch, visuell) im Vordergrund und relativ selten motorische Entäußerungen. Epilepsiechirurgische Verfahren gewinnen an Bedeutung für die Behandlung dieser Störungen. Die Heterotopien stellen aber auch insofern eine Herausforderung dar, als sie nur dann einen behandlungsbedürftigen Befund darstellen, wenn über die bildmorphologischen Auffälligkeiten hinaus die klinischen und elektrophysiologischen wie auch funktionellen Befunde »passen« und somit die funktionelle Relevanz eines Befunds belegt ist und nicht nur spekuliert wird. Die Häufigkeit von Heterotopien im »advanced MRI« bleibt hinsichtlich der klinischen Relevanz noch eine Kontroverse.

H 8.5.3 Malformation der kortikalen Entwicklung und der späten neuronalen Migration

In dieser Malformationsgruppe sind die Schizenzephalopathie und die Polymikrogyrien zusammengefasst. Bei diesen Erkrankungen kommt es zu Entwicklungsstörungen bzw. Schädigungen am Ende der neuronalen Migrationsphase und/oder der frühen Phase der kortikalen Organisation ab der 16. Schwangerschaftswoche (Barkovich et al. 2001). Bei der Genese handelt es sich um eine fehlgeleitete Migration von neuronalen und glialen Vorläuferzellen, die dann zu einer fehlgebildeten Gyrierung führen. Pathogenetisch werden sowohl genetische Faktoren mit X-chromosomalen, autosomal-dominanten und -rezessiven Erbgängen als auch externe Faktoren wie eine Zytomegalievirus-Infektion oder neonatale ischämische Ereignisse beschrieben. Ein Zusammenhang mit komplexen Malformationssyndromen, wie dem Adams-Oliver-, Arima-, Galoway-Mowat- oder Delleman-Syndrom wurde ebenfalls berichtet (Barkovich et al. 2001).

H 8.5.3.1 Schizenzephalie (SE)

Bei der Schizenzephalie liegt eine Schlitz- oder Spaltbildung des Gehirns vor, die von der ependymalen Ventrikeloberfläche bis zur pialen Hirnoberfläche reicht und unilateral (60 % der SE) oder bilateral (40 %) vorhanden sein kann. Die Prävalenz der SE liegt bei ca. 1,5 : 100 000 (Curry et al. 2005). Zwei Formen der SE werden unterschieden, die »*closed lip*«- und die »*open lip*«-Schizenzephalien (Barkovich und Kjos 1992). Bei der »*open lip*« Form klafft die Spalte in ihrer gesamten Länge und ist mit Liquor gefüllt, der ungehindert zwischen inneren und äußeren Liquorräumen passieren kann. Bei der »*closed lip*« Form liegen die Lippen direkt einander an.

Die betroffenen Kinder fallen in der Regel früh durch Entwicklungsstörungen, ausgeprägte mentale Einschränkungen, epileptische Anfälle und unilaterale oder bilaterale spastische Zerebralparesen auf. Häufig tritt zusätzlich noch, v. a. bei den »*open lip*«-SE, ein Hydrozephalus auf. Der Grad der neurologischen Symptome scheint von der Breite des Spalts abzuhängen. Nur bei abortiven Formen mit z. B. unilateralem geschlossenen Spalt findet sich eine klinisch milde Symptomatik mit normaler Intelligenz. Zur Diagnosestellung tragen v. a. bildgebende Verfahren (MRT, fetale MRT) bei. Das therapeutische Vorgehen richtet sich nach der bestehenden Symptomatik.

H 8.5.3.2 Polymikrogyrie (PM)

Die PM ist eine Malformation der kortikalen Organisation, bei der die normale Gyrierung durch kleine, z. T. verschmolzene Gyri mit flachen Sulci ersetzt ist. Die Inzidenz der Erkrankung ist unklar, da vor der Nutzung des MRT die Diagnose schwierig war. Den bilateralen und generalisierten Formen der PM scheinen eher frühere Störungen zugrunde zu liegen als bei den zytotoxischen oder durch Hypoperfusion induzierten Formen der PM (Jansen und Andermann 2005). Das Ausmaß der PM variiert von fokaler PM bei ansonsten unauffälligem ZNS bis zur diffusen PM mit multiplen anderen Störungen des Gehirns. Dabei ist in 60–80 % der Fälle die Sylvische Fissur betroffen (Leventer und Brain 2010). Das Spektrum der klinischen Symptomatik ist sehr breit, mit fast unauffälligen Patienten bis hin zu schwer kranken Patienten mit ausgeprägten Entwicklungsverzögerungen (ca. 70 %) und schwer einstellbarer Epilepsie (ca. 80 % der Patienten), die nicht selten epilepsiechirurgisch therapiert werden muss. Weiter treten Spastik (ca. 50 %) und Mikrozephalie (ca. 50 %) häufig auf (Leventer et al. 2010). Differentialdiagnostisch ist eine PM durch bildmorphologische Kriterien oft nur schwierig einzuordnen und nicht immer leicht von einer Pachygyrie, einem Astrozytom oder Oligodendrogliom zu unterscheiden. Therapeutisch steht die symptomatische Behandlung, v. a. die medikamentöse bzw. chirurgische Therapie der Epilepsie, im Vordergrund.

H 8.5.3.3 Balkenhypo- und -aplasie (u. a. Aicardi-Syndrom)

Differenzierungsstörungen des Corpus callosum (CC) sind mit einer bildmorphologischen Prävalenz von 0,7–2,3 % eine relativ häufige Malformation (Sarnat 1992). Die Anlage und Entwicklung des Corpus callosum (CC) geht in der 7. bis 20. Schwangerschaftswoche vonstatten. In dieser Periode finden weitere entscheidende Schritte in der Differenzierung des Gehirns statt, für die das CC möglicherweise eine Art Markerfunktion übernimmt. Daher sind Störungen des CC häufig mit anderen Malformationen assoziiert. Es sind mindestens 64 Malformationssyndrome und metabolische Störungen beschrieben, die mit Aplasie oder Hypoplasie des CC vergesellschaftet sind (Kamnasaran 2005). Ein Teil dieser Syndrome ist X-chromosomal bzw. autosomal vererbt (Kamnasaran 2005). Weiter können auch Teratotoxine (Alkoholkonsum der Mutter) zu Differenzierungsstörungen des CC führen. Bei vollständigem Fehlen des CC spricht man von einer Balkenagenesie, bei partiellem Fehlen des CC von einer Balkenhypogenesie, bei der normalerweise die posterioren Anteile des CC und das Splenium nicht vorhanden sind. Die anterioren Anteile entwickeln sich früher und sind deshalb schon angelegt. Bei diesem Phänomen spricht man auch von der anterior-posterior Regel (»*front-to-back rule*«) (Barkovich und Norman 1988). Daher spricht ein Fehlen der anterioren Anteile immer eher für eine sekundäre Schädigung und nicht für eine Hypoplasie des CC, besonders dann, wenn die posterioren Anteile des CC normal angelegt sind (Barkovich und Norman 1988). Sekundäre Schädigungen beinhalten prä- und perinatale hypoxämische Zustände,

bilaterale spastische Zerebralparesen bei Frühgeburtlichkeit mit periventrikulärer Leukomalazie, Porenzephalie oder Erkrankungen, die das Myelin betreffen. Die klinische Symptomatik ist zumeist von assoziierten Missbildungen dominiert, bei isolierter Hypo-/Aplasie sind neurologische Symptome nur sehr gering ausgeprägt und können mit neuropsychologischen Testbatterien diagnostiziert werden.
Ist eine Aplasie des CC assoziiert mit chorioretinalen Lakunen, muskuloskeletalen Anomalien, Blick-Nick-Salaam-Anfällen und einer Entwicklungsstörung, spricht man vom Aicardi-Syndrom (Aicardi 1998).

H 8.5.4 Störungen der Peroxisomenbiogenese

Pathogenetisch scheint v. a. eine Peroxisomen-Dysfunktion der Hauptfaktor dieses klinisch und genetisch heterogenen Malformationskomplexes zu sein. Mutationen wurden in acht verschiedenen Genen (Peroxinen) gefunden. Zellweger-Syndrom (ZS), neonatale Adrenoleukodystrophie (NALD) und infantile Refsum-Erkrankung (IRD) werden als »Zellweger-Spektrum« bezeichnet. Sie unterscheiden sich von der rhizomelischen Chondrodysplasia punctata (RCDP), auf die hier nicht näher eingegangen wird (Rosewich et al. 2005, Wanders 2004). Dabei ist das ZS die schwerste Ausprägung dieses Spektrums, NALD und IRD stellen mildere Formen dar. ZS wird auch als Prototyp dieses Spektrums bezeichnet. Es kommt zu Mikrogyrie, Pachygyrie, kortikaler und olivärer Dysplasie, neuronaler Heteropie und Dysmyelinisierung mit ausgeprägten neurologischen Defiziten, wie ausgeprägte psychomotorische Retardierung, epileptische Anfälle, retinale Degeneration und gestörtes Hören. Weiter bestehen eine typische kraniofaziale Dysmorphie und Missbildungen der Leber und Niere (Jansen und Andermann 2005). Das Zellweger-Spektrum geht mit hoher Letalität einher, wobei NALD und IRD benignere Verläufe zeigen. Therapeutisch ist auch hier nur eine symptomatische Behandlung möglich. Aktuell wurde eine Studie abgeschlossen, die die therapeutischen Effekte einer Docosahexaensäure(DHA)-Substitution in 50 Patienten untersuchte (Paker et al. 2010). Dabei zeigte sich, dass sich kein Benefit aus dieser Therapie ergibt (↓, B).

H 8.6 Missbildungen in der hinteren Schädelgrube

H 8.6.1 Chiari-Malformationen (CM)

H 8.6.1.1 Chiari-I-Malformation (CM I)

Die sogenannte CM I ist definiert als eine meist bilaterale Herniation der Kleinhirntonsillen (> 5 mm = CM I, 3–5 mm »Grauzone«, 3 mm = milde tonsilläre Ektopie – in der Regel keine klinische Relevanz) in ein meist enges Foramen magnum mit kleiner oder nicht bestehender Zisterna magna mit oder ohne Ausdehnung des IV. Ventrikels. Die Medulla oblongata ist in der Regel nicht nach kaudal verlagert und supratentorielle Anomalien bestehen normalerweise nicht (Madsen et al. 2002). Die CM I ist häufig mit einer Syringomyelie (14–75 %), einem Hydrozephalus oder Anomalien der Schädelbasis vergesellschaftet.

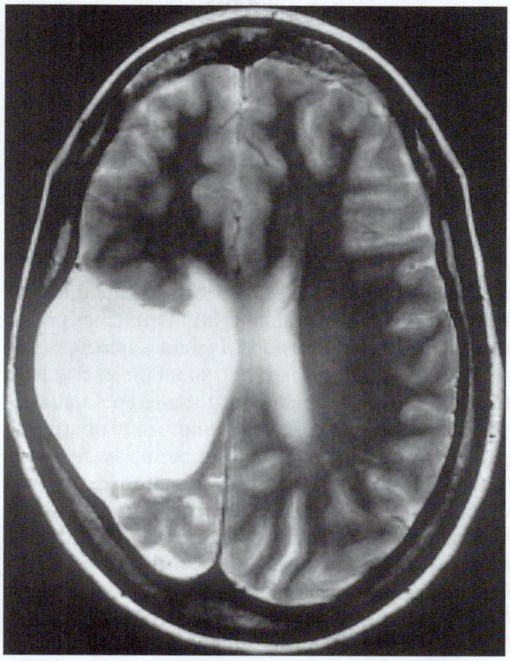

Abb. H 8.2: Chiari-I-Malformation mit Syringomyelie

Verschiedene Theorien bezüglich der Pathogenese wurden vorgeschlagen (Übersichtsarbeit bei Sarnat 1992). Die am meisten favorisierte Erklärung ist eine Störung der frühen Embryonalentwicklung. Diese Entwicklungsstörung führt v. a. durch die Entwicklung einer kleinen hinteren Schädelgrube zum führenden Symptom, dem Tonsillentiefstand. Weil der Tonsillentiefstand nach dieser Theorie sekundär ist, wird von manchen Autoren der Begriff einer Malformation als problematisch angesehen und stattdessen der Begriff der »tonsillären Ektopie« favorisiert (Boltshauser 2004). Vereinzelt kann eine sekundäre CM I auch bei benigner intrakranieller Hypertension (»Pseudotumor cerebri«), bei chronischem Liquorleck oder arteriovenösen Malformationen auftreten (Boltshauser 2004, O'Shaughnessy et al. 2006). Durch die Entwicklung und Nutzung moderner Bildgebungsverfahren (MRT) hat sich die Diagnosehäufigkeit asymptomatischer CM I in den letzten Jahrzehnten deutlich erhöht.

Klinik

Die Leitsymptome treten häufig erst im erwachsenen Alter (20. bis 40. Lebensjahr) auf. Typisch sind chronische, okzipital-betonte Kopf- und Nackenschmerzen (in ca. 75–90 %), kaudale Hirnnervensymptome (in ca. 60 %), Störungen der Sensomotorik (in ca. 70 %), zerebelläre Symptome inkl. Ataxie, horizontalem Blickrichtungsnystagmus und/oder Downbeat-Nystagmus, Torticollis, Skoliose, Schlafapnoe und Episoden mit ungeklärtem Bewusstseinsverlust.
Diagnostisch führend ist die zerebrale MRT-Untersuchung, die neben den anatomischen Anomalien

H
8

der tonsillären Ektopie auch Veränderungen der Liquorzirkulation erfassen kann (Ventureyra et al. 2003). Immer sollte auch ein spinales MRT zum Ausschluss einer Syringohydromyelie durchgeführt werden (Barkovich 2000).

Therapie

Treten klinische Symptome der Kleinhirn- oder Hirnstammbeeinträchtigung auf, wird in der Regel chirurgisch interveniert. Der häufigste Eingriff ist eine subokzipitale Dekompression mit oder ohne Rekonstruktion des Liquorkompartiments der hinteren Schädelgruppe (Duraplastik). Bei symptomatischen Patienten führte eine okzipitale Dekompression mit oder ohne Durarekonstruktion oder tonsilläre Resektion in 60–85 % der Fälle zu einer Besserung der Symptomatik, inklusive eines positiven Effekts auf Skoliose, Syrinx und spinale Statik (Levy et al. 1983, Tubbs et al. 2003, Eule et al. 2002). Bei 7–25 % der Patienten wurden weitere Operationen nötig. Bei einer Untersuchung an 130 operierten pädiatrischen Patienten kam es bei 2,3 % zu ernsthaften Komplikationen mit Hirnstammkompression (Tubbs et al. 2003). Krieger et al. (2011) untersuchten retrospektiv eine Kohorte von 79 Patienten mit CM-I mit Skoliose und Syringomyelie. Nach kraniozervikaler Dekompression kam es zu einer Verbesserung der Syrinx und einer Anhebung der Tonsillen. Der operative Erfolg scheint eng mit dem Ausmaß der zerebellären Ektopie zu korrelieren. Bei geringer Ektopie zeigte sich ein deutlich besserer Erfolg der chirurgischen Intervention (Stevens et al. 1993). Weiter hängt der Erfolg von der Symptomatik und ihrer Dauer ab. Eine Metaanalyse von zehn verschiedenen Studien zeigte eine Besserung bei 55 %, wobei Symptome durch intrakranielle Druckerhöhung sehr viel besser auf chirurgische Interventionen ansprachen als Hirnstamm- oder Rückenmarksymptome (Cheng et al. 2002). Patienten mit asymptomatischen CM I mit minimaler Syrinx nehmen in der Regel einen unkomplizierten Verlauf und müssen nicht operiert werden (Nishizawa et al. 2001).

In einer aktuellen Fallsammlung von 124 konservativ nicht-chirurgisch behandelten Patienten zeigte der Großteil der Patienten keine Progression (Benglis et al. 2011). In einer im Jahr 2004 durchgeführten Befragung von internationalen Zentren zeigte sich große Einigkeit dahingehend, dass Patienten mit Syrinx, progredienter Skoliose oder Symptomen der Hirnstammkompression interventionell behandelt werden sollten (Schijmann und Steinbok 2004). Obwohl es einen Trend hin zur früheren Operation bei v. a. milder betroffenen Patienten gibt, kann bezüglich der besten therapeutischen Interventionen (konservativen, chirurgischen) bislang keine einheitliche Empfehlung gegeben werden. Der Vergleich zwischen okzipitaler Dekompression mit und ohne Durarekonstruktion ergab eine geringere Reoperationsrate mit Duraplastik bei höherer Komplikationsrate (z. B. Mutchnick et al. 2010; Übersicht siehe z. B. Hankinson et al. 2011; ↔, B). Dennoch erscheinen prospektive, die verschiedenen Verfahren vergleichende Studien dringend notwendig zur endgültigen evidenzbasierten Beurteilung, welche therapeutische Strategie bei welchen Patienten angewendet werden sollte.

H 8.6.1.2 Chiari-II-Malformation (CM II)

Zerebelläre Malformationen vom Typ Chiari II sind komplexe Neurulationsstörungen der frühen embryonalen Entwicklung. Die CM II stellt eine Kombination multipler Malformationen dar, die das Rückenmark und das Rhombenzephalon betreffen und häufig mit supratentoriellen Anomalien vergesellschaftet sind, wie Corpus-callosum-Dysplasie oder neuronaler Heterotopie. In der Regel liegt eine Verschiebung der Medulla oblongata nach kaudal vor bei der sich zerebelläre Anteile und der IV. Ventrikel durch das Foramen magnum in den Spinalkanal vorwölben. Dies hat eine Elongation der Medulla oblongata und eine konsekutive Verschmächtigung der unteren Anteile des Pons und des kraniellen Anteils der Medulla oblongata zur Folge. Häufig präsentieren diese Patienten auch Anomalien der ossären Strukturen am Foramen magnum, der Hinterhauptsschuppe und des zervikalen Spinalkanales. Alle Neugeborenen mit CM II zeigen eine Meningomyelozele (MMZ).

Klinik

Patienten mit CM II fallen vor allem durch klinische Symptome der Hirnstammfunktionsstörung auf, wie z. B. beidseitige Stimmbandlähmung, obstruktive und/oder zentrale Dyspnoe, Ess- und Schluckstörungen mit konsekutiver Aspirationspneumonie. Kopfzwangshaltungen ähnlich einem Torticollis oder Retrocollis können durch die Herniation induziert werden, weiter treten Skoliose und eine Syrinx auf (Paul et al. 1983). Häufig bestehen die Symptome schon bei Geburt. Etwa ein Drittel aller Patienten entwickelt die Hirnstammsymptome in den ersten fünf Lebensjahren, davon sterben ca. ein Drittel vor Erreichen des Kindesalters (Hesz und Wolraich 1985, McLone 1992). Abhängig von den Hirnstammsymptomen variiert die Mortalität zwischen 20 % bei kranialen Hirnnervendefiziten und 60 % bei zentraler Apnoe (Cochrane et al. 1990). Besonders eine Lähmung der Stimmbänder ist ein Indikator für eine schlechte Prognose (Pollack et al. 1996). Der natürliche Verlauf der CM II scheint vom Zeitpunkt der Manifestation der Symptomatik abhängig zu sein. Bei Vorliegen einer Myelomeningozele bestehen meist zusätzlich Symptome einer Neurulationsstörung, wie z. B. neuronale Heterotopien oder Polymikrogyrie mit entsprechenden kognitiven Defiziten und Anfallsleiden (Gilbert et al. 1986).

Da die meisten Patienten schon bei Geburt symptomatisch sind, ist eine spätere Diagnose eher untypisch. Zur differentialdiagnostischen Einschätzung hat die zerebrale MR-Bildgebung den höchsten Stellenwert.

Therapie

Die pathophysiologischen Mechanismen der CM II sind vielschichtig und werden kontrovers diskutiert. Insgesamt scheint der Gradient zwischen kranialem und spinalem Druck am Foramen magnum ein zentraler Faktor für die Entwicklung der klinischen und anatomischen Symptome der CM II zu sein, er stellt daher die Basis für therapeutische Interventionen dar (Ball und Dayan 1972, Williams 1981a). Die eingeschränkte Zirkulation des Liquors am Foramen

magnum verhindert Druckanpassungen zwischen dem kranialen und spinalen Arachnoidalraum, v. a. während Valsalva-artigen Manövern. Dadurch entsteht ein Kraftvektor, der sich in diesem Bereich entwickelnde Strukturen durch das Foramen magnum presst. Weiter scheint in dieser Patientengruppe, wie bei der CM I, die hintere Schädelgrube etwas kleiner zu sein (Haines und Berger 1991). Aus diesem Grund wird zum Teil zusätzlich zur zervikalen Laminektomie eine subokzipitale Kraniektomie durchgeführt.
Wenn Patienten symptomatisch sind, hat eine chirurgische Intervention (Behandlung der Myelomeningozele und Dekompression der hinteren Schädelgrube, v. a. bei Hirnstammsymptomen) einen günstigen Einfluss auf den klinischen Verlauf (Haines und Berger 1991, Park et al. 1983). Besonders die frühe chirurgische Intervention hat positive Effekte (McLone et al. 2001). Bei Bestehen eines Hydrozephalus sollten die Patienten allerdings zuvor mit einem Shunt versorgt werden. Mehrere Arbeiten zeigten, dass die Reduktion des intrakraniellen Druckes schon zur Besserung der Symptomatik führen kann und eine weitere Dekompression nicht mehr notwendigerweise erforderlich ist (Caldarelli et al. 1995, Tubbs und Oakes 2004). Bei asymptomatischen Patienten mit ausgeprägter Kavitation (Hydrosyringomyelie) mit 50 % oder mehr des Durchmessers des Rückenmarks sollte eine Dekompression in Betracht gezogen werden, da andernfalls diese Kavitationen mit hoher Wahrscheinlichkeit progredient sind (Oakes und Gaskill 1992).
Neuere experimentelle Ansätze beinhalten z. B. die fetale Chirurgie von MMZ (siehe Adzick et al. 2011).

H 8.6.1.3 Chiari-III-Malformation (CM III)

Die CM III ist charakterisiert durch die Kombination aus okzipito-zervikaler Enzephalozele mit kleiner Fossa posterior und einem nach kaudal verlagerten Hirnstamm (Cama et al. 1995, Haberle et al. 2001). Weiter bestehen häufig andere zerebrale Anomalien, wie z. B. eine Agenesie des Corpus callosum. Somit kann die CM III als CM II mit hoch zervikal oder okzipital gelegener Enzephalozele definiert werden. Bei den meisten Patienten enthält die Enzephalozele Anteile des Kleinhirns und in ca. 50 % der Fälle Anteile des Okzipitallappens (Volpe 2001a).
Die Zahl der beschriebenen Fälle von CM III ist relativ gering (~ 40). In unterschiedlichen Serien von Patienten mit CM litten zwischen 0,6 % und 4 % an einer CM III (Cama et al. 1995). Die Prognose ist schlecht. Klinisch präsentieren Neugeborene mit CM III häufig Symptome der Hirnnervenschädigung, Dysphagie mit konsekutiver Aspiration, Atemstörungen, veränderten Muskeltonus und gestörte Blasen- und Mastdarmfunktion. Patienten mit CM III können antenatal mit fetaler Ultraschalluntersuchung identifiziert bzw. postnatal klinisch und v. a. mit zerebraler Bildgebung (MRT) diagnostiziert werden (Cama et al. 1995). Die therapeutischen Möglichkeiten entsprechen der Behandlung von CM II und der von Enzephalozelen (Details siehe dort). Auch aktuelle kleinere Fallsammlungen mit unterschiedlichen interventionellen Techniken weisen auf eine frühe Shuntversorgung bei Hydrozephalus hin, bei dennoch gut abzuwägender chirurgischer Behandlung der Enzephalozelen selbst (z. B. Isic et al. 2009).

H 8.6.1.4 Chiari-IV-Malformation

Diese Malformation sollte nach heutigen Kriterien nicht mehr als Chiari-Malformation bezeichnet werden, sondern als zerebelläre Hypoplasie (Friede 1989).

H 8.6.2 Dandy-Walker-Syndrom (DWS)

Der Begriff Dandy-Walker-Syndrom wird für eine Gruppe von kongenitalen Entwicklungsstörungen der hinteren Schädelgruppe benutzt, die die klassische Dandy-Walker-Malformation (DWM) und die Dandy-Walker-Variante (DWV, minor Variante) beinhalten (Barkovich et al. 1989). Der Begriff der klassischen DWM ist charakterisiert durch die Trias einer partiellen oder kompletten Agenesie des Kleinhirnwurmes, einer zystischen Dilatation des IV. Ventrikels und einer Anhebung des Tentoriums und/oder des Sinus transversus, häufig vergesellschaftet mit einem Hydrozephalus (Altman et al. 1992). Die DWV ist durch zerebelläre Dysgenesie mit oder ohne charakteristischer Vergrößerung der hinteren Schädelgrube und mit variabler Hypoplasie des Kleinhirnwurms gekennzeichnet (Altman et al. 1992). Die Kleinhirnhemisphären können zwar klein sein, sind aber morphologisch normal entwickelt. Diese kongenitalen Malformationssyndrome treten mit einer Prävalenz von 1 : 25–30 000 auf, Mädchen sind häufiger betroffen (Has et al. 2004). Meist tritt dieser Erkrankungskomplex sporadisch auf (Aicardi 1998). Dennoch sind verschiedene chromosomale Abnormalitäten und bis zu 40 genetische Syndrome, wie z. B. verschiedene Trisomien und Monosomien, mit dem DWS assoziiert (McCormack et al. 2002). Aktuelle Befunde bei wenigen

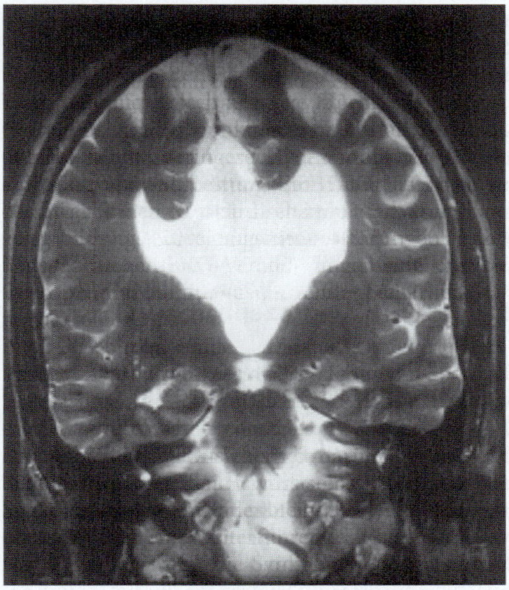

Abb. H 8.3: Dandy-Walker-Malformation mit einer partiellen Agenesie des Kleinhirnwurmes und einer zystischen Dilatation des IV. Ventrikels

H
8

Patienten und ein Mausmodell weisen auf die mögliche Rolle einer interstitiellen Deletion von Chromosom 3q2 mit heterozygotem Verlust von zwei ZIC-Regionen (ZIC1/4) hin (Grinberg et al. 2004, Tohyama et al. 2011). Pathophysiologisch ist die Öffnung des Foramen magnum verzögert oder tritt nicht ein, mit der Folge eines Aufstaus und der zystischen Erweiterung des IV. Ventrikels.

Klinisch imponiert das DWS v. a. durch Symptome des Hydrozephalus und der intrakraniellen Druckerhöhung, zerebelläre Störungen mit Ataxie und Nystagmus, progressive Makrokranie, Krampfanfälle, verlangsamte motorische Entwicklung, Vorwölbung des Okziputs, Hirnnervendysfunktion und Einschränkungen der intellektuellen Entwicklung (bei ca. 50–75 % der Patienten). Häufig (in 20–80 % der Fälle) ist das DWS mit Missbildungen anderer Körpersysteme, v. a. des Herzens vergesellschaftet.
Die Diagnose kann ab der 18. Schwangerschaftswoche relativ einfach mittels pränatalem Ultraschall und prä- und postnatal durch die MRT gestellt werden (Ertl-Wagner et al. 2005).

Therapie

Das beste therapeutische Vorgehen zur Behandlung des DWS wird noch immer kontrovers diskutiert, jedenfalls wird die offene Zystenexzision zunehmend zugunsten einer Behandlung mit Shunts verlassen (Osenbach und Menezes 1992, Alexiou et al. 2010). Es werden ventrikulo-peritoneale, zysto-peritoneale und eine Kombination aus ventrikulo- und zysto-peritonealen Shunts eingesetzt. In Anbetracht des zugrunde liegenden Pathomechanismus mit zusätzlicher Aquäduktstenose, die den Liquorfluss weiter behindert, erscheint das Shunten sowohl der Zyste als auch des Ventrikelsystems am vielversprechendsten. Ein interessanter neuer Ansatz ist das endoskopische Einlegen eines Shunts, durch den mit einem »Single-Catheter Shunting System« die infra- und supratentoriellen Kompartimente erfolgreich drainiert werden (Mohanty et al. 2006). Prospektive Studien zum Vergleich der unterschiedlichen Therapieverfahren fehlen bisher, um eine klare evidenzbasierte Empfehlung zu geben. Bei adäquater Behandlung und ohne Vorliegen sonstiger Missbildungen ist die Prognose relativ gut. Die Mortalitätsraten für das DWS liegen zwischen 10 % und 55 % und hängen stark von assoziierten Missbildungen ab (Hirsch et al. 1984, Klein et al. 2003).

H 8.6.3 Rhombenzephalosynapsis (RS)

Diese zerebelläre Fehlbildung ist gekennzeichnet durch eine unvollständige Trennung der beiden Kleinhirnhemisphären mit meist fehlendem Kleinhirnwurm und Verschmelzung der Nuclei dentati mit den Kleinhirnschenkeln (Toelle et al. 2002). Klinisch zeigt sich ein relativ variables Bild, abhängig von assoziierten intrazerebralen und extrazerebralen Missbildungen, mit mentaler Retardierung, Spastik, Epilepsie und Hydrozephalus bei schwer betroffenen Kindern. Kinder mit isolierter RS können normale kognitive Leistungen erreichen (Toelle et al. 2002). Die RS ist eine seltene Erkrankung, die sporadisch auftritt. Klinisch kommt sie auch im Rahmen des Gomez-Lopez-Hernandez-Syndroms (OMIM 601853; cerebello-trigemino-dermale Dysplasie) vor und zeigt die phänotypisch charakteristische (temporale) Alopezie (Sukhudyan et al. 2010). Die Therapie besteht aus Beratung und – wenn indiziert – störungsorientierten Therapien.

H 8.7 Arachnoidalzysten (AZ)

Bei Arachnoidalzysten (AZ) handelt es sich um intra-arachnoidale Ansammlungen von Flüssigkeit, deren Zusammensetzung derjenigen der Zerebrospinalflüssigkeit ähnelt. Sie entstehen durch Differenzierungsstörungen der Leptomeningen und liegen extrazerebral zwischen Arachnoidea und Pia oder in Arachnoidea-Duplikationen.

Klinik

Meist sind die AZ asymptomatisch, allenfalls in 10 % treten klinische Symptome auf. Seit der Nutzung moderner Bildgebungsverfahren (MRT/CT) zeigen sich AZ häufiger als zuvor mit bis zu 4 % in größeren Serien. 50–60 % der AZ liegen supratentoriell in der mittleren Schädelgrube, mit erhöhtem Auftreten in der Sylvischen Fissur, der Zysterna magna oder über der Hemisphärenkonvexität. Die AZ der Sylvischen Fissur sind bei Männern häufiger als bei Frauen (4 : 1) bei ansonsten gleicher Verteilung. Arachnoidalzysten können auch postnatal entstehen. In der Regel handelt es sich um primitive Fehlbildungen, sie können aber auch bei gestörtem Liquorfluss entstehen. Selten kommt es zu einer Größenzunahme der Zysten durch Sekretion von Flüssigkeit durch Zellen in der Zystenwand oder einen Ventilmechanismus. In der Regel treten AZ sporadisch auf. Klinische Symptome sind meist durch die raumfordernde Wirkung der AZ gekennzeichnet, mit z. B. Verschluss-Hydrozephalus bei Verlegung des Aquädukts. Häufig werden auch Kopfschmerzen berichtet. Eine akute Symptomatik tritt nur bei Einblutungen in die AZ oder Ruptur der AZ auf und hängt von der jeweiligen Lokalisation ab (Maher et al. 2011). Eine Ausnahme zu den überwiegend benignen Verläufen oder Zufallsbefunden stellen die extrem seltenen, ausgedehnten, multilokulären und multizystischen Arachnoidalzysten mit Entwicklungsretardierung dar.

Therapie

Eine Behandlungsindikation besteht nur bei AZ mit raumfordernder Wirkung und entsprechenden Symptomen oder bei sich vergrößernden AZ, z. B. durch einen Ventilmechanismus. Therapeutisch wird meist eine Shunt-Implantation zur Regulierung des durch die AZ ausgelösten Hydrozephalus durchgeführt, häufig kombiniert mit der »Shuntung« der Zyste selbst, wobei beide über ein gemeinsames Ventil abgeleitet werden können. Diese Verfahren werden mittlerweile auch endoskopisch durchgeführt (Charalampaki et al. 2005). Alternativ oder in Kombination mit ventrikulo-peritonealem Shunt werden AZ auch durch Fenestration der Zystenwand therapiert (Kandenwein et al. 2004). Ein vielversprechendes neues Verfahren ist die endoskopische und minimalinvasive computerassistierte stereotaktische Fenestration der Zystenwand (Greenfield und Souweidane 2005, Fonoff et al. 2010). Die Shunt-Therapie der Zysten und die Fenestration scheinen vergleichbare Ergebnisse zu erbringen, sodass die Therapie entsprechend der Komplikationsraten und der Lokalisation gewählt werden sollte (Kandenwein et al. 2004).

H 8.8 Enzephaloklastische Läsionen

Por- und Hydranenzephalien als enzephaloklastische Läsionen sind in der Regel Folgen einer intrauterinen Läsion, wohingegen Arachnoidalzysten durch Differenzierungsstörungen entstehen.

H 8.8.1 Porenzephalie

Die Porenzephalie ist selten. Meist kommt es pränatal (oder früh postnatal) zu einer liquorgefüllten Zysten- bzw. Höhlenbildung. Die Porenzephalie ist zumeist ischämischer oder infektiöser Genese, seltener durch Hämorrhagie oder Trauma ausgelöst, und möglicherweise eine vererbte Entwicklungsstörung (COL4A1 Gen Mutation, Vahedi und Alamowitch 2011). Bei ischämischem Auslöser ist zumeist das Versorgungsgebiet der A. cerebri media (in 80 % der Fälle linksseitig) betroffen. Gründe dieser ischämischen Ereignisse sind Vasospasmen (z. B. nach Kokain), Gefäßmissbildungen, Thrombosen oder Thrombembolien (z. B. bei Gerinnungsstörungen) (Aicardi 1998, Volpe 2001b). Bei der echten Porenzephalie kommuniziert die zystische Erweiterung mit dem Liquorsystem. Klinisch zeigt sich in der Regel ein Bild mit Entwicklungsverzögerung, spastischer Hemiparese, muskulärem Hypotonus, Anfällen, Mikro- oder Makrozephalie und mentaler Retardierung. Die Diagnose wird bildmorphologisch gestellt. Da die porenzephalen Zysten in der Regel keiner spezifischen Therapie bedürfen, wenn sie sich nicht durch einen Ventilmechanismus vergrößern, steht die symptomatische Therapie im Vordergrund der Behandlung.

H 8.8.2 Hydranenzephalie

Bei der Hydranenzephalie sind beide Hemisphären praktisch vollständig zystisch umgewandelt. Zum Teil ist noch ein dünnes Band kortikalen Gewebes erhalten. Auslöser können pränatale bilaterale Ischämien im gesamten Karotisversorgungsgebiet sein, vereinzelt soll die Hydranenzephalie mit autosomal-rezessivem Erbgang vererbt sein (Fowler-Syndrom). Differentialdiagnostisch müssen ein extrem ausgeprägter Hydrozephalus und eine Arachnoidalzyste ausgeschlossen werden. Die Prognose der Erkrankung ist schlecht, vereinzelt ist jedoch ein Überleben bis zum 19. Lebensjahr beschrieben (McAbee et al. 2000). Therapeutisch werden ventrikulo-peritoneale Shunts oder Plexus-choroideus-Kauterisierung angewandt (Malheiros et al. 2010) neben der sonstigen symptomatischen Therapie.

H 8.9 Literatur

Aicardi J. Malformations of the central nervous system. Diseases of the nervous system in childhood. In: Aicardi J, ed. Diseases of the Nervous System in Childhood. London: MacKeith Press; 1998.p. 90–91.

Adzick NS, Thom EA, Spong CY, Brock JW, 3rd,Burrows PK, Johnson MP, et al. A randomized trial of prenatal versus postnatal repair of myelomeningocele. N Engl J Med 2011;364 (11):993–1004.

Alexiou GA, Sfakianos G, Prodromou N. Dandy-Walker malformation: analysis of 19 cases. J Child Neurol 2010; 25 (2):188–191.

Altman NR, Naidich TP, Braffman BH. Posterior fossa malformations. AJNR Am J Neuroradiol 1992;13:691–724.

Ashwal S, Michelson D, Plawner L, Dobyns WB. Practice parameter: Evaluation of the child with microcephaly (an evidence-based review): report of the Quality Standards Subcommittee of the American Academy of Neurology and the Practice Committee of the Child Neurology Society. Neurology 2009;73 (11):887–897.

Ball MJ, Dayan AD. Pathogenesis of syringomyelia. Lancet 1972;2:799–801.

Barkovich AJ. Pediatric Neuroimaging. Philadelphia: Lippincott Williams & Wilkins; 2000.

Barkovich AJ, Kjos BO. Schizencephaly: correlation of clinical findings with MR characteristics. AJNR Am J Neuroradiol 1992;13:85–94.

Barkovich AJ, Kjos BO, Norman D, Edwards MS. Revised classification of posterior fossa cysts and cystlike malformations based on the results of multiplanar MR imaging. AJR Am J Roentgenol 1989;153:1289–1300.

Barkovich AJ, Kuzniecky RI, Jackson GD, Guerrini R, Dobyns WB. Classification system for malformations of cortical development: update 2001. Neurology 2001;57: 2168–2178.

Barkovich AJ, Kuzniecky RI, Jackson GD, Guerrini R, Dobyns WB. A developmental and genetic classification for malformations of cortical development. Neurology 2005;65:1873–1887.

Barkovich AJ, Norman D. Anomalies of the corpus callosum: correlation with further anomalies of the brain. AJR Am J Roentgenol 1988;151:171–179.

Benglis D, Covington D, Bhatia R, Bhatia S, Elhammady MS, Ragheb J, et al. Outcomes in pediatric patients with Chiari malformation Type I followed up without surgery. J Neurosurg Pediatr 2011;7 (4):375–379.

Blethen SL, Weldon VV. Hypopituitarism and septooptic »dysplasia« in first cousins. Am J Med Genet 1985;21: 123–129.

Boltshauser E. Cerebellum-small brain but large confusion: a review of selected cerebellar malformations and disruptions. Am J Med Genet A 2004;126:376–385.

Brown MS, Sheridan-Pereira M. Outlook for the child with a cephalocele. Pediatrics 1992;90:914–919.

Bullen PJ, Rankin JM, Robson SC. Investigation of the epidemiology and prenatal diagnosis of holoprosencephaly in the North of England. Am J Obstet Gynecol 2001; 184:1256–1262.

Caldarelli M, Di Rocco C, Colosimo C, Jr., Fariello G, Di Gennaro M. Surgical treatment of late neurological deterioration in children with myelodysplasia. Acta Neurochir (Wien) 1995;137:199–206.

Cama A, Tortori-Donati P, Piatelli GL, Fondelli MP, Andreussi L. Chiari complex in children—neuroradiological diagnosis, neurosurgical treatment and proposal of a new classification (312 cases). Eur J Pediatr Surg 1995; 5(Suppl 1):35–38.

Charalampaki P, Filippi R, Welschehold S, Conrad J. Endoscopic and endoscope-assisted neurosurgical treatment of suprasellar arachnoidal cysts (Mickey Mouse cysts). Minim Invasive Neurosurg 2005;48:283–288.

Cheng JS, Nash J, Meyer GA. Chiari type I malformation revisited: diagnosis and treatment. Neurologist 2002;8: 357–362.

Cochrane DD, Adderley R, White CP, Norman M, Steinbok P. Apnea in patients with myelomeningocele. Pediatr Neurosurg 1990;16:232–239.
Cohen MM, Jr. Perspectives on holoprosencephaly: Part I. Epidemiology, genetics, and syndromology. Teratology 1989;40:211–135.
Cohen MM, Jr. Malformations of the craniofacial region: evolutionary, embryonic, genetic, and clinical perspectives. Am J Med Genet 2002;115:245–268.
Curry CJ, Lammer EJ, Nelson V, Shaw GM. Schizencephaly: heterogeneous etiologies in a population of 4 million California births. Am J Med Genet A 2005;137:181–189.
Date I, Yagyu Y, Asari S, Ohmoto T. Long-term outcome in surgically treated encephalocele. Surg Neurol 1993;40: 125–130.
Dattani MT, Robinson IC. HESX1 and Septo-Optic Dysplasia. Rev Endocr Metab Disord 2002;3:289–300.
De Morsier G. Studies on malformation of cranio-encephalic sutures. III. Agenesis of the septum lucidum with malformation of the optic tract. Schweiz Arch Neurol Psychiatr 1956;77:267–292.
Devisme L, Bouchet C, Gonzales M, Alanio E, Basin A, Bessieres B, et al. Cobblestone lissencephaly: neuropathological subtypes and correlations with genes of dystroglycanopathies. Brain 2012;135 (2):469–482.
Dobyns WB. Primary microcephaly: new approaches for an old disorder. Am J Med Genet 2002;112:315–317.
Dolk H. The predictive value of microcephaly during the first year of life for mental retardation at seven years. Dev Med Child Neurol 1991;33:974–983.
Dominguez R, Aguirre Vila-Coro A, Slopis JM, Bohan TP. Brain and ocular abnormalities in infants with in utero exposure to cocaine and other street drugs. Am J Dis Child 1991;145:688–695.
Eichholzer M, Tonz O, Zimmermann R. Folic acid: a public-health challenge. Lancet 2006;367:1352–1361.
Ertl-Wagner B, Rummeny C, von Voss H, Reiser M. [MR imaging in congenital disorders of the brain]. Radiologe 2005;45:851–865; quiz 866.
Eule JM, Erickson MA, O'Brien MF, Handler M. Chiari I malformation associated with syringomyelia and scoliosis: a twenty-year review of surgical and nonsurgical treatment in a pediatric population. Spine 2002;27: 1451–1455.
Fonoff ET, Gentil AF, Padilha PM, Teixeira MJ. Minimally invasive computer-assisted stereotactic fenestration of an aqueductal cyst: case report. Minim Invasive Neurosurg. 2010;53 (1):29–33.
Francis F, Meyer G, Fallet-Bianco C, Moreno S, Kappeler C, Socorro AC, et al. Human disorders of cortical development: from past to present. Eur J Neurosci 2006;23: 877–893.
Friede RL. Developmental Neuropathology. Berlin, New York: Springer; 1989.
Gilbert JN, Jones KL, Rorke LB, Chernoff GF, James HE. Central nervous system anomalies associated with meningomyelocele, hydrocephalus, and the Arnold-Chiari malformation: reappraisal of theories regarding the pathogenesis of posterior neural tube closure defects. Neurosurgery 1986;18:559–564.
Gleeson JG, Allen KM, Fox JW, Lamperti ED, Berkovic S, Scheffer I, et al. Doublecortin, a brain-specific gene mutated in human X-linked lissencephaly and double cortex syndrome, encodes a putative signaling protein. Cell 1998;92:63–72.
Greenfield JP, Souweidane MM. Endoscopic management of intracranial cysts. Neurosurg Focus 2005;19:E7.
Grinberg I, Northrup H, Ardinger H, Prasad C, Dobyns WB, Millen KJ. Heterozygous deletion of the linked genes ZIC1 and ZIC4 is involved in Dandy-Walker malformation. Nat Genet 2004;36:1053–1055.
Guggisberg D, Hadj-Rabia S, Viney C, Bodemer C, Brunelle F, Zerah M, et al. Skin markers of occult spinal dysraphism in children: a review of 54 cases. Arch Dermatol 2004;140:1109–1115.
Haberle J, Hulskamp G, Harms E, Krasemann T. Cervical encephalocele in a newborn – Chiari III malformation. Case report and review of the literature. Childs Nerv Syst 2001;17:373–375.
Haines SJ, Berger M. Current treatment of Chiari malformations types I and II: A survey of the Pediatric Section of the American Association of Neurological Surgeons. Neurosurgery 1991;28:353–357.
Hankinson T, Tubbs RS, Wellons JC. Duraplasty or not? An evidence-based review of the pediatric Chiari I malformation. Childs Nerv Syst 2011;27 (1):35–40.
Has R, Ermis H, Yuksel A, Ibrahimoglu L, Yildirim A, Sezer HD, et al. Dandy-Walker malformation: a review of 78 cases diagnosed by prenatal sonography. Fetal Diagn Ther 2004;19:342–347.
Hayashi YK, Ogawa M, Tagawa K, Noguchi S, Ishihara T, Nonaka I, et al. Selective deficiency of alpha-dystroglycan in Fukuyama-type congenital muscular dystrophy. Neurology 2001;57:115–121.
Isik N, Elmaci I, Silav G, Celik M, Kalelioglu M. Chiari malformation type III and results of surgery: a clinical study: report of eight surgically treated cases and review of the literature. Pediatr Neurosurg 2009;45 (1):19–28.
Jansen A, Andermann E. Genetics of the polymicrogyria syndromes. J Med Genet 2005;42:369–378.
Kamnasaran D. Agenesis of the corpus callosum: lessons from humans and mice. Clin Invest Med 2005;28:267–282.
Kandenwein JA, Richter HP, Borm W. Surgical therapy of symptomatic arachnoid cysts – an outcome analysis. Acta Neurochir (Wien) 2004;146:1317–1322; discussion 1322.
Klein O, Pierre-Kahn A, Boddaert N, Parisot D, Brunelle F. Dandy-Walker malformation: prenatal diagnosis and prognosis. Childs Nerv Syst 2003;19:484–489.
Krieger MD, Falkinstein Y, Bowen IE, Tolo VT, McComb JG. Scoliosis and Chiari malformation Type I in children. J Neurosurg Pediatr 2011;7 (1):25–29.
Leventer RJ, Jansen A, Pilz DT, Stoodley N, Marini C, Dubeau F, et al. Clinical and imaging heterogeneity of polymicrogyria: a study of 328 patients. Brain 2010;133 (5):1415–1427.
Levy WJ, Mason L, Hahn JF. Chiari malformation presenting in adults: a surgical experience in 127 cases. Neurosurgery 1983;12:377–390.
Madsen JR, Poussain TY, Barnes PD. Congenitalmalformations of the cerebellum and posterior fossa. In: Manto MU, Pandolfo M, eds. The cerebellum and its disorders. Cambridge: University Press; 2002.p. 161–177.
Maher CO, Goumnerova L. The effectiveness of ventriculocystocisternostomy for suprasellar arachnoid cysts. J Neurosurg Pediatr 2011;7 (1):64–72.
Malheiros JA, Trivelato FP, Oliveira MM, Gusmao S, Cochrane DD, Steinbok P. Endoscopic choroid plexus cauterization versus ventriculoperitoneal shunt for hydranencephaly and near hydranencephaly: a prospective study. Neurosurgery 2010;66 (3):459–464.
Maria BL, Boltshauser E, Palmer SC, Tran TX. Clinical features and revised diagnostic criteria in Joubert syndrome. J Child Neurol 1999a;14:583–590; discussion 590–591.
Maria BL, Quisling RG, Rosainz LC, Yachnis AT, Gitten J, Dede D, et al. Molar tooth sign in Joubert syndrome: clinical, radiologic, and pathologic significance. J Child Neurol 1999b;14:368–376.
Martinez-Lage JF, Poza M, Sola J, Soler CL, Montalvo CG, Domingo R, et al. The child with a cephalocele: etiology, neuroimaging, and outcome. Childs Nerv Syst 1996;12: 540–550.
McAbee GN, Chan A, Erde EL. Prolonged survival with hydranencephaly: report of two patients and literature review. Pediatr Neurol 2000;23:80–84.
McCormack WM, Jr., Shen JJ, Curry SM, Berend SA, Kashork C, Pinar H, et al. Partial deletions of the long arm of chromosome 13 associated with holoprosen-

cephaly and the Dandy-Walker malformation. Am J Med Genet 2002;112:384–389.
McLone DG, Marlin AE, Scott RM, Steinbok P, Reigel DH, Walker ML, et al. Pediatric Neurosurgery: Surgery of the Developing Nervous System. Vol 4. Philadelphia: W. B. Saunders; 2001.
McLone DG, Nakahara S, Knepper PA. Chiari II malformation: pathogenesis and dynamics. Concepts Pediatr Neurosurg 1991;11:1–17.
Ming JE, Roessler E, Muenke M. Human developmental disorders and the Sonic hedgehog pathway. Mol Med Today 1998;4:343–349.
Mohanty A, Biswas A, Satish S, Praharaj SS, Sastry KV. Treatment options for Dandy-Walker malformation. J Neurosurg 2006;105 (5 Suppl):348–356.
Mori K. Anomalies of the Central Nervous System. Neuroradiology and Neurosurgery. New York: Thieme; 1984.
Mutchnick IS, Janjua RM, Moeller K, Moriarty TM. Decompression of Chiari malformation with and without duraplasty: morbidity versus recurrence. J Neurosurg Pediatr 2010;5 (5):474–478.
Kauvar EF, Muenke M. Holoprosencephaly: recommendations for diagnosis and management. Curr Opin Pediatr 2010;30
Nakatsu T, Uwabe C, Shiota K. Neural tube closure in humans initiates at multiple sites: evidence from human embryos and implications for the pathogenesis of neural tube defects. Anat Embryol (Berl) 2000;201:455–466.
Nishizawa S, Yokoyama T, Yokota N, Tokuyama T, Ohta S. Incidentally identified syringomyelia associated with Chiari I malformations: is early interventional surgery necessary? Neurosurgery 2001;49:637–640; discussion 640–641.
Norrlin S, Strinnholm M, Carlsson M, Dahl M. Factors of significance for mobility in children with myelomeningocele. Acta Paediatr 2003;92:204–210.
Oakes WJ, Gaskill SJ. Symptomatic Chiari malformation and syringohydromelia in childhood. In: Park TS, ed. Spinal Dysraphism. Boston: Blackwell; 1992.p. 104–105.
Orrico A, Galli L, Zappella M, Monti L, Vatti GP, Venturi C, et al. Septo-optic dysplasia with digital anomalies associated with maternal multidrug abuse during pregnancy. Eur J Neurol 2002;9:679–682.
Osenbach RK, Menezes AH. Diagnosis and management of the Dandy-Walker malformation: 30 years of experience. Pediatr Neurosurg 1992;18:179–189.
O'Shaughnessy BA, Bendok BR, Parkinson RJ, Shaibani A, Walker MT, Shakir E, et al. Acquired Chiari malformation Type I associated with a supratentorial arteriovenous malformation. Case report and review of the literature. J Neurosurg 2006;104:28–32.
Paker AM, Sunness JS, Brereton NH, Speedie LJ, Albanna L, Dharmaraj S, et al. Docosahexaenoic acid therapy in peroxisomal diseases: results of a double-blind, randomized trial. Neurology 2010;75 (9):826–830.
Park TS, Hoffman HJ, Hendrick EB, Humphreys RP. Experience with surgical decompression of the Arnold-Chiari malformation in young infants with myelomeningocele. Neurosurgery 1983;13:147–152.
Paul KS, Lye RH, Strang FA, Dutton J. Arnold-Chiari malformation. Review of 71 cases. J Neurosurg 1983;58: 183–187.
Peter JC, Fieggen G. Congenital malformations of the brain – a neurosurgical perspective at the close of the twentieth century. Childs Nerv Syst 1999;15:635–645.
Pineda-Alvarez DE, Dubourg C, David V, Roessler E, Muenke M. Current recommendations for the molecular evaluation of newly diagnosed holoprosencephaly patients. Am J Med Genet C Semin Med Genet 2010; 154C (1):93–101.
Pollack IF, Kinnunen D, Albright AL. The effect of early craniocervical decompression on functional outcome in neonates and young infants with myelodysplasia and symptomatic Chiari II malformations: results from a prospective series. Neurosurgery 1996;38:703–710; discussion 710.
Rainbow LA, Rees SA, Shaikh MG, Shaw NJ, Cole T, Barrett TG, et al. Mutation analysis of POUF-1, PROP-1 and HESX-1 show low frequency of mutations in children with sporadic forms of combined pituitary hormone deficiency and septo-optic dysplasia. Clin Endocrinol (Oxf) 2005;62:163–168.
Roessler E, Muenke M. The molecular genetics of holoprosencephaly. Am J Med Genet C Semin Med Genet 2010;154C (1):52–61.
Rosenberg MJ, Agarwala R, Bouffard G, Davis J, Fiermonte G, Hilliard MS, et al. Mutant deoxynucleotide carrier is associated with congenital microcephaly. Nat Genet 2002;32:175–179.
Rosewich H, Ohlenbusch A, Gartner J. Genetic and clinical aspects of Zellweger spectrum patients with PEX1 mutations. J Med Genet 2005;42:e58.
Sarnat HB. Cerebral dysgenesis: Embryology and clinical expression. New York, Oxford: Oxford University Press; 1992.
Schijman E, Steinbok P. International survey on the management of Chiari I malformation and syringomyelia. Childs Nerv Syst 2004;20 (5):341–348.
Servadei F, Vergoni G, Frattarelli M, Pasini A, Arista A, Fagioli L. Arachnoid cyst of middle cranial fossa and ipsilateral subdural haematoma: diagnostic and therapeutic implications in three cases. Br J Neurosurg 1993; 7:249–253.
Solomon BD, Rosenbaum KN, Meck JM, Muenke M. Holoprosencephaly due to numeric chromosome abnormalities. Am J Med Genet C Semin Med Genet 2010; 154C (1):146–148.
Stevens CA, Dobyns WB. Septo-optic dysplasia and amniotic bands: further evidence for a vascular pathogenesis. Am J Med Genet A 2004;125:12–16.
Stevens JM, Serva WA, Kendall BE, Valentine AR, Ponsford JR. Chiari malformation in adults: relation of morphological aspects to clinical features and operative outcome. J Neurol Neurosurg Psychiatry 1993;56:1072–1077.
Sukhudyan B, Jaladyan V, Melikyan G, Schlump JU, Boltshauser E, Poretti A Eur J Pediatr 2010;169 (12):1523–1528. Epub 2010 Jul 23.
Stoll C, Dott B, Alembik Y, Roth MP. Associated malformations among infants with neural tube defects. Am J Med Genet A 2011;18.
Sutton LN, Adzick NS, Johnson MP. Fetal surgery for myelomeningocele. Childs Nerv Syst 2003;19:587–591.
Toelle SP, Yalcinkaya C, Kocer N, Deonna T, Overweg-Plandsoen WC, Bast T, et al. Rhombencephalosynapsis: clinical findings and neuroimaging in 9 children. Neuropediatrics 2002;33:209–214.
Tohyama J, Kato M, Kawasaki S, Harada N, Kawara H, Matsui T, et al. Dandy-Walker malformation associated with heterozygous ZIC1 and ZIC4 deletion: Report of a new patient. Am J Med Genet A 2011;155A (1):130–133.
Tubbs RS, McGirt MJ, Oakes WJ. Surgical experience in 130 pediatric patients with Chiari I malformations. J Neurosurg 2003;99:291–296.
Tubbs RS, Oakes WJ. Treatment and management of the Chiari II malformation: an evidence-based review of the literature. Childs Nerv Syst 2004;20:375–381.
Tubbs RS, Wellons JC, 3rd, Iskandar BJ, Oakes WJ. Isolated flat capillary midline lumbosacral hemangiomas as indicators of occult spinal dysraphism. J Neurosurg 2004; 100:86–89.
Vahedi K, Alamowitch S. Clinical spectrum of type IV collagen (COL4A1) mutations: a novel genetic multisystem disease. Curr Opin Neurol 2011;24 (1):63–68.
van Reeuwijk J, Brunner HG, van Bokhoven H. Glyc-O-genetics of Walker-Warburg syndrome. Clin Genet 2005;67:281–289.
Ventureyra EC, Aziz HA, Vassilyadi M. The role of cine flow MRI in children with Chiari I malformation. Childs Nerv Syst 2003;19:109–113.

Volpe JJ. Neural tube formation and prosencephalic development. Neurology of the Newborn. Vol 4. Philadelphia, London, Toronto, Montreal, Sydney, Tokio: WB Saunders Company; 2001a.p. 1–44.
Volpe JJ. Neuronal proliferation, migration, organization, and myelination. Neurology of the Newborn. Vol 4. Philadelphia, London, Toronto, Montreal, Sydney, Tokio: WB Saunders Company; 2001b.p. 45–99.
Wanders RJ. Metabolic and molecular basis of peroxisomal disorders: a review. Am J Med Genet A 2004;126:355–375.
Williams B. Simultaneous cerebral and spinal fluid pressure recordings. 2. Cerebrospinal dissociation with lesions at the foramen magnum. Acta Neurochir (Wien) 1981a;59:123–142.
Winter R, Baraitser M. WBDB: The Winter-Baraitser Dysmorphology Database, version 1. London Medical Databases 1998.
Woods CG. Human microcephaly. Curr Opin Neurobiol 2004;14:112–117.
Woods CG, Bond J, Enard W. Autosomal recessive primary microcephaly (MCPH): a review of clinical, molecular, and evolutionary findings. Am J Hum Genet 2005;76: 717–728.
Yen IH, Khoury MJ, Erickson JD, James LM, Waters GD, Berry RJ. The changing epidemiology of neural tube defects. United States, 1968–1989. Am J Dis Child 1992; 146:857–861.

H 9 Hypophysentumore

von J. Flitsch und H. Lahner

H 9.1 Klinik

Hypophysentumor ist der Oberbegriff für eine Neoplasie, die in der Sella-Region der Schädelbasis – entweder aus dem Hypophysengewebe selbst oder aus dem umliegenden Gewebe – entstanden ist. Die seltener dort anzutreffenden Metastasen können ebenfalls in diese Kategorie fallen, da der Ausdruck Hypophysentumor lediglich für eine Lagebeziehung steht, nicht aber notwendigerweise Hinweise auf die Genese eines Tumors gibt. Die Klinik der einzelnen Erkrankungen wird im jeweiligen Unterabschnitt besprochen, wobei dieses Kapitel inhaltliche Überlappungen mit dem Kapitel Neuroendokrine Störungen aufweist. Dem Leser ist daher geraten, auch jenes Kapitel zu studieren, da der Schwerpunkt hier auf der operativen Behandlung der Erkrankungen liegt und wesentliche Aspekte der Diagnostik und nicht-chirurgischen Therapie nur kurz angesprochen werden. Für die Behandlung der Erkrankungen gilt, dass eine multidisziplinäre Kooperation zwischen Hausarzt, ggfs. Gynäkologie, Neurologie, Endokrinologie, Ophthalmologie, Radiologie, Neurochirurgie und Strahlentherapie den Patienten die beste Betreuung bietet.

H 9.2 Epidemiologie und Verlauf

Ältere Daten des zentralen Hirntumor-Registers der USA zeigten eine durchschnittliche Inzidenz der Hypophysentumore von 0,9/100 000 Personenjahre (Surawicz et al. 1999). Neuere klinische Studien gehen von einer 3– bis 5-mal so hohen Inzidenz aus (Daly et al. 2009). Autoptisch lassen sich in ungefähr 10 % der untersuchten Hypophysen meist kleine Tumore nachweisen, einzelne Autoren geben noch höhere Inzidenzen an (Buurman und Saeger 2006). Klinisch treten diese in Erscheinung:

- mit neurologischen Symptomen (z. B. Kopfschmerzen, Gesichtsfeldeinschränkungen),
- als Zufallsbefunde im MRT (»Inzidentalom« der Hypophyse),
- mit Hormonstörungen (Prolaktinom, M. Cushing und Akromegalie als autonome Überfunktion; Hypophyseninsuffizienz bei Beeinträchtigung des gesunden Hypophysengewebes).

Auf den Verlauf der einzelnen Erkrankungen wird bei den einzelnen Tumoren näher eingegangen werden.

H 9.3 Therapeutische Prinzipien

Die Pathogenese von Hypophysenadenomen ist nicht restlos geklärt. Einige meist spontan auftretende genetische Mutationen konnten charakterisiert werden, etwa 5 % der Hypophysentumore treten familiär gehäuft auf.

- Gs alpha: aktivierende Mutation der alpha-Untereinheit des Adenylatcyclase stimulierenden Proteins, zu finden bei etwa 40 % der Wachstumshormon produzierenden Adenome (Vallar et al. 1987).
- PTTG: Überexpression des »pituitary tumor transforming gene«, häufig bei Hypophysenadenomen nachzuweisen (Vlotides et al. 2007).
- FGF-Rezeptor 4: Trunkierte Form des »fibroblast growth factor 4«-Rezeptors, ebenfalls vermehrt in Adenomen nachweisbar (Ezzat et al. 2002).
- MEN 1: »Loss of function«-Mutation eines Tumorsuppressor-Gens, kann familiär gehäuft zum »Multiplen Endokrinen Neoplasie Syndrom Typ 1« führen. Manifestationen sind Tumore der Nebenschilddrüsen, der pankreatischen Inselzellen und der Hypophyse (Basset et al. 1998). Sporadische Hypophysenadenome werden dadurch nicht verursacht.
- FIPA: »Familial Isolated Pituitary Adenomas« treten v. a. bei jüngeren Patienten auf und zeichnen sich durch ein großes Tumorvolumen aus. Ursächlich wird eine Mutation des AIP-Gens (aryl hydrocarbon receptor-interacting protein gene) angenommen (Daly 2009).

H 9.3.1 Hypophysenadenome

Bei den meisten operationsbedürftigen Tumoren der Region handelt es sich um Hypophysenadenome (80–85 %). Sie entstehen aus Zellen des Hypophysenvorderlappens und können klinisch in hormonaktive sowie hormoninaktive Adenome unterteilt werden. Ein weiteres Kriterium für die Unterteilung der Adenome ist die Größe. Adenome unter 1 cm Durchmesser zählen zu den Mikroadenomen, ab 1 cm Durchmesser handelt es sich um Makroadenome. Histologisch erfolgt nach WHO-Klassifikation (Saeger et al. 2007) die Unterteilung in:

- »normale« Adenome,
- atypische Adenome mit erhöhter mitotischer sowie proliferativer Aktivität,
- Hypophysenkarzinome.

Hypophysenkarzinome sind sehr selten und nur bei Vorliegen von bewiesenen Metastasen (Liquoraussaat bzw. Fernmetastasen) zu diagnostizieren.

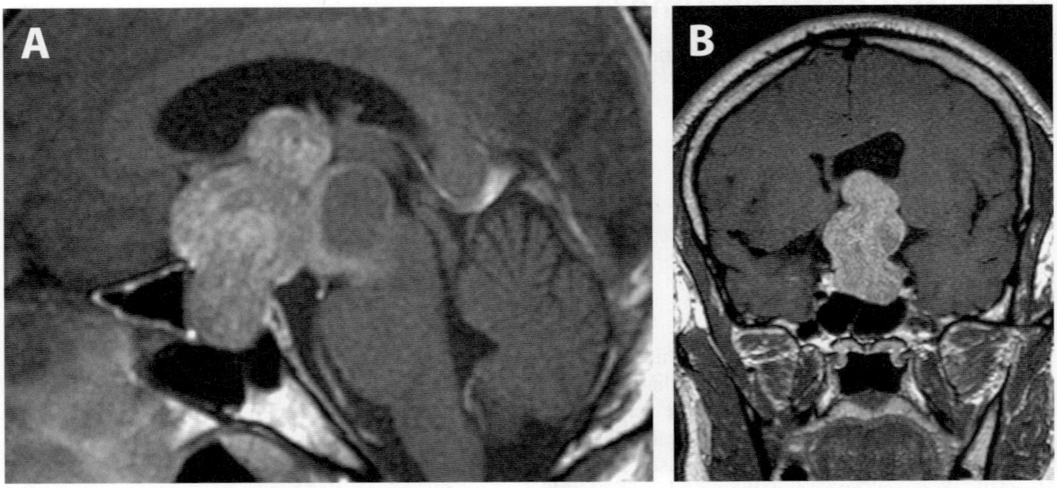

Abb. H 9.1: **A)** Koronares und **B)** sagittales MRT, T1-gewichtet nach Kontrastmittelgabe. Großes hormoninaktives Hypophysenadenom mit Einbruch in den 3. Ventrikel und Verlegung des linken Foramen Monroi, aufgestellter linker Seitenventrikel.

Dank der Immunhistologie kann der Hormonstatus der Adenome genau differenziert werden. Der immunhistochemische Nachweis einer Hormonüberexpression bedeutet jedoch noch nicht notwendigerweise einen klinisch relevanten Hormonexzess. Obwohl die meisten Adenome benigne sind, kann deren operative Behandlung aufgrund eines invasiven Wachstums in das Nachbargewebe Schwierigkeiten bereiten. Aus diesem Grund ist eine Klassifikation nach MR-bildgebenden Kriterien in

- Mikroadenome (Typ 1),
- Makroadenome (Typ 2),
- invasive Makroadenome mit noch erreichbarer operativ-radikaler Resektion (Typ 3) und
- weit invasiv gewachsene Makroadenome, die chirurgisch nur teilresezierbar sind (Typ 4),

für die Einschätzung der Operabilität sinnvoll (modifizierte Hardy Klassifikation, Hardy und Verzina 1976). **Abb. H 9.1** zeigt ein Beispiel eines Typ 4-Adenoms (giant adenoma).

H 9.3.1.1 Hormonaktive Adenome

Hierunter fallen Prolaktinome, GH-sezernierende Adenome (Akromegalie), ACTH-sezernierende Adenome (Morbus Cushing) sowie die sehr seltenen TSH-ome. Klinischerseits fallen diese Adenome meistens durch ihren Hormonexzess auf, wobei die Patienten klassischerweise eine jahrelange, langsam progrediente und retrospektiv typische Klinik aufweisen. Andere denkbare klinische Symptome können sein: eine Hypophyseninsuffizienz, Kopfschmerzen, ein (auch inkomplettes!) Chiasma-Syndrom oder ein Sinus-cavernosus-Syndrom. Die Klinik der einzelnen Krankheitsbilder wird im Kapitel Neuroendokrine Störungen weitergehend diskutiert.

Prolaktinome

Bei Nachweis einer Hyperprolaktinämie > 200 ng/ml (> 10-facher Normbereich) beweist das MRT das Vorliegen eines Prolaktinoms. Prolaktinspiegel zwischen 100 und 200 ng/ml sind für Mikroprolaktinome < 1 cm charakteristisch. Wichtig für die weitere Therapieentscheidung ist es, eine Begleithyperprolaktinämie auszuschließen. Bei größeren Tumoren, die den Hypophysenstiel verlagern, findet sich häufig eine geringgradige Hyperprolaktinämie. Selten liegt diese > 100 ng/ml, da die laktotrophen Zellen der Hypophyse als Einzige einer regulatorischen Hemmung durch Dopamin unterliegen, welches über den Hypophysenstiel zu den Zellen gelangt. Störungen des Hypophysenstiels resultieren daher in einer Prolaktinerhöhung. In diesen Fällen liegt kein Prolaktinom vor. Differentialdiagnostisch ist die Diskrepanz zwischen Tumorgröße und nur mäßigem Hormonexzess führend. In diesem Zusammenhang kann das Laborphänomen des »high dose hook effect« Schwierigkeiten bereiten, bei dem ein exzessiver Prolaktinspiegel falsch niedrig gemessen wird. Einzelheiten hierzu finden sich im Kapitel Neuroendokrine Störungen.
Ebenso abzugrenzen ist die Begleithyperprolaktinämie, die durch vorangegangene Stimulation der Mamillen (klinische Untersuchung!), Medikamente (v. a. Neuroleptika, Antidepressiva und Metoclopramid) und Stress (emotional und physisch) ausgelöst werden kann. Die Prolaktinspiegel betragen in diesen Fällen selten mehr als das Doppelte der Norm. Zur differentialdiagnostischen Klärung dient neben der Anamnese die Wiederholung der Messung. während Schwangerschaft und Stillzeit ist eine Hyperprolaktinämie physiologisch.
Der primäre Therapieansatz zur Behandlung liegt in der medikamentösen Therapie. 70–90 % der Prolaktinome werden medikamentös erfolgreich mittels Dopaminagonisten (z. B. Cabergolin, Quinagolid, Bromocriptin) therapiert. Neben der Normalisierung des Prolaktinspiegels zeigt sich im Verlauf MR-tomographisch meistens eine Verkleinerung der Tumorgröße, sodass eine Dauertherapie die Erkrankung erfolgreich kontrollieren kann (Colao 2010). Regelmäßige Hormonkontrollen sowie Verlaufs-MRT-Untersuchungen sind jedoch erforderlich, insbesondere dann, wenn nach einigen Jahren mittels Auslassversuch die Notwendigkeit der Fortführung der Medikation überprüft wird. Einzelheiten hierzu finden sich im Kapitel Neuroendokrine Störungen.

Für Patienten mit Chiasmakompressions-Syndrom oder Einblutung (gelegentlich bei Beginn einer dopaminagonistischen Therapie) ist die operative Therapie indiziert. Ebenso kann die OP bei fehlendem Wirkeffekt, bei Unverträglichkeit der Dopaminagonisten sowie bei explizitem Patientenwunsch indiziert sein.

GH-sezernierende Adenome (Akromegalie)

Die klassischen Veränderungen der Erkrankung führen im statistischen Mittel erst nach 7–10 Jahren zur Verdachtsdiagnose, die laborchemisch sehr einfach über eine IGF-1 Bestimmung gestellt werden kann. Der orale Glukosetoleranztest mit 75 g Glukose und Messung des nicht supprimierbaren Wachstumshormons sichert die Diagnose. In vielen Fällen finden sich zum Diagnosezeitpunkt invasive Makroadenome, die nicht mehr ausschließlich neurochirurgisch operativ therapierbar/heilbar sind. Im Falle von Mikroadenomen oder Makroadenomen ohne invasives Wachstum in die Nachbarregionen (in erster Linie in den Sinus cavernosus) ist eine transsphenoidale Resektion die erste Therapieoption. Obwohl unverändert keine eindeutige wissenschaftliche Meinung zu den präoperativen Effekten der Somatostatin-Analoga-Therapie (Octreotid, Lanreotid) auf die Verbesserung der OP-Ergebnisse besteht (Schrumpfung der Adenome!), empfehlen die Autoren eine medikamentöse Vorbehandlung bei Typ 3- und Typ 4-Adenomen (Giustina et al. 2010).
Im Falle einer inkompletten Adenomresektion stehen medikamentöse Optionen (Somatostatin-Analoga, GH-Rezeptor-Antagonisten, Dopaminagonisten) neben einer stereotaktischen Bestrahlung zur Diskussion. In diesen Fällen sollte der Therapieplan einerseits individuell für den Patienten und andererseits interdisziplinär mit allen beteiligten Disziplinen abgestimmt werden.

ACTH-sezernierende Adenome (Morbus Cushing)

Die Diagnostik des Morbus Cushing kann auch erfahrenen Endokrinologen große Probleme bereiten. Während der Hypercortisolismus als solcher noch relativ einfach zu beweisen ist (1 mg Dexamethason-Hemmtest, Messung der 24-h-Urin-Cortisolausscheidung), kann bei nachweisbaren ACTH-Spiegeln die Differenzierung zwischen hypophysärer und ektope Genese sehr schwierig sein (siehe Kapitel Neuroendokrine Störungen, high-dose Dexamethason-Test und CRH-Test). Über 90 % der Morbus Cushing-Patienten leiden an Mikroadenomen, wovon bis zu 50 % sich der Auflösung durch die MRT entziehen, also kein Adenom sicher zu identifizieren ist. In diesen Situationen kann eine invasive zentrale venöse Katheterisierung des Sinus cavernosus mit ACTH-Bestimmung hilfreich für die operative Auffindung der Adenome sein.
Therapie der Wahl ist die transsphenoidale Resektion des Adenoms. Im Falle einer erfolgreichen Therapie findet sich bei den meisten Patienten unmittelbar ein sekundärer Hypocortisolismus, der eine Hydrocortison-Substitution von im Mittel 1,5 Jahren erforderlich macht, bis die hypothalamisch-hypophysär-adrenale Achse wieder suffizient funktioniert (Lüdecke et al. 2001). Viele erfolgreich operierte Patienten berichten über eine erhebliche Einschränkung ihres Allgemeinzustandes (Knochen-, Gelenkschmerzen, Inappetenz) während dieser Zeit, die sich aus dem relativen Glukokortikoidmangel trotz adäquater Substitution erklärt.
Medikamentöse Therapien sind bislang bestenfalls zweite Wahl, da der Therapieerfolg geringer und die Nebenwirkungen teilweise erheblich sind. Einige Erfahrungen bestehen mit Ketokonazol (Fluconazol), Etomidate, Aminogluthetimid, Mitotane und Metopiron. In klinischer Erprobung steht zurzeit Pasireotid, ein sogenanntes »multiligand Somatostatin-Analogon«. Alternativ kommt die Strahlentherapie der Hypophysenregion (z. B. eines invasiven Tumorrests unter Aussparung der Hypophyse) infrage. Ultima Ratio ist die bilaterale Adrenalektomie, die naturgemäß lebenslang eine substitutionspflichtige primäre Nebennierenrindeninsuffizienz bedingt. Langfristige Komplikation einer bilateralen Adrenalektomie kann die (seltene) Entwicklung eines aggressiven hypophysären ACTH-produzierenden Tumors (Nelson-Tumor) sein (Nelson et al. 1960). Daher sind postoperativ regelmäßige Verlaufskontrollen (Überwachung der Substitution mit Gluko-, Mineralokortikoiden, ACTH-Spiegel, MRT) notwendig.

TSH-sezernierende Adenome

Obwohl für die beispielhafte Beschreibung eines hormonellen Regelkreises gerne genannt, sind sekundäre Hyperthyreosen durch ein TSH-om eine Rarität. Wenn bei Nachweis eines erhöhten freien Thyroxinspiegels (fT4) das TSH messbar bleibt, sollte nach laborchemischer Bestätigung ein MRT des Kopfes/der Sella angestrebt werden. Laborchemisch findet sich beim TSH-om häufig auch eine erhöhte alpha-Untereinheit (alpha-subunit, s. Kapitel Neuroendokrine Störungen). Differentialdiagnostisch ist eine der Blutentnahme unmittelbar vorangegangene Thyroxin-Medikation sowie das (sehr seltene) Syndrom der Schilddrüsenhormonresistenz (Refetoff-Syndrom) abzugrenzen. Findet sich im MRT eine entsprechende Raumforderung, liegt wie bei der Akromegalie häufiger bereits ein invasives Wachstum des Adenoms vor. Therapeutisch kann in so einem Fall die präoperative Behandlung mit einem Somatostatin-Analogon sowohl klinisch als auch von der Tumorgröße her eine Verbesserung der operativen Ausgangssituation herbeiführen. Primäres therapeutisches Ziel ist es, den Tumor radikal zu resezieren.

H 9.3.1.2 Hormoninaktive Adenome

Hormoninaktive Adenome machen die größte Gruppe der operativ zu behandelnden Hypophysentumore aus. Klinisch fallen diese Adenome in erster Linie durch Sehstörungen und/oder Gesichtsfeldausfälle auf. Ausfälle des 3. oder 6. Hirnnerven sind eher selten. Diese finden sich vor allem im Rahmen von akuten Einblutungen in die Tumore, in der Anamnese lässt sich häufig bei älteren Patienten eine Einnahme von ASS oder Marcumar erheben. Klassisch ist ein akutes Kopfschmerzereignis mit sich ausbildender Visusstörung und Sinus-cavernosus-Syndrom, welches differentialdiagnostisch von einer Subarachnoidalblutung unterschieden werden muss.

Tab. H 9.1: Differentialdiagnosen »Hypophysentumor«

1. Hypophysenadenome	Hormoninaktiv, Akromegalie, M. Cushing, Prolaktinom, TSH-om
2. Hinterlappentumore	Pituizytom/Granularzelltumor
3. Missbildung(-stumore)	Kraniopharyngeom, Rathke-Zyste, Dermoid, Epidermoid, Hamartom, Arachnoidalzyste, »Liquor-Sella-Syndrom (empty sella)«
4. Metastasen	Karzinom, Plasmozytom, Lymphom, Leukämie
5. Entzündungen	Hypophysitis, Sarkoidose, Abszess, Histiozytose
6. »Gefäßtumore«	Karotis-Aneurysma, Kavernom, Hämangioblastom
7. Keimzelltumore	Germinom
8. Sonstiges	Chordom, Chondrom, Neurinom, Meningeom, Sarkom, Gliome

Ein weiteres klinisches Symptom können Kopfschmerzen sein, von denen bis zu 50 % der Patienten berichten. Hypophysenunterfunktionen (Hypopituitarismus) mit Ausfall einzelner oder aller Achsen finden sich ebenfalls bei vielen Patienten, sind aber aufgrund der schleichenden Entwicklung klinischer Beschwerden oft nur retrospektiv zu erheben. Ausnahme ist die sekundäre Amenorrhoe aufgrund einer gonadotropen Insuffizienz bei fertilen Frauen.
Im Gegensatz zu den hormonaktiven Adenomen steht derzeit kein diagnostischer Hormon- bzw. Tumormarker zur Verfügung. Ebenso gibt es derzeit keine Erfolg versprechende medikamentöse Therapieoption für die Betroffenen. Je nach klinischem Kontext ist insbesondere bei Makroadenomen > 1 cm mit dem Patienten die Indikation einer operativen Behandlung zu besprechen. Alternativ kann auch eine Verlaufskontrolle per MRT vereinbart werden, wenn z. B. Hypophyseninsuffizienzen substituiert wurden und aktuell keine neurologischen Defizite im Vordergrund stehen. Therapie der Wahl ist in den meisten Fällen eine transsphenoidale Resektion; im Falle einer Tumorteilentfernung kann eine Nachbestrahlung des verbliebenen Tumorrests indiziert sein.

Die zunehmend nebenbefundlich diagnostizierten Hypophysenadenome (Inzidentalome) sollten hinsichtlich einer endokrinen Aktivität abgeklärt werden. Bei Inaktivität und fehlender klinischer Symptomatik sind bildgebende Verlaufskontrollen gerechtfertigt, ohne dass eine Operation erforderlich werden muss (Lüdecke 2003).

H 9.3.2 Kraniopharyngeome

Kraniopharyngeome zählen nach den Adenomen zu der am häufigsten zur OP führenden Tumorentität (5–8 %). Kraniopharyngeome sind embryonale Fehlbildungstumore, deren Ursprung in der Rathke-Tasche vermutet wird. Obwohl histologisch benigne, stellt die Diagnose dieser Erkrankung verglichen mit Hypophysenadenomen für die Betroffenen ein wesentlich höheres Risiko dar. Klinisch können die Tumore durch Hypophysenvorder- und/oder Hypophysenhinterlappen-Insuffizienzen, ebenso wie durch Sehstörungen oder einen Hydrozephalus in Erscheinung treten. Kraniopharyngeome werden in der Kindheit häufig anlässlich einer Wachstumsverzögerung diagnostiziert.
In der bildgebenden Diagnostik finden sich zystische Tumoren mit soliden Anteilen, die häufig Verkalkungen aufweisen. Histologisch kann ein adamantinöser von einem papillären Typ unterschieden werden.
Eine Erfolg versprechende medikamentöse Therapie des Tumors ist bislang nicht bekannt. Die chirurgische Behandlung ist gekennzeichnet durch eine hohe Morbidität, sodass sich in den letzten Jahren die Behandlungsstrategie von der operativ-radikalen Resektion um jeden Preis zu einer funktionell erhaltenden Therapie mit anschließender Nachbestrahlung gewandelt hat. Zu unterscheiden sind (intrasellär-)infradiaphragmatische Läsionen (= Tumorursprung unterhalb des Diaphragma sellae) von supradiaphragmatischen Läsionen. Letztere sind häufig primär nur transkraniell sinnvoll zu therapieren. Die supradiaphragmatischen Läsionen werden nochmals unterteilt in Tumore mit Ausgang vom Hypophysenstiel oder primär im 3. Ventrikel lokalisiert. Gefürchtete Komplikationen der Erkrankung/der Behandlung sind hypothalamische Ausfälle, insbesondere eine durch fehlendes Sättigungsgefühl bedingte Adipositas. Dagegen existiert derzeit keine Erfolg versprechende Therapie (Muller 2008).

H 9.3.3 Sonstige Tumoren

Die Hypophysenregion, obwohl klein, kann Ausgangspunkt sehr vieler, verschiedener Tumore sein, da Gewebe ossärer, meningealer, neuronaler, vaskulärer und endokriner Herkunft zusammentreffen. Die Besprechung der einzelnen Pathologien würde den sinnvollen Rahmen dieses Buches überschreiten. **Tab. H 9.1** bietet einen Überblick über Tumoren der Sella-Region ohne Anspruch auf Vollständigkeit. Die Diagnostik und insbesondere Therapie richtet sich naturgemäß nach der Pathologie und ist individuell zu planen (Thapar und Kovacs 1998).

H 9.4 Pragmatische Therapie – Neurochirurgische Behandlung

H 9.4.1 Transsphenoidale Operation

Indikationsstellung und Durchführung einer transsphenoidalen Operation sollten in der Hand eines erfahrenen Hypophysenchirurgen liegen, da einerseits der Operationserfolg und andererseits die Komplikationsrate damit eng verknüpft sind (Ciric et al. 1997). Heutzutage wird unverändert in den meisten neurochirurgischen Zentren die mikrochirurgisch-transnasale Operationstechnik durchgeführt, wobei die endoskopisch-transnasale (assistierte) Technik ebenfalls eingesetzt wird. Selbst Tumore mit beeindruckender Größe oder Ausdehnung in der Schädelbasis können transnasal angegangen werden (Cappabianca et al. 2008). Die meisten Operateure verwenden ein Nasenloch als Zugang, um in der Tiefe des Nasengangs nach Durchbohren des Nasenseptums den Raum des 2. Nasengangs mit nutzen zu können (transseptales Vorgehen). Das Septum grenzt in der Tiefe an die Keilbeinhöhle (Sinus sphenoidalis), welche zu eröffnen ist. Durch die Keilbeinhöhle hindurch (= transsphenoidal) wird dann die Sella turcica erreicht, deren dünner Knochen einfach eröffnet werden kann. Unter einer Duraschicht befindet sich dann die Hypophyse bzw. der Tumor. Moderne technische Hilfsmittel wie die Dopplersonographie, Ultraschall, Neuronavigation, intraoperative MRT, etc. finden gegebenenfalls ihren Einsatz, ersetzen aber nicht die Notwendigkeit dezidierter anatomischer und endokrinologischer Kenntnisse.

Im Rahmen von transsphenoidalen Operationen werden Erfolgsraten bei Mikroadenomen zwischen 80–95 % in größeren Publikationen berichtet. Bei Makroadenomen sinken die Ergebnisse einer radikalen Adenomektomie auf ca. 45–60 %, abhängig natürlich von der oben bereits beschriebenen Invasionsproblematik (Lüdecke et al. 2001, Meij et al. 2002, Nomikos et al. 2005). Transsphenoidale Operationen sind erfreulicherweise mit vergleichbar geringen Komplikationen belastet (Ciric et al. 1997). Operative Risiken der Hypophysenoperation sind (Semple und Laws 1999):

- Hypophysenvorderlappeninsuffizienz (< 10 %)
- Permanenter Diabetes insipidus (0,5–5 %)
- Postoperative Liquorfisteln (1–4 %)
- Hirnnervenstörungen (0,4–1,9 %)
- Verletzungen der A. carotis interna (0,4–1,4 %)
- Perioperative Mortalitätsrisiko (< 1 %)

H 9.4.2 Transkranielle Operation

Tumoren, die ihren Ausgangspunkt primär supradiaphragmatisch (= Tumorursprung oberhalb des Diaphragma sellae) haben, sind häufig nur begrenzt oder nicht transnasal erreichbar. Dieses betrifft z. B. viele Kraniopharyngeome, Meningeome oder Hamartome. Der klassische Zugang ist ein frontotemporaler Zugang (pterional), bei dem nach Duraeröffnung unter Anhebung des Frontalhirns der supraselläre Raum aufgesucht wird. Der Hautschnitt ist – soweit möglich – durch die Haarlinie »versteckt«. Das Chiasma/die Sehnerven sowie die diesseitige A. carotis interna begrenzen den Zugang zur Sella. Alternativ bevorzugen einige Operateure den supraorbitalen Zugang, wobei die Schnittführung die seitliche Augenbraue mit einbezieht. Bifrontale Zugänge können bei besonders großen Tumoren ebenfalls indiziert sein. Auch bei diesen Operationen finden die heute gebräuchlichen technischen Hilfsmittel Verwendung. Verglichen mit dem transsphenoidalen Zugang finden sich eine erhöhte Mortalität und Morbidität, die denen anderer transkranieller Eingriffe in der Mittellinie entsprechen.

H 9.4.3 Nachsorge

Nach der operativen Behandlung eines Hypophysentumors ist eine strukturierte Nachsorge der Betroffenen sinnvoll. Initial sowie im Verlauf sollte die hypophysäre Sekretionsleistung evaluiert werden. Dies ist insbesondere bei zusätzlich stattgehabter Radiatio zu berücksichtigen. Im Falle hormonaktiver Adenome stehen die entsprechenden Hormone als Tumormarker zur Verfügung. Alle Hypophysentumore bedürfen der bildgebenden Kontrolle, initial postoperativ als Ausgangspunkt sowie dann abhängig von der Histologie. Bei den Adenomen kann bei fehlendem Rezidivnachweis der zeitliche Abstand der MRT-Kontrollen größer werden. Rezidivraten von 10–20 % innerhalb von zehn Jahren werden in der Literatur beschrieben (Chang et al. 2010).

H 9.5 Literatur

Bassett JH, Forbes SA, Pannett AA, Lloyd SE, Christie PT, Wooding C, Harding B, Besser GM, Edwards CR, Monson JP, Sampson J, Wass JA, Wheeler MH, Thakker RV. Characterization of mutations in patients with multiple endocrine neoplasia type 1. Am J Hum Genet 1998;62: 232–244.

Buurman H, Saeger W. Subclinical adenomas in postmortem pituitaries: classification and correlations to clinical data. Eur J Endocrinol 2006;154:753–758.

Cappabianca P, Cavallo LM, Esposito F, De Divitiis O, Messina A, De Divitiis E. Extended endoscopic endonasal approach to the midline skull base: the evolving role of transsphenoidal surgery. Adv Tech Stand Neurosurg 2008;33:151–199.

Chang EF, Sughrue ME, Zada G, Wilson CB, Blevins LS Jr, Kunwar S. Long term outcome following repeat transsphenoidal surgery for recurrent endocrine-inactive pituitary adenomas. Pituitary 2010;13:223–229.

Ciric I, Ragin A, Baumgartner C, Pierce D. Complications of transsphenoidal surgery: results of a national survey, review of the literature, and personal experience. Neurosurgery 1997;40:225–236.

Colao A. Pituitary tumours: the prolactinoma. Best Pract Res Clin Endocrinol Metab 2009;23:575–596.

Daly AF, Tichomirowa MA, Beckers A. The epidemiology and genetics of pituitary adenomas. Best Pract Res Clin Endocrinol Metab 2009;23:543–554.

Ezzat S, Zheng L, Zhu XF, Wu GE, Asa SL. Targeted expression of a human pituitary tumor-derived isoform of FGF receptor-4 recapitulates pituitary tumorigenesis. J Clin Invest 2002;109:69–78.

Giustina A, Chanson P, Bronstein MD, Klibanski A, Lamberts S, Casanueva FF, Trainer P, Ghigo E, Ho K, Melmed S. Acromegaly Consensus Group. A consensus on criteria for cure of acromegaly. J Clin Endocrinol Metab 2010;95:3141–3148.

Hardy J, Verzina JL. Transsphenoidal microsurgery for intracranial neoplasms. In: Thompson RA, Green JR eds. Advances in neurology. New York: Raven Press; 1976.p. 261–274.

Lüdecke DK, Flitsch J, Knappe UJ, Saeger W. Cushing's disease: a surgical view. J Neurooncol 2001;54:151–166.

Lüdecke DK. Betreuung von Patienten mit hormoninaktiven Adenomen der Hypophyse Zusammenfassung der Ergebnisse einer Expertenkonferenz im Auftrag der Arbeitsgemeinschaft Hypophyse der Deutschen Gesellschaft für Endokrinologie, Friedewald, 15.–17. Februar 2002. Med Klin W 2003;98:616–627.

Meij BP, Lopes MB, Ellegala DB, Alden TD, Laws ER Jr.The long-term significance of microscopic dural invasion in 354 patients with pituitary adenomas treated with transsphenoidal surgery. J Neurosurg 2002;96:195–208.

H 9

Muller HL. Childhood craniopharyngioma. Recent advances in diagnosis, treatment and follow-up. Horm Res 2008;69:193–202.

Nelson DH, Meakin JW, Thorn GW. ACTH-producing pituitary tumors following adrenalectomy for Cushing's syndrome. Ann Intern Med 1960;52:560–569.

Nomikos P, Buchfelder M, Fahlbusch R. The outcome of surgery in 668 patients with acromegaly using current criteria of biochemical »cure". Eur J Endocrinol 2005; 152:379–387.

Saeger W, Lüdecke DK, Buchfelder M, Fahlbusch R, Quabbe HJ, Petersenn S. Pathohistological classification of pituitary tumors: 10 years of experience with the German Pituitary Tumor Registry. Eur J Endocrinol 2007; 156:203–216.

Semple PL, Laws ER Jr. Complications in a contemporary series of patients who underwent transsphenoidal surgery for Cushing's disease. J Neurosurg 1999;91:175–179.

Surawicz TS, McCarthy BJ, Kupelian V, Jukich PJ, Bruner JM, Davis FG. Descriptive epidemiology of primary brain and CNS tumors: results from the Central Brain Tumor Registry of the United States, 1990–1994. Neurooncol 1999;1:14–25.

Thapar K, Kovacs K. Neoplasms of the sellar region. In: Bigner DD, McLendon RE, Bruner JM eds. Russel & Rubinstein's Pathology of tumors of the nervous system. Sixth Edition. Arnold: London; 1998.p. 561–677.

Vallar L, Spada A, Giannattasio G. Altered Gs and adenylate cyclase activity in human GH-secreting pituitary adenomas. Nature 1987;330:566–568.

Vlotides G, Eigler T, Melmed S. Pituitary tumor-transforming gene: physiology and implications for tumorigenesis. Endocr Rev 2007;28:165–186.

I Bewegungsstörungen

1 Parkinson-Syndrome 943
von J. B. Schulz und T. Gasser

2 Atypische Parkinson-Syndrome 989
von A. Münchau und G. K. Wenning

3 Elektrische Hirnstimulation bei Bewegungsstörungen 1006
von K. Bötzel und V. Tronnier

4 Normaldruckhydrozephalus 1015
von K. Jahn und A. Zwergal

5 Dystonien und Dyskinesien 1024
von L. Schöls und F. Asmus

6 Erbliche und nicht erbliche Ataxien 1050
von Th. Klockgether und D. Timmann

7 Chorea 1063
von A. Münchau und A. Danek

8 Morbus Wilson 1072
von W. Hermann

9 Die Amyotrophe Lateralsklerose und andere Motoneuronerkrankungen 1080
von A. C. Ludolph und J. Anneser

10 Restless-Legs-Syndrom (RLS) 1091
von J. Winkelmann und C. Gerloff

11 Myoklonien 1101
von H. Topka und F. Asmus

12 Tremor 1115
von J. Raethjen und G. Deuschl

13 Syndrome der akuten und chronischen Rückenmarkschädigung 1125
von V. Dietz

14 Syndrom der spastischen Parese und Spastische Spinalparalysen 1139
von V. Dietz und L. Schöls

15 Spinale Engesyndrome 1149
von M. Obermann und Th. Gasser

16 Ungewöhnliche Formen zentraler motorischer Hyperaktivität: Spasmen, Startle- und Stiff-man-Syndrom 1164
von H.-M. Meinck

17 Tics und Gilles de la Tourette-Syndrom 1169
von K. R. Müller-Vahl, L. Schöls und A. Münchau

18 Motorische Rehabilitation 1176
von F. C. Hummel, A. R. Luft und S. Hesse

19 Neurologische Rehabilitation – Organisation, gesetzliche und vertragliche Rahmenbedingungen 1192
von E. Koenig und G. Nelles

I 1 Parkinson-Syndrome

von J. B. Schulz und T. Gasser

I 1.1 Definition, Klassifikation und Differentialdiagnose

I 1.1.1 Klinische Definition

Akinese (genauer eigentlich Brady- oder Hypokinese) bezeichnet eine komplexe Bewegungsstörung, deren Hauptmerkmal die Verlangsamung und Reduktion willkürlicher und automatischer Bewegungen ist. Leichte akinetische Störungen manifestieren sich in vermindertem Mitschwingen der Arme beim Gehen, verminderter mimischer Expression und Störungen der Feinmotorik, z. B. beim Schreiben (Mikrographie). Bei ausgeprägter Akinese bestehen zusätzlich eine Gangstörung mit kleinschrittigem Gang und Starthemmung, eine Sprechstörung mit monotoner, leiser und unpräziser Artikulation, einer Palilalie und heiserer Stimme. Plötzlich auftretende, kurz andauernde völlige Unbeweglichkeit beim Gehen wird als *Freezing* bezeichnet (s. Kap. I 1.2.4.3.2). Die Akinese betrifft auch die proximale und Rumpfmuskulatur, was zu Schwierigkeiten beim Umdrehen im Liegen und Stehen sowie beim Hinsetzen und Aufstehen führt (»axiale Akinese«). Ein typisches Merkmal der akinetischen Bewegungsstörung ist die verminderte Fähigkeit, die Frequenz repetitiver Bewegungen zu variieren. Dies führt dazu, dass Parkinson-Patienten beim Gehen, beim Sprechen, bei der Pronations- und Supinationsbewegung im Handgelenk und bei Fingerbewegungen in hochfrequente Bewegungen mit niedriger Amplitude verfallen können. Beim Gehen wird dieses Phänomen als Festination (»Trippelschritte«) bezeichnet.

Rigor bezeichnet einen fühlbaren »wächsernen« muskulären Widerstand bei passiven Bewegungen. Er entsteht aufgrund anhaltender Kokontraktion antagonistischer Muskeln. Im Gegensatz zur Spastik ist das Ausmaß der rigiden Tonuserhöhung unabhängig von der Dehnungsgeschwindigkeit. Ein sehr leichter Rigor kann durch Willkürinnervation der kontralateralen Extremität verstärkt werden. Häufig findet man bei der Rigorprüfung ein »Zahnradphänomen«, ein ruckartiges Nachgeben des Muskelwiderstands, dessen Ursache wahrscheinlich ein begleitender Tremor ist.

Ruhetremor entsteht durch alternierende Kontraktionen (seltener auch Kokontraktionen) vorwiegend distaler antagonistischer Muskeln. Der Ruhetremor hat meist eine Frequenz von 4 bis 6 Hz (Deuschl et al. 2000). Der für das Parkinson-Syndrom typische Ruhetremor wird häufig von einem Haltetremor höherer Frequenz begleitet.

Die Körperhaltung des Parkinson-Patienten ist typischerweise gebeugt. Extreme Rumpfbeugungen werden als Kamptokormie bezeichnet. Die Haltungsreflexe sind vermindert, was zu vermehrter Fallneigung führt.

I 1.1.2 Klassifikation

Parkinson-Syndrome werden in drei Gruppen unterteilt (siehe auch **Tab. I 1.1**):

1. Primäre Parkinson-Syndrome sind sporadisch oder erblich auftretende neurodegenerative Erkrankungen, die pathologisch durch den vorwiegenden Verlust dopaminerger Neurone der *Substantia nigra* und – häufig, aber nicht immer – durch das Auftreten von *Lewy-Körpern* gekennzeichnet sind. Synonyme sind: idiopathisches Parkinson-Syndrom (IPS), Parkinson-Krankheit und Morbus Parkinson.
2. Sekundäre (symptomatische) Parkinson-Syndrome sind Erkrankungen, bei denen eine Parkinson-Symptomatik durch erkennbare strukturelle, metabolische oder toxische Ursachen bedingt ist (z. B. mikrovaskuläre Läsionen in den Basalganglien oder dem Marklager, toxische Schädigung der Basalganglien durch Mangan oder Neuroleptikaexposition).
3. Atypische Parkinson-Syndrome, bei denen die Parkinson-Symptomatik im Rahmen anderer neurodegenerativer Erkrankungen auftritt. Dazu gehören die Multisystematrophie (MSA), die progressive supranukleäre Blickparese (PSP; alternative Bezeichnung: Steele-Richardson-Olszewski-Syndrom), die kortikobasale Degeneration (CBD) und die Demenz mit *Lewy*-Körpern (DLB) (s. Kap. I 2).

I 1.1.3 Differentialdiagnose

Durch genaue Beachtung der Kardinalsymptome bei der Anamneseerhebung und klinischen Untersuchung lassen sich Fehldiagnosen des Parkinson-Syndroms wie essenzieller Tremor, Erkrankungen des rheumatischen Formenkreises oder Depression vermeiden.

Liegt nach klinischen Gesichtspunkten ein Parkinson-Syndrom vor, sollte eine Zuordnung zu einer der drei Hauptkategorien, primäres Parkinson-Syndrom, sekundäres Parkinson-Syndrom oder Parkinson-Syndrom im Rahmen anderer neurodegenerativer Erkrankungen, angestrebt werden.

Symptomatische Ursachen des Parkinson-Syndroms lassen sich meist anamnestisch (z. B. abgelaufene Enzephalitis oder Neuroleptikaexposition) oder durch einfache Zusatzuntersuchungen klären. Ein Normaldruckhydrozephalus oder eine subkortikal-vaskuläre Enzephalopathie kann zu einer Gangstörung – initial ohne Beeinträchtigung der Arme –

Tab. I 1.1: Klassifikation der Parkinson-Syndrome

Primäre Parkinson-Syndrome
Idiopathisches Parkinson-Syndrom (IPS)
Hereditäre Parkinson-Syndrome

Gen	Vererbung	Erkrankungsbeginn [Jahre]	Chromosom	Genprodukt	Pathologie	Besonderheiten
PARK1	AD	40	4q21	α-Synuklein	nigrale Degeneration mit Lewy-Körperchen	Punktmutationen: gleicht idiopathischem Parkinson-Snydrom, häufig Demenz
PARK2	AR	20–40	6q25	Parkin	nigrale Degeneration meist ohne Lewy-Körperchen	früher Beginn, L-Dopa-induzierte Dyskinesien, Besserung durch Schlaf, Fuß-Dystonie
PARK4	AD	30–50	4q21	α-Synuklein	nigrale Degeneration mit Lewy-Körperchen im Hirnstamm und kortikal	Duplikationen und Triplikationen, variabler Erkrankungsbeginn, häufig Demenz
PARK6	AR	30–40	1p35-36	PINK1	nigrale Degeneration mit Lewy-Körperchen	früher Beginn, tremordominant
PARK7	AR	30–40	1p36	DJ-1	nicht bekannt	früher Beginn, Dystonie, psychische Auffälligkeiten
PARK8	AD	60	12cen	LRRK2	nigrale Degeneration, α-Synuklein- und Tau-Pathologie	gleicht idiopathischem Parkinson-Syndrom

AD, autosomal-dominant; AR, autosomal-rezessiv
Weitere Genloci

- Heterozygote Mutationen im Gen für Glucocerebrosidase (GBA), die im homozygoten Zustand die rezessive Gaucher-Erkrankung verursachen, sind ein starker Risikofaktor für die Entwicklung eines idiopathischen Parkinson-Syndroms (relatives Risiko für Mutationsträger ~ 5) (Sidransky et al. 2009).
- Die mit PARK9 (Gen: ATP13A2), PARK14 (Gen: PLA2G6) und PARK15 (FBXO7) bezeichneten Formen entsprechen rezessiv erblichen Multisystemerkrankungen mit Parkinson-Syndrom, Spastik und Demenz und können daher nicht im engeren Sinne zu den hereditären Parkinson-Syndromen gerechnet werden.
- Der Status anderer PARK-Loci (PARK3, 5, 10, 11, 12, 13, 16) ist noch unsicher.

Sekundäre (symptomatische) Parkinson-Syndrome
Normaldruckhydrozephalus
Postenzephalitisch
- Encephalitis lethargica
- AIDS-Enzephalopathie
- Enzephalitis anderer Genese

Vaskulär
Toxin-induziert
- Mangan, Ephedrone
- Kohlenmonoxid
- MPTP

Medikamenteninduziert
- Neuroleptika
- Antiemetika
- präsynaptische Monoamin-Depletoren (Reserpin, Tetrabenazin)
- Kalzium-Antagonisten (Flunarizin, Cinnarizin)
- Valproinsäure
- Lithium

Posttraumatisch
- Dementia pugulistica

Metabolisch
- Wilson Krankheit (s. Kap. I 8)
- Hypoparathyreoidismus (s. Kap. D 9)

Andere neurodegenerative Erkrankungen mit Parkinson-Sympotmatik (atypische Parkinson-Syndrome)
Multisystematrophie (MSA, s. Kap. I 2)
Progressive supranukleäre Blickparese (PSP, s. Kap. I 2)
Kortikobasale Degeneration (CBD, s. Kap. I 2)
Demenz mit Lewy-Körper (DLB, s. Kap. D 8 und I 2)
Huntington Krankheit (Westphal-Variante, s. Kap. I 7)
Fragiles-X Tremor-Ataxie-Syndrome (FXTAS, s. Kap. I 6)

führen, die der des Parkinson-Syndroms ähnelt. Durch die typischen CT- oder MRT-Veränderungen können sie vom Parkinson-Syndrom abgegrenzt werden. Da vor allem die vaskuläre Enzephalopathie häufig ist, tritt sie nicht selten mit einem idiopathischen Parkinson-Syndrom (IPS) gemeinsam auf (**Tab. I 1.1**). Bei Patienten mit einem Erkrankungsbeginn vor dem 50. Lebensjahr sollte ein Morbus Wilson durch eine augenärztliche Untersuchung (Kayser-Fleischer-Ring) und die Untersuchung des Kupferstoffwechsels ausgeschlossen werden (s. Kap. I 8). Eine Mangananreicherung, wie sie z. B. im Rahmen einer chronischen Leberinsuffizienz auftreten kann, führt zu hypointensen MRT-Veränderungen im Pallidum (Olanow 2004). Bei einer v. a. in Osteuropa in Mode gekommenen illegalen Droge (Ephedrone) ist ebenfalls die Manganintoxikation Ursache des Parkinson-Syndroms (Selikhova et al. 2008).

Bei der Abgrenzung des IPS von Parkinson-Syndromen im Rahmen anderer neurodegenerativer Erkrankungen sind Anamnese und klinische Untersuchung von überragender Bedeutung. Klinische Hinweise sind in **Tab. I 1.2** aufgelistet. Eine erst vor Kurzem erkannte neurodegenerative Erkrankung ist das »Fragile-X Tremor-Ataxie-Syndrom« (FXTAS), das durch eine Kombination von Ruhe- und Haltetremor, Ataxie, Parkinson-Syndrom und relativ milde kognitive Einschränkungen charakterisiert ist und durch eine genetische Untersuchung (Prämutation im FMR1-Gen) gesichert werden kann (Kamm et al. 2005).

Jeder Patient sollte zumindest eine kranielle Computer- oder Kernspintomographie erhalten, um eine vaskuläre Enzephalopathie, einen Normaldruckhydrozephalus oder raumfordernde Läsionen (selten!) als Ursache des Parkinson-Syndroms auszuschließen. Bei Patienten mit einem »reinen« Parkinson-Syndrom, das gut auf eine dopamimetische Behandlung anspricht, sind darüber hinaus keine weiteren apparativen Untersuchungen notwendig. Bestehen zusätzlich »atypische« Symptome oder kann keine Besserung der Symptome durch dopamimetische Therapie erreicht werden (s. u.), sollten weitere bildgebende Verfahren wie MRT, SPECT oder PET eingesetzt werden (**Tab. I 1.2**).

Tab. I 1.2: Diagnostik bei Parkinson-Syndromen

Anamnese: Zeitpunkt der ersten Symptome, bisheriger Verlauf, Grad der Behinderung, psychologische und psychiatrische Auffälligkeiten, kognitive Fähigkeiten, Schlafstörungen (insbesondere REM-Schlafverhaltensstörung (RBD)), Stürze, autonome Symptome (Schwitzen, Temperaturregulation, Wasserlassen und Stuhlgang, erektile Funktion), Riechstörung
Medikamente: Einnahme von Neuroleptika, Kalzium-Antagonisten oder Lithium, andere Medikamente, illegale Drogen (s. **Tab. I 1.1**)
Beruf: gewerbliche Exposition gegenüber Toxinen (s. **Tab. I 1.1**)
Familienanamnese: Familiäres Auftreten von neurologischen oder psychiatrischen Erkrankungen
Krankheiten: Arterielle Hypertonie, kardiale Arrhythmien, Diabetes mellitus, Schlaganfall, Enzephalitis, Meningitis, HIV-Infektion, Schädel-Hirn-Trauma
Neurologischer Status: Mimische Expression, Sprechen (Lautstärke, Modulation, Stimme, Sprechtempo), okulomotorische Funktionen (vertikale supranukleäre Blickparese, verlangsamte Sakkaden, zerebelläre Störungen der Okulomotorik), Körperhaltung, Armbewegungen beim Gehen, Anzahl der Zwischenschritte beim Umdrehen, Aufstehen und Hinsetzen, Feinmotorik, Muskeltonus, Tremor (Ruhetremor, Haltetremor, Aktionstremor), Ataxie, Reflexdifferenzen, Pyramidenbahnzeichen
Abnorme unwillkürliche Bewegungen: Chorea, Athetose, Ballismus, Dystonie, Myoklonien
Autonome Störungen: Bradykardie, Variation der Herzfrequenz bei In- und Exspiration, orthostatische Hypotonie (Schellong-Test), Schweißsekretion, Speichelfluss, Restharn
Laboruntersuchungen: Routinelaboruntersuchungen unter Einschluss der Schilddrüsenwerte Ausschluss Wilsonsche Krankheit bei Patienten unter 50 Jahren: Messung von Serum-Kupfer- und Coeruloplasmin-Spiegeln, Spaltlampenuntersuchung (Kayser-Fleischer-Kornealring). Eventuell: Ausscheidung von Kupfer im 24-Stunden-Sammelurin, Penizillamin-Belastungs-Test, molekulargenetische Untersuchung
Bildgebende Verfahren (allgemein): Bei typischem klinischem Bild und gutem Ansprechen auf L-Dopa (s. **Tab. I 1.3**) Bildgebung nicht zwingend erforderlich. Andernfalls Bildgebung unbedingt erforderlich
Computertomographie (CT): Normaldruckhydrozephalus, Raumforderung, periventrikuläre Dichteminderungen, lakunäre Infarkte, Kalzifikationen
Magnetresonanztomographie (MRT): Befunde bei MSA: Hypointense Areale im Putamen (T2, 1,5T), streifenförmige hyperintense Läsion am lateralen Rand des Putamen (T2, 1,5T), hyperintense Areale im mittleren Kleinhirnstiel (T2, 1,5T), Atrophie der Basalganglien, des Kleinhirns, von Mesenzephalon, Pons und Oliven (T1)
Befunde bei PSP: Atrophie der Basalganglien und des Mittelhirns (T1) Befunde bei FXTAS: typische Hyperintensität im mittleren Kleinhirnstiel (T2)
Pharmakologische Tests: L-Dopa, Apomorphin-Test
Positronenemissionstomographie, Single Photon Emission Computed Tomography (PET, SPECT): Verlust präsynaptischer nigrostriataler Terminalen (^{18}F-Dopa PET, FP-CIT-SPECT) bei erhaltenen postsynaptischen Rezeptoren (IBZM SPECT, Raclopride PET)
MIBG-Szintigraphie: Nachweis eines postganglionären Defizits der autonomen Herzinnervation beim IPS
Transkranielle Ultraschalluntersuchung: Hyperechogenität der Substantia nigra

I 1

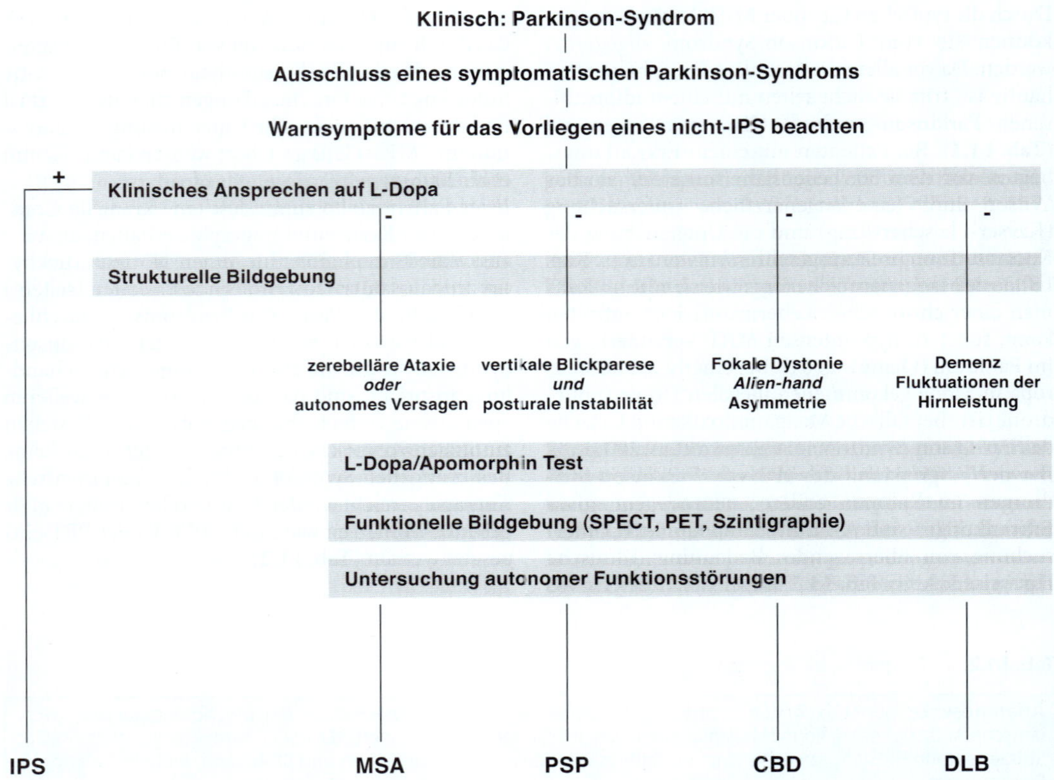

Abb. I 1.1: Strukturierte Diagnostik beim Parkinson-Syndrom (nach Schulz et al. 2005)
IPS = idiopathisches Parkinson-Syndrom; MSA = Multisystematrophie; PSP = progressive supranukleäre Paralyse; CBD = kortikobasale Degeneration; DLB = Demenz vom Lewy-Körper-Typ

Die *MRT* kann in der T2-Wichtung bei Patienten mit MSA ein hypointenses Areal im dorsolateralen und posterioren Putamen mit einer hyperintensen lateralen Begrenzung zeigen (Varrone et al. 2001, Brücke et al. 2000, Schrag et al. 2000, Schulz et al. 1994). Bei zerebellärer Beteiligung kann zusätzlich eine Atrophie des Kleinhirns, der mittleren Kleinhirnstiele und der Pons bestehen. Aufgrund der Degeneration ponto-zerebellärer Fasern zeigen sich auf T2-gewichteten Aufnahmen ein hyperintenses »Kreuz-Zeichen« innerhalb der Pons und eine Hyperintensität im Bereich der mittleren Kleinhirnstiele (Schulz et al. 1994). Letztere wird besonders häufig auch bei Patienten mit FXTAS gefunden. Typischer Befund einer PSP ist eine Atrophie des Mittelhirns (»Mickey Mouse«-Zeichen) (Gröschel et al. 2004, 2006, Schulz et al. 1999).
Die *Single-Photon Emission Computed Tomography (SPECT)* mit dem Liganden FP-CIT DaTSCAN (Benamer et al. 2000) stellt den Dopamintransporter der präsynaptischen nigrostriatalen Terminalen dar. Die Bindung dieses präsynaptischen Liganden ist beim IPS und den atypischen Parkinson-Syndromen der MSA, PSP und CBD reduziert, nicht aber bei Neuroleptika-induzierten und vaskulären Parkinson-Syndromen oder beim essentiellen Tremor. SPECT mit ^{123}Iodobenzamid (IBZM) stellt die Dichte postsynaptischer D2-Rezeptoren auf striatalen Neuronen dar. Die postsynaptische Bindung dieses Liganden ist beim unbehandelten idiopathischen Parkinson-Syndrom normal oder leicht erhöht, leicht reduziert nach chronischer L-Dopa-Behandlung und deutlicher reduziert nach Behandlung mit Dopaminagonisten (Schwarz et al. 1996). Bei Patienten mit MSA und PSP ist sie häufig, aber – vor allem in frühen Stadien – nicht immer reduziert (Schulz et al. 1994).
Die *Positronenemissionstomographie (PET)* des dopaminergen Systems ist ein Forschungsinstrument. Eine Stoffwechseluntersuchung mit FDG-PET oder F-Dopa-PET kann jedoch zur Unterscheidung einer Demenz mit Lewy-Körpern von einer Alzheimer-Demenz beitragen (Herholz 2003). Zur Differenzierung zwischen prä- und postganglionären autonomen Störungen kann die ^{123}I-MIBG-Szintigraphie zur Untersuchung der autonomen Innervation des Herzens verwendet werden. Diese Untersuchung zeigt bei Patienten mit einem idiopathischen Parkinson-Syndrom ein postganglionäres Defizit (Braune et al. 1999). Dementsprechend sind die autonomen Symptome von MSA-Patienten, die sich durch eine unauffällige MIBG-Szintigraphie auszeichnen, als präganglionäres Defizit zu charakterisieren. **Tab. I 1.2** stellt das strukturierte Vorgehen zur Diagnose eines idiopathischen Parkinson-Syndroms und zur Abgrenzung gegenüber atypischen Parkinson-Syndromen dar.
Unterstützt wird die Diagnose eines idiopathischen Parkinson-Syndroms durch ein eindeutiges Ansprechen der Symptome auf eine dopaminerge Stimulation. Dies kann entweder durch die Einstellung auf eine orale L-Dopa-Therapie oder (da eine Dauertherapie mit Dopaminagonisten im Frühstadium meist vorzuziehen ist, s. u.) durch einen L-Dopa-

Test überprüft werden. Nach Vorbehandlung mit Domperidon 3 × 20 mg über 24 Stunden, mindestens aber 30 mg ca. eine Stunde vor der L-Dopa-Gabe, werden 200 mg L-Dopa/Decarboxylasehemmer gegeben. Als Messparameter kann z. B. der Teil III der »Unified Parkinson's Disease Rating Scale« (UP-DRS) vor und ca. eine Stunde nach Medikamenteneinnahme herangezogen werden. Ein positiver Test (> 30 % Verbesserung der UPDRS-III-Scores) unterstützt die klinische Diagnose eines IPS. Alternativ wird seltener auch Apomorphin (50 µg/kg KG s. c.) gegeben (Gasser et al. 1992b). Dieser Test setzt wegen z. T. erheblicher Nebenwirkungen besondere Erfahrungen des Arztes voraus.

Tab. I 1.3: Anzeichen und Symptome, die bei akinetisch-rigidem Syndrom gegen die Diagnose eines idiopathischen Parkinson-Syndroms sprechen

- Nur partielles bzw. fehlendes Ansprechen auf eine suffiziente Therapie mit L-Dopa (bei ausreichender Toleranz: 800–1 000 mg/Tag)
- Schnelles Fortschreiten
- Posturale Instabilität und Stürze im ersten Jahr der Erkrankung
- Stürze im ersten Jahr der Erkrankung
- Dauerhafte Rollstuhlpflichtigkeit trotz Therapie
- Irregulärer Tremor oder Myoklonus
- Autonome Störungen im frühen Verlauf der Erkrankung (orthostatische Hypotension, Synkopen, Impotenz, Urininkontinenz oder -retention, Anhidrose)
- Ausgeprägte Gangstörung bei geringer oder fehlender Akinese der oberen Extremitäten
- Fehlende oder atypische L-Dopa-induzierte unwillkürliche Bewegungen, besonders in Gesicht und Nacken, oftmals durch eine sehr geringe Dosis L-Dopa hervorgerufen
- Ausgeprägte Augenbewegungsstörungen
- Im Vergleich zu den übrigen Symptomen überproportionale Dysarthrie oder Dysphagie
- Dysproportionaler Antecollis
- Kontrakturen
- Kalte Hände, durch Ergotamin-haltige Präparate ausgelöstes Raynaud-Phänomen
- Respiratorischer Stridor, verstärktes Schnarchen
- Fluktuationen der kognitiven Funktion
- Spontane, von der Therapie unabhängige, fluktuierende Halluzinationen

Die Diagnose IPS wird weiterhin unterstützt durch den Nachweis einer Hyposmie (Riechtestung z. B. durch »Sniffing-Sticks«). Quantitative Riechtests zeigen bei Patienten mit idiopathischem Parkinson-Syndrom in 80–100 % pathologische Ergebnisse (Anosmie ca. 51 %, schwere Riechstörung ca. 35 %, mittelgradige Riechstörung ca. 14 %). Im Gegensatz dazu weisen Patienten mit einer MSA zunächst eine normale Riechfunktion auf, bevor sie im weiteren Verlauf der Erkrankung ebenfalls hyposmisch werden. Patienten mit PSP und CBD sowie essenziellem Tremor weisen auch im Verlauf der Erkrankung eine normale Riechfunktion auf (Muller et al. 2002).

Im transkraniellen Ultraschall-B-Bild zeigt sich bei der idiopathischen Parkinson-Krankheit eine Hyperechogenität der *Substantia nigra*, die sich bei den nicht-idiopathischen Parkinson-Syndromen (mit Ausnahme der CBD) nicht findet (Berg et al. 2008). Die Anwendung dieser Untersuchungsmethode erfordert Übung und ist nur in der Hand des Erfahrenen zuverlässig.

Genetische Untersuchungen können sinnvoll sein bei familiärem Parkinson-Syndrom (bis zu 15 % der Patienten mit einer autosomal-dominanten Familienanamnese haben Mutationen im LRRK2-Gen; Berg et al. 2005), bei Patienten mit sehr frühem Krankheitsbeginn (vor dem 40. Lebensjahr, dann mit Mutationen in den rezessiven Parkinson-Genen Parkin, PINK1 oder seltener DJ1) oder, bei entsprechenden klinischen Hinweisen, zur Sicherung eines Fragilen-X-Tremor-Ataxie-Syndroms.

I 1.2 Primäre Parkinson-Syndrome (idiopathisches und hereditäre Parkinson-Syndrome)

I 1.2.1 Pathogenese und Klinik

Die neuropathologischen Veränderungen des IPS bestehen aus einem fortschreitenden Verlust dopaminerger Neurone vor allem im ventrolateralen Teil der *Substantia nigra pars compacta* (Fearnley und Lees 1991) und dem Auftreten intrazytoplasmatischer eosinophiler Einschlüsse, die neben zahlreichen anderen Proteinen und Lipiden vor allem aus fibrillärem α-Synuklein bestehen (*Lewy*-Körperchen und Lewy-Neuriten) (Gibb und Lees 1988, Spillantini et al. 1997). Dass diese charakteristischen Veränderungen nicht nur in der *Substantia nigra*, sondern auch in vielen anderen Teilen des Nervensystems, insbesondere im *Kortex*, dem *Nucleus basalis Meynert*, im *Locus coeruleus* und den sympathischen Ganglien beobachtet werden, ist schon lange bekannt. Neuere Befunde von Braak legen nahe, dass sich die Lewy-Pathologie mit einem typischen zeitlichen Muster im Gehirn ausbreitet: zunächst ist nicht die *Substantia nigra* betroffen, sondern vielmehr der *Bulbus olfactorius* und der dorsale Vaguskern (Krankheitsstadium I und II nach Braak). Diese Veränderungen führen noch nicht zu den typischen motorischen Symptomen des Parkinson-Syndroms, möglicherweise aber zu nicht-motorischen Krankheitsmanifestationen wie Riechstörungen, REM-Schlaf-Verhaltensstörungen und autonomen Dysfunktionen. Erst später betreffen die Veränderungen auch die *Substantia nigra* und die Raphe-Kerne des Mittelhirns (Braak-Stadium III und IV, damit Beginn der motorischen Symptome), um im Weiteren auch limbische, meso- und neokortikale Strukturen zu erreichen (Braak-Stadium V und VI, möglicherweise als Korrelat der dann auftretenden Parkinson-Demenz; Braak et al. 2003).

Die beim IPS vorwiegend betroffenen Neurone der *Substantia nigra pars compacta* projizieren zum Striatum. Als Folge ihrer Degeneration entsteht im Striatum ein Mangel an Dopamin. Klinisch wird ein Parkinson-Syndrom manifest, wenn etwa 50 % der dopaminergen Neurone der *Substantia nigra* untergegangen sind bzw. der striatale Dopamin-Gehalt um 70–80 % vermindert ist (Dauer und Przedborski, 2003).

Die Ursache des degenerativen Prozesses beim IPS ist (mit Ausnahme der erblichen Formen der Erkrankung, s. u.) unbekannt. Nach gegenwärtiger Auffassung dürfte in der Mehrzahl der Fälle ein Zusammenwirken von genetischer Prädisposition

(Nalls et al. 2011) und Umwelteinflüssen für die Krankheitsentstehung maßgeblich sein. In mehreren epidemiologischen Studien wurde versucht, exogene ätiologische Faktoren zu identifizieren. Während ländliche Umgebung, Pestizid-Exposition und Schädel-Hirn-Trauma als Risikofaktoren diskutiert werden (Gorell et al. 1998, Tanner und Aston 2000), sind Zigarettenrauchen, Alkohol- und Kaffeekonsum negativ mit dem Auftreten eines IPS assoziiert (Chen et al. 2010, Costa et al. 2010).

In 5–10 % aller Fälle wird ein Parkinson-Syndrom durch Mutation in bestimmten Genen verursacht und autosomal-dominant oder autosomal-rezessiv vererbt (Gasser 2009). Klinisch sind diese Patienten nicht von denen mit einem sporadischen Parkinson-Syndrom zu unterscheiden, allerdings ist der Erkrankungsbeginn bei erblichen Formen meist deutlich früher (Ausnahmen: LRRK2-Mutationen und α-Synuklein-Duplikationen, **Tab. I 1.1**).

Die Identifizierung der krankheitsassoziierten Gene hat in den vergangenen Jahren zu neuen Erkenntnissen über die zugrunde liegenden Pathomechanismen geführt. Bis heute wurden fünf Gene gefunden, die eindeutig als Krankheitsverursacher identifiziert werden konnten: Mutationen im Gen für *α-Synuklein* (PARK1/PARK4) und für LRRK2 (Dardarin, PARK8) führen zu dominanten Parkinson-Syndromen, während Mutationen im Parkin (PARK2)-, PINK1 (PARK6)- und DJ-1 (PARK7)-Gen zu früh beginnenden rezessiven Formen der Erkrankung führen. Die bisher identifizierten Mutationen bei familiären Parkinson-Syndromen deuten auf mehrere pathogenetische Prozesse hin, die wahrscheinlich auch beim sporadischen idiopathischen Parkinson-Syndrom bedeutsam sind (Cookson 2005). Der Nachweis von fibrillärem α-Synuklein als wesentlichem Bestandteil von *Lewy*-Körpern und *Lewy*-Neuriten auch bei sporadischen Parkinson-Erkrankungen (Spillantini et al. 1997), lässt eine zentrale Rolle dieses Proteins vermuten. Da nicht nur Punktmutationen, sondern auch Duplikationen und Triplikationen des intakten α-Synuklein-Gens zu einem dominant erblichen Parkinson-Syndrom führen können (Singleton et al. 2003), scheint eine »Überladung« der Zelle ein möglicher pathogenetischer Mechanismus zu sein. Durch genomweite Assoziationsuntersuchungen ist seit Kurzem außerdem bekannt, dass häufige genetische Varianten in den Genen für α-Synuklein, Map-Tau und einer ganzen Reihe anderer Gene das Risiko, an einem idiopathischen Parkinson-Syndorm zu erkranken, erhöhen können (Nalls et al. 2011). Da das Erkrankungsrisiko jedoch durch jede dieser Varianten nur um den Faktor 1,2 bis 1,5 erhöht wird, haben sie für die individuelle Risikoabschätzung keine praktische Relevanz.

Als weitere wesentliche pathogenetische Faktoren beim IPS werden eine mitochondriale Dysfunktion sowie (daraus resultierender?) oxidativer Stress diskutiert. Hierfür spricht, dass die Genprodukte des PARK6- (PINK1) und PARK2-Gens (Parkin) an der Elimination geschädigter Mitochondrien (»Mitophagie«) mitwirken und das Produkt des PARK7-Gens – DJ-1 –, wahrscheinlich als Sensor für oxidativen Stress fungiert. Als weitere mögliche Pathomechanismen werden Exzitotoxizität und entzündliche Prozesse diskutiert (Hirsch et al. 1998, Schulz 2006, Teismann und Schulz 2004).

Die **klinische Diagnose** eines IPS kann gestellt werden bei einem progressiven, anderweitig nicht erklärten neurologischen Beschwerdebild mit dem Kardinalsymptom »Akinese« und mindestens einem der zwei weiteren Kardinalsymptome »Rigor« und »Ruhetremor«. Die Diagnose eines IPS wird weiter gestützt durch gutes Ansprechen der Symptome auf L-Dopa, eine asymmetrische Symptomausprägung sowie durch das Auftreten L-Dopa-assoziierter Wirkungsschwankungen und Dyskinesien im Verlaufe der Krankheit (Ward und Gibb 1990) (**Tab. I 1.4**).

Der Variabilität der Symptomausprägung wird durch Zuordnung zu einem der drei Prävalenztypen Rechnung getragen: 1. Äquivalenztyp, 2. akinetisch-rigider Typ und 3. Tremor-dominanter Typ.

Tab. I 1.4: Diagnostische Kriterien des idiopathischen Parkinson-Syndroms (IPS)

Mögliches IPS Progressive Erkrankung mit mindestens zwei der drei Kardinalsymptome: Akinese, Rigor, Ruhetremor. Keine atypischen Zeichen.
Wahrscheinliches IPS Kriterien wie beim möglichen IPS und mindestens zwei der folgenden Zeichen: ausgeprägte Antwort auf L-Dopa, L-Dopa-induzierte Wirkungsschwankungen oder Dyskinesien, asymmetrische Symptomatik.
Sicheres IPS Kriterien wie beim wahrscheinlichen IPS. *Post mortem:* Degeneration pigmentierter Neurone der *Substantia nigra pars compacta*, vorwiegend im ventrolateralen Teil; Nachweis von Lewy-Körperchen in der *Substantia nigra*; keine oligodendroglialen Einschlusskörperchen.

(nach Gibb und Lees 1988, Ward und Gibb 1990)

Nicht-motorische Symptome wurden in den letzten Jahren als ein differentialdiagnostisch und vor allem auch therapeutisch relevanter Teil des Parkinson-Syndroms erkannt. Auf die Bedeutung der Einschränkung des Riechvermögens, der REM-Schlaf-Verhaltensstörung (RBD), der Depression und Obstipation als frühe und häufig prämotorische Zeichen für die Diagnose und Differentialdiagnose eines IPS wurde bereits hingewiesen. Weitere autonome Symptome im Verlauf umfassen vermehrten Speichelfluss und Talgsekretion, Störungen des Schwitzens mit Hyper- und Hypohidrose, Obstipation und bei fortgeschrittener Krankheit erektile Dysfunktion und Dranginkontinenz. Bei manchen Patienten kommt es trotz ausreichender Kalorienzufuhr zu einem erheblichen Gewichtsverlust, der bis zur Kachexie fortschreiten kann.

Zu den psychischen Symptomen des IPS gehören Depression, Verlangsamung des Denkens und eine verminderte Fähigkeit, Strategien und Denkkonzepte zu wechseln (Brown und Marsden 1988). Nach neueren Untersuchungen liegt die Punktprävalenz der Demenz beim IPS bei ca. 30 %. Kumulativ werden mindestens 75 % aller Parkinson Patienten eine Demenz entwickeln, im Mittel rund 10 Jahre nach Erkrankungsbeginn. Wesentliche Risikofaktoren für die Demenz sind ein hohes Alter, ein akinetisch-rigider Verlaufstyp und eine ausgeprägte motorische Symptomatik (Aarsland und Kurz 2010).

I 1.2.2 Verlauf

Das durchschnittliche Erkrankungsalter liegt beim IPS zwischen 50 und 60 Jahren. Ein Erkrankungsbeginn vor dem 30. Lebensjahr ist sehr selten.
Manche Autoren grenzen einen frühen Erkrankungsbeginn (vor dem 40. Lebensjahr) von dem klassischen Verlauf (über dem 40. Lebensjahr, mittlerer Erkrankungsbeginn ca. 59 Jahre) ab, allerdings gibt es keine biologische Grundlage für diese Grenze. Eine obere Altersgrenze für das Auftreten des IPS gibt es nicht. Nach der Mehrzahl der epidemiologischen Studien tritt die Erkrankung um das 1,5- bis 2-fache häufiger bei Männern als bei Frauen auf. Nach einer longitudinalen Studie aus Olmsted County, Minnesota, USA betrug die Inzidenz für ein idiopathisches Parkinson-Syndrom 10,8 : 100 000 (Bower et al. 1999). Die Altersverteilung der Inzidenz zeigt einen kontinuierlichen Anstieg mit dem Lebensalter von 1,3 : 100 000 in der Gruppe der 30- bis 49-Jährigen, bis hin zu 93,1 : 100 000 in der Gruppe der 70- bis 79-Jährigen (Bower et al. 1999).
Andere Gruppen kommen zu noch höheren Inzidenzraten: In einer holländischen Longitudinalstudie wurde eine Kohorte von über 6 800 Probanden prospektiv untersucht (de Lau et al. 2004). Die Inzidenz für die Entwicklung eines Parkinson-Syndroms betrug 30 : 100 000 Personen-Jahre bei Probanden im Alter von 55 bis 65 Jahren und stieg auf 440 : 100 000 in der Gruppe über 85-Jährigen. Die kumulative Inzidenz an einem Parkinson-Syndrom zu erkranken beträgt im Alter von 90 Jahren 7,5 % (Bower et al. 1999).
Die Prävalenz des IPS liegt bei 100–200 : 100 000 und nimmt – vergleichbar mit der Inzidenz – mit steigendem Alter kontinuierlich zu. Die Prävalenz bei den über 65-Jährigen beträgt in Europa 1 800 : 100 000 und bei den über 85-Jährigen 2 600 : 100 000 (de Rijk et al. 1995).
Das IPS ist eine stetig progrediente neurodegenerative Erkrankung. Die durchschnittliche Überlebenszeit von IPS-Patienten (einschließlich der Patienten mit einem postenzephalitischen Parkinson-Syndrom) mit einem Krankheitsbeginn vor 1950 betrug 18 Jahre (Pollock und Hornabrook 1966). Eine weitere Studie aus der Zeit vor der Einführung von L-Dopa berichtet, dass 28 % der Patienten mit einem Parkinson-Syndrom fünf Jahre nach Krankheitsbeginn behindert oder verstorben waren. Dieser Anteil stieg auf 61 % nach fünf bis neun Jahren, 83 % nach zehn bis 14 Jahren und fast 90 % nach 15 Jahren (Hoehn und Yahr 1967).
Seit Einführung der L-Dopa-Behandlung in den 1960er-Jahren wird der natürliche Verlauf des IPS nicht mehr beobachtet. Die Mortalität von IPS-Patienten hat sich der der Normalbevölkerung angenähert. Dennoch zeigen rezente Untersuchungen, dass die Mortalität bei Patienten mit idiopathischem Parkinson-Syndrom trotz dopaminerger Therapie um etwa den Faktor 1,8 erhöht bleibt, was insbesondere auf die Gruppe der Patienten mit Demenz zurückgeführt werden kann und darauf, dass im Langzeitverlauf auch andere Symptome dominieren, die schlecht oder gar nicht auf dopaminerge Therapie ansprechen, wie etwa posturale Störungen mit gehäuften Stürzen oder Dysphagie (de Lau et al. 2005, Hely et al. 2005). Patienten mit einem idiopathischen Parkinson-Syndrom tragen das 4,6fache Risiko, auf eine institutionelle Pflegeeinrichtung angewiesen zu sein (Berger et al. 2000). Der Tremordominante Typ hat unter den klinischen Subtypen die beste Prognose (Pollock und Hornabrook 1966).
Die vier häufigsten Todesursachen beim idiopathischen Parkinson-Syndrom sind identisch mit denen in der Normalbevölkerung: kardiovaskuläre Erkrankungen, maligne Tumoren, zerebrovaskuläre Erkrankungen und Bronchopneumonien. Andererseits führt die krankheitsassoziierte Immobilisierung signifikant häufiger als in der Normalbevölkerung zu den folgenden Todesursachen: interkurrente Infektionen (z. B. des harnableitenden Systems), infizierte Dekubiti und die Abfolge von Unfällen, Traumen und Operationen (Hoehn und Yahr 1967, Roos et al. 1996).

I 1.2.3 Therapeutische Prinzipien

I 1.2.3.1 Pathophysiologie

Dopamin übt seine Wirkung im Striatum über vorwiegend postsynaptisch lokalisierte Rezeptoren aus, die pharmakologisch in D1- und D2-Rezeptoren unterteilt werden (Kebabian und Calne 1979). Molekularbiologische Untersuchungen haben fünf verschiedene Rezeptorsubtypen identifiziert, die entsprechend ihren pharmakologischen Eigenschaften in D1-ähnliche (D1, D5) und D2-ähnliche (D2, D3, D4) unterteilt werden (Gingrich und Caron 1993).
Dopamin wird durch den hochaffinen Dopamintransporter wieder in präsynaptische Nervenendigungen aufgenommen und damit inaktiviert. Es wird außerdem enzymatisch durch die Catechol-O-Methyltransferase (COMT) und die vorwiegend glial lokalisierte Monoamin-Oxidase B (MAO B) abgebaut. Experimentelle Untersuchungen zeigen, dass es als Folge des striatalen Dopaminmangels zur gesteigerten Aktivität cholinerger striataler Interneurone und vermehrten Ausschüttung von Acetylcholin kommt. Acetylcholin übt seine Wirkung im *Striatum* vorwiegend über zentrale muskarinische Rezeptoren aus. Es hat komplexe Wirkungen auf GABAerge striatale Projektionsneurone. Der striatale Dopaminmangel führt zur tonisch gesteigerten neuronalen Aktivität in striatalen Projektionsneuronen zum externen Pallidum, im *Nucleus subthalamicus* und in den sogenannten Ausgangskernen der Basalganglien, dem internen Pallidum und der *Substantia nigra pars reticulata.* Ursache der tonischen Aktivitätsänderungen sind Dysbalancen zwischen hemmender γ-aminobutyraterger (GABAerger) und erregender glutamaterger Neurotransmission. Bei der Vermittlung der glutamatergen Transmission spielt der N-Methyl-D-aspartat-(NMDA-)Rezeptor eine entscheidende Rolle. Neben der gesteigerten tonischen Aktivität kommt es im *Nucleus subthalamicus* und den Ausgangskernen zu abnormen Aktivitätsmustern (Albin et al. 1995, Bergman et al. 1990, Klockgether und Turski 1989, Wichmann et al. 1994). Die gesteigerte und abnorme Aktivität der Ausgangskerne der Basalganglien führt über eine verstärkte GABAerge Hemmung zur Reduktion der Aktivität exzitatorischer thalamo-kortikaler Projektionen. Injektionen von Glutamatrezeptor-Antagonisten in den *Nucleus subthalamicus* führen in Tiermodellen des IPS zur Potenzierung der Effekte von L-Dopa (Klockgether und Turski 1990).

In gleicher Weise sind chirurgische Läsionen bzw. hochfrequente Stimulationen des *Nucleus subthalamicus* oder des internen Pallidums effektiv. Diese pathophysiologischen Beobachtungen sind Grundlage der elektrischen Tiefenhirnstimulation beim IPS (Kap. I 3).

I 1.2.3.2 Medikamentöse Behandlung (ges. gesch. Präparatenamen z. T. in Auswahl)

I 1.2.3.2.1 L-Dopa

Wirkmechanismus: L-Dopa ist die direkte Vorstufe von Dopamin. L-Dopa wird über aktive Mechanismen vom Gastrointestinaltrakt ins Blut und von dort ins ZNS transportiert. Es konkurriert dabei mit anderen neutralen Aminosäuren. Im *Striatum* wird L-Dopa in verbliebene nigrostriatale dopaminerge Nervenendigungen aufgenommen und durch eine Decarboxylase für aromatische L-Aminosäuren (AADC) in Dopamin umgewandelt. Das dabei gebildete Dopamin ergänzt noch vorhandenes Dopamin und unterliegt den gleichen Mechanismen der Freisetzung und Inaktivierung wie endogenes Dopamin. L-Dopa führt aber auch zu einer Erhöhung von Dopamin-Spiegeln in Hirngebieten wie dem Zerebellum, die keine dopaminergen Terminalen besitzen (Lloyd et al. 1975). Möglicher Ort der Decarboxylierung von L-Dopa sind hier nicht-dopaminerge Nervenendigungen und Gliazellen. Dopamin, das auf diesem Weg gebildet wird, wird in nicht-physiologischer Weise gespeichert, freigesetzt und inaktiviert. Die zur Behandlung des Parkinson-Syndroms erforderlichen Dosen von L-Dopa führen bei den meisten Patienten zu nicht tolerablen peripheren Wirkungen (Übelkeit, Hypertonie). L-Dopa wird deswegen ausschließlich in einer festen Kombination mit einem peripheren Hemmer der AADC (Benserazid oder Carbidopa) verabreicht. Im Folgenden wird mit der Abkürzung L-Dopa diese feste Kombination bezeichnet.

Pharmakokinetik: Orale Standardpräparationen von L-Dopa (Isicom®, Madopar®, Nacom®, Striaton®) stehen als Kapseln oder Tabletten zur Verfügung. Die Bioverfügbarkeit beträgt 90–100 %. Sie führen zu maximalen Plasmakonzentrationen in etwa 30 bis 60 Minuten und haben eine Plasmahalbwertszeit von 0,5 bis 2 Stunden (Cedarbaum et al. 1989, Yeh et al. 1989). Die periphere Pharmakokinetik von L-Dopa bleibt auch mit Fortschreiten des IPS unverändert (Nutt und Woodward 1986).

Eine schnell wirkende dispersible Form von L-Dopa steht in Form einer wasserlöslichen Tablette zur Verfügung (Madopar LT®). Diese Darreichungsform ähnelt in ihren pharmakokinetischen Eigenschaften den Standardpräparationen von L-Dopa. Die maximale Plasmakonzentration wird nach Herstellerangaben jedoch bereits nach 25 Minuten erreicht. Die dispersible Form ist hilfreich bei Patienten, die 1. nach Einnahme des Standardpräparats nur einen sehr langsamen Wirkeintritt verspüren, 2. unter der Standardpräparation über eine Akinesie am Nachmittag klagen, 3. Schluckschwierigkeiten haben und 4. sehr empfindlich gegenüber L-Dopa sind und eine exakte Titration des L-Dopa benötigen.

Retardpräparationen (Madopar® Depot, Nacom® Retard) setzen aufgrund einer besonderen galenischen Zubereitung L-Dopa im Magen verzögert frei. Sie haben eine Bioverfügbarkeit von etwa 70 %. Maximale Plasmakonzentrationen werden nach 1,6 bis 2,6 Stunden erreicht. Die Plasmakonzentrationen sind im Vergleich zu Standardpräparaten niedriger. Die Plasmahalbwertszeit von Depotpräparaten unterscheidet sich nicht wesentlich von der eines Standardpräparats und wird mit 0,5 bis 2 Stunden angegeben (Cedarbaum et al. 1989, Grahnen et al. 1992, Yeh et al. 1989). Das Öffnen der Kapseln führt zum Verlust der Retardwirkung, das Teilen der Tabletten zum partiellen Verlust dieser Wirkung (**Tab. I 1.5**).

Klinische Studien (Standardpräparationen): Die Wirksamkeit von L-Dopa beim IPS ist durch zahlreiche Studien belegt (Cotzias et al. 1969, Fahn et al. 2004). Ansprechen auf L-Dopa gilt heute als ein Kriterium für die klinische Diagnose eines IPS. Parkinson-Patienten, die nicht auf L-Dopa ansprechen, haben in der Regel kein IPS, sondern ein symptomatisches Parkinson-Syndrom oder eine andere neurodegenerative Erkrankung.

Es gibt zwei Haupttypen von pharmakologischen Antworten auf L-Dopa: 1. Die kurzdauernde Antwort *(short duration response)* führt zu einer Minuten bis Stunden anhaltenden Besserung der Parkinson-Symptomatik, die zeitlich eng mit der Einnahme von L-Dopa verbunden ist. Bei vielen Patienten treten im Langzeitverlauf zusammen mit der kurzdauernden Antwort Nebenwirkungen in Form von Dyskinesien auf. 2. Die langdauernde Antwort *(long duration response)* entwickelt sich nach Beginn einer L-Dopa-Behandlung über Tage bis Wochen und hält nach Absetzen noch Tage an. Möglicherweise entspricht die kurzdauernde L-Dopa-Antwort der nicht-physiologischen L-Dopa-Wirkung nach extraneuronaler Decarboxylierung, während die langdauernde Antwort auf der Umwandlung von L-Dopa zu Dopamin in dopaminergen Terminalen beruht (Nutt et al. 1997).

Die klinische Wirkung von L-Dopa ändert sich im Laufe einer mehrjährigen Behandlung erheblich. In den ersten Jahren führt die dreimalige Einnahme am Tag zu einer gleichmäßig anhaltenden Beweglichkeit. Absetzversuche bei solchen stabilen Patienten zeigen, dass ein erheblicher Teil der L-Dopa-Wirkung auf der langdauernden Antwort beruht. Nach drei bis fünf Jahren treten bei den meisten Patienten Wirkungsschwankungen (Fluktuationen) auf. Es wird dabei zwischen vorhersagbaren, von der L-Dopa-Einnahme abhängigen Fluktuationen und nicht vorhersagbaren, von der L-Dopa-Einnahme unabhängigen Fluktuationen unterschieden. Vorhersagbare Fluktuationen bestehen in der Regel in einer zu kurzen L-Dopa-Wirkdauer mit Wiedereintreten oder Verstärkung der Parkinson-Symptomatik vor der nächsten L-Dopa Einnahme. Sie werden im englischsprachigen Schrifttum auch als *Wearing-off* oder *End-of-dose*-Akinese bezeichnet. Für nicht vorhersagbare Wirkungsschwankungen werden auch die Bezeichnungen *On-off-Phänomen, random oscillations oder Yo-yoing* verwendet. Bei Patienten mit Wirkungsschwankungen ist die Wahrscheinlichkeit, dass mit der Besserung der Parkinson-Symptomatik Dyskinesien auftreten, deutlich erhöht. Die langdauernde L-Dopa-Antwort ist bei Patienten mit Wirkungsschwankungen im Vergleich zu stabilen Patienten deutlich reduziert oder fehlt vollständig.

Tab. I 1.5: Pharmakokinetik der Antiparkinson-Medikamente (gesetzlich geschützte Präparatenamen z. T. in Auswahl)

Substanz	Präparatenamen	Tagesdosis (mg)	Applikationsart	Bioverfügbarkeit (%)	Zeit bis max. Plasmakonz. (Std.)	Plasmahalbwertszeit (Std.)
L-Dopa						
L-Dopa, Standard	Isicom® Madopar® Nacom®	200–1 000	oral	90–100	1,0	0,5–2
L-Dopa, dispersibel	Madopar® LT	200–1 000	oral	90–100	0,4	0,5–2
L-Dopa, retardiert	Madopar® depot Nacom® retard	300–1 200	oral	70	1,6–2,6	0,5–2
Dopaminagonisten						
Ergoline						
Bromocriptin	Kirim® Pravidel®	7,5–50(–120)	oral	3–6	0,5–3	3–6
α-Dihydroergocryptin	Almirid®	15–60	oral	?	1	10–19
Lisurid	Dopergin®	1,2–3	oral	14	0,5–2,5	2–3
Pergolid	Parkotil®	1,5–5(–15)	oral	?	1–2	15–42
Cabergolin	Cabaseril®	2–6(–15)	oral	50–80	2–4	65(–110)
Nicht-Ergoline						
Pramipexol	Sifrol®	0,7–3,15	oral	>90	1–3	8–12
Ropinirol	Requip®	3–24(–40)	oral	55	1,5	6–8
Piribedil	Clarium®	150–250	oral	10	3–6	12
Rotigotin	Neupro®	4–16	transdermal	37	24–48	5–7
Apomorphin	Apomorphin®	5–60	subkutan	100	0,1–0,3	0,5
MAO B-Hemmer						
Selegilin	Antiparkin® Deprenyl® Movergan® Selegam®	5–10	oral	entfällt (irreversible Hemmung)	entfällt	entfällt
Rasagilin	Azilect®	1	oral	entfällt (irreversible Hemmung)	entfällt	entfällt
Amantadin						
Amantadin-Hydrochlorid Amantadin-Sulfat	Amantadin ratiopharm®	200–300	oral	100	1–4	15
	PK-Merz® Tregor®	200–300	oral	100	6–10	15
	PK-Merz®	200–600	intravenös	100	?	?
Anticholinergika						
Benzatropin	Cogentinol®	3–6	oral	?	?	?
Biperiden, Standard	Akineton® Biperiden-neuraxpharm® Biperiden-ratiopharm® Desiperiden® Norakin®	6–12	oral	30	1,5	24
Biperiden, retardiert	Akineton® retard	6–12	oral	?	4,5	?
Bornaprin	Sormodren®	6–12	oral	?	1,5	30
Metixen	Metixen-Berlin Chemie® Tremarit®	15–30	oral	?	?	?
Procyclidin	Osnervan®	15–30	oral	?	?	10–14
Trihexyphenidyl, Standard	Artane® Parkopan®	6–15	oral	?	?	8–13
Trihexyphenidyl, retardiert	Artane retard®	6–15	oral	?	?	?
Clozapin	Leponex®	6,25–125	oral	27	1,1–3,6	9–17

Das neurobiologische Korrelat dieser Veränderungen ist nicht bekannt. Traditionell wird das Auftreten von Wirkungsschwankungen auf eine fortschreitende Degeneration dopaminerger Terminalen mit zunehmend geringerer Dopamin-Speicherkapazität zurückgeführt *(storage hypothesis)*. Die geringere Dopamin-Speicherkapazität bietet eine überzeugende Erklärung für die im Laufe der Krankheit ab-

nehmende Dauer der L-Dopa-Antwort. Andere Beobachtungen sind jedoch durch diese Hypothese nicht zu erklären. So nimmt die Wirkdauer des direkten Dopaminagonisten Apomorphin im Laufe der Krankheit etwa im gleichen Maß ab wie die von L-Dopa (Bravi et al. 1994). Weiterhin ist die Dauer der L-Dopa-Wirkung bei Patienten mit asymmetrischem Parkinson-Syndrom auf beiden Körperseiten gleich (Kempster und Lees 1994).
Zusätzlich zu diesen zentralen Mechanismen kann ein verzögerter Beginn der L-Dopa-Wirkung durch periphere Parameter wie geringe Magenmotilität oder verzögerte Auflösung der Tablette/Kapsel im Magensaft bedingt sein. Modelluntersuchungen legen nahe, dass die Änderungen der L-Dopa-Wirkung im Laufe der Erkrankung auf 1. eine Erhöhung der erforderlichen L-Dopa-Konzentration am Wirkort, 2. ein kürzeres Verbleiben von L-Dopa am Wirkort und 3. eine steilere Dosis-Wirkungs-Beziehung zurückzuführen sind. Gleichzeitig sinkt die für das Auftreten von Dyskinesien erforderliche L-Dopa-Konzentration (Nutt et al. 1997).
Experimentelle Untersuchungen legen nahe, dass intermittierende (pulsatile) Gabe von L-Dopa sowohl das Auftreten von Wirkungsfluktuationen als auch von Dyskinesien (unerwünschte Wirkungen s. u.) begünstigt (Blanchet et al. 2001, Engber et al. 1991, Olanow et al. 2000). Es wird angenommen, dass es zu behandlungsinduzierten Änderungen striataler Dopaminrezeptoren und konsekutiv der peptidergen und glutamatergen Neurotransmission in den Basalganglien kommt.
In aktiven Vergleichsstudien zeigten Patienten im Monotherapiearm mit Standard-L-Dopa Dyskinesien und/oder motorische Fluktuationen in 51 % der Fälle innerhalb von zwei Jahren (Parkinson Study Group 2000; mittlere Dosis 550 mg/Tag L-Dopa), in 45 % innerhalb von fünf Jahren (Rascol et al. 2000; mittlere Dosis 753 mg/Tag L-Dopa) und in 26 % Dyskinesien bzw. in 43 % motorische Komplikationen (Wirkungsfluktuationen und Dyskinesien) innerhalb von drei Jahren (Oertel et al. 2006; mittlere Dosis 504 mg/Tag L-Dopa).
Klinische Studien (Retardpräparationen): Retardpräparationen sind in einer großen Anzahl offener Studien an Patienten mit Wirkungsschwankungen geprüft worden. In den meisten dieser Studien wird über eine insgesamt verbesserte Beweglichkeit, Abnahme der Off-Zeiten sowie geringere Wirkungsschwankungen berichtet. Oft nehmen jedoch Dyskinesien zu, und es besteht weiter Bedarf an nichtretardiertem L-Dopa (Übersicht: Koller und Pahwa 1994). In einer großen, kontrollierten Studie wurden *de novo*-Patienten über fünf Jahre mit der Standardpräparation L-Dopa (mittlere Dosis 426 mg/Tag) oder mit der Retardpräparation (mittlere bioverfügbare Dosis 510 mg/Tag) behandelt. Beide Präparate besserten die Parkinson-Symptome in ähnlicher Weise und führten bei 21 % der Patienten innerhalb des Beobachtungszeitraums zu motorischen Fluktuationen und Dyskinesien (Koller et al. 1999). Somit konnte kein Vorteil der retardierten Form gegenüber der Standardpräparation festgestellt werden. Der vergleichsweise geringe Anteil von Patienten mit motorischen Fluktuationen und/oder Dyskinesien wurde auf die geringe Dosierung des L-Dopa, auf eine langsame Progression der Erkrankung bei den Patienten, die bis zum Ende an der Studie teilnahmen und nicht vorzeitig ausschieden, und auf die Definition und Bewertung der motorischen Komplikationen zurückgeführt. Eine Behandlung von *de novo*-Patienten mit retardierten L-Dopa-Präparaten kann aufgrund der derzeitigen Studienlage nicht empfohlen werden.

Retardierte L-Dopa-Präparate werden heute aus zwei Gründen zur Therapie eingesetzt:

1. *Nächtliche Akinese*. Nächtliche Schlafstörungen von Parkinson-Patienten können durch verstärkte motorische Symptome während der zweiten Nachthälfte auftreten. Diese sind auf die nachlassende Wirkung des zuletzt am Abend verabreichten Standardpräparats zurückzuführen. In dieser Situation ist die Verabreichung eines Retardpräparates in Form von Madopar-Depot® (100 mg L-Dopa/25 mg Benserazid) oder 100/200 mg Nacom retard® (100/200 mg L-Dopa und 25/50 mg Carbidopa) zu empfehlen. Darunter können allerdings nächtliche Dyskinesien, Unruhe, Insomnie oder lebhafte Träume auftreten. Retardierte Präparate führen gelegentlich auch zur Besserung der morgendlichen *Off*-Dystonie, selten zur Verstärkung der morgendlichen Akinese.

2. *Milde oder mäßige, L-Dopa-bedingte, vorhersagbare End-of-dose-Wirkungsverluste*. Wirkungsschwankungen können mit retardierten L-Dopa-Präparaten geglättet werden. Allerdings ist am Morgen häufig die Einnahme einer Standardpräparation vor oder zeitgleich mit der Einnahme der ersten Retardtablette erforderlich, um für den Patienten innerhalb der nächsten 30 bis 60 Minuten eine Beweglichkeit zu gewährleisten. Über den Tag werden dann entweder nur Retardpräparationen oder eine Kombination mit Standardpräparationen verwendet. Obwohl initial erhofft, die Wirkung der einzelnen Dosis eines Retardpräparats halte fünf bis sechs Stunden an, muss das Medikament in der Regel alle drei bis vier Stunden verabreicht werden. Bei schweren und fortgeschrittenen Wirkungsschwankungen sollte zu den einzelnen Gaben zusätzlich auch die Standardpräparation gegeben werden.

Mit Duodopa® steht ein Präparat zur Verfügung, das über eine PEG kontinuierlich ins Duodenum appliziert werden kann. Es eignet sich, um Patienten mit Schluckstörungen zu behandeln, oder um bei Patienten mit schweren Dyskinesien eine gleichmäßige kontinuierliche Applikation zu gewährleisten (Nyholm et al. 2005).

Unerwünschte Wirkungen – L-Dopa induzierte Dyskinesien und Dystonien

L-Dopa kann insbesondere bei jüngeren Parkinson-Patienten und im Langzeitverlauf zu abnormen unwillkürlichen Bewegungen führen, die unter dem Begriff der Dyskinesien zusammengefasst werden. Die bei mit L-Dopa behandelten Parkinson-Patienten auftretenden Dyskinesien werden in mobile (hyperkinetische), in der Regel schmerzlose Dyskinesien (an den Extremitäten betonte *choreatische Bewegungen*, choreodystone und selten choreoathetoide Bewegungen) und schmerzhafte Dystonien (langsame oder fixierte Dyskinesien) unterteilt. Bei Gesunden treten Dyskinesien selbst nach akuter Gabe hoher Dosen von L-Dopa nicht auf. Wie zuvor dargestellt, sinkt bei Patienten die Schwelle für das Auftreten von Dyskinesien im Laufe der Krankheit. Dyskinesien treten zuerst zum Zeitpunkt der maximalen L-Dopa-Spiegel auf (*Peak-dose*-Dyskinesien). Nach langdauernder L-Dopa-Behandlung können Dyskinesien während der gesamten *On*-Phase vorhanden sein (Plateau-Dyskinesien). Seltener kommt es zu biphasischen Dyskinesien, die beim Anstieg und Abfall der wirksamen L-Dopa-Konzentration auftreten.

Schmerzhafte Dystonien treten in der Regel in der beginnenden oder abklingenden *Off*-Phase auf und sind somit durch die Behandlung induziert. Sehr selten kommen Dystonien neben dem akinetisch-rigiden Syndrom bei unbehandelten Parkinson-Patienten vor. Ebenfalls selten sind schmerzlose Dystonien in On-Phasen (*On*-Dystonien) (Poewe et al. 1988). Die Behandlung der L-Dopa-induzierten Dyskinesien ist unten dargestellt.

Unerwünschte Wirkungen – L-Dopa induzierte Psychosen

L-Dopa kann exogene Psychosen induzieren. Ähnlich wie die L-Dopa-induzierten Dyskinesien treten L-Dopa-induzierte Psychosen häufiger bei Patienten mit fortgeschrittener Krankheit und langer Behandlungsdauer auf. L-Dopa-induzierte Psychosen entwickeln sich oft in stereotyper Weise: Vorzeichen der Psychose sind lebhafte Träume. Die beginnende Psychose äußert sich meist in visuellen Illusionen (Pseudohalluzinationen), von denen sich die Patienten zunächst noch distanzieren können. Im weiteren Verlauf verlieren sie die Einsicht in den Trugcharakter ihrer gestörten Wahrnehmungen (Halluzinationen). Bei weiterem Fortschreiten kann es zu einem Beeinträchtigungs- und Verfolgungswahn mit dadurch bedingtem feindseligem Verhalten kommen. Die Behandlung der L-Dopa-induzierten exogenen Psychosen ist weiter unten dargestellt.

Weitere unerwünschte Wirkungen von L-Dopa sind orthostatische Hypotonie und gastrointestinale Störungen in Form von Übelkeit und Brechreiz. Diese Wirkungen sind oft zu Beginn einer Behandlung ausgeprägt und lassen im weiteren Verlauf nach. Falls erforderlich, wird die orthostatische Hypotonie mit physikalischen Maßnahmen (gesteigerte Flüssigkeits- und Salzzufuhr, körperliches Training, Stützstrümpfe) und medikamentös (3 × 20 mg Domperidon, Motilium®, in Ausnahmefällen 1–3 × 0,1 mg Fludrocortison, Astonin® H) behandelt. Vor allem Übelkeit und Brechreiz können wirksam mit dem peripher wirksamen Dopaminrezeptor-Antagonisten Domperidon in einer Dosis von 20 mg jeweils 30 Minuten vor Einnahme von L-Dopa verhindert werden. In der Regel gelingt es nach etwa sechs Wochen das Domperidon langsam abzusetzen, ohne dass erneut Nebenwirkungen auftreten. Weitere unerwünschte Wirkungen von L-Dopa sind in **Tab. I 1.6** aufgeführt. Ein Melanom stellt keine Kontraindikation für die Behandlung mit L-Dopa dar (Weiner et al. 1993).

L-Dopa-Toxizität

In der Zellkultur wirken bereits geringe Dosen von L-Dopa toxisch auf dopaminerge mesenzephale Neurone. Diese Toxizität vermindert sich jedoch in Neuron-Glia-Kokulturen und ist *in vivo* nicht nachweisbar (Murer et al. 1998). Um die Effektivität und Toxizität von L-Dopa zu untersuchen, wurden erstmals in einer doppelblinden, randomisierten Studie drei verschiedene L-Dopa-Dosierungen (150 mg/Tag, 300 mg/Tag, 600 mg/Tag) gegen Placebo über 40 Wochen und nach einer darauf folgenden zweiwöchigen Auswaschphase verglichen. Klinisch zeigten sich dosisabhängige Effekte des L-Dopa nicht nur unter der Therapie selbst, sondern die während der Studie mit L-Dopa behandelten Patienten waren gemessen in klinischen Skalen auch nach einer zweiwöchigen Auswaschphase deutlich besser als die mit Placebo behandelten Parkinson-Patienten (Fahn et al. 2004). Im Gegensatz zu den klinischen Daten zeigten die L-Dopa-behandelten Patienten bei der Darstellung der Dopamintransporter im SPECT zwei Wochen nach der Auswaschphase im Vergleich mit den mit Placebo behandelten Patienten (–1,4 %) eine dosisabhängige Reduktion (bis zu 7,2 %) der Bindung des Liganden an den Dopamintransporter. Während die klinischen Daten also für eine Verlangsamung der Erkrankungsprogression oder anhaltende Effekte von L-Dopa auf die Symptome sprechen, implizieren die SPECT-Befunde das Gegenteil, nämlich dass L-Dopa den Untergang nigrostriataler Terminalen beschleunigt oder dass die pharmakologischen L-Dopa-Effekte anhaltend die Kinetik des Dopamintransporters verändern. Dieser Widerspruch ist derzeit nicht zu klären.

I 1.2.3.2.2 Dopaminagonisten

Dopaminagonisten stimulieren direkt prä- und postsynaptische Dopaminrezeptoren. Sie müssen daher nicht wie L-Dopa enzymatisch in eine wirksame Form umgewandelt werden. Alle Dopaminagonisten üben ihre Wirkung vorwiegend durch die Stimulation von D2- und D3-Rezeptoren aus. Die einzelnen Substanzen unterscheiden sich aber in ihrer Wirkung auf andere Dopaminrezeptoren, ihrer Wirkdauer und ihrem Nebenwirkungsprofil. Dopaminagonisten sind heute zum festen Bestandteil der Parkinsontherapie geworden (**Tab. I 1.5** und **Tab. I 1.7**). Studien haben gezeigt, dass die initiale Monotherapie mit Dopaminagonisten bzw. die frühe Kombination von L-Dopa mit einem Dopaminagonisten das Auftreten von Dyskinesien und anderen motorischen Komplikationen hinausschiebt (Oertel et al. 2006, Parkinson Study Group 2000a, Rascol et al. 2000). Allerdings sind diese Unterschiede nach 6 Jahren nur noch gering und haben keinen Einfluss auf die Aktivitäten des täglichen Lebens und die motorische Behinderung (Parkinson Study Group CALM Cohort Investigators 2009).
Diskutiert wird, ob Dopaminagonisten auch direkte protektive Effekte besitzen, da sie die während des Krankheitsverlaufes – gemäß Darstellung des präsynaptischen Dopamintransporters (SPECT) und der striatalen L-Dopa-Aufnahme (^{18}F-Dopa-PET) – zu beobachtende Abnahme der nigrostriatalen Funktion im Vergleich zu mit L-Dopa behandelten Patienten verzögern (Marek et al. 2002). Vergleicht

man allerdings die Abnahme der Bindung an den präsynaptischen Dopamintransporter bei mit Pramipexol behandelten Patienten (Marek et al. 2002) mit der von Kontrollen (Fahn et al. 2004), zeigt sich bei beiden Kollektiven eine Abnahme von ca 1,5 % über 40 Wochen, während die Abnahme in der mit 600 mg L-Dopa pro Tag behandelten Gruppe 7,2 % beträgt (Fahn et al. 2004).

I 1.2.3.2.2.1 Ergoline als Dopaminagonisten

Zu den Ergolin-Dopaminagonisten zählen Bromocriptin (Kirim®, Pravidel®), Lisurid (Dopergin®), Pergolid (Parkotil®), α-Dihydroergocriptin (Almirid®, Cripar®) und Cabergolin (Cabaseril®). Bromocriptin, Lisurid und Pergolid waren die ersten zur Behandlung eingeführten Dopaminagonisten. Alle Ergoline neigen zu einer Induktion von Fibrosen. Dazu zählen retroperitoneale Fibrosen, Lungenfibrosen und insbesondere Herzklappenfibrosen (Horvath et al. 2004, Van Camp et al. 2003, 2004, Pinero et al. 2005, Peralta et al. 2006, Junghanns et al. 2007, Zanettini et al. 2007, Schade et al. 2007). Auch wenn erste Hinweise für eine dosisabhängige Toxizität sprechen, sind Inzidenz, Prävalenz, Pathogenese sowie die genaue Dosis- und Einnahmedauerabhängigkeit wie auch die Reversibilität der Veränderungen bisher nur unzureichend geklärt. Fast alle Hersteller haben diese Medikamente inzwischen als Reservemedikament eingestuft, sie sollten daher nicht als erster Dopaminagonist eingesetzt werden. Bei Patienten, die auf diese Medikamente eingestellt sind, müssen aus den genannten Gründen halbjährliche körperliche Untersuchungen mit Auskultation der Lunge und des Herzens durchgeführt werden und jährliche Echokardiographien.

Tab. I 1.6: Unerwünschte Wirkungen von Antiparkinson-Medikamenten

Substanz	Gastrointestinal	Autonom	Motorisch	Psychisch	Andere
L-Dopa	Übelkeit Erbrechen	Orthostatische Hypotension Tachykardie Vermehrtes Schwitzen	Dyskinesien Dystonien	Halluzinationen Wahn Unruhe Verwirrtheit Hypersexualität	
Ergolin-haltige Dopaminagonisten	Übelkeit Erbrechen Obstipation	Orthostatische Hypotension	Dyskinesien Dystonien	Halluzinationen Wahn Unruhe Verwirrtheit Impulskontrollstörungen • Kaufsucht • Spielsucht • Hypersexualität • pathologisches Essverhalten	Pleuropulmonale Fibrose Herzklappenfibrosen Magenblutung Raynaud-Phänomen Beinödeme
Non-Ergolin-Dopaminagonisten	Übelkeit Erbrechen Obstipation	Orthostatische Hypotension	Dyskinesien Dystonien	Halluzinationen Wahn Unruhe Verwirrtheit Impulskontrollstörungen • Kaufsucht • Spielsucht • Hypersexualität • pathologisches Essverhalten	Plötzliche exzessive Tagesmüdigkeit (»Schlafattacken«)
Selegilin			Dyskinesien Dystonien	Halluzinationen Wahn Unruhe Verwirrtheit Hypersexualität	
Rasagilin	Übelkeit	Zunahme einer vorbestehenden orthostatischen Hypotension	Zunahme der vorbestehenden Dyskinesien		Infektionen Kopfschmerzen Gewichtsabnahme
Amantadin				Halluzinationen Wahn Unruhe Verwirrtheit	Livedo reticularis Knöchelödeme
Anticholinergika	Übelkeit Erbrechen Obstipation	Mundtrockenheit Tachykardie Harnverhalt Erhöhung des Augeninnendrucks		Unruhe Mnestische und kognitive Störungen Verwirrtheit	
Clozapin		Vermehrter Speichelfluss		Wie Anticholinergika Sedierung	Epileptische Anfälle Agranulozytose

Tab. I 1.7: Rezeptorspezifität der Dopaminrezeptor-Agonisten

Agonist	D_1	D_2	D_3	D_2/D_3
Apomorphin	+	+++	k. A.	k. A.
Bromocriptin	–	++	+	9 : 1
Cabergolin	+	+++	++	k. A.
α-Dihydroergocriptin	±	+++	k. A.	k. A.
Lisurid	±	+++	+++	k. A.
Pergolid	+	+++	+++	1 : 1
Pramipexol	0	++	+++	1 : 7
Ropinirol	0	+++	++	3 : 1
Rotigotin	+	++	+++	1 : 20
Piribedil	0	+++	++	k. A.

+ = Agonist (niedrige Affinität), ++ = Agonist (hohe Affinität), +++ = Agonist (sehr hohe Affinität), ± = partieller Agonist, – = keine Affinität, k. A. = keine Angaben, Information nicht verfügbar

Für die fibrotischen Reaktionen der Ergolin-Dopaminagonisten wird eine ihnen gemeinsame agonistische Wirkung am 5-HT_{2b}-Rezeptor verantwortlich gemacht (Pergolid, Cabergolin, Bromocription). Unter dem Ergolin-Derivat Lisurid sind bisher keine Herzklappenfibrosen nachgewiesen worden; es hat am 5-HT_{2b}Rezeptor antagonistische Wirkung.

I 1.2.3.2.2.2 Non-Ergoline als Dopaminagonisten

Ropinirol, Pramipexol, Rotigotin und Piribedil (Clarium®) sind Nicht-Ergolin-Dopaminagonisten. Sie wurden entwickelt, um typische Nebenwirkungen der Ergolin-Dopaminagonisten zu mildern. In der Tat zeigt Pramipexol eine geringe Inzidenz peripherer Nebenwirkungen, wie z. B. Übelkeit oder orthostatische Hypotension (Wermuth et al. 1994). Einige Patienten mit ausgeprägten peripheren Nebenwirkungen unter Ergolin-Dopaminagonisten vertragen Pramipexol oder Ropinirol deutlich besser. Gemäß einer direkten Vergleichsstudie mit Bromocriptin scheint das Nebenwirkungsspektrum von Ropinirol dem von Ergolin-Dopaminagonisten ähnlich zu sein (Brunt et al. 2002, Clarke und Deane 2000, 2001). Allerdings scheint die Gefahr des Auftretens von Fibrosen, einschließlich der von Herzklappenfibrosen, geringer (Peralta et al. 2006, Junghanns et al. 2007, Schade et al. 2007, Zanettini et al. 2007).

Ropinirol
Wirkmechanismus: Ropinirol (Requip®) ist kein Ergolin-Derivat, sondern ein Phenolindolon-Derivat. Es besitzt hohe Affinität zu D2-Rezeptoren (Eden et al. 1991).

Pharmakokinetik: Ropinirol wird oral gut resorbiert und besitzt eine Bioverfügbarkeit von etwa 50 %. Maximale Plasmaspiegel werden nach 1,5 Stunden erreicht. Die Plasmahalbwertszeit beträgt drei bis zehn Stunden. Eine retardierte Form steht zur Verfügung.

Klinische Studien: Ropinirol wurde in der Frühphase und in fortgeschrittenen Stadien der Erkrankung geprüft. Im Vergleich zu L-Dopa ist Ropinirol in frühen Krankheitsstadien etwa gleich wirksam, während es in späteren Stadien geringer wirkt. Wirksame Dosierungen von bis zu 9 mg werden in einschleichender Dosierung etwa innerhalb acht Wochen erreicht. Bei Patienten mit Wirkungsschwankungen erlaubt Ropinirol die Off-Phasen zu verkürzen und die Dosis von L-Dopa um bis zu 20 % zu reduzieren (Brooks et al. 1995, Rascol et al. 1996). Ropinirol wurde bei *de novo*-Parkinson-Patienten über fünf Jahre in einer multizentrischen, doppelblind durchgeführten Studie gegenüber L-Dopa getestet. Patienten, die initial eine Monotherapie mit Ropinirol erhielten, zeigten nach fünf Jahren ein deutliches reduziertes Risiko für Dyskinesien (Rascol et al. 2000): 16 % der Patienten, die zum Beginn der Studie einer Therapie mit Ropinirol zugeordnet wurden, beendeten diese mit einer Monotherapie von Ropinirol. Nur 5 % dieses Therapiearms entwickelten Dyskinesien. Dagegen entwickeln 20 % der Patienten, die nach Randomisierung mit einer Ropinirol-Therapie begannen, im weiteren Verlauf aber zusätzlich einer Medikation mit L-Dopa bedurften, Dyskinesien. Von den Patienten schließlich, die randomisiert mit einer L-Dopa Therapie begannen und während der fünf Jahre bei einer Monotherapie mit L-Dopa verblieben, zeigten 46 % Dyskinesien. Die Behandlung der motorischen Symptome zeigte keine signifikanten Unterschiede zwischen der Behandlungsgruppe, die ausschließlich L-Dopa erhielt und der Gruppe, die Ropinirol mit oder ohne L-Dopa (zusammen analysiert) einnahm. Kein Unterschied fand sich auch bezüglich des Auftretens von motorischen Wirkungsfluktuationen (End-of-dose-Akinesie).
In retardierter Form ist Ropinirol effektiv als Monotherapie (Stocchi et al. 2008) und in Kombination mit L-Dopa (Pahwa et al. 2007). Dabei erweist sich die retardierte Form als nebenwirkungsärmer und kann schneller eindosiert werden. Beim fortgeschrittenen Parkinson-Syndrom gelingt mit retardiertem Ropinirol eine Reduktion der »*Off*-Zeit« häufiger als mit dem normalen Präparat. Dieses ist vermutlich darauf zurückzuführen, dass bei besserer Verträglichkeit höhere Dosierungen möglich sind (Stocchi et al. 2011).

Unerwünschte Wirkungen: Die unerwünschten Wirkungen von Ropinirol entsprechen denen von Bromocriptin (**Tab. I 1.6**). Die Dopaminagonisten mit Nicht-Ergolin-Struktur wurden in der Hoffnung auf weniger unerwünschte Wirkungen entwickelt. Dies

wurde jedoch nur zum Teil gefunden, und ein direkter Vergleich zwischen Bromocriptin und Ropinirol hat diese Erwartungen nicht erfüllt (Brunt et al. 2002, Clarke und Deane 2000, 2001). Allerdings wurde unter Ropinirol bisher nicht über das Auftreten von Herzklappenfibrosen berichtet.
Bei den beiden Nicht-Ergolinen Ropinirol und Pramipexol wurden exzessive Tagesmüdigkeit und plötzlich einsetzende Schlafattacken beobachtet (Frucht et al. 1999). Dieses Phänomen wird eher bei der Eindosierung als in der Phase der Dosiserhaltung beobachtet. Ferner ist dieser Effekt dosisabhängig und wurde v. a. bei Dosen von 2,1 mg Pramipexol/Tag bzw. 16 mg Ropinirol/Tag beobachtet. Untersuchungen haben inzwischen gezeigt, dass das plötzliche Einschlafen nicht ein spezifisches Problem von Nicht-Ergolin-Agonisten, sondern ein generelles Problem jeder dopamimetischen Therapie darstellt (s. »Schlafstörungen«).

Pramipexol
Wirkmechanismus: Auch Pramipexol (Sifrol®) ist kein Ergolin, sondern ein synthetisches Aminobenzathiazol-Derivat (Hubble et al. 1995). Pramipexol ist ein voller Agonist an D2-Rezeptoren. Allerdings ist die Affinität zu D3-Rezeptoren höher als die zu D2-Rezeptoren (Mierau et al. 1995). Entsprechend der Verteilung von D3-Dopaminrezeptoren erfolgt die Bindung von Pramipexol vor allem im Nucleus caudatus und im mesolimbischen System.

Pharmakokinetik: Pramipexol wird oral gut resorbiert, die Bioverfügbarkeit beträgt über 90 %. Die Plasmahalbwertszeit beträgt acht Stunden. Es steht ein retardiertes Präparat zur Verfügung.

Klinische Studien: Die klinische Wirkung von Pramipexol ist in randomisierten, placebokontrollierten Studien an de *novo*-Patienten und bei Patienten mit fortgeschrittener Erkrankung in der Kombination mit L-Dopa nachgewiesen worden. Danach ist Pramipexol effektiv bei der Behandlung der motorischen Symptome von de novo-Parkinson-Patienten als Monotherapie (Parkinson Study Group 2000a) und in Kombination mit L-Dopa (Lieberman et al. 1997). In einer multizentrischen, randomisierten, doppelblind durchgeführten Studie über zwei Jahre zeigten Patienten mit einer Pramipexol-Monotherapie oder einer Kombination von Pramipexol und L-Dopa signifikant weniger motorische Komplikationen als Patienten mit einer L-Dopa-Monotherapie (Parkinson Study Group 2000a). Möglicherweise ist die Behandlung zusätzlich neuroprotektiv, da mit funktioneller Bildgebung im Vergleich zur Behandlung mit L-Dopa eine verringerte Abnahme des Dopamintransporter-Signals – verwendet als Surrogat-Roleer für die Dichte der nigrostriatalen Innervation – nachgewiesen wurde (Marek et al. 2002).
Pramipexol als Monotherapie oder in Kombination mit L-Dopa scheint besonders effektiv bei der Behandlung des Ruhetremors in milden als auch in fortgeschrittenen Stadien der Parkinson Krankheit zu wirken (Pogarell et al. 2002).
Die einmalige Gabe von retardiertem Pramipexol ist ebenso effektiv wie die dreimalige Gabe des normalen Präparats und zeigt gegenüber Placebo eine deutliche Wirkung (Hauser et al. 2010). Eine Umsetzung kann über Nacht erfolgen (Rascol et al. 2010b). Beide Präparationen sind gleich effektiv, zeigen identische Nebenwirkungen und erreichen die gleiche Dosierung sowohl bei *de novo* Patienten als auch als *add on* bei mit L-Dopa behandelten Patienten (Poewe et al. 2011, Schapira et al. 2011).

Unerwünschte Wirkungen: Pramipexol besitzt eine sehr geringe Neigung, orthostatische Hypotonie auszulösen. Bezüglich der Diskussion über Pramipexol-induzierte Tagesmüdigkeit und Einschlafattacken wird auf die Diskussion der Ropinirol-Nebenwirkungen und auf den Abschnitt »Schlafstörungen« verwiesen. Herzklappenfibrosen unter Pramipexol wurden bisher nicht berichtet.

Apomorphin
Wirkmechanismus: Das chemisch den Apomorphinalkaloiden zugehörige Emetikum Apomorphin (Apomorphin® Ampullen) steht in Ampullenform zur subkutanen Anwendung zur Verfügung. Apomorphin ist ein D1- und D2-Rezeptor-Agonist.

Pharmakokinetik: Im Gegensatz zu den oral wirksamen Dopaminagonisten ist die Bioverfügbarkeit von subkutanem Apomorphin fast 100 %. Die maximale Plasmakonzentration wird nach fünf bis 20 Minuten erreicht. Die Plasmahalbwertszeit beträgt etwa 30 Minuten (Gancher et al. 1989, Przedborski et al. 1995, Sam et al. 1995) (**Tab. I 1.5**).

Klinische Studien: In mehreren offenen Studien wurde beobachtet, dass wiederholte subkutane Injektionen oder subkutane Dauerinfusion von Apomorphin (Einzeldosis: 2–5 mg; Infusionsrate: 3–6 mg/h) bei ausgeprägten Wirkungsschwankungen zu einer deutlichen Verminderung der Dauer der *off*-Perioden und Reduktion des L-Dopa-Bedarfs führen. Apomorphin ist besonders zur Behandlung schmerzhafter *Off*-Dystonien geeignet (Hughes et al. 1993, Kreczy-Kleedorfer et al. 1993, Stibe et al. 1988). In kontrollierten Studien ist es sowohl bei intermittierender als auch bei kontinuierlicher Applikation effektiv (Colzi et al. 1998, Dewey et al. 2001, Katzenschlager et al. 2005).
Apomorphin wird außerdem zu diagnostischen Zwecken eingesetzt, um das individuelle Ansprechen auf dopaminerge Stimulation zu überprüfen (Gasser et al. 1992a, Oertel et al. 1989).

Unerwünschte Wirkungen: Die unerwünschten Wirkungen von Apomorphin entsprechen denen von Bromocriptin (**Tab. I 1.6**). Psychische Nebenwirkungen wurden aber seltener beobachtet. Wegen der ausgeprägten emetischen Wirkung ist die Gabe von Domperidon (Motilium®, 3 × 20 mg) zu Beginn unumgänglich. Domperidon sollte ein bis drei Tage vor der ersten Injektion von Apomorphin begonnen werden. An der Injektionsstelle kann es zu allergischen Reaktionen, Nekrosen und lokalen Entzündungen kommen (**Tab. I 1.6**).

Rotigotin
Wirkmechanismus: Rotigotin (Neupro®, Leganto®) ist ein nicht-ergoliner D3/D2/D1-Rezeptor-Agonist.

Pharmakokinetik: Rotigotin steht zur transdermalen Applikation als Pflaster zur Verfügung und wird über die Haut resorbiert. Steady-state Konzentrationen werden ein bis zwei Tage nach der Pflasterapplikation erreicht und durch einmal tägliche Anwendung, bei der das Pflaster über 24 Stunden auf der Haut verbleibt, auf einem stabilen Niveau gehalten. Die absolute Bioverfügbarkeit nach transdermaler Applikation beträgt ca. 37 %. Die Eliminationshalbwertzeit liegt zwischen fünf und sieben Stunden (**Tab. I 1.5**).

Klinische Studien: Die transdermale Applikation von Rotigotin führt als Monotherapie dosisabhängig zu einer Verbesserung der motorischen Funktion und der Aktivitäten des täglichen Lebens bei Patienten mit einem *de novo*-Parkinson-Syndrom (Parkinson Study Group 2003, Watts et al. 2005). Rotigotin wurde zunächst nur für die Monotherapie und Anfang 2007 auch für die Kombinationstherapie mit L-Dopa zugelassen. Die Vorteile der Pflasterapplikation liegen in der einmaligen Anwendung pro Tag und der Unabhängigkeit von der gastrointestinalen Resorptionsleistung sowie deren nahrungsmittelabhängiger Schwankung. Ob der zumindest theoretisch stabile Plasmaspiegel des Medikaments – verbunden mit einer gleichmäßigen Rezeptorstimulation – tatsächlich das Auftreten motorischer Komplikationen vermindert, ist bisher nicht geklärt. Ebenso ist offen, ob nach Auftreten von medikamentenabhängigen Wirkungsschwankungen und Dyskinesien ein Umsetzen auf Rotigotin-Pflaster-Behandlung zu einer Symptombesserung führt.

Unerwünschte Wirkungen: Als unerwünschte Wirkungen traten Schwindel, Übelkeit, Erbrechen, Somnolenz (**Tab. I 1.6**) und – bei ca. 50 % der Patienten – Hautreaktionen in unterschiedlicher Ausprägung auf, die bei ca. 10 % der Patienten zu einem Abbruch der Behandlung führten.

Piribedil
Wirkmechanismus: Piribedil (Clarium®) ist ein nicht-ergoliner D2/D3-Rezeptor-Agonist und ein α2-Rezeptor-Antagonist.

Pharmakokinetik: Aufgrund eines hohen Metabolismus nach oraler Gabe während der ersten Leberpassage beträgt die Bioverfügbarkeit von Piribedil nur 10 %. Daher wird derzeit eine sublinguale Applikationsform getestet, um den *First-Pass*-Effekt zu umgehen (Rascol et al. 2010a). Die Plasmahalbwertszeit beträgt zwölf Stunden.

Klinische Studien: Piripedil wurde bereits 1990 in Frankreich, anschließend in vielen weiteren Ländern und 2007 auch in Deutschland als Monotherapie (Castro-Caldas et al. 2006) oder als *add-on* zu L-Dopa zugelassen (Ziegler et al. 2003). Das Ausmaß der symptomatischen Wirkung ist vergleichbar mit der Wirkung von Bromocriptin (Rascol et al. 2006). Aufgrund der antagonistischen Wirkung auf den noradrenergen α2-Rezeptor werden Piribedil positive Effekte auf L-Dopa-resistente Symptome (Haltungsinstabilität und Gangstörungen) und ein positiver Einfluss auf Kognition und Vigilanz zugesprochen.

Unerwünschte Wirkungen: Die unerwünschten Nebenwirkungen entsprechen denen anderer Non-Ergolin-Dopaminagonisten. Am häufigsten treten gastrointestinale Nebenwirkungen auf. Herzklappenfibrosen wurden bisher nicht berichtet. Schlafattacken wurden – meist in der Eindosierung – bei 6 % der Patienten beobachtet, die Piribedil wegen Parkinson-Erkrankung einnahmen, aber auch bei Patienten, die Piribedil aus einem anderen Grund einnahmen (Gouraud et al. 2011).

I 1.2.3.2.3 Inhibitoren des Dopamin-Metabolismus

Inhibitoren von Dopamin abbauenden Enzymen verlängern die Wirkzeit von Dopamin im synaptischen Spalt und damit an den postsynaptischen Rezeptoren.

I 1.2.3.2.3.1 Monoaminooxidase-B-Hemmer (MAO-B-Hemmer)

Selegilin
Wirkmechanismus: Selegilin ist die linksdrehende Form von Deprenyl, das eine racemische Mischung zweier aktiver Formen darstellt. Selegilin (Antiparkin®, Deprenyl®, Movergan®, Selegam®) blockiert den oxidativen Abbau von Dopamin durch Hemmung der MAO B. Dadurch steht mehr Dopamin für die synaptische Transmission zur Verfügung. Außerdem führt die Hemmung der MAO B zu einer verminderten Bildung von Wasserstoffperoxid, aus dem das hochreaktive Hydroxyl-Radikal gebildet wird. Selegilin besitzt *in vitro* eine antiapoptotische Wirkung, die von der Hemmung der MAO B unabhängig ist (Tatton et al. 1994). In tierexperimentellen Untersuchungen bessert Selegilin aufgrund dieser Eigenschaften nicht nur die Parkinson-Symptomatik, sondern hat im Gegensatz zu den klinischen Daten (s. u.) auch eine neuroprotektive Wirkung auf dopaminerge Neurone. Selegilin wird zu Amphetamin-ähnlichen Substanzen abgebaut. Die pharmakologische Wirkung dieser Abbauprodukte ist aber gering, da sie in der wenig wirksamen linksdrehenden Form vorliegen (Heinonen und Lammintausta 1991).

Pharmakokinetik: Selegilin ist in Dosen von 5–10 mg ein irreversibler Hemmer der MAO B. Nach Absetzen von Selegilin kommt es beim Menschen zu einer Erholung der Enzymaktivität mit einer Halbwertszeit von 40 Tagen (Fowler et al. 1994) (**Tab. I 1.4**).

Klinische Studien: Obwohl nach früheren Studien die symptomatische Antiparkinson-Wirkung von Selegilin verneint wurde (Shoulson 1989), wurde anschließend gezeigt, dass Selegilin bei bisher nicht behandelten Parkinson-Patienten eine zumindest einige Monate anhaltende geringe symptomatische Wirkung besitzt (Allain et al. 1991, Ziv et al. 1993). Die Wirkung von L-Dopa wird durch Selegilin verstärkt. Durch zusätzliche Gabe von Selegilin kann bei 50 % der Patienten die L-Dopa-Dosis um 10–15 % gesenkt werden, ohne dass sich die motorischen Symptome verschlechtern. Vorhersagbare Wirkungsschwankungen werden durch Selegilin gebessert (Heinonen und Rinne 1989).
Einer retrospektiven Untersuchung zufolge erhöht die Behandlung mit Selegilin die Lebenserwartung von Parkinson-Patienten (Birkmayer et al. 1985). Dieser Befund wurde allerdings in späteren pros-

pektiven Studien nicht reproduziert. Die englische Parkinson-Studiengruppe berichtete sogar über eine Erhöhung der Mortalität um bis zu 57 % bei mit Selegilin behandelten Patienten (Ben-Shlomo et al. 1998, Lees 1995). Diese randomisierte, jedoch offene Studie ist bezüglich ihrer Planung und der statistischen Analyse angreifbar. Eine ähnliche Zunahme der Mortalität findet sich in keiner anderen Studie (Donnan et al. 2000, Myllyla et al. 1992, Olanow et al. 1998). Fasst man alle Daten zusammen, so lässt sich die Hypothese einer erhöhten Mortalitätsrate für die kombinierte Behandlung mit Selegilin und L-Dopa nicht aufrechterhalten. Allenfalls haben Patienten mit einer kardialen Erkrankung ein erhöhtes Mortalitätsrisiko, da Selegilin Reizleitungsstörungen am Herzen hervorrufen kann (Churchyard et al. 1997).

Die ursprünglich von Birkmayer et al. (1985) publizierten Mortalitätsdaten und die zuvor diskutierten experimentellen Daten legten nahe, dass Selegilin neuroprotektiv wirkt, also die dem IPS zugrunde liegende fortschreitende Degeneration dopaminerger nigraler Neurone verlangsamt. Um diese Hypothese zu prüfen, wurde in den USA die DATATOP-Studie an 800 Patienten durchgeführt. Ihr Hauptergebnis ist, dass Selegilin den Zeitpunkt, zu dem eine L-Dopa-Behandlung bei Patienten mit neu diagnostiziertem IPS notwendig scheint, um etwa neun Monate hinausschiebt (Parkinson Study Group 1996b). Eine kleinere finnische Studie kam zu einem ähnlichen Ergebnis (Myllyla et al. 1992). Die Langzeitwirkungen einer frühen Selegilin-Behandlung sind jedoch nicht günstig. Weitere Auswertungen der DATATOP-Studie zeigen, dass 1. initiale Selegilin-Behandlung nicht vor Wirkungsschwankungen schützt, und dass sich 2. Patienten, die während der initialen Studie nicht L-Dopa-pflichtig wurden, im weiteren Verlauf schneller verschlechterten als placebobehandelte Patienten (Parkinson Study Group 1996a, 1996b). Die frühe Behandlung mit Deprenyl scheint das Auftreten von Dyskinesien im Krankheitsverlauf eher zu begünstigen, Freezing-Phänomene aber hinauszuzögern (Shoulson et al. 2002). Die Diskussion über mögliche neuroprotektive Wirkungen von Selegilin erhielten neuen Auftrieb durch den Bericht von Olanow et al. (1995), dass Selegilin die klinische Verschlechterung von de *novo*-Patienten, die 14 Monate mit L-Dopa oder Bromocriptin behandelt wurden, verlangsamt. Zusammenfassend kann derzeit die Behandlung mit Deprenyl allenfalls unter Aspekten einer symptomatischen, aber nicht einer protektiven Therapie empfohlen werden.

Unerwünschte Wirkungen: Die wichtigste unerwünschte Nebenwirkung von Selegilin ist die Verstärkung von Dyskinesien. Aus diesem Grund muss Selegilin bei Patienten mit Wirkungsschwankungen oft abgesetzt werden. Selegilin kann L-Dopa-induzierte Halluzinationen und Psychosen verstärken. Selegilin sollte nicht mit anderen MAO-Hemmern und selektiven Serotonin-Wiederaufnahmehemmern kombiniert werden. Wegen der langen Halbwertszeit der Selegilin-Wirkung sollte Selegilin mindestens sechs Wochen vor einer Behandlung mit diesen Substanzen abgesetzt werden. Selegilin sollte bei Patienten mit Herzreizleitungsstörungen gemieden werden (Churchyard et al. 1997) (**Tab. I 1.6**).

Rasagilin

Wirkmechanismus: Rasagilin (Azilect®) ist ein irreversibler MAO-B-Inhibitor neuer Generation mit höherer Effektivität. Es verzögert den Abbau von Dopamin, wodurch die Dopamin-Konzentration im synaptischen Spalt angehoben und die Wirkdauer des endogen freigesetzten Dopamins verlängert wird. 1-Aminoindan ist der Hauptmetabolit, der zwar keine MAO-B-hemmende Wirkung aufweist, dem aber eine eigenständige Antiparkinson-Wirkung und neuroprotektive Eigenschaften nachgesagt werden (Mandel et al. 2005).

Pharmakokinetik: Rasagilin wird rasch absorbiert. Die Plasmahalbwertszeit beträgt ein bis zwei Stunden, die des Metaboliten Aminoindan elf Stunden. Da Rasagilin die MAO B irreversibel hemmt, ist trotz der kurzen Halbwertzeit eine einmalige Gabe am Tag ausreichend. Im Gegensatz zu Selegilin entstehen beim Abbau von Rasagilin keine Amphetamin-Abbauprodukte.

Klinische Studien: Die Wirksamkeit von Rasagilin wurde in vier randomisierten, doppelblinden Studien nachgewiesen. In der TEMPO-Studie führte die einmalige Gabe von 1 oder 2 mg/Tag in Monotherapie zu einer dosisabhängigen Besserung der Parkinson-Symptome bei *de novo*-Patienten über 26 Wochen (Parkinson Study Group 2002). Allerdings waren die quantitativen Effekte mit 4,2 Punkten auf der gesamten UPDRS-Skala und 2,7 Punkten auf den motorischen UPDRS-Skalen vergleichsweise gering. In einer zweiten Phase der Studie erhielten die zuvor über sechs Monate mit Placebo behandelten Patienten 2 mg Rasagilin/Tag, in den anderen beiden Behandlungsarmen wurde weiter mit 1 bzw. 2 mg Rasagilin/Tag behandelt (*delayed start design*). Patienten, die über 12 Monate mit 1 bzw. 2 mg/Tag Rasagilin behandelt wurden, zeigten am Studienende eine geringere Progredienz der Erkrankungssymptome als die Patienten, die nur über sechs Monate Rasagilin erhalten hatten (Parkinson Study Group 2004). Dies wurde als erster Hinweis auf mögliche neuroprotektive Effekte des Rasagilins gewertet. Diese Hypothese wurde in der ADAGIO-Studie weiter verfolgt. In dieser Studie wurde ebenfalls randomisiert und placebokontrolliert ein *delayed start design* verwendet (Olanow et al. 2009). Dabei wurden Patienten mit einer *de novo* Parkinson Krankheit über 9 Monate mit 1 bzw. 2 mg/Tag Rasagilin oder Placebo behandelt, wobei es für beide Dosierungen im Gegensatz zur TEMPO-Studie eine eigene Kontrollgruppe gab. Nach 9 Monaten erhielten alle Patienten 1 bzw. 2 mg/Tag Rasagilin für weitere 9 Monate. Während die Patienten, die in den ersten 9 Monaten 1 mg/Tag Rasagline erhalten hatten, auch am Ende der Studie (nach 18 Monaten) noch einen Vorteil gegenüber den Patienten zeigten, die nur in den zweiten 9 Monaten Rasagilin erhielten, war dieser Unterschied nicht signifikant bei den Patienten mit der 2 mg/Tag-Dosierung. Die Ursachen für diese Diskrepanz sind bis heute nicht eindeutig geklärt. In der 1 mg/Tag-Rasagilin-Gruppe konnte die Progredienz des UPDRS-Gesamtscores im Vergleich zur Placebo/1 mg-Gruppe von 4,5 Punkten nach 18 Monaten bezogen auf die Ausgangswerte um 1,7 Punkte (entspricht ca. 40 %) reduziert werden. Dieser Effekt wird in den ersten

9 Monaten erzielt, da in den zweiten 9 Monaten die ursprüngliche Placebo-Gruppe und die Verum-Gruppe gleich mit 1 mg/Tag Rasagilin behandelt wurden. Diese Effekte lassen sich als erkrankungsmodifizierende (protektive) Effekte interpretieren. Da die gleichen positiven Effekte für die 2 mg/Tag-Rasagilin-Gruppe nicht beobachtet werden konnte, ist diese Interpretation aber nicht unumstritten (Rascol et al. 2011).
In der PRESTO-Studie wurden Patienten mit einer chronischen L-Dopa-Therapie zusätzlich mit 0,5 mg oder 1 mg Rasagilin oder Placebo behandelt (Parkinson Study Group 2005). Einschlusskriterium war eine *Off*-Zeit von mindestens 2,5 Stunden pro Tag. Eine weitere dopamimetische Therapie war erlaubt. Die *Off*-Zeit wurde unter Therapie mit 0,5 mg Rasagilin pro Tag um 1,4 Stunden und unter 1 mg Rasagilin pro Tag um 1,85 Stunden reduziert.
Die LARGO-Studie verglich dreiarmig den Effekt zwischen 1 mg Rasagilin, 200 mg Entacapone pro L-Dopa-Dosis und Placebo als Adjuvans bei bestehender L-Dopa-Therapie mit einer *Off*-Zeit von mindestens einer Stunde. Entacapone und Rasagilin reduzierten im Vergleich zu Placebo die Off-Zeit, verbesserten die motorischen Funktionen während der On-Zeit oder einen globalen Marker der Lebensqualität, ohne dass ein Unterschied zwischen Entacapone und Rasagilin bestand (Rascol et al. 2005).
Diese Studien zeigen zusammengenommen, dass 1 mg Rasagilin als Monotherapie und als *Add-on*-Therapie effektiv ist und dass 1 mg Rasagilin so effektiv wie Entacapone als *Add-on*-Therapie ist, wobei letzteres allerdings mehrmals am Tag (nämlich bei jeder L-Dopa-Gabe) eingenommen werden muss.

Nebenwirkungen: Die in den zuvor aufgeführten Studien beobachteten Nebenwirkungen waren gering, die Quoten der Studienabbrecher unterschieden sich nicht signifikant von denen der mit Placebo behandelten Patienten und lagen bei 10–15 %. Am häufigsten traten Kopfschmerzen, grippeähnliche Symptome, Arthralgien und Leukopenien auf. Im Vergleich zu Placebo reduzierten sich allerdings Asthenie und Depressionen. Rasagilin soll nicht zusammen mit anderen MAO-Hemmern eingenommen werden. Die gleichzeitige Behandlung mit Rasagilin und Fluoxetin oder Fluvoxamin sollte vermieden werden. Die während des klinischen Entwicklungsprogramms aufgezeigte erhöhte Inzidenz von Melanomen wurde mit einem erhöhten Hautkrebsrisiko bei Patienten mit Parkinson-Erkrankung und nicht mit Arzneimitteln in Verbindung gebracht (s. Fachinformation).

I 1.2.3.2.3.2 Catechol-O-Methyl-Transferase (COMT)-Inhibitoren

Entacapon

COMT ist eines der Enzyme, das den Abbau von Dopamin und L-Dopa katalysiert. Eine COMT-Inhibition führt deswegen zur Potenzierung und Verlängerung der Wirkungen von L-Dopa. Außerdem werden die Plasmaspiegel von 3-O-Methyldopa reduziert – ein inaktiver L-Dopa-Metabolit, der mit L-Dopa um die Aufnahme ins ZNS konkurriert (Brannan et al. 1992). Entacapon (Comtess®) ist ein rein peripher wirksamer COMT-Inhibitor. Die Wirkdauer beträgt etwa 1,5 Stunden. Entacapon muss daher in einer konstanten Dosis von 200 mg mit jeder L-Dopa-Dosis eingenommen werden. Entacapon wird in der Leber metabolisiert. Nur eine kleine Fraktion wird nicht-verstoffwechselt durch die Niere ausgeschieden. Obwohl Entacapon die Wirkung von L-Dopa verlängert, wurde eine Erhöhung der maximalen L-Dopa-Plasmaspiegel nicht nachgewiesen (Kaakkola et al. 1994, Myllyla et al. 1993). Eine mehrfache Dosierung am Tag erhöht möglicherweise die Plasmakonzentration von L-Dopa, da L-Dopa auf diese Weise akkumulieren kann.
Bei Patienten mit Wirkungsschwankungen nehmen die täglichen Zeiten guter Beweglichkeit zu (Myllyla et al. 2001, Parkinson Study Group 1997). In den Studien wurde zu jeder L-Dopa-Dosis 200 mg Entacapon verabreicht. Eine Reduktion der L-Dopa-Dosis um etwa 20 % ist in den meisten Fällen möglich (Merello et al. 1994, Myllyla et al. 2001, Ruottinen und Rinne 1996). Entacapon scheint auch effektiv bei Patienten mit keinen oder nur geringen Wirkungsschwankungen zu sein, wenn diese bezüglich ihrer motorischen Symptome unzureichend medikamentös behandelt sind (Poewe et al. 2002).
Zur Vereinfachung der Dosierung wurde die feste Kombination von L-Dopa, Carbidopa und Entacapon (Stalevo®) eingeführt. Die Kombination besteht aus dem festen Verhältnis von L-Dopa und Carbidopa im Verhältnis 4 : 1 (50 mg L-Dopa + 12,5 mg Carbidopa, 100 mg L-Dopa + 25 mg Carbidopa, 150 mg L-Dopa und 200 mg Carbidopa) sowie jeweils 200 mg Entacapon. Diese feste Kombination vereinfacht die Medikamentengabe und verringert die Zahl der einzunehmenden Tabletten. Damit die Dosis von 200 mg Entacapon pro Tablette konstant bleibt, sollten die Tabletten nicht geteilt werden.
In der STRIDE-PD-Studie reduzierte die Kombination von Entacapone zu L-Dopa zu frühen Zeitpunkten der Erkrankung im Vergleich zur L-Dopa-Monotherapie nicht das Risiko, L-Dopa-assoziierte Dyskinesien zu entwickeln (Stocchi et al. 2010). L-Dopa-assoziierte Dyskinesien traten sogar früher auf, was vermutlich auf erhöhte synaptische Dopaminkonzentrationen infolge der Reduktion des Dopaminabbaus bei medikamentöser Blockade der COMT zurückzuführen ist.

Nebenwirkungen: Da Entacapon durch Potenzierung von L-Dopa wirkt, entsprechen die unerwünschten Wirkungen weitgehend denen von L-Dopa. Dazu gehören Dyskinesien, seltener Halluzinationen und orthostatische Hypotension. Unter Entacapon werden Diarrhöen seltener beobachtet als unter Tolcapon. Im Gegensatz zu Tolcapon wurde bisher keine Hepatotoxizität für Entacapon berichtet. Entacapon verfärbt den Urin gelblich.

Tolcapon

Wirkmechanismus: Tolcapon (Tasmar®) war der erste in Deutschland zugelassene COMT-Inhibitor, wurde dann aber wegen potenzieller Lebertoxizität wieder aus dem Verkehr genommen und darf erst seit 2005 unter strengen Sicherheitsauflagen wieder verschrieben werden. In der eingesetzten Dosierung (3 × 100–200 mg Tolcapon) wirkt Tolcapon vorwiegend peripher. Wie experimentelle Untersuchungen zeigen, besitzt Tolcapon außerdem eine zentrale

I
1

Wirkung. Ob diese auch klinisch Bedeutung hat, ist derzeit offen.

Pharmakokinetik: Tolcapon wird nach oraler Gabe gut und vollständig resorbiert. Die Zeit bis zum Erreichen maximaler Plasmakonzentration beträgt 1,5 Stunden, die Plasmahalbwertszeit 2,3 Stunden (Dingemanse et al. 1995a, 1995b). Der maximale Effekt wird mit einer Dosierung von 200 mg erreicht, die mehr als 80 % der systemischen COMT-Aktivität inhibiert. Die empfohlene Dosierung ist 3 × 100 mg/Tag.

Klinische Studien: Bei Patienten mit gleichmäßiger L-Dopa-Wirkung führt Tolcapon zu einer Besserung der Gesamtsituation und ermöglicht somit häufig eine Reduktion der L-Dopa-Dosis. In mehreren Studien zeigte sich, dass Tolcapon bei Patienten mit Wirkungsschwankungen die *On*-Zeiten um 10–30 % verlängert bei entsprechender Verkürzung der Off-Zeiten. Insbesondere verlängert Tolcapon die Wirkdauer von L-Dopa, sodass Tolcapon vor allem für Patienten mit *Wearing-off*-Phänomen geeignet erscheint. Eine Dosierung von 3 × 200 mg/Tag reduziert die mittlere *Off*-Zeit um 50 %, eine Dosierung von 3 × 100 mg/Tag um 31 %. Die COMT-Inhibition mit Tolcapon erlaubt eine Reduzierung der L-Dopa-Einnahme um 21 % (3 × 100 mg/Tag) bzw. 24 % (3 × 200 mg/Tag) (Adler et al. 1998, Baas et al. 1997, Kurth et al. 1997, Rajput et al. 1997).
Bei Patienten, die bereits vor der Gabe von Tolcapon Dyskinesien haben, können deren Intensität und Dauer zunehmen. Dies erfordert meist eine Reduktion der L-Dopa-Dosis. Die Wirkung von Tolcapon tritt innerhalb des ersten Tages ein, sodass bei Beginn einer Behandlung ein enger Kontakt zwischen Arzt und Patient bestehen sollte (Limousin et al. 1993). Tolcapon ist nach heutiger Kenntnis nur in Kombination mit L-Dopa wirksam. Interaktionen mit anderen Dopaminagonisten und Selegelin sind nicht bekannt, sodass eine gleichzeitige Behandlung mit diesen Substanzgruppen möglich ist (Davis et al. 1995).

Unerwünschte Wirkungen: Da Tolcapon durch Potenzierung von L-Dopa wirkt, entsprechen die unerwünschten Wirkungen weitgehend denen von L-Dopa. Dazu gehören Dyskinesien, seltener Halluzinationen und orthostatische Hypotension. Bei 5–10 % aller mit Tolcapon behandelten Patienten tritt eine Diarrhö auf, die sich bei etwa der Hälfte der Patienten spontan wieder legt. Bei der anderen Hälfte ist ein Absetzen der Substanz erforderlich. Aufgrund von drei Fällen mit tödlich verlaufener Hepatotoxizität wurde Tolcapon neun Monate nach Roleteinführung von der europäischen Gesundheitsbehörde (EMEA) zunächst aus dem Verkehr gezogen und erst 2005 unter strengen Sicherheitsauflagen wieder für den Handel zugelassen. Die Therapie mit Tolcapon dürfen nur Ärzte verschreiben und überwachen, die Erfahrung in der Behandlung der fortgeschrittenen Parkinson-Krankheit haben. Tolcapon darf nur bei Fluktuationen der Beweglichkeit verschrieben werden, die nicht auf andere COMT-Inhibitoren (derzeit Entacapon) ansprechen. Innerhalb von drei Wochen nach Therapiebeginn muss ein klinischer Nutzen dokumentiert sein. Vor Beginn einer Behandlung, dann alle zwei Wochen während des ersten Behandlungsjahrs sowie alle vier Wochen während der folgenden sechs Monate und danach alle acht Wochen muss die Leberfunktion (Transaminasen) überprüft werden. Tolcapon darf erst nach vollständiger, intensiver Aufklärung des Patienten über die Risiken verschrieben werden.

I 1.2.3.2.4 Glutamatrezeptor-Antagonisten

Amantadin
Wirkmechanismus: Die Antiparkinson-Wirkung des ursprünglich als Virostatikum verwendeten Amantadin wurde zufällig entdeckt (Schwab et al. 1969). Amantadin liegt entweder als Hydrochlorid (Amantadin-ratiopharm®, Viregyt®) oder Sulfat (PK-Merz®, Tregor®) vor. In hohen Konzentrationen besitzt Amantadin schwache Dopamin freisetzende und anticholinerge Wirkungen. Nach neueren Erkenntnissen ist die Wirkung von Amantadin in erster Linie auf die nicht-kompetitive Hemmung von NMDA-Rezeptoren zurückzuführen (Bormann 1989, Kornhuber et al. 1989).

Pharmakokinetik: Die Resorption von Amantadin aus dem Magen-Darm-Trakt ist nahezu vollständig. Maximale Plasmaspiegel werden nach oraler Applikation des Hydrochlorids nach einer Stunde bis vier Stunden und des Sulfats nach sechs bis zehn Stunden erreicht. Die Plasmahalbwertszeit beträgt etwa 15 Stunden. Amantadin wird nahezu ausschließlich renal eliminiert. Bei Niereninsuffizienz kann es daher zur Akkumulation und zu ernsthaften Nebenwirkungen kommen (**Tab. I 1.6**).

Klinische Studien: Die klinische Wirksamkeit von Amantadin ist durch mehrere, zum Teil kontrolliert durchgeführte Studien belegt (Brenner et al. 1988, Fahn und Isgreen 1975, Schwab et al. 1969). Diesen Studien zufolge ist Amantadin ein mittelstark wirksames Antiparkinson-Medikament und als Monotherapie sowie in der Kombination mit L-Dopa zur Behandlung des IPS geeignet. Bei vielen Patienten kommt es nach mehreren Wochen bis Monaten zu einem langsamen Wirkungsverlust. Kontrollierte Studien, die die Wirksamkeit von Amantadin mit der von anderen Substanzen vergleichen und den Einfluss von Amantadin auf Wirkungsschwankungen untersuchen, sind nicht durchgeführt worden. Eine retrospektive Studie an über 800 Parkinson-Patienten zeigte, dass die Amantadin-Behandlung ein unabhängiger Prädiktor für ein längeres Überleben ist (Uitti et al. 1996). Eine prospektive Untersuchung zu dieser Frage fehlt bisher.
Amantadin hat mehrere klinische Effekte: Es beeinflusst 1. Akinese und Rigor, 2. den Ruhetremor und 3. behandlungsabhängige Dyskinesien. Beginnend mit initialen Infusionen von Amantadinsulfat wurden die L-Dopa-induzierten Dyskinesien reduziert und gleichzeitig die On-Zeit verlängert (Del Dotto et al. 2001, Ruzicka et al. 2000, Verhagen Metman et al. 1998). Mit einer nachfolgenden oralen Behandlung von 3 × 100–200 mg/Tag wurden die antiakinetischen und antidyskinetischen Effekte stabilisiert und L-Dopa (Verhagen Metman et al. 1999) eingespart. Die Therapie wird für alle drei Indikationen mit 1–2 × 50 mg/Tag begonnen und auf eine mittlere Dosis von 3 × 100 mg/Tag bzw. eine maximale Dosis von 3 × 200 mg/Tag gesteigert.

Da effektivere dopamimetische Substanzen zur Verfügung stehen, ist Amantadin derzeit nicht Mittel der ersten Wahl. Es kann bei jungen Patienten helfen, die Notwendigkeit einer L-Dopa-Therapie hinauszuzögern. Da Amantadin-Hydrochlorid als Infusion zur Verfügung steht, gilt es bei akinetischen Krisen bzw. perioperativ als Mittel der Wahl – es sei denn, es liegen Erfahrungen mit einer s. c.-Apomorphin-Behandlung vor.

Unerwünschte Wirkungen: Amantadin kann zu visuellen Halluzinationen führen. Besonders gefährdet sind Patienten, die mit einer Kombinationsbehandlung aus Amantadin und L-Dopa bzw. Dopaminagonisten behandelt werden und Patienten mit eingeschränkter Nierenfunktion. Amantadin führt bei einzelnen Patienten zu einer Livedo reticularis und zu Knöchelödemen. Beide Erscheinungen werden den Wirkungen von Amantadin auf die Hautgefäße zugeschrieben. Sie sind nach Absetzen von Amantadin reversibel. Bei Niereninsuffizienz und zerebraler Vorschädigung sind in Einzelfällen epileptische Anfälle beobachtet worden. Darüber hinaus wird über unspezifische Begleiterscheinungen wie Übelkeit, Appetitlosigkeit und Mundtrockenheit berichtet (**Tab. I 1.6**).

Budipin

Wirkmechanismus: Budipin (Parkinsan®) ist wie Amantadin ein nicht-kompetitiver NMDA-Antagonist. Budipin besitzt aber zusätzlich eine schwache antimuskarinische Wirkung (Klockgether et al. 1996).

Pharmakokinetik: Budipin wird nach oraler Gabe vollständig resorbiert, hat aber aufgrund hoher Affinität zu den inneren Organen eine Bioverfügbarkeit von nur 47 %. Maximale Plasmakonzentrationen werden nach vier bis zehn Stunden erreicht. Die Plasmahalbwertszeit beträgt 27,5 Stunden.

Klinische Studien: Eine Reihe offener Studien und eine kleinere placebokontrollierte Doppelblindstudie zeigen, dass Budipin die Wirkung von L-Dopa verstärkt und eine günstige Wirkung auf den Tremor hat (Iizuka und Fischer 1986, Jellinger und Bliesath 1987, Przuntek et al. 2002, Przuntek und Muller 1999, Spieker et al. 1999a, 1999b). Die empfohlene Dosis beträgt 3 × 10–30 mg/Tag. Der therapeutische Bereich ist gering und die Effektivität lässt nach einigen Monaten nach. Bei Tremor, der sich gegenüber anderen Behandlungen als refraktär erweist, ist ein Behandlungsversuch mit Budipin in Erwägung zu ziehen.

Unerwünschte Wirkungen: Budipin hat nur geringe anticholinerge Nebenwirkungen. Sie äußern sich in Sedierung, Unruhe, Insomnie, trockenem Mund und Schwindel. Eine Kombination von Budipin mit Anticholinergika sollte vermieden werden. Die Anwendung von Budipin wurde 2001 wegen einer QTc-Zeit-Verlängerung deutlich eingeschränkt. Das Präparat darf nur noch unter strengen Auflagen (Verpflichtung zu regelmäßigen EKG-Kontrollen) verschrieben werden (s. Fachinformation): Vor Beginn sowie ein und drei Wochen nach Beginn der Budipin-Medikation müssen ein EKG geschrieben und die QTc bestimmt werden. Patienten mit QTc-Vorwerten über 420 ms oder mit einem QTc-Anstieg von über 60 ms unter Budipin oder mit QTc-Zeiten > 480 ms unter Budipin sowie mit erkennbaren U-Wellen sind von der Behandlung auszuschließen. Die Kombination mit Medikamenten, die ihrerseits zu einer QTc-Zeit-Verlängerung führen und/oder das Auftreten von ventrikulären Arrhythmien (bis zur Torsades de pointes) begünstigen, wie z. B. Domperidon, Amantadin, Antiarrhythmika, bestimmte Antipsychotika (Haloperidol, Thioridazin, Chlorpromazin, Pimozid) trizyklische Antidepressiva, bestimmte Antihistaminika (Astemizol, Terfenadin), Makrolid-Antibiotika (z. B. Erythromycin, Clarithromycin), bestimmte Gyrasehemmer (Sparfloxacin) und weitere Arzneimittel (z. B. Cotrimoxazol), muss vermieden werden (zu weiteren Kontraindikationen s. Fachinformation).

I 1.2.3.2.5 Anticholinergika

Wirkmechanismus: Anticholinergika sind die ältesten Antiparkinson-Medikamente. Sie wurden bereits im letzten Jahrhundert in Form von Belladonna-Extrakt verabreicht. Die Wirkung der Anticholinergika beim Parkinson-Syndrom beruht auf einer Blockade zentraler muskarinischer Rezeptoren im Striatum. Die derzeit benutzten Anticholinergika sind synthetische Substanzen: Benzatropin (Cogentinol®), Biperiden (Akineton®, Biperiden-neuraxpharm®, Biperiden-ratiopharm®, Biperiden-Desiperiden®, Norakin®), Bornaprin (Sormodren®), Metixen (Metixen Berlin-Chemie®, Tremarit®), Procyclidin (Osnervan®) und Trihexyphenidyl (Artane®, Parkopan®). Die Wirkungen der verschiedenen Substanzen sind weitgehend ähnlich.

Pharmakokinetik: Die Pharmakokinetik der Anticholinergika ist schlecht untersucht. Biperiden hat eine Bioverfügbarkeit von etwa 30 %. Orale Gabe eines nicht-retardierten Präparats führt zu maximalen Plasmaspiegeln nach 1,5 Stunden, die eines retardierten Präparats nach 4,5 Stunden. Die Halbwertszeit des nicht-retardierten Präparats liegt bei etwa 24 Stunden (Grimaldi et al. 1986, Hollmann et al. 1987). Bezüglich der Pharmakokinetik der anderen Anticholinergika verweisen wir auf die Übersicht von Przuntek et al. (1992) (**Tab. I 1.5**).

Klinische Studien: Aussagekräftige Studien zur klinischen Wirksamkeit von Anticholinergika liegen kaum vor. Anticholinergika sollen vor allem den Tremor günstig beeinflussen. In einer 14-tägigen Doppelblindstudie an neun Patienten mit einseitigem Tremor reduzierten Trihexyphenidyl (4 × 2 mg) und L-Dopa (3 × 100 mg) den akzelerometrisch gemessenen Tremor in gleichem Ausmaß. Beide Behandlungen wurden von den Patienten als ähnlich wirksam eingeschätzt (Koller 1986). In Übereinstimmung mit der klinischen Erfahrung ergeben sich aus den publizierten Studien keine überzeugenden Hinweise auf eine ausgeprägte antiakinetische Wirkung der Anticholinergika. Es ist jedoch berichtet worden, dass das Absetzen der Anticholinergika bei etwa der Hälfte der Patienten zu einer Zunahme der Akinese führt (Horrocks et al. 1973, Hughes et al. 1971).

Unerwünschte Wirkungen: Alle zur Parkinson-Behandlung verwendeten Anticholinergika haben

I 1

häufig unerwünschte Wirkungen. Dazu zählen Mundtrockenheit, Akkommodationsstörungen, Obstipation, Harnentleerungsstörungen und Tachykardie. Anticholinergika sind kontraindiziert u. a. bei Engwinkel-Glaukom, Prostata-Hypertrophie, Myasthenia gravis, tachykarden Herzrhythmusstörungen, mechanischen Stenosen im Magen-Darm-Trakt. Zu den zentralen Nebenwirkungen gehören Schwindel und Benommenheit. Anticholinergika führen vor allem bei älteren Patienten zu kognitiven Störungen (de Smet et al. 1982, Sadeh et al. 1982). Sie können Verwirrtheitszustände auslösen oder verstärken. Überdosierung kann ein delirantes Syndrom hervorrufen. Auch plötzliches Absetzen der Anticholinergika kann zu Verwirrtheit und Unruhe führen. Anticholinergika sollten daher immer schrittweise abgesetzt werden. Retardierte Präparate sind wegen des langsameren Anflutens der Wirksubstanz besser verträglich (Cheung et al. 1988).

I 1.2.3.2.6 Atypische Neuroleptika

Clozapin
Wirkmechanismus: Clozapin (Elcrit®, Leponex®) ist ein atypisches Neuroleptikum. Es besitzt eine potente antipsychotische Wirkung, hat aber nicht die für klassische Neuroleptika typischen extrapyramidalmotorischen Nebenwirkungen. Clozapin besitzt eine hohe Affinität zu D4-Rezeptoren und 5-HT_2-Rezeptoren sowie eine vergleichsweise geringe Affinität zu D1- und D2-Rezeptoren. Es hat außerdem eine anticholinerge Wirkung (Jann 1991, Jann et al. 1993).

Pharmakokinetik: Clozapin wird vollständig und rasch enteral resorbiert, hat aber aufgrund eines First-Pass-Effekts in der Leber eine Bioverfügbarkeit von nur 27 %. Bei der Metabolisierung in der Leber durch mikrosomale Enzyme entstehen N-Desmethyl- und N-Oxid-Metabolite. Die pharmakokinetischen Parameter unterliegen starken interindividuellen Schwankungen: Die Zeit bis zum Erreichen maximaler Plasmaspiegel wird mit 1,1 bis 3,6 Stunden, die Plasmahalbwertszeit mit 9,1 bis 17,4 Stunden angegeben (Jann 1991, Jann et al. 1993) (**Tab. I 1.5**).

Klinische Studien: Aufgrund seiner geringen motorischen Nebenwirkungen ist Clozapin in niedrigen Dosen (6,25–100 mg) das Mittel der Wahl zur Behandlung medikamenteninduzierter exogener Psychosen (Dewey und O'Suilleabhain 2000, Factor et al. 1994, Friedman 1991, Goetz et al. 2000, Parkinson Study Group 1999, Scholz und Dichgans 1985, The French Clozapine Parkinson Study Group 1999, Wolters et al. 1990). Eine Reihe von neueren offenen Studien zeigt, dass Clozapin (12,5–75 mg) auch den Tremor bei nicht-psychotischen Parkinson-Patienten reduziert (Fischer et al. 1990, Friedman und Lannon 1990, Pakkenberg und Pakkenberg 1986). Und, in zwei offenen Studien wurde gezeigt, dass Clozapin auch Dyskinesien und Wirkungsschwankungen bei mit L-Dopa behandelten Patienten vermindert. Die effektiven Dosen lagen zwischen 25 und 200 mg (Arevalo und Gershanik 1993, Bennett et al. 1994).

Unerwünschte Wirkungen: Clozapin wirkt blutdrucksenkend und sedierend. Aufgrund seiner anticholinergen Wirkung kann Clozapin Verwirrtheit auslösen oder verstärken. Es sollte deswegen nicht mit Benzodiazepinen und Anticholinergika kombiniert werden. Paradoxerweise führt Clozapin trotz seiner anticholinergen Wirkung zu starker, oft störender Hypersalivation. Clozapin wirkt in dosisabhängiger Weise prokonvulsiv. In den bei Parkinson-Patienten niedrigen Dosierungen unter 300 mg kommt es bei 1 % aller Patienten zu Krampfanfällen. Hohe Dosierungen über 600 mg führen bei 4,4 % aller Behandelten zu Krampfanfällen (Devinsky et al. 1991). Die ernsthafteste Nebenwirkung von Clozapin ist die allergische Agranulozytose. Das kumulative Risiko einer Agranulozytose liegt innerhalb der ersten vier Behandlungsmonate bei 0,7 % und steigt danach nur noch unwesentlich (1,5 Jahre: 0,9 %). Das Risiko ist bei Frauen höher, steigt mit dem Alter und ist von der Dosis unabhängig (Alvir et al. 1993). Clozapin darf wegen des Agranulozytose-Risikos in Deutschland nur von registrierten Ärzten unter bestimmten Sicherheitsmaßnahmen verordnet werden (s. u.) (**Tab. I 1.6**).

Quetiapin
Wirkmechanismus: Quetiapin (Seroquel®) ist wie Clozapin ein atypisches Neuroleptikum, induziert aber keine Agranulozytosen. Quetiapine hat eine höhere Affinität zu 5-HT_{2a}-Rezeptoren als zu Dopamin-D2-Rezeptoren.
Studien: In Studien mit schizophrenen Patienten wurde eine gute antipsychotische Wirksamkeit belegt, ohne dass extrapyramidalmotorische Nebenwirkungen oder ein Anstieg des Prolaktins nachweisbar waren. Mehrere offene Studien mit Dosen von 50–150 mg/Tag (selten bis zu 225 mg/Tag) weisen auf eine Verbesserung der durch eine dopamimetische Therapie induzierten Psychose bei Parkinson-Patienten hin, ohne dass es zu einer Beeinträchtigung der motorischen Funktion kommt (Brandstädter und Oertel 2002, Dewey und O'Suilleabhain 2000, Fernandez et al. 1999, Parsa und Bastani 1998, Targum und Abbott 2000). Das empirisch bisher gefundene Äquivalenzdosis-Verhältnis von Quetiapin zu Clozapin liegt bei 2–3 zu 1. Nach eigenen Erfahrungen ist es deutlich weniger effizient als Clozapin. Eine kürzlich durchgeführte doppelblinde, placebokontrollierte Studie bestätigte die gute Verträglichkeit, fand aber keinen antipsychotischen Effekt bei L-Dopa-induzierten Psychosen von Parkinson-Patienten (Ondo et al. 2005).

I 1.2.3.2.7 L-Threo-DOPS

Wirkmechanismus: L-Threo-DOPS (Dops®) ist in Deutschland nicht zugelassen. Es ist jedoch über die internationale Apotheke aus Japan erhältlich. Die Permeabilität der Blut-Hirn-Schranke für L-Threo-DOPS beträgt etwa 25 % derjenigen für L-Dopa. L-Threo-DOPS wird in noradrenerge Neurone aufgenommen und in einem durch die AADC katalysierten enzymatischen Schritt allerdings vergleichsweise langsam zu Noradrenalin decarboxyliert. L-Threo-DOPS führt durch Verdrängung zu einer unspezifischen Freisetzung von Monoaminen und besitzt eine MAO-hemmende Wirkung (Kondo 1993).

Pharmakokinetik: Einmalige orale Gabe von 300 mg L-Threo-DOPS führt zu einem Anstieg der Plasmakonzentrationen von L-Threo-DOPS und Noradrenalin mit einem Maximum nach fünf bzw. acht Stunden. Die gleichzeitige Gabe eines peripheren Decarboxylase-Hemmers reduziert die Noradrenalinkonzentration und erhöht die L-Threo-DOPS-Konzentration. Eine Dauerbehandlung von Parkinson-Patienten mit 1 800 mg L-Threo-DOPS führt nicht zur Erhöhung der Noradrenalinspiegel im Liquor (Suzuki et al. 1984).

Klinische Studien: In einer placebokontrollierten Doppelblindstudie an etwa 100 japanischen Patienten mit fortgeschrittenem Parkinson-Syndrom führte L-Threo-DOPS (600 mg, in Ausnahmefällen 900 mg) zu einer allgemeinen Besserung der Symptomatik bei 55 %, Placebo jedoch bei 39 % der Patienten. Unter den verschiedenen Symptomen sprachen Gangstörungen, insbesondere Freezing am besten auf L-Threo-DOPS an (Narabayashi und Kondo 1987).

Unerwünschte Wirkungen: In der bereits erwähnten japanischen Doppelblindstudie führte L-Threo-DOPS seltener zu unerwünschten Wirkungen als Placebo. Die Häufigkeit unerwünschter Wirkungen war mit 1–2 % insgesamt ungewöhnlich niedrig. Die meisten unerwünschten Wirkungen waren unspezifisch und harmlos. Ernsthafteste und häufigste Nebenwirkungen (3,5 %) waren Alpträume, Halluzinationen und Wahnentwicklung (Narabayashi und Kondo 1987).

I 1.2.3.3 Nicht-medikamentöse konservative Therapie

I 1.2.3.3.1 Diät

Da L-Dopa bei der Aufnahme ins Blut und ins ZNS mit neutralen Aminosäuren um aktive Transportmechanismen konkurriert, führt bei manchen Patienten die gleichzeitige Aufnahme von Nahrungseiweiß zu einer geringeren Bioverfügbarkeit von L-Dopa (Carter et al. 1989). L-Dopa sollte daher 30 bis 60 Minuten vor bzw. 1,5 bis 2 Stunden nach den Mahlzeiten eingenommen worden.
Eine Alternative zur Einnahme von L-Dopa außerhalb der Mahlzeiten ist die Umverteilung der Eiweißaufnahme im Verlauf des Tages. Dazu sollten sich Patienten, die eine Abhängigkeit der L-Dopa-Wirkung von der Nahrungsaufnahme bemerken, tagsüber eiweißarm oder eiweißfrei ernähren, während sie zum Abendessen beliebig Eiweiß zu sich nehmen können. Eine solche Diät führte in einer offenen Studie bei 60 % der behandelten Patienten zu einer Besserung von Wirkungsschwankungen (Riley und Lang 1988). Dieser Effekt wurde in einer kleinen Doppelblindstudie bestätigt (Tsui et al. 1989).

I 1.2.3.3.2 Krankengymnastik

Krankengymnastik ist ein wichtiges Element der Behandlung des Parkinson-Syndroms. Sie verfolgt unterschiedliche Ziele. Zunächst soll unspezifisch die Beweglichkeit gefördert, der Kreislauf trainiert (täglich eine Stunde Gehen) und bei Patienten mit fortgeschrittener Krankheit Gelenkkontrakturen vorgebeugt werden. Weiterhin sollen die Kranken Strategien erlernen, um die für das Parkinson-Syndrom spezifischen Störungen der Haltungsreflexe, der Bewegungsinitiierung und Bewegungsausführung zu kompensieren. Dazu gehören die Nutzung externer Stimuli und Taktgeber. Als Beispiel seien Patienten genannt, die lernen, in Freezing-Perioden das Gehen zu initiieren, indem sie sich selber durch lautes Zählen einen Rhythmus vorgeben. Durch Gruppentherapie kann außerdem ein Ausgleich für reduzierte soziale Kontakte geschaffen werden. Offene Studien weisen darauf hin, dass ein früher Beginn krankengymnastischer Übungsbehandlungen die Dosierungen der benötigten medikamentösen Therapie verringern kann. Erste kontrollierte Studien weisen auf einen Erfolg einer die medikamentöse Therapie begleitenden Physiotherapie bezüglich Beweglichkeit und Alltagsaktivitäten hin (Ellis et al. 2005). Möglicherweise sind Programme, die nach anfänglicher Anleitung selbst durchgeführt werden, ähnlich effektiv wie die dauerhafte Anleitung durch Physiotherapeuten (Lun et al. 2005). Besonders vorteilhaft scheinen hochamplitudige Bewegungen zu sein (Ebersbach et al. 2010).
Im Vordergrund der krankengymnastischen Bemühungen stehen *Cueing*-Strategien. Dabei werden externe rhythmische akustische, optische oder sensorische Stimuli verwendet. Diese Strategien helfen insbesondere *Freezing*-Perioden zu überwinden und in diesen die Ganginitiierung zu ermöglichen, sie verbessern aber auch die Ganggeschwindigkeit und Schrittlänge und verringern die posturale Instabilität.

I 1.2.3.3.3 Logopädie

Mit Logopädie werden Schluck- und Sprechstörungen beim Pakinson-Syndrom behandelt. Bei der Sprechstörung handelt es sich um eine Dysarthrophonie mit fehlender Modulation der Lautstärke, gestörter Sprechgeschwindigkeit und einer Störung der Artikulation. In den letzten Jahren hat sich als Therapie das *Lee Silverman Voice Treatment* (LSVT) etabliert (Sapir et al. 2011). Die Therapie zielt im Wesentlichen auf eine Verbesserung der Verständlichkeit durch Erhöhung der Sprechlautstärke ab.

Die Schluckstörung ist gekennzeichnet durch eine vermehrte Speichelbildung, verringerte Schluckfrequenz, verlängerte orale Transitzeiten sowie eine verminderte Kehlkopfhebung und Aufmerksamkeit. Es ist das Ziel der Logopädie, die Koordination des Schluckablaufs zu verbessern und insbesondere die Aufmerksamkeit gezielt auf die Bewegungsabläufe zu richten.

I 1.2.3.4 Operative Behandlungsverfahren

I 1.2.3.4.1 Stereotaktische Operationen

Bei medikamentös nicht mehr befriedigend zu behandelnden Parkinson-Patienten sollte die Anwendung stereotaktischer (funktioneller) neurochirurgischer Verfahren, im Wesentlichen die Tiefenhirnstimulation, diskutiert werden. Die tiefe Hirnstimulation ist bei Patienten mit fortgeschrittenem idiopatischen Parkinson-Syndrom und Fluktuationen bezüglich Motorik und Lebensqualität der medikamentösen Therapie überlegen, wenn die Symptome medikamentös nur noch unbefriedigend behandelbar sind (Deuschl et al. 2006, Follett et al. 2010, Williams et al. 2010). Prinzipiell profitieren von diesen Verfahren nur Patienten, die auf L-Dopa ansprechen, also Patienten mit idiopathischem Parkinson-Syndrom. Die Möglichkeiten und Grenzen werden detailliert im Kapitel I 3 beschrieben.

I 1.2.3.4.2 Transplantation

Striatale Transplantationen von Dopamin-produzierendem Gewebe beim Parkinson-Syndrom werden mit dem Ziel durchgeführt, die endogene Synthese von Dopamin zu erhöhen und denervierte striatale Neurone zu reinnervieren. Die ursprüngliche Strategie, autologes Nebennierenrole zu transplantieren (Madrazo et al. 1987) ist aufgegeben worden, da der operative Eingriff mit erheblicher Morbidität und Mortalität belastet ist, die beobachteten klinische Effekte nicht überzeugen und Autopsien zeigten, dass die Transplantate nicht überleben (Goetz et al. 1991, Hurtig et al. 1989).
Putaminale Transplantationen von fetalem Mittelhirngewebe dagegen führen zu einer durch PET nachweisbaren zunehmenden Dopamin-Synthese- und Speicher-Kapazität. Diese neurochemischen Effekte werden von einer anhaltenden klinischen Besserung begleitet, die vorwiegend die Extremitätenfunktion, weniger die Gang- und Sprechstörung betrifft (Freed et al. 1992, Lindvall et al. 1994, 1992, Sawle et al. 1992). Die Effektivität der Transplantationen wird durch Studien zu den Transplantationsergebnissen infrage gestellt (Freed et al. 2001, Olanow et al. 2003).
Die putaminale Transplantation von fetalem Mittelhirngewebe stößt bei Teilen der Bevölkerung und der Ärzteschaft auf ethische Bedenken und ist in Deutschland als Therapieform nicht zugelassen. Zwei erste, randomisiert und doppelblind durchgeführte Studie zeigten, dass nur Patienten unter 60 Jahren bzw. mit vergleichsweise milden Symptomen von der Transplantation profitierten (Freed et al. 2001, Olanow et al. 2003). Ferner zeigten 15 % der Patienten nach einem Jahr z. T. erhebliche, therapeutisch kaum zu beeinflussende Dystonien und Dyskinesien. Allerdings wurden diese Untersuchungen aufgrund methodischer Schwächen angefochten (Brundin et al. 2001). Solange keine vollständige funktionelle Integration der Transplantate in die Basalganglienschaltkreise erzielt wird, werden diese Probleme vermutlich auch in weiteren Studien bestehen bleiben. Wesentliche Limitation der Methode ist neben den ethischen Bedenken die eingeschränkte Verfügbarkeit von humanem embryonalen Gewebe. Die derzeit diskutierte Generierung von embryonalen Stammzellen, die zu dopaminergen Transplantaten differenziert werden können (Kim et al. 2002), wird zwar zu einem verbesserten Angebot von zu transplantierendem Gewebe führen, aber kaum die bisher beobachteten Probleme und Nebenwirkungen (Dyskinesien, Dystonien) überwinden.

I 1.2.4 Praktisches Vorgehen

Die Behandlung des idiopathischen Parkinson-Syndroms erfolgt fächerübergreifend. Im Vordergrund steht zwar die medikamentöse Therapie, aber andere Therapieformen sollten nicht vernachlässigt werden bzw. gewinnen im fortgeschrittenen Stadium zunehmend an Bedeutung. Dieses gilt besonders für neurochirurgische Therapieverfahren (Tiefenhirnstimulation, s. Kap. I 3). Ferner sollten – wenn notwendig – frühzeitig eine Physiotherapie, Logopädie und Ergotherapie initiiert und eine soziale Beratung durchgeführt werden.

Tab. I 1.8: Hoehn- und Yahr-Stadien (1967)

Stadium I:	Unilaterale Erkrankung
Stadium II:	Bilaterale Erkrankung, keine Beeinträchtigung der posturalen Reflexe
Stadium III:	Milde bis moderate, bilaterale Erkrankung; geringe posturale Instabilität, unabhängig
Stadium IV:	Schwere Beeinträchtigung; noch fähig, ohne Hilfe zu gehen und zu stehen
Stadium V:	Ohne Hilfe an Rollstuhl oder Bett gebunden
Optionale Stadien 1,5 und 2,5	
Stadium 1,5:	Unilaterale Erkrankung und axiale Symptome
Stadium 2,5:	Milde bilaterale Erkrankung mit Beeinträchtigung der posturalen Reflexe

Die Übersicht über die verschiedenen Behandlungsmöglichkeiten beim idiopathischen Parkinson-Syndrom zeigt, dass 1. keineswegs alle für das praktische Vorgehen relevanten Fragen in Studien untersucht worden sind und dass 2. die Ergebnisse einzelner Studien widersprüchlich sind. Die hier dargestellten Empfehlungen zum praktischen Vorgehen geben daher die subjektive Einschätzung der Autoren wieder, berücksichtigen aber weitgehend die Leitlinien der Deutschen Gesellschaft für Neurologie (Eggert et al. 2012). Im Weiteren werden, sofern nicht anders vermerkt, Tagesdosierungen angegeben.

I 1.2.4.1 Klinische Skalen und Stadieneinteilung des idiopathischen Parkinson-Syndroms

Zur Erfassung des Schweregrads klinischer Symptome und ihres Verlaufs stehen eine Vielzahl klinischer Skalen zur Verfügung: *Columbia Rating Scale, Hoehn und Yahr Scale, King's College Hospital Rating Scale, Northwestern University Disability Scale, Schwab und England Scale, Unified Parkinson's Disease Rating Scale (UPDRS)* (Übersicht: Martinez-Martin und Bermejo-Pareja 1988, Masur 1995). Die einfachste und im klinischen Alltag meist verwendete Skala ist die *Hoehn und Yahr Scale*, die fünf verschiedene Krankheitsstadien beschreibt (**Tab. I 1.8**). Sie ist zwar nicht sensitiv genug, um Therapieeffekte zu messen, wird aber bei der Abstufung von Therapieempfehlungen für verschiedene Erkrankungsstadien verwendet. Bei Therapiestudien wird heute meist die *UPDRS* benutzt.

I 1.2.4.2 Initiierung einer medikamentösen Therapie

Eine Behandlung sollte so früh wie möglich, d. h. gleich nach Diagnosestellung beginnen. Die derzeitige Datenlage widerspricht einer früher gehegten Vermutung, dass eine dopaminerge Therapie, insbesondere eine Therapie mit L-Dopa, zur schnelleren

Tab. I. 1.9: Substanzklassen zur Ersttherapie eines idiopathischen Parkinson-Syndroms

Medikamentenwahl bei der Ersteinstellung	L-Dopa	Non-Ergot-Dopamin-Agonisten	MAO-B Inhibitoren*
Wirkstärke	+++	++	+
Nebenwirkungsrisiko	+	++	+
Motorische Komplikationen	++	+	–
Neuropsychiatrische Komplikationen	+	++	–
Einfache Titration und Dosierung	+	++	+++

(nach Eggert et al. 2012)
*basierend auf den Studien mit Rasagilin

Erkrankungsprogression beitragen könnte (Fahn et al. 2004). Vielmehr wird deutlich, dass eine frühe symptomverbessernde Therapie vermutlich durch eine Verbesserung der Beweglichkeit und der Bewegungsamplitude die Plastizität des Gehirns anregt und es daher zu einer anhaltenden, auch medikamentenunabhängigen Verbesserung der Symptome kommt. Während die möglichst frühe Initiierung einer symptomatischen Therapie unstrittig ist, wird kontrovers diskutiert, ob die ADAGIO-Daten einen krankheitsmodifizierenden Effekt von 1 mg Rasagilin belegen (siehe I 1.2.3.2.3.1). Für die ersten 18 Monate der Behandlung von *de novo* Patienten lässt sich ein solcher Effekt nach den von den Gesundheitsbehörden vorgegebenen Kriterien nachweisen. Ob er auch darüber hinaus und bei Beginn der Therapie zu einem späteren Zeitpunkt besteht, ist derzeit nicht untersucht.
Nach Entscheidung der Therapieeinleitung hängt die Wahl der Therapiestrategie von verschiedenen Faktoren ab. Dazu zählen Alter, Komorbidität, Schwere der Symptome, gewünschter Wirkungseintritt, Wirkgeschwindigkeit sowie Wirkungs- und Nebenwirkungsprofil.

Grundsätzlich stehen für die Therapieeinleitung folgende Substanzklassen zur Verfügung: L-Dopa, MAO-B Hemmer, Non-Ergot-Dopaminagonisten (**Tab. I 1.9**).

Bei jungen Patienten spricht die zumindest in den ersten Jahren nach Therapieinitiierung verminderte Häufigkeit von motorischen Spätkomplikationen im Vergleich zu einer L-Dopa-Therapie für die initiale Therapie mit einem Dopaminagonisten. Dies ist relevant bei frühem Erkrankungsbeginn, der verbunden ist mit dem Risiko, Dyskinesien unter einer L-Dopa-Therapie zu entwickeln. Allerdings zeigen Patienten unter einer Behandlung mit einem Dopaminagonisten häufiger einen Impulskontrollverlust, eine pathologische Tagesmüdigkeit und/oder eine Psychose. Ferner besitzen Dopaminagonisten insbesondere bei multimorbiden Patienten ein ungünstigeres Nebenwirkungsprofil. Damit ist die L-Dopa-Therapie symptomatisch wirksamer und nebenwirkungsärmer als die Therapie mit einem Dopaminagonisten.

I 1.2.4.2.1 Idiopathisches Parkinson-Syndrom vom akinetisch-rigiden und Äquivalenz Typ (Tab. I 1.10)

Vor symptomatischer dopamimetischer Therapie: In einem frühen Erkrankungsstadium, in dem eine dopamimetische Behandlung noch nicht notwendig ist, können Rasagilin oder Selegilin die Notwendigkeit einer dopamimetischen Therapie im Durchschnitt um 9–12 Monate hinauszögern. Die Dosierung für Rasagilin beträgt 1 × 1 mg, die Dosierung für Selegilin sollte 1 × 10 mg am Morgen oder 2 × 5 mg/Tag betragen. Ähnliche Überlegungen gelten auch für Amantadin, die Datenlage ist jedoch weniger sicher. Daten für eine mögliche Krankheitsmodifikation mit Verlangsamung der Progression bestehen nur für Rasagilin.

Junges und mittleres Lebensalter (**≤ 70 Jahre**) – **Der Langzeitansatz**: Zunächst sollte eine Therapie mit Rasagilin in Erwägung gezogen werden. Wenn eine symptomatische Therapie erforderlich ist, empfehlen wir die Initiierung der Therapie mit Dopaminagonisten (unter Domperidon-Schutz). Diese Empfehlung und die Bevorzugung gegenüber einer initialen Therapie mit L-Dopa beruht auf theoretischen Überlegungen zu einer kontinuierlichen Stimulation der Dopaminrezeptoren (Olanow et al. 2000) und den in den letzten Jahren publizierten Langzeit-Vergleichsstudien der Agonisten mit L-Dopa. Diese Daten wurden für Cabergolin (Rinne et al. 1998; 2–5 Jahre), Pergolid (Oertel et al. 2006), Pramipexol (Parkinson Study Group 2000b; 2 Jahre) und Ropinirol (Rascol et al. 2000; 5 Jahre) erhoben (s. Kap. I 1.2.3). Dennoch benötigen ca. 50 % der Patienten innerhalb von 3 Jahren zusätzlich L-Dopa.
Falls aus besonderen Gründen, z. B. der Gefahr des Arbeitsplatzverlustes, ein rascher Therapieeffekt notwendig ist, kann auch bei jungen Patienten eine Therapie mit L-Dopa begonnen werden. Dann aber sollte nach stabilisiertem Ansprechen auf L-Dopa sobald wie möglich (nach 1–2 Monaten) zusätzlich mit einem Dopaminagonisten behandelt werden, um die Dosis von L-Dopa so gering wie möglich zu halten. Entsprechend sollte bei Patienten mit erfolgreicher Dopaminagonisten-Monotherapie die zusätzliche Behandlung mit L-Dopa möglichst lange herausgezögert werden, um später auftretende Nebenwirkungen von L-Dopa, z. B. Dyskinesien, zu vermeiden.
Bei multimorbiden Patienten unter 70 Jahren gelten die gleichen Überlegungen wie für multimorbide Patienten über 70 Jahren.

Höheres Lebensalter (> 70 Jahre) oder multimorbide Patienten – Der pragmatische Ansatz: Wir empfehlen die Initiierung einer Therapie mit dreimaliger Gabe der L-Dopa-Standardpräparation am Tag. Diese Therapie ist rasch zu initiieren, effektiv, einfach, kostengünstig, nahezu überall erhältlich, und sie hat (für den Anfangszeitraum betrachtet)

I 1

den besten therapeutischen Index (Effekt vs. unerwünschte Wirkung). Falls eine unzureichende Wirkdauer eintritt (*wearing-off*), sollte versucht werden, die Frequenz der L-Dopa-Gabe (bis zu einer Gesamtdosis von 600 mg/Tag) zu steigern oder vorsichtig einen Dopaminagonisten hinzuzugeben. Falls der Dopaminagonist nicht toleriert wird, kann der COMT-Inhibitor Entacapone (200 mg) zu jeder einzelnen L-Dopa-Dosis hinzugefügt oder zusätzlich mit Rasagilin behandelt werden.

Bei unzureichender Wirkung/Wirkdauer bei multimorbiden Patienten empfehlen wir die zusätzliche Gabe von COMT-Inhibitoren und die Erhöhung der Dosierungsfrequenz von L-Dopa als zweiten oder dritten Schritt. Erst danach raten wir – falls tolerabel – zur Eindosierung eines Dopaminagonisten. Der Gebrauch von Amantadin sollte in dieser Gruppe mit Vorsicht erfolgen und Anticholinergika sollten vermieden werden.

Unverträglichkeit einer symptomatischen dopamimetischen Therapie: Falls Patienten trotz der Anwendung von Domperidon weder Dopaminagonisten noch L-Dopa vertragen, raten wir zu Selegilin oder Amantadin. Nach sechs bis 12 Monaten sollte dann ein erneuter Versuch der Eindosierung von L-Dopa oder Dopaminagonisten unter Domperidon-Schutz unternommen werden.

Tab. I 1.10: Praktische Anleitung zur Initiierung einer symptomatischen Behandlung des idiopathischen Parkinson-Syndroms vom akinetisch-rigiden und Äquivalenz-Typ

A Patienten ohne zusätzliche Erkrankung

A-1 Vor symptomatischer dopamimetischer Therapie (vor allem bei jungen Patienten)
Bevor eine symptomatische dopaminerge Therapie begonnen wird, kann der Versuch einer Behandlung mit
- Rasagilin (1 × 1 mg),
- Selegilin (10 mg/Tag),
- Amantadin (1–2 × 100 mg)

erwogen werden. Für Rasagilin werden verlaufsmodifizierende Eigenschaften diskutiert.

A-2 Patienten in jungem und mittlerem Lebensalter (≤ 70. LJ)
a. Initiale Behandlung:
a-a. Beginn mit Dopaminagonist unter Domperidon-Schutz (3 × 20 mg). Initiale Dosierung s. unter A-3b.
Bei jungen Patienten können häufig eine schnellere Eindosierung und höhere Dosierungen erzielt werden:
- Lisurid bis 5 mg/Tag
- Pergolid bis 5–6 mg/Tag (Einschränkung Herzklappenfibrose)
- Pramipexol bis 2,1–3,15 mg/Tag
- Ropinirol bis 12–24–30 mg/Tag
- Rotigotin 4–8–12–16 mg/Tag transdermal

a-b. Wenn ein schnellerer und besser vorhersagbarer Effekt nötig ist: s. A-3a.
b. Fortsetzung der Behandlung:
Falls mit einem Dopaminagonist begonnen wurde, Zugabe von Standardpräparat L-Dopa (s. A-3a).
Falls mit Standardpräparat L-Dopa begonnen wurde, Zugabe von Dopaminagonisten (s. A-3b) mit dem Versuch, die L-Dopa-Dosierung so niedrig wie möglich zu halten.

A-3 Patienten in höherem Lebensalter (> 70. LJ)
a. Initiale Behandlung:
Beginn mit L-Dopa Standard 50 mg (L-Dopa und Benserazid/Carbidopa) am Morgen, um 50 mg alle 1–3 Tage erhöhen bis zu einer Dosierung von 3 × 100–200 mg.
b. Fortsetzung der Behandlung:
Bei unzureichender Wirkdauer (wearing-off) und wenn L-Dopa bereits in einer Dosierung von 600 mg/Tag verabreicht wird, vorsichtige Eindosierung eines Dopaminagonisten (initial unter Schutz von 3 × 20 mg Domperidon). Zur Auswahl stehen:
- Lisurid 0,1 mg zur Nacht, Steigerung um 0,1–0,2 mg/Woche, mittlere Tagesdosis 3 × 0,4–0,7–1,0 mg
- Pramipexol 0,0875 mg am Morgen, Steigerung um 0,0875 mg täglich, mittlere Tagesdosis 3 × 0,175–0,35–0,7 mg (oder 2,1 bis 3,15 mg ret./Tag)
- Ropinirol 1 mg am Morgen, Steigerung um 1 mg/Woche bis 3 × 2 mg, mittlere Tagesdosis 3 × 2–8 mg (oder retardiert (Modutab), 4–8–16–24 mg/Tag)
- Rotigotin 1 mg/Tag transdermal, Steigerung um 1 mg/Woche bis zu einer Dosierung von 4–16 mg/Tag.

Falls der Dopaminagonist nicht toleriert wird, Zugabe von Rasagilin (1 × 1 mg) oder Entacapone (200 mg) zu jeder L-Dopa Dosis, oder Amantadine (2–3 × 100 mg) oder Selegilin (1 × 5–10 mg).

A-4 Unverträglichkeit einer symptomatischen dopamimetischen Therapie
Falls die Therapie unter A-3a und A-2a initial nicht vertragen wird, s. A-1. Anschließend nach 6–12 Monaten erneut wie unter A-3a und A-2a vorgehen.

B Multimorbide Patienten

B-1 Alle Altersgruppen
a. Initiale Behandlung:
s. A-3a
b. Fortsetzung der Behandlung:
b-a. Bei *wearing-off*, insbesondere wenn die L-Dopa-Tagesdosis bereits 600 mg/Tag beträgt, zusätzliche Gabe von Rasagilin (1 × 1 mg/Tag) oder des COMT-Inhibitors Entacapone (200 mg) zu jeder einzelnen Gabe von L-Dopa. Falls Dyskinesien neu auftreten, sollte die L-Dopa-Dosis reduziert oder die Latenz bis zur nächsten Einnahme von L-Dopa/Entacapone verlängert werden.
b-b. Je jünger der Patient, je eher sollte ein Dopaminagonist anstelle des COMT-Inhibitors verwendet werden (A-2b).

Tab. I 1.11: Pharmakologische Therapie des Ruhetremors
1. Zunächst initiale Behandlung wie bei akinetisch-rigidem und Äquivalenz-Typ (**Tab. I 1.10**: A-2a, A-2b, A-3a, A-3b).
2. Wenn unzureichend, erfolgt die weitere Behandlung nach folgendem Schema in Abhängigkeit vom Tremortyp:

Tremortyp	**1. Schritt**	**2. Schritt**	**3. Schritt**
Klassischer Parkinson-Tremor oder mono-symptomatischer Ruhetremor	Anticholinergika	Amantadin, Propranolol, Clozapin	STN-Stimulation
Ruhe- und Haltetremor unterschiedlicher Frequenz	Propranolol, Primidon	Anticholinergika, Clozapin	STN-Stimulation
Isolierter Aktionstremor	Propranolol, Anticholinergika	Amantadin	
Substanzen	**Dosierung**	**Einschränkung**	
L-Dopa	s. **Tab. I 1.5**		
Dopaminagonisten	s. **Tab. I 1.5**		
Anticholinergika:			
• Biperidin	3 × 2–4 mg		
• Bornaprin	3 × 2–4 mg		
• Metixen	3 × 2,5–5 (–10) mg		
• Trihexyphenidyl	3 × 2–5 mg		
Clozapin	12,5–37,5 mg	Agranulozytose	
Amantadin	2–3 × 100 mg		
Propranolol	3 x (20)–40 mg		
Budipin	3 × 10–30 mg	Herzrhythmusstörungen (QTc-Zeit)	
Primidon	25–100 mg/Tag		

I 1.2.4.2.2 Medikamentöse Behandlung für das tremordominante idiopathische Parkinson-Syndrom (Tab I 1.11)

Der Ruhetremor ist ein charakteristisches (aber nicht obligates) Symptom des idiopathischen Parkinson-Syndroms. Es ist meist weniger behindernd als die akinetisch-rigide Symptomatik. Die Therapie des Ruhetremors ist häufig unbefriedigend. Andererseits haben tremordominante Parkinson-Syndrome in der Regel eine bessere Prognose als Parkinson-Syndrome vom akinetisch-rigiden oder vom Äquivalenz-Typ. Das Symptom ist sichtbar, fluktuiert im Tagesverlauf und ist verstärkt bei psychischer Anspannung. Therapeutische Entscheidungen sollten sich an dem Ausmaß der durch den Tremor hervorgerufenen Beeinträchtigung orientieren. Für Patienten mit vorherrschendem Tremor empfehlen wir wie bei anderen Patienten mit IPS eine Kombinationsbehandlung aus L-Dopa und einem Dopaminagonisten. Unter den Dopaminagonisten wurde besonders Pramipexol auf seine tremorlytischen Eigenschaften untersucht (Pogarell et al. 2002). Bereits in der Standarddosierung von 2,1 mg/Tag beeinflusst Pramipexol den Tremor signifikant. Ob andere Dopaminagonisten ähnlich gute tremorlytische Eigenschaften aufweisen oder dies eine Besonderheit des Pramipexols ist, bedarf weiterer Klärung. Ebenso ist ungeklärt, ob Dopaminagonisten den Tremor besser als L-Dopa beeinflussen.

Wenn bei ausreichender Dosierung von L-Dopa und Dopaminagonisten der Tremor nicht gebessert ist, kann unter sorgfältiger Beobachtung von Kontraindikationen und Nebenwirkungen (Gedächtnisstörungen!) ein Anticholinergikum versucht werden. Die Behandlung mit dem häufig benutzten Anticholinergikum Biperiden beginnt mit 1 mg morgens und wird alle drei Tage um 1 mg bis zu einer Enddosis von 3 × 2–4 mg gesteigert. Übliche Dosierungen anderer Anticholinergika sind in **Tab. I 1.11** aufgeführt. Die verfügbaren Anticholinergika sind als weitgehend gleichwertig zu betrachten. Da retardierte Präparate wesentlich langsamer anfluten, sind weniger Nebenwirkungen zu erwarten. Alle Dosisänderungen, auch das Absetzen von Anticholinergika sollten schrittweise über Wochen erfolgen.

Alternativ kommt eine Kombinationsbehandlung mit Amantadin infrage (zur Dosierung s. zuvor). Eine weitere Alternative ist Clozapin (Bonuccelli et al. 1997, Ceravolo et al. 1999, Friedman et al. 1997) in Dosierungen von 6,25–37,5 mg/Tag. Die Dosierungsempfehlungen entsprechen im Wesentlichen denen bei der Clozapin-Behandlung der medikamenteninduzierten exogenen Psychose (s. u.). In einer direkten Vergleichsstudie war Clozapin genau so effektiv wie Biperidin (Friedman et al. 1997).
Budipin (3 × 10–20 mg) stellt eine weitere Alternative bei der Tremor-Behandlung dar (Przuntek et al. 2002, Spieker et al. 1999a). Da die Zulassung aber wegen aufgetretener QTc-Zeit-Verlängerung und damit verbundener Arrhythmien erheblich eingeschränkt wurde, sollte es nur noch in Ausnahmefällen bei ansonsten therapierefraktären Tremores und unter engmaschiger EKG-Kontrolle verordnet werden (s. zuvor).
Bei im Vordergrund stehendem Haltetremor können wie beim essenziellen Tremor Propranolol (Dociton®) und Primidon (Mylepsinum®) eingesetzt werden (s. Kap. I 12).
Patienten mit ausgeprägtem, stark behinderndem, einer medikamentösen Therapie nicht zugänglichem Ruhetremor empfehlen wir die Tiefenhirnstimulation (s. Kap. I 3).

I 1.2.4.2.3 Fachgerechter Einsatz von Dopaminagonisten

Die beschriebenen Nebenwirkungen, bestehend aus Übelkeit und orthostatischer Dysregulation, sind allen Dopaminagonisten gemeinsam. Beinödeme können bei Ergolin und Nicht-Ergolin-Dopaminagonisten auftreten. Bei Unverträglichkeit mit einem Präparat kann ein Wechsel zu einem anderen Präparat u. U. zu weniger Nebenwirkungen führen. Neuropsychiatrische Nebenwirkungen von Dopaminagonisten bestehen vor allem in einer dopaminerg-induzierten Psychose, Impulskontrollstörungen, dem dopaminergen Dysregulationssyndrom oder dem Punding. Berichte über das Auftreten von »Schlafattacken«, einer »vermehrten Tagesmüdigkeit« und verkürzter Einschlaflatenz im Zusammenhang mit der Einnahme der Nicht-Ergolin-Dopaminagonisten Ropinirol und Pramipexol sowie über Fibrosen, insbesondere Herzklappenfibrosen, im Zusammenhang mit der Einnahme von Ergolin-Dopaminagonisten haben zu den im Deutschen Ärzteblatt publizierten Empfehlungen zum fachgerechten Einsatz von Dopaminagonisten geführt (Eggert et al. 2005). Während Impulskontrollstörungen unter einer Monotherapie mit L-Dopa sehr selten sind, gehören sie bei der Therapie mit Dopaminagonisten zu den schwerwiegenden Komplikationen.

Schlafstörungen gehören zum Spektrum der Symptome bei der Parkinson-Krankheit. Letztlich sind nicht nur die Nicht-Ergoline Ropinirol und Pramipexol, sondern alle Dopaminagonisten und auch L-Dopa mit dem Auftreten von Schlafattacken in Zusammenhang gebracht worden, wobei diese bei den Nicht-Ergolinen zu einem besonders frühen Zeitpunkt der Behandlung auftreten können (Korner et al. 2004). Die Kombination von Dopaminagonisten mit anderen Parkinson-Medikamenten sowie die rasche Eindosierung und rasche Dosissteigerung erhöhen die Wahrscheinlichkeit des Auftretens von Schlafattacken. Insbesondere Patienten, die ein Kraftfahrzeug führen, müssen auf das mögliche Auftreten von verstärkter Tagesmüdigkeit und plötzlichen Einschlafattacken hingewiesen werden. Patienten, die über Somnolenz und/oder plötzliches Einschlafen berichten, dürfen kein Kraftfahrzeug führen. Beim Auftreten vermehrter Tagesmüdigkeit kann der Wechsel auf ein Präparat der jeweils anderen Gruppe (Ergoline vs. Nicht-Ergoline) versucht werden. Zur Erfolgsrate dieses Vorgehens existieren allerdings keine systematischen Untersuchungen.
Während das Auftreten von pleuropulmonalen und retroperitonealen Fibrosen sowie Raynaud-Phänomene bekannte Nebenwirkungen der Therapie mit Ergolin-Dopaminagonisten sind, haben neue Berichte über das Auftreten von »Herzklappenfibrosen« (Horvath et al. 2004, Van Camp et al. 2003, 2004) erneut zu einer intensiven Diskussion über die Sicherheit der Behandlung mit Dopaminagonisten geführt. Ein möglicher Mechanismus für diese Nebenwirkung könnte die Stimulation von 5-HT_{2B}-Rezeptoren sein (Roth 2006). Diese Rezeptoren werden auf Herzklappen exprimiert, ihre Stimulation führt über den TGF-β-Signalweg zu einer gesteigerten Mitoserate von Fibroblasten. Mit dieser Hypothese ließe sich erklären, warum auch bei Karzinoid-Patienten (Fitzgerald et al. 2000, Xu et al. 2002) und unter Einnahme von Appetitzüglern (Devereux 1998) Herzklappenfibrosen nachgewiesen wurden. Die Ergolin-Agonisten Dopergin und Cabergolin sind 5-HT_{2B}-Agonisten, während Apomorphin, Pramipexol, Ropinirol, Bromocriptin, Lisurid und Rotigotin keine 5-HT_{2B}-agonistische Wirkung zeigen (Newman-Tancredi et al. 2002). In populationsbasierten Kohorten waren nur die Ergolin-Agonisten Pergolid und Cabergolin mit einem erhöhten Risiko einer Herzklappenerkrankung assoziiert, während Lisurid, Pramipexol und Ropinirol diese Assoziation nicht zeigten (Schade et al. 2007). Diese Ergebnis stimmen überein mit echokardiographischen Untersuchungen von Parkinsonpatienten, bei denen in 23 bis 28 % der Patienten unter der Therapie mit Pergolid und Cabergolin Herklappenveränderungen gefunden wurden (Zanettini et al. 2007, Junghanns et al. 2007). Von diesen zeigen jedoch nur wenige eine höhergradige funktionelle Einschränkung, die wiederum abhängig von der kumulativen Gesamtdosis zu sein scheint (Peralta et al. 2006, Zanettini et al. 2007). Diese Befunde haben zur Änderung der Medikamenteninformation von Pergolid und Cabergolin geführt, die laut Hersteller nicht mehr als erster Dopaminagonist eingesetzt werden sollten, sondern nur noch als Reservemedikament zur Verfügung stehen.
Aus Sicherheitsüberlegungen und klinischer Erfahrung wurde vom Kompetenznetz Parkinson in Übereinstimmung mit der Deutschen Gesellschaft für Kardiologie bis zur Vorlage einer wissenschaftlich basierten Datenlage das in **Tab. I 1.12** vorgeschlagene Vorgehen empfohlen.

Tab. I 1.12: Empfehlung zur Therapie mit Dopaminagonisten bezüglich möglicher Herzklappenfibrosen

- Aufklärungspflicht bei Therapie mit Ergolin-Agonisten
- Wenn Herzklappenerkrankung bekannt: Keine Ergolin-Agonisten
- Wenn aus Anamnese Hinweise für Fibrosen: Keine Ergolin-Agonisten
- Wenn Ergolin-Agonist neu:
  - kardiovaskuläre Untersuchung mit Echokardiographie
  - auf Pergolid und Cabergolin verzichten
- Wenn Ergolin-Agonist:
  - ½-jährliche körperliche Untersuchung und jährliche Echokardiographie
- Bei Symptomen:
  - Labor, Röntgen-Thorax, Echokardiographie
- Bei Fibrose:
  - sofortiges Absetzen
- Falls Ergolin-Präparat bislang gut vertragen wurde, ist kein Umsetzen notwendig
- Dosiserhöhungen kritisch prüfen

Unter dem Einsatz von Dopaminagonisten sind mehrfach »Impulskontrollstörungen« berichtet worden. Dazu zählen die pathologische Spiel- und Kaufsucht, Hypersexualität und pathologisches Essverhalten. Fast alle mit der Parkinson-Erkrankung assoziierten Impulskontrollstörungen treten unter Therapie mit Dopaminagonisten auf, nur äußerst selten unter einer Monotherapie mit L-Dopa. Nach derzeitigen Schätzungen erleiden ca. 5–10 % aller Parkinsonpatienten im Verlauf ihrer Erkrankung eine Impulskontrollstörung. Vermutlich besteht eine Assoziation mit einer prämorbiden Persönlichkeit der Patienten. Es gibt einen Zusammenhang zwischen der verwendeten Dosis des Dopaminagonisten und den Impulskontrollstörungen. Daher sollte die Indikation zu Hochdosis-Therapien mit Dopaminagonisten überdacht werden. Patienten, aber auch Lebenspartner sollten schon zu Beginn der Verordnung von Dopaminagonisten auf mögliche Änderungen im Verhalten hingewiesen werden.

I 1.2.4.3 Spezifische Behandlungsprobleme und Behandlungsaspekte

I 1.2.4.3.1 Vorhersagbare Wirkungsschwankungen

Vorhersagbare Wirkungsschwankungen (L-Dopa-abhängige Fluktuationen) beruhen meist auf einer zu kurzen L-Dopa-Wirkdauer mit Wiederauftreten oder Verstärkung der Parkinson-Symptomatik vor der nächsten L-Dopa Einnahme (*End-of-dose-*Akinese oder *Wearing-off*). Zu den vorhersagbaren Wirkungsschwankungen werden auch die morgendliche Akinese vor der ersten Medikamenteneinnahme, die nächtliche Akinese und die am frühen Nachmittag nach dem Mittagessen im Rahmen des physiologischen Tagestiefs auftretende Akinese gerechnet. Es bestehen folgende therapeutische Optionen:

- Verkürzung der Einnahmeabstände
- L-Dopa Einnahme mit Abstand (30–60 min) vor den Mahlzeiten
- Zusätzlich Dopaminagonist
- Zusätzlich MAO-B-Inhibitor
- Zusätzlich COMT-Inhibitor
- Wechsel zu einem Regime mit Standard L-Dopa und retardiertem L-Dopa

Ansonsten gesunde Parkinson-Patienten, die mit einer L-Dopa-Monotherapie behandelt werden, sollten, abhängig vom Alter (**Tab. I 1.10**), spätestens beim ersten Auftreten von vorhersagbaren Wirkungsschwankungen auf eine Kombinationstherapie mit Dopaminagonisten, COMT-Inhibitoren oder Rasagilin eingestellt werden. Im Falle der Kombinationstherapie von L-Dopa mit Bromocriptin oder Lisurid kann entweder die Dosis dieser Dopaminagonisten erhöht oder auf die länger wirksamen Dopaminagonisten, Pramipexol (Retard), Ropinirol (Retard) oder Cabergolin (cave: Herzklappenfibrose) umgestellt werden. Unter stationären Bedingungen kann die Umstellung von einem Tag auf den anderen erfolgen (**Tab. I 1.13**). Ambulant sollte die Umstellung schrittweise unter Beachtung der Äquivalenzdosen innerhalb von zwei Wochen erfolgen. Zur Behandlung der morgendlichen und nachmittäglichen Akinese ist die schnell wirkende dispersible Form von L-Dopa geeignet. Nächtliche Akinese spricht gut auf L-Dopa-Retardpräparate zur Nacht an.
Bei älteren und/oder multimorbiden L-Dopa-Patienten mit *wearing-off* sind der COMT-Hemmer Entacapon oder der MAO-B-Hemmer Rasagilin das Kombinationstherapeutikum der Wahl. Entacapon und Rasagilin können sowohl mit L-Dopa als auch mit L-Dopa und Dopaminagonisten kombiniert werden. Eventuell muss bereits am gleichen oder am nachfolgenden Tag die L-Dopa-Dosis gesenkt werden. Unabhängig von der L-Dopa-Konzentration werden zu jeder einzelnen Gabe von L-Dopa 200 mg Entacapon gegeben oder einmal am Tag 1 mg Rasagilin eingenommen.

Tab. I 1.13: Dosierung von Dopaminagonisten (Äquivalenzdosen und Umsetzung; es handelt sich um Erfahrungswerte und nicht um Studienergebnisse)

Medikament	Angenäherte Dosierungsäquivalente
L-Dopa	100 mg
Apomorphin	3–5 mg (40–50 µg/kg)
Bromocriptin	10–15 mg
Cabergolin	2 mg
α-Dihydroergocriptin	20–40 mg
Lisurid	1 mg
Pergolid	1 mg
Pramipexol	0,7–1 mg
Ropinirol	3–5 mg
Rotigotin	4 mg/24 h
Piribedil	60–90 mg

Zur Behandlung des ausgeprägten *wearing-off* ist es oft erforderlich, kleinere L-Dopa-Dosen in kürzeren Intervallen zu geben. In Einzelfällen muss L-Dopa in 10 und mehr Einzeldosen eingenommen werden. Bei der Umstellung auf kleine L-Dopa-Dosen ist zu bedenken, dass einzelne Dosen unterhalb der Wirkungsschwelle und damit klinisch ohne Effekt bleiben können. Die zusätzliche Gabe des COMT-Hemmers führt gelegentlich zur klinischen Wirksamkeit der vorher unwirksamen L-Dopa-Einzeldosis.
Eine Alternative bei der Behandlung des *wearing-off* kann in Einzelfällen die Umstellung auf retardierte L-Dopa-Präparate sein. Ein Problem der Therapie mit retardiertem L-Dopa besteht in dem zu langsamen und oft unsicheren Wirkeintritt. Es ist daher häufig eine Kombination von retardiertem und herkömmlichem, eventuell auch dispersiblem L-Dopa erforderlich. Dies gilt vor allem für die erste Medikamenteneinnahme am Morgen. Wegen der schlechteren Bioverfügbarkeit muss retardiertes L-Dopa 20–30 % höher dosiert werden. Auch retardiertes L-Dopa muss bei Patienten mit *wearing-off* häufiger als dreimal pro Tag eingenommen werden. Die Abhängigkeit der L-Dopa-Resorption von der Nahrungsaufnahme ist bei den retardierten Präparaten besonders zu beachten.

I 1.2.4.3.2 Nicht-vorhersagbare Wirkungsschwankungen

Paroxysmale *On-off*-Phänomene: Paroxysmale On-off-Phänomene (*random oscillations, yo-yoing*) treten zeitlich unabhängig von der L-Dopa-Einnahme plötzlich – meist innerhalb von Sekunden bis Minuten – auf. Die Behandlung nicht-vorhersagbarer Wirkungsschwankungen ist oft frustrierend. Zunächst sollte den zuvor für vorhersagbare Wirkungsschwankungen gemachten Behandlungsvorschlägen gefolgt werden.

Bleibt die Situation darunter unbefriedigend, kommt als medikamentöse Behandlungsmöglichkeit die subkutane Injektion von Apomorphin in *Off*-Phasen oder die kontinuierliche subkutane Dauerinfusion von Apomorphin infrage. Die Dosis einer subkutanen Bolusinjektion von Apomorphin liegt bei 2–5 mg. Domperidon (3 × 20 mg) sollte möglichst bereits drei Tage vorher begonnen und kontinuierlich weiter gegeben werden. Die initiale Dosierung der subkutanen Dauerinfusion beträgt 1–2 mg/Stunde mit einer acht- bis zwölfstündigen Pause in der Nacht. Die Infusionsrate kann wöchentlich um 0,5–1 mg/Stunde bis zu einer maximalen Rate von 10 mg/Stunde erhöht werden. Seit Kurzem steht auch die kontinuierliche intraduodenale Applikation von L-Dopa mittels Pumpe und PEG-Sonde zur Verfügung, die sog. Duodopa® Pumpe. Sind alle medikamentösen Möglichkeiten ausgeschöpft, kann bei Patienten jüngeren und mittleren Alters bei gutem Allgemeinzustand die Indikation zur Tiefenhirnstimulation gestellt werden (Kap. I 3). Die Entscheidung, ob und in welcher Reihenfolge die tiefe Hirnstimulation oder eine der Pumpentherapien (Apomorphin subkutan oder L-Dopa intrajejunal) bei einem Patienten eingesetzt wird, sollte einem erfahrenen Zentrum vorbehalten bleiben und mit dem Patienten und Betreuungspersonen zusammen getroffen werden. **Tab. I 1.14** nennt Kriterien, die bei dieser Entscheidung zu berücksichtigen sind.

Tab. I 1.14: Entscheidungskriterien für eine Behandlung mit der tiefen Hirnstimulation oder einer Pumpentherapie bei Patienten mit Fluktuationen (nach Eggert et al. 2012)

Kriterium	Apomorphin s. c.-Pumpe	L-Dopa per jejunaler Sonde	Tiefe Hirnstimulation
Alter < 70 Jahre	++	++	++
Alter ≥ 70 Jahre	+	++	-
Leichte bis mäßige Demenz (MMSE 11–25)	+	++*	-
Schwere Demenz (MMSE < 10)	-	+**	---
Pharmakoresistenter Tremor	-	-	+++
Medikamentös induzierte Psychose	+	++	++
Testbarkeit des Verfahrens	+++	+	---
Unabhängigkeit der Patienten	++	+	+++
Bedienbarkeit durch Patienten	-	+	0
Betreuungsumfeld nicht vorhanden	--	--	+
Vermeidung chirurgischer Komplikationen	0	-	---

+++ sehr gut geeignet; ++ gut geeignet; + mäßig geeignet; - nicht geeignet/unvorteilhaft; -- sehr ungeeignet/relative Kontraindikationen; --- absolut ungeeignet/strenge Kontraindikation; 0 unzutreffend, keine Angabe; *bei Neigung zu Psychosen; **Einzelfallentscheidung: cave bei Agitiertheit

Freezing: *Freezing* bezeichnet eine kurze, plötzlich beginnende Gangstörung mit Starthemmung, die häufig zu Stürzen nach vorne auf die Knie führt. *Freezing* kann oft durch externe visuelle (Roleierung auf dem Boden, Spazierstock mit Querstrebe knapp über dem Boden) oder akustische Stimuli (Zählen, Melodie, Marschbefehl) überwunden werden. Wenn *Freezing* vorhersagbar in *Off*-Phasen auftritt, entspricht die medikamentöse Behandlung der bei vorhersagbaren Wirkungsschwankungen.

Das leider häufigere, unabhängig von der Medikamentenwirkung auftretende *Freezing* ist mit den in Deutschland zugelassenen Medikamenten kaum zu beeinflussen. Bei solchen Patienten ist ein Behandlungsversuch mit dem nicht zugelassenen Medikament L-Threo-DOPS möglich. Die Dosis von L-Threo-DOPS wird in 100 mg-Schritten alle zwei Tage auf 600–900 mg gesteigert. Das Risiko, durch L-Threo-DOPS Psychosen zu induzieren, wird von uns (im Gegensatz zur publizierten Literatur) als hoch eingeschätzt.

Mobile Dyskinesien: Mobile Dyskinesien (Hyperkinesien) können choreatisch, dyston oder choreoathetoid sein. Sie treten bevorzugt in den Extremitäten, weniger häufig an Hals und Stamm auf, und können bereits im ersten Jahr einer L-Dopa-Therapie sowie – wenngleich seltener – auch bei einer Monotherapie mit Dopaminagonisten auftreten. Je länger die Behandlung einer (pulsatilen) L-Dopa-Therapie, desto größer ist die Häufigkeit und Schwere von Dyskinesien. Dyskinesien treten zunächst zum Zeitpunkt höchster L-Dopa-Plasmaspiegel auf (*Peak-dose*-Dyskinesien) und können zu diesem Zeitpunkt durch eine Reduktion oder Umverteilung (häufigere Gabe kleinerer Dosen) beseitigt oder vermindert werden. Mobile Dyskinesien werden im Verlauf der Erkrankung häufiger und treten bei manchen Patienten während der gesamten *On*-Phase auf. Oft fühlen sich die Angehörigen von Patienten durch diese Dyskinesien stärker gestört als die Patienten selbst, die gelernt haben, die Dyskinesien als notwendigen Preis der Beweglichkeit zu akzeptieren.

Medikamente, die normalerweise zur Behandlung von Dyskinesien eingesetzt werden (klassische Neuroleptika), sind wegen ihrer die Parkinson-Symptomatik verstärkenden Nebenwirkung nicht geeignet. Patienten, die mit einer L-Dopa-Monotherapie behandelt werden, sollten spätestens zum Zeitpunkt des ersten Auftretens von Dyskinesien auf eine Kombinationstherapie mit lang wirkenden Dopa-

minagonisten oder Amantadin umgestellt werden. MAO-B-Hemmer (Rasagilin, Selegilin) führen häufig zu einer Verstärkung von Dyskinesien. Auch COMT-Hemmer können Dyskinesien verstärken. Die L-Dopa-Einzeldosis sollte dann, soweit vertretbar, reduziert werden. Die Umstellung auf retardiertes L-Dopa kann versucht werden, kann aber auch zu einer Verschlechterung führen.
Die Behandlung mit 3 × 100–200 mg/Tag Amantadinsulfat reduziert L-Dopa-induzierte Dyskinesien und verlängert gleichzeitig die *On*-Zeit (Del Dotto et al. 2001, Ruzicka et al. 2000, Verhagen Metman et al. 1998, 1999).
Peak-dose-Dyskinesien und gelegentlich auch biphasische, zu Beginn und zum Ende der *On*-Phase auftretende Dyskinesien lassen sich gelegentlich durch Dopaminagonisten in hoher Konzentration therapieren (kontinuierliche dopamimetische Stimulation der Rezeptoren), wenn L-Dopa reduziert wird oder L-Dopa, Lisurid oder Apomorphin parenteral kontinuierlich verabreicht werden (Colzi et al. 1998, Nyholm et al. 2005). Daher sollte der Dopaminagonist (präferenziell mit langer Halbwertzeit) so weit wie möglich erhöht und L-Dopa soweit wie möglich reduziert werden.
Falls die Modifizierung der Pharmakotherapie nicht zu einer befriedigenden Kontrolle der Dyskinesien ohne Reduzierung der gesamten *On*-Zeit führt, sollte eine Tiefenhirnstimulation (Kap. I 3) erwogen werden.
In Notfallsituationen (extrem ausgeprägte Dyskinesien unter Dopaminergika mit langer Halbwertszeit) kann mit Haloperidol (5–30 mg) in steigender Dosierung behandelt werden, bis die Dyskinesien sistieren.

Dystonien: Dystonien bei unbehandelten Parkinson-Patienten verschwinden rasch mit Beginn der medikamentösen Behandlung.
Bei behandelten Patienten können *On*-Dystonien zum Zeitpunkt der maximalen L-Dopa-Wirkung auftreten. Ihre Behandlung entspricht der der mobilen Dyskinesien.
Die meisten der bei behandelten Parkinson-Patienten auftretenden Dystonien sind *Off*-Dystonien. Typischerweise treten *Off*-Dystonien morgens vor der L-Dopa-Einnahme auf. Es handelt sich um fokale Dystonien unterschiedlicher Lokalisation und Verteilung. Am häufigsten sind jedoch Füße und Zehen betroffen. Bei asymmetrischem Parkinson-Syndrom sind die Dystonien auf der stärker betroffenen Seite häufiger und schwerer.
Bei morgendlichen *Off*-Dystonien sollte die erste L-Dopa-Dosis so früh wie möglich eingenommen werden. Anstelle herkömmlicher L-Dopa-Präparate sollte dispersibles L-Dopa verabreicht werden. Um ausreichende Medikamenten-Konzentrationen am frühen Morgen zu gewährleisten, sollten zur Nacht ein L-Dopa-Retardpräparat und retardierte Dopaminagonisten gegeben werden. Die Gabe von L-Dopa-Retardpräparaten am Tage ist bei Dystonie meist nicht wirksam. Dagegen sind Amantadin und Anticholinergika in manchen Fällen hilfreich. Lassen sich Dystonien nicht durch orale Medikation befriedigend behandeln, kann zum Zeitpunkt des Auftretens von Dystonien mit subkutaner Bolusinjektion von Apomorphin behandelt werden. Manche Patienten profitieren auch von einer subkutanen Dauerinfusion von Apomorphin (zur Dosierung siehe I 1.2.4.3.2, Nicht-vorhersagbare Wirkungsschwankungen).
Wenn fokale Dystonien immer die gleiche Lokalisation haben, ist eine intramuskuläre Gabe von Botulinumtoxin A zu erwägen (s. Kap. I 5).

I 1.2.4.3.3 Stürze

Stürze werden im fortgeschritten Erkrankungsstadium gehäuft beobachtet. Sie treten – wie beschrieben – im Rahmen von *Freezing* auf oder manifestieren sich ab dem Stadium Hoehn & Yahr III aufgrund der gestörten posturalen Reflexe. Die dopamimetische Therapie hat im Gegensatz zur guten Beeinflussung der Hypokinese nur einen geringen Einfluss auf die gestörten Haltereflexe. Dies führt zu gehäuften Stürzen bei den Patienten, deren Beweglichkeit durch die dopamimetische Therapie verbessert wurde, unabhängig vom Auftreten von Dyskinesien (Bloem et al. 2001).

I 1.2.4.3.4 Akinetische Krisen (Tab. I 1.13)

Eine akinetische Krise ist ein lebensbedrohlicher Zustand, der im Gegensatz zu den Minuten oder Stunden anhaltenden *Off*-Phasen tagelang anhält. Akinetische Krisen entwickeln sich langsam über Tage bis Wochen, können sich aber auch rasch innerhalb von 24 Stunden einstellen. Patienten in akinetischen Krisen sind vollständig immobil mit ausgeprägtem Rigor der Extremitäten. Die Sprache ist meist unverständlich und das Schlucken unmöglich. Akinetische Krisen können innerhalb von Tagen zu Beinvenenthrombosen, Dekubitalgeschwüren, Pneumonien, Harnwegsinfekten und Elektrolytentgleisungen führen. Ursachen akinetischer Krisen sind Unterdosierung oder Absetzen der Medikation, Infekte und gastrointestinale Erkrankungen, die zu verminderter Medikamentenabsorption führen.
Die Behandlung einer akinetischen Krise sollte unter intensivmedizinischen Bedingungen stattfinden. Unspezifische medizinische Maßnahmen (Flüssigkeits- und Elektrolytausgleich, Kalorienzufuhr, Thromboseprophylaxe, Pneumonieprophylaxe) erfordern erhöhte Sorgfalt. Patienten, denen das Schlucken möglich ist, können L-Dopa und andere Medikamente oral zugeführt werden. Wenn die akinetische Krise durch den vollständigen Entzug von L-Dopa entstanden ist, sollte eine etwas niedrigere oder die vorhergehende Dosis gegeben werden, die dann innerhalb von wenigen Tagen an die klinische wirksame Dosis angepasst, in der Regel erhöht werden kann. Patienten mit Schluckschwierigkeiten erhalten gelöstes dispersibles L-Dopa oder bei ihnen ist die Gabe über eine Gastroduodenalsonde angezeigt. Eine neue Alternative ist die kontinuierliche duodenale Applikation von L-Dopa über eine PEG- oder nasoduodenale Sonde (Nyholm et al. 2005).
Alternativ kommt die parenterale Medikamentengabe in Form subkutaner Injektionen oder Infusion von Apomorphin, transdermaler Applikation von Rotigotin oder intravenöser Infusion von Amantadin in Betracht. Parenterale Medikamentengabe ist immer dann unumgänglich, wenn gastrointestinale Absorptionshindernisse bestehen. Apomorphin wird zunächst in einer einmaligen subkutanen Bolusinjektion von 2–5 mg, selten 10 mg gegeben. Bei

Ansprechen wird die Behandlung mit einer subkutanen Dauerinfusion fortgeführt. Die initiale Dosierung beträgt 1–2 mg/Stunde, gegebenenfalls mit einer acht- bis 12-stündigen Pause in der Nacht. Die Infusionsrate kann alle 12 Stunden um 0,5–1 mg/Stunde bis zu einer maximalen Rate von 10 mg/Stunde erhöht werden. Die gleichzeitige Gabe von Domperidon ist erforderlich, bei ausgeprägten Schluckstörungen kann auch Ondansetron (Zofran®) i. v. gegeben werden. Amantadin wird in einer Dosis von 1–2 × 200 mg als intravenöse Infusion (500 ml) über jeweils drei Stunden verabreicht. Die Dosis kann auf 3 × 200 mg gesteigert werden.

I 1.2.4.3.5 Malignes L-Dopa-Entzugssyndrom – Hyperthermie

Das maligne L-Dopa-Entzugssyndrom ist eine seltene Variante der akinetischen Krise, bei der es in Analogie zum malignen Neuroleptika-Syndrom zusätzlich zu Hyperthermie, Tachykardie, Tachypnö, hirnorganisch-psychischen Störungen und Erhöhung der Creatinkinase (CK) im Serum kommt (s. Kap. F 4). Die Therapie unterscheidet sich nicht wesentlich von der Therapie einer akinetischen Krise. Bei stark erhöhter CK kann zusätzlich mit Dantrolen therapiert werden (**Tab. I 1.15**).

Tab. I 1.15: Praktisches Vorgehen bei der Behandlung des idiopathischen Parkinson-Syndroms (IPS) – Akinetische Krise

1. **Allgemeine Maßnahmen**
   - Flüssigkeits- und Elektrolytausgleich
   - ausreichende Kalorienzufuhr
   - Thromboseprophylaxe
   - Pneumonieprophylaxe
   - Dekubitusprophylaxe
   - Behandlung internistischer Grundkrankheiten und Komplikationen
2. **Dopaminerge Medikation**
   - Gabe von L-Dopa und Dopaminagonisten oral oder über Gastroduodenalsonde
   - Bei vollständigem L-Dopa-Entzug mäßige Dosisreduktion
   - Alternativ subkutane Gabe von Apomorphin:
   - Nach einmaliger Bolusinjektion (2–5 mg, selten 10 mg) Weiterführung mit subkutaner Dauerinfusion; initiale Dosierung 1–2 mg/Stunde mit 8- bis 12-stündiger Pause in der Nacht; Dosissteigerung alle 12 Stunden um 0,5–1 mg/Stunde bis zu einer maximalen Rate von 10 mg/Stunde
   - Alternativ intravenöse Gabe von Amantadin in einer Dosis von 1–2 × 200 mg über jeweils 3 Stunden/Tag; mögliche Dosissteigerung auf 3 × 200 mg
3. **Senkung der Körpertemperatur (Fieber > 40°C)**
   - Physikalische und medikamentöse Maßnahmen
4. **Bei erheblicher Erhöhung der Kreatinkinase**
   - Dantrolen-Medikation (optional, Effektivität letztlich nicht bewiesen):
   - Beginn mit 4 × 25–50 mg/Tag oral oder 2,5 mg/kg i. v. gefolgt von 5–10 mg/kg/Tag i. v. als Infusion oder vier bis fünf Bolusinjektionen

I 1.2.4.3.6 Perioperative Medikation

Größere Operationen und auch Narkosen können eine dopamimetische Psychose fördern. Dieses ist wahrscheinlicher bei älteren Patienten und unter Behandlung mit mehreren Medikamenten, besonders wenn sie Dopaminagonisten, Amantadin und/oder Anticholinergika umfasst. Diese Episoden mit Psychosen oder Konfusionen bessern sich bei ausreichender Hydrierung in der Regel spontan (falls nicht, s. dopamimetische Psychose).

Orale Medikation: Die orale Medikation von L-Dopa und Dopaminagonisten sollte perioperativ bis zum Abend vor der geplanten Operation fortgesetzt werden. Postoperativ sollte die Medikation sobald wie möglich wieder aufgenommen werden. Häufig ist jedoch die präoperative L-Dopa-Dosis weniger effektiv. Dies ist auf die veränderte Absorption von L-Dopa bei beeinträchtigter gastrointestinaler Motilität, Infektionen oder eine Co-Medikation mit Antibiotika, z. B. Makroliden (Brion et al. 1992) zurückzuführen. Anticholinergika und Amantadine sollten nicht abrupt entzogen werden, da ein Entzugssyndrom mit Konfusionen und Verschlechterung der Parkinson-Symptomatik mit einer Latenz von bis zu zwei bis drei Tagen postoperativ auftreten kann. Daher sollten diese beiden Substanzgruppen – wenn möglich – vor der geplanten Operation über einige Wochen entzogen werden. Zunehmend wird die transdermale Applikation von Rotigotin perioperativ eingesetzt.

Parenterale Medikation: In bestimmten Situationen, z. B. nach extensiven abdominalen Operationen, kann eine parenterale Therapie notwendig werden. Dabei gelten die gleichen Behandlungsrichtlinien wie bei akinetischen Krisen (**Tab. I 1.15**). Präferenziell kann auch über eine nasogastrale, nasoduodenale Sonde oder PEG ernährt werden. Über die Sonde können alle Parkinson-Medikamente – mit Ausnahme des Apomorphin – appliziert werden.

Anästhesie: Klassische Neuroleptika (Dopamin-D2-Rezeptor-Blocker) sind kontraindiziert. Prinzipiell richtet sich die Wahl der Anästhesie-Methode (generelle, regionale oder lokale Anästhesie) nach den chirurgischen Notwendigkeiten. Für die generelle Anästhesie ist die Kombination von Opiaten mit Benzodiazepinen möglich. Für die Anästhesie-Einleitung besteht gute Erfahrung mit Propofol. Inhalationsanästhetika können mit Stickoxid kombiniert werden. Unter den halogenierten Inhalationsanästhetika sind Enflurane und Isoflurane gegenüber Halothan zu bevorzugen, da sie das Myokard weniger gegenüber Katecholaminen sensitivieren.
Patienten berichten unabhängig von der Anwendung klassischer Neuroleptika häufig über eine nicht spontan reversible Verschlechterung der Parkinson-Symptome nach genereller Anästhesie. Die Gründe für diese Verschlechterung sind nicht bekannt.

I 1.2.4.3.7 Schluckstörungen

Bei Befragung geben bis zu 50 % der Parkinson-Patienten Schluckstörungen an. Technische Untersuchungen wie Bariumschluckversuch, Ösophagusmanometrie und Laryngoskopie zeigen bei bis zu 95 % der Patienten Schluckstörungen in unter-

schiedlicher Form und Ausprägung. Diese Symptome werden vermutlich durch Degeneration des dorsalen *Nucleus nervi vagi* hervorgerufen. Dort lassen sich nach neueren Untersuchungen bereits in einem motorisch asymptomatischen Anfangsstadium der Erkrankung *Lewy*-Körper nachweisen, deutlich bevor sie in der *Substantia nigra* detektierbar werden (Del Tredici et al. 2002). Ob sich auch im Plexus oesophagicus eine Degeneration mit *Lewy*-Körper-Pathologie entwickelt, ist nicht bekannt.
Bei schwerwiegenden Schluckstörungen können folgende Maßnahmen ergriffen werden:

- Umstellung auf dispersibles L-Dopa.
- Durchführung einer perkutanen endoskopischen Gastrotomie (PEG).
- Öffnen der L-Dopa Kapseln oder Zermahlen/Zerkauen von L-Dopa Tabletten und Verabreichung über eine Magen- oder gastroduodenale Sonde.
- Umstellung auf Apomorphin-Injektionen oder Apomorphin-Pumpe.
- Logopädisches Schlucktraining.

Mittlerweile steht auch eine kontinuierliche intraduodenale Applikation von L-Dopa mittels Pumpe und PEG-Sonde zur Verfügung, die sogenannte Duodopa®-Pumpe (Nyholm et al. 2005). Auch die transdermale (Pflaster-)Applikation des Dopaminagonisten Rotigotin (Neupro®) könnte eine wirksame Alternative darstellen. Das Medikament wurde kürzlich auch für die Kombinationstherapie im Spätstadium zugelassen.

I 1.2.4.3.8 Störungen des autonomen Nervensystems

Schwere autonome Störungen zu Beginn oder in einem frühen Erkrankungsstadium sprechen gegen die Diagnose eines IPS und für eine MSA (**Tab. I 1.2** und **Tab. I 1.3**; Kap. I 2). Im Erkrankungsverlauf können sich beeinträchtigende vegetative Symptome aber auch bei Patienten mit IPS entwicklen.

Orthostatische Hypotension: Häufig wird bei der Eindosierung von L-Dopa oder einem Dopamin-Agonisten erstmals eine orthostatische Hypotonie manifest. Bei manchen Patienten lassen sich diese Beschwerden durch vorübergehende Therapie mit 3 × 10–20 mg Domperidon/Tag bessern, bis sich eine Dopamintoleranz entwickelt. Ferner empfehlen wir physikalische Maßnahmen, insbesondere das Tragen von Kompressionsstrümpfen, eine salzreiche Diät, Schlafen mit angehobenem Oberkörper in der Nacht und ein vorsichtiges und langsames Aufstehen aus dem Liegen bzw. Sitzen. Therapien mit Ephedrin, Midodrin, Octreotid und Yohimbin zeigten keine konstant positiven Behandlungseffekte. Falls alle Maßnahmen nicht zu einem befriedigenden Effekt führen, sollte ein Behandlungsversuch mit dem Mineralkortikoid Fludrocortison (0,05–0,3 mg zur Nacht) durchgeführt werden.

Blasenfunktion: Bis zu zwei Drittel der Patienten mit IPS haben Blasenstörungen. Dabei müssen differentialdiagnostisch alters- und geschlechtsspezifische Ursachen, z. B. Konsequenzen traumatischer Entbindungen bei Frauen bzw. eine Prostatahyperplasie bei Männern berücksichtigt werden. Zu den Blasensymptomen bei IPS zählen Harndrang, eine erhöhte Miktionsfrequenz und Nykturie. Ausgeprägte Inkontinenz ist selten beim IPS, allenfalls ein Symptom im deutlich fortgeschrittenen Stadium oder auf die Akinese zurückzuführen. Zystometrische und urodynamische Messungen helfen, die Blasenstörung zu klassifizieren.
Die häufigste Form der Blasenstörung ist eine Detrusorhyperaktivität, die zu einer gesteigerten Frequenz und einer Drangsymptomatik führt. Sie wird in der Regel mit 2 × 2,5–5 mg Oxybutynin/Tag, Trospiumchlorid (2–3 × 10–20 mg, oder 1 × 60 mg ret.), Darifenacin (1–2 × 7,5 mg) oder Solifenacin (1–2 × 5 mg) behandelt. Eine zu hohe Dosis eines peripher wirksamen Anticholinergikums kann jedoch eine Detrusoratonie und damit eine Urinretention bedingen. Daher sollte unter dieser Therapie die Restharnbildung sonographisch kontrolliert werden.
Detrusorhypoaktivität ist bei Parkinson-Patienten selten und dann meist medikamentös durch Anticholinergika oder trizyklische Antidepressiva hervorgerufen. Ob Cholinergika, wie Carbachol, zu einer Verschlechterung der Parkinson-Symptome führen, wurde bisher nicht detailliert untersucht. Daher sollten diese Medikamente mit Vorsicht angewandt werden.
Erhebliche Restharnbildung (> 150 ml) ist eine Indikation zur Selbstkatheterisierung. In einem fortgeschrittenen Stadium kann ein Dauerkatheter oder suprapubischer Katheter notwendig werden.

Männliche Sexualfunktion: Die Störung der männlichen Sexualfunktion wird häufig durch Medikamente hervorgerufen (Anticholinergika, trizyklische Antidepressiva, β-Blocker), sie tritt aber auch spontan auf. Die häufigsten Beschwerden sind Erektionsstörungen, weniger Ejakulationsstörungen. Früh im Verlauf auftretende Impotenz infolge einer erektilen Dysfunktion sollte allerdings den Verdacht auf eine Multisystematrophie wecken (Kap. I 2). Endokrine Parameter sind beim IPS nicht verändert. Gelegentlich berichten die Kranken über eine Besserung unter Therapie mit L-Dopa oder Dopaminagonisten. Diese Medikamente haben bei einem Teil der Patienten einen aphrodisierenden Effekt mit gesteigerter Libido.
Zur Behandlung der erektilen Dysfunktion stehen Sildenafil (50 mg eine Stunde vor Geschlechtsverkehr), Tadalafil (10 mg eine halbe Stunde bis zwölf Stunden vor Geschlechtsverkehr), Vardenafil (10 mg eine halbe bis eine Stunde vor Geschlechtsverkehr), die orale Einnahme von Yohimbin (2 mg eine Stunde vor Geschlechtsverkehr), die intracavernosale Injektion von Papaverin, ein Penisimplantat und nach neuen Berichten auch die orale Einnahme von Sildenafil (Hussain et al. 2001, Zesiewicz et al. 2000) oder Apomorphin sublingual oder als subkutane Injektion (O'Sullivan 2002) zur Verfügung.

Gastrointestinale Funktionsstörungen: Zusätzlich zu den bereits beschriebenen Schluckstörungen ist die Entleerung des Magens häufig verzögert. Die Behandlung mit L-Dopa, Dopaminagonisten, Anticholinergika, trizyklischen Antidepressiva, Amantadin und Antihistaminika kann dieses Symptom verstärken und zu einer verminderten Bioverfügbarkeit der Medikamente führen.

Störungen der intestinalen Funktion, besonders Obstipationen, nehmen ohnehin mit steigendem Alter zu. Von den Patienten mit IPS klagen ca. ein Drittel der unter 60-jährigen und zwei Drittel der über 60-jährigen über Obstipationen, deren Schwere mit dem Alter zunimmt. Anticholinergika und Amantadin verstärken Häufigkeit und Intensität der Obstipation. Wir empfehlen zunächst physikalische Maßnahmen mit gesteigerter Zufuhr von Flüssigkeit und Ballaststoffen. Bei manchen Patienten ist Domperidon hilfreich. Cisaprid, eine Substanz die offensichtlich unabhängig vom dopaminergen System wirkt, scheint (zumindest kurzfristig) zu helfen (Jost und Schimrigk 1993, 1997) aber verschlechtert gelegentlich die Parkinson-Symptome.
Wir sehen derzeit die besten Erfolge mit Polyethylenglykol (Macrogol, Movicol®), einer inerten Substanz. Sie erhöht durch osmotische Wirkung den Wassergehalt des Stuhls, macht ihn dadurch weicher, besser transportabel und erleichtert somit die Defäkation. Die Behandlung wird begonnen, indem der Inhalt von einem Beutel bis zu dreien in Wasser gelöst und vor der Mahlzeit getrunken wird. Nach einigen Wochen kann die Dosis auf einen halben bis einen Beutel pro Tag reduziert werden (Eichhorn und Oertel 2001). Kontrollierte Langzeitergebnisse liegen derzeit nicht vor. Die klinische Erfahrung zeigt allerdings anhaltende Effekte für mindestens ein Jahr.

Sialorrhoe: Sialorrhoe ist eine häufige Beschwerde. Sie wird durch die Akinese beim Schlucken hervorgerufen, obwohl die basale und die reflexinduzierte Produktion von Speichel bei Parkinson-Patienten um ca. 50 % reduziert ist (Fischer 1984). Anticholinergika, einschließlich peripher wirksamer Anticholinergika wie Atropin-Derivate (Scopolamin-Plaster), reduzieren die Speichelproduktion bei vielen Patienten. L-Dopa und Dopaminagonisten verbessern die Sialorrhoe durch Behandlung der Akinese. Wenn dieses Symptom stark ausgeprägt ist und auf Änderungen der Medikation nicht anspricht, kann es durch Bestrahlung oder lokale Injektionen von Botulinumtoxin behandelt werden.

Thermoregulation und Seborrhoe: Bei fortgeschrittener Erkrankung kann die Beeinträchtigung der Thermoregulation – besonders an heißen Tagen – zur Hyperthermie führen. Ursachen sind ein gestörtes Schwitzen, z. T. kombiniert mit L-Dopa-induzierten Hyperkinesien. Anticholinergika und Amantadin sind dann kontraindiziert, da sie die Schweißproduktion zusätzlich reduzieren.
Seborrhoe wird durch das Fehlen der dopaminergen inhibitorischen Kontrolle der Sekretion des Melanin-stimulierenden Hormons (MSH) hervorgerufen. Sie bessert sich gelegentlich unter L-Dopa oder dopamimetischer Therapie.

I 1.2.4.3.9 Depression

Die Angaben zur Häufigkeit einer Depression beim IPS variieren in der Literatur von 10–90 % (Dooneief et al. 1992, Mayeux 1990) und liegen im Mittel bei ca. 40 % der Patienten (Poewe und Luginger 1999). Die Depression bei IPS ist gekennzeichnet durch Initiationsverlust sowie den Verlust von Selbstbewusstsein, Hoffnungslosigkeit, fehlendes Selbstwertgefühl, Pessimismus und Traurigkeit verbunden mit einer hohen Prävalenz von Ängstlichkeit und Panikattacken. Obwohl die Kranken häufig suizidale Gedanken hegen, ist die Suizidrate gering (Cummings 1999).
Longitudinale Untersuchungen zeigen, dass die Prävalenz der Depression nicht vom Schweregrad der Erkrankung abhängt (Starkstein et al. 1992). Bei einem Teil der Patienten geht die Depression der Manifestation motorischer Symptome um Jahre voraus (Santamaria et al. 1986). So wurde in einer Studie das allgemeine Lebenszeitrisiko für eine Depression mit 4,2 % ermittelt, während das prämorbide Risiko für eine Depression bei Parkinson-Patienten 9,2 % betrug (Schuurman et al. 2002). Es gibt zunehmende Evidenz, dass bestimmte Subgruppen besonders zur Entwicklung einer Depression neigen. So sind Depressionen häufiger bei Patienten mit akinetisch-rigidem als bei Patienten mit einem Tremordominanz-Typ (Seiler et al. 1992). Bei einigen Patienten mit fluktuierendem IPS treten transiente, an die *Off*-Phase gebundene depressive Episoden auf (Nissenbaum et al. 1987), was zu einer Dopamin-Abhängigkeit mit der Tendenz zur Dosissteigerung führen kann. Bei der Mehrzahl der Patienten bessern dopamimetische Medikamente die Depression nicht, die dann auch nicht mit der Schwere der motorischen Symptome korreliert. Es ist bis heute nicht eindeutig geklärt, inwieweit in diesen Fällen die Depression durch organische Veränderung, psychologische Reaktionen oder eine Mischung beider Ursachen bedingt ist. Als organische Ursache wird ein Ungleichgewicht der dopaminergen, noradrenergen und serotonergen Transmittersysteme angenommen. Die Konzentration des Serotoninmetaboliten 5-Hydroxyindolessigsäure (5-HIAA) ist im Liquor von depressiven Parkinson-Patienten gegenüber Parkinson-Patienten ohne Depression oder gesunden Kontrollen reduziert (Mayeux 1990, Mayeux et al. 1984). PET-Studien zeigten bei Parkinson-Patienten mit Depression eine reduzierte Glukoseutilisation in basalen Anteilen des Frontallappens (Mayberg et al. 1990). Mehrere Risikofaktoren wurden für die Entwicklung einer Depression identifiziert: früher Erkrankungsbeginn, positive Familienanamnese und weibliches Geschlecht. Eine genetische Variation des Serotonin-Transporter-Gens wurde als Risikofaktor für die Entwicklung von Ängstlichkeit und Depression identifiziert (Menza et al. 1999, Mossner et al. 2001).
Für die Behandlung der depressiven Symptomatik bestehen verschiedene Optionen. Bei Vorliegen einer reaktiven Depression nach Diagnosestellung sollte eine psychosoziale Beratung initiiert werden. Depressive Episoden während *Off*-Phasen sprechen teilweise auf L-Dopa, Dopaminagonisten oder MAO-B-Hemmer an.
Die MAO-B-Hemmer Selegilin und Rasagilin sollen milde antidepressive Eigenschaften haben. Ähnlich wurde zunächst in einer kleinen offenen, retrospektiven Studie bei depressiven psychiatrischen Patienten über antidepressive Effekte von Pramipexol berichtet (Perugi et al. 2001). Diese Effekte wurden kürzlich in einer Placebo-kontrollierten, randomisierten Studie bestätigt (Barone et al. 2010). Tri- und tetrazyklische Antidepressiva zeigten in jeweils kleinen Studien mit unzureichendem *Design* positive Effekte. Die anticholinergen Nebenwirkungen der

tri- und tetrazyklischen Antidepressiva können zu Restharnbildung, akutem Glaukom und Beeinträchtigung der kognitiven Funktion führen, allerdings auch zur Besserung der motorischen Symptome. Wir haben die meisten und besten Erfahrungen mit Amitriptylin und Doxepin. Stimulierende Medikamente, z. B. Imipramin (25 mg), sollten am Morgen, und sedierende Substanzen, z. B. Amitriptylin (25–150 mg/Tag), Doxepin (10–150 mg/Tag) oder Maprotilin (10–30 mg/Tag) am Abend verabreicht werden. Diese Medikamente haben außerdem einen guten hypnotischen Effekt und führen nicht zur Abhängigkeit. Eine kürzlich publizierte evidenzbasierte Metaanalyse der Movement Disorder Society bewertete Pramipexol als effizient und trizyklische Antidepressiva (Nortriptylin und Desipramin) als wahrscheinlich effizient, während die Datenlage für die selektiven Serotonin-Wiederaufnahmehemmer unzureichend sei (Seppi et al. 2011).
Die selektiven Serotonin-Wiederaufnahmehemmer (SSRI) haben eine ähnliche antidepressive Potenz wie die tri- und tetrazyklischen Antidepressiva, zeichnen sich aber gerade bei älteren Patienten durch ein geringeres Nebenwirkungsspektrum aus. Aufgrund der Gefahr eines serotonergen Syndroms sollten sie aber nicht zusammen mit Selegilin/Rasagalin oder kurz nach dem Selegilin/Rasagalin-Entzug eingesetzt werden. Gelegentlich wurde über eine Verschlechterung der motorischen Symptome beim Einsatz von Fluoxetin (Steur 1993), Fluvoxamin (Wils 1992) und Paroxetin (Jimenez-Jimenez et al. 1994) berichtet. Dies scheint jedoch sehr selten zu sein, da inzwischen mehrere Studien mit verschiedenen SSRIs keine Verschlechterung der motorischen Funktion fanden (Hauser und Zesiewicz 1997, Meara und Hobson 1998).
Gute Daten zum Einsatz neuer antidepressiv wirksamer Medikamente beim IPS fehlen. Dazu zählen selektive Noradrenalin-Wiederaufnahmehemmer (Reboxetin) oder kombinierte antiadrenerge und antiserotonerge Medikamente (Venlafaxin, Mirtazapin). Wir haben positive Erfahrungen mit Mirtazapin (Remergil®), wobei wir auch die schlafinduzierende »Nebenwirkung« einer niedrigen Dosis (15–30 mg/Tag) dieses Präparates zur Behandlung agitierter Patienten nutzen.
Bei therapieresistenten, schweren Depressionen kann eine Elektrokrampftherapie erwogen werden. Sie soll auch zur Besserung der motorischen Parkinson-Symptome führen (Moellentine et al. 1998).
Lithium verschlechtert, wenn auch selten, bereits in therapeutischen Dosen die Parkinson-Symptome.

I 1.2.4.3.10 Kognitive Funktion und Demenz

Kumulativ entwickeln ca. 30–40 % der IPS-Patienten eine Demenz (Mayeux et al. 1992, Rajput et al. 1984b). Risikofaktoren für das Auftreten einer Demenz beim Parkinson-Syndrom sind vor allem das Alter, aber auch männliches Geschlecht und akinetische Verlaufsform. Die Parkinson-Demenz kann einerseits die Folge der sich auch beim IPS regelhaft auf limbische und kortikale Strukturen ausbreitenden Lewy-Pathologie sein. Andererseits kann sie aber auch durch die ebenfalls im Vergleich zu Kontrollen vermehrt nachgewiesenen Alzheimer-Veränderungen erklärt werden. Wahrscheinlich sind Kombinationen dieser Pathomechanismen häufig. Die Unterscheidung zwischen Parkinson-Syndrom mit Demenz und einer Demenz mit Lewy-Körpern (DLB) wird pragmatisch getroffen: Tritt die Demenz vor oder innerhalb von 12 Monaten nach der Parkinson-Symptomatik auf, spricht man von DLB. Das pathologische Substrat ist aber wahrscheinlich das gleiche wie bei der Parkinson-Demenz, die später auftritt.
Kognitive Defizite und Verhaltensstörungen im Rahmen einer DLB können durch die Gabe von zentralen Cholinesterasehemmern behandelt werden (Wild et al. 2003; s. Kap. I 2). Eine Doppelblindstudie zeigte eine Wirksamkeit von Rivastigmin gemessen mit der Alzheimer's Disease Assessment Scale (ADAS-cog) auch bei Patienten mit Parkinson-Syndrom (Emre et al. 2004). »Verhaltensstörungen« wie nächtliche Unruhe, Aggressivität und psychotische Symptome waren ebenfalls gebessert. Eine theoretisch zu befürchtende Verschlechterung der Parkinson-Symptomatik wird – zumindest in klinisch relevantem Umfang – nicht beobachtet. Aufgrund eines besseren Nebenwirkungsprofils insbesondere bei der Eindosierung wird die Verwendung des Rivastigmin-Pflasters empfohlen. Rivastigmin ist zugelassen für die Behandlung der Demenz beim idiopathischen Parkinson-Syndrom, während der Einsatz trotz ähnlich gutem Effekt bei der DLB nur *Off-Label* erfolgt. Auch wenn vermutlich kein grundsätzlicher Unterschied besteht und es sich um einen Klasseneffekt handelt, erfolgt die Verwendung von Donepezil und Galantamin bei beiden Indikationen *Off-Label.*
Ein bescheidener, aber signifikanter Effekt auf die Demenzsymptomatik wurde bei Parkinson-Patienten mit Demenz und bei Patienten mit Lewy-Körper-Demenz durch den Glutamat-Antagonisten Memantine (Axura®, Ebixa®) beobachtet (Emre et al. 2010). Da durch den antiglutamatergen Wirkmechanismus auch eine Besserung der Parkinson-Symptomatik zu erwarten ist, sollte sich dieses Medikament besonders zur Behandlung des Parkinson-Syndroms mit Demenz oder der DLB eignen. Während in dieser Studie auch postive Effekte auf neuropsychiatrische Symptome beobachtet wurden, waren in früheren Studien Verschlechterungen mit Unruhe und Zunahme der Verwirrtheit beschrieben worden (Menendez-Gonzalez et al. 2005).
Besonders ältere Patienten entwickeln eine Störung des Kurzzeitgedächtnisses bei der Anwendung anticholinerger Medikamente (Tune 2001). Daher sollten Anticholinergika und Medikamente mit anticholinergen Nebenwirkungen (klassische Anticholinergika wie Biperiden, aber auch Amantadin, Budipin und trizyklische Antidepressiva) gemieden bzw. zumindest bei alten und kognitiv beeinträchtigten Patienten mit großer Vorsicht verwendet werden. Besonders bei Patienten mit manifester Demenz können Anticholinergika zu einem akuten deliranten Syndrom führen. Wir empfehlen in diesen Fällen die Anticholinergika und vergleichbaren Medikamente langsam abzusetzen, um ein anticholinerges Entzugssyndrom zu vermeiden.

I 1.2.4.3.11 Schlafstörungen

Krankheitsbedingte Schlafstörungen bestehen bei bis zu 90 % der Patienten. Sie sind Teil der Erkrankung, bedingt durch die medikamentöse Therapie, und treten als Ko-Morbidität (*Restless-Legs* Syndrom, Narkolepsie, Schlafapnoe) auf. Patienten mit REM-Schlafverhaltensstörungen (RBD) im mittleren Lebensalter ohne bis dahin manifeste motorische Symptome haben ein hohes Risiko, zukünftig an einem Parkinson-Syndrom (Synukleinopathie) zu erkranken (Postuma et al. 2009). Die Kombination aus einer RBD und Geruchsstörung ist vermutlich ein Prädiktor mit hoher Vorhersagekraft für ein entstehendes motorisches Parkinson-Syndrom.

Die Schlafstörungen bei Parkinson-Patienten sind gewöhnlich charakterisiert durch verlängerte Einschlaflatenz, verminderten REM-Schlaf und verminderte Erholung durch den Schlaf. Einerseits werden die Schlafstörungen durch die Degeneration spezifischer Hirnstammneurone hervorgerufen, andererseits sind sie durch die nächtliche Akinese, Schwierigkeiten beim Drehen im Bett, Nykturie, und REM-Schlaf-assoziierte Verhaltensstörungen, Schlafapnoe-Syndrom und periodische Extremitätenbewegungen während des Schlafens (PMLS) bedingt (Clarenbach 2000).

Medikamenten-assoziierte Schlafstörungen werden hauptsächlich in fortgeschrittenen Stadien der Erkrankung beobachtet. Die Einnahme von Amantadin am späten Nachmittag führt zum verzögerten Einschlafen oder frühen Erwachen (Insomnie). Der Einfluss von L-Dopa auf den Schlaf hängt vom Zeitpunkt der Einnahme ab. Eine letzte Einnahme der Standardpräparation zwei Stunden vor dem Einschlafen zeigt keinen wesentlichen Einfluss, während die Einnahme eine Stunde vor dem Einschlafen zu einer Reduktion der REM-Aktivität in den ersten Stunden des Schlafs führt. Verstärktes Träumen oder visuelle Halluzinationen kurz nach dem Erwachen können erste Anzeichen einer exogenen dopamimetisch-induzierten Psychose sein. Sie erfordern in der Regel eine Reduktion der abendlichen/nächtlichen L-Dopa-Gabe oder – abhängig von der Halbwertszeit – der Dopaminagonisten-Dosis.

Antidepressiva mit sedierender Wirkung helfen häufig, Schlaf zu induzieren. Nächtliche Konfusionen oder Desorientiertheit können nach unserer Erfahrung für kurze Zeit mit Clomethiazol (Distraneurin®, ein bis zwei Kapseln zur Nacht) behandelt werden. Benzodiazepine helfen zwar, die Schlafstörungen beim IPS zu behandeln, sind aber langfristig nicht nützlich, besonders wenn die Schlafstörungen durch verstärkte nächtliche Akinesie hervorgerufen werden. Allerdings sprechen REM-Schlafstörungen gut auf Clonazepam (Rivotril®, 0,5–2,0 mg zur Nacht) an. Panikattacken während nächtlicher Akinese (*Off*-Phasen) werden durch Beseitigung der *Off*-Phasen mit dopamimetischen Medikamenten und/oder Lormetazepam (Noctamid®, 0,5–2 mg) therapiert. Wenn der Schlaf durch eine medikamentös-bedingte Psychose gestört ist, empfehlen wir die Behandlung mit 12,5–50 mg Clozapin oder 25–100 mg Quetiapin.

Beim IPS wird häufig eine verstärkte Tagesmüdigkeit beobachtet, die z. T. durch die beschriebenen Schlafstörungen hervorgerufen wird. Allerdings haben auch dopamimetische Medikamente eine schlafinduzierende Wirkung, die ca. eine halbe Stunde nach Einnahme auftritt. Es wurde über ein plötzliches, zu Autounfällen führendes Einschlafen (»Schlafattacken«) unter der Therapie mit den Nicht-Ergolinen Pramipexol und Ropinirol berichtet (Frucht et al. 1999). Inzwischen durchgeführte Untersuchungen haben gezeigt, dass plötzliches Einschlafen kein spezifisches Problem von nicht-ergolinen Agonisten, sondern ein generelles Problem jeder dopamimetischen Therapie darstellt (Ferreira et al. 2000, 2001, 2002, Hobson et al. 2002, Pal et al. 2001, Schapira 2000). Patienten müssen auf die Gefahr eines plötzlichen Einschlafens am Steuer hingewiesen werden, wenn exzessive Tagesmüdigkeit besteht (Möller et al. 2002).

I 1.2.4.3.12 Dopamimetische Psychose (Tab. I 1.16)

Medikamenteninduzierte exogene Psychose: Medikamenteninduzierte exogene Psychosen können unter allen Parkinson-Medikamenten auftreten. Das Risiko exogener Psychosen und ihre Ausprägung steigen mit der Dauer der Krankheit und der Therapie. Internistische Erkrankungen und Operationen können Psychosen auslösen. Eine medikamenteninduzierte Psychose sollte allerdings nicht mit Konfusionen oder Desorientiertheit verwechselt werden, die hauptsächlich bei Demenz oder bei Therapie mit Anticholinergika auftreten. Exogene Psychosen werden häufiger der Therapie mit Dopaminagonisten als bei L-Dopa beobachtet. Das häufigste Symptom sind visuelle Halluzinationen (Fenelon et al. 2000). Halluzinationen anderer Modalitäten sind selten. In ihrer stärksten Ausprägung führt die Psychose zu aggressivem Verhalten gegenüber anderen und der eigenen Person. Reihenfolge und Schweregrad bilden sich häufig wie folgt aus: 1. Unruhiger Schlaf, lebhafte Träume, 2. illusionäre Verkennungen, 3. Halluzinationen, 4. paranoide Symptome und 5. Verwirrtheitszustände.

Als Ursachen der medikamenteninduzierten Psychose werden eine Überstimulation meso-kortiko-limbischer Dopaminrezeptoren und Veränderungen im dopaminergen und serotonergen System postuliert (Wolters 1999).

Zunächst sollten eine Zweiterkrankung ausgeschlossen, Hydratation und Elektrolyte überprüft und ggf. eine orale bzw. parenterale Gabe von Flüssigkeit erfolgen. Bei febrilen Temperaturen und Verdacht auf einen bakteriellen Infekt sollte frühzeitig antibiotisch behandelt werden. Tritt im Rahmen einer Medikationsänderung erstmals eine Psychose auf, empfiehlt es sich, diese zunächst zurückzunehmen. Tritt die Psychose ohne Medikationsänderung auf, so sollten in der weiteren Behandlung die Antiparkinson-Medikamente, soweit vertretbar, reduziert werden. Dabei wird man zunächst Anticholinergika, trizyklische Antidepressiva, Budipin, Amantadin sowie MAO-B-Hemmer und erst im Anschluss daran Dopaminagonisten, COMT Hemmer und L-Dopa absetzen bzw. reduzieren. Ist eine Dosisreduktion nicht möglich oder nicht erfolgreich, muss eine antipsychotische Behandlung erfolgen, vorzugsweise mit den atypischen Neuroleptika Clozapin oder Quetiapin und erst an dritter Stelle mit einem niedrig potenten Neuroleptikum wie Thioridazin oder Melperon. Mit Thioridazin oder Melperon, aber auch mit anderen atypischen Neuroleptika wie Olanzapin, Risperidon oder Zotepin, geht man allerdings das Risiko einer Verschlechterung der Parkinson-Symptomatik ein.

Die Behandlung mit Clozapin wird abends mit einer Dosis von 6,25 mg oder 12,5 mg begonnen. Die Dosis

Tab. I 1.16: Praktisches Vorgehen bei der Behandlung des idiopathischen Parkinson-Syndroms (IPS) – therapieinduzierte Psychosen

1. Allgemeine Maßnahmen
- Hydratation und Elektrolyte des Patienten überprüfen. Orale bzw. parenterale Gabe von Flüssigkeiten
- Bei immobilisierten Patienten: Heparinisierung
- Antibiotische Behandlung bei immobilisierten, febrilen Patienten in Erwägung ziehen

2. Reduktion von Antiparkinson-Medikamenten
- Reduktion oder – wenn möglich – langsame Reduktion von Dopaminagonisten, Selegilin, Anticholinergika, Amantadin und trizyklischen Antidepressiva (üblicherweise in dieser Reihenfolge)
- Zuletzt sollte L-Dopa auf die niedrigstmögliche Dosierung gesenkt werden
- Die abrupte Beendigung dieser Medikationen (besonders Anticholinergika, Amantadin oder trizyklische Antidepressiva mit einer anticholinergen Komponente) können zu einem Entzugssyndrom und zur Verschlechterung der Verwirrtheit führen

3. Therapie mit antipsychotischen Medikamenten
- Initiierung einer Behandlung mit 6,25–12,5 mg Clozapin zur Nacht, wenn notwendig Dosissteigerung bis zu 100 (125) mg/Tag; 2/3 der Dosis zur Nacht, 1/3 über den Tag verteilt
- Alternativ oder zur Vermeidung des Agranulozytose-Risikos: 25–50 mg Quetiapin zur Nacht, Dosiserhöhung um 25 mg jeden 2. bis 3. Tag bis zu einem Maximum von 2 × 125 mg/Tag
- Falls keines der beiden Medikamente effektiv ist, können Olanzapin, Risperidon, Sulpirid und Thioridazin versucht werden (hohe Wahrscheinlichkeit einer Verschlechterung der motorischen Symptome)
- Falls die psychotischen Symptome refraktär sind: zusätzliche Behandlung mit klassischen Neuroleptika, z. B. Haloperidol (3–10 mg/Tag)

wird schrittweise auf 25–50 mg, in seltenen Fällen auf bis zu 100 mg angehoben (French Clozapine Parkinson Study Group 1999, Parkinson Study Group 1999). Vor allem anfangs sind schwere Hypersomnien nicht selten. Später kann eine exzessive Hypersalivation zum Absetzen zwingen. Wegen der Gefahr einer allergischen Agranulozytose ist die Verordnung von Clozapin in Deutschland nur zulässig durch bei der Herstellerfirma registrierte Ärzte. Die Behandlung darf nur bei normalem Differentialblutbild begonnen werden. In den ersten 18 Wochen der Behandlung müssen wöchentliche, danach monatliche Kontrollen der Leukozyten erfolgen. Nach Absetzen von Clozapin müssen die Kontrollen über mindestens vier Wochen fortgesetzt werden. Wird eine länger als 18 Wochen durchgeführte Clozapin-Therapie aus nicht-hämatologischen Gründen für weniger als vier Wochen unterbrochen, müssen anschließend wöchentliche Kontrollen über sechs Wochen durchgeführt werden. Danach kann wieder monatlich kontrolliert werden. Bei längeren Therapieunterbrechungen müssen Kontrollen wie bei der Erstbehandlung durchgeführt werden. Bei Leukozyten von 3 000–3 500/µl bzw. Neutrophilen von 1 500–2 000/µl muss das Blutbild zweimal pro Woche kontrolliert werden. Bei Fieber sollte in jedem Fall eine Blutbildkontrolle erfolgen. Bei Leukozyten von weniger als 3 000/µl, Neutrophilen weniger als 1 500/µl, Thrombozyten weniger als 50 000/µl und Eosinophilen von mehr als 3 000/µl muss Clozapin sofort abgesetzt werden. Nach einer einmal aufgetretenen Agranulozytose darf nicht erneut mit Clozapin behandelt werden.

In den letzten Jahren wurden weitere atypische Neuroleptika bezüglich ihrer Potenz zur Behandlung einer medikamenteninduzierten Psychose beim IPS untersucht. Die Hoffnung, dass Olanzapin (Zyprexa®, 1–15 mg) eine Alternative zu Clozapin darstellt, hat sich nicht bestätigt. Während in Einzelfällen über gute antipsychotische Effekte ohne Verstärkung der extrapyramidal-motorischen Symptomatik berichtet wurde, zeigte eine doppelblind durchgeführte Vergleichsstudie in der mit Olanzapin behandelten Gruppe eine deutliche Verschlechterung der motorischen Funktion, die in der mit Clozapin behandelten Gruppe nicht beobachtet wurde (Goetz et al. 2000).

Risperidon (Risperdal®) ist ein weiteres Neuroleptikum mit nur geringen extrapyramidal-motorischen Nebenwirkungen bei der psychiatrischen Behandlung endogener Psychosen. Bei Patienten mit IPS werden aber auch in geringen Dosen die Parkinson-Symptome deutlich verstärkt, sodass es keine Alternative zu Clozapin darstellt (Friedman und Factor 2000).

Quetiapin (Seroquel®) ist ein neues atypisches, dem Clozapin ähnliches Neuroleptikum, das nach bisheriger Erfahrung keine Agranulozytose induziert. Erste offene Studien berichteten über eine suffiziente Behandlung der medikamenteninduzierten Psychose beim IPS mit einer Tagesdosis von 50 mg (Fernandez et al. 1999). Nach unseren Erfahrungen werden jedoch bei der Behandlung im Krankenhaus meist höhere Dosierungen (50–150 mg/Tag, selten 225 mg/Tag) benötigt (Brandstädter und Oertel 2002). Im Vergleich zu Clozapin scheint die Äquivalenzdosis zwei- bis dreifach höher. Bisher existieren keine placebokontrollierten Studien zu Quetiapin (weiterhin *Off-Label-Use* für diese Indikation) oder Vergleichsstudien zwischen Quetiapin und Clozapin.

I 1.2.4.3.13 Schwangerschaft

Es bestehen zu dieser Thematik keine systematischen Studien. In der Literatur wird von fünf Frauen berichtet, die unter einer Therapie mit L-Dopa und Carbidopa sechs gesunde Kinder austrugen (Ball und Sagar 1995, Cook und Klawans 1985, Golbe 1987). Ferner wird von acht Frauen berichtet, die während der Schwangerschaft L-Dopa und Benserazid erhielten (Allain et al. 1989, Bauherz 1994, Graevenitz et al. 1996). Davon gebaren vier Frauen gesunde Kinder; bei zweien wurde eine Abtreibung eingeleitet; eine Frau hatte eine Fehlgeburt; eine andere konnte medizinisch nicht weiter dokumentiert werden. Ein gesundes Kind wurde unter einer Kombinationstherapie bestehend aus L-Dopa, Benserazid und Selegilin geboren (Kupsch und Oertel 1998). Es existiert kein Bericht über eine humane Teratogenität von L-Dopa. L-Dopa passiert die Plazenta, nicht aber Carbidopa. Nach der derzeitigen Datenlage sollte L-Dopa bei Schwangerschaft nicht automatisch abgesetzt werden. Östrogen hat antidopaminerge Effekte. Eine Verschlechterung der motorischen Parkinson-Symptome wurde in 10 von 17 Schwangerschaften berichtet (Golbe 1987).

I 1.3 Symptomatische Parkinson-Syndrome

I 1.3.1 Postenzephalitisches Parkinson-Syndrom

Als Folge der Encephalitis lethargica (von Economo), einer Ende des Ersten Weltkriegs im Rahmen der damaligen Influenza-Virus-Pandemie häufigen Form der Enzephalitis, sind zahlreiche postenzephalitische Parkinson-Syndrome aufgetreten. Die Encephalitis lethargica verlief unter dem Bild eines somnolent-ophthalmoplegischen Syndroms, eines hyperkinetischen Syndroms oder eines akinetischen Syndroms mit schweren Schlafstörungen und okulogyren Krisen. Das Parkinson-Syndrom entwickelte sich unmittelbar aus der Enzephalitis oder mit einer Latenz von Monaten bis Jahren. Wahrscheinlich sind inzwischen alle Patienten mit postenzephalitischem Parkinson-Syndrom nach Encephalitis lethargica verstorben. Die neuropathologischen Veränderungen im Gehirn von Patienten mit postenzephalitischem Parkinson-Syndrom ähneln denen bei der PSP und beim ausschließlich auf Guam vorkommenden Parkinson-Demenz-Komplex (Geddes et al. 1993).
Heute kommt es nur sehr selten zu persistierenden Parkinson-Syndromen nach akuten Enzephalitiden unterschiedlicher Genese. Bei der AIDS-Enzephalopathie ist die Zahl dopaminerger Neurone in der *Substantia nigra* vermindert. Obwohl Parkinson-Syndrome bei AIDS-Patienten eine Rarität sind, ist bei einigen Patienten die Schwelle zu Neuroleptika-induzierten Parkinson-Syndromen deutlich vermindert (Reyes et al. 1991).
Die Behandlung des postenzephalitischen Parkinson-Syndroms entspricht dem des IPS. Unter L-Dopa-Therapie treten schnell Wirkungsschwankungen und Dyskinesien auf. Wir empfehlen daher, so vorzugehen wie bei IPS-Patienten mit Erkrankungsbeginn vor dem 70. Lebensjahr.

I 1.3.2 »Vaskuläres« Parkinson-Syndrom – Subkortikal-vaskuläre Enzephalopathie

Subkortikal-vaskuläre Enzephalopathien führen in der Regel nicht zu einem eigentlichen Parkinson-Syndrom. Sie werden daher hier nicht eingehend behandelt (s. Kap. D 8, E 3 und E 11). Krankheitsbezeichnungen wie arteriosklerotisches Parkinson-Syndrom, arteriosklerotisches Pseudoparkinson-Syndom oder *lower body parkinsonism sind* unzutreffend oder verwirrend und sollten deswegen vermieden werden. Im Gegensatz zum idiopathischen Parkinson-Syndrom werden die typischen Parkinson-Symptome Rigor und Ruhetremor an Armen und Beinen nicht beobachtet. Im Vordergrund stehen Gang- oder Ganginitiierungsstörungen, die vor allem im fortgeschrittenen Stadium differentialdiagnostisch manchmal zu Schwierigkeiten bei der Abgrenzung gegenüber dem Normaldruckhydrozephalus führen können.
In seltenen Einzelfällen kommt es zu einem echten L-Dopa-responsiven Parkinson-Syndrom aufgrund umschriebener Insulte in der *Substantia nigra* oder im Verlauf der nigrostriatalen Bahn. Die Behandlung dieser seltenen Fälle entspricht der des IPS.

I 1.3.3 Toxin- und Hypoxie-induzierte Parkinson-Syndrome

Mangan: Bei Bergarbeitern in Manganbergwerken, bei Arbeitern in der Mangan verarbeitenden Industrie und Schweißern kann nach mehrjähriger Exposition ein akinetisch-rigides Parkinson-Syndrom auftreten. Eine Verlaufsstudie an sechs taiwanesischen Patienten zeigte eine Progression der Parkinson-Symptomatik nach Beendigung der Exposition (Huang et al. 1993). Neuropathologisch liegen dem manganinduzierten Parkinson-Syndrom Neuronenverlust und Gliose in Basalganglienkernen, vor allem dem inneren Pallidum zugrunde. Die Pathogenese der neuronalen Degeneration ist unbekannt: Erhöhte Mangan-Spiegel lassen sich in den betroffenen Kernen bei Autopsie – in der Regel also meist Jahre nach der Exposition – nicht nachweisen (Olanow et al. 1996). Hinweisend für die erhöhte Mangankonzentration ist eine bilaterale Hyperintensität in T1-Sequenzen im Pallidum (Dorman et al. 2006). Eine Leberinsuffizienz kann, wahrscheinlich durch eine verminderte biliäre Manganausscheidung, zu einem manganinduzierten Parkinson-Syndrom führen (Klos et al. 2005). Durch L-Dopa kann bei einzelnen Patienten eine vorübergehende, aber keine anhaltende Besserung erzielt werden (Huang et al. 1993). Bei einer v. a. in Osteuropa in Mode gekommenen illegalen Droge (Ephedrone) ist ebenfalls die Manganintoxiakation Ursache des Parkinson-Syndroms (Selikhova et al. 2008).
Kohlenmonoxid: Bei Überlebenden von Kohlenmonoxid-Vergiftungen kann mit der Erholung vom Koma ein Parkinson-Syndrom auftreten. Neuropathologisch finden sich bei diesen Patienten bilaterale Nekrosen des Pallidum zusammen mit ausgedehnten Destruktionen des Rolelagers. Die Literaturangaben über das Ansprechen auf eine dopaminerge Medikation sind widersprüchlich (De Pooter et al. 1991, Klawans et al. 1982). Eine Behandlung mit L-Dopa und Bromocriptin sollte daher zumindest versucht werden.
1-Methyl-4-phenyl-1,2,3,6-Tetrahydropyridin (MPTP), ein Nebenprodukt der Synthese des Heroinersatzstoffs Meperidin, führte Anfang der 1980er-Jahre bei amerikanischen Drogenabhängigen zu einem irreversiblen Parkinson-Syndrom (Langston et al. 1983). Im Gegensatz zu anderen Toxin-induzierten Parkinson-Syndromen, kommt es durch MPTP zu einer spezifischen Degeneration dopaminerger Neurone der *Substantia nigra*. Patienten mit MPTP-induziertem Parkinson-Syndrom sprechen gut auf L-Dopa an. Behandlungskomplikation können wie beim IPS auftreten. Die Richtlinien der Behandlung entsprechen denen beim IPS. Striatale Transplantation von fetalem mesenzephalem Gewebe führte bei zwei Patienten zu einer deutlichen und anhaltenden Besserung des Parkinson-Syndroms (Widner et al. 1992).

I 1.3.4 Medikamenteninduziertes Parkinson-Syndrom

Medikamenteninduzierte Parkinson-Syndrome haben weiterhin im klinischen Alltag große Bedeutung. Viele Medikamente unterschiedlichster chemischer Struktur können zu einem reversiblen Parkinson-

Syndrom führen oder ein subklinisches IPS demaskieren (**Tab. I 1.1**). Die wichtigste Substanzklasse sind die Neuroleptika. Parkinson-Syndrome können durch die Kalzium-Antagonisten Flunarizin (Sibelium®) und Cinnarizin (Stutgeron®) sowie Lithium induziert werden. Im Gegensatz zu anderen symptomatischen Parkinson-Syndromen sind medikamenteninduzierte Parkinson-Syndrome häufig und von großer praktischer Bedeutung. Der Anteil der medikamenteninduzierten Parkinson-Syndrome an allen Parkinson-Syndromen wird mit 7 % angegeben (Rajput et al. 1984a). Neu aufgetretene Parkinson-Syndrome bei Patienten in geriatrischen Einrichtungen sind zu etwa 50 % medikamenteninduziert (Stephen und Williamson 1984). Bei mit Neuroleptika behandelten hospitalisierten Kindern und Jugendlichen wurde eine Prävalenz des Parkinson-Syndroms von 34 % gefunden (Richardson et al. 1991).

Die Behandlung des medikamenteninduzierten Parkinson-Syndroms besteht im Absetzen des verantwortlichen Medikaments. Die Rückbildung der Symptome kann sowohl nach Absetzen der Neuroleptika als auch des Kalzium-Antagonisten Wochen bis Monate dauern. Ein Absetzen der Neuroleptika ist bei psychiatrischen Patienten mit Schizophrenie häufig nicht möglich. Bei ihnen sollte eine Umstellung auf ein atypisches Neuroleptikum (Clozapin, Quetiapin, Olanzapin) erfolgen.

Alternativ kommt eine Behandlung mit Antiparkinson-Medikamenten infrage. L-Dopa und Dopaminagonisten sind bei schizophrenen Patienten kontraindiziert, da sie zu einer Exazerbation der Psychose führen. Die medikamentöse Standardbehandlung des Neuroleptika-induzierten Parkinson-Syndroms erfolgt mit Anticholinergika. Den wenigen kontrollierten Studien zufolge sind Biperiden (3 × 2–4 mg) und Trihexyphenidyl (3 × 2–4 mg) gleich wirksam, während Benzatropin (Cogentinol®) weniger geeignet erscheint (Chouinard et al. 1979, Magnus 1980). Amantadin (PK-Merz®; 3 × 100 mg) ist ebenfalls wirksam, während Selegilin in einer Studie zu keiner Besserung des Neuroleptika-induzierten Parkinson-Syndroms führte (Fann und Lake 1976, Perenyi et al. 1983).

I 1.4 Parkinson-Syndrome im Rahmen anderer neurodegenerativer Erkrankungen

Parkinson-Syndrome können auch als Teilsymptomenkomplex im Rahmen anderer neurodegenerativer Erkrankungen auftreten. Sie werden in entsprechenden Kapiteln behandelt:

- Multisystematrophie (Kap. I 2)
- Progressive supranukleäre Paralyse (Kap. I 2)
- Kortikobasale Degeneration (Kap. I 2)
- Demenz mit *Lewy*-Körpern (Kap. I 2 und D 8)
- Westphal-Variante des M. Huntington (Kap. I 7)

I 1.5 Adressen

Ärzte, Patienten und Angehörige erhalten Informationsmaterial vom Kompetenznetz Parkinson-Syndrom (Federführend: Prof. W. H. Oertel, Neurologische Universitätsklinik Marburg, Rudolf-Bultmann-Str. 8, 35039 Marburg; http://www.kompetenznetz-parkinson.de).

Informationsmaterial für Patienten und Angehörige stellt auch die Deutsche Parkinson-Vereinigung zur Verfügung (Adresse: DPV, Moselstraße 31, 41464 Neuss; http://www.ab-to-date.de/selbsthilfe/dpv.htm).

I 1.6 Literatur

Aarsland D, Kurz MW. The epidemiology of dementia associated with Parkinson's disease. Brain pathology (Zurich, Switzerland) 2010;20:633–639.

Adler CH, Singer C, O'Brien C, Hauser RA, Lew MF, Marek KL, Dorflinger E, Pedder S, Deptula D, Yoo K. Randomized, placebo-controlled study of tolcapone in patients with fluctuating Parkinson disease treated with levodopa-carbidopa. Tolcapone Fluctuator Study Group III. Arch Neurol 1998;55:1089–1095.

Albin RL, Young AB, Penney JB. The functional anatomy of disorders of the basal ganglia. Trends Neurosci 1995; 18:63–64.

Allain H, Bentue-Ferrer D, Milon D, Moran P, Jacquemard F, Defawe G. Pregnancy and parkinsonism.A case report without problem. Clin Neuropharmacol 1989;12: 217–219.

Allain H, Cougnard J, Neukirch HC. Selegiline in de novo parkinsonian patients: the French selegiline multicenter trial (FSMT). Acta Neurol Scand Suppl 1991;136:73–78.

Alvir JM, Lieberman JA, Safferman AZ, Schwimmer JL, Schaaf JA. Clozapine-induced agranulocytosis. Incidence and risk factors in the United States. N Engl J Med 1993;329:162–167.

Arevalo GJ, Gershanik OS. Modulatory effect of clozapine on levodopa response in Parkinson's disease: a preliminary study. Mov Disord 1993;8:349–354.

Baas H, Beiske AG, Ghika J, Jackson M, Oertel WH, Poewe W, Ransmayr G. Catechol-O-methyltransferase inhibition with tolcapone reduces the »wearing off« phenomenon and levodopa requirements in fluctuating parkinsonian patients. J Neurol Neurosurg Psychiatry 1997;63: 421–428.

Ball MC, Sagar HJ. Levodopa in pregnancy. Mov Disord 1995;10:115.

Barone P, Poewe W. Albrecht S, Debieuvre C, Massey D, Rascol O, Tolosa E, Weintraub D. Pramipexole for the treatment of depressive symptoms in patients with Parkinson's disease: a randomized, double-blind, placebo-controlled trial. Lancet Neurol 2010;9:573–580.

Bauherz G. Pregnancy and Parkinson's disease. New Trends Clin Neuropharmacol 1994;8:142.

Ben-Shlomo Y, Churchyard A, Head J, Hurwitz B, Overstall P, Ockelford J, Lees AJ. Investigation by Parkinson's Disease Research Group of United Kingdom into excess mortality seen with combined levodopa and selegiline treatment in patients with early, mild Parkinson's disease: further results of randomised trial and confidential inquiry. Bmj 1998;316:1191–1196.

Benamer TS, Patterson J, Grosset DG, Booij J, de Bruin K, van Royen E, Speelman JD, Horstink MH, Sips HJ, Dierckx RA, Versijpt J, Decoo D, Van Der Linden C, Hadley DM, Doder M, Lees AJ, Costa DC, Gacinovic S, Oertel WH, Pogarell O, Hoeffken H, Joseph K, Tatsch K, Schwarz J, Ries V. Accurate differentiation of parkinsonism and essential tremor using visual assessment of [123I]-FP-CIT SPECT imaging: the [123I]-FP-CIT study group. Mov Disord 2000;15:503–510.

Benedetti MD, Bower JH, Maraganore DM, McDonnell SK, Peterson BJ, Ahlskog JE, Schaid DJ, Rocca WA. Smoking, alcohol, and coffee consumption preceding Parkinson's disease: a case-control study. Neurology 2000;55:1350–1358.

Bennett JP, Jr.,Landow ER, Dietrich S, Schuh LA. Suppression of dyskinesias in advanced Parkinson's disease: moderate daily clozapine doses provide long-term dyskinesia reduction. Mov Disord 1994;9:409–414.

Berg D, Schweitzer K, Leitner P, Zimprich A, Lichtner P, Belcredi P, Brussel T, Schulte C, Maass S, Nagele T. Type and frequency of mutations in the LRRK2 gene in familial and sporadic Parkinson's disease. Brain 2005;128: 3000–3011.

Berg D, Godau J, Walter U. Transcranial sonography in movement disorders. Lancet neurology 2008;7:1044–1055.

Berger K, Breteler MM, Helmer C, Inzitari D, Fratiglioni L, Trenkwalder C, Hofman A, Launer LJ. Prognosis with Parkinson's disease in europe: A collaborative study of population-based cohorts. Neurologic Diseases in the Elderly Research Group. Neurology 2000;54:S24–27.

Bergman H, Wichmann T, DeLong MR. Reversal of experimental parkinsonism by lesions of the subthalamic nucleus. Science 1990;249:1436–1438.

Birkmayer W, Knoll J, Riederer P, Youdim MB, Hars V, Marton J. Increased life expectancy resulting from addition of L-deprenyl to Madopar treatment in Parkinson's disease: a longterm study. J Neural Transm 1985;64:113–127.

Blanchet PJ, Calon F, Morissette M, Goulet M, Grondin R, Levesque D, Bedard PJ, Di Paolo T. Regulation of dopamine receptors and motor behavior following pulsatile and continuous dopaminergic replacement strategies in the MPTP primate model. Adv Neurol 2001;86:337–344.

Bloem BR, Grimbergen YA, Cramer M, Willemsen MD, Zwinderman AH. Prospective assessment of falls in Parkinson's disease. J Neurol 2001;248:950–958.

Bonuccelli U, Ceravolo R, Salvetti S, D'Avino C, Del Dotto P, Rossi G, Murri L. Clozapine in Parkinson's disease tremor. Effects of acute and chronic administration. Neurology 1997;49:1587–1590.

Bormann J. Memantine is a potent blocker of N-methyl-D-aspartate (NMDA) receptor channels. Eur J Pharmacol 1989;166:591–592.

Bower JH, Maraganore DM, McDonnell SK, Rocca WA. Incidence and distribution of parkinsonism in Olmsted County, Minnesota, 1976–1990. Neurology 1999;52: 1214–1220.

Braak H, Del Tredici K, Rub U, de Vos RA, JansenSteur EN, Braak E. Staging of brain pathology related to sporadic Parkinson's disease. Neurobiol Aging 2003;24:197–211.

Brandstädter D, Oertel WH. Treatment of drug-induced psychosis with quetiapine and clozapine in Parkinson's disease. Neurology 2002;58:160–161.

Brannan T, Martinez-Tica J, Yahr MD. Catechol-O-methyltransferase inhibition increases striatal L-dopa and dopamine: an in vivo study in rats. Neurology 1992;42: 683–685.

Braune S, Reinhardt M, Schnitzer R, Riedel A, Lucking CH. Cardiac uptake of [123I]MIBG separates Parkinson's disease from multiple system atrophy. Neurology 1999;53:1020–1025.

Bravi D, Mouradian MM, Roberts JW, Davis TL, Sohn YH, Chase TN. Wearing-off fluctuations in Parkinson's disease: contribution of postsynaptic mechanisms. Ann Neurol 1994;36:27–31.

Brenner M, Haass A, Jacobi P, Schimrigk K. [Intravenous and oral treatment with amantadine sulfate in Parkinson disease]. Nervenarzt 1988;59:180–184.

Brion N, Kollenbach K, Marion MH, Gregoire A, Advenier C, Pays M. Effect of a macrolide (spiramycin) on the pharmacokinetics of L-dopa and carbidopa in healthy volunteers. Clin Neuropharmacol 1992;15:229–235.

Brooks DJ, Torjanski N, Burn DJ. Ropinirole in the symptomatic treatment of Parkinson's disease. J Neural Transm 1995;45 (Suppl):231–238.

Brown RG, Marsden CD. »Subcortical dementia«: the neuropsychological evidence. Neuroscience 1988;25:363–387.

Brundin P, Dunnett S, Bjorklund A, Nikkhah G. Transplanted dopaminergic neurons: more or less? Nat Med 2001;7:512–513.

Brunt ER, Brooks DJ, Korczyn AD, Montastruc JL, Stocchi F. A six-month multicentre, double-blind, bromocriptine-controlled study of the safety and efficacy of ropinirole in the treatment of patients with Parkinson's disease not optimally controlled by L-dopa. J Neural Transm 2002;109:489–502.

Brücke T, Djamshidian S, Bencsits G, Pirker W, Asenbaum S, Podreka I. SPECT and PET imaging of the dopaminergic system in Parkinson's disease. J Neurol 2000;247: IV/2–7.

Carter JH, Nutt JG, Woodward WR, Hatcher LF, Trotman TL. Amount and distribution of dietary protein affects clinical response to levodopa in Parkinson's disease. Neurology 1989;39:552–556.

Castro-Caldas A, Delwaide P, Jost W, Merello M, Williams A, Lamberti P, Aguilar M, Del Signore S, Cesaro P, Group tPCS. The Parkinson-Control study: A 1-year randomized, double-blind trial comparing piribedil (150 mg/day) with bromocriptine (25 /day) in early combination with levodopa in Parkinson's disease. Movement disorder : official journal of the Movement Disorder Society 2006;21:500–509.

Cedarbaum JM, Kutt H, McDowell FH. A pharmacokinetic and pharmacodynamic comparison of Sinemet CR (50/200) and standard Sinemet (25/100). Neurology 1989;39:38–44; discussion 59.

Ceravolo R, Salvetti S, Piccini P, Lucetti C, Gambaccini G, Bonuccelli U. Acute and chronic effects of clozapine in essential tremor. Mov Disord 1999;14:468–472.

Chen H, Huang X, Guo X, Mailman RB, Park Y, Kamel F, Umbach DM, Xu Q, Hollenbeck A, Schatzkin A, Blair A. Smoking duration, intensity, and risk of Parkinson disease. Neurology 2010;74:878–884.

Cheung WK, Stravinski SS, Engel SI, Sia LL, Yacobi A, Silber BM. Pharmacokinetic evaluation of a sustained-release formulation of trihexyphenidyl in healthy volunteers. J Pharm Sci 1988;77:748–750.

Chouinard G, Annable L, Ross-Chouinard A, Kropsky ML. Ethopropazine and benztropine in neuroleptic-induced parkinsonism. J Clin Psychiatry 1979;40:147–152.

Churchyard A, Mathias CJ, Boonkongchuen P, Lees AJ. Autonomic effects of selegiline: possible cardiovascular toxicity in Parkinson's disease. J Neurol Neurosurg Psychiatry 1997;63:228–234.

Clarenbach P. Parkinson's disease and sleep. J Neurol 2000; 247:IV/20–23.

Clarke CE, Deane KH. Ropinirole versus bromocriptine for levodopa-induced complications in Parkinson's disease. Cochrane Database Syst Rev 2000:CD001517.

Clarke CE, Deane KH. Ropinirole versus bromocriptine for levodopa-induced complications in Parkinson's disease. Cochrane Database Syst Rev 2001:CD001517.

Colzi A, Turner K, Lees AJ. Continuous subcutaneous waking day apomorphine in the long term treatment of levodopa induced interdose dyskinesias in Parkinson's disease. J Neurol Neurosurg Psychiatry 1998;64:573–576.

Cook DG, Klawans HL. Levodopa during pregnancy. Clin Neuropharmacol 1985;8:93–95.

Cookson MR. The biochemistry of Parkinson's disease. Annu Rev Biochem 2005;74:29–52.

Costa J, Lunet N, Santos C, Santos J, Vaz-Carneiro A. Caffeine exposure and the risk of Parkinson's disease: a systematic review and meta-analysis of observational studies. Journal of Alzheimer's disease, JAD 2010;20 (Suppl 1):S221–238.

Cotzias GC, Papavasiliou PS, Gellene R. Modification of Parkinsonism – chronic treatment with L-dopa. N Engl J Med 1969;280:337–345.

Cummings JL. Managing psychosis in patients with Parkinson's disease. N Engl J Med 1999;340:801–803.

Dauer W, Przedborski S. Parkinson's disease: mechanisms and models. Neuron 2003;39:889–909.

Davis TL, Roznoski M, Burns RS. Effects of tolcapone in Parkinson's patients taking L-dihydroxyphenylalanine/carbidopa and selegiline. Mov Disord 1995;10:349–351.

de Lau LM, Giesbergen PC, de Rijk MC, Hofman A, Koudstaal PJ, Breteler MM. Incidence of parkinsonism and Parkinson disease in a general population: the Rotterdam Study. Neurology 2004;63:1240–1244.

de Lau LM, Schipper CM, Hofman A, Koudstaal PJ, Breteler MM. Prognosis of Parkinson disease: risk of dementia and mortality: the Rotterdam Study. Arch Neurol 2005;62:1265–1269.

De Pooter MC, Leys D, Godefroy O, De Reuck J, Petit H. [Parkinsonian syndrome caused by carbon monoxide poisoning. Preliminary results of the treatment with bromocriptine]. Rev Neurol (Paris) 1991;147:399–403.

de Rijk MC, Breteler MM, Graveland GA, Ott A, Grobbee DE, van der Meche FG, Hofman A. Prevalence of Parkinson's disease in the elderly: the Rotterdam Study. Neurology 1995;45:2143–2146.

de Smet Y, Ruberg M, Serdaru M, Dubois B, Lhermitte F, Agid Y. Confusion, dementia and anticholinergics in Parkinson's disease. J Neurol Neurosurg Psychiatry 1982;45:1161–1164.

Del Dotto P, Pavese N, Gambaccini G, Bernardini S, Metman LV, Chase TN, Bonuccelli U. Intravenous amantadine improves levadopa-induced dyskinesias: an acute double-blind placebo-controlled study. Mov Disord 2001;16:515–520.

Del Tredici K, Rub U, De Vos RA, Bohl JR, Braak H. Where does parkinson disease pathology begin in the brain? J Neuropathol Exp Neurol 2002;61:413–426.

Deuschl G, Raethjen J, Baron R, Lindemann M, Wilms H, Krack P. The pathophysiology of parkinsonian tremor: a review. J Neurol 2000;247:V33–48.

Deuschl G, Schade-Brittinger C, Krack P, Volkmann J, Schäfer H, Bötzel K, Daniels C, Deutschländer A, Dillmann U, Eisner W, Gruber D, Hamel W, Herzog J, Hilker R, Klebe S, Kloss M, Koy J, Krause M, Kupsch A, Lorenz D, Lorenzl S, Mehdorn HM, Moringlane JR, Oertel W, Pinsker MO, Reichmann H, Reuss A, Schneider G-H, Schnitzler A, Steude U, Sturm V, Timmermann L, Tronnier V, Trottenberg T, Wojtecki L, Wolf E, Poewe W, Voges J. German Parkinson Study Group NS.A randomized trial of deep-brain stimulation for Parkinson's disease. N Engl J Med 2006;355:896–908.

Devereux RB. Appetite suppressants and valvular heart disease. N Engl J Med 1998;339:765–766.

Devinsky O, Honigfeld G, Patin J. Clozapine-related seizures. Neurology 1991;41:369–371.

Dewey RB, Jr.,Hutton JT, LeWitt PA, Factor SA. A randomized, double-blind, placebo-controlled trial of subcutaneously injected apomorphine for parkinsonian off-state events. Arch Neurol 2001;58:1385–1392.

Dewey RB, Jr.,O'Suilleabhain PE. Treatment of drug-induced psychosis with quetiapine and clozapine in Parkinson's disease. Neurology 2000;55:1753–1754.

Dingemanse J, Jorga K, Zurcher G, Schmitt M, Sedek G, Da Prada M, Van Brummelen P. Pharmacokinetic-pharmacodynamic interaction between the COMT inhibitor tolcapone and single-dose levodopa. Br J Clin Pharmacol 1995a;40:253–262.

Dingemanse J, Jorga KM, Schmitt M, Gieschke R, Fotteler B, Zurcher G, Da Prada M, van Brummelen P. Integrated pharmacokinetics and pharmacodynamics of the novel catechol-O-methyltransferase inhibitor tolcapone during first administration to humans. Clin Pharmacol Ther 1995b;57:508–517.

Donnan PT, Steinke DT, Stubbings C, Davey PG, MacDonald TM. Selegiline and mortality in subjects with Parkinson's disease: a longitudinal community study. Neurology 2000;55:1785–1789.

Dooneief G, Mirabello E, Bell K, Marder K, Stern Y, Mayeux R. An estimate of the incidence of depression in idiopathic Parkinson's disease. Arch Neurol 1992;49: 305–307.

Dorman DC, Struve MF, Wong BA, Dye JA, Robertson ID. Correlation of Brain Magnetic Resonance Imaging Changes with Pallidal Manganese Concentrations in Rhesus Monkeys Following Subchronic Manganese Inhalation. Toxicol Sci 2006.

Ebersbach G, Ebersbach A, Edler D, Kaufhold O, Kusch M, Kupsch A, Wissel J. Comparing exercise in Parkinson's disease – the Berlin LSVT(R)BIG study. Movement disorders: official journal of the Movement Disorder Society 2010;25:1902–1908.

Eden RJ, Costall B, Domeney AM, Gerrard PA, Harvey CA, Kelly ME, Naylor RJ, Owen DA, Wright A. Preclinical pharmacology of ropinirole (SK&F 101468-A) a novel dopamine D2 agonist. Pharmacol Biochem Behav 1991; 38:147–154.

Eggert K, Odin P, Gasser T, Meinertz T, Strasser R, Osterspey A, Deuschl G, Oertel WH. Morbus Parkinson – Fachgerechter Einsatz von Dopamin-Agonisten. Deutsches Ärzteblatt 2005;102:A30–A31.

Eggert K, Oertel WH, Reichmann H, Arnold G, Baas H, Dodel R, Mehdorn HM, Przuntek H, Reichmann H, Riederer P, Spieker S, Trenkwalder C. Parkinson-Syndrome – Diagnostik und Therapie. In: Diener HC, ed. Leitlinien für Diagnostik und Therapie in der Neurologie: Thieme; 2012 (im Druck).

Eichhorn TE, Oertel WH. Macrogol 3350/electrolyte improves constipation in Parkinson's disease and multiple system atrophy. Mov Disord 2001;16:1176–1177.

Ellis T, de Goede CJ, Feldman RG, Wolters EC, Kwakkel G, Wagenaar RC. Efficacy of a physical therapy program in patients with Parkinson's disease: a randomized controlled trial. Arch Phys Med Rehabil 2005;86:626–632.

Emre M, Aarsland D, Albanese A, Byrne EJ, Deuschl G, De Deyn PP, Durif F, Kulisevsky J, van Laar T, Lees A, Poewe W, Robillard A, Rosa MM, Wolters E, Quarg P, Tekin S, Lane R. Rivastigmine for dementia associated with Parkinson's disease. N Engl J Med 2004;351:2509–2518.

Emre M, Tsolaki M, Bonuccelli U, Destée A, Tolosa E, Kutzelnigg A, Ceballos-Baumann A, Zdravkovic S, Bladström A, Jones R, Investigators obotS. Memantine for patients with Parkinson's disease dementia or dementia with Lewy bodies: a randomised, double-blind, placebo-controlled trial. The Lancet Neurology 2010;9:969–977.

Engber TM, Susel Z, Kuo S, Gerfen CR, Chase TN. Levodopa replacement therapy alters enzyme activities in striatum and neuropeptide content in striatal output regions of 6-hydroxydopamine lesioned rats. Brain Res 1991;552:113–118.

Factor SA, Brown D, Molho ES, Podskalny GD. Clozapine: a 2-year open trial in Parkinson's disease patients with psychosis. Neurology 1994;44:544–546.

Fahn S, Isgreen WP. Long-term evaluation of amantadine and levodopa combination in parkinsonism by double-blind corssover analyses. Neurology 1975;25:695–700.

Fahn S, Oakes D, Shoulson I, Kieburtz K, Rudolph A, Lang A, Olanow CW, Tanner C, Marek K. Levodopa and the progression of Parkinson's disease. N Engl J Med 2004; 351:2498–2508.

Fann WE, Lake CR. Amantadine versus trihexyphenidyl in the treatment of neuroleptic-induced parkinsonism. Am J Psychiatry 1976;133:940–943.

Fearnley JM, Lees AJ. Ageing and Parkinson's disease: substantia nigra regional selectivity. Brain 1991;114:2283–2301.

Fenelon G, Mahieux F, Huon R, Ziegler M. Hallucinations in Parkinson's disease: prevalence, phenomenology and risk factors. Brain 2000;123:733–745.

Fernandez HH, Friedman JH, Jacques C, Rosenfeld M. Quetiapine for the treatment of drug-induced psychosis in Parkinson's disease. Mov Disord 1999;14:484–487.

Ferreira JJ, Galitzky M, Montastruc JL, Rascol O. Sleep attacks and Parkinson's disease treatment. Lancet 2000; 355:1333–1334.

Ferreira JJ, Galitzky M, Thalamas C, Tiberge M, Montastruc JL, Sampaio C, Rascol O. Effect of ropinirole on

I
1

sleep onset: a randomized, placebo-controlled study in healthy volunteers. Neurology 2002;58:460–462.

Ferreira JJ, Thalamas C, Montastruc JL, Castro-Caldas A, Rascol O. Levodopa monotherapy can induce »sleep attacks« in Parkinson's disease patients. J Neurol 2001;248: 426–427.

Fischer PA. Vegetative Störungen beim Parkinson-Syndrom. Basel: Editiones Roche; 1984.

Fischer PA, Baas H, Hefner R. Treatment of parkinsonian tremor with clozapine. J Neural Transm Park Dis Dement Sect 1990;2:233–238.

Fischer PA, Przuntek H, Majer M, Welzel D. [Combined treatment of the early stages of Parkinson's syndrome with bromocriptine and levodopa. The results of a multicenter study]. Dtsch Med Wochenschr 1984;109:1279–1283.

Fitzgerald LW, Burn TC, Brown BS, Patterson JP, Corjay MH, Valentine PA, Sun JH, Link JR, Abbaszade I, Hollis JM, Largent BL, Hartig PR, Hollis GF, Meunier PC, Robichaud AJ, Robertson DW. Possible role of valvular serotonin 5-HT(2B) receptors in the cardiopathy associated with fenfluramine. Mol Pharmacol 2000;57:75–81.

Follett KA, Weaver FM, Stern M, Hur K, Harris CL, Luo P, Roles WJ, Jr.,Rothlind J, Sagher O, Moy C, Pahwa R, Burchiel K, Hogarth P, Lai EC, Duda JE, Holloway K, Samii A, Horn S, Bronstein JM, Stoner G, Starr PA, Simpson R, Baltuch G, De Salles A, Huang GD, Reda DJ. Pallidal versus subthalamic deep-brain stimulation for Parkinson's disease. N Engl J Med 2010;362:2077–2091.

Fowler JS, Volkow ND, Logan J, Wang GJ, MacGregor RR, Schyler D, Wolf AP, Pappas N, Alexoff D, Shea C, et al. Slow recovery of human brain MAO B after L-deprenyl (Selegeline) withdrawal. Synapse 1994;18:86–93.

Freed CR, Breeze RE, Rosenberg NL, Schneck SA, Kriek E, Qi JX, Lone T, Zhang YB, Snyder JA, Wells TH, et al. Survival of implanted fetal dopamine cells and neurologic improvement 12 to 46 months after transplantation for Parkinson's disease. N Engl J Med 1992;327: 1549–1555.

Freed CR, Greene PE, Breeze RE, Tsai WY, DuMouchel W, Kao R, Dillon S, Winfield H, Culver S, Trojanowski JQ, Eidelberg D, Fahn S. Transplantation of embryonic dopamine neurons for severe Parkinson's disease. N Engl J Med 2001;344:710–719.

French Clozapine Parkinson Study Group. Clozapine in drug-induced psychosis in Parkinson's disease. Lancet 1999;353:2041–2042.

Friedman JH. The management of the levodopa psychoses. Clin Neuropharmacol 1991;14:283–295.

Friedman JH, Factor SA. Atypical antipsychotics in the treatment of drug-induced psychosis in Parkinson's disease. Mov Disord 2000;15:201–211.

Friedman JH, Koller WC, Lannon MC, Busenbark K, Swanson-Hyland E, Smith D. Benztropine versus clozapine for the treatment of tremor in Parkinson's disease. Neurology 1997;48:1077–1081.

Friedman JH, Lannon MC. Clozapine-responsive tremor in Parkinson's disease. Mov Disord 1990;5:225–229.

Frucht S, Rogers JD, Greene PE, Gordon MF, Fahn S. Falling asleep at the wheel: motor vehicle mishaps in persons taking pramipexole and ropinirole. Neurology 1999;52:1908–1910.

Gancher ST, Woodward WR, Boucher B, Nutt JG. Peripheral pharmacokinetics of apomorphine in humans. Ann Neurol 1989;26:232–238.

Gasser T. Mendelian forms of Parkinson's disease. Biochimica et biophysica acta 2009;1792:587–596.

Gasser T, Schwarz J, Arnold G, Trenkwalder C, Oertel WH. Apomorphine test for dopaminergic responsiveness in patients with previously untreated Parkinson's disease. Arch Neurol 1992a;49:1131–1134.

Gasser T, Schwarz J, Arnold G, Trenkwalder C, Oertel WH. Apomorphine test for dopaminergic responsiveness in patients with previously untreated Parkinson's disease. Arch Neurol 1992b;49:1131–1134.

Geddes JF, Hughes AJ, Lees AJ, Daniel SE. Pathological overlap in cases of parkinsonism associated with neurofibrillary tangles. A study of recent cases of postencephalitic parkinsonism and comparison with progressive supranuclear palsy and Guamanian parkinsonism-dementia complex. Brain 1993;116:281–302.

Gibb WR, Lees AJ. The relevance of the Lewy body to the pathogenesis of idiopathic Parkinson's disease. J Neurol Neurosurg Psychiatry 1988;51:745–752.

Gingrich JA, Caron MG. Recent advances in the molecular biology of dopamine receptors. Annu Rev Neurosci 1993;16:299–321.

Goetz CG, Blasucci LM, Leurgans S, Pappert EJ. Olanzapine and clozapine: comparative effects on motor function in hallucinating PD patients. Neurology 2000;55: 789–794.

Goetz CG, Stebbins GT, 3rd,Klawans HL, Koller WC, Grossman RG, Bakay RA, Penn RD. United Parkinson Foundation Neurotransplantation Registry on adrenal medullary transplants: presurgical, and 1- and 2-year follow-up. Neurology 1991;41:1719–1722.

Golbe LI. Parkinson's disease and pregnancy. Neurology 1987;37:1245–1249.

Gorell JM, Johnson CC, Rybicki BA, Peterson EL, Richardson RJ. The risk of Parkinson's disease with exposure to pesticides, farming, well water, and rural living. Neurology 1998;50:1346–1350.

Gouraud A, Millaret A, Descotes J, Vial T. Piribedil-Induced Sleep Attacks in Patients Without Parkinson Disease. Clin Neuropharmacol 2011;34:104–107.

Graevenitz KS, Schulmann LM, Rewel RS. Levodopa in Pregnancy. Mov Disord 1996;12:871–876.

Grahnen A, Eckernas SA, Collin C, Ling-Andersson A, Tiger G, Nilsson M. Comparative multiple-dose pharmacokinetics of controlled-release levodopa products. Eur Neurol 1992;32:343–348.

Gröschel K, Hauser TK, Luft A, Patronas N, Dichgans J, Litvan I, Schulz JB. Magnetic resonance imaging-based volumetry differentiates progressive supranuclear palsy from corticobasal degeneration. Neuroimage 2004;21: 714–724.

Gröschel K, Kastrup A, Litvan I, Schulz JB. Penguins and hummingbirds: midbrain atrophy in progressive supranuclear palsy. Neurology 2006;66:49–50.

Hauser RA, Schapira AHV, Rascol O, Barone P, Mizuno Y, Salin L, Haaksma M, Juhel N, Poewe W. Randomized, double-blind, multicenter evaluation of pramipexole extended release once daily in early Parkinson's disease. Movement disorders: official journal of the Movement Disorder Society 2010;25:2542–2549.

Hauser RA, Zesiewicz TA. Sertraline for the treatment of depression in Parkinson's disease. Mov Disord 1997;12: 756–759.

Heinonen EH, Lammintausta R. A review of the pharmacology of selegiline. Acta Neurol Scand 1991;136 (Suppl):44–59.

Heinonen EH, Rinne UK. Selegiline in the treatment of Parkinson's disease. Acta Neurol Scand 1989;126 (Suppl):103–111.

Hely MA, Morris JG, Reid WG, Trafficante R. Sydney Multicenter Study of Parkinson's disease: non-L-dopa-responsive problems dominate at 15 years. Mov Disord 2005;20:190–199.

Herholz K. PET studies in dementia. Ann Nucl Med 2003; 17:79–89.

Hirsch EC, Hunot S, Damier P, Faucheux B. Glial cells and inflammation in Parkinson's disease: a role in neurodegeneration? Ann Neurol 1998;44:S115–120.

Hobson DE, Lang AE, Martin WR, Razmy A, Rivest J, Fleming J. Excessive daytime sleepiness and sudden-onset sleep in Parkinson disease: a survey by the Canadian Movement Disorders Group. Jama 2002;287:455–463.

Hoehn MM, Yahr MD. Parkinsonism: onset, progression and mortality. Neurology 1967;17:427–442.

Horrocks PM, Vicary DJ, Rees JE, Parkes JD, Marsden CD. Anticholinergic withdrawal and benzhexol treatment in Parkinson's disease. J Neurol Neurosurg Psychiatry 1973;36:936–941.

Horvath J, Fross RD, Kleiner-Fisman G, Lerch R, Stalder H, Liaudat S, Raskoff WJ, Flachsbart KD, Rakowski H, Pache JC, Burkhard PR, Lang AE. Severe multivalvular heart disease: a new complication of the ergot derivative dopamine agonists. Mov Disord 2004;19:656–662.

Huang CC, Lu CS, Chu NS, Hochberg F, Lilienfeld D, Olanow W, Calne DB. Progression after chronic manganese exposure. Neurology 1993;43:1479–1483.

Hubble JP, Koller WC, Cutler NR, Sramek JJ, Friedman J, Goetz C, Ranhosky A, Korts D, Elvin A. Pramipexole in patients with early Parkinson's disease. Clin Neuropharmacol 1995;18:338–347.

Hughes AJ, Bishop S, Kleedorfer B, Turjanski N, Fernandez W, Lees AJ, Stern GM. Subcutaneous apomorphine in Parkinson's disease: response to chronic administration for up to five years. Mov Disord 1993;8:165–170.

Hughes RC, Polgar JG, Weightman D, Walton JN. Levodopa in Parkinsonism: the effects of withdrawal of anticholinergic drugs. Br Med J 1971;2:487–491.

Hurtig H, Joyce J, Sladek JR, Jr.,Trojanowski JQ. Postmortem analysis of adrenal-medulla-to-caudate autograft in a patient with Parkinson's disease. Ann Neurol 1989;25: 607–614.

Hussain IF, Brady CM, Swinn MJ, Mathias CJ, Fowler CJ. Treatment of erectile dysfunction with sildenafil citrate (Viagra) in parkinsonism due to Parkinson's disease or multiple system atrophy with observations on orthostatic hypotension. J Neurol Neurosurg Psychiatry 2001; 71:371–374.

Iizuka J, Fischer R. [Modification of Parkinson tremor by budipine. A comparative study with amantadine]. Nervenarzt 1986;57:184–186.

Jann MW. Clozapine. Pharmacotherapy 1991;11:179–195.

Jann MW, Grimsley SR, Gray EC, Chang WH. Pharmacokinetics and pharmacodynamics of clozapine. Clin Pharmacokinet 1993;24:161–176.

Jellinger K, Bliesath H. Adjuvant treatment of Parksinson's disease with budipine: a double-blind trial versus placebo. J Neurol 1987;234:280–282.

Jimenez-Jimenez FJ, Tejeiro J, Martinez-Junquera G, Cabrera-Valdivia F, Alarcon J, Garcia-Albea E. Parkinsonism exacerbated by paroxetine. Neurology 1994;44:2406.

Jost WH, Schimrigk K. Cisapride treatment of constipation in Parkinson's disease. Mov Disord 1993;8:339–343.

Jost WH, Schimrigk K. Long-term results with cisapride in Parkinson's disease. Mov Disord 1997;12:423–425.

Junghanns S, Fuhrmann JT, Simonis G, Oelwein C, Koch R, Strasser RH, Reichmann H, Storch A. Valvular heart disease in Parkinson's disease patients treated with dopamine agonists: A reader-blinded monocenter echocardiography study. Mov Disord 2007;22:234–237.

Kaakkola S, Teravainen H, Ahtila S, Rita H, Gordin A. Effect of entacapone, a COMT inhibitor, on clinical disability and levodopa metabolism in parkinsonian patients. Neurology 1994;44:77–80.

Kamm C, Healy DG, Quinn NP, Wullner U, Moller JC, Schols L, Geser F, Burk K, Borglum AD, Pellecchia MT, Tolosa E, Del Sorbo F, Nilsson C, Bandmann O, Sharma M, Mayer P, Gasteiger M, Haworth A, Ozawa T, Lees AJ, Short J, Giunti P, Holinski-Feder E, Illig T, Wichmann HE, Wenning GK, Wood NW, Gasser T. The fragile X tremor ataxia syndrome in the differential diagnosis of multiple system atrophy: data from the EMSA Study Group. Brain 2005.

Katzenschlager R, Hughes A, Evans A, Manson AJ, Hoffman M, Swinn L, Watt H, Bhatia K, Quinn N, Lees AJ. Continuous subcutaneous apomorphine therapy improves dyskinesias in Parkinson's disease: a prospective study using single-dose challenges. Movement disorders: official journal of the Movement Disorder Society 2005;20:151–157.

Kebabian JW, Calne DB. Multiple receptors for dopamine. Nature 1979;277:93–96.

Kempster PA, Lees AJ. Motor response to apomorphine and levodopa in asymmetric Parkinson's disease. J Neurol Neurosurg Psychiatry 1994;57:1444.

Kim JH, Auerbach JM, Rodriguez-Gomez JA, Velasco I, Gavin D, Lumelsky N, Lee SH, Nguyen J, Sanchez-Pernaute R, Bankiewicz K, McKay R. Dopamine neurons derived from embryonic stem cells function in an animal model of Parkinson's disease. Nature 2002;418:50–56.

Klawans HL, Stein RW, Tanner CM, Goetz CG. A pure parkinsonian syndrome following acute carbon monoxide intoxication. Arch Neurol 1982;39:302–304.

Klockgether T, Turski L. Excitatory amino acids and the basal ganglia: implications for the therapy of Parkinson's disease. Trends Neurosci 1989;12:285–286.

Klockgether T, Turski L. N-Methyl-D-aspartate antagonists potentiate antiparkinsonian actions of L-dopa in monoamine-depleted rats. Annals of Neurology 1990; 28:539–546.

Klockgether T, Wüllner U, Steinbach JP, Petersen V, Turski L, Loschmann PA. Effects of the antiparkinsonian drug budipine on central neurotransmitter systems. Eur J Pharmacol 1996;301:67–73.

Klos KJ, Ahlskog JE, Josephs KA, Fealey RD, Cowl CT, Kumar N. Neurologic spectrum of chronic liver failure and basal ganglia T1 hyperintensity on magnetic resonance imaging: probable manganese neurotoxicity. Arch Neurol 2005;62:1385–1390.

Koller WC. Pharmacologic treatment of parkinsonian tremor. Arch Neurol 1986;43:126–127.

Koller WC, Hutton JT, Tolosa E, Capilldeo R. Immediate-release and controlled-release carbidopa/levodopa in PD: a 5-year randomized multicenter study. Carbidopa/Levodopa Study Group. Neurology 1999;53:1012–1019.

Koller WC, Pahwa R. Treating motor fluctuations with controlled-release levodopa preparations. Neurology 1994;44:S23–28.

Kondo T. L-threo-DOPS in advanced parkinsonism. Adv Neurol 1993;60:660–665.

Korner Y, Meindorfner C, Moller JC, Stiasny-Kolster K, Haja D, Cassel W, Oertel WH, Kruger HP. Predictors of sudden onset of sleep in Parkinson's disease. Mov Disord 2004;19:1298–1305.

Kornhuber J, Bormann J, Retz W, Hubers M, Riederer P. Memantine displaces [3H]MK-801 at therapeutic concentrations in postmortem human frontal cortex. Eur J Pharmacol 1989;166:589–590.

Kreczy-Kleedorfer B, Wagner M, Bosch S, Poewe W. Langzeitergebnisse kontinuierlicher subkutaner Apomorphinpumpentherapie bei Patienten mit fortgeschrittener Parkinson-Krankheit. Nervenarzt 1993;64:221–225.

Krüger R, Eberhardt O, Riess O, Schulz JB. Parkinson's disease: one biochemical pathway to fit all genes? Trends Mol Med 2002;8:236–240.

Kupsch A, Oertel WH. Selegiline, pregnancy, and Parkinson's disease. Mov Disord 1998;13:175–176.

Kurth MC, Adler CH, Hilaire MS, Singer C, Waters C, LeWitt P, Chernik DA, Dorflinger EE, Yoo K. Tolcapone improves motor function and reduces levodopa requirement in patients with Parkinson's disease experiencing motor fluctuations: a multicenter, double-blind, randomized, placebo-controlled trial. Tolcapone Fluctuator Study Group I. Neurology 1997;48:81–87.

Langston JW, Ballard P, Tetrud JW, Irwin I. Chronic Parkinsonism in humans due to a product of meperidine-analog synthesis. Science 1983;219:979–980.

Lees AJ. Comparison of therapeutic effects and mortality data of levodopa and levodopa combined with selegiline in patients with early, mild Parkinson's disease. Parkinson's Disease Research Group of the United Kingdom. Bmj 1995;311:1602–1607.

Lieberman A, Ranhosky A, Korts D. Clinical evaluation of pramipexole in advanced Parkinson's disease: results of a double-blind, placebo-controlled, parallel-group study. Neurology 1997;49:162–168.

Limousin P, Pollak P, Gervason-Tournier CL, Hommel M, Perret JE. Ro 40-7592, a COMT inhibitor, plus levodopa in Parkinson's disease. Lancet 1993;341:1605.

Lindvall O, Sawle G, Widner H, Rothwell JC, Bjorklund A, Brooks D, Brundin P, Frackowiak R, Marsden CD, Odin P, et al. Evidence for long-term survival and function of dopaminergic grafts in progressive Parkinson's disease. Ann Neurol 1994;35:172–180.

Lindvall O, Widner H, Rehncrona S, Brundin P, Odin P, Gustavii B, Frackowiak R, Leenders KL, Sawle G, Rothwell JC, et al. Transplantation of fetal dopamine neurons in Parkinson's disease: one-year clinical and neurophysiological observations in two patients with putaminal implants. Ann Neurol 1992;31:155–165.

Lloyd KG, Davidson L, Hornykiewicz O. The neurochemistry of Parkinson's disease: effect of L-dopa therapy. J Pharmacol Exp Ther 1975;195:453–464.

Lun V, Pullan N, Labelle N, Adams C, Suchowersky O. Comparison of the effects of a self-supervised home exercise program with a physiotherapist-supervised exercise program on the motor symptoms of Parkinson's disease. Mov Disord 2005;20:971–975.

Madrazo I, Drucker-Colin R, Diaz V, Martinez-Mata J, Torres C, Becerril JJ. Open microsurgical autograft of adrenal medulla to the right caudate nucleus in two patients with intractable Parkinson's disease. N Engl J Med 1987;316:831–834.

Magnus RV. A comparison of biperiden hydrochloride (Akineton) and benzhexol (Artane) in the treatment of drug-induced Parkinsonism. J Int Med Res 1980;8:343–346.

Mandel S, Weinreb O, Amit T, Youdim MB. Mechanism of neuroprotective action of the anti-Parkinson drug rasagiline and its derivatives. Brain Res Brain Res Rev 2005; 48:379–387.

Marek K, Seibyl J, Shoulson I, Holloway R, Kieburtz K, McDermott M, Kamp C, Shinaman A, Fahn S, Lang A, Weiner W, Welsh M. Dopamine transporter brain imaging to assess the effects of pramipexole vs levodopa on Parkinson disease progression. Jama 2002;287:1653–1661.

Martinez-Martin P, Bermejo-Pareja F. Rating scales in Parkinson's disease. In: Jankovic J, Tolosa E, eds. Parkinson's disease and movement disorders. München: Urban und Schwarzenberg; 1988.

Masur H. Skalen und Scores in der Neurologie. Stuttgart: Thieme; 1995.

Mayberg HS, Starkstein SE, Sadzot B, Preziosi T, Andrezejewski PL, Dannals RF, Wagner HN, Jr.,Robinson RG. Selective hypometabolism in the inferior frontal lobe in depressed patients with Parkinson's disease. Ann Neurol 1990;28:57–64.

Mayeux R. The »serotonin hypothesis« for depression in Parkinson's disease. Adv Neurol 1990;53:163–166.

Mayeux R, Denaro J, Hemenegildo N, Marder K, Tang MX, Cote LJ, Stern Y. A population-based investigation of Parkinson's disease with and without dementia. Relationship to age and gender. Arch Neurol 1992;49:492–497.

Mayeux R, Stern Y, Cote L, Williams JB. Altered serotonin metabolism in depressed patients with parkinson's disease. Neurology 1984;34:642–646.

Meara J, Hobson P. Sertraline for the treatment of depression in Parkinson's disease. Mov Disord 1998;13:622.

Menendez-Gonzalez M, Calatayud MT, Blazquez-Menes B. Exacerbation of Lewy bodies dementia due to memantine. J Alzheimers Dis 2005;8:289–291.

Menza MA, Palermo B, DiPaola R, Sage JI, Ricketts MH. Depression and anxiety in Parkinson's disease: possible effect of genetic variation in the serotonin transporter. J Geriatr Psychiatry Neurol 1999;12:49–52.

Merello M, Lees AJ, Webster R, Bovingdon M, Gordin A. Effect of entacapone, a peripherally acting catechol-O-methyltransferase inhibitor, on the motor response to acute treatment with levodopa in patients with Parkinson's disease. J Neurol Neurosurg Psychiatry 1994;57: 186–189.

Mierau J, Schneider FJ, Ensinger HA, Chio CL, Lajiness ME, Huff RM. Pramipexole binding and activation of cloned and expressed dopamine D2, D3 and D4 receptors. Eur J Pharmacol 1995;290:29–36.

Mizuno Y, Kondo T, Narabayashi H. Pergolide in the treatment of Parkinson's disease. Neurology 1996;45:S13–S21.

Moellentine C, Rummans T, Ahlskog JE, Harmsen WS, Suman VJ, O'Connor MK, Black JL, Pileggi T. Effectiveness of ECT in patients with parkinsonism. J Neuropsychiatry Clin Neurosci 1998;10:187–193.

Mossner R, Henneberg A, Schmitt A, Syagailo YV, Grassle M, Hennig T, Simantov R, Gerlach M, Riederer P, Lesch KP. Allelic variation of serotonin transporter expression is associated with depression in Parkinson's disease. Mol Psychiatry 2001;6:350–352.

Muller A, Mungersdorf M, Reichmann H, Strehle G, Hummel T. Olfactory function in Parkinsonian syndromes. J Clin Neurosci 2002;9:521–524.

Murer MG, Dziewczapolski G, Menalled LB, Garcia MC, Agid Y, Gershanik O, Raisman-Vozari R. Chronic levodopa is not toxic for remaining dopamine neurons, but instead promotes their recovery in rats with moderate nigrostriatal lesions. Ann Neurol 1998;43:561–575.

Myllyla VV, Kultalahti ER, Haapaniemi H, Leinonen M. Twelve-month safety of entacapone in patients with Parkinson's disease. Eur J Neurol 2001;8:53–60.

Myllyla VV, Sotaniemi KA, Illi A, Suominen K, Keranen T. Effect of entacapone, a COMT inhibitor, on the pharmacokinetics of levodopa and on cardiovascular responses in patients with Parkinson's disease. Eur J Clin Pharmacol 1993;45:419–423.

Myllyla VV, Sotaniemi KA, Vuorinen JA, Heinonen EH. Selegiline as initial treatment in de novo parkinsonian patients. Neurology 1992;42:339–343.

Nalls MA, Plagnol V, Hernandez DG, Sharma M, Sheerin U-M, Saad M, Simón-Sánchez J, Schulte C, Lesage S, Sveinbjörnsdóttir S, Stefansson K, Martinez M, Hardy J, Heutink P, Brice A, Gasser T, Singleton AB, Wood NW. Imputation of sequence variants for identification of genetic risks for Parkinson's disease: a meta-analysis of genome-wide association studies. Lancet 2011;377:641–649.

Narabayashi H, Kondo T. Results of a double-blind study of L-threo-DOPS in parkinsonism. In: Fahn S, Marsden CD, Calne DB, eds. Recent developments in Parkinson's disease. Florham Park: Macmillan; 1987.p. 279–291.

Newman-Tancredi A, Cussac D, Quentric Y, Touzard M, Verriele L, Carpentier N, Millan MJ. Differential actions of antiparkinson agents at multiple classes of monoaminergic receptor. III. Agonist and antagonist properties at serotonin, 5-HT(1) and 5-HT(2), receptor subtypes. J Pharmacol Exp Ther 2002;303:815–822.

Nissenbaum H, Quinn NP, Brown RG, Toone B, Gotham AM, Marsden CD. Mood swings associated with the 'on-off' phenomenon in Parkinson's disease. Psychol Med 1987;17:899–904.

Nutt JG, Carter JH, Van Houten L, Woodward WR. Short- and long-duration responses to levodopa during the first year of levodopa therapy. Ann Neurol 1997;42:349–355.

Nutt JG, Woodward WR. Levodopa pharmacokinetics and pharmacodynamics in fluctuating parkinsonian patients. Neurology 1986;36:739–744.

Nyholm D, Nilsson Remahl AI, Dizdar N, Constantinescu R, Holmberg B, Jansson R, Aquilonius SM, Askrole H. Duodenal levodopa infusion monotherapy vs oral polypharmacy in advanced Parkinson disease. Neurology 2005;64:216–223.

O'Sullivan JD. Apomorphine as an alternative to sildenafil in Parkinson's disease. J Neurol Neurosurg Psychiatry 2002;72:681.

Oertel WH, Gasser T, Ippisch R, Trenkwalder C, Poewe W. Apomorphine test for dopaminergic responsiveness. Lancet 1989;1:1262–1263.

Oertel WH, Wolters E, Sampaio C, Gimenez-Roldan S, Bergamasco B, Dujardin M, Grosset DG, Arnold G, Leenders KL, Hundemer HP, Lledo A, Wood A, Frewer P, Schwarz J. Pergolide versus levodopa monotherapy in early Parkinson's disease patients: The PELMOPET study. Mov Disord 2006;21:343–353.

Olanow CW. Manganese-induced parkinsonism and Parkinson's disease. Ann N Y Acad Sci 2004;1012:209–223.

Olanow CW, Brin MF, Obeso JA. The role of deep brain stimulation as a surgical treatment for Parkinson's disease. Neurology 2000;55:S60–66.

Olanow CW, Goetz CG, Kordower JH, Stoessl AJ, Sossi V, Brin MF, Shannon KM, Nauert GM, Perl DP, Godbold J, Freeman TB. A double-blind controlled trial of bilateral fetal nigral transplantation in Parkinson's disease. Ann Neurol 2003;54:403–414.

Olanow CW, Good PF, Shinotoh H, Hewitt KA, Vingerhoets F, Snow BJ, Beal MF, Calne DB, Perl DP. Manganese intoxication in the rhesus monkey: a clinical, imaging, pathologic, and biochemical study. Neurology 1996; 46:492–498.

Olanow CW, Hauser RA, Gauger L, Malapira T, Koller W, Hubble J, Bushenbark K, Lilienfeld D, Esterlitz J. The effect of deprenyl and levodopa on the progression of Parkinson's disease. Ann Neurol 1995;38:771–777.

Olanow CW, Myllyla VV, Sotaniemi KA, Larsen JP, Palhagen S, Przuntek H, Heinonen EH, Kilkku O, Lammintausta R, Maki-Ikola O, Rinne UK. Effect of selegiline on mortality in patients with Parkinson's disease: a metaanalysis. Neurology 1998;51:825–830.

Olanow CW, Rascol O, Hauser R, Feigin PD, Jankovic J, Lang A, Langston W, Melamed E, Poewe W, Stocchi F, Tolosa E, Investigators AS. A double-blind, delayed-start trial of rasagiline in Parkinson's disease. N Engl J Med 2009;361:1268–1278.

Ondo WG, Tintner R, Voung KD, Lai D, Ringholz G. Double-blind, placebo-controlled, unforced titration parallel trial of quetiapine for dopaminergic-induced hallucinations in Parkinson's disease. Mov Disord 2005;20: 958–963.

Pahwa R, Stacy MA, Factor SA, Lyons KE, Stocchi F, Hersh BP, Elmer LW, Truong DD, Earl NL, Investigators E-PAS. Ropinirole 24-hour prolonged release: randomized, controlled study in advanced Parkinson disease. Neurology 2007;68:1108–1115.

Pakkenberg H, Pakkenberg B. Clozapine in the treatment of tremor. Acta Neurol Scand 1986;73:295–297.

Pal S, Bhattacharya KF, Agapito C, Chaudhuri KR. A study of excessive daytime sleepiness and its clinical significance in three groups of Parkinson's disease patients taking pramipexole, cabergoline and levodopa mono and combination therapy. J Neural Transm 2001;108:71–77.

Parkinson Study Group. Impact of deprenyl and tocopherol treatment on Parkinson's disease in DATATOP patients requiring levodopa. Ann Neurol 1996a;39:37–45.

Parkinson Study Group. Impact of deprenyl and tocopherol treatment on Parkinson's disease in DATATOP subjects not requiring levodopa. Ann Neurol 1996b;39: 29–36.

Parkinson Study Group. Entacapone improves motor fluctuations in levodopa-treated Parkinson's disease patients. Ann Neurol 1997;42:747–755.

Parkinson Study Group. Low-dose clozapine for the treatment of drug-induced psychosis in Parkinson's disease. N Engl J Med 1999;340:757–763.

Parkinson Study Group. Pramipexole vs levodopa as initial treatment for Parkinson disease: A randomized controlled trial. Jama 2000a;284:1931–1938.

Parkinson Study Group. A randomized controlled trial comparing pramipexole with levodopa in early Parkinson's disease: design and methods of the CALM-PD Study. Clin Neuropharmacol 2000b;23:34–44.

Parkinson Study Group. A controlled trial of rasagiline in early Parkinson disease: the TEMPO Study. Arch Neurol 2002;59:1937–1943.

Parkinson Study Group. A controlled trial of rotigotine monotherapy in early Parkinson's disease. Arch Neurol 2003;60:1721–1728.

Parkinson Study Group. A controlled, randomized, delayed-start study of rasagiline in early Parkinson disease. Arch Neurol 2004;61:561–566.

Parkinson Study Group. A randomized placebo-controlled trial of rasagiline in levodopa-treated patients with Parkinson disease and motor fluctuations: the PRESTO study. Arch Neurol 2005;62:241–248.

Parkinson Study Group CALM Cohort Investigators. Long-term effect of initiating pramipexole vs levodopa in early Parkinson disease. Arch Neurol 2009;66:563–570.

Parsa MA, Bastani B. Quetiapine (Seroquel) in the treatment of psychosis in patients with Parkinson's disease. J Neuropsychiatry Clin Neurosci 1998;10:216–219.

Peralta C, Wolf E, Alber H, Seppi K, Muller S, Bosch S, Wenning GK, Pachinger O, Poewe W. Valvular heart disease in Parkinson's disease vs. controls: An echocardiographic study. Mov Disord 1996;21:1109–1113.

Perenyi A, Bagdy G, Arato M. An early phase II trial with L-deprenyl for the treatment of neuroleptic-induced parkinsonism. Pharmacopsychiatria 1983;16:143–146.

Perugi G, Toni C, Ruffolo G, Frare F, Akiskal H. Adjunctive dopamine agonists in treatment-resistant bipolar II depression: an open case series. Pharmacopsychiatry 2001; 34:137–141.

Pezzoli G, Martignoni E, Pacchetti C, Angeleri VA, Lamberti P, Muratorio A, Bonuccelli U, De Mari M, Foschi N, Cossutta E, et al. Pergolide compared with bromocriptine in Parkinson's disease: a multicenter, crossover, controlled study. Mov Disord 1994;9:431–436.

Pinero A, Marcos-Alberca P, Fortes J. Cabergoline-related severe restrictive mitral regurgitation. N Engl J Med 2005;353:1976–1977.

Poewe W, Luginger E. Depression in Parkinson's disease: impediments to recognition and treatment options. Neurology 1999;52:S2–6.

Poewe WH, Deuschl G, Gordin A, Kultalahti ER, Leinonen M. Efficacy and safety of entacapone in Parkinson's disease patients with suboptimal levodopa response: a 6-month randomized placebo-controlled double-blind study in Germany and Austria (Celomen study). Acta Neurol Scand 2002;105:245–255.

Poewe WH, Lees AJ, Stern GM. Dystonia in Parkinson's disease: clinical and pharmacological features. Ann Neurol 1988;23:73–78.

Poewe W, Rascol O, Barone P, Hauser RA, Mizuno Y, Haaksma M, Salin L, Juhel N, Schapira AH. Extended-release pramipexole in early Parkinson disease: A 33-week randomized controlled trial. Neurology 2011;77: 759–766.

Pogarell O, Gasser T, van Hilten JJ, Spieker S, Pollentier S, Meier D, Oertel WH. Pramipexole in patients with Parkinson's disease and roleed drug resistant tremor: a randomised, double blind, placebo controlled multicentre study. J Neurol Neurosurg Psychiatry 2002;72:713–720.

Pollock M, Hornabrook RW. The prevalence, natural history and dementia of Parkinson's disease. Brain 1966;89: 429–448.

Postuma RB, Gagnon JF, Vendette M, Fantini ML, Massicotte-Marquez J, Montplaisir J. Quantifying the risk of neurodegenerative disease in idiopathic REM sleep behavior disorder. Neurology 2009;72:1296–1300.

Przedborski S, Levivier M, Raftopoulos C, Naini AB, Hildebrand J. Peripheral and central pharmacokinetics of apomorphine and its effect on dopamine metabolism in humans. Mov Disord 1995;10:28–36.

Przuntek H, Bittkau S, Bliesath H, Buttner U, Fuchs G, Glass J, Haller H, Klockgether T, Kraus P, Lachenmayer L, Muller D, Muller T, Rathay B, Sgonina J, Steinijans V,

Teshmar E, Ulm G, Volc D. Budipine provides additional benefit in patients with Parkinson disease receiving a stable optimum dopaminergic drug regimen. Arch Neurol 2002;59:803–806.

Przuntek H, Muller T. Clinical efficacy of budipine in Parkinson's disease. J Neural Transm 1999;56(Suppl): 75–82.

Przuntek H, Welzel D, Blumner E, Danielczyk W, Letzel H, Kaiser HJ, Kraus PH, Riederer P, Schwarzmann D, Wolf H, et al. Bromocriptine lessens the incidence of mortality in L-dopa-treated parkinsonian patients: prado-study discontinued. Eur J Clin Pharmacol 1992;43:357–363.

Przuntek H, Welzel D, Gerlach M, Blumner E, Danielczyk W, Kaiser HJ, Kraus PH, Letzel H, Riederer P, Uberla K. Early institution of bromocriptine in Parkinson's disease inhibits the emergence of levodopa-associated motor side effects. Long-term results of the PRADO study. J Neural Transm Gen Sect 1996;103:699–715.

Rajput AH, Martin W, Saint-Hilaire MH, Dorflinger E, Pedder S. Tolcapone improves motor function in parkinsonian patients with the »wearing-off« phenomenon: a double-blind, placebo-controlled, multicenter trial. Neurology 1997;49:1066–1071.

Rajput AH, Offord K, Beard CM, Kurland LT. Epidemiological survey of dementia in parkinsonism and control population. Adv Neurol 1984a;40:229–234.

Rajput AH, Offord KP, Beard CM, Kurland LT. Epidemiology of parkinsonism: incidence, classification, and mortality. Ann Neurol 1984b;16:278–282.

Rascol O, Azulay J-P, Blin O, Bonnet A-M, Brefel-Courbon C, Cesaro P, Damier P, Debilly B, Durif F, Galitzky M, Grouin J-M, Pennaforte S, Villafane G, Yaici S, Agid Y. Orodispersible sublingual piribedil to abort OFF episodes: a single dose placebo-controlled, randomized, double-blind, cross-over study. Movement disorders: official journal of the Movement Disorder Society 2010a; 25:368–376.

Rascol O, Barone P, Hauser RA, Mizuno Y, Poewe W, Schapira AHV, Salin L, Sohr M, Debieuvre C, Group PSS. Efficacy, safety, and tolerability of overnight switching from immediate- to once daily extended-release pramipexole in early Parkinson's disease. Mov Disord 2010b; 25:2326–2332.

Rascol O, Brooks DJ, Korczyn AD, De Deyn PP, Clarke CE, Lang AE. A five-year study of the incidence of dyskinesia in patients with early Parkinson's disease who were treated with ropinirole or levodopa. 056 Study Group. N Engl J Med 2000;342:1484–1491.

Rascol O, Brooks DJ, Melamed E, Oertel W, Poewe W, Stocchi F, Tolosa E. Rasagiline as an adjunct to levodopa in patients with Parkinson's disease and motor fluctuations (LARGO, Lasting effect in Adjunct therapy with Rasagiline Given Once daily, study): a randomised, double-blind, parallel-group trial. Lancet 2005;365:947–954.

Rascol O, Dubois B, Caldas AC, Senn S, Del Signore S, Lees A, Group PRS. Early piribedil monotherapy of Parkinson's disease: A planned seven-month report of the REGAIN study. Movement disorders: official journal of the Movement Disorder Society 2006;21:2110–2115.

Rascol O, Fitzer-Attas CJ, Hauser R, Jankovic J, Lang A, Langston JW, Melamed E, Poewe W, Stocchi F, Tolosa E, Eyal E, Weiss YM, Olanow CW. A double-blind, delayed-start trial of rasagiline in Parkinson's disease (the ADAGIO study): prespecified and post-hoc analyses of the need for additional therapies, changes in UPDRS scores, and non-motor outcomes. Lancet neurology 2011;10:415–423.

Rascol O, Lees AJ, Senard JM, Pirtosek Z, Brefel C, Montastruc JL, Fuell D. A placebo-controlled study of ropinirole, a new D2 agonist, in the treatment of motor fluctuations of L-DOPA-treated parkinsonian patients. Adv Neurol 1996;69:531–534.

Reyes MG, Faraldi F, Senseng CS, Flowers C, Fariello R. Nigral degeneration in acquired immune deficiency syndrome (AIDS). Acta Neuropathol (Berl) 1991;82:39–44.

Richardson MA, Haugland G, Craig TJ. Neuroleptic use, parkinsonian symptoms, tardive dyskinesia, and associated factors in child and adolescent psychiatric patients. Am J Psychiatry 1991;148:1322–1328.

Riley D, Lang AE. Practical application of a low-protein diet for Parkinson's disease. Neurology 1988;38:1026–1031.

Rinne UK. Early combination of bromocriptine and levodopa in the treatment of Parkinson's disease: a 5-year follow-up. Neurology 1987;37:826–828.

Rinne UK. Lisuride, a dopamine agonist in the treatment of early Parkinson's disease. Neurology 1989;39:336–339.

Rinne UK, Bracco F, Chouza C, Dupont E, Gershanik O, Marti Masso JF, Montastruc JL, Marsden CD. Early treatment of Parkinson's disease with cabergoline delays the onset of motor complications. Results of a double-blind levodopa controlled trial. The PKDS009 Study Group. Drugs 1998;55:23–30.

Rinne UK, Bracco F, Chouza C, Dupont E, Gershanik O, Marti Masso JF, Montastruc JL, Marsden CD, Dubini A, Orlando N, Grimaldi R. Cabergoline in the treatment of early Parkinson's disease: results of the first year of treatment in a double-blind comparison of cabergoline and levodopa. The PKDS009 Collaborative Study Group. Neurology 1997;48:363–368.

Roos RA, Jongen JC, van der Velde EA. Clinical course of patients with idiopathic Parkinson's disease. Mov Disord 1996;11:236–242.

Roth BL. Drugs and valvular heart disease. N Engl J Med 2007;356:6–9.

Ruottinen HM, Rinne UK. Entacapone prolongs levodopa response in a one month double blind study in parkinsonian patients with levodopa related fluctuations. J Neurol Neurosurg Psychiatry 1996;60:36–40.

Ruzicka E, Streitova H, Jech R, Kanovsky P, Roth J, Rektorova I, Mecir P, Hortova H, Bares M, Hejdukova B, Rektor I. Amantadine infusion in treatment of motor fluctuations and dyskinesias in Parkinson's disease. J Neural Transm 2000;107:1297–1306.

Sabbagh MN, Hake AM, Ahmed S, Farlow MR. The use of memantine in dementia with Lewy bodies. J Alzheimers Dis 2005;7:285–289.

Sadeh M, Braham J, Modan M. Effects of anticholinergic drugs on memory in Parkinson's disease. Arch Neurol 1982;39:666–667.

Sam E, Jeanjean AP, Maloteaux JM, Verbeke N. Apomorphine pharmacokinetics in parkinsonism after intranasal and subcutaneous application. Eur J Drug Metab Pharmacokinet 1995;20:27–33.

Santamaria J, Tolosa E, Valles A. Parkinson's disease with depression: a possible subgroup of idiopathic parkinsonism. Neurology 1986;36:1130–1133.

Sapir S, Ramig LO, Fox CM. Intensive voice treatment in Parkinson's disease: Lee Silverman Voice Treatment. Expert review of neurotherapeutics 2011;11:815–830.

Sawle GV, Bloomfield PM, Bjorklund A, Brooks DJ, Brundin P, Leenders KL, Lindvall O, Marsden CD, Rehncrona S, Widner H, et al. Transplantation of fetal dopamine neurons in Parkinson's disease: PET [18F]6-L-fluorodopa studies in two patients with putaminal implants. Ann Neurol 1992;31:166–173.

Schade R, Andersohn F, Suissa S, Haverkamp W, Garbe E. Dopamine agonists and the risk of cardiac-valve regurgitation. N Engl J Med 2007;356:29–38.

Schapira AH. Sleep attacks (sleep episodes) with pergolide. Lancet 2000;355:1332–1333.

Schapira AH, Barone P, Hauser RA, Mizuno Y, Rascol O, Busse M, Salin L, Juhel N, Poewe W. Extended-release pramipexole in advanced Parkinson disease: A randomized controlled trial. Neurology 2011;77:767–774.

Schapira AH, Obeso J. Timing of treatment initiation in Parkinson's disease: a need for reappraisal? Ann Neurol 2006;59:559–562.

Schneider E. Alpha-Dihydroergocryptein – Pharmakologie und klinische Effekte. In: Deuschl G, ed. Morbus Parkinson Dihydroergocryptin – ein neuer Dopamin-Agonist. Stuttgart: Thieme; 1995.p. 17–42.

Scholz E, Dichgans J. Treatment of drug-induced exogenous psychosis in parkinsonism with clozapine and fluperlapine. Eur Arch Psychiatry Neurol Sci 1985;235:60–64.

Schrag A, Good CD, Miszkiel K, Morris HR, Mathias CJ, Lees AJ, Quinn NP. Differentiation of atypical parkinsonian syndromes with routine MRI. 2000;54:697–702.

Schulz JB. Anti-apoptotic gene therapy in Parkinson's disease. J Neural Transm 2006;70(Suppl):467–476.

Schulz JB, Benecke R, Dodel R, Eggert K, Fogel W, Gerlach M, Reichmann H, Riederer P, Schwartz A, Winkler J. Strukturierte Diagnostik bei Parkinson-Syndromen. Akt Neurol 2005;32:S97–101.

Schulz JB, Klockgether T, Petersen D, Jauch M, Müller-Schauenburg W, Spieker S, Voigt K, Dichgans J. Multiple system atrophy: natural history, MRI morphology, and dopamine receptor imaging with 123IBZM-SPECT. Journal of Neurology, Neurosurgery, and Psychiatry 1994;57:1047–1056.

Schulz JB, Skalej M, Wedekind D, Luft AR, Abele M, Voigt K, Dichgans J, Klockgether T. MRI-based volumetry differentiates idiopathic Parkinson's syndrome from MSA and PSP. Annals of Neurology 1999;45:65–74.

Schuurman AG, van den Akker M, Ensinck KT, Metsemakers JF, Knottnerus JA, Leentjens AF, Buntinx F. Increased risk of Parkinson's disease after depression: a retrospective cohort study. Neurology 2002;58:1501–1504.

Schwab RS, England ACJ, Poskanzer DC, Young RR. Amantadine in the treatment of Parkinson's disease. JAMA 1969;208:1168–1170.

Schwarz J, Oertel WH, Tatsch K. Iodine-123-iodobenzamide binding in parkinsonism: reduction by dopamine agonists but not L-Dopa. J Nucl Med 1996;37:1112–1115.

Schwarz J, Scheidtmann K, Trenkwalder C. Improvement of motor fluctuations in patients with Parkinson's disease following treatment with high doses of pergolide and cessation of levodopa. Eur Neurol 1997;37:236–238.

Schwarz J, Tatsch K, Arnold G, Ott M, Trenkwalder C, Kirsch CM, Oertel WH. 123I-iodobenzamide-SPECT in 83 patients with de novo parkinsonism. Neurology 1993;43:S17–20.

Seiler S, Perleth B, Gasser T, Ulm G, Oertel W, Ellgring H. Partnership and depression in Parkinson's disease. Behav Neurol 1992;5:75–81.

Selikhova M, Fedoryshyn L, Matviyenko Y, Komnatska I, Kyrylchuk M, Krolicki L, Friedman A, Taylor A, Jäger HR, Lees A, Sanotsky Y. Parkinsonism and dystonia caused by the illicit use of ephedrone – a longitudinal study. Movement disorders: official journal of the Movement Disorder Society 2008;23:2224–2231.

Seppi K, Weintraub D, Coelho M, Perez-Lloret S, Fox SH, Katzenschlager R, Hametner EM, Poewe W, Rascol O, Goetz CG, Sampaio C. The Movement Disorder Society evidence-based medicine review update: treatments for the non-motor symptoms of Parkinson's disease. Mov Disard 2011;26(3):542–580.

Serratrice J, Disdier P, Habib G, Viallet F, Weiller PJ. Fibrotic valvular heart disease subsequent to bromocriptine treatment. Cardiol Rev 2002;10:334–336.

Shoulson I. Deprenyl and tocopherol antioxidative therapy of parkinsonism (DATATOP). Parkinson Study Group. Acta Neurol Scand 1989;126(Suppl):171–175.

Shoulson I, Oakes D, Fahn S, Lang A, Langston JW, Lewitt P, Olanow CW, Penney JB, Tanner C, Kieburtz K, Rudolph A, Group PS. Impact of sustained deprenyl (selegiline) in levodopa-treated Parkinson's disease: a randomized placebo-controlled extension of the deprenyl and tocopherol antioxidative therapy of parkinsonism trial. Ann Neurol 2002;51:604–612.

Sidransky E, Nalls MA, Aasly JO, Aharon-Peretz J, Annesi G, Barbosa ER, Bar-Shira A, Berg D, Bras J, Brice A, Chen C-M, Clark LN, Condroyer C, De Marco EV, Dürr A, Eblan MJ, Fahn S, Farrer MJ, Fung H-C, Gan-Or Z, Gasser T, Gershoni-Baruch R, Giladi N, Griffith A, Gurevich T, Januario C, Kropp P, Lang AE, Lee-Chen G-J, Lesage S, Marder K, Mata IF, Mirelman A, Mitsui J, Mizuta I, Nicoletti G, Oliveira C, Ottman R, Orr-Urtreger A, Pereira LV, Quattrone A, Rogaeva E, Rolfs A, Rosenbaum H, Rozenberg R, Samii A, Samaddar T, Schulte C, Sharma M, Singleton A, Spitz M, Tan E-K, Tayebi N, Toda T, Troiano AR, Tsuji S, Wittstock M, Wolfsberg TG, Wu Y-R, Zabetian CP, Zhao Y, Ziegler SG. Multicenter analysis of glucocerebrosidase mutations in Parkinson's disease. N Engl J Med 2009;361: 1651–1661.

Singleton AB, Farrer M, Johnson J, Singleton A, Hague S, Kachergus J, Hulihan M, Peuralinna T, Dutra A, Nussbaum R, Lincoln S, Crawley A, Hanson M, Maraganore D, Adler C, Cookson MR, Muenter M, Baptista M, Miller D, Blancato J, Hardy J, Gwinn-Hardy K. {alpha}-Synuclein Locus Triplication Causes Parkinson's Disease. Science 2003;302:841.

Spieker S, Breit S, Klockgether T, Dichgans J. Tremorlytic activity of budipine in Parkinson's disease. J Neural Transm 1999a;56(Suppl):165–172.

Spieker S, Löschmann PA, Klockgether T. The NMDA antagonist budipine can alleviate levodopa-induced motor fluctuations. Mov Disord 1999b;14:517–519.

Spillantini MG, Schmidt ML, Lee VM, Trojanowski JQ, Jakes R, Goedert M. Alpha-synuclein in Lewy bodies. Nature 1997;388:839–840.

Starkstein SE, Mayberg HS, Leiguarda R, Preziosi TJ, Robinson RG. A prospective longitudinal study of depression, cognitive decline, and physical impairments in patients with Parkinson's disease. J Neurol Neurosurg Psychiatry 1992;55:377–382.

Stephen PJ, Williamson J. Drug-induced parkinsonism in the elderly. Lancet 1984;2:1082–1083.

Steur EN. Increase of Parkinson disability after fluoxetine medication. Neurology 1993;43:211–213.

Stibe CM, Lees AJ, Kempster PA, Stern GM. Subcutaneous apomorphine in parkinsonism on-off oscillations. Lancet 1988;1:403–406.

Stocchi F, Giorgi L, Hunter B, Schapira AH. PREPARED: Comparison of prolonged and immediate release ropinirole in advanced Parkinson's disease. Movement disorders : official journal of the Movement Disorder Society 2011;26:1259–1265.

Stocchi F, Hersh BP, Scott BL, Nausieda PA, Giorgi L. Investigators E-PMS. Ropinirole 24-hour prolonged release and ropinirole immediate release in early Parkinson's disease: a randomized, double-blind, non-inferiority crossover study. Current medical research and opinion 2008;24:2883–2895.

Stocchi F, Rascol O, Kieburtz K, Poewe W, Jankovic J, Tolosa E, Barone P, Lang AE, Olanow CW. Initiating levodopa/carbidopa therapy with and without entacapone in early Parkinson disease: the STRIDE-PD study. Ann Neurol 2010;68:18–27.

Stocchi F, Ruggieri S, Vacca L, Olanow CW. Prospective randomized trial of lisuride infusion versus oral levodopa in patients with Parkinson's disease. Brain 2002; 125:2058–2066.

Suzuki T, Sakoda S, Ueji M, Kishimoto S, Hayashi A, Kondo T, Narabayashi H. Treatment of parkinsonism with L-threo-3,4-dihydroxyphenylserine: a pharmacokinetic study. Neurology 1984;34:1446–1450.

Tanner CM, Aston DA. Epidemiology of Parkinson's disease and akinetic syndromes. Curr Opin Neurol 2000; 13:427–430.

Targum SD, Abbott JL. Efficacy of quetiapine in Parkinson's patients with psychosis. J Clin Psychopharmacol 2000;20:54–60.

Tatton WG, Ju WY, Holland DP, Tai C, Kwan M. (-)-Deprenyl reduces PC12 cell apoptosis by inducing new protein synthesis. J Neurochem 1994;63:1572–1575.

Teismann P, Schulz JB. Cellular pathology of Parkinson's disease: astrocytes, microglia and inflammation. Cell Tissue Res 2004.
The French Clozapine Parkinson Study Group. Clozapine in drug-induced psychosis in Parkinson's disease. Lancet 1999;353:2041–2042.
Tsui JK, Ross S, Poulin K, Douglas J, Postnikoff D, Calne S, Woodward W, Calne DB. The effect of dietary protein on the efficacy of L-dopa: a double-blind study. Neurology 1989;39:549–552.
Tune LE. Anticholinergic effects of medication in elderly patients. J Clin Psychiatry 2001;62(Suppl 21):11–14.
Uitti RJ, Rajput AH, Ahlskog JE, Offord KP, Schroeder DR, Ho MM, Prasad M, Rajput A, Basran P. Amantadine treatment is an independent predictor of improved survival in Parkinson's disease. Neurology 1996;46:1551–1556.
Van Camp G, Flamez A, Cosyns B, Goldstein J, Perdaens C, Schoors D. Heart valvular disease in patients with Parkinson's disease treated with high-dose pergolide. Neurology 2003;61:859–861.
Van Camp G, Flamez A, Cosyns B, Weytjens C, Muyldermans L, Van Zandijcke M, De Sutter J, Santens P, Decoodt P, Moerman C, Schoors D. Treatment of Parkinson's disease with pergolide and relation to restrictive valvular heart disease. Lancet 2004;363:1179–1183.
Varrone A, Marek KL, Jennings D, Innis RB, Seibyl JP. (123)I]beta-CIT SPECT imaging demonstrates reduced density of striatal dopamine transporters in Parkinson's disease and multiple system atrophy. Mov Disord 2001; 16:1023–1032.
Verhagen Metman L, Del Dotto P, Blanchet PJ, van den Munckhof P, Chase TN. Blockade of glutamatergic transmission as treatment for dyskinesias and motor fluctuations in Parkinson's disease. Amino Acids 1998; 14:75–82.
Verhagen Metman L, Del Dotto P, LePoole K, Konitsiotis S, Fang J, Chase TN. Amantadine for levodopa-induced dyskinesias: a 1-year follow-up study. Arch Neurol 1999; 56:1383–1386.
Wachtel H. Dopamin-Agonisten. In: Riederer P, Laux G, Pöldinger W, eds. Neuro-Psychopharmaka, Bd 5. Wien: Springer; 1992.p. 15–21.
Ward CD, Gibb WR. Research diagnostic criteria for Parkinson's disease. Adv Neurol 1990;53:245–249.
Watts RL, LeWitt PA, Sommerville KW, Boroojerdi B. Rotigotine transdermal patch (Neupro (R)) is efficacious and safe in patients with early-stage, idiopathic Parkinson's disease, regardless of gender, age, duration and severity of disease. Results of a multicenter, randomized, double-blind, placebo-controlled trial. Mov Disord 2005;20:93–93.
Weiner WJ, Singer C, Sanchez-Ramos JR, Goldenberg JN. Levodopa, melanoma, and Parkinson's disease. Neurology 1993;43:674–677.
Wermuth L, Boas J, Gyring J, Bisgaard C, Boesen F, Boisen E, Clausen J, Dupont E, Erichsen P, Hansen E, Jensen NB, Karlsborg M, Magnussen I, et al. Pramipexol – A new dopamine agonist for treatment of Parkinson's disease: 11th International Symposium on Parkinson's Disease, Rome. New Trends Clin Neuropharmacol 1994;8:280.
Wichmann T, Bergman H, DeLong MR. The primate subthalamic nucleus. III. Changes in motor behavior and neuronal activity in the internal pallidum induced by subthalamic inactivation in the MPTP model of parkinsonism. J Neurophysiol 1994;72:521–530.
Widner H, Tetrud J, Rehncrona S, Snow B, Brundin P, Gustavii B, Bjorklund A, Lindvall O, Langston JW. Bilateral fetal mesencephalic grafting in two patients with parkinsonism induced by 1-methyl-4-phenyl-1,2,3,6-tetrahydropyridine (MPTP). N Engl J Med 1992;327:1556–1563.
Wild R, Pettit T, Burns A. Cholinesterase inhibitors for dementia with Lewy bodies. Cochrane Database Syst Rev 2003:CD003672.
Williams A, Gill S, Varma T, Jenkinson C, Quinn N, Mitchell R, Scott R, Ives N, Rick C, Daniels J, Patel S, Wheatley K. Deep brain stimulation plus best medical therapy versus best medical therapy alone for advanced Parkinson's disease (PD SURG trial): a randomised, open-label trial. Lancet neurology 2010;9:581–591.
Wils V. Extrapyramidal symptoms in a patient treated with fluvoxamine. J Neurol Neurosurg Psychiatry 1992;55.
Wolters EC. Dopaminomimetic psychosis in Parkinson's disease patients: diagnosis and treatment. Neurology 1999;52 (Suppl. 3):10–13.
Wolters EC, Hurwitz TA, Mak E, Teal P, Peppard FR, Remick R, Calne S, Calne DB. Clozapine in the treatment of parkinsonian patients with dopaminometic psychosis. Neurology 1990;40:832–834.
Xu J, Jian B, Chu R, Lu Z, Li Q, Dunlop J, Rosenzweig-Lipson S, McGonigle P, Levy RJ, Liang B. Serotonin mechanisms in heart valve disease II: the 5-HT2 receptor and its signaling pathway in aortic valve interstitial cells. Am J Pathol 2002;161:2209–2218.
Yeh KC, August TF, Bush DF, Lasseter KC, Musson DG, Schwartz S, Smith ME, Titus DC. Pharmacokinetics and bioavailability of Sinemet CR: a summary of human studies. Neurology 1989;39:25–38.
Zanettini R, Antonini A, Gatto G, Gentile R, Tesei S, Pezzoli G. Valvular heart disease and the use of dopamine agonists for Parkinson's disease. N Engl J Med 2007;356: 39–46.
Zesiewicz TA, Helal M, Hauser RA. Sildenafil citrate (Viagra) for the treatment of erectile dysfunction in men with Parkinson's disease. Mov Disord 2000;15:305–308.
Ziegler M, Castro-Caldas A, Del Signore S, Rascol O. Efficacy of piribedil as early combination to levodopa in patients with stable Parkinson's disease: a 6-month, randomized, placebo-controlled study. Movement disorders: official journal of the Movement Disorder Society 2003; 18:418–425.
Ziv I, Achiron A, Djaldetti R, Dressler R, Melamed E. Short-term beneficial effect of deprenyl monotherapy in early Parkinson's disease: a quantitative assessment. Clin Neuropharmacol 1993;16:54–60.

I 2 Atypische Parkinson-Syndrome

*von A. Münchau und G. K. Wenning**

Gemeinsame Merkmale atypischer Parkinson-Syndrome sind ein rascher Verlauf, ein nur unvollständiges bzw. vorübergehendes Ansprechen auf eine dopaminerge Therapie und klinische Zeichen, die bei der klassischen Parkinson-Erkrankung, zumindest in frühen Stadien, nicht vorkommen. Hierzu zählen insbesondere frühe Störungen der posturalen Kontrolle oder autonomer Funktionen, eine starke axiale Betonung des hypokinetisch-rigiden Syndroms, Pyramidenbahnzeichen, Myoklonus, zerebelläre Zeichen, Störungen der Okulomotorik und Einschränkungen kognitiver Leistungen, vor allem frontaler Funktionen oder eine Apraxie. Die wichtigsten Vertreter atypischer Parkinson-Syndrome, die in diesem Kapitel behandelt werden, sind die Multisystematrophie (MSA), die progressive supranukleäre Blickparese (PSP), die sog. kortikobasalen Syndrome (corticobasal syndrome; CBS) und die Demenz mit Lewy-Körpern (DLK). Diese Erkrankungen sind überwiegend sporadisch. Zu den erblich bedingten atypischen Parkinson-Syndromen zählen unter anderem einige Formen spinozerebellärer Ataxien und frontotemporaler Demenzen, der M. Wilson sowie die juvenile Form des M. Huntington (s. Kap. I 7). Die sekundären Parkinson-Syndrome (z. B. vaskulär bedingt oder medikamenteninduziert) werden in Kapitel I 1 abgehandelt.

Die Diagnose atypischer Parkinson-Syndrome ist im Hinblick auf die Therapieplanung von Bedeutung, da sich bei den verschiedenen Syndromen jeweils besondere Probleme ergeben, die einer speziellen Aufklärung und Therapie bedürfen. Sie ist ebenfalls zur Vermeidung potenziell unwirksamer oder gar risikoreicher Behandlungen wichtig. Beispielsweise profitieren Patienten mit PSP oder MSA nicht von einer tiefen Hirnstimulation. Eine möglichst akkurate syndromale Zuordnung ist bei Einschluss von Patienten in Forschungsprojekte, seien es Studien zur Aufklärung der Pathophysiologie oder klinische Studien, entscheidend.

I 2.1 Multisystematrophie (MSA)

I 2.1.1 Klinik und Differentialdiagnose

Die MSA ist eine degenerative Erkrankung des zentralen und autonomen Nervensystems. Sie ist durch eine α-Synuclein-Aggregation in der Oligodendroglia und Neuronen charakterisiert.

Die klinischen Hauptsymptome sind neben einem Parkinson-Syndrom autonome Störungen, zerebelläre und Pyramidenbahnzeichen in unterschiedlicher Kombination. Klinisch lassen sich zwei hauptsächliche Erscheinungsformen unterscheiden: Bei 80 % der Patienten dominiert die Parkinson-Symptomatik (MSA-P Subtyp), bei 20 % eine zerebelläre Ataxie (MSA-C Subtyp) (Wenning et al. 1994).

Das Parkinson-Syndrom bei MSA-Patienten ist durch progrediente, oft axial betonte Akinese und Rigor gekennzeichnet. Irregulärer, z. T. ruckartiger posturaler Tremor und – weniger häufig – ein Ruhetremor können dazukommen. Charakteristisch sind aktionsinduzierte oder stimulussensitive Myoklonien. Die Patienten haben oft eine orofaziale Dystonie, assoziiert mit einer prominenten Dysarthrie, die sowohl extrapyramidale, zerebelläre als auch dystone Komponenten aufweisen kann. Die posturale Stabilität ist von Anfang an beeinträchtigt.

Bei der MSA-C treten sowohl Gangataxie, Dysmetrie, Dysdiadochokinese, skandierende Dysarthrie als auch zerebelläre und nicht-zerebelläre Okulomotorikstörungen (hypo- und hypermetrische Augenfolgebewegungen und Sakkaden, sakkadierte Augenfolgebewegungen, gestörte Fixationssuppression des vestibulo-okulären Reflexes, square wave jerks, Blickrichtungsnystagmus) auf (Anderson et al. 2008). Patienten mit MSA-C entwickeln obligat nicht-zerebelläre Symptome und Zeichen. Bevor es jedoch dazu kommt, sind sie oft nur schwer von Patienten mit idiopathischer, spät beginnender zerebellärer Ataxie zu unterscheiden (s. Kap. I 6).

Eine frühe Demenz gehört nicht zum klinischen Bild einer MSA, allerdings lassen sich in standardisierten neuropsychologischen Untersuchungen, insbesondere bei Patienten mit MSA-P in fortgeschrittenen Stadien, Defizite visuell-räumlicher Hirnleistungen, einiger frontaler Funktionen und der Wortflüssigkeit nachweisen (Kawai et al. 2008).

Die urogenitale Dysfunktion stellt eine wesentliche Manifestation der Dysautonomie bei MSA-Patienten dar. Bei Männern besteht nahezu ausnahmslos frühe Impotenz (erektile Dysfunktion). Auch Harninkontinenz (71 %) oder Harnretention (30 %) treten oft schon im frühen Verlauf der Erkrankung auf (Wenning et al. 1994, Geser et al. 2005). Störungen der Miktion sind die Folge von Veränderungen in der komplexen peripheren und zentralen Innervation der Blase (Beck et al. 1994). Sie treten bei MSA-Patienten häufiger, früher und stärker ausgeprägt als bei der Parkinson-Krankheit auf. Im Gegensatz dazu kommt Obstipation gleichermaßen bei der Parkinson-Krankheit und der MSA vor. Eine symptomatische orthostatische Hypotonie lässt sich in 68 % der Fälle nachweisen. Sie verursacht jedoch nur bei 15 % der MSA-Patienten wiederholte Synko-

* Autoren dieses Kapitels in der 5. Auflage: W. Poewe und G. K. Wenning.

pen (Wenning et al. 1994). L-Dopa oder Dopaminagonisten können die orthostatische Hypotonie provozieren oder verschlechtern.

Heute werden für die klinische Diagnose der MSA weitgehend Konsensuskriterien verwendet, die kürzlich revidiert wurden (Gilman et al. 2008). Diese Kriterien spezifizieren diagnostische Kategorien mit sinkender Sicherheit: wahrscheinlich oder möglich (**Tab. I 2.1**). Die Diagnose einer MSA stützende Zeichen sind in **Tab. I 2.2** angeführt. Typischerweise zeigen MSA-Patienten neben einem Blutdruckabfall auch einen unzureichenden Herzfrequenzanstieg im Stehen (< 10/Minute). Eine sichere Diagnose kann nur auf der Grundlage von post mortem Untersuchungen gestellt werden. Sie erfordert den Nachweis typischer Läsionsmuster und von oligodendroglialen α-Synuclein-haltigen zytoplasmatischen Einschlusskörpern (Wenning et al. 2004).

Tab. I 2.1: Diagnostische Kriterien für die MSA

Wahrscheinliche MSA
Sporadische, fortschreitende Erkrankung mit Beginn im Erwachsenenalter (> 30 Jahre) mit folgenden Charakteristika:
- Autonome Symptome
  - Urininkontinenz (und erektiler Dysfunktion bei Männern) **oder**
  - orthostatische Dysregulation mit Abfall des systolischen Blutdrucks von mind. 30 mm Hg oder des diastolischen Drucks von mind. 15 mm Hg innerhalb von 3 Minuten nach dem Aufstehen **und entweder**
  - schlecht auf L-Dopa ansprechendes Parkinson-Syndrom (Bradykinese mit Rigor, Tremor oder posturale Instabilität) **oder**
  - zerebelläres Syndrom (Gangataxie, Dysarthrie, Extremitäten-Ataxie und zerebellär bedingte Störung der Okulomotorik)

Mögliche MSA
Sporadische, fortschreitende Erkrankung mit Beginn im Erwachsenenalter (> 30 Jahre) mit folgenden Charakteristika:
- Parkinson-Syndrom (Bradykinese mit Rigor, Tremor oder posturale Instabilität) **oder**
- zerebelläres Syndrom (s. o.) **und**
- mindestens ein klinisches Zeichen, das auf eine autonome Dysfunktion hinweist (anders nicht zu erklärender starker oder häufiger Harndrang oder unvollständige Blasenentleerung, erektile Dysfunktion, oder orthostatische Dysregulation, die die Kriterien einer wahrscheinlichen MSA nicht erfüllt) **und**
- mindestens eines der folgenden Zeichen:

Mögliche MSA-P oder MSA-C
Babinski Zeichen mit Hyperreflexie
Stridor

Mögliche MSA-P
rasch progredientes Parkinson-Syndrom
schlechtes Ansprechen auf L-Dopa
posturale Instabilität innerhalb von 3 Jahren nach Beginn motorischer Symptome
Gangataxie, zerebelläre Dysarthrie, Extremitäten-Ataxie oder zerebellär bedingte Störung der Okulomotorik
Dysphagie innerhalb von 5 Jahren nach Beginn motorischer Symptome
MRT: Atrophie des Putamens, des mittleren zerebellären Schenkels, des Pons oder des Kleinhirns
PET (FDG): Hypometabolismus im Putamen, Hirnstamm, oder Kleinhirn

Mögliche MSA-C
Parkinson-Syndrom (Bradykinese und Rigor)
MRT: Atrophie des Putamens, des mittleren zerebellären Schenkels oder des Pons
PET (FDG): Hypometabolismus im Putamen
SPECT/PET: präsynaptische Verminderung dopaminerger Neurone

(nach Gilman et al. 2008)

Tab. I 2.2: Die Diagnose einer MSA: stützende klinische Zeichen

- Frühe posturale Instabilität
- Abnorme Körperhaltung (Pisa-Syndrom, d. h. schwere Lateralflexion der Wirbelsäule, schwerer Antecollis, Kontrakturen an Händen und Füßen)
- Rasche Krankheitsprogression
- Bulbäre Symptome (schwere Dysphonie, Dysarthrie, Dysphagie)
- Respiratorische Störungen (inkl. inspiratorische Seufzer, inspiratorischer Stridor)
- Eingeschränkte Emotionskontrolle (z. B. pathologisches Lachen oder Weinen)

(nach Kollensperger et al. 2008)

I 2.1.2 Epidemiologie und Verlauf

Die geschätzte Inzidenz liegt bei 3/100 000 bei über 50-Jährigen (Stefanova et al. 2009), die Prävalenz schwankt zwischen 1,9 und 4,9/100 000 (Bower et al. 1997, Wenning et al. 2004). Der mittlere Erkrankungsbeginn beträgt 60 Jahre (Wüllner at al. 2007). Frauen und Männer sind gleichermaßen betroffen. Im Mittel überleben Betroffene etwa 9 Jahre (Schrag et al. 2008). Es gibt allerdings eine beträchtliche Variation der Krankheitsprogression mit Überlebenszeiten von mehr als 15 Jahren. Der MSA-P-Subtyp ist häufiger als die MSA-C, zumindest in der westlichen Hemisphäre (Geser et al. 2006), in Japan sind die Verhältnisse umgekehrt (Yabe et al. 2006). Beide

MSA-Subtypen sind mit ähnlichen Überlebenszeiten assoziiert (Ben Shlomo et al. 1997), obgleich die Krankheitsprogression bei MSA-P rascher ist als bei MSA-C (Watanabe et al. 2002). Früh einsetzende schwere autonome Symptome, weibliches Geschlecht und höheres Lebensalter sind mit einer kürzeren Überlebenszeit vergesellschaftet (Tada et al. 2007, O'Sullivan et al. 2008). Die meisten MSA-Patienten sterben an Bronchopneumonie.

I 2.1.3 Therapeutische Prinzipien

I 2.1.3.1 Experimentelle Therapieverfahren, Neuroprotektion

Keine Behandlung vermag gegenwärtig das Fortschreiten der Erkrankung zu verlangsamen oder zu stoppen. Zahlreiche Befunde weisen auf die zentrale pathogenetische Bedeutung der oligodendroglialen zytoplasmatischen Aggregation von α-Synuklein hin (glial cytoplasmic inclusions = Papp-Lantos Körper). Es handelt sich bei der MSA offenbar um eine primäre Oligodendrogliopathie mit sekundärer Neurodegeneration (Wenning et al. 2008). Varianten im α-Synuclein-Gen scheinen das Krankheitsrisiko für MSA deutlich zu erhöhen (Scholz et al. 2009). Neueste Befunde aus transgenen MSA Modellen konnten verschiedene Mechanismen des neuronalen Zelltods identifizieren, darunter mitochondriale Dysfunktion, glutamaterge Exzitotoxizität, Störungen der oligodendroglialen-axonalen Interaktion und mikrogliale Aktivierung (Stefanova et al. 2009). Aufgrund dieser Fortschritte wurden in den letzten Jahren Therapiestudien mit dem Ziel der Krankheitsmodifikation durchgeführt. Als unwirksam im Hinblick auf das Überleben bzw. die Krankheitsprogression haben sich Riluzol (↓) (antiglutamaterg) und Minocyclin (↓) erwiesen, allerdings waren die Patienten bei Einschluss in die genannten Studien zum Teil bereits in fortgeschrittenen Krankheitsstadien (Bensimon et al. 2009, Dodel et al. 2010). Rasagilin, das bei der klassischen Parkinson-Krankheit möglicherweise neuroprotektive Effekte hat (Olanow et al. 2009), böte sich als krankheitsmodulierende Therapie auch bei der MSA an, zumal es präklinische Hinweise auf eine neuroprotektive Wirkung gibt (Stefanova et al. 2008). Eine doppelblinde randomisiert-kontrollierte Phase-II-Studie wurde bei MSA-P-Patienten initiiert. Eine weitere potenziell interessante Substanz, die einem Zelluntergang entgegenwirken könnte, ist Rifampicin, das die Aggregation von α-Synuclein hemmt (Ubhi et al. 2008). Aufgrund dieser Daten wurde eine US-amerikanische doppelblinde randomisiert-kontrollierte Phase-II-Studie begonnen.
Die experimentelle Implantation von striatalen oder autologen mesenchymalen Stammzellen in Mausmodellen der MSA hat zu gemischten Ergebnissen geführt (Stefanova et al. 2009).

I 2.1.3.2 Autonome Dysfunktion

Eine kausale Therapie der autonomen Dysfunktion steht nicht zur Verfügung. Daher orientiert sich das therapeutische Vorgehen an den klinischen Symptomen und ihrem Einfluss auf die Lebensqualität. Aufgrund des progredienten Krankheitsverlaufs ist es notwendig, in regelmäßigen Abständen die Behandlung neu zu evaluieren und die Maßnahmen den klinischen Erfordernissen anzupassen.

Das Konzept der symptomatischen Therapie der orthostatischen Hypotonie beruht auf der Erhöhung des intravasalen Volumens und der Reduktion des venösen Pooling unter Orthostase. Nichtpharmakologische Optionen beinhalten genügende Flüssigkeitsaufnahme, v. a. Mineralwasser (Deguchi et al. 2007), salzreiche Diät, häufige kleine Mahlzeiten tagsüber, um die postprandiale Hypotonie durch Verteilung der gesamten Kohlenhydrataufnahme zu vermindern, und Stützmieder. Infolge der Reduktion des Nierenarteriendrucks mit Stimulierung des Renin-Angiotensin-Aldosteron-Mechanismus, kann eine aufrechte Lagerung des Oberkörpers während des Schlafs den nächtlichen renalen Natrium- und Wasserverlust vermindern und das Blutvolumen steigern. Dies ist besonders hilfreich, um die Hypotonie am frühen Morgen zu verbessern.

Unter den bei MSA-Patienten in der klinischen Routine verwendeten vasoaktiven Substanzen besitzt lediglich der direkt wirkende alpha-adrenerge Agonist Midodrin eine ausreichende Evidenzbasis zu seiner Wirksamkeit in dieser Indikation (Jankovic et al. 1993, Low et al. 1997).

Das Somatostatin-Analogon Octreotid hilft oft gegen die postprandiale Hypotonie. Das Vasopressin-Analogon Desmopressin, das auf die renalen tubulären Vasopressin-2-Rezeptoren wirkt, reduziert die nächtliche Polyurie und verbessert die posturale Hypotonie am Morgen (Mathias et al. 1986).

Bei neurogener Blasenentleerungsstörung mit Restharn ist die intermittierende Selbst- oder Fremdkatheterisierung zwei- bis dreimal pro Tag indiziert. Es kann im Verlauf notwendig werden, den Patienten mit einem permanenten suprapubischen Katheter zu versorgen.
Pharmakologische Optionen mit anticholinergen, procholinergen oder adrenergen Substanzen bewirken bei MSA-Patienten meist keine adäquate Reduzierung des Post-Miktions-Residualvolumens. Anticholinerge Substanzen wie Oxybutynin können jedoch im frühen Verlauf der Krankheit die Symptome von Detrusorhyperreflexie oder Sphinkter-Detrusor-Dyssynergie verbessern (Winge und Fowler 2006). Alpha-adrenerge Rezeptorantagonisten (Prazosin und Moxisylyt) können die Blasenentleerung bei MSA-Patienten verbessern und das Residualvolumen reduzieren. Chirurgische Eingriffe sollten bei diesen Patienten vermieden werden, da es postoperativ fast immer zu einer Verschlechterung der Blasenkontrolle kommt (Beck et al. 1994).

Sildenafil konnte in einer doppelblinden placebokontrollierten Studie die erektile Dysfunktion von MSA-Patienten verbessern (Hussain et al. 2001). Hierunter kann es allerdings zum Auftreten oder zur Verschlechterung einer orthostatischen Hypotension kommen. Erektile Dysfunktion bei MSA kann auch mit oralem Yohimbin, durch intrakavernosale Injektion von Papaverin oder mit einem Penisimplantat verbessert werden (Beck et al. 1994).

Obstipation lässt sich durch eine Erhöhung der intraluminalen Flüssigkeit mithilfe einer Macrogol-Wasser-Lösung behandeln.

I 2.1.3.3 Motorische Störungen

Parkinson-Syndrom, Dystonie, Sialorrhoe, Stridor

Das Parkinson-Syndrom ist die vorherrschende motorische Störung bei MSA. Auch wenn kontrollierte Studien zur Wirksamkeit von L-Dopa bei der MSA fehlen, ist auf der Grundlage von langjährigen klinischen Verlaufsbeobachtungen davon auszugehen, dass etwa 40 % der MSA, zumindest vorübergehend, von einer L-Dopa-Therapie profitieren (Parati et al. 1993, Wenning et al. 1994, 2004). Das unzureichende oder fehlende Ansprechen auf L-Dopa bei der Mehrzahl der Patienten ist sowohl durch einen Verlust von striatalen Dopamin-Rezeptoren als auch durch neurodegenerative Veränderungen im Hirnstamm zu erklären. Entsprechend sind auch die bislang publizierten Ergebnisse einer Behandlung mit Dopaminagonisten bei MSA-Patienten enttäuschend (Wenning et al. 1994, Lees 1999). Bei Einleitung einer dopaminergen Behandlung ist auf eine Verschlechterung der posturalen Hypotonie besonders zu achten. L-Dopa assoziierte Dyskinesien, insbesondere orofaziale und zervikale Dystonie, können auch ohne anti-akinetische Wirkung vorkommen (Bösch et al. 2002). Demgegenüber sind neuropsychiatrische Komplikationen nach L-Dopa-Einnahme selten (Wenning et al. 1994). In einer randomisierten placebokontrollierten Studie ließ sich keine Wirksamkeit von Amantadin feststellen (Wenning et al. 2005). Friess et al. (2006) berichteten in einer doppelblinden placebokontrollierten randomisierten Studie an 19 MSA-Patienten über eine signifikante Abnahme motorischer Defizite incl. Dysarthrie unter hoch dosierter Paroxetin-Therapie.

Durch lokale Botulinumtoxin-Injektionen gelingt häufig eine Besserung der orofazialen Dystonie (Muller et al. 2002). Der bei MSA-Patienten vorkommende Antecollis ist in seiner Pathogenese umstritten. Bei einigen Patienten kann er durch eine Myopathie der Extensormuskulatur bedingt sein. Dann sind lokale Botulinumtoxin-Injektionen nicht indiziert. Demgegenüber können diese Botulinumtoxin-Injektionen in die Glandula parotis eine durch Beeinträchtigung des physiologischen Schluckvorgangs auftretende Sialorrhoe bessern (Mancini et al. 2003).

Inspiratorischer Stridor entwickelt sich bei ungefähr 30 % der Patienten. Kontinuierliche Überdruckbeatmung (CPAP) ist bei manchen Patienten nützlich (Iranzo et al. 2004). In nur 4 % wird eine Tracheostomie benötigt.

Zerebelläre Ataxie

Bislang gibt es keine effektive Therapie der MSA-assoziierten Ataxie. Gelegentliche Erfolge wurden mit Cholinergika, Amantadin, 5-Hydroxytryptophan, Isoniazid, Baclofen und Propranolol berichtet. Für die große Mehrheit von Patienten erwiesen sich diese Arzneimittel allerdings als unwirksam.

I 2.1.4 Pragmatische Therapie

Das pragmatische Management der MSA beruht größtenteils auf empirischer Evidenz (↔), allerdings liegen für einige Medikamente auch Ergebnisse randomisierter Studien vor (↑↑). Die Therapieempfehlungen sind in **Tab. I 2.3** zusammengefasst. Wegen des begrenzten Nutzens medikamentöser Therapien kommt anderen Maßnahmen eine große Bedeutung zu. Hierzu zählen die Behandlung und Betreuung betroffener Patienten in MSA-Spezialsprechstunden. Diese vermitteln und koordinieren psychosoziale Unterstützung und sozialmedizinische Hilfestellung. Die MSA führt zu einer gravierenden Einschränkung in vielen Lebensbereichen und einem schrittweisen Verlust der Unabhängigkeit. Wichtig sind frühzeitige Physio-, Logo- und Ergotherapie (↔, A). Im Verlauf der Erkrankung sind die Patienten mit Hilfsmitteln zur Verbesserung der Mobilität und Kommunikation und ggf. einer Magensonde/perkutane endoskopische Gastrostomie (PEG) (↔, B) oder einem suprapubischen Katheter (↔, B) zu versorgen. Eine krankheitsbegleitende Psychotherapie kann sehr wertvoll sein. Selbsthilfegruppen geben wichtige praktische Hilfe und können zu der psychischen und psychosozialen Betreuung der Patienten und ihrer Familien beitragen.

I 2.1.4.1 Autonome Dysfunktionen

Eine Anzahl von nicht pharmakologischen Strategien wie elastische Stützstrümpfe bzw. Strumpfhosen (↔, B), salzreiche Ernährung (↔, B), häufige kleine Mahlzeiten (↔, B), nächtliches Hochstellen des Kopfteils beim Bett (↔, B) und langsames Aufstehen aus der Sitzposition (↔, B) können die Orthostase verbessern und sollten vor einer Arzneimitteltherapie versucht werden.

Wenn diese Maßnahmen erfolglos bleiben, kann nachts das Mineralokortikoid Fludrocortison (Astonin H®) verabreicht werden (↔, B). Alternativ oder zusätzlich kommen Sympathomimetika wie Midodrin (Gutron®) (↑↑, A), L-threo-DOPS (↑↑, A) oder Ephedrin (↔, B) infrage.

Bei den meisten MSA-Patienten stellen urogenitale Symptome ein noch größeres Problem dar. Desmopressin – als Spay oder in Tablettenform (↔, B) – reduziert die nächtliche Polyurie. Miktionshäufigkeit und Dranginkontinenz bessern sich oft mit Oxybutynin (↔, B). Dieses peripher wirksame anticholinerge Arzneimittel kann jedoch eine Harnretention hervorrufen. Gleiches gilt für Tolterodin und Trospiumchlorid. Restharn von < 100 ml ist die Indikation für intermittierende Selbst- oder Fremdkatheterisierung (↔, B). In fortgeschrittenen Stadien von MSA kann ein transurethraler oder suprapubischer Katheter (↔, B) notwendig werden. Bei einer erektilen Dysfunktion kommt in erster Linie Sildenafil (↑↑, A) infrage.

Obstipation bessert sich oft durch eine Behandlung mit einer Macrogol-Wasser-Lösung (↔, B).

Tab. I 2.3: Pragmatisches Management der MSA

A. Pharmakotherapie
I. Orthostatische Hypotonie • Nächtliches Hochstellen des Bettkopfendes (↔, B) • Elastische Stützstrümpfe (↔, B) • Salzreiche Ernährung (↔, B) • L-threo-DOPS (z. B. Dops 100®) (300 mg b. i. d.) (↑↑, A) • Midodrin (Gutron®) (2,5–10 mg t. i. d.) (↑↑, A) • Fludrocortison (Astonin H®) (0,1–0,3 mg/Tag) (↔, B) • Ephedrin (15–45 mg t. i. d.) (↔, B)
II. Postprandiale Hypotonie • Octreotid (Sandostatin®) (25–50 mg s. c. 30 min vor der Mahlzeit) (↔, B)
III. Nächtliche Polyurie • Desmopressin (Spray: 10–40 mg/Nacht [z. B. Minirin®, Nocutil®, Octostim®] od. Tablettenform: 100–400 mg/Nacht [Minirin®]) (↔, B)
IV. Blasenstörung • Oxybutynin (Dridase®) (2,5–5 mg b. i. d.–t. i. d.), Solifenacinsuccinat (Vesikur®) (5–10 mg 1 × tgl.), Tolterodin (Detrusitol®) (2 mg b. i. d.) oder Trospiumchlorid (Spasmex® 15 mg bid bis 30 mg t. i. d) bei Detrusorhyperreflexie (↔, B) • Intermittierende Selbstkatheterisierung bei Retention oder Restvolumen > 100 ml (↔, B)
V. Erektile Dysfunktion • Sildenafil (Viagra®) (50–100 mg) (↑↑, A)
VI. Obstipation • Makrogel-Wasser-Lösung (Movicol®, 1 × 1 Beutel tägl.) (↔, B)
VII. Akinesie, Rigor • L-Dopa (z. B. Madopar®, Sinemet®) bis zu 1 000 mg/Tag, falls toleriert (↔, B) • Dopaminagonisten (z. B. Sifrol®, Requip®) als Mittel der zweiten Wahl (Dosierung wie für PD-Patienten, s. Kap. I 1) (↔, B)
VIII. Fokale Dystonie • Botulinumtoxin A (Botox®, Dysport®, Xeomin® (Dosis und Injektionsstellen für orofaziale Dystonie und Sialorrhoe sind in Kapitel I 5 aufgelistet) (↔, B) (off label)
B. Andere Therapien • Physiotherapie (↔, A) • Logopädie (↔, A) • Ergotherapie (↔, A) • Perkutane endoskopische Gastrostomie (PEG) (selten, im späten Stadium benötigt) (↔, B) • Rollstuhl (↔, B) • CPAP (↑, B) (selten Tracheostomie) (↔, B) bei inspiratorischem Stridor

I 2.1.4.2 Motorische Störungen

Zunächst sollte als Anti-Parkinson-Therapie der ersten Wahl L-Dopa (↔, B) bis zu 1 000 mg/Tag, sofern toleriert, verabreicht werden. Bei Nichtansprechen kann ein Therapieversuch mit Dopaminagonisten unter Verwendung der üblichen Eindosierungsschemata, die für Patienten mit klassischer Parkinson-Erkrankung etabliert wurden, hilfreich sein. Bei mangelnder Wirksamkeit der genannten Therapeutika kann Paroxetin (z. B. Seroxat® 20–40 mg 1 × tgl.) versucht werden.

Zur Therapie der orofazialen Dystonie und Extremitätendystonie können lokale Injektionen von Botulinumtoxin A (Botox®, Dysport®, Xeomin®) (↔, B) nützlich sein.

Wichtige Adressen
Europäische MSA Studiengruppe
www.emsa-sg.org
Koordinatoren: Prof. G. K. Wenning/Prof. W. Poewe
Universitätsklinik für Neurologie
Anichstrasse 35
A-6020 Innsbruck
gregor.wenning@i-med.ac.at; werner.poewe@i-med.ac.at

I 2.2 Demenz mit Lewy-Körpern (DLK)

I 2.2.1 Klinik und Differentialdiagnose

Viele Patienten mit klassischer Parkinson-Erkrankung entwickeln im Krankheitsverlauf eine Demenz. Die Klassifikation einer Demenz bei Parkinson ist umstritten. Bislang erfolgt eine Einteilung in Parkinson-Krankheit mit Demenz, wenn motorische Symptome zu Beginn und meist für viele Jahre führen und sich später im Verlauf eine Demenz entwickelt, und in eine Demenz mit Lewy-Körpern (DLK), wenn kognitive Störungen bereits im ersten Krankheitsjahr auftreten und diese die klinische Präsentation dominieren (Lippa et al. 2007, McKeith et al. 2005) (**Tab. I 2.4**). Allerdings ist offen, ob es sich hierbei tatsächlich um zwei unterschiedliche Entitäten handelt oder um die zwei Enden eines Spektrums einer Erkrankung (Nestor et al. 2010). Komplizierend kommt hinzu, dass sich bei vielen der Parkinson-Patienten mit Demenz post mortem auch für Alzheimer typische Veränderungen finden (Lippa et al. 2007). Trotz dieser nosologischen Unsicherheiten hat sich die Abgrenzung der DLK als Syndrom bewährt. Viele der im Folgenden dargestellten klinischen und therapeutischen Aspekte der DLK lassen sich jedoch auch auf die Parkinson-Demenz übertragen.

Die DLK ist durch die Kombination eines Parkinson-Syndroms mit im ersten Krankheitsjahr beginnendem progredienten kognitiven Abbau definiert und durch spontane, nicht durch dopaminerge Substanzen ausgelöste, rezidivierend auftretende visuelle Halluzinationen sowie auffällige Fluktuationen der Aufmerksamkeit und kognitiver Leistung im Tagesverlauf charakterisiert (McKeith et al. 2005). Zwar bestehen auch Gedächtnisstörungen, besonders typisch sind bei diesen Patienten jedoch Einschränkungen der visuell-räumlichen Leistungen. Auch frontale Funktionen können beeinträchtigt sein, allerdings weniger stark. Während Letztere in engem Zusammenhang mit einem dopaminergen Defizit stehen und sich im Verlauf bei Parkinson-Patienten nicht notwendigerweise verschlechtern, vielmehr mitunter durch eine dopaminerge Behandlung bessern, sind die Funktionseinbußen visuell-räumlicher Fähigkeiten, die durch parieto-okzipitale Störungen hervorgerufen werden, im Verlauf progredient und sprechen auf ein dopaminerge Medikamente nicht an (Williams-Gray et al. 2009). Die Ursache der prominenten parieto-okzipitalen Funktionsstörung, die u. a. mit einem Hypometabolismus

Tab. I 2.4: Revidierte klinische diagnostische Kriterien der Demenz mit Lewy-Körpern (DLK)

1. **Hauptmerkmale**
   Voraussetzung für die Diagnose einer Demenz mit Lewy-Körpern ist ein progredientes demenzielles Syndrom. Ausgeprägte oder persistierende Gedächtnisstörungen müssen in den Frühstadien der Erkrankung nicht vorhanden sein, treten aber im weiteren Verlauf üblicherweise hinzu. Defizite in der Aufmerksamkeit, den exekutiven Funktionen sowie visuell-räumlichen Fähigkeiten können das klinische Bild dominieren.

2. **Kardinalsymptome**
   - Fluktuationen der Hirnleistung mit ausgeprägten Schwankungen der Wachheit und Aufmerksamkeit
   - wiederholte visuelle Halluzinationen, typischerweise gut ausgeformt und detailliert
   - spontane Parkinson-Symptome

   mögliche DLK: 1 Kardinalsymptom muss vorhanden sein;
   wahrscheinliche DLK: mind. 2 Kardinalsymptome müssen vorhanden sein

3. **Typische Symptome** (Treten ein typisches Symptom oder mehrere auf, kann bei Vorhandensein eines oder mehrerer Kardinalsymptome die Diagnose wahrscheinliche DLK gestellt werden. Fehlen Kardinalsymptome, so ist mindestens ein typisches Symptom für die Diagnose mögliche DLK ausreichend. Die Diagnose einer wahrscheinlichen DLK sollte nicht alleine auf der Basis typischer Symptome gestellt werden.):
   - REM Schlafstörung
   - ausgeprägte Neuroleptikasensitivität
   - verminderte striatale DAT-Bindung (SPECT oder PET)

4. **Unterstützende Symptome:**
   - wiederholte Stürze und Synkopen
   - vorübergehender unerklärter Bewusstseinsverlust
   - schwere autonome Dysfunktion
   - Halluzinationen anderer Sinnesmodalitäten
   - Systematisierter Wahn
   - Depression
   - relative Verschonung mesiotemporaler Strukturen im CT/MRT
   - globale zerebrale Hypoperfusion im SPECT/PET unter Einschluss okzipitaler Strukturen
   - abnorme MIBG-Myokardszintigraphie
   - prominente EEG-Verlangsamung mit transienten temporalen Sharp Waves

5. **Die Diagnose einer DLK ist weniger wahrscheinlich**
   - bei zerebrovaskulären Erkrankungen mit neurologischen Herdhinweisen oder Strukturanomalien im CT oder MRT
   - bei anderen Hirn- bzw. systemischen Erkrankungen, die das klinische Bild erklären könnten
   - bei Auftreten von Parkinson-Symptomen in einem fortgeschrittenen Demenz-Stadium

6. **Temporale Sequenz der Symptome:**
   Die Diagnose einer DLK sollte dann gestellt werden, wenn die Demenz vor oder bis zu einem Jahr nach dem Parkinson-Syndrom aufgetreten ist. Die Diagnose Parkinson-Demenz sollte dann erfolgen, wenn sich die Demenz im Rahmen einer voll entwickelten Parkinson-Krankheit manifestiert.

(nach McKeith et al. 2005)

im FDG-PET (Klein et al. 2010) und einer Verlangsamung des EEG-Grundrhythmus (Bonanni et al. 2008) einhergeht, ist nicht klar. Sie scheint allerdings wesentlich auf eine Beeinträchtigung cholinerger Transmission zurückzuführen zu sein (Klein et al. 2010). Dies könnte erklären, warum DLK-Patienten von einer Therapie mit Cholinesterasehemmern profitieren (s. u.).
Das Parkinson-Syndrom bei DLK-Patienten ist häufig nur mäßig ausgeprägt, weniger lateralisiert, eher axial betont, ein klassischer Ruhetremor ungewöhnlich. Das Ansprechen der Parkinson-Symptomatik auf L-Dopa ist geringer als bei der klassischen Parkinson-Erkrankung (Molloy et al. 2005).

I 2.2.2 Epidemiologie und Verlauf

Die DLK ist nach der Alzheimer-Erkrankung wahrscheinlich die zweithäufigste degenerative Demenz (Crystal et al. 1990, McKeith et al. 1995, Dodel et al. 2008). Gemäß neuropathologischer Serien haben bis zu 30 % der klinischen Demenzfälle eine DLK (Crystal et al. 1990). Die Progression der Behinderung ist bei der DLK deutlich schneller als bei der Parkinson-Krankheit (Dodel et al. 2008) und etwa mit der der Alzheimer-Erkrankung vergleichbar (Lopez et al. 2000). Die mittlere Überlebensrate bei neuropathologisch gesicherten DLK-Kollektiven lag unter zehn Jahren.

I 2.2.3 Therapeutische Prinzipien

I 2.2.3.1 Behandlung der kognitiven Dysfunktion und neuropsychiatrischer Störungen

Cholinesterasehemmer

Die Rationale für diese Substanzen liegt in einer Störung der cholinergen Transmission vor allem in parieto-okzipitalen Hirnabschnitten (Klein et al. 2010). Histologische Untersuchungen haben einen deutlichen Verlust der ChAT-Färbung und der Aufregulierung von kortikalen muskarinischen M1-Rezeptoren in DLK-Gehirnen gezeigt (Perry et al. 1999), was auf ein der Alzheimer-Krankheit ähnliches cholinerges Defizit schließen lässt. Darüber hinaus findet sich eine diffuse Lewy-Körper-Ablagerung vor allem in limbischen und neokortikalen Arealen, häufig assoziiert mit einer Alzheimer-Pathologie. Allerdings ist die Korrelation zwischen dem Grad der Lewy-Körper-Pathologie und dem Schweregrad der Demenz variabel.
In einer placebokontrollierten randomisierten kontrollierten Studie konnte eine positive Wirkung des reversiblen Cholinesterasehemmers Rivastigmin sowohl auf die kognitive als auch auf die Verhaltensleistung von Patienten mit DLK belegt werden (McKeith et al. 2000). Weitere Symptomdomänen, die mit Rivastigmin Verbesserungen vorweisen konnten, waren »Indifferenz«, »Angstzustände« und »aberrantes motorisches Verhalten«. Zu einer Änderung der Parkinson-Symptome kam es in dieser Studie nicht. Auch eine große placebokontrollierte Therapiestudie mit Rivastigmin zur Behandlung der Parkinson-Krankheit mit Demenz (Emre et al. 2004) zeigte ähnliche Wirksamkeit und

Verträglichkeit, wie in den DLK-Studien beschrieben.

Donepezil ist ein weiterer Cholinesterasehemmer mit nachgewiesener Wirksamkeit bei der Alzheimer-Krankheit. Im Gegensatz zu Rivastigmin wurde Donepezil bislang nicht in einer randomisierten kontrollierten Studie bei DLK-Patienten getestet.

Memantin

Da sich in den Gehirnen von Patienten mit DLK auch Auffälligkeiten der Glutamatrezeptor Expression finden (Dalfo et al. 2004) und Hinweise für eine striatale glutamaterge Überaktivität in experimentellen Parkinson-Modellen vorliegen, wurde bei Parkinson-Patienten mit Demenz und DLK-Patienten die Wirksamkeit von Memantin, einem nicht kompetitiven NMDA-Rezeptor-Antagonisten, in klinischen Studien getestet. In der ersten prospektiven, randomisierten, placebokontrollierten Studie wurde Memantin bei 72 Patienten mit Parkinson-Demenz (n = 38) oder DLK (n = 34) für sechs Monate untersucht (Aarsland et al. 2009). Nach dem klinischen Haupt Parameter, der CGIC-(Clinical Global Impression of Change-)Skala kam es bei 27 % der Patienten, die Memantin eingenommen hatten, aber bei keinem Patienten in der Placebo-Gruppe, zu einer mäßigen oder deutlichen Verbesserung. Demgegenüber trat bei 17 Patienten in der Memantin-Gruppe gegenüber 39 % in der Placebo-Gruppe eine mäßige Verschlechterung ein. Diese Effekte waren hauptsächlich auf Änderungen in der Gruppe der Parkinson-Demenz-Patienten und nicht der DLK-Patienten zurückzuführen. In einer zweiten randomisierten, placebokontrollierten doppelblinden Studie fand sich bei leicht bis mittelschwer betroffenen Patienten mit DLK, nicht jedoch bei Parkinson-Patienten mit Demenz, die Memantin eingenommen hatten, gegenüber der Placebo-Gruppe eine Verbesserung in der CGIA-Skala und einiger neuropsychiatrischer Scores (Emre et al. 2010). Der therapeutische Nutzen von Memantin bei Patienten mit DLK oder Parkinson-Demenz bleibt somit unklar.

Antipsychotika

Etwa zwei Drittel der DLK-Patienten entwickeln im Verlauf der Krankheit psychotische Symptome, v. a. visuelle Halluzinationen. Diese werden oft begleitet von Verwirrtheit und Agitiertheit und können durch Schlafstörungen angestoßen bzw. verschlimmert werden. Sie stellen eine besondere therapeutische Herausforderung dar. Der Einsatz von klassischen Neuroleptika ist jedoch bei DLK-Patienten mit potenziell bedrohlichen Komplikationen wie posturaler Instabilität mit Stürzen, schweren autonomen Störungen und Symptomen eines malignen neuroleptischen Syndroms assoziiert. Dies war in beiden von McKeith et al. publizierten Serien mit erhöhter Mortalität assoziiert (McKeith et al. 1992). Möglicherweise besteht die erhöhte »neuroleptische Sensitivität« auch gegenüber einigen atypischen Neuroleptika wie Risperidon (McKeith et al. 1995, Ballard et al. 1998) oder Olanzapin (Walker et al. 1999).

Reichen allgemeine Maßnahmen wie Verbesserung des Nachtschlafs und Aufenthalt in gewohnter und vertrauter Umgebung nicht aus, können Cholinesterasehemmer, möglicherweise durch Verbesserung der Vigilanz, zu einem Abflauen der Symptome führen (McKeith et al. 2000, 2005, Emre et al. 2004). Alternativ bieten sich atypische Neuroleptika, insbesondere Clozapin und Quetiapin, an.

Clozapin ist als Dibenzodiazepin-Derivat ein potentes Antipsychotikum und hat kaum extrapyramidale Nebenwirkungen. Es hat eine präferenzielle Affinität zu mesolimbischen D1- sowie D4-Rezeptoren und ein deutlich geringeres Bindungspotenzial an striatale D2-Rezeptoren (Baldessarini et al. 1991). Es existieren keine kontrollierten Studien von Clozapin in der Behandlung der Psychose bei DLK.

Quetiapin ist ebenfalls ein Dibenzodiazepin mit starker pharmakologischer Ähnlichkeit zu Clozapin. Die Mehrzahl der Studien mit Quetiapin betrifft die Behandlung von Patienten mit M. Parkinson und Psychose (Poewe 2003). Fast alle offenen Studien zeigten positive Effekte, während placebokontrollierte Studien negativ verliefen (Ondo et al. 2005, Kurlan et al. 2007, Rabey et al. 2007). In einer randomisierten, offenen Parallelgruppen Studie an 45 Parkinson-Patienten mit Psychose über 12 Wochen waren Clozapin und Quetiapin in puncto Verbesserung der Psychose gleichermaßen wirksam, ohne dass es zu einer Verschlechterung der Parkinson-Symptome kam (Morgante et al. 2004).
Therapiestudien, die sich speziell der Behandlung der bei DLK-Patienten häufigen Depression gewidmet haben, liegen nicht vor. Es herrscht Konsens, dass SSRI und SNRI zu bevorzugen und trizyklische Antidepressive sowie generell Medikamente mit anticholinergen Wirkungen zu vermeiden sind (McKeith et al. 2005a).

I 2.2.3.2 Behandlung des Parkinson-Syndroms und anderer Symptome

Obwohl das Parkinson-Syndrom, autonome Dysfunktionen und Schlafstörungen alle wesentlich zum klinischen Spektrum der DLK beitragen, war bis jetzt keines dieser Probleme Gegenstand einer kontrollierten Therapiestudie bei DLK-Patienten. Die Behandlungsentscheidungen in der klinischen Praxis beruhen deshalb gewöhnlich auf Extrapolationen aus verwandten Indikationsbereichen wie der klassischen Parkinson-Krankheit oder der MSA.

I 2.2.4 Pragmatische Therapie

Das Management von Patienten mit DLK ist multidimensional, wobei neben der kognitiven Dysfunktion und neuropsychiatrischen Störungen vor allem das Parkinson-Syndrom und gegebenenfalls auch autonome Dysfunktionen und Schlafstörungen incl. der REM-Schlaf-assoziierten Verhaltensstörung (RBD) therapeutisch relevant sind. Die praktischen Maßnahmen bei DLK-Patienten sind in **Tab. I 2.5** zusammengestellt.

I 2.2.4.1 Parkinson-Syndrom

L-Dopa (↔, B) ist Arzneimittel der ersten Wahl für die Behandlung von Parkinson-Symptomen bei

DLK. Die Dosen liegen gewöhnlich im niedrigen und mittleren Bereich zwischen 300 und 500 mg L-Dopa plus Decarboxylasehemmer (↔, B) pro Tag mit Anpassungen an den jeweiligen klinischen Bedarf und an die individuelle Verträglichkeit. Visuelle Halluzinationen und psychotisches Verhalten stellen nicht selten Dosis limitierende Faktoren dar, so dass der jeweils beste Kompromiss zwischen der Besserung von Akinese und Rigor und dem Auftreten bzw. der Aggravation von neuropsychiatrischen Komplikationen gefunden werden muss. Im Vergleich zu Patienten mit klassischer Parkinson-Erkrankung ohne Demenz sprechen DLK-Patienten schlechter auf L-Dopa an, zumindest bei Einzeldosis-Testung (Bonelli et al. 2004, Molloy et al. 2005).

Da Dopaminagonisten bei DLK-Patienten keine Vorteile gegenüber L-Dopa, allerdings ein größeres Risiko psychotischer Nebenwirkungen haben, werden sie nicht empfohlen. Das Gleiche trifft auf Anticholinergika zu, die häufig zu einer Verschlechterung der kognitiven Störungen führen. Bei DLK-Patienten mit motorischen Fluktuationen unter L-Dopa kann mit dem COMT-Hemmer Entacapone (↔, B) kombiniert werden.

Amantadin (↔, B) hat eine geringere Anti-Parkinson-Wirkung als L-Dopa, kann aber ebenfalls DLK-assoziierte psychotische Symptome aggravieren. DLK-Patienten sind keine Kandidaten für eine tiefe Hirnstimulation. Patienten mit Dysarthrie und/oder Dysphagie sollten logopädisch (↔, A) behandelt werden. Gangunsicherheit und Stürze sind häufig medikamentös nicht ausreichend zu beeinflussen und erfordern eine begleitende Physiotherapie (↔, A).

I 2.2.4.2 Demenz

Rivastigmin (↑↑, A) ist Mittel der ersten Wahl in der Therapie der Demenz und neuropsychiatrischer Störungen. Die erforderliche Dosis liegt zwischen 3 und 12 mg/Tag bei einer durchschnittlichen Tagesdosis von 6–9 mg. Die Hauptnebenwirkungen sind Übelkeit und Erbrechen, während die Parkinson-Symptome nicht negativ beeinflusst werden. Donepezil (↔, B), obwohl nicht in einer randomisierten Studie getestet, ist möglicherweise ähnlich wirksam wie Rivastigmin. Initiale Dosen betragen 5 mg/Tag und sind bei Bedarf auf 10 mg/Tag zu steigern. Die Nebenwirkungen sind ähnlich wie bei Rivastigmin. Der Stellenwert von Memantin ist anhand der derzeitigen Datenlage ungewiss.

I 2.2.4.3 Halluzinationen und Psychose

Obwohl sich visuelle Halluzinationen, Wahnvorstellungen und psychotisches Verhalten in der Regel bessern, wenn DLK-Patienten auf Cholinesterasehemmer wie Rivastigmin oder Donepezil eingestellt werden, ist mitunter die zusätzliche Behandlung mit Antipsychotika erforderlich. Da die atypischen Neuroleptika Risperidon (↔, B) und Olanzapin (↔, B) bei DLK-Patienten zu signifikanten Verschlechterungen der motorischen Symptome führen können, sollte eher eine Behandlung mit Clozapin (↔, B), beginnend mit einer Abenddosis von 6,25 mg und einem Tagesdosisbereich zwischen 6,25 und 50 mg (selten 75–150 mg/Tag) erfolgen. Während der ersten 18 Behandlungswochen muss die Leukozytenzahl wöchentlich und danach über die ganze Dauer der Therapie mindestens einmal im Monat kontrolliert werden. Alternativ bietet sich Quetiapin (↔, B) an. Die Startdosis liegt bei 25–50 mg, gewöhnlich sind Tagesdosen zwischen 75 und 150 mg erforderlich.

Tab. I 2.5: Pragmatisches Management der DLK

Pharmakotherapie

Parkinson-Syndrom
- L-Dopa (Madopar®, Sinemet®) (300–500 mg/Tag, wenn toleriert) (↔)
- Zusätzlich Entacapon (Comtan®, Comtess®) (200 mg mit jeder L-Dopa-Dosis), wenn Wearing-Off eintritt (↔, B)
- Dopaminagonisten und Anticholinergika vermeiden (↔, B)

Demenz
- Rivastigmin (Exelon®) 3–12 mg/Tag (↑↑, A)
- Donepezil (Aricept®) 5–10 mg/Tag (↔, B) (off label)
- Memantin (Axura®) 10–20 mg/Tag (↔, B) (off label)

Halluzinationen und Psychose
- Häufig Besserung mit Rivastigmin (Exelon®) (↑↑, A) oder Donepezil (Aricept®) (↔, B) (off label)
- Clozapin (Leponex®, Elcrit®) (beginnend mit 6,25 mg abends, gelegentlich bis zu 50 mg auftitrieren; während der ersten 18 Behandlungswochen muss die Leukozytenzahl wöchentlich und danach, über die ganze Dauer der Therapie, mindestens einmal im Monat kontrolliert werden) (↔, B)
- Quetiapin (Seroquel®), als Alternative zu Clozapin, kein Blutbild-Monitoring erforderlich (beginnend mit 25 mg, Auftitrieren bis zu 50–150 mg/Tag) (↔, B)
- Klassische Neuroleptika sowie Risperidon (Risperdal®) oder Olanzapin (Zyprexa®) vermeiden (↔, C)

REM-Schlaf-assoziierte Verhaltensstörung (RBD)
- Clonazepam (Rivotril®) in einer niedrigen Dosis (0,25–0,5 mg/Nacht) (↔, B)
- Melatonin (Circadin®) 2 mg/Tag 1–2 h vor dem Einschlafen (↔, B) (off label)

Depression
- SSRIs (Sertralin [Gladem®, Zoloft®] 50 mg/Tag [↔]; Fluoxetin [Fluctin®, Fluoxetin Genericon ®] 20 mg/Tag [↔], Paroxetin [Seroxat®] 20 mg/Tag) (↔, B)
- Mirtazapin (Remeron®, Remergil®) (15–30 mg/Tag) (↔, B)
- Trizyklika vermeiden (C)

Andere Therapien
- Physiotherapie (↔, A)
- Logopädie (↔, A)
- Ergotherapie (↔, A)
- Perkutane endoskopische Gastrostomie (PEG; selten, im späten Stadium benötigt) (↔, B)
- Rollstuhl (↔, B)

I 2.2.4.4 Schlafstörung

Neben nächtlichen Halluzinationen und Verwirrtheitszuständen ist die REM-Schlaf-assoziierte Verhaltensstörung (RBD) eine häufige Ursache der Schlafstörungen bei DLK-Patienten. Wenn aus der Schlafanamnese ein begründeter Verdacht für das Vorhandensein von RBD auftaucht, sollte eine polysomnographische Untersuchung erfolgen. Bei entsprechend deutlichen anamnestischen Hinweisen

(Sprechen oder Singen im Schlaf und/oder aggressive motorische Akte mit Verletzungsgefahr) kann auch ohne Polysomnographie ein Behandlungsversuch mit Clonazepam (↔, B) (beginnend mit 0,25 mg zur Nacht) unternommen werden. Wie auch bei anderen Benzodiazepinen sollten die Patienten im Hinblick auf mögliche paradoxe Reaktionen (erhöhte Angstzustände, Erregung und Verwirrung) genau überwacht werden. Als Alternative kommt ein Therapieversuch mit Melatonin (↔, B) infrage.

I 2.2.4.5 Autonome Dysfunktion

DLK-Patienten können eine behindernde orthostatische Hypotonie entwickeln. Die Behandlungsgrundsätze sind die gleichen wie bei Patienten mit MSA (s. Abschnitt I 2.1.3.2).

I 2.2.4.6 Depressionen

Die Behandlung der Depression bei DLK-Patienten ist mangels kontrollierter Studiendaten empirisch begründet. Selektive Serotonin-Wiederaufnahmehemmer (SSRIs) (z. B. Sertralin [↔, B], Fluoxetin 20 mg/Tag) [↔, B]) können erfolgreich eingesetzt werden, während trizyklische Antidepressiva aufgrund ihrer anticholinergen Komponente und damit möglichen negativen Auswirkungen auf die kognitive Dysfunktion von DLK-Patienten vermieden werden sollten (C). Daten über die Anwendung von Mirtazepin (↔, B), Venlafaxin (↔, B) oder Reboxetin (↔, B) liegen für Patienten mit DLK nicht vor. Ihr Einsatz kommt für Patienten infrage, die auf SSRI's nicht ansprechen.

I 2.3 Progressive Supranukleäre Blickparese (PSP)

I 2.3.1 Klinik und Differentialdiagnose

Die Progressive Supranukleäre Blickparese (PSP), auch bekannt als Steele-Richardson-Olszewski(SRO)-Krankheit, ist eine meist sporadische neurodegenerative Erkrankung, die neuropathologisch durch eine Akkumulation von Tau-Protein in Astrozyten (astrozytische »tufts«, Büschel), neuronalen Zellfortsätzen (»neuropil threads«, Fäden) und Neuronen (»neurofibrillary tangles«, Knäuel), vorrangig im Globus pallidus, N. subthalamicus, N. ruber, Substantia nigra und dem N. dentatus, gekennzeichnet ist. In diesen Gebieten, v. a. im dorso-rostralen Mittelhirn, kommt es zu fortschreitender Gliose und Atrophie, was zu dem charakteristischen klinischen Bild eines kaum L-Dopa-responsiven axial betonten Parkinson-Syndroms führt, mit progressiver supranukleärer Blickparese, Störung der posturalen Kontrolle mit frühen Stürzen, v. a. nach hinten, und frontalen Störungen, insbesondere Apathie. Weitere typische Symptome sind ein starrer Gesichtsausdruck mit deutlich reduziertem Lidschlag und Überaktivität des M. frontalis, eine Apraxie der Lidöffnung, Dysarthrie, Dysphagie, Palilalie oder Palilogie, schnelle Mikrographie und pathologisches Weinen oder Lachen. Neuroradiologisch ist vor allem die Atrophie der Mittelhirnregion charakteristisch.

Sorgfältige klinisch-neuropathologische Untersuchungen schälten in den letzten Jahren einige Untergruppen heraus, die sich klinisch und neuropathologisch in Ausmaß und Verteilung der Tau-Akkumulation voneinander unterscheiden (Williams und Lees 2009).

Das skizzierte klassische Vollbild wurde mit dem Begriff »Richardson-Syndrom« belegt. Bei der Gruppe der PSP-Parkinsonismus-(PSP-P-)Patienten unterscheidet sich das klinische Bild im Frühstadium oft nur wenig von der klassischen Parkinson-Erkrankung incl. einer Lateralisierung des akinetisch rigiden Syndroms und eines typischen Parkinson-Ruhetremors. Allerdings ist das Ansprechen auf L-Dopa meist nur gering und von kurzer Dauer, die Symptome schreiten rascher fort und es kommt früh zu einer Antriebsminderung und Stürzen (Williams et al. 2005). Bei der »pure akinesia with gait freezing«(PAGF)-Variante stehen zu Beginn des Verlaufs eine Gangstörung (Startschwierigkeiten, Freezing) sowie »Hängenbleiben« (Freezing) beim Sprechen und Schreiben, gelegentlich einhergehend mit einer schnellen Mikrographie, im Vordergrund, während Störungen der Okulomotorik und ein axialer Rigor nicht zum klinischen Bild gehören (Williams et al. 2007). Ein weiteres Syndrom, das dem PSP-Spektrum zugerechnet wird, ist die »progressive non-fluent aphasia« (PNFA), bei der es vor allem zu Sprachverzögerung, Agrammatismus, phonematischen Fehlern und Sprechapraxie kommt. Schließlich entpuppt sich ein kortikobasales Syndrom (CBS) oft als PSP (Ling et al. 2010). Hierauf wird in Abschnitt I 2.4. eingegangen.

Die NINDS-SPSP-Kriterien zur klinischen Diagnose der PSP haben sich als internationaler Standard etabliert (Litvan et al. 1996a) (**Tab. I 2.6**). Obwohl die supranukleäre vertikale Blickparese nach den NINDS-Kriterien als ein obligates Kennzeichen für die Diagnose einer wahrscheinlichen PSP gilt, ist dieses klinische Symptom unspezifisch. Es kann bei einer Reihe anderer Erkrankungen vorkommen. Klinische Zeichen, die eine Unterscheidung zwischen der PSP und der klassischen Parkinson-Krankheit erlauben, sind in **Tab. I 2.7** aufgeführt.

I 2.3.2 Epidemiologie und Verlauf

Epidemiologische Studien haben gezeigt, dass die PSP eine häufige Ursache von atypischen Parkinson-Syndromen ist (Inzidenz: 5,3/100 000 in der > 50 Jahre alten Bevölkerung (Bower et al. 1997), die altersadjustierte Prävalenz beträgt 6,4/100 000 (Schrag et al. 1999)). Das Durchschnittsalter bei Krankheitsbeginn liegt um das 60. Lebensjahr (Litvan 2003). Die durchschnittliche Überlebensdauer beträgt 5,6 Jahre (Litvan et al. 1996b). Die Prognose ist bei Patienten mit Richardson-Syndrom ungünstiger als bei PSP-Parkinsonismus- oder PAGF-Patienten (Williams und Lees 2009).

Die Krankheit verläuft stetig progredient. In späten Stadien sind PSP-Patienten an den Rollstuhl gefesselt oder bettlägerig. Die häufigsten Todesursachen sind Aspirationspneumonie, primäre neurogene respiratorische Insuffizienz und Lungenembolie (Maher et al. 1986).

Tab. I 2.6: NINDS-SPSP-klinische Kriterien zur Diagnose der progressiven supranukleären Blickparese

Obligate Einschlusskriterien	
Mögliche PSP	• Langsam fortschreitende Erkrankung • Erkrankungsbeginn über 40 Jahre • Entweder vertikale supranukleäre Blickparese (nach oben oder unten) oder sowohl verlangsamte vertikale Sakkaden als auch ausgeprägte Gangunsicherheit mit Stürzen im ersten Erkrankungsjahr • Ausschluss anderer Erkrankungen mit PSP-ähnlichem Verlauf (siehe Ausschlusskriterien)
Wahrscheinliche PSP	• Langsam fortschreitende Erkrankung • Erkrankungsbeginn über 40 Jahre • vertikale supranukleäre Blickparese (nach oben oder unten) und ausgeprägte Gangunsicherheit mit Stürzen im ersten Erkrankungsjahr • Ausschluss anderer Erkrankungen mit PSP-ähnlichem Verlauf (siehe Ausschlusskriterien)
Gesicherte PSP*	• Klinisch mögliche oder wahrscheinliche PSP und mit typischen histopathologischen Veränderungen
Nebenkriterien	
	• Symmetrische, proximal betonte Akinesie oder Rigor • Halsfehlhaltung, v. a. Retrokollis • Fehlendes oder mangelhaftes Ansprechen auf L-Dopa • Frühzeitige Dysarthrie/Dysphagie • Frühzeitige kognitive Störungen (subkortikale Demenz) mit mindestens zwei der folgenden Symptome: – Apathie – Störungen des abstrakten Denkens – Reduzierte Wortflüssigkeit – Utilisation und Imitationsverhalten – Frontalhirnzeichen
Obligate Ausschlusskriterien	
	• Kürzlich zurückliegende Enzephalitis • »Alien-Limb«-Phänomen, kortikale Sensibilitätsstörungen, fokale frontale oder temporoparietale Atrophie • L-Dopa unabhängige (primäre) Halluzinationen oder Wahnideen • Kortikale Demenz vom Alzheimer-Typ (ausgeprägtes amnestisches Syndrom mit Aphasie oder Agnosie) • Ausgeprägte zerebelläre Ataxie, ausgeprägte Dysautonomie zu Erkrankungsbeginn (orthostatische Hypotonie und Blasenentleerungsstörungen) • Schweres asymmetrisches Parkinson-Syndrom • Strukturanomalien im zerebralen CT oder MRT • Morbus Whipple

(nach Litvan et al.1996a)
* Gesicherte PSP ist eine klinisch-pathologische Diagnose

Tab. I 2.7: Vergleich von PSP und Parkinson-Krankheit

Symptome	PSP	Parkinson-Krankheit
Akinese, Rigor	Symmetrisch	Asymmetrisch
Ruhetremor	Sehr selten	Häufig
Rigor	Stärker axial (Hals, Rumpf) ausgeprägt als an den Extremitäten	Stärker an den Extremitäten ausgeprägt als an Hals und Rumpf
Ansprechen auf L-Dopa	Wenig oder überhaupt nicht; selten mäßig, aber transient	Ausgezeichnet
L-Dopa-induzierte Dyskinesie	Keine	Häufig
Dystonie	Hals > Extremitäten	Extremitäten > Hals (L-Dopa-induziert)
Posturale Instabilität	Früh	Spät
Stürze	Früh	Spät
Axiale (Stamm-)Position beim Gehen	Aufrecht	Gebeugt
Gesichtsausdruck	Überrascht, die Augen weit geöffnet, Hypomimie, überaktiver M. frontalis (auf der Stirn gefaltete Haut, Augenbrauen angehoben)	Hypomimie
Lidschlagfrequenz	Stark vermindert	Vermindert
Frontale Verhaltensstörung	Früh, häufig	Spät, nicht häufig

I 2.3.3 Therapeutische Prinzipien

I 2.3.3.1 Experimentelle Therapieverfahren, Neuroprotektion

Ätiologie und Pathogenese der PSP sind weiterhin unklar. Erbliche und Umweltfaktoren scheinen eine Rolle zu spielen. Die PSP kann autosomal-dominant vererbt werden, dies ist allerdings sehr selten (Stamelou et al. 2010).
Hauptauffälligkeiten sind die Ablagerung von unlöslichem, hyperphosphoryliertem Mikrotubulin-assoziiertem Tau-Protein (MAPT) und eine abnorme Ratio der Tau-Isoformen 3R-tau und 4R-tau zugunsten von 4R-tau (Stamelou et al. 2010). Die Assoziation der PSP mit dem H1-Haplotyp des MAPT-Gens, der mit einer erhöhten Konzentration der stärker zur Fibrillenbildung neigenden 4R-tau Unterform in Verbindung gebracht wird, untermauert die Annahme einer genetischen Disposition (Stamelou et al. 2010, Melquist et al. 2007).
Es gibt viele Hinweise darauf, dass es bei der PSP zu einer Störung mitochondrialer Funktionen kommt. Neuropathologisch und experimentell gibt es Belege für eine Zunahme des oxidativen Stresses (Albers et al. 2002). Mittels Protonen- und Phosphor-MR-Spektroskopie ließ sich bei PSP-Patienten eine verminderte Konzentration hochenergetischer Phosphate in den Basalganglien als möglichen Ausdruck einer mitochondrialen Dysfunktion nachweisen (Stamelou et al. 2009).
Der auf Guadeloupe übliche Verzehr von Annona muricata, einer Pflanze, die den neurotoxisch potenten Komplex-1-Inhibitor Annonacin enthält, wurde mit dem dort auffällig häufigen Auftreten einer PSP-artigen Erkrankung in Verbindung gebracht (Caparros-Lefebvre et al. 2002), was ebenfalls für eine Bedeutung mitochondrialer Störungen bei der PSP spräche. Interessanterweise führte Annonacin in den Kulturen striataler Neurone von Ratten zu einer Umverteilung von Tau aus den Axonen in die Zellsoma, was mit einer erhöhten Zelltodrate einherging (Escobar-Khondiker et al. 2007) und ein Bindeglied zwischen mitochondrialer Dysfunktion und abnormer Tau-Aggregation darstellen könnte. Andere pathophysiologisch bedeutsame Mechanismen könnten die Dysregulation einiger bei der Tau-Phosphorylierung beteiligter Tau-Kinasen und des Ubiquitin B+ 1 Proteins sein (Stamelou et al. 2010).

Aus diesen Erkenntnissen lassen sich neue therapeutische Strategien ableiten, die teilweise auch schon in klinischen Studien getestet wurden. Im Mausmodell hemmte Lithium die Glykogen-Synthetase-Kinase (GSK)-3, ein Protein, das bei der Tau-Phosphorylierung eine wichtige Rolle spielt, und führte auch zu einer geringeren Bildung von neurofibrillary tangles (Engel et al. 2006). Eine Phase-I-Studie mit Lithium bei PSP-Patienten (NCT00703677) musste allerdings wegen einer hohen Rate an Nebenwirkungen abgebrochen werden. Eine Studie zur Untersuchung der Wirksamkeit von Davunetid, das über eine Stabilisierung von Mikrotubuli der Aggregatbildung von Tau entgegenwirken soll, wird gegenwärtig vorbereitet (Stamelou et al. 2010). Coenzym Q10, das Elektronen von Komplex 1 und 2 zu Komplex 3 der mitochondrialen Atmungskette transportiert und antioxidative Eigenschaften hat, führte in einer doppelblinden placebokontrollierten Phase-II-Studie bei PSP-Patienten zu einer klinischen Verbesserung und erhöhte die MR-spektroskopisch gemessene Ratio der hochenergetischen gegenüber jener der gering energetischen Metaboliten (Stamelou et al. 2008). Eine Phase-III-Studie (NCT00605930) findet gegenwärtig statt.

I 2.3.3.2 Parkinson-Syndrom

Ausreichend aussagekräftige kontrollierte Studien zur dopaminergen Therapie (L-Dopa und Dopaminagonisten) bei PSP-Patienten liegen nicht vor (Lang 2005). So beruht die Evidenz lediglich auf anekdotischen Fallberichten, offenen Anwendungen und retrospektiven Kohortenstudien unter Anwendung nicht validierter Diagnosekriterien. Danach ist die dopaminerge Therapie bei PSP-Patienten meist unwirksam. Die mangelnde Wirksamkeit ist nicht nur auf den striatalen Dopaminrezeptor-Verlust zurückzuführen, sondern auch auf Läsionen in nicht-dopaminergen Neurotransmitter-Systemen (z. B. cholinergen Hirnstammkerngebieten). Insgesamt zeigen etwa 20–40 % der PSP-Patienten, insbesondere PSP-P-Patienten, vorübergehend eine leichte Besserung durch L-Dopa, allerdings oft erst bei Gabe höherer Tagesdosen von > 750 mg/Tag (Jackson et al. 1983, Nieforth und Golbe 1993). L-Dopa-induzierte motorische und psychiatrische Komplikationen scheinen selten zu sein. In einer Übersicht über 82 konsekutive Patienten, die offen mit L-Dopa behandelt wurden (durchschnittliche maximale tägliche Dosis 1,015 mg), zeigten nur drei milde Dyskinesien und nur einer eine akute psychotische Reaktion nach Zugabe von Amitriptylin zur laufenden L-Dopa-Therapie (Nieforth und Golbe 1993).

Eine leichte Besserung des Parkinson-Syndroms kann mitunter mit trizyklischen Antidepressiva erzielt werden (Tamai und Almeida 1997). In einer doppelblinden Crossover-Studie mit vier PSP-Patienten wurde gezeigt, dass sowohl Amitriptylin als auch Desipramin die Parkinson-Symptomatik mildern (Newman 1985). Nortriptylin eignet sich prinzipiell auch. Randomisierte kontrollierte Therapiestudien sind notwendig, um die Rolle der Antidepressiva in der Behandlung der PSP zu klären. Idazoxan ist ein potenter selektiver präsynaptischer alpha-2-Antagonist, dessen Gesamtwirkung in der Erhöhung der Noradrenalin-Neurotransmission besteht. In einer doppelblinden Crossover-Studie mit neun PSP-Patienten zeigte sich mit Idazoxan eine deutliche Besserung der Mobilität, des Gangs und der Fingergeschicklichkeit (Ghika et al. 1991). Andere Arzneimittel mit minimaler oder fehlender Wirksamkeit bei PSP sind Amantadin, Baclofen, Bupropion, Fluoxetin, Selegilin und Valproat.

I 2.3.3.3 Okulomotorische und verwandte Störungen

Zolpidem, ein kurzzeitwirksames Hypnotikum und selektiver Agonist des Benzodiazepinrezeptors Subtyp BZ1, besserte die sakkadischen Augenbewegungen und Parkinson-Symptome in einer doppelblinden Crossover-Studie an zehn Patienten mit wahrscheinlicher PSP. Jedoch war der klinische Nutzen durch die dosisabhängige Somnolenz begrenzt, die besonders bei einer Dosis > 5 mg/Tag auftrat (Daniele et al. 1999). Buch- oder Zeitungslektüre kann durch das Hören von Tonträgern ersetzt werden. Künstliche Tränen sind bei drohender Keratitis infolge der verminderten Lidschlagfrequenz hilfreich. PSP-assoziierter Blepharospasmus bzw. Apraxie der Lidöffnung lassen sich mitunter mit Botulinumtoxin-Injektionen behandeln (Mueller et al. 2002). Visuelle Prismen sind selten eine Hilfe.

I 2.3.3.4 Kognitive Störungen

Cholinerge Präparate sind nicht zu empfehlen. Durch diese Arzneimittel können sich Kognition und auch die Gangstörung verschlechtern (Foster et al. 1989, Litvan et al. 1994). Bis jetzt wurden nur drei Cholinergika zur Behandlung von PSP-Patienten verwendet. Foster et al. (1989) untersuchten die Wirkung des M1-M2-muskarinergen Agonisten RS-86 auf motorische und kognitive Funktionen bei zehn PSP-Patienten in einer neunwöchigen doppelblind randomisierten kontrollierten Studie. Es konnte keine Wirkung auf kognitive oder motorische Funktionen festgestellt werden. Außerdem zeigten Physostigmin und Scopolamin in einer doppelblinden placebokontrollierten Studie bei neun PSP-Patienten keine therapeutische Wirksamkeit (Litvan et al. 1994).

I 2.3.3.5 Andere Symptome

Da die Ganginstabilität nur minimal oder überhaupt nicht auf Arzneimitteltherapie anspricht, sollten Gehhilfen in Betracht gezogen werden. Aufgrund der Gefahr der Aspirationspneumonie sollten Schluckstörungen von Sprachtherapeuten regelmäßig untersucht werden. Bei Dysphagie werden Strohhalm, Verdickungsmittel oder pürierte Kost empfohlen. Obwohl Sialorrhö mit Anticholinergika behandelt werden kann, sollten diese Arzneimittel mit Vorsicht verwendet werden, da sie die Symptome der Patienten verschlechtern können. Zwanghaftes Weinen und Lachen können sich unter Amitriptylin bessern (Newman 1985). Hierdurch lässt sich gelegentlich auch eine Besserung der Schluck- und Sprechstörung erzielen.

I 2.3.4 Pragmatische Therapie

Aufgrund der geringen Zahl der randomisierten kontrollierten Studien beruht das pragmatische Management der PSP-Therapie größtenteils auf empirischer Evidenz (↔). In Anbetracht der begrenzten pharmakologischen Optionen kommt frühzeitiger Physiotherapie (↔, A), Ergotherapie (↔, A) und Logopädie (↔, A) eine große Bedeutung zu. Besonderes Augenmerk ist auf eine Sturzprophylaxe zu legen. Bei Dysphagie kann Ernährung durch perkutane endoskopische Gastrostomie (PEG) (↔, B) notwendig werden. Nasensonden (↔, B) sollten nur vorübergehend verwandt werden.
Obwohl selten eine Besserung erreicht wird, sollte medikamentös zunächst mit L-Dopa (z. B. Madopar®, Sinemet®) (bis zu 1 000 mg/Tag, wenn toleriert) (↔, B) begonnen werden. Arzneimittel der zweiten Wahl sind Amitriptylin (Saroten®) (oral bis zu 25 mg t. i. d., häufig sind auch höhere Dosen bis zu 150 mg/Tag hilfreich) (↔, B) und Zolpidem (Stilnox®) (5–10 mg/Tag) (↔, B), wobei beide die motorische, vor allem die pseudobulbäre Behinderung transient für Wochen oder Monate verbessern können. Zum gegenwärtigen Zeitpunkt gibt es bei PSP-Patienten keine gesicherte Evidenz zur Wirksamkeit cholinerger, serotonerger oder noradrenerger Arzneimitteltherapie. Eine Apraxie der Lidöffnung und Gliedmaßen-Dystonie lassen sich oft durch lokale Injektionen von Botulinumtoxin Typ A (Botox®, Dysport®, Xeomin®) bessern (↔, B) (s. Kap. I 5).

Wichtige Adressen

Deutsche PSP Gesellschaft
www.psp-gesellschaft.de

I 2.4 Kortikobasale Syndrome (CBS)

I 2.4.1 Klinik und Differentialdiagnose

Von Rebeiz et al. (1967) als »kortikodentatonigrale Degeneration mit neuronaler Achromasie« beschrieben, hat dieses Syndrom erst seit den 1980er Jahren verstärkte Aufmerksamkeit gefunden (Gibb et al. 1989).
Die Diagnose einer kortikobasalen Degeneration (CBD) kann nur neuropathologisch gestellt werden. Hauptmerkmale sind (meist asymmetrische) Atrophie, einhergehend mit Neurodegeneration kortikal, v. a. frontal, parietal oder temporal, und in der Substantia nigra, sowie Tau-positive astrozytische Plaques und »threads« in der weißen und grauen Substanz, insbesondere im Gyrus frontalis superior, Gyrus parietalis superior, im Gyrus prä- und postcentralis und im Striatum. Die Diagnose stützende Befunde sind ballonierte Neurone in atrophischen Kortexregionen und Tau-positive »coiled bodies« in Oligodendrozyten (Dickson et al. 2002).
Patienten, bei denen sich post mortem diese Veränderungen finden, können zu Lebzeiten ein klassisches kortikobasales Syndrom (CBS) entwickeln. Dieses ist charakterisiert durch eine sehr stark asymmetrische Kombination aus meist am Arm beginnendem Rigor, Bradykinese, Dystonie (oft fixiert), irregulärem Tremor, stimulussensitiven oder aktionsinduzierten Myoklonien (Vanek und Jankovic 2000), Apraxie, »alien limb« Phänomen, d. h. der Wahrnehmung, dass sich die betroffene Körperregion fremd, nicht zu einem selbst gehörig anfühlt, und kortikalen sensorischen Störungen (Extinkt, Astereognosis, Agraphästhesie, eingeschränkte Zweipunkt-Diskrimination, gestörte Objekterkennung). Auch finden sich meist Störungen der Okulomotorik, v. a. sakkadierte Augenfolgebewegungen, verlängerte Latenzen von extern generierten Sakkaden bei normaler Sakkadengeschwindigkeit, normalem Bewegungsumfang und unauffälligen spontanen Sakkaden (Apraxie der Augenbewegungen). Im Verlauf gesellen sich Gangstörungen mit häufigen Stürzen durch eine posturale Instabilität, Kau- und Schluckstörungen hinzu. Zwischen 30 und 50 % der Patienten entwickeln im Krankheitsverlauf eine Depression und frontale Störungen wie Apathie,

Enthemmung, Impulsivität und vermehrte Reizbarkeit (Wenning et al. 1998, Rinne et al. 1994, Cummings und Litvan 2000). Bei bis zu 25 % kommt es zu einer Demenz (Kompoliti et al. 1998a). Das Ansprechen der motorischen Symptome, insbesondere der oft sehr deutlichen Tonuserhöhung der betroffenen Körperteile, auf L-Dopa ist im Allgemeinen ausgesprochen schlecht.
Weniger als 50 % der Patienten mit dem neuropathologischen Befund einer CBD präsentieren sich allerdings klinisch zu Lebzeiten mit einem klassischen CBS. Bei den Übrigen bestanden eine frontotemporale Demenzein PSP-artiges Syndrom, wobei in diesen Fällen eine vertikale supranukleäre Blickparese erst spät im Verlauf auftritt, eine progrediente nicht-flüssige Aphasie, oft mit Sprechapraxie, oder selten ein posteriores kortikales Atrophie-Syndrom, das sich als Balint-Syndrom, Gerstmann-Syndrom oder verwandte klinische Kombinationen manifestieren kann (Litvan et al. 1997, Ling et al. 2010). Umgekehrt kann sich hinter einem klassischen CBS in ebenfalls mindestens 50 % eine andere Krankheit als die CBD verbergen. Bei den meisten CBS-Patienten lässt sich neuropathologisch eine Tauopathie feststellen (Josephs et al. 2006, Ling et al. 2010). Die häufigsten post mortem Diagnosen sind PSP, frontotemporale Demenz, Alzheimer-Erkrankung, Neurofilament Einschlusskörperchen-Erkrankung, vaskuläre Enzephalopathie, oder Creutzfeldt-Jacob-Erkrankung.
Es gibt bislang keine allgemein akzeptierten Diagnosekriterien für die CBD. In **Tab. I 2.8** sind die von Boeve et al. (2003) vorgeschlagenen dargelegt.

Tab. I 2.8: Vorgeschlagene Diagnosekriterien für die CBD

Hauptkriterien

Schleichender Beginn und fortschreitender Verlauf
Keine identifizierbare Ursache (z. B. Tumor oder Infarkt)
Kortikale Dysfunktion mit einem der folgenden Zeichen

- Fokale oder asymmetrische Apraxie
- Alien limb Phänomen
- Kortikale sensorische Störung
- Visueller oder sensorischer Hemineglekt
- sog. »Gliedkinetische« Apraxie
- Fokaler oder asymmetrischer Myoklonus
- Sprechapraxie oder Aphasie

Extrapyramidale Dysfunktion mit einem der folgenden Symptome

- Fokaler oder asymmetrischer Rigor der Extremitätenmuskulatur ohne Ansprechen auf L-Dopa
- Fokale oder asymmetrische Dystonie der Extremitätenmuskulatur

Unterstützende Untersuchungen

- Unterschiedliche Ausprägung fokaler oder lateralisierter kognitiver Störungen mit erhaltener Lern- und Gedächtnisfunktion in neuropsychologischer Testung
- Fokale oder asymmetrische Atrophie im CCT oder cMRT, typischerweise frontoparietal
- Fokale oder asymmetrische Hypoperfusion in SPECT oder PET, typischerweise frontoparietal mit oder ohne Beteiligung der Basalganglien bzw. des Thalamus

(nach Boeve et al. 2003)

I 2.4.2 Epidemiologie und Verlauf

Es gibt keine verlässlichen Daten über Inzidenz und Prävalenz dieser Krankheit. Männer und Frauen sind gleich häufig betroffen (Wenning et al. 1998). Die CBD tritt in klassischer Weise (als CBS) im 6. bis 7. Lebensjahrzehnt auf. Die häufigste motorische Präsentation ist die eines einseitigen akinetisch rigiden Syndroms, einhergehend mit dystoner Fehlhaltung und irregulären Myoklonien. Regelmäßig finden sich Symptome einer Apraxie sowie in knapp einem Drittel der Fälle schon früh im Krankheitsverlauf auch »alien limb« Phänomene (Rinne et al. 1994). Die Symptomausbreitung schreitet in der Regel ipsilateral von der einen auf die andere Extremität fort. Die durchschnittliche Krankheitsdauer dieser unaufhaltsam progredient zum Tode führenden Erkrankung beträgt nach verschiedenen Serien um die acht Jahre (Wenning et al. 1998).

I 2.4.3 Therapeutische Prinzipien

Ätiologie und Pathogenese der CBD sind ungeklärt. Wie die PSP handelt es sich um eine Tauopathie. Krankheitsmodulierende Substanzen wurden bei CBD-Patienten bislang nicht in größeren Studien untersucht. Dies ist auch in absehbarer Zeit nicht zu erwarten, da es sich um eine sehr seltene Erkrankung handelt.
Die CBD ist eine progrediente Erkrankung, bei der in der Regel nur Teilsymptome und auch diese nur partiell auf symptomatische Therapien ansprechen (Lang 2005). Dennoch führt die spezifische symptomatische Therapie in bis zu 67 % der Fälle zumindest initial zu nützlichen Verbesserungen einzelner Symptome (Kompoliti et al. 1998a).

I 2.4.3.1 Die Behandlung des Parkinson-Syndroms bei der CBD

Die Medikamente, die zur Therapie des Parkinson-Syndroms beim CBS eingesetzt wurden, umfassen L-Dopa, Dopaminagonisten, den MAO-Hemmer Selegilin, Amantadin und Anticholinergika. Die größte retrospektive Serie mit offener Beobachtung der Wirkung dieser Substanzen beim CBS schloss 147 Patienten aus acht Zentren ein (Kompoliti et al. 1998a).

L-Dopa/Dopaminagonisten: 87 % der Fälle in der Serie von Kompoliti et al. (1998a) waren über verschiedene Zeiträume mit L-Dopa in einer mittleren Tagesdosis von 300 mg (100–2 000 mg/Tag) behandelt worden. Nur 26 % dieser Patienten zeigten eine teilweise Besserung des Parkinson-Syndroms, wobei Bradykinese und Rigor am besten ansprachen. Aus dieser Serie lassen sich aber keine Daten über Ausmaß und Dauer der therapeutischen Antwort ablesen. L-Dopa-induzierte Dyskinesien wurden auch unter Hochdosisbehandlung nicht beobachtet. Dopaminagonisten erwiesen sich nicht als hilfreich.

Andere Anti-Parkinson-Mittel: Wirksamkeit und Sicherheit anderer Anti-Parkinson-Mittel sind bei CBS-Patienten noch weniger systematisch untersucht L-Dopa und Dopaminagonisten. 20 % der Patienten der oben genannten Serien (Kompoliti et al.

1998a) erhielten eine Behandlung mit Selegilin, 16 % Amantadin, 27 % Anticholinergika oder Benztropin. Insgesamt war die Wirksamkeit dieser Substanzen sehr begrenzt.

I 2.4.3.2 Behandlung der Dystonie bei CBD

Häufig führt die Armdystonie zu einem weitgehenden Funktionsverlust der betroffenen Extremität. Es können Dystonie-assoziierte Schmerzen auftreten. Kontrollierte Therapiestudien liegen nicht vor, retrospektive offene Beobachtungen beschrieben positive Effekte von Anticholinergika, Benzodiazepinen (zumeist Clonazepam), Baclofen und – mit den konsistentesten Resultaten – auch von lokalen Botulinumtoxin-Injektionen (Mueller et al. 2002). Von neun Patienten der Serie von Kompoliti et al. (1998a), die lokale Botulinumtoxin-Injektionen zur Behandlung einer fokalen Extremitätendystonie erhielten, zeigten sechs wechselnd ausgeprägte Grade der Verbesserung. Alle sechs Patienten in einer anderen Serie von 66 CBD-Fällen (Vanek und Jankovic 2000), die wegen einer fokalen Dystonie mit Botulinumtoxin behandelt wurden, zeigten symptomatische Verbesserungen – in zwei Fällen in ausgeprägter Form und auch verbunden mit deutlicher Schmerzlinderung.

I 2.4.3.3 Die Behandlung von Myoklonien

In Fallberichten wird über den Einsatz von Benzodiazepinen (zumeist Clonazepam) sowie von Valproinsäure, Mysoline und Piracetam zur Therapie der Myoklonien beim CBS berichtet (Kompoliti et al. 1998a, Vanek und Jankovic 2000). Die mitgeteilten Ergebnisse sind uneinheitlich und wenig überzeugend. Die am regelmäßigsten als wirksam beschriebene Substanz ist Clonazepam.

I 2.4.3.4 Behandlung der kortikalen Dysfunktion

Zu Apraxie, Aphasie sowie kortikalen Sensibilitätsstörungen und »alien limb« Phänomenen gibt es keine Evidenz für die Wirksamkeit der verschiedenen Methoden der neurologischen Rehabilitation (Physiotherapie, Ergotherapie, Logopädie, Kognitionstherapie).

I 2.4.4 Pragmatische Therapie

Die Therapie von CBD-Patienten richtet sich nach der relativen Bedeutung der verschiedenen klinischen Symptome für die Gesamtbehinderung des jeweiligen Patienten. Wie auch bei der PSP kommt frühen physiotherapeutischen, logo- und ergotherapeutischen Maßnahmen (↔, A) eine große Bedeutung zu, auch wenn dies nicht durch Studien untermauert wird. Bei schwerer Dysphagie mit der Gefahr der Aspiration kann Ernährung durch perkutane endoskopische Gastrostomie (PEG) (↔, B) notwendig werden. Nasensonden (↔, C) sollten nur kurze Zeit zur Anwendung kommen.

Für die Behandlung eines Parkinson-Syndroms ist die orale Therapie mit L-Dopa (Madopar®, Sinemet®) (↔, B) die erste Wahl (Dosierungsbereich zwischen 300 und 2 000 mg/Tag). Die Therapie mit Dopaminagonisten bringt keinen zusätzlichen Nutzen. Anticholinergika (z. B. Trihexyphenidyl; Artane®) (↔, B) können in Fällen mit ausgeprägtem Extremitätenrigor, der zusammen mit der Dystonie zu Extremitätenfehlhaltungen beiträgt, von Nutzen sein. Bei schmerzhafter Armdystonie können lokale Botulinumtoxin-Injektionen (↔, A) hilfreich sein. Je nach Zielmuskel werden Dosierungen zwischen 40 und 300 Einheiten Dysport® bzw. 10 und 100 Einheiten Botox®/Xeomin® (Botulinumtoxin Typ A) verwandt. Myoklonus kann in schweren Fällen mit Clonazepam (Rivotril®) (↔, B) in einer Tagesdosierung zwischen 0,5 und 2 mg behandelt werden.

I 2.5 Literatur

Aarsland D, Ballard C, Walker Z, et al. Memantine in patients with Parkinson's disease dementia or dementia with Lewy bodies: a double-blind, placebo-controlled multicentre trial. Lancet Neurol 2009;8:613–618.

Albers DS, Augood SJ, Martin DM, Standaert DG, Vonsattel JP, Beal MF. Evidence for oxidative stress in the subthalamic nucleus in PSP. J Neurochem 1999;73:881–884.

Anderson T, Luxon L, Quinn N, Daniel S, Marsden, CD, Bronstein A. Oculomotor function in multiple system atrophy: clinical and laboratory features in 30 patients. Mov Disord 2008;23:977–984.

Baldessarini RJ, Frankenburg FR. Clozapine. A novel antipsychotic agent. N Engl J Med 1991;324:746–754.

Ballard C, Grace J, McKeith I, Holmes C. Neuroleptic sensitivity in dementia with Lewy bodies and Alzheimer's disease. Lancet 1998;351:1032–1033.

Beck RO, Betts CD, Fowler CJ. Genitourinary dysfunction in multiple system atrophy: clinical features and treatment in 62 cases. J Urol 1994;151:1336–1341.

Bensimon G, Ludolph A, Agid Y, et al. Riluzole treatment, survival and diagnostic criteria in Parkinson plus disorders: the NNIPPS study. Brain 2009;132:156–171.

Boesch SM, Wenning GK, Ransmayr G, Poewe W. Dystonia in multiple system atrophy. J Neurol Neurosurg Psychiatry 2002;72:300–303.

Boeve BF, Lang AE, Litvan I. Corticobasal degeneration and its relationship to progressive supranuclear palsy and frontotemporal dementia. Ann Neurol 2003;(Suppl 5) 54:15–19.

Bonanni Ly, Thomas A, Tiraboschi P, Perfetti B, Varanese S, Onofrj M. EEG comparisons in early Alzheimer's disease, dementia with Lewy bodies and Parkinson's disease with dementia patients with a 2-year follow-up. Brain 2008;131:690–705.

Bonelli SB, Ransmayr G, Steffelbauer M, Lukas T, Lampl C, Deibl M. L-dopa responsiveness in dementia with Lewy bodies, Parkinson's disease with and without dementia. Neurology 2004;63:376–378.

Bower JH, Maraganore DM, McDonnell SK, Rocca WA. Incidence of progressive supranuclear palsy and multiple system atrophy in Olmsted County, Minnesota, 1976 to 1990. Neurology 1997;49:1284–1288.

Caparros-Lefebvre D, Sargent N, Lees AJ, Camuzat A, Daniel S, Lannuzel A, et al. Guadeloupean parkinsonism: a cluster of progressive supranuclear palsy-like tauopathy. Brain 2002;125:801–811.

Crystal HA, Dickson DW, Lizardi JE, Davies P, Wolfson LI. Antemortem diagnosis of diffuse Lewy body disease. Neurology 1990;40:1523–1528.

Cummings JL, Litvan I. Neuropsychiatric aspects of corticobasal degeneration. In: Litvan I, Goetz CG, Lang AE, eds. Corticobasal Degeneration. Advances in Neurology(Vol. 82), Philadelphia: Lippincott Williams & Wilkins; 2000.p. 147–152.

Dalfo E, Albasanz JL, Martin M, Ferrer I. Abnormal metabotropic glutamate receptor expression and signaling in the cerebral cortex in diff use Lewy body disease is

associated with irregular alpha-synuclein/phospholipase C (PLCbeta1) interactions. Brain Pathol 2004;14: 388–398.
Daniele A, Moro E, Bentivoglio AR. Zolpidem in progressive supranuclear palsy. NEJM 1999;341:543–544.
Deguchi K, Ikeda K, Sasaki I, Shimamura M, Urai Y, Tsukaguchi M, Touge T, Takeuchi H, Kuriyama S. Effects of daily water drinking on orthostatic and postprandial hypotension in patients with multiple system atrophy. J Neurol 2007;254:735–740.
Dickson DW, Bergeron C, Chin SS, Duyckaerts C, Horoupian D, Ikeda K, et al. Office of rare diseases neuropathologic criteria for corticobasal degeneration. J Neuropathol Exp Neurol 2002;61:935-946.
Horoupian D, Ikeda K, et al. Office of rare diseases neuropathologic criteria for corticobasal degeneration. J Neuropathol Exp Neurol 2002;61:935 – 946.
Dodel R, Csoti I, Ebersbach G, Fuchs G, Hahne M, Kuhn W, Oechsner M, Jost W, Reichmann H, Schulz JB. Lewy body dementia and Parkinson's disease with dementia. J Neurol 2008;255(Suppl 5):39–47.
Dodel R, Spottke A, Gerhard A, Reuss A et al. Minocycline 1-year therapy in multiple system atrophy: effect on clinical symptoms and [(11)C] (R)-PK11195 PET (MEMSA-trial). Mov Disord 2010;25:97–107.
Emre M, Aarsland D, Albanese A, Byrne EJ, Deuschl G, De Deyn PP, et al. Rivastigmine for dementia associated with Parkinson's disease. N Engl J Med 2004;351:2509–2518.
Emre M, Tsolaki M, Bonuccelli U, Destée A, Tolosa E, Kutzelnigg A, Ceballos-Baumann A, Zdravkovic S, Bladström A, Jones R; on behalf of the 11018 Study Investigators. Memantine for patients with Parkinson's disease dementia or dementia with Lewy bodies: a randomised, double-blind, placebo-controlled trial. Lancet Neurol 2010;9:969–977.
Engel T, Goni-Oliver P, Lucas JJ, Avila J, Hernandez F. Chronic lithium administration to FTDP-17 tau and GSK-3b overexpressing mice prevents tau hyperphosphorylation and neurofibrillary tangle formation, but preformed neurofibrillary tangles do not revert. J Neurochem 2006;99:1445–1455.
Escobar-Khondiker M, Hollerhage M, Muriel MP, Champy P, Bach A, Depienne C, et al. Annonacin, a natural mitochondrial complex I inhibitor, causes tau pathology in cultured neurons. J Neurosci 2007;27:7827–7837.
Foster NL, Aldrich MS, Bluemlein L, White RF, Berent S. Failure of cholinergic agonist RS-86 to improve cognition and movement in PSP despite effects on sleep. Neurology 1989;39:257–261.
Friess E, Kuempfel T, Modell S, Winkelmann J, Holsboer F, Ising M, Trenkwalder C. Paroxetine treatment improves motor symptoms in patients with multiple system atrophy. Park Rel Disord 2006,12:432–437.
Geser F, Seppi K, Stampfer-Kountchev M, et al. The European Multiple System Atrophy-Study Group (EMSA-SG). J Neural Transm 2005;112:1677–1686.
Geser F, Wenning GK, Seppi K, et al. Progression of multiple system atrophy (MSA): a prospective natural history study by the European MSA Study Group (EMSA SG). Mov Disord 2006;21:179–186.
Ghika J, Tennis M, Hoffman E, Schoenfeld D, Growdon J. Idazoxan treatment in progressive supranuclear palsy. Neurology 1991;41:986–991.
Gibb WRG, Luthert PJ, Marsden, CD. Corticobasal degeneration. Brain 1989;112:1171–1192.
Gilman S, Wenning GK, Low PA, et al. Second consensus statement on the diagnosis of multiple system atrophy. Neurology 2008;71:670–676.
Hussain IF, Brady CM, Swinn MJ, Mathias CJ, Fowler CJ. Treatment of erectile dysfunction with sildenafil citrate (Viagra) in parkinsonism due to Parkinson's disease or multiple system atrophy with observations on orthostatic hypotension. J Neurol Neurosurg Psychiatry 2001; 71:371–374.
Iranzo A, Santamaria J, Tolosa E, Vilaseca I, Valldeoriola F, Marti MJ, Munoz E. Long-term effect of CPAP in the treatment of nocturnal stridor in multiple system atrophy. Neurology 2004;63:930–932.
Jackson JA, Jankovic J, Ford J. Progressive supranuclear palsy: clinical features and response to treatment in 16 patients. Ann Neurol 1983;13:273–278.
Jankovic J, Gilden JL, Hiner BC, Kaufmann H, Brown DC, Coghlan CH, et al. Neurogenic orthostatic hypotension: a double-blind, placebo-controlled study with midodrine. Am J Med 1993;95:38–48.
Josephs KA, Petersen RC, Knopman DS, Boeve BF, Whitwell JL, Duffy JR, et al. Clinicopathologic analysis of frontotemporal and corticobasal degenerations and PSP. Neurology 2006;66:41 – 48.
Kawai Y, Suenaga M, Takeda A, Ito M, Watanabe H, Tanaka F, Kato K, Fukatsu H, Naganawa S, Kato T, Ito K, Sobue G. Cognitive impairments in multiple system atrophy: MSA-C vs MSA-P. Neurology. 2008;70:1390–1396.
Köllensperger M, Geser F, Seppi K, Stampfer-Kountchev M et al. European MSA Study Group. Red flags for multiple system atrophy. Mov Disord 2008;23:1093–1099.
Kompoliti K, Goetz CG, Boeve BF, Maraganore DM, Ahlskog JE, Marsden CD, et al. Clinical presentation and pharmacological therapy in corticobasal degeneration. Arch Neurol 1998a;55:957–961.
Klein JC, Eggers C, Kalbe E, Weisenbach S, Hohmann C, Vollmar S, Baudrexel S, Diederich NJ, Heiss WD, Hilker R. Neurotransmitter changes in dementia with Lewy bodies and Parkinson disease dementia in vivo. Neurology 2010;74:885–892.
Kurlan R, Cummings J, Raman R, Thal L; Alzheimer's Disease Cooperative Study Group. Quetiapine for agitation or psychosis in patients with dementia and parkinsonism. Neurology 2007;68:1356–1363.
Lang AE. Treatment of progressive supranuclear palsy and corticobasal degeneration. Mov Disord 2005;20(Suppl 12):83–91.
Lees AJ. The treatment of the motor disorders of multiple system atrophy. In: Mathias CJ, Bannister R, eds. Autonomic Failure. Oxford New York: Oxford University Press; 1999.p. 357–363.
Ling H, O'Sullivan SS, Holton JL, Revesz T, Massey LA, Williams DR, Paviour DC, Lees AJ. Does corticobasal degeneration exist? A clinicopathological re-evaluation. Brain 2010;133:2045–2057.
Lippa CF, Duda JE, Grossman M, Hurtig HI et al. DLB and PDD boundary issues: diagnosis, treatment, molecular pathology, and biomarkers. Neurology 2007;68:812–819.
Litvan I. Update on epidemiological aspects of progressive supranuclear palsy. Mov Disord 2003;18:43–50.
Litvan I, Agid Y, Calne D, Campbell G, Dubois B, Duvoisin RC, et al. Clinical research criteria for the diagnosis of progressive supranuclear palsy (Steele-Richardson-Olszewski syndrome): report of the NINDS-SPSP international workshop. Neurology 1996a;47:1–9.
Litvan I, Agid Y, Goetz C, Jankovic J, Wenning GK, Brandel JP, et al. Accuracy of the clinical diagnosis of corticobasal degeneration: a clinicopathologic study. Neurology 1997;48 (1):119–125.
Litvan I, Blesa R, Clark K, Nichelli P, Atack JR, Mouradian MM, et al. Pharmacological evaluation of the cholinergic system in progressive supranuclear palsy. Ann Neurol 1994;36:55–61.
Litvan I, Mangone CA, McKee A, Verny M, Parsa A, Jellinger K, et al. Natural history of progressive supranuclear palsy (Steele-Richardson-Olszewski syndrome) and clinical predictors of survival: a clinicopathological study. J Neurol Neurosurg Psychiat 1996b;60:615–620.
Lopez OL, Wisniewski S, Hamilton RL, Becker JT, Kaufer DI, DeKosky ST. Predictors of progression in patients with AD and Lewy bodies. Neurology 2000;54:1774–1779.
Low PA, Gilden JL, Freeman R, Sheng KN, McElligott MA. Efficacy of midodrine vs placebo in neurogenic orthos-

tatic hypotension. A randomized, double-blind multicenter study. Midodrine Study Group. JAMA 1997;277: 1046–1051.
Maher ER, Lees AJ. The clinical features and natural history of the Steele-Richardson-Olszewski syndrome (progressive supranuclear palsy). Neurology 1986;36: 1005–1008.
Mancini F, Zangaglia R, Cristina S, Sommaruga MG, Martignoni E, Nappi G, Pacchetti C. Double-blind, placebo controlled study to evaluate the efficacy and safety of botulinum toxin type A in the treatment of drooling in parkinsonism. Mov Disord 2003;18:685–688.
Mathias CJ, Fosbraey P, da Costa DF, Thornley A, Bannister R. The effect of desmopressin on nocturnal polyuria, overnight weight loss, and morning postural hypotension in patients with autonomic failure. Br Med J (Clin Res Ed) 1986;293:353–354.
McKeith I, Del Ser T, Spano P, Emre M, Wesnes K, Anand R, et al. Efficacy of rivastigmine in dementia with Lewy bodies: a randomised, double-blind, placebo-controlled international study. Lancet 2000;356:2031–2036.
McKeith IG, Dickson DW, Lowe J, Emre M, O'Brien JT, Feldman H, Cummings J, Duda JE, Lippa C et al. Diagnosis and management of dementia with Lewy bodies: third report of the DLB Consortium. Neurology 2005; 65:1863–1872.
McKeith IG, Galasko D, Wilcock GK, Byrne E. Lewy body dementia – diagnosis and treatment. Br J Psychiatry 1995;167:709–717.
McKeith IG, Perry RH, Fairbairn AF, Jabeen S, Perry EK. Operational criteria for senile dementia of Lewy body type (SDLT). Psychol Med 1992;22:911–922.
Melquist S, Craig DW, Huentelman MJ, Crook R, Pearson JV, Baker M, et al. Identification of a novel risk locus for progressive supranuclear palsy by a pooled genomewide scan of 500,288 single-nucleotide polymorphisms. Am J Hum Genet 2007;80:769–778.
Molloy S, McKeith IG, O'Brien JT, Burn DJ. The role of levodopa in the management of dementia with Lewy bodies. J Neurol Neurosurg Psychiatry 2005;76:1200–1203.
Morgante L, Epifanio A, Spina E, Zappia M, Di Rosa AE, Marconi R, Basile G, Di Raimondo G, La Spina P, Quattrone A. Quetiapine and clozapine in parkinsonian patients with dopaminergic psychosis. Clin Neuropharmacol 2004;27:153–156.
Mueller J, Wenning GK, Wissel J, Seppi K, Poewe W. Botulinum toxin treatment in atypical parkinsonian disorders associated with disabling focal dystonia. J Neurol. 2002;249:300–304.
Nestor PJ. Dementia in Lewy body syndromes: a battle between hearts and minds. Neurology. 2010;74:872–873.
Newman GC. Treatment of progressive supranuclear palsy with tricyclic antidepressants. Neurology 1985;35:1189–1193.
Nieforth KA, Golbe LI. Retrospective study of drug response in 87 patients with progressive supranuclear palsy. Clin Neuropharmacol 1993;16:338–346.
Olanow CW, Rascol O, Hauser R, et al. A double-blind, delayed-start trial of rasagiline in Parkinson's disease. N Engl J Med 2009;361:1268–1278.
Ondo WG, Tintner R, Voung KD, Lai D, Ringholz G. Double-blind, placebo-controlled, unforced titration parallel trial of quetiapine for dopaminergic-induced hallucinations in Parkinson's disease. Mov Disord 2005;20: 958–963.
O'Sullivan SS, Massey LA, Williams DR, et al. Clinical outcomes of progressive supranuclear palsy and multiple system atrophy. Brain 2008;131:1362–1372.
Parati EA, Fetoni V, Geminiani GC, Soliveri P, Giovannini P, Testa, D., et al. Response to L-DOPA in multiple system atrophy. Clin Neuropharmacol 1993;16:139–144.
Perry E, Walker M, Grace J, Perry R. Acetylcholine in mind: a neurotransmitter correlate of consciousness? Trends Neurosci 1999;22:273–280.
Poewe W. Psychosis in Parkinson's disease. Mov Disord 2003;18 (Suppl 6):S80–87.
Rabey JM, Prokhorov T, Miniovitz A, Dobronevsky E, Klein C. Effect of quetiapine in psychotic Parkinson's disease patients: a double-blind labeled study of 3 months' duration. Mov Disord 2007;22:313–318.
Rebeiz JJ, Kolodny EH, Richardson EP. Corticodentatonigral degeneration with neuronal achromasia: a progressive disorder of late adult life. Trans Am Neurol Assoc 1967;92:23–26.
Rinne JO, Lee MS, Thompson PD, Marsden CD. Corticobasal degeneration: a clinical study of 36 cases. Brain 1994;117:1183–1196.
Scholz SW, Houlden H, Schulte C, Sharma M et al. SNCA variants are associated with increased risk for multiple system atrophy. Ann Neurol 2009;65:610–614.
Schrag A, Ben-Shlomo Y, Quinn NP. Prevalence of progressive supranuclear palsy and multiple system atrophy: a cross-sectional study. Lancet 1999;354:1771–1775.
Schrag A, Wenning GK, Quinn N, Ben Shlomo Y. Survival in multiple system atrophy. Mov Disord 2008;23:294–296.
Stamelou M, Reuss A, Pilatus U, Magerkurth J, Niklowitz P, Eggert KM, et al. Short-term effects of coenzyme Q10 in progressive supranuclear palsy: a randomized, placebo-controlled trial. Mov Disord 2008;23:942–949.
Stamelou M, de Silva R, Arias-Carrion O, Boura E, Höllerhage M, Oertel W, Müller U, Höglinger U. Rational therapeutic approaches to progressive supranuclear palsy. Brain 2010;133:1578–1590.
Stefanova N, Reindl M, Neumann M, Kahle PJ, Poewe W, Wenning GK. Microglial activation mediates neurodegeneration related to oligodendroglial alpha-synucleinopathy: implications for multiple system atrophy. Mov Disord 2000;22:2196–2203.
Stefanova N, Poewe W, Wenning GK. Rasagiline is neuroprotective in a transgenic model of multiple system atrophy. Exp Neurol 2008;210:421–427.
Stefanova N, Bücke P, Duerr S, Wenning GK. Multiple system atrophy: an update. Lancet Neurol 2009;8:1172–1178.
Tada M, Onodera O, Tada M, et al. Early development of autonomic dysfunction may predict poor prognosis in patients with multiple system atrophy. Arch Neurol 2007;64:256–260.
Tamai S, Almeida OP. Nortriptyline for the treatment of depression in progressive supranuclear palsy. J Am Geriatr Soc 1997;45:1033–1034.
Ubhi K, Rockenstein E, Mante M, et al. Rifampicin reduces alpha-synuclein in a transgenic mouse model of multiple system atrophy. Neuroreport 2008;19:1271–1276.
Vanek ZF, Jankovic, J. Dystonia in corticobasal degeneration. In: Litvan I, Goetz CG, Lang AE, Corticobasal Degeneration. Advances in Neurology(Vol. 82), Philadelphia: Lippincott Williams & Wilkins; 2000.p. 61–67.
Walker Z, Grace J, Overshot R, Satarasinghe S, Swan A, Katona CL, et al. Olanzapine in dementia with Lewy bodies: a clinical study. Int J Geriatr Psychiatry 1999;14:459–466.
Watanabe H, Saito Y, Terao S, Ando T, Kachi T, Mukai E, et al. Progression and prognosis in multiple system atrophy: an analysis of 230 Japanese patients. Brain 2002; 125:1070–1083.
Wenning GK, Ben Shlomo Y, Magalhaes M, Daniel SE, Quinn NP. Clinical features and natural history of multiple system atrophy. An analysis of 100 cases. Brain 1994;117:835–845.
Wenning GK, Litvan I, Jankovic J, Granata R, Mangone CA, McKee A, et al. Natural history and survival of 14 patients with corticobasal degeneration confirmed at postmortem examination. J Neurol Neurosurg Psychiatry. 1998;64 (2):184–189.
Wenning GK, Colosimo C, Geser F, Poewe W. Multiple system atrophy. Lancet Neurol 2004;3:93–103.
Wenning GK, on behalf of the working group on atypical parkinsonism of the Austrian Parkinson's Society. Pla-

cebo-controlled trial of amantadine in multiple system atrophy. Clin Neuropharmacol 2005;28:225–227.

Wenning GK, Stefanova N, Jellinger KA, Poewe W, Schlossmacher MG. Multiple system atrophy: a primary oligodendrogliopathy. Ann Neurol 2008;64:239–246.

Williams DR, Holton JL, Strand K, Revesz T, Lees AJ. Pure akinesia with gait freezing: A third clinical phenotype of progressive supranuclear palsy. Mov Disord 2007;22: 2235–2241.

Williams DR, Lees AJ. Progressive supranuclear palsy: clinicopathological concepts and diagnostic challenges. Lancet Neurol 2009;8:270–279.

Williams DR, de Silva R, Paviour DC, Pittman A, Watt HC Kilford L, et al. Characteristics of two distinct clinical phenotypes in pathologically proven progressive supranuclear palsy: Richardson's syndrome and PSP-parkinsonism. Brain 2005;128:1247–1258.

Williams-Gray CH, Evans JR, Goris A, Foltynie T, Ban M, Robbins TW, Brayne C, Kolachana BS, Weinberger DR, Sawcer SJ, Barker RA. The distinct cognitive syndromes of Parkinson's disease: 5 year follow-up of the CamPaIGN cohort Brain 2009:132;2958–2969.

Winge K, Fowler C. Bladder dysfunction in Parkinsonism: mechanisms, prevalence, symptoms and management. Mov Disord 2006;21:737–745.

Wüllner U, Schmitz-Hubsch T, Abele M, et al. Features of probable multiple system atrophy patients identified among 4770 patients with parkinsonism enrolled in the multicentre registry of the German Competence Network on Parkinson's disease. J Neural Transm 2007;114: 1161–1165.

Yabe I, Soma H, Takei A, et al. MSA-C is the predominant clinical phenotype of MSA in Japan: analysis of 142 patients with probable MSA. J Neurol Sci 2006;249:115–121.

I 3 Elektrische Hirnstimulation bei Bewegungsstörungen

von K. Bötzel und V. Tronnier

I 3.1 Allgemeine Vorbemerkungen

I 3.1.1 Geschichte

Mit der Einführung der stereotaktischen Methode (Spiegel et al. 1947) wurden präzise Eingriffe in die Basalganglien und den Thalamus zur Behandlung der Bewegungsstörungen möglich. Bei vielen Parkinson-Patienten konnte nun durch eine einseitige kleine Koagulation im Thalamus, wie sie von Hassler eingeführt worden war (Hassler und Riechert 1954), der kontralaterale Tremor effektiv und nebenwirkungsarm (Morbidität < 1 %) behandelt werden. Andere Neurochirurgen konzentrierten sich auf den Globus pallidus internus (GPi), nachdem beobachtet worden war, dass ein Infarkt in dieser Region die Parkinson-Symptome lindern konnte. Durch eine GPi-Läsion (Pallidotomie) konnte auch die Torsionsdystonie eindrücklich gebessert werden (Cooper 1969). Obwohl bereits in den 1950er Jahren von Leksell gezeigt werden konnte, dass die Pallidotomie nicht nur den Tremor, sondern auch Rigor und Akinese der Parkinson-Patienten bessern konnte, fand diese Methode zunächst wenig Verbreitung. Mit der Einführung von Levodopa in die Behandlung der Parkinson-Erkrankung Ende der 1960er Jahre nahm die Zahl der stereotaktischen Eingriffe zur Behandlung von Bewegungsstörungen ab und die Methode geriet fast in Vergessenheit. Eine Renaissance erlebte sie dann jedoch, als die Folgen einer Langzeitbehandlung mit Levodopa bekannt wurden und sich die Pallidotomie als effektive Behandlung nicht nur der Kardinalsymptome der Parkinson-Erkrankung, sondern auch der durch Levodopa induzierten Dyskinesien erwies (Laitinen et al. 1992). Beidseitige Behandlungen wurden erst durch die Einführung der Tiefenhirnstimulation (Benabid et al. 1991, Siegfried und Lippitz 1994) möglich, die daher bald darauf die Koagulationsmethode weitgehend ablöste. Nachdem die funktionellen Verbindungen der Basalganglien zunehmend bekannt wurden und ein Tiermodell des M. Parkinson existierte, konnte die Schlüsselstellung des Nc. subthalamicus (STN) bei der Entstehung der Symptome dieser Erkrankung nachgewiesen werden. Sehr rasch gelang die Umsetzung der Ergebnisse in die heute durchgeführte Behandlung von Parkinson-Patienten im fortgeschrittenen Stadium durch die beidseitige Implantation von Stimulationselektroden in den STN.

I 3.1.2 Pathophysiologie

Zwar sind Einzelheiten der anatomischen Verbindungen der Basalganglien und deren Physiologie bekannt (Alexander et al. 1990), dennoch ergibt sich von deren Funktion noch kein klares Bild. Beim M. Parkinson kommt es zu einer Zunahme der Aktivität im STN und im nachgeschalteten GPi. Stimulation des STN vermindert und verändert dessen Ausgangsimpulse und erhöht – zumindest im Tierexperiment – auch die striatale Dopaminausschüttung (Meissner et al. 2000). Beim Tremor verschiedener Genese wird angenommen, dass autonome Rhythmusgeber im Thalamus oder pathologische Schwingkreise sensomotorischer Verschaltungen durch die Stimulation durchbrochen werden. Die Erfolge der Tiefen Hirnstimulation bei der Behandlung der Dystonie sind pathophysiologisch ebenso wenig verstanden wie die Erkrankung selbst. Erste Hinweise aus intraoperativen Mikroelektrodenableitungen am Menschen zeigen, dass im GPi eine pathologische Verarbeitung sensorischer Impulse vorliegt (Vitek et al. 1998). Interessanterweise ist der Wirkungseintritt der Tiefen Hirnstimulation bei der Dystonie im Vergleich zum M. Parkinson deutlich verlängert, sodass wahrscheinlich ein anderer Mechanismus wirksam wird. Dieser besteht möglicherweise in der Umkehr eines pathologischen Adaptationsprozesses.

I 3.1.3 Operation

Die Elektroden werden in Lokalanästhesie oder Anästhesie-Stand-by implantiert, da die Mitwirkung des Patienten die intraoperative Zielpunktfindung erleichtert. Bei der stereotaktischen Zielpunktbestimmung haben die modernen Schnittbildverfahren (CT und MRT) die Ventrikulographie heute abgelöst. Die Darstellung der vorderen und hinteren Kommissur ermöglicht die Definition eines Koordinatensystems, in dem die Lokalisation der Zielgebiete durch stereotaktische Atlanten bekannt ist. Diese Koordinaten müssen dann der jeweiligen individuellen Hirnanatomie des Patienten angepasst werden. Der STN und der GPi können auch direkt durch die MRT bildhaft dargestellt werden. Intraoperative Mikroelektrodenableitungen erlauben zudem eine physiologische Verifizierung des Zielpunktes (Sterio et al. 2002). Bei elektrischer Stimulation am jeweils optimalen Zielpunkt tritt eine Besserung der neurologischen Symptomatik, z. B. Tremor, Rigor, Akinese oder dystone Bewegungsstörungen auf.

Die implantierten Elektroden haben einen Durchmesser von 1,3 mm und tragen am unteren Ende vier zylindrische Polkontakte. Je nach geplantem Zielort werden Elektroden mit unterschiedlicher Polgeometrie gewählt. In der postoperativen Anpassungsphase wird ermittelt, welcher von den vier Kontakten die optimale Wirkung entfaltet und ob eine bipolare oder monopolare Stimulation das beste Wirkungs-Nebenwirkungsverhältnis aufweist. Die Stimulation besteht aus kurzen Rechteckimpulsen (60–200 μs) mit einer Frequenz von ca. 130 Hz und einer Spannung von 1–4 V. Der Impulsgeber mit der Batterie wird in eine Hauttasche unter dem Schlüsselbein implantiert und ist für Anpassungen der Stimulationsparameter telemetrisch programmierbar (Volkmann et al. 2002). Er wird in der Regel während einer zweiten Operation eingesetzt. Während der Zwischenphase werden die ausgeleiteten Kabel mit einem externen Stimulator verbunden. Die Lebensdauer der Batterie beträgt abhängig von der benötigten Stimulationsintensität zwei bis acht Jahre; danach ist ein Batteriewechsel erforderlich. Wiederaufladbare Generatoren haben eine deutlich längere Lebenszeit. Die postoperative Durchführung einer Kopf-MRT ist bei Patienten mit implantierten Stimulatoren unter Berücksichtigung bestimmter Sicherheitsparameter (Angaben der Herstellerfirma: bis 1,5 Tesla), aktive Sende-Empfänger-Spule, SAR-Wert am Kopf < 0,1 W/kg) möglich. Erste Untersuchungen mit Geräten mit 3 Tesla (bislang ohne implantierten Stimulator) waren ebenfalls unbedenklich. Zum Ein- und Ausschalten des Stimulators durch den Patienten stehen ein Magnet und ein Handprogrammierer zur Verfügung. Der Handprogrammierer erlaubt auch eine Funktions- und Batteriekontrolle, die bei fraglicher Fehlfunktion (s. u.) notwendig ist. Bei der Mehrzahl der Patienten ist ein Verstellen des Stimulators durch den Patienten weder erwünscht noch notwendig. Zur Durchführung neurophysiologischer Untersuchungen (EKG, EEG, EMG) kann ein kurzfristiges Ausschalten des Stimulators zur Artefaktunterdrückung hilfreich sein. Zur Durchführung von MRT-Untersuchungen wird die Magnetaktivierung des Stimulators ausgeschaltet.

I 3.1.4 Nebenwirkungen

Nebenwirkungen und Komplikationen können während der Implantation der Elektroden auftreten, auf Materialdefekten beruhen oder durch die Stimulation selbst bedingt sein. Bei der letzteren Gruppe unterscheidet man die häufigeren transienten von den seltenen persistierenden Phänomenen.

I 3.1.4.1 Komplikationen während der Implantation

Zerebrale oder subdurale Blutungen wurden bei zwei von 281 Patienten berichtet (Metaanalyse von sechs Studien). Einer der Patienten starb an der Blutung. In einer großen Single-Center-Studie wurden bei 481 Elektrodenimplantationen in 13,3 % Blutungen in der postoperativen Routinediagnostik festgestellt. 1,3 % waren klinisch symptomatisch und 0,6 % führten zu dauerhaften neurologischen Defiziten (Binder et al. 2005). Im Durchschnitt wird das Risiko einer intrazerebralen Blutung mit 2,9 % angegeben (Voges und Krauss 2010). Die Spannbreite klinisch asymptomatischer und symptomatischer Blutungen ist mit 1,2–3,6 % und 1,5–3,3 % praktisch gleich. Das Risiko, nach einer Implantation von Hirnstimulationselektroden zu versterben, liegt bei 0,4 %.

Bei älteren Patienten werden postoperative Verwirrtheit und Antriebsmangel nicht selten im Verlauf der ersten Tage gesehen. Eine präoperative neuropsychologische Abklärung kann eventuell gefährdete Patienten identifizieren. Bei diesen muss die postoperative Medikamenten- und Stimulatoreinstellung besonders vorsichtig vorgenommen werden. Infektionen des implantierten Materials treten in 3–4 % auf, meistens in der postoperativen Phase, in der die Verlängerungskabel aus der Kopfhaut austreten. Sie können mit Antibiotika nur in seltenen Fällen beherrscht werden, generell wird die Herausnahme des implantierten Materials empfohlen.

I 3.1.4.2 Materialdefekte

Die Verbindung zwischen dem implantierten Neurostimulator und der Elektrode kann durch einen Kabelbruch unterbrochen werden. Dies tritt nach einem Trauma ein, sehr selten auch durch Materialermüdung. Die Stromabgabe des implantierten Neurostimulators sinkt dann auf extrem niedrige Werte, und ineffektive Werte und die mit dem Programmiergerät messbaren Widerstände steigen auf Werte bis über 2 000 Ohm. Die Röntgenuntersuchung in zwei Ebenen zeigt häufig die Lokalisation der Unterbrechung. Auf die Hardware bezogene Komplikationen werden mit bis zu 26 % angegeben (Oh et al. 2002, Lyons et al. 2004). Schmerzen aufgrund von Kabelzug sind durch neue elastische Verlängerungen deutlich reduziert worden (Miller und Gross 2009).

I 3.1.4.3 Nebenwirkungen der Stimulation

Dysarthrophonie und reduziertes Sprachvolumen können insbesondere bei beidseitiger Stimulation auftreten und sind nach Amplitudenreduktion meist reversibel (**Tab. I 3.1**). Wird die Amplitude in der Einstellungsphase heraufgesetzt, so können kontraversive Blickdeviationen, Doppelbilder durch ipsilaterale Adduktion (STN) oder Phosphene (GPi) auftreten. Bei Reizung der Pyramidenbahn treten tonische Verkrampfungen der kontralateralen Extremitäten auf. STN-Stimulation kann auch dystone, choreatische oder ballistische Dyskinesien hervorrufen, die bei Reduktion der Amplitude sistieren und innerhalb von Tagen eine höhere Schwelle zeigen. Die sensiblen Reizsymptome, die bei der Thalamusstimulation häufig mit Erhöhung der Amplitude auftreten, verschwinden meistens spontan, d. h. ohne die Notwendigkeit der Amplitudenreduktion. Neuropsychologische Auffälligkeiten nach beidseitiger STN-Implantation sind allenfalls durch detaillierte Testungen zu erkennen und betreffen die Flüssigkeit der Wortfindung und das verbale Gedächtnis (Ardouin et al. 1999, Dujardin et al. 2001). Ältere Patienten oder Patienten mit vorbestehenden Einschränkungen zeigen jedoch in höherem Maße postoperative neuropsychologische Veränderungen (Saint Cyr et al. 2000). Besorgnis erregte ein Bericht, demzufolge Patienten mit verschiedenen Stimulationszielen (STN, GPi, VIM) eine deutlich erhöhte Suizidrate von 4,3 % aufwiesen (Burkhard et al. 2004). Das motorische Ergebnis war in diesen Fällen gut, allerdings fanden sich regelhaft Depressionen in der Vorgeschichte. Eine retrospektive Untersuchung

Tab. I 3.1: Wahrscheinlichkeit des Auftretens bestimmter stimulationsinduzierter Nebenwirkungen bei verschiedenen Implantationszielen

	Zielgebiet		
Nebenwirkung	**STN**	**GPi**	**Vim**
Dysarthrophonie	+	+	+++
Dyskinese	+++	+	(+)
Pyramidenbahnreizung	+	+	+
Kognitive Veränderungen	(+)	-	-
Affektlabilität/Verhaltensauffälligkeiten Impulskontrollstörung/Suizidalität	+	-	-
Augenöffnungsapraxie	+	-	-
Kontralaterale Blickdeviation	++	+	-
Ipsilaterale Adduktion + Doppelbilder	(+)	-	-
Gewichtszunahme	+++	-	-
Auftreten von Bewegungsverlangsamung bei Dystoniepatienten	nicht anwendbar	+	nicht anwendbar
Parästhesien	(+)	-	+
Ataxie/Dysmetrie	+	-	+

+++ häufig; + selten; (+) sehr selten; - nie

von 5 311 Parkinson-Patienten nach STN-Stimulation zeigt eine Suizidrate von 0,5 % (versuchter Suizid 0,9 %) (Voon et al. 2008). Die Suizide waren assoziiert mit postoperativer Depression, Single-Dasein, Anamnese von Impulskontrollstörung und Medikamentenüberdosierung. Die Autoren folgerten, dass die Beachtung dieser Warnhinweise von elementarer Bedeutung für die Suizidprävention sei.

I 3.2 M. Parkinson

I 3.2.1 Therapeutische Prinzipien

Durch die Stimulation des STN oder des GPi bessern sich die motorischen Symptome und es verringern sich die Dauer der Off-Phasen sowie die Intensität der Dyskinesien in den Off- und On-Phasen (↑↑). Als Zielregion für die Implantation wird in den meisten europäischen Zentren der STN eindeutig favorisiert, während in den USA auch der GPI verwendet wird. Eine Vergleichsstudie aus den USA (Follett et al. 2010) scheint die Gleichwertigkeit beider Ziele zu beweisen, berichtet jedoch Ergebnisse, die im Licht bisheriger Daten anzweifelbar erscheinen. So wird die Besserung der motorischen Werte nach zwei Jahren mit 25 % für die STN-Stimulation und mit 28 % für die GPI-Stimulation angegeben, während vergleichbare europäische Studien bei der STN-Stimulation eine Besserung der Motorik um 66 % (Krack et al. 2003), 52 % (Obeso et al. 2001) sowie 45 % (Moro et al. 2010) erbrachten und für die GPI-Stimulation entsprechende Werte von 40 % (Krack et al. 1998), 33 % (Obeso et al. 2001) und 20 % (Moro et al. 2010) berichtet wurden. Die Dauer des On-Zustands verbessert sich durch die STN-Stimulation von 27 % des Tages (Wachzeit) auf 74 % (Obeso et al. 2001). Die Behinderung durch die Dyskinesien der On- sowie der Off-Phase reduziert sich bei beiden Stimulationsorten (GPi und STN) deutlich, wenn auch mit anderem Zeitverlauf: Während die GPi-Stimulation hier eine sofortige Besserung bringt (Krack et al. 1998b), zeigt sich die Reduktion der Dyskinesien nach STN-Stimulation häufig erst nach Wochen und beruht wahrscheinlich auf einer Medikamentenreduktion. Die Stimulation des STN stellt auch für den Tremor der Parkinson-Patienten eine effektive Behandlung dar (↑) (Krack et al. 1997).

Prädiktoren für das Ausmaß der postoperativen Besserung sind das Ansprechen auf Levodopa (gemessen mit/ohne Medikation mit der UPDRS-Skala; Fahn et al. 1987), das Alter des Patienten (jüngere Patienten profitieren mehr) und die Dauer der Erkrankung (kürzere Dauer, bessere Aussicht) (Jaggi et al. 2004, Pahwa et al. 2005). Präoperativ vorhandene axiale Symptome (Gangstörung, posturale Defizite, Dysarthrophonie), die auf die Medikation nicht ansprechen, bessern sich durch die Hirnstimulation nicht und schließen den Patienten in der Regel von diesem Eingriff aus. Durch die STN-Stimulation kann die Medikamentendosis meist deutlich (um ca. 50 %) reduziert werden (↑↑). Nicht nur die Punktzahlen standardisierter Parkinson-Untersuchungen bessern sich nach STN-Stimulation, auch die Lebensqualität nimmt zu (↑↑) (Deuschl et al. 2006, Williams et al. 2010).

I 3.2.2 Pragmatische Therapie

I 3.2.2.1 Patientenauswahl

Die STN-Stimulation ist eine Option für Parkinson-Patienten in einem Stadium, in dem selbst mit einer optimalen medikamentösen Behandlung keine anhaltend befriedigende Beweglichkeit mehr erreicht werden kann. Derzeit wird diskutiert, ob die Indikationsstellung früher als bisher erfolgen soll, nämlich dann, wenn erste medikamentös nicht beeinflussbare Fluktuationen der Beweglichkeit auftreten

Tab. I 3.2: Ein- und Ausschlusskriterien für die Tiefe Hirnstimulation bei Parkinson-Patienten

Kriterium	Einschluss	Ausschluss
Diagnosesicherung	idiopathischer M. Parkinson	Hinweise auf atypisches Parkinson-Syndrom (Orthostasestörung, geringes Ansprechen auf Levodopa, Okulomotorikstörungen, Spastik, Kleinhirnzeichen), vaskuläres Parkinson-Syndrom
Symptomatik	Rigor, Tremor, Akinese	deutliche posturale Störung, Gangstörung, Dysarthrophonie
bisherige Behandlung	deutliche Fluktuationen und/oder Dyskinesien trotz optimaler medikamentöser Behandlung	Dosierung zu gering oder Medikamentenauswahl nicht optimal
Ansprechen auf Levodopa	mind. 30 % Besserung der UPDRS III-Wertung im ON nach Levodopa	keine eindeutige Besserung nach Levodopa
Alter	möglichst unter 70 Jahren	
Kognition und psychiatrische Probleme	Pseudohalluzinationen nach Dopaminergika stellen keine Kontraindikation dar	Depression, Suizidgedanken in der Anamnese, Demenz, Psychosyndrom, Unfähigkeit zu kooperieren

(Schüpbach et al. 2007). Diese Strategie hat zum Ziel, dem Patienten die Phase der Fluktuationen weitgehend zu ersparen und damit die Selbstständigkeit zu erhalten. Sie gewinnt eine hohe Bedeutung vor dem Hintergrund von Befunden, die zeigen, dass nach dem fünften Jahr nach STN-Operation die funktionelle Beeinträchtigung der Patienten aufgrund der Krankheitsprogression deutlich zunimmt und so das »Zeitfenster«, in dem die Hirnstimulation sich auf die Lebensqualität auswirken kann, begrenzt ist (Fasano et al. 2010). Neben der Diagnosesicherung sind weitere Kriterien für die Auswahl der geeigneten Patienten zu beachten (**Tab. I 3.2**), wobei besonders auf das Fehlen axialer Symptome (Freezing, Stürze, Dysarthrophonie) geachtet werden muss, da sich diese nach der OP verschlechtern können. Bei Patienten mit einem tremordominanten M. Parkinson steht das Ansprechen auf Levodopa nicht so sehr im Vordergrund, da die Stimulation des STN oder des VIM des Thalamus den Tremor häufig besser supprimiert als die Medikation.

Wenn in der Anamnese schwere Depressionen berichtet werden, ist dies als Kontraindikation zu sehen, da postoperativ durch eine stimulationsbedingte Minderung der Impulsregulation die Suizidrate erhöht sein kann (s. o.). Problematisch ist die Indikationsstellung beim Dopamin-Dysregulationssyndrom, welches gerade durch die Stimulation und die nachfolgende Medikamentenreduktion therapierbar erscheint, wo jedoch der Verfahrensablauf wegen der unzureichenden Kooperationsfähigkeit des Patienten erschwert wird. Hier sind Einzelfallentscheidungen nach sorgfältiger Abwägung zu treffen.

I 3.2.2.2 Postoperative Patientenbetreuung

Nach der Operation wird durch standardisierte Untersuchungen ermittelt, welche Kontakte der vierpoligen Elektroden den besten Anti-Parkinson-Effekt haben (Krack et al. 2002, Machado et al. 2006). Da allein die Implantation der Elektroden bei manchen Patienten einen ausgeprägt positiven Effekt auf die Symptome zeigt, muss bei diesen einige Tage bis zum Abflauen dieses Effekts gewartet werden. Die Elektrode mit dem besten anti-akinetischen Effekt wird für die Langzeitstimulation ausgewählt. In manchen Fällen können auch zwei nebeneinanderliegende Elektroden einen additiven Effekt zeigen. Die Stimulationsamplitude darf nur langsam heraufgesetzt werden (beginnend mit 0,8 V, tägliche Erhöhung um 0,2–0,5 V), da sonst insbesondere bei postoperativer Aufdosierung der Levodopa-Behandlung Dyskinesien auftreten können, die nicht selten erst Stunden nach der Neueinstellung beginnen. Üblicherweise wird in den ersten postoperativen Tagen mit einer gut steuerbaren Levodopa-Monotherapie gearbeitet. In dem Rahmen, in dem die Stimulation eine positive Wirkung entfaltet, kann und soll die Medikamentendosis herabgesetzt werden. Ein komplettes Absetzen der dopaminergen Medikation wird nicht empfohlen, da dies als Auslöser von Apathie angenommen wird, die auch Monate nach der Operation bemerkbar werden kann (Thobois et al. 2010). Während die häufig schmerzhaften Off-Dystonien sich nach STN-Stimulation meist rasch bessern, bilden sich Peak-dose-Dyskinesien erst im Verlauf von Wochen bis Monate zurück. Im Verlauf der ersten postoperativen Monate lässt der initial gute Stimulationseffekt nach, kann dann jedoch fast immer durch vorsichtige Amplitudenerhöhung wieder hergestellt werden. Später sind Amplitudenanpassungen in der Regel nur noch sehr selten erforderlich. Mehr als bisher soll auf die möglichen psychiatrischen Symptome im Gefolge einer STN-Implantation (s. o.) durch gezieltes Befragen eingegangen werde (Hypersexualität, Kaufverhalten, Depression, Antrieb).

I 3.3 Tremor

I 3.3.1 Therapeutische Prinzipien

Tremor tritt als Symptom verschiedener Krankheitsentitäten auf, von denen der *Parkinson-Tremor* und der *essenzielle Tremor* zunächst medikamentös behandelt werden sollten. Bei diesen beiden Tremorformen kann aber eine Hirnstimulation erwogen werden, wenn die medikamentöse Behandlung versagt oder nicht zu tolerierende Nebenwirkungen zeigt (s. Kap. I 12.). Der *Kleinhirntremor*, der bei der MS häufig ist, kann in ausgewählten Fällen durch die

Stimulation komplett zum Verschwinden gebracht werden (↑). Bei einseitiger chirurgischer Behandlung kann allerdings auch eine Thalamotomie erwogen werden (Bittar et al. 2005a). Beim *Holmes-* oder *Mittelhirntremor*, der u. a. nach einem Schädel-Hirn-Trauma auftreten kann, kann ein Therapieversuch mit der Stimulation gewagt werden. Hier liegen auch Erfahrungen mit der Thermokoagulation vor (Krauss et al. 1994). Aufgabenspezifische Tremores, wie z. B. der *Schreibtremor*, wurden bislang nur in Einzelfällen erfolgreich mit der Tiefen Hirnstimulation behandelt (Minguez Castellanos et al. 1999, Racette et al. 2001).
Das Implantationsziel für die Stimulationselektrode ist bei Tremores verschiedener Genese der Nc. ventrointermedius (VIM) des Thalamus. Die Stimulation ruft im Gegensatz zur Thermokoagulation weniger Nebenwirkungen hervor (↑↑) (Schuurman et al. 2000, Bittar et al. 2005a) und kann ohne die Gefahr irreversibler Psychosyndrome auch beidseitig angewendet werden. Neben dem VIM als Zielpunkt kann auch die Stimulation oder Koagulation der Zona incerta den Tremor bessern (Kitagawa et al. 2000, Alusi et al. 2001). Bei Parkinson-Patienten bessert die STN-Stimulation den Tremor in gleichem Maße wie eine effektive Levodopa-Medikation (Krack et al. 1998a). Der tremorreduzierende Effekt kann allerdings bei der STN-Stimulation mit einer Verzögerung von einigen Tagen auftreten, bei der VIM-Stimulation setzt er sofort ein. Der STN-Stimulation sollte bei Parkinson-Patienten der Vorzug gegeben werden, da viele zunächst tremordominante Patienten im weiteren Verlauf Akinese und Rigor entwickeln werden, bei denen dann die VIM-Stimulation unwirksam ist.

Die Aussichten auf Besserung durch die Thalamusstimulation (VIM) sind beim *essenziellen* und beim *Parkinson-Tremor* sehr gut (↑): In einer Multicenter-Studie wurde bei 89 % der Patienten eine weitgehend komplette Tremorreduktion der oberen Extremitäten gefunden (Limousin et al. 1999). In einer weiteren Studie verschwand der Tremor komplett bei 90 % der Patienten (Schuurman et al. 2000). Kopf- und Stimmtremor sprechen weniger gut auf einseitige Stimulation an, sind aber durch beidseitige VIM-Implantationen gut beherrschbar (Taha et al. 1999). Bei beidseitiger Thalamusstimulation besteht das Risiko einer Dysarthrophonie, auf das der Patient hingewiesen werden muss. Die Ergebnisse der Tiefen Hirnstimulation beim *Kleinhirntremor* sind problematisch, da insbesondere bei MS-Patienten ein Wiederauftreten des Tremors innerhalb eines Jahres eher die Regel als die Ausnahme ist. Daher ist hier die Indikation besonders sorgfältig abzuwägen (s. u.).

I 3.3.2 Pragmatische Therapie

I 3.3.2.1 Essenzieller Tremor

Wenn durch die intraoperative Teststimulation mit der vierpoligen Elektrode eine gute Tremorsuppression erreicht wird, ist eine längere postoperative Testung nicht erforderlich und der Impulsgeber kann in derselben Operation implantiert werden. Die Medikation kann bei den meisten Patienten abgesetzt werden. In den ersten zwei postoperativen Wochen muss die Stimulationsintensität etwas erhöht werden, da der positive Mikrothalamotomieeffekt langsam verschwindet. In den Folgemonaten können geringe Parameteranpassungen notwendig sein. Die Impulsbreite beträgt meistens 60 oder 90 µs, die Frequenz 130 Hz und die Amplitude unter 3 V. Möglicherweise ist eine »On-demand«-Stimulation vorzuziehen, um einem Toleranzeffekt vorzubeugen (Kronenbuerger et al. 2005, Barbe et al. 2010). Daher sollte der Patient nachts sein Gerät ausschalten, wodurch auch an Batterieleistung gespart wird.

I 3.3.2.2 Parkinson-Tremor

Wenn bei einem Patienten mit tremordominantem M. Parkinson während eines Absetzversuches Bradykinese oder Rigor auftreten, sollte als Zielpunkt der STN gewählt werden. Nur dessen Stimulation wirkt sich positiv auch auf diese Symptome aus, die aber bei der tremordominanten Form auch erst im späteren Verlauf hinzutreten können. Hierbei scheint die intraoperative Mikroelektrodenableitung von Vorteil zu sein, da die Stimulation des Areals, in dem sich tremorkorrelierte Aktivität findet, zur Tremorsuppression führt (Rodriguez et al. 1998). In anderen Fällen kann eine VIM-Stimulation erwogen werden, bei der die postoperative Einstellung häufig einfacher ist. Während der Operation muss der Patient im Off-Zustand sein, damit der Tremor auftritt und eine Teststimulation möglich ist.

I 3.3.2.3 Kleinhirntremor

Bei den meisten Patienten mit Kleinhirntremor liegt eine MS als Grunderkrankung vor. Bei gering ausgeprägter Tremorsymptomatik ist ein Behandlungsversuch mit Propranolol manchmal erfolgreich. Der Erfolg der OP im Hinblick auf den funktionellen Zugewinn hängt u. a. von den weiteren Beeinträchtigungen, insbesondere einer begleitenden Ataxie des Patienten ab, die bei der Indikationsstellung berücksichtigt werden müssen (**Tab. I 3.3**).

Diese Patienten haben oft unrealistische Erwartungen an die OP und sind postoperativ häufig enttäuscht. Sie müssen darüber aufgeklärt werden, dass nur der Tremor gebessert werden kann, nicht dagegen eine begleitende Dysmetrie oder Lagesinnstörung, die die Handfunktionen zusätzlich beeinträchtigen. In einem recht hohen Prozentsatz (bis zu 20 %) führt die intraoperative Testung nicht zum Erfolg und die Elektrode kann daher nicht implantiert werden (Whittle et al. 1998). Eine mehr als 50 %ige Tremorsuppression nach einem Jahr erfahren lediglich 30 % der Patienten (Torres et al. 2010). Von einer beidseitigen VIM-Implantation bei MS ist abzuraten, da durch die krankheitsbedingten Veränderungen Nebenwirkungen häufiger auftreten, wie z. B. eine Dysarthrophonie. Bei der neurologischen Untersuchung ist es wichtig festzustellen, ob es sich um einen proximalen oder distalen Tremor handelt. Beim distalen Tremor findet bei ausgestrecktem Arm die Bewegung im Handgelenk statt, bei angewinkeltem Arm im Ellenbogengelenk. Beim proximalen Tremor bewegt sich der Arm im Schultergelenk. Der distale Tremor scheint auf eine VIM-Stimulation besser anzusprechen als der proximale.

Tab. I 3.3: Empirisch gesicherte Kriterien für die Indikationsstellung zur Tiefen Hirnstimulation bei MS

Kriterium	Einschluss	Ausschluss
Tremorfrequenz	> 3 Hz, regelmäßig	< 3 Hz, unregelmäßig
Tremorart	Halte- und Intentionstremor	Tremor bereits in Ruhe vorhanden
Motorik	gute Kraft, gute Feinmotorik	deutliche Parese
Sensorik	Lagesinn weitgehend erhalten	Astereognosie
Koordination		schwere Dysmetrie
Rumpf- und Kopfkontrolle	erhalten	deutlich reduziert
Progredienz	gering	rapide
Beidseitigkeit	beide Arme betroffen	ein Arm gut einsetzbar
Intellekt	weitgehend erhalten	deutlich reduziert

Für den proximalen Tremor wurden daher Variationen des Zielpunktes vorgeschlagen (Nguyen und Degos 1993, Kitagawa et al. 2000), wobei jedoch diesbezüglich noch keine allgemein akzeptierte Empfehlung ausgesprochen werden kann.

Für die postoperative Einstellung sollten zunächst die zuvor aufgeführten Parameter ausprobiert werden (s. I 3.3.2.1). Während ambulanter Untersuchungen sind, häufiger als beim essenziellen Tremor, das Anpassen der Stimulationsparameter sowie auch die Wahl eines anderen Kontaktes notwendig und erfolgreich.
Der zuvor beschriebene rubrale oder Holmes-Tremor scheint eine gute Indikation für eine VIM-Stimulation zu sein. Hier liegen mehrere Berichte über erfolgreiche Implantationen vor (Kudo et al. 2001, Nikkhah et al. 2004).

I 3.4 Dystonie

I 3.4.1 Therapeutische Prinzipien

Die Tiefe Hirnstimulation hat sich nach sehr guten Ergebnissen verschiedener Studien in der Behandlung der anderweitig therapierefraktären primären Dystonien durchgesetzt (↑↑) (Tronnier und Fogel 2000, Bereznai et al. 2002, Coubes et al. 2004, Kupsch et al. 2006). Erwachsene mit primär generalisierter oder segmentaler Dystonie können nach diesen Berichten mit einer 60–70 %igen Besserung der Symptome durch die Operation rechnen. Bezüglich des komplexen Torticollis, bei dem die Schultermuskulatur ebenfalls betroffen ist und Kloni auftreten können, liegen Berichte vor, die betonen, dass das volle Ausmaß der Symptomlinderung bei manchen Patienten erst nach mehreren Monaten sichtbar wird (Krauss et al. 2002, Bittar et al. 2005b). Einfachere Formen sprechen jedoch nach unserer Erfahrung rasch und umfassend auf die Hirnstimulation an (Bötzel und Steude 2006). Dies gilt auch für das Meige-Syndrom, von dem in mehreren Einzelfallberichten sehr gute Operationserfolge berichtet wurden (Opherk et al. 2006).
Bei Kindern mit generalisierter Dystonie werden durchweg exzellente Operationsergebnisse berichtet (↑) (Coubes et al 2004, Alterman und Tagliati 2007, Borggräfe et al. 2010). Diese Dystonien entwickeln sich, beginnend an der Beinmuskulatur, im Alter von 8–16 Jahren und können nach wenigen Jahren zu Gehunfähigkeit, Kontrakturen und Luxationen führen. Daher ist bei progredienter Symptomatik und voraussehbarer deutlicher Behinderung der Termin für eine Hirnstimulationsoperation möglichst früh zu legen.
Bei dem seltenen Myoklonus-Dystonie-Syndrom liegen publizierte Einzelfallberichte von ca. 20 erwachsenen Patienten vor. In einer Untersuchung von 10 Patienten mit Thalamus- oder GPI-Stimulation zeigte sich eine ca. 60 %ige Besserung der Kloni, die dystonen Symptome wurde weniger gebessert (Gruber et al. 2010). Bei den sekundäre Dystonien wurden sehr gute Ergebnisse der GPI-Stimulation bei Patienten mit Neuroleptika-induzierter Spätdyskinesie berichtet (Gruber et al. 2009).
Bei Kindern mit Bewegungsstörungen im Rahmen einer Eisenspeichererkrankung können Symptomverbesserungen gesehen werden (Timmermann et al. 2010), die jedoch bei Weitem nicht das Ausmaß der Operationserfolge erreichen, die bei den idiopathischen generalisierten Dystonien gesehen werden. Bei dystonen Bewegungen i. R. von Hirninfarkten ist nach eigener Erfahrung keine Besserung zu erwarten, während bei ausgewählten Erwachsenen mit infantiler Zerebralparese in letzter Zeit gewisse Symptomverbesserungen berichtet wurden (Vidailhet et al. 2009).

I 3.4.2 Pragmatische Therapie

Bevor diese Operation bei einer Dystonie erwogen wird, sollten die Möglichkeiten einer medikamentösen Behandlung und der Behandlung mit Botulinumtoxin ausgeschöpft werden. Bei der präoperativen Untersuchung muss insbesondere auf Kontrakturen von Muskeln und Gelenken geachtet werden, die den postoperativen Erfolg anfangs einschränken können und eine intensive Rehabilitationsbehandlung erfordern (Bötzel und Kraft 2010).
Die intraoperative Testung beschränkt sich auf die Suche nach Nebenwirkungen bei Stromdiffusion in die Nachbarstrukturen des GPi. Wegen des längeren Zeitverlaufes der Besserung ist mit einer Symptomlinderung während der Operation nicht zu rechnen. Viele Patienten müssen in Vollnarkose (z. B. Propofol) operiert werden, da durch die Dystonie eine Kopffixierung anderweitig nicht möglich ist. Die postoperative MRT soll die präzise Lokalisation der

Elektroden bestätigen, da dies durch die Teststimulation nicht kurzfristig möglich ist.
Die postoperative Parameterfindung für die Stimulatoren orientiert sich an Erfahrungswerten, da die stimulationsbedingte Linderung frühestens nach Stunden, meistens erst nach Tagen oder Wochen einsetzt. Es sollte zunächst eine monopolare Stimulation der tiefstgelegenen Elektrode erfolgen, deren Aktivierung noch keine oder nur geringe transiente Phosphene (durch Reizung des Tractus opticus) hervorruft. Impulsdauer und Amplitude sollten bis zur Nebenwirkungsgrenze heraufgesetzt werden (z. B. 180 µs, 3,5 V). Hierbei fließen erfahrungsgemäß Ströme von 40–100 µA. Bei gutem Ansprechen kann nach einiger Zeit eine niedrigere Einstellung versucht werden, um den Stromverbrauch zu senken und die Lebensdauer der Batterie zu verlängern. Wenn nach einigen Wochen kein Effekt einsetzt, soll die Stimulationsintensität erneut erhöht werden. Auch die bipolare Stimulation benachbarter Elektroden kann versucht werden, wobei manche Erfolge erst bei extrem hohen Stromflüssen bis 200 µA eintreten. In seltenen Fällen wurde eine Verlangsamung von Extremitätenbewegungen bei Patienten mit GPI-Stimulation gesehen, die an ein leichtes Parkinsonoid erinnert (Berman et al. 2009). Nach unserer Erfahrung sind hiervon gelegentlich Erwachsene betroffen, jedoch nie Jugendliche und Kinder.

I 3.5 Literaturempfehlungen der Deutschen Arbeitsgemeinschaft Tiefe Hirnstimulation

Hilker R, Benecke R, Deuschl G, Fogel W, Kupsch A, Schrader C, et al. Tiefe Hirnstimulation bei idiopathischem Parkinson-Syndrom. Empfehlungen der Deutschen Arbeitsgemeinschaft Tiefe Hirnstimulation. Nervenarzt 2009;80 (6):646–655.

Schrader C, Benecke R, Deuschl G, Hilker R, Kupsch A, Lange M, et al. Tiefe Hirnstimulation bei Dystonie. Empfehlungen der Deutschen Arbeitsgemeinschaft Tiefe Hirnstimulation. Nervenarzt 2009;80 (6):656–661.

Sixel-Doring F, Benecke R, Fogel W, Hilker R, Kupsch A, Lange M, et al. Tiefe Hirnstimulation bei essenziellem Tremor. Empfehlungen der Deutschen Arbeitsgemeinschaft Tiefe Hirnstimulation. Nervenarzt 2009;80 (6): 662–665.

Timmermann L, Deuschl G, Fogel W, Hilker R, Kupsch A, Lange M, et al. Tiefe Hirnstimulation bei Multiple-Sklerose-Tremor: Empfehlungen der Arbeitsgemeinschaft Tiefe Hirnstimulation. Nervenarzt 2009;80 (6):673–677.

I 3.6 Literatur

Alexander GE, Crutcher MD, DeLong MR. Basal ganglia-thalamocortical circuits: parallel substrates for motor, oculomotor, »prefrontal« and »limbic« functions. Prog Brain Res 1990;85:119–146.

Alterman RL, Tagliati M. Deep brain stimulation for torsion dystonia in children. Childs Nerv Syst 2007;23: 1033–1040.

Alusi SH, Aziz TZ, Glickman S, Jahanshahi M, Stein JF, Bain PG. Stereotactic lesional surgery for the treatment of tremor in multiple sclerosis: a prospective case-controlled study. Brain 2001;124:1576–1589.

Ardouin C, Pillon B, Peiffer E, Bejjani P, Limousin P, Damier P, et al. Bilateral subthalamic or pallidal stimulation for Parkinson's disease affects neither memory nor executive functions: a consecutive series of 62 patients. Ann Neurol 1999;46:217–223.

Barbe MT, Liebhart L, Runge M, Pauls KAM, Wojtecki L, Schnitzler A, et al. Deep brain stimulation in the nucleus ventralis intermedius in patients with essential tremor: habituation of tremor suppression. J Neurol published online 8. October 2010.

Benabid AL, Pollak P, Gervason C, Hoffmann D, Gao DM, Hommel M, et al. Long-term suppression of tremor by chronic stimulation of the ventral intermediate thalamic nucleus. Lancet 1991;337:403–406.

Berman BD, Starr PA, Marks WJ, Jr.,Ostrem JL. Induction of bradykinesia with pallidal deep brain stimulation in patients with cranial-cervical dystonia. Stereotact Funct Neurosurg 2009;87:37–44.

Bereznai B, Steude U, Seelos K, Bötzel K. Chronic high-frequency globus pallidus internus stimulation in different types of dystonia: A clinical, video, and MRI report of six patients presenting with segmental, cervical, and generalized dystonia. Mov Disord 2002;17:138–144.

Binder DK, Rau GM, Starr PA. Risk factors for hemorrhage during microelectrode-guided deep brain stimulator implantation for movement disorders. Neurosurgery 2005;56:722–732.

Bittar RG, Hyam J, Nandi D, Wang S, Liu X, Joint C, et al. Thalamotomy versus thalamic stimulation for multiple sclerosis tremor. J Clin Neurosci 2005a;12:638–642.

Bittar RG, Yianni J, Wang S, Liu X, Nandi D, Joint C, et al. Deep brain stimulation for generalised dystonia and spasmodic torticollis. J Clin Neurosci 2005b;12:12–16.

Botzel K, Kraft E. Strategies for treatment of gait and posture associated deficits in movement disorders: The impact of deep brain stimulation. Restor Neurol Neurosci 2010;28:115–122.

Bötzel K, Steude U. Tiefe Hirnstimulation bei zervikaler Dystonie. Nervenarzt 2006;77:940–945.

Borggraefe I, Mehrkens JH, Telegravciska M, Berweck S, Botzel K, Heinen F. Bilateral pallidal stimulation in children and adolescents with primary generalized dystonia – report of six patients and literature-based analysis of predictive outcomes variables. Brain Dev 2010;32:223–228.

Burkhard PR, Vingerhoets FJ, Berney A, Bogousslavsky J, Villemure JG, Ghika J. Suicide after successful deep brain stimulation for movement disorders. Neurology 2004:63:2170–2172.

Cooper IS. Involuntary movement disorders. New York: Harper and Row; 1969.

Coubes P, Cif L, El Fertit H, Hemm S, Vayssiere N, Serrat S, et al. Electrical stimulation of the globus pallidus internus in patients with primary generalized dystonia: long-term results. J Neurosurg 2004;101:189–194.

Deuschl G, Schade-Brittinger C, Krack P, Volkmann J, Schafer H, Bötzel K, et al. A randomized trial of deep-brain stimulation for Parkinson's disease. N Engl J Med 2006;355:896–908.

Dujardin K, Defebvre L, Krystkowiak P, Blond S, Destee A. Influence of chronic bilateral stimulation of the subthalamic nucleus on cognitive function in Parkinson's disease. J Neurol 2001;248:603–611.

Fahn S, Elton RL, Committee MotUD. Unified Parkinson's Disease Rating Scale. In: Fahn S, Marsden CD, Calne D and Goldstein M, eds. Recent developments in Parkinson's disease. Florham Park, NJ: MacMillan Health Care Information; 1987.p. 153–163.

Fasano A, Romito LM, Daniele A, Piano C, Zinno M, Bentivoglio AR, et al. Motor and cognitive outcome in patients with parkinson's disease 8 years after subthalamic implants. Brain 2010;133:2664–2676.

Follett KA, Weaver FM, Stern M, Hur K, Harris CL, Luo P, et al. Pallidal versus subthalamic deep-brain stimulation for parkinson's disease. N Engl J Med 2010;362:2077–2091.

Gruber D, Kuhn AA, Schoenecker T, Kivi A, Trottenberg T, Hoffmann KT, et al. Pallidal and thalamic deep brain stimulation in myoclonus-dystonia. Mov Disord 2010; 25:1733–1743.

Gruber D, Trottenberg T, Kivi A, Schoenecker T, Kopp UA, Hoffmann KT, et al. Long-term effects of pallidal deep brain stimulation in tardive dystonia. Neurology 2009; 73:53–58.

Hassler T, Riechert T. Indikationen und Lokalisationsmethode der gezielten Hirnoperationen. Der Nervenarzt 1954;25:441–447.

Jaggi JL, Umemura A, Hurtig HI, Siderowf AD, Colcher A, Stern MB, et al. Bilateral stimulation of the subthalamic nucleus in Parkinson's disease: surgical efficacy and prediction of outcome. Stereotact Funct Neurosurg 2004; 82:104–114.

Kitagawa M, Murata J, Kikuchi S, Sawamura Y, Saito H, Sasaki H, et al. Deep brain stimulation of subthalamic area for severe proximal tremor. Neurology 2000;55:114–116.

Krack P, Batir A, Van Blercom N, Chabardes S, Fraix V, Ardouin C. Five-year follow-up of bilateral stimulation of the subthalamic nucleus in advanced parkinson's disease. N Engl J Med 2003;349:1925–1934.

Krack P, Benazzouz A, Pollak P, Limousin P, Piallat B, Hoffmann D, et al. Treatment of tremor in Parkinson's disease by subthalamic nucleus stimulation. Mov Disord 1998a;13:907–914.

Krack P, Fraix V, Mendes A, Benabid AL, Pollack P. Postoperative management of subthalamic nucleus stimulation for Parkinson's disease. Mov Dis 2002;17:S188–S197.

Krack P, Pollak P, Limousin P, Benazzouz A, Benabid AL. Stimulation of subthalamic nucleus alleviates tremor in Parkinson's disease. Lancet 1997;350:1675.

Krack P, Pollak P, Limousin P, Hoffmann D, Benazzouz A, Benabid AL. Inhibition of levodopa-effects by internal pallidal stimulation. Mov Disord 1998b;13:648–652.

Krauss JK, Loher TJ, Pohle T, Weber S, Taub E, Barlocher CB, et al. Pallidal deep brain stimulation in patients with cervical dystonia and severe cervical dyskinesias with cervical myelopathy. J Neurol Neurosurg Psychiatry 2002;72:249–256.

Krauss JK, Mohadjer M, Nobbe F, Mundinger F. The treatment of posttraumatic tremor by stereotactic surgery. Symptomatic and functional outcome in a series of 35 patients. J Neurosurg 1994;80:810–819.

Kronenbuerger M, Fromm C, Block F, Coenen VA, Rohde I, Rohde V, et al. On-demand deep brain stimulation for essential tremor: A report on four cases. Mov Disord 2005.

Kudo M, Goto S, Nishikawa S, Hamasaki T, Soyama N, Ushio Y, et al. Bilateral thalamic stimulation for Holmes' tremor caused by unilateral brainstem lesion. Mov Disord 2001;16:170–174.

Kupsch A, Benecke R, Müller J, Trottenberg T, Schneider GH, Poewe W, Eisner W, et al. Pallidal deep-brain stimulation in primary generalized or segmental dystonia. N Engl J Med 2006;355:1978–1990.

Laitinen LV, Bergenheim AT, Hariz MI. Leksell's posteroventral pallidotomy in the treatment of Parkinson's disease. J Neurosurg 1992;76:53–61.

Limousin P, Speelman JD, Gielen F, Janssens M. Multicenter European study of thalamic stimulation in parkinsonian and essential tremor. J Neurol Neurosurg Psychiat 1999;66:289–296.

Lyons KE, Wilkinson SB, Overman J, Pahwa R. Surgical and hardware complications of subthalamic stimulation: a series of 160 procedures. Neurology 2004;63: 612–616.

Machado A, Rezai AR, Kopell BH, Gross RE, Sharan AD, Benabid AL. Deep brain stimulation for parkinson's disease: Surgical technique and perioperative management. Mov Disord 2006;21 (Suppl 14):S247–258.

Meissner W, Paul G, Reum T, Reese R, Sohr R, Morgenstern R, et al. The influence of pallidal deep brain stimulation on striatal dopaminergic metabolism in the rat. Neurosci Lett 2000;296:149–152.

Miller PM, Gross RE. Wire tethering or »bow stringing« as a long-term hardware-related complication of deep brain stimulation. Stereotact Funct Neurosurg 2009;87: 353–359.

Minguez Castellanos A, Carnero Pardo C, Gomez Camello A, Ortega Moreno A, Garcia Gomez T, Arjona V, et al. Primary writing tremor treated by chronic thalamic stimulation. Mov Disord 1999;14:1030–1033.

Moro E, Lozano AM, Pollak P, Agid Y, Rehncrona S, Volkmann J, et al. Long-term results of a multicenter study on subthalamic and pallidal stimulation in parkinson's disease. Mov Disord 2010;25:578–586.

Nguyen JP, Degos JD. Thalamic stimulation and proximal tremor. A specific target in the nucleus ventrointermedius thalami. Arch Neurol 1993;50:498–500.

Nikkhah G, Prokop T, Hellwig B, Lucking CH, Ostertag CB. Deep brain stimulation of the nucleus ventralis intermedius for Holmes (rubral) tremor and associated dystonia caused by upper brainstem lesions. Report of two cases. J Neurosurg 2004;100:1079–1083.

Obesor JA, Guridi J, Rodriguez-Oroz MC, Agid Y, Bejani P, Bonnett AM, et al. Deep-brain stimulation of the subthalamic nucleus or the pars interna of the globus pallidus in Parkinson's disease. N Engl J Med 2001;345:956–963.

Oh MY, Abosch A, Kim SH, Lang AE, Lozano AM. Long-term hardware-related complications of deep brain stimulation. Neurosurgery 2002;50:1268–1274.

Opherk C, Gruber C, Steude U, Dichgans M, Botzel K. Successful bilateral pallidal stimulation for Meige syndrome and spasmodic torticollis. Neurology 2006;66:E14.

Pahwa R, Wilkinson SB, Overman J, Lyons KE. Preoperative clinical predictors of response to bilateral subthalamic stimulation in patients with Parkinson's disease. Stereotact Funct Neurosurg 2005;83:80–83.

Racette BA, Dowling J, Randle J, Mink JW. Thalamic stimulation for primary writing tremor. J Neurol 2001;248: 380–382.

Rodriguez MC, Guridi OJ, Alvarez L, Mewes K, Macias R, Vitek J, et al. The subthalamic nucleus and tremor in Parkinson's disease. Mov Disord 1998;13(Suppl 3):111–118.

Rodriguez-Oroz MC, Obeso JA, Lang AE, Houeto JL, Pollak P, Rehncrona S, et al. Bilateral deep brain stimulation in Parkinson's disease: a multicentre study with 4 years follow-up. Brain 2005;128:2240–2249.

Saint Cyr JA, Trepanier LL, Kumar R, Lozano AM, Lang AE. Neuropsychological consequences of chronic bilateral stimulation of the subthalamic nucleus in Parkinson's disease. Brain 2000;123:2091–2108.

Schüpbach WM, Maltete D, Houeto JL, du Montcel ST, Mallet L, Welter ML, et al. Neurosurgery at an earlier stage of parkinson disease: A randomized, controlled trial. Neurology 2007;68:267–271.

Schuurman PR, Bosch DA, Bossuyt PM, Bonsel GJ, van Someren EJ, de Bie RM, et al. A comparison of continuous thalamic stimulation and thalamotomy for suppression of severe tremor. N Engl J Med 2000;342:461–468.

Siegfried J, Lippitz B. Chronic electrical stimulation of the VL-VPL complex and of the pallidum in the treatment of movement disorders: personal experience since 1982. Stereotact Funct Neurosurg 1994;62:71–75.

Spiegel EA, Wyciss HT, Marks M, Lee AS. Stereotaxic apparatus for operations on the human brain. Science 1947;106:349–350.

Sterio D, Zonenshayn M, Mogilner AY, Rezai AR, Kiprovski K, Kelly PJ, et al. Neurophysiological refinement of subthalamic nucleus targeting. Neurosurgery 2002; 50:58–67.

Taha JM, Janszen MA, Favre J. Thalamic deep brain stimulation for the treatment of head, voice, and bilateral limb tremor. J Neurosurg 1999;91:68–72.

Thobois S, Ardouin C, Lhommee E, Klinger H, Lagrange C, Xie J, et al. Non-motor dopamine withdrawal syndrome after surgery for parkinson's disease: Predictors and underlying mesolimbic denervation. Brain 2010; 133:1111–1127.

Timmermann L, Pauls KA, Wieland K, Jech R, Kurlemann G, Sharma N, et al. Dystonia in neurodegeneration with brain iron accumulation: Outcome of bilateral pallidal stimulation. Brain 2010;133:701–712.

Torres C, Moro E, Lopez_Rios AL, Hodaie M, Chen R, et al. Deep brain stimulation of the ventral intermediate nucleus of the thalamus for tremor in patients with multiple sclerosis. Neurosurgery 2010;67:646–651.

Tronnier VM, Fogel W. Pallidal stimulation for generalized dystonia. Report of three cases. J Neurosurg 2000;92: 453–456.

Vidailhet M, Vercueil L, Houeto JL, Krystkowiak P, Benabid AL, Cornu P, et al. Bilateral deep-brain stimulation of the globus pallidus in primary generalized dystonia. N Engl J Med 2005;352:459–467.

Vitek JL, Bakay RA, Hashimoto T, Kaneoke Y, Mewes K, Zhang JY, et al. Microelectrode-guided pallidotomy: technical approach and its application in medically intractable Parkinson's disease. J Neurosurg 1998;88: 1027–1043.

Voges J, Krauss JK. Neurochirurgische und technische Aspekte der tiefen Hirnstimulation. Nervenarzt 2010;81: 702–710.

Volkmann J, Herzog J, Kopper F, Deuschl G. Introduction to the programming of deep brain stimulators. Mov Dis 2002;17:S181–S187.

Voon V, Krack P, Lang AE, Lozano AM, Dujardin K, Schupbach M, et al. A multicentre study on suicide outcomes following subthalamic stimulation for Parkinson's disease. Brain 2008;131:2720–2728.

Whittle IR, Hooper J, Pentland B. Thalamic deep-brain stimulation for movement disorders due to multiple sclerosis. Lancet 1998;351:109–110.

Williams A, Gill S, Varma T, Jenkinson C, Quinn N, Mitchell R, et al. Deep brain stimulation plus best medical therapy versus best medical therapy alone for advanced Parkinson's disease (pd surg trial): A randomised, open-label trial. Lancet Neurol 2010;9:581–591.

I 4 Normaldruckhydrozephalus

*von K. Jahn und A. Zwergal**

Der Normaldruckhydrozephalus (NPH) ist gekennzeichnet durch eine Symptomtrias aus Gangstörung, Demenz und Urininkontinenz, verbunden mit einer Erweiterung der inneren Ventrikelräume bei normalen mittleren Liquordruckwerten (Hakim und Adams 1965). Das klinische Bild variiert allerdings deutlich, und so stellt die Diagnosefindung eine Herausforderung dar. Die Abgrenzung von anderen Krankheitsbildern, insbesondere neurodegenerativen oder vaskulären Demenzen, kann im Einzelfall schwierig sein, ist aber wichtig, da der NPH effektiv durch Dauerableitung des Liquors behandelt werden kann. Die Wahrscheinlichkeit für ein therapeutisches Ansprechen auf die Dauerableitung (Ventrikulo-peritonealer Shunt) kann durch den Nachweis einer vorübergehenden Verbesserung der Symptome nach Liquorablass am bestem vorhergesagt werden. Kontrollierte Studien zur Wirksamkeit der Therapie fehlen.

I 4.1 Klinik

I 4.1.1 Symptome

Die typische klinische Trias des NPH besteht aus Gangstörung, Demenz und neurogener Blasenstörung. Das Vorhandensein einer Gangstörung gilt dabei als nahezu obligat (Hakim et al. 2001, Gallia et al. 2006), kognitive Defizite sind sehr häufig (70–100 %), während Blasenstörungen seltener auftreten (45–90 %). Alle drei Symptome zusammen kommen nur bei ca. 50 % der Patienten vor (Dauch und Zimmermann 1990).

I 4.1.1.1 Gangstörung

Das Auftreten einer Gangstörung ist häufig das erste Symptom eines NPH (Gallia et al. 2006). Die Phänomenologie der Gangstörung zeigt eine große Varianz und hängt vom Stadium der Erkrankung ab. Anfänglich wird von den Patienten oft eine leichte Gangunsicherheit mit kleinen Schritten berichtet. Im Verlauf entwickelt sich im typischen Fall eine Gangstörung mit einem verlangsamten, breitbasigen, kleinschrittigen Gangbild sowie vermindertem Abheben und Abrollen der Füße (magnetisches Gehen, Bügeleisengang) bei gleichzeitig erhaltenen bis gesteigerten Mitbewegungen der meist leicht abgespreizten Arme (Fisher 1982, Stolze et al. 2000, 2001). Eine Start- und Schreithemmung bis hin zum »Freezing« wurde bei bis zu 56 % der Patienten mit fortgeschrittenem NPH beschrieben (Giladi et al. 1997). Die Patienten klagen über eine verstärkte posturale Instabilität mit einer tendenziellen Fallneigung nach hinten. Im finalen Krankheitsstadium kann es zu einer vollständigen Immobilität mit Erschwernis selbstständiger Wendebewegungen im Bett und einer starken Störung der Rumpfkontrolle mit Falltendenz nach hinten auch im Sitzen kommen. Häufig entwickelt sich dann parallel eine spastische Muskeltonuserhöhung der Beine (Bugalho und Guimaraes 2007).

I 4.1.1.2 Demenz

Demenzielle Symptome sind bei NPH-Patienten meist nur mäßig ausgeprägt und variieren im Einzelfall stark. Kognitive Defizite können allerdings testpsychologisch bei fast jedem Patienten mit NPH nachgewiesen werden (Iddon et al. 1999). Das Defizitprofil entspricht in der Regel einer subkortikalen Demenz mit Störung der Exekutivfunktionen, Antriebsmangel, psychomotorischer Verlangsamung, affektiver Indifferenz, Umstellungserschwernis und fehlender Störungsreflexion (Devito et al. 2005). Zeichen einer kortikalen Funktionsstörung, insbesondere ausgeprägte räumliche Orientierungs- oder Gedächtnisstörungen, liegen in typischen Fällen nicht vor. Wenn diese vorkommen, muss an eine Komorbidität mit der Demenz vom Alzheimer-Typ gedacht werden, die nicht selten ist (Golomb et al. 2000). Schwere demenzielle Syndrome, Bewusstseinsstörungen oder delirante Syndrome sollten an der Diagnose eines NPH zweifeln lassen.

I 4.1.1.3 Blasenstörung

Die Harninkontinenz bei NPH ist Ausdruck einer neurogenen Blasenentleerungsstörung. Die Patienten berichten über imperativen Harndrang mit erhöhter Miktionsfrequenz. Als urodynamisches Äquivalent zeigt sich eine Überaktivität des M. detrusor vesicae (Sakakibara et al. 2008). Im Verlauf der Erkrankung verhindert die Störung der frontalen Impulskontrolle das Bewusstwerden des Harndrangs und es kommt zunehmend zum Einnässen. Eine Stuhlinkontinenz findet sich nur in schwerwiegenden Fällen. Eine monosymptomatische Stuhlinkontinenz ist nicht mit der Diagnose eines NPH vereinbar (Shprecher et al. 2008).

I 4.1.2 Diagnostik

Die diagnostische Sicherung eines NPH und die Identifikation der Patienten, die von einer Shunt-Operation profitieren, kann schwierig sein, insbe-

* Autoren dieses Kapitels in der 5. Auflage: C. Gerloff und M. Strupp.

sondere wenn eine unvollständige klinische Symptomatik vorliegt, die kognitive Beeinträchtigung dominiert und in der Bildgebung neben der Ventrikelerweiterung eine kortikale Atrophie oder multiple vaskuläre Läsionen bestehen. 2005 wurden Leitlinien für die Diagnose des NPH publiziert, die Anamnese, Bildgebung und Klinik berücksichtigen (Relkin et al. 2005) (**Tab. I 4.1**). Diese basieren allerdings auf einer schlechten Evidenz, da bislang keine hochwertigen diagnostischen Studien (d. h. Evidenzklasse I/II nach CHS-Kriterien) verfügbar sind. Unverzichtbar für die Diagnose sind Anamnese, klinischer Befund und eine strukturelle Hirnbildgebung (CT, MRT). Die Erfolgsaussichten der Therapie werden am häufigsten vom Ergebnis des Liquorablassversuchs abhängig gemacht. Die wichtigsten Differentialdiagnosen des NPH sind die subkortikale vaskuläre Enzephalopathie und neurodegenerative demenzielle Erkrankungen vom Alzheimer- oder frontotemporalen-Typ. An einen dekompensierten kongenitalen Hydrozephalus muss gedacht werden, wenn der Kopfumfang über der 98. Perzentile gemessen wird (Krefft et al. 2004). Bei den älteren Patienten tragen sensorische Defizite, degenerative Wirbelsäulen- und Gelenkveränderungen sowie urologische Erkrankungen zum Gesamtbild bei. Wesentlich ist dann die klinische Analyse der Faktoren, um das Besserungspotenzial durch Shunt-Operation abschätzen zu können.

Tab. I 4.1: Diagnostische Kriterien für den idiopathischen NPH (nach Relkin et al. 2005)

NPH	Anamnese	Klinik	Bildgebung/Liquor
wahrscheinlich	• Allmählicher Beginn • Alter > 40 Jahre • Symptomdauer > 3 Monate • Kein Hinweis auf sekundären Hydrozephalus (Trauma, Blutung, Meningitis etc.) • Fortschreitender Verlauf • Keine Komorbidität, die die Symptome erklärt (neurologisch, psychiatrisch, internistisch)	Gangstörung und mind. 1 der 2 anderen Leitsymptome (kognitive Störung/Blasenstörung) Gangstörung mit (mind. 2): • Reduzierte Schritthöhe • Reduzierte Schrittlänge • Reduzierte Geschwindigkeit • Breitbasiges Gehen • Fußspitzen auswärts • Retropulsionstendenz • Umwenden mit > 3 Schritten • Gestörte Balance (> 1 Ausfallschritt bei 8 Schritten Tandemgang) Kognitive Defizite mit pathologischem Screening-Test oder (minc. 2): • Psychomotorische Verlangsamung • Gestörte Feinmotorik • Störung (geteilte) Aufmerksamkeit • Störung Recall • Exekutive Störung • Verhaltens- und Persönlichkeitsstörung Blasenstörung mit entweder Urininkontinenz oder (mind. 2): • Urge-Symptomatik • Pollakisurie (> 6 in 12 h) • Nykturie (> 2 pro Nacht)	CT oder MRT mit: • Ventrikelvergrößerung, nicht vollständig auf Atrophie zurückzuführen (Evans Index > 0,3) • Kein Hinweis auf Liquorabflussstörung Und (mind. 1): • Temporalhornerweiterung (nicht erklärt durch Hippocampus-Atrophie) • Corpus callosum Winkel > 40 ° • Periventrikuläre Signalveränderungen (nicht erklärt durch vaskuläre oder demyelinisierende Erkrankung) • Flow-void im Aquaedukt/ 4. Ventrikel im MRT Liquoreröffnungsdruck: 5–18 mmHg (70–245 mm H_2O)
möglich	• Auch subakuter oder unklarer Beginn • Beginn in jedem Alter nach der Kindheit • Dauer auch < 3 Monate • Trauma, Blutung, Meningitis ohne wahrscheinlichen Zusammenhang erlaubt • Begleiterkrankungen als Teilursache erlaubt • Nicht sicher fortschreitend	• Blasenstörung/ kognitive Defizite ohne Gangstörung • Gangstörung oder Demenz allein	• Deutliche zerebrale Atrophie • Strukturelle Läsionen, die die Ventrikelweite erklären Liquoreröffnungsdruck unbekannt oder außerhalb des oben genannten Bereichs
unwahrscheinlich	• Begleiterkrankung, die die Symptome erklärt	• Keines der Leitsymptome	• Keine Ventrikelerweiterung • Klinische Zeichen erhöhten Liquordrucks (Stauungspapille)

I 4.1.2.1 Klinische Beurteilung

Die wichtigsten anamnestischen und klinischen Faktoren sind in **Tab. I 4.1** zusammengefasst. Die Gangstörung betrifft fast 100 % der Patienten und kann klinisch beurteilt werden (Ravdin et al. 2008). Typisch sind reduzierte Schrittlänge, vermindertes Abheben der Füße und ein breitbasiger Gang (Stolze et al. 2000, 2001). Zur differentialdiagnostischen Abgrenzung der hypokinetischen Gangstörungen bei Parkinson-Syndromen sollte auf die Armmitbewegung geachtet werden, die beim NPH typischerweise erhalten ist. Im Zweifelsfall sollte als weiteres diagnostisches Kriterium die Veränderung des Gangbildes nach einem Therapieversuch mit L-Dopa berücksichtigt werden. Die klinische Unterscheidung von einer Gangstörung bei subkortikaler vaskulärer Enzephalopathie ist besonders schwierig und gelegentlich nur durch die longitudinale Beobachtung nach Liquorablass möglich. Bei der Ganganalyse sollten zumindest die Geschwindigkeit, die Schrittzahl über 10 Meter und die Schrittzahl beim Umwenden registriert werden. Eine standardisierte Ganganalyse (Videosysteme oder Drucksensorteppiche) erleichtert die Erfassung, vor allem wenn Veränderungen des Gangbildes im Verlauf beurteilt werden sollen.
Zur Evaluation kognitiver Defizite werden häufig Bedside-Tests wie der Mini-Mental-Status eingesetzt (Shprecher et al. 2008). Diese können jedoch lediglich einen groben klinischen Eindruck vermitteln. Milde kognitive Defizite, die bei leichten NPH-Formen häufig sind, werden dabei übersehen. Ein weiteres Problem bei Bedside-Tests stellt die fehlende Validierung für wiederholte Testung dar. Zur qualitativen und quantitativen Erfassung des kognitiven Leistungsprofils sollten neuropsychologische Untersuchungsverfahren unter Einbeziehung von Tests zu Gedächtnis, Aufmerksamkeit, Sprache, Orientierung und Exekutivfunktionen eingesetzt werden, bei denen für Verlaufstestungen mehrere validierte Versionen vorliegen (Vermeidung von Lerneffekten, Hellstrom et al. 2007).
Die Blasenstörung ergibt sich aus den anamnestischen Angaben. Wenn keine Inkontinenz besteht, so ist besonders nach einer Urge-Symptomatik zu fragen. Die zugrunde liegende Detrusor-Überaktivität kann urodynamisch erfasst werden und findet sich dann bei den meisten Patienten mit NPH-Verdacht (Sakakibara et al. 2008).

I 4.1.2.2 Zerebrale Bildgebung

Eine kranielle Bildgebung (CT, MRT) zeigt typischerweise eine überproportionale Vergrößerung der Seitenventrikel bei fehlender kortikaler Atrophie. Die Vorderhörner und Temporalhörner der Seitenventrikel sind balloniert und abgerundet. Als quantitatives Maß für den Hydrozephalus wird häufig der sogenannte Evans Index verwendet, der definiert ist als Quotient aus dem Durchmesser beider Frontalhörner und dem maximalen transversalen Schädeldurchmesser (suspekt bei Werten >0.30, **Abb. I 4.1**). Mithilfe der Kernspintomographie kann das Ausmaß der Liquordiapedese in T2-gewichteten Bildern abgeschätzt werden (»Polkappen«) und die Durchgängigkeit des Aquädukts zur Abgrenzung vom obstruktiven Hydrozephalus dargestellt werden. Das Vorhandensein eines verstärkten Flow-void im Aquädukt (Artefakte durch die Liquorpulsation) erlaubt es nach der Studienlage nicht, die Diagnose eines NPH zu stellen oder prognostische Abschätzungen zum Erfolg einer Shunt-Operation vorzunehmen (Bateman 2007). Auch die Phasenkontrast-Flussdarstellung der Liquorströmung hat keinen prognostischen Wert (Dixon et al. 2002). Durch die Kernspintomographie sollten weiterhin massive kortikale Atrophien, hippokampale Veränderungen und mikroangiopathische Läsionen als Ursachen der klinischen Symptome ausgeschlossen werden. Leichte bis mittelgradige vaskuläre Marklagerveränderungen schließen den Erfolg einer Shunt-Operation bei gleichzeitig bestehendem NPH nicht aus (Conner et al. 1984, Bech-Azeddine et al. 2007). Das Ausmaß der klinischen Befundverbesserung korreliert jedoch negativ mit der Ausdehnung der Marklagerläsionen (Krauss et al. 1996, Bugalho und Alves 2007). Weitere Charakteristika im MRT von NPH-Patienten wie ein verminderter Mittelhirndurchmesser (Lee et al. 2005) haben für die Diagnose geringe Bedeutung. Die Wertigkeit weiterer moderner Bildgebungsverfahren wie Spektroskopie, Echoplanarbildgebung zur Messung von B-Wellen und nuklearmedizinischer Verfahren ist umstritten und für die Routine ohne Bedeutung (Tarnaris et al. 2009).

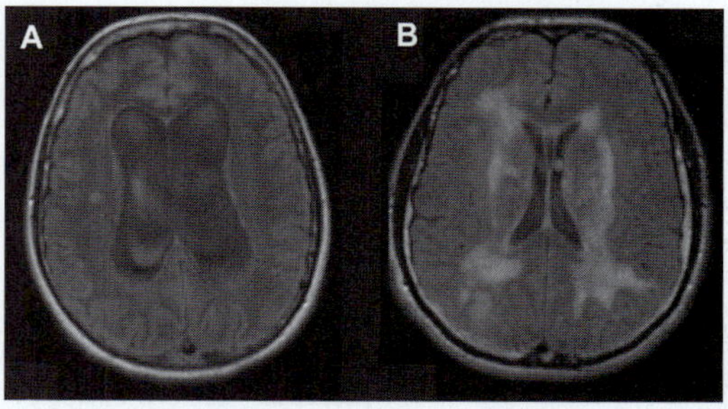

Abb. I 4 1: Flair-gewichtetes axiales MRT bei NPH (links) mit Erweiterung der inneren Liquorräume bei engen äußeren Liquorräumen und bei vaskulärer Enzephalopathie (rechts) mit deutlichen Marklagerläsionen (nach Jahn et al. 2010).

I 4.1.2.3 Liquortests

Für die differentialdiagnostische Einordnung ist insbesondere eine Liquorpunktion mit Liquorablass (30–50 ml) hilfreich. Obwohl der Test seit der Erstbeschreibung des Krankheitsbildes verwendet wird (Hakim und Adams 1965), gibt es nur wenige kontrollierte Studien dazu (Gallia et al. 2006). Die Besserung der klinischen Symptomatik nach Liquorpunktion hat einen positiven prädiktiven Wert von 73–100 % (Marmarou et al. 2005). Die Sensitivität des Liquorablassversuchs ist aber gering (25–60 %), sodass fehlende Besserung einen NPH nicht ausschließt (Hebb und Cusimano 2001). Es besteht kein Konsens darüber, wann die größten klinischen Effekte nach Liquorablass zu beobachten sind und wie diese strukturiert dokumentiert werden sollen. Weil die maximale Verbesserung in vielen Fällen erst nach >24 Stunden auftritt, ist die ambulante Durchführung des Tests nur selten sinnvoll. Es scheint eine starke Varianz bezüglich des Zeitraums

I 4

zu geben, innerhalb dessen es zu einer klinischen Besserung kommt (Stunden bis Tage). Mögliche Einflussfaktoren könnten die Länge des Krankheitsverlaufs, das Ausmaβ begleitender struktureller zerebraler Veränderungen (z. B. periventrikuläre Mikroangiopathie), Alter und Komorbiditäten sein. Eine standardisierte Testung der Patienten unter Einschluss von Ganganalyse und neuropsychologischer Untersuchung am Tag vor und nach dem Liquorablass ist pragmatisch sinnvoll. Bei unklaren Effekten sollte der Beobachtungszeitraum ausgedehnt werden.
Eine Alternative zur Lumbalpunktion stellt die Dauerableitung des Liquors über mehrere Tage über eine Lumbaldrainage dar (Haan und Thomeer 1988), die eine höhere Sensitivität (50–100 %) sowie Spezifität (60–100 %) und einen hohen positiven prädiktiven Wert für die Besserung nach Shunt (80–100 %) hat (Marmarou et al. 2005, Gallia et al. 2006, Shprecher et al. 2008). Die Vorteile werden durch die höhere Invasivität der Methode erkauft, sodass wir das in **Abb. I 4.2** illustrierte stufenweise Vorgehen empfehlen (Jahn et al. 2010). Bei der Liquorpunktion sollte der Eröffnungsdruck gemessen werden, um pathologische Werte auszuschließen (siehe diagnostische Kriterien in **Tab. I 4.1**). Die erhöhte Pulsatilität des Liquors korreliert in retrospektiven Serien zu einem guten Outcome (Eide und Brean 2010).

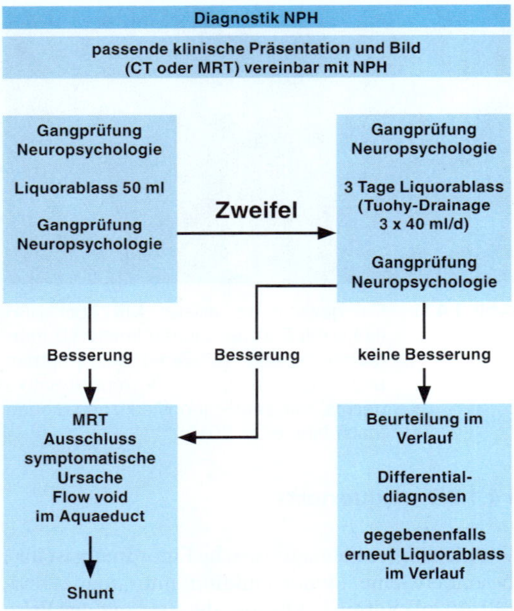

Abb. I 4.2: Diagnostisches Prozedere bei NPH (nach Jahn et al. 2010)

Die Wertigkeit aufwendiger Maβnahmen, wie der kontinuierlichen Liquordruckmessung zur Registrierung der B-Wellen oder von Liquorinfusionstests für die klinische Praxis, muss kritisch gesehen werden und hat sich bislang nicht durchgesetzt. Die Bestimmung von Neurodegenerationsmarkern hat auch für den NPH ein gering erhöhtes Gesamt-Tau-Protein erbracht (siehe Pathophysiologie), allerdings deutlich weniger als bei den klassischen Tauopathien (Lins et al. 2004, Kapaki et al. 2007, Tullberg et al. 2008). Der diagnostische Wert muss eher im Sinne eines Ausschlusses primärer neurodegenerativer Erkrankungen gesehen werden.

I 4.2 Epidemiologie und Verlauf

Es gibt nur wenige epidemiologische Studien zum NPH. Die berichteten Inzidenzraten liegen zwischen 5,5/100 000 Einwohnern in einer norwegischen Population und 2,2/1 000 000 Individuen in einer niederländischen Region (Vanneste et al. 1993, Brean und Eide 2008). In Norwegen wurde die Prävalenz auf 22/100 000 der Bevölkerung geschätzt, mit einer altersabhängigen Zunahme von 3,3/100 000 für 50–59-Jährige auf 181,7/100 000 für 70–79-Jährige (Brean und Eide 2008). Eine noch höhere Prävalenz bei älteren Personen (0,4 %) war bei einer Bevölkerungsbefragung > 65-jähriger Einwohner in der oberbayerischen Kleinstadt Starnberg geschätzt worden (Trenkwalder et al. 1995). Obwohl der NPH auch bei Kindern und Jugendlichen auftreten kann, ist er eine typische Alterserkrankung (Vanneste 2000). Bei zwischen 1 % und 5 % der Demenzpatienten ergibt sich der Verdacht auf einen NPH als Ursache (Freter et al. 1998, Knopman et al. 2006). Der NPH tritt etwas häufiger bei Männern als bei Frauen auf (2 : 1) (Dauch und Zimmermann 1990). Es handelt sich um eine langsam fortschreitende Erkrankung. Anamnestisch bestehen bei mehr als 50 % der Patienten zum Zeitpunkt der Diagnosestellung bereits seit > 1 Jahr Symptome. Die kürzesten Anamnesen werden mit einem Monat, die längsten mit zehn Jahren bis zur Diagnosestellung berichtet. Ohne Therapie kann die Erkrankung bis zum akinetischen Mutismus fortschreiten (Gerloff und Strupp 2007). In konservativen Schätzungen wird der Anteil der Besserungen bei Patienten nach Shunt-Operation zwischen 30 und 60 % für idiopathische und 50–70 % für sekundäre Formen bei einer Rate relevanter Komplikationen von ca. 20 % angegeben (Vanneste 1994, 2000, Hebb und Cusimano 2001).

I 4.3 Therapeutische Prinzipien

Seit der Erstbeschreibung 1965 ist es gängige Praxis, den NPH durch eine Dauerableitung des Liquors (Shunt-Operation) zu behandeln. Aus dem Verständnis der Pathophysiologie ist es plausibel, dass diese Therapie effektiv ist. Insbesondere vor Eintreten strukturell fixierter Veränderungen sollte eine Symptombesserung möglich sein, die in zahlreichen retrospektiven Serien beschrieben worden ist (↑). In einer aktuellen Cochrane-Analyse konnte allerdings gegenwärtig keine einzige randomisierte, kontrollierte Studie (d. h. Evidenzklasse I oder II) zu dieser Therapie identifiziert werden (Esmonde und Cooke 2002). Die Ergebnisse von 44 Therapiestudien bis zum Jahr 2000 sind im Review von Hebb und Cusimano (2001) zusammengefasst. Bis zu diesem Zeitpunkt konnte durch die Shunt-Operation bei ca. 60 % der Patienten eine Besserung erreicht werden, die bei ca. 30 % anhaltend war. Bei einer Komplikationsrate von 40 %, die bei 20 % der Patienten eine erneute Operation erforderte, war bei 6 % mit bleibenden neurologischen Defiziten durch die Therapie zu rechnen (Hebb und Cusimano 2001). Zu den häufigsten Komplikationen nach Shuntanlage zählten subdurale Hygrome und Hämatome, Stichkanalblutungen, Shuntinfektionen und Ventildysfunktionen (**Tab. I 4.2**). Neuere Studien berichten höhere Erfolgsraten in Bezug auf die symptomatische Besserung und niedrigere Komplikationsraten, was vor allem auf eine bessere Patientenselektion, aber auch auf verbesserte Operationstechniken zurückzuführen sein dürfte. Verstellbare Ventile gelten als die beste Wahl, um auf Dauer Über- und Unterdrainage zu vermeiden. Eine multizentrische kontrollierte Studie soll verschiedene Ventiltypen vergleichen (Lemcke et al. 2010). Die Ergebnisse der wichtigsten aktuellen Studien zur Shunt-Operation sind in **Tab. I 4.2** zusammengefasst. Für die Wahl des Ventileröffnungsdrucks gibt es unterschiedliche Empfehlungen. Oft wird ein anfangs hoher Druck allmählich abgesenkt, um eine Überdrainage zu vermeiden. Es wurden aber auch schon initial niedrige Drücke mit gutem Erfolg angewendet (Boon et al. 1998, Paulus 2008).

Tab. I 4.2: Ergebnisse ausgewählter Studien (seit 2000) zur Shunt-Implantation bei NPH (↑); Abkürzungen: Mo. = Monat, SDH = Subduralhämatom/-hygrom, VA = ventrikulo-atrial, VP = ventrikulo-peritoneal

Studie	N	Design	Besserung post Shunt (% der Patienten)	Follow-Up	Komplikationsrate	Kommentar
Mori et al. 2001	120	Multizentrisch, retrospektive Datenerhebung (Fragebogen)	80 % 73 %	3 Mo. 3 Jahre	18 %	Verstellbares Ventil bei 2/3 der Patienten; Einschlusskriterium: Alter > 65 Jahre
Zemack et al. 2002	218 (71 sek.)	Monozentrisch, retrospektiv	79 %	3 Mo.–9 Jahre	20 % (SDH 7 %, Infektion 6 %, Dysfunktion 1 %)	Verstellbares Codman Hakim Ventil; 90 % VP-Shunt, 10 % VA-Shunt
Meier et al. 2004	128	Multizentrisch, prospektiv	79 %	9 Mo.	5 % Infektion 9 % Dysfunktion	Miethke Dual-Switch Ventil
Poca et al. 2004	43	Monozentrisch, prospektiv	86 %	6 Mo.	5 % Kopfschmerzen 9 % SDH	Verschiedene Ventile
McGirt et al. 2005	132	Monozentrisch, retrospektiv	33 % 60 % 75 %	3 Mo. 6 Mo. 24 Mo.	15 % Kopfschmerzen 2 % SDH 23 % Dysfunktion 4 % Infektion	Ventil in Abhängigkeit von Liquordruckmessung
Meier et al. 2008	148	Monozentrisch, retrospektiv	79 % 60 %	3 Jahre 5 Jahre	19 % Dysfunktion 3 % Infektion	100 % VP-Shunt, Gravitationsventil
Razay et al. 2009	33 (18 Shunt)	Monozentrisch, prospektiv, kontrolliert	80 %	3 Mo.	n/a	Kontrollgruppe hatte OP abgelehnt (nicht randomisiert)
Lemcke und Meier 2010	42	Monozentrisch, prospektiv	86 % 83 %	2 Jahre 4 Jahre	9 %	Verstellbares Codman Hakim Ventil und Miethke Shunt Assistent

I 4.3.1 Ätiologie und Pathophysiologie

Beim NPH wird die idiopathische Form (ca. 45 % der Fälle, ohne Nachweis einer Ursache) von den sekundären, symptomatischen Formen unterschieden. Häufigste Ursachen eines sekundären NPH sind Subarachnoidalblutungen (23 %), Schädel-Hirn-Traumata (12,5 %) neurochirurgische Eingriffe (6 %) oder Meningitiden (4,5 %) (Meier et al. 2006, Factora und Luciano 2008). Weitere seltenere Ursachen sind u. a. kranielle Strahlentherapien, intrathekale Chemotherapien, vaskuläre Malformationen, Epiphysentumore und ZNS-Erkrankungen mit massiv erhöhten Liquoreiweißwerten (Sarkoidose, Neurofibromatose) (Chahlavi et al. 2001).

Die exakte Pathophysiologie des NPH ist trotz verschiedener Erklärungsansätze weiterhin unklar. In einem frühen Stadium der Erkrankung wird eine Störung der Liquordynamik auf Grundlage einer Störung der venösen Compliance als Hauptfaktor vermutet (Bateman 2009). Normalerweise wird der Liquor aufgrund eines Druckgradienten zwischen Liquorsystem und venösem Blut über der Konvexität des Gehirns ins venöse Gefäßsystem resorbiert. In Langzeitmessungen des intrakraniellen Drucks (ICP) bei NPH-Patienten ist der ICP-Mittelwert normal, allerdings werden darüber hinaus spontane Anstiege des ICPs von bis zu zwei Minuten Dauer gemessen (sog. B-Wellen) (Czosnyka et al. 2005, Carrera et al. 2010). Gegenwärtig wird davon ausgegangen, dass temporäre oder intermittierende ICP-Erhöhungen durch Scherkräfte zu einer schleichenden Ausdehnung der inneren Ventrikelräume führen können (Conner et al. 1984, Czosnyka et al. 2004).

Die Ventrikulomegalie ist per se allerdings unzureichend, um die klinischen Symptome des NPH zu erklären (Fukuhara und Luciano 2001). Eine vermehrte Liquordiapedese ins periventrikuläre Marklager mit transkapillärer Liquorresorption, perventrikulärer Ödembildung und einer Verschlechterung des periventrikulären Blutflusses spielt pathophysiologisch eine wichtige Rolle (Czosnyka et al. 2010, Kim et al. 2010). Ein kritischer Punkt in der Pathogenese des NPH scheint erreicht zu sein, wenn sekundäre metabolische zerebrale Störungen entstehen, die sich z. T. selbst unterhalten können. Eine verminderte Perfusion des periventrikulären Marklagers kann zu mikrovaskulären Infarkten, Nervenzelluntergängen und Gliosen führen. Davon sind insbesondere die parazentralen Fasern der Corona radiata betroffen, die topisch die Beinmotorik repräsentieren. Durch den verminderten Liquorabfluss kommt es weiterhin zu einem reduzierten Abtransport neurotoxischer Substanzen wie Beta-Amyloid, Tau-Protein oder proinflammatorischen Zytokinen (TNF-alpha) (Kudo et al. 2000, Tarkowski et al. 2003, Li et al. 2007). Die Folge ist eine Ablagerung von Amyloidproteinkomplexen (Zekry et al. 2003) und eine leptomeningeale Fibrose (Albeck et al. 1998). Basierend auf diesen Befunden wurde für fortgeschrittene Stadien der Erkrankung eine gemeinsame pathogenetische Endstrecke mit der Alzheimer-Erkrankung vermutet. Weiterhin fällt eine Assoziation des NPH mit zerebrovaskulären Erkrankungen auf (Boon et al. 1999, Meier und Lemcke 2010). Bei 70–80 % der NPH-Patienten findet man Zeichen einer subkortikalen mikrovaskulären Enzephalopathie (Bradley 2001). Artherosklerotische Veränderungen intrazerebraler Gefäße können zu einer Störung der Gefäßautoregulation führen. Eine daraus resultierende funktionelle Minderperfusion des periventrikulären Marklagers, insbesondere im Bereich der Wasserscheide zwischen der meningealen und zerebralen Gefäßperfusion aus dem Mediastromgebiet, könnte zum Pathomechanismus des NPH beitragen (Momjian et al. 2004). Für den NPH besteht also vermutlich eine nicht unabhängige Überlappung mit Pathomechanismen der subkortikalen arteriosklerotischen Enzephalopathie und neurodegenerativer Proteinaggregationserkrankungen (Silverberg et al. 2003).

I 4.3.2 Prognostische Faktoren

Wegen der diagnostischen Schwierigkeiten den NPH von vaskulären Enzephalopathien und degenerativen Erkrankungen abzugrenzen, bemüht man sich seit langer Zeit, prognostische Faktoren für den Erfolg der Therapie zu identifizieren. Als gesichert gilt, dass mit einer guten Besserung nach Shunt zu rechnen ist, wenn die Gangstörung im Vordergrund des klinischen Bildes steht, kognitive Defizite nur mäßig ausgeprägt sind, im MRT Marklagerveränderungen und Atrophie gering sind und nach Liquorablass eine Besserung eintritt (Vanneste 2000, Gerloff und Strupp 2007, Paulus 2008). Wichtige Faktoren sind in **Tab. I 4.3** aufgeführt.

Tab. I 4.3: Prädiktoren für ein Therapieansprechen bei NPH

Prädiktoren für Shunterfolg bei NPH		
Prädiktor	**positiv**	**negativ**
Ätiologie	Bekannt (symptomatischer NPH)	Unbekannt (idiopathischer NPH)
Anamnese	Kurz (< 2 Jahre)	Lang (> 2 Jahre)
Klinisches Bild	Klassische Trias, Gangstörung >> Demenz, Gangstörung als Initialsymptom	Schwere Demenz, Demenz >> Gangstörung
CT/MRT	Ventrikelerweiterung, verplumpte Frontal- und Temporalhörner, unscharfe Ventrikelränder, periventrikuläre Hypodensitäten, Fehlen von schweren Marklagerläsionen, Fehlen von kortikaler Atrophie	Ausgeprägte vaskuläre Läsionen, extreme Ventrikulomegalie (DD: kongenitaler Hydrozephalus), schwere kortikale Atrophie
Liquorablassversuch	Vorübergehend deutliche klinische Besserung	Keine klinische Besserung, selbst nach wiederholten Punktionen und ggf. lumbaler Drainage
ICP-Messung (> 12 Std.)	Mittlerer ICP normal oder leicht erhöht, gesteigerte relative Häufigkeit von B-Wellen (> 10 %)	Niedrige relative Häufigkeit von B-Wellen (< 5 %)

I 4.4 Pragmatische Therapie

Der NPH ist eine behandelbare Ursache von Gangstörung und Demenz. Die Dauerableitung des Liquors durch Anlage eines ventrikulo-peritonealen (seltener ventrikulo-atrialen) Shunts ist bei wahrscheinlicher Diagnose (**Tab. I 4.1**) die Therapie der Wahl. Die Operationsindikation kann nach Evaluation des klinischen Bildes, einer zerebralen Bildgebung und des diagnostischen Liquorablassversuchs gestellt werden. Prognostische Prädiktoren (**Tab. I 4.3**) sollten einbezogen werden. Gegenwärtig gibt es bei unbefriedigender Datenlage beide Tendenzen: zu großzügige Indikationsstellung in Anbetracht der Komplikationsrate und zu zurückhaltendes Vorgehen in Anbetracht der hohen Ansprechrate in retrospektiven Studien (Stein et al. 2006). Wir schlagen das in **Abb. I 4.2** skizzierte Vorgehen unter Einbeziehung der in den diagnostischen Kriterien berücksichtigten Faktoren bei klinischem V. a. Normaldruckhydrozephalus vor (Shprecher et al. 2008, Jahn et al. 2010). Die Indikation zur Operation soll von Neurologen und Neurochirurgen gemeinsam gestellt werden. Prinzipiell ist die Shuntanlage bei NPH eine elektive Operation. Die Operation sollte aber nicht so lange aufgeschoben werden bis strukturelle Läsionen die Prognose verschlechtern. Um die Liquordrainage im

Verlauf anpassen zu können, sollten druckgesteuerte, perkutan programmierbare Ventile verwendet werden (Mori 2001, Meier und Lemcke 2006, Kiefer et al. 2006). Postoperativ sollten Verlaufskontrollen zunächst nach Wochen und dann in größeren Abständen (3 Monate, 6 Monate, schließlich jährlich) erfolgen, um Komplikationen (Überdrainage) zu erkennen und die Drainage an den klinischen Verlauf anzupassen. Mit einer Besserung kann nach wenigen Wochen gerechnet werden. Es sind aber auch Verzögerungen von Monaten beschrieben (McGirt et al. 2005, Gallia et al. 2006). Für den Fall, dass eine Operation kontraindiziert ist oder vom Patienten abgelehnt wird, sind intermittierende therapeutische Liquorpunktionen möglich, die in Einzelfällen anhaltende Effekte haben (Paulus 2008). Belastbare Studien gibt es zu diesem Vorgehen nicht.

I 4.5 Unwirksam, obsolet

Die Anwendung von Medikamenten (z. B. Acetazolamid) zur Senkung des ICP oder zur Reduzierung der Liquorproduktion ist nicht effektiv. Shunt-Operationen bei Patienten, die die diagnostischen Kriterien nicht erfüllen und positive Prädiktoren vermissen lassen, sind in Anbetracht der Komplikationsrate nicht gerechtfertigt.

I 4.6 Literatur

Albeck MJ, Skak C, Nielsen PR, Olsen KS, Borgesen SE, Gjerris F. Age dependency of resistance to cerebrospinal fluid outflow. J Neurosurg 1998;89:275–278.

Bateman GA. Cerebrospinal fluid pulsation. J Neurosurg 2007;106:197–199.

Bateman GA. Cerebral blood flow and hydrocephalus. J Neurosurg Pediatr 2009;3:244.

Bech-Azeddine R, Hogh P, Juhler M, Gjerris F, Waldemar G. Idiopathic normal-pressure hydrocephalus: clinical comorbidity correlated with cerebral biopsy findings and outcome of cerebrospinal fluid shunting. J Neurol Neurosurg Psychiatry 2007;78:157–161.

Boon AJ, Tans JT, Delwel EJ et al. Dutch Normal-Pressure Hydrocephalus Study: randomized comparison of low- and medium-pressure shunts. J Neurosurg 1998;88: 490–495.

Boon AJ, Tans JT, Delwel EJ et al. Dutch Normal-Pressure Hydrocephalus Study: the role of cerebrovascular disease. J Neurosurg 1999;90:221–226.

Bradley WG. Normal pressure hydrocephalus and deep white matter ischemia: which is the chicken, and which is the egg? AJNR Am J Neuroradiol 2001;22:1638–1640.

Brean A, Eide PK. Prevalence of probable idiopathic normal pressure hydrocephalus in a Norwegian population. Acta Neurol Scand 2008;118:48–53.

Bugalho P, Alves L. Normal-pressure hydrocephalus: white matter lesions correlate negatively with gait improvement after lumbar puncture. Clin Neurol Neurosurg 2007;109:774–778.

Bugalho P, Guimaraes J. Gait disturbance in normal pressure hydrocephalus: a clinical study. Parkinsonism Relat Disord 2007;13:434–437.

Carrera E, Kim DJ, Castellani G et al. What shapes pulse amplitude of intracranial pressure? J Neurotrauma 2010;27:317–324.

Chahlavi A, El-Babaa SK, Luciano MG. Adult-onset hydrocephalus. Neurosurg Clin N Am 2001;12:753–760, ix.

Conner ES, Foley L, Black PM. Experimental normal-pressure hydrocephalus is accompanied by increased transmantle pressure. J Neurosurg 1984;61:322–327.

Czosnyka M, Richards HK, Czosnyka Z, Pickard JD. Normal-pressure hydrocephalus. J Neurosurg 2004;101: 1083–1084.

Czosnyka Z, Czosnyka M, Pickard JD. CSF pulse pressure and B waves. J Neurosurg 2005;103:767–768.

Czosnyka Z, Owler B, Keong N et al. Impact of duration of symptoms on CSF dynamics in idiopathic normal pressure hydrocephalus. Acta Neurol Scand 2010.

Dauch WA, Zimmermann R. (Normal pressure hydrocephalus. An evaluation 25 years following the initial description). Fortschr Neurol Psychiatr 1990;58:178–190.

Devito EE, Pickard JD, Salmond CH, Iddon JL, Loveday C, Sahakian BJ. The neuropsychology of normal pressure hydrocephalus (NPH). Br J Neurosurg 2005;19: 217–224.

Dixon GR, Friedman JA, Luetmer PH et al. Use of cerebrospinal fluid flow rates measured by phase-contrast MR to predict outcome of ventriculoperitoneal shunting for idiopathic normal-pressure hydrocephalus. Mayo Clin Proc 2002;77:509–514.

Eide PK, Brean A. Cerebrospinal fluid pulse pressure amplitude during lumbar infusion in idiopathic normal pressure hydrocephalus can predict response to shunting. Cerebrospinal Fluid Res 2010;7:5.

Esmonde T, Cooke S. Shunting for normal pressure hydrocephalus (NPH). Cochrane Database Syst Rev 2002; CD003157.

Factora R, Luciano M. When to consider normal pressure hydrocephalus in the patient with gait disturbance. Geriatrics 2008;63:32–37.

Fisher CM. Hydrocephalus as a cause of disturbances of gait in the elderly. Neurology 1982;32:1358–1363.

Freter S, Bergman H, Gold S, Chertkow H, Clarfield AM. Prevalence of potentially reversible dementias and actual reversibility in a memory clinic cohort. CMAJ 1998;159:657–662.

Fukuhara T, Luciano MG. Clinical features of late-onset idiopathic aqueductal stenosis. Surg Neurol 2001;55: 132–136.

Gallia GL, Rigamonti D, Williams MA. The diagnosis and treatment of idiopathic normal pressure hydrocephalus. Nat Clin Pract Neurol 2006;2:375–381.

Gerloff C, Strupp M. Normaldruckhydrozephalus. In: Brandt T, Dichgans J, Diener HC, eds. Therapie und Verlauf neurologischer Erkrankungen. Stuttgart: Kohlhammer; 2007.p. 1035–1045.

Giladi N, Kao R, Fahn S. Freezing phenomenon in patients with parkinsonian syndromes. Mov Disord 1997; 12:302–305.

Golomb J, Wisoff J, Miller DC et al. Alzheimer's disease comorbidity in normal pressure hydrocephalus: prevalence and shunt response. J Neurol Neurosurg Psychiatry 2000;68:778–781.

Haan J, Thomeer RT. Predictive value of temporary external lumbar drainage in normal pressure hydrocephalus. Neurosurgery 1988;22:388–391.

Hakim CA, Hakim R, Hakim S. Normal-pressure hydrocephalus. Neurosurg Clin N Am 2001;12:761–773, ix.

Hakim S, Adams RD. The special clinical problem of symptomatic hydrocephalus with normal cerebrospinal fluid pressure. Observations on cerebrospinal fluid hydrodynamics. J Neurol Sci 1965;2:307–327.

Hebb AO, Cusimano MD. Idiopathic normal pressure hydrocephalus: a systematic review of diagnosis and outcome. Neurosurgery 2001;49:1166–1184.

Hellstrom P, Edsbagge M, Archer T, Tisell M, Tullberg M, Wikkelso C. The neuropsychology of patients with clinically diagnosed idiopathic normal pressure hydrocephalus. Neurosurgery 2007;61:1219–1226.

Iddon JL, Pickard JD, Cross JJ, Griffiths PD, Czosnyka M, Sahakian BJ. Specific patterns of cognitive impairment in patients with idiopathic normal pressure hydrocephalus and Alzheimer's disease: a pilot study. J Neurol Neurosurg Psychiatry 1999;67:723–732.

Jahn K, Zwergal A, Schniepp R. Gait disturbances in old age: classification, diagnosis, and treatment from a neurological perspective. Dtsch Arztebl Int 2010;107: 306–315.

Kapaki EN, Paraskevas GP, Tzerakis NG et al. Cerebrospinal fluid tau, phospho-tau181 and beta-amyloid1-42 in idiopathic normal pressure hydrocephalus: a discrimination from Alzheimer's disease. Eur J Neurol 2007;14: 168–173.

Kiefer M, Meier U, Eymann R. Gravitational valves: relevant differences with different technical solutions to counteract hydrostatic pressure. Acta Neurochir 2006; 96 (Suppl):343–347.

Kim DJ, Carrera E, Czosnyka M et al. Cerebrospinal compensation of pulsating cerebral blood volume in hydrocephalus. Neurol Res 2010;32:587–592.

Knopman DS, Petersen RC, Cha RH, Edland SD, Rocca WA. Incidence and causes of nondegenerative nonvascular dementia: a population-based study. Arch Neurol 2006;63:218–221.

Krauss JK, Droste DW, Vach W et al. Cerebrospinal fluid shunting in idiopathic normal-pressure hydrocephalus of the elderly: effect of periventricular and deep white matter lesions. Neurosurgery 1996;39:292–299.

Krefft TA, Graff-Radford NR, Lucas JA, Mortimer JA. Normal pressure hydrocephalus and large head size. Alzheimer Dis Assoc Disord 2004;18:35–37.

Kudo T, Mima T, Hashimoto R et al. Tau protein is a potential biological marker for normal pressure hydrocephalus. Psychiatry Clin Neurosci 2000;54:199–202.

Lee PH, Yong SW, Ahn YH, Huh K. Correlation of midbrain diameter and gait disturbance in patients with idiopathic normal pressure hydrocephalus. J Neurol 2005;252:958–963.

Lemcke J, Meier U. Improved outcome in shunted iNPH with a combination of a Codman Hakim programmable valve and an Aesculap-Miethke ShuntAssistant. Cen Eur Neurosurg 2010;71:113–116.

Lemcke J, Meier U, Muller C et al. Is it possible to minimize overdrainage complications with gravitational units in patients with idiopathic normal pressure hydrocephalus? Protocol of the randomized controlled SVASONA Trial (ISRCTN51046698). Acta Neurochir 2010;106 (Suppl):113–115.

Li X, Miyajima M, Jiang C, Arai H. Expression of TGF-betas and TGF-beta type II receptor in cerebrospinal fluid of patients with idiopathic normal pressure hydrocephalus. Neurosci Lett 2007;413:141–144.

Lins H, Wichart I, Bancher C, Wallesch CW, Jellinger KA, Rosler N. Immunoreactivities of amyloid beta peptide(1-42) and total tau protein in lumbar cerebrospinal fluid of patients with normal pressure hydrocephalus. J Neural Transm 2004;111:273–280.

Marmarou A, Bergsneider M, Klinge P, Relkin N, Black PM. The value of supplemental prognostic tests for the preoperative assessment of idiopathic normal-pressure hydrocephalus. Neurosurgery 2005;57:S17–S28.

McGirt MJ, Woodworth G, Coon AL, Thomas G, Williams MA, Rigamonti D. Diagnosis, treatment, and analysis of long-term outcomes in idiopathic normal-pressure hydrocephalus. Neurosurgery 2005;57:699–705.

Meier U, Kiefer M, Sprung C. Evaluation of the Miethke dual-switch valve in patients with normal pressure hydrocephalus. Surg Neurol 2004;61:119–127.

Meier U, Lemcke J. Is it possible to optimize treatment of patients with idiopathic normal pressure hydrocephalus by implanting an adjustable Medos Hakim valve in combination with a Miethke shunt assistant? Acta Neurochir 2006;96 (Suppl):381–385.

Meier U, Lemcke J. Co-morbidity as a predictor of outcome in patients with idiopathic normal-pressure hydrocephalus. Acta Neurochir 2010;106 (Suppl):127–130.

Meier U, Lemcke J, Al-Zain F. Course of disease in patients with idiopathic normal pressure hydrocephalus (iNPH): a follow-up study 3, 4 and 5 years following shunt implantation. Acta Neurochir 2008;102 (Suppl): 125–127.

Meier U, Lemcke J, Neumann U. Predictors of outcome in patients with normal-pressure hydrocephalus. Acta Neurochir 2006;96 (Suppl):352–357.

Momjian S, Owler BK, Czosnyka Z, Czosnyka M, Pena A, Pickard JD. Pattern of white matter regional cerebral blood flow and autoregulation in normal pressure hydrocephalus. Brain 2004;127:965–972.

Mori K. Management of idiopathic normal-pressure hydrocephalus: a multiinstitutional study conducted in Japan. J Neurosurg 2001;95:970–973.

Paulus W. Normaldruckhydrocephalus. In: Diener HC, Putzki N, eds. Leitlinien für Diagnostik und Therapie in der Neurologie. Stuttgart: Thieme; 2008.p. 177–187.

Poca MA, Mataro M, del Mar MM, Arikan F, Junque C, Sahuquillo J. Is the placement of shunts in patients with idiopathic normal-pressure hydrocephalus worth the risk? Results of a study based on continuous monitoring of intracranial pressure. J Neurosurg 2004;100: 855–866.

Ravdin LD, Katzen HL, Jackson AE, Tsakanikas D, Assuras S, Relkin NR. Features of gait most responsive to tap test in normal pressure hydrocephalus. Clin Neurol Neurosurg 2008;110:455–461.

Razay G, Vreugdenhil A, Liddell J. A prospective study of ventriculo-peritoneal shunting for idiopathic normal pressure hydrocephalus. J Clin Neurosci 2009;16:1180–1183.

Relkin N, Marmarou A, Klinge P, Bergsneider M, Black PM. Diagnosing idiopathic normal-pressure hydrocephalus. Neurosurgery 2005;57:S4–16.

Sakakibara R, Kanda T, Sekido T et al. Mechanism of bladder dysfunction in idiopathic normal pressure hydrocephalus. Neurourol Urodyn 2008;27:507–510.

Shprecher D, Schwalb J, Kurlan R. Normal pressure hydrocephalus: diagnosis and treatment. Curr Neurol Neurosci Rep 2008;8:371–376.

Silverberg GD, Mayo M, Saul T, Rubenstein E, McGuire D. Alzheimer's disease, normal-pressure hydrocephalus, and senescent changes in CSF circulatory physiology: a hypothesis. Lancet Neurol 2003;2:506–511.

Stein SC, Burnett MG, Sonnad SS. Shunts in normal-pressure hydrocephalus: do we place too many or too few? J Neurosurg 2006;105:815–822.

Stolze H, Kuhtz-Buschbeck JP, Drucke H et al. Gait analysis in idiopathic normal pressure hydrocephalus – which parameters respond to the CSF tap test? Clin Neurophysiol 2000;111:1678–1686.

Stolze H, Kuhtz-Buschbeck JP, Drucke H, Johnk K, Illert M, Deuschl G. Comparative analysis of the gait disorder of normal pressure hydrocephalus and Parkinson's disease. J Neurol Neurosurg Psychiatry 2001;70:289–297.

Tarkowski E, Tullberg M, Fredman P, Wikkelso C. Normal pressure hydrocephalus triggers intrathecal production of TNF-alpha. Neurobiol Aging 2003;24:707–714.

Tarnaris A, Kitchen ND, Watkins LD. Noninvasive biomarkers in normal pressure hydrocephalus: evidence for the role of neuroimaging. J Neurosurg 2009;110: 837–851.

Trenkwalder C, Schwarz J, Gebhard J et al. Starnberg trial on epidemiology of Parkinsonism and hypertension in the elderly. Prevalence of Parkinson's disease and related disorders assessed by a door-to-door survey of inhabitants older than 65 years. Arch Neurol 1995;52: 1017–1022.

Tullberg M, Blennow K, Mansson JE, Fredman P, Tisell M, Wikkelso C. Cerebrospinal fluid markers before and after shunting in patients with secondary and idiopathic normal pressure hydrocephalus. Cerebrospinal Fluid Res 2008;5:9.

Vanneste J, Augustijn P, Tan WF, Dirven C. Shunting normal pressure hydrocephalus: the predictive value of combined clinical and CT data. J Neurol Neurosurg Psychiatry 1993;56:251–256.

Vanneste JA. Three decades of normal pressure hydrocephalus: are we wiser now? J Neurol Neurosurg Psychiatry 1994;57:1021–1025.

Vanneste JA. Diagnosis and management of normal-pressure hydrocephalus. J Neurol 2000;247:5–14.

Zekry D, Duyckaerts C, Belmin J, Geoffre C, Moulias R, Hauw JJ. Cerebral amyloid angiopathy in the elderly: vessel walls changes and relationship with dementia. Acta Neuropathol 2003;106:367–373.

Zemack G, Romner B. Adjustable valves in normal-pressure hydrocephalus: a retrospective study of 218 patients. Neurosurgery 2002;51:1392–1400.

I
4

I 5 Dystonien und Dyskinesien

von L. Schöls und F. Asmus

Bei den hyperkinetischen Bewegungsstörungen werden Ballismus, Chorea, Dystonie, Myoklonien, Tic und Tremor unterschieden. Dieses Kapitel beschäftigt sich mit Dystonien, medikamenteninduzierten Dyskinesien und, wegen der Ähnlichkeiten im Erscheinungsbild und der Therapie, mit dem Hemispasmus facialis, einer Erkrankung des peripheren Nervensystems. Chorea und Ballismus werden in Kapitel I 7, Myoklonien in Kapitel I 13, Tremor in Kapitel I 14 und Tics in Kapitel I 17 behandelt.

I 5.1 Dystonien

Der Begriff »Dystonie« wird in der Neurologie sowohl für Krankheitsentitäten wie die primäre reine Torsionsdystonie als auch für Symptome einer Erkrankung wie z. B. beim Morbus Parkinson verwendet. Die vielfältigen Differentialdiagnosen neurologischer Erkrankungen mit dystonen Symptomen werden in **Tab. I 5.2** wiedergegeben. Das klinische Syndrom »Dystonie« bezeichnet ein breites Spektrum von Erkrankungen, das vom tätigkeitsspezifischen Schreibkrampf bis hin zu schweren generalisierten Bewegungsstörungen reicht.
Die klinische Definition der Dystonien wurde von Fahn eingeführt (Fahn et al. 1998). Demnach ist eine Dystonie ein Syndrom anhaltender, unwillkürlicher Kontraktionen häufig antagonistisch wirkender quergestreifter Muskeln, das zu verzerrenden und/oder repetitiven Bewegungen oder einer gestörten Körperhaltung führt.
Historisch geht der Begriff »Dystonie« auf Oppenheim zurück, der 1911 erstmals die Bezeichnung *Dystonia musculorum deformans* (Oppenheim 1911) verwendete für Patienten mit einer früh beginnenden, meist generalisierten Dystonie, die nach heutigem Kenntnisstand dem Phänotyp einer genetischen Dystonieform entspricht. Diese DYT1-Dystonie wird verursacht durch Mutationen des TorsinA-Gens.
Da die Diagnose einer primären Dystonie fast ausschließlich klinisch gestellt wird, können sich immer wieder Schwierigkeiten in der Abgrenzung von anderen Bewegungsstörungen, insbesondere von Myoklonien und Chorea sowie von psychogenen Dystonien ergeben.
Hilfreich kann ein Algorithmus zur Diagnosestellung »Dystonie« sein (Albanese und Lalli 2009), der klinisch plausibel erscheint, dessen Validität jedoch erst noch prospektiv belegt werden muss. Lässt der klinische Befund Zweifel an der Diagnose einer Dystonie, so kann die Diagnose beim Vorliegen von mindestens zwei der folgenden vier Charakteristika von Dystonien gestellt werden: 1. Symptome der motorischen Aktivierung/Deaktivierung, z. B. erhöhte Blinzelfrequenz beim Blepharospasmus, 2. das Vorhandensein von Geste antagoniste, also eines transienten Stopps der Dystonie durch z. B. Berührung des Kopfes bei zervikalen Dystonien, 3. Spiegelbewegungen, z. B. als simultanes Auftreten dystoner Bewegungen in der kontralateralen Hand beim Schreibkrampf oder 4. das Auftreten von Overflow-Bewegungen bei der Aktivierung einer Körperregion. Sind weniger als zwei Kriterien klinisch erfüllt, kann mit simultanen EMG-Aufzeichnungen nach muskulären Kokontraktionen von Agonisten und Antagonisten gesucht werden, die häufig bei Extremitätendystonien vorliegen.

I 5.1.1 Klassifikation der Dystonien

Die Klassifikation von Dystonien beruht auf drei Achsen; 1. der Ätiologie, 2. dem Erkrankungsbeginn und 3. der Verteilung von der Dystonie betroffenen Körperregionen (Albanese et al. 2011) (s. **Tab. I 1.5** und **Abb. I 5.1**). Diese Klassifikation stellt gegenüber früheren eine Vereinfachung dar; als primäre (= idiopathische) Dystonien werden Erkrankungen eingeordnet, bei denen weder eine sekundäre (exogene) Ursache noch eine (heredo-)degenerative Ursache identifiziert werden kann. Monogenetische Formen von Dystonien, Dystonie-Plus-Syndrome und paroxysmale Dystonien werden zu den primären Dystonieformen gerechnet.

Zur Abgrenzung primärer Dystonieformen von sekundären oder heredodegenerativen sollte eine kraniale Kernspintomographie, bei passendem Phänotyp ggf. eine genetische Testung, und insbesondere bei Dystonien mit frühem Erkrankungsbeginn ein neurometabolisches Screening durchgeführt werden (Albanese et al. 2011). Besonders bei schweren generalisierten Formen kann dann, falls Botulinumneurotoxin (BoNT)-Injektionen oder orale Antidystonika nicht ansprechen, ggf. früh die Indikation für eine tiefe Hirnstimulation gestellt werden.
Parallel zu dieser ätiologischen Kategorisierung ist die Klassifizierung nach der topographischen Verteilung der Dystonie in generalisierte, multifokale, segmentale, fokale Dystonien und in Hemidystonien üblich.
Manifestieren sich Dystonien im Kindesalter, zeigen sich die ersten Symptome meist in den Extremitäten mit einer Neigung zur Generalisierung und im Verlauf der Erkrankung häufig auch ein Gradient der Symptomschwere kaudorostral, also abnehmend von den Extremitäten zum Kopf. Im Gegensatz dazu wird bei der DYT6- und DYT12-Dystonie ein rostrokaudaler Gradient der Symptomverteilung beobachtet. Im Erwachsenenalter auftretende idiopathische Dystonien, wie zervikale Dystonie oder Blepharospasmus, zeigen dagegen in aller Regel ein fokales oder segmentales Verteilungsmuster (Abbruzzese et al. 2008).

Tab. I.5.1: Klassifikation der Dystonien, basierend auf den Achsen Ätiologie, Erkrankungsbeginn und Verteilung (modifiziert nach Albanese et al. 2011)

Klassifikation von Dystonien, basierend auf drei Achsen
nach der Ätiologie:
Primäre Dystonien (keine exogenen oder neurodegenerativen Ursachen)
Primäre (reine) Dystonien (PRD): Klinisch liegt nur eine Torsionsdystonie vor, wobei Halte- und/oder Aktionstremores erlaubt sind z. B. DYT1 und DYT6 Dystonie
Primäre Dystonie plus (PDP): Dystonie ist ein markantes Symptom der Erkrankung, ist aber vergesellschaftet mit anderen Bewegungsstörungselementen wie Myoklonus oder Parkinsonismus, die bisweilen dominieren können, z. B. Dopa-responsive Dystonie oder Myoklonus-Dystonie
Primäre paroxysmale Dystonie (PPD): Eine Torsionsdystonie tritt nur während kurzer Episoden auf, dazwischen kann nur ein Normalbefund erhoben werden. Es existieren drei Hauptkategorien: a) Paroxysmale kinesigene Dyskinesie (PKD, DYT9), Attacken werden durch plötzliche Bewegungen ausgelöst b) Paroxysmale anstrengungsinduzierte Dystonie (PAD, DYT18); Attacken werden z. B. durch Walking oder Schwimmen ausgelöst c) Paroxysmale nicht-kinesigene Dystonie (PNKD, DYT8); typische Auslöser sind Alkohol und Koffein
Heredodegenerative Dystonien (HDD): Dystonie ist ein klinisches Symptom unter anderen, der Verlauf ist wie für eine heredodegenerative Erkrankung typisch chronisch progredient
Sekundäre Dystonien (SDN): Dystonie ist Symptom z. B. einer fokalen Hirnläsion oder einer Medikamenten- oder Chemikalienexposition (z. B. Dystonie bei Hirntumoren, tardiv nach Neuroleptikaexposition)
nach dem Erkrankungsbeginn:
Früher Beginn: variabel definiert als Erkrankungsbeginn bis zum 20.–30. Lebensjahr; meist Beginn in Arm oder Bein, häufig Fortschreiten zu anderen Extremitäten oder dem Rumpf **Später Beginn**: Beginn am Hals (z. T. incl. Larynx), der kranialen Muskulatur und einem Arm; in der Regel fokal oder segmental mit Ausbreitung allenfalls auf die angrenzenden Muskeln
nach der Verteilung:
Fokal: eine Körperregion (z. B. Schreibkrampf oder Blepharospasmus) **Segmental**: zusammenhängende Körperregionen (z. B. kranial und zervikal oder zervikal und obere Extremität) **Multifokal**: nicht zusammenhängende Körperregionen (obere und untere Extremität, kranial und untere Extremität) **Generalisiert**: beide Beine und mindestens eine weitere Körperregion (i. d. R. ein Arm oder beide Arme) **Hemidystonie**: Hälfte des Körpers (i. d. R. ursächliche strukturelle Läsion in den kontralateralen Basalganglien)

Tab. I 5.2: (Heredo-)Degenerative und Sekundäre Dystonien

Parkinson-Syndrome	HB
Idiopathisches Parkinson-Syndrom (IPS) • Extremitätendystonien bei früh manifestierendem IPS, häufig monogenetische Formen wie PARK2 • Off- oder Peak-dose-Dystonien bei IPS im Stadium der Wirkungsfluktuationen	HB HB HB
Progressive supranukleäre Blickparese (Lidöffnungsapraxie, Blepharospasmus)	FS
Multisystematrophie (MSA-P) (BSP, Dropped Head DD: Anterocaput/-collis, Axiale Dystonie, Kamptokormie)	FS
Kortikobasale Degeneration (CBD) (stark seitenbetonte LD, seltener CD und BSP)	KS
Monogenetische neurodegenerative Erkrankungen	
M. Wilson (Bulbäre Dystonie und Dysarthrie, nur selten »*Risus sardonicus*«, LD und Axiale Dystonie)	KS
Chorea Huntington Dystonie-dominanter Phänotyp bei bis 15 %	FS
Huntington-Disease Like 2 (sehr selten) mit Junctophilin-3 Mutationen (Dystonie-Prävalenz bei > 50 %, meist afrikanische Abstammung nur Einzelfälle mit europäischen Vorfahren)	HB
Neurodegeneration mit Eisenablagerung im Gehirn (NBIA = neurodegeneration with brain iron accumulation)	
Neuroferritinopathie Beginn als halbseitige Extremitätendystonie (UEX > OEX) bei ca. 40 %, im Verlauf generalisierte Dystonien, Kieferöffnungsdystonien/-dyskinesien	FS
Pantothenatkinase-assoziierte Neurodegeneration (PKAN, früher M. Hallervorden-Spatz) (schwere generalisierte, chronisch progrediente Dystonien, z. T. mit Parkinson-Syndrom)	KS

Tab. I 5.2: Heredodegenerative und Sekundäre Dystonien (Fortsetzung)

NBIA assoziiert mit PLA2G6-Mutationen Dystonie-Parkinson-Syndrom mit generalisierter Dystonie, oromandibulären Dystonien mit Zungenprotrusion	HB
Heredoataxien	
Spinozerebelläre Ataxien • **SCA2, SCA3** bei 10 % der Patienten CD oder LD • **SCA6** Einzelfälle mit LD • **SCA7** Einzelfall mit CD • **SCA14** Einzelfälle mit tätigkeitsspezifischer LD, ein Fall mit Myoklonien und fokaler Dystonie • **SCA17** LD oder axiale Dystonie	 HB FB FB FB HB
Ataxia teleangiectasia häufig LD	HB
Weitere heredodegenerative Dystonien	
Neuroakanthozytose • **McLeod-Syndrom**, Mutationen im *XK*-Gen (Kell-Blutgruppen-Antigen) Chr. X häufig orofaziale Dyskinesien mit Zungenprotrusion • **Chorea-Akanthozytose**, Chorein *VPS13A*-Gen schwere orofaziale Dyskinesien, teils LD und dystone Gangstörung	 HB FS
Rett-Syndrom Axiale Dystonie bei karboxyterminalen MECP2-Mutationen	FS
Neuronale Intranukleäre Einschlusskörperchen-Erkrankung (fokale oder segmentale Dystonien)	FB
(Familiäre) Infantile bilaterale striatale Nekrose, AR- oder mitochondrialer Erbgang, Genort: Chr. 19q13.32 (Progrediente generalisierte Dystonie)	FB
Aicardi-Goutieres Syndrom, AGS1 Chr. 3p21 und AGS2 Chr. 13q14–21 (Progrediente generalisierte Dystonie)	FB
(Familiäre) Idiopathische Basalganglienverkalkung (M. Fahr) (in Einzelfällen initial LD)	FB
Sekundäre Dystonien	
Aminosäurestoffwechsel-Erkrankungen	
Homozysteinurie	KS
Glutaratazidämie	
Methylmalonatazidämie	
M. Hartnup	
Lipidosen	
GM1-Gangliosidose *Adulter Typ 3* langsam progrediente Generalisierte Dystonie	KS
GM2-Gangliosidose (Tay-Sachs-Krankheit) Ophistotonus in Spätstadien	HB
Hexosaminidase A- und B-Mangel	
Zeroidlipofuszinose	
Lysosomale Speicherkrankheiten	FB
Niemann Pick Typ C Progrediente generalisierte Dystonie im Kindesalter	
Dystone Lipidose (»sea blue« Histiozytose)	
Sonstige metabolische Erkrankungen	
Mitochondriale Enzephalopathien • **M. Leber (LHON)** Progrediente generalisierte Dystonie im Kindesalter • **M. Leigh** Progrediente generalisierte Dystonie • **MELAS** Progrediente generalisierte Dystonie	 FB FS FS

Tab. I 5.2: Heredodegenerative und Sekundäre Dystonien (Fortsetzung)

Lesch-Nyhan-Syndrom Progrediente generalisierte Dystonie des Kindesalters mit Selbstverstümmelung	FB
Triosephospat-Isomerase-Mangel	
Vitamin-E-Mangel	FB
Perinatale Hirnläsionen und Kernikterus	KS
Infektionen	
• Virale Enzephalitiden • Subakut sklerosierende Panenzephalitis • Encephalitis lethargica • Reye-Syndrom • AIDS • Creutzfeldt-Jakob-Erkrankung • Tuberkulose • Syphilis	FB FB FS FB FB FB FB
Toxine	
• MN • CO • CS2 • Methanol • Disulfiram • Wespenstiche	FB FS FB FB FB FB
Medikamente	
• L-Dopa, Dopamin-Agonisten • Neuroleptika, Metoclopramid • Fenfluramin • Flecainid • Antikonvulsiva • Kalzium-Antagonisten • Ergotamine	KS KS
Paraneoplastische Syndrome	FS
Autoimmune EPMS mit Dystonien	KS
Fokale ZNS-Läsionen	
• Arteriovenöse Malformation • Multiple Sklerose • Zentrale pontine Myelinolyse • Hirntumoren • Traumatische und vaskuläre Läsionen • Thalamotomien • Syringomyelie	FB FB FB FB FB FS FB
Fokale Läsionen des peripheren Nervensystems • traumatisch • Sympathische Reflexdystrophie	 FS FS
Psychogene Formen	FS

(modifiziert nach Fahn et al. 1998)
Die klinische Häufigkeit von Dystonien bei den angeführten Erkrankungen wird wiedergegeben durch die Kategorien KS = Kardinalsymptom mit Anteil an den Diagnosekriterien, HB = häufiges Begleitsyndrom, FS = Erkrankungssubtyp mit Dystonien in größeren Fallserien und FB = Einzelfallberichte. Die Topographie der Dystonie ist abgekürzt durch CD = Zervikale Dystonie, BSP = Blepharospasmus, LD = Extremitätendystonie, DYT = Dystonie, Chr = Chromosom

I 5.1.2 Epidemiologie und Verlauf

Dystonien sind nach dem essenziellen Tremor, dem Restless-legs-Syndrom und dem Morbus Parkinson die vierthäufigste Bewegungsstörung (Wenning et al. 2005). Primäre reine Dystonien (PRD) sind die häufigste Form der Dystonien. In den bisher vorliegenden 20 Studien (Defazio 2010) variiert die Prävalenz von PRD zwischen 2 und 50 Patienten pro eine Million für früh beginnende Dystonien und 30–7 320 pro eine Million für Dystonien mit spätem Erkrankungsbeginn. Diese extreme Variation ist jedoch eher bedingt durch methodische Unterschiede der Studien insbesondere auch in Bezug auf die Verwendung verschiedener Diagnosekriterien für Dystonien und nicht durch objektivierbare Populationsunterschiede (Defazio et al. 2004, Defazio 2010). Über Verlauf und Prognose bei Dystonien liegen nur sehr wenige Studien vor. Außer bei sekundären Dystonien mit akutem Auftreten nach strukturellen Läsionen oder beim extrem seltenen Rapid-onset Dystonie-Parkinson-Syndrom (DYT12) ist der Beginn der Dystonien in aller Regel schleichend und entwickelt sich über Wochen bis Monate. Der Übergang

einer fokalen Extremitätendystonie in eine generalisierte Dystonie wird praktisch nur bei den früh beginnenden PRD und dort am häufigsten bei der DYT1-Dystonie beobachtet. Kontinuierliche Verschlechterungen über mehr als 5–7 Jahre nach Erstmanifestation stellen die Diagnose einer PRD infrage.
Wie bei praktisch allen Bewegungsstörungen ist bei Dystonien eine Symptomzunahme bei motorischer Aktivierung typisch. Dieses Phänomen muss von den sehr seltenen Formen der paroxysmalen bewegungsinduzierten (kinesigenen) bzw. von den paroxysmalen belastungsabhängigen Dystonien/Dyskinesien differenziert werden. Spontane Remissionen bei PRD sind in der Praxis selten (< 5 % der Betroffenen). Lediglich bei sekundären Dystonien nach Exposition gegen dopaminantagonistisch wirkende Neuroleptika kann sich in den ersten Monaten nach Manifestation eine partielle Remission einstellen.

Tab. I 5.3: Pseudodystonien (häufig zervikale Pseudodystonie)

Störungen des Skeletts
Atlanto-axiale Subluxation
Frakturen/Osteomyelitis der zervikalen Wirbelsäule
Klippel-Feil-Syndrom
Störungen der Muskulatur oder des Bindegewebes
Kongenitaler Torticollis mit Aplasie des M. sternocleidomastoideus
Zervikale Fibrose nach Bestrahlung
Lokale Infektionen
Pharyngitis
Lymphadenitis
Weitere neurologische Erkrankungen
Tumoren der hinteren Schädelgrube
Arnold-Chiari-Malformation
Sandifer Syndrom
Tumoren des zervikalen Rückenmarks
Paresen der extraokulären Muskeln/Trochlearisparese
Okulomotorische Apraxie
Fokale Epilepsie

I 5.1.3 Genetik der Dystonien

Zu den monogenetischen Dystonien zählen 1. die primären reinen Dystonien (PRD), bei denen zusätzlich zur Dystonie nur Halte- und Aktionstremores auftreten kann, 2. die primären Dystonie-Plus-Syndrome (PDP), bei denen die Dystonie in Kombinationen mit anderen Bewegungsstörungen vorliegt und 3. die primären paroxysmalen Dystonien (PPD) (s. **Abb. I 5.1**).
In der chronologischen Reihenfolge ihrer Identifikation werden Genorte bzw. Gene mit der Bezeichnung »DYT« und einer fortlaufenden Nummerierung (bisher 1–21) benannt (s. **Abb. I 5.1**). Nicht für alle Genorte konnte bisher das entsprechende Krankheitsgen kloniert werden.

Für PRD sind bislang zwei Krankheitsgene identifiziert, TorsinA (DYT1) und *THAP1* (DYT6). Für fünf weitere PRD-Formen wurden nur Genorte identifiziert, wobei DYT4, DYT7 und DYT13 einen autosomal-dominanten Erbgang aufweisen und DYT2 und DYT17 autosomal-rezessiv sind. Die klinischen Phänotypen dieser fünf genetischen Dystonien sind sehr variabel und reichen von fokalen kranialen bis zu generalisierten Dystonien.
Die hohe Prävalenz von 1 : 9 000 für PRD mit frühem Krankheitsbeginn (EOPTD) ist bei Aschkenazi-Juden durch eine Founder-Mutation im TorsinA-Gen (DYT1) bedingt (Bressman et al. 2000). In anderen nicht-jüdischen Populationen beträgt der Anteil von EOPTD-Patienten mit DYT1-Mutation nicht 80 %, sondern 16–53 % (Lebre et al. 1999, Zorzi et al. 2002). Die DYT1-Dystonie beginnt meist in der Kindheit als Extremitätendystonie und generalisiert innerhalb von Monaten bis Jahren. Die Schwere der Symptome variiert interindividuell und auch intrafamiliär sehr stark. Die Penetranz bei DYT1-Mutationsträgern ist mit 30–40 % deutlich reduziert. Für einen Polymorphismus im Exon 4 des *TorsinA*-Gens (D216H) konnte eine Senkung des Manifestationsrisikos auf 10 % gezeigt werden (Risch et al. 2007).

Die genetische Testung auf die DYT1-Mutation ist einfach, da alle klinisch relevanten Mutationen im Exon 5 des *TorsinA*-Gens liegen und für die klinische Testung die gezielte Analyse auf die Deletion von drei Basenpaaren (Position 302/303 GAG) ausreicht (Albanese et al. 2011). Empfohlen ist dieser Test für alle Patienten mit einer Early-onset(EO)-PRD und einem Erkrankungsbeginn bis 26 Jahre oder auch bei einem späteren Erkrankungsbeginn, wenn ein Familienangehöriger an einer EO-PRD leidet (Bressman et al. 2000). Bei nicht-jüdischen Patienten mit einer generalisierten PRD und einem Erkrankungsbeginn jünger als 26 Jahre, liegt die Wahrscheinlichkeit für den Nachweis einer DYT1-Mutation bei höchstens 50 %. Das isolierte Auftreten einer fokalen Dystonie bei DYT1-Mutationsträgern ist eine Rarität, sodass bei Patienten mit fokalen Dystonien nur eine DYT1-Genanalyse sinnvoll erscheint, wenn andere Familienmitglieder an einer EO-PRD leiden.
TorsinA, das DYT1-Protein, gehört zur Familie der AAA-Proteine mit ATPase-Aktivität und Chaperon-Funktion (Hanson und Whiteheart 2005). Das Protein ist zellulär hauptsächlich im Endoplasmatischen Retikulum lokalisiert. Mutiertes TorsinA-Protein akkumuliert in der Hülle des Zellkerns und bildet dort kugelförmige Einschlusskörper, die sich im Zytoplasma ansammeln (Gonzalez-Alegre und Paulson 2004). Darüber hinaus ist bei der TorsinA-Mutante die Interaktion mit der leichten Kette des Kinesin I gestört, einem Motorprotein mit zentraler Bedeutung für den axonalen Transport in Neuronen (Kamm et al. 2004).
Die DYT6-PRD wird verursacht durch heterozygote Mutationen im *THAP1*-Gen (Thanatos-assoziiertes Protein) (Bressman et al. 2009, Djarmati et al. 2009). Der Zusammenhang mit der Verursachung von Dystonien beim Menschen ist unklar. Im Gegensatz zur DYT1-PRD beginnt die DYT6-PRD meist kraniozervikal mit der Tendenz zur Ausbreitung in benachbarte Körperregionen. Der mittlere Erkran-

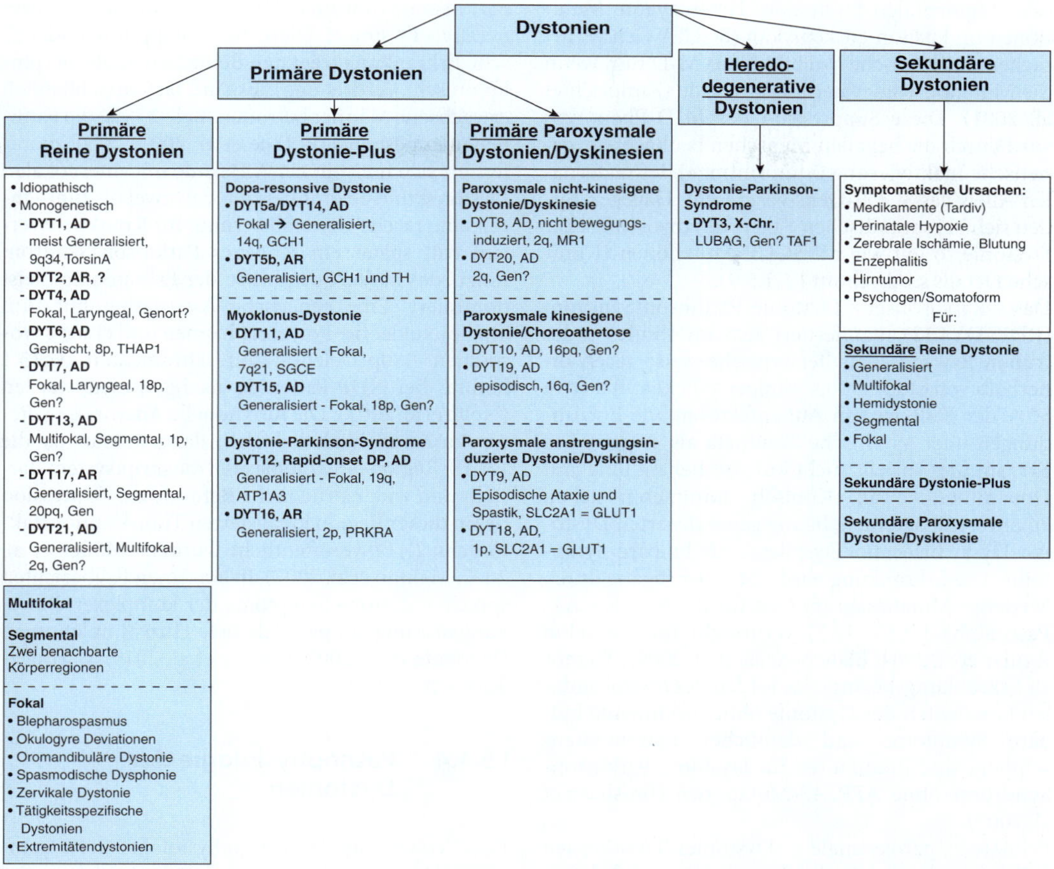

Abb. I 5.1: Klassifikation der Dystonien. Dystonien lassen sich in primäre, sekundäre und heredodegenerative Dystonien gliedern. Die genetischen Formen werden in der Kategorie der primären Dystonien kategorisiert, wobei reine Dystonien (PRD), primäre Dystonie-Plus-Syndrome (PDP) und primäre paroxysmale Dystonien (PDD) differenziert werden. Bei den genetischen Dystonien wird jeweils der Erbgang (AD/autosomal-dominanter Erbgang, AR/autosomal-rezessiver Erbgang, X-Chr./x-chromosomal), die chromosomale Lage des Genorts und, falls bekannt, die Bezeichnung des Krankheitsgens wiedergegeben.

kungsbeginn liegt bei 19 Jahren. Typische DYT6-Patienten weisen auch eine markante spasmodische Dysphonie auf. Die Penetranz liegt mit ca. 60 % höher als bei der DYT1-PRD.

Als weiterer Genort für ein EO-PRD mit AD-Erbgang ist bislang nur die DYT13-PRD (Valente et al. 2001) identifiziert worden. Bei einer australischen Familie mit AD-Erbgang erkrankten die Patienten an einer spasmodischen Dysphonie und/oder an einer zervikalen Dystonie (DYT4) (Ahmad et al. 1993).

Für die PRD mit Beginn im Erwachsenenalter (LO-PRD) sind bislang zwei Genorte auf Chromosom 18p (DYT7) und 2q (DYT21) bekannt (Leube et al. 1996, Norgren et al. 2011). Der DYT7-Lokus überlappt mit heterozygoten chromosomalen Deletionen der 18p-Region, welche zu komplexen Fehlbildungssyndromen mit fokalen Dystonien führen können (Klein et al. 1999, Nasir et al. 2006).

Die LO-PRD tritt familiär gehäuft auf. Bei 10–20 % der Verwandten ersten Grades von Patienten mit LO-PRD konnte ebenfalls eine PRD diagnostiziert werden (Maniak et al. 2003, Defazio et al. 2003).

In die Gruppe der primären Dystonie-Plus (PDP) fallen eine Reihe sehr seltener Bewegungsstörungen, bei denen Dystonien nachgewiesen werden können, die jedoch noch zusätzliche Bewegungsstörungen aufweisen:

Die genetischen Ursachen der dopa-responsiven Dystonien (DRD, DYT5 und DYT14) sind heterogen. Alle bisher bekannten Gendefekte führen jedoch zu einem Synthesedefizit für Katecholamine, insbesondere für Dopamin. Bei autosomal-dominantem Erbgang konnten in etwa 80 % der Fälle Mutationen im *GTP-Cyclohydrolase-I*-Gen identifiziert werden (Clot et al. 2009). *De-novo*-GCH1-Mutationen oder eine reduzierte Penetranz können jedoch den dominanten Erbgang einer DRD maskieren. Phänotypisch kann sich eine Überlappung zu sich früh manifestierenden monogenetischen Parkinson-Syndromen, z. B. verursacht durch PARK2 (Parkin)-Mutationen ergeben, wobei hierfür bislang nur Einzelfälle publiziert wurden (Clot et al. 2009).

Mutationen im *Tyrosin-Hydroxylase*-Gen verursachen einen autosomal-rezessiven DRD-Phänotyp, dessen klinisches Erscheinungsbild – abhängig von der Restaktivität des mutierten Enzyms – von typischer DRD bis hin zu schweren Enzephalopathien reicht (Schiller et al. 2004). Auch autosomal-rezessive Mutationen im *Sepiapterin-Reduktase* (SPR)-Gen verursachen schwere, pädiatrische DRD-Verlaufsformen, häufig mit mentaler Retardierung (Neville et al. 2005).

Bei der Myoklonus-Dystonie (M-D, DYT11) handelt es sich um eine autosomal-dominant vererbte Erkrankung mit Myoklonien und zusätzlich fokalen oder segmentalen Dystonien. Heterozygote Mutationen im Epsilon-Sarkoglykan (SGCE)-Gen verursachen das klinische Vollbild einer M-D nur, wenn die Mutation vom Vater ererbt wurde (Zimprich et al. 2001). Diese Suppression des M-D-Phänotyps wird durch die bei allen Menschen beobachtete, genetische Inaktivierung (»Imprinting«) des maternalen Allels des SGCE-Gens verursacht. Dagegen finden sich bei sporadischen Fällen von myoklonischer Dystonie so gut wie nie SGCE-Mutationen (Klinische Details s. Abschnitt I 5.1.5.9).

Das Rapid-onset Dystonie-Parkinson-Syndrom (RDP, DYT12) manifestiert sich im Kindes- oder frühen Erwachsenenalter typischerweise rasch innerhalb von Stunden bis weniger Wochen. Bei etwa 50 % der Fälle wirken Außenfaktoren wie Entzündungen oder psychische Traumata als Trigger. Die Erkrankung spricht nicht auf die Behandlung mit Dopaminergika an. Klinisch dominieren neben einer rostral betonten, häufig generalisierten Dystonie Dysarthrie und Dysphagie als bulbäre Symptome. Die Erkrankung wird mit AD-Erbgang durch Missense-Mutationen im Gen für die Na+/K+-ATPase alpha-3 (ATP1A3) verursacht (de Carvalho Aguiar et al. 2004, Blanco-Arias et al. 2009). Tremor zu Erkrankungsbeginn, das Fehlen des rostrokaudalen Gradienten der Dystonie ohne prominente bulbäre Symptome und deutlicher Extremitätenschmerz sind Prädiktoren für Dystonie-Parkinson-Syndrome ohne *ATP1A3*-Mutationen (Brashear et al. 2007).

Primäre paroxysmale Dystonien/Dyskinesien (PPD) treten sporadisch oder mit autosomal-dominantem Erbgang und reduzierter Penetranz auf. Die paroxysmale nicht-kinesigene Choreoathetose/-Dyskinesie (PDC, DYT8) ist eine familiäre Erkrankung, bei der die Attacken durch Stress, Alkohol, Kaffee oder durch Müdigkeit ausgelöst werden können. Mutationen im Myofibrillogenesis-Regulator-1 (MR-1) auf Chromosom 2q35 wurden bei 50 Patienten in acht verschiedenen Familien mit PDC entdeckt (Lee et al. 2004). Therapeutisch ist v. a. die Anwendung von Clonazepam empfehlenswert.

Die paroxysmale kinesigene Choreoathetose/-Dystonie (PKC, DYT10 und DYT19) ist durch bis zu 100 Attacken pro Tag gekennzeichnet, die vor allem durch plötzliche Bewegungen ausgelöst werden. Unter einer Behandlung mit Antiepileptika, insbesondere mit Carbamazepin, tritt in einigen Familien eine erhebliche Besserung auf (Houser et al. 1999).

Mutationen im Glucosetransporter-Gen (GLUT1, SLC2A1) verursachen eine heterogene Gruppe von Erkrankungen. Während in der Erstbeschreibung des GLUT1-Phänotyps als pädiatrische Erkrankung v. a. die Entwicklungsstörung mit Anfällen, Mikrozephalie, leichter Ataxie und Spastik im Vordergrund stand, konnten durch genetische Familienuntersuchungen auch bei paroxysmaler anstrengungsinduzierter Dyskinesie GLUT1 Missense-Mutationen nachgewiesen werden (Weber et al. 2008). In diesen Familien können neben der Bewegungsstörung auch Epilepsien, milde hämolytische Anämien und v. a. eine verminderte Glucosekonzentration im Liquor nachgewiesen werden (Brockmann 2009). Eine effektive Therapiemöglichkeit besteht in ketogener Diät.

Wegen seines chronisch-progredienten und fatalen Verlaufs ist das x-chromosomal vererbte Dystonie-Parkinson-Syndrom (XDP, DYT3) eine heredodegenerative Dystonie. Diese für Philippinos endemische Erkrankung trägt den Beinamen »Lubag« (philippinisch: Verdrehung). Es sind fast ausschließlich erwachsene Männer betroffen. Bei 92 % ist die Familienanamnese positiv (Lee et al. 2002). XDP manifestiert sich meist in der 3. Dekade mit einer fokalen Dystonie und zeigt innerhalb von zwei bis fünf Jahren eine rasche Generalisierung. Im Krankheitsverlauf tritt später ein schweres Parkinson-Syndrom hinzu, das in den Spätphasen der Erkrankung meist dominiert. Eine genetische Assoziation mit fünf Single-Nukleotid-Polymorphismen und einer intronischen 48bp-Deletion auf Chromosom Xq13.1 konnte bei XDP-Patienten nachgewiesen werden (Nolte et al. 2003). Die funktionelle Auswirkung dieser Variation blieb jedoch bislang unklar, da die DYT3-Region ein komplexes Transkriptsystem darstellt und widersprüchliche Befunde zur Expression des in dieser Region lokalisierten Transkriptionsfaktorgens *TAF1* veröffentlicht wurden (Müller et al. 2007, Makino et al. 2007). In einzelnen Fallberichten sprechen dystone Symptome der komplexen Bewegungsstörung auf pallidale tiefe Hirnstimulation an (Evidente et al. 2007, Oyama et al. 2010, Martinez-Torres et al. 2009).

I 5.1.4 Pathophysiologie der Dystonien

Das Verständnis der Pathophysiologie der Dystonien ist weiterhin lückenhaft. Die Einblicke aus der Genetik der Dystonien legen nahe, dass für das breite klinische Spektrum der Dystonien unterschiedliche Mechanismen verantwortlich sind. Die Unkenntnis der Pathophysiologie der Dystonien ist das größte Hindernis für die Entwicklung kausaler Therapien. Alle bisherigen Forschungsergebnisse deuten auf eine Dysfunktion der Basalganglien und ihrer neokortikalen Verbindungsschleifen hin.

Ischämische, hypoxische oder lokal raumfordernde Läsionen in den kontralateralen Basalganglien, vornehmlich im Putamen und im Thalamus (Chuang et al. 2002), oder pontomesenzephale Läsionen (Loher und Krauss 2009) sind häufige Ursachen von Hemidystonien. Diese Läsionsbefunde passen zu der Modellvorstellung einer Beeinträchtigung der Verschaltung subkortikaler mit kortikalen motorischen Regionen; danach ist bei Dystonie-Patienten bereits in Ruhe die Aktivität des Globus pallidus internus und des Thalamus vermindert. Während der Ausführung von Bewegungen nimmt die hemmende efferente Aktivität des Pallidum internum weiter ab, was zu einer thalamischen Disinhibition und der Entwicklung einer unkontrollierten Synchronizität im gesamten subkortikal-kortikalen motorischen Netzwerk und damit zu dystonen Bewegungen führt (Vitek 2002). Der therapeutische Erfolg einer Pallidotomie wäre demnach nicht durch die eigentlich kontraproduktive Beseitigung hemmender Pallidum-Efferenzen zu thalamischen Kerngebieten bedingt, sondern durch die Unterbrechung pathologisch synchroner Entladungsmuster in den subkortikal-kortikalen Schleifen (Trost 2003).

Die kortikale Dysfunktion bei Dystonien konnte mittels FDG-PET- und funktionellen MRT-Untersuchungen als Verstärkung des regionalen Blutflusses in primären und sekundären motorischen Hirnregionen sowie als Verbreiterung und Störung sensorischer Areale für die dystone Extremität nachgewiesen werden (Ceballos-Baumann et al. 1995, Hallett 2004). Zudem konnte mittels funktioneller MRT-Studien erstmals auch die subkortikale Dysfunktion bei idiopathischen Dystonien als erhöhte Basalganglienaktivität auch nach dem Ende einer motorischen Tätigkeit der oberen Extremität (Blood et al. 2004) und als Fehlorganisation der Somatotopie im Putamen dargestellt werden (Delmaire et al. 2005).

I 5.1.5 Therapeutische Prinzipien

Die Behandlung der primären Dystonien ist symptomatisch. Für viele Dystonienformen sind Botulinumneurotoxin (BoNT)-Injektionen die Therapie der ersten Wahl. Da BoNT praktisch nur lokale Wirkung aufweist, muss vor Behandlungsbeginn abgeschätzt werden, welchen klinischen Nutzen eine lokale Chemodenervierung von Muskeln mit sich bringt.
In der Therapie der generalisierten PRD und schwerer zervikaler oder segmentaler Dystonien hat die bilaterale tiefe Hirnstimulation des Globus pallidus internus mittlerweile einen festen Stellenwert. Führen die Standardtherapien mit BoNT und ggf. zusätzlich orale Medikation zu keiner Symptombesserung, sollte die Möglichkeit einer tiefen Hirnstimulation erwogen werden.

I 5.1.5.1 Botulinumtoxine

Lokale BoNT-Injektionen wurden zunächst für die Therapie des Blepharospasmus 1984 beschrieben (Frueh et al. 1984). Mit BoNT sind die meisten fokalen und segmentalen Dystonien so gut behandelbar, dass die BoNT-Injektionstherapie klinisch, aber auch nach evidenzbasierten Kriterien die Dystonietherapie der ersten Wahl ist (Simpson et al. 2008).
Für alle Serotypen (A-G) der *Clostridium botulinum* Neurotoxine wurde die Möglichkeit einer therapeutischen Anwendung überprüft. Aufgrund überlegener pharmakologischer und immunologischer Eigenschaften sind jedoch bisher nur die Serotypen A (BoNTA) und B (BoNTB) als Medikamente verfügbar. Die weiteste Verbreitung haben BoNTA-Präparate, während BoNTB hauptsächlich zur Behandlung der Sialorrhoe und beim sekundären Therapieversagen von BoNTA durch Antikörperbildung eingesetzt wird. BoNT führen nach lokaler Injektion zu einer hochselektiven, graduellen und reversiblen Chemodenervierung cholinerger Synapsen. Die schwere Kette (H-Kette) der BoNTs vermittelt dabei die spezifische Bindung an die Membranrezeptoren SV2 für BoNTA bzw. Synaptotagmin für BoNTB (Dong et al. 2006, Chai et al. 2006). Die leichte BoNT-Kette (L-Kette) wird vom Gesamttoxin proteolytisch abgespalten und ins Zytosol der cholinergen Nervenendigung freigesetzt. Dort übt die L-Kette ihre »toxische« Wirkung aus, indem sie die »Andock-Proteine« für die Acetylcholin-(ACh-)Vesikel an der synaptischen Membran proteolytisch spaltet und somit die ACh-Exozytose verhindert. Die Nervenendigungen selbst bleiben dabei strukturell intakt.
Die Serotypen der Botulinum-Neurotoxine unterscheiden sich durch ihre Zielproteine: Während BoNTB, D und F Synaptobrevin 2 (= Vesikel-assoziierte Membran-Proteine, VAMP) zum Substrat haben, können BoNTA, C und E SNAP–25 (= synaptosomal-assoziiertes Protein 25 kDa) spalten (Blasi et al. 1993).
Die funktionelle Erholung des Muskels tritt in der Regel zwischen zwei und vier Monaten nach der Injektion auf. Die Mechanismen sind komplex. Neu aussprossende Nervenendigungen sind zwar hoch aktiv im Recycling von Acetylcholinvesikeln, die ACh-Freisetzung wird jedoch vor allem an den ursprünglichen Synapsen regeneriert und leistet den quantitativ entscheidenden Beitrag zur Erholung (Rogozhin et al. 2008, Lebeda et al. 2010).
Bei lokaler Injektion kommt es nur zu einer minimalen hämato- und lymphogenen Ausbreitung des BoNT, die durch Einzelfaser-EMG-Untersuchungen an vom Injektionsort entfernt gelegenen Muskeln belegt werden kann. Es zeigt sich elektrophysiologisch ein vermehrter Jitter ohne klinische Parese (Olney et al. 1988).
Auch die Chemodenervierung der Muskelspindeln in der Skelettmuskulatur hat einen wichtigen Beitrag zum therapeutischen Effekt der BoNTs (Trompetto et al. 2006). Der im Tierversuch beobachtete retrograde Transport von BoNTA in spinale Neurone kommt wohl beim Menschen nicht vor (Humm et al. 2000).
Schwerwiegende generalisierte Nebenwirkungen der Botulinumtoxin-Therapie sind selten. Tritt ein solcher Fall mit anhaltender generalisierter Muskelschwäche, schwerer Dysphagie oder Aspirationspneumonie nach lokaler Injektion auf, muss auf komorbide neuromuskuläre Erkrankungen untersucht werden. Lokale Nebenwirkungen beruhen entweder auf einer zu starken Parese des injizierten Muskels oder auf der regionalen Verteilung des Toxins in der Nähe der Injektionsstelle. Dadurch können direkt benachbarte Muskeln ebenfalls eine Parese entwickeln, nicht aber direkt injizierte Muskeln.
Die Wirksamkeit der BoNT-Therapie lässt in den ersten Jahren nach Therapiestart bei bis zu 20 % der Patienten nach und macht damit eine Anpassung des Injektionsschemas und der Dosierung notwendig. Grund hierfür ist meist eine Progredienz der Dystonie (Brashear et al. 2000), jedoch bisweilen auch ein partielles Therapieversagen durch Antikörperbildung gegen BoNTs (Kranz et al. 2008, Müller et al. 2009).
Da die BoNT-Therapie neben der sehr viel invasiveren tiefen Hirnstimulation meist die einzige Behandlungsmöglichkeit darstellt, muss Folgendes beachtet werden, um eine Langzeitbehandlung zu ermöglichen; ein Mindestbehandlungsabstand von 8–10 Wochen sollte nicht unterschritten werden (↔, A). Für die Festlegung dieses Intervalls ist vor allem die klinische Erfahrung grundlegend. Bei den meisten Patienten ergibt sich in neurologischen Indikationen ein Intervall von ungefähr 3 Monaten. Sog. »Booster-Injektionen, die v. a. im Bereich der ästhetischen Medizin von einzelnen Behandelnden bereits 2–3 Wochen nach der ersten Injektion durchgeführt werden, sind nicht lege artis, da die Induktion von BoNT-Antikörpern auch bei ästhetischen Indikationen dokumentiert ist (Dressler et al. 2010).

Bei den aktuell am europäischen Markt befindlichen BoNTA-Handelspräparaten mit Komplexproteinen liegt das Risiko für die Bildung von BoNT-Antikörpern für Botox® (Fa. Allergan) je nach Indikation zwischen 0,28 % und 1,28 % (Naumann et al. 2010). Neben der immunologischen Disposition des Patienten korreliert die Antigenität einer BoNT-Formulierung auch mit ihrer spezifischen biologischen Aktivität (Toxische Mauseinheiten/ME pro ng Toxinzubereitung), also der Proteinmenge, die neben dem eigentlichen Toxin noch enthalten ist. Dies legen Vergleichsanalysen der Antikörperbildung zwischen dem vor 1998 verwendeten Botox, Fa. Allergan (Proteingehalt 25 ng/100 U BoNTA), und dem aktuell verfügbaren Botox®, Fa. Allergan (5 ng/100 U BoNTA), nahe, welche eine Antikörperbildung insbesondere bei dem originalen Botox® zeigten (Jankovic et al. 2003).
Ob sich die Rate sekundärer Non-Responder durch BoNT-Antikörperbildung durch das BoNTA NT 201 (Xeomin®, Fa. Merz Pharma) senken lässt, das keine Komplexproteine enthält, müssen klinische Langzeitstudien mit diesem Präparat zeigen. Das Risiko für ein sekundäres Therapieversagen nimmt nicht mit zunehmender Therapiedauer, sondern bei kurzen Injektionsintervallen und hoher Einzeldosis pro Behandlung zu (Dressler 2002). Gibt ein Patient einmalig bei sonst stabil effektiver BoNT-Therapie das Ausbleiben eines therapeutischen Effekts an, so rechtfertigt dies nicht sofort die Diagnose eines sekundären Therapieversagens. Psychischer Stress, traumatische Lebensereignisse oder akute Begleiterkrankungen können subjektiv zur Wahrnehmung fehlender Wirksamkeit der Injektionen führen.
Erst wenn zwei bis drei Folgebehandlungen trotz Dosiserhöhung keinen Therapieeffekt und keine Nebenwirkungen zeigen, sollte nach einem sekundären Therapieversagen gefahndet werden (Dressler 2002). Zur klinischen Diagnostik des antikörpervermittelten Therapieversagens auf BoNTs bietet sich v. a. der Extensor-digitorum-brevis (EDB)-Test an, bei dem die CMAP-Amplitude des M. extensor digitorum brevis bei supramaximaler Stimulation des N. peronaeus vor und 3–4 Wochen nach Injektion ermittelt wird. Die immunologischen Assays auf BoNT-Antikörper haben eine geringe Rate falschnegativer Ergebnisse: Auch bei Verwendung des »immunologischen Goldstandards« zum Nachweis von BoNT-Antikörpern, dem mouse protection assay (MPA), werden bei klinischen Respondern Antikörper nachgewiesen, und andererseits sind bei fast 50 % der sekundären Non-Responder keine derartigen Antikörper nachweisbar (Mejia et al. 2005). Botulinumtoxin B (Neurobloc®, Fa. Solstice) ist die therapeutische Alternative beim Nachweis neutralisierender Antikörper gegen BoNTA-Präparate. Allerdings kommt es beim Vorliegen von Antikörpern gegen BoNTA überproportional häufig auch zu einem Therapieversagen durch Antikörper gegen BoNTB.
Vergleichende Studien zeigen, dass die Umrechnungsfaktoren für die Mauseinheiten von Dysport® auf Botox® bzw. Xeomin® zwischen 3–4 : 1 : 1 liegen (Ranoux et al. 2002, Sampaio et al. 2004, Dressler et al. 2010). Da der Wechsel des Toxinpräparats meist aufgrund mangelnder Wirksamkeit oder dosisabhängigen Nebenwirkungen erfolgt, sollte der Umrechnungsfaktor zunächst konservativ gewählt werden.

I 5.1.5.2 Orale Medikation

Außer im Spezialfall der DRD ist die orale Medikation bei Dystonien die Therapie der zweiten Wahl (Substanzen und Dosierungsempfehlungen s. **Tab. I 5.4**). Dies resultiert aus der nur begrenzten Wirksamkeit der Substanzen in den von Patienten tolerierten Dosierungen, zum Beispiel bei den *Anticholinergika*.
Kontrollierte Studien für die Auswahl eines bestimmten Anticholinergikums existieren nicht. Meist wird Trihexyphenidyl verordnet, da es in kleineren Studien bei 35–70 % der Patienten die Beschwerden linderte (↔, B) (Brans et al. 1996). Für die meisten Patienten ist der Therapieeffekt jedoch weder subjektiv noch objektiv befriedigend, was v. a. mit zunehmendem Patientenalter durch dosisabhängige Nebenwirkungen bedingt ist. Häufig sind ab 8–12 mg Trihexyphenidyl reversible Konzentrations-, Gedächtnis- und Akkommodationsstörungen sowie Harnverhalt, selten Delirien. Im Gegensatz hierzu tolerierten Kinder und Jugendliche mit generalisierten Dystonien in verschiedenen Fallserien 60–150 mg/Tag Trihexyphenidyl mit gutem Effekt auf die Dystonie (Jarman et al. 1997, Anca et al. 2003) (↔, A).
Von *Benzodiazepinen* (↔, C) als Add-on-Therapie profitieren viele Patienten mit zervikaler und generalisierter Dystonie. Grund hierfür ist der muskelrelaxierende Effekt dieser Substanzgruppe. Meist entsteht hieraus eine Low-dose-Benzodiazepinabhängigkeit. Unserer Erfahrung nach gibt es keine wesentlichen Wirkungsunterschiede zwischen den Benzodiazepinen, wenngleich in der Praxis meist Tetrazepam oder Clonazepam verordnet werden. Auch sollte bedacht werden, dass eine Benzodiazepin-Dauertherapie die individuelle Schmerzschwelle des Patienten senken kann.
Liegen Dyskinesien oder stark phasische Dystonien vor, ist der Einsatz von *Tetrabenazin* (Nitoman®, Fa. Temmler Pharma), einer im ZNS Katecholaminentspeichernden Substanz, erwägenswert. Zugelassen ist dieses Präparat allerdings nur für Spätdyskinesien. Eine Besserung tritt meist in Dosierungen von 75 mg ± 25 mg ein, wobei besonders Patienten mit fazialen Dyskinesien profitieren können (↔, C). Zu berücksichtigen ist, dass die Dyskinesien oft erst beim Auftreten eines leichten Parkinsonoids nachlassen und die Monoamin-Depletion das Risiko für ein depressives Syndrom erhöht (Schreiber et al. 1999). Eine Tetrabenazin-induzierte Akinese tritt häufig erst mit einer Verzögerung von bis zu drei Wochen nach Eindosierung auf und macht dann eine umgehende Dosisreduktion notwendig.
Baclofen, ein $GABA_B$-Agonist, hat bei oraler Gabe in Dosierungen von 40–180 mg nur begrenzte Wirksamkeit, v. a. bei kindlichen und generalisierten Dystonien (↔–↑, B) (Anca et al. 2003). Die intrathekale, thorakolumbale Baclofen (ITB)-Applikation mittels einer Infusionspumpe ist eine Reservetherapie, zeigt aber im Vergleich zur oralen Applikation weniger Nebenwirkungen bei besserer Wirksamkeit. Mehrere kleine, meist nicht kontrollierte Studien belegen (↔, B), dass Patienten u. a. bei Dystonien im Rahmen eines komplex regionalen Schmerzsyndroms, eine über Jahre anhaltende klinische Wirksamkeit zeigen können. Allerdings ist gerade bei Dystonie-Patienten die Komplikationsrate der ITB-

Tab. I 5.4: Medikamentöse Therapie von Dystonien

Medikament	Initiale Dosis/Tag	Steigerung	Maximale Tagesdosis
L-Dopa (+ Decarboxylase-Inhibitor)	100 mg	100 mg/Woche	300–600 mg
Trihexyphenidyl	2 mg	1–2 mg/Woche	3 × 15(–25) mg
Baclofen	15 mg	15 mg/Woche	3 × 30 mg
Tetrabenazin	25 mg	25 mg/3 Tage	25–100 mg
Clonazepam	1 mg	1 mg/2–5 Tage	4 mg

Pumpen deutlich erhöht (Hou et al. 2001, van Rijn et al. 2009). Auf jeden Fall muss eine systematische Testung des Effekts intrathekalen Baclofens wiederholt vor Implantation der Medikamentenpumpe erfolgen.

Die alleinige Gabe von Dopamin-Antagonisten bessert fokale oder segmentale Dystonien allenfalls vorübergehend und unter Inkaufnahme des Risikos der Auslösung oder Verstärkung einer tardiven Bewegungsstörung. Mitte der 1980er-Jahre schlug David Marsden mangels therapeutischer Alternativen für generalisierte Dystonien eine Dreifachtherapie mit dem Monoamin-Entspeicherer Tetrabenazin, einem Neuroleptikum (Pimozid oder in neueren Varianten einem atypischen Neuroleptikum wie Clozapin oder Olanzapin) und einem Anticholinergikum (Trihexyphenidyl) vor (↔, B). In kleinen Fallserien ist die teilweise Wirksamkeit dieses Schemas bei axialen und generalisierten Dystonien belegt (Bhatia et al. 1997), allerdings zeigen die meisten Patienten bei effektiven Dosierungen nicht akzeptable Nebenwirkungen. Durch die Verfügbarkeit der pallidalen tiefen Hirnstimulation ist die Medikation mit dem »Marsden-Triple« zur nachgeordneten Therapie geworden.

I 5.1.5.3 Hirnstimulation

Da Botulinumtoxin bei schweren generalisierten Dystonien aufgrund der zugelassenen Dosishöchstgrenzen nur für die Therapie fokaler oder segmentaler Dystoniesymptome eingesetzt werden kann, und da die orale Pharmakotherapie nur zu bescheidenen Erfolgen führt, wurde, ausgehend von den zunächst positiven Erfahrungen mit Pallidotomien, die bilaterale tiefe Hirnstimulation des Globus pallidus internus bei Dystonien untersucht. Mittlerweile liegen bei Patienten mit primären Dystonien prospektive kontrollierte Studien vor (Vidailhet et al. 2005, Kiss et al. 2007, Kupsch et al. 2006). Die vorliegenden Daten sprechen für ein sehr gutes Ansprechen fokaler und generalisierter primärer Dystonien. Eine weiterführende Diskussion der stereotaktischen chirurgischen Therapiemöglichkeiten bei Dystonien findet sich in Kapitel I 3.

I 5.1.6 Therapie spezifischer Dystonie-Entitäten

I 5.1.6.1 Generalisierte und Axiale Dystonien

Klinik

Präzise klinische Daten sind v. a. von generalisierten PRD mit DYT1-Mutation (s. Genetik der Dystonien Abschnitt I 5.1.3) verfügbar. Bei dieser genetischen Form ist die phänotypische Variabilität sehr groß und reicht bei gleicher Mutation in derselben Familie vom Schreibkrampf bis zu schwersten generalisierten Dystonien (Opal et al. 2002).

Die überwiegende Zahl generalisierter Dystonien ist jedoch sekundären Ursprungs (SD) und meist bedingt durch eine perinatale Hypoxie. Die Bewegungsstörung kann sich in diesen Fällen auch mit einer Latenz von Monaten bis Jahren entwickeln (Cerovac et al. 2007).

Als Sonderform der axialen Bewegungsstörungen kann die Kamptokormie durch eine Dystonie mit isolierter axialer Aktivität der Hüftbeuge- und Bauchwandmuskulatur verursacht sein, die zu einer thorakolumbal betonten Vor- und/oder Seitwärtsbeugung führt (Reichel et al. 2001). Andere Ursachen für eine Kamptokormie sind ebenfalls differentialdiagnostisch zu erwägen, so Motorneuronerkrankungen, Myopathien (Margraf et al. 2010), z. B. auch als Sonderform einer fazioskapulohumeralen Muskeldystrophie (FSHD) (Kottlors et al. 2010), fokale Myositiden des M. erector spinae oder eine psychogene Bewegungsstörung (Azher und Jankovic 2005). Kamptokormien treten am häufigsten im Verlauf einer Parkinson-Erkrankung auf.

Epidemiologie und Verlauf

Die Prävalenz generalisierter Dystonien liegt in Mitteleuropa bei 3,4–3,9/100 000. Unter Aschkenazi-Juden ist sie aufgrund eines genetischen Founder-Effekts für die DYT1-Mutation mit 6,7 : 100 000 deutlich höher.

Bei etwa 60 % der Patienten mit PRD beginnt die Erkrankung zwischen dem 6. und dem 10. Lebensjahr. 50 % dieses Kollektivs zeigen zunächst fokale Extremitätendystonien mit rascher Generalisierungstendenz bereits innerhalb des ersten Jahres (Inzelberg et al. 1988). Die Generalisierung verläuft umso rascher, je früher die Erkrankung beginnt. Trotz eines optimierten Managements sind orthopädische und neurologische Komplikationen sehr häufig. Gerade bei Akutverschlechterungen mit Verlust der Gehfähigkeit muss an eine zervikale Myelopathie gedacht werden (Konrad et al. 2004).

Pragmatische Therapie

In jedem Fall sollte einmal ein Levodopa-Test mit Dosierungen von zunächst 300 mg/Tag, bei fraglich positivem Effekt weiter bis 600 mg/Tag für mindestens vier Wochen durchgeführt werden.

Präsentiert sich die Dystonie fokal betont, wie z. B. durch eine dystone Fußinversion, so kann hier eine BoNT-Injektion versucht werden. Limitierend für

die BoNT-Therapie bei generalisierten Dystonien sind die zugelassenen Höchstdosen mit maximal 300–400 ME Botox® oder Xeomin® bzw. 1 500 ME Dysport® pro Behandlung.
Die BoNT-Therapie kann durch die Gabe oraler Anticholinergika und/oder durch Baclofen ergänzt werden (↔, B). Phasisch hyperkinetische Dystonien können auf Tetrabenazin ansprechen. Bei schweren generalisierten PRD kann auch eine nach *Marsden* modifizierte Dreifachkombination (↔, C) von Trihexyphenidyl, Tetrabenazin und Olanzapin oder Clozapin versucht werden, die jedoch ein erhebliches Nebenwirkungspotenzial besitzt.
Neben diesen meist nur auf Fallserien oder kleinen offenen Studien beruhenden Empfehlungen ist der Nachweis der Wirksamkeit der bilateralen tiefen Hirnstimulation des Globus pallidus internus bei generalisierter Dystonie auf kontrollierten, qualitativ hochwertigen Studien zurückzuführen (↑, A) (Kupsch et al. 2006, Vidailhet et al. 2005, Vidailhet et al. 2007).
Bei generalisierten Dystonien können Traumata, Operationen, schwere Infektionen oder der Entzug von Lithium, Tetrabenazin oder Benzodiazepinen zu schwersten Exazerbationen in Form von sog. »dystonen Stürmen« führen. Rhabdomyolysen, schwerste Schmerzen, Dehydrierung und konsekutives akutes Nierenversagen machen dann eine vorübergehende intensivmedizinische Versorgung mit intrathekaler Baclofen-Gabe, hoch dosierten Benzodiazepinen und ggf. rascher Entscheidung über eine tiefe Hirnstimulation notwendig (Teive et al. 2005).

I 5.1.6.2 Hemidystonien

Klinik

Die Mehrzahl der Hemidystonien sind sekundäre Dystonien durch zerebrale Ischämien, intrazerebrale Blutungen, Hirntraumen oder perinatale Hypoxie.
Bei bis zu zwei Drittel der Patienten lassen sich Läsionen in den kontralateralen Basalganglien bildgebend nachweisen, wobei meist das Putamen oder der Thalamus betroffen ist.

Epidemiologie und Verlauf

Hemidystonien manifestieren sich im Mittel zwischen dem 20. und 25. Lebensjahr. Während die durchschnittliche Latenzperiode nach einer zerebralen Ischämie drei bis vier Jahre beträgt, sind die Intervalle nach perinataler Asphyxie bisweilen länger (Cerovac et al. 2007).

Pragmatische Therapie

Wie die Behandlung der sekundären generalisierten Dystonien, so ist auch die der Hemidystonien schwierig, denn in publizierten Fallserien sprechen nur maximal 35 % auf medikamentöse Behandlung an. Benzodiazepine, Anticholinergika oder Tetrabenazin sollten ausgetestet werden, wobei der zu erwartende klinische Erfolg meist gering ist. Es liegen keine Therapiestudien vor, die den Kriterien der evidenzbasierten Medizin genügen. Orientiert an den klinischen Symptomen können lokale Botulinumtoxin-Injektionen zur Therapie von Arm- und Fußdystonien erfolgen. Einige Berichte wurden über die erfolgreiche tiefe Hirnstimulation veröffentlicht.

I 5.1.6.3 Blepharospasmus

Klinik

Der Blepharospasmus (BSP) zählt zu den fokalen Dystonien des Erwachsenenalters und ist gekennzeichnet durch ein meist symmetrisches, tonisches und/oder klonisches, kraftvolles unwillkürliches Schließen der Augen. Ursache des Augenschlusses ist eine Überaktivität der zirkulären und tarsalen Anteile des M. orbicularis oculi. Typisches Prodromal-Syndrom eines Blepharospasmus ist neben erhöhter Lichtempfindlichkeit ein »Sicca-Syndrom«. Diese Beschwerden können den sichtbaren tonischen/klonischen Verkrampfungen der Augenmuskulatur viele Monate vorausgehen. Auch bei erfolgreicher Behandlung des Blepharospasmus mit Botulinumtoxin kann ein konjunktivales Fremdkörpergefühl fortbestehen und in seltenen Fällen aufgrund der Verringerung der Tränensekretion als Nebenwirkung einer BoNT-Therapie verstärkt werden. »Sensorische Tricks«, wie das Berühren des lateralen Orbitarandes, helfen oft dabei, den BSP für kurze Zeit zu unterdrücken. Ein unbehandelter tonischer BSP führt neben der mimischen Entstellung häufig zu einer Sehbehinderung bis hin zur funktionellen Blindheit.
Bei simultanen EMG-Ableitungen des M. orbicularis oculi und des M. levator palpebrae besteht physiologisch eine reziproke Hemmung. Bei der *Lidöffnungsapraxie*, einer Sonderform des Blepharospasmus, kann auch bei fehlender dystoner Aktivität des M. orbicularis oculi eine vollständige Inhibition des M. levator palpebrae registriert werden (Aramideh et al. 1994). Zusätzlich findet sich eine kompensatorische Überaktivität des M. frontalis.

Epidemiologie und Verlauf

Die Prävalenz des Blepharospasmus wird nach populationsbasierten Studien mit mindestens 8 : 100 000 angegeben. Die isolierte Lidöffnungsapraxie ist mit einer Prävalenz von 5,9 : 100 000 seltener (Lamberti et al. 2002). Das Erkrankungsalter liegt beim Blepharospasmus zwischen 45 und 65 Jahren (mittleres Alter 56 Jahre) (O'Riordan et al. 2004). Frauen sind häufiger betroffen als Männer (1,8 : 1) (Nutt et al. 1988). Bei 10–20 % der Patienten ist die Familienanamnese hinsichtlich Dystonien oder Halte- und Aktionstremores bei Verwandten ersten oder zweiten Grades positiv (Defazio und Livrea 2002). Häufiger als bei anderen fokalen Dystonien kommt es beim BSP zu einer Ausbreitung der Dystonie in angrenzende Körpersegmente bei bis zu 30 % der Patienten (Abbruzzese et al. 2008).

Pragmatische Therapie

Die subkutane Injektionstherapie von BoNT ist beim Blepharospasmus hochwirksam und durch zwei Studien der Klasse II sowie drei Vergleichsstudien von BoNT-Handelspräparaten belegt (Simpson et al. 2008) (↔, B). Sie stellt die Therapie der ersten

Wahl dar. Bei einer Ansprechrate von bis zu 90 % lassen sich placebokontrollierte, doppelblinde Studien ethisch nicht mehr rechtfertigen (Costa et al. 2005a).
Die Schemata für die Behandlung des Blepharospasmus sind weitgehend standardisiert, variieren jedoch zwischen verschiedenen Anwendungszentren. Die Platzierung der Injektionspunkte beeinflusst die Latenz bis zum Wirkungseintritt, die Wirkungsdauer und vor allem das Risiko von Nebenwirkungen wie Ptosis oder Doppelbilder (Price et al. 1997). Für einen klonischen Blepharospasmus werden drei »lidrandferne« Injektionspunkte subkutan über dem M. orbicularis oculi gesetzt. Die Anfangsdosis für diese drei lidrandfernen Injektionspunkte liegt bei insgesamt 12 ME Botox®/Xeomin® oder 60 ME Dysport®/Auge. Die Dosierung muss bei späteren Injektionsbehandlungen angepasst werden. Die Besserung beginnt etwa zwei bis fünf Tage nach der Injektion und hält etwa 8–12 Wochen an. Wiederholte Injektionen über einen Zeitraum von über 15 Jahren zeigen keinen Wirkverlust. Anhaltende unerwünschte Wirkungen sind nicht beobachtet worden. Das Auftreten von reversiblen Doppelbildern oder Ptosis ist insgesamt selten und abhängig von der gewählten Dosis und der Platzierung des Injektionspunkts, der ggf. zu nahe am M. rectus lateralis oder M. levator palpebrae lag. Orale Pharmaka sind bei isoliertem Blepharospasmus wegen fehlender Wirksamkeit von untergeordneter Bedeutung. Bei primären Non-Respondern kann ein Versuch mit einem Anticholinergikum oder mit Tetrabenazin unternommen werden. Die Verordnung künstlicher Tränenflüssigkeit ist eine wichtige therapeutische Ergänzung gerade für Patienten, die schon primär an einem Sicca-Syndrom litten.

Unwirksam

Operative Behandlungsverfahren, wie die Durchtrennung von Ästen des N. facialis, sind verlassen worden. Nur selten kann bei Patienten, die weder auf eine orale Medikation noch auf eine Botulinumtoxin-Behandlung ansprechen, nach genauer Artdiagnose der Non-Response eine operative Tarsoraphie erwogen werden.

I 5.1.6.4 Kraniale Dystonie (Meige-Syndrom)

Klinik

Kraniale Dystonien, welche klinisch die Kombination von Blepharospasmus und oromandibulärer Dystonie zeigen, werden als Meige-Syndrom (wegen der Darstellung dieser Erkrankung in Gemälden des belgischen Malers auch als *Brueghel-Syndrom*) bezeichnet. Vor allem bei tardiven kranialen Dystonien kann auch die Kau- und Zungenmuskulatur von den Dyskinesien betroffen sein (Fernandez und Friedman 2003). Dies führt zu einer starken Beeinträchtigung des Sprechens, Essens und Schluckens. Beginnt eine kraniale Dystonie vor dem 50. Lebensjahr und ist die Ätiologie weder tardiv noch durch eine bildgebend nachweisbare ZNS-Läsion bedingt, so muss besonders sorgfältig nach verursachenden neurodegenerativen Erkrankungen (s. **Tab. I 5.2**) gefahndet werden.

Epidemiologie und Verlauf

Wegen der vermutlich hohen Dunkelziffer alter Patienten mit kranialen Dystonien dürfte die tatsächliche Prävalenz deutlich höher als 8 : 100 000 liegen. In mehreren Studien wurde gezeigt, dass Frauen etwa vier- bis sechsmal so häufig wie Männer betroffen sind. Der Blepharospasmus ist bei der Mehrzahl der Patienten das Erstsymptom. Das mittlere Erkrankungsalter liegt bei 51 Jahren. Spontane Remissionen sind sehr selten und oft nur passager.

Pragmatische Therapie

Therapie der Wahl ist die Injektionstherapie mit BoNTA (Tan und Jankovic 1999b). Zunächst wird nur der Blepharospasmus entsprechend dem klinischen Befund mit einem Drei- oder Fünfpunktschema subkutaner Injektionen in den M. orbicularis oculi und ggf. in das Oberlid behandelt. Empirisch lässt sich hierdurch in über 50 % der Fälle auch eine ausreichende »indirekte« Besserung perioraler Dyskinesien erreichen. Ergänzend können sehr niedrig dosierte Injektionen symmetrisch in den Randbereich des M. orbicularis oris gesetzt werden. Mittels subkutaner Injektionen in stark hypertrophe Platysmastränge wird die mimische Entstellung des Patienten behandelt.
Bei Patienten mit einer Kieferschlussdystonie sind Botulinumtoxin-Injektionen in den M. masseter (initiale Dosierung: 24 ME Botox®/Xeomin® oder 90 ME Dysport® pro Seite) und den M. temporalis hilfreich. Auf diese Therapie sprechen etwa 70 % der Patienten gut an. Sozial noch stigmatisierender sind Kieferöffnungs- und linguale Dystonien. Die Injektion in den M. ptyergoideus lateralis sollte nur von erfahrenden Behandlern und unter EMG-Kontrolle durchgeführt werden. Eine Injektion in die Kieferöffner des Mundbodens wird wegen des hohen Risikos der Induktion schwerer Schluckstörungen selten durchgeführt.
Nur einzelne Patienten mit kranialer Dystonie zeigen ein signifikantes Ansprechen auf Anticholinergika. Bei dem im Vergleich zu anderen Dystonien höheren Erkrankungsalter ist dann besonders auf kognitive Nebenwirkungen zu achten.

I 5.1.6.5 Zervikale Dystonien

Klinik

Zervikale Dystonien (CD) sind klinisch charakterisiert durch eine unwillkürliche Aktivierung der Hals- und Nackenmuskulatur, die zu Bewegungen oder abnormen Haltungen des Kopfes führt. Aufgrund ihrer Biomechanik können Muskeln unterschieden werden, welche (a) den Kopf gegenüber der Halswirbelsäule im Bereich der Halswirbelkörper 2/3 und (b) die Halswirbelsäule gegenüber dem Rumpf bewegen. Für beide Ebenen sind Drehung (Torsion), Retroversion, Neigung und Anteversion oder Kombinationen der einzelnen Richtungen möglich (Reichel et al. 2009). Abweichungen in der Ebene HWK2/3 werden als Torticaput, Retrocaput, Laterocaput oder Anterocaput bezeichnet. Auslenkungen in der Ebene HWK 7 zum Rumpf als Torticollis, Retrocollis, Laterocollis, Anterocollis. Häufig werden Mischformen, so z. B. die Kombination

eines Torticaput und Laterocollis angetroffen. Für die Praxis erscheint diese Differenzierung die Beurteilung einer zervikalen Dystonie zunächst nur zu komplizieren, hat jedoch den Vorteil, dass bei der Selektion der Zielmuskeln für die BoNT-Injektion eine exaktere Auswahl nach anatomischen Kriterien möglich wird.
Häufig besteht bei CD zusätzlich ein dystoner Kopftremor, meist in horizontaler Richtung (Nein-Nein-Kopftremor). Die myoklonische Dystonie ist eine Variante der CD mit zusätzlichen schnellen, irregulär phasischen Bewegungen des Kopfes. Diese Entität sollte vom primären Dystonie-Plus-Syndrom – *Myoklonus-Dystonie* (DYT11) – abgegrenzt werden (s. Abschnitt I 5.1.5.9).
Schmerzen in der betroffenen Muskulatur werden von mehr als zwei Dritteln der Patienten angegeben. Dyston aktive Muskeln zeigen meist eine Hypertrophie. Die Ausprägung der CD variiert stark. Manche Patienten sind nur wenig beeinträchtigt, während bei anderen die Berufsausübung oder Alltagstätigkeiten kaum mehr möglich sind.
Pathognomonisch für Dystonien – und bei der zervikalen Dystonie sehr häufig – ist die Anwendung von *»sensorischen Tricks«* (»Geste antagoniste«): Durch leichtes Berühren des Kinns oder Anlehnen des Kopfes an der Wand können die Kranken die Haltung oder die Beweglichkeit des Kopfes für kurze Zeit verbessern. Zervikale Dystonien sistieren häufig im Liegen und immer im Schlaf. Bei einer Untergruppe von Patienten wird die Dystonie dagegen gerade durch die Berührung des Hinterkopfes verstärkt. Dieses Phänomen wird dann als »reverse Geste« bezeichnet (Asmus et al. 2009).
Elektromyographisch findet sich häufig eine Kokontraktion agonistischer und antagonistischer Muskeln der Halsregion. Eine tremorartige Muskelaktivität ist diesem dystonen Muster häufig überlagert.
Posttraumatische zervikale Dystonien, die auch als »fixierte Dystonien« bezeichnet werden, zeigen bei akutem Beginn meist eine sehr schlechte Beweglichkeit, prominente Schulterelevation, ein Fehlen unwillkürlicher phasischer Bewegungen und einen mangelnden Effekt sensorischer Tricks (Krauss und Jankovic 2002, Schrag et al. 2004). Bei diesen Patienten ist das Ansprechen auf die BoNT-Therapie oft begrenzt und eine sorgfältige Differenzierung v. a. zu psychogenen CD muss erfolgen.

Epidemiologie und Verlauf

Die CD ist die häufigste fokale Dystonie und in der Regel eine chronische Erkrankung. Ihre Prävalenz wird in neueren Studien mit bis zu 13–18 : 100 000 angegeben (Le et al. 2003, Butler et al. 2004). Frauen sind häufiger betroffen (1,4–2,2 : 1). Die Erkrankung beginnt bei 70 % der Patienten zwischen dem 30. und dem 60. Lebensjahr, wobei der Median bei 41 Jahren liegt. Vorübergehende Remissionen werden in bis zu 10 % der Fälle beobachtet (Jahanshahi 2000). Diese sind jedoch meist partiell und dauern oft nur Monate bis wenige Jahre an. Etwa 20–30 % der Patienten mit zervikalen Dystonien zeigen während der ersten fünf Jahre nach Erstmanifestation eine Ausbreitung der Dystonie, sodass auch die Gesichtsmuskulatur oder Muskelgruppen der oberen Extremität oder des Rumpfes von der Dystonie erfasst werden (Velickovic et al. 2001). Bis zu einem Viertel der Kranken zeigt einen Haltetremor, der beim gleichzeitigen Auftreten mit einer zervikalen Dystonie als »dystoner Haltetremor« bezeichnet wird (Jankovic et al. 1991). Etwa ein Drittel leidet auch vor Beginn einer Botulinumtoxin-Therapie unter leichten Schluckstörungen.
Bis zu 40 % der Patienten mit CD entwickeln sekundär degenerative Spondylarthrosen, vertebrale Subluxationen, Radikulo- und Myelopathien. Die Prädilektionsstelle für die Veränderungen sind die Segmente HWK2/3 und 3/4, wobei die degenerativen Veränderungen meist auf der Seite der Kopfneigung betont sind (Chawda et al. 2000). Besonders gefährdet für zervikale Frakturen sind Patienten mit Osteoporose oder rheumatoider Arthritis (Konrad et al. 2004).

Pragmatische Therapie

Bei CD ist die intramuskuläre Injektion von BoNT die Methode der ersten Wahl (↑↑, A). Da die klinische Symptomatik individuell sehr verschieden sein kann, gibt es keine fixen Behandlungsschemata. Initiale Dosierungen verschiedener BoNT sind in **Tab. I 5.5** wiedergegeben. Metaanalysen (Costa et al. 2005b, Simpson et al. 2008) zeigen, dass nach den Kriterien der evidenzbasierten Medizin die Behandlung der CD mit den BoNTA-Toxinen Botox®, Xeomin® und Dysport® wirksam sind (7 Klasse I-Studien, Empfehlungsstärke A). Dystonie-bedingte Schmerzen der Nackenmuskulatur sprechen früher und bei geringeren BoNT-Dosierungen an als die Auslenkung des Kopfes. Nur etwa 5 % sind primäre Non-Responder auf die BoNT-Therapie. Der Nachweis neutralisierender Antikörper gegen BoNT ist bei diesen Patienten selten. Mögliche Ursache für eine primäre Non-Response ist, dass die CD auch tiefe z. B. subokzipitale Muskeln, wie den Musculus obliquus capitis inferior betrifft, was klinisch zu einem Torti- und/oder Laterocaput führt. Dieser Muskel kann bislang nur in Spezialzentren mithilfe von Sonographie oder Computertomographie injiziert werden.
Die häufigsten, dosisabhängigen Nebenwirkungen sind Kopfheberschwäche, transiente Dysphagie, trockener Mund oder leichte Heiserkeit (Costa et al. 2005b). Schwere Schluckstörungen, die eine Umstellung der Ernährung oder Sondenernährung erforderlich machen, sind unabhängig vom BoNT-Präparat sehr selten (< 1 ‰). Hauptrisikofaktor ist die bilaterale, symmetrische, hoch dosierte Injektion der Mm. scaleni oder der Mm. sternocleidomastoidei.
Obwohl einige Monographien die Injektionstechnik genau darlegen, ist es zur Minimierung der Nebenwirkungen unabdingbar, die Behandlung von erfahrenen Anwendern in Kursen oder bei Hospitationen zu erlernen.
Das Schema einer BoNT-Erstinjektion bei CD resultiert aus der Analyse der dystonen Bewegungen differenziert nach Auslenkung in der Ebene HWK2/3 und HWK7 nach dem Caput/Collis-Konzept (s. o.), der muskulären Hypertrophien und der zervikalen Schmerzlokalisation. Auch bei komplexen zervikalen Dystonien werden zunächst nicht alle dyston aktiven Muskeln injiziert, sondern nur in diejenigen, welche die hauptsächliche Auslenkung des Kopfes verursachen. In der Regel sollte zunächst die Zahl von drei bis fünf injizierten Muskeln und eine Gesamtdosis von 80–100 ME Botox®/Xeomin® oder

Tab. I 5.5: Empfehlungen für die initiale Dosierung von Botulinumtoxin zur Behandlung zervikaler Dystonien

	Dysport® Abobotulinumtoxin A	**Botox® Onabotulinumtoxin A**	**Xeomin® Incobotulinumtoxin A**	**Neurobloc® Rimabotulinumtoxin B**
M. sternocleidomastoideus	50–150 E	25–50 E	25–50 E	1 250–2 500 E
M. splenius capitis	50–150 E	25–50 E	25–50 E	1 250–2 500 E
M. trapezius pars cervicalis	50–150 E	25–50 E	25–50 E	1 250–2 500 E
M. semispinalis	50–100 E	10–25 E	10–25 E	500–1 250 E
M. levator scapulae	50–150 E	25–50 E	25–50 E	1 250–2 500 E
M. scaleni	50 E	10–25 E	10–25 E	500–1 250 E

E = Dosierung in Mauseinheiten des jeweiligen Herstellers, die Mauseinheiten der einzelnen Handelspräparate sind nicht äquivalent (s. Abschnitt I 5.1.5.1)

400–500 ME Dysport® nicht überschritten werden (s. Dosierungsempfehlungen **Tab. I 5.5**). Bei dystonem Kopftremor sollte schon bei der Erstinjektion bilateral z. B. in die Mm. splenii capitis injiziert werden. Mit teflonbeschichteten Injektionsnadeln ist die Behandlung unter EMG-Kontrolle möglich. Dies ist äußerst hilfreich bei der differenziellen Injektion der Nackenstrecker (M. trapezius pars cervicalis, M. semispinalis capitis). In einigen Zentren wird die Injektion der Nackenmuskeln fakultativ unter sonographischer Kontrolle durchgeführt.

Patienten, die den typischen klinischen Verlauf des antikörpervermittelten sekundären Therapieversagens mit einer über zwei bis drei Behandlungszyklen bis zur Höchstdosis ansteigenden BoNTA-Dosierung bei gleichzeitigem kompletten Therapieversagen aufweisen, sollten dem in Abschnitt I 5.1.5.1 dargestellten Prozedere zugeführt werden. In mehreren Studien wurde gezeigt, dass BoNTB in der Behandlung zervikaler Dystonien auch bei sekundären Non-Respondern wirksam eingesetzt werden kann (Brashear et al. 1999, Costa et al. 2005b). Die hohe Antigenität der Formulierung könnte jedoch die Wirksamkeit bei einer Langzeitbehandlung einschränken (Jankovic et al. 2006). Das *Anticholinergikum Trihexyphenidyl* (↔, C) (Brans et al. 1996) hat bei CD nur noch eine Rolle als Add-on-Therapie oder bei sekundärer Non-Response gegen BoNT (Costa et al. 2005c). Durch die flächendeckende Verbreitung der Botulinumtoxin-Therapie und die Verfügbarkeit der tiefen Hirnstimulation ist das Verfahren der selektiven peripheren Denervierung (kontralaterale Äste des N. accessorius zum M. sternocleidomastoideus und hintere Zweige der Wurzeln C1–C6) in den Hintergrund getreten. Für BoNT-Non-Responder ist die selektive periphere Denervierung jedoch eine in großen Fallserien wirksame Therapiealternative (↔, C), bei der etwa 50 % eine anhaltend gute bis sehr gute Wirksamkeit angeben (Braun und Richter 2002). Nur bei etwa 11 % der Patienten kommt es zu einem Rezidiv der zervikalen Dystonie.

Unwirksam und obsolet

Die chirurgische Rhizotomie, die Durchtrennung des M. sternocleidomastoideus und die Thalamotomie sind zugunsten der selektiven Denervierung zervikaler Wurzeln und der Äste des N. accessorius aufgegeben worden (Bertrand und Molina-Negro 1988).

I 5.1.6.6 Spasmodische Dysphonie

Klinik

Die spasmodische Dysphonie (SD) ist eine fokale Dystonie der laryngealen Muskulatur, die mit Heiserkeit und Schwankungen der Lautstärke der Stimme einhergeht. Bei etwa 85 % der Patienten besteht eine unwillkürliche Überaktivität der laryngealen Adduktoren. Diese SD vom Adduktor-Typ ist klinisch gekennzeichnet durch »gepresstes«, heiseres Sprechen (Watts et al. 2004). Bei der selteneren SD vom Abduktor-Typ öffnet sich die Stimmritze intermittierend und verursacht dadurch einen transienten Verlust des Stimmvolumens mit unmodulierter, leiser Stimme (Blitzer et al. 1998). Ein Stimmtremor, eine Beeinträchtigung der Atemmechanik und andere fokale Dystonien finden sich zusätzlich bei 20–70 % der Betroffenen. Patienten mit einer SD sollten auf jeden Fall fachneurologisch untersucht werden, um auszuschließen, dass die Sprechstörung das Frühsymptom einer neurodegenerativen Erkrankung ist.

Epidemiologie und Verlauf

Der Krankheitsbeginn kann zwischen dem 20. und dem 70. Lebensjahr liegen. Frauen sind etwas häufiger betroffen. Das mittlere Alter zu Beginn der Erkrankung liegt um das 40. Lebensjahr (Watts et al. 2008). In der Familienanamnese finden sich nicht selten Verwandte mit einem essenziellen Tremor (27 %) oder einer spasmodischen Dysphonie (11 %) (Brin et al. 1998).

Pragmatische Therapie

Ein sinnvolles Management von Patienten mit spasmodischer Dysphonie kann nur in enger Kooperation mit Phoniatern erfolgen. Symptomatische Veränderungen der Stimmlippen, z. B. Neoplasien oder Hämangiome, müssen zunächst ausgeschlossen werden.

Für die SD vom Adduktor-Typ ist die Behandlung mit BoNT (↑, A) die Methode der ersten Wahl (Whurr et al. 1998). Auch Patienten mit einer SD vom Abduktor-Typ oder mit einer gemischten Form können von den Injektionen profitieren. Insgesamt liegen eine Klasse I- und vier Klasse II-Studien vor, die den Effekt von BoNTA bei spasmodischer Dysphonie nachweisen (Watts et al. 2008). BoNT wird entweder unter EMG-Kontrolle durch die Cricothy-

reoidmembran oder unter endoskopischer Kontrolle in die Stimmlippen injiziert. Da die dystone Störung bei den meisten Patienten symmetrisch ist, hat sich die bilaterale Injektion bei der SD vom Adduktor-Typ als überlegen erwiesen. Es werden bilateral 1,25–2,5 ME Botox® in die Mm. thyroarytenoidei appliziert. Bei der Abduktor-Dysphonie wird bei der Erstinjektion zunächst nur unilateral 0,5–6,25 ME Botox® in den M. cricoarytenoideus posterior injiziert. Die optimale Dosierung ist nicht dem Ausmaß der Dystonie proportional und kann individuell stark variieren. Alle Studien weisen eine deutliche Besserung der spasmodischen Dysphonie bei 60 bis 90 % der Patienten über einen Zeitraum von etwa drei bis vier Monaten aus.
Eine vorübergehende Hypophonie besteht bei etwa 50 % der Patienten während der ersten zwei Wochen nach den Injektionen. Etwa 25 % der Patienten beobachten eine klinisch nicht relevante Aspiration von Flüssigkeiten oder leichte Dysphagie durch BoNT-Diffusion zu benachbarten Muskeln (Blitzer et al. 1998).

Unwirksam

Früher wurden gelegentlich operative Durchtrennungen des N. laryngeus recurrens durchgeführt (Aronson und De Santo 1983). Nur etwa 36 % der Patienten gaben eine längerfristige Besserung nach dieser Operation an, sie ist daher nicht mehr indiziert. Ohne begleitende Botulinumtoxin-Therapie haben stimmtherapeutische Maßnahmen nur einen sehr geringen Effekt.

I 5.1.6.7 Schreibkrampf

Klinik

Bei den Dystonien der oberen Extremität wird der einfache Schreibkrampf als rein tätigkeitsinduzierte Dystonie vom dystonen Schreibkrampf, bei dem die Dystonie bei allen Bewegungen auftritt, unterschieden. Beim Schreibkrampf tritt entweder schon beim Ergreifen des Schreibgeräts oder mit der Dauer des Schreibens zunehmend eine ausgeprägte Überaktivität von Muskeln der Hand und des Unterarmes auf. Sie führt zu einer pathologischen Haltung der Finger und des Handgelenks und meist zu einer kompensatorischen Fehlhaltung von Arm und Schulter. Durch die unwillkürlichen Verkrampfungen wird das Schriftbild entstellt oder völlig unleserlich. Nach längerem Schreiben treten Schmerzen am betroffenen Arm auf. Aufgrund der hohen Prävalenz in der Normalbevölkerung können Schreibkrampf-Patienten zusätzlich an einem Karpaltunnelsyndrom (CTS) leiden. Nach Operation des CTS bessert sich die dystone Schreibstörung nicht. Etwa ein Drittel der Schreibkrampf-Patienten hat begleitend einen Halte- oder Schreibtremor.

Epidemiologie und Verlauf

Aufgrund der Dunkelziffer nicht diagnostizierter Schreibkrämpfe dürfte die tatsächliche Prävalenz deutlich höher als 2,69 : 100 000 sein (Butler et al. 2004). Spontanremissionen treten nur bei etwa 5 % der Patienten auf, dann meist innerhalb der ersten fünf Jahre nach Krankheitsbeginn. Den meisten Patienten gelingt es, durch das Einüben teils »akrobatischer« kompensatorischer Haltungen der oberen Extremität die Hand für das Schreiben weiter zu gebrauchen. Nur etwa 15 % können mit der betroffenen Hand gar nicht mehr Schreiben. Bei bis zu 20 % der Schreibkrampf-Patienten leiden auch Verwandte an einer Dystonie (Waddy et al. 1991). Männer und Frauen sind ungefähr gleich häufig betroffen (Karp 2004). Das mittlere Erkrankungsalter liegt bei 39 Jahren.

Pragmatische Therapie

Orale Antidystonika sind bei rein tätigkeitsspezifischen Dystonien nicht wirksam. Bei jüngeren Patienten mit dystonem Schreibkrampf sollte zum Ausschluss einer DRD ein Levodopa-Versuch durchgeführt werden. Große Widerstände vonseiten der Patienten bestehen meist gegen das Erlernen des Schreibens mit der nicht betroffenen Hand. Etwa 25 % der Patienten, die dennoch umlernen, entwickeln mit einer Latenz von Monaten bis Jahren auch in der anderen Hand einen Schreibkrampf (Sheehy et al. 1988).
Die Basis der Schreibkrampftherapie ist eine ergotherapeutische Anleitung zur Auswahl geeigneter Schreibgeräte, dem alternativen Einsatz von Computern im Berufsalltag und Entspannungsübungen in Schreibpausen (↔, A). Eine erfolgreiche Schreibkrampftherapie mit Botulinumtoxin (↔, A) erfordert einen erfahrenen Behandler. Zunächst muss sorgfältig zwischen mutmaßlich dyston aktiven und sekundär kompensatorisch aktivierten Muskeln unterschieden werden. Die vorwiegende oder ausschließliche Injektion in Flexoren birgt ein deutlich geringeres Risiko überschießender Paresen. Die Injektion sollte nur unter EMG-, Elektrostimulations- oder Ultraschallkontrolle erfolgen und mit BoNT-Verdünnungen von 50 ME/ml Botox® oder Xeomin® oder 200 ME/ml Dysport®. Da eine Muskelschwächung durch BoNT nicht notwendigerweise eine verbesserte Schreibfähigkeit bewirkt, ist der maximale Therapieerfolg von BoNT-Injektionen bei vielen Schreibkrampf-Patienten geringer als bei anderen Dystonien (Karp 2004).
Alternativ bieten spezialisierte Zentren ergotherapeutische Verfahren an (↔, B), deren Prinzip das Einüben einer alternativen Stifthaltung und ein Re-Training des Schreibens, ausgehend von nicht dyston gestörten proximalen Bewegungen des Armes ist (Baur et al. 2006). Diverse Schreibvorrichtungen (Espay et al. 2005), Stimulationsgeräte (Tinazzi et al. 2005) oder Verfahren der Ruhigstellung und des anschließenden Re-Trainings des Schreibens wurden in kleinen offenen Studien zur Schreibkrampftherapie vorgestellt. Die meisten Verfahren konnten bislang keine größere Verbreitung finden.

I 5.1.6.8 Dopa-responsive Dystonie

Klinik

Die dopa-responsive Dystonie (DRD, DYT5 und 14) zählt genetisch zu den primären Dystonie-Plus-Syndromen (s. Abschnitt I 5.1.3). Klinisch manifestiert sich die Erkrankung häufig im Kindes- bis frühen Erwachsenenalter. Die DRD kann sich klinisch sehr variabel präsentieren von einer Imitation einer infantilen Zerebralparese bis hin zu einem Parkinson-Syndrom mit Beginn im Erwachsenenalter. Steht die Dystonie im Vordergrund der klinischen Beschwerden, so sind dies zumeist Extremitätendystonien. Ist die Klinik trotz Levodopa-Therapie chronisch progredient, sollten heredodegenerative Ursachen für ein Dystonie-Parkinson-Syndrom in Betracht gezogen werden. In der Differentialdiagnose können dann helfen: eine Liquor-Untersuchung auf Biopterin-Metabolite, prä- und postsynaptische SPECT-Untersuchungen, die im Gegensatz zur Parkinson-Erkrankung eine normale Dopamintransporter-Aktivität bei kompensatorisch hochregulierter Dopamin-II-Rezeptoraktivität im Striatum zeigen (Hwang et al. 2004), oder ein Phenylalanin-Belastungstest (Saunders-Pullman et al. 2004).

Epidemiologie und Verlauf

Die DRD ist selten und bei weniger als 5 % der Patienten mit in der Kindheit beginnenden generalisierten Dystonien anzutreffen (Jarman et al. 1997). Heterozygote Mutationen im Gen für die GTP-Cyclohydrolase I, einem Schlüsselenzym des Tetrahydrobiopterin-Stoffwechsels, sind bei 80 % der DRD-Patienten ursächlich (Clot et al. 2009).
Als metabolische Erkrankung zeigt die DRD im Gegensatz zu neurodegenerativen Erkrankungen keine kontinuierliche Progression und kein Levodopa-Spätsyndrom (Nygaard et al. 1991).

Pragmatische Therapie

Die DRD lässt sich durch die Substitution von Levodopa behandeln. Typischerweise reagieren DRD-Patienten mit einer dramatischen und anhaltenden Symptombesserung, während andere generalisierte Dystonien allenfalls eine partielle und flüchtige Reaktion auf die Levodopa-Gabe zeigen. Das Ansprechen auf Levodopa sollte nach einschleichender Dosierung mit einer Zieldosis von 300–600 mg/Tag für bis zu sechs Wochen beurteilt werden. Ein gutes Ansprechen von rein tätigkeitsspezifischen oder isolierten zervikalen Dystonien ist eine Rarität. Bei der DRD sind neben L-Dopa auch die Dopamin-Agonisten (Pramipexol und Ropinirol, als Therapie der zweiten Wahl die Ergot-Agonisten Bromocriptin und Cabergolin) und Anticholinergika wirksam (↔, B) (Nygaard et al. 1991). Ein Vorteil von Carbidopa gegenüber Benserazid als Decarboxylase-Hemmstoff bezüglich Teratogenität und der Induktion einer Osteomalazie beim Fetus existiert nach Auswertung der bisher verfügbaren Fallberichte nicht (Shulman et al. 2000).

I 5.1.6.9 Myoklonus-Dystonie

Klinik

Die Myoklonus-Dystonie (M-D, DYT11), ist ein autosomal-dominant vererbtes DPS (s. Abschnitt I 5.1.3). Sie ist klinisch gekennzeichnet durch blitzartige Myoklonien mit Betonung am Hals und der oberen Extremität. Außerdem zeigen über 60 % der Patienten eine fokale oder segmentale Dystonie, die sich als Schreibkrampf oder zervikale Dystonie manifestiert. Die Assoziation mit psychiatrischen Erkrankungen, wie Alkoholabhängigkeit, Angststörungen oder Depression ist häufig, jedoch für die Diagnose nicht obligat. Im Gegensatz zur meist sporadisch vorkommenden myoklonischen Dystonie treten die Myoklonien zwar auch in Ruhe auf, werden jedoch durch Aktion erheblich verstärkt. Elektrophysiologisch handelt es sich um subkortikale Myoklonien.

Epidemiologie und Verlauf

Myoklonus-Dystonie ist eine sehr seltene Erkrankung. Typischerweise liegt die Erstmanifestation vor der 3. Dekade. Im Gegensatz zu kortikalen Myoklonus-Syndromen ist M-D nicht chronisch progredient und Epilepsien treten nur in Ausnahmen auf. Allerdings kann sich die Bewegungsstörung aus unklaren Gründen im Erwachsenenalter phasenweise verschlechtern.

Pragmatische Therapie

Die beste Symptomlinderung bei der erblichen Myoklonus-Dystonie stellt sich nach der Gabe von Alkohol ein. Entsprechend haben andere GABAerge Substanzen, wie Clonazepam und andere Benzodiazepine oder auch das mittlerweile in kleinen Fallserien getestete Gamma-Hydroxybutyrat (GHB), einen ähnlichen therapeutischen Effekt, der jedoch teilweise habituieren kann. Für die Gefahr der Entwicklung einer Abhängigkeit von Alkohol und den o. g. GABAergen Substanzen sollten sowohl der Behandler als auch der Patient sensibilisiert werden. Fokale oder segmentale Dystonien bei M-D können mit Botulinumtoxin erfolgreich behandelt werden. Schwerste Formen der M-D sollten durch bilaterale tiefe Hirnstimulation des Globus pallidus internus oder des VIM-Kerns des Thalamus behandelt werden (Gruber et al. 2010). Für die Behandlung psychiatrischer Komorbidität können selektive Serotonin-Wiederaufnahmehemmer verwendet werden, worunter sich jedoch die Myoklonien leicht verschlechtern können.

Unwirksam

Im Gegensatz zu anderen Myoklonus-Syndromen zeigen Antiepileptika wie Piracetam, Valproat, Carbamazepin und Oxcarbazepin in aller Regel keine erkennbare Wirksamkeit.

I 5.2 Medikamenteninduzierte Dyskinesien

Medikamenteninduzierte Bewegungsstörungen werden durch die Behandlung mit Dopaminrezeptorblockern in Form von Neuroleptika und Antiemetika verursacht. Sie können als akute Dyskinesien unmittelbar zu Beginn einer solchen Behandlung oder als tardive Syndrome verzögert nach längerer Dopaminrezeptorblocker-Therapie auftreten. Da es zu akuten Dyskinesien bereits bei der ersten Applikation von Dopaminrezeptorblockern kommen kann und tardive Syndrome sich noch Jahre nach Absetzen einer solchen Behandlung entwickeln können, gibt es keinen sicheren Bereich, in dessen Rahmen eine Behandlung mit Dopaminrezeptorblockern ohne das Risiko von Dyskinesien durchgeführt werden kann. Dem zurückhaltenden Einsatz dieser Substanzen kommt damit entscheidende Bedeutung zu (Fernandez und Friedman 2003).

I 5.2.1 Klinik

Das Erscheinungsbild medikamenteninduzierter Bewegungsstörungen ist sehr variabel. Typische akute Medikamenteninduzierte Dyskinesien sind okulogyre Krise, Zungenschlundkrämpfe, akute Rumpfdystonie und akute Akathisie (Dressler und Benecke 2005). Die häufigsten Erscheinungsformen tardiver Syndrome sind tardive Dyskinesie und tardive Dystonie. Seltener treten tardiver Myoklonus, tardive Tics und tardiver Tremor auf.

Eine okulogyre Krise manifestiert sich als tonische Blickwendung nach oben, zum Teil mit Reklination von Kopf und Rumpf. Akute Dyskinesien treten zu 90 % innerhalb der ersten vier Behandlungstage mit einem Dopaminrezeptorblocker auf. Nicht selten manifestieren sie sich bereits nach der ersten Applikation von Neuroleptika oder Antiemetika, wie z. B. Metoclopramid oder Alizaprid (Ayd 1961, Garver et al. 1976). Domperidon verursacht keine akuten Dyskinesien, da es nicht über die Bluthirnschranke gelangt. In ihrem spontanen Verlauf halten akute medikamenteninduzierte Dyskinesien Stunden, seltener Tage nach der Gabe eines Dopamin-Agonisten an. Sie können für die Patienten sehr bedrohlich wirken und dann durch die Gabe von Anticholinergika wie z. B. Biperiden durchbrochen werden.

Die Akathisie ist phänomenologisch durch innere Unruhe und rasche, repetitive Bewegungen gekennzeichnet. Die Betroffenen klagen meist über Schwierigkeiten, die Beine stillzuhalten und treten von einem Bein auf das andere, wiegen sich beim Sitzen hin und her oder schaukeln mit dem Rumpf. Akathisie kann sowohl als akute als auch als chronische Hyperkinesie auftreten.

Tardive Dyskinesien im engeren Sinne sind orobucco-linguale dystone und choreatiforme Hyperkinesien, die sich auf den Rumpf und die Extremitäten ausdehnen können. Die choreatiformen Hyperkinesien weisen häufig stereotype Bewegungsmuster auf und unterscheiden sich dadurch von dem wechselhaften, nicht vorhersagbaren Auftreten der unwillkürlichen Bewegungen beim M. Huntington. Das subjektive Missempfinden ist bei tardiven Dyskinesien im Vergleich zur akuten Akathisie oft nur gering ausgeprägt. Tardive Dyskinesien wirken aber oft auf die Familie und die Umgebung unangenehm und peinlich und können zu sozialem Rückzug führen. Wenn die Extremitäten mit betroffen werden, sind repetitive Flexions-Extensionsbewegungen der Zehen oder das Anziehen und Strecken der Oberschenkel im Liegen häufige Bewegungsmuster. Auch die Atemmuskulatur kann mit betroffen sein und zu Hyperventilation oder Hypoventilation führen, die jedoch selten medizinische Relevanz erlangt. Tardive Dyskinesien entwickeln bzw. verschlechtern sich häufig beim Absetzen oder Reduzieren der neuroleptischen Medikation und lassen sich transient durch Dosiserhöhung wieder reduzieren.

Die artdiagnostische Einordnung spontan auftretender oraler, lingualer, mastikatorischer und pharyngealer Dyskinesien (auch senile Dyskinesien genannt) bereitet häufig Probleme. Öfters lässt sich bei extensiven Recherchen doch eine Neuroleptikabehandlung vor Beginn der Dyskinesien eruieren, über deren potenzielle Nebenwirkungen die Patienten meist nur unzureichend aufgeklärt wurden. Phänomenologisch sind »idiopathische«, senile Dyskinesien kaum von Spätdyskinesien oder einem Meige-Syndrom zu unterscheiden.

Tardive Dystonien entsprechen phänomenologisch den Kriterien der primären Dystonien (s. Abschnitt I 1.5.1). Am häufigsten sind Gesicht und Nacken betroffen. Bei zervikaler Manifestation kommt es häufig zu einem Retrocollis und bei Beteiligung der Rumpfmuskeln zu einer bogenförmigen Retroflexion der Wirbelsäule. An den oberen Extremitäten ist eine Innenrotation des Armes mit Überstreckung im Ellenbogengelenk und Beugung im Handgelenk ein häufiges Bewegungsmuster. Medikamenteninduzierte fokale oder segmentale Dystonien treten häufiger bei älteren und generalisierte Formen öfter bei jüngeren Patienten auf. Eine verlässliche Differenzierung gegenüber idiopathischen Dystonien ist klinisch nicht möglich.

Das erstmalige Auftreten von Tics nach einer Behandlung mit Dopaminrezeptorblockern wird auch als tardives Tourette-Syndrom beschrieben (Bharucha und Sethi 1995). Tardive Myoklonien betreffen in der Regel die Arme und werden meist von weiteren tardiven Bewegungsstörungen begleitet (Tominaga et al. 1987). Ein vorwiegender Halte- und Aktionstremor ohne begleitende Parkinson-Symptomatik nach der Behandlung mit einem Dopaminrezeptorblocker, wird als tardiver Tremor bezeichnet (Stacy und Jankovic 1992). Ein sogenanntes benignes tardives Syndrom ist nach abruptem Absetzen einer Langzeittherapie mit Neuroleptika bei Kindern beschrieben und durch das Auftreten choreatischer Hyperkinesien, besonders an Extremitäten, Rumpf und Nacken charakterisiert. Sie zeigen eine typisch choreatische, nicht vorhersagbare Abfolge von Bewegungen, die spontan nach einigen Wochen sistieren (Polizos et al. 1973).

Eine lebensbedrohliche medikamenteninduzierte Bewegungsstörung ist das maligne neuroleptische Syndrom, das meist nach Beginn einer Neuroleptikatherapie oder Dosissteigerungen auftritt. Hauptmanifestationen sind autonome Dysfunktion (Fieber, Tachykardie, Tachypnoe, Hypo-/Hypertension und profuses Schwitzen), schwere Bewegungsstörung mit CK-Erhöhung durch ausgeprägten Rigor und Akinese sowie Verwirrtheit.

I 5.2.2 Epidemiologie und Verlauf

Akute medikamenteninduzierte Dyskinesien treten bei 2–3 % der mit Dopaminrezeptorblockern behandelten Patienten auf (Ayd 1961). Wenn hochpotente Neuroleptika eingesetzt werden, steigt diese Rate bis über 50 % (Boyer et al. 1987). Jugendliches Alter und männliches Geschlecht prädisponieren zur Entwicklung akuter Dyskinesien.

Angaben zu Inzidenz und Prävalenz der tardiven Dyskinesien variieren stark in Abhängigkeit vom untersuchten Kollektiv, Studiendesign und den Diagnosekriterien. Die jährliche Inzidenz liegt zwischen 5 % bei jüngeren und 12 % bei älteren mit

Neuroleptika behandelten Patienten. Das Problem unkritischer Neuroleptika-Medikation wird durch eine populationsbasierte Studie unterstrichen, bei der die Prävalenz psychopharmaka-assoziierter Bewegungsstörungen in der über 50-jährigen Bevölkerung über 1 % betrug (Wenning et al. 2005). Generell entwickeln mindestens 20 % der mit klassischen Neuroleptika behandelten Patienten eine tardive Dyskinesie (Kane et al. 1988). Unter der Behandlung mit atypischen Neuroleptika ist die Häufigkeit tardiver Dyskinesien deutlich geringer (Pierre 2005). Die Ermittlung der Inzidenz von tardiven Dyskinesien durch Clozapin und Quetiapin wird dadurch erschwert, dass Clozapin häufig erst nach einer Behandlung mit klassischen Neuroleptika eingesetzt wird, tardive Dyskinesien sich unter der Behandlung mit Clozapin bessern können und umgekehrt das Absetzen von Clozapin tardive Dyskinesien demaskieren kann. Generell prädisponieren höheres Alter, weibliches Geschlecht, höhere Neuroleptikadosen, affektive Störungen, Parkinsonismus, vorbestehende Hirnschäden und Alkoholabusus zur Entwicklung von tardiven Dyskinesien (Kane und Smith 1982, Muscettola et al. 1993).
Tardive Dyskinesien manifestieren sich oft erst nach dem Absetzen der neuroleptischen Medikation. Ihr Verlauf ist schwer zu ermitteln, da die fortgesetzte Behandlung mit Neuroleptika tardive Dyskinesien sowohl transient unterdrücken als auch aggravieren kann. Generell ist jedoch davon auszugehen, dass bei einer fortgesetzten Behandlung die Zahl der Remissionen von der Zahl neu auftretender Dyskinesien zumindest in den ersten fünf Jahren übertroffen wird (Gardos et al. 1994).
Angaben zur Prävalenz von tardiven Dystonien schwanken zwischen 2 % und 20 %. Tardive Dystonien treten oft schon im ersten Jahr der Neuroleptikabehandlung auf und betreffen oft jüngere Patienten (Kiriakakis et al. 1998). Eine tardive Akathisie wird bei 20–40 % der Patienten beobachtet und kann sich schon nach zwei Wochen oder erst nach 22 Jahren einer Neuroleptikabehandlung entwickeln. Die tardiven Bewegungsstörungen sind bei einem Teil der Patienten auch unter fortgesetzter Neuroleptikabehandlung im Lauf von Wochen bis Monaten reversibel, mit Ausnahme von Parkinson-Symptomen, die oft parallel zu einer Besserung der tardiven Dyskinesien weiter zunehmen (Fernandez et al. 2001).

I 5.2.3 Therapeutische Prinzipien

Eine zuverlässige Therapie tardiver Syndrome ist nicht bekannt. Entscheidende Bedeutung kommt daher der Prävention durch die Vermeidung auslösender Medikamente zu. Insbesondere sollten Dopaminrezeptorblocker bei der Behandlung nichtpsychotischer Erkrankungen, wie Angst- und Persönlichkeitsstörungen oder reaktiven depressiven Episoden vermieden werden. Neuroleptika sollten allgemein so niedrig dosiert und so kurz wie möglich gegeben werden. Soweit möglich, sollten neuere, atypische Neuroleptika wie Clozapin oder Quetiapin eingesetzt werden. Bei Clozapin sind regelmäßige Blutbildkontrollen wegen der Gefahr einer Agranulozytose sicherzustellen. Clozapin ist das einzige atypische Neuroleptikum, für das Besserungen von tardiven Dystonien beschrieben sind und bei dem bislang auch in der Langzeitanwendung keine tardiven Bewegungsstörungen berichtet wurden, die eindeutig auf Clozapin zurückzuführen waren (Pierre 2005, Asenja Loboset al. 2010). Auch wenn Langzeitbeobachtungen für Quetiapin noch fehlen, so sprechen die bisherigen Beobachtungen, das pharmakologische Wirkungsprofil und das Ausbleiben einer Verschlechterung von Parkinson-Symptomen doch für ein geringes Risiko tardiver Bewegungsstörungen unter Quetiapin.
Trotz der Häufigkeit tardiver Dyskinesien stehen keine hinreichend evidenzbasierten Therapien zur Verfügung (Soares-Weiser und Fernandez 2007). Die präsynaptische Katecholamin-Depletion mit Tetrabenazin – in älteren Studien auch mit Reserpin – gilt als die wohl effektivste Behandlung von tardiven Bewegungsstörungen. Der Einsatz wird vor allem durch die Nebenwirkungen limitiert, insbesondere durch Depression und Hypotension bei Reserpin sowie Parkinsonoid und Müdigkeit bei Tetrabenazin (Huang et al. 1981, Kazamatsuri et al. 1972). Auch für Tiaprid, ein substituiertes Benzamid-Präparat mit D2-antagonistischen Eigenschaften, und Sulpirid sind partielle Besserungen tardiver Bewegungsstörungen berichtet (Auberger et al. 1985), allerdings tragen diese Dopaminrezeptorblocker das Risiko, selbst Dyskinesien zu induzieren. Während Anticholinergika wie Biperiden oder Trihexyphenidyl bei akuten medikamenteninduzierten Dyskinesien und Dystonien wirksam sind, helfen sie bei tardiver Akathisie und orofazialen Dyskinesien meist nur unzureichend (Rathbone und Soares-Weiser 2006). Bei tardiven Dystonien gelten Anticholinergika hingegen als ähnlich effektiv wie Dopaminrezeptorblocker (Kang et al. 1986). Allerdings ist das ungünstige Nebenwirkungsprofil der Anticholinergika zu beachten (s. Abschnitt I 5.1.5.2). Alternative Behandlungsstrategien mit widersprüchlichen Ergebnissen stellen Benzodiazepine (insbesondere Clonazepam) und Baclofen als GABA-Agonist dar (Bhoopathi und Soares-Weiser 2006). Betablocker sind bei der akuten, nicht aber bei der tardiven Akathisie hilfreich (Burke et al. 1989). Vitamin E soll über seine antioxidativen Eigenschaften dem toxischen Effekt einer vermehrten Radikalbildung bei erhöhter Dopaminfreisetzung entgegenwirken. Bei widersprüchlichen Ergebnissen in Doppelblindstudien konnte eine Metaanalyse keine Besserung von tardiven Bewegungsstörungen durch Vitamin E nachweisen. Allerdings schützte Vitamin E in einer Standarddosis von 1 600 IE/d vor einer Zunahme der Symptome (Soares und McGrath 2001).
Fokale oder segmentale tardive Dystonien können ähnlich wie idiopathische Dystonien von Botulinumtoxin-Injektionen profitieren (Brashear et al. 1998, s. Abschnitt I 5.1.5). In schweren, therapierefraktären Fällen von tardiver Dystonie wurden intrathekale Baclofengaben (Dressler et al. 1997), Pallidotomie (Weetman et al. 1997) und Thalamotomie (Hillier et al. 1999) erfolgreich eingesetzt. In jüngster Zeit wird zunehmend die tiefe Hirnstimulation den destruierenden neurochirurgischen Verfahren vorgezogen. In mehreren kleinen Serien wurde der Globus pallidus internus erfolgreich als Zielpunkt für die chronische hochfrequente Stimulation verwendet (Gruber et al. 2010).

I 5

I 5.2.4 Pragmatische Therapie

Akute, durch Dopaminrezeptorblocker induzierte Dyskinesien, sind bei entsprechendem Leidensdruck schnell und erfolgreich mit Anticholinergika (↑, A) zu behandeln. Hierzu werden beispielsweise 2,5–5 mg Biperiden langsam i. v. appliziert und anschließend wird noch eine Woche lang mit 2 × 2 mg Biperiden oral weiterbehandelt, um einem Wiederauftreten der Symptomatik vorzubeugen. Eine akute Akathisie kann auch mit einem Betablocker (↔, C) behandelt werden. Ausreichende kontrollierte Studien zur Behandlung der akuten Akathisie fehlen jedoch (Lima et al. 2004a, 2002, 2004b).
Tetrabenazin (↔, B) wird empirisch als Mittel der ersten Wahl zur Behandlung von tardiven Bewegungsstörungen empfohlen. Beginnend mit 25 mg/die kann die Dosis alle drei Tage bis zu einem Maximum von 100 mg/die gesteigert werden. Für manche Patienten ist eine Tagesdosis von 50 mg ausreichend. Die Wirkung lässt sich in der Regel etwa innerhalb einer Woche beurteilen. Vor allem bei höheren Dosierungen kann protrahiert ein medikamentös-induziertes Parkinson-Syndrom auftreten, das nach etwa drei Wochen eine Dosisreduktion erforderlich macht.
Alternativ kann Tiaprid (↔, B) in einer Dosierung von 300–600 mg/die, gegebenenfalls auch in Kombination mit Tetrabenazin, versucht werden. Die Induktion eines Parkinsonoids scheint unter Tiaprid in therapeutischen Dosierungen seltener als bei klassischen Neuroleptika, jedoch ist der häufige Gebrauch bei oralen Dyskinesien in der Praxis nicht durch entsprechende Studien gestützt. Das Absetzen von Tiaprid sollte gegebenenfalls sehr langsam erfolgen, da abruptes Absetzen häufig eine deutliche Verschlechterung der Dyskinesien hervorruft.
Für die tardive Dystonie stehen darüber hinaus Anticholinergika (↔, C) und Botulinumtoxin (↑, B) zur Verfügung. Bei schweren segmentalen bis generalisierten Bewegungsstörungen kann intrathekales Baclofen (↔, C) oder die tiefe Hirnstimulation (↔, C) als therapeutische Alternative in Erwägung gezogen werden (s. Abschnitt I 5.1.5.2 und I 5.1.5.3).

I 5.2.5 Unwirksam

Kontrollierte Studien zeigten, dass Valproinsäure (↓), Diltiazem (↓), CDP-Cholin (↓), essenzielle Fettsäuren (↓), Buspiron (↓) und Selegilin (↓) wirkungslos sind. Wenig überzeugend sind auch die Ergebnisse der Behandlung tardiver Dystonien mit Verapamil, Clonidin, L-Dopa, Bromocriptin, Lisurid, Amantadin, Dimethylaminoethanol und Carbamazepin.

I 5.3 Spasmus hemifacialis

Der Spasmus hemifacialis (auch Hemispasmus facialis oder Fazialisspasmus genannt) beruht auf einer Reizung bzw. Überaktivität des N. facialis in unmittelbarer Nähe seines Austritts aus dem Hirnstamm. Diese Pathogenese unterscheidet den Spasmus hemifacialis von fokalen Dystonien und anderen Dyskinesien, die einen zentralen Ursprung haben. Die Erkrankung wird in diesem Kapitel berücksichtigt, da sowohl die Symptomatologie als auch die symptomatische Therapie denen der Tics und fazialen Dyskinesien ähnlich sind.

I 5.3.1 Klinik

Der Spasmus hemifacialis ist klinisch durch einseitige, tonische oder klonische Zuckungen der vom N. facialis innervierten Muskulatur gekennzeichnet. Typischerweise treten die Muskelzuckungen zunächst in der oberen Gesichtshälfte auf. Vorwiegend betroffen ist der M. orbicularis oculi. Im weiteren Verlauf kann eine Ausbreitung auf die übrige Gesichtsmuskulatur einschließlich des Platysmas erfolgen. Typisch ist auch ein Klickgeräusch im Ohr durch die Aktivierung des M. stapedius. Die Muskelzuckungen persistieren im Schlaf. Vor allem nach längerem Verlauf findet sich in der klinischen Untersuchung meist eine leichte Schwäche der betroffenen fazialen Muskeln. In weniger als 5 % der Fälle tritt ein Spasmus hemifacialis beidseitig auf. Dann kann die Abgrenzung gegenüber dem Blepharospasmus erschwert sein.
Differentialdiagnostisch ist der Spasmus hemifacialis von fazialen Synkinesien nach peripherer Fazialisparese und anderen Gesichtszuckungen wie Tics, Myokymien z. B. im Rahmen einer Multiplen Sklerose, Faszikulationen und orofazialen Dyskinesien abzugrenzen.

I 5.3.2 Epidemiologie und Verlauf

Die Prävalenz des Spasmus hemifacialis wird mit 14,5/100 000 bei Frauen und mit 7,4/100 000 bei Männern angegeben (Auger und Whisnant 1990). Bei Asiaten liegt die Prävalenz höher. Die Erkrankung kann zwischen dem 17. und dem 70. Lebensjahr beginnen; das mittlere Erkrankungsalter liegt bei 45 Jahren (Ehni und Woltman 1945). In den seltenen Fällen bilateraler Beteiligung kann die Latenz bis zum Symptombeginn der anderen Seite zwischen einem Jahr und 15 Jahren betragen (Tan und Jankovic 1999a). Die Erkrankung kann auf die periokuläre Region beschränkt bleiben oder sich langsam auf alle durch den N. facialis innervierten Muskeln ausbreiten. Spontane Remissionen sind selten und in der Regel temporär.
Sind auch anatomisch benachbarte Hirnnerven betroffen, muss nach symptomatischen Ursachen, insbesondere nach Tumoren und Aneurysmata der hinteren Strombahn gesucht werden. Eine meist subjektiv nicht wahrgenommene Hörminderung und Beeinträchtigung akustischer Reflexe auf der betroffenen Seite lässt sich apparativ bei 17 % der Patienten nachweisen (Moller und Moller 1985).

I 5.3.3 Pathophysiologie

Der häufigste Auslöser ist eine mechanische Irritation des N. facialis an seiner schlecht myelinisierten Austrittszone am Hirnstamm durch ein aberrantes Gefäß, vor allem die A. cerebelli inferior posterior oder die A. cerebelli inferior anterior, die durch Gefäßektasie z. B. auf der Basis eines Hypertonus einen pathologischen Gefäß-Nerven-Kontakt hervorrufen

Tab. I 5.6: Differentialdiagnose des Spasmus hemifacialis

Faziale Bewegungsstörung	Differentialdiagnostisch relevantes Kriterium
Fazialisspasmus	meist einseitig nicht unterdrückbar strikt auf N.-facialis-innervierte Muskeln beschränkt persistiert im Schlaf
Tics	willkürlich unterdrückbar oft beidseitiges Auftreten oder Einbeziehung nicht vom N. facialis innervierter Muskeln
Myoklonien	selten rein faziale Manifestation
Faziale Myokymien/Faszikulationen	meist sind die Augenlider betroffen
Faziale Dystonie	meist bilaterale Affektion geringere Ausprägung im Schlaf
Tardive Dyskinesien	meist bilaterale Affektion meist oral betont

kann (Wilkins 1991). Die Vertebralarterien oder zerebrale Venen können ebenfalls beteiligt sein. Zu den selteneren Ursachen zählen Megadolichobasilaris, Hämangiome, Schwannome oder andere Tumoren.

Die Verdachtsdiagnose lässt sich elektrophysiologisch durch den Nachweis der ephaptischen Transmission im proximalen N. facialis sichern. Eine solche »falsche Synapse« ist elektromyographisch durch Ableitungen mit Nadelelektroden aus dem M. orbicularis oculi (oder dem M. zygomaticus) und dem M. orbicularis oris zu sichern. Die Stimulation eines Fazialisastes, z. B. des R. zygomaticus, führt im pathologischen Fall nicht nur zu einem Potenzial im M. zygomaticus, sondern mit wenigen Millisekunden Verzögerung durch rekurrente Ausbreitung und ephaptische Übertragung auf benachbarte Nervenfasern auch zu einer Aktivierung des nicht direkt stimulierten M. orbicularis oris und umgekehrt (Nielsen 1984a, 1984b). Bei Gesunden fehlt diese Antwort. Neben der ephaptischen Erregungsübertragung lässt sich auch eine begleitende Übererregbarkeit des Kerngebiets des N. facialis nachweisen.
Mithilfe der hochauflösenden MR-Tomographie, insbesondere hochauflösender CISS (constructive interference in steady-state) und true FISP(fast inflow with steady state procession)-Sequenzen mit 0,7 mm Schichten, dreidimensionalen FT-T2- und kontrastangehobenen FT-T1-gewichteten (turbo-FLASH) Aufnahmen und der MR-Angiographie lässt sich nicht invasiv der Gefäß-Nerven-Kontakt bei 88 % der Patienten mit Fazialisspasmus, aber auch bei bis zu 25 % der gesunden Kontrollen nachweisen (Adler et al. 1992, Girard et al. 1997, Naraghi et al. 2004).

I 5.3.4 Therapeutische Prinzipien

Mikrovaskuläre Dekompression: Der bildgebende Nachweis eines Gefäßkontakts an der Austrittszone des N. facialis ist keine unabdingbare Voraussetzung für eine operative Therapie, da auch bei unauffälliger Bildgebung in der Regel intraoperativ ein pathogener Gefäß-Nerven-Kontakt gesehen wird. Die von Gardner und Janetta eingeführte mikrovaskuläre Dekompression stellt eine kausale Therapie des Spasmus hemifacialis dar (Wilkins 1991). Hierbei werden nach der Kraniotomie die kaudalen Hirnnerven dargestellt und zwischen den N. facialis und das irritierende Gefäß Teflon oder Ivalon eingebracht als Schutz vor einer erneuten Kompression. Die Erfolgs- und v. a. die Komplikationsrate der Operation hängen entscheidend von der Erfahrung des Operateurs ab (Wilkins 1991). Nach 10-jähriger Verlaufsbeobachtung von mehr als 700 Patienten berichtete Janetta über einen anhaltenden, kompletten Therapieerfolg bei 84 %, eine partielle Besserung bei 7 % und Therapieversagen bei 9 % der Patienten (Barker et al. 1995). Andere neurochirurgische Untersuchungen zeigen vergleichbare Ergebnisse (Hyun et al. 2010). Etwa 60 % der operierten Patienten sind in der ersten Woche nach der Operation bereits symptomfrei, nach sechs Monaten sind über 80 % beschwerdefrei (Shin et al. 1997). Rezidive sind bei 10 % der Patienten zu erwarten (Payner und Tew 1996).
Dem Erfolg der Operation stehen Komplikationen in Form vaskulärer Läsionen oder einer Schädigung benachbarter Nerven gegenüber. Die Mortalität wird mit 1 % angegeben. Zu den schwerwiegenden Komplikationen gehören intrazerebrale Hämatome, Hirnstamm- oder Kleinhirninfarkte. Relevanter, ipsilateraler Hörverlust tritt bei 1–7 % der Patienten, besonders häufig bei einer Rezidivoperation auf. Intraoperatives elektrophysiologisches Monitoring kann das Risiko der Hörminderung reduzieren. Bei etwa 4 % der Patienten persistiert eine Parese der vom N. facialis versorgten Muskulatur. Ein temporäres oder auch persistierendes Liquorleck tritt nach 2 % der Operationen auf. Möglicherweise lässt sich die Komplikationsrate in Zukunft durch den Einsatz endoskopischer Techniken vermindern (Abdeen et al. 2000, McLaughlin et al. 1999).
Angesichts des grundsätzlich benignen und wenig funktionell behindernden Charakters der Erkrankung und der nicht unerheblichen Komplikationsrate der mikrovaskulären Dekompression sowie der Verfügbarkeit einer effektiven symptomatischen Therapie, ist die Operation bei der überwiegenden Mehrzahl der Patienten trotz ihrer kausalen und meist anhaltenden Wirkung entbehrlich.

Botulinumtoxin: Durch lokale Botulinumtoxin-Injektion (s. Abschnitt I 5.1.5.1.) ist therapeutisch eine

transiente Lähmung der überaktiven Muskeln möglich. Häufig reicht die Injektion im Bereich des M. orbicularis oculi aus, um eine befriedigende Besserung der unwillkürlichen Zuckungen auch in der unteren Gesichtshälfte zu erzielen.
Für die Injektion beim Spasmus hemifacialis werden verschiedene Injektionsschemata verwendet. Routinemäßig injizieren wir am orbitalen (lidrandfernen) Anteil des M. orbicularis oculi an drei Punkten: am medialen oberen, am lateralen oberen sowie am lateralen unteren Orbitarand. Hierbei werden jeweils 20 ME Dysport® oder 5 ME Botox® appliziert. Bei späteren Injektionen können Dosisanpassungen erfolgen oder weitere Injektionspunkte lateral des äußeren Orbitarandes und infraorbital ergänzt werden. Sind zusätzliche Injektionen des M. zygomaticus oder M. nasalis erforderlich, kann es hilfreich sein, äquivalente Dosen in den M. depressor anguli oris zu injizieren, um eine Mundasymmetrie zu vermeiden. Für die Behandlung des Platysma hat sich eine initiale Dosis von 4 × 15 ME Dysport® oder 4 × 4 ME Botox® bewährt. Injektionen im Wangenbereich sollten wegen des Risikos monatelang anhaltender Gesichtslähmungen vermieden werden.

Orale medikamentöse Therapie: Sind Botulinumtoxin-Injektionen nicht praktikabel, kann ein Therapieversuch mit einem Antikonvulsivum durchgeführt werden. Die Therapie mit Antikonvulsiva wird durch die Vorstellung geleitet, dass neben der ephaptischen Transmission im proximalen peripheren N. facialis eine Übererregbarkeit des Ncl. facialis besteht. Membranstabilisierende Substanzen wie Carbamazepin, Phenytoin oder in jüngerer Zeit auch Gabapentin (Alexander und Moses 1982, Daniele et al. 2001) führen bei einem Teil der Patienten zu einer Besserung. Nur in seltenen Fällen wird aber durch Antikonvulsiva Beschwerdefreiheit erreicht.

I 5.3.5 Pragmatische Therapie

Therapie der ersten Wahl ist die Injektionsbehandlung mit Botulinumtoxin A (↑, A), die sich als sehr wirksam und sicher erwiesen hat (Mauriello et al. 1996). Zwar wurde die Wirkung von Botulinumtoxin beim Spasmus hemifacialis nur in einer placebokontrollierten Studie an elf Patienten untersucht (Yoshimura et al. 1992), doch zeigen eine Reihe offener Fall-Kontroll-Studien mit mehreren Tausend Patienten jeweils Erfolgsraten zwischen 76 und 100 %, sodass weitere placebokontrollierte Studien ethisch nicht mehr gerechtfertigt erscheinen (Costa et al. 2005e). Der Behandlungserfolg hält in der Regel 11–17 Wochen an. Einzelne Patienten berichten über eine Wirkdauer von bis zu einem Jahr. Unerwünschte Wirkungen treten in Form von trockenen Augen (7–18 %), Ptose (3–23 %), Parese der injizierten und der benachbarten Muskulatur (18–97 %), Augentränen (6 %) und Doppelbildern (1–6 %) auf. Bisher wurden ernsthafte Nebenwirkungen der Therapie oder die Entwicklung neutralisierender Antikörper nicht beobachtet (Costa et al. 2005b, Gill und Kraft 2010).
Bei sehr geringer Ausprägung der Symptome oder bei Patienten mit oraler Antikoagulation bzw. wenn eine in der Botulinumtoxin-Therapie erfahrene Einrichtung nicht erreichbar ist, kommt eine symptomatische Therapie mit Carbamazepin (↑, C) in Betracht. Alternativ kann Phenytoin oder Gabapentin (↑, C) eingesetzt werden. Dosierung, Laborkontrollen und Nebenwirkungen entsprechen denen der antikonvulsiven Therapie. Eine wesentliche Besserung der Symptome kann aber nur bei milden Symptomen oder sehr früh im Verlauf der Erkrankung erwartet werden.
Die mikrovaskuläre Dekompression (↑, A) ist nur selten erforderlich. Sie kann bei drängenden, jüngeren Patienten und bei Patienten mit ungenügender Wirksamkeit der Botulinumtoxin-Therapie erwogen werden. In diesem Fall sollten die Patienten an ein in der Operationstechnik besonders erfahrenes Zentrum verwiesen werden. Im Rahmen der präoperativen Diagnostik sollten die elektrophysiologische Sicherung der Diagnose, die neurophysiologische Evaluation einer eventuellen N.-facialis-Parese und eine MR-Tomographie einschließlich MR-Angiographie durchgeführt werden. Wenn möglich, sollte während der Operation ein elektrophysiologisches Monitoring erfolgen.

Adressen von Selbsthilfegruppen

Deutsche Dystonie Gesellschaft e. V.
Rissener Landstraße 85
22587 Hamburg
Tel.: 040/87 56 02
Fax: 040/87 08 28 04
E-Mail: info@dystonie.de

Bundesverband Torticollis e. V.
Eckernkamp 39
59077 Hamm
Tel.: 02389/53 69 88
Fax: 02389/53 62 89
E-Mail: BVTorti@aol.com

I 5.4 Literatur

Abdeen K, Kato Y, Kiya N, Yoshida K, Kanno T. Neuroendoscopy in microvascular decompression for trigeminal neuralgia and hemifacial spasm: technical note. Neurol Res 2000;22:522–526.
Abbruzzese G, Berardelli A, Girlanda P, Marchese R, Martino D, Morgante F, et al. Long-term assessment of the risk of spread in primary late-onset focal dystonia. Journal of neurology, neurosurgery, and psychiatry 2008;79: 392–396.
Adler CH, Zimmerman RA, Savino PJ, Bernardi B, Bosley TM, Sergott RC. Hemifacial spasm: evaluation by magnetic resonance imaging and magnetic resonance tomographic angiography. Ann Neurol 1992;32:502–506.
Ahmad F, Davis MB, Waddy HM, Oley CA, Marsden CD, Harding AE. Evidence for locus heterogeneity in autosomal dominant torsion dystonia. Genomics 1993;15:9–12.
Albanese A, Asmus F, Bhatia KP, Elia AE, Elibol B, Filippini G, et al. EFNS guidelines on diagnosis and treatment of primary dystonias. Eur J Neurol 2011;18:5–18.
Albanese A, Lalli S. Is this dystonia? Mov Disord 2009;24: 1725–1731.
Alexander GE, Moses H, 3rd.Carbamazepine for hemifacial spasm. Neurology 1982;32:286–287.
Anca MH, Zaccai TF, Badarna S, Lozano AM, Lang AE, Giladi N. Natural history of Oppenheim's dystonia (DYT1) in Israel. J Child Neurol 2003;18:325–530.
Aramideh M, Ongerboer de Visser BW, Devriese PP, Bour LJ, Speelman JD. Electromyographic features of levator

palpebrae superioris and orbicularis oculi muscles in blepharospasm. Brain 1994;117(Pt 1):27–38.

Aronson AE, De Santo LW. Adductor spastic dysphonia: three years after recurrent laryngeal nerve resection. Laryngoscope 1983;93:1–8.

Asenjo Lobos C, Komossa K, Rummel-Kluge C, Hunger H, Schmid F, Schwarz S, Leucht S. Clozapine versus other atypical antipsychotics for schizophrenia. Cochrane Database Syst Rev. 2010;11: CD006633.

Asmus F, von Coelln R, Boertlein A, Gasser T, Mueller J. Reverse sensory geste in cervical dystonia. Mov Disord 2009;24:297–300.

Auberger S, Greil W, Rüther E. Tiapride in the treatment of tardive dyskinesia: A double-blind study. Pharmacopsychiatry 1985;18:61.

Auger RG, Whisnant JP. Hemifacial spasm in Rochester and Olmsted County, Minnesota, 1960 to 1984. Arch Neurol 1990;47:1233–1234.

Ayd FJ, Jr.A survey of drug-induced extrapyramidal reactions. Jama 1961;175:1054–1060.

Azher SN, Jankovic J. Camptocormia: pathogenesis, classification, and response to therapy. Neurology 2005;65: 355–359.

Barker FG, 2nd,Jannetta PJ, Bissonette DJ, Shields PT, Larkins MV, Jho HD. Microvascular decompression for hemifacial spasm. J Neurosurg 1995;82:201–210.

Baur B, Schenk T, Furholzer W, Scheuerecker J, Marquardt C, Kerkhoff G, et al. Modified pen grip in the treatment of Writer's Cramp. Hum Mov Sci 2006;25:464–473.

Bertrand CM, Molina-Negro P. Selective peripheral denervation in 111 cases of spasmodic torticollis: rationale and results. Adv Neurol 1988;50:637–643.

Bharucha KJ, Sethi KD. Tardive tourettism after exposure to neuroleptic therapy. Mov Disord 1995;10:791–793.

Bhatia KP, Quinn NP, Marsden CD. Clinical features and natural history of axial predominant adult onset primary dystonia. J Neurol Neurosurg Psychiatry 1997;63: 788–791.

Blanco-Arias P, Einholm AP, Mamsa H, Concheiro C, Gutierrez-de-Teran H, Romero J, et al. A C-terminal mutation of ATP1A3 underscores the crucial role of sodium affinity in the pathophysiology of rapid-onset dystonia-parkinsonism. Human molecular genetics 2009;18: 2370–2377.

Blasi J, Chapman ER, Link E, Binz T, Yamasaki S, De Camilli P, et al. Botulinum neurotoxin A selectively cleaves the synaptic protein SNAP-25. Nature 1993;365: 160–163.

Blitzer A, Brin MF, Stewart CF. Botulinum toxin management of spasmodic dysphonia (laryngeal dystonia): a 12-year experience in more than 900 patients. Laryngoscope 1998;108:1435–1441.

Blood AJ, Flaherty AW, Choi JK, Hochberg FH, Greve DN, Bonmassar G, et al. Basal ganglia activity remains elevated after movement in focal hand dystonia. Ann Neurol 2004;55:744–748.

Bhoopathi PS, Soares-Weiser K. Benzodiazepines for neuroleptic-induced tardive dyskinesia. Cochrane Database Syst Rev. 2006 Jul 19;3: CD000205.

Boyer WF, Bakalar NH, Lake CR. Anticholinergic prophylaxis of acute haloperidol-induced acute dystonic reactions. J Clin Psychopharmacol 1987;7:164–166.

Brans JW, Lindeboom R, Snoek JW, Zwarts MJ, van Weerden TW, Brunt ER, et al. Botulinum toxin versus trihexyphenidyl in cervical dystonia: a prospective, randomized, double-blind controlled trial. Neurology 1996; 46:1066–1072.

Brashear A, Ambrosius WT, Eckert GJ, Siemers ER. Comparison of treatment of tardive dystonia and idiopathic cervical dystonia with botulinum toxin type A. Mov Disord 1998;13:158–161.

Brashear A, Bergan K, Wojcieszek J, Siemers ER, Ambrosius W. Patients' perception of stopping or continuing treatment of cervical dystonia with botulinum toxin type A. Mov Disord 2000;15:150–153.

Brashear A, Dobyns WB, de Carvalho Aguiar P, Borg M, Frijns CJ, Gollamudi S, et al. The phenotypic spectrum of rapid-onset dystonia-parkinsonism (RDP) and mutations in the ATP1A3 gene. Brain 2007;130:828–835.

Brashear A, Lew MF, Dykstra DD, Comella CL, Factor SA, Rodnitzky RL, et al. Safety and efficacy of NeuroBloc® (botulinum toxin type B) in type A-responsive cervical dystonia. Neurology 1999;53:1439–1446.

Braun V, Richter HP. Selective peripheral denervation for spasmodic torticollis:13-year experience with 155 patients. J Neurosurg 2002;97:207–212.

Bressman SB, Raymond D, Fuchs T, Heiman GA, Ozelius LJ, Saunders-Pullman R. Mutations in THAP1 (DYT6) in early-onset dystonia: a genetic screening study. Lancet Neurol 2009;8:441–446.

Bressman SB, Sabatti C, Raymond D, de Leon D, Klein C, Kramer PL, et al. The DYT1 phenotype and guidelines for diagnostic testing. Neurology 2000;54:1746–1752.

Brin MF, Blitzer A, Stewart C. Laryngeal dystonia (spasmodic dysphonia): observations of 901 patients and treatment with botulinum toxin. Adv Neurol 1998;78: 237–252.

Brockmann K. The expanding phenotype of GLUT1-deficiency syndrome. Brain & development 2009;31:545–552.

Butler AG, Duffey PO, Hawthorne MR, Barnes MP. An epidemiologic survey of dystonia within the entire population of northeast England over the past nine years. Adv Neurol 2004;94:95–99.

Burke RE, Kang UJ, Jankovic J, Miller LG, Fahn S. Tardive akathisia: an analysis of clinical features and response to open therapeutic trials. Mov Disord 1989;4: 157–175.

Ceballos-Baumann AO, Passingham RE, Warner T, Playford ED, Marsden CD, Brooks DJ. Overactive prefrontal and underactive motor cortical areas in idiopathic dystonia. Ann Neurol 1995;37:363–372.

Cerovac N, Petrovic I, Klein C, Kostic VS. Delayed-onset dystonia due to perinatal asphyxia: a prospective study. Mov Disord 2007;22:2426–2429.

Chai Q, Arndt JW, Dong M, Tepp WH, Johnson EA, Chapman ER, et al. Structural basis of cell surface receptor recognition by botulinum neurotoxin B. Nature 2006; 444:1096–1100.

Chawda SJ, Munchau A, Johnson D, Bhatia K, Quinn NP, Stevens J, et al. Pattern of premature degenerative changes of the cervical spine in patients with spasmodic torticollis and the impact on the outcome of selective peripheral denervation. J Neurol Neurosurg Psychiatry 2000;68:465–471.

Chuang C, Fahn S, Frucht SJ. The natural history and treatment of acquired hemidystonia: report of 33 cases and review of the literature. J Neurol Neurosurg Psychiatry 2002;72:59–67.

Clot F, Grabli D, Cazeneuve C, Roze E, Castelnau P, Chabrol B, et al. Exhaustive analysis of BH4 and dopamine biosynthesis genes in patients with Dopa-responsive dystonia. Brain 2009;132:1753–1763.

Costa J, Borges A, Espirito-Santo C, Ferreira J, Coelho M, Moore P, et al. Botulinum toxin type A versus botulinum toxin type B for cervical dystonia. Cochrane Database Syst Rev 2005a: CD004314.

Costa J, Espirito-Santo C, Borges A, Ferreira JJ, Coelho M, Moore P, et al. Botulinum toxin type A therapy for blepharospasm. Cochrane Database Syst Rev 2005b: CD004900.

Costa J, Espirito-Santo C, Borges A, Ferreira JJ, Coelho M, Moore P, et al. Botulinum toxin type A therapy for cervical dystonia. Cochrane Database Syst Rev 2005c: CD003633.

Costa J, Espirito-Santo C, Borges A, Ferreira JJ, Coelho M, Moore P, Sampaio C. Botulinum toxin type A therapy for hemifacial spasm. Cochrane Database Syst Rev. 2005e:CD004899.

Daniele O, Caravaglios G, Marchini C, Mucchiut L, Capus P, Natale E. Gabapentin in the treatment of hemifacial spasm. Acta Neurol Scand 2001;104:110–112.

de Carvalho Aguiar P, Sweadner KJ, Penniston JT, Zaremba J, Liu L, Caton M, et al. Mutations in the Na+/K+ -ATPase alpha3 gene ATP1A3 are associated with rapid-onset dystonia parkinsonism. Neuron 2004;43:169–175.

Defazio G. The epidemiology of primary dystonia: current evidence and perspectives. Eur J Neurol 2010;7 (Suppl 1):9–14.

Defazio G, Abbruzzese G, Livrea P, Berardelli A. pidemiology of primary dystonia. Lancet Neurol 2004;3:673–678.

Defazio G, Aniello MS, Masi G, Lucchese V, De Candia D, Martino D. Frequency of familial aggregation in primary adult-onset cranial cervical dystonia. Neurol Sci 2003;24:168–169.

Defazio G, Livrea P. Epidemiology of primary blepharospasm. Mov Disord 2002;17:7–12.

Delmaire C, Krainik A, Tezenas du Montcel S, Gerardin E, Meunier S, Mangin JF, et al. Disorganized somatotopy in the putamen of patients with focal hand dystonia. Neurology 2005;64:1391–1396.

Djarmati A, Schneider SA, Lohmann K, Winkler S, Pawlack H, Hagenah J, et al. Mutations in THAP1 (DYT6) and generalised dystonia with prominent spasmodic dysphonia: a genetic screening study. Lancet neurology 2009;8:447–452.

Dong M, Yeh F, Tepp WH, Dean C, Johnson EA, Janz R, et al. SV2 is the protein receptor for botulinum neurotoxin A. Science (New York, NY) 2006;312:592–596.

Dressler D. Clinical features of antibody-induced complete secondary failure of botulinum toxin therapy. European neurology 2002;48:26–29.

Dressler D, Benecke R. Diagnosis and management of acute movement disorders. J Neurol 2005 Nov;252:1299–1306.

Dressler D, Oeljeschlager RO, Ruther E. Severe tardive dystonia: treatment with continuous intrathecal baclofen administration. Mov Disord 1997;12:585–587.

Dressler D, Wohlfahrt K, Meyer-Rogge E, Wiest L, Bigalke H. Antibody-induced failure of botulinum toxin a therapy in cosmetic indications. Dermatol Surg 2010;36 Suppl 4:2182–2187.

Ehni G, Woltman HW. Hemifacial spasm. Arch Neurol Psychiatry 1945;53:205–211.

Espay AJ, Hung SW, Sanger TD, Moro E, Fox SH, Lang AE. A writing device improves writing in primary writing tremor. Neurology 2005;64:1648–1650.

Evidente VG, Lyons MK, Wheeler M, Hillman R, Helepolelei L, Beynen F, et al. First case of X-linked dystonia-parkinsonism (»Lubag«) to demonstrate a response to bilateral pallidal stimulation. Mov Disord 2007;22:1790–1793.

Fahn S, Bressman SB, Marsden CD. Classification of dystonia. Adv Neurol 1998;78:1–10.

Fernandez HH, Friedman JH. Classification and treatment of tardive syndromes. Neurologist 2003;9:16–27.

Fernandez HH, Krupp B, Friedman JH. The course of tardive dyskinesia and parkinsonism in psychiatric inpatients:14-year follow-up. Neurology 2001;56:805–807.

Frueh BR, Felt DP, Wojno TH, Musch DC. Treatment of blepharospasm with botulinum toxin. A preliminary report. Arch Ophthalmol 1984;102:1464–1468.

Gardos G, Casey DE, Cole JO, Perenyi A, Kocsis E, Arato M, et al. Ten-year outcome of tardive dyskinesia. Am J Psychiatry 1994;151:836–841.

Garver DL, Davis DM, Dekirmenjian H, Ericksen S, Gosenfeld L, Haraszti J. Dystonic reactions following neuroleptics: time course and proposed mechanisms. Psychopharmacologia 1976;47:199–201.

Gill HS, Kraft SP. Long-term efficacy of botulinum a toxin for blepharospasm and hemifacial spasm. The Canadian journal of neurological sciences 2010 Sep;37 (5):631–636.

Girard N, Poncet M, Caces F, Tallon Y, Chays A, Martin-Bouyer P, et al. Three-dimensional MRI of hemifacial spasm with surgical correlation. Neuroradiology 1997;39:46–51.

Gonzalez-Alegre P, Paulson HL. Aberrant cellular behavior of mutant torsinA implicates nuclear envelope dysfunction in DYT1 dystonia. J Neurosci 2004;24:2593–2601.

Gruber D, Kühn AA, Schoenecker T, Kivi A, Trottenberg T, Hoffmann KT, et al. Pallidal and thalamic deep brain stimulation in myoclonus-dystonia. Mov Disord 2010;25:1733–1743.

Hallett M. Dystonia: abnormal movements result from loss of inhibition. Adv Neurol 2004;94:1–9.

Hanson PI, Whiteheart SW. AAA+ proteins: have engine, will work. Nat Rev Mol Cell Biol 2005;6:519–529.

Hillier CE, Wiles CM, Simpson BA. Thalamotomy for severe antipsychotic induced tardive dyskinesia and dystonia. J Neurol Neurosurg Psychiatry 1999;66:250–251.

Hou JG, Ondo W, Jankovic J. Intrathecal baclofen for dystonia. Mov Disord 2001;16:1201–1202.

Houser MK, Soland VL, Bhatia KP, Quinn NP, Marsden CD. Paroxysmal kinesigenic choreoathetosis: a report of 26 patients. J Neurol 1999;246:120–126.

Huang CC, Wang RI, Hasegawa A, Alverno L. Reserpine and alpha-methyldopa in the treatment of tardive dyskinesia. Psychopharmacology (Berl) 1981;73:359–362.

Humm AM, Pabst C, Lauterburg T, Burgunder JM. Enkephalin and aFGF are differentially regulated in rat spinal motoneurons after chemodenervation with botulinum toxin. Exp Neurol 2000;161:361–372.

Hwang WJ, Yao WJ, Wey SP, Ting G. Clinical and [99mTc]TRODAT-1/[123I]IBZM SPECT imaging findings in dopa-responsive dystonia. Eur Neurol 2004;51:26–29.

Hyun SJ, Kong DS, Park K. Microvascular decompression for treating hemifacial spasm: lessons learned from a prospective study of 1,174 operations. Neurosurgical review 2010;33:325–334.

Inzelberg R, Kahana E, Korczyn AD. Clinical course of idiopathic torsion dystonia among Jews in Israel. Adv Neurol 1988;50:93–100.

Jahanshahi M. Factors that ameliorate or aggravate spasmodic torticollis. J Neurol Neurosurg Psychiatry 2000;68:227–229.

Jankovic J, Hunter C, Dolimbek BZ, Dolimbek GS, Adler CH, Brashear A, et al. Clinico-immunologic aspects of botulinum toxin type B treatment of cervical dystonia. Neurology 2006;67:2233–2235.

Jankovic J, Leder S, Warner D, Schwartz K. Cervical dystonia: clinical findings and associated movement disorders. Neurology 1991;41:1088–1091.

Jankovic J, Vuong KD, Ahsan J. Comparison of efficacy and immunogenicity of original versus current botulinum toxin in cervical dystonia. Neurology 2003;60:1186–1188.

Jarman PR, Bandmann O, Marsden CD, Wood NW. GTP cyclohydrolase I mutations in patients with dystonia responsive to anticholinergic drugs. J Neurol Neurosurg Psychiatry 1997;63:304–308.

Kamm C, Boston H, Hewett J, Wilbur J, Corey DP, Hanson PI, et al. The early onset dystonia protein torsinA interacts with kinesin light chain 1. J Biol Chem 2004;279:19882–19892.

Kane JM, Smith JM. Tardive dyskinesia: prevalence and risk factors, 1959 to 1979. Arch Gen Psychiatry 1982;39:473–481.

Kane JM, Woerner M, Lieberman J. Tardive dyskinesia: prevalence, incidence, and risk factors. J Clin Psychopharmacol 1988;8:52–56.

Kang UJ, Burke RE, Fahn S. Natural history and treatment of tardive dystonia. Mov Disord 1986;1:193–208.

Karp BI. Botulinum toxin treatment of occupational and focal hand dystonia. Mov Disord 2004;19 Suppl 8:S116–119.

Kazamatsuri H, Chien C, Cole JO. Treatment of tardive dyskinesia. I. Clinical efficacy of a dopamine-depleting agent, tetrabenazine. Arch Gen Psychiatry 1972;27:95–99.

Kiriakakis V, Bhatia KP, Quinn NP, Marsden CD. The natural history of tardive dystonia. A long-term follow-up study of 107 cases. Brain 1998;121(Pt 11):2053–2066.

Kiss ZH, Doig-Beyaert K, Eliasziw M, Tsui J, Haffenden A, Suchowersky O. The Canadian multicentre study of deep brain stimulation for cervical dystonia. Brain 2007; 130:2879–2886.

Klein C, Page CE, LeWitt P, Gordon MF, de Leon D, Awaad Y, et al. Genetic analysis of three patients with an 18p-syndrome and dystonia. Neurology 1999;52:649.

Konrad C, Vollmer-Haase J, Anneken K, Knecht S. Orthopedic and neurological complications of cervical dystonia-review of the literature. Acta Neurol Scand 2004; 109:369–373.

Kottlors M, Kress W, Meng G, Glocker FX. Facioscapulohumeral muscular dystrophy presenting with isolated axial myopathy and bent spine syndrome. Muscle & nerve 2010;42:273–275.

Kranz G, Sycha T, Voller B, Kranz GS, Schnider P, Auff E. Neutralizing antibodies in dystonic patients who still respond well to botulinum toxin type A. Neurology 2008; 70:133–136.

Krauss JK, Jankovic J. Head injury and posttraumatic movement disorders. Neurosurgery 2002;50:927–939; discussion 939–940.

Kupsch A, Benecke R, Müller J, Trottenberg T, Schneider GH, Poewe W, et al. Pallidal deep-brain stimulation in primary generalized or segmental dystonia. The New England journal of medicine 2006;355:1978–1990.

Lamberti P, De Mari M, Zenzola A, Aniello MS, Defazio G. Frequency of apraxia of eyelid opening in the general population and in patients with extrapyramidal disorders. Neurol Sci 2002;23(Suppl 2):S81–82.

Le KD, Nilsen B, Dietrichs E. Prevalence of primary focal and segmental dystonia in Oslo. Neurology 2003;61: 1294–1296.

Lebeda FJ, Cer RZ, Stephens RM, Mudunuri U. Temporal characteristics of botulinum neurotoxin therapy. Expert review of neurotherapeutics 2010;10:93–103.

Lebre AS, Durr A, Jedynak P, Ponsot G, Vidailhet M, Agid Y, et al. DYT1 mutation in French families with idiopathic torsion dystonia. Brain 1999;122:41–45.

Lee H-Y, Xu Y, Huang Y, Ahn AH, Auburger GWJ, Pandolfo M, et al. The gene for paroxysmal non-kinesigenic dyskinesia encodes an enzyme in a stress response pathway. Hum. Mol. Genet 2004;13:3161–3170.

Lee LV, Maranon E, Demaisip C, Peralta O, Borres-Icasiano R, Arancillo J, et al. The natural history of sex-linked recessive dystonia parkinsonism of Panay, Philippines (XDP). Parkinsonism Relat Disord 2002;9:29–38.

Leube B, Rudnicki D, Ratzlaff T, Kessler KR, Benecke R, Auburger G. Idiopathic torsion dystonia: assignment of a gene to chromosome 18p in a German family with adult onset, autosomal dominant inheritance and purely focal distribution. Hum Mol Genet 1996;5:1673–1677.

Lima AR, Bacalcthuk J, Barnes TR, Soares-Weiser K. Central action beta-blockers versus placebo for neuroleptic-induced acute akathisia. Cochrane Database Syst Rev 2004a: CD001946.

Lima AR, Soares-Weiser K, Bacaltchuk J, Barnes TR. Benzodiazepines for neuroleptic-induced acute akathisia. Cochrane Database Syst Rev 2002: CD001950.

Lima AR, Weiser KV, Bacaltchuk J, Barnes TR. Anticholinergics for neuroleptic-induced acute akathisia. Cochrane Database Syst Rev 2004b: CD003727.

Loher TJ, Krauss JK. Dystonia associated with pontomesencephalic lesions. Mov Disord 2009;24:157–167.

Makino S, Kaji R, Ando S, Tomizawa M, Yasuno K, Goto S, et al. Reduced Neuron-Specific Expression of the TAF1 Gene Is Associated with X-Linked Dystonia-Parkinsonism. Am J Hum Genet 2007;80:393–406.

Maniak S, Sieberer M, Hagenah J, Klein C, Vieregge P. Focal and segmental primary dystonia in north-western Germany – a clinico-genetic study. Acta Neurol Scand 2003;107:228–232.

Margraf NG, Wrede A, Rohr A, Schulz-Schaeffer WJ, Raethjen J, Eymess A, et al. Camptocormia in idiopathic Parkinson's disease: a focal myopathy of the paravertebral muscles. Mov Disord 2010;25:542–551.

Martinez-Torres I, Limousin P, Tisch S, Page R, Pinto A, Foltynie T, et al. Early and marked benefit with GPi DBS for Lubag syndrome presenting with rapidly progressive life-threatening dystonia. Mov Disord 2009;24:1710–1712.

Mauriello JA, Jr.,Leone T, Dhillon S, Pakeman B, Mostafavi R, Yepez MC. Treatment choices of 119 patients with hemifacial spasm over 11 years. Clin Neurol Neurosurg 1996;98:213–216.

McLaughlin MR, Jannetta PJ, Clyde BL, Subach BR, Comey CH, Resnick DK. Microvascular decompression of cranial nerves: lessons learned after 4400 operations. J Neurosurg 1999;90:1–8.

Mejia NI, Vuong KD, Jankovic J. Long-term botulinum toxin efficacy, safety, and immunogenicity. Mov Disord 2005;20:592–597.

Moller MB, Moller AR. Audiometric abnormalities in hemifacial spasm. Audiology 1985;24:396–405.

Müller K, Mix E, Adib Saberi F, Dressler D, Benecke R. Prevalence of neutralising antibodies in patients treated with botulinum toxin type A for spasticity. J Neural Transm 2009;116:579–585.

Müller U, Herzfeld T, Nolte D. The TAF1/DYT3 multiple transcript system in X-linked dystonia-parkinsonism. American journal of human genetics 2007;81:415–417; author reply 17–18.

Muscettola G, Pampallona S, Barbato G, Casiello M, Bollini P. Persistent tardive dyskinesia: demographic and pharmacological risk factors. Acta Psychiatr Scand 1993;87:29–36.

Naraghi R, Hastreiter P, Tomandl B, Bonk A, Huk W, Fahlbusch R. Three-dimensional visualization of neurovascular relationships in the posterior fossa: technique and clinical application. J Neurosurg 2004;100:1025–1035.

Nasir J, Frima N, Pickard B, Malloy MP, Zhan L, Grünewald R. Unbalanced whole arm translocation resulting in loss of 18p in dystonia. Mov Disord 2006;21: 859–863.

Naumann M, Carruthers A, Carruthers J, Aurora SK, Zafonte R, Abu-Shakra S, et al. Meta-analysis of neutralizing antibody conversion with onabotulinumtoxinA (BOTOX®) across multiple indications. Mov Disord 2010;25:2211–2218.

Neville BG, Parascandalo R, Farrugia R, Felice A. Sepiapterin reductase deficiency: a congenital dopa-responsive motor and cognitive disorder. Brain 2005;128: 2291–6.

Nielsen VK. Pathophysiology of hemifacial spasm: I. Ephaptic transmission and ectopic excitation. Neurology 1984a;34:418–426.

Nielsen VK. Pathophysiology of hemifacial spasm: II. Lateral spread of the supraorbital nerve reflex. Neurology 1984b;34:427–431.

Nolte D, Niemann S, Müller U. Specific sequence changes in multiple transcript system DYT3 are associated with X-linked dystonia parkinsonism. PNAS 2003;100: 10347–10352.

Norgren N, Mattson E, Forsgren L, Holmberg M. A high-penetrance form of late-onset torsion dystonia maps to a novel locus (DYT21) on chromosome 2q14.3-q21.3. Neurogenetics 2011;12:137–143.

Nutt JG, Muenter MD, Aronson A, Kurland LT, Melton LJ, 3rd.Epidemiology of focal and generalized dystonia in Rochester, Minnesota. Mov Disord 1988;3:188–194.

Nygaard TG, Marsden CD, Fahn S. Dopa-responsive dystonia: long-term treatment response and prognosis. Neurology 1991;41:174–181.

O'Riordan S, Raymond D, Lynch T, Saunders-Pullman R, Bressman SB, Daly L, et al. Age at onset as a factor in determining the phenotype of primary torsion dystonia. Neurology 2004;63:1423–1426.
Olney RK, Aminoff MJ, Gelb DJ, Lowenstein DH. Neuromuscular effects distant from the site of botulinum neurotoxin injection. Neurology 1988;38:1780–1783.
Opal P, Tintner R, Jankovic J, Leung J, Breakefield XO, Friedman J, et al. Intrafamilial phenotypic variability of the DYT1 dystonia: from asymptomatic TOR1A gene carrier status to dystonic storm. Mov Disord 2002;17: 339–345.
Oppenheim H. Über eine eigenartige Krampfkrankheit des kindlichen und jugendlichen Alters (Dysbasia lordotica progressiva, dystonia musculorum deformans). Neurol Centrabl 1911;30:1090–1107.
Oyama G, Fernandez HH, Foote KD, Zeilman P, Hwynn N, Jacobson CEt, et al. Differential response of dystonia and parkinsonism following globus pallidus internus deep brain stimulation in X-linked dystonia-parkinsonism (Lubag). Stereotactic and functional neurosurgery 2010;88:329–333.
Payner TD, Tew JM, Jr. Recurrence of hemifacial spasm after microvascular decompression. Neurosurgery 1996; 38:686–690; discussion 690–691.
Pierre JM. Extrapyramidal symptoms with atypical antipsychotics: incidence, prevention and management. Drug Saf 2005;28:191–208.
Polizos P, Engelhardt DM, Hoffman SP, Waizer J. Neurological consequences of psychotropic drug withdrawal in schizophrenic children. J Autism Child Schizophr 1973;3:247–253.
Price J, Farish S, Taylor H, O'Day J. Blepharospasm and hemifacial spasm. Randomized trial to determine the most appropriate location for botulinum toxin injections. Ophthalmology 1997;104:865–868.
Ranoux D, Gury C, Fondarai J, Mas JL, Zuber M. Respective potencies of Botox® and Dysport®: a double blind, randomised, crossover study in cervical dystonia. J Neurol Neurosurg Psychiatry 2002;72:459–462.
Rathbone J, Soares-Weiser K. Anticholinergics for neuroleptic-induced acute akathisia. Cochrane Database Syst Rev. 2006 (4): CD003727
Reichel G, Kirchhofer U, Stenner A. Camptocormia-segmental dystonia. Proposal of a new definition for an old disease. Nervenarzt 2001;72:281–285.
Reichel G, Stenner A, Jahn A. [The phenomenology of cervical dystonia]. Fortschritte der Neurologie-Psychiatrie 2009;77:272–277.
Risch NJ, Bressman SB, Senthil G, Ozelius LJ. Intragenic Cis and Trans modification of genetic susceptibility in DYT1 torsion dystonia. American journal of human genetics 2007;80:1188–1193.
Rogozhin AA, Pang KK, Bukharaeva E, Young C, Slater CR. Recovery of mouse neuromuscular junctions from single and repeated injections of botulinum neurotoxin A. The Journal of physiology 2008;586:3163–182.
Sampaio C, Costa J, Ferreira JJ. Clinical comparability of marketed formulations of botulinum toxin. Mov Disord 2004;19 (Suppl 8):S129–136.
Saunders-Pullman R, Blau N, Hyland K, Zschocke J, Nygaard T, Raymond D, et al. Phenylalanine loading as a diagnostic test for DRD: interpreting the utility of the test. Mol Genet Metab 2004;83:207–212.
Schiller A, Wevers RA, Steenbergen GCH, Blau N, Jung HH. Long-term course of L-dopa-responsive dystonia caused by tyrosine hydroxylase deficiency. Neurology 2004;63:1524–1526.
Schrag A, Trimble M, Quinn N, Bhatia K. The syndrome of fixed dystonia: an evaluation of 103 patients. Brain 2004;127:2360-72.
Schreiber W, Krieg JC, Eichhorn T. Reversal of tetrabenazine induced depression by selective noradrenaline (norepinephrine) reuptake inhibition. J Neurol Neurosurg Psychiatry 1999;67:550.
Sheehy MP, Rothwell JC, Marsden CD. Writer's cramp. Adv Neurol 1988;50:457–472.
Shin JC, Chung UH, Kim YC, Park CI. Prospective study of microvascular decompression in hemifacial spasm. Neurosurgery 1997;40:730–4; discussion 734–735.
Shulman LM, Minagar A, Weiner WJ. The effect of pregnancy in Parkinson's disease. Mov Disord 2000;15:132–135.
Simpson DM, Blitzer A, Brashear A, Comella C, Dubinsky R, Hallett M, et al. Assessment: Botulinum neurotoxin for the treatment of movement disorders (an evidence-based review): Report of the Therapeutics and Technology Assessment Subcommittee of the American Academy of Neurology. Neurology 2008;70:1699–1706.
Soares KV, McGrath JJ. Vitamin E for neuroleptic-induced tardive dyskinesia. Cochrane Database Syst Rev 2001: CD000209.
Soares-Weiser K, Fernandez HH. Tardive dyskinesia. Seminars in neurology 2007;27:159–169.
Stacy M, Jankovic J. Tardive tremor. Mov Disord 1992;7: 53–57.
Tan EK, Jankovic J. Bilateral hemifacial spasm: a report of five cases and a literature review. Mov Disord 1999a;14: 345–349.
Tan EK, Jankovic J. Botulinum toxin A in patients with oromandibular dystonia: long-term follow-up. Neurology 1999b;53:2102–2107.
Teive HA, Munhoz RP, Souza MM, Antoniuk SA, Santos ML, Teixeira MJ, et al. Status Dystonicus: study of five cases. Arq Neuropsiquiatr 2005;63:26–29.
Tinazzi M, Farina S, Bhatia K, Fiaschi A, Moretto G, Bertolasi L, et al. TENS for the treatment of writer's cramp dystonia: a randomized, placebo-controlled study. Neurology 2005;64:1946–1948.
Tominaga H, Fukuzako H, Izumi K, Koja T, Fukuda T, Fujii H, et al. Tardive myoclonus. Lancet 1987;1:322.
Trompetto C, Curra A, Buccolieri A, Suppa A, Abbruzzese G, Berardelli A. Botulinum toxin changes intrafusal feedback in dystonia: a study with the tonic vibration reflex. Mov Disord 2006;21:777–782.
Trost M. Dystonia update. Curr Opin Neurol 2003;16:495–500.
Valente EM, Bentivoglio AR, Cassetta E, Dixon PH, Davis MB, Ferraris A, et al. DYT13, a novel primary torsion dystonia locus, maps to chromosome 1p36.13–36.32 in an Italian family with cranial-cervical or upper limb onset. Ann Neurol 2001;49:362–366.
Velickovic M, Benabou R, Brin MF. Cervical dystonia pathophysiology and treatment options. Drugs 2001;61: 1921–1943.
van Rijn MA, Munts AG, Marinus J, Voormolen JH, de Boer KS, Teepe-Twiss IM, et al. Intrathecal baclofen for dystonia of complex regional pain syndrome. Pain 2009; 143:41–47.
Vidailhet M, Vercueil L, Houeto JL, Krystkowiak P, Benabid AL, Cornu P, et al. Bilateral deep-brain stimulation of the globus pallidus in primary generalized dystonia. N Engl J Med 2005;352:459–467.
Vidailhet M, Vercueil L, Houeto JL, Krystkowiak P, Lagrange C, Yelnik J, et al. Bilateral, pallidal, deep-brain stimulation in primary generalised dystonia: a prospective 3 year follow-up study. Lancet neurology 2007;6: 223–229.
Vitek JL. Pathophysiology of dystonia: a neuronal model. Mov Disord 2002;17(Suppl 3):S49–62.
Waddy HM, Fletcher NA, Harding AE, Marsden CD. A genetic study of idiopathic focal dystonias. Ann Neurol 1991;29:320–324.
Watts CC, Whurr R, Nye C. Botulinum toxin injections for the treatment of spasmodic dysphonia. Cochrane Database Syst Rev 2004: CD004327.
Watts CR, Truong DD, Nye C. Evidence for the effectiveness of botulinum toxin for spasmodic dysphonia from high-quality research designs. J Neural Transm 2008; 115:625–630.

Weber YG, Storch A, Wuttke TV, Brockmann K, Kempfle J, Maljevic S, et al. GLUT1 mutations are a cause of paroxysmal exertion-induced dyskinesias and induce hemolytic anemia by a cation leak. The Journal of clinical investigation 2008;118:2157–2168.
Weetman J, Anderson IM, Gregory RP, Gill SS. Bilateral posteroventral pallidotomy for severe antipsychotic induced tardive dyskinesia and dystonia. J Neurol Neurosurg Psychiatry 1997;63:554–556.
Wenning GK, Kiechl S, Seppi K, Muller J, Hogl B, Saletu M, et al. Prevalence of movement disorders in men and women aged 50–89. years (Bruneck Study cohort): a population-based study. Lancet Neurol 2005;4:815–820.
Whurr R, Nye C, Lorch M. Meta-analysis of botulinum toxin treatment of spasmodic dysphonia: a review of 22 studies. Int J Lang Commun Disord 1998;33 (Suppl): 327–329.
Wilkins RH. Hemifacial spasm: a review. Surg Neurol 1991; 36:251–277.
Yoshimura DM, Aminoff MJ, Tami TA, Scott AB. Treatment of hemifacial spasm with botulinum toxin. Muscle Nerve 1992;15:1045–1049.
Zimprich A, Grabowski M, Asmus F, Naumann M, Berg D, Bertram M, et al. Mutations in the gene encoding epsilon-sarcoglycan cause myoclonus-dystonia syndrome. Nat Genet 2001;29:66–69.
Zorzi G, Garavaglia B, Invernizzi F, Girotti F, Soliveri P, Zeviani M, et al. Frequency of DYT1 mutation in early onset primary dystonia in Italian patients. Mov Disord 2002;17:407–408.

I 5

I 6 Erbliche und nicht erbliche Ataxien

von Th. Klockgether und D. Timmann

Die erblichen und nicht erblichen Ataxien sind Krankheiten, deren Hauptsymptom progressive oder episodische Ataxie ist. Eine ätiologische Klassifikation der Ataxien findet sich in **Tab. I 6.1**. Vielen Ataxien liegt eine Degeneration der Kleinhirnrinde oder ihrer spinalen Afferenzen zugrunde. Fast keine der therapeutischen Aussagen sind durch Ergebnisse randomisierter oder kontrollierter Studien belegt, so dass die meisten in diesem Kapitel ausgesprochenen Empfehlungen zur Therapie die Stärke C haben.

Tab. I 6.1: Ätiologisch-genetische Klassifikation der Ataxien

Erbliche Ataxien

Autosomal rezessive Ataxien
- Friedreich-Ataxie (FRDA)
- Ataxie-Teleangiektasie (AT)
- Autosomal rezessive Ataxie mit okulomotorischer Apraxie Typ 1 (AOA1)
- Autosomal rezessive Ataxie mit okulomotorischer Apraxie Typ 2 (AOA2)
- Abetalipoproteinämie
- Ataxie mit isoliertem Vitamin-E-Defizit (AVED)
- Refsum-Krankheit
- Zerebrotendinöse Xanthomatose (CTX)
- Andere autosomal-rezessive Ataxien

Autosomal dominante Ataxien
- Spinozerebelläre Ataxien (SCA)
- Episodische Ataxien (EA)

X-chromosomale Ataxien
- Fragiles X-Tremor-Ataxie-Syndrom (FXTAS)

Nicht erbliche Ataxien

Degenerative zerebelläre Ataxien
- Multisystematrophie, zerebellärer Typ (MSA-C)
- Sporadische Ataxie unklarer Genese (SAOA)

Symptomatische Ataxien
- Alkoholische Kleinhirndegeneration (ACD)
- Ataxien mit sonstiger toxischer Genese
- Paraneoplastische Kleinhirndegeneration (PKD)
- Histiozytosen
- Sonstige immunvermittelte Ataxien
- Ataxie bei erworbenem Vitaminmangel oder metabolischen Störungen
- Leptomeningeale Siderose

Im Zentrum stehen die Übungsbehandlung, die Versorgung mit Hilfsmitteln und die medikamentöse Behandlung von begleitenden extrazerebellären Symptomen. Für die Behandlung des Kernsymptoms, der zerebellären Ataxie, gibt es keine sicher wirksamen symptomatischen medikamentösen Therapien.

In einer gut kontrollierten Studie konnte erstmals der Effekt eines regelmäßigen physiotherapeutisch-koordinativen Trainings belegt werden (Ilg et al. 2009). Die Effekte waren bei im Vordergrund stehender zerebellärer Ataxie deutlicher als bei prominenter afferenter Ataxie. Eine Anleitung ist im Internet erhältlich (http://www.broetz-physiotherapie.de/Broetz_Ataxie_Patientenbroschuere.pdf). Neben der Physiotherapie ist eine logopädische Behandlung der Dysarthrie sinnvoll, auch wenn kontrollierte Studien fehlen. Viele Ataxien sind von Schluckstörungen begleitet, die einer logopädischen Behandlung zumindest teilweise zugänglich sind. Die häufig vorhandene Gehbehinderung erfordert die Verordnung von Gehhilfen. Im Erkrankungsverlauf ist die Benutzung eines Rollstuhls oft unumgänglich.

Verschiedene Medikamente sind zur symptomatischen Behandlung von Ataxien eingesetzt worden. Ganz überwiegend handelt es sich um Pilotstudien mit kleinen Patientenzahlen und an Patienten mit unterschiedlichen Formen von Ataxien. Bislang konnte für keines dieser Medikamente in Nachfolgestudien ein signifikanter Wirkeffekt reproduziert werden. Dies gilt für die serotonergen Substanzen 5-Hydroxytryptophan und Buspiron, die Nahrungsergänzungsmittel Kreatin und L-Carnitin und Antioxidantien (Vitamin E, Koenzym Q10, Idebenone) (Revuelta und Wilmot 2010). In einer randomisierten, placebokontrollierten und doppelt verblindeten Studie bei insgesamt 38 Patienten mit unterschiedlichen Formen von Ataxie sind positive Effekte bei guter Verträglichkeit unter achtwöchiger Einnahme von 2 × 50 mg Riluzol (Rilutek®) beschrieben worden (Ristori et al. 2010). Wegen der geringen Fallzahl, der kurzen Beobachtungsdauer und der heterogenen Zusammensetzung der Patientengruppe sind die Effekte in Nachfolgestudien dringlich zu überprüfen.

Zur Behandlung des zerebellären Tremors wurden verschiedene Antiepileptika (Carbamazepin, Clonazepam, Levetiracetam, Primidon und Topiramat) eingesetzt. Der Effekt ist unsicher.

In Einzelfällen kann ein Therapieversuch eines begleitenden Downbeat-Nystagmus (DBN) mit den Kaliumkanalblockern 4-Aminopyridin (3 × 5 mg) oder 3,4-Diaminopyridin (3 × 10 mg) sinnvoll sein. Fallbeschreibungen und kontrollierte Pilotstudien in kleinen Patienten-Gruppen beschreiben positive Effekte beim DBN (Strupp et al. 2008) (s. Kap. B 3 und B 5). Herzrhythmusstörungen (insb. OTc-Verlängerungen) und eine erhöhte zerebrale Erregbarkeit (EEG) sind vor der Gabe auszuschließen. Die Gabe erfolgt als individueller Heilversuch. Die Retardform von 4-Aminopyridin ist 2009 in den USA und 2011 in Deutschland als Ampyra® (Fampridin) zur Behandlung der Gangstörung bei Multipler Sklerose, 3,4-Diaminopyridin 2010 in Deutschland als Firdapse® (Amifampridin) zur Behandlung des Lambert-Eaton-Syndroms zugelassen worden.

Zur Quantifizierung der zerebellären Ataxie stehen validierte Ataxie-Skalen zur Verfügung (http://

www. ataxia-study-group.net). Die Scale for the Assessment and Rating of Ataxia (SARA) bietet sich insbesondere aufgrund ihrer schnellen Durchführbarkeit im klinischen Alltag an (Schmitz-Hübsch et al. 2006).
Die Adresse der deutschen Selbsthilfeorganisation für Ataxie lautet: Deutsche Heredo-Ataxie Gesellschaft Bundesverband e. V., Hofener Straße 76, 70372 Stuttgart (http://www.ataxie.de).

I 6.1 Friedreich-Ataxie (FRDA)

I 6.1.1 Klinik

FRDA ist eine autosomal-rezessiv vererbte Ataxie-Erkrankung mit einem Krankheitsbeginn zwischen der frühen Kindheit und dem mittleren Erwachsenenalter. Etwa 80 % der Patienten erkranken vor dem 20. Lebensjahr. Die wichtigsten klinischen Zeichen der FRDA sind progressive Gang-, Stand- und Extremitätenataxie, Dysarthrie, Areflexie, gestörter Lage- und Vibrationssinn sowie hypertrophe Kardiomyopathie. Weitere Symptome sind distal betonte atrophische Paresen, Pyramidenbahnzeichen, okulomotorische Störungen mit Fixationsgegenrucken und reduziertem vestibulo-okulären Reflex, Optikusatrophie, Innenohrschwerhörigkeit, Skelettdeformitäten (Skoliose, Hohlfuß) und Diabetes mellitus. Keines der genannten Symptome außer der progressiven Ataxie ist obligat. So haben, obwohl Areflexie als charakteristisches Symptom gilt, etwa 20 % der Patienten erhaltene oder gesteigerte Muskeleigenreflexe (Dürr et al. 1996). Die Degeneration bei der FRDA betrifft spinale Fasertrakte (Hinterstränge, spinozerebelläre Bahnen, Pyramidenbahn), sensible Axone im peripheren Nervensystem und das Myokard. Die MRT zeigt typischerweise eine Atrophie des zervikalen Rückenmarks ohne wesentliche Kleinhirnatrophie.
Ursache der FRDA ist in fast allen Fällen eine homozygote, intronische GAA-Repeat-Expanison eines Gens, das für das mitochondrial lokalisierte Protein Frataxin kodiert (Campuzano et al. 1996). Als Folge der Mutation sind die Frataxin-Gewebespiegel erheblich reduziert. Frataxin ist ein Eisen bindendes Protein, dessen Mangel zu einem gestörten Einbau von Eisen in Eisen-Schwefel-Cluster mitochondrialer Atmungskettenenzyme, reduzierter Aktivität der Atmungskettenenzyme und mitochondrialer Eisenüberladung führt (Pandolfo und Pastore 2009).
Die Diagnose der FRDA lässt sich durch den molekulargenetischen Nachweis der GAA-Repeat-Expansion im Frataxin-Gen stellen.

I 6.1.2 Epidemiologie und Verlauf

Die Angaben zur Prävalenz der FRDA variieren zwischen 1,7 und 4,7 : 100 000. Bei Menschen aus Zentralafrika und Südostasien sowie amerikanischen Ureinwohnern kommt FRDA nicht vor.
FRDA ist eine progressiv verlaufende Erkrankung, die zu schwerer Behinderung und vorzeitigem Tod führt. Das mittlere Erkrankungsalter beträgt 15 Jahre und die mediane Latenz nach Krankheitsbeginn bis zur Rollstuhlpflicht 11 Jahre. Ein Viertel aller FRDA-Patienten ist 34 Jahre nach Krankheitsbeginn verstorben (Klockgether et al. 1998). Erkrankungsalter und Progressionsgeschwindigkeit werden teilweise durch die Repeat-Länge des kürzeren Allels bestimmt: Patienten mit längeren Expansionen erkranken früher und haben einen ungünstigeren Krankheitsverlauf (Dürr et al. 1996).

I 6.1.3 Therapeutische Prinzipien

Da Frataxin-Mangel zu mitochondrialer Dysfunktion führt, wurde die Wirksamkeit von Idebenone, einem antioxidativ wirksamen Kurzkettenderivat von Koenzym Q10, bei FRDA evaluiert. In mehreren kleinen Studien wurde ein Effekt von Idebenone in einer Dosis von 5 mg/kg/Tag auf die linksventrikuläre Muskelmasse des Herzens nachgewiesen. In einer sechsmonatigen, doppelblinden, placebokontrollierten Phase-II-Studie an 48 juvenilen FRDA-Patienten führte Idebenone in einer Dosierung von bis zu 50 mg/kg an einer Subgruppe von gehfähigen Patienten zu einer Besserung des Ataxie-Scores (Di Prospero et al. 2007). Dieser Effekt wurde in zwei Phase-III-Studien nicht bestätigt (Lynch et al., 2010). Auch für andere antioxidativ wirksame Substanzen gibt es keine Evidenz für eine Wirksamkeit bei FRDA (Kearney et al. 2009).

I 6.1.4 Pragmatische Therapie

FRDA-Patienten sollten Physiotherapie, Logopädie und Ergotherapie erhalten. Mit Fortschreiten der Erkrankung ist die Verordnung von Gehhilfen und schließlich eines Rollstuhls unumgänglich. In Einzelfällen können schwere Skelettdeformitäten operativ korrigiert werden. Wenn erforderlich, müssen Kardiomyopathie und Diabetes mellitus nach den üblichen internistischen Richtlinien behandelt werden.

I 6.2 Ataxie-Telangiektasie (AT)

I 6.2.1 Klinik

AT ist eine autosomal rezessiv vererbte multisystemische Erkrankung, die durch progressive zerebelläre Ataxie mit Beginn in früher Kindheit, Choreoathetose, Störung der Initiierung von Sakkaden (okulomotorische Apraxie), okulokutane Teleangiektasien, gehäuftes Auftreten maligner Neoplasien des lymphatischen und hämatopoetischen Systems, erhöhte Strahlensensitivität und rezidivierende sinopulmonale Infekte aufgrund eines humoralen und zellulären Immundefekts charakterisiert ist. Ursache sind Mutationen im ATM-Gen, dessen Genprodukt Kinaseaktivität besitzt und eine zentrale Rolle bei der Antwort der Zelle auf Doppelstrang-DNA-Brüche spielt (Savitsky et al. 1995). Es wurden bisher mehr als 270 über das gesamte Gen verteilte Mutationen beschrieben.
Die Diagnose der AT stützt sich auf den Nachweis erhöhter α-Fetoprotein-Serumspiegel. Die definitive Diagnose wird molekulargenetisch durch Mutationsnachweis gestellt.

I 6.2.2 Epidemiologie und Verlauf

Die Angaben zur Prävalenz der AT variieren zwischen 0,4 und 1,2 : 100 000. AT beginnt meistens zwischen dem 2. und 4. Lebensjahr, nachdem das betroffene Kind laufen gelernt hat. Die meisten Patienten sind im Alter von 10 Jahren auf einen Rollstuhl angewiesen und sterben zwischen dem 20. und 30. Lebensjahr an rezidivierenden Infekten oder Neoplasien. Einzelne Mutationen sind mit einem milderen Phänotyp, späterem Erkrankungsbeginn und günstigerer Prognose assoziiert.

I 6.2.3 Therapeutische Prinzipien

Eine wirksame Behandlung der Ataxie und der begleitenden neurologischen Symptome ist nicht bekannt. Die häufig auftretenden Infekte und malignen Neoplasien müssen internistisch bzw. onkologisch behandelt werden. Prophylaktische Maßnahmen gegen bronchopulmonale Infekte sind von großer Bedeutung.

I 6.2.4 Pragmatische Therapie

AT-Patienten sollten Physiotherapie, Logopädie und Ergotherapie erhalten. Physiotherapie ist von besonderer Bedeutung, da sie nicht nur einer besseren Kompensation der neurologischen Störungen und der Vorbeugung von Kontrakturen dient, sondern auch dazu beiträgt, bronchopulmonale Infekte zu vermeiden. Grundsätzlich sollten Kinder mit AT Standardimpfungen erhalten. Wegen des Immundefekts besteht aber das Risiko, dass Lebendimpfungen schlecht vertragen werden und zu schweren Komplikationen führen. Lebendimpfstoffe sollten daher nur nach vorheriger, sorgfältiger Erhebung des Immunstatus verabreicht werden.
Infekte sollten frühzeitig und ausreichend lange mit Breitbandantibiotika behandelt werden. Bei den häufigen bronchopulmonalen Infekten sind zusätzlich sekretolytische und physikalische Maßnahmen erforderlich. Bei einzelnen Patienten mit rezidivierenden Infekten ist die prophylaktische Gabe von Immunglobulinen zu erwägen. Wegen des häufig vorkommenden IgA-Mangels bei AT besteht ein erhöhtes Risiko allergischer Reaktionen bei Verwendung von Standardpräparationen (Davies et al. 2009).
Bei Patienten mit malignen Tumoren des lymphatischen und hämatopoetischen Systems muss in Anlehnung an die üblichen onkologischen Protokolle eine Chemotherapie auf individueller Basis durchgeführt werden. Bestrahlungsbehandlungen sind wegen der erhöhten Radiosensitivität kontraindiziert.

I 6.3 Autosomal-rezessive Ataxie mit okulomotorischer Apraxie Typ 1 (AOA1)

AOA1 ist eine seltene, autosomal rezessiv vererbte Ataxie, die durch Mutationen im Aprataxin-Gen verursacht wird (Moreira et al. 2001). Aprataxin spielt eine Rolle bei der Reparatur von DNA-Einzelstrangbrüchen (Sano et al. 2004). Einige AOA1-Patienten haben einen Mangel an muskulärem Koenzym Q10; die dazu führenden Mechanismen sind unbekannt (Quinzii et al. 2005, Le Ber et al. 2007). AOA1-Patienten haben außerdem häufig eine Hypercholesterinämie und eine im Krankheitsverlauf zunehmende Hypalbuminämie.
Neben Ataxie und okulomotorischer Apraxie (d. h. der Unfähigkeit, horizontale Blickzielbewegungen durchzuführen; stattdessen werden ruckartige Kopfbewegungen gemacht, um den Blick zu wenden) umfasst das klinische Spektrum Chorea, Polyneuropathie und mentale Retardierung (Le Ber et al. 2003). Mit Fortschreiten der Krankheit tritt die Polyneuropathie immer stärker in den Vordergrund und ist Hauptgrund für die zunehmende Behinderung. Eine definitive Diagnose ist nur durch molekulargenetischen Nachweis einer Mutation im Aprataxin-Gen möglich.
AOA1 – zunächst in Japan und Portugal beschrieben – kommt auch in Deutschland vor (Habeck et al. 2004). Meist beginnt sie in der Kindheit um das 7. Lebensjahr. AOA1-Patienten erreichen in schwer behindertem Zustand das Erwachsenenalter.
Bei AOA1-Patienten mit einem in einer Muskelbiopsie nachgewiesenen Mangel an Koenzym Q10 ist eine Substitution mit Koenzym Q10 (500 mg/Tag) gerechtfertigt (Quinzii et al. 2005) (↔, C).

I 6.4 Autosomal-rezessive Ataxie mit okulomotorischer Apraxie Typ 2 (AOA2)

AOA2 ist eine seltene, autosomal rezessiv vererbte Ataxie, die durch Mutationen im Senataxin-Gen verursacht wird (Moreira et al. 2004). Senataxin spielt eine Rolle bei der DNA-Reparatur und bei der Regulation der Gentranskription.
Klinisch ist AOA2 durch Ataxie und Neuropathie gekennzeichnet. Obwohl okulomotorische Apraxie Teil der Krankheitsbezeichnung, ist sie nicht bei allen AOA2-Patienten nachweisbar, sodass die Diagnose auch bei Patienten ohne okulomotorische Auffälligkeiten in Erwägung zu ziehen ist (Anheim et al. 2009). Alle AOA2-Patienten haben erhöhte Serumspiegel von α-Fetoprotein. Zur Abgrenzung der AOA2 von der AT, bei der ebenfalls α-Fetoprotein-Serumspiegel erhöht sind, kann ein in vitro-Test zum Nachweis erhöhter Strahlensensitivität von Lymphozyten durchgeführt werden. Eine definitive Diagnose der AOA2 ist durch den molekulargenetischen Nachweis einer Mutation im Senataxin-Gen möglich.
Epidemiologische Untersuchungen zu AOA2 gibt es nicht. Das durchschnittliche Erkrankungsalter der AOA2 liegt bei 15 Jahren. Eine wirksame Behandlung der AOA2 ist nicht möglich.

I 6.5 Abetalipoproteinämie

Abetalipoproteinämie ist eine seltene, autosomal-rezessiv vererbte Erkrankung, die durch kurz nach der Geburt beginnende Durchfälle und ein sich anschließend langsam entwickelndes neurologisches

Syndrom gekennzeichnet ist. Die neurologische Symptomatik besteht aus Ataxie, peripheren Paresen mit Reflexverlust, Sensibilitätsstörungen und retinaler Degeneration. Abetalipoproteinämie wird durch Mutationen im Gen für eine Untereinheit des mikrosomalen Triglyzerid-Transferproteins verursacht (Sharp et al. 1993). Als Folge fehlen Apoprotein B-enthaltende Lipoproteine fast völlig. Die Patienten sind nicht in der Lage, Fett und fettlösliche Vitamine zu resorbieren und transportieren. Die neurologischen Symptome entstehen durch einen Mangel an Vitamin E.

Die Behandlung der Abetalipoproteinämie besteht aus einer Diät mit reduzierter Fettaufnahme und zusätzlicher Gabe von Vitaminen. Die Aufnahme des Nahrungsfetts sollte auf 25 % der täglichen Kalorien reduziert werden. Ein Drittel des täglichen Fetts sollte aus der Nahrung stammen, zwei Drittel sollten als mittellangkettige Triglyzeride gegeben werden. Zusätzlich müssen die Patienten essenzielle Fettsäuren in ausreichender Menge erhalten (Kohlschuetter 2000).

Trotz des grundsätzlichen Resorptionsdefekts für fettlösliche Vitamine wird Vitamin E oral verabreicht, da die Patienten sehr kleine Mengen Apoprotein B-enthaltender Lipoproteine sezernieren können. Die empfohlene Dosis beträgt 50–100 mg/kg/Tag (z. B. E-Vitamin-ratiopharm®). Zusätzlich werden Vitamin A (200–400 IU/kg/Tag, z. B. A-Mulsin® forte) und Vitamin K (5 mg alle 2 Wochen; z. B. Konakion®) gegeben. Die Serumspiegel von Vitamin E und A sollten engmaschig kontrolliert werden. Die Vitamingabe sollte so früh wie möglich beginnen. Durch anhaltende Normalisierung der Vitamin-E-Spiegel kommt es zu einer Verbesserung oder zu einem Stillstand der neurologischen Symptomatik (Kohlschuetter 2000) (↔, A).

I 6.6 Ataxie mit isoliertem Vitamin E-Defizit (AVED)

AVED ist eine vor allem in Nordafrika vorkommende autosomal-rezessiv vererbte Erkrankung mit einem klinischen Phänotyp, der dem der FRDA ähnelt. Ursache der AVED sind Mutationen des Gens, das für das α-Tocopherol-Transportprotein kodiert. Dieses Protein wird in der Leber exprimiert und ist für den Einbau von Vitamin E in VLDL-Lipoproteine verantwortlich (Ouahchi et al. 1995). Als Folge davon wird Vitamin E rasch ausgeschieden, sodass die Serumspiegel von Vitamin E niedrig oder nicht messbar sind.

Da die Vitamin-E-Resorption nicht gestört ist, wird AVED durch orale Gabe von Vitamin E (z. B. E-Vitamin-ratiopharm®) in einer Dosis von 800–2 000 mg/Tag behandelt (Gabsi et al. 2001) (↔, A). Die Serumspiegel von Vitamin E sollten engmaschig kontrolliert werden.

I 6.7 Refsum-Krankheit

Die Refsum-Krankheit ist eine seltene, autosomal rezessiv vererbte Krankheit, der Mutationen im Gen für die Phytanoyl-CoA-Hydroxylase zugrunde liegen. Dieses Enzym spielt eine entscheidende Rolle in der α-Oxidation von Phytansäure (Jansen et al. 1997). Die Akkumulation von Phytansäure in Körpergeweben ist die Ursache der Symptomatik der Refsum-Krankheit. Klinisch ist die Refsum-Krankheit durch progressive Ataxie, demyelinisierende sensomotorische Neuropathie, retinale Degeneration, Innenohrschwerhörigkeit, kardiale Arrhythmien und Ichthyosis-ähnliche Hauterscheinungen gekennzeichnet. Während die Seh- und Hörprobleme in der Regel langsam zunehmen, kann es zu akuten Exazerbationen der neurologischen und kardialen Probleme kommen, die häufig durch niedrige Kalorienaufnahme und dadurch bedingte Mobilisation von Phytansäure aus Fettgewebe ausgelöst werden. Die Diagnose lässt sich durch Nachweis erhöhter Serumspiegel von Phytansäure stellen.

Die Refsum-Krankheit wird durch eine Restriktion der täglichen Phytansäure-Aufnahme von normalerweise 50–100 mg auf weniger als 10 mg/Tag behandelt. Darunter lassen sich die Serumspiegel von Phytansäure wirksam senken und akute Exazerbationen weitgehend vermeiden (Baldwin et al. 2010). Durch die Diät sollte eine ausreichende tägliche Kalorienzufuhr gewährleistet sein, um die Mobilisation von Phytansäure aus Fettgewebe zu verhindern. Details der diätetischen Behandlung der Refsum-Krankheit finden sich bei Gibberd et al. (1985) (↔, A). Unter guter diätetischer Kontrolle können sich Ataxie und Neuropathie verbessern. Dagegen können der progressive Visus- und Hörverlust nicht verhindert werden.

Bei akuten Exazerbationen können Plasmapheresen (vier Behandlungen in 7–21 Tagen) die Serumspiegel von Phytansäure wirksam senken sowie neurologische und kardiale Funktionen verbessern. Plasmapherese kann auch bei Patienten mit unzureichender diätetischer Kontrolle angewandt werden (Harari et al. 1991).

I 6.8 Zerebrotendinöse Xanthomatose (CTX)

CTX ist eine seltene autosomal rezessiv vererbte Lipidspeicherkrankheit, die durch Mutationen im Gen für die Sterol-27-Hydroxylase verursacht wird. Sterol-27-Hydroxylase ist für den Abbau von 7α-Hydroxy-Cholesterin zu Gallensäuren verantwortlich. Als Folge kommt es zu einer reduzierten Ausscheidung von Gallensäuren mit dem Stuhl, während der Anteil von Gallenalkoholen im Stuhl steigt. Zusätzlich werden Cholesterin und 7α-Hydroxy-Cholesterin vermehrt zu Cholestanol abgebaut. Man nimmt an, dass die Symptomatik durch die Akkumulation von Cholestanol in Körpergeweben entsteht (Leitersdorf et al. 1993).

CTX ist eine progressive multisystemische Krankheit. Das neurologische Syndrom besteht aus Ataxie, Pyramidenbahnzeichen, kognitiven Störungen, Epilepsie und Polyneuropathie. Zusätzlich haben die Patienten chronische Durchfälle, xanthomatöse Sehnenschwellungen und Katarakte. Die Sehnenschwellungen, die Teil der Krankheitsbezeichnung sind, kommen nur bei 70 % der Patienten vor, sodass ihr Fehlen die Diagnose CTX nicht ausschließt (Moghadasian 2004). Die Diagnose lässt sich durch Nachweis erhöhter Serumspiegel von Cholestanol stellen. Hilfreich für die Diagnosestellung sind MRT-Veränderungen in Form einer Gliose der

Nuclei dentati und hyperintenser Areale um die Nuclei dentati.
CTX wird oral mit Chenodeosoxycholsäure (Xenbilox®, 750 mg/Tag) behandelt (Berginer et al. 1984) (↔, A). Diese Therapie führt zu einem deutlichen Abfall der Cholestanol-Serumspiegel und verhindert die weitere Progression der neurologischen Symptomatik. Katarakt und xanthomatöse Sehnenschwellung werden durch diese Behandlung nicht beeinflusst. Ein Behandlungsbeginn im präklinischen Stadium kann das Auftreten von Symptomen verhindern (Berginer et al. 2009). Die Behandlung kann weiter durch Zugabe von Statinen, z. B. Simvastatin (z. B. Zocor®) oder Lovastatin (Mevinacor®) verbessert werden (Peynet et al. 1991) (↔, A).

I 6.9 Weitere autosomal-rezessive Ataxien

Bei weiteren autosomal-rezessiv vererbten Ataxien sind die ursächlichen Mutationen oder Genorte bekannt (Fogel und Perlman 2007). Viele dieser Krankheiten sind nur in wenigen, konsanguinen Familien beschrieben worden. Wirksame Behandlungen existieren für keine dieser Ataxien.

I 6.10 Fragiles X-Tremor-Ataxie-Syndrom (FXTAS)

Das Fragile X-Syndrom (FXS) ist die häufigste Form einer erblichen Form einer mentalen Retardierung bei Jungen. Es handelt sich um eine X-chromosomal vererbte Krankheit, die durch die Expansion eines CGG-Repeats auf mehr als 200 Einheiten (normal: 6–44) in der 5'-Region des FMR1-Gens verursacht wird. Durch die Mutation kommt es zum Verlust des FMR1-Proteins. FMR1-Prämutationen (55–200) kommen in der Allgemeinbevölkerung mit einer Frequenz von mehr als 200 : 100 000 vor und stellen die Vorstufe von Vollmutationen dar. Männliche Nachkommen weiblicher Prämutationsträger haben ein hohes Risiko, an einem FXS zu leiden.
FXTAS ist ein erst vor wenigen Jahren beschriebenes Syndrom, das bei älteren männlichen und sehr selten auch bei weiblichen Trägern einer Prämutation des FMR1-Gens auftritt. FXTAS ist klinisch durch progressiven Aktionstremor und zerebelläre Ataxie gekennzeichnet. Außerdem können kognitive Störungen, Parkinson-Syndrom, Polyneuropathie und autonomes Versagen auftreten. MRTs von FXTAS-Patienten zeigen hyperintense Signale lateral des Nucleus dentatus mit Ausdehnung in die mittleren Kleinhirnstiele (Jacquemont et al. 2003). Anders als FXS-Patienten haben FXTAS-Patienten erhöhte Spiegel der FMR1 mRNA. Es wird vermutet, dass FXTAS ähnlich wie die myotone Dystrophie durch Toxizität der mRNA entsteht (Moore et al. 2004). Die Diagnose lässt sich durch molekulargenetischen Nachweis der FMR1-Prämutation stellen.
Die genaue Prävalenz und Penetranz des FXTAS sind unbekannt. Eine Studie an FXS-Familien ergab, dass FXTAS eine altersabhängige, weitgehend komplette Penetranz hat (Jacquemont et al. 2004). Eine spezifische Therapie ist nicht bekannt.

I 6.11 Spinozerebelläre Ataxien (SCA)

I 6.11.1 Klinik

Die SCA sind eine genetisch und klinisch heterogene Gruppe autosomal-dominant vererbter progressiver Ataxie-Krankheiten. In den meisten Familien tritt Ataxie nicht als isoliertes Symptom auf, sondern wird von einer Reihe nicht zerebellärer Symptome wie etwa supranukleärer Blickparese, Sakkadenverlangsamung, Optikusatrophie, Basalgangliensymptomen, Spastik, kognitiven Störungen, Restless-legs-Syndrom, sensiblen Störungen und Muskelatrophien begleitet. Bei der SCA7 tritt eine Retinadegeneration mit hochgradiger Visusminderung auf. Etwa ein Drittel aller Familien hat einen rein zerebellären Phänotyp.
Bis heute sind mehr als 30 verschiedene Genorte für SCA gefunden worden. Bei sechs SCA-Krankheiten (SCA1–3, 6, 7, 17) ist die Mutation eine translatierte instabile CAG-Repeat-Expansion in einem Exon des jeweiligen Gens. Andere SCAs werden durch nicht translatierte Repeat-Mutationen oder konventionelle Mutationen verursacht (Dürr 2010) (s. **Tab. I 6.2**).

Tab. I 6.2: Molekulargenetik und klinischer Phänotyp der häufigsten spinozerebellären Ataxien (SCA)

	Mutation	Genprodukt	Klinischer Phänotyp
SCA1	translatierte CAG-Repeat-Expansion	Ataxin-1	Ataxie, Pyramidenbahnzeichen, Neuropathie, Dysphagie
SCA2	translatierte CAG-Repeat-Expansion	Ataxin-2	Ataxie, langsame Sakkaden, Neuropathie
SCA3	translatierte CAG-Repeat-Expansion	Ataxin-3	Ataxie, Pyramidenbahnzeichen, Ophthalmoplegie, Neuropathie, Dystonie, Restless-Legs-Syndrom
SCA6	translatierte CAG-Repeat-Expansion	Kalziumkanal-Untereinheit (CACNA1A)	nahezu rein zerebelläre Ataxie
SCA7	translatierte CAG-Repeat-Expansion	Ataxin-7	Ataxie, Retinadegeneration
SCA14	Punktmutation	Proteinkinase Cγ (PKCγ)	Ataxie, Myoklonus
SCA17	translatierte CAG-Repeat-Expansion	TATA-bindendes Protein (TBP)	Ataxie, Dystonie, Demenz

Genetische Tests für die häufigen SCAs werden von vielen Labors als Routinediagnostik angeboten. In Mitteleuropa lassen sich etwa 50–70 % aller dominanten Ataxie-Krankheiten auf eine dieser Mutationen zurückführen.

I 6.11.2 Epidemiologie und Verlauf

Die Angaben zur Prävalenz der SCA in europäischen Ländern variieren zwischen 3,0 und 4,2 : 100 000. Das mittlere Erkrankungsalter liegt bei 30–40 Jahren. SCA6 hat einen späteren Erkrankungsbeginn mit einem Durchschnitt von etwa 50 Jahren. Bei Patienten mit begleitenden nicht zerebellären Symptomen beträgt die mediane Latenz bis zum Eintritt der Rollstuhlpflicht 17 Jahre nach Krankheitsbeginn, bei Patienten mit einem rein zerebellären Syndrom 26 Jahre. Die mediane Überlebenszeit ist bei Patienten mit Begleitsymptomen auf 20 bis 25 Jahre reduziert, bei Patienten mit einem rein zerebellären Phänotyp dagegen nicht verkürzt (Klockgether et al. 1998).

I 6.11.3 Therapeutische Prinzipien

Eine wirksame medikamentöse Behandlung der SCA ist nicht bekannt.

I 6.11.4 Pragmatische Therapie

SCA-Patienten sollten Physiotherapie, Logopädie und Ergotherapie erhalten. Bei vielen Patienten ist mit Fortschreiten der Krankheit die Verordnung von Gehhilfen und schließlich eines Rollstuhls erforderlich. Begleitsymptome können oft durch geeignete symptomatische Behandlung gebessert werden. Dazu gehören Parkinson-Symptome (Kap. I 1), Restless-legs-Syndrom (Kap. I 10), Spastik (Kap. I 14), Dystonie (Kap. I 5), Epilepsie (Kap. C 1), Blasenstörungen (Kap. K 3) und Muskelcrampi (Kap. J 13).

I 6.12 Episodische Ataxien (EA)

I 6.12.1 Klinik

EA sind durch kurz dauernde Episoden einer zerebellären Ataxie mit Stand- und Gangunsicherheit, Extremitätenataxie und Dysarthrie gekennzeichnet. Molekulargenetisch und klinisch lassen sich zwei Formen der EA unterscheiden. Bei beiden Krankheiten handelt es sich um autosomal-dominant vererbte Kanalopathien, d. h. paroxysmale Krankheiten, die auf Mutationen in Genen für Untereinheiten von Ionenkanälen zurückzuführen sind. Kennzeichen des Typ 1 (EA1) sind kurze, durch Schreck, abrupte Bewegungen oder körperliche Anstrengung provozierbare Episoden und ein Krankheitsbeginn in der frühen Kindheit. Hochcharakteristisch ist das interiktale Auftreten von Myokymien der Hand- und Gesichtsmuskulatur (Brunt und van Weerden 1990). Der EA1 liegen Mutationen im KCNA1-Gen, das für eine α-Untereinheit des Kaliumkanals kodiert, zugrunde (Browne et al. 1994). Die Episoden der EA2 sind länger und werden oft von Paresen, Schwindel, Übelkeit und Erbrechen begleitet. Etwa die Hälfte der EA2-Patienten berichtet über Episoden von Kopfschmerz, die die Kriterien einer Migräne erfüllen. In manchen Familien kommt Epilepsie vor (Jen et al. 2004). Interiktal haben fast alle Patienten einen Blickrichtungsnystagmus. Einige Patienten zeigen eine leichte, im Krankheitsverlauf langsam zunehmende Ataxie. Die verursachenden Mutationen betreffen das CACNA1A-Gen, das für die α_{1A}-Untereinheit von Kalziumkanälen kodiert (Ophoff et al. 1996).

EA werden häufig als psychogene Störungen, Epilepsie oder Migräne fehldiagnostiziert. Da aufgrund der großen Vielzahl an Mutationen, die zur Erkrankung führen, genetische Tests bisher sehr aufwendig und nicht bei allen Betroffenen richtungsweisend sind, sollte eine molekulargenetische Diagnostik nur bei durch sorgfältige Anamnese und klinische Untersuchung gesichertem Verdacht eingeleitet werden. Bei EA1-Patienten zeigt das interiktale EMG spontane repetitive Entladungen, die nach Nervenblockade aufhören. Bildgebende Untersuchungen ergeben Normalbefunde. MRTs von EA2-Patienten können eine leichte Kleinhirnatrophie zeigen.

I 6.12.2 Epidemiologie und Verlauf

EA sind seltene Krankheiten. Zuverlässige Informationen über ihre Inzidenz und Prävalenz gibt es nicht. EA1 beginnt in der frühen Kindheit. Sie hat eine günstige Prognose, da die Krankheit nicht zu dauernder Behinderung führt. Mit zunehmendem Alter werden die Attacken seltener und milder. Dies ist teilweise dadurch bedingt, dass die Patienten lernen, Attacken auslösende Trigger zu vermeiden. Der Krankheitsbeginn bei EA2 variiert zwischen dem 2. und 20. Lebensjahr. Einige Patienten entwickeln eine persistierende oder langsam zunehmende Ataxie.

I 6.12.3 Therapeutische Prinzipien

EA1 und EA2 werden durch Mutationen in Genen, die für Untereinheiten von Ionenkanälen kodieren, verursacht. Aufgrund der veränderten Eigenschaften der betroffenen Ionenkanäle kommt es paroxysmal zu einer Dysfunktion bestimmter Populationen von Neuronen. Wahrscheinlich sind vorwiegend, aber nicht ausschließlich, zerebelläre Purkinjezellen betroffen.

Acetazolamid ist ein Karboanhydrase-Hemmer, der bei einer Reihe von Kanalopathien Attacken verhindert. In einem transgenen Tiermodell der EA1 besserte Acetazolamid die stressinduzierte Ataxie (Herson et al. 2003). Bei periodischen Paralysen beruht die Wirkung von Acetazolamid auf einer Verstärkung von Strömen durch Kalzium-aktivierte Kaliumkanäle (Tricarico et al. 2000). Es ist unklar, ob es sich dabei um einen direkten Effekt von Acetazolamid handelt, oder ob die Wirkung von Acetazolamid durch eine pH-Erniedrigung vermittelt wird.

Acetazolamid ist bei EA2 fast immer wirksam (Griggs und Nutt 1995). Einige EA1-Patienten profitieren ebenfalls von Acetazolamid, bei anderen lassen sich die Attacken besser mit Carbamazepin oder Phenytoin verhindern. Neuere Studien sprechen für eine mögliche Wirkung von 4-Aminopyridin bei der EA-2 (Strupp et al. 2011).

I 6.12.4 Pragmatische Therapie

Manche Patienten lernen, durch entsprechendes Verhalten Attacken zu vermeiden. Insbesondere EA1-Patienten vermeiden plötzliche, abrupte Bewegungen.
Wenn eine medikamentöse Prävention von Attacken erforderlich ist, kommt in erster Linie Acetazolamid (z. B. Diamox®) infrage. Die Wirkung von Acetazolamid ist bei EA2 zuverlässiger als bei EA1. Die Behandlung wird mit 125 mg/Tag begonnen und schrittweise auf eine endgültige Dosis von 500 bis 700 mg/Tag erhöht (Griggs et al. 1978) (↔). Die häufig unter Acetazolamid auftretenden Parästhesien können durch orale Gabe von Kalium gebessert werden. 4-Aminopyridin ist eine Alternative (3 × 5 mg/Tag, Kap. B 5). Eine QTc-Verlängerung im EKG ist vor und unter Gabe auszuschließen. Weiterhin wird Carbamazepin (z. B. Timonil®) eingesetzt. Die Dosierung erfolgt wie bei Epilepsie (Kap. C 1). Auf die Gabe von Phenytoin sollte aufgrund irreversibler Kleinhirnatrophien als möglicher Langzeitnebenwirkung verzichtet werden.

I 6.13 Multisystematrophie (MSA)

I 6.13.1 Klinik

MSA ist eine sporadische Krankheit des Erwachsenenalters unbekannter Ursache, die durch Neurodegeneration in den Basalganglien, im Kleinhirn, im Hirnstamm und den intermediolateralen Zellsäulen des Rückenmarks gekennzeichnet ist. Die MSA gehört zu den Alpha-Synukleinopathien mit typischen Einschlusskörperchen im Zytoplasma von Oligodendrozyten (Jellinger und Lantos 2010). MSA fasst die älteren Krankheitsbezeichnungen striatonigrale Degeneration, sporadische olivoponto-zerebelläre Atrophie und Shy-Drager-Syndrom zusammen. Klinisch ist MSA durch wechselnde Kombinationen aus Parkinson-Symptomen, zerebellärer Ataxie, Pyramidenbahnzeichen und autonomem Versagen gekennzeichnet. Zerebelläre Ataxie ist bei mindestens der Hälfte aller MSA-Patienten vorhanden. 69 % haben REM-Schlaf-Verhaltensstörungen. MSA mit im Vordergrund stehendem Parkinson-Syndrom wird als MSA-P, mit im Vordergrund stehender zerebellärer Ataxie als MSA-C bezeichnet.
Die Diagnose einer MSA wird klinisch gestellt. Von besonderer Bedeutung ist dabei der Nachweis schweren autonomen Versagens (orthostatischer Abfall des systolischen Blutdrucks um > 30 mmHg, Urininkontinenz) (Gilman et al. 2008). Die MRT zeigt Kleinhirn- und Hirnstammatrophie sowie Signalauffälligkeiten in den Basalganglien und im Hirnstamm. Diese Befunde sind aber häufig erst in fortgeschrittenem Krankheitsstadium nachweisbar. Neuere MRT-Techniken wie die Diffusionsbildgebung sind sensitiver (Seppi et al. 2005a).

I 6.13.2 Epidemiologie und Verlauf

Die Prävalenz der MSA beträgt 4,4 : 100 000. Das mittlere Erkrankungsalter liegt bei 55 Jahren. MSA verläuft unaufhaltsam progredient. Mit einer medianen Latenz von sechs Jahren nach Krankheitsbeginn werden MSA-Patienten rollstuhlpflichtig. Die mediane Lebenserwartung nach Krankheitsbeginn beträgt neun Jahre (Klockgether et al. 1998). Die im Vergleich zur idiopathischen Parkinson-Krankheit und anderen Ataxie-Krankheiten rasche Progression zeigte sich auch in einer einjährigen Verlaufsstudie an 38 MSA-P-Patienten, die eine jährliche Zunahme des UPDRS-Scores um fast 30 % ergab (Seppi et al. 2005b).

I 6.13.3 Therapeutische Prinzipien

Es gibt keine kausale Therapie der MSA. Randomisierte, kontrollierte Studien mit Riluzol und Minozyklin erbrachten keine Hinweise auf die Wirksamkeit dieser Substanzen (Bensimon et al. 2009, Dodel et al. 2010).

I 6.13.4 Pragmatische Therapie

MSA-Patienten sollten Physiotherapie, Logopädie und Ergotherapie erhalten. Bei allen Patienten ist mit Fortschreiten der Krankheit die Verordnung von Gehhilfen und schließlich eines Rollstuhls erforderlich. Zur Behandlung des Parkinson-Syndroms (Kap. I 1 und I 2), des autonomen Versagens (Kap. K 2 und K 3) und der Schlafstörungen (Kap. D 11) wird auf die entsprechenden Kapitel verwiesen.

I 6.14 Sporadische Ataxie des Erwachsenenalters unbekannter Genese (sporadic adult-onset ataxia, SAOA)

Bei vielen Patienten mit sporadisch auftretender, im Erwachsenenalter beginnender Ataxie lässt sich weder eine symptomatische und genetische Ursache der Ataxie ermitteln, noch sind die klinischen Kriterien einer MSA erfüllt (Klockgether 2010). Die Diagnose der SAOA, früher auch als idiopathische zerebelläre Ataxie bezeichnet, ist nur nach sorgfältigen Ausschlussuntersuchungen möglich. Bildgebende Verfahren zeigen meist eine isolierte zerebelläre Atrophie. Neben zerebellärer Ataxie können zusätzlich klinische Zeichen einer Schluckstörung, einer peripheren Neuropathie, einer Pyramidenbahn- und Hinterstrangbeteiligung auftreten.
Eine epidemiologische Untersuchung in Wales ermittelte eine Prävalenz der SAOA von 8,4 : 100 000 (Muzaimi et al. 2004). Das Erkrankungsalter liegt bei durchschnittlich 47 Jahren. Die Prognose ist im Vergleich zur MSA deutlich besser. Vermutlich ist die Lebenserwartung normal (Abele et al. 2007).
Es gibt keine kausale oder spezifische Therapie der SAOA. Physiotherapie und Logopädie sind empfehlenswert.

I 6.15 Alkoholische Kleinhirndegeneration (ACD)

I 6.15.1 Klinik

Bei Patienten mit chronischer Alkoholkrankheit kommt es gehäuft zu persistierender zerebellärer Ataxie. Der Ataxie liegt eine Degeneration der Purkinjezellen vorwiegend des Kleinhirnoberwurms zugrunde. Klinisch ist die ACD durch Gang- und Standataxie sowie Ataxie der unteren Extremitäten und einen 3 Hz posturalen Tremor in anterior-posteriorer Vorzugsrichtung gekennzeichnet. Typischerweise nur wenig ausgeprägt sind Ataxie der oberen Extremitäten, zerebellär gestörte Okulomotorik und Dysarthrie.

I 6.15.2 Epidemiologie und Verlauf

Verlässliche Zahlen zur Epidemiologie der ACD gibt es nicht. Es wird geschätzt, dass eine (klinisch relevante) Kleinhirndegeneration bei etwa 25 % aller chronischen Alkoholiker jenseits des 40. Lebensjahrs vorhanden ist. Die Krankheit ist bei Männern häufiger als bei Frauen. Die Krankheit beginnt subakut im Rahmen einer Wernicke-Enzephalopathie, gelegentlich aber auch langsam und schleichend. Der Verlauf hängt vom weiteren Trinkverhalten ab. Bei fortgesetztem Alkoholmissbrauch kommt es zu weiterer, oft schubförmiger Verschlechterung.

I 6.15.3 Therapeutische Prinzipien

Wahrscheinlich spielen in der Pathogenese des ACD sowohl ein Vitamin-B_1-Mangel im Rahmen einer Wernicke-Enzephalopathie als auch die zusätzlichen toxischen Wirkungen von Alkohol und seinen Abbauprodukten eine Rolle (Butterworth 1995). Kontrollierte Studien zur Wirkung von Vitamin-B_1-Substitution bei ACD gibt es nicht. Strikte Alkoholabstinenz führt zu einer Verbesserung der Ataxie, während die Ataxie bei fortgesetztem Alkoholmissbrauch weiter zunimmt (Diener et al. 1984).

I 6.15.4 Pragmatische Therapie

Bei jedem Alkoholiker mit nach Ausnüchterung persistierender Ataxie sollte wie bei einer Wernicke-Enzephalopathie (Kap. D 10, G 6) ohne Zeitverzögerung Vitamin B_1 substituiert werden. Patienten erhalten initial jeweils 50 mg i. v. und i. m. (z. B. Vitamin B_1 Winthrop Injektionslösung®), dann über mehrere Tage jeweils 50 mg i. m. und anschließend orale Gaben von Vitamin B_1 (z. B. Betabion®, 100 mg/Tag). Zusätzlich sollte immer ein Multivitaminpräparat gegeben werden (z. B. Multi-Sanostol®). Die initial parenterale Gabe ist bei akutem und subakutem Beginn sinnvoll, bei ACD mit chronischem Verlauf kann Vitamin B_1 ausschließlich oral substituiert werden. Von entscheidender Bedeutung für die weitere Prognose ist die Behandlung der zugrunde liegenden Alkoholkrankheit mit dem Ziel, dauernde Alkoholabstinenz zu erreichen.

I 6.16 Ataxien mit sonstiger toxischer Genese

Eine Reihe von Substanzen können bei chronischer Einnahme zu zerebellärer Degeneration und persistierender Ataxie führen. Zu diesen Substanzen gehören Antikonvulsiva, insbesondere Phenytoin (z. B. Phenhydan®), das Antiarrhythmikum Amiodarone (z. B. Cordarex®), Chemotherapeutika wie Fluorouracil (z. B. 5-FU HEXAL®) und Cytarabin (z. B. Alexan®) sowie Lösungsmittel. Intoxikationen mit Lithiumsalzen (z. B. Quilonum®) können ebenfalls zu irreversibler Ataxie führen.
Die Exposition gegenüber den die Ataxie verursachenden Substanzen sollte sofort beendet werden. Bei Epilepsiepatienten sollte Phenytoin durch ein anderes Antikonvulsivum ersetzt werden. Ein Vitamin-B_1-Mangel scheint bei Fluorouracil-Gabe eine Rolle zu spielen und sollte zur Prävention und Therapie substituiert werden.

I 6.17 Paraneoplastische-Kleinhirndegeneration (PKD)

I 6.17.1 Klinik

PKD ist eine immunvermittelte Krankheit, deren Leitsymptom subakut auftretende, zerebelläre Ataxie ist und die in Zusammenhang mit fast jedem bösartigen Tumor auftreten kann. Am häufigsten liegen kleinzellige Bronchial-, Mamma-, Ovarialkarzinome und maligne Lymphome zugrunde. In mehr als 50 % der Fälle können im Serum Antikörper nachgewiesen werden, die mit von Neuronen und vom Tumor exprimierten Antigenen reagieren. Es wurden verschiedene Antikörper identifiziert, die sich je nach zugrunde liegendem Tumor unterscheiden (Kap. H 5). Paraneoplastische Enzephalomyelitis (PEM) ist ein anderes paraneoplastisches Syndrom, bei dem Ataxie als Leitsymptom auftreten kann. Im Gegensatz zur PKD betrifft PEM multiple Regionen des zentralen Nervensystems, Dorsalwurzelganglien (sensorische Neuronopathie) und autonome Nerven.
Klinisches Leitsymptom der PKD ist die Ataxie, die gleichermaßen Gang, Stand und Extremitäten betrifft. Zerebelläre Dysarthrie und Störungen der Okulomotorik werden häufig beobachtet. Bei Patienten mit PKD und kleinzelligem Bronchialkarzinom findet sich in 16 % der Fälle zusätzlich ein Lambert-Eaton-Syndrom, bei Patienten mit anti-Ri-Antikörpern häufig zusätzlich ein Opsoklonus bzw. Oszillopsien.
Entscheidend für die Diagnose ist der Nachweis eines malignen Tumors. Es sollten daher bei jeder ungeklärten zerebellären Ataxie antineuronale Antikörper bestimmt und eine ausführliche Tumorsuche durchgeführt werden. Bei klinisch dringendem Verdacht ist die Durchführung einer PET-CT und eine Wiederholung der Tumorsuche in halbjährigem Abstand über mindestens drei Jahre indiziert. Anders als bei toxisch oder degenerativ bedingten Ataxien finden sich im Liquor häufig eine leichte lymphozytäre Pleozytose und mäßige Eiweißvermehrung. CT und MRT zeigen zum Zeitpunkt der Manifestation

der Ataxie in der Regel keine Auffälligkeiten; eine zerebelläre Atrophie entwickelt sich erst im weiteren Verlauf.

I 6.17.2 Epidemiologie und Verlauf

Verlässliche bevölkerungsbezogene epidemiologische Daten über die Häufigkeit der PKD gibt es nicht. Bei einer landesweiten Erhebung in japanischen Krankenhäusern wurden lediglich 40 PKD-Patienten identifiziert, die 25 % aller paraneoplastischen Syndrome ausmachten. Eine neuropathologisch gesicherte Degeneration der Kleinhirnrinde findet sich bei etwa 10 % aller autopsierten Patienten mit bösartigen Krankheiten. Klinisch sind paraneoplastisch bedingte Ataxien seltener, als es die Autopsiedaten vermuten lassen. So kommt eine zerebelläre Ataxie nur bei 2–5 % aller Patienten mit Bronchialkarzinom vor.
PKD kann in jedem Lebensalter auftreten. Der Beginn ist meist subakut, und die Ataxie schreitet innerhalb von Wochen bis Monaten zu schwerer Behinderung fort. Über Remissionen wurde fast nur bei Patienten mit PKD im Rahmen eines Hodgkin-Lymphoms berichtet. In vielen Fällen beginnt die Ataxie vor Diagnose des zugrundeliegenden malignen Tumors. Das Überleben bei PKD wird allein durch die Tumorerkrankung bestimmt (Rojas et al. 2000).

I 6.17.3 Therapeutische Prinzipien

Mit einer Besserung des zerebellären Syndroms ist auch bei Behandlung der Grundkrankheit nicht zu rechnen; auch in Remission befindliche Tumorerkrankungen können zur PKD führen. Eine Ausnahme stellt die mit anti-Tr- und anti-mGluR1-Antikörpern assoziierte PKD beim Hodgkin-Lymphom dar, die sich mit einer erfolgreichen Tumortherapie bessern kann und bei der die Antikörper verschwinden können (Bernal et al. 2003).
Trotzdem bieten eine möglichst rasche Identifizierung und Behandlung des Tumors die besten Chancen, die zerebelläre Symptomatik zu stabilisieren. Über erfolgreiche Behandlungen mit intravenösen Immunglobulinen, Plasmapherese, Steroiden oder Immunsuppressiva ist anekdotisch berichtet worden; wissenschaftliche Evidenz für die Wirksamkeit dieser Behandlungsverfahren gibt es nicht (Paone und Jeyasingham 1980, David et al. 1996, Dalmau und Rosenfeld 2008, Greenlee 2010). Eine Wirkung ist, wenn überhaupt, nur in Frühstadien der PCD zu erwarten.

I 6.17.4 Pragmatische Therapie

Der zugrundeliegende maligne Tumor sollte in üblicher Weise behandelt werden. PKD-Patienten sollten Physiotherapie, Logopädie und Ergotherapie erhalten. Bei fast allen Patienten ist mit Fortschreiten der Krankheit die Verordnung von Gehhilfen und schließlich eines Rollstuhls erforderlich. Die Gabe von Steroiden und Immunglobulinen sowie Plasmapherese sind in Einzelfällen zu erwägen, obwohl keine wissenschaftliche Evidenz für die Wirksamkeit dieser Verfahren existiert (↔, A) (Kap. H 5).

I 6.18 Histiozytosen

Histiozytosen (sowohl die Langerhans- als auch die Non-Langerhans-Zell-Histiozytose) können mit einer zerebellären Ataxie – am ehesten paraneoplastischer Genese – einhergehen. Begleitende kognitive Probleme und Pyramidenbahnzeichen sind häufig. In der kraniellen MRT sind Hyperintensitäten in der T2-Gewichtung im Marklager des Kleinhirns, in den Kleinhirnkernen und der Pons typisch, neben den Zeichen für eine Kleinhirnatrophie (Martin-Duverneuil et al. 2006). Die Ataxie kann der Manifestation der Histiozytose vorausgehen, aber auch Jahre nach der Erstmanifestation und erfolgreichen Therapie auftreten. Schmerzhafte granulomatöse Infiltrationen in den Knochen und ein Diabetes insipidus sind typische Manifestationen (Grois et al. 2010). Bei Zeichen einer zerebellären Leukenzephalopathie sollten weiterführende Untersuchungen zum Nachweis von Granulomen eingeleitet werden (Röntgen der langen Knochen und Schädel, ggf. Knochenszintigraphie; dermatologische und augenärztliche Untersuchung; Rö-Thorax und Abdomensonographie, ggf. Thorax- und Abdomen-CT; endokrinologische Abklärung). Bezüglich der neurodegenerativen Manifestation ist ein Therapieversuch mit hoch dosierten Steroiden oder Immunglobulinen gerechtfertigt (↔, B). Kontrollierte Studien gibt es nicht. Akute Verbesserungen sind weniger zu erwarten, der Verlauf könnte stabilisiert werden (Imashuku et al. 2008). Die Granulome werden onkologisch behandelt.

I 6.19 Sonstige immunvermittelte Ataxien

In den letzten Jahren sind außer der PKD noch weitere Ataxien beschrieben worden, bei denen eine Immunpathogenese vermutet wird. Im Einzelnen handelt es sich um Ataxien, die mit Antigliadin-, Schilddrüsen- und GAD-Antikörpern assoziiert sind. Nur bei der Anti-GAD assoziierten Ataxie konnten bisher Hinweise auf eine pathogene Rolle der Antikörper gefunden werden. Die Anti-GAD assoziierte Ataxie verläuft chronisch progredient und tritt im Rahmen eines polyglandulären endokrinen Autoimmun-Syndroms auf. Im Serum finden sich hochtritrige Antikörpern gegen die Glutamatdecarboxylase. Frauen sind häufiger betroffen als Männer. Ein insulinpflichtiger Diabetes mellitus ist typisch. Da GAD-Antikörper auch beim isolierten Diabetes mellitus Typ-1 erhöht sind, ist zur Diagnosesicherung der Nachweis einer intrathekalen Synthese notwendig (Saiz et al. 2008). GAD-Antikörper kommen auch bei der PKD vor, weshalb ein Tumorscreening zu veranlassen ist. Kontrollierte Therapiestudien liegen nicht vor. Positive Effekte werden sowohl unter einer hoch dosierten Steroidgabe als auch unter der intravenösen Gabe von Immunglobulinen berichtet (Lauria et al. 2003, Nanri et al. 2009).
Seit 1996 wurde von einer englischen Arbeitsgruppe wiederholt berichtet, dass ein erheblicher Anteil von

Patienten mit sporadischer Ataxie Antigliadin-Antikörper hat, ohne am Vollbild der Zöliakie zu leiden. Es wurde argumentiert, dass diese Antikörper Epitope auf zerebellären Purkinjezellen erkennen und für die Entwicklung der Ataxie verantwortlich sind (Hadjivassiliou et al. 1996). Die Rolle der Antigliadin-Antikörper bei Ataxie ist aber bis heute umstritten, da Antigliadin-Antikörper mit ähnlicher Frequenz bei neurologisch Gesunden und bei Patienten mit erblichen Ataxien vorkommen (Abele et al. 2003). Tatsächlich werden Zeichen für eine zerebelläre Ataxie bei Patienten mit manifester, durch Dünndarmbiopsie gesicherter Zöliakie entweder nicht oder nur in Einzelfällen (2,6–6 %) gefunden (Bürk et al. 2009). Zur Behandlung wurden eine glutenfreie Diät (Hadjivassiliou et al. 2003) und die intravenöse Gabe von Immunglobulinen (Bürk et al. 2001) vorgeschlagen. Zu keinem der Behandlungsverfahren sind kontrollierte Studien durchgeführt worden. Wegen der ungeklärten ätiologischen Rolle der Antigliadin-Antikörper können wir keine der vorgeschlagenen Behandlungen bei Antikörper-positiven Patienten empfehlen. Um die Möglichkeit von unspezifischen Zufallsbefunden zu reduzieren wird empfohlen, statt der Antigliadin-Antikörper die Antikörper gegen Endomysium und Gewebstransglutaminase zu untersuchen, die eine höhere Sensitivität zum Nachweis einer intestinalen Manifestation haben.

Über das Auftreten von Ataxie wurde auch im Rahmen einer Hashimoto- bzw. Steroid-responsiven Enzephalopathie mit Autoimmunthyreoiditis (SREAT, früher Hashimoto-Enzephalopathie) berichtet (Selim und Drachman 2001, Passarella et al. 2005). Ähnlich wie bei der PKD und der Creutzfeldt-Jakob-Erkrankung ist der Verlauf subakut. Die klinisch im Vordergrund stehenden kognitiven Symptome sind von verschiedenen neurologischen Symptomen, u. a. einer Ataxie begleitet. Das Ansprechen auf eine Steroidgabe ist gut. Da ähnlich wie bei der mit Antigliadin-Antikörpern assoziierten Ataxie der kausale Zusammenhang zwischen Schilddrüsen-Antikörpern (Antikörper gegen Thyreoperoxidase und Thyreoglobulin, TPO-AK und TG-AK) und Ataxie unbewiesen ist, ist bei chronisch progredienter Ataxie ohne begleitende kognitive Symptome ein Zusammenhang zur Autoimmunthyreoiditis wenig wahrscheinlich. Eine Steroidgabe kann in diesen Fällen nicht empfohlen werden.

I 6.20 Ataxie bei erworbenem Vitaminmangel oder metabolischen Störungen

Vitamin B_1: Wernicke-Enzephalopathie ist eine akute oder subakute durch Vitamin-B_1-Mangel verursachte Enzephalopathie. Wernicke-Enzephalopathie kommt typischerweise bei chronischen Alkoholikern vor, kann aber auch nach längerem Fasten, chronischem Erbrechen und längerer parenteraler Ernährung ohne Gabe von Vitaminen auftreten. Zwischen der Wernicke-Enzephalopathie bei chronischen Alkoholikern und der alkoholischen Kleinhirndegeneration gibt es fließende Übergänge.

Das klinische Bild der Wernicke-Enzephalopathie umfasst Ataxie, Augenmuskellähmungen mit Doppelbildern, periphere Neuropathie, epileptische Anfälle und Verwirrtheit. Wenn die Wernicke-Enzephalopathie nicht frühzeitig und ausreichend mit Vitamin B_1 behandelt wird, besteht die Gefahr irreversibler neurologischer Störungen, z. B. in Form eines amnestischen Syndroms (Korsakow-Syndrom). Bei jedem Verdacht auf eine Wernicke-Enzephalopathie muss ohne Zeitverzögerung Vitamin B_1 substituiert werden (Kap. D 10, G 6, I 6.15.4).

Vitamin B_{12}: Vitamin-B_{12}-Mangel verursacht makrozytäre Anämie, eine axonale sensomotorische Polyneuropathie und subakute Degeneration der langen Bahnen des Rückenmarks (funikuläre Myelose). Spinale Ataxie ist oft das führende Symptom von Vitamin B_{12}-Mangel. Die häufigste Ursache ist Mangel an Intrinsic-Factor aufgrund chronischer Gastritis. Als Folge des Vitamin-B_{12}-Mangels sind die Serumspiegel von Homozystein und Methylmalonsäure erhöht.

Zur Behandlung wird Vitamin B_{12} (z. B. Vitamin-B_{12}-Injektionslösung) i. m. in einer Dosis von 1000 µg/Tag gegeben, bis sich die neurologischen Symptome bessern. Anschließend wird das Dosierungsintervall auf drei bis vier Tage für die Dauer eines Jahres verlängert. Danach erfolgt eine monatliche Gabe von 1 000 µg i. m. Da etwa 1 % von oral verabreichtem Vitamin B_{12} auch in Abwesenheit von Intrinsic-Factor absorbiert wird, ist orale hochdosierte Vitamin-B_{12}-Substitution (Cytobion® Dragees, 900 µg/Tag) eine Alternative bei der lebenslangen Erhaltungstherapie nach initialer parenteraler Substitution (Adachi et al. 2000) (↔). Zur Überwachung des Therapieerfolgs sind die Vitamin-B_{12}-Serumspiegel wenig hilfreich, da sie oft in kurzer Zeit normalisiert sind. Aussagekräftiger sind die Serumspiegel von Homozystein und Methylmalonsäure (Kap. D 10.).

Vitamin E: Erworbener Vitamin-E-Mangel kann als Folge chronischer Malabsorption bei gastrointestinalen Erkrankungen wie Zöliakie, zystischer Fibrose, Kurzdarmsyndrom, Gastrektomie, biliärer Atresie und intrahepatischer Cholestase entstehen. Das klinische Bild ist durch Gang- und Standataxie, Dysarthrie und sensorische Neuropathie mit Reflexverlust gekennzeichnet (Harding et al. 1982). Um weiteres Fortschreiten der neurologischen Symptomatik zu verhindern, sollte Vitamin E substituiert werden. Die Behandlung wird mit oraler Gabe von Vitamin E begonnen (z. B. E-Vitamin-ratiopharm®; 100 mg/kg/Tag). Wenn diese Behandlung nicht zu einer Normalisierung der Vitamin-E-Spiegel führt, wird parenterale Gabe empfohlen (E-Vitamin-ratiopharm®; 1–2 mg/kg/Tag i. m.) (Sokol et al. 1985) (↔, A). Da bei den meisten Patienten auch ein Mangel an anderen Vitaminen besteht, sollten weitere Vitamine zusammen mit Vitamin E verabreicht werden (Kap. D 10).

Hypothyreoidismus: Eine meist gering ausgeprägte zerebelläre Ataxie ist eine seltene neurologische Komplikation einer Hypothyreose. Der pathogenetische Mechanismus ist unklar; morphologische Veränderungen des Kleinhirns sind bei den wenigen autopsierten Fällen nicht beobachtet worden. Die Ataxie bessert sich vollständig oder teilweise nach Substitution von Schilddrüsenhormon.

I 6.21 Leptomeningeale Siderose

Leptomeningeale Siderose des Zentralnervensystems ist eine seltene progressive Erkrankung, die durch leptomeningeale Ablagerung von freiem Eisen und Hämosiderin gekennzeichnet ist. Typisch ist die Kombination aus Ataxie und Ertaubung. Zusätzlich finden sich häufig Pyramidenbahnzeichen und kognitive Defizite (Hughes und Oppenheimer 1969). Ursache sind wiederholte subarachnoidale Blutungen aus oft okkulten Quellen. Eine Subarachnoidalblutung findet sich nur selten in der Vorgeschichte, dagegen sind zurückliegende neurochirurgische Operationen oder ein spinales Trauma häufig. Ein Liquorunterdrucksyndrom und ein primärer Coeruloplasmin-Mangel sind weitere prädisponierende Faktoren (Fearnley et al. 1995, Morita et al. 1995, Kumar et al. 2006). Die Diagnose lässt sich durch Nachweis typischer oberflächlicher Hypointensitäten auf T2-gewichteten MRT's stellen. Ein alleiniges CCT ist unzureichend, da sich meist nur die Kleinhirnatrophie darstellt. Der Liquor ist hämorrhagisch und xanthochrom. Zur Suche nach möglichen Blutungsquellen sind zerebrale und spinale Angiographien erforderlich. Die Blutungsquelle lässt sich jedoch nur in ca. 50 % der Fälle sichern. Im spinalen MRT oder im CT-Myelogramm finden sich nicht selten abnormale Flüssigkeitsansammlungen (Kumar et al. 2006). Diese können auf durale Defekte hinweisen, die in Zusammenhang mit Mikroblutungen gebracht werden.

Das Erkrankungsalter kann zwischen dem Jugend- und dem hohen Erwachsenenalter liegen. Die Erkrankungsdauer bis zum Tod variiert zwischen einem Jahr und 38 Jahren (Fearnley et al. 1995). Der einzige sinnvolle therapeutische Ansatz ist die Identifizierung und Beseitigung der Blutungsquelle. Hierzu gehören auch chirurgische Interventionen bei spinalen duralen Defekten. Gabe von Eisenchelatoren und Shuntoperationen sind nicht wirksam (↓).

I 6.22 Literatur

Abele M, Minnerop M, Urbach H, Specht K, Klockgether T. Sporadic adult onset ataxia of unknown etiology: a clinical, electrophysiological and imaging study. J Neurol 2007;254:1384–1389.

Abele M, Schöls L, Schwartz S, Klockgether T. Prevalence of antigliadin antibodies in ataxia patients. Neurology 2003;60:1674–1675.

Adachi S, Kawamoto T, Otsuka M et al. Enteral vitamin B12 supplements reverse postgastrectomy B12 deficiency. Ann Surg 2000;232:199–201.

Anheim M, Monga B, Fleury M et al. Ataxia with oculomotor apraxia type 2: clinical, biological and genotype/phenotype correlation study of a cohort of 90 patients. Brain 2009;132:2688–2698.

Baldwin EJ, Gibberd FB, Harley C et al. The effectiveness of long-term dietary therapy in the treatment of adult Refsum disease. J Neurol Neurosurg Psychiatry 2010;81: 954–957.

Bensimon G, Ludolph A, Agid Y et al. NNIPPS Study Group. Riluzole treatment, survival and diagnostic criteria in Parkinson plus disorders: the NNIPPS study. Brain 2009;132:156–171.

Berginer VM, Gross B, Morad K et al. Chronic diarrhea and juvenile cataracts: think cerebrotendinous xanthomatosis and treat. Pediatrics 2009;123:143–147.

Berginer VM, Salen G, Shefer S. Long-term treatment of cerebrotendinous xanthomatosis with chenodeoxycholic acid. N Engl J Med 1984;311:1649–1652.

Bernal F, Shams'ili S, Rojas I et al. Anti-Tr-antibodies as markers of paraneoplastic cerebellar degeneration and Hodgkin's disease. Neurology 2003;60:230–234.

Browne DL, Gancher ST, Nutt JG et al. Episodic ataxia/myokymia syndrome is associated with point mutations in the human potassium channel gene, KCNA1. Nat Genet 1994;8:136–140.

Brunt ER, van-Weerden TW. Familial paroxysmal kinesigenic ataxia and continuous myokymia. Brain 1990;113: 1361–1382.

Bürk K, Melms A, Schulz JB, Dichgans J. Effectiveness of intravenous immunoglobin therapy in cerebellar ataxia associated with gluten sensitivity. Ann Neurol 2001;50: 827–828.

Bürk K, Farecki ML, Lamprecht G et al. Neurological symptoms in patients with biopsy proven celiac disease. Mov Disord 2009;24:2358–2362.

Butterworth RF. Pathophysiology of alcoholic brain damage: synergistic effects of ethanol, thiamine deficiency and alcoholic liver disease. Metab Brain Dis 1995; 10:1–8.

Campuzano V, Montermini L, Moltò MD et al. Friedreich's ataxia: Autosomal recessive disease caused by an intronic GAA triplet repeat expansion. Science 1996;271: 1423–1427.

Dalmau J, Rosenfeld MR. Paraneoplastic syndromes of the CNS. Lancet Neurol 2008;7:327–340.

David YB, Warner E, Levitan M et al. Autoimmune paraneoplastic cerebellar degeneration in ovarian carcinoma patients treated with plasmapheresis and immunoglobulin. A case report. Cancer 1996;78:2153–2156.

Davies EG. Update on the management of the immunodeficiency in ataxia-telangiectasia. Expert Rev Clin Immunol 2009;5:565–575.

Diener HC, Dichgans J, Bacher M, Guschlbauer B. Improvement of ataxia in alcoholic cerebellar atrophy through alcohol abstinence. J Neurol 1984;231:258–262.

Di Prospero NA, Baker A, Jeffries N, Fischbeck KH. Neurological effects of high-dose idebenone in patients with Friedreich's ataxia: a randomised, placebo-controlled trial. Lancet Neurol 2007;6:878–886.

Dodel R, Spottke A, Gerhard A et al. Minocycline 1-year therapy in multiple-system-atrophy: effect on clinical symptoms and [(11)C] (R)-PK11195 PET (MEMSA-trial). Mov Disord 2010;25:97–107.

Dürr A. Autosomal dominant cerebellar ataxias: polyglutamine expansions and beyond. Lancet Neurol 2010;9: 885–894.

Dürr A, Cossee M, Agid Y et al. Clinical and genetic abnormalities in patients with Friedreich's ataxia. N Engl J Med 1996;335:1169–1175.

Fearnley JM, Stevens JM, Rudge P. Superficial siderosis of the central nervous system. Brain 1995;118:1051–1066.

Fogel BL, Perlman S. Clinical features and molecular genetics of autosomal recessive cerebellar ataxias. Lancet Neurol 2007;6:245–257.

Gabsi S, Gouider-Khouja N, Belal S et al. Effect of vitamin E supplementation in patients with ataxia with vitamin E deficiency. Eur J Neurol 2001;8:477–481.

Gibberd FB, Billimoria JD, Goldman JM et al. Heredopathia atactica polyneuritiformis: Refsum's disease. Acta Neurol Scand 1985;72:1–17.

Gilman S, Wenning GK, Low PA et al. Second consensus statement on the diagnosis of multiple system atrophy. Neurology 2008;71:670–676.

Greenlee JE. Treatment of paraneoplastic neurologic disorders. Curr Treat Options Neurol 2010;12:212–230.

Griggs RC, Moxley RT, Lafrance RA, McQuillen J. Hereditary paroxysmal ataxia: response to acetazolamide. Neurology 1978;28:1259–1264.

Griggs RC, Nutt JG. Episodic ataxias as channelopathies. Ann Neurol 1995;37:285–287.

Grois N, Fahrner B, Arceci RJ et al. Histiocyte Society CNS LCH Study Group. Central nervous system disease in Langerhans cell histiocytosis. J Pediatr 2010;156:873–881.

Habeck M, Zühlke C, Bentele KH et al. Aprataxin mutations are a rare cause of early onset ataxia in Germany. J Neurol 2004;251:591–594.

Hadjivassiliou M, Davies-Jones GA, Sanders DS, Grunewald RA. Dietary treatment of gluten ataxia. J Neurol Neurosurg Psychiatry 2003;74:1221–1224.

Hadjivassiliou M, Gibson A, Davies Jones GA et al. Does cryptic gluten sensitivity play a part in neurological illness? Lancet 1996;347:369–371.

Harari D, Gibberd FB, Dick JP, Sidey MC. Plasma exchange in the treatment of Refsum's disease (heredopathia atactica polyneuritiformis). J Neurol Neurosurg Psychiatry 1991;54:614–617.

Harding AE, Muller DP, Thomas PK, Willison HJ. Spinocerebellar degeneration secondary to chronic intestinal malabsorption: a vitamin E deficiency syndrome. Ann Neurol 1982;12:419–424.

Herson PS, Virk M, Rustay NR et al. A mouse model of episodic ataxia type-1. Nat Neurosci 2003;6:378–383.

Hughes JT, Oppenheimer DR. Superficial siderosis of the central nervous system. A report on nine cases with autopsy. Acta Neuropathol (Berl) 1969;13:56–74.

Ilg W, Synofzik M, Brötz D et al. Intensive coordinative training improves motor performance in degenerative cerebellar disease. Neurology 2009;73:1823–1830.

Imashuku S, Okazaki NA, Nakayama M et al. Japan LCH Study Group.Treatment of neurodegenerative CNS disease in Langerhans cell histiocytosis with a combination of intravenous immunoglobulin and chemotherapy. Pediatr Blood Cancer 2008;50:308–311.

Jacquemont S, Hagerman RJ, Leehey M et al. Fragile X premutation tremor/ataxia syndrome: molecular, clinical, and neuroimaging correlates. Am J Hum Genet 2003;72:869–878.

Jacquemont S, Hagerman RJ, Leehey MA et al. Penetrance of the fragile X-associated tremor/ataxia syndrome in a premutation carrier population. JAMA 2004;291:460–469.

Jansen GA, Ofman R, Ferdinandusse S et al. Refsum disease is caused by mutations in the phytanoyl-CoA hydroxylase gene. Nat Genet 1997;17:190–193.

Jellinger KA, Lantos PL. Papp-Lantos inclusions and the pathogenesis of multiple system atrophy: an update. Acta Neuropathol 2010;119:657–667.

Jen J, Kim GW, Baloh RW. Clinical spectrum of episodic ataxia type 2. Neurology 2004;62:17–22.

Kearney M, Orrell RW, Fahey M, Pandolfo M. Antioxidants and other pharmacological treatments for Friedreich ataxia. Cochrane Database Syst Rev 2009;4:CD007791.

Klockgether T. Sporadic ataxia with adult onset: classification and diagnostic criteria. Lancet Neurol 2010;9:94–104.

Klockgether T, Lüdtke R, Kramer B et al. The natural history of degenerative ataxia: a retrospective study in 466 patients. Brain 1998;121:589–600.

Kohlschuetter A. Abetalipoproteinemia. In: Klockgether T, ed. Handbook of Ataxia Disorders. New York: M. Dekker 2000;p.205–221.

Kumar N, Cohen-Gadol AA, Wright RA et al. Superficial siderosis. Neurology 2006;66:1144–1152.

Lamperti C, Naini A, Hirano M et al. Cerebellar ataxia and coenzyme Q10 deficiency. Neurology 2003;60:1206–1208.

Lauria G, Pitzolu MG, Bazzigaluppi E. Excellent response to steroid treatment in anti-GAD cerebellar ataxia. Lancet Neurol 2003;2:634–635.

Le Ber I, Dubourg O, Benoist JF et al. Muscle coenzyme Q10 deficiencies in ataxia with oculomotor apraxia 1. Neurology 2007;68:295–297.

Le Ber I, Moreira MC, Rivaud-Pechoux S et al. Cerebellar ataxia with oculomotor apraxia type 1: clinical and genetic studies. Brain 2003;126:2761–2772.

Leitersdorf E, Reshef A, Meiner V et al. Frameshift and splice-junction mutations in the sterol 27-hydroxylase gene cause cerebrotendinous xanthomatosis in Jews or Moroccan origin. J Clin Invest 1993;91:2488–2496.

Lynch DR, Perlman SL, Meier T. A phase 3, double-blind, placebo-controlled trial of idebenone in friedreich ataxia. Arch Neurol 2010;67:941–947.

Martin-Duverneuil N, Idbaih A, Hoang-Xuan K et al. French Langerhans Cell Histiocytosis Study Group. MRI features of neurodegenerative Langerhans cell histiocytosis. Eur Radiol 2006;16:2074–2082.

Mason WP, Graus F, Long B et al. Small-cell lung cancer, paraneoplastic cerebellar degeneration and the Lambert-Eaton myasthenic syndrome. Brain 1997;120:1279–1300.

Moghadasian MH. Cerebrotendinous xanthomatosis: clinical course, genotypes and metabolic backgrounds. Clin Invest Med 2004;27:42–50.

Moore CJ, Daly EM, Tassone F et al. The effect of pre-mutation of X chromosome CGG trinucleotide repeats on brain anatomy. Brain 2004;127:2672–2681.

Moreira MC, Barbot C, Tachi N et al. The gene mutated in ataxia-ocular apraxia 1 encodes the new HIT/Zn-finger protein aprataxin. Nat Genet 2001;29:189–193.

Moreira MC, Klur S, Watanabe M et al. Senataxin, the ortholog of a yeast RNA helicase, is mutant in ataxia-ocular apraxia 2. Nat Genet 2004;36:225–227.

Morita H, Ikeda S, Yamamoto K et al. Hereditary ceruloplasmin deficiency with hemosiderosis: a clinicopathological study of a Japanese family. Ann Neurol 1995;37:646–656.

Muzaimi MB, Thomas J, Palmer-Smith S et al. Population based study of late onset cerebellar ataxia in south east Wales. J Neurol Neurosurg Psychiatry 2004;75:1129–1134.

Nanri K, Okita M, Takeguchi M et al. Intravenous immunoglobulin therapy for autoantibody-positive cerebellar ataxia. Intern Med 2009;48:783–790.

Ophoff RA, Terwindt GM, Vergouwe MN et al. Familial hemiplegic migraine and episodic ataxia type-2 are caused by mutations in the Ca2+ channel gene CACNL1A4. Cell 1996;87:543–552.

Ouahchi K, Arita M, Kayden H et al. Ataxia with isolated vitamin E deficiency is caused by mutations in the alpha-tocopherol transfer protein. Nature Genet 1995;9:141–145.

Pandolfo M, Pastore A. The pathogenesis of Friedreich ataxia and the structure and function of frataxin. J Neurol 2009;256 (Suppl 1):9–17.

Paone JF, Jeyasingham K. Remission of cerebellar dysfunction after pneumonectomy for bronchogenic carcinoma. N Engl J Med 1980;302:156.

Passarella B, Negro C, Nozzoli C et al. Cerebellar subacute syndrome due to corticosteroid-responsive encephalopathy associated with autoimmune thyroiditis (also called »Hashimoto's encephalopathy«). Clin Ter 2005;156:13–17.

Peynet J, Laurent A, De Liege P et al. Cerebrotendinous xanthomatosis: treatments with simvastatin, lovastatin, and chenodeoxycholic acid in 3 siblings. Neurology 1991;41:434–436.

Quinzii CM, Kattah AG, Naini A et al. Coenzyme Q deficiency and cerebellar ataxia associated with an aprataxin mutation. Neurology 2005;64:539–541.

Revuelta GJ, Wilmot GR. Therapeutic interventions in the primary hereditary ataxias. Curr Treat Opin Neurol 2010;12:257–273.

Ristori G, Romano S, Visconti A et al. Riluzole in cerebellar ataxia. A randomized, double-blind, placebo-controlled pilot trial. Neurology 2010;74:839–845.

Rojas I, Graus F, Keime-Guibert F et al. Long-term clinical outcome of paraneoplastic cerebellar degeneration and anti-Yo antibodies. Neurology 2000;55:713–715.

Saiz A, Blanco Y, Sabater L et al. Spectrum of neurological syndromes associated with glutamic acid decarboxylase antibodies: diagnostic clues for this association. Brain 2008;131:2553–2563.

Sano Y, Date H, Igarashi S et al. Aprataxin, the causative protein for EAOH is a nuclear protein with a potential role as a DNA repair protein. Ann Neurol 2004;55:241–249.

Savitsky K, Bar-Shira A, Gilad S et al. A single ataxia telangiectasia gene with a product similar to PI-3 kinase. Science 1995;268:1749–1753.

Schmitz-Hübsch T, du Montcel ST, Baliko L et al. Scale for the assessment and rating of ataxia: development of a new clinical scale. Neurology 2006;66:1717–1720.

Selim M, Drachman DA. Ataxia associated with Hashimoto's disease: progressive non-familial adult onset cerebellar degeneration with autoimmune thyroiditis. J Neurol Neurosurg Psychiatry 2001;71:81–87.

Seppi K, Schocke MF, Wenning GK, Poewe W. How to diagnose MSA early: the role of magnetic resonance imaging. J Neural Transm 2005a;112:1625–1634.

Seppi K, Yekhlef F, Diem A et al. Progression of parkinsonism in multiple system atrophy. J Neurol 2005b;252:91–96.

Sharp D, Blinderman L, Combs KA et al. Cloning and gene defects in microsomal triglyceride transfer protein associated with abetalipoproteinaemia. Nature 1993;365:65–69.

Sokol RJ, Guggenheim MA, Iannaccone ST et al. Improved neurologic function after long-term correction of vitamin E deficiency in children with chronic cholestasis. N Engl J Med 1985;313:1580–1586.

Strupp M, Kalla R, Glasauer S et al. Aminopyridines for the treatment of cerebellar and ocular motor disorders. Prog Brain Res 2008;171:535–541.

Strupp M, Kalla R, Claassen J et al. A randomized trial of 4-aminopyridine in EA2 and related familial episodic ataxias. Neurology 2011;77:269–275.

Tricarico D, Barbieri M, Camerino DC. Acetazolamide opens the muscular KCa2 + channel: a novel mechanism of action that may explain the therapeutic effect of the drug in hypokalemic periodic paralysis. Ann Neurol 2000;48:304–312.

I 7 Chorea

*von A. Münchau und A. Danek**

I 7.1 Klinik und Differentialdiagnose

Die Chorea ist gekennzeichnet durch rasche, plötzlich und unvorhersagbar auftretende, meist fließende unwillkürliche Bewegungen. Beim Gehen führt die Chorea oft zu tanzartigen Bewegungsabläufen. Als *Ballismus* werden proximal betonte ausfahrende großamplitudige choreatische Bewegungen bezeichnet. Nur sehr selten ist eine Chorea/Ballismus das einzige klinische Zeichen. Meist finden sich bei der neurologischen Untersuchung andere Auffälligkeiten, insbesondere andere Bewegungsstörungen, neuropsychiatrische Defizite oder Störungen der Okulomotorik. Die Chorea kann Leitsymptom oder untergeordnetes Zeichen bei sehr unterschiedlichen Krankheiten sein. Bewährt hat sich eine ätiologische Einteilung in genetisch und nicht-genetisch. Die wichtigsten Chorea Erkrankungen bei Erwachsenen sind der M. Huntington, dem M. Huntington ähnliche und immunologische Erkrankungen sowie die Medikamenten-induzierte Chorea, bei Kindern sind es die Sydenham Chorea, die benigne hereditäre Chorea und andere immunologische Krankheiten (**Tab. I 7.1**).

I 7.2 Morbus Huntington

I 7.2.1 Klinik und Diagnostik

Der *Morbus Huntington* (*Huntington's disease*, HD) ist eine autosomal-dominant vererbte progrediente Erkrankung, die durch die Expansion einer instabilen *CAG-Trinukleotidrepeatsequenz* in einem Gen auf dem kurzen Arm von Chromosom 4, das »Huntingtin«, ein zytoplasmatisches Protein, kodiert, verursacht wird (Huntington's Disease Collaborative Research Group 1993). Pathologisch ist die HD durch eine fortschreitende Degeneration vor allem der kleinen und mittelgroßen striatalen GABAergen Projektionsneurone (medium spiny neurons) charakterisiert (Reiner et al 1988).

Klinisch handelt es sich um eine komplexe neuropsychiatrische Störung mit einer unterschiedlichen, oft stadienabhängigen Kombination aus Bewegungsstörung, Auffälligkeiten der Okulomotorik, kognitiven/neuropsychologischen und psychiatrischen Störungen. Leitsymptom ist bei Erwachsenen eine meist generalisierte Chorea mit Beteiligung der Zungen-, Schlund- und Zwerchfellmuskulatur. Die Patienten fallen durch eine Bewegungsunruhe auf, können kaum still sitzen, nicht längere Zeit die Zunge tonisch herausstrecken (sog. »*Chamäleonzunge*«) oder einen kontinuierlichen Händedruck aufrechterhalten (»Melkergriff«). Die Gesichtsmuskulatur ist oft betroffen. Die Patienten versuchen, choreatische Bewegungen in Willkürbewegungen umzulenken, indem sie sich z. B. am Kopf kratzen oder andere »Verlegenheitsgesten« ausführen. Die Chorea führt zu einer Störung des flüssigen Ganges und einer Beeinträchtigung der Stellreflexe. Sie nimmt bei Anspannung und Aufregung zu und sistiert im Schlaf.

Neben der Chorea bestehen oft eine axiale Hypokinese, Extremitäten-Bradykinese sowie dystone Fehlhaltungen, v. a. der zervikalen Muskulatur und der Arme, eine Dysarthrie und Dysphagie. Seltener treten auch Myoklonien und Tics auf (Cardoso 2009). Charakteristisch sind *Blickhalteschwäche*, langsame, hypometrische Sakkaden, eine verminderte Suppression antizipatorischer Sakkaden und eine verlängerte Latenz oder Fehler bei der Generierung von *Anti-Sakkaden*. Verschiedene kognitive Domänen sind beeinträchtigt. Es kommt zu Störungen des Kurzzeitgedächtnisses, zu Wortfindungsstörungen, Störungen der visuell-räumlichen Verarbeitung, einer ideomotorischen Apraxie und frontalen Funktionseinbußen, insbesondere Störungen des Antriebs, der Impulskontrolle, planerischer Fähigkeiten, der mentalen Flexibilität und der sozialen Interaktion. Die Patienten sind einerseits oft vermehrt ablenkbar, haften andererseits an vertrauten Abläufen, beschäftigen sich über die Maßen mit immer gleichen Dingen und können sich schlecht auf Neues einstellen.
Die Persönlichkeit ändert sich häufig. Zuvor gesellige Patienten ziehen sich zurück, sonst eher zurückhaltende verlieren die Scheu vor anderen, mitunter in unangemessener Weise. Die HD kann sich auch mit psychiatrischen Störungen, v. a. Psychose, Depression, Zwangsstörungen und Sucht manifestieren (Rosenblatt 2007).

Das Allgemeinbefinden ist nicht selten beeinträchtigt, eine Gewichtsabnahme, die nicht allein über einer verminderte Nahrungsaufnahme zu erklären ist, ein häufiges Problem (Pratley et al. 2000). Mutiertes Huntingtin wird in vielen Organen exprimiert, was erklären könnte, warum es bei HD-Patienten neben den neuro-psychiatrischen Kardinalsymptomen und dem Gewichtsverlust auch zu Muskel- und Hodenatrophie, Herzschwäche, Osteoporose und Infektanfälligkeit kommt (van der Burg et al. 2009).

* Autoren dieses Kapitels in der 5. Auflage: T. Gasser und A. Danek.

Tab. I 7.1: Differentialdiagnose der Chorea

Genetisch	**Nicht genetisch**
M. Huntington	Infantile Zerebralparese (K)
Neuroakanthozytose	Infektionen
McLeod-Syndrom	Bakteriell (z. B. Borrelien)
HDL 1	Viral (Echovirus, Herpes simplex,
HDL 2	HIV, EBV, Parvovirus B19,
Benigne hereditäre Chorea (K)	Japanische B Enzephalitis
M. Wilson (K)	Masern,
Dentato-rubro-pallido-lysiale Atrophie (K)	Prionen (Creutzfeldt-Jakob-Erkrankung; v. a. neue
Autosomal-dominante spinozerebelläre Ataxien	Variante)
(v. a. SCA 1,3, 17)	Parasiten (Malaria, Zystizerkose)
Autosomal-rezessive Ataxien	parainfektiös/immunologisch
Friedreich-Ataxie (K)	Sydenham Chorea (K)
Ataxia telangiectasia (K)	PANDAS (K)
Ataxie mit okulomotorischer Apraxie Typ 1 und 2 (K)	Paraneoplastisch
Kreatin-Mangel-Erkrankungen (K)	NMDA-Rezeptor AK
Lipidspeichererkrankungen	CV2/CRMP5 AK
Neuronale Zeroidlipofuszinose (K)	Antiphospholipid-AK-Syndrom
Sphingolipidosen	M. Behçet
GM1-Gangliosidose (K)	Lupus erythematodes
GM2-Gangliosidose (K)	Multiple Sklerose
Lesh-Nyhan Syndrom (K)	Metabolisch
Organoazidurien	Kernikterus (K)
Glutarazidurie Typ 1 (K)	Hypo-/Hyperglykämie
Phenylketonurie (K)	Hypo-/Hypernatriämie
Störungen des Harnstoffzyklus	Hypo-/Hyperparathyreodismus
Ornithin-Transcarbamylase-Mangel (K)	Hypokalzämie
Galaktosämie (K)	SD-Stoffwechselstörung
Neuroferritinopathie (K)	Vitamin B_{12}-Mangel
Eisenspeichererkrankungen (NBIA) (K)	Vaskulär, hypoxisch
Mitochondriopathien (K)	Schlaganfall
	Zerebrale Vaskulitis
	Moya-Moya (K)
	nach Herz-Operationen mit Lungenbypass (K)
	Bronchopulmonale Dysplasie (K)
	Traumatisch
	Raumforderungen
	Intoxikationen
	CO, Mangan
	Kokain
	Medikamente
	L-Dopa, Dopaminagonisten
	Amantadin
	Dopamin-Antagonisten
	Methylphenidat
	Amphetamine
	Sympathomimetika
	Theophyllin
	Antikonvulsiva (z. B. Phenytoin)
	Steroide
	Kontrazeptiva
	Antihistamine
	Cimetidine
	Digoxin
	Flunarizin
	INH
	Lithium
	Trizyklische Antidepressiva

K = üblicherweise im Kindesalter beginnende Chorea
HDL = Huntington disease like illness
NBIA = Neurodegeneration with Brain Iron Accumulation
PANDAS = Pediatric Autoimmunological Neuropsychiatric Disorder Associated with Streptococcal Infection
SD = Schilddrüse

Bei über 98 % der Patienten mit typischer Klinik und autosomal-dominantem Erbgang wird die Erkrankung durch eine Mutation im *Huntingtin-Gen* verursacht (Kremer et al. 1994). Differentialdiagnostisch kommen einige andere Erkrankungen, die sog. *HD like illnesses* (HDL) infrage (Schneider et al. 2007, Wild und Tabrizi 2007; siehe Abschnitt 7.2).

Bei der krankheitsverursachenden Mutation handelt es sich um eine pathologische Verlängerung eines repetitiven CAG-Basentripletts innerhalb der kodierenden Sequenz des Huntingtin-Gens (Huntington's Disease Collaborative Research Group 1993). Nahe dem 5'-Ende dieses Gens ist bei gesunden Individuen das Triplett CAG, das für die Aminosäure Glutamin kodiert, 5- bis 26-mal wiederholt.

Bei einer Verlängerung der Triplettsequenz auf 27 bis 35 Kopien (»*intermediate allels*«) besteht kein Risiko, an einer HD zu erkranken, allerdings kann es durch eine Instabilität dieser Allele bei den Nachkommen zu einer Verlängerung in den krankheitsauslösenden Bereich kommen. Man spricht daher bei diesen Allel-Größen von 27–35 auch von sog. »mutable alleles« (Potter et al. 2004). Liegen 36–39 Kopien vor, besteht ein geringes Risiko zu erkranken. Eine Verlängerung dieser Triplettsequenz auf über 39 Kopien führt über einen noch nicht genau bekannten Mechanismus zum »Zugewinn einer toxischen Funktion« des Proteins (»gain of function«) und damit zur Neurodegeneration und Erkrankung (zur Chorea-Genetik s. a. Kapitel N 1 »Molekulargenetische Diagnostik und Gentherapie«). Die verlängerte Triplettsequenz ist »instabil«, d. h. die Zahl der Tripletteinheiten nimmt häufig bei der Weitergabe von einer Generation zur nächsten zu. Dadurch erklärt sich das bereits vor vielen Jahren beschriebene Phänomen der »*Antizipation*«: das Manifestationsalter nimmt in nachfolgenden Generationen ab.

Die pathologische Verlängerung der Triplettsequenz kann bei Mutationsträgern durch die Polymerase-Kettenreaktion nachgewiesen werden (direkte DNA-Diagnostik). Vor einer genetischen Testung ist eine umfassende Beratung der zu testenden Person erforderlich. Diese sollte gemäß den internatonal gültigen Richtlinien durchgeführt werden (International Huntington Association and the World Federation of Neurology Research Group on Huntington's Chorea 1994). Das Suizid- und Depressions-Risiko ist in der Phase der genetischen Testung hoch (Paulsen et al. 2005). Von einer Testung Minderjähriger wird generell abgeraten. Die Mitteilung des Testergebnisses sollte immer mündlich in einem persönlichen Gespräch mit einem in der HD-Behandlung erfahrenen Arzt erfolgen.

I 7.2.2 Epidemiologie und Verlauf

Die HD kommt weltweit mit einer Prävalenz von 3 bis 7/100 000 vor, wobei deutliche regionale Häufigkeitsunterschiede (»Cluster«) (Conneally 1984) bestehen. Auch gibt es Indizien dafür, dass die Prävalenz, zumindest in Europa, angesichts einer hohen Dunkelziffer etwa doppelt so hoch sein könnte (Spinney 2010). Die HD manifestiert sich typischerweise zwischen dem 35. und 44. Lebensjahr, die mittlere Überlebenszeit beträgt 15–18 Jahre (Bates et al. 2002).
Bei etwa 2/3 der Patienten stehen zu Beginn der Erkrankung neurologische Symptome im Vordergrund. Typischerweise beginnt die Chorea mit einer leichten Bewegungsunruhe in den Fingern, an den Zehen, in der Gesichtsmuskulatur und am Rumpf. In Gesprächen mit Angehörigen lassen sich oft schon in Frühstadien Änderungen der psychosozialen Interaktion, v. a. Rückzugstendenzen, Interessenverarmung, Apathie, Ängste und Stimmungsschwankungen sowie eine vermehrte Reizbarkeit erfragen, die dem Auftreten der Bewegungsstörung um Jahre vorausgehen können. Bei etwa 1/3 der Patienten stehen zu Beginn psychiatrische Symptome (Wahn, Halluzinationen, Depression) ganz im Vordergrund. Insbesondere in der frühen Phase der Erkrankung sind Suizide und Suizidversuche häufig (Robins Wahlin et al. 2000).

Im Verlauf der Erkrankung nimmt die Schwere der Chorea zunächst zu, Bradykinese, Dystonie und Gangstörungen treten jedoch ebenso wie Dysarthrie, Dysphagie stärker in den Vordergrund. Dies gilt auch für die Gedächtnisstörungen, frontale Störungen, räumlich-konstruktiven Fähigkeiten und Verhaltensänderungen. Die Patienten werden zunehmend reizbar, aufbrausend; psychosoziale Probleme nehmen zu, die körperliche Pflege wird vernachlässigt.

Im Spätstadium sind die Patienten bettlägerig und inkontinent. Rigor, Bradykinese und Dystonie dominieren das Bild, während die Chorea meist abflaut. Das Sprechvermögen nimmt immer weiter ab, die Schluckstörungen zu, die Patienten verlieren an Gewicht. Durch die zunehmende Immobilisierung, Inkontinenz, die katabole Stoffwechsellage und eine Immunschwäche neigen die Patienten zu Infekten. Wegen der Schluckstörungen besteht die Gefahr einer Aspirationspneumonie. An diesen Komplikationen und häufig auch einer Herzinsuffizienz, die mit einer Ablagerung von Huntingtin im Herzmuskel zusammenhängen könnte, versterben die meisten Patienten (Lanska et al. 1988, van der Burg et al. 2009).

Bei etwa 10 % der Patienten beginnt die Erkrankung vor dem 20. Lebensjahr (*juveniler HD*) (Bruyn und Went 1986). In diesen Fällen stehen ein hypokinetisch-rigides Syndrom und Dystonie, nicht die Chorea, im Vordergrund (*Westphal-Variante*). Daneben finden sich ebenfalls kognitive Störungen und Verhaltensauffälligkeiten. Auch zerebelläre Symptome, Myoklonus, epileptische Anfälle und Pyramidenbahnzeichen können auftreten. Die Okulomotorik ist bereits früh stark beeinträchtigt, wobei die Art der Störungen der erwachsener Patienten ähnelt. Bei Kindern mit juveniler HD liegt wesentlich häufiger eine paternale als eine maternale Vererbung vor (Went et al. 1984). Die CAG-Sequenzen der betroffenen Kinder sind oft wesentlich länger als die der Eltern (Rasmussen et al. 2000). Kinder können vor den Eltern erkranken, die das Gen tragen.

Etwa ebenfalls 10 % der Patienten sind bei Erkrankungsbeginn bereits älter als 55 Jahre. Klinisch stehen Chorea und Gangstörung im Vordergrund, die kognitiven Einschränkungen sind geringer ausgeprägt. Bei diesen Patienten ist mit einem langsameren Fortschreiten der Erkrankung zu rechnen. Mutationsanalysen haben gezeigt, dass einige, aber nicht alle Fälle von »seniler Chorea«, die durch choreatische Bewegungsstörungen im höheren Lebensalter ohne deutliche kognitive Einbußen charakterisiert ist, ebenfalls durch eine Mutation im Huntingtin-Gen verursacht werden (Britton et al. 1995).

Der größte Teil der Varianz von Erkrankungsalter und Verlauf wird durch das Ausmaß der Expansion des CAG-Tripletts im Huntington-Gen erklärt. Die Zahl der Tripletts zeigt eine umgekehrte Korrelation mit dem Erkrankungsalter (Duyao et al. 1993). Allerdings variiert das Manifestationsalter in einzelnen Individuen für eine gegebene Zahl von Tripletts zum Teil um mehr als 20 bis 30 Jahre, sodass eine Vorhersage des Erkrankungsalters im Einzelfall nicht möglich ist.

Mithilfe klinischer, kognitiver und motorischer Tests, struktureller und funktioneller MRT und transkranieller Magnetstimulation lassen sich auch bei *prä-symptomatischen Huntingtin Mutationsträgern,* im Vergleich mit gesunden Kontrollprobanden phänotypische Muster identifizieren, die zukünftig als Verlaufsparameter bei Studien zur Neuroprotektion erheblich an Bedeutung gewinnen dürften (Kloppel et al. 2009, Schippling et al. 2009, Tabrizi et al. 2011).

I 7.2.3 Therapeutische Prinzipien

Bislang gibt es keine Möglichkeit, den degenerativen Prozess der HD medikamentös zu beeinflussen. Die Therapie ist rein symptomatisch. Es gibt nur wenige randomisierte, kontrollierte Studien (Bonelli et al. 2006), in denen meist die Wirksamkeit von Neuroleptika untersucht wurde. Diese sind jedoch nur bei stark einschränkender Chorea angezeigt, da die den Neuroleptika assoziierten Nebenwirkungen gravierend sein können. Psychiatrische Symptome, insbesondere Depression und Impulskontrollstörung, lassen sich medikamentös oft gut beeinflussen, kognitive Störungen und Persönlichkeitsveränderungen hingegen nicht.

I 7.2.3.1 Experimentelle Therapieverfahren, Neuroprotektion

Derzeit gibt es keine wirksame neuroprotektive oder neurorestaurative Therapie. Verschiedene therapeutische Strategien werden in klinischen Studien überprüft. Das die Mitochondrienmembran stabilisierende Latrepirdin (Dimebon) (↔) hat in einer ersten klinischen Studie zu verbesserten kognitiven Leistungen geführt (Kieburtz et al. 2010), eine größere multizentrische placebokontrollierte Studie findet gegenwärtig statt. Die Transplantation fetalen Gewebes in das geschädigte Striatum wurde in tierexperimentellen Modellen getestet (↔) (Dunnett et al. 2004). Erste Studien zeigten zwar ein langjähriges Überleben dieses Gewebes im Gehirn von Patienten, jedoch nur sehr begrenzte klinische Effekte (Bachoud-Levi et al. 2006), was, zumindest teilweise, auf die fehlende Vernetzung der implantierten Zellen mit striatalen Zellen zurückgeführt wurde (Ross und Tabrizi 2011). Anlass zur Hoffnung geben Therapieansätze, die darauf zielen, krankheitsauslösende Allele abzuschalten bzw. die Produktion ihrer Genprodukte zu verringern (Johnson und Davidson 2010). Die tiefe Hirnstimulation (↔) ist bislang erst bei wenigen HD-Patienten erprobt worden.

I 7.2.4 Pragmatische Therapie

I 7.2.4.1 Allgemeine Maßnahmen

Entscheidende Schnittstelle bei der Betreuung sind *HD-Spezialsprechstunden,* von denen die meisten in das *europäische HD-Netzwerk* eingebunden sind (Adresse s. u.). Neben der medikamentösen Therapie vermitteln diese genetische Beratung, psychosoziale Unterstützung der Familien und sozialmedizinische Hilfestellung. Die HD schneidet in alle Lebensbereiche ein und führt zu einem schmerzlichen Autonomieverlust, der umfangreiche Maßnahmen der sozialen Sicherungssysteme erfordert. Hilfestellung bei der Einleitung pflegerischer Maßnahmen und gegebenenfalls bei einer vormundschaftlichen Betreuung ist in der Behandlung eines Patienten mit HD oft wichtiger als die medikamentöse Therapie.
Eine hochkalorische Diät ist in vielen Fällen erforderlich. Eine große Bedeutung kommen einer frühzeitigen Physio- und Logopädie zu. In späten Stadien ist es oft sinnvoll, eine PEG-Sonde zu legen.

I 7.2.4.2 Behandlung der Chorea

Es werden vornehmlich Dopamin-Antagonisten eingesetzt (**Tab. I 7.2**). Trotz unbefriedigender Studienlage gilt der D2-Antagonist *Tiaprid* (↑, A) in Deutschland als Medikament der ersten Wahl. Alternativ bietet sich das mittlerweile in Deutschland zur Behandlung der HD zugelassene *Tetrabenazin* (↑↑, A) an (Huntington Study Group 2006), nach einer jüngeren Cochrane Analyse das einzige erwiesenermaßen gegen eine Chorea wirksame Medikament (Mestre et al. 2009). Hierunter kommt es allerdings nicht selten zu einer klinisch bedeutsamen Depression, zu Angst und Schlafstörungen sowie zur Verschlechterung des Gangs oder zum Auftreten bzw. zur Verschlechterung von Parkinson Symptomen. Bei unzureichender Wirkung kann auch eine Behandlung mit *Sulpirid* (↑, B) erwogen werden (Quinn und Marsden 1984), da dies nicht nur zu einer Verbesserung der Chorea führen kann, sondern auch antidepressiv und gelegentlich gut gegen Zwangsverhalten wirkt. An weiteren Neuroleptika bieten sich *Haloperidol* (↔, C), *Pimozid* (↔, C) und *Olanzapin* (↔, B) an (Bonelli et al. 2002, 2006). Letzteres kann sich auch günstig auf eine Impulskontrollstörung auswirken. *Aripiprazol* (↔, C), ein partieller D2-Agonist, war in einer kleineren Studie dem Tetrabenazin nicht unterlegen, rief jedoch weniger Müdigkeit hervor (Brusa et al. 2009). In fortgeschrittenen Stadien, wenn trotz Behandlung mit Dopamin-Antagonisten die Chorea sehr stark ausgeprägt ist und die Patienten psychomotorisch sehr unruhig sind, kann eine Kombination mit *Benzodiazepinen* (B) nützlich sein (Shoulson et al. 1986).

I 7.2.4.3 Behandlung akinetisch-rigider Symptome

Bei akinetisch rigiden Verlaufsformen kann ein Therapieversuch mit *L-Dopa* (↔, B) unternommen werden. Allerdings ist das »therapeutische Fenster« in der Regel klein.

I 7.2.4.4 Behandlung von psychiatrischen Symptomen und kognitiven Störungen

Bei Depression bietet sich *Sulpirid* (↑, B) an, das oft auch zu einer Verbesserung der Chorea führt. Da es aufgrund der anticholinergen Wirkung von trizyklischen Antidepressiva zu einer Exazerbation der Chorea und der kognitiven Störungen

Tab. I 7.2: Medikamentöse Behandlung der Chorea bei Erwachsenen

Wirkstoff	Anfangsdosis (mg/d)	übliche therapeutische Dosis (mg/d)	Evidenz	Empfehlungsstärken
Tiaprid	3 × 50	3 × 100–3 × 200	↑	A
Tetrabenazin	1–2 × 12,5	50–100	↑↑	A
Sulpirid	3 × 50	3 × 100–3 × 200	↑	B
Olanzapin	1 × 5	1 × 10–1 × 15	↔	B
Haloperidol	2–3 × 1	3 × 2–3 × 5	↔	C
Pimozid	1 × 2	1 × 4–1x 6	↔	C
Aripiprazol	1 × 2,5	1 × 5–1 × 15	↔	C

kommen kann, sind neuere Antidepressiva vom Typ der Serotonin-Wiederaufnahmehemmer vorzuziehen. Adäquate Studien gibt es hierzu allerdings nicht.

Sehr wenige Daten gibt es auch zur Behandlung von Impulskontrollstörung, Reizbarkeit und Aggressivität. Einige Fallberichte legen eine Nützlichkeit von *Fluoxetin* (↔, B) (De Marchi et al. 2001) oder *Sertralin* (↔, B) (Ranen et al. 1996) nahe. Dies gilt (s. o.) auch für *Olanzapin* (↔, B). Ebenso spärlich ist die Datenlage in puncto Behandlung von Angst, Unruhe und Schlafstörungen. Zur Therapie infrage kommen sedierende Neuroleptika mit geringen anticholinergen Nebenwirkungen, nicht-trizyklische Antidepressiva (z. B. *Mirtazapin* (↔, B)) und Benzodiazepine oder Benzodiazepinrezeptor-Agonisten (z. B. *Zoldipem* (↔, B)).

Beim Auftreten von Psychosen sind atypische Neuroleptika »klassischen« vorzuziehen, da Letztere bei längerfristiger Anwendung häufiger zu tardiven Dyskinesien führen. Kontrollierte Studien gibt es hierzu allerdings nicht. Zu empfehlen sind u. a. *Olanzapin* (↔, B), ggf. auch *Quetiapin* (↔, B). Zur Behandlung der Demenz liegen keine ausreichenden Daten vor.

I 7.2.5 Unwirksam oder obsolet

Wirkstoffe, die in Tierversuchen und Zellkultursystemen neuroprotektive Eigenschaften zeigten, wurden in kleinen, meist offenen klinischen Studien an HD-Patienten untersucht, ohne dass sich Beweise für günstige, die Krankheit modulierende Effekte fanden (Mestre et al. 2009). Dies gilt für *Coenzym Q10* (↓) und die antiglutamaterge Substanz *Remacemide* (↓) sowie für das anti-apoptotisch wirkende Antibiotikum *Minocyclin* (↓) (Kim et al. 2009). Auch *α-Tocopherol* (↓), das oxidativem Stress entgegenwirken soll, zeigte keinen günstigen Effekt auf neuro-psychiatrische Symptome. In einer größeren Studie konnten weder neuroprotektive noch symptomatische Effekte einer Behandlung mit dem NMDA-Antagonisten Riluzol (↓) nachgewiesen werden (Landwehrmeyer et al. 2007). Die Behandlung mit *Baclofen* (↓), *Idebenone* (↓), *Lamotrigin* (↓) oder *Kreatin* (↓) konnte das Fortschreiten der Symptome ebenfalls nicht verlangsamen.

Als nicht wirksam zur Behandlung der Chorea hat sich *Clozapin* (↓) herausgestellt. Ethyl-Eicosapentaenoic Säure (*Ethyl-EPA*) (↓), eine Omega-3 Fettsäure, führte ebenfalls nicht zu einer Verbesserung motorischer oder kognitiver Symptome (Huntington Study Group 2008).

I 7.2.6 Wichtige Adressen

European Huntington Disease Network (EHDN)

c/o Katrin Barth
Koordination EHDN
Neurologie, Universitätsklinikum Ulm
Oberer Eselsberg 45/1
89081 Ulm
E-Mail: katrin.barth@uni-ulm.de
Homepage: www.euro-hd.net

I 7.3 Huntington disease-like illnesses (HDL)

I 7.3.1 Klinik

Zu den *Huntington disease-like illnesses (HDL)* werden folgende Erkrankungen gezählt (Übersicht s. Schneider et al. 2007, Wild und Tabrizi 2007):

- die *HDL1*, eine autosomal-dominante Erkrankung, die durch Mutationen im *Prion-Protein-Gen* verursacht wird,
- die durch Mutationen im *Junctophilin-3-Gen* hervorgerufene autosomal-dominante *HDL 2*,
- die nur in wenigen Familien beschriebene autosomal-rezessive *HDL 3*,
- die autosomal-dominante *spinozerebelläre Ataxien (SCA)*, so die *SCA 17*, die auch als *HDL 4* bezeichnet wird, die *SCA 1* und die *SCA 3*,
- die ebenfalls autosomal-dominante *dentato-rubro-pallido-lysiale Atrophie*
- und Erkrankungen, die zu abnormer Eisenablagerung im Gehirn führen, die sog. »*Neurodegeneration with Brain Iron Accumulation* (*NBAI*)« Syndrome. Hierzu zählen die autosomal-dominante *Neuroferritinopathie* und die autosomal-rezessive *Pantothenatkinase assoziierte Neurodegenration* (*PKAN*), der eine Mutation im PANK-2-Gen zugrunde liegt.
- Auch die autosomal-rezessive *Neuroakanthozytose* und das x-chromosomal vererbte *McLeod-Syndrom* werden der Gruppe der HDL zugeordnet. Bei diesen Erkrankungen, bei denen neben neurologischen Störungen charakteristische

I 7

»Stechapfelformen« der Erythrozyten auftreten (Danek und Walker 2005), sind die genetischen Grundlagen bekannt, aber nur beim McLeod-Syndrom ist die genetische Diagnostik unkompliziert. Die zahlreichen Mutationen des sehr großen *VPS13A-Gens* bei der Neuroakanthozytose sind nur schwer zu erfassen. Das Fehlen des normalerweise auf Erythrozyten vorhandenen Proteins Chorein kann als einfacheres Diagnostikum verwendet werden (Dobson-Stone et al. 2004).

Bei der Neuroakanthozytose und dem McLeod-Syndrom sind auch das periphere Nervensystem und weitere Organe betroffen (Danek et al. 2001, Danek und Walker 2005). Epileptische Anfälle sind relativ häufig, bei der Neuroakanthozytose in etwa 50 % (Al-Asmi 2005). Charakteristisch für die Neuroakanthozytose sind neben Dysarthrie und verschiedenen orofazialen Dyskinesien habituelle Lippen- und Zungenbisse sowie Schluckstörungen, bei denen die dystone Zunge die Speisen aus dem Mund stößt, was zu erheblichen Ernährungsproblemen führen kann. Typischerweise beginnt die Erkrankung im frühen Erwachsenenalter, während beim McLeod-Syndrom die neurologischen Auffälligkeiten bei Männern ab der vierten Dekade auftreten. Hier bestehen neben einer Auffälligkeit im Kell-Blutgruppensystem, die aber nur in spezialisierten immunhämatologischen Labors ausreichend charakterisiert werden kann, eine Myopathie, insbesondere eine Kardiomyopathie. Bei beiden Erkrankungen ist die Muskel-CK erhört.

I 7.3.2 Epidemiologie und Verlauf der Neuroakanthozytose und des McLeod-Syndroms

Neuroakanthozytose und McLeod-Syndrom sind selten. Weltweit sind etwa 1 000 Fälle bekannt. Als autosomal-rezessive Erkrankung betrifft die Neuroakanthozytose Männer und Frauen in gleichem Maße, während beim McLeod-Syndrom nur ausnahmsweise auch weibliche Mutationsträgerinnen klinisch betroffen sind. Die Lebenserwartung ist reduziert. Beim McLeod-Syndrom stehen kardiale Komplikationen im Vordergrund. Selten sind Rhabdomyolysen im Rahmen der Myopathie (Jung und Brandner 2002), auch eine autonome Mitbeteiligung wurde beschrieben. Aufgrund des besonderen Kell-Phänotyps »McLeod« (benannt nach dem Index-Fall von 1961) ist auf Transfusionsunverträglichkeiten zu achten.

I 7.3.3 Therapeutische Prinzipien

Ätiologisch orientierte Therapieansätze bei Neuroakanthozytose Syndromen fehlen. Die zusätzlichen Organkomplikationen erfordern besondere Aufmerksamkeit, insbesondere die Schluckstörungen und kardiale Komplikationen. Beim McLeod-Syndrom ist eine sorgfältige kardiologische Überwachung und Therapie erforderlich. Die antiepileptische und psychiatrische Medikation folgt den üblichen Grundsätzen ebenso, wie die gelegentlich erforderliche Behandlung einer etwaigen Hypokinese.

I 7.4 Symptomatische Chorea im Erwachsenenalter

Choreatische Bewegungsstörungen können die Folge einer Vielzahl von strukturellen oder metabolischen Störungen sein, die auch das ZNS betreffen (s. **Tab. I 7.2**). Die häufigsten Formen im Erwachsenenalter sind die *L-Dopa induzierte Chorea* bei Parkinson-Patienten und choreatische Dyskinesien nach Einnahme von Neuroleptika (*tardive Dyskinesien*).

Bei älteren Menschen spielen ischämische, meist lakunäre Läsionen der Basalganglien, insbesondere des Nucleus caudatus, des Marklagers, seltener auch des Nucleus subthalamicus, eine wichtige Rolle. Sie führen meist zu einer akut auftretenden Hemi-Chorea oder Hemiballismus. Unklar ist, warum nur etwa 1 % der Patienten mit Läsionen in diesen Hirnregionen eine Chorea entwickelt (Cardoso 2009). Nach vaskulären Läsionen sistiert die Bewegungsstörung üblicherweise spontan nach einigen Wochen oder Monaten, ebenso nach der Behandlung metabolischer Störungen (**Tab. I 7.1**). Falls die Chorea ein Ausmaß erreicht, das eine symptomatische Therapie erforderlich macht, sollte den Richtlinien gefolgt werden, die für die Behandlung der HD aufgestellt wurden.

I 7.5 Chorea bei Kindern

I 7.5.1 Klinik

Viele Erkrankungen können im Kindesalter mit einer Chorea einhergehen (**Tab. I 7.1**). Meist ist sie eines von verschiedenen klinischen Zeichen. Leit- bzw. führendes Symptom ist die Chorea bei der *Sydenham Chorea* (*SC*) (auch *Chorea minor*), der *NMDR-Rezeptor-Antikörper-vermittelten Enzephalitis*, anderen immunologischen Erkrankungen, v. a. dem *Lupus erythematodes*, der *benignen hereditären Chorea* (*BHC*) und der *Moya-Moya Erkrankung*. Sehr häufig findet sich eine Chorea bei Kindern mit der dyskinetischen Form der *infantilen Zerebralparese* (Johnston 2004).

Die SC tritt in den meisten Fällen zwischen dem 7. und 12. Lebensjahr auf. Mädchen sind etwa doppelt so häufig betroffen wie Jungen. Sie ist eine Manifestation des *rheumatischen Fiebers* und tritt üblicherweise 1–6 Monate nach einem Racheninfekt mit *β-hämolysierenden Streptokokken der Gruppe A* auf (Cardoso et al. 1997). Entsprechend der derzeit gültigen *Jones-Kriterien* liegt mit großer Wahrscheinlichkeit ein rheumatisches Fieber vor, wenn zwei Hauptzeichen oder ein Haupt- und zwei Nebenzeichen und zusätzlich der serologische Nachweis einer Streptokokken-Infektion vorliegen (Special Writing Group of the Committee on Rheumatic Fever, Endocarditis, and Kawasaki Disease 1992) (**Tab. I 7.3**). Im Gefolge eines Infekts tritt nach Tagen oder Wochen eine Chorea auf. Das klinische Bild reicht von einer sehr diskreten Hemi-Chorea bis hin zu einer schweren generalisierten Chorea. Daneben können gelegentlich auch Tics, okulogyre Krisen, Dysarthrie, Kau- und Schluckstörungen, selten epileptische Anfälle oder Pyramidenbahnzeichen auftreten. Neuropsychologisch sind affektive Störungen (v. a. De-

Tab. I 7.3: Richtlinien für die Diagnose einer Erstmanifestation des Rheumatischen Fiebers

Hauptzeichen	Nebenzeichen	Nachweis einer vorausgegangenen Infektion mit Streptokokken der Gruppe A
Karditis Polyarthritis Erythema marginatum Subkutane Knötchen Chorea	Klinisch Arthralgie Fieber Laborparameter CRP-Erhöhung BSG-Beschleunigung EKG Verlängertes PR-Interval	Positiver Rachenabstrich oder Nachweis des Streptokokken Antigens Erhöhter Anti-Streptolysin-Titer

Anmerkung: *Jones-Kriterien* für das rheumatische Fieber. Gefordert werden der Nachweis von mindestens zwei Hauptzeichen oder eines Hauptzeichens und zweier Nebenzeichen sowie der Nachweis einer abgelaufenen Streptokokkeninfektion (Special Writing Group of the Committee on Rheumatic Fever, Endocarditis, and Kawasaki Disease 1992)

pression), Impulskontroll- und Aufmerksamkeitsstörungen und Zwangsverhalten häufig. Bei 70–80 % der Kinder liegt eine *Karditis* vor (Demiroren et al. 2007), auch andere Manifestationen des rheumatischen Fiebers kommen vor. Pathophysiologisch liegt der SC wahrscheinlich eine Kreuzreaktion von Antikörpern zugrunde, die gegen Oberflächenantigene von β-hämolysierende Streptokokken der Gruppe A gerichtet sind, mit Basalganglien Antigenen.

Die autosomal-dominante *benigne hereditäre Chorea (BHC)* beginnt fast immer im Kindesalter. Sie wird definiert als eine nicht fortschreitende, nicht mit kognitiven Auffälligkeiten einhergehende Form der Chorea (Haerer et al. 1967). Gemeinsame Merkmale der unter dem Begriff einer BHC beschriebenen Fälle sind neben einer Chorea unauffällige Zusatzuntersuchungen und der gutartige Verlauf mit variablem Erkrankungsbeginn zwischen Vorschulalter und Jugend sowie Besserung oder Abklingen im Erwachsenenalter. Ursache der BHC sind Mutationen im *TITF-1-(thyroid transcription factor)Gen*, das bei der Organogenese der Lunge, der Schilddrüse und der Basalganglien eine Rolle spielt (Breedveld et al. 2002). Das klinische Bild kann bunt sein. Bei manchen Patienten ist die Chorea alleiniges Symptom, andere haben neben einer Chorea auch ein spastisch-ataktisches Gangbild oder einen prominenten Intentionstremor (de Vries et al. 2000, Fernandez et al. 2001).

I 7.5.2 Epidemiologie und Verlauf der Sydenham Chorea

Nur etwa 2–3 % aller Patienten mit Streptokokken-Pharyngitis entwickeln ein rheumatisches Fieber. Wahrscheinlich spielen sowohl die Virulenz des Erregers als auch Wirtsfaktoren dabei eine Rolle. Früher wurde die SC in etwa der Hälfte aller Fälle von akutem rheumatischem Fieber beobachtet (Aita et al. 1973). Seit den 1960er-Jahren nahm die Inzidenz der CS, wie auch die anderer rheumatischer Manifestationen von Streptokokkeninfektion, in den entwickelten Ländern zunächst stetig ab (Nausieda et al. 1980). In den letzten Jahren wurden jedoch erneut ein Anstieg der Erkrankungsfälle (Cardoso et al. 1997) und mehrere epidemische Ausbrüche registriert.

Die Streptokokkeninfektion geht der Bewegungsstörung in der Regel ein bis sechs Monate voraus. Beim Auftreten der Chorea sind andere Manifestationen des rheumatischen Fiebers, insbesondere die Polyarthritis, meist schon wieder abgeklungen. Die unwillkürlichen Bewegungen gehen in den meisten Fällen zwischen fünf und 15 Wochen nach ihrem Beginn spontan wieder zurück. Rezidive werden in bis zu 40 % beobachtet (Korn-Lubetzki et al. 2004). Bei einem Teil der Fälle besteht ein Zusammenhang mit erneuten Racheninfektionen mit Streptokokken. Daher kommt der Sekundärprophylaxe eine große Bedeutung zu. Persistierende leichte, funktionell nicht beeinträchtigende choreatische Bewegungen, ein leichter Haltetremor oder milde neuropsychologische Defizite (u. a. Wortflüssigkeit) können in bis zu 50 % der Fälle auch noch Jahre nach der initialen Erkrankung nachweisbar sein (Cardoso et al. 1999). Mädchen mit SC haben ein erhöhtes Risiko, während der Schwangerschaft eine Chorea zu entwickeln (*Chorea gravidarum*). Offenbar haben sie auch eine höhere Neigung, eine Chorea nach Einnahme von Kontrazeptiva zu entwickeln.

I 7.5.3 Therapeutische Prinzipien

Solange eine Karditis nicht ausgeschlossen ist, sollten die Kinder Bettruhe halten. Danach gilt, zumindest für einige Tage, eingeschränkte Bettruhe. Nach Diagnosestellung eines rheumatischen Fiebers muss eine mindestens 10-tägige orale Behandlung mit *Penicillin V* (↑↑, A), bzw. *Erythromycin* (A) oder eine einmalige i. m. Gabe von *Benzylpenicillin* (A) erfolgen, an die sich dann eine langfristige *Penicillin-Sekundärprophylaxe* mit Benzylpenicillin i. m. (A) alle 3–4 Wochen bis mindestens zum 20. Lebensjahr anschließt (Gerber et al. 2004) (**Tab. I 7.4**). Es gibt Hinweise darauf, dass im Akutstadium eine zusätzliche immunsuppressive Therapie sinnvoll sein könnte (Cardoso et al. 2003), dies ist aber noch umstritten. Für die symptomatische Behandlung der manifesten SC ist *Valproat* (↑, A) das Medikament der ersten Wahl (Daoud et al. 1990). Alternativ kommt *Tiaprid* (↔, B) infrage. Andere Neuroleptika sollten nur wenn unbedingt notwendig und dann in niedrigen Dosen für die kürzest mögliche Zeit eingesetzt werden, um das Auftreten von *akuten dystonen Reaktionen*, die im Kindes- und Jugendalter nicht selten sind, und die Entwicklung von *tardiven Dyskinesien* zu vermeiden.
Symptome der BHC, vor allem die in einigen Fällen prominente Gangstörung, lassen sich mitunter auch durch eine Gabe von L-Dopa verbessern (Asmus et al. 2005).

Tab. I 7.4: Medikamentöse Therapie der Sydenham Chorea

Medikament	Dosierung	Dauer	Evidenz	Empfehlungsstärken
Primärtherapie				
Penicillin V	1 000 000 I. E. oral 3–4 × tgl.	10 Tage	↑↑	A
Benzylpenicillin	1 200 000 I. E./d i. m.[1]	einmalig	↑↑	A
Erythromycin	500 mg oral 3–4 × tgl.[2]	10 Tage	↑↑	A
Sekundärprophylaxe				
Benzylpenicillin	1 × 1 200 000 I. E. i. m.[1] alle 3–4 Wochen	mind. bis zum 20. Lebensjahr	↑↑	A
Symptomatisch				
Valproat	900 mg tgl.	6–12 Wochen	↑	A
Tiaprid	3 × 50–3 × 200	6–12 Wochen	↔	B

[1] bei Erwachsenen und Kindern > 12 Jahren (über 40 kg);
[2] bei Erwachsenen und Kindern > 14 Jahren

I 7.6 Literatur

Aita JA. Neurologic manifestations of rheumatic fever. Postgrad Med 1973;54:82–86.

Al-Asmi A, Jansen A, Badhwar A, Dubeau F, Tampieri D, Shustik C, et al. Familial temporal lobe epilepsy as a presenting feature of choreoacanthocytosis. Epilepsia 2005; 46:1256–1263.

Asmus F, Horber V, Pohlenz J, Schwabe D, Zimprich A, Munz M, et al. A novel TITF-1 mutation causes benign hereditary chorea with response to levodopa. Neurology 2005;64:1952–1954.

Bachoud-Levi AC, Gaura V, Brugieres P, Lefaucheur JP, Boisse MF, Maison P, et al. Effect of fetal neural transplants in patients with Huntington's disease 6 years after surgery: a long-term follow-up study. Lancet Neurol 2006;5:303–309.

Bates G, Harper P, Jones L. Huntington's Disease. New York: Oxford University Press; 2002.

Bonelli RM, Mahnert FA, Niederwieser G. Olanzapine for Huntington's disease: an open label study. Clin Neuropharmacol 2002;25:263–265.

Bonelli RM, Wenning GK. Pharmacological management of Huntington's disease: an evidence-based review. Curr Pharm Des 2006;12:2701–2720.

Breedveld GJ, van Dongen JW, Danesino C, Guala A, Percy AK, Dure LS, et al. Mutations in TITF-1 are associated with benign hereditary chorea. Hum Mol Genet 2002; 11:971–979.

Britton JW, Uitti RJ, Ahlskog JE, Robinson RG, Kremer B, Hayden MR. Hereditary late-onset chorea without significant dementia: genetic evidence for substantial phenotypic variation in Huntington's disease. Neurology 1995;45:443–447.

Brusa L, Orlacchio A, Moschella V, Iani C, Bernardi G, Mercuri NB. Treatment of the symptoms of Huntington's disease: preliminary results comparing aripiprazole and tetrabenazine. Mov Disord 2009;24:126–129.

Bruyn GW, Went CN. Huntington's chorea. In: Vinken PJ, Bruyn GW, Klawans HL, eds. Handbook of Clinical Neurology. Amsterdam: North Holland; 1986.p. 267–314.

Cardoso F, Eduardo C, Silva AP, Mota CC. Chorea in fifty consecutive patients with rheumatic fever. Mov Disord 1997;12:701–703.

Cardoso F, Vargas AP, Oliveira LD, Guerra AA, Amaral SV. Persistent Sydenham's chorea. Mov Disord 1999;14:805–807.

Cardoso F, Maia D, Cunningham MC, Valenca G. Treatment of Sydenham chorea with corticosteroids. Mov Disord 2003;18:1374–1377.

Cardoso F. Huntington disease and other choreas. Neurol Clin 2009;27:719–736.

Conneally PM. Huntington disease: genetics and epidemiology. Am J Hum Genet 1984;36:506–526.

Danek A, Walker RH. Neuroacanthocytosis. Curr Opin Neurol 2005;18:386–392.

Danek A, Rubio JP, Rampoldi L, Ho MF, Dobson-Stone C, Tison F, Symmans WA, et al. McLeod neuroacanthocytosis: Genotype and phenotype. Ann Neurol 2001;50: 755–764.

De Marchi N, Daniele F, Ragone MA. Fluoxetine in the treatment of Huntington's disease. Psychopharmacology (Berl) 2001;153:264–266.

Demiroren K, Yavuz H, Cam L, Oran B, Karaaslan S, Demiroren S. Sydenham's chorea: a clinical follow-up of 65 patients. J Child Neurol 2007;22:550–554.

Dobson-Stone C, Velayos-Baeza A, Filippone LA, Westbury S, Storch A, Erdmann T, et al. Chorein detection for the diagnosis of chorea-acanthocytosis. Ann Neurol 2004;56:299–302.

Dunnett SB, Rosser AE. Cell therapy in Huntington's disease. Neuro Rx 2004;1:394-405.

Duyao M, Ambrose C, Myers R, Novelletto A, Persichetti F, Frontali M, et al. Trinucleotide repeat length instability and age of onset in Huntington's disease. Nat Genet 1993;4:387–392.

Fernandez M, Raskind W, Matsushita M, Wolff J, Lipe H, Bird T. Hereditary benign chorea: clinical and genetic features of a distinct disease. Neurology 2001;57:106–110.

Gerber MA. Group A Streptococcus. In: Behrmann RE, Kliegman RM, Jenson HB, eds. Nelson Textbook of Pediatrics. Philadelphia: Saunders; 2004.p. 870–883.

Haerer AF, Currier RD, Jackson JF. Hereditary nonprogressive chorea of early onset. N Engl J Med 1967;276:1220–1224.

Huntington's Disease Collaborative Research Group. A novel gene containing a trinucleotide repeat that is expanded and unstable on Huntington's disease chromosomes. Cell 1993;72:971–983.

Huntington Study Group TREND-HD Investigators. Randomized controlled trial of ethyl-eicosapentaenoic acid in Huntington disease: the TREND-HD study. Arch Neurol 2008;65:1582–1589.

Huntington Study Group. Tetrabenazine as antichorea therapy in Huntington disease: a randomized controlled trial. Neurology 2006;66:366–372.

International Huntington Association and the World Federation of Neurology Research Group on Huntington's Chorea. Guidelines for the molecular genetics predictive test in Huntington's disease. J Med Genet 1994;31: 555–559.

Johnson CD, Davidson BL. Huntington's disease: progress toward effective disease-modifying treatments and a cure. Hum Mol Genet 2010;19 (R1):R98–R102.

Johnston MV. Encephalopathies. In: Behrman RE, Kliegman RM, Jenson HB, eds. Nelson Textbook of Pediatrics. Philadelphia: Saunders; 2004.p. 2023–2029.

Jung HH, Brandner S. Malignant McLeod myopathy. Muscle Nerve 2002;6:424–427.

Kieburtz K, McDermott MP, Voss TS, Corey-Bloom J, Deuel LM, Dorsey ER, et al. A randomized, placebo-controlled trial of latrepirdine in Huntington disease. Arch Neurol 2010;67:154–160.

Kim HS, Suh YH. Minocycline and neurodegenerative diseases. Behav Brain Res 2009;196:168–179.

Kloppel S, Draganski B, Siebner HR, Tabrizi SJ, Weiller C, Frackowiak RS. Functional compensation of motor function in pre-symptomatic Huntington's disease. Brain 2009;132:1624–432.

Korn-Lubetzki I, Brand A, Steiner I. Recurrence of Sydenham chorea: implications for pathogenesis. Arch Neurol 2004;61:1261–1264.

Kremer B, Goldberg P, Andrew SE, Theilmann J, Telenius H, Zeisler J, et al. A worldwide study of the Huntington's disease mutation. The sensitivity and specificity of measuring CAG repeats. N Engl J Med 1994;330:1401–1406.

Lanska DJ, Lanska MJ, Lavine L, Schoenberg BS. Conditions associated with Huntington's disease at death. A case-control study. Arch Neurol 1988;45:878–880.

Landwehrmeyer GB, Dubois B, de Yebenes JG, Kremer B, Gaus W, Kraus PH, et al. Riluzole in Huntington's disease: a 3-year, randomized controlled study. Ann Neurol 2007;62:262–272.

Laplanche JL, Hachimi KH, Durieux I, Thuillet P, Defebvre L, Delasnerie-Laupretre N, et al. Prominent psychiatric features and early onset in an inherited prion disease with a new insertional mutation in the prion protein gene. Brain 1999;122:2375–2386.

Mestre T, Ferreira J, Coelho MM, Rosa M, Sampaio C. Therapeutic interventions for symptomatic treatment in Huntington's disease. Cochrane Database Syst Rev 2009: CD006456.

Münchau A. Bewegungsstörungen bei Kindern. In: Ceballos-Baumann A CB, ed. Bewegungsstörungen in der Neurologie. Stuttgart New York: Thieme; 2005.p. 350–381.

Nausieda PA, Grossman BJ, Koller WC, Weiner WJ, Klawans HL. Sydenham chorea: an update. Neurology 1980;30:331–334.

Paulsen JS, Nehl C, Hoth KF, Kanz JE, Benjamin M, Conybeare R, et al. Depression and stages of Huntington's disease. J Neuropsychiatry Clin Neurosci 2005;17:496–502.

Potter NT, Spector EB, Prior TW. Technical standards and guidelines for Huntington disease testing. Genet Med 2004;6:61–65.

Pratley RE, Salbe AD, Ravussin E, Caviness JN. Higher sedentary energy expenditure in patients with Huntington's disease. Ann Neurol 2000;47:64–70.

Quinn N, Marsden CD. A double blind trial of sulpiride in Huntington's disease and tardive dyskinesia. J Neurol Neurosurg Psychiatry 1984;47:844–847.

Ranen NG, Lipsey JR, Treisman G, Ross CA. Sertraline in the treatment of severe aggressiveness in Huntington's disease. J Neuropsychiatry Clin Neurosci 1996;8:338–340.

Rasmussen A, Macias R, Yescas P, Ochoa A, Davila G, Alonso E. Huntington disease in children: genotype-phenotype correlation. Neuropediatrics 2000;31:190–194.

Reiner A, Albin RL, Anderson KD, D'Amato CJ, Penney JB, Young AB. Differential loss of striatal projection neurons in Huntington disease. Proc Natl Acad Sci USA 1988;85:5733–5737.

Robins Wahlin TB, Backman L, Lundin A, Haegermark A, Winblad B, Anvret M. High suicidal ideation in persons testing for Huntington's disease. Acta Neurol Scand 2000;102:150–161.

Rosenblatt A. Neuropsychiatry of Huntington's disease. Dialogues Clin Neurosci 2007;9:191–197.

Ross CA, Tabrizi SJ. Huntington's disease: from molecular pathogenesis to clinical treatment. Lancet Neurology 2011;10:83–98.

Schippling S, Schneider SA, Bhatia KP, Munchau A, Rothwell JC, Tabrizi SJ, et al. Abnormal motor cortex excitability in preclinical and very early Huntington's disease. Biol Psychiatry 2009;65:959–965.

Schneider SA, Walker RH, Bhatia KP. The Huntington's disease-like syndromes: what to consider in patients with a negative Huntington's disease gene test. Nat Clin Pract Neurol 2007;3:517–525.

Shoulson I. On chorea. Clin Neuropharmacol 1986;9 (Suppl 2):S85–99.

Special Writing Group of the Committee on Rheumatic Fever, Endocarditis, and Kawasaki Disease of the Council on Cardiovascular Disease in the Young of the American Heart Association. Guidelines for the diagnosis of rheumatic fever. Jones Criteria, 1992 update. JAMA. 1992;268:2069–2073.

Spinney L. Uncovering the true prevalence of Huntington's disease. Lancet Neurol 2010;9:760–761.

Tabrizi SJ, Scahill RI, Durr A, Roos RAC, Leavitt BR, Jones R, et al. Biological and clinical changes in premanifest and early stage Huntington's disease in the TRACK-HD study: the 12-month longitudinal analysis. Lancet Neurol 2011;10:31–42.

van der Burg JM, Bjorkqvist M, Brundin P. Beyond the brain: widespread pathology in Huntington's disease. Lancet Neurol 2009;8:765–774.

Wild EJ, Tabrizi SJ. Huntington's disease phenocopy syndromes. Curr Opin Neurol 2007;20:681–687.

Went LN, Vegter-van der Vlis M, Bruyn GW. Parental transmission in Huntington's disease. Lancet 1984;1: 1100–1102.

I
7

I 8 Morbus Wilson

*von W. Hermann**

I 8.1 Klinik

I 8.1.1 Klinische Symptome

Der Morbus Wilson ist durch eine große Heterogenität bezüglich des Schweregrades und der Ausbildung verschiedener Symptome charakterisiert. Die klinische Leitsymptomatik besteht in hepatischen und/oder extrapyramidalmotorischen Störungen. In **Tab. I 8.1** sind organspezifische Manifestationen zusammengefasst.
Neurologische Manifestationen des Morbus Wilson lassen sich als Parkinson-Syndrom, choreoathetoide Dyskinesie/Dystonie und/oder zerebelläres Syndrom zusammenfassen. Pyramidenbahnzeichen werden selten gefunden, sensible Störungen nie (Jaspert et al. 1994). Psychiatrische Symptome sind sehr variabel und umfassen häufig Persönlichkeitsveränderungen, Verhaltensstörungen, kognitive Störungen, Depression und selten Schizophrenie (Bräunig und Faig 1994). Sie korrelieren mehr mit dem Auftreten neurologischer als mit dem Vorliegen hepatischer Symptome (Medalia und Scheinberg 1989) und sind selten der initiale Befund (Sahoo et al. 2010).

I 8.1.2 Diagnose

Zur Diagnosesicherung können neben der Klinik folgende Laborwerte (Richtwerte) hinzugezogen werden (Roberts und Schilsky 2003, Ferenci 2004):

1. Erhöhte basale Urinkupferausscheidung (normal < 65 µg/d; pathologisch > 100 µg/d): Die Ausscheidung entspricht dem Anteil des freien Kupfers im Serum. Ihre diagnostische Aussagekraft kann durch die einmalige probatorische Gabe von 1 500 mg D-Penicillamin pro Tag gesteigert werden. Im Falle einer Erkrankung ist eine Erhöhung der renalen Kupferausscheidung um mehr als das 20-fache gegenüber dem Basiswert zu erwarten. Für die Urinsammlung sind entkupferte Sammelbehälter zu verwenden sowie die exakte Bestimmung der Tagesmenge erforderlich.
2. Erniedrigter Gesamtkupferspiegel im Serum (normal 85–145 µg/dl) und erhöhtes freies Kupfer im Serum (normal < 15 µg/dl; Morbus Wilson 20–100 µg/dl). Als empirische Formel für freies Kupfer (µg/dl) gilt: Gesamtkupfer (µg/dl) minus dreimal Coeruloplasmin im Serum (mg/dl).
3. Erniedrigter Serum-Coeruloplasminspiegel (normal 20–45 mg/dl): Zu beachten ist, dass 5–10 % der Patienten normale Werte haben (Brewer 1995) und ca. 20 % der heterozygoten Anlageträger einen erniedrigten Spiegel (Roberts und Schilsky 2003). Der Serum-Coeruloplasminspiegel kann auch bei ausgeprägter Mangelernährung und Leberinsuffizienz erniedrigt sein.
4. Erhöhter Gehalt von Kupfer in der Leber (normal < 50 µg/g Lebertrockengewicht; Heterozygote 40–210 µg/g; Betroffene > 250 µg/g).

Bei neurologischer Symptomatik sowie nachgewiesenem Kayser-Fleischer-Ring und erniedrigtem Coeruloplasminspiegel ist die Diagnose gesichert. Diagnostische Probleme können bei primär hepatischem Verlauf bestehen, da sowohl die Coeruloplasminspiegel-Erniedrigung als auch die Augenveränderungen fehlen können.

5. Der intravenöse Radiokupfertesterfolgt entweder mit dem stabilen ^{65}Cu- oder dem instabilen ^{64}Cu-Isotop (Biesold und Günther 1972, Lyon et al. 1995). Mit diesem Test ist anhand der Kupferkinetik die sichere Differenzierung von Wilson-Patienten, heterozygoten Merkmalsträgern und Gesunden möglich (Ansprechpartner Universitätsklinikum Leipzig, Klinik und Poliklinik für Neurologie).

Bei typischem klinischem Bild und pathologischen Serum- und Urinbefunden kann auf eine Leberbiopsie verzichtet werden. Um aber unklare Bilder bzw. Heterozygote von Homozygoten zu differenzieren, sollte immer eine Leberbiopsie oder, wenn möglich, ein Radiokupfertest durchgeführt werden. Die genetische Diagnostik tritt in den Hintergrund, da sie nur bei Familien möglich ist, bei denen die Indexpatienten untersucht werden können (Haplotypanalyse). Wegen der Vielzahl der bekannten Mutationen und der Größe des Gens kann eine direkte Testung nicht routinemäßig durchgeführt werden (Thomas et al. 1995). Primär muss davon ausgegangen werden, dass die Eltern heterozygot für das Wilson-Gen sind und dass die Geschwister ein 25 %iges Risiko haben, homozygot für das Wilson-Gen zu sein. Damit muss bei Diagnosestellung auch immer eine Untersuchung der Geschwister und gegebenenfalls der Kinder durchgeführt werden, da eine frühe Diagnose die Langzeitprognose bestimmt.

Für die Diagnosefindung unterstützend nutzbar und auch als Verlaufsparameter sind Kernspintomographie und SPECT. Das Kernspintomogramm zeigt neben einer leichten Hirnatrophie (T1-Wichtung) in der Regel signalintensive Läsionen im Putamen, Globus pallidus und Thalamus in den T2-gewichteten

* Autoren dieses Kapitels in der 5. Auflage: A. Straube und W. Hermann.

Tab. I 8.1: Klinische Symptome des Morbus Wilson

Organsystem	Symptomatik
Leber	asymptomatische geringe biochemische Störungen akute Hepatits chronisch-aktive Hepatits hepatosplenomegalie leberzirrhose fulminantes Leberversagen mitunter erniedrigte alkalische Phosphatase
Nervensystem	**Pseudosklerotische Verlaufsform mit** Temor (Ruhe-, Halte-, Intentionstremor, flapping tremor) skandierende Dysarthrie, zerebelläre Ataxie, Nystagmus **Pseudoparkinsonistische Verlaufsform mit** Hypo-/Bradykinese, Rigidität, Dysarthrie, Tremor **Arrhythmisch-hyperkinetische Verlaufsform mit** choreoathetoider Dyskinesie, Dystonie **sonstige neurologische Befunde** Schreib-/Feinmotorikstörung Dysphagie mit Pseudohypersalivation Gangstörung, selten Spastik selten epileptische Anfälle
Psyche	Persönlichkeitsstörung (aggressiv, stimmungslabil) kognitive Störung (Konzentration, Merkfähigkeit) soziale Störung Depression Psychose (selten)
Nieren	renal tubuläre Azidose proximale und/oder distale tubuläre Dysfunktion (Aminoacidurie, Hyperphosphaturie, Hypercalcurie, Glucosurie, K-Verlust, Urikosurie, Bicarbonatmangel) Urolithiasis Peptidurie, Proteinurie
Augen	Kayser-Fleischer-Kornealring Hemeralopie selten Sonnenblumenkatarakt
Herz	EKG-Veränderungen Arrhythmie Kardiomyopathie autonome Dysfunktion
Gastrointestinal	exokrine Pankreasinsuffizienz, Pankreatitis Cholelithiasis spontane bakterielle Peritonitis
Muskel/Skelett	kupferinduzierte Rhabdomyolyse Hypokaliämische Muskelschwäche Osteoporose/Osteomalazie Osteochondritis dissecans Vitamin D-resistente Rachitis Arthritis/Arthralgie degenerative Wirbelsäulenveränderungen
Endokrinium	Amenorrhoe, testikuläre Dysfunktion selten Hypoparathyreoidismus Fehlgeburt
Hämatologisch	Sekundärschäden der Lebererkrankung (Koagulopathie) des Hypersplenismus (Leukopenie, Thrombozytopenie) Coombs-negative Hämolyse, Anämie
Haut	selten azurblaue Lunulae Acanthosis nigrans Hyperpigmentation Spider Naevi

Sequenzen. Typisch im Mittelhirn ist das Zeichen »face of the giant panda« in T2-Wichtung (Prashanth et al. 2010). Unter erfolgreicher Therapie können sich diese Veränderungen teilweise wieder rückbilden (Thuomas et al. 1993). Die Reduktion der 123I-iodobenzamid-(IBZM-)Bindungsstellen im SPECT bzw. der striatalen Dopamintransporter korreliert fast linear mit der Schwere der neurologischen Symptome (Oertel et al. 1992, Barthel et al. 2001). Der Stellenwert der elektrophysiologischen Diagnostik liegt vorwiegend im Nachweis subklinischer Läsionen sensibler, sensorischer und motorischer Bahnen sowie deren Verlaufskontrolle (Jaspert et al. 1994, Hermann et al. 2003, Günther et al. 2010).

I 8.1.3 Differentialdiagnose

Bei typischem klinischem Bild und richtungsweisenden Laborwerten ergeben sich keine diagnostischen Schwierigkeiten. Bei mindestens 25 % der Patienten werden die initialen hepatischen Symptome übersehen. Es ist dann mit einer Verzögerung in der Diagnosestellung von 13 Monaten zu rechnen (Walshe und Yealland 1992).
Neurologische und psychiatrische Symptome (**Tab. I 8.1**) sind von anderen Basalganglien-, Kleinhirn- und primär psychiatrischen Erkrankungen abzugrenzen.

I 8.2 Epidemiologie, Klassifikation und Verlauf

Die weltweite Prävalenz der manifest Erkrankten wird mit etwa 1 : 30 000 angegeben bei einer Inzidenz von 1,53/100 000 (Cuthbert 1995, Cox 1996, Shah et al. 1997, Maier-Dobersberger 1999). Die Genfrequenz des mutierten Gens variiert zwischen 0,3 und 0,7 % (Gollan und Gollan 1998). Entsprechend wird die Häufigkeit der heterozygoten Merkmalsträger auf 1 : 90 bis 1 : 180 geschätzt (Bachmann et al. 1979, Gollan und Gollan 1998).
Das Manifestationsalter liegt zwischen dem 6. und 45. Lebensjahr mit einem Häufigkeitsgipfel vom 13. bis 24. Lebensjahr (Lößner et al. 1990, Roberts und Cox 1998). Der Beginn der Symptomatik ist langsam schleichend oder subakut bis akut. Ursächlich für eine rasche Manifestation ist die akute Freisetzung und Umverteilung von Kupfer aus Hepatozyten auch im Rahmen von zusätzlichen Noxen.
Hinsichtlich der Manifestation lassen sich zwei Verlaufsformen unterscheiden:

1. Bis zur Pubertät (Krankheitsbeginn 5.–15. Lebensjahr) überwiegt die gastrointestinale Störung mit hepatischen Symptomen, Hämolyse und Nierenversagen. Ohne entsprechende Therapie besteht ein rascher Verlauf mit Tod nach 2–7 Jahren. Es kann zu einer fulminanten Hepatitis kommen.
2. Bei Manifestation nach der Pubertät (Krankheitsbeginn 15.–45. Lebensjahr) dominiert die zentralnervöse Symptomatik mit dysarthrischen, extrapyramidalen und psychiatrischen Erscheinungsformen (Lößner et al. 1980, Saito 1987, Roberts und Cox 1998). In der Regel finden sich auch bei diesen Patienten Auffälligkeiten der Leberparameter und in ca. 40 % eine Leberzirrhose (Ferenci 2004).

Der Krankheitsverlauf kann in ein präklinisches (asymptomatisches) und klinisches (symptomatisches Stadium) unterteilt werden. Als episodische Frühmanifestationen treten hämolytische und hepatisch-ikterische Schübe sowie eine unklare Anämie, Leukopenie oder Thrombozytopenie auf (Grüter 1959, Stremmel et al. 1990). Frühsymptome seitens des Zentralnervensystems sind psychische Abweichungen und passagere neurologische Symptome wie Tremor, Schreib-, Schluck- und Sprechstörungen (Lößner et al. 1990, Walshe und Yealland 1992). Bei Beginn der neurologischen Symptomatik wird fast obligat (in > 95 % der Patienten) der Kayser-Fleischer-Kornealring (klinisch oder besser bei sorgfältiger Spaltlampenuntersuchung) gefunden.

Anhand der klinischen und pathologisch-anatomischen Phänomene hat Konovalov in seiner 1960 erschienenen Monographie die genaueste Klassifikation gegeben. So werden eine präklinische (oder asymptomatische), hepatische (oder abdominelle), tremorös-rigide (oder pseudoparkinsonistische), eine tremoröse (oder pseudosklerotische) und eine arrhythmisch-hyperkinetische Verlaufsform (choreatische und andere Bewegungsstörungen, Mischform) je nach Symptompräferenz unterschieden (**Tab. I 8.1**).

Für den klinischen Alltag genügt die Einteilung in eine neurologische und nicht-neurologische Verlaufsform.

Während dem Typ der Mutation eine mögliche Bedeutung für das Manifestationsalter zukommt (Merle et al. 2010b), sind weitere Korrelationen zu Befundmustern und der Krankheitsdauer nicht absolut. Welche Verlaufsform genommen wird, lässt sich trotz früherer Vermutungen einzelner Autoren bei Genotyp-Phänotypkorrelationen nicht einer bestimmten Mutation des ATP7B-Gens zuordnen (Hermann et al. 2002a). Vielmehr finden sich Hinweise, dass andere genotypische und peristatische Merkmale den klinischen Verlauf mitbestimmen (Shah et al. 1997). Es konnte gezeigt werden, dass der Apolipoprotein E-Genotyp ε 3/3 mit einem späteren Symptombeginn vergesellschaftet ist (Schiefermeier et al. 2000). Auch innerhalb einer Familie wurden erhebliche Unterschiede der klinischen Symptomatik beobachtet (Ferenci 2004).
Beginnt die Behandlung noch im asymptomatischen Stadium oder bestehen nur sehr diskrete klinische Symptome, kann weitgehende Symptomfreiheit und eine normale Lebenserwartung erreicht werden (Arima et al. 1977, Walshe 1988). Sind neurologische Symptome manifest, ist mit einer vollständigen Rückbildung unter Therapie bei nur 20 % der Patienten zu rechnen. Bei weiteren 60 % kommt es zu einer unvollständigen Rückbildung der neurologischen und in 70 % der psychiatrischen Symptome (Brewer 1995, Stremmel et al. 1991). Klinische Symptome oder Laborbefunde, die prognostische Aussagen über den Erfolg der Therapie erlauben, sind nicht bekannt. Insbesondere Dysarthrie, aber auch Tremor und Dystonie sprechen therapeutisch schlechter an (Brewer 1995).
Mit Rückbildung der Symptome ist nach sechs Monaten und bis zu zwei Jahren nach Beginn der Therapie zu rechnen (Brewer 1995). Unter der Therapie mit Chelatbildnern (insbesondere D-Penicillamin) kann es innerhalb der ersten Wochen zu einer, in einigen Fällen irreversiblen Verschlechterung der klinischen Symptomatik kommen, was auf einen toxischen Effekt des durch die Chelattherapie aus endogenen Speichern freigesetzten freien Kupfers zurückgeführt wird (Brewer et al. 1987).

I 8.3 Therapeutische Prinzipien

I 8.3.1 Pathophysiologie

Der Morbus Wilson (hepato-lentikuläre Degeneration) ist eine autosomal-rezessiv vererbte Kupferstoffwechselstörung. Kupfer ist ein integraler Bestandteil von mindestens 16 Metalloproteinen, darunter Coeruloplasmin, mit wichtigen Funktionen im Bindegewebs-, Dopamin- und Eisenstoffwechsel sowie bei der mitochondrialen Atmungskette (Lindner und Hazegh-Azam 1996).
Von 2–4 mg täglichem Nahrungskupfer werden 1–2 mg enteral resorbiert, locker an Albumin gebunden zur Leber transportiert und dort intrazellulär aufgenommen. In den Hepatozyten erfolgt die Speicherung von Kupfer (gebunden an hepatisches Metallothionin), der Einbau in Apocoeruloplasmin sowie die Ausscheidung über die Galle, da der tägliche Bedarf (infolge von Verlust über die Haut) nur bei 0,25 mg liegt (Brewer 1995). Intrazellulär wird Kupfer durch zytoplasmatische Transportproteine (Metallochaperone) zur Vermeidung toxischer Reaktionen eskortiert (Ferenci 2004) und an die für die Sekretion verantwortliche ATPase7B weitergegeben. Die funktionstüchtige ATPase7B ist bei niedrigem Kupferspiegel im Golgiapparat lokalisiert und organisiert den Kupfereinbau in Apocoeruloplasmin. Bei hohem Kupferspiegel verlagert sie sich und fungiert als membranständiges Transportprotein zur Kupferausscheidung in die Gallekanälchen (Roelofsen et al. 2000). Manche Autoren vermuten auch eine zunächst vesikuläre Verpackung von Kupfer durch die ATPase7B und anschließender Exozytose in die Gallenkanälchen. Diese membrangebundene P-Typ-ATPase7B ist somit ein intrazellulärer Kupfersensor und hauptverantwortlich für die Kupferhomöostase in verschiedenen Organen, vorrangig in Leber und Nieren. Die Störung des Kupferstoffwechsels beruht auf einer Mutation im Gen dieser ATPase7B, das auf dem Chromosom 13 q14.3 lokalisiert ist (Tanzi et al. 1993).
Mutationen führen sowohl zu einer Störung der Kupferexkretion in die Galle und sekundär auch zu einer variablen Erniedrigung des Coeruloplasmins, da Kupfer nicht mehr in das Apocoeruloplasmin integriert werden kann. Das Apocoeruloplasmin unterliegt so einem raschen intrazellulären Abbau (Roberts und Schilsky 2003). Infolgedessen kommt es bei den Erkrankten zu einer Akkumulation von Kupfer in der Zelle mit Beeinträchtigung der Mitochondrienfunktion und konsekutiver Bildung freier Radikale. Neben der Speicherung in der Leber wird das Kupfer auch in den Nieren und in der Cornea (Kayser-Fleischer- bzw. Kornealring in der Descemetschen Membran) abgelagert. Nach Überladung bzw. toxischem Untergang der Hepatozyten erfolgen Freisetzung und Umverteilung von Kupfer vorrangig im Gehirn.
Bis heute sind mehr als 250 für den Morbus Wilson verantwortliche Mutationen innerhalb des ATP7B-Gens und mehr als 40 normale allelische Varianten beschrieben worden (Übersicht: www.medgen.med.ualberta.ca). Die sogenannte H1069Q-Mutation findet sich in 30–90 % der Erkrankten in Nord- und Zentral-Europa, die A778L-Mutation in etwa 30 % der Erkrankten in Asien.

Das Gen für Coeruloplasmin ist hingegen auf Chromosom 3q25 lokalisiert und nicht verantwortlich für den Morbus Wilson. Die hereditäre Acoeruloplasminämie ist mit Diabetes mellitus und zerebraler Eisenspeicherung, nicht aber mit der Speicherung von Kupfer vergesellschaftet (Logan et al. 1994, Merle et al. 2010a).
Neurologische Symptome treten so als Folge der direkten Toxizität des Kupfers im Gehirn auf sowie indirekt durch hepatische Komplikationen (Leberzirrhose und fulminante Hepatitis). Neuropathologische Veränderungen finden sich vorwiegend in den Basalganglien (Striatum, Globus pallidus, Nc. ruber, Thalamus).
Deutlich geringer sind die Veränderungen in Kortex und Marklager des Großhirns sowie des Zerebellums. Sie bestehen in spongiöser Atrophie durch Neuronenverlust, verbunden mit Astrozytenproliferation.

I 8.3.2 Medikamentengruppen

Ziel der Therapie ist es, eine negative Kupferbilanz zu erreichen. Dies kann durch zwei therapeutische Prinzipien realisiert werden:

1. Erhöhung der Ausscheidung von Kupfer über die Nieren durch Chelatbildung

a) Trientin (Triethylentetramin-Dihydrochlorid) bildet mit Kupfer in den Nieren und im Blut – aber nicht in der Leber – einen Komplex, der renal ausgeschieden wird. Es führt zu keiner so starken endogenen Freisetzung von Kupfer wie D-Penicillamin, was mit einem geringeren Risiko der klinischen Verschlechterung zu Beginn der Therapie korrespondiert.
b) D-Penicillamin bildet mit Kupfer einen Komplex, der über die Nieren ausgeschieden wird, und erhöht wahrscheinlich auch die Bildung von Metallothionin. Es führt zu einer stark negativen Kupferbilanz und Freisetzung von Kupfer aus endogenen Speichern.
c) Ammonium-Tetrathiomolybdat ist eine neuere (bislang nicht zugelassene) Substanz, welche sich einerseits mit dem Kupfer in der Nahrung zu einem Komplex verbindet, der nicht über den Darm aufgenommen wird. Andererseits bildet resorbiertes oder intravenös gegebenes Tetrathiomolybdat als Chelatbildner zusammen mit Kupfer und Albumin einen nicht-toxischen Eiweißkomplex, der vorwiegend biliär und gering auch renal ausgeschieden wird (Brewer et al. 1991, Brewer 1995).
d) Dimercaprol siehe I 8.5

2. Verhinderung der intestinalen Resorption von Kupfer

a) Zink führt zu einer verstärkten Bildung von Metallothionin in den Zellen der Darmmukosa und der Leber, der das Kupfer in einen nicht toxischen Komplex überführt (Brewer 1995). Metallothionin hat eine hohe Affinität zu Kupfer und verhindert so den Transfer des Kupfers aus dem Darm in das Blut. Die Mukosazellen selbst werden relativ rasch erneuert (ca. alle 6 Tage) und über den

I 8

Stuhl abgegeben. Es kommt dadurch chronisch zu einer (angestrebten) gering negativen Kupferbilanz, da der natürliche Verlust über die Haut nicht ersetzt wird. Magenunverträglichkeit führt oft zum Therapieabbruch, ist aber harmlos. Toxische Nebenwirkungen sind unbekannt.

b) Ammonium-Tetrathiomolybdat (s. o.)
c) Kaliumsulfid siehe I 8.5
d) Durch kupferarme Diät, d. h. Verzicht auf Leber, Krebse und Schellfisch, Hefe, Pilze, Nüsse und Käse soll die tägliche Kupferaufnahme auf 0,25 mg reduziert werden. Generell enthält vegetarische Kost weniger Kupfer als fleischhaltige Kost.

I 8.4 Pragmatische Therapie

I 8.4.1 Therapeutisches Vorgehen

Das therapeutische Vorgehen orientiert sich an der klinischen Symptomatik, der Kupferausscheidung im Urin und dem Kupferserumspiegel.

1. Erhöhung der Ausscheidung von Kupfer über die Nieren durch Chelatbildung

Trientin (Univar®, Syprine®, Trientine®, Cuprid®, Internationale-Apotheke) gilt jetzt als Mittel der Wahl zur initialen Therapie von symptomatischen Patienten mit einem Chelatbildner (Brewer 2000, Schilsky 2001) (A). Es ist von der US-amerikanischen Food Drug Administration (FDA) als Ersatzmittel bei D-Penicillamin-Unverträglichkeit zugelassen. Wegen der etwas schwächeren Wirkung im Vergleich zu D-Penicillamin wird die Gefahr einer initialen klinischen Verschlechterung als geringer eingestuft (Brewer 1995). Nach einschleichender Dosis von 300 mg/d erfolgt eine schrittweise Steigerung über Wochen auf 1 200–2 400 mg/d (↑↑, A). Als Therapiekontrolle ist eine Urinkupferausscheidung von > 200 µg/d anzustreben.
Berichtete Nebenwirkungen sind medikamentös induzierter Lupus erythematodes, Kolitis, Gewichtsverlust, gastrointestinale Beschwerden, Exanthem, Rhabdomyolyse und Eisenmangelanämie, insbesondere in Kombination mit Zinksalzen (Scheinberg et al. 1987, Walshe und Yealland 1993).

D-Penicillamin (Metalcaptase® 150/300, Trisorcin® 300, Trolovol®) führt zu einer starken Mobilisation und Ausscheidung von Kupfer aus den endogenen Speichern. Es wird deshalb von einer zunehmenden Anzahl von Autoren nicht mehr als Mittel der ersten Wahl angesehen. Mit 1 × 150 mg/d eine Stunde vor oder zwei Stunden nach dem Essen sollte begonnen werden. Wegen der Gefahr einer Verschlechterung der Klinik unter der initialen Therapie, die in 25 % irreversibel sein soll (Brewer et al. 1987, Brewer 1995), muss die Steigerung langsam über Wochen und unter Kontrolle der Klinik erfolgen (A). Gegebenenfalls ist eine Notfalltherapie einzuleiten (siehe I 8.4.3).
Zur Dosisfindung können die tägliche Ausscheidung von Kupfer im Urin und der Spiegel des freien Kupfers im Serum bestimmt werden. Bei Anstieg des freien Kupfers auf > 20 µg/dl oder Abfall der Ausscheidung im Urin (angestrebt sind > 500 µg/d) wird die D-Penicillamindosis schrittweise auf maximal 2 400 mg/d gesteigert (↑↑, A). Dabei dürfen die Tabletten nicht geteilt werden.
Mit einer klinischen Besserung ist nach 3–6 Monaten zu rechnen. Nach Entspeicherung (diese ist nach 12–24 Monaten zu erwarten, freies Kupfer < 15 µg/dl) wird in der Regel eine Erhaltungsdosis von 1 000 mg täglich (große individuelle Streuung von 500–1 500 mg/d) benötigt.
Zum Schutz vor einer D-Penicillamin induzierten Schädigung des Nervus opticus wird die Gabe von 20 mg Pyridoxin täglich empfohlen (↑↑, A). Nebenwirkungen der Therapie sind häufig und führen im Verlauf bei etwa 10–20 % der Patienten zur Intoleranz (Brewer 1995). Etwa 30 % der Patienten entwickeln zu Beginn eine Hypersensitivität mit Urtikaria, Fieber, Luftnot, Lymphknotenschwellung, Thrombozytopenie, Leukopenie, Panzytopenie und Nephropathie. Die Gabe von Kortison (20–30 mg Prednison täglich für 14–21 Tage) kann diese verhindern (Tanakow 1991) (↑, B). Alternativ ist D-Penicillamin vorübergehend abzusetzen und dann unter 20–30 mg Prednison täglich langsam wieder einzuschleichen (Brewer 1995).
Langfristige Komplikationen sind medikamentös induzierte Autoimmunerkrankungen wie Lupus erythematodes, Immunkomplex-Nephritis, Myasthenia gravis und Myositis. Weitere Komplikationen betreffen das Bindegewebe und die Haut (Störung der Kollagenformierung) sowie das lymphoretikuläre System mit Panzytopenie und Neoplasien. Einige dieser Nebenwirkungen sind dosisabhängig. D-Penicillamin ist teratogen und sollte deshalb nicht bei Kinderwunsch gegeben werden. 5–10 % der Patienten entwickeln eine anhaltende Unverträglichkeit. Erforderlich ist insbesondere die Überwachung der Nierenfunktion.

2. Verhinderung der intestinalen Resorption von Kupfer

Zink [Unizink® (Zinkaspartat), Zinkit® (Zinksulfat), Zinkotase® (Zinkbis(hydrogen-DL-aspartat), Wilzin® (Zinkacetat-Dihydrat)] wird von einigen Autoren wegen seiner geringen Nebenwirkungen als Mittel der ersten Wahl empfohlen (Hoogenraad 1998, Brewer 2001) (↑, B). Mittlerweile ist es von der FDA zur Erhaltungstherapie bei Erwachsenen und Kindern zugelassen. In Deutschland steht es als Wilzin® zur Verfügung.
Als Dosierung werden täglich 3 × 50 mg bezogen auf elementares Zink 30–60 Minuten vor den Mahlzeiten empfohlen (Brewer et al. 1993). Da das Zink als Sulfat, Aspartat oder Azetat gegeben wird, sind die entsprechenden Äquivalenzdosen der Salze zu applizieren. Bei 10–30 % der Patienten kommt es zu anhaltenden gastrointestinalen Beschwerden, die besonders häufig nach der morgendlichen Dosis auftreten und durch Einnahme 1–2 Stunden nach der Mahlzeit umgangen werden können (Brewer 1995, 2001). Zinkacetat wird dabei besser als Zinksulfat vertragen (Hill et al. 1987). Weitere Nebenwirkungen sind Appetitlosigkeit und Anämie. Wegen seiner nur relativ milden Wirkung auf die Kupferbilanz ist eine initiale endogene Freisetzung von Kupfer nicht zu befürchten. Zink gilt als nicht teratogen und kann deshalb auch in der Schwangerschaft gegeben werden (Brewer 1995, 2001). Da D-

Penicillamin und Trientin auch Zink binden, sollten die Medikamente zeitversetzt mit Zink eingenommen werden. Die Kombination Trientin und Zink erhöht das Risiko einer Anämie. Brewer beschreibt für die Erhaltungstherapie nach vorangegangener Entspeicherung keinen synergistischen Effekt von Zink und den Chelatbildnern, sodass eine Zinkmonotherapie ausreichend ist (Brewer 1995). In retrospektiven Langzeitstudien wurden vereinzelte Verschlechterungen unter einer Monotherapie beschrieben (Stremmel et al. 1991, Czlonkowska et al. 1996, Linn et al. 2009), sodass eine etwa eineinhalbjährliche Verlaufskontrolle nötig ist. Dabei ist eine Urinkupferausscheidung von unter 80 µg/d hinweisend für eine ausreichende enterale Resorptionsblockade durch Zink. Es liegen begrenzt Daten zur erfolgreichen Therapie von Kindern vor (Roberts und Schilsky 2003).

Ammonium-Tetrathiomolybdat: (nur als Reinsubstanz über Aldrich Chemical Co. zu erhalten, die dann pharmazeutisch weiterverarbeitet werden muss) wurde zur Therapie der Kupfervergiftung bei Schafen eingesetzt. Walshe führte es 1986 in die Initialtherapie von Wilson-Patienten oral und intravenös applizierbar ein. Untersuchungen von Brewer et al. (1991, 1995) konnten die Wirksamkeit nachweisen (↑, B).

Nach Brewer (2001) wird eine Dosis von 6 × 20 mg/d (3 × mit den und 3 × zwischen den Mahlzeiten) über 8 Wochen als Initialtherapie vorgeschlagen. Zur besseren Wirkstoffresorption werden zwischen den Mahlzeiten auch höhere Dosierungen von ca. 3 × 100 mg oral angewandt.

Bis auf wenige toxische Reaktionen, wie reversible Knochenmarkdepression und Epiphysenschädigung, sind keine Nebenwirkungen bekannt. Da es bei Tieren mit dem Wachstum der Epiphysen interferiert, sollte es nicht bei Kindern gegeben werden (Spence und Suttle 1980).

Eine kupferarme Diät spielt heute keine wesentliche Rolle mehr, sie kann aber die medikamentöse Therapie unterstützen. Antioxidanzien wie Vitamin E sind bei Wilson-Patienten erniedrigt, weshalb einige Autoren eine Substitution (z. B. 400 mg/d) adjuvant empfehlen. Studiendaten liegen nicht vor.

I 8.4.2 Behandlungsstrategien in Abhängigkeit von der klinischen Symptomatik

Symptomatische Patienten: Patienten, die sich mit einer hepatischen und/oder neurologischen Symptomatik vorstellen, sind in ihrer initialen Behandlung problematisch. Zink wirkt erst verspätet. D-Penicillamin und Trientin können zu einer irreversiblen Verschlechterung führen. Es sollte daher mit einer niedrig dosierten D-Penicillamin- oder Trientindosis (150 bzw. 300 mg/d) bei langsamer Steigerung über Wochen begonnen werden (↑↑, A). Ammonium-Tetrathiomolybdat und Zink können initial kombiniert oder auch alternativ eingesetzt werden (↑, B). Diese Substanzen führen langsamer zu einer negativen Kupferbilanz, sie haben aber ein deutlich niedrigeres Risiko einer Freisetzung von freiem toxischem Kupfer (Brewer et al. 2006, Hoogenraad 2006). Nach Entspeicherung kann nach sechs Monaten (vorausgesetzt, dass die Kupferausscheidung im Urin < 80 µg/d und das freie Kupfer im Serum < 15 µg/dl ist) zu einer Erhaltungstherapie als Monotherapie auf Zink (z. B. Wilzin® 50 mg 3 × 1 Tbl./d) (↑↑, A) umgestellt oder alternativ Trientin (4–6 × 300 mg/d) bzw. D-Penicillamin (3 × 300 mg/d) niedriger dosiert übergegangen werden (Lowette et al. 2010) (↑↑, B).

Asymptomatische Patienten werden wie Patienten in der Erhaltungsphase primär mit 3 × 50 mg Zink (z. B.Wilzin® 50) (KG < 50 kg 3 × 25 mg, Wilzin® 25) als Monotherapie behandelt (↑, A).

Verlaufskontrollen der klinischen Symptomatik und des Kupferstoffwechsels sollten alle 1,5–2 Jahre durchgeführt werden.

I 8.4.3 Spezielle Probleme

Lebertransplantation: Im Falle einer fulminanten Hepatitis oder fortschreitenden Leberzirrhose kann eine Lebertransplantation notwendig werden, wobei sich in einer Metaanalyse von 55 Patienten aus verschiedenen Zentren eine 1-Jahres-Überlebensrate von 79 % fand (Schilsky et al. 1994) (↑, A). In der Regel kommt es zu einer bleibenden Normalisierung des Kupferstoffwechsels. Initial bestehende Nierenfunktionsstörungen normalisierten sich (Emre et al. 2001). Vereinzelt wurden Patienten auch wegen einer trotz Therapie progressiven neurologischen Symptomatik einer Lebertransplantation unterzogen, wobei es bei einzelnen Patienten daraufhin zu einer Besserung kam (Polson et al. 1987, Robles et al. 1999, Schilsky et al. 1994, Hermann et al. 2002b) (↔, C). Diese Indikation ist aber umstritten.

Schwangerschaft: D-Penicillamin und Trientin sind potenziell teratogen. Sie sollten deshalb bei geplanter Schwangerschaft nicht gegeben werden. Es sind aber wiederholt normal verlaufende Schwangerschaften unter D-Penicillamin und Trientin beschrieben worden (Nunns et al. 1995). Die Dosis darf keinesfalls über 1 000 mg/d liegen und muss im letzten Trimester auf 500 mg/d reduziert werden (Sternlieb 2000). Die Therapie der Wahl bei geplanter Schwangerschaft und in der Schwangerschaft ist 3 × 50 mg Zink (Brewer 1995).

Heterozygote: Vereinzelt finden sich heterozygote Genträger, die auffällige Leberwerte haben. Ob dies eine Therapieindikation darstellt, ist unklar. Ggf. ist die Gabe von Zink (3 × 50 mg/d) zu diskutieren (Lyon et al. 1995).

Die Notfalltherapie dient dem Abfangen exzessiv erhöhter freier Kupferspiegel im Serum und auch zum Überbrücken bis zur Lebertransplantation. Durch Albumininfusion kann freies Kupfer gebunden werden, während durch Peritonealdialyse mit Albumin, Austauschtransfusion, Plasmaaustausch oder Hämofiltration Serumkupfer eliminiert wird. Kasuistisch wurde die Albumindialyse mit dem MARS-System (molecular adsorbent recycling system) eingesetzt (Manz et al. 2003, Sen et al. 2002) (↔, B).

I 8.5 Unwirksam, obsolet

Dimercaprol (British anti-Lewisite; BAL) ist historisch der erste Chelatbildner, der eingesetzt wurde.

Die empfohlene Dosierung 1–2 ×/Woche 100–200 mg wird tief i. m. injiziert. Wegen der schmerzhaften Nebenwirkung der i. m.-Injektion bei nur mäßigem klinischen Erfolg, ist die BAL-Therapie mit der Einführung oraler Chelatbildner wieder aufgegeben worden.

Kaliumsulfid (Kaliumsulfid®) bildet mit Kupfer im Magen-Darm-Trakt einen unlöslichen Komplex. Die mittlere Dosis ist 20–40 mg p. o. 3 ×/d vor den Mahlzeiten. Wegen seiner unzureichenden enteralen Hemmung der Kupferresorption und belastendem Foetor ex ore wurde es wieder aufgegeben.

I 8.6 Literatur

Arima M, Takeshita K, Yoshino K, Kitahara T, Suzuki Y. Prognosis of Wilson's disease in childhood. Eur J Pediatr 1977;126:147–154.

Bachmann H, Lößner J, Gruss B, Ruchholz U. Die Epidemiologie der Wilsonschen Erkrankung in der DDR und die derzeitige Problematik einer populationsgenetischen Bearbeitung. Psychiatr Neurol Med Psychol 1979; 31:394–400.

Barthel H, Sorger D, Kuhn HJ, Wagner A, Kluge R, Hermann W. Differential alteration of the nigrostriatal dopaminergic system in Wilson's disease investigated with [123]ss-CIT and high resolution SPET. Eur J Nucl Med 2001;28:1656–1663.

Biesold D, Günther K. Improved method for investigation of copper metabolism in patients with Wilson's disease using ^{64}Cu. Clinica Chimica Acta 1972;42:353–359.

Bräunig P, Faig J. Morbus Wilson mit ausschließlich psychopathologischer Initialsymptomatik. In: Huffmann G, Braune HJ, Henn KH, Hrsg. Extrapyramidalmotorische Erkrankungen. Reinbek: Einhorn; 1994.p. 545–550.

Brewer GJ, Terry CA, Alsen AM, Hill GM. Worsening of neurologic syndrome in patients with Wilson's disease with initial penicillamine therapy. Arch Neurol 1987;44: 490–493.

Brewer GJ, Dick RD, Yuzbasiyan-Gurkan V, Tankanow R, Young AB, Kluin KJ. Initial therapy of patients with Wilson's disease with tetrathiomolybdate. Arch Neurol 1991;48:42–47.

Brewer GJ, Yuzbasiyan-Gurkan V, Johnson V, Dick RD, Wang Y. Treatment of Wilson's disease with zinc XII: dose regimen requirements. Am J Med Sci 1993;305: 199–202.

Brewer GJ. Practical recommendations and new therapies for Wilson's disease. Drugs 1995;50:240–249.

Brewer, GJ. Recognition, diagnosis and management of Wilson's disease. Proc Soc Exp Biol Med 2000;223:39–46.

Brewer GJ. Zinc acetat for the treatment of Wilson's disease. Expert Opin Pharmacother, 2001;2:1473–1477.

Brewer GJ, Askari F, Lorincz MT, Carlson M, Schilsky M, Kluin KJ, et al. Treatment of Wilson disease with ammonium tetrathiomolybdate: IV. Comparison of tetrathiomolybdate and trientine in a double-blind study of treatment of the neurologic presentation of Wilson disease. Arch Neurol 2006;63 (4):521–527.

Cox DW. Molecular advances in Wilson Disease. Prog Liver Dis 1996;14:245–264.

Cuthbert AJ. Wilson´s Disease: A new gene and an animal model for an old disease. J Investig Med 1995;43 (4): 323–336.

Emre S, Atillasoy EO, Ozdemir S, Schilsky M, Rathna Varma CV, Thung SN, et al. Orthotopic liver transplantation for Wilson's disease: a single-center experience. Transplantation 2001;72:1232–1236.

Ferenci P. Pathophysiology and clinical features of Wilson disease. Metab Brain Dis 2004;19(3–4):229–239. Review.

Gollan JL, Gollan TJ. Wilson disease in 1998: genetic, diagnostic and therapeutic aspects. J Hepatol 1998;28:28–36.

Grüter W. Hämolytische Krisen als Frühmanifestation der Wilsonschen Krankheit. Dt Z Nervenheilkd Berlin-W 1959;179:404–422.

Günther P, Baum P, Villmann T, Hermann W. EEG-Befunde in der stabilen Therapiephase des Morbus Wilson. Klin Neurophysiol 2010;3:193–197.

Hermann W, Caca K, Eggers B, Villmann T, Clark D, Berr F, et al. Genotype Correlation with Fine Motor Symptoms in Patients with Wilson's Disease. European Neurology 2002a;48:97–101.

Hermann W, Eggers B, Wagner A. The Indication for liver transplant to improve neurological symptoms in a patient with Wilson's disease. Journal of Neurology,Vol 249 2002b;12:1733–1734.

Hermann W, Villmann T, Wagner A. Elektrophysiologisches Schädigungsprofil von Patienten mit einem Morbus Wilson. Der Nervenarzt 2003;10:881–887.

Hoogenraad TU. Paradigm shift in treatment of Wilson's disease: zinc therapy now treatment of choice. Brain Dev. 2006;28 (3):141–146.

Hoogenraad TU. Zinc treatment of Wilson's disease. J Lab Clin Med 1998;132:240–241.

Jaspert A, Claus D, Lang C, Kolominsky P, Neundörfer B. Klinik: neurologische Diagnostik und Therapie des M. Wilson. In: Huffmann G, Braune HJ, Henn KH, Hrsg. Extrapyramidalmotorische Erkrankungen. Reinbek: Einhorn; 1994.p. 551–555.

Konovalov NV. Gepato-tserebralnaya distrofiya. Moskva Medgiz 1960.

Linn FH, Houwen RH, van Hattum J, van der Kleij S, van Erpecum KJ. Long-term exclusive zinc monotherapy in symptomatic Wilson disease: experience in 17 patients. Hepatology 2009;50:1442–1452.

Lindner MC, Hacegh-Azam M. Copper biochemistry and molecular biology. Am J Clin Nutr 1996;63:797–811.

Logan JI, Harveyson KB, Wisdom GB, Hughes AE, Archbold GPR. Hereditary caeruloplasmin deficiency, dementia and diabetes mellitus. Q J Med 1994;87:663–670.

Lößner J, Bachmann H, Biesold D, Ruchholtz U, Storch W. Untersuchungen zur Wilsonschen Erkrankung in der DDR. Teil II: Pathogenese und Klinik. Z gesamte Inn Med 1980;35:136–141.

Lößner J, Bachmann H, Siegemund R, Kühn HJ, Günther K. Wilsonsche Erkrankung in der DDR: Rückblick und Ausblick – eine Bilanz. Psychiatr Neurol Med Psychol 1990;10:585–600.

Lowette KF, Desmet K, Witters P, Laleman W, Verslype C, Nevens F, et al. Wilson's disease: long-term follow-up of a cohort of 24 patients treated with D-penicillamine. Eur J Gastroentrol Hepatol 2010;22:564–571.

Lyon TDB, Fell GS, Gaffney D, McGaw BA, Russel RI, Park RHR, et al. Use of stable copper isotope (^{65}Cu) in the differential diagnosis of Wilsons's disease. Clinical Science; 1995;88:727–732.

Maier-Dobersberger T. Morbus Wilson. Diagnosestellung mit konventionellen und molekularbiologischen Methoden. Dtsch Med Wschr 1999;124:493–496.

Manz T, Ochs A, Bisse E, Strey C, Grotz W. Liver support– a task for nephrologists? Extracorporeal treatment of a patient with fulminant Wilson crisis. Blood Purif 2003; 21:232–236.

Medalia A, Scheinberg IH. Psychopathology in patients with Wilson's disease. Am J Psychiatry 1989;146:662–664.

Merle U, Tuma S, Herrmann T, Muntean V, Volkmann M, Gehrke SG, et al. Evidence for a critical role of ceruloplasmin oxidase metabolism of Wilson disease gene knockout mice. J Gastroenterol Hepatol 2010a;25:1144–1150.

Merle U, Weiss KH, Eisenbach C, Tuma S, Ferenci P, Stremmel W. Truncating mutations in the Wilson disease gene ATP7B are associated with very low serum ceruloplasmin oxidase activity and an early onset of Wilson disease. BMC Gastroenterol 2010b;10:8.

Nunns D, Hawthorne B, Goulding P, Maresh M. Wilson's disease in pregnancy. Europ J Obstetrics & Gynecology 1995;62:141–143.

Oertel WH, Tatsch K, Schwarz J, Kraft E, Trenkwalder C, Scherer J, et al. Decrease of D2 receptors indicated by 123I-Idobenzamide single-photon emission computed tomography relates to neurological deficit in treated Wilson's disease. Ann Neurol6 1992;32:743–748.

Polson RJ, Rolles K, Calne RY, Williams R, Marsden D. Reversal of severe neurological manifestations of Wilson's disease following orthotopic liver transplantation. Q J Med 1987;64:684–691.

Prashanth LK, Sinha S, Taly AB, Vasudev MK. Do MRI features distinguish Wilson's disease from other early onset extrapyramidal disorders? An analysis of 100 cases. Mov Disord 2010;25:672–678.

Roberts EA, Cox DW. Wilson disease. Bailliere`s Clinical Gastroenterology 1998;12,2:237–256.

Roberts EA, Schilsky ML. A practice guideline on Wilson disease. Hepatology 2003;37 (6):1475–1492.

Robles R, Parrilla P, Scillia J, Ramírez P, Bueno FS, Rodríguez JM, et al. Indications and results of liver transplants in Wilson's disease. Transplantation Proceedings 1999;31:2453–2454.

Roelofsen H, Wolters H, van Luyn MJA, Miura N, Kuipers F, Vonk RJ. Copper-induced apical trafficking of ATP 7B in polarized hepatoma cells provides a mechanism of biliary copper excretion. Gastroenterology 2000;119: 782–793.

Sahoo MK, Avasthi A, Sahoo M, Modi M, Biswas P. Psychiatric manifestations of Wilson's disease and treatment with electroconvulsive therapy. Indian J Psychiatry 2010;52:66–68.

Saito T. Presenting symptoms and natural history of Wilson disease. Eur J Pediatr 1987;146:261–265.

Scheinberg IH, Jaffe ME, Sternlieb I. The use of trientine in preventing the effects of interrupting penicillamine therapy in Wilson's disease. N Engl J Med 1987;317:209–213.

Schiefermeier M, Kollegger H, Madl C, Polli C, Oder W, Kühn HJ, et al. The impact of apolipoprotein E genotypes on age at onset of symptoms and phenotypic expression in Wilson's disease. Brain 2000;123:585–590.

Schilsky ML, Scheinberg IH, Sternlieb I. Liver transplantation for Wilson's disease: indications and outcome. Hepatology 1994;19:583–587.

Schilsky ML. Treatment of wilson's disease: what are the relative roles of penicillamine, trientine, and zinc supplementation? Curr Gastroenterol Rep 2001;3:54–59.

Sen S, Felldin SD, Steiner C, Larsson B, Gillett GT, Olausson M, et al. Albumin dialysis and molecular adsorbents recirculating system (MARS) for acute Wilson's disease. Liver Transpl 2002;8:962–967.

Shah AB, Chernov I, Zhang HT, Ross BM, Das K, Lutsenko S, et al. Identification and analysis of mutations in the Wilson disease gene (ATP7B): Population frequencies, genotype-phenotype correlation, and functional analyses. Am J Hum Genet 1997;61:317–328.

Spence JA, Suttle, NF. A sequential study of the skeletal abnormalities which develop in rats given a small dietary supplement of ammonium tetrathiomolybdate. J Comp Pathol 1980;90:139–153.

Sternlieb I. Wilson's disease and pregnancy. Hepatology 2000;31:531–532.

Stremmel W, Meyerrose KW, Niederau C, Hefter C, Kreuzpaintner G, Strohmeyer G. Wilson's disease: Clinical presentation, treatment, and survival. Ann Intern Med 1991;115:720–726.

Stremmel W, Niederau C, Strohmeyer G. Genetisch determinierte Lebererkrankungen, Teil II: Morbus Wilson. DIA-GM 1990;10:953–957.

Tankanow RM. Pathophysiology and treatment of Wilson's disease. Clin Pharm 1991;10:839–849.

Tanzi RE, Petrukhin K, Chernov I, Pellequer JL, Wasco W, Ross B, et al. The Wilson's disease gene is a copper transporting ATPase with homology to the Menkes disease gene. Nat Genet 1993;5:344–350.

Thomas GR, Forbes JR, Roberts EA, Walshe JM, Cox DW. The Wilson disease gene: the spectrum of mutations and their consequences. Nat Genet 1995;9:210–217.

Thuomas KA, Aquilonius SM, Bergström K, Westermark K. Magnetic resonance imaging of the brain in Wilson's disease. Neuroradiology 1993;35:134–141.

Walshe JM. Diagnosis and treatment of presymptomatic Wilson's disease. Lancet 1988;2:435–437.

Walshe JM, Yealland M. Wilson's disease: the problem of delayed diagnosis. J Neurol Neurosurg Psychiatry 1992; 55:692–696.

Walshe JM, Yealland M. Chelation treatment of neurological Wilson's disease. Q J Med 1993;86:197–204.

I 9 Die Amyotrophe Lateralsklerose und andere Motoneuronerkrankungen

*von A. C. Ludolph und J. Anneser**

Motoneuronerkrankungen sind systemische Erkrankungen, in deren Verlauf vor allem die Willkürmotorik geschädigt wird (Brownell et al. 1970). Die Patienten sterben meist an respiratorischer Insuffizienz aufgrund einer alveolären Hypoventilation. Man teilt diese Erkrankungsgruppe je nach der Lokalisation der Läsion (erstes Motoneuron im Gyrus praecentralis, zweites Motoneuron im Hirnstamm und Vorderhorn des Rückenmarks), dem Alter bei Erstmanifestation, dem Krankheitsverlauf, den initial befallenen Muskeln (bulbär, obere Extremitäten, thorakal, untere Extremitäten), der klinisch apparenten Mitbeteiligung anderer Systeme (frontale Demenz) und ätiologischen Faktoren (sporadisch, erblich) in Subtypen und Varianten ein. Bei etwa 5 % der ALS-Patienten treten auch eindeutige kognitive Störungen und Verhaltensstörungen auf; darüber hinaus sind auch Leber, Gastrointestinaltrakt, Haut und andere Teile des Organismus in unterschiedlichem Ausmaß, jedoch in der Regel ohne klinisch relevante Einschränkungen betroffen.

I 9.1 Amyotrophe Lateralsklerose (ALS)

I 9.1.1 Klinisches Bild

Das Syndrom ALS ist seit dem 19. Jahrhundert klinisch und neuropathologisch durch eine Degeneration der Motoneurone im Bereich der Vorderhörner, der kaudalen motorischen Hirnnervenkerne und der motorischen Hirnrinde definiert. Die okulomotorischen Hirnnervenkerne und der spinale Nucleus Onufrowicz, der die Sphinkteren versorgt, sind in der Regel ausgespart. Eine subklinische Beteiligung der Tractus spinocerebellares, der Hinterstränge, der Substantia nigra, des Striatums und des frontalen Kortex wurde beschrieben (Brownell et al. 1970, Williams 1991, van der Graff et al. 2009). Eine Mitbeteiligung des autonomen Nervensystems, des Gastrointestinaltrakts, der Haut, der Leber und des Pankreas konnte in mehreren Studien dokumentiert werden (Baltadzhieva et al. 2005, Ono 2000, Jonsson et al. 2008).
Klinisch beginnt die Erkrankung meist mit einer distalen, fokalen Atrophie der Extremitätenmuskulatur. Ca. 20–30 % aller Patienten (aber mehr als 50 % der älteren, weiblichen Patientinnen) entwickeln primär eine bulbäre und/oder pseudobulbäre Symptomatik. Dabei findet sich häufig eine gesteigerte Affektdurchlässigkeit (auch »pathologisches Lachen und Weinen«). Im Verlauf breitet sich die Erkrankung bei der überwiegenden Mehrzahl der Patienten kontinuierlich über den Körper aus. Neben diesem charakteristischen Verlauf sind klinische Kennzeichen der ALS das gleichzeitige Vorhandensein von atrophen Paresen, Faszikulationen und Muskelkrämpfen (als Zeichen der Erkrankung des zweiten Motoneurons) und vergleichsweise lebhaften Reflexen, Pyramidenbahnzeichen und erhöhtem Muskeltonus (als Zeichen der Degeneration des ersten Motoneurons). Dabei verschwinden die meist initial vorhandenen Muskelkrämpfe und Faszikulationen im Verlauf wieder. Sensibilität, Okulomotorik und Sphinkterfunktionen bleiben in der Regel intakt.

Es ist schon seit über einem Jahrhundert bekannt, dass einige ALS-Patienten Verhaltensauffälligkeiten und kognitive Störungen entwickeln. Heute ist es unstrittig, dass etwa 5 % der Patienten klinisch deutliche Zeichen frontaler kognitiver Defizite sowie Verhaltensstörungen aufweisen. Die Angaben zu darüber hinausgehenden kognitiven Beeinträchtigungen bei ALS-Patienten gehen weit auseinander. In älteren Studien wird der Anteil der zusätzlich an Demenz leidenden Patienten mit 1–4 % angegeben (Brownell et al. 1970). Neuere Arbeiten beschreiben kognitive Beeinträchtigungen unterschiedlicher Schwere bei 31 % (Abe et al. 1997) oder sogar 36 % (Massmann et al. 1996) der ALS-Patienten. Eigene Ergebnisse weisen darauf hin, dass sich bei etwa 95 % der Patienten Verhaltens- und kognitive Defizite nur auf Gruppenniveau nachweisen lassen, diese – bereits zu Beginn der Erkrankung vorhandenen – Defizite keineswegs so progredient sind wie die Erkrankung der Motorik und die Entscheidungsfähigkeit, zum Beispiel beim Verfassen einer Patientenverfügung, nicht beeinträchtigen (Ludolph 1992, Schreiber 2005). Der Nachweis »frontaler« Defizite bei der ALS ist daher also klinisch möglich, aber meist nicht relevant; ihr Nachweis ist aber als Spiegel molekularer Konzeptbildungen von Interesse (s. u.) (MacKenzie et al. 2010). Das seltene Auftreten eines Dekubitus trotz längerer Bettlägerigkeit ist auf biochemische Veränderungen der Haut zurückzuführen (»Rejuvenilisierung«); diese Veränderungen können auch als Biomarker genutzt werden (Ono 2000, Fang et al. 2009).
Sowohl in einem frühen als auch in einem fortgeschrittenen Stadium kann die Diagnose ALS meist aufgrund des charakteristischen klinischen Bildes und seiner Progression gestellt werden. Im Anfangs-

* Autoren dieses Kapitels in der 5. Auflage: G. D. Borasio und J. Anneser.

stadium umfasst die Differentialdiagnose in einigen wenigen Fällen polyradikuläre Läsionen (eingeschlossen die spondylotische Myelopathie), die sehr seltene multifokale motorische Neuropathie mit Leitungsblock, das chronische Guillain-Barré-Syndrom (CIDP), myasthene Syndrome (vor allem der bulbären Muskulatur), die sporadische und familiäre Einschlusskörperchenmyositis (IBM) und andere Myopathien, paraneoplastische Syndrome des Rückenmarks, ausnahmsweise Infektionen (Lues, Neuroborreliose, Creutzfeldt-Jakob-Erkrankung, Post-Polio-Syndrom) oder auch als extreme Rarität Enzymmangelerkrankungen (Hexosaminidase-Mangel).

Neurophysiologische, laborchemische und radiologische Untersuchungen können erforderlich sein, um ALS-ähnliche Syndrome auszuschließen. Eine sorgfältige neurophysiologische Untersuchung bleibt der Goldstandard der Labordiagnostik. Sie beinhaltet die Messung der Nervenleitgeschwindigkeit und Nadelableitungen aus der Muskulatur, wann immer Zweifel an der neurogenen Schädigung bestehen (Brooks et al. 2000). Der Nachweis eines Leitungsblocks ist nur bei fehlenden Muskeleigenreflexen zum Ausschluss einer multifokalen motorischen Neuropathie nützlich; die Bestimmung der zentralmotorischen Latenz mittels magnetischer Kortexstimulation besitzt nur in Ausnahmefällen Aussagekraft (zum Beispiel bei der SOD-Mutation an der Position D90A) (Andersen et al. 2011). Die Kernspintomographie ist zur differentialdiagnostischen Abgrenzung anderer Krankheitsbilder sinnvoll (zervikale Myelopathie, multiradikuläre Läsionen); leider hat sich ihr Einsatz wegen ihrer geringen Spezifität bisher nicht bei der Diagnostik von Pyramidenbahnläsionen (»erstes Motoneuron«) bewährt. Die Bestimmung von Gangliosidantikörpern bleibt ohne diagnostische und therapeutische Konsequenz; eine Immunelektrophorese zum Ausschluss einer monoklonalen Gammopathie sollte bei einer klinisch notwendigen Abgrenzung einer Immunneuropathie durchgeführt werden.

Bei einem atypischen Krankheitsbild, insbesondere bei klinischem und elektrophysiologischem Verdacht auf eine Polymyositis oder eine familiäre oder sporadische Einschlusskörperchenmyopathie bzw. -myositis kann eine Muskelbiopsie notwendig werden. Eine generelle Tumorsuche wird nicht empfohlen. Am häufigsten findet sich eine Komorbidität mit einem Lymphom; dabei können Erkrankungen des ersten Motoneurons wie auch des zweiten Motoneurons auftreten sowie Kombinationen. Den Autoren ist kein Patient bekannt, der nach erfolgreicher Behandlung eines Lymphoms auch eine Remission der Motoneuronerkrankung erfahren hat. Wissenschaftliche Kriterien (»El Escorial«) zur Diagnosestellung der ALS wurden von einer internationalen Kommission erarbeitet und liegen nun in einer überarbeiteten Form vor (Brooks et al. 2000) (**Abb. I 9.1**); allerdings empfiehlt sich ihr Einsatz in der klinischen Praxis nur in Kombination mit einer klinischen Diagnose, da sonst falsch negative Diagnosen – vor allem beim Beachten der wissenschaftlichen Ausschlusskriterien – gestellt werden. *In der Praxis empfiehlt es sich, die klinische vor die wissenschaftliche Diagnose zu stellen.*

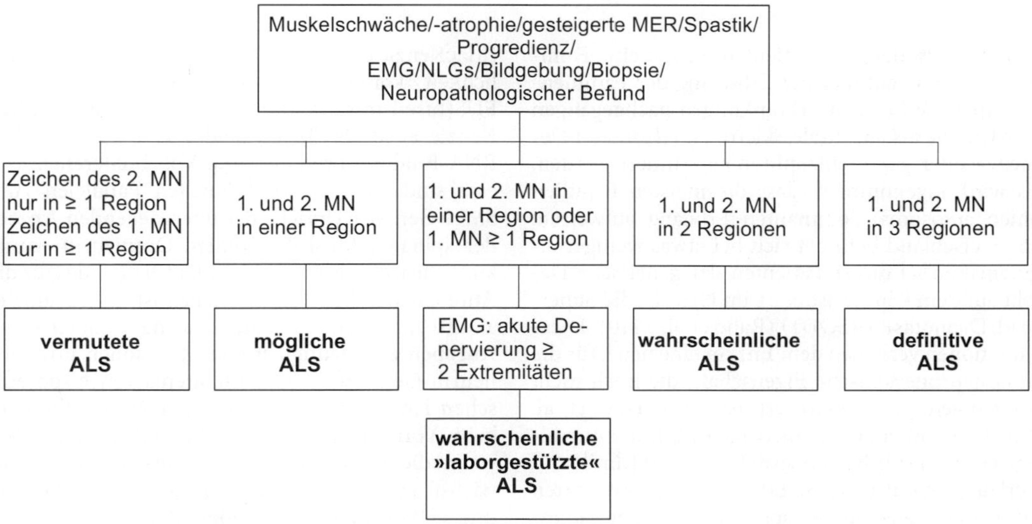

Abb. I 9.1: Revidierte El-Escorial-Kriterien

I 9.1.1.1 ALS-Varianten

Als primäre Lateralsklerose (PLS) wird eine progrediente Erkrankung des ersten Motoneurons bezeichnet, die mit pseudobulbärer Beteiligung auftritt und in den meisten Fällen einen vergleichsweise benignen Verlauf hat, da die motorischen Beeinträchtigungen nur langsam voranschreiten und die respiratorische Funktion länger kompensiert bleibt. Ausnahmen mit malignem Verlauf kommen jedoch vor. Im Verlauf der Erkrankung treten häufig Faszikulationen hinzu. Auch der – nicht selten schwierig differentialdiagnostisch zu deutende – Umbau neurogener Einheiten (Differentialdiagnose konkurrierende radikuläre Läsionen) kann auf eine Mitbeteiligung von Vorderhornzellen hinweisen. Die progressive Bulbärparalyse (PBP) betrifft die kaudalen motorischen Hirnnervenkerne und hat eine schlechtere Prognose als die übrigen Formen der ALS, da die klassischen lebensbedrohlichen Komplikationen, wie die Beeinflussung der respiratorischen Funktion, der Schluckfunktion mit konsekutiver Gewichtsreduktion und dem Auftreten von Aspirationspneumonien, früher als bei anderen ALS-Varianten auftreten (**Abb. I 9.2**). Bei fast allen Patienten, die zu Beginn als PLS oder PBP imponieren, entwickeln sich im Verlauf die Zeichen einer klassischen ALS (Le Forestier et al. 2001). Die progressive Muskelatrophie (PMA) ist durch eine fast ausschließliche klinische Beteiligung des zweiten Motoneurons charakterisiert; es konnte gezeigt werden, dass sich bei der Mehrzahl der Patienten die Neuropathologie der klassischen ALS nachweisen lässt (Ince et al. 2003).

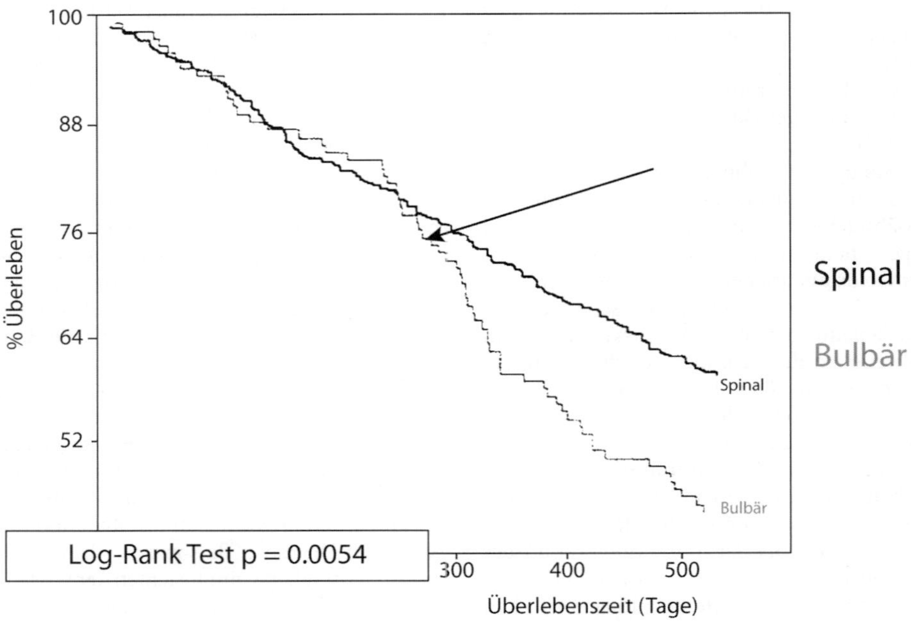

Abb. I 9.2: Verlauf der ALS; Vergleich der longitudinalen Mortalität primär bulbärer und spinaler Patienten. Die Sterberate bulbärer Patienten ist bereits nach weniger als einem Jahr deutlich erhöht. Dies kann auf die höhere Zahl von Komplikationen zurückgeführt werden (reduzierte Nahrungsaufnahme, Aspiration).

Etwa 5–10 % der ALS-Patienten weisen eine Familienanamnese auf; bei der Erhebung der Familienanamnese sollte auch Erkrankungen nachgegangen werden, die als »Multiple Sklerose«, »(frontale) Demenz« oder gar »Schizophrenie« erinnert werden. Es wird angenommen, dass die meisten Familien einen autosomal-dominanten Erbgang aufweisen. In Deutschland befindet sich bei etwas weniger als einem Fünftel dieser Patienten der genetische Defekt auf dem Chromosom 21 im Gen für die Superoxid-Dismutase 1 (SOD1) (Rabe et al. 2010). Diese Mutationen verleihen dem Enzym eine neue, für die Motoneurone toxische Eigenschaft, die noch nicht befriedigend charakterisiert ist (Andersen et al. 2011). Bis auf ein etwas niedrigeres Erkrankungsalter (vierte bis fünfte Lebensdekade) sind Klinik und Verlauf der mit einer SOD1-Mutation assoziierten familiären Fälle von den sporadischen nicht zu unterscheiden. Eine Ausnahme sind die homozygot auftretenden D90A-Mutationen, die stereotyp zunächst die unteren Extremitäten betreffen und einen vergleichsweise benignen Verlauf haben. Die Mehrzahl der anderen, über 150 bekannten SOD-Mutationen sind mit variablen Phänotypen verknüpft (Andersen et al. 2011).

Ein pathologisch verändertes Protein TDP-43 kann im ZNS-Gewebe von ALS-Patienten nachgewiesen werden, die keine SOD-Mutationen tragen, aber auch bei Tau-negativen Patienten mit frontotemporaler Demenz (Neumann et al. 2006). Bei ALS-Patienten findet sich eine geringe Anzahl (< 5 % der familiären Fälle) von Mutationen im TDP-43-Gen (MacKenzie et al. 2010). Eine pathogenetische Ähnlichkeit könnte sich bei den Mutationen im FUS(fused-in-sarkoma)-Gen herausstellen (MacKenzie et al. 2010), da beide, TDP-43 und FUS, RNA-Bindungsproteine sind. Von breiterem Interesse sind auch die funktionellen Parallelen zum SMN-Gen, der Ursache der überwiegenden Anzahl der spinalen Muskelatrophien. Optineurin wurde kürzlich als ein weiteres Gen identifiziert, das für die Ätiologie der ALS verantwortlich ist (Maruyama et al. 2010). Allerdings kann man heute noch keine Angaben zur Häufigkeit von Mutationen im Optineurin-Gen sowohl bei familiären als auch sporadischen Patienten machen. Im Jahr 2012 sollte man beim Vorliegen einer klassischen klinischen ALS – wenn dies vom Patienten gewünscht wird – zunächst nach SOD-Mutationen, dann nach TDP-43 und FUS-Mutationen fahnden. Die kürzlich gefundenen Mutationen im Ubiquitilin-Gen sind selten (Deng et al. 2011), die verlängerten Hexanukleotid-Repeats auf Chromosomen 9p sind die häufigsten (Dejesus-Hernandez et al. 2011, Traynor et al. 2011). Weitere Genloci, die selten für ALS-ähnliche klinische Bilder verantwortlich sind, finden sich in **Tab. I 9.1**.

I 9.1.2 Verlauf

Die Prävalenz der ALS beträgt in Europa etwa 6–8 pro 100 000 Einwohner, die Inzidenz 1,5–2 pro 100 000 Einwohner und Jahr. Die letzteren Zahlen

Tab. I 9.1: Erbliche Formen der ALS

	Vererbungsmodus	Gen	Beginn	Chromosom
ALS1	dominant, selten rezessiv (D90A)	SOD1/CuZn-SOD	Erwachsenenalter	21q22.1
ALS2	rezessiv	Alsin	juvenil	2q33.2
ALS3	dominant	–	Erwachsenenalter	18q21
ALS4	dominant	SETX/Senataxin	juvenil	9q34
ALS5	rezessiv	–	juvenil	15q15-q21
ALS6	dominant, selten rezessiv	FUS/TLS	Erwachsenenalter	16q11.2
ALS7	dominant	–	Erwachsenenalter	20p13
ALS8	dominant	VAPB	Erwachsenenalter	20q13.3
ALS9	dominant	ANG	Erwachsenenalter	14q11.2
ALS10	dominant	TARDBP/TDP43	Erwachsenenalter	1p36.2
ALS11	dominant	FIG4/SAC3	Erwachsenenalter	6q21
ALS12	dominant, rezessiv	OPTN	Erwachsenenalter	10p15-p14
ALS13	dominant	ATXN2/SCA2	Erwachsenenalter	12q24

sind in den westlichen Industrienationen auf 2,5–3 pro 100 000 angestiegen; dieser Anstieg ist wohl allein auf den demografischen Wandel zurückzuführen (Seljeseth et al. 2000). Die meisten Erkrankungen treten mit 40 bis 70 Jahren (Mittel: 58 Jahre) auf, wobei die altersadjustierten Inzidenzen bis zum 80. Lebensjahr zunehmen. Früheste Erkrankungen wurden mit 20 Jahren beobachtet (Gubbay et al. 1985). Männer sind 1,5-mal häufiger betroffen als Frauen; die Häufigkeit scheint sich aber durch den demografischen Wandel und das vermehrte Auftreten der – bulbären – ALS bei den 60- bis 80-jährigen Frauen anzugleichen (Seljeseth et al. 2000). Die Krankheit verläuft in der Regel rasch progredient, bei allerdings großer interindividueller Variabilität (Haverkamp et al. 1995). Eine initial bulbäre Symptomatik ist ein schlechter prognostischer Faktor, das Gleiche gilt für ein höheres Alter, eine kurze Latenz bis zur Diagnosestellung (da es sich um offensichtlich schwerere Bilder handelt) und einen niedrigen Body Mass Index (BMI). Die mittlere Überlebenszeit beträgt zwei bis fünf Jahre. Ca. 10–15 % der Patienten überleben mehr als 10 Jahre. Seltener wurde eine Überlebenszeit von > 40 Jahren beschrieben (Grohme et al. 2001). Jüngeres Lebensalter (Sabatelli et al. 2008) und das Bild einer primären Lateralsklerose (Le Forestier et al. 2001) sind prognostisch günstig. Der lebensbegrenzende Faktor ist für die meisten Patienten der Befall der Atemmuskulatur und die resultierende alveoläre Hypoventilation, die in eine unbehandelt tödliche CO_2-Narkose führt. Ob kardiale Rhythmusstörungen ebenfalls eine häufige Todesursache sind, bleibt derzeit offen.

I 9.1.3 Therapeutische Prinzipien

Die Therapie der ALS basiert einerseits auf einer pharmakologischen Intervention, andererseits aber insbesondere auch auf symptomatischen Maßnahmen, deren Wirksamkeit häufig unterschätzt wird.
Pharmakologisch ist zuerst die Behandlung mit 100 mg Riluzol (Rilutek®) zu nennen (↑↑, A). Diese antiglutamaterge Substanz zeigte in mehreren Studien eine signifikante Verlängerung der Lebenserwartung. Ob theoretische Überlegungen, die einen größeren Effekt einer früheren Behandlung nahe legen, den in einigen retrospektiven Studien großer Zentren gezeigten lebensverlängernden Effekt von > 12 Monaten allein erklären, muss offen bleiben (Turner et al. 2003). In der Zulassungsstudie lag die Verlängerung der Lebenszeit bei 3 Monaten bei einer verbleibenden durchschnittlichen Überlebenszeit von etwa einem Jahr (Lacomblez et al. 1996, Miller et al. 2007). Meist transiente Nebenwirkungen sind Müdigkeit, Asthenie und gastrointestinale Beschwerden. Um eine ausreichende Compliance zu gewährleisten, sollte der Verordnung von Riluzol eine eingehende Aufklärung des Patienten über Möglichkeiten und Grenzen der Therapie vorausgehen. Auf der Basis vorliegender Daten und nach übereinstimmender Expertenmeinung scheint eine frühe Verordnung sinnvoller als ein späteres Verschreiben der Substanz.
Aufgrund einiger retrospektiver Studien, die nachzuweisen scheinen, dass hohe Triglycerid- und LDL-Spiegel eindeutige positive prognostische Faktoren sind (Dupuis et al. 2008, Dorst et al. 2010) und der Tatsache, dass ein hoher BMI positiv mit der Lebenserwartung korreliert, sind einige Zentren dazu übergegangen, eine kalorien- und fettreiche Diät oder gewichtssteigernde Medikamente (Olanzepin) zu empfehlen (↔). Nur eine placebokontrollierte, doppelblind geführte interventionelle Studie wird die Frage, ob eine solche Diät oder pharmakologische Intervention günstig zu bewerten ist, einer Klärung zuführen. Eine vorsichtige Haltung ist ebenso anzuraten bei der kritiklosen Übernahme von Ergebnissen aus experimentellen Interventionen beim Tier; immerhin ist es in der Vergangenheit häufig dazu gekommen, dass Interventionen, die beim Tier – auch reproduziert – positiv waren, beim Menschen einen negativen Effekt hatten und die Studien abgebrochen werden mussten. Beispiele sind der Einsatz von Minocyclin oder Pioglitazon (Gordon et al. 2007, Dupuis et al. 2012).

Im klinischen Alltag setzt die Möglichkeit, Angehörige eines Patienten mit familiärer, SOD-1-, TDP-43- oder FUS-assoziierter ALS hinsichtlich dieser Mutationen zu testen, sorgfältige Überlegungen und ein eingehendes Beratungsgespräch voraus: Einerseits sind in Tiermodellen Substanzen beschrieben worden, die als potenziell präventive Medikamente infrage kämen, andererseits wurden präventive Studien bei Mutationsträgern bislang nicht durchgeführt, sodass wie bei anderen autosomal-dominant vererbten Erkrankungen die psychische Belastung durch das Wissen, Träger der Mutation zu sein, bedacht und in die individuelle Diskussion eingebracht werden muss. Individuelle Gesichtspunkte können, wie der Wunsch des potenziellen Genträgers nach Gewissheit, eine wesentliche Rolle spielen. Die Richtlinien zur genetischen Testung bei M. Huntington (s. Kap. I 7) können hier als Orientierung dienen.

I 9.1.4 Pragmatische Therapie

Es steht dem behandelnden Arzt ein weites Spektrum an symptomatischen Maßnahmen zur Verfügung, die in den Krankheitsverlauf eingreifen, die Lebenserwartung und nicht zuletzt die Symptome des Patienten verbessern (Ludolph et al. 2011).
Eine wesentliche Bedeutung kommt der Aufklärung des Patienten und seiner Angehörigen zu. Alle Aspekte der Erkrankung sollten in ihrem Verlauf offen angesprochen werden. Da die zu besprechenden Fragen dem Patienten – aus meist nicht validierten Quellen (»Internet«, Laienpresse) – häufig bekannt sind, ist es nicht sinnvoll, diese Besprechung auf einen späteren Besuch zu verschieben. Trotz dieser Tatsache wird die Aufklärung in der Regel stufenweise erfolgen und sich am verbalisierten und nicht verbalisierten Informationsbedürfnis des Patienten orientieren. Gerade der letztere Aspekt bedarf meist großer ärztlicher Erfahrung und sollte sich an dem bekannten Wissen zur Häufigkeit und Entstehungsmechanismen von Depressionen und Coping-Mechanismen bei der ALS orientieren (Lule et al. 2008). Die vorhandenen pharmakologischen und symptomatischen Behandlungsmöglichkeiten sollten früh angesprochen werden, damit ein realitätsgerechter Entscheidungsprozess ermöglicht werden kann.
Der Muskelschwäche sollte mit regelmäßiger Gymnastik (nicht bis zur Erschöpfung) begegnet werden, um damit vor allem sekundäre Immobilisationsschäden zu vermeiden (↔, A). Die rechtzeitige, vorausschauende Verschreibung notwendiger Hilfsmittel (Peronäusschiene, Rollstuhl, Hilfsmittel zum Ankleiden, Essen etc.) sollte angesprochen und umgesetzt werden. Ein Hilfsmittelpool, der in der Klinik präsent ist, kann der raschen Hilfe dienen.
Die Behandlung einer Dysphagie richtet sich nach den Ergebnissen einer sorgfältigen klinischen Diagnostik, die häufig vom Einsatz einer videoendoskopischen Untersuchung profitiert (Kühnlein et al. 2008). Meist sollte man mit einer Veränderung der Konsistenz der Speisen beginnen. Aufgrund der Physiologie des Schluckaktes bereiten Flüssigkeiten und krümelige Speisen die meisten Probleme. Die Anwendung von Schlucktechniken (wie das sogenannte supraglottische Schlucken) ist gerade beim ALS-Patienten nur eine vorübergehende Lösung. Ein deutlicher Gewichtsverlust, eine katabole Stoffwechsellage oder rezidivierende (Aspirations-)Pneumonien stellen ein letztes Warnzeichen dar, um den Einsatz eines perkutanen Gastrostoma (PEG) zu besprechen und einzuleiten (Ludolph et al. 2006) (↔, A); eine vorausschauende Aufklärung des Patienten ist ein Muss. Die Anlage einer PEG bei einer geringen Vitalkapazität (< 60 %) bedeutet ein vitales Risiko für den Patienten und kann der Grund für eine erhöhte interventionelle und postinterventionelle Mortalität sein. Bei dieser Konstellation ist die präoperative Einleitung einer nichtinvasiven Maskenbeatmung dringend zu empfehlen; auch um Notfallintubationen zu vermeiden (Ludolph et al. 2006).
Eine Dysarthrie kann zum vollständigen Verlust der Kommunikationsfähigkeit führen. Zu Beginn ist die Unterstützung des Patienten durch eine logopädische Therapie hilfreich, in späteren Stadien können elektronische Kommunikationshilfen zum Einsatz kommen (↔, A). Falls die Sprache noch erhalten ist, besteht die Möglichkeit, die Stimme aufzuzeichnen, um die Sprechcomputer mit einer nahe an die ursprüngliche Sprache heranreichende Artikulation und Sprechmelodie auszustatten.
Die respiratorische Insuffizienz und die assoziierten Symptome sind eine unvermeidbare und immer zu antizipierende Komplikation der ALS. Fast alle Patienten befürchten weit vor dem Auftreten erster Symptome der respiratorischen Insuffizienz den qualvollen Erstickungstod. Eine rechzeitige Aufklärung wird meist mit großer Erleichterung aufgenommen. Es ist wichtig für den Patienten zu erfahren, dass der zu erwartende Tod durch Ateminsuffizienz in der Regel schmerzlos während des Schlafs auftritt, im Rahmen eines durch Hyperkapnie induzierten Komas (CO_2-Narkose) (Lule et al. 2008).
Die alveoläre Hypoventilation macht sich zunächst durch einen Abfall des pO_2 bemerkbar, dann folgt aufgrund einer sekundären Hyperventilation ein Absinken des pCO_2. Atemgymnastik ist in diesem Stadium, das meist asymptomatisch verläuft und nur selten mit subjektiver Atemnot erlebt wird, hilfreich. Im weiteren Verlauf kann die nächtliche Hypoxie/Hyperkapnie die Lebensqualität erheblich beeinträchtigen (Zusammenfassung der Symptome in **Tab. I 9.2**). Eine Akzeptanz des Patienten und ein supportives familiäres Umfeld ermöglicht dann die Einleitung einer nichtinvasiven Beatmung über eine Maske (↑, A) (Kühnlein et al. 2008, Butz et al. 2003). Diese Maßnahme sollte mit dem Patienten und seiner Familie bei Einsetzen von Symptomen der chronischen Hypoventilation oder – möglichst – früher eingehend besprochen werden (Ludolph et al. 2011). Dabei sollte auch auf die zeitliche Begrenzung des Nutzens dieser Maßnahme eingegangen werden. Primäres Ziel der Heimbeatmung ist die Verbesserung der Lebensqualität, die sekundäre Folge ist, besonders bei primär spinalen Patienten, eine deutliche Verlängerung der Lebenszeit (Butz et al. 2003). Technische und finanzielle Probleme stehen bei einer nichtinvasiven Beatmung meist weniger im Vordergrund als der zusätzliche pflegerische Aufwand. Günstige Faktoren für eine erfolgreiche nichtinvasive Beatmung sind eine geringe bulbäre Beteiligung, langsame Krankheitsprogression, hohe Motivation des Patienten sowie ein unterstützendes familiäres

Umfeld. Die Eingewöhnungsphase erfolgt zweckmäßigerweise unter stationären Bedingungen; bei einigen Patienten dauert sie einige Tage, bei anderen können 2–3 Wochen vergehen, bis eine effektive Beatmungszeit erreicht ist. Als klinisches Messinstrument für eine effektive Beatmung können in der Regel die Symptome der pCO_2-Narkose gelten, insbesondere die Schlafqualität. Bei einigen Patienten mit stabilem und supportivem familiären Umfeld kann nach ausführlicher Beratung eine Langzeit-Heimbeatmung über ein Tracheostoma zu einer guten Lebensqualität für Patient und Familie führen. Äußerst wichtig ist es, dem Patienten Gewissheit zu geben, dass ein friedliches Sterben durch geeignete pflegerische und medikamentöse Maßnahmen gewährleistet ist. Es gibt die rechtliche und ethische Pflicht, dem Wunsch des Patienten nach Beendigung einer Beatmung nachzukommen. Die ärztliche Verantwortung erstreckt sich jedoch auch auf die Diagnostik und Therapie von Depressionen, die häufig zeitlich an den Zeitpunkt der Diagnosestellung gekoppelt sind (↔, A). Dies depressive Erleben gehört selbstverständlich auch zum Leben von Schwerstbehinderten und kann einem Todeswunsch zugrunde liegen (Lule et al. 2008). Entscheidungen zum Lebensende können weit im Voraus besprochen werden; das Erstellen einer Patientenverfügung und einer Vorsorgevollmacht kann hilfreich sein. *Allerdings sind auch solche Entscheidungsprozesse selten unverrückbar und endgültig; daher erfordert die Erstellung einer Verfügung auch die Bereitschaft des Arztes, diese auf Wunsch des Patienten zu verändern.*

Tab. I 9.2: Symptome der chronischen alveolären Hypoventilation

- Müdigkeit und Abgeschlagenheit tagsüber, Konzentrationsschwierigkeiten
- Einschlaf- und Durchschlafstörungen, Alpträume
- morgendliche Kopfschmerzen
- Depressionen, Ängstlichkeit
- Tachypnoe, Dyspnoe, Sprechschwierigkeiten
- Einsatz der Atemhilfsmuskulatur
- rezidivierende oder chronische Atemwegsinfekte

Eine Sauerstoffgabe ist in der Regel nicht empfehlenswert, da die Gefahr eines Atemstillstands wegen der fehlenden, sekundär durch Hypoxie induzierten Hyperventilation besteht, und damit die Gefahr der tödlichen Hyperkapnie. Bei chronischer und belastender Dyspnoe ist eine vorsichtige Morphingabe (beginnend mit 2,5–5 mg po/sc/iv alle 4 h; Dosis nach der klinischen Wirkung titrieren) möglich (Ludolph 2011). Bei korrekter Anwendung werden dabei in der Regel weder die Blutgase noch die Ventilationsparameter entscheidend negativ beeinflusst (Currow und Abernethy 2007), man kann selbstverständlich die Morphingabe unter Schutz durch Maskenbeatmung durchführen.

Psychische Symptome des ALS-Patienten bestehen vor allem in einer Depression, die meist kurz nach Diagnosestellung auftritt. In schweren Fällen sollte eine psychiatrische Begleitung erfolgen und eventuell eine antidepressive Medikation eingeleitet werden (↔, A). Im weiteren Verlauf der Erkrankung sind entgegen der Auffassung von Laien schwere Depressionen selten (Lule et al. 2008), und auch Suizidversuche von ALS-Patienten werden nach Erfahrung der Autoren selten beobachtet.

Schlafstörungen entstehen in der Regel sekundär, beispielsweise als Folge der Unfähigkeit zum Positionswechsel im Schlaf, psychischer Störungen, von Muskelkrämpfen, Faszikulationen, Dyspnoe oder häufiger durch das *beginnende* Exzitationsstadium einer Hyperkapnie. Sedativa sollten wegen der möglichen Verstärkung der Muskelschwäche sparsam eingesetzt werden.

Hartnäckige Verschleimung resultiert aus der häufig reduzierten Flüssigkeitszufuhr und einem verminderten Hustenstoß. Daher sollte zunächst für eine ausreichende Flüssigkeitszufuhr gesorgt werden, N-Acetylcystein ist nur bei einer Minderheit der Patienten von Nutzen. Absaugen ist effektiv, wenn es durch ein Tracheostoma durchgeführt wird. Manuelle Techniken, die den Hustenstoß unterstützen sowie mechanische Hilfsmittel, die mit wechselnder Insufflation – Exsufflation arbeiten, können bei der Beseitigung zähen Schleims in den Atemwegen hilfreich sein. Ein Abklopfeffekt wird durch spezielle, intermittierend Druck abgebende Inhalatoren erreicht. Diese werden für 10–15 Minuten benutzt und können die Expektoration von Bronchialsekreten unterstützen (Winck et al. 2004). Falls über die hartnäckige Verschleimung hinaus eine Obstruktion der Atemwege vorliegt, können Theophyllin oder gar Kortikoidpräparate eine große Hilfe sein. Allerdings muss eingeräumt werden, dass die Bildung zähen Schleims auch nach Beachtung all dieser Regeln manchmal eine hartnäckige Komplikation bleibt und die Anlage eines Tracheostomas nicht selten der letzte Ausweg aus diesem therapeutischen Dilemma zu sein scheint.

Weitere Symptome der ALS, die einer medikamentösen Therapie zugänglich sind, sind Muskelkrämpfe, Faszikulationen, Pseudo-Hypersalivation und die erhöhte Affektdurchlässigkeit. Entsprechende Therapievorschläge sind in **Tab. I 9.3** aufgeführt. Die Spastik, die bei Motoneuronerkrankungen auftritt, ist durch konventionelle Antispastika wie Lioresal kaum beeinflussbar. Dies gilt auch für die häufig mit einer schweren Spastik einhergehende primäre Lateralsklerose.

Die Tatsache, dass gerade in früheren Stadien der primären Lateralsklerose L-DOPA einen manchmal überraschend positiven Effekt hat, ist im Rahmen des Multisystemcharakters der Motoneuronerkrankungen zu werten. Praktisch führt man – insbesondere bei Vorliegen einer Rigorkomponente – einen L-DOPA-Test durch und dosiert bei positivem Effekt individuell auf, auf bis zu 1 000–1 200 mg/Tag.

Die Belastung der Angehörigen ist (nach Selbsteinschätzung) in vielen Fällen höher als die der ALS-Patienten selbst (Rabkin et al. 2000, Lule et al. 2008) und erfordert besondere Aufmerksamkeit. Es ist vielen Betreuern nicht bewusst, dass die Trauerphase bei ALS unmittelbar nach Eröffnung der Diagnose beginnt, in Form einer sogenannten »antizipierten Trauer«. Die Art und Weise der Aufklärung kann somit die weitere Krankheitsbewältigung wesentlich beeinflussen (Lule et al. 2008). Eine spirituelle Begleitung sollte die Angehörigen mit einbeziehen. Manche Patienten finden keinen Zugang zu Selbsthilfegruppen, während sie für andere eine wichtige Hilfe sein können. Ausbildung, religiöse Einstellung und Lebensanschauung des Patienten können die Bereitschaft, Maßnahmen wie PEG oder nichtinva-

Tab. I 9.3: Symptomatische medikamentöse Therapie bei ALS

Faszikulationen und Muskelkrämpfe	**Dosierungen***
mild (↑, B)	
Magnesium	400 mg 1–3 x/d
Vitamin E (z. B. Eplonat®)	
schwerer (↑, B)	
Chininsulfat (z. B. Limptar®)	200–400 mg 2 x/d
Carbamazepin (z. B. Tegretal®)	200 mg 2 x/d
Phenytoin (z. B. Zentropil®)	100 mg 2 x/d
Pseudo-Hypersalivation (↑, B)	
Scopolamin-Pflaster (z. B. Scopoderm TTS®)	1–2 Pflaster
Amitriptylin (z. B. Saroten®)	10–150 mg
Botulinumtoxin	3-monatliche Injektionen, individuelle Dosierung
Verschleimung (↑, B)	
Flüssigkeitszufuhr	1,5 l/Tag i. v., besser PEG
N-Acetylcystein (z. B. ACC lang®)	600 mg
Erhöhte Affektdurchlässigkeit (↑, B)	
Amitriptylin (z. B. Saroten®)	10–150 mg
Fluoxetin (Fluctin®)	20–60 mg
Lithiumcarbonat	
Sedativa (↑, B)	
Chloralhydrat (Chloraldurat®)	250–1 000 mg
Diphenhydramin (z. B. Dolestan®)	50–100 mg
Lorazepam (Tavor®) (cave: Atemdepression)	0,5–2,5 mg

* Richtwerte für tägliche Dosierungen; einige Patienten können andere Dosierungen benötigen.

sive Heimbeatmung in Anspruch zu nehmen, beeinflussen.

Über 90 % der Patienten mit ALS sterben friedlich in der CO_2-Narkose im Schlaf. Mit Atemnot verbundenes »Ersticken« ist selten und droht vor allem bei nicht behandelten Pneumonien (Neudert et al. 2001); daher sollte hier mit einer Behandlung nicht gezögert werden. Der Patient fällt in der Regel aufgrund der zunehmenden Hyperkapnie aus dem Schlaf heraus ins Koma. Falls Beschwerden aufgrund einer Dyspnoe auftreten, sollte Morphin mit einer Anfangsdosis von 2,5–5 mg p. o., s. l., subkutan oder intravenös alle vier Stunden verabreicht werden (wenn nötig in Kombination mit Chlorpromazin oder Haloperidol als Antiemetikum) (Ludolph et al. 2011). Die Gabe unter Beatmung mit einer Maske reduziert die Risiken einer Atemdepression weiter. Wenn diese Maßnahmen keine Wirkung haben, kann Angst mit Lorazepam sublingual (mit einer initialen Dosis von 1–2,5 mg) oder Midazolam (initiale Dosis: 1–2 mg) behandelt werden. Diese Medikation muss gegebenenfalls erhöht werden, bis eine ausreichende Symptomkontrolle gewährleistet ist. Die mögliche Atemdepression durch diese Medikamente wird in der Regel überschätzt und wird gegebenenfalls mit einer Maskenbeatmung kupiert (Borasio und Voltz 1998).

Die meisten Patienten mit ALS wünschen, zu Hause sterben zu können. Dies kann oft mithilfe des – gut informierten – Hausarztes oder eines ambulanten Hospizdienstes erreicht werden. Als Alternative kann die Betreuung durch eine Palliativstation oder ein stationäres Hospiz angeregt werden.

I 9.1.5 Unwirksam

Bedingt durch die Schwere des Krankheitsbildes wurden im letzten Jahrzehnt rasch – und retrospektiv manchmal übereilt – viele Substanzen mit unterschiedlichen Wirkmechanismen auf ihre therapeutischen Möglichkeiten hin untersucht. Der Verlauf der Erkrankung konnte dadurch nicht beeinflusst werden. Gerade die ALS scheint Mediziner, Umfeld und Patienten zu verleiten, nach therapeutischen Auswegen zu suchen, die außerhalb jeglicher Rationalität liegen. Man wird die Nutzung von Außenseitermethoden, Homöopathie und Wunderheilern tolerieren können und sollte den Kontakt mit dem Patienten in diesen Situationen nicht abbrechen. Allerdings scheint das Ende der Toleranz dann erreicht, wenn das Schicksal der Erkrankten und ihrer Familien durch nicht notwendige finanzielle Belastungen noch weiter verschlimmert wird. In manchen Fällen scheinen Patienten und ihre Angehörige auch drohende Nebenwirkungen nicht zu fürchten. In diesen Situationen sollte der Fachmann einschreiten, die Fakten eindeutig präsentieren und auch notfalls die Öffentlichkeit suchen. Eine aktuelle Belastung der Kranken und ihrer Familien ist die häufig blauäugig geführte Diskussion um »Stammzelltherapien«, die zur Gründung von »Spezialkliniken« in Deutschland und im Ausland geführt haben und gerade vom Schicksal der ALS-Patienten zu profitieren versuchen. Es würde jenen, die sich auf dem zukunftsträchtigen Gebiet der Stammzellbiologie wissenschaftlich engagieren, nutzen, wenn Neurologen dabei helfen würden, dieses Medizingeschäft auf ihrem Sektor zu minimieren.

I 9.2 Spinale Muskelatrophien (SMA)

Während bei der ALS die sporadischen Fälle vorherrschen, wird die Mehrzahl der spinalen Muskelatrophien autosomal-rezessiv vererbt. Die früher geäußerte Auffassung, dass sich die SMA grundsätzlich von anderen Formen der Motoneuronerkrankungen unterscheidet, ist heute aufgrund der Tatsache, dass TDP-43-, FUS- und das SMN-Protein gleichermaßen RNA-Bindungsproteine sind, kaum mehr zu halten. Die Degeneration beschränkt sich bei der Gruppe der spinalen Muskelatrophien überwiegend auf die spinalen Vorderhornzellen, kann aber gelegentlich auch motorische Hirnnervenkerne betreffen. Die Klassifikation der spinalen Muskelatrophien wird heute überwiegend nach genetischen Kriterien vorgenommen. Die pragmatische Klassifikation berücksichtigt genetische und klinische Gesichtspunkte (Alter bei Erstmanifestation, hauptsächlich betroffene Region) (**Tab. I 9.4**).

I 9.2.1 Proximale SMA

I 9.2.1.1 SMA Typ I–III

SMA I (Werdnig-Hoffmann), SMA II (intermediärer Typ) und SMA III (Kugelberg-Welander) unterscheiden sich vor allem phänotypisch hinsichtlich des Erkrankungsalters und der Erkrankungsprogression. Alle drei Erkrankungen haben ihre Ursache in einer Mutation desselben Genortes auf Chromosom 5q, und ihr Vererbungsmodus ist autosomal-rezessiv. Molekulargenetisch finden sich homozygote Deletionen/Mutationen auf Exon 7 und 8 des telomerischen »survival motor neuron Gens« (SMN1). Die Anzahl der Genkopien des zentromerischen SMN-Gens (SMN2) modifiziert den SMA-Phänotyp (Lorson et al. 2010).

Klinisch handelt es sich also um ein Kontinuum zwischen einer akuten, kongenitalen Form mit tödlichem Ausgang vor dem dritten Lebensjahr (SMA I) und einer chronischen, juvenilen Form mit gutartigem Verlauf (SMA III) (Zerres und Rudnik-Schöneborn 1995). Die juvenile Form beginnt in der Regel schleichend, mit beidseitigen, symmetrischen atrophischen Paresen der Beckengürtel- und der proximalen Beinmuskulatur, gefolgt von der Muskulatur des Schultergürtels, die auf die proximale Armmuskulatur übergreift. In etwa der Hälfte der Fälle finden sich Faszikulationen. Die Muskeleigenreflexe sind abgeschwächt auslösbar bis erloschen. Elektromyographie und Muskelbiopsie zeigen neurogene Veränderungen. Bisweilen finden sich jedoch, insbesondere in den proximalen Muskeln, auch deutliche myopathische Veränderungen. Die CK kann erhöht sein.

Inwieweit die bisher beschriebenen Patienten mit SMA Typ IV von den adulten Formen der Motoneuronerkrankungen abzugrenzen sind, muss offen bleiben. Es gibt sicher ältere SMA-Patienten mit Mutationen im SMN-Gen; diese haben in der Regel eine bessere Prognose als ALS-Patienten. Allerdings ist die Klassifikation der Patienten, die im Erwachsenenalter phänotypisch der kindlichen und juvenilen SMA zu ähneln scheinen, offen. Es gibt sicher Übergänge zum Phänotyp der progressiven spinalen Muskelatrophie (PMA); bei dieser ist aber überzeugend gezeigt worden, dass bei mindestens der Hälfte der Erkrankten autoptisch eine klinisch nicht fassbare Pyramidenbahnläsion nachgewiesen werden kann (Ince et al. 2003).

I 9.2.1.2 Bulbospinale Muskelatrophie (Kennedy-Syndrom)

Dieses X-chromosomal rezessiv vererbte Syndrom beginnt je nach Anzahl der CAG-Repeats im Androgenrezeptor-Gen zwischen dem 20. und dem 40. Lebensjahr mit einer in der Regel proximal betonten Schwäche der Extremitäten, die sich über den Schultergürtel und die Bulbärmuskulatur ausbreitet. Charakteristisch und diagnostisch sind eine Gynäkomastie in der Pubertät, ein früher feinschlägiger Haltetremor, die kaum bei einem anderen Krankheitsbild zu sehenden perioralen Faszikulationen und eine ausgeprägte Zungenatrophie bei weitgehend erhaltenem Sprech- und Schluckvorgang (Sperfeld et al. 2002). Das neben dem neuromuskulären Syndrom gleichzeitige Auftreten von endokrinen Störungen wie der Gynäkomastie, Hodenatrophie und reduzierter Fertilität, führte zur Identifikation des kausalen Defekts auf dem Androgenrezeptor-Gen (La Spada et al. 1991). Bei einem Drittel bis der Hälfte der Patienten tritt ein Diabetes mit begleitender Fettstoffwechselstörung auf. Die Erkrankung führt bei vielen Patienten zu Behinderungen, selten zu einer Verminderung der Lebenserwartung. Das klinische Erscheinungsbild und die Progressionsgeschwindigkeit sind variabel. Bei Überträgerinnen kann die CK erhöht sein, klinische Defizite treten nur im Ausnahmefall auf.

I 9.2.2 Nicht-proximale SMA und Varianten

Chronische distale SMAs (< 10 % aller SMAs) stellen eine heterogene Krankheitsgruppe dar und werden autosomal-dominant oder -rezessiv vererbt (Harding und Thomas 1980). Der klinische Beginn liegt im Kindes- oder Erwachsenenalter, meist jedoch in der ersten Lebensdekade. Die distalen atrophischen Paresen betreffen vorwiegend die Beine, die Arme sind bei ca. einem Viertel der Patienten beteiligt (Zerres et al. 1995). Der Verlauf ist in der Regel langsam progredient. Auch hier wird die Zukunft zeigen, ob die bisherige Klassifikation einer Überprüfung standhält.

Bei der monomelischen Atrophie kommt es zu einer schleichenden Entwicklung von Atrophie und Schwäche einer Extremität, mit initial langsamer Progredienz und späterer Stabilisierung. Sie tritt sporadisch auf, meist bei Männern zwischen 15 und 25 Jahren. Die überwiegende Mehrzahl der Patienten wurde im asiatischen Raum beschrieben, spezifisch in Indien und Sri Lanka (Gourie-Devi et al. 1984). Etwa zwei Drittel dieser Patienten zeigen ein typisches klinisches Bild mit einseitiger Beteiligung von Hand und Unterarm, das als juvenile distale und segmentale SMA der oberen Extremitäten (auch »Hirayama's disease«) bezeichnet wird. Im EMG finden sich in der Regel neurogene Veränderungen auch der kontralateralen homonymen Muskulatur. Die Progression endet nach ein bis drei Jahren. Als pathogenetischer Mechanismus wird eine Kompression des unteren Zervikalmarks bei Kopfflexion angenommen (Hirayama 2000), ein Beweis für diesen Mechanismus steht aus. Inwieweit die monomelische spinale Muskelatrophie auch in der deutschen und europäischen Bevölkerung auftritt, ist unklar.

Tab. I 9.4: Spinale Muskelatrophien (nach Borasio et al. 2001)

Meist mit Chromosom 5q-Mutation	**Erkrankungsalter**
SMA Typ I (Werdnig-Hofmann)	konnatal bis ca. 6 Monate
SMA Typ II (intermediäre Form)	7–18 Monate
SMA Typ III (Kugelberg-Welander)	> 18 Monate
Meist ohne Chromosom 5q-Mutation	
SMA Typ IV	4. Lebensdekade
Mutation im Androgenrezeptor-Gen	
Spinobulbäre Muskelatrophie (Kennedy-Syndrom)	3.–5. Lebensdekade
SMA-Sonderformen	
Distale SMA	Jugend- u. Erwachsenenalter
Segmentale oder fokal begrenzte Manifestationen	Jugend- u. Erwachsenenalter
Sporadische asymetrische Formen	Jugend- u. Erwachsenenalter

Die monomelische Atrophie ist auch mit einer skapulo-humeralen Verteilung, alleinig im Bereich des Oberschenkels, des Unterschenkels sowie im ganzen Arm oder Bein beschrieben worden (Münchau und Rosenkranz 2000). Inwieweit auch hier eine Reklassifikation vorgenommen werden muss, bleibt unklar.

Die sporadischen asymmetrischen Formen sollen in der Jugend bis hin zum Erwachsenenalter beginnen, entweder asymmetrisch distal an der Hand (Typ Duchenne-Aran), distal am Bein (Typ Dyck-Lambert) oder proximal am Arm (Typ Vulpian-Bernhardt). Die letztere Variante macht ebenfalls die Problematik bisheriger Klassifikationen deutlich. Sie ist klinisch identisch mit dem im englischen Sprachgebrauch seit Henry Gowers als »flail arm Syndrom« benannten Krankheitsbild, das asymmetrisch an den oberen Extremitäten vorwiegend bei Männern (9 : 1) beginnende Paresen bezeichnet, die nach einer Latenz auch die Beinmuskulatur erfassen. Hier treten dann aber meist lebhafte Reflexe auf, das Babinskizeichen ist nicht selten positiv. Später wird dann die bulbäre Muskulatur betroffen und auch die respiratorische Muskulatur bleibt nicht ausgespart. Im klassischen Fall tritt die respiratorische Insuffizienz nach 10–12 Jahren Verlauf ein. Diese benigneren Verläufe sind zwar die Regel; die eigene Erfahrung und die Erfahrung anderer zeigt aber, dass es auch aggressivere Verläufe gibt (Wijesekera et al. 2009, Ganesalingam et al. 2009). Die Abgrenzung gegenüber einer klassischen ALS ist demnach manchmal schwierig oder sogar unmöglich.

I 9.2.3 Pragmatische Therapie der spinalen Muskelatrophien

Im Vordergrund steht bei den spinalen Muskelatrophien zunächst die genetische Beratung (↔, A). Symptomatisch hilft die Krankengymnastik Immobilisationsfolgen wie Kontrakturen zu vermeiden. Orthopädisch-chirurgische Eingriffe sind oft notwendig, um die schwere Kyphoskoliose zu reduzieren, die aus der chronischen Schwäche der paraspinalen Muskulatur resultiert. Die nichtinvasive Beatmung, aber auch ein Tracheostoma, ermöglicht es vor allem Patienten, die im späten Kindesalter und in der Adoleszenz symptomatisch werden, beatmet auch über Jahrzehnte ein aktives Leben zu führen (↑, A) (Bach et al. 2000).

Die im einleitenden Satz genannten neu entdeckten molekularen Ähnlichkeiten zwischen der ALS und ihren Varianten und der SMA lässt es möglich erscheinen, in der Zukunft über viele therapeutische Strategien bei beiden Erkrankungen gemeinsam nachzudenken und diese dann erfolgreich einzusetzen.

I 9.3 Das Post-Polio-Syndrom

Etwa 20–50 % der Poliomyelitis-Patienten entwickeln im Alter Symptome, die meist durch Komplikationen der Belastung des neuromuskulären und skelettären Apparats bedingt sind. Sie klagen darüber hinaus über eine zunehmende Schwäche und Ermüdbarkeit. Dieser Symptomenkomplex wird dem Begriff Post-Polio-Syndrom zugeordnet. Dieses Syndrom muss streng von denjenigen Patienten abgegrenzt werden, die progrediente Muskelatrophien und Paresen, oft mit Faszikulationen, hauptsächlich in den von der akuten Poliomyelitis am schwersten betroffenen Muskeln, zeigen (Jubelt und Agre 2000). Wahrscheinlich wurde aber die Anzahl dieser – wenn sie existieren, auch theoretisch interessanten – Erkrankungen in der Vergangenheit weit überschätzt (Windebank et al. 1996).
Diese Erkenntnis wiederum hat dazu geführt, die Beschwerden von Patienten mit Post-Polio-Syndrom zu unterschätzen und gar anderen pathogenetischen Faktoren zuzuordnen. Es bleibt festzuhalten, dass die überwiegende Mehrzahl der Beschwerden von Patienten, die in ihrer Kindheit an einer Poliomyelitis erkrankt waren, auf diese Erkrankung zurückzuführen, und als Spätfolgen zu werten sind. Allerdings wird bei den meisten Betroffenen der Nachweis einer zusätzlichen Vorderhornerkrankung mit spätem Beginn erfolglos bleiben oder zu Fehlschlüssen führen; dies wiederum führt zu sozialen Nachteilen für die Betroffenen. Die Behandlung ist symptomatisch; sie fokussiert auf die Diagnose und Therapie von Beschäftigungs- und Überlastungsneuropathien (auch Engpasssyndromen), von Gelenk-, Sehnen- und Bandscheibenerkrankungen und von persönlichen und beruflichen Überbelastungsreaktionen, wie sie bei chronisch Erkrankten bekannt sind (↔, A). Hinweise für eine Reaktivierung des Poliovirus fehlen.

I 9.4 Patienten-Selbsthilfe-organisationen

Patienten mit Motoneuronerkrankungen können sich für Informationen und Hilfe an folgende Organisationen wenden:

Deutsche Gesellschaft für Muskelkranke e. V. (DGM)
Im Moos 4
D-79112 Freiburg
www.dgm.org

Schweizerische Gesellschaft für Muskelkrankheiten (SGMK)
Kanzleistr. 80
CH-8004 Zürich
www.sgmk.ch

I 9.5 Literatur

Abe K, Fujimura H, Toyooka K, Sadoka S, Yorifuji S, Yanagihara T. Cognitive function in amyotrophic lateral sclerosis. J Neurol Sci 1997;148:95–100.

Andersen PM, Al-Chalabi A. On Clinical Genetics of Amyotrophic lateral sclerosis: What do we really know? Nat Rev Neurol 2011;7 (11):603–615.

Bach JR, Niranjan V, Weaver B. Spinal muscular atrophy type 1:A non-invasive respiratory management approach. Chest 2000;117:1100–1105.

Baltadzhieva R, Gurevich T, Korczyn AD. Autonomic impairment in amyotrophic lateral sclerosis. Curr Opin Neurol 2005;18:487–493.

Borasio GD, Voltz R. Discontinuation of mechanical ventilation in patients with amyotrophic lateral sclerosis. J Neurol 1998;245 (11):717–722.

Brooks BR, Miller RG, Swash M, Munsat T. El Escorial Revisited: Revised criteria for the diagnosis of Amyotrophic lateral sclerosis. Amyotroph Lateral Scler Other Motor Neuron Disord 2000;1:293–299.

Brownell B, Oppenheimer DR, Hughes JT. The central nervous system in motor neurone disease. J Neurol Neurosurg Psychiatry 1970;33:338–357.

Butz M, Wollinsky KH, Wiedemuth-Catrinescu U, Sperfeld A, Winter S, Mehrkens HH, Ludolph AC, Schreiber H.: Longitudinal effects of noninvasive positive-pressure ventilation in patients with ALS. J Phys Med Rehabil 2003;82:597–604.

Currow DC, Abernethy AP. Pharmacological management of dyspnoea. Curr Opin Support Palliat Care. 2007;1: 96–101.

DeJesus-Hernadez M, Mackenzie IR, Boeve BF, Boxer AL, Baker M, Rutherford NJ, Nicholoson AM, Finch AN, Flynn E, et al. Expanded GGGGCC hexanucleotide repeat in noncoding region of C9ORF72 causes chromosome 9p-linked FTD and ALS. Neuron 2011;71 (2):245–256.

Deng HX, Chen W, Hong ST, Boycott KM, Gorrie GH, Siddique N, Yang Y, Fecto F, Shi Y, Zhai H, Jiang H, Hirano M, et al. Mutations in UBQLN2 cause dominant X-linked juvenile and adult-onset ALS and ALS/dementia. Nature. 2011 Aug 21;477 (7363):211–215. doi: 10.1038/nature10353.

Dorst J, Kühnlein P, Hendrich C, Kassubek J, Sperfeld AD, Ludolph AC. Patients with elevated triglyceride and cholesterol serum levels have a prolonged survival in amyotrophic lateral sclerosis. J Neurol 2011;258:613–617.

Dupuis L, Corcia P, Fergani A, Gonzalez De Aguilar JL, Bonnefont-Rousselot D, Bittar R, Seilhean D, Hauw JJ, Lacomblez L, Loeffler JP, Meininger V. Dyslipidemia is a protective factor in amyotrophic lateral sclerosis. Neurology 2008;70:1004–1009.

Dupuis L, Dengler R, Heneka MT, Meyer T, Zierz S, Kassubek J, Fischer W, Steiner F, Lindauer E, Otto M, Dreyhaupt J, Grehl T, Hermann A, Winkler AS, Bogdahn U, Benecke R, Schrank B, Wessig C, Grosskreutz J, Ludolph AC and the GERP ALS study group. A randomized, double blind, placebo-controlled trial of pioglitazone in combination with riluzole in amyotrophic lateral sclerosis. PLoS One, in press.

Dupuis L, et al. Piogtitozone in ALS – Results of a trial and biological insights. Submitted.

Fang L, Huber-Abel F, Teuchert M, Hendrich C, Dorst J, Schattauer D, et al. Linking neuron and skin: Matrix metalloproteinases in amyotrophic lateral sclerosis (ALS). J Neurol Sci 2009;285 (1–2):62–66.

Ganesalingam J, Stahl D, Wijesekera L, Galtrey C, Shaw CE, Leigh PN, Al-Chalabi A. Latent cluster analysis of ALS phenotypes identifies prognostically differing groups. PLoS One 2009;4 (9):e7107.

Gordon PH, Moore DH, Miller RG, Florence JM, Verheijde JL, Doorish C, Hilton JF, Spitalny GM, MacArthur RB, et al. Efficacy of minocycline in patients with amyotrophic lateral sclerosis: a phase III randomised trial. Lancet Neurology 2007;6:1045–1053.

Gourie-Devi M, Suresh TG, Shankar SK. Monomelic amyotrophy. Arch Neurol 1984;41:388–394.

Grohme K, v. Maravic M, Gasser T, Borasio GD. A case of amyotrophic lateral sclerosis with a very low progression over 44 years. Neuromusc Disord 2001;11:414–416.

Gubbay SS, Kahana E, Zilber N, Cooper G, Pintov S, Leibuwitz Y. Amyotrophic lateral sclerosis: A study of its presentation and its prognosis. J Neurol 1985;232:295–300.

Harding AE, Thomas PK. Hereditary distal spinal muscular atrophy. J Neurol Sci 1980;454:337–348.

Haverkamp LJ, Appel V, Appel SH, Natural history of amyotrophic lateral sclerosis in a database population. Brain 1995;118:707–719.

Hirayama K. Juvenile muscular atrophy of distal upper extremity (Hirayama disease): focal cervical ischemic poliomyelopathy. Neuropath 2000;20(Suppl):91–94.

Ince PG, Evans J, Knopp M, Forster G, Hamdalla HH, Wharton SB, Shaw PJ. Corticospinal tract degeneration in the progressive muscular atrophy variant of ALS. Neurology 2003;60:1252–1258.

Jonsson PA, Bergemalm D, Andersen PM, Gredal O, Brännström T, Marklund SL. Inclusions of amyotrophic lateral sclerosis-linked superoxide dismutase in ventral horns, liver, and kidney. Ann Neurol 2008;63:671–675.

Jubelt B, Agre JC. Characteristics and management of postpolio syndrome. JAMA 2000;284:412–414.

Kühnlein P, Gdynia HJ, Sperfeld AD, Lindner-Pfleghar B, Ludolph AC, Prosiegel M, Riecker A. Diagnosis and treatment of bulbar symptoms in amyotrophic lateral sclerosis. Nat Clin Pract Neurol. 2008;4:366–374.

Kühnlein P, Kübler A, Raubold S, Worrell M, Kurt A, Gdynia HJ, Sperfeld AD, Ludolph AC. Palliative care and circumstances of dying in German ALS patients using non-invasive ventilation. Amyotroph Lateral Scler 2008;9:91–98.

Lacomblez L, Bensimon G, Leigh PN, Guillet P, Meininger V. For the Amyotrophic Lateral Sclerosis/Riluzole Study-Group-II.Dose ranging study of riluzole in amyotrophic lateral sclerosis. Lancet 1996;347:1425–1431.

LaSpada AR, Wilson EM, Lubahn DB, Harding AE, Fischbeck KH. Androgen receptor gene mutations in X-linked bulbar and spinal muscular atrophy. Nature 1991; 352:77–79.

Le Forestier N, Maisonobe T, Piquard A, Rivaud S, Crevier-Buchmann L, Salachas F, et al. Does primary lateral sclerosis exist? A study of 20 patients and a review of the literature. Brain 2001;124:1989–1999.

Lorson CL, Rindt H, Shababi M. Spinal muscular atrophy: mechanisms and therapeutic strategies. Hum Mol Genet 2010;19 (R1):R111–118.

Ludolph AC, Langen KJ, Regard M, Herzog H, Kemper B, Kuwert T, Böttger IG, Feinendegen L. Frontal lobe func-

I
9

tion in amyotrophic lateral sclerosis: a neuropsychologic and positron emission tomography study. Acta Neurol Scan 1992;85:81–89.

Ludolph AC: 135th ENMC International Workshop: nutrition in amyotrophic lateral sclerosis 18-20 of March 2005, Naarden, The Netherlands. Neuromusc Disord 2006;16:530–538.

Ludolph AC. Leitlinien der Deutschen Gesellschaft für Neurologie (5.Auflage) – Amyotrophe Lateralsklerose (Motoneuronerkrankungen). In: Leitlinien für Diagnostik und Therapie in der Neurologie. Stuttgart: Thieme; 2011.

Lulé D, Häcker S, Ludolph A, Birbaumer N, Kübler A. Depression and quality of life in patients with amyotrophic lateral sclerosis. Dtsch Arztebl Int 2008;105: 397–403.

Mackenzie IR, Rademakers R, Neumann M. TDP-43 and FUS in amyotrophic lateral sclerosis and frontotemporal dementia. Lancet Neurol 2010;9:995–1007.

Maruyama H, Morino H, Ito H, Izumi Y, Kato H, Watanabe Y, Kinoshita Y, Kamada M, Nodera H, Suzuki H, et al. Mutations of optineurin in amyotrophic lateral sclerosis. Nature. 2010;465:223–226.

Massman PJ, Sims J, Cooke H, Haverkamp LJ, Appel V, Appel SH. Prevalence and correlates of neuropsychological deficits in amyotrophic lateral sclerosis. J Neurol Neurosurg Psychiatry 1996;61:450–455.

Miller RG, Mitchell JD, Lyon M, Moore DH. Riluzole for amyotrophic lateral sclerosis (ALS)/motor neuron disease (MND). Cochrane Database Syst Rev. 2012;3: CD001447.

Mok K, Traynor BJ, Schymick J, Tienari PJ, Laaksovirta H, Peuralinna T, Myllykangas L, Chiò A, Shatunov A, et al. The chromosome 9 ALS and FTD locus is probably derived from a single founder. Neurobiol Aging. 2012;33 (1):209. e3–8.

Münchau A, Rosenkranz T. Benign monomelic amyotrophy of the lower limb--case report and brief review of the literature. Eur Neurol. 2000;43:238–240.

Neudert C, Oliver D, Wasner M, Borasio GD. The course of the terminal phase in patients with amyotrophic lateral sclerosis. J Neurol 2001;248:612–616.

Neumann M, Sampathu DM, Kwong LK, Truax AC, Micsenyi MC, Chou TT, Bruce J, Schuck T, Grossman M, et al. Ubiquitinated TDP-43 in frontotemporal lobar degeneration and amyotrophic lateral sclerosis. Science 2006;314:130–133.

Ono S. The skin in amyotrophic lateral sclerosis. Amyotroph Lateral Scler Other Motor Neuron Disord 2000;1: 191–199.

Rabe M, Felbecker A, Waibel S, Steinbach P, Winter P, Müller U, Ludolph AC. The epidemiology of CuZn-SOD mutations in Germany – a study of 217 families. J Neurol 2010;257:1298–1302.

Rabkin JG, Wagner GJ, Del Bene M. Resilience and distress among amyotrophic lateral sclerosis patients and caregivers. Psychosom Med 2000;62:271–279.

Sabatelli M, Madia F, Conte A, Luigetti M, Zollino M, Mancuso I, Lo Monaco M, Lippi G, Tonali P. Natural history of young-adult amyotrophic lateral sclerosis. Neurology 2008;71:876–881.

Schreiber H, Gaigalat T, Wiedemuth-Catrinescu U, Graf M, Uttner I, Muche R, Ludolph AC. Cognitive function in bulbar- and spinal-onset amyotrophic lateral sclerosis. A longitudinal study in 52 patients. J Neurol 2005; 252 (7):772–781.

Seljeseth YM, Vollset SE, Tysnes OB. Increasing mortality from amyotrophic lateral sclerosis in Norway? Neurology 2000;55:1262–1266.

Sperfeld AD, Karitzky J, Brummer D, Schreiber H, Häussler J, Ludolph AC, Hanemann CO. X-linked bulbospinal neuronopathy: Kennedy disease. Arch Neurol 2002 Dec;59 (12):1921–1926.

Turner MR, Parton MJ, Shaw CE, et al. Prolonged survival in motor neuron disease: a descriptive study of the King's database 1990–2002. J Neurol Neurosurg Psychiatry 2003;74:995–997.

van der Graaff MM, de Jong JM, Baas F, de Visser M. Upper motor neuron and extra-motor neuron involvement in amyotrophic lateral sclerosis: a clinical and brain imaging review. Neuromuscul Disord 2009;19:53–58.

Wijesekera LC, Mathers S, Galtrey C, Parkinson MH, Ganesalingam J, Willey E, Ampong MA, Ellis CM, Shaw CE, Al-Chalabi A, Leigh PN. Natural history and clinical features of the flail arm and flail leg ALS variants. Neurology 2009;72:1087–1094.

Williams C, Kozlowski MA, Hinton DR, Miller CA. Degeneration of spinocerebellar neurons in amyotrophic lateral sclerosis. Ann Neurol 1990;27:215–225.

Winck JC, Gonçalves MR, Lourenço C, Viana P, Almeida J, Bach JR. Effects of mechanical insufflation-exsufflation on respiratory parameters for patients with chronic airway secretion encumbrance. Chest 2004;126:774–780.

Windebank AJ, Litchy WJ, Daube JR, Iverson RA. Lack of progression of neurologic deficit in survivors of paralytic polio: a 5-year prospective population-based study. Neurology 1996;46 (1):80–84.

Zerres K, Rudnik-Schöneborn S. Natural history in proximal spinal muscular atrophy. Arch Neurol 1995;52:518–523.

I 10 Restless-Legs-Syndrom (RLS)

*von J. Winkelmann und C. Gerloff**

I 10.1 Klinik

I 10.1.1 Symptome

Patienten mit RLS schildern einen Bewegungsdrang, verbunden mit schwer zu beschreibenden, unangenehmen Missempfindungen, meist in der Tiefe der Waden und/oder Schienbeinmuskulatur lokalisiert. Diese Symptome treten ausschließlich in Ruhe- und Entspannungssituationen, nach langem Sitzen oder bei Immobilisation, gegen Abend oder in der Nacht auf. Bewegung wie z. B. Aufstehen und Umhergehen bessert die Symptome vorübergehend. Die Beschwerden können beidseitig oder rechts und links alternierend auftreten; bei etwa der Hälfte der Patienten sind sie einseitig betont. Bis zu 50 % der Patienten berichten im Verlauf auch über Symptome in den Armen (Montplaisir et al. 1997). Aktuelle Diagnosekriterien zeigt **Tab. I 10.1**.

Neben den sensiblen Symptomen haben bis zu 80 % aller Patienten auch motorische Symptome: sog. periodische Beinbewegungen (»periodic leg/limb movements«, PLM). Diese können im Schlaf (»periodic limb movements in sleep«, PLMS) oder im Wachen (»periodic limb movements in wakefulness«, PLMW) auftreten. Sie ähneln phänomenologisch dem Babinski- oder, wenn stark ausgeprägt, dem Fluchtreflex und sind durch eine repetitive Flexion im Zeh-, Knie- und Hüftgelenk gekennzeichnet (**Abb. I 10.1**).

PLMS sind nicht spezifisch für das RLS und können – wenn auch deutlich seltener – beim Schlaf-Apnoe-Syndrom (Carelli et al. 1999), bei der Narkolepsie (Culpepper et al. 1992), beim idiopathischen Parkinson-Syndrom (Wetter et al. 2000), beim Gilles-de-la-Tourette-Syndrom (Voderholzer et al. 1997) oder beim Aufmerksamkeitsdefizit-Hyperaktivitätssyndrom (ADHS, Chervin et al. 2002) auftreten. PLMS können auch isoliert, ohne Assoziation mit anderen Erkrankungen, vorkommen und werden bei gleichzeitig vorhandenen Schlafstörungen und/oder Tagesmüdigkeit als »Periodic Limb Movement Disorder« (PLMD) klassifiziert. PLMS führen häufig zu elektroenzephalographisch nachweisbaren Weckreaktionen (»arousals«) und damit zu einer Fragmentierung des Schlafs. Sie sind daher eine wahrscheinliche Ursache der beim RLS vielfach berichteten Dyssomnie (58–87 % der Patienten) und vermehrter Tagesmüdigkeit (24–46 % der Patienten) (Montplaisir et al. 1997).

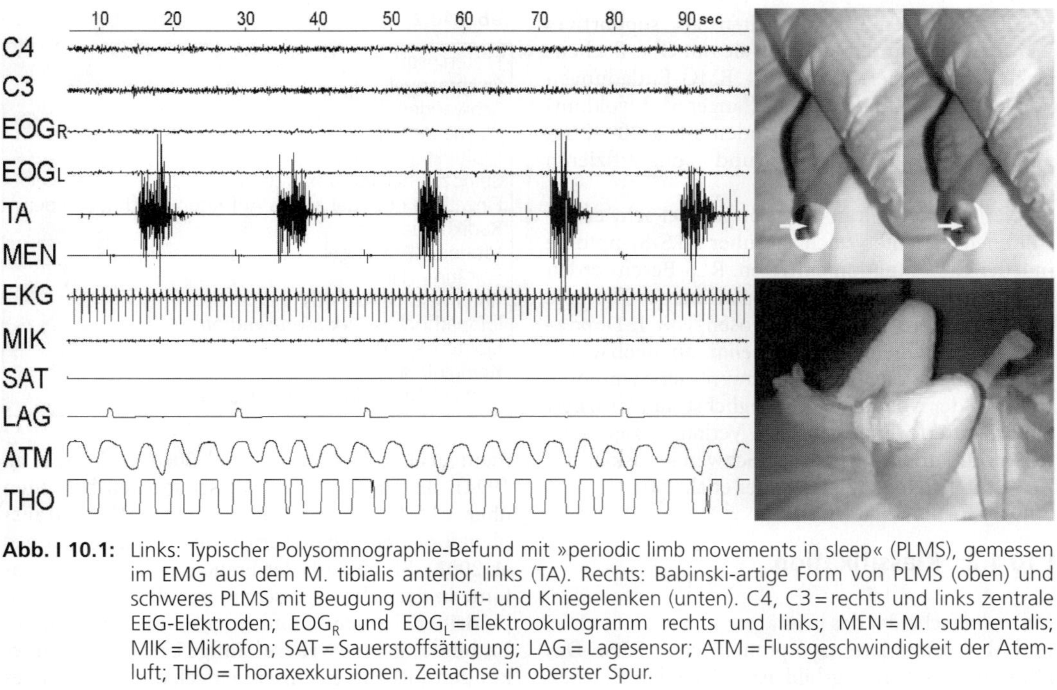

Abb. I 10.1: Links: Typischer Polysomnographie-Befund mit »periodic limb movements in sleep« (PLMS), gemessen im EMG aus dem M. tibialis anterior links (TA). Rechts: Babinski-artige Form von PLMS (oben) und schweres PLMS mit Beugung von Hüft- und Kniegelenken (unten). C4, C3 = rechts und links zentrale EEG-Elektroden; EOG_R und EOG_L = Elektrookulogramm rechts und links; MEN = M. submentalis; MIK = Mikrofon; SAT = Sauerstoffsättigung; LAG = Lagesensor; ATM = Flussgeschwindigkeit der Atemluft; THO = Thoraxexkursionen. Zeitachse in oberster Spur.

* Autoren dieses Kapitels in der 5. Auflage: C. Gerloff, A. Danek und J. Winkelmann.

Tab. I 10.1: Diagnosekriterien der internationalen RLS-Study-Group

Essenzielle Kriterien (alle vier Kriterien müssen erfüllt sein)	*Bewegungsdrang der Beine, üblicherweise begleitet von Missempfindungen* Patienten mit RLS klagen über sehr spezielle Missempfindungen: tief in den Muskeln lokalisiert, meistens in den Unterschenkeln, einseitig alternierend oder beidseitig. Bei schwer betroffenen Patienten können auch die Arme involviert sein. *Zunahme oder Beginn des Bewegungsdrangs in Ruhezeiten oder bei Inaktivität (Sitzen, Liegen)* Die Patienten empfinden ihre Symptome ausschließlich oder zunehmend, wenn sie sich entspannen, abends ins Bett gehen oder längere Zeit tagsüber sitzen. Patienten mit schwererem RLS können die Symptome auch im Auto, Flugzeug, bei längeren Busfahrten, im Theater, Konzert oder bei Sitzungen als unerträglich empfinden. *Besserung des Bewegungsdrangs und der Missempfindungen durch Bewegung wie Laufen oder Dehnen* Patienten mit RLS fühlen sich gezwungen, sich zu bewegen und nutzen unterschiedliche motorische Strategien, um die unangenehmen Sensationen in ihren Beinen zu erleichtern: Drehen und Wälzen im Bett, Umhergehen, Ausstrecken der Waden, Dehnen, Massieren, Reiben. Diese Bewegungen sind unter willentlicher Kontrolle, aber schwer zu unterdrücken, weil die Kranken sich gezwungen fühlen, die Bewegungen zur Erleichterung durchzuführen. *Deutliche Betonung der Symptome abends und nachts* Die Symptomatik bei unbehandelten Patienten mit RLS zeigt eine zirkadiane Rhythmik mit der größten Intensität in den Abendstunden und in der Nacht und Symptomerleichterung gegen Morgen. Dieses zirkadiane Muster scheint, unabhängig von Schlafzeit und -menge, jeden Tag ungefähr konstant.
Supportive Kriterien	*Positive Familienanamnese* *Ansprechen auf dopaminerge Therapie* *Periodische Beinbewegungen im Schlaf* Ein- oder beidseitige periodische Beinbewegungen im Schlaf (PLMS, periodic limb movements in sleep) oder im Wachzustand in Ruhe (PLMW, periodic limb movements during wakefulness)
Assoziierte Charakteristika	*Initial meist fluktuierender Verlauf, später kontinuierliche oder chronisch progrediente Symptomatik* *Ein- und/oder Durchschlafstörungen (teilweise auch Tagesmüdigkeit und Erschöpfung)* *Neurologische Untersuchung unauffällig (beim primären RLS)*

(Allen et al. 2003)

PLMS und/oder PLMW gelten als supportives Diagnosekriterium. Man kann sie mit Oberflächenelektroden als Serien von ≥4 EMG-Entladungen von je 0,5–5 Sekunden Dauer (länger als Myokloni) mit Intervallen von 5–90 Sekunden (meist 20–40 Sekunden) dokumentieren und quantifizieren (**Abb. I 10.1**).

Im Verlauf der Erkrankung können bei schwer betroffenen Patienten auch tagsüber RLS-Symptome in jeder Ruhesituation auftreten. RLS-Beschwerden am Tage werden auch unter dopaminerger Therapie – insbesondere mit hohen Dosen von L-Dopa – im Rahmen einer sog. *Augmentation* beobachtet. (s. Abschnitt I 10.3.1). Die Schwere der Symptome sollte bei der Untersuchung möglichst standardisiert dokumentiert werden, um den Verlauf besser beurteilen zu können, z. B. mit der Schweregradskala der RLS-Study-Group (Trenkwalder et al. 2001).

I 10.1.2 Klassifikation

Man unterscheidet das primäre (idiopathische) RLS und das sekundäre (symptomatische) RLS. Das klinische Erscheinungsbild ist bei beiden Formen identisch. Am besten dokumentiert ist der Zusammenhang eines sekundären RLS bei der terminalen Niereninsuffizienz oder bei Dialysepflichtigkeit, in der Schwangerschaft und bei Eisenmangel (Winkelmann et al. 1996, Manconi et al. 2004, O'Keeffe et al. 1994). Bis zu 30 % der Dialysepatienten berichten über RLS-Symptome, die sich nach Nierentransplantation deutlich bessern können (Winkelmann et al. 2002). Bis zu 26 % der Frauen haben RLS-Symptome in der Schwangerschaft, mit einem Maximum im dritten Trimenon und einer Remission nach der Entbindung. Eine weitere häufige Ursache für ein sekundäres RLS ist ein Eisenmangel, d. h. erniedrigtes Ferritin. Ein gehäuftes Auftreten von RLS-Symptomen ist nach spinaler Anästhesie (8,7 % erstmals transientes RLS) (Högl et al. 2002), bei rheumatoider Arthritis, Sjögren-Syndrom (je ca. 25 % der Patien-

Tab. I 10.2: Ursachen eines sekundären RLS

Niereninsuffizienz
Eisenmangel
Schwangerschaft
Polyneuropathie
Multiple Sklerose
Spinozerebelläre Ataxien (v. a. SCA 3)
Einzelfälle oder gehäuftes Auftreten beschrieben bei:
Radikulopathie
Vitamin B_{12}-Mangel
Folsäure-Mangel
Rheumatoide Arthritis
Idiopathisches Parkinson-Syndrom
Sjögren-Syndrom
Kryoglobulinämie
Charcot-Marie-Tooth-Neuropathie Typ

ten) oder Zöliakie (31 %) beschrieben (Gudbjornsson et al. 1993, Ondo et al. 2000, Salih et al. 1994, Moccia et al. 2010) (s. Abschnitt I 10.2).

I 10.1.3 Diagnose und Differentialdiagnose

Die Diagnose kann gestellt werden, wenn klinisch die vier essenziellen Kriterien erfüllt sind (**Tab. I 10.1**). Für die Diagnose eines primären RLS sollte der klinisch-neurologische Befund unauffällig sein.
Laborchemisch werden bei Erstvorstellung die Parameter aus **Tab. I 10.3** untersucht, insbesondere zum Ausschluss einer Niereninsuffizienz. Bei zusätzlichem Verdacht auf eine Neuropathie erweitert sich das Programm entsprechend, und es sollten eine Neurographie und eine Elektromyographie durchgeführt werden (s. Kap. J 2). Eine bildgebende Diagnostik des Spinalkanals ist bei klinischen Hinweisen auf Radikulopathie oder Myelopathie notwendig, da ein RLS sekundär durch Rückenmark- oder Wurzelläsionen bedingt sein kann (Hartmann et al. 1999). Eine zerebrale Bildgebung bleibt besonderen Fällen vorbehalten, so z. B. bei Verdacht auf zerebelläre Ataxie (Abele et al. 2001). Ex juvantibus wird die Diagnose RLS durch gutes Ansprechen auf L-Dopa (Stiasny-Kolster et al. 2006) gestützt (abendliche Testdosis von z. B. 50–100 mg L-Dopa plus Decarboxylasehemmer). Ein Nichtansprechen auf L-Dopa schließt ein RLS jedoch nicht aus.

Tab. I 10.3: Laborscreening bei Erstdiagnose RLS

Eisen, Ferritin, CRP
Vitamin B_{12}, Folsäure
Natrium, Kalium, Magnesium, Kalzium
Kreatinin, Harnstoff
Kleines Blutbild
GOT, GPT, γGT, Alkalische Phosphatase
Glukose, HbA1c
TSH

Die Polysomnographie ist nur bei atypischen RLS zur weiteren differentialdiagnostischen Einordnung bei jungen Patienten vor Beginn einer Therapie oder wenn der Verdacht auf eine zusätzliche schlafbezogene Atmungsstörung (SBAS) besteht notwendig.
Gelegentlich imponieren RLS-Exazerbationen als Erregungszustände, die mit psychiatrischen Erkrankungen verwechselt werden können. Sie können durch erzwungene Ruhesituationen wie Gipsverbände, durch Dekompensation einer Niereninsuffizienz oder durch die Gabe von Medikamenten, insbesondere von Neuroleptika ausgelöst werden. Weitere, das RLS begünstigende Medikamente sind in **Tab. I 10.4** aufgeführt. Wichtig ist die Differenzierung gegenüber der medikamentös bedingten Akathisie.
Differentialdiagnostisch sind polyneuropathische Parästhesien oder »burning feet«, Krampi, Myalgie-Syndrome, Erythromelalgie (Layzer 2001) und vaskuläre Störungen, ferner andersartige in Rückenlage oder im Schlaf auftretende Bewegungsstörungen wie »recumbent tic« (Davies et al. 1992) und Syndrome mit »painful legs and moving toes« abzugrenzen (Ebersbach et al. 1998).

Tab. I 10.4: RLS-verstärkende Medikamente

Neuroleptika (Phenothiazine, Butyrophenone, aber auch atypische Neuroleptika wie Olanzapin)
Metoclopramid
Tri- und Tetrazyklische Antidepressiva (z. B. Amitriptylin, Imipramin, Trimipramin, Mianserin)
SSRIs (z. B. Citalopram) oder Mirtazapin
Andere Antidepressiva (z. B. Trazodon) Lithium
H_2-Blocker (z. B. Cimetidin)

I 10.2 Epidemiologie und Verlauf

Das RLS hat eine altersabhängige Prävalenz von 3 % bei den 18–29-Jährigen und von bis zu 10 % bei den 65-Jährigen (z. B. Berger et al. 2004), 2–3 % haben ein therapiebedürftiges RLS (Allen et al. 2003). Frauen sind vergleichsweise häufiger betroffen (Frauen : Männer = 1,4–1,9 : 1; z. B. Tison et al. 2005). Das RLS manifestiert sich bei etwa 40 % der Betroffenen bereits vor dem 20. Lebensjahr (Montplaisir et al. 1997) und muss auch bei Kleinkindern differentialdiagnostisch, insbesondere bei Hyperaktivität, erwogen werden. Bei Frauen nimmt die Prävalenz mit der Anzahl der stattgehabten Geburten zu (Berger et al. 2004). Typischerweise verläuft das primäre RLS anfangs fluktuierend, dann progredient. Bis zu 20 % der Patienten berichten über freie Intervalle > 1 Monat (Walters et al. 1996). Spontane Besserungen im Alter sind eine Ausnahme, dauerhafte Remissionen sind fast ausschließlich bei sekundären Formen beschrieben. RLS-Patienten haben ein erhöhtes Risiko an einer Depression und Angststörung zu erkranken, vereinzelt bis hin zur Suizidalität (Winkelmann et al. 2005). Epidemiologische Studien zeigten auch wiederholt ein erhöhtes Risiko für kardiovaskuläre Ereignisse (Walters und Rye 2009).

I 10.3 Therapeutische Prinzipien

Pathophysiologisch handelt es sich um eine komplex-genetische Erkrankung, bei der häufige und seltene genetische Varianten im Zusammenspiel mit Umweltfaktoren und/oder metabolischen Faktoren zur Manifestation der Erkrankung führen (Schormair und Winkelmann 2011). Im Rahmen von genomweiten Assoziationsstudien wurden häufige genetische Risikovarianten in den Genen *MEIS1*, *BTBD9*, *SKOR1/MAP2K5* und *PTPRD* identifiziert (Winkelmann et al. 2007, Schormair et al. 2008). Träger eines Risikoallels haben ein im Vergleich zur Allgemeinbevölkerung etwas erhöhtes Risiko, an RLS zu erkranken. Es müssen weitere genetische und/oder nicht-genetische Faktoren vorhanden sein, damit es zum Ausbruch der Erkrankung kommt. Die Hälfte aller RLS-Patienten hat eine positive Familienanamnese (Winkelmann et al. 2000). Klinisch lassen sich sporadische und familiäre Formen nicht unterscheiden; Letztere haben ein niedrigeres Erstmanifestationsalter. Die pathophysiologische Funktion der identifizierten RLS-Gene ist noch nicht bekannt. Physiologisch spielen die identifizierten Faktoren eine Rolle bei der embryonalen Entwicklung des zentralen Nervensystems. Weiterhin wird eine Veränderung der dopaminergen Neurotransmission mit Desinhibition auf verschiedenen Ebenen des zentralen Nervensystems angenommen. Die

Hypothese stützt sich vor allem auf das gute Ansprechen auf eine dopaminerge Medikation, auf einzelne PET-Studien (Turjanski et al. 1999) und elektrophysiologische Untersuchungen (z. B. Bara-Jimenez et al. 2000, Rau et al. 2004). Die Ergebnisse der Rezeptorligandenstudien sind nicht einheitlich (Turjanski et al. 1999, Trenkwalder et al. 1999, Mrowka et al. 2005). Auch der zentrale Eisenstoffwechsel spielt vermutlich eine Rolle bei der Entstehung eines RLS (Allen et al. 2001, Schmidauer et al. 2005). Dopaminerge, serotonerge Metaboliten und Orexin (Hypocretin) sind beim RLS in Liquor und Serum im Vergleich zu Kontrollen normal (Stiasny-Kolster et al. 2003, 2004b). In neuropathologischen Studien wurden bisher weder Lewy-Körperchen noch α-Synuclein oder neurofibrilläre Tangles identifiziert (Pittock et al. 2004), und es bleibt unklar, ob das RLS zu den neurodegenerativen Erkrankungen zählt.

Wesentlich für die Therapieentscheidung sind Leidensdruck, verminderte Lebensqualität und Ausmaß der Schlafstörungen mit Beeinträchtigung der Befindlichkeit am Tag.

Zum Einfluss einer frühzeitigen Pharmakotherapie auf den Verlauf der Erkrankung liegen keine Studien vor. Bei sekundärem RLS steht die kausale Therapie der Grunderkrankung im Vordergrund. Ist eine Kausaltherapie nicht möglich oder nicht ausreichend, wird eine symptomatische Pharmakotherapie eingeleitet, die am Dopamin-, Opioid- oder GABA-System ansetzt.

I 10.3.1 L-Dopa (+ Dopamin-Decarboxylasehemmer)

L-Dopa bewirkt eine Besserung der Missempfindungen und eine Reduktion der PLM um 49–81 % bei primärem und urämischem RLS (z. B. Trenkwalder et al. 1995, 2003) und ist für die Therapie des RLS zugelassen. Die Wirkung beginnt rasch. Nach der ersten Dosis ist mit einem Ansprechen zu rechnen, der volle Effekt wird in wenigen Tagen erreicht (Benes et al. 1999). Die Kombination mit einem retardierten Präparat ist bei Symptomen im Laufe der Nacht sinnvoll (Collado-Seidel et al. 1999). Bei bis zu 82 % der Patienten tritt im weiteren Verlauf eine Augmentation auf, sodass erst Dosisanpassungen, dann bei mindestens der Hälfte der Patienten eine Änderung der Medikation notwendig wird (Trenkwalder et al. 2003). Augmentation wird v. a. unter einer Therapie mit L-Dopa, seltener mit Dopaminagonisten beobachtet und stellt die wichtigste Nebenwirkung der dopaminergen Therapie bei RLS da. Sie kann sich in 1. einer »Vorverlagerung« der Symptome auf den Tag, 2. einer Zunahme der Intensität, 3. einer Ausdehnung auf andere Körperregionen (z. B. Arme) oder 4. schnellerem Einsetzen der Symptome in Ruhe äußern (García-Borreguero et al. 2007). Seit 2007 gibt es eine Skala zur Quantifizierung der Augmentation (García-Borreguero et al. 2007).

I 10.3.2 Dopaminagonisten

In Deutschland zugelassen sind Ropinirol, Pramipexol und Rotigotin.

Ropinirol (0,25–4 mg, mittlere Dosis 2 mg als Einzeldosis) hatte einen positiven Effekt auf die RLS-Symptomatik, die Schlaf- und Lebensqualität (TREAT-RLS-1- und TREAT-RLS-2-Studien; Trenkwalder et al. 2004, Walters et al. 2004). Weitere Studien bestätigten die Effektivität dieser Substanz auch im Hinblick auf die Anzahl von PLMS (Bliwise et al. 2005).

Pramipexol ist zur Linderung von PLMS (Reduktion um 97 %) und Insomnie effektiv, dies bereits in geringer Dosis (z. B. 0,3 ± 0,2 mg [MW ± SD] als Einmaldosis abends; Stiasny-Kolster und Oertel 2004) und auch bei 75 % jener Patienten, die zuvor auf andere Formen dopaminerger Medikation nicht angesprochen haben (Lin et al. 1998). In einer retrospektiven Analyse (n = 60) kam es unter Pramipexol bei 67 % der Patienten zu einer Vollremission der Beschwerden, bei 27 % zu einer partiellen Remission. Nur bei 7 % der Patienten war die Substanz nicht ausreichend effektiv. Augmentation wird unter Pramipexol bei bis zu 32 % der Patienten beobachtet, vor allem wenn diese bereits unter L-Dopa bestand (Winkelman und Johnston 2004). Im Falle einer Augmentation unter Pramipexol ist zunächst eine Dosiserhöhung gerechtfertigt, erst im zweiten Schritt der Wechsel zu einem anderen Dopaminagonisten. Die mediane Pramipexol-Dosis stieg in einem mittleren Beobachtungsintervall von 27 Monaten von 0,38 mg auf 0,63 mg (Silber et al. 2003).

Neu ist die transdermale Anwendung von Dopaminagonisten (in Pflastern). Rotigotin-Pflaster (1–3 mg über 24 Stunden) reduziert die sensiblen RLS-Symptome (Trenkwalder et al. 2008) und die PLMS bei allerdings unveränderter Schlafeffizienz (Oertel et al. 2010). Hautreaktionen als spezifische Nebenwirkung der Pflastertherapie wurden meistens als mild oder mittelstark angegeben. Diese Applikationsform scheint insbesondere in Fällen von Augmentation (nur 1,5 % in der placebokontrollierten 6-Monatsstudie und 2,9 % in der offenen 1-Jahres-Studie) und Symptomen am Tag von Interesse.

Auch Lisurid war in einer Pilotstudie (n = 10) als Pflaster wirksam (Benes 2006), ist aber nicht zugelassen und als Ergotaminderivat ebenso wie Cabergolin und Pergolid nicht zu empfehlen. Wegen fibrotischen Veränderungen der Herzklappen werden die Ergotaminderivate auch nur noch in Ausnahmefällen unter regelmäßiger Ultraschallkontrolle der Herzklappen eingesetzt.

Cabergolin war in einer randomisierten, placebokontrollierten Studie an 85 Patienten in Dosierungen von 0,5–2,0 mg pro Tag effektiv. Trotz insgesamt guter Verträglichkeit ist bei 3–13 % der Patienten mit einem Abbruch der Therapie aufgrund von Nebenwirkungen zu rechnen (Benes et al. 2004, Stiasny-Kolster et al. 2004a).

Pergolid (bis 1,5 mg pro Tag) ist ebenfalls effektiv beim RLS (PEARLS-Studie, n = 100). Als Nebenwirkungen wurden vermehrte Übelkeit und Kopfschmerzen berichtet (Trenkwalder et al. 2004). Auch eine Augmentation tritt auf, ist jedoch seltener als bei L-Dopa (Earley und Allen 1996).

Neben der höchstwahrscheinlich besseren Effizienz der Dopaminagonisten im Vergleich zu L-Dopa sind deren längere Plasmahalbwertszeiten von Vorteil (Ropinirol 6 Stunden, Pramipexol 8–12 Stunden, Pergolid 7–16 Stunden, Cabergolin 63–68 Stunden). Sie können prinzipiell einmal in 24 Stunden (zur

Nacht) gegeben werden, wobei in der Praxis zahlreiche Patienten nur mit Mehrfacheinnahmen befriedigend einzustellen sind. Die während der ersten Wochen häufige Übelkeit kann durch sehr langsames Eindosieren vermieden oder mit Domperidon (z. B. Motilium®) über etwa sechs Wochen behandelt werden. Im direkten Vergleich war z. B. Pergolid (0,125 mg) effektiver in der Reduktion von PLMS als 250 mg L-Dopa + Carbidopa (Staedt et al. 1997). Auch Ropinirol war L-Dopa hinsichtlich einer Besserung der RLS-Symptomatik und Schlafdauer überlegen (Pellechia et al. 2004).
Als mögliches Problem werden die beim Parkinson-Syndrom berichteten Episoden von plötzlichem Einschlafen unter Dopaminagonisten erachtet (Ondo et al. 2001). Bei persistierenden Symptomen oder Tagesmüdigkeit kann alternativ eine Unterdosierung oder eine schlafbezogene Atmungsstörung vorliegen. Zur individuellen differentialdiagnostischen Klärung kommt dann eine Polysomnographie in Betracht. Unter der Therapie mit Dopaminagonisten sind bei 17 % der RLS-Patienten (n = 100) Veränderungen des Impulskontrollverhaltens beschrieben worden (pathologisches Spielen 5 %, Hypersexualität 3 %, zwanghaftes Einkaufen 9 %, zwanghaftes Essen 11 %, »punding« 7 %) (Cornelius et al. 2010).

Die Gabe von Dopaminagonisten wird zunehmend als Therapie der ersten Wahl angesehen. Nach einem Therapiebeginn mit L-Dopa sollte die Indikation zum Umsetzen auf einen Dopaminagonisten großzügig gestellt werden, sobald der Behandlungserfolg mit L-Dopa unbefriedigend ist. Insgesamt ist eine Behandlung mit der niedrigsten effektiven Dosis anzustreben.

I 10.3.3 Opioide, Benzodiazepine und Antikonvulsiva

Als Substanzgruppen der zweiten Wahl kommen in erster Linie Opioide infrage (nicht bei SAS). Kontrollierte Studien gibt es nur für Oxycodon. Hier wurde ein Effekt auf die sensible Symptomatik wie auch eine signifikante Reduktion von PLMS gezeigt (Walters et al. 1993). Offene Studien und Kasuistiken weisen auf positive Effekte auch von Tramadol (Lauerma und Markkula 1999), Kodein, Methadon und Propoxyphen hin (Hening et al. 1986, Montplaisir et al. 1992, Walters et al. 1986). Opioide können lange (bis zu 23 Jahren) wirksam und verträglich sein (Walters et al. 2001), dennoch sollten sie wegen möglicher Gewöhnungseffekte und SBAS-Entwicklung jenen schwer betroffenen Patienten vorbehalten bleiben, die nicht auf Dopaminergika ansprechen. Derzeit wird eine doppelblinde placebokontrollierte Studie mit Oxycodon-Naloxon in Deutschland durchgeführt.
Clonazepam wirkt beim RLS positiv auf Leidensdruck und Schlafeffizienz (Saletu et al. 2001). Ob es zu einer relevanten Senkung des PLMS-Index führt, ist umstritten.
Gabapentin zeigte sich in einer kleinen Serie (n = 16) ähnlich wirksam wie Ropinirol (Happe et al. 2003). In einer doppelblinden placebokontrollierten Studie (mittlere Dosis 1 855 mg) wurde die Effizienz auf die sensible und die motorische Komponente der RLS gezeigt (García-Borreguero et al. 2002). Patienten, die ihre Symptome als »schmerzhaft« beschrieben, scheinen besonders von Gabapentin zu profitieren. Pregabalin bewirkte im Rahmen einer placebokontrollierten doppelblinden Studie (n = 58) in einer mittleren Dosierung von 322,50 mg täglich ebenfalls eine signifikante Besserung der sensiblen und motorischen Komponente (Garcia-Borreguero et al. 2010), wobei der therapeutische Effekt schon bei 139 mg/Tag einsetzte. In einer 6-wöchigen placebokontrollierten Studie zeigte sich ebenso bereits bei 123,9 mg/Tag eine 90 %ige Effizienz der Behandlung (Allen et al 2010). Im klinischen Alltag bieten sich Pregabalin und Gabapentin insbesondere bei Patienten mit Polyneuropathie an. Die Wirksamkeit von Carbamazepin hat sich in offenen und kontrollierten Studien gezeigt (z. B. Zucconi et al. 1989), allerdings scheint es relativ viele Non-Responder zu geben (Larsen et al. 1985). Valproinsäure zeigte in kleinen Studien positive Effekte (Ehrenberg et al. 2000, Happe et al. 2001).

I 10.3.4 Verschiedenes

In offenen Studien wurde eine Wirksamkeit von Eisensubstitution bei sekundären RLS durch Eisenmangel berichtet (O'Keeffe et al. 1994). In einer placebokontrollierten Untersuchung an Patienten ohne dokumentierten Eisenmangel fanden Davis et al. (2000) allerdings keinen signifikanten Effekt von täglich 2 × 325 mg Eisensulfat. Eine doppelblinde placebokontrollierte Studie zu intravenös verabreichter Eisensucrose (1 000 mg) bei RLS-Patienten (n = 60) mit leichtem bis mittelschwerem Eisenmangel zeigte eine akute Besserung, aber keinen signifikanten Effekt nach 12 Monaten (Grote et al. 2009). Clonidin scheint nur auf die subjektiven Beschwerden zu wirken. Starke körperliche Aktivität oder extremer Sport verschlechtern oft die Beschwerden in der kommenden Nacht. Leichte Bewegung kann die Beschwerden positiv beeinflussen (Aukerman et al. 2006).

I 10.4 Pragmatische Therapie

Eine langfristige Pharmakotherapie ist bei ausgeprägten Beschwerden oder bei Schlafstörungen indiziert. Ganz allgemein muss die Therapie individuell in zeitlichem Zusammenhang mit dem Auftreten der RLS-Symptome bei jedem Patienten festgelegt werden. **Tab. I 10.5** enthält die entsprechenden Dosierungsrichtlinien sowie die Evidenzlevel und Empfehlungsstärken.
Auch bei leichten Beschwerden ist ein Therapieversuch wegen der oft unterschätzten Schlafstörungen und Tagesmüdigkeit anzubieten, ebenso die kurzfristige Unterdrückung des RLS vor erwarteter Immobilisierung etwa bei Langstreckenflug, Theaterbesuch oder Sitzungen durch die vorbeugende Einmalgabe eines schnell anflutenden Präparates (50–100 mg unretardiertes L-Dopa). Akute Exazerbationen können eine unkonventionelle Notfallmedikation erfordern, wie etwa Benzodiazepine intravenös (1 mg Clonazepam i. v. oder 1–2 mg Lorazepam i. v.) oder 10 mg Morphinsulfat s. c. (z. B. MSI Mundipharma®); selbst eine Morphin-Gabe

Tab. I 10.5: Pragmatische Pharmakotherapie des RLS

a) Zugelassene Substanzen zur Therapie des RLS in Deutschland (Stand 3/2011)

Wirkstoff (Zulassungsstatus)	Evidenzklassen	Empfehlungsstärken	Handelsname (Beispiele)	Initialdosis (pro Tag)*	Steigerung	Erhaltungsdosis (pro Tag)*	Anmerkung
L-DOPA[Z]	↑↑	A	+ Carbidopa: Nacom® isicom® + Benserazid: Madopar® Restex®, Restex retard®	50 mg	50 mg alle 1–2 Tage	150–200 mg (max. 400 mg, dann Umsetzen auf Agonist)	Einnahme: 1 Std. vor dem Schlafengehen*
Pramipexol[Z]	↑↑	A	Sifrol®	0,125 mg	0,125 mg alle 2–3 Tage	0,375–0,75 mg	s. Cabergolin Anm.: 0,125 mg Pramipexol = 1 Tbl. Sifrol® 0,088
Ropinirol[Z]	↑↑	A	Requip®	0,25 mg	0,25 mg alle 1–2 Tage	2–4 mg	s. Cabergolin
Rotigotin[Z]	↑↑	A	Neupro®	1 mg	1 alle 5 Tage	1–3 mg	s. Cabergolin
Eisen	↑↑	A	Eisen(II)-sulfat: Plastufer® Eisen(II)-glycin-sulfat-Komplex: ferro sanol® Eisensucrose			1 x 304,3 mg 2 x 225 mg 1 000 mg	Wirkung nur bei Eisenmangel gesichert Keine Langzeitwirkung

b) Wirksame Substanzen, derzeit Off-label-Therapie des RLS in Deutschland

Wirkstoff (Zulassungsstatus)	Evidenzklassen	Empfehlungsstärken	Handelsname (Beispiele)	Initialdosis (pro Tag)*	Steigerung	Erhaltungsdosis (pro Tag)*	Anmerkung
Bromocriptin	↑	C	Pravidel®	1,25 mg	1,25 mg alle 1–2 Tage	5–7,5 mg	s. Cabergolin
Cabergolin	↑↑	C	Cabaseril®	0,5 mg	0,5 mg alle 5–7 Tage	2–4 mg	Bei Übelkeit: 3 x täglich 10–20 mg Domperidon (Motilium®)
Pergolid	↑↑	C	Parkotil®	0,05 mg	0,05 mg alle 1–2 Tage	0,4–0,75 mg	s. Cabergolin
Carbamazepin	↔	C	Tegretal® Timonil®	50–100 mg	50–100 mg alle 5 Tage	200–500 mg	Initial nicht-retardierte Form, dann retardiert oder kombiniert
Gabapentin	↑	B	Neurontin®	600 mg	600 mg 6 Wochen Tage	ca. 1 800 mg	2 x täglich um 12:00 und 20:00 Uhr
Pregabalin	↑	B	Lyrica®	150 mg	150 mg/Woche	100–325 mg	Einnahme abends; niedrigere Dosierung zur Symptomkupierung ausreichend
Valproinsäure	↔	C	Orfiril® Ergenyl®	300 mg	300 mg alle 3 Tage	600–900 mg	s. Carbamazepin
Clonazepam	↔	C	Rivotril®	0,5 mg	0,5 mg (nach 1–2 Tagen)	1 mg	Im Notfall auch i. v. möglich
Clonidin	↔	C	Catapresan®	37,5 µg	37,5 µg alle 5–7 Tage	150–300 µg	Blutdruckkontrollen!
Tramadol	↔	C	Tramal®	50 mg	50 mg (nach 1–2 Tagen)	50–150 mg	Langsam absetzen!
Morphinsulfat	↔	C	MSI Mundipharma®	10 mg s. c.			Nur Notfallmedikation!

* in der Regel ist eine Einmalgabe 1 Std. vor dem Schlafengehen bzw. vor Symptombeginn ausreichend; Ausnahmen: Eisensubstitution und L-DOPA bei Augmentation/»time shifting« (dann zusätzliche Gaben am Tag)

[Z] zugelassen zur Therapie des RLS in Deutschland (Stand 2012)

über einen periduralen Zugang wurde berichtet (Vahedi et al. 1994 applizierten akut 10 mg Morphin, dann 5 mg alle 12 Stunden).
Beim PLMS-Syndrom ist, sofern ein Leidensdruck aufgrund von Schlafstörungen und Tagesschläfrigkeit besteht, eine RLS-analoge Therapie möglich. Es gibt jedoch keine kontrollierten Studien dopaminerger Substanzen bei diesen Patienten.
Ein Eisen- oder Elektrolytmangel sollte (nach Ursachenklärung) substituiert werden. Eisenmangel ist möglicherweise der gemeinsame Nenner der sekundären Formen bei Schwangerschaft und Niereninsuffizienz. Medikamente, die ein RLS verstärken können (s. **Tab. I 10.4**), sollten soweit möglich abgesetzt oder reduziert werden. Nach eigener klinischer Erfahrung profitiert ein Teil der Patienten von einer Eisensubstitution auch bei niedrig normalen Ferritinwerten. Empirisch sollte ein Zielwert von 50 mg/ml Ferrtin erreicht werden. Da orale Eisenpräparate häufig schlecht vertragen werden, und der Ferritinspiegel nur langsam gehoben werden kann, stellen i. v.-Präparate eine sinnvolle Alternative da. Kontrollierte Studien, insbesondere über Langzeitverläufe nach Eisensubstitution bei initial niedrig normalem Ferritin, gibt es nicht.

Dopaminergika (L-Dopa und Dopaminagonisten) sind die Medikamente der ersten Wahl. L-Dopa wird in der Primärtherapie bei rein intermittierenden Symptomen eines RLS eingesetzt. Treten Symptome jede Nacht auf oder gehen diese über die Einschlafphase hinaus, sind Dopaminagonisten bereits in der Primärtherapie zu empfehlen. Das Ansprechen auf L-Dopa stützt auch noch einmal die Diagnose (Stiasny-Kolster et al. 2006). Die Angaben zum Wirkungsverlust im Verlauf variieren (s. Abschnitt I 10.3). L-Dopa muss bei mindestens der Hälfte der Patienten wegen eines sekundären Wirkungsverlusts oder Augmentation ersetzt werden. Eine Steigerung von L-Dopa über 200–300 mg Tagesdosis sollte wegen der erhöhten Wahrscheinlichkeit von Augmentation nicht erfolgen (Garcia-Borreguero 2007). Ropinirol (z. B. Adartrel®), Cabergolin (z. B. Cabaseril®), Pramipexol (z. B. Sifrol®), Pergolid (z. B. Parkotil®) und Rotigotin (Neupro®) sind ähnlich gut dokumentiert und effektiv. Die Spätfolgen der jahrelangen Einnahme einer dopaminergen Medikation bei RLS, insbesondere Dyskinesien, sind bisher nicht bekannt. Aufgrund des Nebenwirkungsprofils sind die Non-Ergotaminderivate in der Therapie zu bevorzugen.
Die Gabe von Opioiden, Benzodiazepinen oder Benzodiazepinrezeptoragonisten sollte wegen Toleranzentwicklung, sedierender Wirkung (RLS-Symptome auch am Tag!) und atemdepressiver Wirkung (Schlafapnoe!) nur erwogen werden, wenn weder L-Dopa noch ein Dopaminagonist noch deren Kombination ausreicht oder wenn die Patienten trotz Besserung der RLS-Beschwerden weiterhin an einer Insomnie leiden und ein zusätzliches SBAS ausgeschlossen wurde. Ihre Anwendung muss streng überwacht werden. Im klinischen Alltag liegen bei schwer betroffenen Patienten gute Erfahrungen mit Oxycodon/Naloxon (Targin®) vor, auch Buprenorphin oder Fentanyl werden im Rahmen einer Opiatpflastertherapie eingesetzt. Beim Absetzen müssen Opioide langsam ausgeschlichen werden.

Bei Versagen der dopaminergen Medikation ist vor einer Dauermedikation mit Opioiden oder Benzodiazepinen ein Therapieversuch mit Antikonvulsiva gerechtfertigt (z. B. Gabapentin, Pregabalin).
Da beim primären RLS die Symptomatik in der Anfangsphase bisweilen fluktuiert, sind Dosisreduktionen und Auslassversuche möglich, nach unserer Erfahrung aber selten erfolgreich.

In der Schwangerschaft ist die Indikation zu einer spezifischen Medikation zurückhaltend zu stellen. Hier ist die Eisensubstitution ohnehin üblich und wird (mit Folsäure) zur RLS-Prophylaxe empfohlen. Opiate und Benzodiazepine im letzten Trimenon können zu Atemdepression und Entzugssymptomen beim Neugeborenen führen, werden aber bei schweren RLS-Beschwerden in der Schwangerschaft im Rahmen einer interdisziplinären Behandlung eingesetzt. Kontrollierte Studien des RLS in der Schwangerschaft gibt es nicht. L-Dopa und Clonidin sind in Schwangerschaft und Stillzeit kontraindiziert, Benzodiazepine nur in der Stillzeit, zu Carbamazepin siehe Kapitel C 1.

Bei Kindern gibt es keine evidenzbasierten Empfehlungen. In Kasuistiken wurden dopaminerge Pharmaka einschließlich Pergolid (Picchietti und Walters 1999) erfolgreich eingesetzt. Von L-Dopa raten die Hersteller wegen mangelnder Erfahrungen ab, bei Kleinkindern wegen der atemdepressiven Wirkung auch von Opiaten und Benzodiazepinen. Bei 5 Kindern mit PLMS erwies sich Clonazepam (Arens et al. 1998) als wirksam. Der Einfluss von Therapiepausen oder langsame Absetzversuche sind nicht systematisch untersucht, werden allerdings auch von den meisten Patienten nicht toleriert.

I 10.5 Unwirksam, obsolet

Fehlende RLS-Linderung wird berichtet für Wadenmassage mit einem Vibrator, lumbale Sympathektomie (Ekbom 1960) und für Meperidin (Akpinar 1987). Als unwirksam (↓) gelten die Antiarrhythmika Chinidin, Mexitil und Disopyramid (Blattler und Muhlemann 1982); nach eigener Beobachtung auch Verapamil. Ebenso gibt es keine zuverlässigen Hinweise auf die Wirksamkeit von Transfusionen bei Anämie, von Nikotin- und Koffeinabstinenz (oder auch Koffeingabe), von abendlichem Rotwein, den Vitaminen B_1, B_{12}, C und E, Homöopathika (Zincum bzw. Zincum valrianicum), Dextran, Chloroquin, Phenoxybenzamin, Propranolol und L-Tryptophan (Cochran und Williams 1996, Walters 1995). Für Chinisulfat, (Limptar), Ohrakupunkturimplantate gibt es keine Studien, sodass diese Behandlungen nicht empfohlen werden können.

I 10.5.1 Selbsthilfeorganisation

RLS e. V./Deutsche Restless-Legs-Vereinigung
Schäufeleinstraße 35
80678 München
Tel. 089 / 55 02 88 80
Fax 089 / 55 02 88 81
E-Mail: RLS_eV@t-online.de

I 10.5.2 Informationen im Internet

International: http://www.rls.org/
Deutschland: http://www.restless-legs.org/
Schweiz: http://www.restless-legs.ch/
Österreich: http://www.restless-legs.at/

I 10.6 Literatur

Abele M, Bürk K, Laccone F, Dichgans J, Klockgether T. Restless legs syndrome in spinocerebellar ataxia types 1, 2, and 3. J Neurol 2001;248 (4):311–314.

Allen R, Chen C, Soaita A, Wohlberg C, Knapp L, Peterson BT, García-Borreguero D, Miceli J. A randomized, double-blind, 6-week, dose-ranging study of pregabalin in patients with restless legs syndrome. Sleep Med 2010;11 (6):512–519.

Allen RP, Earley CJ. Restless legs syndrome: a review of clinical and pathophysiologic features. J Clin Neurophysiol 2001;18 (2):128–147.

Allen RP, Picchietti D, Hening WA, Trenkwalder C, Walters AS, Montplaisi J; Restless Legs Syndrome Diagnosis and Epidemiology workshop at the National Institutes of Health; International Restless Legs Syndrome Study Group.Restless legs syndrome: diagnostic criteria, special considerations, and epidemiology. A report from the restless legs syndrome diagnosis and epidemiology workshop at the National Institutes of Health. Sleep Med 2003Mar;4 (2):101–119.

Arens R, Wright B, Elliott J, Zhao H, Wang PP, Brown LW, Namey T, Kaplan P. Periodic limb movement in sleep in children with Williams syndrome. J Pediatr 1998;133 (5):670–674.

Aukerman MM, Aukerman D, Bayard M, Tudiver F, Thorp L, Bailey B. Exercise and restless legs syndrome: a randomized controlled trial. J Am Board Fam Med 2006;19: 487–493.

Bara-Jimenez W, Aksu M, Graham B, Sato S, Hallett M. Periodic limb movements in sleep: state-dependent excitability of the spinal flexor reflex. Neurology 2000;54 (8): 1609–1616.

Benes H, Heinrich CR, Ueberall MA, Kohnen R. Long-term safety and efficacy of cabergoline for the treatment of idiopathic restless legs syndrome: results from an open-label 6-month clinical trial. Sleep 2004;27 (4):674–682.

Benes H, Kurella B, Kummer J, Kazenwadel J, Selzer R, Kohnen R. Rapid onset of action of levodopa in restless legs syndrome: a double-blind, randomized, multicenter, crossover trial. Sleep 1999;22 (8):1073–1081.

Benes H. Transdermal lisuride: short-term efficacy and tolerability study in patients with severe restless legs syndrome. Sleep Med. 2006;7 (1):31–35.

Berger K, Luedemann J, Trenkwalder C, John U, Kessler C. Sex and the risk of restless legs syndrome in the general population. Arch Intern Med 2004;164 (2):196–202.

Bliwise DL, Freeman A, Ingram CD, Rye DB, Chakravorty S, Watts RL. Randomized, double-blind, placebo-controlled, short-term trial of ropinirole in restless legs syndrome. Sleep Med 2005;6 (2):141–147.

Carelli G, Krieger J, Calvi-Gries F, Macher JP. Periodic limb movements and obstructive sleep apneas before and after continuous positive airway pressure treatment. J Sleep Res 1999;8 (3):211–216.

Chervin RD, Archbold KH, Dillon JE, Pituch KJ, Panahi P, Dahl RE, Guilleminault C. Associations between symptoms of inattention, hyperactivity, restless legs, and periodic leg movements. Sleep 2002;25 (2):213–218.

Collado-Seidel V, Kazenwadel J, Wetter TC, Kohnen R, Winkelmann J, Selzer R, Oertel WH, Trenkwalder C. A controlled study of additional sr-L-Dopa in L-Dopa-responsive restless legs syndrome with late-night symptoms. Neurology 1999;52 (2):285–290.

Cornelius JR, Tippmann-Peikert M, Slocumb NL, Frerichs CF, Silber MH. Impulse control disorders with the use of dopaminergic agents in restless legs syndrome: a case-control study. Sleep 2010;33 (1):81–87.

Culpepper WJ, Badia P, Shaffer JI. Time-of-night patterns in PLMS activity. Sleep 1992;15 (4):306–311.

Davies L, King PJ, Leicester J, Morris JG. Recumbent tic. Mov Disord 1992;7 (4):359–363.

Davis BJ, Rajput A, Rajput ML, Aul EA, Eichhorn GR. A randomized, double-blind placebo-controlled trial of iron in restless legs syndrome. Eur Neurol 2000;43 (2): 70–75.

Earley CJ, Allen RP. Pergolide and carbidopa/levodopa treatment of the restless legs syndrome and periodic leg movements in sleep in a consecutive series of patients. Sleep 1996;19 (10):801–810.

Ebersbach G, Schelosky L, Schenkel A, Scholz U, Poewe W. Unilateral painful legs and moving toes syndrome with moving fingers – evidence for distinct oscillators. Mov Disord 1998;13 (6):965–968.

Ehrenberg BL, Eisensehr I, Corbett KE, Crowley PF, Walters AS. Valproate for sleep consolidation in periodic limb movement disorder. J Clin Psychopharmacol 2000; 20 (5):574–578.

García-Borreguero D, Allen RP, Kohnen R, Högl B, Trenkwalder C, Oertel W, Hening WA, Paulus W, Rye D, Walters A, Winkelmann J, Earley CJ; International Restless Legs Syndrome Study Group. Diagnostic standards for dopaminergic augmentation of restless legs syndrome: report from a World Association of Sleep Medicine-International Restless Legs Syndrome Study Group consensus conference at the Max Planck Institute. Sleep Med 2007;8 (5):520–530.

García-Borreguero D, Larrosa O, de la Llave Y, Verger K, Masramon X, Hernandez G. Treatment of restless legs syndrome with gabapentin: a double-blind, cross-over study. Neurology 2002;59 (10):1573–1579.

García-Borreguero D, Larrosa O, Williams AM, Albares J, Pascual M, Palacios JC, Fernandez C. Treatment of restless legs syndrome with pregabalin: a double-blind, placebo-controlled study. Neurology 2010;74 (23):1897–1904.

Grote L, Leissner L, Hedner J, Ulfberg J. A randomized, double-blind, placebo controlled, multi-center study of intravenous iron sucrose and placebo in the treatment of restless legs syndrome. Mov Disord 2009;24 (10):1445–1452.

Gudbjornsson B, Broman JE, Hetta J, Hallgren R. Sleep disturbances in patients with primary Sjogren's syndrome. Br J Rheumatol 1993;32 (12):1072–1076.

Happe S, Klosch G, Saletu B, Zeitlhofer J. Treatment of idiopathic restless legs syndrome (RLS) with gabapentin. Neurology 2001;57 (9):1717–1719.

Happe S, Sauter C, Klosch G, Saletu B, Zeitlhofer J. Gabapentin versus ropinirole in the treatment of idiopathic restless legs syndrome. Neuropsychobiology 2003;48 (2):82–86.

Hartmann M, Pfister R, Pfadenhauer K. Restless legs syndrome associated with spinal cord lesions. J Neurol Neurosurg Psychiatry 1999;66 (5):688–689.

Hening WA, Walters A, Kavey N, Gidro-Frank S, Cote L, Fahn S. Dyskinesias while awake and periodic movements in sleep in restless legs syndrome: treatment with opioids. Neurology 1986;36 (10):1363–1366.

Högl B, Frauscher B, Seppi K, Ulmer H, Poewe W. Transient restless legs syndrome after spinal anesthesia: a prospective study. Neurology 2002;59 (11):1705–1707.

Larsen S, Telstad W, Sorensen O, Thom E, Stensrud P, Nyberg-Hansen R. Carbamazepine therapy in restless legs. Discrimination between responders and non-responders. Acta Med Scand 1985;218 (2):223–237.

Lauerma H, Markkula J. Treatment of restless legs syndrome with tramadol: an open study. J Clin Psychiatry 1999;60 (4):241–244.

Layzer RB. Hot feet: erythromelalgia and related disorders. J Child Neurol 2001;16 (3):199–202.

Lin SC, Kaplan J, Burger CD, Fredrickson PA. Effect of pramipexole in treatment of resistant restless legs syndrome. Mayo Clin Proc 1998;73 (6):497–500.

Manconi M, Govoni V, De Vito A, Economou NT, Cesnik E, Casetta I, Mollica G, Ferini-Strambi L, Granieri E. Restless legs syndrome and pregnancy. Neurology 2004; 63 (6):1065–1069.

Moccia M, Pellecchia MT, Erro R, Zingone F, Marelli S, Barone DG, Ciacci C, Strambi LF, Barone P. Restless legs syndrome is a common feature of adult celiac disease. Mov Disord 2010;25 (7):877–881.

Montplaisir J, Boucher S, Poirier G, Lavigne G, Lapierre O, Lesperance P. Clinical, polysomnographic, and genetic characteristics of restless legs syndrome: a study of 133 patients diagnosed with new standard criteria. Mov Disord 1997;12 (1):61–65.

Mrowka M, Jobges M, Berding G, Schimke N, Shing M, Odin P. Computerized movement analysis and beta-CIT-SPECT in patients with restless legs syndrome. J Neural Transm 2005;112 (5):693–701.

O'Keeffe ST, Gavin K, Lavan JN. Iron status and restless legs syndrome in the elderly. Age Ageing 1994;23 (3): 200–203.

Oertel WH, Benes H, Garcia-Borreguero D, Högl B, Poewe W, Montagna P, Ferini-Strambi L, Sixel-Döring F, Trenkwalder C, Partinen M, Saletu B, Polo O, Fichtner A, Schollmayer E, Kohnen R, Cassel W, Penzel T, Stiasny-Kolster K. Rotigotine transdermal patch in moderate to severe idiopathic restless legs syndrome: a randomized, placebo-controlled polysomnographic study. Sleep Med 2010;11 (9):848–856.

Ondo W, Tan EK, Mansoor J. Rheumatologic serologies in secondary restless legs syndrome. Mov Disord 2000;15 (2):321–323.

Ondo WG, Dat Vuong K, Khan H, Atassi F, Kwak C, Jankovic J. Daytime sleepiness and other sleep disorders in Parkinson's disease. Neurology 2001;57 (8): 1392–1396.

Pellecchia MT, Vitale C, Sabatini M, Longo K, Amboni M, Bonavita V, Barone P. Ropinirole as a treatment of restless legs syndrome in patients on chronic hemodialysis: an open randomized crossover trial versus levodopa sustained release. Clin Neuropharmacol 2004;27 (4): 178–181.

Picchietti DL, Walters AS. Moderate to severe periodic limb movement disorder in childhood and adolescence. Sleep 1999;22 (3):297–300.

Pittock SJ, Parrett T, Adler CH, Parisi JE, Dickson DW, Ahlskog JE. Neuropathology of primary restless leg syndrome: absence of specific tau- and alpha-synuclein pathology. Mov Disord 2004;19 (6):695–699.

Rau C, Hummel F, Gerloff C. Cortical involvement in the generation of »involuntary« movements in restless legs syndrome. Neurology 2004;62 (6):998–1000.

Saletu M, Anderer P, Saletu-Zyhlarz G, Prause W, Semler B, Zoghlami A, Gruber G, Hauer C, Saletu B. Restless legs syndrome (RLS) and periodic limb movement disorder (PLMD): acute placebo-controlled sleep laboratory studies with clonazepam. Eur Neuropsychopharmacol 2001;11 (2):153–161.

Salih AM, Gray RE, Mills KR, Webley M. A clinical, serological and neurophysiological study of restless legs syndrome in rheumatoid arthritis. Br J Rheumatol 1994; 33(1):60–63.

Schmidauer C, Sojer M, Seppi K, Stockner H, Hogl B, Biedermann B, Brandauer E, Peralta CM, Wenning GK, Poewe W. Transcranial ultrasound shows nigral hypoechogenicity in restless legs syndrome. Ann Neurol 2005;58 (4):630–634.

Schormair B, Kemlink D, Roeske D, Eckstein G, Xiong L, Lichtner P, Ripke S, et al. PTPRD (protein tyrosine phosphatase receptor type delta) is associated with restless legs syndrome. Nat Genet 2008;40 (8):946–948.

Schormair B, Winkelmann J. Genetics of Restless Legs Syndrome – mendelian, complex and everything in between. Sleep Medicine Clinics 2011; in press.

Silber MH, Girish M, Izurieta R. Pramipexole in the management of restless legs syndrome: an extended study. Sleep 2003;26 (7):819–821.

Staedt J, Wassmuth F, Ziemann U, Hajak G, Ruther E, Stoppe G. Pergolide: treatment of choice in restless legs syndrome (RLS) and nocturnal myoclonus syndrome (NMS). A double-blind randomized crossover trial of pergolide versus L-Dopa. J Neural Transm 1997;104(4–5):461–468.

Stiasny-Kolster K, Benes H, Peglau I, Hornyak M, Holinka B, Wessel K, Emser W, Leroux M, Kohnen R, Oertel WH. Effective cabergoline treatment in idiopathic restless legs syndrome. Neurology 2004a;63 (12):2272–2279.

Stiasny-Kolster K, Kohnen R, Möller JC, Trenkwalder C, Oertel WH. Validation of the »L-DOPA test« for diagnosis of restless legs syndrome. Mov Disord 2006 (9): 1333–1339.

Stiasny-Kolster K, Mignot E, Ling L, Moller JC, Cassel W, Oertel WH. CSF hypocretin-1 levels in restless legs syndrome. Neurology 2003;61 (10):1426–1429.

Stiasny-Kolster K, Moller JC, Zschocke J, Bandmann O, Cassel W, Oertel WH, Hoffmann GF. Normal dopaminergic and serotonergic metabolites in cerebrospinal fluid and blood of restless legs syndrome patients. Mov Disord 2004b;19 (2):192–196.

Stiasny-Kolster K, Oertel WH. Low-dose pramipexole in the management of restless legs syndrome. An open label trial. Neuropsychobiology 2004;50 (1):65–70.

Tison F, Crochard A, Leger D, Bouee S, Lainey E, El Hasnaoui A. Epidemiology of restless legs syndrome in French adults: a nationwide survey: the INSTANT Study. Neurology 2005;65 (2):239–246.

Trenkwalder C, Benes H, Poewe W, Oertel WH, Garcia-Borreguero D, de Weerd AW, Ferini-Strambi L, Montagna P, Odin P, Stiasny-Kolster K, Högl B, Chaudhuri KR, Partinen M, Schollmayer E, Kohnen R; SP790 Study Group. Efficacy of rotigotine for treatment of moderate-to-severe restless legs syndrome: a randomised, double-blind, placebo-controlled trial. Lancet Neurol 2008;7 (7):595–604.

Trenkwalder C, Collado Seidel V, Kazenwadel J, Wetter TC, Oertel W, Selzer R, Kohnen R. One-year treatment with standard and sustained-release levodopa: appropriate long-term treatment of restless legs syndrome? Mov Disord 2003;18 (10):1184–1189.

Trenkwalder C, Garcia-Borreguero D, Montagna P, Lainey E, de Weerd AW, Tidswell P, Saletu-Zyhlarz G, Telstad W, Ferini-Strambi L. Therapy with Ropiunirole; Efficacy and Tolerability in RLS 1 Study Group. Ropinirole in the treatment of restless legs syndrome: results from the TREAT RLS 1 study, a 12 week, randomised, placebo controlled study in 10 European countries. J Neurol Neurosurg Psychiatry 2004;75 (1):92–97.

Trenkwalder C, Hundemer HP, Lledo A, Swieca J, Polo O, Wetter TC, Ferini-Strambi L, de Groen H, Quail D, Brandenburg U; PEARLS Study Group. Efficacy of pergolide in treatment of restless legs syndrome: the PEARLS Study. Neurology 2004 Apr 27;62 (8):1391–1397.

Trenkwalder C, Stiasny K, Pollmacher T, Wetter T, Schwarz J, Kohnen R, Kazenwadel J, Kruger HP, Ramm S, Kunzel M, et al. L-Dopa therapy of uremic and idiopathic restless legs syndrome: a double-blind, crossover trial. Sleep 1995;18 (8):681–688.

Trenkwalder C, Walters AS, Hening WA, Chokroverty S, Antonini A, Dhawan V, Eidelberg D. Positron emission tomographic studies in restless legs syndrome. Mov Disord 1999;14 (1):141–145.

Trenkwalder C, Wetter TC, Stiasny K, Clarenbach P. Restless legs syndrome and periodic limb movements in sleep. Nervenarzt 2001;72 (6):425–436.

Turjanski N, Lees AJ, Brooks DJ. Striatal dopaminergic function in restless legs syndrome: 18F-dopa and 11C-raclopride PET studies. Neurology 1999;52 (5):932–937.
Vahedi H, Kuchle M, Trenkwalder C, Krenz CJ. Peridural morphine administration in restless legs status. Anasthesiol Intensivmed Notfallmed Schmerzther 1994;29 (6):368–370.
Voderholzer U, Muller N, Haag C, Riemann D, Straube A. Periodic limb movements during sleep are a frequent finding in patients with Gilles de la Tourette's syndrome. J Neurol 1997;244 (8):521–526.
Walters A, Hening W, Cote L, Fahn S. Dominantly inherited restless legs with myoclonus and periodic movements of sleep: a syndrome related to the endogenous opiates? Adv Neurol 1986;43:309–319.
Walters AS, Hickey K, Maltzman J, Verrico T, Joseph D, Hening W, Wilson V, Chokroverty S. A questionnaire study of 138 patients with restless legs syndrome: the »Night-Walkers« survey. Neurology 1996; 46 (1):92–95.
Walters AS, Ondo WG, Dreykluft T, Grunstein R, Lee D, Sethi K; TREAT RLS 2 (Therapy with Ropinirole: Efficacy And Tolerability in RLS 2) Study Group. Ropinirole is effective in the treatment of restless legs syndrome. TREAT RLS 2: a 12-week, double-blind, randomized, parallel-group, placebo-controlled study. Mov Disord 2004;19 (12):1414–1423.
Walters AS, Rye DB. Review of the relationship of restless legs syndrome and periodic limb movements in sleep to hypertension, heart disease, and stroke. Sleep 2009;32 (5):589–597.
Walters AS, Wagner ML, Hening WA, Grasing K, Mills R, Chokroverty S, Kavey N. Successful treatment of the idiopathic restless legs syndrome in a randomized double-blind trial of oxycodone versus placebo. Sleep 1993;16 (4):327–332.
Walters AS, Winkelmann J, Trenkwalder C, Fry JM, Kataria V, Wagner M, Sharma R, Hening W, Li L. Long-term follow-up on restless legs syndrome patients treated with opioids. Mov Disord 2001;16 (6):1105–1109.
Wetter TC, Collado-Seidel V, Pollmacher T, Yassouridis A, Trenkwalder C. Sleep and periodic leg movement patterns in drug-free patients with Parkinson's disease and multiple system atrophy. Sleep 2000;23 (3):361–367.
Winkelman JW, Chertow GM, Lazarus JM. Restless legs syndrome in end-stage renal disease. Am J Kidney Dis 1996;28 (3):372–378.
Winkelman JW, Johnston L. Augmentation and tolerance with long-term pramipexole treatment of restless legs syndrome (RLS). Sleep Med 2004;5 (1):9–14.
Winkelmann J, Prager M, Lieb R, Pfister H, Spiegel B, Wittchen HU, Holsboer F, Trenkwalder C, Strohle A. »Anxietas tibiarum«. Depression and anxiety disorders in patients with restless legs syndrome. J Neurol 2005b; 252 (1):67–71.
Winkelmann J, Schormair B, Lichtner P, Ripke S, Xiong L, Jalilzadeh S, Fulda S, et al. Genome-wide association study of restless legs syndrome identifies common variants in three genomic regions. Nat Genet 2007;39 (8): 1000–1006.
Winkelmann J, Stautner A, Samtleben W, Trenkwalder C. Long-term course of restless legs syndrome in dialysis patients after kidney transplantation. Mov Disord 2002; 17 (5):1072–1076.
Winkelmann J, Wetter TC, Collado-Seidel V, Gasser T, Dichgans M, Yassouridis A, Trenkwalder C. Clinical characteristics and frequency of the hereditary restless legs syndrome in a population of 300 patients. Sleep 2000;23 (5):597–602.
Zucconi M, Coccagna G, Petronelli R, Gerardi R, Mondini S, Cirignotta F. Nocturnal myoclonus in restless legs syndrome effect of carbamazepine treatment. Funct Neurol 1989;4 (3):263–271.

I 11 Myoklonien

von H. Topka und F. Asmus

I 11.1 Klinik

Myoklonien sind plötzlich auftretende unwillkürliche, kurzdauernde Muskelkontraktionen (meist < 200 ms), die entweder als positiver Myoklonus mit Bewegungseffekt oder als kurze Unterdrückung tonischer Muskelaktivität imponieren (negativer Myoklonus, Asterixis). Myoklonien können irregulär oder rhythmisch auftreten. Sie beruhen auf einer Übererregung umschriebener Nervenzellpopulationen im Kortex, Hirnstamm, dem Spinalmark oder – selten – peripherer Nerven. Myoklonien können auch physiologisch auftreten, z. B. Einschlaf- oder Aufwachmyoklonien, Singultus, Zusammenschrecken. Myoklonien stellen im pathologischen Fall meist das Symptom einer zugrunde liegenden neurologischen oder systemischen Erkrankung dar. Idiopathische und monogenetische Myoklonie-Syndrome (z. B. die Myoklonusepilepsie, EPM1) sind sehr selten. Myoklonien sind immer einfache Bewegungen und unterscheiden sich darin von anderen unwillkürlichen Bewegungen wie Dystonien oder choreatiformen Bewegungen. Myoklonien können eine umschriebene Gruppe von Muskeln betreffen, generalisiert auftreten, symmetrisch oder asymmetrisch verteilt sein oder multifokal in verschiedenen, nicht zusammenhängenden Muskelgruppen auftreten. Myoklonien treten spontan auf, können aber auch durch Willkürbewegungen (Aktionsmyoklonien) oder multimodale sensorische Stimuli (Reflexmyoklonus) ausgelöst werden. Sie können einem Tremor ähneln, die Differenzierung zwischen einem Tremor und rhythmischen Myoklonien kann schwierig oder gar unmöglich sein. Positive Myoklonien sind von unwillkürlicher elektromyographischer Aktivität in den betroffenen Muskeln begleitet, abrupte Unterbrechungen der Willküraktivität durch die Aktivierung inhibitorischer Schaltkreise führen zu negativen Myoklonien (Syn.: Asterixis).

Nur extrem selten treten echte Myoklonien bei Erkrankungen des peripheren Nervensystems auf. Zu unterscheiden sind Faszikulationen, die auf einer spontanen Entladung einzelner motorischer Einheiten beruhen, sowie Myokymien, die in der Regel als irreguläre Oszillationen eines Muskels imponieren. Der Spasmus hemifacialis (s. Kap. I 5), der auf einer ephaptischen Transmission, d. h. einer Signalübertragung außerhalb einer Synapse, im proximalen Anteil des N. facialis beruht, ist ebenfalls durch kurzzeitige Zuckungen der Lidschlussmuskulatur gekennzeichnet und kann als eine Form eines peripheren Myoklonus angesehen werden.

Myoklonien treten entweder isoliert oder gemeinsam mit anderen neurologischen Symptomen auf. Das Ausmaß der Beeinträchtigung der Patienten variiert sehr stark. Ausgeprägte Myoklonien können willkürliche Bewegungen und damit die Bewältigung des Alltags vollkommen unmöglich machen. Bei sehr ausgeprägten Myoklonus-Syndromen können die Nahrungsaufnahme, das Sprechen oder Gehen erheblich beeinträchtigt sein.

Die Einordnung von Myoklonien kann verwirrend sein, da nebeneinander Klassifikationen existieren, die verschiedene Aspekte der Myoklonien hervorheben. Zwar ist eine ätiologische Zuordnung (vgl. **Tab. I 11.2**) anzustreben, aus pragmatischen Gründen sind aber Einteilungen, die die Phänomenologie und damit meist den vermuteten Entstehungsort in den Vordergrund stellen, hilfreicher (vgl. **Tab. I 11.1**). Dies liegt vor allem daran, dass die Klassifikation nach ätiologischen Gesichtspunkten sehr komplex und daher im praktischen Alltag sehr unhandlich ist. Wesentlich einfacher ist es, sich zunächst von phänomenologischen Gesichtspunkten leiten zu lassen. Gelingt die ätiologische Klärung, kann möglicherweise die Grunderkrankung behandelt werden, kommt eine symptomatische Behandlung in Betracht, wird diese im Wesentlichen vom vermutlichen Entstehungsort der Myoklonien geleitet. Die früher gebräuchliche Einteilung in epileptische und nicht-epileptische Formen hat nur noch untergeordnete Bedeutung im klinischen Alltag.

Idiopathische Myoklonieformen sind sehr selten. Zur Einordnung der wesentlich häufigeren symptomatischen Formen sind umfassende neurologische und laborchemische Untersuchungen erforderlich, häufig auch eine Liquoruntersuchung, bildgebende und elektrophysiologische Untersuchungen.

Einen Überblick über mögliche Ätiologien von Myoklonien gibt **Tab. I 11.2**.

I 11.1.1 Elektrophysiologische Charakteristika verschiedener Myoklonieformen

Neben klinischen Kriterien können elektrophysiologische für die Identifikation des Entstehungsorts hilfreich sein. In Betracht kommt die elektromyographische (EMG-)Polygraphie, bei der die EMG-Aktivität mit Oberflächenelektroden von der betroffenen Muskulatur abgeleitet wird, das Elektroenzephalogramm (EEG), das bei kortikalen Myoklonien auffällige Befunde zeigen kann, somatosensibel-evozierte Potenziale (SEP) und die EEG-EMG-Korrelation, wie sie im Backaveraging-Verfahren eingesetzt wird. Bei diesem Verfahren werden gleichzeitige EEG- und EMG-Ableitungen aufgezeichnet, die erlauben, den kortikalen Ursprung von Myoklonien zu belegen.

SEPs erlauben den Nachweis einer gesteigerten kortikalen Exzitabilität gegenüber somatosensorischen

Tab. I 11.1: Klassifikationen der Myoklonien

Phänomenologisch	topische Verteilung	fokal segmental multifokal axial bilateral generalisiert
	zeitliches Muster	irregulär rhythmisch synchron sequenziell
	Aktivierungsmuster	spontan aktionsinduziert stimulus-sensitiv reflexgetriggert positiv oder negativ (Asterixis)
Entstehungsort	kortikal	fokal oder multifokal, aktionsinduziert, stimulus-sensitiv, reflexgetriggert, EMG-Bursts < 50 ms, positive EEG-EMG-Korrelation im back-averaging, Riesen-SEP, ggf. path. EEG
	subkortikal (Hirnstamm, Formatio reticularis)	meist generalisiert, synchron, axial, stimulus-sensitiv, EMG: rostro-kaudale Ausbreitung, EEG unauffällig, keine EEG-EMG-Korrelation, keine Riesen-SEP, Dauer meist 25–300 ms
	spinal	spinal segmental oder propriospinale Formen, spinalen Segmenten zuzuordnen, EMG-Ausbreitungsmuster zur Lokalisation hilfreich
	peripher	Verteilung entsprechend peripherem Nerven, Plexus oder Nervenwurzel
Ätiologisch	physiologisch symptomatisch in Assoziation mit anderen Erkrankunger essenziell psychogen	z. B. Singultus, Erschrecken z. B. bei Urämie, Hepatopathie z. B. Epilepsie, Dystonie, Demenz z. B. idiopathischer hereditäre Formen

Stimuli (Riesenpotenziale). Bei kortikalen Reflexmyoklonien zeigt das Elektroenzephalogramm eine umschriebene positiv-negative Potenzialschwankung über dem kontralateralen sensorimotorischen Kortex, die spontanen oder reflexinduzierten Myoklonien vorausgeht. Sind Hirnnerven beteiligt, ist die Reihenfolge der zeitlich abgestuften Aktivierung der betroffenen Muskulatur interessant (z. B. M. masseter – M. orbicularis oculi – M. sternocleidomastoideus bei Generator im oberen Hirnstamm. Retikuläre Reflexmyoklonien sind durch sehr kurze elektromyographische Entladungen von häufig nur 10–30 ms Dauer charakterisiert und werden durch sensorische Stimuli, wie leichtes Berühren oder durch Willkürbewegungen ausgelöst. Ein Korrelat im EEG fehlt meist. Bei primär generalisierten epileptischen Myoklonien findet sich im EEG eine langsame, bilaterale fronto-zentrale auftretende Negativierung. (Für eine Übersicht der Einsatzmöglichkeiten elektrophysiologischer Myokloniediagnostik und Beispielableitungen vgl. Meinck 2007.)

I 11.2 Epidemiologie und Verlauf

Die große Zahl der verschiedenen Formen von Myoklonien und die ausgesprochene Heterogenität ihrer Ätiologie machen allgemeine Aussagen zur Häufigkeit sehr schwierig. Ohne weitere Differenzierung wird für alle Formen von Myoklonien in jüngeren epidemiologischen Arbeiten eine Prävalenz von 8,6/100 000 Einwohner und eine jährliche Inzidenz von 1,3/100 000 Einwohner angegeben (Caviness et al. 1999). Da die meisten Myoklonus-Syndrome symptomatischer Genese sind, ist der Verlauf durch die Grundkrankheit bestimmt. Auf die verfügbaren Daten zur Epidemiologie und zum Verlauf wird bei den jeweiligen Krankheitsentitäten eingegangen.

I 11.3 Therapeutische Prinzipien

Da den verschiedenen Myoklonieformen keine einheitliche Ätiologie zugrunde liegt, lassen sich auch keine einheitlichen kausalen Therapieempfehlungen formulieren. Gelingt es, die Ätiologie nachzuweisen, sollte versucht werden, die verantwortliche Grunderkrankung zu behandeln. In vielen Fällen gelingt dies jedoch nicht oder es handelt sich um eine nicht kausal behandelbare Grunderkrankung, sodass eine symptomatische Therapie in Betracht kommt. Mittlerweile wird als wesentliches Kriterium für die Auswahl des therapeutischen Vorgehens der vermutete Entstehungsort der Myoklonien angesehen, insbesondere da Entstehungsort und pathophysiologische Muster eng korrelieren (Dijk und Tijssen 2010, Caviness 2009, 2007, Agarwal und Frucht 2003).

I 11.3.1 Myoklonien kortikalen Ursprungs

Zu den kortikalen Myoklonien gehören beispielsweise akute und chronische posthypoxische Myo-

Tab. I 11.2: Ätiologie von Myoklonien

Physiologisch Singultus Physiologische Schreckreaktion Myoklonien bei Sport, Orgasmus, Angst Einschlafmyoklonien (»hypnic jerks«) Benigne neonatale Schlafmyoklonien Benigne infantile Myoklonien beim Füttern	**Weitere Speichererkrankungen** GM2 Gangliosidose (Tay-Sachs) Zeroidlipofuscinose (Batten) Sialidose (cherry-red-spot-Myoklonus Syndrom) M. Gaucher Type 3 (Subakute Neuronopathie) Globoidzell-Leukodystrophie Krabbe **Mitochondropathien (z. B. MERFF)**	**Infektiöse und immunvermittelte Erkrankungen** Herpes-simplex-Enzephalitis Coxsackie-Enzephalitis Subakute sklerosierende Panenzephalitis (SSPE) HIV-Enzephalopathie West-Nil-Virus-Erkrankung Syphilis Malaria
Idiopathische Myoklonus-Syndrome Essenzieller Myoklonus Myoklonus-Dystonie (DYT11) Segmentaler Myoklonus Propriospinaler Myoklonus Palataler Myoklonus Übersteigerte Schreckreaktionen (sporadisch, Hyperekplexie GLRA1) Nächtliche Myoklonien Periodische (Bein-)Bewegungen im Schlaf	**Spinozerebelläre Degenerationen** SCA 2 > 1, 3; 6, 7, 8 und 14 selten Friedreich Ataxie Ataxia teleangiectatica **Basalganglienerkrankungen** Idiopathisches Parkinson-Syndrom Multisystematrophie (MSA) Dentato-Rubro-Pallido-Luysische Atrophie Kortikobasale Degeneration (CBD) Chorea Huntington	Opsoklonus-Myoklonus Syndrom (s. a. paraneoplastische S.) Progressive Enzephalitis mit Rigidität und Myoklonien (PERM) Gluten-sensitive Enteropathie (Zöliakie) **Intoxikationen** Wismut Schwermetalle Methylbromid
Negativer Myoklonus – Asterixis Asterixis bei hepatischer/urämischer Enzephalopathie Medikamentös **Epileptische Myoklonien** Isolierte epileptische Myoklonien Epilepsia partialis continua (Rasmussen) Idiopathischer stimulus-sensitiver Myoklonus Photosensibler Myoklonus Petit-Mal-Epilepsie mit »myoklonischen Absencen« Schwere Myoklonusepilepsie (Dravet Syndrom) Myoklonischastatische Epilepsie Juvenile Myoklonusepilepsie (Janz) Kryptogene Myoklonusepilepsie (Aicardi) Familiärer kortikaler myoklonischer Tremor mit Epilepsie (FCMTE)	Pantothenkinase-assoziierte Neurodegeneration (PKAN, früher Hallervorden-Spatz) M. Wilson Progressive supranukleäre Blickparese **Dementielle Erkrankungen** Creutzfeldt-Jakob-Erkrankung (CJD) Gerstmann-Sträussler-Scheinker-Syndrom (GSS) Demenz mit Lewy-Körperchen (DLB) M. Alzheimer Frontotemporale Demenz mit Parkinsonismus und Mutation auf Chr. 17 (FTDP–17) Rett-Syndrom Angelman-Syndrom	**Medikamentös-induzierte Myoklonien** Trizyklische Antidepressiva Kokain, LSD, Cannabis Opioide Lithium Selektive Serotonin-Wiederaufnahmehemmer (SSRI) **Metabolische Erkrankungen** Leberversagen Hyponatriämie Hypoglykämie Hyperthyreoidismus Nicht-ketotische Hyperglykämie Nierenversagen Aktionsmyoklonus-Niereninsuffizienz (AMNI) Biotinmangel
Enzephalopathien mit Myoklonien Progressive Myoklonusepilepsie (Unverricht-Lundborg, EPM1; Lafora-Einschlusskörperchen-Erkrankung)	**Physikalische Enzephalopathien** Post-traumatisch Hitzschlag Elektrotraumata Dekompressionserkrankung Post-hypoxische Enzephalopathie (Lance Adams)	**Sonstige** Dystonien Fokale ZNS-Läsionen Restless-Legs-Syndrom Psychogen

klonien, Letztere werden auch als Lance-Adams-Syndrom bezeichnet, progressive Myoklonusepilepsien oder Myoklonien im Rahmen von neurodegenerativen Erkrankungen wie der kortikobasalen Degeneration. Pathophysiologisch werden kortikale Myoklonien in der Nähe von Epilepsien gesehen. Die Mehrzahl der für die Therapie von kortikalen Myoklonien vorgeschlagenen Medikamente wird daher auch in der Behandlung von Epilepsien eingesetzt. Zu diesen Substanzen gehören Clonazepam, Valproinsäure, Primidon oder Levetiracetam. Erfahrungen bestehen außerdem mit dem Nootropikum Piracetam, einer dem Levetiracetam verwandten Substanz.

Besondere Aufmerksamkeit verdienen negative Myoklonien (Asterixis), die ebenfalls einen kortikalen Ursprung haben und nicht selten iatrogenen Ursprungs sind. Häufige Ursache sind Intoxikationen, z. B. bei der Überdosierung von Antikonvulsiva. Negative Myoklonien werden leicht übersehen, da sie nie in Ruhe, sondern nur bei anhaltender Willküraktivität, z. B. bei der fortgesetzten Hand- oder Armextension beobachtet werden können.

I 11.3.2 Subkortikale Myoklonien

Beispiele subkortikaler Myoklonien sind die Myoklonus-Dystonie, Hirnstammmyoklonien oder das Opsoklonus-Myoklonus-Syndrom. Kennzeichnend für diese Form von Myoklonien ist das schlechte Ansprechen von Antikonvulsiva. Der Serotoninvorläufer L-5-HTP soll bei einem Teil der Patienten hilfreich sein, ebenso Na-Oxybat oder L-Dopa. Clonazepam, Piracetam, Levetiracetam und Trihexyphenidyl scheinen eine geringe Wirksamkeit bei subkortikalen Myoklonien zu entfalten. Bei ausgewählten Patienten wurden auch Besserungen unter tiefer Hirnstimulation gesehen. Da dem Opsoklonus-Myoklonus-Syndrom häufig eine paraneoplastische oder immunologische Ursache zugrunde liegt, kann hier in Abhängigkeit von der Ätiologie auch der Einsatz von Rituximab oder i. v. Immunglobuinen sinnvoll sein. Der Palatomyoklonus oder der palatale Tremor kann auch mit Botulinumtoxin behandelt werden. Der orthostatische Tremor spricht bei einem Teil der Patienten auf Clonazepam an, Einzelfallberichte existieren auch für die Wirksamkeit von Gabapentin.

I 11.3.3 Spinale Myoklonien

Die medikamentöse Therapie spinaler Myoklonien, sofern keine ursächliche Behandlung möglich ist, muss bislang als enttäuschend angesehen werden. Eingesetzt wird vorwiegend Clonazepam. Vor allem bei Patienten mit dem klinischen Bild eines propriospinalen Myoklonus sollte eine psychogene Ursache in Betracht gezogen werden (van der Salm et al. 2010).

I 11.3.4 Periphere Myoklonien

Prototyp peripher generierter Myoklonien ist der Spasmus hemifacialis. Diese Erkrankung lässt sich symptomatisch sehr effektiv und nebenwirkungsarm mit der lokalen Injektion von Botulinumtoxin A behandeln (Costa et al. 2005). Weniger erfolgreich wird bei peripheren Myoklonien Carbamazepin, Gabapentin oder Baclofen eingesetzt.

I 11.3.5 Physiologische Myoklonien

In der Regel treten physiologische Myoklonien nur transient auf und beeinträchtigen den Betroffenen nur wenig. Eine pharmakologische Therapie ist dann nicht erforderlich. Falls physiologische Myoklonien jedoch sehr häufig auftreten, sollte eine symptomatische Genese ausgeschlossen werden, insbesondere beim persistierenden Singultus. Einschlafmyoklonien bestehen in kurzen, plötzlichen Zuckungen eines oder beider Beine während des Einschlafens. Die Arme sind selten betroffen. Vermutlich beruhen sie auf einer Aufwachreaktion, die über das retikuläre Aktivierungssystem vermittelt wird. Wiederholte Myoklonien in den Extremitäten gesunder Neugeborener während des Schlafs ohne begleitende EEG-Veränderungen werden als benigne neonatale Schlafmyoklonien bezeichnet. Diese Myoklonien verschwinden spontan innerhalb von 3–4 Monaten.

I 11.4 Pragmatische Therapie der Myoklonien

Sofern keine behandelbare Ursache der Myoklonien identifiziert werden kann, ist die Therapie *symptomatisch*. Es liegen nur kleine, meist offene Therapiestudien vor, die zudem oft unterschiedliche Formen von Myoklonien einbeziehen. Für nahezu alle, insbesondere die seltenen, syndromalen Myoklonieformen muss die Therapieempfehlung auf der Basis von offenen Studien oder Einzelfallberichten erfolgen (↔ – ↑).

Tab. I 11.3: Medikamente und deren Indikationen bei Myoklonien unterschiedlichen Ursprungs

	Ursprungsort der Myoklonien					
Substanz	**Kortikal**	**Subkortikal**	**Spinal**	**Peripher**	**Mittlere Erhaltungsdosis**	**Kontraindikationen/ Nebenwirkungen**
Valproat (z. B. Ergenyl®)	+++	+	n. u.	-	1 000–2 000 mg/d	Lebersynthesestörung, Thrombozytopenie, Tremor, Haarausfall, Gewichtszunahme
Primidon (z. B. Liskantin®)	++	++	n. u.	-	500–750 mg/d	Sedierung, Ataxie, reversible kognitive Defizite
Piracetam (Piracetam ratiopharm®)	+++ (posthypox. M.)	++	n. u.	n. u.	bis 16–24 g/d	reversible Leuko- und Thrombozytopenie
Levetiracetam (Keppra®)	+++ (posthypox. M.)	++	n. u.	n. u.	1 000–3 000 mg/d	Leuko- und Thrombozytopenie, psychotrope NW
Clonazepam (Rivotril®)	++	++	++	n. u.	2 mg/d	Leberdysfunktion, Engwinkelglaukom, Persönlichkeitsveränderung?
Zonisamid (Zonegran®)	++	n. u.	n. u.	n. u.	300–500 mg/die	Anorexie, Reizbarkeit, Agitation, Ataxie, Schwindel, Nierensteine
Carbamazepin (z. B. Tegretal®)	+	+	n. u.	++	bis 1200 mg/d	Leuko- u. Thrombozytopenie, Sedierung
Lamotrigin (Lamictal®)	++	n. u.	n. u.	n. u	200 mg/d	Leber-/Nierenfunktionsstörung, Dyspnoe, Hitzewallungen
Topiramat (Topamax®)	++	n. u.	n. u.	n. u.	200–400 mg/d	Gedächtnisstörungen, Gewichtsabnahme, Sprachstörungen

Eine pragmatische Entscheidung über die im Einzelfall geeignete medikamentöse Therapie muss die Ätiologie und den anatomischen Ursprung der Myoklonien im ZNS, aber auch klinische Begleitsymptome berücksichtigen. Eine Synopsis der bei unterschiedlichen Myoklonieformen eingesetzten Medikamente findet sich in **Tab. I 11.3**. Detaillierte Therapieempfehlungen zu einzelnen Krankheitsentitäten sind in den folgenden Abschnitten dargestellt.

I 11.5 Klinik und Therapie spezieller Myoklonus-Syndrome

Klinische Charakteristika, genetische Diagnostik und differenzielles therapeutisches Ansprechen ermöglichen eine differenzierte Klassifikation der Myoklonien. Die Spezifika dieser Erkrankungen werden im folgenden Abschnitt erläutert.

I 11.5.1 Idiopathische Myoklonus-Syndrome

Unter der Bezeichnung *idiopathischer (essenzieller) Myoklonus* werden Syndrome mit fokalen bis generalisierten Myoklonien subsumiert, bei denen keine epileptischen Anfälle, Demenzen oder Ataxien bestehen. Für diese Diagnose müssen symptomatische Myoklonusformen ausgeschlossen werden.
Zeigen die Patienten einen Krankheitsbeginn bis zum frühen Erwachsenenalter mit blitzartigen, v. a. durch Aktionen wie Zeichnen oder Schreiben getriggerten Myoklonien, sind häufig Mutationen im Epsilon-Sarkoglykan-Gen (*SGCE*) auf Chromosom 7q21 zu finden. Details zu dieser Erkrankung finden sich in Abschnitt I. 5.1.6.9. Sie wird als Dystonie-Plus-Syndrom kategorisiert, auch wenn bei einzelnen Mutationsträgern keine oder minimale Dystonien auftreten.
Als idiopathische oder neurodegenerative geriatrische Erkrankung präsentieren sich die orthostatischen Myoklonien (Glass et al. 2007). Im Oberflächen-EMG der Wadenmuskulatur zeigen sich myoklonische, oft tremorartige Bursts kurzer Dauer mit Frequenzen um 10 Hz v. a. in aufrechter Körperposition. Die Erwägung orthostatischer Myoklonien als Ursache einer Gangstörung im Alter ist v. a. deswegen wichtig, da hier kasuistisch von einem Ansprechen auf Clonazepam berichtet wurde (↔, A) und die Gabe von Benzodiazepinen sonst bei sturzgefährdeten Patienten kontraindiziert ist.
Spinale segmentale Myoklonien (SSM) sind auf ein oder zwei benachbarte spinale Segmente begrenzt. Meist ist die Ursache eine strukturelle Läsion, weshalb eine dezidierte Bildgebung der Wirbelsäule erfolgen muss. Die häufig rhythmischen Myoklonien können auch im Schlaf persistieren (Esposito et al. 2009).
Im Gegensatz dazu können Zuckungen beim propriospinalen Myoklonus (PSM) auch in von einem hypothetischen »spinalen Generator« entfernten Myotomen entlang propriospinaler Bahnen auftreten und sind regelhaft nicht rhythmisch.
Differentialdiagnostisch muss bei beiden Myoklonusformen eine psychogene Ätiologie erwogen werden, da die elektrophysiologischen Charakteristika von PSMen auch willkürlich erzeugt werden können (Esposito et al. 2009, Kang und Sohn 2006).
Vorschläge für differentialdiagnostische Kriterien beruhen auf kleinen Fallserien (↔, A), insbesondere die Zunahme der Myoklonien im Liegen bei bis zu 80 % der PSM-Patienten, sensible Symptome kurz vor dem Beginn der Myoklonien und eine Zunahme der Intensität der Myoklonien in Einschlafphasen (Roze et al. 2009). Die Differenzierung zu psychogenen Myoklonien kann bei nur intermittierendem Auftreten der Myoklonien sehr schwierig sein. Bei einer Burst-Dauer der Myoklonien unter 75 ms kann ein willkürlicher Ursprung der Bewegungsstörung elektrophysiologisch ausgeschlossen werden (Esposito et al. 2009). Jedoch zeigen sich auch bei organischen Myoklonien häufig länger andauernde Bursts. Das Registrieren eines Bereitschaftspotenzials (BP) vor dem EMG-Burst der Myoklonien gilt allgemein als Kennzeichen von psychogenen Myoklonien. Tritt ein BP nur bei der willkürlichen Imitation der Bewegungsstörung auf, nicht aber beim Auftreten der Myoklonien selbst, ist dies ein sicherer Hinweis auf einen organischen Myoklonus (Esposito et al. 2009).
Zur Diagnostik segmentaler und propriospinaler Myoklonien gehört eine MRT-Bildgebung der Neuroachse, da die symptomatischen Ursachen segmentaler Myoklonien vielfältig sind und von Rückenmarktumoren bis zu demyelinisierenden Erkrankungen reichen. Neuere MR-Techniken, wie die Diffusions-Tensor-Bildgebung (DTB), können den Nachweis von Läsionen der Rückenmarkbahnen erbringen, auch wenn diese mit herkömmlichen MR-Sequenzen nicht nachweisbar sind (↑) (Roze et al. 2009). Liegt keine behandelbare Grunderkrankung vor, kann eine symptomatische Therapie mit Levetiracetam, Clonazepam, Valproat oder Zonisamid (für alle: ↔, B) (Roze et al. 2009) begonnen werden.
Der *palatale Myoklonus (PM)* wird wegen seiner rhythmischen, im Schlaf persistierenden Aktivität von 1–3 Hz auch als palataler Tremor bezeichnet (Deuschl et al. 1994). Bei dieser häufigsten Form eines segmentalen Myoklonus liegen die Läsionen im Guillain-Mollaret-Dreieck (Olive – Ncl. dentatus – Ncl. ruber), weshalb diese Patienten häufig Tremores oder Ataxien als Zusatzsymptome aufweisen. Beim idiopathischen PM entsteht durch die myoklonische Aktivität des M. tensor veli palatini ein klickendes Ohrgeräusch, das für die Patienten sehr störend sein kann. Die Behandlung des PM ist schwierig. Fallserien dokumentieren einen positiven Effekt lokaler Botulinumtoxin-Injektionen (↔, A). Nebenwirkungen wie nasales Sprechen oder eine velopharyngeale Insuffizienz mit v. a. Flüssigkeitsregurgitation sind dosisabhängig und in der Hand erfahrener Behandler selten (Penney et al. 2006, Krause et al. 2010).
Schreckreaktionen (Startle) stellen physiologische Verhaltensmuster dar. Bei einer *verstärkten Schreckreaktion* triggern für den Gesunden unterschwellige Reize Schreckreaktionen (Matsumoto 1992). Das Spektrum der Startle-Syndrome reicht von monogenetisch verursachten Erkrankungen wie der *hereditären Hyperekplexie (HH)* bis zu regional und kulturell begrenzt vorkommenden Phänomenen wie dem Latah-Syndrom in Indonesien oder dem »Jumping Frenchman of Maine«-Syndrom (Davies et al. 2010, Tanner et al. 2001, Saint-Hilaire und Saint-Hilaire 2001).

Die »Major«-Form der HH zeigt neben der exzessiven Startle-Reaktion und neben gesteigerten Einschlafmyoklonien meist eine generalisierte Steifheit i. d. R. mit Beginn direkt nach der Geburt (*Stiff-Baby-Syndrom*). Dies kann bei paroxysmaler abdominaler Hypertonie und daraus resultierender Hypoxie zu lebensbedrohlichen Zuständen führen (Davies et al. 2010). Die Tonuserhöhung als Folge der Startle-Reaktion kann bis ins Erwachsenenalter zu Stürzen führen (Tijssen et al. 2002). Bei HH wurden Mutationen in glycinergen Genen entdeckt. Bis zu 2/3 der Patienten weisen Mutationen der alpha1-Unterheinheit des postsynaptischen Glycinrezeptors (*GLRA1*) oder des Glycintransporters (*GlyT2, SLC6A5*) auf (Davies et al. 2010). Nur für Forschungsanalysen werden zusätzlich die Beta-Untereinheit des Glycinrezeptors (*GLRB*), Collybistin (*ARHGEF9*) oder Gephyrin (*GPHN*) in das Mutationsscreening mit einbezogen. Die Therapie der Wahl bei Hyperekplexie stellt die Gabe von Clonazepam (↔, A) dar. Um lebensbedrohliche Komplikationen durch die generalisierte Rigidität zu vermeiden, sollte es schon im Säuglingsalter konsequent gegeben werden (Shahar und Raviv 2004).

Myoklonien können physiologisch bei Müdigkeit, in der Einschlafphase oder während des Schlafens auftreten; es handelt sich dabei um die *Einschlafmyoklonien* und den umschriebenen fokalen (fragmentarischen) Myoklonus, der sich in Form niederamplitudiger, multifokaler Zuckungen im Bereich der Hände und des Gesichts äußert.

Zu den Schlafstörungen gehören die periodischen Extremitätenbewegungen im Schlaf (*periodic limb movements in sleep, PLMS*) auf deren Diagnostik und Therapie in Kapitel I 10 eingegangen wird.

I 11.5.2 Negativer Myoklonus – Asterixis

Der Ursprung dieser Bewegungsstörung kann sowohl *kortikal* als auch *subkortikal* sein. Als Asterixis werden negative Myoklonien bezeichnet, die meist bei toxischen Enzephalopathien auftreten. Davon abgegrenzt werden muss der negative Myoklonus als Anfallssymptom bei Epileptikern (Tassinari et al. 1998).

Epileptische negative Myoklonien werden nach Fallberichten durch Lamotrigin (Cerminara et al. 2004) bei der idiopathischen Rolando-Epilepsie, aber auch durch Carbamazepin (Oguni et al. 1998, Kubota et al. 2005) und Oxcarbazepin (Hahn et al. 2004) verstärkt. Gute therapeutische Effekt sind dokumentiert für Ethosuximid (↑, A) und für Levetiracetam (↔, B) (Gelisse et al. 2003). Bei der Differentialdiagnose unerklärter Stürze sollte auch daran gedacht werden, dass eine Asterixis rein medikamentös durch Phenytoin, Gabapentin und andere Antikonvulsiva ausgelöst sein kann (Babiy et al. 2005; Holtkamp et al. 2006) (s. Kap. I 11.5.14).

I 11.5.3 Progressive Myoklonusepilepsien

Die Erkrankungsgruppe der erblichen Progressive Myoklonusepilepsien (PME) ist klinisch wie genetisch heterogen. Epileptische Myoklonien und kortikale Aktions- und Reflexmyoklonien bestimmen das klinische Bild. Zusätzlich haben PME-Patienten meistens generalisierte klonische oder tonisch-klonische Anfälle. Aufgrund einer fortschreitenden Multisystembeteiligung kommt es insbesondere zu kognitiven Defiziten bis hin zur Demenz und häufig zu zerebellären Störungen. Früher war für die PME der Begriff Ramsay-Hunt-Syndrom (Dyssynergia cerebellaris myoclonica) geläufig. Die häufigsten Unterformen der PME sind die Unverricht-Lundborg-Erkrankung (ULE), die Lafora-Erkrankung und die Gruppe der neuronalen Zeroidlipofuszinosen. Details zu Charakteristika dieser Erkrankungen und deren Therapie sind in **Tab. I 11.4** zusammengefasst.

I 11.5.4 Nicht progressive Myoklonusepilepsien mit und ohne Enzephalopathie

Symptome einer Enzephalopathie mit meist im Vordergrund stehenden kognitiven Defiziten dominieren in dieser Erkrankungsgruppe neben den Myoklonusepilepsien. Dabei sind v. a. bei der schweren infantilen Myoklonusepilepsie (SIME, Dravet-Syndrom) und bei Lennox-Gastaut-Syndrom schwere Verläufe typisch. Details aller Syndrome in dieser Gruppe sind in **Tab. I 11.4** wiedergegeben.

Zusätzlich existieren Myoklonusepilepsie-Syndrome, die nicht progressiv verlaufen und auch keine Enzephalopathie aufweisen. Von diesen ist das Janz-Syndrom, die Juvenile Myoklonusepilepsie, die häufigste generalisierte Epilepsie.

I 11.5.5 Familiärer kortikaler myoklonischer Tremor mit Epilepsie (FCMTE)

Als *kortikaler myoklonischer Tremor* wird ein Aktions- und Haltetremor der Hände bezeichnet mit schnellen, meist rhythmischen myoklonischen Zuckungen wechselnder Amplitude, welche die klinische Abgrenzung zu einem essenziellen Tremor (ET) schwierig machen. Elektrophysiologisch gelingt wie bei kortikalen Reflexmyoklonien der Nachweis von Riesen-SSEP's bei über 80 % der Patienten (van Rootselaar et al. 2005).

Wegen phänotypischer Gemeinsamkeiten von *autosomal-dominantem kortikalem Myoklonus und Epilepsie* (ADCME), (*benigner*) *adulter familiärer Myoklonusepilepsie* (BAFME) und *familiärem essenziellem Myoklonus und Epilepsie* (FMEA), sollte einheitlich die Bezeichnung *familiärer kortikaler myoklonischer Tremor mit Epilepsie* (FCMTE) gewählt werden. Erstsymptom ist bei fast allen Patienten der »kortikale Tremor«. Epileptische Anfälle können sich gleichzeitig oder erst Jahrzehnte nach dem »Tremor« einstellen. Zusätzlich weisen Patienten, die häufig epileptische Anfälle haben, oft leichte kognitive Defizite auf.

Bisher konnten für die Erkrankung drei Genorte auf Chromosom 8q24 (Sano et al. 2002), 2p11-q12.2 (Guerrini et al. 2001, Saint-Martin et al. 2008) und 5p15.31-p15 (FCMTE3) (Depienne et al. 2010), kartiert werden. Die entsprechenden Krankheitsgene wurden bislang nicht identifiziert.

Tab. I 11.4: Myoklonus-Epilepsie-Syndrome – Überblick über klinische Charakteristika, genetische Ursachen und Therapie

	Art der Myoklonien	Erkrankungsalter (Lebensjahr)	Symptome bei Erstmanifestation	Kognitives Defizit und weitere Charakteristika	Gene	Therapie der Myoklonien (M) Anfälle (A)
Progressive Myoklonus-Epilepsien (PME)						
Unverricht-Lundborg (ULE, PME1)	Aktionsmyoklonien- u. Reflexmyoklonien	6.–16.	GTKA	Im Verlauf progredient, kasuistisch auch rasch fortschreitende Demenz, zusätzlich Ataxie, Dystonie (Chew et al. 2008)	AR, Cystatin-B (EPM1), Chr. 21q22.3	**M:** insgesamt LEV, PIR, CLO (↔, B) **A:** ACC bis 6 g/die (↔, A) VPA (↔, A) ZON (↔, A)
Lafora (PME2)	Spontane und Schreckmyoklonien, gelegentlich visuell getriggerte Myoklonien	10.–18., Median 11.	GTKA >> Myoklonus	Stärker als bei EPM1 z. T. als Erstmanifestation ab dem 4. Lj. Visuelle Störung	AR, Laforin (EPM2A), Chr. 6q24 Malin (NHLRCI) (Chr. 6q22.3)	Insgesamt ☹ **M u. A:** meist VPA + CLO (↔, A) ZON: Effekt transient (↔, A)
Neuronale Zeroidlipofuszinosen (NCL)	Myoklonien ± Anfälle	6 Monate – Schulalter (juvenile Formen) Ca. 30. Lj. (Adulte Formen)	Meist kognitive oder Entwicklungsstörung ± Anfälle	Mentaler Abbau, fataler Verlauf	PPT1 (CLN1), Chr 1p32 TPP1 (CLN2), Chr. 11p15.5 Battenin (CLN3) Chr. 16p12.1 CLN4? CLN5 Chr. 13q21.1-q32 MFSD8 (CLN7), Chr. 4q28.1-q28.2 CLN8 Chr. 8p23 CLN9? Cathepsin D (CLN10), Chr. 11p15.5	**A:** VPA (↔, A), häufig Kombination mit CLO oder LTG (↔, B)
Progressive Myoklonus-Epilepsien mit Enzephalopathie						
Schwere infantile Myoklonusepilepsie (Dravet)	Myoklonische Anfälle ab dem 2. Lj.	3.–10. Lebensmonat	Prolongierte hemiklonische Fieberanfälle	Schwere Entwicklungsverzögerung 15 % Mortalität bis zum 20. Lj.	Alpha1-Untereinheit des Na+-Kanals (SCN1A) bei 80 % d. Pat.	Pharmakoresistenz **M u. A:** VPA, LEV, ZON, TPA, KBr (↔, C) Benzodiazepine + Stiripentol (↔, B-C) Ketogene Diät (↔, C) Vagusnervstimulator (↔, C)
Lennox-Gastaut-Syndrom (LGS)	Myoklonische Anfälle	Vor dem 8., meist 3.–5.	Drop-Attacks, danach Absencen, GTKA	Progrediente kognitive Störung	?	Pharmakoresistenz, Therapie ohne Effekt auf Langzeitverlauf **M u. A:** VPA (↔, A), TPA (↔, A) sowie LTG, RUF, FEB (↔, B) Ketogene Diät (↔, C) Vagusnervstimulator (↔, C) Kallosotomie (↔, C)

Tab. I 11.4: Myoklonus-Epilepsie-Syndrome – Überblick über klinische Charakteristika, genetische Ursachen und Therapie (Fortsetzung)

	Art der Myoklonien	Erkrankungsalter (Lebensjahr)	Symptome bei Erstmanifestation	Kognitives Defizit und weitere Charakteristika	Gene	Therapie der Myoklonien (M) Anfälle (A)
Myoklonisch-astatische Epilepsie (MASE)	Myoklonische Anfälle (betont axial)	7. Mo.–6. Lj.	Anfälle, auch Absencen, tonisch, klonische und GTKA	Normale Entwicklung bis zum Beginn der Anfälle Häufig Status epileptici Bis zu 68 % im Verlauf normale Kindesentwicklung, jedoch auch ungünstige Verläufe wie LGS	Alpha-1–Untereinheit Na+-Kanal (SCN1A) Beta-1-Untereinheit des Na+-Kanals (SCN1B) GABA-Rezeptor-Untereinheit gamma 2 (GABRG2)	**A:** VPA, LTG, ETO (↔, B) Ketogene Diät (↔, B)
Angelman-Syndrom	Schnelle Burst kortikaler Myoklonien	Ab dem 6. Monat	Mikrozephalie »Zittrigkeit«	Schwere mentale Retardierung, expressive Aphasien, Mikrozephalie, freundliches Wesen Ausmaß Ataxie korreliert mit Stärke der Myoklonien	Ubiquitin-E3 Ligase (UBE3A) mit maternaler Imprinting Störung	**M:** Piracetam (↔, A)
Nicht progressive Myoklonus-Epilepsien ohne Enzephalopathie						
Benigne Infantile Myoklonus-Epilepsie (BIME)	Anfälle mit Reflexmyoklonien	6. Mo.–3. Lj.	Anfälle	Im Erwachsenenalter Persistenz oder Übergang zu anderen Anfallsarten	?	**A:** meist keine, da spontan guter Verlauf
Juvenile Myoklonusepilepsie (Janz)	Myoklonische Anfälle Isolierte myoklonische Zuckungen der Arme, v. a. kurz nach dem Aufwachen	Adoleszenz	Anfälle	GTKA Absencen bei bis zu 30 % Photosensitivität der Epilepsie bei bis zu 30 % Spontanes Sistieren der Anfälle bei bis zu 30 %	?	**A:** VPA (↑, A), LTG und TPM (↑, A) ggf. in Kombination mit Piracteam (↔, B)
Epilepsie mit myoklonischen Absencen (EMA, Tassinari)	Absencen mit axialer Hypertonie und Extremitäten-Myoklonien	Ca. 7. Lj.	Absencen	Bisweilen Übergang zum LGS	?	Sehr variabel, gut => pharmakoresistent **A:** VPA ± ETH (↔, A) LTG als Add-on (↔, A)
Lidmyoklonien mit Absencen (Jeavons-Syndrom)	Lidmyoklonien isoliert oder mit Absencen, kasuistisch vorher BIME	Gipfel 8. (Bereich 2.–14.)	Lidmyoklonien, zusätzlich EEG-Paroxysmen nach Augenschluss, Photosensitivität	Nur kasuistisch, dann mild	?	**M u. A:** VPA (↑, A) LEV (↑, A) LTG (↑, A)

GTKA = generalisiert tonisch-klonische Anfälle, ☹ unzureichendes Ansprechen, VPA = Valproat, ZON = Zonisamid, TPA = Topiramat, FEB = Felbamat, RUF = Rufinamid, LTG = Lamotrigin, LEV = Levetiracetam, PIR = Piracetam, CLO = Clonazepam, ETO = Ethosuximid, AR = autosomal-rezessiver Erbgang

Die »kortikalen Tremores« sprechen anders als der ET gut auf die Gabe von Antiepileptika wie Clonazepam oder Valproat (↑, A) an. Carbamazepin sollte vermieden werden, da zwar die Anfallshäufigkeit gemindert, die Myoklonien jedoch verstärkt werden (Guerrini et al. 2001).

I 11.5.6 Speicherkrankheiten mit Myoklonien

Speichererkrankungen können klinisch einer PME ähneln. Myoklonien treten in dieser Erkrankungsgruppe meist nur als Symptom eines komplexen Beschwerdebilds auf. Bei der GM2-Gangliosidose *Tay-Sachs* liegen Mutationen im Hexosaminidase-A-Gen vor. Typisch für diese Erkrankung sind geräuschinduzierte Myoklonien.
Der autosomal-rezessiv vererbte Beta-Glukozerebrosidase-Mangel verursacht einen M.Globoidzell-Leukodystrophie Krabbe *Gaucher Typ 3*, der im Einzelfall im Kindesalter mit aktionsinduzierten Myoklonien einhergehen kann. Weitere Speicherkrankheiten mit Myoklonien sind die Globoidzell-Leukodystrophie *Krabbe*, die *Sialidose Typ 1* (Cherry-red-spot-Myoklonus-Syndrom) und die genetisch heterogene Erkrankungsgruppe der *Zeroidlipofuszinosen*.

I 11.5.7 Mitochondriopathien

Die MERRF (*Myoklonusepilepsie mit ragged red fibers*) ist eine chronisch neurodegenerative Mitochondriopathie, die sich oft zunächst in Form von multifokalen oder generalisierten Myoklonien äußert. Der klinische Verlauf ist zusätzlich gekennzeichnet durch generalisierte Epilepsie, Ataxie, progrediente Demenz und durch eine Muskelschwäche aufgrund einer Myopathie, die bioptisch den pathognomonischen Befund von »ragged red fibers« zeigt. Bei maternalem Erbgang finden sich in der molekulargenetischen Testung bei über 90 % der MERRF-Patienten Punktmutationen (A8344G, T8356C, G8363A und G8361A) im mitochondrialen MT-TK-Gen, das die t-RNA Lysin kodiert. Wie bei allen Mitochondriopathien sind die Schwere der Krankheitssymptome und der klinische Phänotyp variabel und abhängig vom prozentualen Anteil mutierter mitochondrialer DNA, also der Heteroplasmierate in Gehirn oder Muskel.
Patienten mit compound heteroyzgoten Mutationen der nukleär-kodierten mitochondrialen Polymerase-Gamma (*POLG*-Gen) zeigen im Rahmen eines komplexen neurodegenerativen Phänotyps mit Ataxie, Neuropathie, Kopfschmerzen und Ophthalmoplegie auch Extremitätenmyoklonien (Tzoulis et al. 2006, Synofzik et al. 2010). Bei Patienten mit POLG-Mutationen ist die Therapie mit Valproat kontraindiziert, da hierdurch ein fatales Leberversagen induziert werden kann.
Bei zwei italienischen Familien mit Leberscher Hereditärer Optikusatrophie (LHON) und den compound-heterozygoten mitochondrialen Mutationen 11778/ND4 und 3460/ND1 zeigten sich fokale, distal betonte Myoklonien der oberen oder unteren Extremität (LaMorgia et al. 2008).

I 11.5.8 Erkrankungen mit spinozerebellärer Degeneration

Myoklonien können bei vielen Subtypen autosomal-dominanter spinozerebellärer Ataxien beobachtet werden. Die Prävalenz bei SCA2-Patienten beträgt in Europa zwischen 13,7–33 %, während bei SCA1 und SCA3 nur je ca. 4 % der Patienten Myoklonien zeigen (Schöls et al. 1997, Schmitz-Hubsch et al. 2008). Bei SCA6, 7, 8 und 17 sind Myoklonien nur selten beschrieben worden (Gupta und Jankovic 2009, van Gallen et al. 2011).
Bei SCA14-Patienten treten Aktionsmyoklonien der Extremitäten und axiale Myoklonien auf (Klebe et al. 2005, Vlak et al. 2006). Kasuistisch ist der Beginn der Myoklonien vor der Ataxie berichtet worden (Visser et al. 2007).
Gegenwärtig sind keine kausalen Therapien für diese degenerativen Erkrankungen bekannt. Durch Einzelfallberichte ist die erfolgreiche Behandlung multifokaler Myoklonien bei SCA2-Patienten mit Piracetam in Dosierungen von 12–18 g/Tag dokumentiert (↑, A) (De Rosa et al. 2006). Phenytoin und Carbamazepin sind bei diesen Patienten wegen einer Verschlechterung der Ataxie kontraindiziert (Agarwal und Frucht 2003).

I 11.5.9 Basalganglienerkrankungen mit Myoklonien

Myoklonien bei Patienten mit einem akinetisch-rigiden Syndrom legen die Diagnose eines atypischen Parkinson-Syndroms nahe. Besonders typisch für die *Multisystematrophie* (MSA) (s. Kap. I 2) ist ein »ruckartiger« Haltetremor, elektrophysiologisch ein »Polymini-Myoklonus« (Salazar et al. 2000, Okuma et al. 2005). Dieser ist bei bis zu 80 % der MSA-Patienten im Krankheitsverlauf nachweisbar. Zusätzlich zeigen bis zu einem Drittel der MSA-Patienten kortikale, stimulus-sensitive Myoklonien (Caviness 2003).
Selten finden sich Myoklonien beim *Morbus Parkinson*. Sie können in Form dopa-induzierter Dyskinesien (Jimenez-Jimenez et al. 2004) oder kortikaler Myoklonien auftreten (Dijk und Tijssen 2010). Neben dem kortikalen Ursprung der Myoklonien legt auch das erhöhte Demenzrisiko in dieser Subgruppe eine frühe Ausdehnung der Neurodegeneration auf den Neokortex nahe (Caviness et al. 2002). Die klinischen Übergänge zur *Demenz mit Lewy-Körpern* (DLB) ist fließend (Burkhardt et al. 1988). Berichte über eine spezifische Therapie dieser Myoklonien liegen bisher nicht vor.
Bei Chorea *Huntington* sind kortikale Myoklonien selten (s. Kap. I 7). Die beschriebenen Patienten zeigten ein frühes Erkrankungsalter, eine hohe Zahl von CAG-Repeats und einen schweren Krankheitsverlauf (Caviness et al. 1997). Auch bei der in Europa äußerst seltenen *Dentato-Rubro-Pallido-Luysischen Atrophie (DRPLA)* sind Myoklonien selten (Becher et al. 1997).

I 11.5.10 Demenzen mit Myoklonien

Bei der *Alzheimer-Demenz (AD)* (s. Kap. D 8) treten im Krankheitsverlauf bei bis zu 50 % der Patienten

I
11

Ruhe-, Aktions- oder stimulus-sensitive Reflexmyoklonien auf (Caviness 2003). Begünstigende Faktoren sind frühes Erkrankungsalter, ein rascher Krankheitsverlauf und eine positive AD-Familienanamnese.

Auch bei den Tauopathien *kortikobasale Degeneration* (CBD) und *progressive supranukleäre Paralyse* (PSP) werden kortikale Myoklonien beobachtet (s. Kap. I 2). Bei der CBD treten sie bei über 50 % der Patienten fokal in der von Dystonie und Rigor betroffenen Extremität auf. CBD-Patienten zeigen sowohl rhythmische Myoklonien bei Aktivierung der Extremität als auch seltener stimulus-sensitive kortikale Reflexmyoklonien (Thompson 2002). Autoptisch konnten aber auch Patienten mit einer reinen AD-Pathologie identifiziert werden, die ein kortikobasales Syndrom ähnlich den CBD-Patienten aufwiesen. Am individuellen Patienten ist dies zu Lebzeiten wohl nicht zu differenzieren, wobei in der Gruppenanalyse Extremitätenmyoklonien häufiger bei den AD- als bei CBD-Patienten auftraten (Hu et al. 2009).

Außer kasuistischen Therapieversuchen der Myoklonien mit Levetiracetam (↔, B) (Kovacs et al. 2009) und der Extremitätendystonie mit lokalen Botulinumtoxin-Injektionen (↔, B) existieren keine etablierten Therapien der CBD.

Bei Patienten mit histologisch gesicherter AD können selten auch Verläufe mit einem schnellen kognitiven Verfall oder einer ungewöhnlich kurzen Überlebenszeit von weniger als vier Jahren identifiziert werden (Josephs et al. 2009). Klinisch zeigen diese Patienten vorwiegend Myoklonien, Gangstörungen und Rigidität (Schmidt et al. 2010). Bei dieser Untergruppe von AD-Patienten kann auch bei bis zu 31 % ein Nachweis von 14-3-3 im Liquor geführt werden. In der Regel ist jedoch die erste Differentialdiagnose einer rasch fortschreitenden, neurodegenerativen Demenz eine *Creutzfeldt-Jakob-Erkrankung (CJD)*. Klinisch besteht dieser Verdacht, wenn die Demenz kombiniert ist mit Myoklonien sowie mit zerebellären, pyramidalen oder extrapyramidalen Symptomen und einer Sehstörung (Van Everbroeck et al. 2004) (s. Kap. F 13). Für eine CJD sprechen periodische Sharp-Wave-Komplexe im EEG mit einem positiven prädiktiven Wert von 95 % (Steinhoff et al. 2004). Die Bestimmung des 14-3-3-Proteins im Liquor als Neurodestruktionsmarker hat eine Sensitivität von über 90 % (↑↑, A), wohingegen die Spezifität durch den Nachweis von 14-3-3 bei rasch-fortschreitenden AD-Formen, ZNS-Entzündungen, ausgedehnten Ischämien oder epileptischen Anfälle eingeschränkt ist (↔, A) (Deisenhammer et al. 2009). Es existiert ein Einzelfallbericht über die sehr gute Wirksamkeit von Levetiracetam (↔, B) auf Myoklonien bei CJD (Imperiale et al. 2003).

I 11.5.11 Physikalische Enzephalopathien

Traumata, Hitzschlag, Elektrotraumata, Dekompressionserkrankungen und zerebrale Hypoxien können zu Myoklonien führen. Bei *schweren hypoxischen Enzephalopathien* weisen neben einer schweren Bewusstseinsstörung spontan auftretende und stimulus-induzierte Myoklonien auf eine ausgedehnte Schädigung des ZNS hin.

Beim aktionsinduzierten posthypoxischen Myoklonus, dem *Lance-Adams-Syndrom (LAS)*, ist die funktionelle Einschränkung im Alltag enorm. Häufig sind zunächst weder das selbstständige Gehen noch die Nahrungsaufnahme möglich. Elektrophysiologisch kommen beim LAS retikuläre und/oder kortikale Myoklonien und epileptische Anfälle vor (Frucht 2002). Das LAS verläuft chronisch, wobei im Verlauf von Jahren eine langsame Besserung eintreten kann (Werhahn et al. 1997).

Zunächst sollte mit einschleichender Dosierung eine Therapie mit Levetiracetam (↔, A) in einer Zieldosis von 1 500–2 000 mg/Tag versucht werden. Bei Nichtansprechen auf Levetiracetam und elektrophysiologischem Nachweis kortikaler Myoklonien kann ein Therapieversuch mit Piracetam (↔, A) begonnen werden. Bei retikulären Reflexmyoklonien hilft die Gabe von Clonazepam.

I 11.5.12 Infektiöse Myoklonien

Eine Reihe von Virusenzephalitiden gehen mit Myoklonien einher (s. Kap. F 8). Häufig kommen Myoklonien und sekundär-generalisierte Anfälle bei der *Herpes-simplex-Enzephalitis* vor.

Bei der *subakuten, sklerosierenden Panenzephalitis (SSPE)* finden sich relativ langsame, periodische unwillkürliche Bewegungen, die fälschlich als Myoklonien bezeichnet werden, da sie aufgrund ihrer langen Dauer von bis zu einer Sekunde formal nicht der Definition eines Myoklonus entsprechen.

Bei AIDS-Patienten sind Myoklonien als neurologische Komplikation sehr selten (Tse et al. 2004) (s. Kap. F 10). Generalisierte Myoklonien sind in aller Regel Zeichen einer fortgeschrittenen Enzephalopathie, die häufig mit einer Demenz assoziiert ist (Maher et al. 1997). Bei rascher Progredienz der Enzephalopathie muss differentialdiagnostisch an eine durch JC-Virus bedingte *progressive multifokale Leukenzephalopathie* (PML) gedacht werden (Fontoura et al. 2002).

Die pragmatische Therapie der AIDS-assoziierten Myoklonien besteht neben der stringenten Anwendung einer hoch aktiven antiretroviralen Therapie (HAART) (↑, A) in der spezifischen Therapie identifizierter opportunistischer Infektionen. Die symptomatische Therapie kann vorübergehend mit Clonazepam erfolgen (↔, B) (Maher et al. 1997).

I 11.5.13 Autoimmun verursachte Myoklonien

Das *Opsoklonus-Myoklonus-Syndrom (OMS)* (s. Kap. H 5) lässt sich wegen des charakteristischen Opsoklonus leicht diagnostizieren (Pranzatelli 1992). Diese Erkrankung tritt vor allem als paraneoplastisches Syndrom auf und ist im Erwachsenenalter meist mit einem Bronchial-, Ovarial-, Mammakarzinom oder Hodgkin-Lymphom und bei Kindern mit einem Ganglioneuroblastom oder Neuroblastom vergesellschaftet (Pranzatelli et al. 2002). Kasuistisch wurde ein OMS auch bei Anti-NMDA-Enzephalitis berichtet (Kurian et al. 2010). Bisweilen können beim selben Patienten Antikörper gegen verschiedene neuronale Kationenkanäle vorliegen und komplexe neurologische Defizite verur-

sachen (Lim et al. 2009). Der Nachweis von Anti-Ri-Antikörpern bei OMS ist selten und gelingt bei Kindern meist gar nicht. Somit steht bei typischem klinischem Befund immer die Suche nach einem Primärtumor im Vordergrund. Gelingt der Tumornachweis, erfolgt die Therapie nach den onkologischen Leitlinien. Bei erfolgreicher onkologischer Behandlung nehmen häufig die Ausprägung des OMS und ggf. die Antikörpertiter ab.
Kann ein Tumor nicht oder nach erfolgreicher Behandlung nicht mehr nachgewiesen werden und das OMS hält an, kommen Therapieversuche mit Methylprednisolon (↔, A), intravenösen Immunglobulinen (↔, B), einer Plasmapherese (↔, B) oder mit Rituximab in Betracht (↔, B) (Pless und Ronthal 1996, Yiu et al. 2001, Glatz et al. 2003). Kasuistisch wurde bei postinfektösem OMS vom Ansprechen erst auf eine Kombination von IvIgs und Rituximab berichtet (Bell et al. 2008).
Die *progressive Enzephalomyelitis mit Rigidität und Myoklonien (PERM)* (s. Kap. I 16) kann als Variante des Stiff-Person-Syndrom (SPS) mit Autoantikörpern gegen Glutamatdecarboxylase (Anti-GADAb), Amiphysin oder Glycinrezeptoren angesehen werden (Clerinx et al. 2011). Muskelspasmen, Rigidität und generalisierte Myoklonien entwickeln sich erst in einem fortgeschrittenen Stadium von PERM. Die effektivste symptomatische Therapie besteht in der Gabe von Diazepam. Als immunmodulierende Therapie kommt eine Methylprednisolon-Pulstherapie über fünf Tage mit ausschleichender oraler Erhaltungstherapie über Monate (↑, A) oder eine IvIg-Therapie infrage (↔, B).
Patienten mit Antikörpern gegen spannungsabhängige Kaliumkanäle (VGKC) weisen ein komplexes Bild neurologischer Defizite mit vorwiegend generalisierten Myoklonien, kognitiven Defiziten, Anfällen, Dysautonomie und Dyssomnie. Die häufigste klinische gestellte Differentialdiagnose bei diesen Patienten ist eine CJD (Tan et al. 2008).
Die Hashimoto-Enzephalopathie kann sowohl in ihrer vaskulitischen als auch in ihrer diffus progredienten Form rezidivierende Myoklonien zeigen (Hartmann et al. 2000). Neben der symptomatischen antimyoklonischen Therapie ist ein Behandlungsversuch mit Kortikoiden und ggf. Azathioprin als Erhaltungstherapie gerechtfertigt (↔, B) (Mijajlovic et al. 2010).
Bei Patienten mit Zöliakie und neurologischen Symptomen kommen Myoklonien und Ataxien nur sehr selten vor (Burk et al. 2009).

I 11.5.14 Intoxikationen und medikamentös induzierte Myoklonien

Intoxikationen mit Wismut, Schwermetallen, Stickstoffmonoxid, Methylbromid und mit verschiedenen anderen Medikamenten können zum Auftreten von Myoklonien führen.
Treten Myoklonien akut oder subakut auf, muss immer auch an eine medikamenteninduzierte Bewegungsstörung gedacht werden (Jimenez-Jimenez 2004), z. B. durch trizyklische Antidepressiva, v. a. in Kombination mit Lithium, Opioiden, L-Dopa, Penicillinen, Cephalosporinen, Gyrasehemmern, Kalziumkanalblockern, atypischen Neuroleptika oder Aciclovir. Auch Medikamente, die zur Behandlung von Myoklonien eingesetzt werden, können selbst Myoklonien induzieren, z. B. Valproat, Carbamazepin, Gabapentin und Lamotrigin. Gabapentin und Lamotrigin können auch negative Myoklonien verursachen.
Ein *Serotonin-Syndrom* manifestiert sich durch Myoklonien, Ataxie, Hyperreflexie, autonome Funktionsstörungen (Fieber, Schüttelfrost, Schwitzen und Diarrhöen) sowie Verhaltensauffälligkeiten (Unruhe, Agitiertheit) und Orientierungsstörungen bis zum Delir. Ursache kann die Einnahme sein von selektiven Serotonin-Wiederaufnahmehemmern, Trizyklika, MAO-Hemmern, Valproat, Opioid-Analgetika, Antiemetika, Sumatriptan, Sibutramin, Linezolid, Ritonavir, Ecstasy und LSD. Insbesondere eine Intoxikation mit diesen Pharmaka oder ihrer Kombinationen kann ein Serotonin-Syndrom auslösen.
Notwendig ist eine Überwachung der Patienten, ggf. mit der Möglichkeit einer intensivmedizinischen Überwachung. Therapiert wird mit dem 5-HAT-Antagonisten Cyproheptadin (↑ in Dosierungen bis 32 mg/Tag) (Graudins et al. 1998). Reicht die Sedierung durch diese Medikation allein nicht aus, können zusätzlich Benzodiazepine indiziert sein.

I 11.5.15 Metabolische und endokrine Enzephalopathien

Eine große Zahl von metabolischen oder endokrinen Erkrankungen kann mit dem Auftreten von Myoklonien einhergehen. Am häufigsten finden sich Myoklonien bei Leberversagen, Niereninsuffizienz, Hyponatriämie, Hypoglykämie sowie nichtketotischer Hyperglykämie. Sehr selten sind Myoklonien zusammen mit Ataxien und epileptischen Anfällen Ausdruck eines Biotinmangels (Bressman et al. 1986).
Myoklonien im Rahmen einer *progressiven Dialyse-Enzephalopathie* können neben der Volumenverschiebung auf eine Aluminiumtoxizität zurückgeführt werden. Die Wirksamkeit einer Therapie mit dem Chelatbildner Deferoxamin (↔, B) ist in Fallberichten dokumentiert. Daneben muss bei Dialyse-Patienten, die Myoklonien entwickeln, besonders an einen Thiaminmangel (↑, A) gedacht werden (Hung et al. 2001).
Beim Aktions-Myoklonus-Niereninsuffizienz-Syndrom (AMNI) (Badhwar et al. 2004) bestehen meist unabhängig vom Grad der Urämie neben einem feinschlägigen Haltetremor vor allem behindernde Aktionsmyoklonien und nur selten generalisierte epileptische Anfälle. Ein Drittel der Patienten zeigt sogar Myoklonien vor Beginn der Niereninsuffizienz. Das therapeutische Ansprechen der Myoklonien ist auch bei Kombinationstherapien mit Valproat, Clonazepam, Barbituraten und Piracetam nur inkomplett (↔, B).

I 11.5.16 Psychogene Myoklonien

Segmentale und generalisierte Myoklonien kommen als Symptom somatoformer Störungen vor. Der Anteil psychogener Myoklonien (PM) in Spezialambulanzen von Universitätskliniken zwischen 8–20 %. Zur Vermeidung einer Chronifizierung muss rasch eine adäquate psychiatrische Therapie eingeleitet werden.

Anamnestische Hinweise auf einen psychogenen Myoklonus sind ein plötzlicher Erkrankungsbeginn, spontane Remissionen, sexueller Missbrauch oder Exposition gegen physische oder psychischer Gewalt (Gupta und Lang 2009). Liegen auch andere Somatisierungen vor, bekräftigt dies die Verdachtsdiagnose von PM. In der klinischen Untersuchung sind typische Hinweise auf eine psychogene Ätiologie die Variabilität der Myoklonien nach Frequenz, Amplitude und Verteilung sowie die Ablenkbarkeit durch motorische oder psychische Aufgaben. Schwierig ist die Differentialdiagnose zu organischen Bewegungsstörungen bei paroxysmalen Myoklonien, insbesondere bei nicht-kinesiogenen.

Kleine Fallserien legen die Anwendung von Psychotherapien und antidepressiver Medikation nahe (↔, A). Der Einsatz von Placebo-Infusionen verzögert meist die Diagnosestellung und den Beginn einer adäquaten Psychotherapie.

I 11.6 Literatur

Agarwal P, Frucht SJ. Myoclonus. Current opinion in neurology 2003 Aug;16 (4):515–521.

Babiy M, Stubblefield MD, Herklotz M, Hand M. Asterixis related to gabapentin as a cause of falls. American journal of physical medicine & rehabilitation/Association of Academic Physiatrists 2005 Feb;84 (2):136–140.

Badhwar A, Berkovic SF, Dowling JP, Gonzales M, Narayanan S, Brodtmann A, etal. Action myoclonus-renal failure syndrome: characterization of a unique cerebrorenal disorder. Brain 2004 Oct;127 (Pt 10):2173–2182.

Becher MW, Rubinsztein DC, Leggo J, Wagster MV, Stine OC, Ranen NG, et al. Dentatorubral and pallidoluysian atrophy (DRPLA). Clinical and neuropathological findings in genetically confirmed North American and European pedigrees. Mov Disord 1997 Jul;12 (4):519–530.

Bell J, Moran C, Blatt J. Response to rituximab in a child with neuroblastoma and opsoclonus-myoclonus. Pediatr Blood Cancer 2008 Feb;50 (2):370–371.

Bressman S, Fahn S, Eisenberg M, Brin M, Maltese W. Biotin-responsive encephalopathy with myoclonus, ataxia, and seizures. Advances in neurology 1986;43: 119–125.

Burk K, Farecki ML, Lamprecht G, Roth G, Decker P, Weller M, et al. Neurological symptoms in patients with biopsy proven celiac disease. Movement disorders : official journal of the Movement Disorder Society. 2009 Dec 15;24 (16):2358-62.

Burkhardt CR, Filley CM, Kleinschmidt-DeMasters BK, de la Monte S, Norenberg MD, Schneck SA. Diffuse Lewy body disease and progressive dementia. Neurology 1988 Oct;38 (10):1520–1528.

Caviness JN, Adler CH, Beach TG, Wetjen KL, Caselli RJ. Myoclonus in Lewy body disorders. Advances in Neurology 2002;89:23–30.

Caviness JN, Alving LI, Maraganore DM, Black RA, McDonnell SK, Rocca WA. The incidence and prevalence of myoclonus in Olmsted County, Minnesota. Mayo Clin Proc 1999 Jun;74 (6):565–569.

Caviness JN, Kurth M. Cortical Myoclonus in Huntington's disease associated with an enlarged somatosensory evoked potential. Mov Disord 1997 Nov;12 (6):1046–1051.

Caviness JN. Myoclonus and neurodegenerative disease – what's in a name? Parkinsonism & related disorders2003 Mar;9 (4):185–192.

Caviness JN. Parkinsonism & related disorders. Myoclonus. Parkinsonism & related disorders 2007;13 Suppl 3:375–384.

Caviness JN. Pathophysiology and treatment of myoclonus. Neurologic clinics 2009 Aug;27 (3):757–777, vii.

Cerminara C, Montanaro ML, Curatolo P, Seri S. Lamotrigine-induced seizure aggravation and negative myoclonus in idiopathic rolandic epilepsy. Neurology2004 Jul 27;63 (2):373–375.

Chew NK, Mir P, Edwards MJ, Cordivari C, Martino D, Schneider SA, et al. The natural history of Unverricht-Lundborg disease: a report of eight genetically proven cases. Mov Disord 2008 Jan;23 (1):107–113.

Clerinx K, Breban T, Schrooten M, Leite MI, Vincent A, Verschakelen J, et al. Progressive encephalomyelitis with rigidity and myoclonus: resolution after thymectomy. Neurology 2011 Jan 18;76 (3):303–304.

Costa J, Espirito-Santo C, Borges A, Ferreira JJ, Coelho M, Moore P, et al. Botulinum toxin type A therapy for hemifacial spasm. Cochrane database of systematic reviews (Online) 2005 (1): CD004899.

Davies JS, Chung SK, Thomas RH, Robinson A, Hammond CL, Mullins JG, et al. The glycinergic system in human startle disease: a genetic screening approach. Front Mol Neurosci 2010;3:8.

De Rosayl A, Striano P, Barbieri F, de Falco A, Rinaldi C, Tucci T, et al. Suppression of myoclonus in SCA2 by piracetam. Mov Disord 2006 Jan;21 (1):116–118.

Deisenhammer F, Egg R, Giovannoni G, Hemmer B, Petzold A, Sellebjerg F, et al. EFNS guidelines on disease-specific CSF investigations. Eur J Neurol 2009 Jun;16 (6):760–770.

Depienne C, Magnin E, Bouteiller D, Stevanin G, Saint-Martin C, Vidailhet M, et al. Familial cortical myoclonic tremor with epilepsy: the third locus (FCMTE3) maps to 5p. Neurology 2010 Jun 15;74 (24):2000–2003.

Deuschl G, Toro C, Valls-Sole J, Zeffiro T, Zee DS, Hallett M. Symptomatic and essential palatal tremor. 1. Clinical, physiological and MRI analysis. Brain 1994 Aug;117 (Pt 4):775–788.

Dijk JM, Tijssen MA. Management of patients with myoclonus: available therapies and the need for an evidence-based approach. Lancet neurology 2010 Oct;9 (10): 1028–1036.

Esposito M, Edwards MJ, Bhatia KP, Brown P, Cordivari C. Idiopathic spinal myoclonus: a clinical and neurophysiological assessment of a movement disorder of uncertain origin. Mov Disord 2009 Dec 15;24 (16):2344–2349.

Fontoura P, Vale J, Lima C, Scaravilli F, Guimaraes J. Progressive myoclonic ataxia and JC virus encephalitis in an AIDS patient. Journal of neurology, neurosurgery, and psychiatry 2002 May;72 (5):653–656.

Frucht SJ. The clinical challenge of posthypoxic myoclonus. Advances in neurology 2002;89:85–88.

Gelisse P, Crespel A, Genton P, Baldy-Moulinier M. Dramatic effect of levetiracetam on epileptic negative myoclonus. Acta neurologica Scandinavica 2003 Apr;107 (4):302–303.

Glass GA, Ahlskog JE, yMatsumoto JY. Orthostatic myoclonus: a contributor to gait decline in selected elderly. Neurology 2007 May 22;68 (21):1826–1830.

Glatz K, Meinck HM, Wildemann B. Parainfectious opsoclonus-myoclonus syndrome: high dose intravenous immunoglobulins are effective. Journal of neurology, neurosurgery, and psychiatry 2003 Feb;74 (2):279–280.

Graudins A, Stearman A, Chan B. Treatment of the serotonin syndrome with cyproheptadine. J Emerg Med 1998 Jul-Aug;16 (4):615–619.

Guerrini R, Bonanni P, Patrignani A, Brown P, Parmeggiani L, Grosse P, et al. Autosomal dominant cortical myoclonus and epilepsy (ADCME) with complex partial and generalized seizures: A newly recognized epilepsy syndrome with linkage to chromosome 2p11.1–q12.2. Brain 2001 Dec;124 (Pt 12):2459–2475.

Gupta A, Jankovic J. Spinocerebellar ataxia 8: variable phenotype and unique pathogenesis. Parkinsonism & related disorders 2009 Nov;15 (9):621–626.

Gupta A, Lang AE. Psychogenic movement disorders. Current opinion in neurology 2009 Aug;22 (4):430–436.
Hahn A, Fischenbeck A, Stephani U. Induction of epileptic negative myoclonus by oxcarbazepine in symptomatic epilepsy. Epileptic Disord 2004 Dec;6 (4):271–274.
Hartmann M, Schaner B, Scheglmann K, Bucking A, Pfister R. [Hashimoto encephalopathy: steroid-sensitive encephalopathy in Hashimoto thyroiditis]. Der Nervenarzt 2000 Jun;71 (6):489–494.
Holtkamp M, Halle A, Meierkord H, Masuhr F. Gabapentin-induced severe myoclonus in a patient with impaired renal function. Journal of neurology 2006 Mar; 253 (3):382–383.
Hu WT, Rippon GW, Boeve BF, Knopman DS, Petersen RC, Parisi JE, et al. Alzheimer's disease and corticobasal degeneration presenting as corticobasal syndrome. Movement disorders : official journal of the Movement Disorder Society 2009 Jul 15;24 (9):1375–1379.
Hung SC, Hung SH, Tarng DC, Yang WC, Chen TW, Huang TP. Thiamine deficiency and unexplained encephalopathy in hemodialysis and peritoneal dialysis patients. Am J Kidney Dis 2001 Nov;38 (5):941–947.
Imperiale D, Bortolotto S, Cucatto A, Schiffer P, Cassano D, Buffa C. Levetiracetam control of myoclonus in a patient with Creutzfeldt-Jakob disease. European neurology 2003;49 (3):189–190.
Jimenez-Jimenez FJ, Puertas I, de Toledo-Heras M. Drug-induced myoclonus: frequency, mechanisms and management. CNS drugs 2004;18 (2):93–104.
Josephs KA, Ahlskog JE, Parisi JE, Boeve BF, Crum BA, Giannini C, et al. Rapidly progressive neurodegenerative dementias. Archives of neurology 2009 Feb;66 (2):201–207.
Kang SY, Sohn YH. Electromyography patterns of propriospinal myoclon4us can be mimicked voluntarily. Mov Disord 2006 Aug;21 (8):1241–1244.
Klebe S, Durr A, Rentschler A, Hahn-Barma V, Abele M, Bouslam N, et al. New mutations in protein kinase Cgamma associated with spinocerebellar ataxia type 14. Annals of neurology 2005 Nov;58 (5):720–729.
Kovacs T, Farsang M, Vitaszil E, Barsi P, Gyorke T, Szirmai I, et al. Levetiracetam reduces myoclonus in corticobasal degeneration: report of two cases. J Neural Transm 20091 Dec;116 (12):1631–1634.
Krause E, Heinen F, Gurkov R. Difference in outcome of botulinum toxin treatment of essential palatal tremor in children and adults. American journal of otolaryngology 2010 Mar-Apr;31 (2):91–95.
Kubota M, Nakura M, Hirose H, Kimura I, Sakakihara Y. A magnetoencephalographic study of negative myoclonus in a patient with atypical benign partial epilepsy. Seizure 2005 Jan;14 (1):28–32.
Kurian M, Lalive PH, Dalmau JO, Horvath J. Opsoclonus-myoclonus syndrome in anti-N-methyl-D-aspartate receptor encephalitis. Archives of neurology 2010 Jan;67 (1):118–121.
La Morgia C, Achilli A, Iommarini L, Barboni P, Pala M, Olivieri A, et al. Rare mtDNA variants in Leber hereditary optic neuropathy families with recurrence of myoclonus. Neurology 2008 Mar 4;70 (10):762–770.
Lim SY, Mason WP, Young NP, Chen R, Bower JH, McKeon A, et al. Polymyoclonus, laryngospasm, and cerebellar ataxia associated with adenocarcinoma and multiple neural cation channel autoantibodies. Archives of neurology 2009 Oct;66 (10):1285–1287.
Maher J, Choudhri S, Halliday W, Power C, Nath A. AIDS dementia complex with generalized myoclonus. Mov Disord 1997 Jul;12 (4):593–597.
Matsumoto J, Fuhr P, Nigro M, Hallett M. Physiological abnormalities in hereditary hyperekplexia. Annals of neurology 1992 Jul;32 (1):41–50.
Meinck HM. Myoclonus. Der Nervenarzt 2007 Feb;78 (2): 209–221; quiz 22–23.
Mijajlovic M, Mirkovic M, Dackovic J, Zidverc-Trajkovic J, Sternic N. Clinical manifestations, diagnostic criteria and therapy of Hashimoto's encephalopathy: report of two cases. Journal of the neurological sciences 2010 Jan 15;288 (1-2):194–196.
Oguni H, Uehara T, Tanaka T, Sunahara M, Hara M, Osawa M. Dramatic effect of ethosuximide on epileptic negative myoclonus: implications for the neurophysiological mechanism. Neuropediatrics 1998 Feb;29 (1):29–34.
Okuma Y, Fujishima K, Miwa H, Mori H, Mizuno Y. Myoclonic tremulous movements in multiple system atrophy are a form of cortical myoclonus. Mov Disord 2005 Apr; 20 (4):451–456.
Penney SE, Bruce IA, Saeed SR. Botulinum toxin is effective and safe for palatal tremor : A report of five cases and a review of the literature. Journal of neurology 2006 Jul;253 (7):857–860.
Pless M, Ronthal M. Treatment of opsoclonus-myoclonus with high-dose intravenous immunoglobulin. Neurology 1996 Feb;46 (2):583–584.
Pranzatelli MR, Tate ED, Wheeler A, Bass N, Gold AP, Griebel ML, et al. Screening for autoantibodies in children with opsoclonus-myoclonus-ataxia. Pediatric neurology 2002 Nov;27 (5):384–387.
Pranzatelli MR. The neurobiology of the opsoclonus-myoclonus syndrome. Clinical neuropharmacology 1992 Jun;15 (3):186–228.
Roze E, Bounolleau P, Ducreux D, Cochen V, Leu-Semenescu S, Beaugendre Y, et al. Propriospinal myoclonus revisited: Clinical, neurophysiologic, and neuroradiologic findings. Neurology 2009 Apr 14;72 (15):1301–1309.
Saint-Hilaire MH, Saint-Hilaire JM. Jumping Frenchmen of Maine. Movement disorders : official journal of the Movement Disorder Society 2001 May;16 (3):530.
Saint-Martin C, Bouteiller D, Stevanin G, Popescu C, Charon C, Ruberg M, et al. Refinement of the 2p11.1-q12.2 locus responsible for cortical tremor associated with epilepsy and exclusion of candidate genes. Neurogenetics 2008 Feb;9 (1):69–71.
Salazar G, Valls-Sole J, Marti MJ, Chang H, Tolosa ES. Postural and action myoclonus in patients with parkinsonian type multiple system atrophy. Mov Disord 2000 Jan; 15 (1):77–83.
Sano A, Mikami M, Nakamura M, Ueno S, Tanabe H, Kaneko S. Positional candidate approach for the gene responsible for benign adult familial myoclonic epilepsy. Epilepsia 2002;443 (Suppl 9):26–31.
Schmidt C, Redyk K, Meissner B, Krack L, von Ahsen N, Roeber S, et al. Clinical features of rapidly progressive Alzheimer's disease. Dement Geriatr Cogn Disord 2010; 29 (4):371–378.
Schmitz-Hubsch T, Coudert M, Bauer P, Giunti P, Globas C, Baliko L, et al. Spinocerebellar ataxia types 1, 2, 3, and 6: disease severity and nonataxia symptoms. Neurology 2008 Sep 23;71 (13):982–989.
Schols L, Amoiridis G, Buttner T, Przuntek H, Epplen JT, Riess O. Autosomal dominant cerebellar ataxia: phenotypic differences in genetically defined subtypes? Annals of neurology 1997 Dec;42 (6):924–932.
Shahar E, Raviv R. Sporadic major hyperekplexia in neonates and infants: clinical manifestations and outcome. Pediatric neurology 2004 Jul;31 (1):30–34.
Steinhoff BJ, Zerr I, Glatting M, Schulz-Schaeffer W, Poser S, Kretzschmar HA. Diagnostic value of periodic complexes in Creutzfeldt-Jakob disease. Annals of neurology 2004 Nov;56 (5):702–708.
Synofzik M, Schule R, Schulte C, Kruger R, Lindig T, Schols L, et al. Complex hyperkinetic movement disorders associated with POLG mutations. Movement disorders : official journal of the Movement Disorder Society 2010 Oct 30;25 (14):2472–2475.
Tan KM, Lennon VA, Klein CJ, Boeve BF, Pittock SJ. Clinical spectrum of voltage-gated potassium channel autoimmunity. Neurology 2008 May 13;70 (20):1883–1890.
Tanner CM, Chamberland J. Latah in Jakarta, Indonesia. Movement disorders : official journal of the Movement Disorder Society 2001 May;16 (3):526–529.

Tassinari CA, Rubboli G, Shibasaki H. Neurophysiology of positive and negative myoclonus. Electroencephalogr Clin Neurophysiol 1998 Sep;107 (3):181–195.
Thompson PD. Neurodegenerative causes of myoclonus. Advances in neurology 2002;89:31–34.
Tijssen MA, Vergouwe MN, van Dijk JG, Rees M, Frants RR, Brown P. Major and minor form of hereditary hyperekplexia. Mov Disord 2002 Jul;17 (4):826–830.
Tse W, Cersosimo MG, Gracies JM, Morgello S, Olanow CW, Koller W. Movement disorders and AIDS: a review. Parkinsonism & related disorders 2004 Aug;10 (6):323–334.
Tzoulis C, Engelsen BA, Telstad W, Aasly J, Zeviani M, Winterthun S, et al. The spectrum of clinical disease caused by the A467T and W748S POLG mutations: a study of 26 cases. Brain 2006 Jul;129 (Pt 7):1685–1692.
van der Salm SM, Koelman JH, Henneke S, van Rootselaar AF, Tijssen MA. Axial jerks: a clinical spectrum ranging from propriospinal to psychogenic myoclonus. Journal of neurology 2010 Aug;257 (8):1349–1355.
Van Everbroeck B, Dobbeleir I, De Waele M, De Deyn P, Martin JJ, Cras P. Differential diagnosis of 201 possible Creutzfeldt-Jakob disease patients. Journal of neurology 2004 Mar;251 (3):298–304.
van Gaalen J, Giunti P, van de Warrenburg BP. Movement disorders in spinocerebellar ataxias. Mov Disord 2011 Apr;26:792–800.
van Rootselaar AF, van Schaik IN, van den Maagdenberg AM, Koelman JH, Callenbach PM, Tijssen MA. Familial cortical myoclonic tremor with epilepsy: a single syndromic classification for a group of pedigrees bearing common features. Mov Disord 2005 Jun;20 (6):665–673.
Visser JE, Bloem BR, van de Warrenburg BP. PRKCG mutation (SCA-14) causing a Ramsay Hunt phenotype. Mov Disord 2007 May 15;22 (7):1024–1026.
Vlak MH, Sinke RJ, Rabelink GM, Kremer BP, van de Warrenburg BP. Novel PRKCG/SCA14 mutation in a Dutch spinocerebellar ataxia family: expanding the phenotype. Mov Disord 2006 Jul;21 (7):1025–1028.
Werhahn KJ, Brown P, Thompson PD, Marsden CD. The clinical features and prognosis of chronic posthypoxic myoclonus. Mov Disord 1997 Mar;12 (2):216–220.
Yiu VW, Kovithavongs T, McGonigle LF, Ferreira P. Plasmapheresis as an effective treatment for opsoclonus-myoclonus syndrome. Pediatric neurology 2001 Jan;24 (1):72–74.

I 12 Tremor

*von J. Raethjen und G. Deuschl**

Tremor ist eine unwillkürliche, rhythmische Bewegung eines oder mehrerer Körperteile, die als Begleitsymptom anderer neurologischer Erkrankungen aber auch als eigenständige Erkrankung auftritt und eines der häufigsten neurologischen Symptome darstellt. Neben neurologischen Begleitsymptomen, die sich meist aus der allgemeinen neurologischen Anamnese und Untersuchung ergeben, spielt die Ausprägung des Tremors selber eine wichtige Rolle bei der diagnostischen Zuordnung.

Wichtig ist die Unterscheidung zwischen einem Tremor in Ruhe und bei verschiedenen Aktivierungsbedingungen (Aktionstremor) (Raethjen et al. 2008). Die Definitionen und Untersuchungsbedingungen für Handtremores sind in **Tab. I 12.1** dargestellt. Neben den tremorunabhängigen Begleitsymptomen sind diese Befunde die wichtigste Grundlage für differentialdiagnostische Untersuchungen und die daraus resultierenden therapeutischen Überlegungen. Im Folgenden sollen zunächst die primären Tremorerkrankungen dargestellt und dann die Tremores als Begleitsymptome anderer neurologischer Bewegungsstörungen oder Erkrankungen unter Verweis auf die anderen Kapitel dieses Buches kurz behandelt werden.

Tab. I 12.1: Klinische Erscheinungsbilder des Tremors

Ruhetremor	Hand in Ruheposition, oft provozierbar, z. B. durch Rückwärtszählen, Inhibition bei Bewegungsinitiierung
Aktionstremor	
Haltetremor	Fixe Halteposition, isometrische Innervation
Einfacher kinetischer Tremor	Langsame Auf- und Abbewegungen ohne Zielvorgabe
Intentionstremor	Deutliche Zunahme der Amplitude in der Finalphase einer Zielbewegung (Finger-Nase-Test), meist etwas irregulär

(Konsensus der Movement Disorders Society; Deuschl et al. 1998)

I 12.1 Essenzieller Tremor

I 12.1.1 Klinik

Nach der Definition des Konsensus Statements der Movement Disorder Society (Deuschl et al. 1998) ist der »Klassische Essenzielle Tremor« ein meist monosymptomatischer, isolierter Halte-und Aktionstremor, häufig mit familiärer Belastung.

Diagnostische Kriterien

Der (klassische) essenzielle Tremor erfüllt die folgenden klinischen Kernkriterien (Bain et al. 2000, Deuschl et al. 1998):

- Bilateraler Tremor der Hände oder Unterarme mit überwiegendem Halte- und Aktionstremor und Tremorfortsetzung in Ruhe nur in fortgeschrittenen Stadien der Erkrankung.
- *Oder* isolierter Tremor des Kopfes ohne Hinweise auf eine veränderte Kopfhaltung (keine dystone Zeichen)
- *und* Abwesenheit anderer neurologischer Zeichen, außer dem Zahnradphänomen und einer leichten Gangstörung

Folgende supportive Kriterien sind beschrieben:

- Krankheitsverlauf > 3 Jahre
- Besserung des Tremors unter Alkohol (wird von 50–90 % der Patienten berichtet)
- Positive Familienanamnese

Diese neueren publizierten Kriterien vernachlässigen bewusst die Tremorstärke als Merkmal, da dies bei einer langsam progredienten Erkrankung problematisch ist. Auf der anderen Seite wird die klinische Abgrenzung von einem verstärkten physiologischen Tremor dadurch erschwert.

Ausprägung des Tremors

Eine Metaanalyse von 1 569 Patienten zeigt, dass der Tremor beim ET eine typische topografische Verteilung aufweist. Danach sind die Hände bei 94 % (80–100 %), der Kopf bei 33 % (20–41 %), die Stimme bei 16 % (9–20 %), das Kinn bei 8 % (0–9 %), das Gesicht bei 3 % und der Rumpf bei 2,5 % (0–3 %) betroffen. Unter Alkoholeinfluss bessert sich der Tremor bei ca. zwei Drittel der Patienten. Bis zu 15 % der Patienten werden vorzeitig berentet (Rautakorpi et al. 1982, Taddei und Ludin 1988) und etwa 50 %

* Autoren dieses Kapitels in der 5. Auflage: S. Breit und U. Büttner.

haben eine deutliche funktionelle Beeinträchtigung (Auff et al. 1991).
Bei einer geringen Patientenzahl (10 %) persistiert der Tremor auch unter Ruhebedingungen, allerdings ist dann oft noch eine gewisse Anspannung der Muskulatur fühlbar und im Gegensatz zum klassischen Ruhetremor nimmt die Tremoramplitude beim Übergang in eine Willkürbewegung eher zu.
50–60 % der Patienten zeigen insbesondere im höheren Lebensalter einen unübersehbaren Intentionstremor mit entsprechend schwerer Behinderung.

Begleitsymptome

Patienten mit einem sichtbaren Intentionstremor der Hände zeigen oft eine leichte aber eindeutige ataktische Gangstörung, die klinisch beim Seiltänzergang sichtbar wird. Eine klinisch offensichtliche Okulomotorikstörung findet sich selten. Bei einem Teil der Patienten gelingt die Differenzierung zwischen primär zerebellärem Syndrom und ET mittels Alkoholtest. Hier wird die Tatsache ausgenutzt, dass ein erheblicher Teil der ET-Patienten (50–90 %) von der Einnahme einer kleinen Menge Alkohols (z. B. ein Glas Wein) profitieren. Während sich der Tremor und auch die zerebelläre Begleitsymptomatik bei diesen ET-Patienten merklich bessert, nehmen sowohl die zerebellären Defizite als auch der Tremor bei einer primär zerebellären Schädigung eher zu.
Es sind weitere Begleitsymptome in Form eines frontalen dysexekutiven Syndroms sowie einer leichten Persönlichkeitsveränderung und sogar demenzielle Entwicklungen beschrieben worden, wobei die Signifikanz dieser Befunde allerdings unklar bleibt (Elble et al. 2007).

Zusatzuntersuchungen

Die klinische Neurophysiologie (Accelerometrie und Elektromyographie) des Tremors ist in erster Linie hilfreich zur quantitativen Erfassung der Tremorstärke und genauen Frequenzbestimmung. Neuere Ansätze mit längerer Aufzeichnungsdauer oder besonderer Analyse der verschiedenen Frequenzanteile des gemessenen Tremors (Muthuraman et al. 2011) scheinen auch für die differentialdiagnostische Abgrenzung geeignet zu sein, sind aber noch nicht ausreichend validiert.
Die nuklearmedizinische Bildgebung des Dopamintransporters (FP-Cit-Spect, DAT-Scan) stellt mittlerweile den Goldstandard zur Differenzierung zwischen tremordominantem M. Parkinson und fortgeschrittenem ET dar (Antonini et al. 2008, Bain 2009). Zur Abgrenzung eines beginnenden ET von einer Verstärkung des physiologischen Haltetremors als Medikamentennebenwirkung oder im Rahmen anderer (internistischer) Erkrankungen sind eine ausführliche Medikamentenanamnese (s. **Tab. I 12.3**) und ein Laborprogramm (s. **Tab. I 12.2**) sinnvoll. Darüber hinaus sollte bei jedem unklaren, neu aufgetretenen Tremor ein Hirn-MRT angefertigt werden.

Tab. I 12.2: Laborprogramm bei unklarem Tremor

Laborwerte	Fragestellung
Schilddrüsenwerte (T3, T4, TSH)	Hyperthyreose
Elektrolyte (Na, K, Ca, Cl)	Metabolische Entgleisung, Hypokalzämie, Hypokaliämie
Leberwerte (GGT, GOT, GPT, CE)	Alkoholkrankheit, hepatozerebrale Degeneration (M. Wilson)
Glucose	Hypoglykämie
Immunelektrophorese	Neuropathie bei Paraproteinämie, neuropathischer Tremor
Nur bei klinischem Verdacht:	
Coeruloplasmin im Plasma	M. Wilson
Cu im 24-h-Urin	
Toxikologische Untersuchungen	As, Bi, Br, Hg, Pb, Alkohol, Medikamentenentzug

Tab. I 12.3: Medikamente mit Tremor als NW

β-Sympathomimetika (Fenoterol, Salbutamol etc.)
Phosphodiesterase-Hemmer (Theophyllin, Coffein)
Antiarrhythmika (Amiodaron, Mexiletin, Procainamid)
Kalziumantagonisten (Nifedipin, Amlodipin)
Immunmodulatoren (Ciclosporin, Tacrolimus, Interferone)
Antidepressiva (Trizyklika, z. B. Amitriptylin und SSRI, z. B. Fluoxetin)
Lithium
Neuroleptika (z. B. Melperon, Haloperidol)
Metoclopramid
Antiepileptika (Valproat, Lamotrigin)
Antiinfektiva (Cotrimoxazol, Amphotericin B, Vidarabin)
Hormone (Thyroxin, Calcitonin, Progesteron, Kortikosteroide)

I 12.1.2 Epidemiologie und Verlauf

Der essenzielle Tremor ist mit einer geschätzten Prävalenz um 0,9 % die häufigste Tremorform und eine der häufigsten neurologischen Erkrankungen überhaupt. Beide Geschlechter sind gleichermaßen betroffen, Inzidenz und Prävalenz nehmen mit dem Alter zu. Dabei existieren zwei Altersgipfel um das 20. und das 60. bis 65. Lebensjahr. Der Phänotyp des Tremors verändert sich mit zunehmendem Alter. Die Frequenz sinkt ab und die Amplitude nimmt zu (Elble 2000), gleichzeitig treten vermehrt die zerebellären Begleitsymptome mit Intentionstremor und leichter Gangataxie auf. Dieser Entwicklung scheint nicht nur das Fortschreiten der Erkrankung, sondern auch das Alter selber zugrunde zu liegen, denn bei einem Erkrankungsbeginn im höheren Lebensalter treten diese Veränderungen sehr viel schneller auf als bei jüngeren Patienten (Deuschl et al. 2000b). Therapeutisch ergibt sich daraus, dass die medikamentös erreichbare Tremorreduktion bei jüngeren Patienten mit feinschlägigem Tremor oft zu einer funktionell relevanten Besserung führt, während der grobschlägige Tremor mit behindernder Intentionskomponente des älteren Patienten oft keine ausreichende Besserung unter medikamentöser Therapie zeigt.

Der essenzielle Tremor folgt bei etwa 80 % der Patienten mit frühem Krankheitsbeginn einem autosomal-dominanten Erbgang. Epidemiologische Studien und Zwillingsstudien zeigen, dass genetische Faktoren in der Tat eine entscheidende Rolle bei der Entstehung des ET spielen. In Linkage-Analysen wurden mittlerweile drei chromosomale Loci (ETM 1–3) entdeckt, allerdings hat die genaue Analyse dieser Regionen bislang keine eindeutigen Veränderungen des genetischen Codes in Verbindung mit dem essenziellen Tremor ergeben (Deng et al. 2007). In einer 2009 veröffentlichten Studie zeigte sich in einem genomweiten Ansatz eine Assoziation mit dem Protein LINGO1 (Stefansson et al. 2009), das bei der Regulation der Myelinisierung im zentralen Nervensystem eine Rolle spielt. Wie ein möglicher Defekt der Myelinisierungsvorgänge im ZNS allerdings pathogenetisch mit dem ET zusammenhängt, bleibt unklar.

I 12.1.3 Therapeutische Prinzipien

Da die Ursache des ET nach wie vor ungeklärt ist, fehlen kausale Therapieansätze. Deshalb sollte die Entscheidung über die Notwendigkeit einer Therapie in erster Linie aufgrund der subjektiv vom Patienten empfundenen tremorbedingten Behinderung erfolgen. Dieses subjektive Empfinden ist interindividuell extrem variabel und korreliert nicht sehr gut mit der messbaren Amplitude des Tremors. Erfahrungsgemäß signalisiert der Arztbesuch aufgrund des Tremors nicht immer auch den dringenden Wunsch nach einer unmittelbaren Therapie. In vielen Fällen reicht 1. die ausführliche Aufklärung über die Erkrankung, 2. der Hinweis darauf, dass es sich beim »Zittern« nicht um die Parkinson Krankheit handelt und 3. das Angebot einer Wiedervorstellung zur Therapieinitiierung bei Bedarf zunächst aus.

Medikamentöse Therapie

Bei der Entscheidung für eine Therapie sollte der Patient darauf hingewiesen werden, dass ihn der Tremor als Symptom weiter begleiten wird, mit Medikamenten aber eine Reduktion erreicht werden kann. Die Medikamente der ersten Wahl für den ET sind seit Langem unverändert nicht-selektive Betablocker, insbesondere Propranolol und Primidon. Zu beiden Substanzen existieren multiple kontrollierte randomisierte und geblindete Studien (↑↑) (Findley et al. 1985, Koller 1984, 1985, O'Suilleabhain und Dewey 2002). Bei älteren Patienten mit einer höheren Wahrscheinlichkeit von kardialen bzw. pulmonalen Vorerkrankungen sollte vorrangig mit Primidon begonnen werden. Beim Primidon besteht die häufigste Nebenwirkung in einer Sedierung, die bei rascher Aufdosierung von den Patienten meist nicht toleriert wird. Deshalb sollte die Dosis in möglichst kleinen Schritten, langsam erhöht (mit ¼ Tablette = 62,5 mg beginnen) und in Form einer abendlichen Einzeldosis verabreicht werden. Bei Patienten, die sehr empfindlich auf Primidon reagieren, kann die Aufdosierung mit Primidon-Saft noch langsamer erfolgen. Bei jüngeren, gesunden Patienten kann in der Regel mit Propranolol begonnen werden, das deutlich geringere sedierende und kognitive Nebenwirkungen hat. Neben den gängigen Kontraindikationen bei Herzerkrankungen und Asthma bronchiale sollte bei männlichen Patienten an die erektile Dysfunktion als häufige Nebenwirkung gedacht werden. Erst wenn beide Substanzen, zuerst einzeln, dann in Kombination, bis zur Maximaldosis bzw. Nebenwirkungsgrenze aufdosiert wurden, sollte auf Substanzen der 2. Wahl übergegangen werden. Dabei sollten Topiramat und Gabapentin zuerst versucht werden. Zu Topiramat liegen mehrere positive kontrollierte Studien vor (↑↑) (Frima und Grunewald 2006, Ondo et al. 2006, Zesiewicz 2007). Zu Gabapentin liegt eine kontrollierte Studie vor, die eine Reduktion des Tremors beim Einsatz als Monotherapie nachweist (Gironell et al. 1999) (↑↑). Andererseits liegen zwei Studien vor (Ondo et al. 2000, Pahwa et al. 1998), die keinen sicheren zusätzlichen Effekt als Add-on zu den Medikamenten der 1. Wahl zeigen konnten (↔).

Ein Problem bei der Interpretation und dem Vergleich von Studienergebnissen zur Tremortherapie stellen die teilweise großen Unterschiede der Tremorstärke zwischen den verschiedenen Studienkollektiven und die uneinheitlichen Messskalen dar. Für den ET und andere Tremores am besten etabliert ist die Fahn-Tolosa-Marin-Skala (Stacy et al. 2007). Es sind aber auch andere, weniger gebräuchliche Skalen oder objektive accelerometrische Messungen der Tremoramplitude als primäre Endpunkte verwendet worden. Das Problem aller klinischen Tremorskalen ist eine nicht lineare, logarithmische Beziehung zwischen klinisch geschätzter Tremorstärke und gemessener Tremorstärke (Elble et al. 2006). Das heißt, dass die prozentuale Reduktion des klinischen Tremor-Scores nicht der tatsächlichen Reduktion der messbaren Tremoramplitude entspricht. Die genaue Kenntnis dieser logarithmischen Beziehung, die inzwischen bekannt ist und erstaunlich unabhängig von der Art für alle klinischen Tremorskalen gleichermaßen gilt (Elble et al. 2006), ermöglicht aber eine direkte Umrechnung der prozentualen Reduktion des Skalenwertes in die Reduktion der Tremoramplitude. Diese Werte lassen sich dann auch direkt mit der Reduktion der gemessenen oder errechneten Tremoramplituden aus anderen Studien vergleichen (Deuschl et al. 2011). Vergleicht man die Studienergebnisse mit Medikamenten der 2. Wahl auf diese Weise mit den Studien zu Propranolol und Primidon, findet sich eine deutlich geringere mittlere Effektstärke. Während die Tremoramplitude unter Propranolol und Primidon im Mittel um 60 % reduziert wird, sinkt sie bei den Medikamenten der 2. Wahl in der Regel um maximal 40 % (s. **Tab. I 12.4**). Eine Ausnahme bildet das Alprazolam, das fast an die Wirkstärke der Medikamente 1. Wahl heranreicht, als Benzodiazepin aber aufgrund der Gewöhnung und des Abhängigkeitspotenzials nur begrenzt einsetzbar ist. Die so umgerechneten Ergebnisse der Studien mit kardioselektiven Betablockern (Atenolol, Sotalol) zeigen, dass

Tab. I 12.4: Metaanalyse der Therapiestudien zum ET (Handtremor, s. Text)

Therapie	Anzahl Studien	Amplitudenreduktion (%)		Eskalationsstufe
		MW	Streubreite	
Primidon	6	60	42–76	1. Wahl
Propranolol	13	61	32–75	1. Wahl
Topiramat	2	40	39–41	2. Wahl
Gabapentin	1	39		2. Wahl
Atenolol	3	33	24–38	2. Wahl
Sotalol	2	40	29–51	2. Wahl
Alprazolam	2	54	48–60	3. Wahl
Tiefe Hirnstimulation (Vim) (nach 2 J.)	13	93	87–97	3. Wahl
(nach 5–8 J.)	8	88	82–92	3. Wahl

(nach Deuschl et al. 2011)

diese eine geringere Wirkung haben als der nicht selektive Betablocker Propranolol.

Ein spezielles Therapieproblem stellt der *Kopftremor beim ET* dar. Er spricht in der Regel deutlich schlechter auf die o. g. Medikamente an als der Handtremor. In einer offenen Vergleichsstudie zeigte sich Zonisamid dem Propranolol bei der Reduktion des Kopftremors bei ET überlegen (Song et al. 2008), sodass in Fällen mit therapierefraktärem Kopftremor ein Therapieversuch gerechtfertigt erscheint. Besser untersucht sind Injektionen mit Botulinumtoxin A in die Halsmuskeln, die beim essenziellen Kopftremor einen relativ guten Effekt haben (↑, B) (Pahwa et al. 1995, Wissel et al. 1997). Erfahrungsgemäß sind die Erfolgsraten von Botulinumtoxin-Injektionen beim ET geringer als bei der zervikalen Dystonie und im Gegensatz zur zervikalen Dystonie den Ergebnissen einer systemischen medikamentösen Therapie oft nicht überlegen. Eine Kombination aus medikamentöser Therapie und Botulinumtoxin-Injektionen kann bei therapierefraktären Patienten mit ausgeprägtem Kopftremor eine erfolgreiche Therapiestrategie sein. Ähnliches gilt für den ebenfalls mit Botulinumtoxin behandelbaren Stimmtremor beim ET, wobei die Erfolgsrate geringer als beim Kopftremor und die Nebenwirkungsrate der bei dieser Behandlung notwendigen Stimmbandinjektionen deutlich höher liegt (Hertegard et al. 2000, Warrick et al. 2000). Der ET der Hände spricht auch auf Botulinumtoxin-Injektionen an. Diese Behandlung ist aber durch eine klinisch relevante Schwäche der Handmuskulatur kompliziert, die den positiven Effekt auf den ET im Hinblick auf eine Funktionsverbesserung meist wieder aufhebt (Brin et al. 2001).

Einen deutlichen Effekt auf die Behinderung hat der Intentionstremor. Es gibt allerdings nur wenige Studien, die den spezifischen Effekt der tremorwirksamen Medikamente auf den Intentionstremor untersuchen. Die klinische Erfahrung spricht dafür, dass sich der Intentionstremor beim ET medikamentös deutlich schlechter behandeln lässt als der Haltetremor. In älteren Studien (Thompson et al. 1984) konnte gezeigt werden, dass Clonazepam einen besseren Effekt auf den Bewegungstremor zu haben scheint als das Propranolol, sodass bei Patienten mit ausgeprägtem, behinderndem Bewegungs-/Intentionstremor ein Versuch mit Clonazepam trotz der Probleme einer Dauertherapie mit Benzodiazepinen im Einzelfall sinnvoll sein kann.

Der genaue Wirkmechanismus aller genannten Substanzen bleibt, wie auch der genaue Ursprung des ET, unklar. Die tremorwirksamen Medikamente stammen überwiegend aus der Gruppe der Antiepileptika mit membranstabilisierender Wirkung oder GABA-agonistischen Effekten und aus der Gruppe der Betablocker. Nachdem es gute Hinweise gibt, dass der Tremor in einem oszillatorisch überaktiven zentralen Netzwerk entsteht, lässt sich die Wirkung möglicherweise über eine Hemmung bzw. Stabilisierung der Anteile dieses zentralen Netzwerks erklären. Die Betablocker greifen wahrscheinlich sowohl zentral in diesem Bereich an als auch peripher im Sinne einer Verminderung der Reaktivität von Muskelspindeln.

Operativ- stereotaktische Therapie

Für Patienten, die durch den ET schwer behindert sind, und unter der medikamentösen Therapie keine ausreichende Tremorreduktion erfahren, stehen invasive Behandlungsmöglichkeiten zur Verfügung: an erster Stelle heute die tiefe Hirnstimulation. Dabei erfolgt eine stereotaktische Implantation von Elektroden in den Nucleus ventralis intermedius (VIM) des Thalamus bzw. in die unmittelbar subthalamisch gelegene Region der Zona incerta, der/die dann dauerhaft hochfrequent stimuliert wird (Tiefe Hirnstimulation; THS). Die Stimulationselektroden werden beim ET, der typischerweise beide Körperseiten betrifft, in der Regel bilateral implantiert. Mittlerweile ist ein meist über Jahre anhaltender Effekt der tiefen Hirnstimulation in verschiedenen Studien gut belegt (Benabid et al. 1993, Koller et al. 2001, Limousin et al. 1999, Rehncrona et al. 2003). So ist die stereotaktische Implantation und nachfolgende Stimulation über bilaterale tiefe Hirnelektroden in spezialisierten Zentren zur Routinebehandlung des ET geworden und der medikamentösen Therapie in ihrer Effektivität auch bei Kopf- und Intentionstremor deutlich überlegen (**Tab. I 12.4**).

Der genaue Wirkmechanismus der tiefen Hirnstimulation ist nicht erschöpfend geklärt. Aus pathophysiologischen Untersuchungen ist bekannt, dass sowohl subkortikale (olivozerebelläre) Zentren als auch kortikale motorische Zentren an der Entstehung der Tremoroszillationen beteiligt sind (Raethjen et al. 2007, Schnitzler et al. 2009). Der Thalamus stellt dabei wahrscheinlich eine Art »Bottleneck« dar, über den die kortikalen und subkortikalen Anteile synchronisiert werden müssen, um das volle Ausmaß der oszillatorischen Aktivität in der Peripherie aufrechtzuerhalten. Dabei befinden sich im Thalamus große Neuronenpopulationen, die selbst in der Lage sind, solche oszillatorische Aktivität aufrechtzuerhalten und zu verstärken (Park et al. 2010). Es erscheint somit plausibel, dass eine Ausschaltung (Thermokoagulation) oder Hemmung bzw. Desynchronisation (tiefe Hirnstimulation) dieser entscheidenden Schaltstelle im zentralen Tremornetzwerk zu einer erheblichen Reduktion der oszillatorischen Aktivität und damit des peripheren Tremors führt.

I 12.1.4 Pragmatische Therapie

Die Dosierungen, Aufdosierungsschemata sowie Evidenz- und Empfehlungsstärken für die Substanzen 1., 2. und 3. Wahl finden sich in **Tab. I 12.5** Insbesondere bei relativ niederamplitudigen Haltetremores besteht eine gute Chance, dass die medikamentöse Therapie effektiv ist. Bei jüngeren Patienten mit ausreichender Compliance, bei denen der Tremor hauptsächlich in Aufregungssituationen ein behinderndes Ausmaß annimmt, kann die gezielte Einnahme von Propranolol vor diesen Situationen ausreichend sein. Diese intermittierende Einnahme reduziert die Nebenwirkungshäufigkeit, die optimale Dosis muss vom Patienten selbstständig in Testphasen langsam titriert werden. Je größer die Amplitude des ET, desto geringer ist die Wahrscheinlichkeit eines zufriedenstellenden Effekts der Medikation. Dennoch sollte jeder Patient zuerst mit ET erfolglos medikamentös vorbehandelt sein, bevor eine THS indiziert ist. Dies bedeutet eine Ausdosierung der Medikamente der 1. Wahl und auch deren Kombination (Propranolol/Primidon). Die Wahrscheinlichkeit, dass ein Medikament zweiter Wahl in dieser Situation einen zufriedenstellenden Effekt hat, ist als extrem gering einzuschätzen. Wenn allerdings die Medikamente erster Wahl in therapeutischen Dosen nicht vertragen werden, sollte zumindest der Versuch unternommen werden, ein Medikament zweiter Wahl (z. B. Topiramat oder Gabapentin) aufzudosieren, bevor die Indikation zur tiefen Hirnstimulation gestellt wird. Bei vollständiger Ausdosierung der Medikamente 1. Wahl im Rahmen der ersten beiden Eskalationsschritte (s. **Tab. I 12.6**) erscheint der Versuch weiterer Medikamente zweiter Wahl vor der Indikationsstellung zur tiefen Hirnstimulation insbesondere bei schwerem ET nicht obligat (alternativer 3. Schritt s. **Tab. I 12.6**). Für die Substanzen der 3. Wahl ist die Evidenz gering. Als Dauermedikation sind sie in der Regel nur in speziellen Fällen indiziert und können insbesondere dann zum Einsatz kommen, wenn eine tiefe Hirnstimulation kontraindiziert oder vom Patienten abgelehnt wird.
Die Indikation zur tiefen Hirnstimulation beim ET hängt stark von der individuellen Situation des Patienten ab und kann nur in genauer Kenntnis des bisherigen Verlaufs der Erkrankung, der aktuellen Symptomausprägung, möglicher Begleiterkrankungen und der Sozialanamnese bei dem jeweiligen Patienten gestellt werden. Pragmatisch sollten deshalb Patienten, die für eine THS infrage kommen, zu-

Tab. I 12.5: Medikamente und Dosierungen beim ET, Evidenzklassen und Empfehlungsstärke

1. Wahl	**Propranolol (z. B. Dociton®)** alle 2 Tage um 20 mg steigern, Standarddosis 3 × 20 bis 3 × 40 mg/d Maximaldosis i. d. Regel 320 mg/d **Primidon (z. B. Liskantin®, Mylepsinum®)** jede Woche um 62,5 mg steigern (gegebenenfalls langsamer), Maximaldosis i. d. Regel 750 mg/d, Einzeldosis abends, ggf. Tagesdosen nach Bedarf ergänzen	↑↑, A ↑↑, A
2. Wahl	**Topiramat (z. B. Topamax)** wöchentlich um 25–50 mg steigern, Erhaltungsdosis: 2 × 50 bis 2 × 250 mg., Maximaldosis 800 mg/d. **Gabapentin (z. B. Neurontin)** alle 3–5 Tage um 300 mg steigern, Erhaltungsdosis: 3 × 300 bis 3 × 600 mg, Maximaldosis 2 400 mg/d	↑↑, B ↑, B
3. Wahl	**Clonazepam (z. B. Rivotril)** mit 3 × 0,5 mg beginnen, alle 2 Tage um 0,5 mg steigern, Erhaltungsdosis 3 × 0,5 bis 3 × 2 mg **Clozapin (Leponex®)** vor Dauertherapie einmalige Testdosis von 12,5 mg, bei Effekt jede Woche um 12,5 mg steigern, Maximaldosis 3 × 25 mg/d **Alprazolam (z. B. Xanax)** mit 3 × 0,25–0,5 mg beginnen, alle 3 Tage um 0,25–0,5 mg steigern, Erhaltungsdosis 3 × 0,5 bis 3 × 1 mg **Nimodipin (z. B. Nimotop)** 4 × 30 mg **Botulinumtoxin (z. B. Botox®, Dysport®)** Dosierungen und Eindosierung muskelabhängig analog zur zervikalen Dystonie (s. dort), beim ET symmetrische Injektionsschemata (z. B. gleiche Dosis in Mm. splenii capitis oder sternocleidomastoidei bds.)	↑, C (bei Intentionstremor) ↑, C ↑↑, C (cave: Abhängigkeit) ↑, C ↑, C (bei Handtremor) ↑, B (bei Kopftremor)

nächst ambulant in einem Zentrum vorgestellt werden, wo diese Behandlung vorgenommen wird. In diesem Rahmen können bereits offensichtliche Kontraindikationen, Erfolgschancen und Erwartungen des Patienten eingeschätzt werden. Für die endgültige Indikationsstellung ist es sinnvoll, einen kurzen stationären Aufenthalt anzuschließen, in dessen Verlauf eine bessere Symptomeinschätzung möglich ist und noch ausstehende Zusatzuntersuchungen (z. B. Aktualisierung der Bildgebung, spezielle Medikamententests) durchgeführt werden. Bei Patienten mit gering ausgeprägtem Tremor, aber subjektiv empfundener schwerer Behinderung, sollte, ebenso wie bei Patienten mit einem schweren Tremor aber nur geringer subjektiver Behinderung, die Indikation zur tiefen Hirnstimulation eher zurückhaltend gestellt werden, da der Effekt auf die Lebensqualität in diesen Fällen oft enttäuschend ist.

Tab. I 12.6: Behandlungsschritte beim ET

1. Schritt	**Propranolol** (junge Herz-gesunde, kein Asthma)	*oder*	**Primidon** (ältere, Multimorbide)
2. Schritt	**Propranolol**	*und*	**Primidon**
3. Schritt	**Medikamente 2. Wahl**	*oder*	**VIM-THS**
4. Schritt	**Medikamente 3. Wahl** (bei Kontraindikation oder Ablehnung cer THS)		

I 12.2 Aufgaben-/positionsspezifischer Tremor

I 12.2.1 Klinik

Diese Tremorformen lassen sich keiner der gängigen Aktivierungsbedingungen zuordnen, sondern treten ausschließlich bei bestimmten Tätigkeiten, Bewegungen oder Haltungen auf. Die klinischen Charakteristika dieser Tremores hängen von dem Bewegungsmuster ab, bei dem sie auftreten. Typischerweise sind sie relativ niederfrequent. Bei einem Teil der Patienten tritt der Tremor nicht nur bei der Bewegung selber, sondern schon beim Einnehmen der typischen Haltung vor Beginn der Bewegung (positionsspezifisch) auf. Dies ist insbesondere für den primären Schreibtremor gut beschrieben. Alkohol bessert den Tremor bei einem relevanten Teil der Patienten, und es wird bei manchen Betroffenen ein autosomal-dominanter Erbgang beobachtet (Bain et al. 1995).

I 12.2.2 Epidemiologie und Verlauf

Zur Epidemiologie dieser Tremorformen ist wenig bekannt. Es handelt sich um seltene Erkrankungen. Der Tremor tritt überwiegend bei Bewegungen auf, die mit hoher Wiederholungsrate nahezu täglich durchgeführt werden. Prototyp solcher übertrainierter Bewegungen ist das Schreiben. Entsprechend stellt der primäre Schreibtremor die häufigste Form des aufgabenspezifischen Tremors dar. Seltener tritt er als isolierter Stimmtremor auf, und noch seltener findet er sich bei individuellen Bewegungsabläufen von Musikern oder Sportlern, die entsprechend übertrainiert sind.

I 12.2.3 Therapeutische Prinzipien

Die Ursache dieser Tremorformen ist unklar. Möglicherweise spielt die Überaktivierung im Rahmen der wiederholten Durchführung der Bewegungen in Kombination mit einer Disposition der Patienten eine Rolle. Die pharmakologische Behandlung der aufgabenspezifischen Tremores ist schwierig. Ein Versuch mit Propranolol oder Primidon erscheint gerechtfertigt (A), wobei die Evidenz dafür schwach ist und erfahrungsgemäß selten eine ausreichende Tremorreduktion erreicht wird. Botulinumtoxin-Injektionen in die betroffenen Muskelgruppen sind bei etwa der Hälfte der Patienten wirksam (Papapetropoulos und Singer 2006) (↔, B). Analog zum Schreibkrampf (s. Kap. I 5) können physikalische Therapiemaßnahmen, wie sensorisches oder motorisches Training (Zeuner!) oder spezielle Hilfsmittel gelegentlich helfen (Espay et al. 2005) (↔, B). Der Stimmtremor wird ebenfalls analog zur Dystonie (s. spasmodische Dysphonie, s. Kap. I 5) am besten mit Botulinumtoxin behandelt (Blitzer et al. 1992) (↔, B/C).

I 12.3 Orthostatischer Tremor

I 12.3.1 Klinik

Der orthostatische Tremor tritt im Stehen auf und imponiert klinisch nur selten als eigentlicher Tremor. Die Patienten klagen über eine Standunsicherheit, die in schweren Fällen zum plötzlichen Hinstürzen führen kann. Sitzen, Gehen und Liegen sind fast ungestört. Die Standunsicherheit versuchen die Patienten zu kompensieren, indem sie sich anlehnen oder umhergehen. Gelegentlich können die hochfrequenten Kontraktionen der Beinmuskeln im Stehen an den Kniescheiben ertastet werden. Gesichert wird die Diagnose mittels Oberflächen-EMG von den Kniestreckern und Fußhebern, das die pathognomonischen hochfrequenten Burst-Entladungen zwischen 13 und 18 Hz im Stehen zeigt, die im Sitzen sistieren. Diese einfache Untersuchung sollte bei jedem Patienten mit einer unklaren Standunsicherheit frühzeitig durchgeführt werden.

I 12.3.2 Epidemiologie und Verlauf

Der OT ist eine relativ seltene Erkrankung. Genaue epidemiologische Daten fehlen. Er tritt erst nach dem 40. Lebensjahr auf, wobei der Beginn bei

Frauen (50 Jahre) im Mittel etwas früher zu sein scheint als bei Männern (60 Jahre). Es gibt zwar vereinzelt Hinweise auf familiäre Häufungen, eine klare genetische Komponente lässt sich aus den epidemiologischen Daten aber nicht sicher ableiten. Die Behinderungen durch den orthostatischen Tremor sind erheblich und können bei noch erwerbstätigen Patienten zur Berufsunfähigkeit führen.

I 12.3.3 Therapeutische Prinzipien

Der Ursprung des OT ist nicht klar. Es wird aufgrund physiologischer Untersuchungen postuliert, dass die Oszillationen im Bereich des Hirnstamms generiert werden, andererseits wird dem Rückenmark eine Rolle zugeschrieben. Die Behandlung des OT gestaltet sich oft schwierig. Im Vordergrund stehen medikamentöse Therapieversuche. Es gibt nur eine kleine positive Studie zum OT, in der ein Effekt von Gabapentin (↑, A) auf den Tremor und die Lebensqualität nachgewiesen werden konnte (Rodrigues et al. 2006). Ähnliche Ergebnisse waren schon in kleineren Fallserien gefunden worden. Damit stellt Gabapentin in einer Tagesdosis von 1 200–2 400 mg die Therapie der ersten Wahl dar. Alternativ können Clonazepam (1,5–6 mg/d) und Primidon (62,5–500 mg/d) (B) versucht werden (Poersch 1994). Levodopa ist bei der Mehrzahl der Patienten nicht effektiv, dies galt auch für Patienten, bei denen mittels FP-CIT-SPECT ein leichtes dopaminerges Defizit nachweisbar war (Katzenschlager et al. 2003).
Es gibt mittlerweile Fallberichte, die eine deutliche Verbesserung der Standunsicherheit unter einer tiefen Hirnstimulation im VIM-Kern des Thalamus berichten, wobei interessanterweise der mit dem EMG gemessene Tremor der Beine nicht signifikant beeinflusst wurde (Espay et al. 2008, Guridi et al. 2008). Diese Ergebnisse lassen zwar auf eine mögliche Effektivität der tiefen Hirnstimulation auch bei dieser Tremorform hoffen, zum jetzigen Zeitpunkt handelt es sich dabei allerdings noch um eine rein experimentelle Therapie, zumal auch der Wirkmechanismus unklar erscheint. Ähnlich positive Ergebnisse wurden bei einzelnen Patienten mit einer spinalen Stimulation erzielt. Auch hier ist der Wirkmechanismus der Behandlung unklar (Krauss et al. 2006). Weitere Untersuchungen zu diesen beiden invasiven Therapieoptionen sind notwendig.

I 12.4 Tremor beim Idiopathischen Parkinson-Syndrom

Bezüglich der pragmatischen Behandlung und Klinik der verschiedenen Tremorformen beim idiopathischen Parkinson-Syndrom wird auf das Parkinson-Kapitel verwiesen. Hier sollen nur kurz in **Tab. I 12.7** die auf die Parkinson-Tremores wirksamen Medikamente und deren Dosierungen dargestellt werden. Bei fehlender Kontrolle des Parkinson-Tremors unter optimierter medikamentöser Therapie ist auch hier die tiefe Hirnstimulation gut wirksam. Im Gegensatz zur Akinese, deren Besserung unter der tiefen Hirnstimulation anhand der präoperativen Levodopa-Antwort vorhersagbar ist (s. Kap. I 1 und Kap. I 3), spricht der klassische Parkinson-Ruhetremor auch dann gut auf die tiefe Hirnstimulation an, wenn er auf medikamentöse Maßnahmen keine wesentliche Besserung zeigt.
Anders als beim ET wird auch beim deutlich tremordominanten Morbus Parkinson in der Regel der Nucleus subthalamicus (STN) als Zielpunkt der THS gewählt, da hier nicht nur der Tremor (Krack et al. 1998) gebessert wird, sondern auch die im Verlauf zunehmende Akinese. Nur in Ausnahmefällen kann bei älteren Patienten, bei denen der Tremor ganz im Vordergrund der Behinderung steht, eine Stimulation des VIM-Kerns im Thalamus bzw. der subthalamischen Region erwogen werden. Der Effekt auf den Ruhetremor beim M. Parkinson ist hier ebenso gut wie auf den ET, die anderen Kardinalsymptome der Parkinson-Erkrankung bleiben aber weitgehend unbeeinflusst.

Tab. I 12.7: Therapeutische Möglichkeiten/Dosierungen beim Parkinson-Tremor

1. **Dopaminerge Therapie**
   s. Kap. I 1 Parkinson-Syndrome
2. **Anticholinergika**
   (zusätzlich zur dopaminergen Therapie; Details s. Kap. I 1 Parkinson-Syndrome)
   Bornaprin (z. B. Sormodren®) ↑ 3 × 2 mg bis 3 × 4 mg
   Biperiden (z. B. Akineton®) ↑ 3 × 2 mg bis 3 × 4 mg
   Trihexyphenidyl (z. B. Artane®) ↑ 3 × 2 mg bis 3 × 4 mg
   Metixen (z. B. Tremarit®) ↑ 3 × 5 mg bis 3 × 10 mg
   Benzatropin (Cogentinol®) ↔ 3 × 2 mg
   Procyclidin (Osnervan®) ↔ 3 × 5 mg bis 3 × 10 mg
3. **Propranolol (z. B. Dociton) Primidon (z. B. Mylepsinum)** ↔ (zusätzlich zur dopaminergen Therapie) Besonders bei relevantem Aktionstremor (Typ II/ III), Dosierung analog zur ET-Behandlung
4. **Amantadin (z. B. PK-Merz)** 3 × 100 mg
5. **Clozapin (Leponex®)** ↔ 1 × 12,5 bis 3 × 25 mg (zusätzlich zur dopaminergen Therapie)
6. **Budipin (Parkinsan®)** ↑
   Einsatz nur in Ausnahmefällen, zusammen mit dopaminerger Therapie
7. **Tiefe Hirnstimulation** ↑↑
   STN- (oder Vim, GPI)

I 12.5 Zerebellärer Tremor

Der zerebelläre Tremor manifestiert sich typischerweise als Intentionstremor, gelegentlich auch als posturaler Tremor. Seine Frequenz ist niedrig und liegt bei ca. 3–5 Hz. Hemisphärenläsionen führen meist zu einem Extremitätentremor; Mittelinienschädigungen und Vorderlappenatrophien äußern sich in einem Rumpf- oder Standtremor. Häufigste Ursache ist eine Multiple Sklerose (Alusi et al. 1999), gefolgt von Alkoholmissbrauch und degenerativen Kleinhirnkrankheiten.
Eine zufriedenstellende medikamentöse Behandlung gelingt nur in wenigen Fällen. Beim typischen Intentionstremor erscheinen Versuche mit Carbamazepin oder Ondansetron gerechtfertigt (↔, B). Manche Patienten profitieren von Gewichtsmanschetten am Handgelenk. In ausgeprägten Fällen ist eine tiefe Hirnstimulation des Vim-Kerns des Thalamus zu erwägen. Dabei ist zu bedenken, dass der Effekt ausschließlich den rhythmischen Anteil der Bewegungsstörung betrifft, die eigentliche Ataxie

dabei unbeeinflusst bleibt und der funktionelle Gewinn aufgrund des Fortschreitens der Grunderkrankung (z. B. MS) oft nach wenigen Jahren erschöpft ist.

I 12.6 Holmes-Tremor

Der Holmes-Tremor ist ein symptomatischer Tremor, der nach Läsionen im Hirnstamm, Mittelhirn, Kleinhirn oder Thalamus auftreten kann (Deuschl et al. 1998). Früher wurden dafür verschiedene Bezeichnungen verwendet, wie rubraler Tremor, Mittelhirntremor, Benedikt-Syndrom. Für das Vorliegen eines Holmes-Tremor werden Läsionen sowohl des dopaminergen Systems als auch des zerebellothalmischen Systems gefordert, die meist in der MRT-Bildgebung nachweisbar sind. Klinisch handelt es sich um einen niederfrequenten (meistens weniger als 4 Hz) etwas irregulären Ruhe-, Halte- und Intentionstremor. Typisch ist eine Latenz zwischen Zeitpunkt der Läsion und Auftreten der Tremorsymptomatik, üblicherweise zwischen vier Wochen und zwei Jahren. Zur Behandlung des Holmes-Tremor liegen keine einheitlichen Therapiestrategien oder kontrollierte Studien vor. Es werden in erster Linie Erfolge mit Levodopa (Remy et al. 1995) oder Dopaminagonisten berichtet, alternativ können Anticholinergika (Samie et al. 1990), Propranolol, Clonazepam (Biary et al. 1989) oder Primidon versucht werden.
Es gibt Einzelfallberichte über eine erfolgreiche tiefe Hirnstimulation des Vim-Kerns des Thalamus.

I 12.7 Dystoner Tremor

Der dystone Tremor ist ein meist niederfrequenter (2–6 Hz) etwas irregulärer Tremor in dem Bereich, der von der Dystonie (s. dort) betroffen ist. Zusätzlich kann bei Dystoniepatienten ein höherfrequenter Handtremor auftreten (»Tremor bei Dystonie«) der dem ET sehr ähnlich sein kann. Die Therapie folgt denselben Prinzipien wie die Therapie der Dystonie selbst. Zusätzlich können die Substanzen erster und zweiter Wahl bei der Behandlung des ET (s. dort) eingesetzt werden (↔, B/C).

I 12.8 Tremor bei Neuropathie (Neuropathischer Tremor

Bei peripheren Polyneuropathien kann ein Halte- und Aktionstremor auftreten. Insbesondere bei hereditären (HMSN II) oder erworbenen (CIDP, Gammopathie) demyelinisierenden Polyneuropathien kann dieser Tremor ein schwer behinderndes Ausmaß annehmen. Der Pathomechanismus ist nicht klar und scheint sowohl auf Veränderungen in den peripheren Reflexschleifen als auch auf zentral entstehenden Oszillationen zu beruhen. Therapeutisch steht die Behandlung der Neuropathie im Vordergrund (s. dort), symptomatisch können Propranolol und Primidon versucht werden. Es existieren Fallberichte von erfolgreichen Behandlungen mit tiefer Hirnstimulation im Vim-Kern des Thalamus.

I 12.9 Psychogener Tremor

Der psychogene Tremor ist gekennzeichnet durch plötzliches Auftreten, variable Tremoramplitude und -frequenz, fluktuierenden Verlauf, Reduktion der Tremoramplitude bei Ablenkung, Änderung der Tremorfrequenz unter Ablenkungsmanövern oder Annahme der Frequenz rhythmischer willkürlicher Bewegung der kontralateralen Extremität (Entrainment) sowie durch die, oft tastbare, Kokontraktion der involvierten Muskulatur. Häufig finden sich Somatisierungsstörungen in der Vorgeschichte. Die Behandlung ist neuropsychiatrisch.

I 12.10 Literatur

Alusi SH, Glickman S, Aziz TZ, Bain PG. Tremor in multiple sclerosis. J Neurol Neurosurg Psychiatry 1999;66: 131–134.

Antonini A, Berto P, Lopatriello S, Tamma F, Annemans L, Chambers M. Cost-effectiveness of 123I-FP-CIT SPECT in the differential diagnosis of essential tremor and Parkinson's disease in Italy. Mov Disord 2008;23: 2202–2209.

Auff E, Doppelbauer A, Fertl E. Essential tremor: functional disability vs. subjective impairment. J Neural Transm Suppl 1991;33:105–110.

Bain P, Brin M, Deuschl G, Elble R, Jankovic J, Findley L, et al. Criteria for the diagnosis of essential tremor. Neurology 2000;54:S7.

Bain PG. Dystonic tremor presenting as parkinsonism: long-term follow-up of SWEDDs. Neurology 2009;72: 1443–1445.

Bain PG, Findley LJ, Britton TC, Rothwell JC, Gresty MA, Thompson PD, et al. Primary writing tremor. Brain 1995;118 (Pt 6):1461–1472.

Benabid AL, Pollak P, Seigneuret E, Hoffmann D, Gay E, Perret J. Chronic VIM thalamic stimulation in Parkinson's disease, essential tremor and extra-pyramidal dyskinesias. Acta Neurochir Suppl (Wien) 1993;58:39–44.

Biary N, Cleeves L, Findley L, Koller W. Post-traumatic tremor. Neurology 1989;39:103–106.

Blitzer A, Brin MF, Stewart C, Aviv JE, Fahn S. Abductor laryngeal dystonia: a series treated with botulinum toxin. Laryngoscope 1992;102:163–167.

Brin MF, Lyons KE, Doucette J, Adler CH, Caviness JN, Comella CL, et al. A randomized, double masked, controlled trial of botulinum toxin type A in essential hand tremor. Neurology 2001;56:1523–1528.

Delong MR, Georgopoulos AP, Crutcher MD, Mitchell SJ, Richardson RT, Alexander GE. Functional organization of the basal ganglia: contributions of single-cell recording studies. Ciba Found Symp 1984;107:64–82.

Deng H, Le W, Jankovic J. Genetics of essential tremor. Brain 2007;130:1456–1464.

Deuschl G, Bain P, Brin M, Ad Hoc Scientific Committee. Consensus statement of the Movement Disorder Society on Tremor. Mov Disord 1998;13 (Suppl 3):2–23.

Deuschl G, Raethjen J, Baron R, Lindemann M, Wilms H, Krack P. The pathophysiology of parkinsonian tremor: a review. J Neurol 2000a;247 (Suppl 5):V33–48.

Deuschl G, Raethjen J, Hellriegel H, Elble R. Treatment of patients with essential tremor. Lancet Neurol 2011;10: 148–161.

Deuschl G, Wenzelburger R, Loffler K, Raethjen J, Stolze H. Essential tremor and cerebellar dysfunction clinical and kinematic analysis of intention tremor. Brain 2000b; 123 (Pt 8):1568–1580.

Ehrt U, Broich K, Larsen JP, Ballard C, Aarsland D. Use of drugs with anticholinergic effect and impact on cognition in Parkinson's disease: a cohort study. J Neurol Neurosurg Psychiatry 2010;81:160–165.

Elble RJ. Essential tremor frequency decreases with time. Neurology 2000;55:1547–1551.

Elble RJ, Dubinsky RM, Ala T. Alzheimer's disease and essential tremor finally meet. Mov Disord 2007;22:1525–1527.

Elble RJ, Pullman SL, Matsumoto JY, Raethjen J, Deuschl G, Tintner R. Tremor amplitude is logarithmically related to 4- and 5-point tremor rating scales. Brain 2006; 129:2660–2666.

Espay AJ, Duker AP, Chen R, Okun MS, Barrett ET, Devoto J, et al. Deep brain stimulation of the ventral intermediate nucleus of the thalamus in medically refractory orthostatic tremor: preliminary observations. Mov Disord 2008;23:2357–2362.

Espay AJ, Hung SW, Sanger TD, Moro E, Fox SH, Lang AE. A writing device improves writing in primary writing tremor. Neurology 2005;64:1648–1650.

Findley LJ, Cleeves L, Calzetti S. Primidone in essential tremor of the hands and head: a double blind controlled clinical study. J Neurol Neurosurg Psychiatry 1985;48: 911–915.

Frima N, Grunewald RA. A double-blind, placebo-controlled, crossover trial of topiramate in essential tremor. Clin Neuropharmacol 2006;29:94–96.

Gironell A, Kulisevsky J, Barbanoj M, Lopez-Villegas D, Hernandez G, Pascual-Sedano B. A randomized placebo-controlled comparative trial of gabapentin and propranolol in essential tremor. Arch Neurol 1999;56: 475–480.

Guridi J, Rodriguez-Oroz MC, Arbizu J, Alegre M, Prieto E, Landecho I, et al. Successful thalamic deep brain stimulation for orthostatic tremor. Mov Disord 2008;23: 1808–1811.

Hertegard S, Granqvist S, Lindestad PA. Botulinum toxin injections for essential voice tremor. Ann Otol Rhinol Laryngol 2000;109:204–209.

Herzog J, Hamel W, Wenzelburger R, Potter M, Pinsker MO, Bartussek J, et al. Kinematic analysis of thalamic versus subthalamic neurostimulation in postural and intention tremor. Brain 2007;130:1608–1625.

Katzenschlager R, Costa D, Gerschlager W, O'Sullivan J, Zijlmans J, Gacinovic S, et al. [123I]-FP-CIT-SPECT demonstrates dopaminergic deficit in orthostatic tremor. Ann Neurol 2003;53:489–496.

Koller WC. Propranolol therapy for essential tremor of the head. Neurology 1984;34:1077–1079.

Koller WC. Long-acting propranolol in essential tremor. Neurology 1985;35:108–110.

Koller WC, Lyons KE, Wilkinson SB, Troster AI, Pahwa R. Long-term safety and efficacy of unilateral deep brain stimulation of the thalamus in essential tremor. Mov Disord 2001;16:464–468.

Krack P, Benazzouz A, Pollak P, Limousin P, Piallat B, Hoffmann D, et al. Treatment of tremor in Parkinson's disease by subthalamic nucleus stimulation. Mov Disord 1998;13:907–914.

Krauss JK, Weigel R, Blahak C, Bazner H, Capelle HH, Grips E, et al. Chronic spinal cord stimulation in medically intractable orthostatic tremor. J Neurol Neurosurg Psychiatry 2006;77:1013–1016.

Limousin P, Speelman JD, Gielen F, Janssens M. Multicentre European study of thalamic stimulation in parkinsonian and essential tremor. J Neurol Neurosurg Psychiatry 1999;66:289–296.

Muthuraman M, Hossen A, Deuschl G, Heute U, Raethjen J. A new diagnostic test to distinguish tremulous Parkinson's disease from advanced Essential tremor. Mov Disord 2011;26:1548–1552.

Navan P, Findley LJ, Jeffs JA, Pearce RK, Bain PG. Double-blind, single-dose, cross-over study of the effects of pramipexole, pergolide, and placebo on rest tremor and UPDRS part III in Parkinson's disease. Mov Disord 2003a;18:176–180.

Navan P, Findley LJ, Jeffs JA, Pearce RK, Bain PG. Randomized, double-blind, 3-month parallel study of the effects of pramipexole, pergolide, and placebo on Parkinsonian tremor. Mov Disord 2003b;18:1324–1331.

O'Suilleabhain P, Dewey RB, Jr.Randomized trial comparing primidone initiation schedules for treating essential tremor. Mov Disord 2002;17:382–386.

Ondo W, Hunter C, Vuong KD, Schwartz K, Jankovic J. Gabapentin for essential tremor: a multiple-dose, double-blind, placebo-controlled trial. Mov Disord 2000;15: 678–682.

Ondo WG, Jankovic J, Connor GS, Pahwa R, Elble R, Stacy MA, et al. Topiramate in essential tremor: a double-blind, placebo-controlled trial. Neurology 2006;66:672–677.

Pahwa R, Busenbark K, Swanson-Hyland EF, Dubinsky RM, Hubble JP, Gray C, et al. Botulinum toxin treatment of essential head tremor. Neurology 1995;45:822–824.

Pahwa R, Lyons K, Hubble JP, Busenbark K, Rienerth JD, Pahwa A, et al. Double-blind controlled trial of gabapentin in essential tremor. Mov Disord 1998;13:465–467.

Papapetropoulos S, Singer C. Treatment of primary writing tremor with botulinum toxin type a injections: report of a case series. Clin Neuropharmacol 2006;29:364–367.

Park YG, Park HY, Lee CJ, Choi S, Jo S, Choi H, et al. Ca(V)3.1 is a tremor rhythm pacemaker in the inferior olive. Proc Natl Acad Sci U S A 2010;107:10731–10736.

Poersch M. Orthostatic tremor: combined treatment with primidone and clonazepam. Mov Disord 1994;9:467.

Pogarell O, Gasser T, van Hilten JJ, Spieker S, Pollentier S, Meier D, et al. Pramipexole in patients with Parkinson's disease and marked drug resistant tremor: a randomised, double blind, placebo controlled multicentre study. J Neurol Neurosurg Psychiatry 2002;72:713–720.

Raethjen J, Austermann K, Witt K, Zeuner KE, Papengut F, Deuschl G. Provocation of Parkinsonian tremor. Mov Disord 2008;23:1019–1023.

Raethjen J, Govindan RB, Kopper F, Muthuraman M, Deuschl G. Cortical involvement in the generation of essential tremor. J Neurophysiol 2007;97:3219–3228.

Raethjen J, Pohle S, Govindan RB, Morsnowski A, Wenzelburger R, Deuschl G. Parkinsonian action tremor: interference with object manipulation and lacking levodopa response. Exp Neurol 2005;194:151–160.

Rautakorpi I, Takala J, Marttila RJ, Sievers K, Rinne UK. Essential tremor in a Finnish population. Acta Neurol Scand 1982;66:58–67.

Rehncrona S, Johnels B, Widner H, Tornqvist AL, Hariz M, Sydow O. Long-term efficacy of thalamic deep brain stimulation for tremor: double-blind assessments. Mov Disord 2003;18:163–170.

Remy P, de Recondo A, Defer G, Loc'h C, Amarenco P, Plante-Bordeneuve V, et al. Peduncular 'rubral' tremor and dopaminergic denervation: a PET study. Neurology 1995;45:472–477.

Rodrigues JP, Edwards DJ, Walters SE, Byrnes ML, Thickbroom GW, Stell R, et al. Blinded placebo crossover study of gabapentin in primary orthostatic tremor. Mov Disord 2006;21:900–905.

Samie MR, Selhorst JB, Koller WC. Post-traumatic midbrain tremors. Neurology 1990;40:62–66.

Schnitzler A, Munks C, Butz M, Timmermann L, Gross J. Synchronized brain network associated with essential tremor as revealed by magnetoencephalography. Mov Disord 2009;24:1629–1635.

Schrag A, Keens J, Warner J. Ropinirole for the treatment of tremor in early Parkinson's disease. Eur J Neurol 2002; 9:253257.

Song IU, Kim JS, Lee SB, Ryu SY, An JY, Kim HT, et al. Effects of zonisamide on isolated head tremor. Eur J Neurol 2008;15:1212–1215.

Stacy MA, Elble RJ, Ondo WG, Wu SC, Hulihan J. Assessment of interrater and intrarater reliability of the Fahn-Tolosa-Marin Tremor Rating Scale in essential tremor. Mov Disord 2007;22:833–838.

Stefansson H, Steinberg S, Petursson H, Gustafsson O, Gudjonsdottir IH, Jonsdottir GA, et al. Variant in the sequence of the LINGO1 gene confers risk of essential tremor. Nat Genet 2009;41:277–279.

Taddei IM, Ludin HP. [Essential tremor: a follow-up study]. Schweiz Arch Neurol Psychiatr 1988;139:33–46.

Thompson C, Lang A, Parkes JD, Marsden CD. A double-blind trial of clonazepam in benign essential tremor. Clin Neuropharmacol 1984;7:83–88.

Warrick P, Dromey C, Irish JC, Durkin L, Pakiam A, Lang A. Botulinum toxin for essential tremor of the voice with multiple anatomical sites of tremor: a crossover design study of unilateral versus bilateral injection. Laryngoscope 2000;110:1366–1374.

Weaver FM, Follett K, Stern M, Hur K, Harris C, Marks WJ, Jr., et al. Bilateral deep brain stimulation vs best medical therapy for patients with advanced Parkinson disease: a randomized controlled trial. Jama 2009;301: 63–73.

Wissel J, Masuhr F, Schelosky L, Ebersbach G, Poewe W. Quantitative assessment of botulinum toxin treatment in 43 patients with head tremor. Mov Disord 1997;12: 722–726.

Zesiewicz TA. Low-dose topiramate (topamax) in the treatment of essential tremor. Clin Neuropharmacol 2007;30:247–248.

I 13 Syndrome der akuten und chronischen Rückenmarkschädigung

von V. Dietz

Rückenmarkschädigungen betreffen motorische, sensible und vegetative Funktionen. Die Folge sind motorische (spastische Para- bzw. Tetraparese/-plegie), sensible (spinales, sensibles Niveau mit darunter bestehender Hyp-/Anästhesie und Hyp-/Analgesie) und vegetative Funktionsstörungen (Blasen-, Mastdarm-, Sexual- und Kreislaufdysregulation).

Für diagnostische und therapeutische Entscheidungen bei Rückenmarkschädigung spielt die Akuität der Entstehung eine wesentliche Rolle, unabhängig von der Ätiologie. Bei akuten und subakuten Rückenmarkschädigungen müssen Diagnose und entsprechende Behandlung innerhalb weniger Stunden erfolgen. Bei chronisch sich entwickelnden Querschnittsyndromen ist weniger Eile geboten. In **Tab. I 13.1** sind die wichtigsten Querschnittsyndrome aufgelistet (siehe auch Woolsey und Young 1995). Nach ihrer Ätiologie werden Querschnittsyndrome durch Trauma, Ischämie, Entzündung und Kompression (degenerative Myelopathie oder Tumor) unterschieden.

Die Therapie der akuten traumatisch oder ischämisch bedingten Para- oder Tetraplegie beginnt unmittelbar nach Auftreten der Läsion. Dabei müssen verschiedene Untersuchungen schnell und in koordinierter Abfolge durchgeführt werden. Um die Prognose zu optimieren und die Verschlechterung einer akuten traumatischen Rückenmarkläsion einzuschränken, ist zu beachten (Guttmann 1976, zur Übersicht siehe Dietz 2001): Die Bergung soll rasch durch professionell ausgebildetes Personal erfolgen, das den Patienten zu einem medizinischen Zentrum begleitet. Dieses sollte spezialisierte Teams besitzen, die die exakte Diagnose und entsprechende Behandlung innerhalb der ersten Stunden nach dem Trauma einleiten können (zur Übersicht siehe **Tab. I 13.1** und **Tab. I 13.2**).

Tab. I 13.1: Rückenmarksyndrome

Syndrom	Motorik/Reflexe			Sensibilität		Vegetativum	
	Parese	**Eigenreflexe**	**Babinski**	**Tiefensensibilität**	**Schmerz/Temperatur**	**Blasenfunktionsstörung**	**Blutdruckregulationsstörung**
Rückenmarkläsion							
C1–C8	Spastische Tetraparese	++	++	– –	– –	Detrusor/Sphinkter Dyssynergie	
Th1–L1	Spastische Paraparese	++	++	– –	– –	Detrusor/Sphinkter Dyssynergie	
Conus/Cauda	Schlaffe Parese	– –	(+)	– –	– –	Detrusor-Areflexie	– –
Brown Séquard	Spastische Parese ipsilateral	++ ipsilat.	+ ipsilat.	– ipsilat.	contralat.		
Central Cord	Spastische Tetraparese Arme > Beine (proximal > distal)	+(+)	+	+/–	–	Detrusor-Dysreflexie	(+)
Spinalis anterior	Para-(Tetra-)parese	+	+	+	+/–	Detrusor-Dys-/Areflexie	(+)
Spinaler Schock	Schlaffe Para-(Tetra-)plegie	–	+/–	–	–	Detrusor-Areflexie	+

Reaktion: + normal, vorhanden; ++ gesteigert; – vermindert, fehlend

I 13

I 13.1 Traumatische Rückenmarkläsion

I 13.1.1 Klinik

In industrialisierten Staaten ist eine Inzidenz von 10–30 Fällen einer akuten Rückenmarkläsion pro einer Million Einwohner pro Jahr anzunehmen (Cavigelli und Curt 2000).

Traumatische Rückenmarkläsionen betreffen gehäuft junge Menschen (61 % sind zwischen 16 und 30 Jahre alt) und seltener Frauen (20 %). Etwa die Hälfte der Betroffenen sind bei der Erstuntersuchung komplett gelähmt (Cavigelli und Curt 2000; zur Übersicht siehe Dietz 2001). Die Mortalität nach einer Querschnittlähmung ist abhängig von Alter, Läsionshöhe- und -ausdehnung höher als bei der Normalbevölkerung (van den Berg et al. 2010).

Nach einer traumatischen Rückenmarkläsion muss sofort und sicher zwischen Para- und Tetraplegie unterschieden werden. Wenn die Höhe der Läsion innerhalb des Zervikalmarks auch nur wenige Millimeter ansteigt, kann der funktionelle Status von relativer Unabhängigkeit zu kompletter Abhängigkeit führen. Es ist wichtig, den Traumamechanismus zu erfahren, da dieser Rückschlüsse auf die Art der Rückenmarkläsion erlaubt. Die Lokalisation von Schmerzen durch den Patienten kann Hinweise auf den Ort der Schädigung geben. Bei bewusstseinsgestörten Patienten kann bei ausschließlich diaphragmaler Atmung eine zervikale Rückenmarkläsion angenommen werden. Tiefere Rückenmarkläsionen werden bei diesen Patienten meist erst nach Wiedererlangen des Bewusstseins erkannt. Deshalb sollte jeder bewusstlose Traumapatient als Querschnitt behandelt werden, bis eine Rückenmarkläsion ausgeschlossen ist.

Während des akuten Stadiums steht eine Störung oder ein Verlust von Willkürbewegung und Gefühlswahrnehmung sowie von Blasen- und Mastdarmfunktion im Vordergrund. Bei Lähmung der Muskeln aller vier Extremitäten und fehlender Wahrnehmung von Schmerz im Bereich und unterhalb der Dermatome C6 bis Th1 (Daumen C6, Kleinfinger C8, Ellbogen Th1) ist die Läsion im Bereich des Zervikalmarks anzunehmen (Läsionen oberhalb von C5/6 sind selten), das heißt, es besteht eine Tetraplegie (ca. 50 % der Fälle). Wenn nur die willkürlichen Bewegungen der Beine gestört sind oder fehlen, verbunden mit Gefühlsstörungen der Beine, besteht eine Paraplegie.

I 13.1.2 Verlauf im Frühstadium

Die neurologische Untersuchung muss während der ersten Tage nach dem Trauma mehrmals wiederholt werden, um eine etwaige Veränderung der Höhe oder Schwere der Rückenmarkläsion zu erfassen. Die American Spinal Cord Injury Association (ASIA) hat 1982 allgemein akzeptierte Standards für die neurologische und funktionelle Klassifikation von Rückenmarkschädigungen entwickelt, die 1997 zuletzt revidiert wurden (Ditunno 1992, Maynard et al. 1997) (↑). Die motorischen und sensiblen Ausfälle werden entsprechend dem ASIA-Untersuchungsbogen und der ASIA-Schädigungskala kategorisiert (**Tab. I 13.3**). Der Verlust der Muskeleigenreflexe im Frühstadium weist bei schwerer

Tab. I 13.2: Leitfaden zur Erstversorgung einer Querschnittlähmung

Unfallort		**Erstversorgungszentrum Abfolge von Untersuchungen/Behandlungen**		
Verhalten am Unfallort	Transport	Untersuchung	Behandlung	
Anamnese Klinische Untersuchung Bergung und Lagerung	Rettungshelikopter	Allgemeine Untersuchung	Medikamentöse Therapie durch Zentralvenen-Katheter	• Kompensation des Volumenmangelschocks • hoch dosierte Kortikosteroid-Therapie (nur bei Monotrauma als Option) • Erythrozytenkonzentrat-Transfusion • Thromboembolieprophylaxe • Sauerstoffgabe bei Hypoxie, Bradykardie
		Neurologische Untersuchung	Versorgung von Begleitverletzungen	• Allgemeine Chirurgie • Orthopädie • Behandlung eines Hämato-Pneumothorax
		Röntgen-Untersuchung	Blasen- und Darmbehandlung	• Zystofix mit geschlossenem System (eventuell DK) • Förderung der Darmmotalität (Paraffin-Öl, Prostigmin) • Parenterale oder leichte orale Ernährung
		Labor-Untersuchungen	Lagerung Atemtherapie	

Para-/Tetraplegie auf einen spinalen Schock hin, der über Wochen anhalten kann (Hiersemenzel et al. 2000). Die Dauer des spinalen Schocks hängt von der Schwere der Rückenmarkläsion ab. Bei kompletter Läsion beträgt sie 4–5 Wochen.
Eine traumatische Läsion ist meist mit einer Blutung und einem Ödem innerhalb des Rückenmarks verbunden. Es kommt zur zellulären Infiltration und Ischämie, verbunden mit einer Gewebsnekrose im Schädigungsbezirk. Später können degenerative Veränderungen des Knochens und der Bandscheiben hinzukommen, die dann sekundär zur Rückenmarkkompression führen. Zusätzlich kann sich ober- und unterhalb der Läsion eine Syringomyelie entwickeln (Schurch et al. 1996).

Eine Commotio spinalis (leichtes Rückenmarktrauma) sollte schon früh von einer Rückenmarkläsion abgegrenzt werden. Die Commotio spinalis stellt eine transiente Beeinträchtigung der Rückenmarkfunktion mit klinischen Ausfällen dar, die sich innerhalb von 72 Stunden vollständig zurückbilden (Zimpfer und Bernstein 1990). Eine Rückenmarkläsion geht sowohl bei inkompletter wie kompletter Para- oder Tetraplegie mit morphologischen Veränderungen und bleibenden klinischen Ausfällen einher – unabhängig vom verursachenden Mechanismus. Neurologische Ausfälle können sich noch innerhalb der ersten 3–4 Monate nach Trauma teilweise zurückbilden.

Nach Beobachtungen bei Tumorpatienten, denen zur Schmerzbehandlung das Rückenmark teilweise durchtrennt wurde, führt eine einseitige Durchtrennung der deszendierenden motorischen Bahnen im Rückenmark kombiniert mit einer bis zu 90 %igen Durchtrennung der kontralateralen Bahnen zunächst zur kompletten Paraplegie, die sich innerhalb von zwei Monaten zu einer spastischen Parese mit Gehfähigkeit zurückbilden kann (Nathan 1994). Nach tierexperimentellen Befunden ist anzunehmen, dass sich neuronale Schaltkreise im Rückenmark unterhalb der Läsion an die Signale der verbliebenen deszendierenden Axone adaptieren.

I 13.1.3 Autonome Störungen

Die Sympathikus-Funktionen erfolgen über Nervenfasern, die zwischen Th1 und L2 das Rückenmark verlassen. Bei Rückenmarkläsionen oberhalb von Th 6 kommt es zu einer Beeinträchtigung der kardiovaskulären Funktion. Bei einer Tetraplegie oder hohen Paraplegie bestehen Hypotonie, Bradykardie und Ausfall der zirkadianen Blutdruckvariabilität, deren Ausprägung abhängig ist von der Höhe und Schwere der Läsion (Nitsche et al. 1996). Im Extremfall kann, besonders bei Manipulationen im Bereich der Mundhöhle und des Rachens (z. B. beim Absaugen), eine Asystolie auftreten. Anfangs steht eine orthostatische Hypotonie im Vordergrund (aufgrund der fehlenden Vasokonstriktion und Pumpenfunktion der Beinmuskeln), später häufig eine Dysreflexie mit hypertonen Episoden. Letztere tritt häufig als Folge nozizeptiver Signale von der Blase (z. B. durch Überdehnung oder Entzündung) oder vom Darm (z. B. Dehnungsreiz, Kotsteine) auf. Die Symptome der Dysreflexie, wie profuses Schwitzen und klopfender Kopfschmerz, gehen mit z. T. extrem hohen Blutdruckwerten einher und können zu vitalen Problemen führen (Schurch 2001a).

Die Regulation der Körpertemperatur ist bei Läsionen oberhalb von Th 10 gestört. Bei Läsionen oberhalb von C6 betrifft sie den gesamten Körper. Dies kann in einer heißen Umgebung zur Hyperthermie führen, da ein Ausgleich der Körpertemperatur durch periphere Vasodilatation und Schwitzen unmöglich ist. Entsprechend resultiert aufgrund fehlender Vasokonstriktion oder Muskelzittern eine Hypothermie, wenn die Umgebung des Patienten kalt ist.
Die Atmung ist bei Läsionen oberhalb von Th6 gestört, d. h., wenn ein Großteil der Interkostalmuskeln gelähmt ist. Diese Patienten müssen häufig, zumindest vorübergehend, beatmet werden, um die Gefahr von Atelektasen bzw. einer Pneumonie zu vermindern. Bei Läsionen oberhalb von C5 ist auch die Zwerchfellatmung gestört. Respiratorische Komplikationen treten meist bei Tetraplegie und hoher Paraplegie während des akuten Stadiums und nach Aspiration auf. Frakturierte Rippen und eine Lungenkontusion können zusätzliche Atemprobleme bereiten. Die Vitalkapazität ist ein nützlicher Parameter zur Einschätzung der Atemfunktion. Bei hoher Tetraplegie (C5 und höher) wird eine Atmungsunterstützung benötigt, wenn die Vitalkapazität unter 1–1,2 l fällt oder wenn sich eine Pneumonie entwickelt. Da eine derartige Unterstützung meist für mehr als zehn Tage erforderlich ist, ist eine frühe Tracheotomie sinnvoll. Atemprobleme bei gestörter Zwerchfellfunktion sind aufgrund der verminderten Expirationskraft häufig mit unzureichendem Abhusten gekoppelt. Bei Patienten mit Läsionen oberhalb der Zwerchfellmotoneurone (d. h. oberhalb von C3) kann eine funktionelle elektrische Stimulation der Phrenikusnerven ausreichende Atmung gewährleisten.
Die Blase ist im akuten Stadium einer schweren Rückenmarkläsion meist über Wochen und Monate areflektorisch (spinaler Schock). Eine Reflexrückkehr kann innerhalb von 5–6 Wochen nach Trauma erwartet werden. Fortschritte bei der Therapie der neurogenen Blase stellen eine der wichtigsten Entwicklungen bei der Behandlung von Patienten mit Rückenmarkläsion dar. Eine Überlaufblase oder Reflux in die Ureteren kann sich entwickeln, wenn nicht früh (innerhalb von Stunden) nach dem Trauma eine Drainage (suprapubischer Katheter oder intermittierendes Katheterisieren über die Harnröhre) erfolgt.
Nach dem spinalen Schock hängt die Form der Blasendysfunktion von der Höhe der Läsion ab (siehe **Tab. I 13.1**). Üblicherweise entwickelt sich bei Läsion des ersten motorischen Neurons eine reflexive Blasenfunktion, die benutzt werden kann (Klopfblase bei Tetraplegie), um die Blase zu entleeren.
Nach einer Rückenmarkverletzung sistiert auch die Darmperistaltik als Folge des spinalen Schocks, mit der Folge gastrointestinaler Probleme, die üblicherweise 3–4 Tage anhalten. Die Befundkombination von fehlenden Darmgeräuschen, Hypotonie (bei Tetraplegie) und niedrigem Hämatokrit kann zur Fehldiagnose eines akuten Abdomens führen. Im Extremfall kann ein paralytischer Ileus während der gesamten Phase des spinalen Schocks anhalten.

Tab. I 13.3: Schadenskala der ASIA (American Spinal Injury Association) zur Erfassung von motorischen und sensiblen Funktionsstörungen

A = Komplett	Keine sensible oder motorische Funktion, auch nicht in den sakralen Segmenten S4 bis S5.
B = Inkomplett	Keine motorische Funktion. Sensible Funktion unterhalb des neurologischen Niveaus erhalten und dehnt sich bis in die sakralen Segmente S4/S5 aus.
C = Inkomplett	Motorische Funktion ist unterhalb des neurologischen Niveaus erhalten. Die Mehrzahl der Kennmuskeln unterhalb des neurologischen Niveaus hat einen Kraftgrad von weniger als 3.
D = Inkomplett	Motorische Funktion ist unterhalb der neurologischen Niveaus erhalten. Die Mehrzahl der Kernmuskeln unterhalb des neurologischen Niveaus hat einen Muskelkraftgrad größer oder entsprechend 3.
E = Normal	Sensible oder motorische Funktionen sind normal.

(nach Ditunno 1992, Maynard et al. 1997)

Schwere Rückenmarkläsionen sind immer mit einer gestörten Sexualfunktion gekoppelt. Bei Läsionen oberhalb von Th 9/10 können sich Reflex-Erektionen und -Ejakulationen entwickeln.

I 13.1.4 Entwicklung der Symptome und Ausfälle in der postakuten Phase

Eine schwere traumatische Rückenmarkläsion geht anfangs mit einem spinalen Schock unterhalb der Höhe der Läsion einher. Der spinale Schock ist durch schlaffe Parese, fehlende Eigenreflexe und Ausfall des autonomen Nervensystems charakterisiert (paralytischer Ileus und fehlende Blasenfunktion). Einige Konusreflexe bleiben jedoch erhalten (z. B. der Bulbocavernosus-/Analreflex). Der spinale Schock kann über einige (3–6) Wochen anhalten. Die Rückbildung geht mit der Entwicklung gesteigerter Eigenreflexe einher. Mit der Wiederauslösbarkeit der Muskeleigenreflexe entwickelt sich meist auch eine Reflexblase, die spezifische urologische Maßnahmen notwendig macht.
Gleichzeitig entwickelt sich ein spastischer Muskeltonus, der über mehrere Monate zunimmt (siehe das »Syndrom der spastischen Parese« in Kap. I 14). Das Persistieren einer Areflexie kann durch Myelomalazie unterhalb der Läsion bedingt sein. Nicht-neuronale Faktoren, wie sekundäre Veränderungen der gelähmten Muskeln und des Bindegewebes, tragen zur Entwicklung einer spastischen Muskelhypertonie und dem Auftreten von Spasmen bei (Hiersemenzel et al. 2000, Dietz und Sinkjaer 2007).

Rückenmarkfunktionen können sich vorwiegend durch Rückbildung der Neurapraxie spinaler Bahnen, aber auch durch Reorganisation/Neuroplastizität spinaler Netzwerke während der ersten 3–4 Monate nach Trauma teilweise erholen. Die Rückbildung neurologischer Defizite erfolgt unabhängig vom Alter (Jakob et al. 2010). Während es bei anfangs kompletter Para-/Tetraplegie nur bei ca 20 % der Patienten zu einer Teilerholung kommen kann (Curt et al. 2008), ist die Rückbildung des neurologischen Defizits bei inkompletter Para-/Tetraplegie sehr gut, unabhängig davon, ob es sich um ein Brown-Séquard- oder ein Central-cord-Syndrom handelt (Wirz et al. 2010). Zusammen mit der klinischen Untersuchung kann mithilfe elektrophysiologischer Registrierungen schon früh eine Aussage über die Prognose der sensomotorischen Ausfälle für die Hand- und Gehfunktion gemacht werden (zur Übersicht siehe Curt und Dietz 1999, Curt 2001, Curt et al. 2008). Dies ist besonders bei bewusstseinsgestörten und nicht kooperationsfähigen Patienten wichtig. Die neurographische Untersuchung erlaubt die Erfassung der bei zervikalen und lumbalen Läsionen immer vorhandene Mitschädigung des peripheren Nervensystems, d. h. einer Schädigung der α-Motoneurone und Wurzeln innerhalb der ersten Wochen nach dem Trauma (Curt und Dietz 1996a, Rutz et al. 2000, Dietz und Curt 2006). Mit dieser Untersuchung kann man die Entwicklung einer »schlaffen« gegenüber einer »spastischen« Hand bei Patienten mit zervikaler Rückenmarkschädigung prognostizieren und – darauf basierend – früh eine entsprechende physio- und ergotherapeutische Behandlung beginnen.

Mit der kombinierten Registrierung von somatosensorisch-evozierten Potenzialen (SSEP) von N. ulnaris und N. medianus kann die sich entwickelnde Handfunktion (d. h. passive vs. aktive Handfunktion) (Curt und Dietz 1996b) und mithilfe von Tibialis-SSEP kombiniert mit den durch transkranielle Magnetstimulation (TMS) evozierten Beinmuskelantworten die zu erwartende Gehfähigkeit prognostiziert werden (Curt und Dietz 1997, Curt et al. 1998; zur Übersicht siehe Curt 2001, Luft et al. 2010).

I 13.1.5 Therapeutische Prinzipien

Neuroprotektive Effekte einer pharmakologischen Behandlung in der akuten Phase (Bracken et al. 1990, Geisler et al. 1991) zu erreichen sowie tierexperimentelle Erfolge bei der Auslösung von Regeneration und Plastizität der Rückenmarkaxone nach einer Rückenmarkläsion zu haben (Schnell und Schwab 1990; zur Übersicht s. Schwab 2004, Bareyre et al. 2004, Ramer et al. 2005, Curt et al. 2004, Dietz und Curt 2006), wird in Zukunft wesentlichen Einfluss auf die Behandlung der Querschnittlähmung haben. Dies ist wichtig, da sich das Neurotraumamodell der Ratte gut auf den Menschen übertragen lässt (Metz et al. 2000).
Es bestehen jedoch noch erhebliche Probleme, tierexperimentelle Erfolge der Regeneration des verletzten Rückenmarks auf den Menschen zu übertragen (Dietz und Curt 2006, Blesch und Tuszynski 2009, Dietz 2008a). Verschiedene die Regeneration auslösende Therapien, wie die Applikation pluripotenter

Stammzellen (Coutts und Kearstead 2008) oder die Applikation von Nogo-Antikörpern (Schwab 2004), sind derzeit in der klinischen Testung (zur Übersicht Dietz und Curt 2006). Bislang haben sich jedoch keine überzeugenden Effekte gezeigt. Es gibt verschiedene Erklärungen für diese Diskrepanz zu den tierexperimentellen Erfolgen, so etwa die der Entwicklung einer neuronalen Fehlfunktion neuronaler Schaltkreise unterhalb der Läsion nach schwerer Rückenmarkläsion beim Menschen (Dietz et al. 2009, Dietz und Müller 2004, Dietz 2010).

Die Behandlungskonzepte bei Rückenmarkläsion werden in drei Zeiträume eingeteilt: Die Behandlung der akuten Rückenmarkläsion ist darauf ausgerichtet, die Kaskade der sekundären Verletzungsprozesse zu unterbrechen, um den Gewebeschaden zu limitieren. Mit diesem Ansatz wird versucht, die sensomotorischen Ausfälle zu begrenzen. Die zweite therapeutische Phase betrifft die Konsequenzen einer Rückenmarkläsion. Die rehabilitativen Ansätze zielen darauf ab, den aktuellen Status zu stabilisieren, die Plastizität des Rückenmarks zu nutzen und Restfunktionen zu trainieren. Ziel ist es, bezogen auf die Ausfälle optimale Lebensbedingungen zu erreichen. In der Zukunft wird ein dritter Behandlungsansatz darauf ausgerichtet sein, die axonale Regeneration und Plastizität pharmakologisch zu verstärken bzw. eine Teilreparatur der Rückenmarkläsion zu erreichen. Viele Substanzen wurden in experimentellen Neurotraumamodellen getestet, aber nur wenige wurden in ausreichend breit angelegten Dosis-Wirkungsstudien evaluiert. Deshalb konnten auch vielversprechende Substanzen bisher nicht in klinischen Studien eingesetzt werden.

Steroide wurden bisher sowohl im Tierexperiment als auch in klinischen Studien eingehend untersucht (Bracken et al. 1985, 1997). Die Behandlung einer Rückenmarkläsion mit Steroiden zielt auf deren antientzündliche Wirkung und den antiödematösen Effekt. Biochemische Untersuchungen zeigten darüber hinaus, dass sehr hohe Dosen des synthetischen Steroids Methylprednisolon unspezifische Effekte als freie Radikalenfänger haben (Braughler und Hall 1983). Im Gegensatz hierzu konnten bei der Ratte keine neuroprotektiven Effekte von Methylprednisolon in der frühen Phase einer Rückenmarkläsion nachgewiesen werden (Bartholdi und Schwab 1995). Im Rahmen der Nascis-II-Studie wurden hohe Dosen von Methylprednisolon, Naloxon oder Placebo verabreicht (Bracken et al. 1990). Die Gabe von Methylprednisolon innerhalb von acht Stunden nach Trauma zeigte eine bessere Erholung sensomotorischer Funktionen (Bracken und Holford 1993). Nach Nascis III (Bracken et al. 1997) (↔) sollte die Steroid-Therapie innerhalb von 3–8 Stunden nach dem Trauma begonnen und über 48 Stunden aufrechterhalten werden (siehe **Tab. I 13.4**).

In den letzten Jahren wurde die Gabe hoher Dosen Methylprednisolon infrage gestellt (Short et al. 2000, Hurlbert 2000) und stellt keine Standardtherapie mehr dar. Metaanalysen zeigten keinen positiven Effekt auf die neurologische Erholung bzw. Nebenwirkungen, wie pulmonale Komplikationen, die besonders bei älteren Personen diese Therapie infrage stellen. Derzeit kann eine Hochdosisgabe von Methylprednisolon nur noch bei schwerem Monotrauma des Rückenmarks jüngerer Patienten (< 60 Jahre) empfohlen werden.

Ganglioside sollen eine wichtige Rolle bei der normalen neuronalen Entwicklung und Differenzierung spielen (Gorio 1988, Geisler 1993). In tierexperimentellen Untersuchungen fand sich keine positive Wirkung bei der Kombination von GM-1 mit Methylprednisolon (Constantini und Young 1994).

Bei Applikation des Opiatrezeptor-Antagonisten Naloxon konnte bei Katzen eine verbesserte sensomotorische Erholung nach Rückenmarkkontusion gezeigt werden (Faden et al. 1981, Young et al. 1981). Klinische Studien bei rückenmarkverletzten Patienten ergaben jedoch keinen Vorteil von Naloxon gegenüber Placebo (Bracken et al. 1990).

Tab. I 13.4: Pragmatische Therapie einer akuten Rückenmarkläsion

Optimale Rückenlagerung des Körpers mit Unterstützung der zervikalen und lumbalen Lordosen.	
»En-bloc-Transport« (über längere Strecken mit dem Hubschrauber) zu einem medizinischen Zentrum.	
Infusionen mit Humanalbumin und Elektrolyte über einen **zentralen Venenkatheter.**	
Methylprednisolon i. v. (Urbason®) (A) Gabe innerhalb von 8 Stunden nach Trauma (nur bei monotraumatisierten Fällen optional): Bolusinjektion von 30 mg/kg Körpergewicht innerhalb von 15 Minuten; Infusion offenhalten mit 0,9 % NaCl-Lösung über 45 Min.; dann Erhaltungsdosis 5,4 mg/kg/Stunde Methylprednisolon über 47 Stunden (↑↑).	↔, C
Radiologische Diagnostik und Entscheidung bezüglich konservativer oder evtl. operativer Behandlung.	↑, B
Bei **Bradykardie:** Atropin 0,25–0,5 mg s. c. alle 8 Stunden.	
Thromboseprophylaxe mit niedermolekularem Heparin (Enoxaparin®) 40 mg über 3 Monate, danach 20g über weitere 3 Monate oder gewichtsadaptiert (Fraxiparin®) 0,2 ml (50 kg Körpergew.) – 0,6 ml (90 kg) s. c. 1x/die.	↑, A
Soweit erforderlich **Sauerstoffzufuhr.**	
Schmerzbehandlung z. B. mit Metamizol (Novalgin®) 2–5 ml in 250 ml 0,9 % NaCl; bis zu 4x/die.	↑, A
Harnableitung über suprapubischen (oder transurethralen) Blasenkatheter.	
Fehlende Darmmotilität: Neostigmin Prostigmin®) 0,5 mg s. c., 3–4/die.	↑, B
Physikalische Atemtherapie und passives Durchbewegen der Extremitäten.	
Regelmäßiges (alle 3 Stunden) »en-bloc«-**Umlagern** des Patienten.	
Ergotherapeutische Behandlung der **Handfunktion.**	

Untersuchungen mit dem nicht-kompetitiven NMDA-Antagonisten Dizocilpin haben eine günstige Beeinflussung der Folgen einer Rückenmarkverletzung gezeigt (Hao et al. 1992). Erhebliche Nebenwirkungen sowohl der kompetitiven wie auch der nicht-kompetitiven NMDA-Blocker haben jedoch deren klinische Anwendung verhindert.

I 13.1.6 Generelle Maßnahmen im Akutstadium (Unfallort)

Bei der Bergung einer verletzten Person müssen aktive und passive Bewegungen der Wirbelsäule verhindert werden. Nach Stabilisierung der Atem- und Kreislauffunktion sollte der Patient auf den Rücken gelegt werden, mit den Extremitäten in anatomischer Mittelposition. Zervikale und lumbale Lordosen sollten durch Tücher unterstützt werden, ohne die Wirbelsäule zu überstrecken oder zu dehnen. Jede abrupte Bewegung kann zu einer Zunahme der Rückenmarkläsion führen. Bei tetraplegischen Patienten sollten die Kopfbewegungen durch Anlegen eines Kragens minimiert werden. Da häufig eine Vasomotorenlähmung besteht und das Kältezittern fehlt, sollte der Patient bei tieferen Temperaturen mit Decken versorgt werden. Der para- oder tetraplegische Patient kann 1–2 Tage nach dem Trauma leichte Nahrung oder Flüssigkeit zu sich nehmen, obwohl zu diesem Zeitpunkt noch häufig ein paralytischer Ileus besteht. Zur Schmerzbehandlung sollten keine Opiate (oder deren Derivate) verabreicht werden, um eine Verschlechterung von Atmung und Kreislauf zu vermeiden.

Die verletzte Person soll zur Akutversorgung in ein Krankenhaus mit 24-Stunden-Notfalldienst und Intensivbehandlungsmöglichkeiten gebracht werden. Während des Transports muss eine ausreichende Atmung gewährleistet sein, gegebenenfalls Sauerstoff verabreicht sowie intravenöse Infusionen angelegt und, falls erforderlich, lebensrettende Maßnahmen, wie eine Thoraxdrainage bei Entwicklung eines Pneumo- oder Hämatothorax, durchführt werden.

I 13.1.7 Pragmatische Behandlung im Akutstadium

(Krankenhaus, siehe **Tab. I 13.4**)
Im medizinischen Zentrum ist es erforderlich, den Atem- und Kreislauf-Status sowie die Bewusstseinslage zu erfassen, um die notwendigen medizinischen Maßnahmen rasch einleiten zu können (**Tab. I 13.4**), z. B. Unterstützung der Atmung durch Intubation, kardiales Monitoring, Gabe vasoaktiver Substanzen oder Anlegen eines transvenösen Schrittmachers (zur Übersicht siehe Schurch und Dietz 1995). Nur wenige der in diesem Abschnitt gegebenen Therapieempfehlungen basieren auf kontrollierten Studien.

Ein Zentralvenenkatheter sollte gelegt werden, da ein schwer rückenmarkverletzter Patient üblicherweise über mehrere Tage eine Infusionstherapie benötigt. Ein Zugang über die Armvenen sollte vermieden werden, da die Position der Arme und Hände kontinuierlich verändert werden muss. Um die Durchblutung und Sauerstoffsättigung des Gewebes zu gewährleisten, sollten Infusionen mit Humanalbumin und Elektrolyten verabreicht werden. Das Infusionsvolumen sollte anhand des zentralen Venendrucks gesteuert werden, um ein Lungenödem zu vermeiden. Prophylaktische Antibiotikagaben sind nicht indiziert. Um eine sekundäre Zunahme der Rückenmarkläsion durch *Ödem* zu vermeiden, können monotraumatische Rückenmarkverletzungen mit hohen Dosen von Prednisolon behandelt werden (Nascis III, Bracken et al. 1997) (↔). Wegen nur fraglicher Effekte und möglicher pulmonaler Probleme (Short et al. 2000) ist diese Therapie infrage gestellt.

Um ein Stressulkus des Magens oder Duodenums mit möglicher Blutung zu vermeiden, sollten bei Patienten mit Magenanamnese zur Prophylaxe säurebindende und Pepsin hemmende Substanzen verabreicht werden. Zu beachten ist, dass sich bei Verlust der viszeralen Schmerzempfindung unbemerkt ein Magenulkus entwickeln kann. Zur Prophylaxe eines Magenulkus kann Omeprazol oder Pantoprazol (20–40 mg/die) verabreicht werden (Cook et al. 1994).
Bei hoher Rückenmarkläsion (Th 6 und höher) besteht meist eine Bradykardie, die mit Anticholinergika (Atropin 0,25–0,50 mg/8 Std.) behandelt wird. Bei gehäufter Bradykardie (40–50/Min mehrmals täglich) kann ein transvenöser Schrittmacher für 3–5 Tage implantiert werden, bis sich das kardiovaskuläre System angepasst hat. Die Bradykardie ist durch einen verstärkten Vagotonus am Sinusknoten bei spinalem Sympathikusausfall verursacht. Daher soll eine zusätzliche Vagusstimulation vermieden werden. Manipulationen im Bereiche der Mundhöhle und Trachea, wie beim Absaugen, können zum Herzstillstand führen. Die Herzaktion muss deshalb bei derartigen Manipulationen überwacht werden.
Da bei querschnittgelähmten Patienten während mehrerer Wochen nach dem Trauma ein erhöhtes Risiko der Venenthrombose besteht, sollte eine Prophylaxe mit niedermolekularem Heparin (ohne Dihydroergotamin) erfolgen.
Zur Schmerzbehandlung kann Metamizol eingesetzt werden, während die Gabe von Opiaten zu vermeiden ist.

Außer bei wenigen Kontraindikationen (volle Antikoagulation, Schwangerschaft) stellt die suprapubische Drainage der Blase die Standardtherapie in der Frühphase nach Trauma dar. Diese Form der Drainage hat das geringste Infektionsrisiko. Die Anlage der Drainage muss unter Ultraschallkontrolle erfolgen, wenn die Blase mit mehr als 400 ml Flüssigkeit gefüllt ist. Die Urindrainage über einen suprapubischen oder – falls erforderlich – transurethralen Katheter hat über ein geschlossenes System zu erfolgen. Sie ist während der polyurischen Phase von 1–2 Wochen oder solange eine intravenöse Infusionstherapie besteht erforderlich.
Auch vor Normalisierung der Darmtätigkeit kann der Patient leichte Nahrung und Flüssigkeit zu sich nehmen, um eine Atrophie der Darmmukosa zu vermeiden. Die meisten Patienten haben keine Kontrolle über die Stuhlentleerung und keine Willkürkontrolle des Analsphinkters. Daher sollte, sobald Darmgeräusche wieder auftreten, ein Training der

regelmäßigen Darmentleerung beginnen. Die Darmmotilität kann durch perorale Gabe von Paraffin-Öl oder Stuhlweichmacher unterstützt werden. Prostigmin (sc 0,5 mg 3- bis 4-mal/die) kann appliziert werden, wenn sich die Darmtätigkeit nicht spontan erholt (zur Übersicht siehe Cavigelli 2001a).

Alle tetraplegischen Patienten, besonders aber jene mit hoher Läsion (C5 und höher), haben Atemprobleme. Der Thorax ist bei diesen Patienten in permanenter Einatmungsstellung, was neben Atemproblemen auch ein gestörtes Abhusten zur Folge hat. Dies führt zur Ansammlung von Sekret in der Trachea und den Bronchien mit der Gefahr von Atelektasen und Pneumonien. Die Patienten sollten zweimal täglich Atemtherapie erhalten, einschließlich einer intermittierenden endexpiratorischen Druckbeatmung (peep), Beklopfen des Thorax und assistiertem Husten. Mukolytika sollten zurückhaltend eingesetzt werden. Die Atemunterstützung wird durch regelmäßiges Drehen des Körpers ergänzt.
Die richtige Lagerung des Körpers ist wichtig, um Kontrakturen der Gelenke zu vermeiden. Die Lagerung der Schultern in Abduktion muss bei Patienten mit Tetraplegie besonders sorgfältig erfolgen, da es sonst zur Kontraktur der Schultergelenkkapsel kommt, die zur schmerzhaften Kapsulitis führt und eine Bewegungseinschränkung zur Folge hat. Leichtes Anheben der Beine erleichtert die venöse Drainage. Die Patienten müssen sorgfältig gedreht werden. Diese Drehung muss »en bloc« alle 2–3 Stunden und über 24 Stunden erfolgen. Zusätzlich müssen die Füße in physiologischer Stellung positioniert werden, um Kontrakturen zu verhindern.

Für eine operative Intervention an der Wirbelsäule bestehen folgende Indikationen (Boos 2001, La Rosa et al. 2004): 1. Wenn die Reduktion einer Dislokation und ein akzeptables Alignement mit konservativen Methoden nicht erreicht werden; 2. Instabilität einer Fraktur; 3. progredient aufsteigende Ausfälle um mehr als zwei Segmente über die initiale Höhe der Läsion hinaus oder fortschreitende Ausfälle in Höhe der Wirbelverletzungen; 4. akute Dekompression zur Ausräumung eines Hämatoms oder eines Knochen- bzw. Bandscheibenfragments vom Neuralkanal; 5. Stabilisierung der Wirbelsäule, um eine frühe Mobilisierung zu ermöglichen. Bei geschlossener, aber kompletter traumatischer Verletzung des Rückenmarks im Zervikalbereich besteht zwischen konservativer und chirurgischer Behandlung kein Unterschied in der Entwicklung der neurologischen Ausfälle (Katho und El Masry 1994).

Die in **Tab. I 13.4** zusammengefassten Maßnahmen gelten für die Behandlung eines tetraplegischen Patienten. Sie müssen für einen paraplegischen Patienten entsprechend der Läsionshöhe und -schwere adaptiert werden.

I 13.1.8 Pragmatische Therapie in der postakuten Phase des Übergangs zur Rehabilitation

Die Behandlung einer Rückenmarkläsion geht kontinuierlich von der Akutversorgung in die Rehabilitation über. Die Zeitspanne bis zur Mobilisierung hängt von der Art und Lokalisation der Verletzung und eventuell durchgeführter Operationen ab. Die operative Behandlung der Wirbelsäule erfolgt meist, um eine frühe Mobilisation zu erleichtern (Boos 2001, Heinzelmann 2008). Nach zervikalen Verletzungen kann die Mobilisation prinzipiell gehfähiger Patienten, eventuell mit hartem Kragen, über 6–8 Wochen, erfolgen. Bei thorako-lumbalen und lumbalen Verletzungen sollte ein Korsett angepasst werden. Der Grad der funktionellen Unabhängigkeit, der nach Mobilisation erreicht wird, hängt zum einen von der Höhe und Schwere der Läsion und zum anderen von der Form und Intensität der Rehabilitationsmaßnahmen ab (zur Übersicht siehe Guttmann 1976, Dietz 2001).

Das kardiovaskuläre System passt sich relativ rasch an die Folgen der sympathischen Insuffizienz (bei Läsionen oberhalb von Th 6) an, sodass die Behandlung der Bradykardie üblicherweise nach ungefähr zwei Wochen eingestellt werden kann. Vagovasale Synkopen können bei allen Patienten mit kompletter oder nahezu kompletter Tetraplegie beim anfänglichen Aufrichten auftreten. Zur pragmatischen Therapie kann in der frühen Phase der Mobilisation zur Kreislaufanpassung ein Kipptisch benützt werden, der zunehmend senkrecht gestellt wird. Bei Para-/Tetraplegie müssen aufgrund fehlender Muskelkontraktionen während der ersten vier Monate beim Sitzen und beim Training elastische Strümpfe getragen werden, um den venösen Rückstrom zu fördern.
Bei Patienten mit Läsionen oberhalb von Th 6 treten häufig Episoden autonomer Dysreflexie auf. Diese sind durch extremen Blutdruckanstieg mit klopfendem Kopfschmerz und Gesichtsrötung und Bradykardie charakterisiert. Diese Komplikation entwickelt sich mit der Rückkehr der Reflexaktivität, besonders der des Blasendetrusors. Die Dysreflexie resultiert aus einem unkontrollierten Anstieg sympathischer Aktivität der von ihrer supraspinalen Kontrolle abgetrennten sympathischen Rückenmarkzentren. Die autonome Dysreflexie wird durch Reize von inneren Organen (z. B. Überdehnung und Entzündung von Blase oder Darm) ausgelöst. Die pragmatische Therapie zielt darauf ab, die zugrunde liegenden Ursachen, z. B. eine Katheterobstruktion, zu beseitigen (Katheterwechsel) oder durch die lokale Anwendung von Anästhetika im Bereiche des Darmes oder der Blase die Reizintensität zu vermindern.

Patienten mit einer Rückenmarkverletzung haben ein erhöhtes Risiko von Thromboembolien durch Immobilisation, verminderte Pumpenfunktion der Beinmuskeln und Freisetzung entsprechender Gewebefaktoren durch die Verletzung. Das Risiko ist während der ersten beiden Monate nach Trauma am größten und besonders bei Tetraplegie mit einem relativ hohen Morbiditäts- und Mortalitätsrisiko durch Lungenembolie verbunden (Cavigelli 2001b). Daher sind routinediagnostische Maßnahmen, wie tägliche Ober- und Unterschenkel-Umfangsmessungen und, bei Verdacht auf Thrombose, eine Beinvenen-Dopplersonographie, notwendig. Akute Atemnot, Husten, Hämoptyse, Zyanose und bei peripherer Manifestation atemabhängige Schmerzen weisen auf eine Lungenembolie hin. Abfall des pO_2,

Hinweise auf Rechtsherzbelastung in der Elektrokardiographie und verminderte Perfusion in der Lungenszintigraphie stützen die Diagnose. Die pragmatische Therapie umfasst präventive Maßnahmen, wie die nicht-gewichtsadaptierte Gabe von niedermolekularem Heparin (1 x/die 40 mg Enoxaparin® [sc]) über drei Monate nach dem Unfall und 20 mg über weitere drei Monate oder gewichtsadaptiert 1 x/die 0,2 ml (50 kg Körpergewicht) bis 0,6 ml (90 kg) Nadroparin Fraxiparin® [sc] über drei Monate (Green et al. 1994) bzw. bis sechs Wochen nach Vollmobilisation. Falls eine Langzeitprophylaxe erforderlich ist (z. B. bei Thromboseneigung), erfolgt eine orale Antikoagulation (Acenocoumarol, Sintrom gemäß Gerinnungsmessung) Ziel-INR: 2.0–3.0. Zudem sind das Tragen von elastischen Strümpfen und passives Durchbewegen der Extremitäten erforderlich. Bei Manifestation einer tiefen Venenthrombose muss eine intravenöse Vollheparinisierung mit Immobilisation des Patienten über 10–14 Tage erfolgen.

Das respiratorische System passt sich üblicherweise rasch den veränderten Atmungsbedingungen an. Trotzdem sollte die Atemtherapie auch nach Adaptation fortgesetzt und die Vitalkapazität routinemäßig kontrolliert werden. Patienten mit Läsion oberhalb von C5 benötigen über längere Zeit Atmungsunterstützung. Da tetraplegische Patienten komplett auf die Zwerchfellatmung angewiesen sind und keine zusätzlichen Atmungsreserven haben, kann es leicht zur Ermüdung mit Ateminsuffizienz kommen. Dies verlangt besonders während der Nacht nach einer Atmungsunterstützung. Als pragmatische Therapie benötigt ein Teil der Patienten mit hoher Läsion eine Atmungsunterstützung für Wochen und Monate. Bei weniger schwer betroffenen Patienten ist eine zeitweilige positive endexpiratorische Druckbeatmung (peep) sinnvoll.

Die Stuhlentleerung kann bei Patienten mit Läsion des ersten motorischen Neurons und erhaltenen Konusreflexen relativ gut reguliert werden. Der gastrokolische Reflex wird durch die Nahrungsaufnahme ausgelöst. Die Peristaltik kann zusätzlich durch ein Glycerin-Suppositorium stimuliert werden. Bei Patienten mit Läsionen des zweiten motorischen Neurons mit schlaffem Anus können dieselben Maßnahmen durchgeführt werden, aber der Stuhl muss manuell entleert werden. Pragmatisch sollte die Stuhlentleerung regelmäßig, täglich oder jeden zweiten Tag, initiiert werden. Faserreiche Diät und Stuhlweichmacher sind hilfreich.

Für die Behandlung der neurogenen Blase ist die intermittierende Katheterisierung die Methode der Wahl. Sie erfolgt nach Entfernung der suprapubischen oder urethralen Drainage (nach der polyurischen Phase). Die Flüssigkeitsbilanz sollte überwacht und eine Überdehnung der Blase vermieden werden. Die Trinkmenge sollte in der frühen Phase der Rehabilitation auf 150–200 ml alle zwei Stunden eingestellt und der Patient alle 4–6 Stunden katheterisiert werden. Dieses Programm sollte so lange aufrechterhalten werden, bis die endgültige Form der Blasenentleerung feststeht. Ist eine suprapubische Harnableitung über längere Zeit erforderlich, so entwickelt sich mit großer Wahrscheinlichkeit eine chronische Bakteriurie. Eine Balance zwischen bakterieller Besiedlung und Abwehr kann durch hohe Flüssigkeitsaufnahme und damit hohem Urinabgang bei freiem Urinablauf der Blase erreicht werden. Außerdem sollte der perineale Bereich sauber gehalten werden. Bei schlaffer Blase kann die Entleerung durch Crédé-Manöver (suprapubischer manueller Druck) erreicht werden. Das Restvolumen wird anfangs durch Ultraschall oder nach der Entleerung durch Katheterisierung erfasst. Wenn das Restvolumen gleichbleibend unter 80–100 ml bleibt, kann das Katheterisieren reduziert oder gestoppt werden. Zu seltenes Katheterisieren, d. h. zu hohes Residualvolumen, prädisponiert zum Infekt.

Die medikamentöse Therapie der Blasenentleerungsstörung (s. auch Kap. K 3) hängt von der Form der Blasendysfunktion ab. Diese wird von der Höhe der Rückenmarkläsion bestimmt (**Tab. I 13.1**). Die medikamentöse Therapie ist darauf ausgerichtet, eine ausreichende Entleerung zu erreichen und Inkontinenz zu vermeiden. Durch intravesikale Injektionen von Botulinumtoxin A in den Detrusormuskel kann bei einer hyperaktiven Blase, auch ohne Gabe von Anticholinergika, Kontinenz erreicht werden (zur Übersicht siehe Leippold et al. 2003, Schurch et al. 2000). Bei der spastischen Blasendysfunktion kann die lokale Injektion von Botulinumtoxin in den Sphincter externus der Urethra (Schurch 2001b) oder, falls damit kein ausreichender Effekt erzielt wird, die Sphinkterotomie die vollständige Blasenentleerung erleichtern. Außerdem kann dadurch der Entleerungsdruck und das residuale Urinvolumen vermindert und das Auftreten von Attacken autonomer Dysreflexie reduziert werden.

Bei tetraplegischen Frauen mit Reflexblase und Inkontinenz kann die operative Behandlung der hyperreflexiven Blase durch sakrale Deafferentierung und Vorderwurzelstimulation nach Brindley angezeigt sein (Brindley und Rushton 1990, Passover et al. 2008). Durch die sakrale Deafferentierung wird eine Harnkontinenz und Speicherfunktion erreicht. Durch die Vorderwurzelstimulation erfolgt die Blasenentleerung (Brindley und Rushton 1990, zur Übersicht siehe Schurch 2001b). Als Gerät kommt derzeit meist das Finetech Brindley Bladder Control System (VOCARE) zum Einsatz (www.finetech-medical.co.uk (↑).

Patienten mit Rückenmarkläsion haben Hautprobleme in Form von Druckulzera. Dies zu vermeiden erfordert eine regelmäßige Entlastung und Inspektion belasteter Hautpartien. Die konservative Behandlung von Druckulzera umfasst die Entlastung der betroffenen Hautpartien, Okklusionsverband, ausreichende Proteinzufuhr und, falls notwendig, die Gabe von Erythrozyten-Konzentraten. Häufig ist eine chirurgische Behandlung (z. B. gestielte Lappenplastik) nach Abheilen der Infektion erforderlich. Die pragmatische Therapie besteht in Reinigung, Desinfektion und Débridement im Ulkusbereich, Nass-zu-Nass-Therapie mit Ringerlösung und Stimulation der Granulation und Förderung der Epithelialisierung (z. B. mit Solcoseryl-Salbe).

Für die Behandlung von spastischen Symptomen sind bei mobilen Patienten physiotherapeutische Behandlungsmaßnahmen der medikamentösen

Therapie vorzuziehen. Ein Lokomotionstraining kann zur Verminderung der Spastik sowohl bei komplett wie inkomplett paraplegischen Patienten eingesetzt werden (Dietz et al. 1994, 1995, 2002, Dietz 2008b. Wirz et al. 2001). Auch ein Funktionstraining durch funktionelle elektrische Stimulation zentral gelähmter Muskeln (zur Übersicht siehe Popovic et al. 2001) kann zur Minderung spastischer Symptome beitragen. Das Funktionstraining zur Verbesserung von Hand und Gangfunktion nutzt die Plastizität neuronaler Strukturen nach Rückenmarkläsion (Edgerton et al. 2004, Dietz 2002, 2006, 2008). Durch den Einsatz von inzwischen hoch entwickelten Robotern zur Unterstützung des Funktionstrainings können die Therapiezeiten verlängert und die Effekte objektiviert sowie, z. B. durch Rückmeldung, optimiert werden (Riener et al. 2010).
Bei immobilen Patienten mit schwerer Spastik spinalen Ursprungs hat sich die intrathekale Gabe von Baclofen über eine Infusionspumpe bewährt (Dario und Tomei 2004, Coffey et al. 1993) (↑↑). Für weitere Einzelheiten, einschließlich der pragmatischen Therapie, siehe Kapitel I 14.
Die Geschlechtsfunktion ist bei jeder Verletzungshöhe gestört. Eine Rückenmarkverletzung beeinträchtigt jedoch nicht die Möglichkeit einer Schwangerschaft. 3–8 Monate nach der Verletzung kommt es wieder zum Einsetzen des Menstruationszyklus und zum Eisprung. Bei Paraplegie ist eine vaginale Geburt möglich, wogegen bei tetraplegischen Patientinnen meist ein Kaiserschnitt erforderlich ist. Männliche Patienten werden häufig einige Monate nach der Verletzung wegen der verminderten Anzahl und Qualität der Spermien infertil. Zudem ist häufig die für die Ejakulation erforderliche synergistische Aktivität der glatten Muskulatur beeinträchtigt (besonders bei Tetraplegie) mit der Folge, dass die Spermien in die Blase gelangen und dort inaktiviert werden. Die Veränderungen in der Potenz aufgrund der Rückenmarkläsion sind, abhängig von der Schwere der Läsion, unterschiedlich. Generell sind Reflexerektionen bei tetraplegischen Patienten relativ einfach auszulösen, aber eine Ejakulation ist eher selten. Die pragmatische Therapie der erektilen Dysfunktion besteht in der peroralen Gabe von Sildenafil (Viagra®), das sich seit seiner Einführung 1993 bei hoher und tiefer Rückenmarkläsion als Therapie der ersten Wahl etabliert hat (↑) (Schmid et al. 2000). Die Nebenwirkungen bestehen in Flush, Kopfschmerzen, Dyspnoe oder Schwindel. Man beginnt mit einer Dosis von 50 mg und passt diese nach zwei Tests den individuellen Bedürfnissen an (25 bzw. 100 mg). Bedingung für die Wirksamkeit ist die partielle Funktion zumindest eines der beiden spinalen Erektionszentren. Dies kann elektrophysiologisch geprüft werden. – Die alternative Therapie der gestörten Sexualfunktion besteht in der Injektion von Prostaglandin E 1 (1 ml oder 10 mg) und, falls erforderlich, auch höherer Dosen (20 mg) in das erektile Organ. Wenn diese Therapie nicht erfolgreich ist, kann eine intrakavernöse Injektion mit Papaverin (12 mg) in Kombination mit Phentolamin (2 mg) versucht werden (Kapoor et al. 1993, zur Übersicht siehe Schmid 2001).

Eine wichtige, vorwiegend bei tetraplegischen Patienten auftretende, posttraumatische Komplikation ist die heterotope Ossifikation (HO). Warum sich bei Patienten mit Rückenmarkverletzung Knochen im periartikulären Bindegewebe, hauptsächlich im Bereich der Hüfte (gelegentlich des Knies), bildet, ist nicht bekannt. Eine HO sollte vermutet werden, wenn Muskeln über den entsprechenden Gelenken anschwellen und die alkalische Phosphatase im Serum ansteigt. Die Knochenbildung kann durch ein Dreiphasenszintigramm früh dokumentiert werden und sollte rasch behandelt werden, um Bewegungseinschränkungen zu vermeiden. Die pragmatische Therapie besteht in der Bestrahlung des betroffenen Gewebes (2 Gy an fünf aufeinanderfolgenden Tagen) in Kombination mit der Gabe von Indometacin (100 mg 3 x/die) über drei Monate (zur Übersicht siehe Schurch 2001c). Nach Abschluss der Knochenbildung, d. h. wenn der Prozess inaktiv ist, kann eine chirurgische Entfernung zur Verbesserung der Mobilität angezeigt sein.

Eine typische Spätkomplikation der traumatischen Rückenmarkläsion ist die Entwicklung einer Syringomyelie ober- oder unterhalb des Läsionsbereichs (Schurch et al. 1996 b). Sie tritt bei kompletten Läsionen in 3–4 % der Fälle in einem Zeitraum von 6 Monaten bis zu 34 Jahren auf (El Masry und Biyani 1996). Die frühe klinische, durch MRI bestätigte Diagnose bzw. regelmäßige Kontrolluntersuchungen (alle 1–2 Jahre) können eine Zunahme der neurologischen Ausfälle durch entsprechende Behandlung verhindern. Bei einer Syringomyelie mit neurologischer Befundverschlechterung ist eine chirurgische Intervention notwendig. Die Anlage eines syringo-arachnoidalen oder syringo-peritonealen Shunts (Biyani und El Masry 1994) bringt lediglich eine kurzfristige Entlastung und klinische Besserung, während Operationsverfahren, die eine Beseitigung der Liquorpassagestörung zum Ziel haben, längerfristig bessere Ergebnisse zeigen (Klekamp et al. 1996).

I 13.2 Nicht-traumatische Rückenmarkläsion

Die in **Tab. I 13.1** aufgeführten Rückenmarksyndrome können sowohl traumatisch als auch nicht-traumatisch entstehen. In **Abb. I 13.1** sind die wesentlichen nicht-traumatischen Rückenmarkläsionen und deren Abklärung dargestellt. Bei einer nicht-traumatischen Querschnittlähmung müssen differentialdiagnostisch auch Erkrankungen des Gehirns (z. B. Mantelkantensyndrom), periphere neurogene Erkrankungen (Plexopathien, Polyradikulitis) und neuro-muskuläre Störungen in Betracht gezogen werden. Für die nicht-traumatischen Rückenmarkläsionen vaskulärer, entzündlicher oder neoplastischer Genese (z. B. degenerative Knochenbildung oder Tumoren) können, mit wenigen Ausnahmen (wie die nach einer traumatischen Verletzung auf wenige Stunden begrenzte Gabe von Methylprednisolon), die im vorangehenden Abschnitt dargestellten pragmatischen Therapiemaßnahmen adaptiert werden. Darüber hinaus müssen einige zusätzliche Maßnahmen getroffen werden. Sie werden im Folgenden ausgeführt (zur Übersicht siehe McKinley et al. 1999).

I 13.2.1 Vaskuläre Rückenmarkläsion

I 13.2.1.1 Klinik

Eine vaskuläre Rückenmarkläsion tritt meist plötzlich auf und ist häufig mit segmental ausstrahlenden Schmerzen verbunden. Sie kann die primäre Folge eines Aneurysma dissecans der Aorta sein, aber auch erst sekundär bei deren Operation auftreten (Tabayashi 2005). Eine spinale Ischämie ist nach MRI-Untersuchungen in ca. 25 % der Fälle mit einem Infarkt eines Wirbelkörpers (meist im thorakolumbalen Bereich) verbunden, häufig assoziiert mit einer Pathologie der Aorta (Cheng et al. 2009). Das heißt aber auch, dass das Fehlen eines Wirbelkörperinfarkts nicht gegen ein Spinalis anterior-Syndrom spricht. Es besteht kein Unterschied in der spontanen Funktionserholung zwischen Rückenmarkläsion vaskulärer oder traumatischer Ursache (Iseli et al. 1999). Die Hauptdifferentialdiagnose betrifft vaskuläre Malformationen (Hughes 1989, siehe auch Kap. E 10) und durch einen Tumor verursachte Thrombosen. Die Diagnostik erfolgt mittels MRI. Nur wenn sich dabei Hinweise auf eine vaskuläre Malformation finden, ist eine spinale Angiographie indiziert. Die am häufigsten auftretende vaskuläre Läsion des Rückenmarks ist das Spinalis-anterior-Syndrom (siehe **Tab. I 13.1**).

I 13.2.1.2 Therapie

Die primäre Therapie sollte darauf ausgerichtet sein, die zugrunde liegende Ursache des Insults zu behandeln. Für rheologische oder Hämodilutionstherapien sowie die Gabe von Steroiden besteht keine Indikation. Fraglich ist der Effekt von den die Thrombozytenaggregation hemmenden Substanzen (z. B. Acetylsalicylsäure). Bei einer kardialen Emboliequelle wird eine orale Antikoagulation empfohlen.

Wenn eine vaskuläre Malformation zur spinalen Ischämie geführt hat, hängt das weitere Vorgehen von der Art der Malformation, ihrer Ausdehnung und Lokalisation ab (s. Kap. E 10). Mit beiden Ausschaltverfahren, Embolisation und operativer Exstirpation der Malformation, werden günstige Ergebnisse erzielt. Ziel muss die Elimination des Shunts, meist in Form einer arterio-venösen Fistel, sein (Criscuolo et al. 1989, König et al. 1989). Epidurale Blutungen müssen, wie Tumoren, rasch operativ entfernt werden, um das Rückenmark zu dekomprimieren.

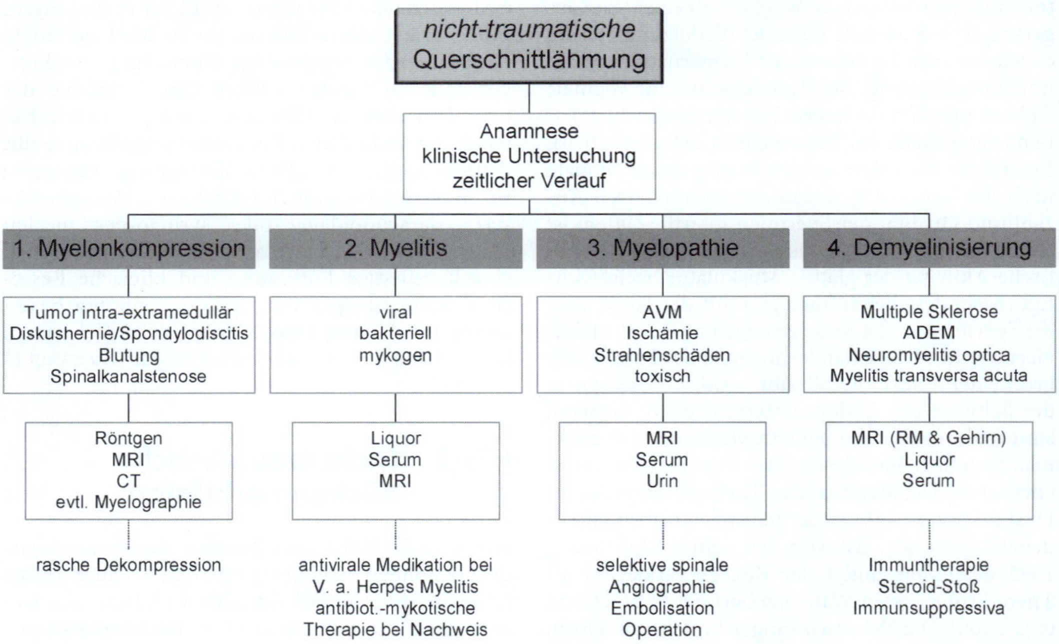

Abb. I 13.1: Diagnostische Abklärung einer nicht-traumatischen Querschnittlähmung. Abkürzungen: AVM: Arteriovenöse Malformation; ADEM: Akute demyelinisierende Enzephalomyelitis (nach Curt et al. 2003)

I 13.2.2 Akute Myelitis

I 13.2.2.1 Klinik

Die akute Querschnittmyelitis tritt meist innerhalb von 24 Stunden ein, unabhängig vom infektiösen Agens. Das Ausmaß und die Schwere der Ausfälle hängen von Lokalisation und Ausdehnung der entzündlichen Läsion ab. Die oberen Extremitäten sind seltener (< 25 %) betroffen. Die Hinterstränge sind meist weniger involviert als die motorischen Bahnen. Auf Höhe der Läsion besteht häufig eine Zone von Allodyndie und Hyperpathie. Die Ausbildung der Symptome ist in ca. 50 % der Fälle mit Fieber gekoppelt. Etwa ein Drittel der Patienten zeigt keine Besserung, ein Drittel eine partielle Remission und ein Drittel eine gute Rückbildung der Ausfälle. Ein Persistieren der Ausfälle über mehr als drei Monate weist auf eine schlechte Prognose hin. Ein Häufigkeitsgipfel der Myelitis besteht zwischen dem 15. und 40. Lebensjahr ohne Geschlechtsunterschied.

Die akute Querschnittmyelitis wurde mit verschiedenen viralen und bakteriellen Infektionen in Verbindung gebracht. Bei den meisten Patienten (um 60 %) wird jedoch bei den Routine-Blut- und Liquor-Untersuchungen kein infektiöses Agens gefunden. Meist besteht kein zeitlicher Zusammenhang mit einem klinisch manifesten Infekt. Menschen mit einem gestörten Immunsystem haben ein erhöhtes Risiko, an einer Myelitis zu erkranken. In ca. 60 % der Fälle stellt die Querschnittmyelitis die erste Manifestation einer multiplen Sklerose dar (Scott et al. 1998, Debette et al. 2009). Zur Diagnose sollte eine Untersuchung des Liquors, einschließlich Zytologie und Bestimmung oligoklonaler Banden, erfolgen. Zusätzlich sollte eine serologische Untersuchung auf neurotrope Viren und Bakterien durchgeführt werden. Im Liquor findet man eine Erhöhung von Protein und Zellzahl.

I 13.2.2.2 Therapie

Die Behandlung der akuten Querschnittmyelitis besteht bei Verdacht auf Herpes-Zoster-Myelitis in einer probatorischen (da der Nachweis nicht abgewartet werden sollte) antiviralen Therapie (Aciclovir, Zovirax® 10 mg/kg 8-stündlich i. v. über 2 Wochen oder Gancyclovir) oder der Gabe von Antibiotika, wenn eine bakterielle Infektion vermutet wird. Eine Kombination mit Steroiden ist zu empfehlen (1 mg/kg KG Prednison pro Tag über 14 Tage; danach Ausschleichen über 10 Tage) (Lisak 1985) oder, alternativ, die Gabe von 500 mg Methylprednisolon pro die (i. v.) über 5 Tage, danach Ausschleichen über 2 Tage (Stüve und Zamvil 1999, Kincaid und Dyken 1985). Bei einer akuten Myelitis infolge einer Multiplen Sklerose sollte möglichst früh nach Auftreten der Symptome eine intravenöse Methylprednisolon-Therapie erfolgen (1 g/die über 3–5 Tage unter Magenschutz).

I 13.2.3 Chronisch zervikale Myelopathie

I 13.2.3.1 Klinik

Die zervikale spondylotische Myelopathie ist die häufigste Ursache einer Myelopathie im höheren Alter. Sie wird durch fortschreitende degenerative Veränderungen der zervikalen Wirbelsäule hervorgerufen, meist auf der Grundlage eines primär engen Spinalkanals. Dieses Krankheitsbild wird im Rahmen der spinalen Engesyndrome (Kap. I 15.) behandelt.
Die chronisch-zervikale Myelopathie ist durch eine progrediente spastisch-ataktische Gangstörung charakterisiert. Relativ häufig treten Faszikulationen und Parästhesien in den Armen auf. Störungen der Blasen- und Mastdarmfunktion sowie radikulär ausstrahlende Schmerzen sind seltener. Die Kombination von spastischer Paraparese und atrophischer Parese im Bereiche der zervikalen Segmente ist für die Diagnose pathognomonisch.
Zur Sicherung der Diagnose tragen die somatosensorisch-evozierten Potenziale (SSEP) nach elektrischer Reizung der Arm- und Beinnerven sowie die durch transkranielle magnetische Stimulation des motorischen Kortex ausgelösten EMG-Antworten in Hand- und Beinmuskeln bei (Curt und Dietz 1996b, 1997, Curt et al. 1998, Luft et al. 2010). Verzögerung und reduzierte Amplituden dieser Potenziale sind charakteristische Befunde. Bei Stimulation von N. medianus und N. ulnaris und fraktionierter Ableitung der SSEP kann häufig auch die Höhe der Rückenmarkkompression innerhalb der zervikalen Wirbelsäule erfasst werden (Curt und Dietz 1996b, Luft et al. 2010). Bestätigt wird die Diagnose durch MRI.
Die Differentialdiagnose umfasst eine Bandscheibenherniation, eine Syringomyelie (s. Kap. H 6), den spinalen Tumor (siehe unten) und die amyotrophe Lateralsklerose (s. Kap. I9). Weniger häufig muss an eine multiple Sklerose oder funikuläre Myelopathie gedacht werden.

I 13.2.3.2 Therapie

Zur Therapie siehe Kapitel I 15 – Die Dekompression des Myelon ist die Therapie der Wahl (Heinzelmann et al. 2008). Dadurch soll eine Zunahme der Ausfälle verhindert werden. Bei einer Stenose, die sich über weniger als drei Segmente erstreckt, wird ein vorderer Zugang empfohlen (Samii et al. 1989); bei längerstreckiger Stenose scheint ein Zugang von hinten günstiger (Thier et al. 1992). Postoperativ sind ein physikalisches Training der Nackenmuskulatur und das Tragen eines Halskragens über sechs Wochen angezeigt.

I 13.2.4 Tumore

I 13.2.4.1 Klinik

Spinale Läsionen als Folge von Tumoren werden auf unterschiedliche Art symptomatisch. Bei einem malignen spinalen Tumor oder einer spinalen Metastase kommt es zu rascher Zunahme der Ausfälle, denen häufig eine radikuläre Schmerzausstrahlung vorausgeht. Die allmähliche Zunahme der Ausfälle, manchmal über Jahre, ist für einen benignen oder semi-benignen Tumor typisch. Bei gutartigen Tumoren ist es entscheidend, diese früh zu diagnostizieren, um eine komplette operative Entfernung des Tumors und Erholung der Rückenmarkfunktionen zu ermöglichen (Hoshimaru et al. 1999). Bei benignen Tumoren treten die ersten sensiblen und motorischen Symptome meist mehrere Segmente kaudal von der Höhe der Läsion auf; im Extremfall, bei einem zervikalen Tumor, in den Füßen. Selbst bei schweren sensomotorischen Ausfällen ist der Tumor meist einige Segmente höher lokalisiert als das sensible Niveau. Die Registrierung der SSEP von Arm- und Beinnerven kann Hinweise auf die Höhe der Läsion geben. Die genauere Lokalisierung sollte über die MRI-Untersuchung erfolgen. Myelographie und Liquoruntersuchung sollen vermieden werden, da es zu einer Einklemmung in Höhe des Tumors kommen kann (Luft et al. 2010).
Neurinome treten vorwiegend im Bereich des zervikalen Spinalkanals auf. Sie sind durch eine primär radikuläre Läsion, die der Kompression des Rückenmarks vorausgeht, und erhöhtes Liquoreiweiß charakterisiert. Meningeome sind die typischen gutartigen thorakal gelegenen Tumore bei Frauen über 40 Jahre. Die Rückenmarkkompression manifestiert sich durch langsam über Jahre progrediente, meist seitenbetonte Spastik. Chordome, Ependymome und Lipome sind seltene gutartige Tumoren, die im Bereiche der Lumbo-Sakralregion lokalisiert sind (McCormick et al. 1990). Die am häufigsten auftretenden malignen oder semi-malignen intramedullären Tumore sind Gliome und Glioblastome (Cohen et al. 1989; s. auch Kap. H 1).

Die übrigen gutartigen Tumore gehen meist von der Wirbelsäule aus (z. B. Hämangiome, Osteoblastome, eosinophile Granulome, Riesenzelltumoren). Maligne Tumoren (z. B. Plasmozytome, Lymphome und Osteo-, Chondro- oder Ewing-Sarkome) der Wirbelsäule sind seltener (Greenberg et al. 1980). Metastasen komprimieren das Rückenmark meist von extradural (98 % der Fälle). Die häufigsten Metastasen stammen von Bronchial- und Mammakarzinomen, in der Häufigkeit gefolgt von Prostata- und Nierenzellkarzinomen (Mulder und Dale 1985, Stark et al. 1982, Wong et al. 1990). Die Primärtumorsuche erfolgt mittels Sonographie des Abdomens, CT, Szintigramm und PET.

I 13.2.4.2 Therapie

Bei benignen Tumoren ist die Therapie der Wahl die Entfernung des Tumors und, falls erforderlich, Stabilisierung der Wirbelsäule. Bei raumfordernden Hämangiomen der Wirbel (50 % der gutartigen Tumoren der Wirbelsäule) ist eine operative Ausschaltung meist nicht möglich. In diesen Fällen kann eine Embolisation den epiduralen Anteil der vaskulären Malformation reduzieren. Bei intramedullären Tumoren (z. B. Gliome, Glioblastome) sowie bei extramedullären malignen Tumoren besteht keine kurative Therapie. Wenn eine spinale Raumforderung radiologisch diagnostiziert ist und der Verlauf einen malignen Tumor nahelegt, ist eine Therapie mit hohen Dosen von Methylprednisolon indiziert (initial 200 mg/die [i. v.] Ausschleichen über Wochen). Wenn möglich, sollte danach eine operative Dekompression des Rückenmarks erfolgen, was zugleich die histologische Diagnose des Tumors erlaubt. Abhängig von der Malignität des Tumors folgt eine Bestrahlung mit 36 Gy, in Fraktionen zwischen 1,5 und 1,8 Gy (Mulder und Dale 1985, Loblaw und Lapierre 1998). Das gleiche Vorgehen ist zu empfehlen, wenn Metastasen die Ausfälle verursachen. Die Bestrahlung eines Tumors ohne operative Dekompression kann zur Zunahme der Ausfälle als Folge des durch die Bestrahlung ausgelösten Ödems führen. Wenn eine komplette spinale Läsion bereits mehr als 24 Stunden besteht, kann unabhängig von der Art des Tumors eine Rückbildung der Paraplegie nicht erwartet werden. In diesem Falle ist eine Operation nur indiziert, wenn ohnehin die Stabilisierung der Wirbelsäule und/oder eine Biopsie erforderlich ist.

I 13.2.5 Sonstige Ursachen einer Rückenmarkschädigung

- Funikuläre Myelose: Substitution mit Vitamin B_{12} (Aquo-Cytobion Amp. 1 000 µg/die, i. m.) und Folsäure (Folsan Amp., 15 mg/die, i. m.).
- Taucherunfall: hyperbare Dekompressionsbehandlung.

I 13.3 Literatur

Bareyre FM, Kerschensteiner M, Raineteau O, Mettenleiter TC, Weinmann O, Schwab ME. The injured spinal cord spontaneously forms a new intraspinal circuit in adult rats. Nat Neurosci 2004;7:269–77.

Bartholdi D, Schwab ME. Methylprednisolone inhibits early inflammation processes but not ischemic cell death after experimental spinal cord lesion in the rat. Brain Res 1995;672:177–186.

Biyani A, El Masry WS. Post-traumatic syringomyelia: a review of the literature. Paraplegia 1994;32:723–731.

Boos N. Operative Behandlung traumatischer und nicht-traumatischer Rückenmarkläsionen. In: Dietz V, Hrsg. Klinik der Rückenmarkschädigung. Stuttgart: Kohlhammer; 2001.p. 36–46.

Blesch A, Tuszynski MH. Spinal cord injury: Plasticity, regeneration and the challenge of translational drug development. Trends Neurosci 2009;32:41–47.

Bracken MB, Holford TR. Effects of timing of methylprednisolone or naloxone administration on recovery of segmental and long-tract neurological function in NASCIS 2. J Neurosurg 1993;79:500–507.

Bracken MB, Shepard MJ, Collins WF, Holford TR, Young W, Baskin DS, Eisenberg HM, Flamm E, Leo-Summers L, Maroon J, Marshall LF, Perot PL, Piepmeier J, Sonntag VKH, Wagner FC, Wilberger JE, Winn HR. A randomized, controlled trial of methylprednisolone or naloxone in the treatment of acute spinal cord injury. N Engl J Med 1990;322:1405–1411.

Bracken MB, Shepard MJ, Holford TR, et al. Administration of Methylprednisolone for 24 or 48 hours or tirilazad mesylate for 48 hours in the treatment of acute spinal cord injury. Results of the third national acute spinal cord injury. Randomized controlled trial. JAMA 1997; 277:1597–1604.

Braughler JM, Hall ED. Lactate and pyruvate metabolism in injured cat spinal cord before and after a single large intravenous dose of methylprednisolone. J Neurosurg 1983;59:256–261.

Brindley GS, Rushton DN. Longterm follow-up of patients with sacral root stimulator implants. Paraplegia 1990;41: 211–217.

Cavigelli A. Gastrointestinale Funktionsstörungen. In: Dietz V, Hrsg. Klinik der Rückenmarkschädigung. Stuttgart: Kohlhammer; 2001a.p. 191–204.

Cavigelli A. Kardiovaskuläre Funktionsstörungen. In: Dietz V, Hrsg. Klinik der Rückenmarkschädigung. Stuttgart: Kohlhammer; 2001b.p. 179–190.

Cavigelli A, Curt A. Differentialdiagnose der akuten Rückenmarkerkrankungen. Therap Umschau 2000;57: 657–660.

Cheng MY et al. Concomitant spinal cord and vertebral body infarction is highly associated with aortic pathology: A clinical and magnetic resonance imaging study.1426.

Coffey RJ, Cahill D, Sters W, Park TS, Ordia J, Meythaler J, et al. Intrathekal baclofen for intractable spasticity of spinal origin: Results of a long-term multicenter study. J Neurosurg 1993;78:226–232.

Cohen AR, Wisoff JH, Allen JC, Epstein F. Malignant astrozytomas of the spinal cord. J. Neurosurg 1989;70:50–54.

Constantini S, Young W. The effects of prednisolone and the ganglioside GM1 on acute spinal cord injury in rats. J Neurosurg 1994;80:97–111.

Cook DJ, Fuller HD, Guyatt GH, Marshall JC, Leasa D, Hall R, Winton TL, Rutledge F, Todd TJR, Roy P, Lacroix J, Griffith L, Willan A. Risc factors for gastrointestinal bleeding in critically patients. New Engl J Med 1994;330: 377–380.

Coutts M, Keirstead HS. Stem cells for the treatment of spinal cord injury. Exp Neurol 2008;209:368--77.

Criscuolo GR, Oldfield EH, Doppmann JL. Reversible acute and subacute myelopathy in patients with dural arteriovenous fistulas. Foix-Alajouanine syndrome reconsidered. J Neurosurg 1989;70:354–359.

Curt A. Klinisch-neurophysiologische Diagnostik. In: Dietz V, Hrsg. Klinik der Rückenmarkschädigung. Stuttgart: Kohlhammer; 2001.p. 67–89.

Curt A, Dietz V. Neurographic assessment of intramedullar motoneurone lesions in cervical spinal cord injury: Consequences for hand function. Spinal Cord 1996a;34: 326–332.

Curt A, Dietz V. Traumatic cervical spinal cord injury. Relation between somato-sensory evoked potentials, neurological deficit, and hand function. Arch Phys Med Rehabil 1996b;77:48–53.

Curt A, Dietz V. Ambulatory capacity in spinal injury: Significance of ASIA protocol and SSEP recordings in predicting outcome. Arch Phys Med Rehabil 1997;78: 39–43.

Curt A, Dietz V. Electrophysiological recordings in patients with spinal cord injury: Significance for predicting outcome. Spinal Cord 1999;37:157–165.

Curt A, Dietz V, Meinck H-M, Hesse S, Gilsbach J. Querschnittlähmung. In: Diener HC, Hrsg. Leitlinien für Diagnostik und Therapie in der Neurologie. 2. Auflage. Stuttgart: Thieme; 2003.p. 394–398.

Curt A, Keck ME, Dietz V. Functional outcome following spinal cord injury: Significance of motor evoked potentials. Arch Phys Med Rehab 1998;79:81–86.

Curt A, Schwab ME, Dietz V. Providing the clinical basis for new interventional therapies: Refined diagnosis and assessment of recovery after spinal cord injury. Spinal Cord 2004;42:1–6.

Curt A, van Hedel HJH, Klaus D, Dietz V. Recovery from a spinal cord injury: Significance of compensation, neural plasticity, and repair. J Neurotrauma 2008;25:677–685.

Dario A, Tomei G. A benefit-risk assessment of baclofen in severe spinal spasticity. Drug Safety 2004;27:799–818.

Debette S, de Sèze J, Pruvo J-P, Zephir H, Pasquier F, Leys D, Vermersch P. Long-term outcome of acute and subacute myelopathies. J Neurol. 2009;256:980–988.

Dietz V. Klinik der Rückenmarkschädigung. Diagnose, Therapie, Rehabilitation. Stuttgart: Kohlhammer; 2001.

Dietz V. Proprioception and locomotor disorders. Nature Rev Neurosci 2002;3:781–790.

Dietz V. Good clinical practice in Neurorehabilitation. Lancet Neurol 2006;5:377–378.

Dietz V. Ready for human spinal cord repair? Brain 2008a; 131:2240–2242.

Dietz V. Body weight supported gait training: From laboratory to clinical setting. Brain Res Bull 2008b;76:459–463.

Dietz V. Behavior of spinal neurons deprived of supraspinal input. Nat Rev Neurol 2010;6:167–174.

Dietz V, Colombo G, Jensen L. Locomotor activity in spinal man. The Lancet 1994;344:1260–1263.

Dietz V, Curt A. Neurological aspects of spinal cord repair: Promises and challenges. Lancet Neurol 2006;5:688–694.

Dietz V, Colombo G, Jensen L, Baumgartner L. Locomotor capacity of spinal cord in paraplegic patients. Ann Neurol 1995;37:574–582.

Dietz V, Grillner S, Trepp A, Hubli M, Bolliger M. Changes in spinal reflex and locomotor activity after a complete spinal cord injury: A common mechanism? Brain 2009; 132:2196–21-22.

Dietz V, Müller R. Degradation of neuronal function following a spinal cord injury: Mechanisms and countermeasures. Brain 2004;127:2221–2231.

Dietz V, Müller R, Colombo G, Locomotor activity in spinal man: Significance of afferent input from joint and load receptors. Brain 2002;125:2626–2634.

Dietz V, Sinkjaer T. Spastic movement disorder: Impaired reflex function and altered muscle mechanics. Lancet Neurol 2007;6:725–733.

Ditunno JF: New spinal cord injury standards. Paraplegia 1992;30:90–91.

Edgerton VR, Tillakaratne NJ, Bigbee AJ, de Leon RD, Roy RR. Plasticity of the spinal neural circuitry after injury. Ann Rev Neurosci 2004;27:145–167.

El Masry WS, Biyani A. Incidence, management and outcome of posttraumatic syringomyelia. In memory of Mr Benard Williams. J Neurol Neurosurg Psychiat 1996;60: 141–146.

Faden AI, Jacobs TP, Mougey E, Holaday JW. Endorphins in experimental spinal injury: Therapeutic effect of naloxon. Ann Neurol 1981;10:326–332.

Geisler FH. GM-1 ganglioside and motor recovery following human spinal cord injury. J Emerg Med 1993;11:49–55.

Geisler FH, Dorsey FC, Coleman WP. Recovery of motor function after spinal-cord injury – a randomized, placebo-controlled trial with GM–1 ganglioside. N Engl J Med 1991;324:1829–1838.

Gorio A. Gangliosides as a possible treatment affecting neuronal repair processes. In: Waxman SG, ed. Advances in Neurology. Functional Recovery in Neurological Disease. New York: Raven Press; 1988.p. 523–530.

Green D, Chen D, Chmiel JS, Olsen NK, Berkowitz M, Novick A, Alleva J, Steinberg D, Nussbaum S, Tolotta M, Weller KA. Prevention of thromboembolism in spinal cord injury: role of low molecular weight heparin. Arch Phys Med Rehabil 1994;75:290–292.

Greenberg HS, Kim JH, Posner JB. Epidural spinal cord compression from metastatic tumor: results with a new treatment protocol. Ann Neurol 1980;8:361–366.

Guttmann Sir L. Spinal cord injuries – comprehensive management and research, 2nd ed. Oxford: Oxford Blackwell Scientific Publ; 1976.

Hao JX, Watson BD, Xu XJ, Wiesenfeld-Hallin Z, Seiger A, Sundstrom E. Protective effect of the NMDA antagonist MK–801 on photochemically induced spinal lesions in the rat. Exp Neurol 1992;118:143–152.

Heinzelmann M, Eid K, Boos N. Cervical spine injuries. In: Boos N and Aebi M, eds. Spinal Disorders. Berlin: Springer; 2008.p. 825–881.

Hiersemenzel LP, Curt A, Dietz V. From spinal shock to spasticity. Neuronal adaptation to a spinal cord injury. Neurology 2000;54:1574–1582.

Hoshimaru M, Koyama T, Hashimoto N, Kikuchi H. Results of microsurgical treatment for intramedullary spinal cord ependymomas. Analysis of 36 cases. J Neurosurg 1999;44:264–269.

Hughes JT. Vascular disorders of the spinal cord. In: Toole JF, ed. Vascular Diseases, Part III, Handbook of Clinical Neurology,Vol. 55, Amsterdam: Elsevier; 1989.p. 95–106.

Hurlbert RJ. Methylprednisolon for acute spinal cord injury: An inappropriate standard of care. J Neurosurg 2000;93(Suppl. 1):1–7.

Iseli E, Cavigelli A, Dietz V, Curt A. Prognosis and recovery in ischaemic and traumatic spinal cord injury. Clinical and electrophysiological evaluation. J Neurol Neurosurg Psychiat 1999;66:1–4.

Jakob W, Wirz M, van Hedel HJH, Dietz V. Difficulty of elderly SCI subjects to translate motor recovery – »body function« – into daily living activities. J Neurotrauma 2009;26:2037–2044.

Kapoor VK, Chakal AS, Jyoti SP, Mundkur YS, Kotwal SV, Metita VK. Intracavernous papaverine for impotence in spinal cord injured patients. Paraplegia 1993;31:675–677.

Katho S, El Masry WS. Neurological recovery after conservative treatment of cervical cord injuries. J Bone Joint Surg 1994;76 B:225–228.

Kincaid JC, Dyken ML. Myelitis and myelopathy. In: Baker AB, Joint RJ, eds. Clinical Neurology (revised series). Philadelphia: Harper & Row; 1985.3: 48,p. 1–32.

Klekamp J, Batzdorf U, Samii M. Die Wiederherstellung einer freien Liquorpassage als chirurgisches Behandlungsprinzip der Syringomyelie. Akt Neurologie 1996; 23:68–74.

König E, Thron A, Schrader V, Dichgans. Spinal arteriovenous malformations and fistulae: clinical, neuro-radiological and neurophysiological findings. J Neurol 1989; 236:260–266.

La Rosa G, Conti A, Cardali S, Cacciola F, Tomasello F. Does early decompression improve neurological outcome of spinal cord injured patients? Appraisal of the literature using a meta-analytical approach. Spinal Cord 2004;42:503–512.

Leippold T, Reitz A, Schurch B. Botulinum Toxin as a new therapeutic option for voiding disorders: Current state of the art. Eur Urol 2003;44:165–174.

Lisak RP. Acute transverse myelitis. In: Johnson RT, ed. Current Therapy in Neurologic Disease. St. Louis: Mosby Year Book; 1985.p. 398–400.

Loblaw DA, Laperriere NL. Emergency treatment of malignant extradural spinal cord compression. An evidence-based guideline. J Clin Oncol 1998;16:1613–1624.

Luft A, Curt A, Dietz V. Neurorehabilitation. In: Straube A, Bischoff C, eds. Leitlinien der klinisch neurophysiologischen Diagnostik der DGKN. Im Druck.

Maynard FM, Bracken MB Jr, Creasey G, Ditunno JF, et al. International standards for neurological and functional classification of spinal cord injury. Spinal Cord 1997;35: 266–274.

McCormick PC, Torres R, Post KD, Stein BM. Intramedullary ependymoma, of the spinal cord. J Neurosurg 1990; 72:523–532.

McKinley WO, Seel RT, Hardmann JT. Nontraumatic spinal cord injury. Incidence, epidemiology and functional outcome. Arch Phys Med Rehabil 1999;80:619–623.

Metz G, Curt A, van de Meent H, Klusman I, Schwab M, Dietz V. Validation of the weight-drop contusion model in rats: A comparative study to human spinal cord injury. J Neurotrauma 2000;17:1–17.

Mulder DW, Dale AJD. Spinal cord tumors and discs. In: Baker AB, Joint RJ, eds. Clinical Neurology (revised series). Philadelphia: Harper & Row; 1985.44,p. 1–28.

Nathan PW. Effects on movement of surgical incisions into the human spinal cord. Brain 1994;117:337–346.

Nitsche B, Perschak H, Curt A, Dietz V. Loss of circadian blood pressure variability in complete tetraplegia. J Hum Hypertension 1996;10:311–317.

Ramer LM, Ramer MS, Steeves JD. Setting the stage for functional repair of spinal cord injuries. A cast of thousands. Spinal Cord 2005;43:134–161.

Popovic MR, Curt A, Keller T, Dietz V. Functional electrical stimulation for grasping and walking: Indications and limitations. Spinal Cord 2001;39:403–412.

Possover M, Baekelandt J, Kaufmann A, Chiantera V. Laparascopic endopelvic sacral implantation of a Brindley controller of bladder function in a paralysed patient. Spinal Cord 2008;46:70–73.

Riener R, Lünenburger L, Maier IC, Colombo G, Dietz V. Locomotor training in subjects with sensori-motor deficits: An overview of the robotic gait orthosis Lokomat. J Healthcare Engin 2010;1:197–216.

Rutz S, Dietz V, Curt A. Diagnostic and prognostic value of compound motor action potential of lower limb in acute paraplegic patients. Spinal Cord 2000;38:203–210.

Samii M, Volkening D, Sepherina A, Penkert G, Baumann H. Surgical treatment of myeloradiculopathy in cervical spondylosis: A report on 438 operations. Neurosurg Rev 1989;12:283–290.

Schmid D. Die neurogene Sexualdysfunktion. In: Dietz V, Hrsg. Klinik der Rückenmarkschädigung. Stuttgart: Kohlhammer; 2001.p. 161–178.

Schmid DM, Schurch B, Hauri D. Sildenafil in the treatment of sexual dysfunction in spinal cord-injured male patients. Eur Urol 2000;38:184–193.

Schnell L, Schwab ME. Axonal regeneration in the rat spinal cord produced by an antibody against myelin-associated neurite growth inhibitors. Nature 1990;343:269–272.

Schurch B. Autonome Dysreflexie. In: Dietz V, Hrsg. Klinik der Rückenmarkschädigung. Stuttgart: Kohlhammer; 2001a.p. 238–247.

Schurch B. Blasenfunktion. In: Dietz V, Hrsg. Klinik der Rückenmarkschädigung. Stuttgart: Kohlhammer; 2001b.p. 147–160.

Schurch B. Heterotrope Ossifikationen. In: Dietz V, Hrsg. Klinik der Rückenmarkschädigung. Stuttgart: Kohlhammer; 2001c.p. 254–260.

Schurch B, Dietz V. Akutversorgung der traumatischen Querschnittlähmung. In: Rüter A, Trentz O, Wagner M, Hrsg. Unfallchirurgie. München: Urban & Schwarzenberg; 1995.p. 453–458.

Schurch B, Schmid DM, Stöhrer M. Botulinum-A toxin injections to treat neurogenic incontinence in spinal cord injured patients. N Engl J Med 2000;342:665.

Schurch B, Wichmann W, Rossier AB. Post-traumatic syringomyelia (cystic myelopathy): A prospective study of 449 patients with spinal cord injury. J Neurol Neurosurg Psychiat 1996;60:61–67.

Schwab ME. Nogo and axon regeneration. Curr Opin Neurobiol 2004;14:118–124.

Scott TF, Bhagavatulak, Snyder PJ, Chieffe C. Transverse myelitis. Comparison with spinal cord presentations of multiple sclerosis. Neurology 1998;50:429–433.

Short DJ, El Masry WS, Jones PW. High dose methylprednisolone in the management of acute spinal cord injury – a systematic review from a clinical perspective. Spinal Cord 2000;38:273–286.

Stark RJ, Henson RA, Evans SJW. Spinal metastases. Brain 1982;105:189–213.

Stüve O, Zamvil SS. Pathogenesis, diagnosis, and treatment of acute disseminated encephalomyelitis. Curr Opin Neurol 1999;12:395–401.

Tabayashi K. Spinal cord protection during thoracoabdominal aneurysm repair. Surgery Today 2005;35:1–6.

Thier P, Dichgans J, Grote EH. Die zerivkale spondylotische Myelopathie. Akt Neurol 1992;19:119–131.

Van den Berg MEL, Castellote JM, de Pedro-Cuesta J, Mahillo-Fernandez I. Survival after spinal cord injury: A systematic review. J Neurotrauma 2010;27:1517–1528.

Woolsey RM, Young RR. The clinical diagnosis of disorders of the spinal cord. In: Young RR, Woolsey RM, eds. Diagnosis and Management of Disorders of the Spinal Cord. Philadelphia: WM Saunders; 1995.p. 135–144.

Wong DA, Fornasier VL, MacNab I. Spinal metastases: The obvious, the occult, and the imposters. Spine 1990; 15:1–4.

Young W, Flamm ES, Demopoulos HV, Tomasula JJ, Decrescito V. Effect of naloxone on posttraumatic ischemia in experimental spinal contusion. J Neurosurg 1981;55: 209–219.

Wirz M, Colombo G, Dietz V. Long term effects of locomotor training in spinal man. J Neurol Neurosurg Psychiat 2001;71:93–96.

Wirz M, Zörner B, Rupp R, Dietz V. Outcome after incomplete spinal cord injury: Central cord versus Brown-Sequard syndrome. Spinal cord 2010;48:407–414.

Zimpfer TJ, Bernstein M. Spinal cord concussion. J Neurosurg 1990;2:894–900.

I 14 Syndrom der spastischen Parese und Spastische Spinalparalysen

von V. Dietz und L. Schöls

I 14.1 Klinik

Spastizität entwickelt sich als Folge einer Schädigung motorischer Areale im Zentralnervensystem. Sie ist durch eine Reihe physikalischer Befunde charakterisiert, wie Muskelhypertonie, gesteigerte Muskeleigenreflexe und Klonus. Lance (1980) definierte die spastische Muskelhypertonie als den geschwindigkeitsabhängigen Widerstand eines Muskels bei Dehnung unter Aktivierung tonischer Dehnungsreflexe. Dagegen wurde Rigidität als gleichbleibender Widerstand im ganzen Bereich passiver Bewegung eines Gelenks definiert. Bei der Spastik sind die Antischwerkraftmuskeln (Armflexoren und Beinextensoren) stärker betroffen. Die Spastik ist in der Regel mit unterschiedlichen Graden von Parese verbunden. Beides zusammen ergibt das Syndrom der spastischen Parese.
Kennzeichen der Spastischen Spinalparalysen (SSP) ist eine progrediente spastische Paraparese der Beine aufgrund einer Degeneration des kortikospinalen Trakts. Klinisch imponiert ein steif-spastisches Gangbild, das häufig durch Adduktorenspastik engbasig ist bis hin zum Scherengang. Die Paresen zeigen ein zentrales Verteilungsmuster und betreffen besonders die Hüftabduktoren mit Trendelenburg-Hinken, die Hüftbeuger und Fußheber mit schleifenden Füßen bzw. Spitzfußbildung und die Fußpronatoren mit Neigung zu Supinationstraumen. Weitere Zeichen der spinalen Degeneration können Urge-Symptomatik und reduziertes Vibrationsempfinden sein. Gegenüber diesen »reinen« Formen der SSP tritt bei den komplizierten Formen eine systemübergreifende Affektion hinzu mit kognitiver Störung, visuellen Defiziten, Ataxie, Dysarthrie, extrapyramidalen Symptomen oder peripherer Neuropathie.

I 14.2 Verlauf

Der klinische Verlauf einer SSP ist chronisch progredient ohne Remission, jedoch mit sehr großer individueller und auch intrafamiliärer Variabilität. Bei einigen Patienten schreitet die Gehstörung bis zur Rollstuhlpflichtigkeit fort, andere sind selbst nach einem Erkrankungsverlauf von 50 Jahren noch ohne Stütze gehfähig. Systemüberschreitende Symptome können schon zu Beginn der Erkrankung bestehen oder sich erst im Verlauf entwickeln.

Die klinischen Befunde und Symptome nach einer akuten Läsion pyramidaler und extrapyramidaler Bahnen unterliegen über Monate Veränderungen, die nur teilweise pathophysiologisch geklärt sind (Nathan 1994). Anfangs bestehen eine schlaffe Parese mit fehlenden Muskeleigenreflexen und ein eher rigider Muskeltonus nach akuter Hirnstammläsion. Die schlaffe Parese mit Areflexie kann nach einer traumatischen Rückenmarkläsion über Wochen andauern (Hiersemenzel et al. 2000). Nachfolgend nimmt der spastische Muskeltonus über Wochen und Monate zu. Diese Veränderungen sind nicht reversibel. Üblicherweise sind sie nach spinalen Schädigungen ausgeprägter als nach zerebralen Läsionen (Faist et al. 1999).

Eine zentrale Läsion hat beim Menschen eine neuronale Reorganisation zur Folge (Carr et al. 1993), die nach Rückenmarkläsion auch zerebrale Hirnareale betrifft (Brühlmeier et al. 1998, Lacourse et al. 1999). Nach einer Läsion im ZNS kommt es zu einer Verminderung der präsynaptischen Hemmung (Burke und Ashby 1972, Faist et al. 1994), die mit einer Steigerung der Eigenreflexe einhergeht. Außerdem kommt es nach einigen Wochen zu Veränderungen der mechanischen Eigenschaften in den Beinextensoren (Dietz et al. 1981) und Armbeugemuskeln (Ibrahim et al. 1993), die zum spastischen Muskeltonus beitragen (zur Übersicht siehe O'Dwyer und Ada 1996, Dietz 1997, 1999, Gracies 2005, Lieber et al. 2004). Am ausgeprägtesten sind die strukturellen Veränderungen von spastischem Muskel und Bindegewebe ein Jahr und mehr nach einer akuten Läsion (Hufschmidt und Mauritz 1985, Sinkjaer et al. 1993).

I 14.3 Pathophysiologische Grundlagen

Derzeit steht keine Therapie zur Besserung der zentralen Parese zur Verfügung, d. h. zur Behandlung der Folgen der gestörten Verbindung zwischen supraspinalen und spinalen motorischen Zentren. Die funktionelle elektrische Stimulation (FES) der gelähmten Muskeln kann teilweise eine Parese kompensieren (Yarkony et al. 1992, zur Übersicht siehe Popovic et al. 2001).

Die Annahme, dass die gesteigerten Reflexe für die spastische Muskelhypertonie (mit-)verantwortlich sind, hat zur Folge, dass die medikamentöse Therapie häufig darauf ausgerichtet ist, die Aktivität der Dehnungsreflexe zu vermindern. Tatsächlich hat die Hyperreflexie wenig mit der Behinderung des Patienten durch die spastische Bewegungsstörung zu tun (zur Übersicht siehe O'Dwyer und Ada 1996, Dietz 1992, 1997). Nach einem zerebralen Insult können die Eigenreflexe schon früh gesteigert sein, während sich der spastische Muskeltonus über Wochen entwickelt.

Die pathophysiologischen Grundlagen der spastischen Bewegungsstörung ergeben sich aus der neuronalen Regulation funktioneller Bewegungen. Diese beruht auf einer komplexen Wechselwirkung zwischen spinalen und supraspinalen Mechanismen. Die rhythmische Aktivierung der Beinmuskeln beim Gehen ist in spinalen interneuronalen Schaltkreisen programmiert. Diese Aktivität wird durch Rückmeldung verschiedener Rezeptoren in der Peripherie an die augenblicklichen Erfordernisse des Körpergleichgewichts angepasst. Das spinale Programm wie auch die Reflexaktivität stehen unter supraspinaler Kontrolle. Störungen dieser supraspinalen Kontrolle führen zu charakteristischen Gangstörungen bei zerebellären und extrapyramidalen Erkrankungen sowie bei spastischer Parese (zur Übersicht s. Dietz 1997, 2002).

In der *Klinik* erfolgt die Untersuchung des Muskeltonus und der Reflexaktivität üblicherweise unter passiv-motorischen Bedingungen, d. h. beim ruhenden Patienten (siehe Thilmann et al. 1991, Gracies 2005 a, b). Bei der Spastik sind die durch die Dehnung des passiven Muskels (d. h. unter klinischen Bedingungen) hervorgerufene Muskelaktivität und Tonusentwicklung verstärkt; bei aktiven Bewegungen dagegen vermindert (Ibrahim et al. 1993, Dietz und Sinkjaer 2007, Dietz 2010). Das heißt, im Vergleich zu Gesunden ist die Fähigkeit der Reflex- und Aktivitätsabschaltung im passiven Zustand beeinträchtigt, während der Aktivitätslevel bei aktiven Bewegungen im Vergleich nicht oder nur gering zunimmt. Folglich besteht bei funktionellen Bein- (Berger et al. 1984, Dietz und Berger 1983) und Armbewegungen (Dietz et al. 1991, Ibrahim et al. 1993, Powers et al. 1989) kein Zusammenhang zwischen den klinisch gesteigerten Reflexen und der Bewegungsstörung. Bei der spastischen Gangstörung ist die reziproke Form der Beinmuskelaktivierung erhalten, die gesteigerten Eigenreflexe gehen mit einer Verminderung der funktionell wesentlicheren polysynaptischen Reflexe (bzw. Reflexe längerer Latenz) einher und die Spannungsentwicklung erfolgt durch Dehnung der gering tonisch aktivierten Wadenmuskeln (Berger et al. 1984).
Nach elektrophysiologischen (Dietz et al. 1981, Sinkjaer et al. 1993) und histologischen (Dietz et al. 1986, Foran et al. 2005, Gracies 2005) Befunden kommt es nach einer supraspinalen oder spinalen Läsion zu Veränderungen im mechanischen Verhalten der motorischen Einheiten mit der Folge der Muskeltonus-Regulation auf einfacherer Ebene der neuronalen Organisation. Diese einfachere Tonus-Regulation nach spinaler oder supraspinaler Läsion ermöglicht dem Patienten, den Körper während des Gehens zu unterstützen und somit eine gewisse Mobilität zu erreichen. Schnelle Bewegungen sind jedoch nicht möglich, da die physiologische Modulation der Muskelaktivität fehlt. Nach schwerer spinaler oder supraspinaler Läsion können diese Transformationsprozesse überschießen mit der Folge schmerzhafter Spasmen (Hiersemenzel et al. 2000).

Die SSP wird als genetisch bedingte Erkrankung angesehen, wenngleich heute erst für eine Minderheit der Patienten die krankheitsverursachenden Genmutationen nachzuweisen sind. Die hereditären spastischen Spinalparalysen (HSP) sind eine genetisch heterogene Gruppe mit derzeit fast 50 bekannten Genorten und 24 bislang charakterisierten Genen (s. **Tab. I 14.1**). Für autosomal-dominante Formen sind 18 Genorte und 9 Gene identifiziert, die überwiegend zu »reinen« HSP-Phänotypen führen. Autosomal-rezessive Formen weisen häufig einen komplexen HSP-Phänotyp auf bei derzeit 24 Loci und 10 bekannten Genen. Bei den 5 X-chromosomalen Formen sind bislang 4 Gene kloniert, die jeweils mit einer komplizierten HSP einhergehen.
Die pathogenetischen Vorstellungen zur HSP leiten sich im Wesentlichen aus den heute bekannten Funktionen der die HSP verursachenden Gene her. Dabei scheint der direkten oder indirekten Störung des axonalen Transports eine zentrale Rolle zuzukommen. Die außergewöhnliche Länge der kortikospinalen Axone zu den Beinen stellt dabei eine pathophysiologische Erklärungsmöglichkeit für die schwerpunktmäßige Affektion der motorischen Bahnen zu den unteren Extremitäten bei HSP dar. Trotz der Aufdeckung vielfältiger molekularer Ursachen der HSP ist eine kausale Therapie derzeit für keine der Unterformen verfügbar. Die Entwicklung transgener Tiermodelle für eine zunehmende Zahl von HSP-Subtypen hat jedoch großes Potenzial für die weitere Aufklärung pathogenetischer Mechanismen und die Austestung potenzieller neuer Therapiestrategien.

I 14.4 Therapeutische Prinzipien

Aufgrund dieser pathophysiologischen Befunde sollte die erste Wahl der Behandlung sowohl der spinalen als auch der zerebralen Spastizität physiotherapeutische Maßnahmen sein. Diese sollten darauf ausgerichtet sein, die verbliebenen motorischen Funktionen zu aktivieren und zu trainieren sowie sekundäre Komplikationen wie Muskelkontrakturen zu verhindern.

Antispastische Medikamente sind die Therapie zweiter Wahl. Diese Therapie vermindert den Muskeltonus und das Auftreten von Spasmen durch Verstärkung der Parese (Hoogstraten et al. 1988), was sich nachteilig auf die Durchführung funktioneller Bewegungen auswirken kann. Antispastische Medikamente sind daher in erster Linie bei immobilisierten Patienten von Vorteil, um Muskeltonus und Spasmen zu vermindern und pflegerische Maßnahmen zu erleichtern.

Das Ziel jeder medikamentösen antispastischen Therapie ist es, den spastischen Muskeltonus zu reduzieren, ohne die Willkürkraft zu vermindern. Den verschiedenen Medikamenten werden unterschiedliche Angriffspunkte zugeschrieben (s. **Tab. I 14.1**):

1. Eine verstärkte prä- und teilweise postsynaptische Hemmung von Gruppe I-Afferenzen, die zu einer Dämpfung der monosynaptischen und oligosynaptischen Reflexaktivität führt (Baclofen, Clonazepam, Diazepam);
2. Eine über 2-adrenerge Rezeptoren vermittelte glutaminerge Hemmung erregender spinaler In-

Tab. I 14.1: Bekannte Gene für hereditäre spastische Spinalparalysen (HSP)

Genotyp	Gen	Phänotyp
Autosomal-dominante HSP		
SPG3	Atlastin	Reine HSP
SPG4	Spastin	Meist reine HSP, selten: Demenz, zerebelläre Ataxie, dünnes Corpus callosum
SPG6	NIPA1	Reine HSP
SPG8	8q23–q24	Reine HSP
SPG10	KIF5A	HSP mit Katarakt, Polyneuropathie, Skelettdeformitäten, gastroösophagealem Reflux
SPG13	HSP60 (Chaperonin)	Reine HSP
SPG17	Seipin (BSCL2)	Silver-Syndrom: HSP mit Atrophie der kleinen Handmuskeln, allelisch mit distaler spinaler Muskelatrophie Typ V und kongenitaler generalisierter Lipodystrophy Typ 1/Berardinelli-Seip-Syndrom
SPG31	REEP1 2q11.2	Reine HSP
SPG33*	ZFYVE27* 10q24.2	Reine HSP*
SPG42	SLC33A1 3q24–q26	Reine HSP
Autosomal-rezessive HSP		
SPG5	CYP7B1	Reine oder komplizierte HSP (Optikusatrophie, zerebelläre Ataxie)
SPG7	Paraplegin	HSP mit Optikusatrophie, Ataxie, sensiblen Ausfällen, Skelettdeformitäten
SPG11	15q13–q15	HSP mit kognitiven Defiziten, dünnem Corpus callosum und Neuropathie
SPG15	ZFYVE26	HSP mit kognitiven Defiziten, Retinadegeneration, dünnem Corpus callosum und Neuropathie
SPG20	Spartin	Troyer-Syndrom: HSP mit zerebellärer Ataxie und Atrophie der kleinen Handmuskeln
SPG21	Maspardin (ACP33)	MAST-Syndrom: HSP mit kognitiven Defiziten und dünnem Corpus callosum
SPG35	FA2H	HSP mit Dysarthrie, Dystonie, kognitiver Störung, Epilepsie und Leukoenzephalopathie
SPG39	PNPLA6	HSP mit distaler Muskelatrophie
SPG44	GJC2	HSP mit Dysarthrie, Ataxie und Epilepsie (allelisch mit hypomyelinisierender Leukoenzephalopathie 2/HLD2)
SPG48	KIAA0415	Reine HSP
X-chromosomale HSP		
SPG1	L1CAM Xq28	CRASH-Syndrom: Corpus-callosum-Hypoplasie, Retardierung, adduzierte Daumen, Spastik und Hydrozephalus-Varianten: • HSAS: Hydrozephalus aufgrund kongenitaler Stenose des Aquaeductus Sylvii • MASA-Syndrom: mentale Retardierung, Aphasie, schlurfender Gang, adduzierte Daumen • ACC: Agenesis corpus callosum
SPG2	PLP1 Xq22	Reine HSP oder HSP mit mentaler Retardierung, Optikusatrophie, zerebellärem Syndrom. Allelisch mit Pelizaeus-Merzbacher Erkrankung
SPG16	Xq11.2	HSP mit kognitiven Defiziten, Tetraparese, Hypoplasie der Maxilla
SPG22	SLC16A2 Xq13.2	Allan-Herndon-Dudley-Syndrom: HSP mit kognitiven Defiziten, Ataxie, Athetose, Muskelhypoplasie, fazialer Dysmorphie und Trijodthyronin(T3)-Resistenz

* SPG33 umstritten (Martignoni et al. 2008)

terneurone, die in die spinalen Reflexwege zwischengeschaltet sind (Tizanidin, Glycin);
3. Amantadin-Derivate wie Memantine, wirken als NMDA-Rezeptor-Antagonist bei zerebraler Spastik (Seif el Nasr et al. 1990);
4. Eine hemmende Wirkung auf die neuronale Aktivität im Zentralnervensystem soll auch Glycin haben (Stern und Bokonjic 1974). Ein ähnlicher antispastischer Effekt wie Glycin wurde für L-Threonin beschrieben (Lee und Patterson 1993), das die spinale glycinerge Transmission beeinflusst. Beide Substanzen haben keine Bedeutung in der Klinik.
5. Verminderte Aktivierung peripherer, intramuskulärer Rezeptoren (Dantrolen, Phenothiazin);
6. Verminderung der Muskelkontraktion mittels reduzierter Ausschüttung von Kalzium-Ionen aus dem sarkoplasmatischen Retikulum durch Dantrolen oder an der Endplatte durch elektromechanische Entkopplung mittels Blockierung der Acetylcholinfreisetzung durch Botulinumtoxin (zur Übersicht siehe Brashear et al. 2002, Ward et al. 2003, Wissel et al. 2003);
7. Neuronale Membranstabilisierung durch Blockade des Natriumeinstroms durch Tolperison;
8. Antispastische Effekte wurden auch für Progabide, einem GABA-Antagonisten (Mondrup und Petersen 1984) und L-Dopa (Scheidtmann 2004) beschrieben.
9. Für Cannabis-Substanzen wurde ein günstiger Effekt auf die Mobilität aber ohne Effekt auf den spastischen Muskeltonus (nach Ashworth) bereits bei niedriger Dosierung (ca. 5 mg) beschrieben (Zajiek et al. 2003). Der Wirkungsmechanismus ist unklar.

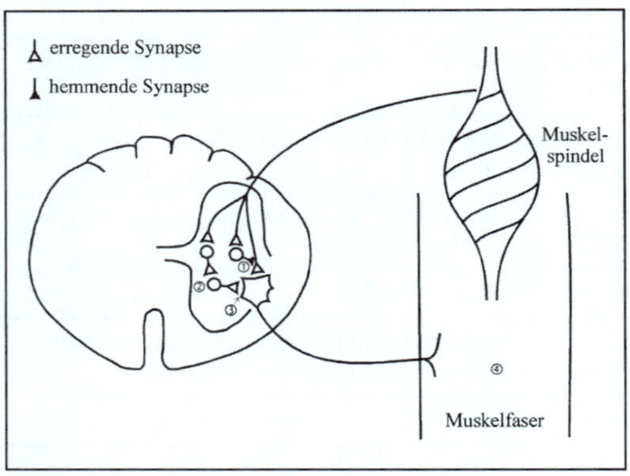

Abb. I 14.1: Wirkungsmechanismus von Pharmaka (-gruppen) mit antispastischem Effekt

1. Clonazepam/Diazepam bahnt GABA-vermittelte präsynaptische Hemmung.
2. Baclofen reduziert über GABA-B-Rezeptoren die Freisetzung erregender Transmitter.
3. Tizanidin wirkt über alpha2-adrenerge Rezeptoren.
4. Dantamacrin und Phenothiazin vermindern die Empfindlichkeit peripherer Rezeptoren und die Freisetzung von Ca++ aus dem sarkoplasmatischen Retikulum, was die Muskelkontraktion schwächt.
5. Tolperison führt zu einer neuronalen Membranstabilisierung durch Blockade des Natriumeinstroms.

Ein günstiger Effekt der oben aufgeführten antispastischen Medikamente auf die Durchführung funktioneller Bewegungen ist nicht zu erwarten. Die Dämpfung gesteigerter Dehnungsreflexe bei der Spastik geht nicht mit einer Verbesserung motorischer Funktionen einher (Thach und Montgomery 1990, Landau 1980). Höhere Dosen antispastischer Medikamente führen zwar zu einer Verminderung spastischer Symptome, wie Muskelspasmen und -tonus, sind jedoch mit einer verstärkten Parese verbunden (Baclofen, Tizanidin: Lapierre et al. 1987, Bass et al. 1988, Hoogstraaten et al. 1988, Stien et al. 1987; Diazepam: Bes et al. 1988). Ähnliches gilt auch für das peripher wirksame Muskelrelaxans Dantrolen. Dieses Medikament bewirkt eine Muskelschwäche durch Hemmung der Kalziumfreisetzung aus dem sarkoplasmatischen Retikulum. Erhebliche Nebenwirkungen begrenzen die Anwendung (Anderson 1982). Schmerzen bei Spastik können durch Gabapentin vermindert werden (Cutter et al. 2000).

Bei Kindern mit Zerebralparese kann die Spastik durch selektive dorsale Rhizotomie (Wright et al. 1998, McLaughlin et al. 1998) oder die Applikation von Botulinumtoxin A (Corry et al. 1997) gebessert werden. Häufig hat dies einen kosmetischen Effekt, ohne Besserung der funktionellen Bewegungen zur Folge (Corry et al. 1997).

Therapeutisch sollte bei *mobilen* Patienten eine vorsichtige Anwendung antispastischer Medikamente erfolgen, da diese den spastischen Muskeltonus zum Gehen benötigen. Bei *immobilisierten* Patienten ist die antispastische Medikation von Vorteil, um schmerzhafte Spasmen zu lindern und Kontrakturen zu vermeiden. Zudem wird die Pflege, vor allem im Intimbereich, erleichtert.

I 14.5 Pragmatische Therapie

Die pharmakologische Behandlung der Spastik erfolgte bislang weitgehend empirisch – kontrollierte Studien fehlen meist. Die meisten Untersuchungen beschränken sich auf die Effekte antispastischer Medikamente auf Reflexaktivität und Muskeltonus unter passiv-motorischen Bedingungen. Deren Wirkung auf funktionelle Bewegungen zeigten meist keine positiven Effekte (zur Übersicht siehe Glenn und White 1990, Davidoff 1985, Dietz 2000, 2001, Dietz und Sinkjaer 2007).

I 14.5.1 Unspezifische Therapie

Schmerzhafte Spasmen und spastischer Muskeltonus werden häufig durch Hautreizung und -ulzerationen sowie durch nozizeptive Reize aus dem Abdomen, beispielsweise bei Infektionen/Irritationen von Harntrakt und Darm hervorgerufen bzw. verstärkt. Folglich können spastische Symptome häufig schon durch entsprechende Behandlung der Blasendysfunktion und Hautpflege sowie das Beseitigen äußerer Faktoren vermindert werden.

I 14.5.2 Physiotherapie

Obgleich kontrollierte Studien fehlen, stellt die Physiotherapie eine unbestrittene Form der Behandlung für mobile wie immobile spastische Patienten dar. Aktive und passive physiotherapeutische Behand-

lungsmaßnahmen sind von großer Bedeutung. Einerseits muss die verbliebene motorische Funktion durch Training verbessert werden, andererseits müssen Kontrakturen von Muskeln und Gelenken in einem frühen Stadium, z. B. durch wiederholte Muskeldehnungen, verhindert werden. Wenn einmal vorhanden, sind sie schwerer zu behandeln. Die Therapie sollte auf ein funktionelles Training von Gehen und Greifen konzentriert werden. Der Erfolg dieser Therapie hängt unter anderem von der Intensität und Dauer des Trainings ab (Kwakkel et al. 1999). Dieses kann durch die zunehmende Verfügbarkeit von Therapierobotern individuell angepasst werden (Riener et al. 2010).
Die verschiedenen physiotherapeutischen Behandlungsverfahren werden basierend auf unterschiedlicher Erfahrung angewandt. Propriozeptive neuromuskuläre Bahnung (PNF) und Techniken der Rückkoppelung (Myofeedback) sollen spinale Motoneurone reflektorisch aktivieren. Die Technik von Bobath und Vojta ist primär auf die Behandlung von Kindern mit zerebraler Parese ausgerichtet. Stereotype Bewegungen werden durch Stimulationstechniken an spezifischen Dermatomen und Gelenken hervorgerufen und trainiert. Ziel der Bobath-Methode ist es, spastische Symptome in den Beugemuskeln der oberen Extremitäten und in den Streckermuskeln der unteren Extremitäten zu hemmen. Die Vojta-Methode dagegen versucht komplexe Bewegungen zu aktivieren, von denen angenommen wird, dass sie im Zentralnervensystem als feststehendes Muster vorprogrammiert sind.
Die meisten dieser physiotherapeutischen Techniken zur Behandlung der Spastik basieren auf einseitig ausgelegten neurophysiologischen Theorien. Es ist nicht gelungen, die Überlegenheit einer dieser Techniken über andere auszuweisen. Die jeweils anzuwendende physiotherapeutische Technik sollte sich am spezifischen Problem bzw. motorischen Defizit eines Patienten orientieren. Die Physiotherapie muss Teil eines multidisziplinär integrierenden Behandlungskonzepts für den Patienten sein, das auf die Verbesserung von Funktionen fokussiert ist. Dies beinhaltet auch ergotherapeutische und pflegerische Unterstützung. Alle Behandlungsziele sind darauf ausgerichtet, eine verbesserte Mobilität und, soweit als möglich, die Unabhängigkeit des Patienten zu erreichen.

I 14.5.3 Lokomotionstraining

Klinische und neurophysiologische Untersuchungen haben gezeigt, dass bei Patienten mit spastischer Paraplegie und Hemiplegie ein Lokomotionsmuster hervorgerufen und trainiert werden kann (Wernig et al. 1995, Hesse et al. 1995, Dietz et al. 1994, 1995, 2002; zur Übersicht siehe Dietz und Harkema 2004, Dietz 2008). Dieses Training basiert auf entsprechenden tierexperimentellen Untersuchungen (zur Übersicht siehe Barbeau und Rossignol 1994).

Das Lokomotionstraining wird auf einem Laufband durchgeführt, der Körper des Patienten dabei teilweise durch Gurte unterstützt (20–50 % des Körpergewichts). Das reduzierte Körpergewicht ermöglicht auf dem sich bewegenden Laufband die Bahnung koordinierter Schreitbewegungen und eine entsprechende Muskelaktivierung. Die Körperunterstützung wird im Verlauf des Trainings zunehmend reduziert, bis der Patient sein volles Körpergewicht übernehmen kann. Bei Patienten mit schwerem Schlaganfall oder Rückenmarkschädigung müssen zu Beginn des Trainings die Beinbewegungen durch Physiotherapeuten unterstützt werden. Dies limitiert die Dauer des Trainings, die aber wiederum entscheidend für dessen Erfolg ist (Kwakkel et al. 1999). Bei der Verbesserung der Gangfunktion scheint die repetitive Aktivierung spinaler Lokomotionszentren eine entscheidende Rolle zu spielen. In den letzten Jahren wurde ein Gangroboter (Lokomat) für das automatisierte Gangtraining entwickelt (Colombo et al. 2001, Wirz et al. 2001, Riener et al. 2010), der die Gangunterstützung optimiert und den Bedürfnissen des Patienten angepasst ist.

I 14.5.4 Medikamentöse Therapie

Die medikamentöse Therapie der Spastik sollte immer mit der Physiotherapie gekoppelt sein. Als Regel gilt: Jeweils nur eine Substanz verabreichen. Da ein Rückgang von Muskelspasmen und Muskelhypertonie nur auf Kosten der verminderten Muskelkraft erreicht werden kann, sollte die Dosierung besonders bei mobilen Patienten niedrig gehalten werden (**Tab. I 14.2**). Nahezu alle Antispastika können Nebenwirkungen zeigen, häufig in Form von Übelkeit und Schläfrigkeit (Zusammenfassung s. **Tab. I 14.3**).

Die besten antispastischen Effekte werden mit Baclofen (↑) und Benzodiazepinen (↑) (z. B. Clonazepam) erzielt. Daher stellen diese Medikamente die erste Wahl bei der Behandlung der Spastik dar. Sie sind am wirkungsvollsten bei der Spastik spinaler Ursache; z. B. bei spastischen Spinalparalysen, Multipler Sklerose sowie traumatischen und neoplastischen Rückenmarkläsionen (zur Übersicht siehe Dario und Tomei 2004, Glenn und Whyte 1990, Dietz und Sinkjaer 2007).

Baclofen wirkt als Gamma-Aminobuttersäure (GABA)-B-Agonist prä- und (geringer) postsynaptisch auf spinaler Ebene. Es dämpft die Aktivität monosynaptischer Reflexe effektiver als die polysynaptischer Reflexe. Baclofen kann auch gegen Schmerzen bei Patienten mit Spastizität eingesetzt werden (Hattab 1980). Baclofen sollte wegen der Möglichkeit von Nebenwirkungen, wie Schläfrigkeit und Halluzinationen, einschleichend dosiert werden. Auch eine Dosisreduktion sollte langsam erfolgen, um nicht verstärkte Spasmen hervorzurufen (s. **Tab. I 14.2**).
Bei Patienten mit schwerer Spastik ist die intrathekale Infusion von Baclofen eine gute Therapieoption (↑↑), da antispastische Medikamente über längere Zeit häufig nicht gut vertragen werden. Sie ist hauptsächlich bei immobilen Patienten mit chronischer Spastizität der Beine, meist spinalen Ursprungs, indiziert (entzündlich, neoplastisch, traumatisch), um die Pflege zu erleichtern, schmerzhafte Muskelspasmen zu lindern und Kontrakturen zu vermeiden. Bei gehfähigen Patienten ist diese Form der Therapie normalerweise nicht indiziert, da eine Parese indu-

Tab. I 14.2: Medikamentöse Spastiktherapie: Dosierung

Medikamente	Tabletten	Beginn	Steigerung und Ausschleichen	Maximal
Primäre Wahl				
Baclofen (↑↑) (Lioresal®)	5, 10, 25 mg	2 × 5 mg/die	2 × 5 mg/Woche	4 × 20 mg bis 400 mg/die
Tizanidin (↑) Sirdalud®	2, 4, 6 mg	3 × 2 mg/die	4–8 mg/Woche	36 mg/die
Sekundäre Wahl				
Clonazepam (↑) (Rivotril®)	0,5, 2 mg	2 × 0,5 mg/die	3 × 0,5 mg/Woche	3 × 2 mg/die
Diazepam (↑) (Valium®)	2, 5, 10 mg	2 × 2 mg/die	2 × 4 mg/Woche	ca. 3 × 20 mg/die
Tetrazepam (Musaril®)	50 mg	1 × 25 mg/die	25 mg/die	4–8 × 50 mg/die
Dantrolen (Dantamacrin®)	25, 50 mg	2 × 25 mg/die	2 × 25 mg/Woche	4 × 50 mg – 4 × 100 mg/die
Tolperison (Mydocalm®)Viveo®	50, 150 mg	1 × 50 mg/die	2 × 50 mg/Woche	3 × 150 mg/die

Antispastika werden nach Bedarf und nach Behandlungsergebnis dosiert, in keinem Fall sollte die Transfer-, Steh- oder Gehfähigkeit beeinträchtigt werden. Daher ist in der Regel eine einschleichende Dosierung zu empfehlen. Die meisten Antispastika haben zusätzlich einen sedierenden Effekt (Ausnahme Dantrolen). Die Angaben zur Evidenz der antispastischen Präparate beziehen sich auf Scores, die sich in erster Linie auf die Verminderung des spastischen Muskeltonus und der Spasmen beziehen.

Tab. I 14.3: Nebenwirkungen antispastischer Medikamente

Gemeinsam: Sedierung, Benommenheit, Übelkeit, Muskelschwäche, Schwindel
Baclofen: Übelkeit, Erbrechen, Diarrhö; Psychose und Verwirrtheit (auch nach plötzlichem Entzug), Ataxie, Depression des Atem- und kardiovaskulären Systems (intrathekal), Kopfschmerz (besonders bei Niereninsuffizienz)
Tizanidin: Arterielle Hypertonie (besonders bei gleichzeitiger hypotensiver Therapie), Mundtrockenheit, Übelkeit, Magen-Darm-Beschwerden
Clonazepam/Diazepam: Verstärkter Appetit, Libidoverlust, gestörte Menstruation, Ataxie (verstärkt durch Alkoholkonsum); Langzeitnebenwirkung: Toleranzentwicklung, Abhängigkeit, Schlaflosigkeit, Angstzustände, Halluzinationen
Dantrolen: Übelkeit, Erbrechen, Anorexie, Durchfall, Leberschädigung (besonders bei Frauen > 35 Jahre bei gleichzeitiger Östrogentherapie oder Leberschädigung)
Tolperison: gelegentlich Kopfschmerzen, Mundtrockenheit

ziert wird, die zum Verlust der Gehfähigkeit führen kann. Die intrathekale Gabe von Baclofen über subkutan implantierte Infusionspumpen hat gegenüber der oralen Applikation den Vorteil, dass mit konstanter Wirkung und tolerablen Nebenwirkungen eine schwere Spastik vermindert werden kann (Ochs et al. 1989, Penn et al. 1989, Sadiq und Wang 2006, Boviatsis et al. 2005). Bei geringer intrathekaler Dosierung (meist 100–500 µg/Tag), können ausgeprägt antispastische Effekte, speziell auf den Muskeltonus, erzielt werden. Eine schwere Spastik kann in eine schlaffe Parese umgewandelt werden, was die Pflege erleichtert.

Nur während der ersten Monate entwickelt sich häufig eine gewisse Medikamententoleranz, die eine Erhöhung der Dosierung notwendig macht (Coffey et al. 1993) (↑). Der wesentliche Teil dieser Dosiserhöhung (im Mittel von 182 auf 525 µg/Tag) ist innerhalb der ersten 12 Monate nach Implantation der Infusionspumpe notwendig. Danach kommt es meist zu einem Plateau der erforderlichen Dosis. Auch nach Absetzen einer längerfristigen intrathekalen Baclofen-Applikation (> 5 Jahre) kann die Spastik vermindert bleiben (Dressnandt und Conrad 1996). Die Ursache hierfür ist unklar. Nur bei wenigen (6 %) Patienten bestehen längerfristig schwerwiegendere Nebenwirkungen (Penny 1992). Die kombinierte intrathekale Applikation von Baclofen und Morphin hat einen besseren Effekt auf schmerzhafte Spasmen als Baclofen allein (Stewart-Wynne et al. 1991). Meist können die durch die Spastik ausgelösten Schmerzen allein durch die Infusion von Baclofen beherrscht werden.

Vor der Implantation einer Pumpe sollte der Effekt einmal oder mehrere Male durch lumbale intrathekale Injektionen von Baclofen in ansteigender Dosierung (50, 75 oder 100 µg) getestet werden. Die kontinuierliche Überwachung von Blutdruck und Atmung ist über ca. 6 Stunden erforderlich, da sich bedrohliche Atemdepressionen innerhalb der ersten 6 Stunden nach der Baclofen-Injektion entwickeln können. Wenn ein klarer Effekt in Form eines reduzierten Muskeltonus über mehr als 4 Stunden erreicht ist, kann die kontinuierliche Baclofen-Applikation durch die subkutane Implantation eines programmierten elektronischen Medikamentenabgabesystems erfolgen (Ochs et al. 1989). Der intrathekale Teil des Katheters sollte im Bereich der thorakolumbalen Region platziert werden. Nach 4–5 Jahren muss das Pumpensystem ausgewechselt werden. Bei dieser Therapie ist eine eingehende Aufklärung des Patienten und seiner Angehörigen über mögliche Nebenwirkungen und regelmäßige Kontrollen erforderlich.

Es sind mehrere Pumpensysteme auf dem Markt, wobei sich das Synchromed®-Infusionssystem von Medtronic bewährt hat.

Hauptnebenwirkungen der intrathekalen Baclofen-Gabe sind vor allem Schläfrigkeit bis Somnolenz sowie Atemdepression (Zusammenfassung s. **Tab. I 14.4**). Sie können Folge einer Überdosierung nach Bolus-Injektion oder Überinfusion durch ein fehlgesteuertes Pumpensystem sein. In diesem Fall ist die Überwachung auf einer Intensivstation erforderlich. Derzeit ist kein Antidot verfügbar. Daher muss in einem solchen Fall das Pumpensystem gestoppt und die Substanz durch Einstechen einer Nadel in das Reservoir des Pumpensystems entfernt werden. Durch Lumbalpunktion sollte Liquor abgelassen und durch isotone NaCl-Lösung ersetzt werden (ca. 30 ml). Das Kathetersystem muss bei nahezu der Hälfte der Patienten repariert werden und ist die häufigste Ursache für eine Unterbrechung der Medikamentengabe (Schurch 1993).

Tab. I 14.4: Nebenwirkungen und Komplikationen der intrathekalen Baclofen-Therapie

- Fehlfunktion der Pumpe: Wiederauftreten der Spastik
- Pumpenüberfunktion: Schläfrigkeit – Koma – Ateminsuffizienz; Schlaffe (Tetra-)Parese; Mono- und polypsynaptische Reflexe sind erloschen
- Verlagerung oder Verstopfung des Katheters: Wiederauftreten der Spastizität
- Hämatom und Infektion im Bereich der Implantation
- Postpunktionelles Syndrom
- Persistierender Liquor-Shunt
- Meningitis
- Tiefe Beinvenenthrombose (infolge der schlaffen Paraparese)

Benzodiazepine (z. B. Clonazepam) verstärken die hemmende Wirkung von GABA-A auf prä- und postsynaptischer Ebene (Davidoff 1985). Bei Diazepam können Nebenwirkungen wie die Entwicklung von Toleranz, Abhängigkeit und Schläfrigkeit auftreten (Glenn und Whyte 1990). Diese Nebenwirkungen sind bei Clonazepam geringer. Das Absetzen sollte langsam erfolgen (s. **Tab. I 14.3**). Diazepam und einige andere Benzodiazepine mit längerer Halbwertszeit neigen zur Dosiskumulation.
Mit Gabapentin, einer GABA-ähnlichen Substanz, können auch schmerzhafte Muskelspasmen erfolgreich behandelt werden (Cutter et al. 2000) (↑).

Tizanidin und Clonidin sind zweite Wahl bei der Behandlung der Spastik. Von beiden Medikamenten wird angenommen, dass sie auch bei Spastik zerebraler Ursache wirken. Beide Medikamente ähneln in ihrer Wirkung Baclofen (siehe entsprechende Studien von Smith et al. 1994 (↑), Nance et al. 1994 (↑)). Der Wirkungsmechanismus von Clonidin ähnelt dem von Tizanidin, einem Imidazolin-Derivat, und besteht in einer Hemmung neuronaler Schaltkreise im Rückenmark (Coward 1994). Zudem erfolgt eine nicht-opiate Analgesie durch eine verminderte Ausschüttung der Substanz P an α2-Rezeptoren im Hinterhorn des Rückenmarks (Ono et al. 1991). Dadurch werden die durch Flexor-Reflex-Afferenzen (FRA) ausgelösten Muskelspasmen vermindert (Shefner et al. 1992).

Tolperison wirkt zentral muskelrelaxierend über eine neuronale Membranstabilisierung durch Hemmung schneller Natriumströme. Wegen seiner vergleichsweise geringeren sedierenden Potenz stellt es eine Alternative der ersten Wahl gegenüber Baclofen dar (Quasthoff et al. 2008).

Cannabis beeinflusst zwar nicht die im Ashworth-Test erfasste Muskelhypertonie, es wurde jedoch ein positiver Effekt auf die Mobilität und Schmerzempfindung festgestellt (Zaijcek et al. 2003).

Dantrolen wirkt primär im Muskel und löst eine periphere Parese aus. Die Gabe von Dantrolen sollte wegen häufiger Nebenwirkungen, wie dem erhöhten Risiko einer toxischen Lebernekrose (bei Frauen von > 35 Jahre bei kombinierter Gabe von Östrogenen) restriktiv gehandhabt werden (Anderson 1982).

I 14.5.5 Andere Behandlungsansätze

I 14.5.5.1 Lokale antispastische Therapie

Um eine umschriebene spastische Muskelhypertonie zu behandeln, hat sich die lokale Injektion von Botulinumtoxin (↑↑, A) (50–150 IU bis max. 300 IU Botox® oder 1 000–1 500 IU Dysport®; cf. Huber und Heck 2003, Fheodroff et al. 2005) bewährt (Simpson et al. 1996, Richardson et al. 2000, Comella und Pullmann 2004, Bakheit et al. 2001, Brashear et al. 2002). Nationale und europäische Konsensusgruppen (Ward et al. 2003, Wissel et al. 2003) haben folgende Indikationen für die Behandlung der Spastik mit Botulinumtoxin empfohlen:

- Spastische Spitzfuß- und Inversionsstellung, die sich durch Schienen, orale Antispastika und physikalische Maßnahmen nicht beheben lässt;
- erhebliche Adduktorenspastik;
- Verbesserung der Greiffunktion bei Kindern mit Zerebralparese und Erwachsenen mit Armspastik;
- Frührehabilitation eines spastischen Armbeugetonus.
- Diese Therapie stellt auch eine elegante Technik zur Verbesserung der Blasenfunktion bei Patienten mit inkompletter Blasenentleerung infolge einer Hypertonie des M. sphincter externus und Hyperaktivität des Blasendetrusors dar (bei Detrusor-Sphinkter-Dyssynergie; Schurch et al. 1996 (↑)). Unter Lokalanästhesie wird Botulinum-A-Toxin in den Blasendetrusor injiziert (intravesical mit flexibler Injektionsnadel, mit der auch die myographische Aktivität des Sphinktermuskels registriert werden kann; 10 IU Botox® in 1 ml NaCl pro Injektionspunkt bei 30 Injektionspunkten; maximal 300 IU Botox® pro Behandlung unter Aussparung des Trigonums). In den

Sphinkter externus werden 100–200 IU Botox® verdünnt in 2 ml NaCl in vier Injektionspunkte gespritzt. Dies bewirkt eine Teillähmung der betroffenen Muskeln, die nach 3–4 Monaten allmählich wieder nachlässt. Wiederholte Injektionen haben einen länger anhaltenden Effekt (Schurch et al. 2005). Insgesamt hält die leichte reversible periphere Parese (ohne Inkontinenz) zwischen 3 und 9 Monaten an (s. auch Kap. K 3).

Ein günstiger Effekt auf die Spastizität wurde bei der funktionellen elektrischen Stimulation (FES) des N. peronaeus durch Auslösung eines Flexorreflexes (Barrett et al. 2009, Daly et al. 2006) und bei der transkutanen elektrischen Stimulation verschiedener Muskeln beschrieben (Franek et al. 1988, Levin und Hui-Chan 1992, Seib et al. 1994, Popovic et al. 2001). Es wurden hemmende Effekte auf die Aktivität der spastischen Extensorenmuskeln angenommen. Die elektrische Stimulation kann sich durch Auslösung vermehrter Flexorspasmen auch negativ auswirken (Sonde et al. 2000). Bisher hat sich die transkranielle Stimulation zur Verbesserung der Spastik (Centonze et al. 2007) noch nicht als überzeugend wirksam etabliert.

I 14.5.5.2 Weniger empfohlene Behandlungsformen

Um neurochirurgisch den Reflexbogen zu unterbrechen, wurde früher am häufigsten die selektive dorsale Rhizotomie bei Kindern mit Zerebralparese (Peacock und Staudt 1991) und die longitudinale Myelotomie (Putty und Shapiro 1991) durchgeführt. Bei diesen Eingriffen bleibt jedoch die Bewegungsstörung bestehen, auch wenn die klinische Spastik vermindert ist (Giuliani 1991).

Durch Infiltration ventraler Wurzeln und peripherer Nerven mit Phenol oder Alkohol kann zur Erleichterung der Pflege eine spastische in eine schlaffe Parese umgewandelt werden (Scott et al. 1985). Diese Behandlungsmaßnahmen sollten nur noch ausnahmsweise angewandt werden, da die Spastizität häufig nach Monaten wieder auftritt und es aufgrund von Sensibilitätsausfällen zu unerwünschten Folgeerscheinungen wie Hautulzerationen kommen kann.

Die orthopädische Chirurgie beschränkt sich üblicherweise auf die Korrektur von Deformitäten der Füße und Unterschenkel bei Kindern mit Zerebralparese (Harryman 1992). Die am häufigsten durchgeführte Operation betrifft eine Verlängerung der Achillessehne bei Verkürzung der Wadenmuskeln bei Pes-equinus-Deformität. Diese Operation wird jedoch kaum noch durchgeführt, da die Gefahr einer iatrogen induzierten Deformität besteht (Baumann 1986). Konservative Maßnahmen bestehen in der Kombination von Physiotherapie, Redressionsverbänden, Kunststoffprothesen und orthopädischem Schuhwerk. Die Effekte einer konsequenten Dehnungstherapie gehen nach Therapieende meist wieder verloren (Harvey und Herbert 2002).

I 14.6 Literatur

Anderson TP. Rehabilitation of patients with completed stroke. In: Kottke FJ, Stillwell GK, Lehmann JF, eds. Krusen's Handbook of Physical Medicine and Rehabilitation.3rdedn. Philadelphia: Saunders; 1982.p. 583–603.

Barbeau H, Rossignol S. Enhancement of locomotor recovery following spinal cord injury. Curr Opinion Neurol 1994;7:517–524.

Barrett CL, Mann GE, Taylor PN, Strike P. A randomized trial to investigate the effects of functional electrical stimulation and therapeutic exercise on walking performance for people with multiple sclerosis. Mult Scler 2009;15:493–504.

Bass B, Weinshenker B, Rice GP, Noseworthy JH, Cameron MG, Hader W, Bouchard S, Ebers GC. Tizanidine versus baclofen in the treatment of spasticity in patients with multiple sclerosis. Can J Neurol Sci 1988;15:15–19.

Baumann JU. Behandlung kindlicher spastischer Fuß-Deformitäten. Orthopädie 1986;15:191–198.

Berger W, Horstmann GA, Dietz V. Tension development and muscle activation in the leg during gait in spastic hemiparesis: The independence of muscle hypertonia and exaggerated stretch reflexes. J Neurol Neurosurg Psychiat 1984;47:1029–1033.

Bes A, Eyssette M, Pierrot-Deseilligny E, Rohmer F, Warter JM. A multi-centre, double-blind trial of tizanidine, a new antispastic agent, in spasticity associated with hemiplegia. Curr Med Res Opin 1988;10:709–718.

Boviatsis EJ, Kouyialis AT, Korfias SS, Damianos E. Functional outcome of intrathekal baclofen administration for severe spasticity. Clin Neurol Neurosug 2005,107: 289–295.

Brashear A, Gordon MF, Elovic E, Kassicieh VD, Marciniak C, Do M, et al. Intramuscular injection of botulinum toxin for treatment of wrist and finger spasticity after stroke. N Engl J Med 2002,347:395–400.

Brühlmeier M, Dietz V, Leenders KL, Roelcke U, Missimer Y, Curt A. How does the brain deal with a spinal cord injury. Eur J Neurosci 1998;10:3918–3922.

Burke D, Ashby P. Are spinal »presynaptic« inhibitory mechanisms suppressed in spasticity? J Neurol Sci15: 321–326.

Carr LJ, Harrison LM, Evans AL, Stephens JA. Patterns of central motor reorganization in hemiplegic cerebral palsy. Brain 1972;116:1223–1247.

Centonze D Koch G, Versace V, et al. Repetitive transcranial magnetic stimulation of the motor cortex ameliorates spasticity in multiple sclerosis. Neurology 2007,68: 1045–1050.

Coffey JR, Cahill D, Steers W, Park TS, Ordia J, Meythaler J, Herman R, Shetter AG, Levy R, Gill B, et al. Intrathecal baclofen for intractable spasticity of spinal origin: Results of a long-term multicenter study. J Neurosurg 1993; 78:226–232.

Colombo G, Wirz M, Dietz V. Driven gait orthosis for improvement of locomotor training in paraplegic patients. Spinal Cord 2001;39:252–255.

Comella CL, Pullmann SF. Botulinum toxins in neurological disease. Muscle Nerve 2004;29:628–644.

Corry IS, Cosgrove AP, Walsh EG, McClean D, Graham HK. Botulinum-Toxin A in the hemiplegic upper limb: A double blind trial. Devel Med Child Neurol 1997;39: 185–193.

Coward DM. Tizanidine: neurophamacology and mechanism of action. Neurology 1994;44:6–11.

Cutter NC, Scott DD, Johnson JC, Whiteneck G. Gabapentin effect on spasticity in multiple sclerosis: A placebo-controlled, randomized trial. Arch Phys Med Rehabil 2000;81:164–169.

Daly JJ, Roenigk K, Holcomb J, Rogers JM, Butler K, Gansen J, McCabe J, Fredrickson E, Marsolais EB, Ruff RL. A randomized controlled trial of functional neuromuscular stimulation in chronic stroke subjects. Stroke 2006;37:172–178.

Dario A, Tomei G. A benefit-risk assessment of baclofen in severe spinal spasticity. Drug Safety 2004;27:799–818.

Davidoff RA. Antispasticity drugs: Mechanisms of action. Ann Neurol 1985;17:107–116.

Dietz V. Human neuronal control of functional movements. Interaction between central programs and afferent input. Physiol Rev 1992;72:33–69.

Dietz V. Neurophysiology of gait disorders: present and future applications. Electroenceph clin Neurophysiol 1997;103:333–355.

Dietz V. Supraspinal pathways and the development of muscle tone dysregulation. Devel Med Child Neurol 1999;41:708–715.

Dietz V. Spastic movement disorder (Review). Spinal Cord 2000;38:389–393.

Dietz V. Syndrom der spastischen Parese. In: Dietz V, Hrsg. Klinik der Rückenmarkschädigung. Stuttgart: Kohlhammer; 2001.p. 207–216.

Dietz V. Proprioception and locomotor disorders. Nature Rev Neurosci 2002;3:781–790.

Dietz V. Body weight supported gait training: From laboratory to clinical setting. Brain Res Bull 2008,76:459–463.

Dietz V. Behavior of spinal neurons deprived of supraspinal input. Nature Rev Neurol 2010,6:167–174.

Dietz V, Berger W. Normal and impaired regulation of muscle stiffness in gait: A new hypothesis about muscle hypertonia. Exp Neurol 1983;79:680–687.

Dietz V, Colombo G, Jensen L. Locomotor activity in spinal man. Lancet 1994;344:1260–1263.

Dietz V, Colombo G, Jensen L, Baumgartner L. Locomotor capacity of spinal cord in paraplegic patients. Ann Neurol 1995;37:574–582.

Dietz V, Harkema SJ. Locomotor activity in spinal cord-injured persons. J Appl Physiol 2004,92:1954–1960.

Dietz V, Ketelsen UP, Berger W, Quintern J. Motor unit involvement in spastic paresis: Relationship between leg muscle activation and histochemistry. J Neurol Sci 1986; 75:89–103.

Dietz V, Müller R, Colombo G. Locomotor activity in spinal man: Significance of afferent input from joint and load receptors. Brain 2002;125:2626–2634.

Dietz V, Quintern J, Berger W. Electrophysiological studies of gait in spasticity and rigidity. Evidence that altered mechanical properties of muscle contribute to hypertonia. Brain 1981;104:431–449.

Dietz V, Sinkjaer T. Spastic movement disorder: Impaired reflex function and altered muscle mechanics. Lancet Neurol 2007,6:725–733.

Dietz V, Trippel M, Berger W. Reflex activity and muscle tone during elbow movements in patients with spastic paresis. Ann Neurol 1991;30:767–779.

Dressnandt J, Conrad B. Lasting reduction of severe spasticity after ending chronic treatment with intrathecal baclofen. J Neurol Neurosurg 1996;60:168–173.

Faist M, Mazevet D, Dietz V, Pierrot-Deseilligny E. A quantitative assessment of presynaptic inhibition of Ia afferents in spastics: Differences in hemiplegics and paraplegics. Brain 1994;117:1449–1455.

Faist M, Ertel M, Berger W, Dietz V. Impaired modulation of quadriceps tendon jerk reflex during spastic gait. Differences between spinal and cerebral lesions. Brain 1999; 122:567–579.

Foran JRH, Steinman S, Barash I, Chambers HG, Lieber RL. Structural and mechanical alterations in spastic skeletal muscle. Dev Med Child Neurol 2005,47:713–717.

Franek A, Turczynski B, Opara J. Treatment of spinal spasticity by electrical stimulation. J Biomed Eng 1988;10: 266–270.

Giuliani CA. Dorsal rhizotomy for children with cerebral palsy: Support for concepts of motor control. Phys Ther 1991;248–259.

Glenn MB, Whyte J. The Practical Management of Spasticity in Children and Adults. Philadelphia, London: Lea' Febiger; 1990.

Gracies J-M. Pathophysiology of spastic paresis. I. Paresis and soft tissue changes. Muscle Nerve 2005;31:535–551.

Harryman SE. Lower-extremity surgery for children with cerebral palsy: Physical therapy management. Phys Ther 1992;72:16–24.

Harvey LA, Herbert RD. Muscle stretching for treatment and prevention of contracture in people with spinal cord injury. Spinal Cord 2002;40:1–9.

Hattab JR. Review of European clinical trials with baclofen. In Feldman RG, Young RR, Koella WP, eds. Spasticity: Disordered Motor Control. Chicago: Year Book Publ; 1980.p. 71–85.

Hesse S, Bertelt C, Jahnke MT, Schaffrin A, Baake P, Malezic M, Mauritz KH. Treadmill training with partial body weight support compared with physiotherapy in non-ambulatory hemiparetic patients. Stroke 1995;26:976–981.

Hiersemenzel LP, Curt A, Dietz V. From spinal shock to spasticity. Neuronal adaptation to spinal cord injury. Neurology 2000;54:1574–1582.

Hoogstraten MC, van der Ploegy RJ, van der Burg W, Vreeling A, van Marle S, Minderhoud JM. Tizanidine versus baclofen in the treatment of spasticity in multiple sclerosis patients. Acta Neurol Scand 1988;77:224–230.

Huber M. Heck G Treatment of spasticity with Botulinum A toxin.Vol 1. 2nd edition. Scherzingen: Saentis; 2003.

Hufschmidt A, Mauritz KH. Chronic transformation of muscle in spasticity: A peripheral contribution to increased tone. J Neurol Neurosurg Psychiat 1985;48:676–685.

Ibrahim IK, Berger W, Trippel M, Dietz V. Stretch-induced electromyographic activity and torque in spastic elbow muscles. Brain 1993;116:971–989.

Kwakkel G, Wagenaar RC, Twisk JWR, Lankhorst GJ, Koetsier JC. Intensity of leg and arm training after primary middle-cerebral-artery stroke: A randomized trial. Lancet 1999;354:191–196.

Lacourse MG, Lawrence KE, Cohen MJ, Young RR. Spinal cord injury. In: Frontera WR, Dawson DM, Slovik DM, eds. Exercise in Rehabilitation Medicine. Champaign, IL: Human Kinetics; 1999.p. 267–292.

Lance JW. Symposium synopsis. In: Feldman RG, Young RR, Koella WP, eds. Spasticity: Disordered Motor Control. Chicago: Year Book Publ; 1980.p. 485–495.

Landau WM. Spasticity: What is it? What is it not? In Feldman RG, Young RR, Koella WP, eds. Spasticity: Disordered Motor Control. Chicago: Year Book Publ; 1980.p. 17–24.

Lapierrre Y, Bouchard S, Tansey C, Gendron D, Barkas WJ, Francis GS. Treatment of spasticity with tizanidine in multiple sclerosis. Can J Neurol Sci 1987;14:513–517.

Lee A, Patterson V. Double-blind study of L-threonine in patients with spinal spasticity. Acta Neurol Scand 1993; 88:334–338.

Levin MF, Hui-Chan CW. Relief of hemiparetic spasticity by TENS is associated with improvement in reflex and voluntary motor functions. Electroenceph clin Neurophysiol 1992;85:131–142.

Lieber RL, Steinmann S, Barash IA, Chambers H. Structured and functional changes in spastic skeletal muscle. Muscle Nerve 2004;29:615–627.

Martignoni M, Riano E, Rugarli, EI. The Role of ZFYVE27/Protrudin in Hereditary Spastic Paraplegia. Am J Hum Genet 2008;83:127–147

McLaughlin JF, Bjornson KF, Astley SJ, Graubert C, Hays RM, Roberts TS, Price R, Temkin N. Selective dorsal rhizotomy: Efficacy and safety in an investigator-masked randomized clinical trial. Dev Med Child Neurol 1998; 40:220–232.

Meyler WJ, Bakker H, Kok JJ, Agoston S, Wesseling H. The effect of dantrolene sodium in relation to blood vessels in spastic patients after prolonged administration. J Neurol Neurosurg Psychiat 1981;44:334–339.

Mondrup K, Petersen E. The effect of the GABA-agonist, progabid, on stretch and flexor reflexes and on volun-

tary power in spastic patients. Acta Neurol Scand 1984; 69:191–199.
Nance PW, Burgaresti J, Shellenberger K, Sheremata W, Martinez-Arizala A. The North American Tizanidine Study Group. Efficacy and safety of tizanidine in the treatment of spasticity in patients with spinal cord injury. Neurology 1994;44 (Suppl 9):544–552.
Nathan PW. Effects on movements of surgical incisions into the human spinal cord. Brain 1994;117:337–346.
Ochs G, Struppler A, Meyerson BA, Linderoth B, Gybels J, Gardner BP, Teddy P, Jamous A, Weinmann P. Intrathecal baclofen for long-term treatment of spasticity: A multi-centre study. J Neurol Neurosurg Psychiat 1989; 52:933–939.
O'Dwyer NJ, Ada L. Reflex hyperexcitability and muscle contracture in relation to spastic hypertonia. Curr Opin Neurol 1996;9:451–455.
Ono H, Mishima A, Ono S, Fukuda H, Vasko MR. Inhibitory effects of clonidine and tizanidine on release of substance P from slices of rat spinal cord and antagonism by alpha-adrenergic receptor antagonists. Neuropharm 1991;30:585–589.
Peacock WJ, Staudt LA. Functional outcomes following selective posterior rhizotomy in children with cerebral palsy. J Neurosurg 1991;74:380–385.
Penn RD. Intrathecal baclofen for spasticity of spinal origin: Seven years of experience. J Neurosurg 1992;77: 236–240.
Penn RD, Savoy SM, Corcos D, Latash M, Gottlieb G, Parke B, Kroin JS. Intrathecal baclofen for severe spinal spasticity. New Engl J Med 1989;320:1517–1521.
Popovic MR, Curt A, Keller T, Dietz V. Functional electrical stimulation for gasping and walking: Indications and limitations. Spinal Cord 2001;39:403–412.
Powers RK, Campbell DL, Rymer WZ. Stretch reflex dynamics in spastic elbow flexor muscles. Ann Neurol 1989;25:32–42.
Putty TK, Shapiro SA. Efficacy of dorsal longitudinal myelotomy in treating spinal spasticity: A review of 20 cases. J Neurosurg 1991;75:397–401.
Quasthoff S, Möckel C, Zieglgänsberger W, Schreibmayer W. Tolperisone: a typical representative of a class of centrally acting muscle relaxants with less sedative side effects. CNS Neurosci Ther. 2008;14 (2):107–19
Richardson D, Sheean G, Werring D, Desai M, Edwards S, Greenwood R, Thompson A. Evaluating the role of botulinum toxin in the management of focal hypertonia in adults. Neurol Neurosurg Psychiatry, 2000;69:499–506.
Riener R, Lünenburger L, Maier IC, Colombo G, Dietz V. Locomotor training in subjects with sensori-motor deficits: An overview of the robotic gait orthosis Lokomat. J Healthcare Engin 2010,1:197–216.
Sadiq SA, Wang GC. Long-term intrathecal baclofen therapy in ambulatory patients with spasticity. J Neurol 2006;253:563–569.
Scheidtmann K. Advances in adjuvant pharmacotherapy for motor rehabilitation: Effects of levodopa. Restor Neurol Neurosci 2004;22:393–398.
Schurch B. Errors and limitations of the multimodality checking methods of defective spinal intrathecal pump system. Case report. Paraplegia 1993;31:611–615.
Schurch B, Hauri D, Rodic B, Curt A, Meyer M, Rossier AB. Botulinum-A toxin as a treatment of detrusor-sphinter dyssynergia: a prospective study in 24 h spinal cord injury patients. J Urol 1996;155:1023–1029.
Schurch B, De Sèze M, Dennys P, Chartier-Kastler E; Haab F, Everaert K et al. Botulinum toxin type A in the treatment for neurogenic urinary incontinence: resultsof a single treatment randomized placebo-controlled trial. J Urol 2005;174:196–200.
Scott BA, Weinstein Z, Chiteman R, Pulliam MW. Intrathecal phenol and glycerin in metrizamide for treatment of intractable spasms in paraplegia. J Neurosurg 1985; 63:125–127.
Seib TP, Price R, Reyes MR, Lehmann JF. The quantitative measurement of spasticity: Effect of cutaneous electrical stimulation. Arch Phys Med Rehabil 1994;75:746–750.
Seif el Nasr M, Peruche B, Rossberg C, Mennel HD, Krieglstein J. Neuroprotective effect of memantine demonstrated in vivo and in vitro. Eur J Pharmacol 1990;185: 19–24.
Shefner JM, Berman SA, Sarkarati M, Young RR. Recurrent inhibition is increased in patients with spinal cord injury. Neurology 1992;42:2162–2168.
Simpson DM, Alexander DN, O'Brien CF et al. Botulinum toxin type A in the treatment of upper limp extremity spasticity: A randomised double blind, placebo-controlled trial. Neurology 1996;46:1306–1310.
Sinkjaer T, Toft E, Larsen K, Andreassen S, Hansen H. Nonreflex and reflex mediated ankle joint stiffness in multiple sclerosis patients with spasticity. Muscle Nerve 1993;16:69–76.
Smith C, Birnbaum G, Carter JL, Greenstein JM, Lublin FD. The US Tizanidine Study Group. Tizanidine treatment of spasticity caused by multiple sclerosis: results of a double-blind placebo controlled trial. Neurology 1994; 44 (Suppl 9):S34–S43.
Sonde L, Kalimo H, Fernaeus SE, Viitanen M. Low TENS treatment on post-stroke paretic arm: A three-year follow-up. Clin Rehabil 2000;14:14–19.
Stern P, Bokonjic R. Glycine therapy in 7 cases of spasticity. A pilot study. Pharmacology 1974;12:117–119.
Stewart-Wynne EG, Silbert PL, Buffery S, Perlman D, Tan E. Intrathecal baclofen for severe spasticity: Five years experience. Clin Exp Neurol 1991;28:244–255.
Stien R, Nordal HJ, Oftedal SI, Slettebo M. The treatment of spasticity in multiple sclerosis: A double-blind clinical trial of a new antispastic drug tizanidine compared with baclofen. Acta Neurol Scand 1987;75:190–194.
Thach WT, Montgomery EB. Motor systems. In: Pearlman AL, Collins RC, eds. Neurobiology of Disease. Oxford: Oxford Univ Press; 1990.p. 168–196.
Theodoroff K, Schurch B, Heck G. Treatment of spasticity with Botulinum A toxin.Vol.2, 1st edition, Saentis Verlag, Scherzingen, Switzerland, 2005.
Thilmann AF, Fellows SJ, Garms E. The mechanism of spastic muscle hypertonus: Variation in reflex gain over the time course of spasticity. Brain 1991;114:233–244.
Ward AB, Aguilar M, De Beyl Z, Gedin S, Kanovsky P, Molteni F, et al. Use of Botulinum toxin type A in management of adult spasticity – a European consensus statement. J Rehabil Med 2003,35:98–99.
Wernig A, Müller S, Nanassy A, Cagol E. Laufbandtherapy based on »rules of spinal locomotion« is effective in spinal cord injured persons. Eur J Neurosci 1995;7:823–829.
Wirz M, Colombo G, Dietz V. Long term effects of locomotor training in spinal man. J Neurol Neurosurg Psychiat 2001;71:93–96.
Wissel J, Beneke R, Erbguth F, Heinen J, Jost WH, Naumann M, et al. Konsensus-Statement zur fokalen Behandlung der Spastizität mit Botulinumtoxin. Neurol Rehabil 2003,9:242–243.
Wright FV, Sheil EM, Drake JM, Wedge JH, Naumann S. Evaluation of selective dorsal rhizotomy for the reduction of spasticity in cerebral palsy: A randomized controlled trial. Devel Med Child Neurol 1998;40:239–247.
Yarkony GM, Roth EJ, Cybulski GR, Jaeger RJ. Neuromuscular stimulation in spinal cord injury. II: Prevention of secondary complications. Arch Phys Med Rehabil 1992; 73:195–200.
Zajicek J, Fox P, Sanders H, Wright D, Vickery J, Nunn A, Thompson A. UK MS-Research Group. Cannabinoids for treatment of spasticity and other symptoms related to multiple sclerosis (CAMS study): Multicenter randomised placebo-controlled trial. Lancet 2003;362: 1517–1526.

I 15 Spinale Engesyndrome

*von M. Obermann und Th. Gasser**

I 15.1 Zervikale spondylotische Myelopathie (ZSM)

I 15.1.1 Klinik

Altersbedingte degenerative Veränderungen der Wirbelsäule (Osteochondrose, Spondylarthrose und Spondylose) finden ihre Ursache in der Degeneration der Bandscheiben, mit nachfolgender Höhenminderung des Zwischenwirbelraums und Annäherung der Wirbelkörper. Hieraus resultiert eine Hypertrophie der weichen und knöchernen Anteile der beteiligten Grenzflächen (Nurick 1972a, Ogino et al. 1983, Bohlman und Emery 1988, Ferguson und Caplan 1985, Parke 1988, Lestini und Wiesel 1989, White und Panjabi 1988). Diese umfasst die Entwicklung hyperostotischer Randwülste im Bereich der Wirbelkörperkanten, die Hypertrophie der unkovertebralen Gelenke und Facettengelenke sowie die Verdickung des Ligamentum flavum, mit nachfolgender Einengung der Foramina intervertebralia und Minderung des Durchmessers des Spinalkanals. Bei zusätzlicher Gefügelockerung durch Instabilität im Bewegungssegment kann es zu einer bewegungsabhängigen Einengung von ventral bei Flexion und von dorsal bei Extension kommen (White und Panjabi 1988). Der Spinalkanal der unteren Halswirbelsäule (insbesondere HWK 5–7) ist infolge der zervikalen Intumeszenz der extramedullären, intraspinalen Weichteile vergleichsweise klein, während hier gleichzeitig der Bewegungsumfang insbesondere für Flexion und Extension am größten ist. Dies führt dazu, dass spondylotische Randwülste und später medulläre Schäden in Höhe C5–8 besonders häufig sind (Parke 1988).

Während 50 % aller Menschen über 50 Jahre und 75 % aller Menschen über 65 Jahre radiologisch bzw. autoptisch Zeichen einer zervikalen Spondylose aufweisen (Pallis et al. 1954, Hughes und Brownell 1965, Jeffreys 1986, AWMF-Leitlinien 2008), entwickelt nur 10–15 % eine ZSM (Teresi et al. 1987). In einer prospektiven Serie wiesen knapp 25 % aller Patienten, die aufgrund einer Tetra- oder Paraparese in neurologischen Zentren waren, eine zervikale spondylotische Myelopathie auf (Moore und Bloomhardt 1997). Eine Markschädigung erfolgt in der Regel erst bei einer Einengung des zervikalen Spinalkanals auf einen anterior-posterioren Durchmesser von unter 13 mm (Alker 1988, Bohlman und Emery 1988, Ferguson und Caplan 1985). Bei Gesunden, mit 17–18 mm Durchmesser (Burrows 1963), wird diese kritische Weite in der Regel nur bei primär engem Spinalkanal erreicht (Lees und Turner 1963, Lestini und Wiesel 1989, Yue et al. 2001). Nur in etwa der Hälfte der Fälle korrelieren die neurologischen Störungen mit den radiologisch nachgewiesenen Veränderungen (Taylor und Aberd 1964). Dies weist auf die Bedeutung von durch die Spondylose vermittelten Durchblutungsstörungen hin, die in erster Linie das Stromgebiet der A. spinalis anterior betreffen (Tyler und Aberd 1964, Parke 1988, Thier et al. 1992, Fehlings und Skaf 1998).

Die ZSM ist die häufigste Ursache einer Myelopathie in der Altersgruppe der über 55-Jährigen (LaRocca et al. 1988, Alexander et al. 1996); dabei sind Männer häufiger betroffen als Frauen. Das vollständige klinische Bild ist gekennzeichnet durch die Kombination radikulärer sensibler und motorischer Ausfälle an den oberen Extremitäten, einer begleitenden Gangataxie und motorischem Defizit der unteren Extremitäten (Bradshaw 1957, Brain et al. 1952, Clark 1988, Ebara et al. 1988, Good et al. 1984, Ogino et al. 1983, Voskuhl und Hinton 1990, Beck 1991, Rao 2002). Fast alle Patienten bieten häufig seitendifferent gesteigerte Muskeleigenreflexe, erhöhten Muskeltonus und pathologische Reflexe (Bradshaw 1957, Brain et al. 1952, Spillane und Lloyd 1952). Störungen der Blasenfunktion zeigen 50 % der Patienten (Brain et al. 1952, Bradshaw 1956). Mastdarmentleerungsstörungen sind die Ausnahme (Rao 2002). Etwa 30 % der Patienten klagen über Brachialgien, oft mit Nackenschmerzen und Einschränkung der Nackenbeweglichkeit. Die Vielgestaltigkeit der sensiblen Störungen an den Armen folgt der Überlagerung radikulärer und zentraler Störungen. Störungen von Oberflächen- und Tiefensensibilität an den Beinen als Folge einer Schädigung der langen sensiblen Bahnen sind ungleich seltener und vergleichsweise leicht ausgeprägt. Bei hoch zervikal (C3–5) komprimierenden Spondylosen finden sich schwere Störungen von Lage- und Vibrationssinn an den Händen, mit Einschränkung der Geschicklichkeit (**Tab. I 15.1**).
Aus den mannigfachen Symptom- und Befundkonstellationen ergibt sich eine Reihe differentialdiagnostischer Erwägungen (**Tab. I 15.2**).
Zur Quantifizierung des Ausmaßes der Behinderung durch ZSM und für Verlaufsuntersuchungen hat sich das Japanese Orthopaedic Association (JOA) scoring System durchgesetzt (**Tab. I 15.3**; JOA 1994, Yonenobu et al. 2001).

I 15.1.1.1 Zusatzdiagnostik

Bei Verdacht auf ZSM gilt die Kernspintomographie (MRT) als bildgebende Methode der Wahl (Gokas-

* Autoren dieses Kapitels in der 5. Auflage: Th. Haarmeier und D. Stolke.

Tab. I 15.1: Zervikale spondylotische Myelopathie: Symptome und Befunde

Typische Beschwerden
Ungeschicklichkeit und Schwäche der Hände (50 %)
Schwäche und Tonussteigerung der Beine (80–90 %)
Gangunsicherheit
Nackensteifigkeit
Schmerz in HWS, Schulter, Arm (35 %)
Blasen-, Potenzstörung (40–50 %)
Typische Befunde
Atrophie der Handmuskulatur
Reflexabschwächung C5/C6
Reflexsteigerung C7/C8, untere Extremität
Lhermitte-Zeichen (25 %)
Sensibilitätsstörungen der oberen Extremität
Seltene Beschwerden und Befunde
Sensibilitätsstörung der unteren Extremitäten (15 %)
Mastdarmentleerungsstörungen
Dysphagie (Kompression des Ösophagus bei ausgeprägten ventralen Osteophyten)
Vertebrobasiläre Insuffizienz (Kompression der A. vertebralis)
Phrenikuslähmung (bei Kompression in Höhe HWK 3/4)

Tab. I 15.2: Zervikale Myelopathie: Ursachen und Differentialdiagnosen

Degenerativ
Spondylose, Spondylarthrose
Spinalkanalstenose
Bandscheibenprotrusion, -prolaps
Traumatisch
HWS-Distorsion
Wirbelkörperfraktur
Spinales epidurales Hämatom
Spinale Kontusion
Neoplastisch
Spinale Tumoren (intra-, extramedullär)
Spinale Metastasen
Meningeosis carcinomatosa, lymphomatosa
Entzündlich/rheumatisch/infektiös
Enzephalomyelitis disseminata
(virale) Myelitis
Rheumatoide Arthritis
Spondylarthritis ankylopoetica (M. Bechterew)
Meningoradikulitis bei Lyme-Borreliose
Epiduraler Abszess
Vaskulär
Spinale Ischämie
Neurodegenerativ/andere neurologische Erkrankungen
Amyotrophe Lateralsklerose
(erbliche) spastische Spinalparalyse
Subakute Rückenmarkdegeneration (funikuläre Myelose; z. B. bei Vitamin B_{12}-Mangel, Lues)
Syringomyelie

lan und Cooper 1996). Sie ermöglicht die differentialdiagnostische Abgrenzung entzündlicher Veränderungen (Spondylodiszitis, Abszess). Die in der T2-Wichtung als hyperintens erscheinenden Bezirke des Myelons sind Ausdruck einer Myelopathie. Ätiologisch werden sie mit Ödemen, einer Gliose und möglicherweise auch kleinen Ischämien in Verbindung gebracht (Matsuda et al. 1991, Morio et al. 2001). Dieses »Myelopathiesignal« erlaubt keine zuverlässige prognostische Einschätzung (Matsumoto et al. 2000, 2001), eine zunehmende Ausdehnung in der postoperativen MRT korreliert jedoch signifikant mit einer schlechteren Prognose (Yagi et al.

Tab. I 15.3: Japanese Orthopaedic Association (JOA) Scoring System (17–2) bei zervikaler Myelopathie

Motorische Funktion	
Finger	
0	unfähig, selbst mit Löffel und Gabel zu essen; unfähig, selbst große Knöpfe zu knöpfen
1	fähig, sich selbst mit Löffel und Gabel zu ernähren, jedoch ungeschickt
2	Schreiben möglich, wenngleich sehr ungeschickt; große Knöpfe können geknöpft werden
3	Schreiben etwas eingeschränkt, aber möglich; Manschettenknöpfe können geknöpft werden
4	normal
Schulter und Oberarm (Beurteilung des Kraftgrads (angegeben als 1–5 von 5) des M. deltoideus oder des M. biceps brachii (der schwächere Muskel ist zu werten))	
–2	Kraftgrad 2 oder geringer
–1	Kraftgrad 3
–0,5	Kraftgrad 4
0	Kraftgrad 5
Untere Extremität	
0	nicht in der Lage, aufzustehen und zu gehen
0,5	fähig aufzustehen, jedoch nicht zu gehen
1	unfähig, selbst auf ebenem Untergrund ohne Gehhilfe zu gehen
1,5	fähig, ohne Unterstützung zu gehen, bei jedoch unsicherem Gangbild
2	fähig, auf ebenem Untergrund frei zu gehen; Treppensteigen nur mit Unterstützung
2,5	Treppaufgehen ohne Unterstützung; Treppabgehen nur mit Unterstützung möglich
3	rasches Gehen möglich, jedoch etwas unsicheres Gangbild
4	normal
Sensibilität	
Obere Extremität	
0	vollständiger Verlust der Berührungs- und Schmerzempfindung
0,5	schwere Sensibilitätsminderung und/oder erhebliche Schmerzen
1	leichte/mäßige Sensibilitätsminderung und/oder mäßige Schmerzen
1,5	Taubheitsgefühl ohne sensibles Defizit
2	normal
Stamm	
0	vollständiger Verlust der Berührungs- und Schmerzempfindung
0,5	schwere Sensibilitätsminderung und/oder erhebliche Schmerzen
1	leichte/mäßige Sensibilitätsminderung und/oder mäßige Schmerzen oder Taubheit
1,5	Taubheitsgefühl ohne sensibles Defizit
2	normal
Untere Extremität	
0	Vollständiger Verlust der Berührungs- und Schmerzempfindung
0,5	schwere Sensibilitätsminderung und/oder erhebliche Schmerzen
1	leichte/mäßige Sensibilitätsminderung und/oder mäßige Schmerzen
1,5	Taubheitsgefühl ohne sensibles Defizit
2	normal
Blasenfunktion	
0	Harnretention und/oder Inkontinenz
1	Gefühl der unvollständigen Blasenentleerung und/oder Nachtröpfeln und/oder spärlicher Urinstrahl und/oder nur teilweise erhaltene Kontinenz
2	verzögerte Blasenentleerung und/oder Pollakisurie
3	normal
Maximal erreichbare Punktzahl (Normalbefund): 17	

(nach der japanischen Einteilung für westliche Verhältnisse adaptiert; eigene Übersetzung)

2010). Ebenso wurden das Ausmaß der Reduktion der Querschnittsfläche des Marks in Höhe des Maximums der Kompression (Wada et al. 1999) sowie das der Fläche des Liquorraums in dieser Höhe (Golash et al. 2001) mit einer ungünstigen Prognose in Zusammenhang gebracht. Mittels Computertomographie (CT) können knöcherne Veränderungen wie Ossifikationen und Osteodestruktionen dargestellt sowie das Ausmaß der Stenosierung evaluiert werden. Die Myelographie eignet sich zur Darstellung der Wurzeltaschen und bewegungsabhängiger Veränderungen. Sie wird in der Regel mit einer CT-Myelographie kombiniert (Perneczky et al. 1992). Die elektrophysiologischen Zusatzuntersuchungen liefern Informationen über den Funktionszustand des Myelons und der Nervenwurzeln. Die Ergebnisse der Medianus- und Tibialis-SEP korrelieren gut mit der Hinterstrangsymptomatik (Yu und Jones 1985, Lyu et al. 2004), und die zentral motorische Überleitungszeit korreliert mit dem klinischen Schweregrad der ZSM (Bednarik et al. 1999). Normal erhaltene Medianus-SEP deuten auf eine gute Prognose hin (Lyu et al. 2004). Der Nachweis pathologischer Medianus-SEPs und/oder einer segmentalen Denervierung bei zudem bestehender zervikaler Radikulopathie, kann als prädiktive Konstellation für die Entwicklung einer spondylotischen zervikalen Myelopathie gewertet werden (Bednarik et al. 2004).

I 15.1.2 Spontanverlauf

Der natürliche Verlauf der ZSM ist im Einzelfall nicht prognostizierbar (Bradshaw 1957, Clarke und Robinson 1956, Jeffreys 1986, LaRocca 1988, Lees und Turner 1963, Nurick 1972b, Ogino et al. 1983, Rao 2002, Sadasivan et al. 1993, Matz 2009). Er ist häufig durch episodische Verschlechterung, gefolgt von mitunter langen Perioden der Stabilität (Bradshaw 1957, Lees et al. 1963, Matz 2009) oder gar Remission (Lees et al. 1963, Nurick 1972b) gekennzeichnet. Dies scheint insbesondere dann der Fall zu sein, wenn ein weicher medianer Bandscheibenvorfall die wesentliche Ursache der Myelonkompression ist (Matsumoto et al. 2001). Akute Verschlechterungen können Folge von Traumen oder längerer Fehlhaltung der HWS (z. B. Reklination beim Streichen einer Decke, Fahrradfahren, Brustschwimmen, Vollnarkose in Bauchlagerung) sein (Nurick 1972a). In anderen Fällen wird der akute Beginn oder eine wesentliche Befundverschlechterung ohne erkennbare Ursache beobachtet (Wilberger und Chedid 1988). Als ungünstig – mit Blick auf den weiteren Verlauf – gelten ein Lebensalter von über 60 Jahren bei Erstmanifestation und gute Beweglichkeit der spondylotischen Halswirbelsäule (Barnes und Saunders 1984, Nurick 1972b, Matz et al. 2009-1). Prädiktiv für die spätere Entwicklung einer Myelopathie bei bereits nachgewiesener spinaler Stenose ist ein pathologischer EMG-Befund (Matz et al. 2009-1).

I 15.1.3 Therapie

Ein Cochrane-Review aus dem Jahr 2002 (Fouays et al. 2002) benennt eine einzige prospektiv und randomisiert durchgeführte Studie, in welcher die Therapien der ZSM – konservativ versus operativ – kontrolliert miteinander verglichen wurden (Bednarik et al. 1999, follow up: Kadanka et al. 2000, 2002). 68 Patienten mit milder Myelopathie (JOA score ≥ 12 von 17 Punkten, d. h. Vorliegen leichter sensibler und/oder motorischer Störungen, langsame Progredienz) wurden über drei Jahre nach Beginn der Therapie (35 konservativ behandelt, 33 operiert) klinisch beobachtet. Keine der beiden Strategien war der anderen überlegen (b). Jüngere Untersuchungen unterstützen diese Schlussfolgerung für Patienten mit milden Symptomen (JOA score ≥ 12) (King et al. 2005, Matz et al. 2009-3). Höheres Lebensalter, ein verbliebener Myelonquerschnitt von über 70 mm^2 und eine normale zentralmotorische Überleitungszeit sprechen für ein gutes Ansprechen auf konservative Maßnahmen (Kadanka et al. 2005).
Bei relevantem neurologischen Defizit (JOA score < 12), Beschwerdeprogredienz oder therapierefraktären Schmerzen unter konservativen Maßnahmen ist die Indikation zur Operation zu stellen (Matz et al. 2009-3, Sampath et al. 2000) (A).

I 15.1.3.1 Konservative Therapie

Bei erhöhter relativer Mobilität der zervikalen Segmente, tritt häufiger eine Progression der Symptomatik auf (Barnes und Saunders 1984), was die Immobilisation der HWS durch eine Orthese (z. B. Henßge-Krawatte) nahelegt. Dies führt im Mittel bei immerhin 40 % der Patienten zu einer Befundverbesserung, bei etwa 30 % tritt keine Veränderung und bei etwa 20 % der Patienten eine Verschlechterung auf (Bradshaw 1957, Clarke und Robinson 1956, Lees und Turner 1963, Nurick 1972b, 1975, Roberts 1966), die allerdings rasch progredient sein kann (Jeffreys 1986). Es steht aber der Nachweis aus, dass die Immobilisation tatsächlich in der Lage ist, die Erkrankung positiv zu beeinflussen. In der Akutphase kann die Immobilisation durch antiphlogistische und/oder analgetische sowie gegebenenfalls muskelrelaxierende Medikation unterstützt werden, Letzteres, wenn gleichzeitig ein Schmerz- und/oder radikuläres Syndrom besteht. Physikalische Therapie ist in der Akutphase kontraindiziert. Sie dient dem Muskelaufbau zur Stabilisierung der HWS in der Remissionsphase, wenn das akute Schmerz- und Reizsyndrom abgeklungen ist (B).

I 15.1.3.2 Operative Behandlung

Ziel der operativen Behandlung ist die Dekompression des Rückenmarks, wodurch in der Regel eine Besserung/Stabilisierung des Befundes in 80–90 % der Fälle erzielt werden kann (↑) (z. B. Irvine und Strachan 1987, Okada et al. 1991, Miyazaki et al. 1989, Voskuhl und Hinton 1990, Kumar et al. 1999, Chiles et al. 1999, Houten und Cooper 2003, Kadoya et al. 2003). Für den Operationserfolg sind die Operationsmethode (s. u.) und die Dauer der Erkrankung zum Zeitpunkt der Operation mit entscheidend (Bernard und Whitecloud 1987, Hukuda et al. 1985, Ikeda et al. 1990, Reale 1983, Saunders et al. 1991, Ebersold et al. 1995, Rao 2002). Die operative Behandlung der ZSM wird (vgl. **Abb. I 15.1**) in Abhängigkeit von der Wahl des Zugangs in die beiden Gruppen der anterioren und posterioren Techniken

I
15

untergliedert (**Tab. I 15.4**). Zervikale Stenosen, die ein bis zwei Segmente umfassen, sollten von ventral angegangen werden. Indikationen für einen anterioren Zugang sind mediane Vorfälle, Ossifikation des hinteren Längsbandes, von ventral einengende Osteophyten, Protrusion mit beidseitiger radikulärer Symptomatik auf der gleichen Höhe, zervikale Instabilität mit Notwendigkeit einer Fusion sowie erhebliche Flexionsdeformität (Schmidek und Smith 1995, Gokaslan und Cooper 1996, Chiles et al. 1999, Houten und Cooper 2003). Zervikale Stenosen, die drei oder mehr Segmente einbeziehen, gelten hingegen als Domäne des posterioren Zugangs.

Tab. I 15.4: Zervikale spondylotische Myelopathie: Vor- und Nachteile anteriorer und posteriorer operativer Verfahren

Anteriorer Zugang
Vorteile
Direkte Dekompression, da meist ventrale Kompression vorliegt
Gleichzeitige Erweiterung der Neuroforamina
Reduktion von Verdickungen des Lig. longitudinale posterius
Einfache Lagerung des Patienten
Nachteile
Instabilität und Bandscheibendegeneration in den benachbarten Höhen
Komplikationen aufgrund intraoperativer Weichteilkompression:
Recurrensparese, Ösophagusverletzung, Atemwegsobstruktion
Unvollständige Darstellung der Nervenwurzeln und gegebenenfalls deren Dekompression
Aufwendiger Eingriff, falls in mehreren Höhen operiert werden muss
Bei erheblicher dorsaler Myelonkompression nur geringe Dekompression möglich
Posteriorer Zugang
Vorteile
Großzügige Dekompression
Gute Darstellung von Mark und Wurzeln
Leichtere Präparation, geringeres Risiko der Verletzung unbeteiligter Strukturen
Leichtere Präparation bei Notwendigkeit einer Operation in mehreren Höhen
Leichtere Präparation der Höhen oberhalb von HWK2/3 bzw. unterhalb HWK7/BWK1
Nachteile
Spätere Instabilität nach Laminektomie in mehreren Höhen ohne Laminoplastie
Frühe Instabilität bei ausgiebiger Resektion und Entfernung der Facettengelenke
Häufig ungenügende Dekompression bei meist überwiegend ventraler Kompression
Großflächige Darstellung des Myelons mit dem Risiko postoperativer Hämatome

Anteriorer Zugang: Bei der anterioren Bandscheibenexzision und Fusion (Cloward 1958, Fortuna et al. 1988, Herkowitz 1989, Smith und Robinson 1958, Whitecloud 1988) wird über einen Zugang, der zwischen Gefäß-Nervenbündel und Ösophagus liegt, die Bandscheibe und intraspinal gelegenes Bandscheibenmaterial entfernt. Bei der Cloward-Technik (**Abb. I 15.1 A**) erfolgt ähnlich wie bei der modifizierten Variante der Smith-Robinson-Technik (**Abb. I 15.1 B**) die Resektion des hinteren Längsbandes und intraspinaler Osteophyten. Das Bewegungssegment wird durch Einpassung eines je nach Methode unterschiedlich konfigurierten Knochendübels oder mittels Fremdmaterial (Polymethylmetacryl-Dübel, Titan- oder Carbon-Cage) versteift. Durch das Einbringen eines Interponats können foraminale Stenosen vermieden und eine raschere Fusion induziert werden. Bei der subtotalen Spondylektomie (= Korpektomie) werden größere Anteile der Wirbelkörper einschließlich des Ligamentum longitudinale posterius entfernt und später durch einen autologen Knochenspan ersetzt(**Abb. I 15.1 C**; Awasthi und Voorhies 1992, Boni et al. 1984, Doi et al. 1988, Hanai et al. 1986, Yonenobu et al. 1985).
Komplikationen sind Verschlechterung der Myelopathie (3,3 %), iatrogene Wurzel- oder Markverletzungen, Wundinfektion und Hämatome (um 1,5 %), Ausstoßung des Knochendübels, Rekurrensparese und Instabilität (unter 1 %) (Bertalanffy und Eggert 1989, Herkowitz 1989). Das Risiko für die Entwicklung einer ZSM in den benachbarten Segmenten nach anteriorer Fusion beträgt 2,9 % pro Jahr, wobei dies besonders nach Fusion in Höhe HWK 5/6 und HWK 6/7 auftritt (Hilibrand et al. 1999). Bandscheibenprothesen sollen die Beweglichkeit des operierten Segments erhalten und der Degeneration der Nachbarsegmente vorbeugen (Mummaneni und Haid 2004) (↔). Die Erfolgsrate ist mit derjenigen nach Fusion vergleichbar, in einzelnen Fällen jedoch sind sekundäre, spontane Fusionen über die Prothese hinweg aufgetreten (Mehren et al. 2005). Die Bandscheibenprothese verursacht allerdings erheblich höhere Kosten. Die anterioren Techniken für die Behandlung von Mehrsegmentstenosen (3–4 Segmente und mehr) einzusetzen, wird von der Mehrzahl der Chirurgen abgelehnt (B) (Herkowitz 1988). Ausnahme hiervon ist die multilevel oblique corpectomy (schräge Korpektomie in mehreren Höhen), bei der in bis zu fünf Höhen über einen anterolateralen Zugang Teile des Wirbelkörpers entfernt werden. Bei diesem Vorgehen bleibt die Stabilität erhalten, ohne dass eine Fusion erforderlich wäre (George et al. 1999, Koc et al. 2004).

Posteriorer Zugang: Bei der Laminektomie (**Abb. I 15.1 D**) wird durch Entfernung der Laminae im Bereich der Zervikalstenose eine Dekompression des Marks erreicht. Die Laminektomie ist das operative Verfahren der Wahl bei einer Mehrsegmentstenose, aber auch bei vorwiegender Kompression von dorsal (hypertrophierter Wirbelbogen bzw. Ligamenta flava), sofern ausreichende Stabilität gewährleistet ist, beispielsweise infolge einer anterioren knöchernen Ankylosierung (Herkowitz 1988). Anderenfalls zieht die extensive Laminektomie in einem hohen Prozentsatz eine Instabilität mit Entwicklung einer Flexionsdeformität nach sich, die ein wesentlicher Grund für eine frühzeitig einsetzende erneute Progredienz der Symptomatik ist (Herkowitz 1988, Sim et al. 1974, Yonenobu et al. 1985, Arnold et al. 1993). Durch Laminektomie mit posteriorer Fusion kann die Ausbildung solcher Deformitäten weitgehend vermieden werden (Kumar et al. 1999). Eine weitere Ursache von Befundverschlechterungen nach erfolgter Laminektomie ist die Entwicklung epiduraler und subarachnoidaler Narbenplatten, die gleichfalls zu einer erneuten Markkompression führen können (Oiwa 1983) oder per Traktion die Entwicklung intramedullärer

Höhlen nach Art einer Syringomyelie induzieren (Middleton et al. 1987). Mit der Laminoplastie – und deren verschiedene Varianten (Faccioli et al. 1987, Hirabayashi et al. 1981, Hirabayashi und Satomi 1988, Itoh und Tsuji 1985, Kawai et al. 1988, Kimura et al. 1984, Tsuji 1982, Zanasi et al. 1984) – steht ein Verfahren zur Verfügung, das, anders als die Laminektomie, die Destabilisierung der Wirbelsäule weitgehend vermeidet und die Gefahr einer Invasion von Narbengewebe mindert. Bei der Laminoplastie (**Abb. I 15.1 E**) werden die Laminae auf einer Seite vollständig durchtrennt, auf der gegenüberliegenden Seite hingegen nur partiell inzidiert und dann zur inzidierten Seite hin angehoben. Im Vergleich zur Laminektomie zeigt die Laminoplastie geringere Komplikationsraten (Heller et al. 2001) und wird auch aufgrund der dauerhaft guten klinischen Ergebnisse in 60–70 % der Patienten (Kimura et al. 1995) zunehmend angewandt.

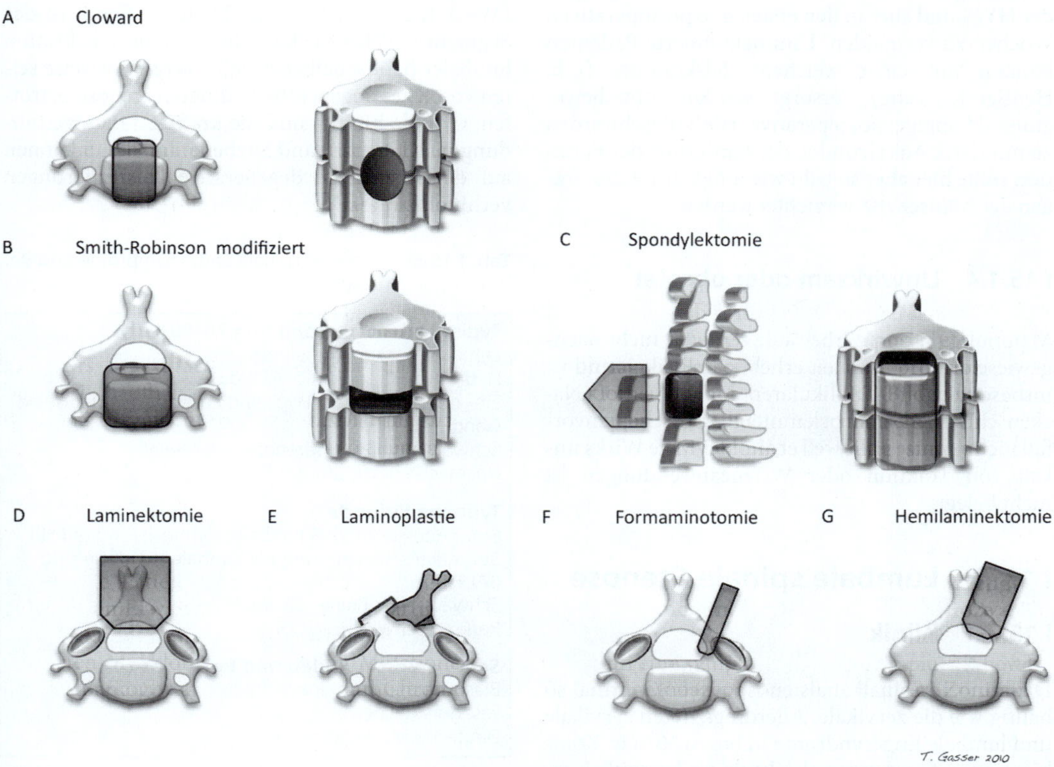

Abb. I 15.1: Schematische Darstellung der wesentlichen chirurgischen Verfahren zur Behandlung der zervikalen spondylotischen Myelopathie (teilweise modifiziert nach Thier et al. 1992).

A: Cloward-Operation; **B**: Eine Variante der Smith-Robinson-Technik, die sich letztlich nur durch die unterschiedliche Form des Knochendübels von der Cloward-Technik unterscheidet, mit Resektion von Längsband und Osteophyten; **C:** subtotale Spondylektomie (= Korpektomie) mit Fusion (verändert nach Yonenobu et al. 1985); **D**: Laminektomie; **E**: Eine von mehreren Varianten der Laminoplastie (Laminoplastie mit unilateraler Fusion); **F**: Partielle Hemilaminektomie mit partieller Arthrektomie (Foraminotomie); **G:** Hemilaminektomie.

I 15.1.3.3 Pragmatische Therapie

Bildmorphologisch nachweisbare, aber asymptomatische degenerative Veränderungen der HWS sind häufig. Geringe Funktionsstörungen mit allenfalls geringer Progredienz rechtfertigen den Versuch einer konservativen Therapie (Kadanka et al. 2002, 2005) mit Immobilisation der Halswirbelsäule durch eine Krawatte, es sei denn, dass die Schnittbildgebung bereits Anhaltspunkte für intramedulläre Schäden gibt (↑). Die konservative Therapie muss in jedem Fall durch engmaschige klinische und gegebenenfalls bildgebende (MRT) Befundkontrollen begleitet werden, damit bei fehlendem Therapieerfolg oder weiterer Progredienz die operative Dekompression des Rückenmarks so frühzeitig erfolgt, dass weitere Markschäden verhindert werden können.

Eine dringliche Operationsindikation besteht bei rasch progredienter, hochgradiger Parese, bei zunehmendem sensorischen Defizit sowie bei vegetativen Störungen (A). Eher kritisch zu bewerten ist die Prognose jedoch bei langandauernder Gangunsicherheit (≥ 18 Monate), bei älteren Patienten (≥ 70 Jahre), bei progredienter Verschlechterung einer vorbestehenden Myelopathie nach Trauma, bei deutlich reduziertem Querschnitt des Rückenmarks in Höhe der maximalen Kompression (≤ 30 mm^2) sowie bei bereits deutlich ausgeprägten Muskelatrophien der oberen Extremitäten (Haberland et al. 2000). Die operative Dekompression umschriebener, segmentaler Stenosen erfolgt vorzugsweise über einen anterioren Zugang, während längerstreckige Stenosen (≥ 3 Segmente) über ein posteriores Verfahren entlastet werden. Besteht die Gefahr einer späteren Instabilität (vermehrte Kyphose, Pseudospondylolyse), so sollte eine Laminektomie mit posteriorer Fusion oder eine Laminoplastie durchgeführt werden. Bei medianem Bandscheibenvorfall ist von ventral zu operieren, wobei laterale/foraminale Bandscheibenvorfälle mit rein radikulärer Symptomatik auch mittels partieller Hemilaminektomie einschließlich partieller Arthrektomie (Foraminotomie) behandelt werden können (Operation nach Frykholm: Frykholm 1951, 1969, Krupp et al. 1990; **Abb. I 15.1 F**). Die Patienten können postoperativ rasch mobilisiert werden, Extrembewegungen der HWS sind aber in den ersten 4–6 postoperativen Wochen zu vermeiden. Laminektomierte Patienten können mit einer weichen Halskrawatte (z. B. Henßge-Krawatte) versorgt werden, um bewegungsabhängige postoperative HWS-Beschwerden zu mindern. Aus Gründen der Förderung der Funktion sollte hier aber so bald wie möglich auf das Tragen der Manschette verzichtet werden.

I 15.1.4 Unwirksam oder obsolet

Manipulation der Wirbelsäule birgt bei nicht nachgewiesener Wirksamkeit erhebliche Risiken und ist insbesondere bei radikulären Beschwerden, Nackenschmerzen und bekanntem Bandscheibenvorfall nicht indiziert (Powell et al. 1993). Die Wirksamkeit von Traktion oder Wärmeanwendungen ist nicht belegt.

I 15.2 Lumbale spinale Stenose

I 15.2.1 Klinik

Die lumbale Spinalkanalstenose ist etwa viermal so häufig wie die zervikale. Allerdings treten zervikale und lumbale Engesyndrome in bis zu 50 % in Kombination auf, entweder gleichzeitig oder zeitlich einige Jahre voneinander getrennt (Epstein et al. 1984, Edwards und LaRocca 1985, Haberland et al. 2000). Man unterscheidet die kongenitalen (anlagebedingten) von den erworbenen (degenerativen) Stenosen. Degenerative Veränderungen führen durch Höhenminderung und Hypertrophie weicher und knöcherner Anteile des Bewegungssegments zur Einengung des Spinalkanals (zentrale Stenose) und der Foramina intervertebralia (laterale Stenose: Recessus lateralis, Nervenwurzelkanal). Dabei sind Mischbilder beider Pathologien häufig. Auch sekundäre Beeinträchtigungen wie Behinderung der arteriellen Blutversorgung der Nervenwurzeln sowie venöse Stase sind pathogenetisch bedeutsam (Ciricillo und Weinstein 1993, Bridwell 1994, Watanabe und Park 1986). Eine Relativverschiebung benachbarter Bewegungssegmente aufgrund eines angeborenen fehlenden Bogenschlusses (echte Spondylolisthese) oder infolge einer degenerativ bedingten Subluxation kann zum Ausmaß der Stenose beitragen. Eine Subluxation der kleinen, degenerativ veränderten Gelenke bezeichnet man als »degenerativ bedingte Spondylolisthese« (Junghanns 1930).
Die normale Weite des lumbalen Spinalkanals beträgt 15–23 mm; von einer relativen Enge spricht man bei einem Durchmesser von 10–12 mm, von einer absoluten Enge < 10 mm (Verbiest 1980). Die Prävalenz der kongenitalen relativen lumbalen Spinalkanalstenose beträgt in der allgemeinen Bevölkerung 4,7 %, während die absolute mit 2,6 % angegeben wurde. Erworbene Spinalkanalstenosen sind mit 22,5 % wesentlich häufiger und absolute mit 7,3 % ebenfalls leicht häufiger. Die Prävalenz steigt nach dem 60sten Lebensjahr deutlich an. So zeigte die Gruppe der 60- bis 69-jährigen Patienten Prävalenzraten von 47,2 % für relative und 19,4 % für absolute erworbene lumbale Spinalkanalstenosen (Kalichman et al. 2009). Am häufigsten ist die Höhe LWK4/5 betroffen, in absteigender Häufigkeit dann LWK3/4, 2/3, 5/SWK1 und LWK1/2. Somit ist das Segment LWK5/SWK1, die Vorzugslokalisation lumbaler Bandscheibenvorfälle, vergleichsweise selten von einer degenerativ bedingten Stenose betroffen. Gründe hierfür sind die kräftigen Bandverbindungen mit Darm- und Sitzbein, die Subluxationen auf der Grundlage degenerativer Veränderungen verhindern.

Tab. I 15.5: Lumbale spinale Enge: Symptome und Befunde

Typische Beschwerden (um 70–90 %)
Lumbale Rückenschmerzen
Neurogene Claudicatio (Claudicatio spinalis)
Ein- oder beidseitige Hyp- und Parästhesien der Beine
Gangunsicherheit
Schwäche und Schweregefühl der Beine
Nächtliche Beinkrämpfe
Typische Befunde
Befundbesserung bei lumbaler Kyphosierung (90 %)
Befundverschlechterung bei lumbaler Lordosierung (90 %)
Schwäche der Beine (65 %)
Reflexabschwächung (25 %)
Seltene Beschwerden und Befunde (< 15 %)
Blasendysfunktion, Inkontinenz
Lasègue-Zeichen
Deutliche Muskelatrophie

Tab. I 15.6: Lumbale spinale Enge: Ursachen

Primär enger Spinalkanal
Idiopathisch
Achondrodysplasie
Sekundär enger Spinalkanal:
degenerative Veränderungen
Spondylose
Spondylolisthese
Skoliose
Ossifikation des Lig. longitudinale posterius und des Lig. flavum
Intraspinale Synovialzyste
Bandscheibenvorfall
Postoperativ (Laminektomie, Fusion, Fibrose)
Trauma
Osteoporose
Metabolisch, endokrin: epidurale Lipomatose, Akromegalie, Pseudogicht
Knöchern/rheumatisch: M. Paget, Spondylosis ankylosans, Rheumatoide Arthritis
Tumor: Rückenmark, Spinalwurzeln, Hirnhäute, Knochen, Filiae
Entzündlich: Spondylodiszitis, epiduraler Abszess

Im Vordergrund stehen meist belastungsabhängige ein- oder beidseitige Lumboischialgien sowie Par- und Hypästhesien (Paine 1976a, Ciricillo und Weinstein 1993). Motorische Symptome werden oft unspezifisch als Schweregefühl empfunden. Leitsymptom ist die neurogene Claudicatio spinalis mit schlecht zu lokalisierenden Beinschmerzen, Gefühlsstörungen und Schwäche beim Gehen. Manchmal provoziert Stehen bereits die Symptomatik. Körperhaltungen, die die lumbale Lordose reduzieren (Sitzen, Vornüberbeugen, Radfahren, Treppensteigen), erleichtern die Symptomatik. Häufig ist die Gehstrecke, die der Patient ohne Beschwerden zurücklegen kann, ein gutes Maß für Ausmaß und Progredienz der Enge. Die Lordosierung der Wirbelsäule (beim Stehen und Gehen, Treppabgehen, Schwimmen) provoziert die Beschwerden. Ob die neurogene Claudicatio tatsächlich Ursache der Gehstörung ist, lässt sich in aller Regel durch eine Fahrradergometerbelastung klären (Bridwell 1994): Patienten mit neurogener Claudicatio – anders als solche mit peripheren Durchblutungsstörungen oder Herz-Kreislauf-Erkrankungen – sind zu längerem Fahrradfahren in der Lage. Häufiger als die voll ausgebildete neurogene Claudicatio ist die haltungsabhängige Radikulopathie, die durch Aufrichten oder Extension der LWS ausgelöst wird. Trotz massivem Schmerzsyndrom sind meist kaum radikuläre Ausfälle in der Untersuchung bei Spinalkanalstenosen nachzuweisen. Wenn sie vorliegen, so betreffen sie zumeist die mittleren lumbalen Segmente (Weinstein 1982, Pleatment und Lukin 1988). Ein voll ausgebildetes Kaudasyndrom infolge einer lumbalen Stenose ist eine Rarität. Die klare Belastungsabhängigkeit erleichtert die Unterscheidung von einem Kaudasyndrom bei akutem Bandscheibenvorfall. Vaskuläre Differentialdiagnosen umfassen eine pAVK, seltener spinale arteriovenöse Malformationen (AVM). Hier kommt es ebenfalls unter Bettruhe häufig zu einer Linderung der Symptome. Praktisch alle Patienten mit lumbaler Stenose leiden unter lokalen Rückenschmerzen. Bei fehlender Belastungsabhängigkeit kommen eher degenerative Veränderungen im betroffenen Segment als Ursache in Betracht. Der Nachweis der Belastungsabhängigkeit der Rückenschmerzen ist wichtig, weil nur hier die operative Behandlung (s. u.) Linderung verspricht.

Die elektrophysiologische Zusatzdiagnostik ist häufig unauffällig. SEPs und EMG können zwar eine axonale Schädigung nachweisen, eignen sich aber im Einzelfall weder zur Quantifizierung einer Läsion noch erlauben sie prognostische Aussagen. Die Kombination aus F-Wellen, H-Reflex und MEP wurde als diagnostisch hilfreich beschrieben. Eine deutliche Verschlechterung dieser Untersuchungsparameter nach körperlicher Belastung ist besonders sensitiv (Chiodo et al. 2008, Bal et al. 2006, Adamova et al. 2003). Gelegentlich ist eine floride Denervierung der paravertebralen Muskulatur nachzuweisen und erlaubt dann die Abgrenzung gegenüber einer Polyneuropathie. Das Nadel-EMG zeigt eine niedrigere falsch positive Befundrate als das MRT (Chiodo et al. 2008, Haig et al. 2007). Die bildgebende Diagnostik stützt sich auf die Magnetresonanztomographie (MRT) und zu einem geringeren Teil auf die Computertomographie (CT). Die Myelographie hat eine Sensitivität und Spezifität von über 90 %, wird aber in der präoperativen Diagnostik immer weniger eingesetzt. Bei artefaktüberlagertem MRT oder dem Bedarf von Funktionsdiagnostik zum Ausschluss einer Spondylolisthese, kann die Myelographie bzw. die Funktionsmyelographie wertvolle Informationen liefern (Schulitz et al. 1996, Saint-Louis 2001). MRT gestützte Diagnose- und Prognose-Kriterien werden zunehmend wichtiger. Das Nervenwurzel-Sedimentationszeichen (NWSZ) konnte in 94 % der Patienten mit lumbaler Spinalkanalstenose diese sicher zuordnen, während kein Patient mit einfachen Rückenschmerzen dieses Zeichen aufwies (Barz et al. 2010) (**Abb. I 15.2**). Auch eine morphologische Klassifikation anhand der

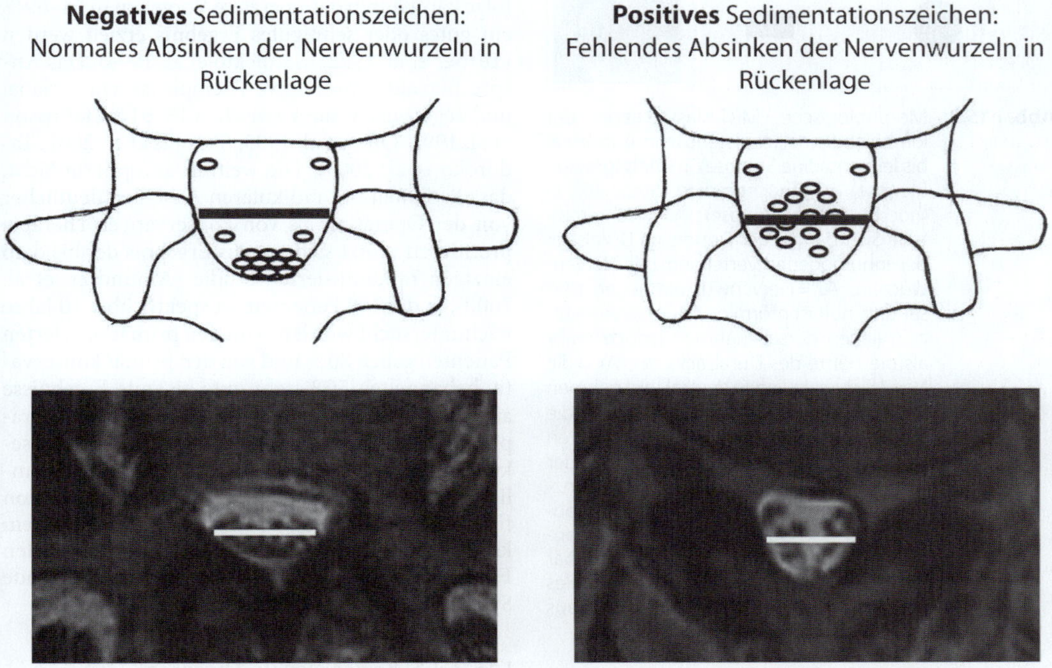

Abb. I 15.2: Nervenwurzel-Sedimentationszeichen als Diagnosekriterium der spinalen Lumbalkanalstenose. Links normales Sedimentationszeichen; rechts positives Sedimentationszeichen ohne wesentliches Absinken der Nervenwurzeln (modifiziert aus Barz et al. 2010).

MRT-Bilder wurde vorgeschlagen, sie berücksichtigt die Sichtbarkeit von verbleibendem Liquor im Duralsack auf Höhe der Stenose. Hierbei werden Stenosegrade von A = keine oder minimale Stenose, B = mittelgradige Stenose, C = hochgradige Stenose bis D = höchstgradige Stenose angegeben. Die Stenosegrade C und D haben ein höheres Risiko, konservativ nicht ausreichend behandelbar zu sein (Schizas et al. 2010) (**Abb. I 15.3**).

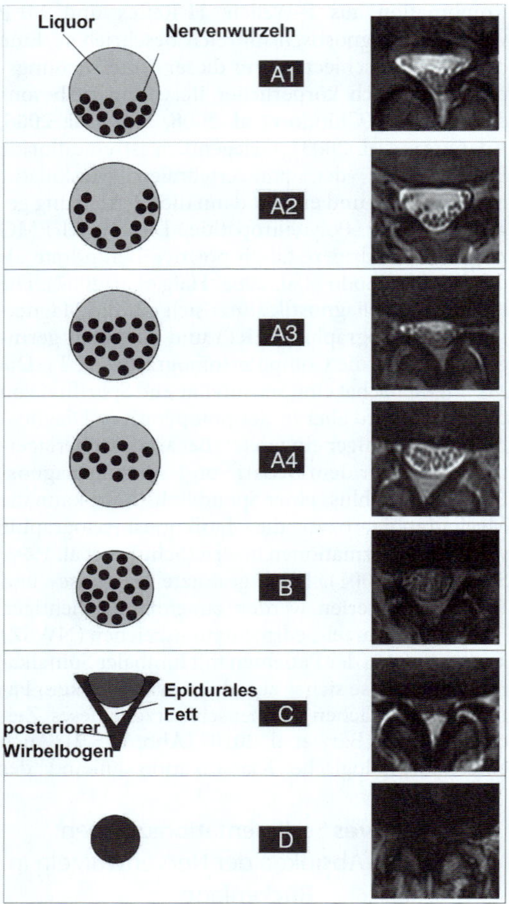

Abb. I 15.3: Morphologische MRT-Klassifikation der lumbalen Spinalkanalstenose in A (normal bis leichtgradige Stenose), B (mittelgradige Stenose), C (hochgradige Stenose), D (höchstgradige Stenose). A1 = klar erhaltene Sichtbarkeit des Liquors im Duralsack bei inhomogener Verteilung der Nervenwurzeln; A2 = Nervenwurzeln liegen dorsal und hufeisenförmig; A3 = Nervenwurzeln liegen dorsal, nehmen jedoch mehr als die Hälfte des Duralsacks ein; A4 = die Nervenwurzeln liegen zentral und nehmen den Großteil des Duralsacks ein; B = die Nervenwurzeln nehmen den kompletten Duralsack ein, einzelne Wurzeln und der Liquor sind allerdings noch sicher abgrenzbar; C = keine Nervenwurzeln mehr abgrenzbar, kein Liquor-Signal mehr vorhanden, epidurales Fett ist noch sichtbar posterior; D = wie C, aber kein epidurales Fett mehr abgrenzbar (modifiziert aus Schizas et al. 2010).

Zu beachten ist, dass degenerative Veränderungen und auch Engen häufig sind: In einer prospektiven Untersuchung wurden sie bildgebend in etwa einem Drittel der untersuchten Gesunden im Alter von über 60 Jahren nachgewiesen (Boden et al. 1990). Umgekehrt korrelieren auch bei Patienten mit den typischen Symptomen einer lumbalen Spinalkanalstenose Lokalisation und Ausmaß der Beschwerden nur mäßig mit den bildgebenden Befunden.

I 15.2.2 Spontanverlauf

Die lumbale Spinalstenose tritt in aller Regel nach dem 50. Lebensjahr auf und ist typischerweise langsam progredient. Wesentliche neurologische Defizite sind eher die Ausnahme (Hall et al. 1985, Bridwell 1994). Die Patienten stellen sich meistens später beim Arzt vor als solche mit zervikalen Beschwerden. Dies ist vermutlich auf die höhere Sensitivität bezüglich der Verschlechterung der Handfunktion und der spastischen Gangstörung bei zervikaler Enge zurückzuführen (Pappas und Sonntag 1996).

I 15.2.3 Therapie

Ziel der Therapie sind Schmerzfreiheit bzw. -linderung, die Ermöglichung längerer Gehstrecken und Besserung bereits eingetretener Wurzelschädigungen. Entsprechende Studien, die den modernen Kriterien der evidenzbasierten Medizin genügen, sind allerdings sehr selten. Eine umfangreiche Cochrane-Analyse von 31 meist retrospektiven Studien (Gibson et al. 1999, Gibson und Waddell 2005) ergab, dass der Großteil dieser Studien erhebliche methodische Schwächen aufweist, es keine gesicherte wissenschaftliche Evidenz für die langfristig anhaltende Wirksamkeit chirurgischer Dekompression oder Fusion bei degenerativer lumbaler Spondylose gibt und der Stellenwert unterschiedlicher Dekompressions- und Fusionstechniken derzeit nicht bestimmt werden kann (↔). Älteren Metaanalysen zufolge kann durch das operative Vorgehen in 64–69 % ein gutes oder sehr gutes Ergebnis erzielt werden (Turner et al. 1992, Mardjekto et al. 1994). Das Ansprechen auf konservative Therapie ist sehr variabel und liegt je nach Autor zwischen 15–91 % (Johnsson et al. 1992, Onel et al. 1993, Simotas et al. 2001, Tadoroko et al. 2005). Die weithin akzeptierte Sicht, dass Patienten mit radikulären Ausfällen deutlicher von der Operation als von konservativer Therapie profitieren, stützt sich auf das Ergebnis der bis dato einzigen randomisierten Studie (Amundsen et al. 2000), in der 100 Patienten prospektiv über 10 Jahre nachuntersucht wurden. Von den primär operierten Patienten gaben 80 % und von den primär konservativ behandelten 50 % sehr gute bis gute Ergebnisse an. Bei den Kranken, die nach konservativer Therapie keine Besserung erlebt hatten und deshalb sekundär operiert wurden, waren die Ergebnisse ähnlich wie bei den primär Operierten. Die Operation führt also insgesamt zu einem besseren Ergebnis, ein konservativer Therapieversuch ist jedoch in vielen Fällen gerechtfertigt und kann eine befriedigende Symptomkontrolle herbeiführen (↑).

I 15.2.3.1 Konservative Therapie

Konservative Maßnahmen (Wiltse et al. 1976, Weinstein 1982, Moreland et al. 1989, Circillo und Weinstein 1993, Tadokoro et al. 2005) versuchen durch die Gabe von Antiphlogistika, Analgetika und Muskelrelaxantien die schmerzhafte Wurzelirritation zu mindern (vgl. Kap. J 3, **Tab. I 15.5**). Die Wirksamkeit der epiduralen Applikation von Steroiden ist kurzfristig gegeben, jedoch langfristig unsicher (Boswell et al. 2005) (↔). Von einigen Autoren wird die kombinierte oder alleinige Instillation von Lokalanästhetika (z. B. Xylocain) in den kaudalen Epiduralraum empfohlen (↔). Unter der epiduralen Gabe von 3 × 0,5 % Xylocain im Abstand von je einer Woche konnte eine teilweise über viele Monate anhaltende Schmerzlinderung erreicht werden (Ciocon et al. 1994). Relevante Nebenwirkungen oder Komplikationen der Injektionstherapie (Spondylodiszitis, epidurale Abszessbildung, Meningitis; Boswell et al. 2005, Hooten et al. 2006) wurden in dieser Studie nicht beobachtet. Medikamentöse Maßnahmen sind unbedingt durch krankengymnastische Übungsbehandlung zur Stärkung der Bauchmuskulatur zu ergänzen (↔, A). Bettruhe und lumbosakrale Mieder sollten als vorübergehende Maßnahmen auf Zeiten intensiver Schmerzen beschränkt bleiben. Verhaltenstherapeutische Maßnahmen mit Einsicht in die Krankheitsursachen und zur Vorbeugung einer Immobilisation sollten in die konservative Therapie integriert werden (Brox et al. 2003).

Unter pathophysiologischen Gesichtspunkten erscheint – falls keine absolute Operationsindikation vorliegt – ein konservativer Therapieversuch gerechtfertigt: Zum einen hat ein Großteil der Bevölkerung in fortgeschrittenem Alter trotz Vorliegen erheblicher degenerativer Veränderungen und lumbaler Spinalkanalstenose keine oder nur milde Beschwerden und Einschränkungen. Zum anderen kann unter der Vorstellung, dass nicht die (knöcherne) Enge alleine die Beschwerden hervorruft, sondern auch intermittierende Ischämien, venöse Stauung und durch Zytokinfreisetzung vermittelte Entzündungsvorgänge beteiligt sind, alleine durch Schonung und Beseitigung dieser Faktoren eine Besserung eintritt.

I 15.2.3.2 Operative Therapie

Das Ziel der operativen Therapie ist die Dekompression der austretenden Nervenwurzeln unter Wahrung der Stabilität der Wirbelsäule. Das bisherige Standardverfahren ist die Laminektomie mit bilateraler Foraminotomie, bei der die Laminae einschließlich der medialen Anteile der Facettengelenke abgetragen und die lateralen Rezessus sowie die Foramina der betroffenen Etagen dekomprimiert werden. Mit diesem oder dem verwandten Kombinationsverfahren der Hemilaminektomie, mit Abtragen der kontralateralen Laminaventralseite (sog. Undercutting), wird in 80–85 % der Fälle eine Besserung erzielt (Roberson et al. 1973, Pennal und Schatzker 1971, Weinstein 1982, Paine 1976b, Tile et al. 1976, Verbiest 1977, Russin und Sheldon 1976, Spetzger et al. 1997, Feldmann und Wittenberg 2003) (↔). Die operative Versorgung ist im frühen Verlauf, aber auch postoperativ nach zwei und vier Jahren bei Schmerzfreiheit und Funktion der rein konservativen Behandlung überlegen (Weinstein et al. 2010). Auf eine begleitende Diskektomie wird meist verzichtet, da sie die Gefahr einer postoperativen Instabilität vergrößert. Deshalb bleibt auch die komplette Resektion von Facettengelenken Ausnahmefällen vorbehalten. Prognostisch ungünstig sind vegetative Störungen und Muskelatrophien, da sie meist Ausdruck irreversibler Wurzelschäden sind. Auch Regressansprüche und Rentenbegehren sind ungünstige prognostische Indikatoren (Herron und Mangelsdorf 1991). Lokale Rückenschmerzen, häufig eine direkte Folge der degenerativen Veränderungen, sind vielfach therapierefraktär. Die Schädigung der Muskulatur durch die Operation kann gelegentlich sogar zu einer postoperativen Verstärkung dieser Rückenschmerzen führen. Komplikationen wie Wundinfektionen (1 %), Liquorfisteln (5 %), epidurale Hämatome oder Thromboembolien sind selten (Whiffen und Neuwirth 1991). Eine wesentliche Komplikation ist die postoperative Instabilität (2–15 %) (White und Wiltse 1977, Shenkin und Hash 1979, Whiffen und Neuwirth 1991), wobei Instabilitäten häufiger bei Patienten mit degenerativer Spondylolisthese sowie nach radikaler Mehretagendekompression beobachtet werden. Komplikationen sind infolge zurückhaltenderer Operationstechniken (Hemilaminektomie mit Undercutting, s. o.) inzwischen jedoch seltener geworden sind.

Häufig ist bei der typischen lumbalen Stenose eine Dekompression ausreichend, ohne dass eine konsekutive Instabilität zu befürchten wäre, selbst wenn ein Eingriff in mehreren Höhen erforderlich ist (Pappas und Sonntag 1996, Hansraj et al. 2001a). Die Instrumentierung ist der »komplexen« Stenose vorbehalten, die sich durch vorangegangene Operationen, eine Instabilität oder degenerative Spondylolisthese (> Grad I, d. h. Listhese um > 25 % des anterior-posterioren Wirbelkörperdurchmessers) oder durch eine degenerative Skoliose mit einer Drehung um mehr als 20° (Hansraj et al. 2001b) kennzeichnet. Umstritten ist die Empfehlung, bei Patienten mit dominierender Schmerzsymptomatik unabhängig von den vorliegenden Stabilitätsverhältnissen eine operative Fusion vorzunehmen (Fritzell et al. 2001, Brox et al. 2003). Sollte eine Fusion erwogen werden, ist der am wenigsten invasive Eingriff, in der Regel die posterolaterale Fusion, ausreichend (Fritzell et al. 2002).
Das seit wenigen Jahren vermehrt angewandte Verfahren der minimalinvasiven Implantation interspinöser Implantate (z. B. X-Stop, Coflex, Wallis, Diam), das eine Aufspreizung der Wirbelsegmente erzielt, kann bislang nicht abschließend bewertet werden (Kuchta et al. 2009, Richter et al. 2010) (C).

I 15.2.3.3 Pragmatische Therapie

Patienten mit Schmerzen, aber ohne radikuläre Ausfälle sollten zunächst konservativ behandelt werden. Im Vordergrund steht die Gabe nichtsteroidaler Antiphlogistika in Kombination mit Krankengymnastik (A), die das Ziel verfolgt, durch Kräftigung der Bauchmuskulatur die lumbale Lordose zu verringern. Bei Schmerzsyndrom und radikulären Ausfällen sollte eine frühe operative Dekompression angestrebt werden. Patienten mit einer monosegmentalen Dekompression ohne Instrumentierung oder Fusion werden bereits am ersten oder spätestens zweiten postoperativen Tag mobilisiert. Multisegmentale Dekompressionen, gegebenenfalls mit

I 15

Instrumentierung und Fusion, erfordern wegen der stärkeren Wundschmerzen eine Immobilisation von drei bis vier Tagen (Bridwell 1994).
Bei degenerativer Spondylolisthese wird die OP-Indikation ebenfalls anhand der neurologischen Symptomatik gestellt. Ist eine Spondylolisthese (Grad I) asymptomatisch oder ruft sie ausschließlich erträgliche Rückenschmerzen hervor, so kann mit guter Prognose konservativ behandelt werden. Eine höhergradige Listhese oder neurologische Symptome mit eindeutiger Progredienz haben meist eine schlechte Prognose unter konservativer Behandlung und sollten operativ versorgt werden (Matsunga et al. 2000, Möller und Hedlund 2000) (B).
Sphinkterdysfunktion sowie progrediente, hochgradige radikuläre Paresen stellen eine absolute OP-Indikation dar. Bei im Vordergrund stehender therapierefraktärer Schmerzsymptomatik ist die OP-Indikation relativ und wird wesentlich vom Patienten bestimmt; eine Operation kann dann bei zur Schmerzausstrahlung passenden bildgebenden Veränderungen erwogen werden. Allerdings muss der Patient darüber aufgeklärt werden, dass selbst eine technisch gelungene Dekompression keine Garantie für postoperative Schmerzfreiheit darstellt. Auch das Versagen einer konventionellen Therapie ist eine OP-Indikation.

I 15.2.3.4 Unwirksam oder obsolet

Die häufig verordnete Bettruhe kann sicherlich initial durch Entlastung kurzzeitig zu einer Beschwerdeminderung beitragen; bei einem Patientengut mit radikulären lumbalen Beschwerden wurde allerdings gezeigt, dass Bettruhe den Krankheitsverlauf nicht günstig beeinflusst (Vroomen et al. 1999). Die Wirksamkeit manueller Therapie ist nicht hinreichend durch Studien belegt (↔).

I 15.3 Spondylodiszitis

I 15.3.1 Klinik

Der isolierte entzündliche Befall von Wirbelkörper und Bandscheibe macht nur etwa 2–5 % aller Osteomyelitiden aus. Die Inzidenz der unspezifischen Spondylodiszitis liegt bei 1 : 25 000 (Cramer et al. 2003). Der Altersgipfel liegt in der sechsten und siebten Lebensdekade, Männer sind bis zu dreimal so häufig betroffen wie Frauen. Jüngere Patienten weisen häufig begünstigende Grund- bzw. Begleiterkrankungen wie Infektionen des Urogenitaltrakts, der Atemwege, der Haut (Dekubitus), chronische Niereninsuffizienz, rheumatoide Arthritis, Malignome, Diabetes mellitus, Alkoholismus, i. v.-Drogenabusus, HIV und andere Immundefizienzsyndrome auf (Wood und Edmondson 1989, Huttner und Opravil 2006). Nach lumbalen Operationen kommt es in 0,1–0,6 % der mikrochirurgischen Eingriffe und in 1,4–3 % der makrochirurgischen Eingriffe zu einer Spondylodiszitis (Eysel und Peters, 1997). Vorzugslokalisation ist der thorakolumbale Übergang. Der Infektionsweg ist zumeist hämatogen, kann aber auch durch direkte Inokulation oder durch Übergreifen eines infektiösen Prozesses aus der Nachbarschaft erfolgen. Aufgrund der Anatomie der Gefäßversorgung sind in der Regel zwei benachbarte Wirbelkörper betroffen, von denen sich die Infektion nachfolgend auf den Diskus ausbreitet. Bei degenerativen Veränderungen im Alter ist die Bandscheibe vaskularisiert, sodass hier ein direkter Befall möglich ist. In seltenen Fällen, z. B. bei Kollagenosen oder auch postoperativ, wird bei fehlendem Keimnachweis eine sogenannte aseptische Spondylodiszitis als Zeichen einer chronischen abakteriellen Entzündung vermutet (Mooser et al. 1999, Mayding-Lamadé 2005).

Isolierten Diszitiden im Erwachsenenalter gehen fast immer diagnostische oder operative Eingriffe im betroffenen Wirbelsäulensegment voraus (Diskographie, Nukleotomie, Diskektomie, Fusions-OP). Bis in die 1960er-Jahre überwogen spezifische (tuberkulöse) Spondylitiden (Collert 1977). Diese betreffen vor allem die Wirbelkörper und sparen die Bandscheiben weitgehend aus, da Mykobakterien keine proteolytischen Enzyme synthetisieren. Heute überwiegen die unspezifischen (bakteriellen, eitrigen) Formen. Mit Abstand der häufigste Erreger ist *Staphylococcus aureus*, der zusammen mit dem deutlich seltener nachgewiesenen *Staphylococcus epidermidis* für insgesamt etwa 60 % der Infektionen verantwortlich ist; ein Methicillin-resistenter *Staphylococcus aureus* (MRSA) wird in etwa 10 % der Fälle nachgewiesen. 30 % der Infektionen werden durch Enterobakterien (*E. coli*, Pseudomonas, Enterobacter) verursacht (Waldvogel und Vasey 1980). Seltener verursachen Salmonellen eine Spondylodiszitis. Bei i. v.-Drogenabhängigen spielen *Pseudomonas aeruginosa*, Serratia und Candida eine Rolle. Gelegentlich können auch Krypotkokkus, Aspergillus, Coccidioides und Brucellen nachgewiesen werden.

Führende klinische Symptome sind Dauerschmerzen mit Akzentuierung unter körperlicher Aktivität mit Belastung des betroffenen Wirbelsäulenabschnitts, schmerzhafte Bewegungseinschränkung sowie paravertebraler Muskelhartspann. Fieber, allgemeines Krankheitsgefühl und Gewichtsabnahme können vor allem zu Beginn der Erkrankung fehlen und werden nur in etwa einem Drittel der Fälle beobachtet (Huttner und Opravil 2006, Müller et al. 2004). Radikuläre oder medulläre Symptome entsprechend der betroffenen Höhe sind vor allem bei Übergreifen des Entzündungsprozesses auf die Umgebung im Sinne einer Abszessbildung (epiduraler Abszess) sowie bei Wirbelkörperdestruktion mit Knickbildung (Gibbus) zu erwarten. Ein wichtiges Zeichen ist die ausgesprochene Druck- und Klopfschmerzhaftigkeit des entzündeten Wirbels. Abszedierung kann die lokale Schmerzhaftigkeit noch verstärken. Beim Psoasabszess kommt es zu bewegungsabhängigen Schmerzen in der Hüftregion; komplizierend kann eine druckbedingte Neuropathie des N. femoralis und/oder Plexus lumbalis (Wood und Edmondson 1989) hinzutreten.

Im Labor findet sich typischerweise eine Entzündungskonstellation mit einer Erhöhung von CRP und BKS sowie Leukozytose (80 %). Bildgebende Untersuchung der Wahl ist die MRT (Lederman et al. 2003) mit einer Sensitivität von über 95 % und einer Spezifität von über 90 %. Diagnostisch sind T2-Hyperintensitäten von Bandscheibe und angrenzenden Wirbelkörpern (gepaart mit einer Signalminderung in der T1-Wichtung) sowie epidurale Kontrastmittelaufnahme. Konventionelle Röntgenaufnahmen und CT haben ihren Stellenwert in der Beurteilung der knöchernen Destruktion bei chronischen Formen. Radionuklide können in der Frühphase die diagnostische Sicherheit erhöhen, wenn die MRT keinen eindeutigen Befund zeigt. Infrage kommen szintigraphische Untersuchungen mit ^{99m}Tc (Dreiphasentechnik), ^{67}Ga oder ^{111}In-markierten Granulozyten. Durch Kombination von ^{99m}Tc- mit ^{67}Ga-Szintigraphie kann eine Sensitivität von 90 % bei einer Spezifität von 100 % erreicht werden. Auch das Fluor-18-Fluorodeoxyglucose-PET (FDG-PET) zeigt die entzündlichen Veränderungen zuverlässig an. Die Abgrenzung zu malignen Prozessen ist manchmal im PET schwierig (Risse et al. 2001, Stumpe et al. 2002). Zur Diagnosesicherung und für eine gezielte Therapie sollte unbedingt eine Erregerisolierung mit Resistenzbestimmung angestrebt werden. Wiederholte Blutkulturen führen in etwa 50 % der Fälle zum Ergebnis. Durch eine CT-gesteuerte perkutane Feinnadelbiopsie kann der Erreger in bis zu 70 % ermittelt werden. Offene Biopsien weisen eine höhere Erfolgsrate bei allerdings auch höheren Komplikationsraten auf und sollten für Fälle vorbehalten bleiben, die nicht auf empirische Therapie ansprechen.

I 15.3.2 Therapie

Bei früher Diagnosestellung und umschriebenem Befall kann mit guten Erfolgsaussichten eine konservative Therapie eingeleitet werden.

Tab. I 15.7: Spondylodiszitis: Prinzipien der konservativen Therapie

Ruhigstellung: absolute Bettruhe 6–8 Wochen (↔, B)
Anpassung eines Korsettes für die spätere ambulante Phase (↔, B)
Unverzügliche i. v.-antibiotische Therapie (↔, A)
Thromboembolieprophylaxe mit niedermolekularem Heparin (↔, A)

Diese umfasst zunächst die Ruhigstellung mit absoluter Bettruhe für 6–8 Wochen und die unverzügliche Einleitung einer antibiotischen Therapie. Initial wird blind mit i. v.-Breitbandantibiotika behandelt, dann nach Keimidentifikation baldmöglichst auf eine gezielte Antibiose gemäß Antibiogramm umgestellt. Die initiale antibiotische Behandlung entspricht der beim spinalen Abszess (Kap. F 2, **Tab. I 15.6** und **Tab. I 15.7**). Empfohlen wird die Kombination eines penicillinasefesten Penicillins (z. B. Flucloxacillin) mit einem Cephalosporin der dritten Generation (z. B. Ceftriaxon). Wenn ein MRSA vermutet wird, sollte Vancomycin eingesetzt werden. Die Antibiotikagabe wird in den ersten 3–4 Wochen zumeist parenteral durchgeführt und danach oral fortgesetzt bis zum Erreichen von Schmerzfreiheit und Normalisierung der laborchemischen Entzündungsparameter. Es sollte mindestens über sechs Wochen, in der Regel etwa 3–6 Monate behandelt werden (McHenry et al. 2002).
Die Indikationen für ein chirurgisches Vorgehen sind in **Tab. I 15.8** aufgeführt. Das chirurgische Vorgehen umfasst ein radikales Debridement mit Ausräumung von Entzündungsherden und Nekrosen (einschließlich Abszessdrainage), die Defektsanierung und Wiederherstellung von Form und Stabilität der Wirbelsäule (gegebenenfalls mittels Knochenspan, Instrumentierung), eine lokale intraoperative Antibiose (Stoltze et al. 1992) sowie die Dekompression neuraler Strukturen. Der chirurgische Zugangsweg wird für alle Wirbelsäulenabschnitte nach Möglichkeit von ventral gewählt, da nur so der Entzündungsherd adäquat erreicht und ausgeräumt werden kann. Der dorsale Zugang bleibt der seltenen isolierten lumbalen Diszitis oder Patienten mit hohem allgemeinen Operationsrisiko vorbehalten.
Durch das operative Vorgehen konnte in zwei Drittel der Fälle eine Rückbildung oder Besserung des neurologischen Defizits erreicht werden (Stoltze et al. 1992). Frühe Operation verkürzte die Dauer der Bettruhe/Immobilisation (um etwa zwei Monate), brachte jedoch weitere Komplikationen wie Wundheilungsstörungen (15 %) und Implantatdislokation (6 %) mit sich (Giehl et al. 2002). Ob die operative Therapie der konservativen im Grundsatz überlegen ist, kann derzeit nicht beantwortet werden (Müller et al. 2004). Der mittlere Klinikaufenthalt liegt zwischen 30–57 Tagen mit einer Kliniksletalität zwischen 2 und 17 % (Woertgen et al. 2006).

Tab. I 15.8: Spondylodiszitis: Indikationen zur operativen Therapie

Nichtansprechen auf konsequente konservative Therapie (↔, A)
Auftreten oder Progression radikulärer und medullärer Symptome (absolute Indikation) (↔, A)
Schwerer knöcherner Befall: Wirbelkörperdestruktion mit Knickbildung (↔, A)
Epidurale bzw. paraspinale Abszessbildung (↔, B)

I 15.4 Literatur

Adamova B, Vohanka S, Dusek L. Differential diagnostics in patients with mild lumbar spinal stenosis: the contributions and limits of various tests. Eur Spine J 2003;12: 190–196.

Alexander JT. Natural history and nonoperative management of cervical spondylosis. In: Menezes AH, Sonntag VKH, eds. Principles of Spinal Surgery. New York: McGrawHill; 1996.p. 547–557.

Alker G. Neuroradiology of cervical spondylotic myelopathy. Spine 1988;12:850–853.

Amundsen T, Weber H, Nordal HJ, Magnaes B, Abdelnoor M, Lilleas F. Lumbar spinal stenosis: Conservative or surgical management? A prospective 10-year-study. Spine 2000;25:1424–1436.

Arnold H, Feldmann U, Missler U. Chronic spondylogenic cervical myelopathy. A critical evaluation of surgical treatment after early and long-term follow-up. Neurosurg Rev 1993;16:105–109.

Awasthi D, Voorhies RM. Anterior cervical vertebrectomy and interbody fusion. J Neurosurg 1992;76:159–163.

Bal S, Celiker R, Palaoglu S, Cila A. F wave studies of neurogenic intermittent claudication in lumbar spinal stenosis. Am J Phys Med Rehabil 2006;85:135–140.

Barnes MP, Saunders M. The effect of cervical mobility on the natural history of cervical spondylotic myelopathy. J Neurol Neurosurg Psychiatry 1984;47:17–20.

Barz T, Melloh M, Staub LP, Lord SJ, Lange J, 1Röder CP, Theis JC, Merk HR. Nerve Root Sedimentation Sign – Evaluation of a new radiological sign in lumbar spinal stenosis. Spine 2010;35:892–897.

Beck DW. Cervical spondylosis: clinical findings and treatment. Contemporary Neurosurgery 1991;23:1–6.
Bednarik\ J, Kadanka Z, Vohanka S. The value of somatosensory- and motor-evoked potentials in predicting and monitoring the effect of therapy in spondylotic cervical myelopathy. Spine 1999;24:1593–1598.
Bednarik J, Kadanka Z, Dusek L, Novotny O, Surelova D, Urbanek I, Prokes B. Presymptomatic spondylotic cervical cord compression. Spine 2004;29:2260–2269.
Bernard TN, Whitecloud III TS. Cervical spondylotic myelopathy and myeloradiculopathy: Anterior decompression and stabilization with autogenous fibula strut graft. Clin Orthop 1987;221:149–160.
Bertalanffy H, Eggert HR. Complications of anterior cervical discectomy without fusion in 450 consecutive patients. Acta Neurochir 1989;99:41–50.
Boden SD, Davis DO, Dina TS, Patronas NJ, Wiesel SW. Abnormal magnetic-resonance scans of the lumbar spine in asymptomatic subjects: A prospective investigation. J Bone Joint Surg 1990;72:403–408.
Bohlman HH, Emery SE. The pathophysiology of cervical spondylosis and myelopathy. Spine 1988;13:843–846.
Boni M, Cherubino P, Benazzo F. Multiple subtotal somatectomy: technique and evaluation of a series of thirty-nine cases. Spine 1984;9:358–362.
Boswell MV, Shah RV, Everett CR, et al. Interventional techniques in the management of chronic spinal pain: evidence-based practice guidelines. Pain Physician 2005;8: 1–47.
Bradshaw P. Some aspects of cervical spondylosis. Quart J Med 1957;26:177–208.
Brain WR, Northfield D, Wilkinson M. The neurological manifestations of cervical spondylosis. Brain 1952;75: 187–225.
Bridwell KH. Lumbar spinal stenosis. Diagnosis, management, and treatment. Clinics in Geriatric Medicine 1994;10:677–701.
Brox JI, Sorensen R, Friis A, Nygaard O, Indahl A, Keller A, Ingebrigtsen T, Eriksen HR, Holm I, Koller AK, Riise R, Reikeras O. Randomized clinical trial of lumbar instrumented fusion and cognitive intervention and exercises in patients with chronic low back pain and disc degeneration. Spine 2003;28:1913–1921.
Burrows EH. The sagittal diameter of the spinal canal in cervical spondylosis. Clin Radiol 1963;14:77–86.
Chen CJ, Lyu RK, Lee ST, Wong YC, Wang LJ. Intramedullary high signal intensity on T2-weighted MR images in cervical spondylotic myelopathy: prediction of prognosis with type of intensity. Radiology 2001;221:789–794.
Chiles BW, Leonard MA, Choudhri HF, Cooper PR. Cervical spondylotic myelopathy: patterns of neurological deficit and recovery after anterior cervical decompression. Neurosurgery 1999;44:762–770.
Chiodo A, Haig AJ, Yamakawa KS, Quint D, Tong H, Choksi VR. Magnetic resonance imaging vs. electrodiagnostic root compromise in lumbar spinal stenosis: a masked controlled study. Am J Phys Med Rehabil 2008; 87:789–797.
Ciocon JO, Galindo-Ciocon D, Amaranath L, Galindo D. Caudal epidural blocks for elderly patients with lumbar canal stenosis. J Am Geriatr Soc 1994;42:593–596.
Ciricillo SF, Weinstein PR. Lumbar spinal stenosis. Western J Med 1993;158:171–177.
Clark CR. Cervical spondylotic myelopathy: history and physical findings. Spine 1988;13:847–849.
Clarke E, Robinson PK. Cervical myelopathy: a complication of cervical spondylosis. Brain 1956;79:483–510.
Cloward RB. The anterior approach for removal of ruptured cervical discs. J Neurosurg 1958;15:602–614.
Collert S. Osteomyelitis of the spine. Acta Orthop Scand 1977;48:283–290.
Cramer J, Haase N, Behre I, Ostermann PAW. Spondylitis und Spondylodiszitis. Trauma und Berufskrankheit 2003;5:336-341.
Doi K, Kawai S, Sumiura S, Sakai K. Anterior cervical fusion using the free vascularized fibular graft. Spine 1988; 13:1239–1244.
Ebara S, Yonenobu K, Fujiwara K, Yamashita K. Ono K. Myelopathy hand characterized by muscle wasting. A different type of myelopathy hand in patients with cervical spondylosis. Spine 1988;13:785–791.
Ebersold MJ, Pare MC, Quast LM. Surgical treatment for cervical spondylitic myelopathy. J Neurosurg 1995;82: 745–751.
Edwards WC, LaRocca SH. The developmental segmental sagittal diameter in combined cervical and lumbar spondylosis. Spine 1985;10:42–49.
Epstein NE, Epstein JA, Carras R, Murthy VS. Hyman RA. Coexisting cervical and lumbar spinal stenosis: diagnosis and management. Neurosurgery 1984;15:489–496.
Eysel P, Peters KM: Spondylodiszitis. In: Peters KM, Klosterhalfen B, Hrsg. Bakterielle Infektionen der Knochen und Gelenke. Stuttgart: Enke 1997;52–93.
Faccioli F, Buffatti P, Grosslercher JC, Bricolo A., Dalle Ore G. Open-door decompressive cervical laminotomy. Technic and initial experiences.Neurochirurgie 1987; 33:38–43.
Fehlings MG, Skaf G. A review of the pathophysiology of cervical spondylotic myelopathy with insights for potential novel mechanisms drawn from traumatic spinal cord injury. Spine 1998;23:2730–2737.
Feldmann PH, Wittenberg RH. Operative Therapie des engen Spinalkanals. Orthopäde 2003;32:877–888.
Ferguson RJ, Caplan LR. Cervical spondylitic myelopathy. Neurol Clin 1985;3:373–382.
Fortuna A, Palatinsky E, Di-Lorenzo N. Anterior cervical arthrodesis with heterologous bone graft and human fibrin glue in the surgical treatment of myelopathy due to spondylosis. Preliminary note. Clin Neurol Neurosurg 1988; 90:125–129.
Fritzell P, Hagg O, Wessberg P, Nordwall A; Swedish Lumbar Spine Study Group.2001 Volvo Award Winner in Clinical Studies: Lumbar fusion versus nonsurgical treatment for chronic low back pain: a multicenter randomized controlled trial from the Swedish Lumbar Spine Study Group. Spine 2001;26:2521–2532.
Fritzell P, Hagg O, Wessberg P, Nordwall A; Swedish Lumbar Spine Study Group.Chronic low back pain and fusion: a comparison of three surgical techniques: a prospective multicenter randomized study from the Swedish lumbar spine study group. Spine 2002;27:1131–1141.
Frykholm R. Lower cervical nerve roots and their investments. Acta Chir Scand 1951;101:457–471.
Frykholm R. Die cervikalen Bandscheibenschäden. In: Olivecrona H, Tönnis W, Krenkel W, Hrsg. Handbuch der Neurochirurgie, Band VII. Berlin: Springer; 1969.p. 73–163.
George B, Gauthier N, Lot G. Multisegmental cervical spondylotic myelopathy and radiculopathy treated by multilevel oblique corpectomies without fusion. Neurosurg 1999;44:81–90.
Gibson JN, Grant IC, Waddell G. The Cochrane review of surgery for lumbar disc prolapse and degenerative lumbar spondylosis. Spine 1999;24:1820–1832.
Gibson JN, Waddell G. Surgery for degenerative lumbar spondylosis: updated Cochrane Review. Spine 2005;30: 2312–2320.
Giehl J, Thiede S, Spitznagel J, Rehm S. Spndylodiszitis/ Spondylitis: Ist die operative Therapie der konservativen Behandlung überlegen? Vortrag 50. Jahrestagung der Vereinigung Süddeutscher Orthopäden e. V., Baden-Baden, 1.–4. Mai 2002.
Gokaslan ZL, Cooper PR. Treatment of disk and ligamentous diseases of the cervical spine by the anterior approach. In: Youmans JR, ed. Youmans Neurological Surgery,. 4thed., Philadelphia: Saunders; 1996.p. 2253–2261.
Golash A, Birchall D, Laitt RD, Jackson A. Significance of CSF area measurements in cervical spondylitic myelopathy. Br J Neurosurg 2001;15:17–21.

Good DC, Couch JR, Wacaser L. »Numb, clumsy hands« and high cervical spondylosis.Surg Neurol 1984;22:284–291.
Haberland N, Ebmeier K, Sölch O, Kalff R. Die operative Therapie degenerativer Erkrankungen der Halswirbelsäule. Nervenheilkunde 2000;19:380–387.
Haig AJ, Geisser ME, Tong HC, Yamakawa KS, Quint DJ, Hoff JT, Chiodo A, Miner JA, Phalke VV. Electromyographic and magnetic resonance imaging to predict lumbar stenosis, low-back pain, and no back symptoms. J Bone Joint Surg Am 2007;89:358–366.
Hall S, Bartleson JD, Onofrio B, Baker HL Jr. Okazaki H. O'Duffy JD. Clinical features, diagnostic procedures, and results of surgical treatment in 68 patients. Ann Intern Med 1985;103:271–275.
Hanai K, Fujiyoshi F, Kamei K. Subtotal vertebrectomy and spinal fusion for cervical spondylotic myelopathy. Spine 1986;11:310–315.
Hansraj KK, Cammisa FP, O'Leary PF, Crockett HC, Fras CI, Cohen MS, et al. Decompressive surgery for typical lumbar spinal stenosis. Clin Orthop Rel Res 2001a;384:10–17.
Hansraj KK, O'Leary PF, Cammisa FP, Hall JC, Fras CI, Cohen MS, et al. Decompression, fusion, and instrumentation surgery for complex lumbal spinal stenosis. Clin Orthop Rel Res 2001b;384:18–25.
Heller JG, Edwards CC, Murakami H, Rodts GE. Laminoplasty versus laminectomy and fusion for multilevel cervical myelopathy. An independent matched cohort analysis. Spine 2001;26:1330–1336.
Herkowitz HN. A comparison of anterior cervical fusion, cervical laminectomy, and cervical laminoplasty for the surgical management of multiple level spondylotic radiculopathy. Spine 1988;13:774–780.
Herkowitz HN. The surgical management of cervical spondylotic radiculopathy and myelopathy. Clin Orthop 1989;239:94–108.
Herron LD, Mangelsdorf C. Lumbar spinal stenosis: results of surgical treatment. J Spinal Dis 1991;4:26–33.
Hilibrand AS, Carlson GD, Palumbo MA, Jones PK, Bohlman HH. Radiculopathy and myelopathy at segments adjacent to the site of a previous anterior cervical arthrodesis. J Bone Joint Surg 1999;81:519–528.
Hirabayashi K, Miyakaway J, Satomi K, Maruyama T. Wakano K. Operative results and post-operative progression of ossification among patients with ossification of cervical posterior longitudinal ligaments. Spine 1981;6:354–364.
Hirabayashi K, Satomi K. Operative procedure and results of expansive open-door laminoplasty. Spine 1988;7:870–876.
Hooten WM, Mizerak A, Carns PE, Huntoon MA. Discitis after lumbar epidural corticosteroid injection: a case report and analysis of the case report literature. Pain Medicine 2006;7:46–51.
Houten J, Cooper PR. Laminectomy and posterior cervical plating for multilevel cervical spondylotic myelopathy and ossification of the posterior longitudinal ligament: effect on cervical alignment, spinal cord compression, and neurologic outcome. Neurosurgery 2003;52:1081–1088.
Hughes JT, Brownell B. Necropsy observations of the spinal cord in cervical spondylosis. Riv Patol Nerv Ment 1965;86:196–204.
Hukuda S, Mochizuki T, Ogata M, Shichikawa K. Shimomura Y. Operations for cervical spondylotic myelopathy. A comparison of the results of anterior and posterior procedures. J Bone Joint Surg Br 1985;67:609–615.
Huttner B, Opravil M. Infectious spondylitis. Z Rheumatol 2006 (Epub ahead of print).
Ikeda K, Wada E, Hosoe H. Numerical evaluation of symptoms in cervical myelopathy by quantification theory III (Hayashi). Spine 1990;14:1140–1143.
Irvine GB, Strachan WE. The long-term results of localized anterior cervical decompression and fusion in spondylotic myelopathy. Paraplegia 1987;25:18–22.
Itoh T, Tsuji H. Technical improvements and results of laminoplasty for compressive myelopathy in the cervical spine. Spine 1985;10:729–736.
Jeffreys RV. The surgical treatment of cervical myelopathy due to spondylosis and disc degeneration. J Neurol Neurosurg Psychiatry 1986;49:353–361.
JOA (Japanese orthopaedic association). Scoring system (17–2) for cervical myelopathy. J Jpn Orthop Assoc 1994;68:490–503.
Johnsson KE, Rosén I, Udén A. The natural course of lumbar spinal stenosis. Acta Orthop Scand (Suppl) 1993; 251:67–68.
Junghanns H. Spondylolisthesen ohne Spalt im Zwischengelenkstück. Arch Orthopäd Unfallchirurg 1930;29: 118–127.
Kadanka Z, Mares M, Bednanik J, Smrcka V, Krbec M, Stejskal L, Chaloupka R, Surelova D, Novotny O, Urbanek I, Dusek L. Approaches to spondylotic cervical myelopathy: conservative versus surgical results in a 3-year follow-up study. Spine 2002;27:2205–2210.
Kadanka Z, Mares M, Bednarik J, Smrcka V, Krbec M, Chaloupka R, Dusek L. Predictive factors for mild forms of spondylotic cervical myelopathy treated conservatively or surgically. Eur J Neurol 2005;12:16–24.
Kadoya S, Iizuka H, Nakamura T. Long-term outcome for surgically treated cervical spondylotic radiculopathy and myelopathy. Neurol Med Chir 2003:43:228–240.
Kalichman L, Cole R, Kim DH, Li L, Suri P, Guermazi A, Hunter DJ. Spinal stenosis prevalence and association with symptoms: the Framingham Study. Spine J 2009;9: 545–550.
Kawai S, Sunago K, Doi K, Saika M. Taguchi T. Cervical laminoplasty (Hattori's method). Procedure and follow-up results. Spine 1988;13:1245–1250.
Kimura I, Oh-Hama M, Shingu H. Cervical myelopathy treated by canal-expansive laminoplasty. Computed tomographic and myelographic findings. J Bone Joint Surg Am 1984;66:914–920.
Kimura I, Shingu H, Nasu Y. Long-term follow-up of cervical spondylotic myelopathy treated by canal-expansive laminoplasty. J Bone Joint Surg Br 1995;77:956–961.
King JT Jr, Moossy JJ, Tsevat J, Roberts MS. Multimodal assessment after surgery for cervical spondylotic myelopathy. J Neurosurg Spine 2005;2:526–534.
Koc RK, Menku A, Akdemir H, Tucer B, Kurtsoy A, Oktem IS. Cervical spondylotic myelopathy and radiculopathy treated by oblique corpectomies without fusion. Neurosurg Rev 2004;27:252–258.
Krupp W, Schattke H, Müke R. Clinical results of the foraminotomy as described by Frikholm for the treatment of lateral cervical disc herniation. Acta Neurochir 1990;107:22–29.
Kuchta J, Sobottke R, Eysel P, Simons P. Two-year results of interspinous spacer (X-Stop) implantation in 175 patients with neurologic intermittent claudication due to lumbar spinal stenosis. Eur Spine J 2009;18:823–829.
Kumar VGR, Rea GL, Mervis LJ, McGregor JM. Cervical spondylotic myelopathy: functional and radiographic long-term outcome after laminectomy and posterior fusion. Neurosurgery 1999;44:771–778.
LaRocca H. Cervical spondylotic myelopathy: Natural history. Spine 1988;13:854–855.
Lyu RK, Tang LM, Chen CJ, Chen CM, Chang HS, Wu YR. The use of evoked potentials for clinical correlation and surgical outcome in cervical spondylotic myelopathy with intramedullary high signal intensity on MRI. J Neurol Neurosurg Psychiatry 2004;75:256–261.
Matsuda Y, Miyazaki K, Tada K, Yasuda A, Nakayama T, Murakami H, et al. Increased MR signal intensity due to cervical myelopathy: analysis of 29 surgical cases. J Neurosurg 1991;74:887–892.
Matsumoto M, Toyama Y, Ishikawa M, Chiba K. Suzuki N. Fujimura Y. Increased signal intensity of the spinal cord on magnetic resonance images in cervical compressive

myelopathy. Does it predict the outcome of conservative treatment? Spine 2000;25:677–682.

Matsumoto M, Chiba K, Ishikawa M, Maruiwa H. Fujimura Y. Toyama Y. Relationships between outcomes of conservative treatment and magnetic resonance imaging findings in patients with mild cervical myelopathy caused by soft disc herniations. Spine 2001;26:1592–1598.

Matsumoto M, Watanabe K, Tsuji T, Ishii K, Takaishi H, Nakamura M, Toyama Y, Chiba K, Michikawa T, Nishiwaki Y. Nocturnal leg cramps: a common compaint in patients with lumbar spinal canal stenosis. Spine 2009; 34:E189–94.

Matsunga S, Ijiri K, Hayashi K. Nonsurgically managed patients with degenerative spondylolisthesis: a 10- to 18-year follow-up study. J Neurosurg 2000;793 (S2):194–198.

McHenry MC, Easley KA, Locker GA. Vertebral osteomyelitis: long-term outcome for 253 patients from 7 Cleveland-area hospitals. Clin Infect Dis 2002;34:1342–1350.

Mehren C, Mayer HM. Artificial cervical disc replacement - An update. Neurol India 2005;53:440–444.

Middleton TH, Al-Mefty O, Harkey LH, et al. Syringomyelia after decompressive laminectomy for cervical spondylosis. Surg Neurol 1987;28:458–462.

Miyazaki K, Tada K, Matsuda Y, Okuno M. Yasuda T. Murakami H. Posterior extensive simultaneous multisegment decompression with posterolateral fusion for cervical myelopathy with cervical instability and kyphotic and/or S-shaped deformities. Spine 1989;14: 1160–1170.

Möller H, Hedlund R. Instrumented and noninstrumented posterolateral fusion in adult spondylolisthesis. A prospective randomised study: part 2. Spine 2000;13:1716–1721.

Moore AP, Bloomhardt LD. A prospective survey of the causes of nontraumatic spastic paraparesis and a tetraparesis in 585 patients. Spinal Cord 1997;>35:361–367.

Moreland LW, Polez-Medez A, Alarcon GS. Spinal stenosis: A comprehensive review of the literature. Semin Arthritis Rheum 1989;19:127–149.

Morio Y, Teshima R, Nagashima H, Nawata K, Yamasaki D, Nanjo Y. Correlation between operative outcomes of cervical compression myelopathy and MRI of the spinal cord. Spine 2001;26:1238–1245.

Mummaneni PV, Haid RW. The future in the care of the cervical spine: interbody fusion and arthroplasty. Invited submission from the Joint Section Meeting on Disorders of the Spine and Peripheral Nerves. J Neurosurg Spine 2004;1:155–159.

Müller EJ, Russe OJ, Muhr G. Osteomyelitis der Wirbelsäule. Orthopäde 2004;33:305–315.

Nurick S. The pathogenesis of the spinal cord disorder associated with cervical spondylosis. Brain 1972a;95:87–100.

Nurick S. The natural history and the results of surgical treatment of the spinal cord disorder associated with cervical spondylosis. Brain 1972b;95:101–108.

Ogino H, Tada K, Okada K, Yonenobu K. Yamamoto T. Ono K. Namiki H. Canal diameter, anteroposterior compression ratio, and spondylotic myelopathy of the cervical spine. Spine 1983;8:1–15.

Oiwa T. Experimental study on the postlaminectomy deterioration in cervical spondylotic myelopathy-influences of the meningeal treatment and persistent spinal cord block (Original in japanisch). Nippon Seikeigeka Gakkai Zasshi 1983;57:577–592.

Okada K, Shirasaki N, Hayashi H, Oka S. Hosoya T. Treatment of cervical spondylotic myelopathy by enlargement of the spinal canal anteriorly, followed by arthrodesis. J Bone Joint Surg 1991;73:352–364.

Onel D, Sari H, Dönmez Ç. Lumbar spinal stenosis: Clinical/radiologic therapeutic evaluation in 145 patients. Conservative treatment or surgical intervention? Spine 1993;18:219–298.

Paine KWE. Clinical features of lumbar spinal stenosis. Clin Orthop 1976a;115:77–82.

Paine KWE. Results of decompression for lumbar spinal stenosis. Clin Orthop 1976b;115:96–100.

Paul G. Matz, The natural history of cervical spondylotic myelopathy J Neurosurg Spine 2009a;11:104–.

Paul G. Matz, Anterior cervical surgery for the treatment of cervical degenerative myelopathy, J Neurosurg Spine 2009b;11:170–173.

Pallis C, Jones AM, Spillane JD. Cervical spondylosis. Incidence and implications. Brain 1954;77:274–289.

Pappas CTE, Sonntag VKH. Degenerative disorders of the spine: Lumbar stenosis. In: Menezes AH, Sonntag VKH, eds. Principles of Spinal Surgery. New York: McGraw-Hill; 1996.p. 547–557.

Parke WW. Correlative anatomy of cervical spondylotic myelopathy. Spine 1988;13:831–837.

Pennal GF, Schatzker J. Stenosis of the lumbar spinal canal. Clin Neurosurg 1971;18:86–105.

Perneczky G, Böck FW, Neuhold A, Stiskal M. Diagnosis of cervical disk disease. MRI versus cervical myelography. Acta Neurochir 1992;116:44–48.

Pleatment CW, Lukin RR. Lumbar spinal stenosis. Semin Roentgenol 1988;23:106–110.

Powell FC, Hanigan WC, Olivero PC. A risk/benefit analysis of spinal manipulation therapy for relief of lumber or cervical pain. Neurosurg 1993;33:73–79.

Rao R. Neck pain, cervical radiculopathy, and cervical myelopathy: pathophysiology, natural history, and clinical evaluation. J Bone Joint Surg Am 2002;84:1872–1881.

Reale F. Long-term results in 102 cases of cervical myeloradiculopathy operated on for spondylosis and disc herniation. Ital J Neurol Sci 1983;4:291–296.

Richter A, Schütz C, Hauck M, Halm H. Does an interspinous device (Coflex) improve the outcome of decompressive surgery in lumbar spinal stenosis? One-year follow up of a prospective case control study of 60 patients. Eur Spine J 2010;19:283–289.

Risse JH, Grünwald F, Gassel F, Biersack HJ, Schmitt O. Fluorine-18-fluoro-deoxyglucose positron emission tomography findings in spondylodiscitis: preliminary results. Eur Spine J 2001;10:534–539.

Roberson GH, Llewllyn HJ, Taveras JM. The narrow lumbar spinal canal syndrome. Radiology 1973;107:89–97.

Roberts AH. Myelopathy due to cervical spondylosis treated by collar immobilization. Neurology 1966;16: 951–954.

Russin LA, Sheldon J. Spinal stenosis: report of series and long term follow-up. Clin Orthop 1976;155:101–103.

Sadasivan KK, Reddy RP, Albright JA. The natural history of cervical spondylotic myelopathy. Yale J Biol Med 1993;66:235–242.

Saint-Louis L. Lumbar spinal stenosis. Assessment with computed tomography, magnetic resonance imaging, and myelography. Clin Orthop Rel Res 2001;384:122–136.

Sampath P, Bendebba M, Davis JD, Ducker TB. Outcome of patients treated for cervical myelopathy. A prospective, multicenter study with independent clinical review. Spine 2000;25:670–676.

Saunders RL, Bernini PM, Shireffs TG, Reeves AG. Central corpectomy for cervical spondylotic myelopathy: a consecutive series with long-term follow-up evaluation. J Neurosurg 1991;74:163–170.

Schizas C, Theumann N, Burn A, Tansey R, Wardlaw D, Smith FW, Kulik G. Qualitative grading of severity of lumbar spinal stenosis based on the morphology of the dural sac on magnetic resonance images. Spine 2010 Epub ahead of print.

Schmidek HH, Smith DA. Anterior cervical disk excision in cervical spondylosis. In: Schmidek HH, Sweet WH, eds. Operative Neurosurgical Techniques.3rded., Philadelphia: Saunders; 1995.p. 1783–1790.

Schulitz KP, Wehling P, Assheuer J. Die lumbale Wirbelkanalstenose. Dt. Ärzteblatt 1996;93:A3340–3545.

Shenkin HA, Hash CJ. Spondylolisthesis after multiple bilateral laminectomies and facetectomies for lumbar spondylosis. J Neurosurg 1979;50:45–47.
Sim FH, Svien HJ, Bickel WH, Janes JM. Swan-neck deformity following extensive cervical laminectomy. A review of twenty-one cases. J Bone Joint Surg 1974;56A: 564–580.
Simotas AC. Nonoperative treatment for lumbar spinal stenosis. Clin Orthop Rel Res 2001;384:153–161.
Smith GW, Robinson RA. The treatment of certain cervical spine disorders by anterior removal of the intervertebral disc and inter-body fusion. J Bone Joint Surg 1958;40: 607–624.
Spetzger U, Bertalanffy H, Reinges MHT, Gilsbach JM. Unilateral laminotomy for bilateral decompression of lumbar spinal stenosis. Part II: Clinical experiences. Acta Neurochir 1997;139:397–403.
Spillane JD, Lloyd GHT. The diagnosis of lesions of the spinal cord in association with »osteoarthritic« disease of the cervical spine. Brain 1952;75:177–186.
Stoltze D, Böhm H, Harms J. Operative Behandlung bei bakterieller Spondylitis und Spondylodiscitis. In: Rahmazadeh R, Meißner A, Hrsg. Fortschritte in der Unfallchirurgie - 10. Steglitzer Unfalltagung. Berlin: Springer, 1992.S. 3–8.
Stumpe K, Zanetti M, Weishaupt D, Hodler J, boos N, Schulthess GK. 1.FDG Positron Emission Tomography for differentiation of degenerative and infectious endplate abnormalities in the lumbar spine detected on MR-imaging. AJRuy 2002;179:1151–1157.
Tadokoro K, Miyamoto H, Sumi M, Shimomura T. The prognosis of conservative treatments for lumbar spinal stenosis: analysis of patients over 70 years of age. Spine 2005;30:2458–2463.
Taylor AR, Aberd MB. Vascular factors in the myelopathy associated with cervical spondylosis. Neurology 1964; 14:62–68.
Teresi LM, Lufkin RB, Reicher MA, Moffit BJ. Vinuela FV. Wilson GM. et al. Asymptomatic degenerative disk disease and spondylosis of the cervical spine: MR imaging. Radiology 1987;164:83–88.
Thier P, Dichgans J, Grote EH. Die zervikale spondylotische Myelopathie. Akt Neurol 1992;19:119–131.
Tile M, McNeill SR, Zarins RK, Garside SH. Spinal stenosis: results and treatment. Clin Orthop 1976;115:104–108.
Tsuji H. Laminoplasty for patients with compressive myelopathy due to so-called spinal canal stenosis in cervical and thoracic regions. Spine 1982;7:28–34.
Turner JA, Ersek M, Herron L, Deyo R. Surgery for lumbar spinal stenosis. Spine 1992;17:1–8.
Verbiest H. Results of surgical treatment of idiopathic developmental stenosis of the lumbar vertebral canal – A review of twenty-seven years' experience. J Bone Joint Surg 1977;59:181–188.
Verbiest H. Stenosis of the lumbar vertebral canal and sciatica. Neurosurg Gev 1980;3:75–89.
Voskuhl RR, Hinton RC. Sensory impairment in the hands secondary to spondylotic compression of the cervical cord. Arch Neurol 1990;47:309–311.
Vroomen PCAJ, De Krom MCTFM, Wilmink JT, Kester ADM, Knottnerus JA. Lack of effectiveness of bed rest for sciatica. N Engl J Med 1999;340:418–423.
Wada E, Yonenobu K, Suzuki S, Kanazawa A. Ochi T. Can intramedullary signal change on magnetic resonance imaging predict surgical outcome in cervical spondylotic myelopathy? Spine 1999;24:445–462.
Waldvogel FA, Vasey H. Osteomyelitis: the past decade. N Engl J Med 1980;303:360–370.
Watanabe R, Park WW. Vascular and neural pathology of lumbosacral spinal stenosis. J Neurosurg 1986;64:64–70.
Weinstein PR. Lumbar stenosis. In: Hardy RW, eds. Lumbar Disc Disease. New York, NY: Raven Press; 1982.p. 257–276.
Weinstein JN, Lurie JD, Tosteson TD, Zhao W, Blood EA, Tosteson A, Birkmeyer N, Herkowitz H, Longley M, Lenke L, Emery S, Hu SS. Surgical Compared with Nonoperative Treatment for Lumbar Degenerative Spondylolisthesis. Four-Year Results in the Spine Patient Outcomes Research Trial (SPORT) Randomized and Observational Cohorts. Bone Joint Surg Am 2009;91: 1295–1304.
White AH, Wiltse LL. Postoperative spondylolisthesis. In: Weinstein PR, Ehni G, Wilson CB, eds. Lumbar Spondylosis: Diagnosis, Management and Surgical Treatment. Chicago, III.: Year Book Medical Publ; 1977.p. 184–194.
Whiffen JR, Neuwirth MG. Spinal stenosis. In: Bridwell KH, DeWald R, eds. The Textbook of Spinal Surgery. Philadelphia: Lippincott; 1991.p. 637–656.
White AA, Panjabi MM. Biomechanical considerations in the surgical management of cervical spondylotic myelopathy. Spine 1988;13:856–860.
Whitecloud TS. Anterior surgery for cervical spondylotic myelopathy. Smith-Robinson, Cloward, and vertebrectomy. Spine 1988;13:861–863.
Wilberger JE, Chedid MK. Acute cervical spondylotic myelopathy. Neurosurgery 1988;22:145–146.
Wiltse LL, Kirkaldy-Willis WH, McIvor GWD. The treatment of spinal stenosis. Clin Orthop 1976;115:83–91.
Woertgen C, Rothoerl RD, Englert C, Neumann C. Pyogenic spinal infections and according to the 36-Item Short Form Health Survey. J Neurosurg Spine 2006;4: 441–446.
Wood GW, Edmondson AS. Osteomyelitis of the spine. Spine 1989;3:461–493.
Yue WM, Tan SB, Tan MH, Koh DC, Tan CT. The Torg-Pavlov ratio in cervical spondylotic myelopathy. A comparative study between patients with cervical spondylotic myelopathy and a nonspondylotic, nonmyelopathic population. Spine 2001;26:1760–1764.
Yonenobu K, Fuji T, Ono K, Okada K, Yamamoto T, Harada N. Choice of surgical treatment for multisegmental cervical spondylotic myelopathy. Spine 1985;10: 710–716.
Yonenobu K, Abumi K, Nagata K, Taketomi E. Ueyama K. Interobserver and intraobserver reliability of the Japanese Orthopaedic Association scoring system for evaluation of cervical compression myelopathy. Spine 2001; 26:1890–1895.
Yu YL, Jones SJ. Somatosensory evoked potentials in cervical spondylosis. Brain 1985;108:273–300.
Zanasi R, Fioretta G, Rotolo F, Zanasi L. »Open door« Operation to raise the vertebral arch in myelopathy due to cervical spondylosis. Ital J Orthop Traumatol 1984;10: 21–30.

I 16 Ungewöhnliche Formen zentraler motorischer Hyperaktivität: Spasmen, Startle- und Stiff-man-Syndrom

von H.-M. Meinck

I 16.1 Spasmen

I 16.1.1 Klinik

Als Spasmen werden vielfältige Manifestationsformen motorischer Überaktivität peripheren oder zentralen Ursprungs bezeichnet mit unwillkürlicher, Sekunden bis Minuten anhaltender, kräftiger Muskelkontraktion. Im Unterschied zum peripher generierten Krampf, der abrupt, schmerzhaft und mit charakteristisch knotiger Muskelverhärtung typischerweise einzelne Muskeln isoliert befällt und durch Muskeldehnung unterbrochen werden kann (Layzer 1994), sind zentral generierte Spasmen oft nicht oder nur wenig schmerzhaft, zeigen einen zentralen Prädilektionstyp (d. h. sie betreffen Gliedmaßenabschnitte oder die gesamten Gliedmaße bis hin zur Generalisierung) und sind häufig durch kutane Reize provozierbar. Ihr Beginn ist gelegentlich abrupt (myoklonisch), dies kann schwere Stürze verursachen. Für Differentialdiagnose und Therapie der zentral versus peripher generierten Spasmusformen relevant sind Phänomenologie (ausgeprägte Fluktuation der Intensität z. B. beim hemifazialen Spasmus, geringe Fluktuation z. B. beim Gesichtskrampf infolge intrapontiner Prozesse), Verteilungstyp (z. B. Masseterspasmen bei Mb. Whipple oder beginnendem Tetanus) und ihr syndromaler Kontext: Spasmus als Allein- oder Teilsymptom extrapyramidaler Bewegungsstörungen (z. B. Blepharospasmus, Tortikollis spasmodikus), als augenfälliges Symptom epileptischer Anfälle (infantile Spasmen), als Begleitsymptom spastischer Bewegungsstörungen (z. B. Flexorspasmen) oder als frühes, u. U. isoliertes Symptom anderer neurologischer Erkrankungen. Phänomenologisch und pathophysiologisch bestehen Verbindungen einerseits zu gesteigerten Schreckreflexen, andererseits zur spastischen Steigerung des Muskeltonus; die Kombination aller drei Symptome findet man vor allem beim Stiff-man-Syndrom.

Tonische Spasmen (Synonyme: schmerzhafte tonische Spasmen, paroxysmale Dystonie, tonische Anfälle) treten gelegentlich (vereinzelt sogar als Initialsymptom) bei Multipler Sklerose auf (Rowland 1985), meist assoziiert mit Läsionen der Pyramidebahn zwischen Kapsula interna und Thorakalmark (Spissu et al. 1999). Tonische Spasmen dauern ca. 20 Sekunden bis 2 Minuten und zeigen eine spontane Neigung zur niederfrequenten Repetition (mehrmals pro Stunde). Ihr Ablauf ist stereotyp: Oft geht ein zunehmendes Spannungsgefühl voraus. Im Spasmus vollführen Gesicht und/oder Gliedmaßen langsame athetoide Bewegungen, z. B. Schulteradduktion mit Ellenbogen- und Handgelenksflexion, Extension und Abduktion der Finger. Halbseitige oder generalisierte Ausbreitung kommt vor. Meistens können Auslösemechanismen identifiziert werden (Tranchant et al. 1995). Gelegentlich werden tonische Spasmen fehlgedeutet als Flexor- oder Extensorspasmen (Barolat und Maiman 1987) oder fokale epileptische Anfälle (O'Neil et al. 1991). Differentialdiagnostisch ist bei unauffälligem MRT auch an eine atypische Dystonie oder paroxysmale Dyskinesie zu denken (Bhatia 1999).

I 16.1.2 Verlauf

Tonische Spasmen können spontan verschwinden, aber auch wiederkehren. Wenn sie häufig auftreten und/oder schmerzhaft sind, können sie Lebensqualität und Arbeitsfähigkeit erheblich beeinträchtigen (Rowland 1985).

I 16.1.3 Pragmatische Therapie

Das Auftreten tonischer Spasmen bei Multipler Sklerose kann als Schub-Äquivalent aufgefasst und durch die übliche Schubbehandlung mit hochdosierten Kortikoiden unterbrochen werden. Zur symptomatischen Therapie werden übereinstimmend Antikonvulsiva, vor allem Carbamazepin (z. B. Timonil® 400–800 mg/d) (↑, B) oder Gabapentin (Neurontin® 600–1 200 mg/d) empfohlen (Rowland 1985, Solaro et al. 1998) (↑, B).

I 16.2 Startle-Syndrome

I 16.2.1 Klinik

Leitsymptom ist das gesteigerte Erschrecken vor allem auf akustische und kutane Reize. Phänomenologisch lassen sich unterscheiden (Matsumoto und Hallett 1996, Meinck 2006):

a) Pathologisch gesteigerte (i. e. disinhibierte) Schreckreflexe (Hyperekplexie) mit kurzer Latenz und stereotypem Bewegungsmuster. Als pathologisch gesteigert wird dabei ein Schreckreflex aufgefasst, der durch einen normalerweise inadäquaten Reiz (z. B. Händeklatschen nach Vorwarnung, Berührung des Gesichts mit offenen Augen) reproduzierbar ausgelöst werden kann und bei rasch wiederholter Auslösung nur eine geringe Habituation zeigt.

b) Schreckinduzierte epileptische Anfälle (Startle-Epilepsie), bei denen normales Erschrecken einen komplex-partiellen oder generalisierten epileptischen Anfall auslöst.
c) Komplexe, aber stereotype Handlungen im Gefolge eines normalen Erschreckens, z. B. Latah, Jumping Frenchmen of Maine.

Letztere werden heute überwiegend als kulturgebundene bzw. sozialisationsspezifische Verhaltensauffälligkeiten oder stimulus-sensitive Tics aufgefasst. Schwerpunkt dieser Darstellung ist die Hyperekplexie.

I 16.2.2 Epidemiologie und Verlauf

Hyperekplexie kommt als kongenitale (meist autosomal-dominante) oder erworbene (symptomatische oder idiopathische) Erkrankung vor; beide Formen sind selten (Brown et al. 1991, Matsumoto und Hallett 1996). Neugeborene mit hereditärer Hyperekplexie sind brettsteif und durch Apnoe oder Laryngospasmus vital gefährdet. Der Muskeltonus normalisiert sich spontan im ersten Lebensjahr, die psychomotorische Entwicklung ist meist nur gering verlangsamt. Oft persistieren jedoch die myokloniform gesteigerten Schreckreflexe: Ein plötzliches Geräusch, unerwartete Berührung oder ein nur leichtes Stolpern lösen eine kurze Versteifung des Rumpfes mit Retropulsion des Kopfes sowie Anheben und Beugen der Arme und Beine aus. Das Kind stürzt »wie ein Brett« ohne Abfangreaktion, die Verletzungsgefahr ist erheblich. Die Kinder entwickeln eine ausgeprägte Angst, frei oder gar exponiert zu stehen oder zu gehen. Ihr ängstlich-protektives Gangmuster bessert sich bei geringfügiger Unterstützung sofort und eindrücklich. Drängendes Fordern, Angst oder Ärger dagegen verstärkt die Symptomatik bis hin zum spontanen Auftreten von phänomenologisch den gesteigerten Schreckreflexen ähnelnden myoklonischen Sturzattacken (Tijssen 1997). Bis ins Erwachsenenalter können febrile Infekte zu einer transienten Verstärkung der Symptomatik führen.
Der Spontanverlauf der symptomatischen Hyperekplexie wird entscheidend durch den Verlauf der Grunderkrankung geprägt. Die spärlichen Informationen über die Spontanprognose der idiopathischen Hyperekplexie zeigen mehrjährige Stabilität.

I 16.2.3 Klinische Befunde und Diagnostik

»Stiff babies» halten Rumpf und Nacken überstreckt, Arme und Beine in Beugestellung und die Fäuste geschlossen (»Stiff Baby-Syndrom«). Im Schlaf und bei Entspannung werden sie lockerer. Außenreize induzieren massive Schreckreflexe mit ruckartiger Retropulsion von Kopf und Rumpf und Beugemuster der Extremitäten. Die heftige Auslösbarkeit dieser Schreckreflexe durch taktile Reizung der Lippen kann die mehrmonatige Ernährung über eine Magensonde notwendig machen. Oft wird zunächst eine perinatale Hirnschädigung mit Spastik und epileptischen Anfällen diagnostiziert.

Charakteristisches neurologisches Zeichen ist der Kopfretraktionsreflex, ein archaischer Schutzreflex des Gesichts: Leichtes Beklopfen des Gesichtszentrums (Glabella, Nasenrücken, Oberlippe, Kinn) induziert mit kurzer Latenz (ca. 20 ms) eine brüske Retraktion des Kopfes, die bei wiederholter Auslösung kaum habituiert (Tijssen 1997). In schwacher Form persistiert dieser atavistische Reflex lebenslang, was bei subjektiv asymptomatischen Eltern die klinische Identifikation des Genträgers ermöglichen kann. Bei den meisten Betroffenen lässt sich eine (u. U. spontane) Punktmutation im Gen der µ1-Untereinheit des Glyzinrezeptors (GLRA1) auf Chromosom 5q31.2 nachweisen, Mutationen anderer Gene von glyzinergen Synapsenproteinen sind in Einzelfällen beschrieben (DeKoning-Tijssen und Rees 2009).

I 16.2.4 Differentialdiagnose

Als erworbene Störung kommt Hyperekplexie sowohl ohne identifizierbare Ursache als auch symptomatisch bei definierbaren ZNS-Erkrankungen vor. Beide Formen sind weder klinisch noch neurophysiologisch erschöpfend charakterisiert (Brown et al. 1991). Die klinische Manifestation der idiopathischen Hyperekplexie ähnelt der hereditären Form. Symptomatische Hyperekplexie wurde bei verschiedenen Läsionsorten in Hirnstamm und Mittelhirn unterschiedlichster Ätiologie, aber auch im Alkohol- und Medikamentenentzug beschrieben und ist dann mit entsprechenden neurologischen Symptomen assoziiert (Brown et al. 1991).

I 16.2.5 Pragmatische Therapie

Als symptomatische Therapie der Wahl bei hinreichend schwerer hereditärer oder erworbener Hyperekplexie hat sich in einer doppelblinden placebokontrollierten Studie Clonazepam (z. B. Rivotril® 1 mg/d) als wirksam (↑, A), Vigabatrin (Sabril® 1 000 mg/d) dagegen als unwirksam erwiesen (Tijssen et al. 1997). Bei Kindern sind entsprechend niedrigere Dosen wirksam. Kinder scheinen von behutsamer Exposition unter kontrollierten Bedingungen (z. B. am Strand) deutlich mehr zu profitieren als von Verhaltenstherapie oder gar energisch forcierter Bewegungsschulung (↔, C). Gelegentlich ist die gezielte Entschärfung sozialer Zuspitzungen (Hänseleien in der Schule, Sportunterricht) notwendig.

I 16.3 Stiff-man-Syndrom

I 16.3.1 Klinik

Das Stiff-man-Syndrom (SMS; Synonym: Stiff-person-Syndrom) ist klinisch charakterisiert durch symmetrische Tonussteigerung insbesondere der Achsen- und achsennahen Muskulatur mit Skelettdeformierung, schmerzhaft einschießende Spasmen, episodische adrenerge autonome Dysregulation und agoraphobische Angststörung (Moersch und Woltman 1956, Meinck und Thompson 2002). Asymmetrie bis hin zur Beschränkung der motorischen Symptome auf nur eine Gliedmaße (Stiff limb-Syndrom, SLS) kommt vor (Saiz et al. 1998).

Beim SMS/SLS können die Muskeldehnungsreflexe gesteigert sein. Weitere neurologische Symptome fehlen. Bei der »Plusvariante«, progressive Enzephalomyelitis mit Rigidität und Myoklonien (PERM) treten u. U. flüchtige Augenbewegungsstörungen, Pyramidenbahnzeichen, Ataxie, Paresen, Epilepsie oder andere zentralneurologische Symptome hinzu (Barker et al. 1998, Meinck und Thompson 2002). Die hohe Prävalenz von Serum-Autoantikörpern gegen Glutamat-Dekarboxylase (GAD) (Solimena et al. 1990, Meinck et al. 2001) und von assoziierten – vor allem endokrinen – Autoimmunerkrankungen weist auf eine Immunopathie als Grundlage dieser Syndromgruppe hin (Solimena et al. 1990, Meinck und Thompson 2002).
Rigidität und Spasmen sind für den Untersucher sicht- und fühlbar, meist symmetrisch und besonders stark in der Rumpf- und rumpfnahen Muskulatur der unteren Körperhälfte ausgeprägt. Hände und Füße können einbezogen sein, selten auch das Gesicht. Der bretthart Muskelzug und die Spasmen führen zu Wirbelsäulenverbiegungen, Ankylosen und Subluxationen, schweren Stürzen oder sogar »Spontan« frakturen. Bizarr anmutende, ängstlich-protektive Gangmuster und myoklonische schwere Stürze bei erhaltenem Bewusstsein sind häufig. Gesteigerte Schreckreaktionen, paroxysmale Angstattacken (vor allem bei motorischer oder emotionaler Belastung) und die Auslösbarkeit der Spasmen durch Angst oder Ärger führen dazu, dass in etwa 2/3 der Fälle zunächst eine Konversionsneurose diagnostiziert wird (Meinck und Thompson 2002). Zeichen der vegetativen (adrenergen) Hyperaktivität wie profuses Schwitzen, Tachykardie, Mydriasis, arterielle Hypertension, Tachypnoe sind beim SMS häufig und oft von frequenten Spasmen begleitet. Sie können umschlagen in akute autonome Entgleisungen, die – wie auch die Irradiation der Spasmen in die Atem- oder Larynxmuskulatur – die sofortige Behandlung auf einer Intensivstation notwendig machen (Meinck und Thompson 2002).

I 16.3.2 Diagnostik

Die klinische Befunderhebung ist entscheidend, die Verdachtsdiagnose kann durch das EMG gestützt werden. Als Korrelat der Muskelsteifigkeit findet man eine anhaltende und kaum unterdrückbare, tonische Aktivität normaler motorischer Einheiten. Diese feuern mit niedriger, oft überraschend stabiler Frequenz (Auger 1994, Thompson 1993). Taktile oder elektrische Stimulation beliebiger Nerven evoziert generalisierte Spasmen mit kurzer Latenz (unter 80 ms) und hypersynchroner Aktivität simultan in antagonistischen Muskelpaaren (myoklonischer Reflexspasmus) (Meinck und Thompson 2002). Bei 60 bis 80 % der Patienten mit SMS/SLS/PERM findet man Autoantikörper gegen GAD (Meinck et al. 2001, Solimena et al. 1990). Der Nachweis von GAD-Autoantikörpern ist diagnostisch hilfreich, aber weder Voraussetzung der Diagnose noch spezifisch für das SMS und seine Varianten (Seissler und Scherbaum 2000). Bei 60 % ist der Liquorbefund auffällig mit oligoklonalen Banden oder autochthoner IgG-Vermehrung, seltener auch mit Albuminvermehrung oder milder lymphozytärer Pleozytose (Meinck und Thompson 2002) (B).
Die. dämpfende Wirkung von Benzodiazepinen auf Tonuserhöhung, Startle und Spasmen gilt als diagnostisches Hilfskriterium, ebenso der symptomverstärkende Effekt von aminergen Medikamenten (z. B. Clomipramin) (Stöhr und Heckl 1977, Meinck und Thompson 2002) (↑, B).

I 16.3.3 Differentialdiagnose

Die häufigste Differentialdiagnose des Stiff-man-Syndroms ist zweifellos die psychogene Bewegungsstörung (Henningsen und Meinck 2005, Meinck und Thompson 2002). Ähnliche Teilaspekte der zentralen Übererregbarkeit: zeigen Tetanus- und Strychnin-Intoxikation sowie die erworbene Hyperekplexie. Atypische axiale Dystonien zeigen keine ausgeprägte fremdreflektorische Erregbarkeit. Gelegentlich erzeugen intraspinale Tumoren, spinale Durafisteln oder chronische Myelitiden SMS-ähnliche Symptome, vor allem die ausgeprägte Rigidität in den betroffenen Körperpartien. Vereinzelt treten SMS/SLS/PERM auch als paraneoplastisches Syndrom bei Mamma- oder Bronchialkarzinomen auf. Die Autoantikörper-Produktion richtet sich dann meist gegen Amphiphysin I– wie GAD ebenfalls ein intrazelluläres neuronales Protein.

I 16.3.4 Epidemiologie und Verlauf

Präzise epidemiologische Daten liegen nicht vor. In der Heidelberger Neurologie wurden im Zeitraum 1989–1999 die Diagnosen SMS/SLS/PERM bei insgesamt 20 stationären Patienten aus dem Einzugsgebiet der Klinik gestellt (2–3 Mio Einwohner; 2000–3000 stationäre Aufnahmen pro Jahr). Unter den bisher in Heidelberg untersuchten Patienten überwogen Frauen (2 : 1); die Diagnosen SMS und PERM waren etwa gleich häufig, SLS selten (< 10 %). Das Erkrankungsalter variierte zwischen 13 und 81 Jahren (Mittel 46 Jahre). Der Spontanverlauf ist charakterisiert durch über Monate schleichend zunehmende Rigidität mit nachfolgender Stabilisierung u. U. über Jahrzehnte. Fluktuationen der Symptomatik können spontan oder induziert (z. B. andere Erkrankungen, belastende Lebensereignisse) auftreten. Schubförmige Verschlechterungen oder neue neurologische Symptome kommen eher bei der Plusvariante PERM vor (Barker et al. 1998). Spontanheilungen sind ausgesprochen selten. Unter effektiver Immunsuppression kommen vereinzelt vollständige Remissionen vor. In der Regel besteht die Erkrankung jedoch lebenslang. Bei fast 25 % der Patienten mit SMS/PERM werden im Krankheitsverlauf längerdauernde intensivstationäre Behandlungen erforderlich. Knapp 10 % der Patienten versterben an akuten Komplikationen ihrer neurologischen Erkrankung (Meinck und Thompson 2002).

I 16.3.5 Pragmatische Therapie

I 16.3.5.1 Symptomatische Therapie

Physiotherapie (n. Vojta, PNF) ist bei den meisten Patienten hilfreich. Sie wird jedoch von einigen wegen der Auslösung von Spasmen und Startle als verschlechternd abgelehnt (↔, C). Bei drohender Gelenkschädigung (z. B. Subluxation der Sprunggelenke) können Injektionen von Botulinum-Toxin vorübergehende Entlastung schaffen (↑, B). Quengelschienen, Gipsverbände oder orthopädische Operationen (Achillessehnenverlängerung, Hallux valgus-Operation) ohne wirksame antispastische Medikation sind gegen die Skelettdeformierungen meist nutzlos (↔, C). Antispastische Substanzen, vor allem Benzodiazepine (Dosierungsrahmen 5–50 mg/d Diazepam, z. B. Valium®), sind meist wesentlich wirksamer (↑, B). Gelegentlich wirken auch Baclofen und Tizanidine oder Antikonvulsiva wie Valproat oder Carbamazepin in höherer Dosierung (Meinck und Thompson 2002) (↔, C). Vor allem für die Benzodiazepine besteht bei vielen Patienten eine Adaptationstendenz mit der Notwendigkeit allmählicher Dosissteigerung, die oft erstaunlich gut toleriert wird. Bei Dosisreduktion oder geplantem Medikamentenentzug ist die für diese Patienten charakteristische Neigung zu vegetativen Entgleisungen zu beachten (s. Komplikationen). Angesichts der Symptomverstärkung durch aminerge Substanzen im Akutversuch (Stöhr und Heckl 1977) sollten z. B. trizyklische Antidepressiva vermieden werden. *Ultima ratio* der symptomatischen Behandlung ist die intrathekale Baclofen-Applikation über ein subkutan implantiertes Pumpensystem (Stayer et al. 1997) (↔, C). Auch hier besteht die Tendenz zur Adaptation mit konsekutiver Erhöhung der Tagesdosis (Dosierungsrahmen 50–1 500 µg/d Baclofen i. th.).

Komplikationen: Medikamentenentzug oder technische Probleme (z. B. Pumpenversagen, Katheterdiskonnektion) können insbesondere bei Patienten mit hoher Dosierung lebensbedrohliche Komplikationen durch vegetative Entgleisungen induzieren (Stayer et al. 1997). Tachykardie, arterielle Hypertension, Tachypnoe und Hyperhidrose sind typischerweise begleitet von anhaltenden rhythmischen Myoklonien oder von frequenten und heftigsten Spasmen, die sich bis in die Larynxmuskulatur ausbreiten können. Das klinische Bild ähnelt dem Tetanus oder der Strychninintoxikation und erfordert sofortige intensivstationäre Behandlung mit kompromissloser Sedierung und ggf. mechanischer Beatmung bis zur Klärung der aktuellen Ursache. Bei solchen krisenhaften Zuspitzungen werden hohe Dosierungen benötigt (bis zu 400 mg Diazepam pro Tag!). Typische Folgen unzureichend behandelter vegetativ-motorischer Entgleisungen sind Herzinfarkt, Hirnblutung Rhabdomyolyse mit myoglobinurischem Nierenversagen und Exitus.

I 16.3.5.2 Immuntherapie

Eine kleine, placebokontrollierte cross-over-Studie belegt mäßige therapeutische Effekte einer hoch dosierten Therapie mit i. v.-Immunglobulinen (i. v. IgG; 1 g/kg an zwei aufeinander folgenden Tagen mit vierwöchigem Intervall; Dalakas et al. 2001). Bei Respondern scheint die Wirkung spätestens nach dem dritten Therapiezyklus einzusetzen und über Wochen bis Monate anzuhalten (↑, B). Diese Behandlung ist in Deutschland nur als Off-Label-Therapie möglich und bedarf einer gesonderten Absprache mit dem Kostenträger. Das Risikoprofil dieser sehr hoch dosierten Therapie insbesondere bei Patienten mit Niereninsuffizienz oder arterieller Hypertonie ist zu beachten.

Immunsuppression mit Natalizumab ist in Einzelfällen wirksam (Baker et al 2005). Die retrospektive Auswertung von 67 Immun-Therapiezyklen bei 48 eigenen Patienten mit den Diagnosen SMS (n = 34) oder PERM (n = 14) ergab, dass die initial hochdosierte Langzeittherapie mit Methylprednisolon allen anderen Behandlungsregimes überlegen war (z. B. Urbason® 500 mg/Tag i. v. für 5 Tage, danach allmähliche Reduktion innerhalb von 6–8 Wochen von 100 mg/d auf eine Erhaltungsdosis von 6–10 mg jeden zweiten Tag). Dieses Behandlungsschema führte in 20 von 24 Fällen zu einer Motilitätsverbesserung um mindestens eine Stufe auf einer einfachen Mobilitätsskala (bettlägerig – Rollstuhlfahrer – gangfähig mit Krücken – frei beweglich). Die Besserung begann meist subakut innerhalb von 2 Wochen nach Therapiebeginn und konnte eindrucksvoll verlaufen. Bei schwer beeinträchtigten Patienten begann sie jedoch meist allmählich und hielt unter niedrigdosierter Erhaltungsdosis über Monate an (↑, B). Fortführung über mindestens zwei Jahre führte bei insgesamt 15 von 24 Behandelten zu nur gering eingeschränkter motorischer Unabhängigkeit. Dabei bestand kein offensichtlicher Zusammenhang zur Diagnose (SMS oder PERM) oder zum Antikörperstatus. Auslassversuche führten mit zeitlicher Verzögerung von 10–20 Tagen mehrfach zu reboundartigen Verschlechterungen der Motilität. Cushing-Habitus und/oder mäßige Gewichtszunahme wurden vorübergehend bei etwa einem Drittel der Patienten beobachtet. Zweimal wurde ein vorbestehender latenter Diabetes mellitus unter Methylprednisolon behandlungsbedürftig, ohne dass sich die Blutzuckerwerte wieder normalisierten. In zwei weiteren Fällen wurden nach Wiederaufnahme sportlicher Aktivitäten (!) wiederholte Sehnenrupturen berichtet. Zur Osteoporose-Prophylaxe bei Methylprednisolon-Langzeittherapie empfehlen wir die Einnahme von Vigantoletten und Kalzium-Brausetabletten (Meinck und Thompson 2002).

Plasmapherese (5 × 50 ml/kg Körpergewicht innerhalb von 10 Tagen) zeigte vergleichbare Effekte nur bei drei von 15 Behandelten. I. v.-IgG (30 g/Tag an fünf aufeinanderfolgenden Tagen) erwiesen sich nur bei zwei von dreizehn Behandlungen als effektiv. Bei beiden Therapieverfahren setzte die Wirkung nach Abschluss der Infusions- bzw. Austauschbehandlung rasch ein und hielt zwei bis drei Monate an. Danach entwickelte sich ebenso rasch eine erneute Verschlechterung ohne Besserung bei erneuter Plasmapherese oder i. v.-IgG. Anekdotische Berichte über erfolgreiche Behandlungen mit Plasmapherese sind allerdings so zahlreich und teilweise so gut dokumentiert, dass dieses Verfahren beim Versagen der Methylprednisolon-Therapie als therapeutische Alternative angesehen werden kann (Hummel et al. 1998, Hao et al. 1999) (↔, C). Die kontrolliert durchgeführte Behandlung mit Azathioprin über mindestens sechs Monate zeigte bei fünf Behandelten keinen Effekt (Meinck und Thompson 2002).

Selbsthilfeorganisation

Stiff-man-Syndrom Gesellschaft
Deutschland e. V.
c/o August Schreiber
Bergstr. 5
63589 Linsengericht
Telefon 06051-914497
Telefax 06051-914498
E-Mail: schreiber@stiff-man.de
Infobrief: info@stiff-man.de
http://www.stiff-man.de

I 16.4 Literatur

Auger R. Diseases associated with excess motor unit activity. Muscle Nerve 1994;17:1250–1263.
Baker MR, Das M, Isaacs J, Fawcett PR, Bates D. Treatment of stiff person syndrome with rituximab. J Neurol Neurosurg Psychiatry 2005 Jul;76 (7):999–1001.
Barker R, Revesz T, Thom M, Marsden C, Brown P. Review of 23 patients affected by the Stiff man syndrome: clinical subdivision into stiff trunk (man) syndrome, stiff limb syndrome, and progressive encephalomyelitis with rigidity. J Neurol Neurosurg Psychiatry 1998;65:633–640.
Barolat G, Maiman D. Spasms in spinal cord injury: a study of 72 subjects. J Am Paraplegia Soc 1987;10:35–39.
Bhatia K. The paroxysmal dyskinesias. J Neurol 1999;246: 149–155.
Brown P, Rothwell J, Thompson P, Britton T, Day B, Marsden C. The hyperekplexias and their relationship to the normal startle reflex. Brain 1991;114:1903–1928.
Dalakas MC, Fujii M, Li M, Bashar L, Kyhos J, McElroy B. High-dose intravenous immune globulin for stiff-person syndrome. N Engl J Med 2001;345:1670–1676.
DeKoning-Tijssen MAJ, Rees MI. Hyperekplexia. Gene Reviews. http://www.ncbi.nlm.nih.gov/bookshelf/br.fcgi?book=gene&part=hyperek
Hao W, Davis C, Hirsch I, Eng L, Daniels T, Walsh D, et al. Plasmapheresis and immunosuppression in stiff-man syndrome with type 1 diabetes: a 2-year study. J Neurol 1999;246:731–735.
Henningsen P, Meinck H-M. Specific phobia is a frequent non-motor feature in stiff man syndrome. J Neurol Neurosurg Psychiatry 2005;74:462–465.
Hummel M, Durinovic-Bello I, Bonifacio E, Lampasona V, Endl J, Fessele S, et al. Humoral and cellular immune parameters before and during immunosuppressive therapy of a patient with stiff-man syndrome and insulin dependent diabetes mellitus. J Neurol Neurosurg Psychiatry 1998;65:204–208.
Layzer R. Musclepain, cramps, and fatigue. In: Engel A, Franzini-Armstrong C, eds. Myology.Vol 2. New York: McGraw-Hill; 1994.p. 1754–1768.
Meinck H-M. Startle and its disorders. Neurophysiologie Clin 2006;36:357–364.
Meinck H-M, Thompson PD. Stiff man syndrome and related conditions. Movement Disorders 2002;17:853–866.
Meinck H-M, Faber L, Morgenthaler N, Seissler J, Maile S, Butler M, et al. Antibodies against glutamic acid decarboxylase (GAD) – prevalence in neurological diseases. J Neurol Neurosurg Psychiatry 2001;71:100–103.
Mitsumoto H, Schwartzmann M, Estes M, Chou S, LaFranchise E, DeCamilli P, et al. Sudden death and paroxysmal autonomic dysfunction in stiff-man syndrome. J Neurol. 1991;238:91–96.
Moersch F, Woltman H. Progressive fluctuating muscular rigidity and spasms (»stiff-man« syndrome): report of a case and some observations in 13 other cases. Mayo Clin Proc 1956;31:421–427.
O'Neil D, Byrne E, Roberts L, Gates P. Hemitonic seizures: etiological and diagnostic considerations. Acta Neurol Scand 1991;84:59–64.
Rowland L. Cramps, spasms and muscle stiffness. Rev Neurol 1985;141:261–273.
Saiz A, Graus F, Valldeoriola F, Valls-Sole J, Tolosa E. Stiff-leg syndrome: a focal form of stiff-man syndrome. Ann Neurol 1998;43:400–430.
Seissler J, Scherbaum W. Das Stiff-Man-Syndrom aus internistischer und immunologischer Sicht. Internist 2000;41:460–466.
Solaro C, Lunardi GL, Capello E, Inglese M, Messmer Uccelli M, et al. An open-label trial of gabapentin treatment of paroxysmal symptoms in multiple sclerosis patients. Neurology 1998;51:609–11.
Solimena M, Folli F, Aparisi R, Pozza G, De Camilli P. Autoantibodies to GABAergic neurons and pancreatic beta cells in stiff-man syndrome. N Engl J Med 1990;322: 1555–1560.
Spissu A, Cannas A, Ferrigno P, Pelaghi A, Spissu M. Anatomic correlates of painful tonic spasms in multiple sclerosis. Movement Disord 1999;14:331–335.
Stayer C, Tronnier V, Dressnandt J, Mauch E, Marquardt G, Rieke K, et al. Intrathecal baclofen therapy for stiff-man syndrome and progressive encephalomyelopathy with rigidity and myoclonus. Neurology 1997;49:1591–1597.
Stöhr M, Heckl R. Das Stiff man Syndrom. Klinische, elektromyographische und pharmakologische Befunde bei einem eigenen Fall. Arch Psychiat Nervenkr 1977;223: 171–160.
Thompson P. Stiff muscles. J Neurol Neurosurg Psychiatry 1993;56:121–124.
Tijssen M. Hyperekplexia – startle disease. Neurology. Leiden/N: Rijksuniversiteit Leiden; 1997.p. 1–173.
Tijssen M, Shoemaker H, Edelbroek P, Roos R, Cohen A, Dijk Jv. The effects of clonazepam and vigabatrin in hyperekplexia. J Neurol Sci 1997;149:63–67.
Tranchant C, Bhatia K, Marsden CD. Movement disorders in multiple sclerosis. Movement Disord 1995;10:416–423.

I 17 Tics und Gilles de la Tourette-Syndrom

von K. R. Müller-Vahl, L. Schöls und A. Münchau

I 17.1 Klinik

Ein Tic ist eine rasche, wiederholte, nicht rhythmische Bewegung meist umschriebener Muskelgruppen oder eine Lautproduktion, die plötzlich einsetzt und keinem erkennbaren Zweck dient. Tics werden in Abhängigkeit von ihrer Qualität (motorisch/vokal) und dem Grad der Komplexität (einfach/komplex) eingeteilt. Sie können einzeln, aber auch in Serien auftreten. Typischerweise geht Tics ein Dranggefühl voraus, das nach dem Tic vorübergehend abklingt. Die meisten Betroffenen können ihre Tics kurzzeitig willentlich unterdrücken. Tics sind im Schlaf meist deutlich geringer ausgeprägt, sie können aber in allen Schlafstadien auftreten.

Tics können von Spontanbewegungen zwar nicht kinematisch, aber durch das häufigere, übertriebene und situationsunangemessene Auftreten unterschieden werden. Sie sind das führende Symptom aller Tic-Störungen. Tics können aber auch bei zahlreichen anderen Erkrankungen (etwa M. Wilson, Neuroakanthozytose, Fragiles X-Syndrom, Chorea Sydenham) als ein Symptom unter vielen auftreten. Häufig finden sich Tics bei psychiatrischen Erkrankungen, so der Aufmerksamkeitsdefizit-Hyperaktivitätsstörung (ADHS), der Zwangsstörung und dem Asperger-Syndrom. Nur sehr selten sind Tics das führende Symptom einer umschriebenen Hirnläsion oder anderer neurologischer Erkrankungen oder die Nebenwirkung einer medikamentösen Behandlung etwa mit Carbamazepin, Phenytoin, Lamotrigin, Amphetamin, dopaminerg wirksamen Substanzen oder Kokain. Auch durch Neuroleptika induzierte tardive Tics stellen eine Rarität dar.

In aller Regel gelingt nach den oben genannten klinischen Kriterien eine sichere Unterscheidung zwischen Tics und anderen hyperkinetischen Bewegungen wie Chorea, Dyskinesien, Spasmus hemifacialis, Restless-Legs-Syndrom und fokalen epileptischen Anfällen. Die schwierigsten Differentialdiagnosen sind dissoziative Bewegungsstörungen, Zwangshandlungen, allgemeine Hyperaktivität, Manierismen und Stereotypien, seltener auch Dystonien und Myoklonien.

I 17.1.1 Definitionen der Tic-Störungen

Die Diagnose einer Tic-Störung ist klinisch zu stellen. Das Gilles de la Tourette-Syndrom (Tourette-Syndrom, kombinierte vokale und multiple motorische Tic-Störung) ist durch das Vorkommen multipler motorischer und mindestens eines vokalen Tics gekennzeichnet. Zudem werden ein Erkrankungsbeginn im Kindes- oder Jugendalter, eine Dauer von mindestens einem Jahr und Fluktuationen der Tics im Verlauf gefordert. Die chronische motorische (CMT) bzw. die (sehr seltene) chronische vokale Tic-Störung unterscheiden sich vom Tourette-Syndrom lediglich durch das Auftreten nur einer Ticart. Allerdings sind die Tics bei der CMT meist schwächer ausgeprägt, und die Häufigkeit und Schwere der psychiatrischen Komorbiditäten ist geringer. Die transiente Tic-Störung geht mit (meist nur gering ausgeprägten einfachen) motorischen und/oder vokalen Tics einher, die *weniger* als ein Jahr andauern. Sie ist eine häufige Störung des Kindesalters.

I 17.1.2 Motorische Tics

Motorische Tics resultieren aus Bewegungen der Skelettmuskulatur. Führen sie zu kurzen, umschriebenen Bewegungen an nur einem Körperteil, werden sie als einfache motorische Tics bezeichnet. Am häufigsten sind sie im Gesicht und am Kopf, können prinzipiell aber überall am Körper auftreten und zu jeder Bewegung führen. Hiervon werden komplexe motorische Tics abgegrenzt, die entweder durch die Beteiligung verschiedener Muskelgruppen gekennzeichnet sind oder scheinbar einen Zweck erfüllen. Selten kommen sogenannte dystone Tics vor. Als Sonderformen komplexer motorischer Tics gelten die Kopropraxie (Zeigen obszöner Gesten) und die Echopraxie (nicht zweckgebundene Imitation von beobachteten Bewegungen anderer Personen).

I 17.1.3 Vokale Tics

Am häufigsten treten *einfache* vokale (phonische) Tics wie Räuspern, Schniefen, Husten und Nase hochziehen auf; nur selten kommt es zu lauten Ausrufen und Schreien. Gerade bei Kindern werden gering ausgeprägte einfache vokale Tics oft fehlgedeutet. Deutlich seltener – und meist bei schwerem Tourette-Syndrom mit mehreren Komorbiditäten – bestehen *komplexe* vokale Tics wie die Koprolalie (Ausrufen obszöner Wörter), die Echolalie (nicht der Kommunikation dienendes Wiederholen von gehörten Sätzen, Wörtern, Silben oder Geräuschen) und die Palilalie (unwillkürliches Wiederholen von selbst ausgesprochenen Wörtern).

I 17.2 Epidemiologie und Verlauf

Für das Tourette-Syndrom wird weltweit eine Prävalenzrate von etwa 1 % vermutet. Aus ungeklärter Ursache sind Jungen drei- bis viermal so häufig betroffen wie Mädchen (Robertson 2008). Tic-Störungen, die nur mit motorischen Tics einhergehen sowie transiente Tic-Störungen sind deutlich häufiger. So

wird angenommen, dass bei etwa 10–15 % aller Grundschüler zu irgendeinem Zeitpunkt Tics auftreten (Kurlan et al. 2001).
Tics beginnen meist im Grundschulalter zwischen dem 6. und 8. Lebensjahr. Treten sie erstmals im Erwachsenenalter auf, ist zunächst an eine symptomatische Ursache zu denken, auch wenn diskutiert wird, dass eine Tic-Störung *sehr* selten auch erst nach dem 18. Lebensjahr beginnen kann. In der Mehrzahl ist der Beginn schleichend. Motorische Tics treten im Mittel zwei bis drei Jahre früher auf als vokale Tics. Die stärkste Ausprägung der Tics besteht im Mittel zwischen dem 10. und 12. Lebensjahr. Nachfolgend tritt bei mehr als 95 % der Patienten eine spontane Besserung ein. Der Verlauf ist durch spontane Fluktuationen hinsichtlich Art und Schwere der Tics gekennzeichnet. Bei den meisten Betroffenen nehmen Tics bei Anspannung, Stress, Unruhe, Freude und Langeweile zu und flauen bei Ruhe, Entspannung und Konzentration ab. Vor allem bei Patienten mit stärker ausgeprägtem Tourette-Syndrom bestehen zusätzlich meist psychiatrische Symptome wie Zwang, Hyperaktivität, Aufmerksamkeitsstörung, Impulsivität, Depression, Angststörung und Autoaggression. Tics haben keinen Einfluss auf die Lebenserwartung (Müller-Vahl 2011).

I 17.2.1 Genetik und epigenetische Faktoren

Tic-Erkrankungen liegt wahrscheinlich ein komplexes Vererbungsmuster zugrunde, bei dem verschiedene Gene zur Suszeptibilität der Erkrankung beitragen und einzelne Genloci mit jeweils unterschiedlichen Phänotypen gekoppelt sind. Hohe Konkordanzraten von 89–94 % bei eineiigen Zwillingen belegen die Bedeutung genetischer Faktoren in der Ätiologie des Tourette-Syndroms (Hyde et al. 1992). Eine Assoziation von Sequenzvarianten im SLITRK1-Gen mit dem Tourette-Syndrom (Abelson et al. 2005) konnte in Folgeuntersuchungen nicht erhärtet werden. Somit ist nach wie vor keine monogenetische Form des Tourette-Syndrom bekannt. Ein wesentliches Problem genetischer Studien stellen Phänokopien und die variable Ausprägung des Tourette-Syndroms dar. Für Angehörige ersten Grades wird das Risiko, an einem Tourette-Syndrom zu erkranken, auf 5–15 % geschätzt, für Tics allgemein auf 10–20 %.
Neben genetischen Faktoren sind bei der Manifestation von Tic-Erkrankungen vermutlich auch (bis heute allerdings nicht definierte) erworbene Faktoren bedeutsam. Für Patienten mit Tics oder Zwängen, bei denen zuvor in engem zeitlichen Zusammenhang ein Streptokokken-Infekt nachgewiesen werden konnte, wurde der Terminus PANDAS (Pediatric Autoimmune Neuropsychiatric Disorders Associated with Streptococcal Infections) vorgeschlagen. Ob dies als eigenständige Erkrankung zu verstehen ist, wird kontrovers diskutiert.

I 17.3 Therapeutische Prinzipien

I 17.3.1 Pathomechanismus

Es gilt als sicher, dass dem Tourette-Syndrom eine Störung in motorischen und somatosensorischen Anteilen der kortiko-striato-thalamo-kortikalen Regelkreise (insbesondere dem fronto-strialen und limbischen Regelkreis) zugrunde liegt. Eine Störung im dopaminergen System gilt als erwiesen, vermutlich im Sinne einer präsynaptisch lokalisierten, phasisch auftretenden Überaktivität. Wahrscheinlich bestehen auch Veränderungen in anderen Transmittersystemen, etwa eine verminderte Funktion im serotonergen System.

I 17.3.2 Allgemeine Vorbemerkungen

Für viele Patienten und die betroffenen Familien stellt bereits die Diagnose eine deutliche Entlastung dar. Bei Kindern kommt der Aufklärung der Lehrer eine wichtige Bedeutung zu. Besonderes Augenmerk ist auf mögliche psychiatrische Komorbiditäten zu richten, da diese oft zu einer weitaus stärkeren Beeinträchtigung der Lebensqualität führen als die Tics (Müller-Vahl et al. 2011).
Zur Beurteilung der Tic-Schwere werden am häufigsten die Yale Global Tic Severity Scale (YGTSS) (Leckman et al. 1989, in deutscher Übersetzung: Steinhausen HC) sowie die Video basierte Rush Video-Based Tic Rating Scale (RVTRS) (Goetz et al. 1999) eingesetzt. Das den Tics vorangehende Vorgefühl kann mittels der Premonitory Urge for Tics Scale (PUTS) (Woods et al. 2005, deutsche Übersetzung: Roessner et al. 2009) gemessen werden und die Lebensqualität speziell von Patienten mit Tourette-Syndrom mit der Gilles de la Tourette syndrome-quality of life scale (GTS-QOL) (Cavanna et al. 2008, deutsche Übersetzung: Neuner et al. 2009).
Bei der Beurteilung der Wirksamkeit einer Behandlung müssen die spontanen Fluktuationen der Tics berücksichtigt werden. Behandlungsempfehlungen für Tics sind nicht abhängig von der Art der Tics oder der Tic-Störung und gelten auch für symptomatische Tics. Die Behandlung von Kindern unterscheidet sich nicht grundsätzlich von der Erwachsener (Müller-Vahl 2010).

I 17.3.3 Medikamentöse Behandlung

I 17.3.3.1 Dopaminrezeptor-Antagonisten

Dopaminrezeptor-Antagonisten (Neuroleptika, NL) gelten als Substanzen der ersten Wahl in der Behandlung von Tics, auch wenn sie recht häufig zu unerwünschten Arzneimittelwirkungen führen. Neuere Untersuchungen haben allerdings zeigen können, dass NL-induzierte tardive Dyskinesien bei Patienten mit Tourette-Syndrom signifikant seltener eintreten als bei Patienten mit anderen psychiatrischen Erkrankungen (Müller-Vahl et al. 2011). Alle Dopaminrezeptor-Antagonisten sollten einschleichend dosiert und langsam bis zum Eintritt einer positiven Wirkung oder nicht tolerabler Nebenwirkungen gesteigert werden.

Typische (klassische) Neuroleptika: Haloperidol, Pimozid

Haloperidol ist bis heute das einzige in Deutschland für die Behandlung des Tourette-Syndroms zugelassene Medikament. Die Wirkung von Haloperidol und auch von Pimozid gilt als belegt (Sallee et al. 1997, Pringsheim und Marras 2009). Wegen stärkerer Nebenwirkungen sind beide Substanzen aber lediglich als Reservepräparate einzustufen (s. **Tab. I 17.1**). Andere klassische Neuroleptika haben in Deutschland in der Behandlung von Tics keine Bedeutung.

Benzamide und atypische Neuroleptika: Tiaprid, Sulpirid, Risperidon, Aripiprazol

Tiaprid ist ausschließlich in Deutschland, der Schweiz und Österreich erhältlich. Die Wirksamkeit von Tiaprid und Sulpirid auf Tics wurde bisher kaum in Studien untersucht. Dennoch gilt Tiaprid in Deutschland bei Kindern seit Jahren als Medikament der ersten Wahl.
Unter den atypischen NL ist Risperidon das bei Weitem am besten untersuchte Medikament. Es führt zu einer Tic-Verminderung um 41–62 % (Dion et al. 2002). Das atypische NL Aripiprazol wirkt als bisher einzige Substanz nicht als reiner Dopamin-D2-Antagonist, sondern sowohl am Dopamin-D2- als auch am 5-HT1A-Rezeptor als Partialagonist. Fallberichte und kleine offene Studien lassen eine gute, die Tics unterdrückende Wirkung annehmen. Trotz fehlender kontrollierter Studien und der hohen Kosten wird es mittlerweile sowohl bei Kindern als auch bei Erwachsenen oft zur Behandlung von Tics eingesetzt.
Für alle weiteren Atypika (Amisulprid, Clozapin, Olanzapin, Paliperidon, Quetiapin, Sertindol, Ziprasidon) liegen entweder nur wenige kontrollierte Studien mit kleinen Fallzahlen oder gar nur Fallberichte vor, sodass eine abschließende Beurteilung der Wirksamkeit und Verträglichkeit in der Behandlung von Patienten mit Tic-Störungen nicht vorgenommen werden kann (s. **Tab. I 17.1**).

I 17.3.3.2 Dopaminspeicher-Entleerer: Tetrabenazin

Fallstudien lassen annehmen, dass Tetrabenazin zu einer Verminderung von Tics führt, sodass es als Reservepräparat eingestuft werden kann, wenn eine neuroleptische Behandlung nicht erfolgreich oder kontraindiziert ist (s. **Tab. I 17.1**).

I 17.3.3.3 Dopamin-Agonisten

Uneinheitliche Ergebnisse liegen zu der Frage vor, ob auch Dopaminrezeptor-Agonisten in niedriger Dosis zu einer Tic-Verminderung führen. Während Pergolid in mehreren kleinen Studien wirksam und gut verträglich war (Gilbert et al. 2003), konnte für Talipexol und Pramipexol kein positiver Effekt nachgewiesen werden.

I 17.3.3.4 Noradrenerg wirksame Substanzen: Clonidin, Guanfacin und Atomoxetin

Clonidin, Guanfacin und Atomoxetin werden vornehmlich bei Kindern und Jugendlichen mit Tics und komorbider ADHS eingesetzt. Während die Wirkung von Clonidin auf die ADHS als erwiesen gilt, ist die Datenlage zur Wirkung auf Tics widersprüchlich. Bei stärker ausgeprägten Tics ist eine Monotherapie mit Clonidin in der Regel unzureichend. Guanfacin ist in Deutschland nicht erhältlich. Atomoxetin, ein selektiver Noradrenalin-Wiederaufnahmehemmer, ist in Deutschland seit 2005 für die Behandlung der ADHS bei Kindern und Jugendlichen zugelassen. Ob Atomoxetin zusätzlich eine direkte, die Tics unterdrückende Wirkung hat, ist umstritten.

I 17.3.3.5 Weitere Behandlungen: Botulinumtoxin, Cannabinoide, GABAerg wirksame Substanzen, Nikotin, immunmodulatorische Behandlungen

Eine Behandlung mit lokalen Botulinumtoxin-Injektionen kann in Erwägung gezogen werden, wenn einzelne wenig fluktuierende Tics (hervorgerufen durch gut identifizierbare und zugängliche Muskeln) zu einer relevanten klinischen Beeinträchtigung führen (Porta et al. 2004). Nach bisherigen Erfahrungen ist die Wirksamkeit bei motorischen Tics im Gesicht und am Nacken am besten. Allerdings wurde mehrfach auch über Behandlungserfolge bei vokalen Tics berichtet.
Neben Berichten von Patienten über positive Wirkungen von Cannabis sativa auf verschiedene Symptome des Tourette-Syndroms, fanden sich in zwei kleinen Studien Hinweise auf eine Tic reduzierende Wirkung von Delta-9-Tetrahydrocannabinol (THC), dem am stärksten psychotrop wirksamen Inhaltsstoff der Cannabispflanze (Müller-Vahl et al. 2003). Die Wirkung gilt allerdings nicht als erwiesen (Curtis et al. 2009). Beim Bundesinstitut für Arzneimittel und Medizinprodukte (BfArM) kann seit Kurzem alternativ auch ein Antrag für eine Behandlung mit einem Cannabis-Extrakt oder -kraut gestellt werden.
Unter verschiedenen Substanzen, die verstärkend auf den inhibitorischen Neurotransmitter Gamma-Aminobuttersäure (GABA) wirken, konnte lediglich für Topiramat in einer kontrollierten Studie eine Tic vermindernde Wirkung festgestellt werden (Jankovic et al. 2009).
Auch wenn zahlreiche Befunde für eine immunologische Dysregulation bei Patienten mit Tourette-Syndrom sprechen, kann eine Behandlung mit Plasmapherese, Immunglobulinen, Glukokortikoiden oder Antibiotika zum jetzigen Zeitpunkt nicht empfohlen werden. Ob eine solche Therapie unter der Verdachtsdiagnose PANDAS angezeigt ist, bleibt umstritten (Übersicht bei Müller-Vahl 2010).

I 17.3.4 Verhaltenstherapeutische Behandlung: Habit Reversal Training, Exposure and response prevention-Verfahren

Das Habit Reversal Training (HRT) ist eine verhaltenstherapeutische Technik, deren Hauptelement das Einüben eines alternativen Verhaltens darstellt, das mit der Durchführung des Tics inkompatibel ist. Das Exposure and response prevention (ERP)-Verfahren zielt darauf ab, den von Patienten mit Tics oft beschriebenen Automatismus zu unterbrechen, demzufolge einem Vorgefühl immer auch ein Tic folgen müsse. In ersten Studien führten beide Techniken zu einer Tic-Reduktion von 30–35 % (Piacentini et al. 2010, Verdellen et al. 2007).

Tab. I 17.1: Therapie von Tics

Substanzen	Evidenzklasse	Empfehlungsstärke	Dosierungsform	Tagesdosis			Bemerkungen
				Behandlungsbeginn [mg]	Empfohlene Höchstdosis [mg]	Zugelassene Höchstdosis [mg]	
Tiaprid	↔	A	(2–)3 ×/Tag	50–100	600 (–800)	1 200	bei Kindern Medikament der ersten Wahl; häufigste NW: Müdigkeit, Schwindel, Appetit- und Gewichtszunahme, Hyperprolaktinämie, Sexualfunktionsstörungen
Sulpirid	↔	A	2 ×/Tag	50–100	800–1200	1 600	antidepressiv und mitunter gegen Zwänge wirksam; häufigste NW: wie Tiaprid
Risperidon	↑	B	2 ×/Tag	0,5–1	4–8	16	auch gegen Aggression wirksam; NW: Sedierung, Gewichtszunahme, Parkinsonismus
Aripiprazol	↔	B	1 ×/Tag, morgens	2,5	10–30 (–45)	30	oft besser verträglich als andere NL; häufigste NW: Unruhe, Schlafstörungen, Schläfrigkeit, gastrointestinale Symptome
Pimozid	↑	B	1 ×/Tag, abends	0,5–1	8 (–12)	16	Kombination mit Makroliden und Sertralin kann zu fataler QTc-Verlängerung führen; NW: Müdigkeit, Gewichtszunahme, Sexualfunktionsstörungen, Parkinsonismus
Haloperidol	↑	C	2–3 ×/Tag	0,5	10–15 (–20)	100	gut wirksam, aber stärkere NW (besonders Müdigkeit, Gewichtszunahme, Sexualfunktionsstörungen, Parkinsonismus)
Tetrabenazin	↔	C	3x/Tag	12,5	75	200	verursacht häufiger als NL Depressionen und Müdigkeit, keine Kombination mit MAO-Hemmern, Reservemedikament
Botulinumtoxin	↔	B	i. m.				nur für einzelne Tics geeignet
Tetrahydrocannabinol	↔	C	2–3 ×/Tag	2,5	20 (–30)	nicht zugelassen	nicht bei Psychose, nicht für Kinder geeignet
Pergolid	↔	C	1–3 ×/Tag	0,05	0,15–0,3 (–0,45)	3,0	geringer wirksam als NL, in höherer Dosis Zunahme der Tics möglich, Gefahr der Herzklappenfibrose
Clonidin	↔	C	3–4 ×/Tag	0,05	0,003–0,006 mg/kg/Tag	1,8	geringer wirksam als NL; häufigste NW: Müdigkeit, Schwindel, Hypotonie
HRT	↑	C	wöchentliche Sitzungen à 60–90 min. für 10 Wochen				
THS	↔	C	Zielpunkt, Stimulationsparameter, Wirkung auf Tics und Komorbiditäten, NW und Langzeitverlauf bisher noch ungeklärt				bei therapieresistenten, schwerst betroffenen, erwachsenen Patienten in Erwägung zu ziehen

NW = Nebenwirkung, NL = Neuroleptikum, THS = Tiefe Hirnstimulation, HRT = Habit Reversal Training

I 17.3.5 Operative Behandlung: tiefe Hirnstimulation

In den Jahren 1970 bis 2000 wurde bei einer geringen Zahl von therapierefraktären Patienten mit Tourette-Syndrom eine Behandlung mittels stereotaktisch gesetzten Läsionen (bilaterale Thalamotomie oder Koagulation der Zona incerta) durchgeführt. Diese läsionellen Operationen führten mehrheitlich zwar zu einer deutlichen und anhaltenden Verbesserung der Tics, aber bei 2/3 der Patienten auch zu schwerwiegenden und persistierenden Nebenwirkungen (zerebelläre Symptome, Dystonie, Dysarthrie, Hemiballismus und Hemiparese) (Übersicht: Temel und Visser-Vandewalle 2004). Aufbauend auf diesen Erfahrungen wurde von 1999 bis 2010 bei weniger als 70 erwachsenen Patienten mit schwerem, therapieresistenten Tourette-Syndrom eine operative Behandlung mittels tiefer Hirnstimulation durchgeführt. Bisher liegen allerdings nur Einzelfallberichte und kleine Fallserien vor. Insgesamt wurden neun verschiedene Zielregionen im Thalamus, Pallidum, ventralen N. caudatus und vorderen Schenkel der Capsula interna für die Behandlung des Tourette-Syndroms vorgeschlagen, wobei am häufigsten Stimulationen mittelliniennaher Thalamuskerne und des Globus pallidus internus (GPi) durchgeführt wurden. Bisherigen Ergebnissen zufolge führt die Stimulation der verschiedenen Zielregionen zu vergleichbar guten Ergebnissen, mit einer überwiegend deutlichen und – bislang gemäß wenigen Berichten – auch anhaltenden Besserung nicht nur der motorischen und vokalen Tics, sondern auch von einigen der psychiatrischen Komorbiditäten, wie autoaggressive Handlungen und Zwänge (Übersicht bei Porta et al. 2009, Müller-Vahl et al. 2011).
Insgesamt ist die tiefe Hirnstimulation als innovative und vielversprechende Behandlungsalternative für erwachsene Patienten mit schwerem Tourette-Syndrom, die von üblichen Therapien nicht profitieren, einzustufen. Da kontrollierte Studien aber bisher fehlen, kann die Wirksamkeit – trotz zahlreicher positiver Mitteilungen – in dieser Patientengruppe gegenwärtig noch nicht als belegt angesehen werden.

I 17.4 Pragmatische Therapie

Alle zur Behandlung von Tics verfügbaren Therapien beeinflussen nach heutigem Kenntnisstand weder die Ursache noch den Verlauf der Erkrankung. Eine Behandlung der Tics sollte immer dann empfohlen werden, wenn die Tics stark ausgeprägt sind oder zu einer deutlichen psychosozialen Beeinträchtigung führen. Realistisches Therapieziel ist eine Tic-Reduktion um etwa 50 %.
Auch wegen der mangelhaften Studienlage unterscheiden sich Therapiestrategien in den USA (Singer 2010) erheblich von europäischen und deutschen Standards. In Deutschland gelten als Therapie der ersten Wahl bei Kindern Tiaprid (z. B. Tiapridex®), Risperidon (Risperdal®) und Aripiprazol (Abilify®), bei Erwachsenen Sulpirid (z. B. Dogmatil®), Risperidon (Risperdal®) und Aripiprazol (Abilify®). Haloperidol (z. B. Haldol®), das einzige zur Behandlung von Tics zugelassene Medikament, wird wegen stärkeren Nebenwirkungen nicht mehr zur Behandlung von Tics empfohlen. Einer Umfrage zufolge ist Risperidon das von europäischen Tourette-Experten am häufigsten empfohlene Medikament bei Kindern und Jugendlichen (Roessner et al. 2011). Wegen der mangelhaften Studienlage ist ein differenzierter Vergleich der verschiedenen Medikamente nicht möglich. Aripiprazol scheint im Vergleich zu allen anderen NL ein günstigeres Nebenwirkungsprofil auszuweisen. Allerdings liegen die Behandlungskosten deutlich über denen anderer NL. Als Alternativen bei unbefriedigendem Behandlungserfolg können andere atypische NL, Pimozid (Orap®), Kombinationen der genannten Substanzen oder Tetrabenazin (z. B. Nitoman®) eingesetzt werden. Bei ausgewählten Patienten kommt auch ein Behandlungsversuch mit Botulinumtoxin und Cannabinoiden (THC) in Betracht. Vor Umstellung der Medikation sollte stets eine Dosissteigerung bis zum Eintritt von Nebenwirkungen erfolgen. Die Dosierung sollte im Verlauf den spontanen Fluktuationen der Tics angepasst werden. Obwohl die Behandlung mit allen empfohlenen Medikamenten eine Off-label-Verordnung darstellt, übernehmen die gesetzlichen Krankenkassen in aller Regel die Behandlungskosten (mit Ausnahme von THC). Wünscht der Patient keine medikamentöse Behandlung, kann ein Therapieversuch mit Habit Reversal Training oder Exposure and response prevention durchgeführt werden. Bei schwerst betroffenen, therapieresistenten Patienten kann eine tiefe Hirnstimulation in Betracht gezogen werden.
Neben der Behandlung der Tics ist es wichtig, die bei bis zu 80–90 % der Patienten bestehenden psychiatrischen Komorbiditäten zu diagnostizieren und zu behandeln. Studien zur Lebensqualität haben gezeigt, dass die Lebensqualität von Patienten mit Tourette-Syndrom viel häufiger durch eine komorbide ADHS, eine Zwangsstörung oder eine Depression beeinträchtigt ist als durch motorische oder vokale Tics. Zur Behandlung einer ADHS gilt auch bei Patienten mit Tourette-Syndrom das Stimulanz Methylphenidat (↑, A) in einer Dosierung von 1–1,5 mg/kg Körpergewicht als Therapie der ersten Wahl. Die Befürchtung, eine Behandlung mit Methylphenidat führe zu einer Verstärkung der Tics, konnte in verschiedenen Studien nicht bestätigt werden (Bloch et al. 2009). In einer kontrollierten Studie war die Kombination von Methylphenidat und Clonidin (↑, B) dem Effekt der jeweiligen Monotherapie überlegen (Tourette's Syndrome Study Group 2002). Weitere Alternativen stellen der selektive Noradrenalin-Reuptake-Inhibitor Atomoxetin (↑, C) (50–150 mg/d) und das trizyklische Antidepressivum Desipramin (↑, C) (0,15–0,9 mg/d) dar (Allen et al. 2005, Spencer et al. 2002).
Die Behandlung von Zwängen bei Patienten mit Tourette-Syndrom unterscheidet sich nicht von der Therapie von Patienten mit reiner Zwangserkrankung. Alternativ kann eine kognitive Verhaltenstherapie oder eine medikamentöse Behandlung mit einem selektiven Serotonin-Reuptake-Inhibitor (SSRI) durchgeführt werden, obwohl es Hinweise dafür gibt, dass die Verhaltenstherapie bei Patienten mit Zwängen und Tics weniger erfolgreich ist als bei Patienten mit reiner Zwangserkrankung.

I 17.5 Unwirksame Behandlungen

Eine tiefenpsychologisch orientierte Psychotherapie gilt ebenso wie isoliert durchgeführte Entspannungsverfahren als unwirksam in der Behandlung von Tics. Viele Patienten führen – trotz fehlendem Wirkungsnachweis – alternative Behandlungen mit Nahrungsergänzungsmitteln, Vitaminpräparaten, Diät und Massage durch, ohne ihren behandelnden Arzt darüber zu unterrichten. Die transkranielle Magnetstimulation (TMS) war in zwei kontrollierten Studien unwirksam (Münchau et al. 2002).

Selbsthilfeorganisation

Tourette-Gesellschaft Deutschland e. V.
c/o Prof. Dr. Rothenberger
Universität Göttingen
Kinder- und Jugendpsychiatrie
Von-Siebold-Str. 5
37075 Göttingen
Telefon: 0551-39 67 27
Fax: 0551-39 81 20
www.tourette-gesellschaft.de

Informationen im Internet

www.tourette.de/
www.tourette-syndrom.de

I 17.6 Literatur

Abelson JF, Kwan KY, O'Roak BJ, Baek DY, Stillman AA, Morgan TM, et al. Sequence variants in SLITRK1 are associated with Tourette's syndrome. Science 2005;310: 317–320.

Allen AJ, Kurlan RM, Gilbert DL, Coffey BJ, Linder SL, Lewis DW, Winner PK, Dunn DW, Dure LS, Sallee FR, Milton DR, Mintz MI, Ricardi RK, Erenberg G, Layton LL, Feldman PD, Kelsey DK, Spencer TJ. Atomoxetine treatment in children and adolescents with ADHD and comorbid tic disorders. Neurology 2005;65:1941–1949.

Bloch MH, Panza KE, Landeros-Weisenberger A, Leckman JF. Meta-analysis: treatment of attention-deficit/ hyperactivity disorder in children with comorbid tic disorders. J Am Acad Child Adolesc Psychiatry 2009;48: 884–893.

Cavanna AE, Schrag A, Morley D, Orth M, Robertson MM, Joyce E, Critchley HD, Selai C. The Gilles de la Tourette syndrome-quality of life scale (GTS-QOL): development and validation. Neurology 2008;71:1410–1416.

Curtis A, Clarke CE, Rickards HE. Cannabinoids for Tourette's Syndrome. Cochrane Database Syst Rev 2009 Oct 7; (4): CD006565.

Dion Y, Annable L, Sandor P, Chouinard G. Risperidone in the treatment of tourette syndrome: a double-blind, placebo-controlled trial. J Clin Psychopharmacol 2002;22: 31–39.

Gilbert DL, Dure L, Sethuraman G, Raab D, Lane J, Sallee FR. Tic reduction with pergolide in a randomized controlled trial in children. Neurology 2003;60:606–611.

Goetz CG, Pappert EJ, Louis ED, Raman R, Leurgans S. Advantages of a modified scoring method for the Rush Video-Based Tic Rating Scale. Mov Disord 1999;14:502-506.

Hyde TM, Aaronson BA, Randolph C, Rickler KC, Weinberger DR. Relationship of birth weight to the phenotypic expression of Gilles de la Tourette's syndrome in monozygotic twins. Neurology 1992;42:652–658.

Kurlan R, McDermott MP, Deeley C, Como PG, Brower C, Eapen S, Andresen EM, Miller B. Prevalence of tics in schoolchildren and association with placement in special education. Neurology 2001;57:1383–1388.

Jankovic J, Jimenez-Shahed J, Brown L. A Randomized, Double-Blind, Placebo-Controlled Study of Topiramate in the Treatment of Tourette Syndrome. J Neurol Neurosurg Psychiatry 2010;81:70–73.

Leckman JF, Riddle MA, Hardin MT, Ort SI, Swartz KL, Stevenson J, Cohen DJ. The Yale Global Tic Severity Scale: initial testing of a clinician-rated scale of tic severity. J Am Acad Child Adolesc Psychiatry 1989;28:566–573.

Müller-Vahl KR, Schneider U, Prevedel H, Theloe K, Kolbe H, Daldrup T, Emrich HM. Delta 9-tetrahydrocannabinol (THC) is effective in the treatment of tics in Tourette syndrome: a 6-week randomized trial. J Clin Psychiatry 2003;64:459–465.

Müller-Vahl K. Tourette-Syndrom und andere Tic-Erkrankungen. Berlin: Medizinisch Wissenschaftliche Verlagsgesellschaft; 2010.

Müller-Vahl KR, Dodel I, Müller N, Münchau A, Reese J-P, Balzer-Geldsetzer M, Dodel R, Oertel WH. Health-Related Quality of Life in Patients with Gilles de la Tourette's Syndrome. Mov Disord 2010;25:309–314.

Müller-Vahl K, Kreuger D. Does Tourette syndrome prevent tardive dyskinesia? Mov Disord 2011;26 (13):2442–2443.

Müller-Vahl KR, Cath DC, Cavanna AE, Dehning S, Porta M, Robertson MM, Visser-Vandewalle V; the ESSTS Guidelines Group.European clinical guidelines for Tourette syndrome and other tic disorders. Part IV: deep brain stimulation. Eur Child Adolesc Psychiatry 2011; 20:209–217.

Münchau A, Bloem BR, Thilo KV, Trimble MR, Rothwell JC, Robertson MM. Repetitive transcranial magnetic stimulation for Tourette syndrome. Neurology 2002;59: 1789–1791.

Neuner I, Roessner V, Müller-Vahl KR. Autorisierte Deutsche Übersetzung der GTS-QOL, 2009, nach: Cavanna AE, Schrag A, Morley D, Orth M, Robertson MM, Joyce E, Critchley HD, Selai C. The Gilles de la Tourette syndrome-quality of life scale (GTS-QOL): development and validation. Neurology 2008;71 : 1410-1416. In: Müller-Vahl KR Hrsg. Tourette-Syndrom und andere Tic-Erkrankungen. Berlin: Medizinisch Wissenschaftliche Verlagsgesellschaft; 2010.p.202-203.

Piacentini J, Woods DW, Scahill L, Wilhelm S, Peterson AL, Chang S, Ginsburg GS, Deckersbach T, Dziura J, Levi-Pearl S, Walkup JT. Behavior therapy for children with Tourette disorder: a randomized controlled trial. JAMA 2010;303:1929–1937.

Porta M, Maggioni G, Ottaviani F, Schindler A. Treatment of phonic tics in patients with Tourette's syndrome using botulinum toxin type A. Neurol Sci 2004;24:420–423.

Porta M, Sevello D, Sassi M, Brambilla A, Defendi S, Priori A, Robertson M. Issues Related to Deep Brain Stimulation for Treatment-Refractory Tourette's Syndrome. Eur Neurol 2009;62:264–273.

Pringsheim T, Marras C. Pimozide for tics in Tourette's syndrome. Cochrane Database Syst Rev 2009;2: CD006996.

Robertson MM. The prevalence and epidemiology of Gilles de la Tourette syndrome. Part 1: the epidemiological and prevalence studies. J Psychosom Res 2008;65: 461–472.

Roessner V, Müller-Vahl KR, Neuner I. Autorisierte Deutsche Übersetzung der PUTS, 2009, nach: Woods DW, Piacentini J, Himle MB, Chang S. Premonitory Urge for Tics Scale (PUTS): initial psychometric results and examination of the premonitory urge phenomenon in youths with Tic disorders. J Dev Behav Pediatr 2005; 26 : 397–403. In: Müller-Vahl KR. Tourette-Syndrom und andere Tic-Erkrankungen. Berlin: Medizinisch Wissenschaftliche Verlagsgesellschaft; 2010.p. 204.

Roessner V, Plessen KJ, Rothenberger A, Ludolph AG, Rizzo R, Skov L, Strand G, Stern JS, Termine C, Hoekstra PJ; ESSTS Guidelines Group.European clinical guidelines for Tourette syndrome and other tic disorders. Part II: pharmacological treatment. Eur Child Adolesc Psychiatry. 2011 Apr;20 (4):173-96.

Sallee FR, Nesbitt L, Jackson C, Sine L, Sethuraman G. Relative efficacy of haloperidol and pimozide in children and adolescents with Tourette's disorder. Am J Psychiatry 1997;154:1057–1062.

Singer HS. Treatment of Tics and Tourette syndrome. Curr Treat Options Neurol 2010;12:539–561.

Spencer TJ, Sallee FR, Gilbert DL, Dunn DW, McCracken JT, Coffey BJ, Budman CL, Ricardi RK, Leonard HL, Allen AJ, Milton DR, Feldman PD, Kelsey DK, Geller DA, Linder SL, Lewis DW, Winner PK, Kurlan RM, Mintz M. Atomoxetine treatment of ADHD in children with comorbid Tourette syndrome. J Atten Disord 2008;11:470–481.

Steinhausen HC. Yale Globale Tic-Schweregrad-Skala (YGTSS) (http://www.kjpd.zh.ch/internet/gd/kjpd/de/fachpersonen/praxismat.html, Zugriff am 28.09.2010).

Temel Y, Visser-Vandewalle V. Surgery in Tourette syndrome. Mov Disord 2004;19:3–14.

Tourette's Syndrome Study Group. Treatment of ADHD in children with tics: a randomized controlled trial. Neurology 2002;58:527–536.

Verdellen CW, Hoogduin CA, Keijsers GP. Tic suppression in the treatment of Tourette's syndrome with exposure therapy: the rebound phenomenon reconsidered. Mov Disord 2007;22:1601–1606.

Woods DW, Piacentini J, Himle MB, Chang S. Premonitory Urge for Tics Scale (PUTS): initial psychometric results and examination of the premonitory urge phenomenon in youths with Tic disorders. J Dev Behav Pediatr 2005; 26:397–403.

I 18 Motorische Rehabilitation

*von F. C. Hummel, A. R. Luft und S. Hesse**

I 18.1 Epidemiologie und Verlauf

In den nächsten Jahren muss in Deutschland pro Jahr mit bis zu 450 000 Patienten aufgrund eines Schlaganfalls gerechnet werden (Prävalenz mehr als 300 Patienten auf 100 000 Einwohner) (Kolominsky-Rabas et al. 2006). Damit stellen Patienten nach Schlaganfall die größte Gruppe in der neurologischen Rehabilitation. Die Hemiparese ist in ca. 80 % der Fälle das häufigste Symptom. Etwa 90 % der hemiparetischen Patienten leiden unter anhaltenden motorischen Defiziten, die meist eine Behinderung infolge von Einschränkungen der Arm-Handfunktion sowie des Gehens nach sich ziehen. Immerhin leiden ca. 20 % der Patienten unter einer Sprachstörung. Die Hauptfaktoren, die ein Zurückkommen in das normale berufliche und private Leben beeinflussen, sind vor allem Funktionsstörungen der oberen Extremität und der Sprache (Wozniak und Kittner 2002). Die WHO unterscheidet »Behinderung« (Disability) von »Handicap«, um die Unterschiede zwischen Schwierigkeiten mit basalen und erweiterten alltäglichen Fähigkeiten (Mobilität, Körperpflege, Haushalt etc.) und Einschränkungen im sozialen Leben zum Ausdruck zu bringen. Inzwischen werden die positiver besetzten Begriffe »Aktivierung« (activation) und »Teilnahme« (participation) gemäß ICF empfohlen. Dieses Modell berücksichtigt zusätzlich Kontextfaktoren wie z. B. die Lebensbedingungen des Patienten. Groß angelegte Studien zeigen, dass lediglich 5 % der Patienten ihre Arme und Hände wieder uneingeschränkt einsetzen können und in 25 % keinerlei Arm-Handfunktion zurückkehrt (Nakayama et al. 1994). Für das Gehen berichteten Jorgensen und Mitarbeiter (1995), dass von 800 hemiparetischen Patienten 75 % wieder mehr oder weniger eingeschränkt gehfähig wurden, 25 % auf den Rollstuhl angewiesen waren (Jorgensen et al. 1995). Beide Studien sind sehr zurückhaltend im Hinblick auf eine weitere Verbesserung der motorischen Funktionen ab ca. der 12. Woche nach dem Ereignis. Entsprechend wurde lediglich die Wahrung des funktionellen Status als realistisches Therapieziel formuliert. Neue, vielversprechende wissenschaftlich begründete Interventionen wie die »constrained induced movement«-Therapie (Wolf et al. 2006), die nichtinvasive Hirnstimulation (Hummel et al. 2005) oder die Lokomotionstherapie mit partieller Körpergewichtsentlastung (Macko et al. 2005) sind jedoch sehr wohl in der Lage, die motorischen Funktionen selbst chronischer Patienten viele Jahre nach dem Schlaganfall zu verbessern.

Das Ausmaß der funktionellen Erholung von motorischen Defiziten korreliert positiv mit der initialen Kompetenz bei alltäglichen Verrichtungen und negativ mit der Ausprägung des motorischen Defizits sowie mit dem Vorhandensein einer Urininkontinenz (Kwakkel et al. 2003); auch bestimmen Umfang und Lokalisation der Hirnschädigung das funktionelle Outcome (Miyai et al. 1999, 2000, Seitz et al. 2004). Erste wissenschaftliche Ansätze wurden vorgestellt, die verschiedene Messparameter wie funktionelles Defizit, elektrophysiologische und Bildgebungsparameter nutzen, um noch detaillierter das Maß und Muster der funktionellen Erholung voraussagen zu können (Stinear 2010). Dies sind erste vielversprechende Schritte in die Richtung einer individuellen, am Patienten adjustierten Therapie, die das Potenzial hat, die funktionelle Erholung nochmals deutlich zu verbessern.

I 18.2 Therapeutische Prinzipien

I 18.2.1 Strukturierte Rehabilitation nach Schlaganfall (Stroke Rehabilitation Unit)

Organisation und Struktur einer Behandlungseinrichtung spielen bei der Schlaganfallrehabilitation eine wichtige Rolle. Kennzeichnend für die organisierte Rehabilitation ist die integrierte Behandlung durch ein multidisziplinäres Behandlungsteam, bestehend aus Neurologen, speziell ausgebildetem Pflegepersonal, Physiotherapeuten, Ergotherapeuten, Logopäden und Neuropsychologen sowie Sozialarbeitern. Besondere therapeutische Bedeutung kommt der Mobilisation aus dem Bett und der Vermeidung von Aspiration zu. Zentral für das Ausmaß der funktionellen Erholung ist die Menge an rehabilitativem Training, das ein Patient ausführt (Galvin et al. 2008, Kwakkel et al. 2004). Ein weiteres wesentliches Merkmal sind wöchentliche Teambesprechungen, in denen Fortschritte im Hinblick auf die gesetzten Rehabilitationsziele evaluiert werden. Mehrere Studien, überwiegend aus England und Skandinavien, haben die Überlegenheit der organisierten Schlaganfallrehabilitation auf einer Spezialstation im Vergleich zu einer Allgemeinstation mit unspezifischer Versorgung nachgewiesen. Diese Spezialstationen sind integrierte Akut- und Rehabilitationseinrichtungen und entsprechen somit nicht den Akut-Stroke-Units in Deutschland. Fasst man die Daten aus neun Studien mit über 1 400 Patienten zusammen, ergibt sich aufgrund der höheren Thera-

* Autoren dieses Kapitels in der 5. Auflage: A. R. Luft und S. Hesse.

piefrequenz und organisierten Struktur einer Spezialstation ein deutlich niedrigeres Risiko für Tod und Heimunterbringung (OR 0,70). Nach Behandlung auf der Spezialstation ist auch die Chance größer, durch Selbsthilfe unabhängig zu werden (OR 0,65). In absoluten Zahlen ausgedrückt bedeutet dies, dass von 100 Patienten auf einer Spezialstation fünf nach Hause zurückkehren und durch Selbsthilfe unabhängig werden (Langhorne und Duncan 2001) (↑↑, A). Zudem ist die Verweildauer auf den Spezialstationen kürzer. Die Rehabilitation des Schlaganfalls als multidisziplinäre Behandlung in speziell darauf ausgerichteten Abteilungen führt also eindeutig zu besseren Ergebnissen. Diese lassen sich durch eine strukturierte ambulante Versorgungskette mit qualifizierter medizinischer und therapeutischer Weiterbehandlung, sozialmedizinischer Beratung und dem Kontakt zu Selbsthilfegruppen noch weiter verbessern (Askim et al. 2010, Fjaertoft et al. 2011, Indredavik et al. 2000). Nach einer schwedischen Studie ist die frühe Entlassung aus der stationären Behandlung mit anschließender sozialer Unterstützung und Rehabilitation zu Hause nicht minder günstig. Patienten mit moderaten neurologischen Ausfällen, die nach 14 Tagen entlassen wurden, hatten nach sechs Monaten vergleichbare Rehabilitationsergebnisse wie Patienten, die stationär rehabilitiert wurden. Ähnliche Ergebnisse konnte eine methodisch sehr gute norwegische Studie zeigen, in der Patienten nach einem Jahr Langzeit-Follow-up unter dieser strukturierten Behandlung trotz weniger Klinikaufenthalt eine höhere Chance haben, wieder Unabhängigkeit zu Hause zu erreichen (Fjaertoft et al. 2003). Zusammenfassend ergab sich trotz früherer Entlassung und ambulanter Behandlung mit Kosteneinsparungen ein ähnlich guter oder sogar besserer Therapieerfolg (Thorsen et al. 2005, Ytterberg et al. 2010) (↑, B). Kritisch muss hier allerdings angemerkt werden, dass die ambulante Versorgung in diesen Studien v. a. direkt nach einem Klinikaufenthalt evaluiert wurde. Leider zeigt sich jedoch in der täglichen Praxis, dass Patienten im späteren bis späten chronischen Stadium nach Schlaganfall trotz noch bestehendem Potenzial zur Verbesserung nur noch sehr eingeschränkt Therapie erhalten und diese z. T. nicht optimal an die aktuellen Fähigkeiten und Ziele angepasst ist.

I 18.2.2 Neurophysiologische Grundlagen motorischer Rehabilitation

Die Hauptursache, die zur funktionellen Verbesserung nach einem Schlaganfall beiträgt, ist die auch noch im Alter und nach Hirnläsion bestehende Fähigkeit des Gehirns zu neuroplastischen Veränderungen. Diese Fähigkeit konnte sowohl in Tierversuchen als auch beim Menschen gezeigt werden (Lee et al. 2004, Nudo 2007, Ward 2005). Nach einem Schlaganfall kommt es bei vielen Patienten bis zu einem gewissen Grad zu einer spontanen Erholung (Jorgensen et al. 1999a, 1999b, Kwakkel et al. 2006). Diese Erholung geht mit funktionellen und strukturellen Veränderungen in beiden Hemisphären an nicht geschädigten kortikalen und subkortikalen Hirnstrukturen einher. Es wird angenommen, dass diese Prozesse dazu da sind, gestörte Netzwerkfunktionen zu kompensieren und konsekutiv verlorene motorische Funktionen wieder zurückzubringen. Allerdings wird kontrovers diskutiert, ob alle neuroplastischen Veränderungen nach einem Schlaganfall auch tatsächlich immer positiv für die Erholung bzw. erholte Funktionen sind (Hummel et al. 2008, Lotze et al. 2006, Murase et al. 2004). Ein großer Teil der neurorehabilitativen Maßnahmen zielt daher darauf ab, neuroplastische Reorganisationsprozesse zu unterstützen bzw. zu verstärken oder wieder anzustoßen.

Entscheidende Beiträge zum Verständnis des Verlaufs der neuroplastischen Vorgänge können nur in größeren longitudinalen Studien (von akut nach chronisch) gewonnen werden. Erste wissenschaftliche Untersuchungen diesbezüglich zeigten stadienabhängig sowohl erhebliche Änderungen der lokalen Aktivität als auch der Netzwerkaktivität (zusammengefasst Calautti und Baron 2003, Grefkes und Fink 2011, Ward und Cohen 2004). Was sich zunehmend herauskristallisiert ist, dass es nicht ein einzelnes Reorganisationsmuster nach Schlaganfall gibt, sondern sich, abhängig von z. B. Läsionsfaktoren oder dem Ausmaß der funktionellen Einschränkung, erheblich unterschiedliche Muster ergeben. Unmittelbar nach dem Infarkt zeigt sich während einer standardisierten Bewegung vermehrte Aktivität in nicht geschädigten motorischen Regionen, u. a. im primärmotorischen und im prämotorischen Kortex der geschädigten, v. a. aber auch der intakten Hemisphäre. Bei Patienten mit zunehmend guter Erholung wird diese Überaktivierung weniger und das Aktivierungsmuster ähnelt wieder mehr und mehr dem bei Gesunden, wenn auch nicht komplett (»back to normal«, Hummel et al. 2008, Ward et al. 2003). Bei weiterhin schwer betroffenen Patienten zeigte sich allerdings auch im chronischen Stadium noch ein deutlich abnormes Netzwerkmuster mit ausgeprägter Aktivierung der nicht geschädigten Hemisphäre (Gerloff et al. 2006, Grefkes und Fink 2011). Wichtige Faktoren scheinen nicht nur die Änderungen lokaler Aktivierungsmuster zu sein, sondern auch die interareale Interaktion in sensomotorischen Netzwerken, belegt durch elegante Arbeiten mit modernen Neuroimaging-Techniken basierend auf fMRI oder TMS (Grefkes et al. 2008, Murase et al. 2004). Als Grundlage dieser Änderungen wird plastische Umorganisation angenommen, wie sie auch im Tiermodell gefunden wird. Interessanterweise scheint die ischämische Läsion, insbesondere das partiell geschädigte Gewebe in der Penumbra, aufgrund der Expression bestimmter Gene strukturelle Plastizität durch Anregung axonalen Wachstums zu unterstützen. Durch Nervenzellaktivität wird die Expression und damit das Wachstum gefördert (Carmichael 2003, Carmichael und Chesselet 2002, Clarkson et al. 2010).

Durch spezifische neurorehabilitative Interventionen lassen sich funktionelle Reorganisationsprozesse selbst im chronischen Stadium fördern, für welches lange angenommen wurde, dass sich keine neuroplastischen Vorgänge mehr einstellen, die zur funktionellen Erholung beitragen könnten (Hummel et al. 2005, Liepert et al. 2000, Luft et al. 2004).

Neurorehabilitative Maßnahmen basieren zu einem großen Teil auf (Wiederer-)Lernprozessen, die sich

v. a. im Kortex aber auch in Basalganglien und Kleinhirn abspielen (Hikosaka et al. 2002, Karni et al. 1995). Mechanismen, die diesen Prozessen zugrunde liegen könnten, lassen sich von wissenschaftlichen Modellen des motorischen Lernens in vivo und in vitro ableiten. Diese beinhalten die Proteinsynthese im Motorkortex, die Änderung plastizitätsrelevanter Neurotransmittersysteme und die Vermehrung kortikaler Synapsen (Clarkson et al. 2010, Kleim et al. 2006, Rioult-Pedotti et al. 2000). Die Mechanismen des motorischen Lernens sind bisher noch nicht so verstanden, dass man daraus mehr als methodische Anregungen für die Rehabilitationsmedizin gewinnen könnte. Vor allem muss in Betracht gezogen werden, dass Patienten nach einer Hirnläsion in der Regel älter sind (z. B. für den Schlaganfall ~ 74 Jahre) mit klaren Hinweisen, dass neuronale Plastizität und Lernen bei älteren Menschen anders ist als bei Jüngeren (Sawaki et al. 2003, Zimerman und Hummel 2010).
Neben der zentralnervösen Plastizität spielen für eine erfolgreiche Rehabilitation auch weitere Veränderungen eine Rolle: Schlaganfallpatienten zeigen, vor allem im chronischen Stadium, eine deutlich reduzierte kardiovaskuläre Fitness sowie metabolische Veränderungen der Muskulatur. Mittels gezielter physiotherapeutischer Maßnahmen lässt sich dies verbessern und modifizieren (Langhorne et al. 2011, Luft et al. 2008).

I 18.3 Methoden der motorischen Rehabilitation

Neben den traditionelleren Methoden, z. B. nach Bobath oder Affalter, die mehr breit gefasste therapeutische Richtlinien als einzelne Übungen definieren, stehen heute eine größere Anzahl effizienter Einzeltherapien zur Verfügung. Diese wurden auf der Basis neurophysiologischer Erkenntnisse entwickelt.
Die Intensität der Rehabilitation scheint einen Einfluss auf den Erholungserfolg zu nehmen. Eine Metaanalyse zeigte, dass man für eine zusätzliche messbare Verbesserung des Therapieeffekts mindestens 15 Stunden pro Woche innerhalb der ersten sechs Monate nach dem Ereignis trainieren muss (Kwakkel et al. 2004). Es ist deshalb wahrscheinlich, dass die Gesamtintensität (= Dauer) einer Intervention mit ihrer Effizienz korreliert. Weiter scheint sich für den chronischen Bereich abzuzeichnen, dass intermittierende Phasen mit hoher Trainingsintensität einen besseren Langzeiteffekt haben als kontinuierliches seltenes Training (z. B. 1 x/Woche Physiotherapie). Allerdings ist diese Hypothese wissenschaftlich bisher nicht ausreichend untersucht.
Interessanterweise kristallisiert sich auch mehr und mehr heraus, dass individualisierte Therapien, angepasst an das Funktionsniveau des Patienten, die Läsion und das Reorganisationsmuster, die Effektivität von Therapien deutlich steigern. Dieses Vorgehen kann dann im Sinne eines modularen Systems benutzt werden, indem sich, nach Erreichen der nächsten funktionellen Stufe, der Patient für eine weitere Therapiestrategie qualifiziert (z. B. nach erfolgreichem orthesengestützten Training [Saebotherapie] eine CIMT).

I 18.3.1 Gängige physiotherapeutische Ansätze

Konzeptuell zielen die traditionellen Verfahren auf eine Beeinflussung sowohl von neuroplastischen kortikalen Vorgängen als auch des zweiten Motoneurons ab. Durch Konvergenz verschiedener afferenter Impulse soll die Erregbarkeit des zweiten Motoneurons verstärkt werden (Fazilitation). Mittels Schienenlagerung, langsamer Muskeldehnung, Aktivierung des antagonistischen Muskels, Applikation von Wärme, Kälte oder großflächiger Berührung soll die Erregbarkeit des zweiten Motoneurons gesenkt und damit eine Tonuserhöhung vermieden werden (Inhibition).
Das Bobath-Behandlungskonzept basiert auf der Hemmung von Fehlhaltung und der Verstärkung normaler Bewegungsmuster. Die Verstärkung kompensatorischer Muster wird erst in einem späten Stadium der Rehabilitation gefördert, wenn das Wiedererlangen der verlorenen Funktionen nicht mehr zu erwarten ist. Der Therapeut erreicht dies vor allem durch Berührung und propriozeptive Reize (z. B. Muskeldehnung, Beklopfen). Die Fokussierung auf das Vermeiden abnormer Bewegungen oder Haltungen kann zur Folge haben, dass selbstständige (aktive) Bewegungen des Patienten unterbleiben, solange sie als »abnorm« angesehen werden. Dies steht etwas im Widerspruch zu modernen Therapieansätzen, die das aktive und repetitive »Wiedererlernen« von Bewegungsmustern favorisieren. Das Bobath-Konzept schreibt keine definierten Übungen vor, was eine klinische Prüfung erschwert. So zeigten verschiedene Metaanalysen, dass weder Effektivität noch Wirkungslosigkeit noch Unter- oder Überlegenheit der Bobath-Therapie gegenüber anderen Therapien gegenwärtig festgestellt werden kann (Kollen et al. 2009, Pollock et al. 2003) bei unzureichender Qualität und Quantität der vorliegenden Studien.
Neben der Bobath-Therapie kommen der propriozeptiven neuromuskulären Fazilitation (PNF) und der Vojta-Therapie Bedeutung in Deutschland zu. Die PNF will durch den gezielten Einsatz von Muskelzug und -druck, kombiniert mit aktiver Bewegung des Patienten, Beweglichkeit und Bewegung verbessern. Die Vojta-Therapie arbeitet ebenfalls mit somatosensorischen Stimuli, die, an bestimmten Körperstellen appliziert, komplexe Reflexmuster auslösen sollen.

I 18.3.2 Neue Therapieansätze

Moderne Therapieansätze sind aus einem besseren Verständnis der Mechanismen funktioneller Erholung und Neuroplastizität entstanden. Sie versuchen, die Reorganisationsprozesse in den motorischen Regionen des Gehirns zur Verbesserung der motorischen Funktionen zu unterstützen. Da nur durch regelmäßige Übung motorisch gelernt wird, ist modernen Ansätzen ein wiederholtes und aktives Training von Bewegungen gemeinsam bzw. die Unterstützung von motorischen Lernprozessen. Häufig wird vom »Wiedererlernen« der durch die Läsion verlorenen Bewegungsmuster gesprochen (z. B. »motor relearning program«, s. »Aufgabenorientiertes Training«).

I 18.3.2.1 Aufgabenorientiertes Training (task-oriented training)

Das aufgabenorientierte Training soll die motorische Funktion des Patienten im Alltag durch ein wiederholtes Training alltagsrelevanter Bewegungen fördern. Während mit der oberen Extremität verschiedene Bewegungen geübt werden (*motor relearning program*; Carr und Shepherd 1987), besteht das Training für die untere Extremität aus Gehübungen, häufig auf dem Laufband (s. »Rehabilitation der Gehfähigkeit«) (Macko et al. 2005). Ein direkter Vergleich des aufgabenorientierten Trainings mit einer auf Bobath basierten Behandlung bei akuten Schlaganfallpatienten zeigte die Überlegenheit der modernen Therapie in Bezug auf die Dauer des stationären Aufenthalts und die Verbesserung der motorischen Funktion in der Frühphase (Langhammer und Stanghelle 2000). Entsprechende neuroplastische Veränderungen konnten mittels funktioneller Bildgebung nachgewiesen werden (Nelles et al. 2001). Eine Evaluation desselben Patientenkollektivs ergab nach vier Jahren allerdings keine Unterschiede mehr zwischen den Behandlungsgruppen. Es kam in beiden Gruppen zu einer Verschlechterung der motorischen Funktion, der posturalen Kontrolle und der Aktivitäten des täglichen Lebens (Langhammer und Stanghelle 2003). Interessanterweise kann das aufgabenorientierte Training in Gruppen mit relevantem Erfolg bestritten werden (van de Port et al. 2009, Wevers et al. 2009) (↑, B). Ein weiterer interessanter Weg ist eine durch spezifische Analysemethoden individuell auf den jeweiligen Patienten zugeschnittene Therapie (Nadeau et al. 2011).

I 18.3.2.2 Therapie mit erzwungenem Gebrauch (forced use, constraint induced movement therapy)

Auch bei teilweise wiedergewonnener Armfunktion neigen viele Kranke dazu, wegen der besseren Beweglichkeit und größeren Schnelligkeit, den gesunden, statt den paretischen Arm zu gebrauchen. Dieses Verhalten wird auch als »erlernter Nichtgebrauch« bezeichnet und ist in seinen ungünstigen Sekundärwirkungen besonders tierexperimentell gut dokumentiert (Taub und Uswatte 2003). Eine Möglichkeit, den Einsatz des paretischen Armes zu erzwingen, ist die vorübergehende Immobilisation der gesunden Extremität (**Abb. I 18.1**). Die Immobilisation kann durch eine Schiene mit Klettverschlüssen oder alternativ in einer Schlinge erfolgen. Voraussetzung für diese Intervention ist eine Mindeststreckfähigkeit von 20° im Handgelenk und 10° in den Metakarpal- und Interphalangealgelenken; auch müssen die Patienten eine ausreichende Gehsicherheit ohne Sturzgefährdung haben. Ein weiteres Element ist das sog. »shaping«, d. h. der Patient soll möglichst nahe an seiner Leistungsgrenze üben, die seinem jeweiligem Funktionsniveau fortwährend anzupassen ist. Diese, im englischen Sprachraum als »constraint-induced«- oder »forced-use«-Therapie bekannte Behandlung, wurde inzwischen in mehreren kontrollierten Studien sowohl an chronisch als auch an akut kranken Patienten erprobt und in ihrer Wirksamkeit belegt (Wolf et al. 2010, 2006). Wolf und Kollegen (2006) haben die Effektivität der Therapie in einer großen multizentrischen randomisierten Studie (EXCITE trial) gezeigt (↑, A). Hervorzuheben

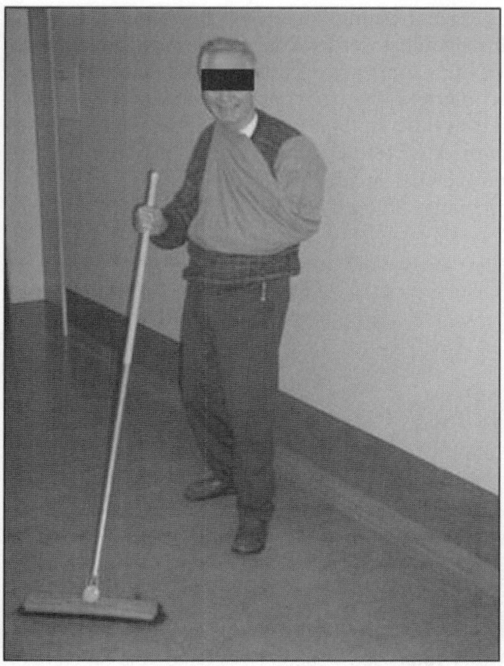

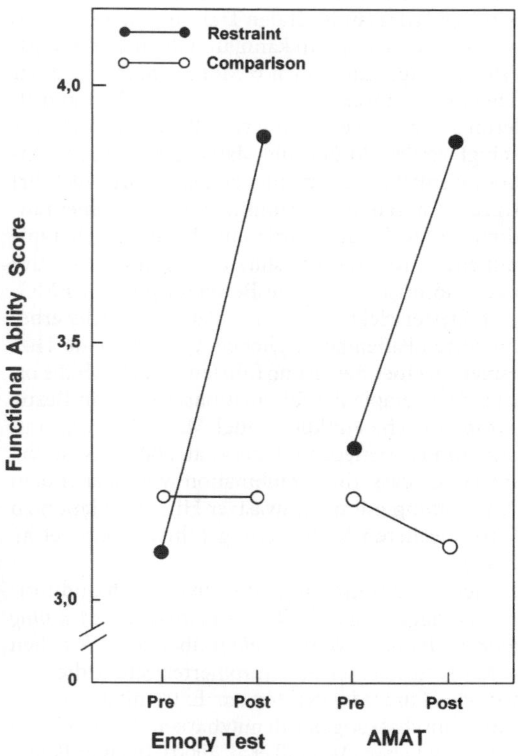

Abb. I 18.1: Sog. »constraint induced movement therapy« der oberen Extremität nach Schlaganfall. Der nicht paretische linke Arm des hemiparetischen Patienten ist immobilisiert, um den Einsatz der betroffenen Hand zu »erzwingen«. Das Diagramm rechts zeigt die Handfunktion chronisch hemiparetischer Patienten, die der Experimental- bzw. der Kontrollgruppe zugeteilt waren (modifiziert nach Taub et al. 1993).

ist vor allem, dass von dieser Therapie chronische Schlaganfallpatienten, also jene, die in der Regel nur noch wenig spontane Rückbildungschancen haben, gut profitieren (Wolf et al. 2010). Bemerkenswert ist auch, dass die Behandlungsergebnisse auch nach Ende der Intervention anhalten und sich das Ausmaß der durch die Therapie induzierten Verbesserung aus dem initialen motorischen Funktionsniveau ableiten lässt (Park et al. 2008).

I 18.3.2.3 Bilaterales Training

Bilaterale Therapieansätze basieren auf folgenden Beobachtungen:

1. Bewegungen, die mit beiden Seiten gleichzeitig ausgeführt werden, synchronisieren sich in Amplitude, Phase, Frequenz und Bewegungsvektor als natürlicher Bewegungsmodus (Cauraugh und Summers 2005).
2. In der Frühphase des Lernens einer Handbewegung, in der der Bewegungsablauf noch langsam und nicht automatisiert abläuft (hohe kognitive Beteiligung), kann ein mit einer Hand trainiertes Bewegungsmuster auf die andere Hand übertragen werden (Lazarus und Haynes 1997, Rand und Stelmach 2000).
3. Der Motorkortex der geschädigten Hemisphäre wird transcallosal von der gesunden Hemisphäre beeinflusst (Murase et al. 2004) – was sich allerdings auch negativ im Sinne einer gesteigerten Inhibition der geschädigten Seite auswirken kann (Murase et al. 2004).

An chronisch behinderten Patienten ergaben sich Hinweise, dass bilaterales Training (Cauraugh und Kim 2002) dem unilateralen Training einer Handbewegung überlegen sein kann, und die Behandlungserfolge waren auch noch 6 Monate nach Ende der Therapie nachweisbar. Diese Ergebnisse konnten allerdings an schwerbehinderten Patienten nicht bestätigt werden (Mudie und Matyas 2001), was auf Inhomogenitäten im Patientenkollektiv zurückgeführt wurde (Cauraugh und Summers 2005). In einer randomisierten Studie wurde eine bilaterale Therapie mit einem roboterunterstützten Armtrainer (aktive oder motorisierte passive Bewegungen) mit EMG-getriggerter elektrischer Stimulation bei schwerbehinderten Patienten verglichen. Obwohl beide Therapien zu einer Besserung führten, zeigte sich die bilaterale Therapie der Stimulationstherapie in Bezug auf motorische Funktion (Fugl-Meyer-Score), Kraft und Tonus überlegen (Hesse et al. 2005). Es ist von Interesse, dass die Kombination von bilateralem Armtraining mit nichtinvasiver Hirnstimulation zu keiner weiteren Verbesserung führte (Hesse et al. 2011).

Bilaterales Armtraining mit rhythmisch-auditorischer Triggerung (BATRAC – *bilateral arm training with rhythmic auditory cueing*) über sechs Wochen verbesserte in einer unkontrollierten Studie die motorische Funktion der oberen Extremität und die Selbsteinschätzung der Benutzbarkeit des Armes im täglichen Leben (Whitall et al. 2000). In einer Folgestudie war die Non-Responder-Rate mit 33 % deutlich höher.

Eine aktuelle Metaanalyse bilateraler Armtrainingskonzepte konnte, durchaus aus Ermangelung einer ausreichenden Anzahl von qualitativen Studien, keine klar anhaltende funktionelle Verbesserung im Vergleich zur klassischen Physiotherapie, Placebo oder keiner Behandlung feststellen (↔, C) (Coupar et al. 2010). Von großer Bedeutung ist sicher, welches Patientenkollektiv untersucht wurde. Hier erscheint eine individualisierte Therapieempfehlung für bilaterales Training wichtig für Patienten mit entsprechenden Defiziten.

I 18.3.2.4 Orthesengestütztes Eigentraining

Bei einem erheblichen Teil der Patienten mit Hirnläsion kommt es danach zu einer schweren Funktionsstörung der oberen Extremität durch Parese, Tonuserhöhung und Flexionsbewegungssynergien, was v. a. die Hand beeinträchtigt. Diese Störungen führen, trotz sehr guter Erholung der Gehfähigkeit, zu erheblichen Einschränkungen des individuellen Lebens und der Selbstständigkeit (Carod-Artal und Egido 2009). Durch Defizite der Handgelenks- und Fingerextension kann diese Gruppe von Patienten ihre Hand nicht öffnen und ist dadurch auch keinem aktiven Training (wie z. B. CIMT) zu gängig. Speziell für diese Patientengruppe wurde vor wenigen Jahren eine Idee entwickelt, die auf passiver Handöffnung durch eine Orthese basiert (Saebo®, **Abb. I 18.2**). Dies erlaubt es den Patienten die Hand wieder zu öffnen mit der Möglichkeit Handfunktionen, z. B. Greifen, zu trainieren. Neben dem überzeugenden theoretischen Hintergrund zeigen erste Proof-of Principle Studien einen vielversprechenden Effekt, wenn die Patienten über Wochen und Monate regelmäßig mit dieser Orthese trainieren (↔) (Farrell et al. 2007, Hoffman und Blakey 2011). Es ist wichtig anzumerken, dass die Hauptanteile dieses Trainings als Eigentraining zuhause und ohne Therapeut durchgeführt werden können. Weitere Studien müssen diese innovative Therapiestrategie für eine wohl definierte Patientengruppe wissenschaftlich detailliert evaluieren. Was jetzt schon klar gesagt werden kann, dass diese Therapie nur für bestimmte Patienten geeignet ist, idealerweise eingebettet in eine längerfristige Stufentherapie.

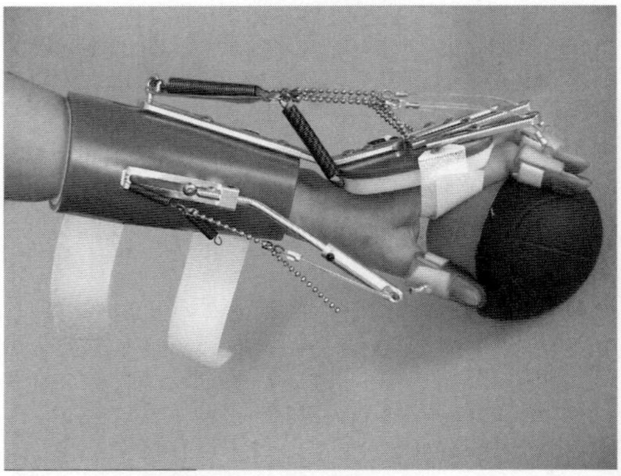

Abb. I 18.2: Sog. »Saebo-Flex« Hand- und Unterarmorthese. Mit der Unterstützung dieser Orthese ist das Handöffnen und besonders das Trainieren von Greif- und Hebebewegungen wieder möglich. Zur Nutzung dieser Therapie muss aktive Schulterflexion, -abduktion, Ellenbogenflexion, -extension von ca. 10° und leichte willkürliche Fingerflexion vorhanden sein.

I 18.3.2.5 Rehabilitation der Gehfähigkeit

Traditionell zielte die Gangtherapie hemiparetischer Patienten vor allem auf die Wiederherstellung eines möglichst physiologischen Bewegungsmusters. Tonusinhibierende Maßnahmen ergänzten die das Gehen vorbereitenden Übungen im Sitzen und Stehen. Das Gehen an sich wurde dagegen nur wenig geübt. In Übereinstimmung mit dem zuvor formulierten Konzept eines aufgabenspezifisch, repetitiven Vorgehens lag daher die Gangrehabilitation hemiparetischer Patienten durch Laufbandtraining mit partieller Körpergewichtsentlastung (**Abb. I 18.3**) nahe: »Wer gehen lernen möchte, muss gehen!« (Hesse et al. 1995)

Der Patient trägt einen Gurt zum Ausgleich noch mangelhafter Gleichgewichtsreaktionen, ein Teil des Körpergewichts kann gemäß der funktionellen Einschränkung abgenommen werden und ein motorgetriebenes Band erzwingt die Lokomotion. Zu Beginn der Behandlung ist die Hilfe von zwei Therapeuten, z. B. beim Setzen des paretischen Beines, erforderlich. Später gestattet die Laufbandtherapie das Üben von vielen Gangzyklen während einer 20-minütigen Netto-Therapiezeit.

Nach einer ersten sog. »single-case«-Untersuchung mit 14 chronisch nicht gehfähigen hemiparetischen Patienten, die eine vielversprechende Verbesserung von Gehfähigkeit und Ganggeschwindigkeit zeigten (Hesse et al. 1995), konnten nachfolgende randomisierte Studien keine Überlegenheit der Laufbandtherapie bzgl. der Wiederherstellung der Gehfähigkeit von Patienten im Akutstadium belegen, wenn die Kontrollgruppe, auch unter dem frühzeitigen Einsatz von Hilfsmitteln, das Gehen konsequent in der Ebene und auf der Treppe übte (Franceschini et al. 2009). Roboterassistierte Therapieprotokolle scheinen im Vergleich zum Training mit Therapeuten keine funktionellen Vorteile zu bringen (Hidler et al. 2009, Hornby et al. 2008). Für bereits gehfähige Patienten konnten kontrollierte Untersuchungen dagegen zeigen, dass ein Laufbandtraining die Ganggeschwindigkeit und -ausdauer sowie die kardiovaskuläre Fitness signifikant verbesserte. Dies traf sowohl für Patienten im Akut- als auch im chronischen Stadium zu (Macko et al. 2005, Pohl et al. 2002) (↑, B).

Zusammenfassend zeigen die klinischen Untersuchungen, dass die Laufbandtherapie zwecks Wiederherstellung der Gehfähigkeit akut hemiparetischer Patienten im Vergleich zur Physiotherapie, die das Gehen – auch unter dem Einsatz von Hilfsmitteln – auf dem Flur und der Treppe repetitiv übt, gleichwertig ist. Für bereits gehfähige Patienten dagegen konnte eine Überlegenheit hinsichtlich der Verbesserung der Ganggeschwindigkeit, -ausdauer und aeroben Fitness nachgewiesen werden, vorausgesetzt, die Trainingsprotokolle zielten darauf ab, die Geschwindigkeit bzw. die aerobe Fitness zu verbessern.

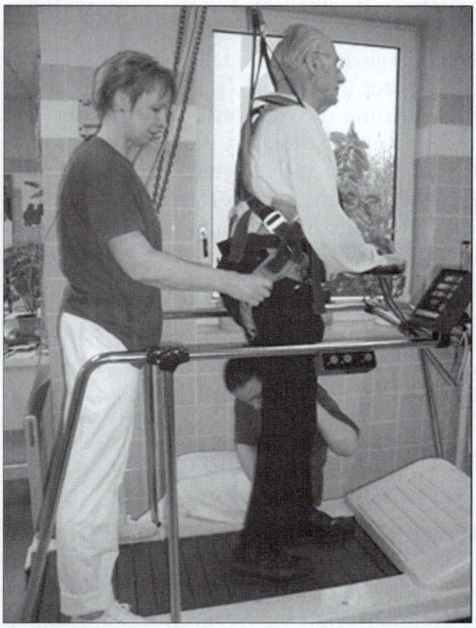

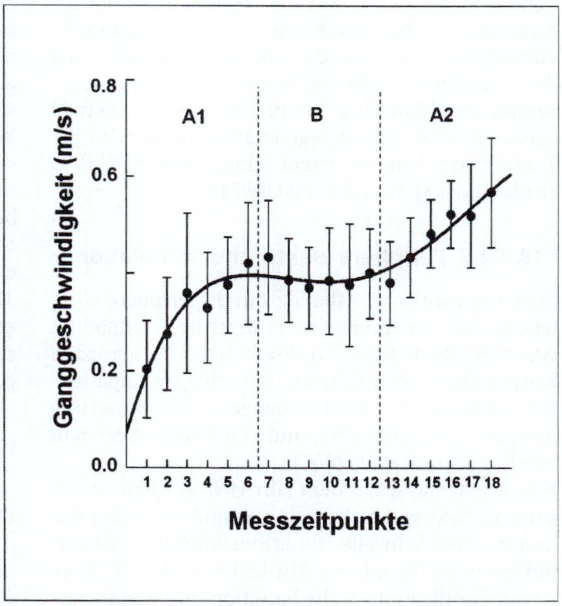

Abb. I 18.3: Laufbandtherapie mit partieller Gewichtsentlastung eines rollstuhlpflichtigen Patienten mit Hemiparese links. Zwei Therapeuten unterstützen den Patienten beim Setzen des betroffenen Beines und bei der Kontrolle des Becken-Rumpfsegmentes. Ziel ist das wiederholte Üben komplexer Gangzyklen zum frühestmöglichen Zeitpunkt. Das Diagramm rechts zeigt die Ganggeschwindigkeit 14 chronisch hemiparetischer Patienten, die für jeweils drei Wochen auf dem Laufband, in der Physiotherapie und abschließend nochmals auf dem Laufband behandelt wurden.

I 18.3.2.6 Nichtinvasive Hirnstimulation (NIHS)

Methoden zur nichtinvasiven Hirnstimulation, wie transkranielle Gleichstromstimulation (tDCS) oder transkranielle Magnetstimulation (TMS), bieten die Möglichkeit, mit guter topografischer und zeitlicher Auflösung kortikale Areale in ihrer Funktion zu modulieren und neuroplastische Vorgänge zu unterstützen (Franceschini et al. 2009, Hummel und Cohen 2005, Nitsche et al. 2008). Neuronale Plastizität ist einer der Hauptmechanismen der an der funktionellen Regeneration nach Hirnläsionen beteiligt ist (Nudo et al. 1996). Neue innovative An-

sätze nutzen die NIHS, um die Effekte des neurorehabilitativen Trainings zu steigern (Alonso-Alonso et al. 2007, Hummel et al. 2005, Hummel und Cohen 2006).
Unterschiedliche Mechanismen liegen diesen NIHS-induzierten neuroplastischen Veränderungen zugrunde. Änderung kortikaler Erregbarkeit und reduzierter intrakortikaler gabaerger Aktivität konnten assoziiert mit behavioralen Verbesserungen gezeigt werden. Diese Befunde sind gut mit aktuellen tierexperimentellen Ergebnissen nach einer Hirnläsion zu vereinbaren (Carmichael und Chesselet 2002, Clarkson et al. 2010).
Basierend auf Konzepten funktioneller Reorganisation (z. B. interhemisphärische Rivalität; Grefkes et al. 2008, Hummel und Cohen 2006, Murase et al. 2004), ergaben sich zwei Hauptstrategien zur Anwendung von NIHS; die NIHS zur Steigerung der Errgebarkeit des Motorkortex der geschädigten Hemisphäre und die hemmende NIHS des intakten Motorkortex (Hummel und Cohen 2006). Der Großteil der Studien, die Effekte der NIHS auf die funktionelle Regeneration untersucht haben, wurden an relativ kleinen und homogenen Gruppen von Patienten im chronischen Stadium vorgenommen (Fregni et al. 2005, Hummel et al. 2005, Hummel und Cohen 2006). Erste Untersuchungen im subakuten und chronischen Stadium mit über mehrere Tage applizierter Kombination aus NIHS und Training konnten länger anhaltende Effekte darstellen (Khedr et al. 2005). Auf der Basis der »Proof-of-Principle«-Studien erscheinen diese Konzepte sehr vielversprechend (↔, B). Allerdings müssen sich diese Ergebnisse unbedingt auch in größeren multizentrischen klinischen Studien zeigen, was aktuell versucht wird (Neuroregeneration Enhanced by Transcranial Direct Current Stimulation (tDCS) in Stroke [NETS] Trial, NCT00909714).

18.3.2.7 Periphere elektrische Stimulation

Somatosensorische Afferenz durch periphere elektrische Nervenstimulation erhöht die Exzitabilität der motorkortikalen Repräsentation des gereizten Körperteils (Luft et al. 2005). Bei Schlaganfallpatienten kann so eine kurz andauernde Verbesserung motorischer Fertigkeiten und von Training erreicht werden (Celnik et al. 2007).
Eine Metaanalyse aus dem Jahr 1996 zeigt einen positiven Effekt von elektrischer Stimulation über der motorischen Schwelle (funktionelle elektrische Stimulation, FES) auf die Muskelkraft (Glanz et al. 1996). Für die motorische Funktion und Benutzbarkeit der oberen Extremität wies eine kontrollierte Studie an 60 Patienten (2–4 Wochen nach Insult) die Überlegenheit von FES in Kombination mit standardisierter Physiotherapie nach Bobath gegenüber alleiniger Physiotherapie nach (Powell et al. 1999). Eine größere multizentrische Studie an 150 Patienten zeigte allerdings keine Effekte (Johansson et al. 2001). Möglicherweise lag dies an der fehlenden Kombination mit Physiotherapie (die Patienten erhielten nur »wenn nötig« Physiotherapie zusätzlich zur Stimulation). Auch ohne begleitende Physiotherapie kann eine elektromyografisch getriggerte Nervenstimulation wirksam sein, wenn sie mit hoher Intensität (ca. 20 h/Woche für drei Wochen, zu Hause) durchgeführt wird (n = 16; Kimberley et al. 2004). Die positiven Effekte könnten durch die obligate Synchronisierung von Stimulation (Reafferenz) und Willküraktivität bedingt sein. Auch für die untere Extremität belegt eine kontrollierte Studie an 46 Patienten die höhere Wirksamkeit von FES in Kombination mit Physiotherapie im Vergleich zu alleiniger Physiotherapie (drei Wochen); 84 % der FES-Gruppe konnten im Vergleich zu 46 % der Kontrollgruppe nach Hause entlassen werden (Yan et al. 2005).
Eine Cochrane Metaanalyse ergab, dass keine klare Aussage gemacht werden kann, ob neurorehabilitatives Training mit FES einen klaren Vorteil gegenüber Training alleine hat (Pomeroy et al. 2006). Mehrere kleinere Studien konnten positive Effekte von FES-basierten Neuroprothesen auf Gang und Handfunktion zeigen (Ring et al. 2009). Auch hier ist die genaue Evaluation der funktionellen Einschränkungen des Patienten vor der Empfehlung einer solchen Therapie entscheidend. Ein für die Zukunft sehr interessanter Ansatz ist die Kombination von Brain-Computer-Interfaces mit spezifischer funktioneller elektrischer Stimulation (Do et al. 2011).

18.3.2.8 Mentales motorisches Training

Auch durch mentales Training einer Bewegung kann man eine gewisse Funktionsverbesserung erreichen (Pomeroy et al. 2005). Mentale Vorstellung erhöht die Exzitabilität im Motorkortex bei Schlaganfallpatienten (Cicinelli et al. 2006). Eine randomisierte kontrollierte Studie an 46 akuten Schlaganfallpatienten verglich das mentale und reale Üben alltagsrelevanter Aufgaben (z. B. Geschirr abwaschen, Benutzung des Telefons; 1 h/Tag über drei Wochen) in Kombination mit standardisierter Physiotherapie (Gehen, allgemeine Muskelstärkung) und zeigte signifikant größere und anhaltende Verbesserungen bei der mental trainierten Gruppe (Liu et al. 2004) (↔, C). Ähnliche Ergebnisse ergab auch eine randomisierte placebokontrollierte Studie an 32 chronischen Patienten (Page et al. 2007). In einer ersten Arbeit konnten auch neuroplastische Änderungen nach mentalen Übungen in Schlaganfallpatienten gezeigt werden (Page et al. 2009).

18.3.2.9 Roboterunterstützte Übungstherapie

Der Forderung nach hoher Therapieintensität stehen im Klinikalltag die damit verbundenen Personalkosten entgegen. Es liegt daher nahe, robotergestützte Trainingsgeräte als ergänzende Maßnahmen im Sinne der automatisierten motorischen Rehabilitation zu entwickeln. Für die Therapie der oberen Extremität leisteten hier Hogan und Mitarbeiter Pionierarbeit (1995). Die Autoren entwickelten den sog. MIT-Manus, einen Roboterarm, der eine ungehinderte Schulter- und Ellenbogenbewegung in der Horizontalen gestattete und den Patienten gemäß seinen Fähigkeiten unterstützte. Der Unterarm wurde mit einer Armschale unterstützt. Eine sog. Impedanzkontrolle mit fortwährender Bestimmung von Position und Kraft – und somit ruckfreier und möglichst gleichmäßiger Bewegung – simulierte die »Hand-zu-Hand«-Therapie durch einen erfahrenen Therapeuten. Zwei kontrollierte Studien mit insgesamt 78 akuten Schlaganfallpatienten haben eine signifikant größere Verbesserung der Kraft der Schulter- und Ellenbogenmuskulatur in der Experimentalgruppe (täglich 45 Minuten Therapie für sechs Wochen) nachgewiesen (Volpe et al. 2000) (↔, C). Arm- und Handfunktionen sowie die ADL-Kompetenz unterschieden sich dagegen nicht relevant von denen einer Kontrollgruppe, die eine sog. Scheintherapie erhalten hatte.

Einen bilateralen Ansatz wählten Lum et al (2002) mit dem sog. »mirror-image motion enabler« (MIME), einem Roboterarm, der den in einer Unterarmschale fixierten Arm aktiv und passiv im Ellenbogen- und Schultergelenk bewegt (Lum et al. 2002). Dabei dienten die fortwährend registrierten Bewegungen der nicht betroffenen Seite als Vorlage (sog. »master«), denen die betroffene Seite (sog. »slave«) folgte. So ergab sich eine spiegelbildliche Bewegung beider Schulter- und Ellenbogengelenke in der Horizontalebene. An der kontrollierten Studie nahmen 27 chronische Patienten teil, die entweder mit dem MIME oder nach Bobath über zwei Monate behandelt wurden. Nach Ende der Therapie wiesen die Patienten der Experimentalgruppe eine signifikant bessere Armkontrolle auf; dieser Effekt war jedoch sechs Monate später nicht mehr nachweisbar (Lum et al. 2002).

Ein ähnliches Konzept verfolgt auch der Armtrainer »Bi-Manu-Track«, der auch bilaterales aktives und passives Üben der Flexion und Extension der Handgelenke sowie eine Drehbewegung beider Unterarme erlaubt. Eine kontrollierte Studie an zwei Zentren untersuchte den Effekt des Armtrainers im Vergleich zur Elektrostimulation des paretischen Unterarmstreckers. Bei vergleichbaren Ausgangsbedingungen erzielte die Armtrainergruppe eine signifikant bessere Kontrolle und Kraft der paretischen oberen Extremität zum Ende der Therapie und drei Monate später (Hesse et al. 2005) (**Abb. I 18.4**).

Für die Gangrehabilitation entwickelten Hesse und Mitarbeiter (1999) einen elektromechanischen Gangtrainer (**Abb. I 18.5**). Der gurtgesicherte Patient steht auf zwei Fußplatten, deren Bewegung Stand- und Schwungbeinphase simuliert. Ein Servomotor unterstützt den Patienten. Die für das Gehen wesentlichen Rumpfbewegungen in vertikaler und seitlicher Richtung werden zyklusphasengerecht mittels am Gurt ansetzender Seile gesteuert.

Die Deutsche Gangtrainerstudie (DEGAS) schloss 155 nicht gehfähige, subakute Schlaganfallpatienten von vier Zentren ein. Die Experimentalgruppe (n = 77) erhielt 25 min Gangtrainer + 20 min Physiotherapie, die Kontrollgruppe (n = 78) 45 min Physiotherapie jeden Werktag über vier Wochen. Ausschließlicher Inhalt der Physiotherapie in beiden Gruppen waren Stand- und Gangübungen. Nach Ende der Therapie konnten signifikant mehr Patienten der Experimentalgruppe selbstständig gehen (41 von 77 vs. 17 von 78) und hatten einen Barthel-Index von zumindest 75 erreicht (44 von 77 vs. 21 von 78). Sechs Monate später bestätigte sich das Ergebnis der überlegenen Gehfähigkeit in der Gangtrainergruppe (Pohl et al. 2007) (↑, B).

Anders arbeitet der sog. Lokomat. Er wurde von Colombo und Mitarbeitern (2000) vornehmlich für die Behandlung paraparetischer Patienten in Zürich entwickelt (Colombo et al. 2000). Das Gerät besteht aus einem motorgetriebenen Laufband mit geregelter Gewichtsentlastung zur Gewährung der Stand-

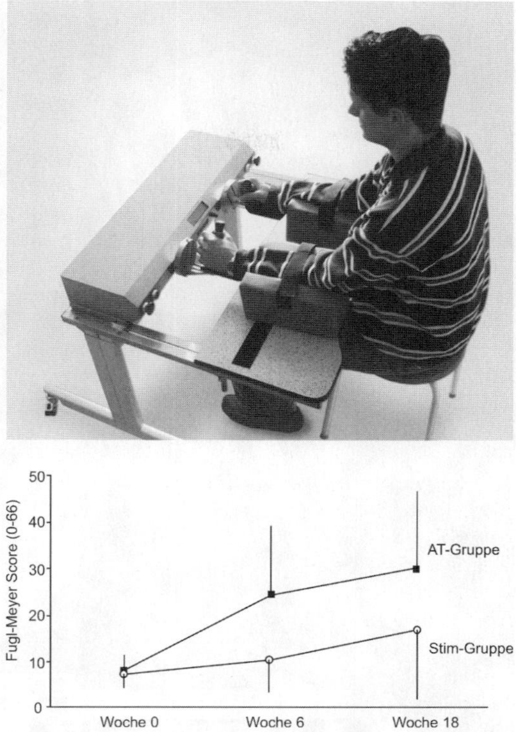

Abb. I 18.4: Computergestützter Armtrainer »Bi-Manu-Track«; ein links-hemiparetischer Patient übt eine repetitive bilaterale Pro- und Supination des Unterarms (links) bzw. eine Flexion/Extension des Handgelenks (rechts) auf dem Armtrainer. Das untere Diagramm zeigt den mittleren (SD) Fugl-Meyer-Score (FM, 0–66, unten) als Maß der motorischen Kontrolle akut hemiparetischer Patienten, die entweder mit dem Armtrainer (durchgezogene Linie) oder der Elektrostimulation des Handstreckers für jeweils sechs Wochen übten.

beinphase. Zusätzlich tragen die Patienten eine bis zum Becken reichende Orthese, die mit steuerbaren Motoren im Bereich der Knie und Hüfte zur Flexion beider Gelenke in der Schwungbeinphase ausgestattet ist. Das Sprunggelenk wird passiv geführt. Erste Untersuchungen an paraparetischen Patienten zeigten, dass die Kinematik der großen Beingelenke in der Sagittalebene der von Gesunden entsprach und dass die Patienten mit der Orthese länger und mit höherer Geschwindigkeit üben konnten, als auf dem manuell unterstützten Laufband. 20 Patienten mit einer inkompletten Para- oder Tetraparese im chronischen Stadium konnten ihre Gehfähigkeit nach einem mehrwöchigen Training mit dem Lokomat deutlich steigern (Wirz et al. 2005).

In aktuellen monozentrischen und multizentrischen Studien an subakuten mittelschwer betroffenen Patienten konnte inkonsistent ein Vorteil des roboterassistierten Gangtrainings im Vergleich zu einem konventionellen Gangtraining festgestellt werden (Hidler et al. 2009) (↔, B), allerdings könnte das roboterassistierte Training möglicherweise mit weniger therapeutischer Betreuung einhergehen (Freivogel et al. 2009). Um ein noch realistischeres Training zu gewährleisten, nutzen moderne robotik- und Laufband-assistierte Gangtherapieansätze auch Methoden der virtuellen Realität (Koenig et al. 2011).

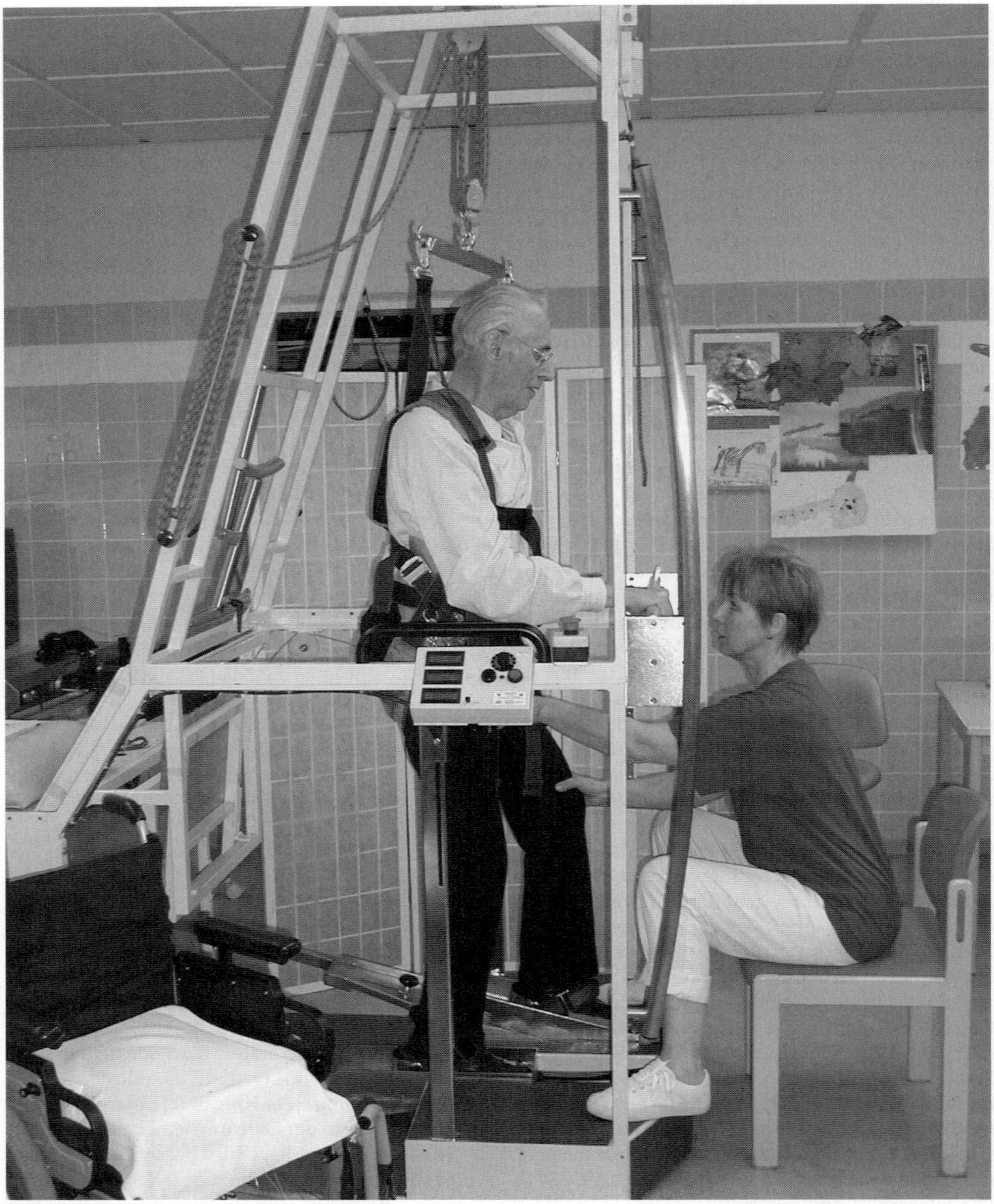

Abb. I 18.5: Lokomotionstherapie desselben Patienten wie in **Abb. I 18.3** auf einem elektromechanischen Gangtrainer. Eine Therapeutin unterstützt die Kniekontrolle des betroffenen Beines. Die Maschine übernimmt die Führung der Beine und die Kontrolle des Rumpfes.

I 18.3.2.10 Pharmakotherapie

Eine wirksame medikamentöse Behandlung der motorischen Funktionserholung hat sich bisher nicht etabliert. Die Möglichkeiten einer medikamentösen Therapie in der neurologischen Rehabilitation sind mit Ausnahme von Amphetamin und – in Grenzen – Dopamin bisher kaum ausführlich erforscht.

D-Amphetamin

Klinisch experimentell gibt es widersprüchliche Hinweise, dass Amphetaminderivate die Rückbildung von motorischen Funktionsverlusten fördern. Erste positive Studien, die eine Wirksamkeit von D-Amphetamin nachgewiesen haben (Crisostomo et al. 1988), konnten nachfolgende Untersuchungen an größeren Kollektiven nicht bestätigen (Sonde et al. 2001). Zusammenfassend kann somit der klinische Einsatz des BTM-pflichtigen D-Amphetamins derzeit nicht empfohlen werden.

L-Dopa

Eine Alternative zur Anwendung von Amphetaminpräparaten ist offenbar die Gabe von L-Dopa. In einer placebokontrollierten Doppelblindstudie wurde der Effekt von 100 mg L-Dopa morgens auf die Rückbildung von Hemiparesen nach Schlaganfall untersucht (Scheidtmann et al. 2001) (↑, B). In den ersten drei Wochen erhielten die Patienten L-Dopa oder Placebo in Kombination mit physiotherapeutischer Behandlung, in den folgenden drei Wochen nur Physiotherapie. Nach der L-Dopa-Behandlung zeigten die Patienten sowohl in der Gehfähigkeit als auch in der Bewegung des paretischen Armes eine deutliche Besserung. Der L-Dopa-Effekt war unabhängig von der Ausprägung der Hemiparese bei Studienbeginn. Die Autoren folgerten, dass die adjuvante Behandlung die noradrenerg vermittelte Plastizität fördere. Weitere Studien konnten diese vielversprechenden Befunde in kleineren Kollektiven auch darstellen (Acler et al. 2009). Zur endgültigen Beurteilung und Empfehlung für die tägliche Anwendung fehlen größere multizentrische Studien.

Antidepressiva

Die Depression ist eine wichtige und häufige Komplikation nach Schlaganfall (ca. 25–50 % der Patienten; Farner et al. 2010). Nicht nur die depressive Reaktion auf die plötzlich aufgetretene, nicht selten persistierende Behinderung, sondern auch neuroanatomische und neurochemische Veränderungen spielen bei der Entstehung der Depression nach Hirnschädigung eine wichtige Rolle. Trizyklische Antidepressiva, die zu einer Erhöhung der zerebralen Noradrenalinspiegel führen, sind bei Patienten mit Depression nach Schlaganfall gut wirksam. In klinischen Studien war Nortriptylin (Nortrilen®) aufgrund seiner ausgeprägten Hemmung der Noradrenalinrückresorption besonders effektiv (Lipsey et al. 1984) (↑, B). Dennoch ist der Einsatz von trizyklischen Antidepressiva wegen den dabei nicht selten auftretenden kardialen und anticholinergen Nebenwirkungen, wie Schwindel, orthostatische Hypotension oder Synkopen und kognitive Störungen, besonders bei älteren Patienten nicht empfehlenswert. Alternativ können Serotonin-Wiederaufnahmehemmer (SSRI) eingesetzt werden. Die Serotonin-Wiederaufnahmehemmer Fluoxetin, Citalopram und der NA-Agonist Reboxetin zeigten in kleineren klinischen Studien unabhängig vom antidepressiven Effekt einen fördernden Einfluss auf die motorischen Funktionen (Dam et al. 1996, Zittel et al. 2007, 2008) (↔, C). Der angenommene Mechanismus basiert v. a. auf einer Modulation der kortikalen Erregbarkeit und Neuroplastizität (Ziemann et al. 2006). Eine aktuelle Arbeit von Jorge et al. (2010) konnte eine generelle Verbesserung von kognitiven Funktionen durch Escitalopram nach einem Schlaganfall zeigen (Jorge et al. 2010). Besondere Aufmerksamkeit bedarf es auch hier hinsichtlich Interaktionen dieser Substanzen mit anderen Medikamenten, wie z. B. manchen Antidepressiva mit Cumarinderivaten. Die Beachtung von Interaktionen ist von besonderer Bedeutung, da Schlaganfallpatienten häufig sehr viele Medikamente einnehmen müssen.

Wachstumsfaktoren

In Tiermodellen des Schlaganfalls konnte gezeigt werden, dass Wachstumsfaktoren wie z. B. der Granulocyte-colony stimulating factor (G-CSF) und Erythropoetin die funktionelle und strukturelle Regeneration nach einem Schlaganfall fördern konnten (Diederich et al. 2009). Erste Sicherheitsstudien konnten durchgeführt und größere Sicherheitsbedenken ausgeschlossen werden (Floel et al. 2011, Schabitz et al. 2010), bzgl. der erholungsfördernden Wirkung dieser Substanzen lässt sich zum aktuellen Zeitpunkt noch keine endgültige Empfehlung abgeben.

I 18.3.3 Medikamentöse Therapie von Komplikationen und speziellen Störungen

I 18.3.3.1 Behandlung der Spastik mit Botulinumtoxin

Zu den häufigsten Komplikationen von Hemiparesen gehört die spastische Muskeltonuserhöhung (s. Kap. I 14). Eine wichtige Ergänzung der antispastischen Behandlung ist die i. m.-Injektion von Botulinumtoxin A (s. Kap. I 14) in die für die spastische Fehlstellung verantwortlichen Muskeln. Die spastiklösende Wirkung setzt meist nach drei bis sieben Tagen ein und dauert drei bis vier Monate an. Unerwünschte Wirkungen sind eine initiale Verschlechterung der Paresen, ein allgemeines Schwächegefühl, Schluckstörungen sowie, als Ausdruck der Parese der glatten Muskulatur, ein Harnverhalt.

Die Therapieentscheidung sollte immer von funktionellen Gesichtspunkten geleitet und im therapeutischen Team entschieden werden. Typische Beispiele sind die Injektion der Adduktorengruppe zur Erleichterung der Körperpflege im Intimbereich, die Schmerzreduktion im Bereich des Unterarms, die Gangverbesserung nach Therapie des spastischen Spitzfußes oder auch zur Vorbereitung bestimmter Therapieverfahren (z. B. Reduktion der Aktivität der Hand- und Fingerflexoren vor intensivem Handtraining).

Eine EMG-gesteuerte Injektion empfiehlt sich bei der Therapie kleiner Muskeln z. B. des Unterarms oder des M. extensor hallucis longus (Spontan-Babinski). Bei größeren Muskeln erfolgt die Injektion in der Regel an zwei Stellen (Abstand ca. 5 cm) in der Mitte des Muskelbauches. Reinjektionen sollten frühestens nach drei bis vier Monaten erfolgen, um das Risiko von Antikörperbildungen und damit einer Therapieresistenz zu minimieren.

Für die Flexorspastik der oberen Extremität konnten mehrere randomisierte, doppelblinde Studien (RCT) eine Tonusminderung mit besserer passiver Beweglichkeit, Schmerzreduktion und erleichterter Körperpflege (z. B. Reinigung der Handinnenflächen und Fingernägel) belegen (Brashear et al. 2002, Shaw et al. 2011) (↑, A). Ob das Therapiekonzept von Botulinumtoxin in Kombination mit einem Handfunktionstraining zu einer länger anhaltenden Funktionsverbesserung der oberen Extremität, im Sinne von ADLs, führt, ist noch nicht klar zu beurteilen (Shaw et al. 2011). Interessanterweise zeigten aktuelle Arbeiten, dass die Botulinumtoxinbehandlung ähnlich gute oder sogar bessere Ergebnisse als eine Behandlung mit Spasmolytika (z. B. Tizanidine) erzielt (Dobkin et al. 2009).

Typische Probleme im Bereich der unteren Extremität sind die spastische Spitzfuß-Fehlstellung, der Spontan-Babinski sowie die hochgradige Adduktorspastik mit Scherung der Oberschenkel und erschwerter Pflege im Intimbereich. Zielmuskeln für die i. m.-Injektion des Toxins sind der M. extensor hallucis longus (Spontan-Babinski), die beiden Gastrocnemiusköpfe, der M. soleus sowie der M. tibialis posterior (spastischer Spitzfuß) und die Adduktorengruppe. In der Regel werden Dosen von 200–400 Einheiten Botox® bzw. 1 000 bis 2 000 Einheiten Dysport® verwandt, die auf die verschiedenen Muskelgruppen zu verteilen sind.

Mehrere offene Untersuchungen belegen, dass die Injektion von Botulinumtoxin A die spastische Spitzfuß-Fehlstellung verbessert, sodass die Kranken statt mit dem Vorfuß mit der vollen Sohle auftreten und besser abrollen, was wiederum die Ganggeschwindigkeit bessert). Burbaud und Mitarbeiter (1996) führten die erste doppelblind kontrollierte Studie mit 24 Patienten durch (Burbaud et al. 1996). Die Autoren zeigten, dass die Injektion von 1 000 Einheiten Dysport® in die Mm. soleus, gastrocnemius, tibialis posterior sowie flexor digitorum longus im Vergleich zu Placebo signifikant den Tonus mindert und die aktive Dorsiflexion bessert. Die Ganggeschwindigkeit unterschied sich dagegen nicht. Ähnliche Ergebnisse konnten auch in anderen Arbeiten erzielt werden (Pittock et al. 2003) (↑, B).

Für MS-Patienten haben Snow und Mitarbeiter (1990) in einer früheren placebokontrollierten Studie gezeigt, dass die Injektion von 400 Einheiten Botox® in die Adduktoren im Vergleich zu Placebo den Muskeltonus mindert und die Pflege der Patienten nachhaltig erleichtert (Snow et al. 1990).

Die Injektion des Toxins, sei es im Bereich der oberen oder unteren Extremität, sollte auf alle Fälle von flankierenden Maßnahmen zur Wirksamkeitssteigerung begleitet sein. Zu beachten ist die bekannte Korrelation zwischen der Aktivität terminaler Nervenenden und der Aufnahme und damit Wirksamkeit des Toxins. Es ist somit ratsam, dass der Patient nach der Injektion möglichst viel geht oder seinen Arm bewegt.

Es sollte berücksichtigt werden, dass die spastische Tonussteigerung nicht nur neurogenen Ursprungs ist, sondern auch von einer Änderung der muskelmechanischen Eigenschaft bis hin zu einer partiellen Kontraktur der spastischen Muskeln begleitet ist. Entsprechend empfiehlt sich eine tonische Dehnung der spastisch verkürzten Muskulatur im Anschluss an die Injektion. Nach Reiter und Mitarbeiter (1998) ist die Injektion einer geringeren Menge von Botulinumtoxin A in Kombination mit einem Tape-Verband in der Behandlung des spastischen Spitzfußes der alleinigen Injektion einer höheren Dosis ebenbürtig (Reiter et al. 1998). Carda und Molteni (2005) konnten entsprechend nachweisen, dass die Kombination von BTX A und Tape-Verband der alleinigen Therapie mit BTX A hinsichtlich der Tonusminderung der oberen Extremität überlegen war (Carda und Molteni 2005). Alternativen zum Tape-Verband sind bei schwerwiegenden spastischen Fehlstellungen redressierende Gipse unter Verwendung moderner Materialien.

I 18.4 Motorische Rehabilitation der Multiplen Sklerose (MS)

Da die MS meist zu einer progredienten Verschlechterung motorischer Funktionen führt, mit Ataxie und Tremor bei ca. 80 % der Patienten, konzentriert sich die Rehabilitation auf den Erhalt der Gehfähigkeit und Feinmotorik, zumeist durch Verminderung der Spastik, sowie auf die Besserung von Erschöpfungssymptomen (Kesselring und Beer 2005). Im fortgeschrittenen Krankheitsstadium ist die adäquate Hilfsmittelversorgung wichtigster Aspekt der Behandlung.

Im akuten Schub verbessert Physiotherapie in Kombination mit Steroidtherapie die motorische Funktion zum Zeitpunkt drei Monate nach der Behandlung (n = 40; Craig et al. 2003). Eine unkontrollierte Studie an 286 Patienten mit chronischer Behinderung (als Teil einer größeren Gruppe mit unterschiedlichen Diagnosen) zeigte eine mittlere Verbesserung von 0,85 Punkten pro Woche für den erweiterten Barthel-Index bei Patienten mit initial moderater Behinderung (EBI 30–39); leicht behinderte Patienten zeigten eine geringere Verbesserung (0,18 Punkte/Woche) (Jorger et al. 2001). Bei 40 Patienten mit persistierendem Defizit bei chronisch progredienter MS wurden in einer randomisierten kontrollierten Studie Physiotherapie zu Hause mit ambulanter Physiotherapie (2 × 45 min/Woche) und keiner Behandlung verglichen. In beiden Physiotherapiegruppen, nicht aber in der Gruppe ohne Behandlung, verbesserten sich die Gehfähigkeit, das subjektive Wohlbefinden und die psychische Verfassung. Die Behandlung zu Hause war gleich wirksam, jedoch kostenintensiver als die ambulante Therapie (Wiles et al. 2001). Eine weitere Studie bestätigt die Wirksamkeit der ambulanten Therapie (Patti et al. 2003): Nach sechs Behandlungswochen besserte sich vor allem die funktionelle Unabhängigkeit der Patienten (zwei oder mehr Punkte auf der FIM-Skala), nicht jedoch der neurologische Status (EDSS-Skala).

Insgesamt auf aktuellen Metaanalysen zur Untersuchung der Wirksamkeit der multidisziplinären Rehabilitation bei MS basierend, konnte kein klarer Vorteil bzgl. der Beeinträchtigung, jedoch bzgl. Partizipation und Erfahrung mit der Erkrankung gezeigt werden (Khan et al. 2008), auch für die Ergotherapie kann zum jetzigen Zeitpunkt wegen der eingeschränkten Studienlage keine klare Empfehlung abgeleitet werden (Steultjens et al. 2003). Weitere Untersuchungen sind notwendig, um die aktuellen rehabilitativen Konzepte und deren Wirksamkeit hin zu überprüfen und um neue Interventionen, wie z. B. eine rhythmische auditorische Stimulation des Ganges, zu entwickeln (Conklyn et al. 2010).

I 18.5 Motorische Rehabilitation des Parkinson-Syndroms

Eine Metaanalyse belegt die Wirksamkeit von Physiotherapie bei Parkinson-Patienten (Gage und Storey 2004). Dreizehn Studien zu Therapien, die Mobilität, Haltung, Balance und Kraft bessern sollten, zeigten signifikante Effekte in mindestens einem Parameter (Bewegung, Gehen, Aktivitäten des täglichen Lebens). Diese Verbesserungen scheinen jedoch nicht lange anzuhalten. Fünf Studien mit Nachbeobachtungen zwei bis drei Monate nach Therapieende fanden reduzierte oder keine Therapieeffekte mehr. Zwölf Studien zu spezifischen Therapien, die aus wenigen Einzelübungen zur Ver-

besserung eines bestimmten Elementes der Behinderung bestanden, konnten ebenfalls signifikante Besserungen nachweisen. Ein aktueller Cochrane Review konnte keine eindeutige Wirksamkeit oder Nichtwirksamkeit der Ergotherapie feststellen, basierend auf der aktuellen Datenlage (Dixon et al. 2007).
Aerobes Training erhöhte die kardiovaskuläre Fitness, sensorische Triggerung verbesserte im Vergleich zu konventioneller Physiotherapie den Bewegungsablauf, und Übungen der Gesichtsmuskulatur steigerten die Mimik. Die Therapieerfolge der sensorischen Triggerung waren sechs Wochen nach Therapieende noch nachweisbar – die Erfolge dieser Therapieform unterstreicht auch eine aktuelle unkontrollierte Studie an 15 Patienten, die eine signifikante Verbesserung der Gangkonstanz (verringerte Schrittlängenvariabilität) nach einem rhythmisierten Gangtraining (5 h/Woche für vier Wochen) belegt (del Olmo und Cudeiro, 2005). Es scheint auch positive Effekte von Treadmill-Training auf das hypokinetische Gangbild bei Patienten zu geben (Mehrholz et al. 2010).

I 18.6 Hilfsmittelversorgung

Unterarmgehstützen, 4-Punkt- und 1-Punkt-Stöcke und Unterschenkelorthesen sind wichtige Bestandteile der motorischen Rehabilitation. Die Indikation dieser Hilfsmittel wird von den Therapeuten sehr uneinheitlich gestellt. Während einige den Nutzen von mehr Sicherheit und größerer Bewegungsfreiheit sehen, fürchten andere unphysiologische Bewegungsmuster durch den Einsatz der Hilfsmittel. Diese Einwände sind aber nach neueren Untersuchungen nicht gerechtfertigt (Hesse et al. 1999). Der frühzeitige Einsatz von Unterschenkelorthesen zum Ausgleich von Fußheberparesen bei hemiparetischen Patienten muss schon allein aus Sicherheitsgründen in jedem Fall empfohlen werden. Eine Alternative zu einer festen Versorgung ist die Modellierung eines temporären Innenschuhs aus modernen Gipsmaterialien. Auch scheint es sinnvoller, Patienten mit Gehstützen zum Laufen zu motivieren, als sie ohne Hilfsmittel einer längeren Immobilisierung auszusetzen. Bei rollstuhlpflichtigen Patienten sollte auf eine maßgerechte und funktionelle Anpassung geachtet werden, dabei ist die Abstimmung zwischen Patient, Physiotherapeut, Ergotherapeut und Orthopädiemeister unerlässlich.

I 18.7 Literatur

Acler M, Fiaschi A, Manganotti P. Long-term levodopa administration in chronic stroke patients. A clinical and neurophysiologic single-blind placebo-controlled crossover pilot study. Restor Neurol Neurosci 2009;27 (4): 277–283.

Alonso-Alonso M, Fregni F, Pascual-Leone A. Brain stimulation in poststroke rehabilitation. Cerebrovasc Dis 2007;24 (Suppl 1):157–166.

Askim T, Morkved S, Engen A, Roos K, Aas T, Indredavik B. Effects of a community-based intensive motor training program combined with early supported discharge after treatment in a comprehensive stroke unit: a randomized, controlled trial. Stroke 2010 Aug;41 (8):1697–1703.

Brashear A, Gordon MF, Elovic E, Kassicieh VD, Marciniak C, Do M, et al. Intramuscular injection of botulinum toxin for the treatment of wrist and finger spasticity after a stroke. The New England journal of medicine 2002 Aug 8;347 (6):395–400.

Burbaud P, Wiart L, Dubos JL, Gaujard E, Debelleix X, Joseph PA, et al. A randomised, double blind, placebo controlled trial of botulinum toxin in the treatment of spastic foot in hemiparetic patients. Journal of neurology, neurosurgery, and psychiatry 1996 Sep;61 (3):265–269.

Calautti C, Baron JC. Functional neuroimaging studies of motor recovery after stroke in adults: a review. Stroke 2003 Jun;34 (6):1553–1566.

Carda S, Molteni F. Taping versus electrical stimulation after botulinum toxin type A injection for wrist and finger spasticity. A case-control study. Clinical rehabilitation 2005 Sep;19 (6):621–626.

Carmichael ST. Plasticity of cortical projections after stroke. Neuroscientist 2003 Feb;9 (1):64–75.

Carmichael ST, Chesselet MF. Synchronous neuronal activity is a signal for axonal sprouting after cortical lesions in the adult. J Neurosci 2002 Jul 15;22 (14):6062–6070.

Carod-Artal FJ, Egido JA. Quality of life after stroke: the importance of a good recovery. Cerebrovascular diseases (Basel, Switzerland). 2009;27 (Suppl 1):204–214.

Carr J, Shepherd RB. A Motor Relearning Programme for Stroke. Oxford: Butterworth Heinemann; 1987.

Cauraugh JH, Kim S. Two coupled motor recovery protocols are better than one: electromyogram-triggered neuromuscular stimulation and bilateral movements. Stroke 2002 Jun;33 (6):1589–1594.

Cauraugh JH, Summers JJ. Neural plasticity and bilateral movements: A rehabilitation approach for chronic stroke. Prog Neurobiol 2005 Apr;75 (5):309–320.

Celnik P, Hummel F, Harris-Love M, Wolk R, Cohen LG. Somatosensory Stimulation Enhances the Effects of Training Functional Hand Tasks in Patients With Chronic Stroke. Arch Phys Med Rehabil 2007 Nov;88 (11):1369–1376.

Cicinelli P, Marconi B, Zaccagnini M, Pasqualetti P, Filippi MM, Rossini PM. Imagery-induced cortical excitability changes in stroke: a transcranial magnetic stimulation study. Cereb Cortex 2006 Feb;16 (2):247–253.

Clarkson AN, Huang BS, Macisaac SE, Mody I, Carmichael ST. Reducing excessive GABA-mediated tonic inhibition promotes functional recovery after stroke. Nature 2010 Nov 11;468 (7321):305–309.

Colombo G, Joerg M, Schreier R, Dietz V. Treadmill training of paraplegic patients using a robotic orthosis. Journal of rehabilitation research and development 2000 Nov-Dec;37 (6):693–700.

Conklyn D, Stough D, Novak E, Paczak S, Chemali K, Bethoux F. A home-based walking program using rhythmic auditory stimulation improves gait performance in patients with multiple sclerosis: a pilot study. Neurorehabilitation and neural repair 2010 Nov-Dec;24 (9):835–842.

Coupar F, Pollock A, van Wijck F, Morris J, Langhorne P. Simultaneous bilateral training for improving arm function after stroke. Cochrane Database Syst Rev 2010 (4): CD006432.

Craig J, Young CA, Ennis M, Baker G, Boggild M. A randomised controlled trial comparing rehabilitation against standard therapy in multiple sclerosis patients receiving intravenous steroid treatment. Journal of neurology, neurosurgery, and psychiatry 2003 Sep;74 (9): 1225–1230.

Crisostomo EA, Duncan PW, Propst M, Dawson DV, Davis JN. Evidence that amphetamine with physical therapy promotes recovery of motor function in stroke patients. Ann Neurol 1988 Jan;23 (1):94–97.

Dam M, Tonin P, De Boni A, Pizzolato G, Casson S, Ermani M, et al. Effects of fluoxetine and maprotiline on functional recovery in poststroke hemiplegic patients under-

going rehabilitation therapy. Stroke 1996 Jul;27 (7): 1211–1214.
del Olmo MF, Cudeiro J. Temporal variability of gait in Parkinson disease: effects of a rehabilitation programme based on rhythmic sound cues. Parkinsonism & related disorders 2005 Jan;11 (1):25–33.
Diederich K, Sevimli S, Dorr H, Kosters E, Hoppen M, Lewejohann L, et al. The role of granulocyte-colony stimulating factor (G-CSF) in the healthy brain: a characterization of G-CSF-deficient mice. J Neurosci 2009 Sep 16;29 (37):11572–11581.
Dixon L, Duncan D, Johnson P, Kirkby L, O'Connell H, Taylor H, et al. Occupational therapy for patients with Parkinson's disease. Cochrane Database Syst Rev 2007 (3): CD002813.
Do AH, Wang PT, King CE, Abiri A, Nenadic Z. Brain-computer interface controlled functional electrical stimulation system for ankle movement. Journal of neuroengineering and rehabilitation 2011;8:49.
Dobkin BH, Landau WM, Sahrmann S, Thomas Thach W, Simpson DM, Gracies JM, et al. Assessment: botulinum neurotoxin for the treatment of spasticity (an evidence-based review). Neurology 2009 Sep 1;73 (9):736; author reply 7–8.
Farner L, Wagle J, Engedal K, Flekkoy KM, Wyller TB, Fure B. Depressive symptoms in stroke patients: a 13 month follow-up study of patients referred to a rehabilitation unit. Journal of affective disorders 2010 Dec;127 (1–3): 211–218.
Farrell JF, Hoffman HB, Snyder JL, Giuliani CA, Bohannon RW. Orthoticaided training of the paretic upper limb in chronic stroke: results of a phase 1 trial. NeuroRehabilitation 2007;22 (2):99–103.
Fjaertoft H, Indredavik B, Lydersen S. Stroke unit care combined with early supported discharge: long-term follow-up of a randomized controlled trial. Stroke 2003 Nov;34 (11):2687–2691.
Fjaertoft H, Rohweder G, Indredavik B. Stroke unit care combined with early supported discharge improves 5-year outcome: a randomized controlled trial. Stroke 2011 Jun;42 (6):1707–1711.
Floel A, Warnecke T, Duning T, Lating Y, Uhlenbrock J, Schneider A, et al. Granulocyte-colony stimulating factor (G-CSF) in stroke patients with concomitant vascular disease – a randomized controlled trial. PloS one 2011;6 (5):e19767.
Franceschini M, Carda S, Agosti M, Antenucci R, Malgrati D, Cisari C. Walking after stroke: what does treadmill training with body weight support add to overground gait training in patients early after stroke?: a single-blind, randomized, controlled trial. Stroke 2009 Sep;40 (9):3079–3085.
Fregni F, Boggio PS, Mansur CG, Wagner T, Ferreira MJ, Lima MC, et al. Transcranial direct current stimulation of the unaffected hemisphere in stroke patients. Neuroreport 2005 Sep 28;16 (14):1551–1555.
Freivogel S, Schmalohr D, Mehrholz J. Improved walking ability and reduced therapeutic stress with an electromechanical gait device. J Rehabil Med 2009 Sep;41 (9): 734–739.
Gage H, Storey L. Rehabilitation for Parkinson's disease: a systematic review of available evidence. Clinical rehabilitation 2004 Aug;18 (5):463–482.
Galvin R, Murphy B, Cusack T, Stokes E. The impact of increased duration of exercise therapy on functional recovery following stroke--what is the evidence? Topics in stroke rehabilitation 2008 Jul-Aug;15 (4):365–377.
Gerloff C, Bushara K, Sailer A, Wassermann EM, Chen R, Matsuoka T, et al. Multimodal imaging of brain reorganization in motor areas of the contralesional hemisphere of well recovered patients after capsular stroke. Brain: a journal of neurology 2006 Mar;129(Pt 3):791–808.
Glanz M, Klawansky S, Stason W, Berkey C, Chalmers TC. Functional electrostimulation in poststroke rehabilitation: a meta-analysis of the randomized controlled trials. Arch Phys Med Rehabil 1996 Jun;77 (6): 549–553.
Grefkes C, Fink GR. Reorganization of cerebral networks after stroke: new insights from neuroimaging with connectivity approaches. Brain: a journal of neurology 2011 May;134(Pt 5):1264–1276.
Grefkes C, Nowak DA, Eickhoff SB, Dafotakis M, Kust J, Karbe H, et al. Cortical connectivity after subcortical stroke assessed with functional magnetic resonance imaging. Ann Neurol 2008 Feb;63 (2):236–246.
Hesse S, Bertelt C, Jahnke MT, Schaffrin A, Baake P, Malezic M, et al. Treadmill training with partial body weight support compared with physiotherapy in nonambulatory hemiparetic patients. Stroke 1995 Jun;26 (6):976–981.
Hesse S, Waldner A, Mehrholz J, Tomelleri C, Pohl M, Werner C. Combined Transcranial Direct Current Stimulation and Robot-Assisted Arm Training in Subacute Stroke Patients: An Exploratory, Randomized Multicenter Trial. Neurorehabilitation and neural repair 2011; 25 (9)838–846.
Hesse S, Werner C, Matthias K, Stephen K, Berteanu M. Non-velocity-related effects of a rigid double-stopped ankle-foot orthosis on gait and lower limb muscle activity of hemiparetic subjects with an equinovarus deformity. Stroke 1999 Sep;30 (9):1855–1861.
Hesse S, Werner C, Pohl M, Rueckriem S, Mehrholz J, Lingnau ML. Computerized arm training improves the motor control of the severely affected arm after stroke: a single-blinded randomized trial in two centers. Stroke 2005 Sep;36 (9):1960–1966.
Hidler J, Nichols D, Pelliccio M, Brady K, Campbell DD, Kahn JH, et al. Multicenter randomized clinical trial evaluating the effectiveness of the Lokomat in subacute stroke. Neurorehabilitation and neural repair 2009 Jan; 23 (1):5–13.
Hikosaka O, Nakamura K, Sakai K, Nakahara H. Central mechanisms of motor skill learning. Current opinion in neurobiology 2002 Apr;12 (2):217–222.
Hoffman HB, Blakey GL. New design of dynamic orthoses for neurological conditions. NeuroRehabilitation 2011; 28 (1):55–61.
Hornby TG, Campbell DD, Kahn JH, Demott T, Moore JL, Roth HR. Enhanced gait-related improvements after therapist- versus robotic-assisted locomotor training in subjects with chronic stroke: a randomized controlled study. Stroke 2008 Jun;39 (6):1786–1792.
Hummel F, Celnik P, Giraux P, Floel A, Wu WH, Gerloff C, et al. Effects of non-invasive cortical stimulation on skilled motor function in chronic stroke. Brain: a journal of neurology 2005 Mar;128(Pt 3):490–499.
Hummel FC, Celnik P, Pascual-Leone A, Fregni F, Byblow WD, Buetefisch CM, et al. Controversy: Noninvasive and invasive cortical stimulation show efficacy in treating stroke patients. Brain Stimul 2008 Oct;1 (4):370–382.
Hummel FC, Cohen LG. Drivers of brain plasticity. Current opinion in neurology 2005 Dec;18 (6):667–674.
Hummel FC, Cohen LG. Non-invasive brain stimulation: a new strategy to improve neurorehabilitation after stroke? Lancet neurology 2006 Aug;5 (8):708–712.
Indredavik B, Fjaertoft H, Ekeberg G, Loge AD, Morch B. Benefit of an extended stroke unit service with early supported discharge: A randomized, controlled trial. Stroke 2000 Dec;31 (12):2989–2994.
Johansson BB, Haker E, von Arbin M, Britton M, Langstrom G, Terent A, et al. Acupuncture and transcutaneous nerve stimulation in stroke rehabilitation: a randomized, controlled trial. Stroke 2001 Mar;32 (3):707–713.
Jorge RE, Acion L, Moser D, Adams HP, Jr., Robinson RG. Escitalopram and enhancement of cognitive recovery following stroke. Archives of general psychiatry 2010 Feb;67 (2):187–196.
Jorgensen HS, Nakayama H, Pedersen PM, Kammersgaard L, Raaschou HO, Olsen TS. Epidemiology of stroke-re-

lated disability. Clinics in geriatric medicine 1999a Nov; 15 (4):785–799.

Jorgensen HS, Nakayama H, Raaschou HO, Olsen TS. Recovery of walking function in stroke patients: the Copenhagen Stroke Study. Arch Phys Med Rehabil 1995 Jan;76 (1):27–32.

Jorgensen HS, Nakayama H, Raaschou HO, Olsen TS. Stroke. Neurologic and functional recovery the Copenhagen Stroke Study. Physical medicine and rehabilitation clinics of North America 1999b Nov;10 (4):887–906.

Jorger M, Beer S, Kesselring J. Impact of neurorehabilitation on disability in patients with acutely and chronically disabling diseases of the nervous system measured by the Extended Barthel Index. Neurorehabilitation and neural repair 2001;15 (1):15–22.

Karni A, Meyer G, Jezzard P, Adams MM, Turner R, Ungerleider LG. Functional MRI evidence for adult motor cortex plasticity during motor skill learning. Nature 1995;377 (6545):155–158.

Khan F, Pallant JF, Brand C, Kilpatrick TJ. Effectiveness of rehabilitation intervention in persons with multiple sclerosis: a randomised controlled trial. Journal of neurology, neurosurgery, and psychiatry 2008 Nov;79 (11): 1230–1235.

Khedr EM, Ahmed MA, Fathy N, Rothwell JC. Therapeutic trial of repetitive transcranial magnetic stimulation after acute ischemic stroke. Neurology 2005 Aug 9;65 (3):466–468.

Kimberley TJ, Lewis SM, Auerbach EJ, Dorsey LL, Lojovich JM, Carey JR. Electrical stimulation driving functional improvements and cortical changes in subjects with stroke. Exp Brain Res 2004 Feb;154 (4):450–460.

Kleim JA, Chan S, Pringle E, Schallert K, Procaccio V, Jimenez R, et al. BDNF val66met polymorphism is associated with modified experience-dependent plasticity in human motor cortex. Nat Neurosci 2006 Jun;9 (6):735–737.

Koenig A, Novak D, Omlin X, Pulfer M, Perreault E, Zimmerli L, et al. Real-time closed-loop control of cognitive load in neurological patients during robot-assisted gait training. IEEE transactions on neural systems and rehabilitation engineering: a publication of the IEEE Engineering in Medicine and Biology Society 2011 Aug;19 (4):453–464.

Kollen BJ, Lennon S, Lyons B, Wheatley-Smith L, Scheper M, Buurke JH, et al. The effectiveness of the Bobath concept in stroke rehabilitation: what is the evidence? Stroke 2009 Apr;40 (4):e89–97.

Kolominsky-Rabas PL, Heuschmann PU, Marschall D, Emmert M, Baltzer N, Neundorfer B, et al. Lifetime cost of ischemic stroke in Germany: results and national projections from a population-based stroke registry: the Erlangen Stroke Project. Stroke 2006 May;37 (5):1179–1183.

Kwakkel G, Kollen B, Twisk J. Impact of time on improvement of outcome after stroke. Stroke 2006 Sep;37 (9): 2348–2353.

Kwakkel G, Kollen BJ, van der Grond J, Prevo AJ. Probability of regaining dexterity in the flaccid upper limb: impact of severity of paresis and time since onset in acute stroke. Stroke 2003 Sep;34 (9):2181–2186.

Kwakkel G, van Peppen R, Wagenaar RC, Wood Dauphinee S, Richards C, Ashburn A, et al. Effects of augmented exercise therapy time after stroke: a meta-analysis. Stroke 2004 Nov;35 (11):2529–2539.

Langhammer B, Stanghelle JK. Bobath or motor relearning programme? A comparison of two different approaches of physiotherapy in stroke rehabilitation: a randomized controlled study. Clinical rehabilitation 2000 Aug;14 (4): 361–369.

Langhammer B, Stanghelle JK. Bobath or motor relearning programme? A follow-up one and four years post stroke. Clinical rehabilitation 2003 Nov;17 (7):731–734.

Langhorne P, Bernhardt J, Kwakkel G. Stroke rehabilitation. Lancet 2011 May 14;377 (9778):1693–1702.

Langhorne P, Duncan P. Does the organization of postacute stroke care really matter? Stroke 2001 Jan;32 (1): 268–274.

Lazarus JA, Haynes JM. Isometric pinch force control and learning in older adults. Experimental aging research 1997 Apr–Jun;23 (2):179–799.

Lee JK, Kim JE, Sivula M, Strittmatter SM. Nogo receptor antagonism promotes stroke recovery by enhancing axonal plasticity. J Neurosci 2004 Jul 7;24 (27):6209–6217.

Liepert J, Bauder H, Wolfgang HR, Miltner WH, Taub E, Weiller C. Treatment-induced cortical reorganization after stroke in humans. Stroke 2000 Jun;31 (6):1210–1216.

Lipsey JR, Robinson RG, Pearlson GD, Rao K, Price TR. Nortriptyline treatment of post-stroke depression: a double-blind study. Lancet 1984 Feb 11;1 (8372):297–300.

Liu KP, Chan CC, Lee TM, Hui-Chan CW. Mental imagery for promoting relearning for people after stroke: a randomized controlled trial. Arch Phys Med Rehabil 2004 Sep;85 (9):1403–1408.

Lotze M, Markert J, Sauseng P, Hoppe J, Plewnia C, Gerloff C. The role of multiple contralesional motor areas for complex hand movements after internal capsular lesion. J Neurosci 2006 May 31;26 (22):6096–6102.

Luft AR, Macko RF, Forrester LW, Villagra F, Ivey F, Sorkin JD, et al. Treadmill exercise activates subcortical neural networks and improves walking after stroke: a randomized controlled trial. Stroke 2008 Dec;39 (12):3341–3350.

Luft AR, Manto MU, Ben Taib NO. Modulation of motor cortex excitability by sustained peripheral stimulation: the interaction between the motor cortex and the cerebellum. Cerebellum 2005;4 (2):90–96.

Luft AR, McCombe-Waller S, Whitall J, Forrester LW, Macko R, Sorkin JD, et al. Repetitive bilateral arm training and motor cortex activation in chronic stroke: a randomized controlled trial. Jama 2004 Oct 20;292 (15): 1853–1861.

Lum PS, Burgar CG, Shor PC, Majmundar M, Van der Loos M. Robot-assisted movement training compared with conventional therapy techniques for the rehabilitation of upper-limb motor function after stroke. Arch Phys Med Rehabil 2002 Jul;83 (7):952–959.

Macko RF, Ivey FM, Forrester LW, Hanley D, Sorkin JD, Katzel LI, et al. Treadmill exercise rehabilitation improves ambulatory function and cardiovascular fitness in patients with chronic stroke: a randomized, controlled trial. Stroke 2005 Oct;36 (10):2206–2211.

Mehrholz J, Friis R, Kugler J, Twork S, Storch A, Pohl M. Treadmill training for patients with Parkinson's disease. Cochrane Database Syst Rev 2010(1): CD007830.

Miyai I, Suzuki T, Kang J, Kubota K, Volpe BT. Middle cerebral artery stroke that includes the premotor cortex reduces mobility outcome. Stroke 1999 Jul;30 (7):1380–1383.

Miyai I, Suzuki T, Kang J, Volpe BT. Improved functional outcome in patients with hemorrhagic stroke in putamen and thalamus compared with those with stroke restricted to the putamen or thalamus. Stroke 2000 Jun;31 (6):1365–1369.

Mudie MH, Matyas TA. Responses of the densely hemiplegic upper extremity to bilateral training. Neurorehabilitation and neural repair 2001;15 (2):129–140.

Murase N, Duque J, Mazzocchio R, Cohen LG. Influence of interhemispheric interactions on motor function in chronic stroke. Ann Neurol 2004 Mar;55 (3):400–409.

Nadeau S, Duclos C, Bouyer L, Richards CL. Guiding task-oriented gait training after stroke or spinal cord injury by means of a biomechanical gait analysis. Prog Brain Res 2011;192:161–180.

Nakayama H, Jorgensen HS, Raaschou HO, Olsen TS. Recovery of upper extremity function in stroke patients: the Copenhagen Stroke Study. Arch Phys Med Rehabil 1994 Apr;75 (4):394–398.

Nelles G, Jentzen W, Jueptner M, Muller S, Diener HC. Arm training induced brain plasticity in stroke studied with serial positron emission tomography. NeuroImage 2001 Jun;13 (6 Pt 1):1146–1154.

Nitsche MA, Cohen LG, Wassermann E, Priori A, Lang N, Antal A, et al. Transcranial direct current stimulation: state of the art 2008. Brain Stimulation 2008;1:206–23.

Nudo RJ. Postinfarct cortical plasticity and behavioral recovery. Stroke 2007 Feb;38(2 Suppl):840–845.

Nudo RJ, Wise BM, SiFuentes F, Milliken GW. Neural substrates for the effects of rehabilitative training on motor recovery after ischemic infarct. Science 1996 Jun 21;272 (5269):1791–1794.

Page SJ, Levine P, Leonard A. Mental practice in chronic stroke: results of a randomized, placebo-controlled trial. Stroke 2007 Apr;38 (4):1293–1297.

Page SJ, Szaflarski JP, Eliassen JC, Pan H, Cramer SC. Cortical plasticity following motor skill learning during mental practice in stroke. Neurorehabilitation and neural repair 2009 May;23 (4):382–388.

Park SW, Wolf SL, Blanton S, Winstein C, Nichols-Larsen DS. The EXCITE Trial: Predicting a clinically meaningful motor activity log outcome. Neurorehabilitation and neural repair 2008 Sep-Oct;22 (5):486–493.

Patti F, Ciancio MR, Cacopardo M, Reggio E, Fiorilla T, Palermo F, et al. Effects of a short outpatient rehabilitation treatment on disability of multiple sclerosis patients – a randomised controlled trial. J Neurol 2003 Jul;250 (7):861–866.

Pittock SJ, Moore AP, Hardiman O, Ehler E, Kovac M, Bojakowski J, et al. A double-blind randomised placebo-controlled evaluation of three doses of botulinum toxin type A (Dysport®) in the treatment of spastic equinovarus deformity after stroke. Cerebrovasc Dis 2003;15 (4):289–300.

Pohl M, Mehrholz J, Ritschel C, Ruckriem S. Speed-dependent treadmill training in ambulatory hemiparetic stroke patients: a randomized controlled trial. Stroke 2002 Feb;33 (2):553–558.

Pohl M, Werner C, Holzgraefe M, Kroczek G, Mehrholz J, Wingendorf I, et al. Repetitive locomotor training and physiotherapy improve walking and basic activities of daily living after stroke: a single-blind, randomized multicentre trial (DEutsche GAngtrainerStudie, DEGAS). Clinical rehabilitation 2007 Jan;21 (1):17–27.

Pollock A, Baer G, Pomeroy V, Langhorne P. Physiotherapy treatment approaches for the recovery of postural control and lower limb function following stroke. Cochrane Database Syst Rev 2003(2): CD001920.

Pomeroy VM, Clark CA, Miller JS, Baron JC, Markus HS, Tallis RC. The potential for utilizing the »mirror neurone system« to enhance recovery of the severely affected upper limb early after stroke: a review and hypothesis. Neurorehabilitation and neural repair 2005 Mar;19 (1):4–13.

Pomeroy VM, King LM, Pollock A, Baily-Hallam A, Langhorne P. Electrostimulation for Promoting Recovery of Movement or Functional Ability After Stroke. Systematic Review and Meta-Analysis. Stroke 2006 Jul 27.

Powell J, Pandyan AD, Granat M, Cameron M, Stott DJ. Electrical stimulation of wrist extensors in poststroke hemiplegia. Stroke 1999 Jul;30 (7):1384–1389.

Rand MK, Stelmach GE. Segment interdependency and difficulty in two-stroke sequences. Exp Brain Res 2000 Sep;134 (2):228–236.

Reiter F, Danni M, Lagalla G, Ceravolo G, Provinciali L. Low-dose botulinum toxin with ankle taping for the treatment of spastic equinovarus foot after stroke. Arch Phys Med Rehabil 1998 May;79 (5):532–535.

Ring H, Treger I, Gruendlinger L, Hausdorff JM. Neuroprosthesis for footdrop compared with an ankle-foot orthosis: effects on postural control during walking. Journal of stroke and cerebrovascular diseases: the official journal of National Stroke Association 2009 Jan;18 (1): 41–47.

Rioult-Pedotti MS, Friedman D, Donoghue JP. Learning-induced LTP in neocortex. Science 2000 Oct 20;290 (5491):533–536.

Sawaki L, Yaseen Z, Kopylev L, Cohen LG. Age-dependent changes in the ability to encode a novel elementary motor memory. Ann Neurol 2003 Apr;53 (4):521–524.

Schabitz WR, Laage R, Vogt G, Koch W, Kollmar R, Schwab S, et al. AXIS: a trial of intravenous granulocyte colony-stimulating factor in acute ischemic stroke. Stroke 2010 Nov;41 (11):2545–2551.

Scheidtmann K, Fries W, Muller F, Koenig E. Effect of levodopa in combination with physiotherapy on functional motor recovery after stroke: a prospective, randomised, double-blind study. Lancet 2001 Sep 8;358 (9284):787–790.

Seitz RJ, Butefisch CM, Kleiser R, Homberg V. Reorganisation of cerebral circuits in human ischemic brain disease. Restor Neurol Neurosci 2004;22 (3-5):207–229.

Shaw LC, Price CI, van Wijck FM, Shackley P, Steen N, Barnes MP, et al. Botulinum Toxin for the Upper Limb after Stroke (BoTULS) Trial: effect on impairment, activity limitation, and pain. Stroke 2011 May;42 (5): 1371–1379.

Snow BJ, Tsui JK, Bhatt MH, Varelas M, Hashimoto SA, Calne DB. Treatment of spasticity with botulinum toxin: a double-blind study. Ann Neurol 1990 Oct;28 (4):512–515.

Sonde L, Nordstrom M, Nilsson CG, Lokk J, Viitanen M. A double-blind placebo-controlled study of the effects of amphetamine and physiotherapy after stroke. Cerebrovasc Dis 2001;12 (3):253–257.

Steultjens EM, Dekker J, Bouter LM, van de Nes JC, Cup EH, van den Ende CH. Occupational therapy for stroke patients: a systematic review. Stroke 2003 Mar;34 (3): 676–687.

Stinear C. Prediction of recovery of motor function after stroke. Lancet neurology 2010 Dec;9 (12):1228–1232.

Taub E, Uswatte G. Constraint-induced movement therapy: bridging from the primate laboratory to the stroke rehabilitation laboratory. J Rehabil Med 2003 May(41 Suppl):34–40.

Thorsen AM, Holmqvist LW, de Pedro-Cuesta J, von Koch L. A randomized controlled trial of early supported discharge and continued rehabilitation at home after stroke: five-year follow-up of patient outcome. Stroke 2005 Feb;36 (2):297–303.

van de Port IG, Wevers L, Roelse H, van Kats L, Lindeman E, Kwakkel G. Cost-effectiveness of a structured progressive task-oriented circuit class training programme to enhance walking competency after stroke: the protocol of the FIT-Stroke trial. BMC neurology 2009;9:43.

Volpe BT, Krebs HI, Hogan N, Edelstein OL, Diels C, Aisen M. A novel approach to stroke rehabilitation: robot-aided sensorimotor stimulation. Neurology 2000 May 23;54 (10):1938–1944.

Ward NS. Neural plasticity and recovery of function. Prog Brain Res 2005;150:527–535.

Ward NS, Brown MM, Thompson AJ, Frackowiak RS. Neural correlates of motor recovery after stroke: a longitudinal fMRI study. Brain: a journal of neurology 2003 Nov;126(Pt 11):2476–2496.

Ward NS, Cohen LG. Mechanisms underlying recovery of motor function after stroke. Arch Neurol. 2004 Dec;61 (12):1844-1848.

Wevers L, van de Port I, Vermue M, Mead G, Kwakkel G. Effects of task-oriented circuit class training on walking competency after stroke: a systematic review. Stroke 2009 Jul;40 (7):2450–2459.

Whitall J, McCombe Waller S, Silver KH, Macko RF. Repetitive bilateral arm training with rhythmic auditory cueing improves motor function in chronic hemiparetic stroke. Stroke 2000 Oct;31 (10):2390–2395.

Wiles CM, Newcombe RG, Fuller KJ, Shaw S, Furnival-Doran J, Pickersgill TP, et al. Controlled randomised crossover trial of the effects of physiotherapy on mobility in chronic multiple sclerosis. Journal of neurology, neurosurgery, and psychiatry 2001 Feb;70 (2):174–179.

Wirz M, Zemon DH, Rupp R, Scheel A, Colombo G, Dietz V, et al. Effectiveness of automated locomotor training in patients with chronic incomplete spinal cord injury: a multicenter trial. Arch Phys Med Rehabil 2005 Apr;86 (4):672–680.

Wolf SL, Thompson PA, Winstein CJ, Miller JP, Blanton SR, Nichols-Larsen DS, et al. The EXCITE stroke trial: comparing early and delayed constraint-induced movement therapy. Stroke 2010 Oct;41 (10):2309–2315.

Wolf SL, Winstein CJ, Miller JP, Taub E, Uswatte G, Morris D, et al. Effect of constraint-induced movement therapy on upper extremity function 3 to 9 months after stroke: the EXCITE randomized clinical trial. Jama 2006 Nov 1; 296 (17):2095–2104.

Wozniak MA, Kittner SJ. Return to work after ischemic stroke: a methodological review. Neuroepidemiology 2002 Jul-Aug;21 (4):159–166.

Ytterberg C, Thorsen AM, Liljedahl M, Holmqvist LW, von Koch L. Changes in perceived health between one and five years after stroke: a randomized controlled trial of early supported discharge with continued rehabilitation at home versus conventional rehabilitation. J Neurol Sci 2010 Jul 15;294 (1–2):86–88.

Ziemann U, Meintzschel F, Korchounov A, Ilic TV. Pharmacological modulation of plasticity in the human motor cortex. Neurorehabilitation and neural repair 2006 Jun;20 (2):243–251.

Zimerman M, Hummel FC. Non-invasive brain stimulation: enhancing motor and cognitive functions in healthy old subjects. Frontiers in aging neuroscience 2010;2:149.

Zittel S, Weiller C, Liepert J. Reboxetine improves motor function in chronic stroke. A pilot study. Journal of neurology 2007 Feb;254 (2):197–201.

Zittel S, Weiller C, Liepert J. Citalopram improves dexterity in chronic stroke patients. Neurorehabilitation and neural repair 2008 May-Jun;22 (3):311–314.

I 19 Neurologische Rehabilitation – Organisation, gesetzliche und vertragliche Rahmenbedingungen

von E. Koenig und G. Nelles

Gegenstand der Rehabilitation ist die Behandlung der Krankheitsfolgen, nicht die direkte Behandlung der Krankheit. Inhaltlich haben mehrere Kapitel dieses Buches Rehabilitationsverfahren (D 1 – D 6, I 18) zum Gegenstand. Von den behandelten Krankheitsbildern machen zerebrale Ischämien den größten Teil der in der Rehabilitation behandelten Patienten aus, gefolgt von Patienten nach Schädel-Hirn-Trauma, intrazerebralen und subarachnoidalen Blutungen, MS, extrapyramidalmotorischen Erkrankungen, GBS, Critical-illness-Polyneuropathie, Querschnittsyndromen, Zustand nach Hirntumoroperationen und globaler zerebraler Hypoxie nach Reanimation. Die Rehabilitation ist eine elektive Behandlungsform, die nicht alle erkrankten Patienten benötigen, sondern nur diejenigen ohne rasche Besserung der Krankheitsfolgen. Deshalb ist die Rehabilitation speziellen gesetzlichen und vertraglichen Regelungen zwischen Kostenträgern (Krankenkassen, Rentenversicherung, Unfallversicherungen) unterworfen und nimmt auch im Fallpauschalensystem eine Sonderstellung ein.

Neurologische Rehabilitation gewann erstmals durch die zahlreichen Kopfschussverletzungen des Ersten Weltkrieges Bedeutung und weckte wissenschaftliches Interesse (Walter Poppelreuter, Kurt Goldstein, Arno Fuchs, Constantin v. Economo). Zunächst galten nur diejenigen Patienten als rehabilitationsfähig, die weitgehend pflegeunabhängig waren und bei denen eine realistische Chance auf Wiedereingliederung in das Berufsleben bestand. Konsequenterweise war die Rentenversicherung Kostenträger der Behandlung, denn der Patient sollte ja möglichst wieder Beitragszahler und nicht Rentenempfänger werden. Mit der Verbesserung des Rettungswesens (flächendeckende Versorgung mit Notärzten und Hubschraubern), Fortschritten in Anästhesie und Neurochirurgie überlebten zunehmend mehr Patienten schwerste Hirnschädigungen. In dieser Situation wurde die bisherige Rehabilitation leicht betroffener Patienten (meist in der Form der sogenannten Anschlussheilbehandlung – AHB) erweitert um die Rehabilitation schwerer betroffener Patienten in der sogenannten Frührehabilitation und weiterführenden Rehabilitation (in der Regel zulasten der Krankenkasse). Mit dem Begriff »Frührehabilitation« war einerseits gemeint, dass die Rehabilitation so früh wie möglich schon während der Krankenhausbehandlung beginnen sollte, um Sekundärschäden insbesondere durch die Immobilisation zu verhindern. Andererseits wurde der Begriff Frührehabilitation zunehmend mehr für die rehabilitative Versorgung Schwerst-Hirngeschädigter ohne zeitlichen Aspekt verwendet. Bei der Änderung des § 39 des Sozialgesetzbuches V im Jahre 2001 wurde Frührehabilitation als Teil der Krankenhausbehandlung (und nicht der Rehabilitation nach § 40) definiert

I 19.1 Das Phasenmodell der Bundesarbeitsgemeinschaft für Rehabilitation

Um die ursprünglich als zeitliche Abfolge gedachte Unterteilung der Rehabilitation (Frührehabilitation, weiterführende Rehabilitation und Anschlussheilbehandlung) von der Verwendung dieser Begriffe für die Bezeichnung von Rehabilitation schwerst hirngeschädigter Patienten, Rehabilitation schwer Hirngeschädigter und Rehabilitation mittel- und leicht hirngeschädigter Patienten zu differenzieren, unterscheidet die Bundesarbeitsgemeinschaft für Rehabilitation (BAR) in ihren Empfehlungen zur neurologischen Rehabilitation von Patienten mit schweren und schwersten Hirnschädigungen (1995, 1999) im sogenannten Phasenmodell die Phasen A (Akutbehandlung), B (Rehabilitation Schwerst-Hirngeschädigter), C (Rehabilitation Schwer-Hirngeschädigter) und D (Rehabilitation mittel und leicht hirngeschädigter Patienten, entspricht der bisherigen Anschlussheilbehandlung). Ergänzt wird dieses Modell durch die Phasen E (nachgehende Rehabilitationsleistungen, berufliche Rehabilitation) und F (medizinisch aktivierende Behandlungspflege) und zunehmend Phase G (betreutes und begleitendes Wohnen mit Therapie-, Beratungs- und Pflegeangeboten).

I 19.1.1 Phase B

Die Phase B wurde als Behandlungs-/Rehabilitationsphase definiert, in der noch intensivmedizinische Behandlungsmöglichkeiten vorgehalten werden müssen. Die in dieser Phase zu behandelnden Patienten haben schwerste Hirnfunktionsstörungen, schwerste spinale Läsionen (hoher Querschnitt) oder schwerste generalisierte periphere Läsionen (Guillain-Barré-Syndrom, Critical-Illness-Polyneuropathie). Die Kranken sind vollständig von pflegerischer Hilfe abhängig, nicht fähig zu kooperativer Mitarbeit, in der Regel sondenernährt und inkontinent, aber nicht mehr (kontrolliert) beatmet, im Liegen herzkreislauf- und atmungsstabil, durch das therapeutische Personal mobilisierbar und aktuell nicht operationspflichtig.

Ziel der Behandlung in der Phase B ist neben der Fortführung der bisherigen kurativen medizinischen Maßnahmen die Verhinderung von Sekundärkomplikationen durch beginnende Mobilisierung, die Besserung des Bewusstseinszustandes, das Herstellen einer Kommunikations- und Kooperationsfähigkeit, im Grunde das Erreichen der Rehabilitationsfähigkeit des Patienten. Auch die Klärung des Rehabilitationspotenzials und gegebenenfalls auch die Anleitung der Angehörigen zur Patientenversorgung sind Bestandteil der Phase B. Kostenträger in der Phase B ist fast immer die Krankenversicherung, bei Arbeits- und Wegeunfällen die Unfallversicherung (BG). Aus der Phase B kann der Patient bei ausreichender Besserung in die Phase C verlegt werden, bei fehlender Besserung in die medizinisch aktivierende Behandlungspflege (Phase F). Ein Abbruch der Behandlung in der Phase B wird dann für indiziert gehalten, wenn bei ungestörtem Rehabilitationsverlauf über mindestens acht Wochen kein funktioneller Zugewinn feststellbar ist (Bundesarbeitsgemeinschaft für Rehabilitation 1995, 1999). In begründeten Einzelfällen und insbesondere bei Kindern werden längere Zeiträume als acht Wochen für erforderlich gehalten.

Tab. I 19.1: Übernahmekriterien für die Frührehabilitation

- Akutversorgung abgeschlossen
- Mindestens teilweise eigene Atmung, keine kontrollierte Beatmung
- Keine drohende Hirndrucksteigerung
- Keine Sepsis, keine Osteomyelitis
- Keine aktuelle Operation erforderlich
- Herz- und Kreislauffunktion im Liegen stabil
- nicht fähig zur kooperativen Mitarbeit
- Vollständig pflegebedürftig
- Ernährung über Sonde
- Blasen-/Darm-Inkontinenz
- Gefährdung durch psychische Störung möglich
- Begleiterkrankungen dürfen Mobilisierung nicht verhindern

I 19.1.2 Phase C

Die Phase C wird als Behandlungs-/Rehabilitationsphase definiert, in der die Patienten bereits in der Therapie mitarbeiten können, aber weiter kurativ medizinisch und mit hohem pflegerischen Aufwand betreut werden. Hinsichtlich der Patientencharakteristika sind die Eingangskriterien für die Phase C identisch mit den Ausgangskriterien für die Phase B. Der Patient ist überwiegend bewusstseinsklar, kann einfachen Aufforderungen nachkommen, die Handlungsfähigkeit reicht aus, um an mehreren Therapiemaßnahmen täglich von je 30 Minuten Dauer aktiv mitzuarbeiten. Er wird vom Bett in den Rollstuhl mobilisiert (neben der Mobilisierung beispielsweise in der Physiotherapie z. B. in den Stand), ist für alltägliche Verrichtungen weitgehend auf pflegerische Hilfe angewiesen und in der Regel auch kleingruppenfähig (3–5 Personen). Ziel der Behandlung ist die Selbstständigkeit bei den sogenannten Aktivitäten des täglichen Lebens (Körperpflege, Kontinenz, Einnahme von Mahlzeiten), die Verbesserung grundlegender höherer Hirnfunktionen (Antrieb, Motivation, Aufmerksamkeit, Gedächtnis, Kommunikation) und sensomotorischer und koordinativer Funktionen bis hin zur vollen Handlungsfähigkeit inklusive der Mobilität (selbstständiges Gehen und selbständige Fortbewegung im Rollstuhl). Kostenträger ist meist die Krankenkasse, bei positiver Erwerbsprognose die Rentenversicherung. Je nach Verlauf und weiteren Behandlungserfordernissen kann der Patient bei guter Besserung in die Phase D (Anschlussheilbehandlung), bei Ausbleiben weiterer Besserung in die Phase F (medizinisch aktivierende Behandlungspflege) verlegt werden oder nach Hilfsmittelverordnung sowie Anlernen der pflegenden Angehörigen und Organisation ambulanter Pflegedienste nach Hause entlassen werden.

I 19.1.3 Phase D – Anschlussheilbehandlung

In der Phase D (bisher Anschlussheilbehandlung, bei nicht berenteten Patienten zulasten der Rentenversicherung, bei Rentnern zulasten der Krankenkasse) werden Patienten behandelt, die in einer behindertengerechten Umgebung mobilisiert sind, bewusstseinsklar und bei den therapeutischen Anwendungen voll kooperativ sind. Sie sind auch von pflegerischer Zuwendung nur noch in geringem Maße oder gar nicht abhängig. Ziel ist die Wiedereingliederung in das bisherige Lebens- und Berufsumfeld.

I 19.1.4 Phasenzuordnung auf der Basis der Pflegeabhängigkeit

Da sowohl aufseiten der Kliniken wie aufseiten der Kostenträger wegen sehr unterschiedlich hoher Pflegesätze in den Phasen B, C und D ein großes Interesse an möglichst präziser Zuordnung zu den Phasen besteht, wurden die oben dargestellten verbalen Formulierungen des Phasenmodells der BAR durch die Verwendung eines Indexes präzisiert, der die basalen Aktivitäten des täglichen Lebens, also die Unabhängigkeit von pflegerischer Zuwendung, misst. Aufgrund seiner Einfachheit und relativ leichten Überprüfbarkeit wurde auf Veranlassung der Kostenträger in den meisten Bundesländern dazu der Barthel-Index (Mahoney und Barthel 1965) eingesetzt, obwohl dieser Index neuropsychologische und sprachliche Defizite nicht erfasst. Deshalb besser geeignet wären der erweiterte Barthel-Index (Prosiegel et al. 1996) oder das Functional Independence Measure (FIM, Granger et al. 1986, Guide for the uniform data set 1997). Da der Barthel-Index bei den besonders betroffenen Frührehabilitationspatienten einen Bodeneffekt zeigt, wurde für Frührehabilitationspatienten eine Erweiterung dieses Indexes um spezielle Frührehabilitationserschwernisse entwickelt, der sogenannte Frührehabilitationsindex nach Schönle (Schönle 1995). Die Phasengrenzen wurden vertraglich von den Landesverbänden der Krankenkassen in den einzelnen Bundesländern unterschiedlich festgelegt (Grenze B/C 25/30 oder 30/35 Barthel-Punkte, Grenze C/D 65 bis 80 Barthel-Punkte). Zunehmend finden auch in der Neurologie, oft aufgrund von Vorgaben der Kostenträger, die Ausführungsbestimmungen des Hamburger Einstufungsmanuals Verwendung, wie sie durch eine Arbeitsgemeinschaft Hamburger Geriatrien präziser operationalisiert wurden und die dabei neben der Erfassung der Fähigkeiten des Patienten auf die genauere Erfassung des Pflegebedarfs akzentuieren (Lübke et al. 2001).

I 19.2 Sozialrechtliche Zuordnung der Rehabilitationsphasen

Während die neurologische Rehabilitation der Phasen C und D im gesamten Bundesgebiet der Rehabilitation (§ 40 SGB V) zugeordnet wird, ist dies bei der Phase B weniger klar. In den meisten Bundesländern wird die Phase B als Krankenhausbehandlung nach § 39 SGB V angesehen, dies insbesondere, seit der § 39, Abs. 1, im Jahre 2001 um einen Satz erweitert wurde, der die im Einzelfall notwendigen Maßnahmen zur Frührehabilitation als Bestandteil der Krankenhausbehandlung definiert. Da nach § 112 SGB V das einzelne Bundesland festlegen kann, was Krankenhausbehandlung ist, gibt es länderspezifische Besonderheiten und damit auch Phase-B-Einrichtungen, die nach § 40 als Rehabilitationskliniken und nicht als Krankenhausabteilungen zugelassen sind. Zum Teil gibt es im gleichen Bundesland Phase B nach § 39 (z. B. als Frührehabilitationsabteilungen in großen Krankenhäusern) und § 40 (in Rehabilitationskliniken zusammen mit den Phasen C und D). Phase-B-Patienten in Krankenhäusern müssen innerhalb des Budgets behandelt werden, die Phase-B-Betten müssen nach § 108/109 SGB V in den Krankenhausbedarfsplan des Bundeslandes aufgenommen sein, und die Phase B (Frührehabilitations-)Abteilung unterliegt prinzipiell auch dem Fallpauschalengesetz.

Dies alles gilt für Phase-B-Betten in Rehabilitationskliniken nach § 40 SGB V nicht. In der Regel wurde hier ein Versorgungsvertrag nach § 111 SGB V, für die Phase B nach dem gleichen Muster wie für C und D zwischen Kostenträgern und der Rehabilitationsklinik abgeschlossen. Die Rechtsstellung des gesetzlich Krankenversicherten ist durch die Gesundheitsreform vom März 2007 gestärkt worden, da er jetzt einen gesetzlichen Anspruch auf Rehabilitation hat. Der Patient kann auch eine andere geeignete Rehabilitationsklinik als die vom Kostenträger bestimmte wählen, muss dann aber ggf. die Kostendifferenz tragen. Erst nach positivem Entscheid kann der Patient vom Krankenhaus in die Rehabilitationsklinik verlegt werden.

Wesentlicher praktischer Unterschied für den im Akutkrankenhaus tätigen Arzt ist zunächst weiter, dass er im Rahmen einer Krankenausüberweisung ohne Zeitverzögerung in eine Phase-B-Einrichtung nach § 39 (Krankenhaus) überweisen kann, während vor Übernahme in eine Rehabilitationseinrichtung nach § 40 bei Phase-B-Patienten genauso wie für Phase-C- und -D-Patienten die Zustimmung des Kostenträgers (mit den dadurch bedingten Zeitverzögerungen) eingeholt werden muss.

Tab. I 19.2: Frühreha-Barthel-Index

A) FR-INDEX	**nein**	**ja**
intensivmedizinisch überwachungspflichtiger Zustand (z. B. veg. Krisen …)	0	–50
absaugpflichtiges Tracheostoma	0	–50
intermittierende Beatmung	0	–50
beaufsichtigungspflichtige Orientierungsstörung (Verwirrtheit)	0	–50
beaufsichtigungspflichtige Verhaltensstörung (mit Eigen- und/oder Fremdgefährdung)	0	–50
schwere Verständigungsstörung	0	–25
beaufsichtigungspflichtige Schluckstörung	0	–50
B) BARTHEL-INDEX NACH HAMBURGER MANUAL		
Alltagsfunktionen		**Punkte**
Essen		
komplett selbständig oder selbständige PEG-Beschickung/-Versorgung		10
Hilfe bei mundgerechter Vorbereitung, aber selbständiges Einnehmen oder Hilfe bei PEG-Beschickung/-Versorgung		5
kein selbständiges Einnehmen und keine MS/PEG-Ernährung		0
Aufsetzen & Umsetzen		
komplett selbständing aus liegender Position in (Roll-)Stuhl und zurück		15
Aufsicht oder geringe Hilfe (ungeschulte Laienhilfe)		10
erhebliche Hilfe (geschulte Laienhilfe oder professionelle Hilfe)		5
wird faktisch nicht aus dem Bett transferiert		0
Sich waschen		
vor Ort komplett selbständig inkl. Zähneputzen, Rasieren und Frisieren		5
erfüllt »5« nicht		0
Toilettenbenutzung		
vor Ort komplett selbständige Nutzung von Toilette oder Toilettenstuhl inkl. Spülung/Reiningung		10
vor Ort Hilfe oder Aufsicht bei Toiletten- oder Toilettenstuhlbenutzung oder deren Spülung/Reinigung erforderlich		5
benutzt faktisch weder Toilette noch Toilettenstuhl		0

Tab. I 19.2: Frühreha-Barthel-Index (Fortsetzung)

B) BARTHEL-INDEX NACH HAMBURGER MANUAL	
Alltagsfunktionen	**Punkte**
Baden/Duschen	
selbständiges Baden oder Duschen inkl. Ein-/Ausstieg, sich reinigen und abtrocknen	5
erfüllt »5« nicht	0
Aufstehen & Gehen	
ohne Aufsicht oder personelle Hilfe vom Sitz in den Stand kommen und mindestens 50 m ohne Gehwagen (aber ggf. mit Stöcken/Gehstätzen) gehen	15
ohne Aufsicht oder personelle Hilfe vom Sitz in den Stand kommen und mindestens 50 m mit Hilfe eines Gehwagens gehen	10
mit Laienhilfe oder Gehwagen vom Sitz in den Stand kommen und Strecken in Wohnbereich bewältigen alternativ: im Wohnbereich komplett selbständig im Rollstuhl	5
erfüllt »5« nicht	0
Treppensteigen	
ohne Aufsicht oder personelle Hilfe (ggf. inkl. Stöcken/Gehstützen) mindestens ein Stockwerk hinauf- und hinuntersteigen	10
mit Aufsicht oder Laienhilfe mind. ein Stockwerk hinauf und hinunter	5
erfüllt »5« nicht	0
An und Auskleiden	
zieht sich in angemessener Zeit selbständig Tageskleidung, Schuhe (und ggf. benötigte Hilfsmittel z. B. Antithrombose-Strümpfe. Prothesen) an und aus	10
kleidet mindestens den Oberkörper in angemessener Zeit selbständig an und aus, sofern die Utensilien in greifbarer Nahe sind	5
erfüllt »5« nicht	0
Stuhlkontinenz	
ist stuhlkontinent, ggf. selbständig bei rektalen Abführmaßnahmen oder AP-Versorgung	10
ist durchschnittlich nicht mehr als 1 × Woche stuhlinkontinent oder benötigt Hilfe bei rektalen Abführmaßnahmen/AP-Versorgung	5
ist durchschnittlich mehr als 1 × Wochestuhlinkontinent	0
Harninkontinenz	
ist harnkontinent oder kompensiert seine Harninkontinenz. Versorgt seinen DK komplett selbständig und mit Erfolg (kein Einnässen von Kleidung oder Bettwäsche)	10
kompensiert seine Harninkontinenz selbständig und mit überwiegendem Erfolg (durchschnittlich nicht mehr als 1 x /Tag Einnässen von Kleidung oder Bettwäsche) oder benötigt Hilfe bei der Versorgung seines Harnkathetersystems	5
ist durchschnittlich mehr als 1 × /Tag harninkontinent	0
Summe maximal	100

I 19.3 Frührehabilitation in Zeiten des Fallpauschalensystems

Während früher überall die Phasen B, C und D mit Tagessätzen abgerechnet wurden, folgt aus der Einführung des Fallpauschalengesetzes, dass die Phase B in Krankenhausbetten nach § 39 SGB V dem Fallpauschalengesetz unterliegt. Seitdem wird eine Debatte darüber geführt, ob und gegebenenfalls wie die Frührehabilitation bzw. die Phase B der neurologischen Rehabilitation im Fallpauschalensystem adäquat abgebildet werden könnte. Es ist hierbei auch nicht klar, ob der im § 39 genannte Terminus »Frührehabilitation« für das neurologische Fachgebiet mit der Phase B im Phasenmodell der BAR identisch ist. Die Bundestagsprotokolle zur Änderung des § 39, Abs. 1, SGB V im Jahre 2001 (Bundestagsdrucksache 14/5074 S. 117f.) und deren Interpretation durch das Bundesgesundheitsministerium definieren Frührehabilitation als die Durchführung rehabilitativer Maßnahmen bei Patienten, die im Krankenhaus behandelt werden müssen. Die Durchführung der Frührehabilitation darf also nicht zu einer Verlängerung des Krankenhausaufenthaltes führen. Die Phase B nach BAR ist eine aufwendige und langwierige Spezialbehandlung Schwerst-Hirngeschädigter, die zu Beginn sicher krankenhausbehandlungspflichtig sind. Das Ende der Phase B definiert sich über die im Zeitverlauf nicht mehr vorhandene Besserung der funktionalen Defizite oder eine Verminderung der Pflegeabhängigkeit (nach Barthel-Index mit Übergang in die Phase C)

aber bisher nicht nach (noch gar nicht definierten) Kriterien für das Ende einer Krankenhausbehandlungspflichtigkeit. Es ist demnach zu erwarten, dass es zwischen den (noch zu entwickelnden) Kriterien für das Ende einer Krankenhausbehandlung und den Kriterien für das Ende der Phase B und damit für den Beginn der Phase C Differenzen geben wird. Die Deutsche Krankenhausgesellschaft (DKG), der Spitzenverband der gesetzlichen Krankenkassen (GKV-Spitzenverband) und der Medizinische Dienst des Spitzenverbandes Bund der Krankenkassen (MDS) wurden vom Bundesministerium für Gesundheit damit beauftragt, Kriterien für das Ende der Krankenhausbehandlung (zur Prüfung der sog. sekundären Fehlbelegung) zu erarbeiten. Ein Vorschlag zu derartigen Kriterien wurde von mehreren Fachkliniken erarbeitet und erprobt (Diepolder et al. 2010).
Implizit wird die neurologische Frührehabilitation doch als eine besondere Form der Krankenhausbehandlung akzeptiert, denn man hat sie über die Prozedur 8–552 im Prozedurenkatalog neben den neurologischen Diagnosen kodierbar gemacht. Der Prozedurenkatalog legt folgende Mindestmerkmale fest und nimmt damit direkt auf die organisatorischen Rahmenbedingungen Einfluss:

- Frührehateam unter Leitung eines Facharztes für Neurologie, Neurochirurgie, Physikalische und Rehabilitative Medizin oder Kinder- und Jugendmedizin mit Zusatzbezeichnung Neuropädiatrie, der über eine mindestens dreijährige Erfahrung in der neurologisch-neurochirurgischen Frührehabilitation verfügt.
- Im Frührehateam muss der neurologische oder neurochirurgische Sachverstand kontinuierlich eingebunden sein.
- Standardisiertes Frührehabilitations-Assessment zur Erfassung und Wertung der funktionellen Defizite in mindestens fünf Bereichen (Bewusstseinslage, Kommunikation, Kognition, Mobilität, Selbsthilfefähigkeit, Verhalten, Emotion) zu Beginn der Behandlung.
- Der Patient hat zu Beginn der Behandlung einen Frührehabilitations-Barthel-Index nach Schönle bis maximal 30 Punkte. (Die Berechnung des Frührehabilitations-Barthel-Index nach Schönle ist im Anhang zur ICD-10-GM zu finden.)
- Wöchentliche Teambesprechung mit wochenbezogener Dokumentation bisheriger Behandlungsergebnisse und weiterer Behandlungsziele.
- Aktivierend-therapeutische Pflege durch besonders geschultes Pflegepersonal.
- Vorhandensein und Einsatz von folgenden Therapiebereichen:
- Physiotherapie/Krankengymnastik, physikalische Therapie, Ergotherapie, Neuropsychologie, Logopädie/facioorale Therapie und/oder therapeutische Pflege (Waschtraining, Anziehtraining, Esstraining, Kontinenztraining, Orientierungstraining, Schlucktraining, Tracheostomamanagement, isolierungspflichtige Maßnahmen u. a.) in patientenbezogenen unterschiedlichen Kombinationen von mindestens 300 Minuten täglich (bei simultanem Einsatz von zwei oder mehr Mitarbeitern dürfen die Mitarbeiterminuten aufsummiert werden) im Durchschnitt der Behandlungsdauer der neurologisch-neurochirurgischen Frührehabilitation.

Der Frührehabilitationsindex nach Schönle (s. **Tab. I 19.2**) als Eingangskriterium für diese Prozedur soll sicherstellen, dass nur Patienten mit sehr schweren funktionalen Defiziten mit dieser Prozedur kodiert werden. Der Punktwert des Frührehabilitations-Barthel-Index ist als U-Diagnose (U52.0 bis U52.3) zu kodieren, um im Rahmen der Weiterentwicklung des Fallpauschalensystems zu einem späteren Zeitpunkt Patienten mit besonders schweren und weniger schweren funktionalen Defiziten differenzieren zu können.

Umsetzung der Bedingungen des Prozedurenkatalogs für die neurologische Frührehabilitation

Die Prozedur 8–552 (neurologische-neurochirurgische Frührehabilitation) setzt eine Reihe von Kriterien fest, die bundesweit für die Rehabilitation in Krankenhausbetten organisatorische Konsequenzen haben.

I 19.3.1 Frührehateam unter ärztlicher Leitung

Die Ziffer fordert eine abgegrenzte Mitarbeitergruppe unter Leitung eines Facharztes. Es muss sich also nicht um eine eigene Klinik oder Abteilung handeln, aber doch um eine Mitarbeitergruppe, die mit der speziellen Aufgabe der neurologisch/neurochirurgischen Frührehabilitation beauftragt ist. Der Leiter muss neben der Facharztqualifikation eine mindestens dreijährige Erfahrung in der Frührehabilitation aufweisen. Da die Patienten definitionsgemäß neurologische oder neurochirurgische Krankenhauspatienten sind, wird die kontinuierliche Einbindung des neurologisch/neurochirurgischen Sachverstandes gefordert, sodass jederzeit qualifizierte Entscheidungen auf neurologisch/neurochirurgischem Fachgebiet getroffen werden können.
Für die Mitarbeiter des Pflegepersonals wird eine spezielle Schulung in der Rehabilitation verlangt. Vorschläge zur Umsetzung dieser Forderung befinden sich in der Abstimmung zwischen den Fachgesellschaften der Pflegeberufe und der Neurorehabilitation. Bei den anderen Mitarbeitergruppen wie Physiotherapie, Physikalische Therapie (Elektrotherapie, Lymphdrainage, Wasseranwendungen, Inhalationen, Massagen), Ergotherapie, Neuropsychologie, Logopädie inklusive Schlucktherapie geht man zu Recht davon aus, dass rehabilitatives Behandeln Gegenstand der Berufsausbildung ist.

I 19.3.2 Therapiedichte

Die Anforderung von mindestens 300 Minuten Therapie im Durchschnitt des Aufenthalts macht eine Erfassung und Dokumentation der Dauer der geleisteten Therapien notwendig. In der rehabilitativen Pflege ist diese Dokumentation besonders kompliziert, weil eine Differenzierung zwischen therapeutischer Pflege und Basis-und Behandlungspflege erforderlich ist. Zusätzlich müssen die einzelnen pflegetherapeutischen Maßnahmen mit Zeitwerten hinterlegt werden. Hierzu gibt es mehrere Entwürfe, die vom DIMDI (zuständig für die Weiterentwicklung des Prozedurenkatalogs) bisher nicht akzeptiert wurden. Die Begründung hierfür ist, dass es einen gemeinsamen Pflegekatalog für die Frührehabilitation aller Fachrichtungen geben sollte. Da zurzeit ein zugelassenes Dokumentationsverfahren fehlt, werden derzeit unterschiedliche Versionen des »Katalogs therapeutischer Pflege« (KTP) vom Medizinischen Dienst der Krankenkassen (MDK) als Nachweisverfahren für die geleisteten therapeutischen Pflegezeiten akzeptiert.

I 19.3.3 Wöchentliche Teambesprechung und Assessment der Patienten

Die geforderte wöchentliche Teambesprechung mit Dokumentation der erreichten Behandlungsergebnisse und der Behandlungsziele ist in Rehabilitationskliniken Standard und dürfte überall dort problemlos zu realisieren sein, wo wirklich ein Frührehabilitationsteam, also eine von den übrigen Therapeuten des Krankenhauses abgegrenzte Gruppe, die neurologischen Frührehapatienten behandelt. Das standardisierte Frührehabilitationsassessment zur Erfassung und Wertung der funktionalen Defizite kann im Rahmen der ärztlichen und therapeutischen Aufnahmeuntersuchungen in der Frührehabilitationseinrichtung erfolgen. Wegen des Zeitbedarfs z. B. des Aachener Aphasietests und der neuropsychologischen Testuntersuchungen und wegen der initial in der Regel eingeschränkten Kooperationsfähigkeit der Patienten können diskretere Defizite am Anfang unerkannt bleiben. Für Frührehabilitationspatienten ist es geradezu typisch, dass eine differenzierte Diagnostik funktionaler Defizite am Anfang nicht gelingt, weil Vigilanz und Kooperationsfähigkeit zu sehr eingeschränkt sind. Auch die Bewertung des Patienten nach dem Frührehabilitations-Barthel-Index nach Schönle und somit die Entscheidung darüber, ob der Patient mit ≤ 30 Punkten die Eingangskriterien der Prozedur erfüllt, benötigt z. T. ein bis zwei Tage, z. B. um die Frage der Kontinenz zu klären. Das Assessment sollte in wöchentlichem Abstand am besten bei der Zusammenführung der Informationen von allen Mitarbeitergruppen in der Teamkonferenz wiederholt werden.

I 19.3.4 Räumliche Bedingungen

Nicht in der Prozedur gefordert, aber zweckmäßig, um einen interdisziplinären Austausch zu sichern, ist es, das Frührehateam in einer räumlich abgegrenzten Einheit z. B. auf einer Station mit speziell zugeordnetem Pflegepersonal, Ärzten und Therapeuten unterzubringen. Natürlich gilt das auch für Phase-C- und -D-Patienten. Therapieflächen sind in der Prozedur ebenfalls nicht vorgeschrieben. Von Rehabilitationskliniken lassen sich die Kostenträger vor Abschluss von Versorgungsverträgen nach § 111 die notwendigen Therapieflächen nachweisen. Auch die Entfernung von einer Intensivstation und die Einsatzlatenzen des Reanimationsteams sind zumindest bei der Behandlung vital bedrohter Patienten zu bedenken.

I 19.3.5 Frührehabilitation im Akutkrankenhaus oder in der Rehabilitationsklinik

Ob sich eine Frührehabilitationseinrichtung in einem Akutkrankenhaus oder einer Rehabilitationsklinik befinden sollte, ist nicht generell zu entscheiden und sollte von der regionalen Versorgungssituation abhängig gemacht werden. Beide Modelle werden bereits mit Erfolg praktiziert, wobei die Zahl der Frührehabilitationsbetten in Rehabilitationskliniken deutlich überwiegen dürfte. Im einen Fall dürfte der Übergang von der Akutbehandlung in die Frührehabilitation besonders gut gelingen, auch ist bei einem Teil der Patienten die Nähe einer neurochirurgischen Abteilung von Vorteil, im anderen Fall gelingt der Übergang in die Phase C leichter; größere Rehabilitationskliniken können ein differenzierteres rehabilitatives Angebot machen, sammeln umfangreiches Erfahrungswissen und fokussieren sich stärker auf die Rehabilitation.
Werden Akutbehandlung und Frührehabilitation in der gleichen Klinik durchgeführt, benötigt man für eine kostendeckende Behandlung eine Fallpauschale, die die Kosten dieser Kombinationsbehandlung abdeckt, weil das Fallpauschalensystem nur eine Pauschale pro Patient zulässt. Die Stroke-Unit-Behandlung mit Frührehabilitation wurde dementsprechend im Fallpauschalenkatalog 2007 abgebildet. Das deutsche Fallpauschalensystem hat im Bereich der Frührehabilitation in den vergangenen Jahren sprunghafte Veränderungen gezeigt, sodass keine Prognose zur endgültigen Abbildung der Frührehabilitation im Fallpauschalensystem gewagt werden kann. Da das Ende der Phase B nicht ohne Weiteres mit dem Ende der Krankenhausbehandlungsbedürftigkeit übereinstimmt, bleibt abzuwarten, auf welche Kriterien man sich für das Ende von Krankenhausbehandlungen einigen wird.

I 19.4 Organisatorische Rahmenbedingen für die neurologische Rehabilitation der Phasen C und D

Die Rahmenbedingungen für die Phase C und D sind vom Fallpauschalengesetz nicht betroffen, da die Rehabilitation nach § 40 aufgrund eines Versorgungsvertrages nach § 111 SGB V weiterhin mit Tagessätzen entgolten wird. Die unter I 19.2 dargestellte Änderung des § 40 SGB V durch die Gesundheitsreform 2007 wirkt sich auch auf die Phasen C und D aus. Während der Phase C ist zu beachten, dass bei Patienten, die zuvor noch erwerbstätig waren, bei positiver Erwerbsprognose ein Kostenträgerwechsel von der Krankenkasse zur Rentenversicherung in die Wege geleitet werden soll. Die positive Erwerbsprognose ist vom Arzt in einem Formblatt-Gutachten zu bestätigen. Für die Phase D ist zu beachten, dass die Deutsche Rentenversicherung (DRV) Vorgaben zur durchschnittlichen Behandlungsdauer (max. 29 bzw. 32 Tage) und über die Evidenz-basierten Therapiemodule (ETM) auch zum Therapieumfang macht.

I 19.5 Organisatorische Abläufe während der Rehabilitation

I 19.5.1 Vor der Patientenaufnahme

In der Regel wird der Patient vom Akutkrankenhaus zugewiesen. Die Diagnose, der weitere kurative Behandlungsbedarf und die wesentlichen funktionalen Defizite sollten am besten schriftlich übermittelt werden, am zweckmäßigsten auch der Barthel-Index, als Maß für den zu erwartenden pflegerischen Aufwand und als Hilfe bei der Zuordnung zu den Rehabilitationsphasen. Die von der Phasenzuordnung abhängige Beantragung der Kostenübername (immer für die Phasen C und D, ggf. für die Phase B) sollte vom Akutkrankenhaus bei Krankenkasse bzw. Rentenversicherung erfolgen, manchmal übernimmt dies jedoch auch die Rehabilitationsklinik.

Bei Privatpatienten muss die Kostenübernahme auch für die Phase B vorher geklärt werden, wenn die Einrichtung über Rehabilitationsbetten nach § 111 SGB V, also z. B. C- und D-Betten, verfügt (sog. gemischte Krankenanstalt), da eine Rehabilitations- oder Kurbehandlung vermutet wird, die in den Versicherungsverträgen häufig nicht oder nicht vollständig abgedeckt ist.

I 19.5.2 Bei Aufnahme des Patienten

Wie in der Akutklinik werden Anamnese, gegebenenfalls Fremdanamnese, ärztliche Untersuchung und Kontrolle durch den Facharzt/Oberarzt am Aufnahmetag vorgenommen. Die Sozialanamnese inkl. Fragen nach Arbeitsplatz und Wohnumgebung wird ausführlicher erhoben. Auf der Basis der vom Akutkrankenhaus hoffentlich vollständig übermittelten Unterlagen muss der noch vorhandene oder im Verlauf notwendige Diagnostikbedarf festgelegt werden. Besonders im Schwerstkranken-Bereich waren die Kranken im Akutkrankenhaus häufig nicht Patienten der neurologischen oder neurochirurgischen Abteilung, sondern der Anästhesie/Intensivmedizin, der Unfallchirurgie, der Herzchirurgie oder kleinerer Krankenhäuser ohne neurologische Abteilung und haben dann z. T. nur ein neurologisches Konsil und in der Regel eine zerebrale Bildgebung häufig aber keine neurophysiologische Diagnostik erhalten, sodass eine eingehende neurologische Diagnostik ggf. nachzuholen ist. Aufgrund der festgestellten funktionalen Defizite muss der Arzt auch gleich einen Therapieplan für einen raschen Therapiebeginn zusammenstellen. Noch am Aufnahmetag sollte auch bei Verdacht eine Schluckdiagnostik erfolgen und auf dieser Basis die Kostform und Ernährung festgelegt werden, um die Pneumoniegefährdung zu minimieren. Auch wenn sich die Dysphagiediagnostik in den Akutkrankenhäusern langsam verbessert, kann nicht mit ausreichender Sicherheit davon ausgegangen werden, dass diese wichtigen Funktionen kompetent untersucht sind und die Ergebnisse vollständig übermittelt wurden.

I 19.5.3 An den Folgetagen

Am Tag nach der Aufnahme folgen die Blut- und Urinuntersuchung und die Versorgung des immobilen Patienten mit einem auf seine Körpermaße und seine Bewegungsfähigkeit adaptierten Rollstuhl. Der erste Kontakt mit Therapeuten dient in der Regel zunächst einer genaueren Erfassung der funktionalen Defizite und auf dieser Basis auch der Verordnung von Gruppentherapien. In der Sprachtherapie und Neuropsychologie können sich die Testverfahren über mehrere Tage hinziehen.

I 19.5.4 Der Rehabilitationsprozess

Auf der Grundlage des Schädigungsmechanismus, des klinischen Befundes und der Schwere der funktionalen Defizite werden die Rehabilitationsziele festgelegt.

I 19.5.4.1 Auf der Intensivstation

Wird der Patient noch auf der Intensivstation beatmet, so werden zunächst die Entwöhnung vom Respirator und auch die vegetative Stabilisierung im Vordergrund stehen. Da viele Patienten noch analgosediert sind, sollte ein Ausschleichen der Sedierung versucht werden. Dies gelingt z. T. nur mit erheblicher Verzögerung, weil sympathikotone Erregungszustände lang anhalten können. Wie bei allen Schwerkranken ist die Vermeidung von Sekundärschäden durch die Immobilisation (Dekubitus, Kapselschrumpfung der Gelenke, Muskel- und Sehnenverkürzung, Adaptation des Kreislaufs an die liegende Körperhaltung, Entmineralisierung des Knochens) ein weiteres wichtiges Ziel.

I 19.5.4.2 In den Phasen B und C

Nach Stabilisierung der Funktionen des vegetativen Nervensystems steht häufig die Verbesserung der Bewusstseinslage im Vordergrund, da viele Patienten mit schweren Hirnschädigungen primär komatös oder hochgradig bewusstseinsgestört sind, sodass sie nicht kontaktfähig sind. Ist das Ausschleichen der Sedierung nicht ausreichend, können die Vigilanz steigernde Psychopharmaka (Amantadin, Methylphenidat, Modafinil) eingesetzt werden. Häufig in diesen Rehabilitationsphasen sind auch eine Antriebsminderung und, insbesondere bei zunehmender Wahrnehmung der eigenen funktionalen Defizite, eine Depression, die frühzeitig mit antriebssteigernden Antidepressiva behandelt werden sollten. Nach wiedererreichter Kontaktfähigkeit ist der Patient grundsätzlich für die typischen übenden Verfahren der Rehabilitation zugänglich. Durch wiederholtes Üben wird versucht, die Selbstständigkeit in den »Aktivitäten des täglichen Lebens« (Aufstehen, Gehen, Treppensteigen, Körperpflege, Zubereitung von Mahlzeiten) zu erreichen, also die Unabhängigkeit von pflegerischer Betreuung.

I 19.5.4.3 In der Phase D

Ist diese Selbstständigkeit im Wesentlichen erreicht oder war primär die neurologische Schädigung nicht so schwer, ist das weitergehende Ziel die Wiedereingliederung in das bisherige soziale Umfeld inklusive der Berufstätigkeit. Durch übende Verfahren wird jeweils versucht, die verlorengegangene Funktion wieder herzustellen. Erst wenn dies nach einem ausgiebigen Versuch nicht gelingt, kommen kompensatorische Strategien in Betracht (z. B. das Erlernen des linkshändigen Schreibens bei ausbleibender Erholung der motorischen Funktion des rechten Armes). Vorübergehend oder auf Dauer kann die Verordnung von Hilfsmitteln zur Kompensation oder Erleichterung der Funktionsausfälle zweckmäßig sein, z. B. die Verordnung eines Rollstuhls oder eines behindertengerechten Geschirrs und Bestecks, das einhändiges Essen erlaubt. In der wöchentlichen Teamkonferenz kommt es darauf an, dass die Rehabilitationsfortschritte in den einzelnen Therapiebereichen transparent werden und daraus für die nahe Zukunft konkrete Ziele und möglichst detaillierte Therapiemaßnahmen abgeleitet werden können. Die Rehabilitationsziele ändern sich also mit zunehmender Funktionsbesserung des Patienten, und die Maßnahmen werden mit genauerer Kenntnis des Patienten präziser.

I 19.5.4.4 Der Verlängerungsantrag

Von den Kostenträgern wird die Rehabilitation zeitlich limitiert. Bei weiter gegebenem Rehabilitationspotenzial wird ca. eine Woche vor Auslaufen der Kostenzusage ein Verlängerungsantrag unter Angabe der Fortschritte und der weiteren Ziele gemacht. In der Regel wird dem Antrag stattgegeben, wenn das weitere Rehabilitationspotenzial schlüssig dargelegt wurde. Nicht selten lassen sich die Kostenträger den aktuellen Barthel-Index des Patienten übermitteln, um den funktionalen Zugewinn bestätigt zu sehen. Die Verlängerung wird besonders gern gewährt, wenn mit der Verbesserung des Barthel-Index ein Sprung in die nächste Phase (mit niedrigerem Pflegesatz) verbunden ist. Die prognostische Einschätzung des langfristigen Rehabilitationsergebnisses bleibt problematisch. Nicht selten kann der Patient mehr gefördert werden, als zunächst angenommen. Andererseits erleiden besonders schwerstbetroffene Patienten nicht vorhersehbare Komplikationen.

I 19.5.5 Beendigung der stationären Rehabilitation

Die stationäre Rehabilitation wird beendet, wenn sich durch die Fortsetzung der Rehabilitation keine Verbesserungen der Funktionsfähigkeit mehr nachweisen lassen, die weitere Rehabilitation ambulant erfolgen kann oder (eher ausnahmsweise) wenn der Kostenträger dem Verlängerungsantrag nicht zustimmt. Beim Fortbestehen erheblicher Defizite sind in der Regel eine Versorgung mit Hilfsmitteln und die Adaptation der Wohnverhältnisse an die Behinderung erforderlich. Zur Übernahme dieser Kosten müssen Kostenvoranschläge zur Genehmigung beim Kostenträger eingereicht werden. Die weitere Versorgung eines anhaltend schwerbehinderten Patienten hängt wesentlich vom sozialen Umfeld ab. Nach unserer Erfahrung kann eine engagierte Familie alle Leistungen eines Pflegeheims erbringen. Dazu ist es allerdings notwendig, die Angehörigen zuvor in der Pflege des Patienten zu unterweisen, z. B. durch die Mitaufnahme eines Angehörigen in der Endphase des stationären Aufenthaltes (sogenanntes Rooming-in). Die erhebliche finanzielle Entlastung unserer sozialen Systeme durch die neurologische Rehabilitation wird insbesondere klar, wenn man sich die hohen Pflegeheimkosten (3 000 bis 6 000 Euro) und die geringe Zahl von Patienten vor Augen hält, die schließlich in ein Pflegeheim entlassen werden müssen (in der eigenen Klinik 8 % aller aufgenommenen Patienten und 15 % der auf die Intensivstation und in Phase B aufgenommenen Patienten). Teilweise ist die Langzeitprognose durch weitere Funktionserholung auch besser, als bei Klinikentlassung erwartet. Eine Erhebung sechs Monate nach Klinikentlassung bei 130 Patienten mit schwerstem Schädel-Hirn-Trauma, die auf der Intensivstation und/oder in der Phase B behandelt wurden, ergab, dass über 50 % der Patienten einer regelmäßigen Tätigkeit nachgingen. Eine erneute Rehabilitationsmaßnahme im Intervall ist insbesondere bei schluckgestörten Patienten mit Trachealkanüle indiziert. Bei der Hälfte dieser Patienten gelingt die Dekanülierung »im zweiten Anlauf«.

I 19.6 Teilstationäre und ambulante Rehabilitation

Rehabilitation muss nicht zwangsläufig an einen Klinikaufenthalt gebunden sein. Traditionell wurden in Deutschland Rehabilitationseinrichtungen dezentral abseits der bevölkerungsreichen Ballungszentren errichtet. Hier lassen sich noch die Wurzeln der Rehabilitation in der Kurmedizin erkennen.
Anfang der 1980er Jahre wurden neurologische Rehabilitationseinrichtungen auch in Großstädten gebaut. Viele der städtischen Rehabilitationszentren bieten eine ambulante Behandlung für diejenigen Patienten, die zwar keine stationäre Unterbringung benötigen, aber rehabilitationsbedürftig sind. Die Rehabilitation erfolgt hier zumeist »ganztägig ambulant« (bisher als »teilstationär« bezeichnet*). Ganztägig ambulant bzw. teilstationär bedeutet, dass die Patienten nach Art und Umfang vergleichbare interdisziplinäre Rehabilitationsangebote wie in einer (voll-)stationären Behandlung erhalten. Die Rehabilitation findet aber im Unterschied zur stationären Rehabilitation als tagesklinische Behandlung, in der Regel zwischen 8.00 und 17.00 Uhr, statt. Die wichtigsten Voraussetzungen für eine teilstationäre Rehabilitation sind 1. Transportfähigkeit und 2. ausreichende Eigen- oder Fremdversorgungsmöglichkeit in der häuslichen Umgebung.

I 19.6.1 Sozialrechtliche Rahmenbedingungen

Auch aus Sicht der Kostenträger ist die ambulante, wohnortnahe Rehabilitation eine sinnvolle Ergänzung des Versorgungsspektrums. 1998 wurde von

* Die Deutsche Rentenversicherung verwendet jetzt offiziell die Bezeichnung »ganztägig ambulant« und verlangt dies auch von den Beteiligten. Im allgemeinen Sprachgebrauch wird häufig weiter von »teilstationär« gesprochen.

den Spitzenverbänden der Krankenkassen und Rentenversicherungsträger eine »Empfehlungsvereinbarung über die Durchführung von Modellvorhaben zur ambulanten/teilstationären Rehabilitation in Wohnortnähe« verabschiedet. Im Sozialgesetzbuch IX (SGB IX) ist der Grundsatz »ambulant/teilstationär vor stationär« festgeschrieben. In den folgenden Jahren wurden zahlreiche ambulante Therapiezentren gegründet.

I 19.6.2 Strukturvoraussetzungen der ambulanten/teilstationären Rehabilitation

Um die Struktur- und Prozessqualität zu sichern, hat die Bundesarbeitsgemeinschaft für Rehabilitation 2001 Rahmenempfehlungen (BAR 2001) zur ambulanten neurologischen Rehabilitation verabschiedet und veröffentlicht. Hier sind die Vorgaben für die personelle, räumliche und apparative Ausstattung an die ambulanten/teilstationären Rehabilitationseinrichtungen detailliert beschrieben. Die teilstationäre Rehabilitation muss unter ständiger Leitung und Verantwortung eines Arztes stehen. Eine abgeschlossene Weiterbildung zum Arzt für Neurologie oder Nervenheilkunde oder Neurologie und Psychiatrie sowie eine mindestens dreijährige Berufserfahrung in einer Neurologischen Rehabilitationseinrichtung sind Grundvoraussetzung. Der leitende Arzt muss entweder die Zusatzbezeichnung Rehabilitationswesen oder Sozialmedizin führen oder gleichzeitig auch Facharzt für Physikalische oder Rehabilitative Medizin sein. Der Vertreter des Leiters muss ebenfalls Arzt für Neurologie oder Nervenarzt oder Arzt für Neurologie und Psychiatrie sein. Der leitende Arzt oder sein benannter ständiger Vertreter muss während der Öffnungszeiten der Einrichtung präsent und verfügbar sein. Ist die Rehabilitationseinrichtung an eine neurologische Klinik oder Praxis gebunden, muss eine räumliche und organisatorische Trennung gegeben sein.
Für eine ambulante Rehabilitationseinrichtung mit ganztägigem Rehabilitationsprogramm wird in den Rahmenempfehlungen der BAR folgender Personalschlüssel vorgegeben:

Personalschlüssel (Stelle : Anzahl von Patienten) für ambulante neurologische Rehabilitationseinrichtungen (nach BAR 2001)

Arzt	1 : 15–1 : 20
Pflegekraft	1 : 12–1 : 14
Physiotherapeut	1 : 10–1 : 14
Ergotherapeut	1 : 10–1 : 14
Logopäde/Sprachtherapeut	1 : 20–1 : 30
Klinischer (Neuro-)Psychologe	1 : 20–1 : 30
Masseur und Med. Bademeister	1 : 40
Sozialarbeiter/Sozialpädagoge	1 : 80
Diätassistent	1 : 100

Auch an die Therapeuten werden konkrete Qualitätsanforderungen gestellt. In jeder Berufsgruppe muss mindestens ein Therapeut mit zweijähriger vollzeitiger Berufserfahrung in einer neurologischen Rehabilitationseinrichtung vertreten sein.

I 19.6.3 Wer kann teilstationär rehabilitiert werden?

Im Allgemeinen gelten die Phase-D-Eingangskriterien. Als weitere individuelle Voraussetzungen kommen hinzu (BAR 2001):

- Der Patient muss mobil sein. Die Mobilität sollte mit PKW oder öffentlichen Verkehrsmitteln möglich sein. Inzwischen verlangen viele Kostenträger einen eigenen Hol- und Bringedienst.
- Die Rehabilitationseinrichtung muss innerhalb von 45 Minuten (maximal 60 Minuten) erreicht werden können.
- Für Patienten mit eingeschränkter Selbsthilfefähigkeit muss die Versorgung zu Hause durch Mitglieder der Lebensgemeinschaft oder ambulante Dienste gewährleistet werden.

Grundsätzlich können auch Patienten der Phase C ambulant rehabilitiert werden. Der Bundesverband ambulante/teilstationäre neurologische Rehabilitation (BV-ANR) plädiert sogar für ambulante Rehabilitation auch in der Phase C (Reuther 2003). Ein wichtiger Grund dafür ist, dass ca. 50 bis 70 % derjenigen Patienten, die die stationäre Rehabilitation noch im Phase-C-Status verlassen, nicht ausreichend mit ambulanten Therapien rehabilitativ weiter gefördert werden (Schupp et al. 2002).
Nach BAR (2001) kann die ambulante/teilstationäre neurologische Rehabilitation sowohl anstelle als auch im Anschluss an eine stationäre Behandlung in Betracht kommen. Die ambulante Rehabilitation soll zur Verkürzung von Arbeitsunfähigkeit, insbesondere durch gleichzeitige stufenweise Wiedereingliederungen in den Arbeitsprozess, beitragen. Durch eine frühzeitige Rückkehr in das vertraute Lebensumfeld soll die Reintegration (häufig nach schwerer Erkrankung) erleichtert und gefördert werden. Die während der Rehabilitation erlernten Fähigkeiten können so frühzeitig und noch während der laufenden Behandlung im persönlichen Wohnumfeld angewendet werden. Die individuellen Lebensbedingungen (Familie, Angehörige, Wohnsituation, Alltagsbelastungen, Beruf) können in der Rehabilitation berücksichtigt werden.

I 19.6.4 Unterschied zwischen ambulanter und teilstationärer (ambulant ganztägiger) Rehabilitation

Wie bei der stationären Rehabilitationsbehandlung arbeitet auch in der teilstationären Rehabilitation ein interdisziplinäres Team zusammen. Der Unterschied zur rein ambulanten Rehabilitation liegt darin, dass die teilstationäre Behandlung ausschließlich in Tageskliniken immer als interdisziplinäre, aufeinander abgestimmte Behandlung erfolgt, zeitlich intensiver ist und keine gleichzeitige Berufsausübung zulässt. Die rein ambulante Rehabilitation ist in der Regel eine monodisziplinäre Behandlung

(z. B. Physiotherapie), nicht teamintegriert und entspricht daher nicht den Qualitätsanforderungen der neurologischen Rehabilitation. Sie hat ihre Bedeutung vor allem in der Nachbehandlung von monofunktionellen Störungen. Anders als in der orthopädischen oder kardiologischen Rehabilitation hat sich die rein ambulante neurologische Behandlung der oft immobilen, kognitiv eingeschränkten und multimorbiden Patienten bisher nicht durchgesetzt. Demgegenüber hat die teilstationäre Behandlung in den letzten Jahren sehr an Bedeutung gewonnen und ist heute fester Bestandteil des Therapiespektrums in der Neurorehabilitation.

Multimorbide, behinderte und pflegebedürftige Menschen haben oft keinen Zugang zur Rehabilitation. Für diese Patienten kann die mobile Rehabilitation eine Alternative sein. Hierbei bringt ein interdisziplinäres Team Physiotherapie, Ergotherapie, Logopädie, Rehabilitationspflege und Sozialberatung unter ärztlicher Leitung in die häusliche Umgebung des Rehabilitanden. Einbezogen werden dabei in die Rehabilitation die wichtigen Kontextfaktoren, wie häusliche Umgebung, soziales Umfeld und Familie. Gegenwärtig werden mobile, in der Geriatrische und beginnend auch in der Neurologie, Rehabilitationsangebote von den Kostenträgern erprobt.

I 19.6.5 Beantragung und Dauer der teilstationären (ganztägig ambulanten) Rehabilitation

Eine teilstationäre Rehabilitation muss wie die stationäre Rehabilitation beim zuständigen Kostenträger (meist Renten- oder Krankenversicherung) beantragt werden. Wird die teilstationäre Rehabilitation von einer Akutklinik beantragt, reicht bei Maßnahmen zulasten der gesetzlichen Krankenversicherung ein formloser Antrag (s. **Tab. I 19.3**). Bewilligt werden in der Regel 15–20 Behandlungstage. Die Rentenkassen verlangen, dass die Rehabilitation werktäglich ohne Unterbrechung erbracht wird. Bei den Krankenkassen sind nach Absprache auch flexiblere Aufteilungen auf einen längeren Zeitraum möglich, solange die Rehabilitation nicht unterbrochen wird. Begründete Verlängerungen sind analog zur stationären Rehabilitation bei allen Kostenträgern möglich.

Deutlich komplizierter ist die Anmeldung zur Rehabilitation in der vertragsärztlichen Versorgung. Hier steht ein bundeseinheitliches, vier Seiten umfassendes, strukturiertes Verordnungsformular (Muster 61) zur Verfügung. Das Verordnungsformular muss gesondert beantragt werden (Muster 60). Mit den strukturierten Antragsformularen sollten die Ärzte bei ihren Entscheidungswegen Unterstützung erfahren. Die Überbürokratisierung und der damit verbundene Arbeitsaufwand bei Rehabilitationsanträgen führen in der Praxis hingegen leider oft dazu, dass eine Rehabilitationsmaßnahme gar nicht erst beantragt wird.

I 19.6.6 Wirtschaftlichkeit

Der Hoffnung, man könne mit der teilstationären Behandlung in großem Umfang Kosten sparen, muss mit Skepsis begegnet werden. Wenn teilstationäre Rehabilitationseinrichtungen den Qualitätsstandard von stationären Einrichtungen erfüllen wollen, entstehen vergleichbare Kosten. Der Einsparung durch wegfallende Kosten für die stationäre Unterbringung müssen die Transportkosten einschließlich der dafür notwendigen Organisation gegenübergestellt werden. In einer kritischen Modellberechnung der Arbeitsgemeinschaft Ambulante Neurologische Rehabilitation (AG-ANR) im Berufsverband der Deutschen Nervenärzte (BVDN) wurde festgestellt, dass die mit dem Kostenträger vereinbarten Vergütungssätze bei Erfüllung der in den Rahmenempfehlungen vorgegebenen personellen, räumlichen und apparativen Ausstattung nicht wirtschaftlich sind (Reuther 2003). Bisher liegen keine Studien vor, die kontrolliert – und frei von Partikularinteressen – Behandlungsergebnisse und Kosten von stationärer versus teilstationärer Rehabilitation vergleichen.

Tab. I 19.3: Zehn wichtige Angaben bei formlosen Rehabilitationsanträgen

1. Persönliche Daten des Patienten, Aufnahmetag
2. Rehabilitationsdiagnose und weitere Diagnosen
3. Neurologischer Befund und Verlauf während der Akutbehandlung
4. Aktueller Funktionsbefund (Barthel-Index)
5. Besondere Versorgung (Beatmung, Tracheostoma, ZVK, Ernährungssonde, Blasenkatheter)
6. Soziale Situation, Berentung, ggf. Pflegestufe
7. Rehabilitationspotenzial
8. Rehabilitationsziel
9. Transportfähigkeit
10. Empfehlung der Rehabilitationseinrichtung

I 19.7 Literatur

Bundesarbeitsgemeinschaft für Rehabilitation (Hrsg). Empfehlungen zur Neurologischen Rehabilitation von Patienten mit schweren und schwersten Hirnschädigungen in den Phasen B und C. Frankfurt/Main; 1995, 1999.

Bundesarbeitsgemeinschaft für Rehabilitation (Hrsg). Rahmenempfehlungen zur ambulanten neurologischen Rehabilitation. Frankfurt/Main; 2001.

Diepolder V, Durner J, Gehringer FJ, Koenig E, Lipp B, Naumann C, Rieger J, Rink W, Sander D, Stenger A, Wiederer R. Definition eines einheitlichen Endpunktes des akut-stationären Behandlungsbedarfs in der neurologischen Frührehabilitation. Neurologie & Rehabilitation 2010;16:36–42.

Granger C, Hamilton B, Keith R, Zielesny M, Sherwin, FS. Advances in functional assessment for medical rehabilitation. Topics in Geriatric Rehabilitation 1986;1:59–74.

Guide for the uniform data set for medical rehabilitation (including the FIM [TM] instrument), Version 5.1. Buffalo, NY 14214-3007: State University of New York at Buffalo; 1997.

Lübke N, Grassl A, Kundy M, Meier-Baumgartner HP, Will J. Hamburger Einstufungsmanual zu Barthel-Index. Geriatrie Journal, 2001;1/2:41–46.

Mahoney FI, Barthel DM. Functional evaluation: The Barthel Index. Maryland State Med J 1965;14:61–65.

Prosiegel M, Böttger S, Schenk T, König N, Marolf M, Vaney C, Garner C, Yassouridis A. Der erweiterte Barthel-Index (EBI) – eine neue Skala zur Erfassung von Fähigkeitsstörungen bei neurologischen Patienten. Neurologische Rehabilitation 1996;2 (1):7–13.

Reuther P. Ambulante neurologische Rehabilitation. Qualitätsanforderungen und Vergütungssätze nach BAR-

Rahmenempfehlung. Neurologische Rehabilitation 2003;9:100–103.
Schönle PW. Der Frühreha-Barthel-Index (FRB) – eine frührehabilitationsorientierte Erweiterung des Barthel-Index. Rehabilitation 1995;34:69–73.
Schupp W, Schmidt R, Hauser J. Häusliche Pflege nach stationärer neurologischer Rehabilitation. Phase C-Situationsanalyse aus Pflegerückmeldeberichten. In: VDR, Hrsg. DRV-Schriften, Bd. 33, Frankfurt/Main; 2002: 239–240.

J Muskulatur und peripheres Nervensystem

1 Immunvermittelte und erregerassoziierte Neuropathien ... 1205
von C. Sommer und S. Koeppen

2 Polyneuropathien ... 1240
von V. Limmroth und T. Bäumer

3 Radikuläre Syndrome ... 1258
von T. Magnus, T. N. Witt, C. Bischoff und H. C. Diener

4 Nervenkompressions- und Kompartment-Syndrome ... 1271
von O. Kastrup, A.-K. Uerschels und U. Sure

5 Nervenverletzungen ... 1291
von O. Kastrup, A.-K. Uerschels und U. Sure

6 Nerven- und Plexusläsionen nach Strahlentherapie ... 1298
von O. Kastrup und V. Ghilescu

7 Myasthenia gravis und myasthene Syndrome ... 1302
von C. Schneider-Gold, A. Melms, H. Wiendl und R. Hohlfeld

8 Myositiden ... 1326
von M. C. Walter und B. Schoser

9 Muskeldystrophien und andere hereditäre Myopathien ... 1347
von M. C. Walter und Th. Klopstock

10 Metabolische, endokrine und medikamenteninduzierte Myopathien . 1376
von Th. Klopstock und B. Schoser

11 Mitochondriale Erkrankungen ... 1389
von Th. Klopstock

12 Myotone Dystrophien, Myotonien und periodische Lähmungen ... 1401
von B. Schoser und F. Lehmann-Horn

13 Myalgien und Krampi ... 1411
von H. Topka und B. Schoser

J 1 Immunvermittelte und erregerassoziierte Neuropathien

*von C. Sommer und S. Koeppen**

J 1.1 Immunvermittelte Neuropathien

Dieses Kapitel behandelt die klassischen immunvermittelten entzündlichen Neuropathien wie das Guillain-Barré-Syndrom (GBS), die chronische inflammatorische demyelinisierende Polyradikuloneuropathie (CIDP), die multifokale motorische Neuropathie (MMN) sowie deren Unter- und Sonderformen. Weitere immunvermittelte Neuropathien treten bei Vaskulitiden auf, bei Kollagenosen und lymphoproliferativen Erkrankungen. Auch die neuralgische Amyotrophie wird heute als immunvermitteltes Krankheitsbild aufgefasst. Erregerbedingte Neuropathien kommen z. B. durch Erregerinvasion (Lepra) oder durch Exotoxinwirkung (Tetanus, Diphtherie, Botulismus) zustande. Weitere Neuropathien bei Infektionskrankheiten (HIV, Kap. F 10; Borreliose, Kap. F 6) werden ebenso wie die Neurosarkoidose (Kap. F 4) und paraneoplastische Neuropathien in eigenständigen Kapiteln behandelt.

J 1.2 Guillain-Barré-Syndrom

J 1.2.1 Klinik

Das Guillain-Barré-Syndrom (GBS) ist hierzulande die häufigste Ursache (> 50 %) für akute generalisierte Lähmungen (**Tab. J 1.2**). Die Inzidenz beträgt in Europa 1,2–1,6/100 000 (Bogliun et al. 2002, Markoula et al. 2007), Männer sind etwas häufiger betroffen (1,5 : 1) (Hauck et al. 2008). Die Häufigkeit steigt mit dem Alter an, wahrscheinlich mit einem zusätzlichen kleinen Gipfel im frühen Erwachsenenalter und einem Rückgang im höchsten Lebensalter (Hughes und Rees 1997, Govoni und Granieri 2001). In 60–70 % der Fälle geht der Erkrankung 1–3 Wochen zuvor ein akuter Infekt voraus, in etwa 40 % ein Atemwegsinfekt, in etwa 20 % ein gastrointestinaler Infekt. Die am häufigsten assoziierten Erreger sind Campylobacter jejuni, das Zytomegalievirus, Epstein-Barr-Virus und Mycoplasma pneumoniae (Hughes und Cornblath 2005). Ein Nachweis für den Zusammenhang mit einer Impfung ließ sich nur für die Influenzaimpfung (Risiko $1:10^6$) und für die Tollwutvakzine führen, wie auch einige Impfungen GBS-Rezidive zu begünstigen scheinen (Pritchard et al. 2002). Ein Zusammenhang mit operativen Eingriffen ist umstritten. In Einzelfällen ist die Auslösung eines GBS durch TNF-Antagonisten beschrieben worden (Stübgen 2008). Das eigentliche GBS beginnt 1–4 Wochen nach dem vorausgegangenen Infekt, häufig mit starken Rückenschmerzen durch eine Radikulitis, gefolgt von aufsteigenden Paresen, die über maximal 4 Wochen bis zur Tetraplegie mit Beatmungspflicht voranschreiten können. Proximale und distale Muskelgruppen sind meist gleichermaßen und symmetrisch betroffen. Die Muskeleigenreflexe sind nach einigen Tagen abgeschwächt, meist gänzlich erloschen. Begleitend treten distal betont sensible Reiz- und Ausfallserscheinungen auf. Viele Patienten leiden unter ausgeprägten radikulären, neuralgiformen und Muskelschmerzen (Moulin et al. 1997, Martinez et al. 2010, Ruts et al. 2010). Die Störung der Tiefensensibilität kann eine deutliche Stand- und Gangataxie zur Folge haben. Meist stehen die motorischen Symptome im Vordergrund, bei ca. 15 % der Patienten ist die Symptomatik rein motorisch. Rein sensible GBS-Formen sind sehr selten (Oh et al. 2001). Hirnnervensymptome treten am häufigsten in Form einer ein- oder beidseitigen Fazialisparese auf, seltener kommt es zu Augenbewegungsstörungen, einer Hypoglossusparese, pharyngealer oder Kaumuskelschwäche (Polyneuritis cranialis). Eine Krankheitsvariante mit Ophthalmoplegie, Areflexie und Ataxie (5 %) wird als Miller-Fisher-Syndrom bezeichnet, bei dem typischerweise Antikörper gegen das Gangliosid GQ1b bnachweisbar sind. Elektroneurographisch fallen hier niedrige Amplituden der sensiblen Nervenantwortpotenziale auf. Ataxie, akute Ophthalmoparese oder oropharyngeale Schwäche können auch isoliert auftreten (Nagashima et al. 2007). Bei zusätzlichen Zeichen einer Hirnstammenzephalitis (Somnolenz, Hemisymptomatik) spricht man auch von einer Bickerstaff-Enzephalitis. Hier sind GQ1b-Antikörper häufig positiv (Odaka et al. 2003). Eine rein axonale GBS-Form ist in China bei Jugendlichen epidemisch anzutreffen, in Europa bei ca. 5 % (akute motorische axonale Neuropathie/AMAN bzw. akute motorische und sensible axonale Neuropathie/AMSAN, McKhann et al. 1993). Weitere beschriebene regionale Varianten sind in **Tab. J 1.1** genannt (Ropper 1986, 1994).

Wichtig ist beim GBS das Erkennen der sehr häufigen autonomen Störungen (bis 80 %) mit Brady- oder Tachykardie, kardialen Erregungsleitungsstörungen, orthostatischer Hypotonie oder transienter Hypertonie, Blasenentleerungsstörungen (15 %), Störungen der Darmmotilität, gestörter Schweißsekretion oder selten einem SIADH. Ein paralyti-

* Autoren dieses Kapitels in der 5. Auflage: O. Eberhardt und S. Koeppen.

J 1

Tab. J 1.1: Klassifikation der immunvermittelten Neuropathien

Akut (Progredienz < 4 Wochen)	Guillain-Barré-Syndrom (GBS) (**Tab. J 1.4**) • akute inflammatorische demyelinisierende Neuropathie (AIDP): 90 % • akute motorische axonale Neuropathie (AMAN): < 10 % • akute sensomotorische axonale Neuropathie (AMSAN): < 1 % • Miller-Fisher-Syndrom: 1–5 % • weitere Varianten: Polyneuritis cranialis, oropharyngeale, pharyngeal-zervikal-brachiale und paraparetische Variante, sensibel-ataktisches GBS, akute Pandysautonomie
Subakut (Progredienz 4–8 Wochen)	subakute inflammatorische demyelinisierende Neuropathie
chronisch (Progredienz > 8 Wochen)	chronische inflammatorische demyelinisierende Neuropathie (CIDP) (**Tab. J 1.4, Tab. J 1.9**) • Varianten (s. Text) • mit möglichen Begleiterkrankungen (**Tab. J 1.7**) • multifokale erworbene demyelinisierende sensomotorische Neuropathie (MADSAM) Lewis-Sumner-Syndrom (**Tab. J 1.8**) • multifokale erworbene sensomotorische Neuropathie (MASAM) • distale erworbene demyelinisierende sensomotorische Neuropathie (DADS) • multifokale motorische Neuropathie (MMN) (**Tab. J 1.10**) • paraproteinämische Neuropathien (**Tab. J 1.12**) • chronische schubförmige axonale Neuropathie?

scher Ileus kompliziert den Verlauf bei jedem zweiten Patienten. Eine frühzeitige oder lange persistierende Blasensphinkterstörung ist aber ungewöhnlich. Eine isolierte Störung autonomer Funktionen wird selten in Form einer akuten Pandysautonomie beobachtet.

Labor: Anti-Gangliosid-Antikörper im Serum werden beim GBS in etwa der Hälfte der Fälle gefunden. Dabei sind Antikörper gegen GM1, GM1b, GD1a und GalNac-GD1a typisch für die axonal-motorische Form AMAN (Hughes und Cornblath 2005), Antikörper gegen GQ1b, GD3 und GT1a für das Miller-Fisher-Syndrom (van Doorn et al. 2008).

Tab. J 1.2: Differentialdiagnosen des Guillain-Barré-Syndroms mit Erregerassoziation bzw. Immunpathogenese

FSME-induzierte Polyradikulitis (mit Pleozytose)
toxinvermittelte Zeckenparalyse (tick paralysis, ohne Pleozytose)
flavivirale Poliomyelitis-artige Erkrankungen (mit Pleozytose)
akute transverse Myelitis
diphtherische Neuropathie
fulminante vaskulitische Neuropathie
Critical Illness-Neuropathie
HIV-Neuropathie
Neuroborreliose
Botulismus
Poliomyelitis
entzündliche Myopathien

Der Liquor zeigt bei 80 % der Patienten gegen Ende der zweiten Krankheitswoche eine zytoalbuminäre Dissoziation mit isolierter Erhöhung des Liquoreiweißes. Oft ist das Liquoreiweiß in der ersten Woche noch normal (Ropper 1992), was in Zweifelsfällen eine Repunktion erforderlich macht. Die Zellzahl im Liquor liegt unter 10/mm³, nur in Fällen von GBS bei HIV-Patienten kommen bis zu 50 Zellen/mm³ vor.

Elektrophysiologisch finden sich bei der klassischen Form Zeichen der Demyelinisierung (**Tab. J 1.3**), früh als F-Wellenverzögerung oder -verlust, gleichzeitig eine Amplitudenreduktion der Muskelantwortpotenziale. In einer kleinen Studie wurden der Verlust des H-Reflexes und pathologische F-Wellen als sensitive Kriterien in der ersten Woche beschrieben (Gordon und Wilbourn 2001).

Je nach Stringenz der angewandten diagnostischen Kriterien (**Tab. J 1.3, Tab. J 1.4**) können in 3–30 % der Fälle nur axonale Veränderungen (Amplitudenverlust und gegebenenfalls Zeichen florider Denervierung) nachgewiesen werden, wobei sich zum Teil im Verlauf die Einordnung ändert und Zeichen der Demyelinisierung bzw. des axonalen Schadens hinzutreten (Hadden et al. 1998, Uncini et al. 2010).

Histopathologisch finden sich eine Infiltration mit T-Lymphozyten und Makrophagen in den betroffenen Nerven, in Plexus und Nervenwurzeln sowie eine segmentale Myelindestruktion mit Immunglobulin- und Komplementablagerung an der Myelinscheide.

In einem Teil der Fälle können, auch ohne vorangegangene symptomatische Infektion, assoziierte Erreger in Stuhl oder Sputum isoliert werden bzw. eine entsprechende akute humorale Reaktion gegen diese Erreger nachgewiesen werden. Dies sind in absteigender Häufigkeit Campylobacter jejuni (C. jejuni) (20–30 %), Zytomegalievirus (5–15 %), Epstein-Barr-Virus (2–10 %) und Mycoplasma pneumoniae (1–5 %) (Hadden et al. 2001). Der Nachweis myelinspezifischer Antikörper in Assoziation mit diesen Infektionen führte zur Hypothese eines molekularen Mimikry von Erreger und Wirtsstrukturen, vorrangig Gangliosiden. C. jejuni von Patienten exprimieren Lipooligosaccharide (LOS), die Carbohydrate von Gangliosiden imitieren (Godschalk et al. 2007, Houliston et al. 2007). Das Konzept der molekularen Mimikry wird gestärkt durch das Auftreten GM1-Antikörper-assoziierter schlaffer Paresen

Tab. J 1.3: Elektrophysiologische Demyelinisierungszeichen bei GBS (AIDP) und CIDP

	Asbury und Cornblath 1990, Olney 1999 (GBS)	**Van den Bergh und Piéret 2004 (GBS, CIDP)**
1. reduzierte motorische NLG	< 80 % (70 %) in 2 N	< 70 % in 2 N
2. verlängerte distale motorische Latenz	> 125 % (150 %) in 2 N	> 150 % in 2 N
3. verlängerte F-Wellenlatenz (oder fehlende F-Wellen)	> 120 % (150 %) in 2 N	> 120 % (150 %) in 2 N *oder* fehlende F-Wellen in 2 N* + 1 weiterer Parameter in 1 N
4. Leitungsblock oder abnorme Potenzialdispersion (vereinfacht)		
• sicherer Leitungsblock	Arm > 50 %, Bein > 60 % (Potenzialdauer max. 130 % der Norm)	> 50 % in 2 N* *oder* > 50 % in 1 N* + 1 weiterer Parameter in 1 N
• wahrscheinlicher Leitungsblock	Arm > 40 %, Bein > 50 % (Potenzialdauer max. 130 % der Norm)	> 30 % in 2 N* *oder* > 50 % in 1 N* + 1 weiterer Parameter in 1 N
• abnorme Potenzialdispersion		> 30 % in 2 N
	sichere Diagnose: 3 Kriterien	**sichere Diagnose: 1 Kriterium**

* Voraussetzung: CMAP-Ampl. > 20 %. Der Wert in Klammern gilt bei Reduktion der motorischen Amplitude um mehr als 20 % des Normwerts. Für die CIDP wurde als weiteres Kriterium die Verlängerung der DML auf mind. 9 ms in einem Nerven (N), begleitet von Demyelinisierung in einem weiteren Nerven vorgeschlagen (Hughes 2005).
Zu beachten: Diese Kriterien-Sets sind nur als Beispiele gedacht. Mehrere weitere Sets von Kriterien für die Demyelinisierung, insbesondere bei der CIDP, wurden veröffentlicht.

Tab. J 1.4: Diagnosekriterien des Guillain-Barré-Syndroms

erforderlich	1. progrediente schlaffe Parese mit Progression über weniger als 4 Wochen 2. bilaterale Symptome, im Wesentlichen symmetrisch 3. Hypo- oder Areflexie (kann in den ersten 2–3 Tagen fehlen) 4. Ausschluss anderer Ursache (Toxine und Schwermetalle, Elektrolytentgleisungen, Botulismus, Porphyrie, Diphtherie, Vaskulitis, HIV-Infektion, Borreliose, Diabetes mellitus, Critical Illness-Neuropathie, Myositis, myasthene Krise, Motoneuronerkrankung, spinale Läsion)
unterstützend	1. (milde) sensible Zeichen und Symptome 2. HN-Beteiligung, insb. HN VII 3. autonome Störungen 4. Proteinerhöhung im Liquor (65–80 % in 2. Woche), Zellzahl unter 10 (20)/mm³ 5. elektrophysiologische Demyelinisierungszeichen 6. Rückenschmerzen (Radikulitis) zu Beginn 7. kein Fieber zu Beginn 8. Rückbildung der Symptome nach Plateauphase
nicht passend zur Diagnose	1. ausgeprägte Asymmetrie 2. frühzeitige oder lange persistierende Sphinkterstörung 3. Granulozyten oder mehr als 50 Lymphozyten/mm³ im Liquor 4. sensibles Niveau

(modifiziert nach Asbury und Cornblath 1990, van der Meché et al. 2001, van Doorn et al. 2008)

bei Kaninchen nach Sensibilisierung mit C. jejuni-Lipooligosacchariden (Yuki et al. 2004). Aktivierte T-Lymphozyten sorgen über Chemokine und Zytokine für die Öffnung der Blut-Nerven-Schranke, was den Zutritt von Antikörpern ermöglicht. Diese aktivieren das Komplementsystem und opsonisieren die Schwannzell-Membran oder das Axolemm für Makrophagen, was dann letztlich die Demyelinisierung oder axonale Schädigung bewirkt. Warum nur einer von 1 000 Menschen mit C. jejuni-Infektion ein GBS entwickelt ist noch unbekannt. Diese Zahl weist jedenfalls darauf hin, dass individuelle Faktoren eine große Rolle bei der Krankheitsentstehung spielen.

J 1.2.2 Verlauf

Ein Symptomplateau wird in drei Viertel der Fälle nach 2 Wochen erreicht. 2–4 Wochen nach Ende der

Progression setzt eine langsame Rückbildung der Ausfallserscheinungen ein, beginnend mit den zuletzt aufgetretenen Paresen. Milde Formen erreichen das Plateau früher.
Die Gehfähigkeit bleibt auf dem Höhepunkt der Erkrankung bei nur 15–30 % erhalten. Eine respiratorische Insuffizienz mit Notwendigkeit zur Beatmung resultiert bei 15–30 % der Patienten (mittlere Beatmungsdauer 15–45 Tage). In der Akutphase versterben auch nach intensivmedizinischer Betreuung 3–12 % der Patienten, vor allem an respiratorischen Komplikationen, kardialen Arrhythmien, interkurrenten Infekten oder thrombembolischen Ereignissen (Hughes und Rees 1997). Die mediane Zeit bis zur Wiedererlangung der Gehfähigkeit beträgt 40–70 Tage bei therapierten Patienten, bis zur maximalen Symptomerholung vergehen rund sechs Monate, bei einzelnen Patienten bis zu 24 Monate. 10–15 % der Patienten können nach einem Jahr noch nicht frei gehen, in der Hälfte bis zwei Drittel der Fälle bleiben längerfristig leichtere motorische oder sensible Defizite (PE/Sandoglobulin GBS TG 1997, de la Cour und Jakobsen 2005). Ungünstige prognostische Faktoren sind ein höheres Lebensalter, eine vorausgegangene Diarrhö, der Nachweis einer Campylobacter-Infektion, eine starke axonale Schädigung mit ausgeprägter Muskelatrophie und elektrisch nicht erregbaren Nerven sowie eine Beatmungspflicht (Hadden et al. 2001). Auch eine Small fiber-Beteiligung in der Biopsie scheint die Prognose zu verschlechtern (Pan et al. 2003). Rein axonale GBS-Verläufe bzw. rein motorische Formen sind in den meisten Studien nicht mit einer langfristig schlechteren Prognose korreliert (PE/Sandoglobulin GBS TG 1997, Hadden et al. 1998, Hiraga et al. 2005). Über längere Zeit können Fatigue-Symptome persistieren. Patienten mit Miller-Fisher-Syndrom sind nach 6 Monaten im Allgemeinen symptomfrei.

Wenn ein GBS ähnliches Bild eine Progression über 4–8 Wochen hat, wird dies als subakute inflammatorische demyelinisierende Polyradikuloneuropathie bezeichnet. Diese Form kann im Gegensatz zum GBS auf Prednison ansprechen (Hughes et al. 1992, Oh et al. 2003). Zwei Drittel der Patienten erholen sich nach der Therapie vollständig, weniger als 20 % nehmen einen chronischen Verlauf (Oh et al. 2003). Ein zweiter Erkrankungsschub nach Monaten bis 10 Jahren wird in 3–5 % der Fälle beobachtet. Risikofaktoren für ein GBS-Rezidiv konnten nicht ermittelt werden. Einige akut wie ein GBS beginnende Fälle gehen in eine CIDP über (bis 2 %). Hinweisend sind späte (> 8 Wochen) oder mehrfache Verschlechterungen.

J 1.2.3 Therapeutische Prinzipien

Bei leichten GBS-Formen mit nur geringgradigen Paresen ist eine sorgfältige Betreuung auf einer Normalstation ausreichend. Eine intensivmedizinische Betreuung wird bei rascher Progredienz der Paresen, bulbärer Schwäche, drohender Ateminsuffizienz, begleitenden Infekten oder kardiovaskulär-autonomer Dysregulation erforderlich (**Tab. J 1.5**). Die Indikation zur Beatmung ergibt sich bei progredientem Abfall des pO_2 als Zeichen der alveolären Hypoventilation. Ein regelmäßiges Monitoring kardialer Funktionen sollte erfolgen. Die häufig zu beobachtende Sinustachykardie ist meist nicht behandlungsbedürftig, mit Ausnahme von älteren Patienten mit koronarer Herzkrankheit (Mukerji et al. 2009). Betablocker sollten jedoch wegen der Gefahr der Hypotonie und Bradykardie vermieden werden. Gefährliche Bradyarrhythmien und kardiale Reizleitungsstörungen, die eine Behandlung mit Atropin oder einem Schrittmacher erfordern, sind bei ca. 25 % der Patienten beschrieben worden (Mukerji et al. 2009) und stellen eine Indikation für die Intensivbehandlung dar. Der Bulbusdruckversuch und die Herzfrequenzanalyse haben eine mäßig gute Vorhersagekraft für Bradyarrhythmien und Asystolien (Flachenecker 2007). Die Indikation für einen temporären Herzschrittmacher sollte daher großzügig gestellt werden. Thrombose- und Pneumonieprophylaxe sind bei bettlägerigen Patienten notwendig. Eine konsequente Schmerzbehandlung ist erforderlich.

Kortikosteroide sind in der Immuntherapie des GBS unwirksam (↓) (Hughes et al. 2010). Sechs randomisierte, placebokontrollierte Studien mit 649 Patienten haben hingegen gezeigt, dass die Plasmapherese behandlung beim GBS wirksam ist (Raphael et al. 2002). Bei leichten und schweren Formen wurde altersunabhängig die Zeit bis zum Einsetzen der Besserung – bis zur Erlangung der Gehfähigkeit (um einen Monat) bzw. die Dauer der Beatmung – verkürzt und die Rate schwerer Defizite nach einem Jahr reduziert. Plasmapheresen wirken am besten, wenn sie früh, d. h. innerhalb der ersten beiden Wochen nach Symptombeginn angefangen werden, sie wirken auch noch bei Beginn innerhalb der ersten 4 Wochen. Bei leichten Formen (Gehfähigkeit erhalten) waren zwei Plasmapheresebehandlungen besser wirksam als keine, bei mäßig schweren Formen vier Behandlungen besser als zwei, aber bei schweren Formen sechs nicht wirksamer als vier. In den Studien wurden im Allgemeinen insgesamt 200–250 ml Plasma/kg ausgetauscht, entsprechend vier bis sechs Austauschbehandlungen zu je 2–4 l innerhalb von 5–14 Tagen (ein Plasmavolumen entspricht etwa 50 ml/kg). Für das Miller-Fisher-Syndrom gibt es keinen studienbasierten Wirknachweis (Mori et al. 2002).
Bei rund 10–15 % kann die Plasmapherese nebenwirkungsbedingt nicht zu Ende geführt werden, wofür u. a. Bradykardien, Infektionen und technische Schwierigkeiten verantwortlich sind. Weitere Nebenwirkungen sind eine arterielle Hypotonie und vereinzelt Gerinnungsstörungen. Ein niedriger Hämoglobinwert vor Beginn der Behandlung und die Verwendung von Fresh-frozen-Plasma anstelle von Albumin als Plasmaproteinersatz begünstigen das Auftreten von Komplikationen. Eine Citrattoxizität kann auftreten. Weitere zu berücksichtigende Faktoren bei der Plasmapherese sind der hohe apparative Aufwand und die Notwendigkeit eines großlumigen vaskulären Zugangs.
Bei der selektiven Immunadsorption werden zirkulierende IgG-Antikörper und in geringerem Maß Proteine an eine Adsorbersäule gebunden, das Eigenplasma wird dem Patienten zurückinfundiert. Das Verfahren gilt als schonender als die Plasmapherese, ist aber nur in kleinen, retrospektiven bzw. offenen Studien getestet worden (Galldiks et al.

Tab. J 1.5: Therapeutische Prinzipien beim GBS

1. allgemeine **intensivmedizinische** Betreuung
   - Kontrolle der Vitalparameter, insb. Vitalkapazität
   - Betreuung auf Intensivstation bei rasch progredienten Paresen, bulbärer Schwäche, drohender Ateminsuffizienz, begleitenden Infekten, kardiovaskulärer Instabilität
   - Pneumonieprophylaxe
   - Low-dose-Heparinisierung (2 × 5 000 IE) oder niedermolekulares Heparin
   - physiotherapeutische Übungsbehandlung
2. **Intubation** bei drohender Aspiration, atemmuskulärer Erschöpfung, Vitalkapazität 12–15 ml/kg, pO_2 < 70 mmHg (ggf. nach 14 d Tracheostomie erwägen)
3. **kardiovaskuläre** Stabilisierung
   - bei arterieller Hypotonie: Volumenersatz
   - bei arterieller Hypertonie: Antihypertensiva (z. B. Nitrendipin, Captopril), möglichst keine β-Blocker
   - bei bedrohlichen kardialen Arrhythmien: kardialer Bedarfsschrittmacher
4. **Schmerzbehandlung**
   - Opioide; Gabapentin 3 × 300 mg/d bis zu 3 × 800 mg, Carbamazepin (3 × 100 mg bis zu 3 × 400 mg)
5. Beginn **immunmodulatorischer** Therapie
   - bei Unfähigkeit, ohne Unterstützung zu gehen, bei rascher Progression, bei deutlicher respiratorischer oder bulbärer Schwäche
   - vorzugsweise bei Krankheitsdauer < 14 Tage (28 Tage)

intravenöse **Immunglobuline**:	Plasmapherese: bei Kontraindikationen/Komplikationen der IvIg-Therapie (↑↑, A)
• 2 × 1 g/kg (d. h. an 2 Tagen) oder 5 × 0,4 g/kg (d. h. an 5 Tagen (↑↑, A) • Paracetamol 1 000 mg und Dimenhydrinat 50–75 mg bei leichten Unverträglichkeitsreaktionen	• zwei Behandlungen bei leichten Formen (↑,B) • vier Behandlungen bei mäßig schweren bis schweren Formen (1,5 Plasmavolumen alle 2 Tage) (↑↑, B) • evtl. alternativ Immunadsorption (↑, B)

erneuter Behandlungszyklus oder Wechsel der immunmodulatorischen Therapie bei
- Progression über mind. 7 Tage unter Therapie (↔)
- eindeutiger sekundärer Verschlechterung nach initialem Therapieerfolg innerhalb der ersten 3 Wochen nach Therapie (↔)

2009). Hier wirkte das Verfahren ähnlich wie Plasmapherese, was auch in der einzigen zu diesem Thema verfügbaren randomisierten kontrollierten Studie bestätigt wurde (Diener et al. 2001).
Die intravenöse Gabe von Immunglobulinen (IvIg; Hughes et al. 2010) ist in mehreren Studien an Erwachsenen als wirksam zur Verkürzung der Krankheitsdauer gezeigt worden, allerdings nie placebokontrolliert. Fünf randomisierte Studien mit insgesamt 536 Patienten haben gezeigt, dass IvIg und Plasmapherese in der Behandlung des GBS gleichwertig sind (van der Meché et al. 1992, Bril et al. 1996, PE/Sandoglobulin GBS SG 1996, Nomura et al. 2000, Diener et al. 2001). Die Kombination beider Verfahren war nicht wirksamer als eines der beiden Einzelverfahren (PE/Sandoglobulin SG 1996). Inzwischen liegt auch eine positive Studie zur Anwendung von IvIg bei Kindern mit Verlust der Gehfähigkeit vor (Korinthenberg et al. 2005).
Nach experimentellen Daten wird ein Wirkvorteil der Gabe von 2 × 1 g/kg IvIg anstelle von 5 × 0,4 g/kg angenommen, der sich jedoch bei Kindern nicht bestätigen ließ (Dalakas 2004, Korinthenberg et al. 2005). Die Gabe von 2,4 g/kg in sechs Fraktionen war in einer randomisierten Doppelblindstudie effektiver als 1,2 g/kg in drei Fraktionen (Raphael et al. 2001). Die Behandlung wird in den allermeisten Fällen gut vertragen (Stangel und Gold 2010). Mögliche Nebenwirkungen sind Kopfschmerzen, Fieber, Schüttelfrost, Muskelschmerzen, Übelkeit, Ekzeme, Neutropenie, Thrombosen, Hyponatriämie sowie eine aseptische Meningitis (bis 10 %) und ein theoretisches virales Infektionsrisiko. Sehr selten sind zerebrale Vasospasmen und eine reversible posteriore Enzephalopathie beschrieben. Die BSG wird stark beschleunigt, serologische Tests sind für vier Wochen nicht verwertbar. Patienten mit selektivem IgA-Mangel (0,1 % der Bevölkerung) haben ein höheres Risiko für anaphylaktische Reaktionen. Eine generelle Testung auf das Vorliegen eines IgA-Mangels wird wegen der Seltenheit der Komplikation nicht empfohlen. Bei niedrigem IgA-Spiegel wird zur Verwendung IgA-armer Präparate geraten. Die Erhöhung der Plasmaviskosität begünstigt thrombembolische Ereignisse. Seltene Tubulusnekrosen können durch eine ausreichende Hydrierung vermieden werden, vor der IvIg-Gabe sind die Retentionsparameter zu kontrollieren. Als relative Kontraindikationen gelten eine schwere Nieren- und Herzinsuffizienz. Als Wirkmechanismen werden ein Abfangen von Komplement, eine Modulation von Zytokinen, Neutralisation idiotypischer Antikörper, verminderte endogene Antikörperproduktion bzw. ein verstärkter Immunglobulinabbau, eine Blockade von Fc-Rezeptoren und/oder eine Modulation der Funktion von T-Zellen und dendritischen Zellen angenommen (Lehmann und Hartung 2010). Die bisher einzige randomisierte, kontrollierte Studie, die die Kombination von IvIg und Steroiden untersuchte, zeigte eine nicht signifikant beschleunigte klinische Erholung für eine Gruppe mit kombinierter Therapie im Vergleich zur IvIg-Gruppe (van Koningsveld et al. 2004).
Es gibt bisher keine Studie zum Wert eines zweiten Immunglobulinzyklus bei ausbleibender Besserung des klinischen Zustands oder sekundärer Verschlechterung nach IvIg-Therapie. In einigen Fällen wurde dies jedoch praktiziert und eine entsprechende Studie angekündigt (Farcas et al. 1997, van Doorn et al. 2008). Zu den Sonderformen des GBS,

wie dem Miller-Fisher-Syndrom (einschließlich der Übergänge zur Bickerstaff-Enzephalitis) oder der akuten Pandysautonomie, gibt es bezüglich einer IvIg-Behandlung nur Fallberichte (Zifko et al. 1994, Venkataraman et al. 1998). Die Liquorfiltration als Therapie des GBS wurde nach einer positiven Studie (Wollinsky et al. 2001) nicht weiter verfolgt. Interferon-β1a (zusätzlich zu IvIg) oder BDNF verbesserten in je einer kleinen randomisierten Studie das Outcome nicht signifikant (Bensa et al. 2000, Pritchard et al. 2003).

Bezüglich der symptomatischen Therapie war im kontrollierten Vergleich zwischen 3 × 300 mg Gabapentin mit 3 × 100 mg Carbamazepin, für die jeweils eine positive placebokontrollierte Studie zur Schmerzreduktion bei GBS vorliegt, Gabapentin wirksamer (Pandey et al. 2005). Steroide wirken nicht schmerzlindernd (van Doorn 2005).

Gegen eine Fatigue-Symptomatik nach GBS gibt es bisher keine wirksame Therapie; Amantadin ist unwirksam.

J 1.2.4 Pragmatische Therapie

1. Bei jedem Patienten mit GBS muss in der Phase der Progression regelmäßig (je nach Situation 4- bis 8-stündlich) die Vitalkapazität kontrolliert werden. Jeder Patient mit bulbärer Schwäche, drohender Ateminsuffizienz, begleitenden Infekten oder kardiovaskulär-autonomer Dysregulation muss auf einer Intensiveinrichtung mit der Möglichkeit zur Beatmung betreut werden. Eine Intubation und assistierte Beatmung sollte erfolgen, wenn eine Aspiration oder muskuläre Erschöpfung der Atemmuskulatur droht, die exspiratorische Vitalkapazität unter 12–15 ml/kg oder der pO_2 unter 70 mmHg sinkt oder der pCO_2 auf > 45 mmHg ansteigt (↑) (Gold et al. 2008). Warnzeichen sind auch ein rascher Abfall von Vitalkapazität und O_2-Sättigung. Da mit einer längeren Beatmungszeit zu rechnen ist, sollte bei fehlender Besserung der pulmonalen Funktion nach 2 Wochen eine Tracheostomie erwogen werden (Hughes et al. 2005). Neben einer sorgfältigen Bronchialtoilette sollte eine Pneumonieprophylaxe durchgeführt werden, wozu auch die regelmäßige Lagerung des Patienten beiträgt. Wegen des hohen Thromboserisikos bei immobilen Patienten sollte Heparin (fraktioniert oder niedermolekular) verabreicht werden. Frühzeitig ist eine zunächst passive, sobald als möglich eine aktive physiotherapeutische Beübung notwendig. Auf hochkalorische, möglichst enterale Ernährung und Stressulkusprophylaxe ist zu achten. Lactulose, Propulsiva und Laxanzien können zur Ileusprophylaxe eingesetzt werden (Hughes et al. 2005, Gold et al. 2008).
2. Bei hypotonen Blutdruckwerten sollte zunächst Volumenersatz gegeben werden, das Ansprechen auf blutdrucksteigernde Mittel ist wegen der schwankenden autonomen Situation schwer kalkulierbar. Bei hypertonen Blutdruckwerten kann mit kurzwirksamen Präparaten, die die kardiale Erregungsleitung nicht beeinträchtigen, z. B. vasoselektiven Kalziumantagonisten wie Nitrendipin 10 mg oder ACE-Hemmern wie Captopril 12,5 mg, behandelt werden. Bei Sinustachykardie können unter Monitorkontrolle Betablocker, z. B. Propranolol 40 mg, verwendet werden. Bei bedrohlichen kardialen Arrhythmien (bifaszikulärer Block, symptomatische Sinusbradykardie, Bradyarrhythmia absoluta, AV-Block 2°/3°) sollte ein Bedarfsschrittmacher eingesetzt werden.
3. Eine ausreichende Schmerzbehandlung ist wichtig. Neben nicht-steroidalen Antiphlogistika und Paracetamol sind oft Opioide erforderlich (Hughes et al. 2005). Zusätzlich kann Gabapentin 2 × 400–3 × 600 mg/die versucht werden oder Carbamazepin in niedriger Dosierung (3 × 100 mg), wenn keine kardialen Leitungsstörungen mehr zu befürchten sind. Für die Wirksamkeit der weiteren Medikamente, die üblicherweise zur Behandlung neuropathischer Schmerzen verwendet werden (Baron et al. 2008), liegt beim GBS keine direkte Evidenz aus Studien vor, was jedoch nicht heißt, dass diese nicht im Einzelfall wirken können.
4. Eine Indikation für IvIg oder Plasmapherese besteht bei mäßig schwerem bis schwerem Verlauf (Gehstrecke < 5 Meter, rasche Progression, deutliche respiratorische oder bulbäre Symptome) eines GBS nach maximaler Krankheitsdauer von 4 Wochen. Beide Verfahren sind aus klinischer Sicht als gleichwertig anzusehen. Da die Behandlung mit IvIg weniger Vorbereitungen und apparativen Aufwand erfordert, kommt sie häufiger zum Einsatz. Auf Kontraindikationen, vorherige Kreatininkontrolle und ausreichende Hydrierung ist zu achten. Es werden je 0,4 g/kg an 5 Tagen oder alternativ je 1 g/kg an 2 Tagen verabreicht. Die Infusion wird mit 30 ml/h für 15 Minuten gestartet, danach langsam auf 120–150 ml/h gesteigert und sollte mit maximal 200 ml/h laufen (max. 0,08 ml/kg/min). Treten leichte Unverträglichkeitsreaktionen auf, sollte die Infusion gestoppt und später mit halber Geschwindigkeit fortgesetzt werden. Bei Kopfschmerzen oder leichtem Schüttelfrost können Paracetamol und ein Antihistaminikum (Diphenhydramin 50–75 mg) gegeben werden.
5. Bei Kontraindikationen, Komplikationen oder technischen Hindernissen der IvIg-Behandlung sollte eine Plasmapherese durchgeführt werden (van Doorn et al. 2008) (↑↑). Bei leichtem GBS (Gehfähigkeit erhalten) sind zwei Plasmapheresen ausreichend, bei mäßig schweren und schweren Formen werden vier Plasmapheresen mit 1,5 Plasmavolumen alle 2 Tage (oder fünf Plasmapheresen mit je einem Plasmavolumen innerhalb 1–2 Wochen) durchgeführt (↑) (Raphael et al. 2002). Als Plasmaersatz dienen humane oder synthetische kolloidale Lösungen.
6. Bei mangelndem Ansprechen auf eines der Verfahren gibt es keine Evidenz für den Erfolg des jeweils anderen Verfahrens (6). Lediglich bei eindeutiger sekundärer Verschlechterung innerhalb der ersten 3 Wochen nach Therapie wird auf rein empirischer Grundlage ein erneuter Behandlungszyklus (ohne Präferenz) empfohlen. Wegen des fraglich erhöhten Rezidivrisikos wurde empfohlen, Impfungen für ein Jahr nach GBS zu meiden (Hughes et al. 2005), wobei das Risiko bei Grippeimpfungen sehr gering zu sein scheint (Kuitwaard et al. 2009).

J 1.3 Chronische inflammatorische demyelinisierende Polyradikuloneuropathie (CIDP)

J 1.3.1 Klinik

Unter einer CIDP versteht man eine erworbene, immunvermittelte, meist symmetrische, sensomotorische demyelinisierende Neuropathie, die sich über mindestens 8 Wochen entwickelt. Ein akuter, GBS-ähnlicher Beginn kommt gelegentlich vor. Die Prävalenz beträgt ca. 5/100 000, sie liegt bei Männern höher als bei Frauen (2 : 1) und nimmt bis zum 80. Lebensjahr zu (Lunn et al. 1999, Mygland et al. 2001, Chio et al. 2007, Rajabally et al. 2009). Die Symptomatik ist oft motorisch betont und betrifft proximale und distale Muskeln, meist mit distaler und Beinbetonung. Bei den meisten Patienten findet man eine Hypo- oder Areflexie (Koski et al. 2009). Eine Hirnnervenbeteiligung (N. facialis 10–15 %, okulomotorische Hirnnerven 5 %) oder autonome Beteiligung findet sich seltener als beim GBS, ebenso sind vorangegangene Infektionen seltener (4–30 %) (McCombe et al. 1987, Maisonobe et al. 1996). Sensible Defizite liegen bei bis zu 90 % der Patienten vor (Barohn et al. 1989, Koski et al. 2009). Schmerzen kommen häufig initial vor, können in seltenen Fällen sogar das Initialsymptom sein (Boukris et al. 2007), und sind bei bis zu 70 % der Patienten auch langfristig vorhanden (Kuitwaard et al. 2009). Abweichungen vom typischen CIDP-Bild zeigen sich bei rund der Hälfte der Patienten mit stark im Vordergrund stehender distaler oder sensibler Beteiligung, deutlicher Asymmetrie oder erheblicher Hirnnervenbeteiligung. Bei bis zu 10 % der Fälle finden sich subklinische Zeichen der ZNS-Beteiligung oder zentrale Demyelinisierungsherde (Mendell 1987, Pineda et al. 2007). In 85–95 % der Fälle findet sich eine zytoalbuminäre Dissoziation mit Erhöhung des Liquoreiweißes z. T. auf über 1 g/l. Die Autoantikörperdiagnostik ist (außer bei CIDP mit monoklonaler Gammopathie, s. u.) meist unergiebig, in geringem Prozentsatz kommen Antikörper gegen P0, P2, PMP22 und Ganglioside vor (Sanvito et al. 2009, Nobile-Orazio et al. 2010).

Da es keinen definitiven Test für das Vorliegen einer CIDP gibt, wurden seit den frühen 1990er-Jahren wiederholt Sets von diagnostischen Kriterien entwickelt, primär zur Anwendung in klinischen Studien. Diese setzen sich zusammen aus klinischen, Labor- und elektrophysiologischen Kriterien. Die elektrophysiologischen Kriterien sind sämtlich dafür konzipiert, Demyelinisierung zu erkennen. Da eine Demyelinisierung auch bei anderen Neuropathien, z. B. bei hereditären Neuropathien vom CMT-Typ vorkommt, dürfen diese elektrophysiologischen Kriterien in der CIDP-Diagnostik nur im Zusammenhang mit Klinik und Labor (Liquor) gewertet werden. Mindestens 12 verschiedene Sets von elektrodiagnostischen Kriterien für die primäre Demyelinisierung sind veröffentlicht worden (s. Van den Bergh und Pieret 2004 für eine Übersicht und EFNS 2005; s. **Tab. J 1.6**).

Als Ausschlusskriterien gelten Mutilationen, eine Retinitis pigmentosa, eine Ichthyosis, Hinweise auf eine Erblichkeit der Störung oder eine adäquate Toxinexposition, ein sensibles Niveau, höhergradige Sphinkterstörungen, eine Hypocholesterinämie, ein Vitamin-B_{12}-Mangel, eine Hypothyreose, eine Porphyrie, mehr als 50 Zellen/mm^3 im Liquor, elektrophysiologische Befunde einer Myasthenie, Myopathie oder Vorderhornerkrankung, bioptische Hinweise für eine Speicherkrankheit, eine Vaskulitis oder eine Amyloidose.

Begleitende axonale Veränderungen, ob primär oder sekundär, sind häufig und schließen die Diagnose nicht aus. Eine Nervenbiopsie ist bei eindeutigem klinischen Bild nicht erforderlich, kann jedoch bei atypischer Klinik die Diagnose herbeiführen und somit eine gezielte Therapie ermöglichen (Vallat et al. 2010). Es können sich Zeichen der chronischen De- und Remyelinisierung finden, da die Demyelinisierung jedoch proximal betont sein kann, findet man auch längenabhängige axonale Schäden. Entzündliche Infiltrate per se sind unspezifisch; die perikapilläre Ansammlung von Makrophagen ist ein zuverlässigeres diagnostisches Zeichen (Sommer et al. 2005), wie auch die Expression von Matrix-Metalloprotease-9 (Jann et al. 2003). MR-tomographisch können bei mehr als der Hälfte der CIDP-Patienten Signalanhebungen oder Gadoliniumanreicherungen im Wurzel- oder Plexusbereich nachgewiesen werden, mit neueren Methoden auch an peripheren Nerven (Vallat et al. 2010).

Gemäß dem gängigen Modell der Erkrankung bewirken aktivierte T-Zellen eine Eröffnung der Blut-Nerven-Schranke und ermöglichen so das Eindringen von Makrophagen, die die Myelinschädigung bewirken. Neben Th1-Zytokinen und Chemokinen sind vermutlich auch Antikörper an der Zellschädigung beteiligt.

Rein motorische oder rein sensible Neuropathien werden in je 10 % beobachtet (Rotta et al. 2000), bei initial rein sensiblen Formen treten jedoch meist nach einigen Jahren motorische Symptome hinzu. Daneben existiert eine chronische sensible Immunradikulopathie, gekennzeichnet durch normale Neurographie, pathologische SEP, Liquoreiweißerhöhung und Wurzelschwellung im MRT (Köller et al. 2005b). Es wurde vorgeschlagen, eine distale Variante (distale erworbene demyelinisierende symmetrische Neuropathie, DADS) abzugrenzen, die im Gegensatz zur klassischen CIDP kaum proximale Paresen aufweist, jedoch ausgeprägte Paresen der kleinen Hand- und Fußmuskeln sowie häufig eine schwere sensible Afferenzstörung mit Gangunsicherheit (Saperstein et al. 2001). Bei diesen Patienten liegt häufig eine monoklonale Gammopathie vor, bei ca. zwei Dritteln finden sich Anti-MAG-Antikörper. Elektrophysiologisch treten Zeichen der distal betonten Demyelinisierung auf, wie deutlich verlängerte distal motorische Latenzen. Das Ansprechen auf Immuntherapie ist im Mittel schlechter als bei klassischer CIDP (EFNS Guideline 2010).

Unter dem Begriff des Lewis-Sumner-Syndroms bzw. der multifokalen erworbenen demyelinisierenden sensomotorischen (MADSAM) Neuropathie werden chronisch-progrediente multifokale Varianten mit Demyelinisierungszeichen und Leitungsblöcken zusammengefasst (**Tab. J 1.8**). Sie zeigen wie die multifokale motorische Neuropathie (MMN) eine asymmetrische Armbetonung ohne generalisierte Areflexie, bieten aber zusätzlich eine sensible Betei-

Tab. J 1.6: Vergleich verschiedener diagnostischer Kriterien der CIDP

	AAN Ad Hoc Subcommittee 1991	Hughes et al. 2001 (INCAT-Kriterien)	EFNS/PNS-Kriterien 2005
1. klinische Beteiligung	motorische und/(oder) sensible Funktionsstörung von mindestens zwei Extremitäten	Progrediente oder rezidivierende motorische und sensible Funktionsstörung von mindestens zwei Extremitäten*	Progrediente oder rezidivierende symmetrische proximale und distale Schwäche und Sensibilitätsstörungen aller Extremitäten (atypische Formen erlaubt)
2. Muskeleigenreflexe	Hypo- oder Areflexie	Hypo- oder Areflexie	Hypo- oder Areflexie
3. Zeitraum der Symptomentwicklung	≥ 8 Wochen	≥ 8 Wochen	≥ 8 Wochen
4. elektrophysiologische Befunde*	a) Leitungsblock in ≥ 1 mot. N (> 20 % Reduktion der Fläche unter der negativen Potenzialfläche und der peak-to-peak Amplitude + < 15 %; Änderung der Potenzialdauer zwischen proximal und distal) b) mot. NLG < 80(70) % der Norm in 2 N c) dist. mot. Latenz > 125(150) % der Norm in 2 N d) F-Wellenlatenz > 125(150) % der Norm in 2 N (Werte in Klammern bei CMAP < 80 % des Normwerts) 3 von 4 müssen erfüllt sein	a) Leitungsblock (d. h. > 20 % Reduktion der Fläche unter der negativen Potenzialfläche und der peak-to-peak Amplitude bei < 15 %; Änderung der Potenzialdauer zwischen proximal und distal) oder abnorme temporale Dispersion in 2 N *und* in 1 weiteren mot. N. entweder I. mot. NLG < 80 % der Norm *oder* wenn distale CMAP Amplitude < 80 % der Norm, dann mot. NLG < 70 % der Norm oder II. dist. mot. Latenz > 125 % der Norm *oder*, wenn CMAP Amplitude < 80 % der Norm, dann dist. mot. Latenz > 150 % der Norm. oder III. F-Welle ausgefallen *oder* F-Wellen Latenz > 120 % der Norm oder, wenn CMAP Amplitude < 80 % der Norm, dann F-Wellen Latenz > 150 % der Norm oder b) Wenn kein Leitungsblock *oder* keine abnorme temporale Dispersion, dann I., II. oder III. in ≥ mot. 3 N oder c) Wenn a) nur in 2 mot. N, dann zusätzlich eindeutiger histologischer Nachweis von entmarkenden oder entmarkten Nervenfasern in der Nervenbiopsie	Sichere Diagnose: Eines der folgenden Kriterien erfüllt: a) Dist. mot. Latenz um ≥ 50 % der Norm verlängert in 2 N oder b) mot. NLG um ≥ 30 % der Norm reduziert in 2 N oder c) F-Wellen Latenz ≥ 20 % verlängert in 2 N (wenn distale CMAP Amplitude < 80 % der Norm, dann ≥ 25 %) oder d) F-Welle ausgefallen in 2 N (wenn distale CMAP Amplitude ≥ 20 der Norm) + ≥ 1 weiteres Zeichen von Demyelinisierung in ≥ 1 N oder e) partieller Leitungsblock in 2 N, d. h. ≥ 50 % Reduktion der proximalen CMAP Amplitude im Vergleich zur distalen, wenn die distale CMAP Amplitude ≥ 20 % der Norm ist oder partieller Leitungsblock in 1 N + ≥ 1 weiteres Zeichen von Demyelinisierung in ≥ 1 N oder f) abnorme temporale Dispersion in 2 N, d. h. Zunahme der Potenzialdauer zwischen proximalem und distalem CMAP um > 30 % oder g) Dauer des distalen CMAP ≥ 9 ms in 1 N + ≥ 1 weiteres Zeichen von Demyelinisierung in ≥ 1 N

Tab. J 1.6: Vergleich verschiedener diagnostischer Kriterien der CIDP (Fortsetzung)

	AAN Ad Hoc Subcommittee 1991	Hughes et al. 2001 (INCAT-Kriterien)	EFNS/PNS-Kriterien 2005
5. Liquor	*zwingend erforderlich*: < 10 Zellen/mm^3, VDRL neg. *unterstützend*: erhöhtes Liquor-EW	< 10 Zellen/mm^3	*unterstützend*: erhöhtes Liquor-EW bei < 10 Zellen/mm^3
6. Nervenbiopsie	eindeutige Zeichen der De- und Remyelinisierung *unterstützend:* u. a. entzündliches Infiltrat	eindeutiger Nachweis demyelinisierender oder remyelinisierter Nervenfasern (erforderlich nur, wenn neurographische Veränderungen in lediglich 2 Nerven)	Supportiv: eindeutiger Nachweis von De- oder Remyelinisierung in ≥ 5 Nervenfasern im EM oder in > 6/50 Fasern in Zupfpräparaten.
sichere Diagnose	1. bis 6.	(nicht definiert)	1. bis 4.
wahrscheinliche Diagnose	1. bis 5.	(nicht definiert)	≥ 30 % Reduktion der proximalen CMAP Amplitude im Vergleich zur distalen (N. tibialis post. ausgenommen), wenn die distale CMAP Amplitude ≥ 20 % der Norm in 2 N + ≥ 1 weiteres Zeichen für Demyelinisierung in ≥ 1 N
mögliche Diagnose	1. bis 4.	(nicht definiert)	wie bei »sichere Diagnose«, aber nur in 1 N
Weitere supportive Kriterien	NA	NA	KM-Anreicherung in oder Hypertrophie von Nervenwurzeln oder der Cauda equina im MRT klinische Besserung auf immunmodulierende Therapie

* In einem neueren Kriteriensatz für klinische Studien werden proximale und distale Schwäche und Sensibilitätsstörungen in allen Extremitäten gefordert (Hughes 2005).
N = Nerv; EW = Eiweiß; NA = keine Angaben verfügbar.

J 1

ligung, in vielen Fällen Schmerzen, und sind GM1-negativ (Lewis et al. 1982, Gorson et al. 1999, van den Bergh et al. 2000, Verschueren et al. 2005). Die Unterscheidung ist in therapeutischer Hinsicht relevant, da nach Auswertung der vorliegenden Daten (98 Patienten aus 11 Serien) Neuropathien mit dem beschriebenen Phänotyp zu zwei Dritteln auf Steroide oder IvIg ansprechen, während die MMN nicht steroidsensibel ist (Oh et al. 1997, van den Berg-Vos et al. 2000b, Saperstein et al. 2001, Viala et al. 2004). Rein axonale chronische inflammatorische Polyneuropathien mit oder ohne Liquoreiweißerhöhung scheinen rar zu sein, können aber wohl wie die CIDP auf immunmodulatorische Behandlung ansprechen (Uncini et al. 1996, Alaedini et al. 2003).

J 1.3.2 Verlauf

Chronisch-progrediente Verläufe sprechen seltener auf IvIg an und haben im Allgemeinen eine schlechtere Prognose (van Doorn und Ruts 2004). Die Einteilung in monophasische (30–55 %), chronisch-rezidivierende (15–45 %) oder chronisch-progrediente Verläufe (20–45 %) erlaubt aber keine differenzierten Voraussagen über die langfristig resultierende Behinderung (Barohn et al. 1989, Simmons et al. 1995, Bouchard et al. 1999). In bis zu 30 % kann nach der Therapie eine längerfristige Komplettremission erreicht werden. Höheres Alter und starker Axonverlust in der Biopsie sind negative prognostische Faktoren. Insgesamt versterben etwa 10 % der Patienten an den Folgen ihrer Erkrankung, weitere 10 % haben nach mehr als fünf Jahren schwere Defizite bzw. sind bettlägerig.

J 1.3.3 Therapeutische Prinzipien

Die drei Therapieprinzipien, deren Wirkung bei der CIDP evidenzbasiert nachgewiesen ist, sind Kortikosteroide, IvIg und Plasmapherese. Die Wirksamkeit dieser Therapien wurde auch in einer groß angelegten Retrospektive an 267 Patienten analysiert (Cocito et al. 2010). Ein positiver Effekt wurde nach der initialen Immuntherapie bei 69 % der Patienten gesehen (64 % nach Steroiden, 78 % nach IvIg und 56 % nach Plasmapherese). Von den Patienten, die auf die erste Therapie nicht angesprochen hatten, reagierten 40–50 % auf die zweite Therapie, sodass insgesamt 81 % der Patienten entweder auf die erste oder zweite Therapie ansprachen. Bei der Plasmapherese wurde eine höhere Prävalenz von Nebenwirkungen beobachtet (19 %) als nach Steroiden (12,5 %) und IvIg (4 %).

Die beste Evidenz liegt aktuell für IvIg vor. Nach mehreren kleineren kontrollierten Studien mit 5 × 0,4 g/kg (s. Hughes et al. 2010) konnte 2009 die ICE-Studie (Hughes et al. 2009) im Cross-over-Design an 117 Patienten mit CIDP die Wirksamkeit und gute Verträglichkeit von dreiwöchentlich gegebenem IvIg über 48 Monate zeigen. Die Patienten erhielten zunächst 2 g/kg KG verteilt auf 2–4 Tage, dann jeweils eine Erhaltungsdosis von 1 g/kg alle 3 Wochen. Die Behandlung hatte auch signifikant positive Auswirkungen auf die gesundheitsbezogene Lebensqualität. Allerdings ist die Therapie sehr kostenintensiv. Aktuell wird untersucht, ob die heimische subkutane Gabe von Immunglobulinen bei gleicher Wirksamkeit die Lebensqualität verbessern und die Kosten reduzieren kann. Noch ungeklärte Fragen zu Immunglobulinen sind, welche Patienten präferenziell ansprechen, ob ein bestimmtes Verabreichungsschema am günstigsten ist und welches die optimale Erhaltungsdosis ist. Ausgeprägte Atrophien und CMAP-Amplitudenminderungen als Zeichen der fortgeschrittenen axonalen Schädigung verringern die Chance auf ein Ansprechen deutlich (Iijima et al. 2005).

Zur Steroidtherapie liegt lediglich eine randomisierte placebokontrollierte Studie mit positivem Ergebnis vor (Dyck et al. 1982), jedoch wird die Wirkung durch zahlreiche Fallserien und retrospektive Studien gestützt (Mehndiratta und Hughes 2002). In den retrospektiven Serien wurde eine Ansprechrate von rund 65 % berichtet, dabei wurden meist 60–120 mg/d Prednison eingesetzt und dieses langsam über 3–6 Monate reduziert. Eine Besserung war im Durchschnitt nach 2 Monaten zu beobachten, mit einem Plateau nach 6–12 Monaten. Rein motorische Formen können sich unter Steroidtherapie verschlechtern, dann ist an die Differenzialdiagnose einer MMN zu denken. In einer kontrollierten Studie war eine orale Steroid-Pulstherapie (4 × 40 mg/d Dexamethason einmal monatlich) einer Dauertherapie mit Methylprednisolon mit 60 mg in absteigender Dosierung über 8 Monate bezüglich der Remission nach 12 Monaten nicht überlegen (van Schaik et al. 2010). Allerdings trat der Behandlungseffekt mit der Pulstherapie rascher ein und es gab weniger cushingoide Nebenwirkungen. Dies bestätigt die Daten aus mehreren Pilotstudien zum Vergleich von oralem und i. v.-Methylprednisolon bzw. kontinuierlicher oder gepulster Gabe von oralem Methylprednisolon (Lopate et al. 2005, Muley et al. 2008).

In zwei randomisierten Doppelblindstudien zeigten insgesamt 57 % der Patienten (17/30) ein Ansprechen auf Plasmapherese (6 × in 3 Wochen bzw. 10 × in 4 Wochen) (Mehndiratta et al. 2004). Auch Patienten, die nicht auf IvIg ansprechen, können von Plasmapheresen profitieren. Ein Vergleich von IvIg und Plasmapherese in einer randomisierten Studie an 150 Patienten und in einer Crossover-Studie an

Tab. J 1.7: Mögliche Begleiterkrankungen der CIDP (bei etwa 10 %)

• Lupus erythematodes disseminatus • HIV-Infektion • Paraproteinämie/MGUS/Lymphom • Hepatitis C • hereditäre Neuropathie (CMT) • Melanom, Karzinome • nephrotisches Syndrom	• Diabetes mellitus • chronisch-entzündliche Darmerkrankungen • Knochenmark- und Organtransplantation • rheumatologische Erkrankungen • Thyreotoxikose • Schwangerschaft

Tab. J 1.8: Vergleich der Charakteristika von CIDP, Lewis-Sumner-Syndrom und MMN

	CIDP	MADSAM-Neuropathie (Lewis-Sumner-Syndrom)	MMN
Mittleres Alter		40–50 Jahre	20–50 Jahre
Chronisch-progredient	häufig (> 1/2)	häufig (2/3)	häufig
schubförmig	häufig (1/3)	häufig (1/3)	selten
Beginn an Armen	Selten	häufig	häufig
Schwäche	symmetrisch proximal = distal	asymmetrisch distal > proximal	asymmetrisch distal > proximal
Hirnnervenbeteiligung	20 %	20 %	selten
Sensible Defizite	symmetrisch	multifokal	fehlend
Schmerzen	häufig (20–40 %)	häufig	fehlend
Hypo-/Areflexie	symmetrisch	meist multifokal	meist multifokal
Demyelinisierungszeichen	meist symmetrisch	asymmetrisch/multifokal	asymmetrisch/multifokal
Leitungsblöcke	häufig	häufig	häufig
Liquorprotein	meist (deutlich) erhöht	meist (gering) erhöht	meist normal
GM1-Antikörper	negativ	negativ	häufig
Abnormes MRT des Armplexus	oft symmetrisch	oft asymmetrisch	oft asymmetrisch
Suralisbiopsie	häufig De-/Remyelinisierung	häufig De-/Remyelinisierung	in der Regel normal
Ansprechen auf			
Kortikosteroide p. o.	+	+*	–
IvIg	+	+	+
Plasmaaustausch	+	–	–
Cyclophosphamid	+	?	+

(modifiziert nach Saperstein et al. 2001 und van Asseldonk et al. 2005)
* auch Verschlechterung in Einzelfällen möglich

20 Patienten erbrachte vergleichbare kurzfristige Effekte (van der Meché et al. 1992, Dyck et al. 1994). Die Doppelfiltrationsplasmapherese scheint nach einer japanischen Studie ebenfalls wirksam zu sein, ebenso – nach einzelnen Berichten – die Immunadsorption.

Obwohl in der Praxis viele Patienten mit CIDP mit Immunsuppressiva behandelt werden, waren die wenigen kontrollierten Studien zu diesem Thema alle negativ (Mahdi-Rogers et al. 2010). Kleine Fallserien sprechen für eine Wirkung von Ciclosporin A in Dosierungen zwischen 1,5 und 5 mg/kg KG, es sind jedoch Nebenwirkungen wie arterielle Hypertonie oder Nephrotoxizität zu beachten. Azathioprin (2 mg/kg) hatte in der einzigen kleinen kontrollierten Studie mit kurzer Dauer keinen Effekt (Hughes et al. 2004), fallberichtsweise werden aber Therapieerfolge berichtet. Ein Ansprechen ist erst nach mehreren Monaten zu erwarten. Methotrexat (15 mg/Woche) konnte in einer kontrollierten Studie den Bedarf an Steroiden und IvIg im Vergleich zu Placebo nicht reduzieren (RMC Trial Group 2009). Für Cyclophosphamid sind die Daten aus offenen Studien eher positiv, allerdings auf Kosten stärkerer unerwünschter Wirkungen. Bei 12 von 15 Patienten unter einer monatlichen Cyclophosphamid-Pulstherapie (1–1,25 g/m² i. v., 1–10 Zyklen) trat eine Besserung der Symptomatik ein, im Mittel nach über 4 Monaten (Good et al. 1998). Vier von fünf zuvor therapieresistenten Patienten zeigten nach hoch dosierter Cyclophosphamidtherapie (200 mg/kg über 4 Tage) über längere Zeit kein Rezidiv (Gladstone et al. 2005).
Für Interferon-α2a, das theoretisch entzündungsfördernd sein sollte und in Einzelfällen auch eine CIDP ausgelöst hat, sind dennoch in einer Pilotstudie positive Behandlungsergebnisse berichtet worden (Gorson et al. 1998). Auch Interferon-β1a ist mit einer Verschlechterung bei CIDP assoziiert worden (Matsuse et al. 2005), dennoch wurden zwei kontrollierte Studien durchgeführt, die beide negativ waren (Hadden et al. 1999, Hughes et al. 2010). Mycophenolatmofetil (2 × 1 g/d) kann nach publizierten Fallserien im Einzelfall den IvIg-Bedarf reduzieren, scheint aber auch in Verbindung mit anderen Therapieformen nur bei ca. 20–25 % der Patienten ein Ansprechen zu bewirken (Gorson et al. 2004, Vermersch et al. 2005, Bedi et al. 2010). Der TNF-Inhibitor Etanercept (25 mg s. c. 2 × pro Woche) war bei 3/10 zuvor therapierefraktären Patienten wirksam (Chin et al. 2003), auch für Etanercept ist eine CIDP-Auslösung beschrieben worden (Lozeron et al. 2009). Bei mehreren schwer betroffenen Patienten wurden Erfolge mit autologer Stammzelltherapie berichtet (Mahdi-Rogers et al. 2010). Posi-

tive Einzelfallberichte gibt es für Tacrolimus, Rituximab und Alemtuzumab.

Neuropathien unter dem Bild einer CIDP bei Diabetes mellitus sprechen ebenfalls auf eine immunmodulatorische Therapie an (Jann et al. 2009). Hinweisend auf eine überlagernde CIDP können ein aggressiver Verlauf, eine proximale bzw. vorrangig motorische Beteiligung und eine Liquoreiweißerhöhung sein. Zur Diagnosesicherung wird eine Nervenbiopsie empfohlen (Jann et al. 2003, Stangel und Gold 2004).

Die Therapie der CIDP mit Begleiterkrankungen (**Tab. J 1.7**) erfolgt analog, wobei bei HIV häufiger Rezidive beobachtet werden. Eine Besserung der Neuropathie bei Behandlung der Begleiterkrankung darf im Allgemeinen nicht erwartet werden.

Ein moderates körperliches Trainingsprogramm kann die Lebensqualität verbessern (Garssen et al. 2004).

Tab. J 1.9: Therapeutische Optionen in der CIDP-Behandlung

Therapien der ersten Wahl
• in *leichteren* Fällen: Kortikosteroide z. B. Decortin H® 1–1,5 mg/kg für mind. 4 Wochen, dann schrittweise Dosisreduktion um 5 mg/14 Tage je nach Ansprechen (↑, B) (Osteoporoseprophylaxe, ggf. Kaliumsubstitution, ggf. Magenschutz). Alternativ i. v. oder orale Pulstherapie, s. Text.
• in *schwereren* Fällen: intravenöse Immunglobuline (Gamunex® 2 g/kg KG verteilt auf 2–4 Tage, dann jeweils eine Erhaltungsdosis von 1 g/kg alle 3 Wochen, ggf. Dosisreduktion im Verlauf (↑↑, A), Empfehlungsstärke A; begleitende niedrig dosierte Kortikosteroidtherapie möglich.
Therapien der zweiten und dritten Wahl (Empfehlungsstärke C)
• Plasmapherese 6(–8) Zyklen (1,5 Plasmavolumen alle 2 Tage) (↑), alternativ Immunadsorption (↔)
• Azathioprin z. B. Imurek 2–2,5 mg/kg (↔)
• Ciclosporin A z. B. Sandimmun® 1,5–5 mg/kg (↔)
• Cyclophosphamid i. v. bspw. Endoxan® 5 × 0,6 g/m² (↔)
• Rituximab (↔)

J 1.3.4 Pragmatische Therapie

Eine Biopsie des N. suralis zur Diagnosebestätigung vor einer potenziell nebenwirkungsreichen bzw. kostenintensiven Therapie wird bei positiven klinischen Kriterien, aber unergiebiger elektrophysiologischer und Liquoruntersuchung empfohlen, falls die Familienanamnese leer ist (Köller et al. 2005a).

1. In der Akuttherapie der CIDP sind Kortikosteroide, IvIg und Plasmapherese während eines Behandlungszeitraums von 6 Wochen gleichwertig (↑) (**Tab. J 1.9**). Daten zur längerfristigen Behandlung liegen nur für IvIg vor, sodass dies heute von vielen Experten als Mittel der ersten Wahl angesehen wird. Für den Einsatz von Steroiden sprechen die orale Anwendbarkeit und die niedrigeren Kosten (Blackhouse et al. 2010). Die IvIg-Therapie hat den Vorteil einer wohl etwas höheren Effektivität, der Induktion von langfristigen Remissionen zumindest in einem Teil der Fälle und der langfristig niedrigeren Rate an Nebenwirkungen, die bei einer Steroidtherapie u. a. in Form von Osteoporose, Gewichtszunahme, verschlechterter Glukosetoleranz und Infektneigung auftreten. Die Plasmapherese hat den Nachteil eines höheren apparativen Aufwands, was die Bindung an erfahrene Zentren bedeutet. Die Therapie muss daher unter Berücksichtigung von Schwere der Erkrankung, Lebensalter, Begleiterkrankungen, apparativen Möglichkeiten und anderen Faktoren individualisiert werden.
2. Bei leichtem Krankheitsbild kann eine Therapie mit Steroiden begonnen werden (↑). Es wird empfohlen, mit Prednisolon (z. B. Decortin H) oder Prednison (z. B. Decortin) in einer Dosis von 1–1,5 mg/kg für 4 Wochen zu beginnen und die Dosis dann langsam, parallel zur klinischen Besserung in Schritten von maximal 5 mg/14 Tage zu reduzieren. Auf empirischer Grundlage kann ein initialer Steroidpuls mit 250–1 000 mg/d Prednisonäquivalent über 3–5 Tage vor Umstellung auf eine orale Therapie erfolgen. Begleitend ist eine Osteoporoseprophylaxe mit Colecalciferol und Kalzium erforderlich (z. B. Ideos®). Bei hohem Osteoporoserisiko, z. B. Frauen nach der Menopause, können auch Bisphosphonate zur Prophylaxe eingesetzt werden, z. B. Alendronat (Fosamax®) 70 mg 1 × pro Woche. Ein Magenschutz ist bei hoch dosierter Gabe und bei Ulkusanamnese erforderlich. Eine Kaliumsubstitution erfolgt ggf. unter Elektrolytkontrolle (z. B. Kalinor® 1 Brausetablette tgl.). Eine natriumarme, kalorienreduzierte Diät kann sinnvoll sein. Statt einer längerfristigen oralen Therapie können zur Reduktion von Nebenwirkungen auch monatlich wiederholte Pulstherapien gegeben werden.
3. In schwereren Fällen, bei rein motorischer CIDP oder bei Kontraindikationen gegen Steroide werden intravenöse Immunglobuline eingesetzt (2 g/kg KG verteilt auf 2–4 Tage, dann jeweils eine Erhaltungsdosis von 1g/kg alle 3 Wochen). Derzeit ist nur Gamunex® für die Behandlung der CIDP zugelassen, die Zulassung weiterer Präparate wird erwartet. Die Wiederholung der Erhaltungsdosis erfolgt abhängig vom klinischen Verlauf. Bei unzureichendem Ansprechen können begleitend orale Kortikosteroide gegeben werden. Nach 6 Monaten kann versucht werden, die Dosis zu senken oder bei stabilem klinischen Verlauf einen Auslassversuch zu unternehmen.
4. Sollte ein Patient auf IvIg und Steroide nicht ansprechen oder sollten Nebenwirkungen die Therapie limitieren, kann eine Plasmapherese durchgeführt werden (↑), deren Anwendungshäufigkeit wiederum von der Dauer des klinischen Ansprechens bestimmt wird. Begonnen wird mit einem Zyklus von drei bis fünf Plasmapheresen innerhalb von 10–14 Tagen. Es kann, abhängig vom Ansprechen, eine einzelne Plasmapherese alle 1–3 Wochen bis zur klinischen Stabilisierung oder ein erneuter Zyklus mit z. B. fünf Einzelbehandlungen bei erneuter deutlicher klinischer Verschlechterung angeschlossen werden. Alternativ können Immunadsorptionen durchgeführt werden (↔).
5. Bei steroidabhängigen oder therapierefraktären Verläufen können Immunsuppressiva in Erwägung gezogen werden (↔). In Betracht kommen Azathioprin (Imurek® 2–3 mg/kg, Ziel Lymphopenie 600–800/µl), Ciclosporin A (Sandimmun®

1,5–5 mg/kg, Talspiegel 100–150 ng/ml), intravenöse Cyclophosphamidpulse, oder Rituximab. Bei schweren therapierefraktären Fällen sollte in Kooperation mit einem erfahrenen Zentrum eine autologe Stammzelltransplantation in Betracht gezogen werden.
6. Für alle Therapieformen gilt, dass bei Remission der CIDP ein langsames Ausschleichen erfolgen sollte (↔).

Bei Anwendung von Zytostatika ist auf eine sichere Kontrazeption zu achten. Nach einer CIDP sollte eine Tetanustoxoid-Impfung nur unter strenger Indikationsstellung angewendet werden (Pritchard et al. 2002).

J 1.4 Multifokale motorische Neuropathie (MMN)

J 1.4.1 Klinik

Bei der MMN handelt es sich um eine Erkrankung mit langsam chronisch progredientem oder seltener schubweisem Verlauf, die vor allem asymmetrisch motorische Nerven der Arme betrifft. 80 % der Erkrankten sind Männer und 80 % sind zwischen 20 und 50 Jahre alt (Nobile-Orazio et al. 2005). Die genaue Inzidenz ist unbekannt. Proximale Paresen dominieren in 5 %, Beinsymptome in 10 % das klinische Bild. Gerade in frühen Stadien können Atrophien im Vergleich zum Ausmaß der Parese im Hintergrund stehen, später kommen jedoch auch ausgeprägte Atrophien vor. Die Paresen können unter Kälteeinfluss und nach Dauerbelastung zunehmen. Reflexabschwächungen außerhalb paretischer Zonen oder eine komplette Areflexie sind selten. Gesteigerte Reflexe oder andere Zeichen der Schädigung des 1. Motoneurons fehlen in aller Regel. Eine Hirnnervenbeteiligung ist selten (2 %). Kennzeichnend ist das Fehlen objektivierbarer sensibler Defizite in der klinischen und elektrophysiologischen Testung. Das Vorliegen von Parästhesien oder SEP-Veränderungen schließt die Diagnose jedoch nicht aus; leichte sensible Symptome werden im Verlauf bei 20 % der Patienten berichtet und nach mehreren Jahren können auch objektivierbare sensible Defizite auftreten (Lambrecq et al. 2009). Schmerzen oder autonome Symptome gehören nicht zum klinischen Bild. Elektrophysiologisch können Leitungsblockierungen oder Potenzialdispersionen an einzelnen Stellen im gesamten Verlauf des peripheren motorischen Nerven (typischerweise außerhalb physiologischer Engstellen) nachgewiesen werden. Weitere demyelinisierende Veränderungen sind variabel. Elektromyographisch sind in paretischen Muskeln je nach Ausmaß der sekundären axonalen Degeneration Zeichen florider Denervierung bzw. Regenerationszeichen nachweisbar, Faszikulationen und Myokymien kommen vor. Laborchemisch werden bei 40–80 % hochtitrige GM1-IgM-Antikörper nachgewiesen. In geringerer Häufigkeit finden sich diese Gangliosid-Antikörper niedrigtitrig auch beim GBS, bei Motoneuronerkrankungen, anderen motorischen Neuropathien und als GM1-IgG bei einigen multifokal-axonalen, sensomotorischen Neuropathien (Alaedini et al. 2003). Bei 10–20 % sind die GM1-Antikörper monoklonalen Ursprungs. Daneben können GD1a-, GM2- und asialo-GM1-Antikörper vorkommen (Willison und Yuki 2002).
Für die Diagnose, die auf klinischen, elektrophysiologischen und Labor-Charakteristika beruht, sind verschiedentlich Kriterien vorgeschlagen worden (EFNS Guideline 2010b). Dabei spielt der Leitungsblock eine große Rolle, dessen Definition und Untersuchungsverfahren von unterschiedlichen Expertengruppen graduell unterschiedlich formuliert werden. Zudem wird immer wieder diskutiert, dass die Diagnose MMN auch bei Patienten ohne nachweisbaren Leitungsblock möglich ist und dass auch diese Patienten auf die Standardtherapie ansprechen können. Nach aktuellen Kriterien für eine zumindest wahrscheinliche MMN ist jedoch der Nachweis von Leitungsblöcken erforderlich (**Tab. J 1.10**).

Im Liquor findet sich im Gegensatz zur CIDP nur bei 30 % eine meist nicht sehr ausgeprägte Eiweißerhöhung (Meuth und Kleinschnitz 2010). Nur selten werden infektiöse Ereignisse zu Beginn der Erkrankung berichtet werden, dazu passend ist die Erregerserologie negativ. Bioptisch können in klinisch betroffenen Nerven Zeichen der Demyelinisierung mit Zwiebelschalenformationen und lymphozytäre Infiltrate oder auch axonale Veränderungen nachweisbar sein (Corse et al. 1996). Wie bei der CIDP können verdickte, hypertrophe Nerven palpabel sein, MR-tomographisch sind in einem Drittel der Fälle T2-hyperintense oder Gadolinium-anreichernde Plexusstrukturen darstellbar.

Tab. J 1.10: Klinische und elektrophysiologische Diagnosekriterien der MMN

<table>
<tr><th>Definitive MMN</th><th>Wahrscheinliche MMN</th></tr>
<tr><td colspan="2">1. Langsam oder schubweise Schwäche ohne objektive Sensibilitätsstörung im Versorgungsgebiet von mind. 2 N</td></tr>
<tr><td colspan="2">2. Keine objektivierbare Sensibilitätsstörung</td></tr>
<tr><td>3. Sicherer Leitungsblock (s. Tab. J 1.3) außerhalb physiologischer Engstellen an mind. 2 N</td><td>2. Wahrscheinlicher Leitungsblock (s. Tab. J 1.3) außerhalb physiologischer Engstellen an mind. 2 N ODER ein sicherer und ein wahrscheinlicher Leitungsblock an unterschiedlichen N</td></tr>
<tr><td colspan="2">4. Normale sensible Neurographie im Abschnitt des motorischen Leitungsblocks</td></tr>
<tr><td colspan="2">5. Unterstützende Kriterien: Betonung an den Armen, keine HN-Beteiligung, Krampi und Faszikulationen in den betroffenen Muskeln, pos. Ansprechen auf IvIg</td></tr>
<tr><td colspan="2">6. Ausschlusskriterien: Pyramidenbahnzeichen (Spastik, Klonus, Babinski-Zeichen, Pseudobulbärparalyse), deutliche sensible Defizite, generalisierte symmetrische Schwäche in den ersten Wochen</td></tr>
</table>

(gekürzt nach EFNS Guideline 2010b)

J 1.4.2 Verlauf

Nach meist monomelischem Beginn im Bereich der oberen Extremitäten erfolgt oft eine Ausbreitung auf andere Extremitäten, wobei die Paresen und Atrophien in der Regel asymmetrisch und armbetont bleiben. Spontanremissionen werden kaum beobachtet (Nobile-Orazio 2005). Charakteristisch sind bereits zu Beginn in der Mehrzahl der Fälle Paresen der kleinen Handmuskulatur. Mehr als 80 % der Fälle verlaufen chronisch-progredient, rund 15 % schubförmig, knapp 5 % schubförmig-remittierend (Nobile-Orazio 2001). Daneben kommen akute, monophasische Formen mit gleichzeitigem asymmetrischen Befall aller Extremitäten vor (Lefaucheur et al. 2003). Inzwischen wurden neben Serien mit kurzer Nachbeobachtungszeit auch Langzeitverläufe über mehr als 5 Jahre publiziert (van den Berg et al. 1998, van den Berg-Vos 2002, Vucic et al. 2004, Terenghi et al. 2004, Slee et al. 2007). GM1-Antikörpertiter korrelieren schlecht mit dem klinischen Verlauf. In den meisten Fällen kann nach einigen Jahren trotz motorischer Defizite die erlernte Beschäftigung weiter ausgeübt werden. Die vorrangige Beteiligung der Arme bedingt, dass eine Einbuße der Gehfähigkeit nur selten eintritt, Todesfälle sind sehr selten.

J 1.4.3 Therapeutische Prinzipien

Im Gegensatz zur CIDP besitzen Kortikosteroide keine Wirksamkeit und können zur klinischen Verschlechterung führen (↓). Auch Plasmapheresen sind in der Regel nicht wirksam und können zu Verschlechterung führen (EFNS Guideline 2010b).
Als wirksam haben sich in mehreren offenen und vier placebokontrollierten, randomisierten Studien intravenös applizierte Immunglobuline (je 0,4 oder 0,5 g/kg KG an 5 Tagen oder je 1 g/kg KG an 2 Tagen) erwiesen (Azulay et al. 1994, van den Berg et al. 1995, Federico et al. 2000, Léger et al. 2001, van Schaik et al. 2005). Die Behandlung ist allerdings off-label. In den vier positiven Studien wurden insgesamt 45 Patienten behandelt. Nach einer Cochrane-Analyse zeigten 74 % mehr Patienten eine Verbesserung der Muskelkraft als unter Placebo, was einer NNT von 1,4 entspricht (van Schaik et al. 2005). Die meisten Patienten respondieren innerhalb von 1–2 Wochen, die klinische Besserung hält jedoch im Allgemeinen nur 2–12 Wochen an, sodass Wiederholungen der IvIg-Gabe in entsprechenden Intervallen notwendig werden können. In unterschiedlichem Maße wird ein paralleler Rückgang von Leitungsblockaden beobachtet (Federico et al. 2000). Ob andere Therapieschemata besser sind (z. B 0,4 g/kg KG IvIg einmal wöchentlich, van den Berg et al. 1998) ist unklar. Aus Kostengründen wird versucht, auf die niedrigst mögliche Erhaltungsdosis zu kommen. Allerdings wird diskutiert, ob höhere IvIg-Dosen das Auftreten der axonalen Degeneration im Verlauf verhindern könnten (Vucic et al. 2004, Baumann et al. 2009). Ein frühzeitiger Therapiebeginn scheint die Prognose zu verbessern (Chaudry et al. 2010). Als Parameter, die eine Vorhersage des Ansprechens auf IvIg erlauben, wurden in einigen Studien niedriges Alter, hochtitrige GM1-IgM-Antikörper, ein CK-Wert < 180 U/l, Leitungsblöcke und das Fehlen schwerer Atrophien identifiziert. In einer neueren retrospektiven Studie wurden jedoch keine mit dem Ansprechen auf die Therapie assoziierten Faktoren gefunden. Auch schließen fehlende Leitungsblöcke die Wirksamkeit von IvIg nicht aus (Delmont et al. 2006). Einige chronisch axonale multifokale motorische Neuropathien mit oder ohne GM1-Antikörper (»axonale MMN«) können ebenfalls auf IvIg ansprechen (Ellis 1999, Katz et al. 2002, Fischer et al. 2004). Eine einfach blinde randomisierte Studie und zwei Fallserien deuten darauf hin, dass auch subkutan verabreichtes Ig sicher und wirksam ist (Harbo et al. 2010, 2009, Eftimov et al. 2009).
Bei Nichtansprechen auf einen ersten Behandlungszyklus sollte noch ein weiterer IvIg-Zyklus nach einigen Wochen versucht werden. In 10–30 % der Fälle wird eine längerfristige Stabilisierung erreicht. Fast stets kommt es jedoch trotz Therapie nach Monaten bis Jahren zu einer schleichenden Verschlechterung, für deren Behandlung keine allgemein akzeptierten Schemata existieren. Mycophenolatmofetil in Kombination mit IvIg hatte keinen zusätzlichen Effekt und half nicht, IvIg einzusparen (Piepers et al. 2007). Ebenso wenig konnte Rituximab in einer offenen Studie IvIg einsparen (Chaudry et al. 2010), es gibt allerdings auch gegenteilige Fallberichte (Stieglbauer at al. 2009). Unkontrollierte Studien deuten auf eine mögliche positive Wirkung von Cyclophosphamid und in geringerem Maß von Interferon-Beta1a, Ciclosporin, Methotrexat und Azathioprin hin (EFNS Guideline 2010b).

J 1.4.4 Pragmatische Therapie

1. Ein Therapieversuch mit IvIg (je 0,4 g/kg KG an 5 Tagen) ist bei jedem Patienten mit mäßigen bis schweren Defiziten indiziert (↑↑, A). Bei Respondern ist ein Ansprechen spätestens nach einem zweiten Zyklus im Abstand von 4 Wochen zu beobachten. Meist sind bis zum Erreichen einer längerfristigen Remission wiederholte Gaben notwendig, da die Wirkung der IvIg-Applikation erfahrungsgemäß nach 4–12 Wochen abklingt. Im Laufe der Therapie kann bei gutem Ansprechen versucht werden, die IvIg-Dosen in 10 %-Schritten zu senken, um die therapeutische Mindestdosis zu ermitteln. Einzelne Patienten können nur mittels wöchentlicher IvIg-Gaben stabilisiert werden.
2. Bei Vorliegen von Kontraindikationen gegen eine IvIg-Gabe oder Nichtansprechen kommt die monatliche intravenöse Anwendung von Cyclophosphamid (zum Anwendungsschema und Nebenwirkungen s. Kap. F 11.) in Betracht (↔). Eine ausreichende Hydrierung des Patienten durch intravenöse Flüssigkeitsgaben vor und nach der Cyclophosphamidinfusion und die Vorinjektion von Uromitexan wird empfohlen. Die Dosis orientiert sich am Leukozytennadir (Ziel 2 000–3 000/µl) und wird in Schritten von 100 mg/m² angepasst. Je nach Ansprechen können die Therapieintervalle auf acht oder 12 Wochen ausgedehnt werden. Kontrollen von Blutbild, Leber- und Nierenfunktion sind notwendig.

Tab. J 1.11: Gegenüberstellung der Wirksamkeit verschiedener Therapieverfahren bei immunvermittelten demyelinisierenden Neuropathien

Therapieverfahren	GBS	CIDP	MMN
Kortikosteroide	↓ (i. v./p. o.), A	↑, B	↓, A
Immunglobuline i. v.	↑↑, A	↑↑, A	↑↑, A
Plasmapherese	↑↑, A	↑, B	↓, B
Immunadsorption	↑, B	↔	(kD)
Cyclophosphamid i. v. (p. o.)	(kD)	↔	↔

(kD) = keine Daten

J 1.5 Paraproteinämische Neuropathien

J 1.5.1 Klinik

Paraproteinämische Neuropathien (**Tab. J 1.12**) machen etwa 10 % aller demyelinisierenden Neuropathien aus und stellen eine heterogene Gruppe von Erkrankungen dar (Ropper und Gorson 1998, Vital 2001, Nobile-Orazio 2004, EFNS Guideline 2010c). Bei etwa einem Drittel der Fälle steht das Paraprotein im Zusammenhang mit einer malignen hämatologischen Erkrankung, bei zwei Dritteln liegt eine monoklonale Gammopathie unbestimmter Signifikanz (MGUS) vor. Eine MGUS kann bei 5 % der Bevölkerung über 70 Jahre nachgewiesen werden (zu fast 90 % IgG oder IgA). Definitionsgemäß liegt bei MGUS die Menge des produzierten Paraproteins unter 3 g/dl Serum, das Knochenmark weist weniger als 10 % Plasmazellen auf.
Die im Zusammenhang mit einer monoklonalen Gammopathie unbestimmter Signifikanz (MGUS) auftretenden Neuropathien sind vielgestaltig. Die Prävalenz einer Polyneuropathie bei MGUS wird mit 5–35 % angegeben, umgekehrt ist die Häufigkeit einer MGUS bei Neuropathie unklarer Ursache 5–10 %. Daher ist es im Einzelfall schwierig, den eventuellen kausalen Zusammenhang herzustellen. Demyelinisierende Neuropathien mit IgG- und IgA-Gammopathie unterscheiden sich klinisch meist nicht von der CIDP. Assoziationen mit spezifischen IgG- oder IgA-Antikörperreaktivitäten wurden bisher nicht gesichert.

Die am besten definierte Gruppe ist die mit Nachweis eines monoklonalen IgM, wobei in der Hälfte der Fälle Antikörper gegen Myelin-assoziiertes Glykoprotein (MAG) nachzuweisen sind. Der Titer korreliert nicht mit der Schwere der Erkrankung. Die meisten dieser Patienten haben den »DADS«-Phänotyp (distale erworbene [aquired] demyelinisierende symmetrische Neuropathie) mit langsam progredienter distal symmetrischer, überwiegend sensibler Beteiligung mit Ataxie, an den Händen akzentuierten Paresen und oft Tremor. Elektrophysiologisch erfüllen die Patienten mit dem klinischen Phänotyp DADS in der Regel die CIDP-Kriterien. Zusätzlich findet man hochgradige, überwiegend distale Reduktionen der Leitgeschwindigkeit mit verlängerter distal motorischer Latenz. Ein Suchtest für Anti-MAG ist die indirekte Immunhistochemie mit Patientenserum auf einem Nervenpräparat, spezifischer sind ein Western Blot oder ein ELISA. Elektronenmikroskopisch kann man bei Neuropathien mit Anti-MAG-IgM pathologisch erweiterte Zwischenräume zwischen den Myelinlamellen finden (»widely spaced myelin«, Vital et al. 1989). Wenn keine Anti-MAG-Antikörper nachweisbar sind, kann auf Antikörper gegen Chondroitinsulfat, Ganglioside, Sulfatide, sulfatiertes Heparindisaccharid oder zytoskelettale Proteine untersucht werden (Nobile-Orazio 2004). Das Vorhandensein dieser Antikörper erhöht die Wahrscheinlichkeit eines pathogenetischen Bindeglieds zwischen dem Paraprotein und der Neuropathie, ihre diagnostische Bedeutung ist jedoch nicht gesichert. Folgende weitere IgM-Antikörper-Assoziationen zu Neuropathien wurden beschrieben (Donofrio 2003, Willison und Yuki 2002, Willison 2005): Patienten mit IgM-GD1b-, GD2-, GD3-, GT1a-, GT1b-, GQ1b-, GM2- oder GalNac-GD1a-Antikörpern zeigen eine chronische axonale, sensibel-ataktische Neuropathie. Bei Nachweis von Anti-Sulfatid-Antikörpern treten demyelinisierende sensible Neuropathien auf. Eine chronische ataktische Neuropathie mit Ophthalmoplegie und bulbärer Beteiligung wird im Zusammenhang mit Disialogangliosid-Antikörpern beobachtet. Eine schmerzhafte sensibel-axonale Neuropathie kann bei Vorliegen von IgM gegen trisulfatiertes Heparindisaccharid auftreten. Chronische sensomotorische demyelinisierende Neuropathien wurden in Assoziation mit SGPG-/SGLPG-Antikörpern beschrieben. Nur in einigen Fällen wurde über Therapieerfahrungen berichtet, häufiger mit positivem Ansprechen auf IvIg.

An hämatologischen Prozessen können ein multiples Myelom, ein M. Waldenström, ein osteosklerotisches Myelom bzw. POEMS-Syndrom, ein M. Castleman, eine Kryoglobulinämie, eine Leukämie oder ein Lymphom vorliegen (Steck 1998, EFNS Guideline 2010c; vgl **Tab. J 1.12**). So wird bei rund 20 % der Anti-MAG-positiven Patienten gleichzeitig eine Makroglobulinämie Waldenström diagnostiziert.

Bei Patienten mit MGUS kommt es mit einer jährlichen Rate von 1–1,5 % zur Malignisierung mit Entwicklung eines M. Waldenström, eines Plasmozytoms, einer Amyloidose (etwa 10 %) oder eines Lymphoms bzw. einer Leukämie (Nobile-Orazio 2004, Bladé 2006). Daher ist eine regelmäßige Kontrolle der Paraprotein-Menge alle 6–12 Monate, bei Paraproteinkonzentration > 1,5 g/dl eine Knochenmarkzytologie und die Bestimmung des Kappa-/Lambda-Leichtkettenquotienten notwendig. Lymphome, hier v. a. Hodgkin-Lymphome, führen nicht nur zur Infiltration und Infarzierung von Nerven,

Tab. J 1.12: Definierte Neuropathien bei Paraproteinämien

Grunderkrankung	Typ der Polyneuropathie	Inzidenz der PNP	Ig-Typen	Therapieoptionen (Beispiele)
Plasmozytom	symmetrisch, distal sensibel, motorisch oder sensomotorisch, axonal, Mononeuritis multiplex	5–15 %	IgM-κ IgG-κ IgA-κ (> 3 g/dl)	Steroide VAD-Chemotherapieschema* Melphalan + Prednison Stammzelltransplantation Bortezomib* Thalidomid*
Makroglobulinämie Waldenström	symmetrisch, distal sensibel oder sensomotorisch, demyelinisierend, Mononeuritis multiplex, Tremor	5–45 %	IgM-κ	Steroide Cladribin, Fludarabin Chlorambucil (+ Prednison) Interferon-α Rituximab Stammzelltransplantation
osteosklerotisches Myelom/POEMS	symmetrisch, proximal und distal sensibel oder sensomotorisch mit mot. Betonung, demyelinisierend (und axonal)	50 %	IgG-λ IgA-λ	Resektion Bestrahlung Melphalan + Prednison Cyclophosphamid Stammzelltransplantation
Amyloidose AL	symmetrisch, distal sensibel oder sensomotorisch, schmerzhaft, autonome Symptome, axonal, HN-Beteil.	15 %	IgG-λ oder IgA-λ	Steroide Melphalan + Steroide Stammzelltransplantation Thalidomid* + Steroide
Kryoglobulinämie	symmetrisch oder multifokal, distal sensibel oder sensomotorisch, schmerzhaft, axonal	5–85 %	IgM oder IgG	Plasmapherese Steroide Cyclophosphamid Interferon-α2a Rituximab
Lymphome (M. Castleman, CLL, NHL)	variabel: sensibel und/oder sensomotorisch, z. T. GBS- oder CIDP-ähnlich, axonal, Mononeuritis multiplex	5–15 % (NHL)	IgM oder IgG	Plasmapherese Steroide Cyclophosphamid Chemotherapie
MAG-positive MGUS	symmetrisch, sensibel betont, demyelinisierend oder gemischt, oft Tremor	etwa 30 %	IgM-κ < 3 g/dl	Cyclophosphamid Chlorambucil Plasmapherese IvIg Rituximab?
MAG-negative MGUS	variabel: symmetrisch sensomotorisch, axonal oder demyelinisierend oder gemischt, z. T. CIDP-ähnlich (G, A)	5–35 %	IgM oder IgG oder IgA, meist κ < 3 g/dl	wie CIDP

(verändert und ergänzt nach Ropper und Gorson 1998)
* Vincristin und Thalidomid sind wegen ihrer Neurotoxizität problematisch, auch Bortezomib induziert Neuropathien

sondern können von akuten oder chronischen demyelinisierenden Neuropathien (GBS/CIDP) oder Plexopathien begleitet werden (Kelly und Karcher 2005).

Ein osteosklerotisches Myelom mit Neuropathie wird bei Auftreten kutaner und endokriner Symptome sowie Organomegalie als POEMS-Syndrom (Crow-Fukase-Syndrom) bezeichnet. Das osteosklerotische Myelom macht 2 % aller multiplen Myelome aus, eine multifokale, motorisch betonte Neuropathie (bei der Hälfte der Patienten) geht der Diagnose oft voraus (Donofrio 2003). Beim multiplen Myelom selbst ist ein Drittel der Neuropathien auf eine begleitende Amyloidose zurückzuführen.

Die primäre systemische Amyloidose (AL-Typ) tritt vorrangig bei älteren, männlichen Patienten auf. Typisch sind frühe Schmerzen und autonome Symptome, wobei die Neuropathie bei 15 % der Patienten Initialsymptom ist. Der Amyloidnachweis gelingt in der Biopsie eines Nerven, der Rektummukosa, des abdominellen Fettgewebes oder des Knochenmarks. Die 5-Jahres-Überlebensrate betrug bis vor wenigen Jahren, bedingt durch die systemische Beteiligung, nur rund 15 %, (Ropper und Gorson 1998) und konnte durch Hochdosis-Chemotherapie und autologe Stammzelltransplantation etwas verbessert werden (Gertz et al. 2010). Bei gemischter (poly- und monoklonaler) essenzieller Kryoglobulinämie kommen im Zusammenhang mit einer Hepatitis-C-Infektion Neuropathien auf vaskulitischer Grundlage vor. Kryoglobuline lassen sich bei bis zu 10 % der Polyneuropathien unklarer Ursache detektieren. Begleitend können Schmerzen, eine Purpura, ein Raynaud-Phänomen, eine Zyanose, Ulzerationen, Arthralgien oder eine Glomerulonephritis auftreten. Hepatitis-C-Infektionen können jedoch auch in bis zu 20 % Kryoglobulin negative, ischämische Neuropathien verursachen.

J 1.5.2 Verlauf und therapeutische Prinzipien

Patienten mit MGUS sollen wegen des Risikos der Malignisierung regelmäßige Kontrollen erhalten. Die Kontrollen beinhalten die Paraprotein-Konzentration und die gesamte Serum-Immunglobulin-Konzentration, das Bence-Jones-Protein im Urin, BSG, Kreatinin, Kalzium, β2-Mikroglobulin, Blutbild einmal im Jahr bei MGUS und alle 6 Monate bei asymptomatischem M. Waldenström bzw. alle 3 Monate bei höherem Malignisierungsrisiko (EFNS Guideline 2010c).
Nach der aktuellsten Cochrane-Analyse kann keine spezifische Immuntherapie für Anti-MAG-Neuropathien empfohlen werden (Lunn und Nobile-Orazio 2006). Für die anderen paraproteinämischen Neuropathien ist die Datenlage leider auch nicht besser (Allen et al. 2007). Für die Neuropathien bei IgM-MGUS liegen sieben kontrollierte Studien mit insgesamt 145 Patienten vor, zu IgG und IgA assoziierten Neuropathien nur zwei kontrollierte Studien. Generell wird empfohlen, Patienten mit IgG- oder IgA-MGUS und demyelinisierender Neuropathie wie eine CIDP zu behandeln.

Für Kortikosteroide wurde in einer Zusammenstellung von unkontrollierten Studien und Fallbeschreibungen gezeigt, dass sie bei Neuropathie mit IgM-MGUS in Monotherapie selten, in Kombination mit anderen Immunsuppressiva in ca. der Hälfte der Fälle wirksam waren (Nobile-Orazio 2006). IvIg war in einer offenen (Mariette et al. 1997) und in einer kontrollierten Studie nicht wirksam (Dalakas et al. 1996), in einer anderen Studie kurzfristig wirksam (Comi et al. 2002).

Die Plasmapherese zeigte in einer doppelblinden, placebokontrollierten (Schein-Plasmaaustausch) Studie Erfolg nur bei Patienten mit IgA- und IgG-Gammopathie, nicht mit IgM-Gammopathie, mit einer allgemein 7–20 Tage anhaltenden Wirkung (Dyck et al. 1991). In einer randomisierten Studie an mehrheitlich MAG-positiven Patienten mit IgM-Paraprotein hatte die Kombination von Chlorambucil und Plasmapherese keinen zusätzlichen Vorteil gegenüber Chlorambucil allein (Oksenhendler et al. 1995). In sieben offenen Studien sprachen 17 von 37 Patienten mit IgM-Paraproteinämie auf Plasmaaustausch als Monotherapie an. Interferon-alpha war bei Anti-MAG-Neuropathie ebenfalls unwirksam (Mariette et al. 2000).
Eine kontrollierte Studie mit 35 Patienten, darunter 17 mit Anti-MAG-Neuropathien, konnte bei einer Studiendauer von 2 Jahren im primären Endpunkt keinen Vorteil für die Kombination aus gepulstem oralem Cyclophosphamid und Prednisolon zeigen, wobei einige sekundäre Endpunkte positiv waren (Niermeijer et al. 2007).
In mehreren offenen Studien mit Rituximab (meist 375 mg/m²/Woche über 4 Wochen) bei IgM-Antikörper-assoziierter Neuropathie, zeigte sich in einem variablen Anteil von Patienten eine klinische Besserung (s. EFNS Guideline 2010c), die einzige randomisierte kontrollierte Studie war jedoch im primären Endpunkt negativ (Dalakas et al. 2009).
Offene Studien und Fallserien mit Melphalan, Chlorambucil, Fludarabin und Cladribin konnten Erfolge bei jeweils einem Teil der Patienten zeigen, öfter in Kombinations- als in Monotherapie, allerdings bei meist nur kurzer Beobachtungszeit (Zusammenstellung bei Nobile-Orazio et al. 2000, Lunn und Nobile-Orazio 2006, EFNS Guideline 2010c). Mit der initialen Therapie können Ansprechraten von 25–50 % erreicht werden.
Axonale Neuropathien bei MGUS-Patienten sprechen im Allgemeinen schlechter auf Immunmodulation an, insbesondere auf Plasmapherese, als demyelinisierende Neuropathien (Gorson und Ropper 1997). In retrospektiven Analysen erwies sich bei Patienten mit MAG-Antikörper-assoziierter Neuropathie die Anwendung von Plasmapherese, Cyclophosphamid oder Chlorambucil allein bzw. in Kombination als am wirkungsvollsten (Nobile-Orazio 2005, Gorson et al. 2001, Lunn und Nobile-Orazio 2003).
IvIg zeigten in kontrollierten Studien Wirkung bei 10–45 % der Patienten mit IgM-Gammopathie (Dalakas et al. 1996, Mariette et al. 1997, Comi et al. 2002) und bei 40 % der Patienten mit IgG-Gammopathie (Gorson et al. 2002).
Die Gabe von Mycophenolatmofetil bei therapieresistenten IgM-MGUS-Fällen war dagegen enttäuschend (Gorson et al. 2004). Interferon-α hatte in einer placebokontrollierten Studie im Gegensatz zu einer positiven offenen Vorstudie keine positive Wirkung bei Anti-MAG-IgM-positiven Patienten (Mariette et al. 2000).
Neuropathien bei Amyloidose oder beim Plasmozytom sprechen mit Ausnahme des osteosklerotischen Myeloms nur schlecht auf die Therapie der Grunderkrankung an, während bei der Makroglobulinämie Waldenström die Neuropathie im Allgemeinen eine Besserung parallel zu den hämatologischen Parametern zeigt. Beim POEMS-Syndrom konnten mehrere Fallserien den Effekt einer autologen Stammzelltransplantation zeigen (Dispenzieri et al. 2004, Hummel et al. 2010).

J 1.5.3 Pragmatische Therapie

1. Die Suche nach einer monoklonalen Gammopathie mittels Immunelektrophorese/Immunfixation in Serum und Urin gehört zur Abklärung einer ätiologisch unklaren Polyneuropathie. Bei Nachweis eines Paraproteins > 1,5 g/dl muss der Ausschluss einer malignen hämatologischen Grunderkrankung mittels Skeletträntgen, ggf. Knochenszintigramm und Knochenmarkbiopsie erfolgen. Eine Amyloidose muss gegebenenfalls bioptisch ausgeschlossen werden. Hämatologische Kontrollen sollten bei MGUS jährlich erfolgen.
2. Patienten mit einer IgG-MGUS-Neuropathie unter dem Bild einer CIDP sollten wie dort beschrieben behandelt werden; bei ihnen ist im Allgemeinen ein Ansprechen auf Kortikosteroide, IvIg oder eine Plasmapherese zu erwarten (↔). Die Indikation zur Behandlung einer IgA-assoziierten Neuropathie oder einer axonalen IgG-assoziierten Neuropathie ist wegen der niedrigen Ansprechraten restriktiv zu stellen (Allen et al. 2007).

J
1

3. Die Therapieindikation sollte bei MAG-positiven IgM-MGUS-Neuropathien ohne multiplem Myelom unter Berücksichtigung des klinischen Schweregrads gestellt werden. Patienten mit einer IgM-MGUS-Neuropathie (mit oder ohne MAG-Antikörper) sprechen selten auf Kortikosteroide und variabel auf IvIg (↔) an. Ein erster Therapieversuch mit IvIg ist im Hinblick auf das günstige Sicherheitsprofil trotzdem zu empfehlen. Ein Effekt alleiniger Plasmapherese ist selten, diese muss etwa alle 1–2 Wochen wiederholt werden, und in vielen Fällen wird eine Kombination mit Immunsuppressiva oder Zytostatika notwendig (↔). Für Chlorambucil (Leukeran® 0,1–0,2 mg/kg/d p. o.) und Fludarabin (z. B. 5 × 25 mg/m² alle 4 Wochen, cave schwere Myelosuppression, maximal 15 Zyklen) liegen die meisten Erfahrungen vor. Ein Therapieversuch ist mit den genannten Substanzen auch ohne Plasmapherese möglich. Als Alternative kann eine zyklische orale Therapie mit Cyclophosphamid und Prednison (4 × 300 mg/m² bzw. 5 × 40 mg/m² alle 4 Wochen) versucht werden (Notermans et al. 1996) oder, am ehesten im Rahmen von Studien, der Einsatz des Anti-CD20-Antikörpers Rituximab (375 mg/m²/Woche über 4 Wochen oder 1 g absolut, zweimal im Abstand von 2 Wochen).
4. Patienten mit einer malignen hämatologischen Grunderkrankung sollten in Abstimmung mit einem erfahrenen Hämatoonkologen behandelt werden. In diesen Fällen ist ein Ansprechen der Neuropathie auf die hämatologische Therapie abhängig von der Art der Grunderkrankung. Ein solitäres osteosklerotisches Myelom wird bestrahlt (Kubawara et al. 2008).

J 1.6 Autoimmune autonome Neuropathien

Autoimmune autonome Neuropathien manifestieren sich mit Orthostaseproblemen, gastrointestinalen Symptomen, Schweißsekretionsstörungen, Pupillenstörungen, Blasenstörung oder sexueller Dysfunktion in variabler Kombination. Aufgrund des Vorliegens mononukleärer zellulärer Infiltrate im Epineurium, einer leichten Liquoreiweißerhöhung und der Assoziation zu vorangegangenen viralen Infekten, ist bei akuten bis subakuten Neuropathien eine Immunpathogenese anzunehmen (Suarez et al. 1994). IvIg oder Plasmapheresen, auch in Kombination mit Immunsuppression, scheinen zumindest in einigen Fällen erfolgreich zu sein (Suarez et al. 1994, Vernino et al. 2008). Dies gilt auch für Antikörper-assoziierte inflammatorische enterische Neuropathien als Ursache einer Gastroparese oder Pseudo-Obstruktion. Bei subakuten oder chronischen Verläufen monophasischer, autoimmuner autonomer Neuropathien werden im Gegensatz zur akuten Pandysautonomie in bis zu der Hälfte der Fälle neuronale Acetylcholinrezeptor-Antikörper gefunden (Vernino et al. 2000). Hier stehen orthostatische Dysregulation, Sicca-Symptome, obere gastrointestinale und Pupillen- sowie Blasenstörungen im Vordergrund (Klein et al. 2003). Autoantikörper scheinen auch bei der autonomen Neuropathie von Typ-1-Diabetikern eine Rolle zu spielen. Daneben kommen immunologisch vermittelte autonome Störungen auf paraneoplastischer Grundlage bei Kollagenosen, beim Lambert Eaton-Syndrom, bei HIV, ferner – selten – isoliert beim Botulismus (s. u.) vor (Freeman 2005).

J 1.7 Vaskulitische Neuropathien und Neuropathien bei Kollagenosen

J 1.7.1 Klinik

Vaskulitische Neuropathien kommen als Organmanifestation von systemischen Vaskulitiden vor oder als »nicht systemische Vaskulitis des peripheren Nerven« (NSVN), wobei bei letzterer Entität trotz des Namens Haut und Muskel mitbetroffen sein können. Vaskulitische Veränderungen des peripheren Nerven wurden darüber hinaus bei der Borreliose (2 %), bei HIV, Hepatitis B und C, chronischer EBV-Infektion, Tuberkulose, Diabetes mellitus, Sarkoidose, Lepra und MGUS-Neuropathien sowie bei Malignomen beschrieben. Eine vaskulitische Neuropathie sollte bei allen kryptogenen axonalen Neuropathien in Betracht gezogen werden, insbesondere bei asymmetrischer Beteiligung und fortbestehender Progredienz. Vaskulitische NP können sich als Mononeuropathia multiplex (10–15 %), als Schwerpunktneuropathie (25–50%) oder als distal symmetrische Polyneuropathie (PNP) manifestieren (Collins et al. 2003, Gorson 2007). Der Verlauf ist meist subakut, es gibt jedoch auch über Jahre gehende, langsam progrediente Verläufe (Collins et al. 2010). Bei einem Drittel der Fälle von schweren Neuropathien bei über 65-Jährigen wurde bioptisch eine Vaskulitis gesichert, in unselektierten Biopsiekollektiven sind es etwa 5 %.

Bei systemischen Vaskulitiden, die üblicherweise nach der Größe der betroffenen Gefäße klassifiziert werden, kommen Neuropathien in unterschiedlichen Häufigkeiten vor. Häufig sind Neuropathien bei Polyarteriitis nodosa (PAN, ca. 70 %) und beiden ANCA-assoziierten Vaskulitiden (20–50 %) wie mikroskopische Polyangiitis (MPA), Churg-Strauss-Syndrom (CSS) und Granulomatose mit Polyangitis (GP, M. Wegener) und Kryoglobulinämie, etwas weniger häufig (10–20%) bei Sjögren-Syndrom, rheumatoider Arthritis, systemischem Lupus erythematodes oder Riesenzellarteriitis. Bei systemischen Vaskulitiden, die vorzugsweise große Gefäße betreffen, sind neuropathische Manifestationen erwartungsgemäß selten. Die Vaskulitis betrifft ganz überwiegend die epineuralen Gefäße. Die pathologische Definition einer vaskulitischen Neuropathie wurde kürzlich von einem Expertengremium revidiert (Collins et al. 2010); diese Kriterien sind sehr detailliert und werden in **Tab. J 1.13** in komprimierter Form wiedergegeben.

In großen Serien vaskulitischer Neuropathien ist die NSVN die häufigste Form (Collins et al. 2010). Der Verlauf ist meist chronisch progredient mit asymmetrischem oder multifokalem, distal betontem Nervenbefall. Zeichen einer systemischen Beteiligung wie BSG-Beschleunigung oder positive ANA sind selten. Revidierte diagnostische Kriterien wurden kürzlich vorgeschlagen (Collins et al. 2010)

Tab. J 1.13: Pathologische Diagnosekriterien der vaskulitischen Neuropathie nach dem Konsensus der EFNS/PNS (Collins et al 2010), vereinfacht

Pathologisch gesicherte vaskulitische Neuropathie
Entzündliches Infiltrat in der Gefäßwand in einer Nervenbiopsie UND eines oder mehrere der folgenden Zeichen: 1. Fibrinoide Nekrose 2. Endothelschaden 3. Fragmentierung der Elastica interna oder Media 4. Thrombose oder Einblutung 5. Intimahyperplasie oder Fibrose von Media oder Adventitia
Pathologisch wahrscheinliche vaskulitische Neuropathie
Überwiegend axonales Schädigungsmuster UND Perivaskuläre Infiltrate und eines der Zeichen 1–5 oben ODER eines oder mehrere der folgenden Zeichen: 1. Vaskuläre Komplement- oder Hämosiderinablagerung 2. Asymmetrischer /multifokaler Faserverlust 3. Aktive axonale Degeneration
Pathologisch mögliche vaskulitische Neuropathie
Überwiegend axonales Schädigungsmuster UND Entzündliches Infiltrat in der Gefäßwand in einer Nervenbiopsie ohne weiteres pathologisches Vaskulitiszeichen ODER Mehrere der o. g. pathologischen Vaskulitiszeichen ohne direkten Nachweis der Gefäßwandinfiltration

(s. **Tab. J 1.13**), diese schließen axonale, ätiologisch ungeklärte Neuropathien mit Vaskulitisnachweis im Nerven-/Muskelbiopsat ohne prädisponierende systemische Erkrankung und ohne Hinweis auf eine systemische Beteiligung in Labor, Bildgebung oder Biopsie ein.
Am häufigsten sind der N. ischiadicus mit seinen Ästen, N. ulnaris und N. medianus betroffen. Ischämisch bedingte Leitungsblockaden finden sich, zusätzlich zu den Folgen des Axonverlusts, nur bei 10 % (Hawke et al. 1991). Weitere Formen sind Plexopathien oder Radikulopathien. Hirnnervenläsionen können u. a. bei der Polyarteriitis nodosa, dem M. Wegener und dem M. Sjögren hinzutreten. Schmerzen sind im akuten wie im chronischen Stadium häufig. Autonome Störungen kommen vor, können beim Sjögren-Syndrom auch isoliert auftreten (Mori et al. 2005). Die Neuropathie kann bei bis zu jedem dritten bis zweiten Patienten mit systemischer Vaskulitis Erstmanifestation der Erkrankung sein (Pagnoux und Guillevin 2005). Bei der rheumatoiden Arthritis kommt häufig auch eine nichtvaskulitische symmetrische Neuropathie vor, meist nach längerem Krankheitsverlauf. Eine rein sensible Gangliopathie ohne Vaskulitis tritt beim Sjögren-Syndrom auf. Klinisch sensible vaskulitische Neuropathien zeigen ansonsten elektrophysiologisch meist auch eine motorische Beteiligung (Seo et al. 2004).
Pathogenetisch können eine Ablagerung von Immunkomplexen mit Komplementaktivierung, eine zellulär vermittelte Toxizität durch T-Zellen und Makrophagen, eine eosinophile Vaskulitis und/oder eine antikörperinduzierte Aktivierung neutrophiler Granulozyten zugrunde liegen. Ein Zusammenhang mit viralen Infektionen besteht in Fällen von Polyarteriitis nodosa mit Nachweis von HBsAg und bei der gemischten Kryoglobulinämie in Verbindung mit einer HCV-Infektion. Diagnostisch hilfreich sind der Nachweis assoziierter Autoantikörper und der übrigen Organmanifestationen sowie die Nervenbiopsie. Die Sensitivität einer Nervenbiopsie liegt bei nichtsystemischen Formen bei etwa 50–60 % (Collins et al. 2010). Durch eine zusätzliche Muskelbiopsie kann die Ausbeute um ca 15 % gesteigert werden (Vrancken et al. 2010). Es wird daher empfohlen, immer dann eine kombinierte Biopsie zu machen, wenn bei Verdacht auf Vaskulitis Nerv und Muskel mit einer Inzision biopsiert werden können (z. B. N. suralis und M. gastrocnemius, Collins et al. 2010). Bioptisch zeigen sich im positiven Fall eine transmurale Infiltration, fibrinoide Wandnekrose, Fragmentation der Elastica interna, Disruption des Endothels und Einblutungen in die Gefäßwand. In vielen Fällen kann der Verdacht auf Vaskulitis auch durch perivaskuläre Infiltrate in der Hautbiopsie gestützt werden (Üçeyler et al. 2010). Bei Kollagenosen und systemischen Vaskulitiden können im Liquor leichte Erhöhungen von Zellzahl und Eiweiß vorkommen, während eine Pleozytose und ein Liquoreiweiß von > 110 mg/dl eine NSVN ausschließen (Collins et al. 2010).

Tab. J 1.14: Diagnosekriterien der nicht-systemischen vaskulitischen Neuropathie

1. Pathologisch gesicherte (**Tab. J 1.13**) ODER klinisch wahrscheinliche vaskulitische Neuropathie mit • pathologisch wahrscheinlicher oder möglicher Neuropathie • asymmetrischer oder multifokaler, schmerzhafter, sensomotorischer Neuropathie • akutem/subakutem oder chronischem Verlauf mit schubförmigen Verschlechterungen • keiner Liquorpleozytose, keinem Liquor-EW > 110 mg/dl
2. Keine klinischen oder paraklinischen Zeichen der systemischen Vaskulitis, außer Allgemeinsymptomen (Fieber, Myalgien, Arthralgien)
3. Keine PR3- oder MPO-ANCA, Kryoglobuline, BSG > 100 mm/h
4. Kein Nachweis einer Infektion, die eine Vaskulitis verursachen kann (Borreliose, HBV, HCV, Lepra, HIV u. a.) oder anderer Vaskulitisursachen (Medikamente, Malignom, Sarkoidose etc.)

(vereinfacht nach Collins et al. 2010)

Differentialdiagnostisch kommen u. a. HIV-assoziierte oder diabetische Neuropathie, Amyloidose, Sarkoidose, hereditäre Neuropathie mit Neigung zu Druckparesen (HNPP), Lepra, Borreliose, MMN, Neurofibromatose, maligne Infiltration von Nerven, ischämische Neuropathien bei schwerer pAVK oder pyogene Nervenschäden bei einer Sepsis/Endokarditis in Betracht.
Zöliakie, M. Crohn und Colitis ulcerosa können durch demyelinisierende oder sensible/sensomotorische axonale Neuropathien kompliziert werden, die mehrheitlich auf Immuntherapien ansprechen

(Gondim et al. 2005, Chin et al. 2006). Ob hier eine Vaskulitis beteiligt ist, ist unklar.

Tab. J 1.15 zeigt die bei Verdacht auf vaskulitische Neuropathie empfohlenen Laboruntersuchungen. Eine Nervenbiopsie ist für die definitive Diagnose erforderlich, es sei denn, die Vaskulitis ist an einem anderen Organ gesichert und die Neuropathie erfüllt die klinischen Kriterien der vaskulitischen Neuropathie.

Tab. J 1.15: Empfohlene Laboruntersuchungen bei vaskulitischer Neuropathie

1. Routineuntersuchungen • Blutbild mit Differenzial-BB, BSG, CRP, Akutphase-Proteine, Serumelektrophorese, Immunfixation, Immunelektrophorese, HbA1c, oraler Glukosetoleranztest, ANA, ANCA, Rheumafaktor, Komplementfaktoren, Kryoglobuline • Urin: U-Status, Eiweiß, Mikroalbumin, Glukose, Kreatinin-Clearance, Immunelektrophorese • Liquor: Zellzahl, Eiweiß, Glukose, oligoklonale Banden, Laktat, HBV-, HCV-Serologie
2. Bei spezifischem Verdacht indiziert: • anti-SS-A (Ro), anti-SS-B (La), dsDNA, ENA, ACE, VEFG, β2-Mikroglobulin, HIV-Serologie, Borrelien-Serologie • Paraneoplastische Antikörper

(vereinfacht nach Heuss et al. 2003, Collins et al. 2010)

J 1.7.2 Verlauf

Neuropathien bei systemischen Vaskulitiden zeigen im Allgemeinen eine langsame Besserung, wenn die systemischen Manifestationen auf immunsuppressive Maßnahmen ansprechen (Said et al. 1988, Davies et al. 1996). Schwere axonale Schäden bilden sich jedoch meist kaum zurück. Spontane Besserungen sind selten. Die langfristige Prognose und Lebenserwartung wird durch die übrigen Organmanifestationen bestimmt. Die 5-Jahres-Überlebensrate liegt bei systemischen Vaskulitiden zwischen 40–70 %. Systemische Manifestationen bei isolierter Vaskulitis peripherer Nerven kommen im Verlauf bei 6–37 % vor (Said und Lacroix 2005). Echte isolierte Vaskulitiden peripherer Nerven haben eine recht gute Langzeitprognose mit Erhalt der freien Gehfähigkeit bei 85 % der Patienten nach mehrjährigem Verlauf. Häufig ist der Verlauf zunächst monophasisch, jedoch mit einer Rückfallquote zwischen 30–40 % (Collins et al. 2003). Häufig persistieren neuropathische Schmerzen. Die Gesamtmortalität bei nicht-systemischen Vaskulitiden wird in größeren Kohorten mit knapp 20 % angegeben (Collins et al. 2003).

J 1.7.3 Therapeutische Prinzipien und pragmatische Therapie

Bei systemischen Vaskulitiden wird die Neuropathie als spezifische Organmanifestation angesehen, sodass die Behandlung der Grundkrankheit erfolgen soll. Die Therapie richtet sich neben dem Schweregrad der Neuropathie und deren Progredienz insbesondere auch nach den weiteren Organmanifestationen. Als Induktionstherapie wird bei systemischen Vaskulitiden die Kombination von Kortikosteroiden (z. B. Methylprednisolon) und oralem (2 mg/kg/d) oder (vorzugsweise, wegen geringerer Nebenwirkungen) intravenösem Cyclophosphamid (3 × 350 mg/m², dann 600 mg/m² alle 6–8 Wochen) empfohlen. Der Leukozytennadir soll 2 Wochen nach der Infusion 2 000–3 000 Leukozyten/μl betragen. Angelehnt an den Konsensus der deutschen Muskelzentren bzw. die identischen Leitlinien der DGN wird für die isolierte vaskulitische Neuropathie folgende Therapie empfohlen (Heuss et al. 2003):

Die Patienten profitieren oft von einer alleinigen oralen Steroidtherapie, beginnend mit 1–1,5 mg/kg/d Prednison oder Prednisolon oder mit einer Pulstherapie (Methylprednisolon 1 000 mg/d über 3 Tage oder 500 mg/d Methylprednisolon i. v. über 5 Tage), womit eine Remissionsrate von rund 60 % erzielt werden kann (Collins et al. 2003, Pagnoux und Guillevin 2005). Der positive Effekt von Cyclophosphamid allein und in Kombination mit Glukokortikoiden ist bei verschiedenen Formen der systemischen Vaskulitis belegt (↑↑). Es gibt aber nur wenige Daten zum Verlauf der Neuropathie unter dieser Therapie. Bei einer Verlaufsbeobachtung von 56 Patienten mit PNP bei GP über 19 Monate konnte eine mäßiggradige Besserung der PNP unter Immunsuppression festgestellt werden; der Effekt war bei Patienten mit Mononeuritis multiplex deutlicher als bei Patienten mit distal-symmetrischer NP (de Groot et al. 2001). Die Kortikosteroide können über 6–12 Monate langsam reduziert werden. Cyclophosphamid kann nach initialer Stabilisierung nach 3–6 Monaten auf Azathioprin (3 × 50 mg bzw. 2–3 mg/kg/d) oder Methotrexat (7–15 bis max. 25 mg/Woche) umgesetzt werden (Heuss et al. 2003, Gorson 2007). Zur Rezidivprophylaxe bei GP zeigt sich für Azathioprin verglichen mit Cyclophosphamid keine signifikant erhöhte Rate von Rezidiven (Jayne et al. 2003) (↑). IvIg, Rituximab, Infliximab und Mycophonylatmofetil sind noch nicht ausreichend untersucht, um sie als Mittel der ersten Wahl zu empfehlen. Bei Patienten mit PAN und Hepatitis B wie auch bei Patienten mit Hepatitis C und Kryoglobulinämie sind Plasmapheresen wirksam. M. Sjögren assoziierte Neuropathien sprechen in einem Drittel der Fälle auf Steroide oder IvIg an, in einigen Fällen wurde eine Besserung unter Plasmapherese beschrieben (Donofrio 2003, Mori et al. 2005). Die chronische Hepatitis C mit Kryoglobulinämie wird standardmäßig mit Peginterferon-α- und Ribavirin behandelt. Bei chronischer Hepatitis B stellen Lamivudin und Adefovir Therapiealternativen zu Interferon-α dar. Die Polyneuropathie spricht oft schlecht auf die IFN-α-Therapie an (neurotoxisch!), dann kann Cyclophosphamid mit Kortikosteroiden kombiniert werden. Bei schweren Verläufen einer kryoglobulinämischen Vaskulitis kann Rituximab oder eine Plasmapherese versucht werden.

Kontrollierte Studien zur NSVN liegen nicht vor (Vrancken et al. 2007). Nach unkontrollierten Studien und Fallserien sowie Expertenmeinung (Heuss et al. 2003, Collins et al. 2010) wird empfohlen, bei unkomplizierten Fällen mit Kortikosteroiden zu behandeln (wie systemische Vaskulitis, s. o.), bei schweren Fällen oder Progression unter der Steroidtherapie mit Cyclophosphamid als Pulstherapie (s. o.). Nach Remission kann auf Azathioprin oder Methotrexat deeskaliert werden. Dabei soll der Behandlungserfolg klinisch, elektrophysiologisch und mit Laborkontrollen überprüft werden.

J 1.8 Neuralgische Schulteramyotrophie

J 1.8.1 Klinik

Die neuralgische Schulteramyotrophie (NA, idiopathische Armplexusneuritis, Parsonage-Turner-Syndrom) ist gekennzeichnet durch akute starke Schmerzen im Schulter-Armbereich mit nachfolgender Entwicklung von multifokalen Paresen und Atrophie im Versorgungsgebiet einzelner oder mehrerer Armnerven einer Seite (van Alfen 2007). Definitionsgemäß liegt kein Trauma, keine tumoröse Infiltration, Bestrahlungsfolge oder andere fassbare Ursache vor. Bei etwa 50 % werden jedoch Infektionen, vermehrte körperliche Aktivität, Operationen oder Impfungen im Vorfeld beobachtet (van Alfen und van Engelen 2006). Eine Immunpathogenese wird angenommen, gestützt durch die Triggerfaktoren und den bioptischen Nachweis von mononukleären Infiltraten in wenigen untersuchten Fällen (Suarez et al. 1996). Zudem wird in Analogie zur viel selteneren hereditären neuralgischen Schulteramyotrophie (HNA) eine genetische Prädisposition postuliert. Die Inzidenz der idiopathischen NA beträgt 2–4/100 000/Jahr, Männer sind im Verhältnis 3 : 2 häufiger betroffen, das typische Manifestationsalter liegt im 2. bis 4. Lebensjahrzehnt.
Die Schmerzen treten bei 60 % aus dem Schlaf heraus auf und sind auch in der Folgezeit nachts schlimmer. Analgetika sind nicht wirksam. Als typisches klinisches Zeichen gilt ein einschießender Schmerz bei Dehnung des Plexus durch Armhebung oder Abduktion der Lasègue des Armes. Der rechte Arm ist häufiger betroffen, eine oft subklinische bilaterale Beteiligung kommt in ca. 33 % vor. Die Äste des oberen Armplexus bzw. des posterioren Faszikels (N. thoracicus longus, N. axillaris, N. radialis, N. suprascapularis) werden einzeln oder in Kombination bevorzugt betroffen. Selten sind isolierte Paresen der distalen Armmuskulatur, Affektionen des N. medianus/N. interosseus anterior, N. phrenicus oder kaudaler Hirnnerven. Bei 2/3 findet sich eine Skapula alata. Sensible Ausfälle sind gering ausgeprägt und decken sich in der Verteilung nicht mit den motorischen Ausfällen (van Alfen und van Engelen 2006). Elektrophysiologisch lassen sich bei jeweils einem Viertel der Patienten eine Minderung der sensiblen oder motorischen Amplituden oder F-Wellenveränderungen nachweisen, nadelmyographisch finden sich in unterschiedlichem Umfang Zeichen florider Denervierung, neurogenen Umbaus oder Reinnervationspotenziale in paretischen Muskeln (Flaggman und Kelly 1980). Das Liquorprotein ist meist normal, selten kommen oligoklonale Banden vor. Im Serum findet man bei etwa 25 % der Patienten GM1 IgM, GM2 IgM oder anti-GM1/GM2 IgG Antikörper. Die Kernspintomographie des Plexus ist nur in < 10 % der Fälle pathologisch, allerdings kann die beteiligte Muskulatur im MRT gut dargestellt werden.

Das typische klinische Erscheinungsbild ist kaum zu verwechseln. Differentialdiagnostisch sollten nichtneurologische Erkrankungen der Schulter ausgeschlossen werden, infektiöse, neoplastische oder traumatische Plexusläsionen und multisegmentale zervikale Wurzelläsionen sowie ein Karpaltunnelsyndrom mit ausgeprägter Brachialgie. In Fällen mit nachgewiesenem Leitungsblock im Plexusbereich kann in der Akutphase die Abgrenzung zur MMN schwierig sein, die allerdings im Allgemeinen schmerzlos und nicht monophasisch verläuft, zudem kommen auch bei der HNPP rezidivierende Armplexusneuropathien vor. Eine analoge Erkrankung des Plexus lumbosacralis kommt auf diabetischer Grundlage oder idiopathisch vor, hier werden mikrovaskulitische Veränderungen beschrieben (Dyck et al. 2001). Die Patienten sind durchschnittlich 70 Jahre alt, zeigen oft einen Gewichtsverlust, eine Eiweißerhöhung im Liquor und in der Regel eine beidseitige Beteiligung.

J 1.8.2 Verlauf

Der Verlauf ist selbstlimitierend und monophasisch. Die Symptomatik beginnt bei 90 % der Patienten mit ungewöhnlich starken Schmerzen in der Schulter-Arm-Region, deren Maximum in wenigen Stunden erreicht ist. Die Paresen treten in 70 % der Fälle bis 2 Wochen nach Beginn der Schmerzen auf, in 85 % bis 4 Wochen danach. Dabei lassen die Schmerzen nach bzw. wechseln den Charakter. Das Maximum der Symptomausprägung wird meist innerhalb von 4 Wochen erreicht (Beghi et al. 1985, Russell und Windebank 1994). Eine ein- oder beidseitige Beteiligung kommt vor (15–35 %). Im Allgemeinen wird eine gute spontane Erholung berichtet, was aber nicht für Fälle mit kompletter Denervierung des Muskels gilt (Beghi et al. 1985, England et al. 1999). Trotz der Spontanerholung leiden 2/3 der Patienten noch nach 3 Jahren unter Paresen und Schmerzen. Negative prognostische Faktoren sind eine Beteiligung des unteren oder des kontralateralen Armplexus oder starke und lang anhaltende Schmerzen. Rezidive treten bei 10–25 % auf. Demgegenüber ist der Verlauf der nichtdiabetischen lumbosakralen Plexusneuropathie auf wohl vaskulitischer Grundlage, bei der praktisch alle Patienten vorübergehend eine Gehhilfe oder einen Rollstuhl benötigen, meist monophasisch mit inkompletter Remission über ein Jahr (Dyck et al. 2001).

J 1.8.3 Therapeutische Prinzipien und pragmatische Therapie

Kontrollierte Studien liegen nicht vor (van Alfen et al. 2009), die Empfehlungen beruhen daher auf Fallberichten und Erfahrungswerten. Zur Schmerzlinderung in der Akutphase wird die Kombination eines langwirksamen NSAR mit einem Opiat empfohlen, in der zweiten Phase ein Medikament zur Behandlung neuropathischer Schmerzen. Kortikosteroide, z. B. Prednisolon (Decortin H®), können die Dauer der Symptome abkürzen und werden beginnend mit 1 mg/kg/d mit allmählicher Reduktion über 2–3 Wochen empfohlen (↔). In einer retrospektiven Analyse von 50 Patienten erwies sich

J 1

eine innerhalb eines Monats nach Einsetzen der Schmerzsymptomatik eingeleitete 13-tägige orale Steroidtherapie mit Prednisolon 60 mg/die in der ersten Woche und anschließender Abdosierung in 10 mg-Schritten im Vergleich zu einer historischen Kontrollgruppe von 203 unbehandelten Patienten als besser wirksam hinsichtlich des Anteils der Patienten, bei denen die motorische Schwäche bereits im ersten Monat regredient war (18 % vs. 6,3 %) und die sich innerhalb eines Jahres funktionell vollständig erholten (12 % vs. 1 %) (van Eijk et al. 2009). Zu IvIg gibt es nur je einen Fallbericht bei idiopathischer und hereditärer NA. Bei der lumbosakralen Plexusneuropathie sind in einem Teil der Fälle intravenöse Kortikosteroide oder IvIg wirksam (Dyck und Windebank 2002). Frühzeitige Physiotherapie ist wichtig, auch, um eine Gelenkeinsteifung zu verhindern.

J 1.9 Herpes-zoster-Radikulitis (s. auch Kap. F 8)

J 1.9.1 Klinik

Rund 300 000 Menschen in Deutschland erkranken jährlich an einem Herpes zoster, der die Reaktivierung einer latenten Varicella-zoster-Infektion darstellt. Im Anschluss an eine Windpockeninfektion – meist im Kindes- oder Jugendalter – können die Erreger in ein latentes Stadium in thorakalen und trigeminalen Ganglien eintreten, aus dem heraus bei verschlechterter Abwehrlage im Alter oder bei Immunsuppression eine Reaktivierung der Erreger erfolgt, die nach intraganglionärer Vermehrung eine zentripetale und zentrifugale Ausbreitung zeigen. In der Peripherie entstehen die typischen Hauteffloreszenzen des Herpes zoster (Gürtelrose). Zentral kann es zu einer Leptomeningitis und (meist subklinisch) Enzephalitis kommen. Auch nach Impfung mit einem attenuierten Lebendimpfstoff sind Reaktivierungen möglich (Gilden et al. 2000), selten kommen Reinfektionen vor. Risikofaktoren für eine Zostermanifestation sind Infektionen, Verbrennungen, operative Eingriffe, Alkoholmissbrauch sowie endogene und iatrogene Immunmangelsyndrome. HIV-Infizierte haben ein 20-fach erhöhtes Erkrankungsrisiko. Die Inzidenz des Herpes zoster wird in einer populationsbasierten amerikanischen Studie mit 3,6 pro 1 000 Lebensjahre angegeben, sie liegt bei Männern höher als bei Frauen (3,9 vs. 3,2 pro 1 000 Lebensjahre), steigt im Zeitraum 1996 bis 2001 von 3,2 auf 4,1 pro 1 000 Lebensjahre und nimmt mit dem Alter zu, von 1,3 pro 1 000 Lebensjahre in der Gruppe der 22- bis 29-Jährigen auf 10,7 pro 1 000 Lebensjahre bei > 80-Jährigen (Yawn et al. 2007). Das Rezidivrisiko liegt bei 5 %. Eine saisonale Häufung besteht nicht.

In einer etwa ein- bis dreitägigen Prodromalphase gehen Fieber, Abgeschlagenheit sowie dermatombezogene Missempfindungen und Schmerzen der Bläscheneruption voraus. Häufig besteht eine lokale Lymphknotenschwellung. Die Hautmanifestationen bestehen in gruppierten klaren Bläschen auf erythematösem Grund im zugehörigen Dermatom, die nach 3–4 Tagen in Pusteln übergehen und nach 7–10 Tagen verkrusten. Innerhalb von 2–3 Wochen erfolgt die Abheilung, die bei Sekundärinfektion oder Nekrotisierung Narben zurücklässt. Die begleitenden Schmerzen sind von stechend-brennendem Charakter und werden oft begleitet von einer Hypästhesie, Dysästhesie oder Allodynie im betreffenden Dermatom. Am häufigsten sind thorakale Dermatome betroffen, am zweithäufigsten der Gesichtsbereich. Bei Befall des ersten Trigeminusastes (Nasenspitze betroffen) kann ein Zoster ophthalmicus mit Befall von Konjunktiva und Cornea und Gefahr der Erblindung auftreten (15 %). Bei Befall des siebten Hirnnerven (Ramsay-Hunt-Syndrom) kann eine periphere Facialisparese begleitet sein von Bläschen im äußeren Gehörgang (Zoster oticus) oder dem harten Gaumen. Ein Befall der okulomotorischen (insb. HN III) oder der kaudalen Hirnnerven kommt vor. Bei zervikalem oder lumbalem Befall können in bis zu 20 % Paresen des entsprechenden Myotoms durchschnittlich 2 Wochen nach Auftreten der Effloreszenzen auftreten, bei sakralem Befall Blasenentleerungsstörungen (Mondelli et al. 2002). In seltenen Fällen sind mehrere benachbarte Dermatome betroffen oder der Zoster generalisiert, meist im Rahmen einer Immunsuppression (Gilden et al. 2000).
Wahrscheinlich selten ist der Zoster sine herpete, definiert als dermatomgebundener Schmerz ohne Exanthem, bestätigt durch den VZV-DNA- oder Antikörper-Nachweis im Liquor. Einzelfälle mit Zoster-Neuropathie sine herpete wurden beschrieben. Durch den Bläscheninhalt können sich Personen, die keine Immunität gegen Windpocken haben, anstecken und an Windpocken erkranken. Die Diagnose der Zoster-Radikulitis erfolgt in typischen Fällen klinisch, in unklaren Fällen helfen die Beobachtung des Titerverlaufs im Liquor und die Bestimmung der Virus-DNA im Liquor weiter. Der Liquor zeigt eine leichte bis mäßige lymphomonozytäre Pleozytose. Serumantikörpertiter sind nicht aussagekräftig. MR-tomographisch reichern betroffene Nervenwurzeln oft Gadolinium an. Pathoanatomisch findet sich eine lymphohistiozytäre Entzündung des Spinalganglions mit teilweisem Auftreten fokaler hämorrhagischer Nekrosen, eine Hinterhorndegeneration sowie bei Befall des peripheren Nerven eine Demyelinisierung mit nachfolgender Wallerscher Degeneration. Differentialdiagnostisch kommt in einzelnen Fällen eine Borreliose oder eine Herpes-simplex-Infektion infrage, die aber keine segmentalen Effloreszenzen zeigen.

J 1.9.2 Verlauf

Eine unkomplizierte Zoster-Infektion ist selbstlimitierend. Als Komplikationen können vaskulitisch bedingte Paresen benachbarter Hirnnerven oder Enzephalopathien auftreten sowie Myelitiden (s. Kap. E 8; Gilden et al. 2000). Bei immunkompromittierten Patienten kommen nekrotisierende und superinfizierte Hautmanifestationen vor, die Abheilung der oft multisegmentalen Läsionen vollzieht sich protrahiert. Eine Virusdissemination tritt bei bis zu 50 % dieser Patienten ein, was zu mitunter lebensbedrohlichen Organmanifestationen führen kann. Sehr selten ist eine generalisierte Polyradikuloneuritis.
Die häufigste Komplikation ist das Auftreten einer postherpetischen Neuralgie (PHN) bei ca.

20 % der Patienten, definiert als dermatombezogener Schmerz mehr als 3 Monate nach Auftreten der Bläschen. Der Schmerz kann dabei persistieren oder, seltener, nach einem freien Intervall auftreten. Prädiktoren für die Entwicklung einer PHN sind höheres Lebensalter, die Ausprägung der Effloreszenzen und die Schmerzstärke bei der Zoster-Radikulitis sowie eine Augenbeteiligung. Das Auftreten hängt möglicherweise mit der Höhe der Virusreplikation zusammen. Vor dem 50. Lebensjahr ist sie selten, nach dem 60. Lebensjahr beträgt die Inzidenz rund 45 % und nach dem 70. Lebensjahr über 70 % (Kost und Straus 1996, Gilden et al. 2000). Nach 6 Monaten sind Schmerzen noch bei über 10 % der Patienten vorhanden, nach einem Jahr bei 3 %. Eine zosterische Fazialisparese hat eine schlechtere Prognose als eine idiopathische Facialisparese. Atrophische Paresen bei Vorderhornbefall bilden sich in 55–75 % partiell oder vollständig zurück.

J 1.9.3 Therapeutische Prinzipien

Eine groß angelegte randomisierte doppelblinde Studie wies den Nutzen einer einmaligen attenuierten Lebendimpfung (Zostavax®) bei über 60-Jährigen nach, durch die die Inzidenz eines Herpes zoster um die Hälfte und einer PHN um zwei Drittel reduziert wurde (Oxman et al. 2005). 2006 erfolgte die europäische Zulassung für Personen über 60 Jahre. Eine generelle Tumorsuche wird nicht empfohlen, da das Tumorrisiko nach Zostererkrankung im Gegensatz zu früheren Auffassungen nicht erhöht ist. Allerdings sollte ein HIV-Test bei Personen aus Risikogruppen erwogen werden. Die virostatische Behandlung mit Aciclovir verkürzte in Studien die Zeit bis zum Verschwinden der Effloreszenzen und verringerte in drei von sieben doppelblinden, randomisierten Studien die Akutschmerzen. Ein Cochrane Review, basierend auf sechs randomisierten kontrollierten Studien an insgesamt 1 211 Patienten kam zu dem Ergebnis, dass durch die orale Gabe von Aciclovir im Akutstadium des Herpes zoster zwar die Schmerz-Inzidenz 4 Wochen nach Auftreten der Hauteffloreszenzen reduziert wird, jedoch in den fünf Studien zur Evaluation von Aciclovir nach 4 und 6 Monaten keine signifikante Differenz bezüglich Inzidenz der PHN zwischen Verum- und Kontrollgruppen besteht. Auch die 419 Patienten umfassende Studie zur Evaluation von Famciclovir fand diesbezüglich keinen signifikanten Unterschied; des Weiteren liegt keine ausreichende Evidenz für eine Prävention der PHN durch andere antivirale Behandlungen vor (Li et al. 2009). Diese Analyse widerspricht jedoch der klinischen Beobachtung in Deutschland, dass seit der routinemäßigen Gabe antiviraler Therapie bei Herpes zoster die Häufigkeit der PHN deutlich zurückgegangen ist. Auch ein Review (Pavan-Langston 2008) kam zu dem Ergebnis, dass Aciclovir, Valaciclovir und Famciclovir die Dauer von Akutschmerz, Virusstreuung, Ausschlag, Vorderhornbeteiligung und (für Valaciclovir und Famciclovir) auch die Schwere und Inzidenz der PHN reduzieren (**Tab. J 1.16**). Aciclovir kann bei Präzipitation in den Nierentubuli nephrotoxisch wirken, sodass bei parenteraler Anwendung auf eine ausreichende Flüssigkeitszufuhr (500 ml/1g Aciclovir) zu achten ist. Weitere Nebenwirkungen sind Kopfschmerzen, Schwindel und Verwirrtheit. Hohe Serumspiegel von Aciclovir sind nur bei intravenöser Anwendung zu erreichen, Valaciclovir und Famciclovir haben eine höhere orale Bioverfügbarkeit. In einer offenen Studie war die Anwendung von Valaciclovir auch beginnend mehr als 72 Stunden nach Symptombeginn noch effektiv. Famciclovir und Valaciclovir sind ähnlich wirksam, verursachen jedoch Kopfschmerzen, Gesichtsödeme und Übelkeit als Nebenwirkungen, aber bei Nierengesunden keine Nierenfunktionsstörung. Unter Valaciclovir können Halluzinationen auftreten. Die Tagesdosis von Famciclovir von 750 mg/die kann in ein bis drei Dosen verabreicht werden (Shafran et al. 2004). Für beide neueren Substanzen liegen keine vergleichenden Daten für die Behandlung des schweren, komplizierten Herpes zoster vor. In diesen Fällen ist intravenöses Aciclovir (3 × 5–10 mg/kg/die i. v.) weiterhin als Therapie der Wahl anzusehen.

Auch bei Immunkompromittierten nach Transplantation bzw. unter Chemotherapie mit unkompliziertem Zoster war Famciclovir in einer kontrollierten, randomisierten Studie in der Akutphase ähnlich gut wirksam wie Aciclovir (Tyring et al. 2001). In der Schwangerschaft kann mit Aciclovir oder Valaciclovir therapiert werden (Wutzler et al. 2003).

Tab. J 1.16: Kontrollierte randomisierte Studien zur antiviralen Therapie des unkomplizierten Herpes zoster und Reduktion der PHN

Medikament	Dosierung	Effekt auf akuten H. zoster	Prävention der PHN	Wirksamkeit bei Immunsuppression	Wirksamkeit bei Zoster ophthalmicus
Aciclovir p. o./i. v.	p. o.: 5 × 800 mg/d i. v.: 3 × 5–10 mg/kg/d	+	+	+	+
Valaciclovir	3 × 1 g/d	+*	+*		+*
Famciclovir	3 × 250 mg/d 2 × 500 mg/d 1 × 750 mg/d	+* +* +*	+**	+*	+*
Brivudin	7,5–15 mg/kg/d	+*			
Sorivudin	40 mg/d	+*			

* im randomisierten Vergleich zumindest gleich effektiv wie Aciclovir p. o.
** im randomisierten Vergleich gleich effektiv wie Valaciclovir

Bei immunkompromittierten Personen wurden Vidarabin, Brivudin oder Sorivudin in kleineren Studien eingesetzt. Aciclovir war dabei wirksamer als Vidarabin, aber allenfalls äquieffektiv im Vergleich zu Brivudin oder Sorivudin. Sorivudin ist jedoch myelotoxisch. Brivudin verhindert das Auftreten einer PHN wie Famciclovir (Wassilew et al. 2005). Die Anwendung von Foscarnet i. v. ist wirksam, aber nebenwirkungsreich (Tubulusnekrosen, Anämie, Hyperkalzämie). Foscarnet und Sorivudin sind in dieser Indikation nicht zugelassen. Netivudin, Interferone oder topische Virostatika sind in der Akutbehandlung des Zoster unwirksam. Kortikosteroide in Kombination mit einem Virostatikum verkürzen den akuten Zosterschmerz und die Dauer der Effloreszenzen (Wood et al. 1994). In einer kontrollierten Studie hatte Gabapentin keinen und Oxycodon einen mäßigen Effekt auf den akuten Zosterschmerz (Dworkin et al. 2009).

Die Behandlung mit Amantadin, Adenosinmonophosphat und L-Dopa zeigte in jeweils einer älteren Studie eine gewisse Wirksamkeit bei der Verhinderung einer postherpetischen Neuralgie. Die Studien waren jedoch klein und wurden nicht repliziert. Die einmalige Gabe von VZV-Immunglobulin (2 ml/kg KG) im Akutstadium kann die spätere PHN-Inzidenz verringern (Hugler et al. 2002). Auch Amitriptylin über 90 Tage reduzierte in einer placebokontrollierten Studie die Häufigkeit der PHN nach 6 Monaten. Orale oder epidurale Kortikosteroide, Interferon-α oder Sympathikusblockaden waren in dieser Hinsicht unwirksam. Die evidenzbasierte Behandlung der PHN kann sich auf trizyklische Antidepressiva, topisches Lidocain (5 %), topisches Capsaicin (0,075 % oder 8 %), Gabapentin, Pregabalin und Opioide stützen (Hempenstall et al. 2005). Eine Sequenztherapie mit Aciclovir i. v. und Valaciclovir schien in einer kleinen offenen Studie ohne Kontrollgruppe zur Besserung der PHN bei einigen Patienten zu führen (Quan et al. 2006). Die positiven Ergebnisse einer randomisierten, kontrollierten Studie zur intrathekalen Glukokortikoidtherapie sind bisher nicht reproduziert worden.

J 1.9.4 Pragmatische Therapie in der Akutphase

1. Bis 3 Tage nach Einleitung einer virostatischen Therapie sollte der nahe Kontakt Erkrankter zu immunkompromittierten Personen vermieden werden.
2. Zur Behandlung des Akutschmerzes können konventionelle Analgetika z. B. NSAR, Paracetamol 3–4 × 1 g oder Metamizol 3 × 500–1 000 mg versucht werden. Der Effekt lässt sich nach 1–2 Tagen abschätzen. Opioide und Substanzen gegen neuropathische Schmerzen (z. B. Amitriptylin) können nötig werden, gegebenenfalls kann eine Sympathikusblockade erwogen werden. Auch topisches Aspirin ist wirksam.
3. Eine virostatische Therapie sollte innerhalb von 72 Stunden nach Auftreten der Effloreszenzen bei allen Personen begonnen werden, die eines der folgenden Kriterien erfüllen: Alter über 50 Jahre, mäßige bis starke Schmerzen, mäßig bis stark ausgeprägte Effloreszenzen, Zoster außerhalb des Rumpfes, Immundefizienz, schwerer bzw. komplizierter Zoster (hämorrhagisch, mehr als ein Dermatom, Schleimhautbeteiligung etc.) (Wutzler et al. 2003, Dworkin et al. 2007).
   Bei immunkompetenten Patienten wird mit Valaciclovir (Valtrex®) 3 × 1 000 mg (= 3 × 2 Tbl.) oral für 7 Tage oder mit Famciclovir (Famvir®) 3 × 250–500 mg (= 3 × 1–2 Tbl.) oral für 7 Tage behandelt (↑, B). Bei starker Einschränkung der Nierenfunktion (Cl_{Krea} < 30 ml/min) muss eine Dosisanpassung erfolgen. Diese Therapie kann auch bei Zoster ophthalmicus ohne Risikofaktoren erfolgen (↑, B). Ein Zoster ophthalmicus sollte in jedem Fall zur Erkennung lokaler Komplikationen von einem Augenarzt mitbetreut werden. Es erscheint vertretbar, dasselbe Vorgehen bei Patienten mit geringer Abwehrschwäche durchzuführen, auch Brivudin kann zum Einsatz kommen (Zostex®, 1 × 125 mg/d p. o. für 7 Tage) (↑, B). Ein Therapiebeginn noch nach 72 Stunden ist bei Vorhandensein frischer Bläschen, bei kompliziertem Zoster, Zoster ophthalmicus oder Immunsuppression sinnvoll (Wutzler et al. 2003) (↑, B).
   Bei stärker immunkompromittierten Patienten oder bei komplizierter (multisegmentaler/disseminierter) Zoster-Infektion wird Aciclovir (Zovirax®) 5–10 mg/kg i. v. 3 × täglich für 7–10 Tage empfohlen. Bei Kreatinin-Clearance unter 50 ml/min Dosisintervall 12 Stunden, bei Kreatinin-Clearance unter 25 ml/min Dosisintervall 24 Stunden.
4. Bei Aciclovirresistenz, die bei Immunsupprimierten mit persistierenden Zosterläsionen vorkommt, und schwerer Erkrankung können Foscarnet (z. B. Foscavir® 40 mg/kg alle 8 Stunden) für mindestens 14 Tage oder evtl. Cidofovir eingesetzt werden.
5. Bakterielle Superinfektionen sind mit staphylokokkenwirksamen Antibiotika zu behandeln.
6. Kontaktpersonen mit Risikofaktoren (Immundefizienz, Schwangerschaft) können innerhalb von 4 Tagen post expositionem mit einer Dosis Varicella-zoster-Immunglobulin (z. B. Varitect® 25 IE/kg i. v.) behandelt werden. Die Immunglobulingabe hat bei manifester Zoster-Infektion keinen Einfluss auf die akute Erkrankung. Eine Postexpositionsprophylaxe mit Aciclovir ist nicht etabliert. Andere immunkompetente Kontaktpersonen ohne Impfprophylaxe sollten innerhalb von 3 Tagen aktiv immunisiert werden (Wittek et al. 2010). Bei Patienten mit Immundefizienz ohne Kontakt zu Infizierten ist eine prophylaktische Impfung zu erwägen, sofern die Leukozytenzahlen über 1 200/µl liegen. Dies gilt auch für Eltern und medizinische Betreuer von Risikopersonen.
7. In einer multizentrischen, randomisierten, doppelblinden, placebokontrollierten Studie (Shingles Prevention Study) in den USA an 38 546 Personen im Alter ≥ 60 Jahre konnte gezeigt werden, dass eine VZV-Impfung die Inzidenz des Herpes zoster um 51,3 % reduziert, den Schweregrad der Erkrankung um 61,1 % und die PHN-Inzidenz um 66,5 % (Oxman et al. 2008). Die offizielle Aufnahme der Zoster-Impfung in den Impfplan der STIKO wird aktuell diskutiert (Wittek et al. 2010).

J 1.10 Lepröse Neuropathie

J 1.10.1 Klinik

Die lepröse Neuropathie ist weltweit die häufigste behandelbare neuromuskuläre Erkrankung. Etwa 10 % der jährlich registrierten 300 000 neuen Lepra-Fälle weisen zum Zeitpunkt der Diagnosestellung Symptome einer sensiblen, motorischen oder autonomen Neuropathie auf (van Brakel et al. 2008). Lepra verursacht intrakutane Nervenläsionen und eine Mononeuritis multiplex auf immunologischer Grundlage, die autonome, sensible und motorische Funktionen betreffen (Ustianowski und Lockwood 2003, Ooi und Srinivasan 2004). Weltweit werden mehr als eine halbe Million Fälle pro Jahr entdeckt, vorwiegend in subtropischen und tropischen Zonen Afrikas, Südamerikas und Asiens, in Südeuropa und den USA existieren kleine Endemieherde. Die Erstmanifestation liegt dabei meist im zweiten Lebensjahrzehnt. Der Erreger, das Mycobacterium leprae, ist ein säurefestes Stäbchenbakterium und wird über kleine Wunden bei intensivem Haut- und Schleimhautkontakt, vor allem aber durch Tröpfcheninfektion infektiöser Nasen-Rachen-Sekrete übertragen. Erregerreservoir ist fast ausschließlich der infizierte Mensch. Nur bei einem kleinen Prozentsatz Infizierter kommt nach hämatogener Streuung der Erreger die Erkrankung nach durchschnittlich 7 Jahren (3 Monate bis 40 Jahre) zum Ausbruch, Voraussetzung dafür ist eine spezifisch herabgesetzte zelluläre Immunität. Bei schlechter zellulärer Abwehrlage entwickelt sich eine multibazilläre, lepromatöse Lepra, bei der hohe Antikörpertiter nachweisbar sind, bei stärkerer zellulärer Abwehr eine paucibazilläre, tuberkuloide Lepra mit geringer Antikörperantwort (Ishii 2003). Zwischen diesen Krankheitspolen liegt die intermediäre Form der dimorphen oder Borderline-Lepra mit Übergangsformen hin zur tuberkuloiden oder lepromatösen Form, sodass insgesamt fünf Manifestationsformen abgegrenzt werden. Die intermediären Formen sind jedoch instabil und können bei veränderter Abwehrlage, vornehmlich in Form sogenannter Typ-I- und Typ-II-Reaktionen, in extremere Formen übergehen.

Die multibazilläre Lepra ist durch zahlreiche symmetrische Hautläsionen mit geringer Sensibilitätsstörung gekennzeichnet. Es ist eine ungehemmte Vermehrung der Erreger in den Läsionen nachweisbar. Die entzündliche Gewebsreaktion ist schwach oder fehlt. Charakteristisch ist die Vermehrung der Erreger an kälteren Körperstellen, sodass die Ausbreitung der sensiblen Defizite schließlich nur Fußsohlen, Handflächen und den behaarten Kopf ausspart. Stets treten sensible Defizite zunächst der dünnen Nervenfasern (Schmerz und Temperatur) auf vor Paresen durch symmetrischen Befall großer oberflächlicher Nervenäste.
Die paucibazilläre Lepra zeigt umschriebene hypopigmentierte, anästhetische und anhidrotische Makeln mit erhabenem Randsaum, oft im Gesicht, an den streckseitigen Extremitäten oder dem Gesäß. Lokale Nervenverdickungen sind häufig. Pathoanatomisch finden sich Epitheloidzellgranulome mit starker Zerstörung der Nervenarchitektur in den betroffenen Segmenten. Eine Hautbeteiligung kann bei der rein neuropathischen Form (pure neural leprosy, 5 %) völlig fehlen. Auch die Borderline-Lepra zeigt scharf umschriebene Haut- und oft frühe axonale Nervenläsionen.
Veränderungen der Abwehrlage, spontan oder nach Einleitung einer antibiotischen Therapie, bedingen komplikationsreiche Leprareaktionen: Im Rahmen einer Typ-I-Reaktion bei verbesserter Abwehrlage treten neue, oft ulzerierende Hautläsionen und akute Nervenläsionen auf. Das Erythema nodosum leprosum bei lepromatöser Lepra ist eine Typ-II-Reaktion, die mit Fieber und z. T. hochakuten, vaskulitisch bedingten schmerzhaften Nervenläsionen einhergeht.

Die Diagnose nach WHO stützt sich auf hypopigmentierte, hypästhetische Hautläsionen, palpabel hypertrophe Nerven und den Erregernachweis in Hautbiopsat oder -geschabsel. Stets sind die Muskeleigenreflexe trotz sensibler Defizite erhalten, die Liquoruntersuchung ist normal. In einer prospektiven Studie zur Frühdiagnose der leprösen Neuropathie manifestierte sich bei 74 von 188 Patienten (39 %) mit multibazillärer Lepra im Beobachtungszeitraum von 2 Jahren eine Nervenfunktionsstörung, am häufigsten detektiert durch eine pathologische sensible Elektroneurographie, speziell bei seriellen Messungen der sensiblen Nervenaktionspotenziale, gefolgt von einer Normabweichung der kutanen Warmempfindungsschwelle (van Brakel et al. 2008). Mithilfe der hochauflösenden Sonographie lässt sich die bei der klinischen Untersuchung nachweisbare Hypertrophie der Nerven objektivieren; in einer kleinen kontrollierten Studie fand sich eine signifikante Korrelation zwischen klinischen Parametern, bestehend aus Grad der tastbaren Nervenverdickung, sensiblem und motorischem Defizit und den durch farbkodierte Dopplersonographie erfassten Veränderungen der nervalen Echotextur, des endoneuralen Flow und der Fläche des Nervenquerschnitts (Jain et al. 2009).
Die Diagnostik erfolgt mikroskopisch im Hautbiopsat, Haut- oder Nasenschleimhautgeschabsel nach Ziehl-Neelsen- oder Fite-Faraco-Färbung. Elektronenmikroskopische Untersuchungen, die PCR oder eine Nervenbiopsie (bei pure neural leprosy) können dies ergänzen. Die serologische Diagnostik spielt keine Rolle. Der Lepromin-Test ist bei der paucibazillären Form positiv, bei der multibazillären Form negativ. Er dient nicht der Diagnosestellung. Eine Anzucht der Erreger in vivo ist möglich.

J 1.10.2 Verlauf

Persistierende neurologische Defizite sind auch nach Behandlung bei 10–50 % der Patienten nachweisbar, häufiger bei multibazillärer Lepra. Es treten Sekundärkomplikationen wie schmerzlose Verletzungen, trophische Ulzera, Gelenkkontrakturen oder Mutilationen der Akren hinzu. Krankheitsbedingte Todesfälle sind selten, sie sind u. a. die Folge von Glomerulonephritiden nach Leprareaktionen und von Sekundärinfektionen.

J 1.10.3 Therapeutische Prinzipien und pragmatische Therapie

Eine Isolierung der Erkrankten ist nicht erforderlich, eine Immunprophylaxe mit BCG-Impfstoff

nicht ausreichend wirksam. In Erprobung befinden sich neuere mykobakterielle Impfstoffe.
Die Therapie erfolgt nach dem von der WHO ausgegebenen Schema (www.who.int/lep) unabhängig von Schwangerschaft oder HIV-Status (↑):

1. paucibazilläre Lepra: Rifampicin (z. B. Rifa®) 600 mg alle 4 Wochen und Dapson (Dapson-Fatol®) 100 mg/d für 6 Monate, danach zweijährige Überwachung.
2. multibazilläre Lepra: Rifampicin 600 mg alle 4 Wochen, Clofazimin (derzeit. nicht auf dem deutschen Markt) 50 mg/d und zusätzlich 300 mg alle 4 Wochen, und Dapson 100 mg/d für 12 Monate, danach fünfjährige Überwachung.

Die Infektiosität der Erkrankten endet wenige Tage nach Therapiebeginn. Die Rückfallrate liegt bei DD0,1 % pro Jahr.
Weitere bakterizid wirksame Medikamente sind Ofloxacin, Minocyclin und Clarithromycin, Langzeitstudien fehlen jedoch.
Typ-I-Reaktionen werden ebenso wie das Erythema nodosum leprosum hoch dosiert mit Steroiden behandelt, außerdem sind bei letzterem Clofazimin (bis 300 mg) und in schweren Fällen Thalidomid (300–400 mg/die, dann über 2 Wochen ausschleichen) wirksam. Chirurgische Maßnahmen können zur Eröffnung kalter Nervenabszesse, zur Dekompression hypertropher Nerven oder als plastisch-rekonstruktive Maßnahme notwendig werden.

J 1.11 Diphtherische Neuropathie

J 1.11.1 Klinik

Die Diphtherie ist in Westeuropa selten. In Deutschland wurden in den letzten zehn Jahren 19 Fälle bekannt. Die Übertragung des Erregers Corynebacterium diphtheriae erfolgt über Tröpfcheninfektion, Haut- oder Schleimhautkontakt vor allem in den Wintermonaten. Es kommt zu Halsschmerzen, geringem Fieber, Lymphknotenschwellungen und einer pseudomembranösen Pharyngotonsillitis. Bei 20 % der Patienten mit Rachen- und Nasendiphtherie, selten bei kutaner Infektion, kommt es nach ein 1–2 Wochen zu einer Gaumensegelparese und Schluckstörungen, später zu Akkommodationsstörungen und Doppelbildern als Ausdruck einer exotoxinvermittelten kranialen Neuropathie. Diese kann auch die Kiefer-, Zungen-, Kehlkopf- und Kopfwendemuskulatur betreffen (McDonald und Kocen 1993). Peripher manifestiert sich in einer zweiten Phase nach 2–12 Wochen bei rund 20 % eine demyelinisierende sensomotorische Polyneuropathie, bei der zusätzlich in 70 % parasympathisch-autonome Störungen auftreten (Créange et al. 1995, Piradov et al. 2001). In schweren Fällen kommen axonale Veränderungen hinzu. Außerdem tritt bei 20–60 % eine toxische Myokarditis mit der Gefahr kardialer Reizleitungsstörungen auf. Milde Formen mit längerer Latenz wurden auch trotz adäquater Impfung beschrieben. Differentialdiagnostisch kommt ein Guillain-Barré-Syndrom infrage, da auch bei der Diphtherie das Liquoreiweiß erhöht sein kann. Charakteristisch sind aber der biphasische Verlauf mit zunächst kraniofazialer, dann generalisierter Neuropathie, die häufigen Akkommodations- und Blasenstörungen und die in 98 % vorhandenen bulbären Symptome (Logina und Donaghy 1999). Die Diagnose erfolgt serologisch (bei fehlender Impfung) und kulturell, der Toxinnachweis mittels Elek-Test oder PCR.

J 1.11.2 Verlauf

Eine Beatmung kann bei bis zu 20 % der Patienten notwendig werden, die Letalität der Erkrankung beträgt etwa 2–3 % (Logina und Donaghy 1999). Vor allem eine sogenannte toxische Form mit zervikaler Schwellung, Nierenversagen und schwerer Myokarditis hat eine schlechte Prognose. Ateminsuffizienz, autonome Störungen mit Blasenentleerungsstörung, Tachykardien und Blutdruckschwankungen und insbesondere kardiale Leitungsstörungen können den Verlauf komplizieren. Die Hirnnervenausfälle bilden sich nach Tagen oder Wochen spontan zurück, die Neuropathiesymptome im Allgemeinen komplett innerhalb von 4–6 Monaten. In einer Gruppe schwerer betroffener Patienten konnte nach einem Jahr jeder zwanzigste Patient noch nicht frei gehen, vier von fünf Patienten hatten noch residuale Symptome (Logina und Donaghy 1999). Eine rechtzeitig eingeleitete Therapie kann die Häufigkeit einer Neuropathie um 50 % reduzieren (Créange et al. 1995).

J 1.11.3 Therapeutische Prinzipien und pragmatische Therapie

Bereits der Verdacht auf Diphtherie ist meldepflichtig. Vorbeugend wird alle 10 Jahre eine Auffrischimpfung gegen Diphtherie empfohlen. Bettruhe wird im Stadium der akuten Erkrankung mit kardialer Beteiligung angeraten. Wichtig ist ein Monitoring der kardialen Funktionen, gegebenenfalls frühzeitig eine Tracheotomie oder Intubation, eine Thromboseprophylaxe und bei Dysphagie eine parenterale Ernährung. Therapeutisch wird innerhalb von 48 Stunden ein Diphtherie-Antitoxin vom Pferd eingesetzt, das jedoch nur extrazelluläres Toxin zu neutralisieren vermag und daher bestehende Defizite nicht bessert. Vor der Gabe ist zur Abschätzung der allergischen Potenz eine konjunktivale Applikation von 0,1 ml einer 1 : 10 verdünnten Antitoxinmenge oder eine intrakutane Quaddelprobe (0,1 ml 1 : 100 verdünnt) erforderlich. Eine Quaddel oder Konjunktivitis entwickelt sich innerhalb von maximal 30 Minuten. Das Antitoxin (Diphtherie-Antitoxin Behring) wird je nach Schwere der Erkrankung in einer Menge von 250–1 000 IE/kg (20 000–100 000 IE) i. v. verabreicht. Bei rund 10 % der Patienten ist eine Serumkrankheit zu erwarten. Gleichzeitig wird für 7 Tage eine antibiotische Therapie mit Erythromycin (z. B. Erythrocin®) 40–50 mg/kg/d p. o./i. v. oder Penicillin G 20 Mio E/d eingeleitet. Penicillin war in einer kleinen randomisierten Studie gleich wirksam wie orales Erythromycin (↑). Auch Rifampicin 600 mg/d ist wirksam. Nach 3–4 vier Tagen sind die Patienten nicht mehr infektiös. Zur Verhinderung eines Rezidivs ist eine aktive Immunisierung notwendig. Für Kontaktpersonen wird die Gabe von Erythromycin für 7 Tage empfohlen. Steroide sind unwirksam.

J 1.12 Tetanus

J 1.12.1 Klinik

Der Tetanus wird durch das Exotoxin von Clostridium tetani hervorgerufen, das eine Zink-abhängige Endopeptidase darstellt. Clostridien sind ubiquitäre Sporen bildende Anaerobier. Die Sporen sind sehr resistent und werden erst durch vierstündiges Kochen bei 100 °C abgetötet. Nach Infektion – meist über Hautwunden – erfolgt nach Vermehrung der Erreger in anaeroben Wundarealen ein retrograder axonaler Transport des Tetanospasmintoxins vor allem in den motorischen Axonen, dann ein Übertritt in inhibitorische spinale und bulbäre Interneurone. Auch eine hämatogene Ausbreitung des Toxins ist wahrscheinlich. In Rückenmark und Hirnstamm wird durch das Toxin die Exozytose von Transmittervesikeln (Glycin, GABA) durch Spaltung von Synaptobrevin inhibiert (Cook et al. 2001). In Deutschland werden unter 15 Erkrankungen pro Jahr gemeldet (Meldepflicht!). Hierzulande sind vor allem ältere Menschen über 60 Jahre betroffen. In Entwicklungsländern tritt bei Neugeborenen bei fehlender maternaler Immunität ein Tetanus nach Nabelschnurinfektion auf, was weltweit die Hälfte der Fälle ausmacht.
Die Erkrankung manifestiert sich nach einer Inkubationszeit von 4–14 (bis 60) Tagen mit der Trias von Muskeltonuserhöhung, Muskelspasmen und autonomer Instabilität (Ernst et al. 1997). Die generalisierte Muskeltonuserhöhung beginnt in Kaumuskulatur (Trismus), fazialer Muskulatur (Risus sardonicus) und pharyngealer Muskulatur, tritt später besonders in der paraspinalen Muskulatur (Opisthotonus) und Atemmuskulatur auf. Die schmerzhaften Muskelspasmen treten, erstmals 1–7 Tage nach Symptombeginn, spontan auf und werden außerdem durch akustische, optische oder sensible Reize getriggert. Zusätzliche schlaffe Paresen kommen vor. Jeder hundertste Fall zeigt nur lokale Symptome nahe der Eintrittspforte (regionaler Tetanus), z. B. im Kopfbereich (cephaler T.). Zusätzlich können in schweren Fällen nach einigen Tagen aufgrund einer Enthemmung sympathischer Reflexe autonome Funktionsstörungen mit Tachykardie, Blutdruckschwankungen, Fieber und profusem Schwitzen auftreten (Cook et al. 2001). Das Bewusstsein ist ungetrübt.
Die Diagnose stützt sich auf den klinischen Befund und die Anamnese einer oft nur minimalen Verletzung (z. B. bei Gartenarbeit), die aber nur in etwa 80 % nachweisbar ist. Elektrophysiologisch sind eine muskuläre Daueraktivität und eine verkürzte postreflektorische silent period auffällig. Die Bestätigung der Diagnose kann durch den Nachweis des Erregers in Kulturen aus Wundmaterial erfolgen (pos. in ca. 1/3 der Fälle). Durch Inokulation von Patientenserum in eine Maus kann der Toxinnachweis geführt werden, der Test hat jedoch eine geringe Sensitivität und wird kaum noch verwendet. Der Liquor ist meist normal, bei schweren Fällen kann eine Schrankenstörung vorliegen. Ein Tetanus-Antikörperspiegel von 0,01 IE/ml oder mehr zu Beginn der Erkrankung macht eine Tetanusdiagnose unwahrscheinlich. Die CK im Serum ist infolge der Spasmen erhöht. Differentialdiagnostisch kommen die Tollwut (ohne Trismus oder Risus sardonicus), eine Meningitis, eine Strychninintoxikation (ohne Trismus oder abdominelle Spasmen), eine Amphetaminintoxikation, eine Hyperventilationstetanie, eine katatone Reaktion, ein Stiff-person-Syndrom oder eine Hirnstammenzephalitis infrage. Pharmakogene Dyskinesien können ähnliche Symptome zeigen, sprechen aber oft auf Biperiden an.

J 1.12.2 Verlauf

Die Krankheit verläuft in den ersten 10–14 Tagen progredient, nach 2–3 Wochen beginnt die Rückbildungsphase, zunächst der Muskelspasmen. Direkte Komplikationen der Erkrankung sind ein Laryngospasmus mit Atemwegsobstruktion und eine zusätzliche restriktive Ventilationsstörung durch Tonussteigerung der Atemmuskulatur. Hinzu kommen Zeichen der sympathischen Überaktivität mit Tachykardie, Hypertonie und kardialen Komplikationen, seltener Bradykardie oder Hypotonie.
Eine Rhabdomyolyse kann auftreten. Indirekte Komplikationen sind Folgen von Aspiration oder Sekundärinfektionen. Die Letalität wird altersabhängig mit 10–50 % angegeben (Cook et al. 2001). Die Prognose verschlechtert sich bei kurzer Inkubationszeit von unter 7 Tagen und bei zeitlichem Abstand zwischen ersten Symptomen und ersten Muskelspasmen von weniger als 3 Tagen sowie bei höherem Lebensalter.
Bei partiellem Impfschutz sind atypische, lokale Verläufe häufiger. Auch lokale Tetanusformen mit schmerzhaft erhöhtem Muskeltonus in Agonisten und Antagonisten und lebhaften Muskeleigenreflexen zeigen nach Wochen bis Monaten eine spontane Rückbildung, sofern nicht, wie häufig zu beobachten, zunächst eine Generalisierung erfolgt.
Wird die Erkrankung überlebt, erfolgt meist eine Restitutio ad integrum im Verlauf von bis zu 8 Wochen. Die Erkrankung hinterlässt keine Immunität.

J 1.12.3 Therapeutische Prinzipien und pragmatische Therapie

Die Erkrankung ist meldepflichtig. Um einen langfristigen Tetanus-Schutz sicherzustellen, empfehlen die WHO-Leitlinien die 5-fach-Impfung im Kindesalter und eine sechste Auffrischimpfung nach etwa 10 Jahren (Cooke 2009). Bei tiefen, verschmutzten Wunden wird eine prophylaktische Tetanus und Diphtherie-Booster-Impfung bereits nach 5 Jahren durchgeführt, bei fehlender Vorimmunisierung kombiniert mit einer passiven Immunprophylaxe, beides auch bei unklarem Impfstatus. Welche Bedeutung ein neuer Tetanus-Antitoxoid Assay, mit dem der aktuelle Immunitätsstatus festgestellt werden kann, für die Versorgung von Patienten mit offenen Wunden hat, wird gegenwärtig untersucht (Cooke 2009). Therapeutisch sollten in Anlehnung an die DGN-Leitlinien (Schmutzhard et al. 2008) folgende Maßnahmen erfolgen:

1. Intensivüberwachung in einem abgedunkelten, ruhigen Raum, um exogene Stimuli zu minimieren.
2. Ein sorgfältiges Wunddébridement nach lokaler Gabe von humanem Tetanusimmunglobulin ist notwendig.

J 1

3. Zur Erregerelimination und Verhinderung von Sekundärinfektionen werden Antibiotika für 7–10 Tage eingesetzt, wobei Metronidazol (z. B. Clont® 500 mg alle 4–8 h p. o./i. v.) gegenüber Penicillin in einer Studie wirksamer war (↑, B).
4. Es wird ein humanes Antitoxin eingesetzt, indem 500 IE i. m. appliziert werden (Tetagam N®), an den Folgetagen eventuell nochmals 500 IE i. m. Höhere Dosen zeigen nach retrospektiven Analysen keine bessere Wirksamkeit (Ernst et al. 1997). Eine zusätzliche intrathekale Applikation von Tetanusimmunglobulin (1 000 IU) verkürzte in einer randomisierten kontrollierten Studie die Dauer der Spasmen und der Beatmungspflicht, ohne die Letalität zu beeinflussen (Miranda-Filho et al. 2004). Eine frühere Metaanalyse ergab keinen Vorteil der intrathekalen Therapie (↔).
5. Zur Behandlung der Muskelkrämpfe wird Diazepam (2–10 mg i. v. alle 4–12 Stunden, im Bedarfsfall bis zu 500 mg/d kontinuierlich i. v. oder über Magensonde) oder Midazolam (0,1–0,3 mg/kg/h i. v. oder über Magensonde) eingesetzt. Diese Dosierungen tragen zur Atemdepression bei und machen bei Beendigung der Therapie ein langsames Ausschleichen notwendig. Phenobarbital ist weniger gut wirksam als Diazepam. Alternativen stellen dar Baclofen (0,5–2 mg/d p. o.; kann auch intrathekal ohne sedierende Wirkung verabreicht werden), evtl. Dantrolen i. v., beim intubierten Patienten Pancuroniumbromid (0,02–0,08 mg/kg alle 2–4 Stunden, im Perfusor bis zu 0,6 µg/kg/min), das kürzer wirksame Vecuronium oder Magnesium i. v. (Serumzielwert 2–4 mmol/l). Propofol wirkt spasmolytisch und sedierend zugleich.
6. Schwere Spasmen oder eine Dysphagie machen eine frühzeitige Tracheostomie notwendig, zur Erreichung einer tiefen Muskelrelaxation ist eine Analgosedation und Beatmung notwendig.
7. Vegetative Regulationsstörungen werden mit Flüssigkeitszufuhr, Morphinderivaten, Clonidin oder Magnesiumsulfat behandelt. Nach einigen Berichten soll unter kombinierter α- und β-adrenerger Blockade das Risiko eines Herzstillstands erhöht sein. Gegebenenfalls sind kurzwirksame β-Blocker (Labetalol, Esmolol) oder ACE-Hemmer zu bevorzugen. Einige Patienten wurden mit Atropin behandelt.
8. Zur Prophylaxe eines akuten Nierenversagens durch Rhabdomyolyse ist bei steigenden CK-Werten auf eine ausreichende Hydrierung zu achten.
9. Zur Rezidivprophylaxe ist eine Boosterung oder aktive Dreifach-Immunisierung (Tetanol®) notwendig, beginnend nach Abklingen der akuten Erkrankung.
10. Steroide verringern nach einer randomisierten doppelblinden Studie die Tetanusletalität, waren aber nach anderen Erfahrungen nicht wirksam. Die generelle Anwendung kann noch nicht empfohlen werden (↔).

J 1.13 Botulismus

J 1.13.1 Klinik

Botulismus wird durch Ingestion des unter anaeroben Bedingungen produzierten Exotoxins von Clostridium botulinum hervorgerufen. Quelle sind verdorbene Lebensmittel oder die Proliferation der Bakterien im Darm von Säuglingen; Letzteres ist die in den USA häufigste Ursache eines Botulismus. Ein Wundbotulismus oder eine endogene Darminfektion sind bei Erwachsenen sehr selten, allerdings treten gelegentlich Fälle bei intravenösem Drogengebrauch auf. Weltweit werden etwa 1 000 Fälle von Nahrungsmittelbotulismus pro Jahr berichtet (Hatheway 1995). Während die Sporen von C. botulinum gerade der Gruppe I sehr hitzeresistent sind, wird das Toxin durch Kochen bei 100 °C für 15 Minuten inaktiviert.

Botulinumtoxin ist eines der stärksten bekannten Gifte (letale Humandosis 0,1–1 µg) und existiert in sieben Serotypen (A bis G), von denen die Typen A, B und E für die überwiegende Zahl der humanen Erkrankungen verantwortlich sind. Das eigentliche Neurotoxin von 150 kDa ist eine zinkbindende Endoprotease, die mit der Exozytose sekretorischer Vesikel cholinerger Neurone interferiert. Folgen der reduzierten Acetylcholinausschüttung sind eine schlaffe Lähmung der Extremitätenmuskulatur, Atonie der parasympathisch innervierten glatten Muskulatur und eine Anhidrose. Auch bei der therapeutischen Anwendung wurden Einzelfälle eines milden Botulismus berichtet (Cherington 2004). Es kommt beim Nahrungsmittelbotulismus nach 2–60 Stunden zunächst zu einer unspezifischen Initialphase mit abdominellen Schmerzen, Übelkeit und Erbrechen sowie Obstipation oder Diarrhö, dann zum Auftreten des akuten paralytischen Stadiums. Fieber gehört nicht zum klinischen Bild. Es entwickeln sich Dysphagie und Dysarthrie, Ptose und Doppelbilder, dann eine symmetrische absteigende Schwäche bis zur Tetraparese. Mindestens 60 % der Patienten haben eine Dyspnoe durch Beteiligung der Atemmuskulatur. An autonomen Störungen treten Mydriasis, Mundtrockenheit, Darm- und Blasenatonie, Hypohidrose, orthostatische Hypotension und Herzrhythmusstörungen auf. Sensible Störungen fehlen bis auf seltene Parästhesien. Innerhalb von 10–14 Tagen treten Atrophien auf.

Die Diagnose wird bei Feststellung eines anticholinergen Syndroms durch Nachweis des Toxins in Serum, Stuhl, Wundsekret, Nahrungsproben oder Mageninhalt gesichert, was allerdings nur in 40–70 % der Fälle gelingt (Hatheway 1995). Die Toxizität kann in einem Mausbioassay nachgewiesen werden. Der Liquor ist normal.

Elektrophysiologisch zeigt sich oft, aber nicht obligat, bei der 3-Hz-Stimulation ein geringes Dekrement, nach Willkürkontraktion oder bei der 30-Hz-Stimulation ein mäßiges Inkrement ähnlich dem beim Lambert-Eaton-Syndrom (Shapiro et al. 1997). Die M-Antworten sind reduziert, es finden sich nach einigen Tagen Zeichen florider Denervierung. Differentialdiagnostisch kommen andere neuromuskuläre Erkrankungen (Myasthenia gravis, Lambert-Eaton-Syndrom), eine Diphtherie, eine Porphyrie, eine Poliomyelitis, ein Guillain-Barré-Syndrom, eine Hypokaliämie oder Hypermagnesiämie sowie eine Organophosphatintoxikation in Betracht. Das Lambert-Eaton-Syndrom spart im Gegensatz zum Botulismus die extraokuläre Muskulatur aus, floride Denervierung tritt nicht auf. Die Organophosphatintoxikation zeigt u. a. eine Miosis.

J 1.13.2 Verlauf

Eine Intubation wird bei 40–80 % der Patienten notwendig, am häufigsten beim Toxintyp A. Die Schwere der Erkrankung nimmt mit längerer Symptomlatenz ab. Die Letalität der Erkrankung beträgt weltweit rund 20 %, mit intensivmedizinischen Maßnahmen unter 10 %, beim Säuglingsbotulismus nur rund 2 % (Hatheway 1995). Histologisch kann frühestens nach 8 Wochen ein Wiederaussprossen von Axonterminalen mit Ausbildung neuer motorischer Endplatten nachgewiesen werden. Dieser Prozess ist für das Abklingen der Botulinumtoxinwirkung verantwortlich. Nach Ablauf von Wochen bis Monaten kommt es daher zu einer stetigen, im Allgemeinen kompletten Erholung. Milde Hirnnervenstörungen und autonome Symptome können aber noch Monate bis Jahre persistieren. Die Erkrankung hinterlässt keine Immunität.

J 1.13.3 Therapeutische Prinzipien und pragmatische Threrapie

Bereits der Verdacht auf Botulismus ist meldepflichtig. Die Infektionsquelle muss zur Verhinderung weiterer Erkrankungsfälle identifiziert werden. Therapeutisch wird bei schweren Fällen, die meist durch eine kurze Symptomlatenz gekennzeichnet sind, ein trivalentes Antitoxin (Typ A, B, E) vom Pferd (Botulismus-Antitoxin Behring, Dosis 100 000 IE) eingesetzt, auch wenn noch keine Laborbestätigung vorliegt (Robinson und Nahata 2003, Cherington 2004). Vorher sollte eine konjunktivale oder intradermale Testung zum Ausschluss einer Hypersensitivitätsreaktion gegen Pferdeserum, die in ca. 9 % der Fälle auftritt, erfolgen. Das Antitoxin kann nur extrazelluläres Toxin inaktivieren. Eine offene Studie belegt, dass die Antitoxinanwendung innerhalb von 24 Stunden nach Exposition die Erkrankungsdauer verkürzt (↑). In Abhängigkeit vom Schweregrad der Symptomatik wird das trivalente Antitoxin nach der initialen Gabe in zwei- bis vierstündigen Intervallen drei- bis fünfmal langsam appliziert (Betten et al. 2006). Zur Toxinelimination kann bei sehr frühem Einsatz eine Magenspülung beitragen. Eine engmaschige intensivmedizinische Überwachung, gerade auch der Vitalkapazität und der kardiopulmonalen Funktionen, und supportive Maßnahmen mit Beatmung, Blasenkatheterisierung und gegebenenfalls temporärem Herzschrittmacher können notwendig werden. Antibiotika (Penicillin G) werden außer beim seltenen Wundbotulismus nicht eingesetzt, dort ist zudem ein Wunddébridement notwendig. Der Säuglingsbotulismus erfordert im Allgemeinen nur supportive Maßnahmen. Erfahrungen mit Cholinesterasehemmern fehlen. Guanidinhydrochlorid ist nicht wirksam. In den USA existiert ein pentavalenter Toxoid-Impfstoff.

J 1.14 Seltene infektiöse Neuropathien

Neben der Borreliose, der HIV-Erkrankung und der Lepra kommen selten weitere erregerassoziierte Neuropathien vor. Die Brucellose verursacht häufiger Hirnnervenläsionen, seltener motorische oder sensible Polyradikuloneuropathien Selten werden leptospirale Infektionen oder eine HTLV1-Infektion von einer peripheren Neuropathie begleitet. Autonome Neuropathien treten bei der Chagas-Erkrankung (amerikanische *Trypanosomiasis*) auf, fokale Neuropathien bei der Toxoplasmose, Malaria und anderen tropischen Parasitosen. Bei der humanen granulozytären Ehrlichiose wurden eine demyelinisierende Polyneuropathie und eine Armplexopathie beschrieben. Auch Typhus, M. Whipple und Q-Fieber können in sehr seltenen Fällen Ursache einer Neuropathie sein. Eine axonale Neuropathie bei Legionellose und Mycoplasmeninfektionen wurde beschrieben. Neben der Assoziation zum GBS kommen bei der infektiösen Mononukleose auch Hirnnervenausfälle, autonome Neuropathien und Plexopathien vor. Eine Assoziation zu symmetrischen akuten und chronischen inflammatorischen Neuropathien besteht bei viralen Hepatitiden, bei denen außerdem, wie zuvor genannt, vaskulitische Multiplexneuropathien zu beobachten sind. Die Prävalenz von Neuropathien bei Patienten mit unbehandelter Hepatitis-C-Virusinfektion liegt bei 15 % und steigt mit zunehmendem Alter ebenso wie die Prävalenz der in ca. 29 % der Fälle anzutreffenden Kryoglobulinämie, ohne dass diese mit dem Auftreten einer Neuropathie korreliert (Santoro et al. 2006). CMV-Neuropathien treten multifokal oder als Polyradikuloneuritis in späten Stadien einer Immundefizienz (AIDS) auf. Weniger häufig nachweisbare opportunistische Erreger als Ursache einer Polyradikuloneuritis sind andere Herpesviren, Cryptococcus neoformans oder Mycobacterium tuberculosis (Hahn et al. 2010).

Adressen

Selbsthilfegruppen:

Bundesverband Deutsche GBS-Vereinigung e. V.
De-Smit-Straße 8
07545 Gera
www.gbs-shg.de

Deutsche GBS Initiative e. V.
Monschauer Straße 44
41068 Mönchengladbach
www.gbsinfo.de/

CIDPnetz
c/o GBS Initiative e. V.
Kay Thomas Weder
Tel. 02761/839125
www.cidp.de

Deutsche Gesellschaft für Muskelkranke e. V.
(DGM)
Im Moos 4
79112 Freiburg
Tel. 07665/ 94 470
www.dgm.org

J 1.15 Literatur

Ad Hoc Subcommittee of the American Academy of Neurology AIDS Task Force. Research criteria for diagnosis of chronic inflammatory demyelinating polyneuropathy (CIDP). Neurology 1991;41:617–618.

Alaedini A, Sander HW, Hays AP, Latov N. Antiganglioside antibodies in multifocal acquired sensory and motor neuropathy Arch Neurol 2003;60:42–46.

Asbury AK, Cornblath DR. Assessment of current diagnostic criteria for Guillain-Barré syndrome. Ann Neurol 1990;27(suppl):S21–S24.

Azulay JP, Blin O, Pouget J, Boucraut J, Billé-Turc F, Carles G, Serratrice G. Intravenous immunoglobulin treatment in patients with motor neuron syndromes associated with anti-GM1 antibodies: a double-blind, placebo-controlled study. Neurology 1994;44:429–432.

Barohn RJ, Kissel JT, Warmolts JR, Mendell JR. Chronic inflammatory demyelinating polyradiculoneuropathy. Clinical characteristics, course, and recommendations for diagnostic criteria. Arch Neurol 1989;46:878–884.

Beghi E, Kurland LT, Mulder DW, Nicolosi A. Brachial plexus neuropathy in the population of Rochester, Minnesota, 1970–1981. Ann Neurol 1985;320–323.

Bensa S, Hadden RD, Hahn A, Hughes RA, Willison HJ. Randomized controlled trial of brain-derived neurotrophic factor in Guillain-Barré syndrome: a pilot study. Eur J Neurol 2000;7:423–426.

Bladé J Monoclonal gammopathy of undetermined significance. New Engl J Med 2006;355:2765–2770.

Bril V, Ilse WK, Pearce R, Dhanani A, Sutton D, Kong K. Pilot trial of immunoglobulin versus plasma exchange in patients with Guillain-Barre syndrome. Neurology 1996;46:100–103.

Cherington M. Botulism: update and review. Semin Neurol 2004;24:155–163.

Chin RL, Sherman WH, Sander HW, Hays AP, Latov N. Etanercept (Enbrel) therapy for chronic inflammatory demyelinating polyneuropathy. J Neurol Sci 2003;210: 19–21.

Chin RL, Tseng VG, Green PH, Sander HW, Brannagan TH 3rd,Latov N. Multifocal axonal neuropathy in celiac disease. Neurology 2006;66:1923–1925.

Collins MP, Periquet MI, Mendell JR, Sahenk Z, Nagaraja HN, Kissel JT Nonsystemic vasculitic neuropathy: insights from a clinical cohort. Neurology 2003;61:623–630.

Collins MP, Dyck PJ, Gronseth GS, Guillevin L, Hadden RD, Heuss D, Leger JM, Notermans NC, Pollard JD, Said G, Sobue G, Vrancken AF, Kissel JT. Peripheral Nerve Society Guideline on the classification, diagnosis, investigation, and immunosuppressive therapy of non-systemic vasculitic neuropathy: executive summary. J Peripher Nerv Syst 2010;15:176–184.

Comi G, Roveri L, Swan A, Willison H, Bojar M, lila I, Kaeageorgiiou C, Nobile-Orazio E, van den Bergh P, Swan T, Hughes R and the INCAT group.A randomized controlled trial of intravenous immunglobulin in IgM paraprotein associated demyelinating neuropathy. J Neurol 2002;249:1370–1377.

Cook TM, Protheroe RT, Handel JM. Tetanus: a review of the literature. Brit J Anaesthesia 2001;87:477–487.

Cooke MW. Are current UK tetanus prophylaxis procedures for wound management optimal? Emerg Med J 2009;26:845–848.

Dalakas MC. Intravenous immunoglobulin in autoimmune neuromuscular diseases. JAMA 2004;291:2367–2375.

Dalakas MC, Quarles RH, Farrer RG, Dambrosia J, Soueidan S, Stein DP, Cupler E, Sekul EA, Otero C. A controlled study of intravenous immunoglobulin in demyelinating neuropathy with IgM gammopathy. Ann Neurol 1996;40:792–795.

Dalakas MC, Rakocevic G, Salajegheh M, Dambrosia JM, Hahn AF, Raju R, et al. Placebo-controlled trial of rituximab in IgM anti-myelin-associated glycoprotein antibody demyelinating neuropathy. Ann Neurol 2009;65: 286–293.

Davies L, Spies JM, Pollard JD, McLeod JG. Vasculitis confined to peripheral nerves. Brain 1996;119:1441–1448.

de la Cour CD, Jakobsen J. Residual neuropathy in longterm population-based follow-up of Guillain-Barre syndrome. Neurology 2005;64:246–253.

Delmont E, Azulay JP, Giorgi R, Attarian S, Verschueren A, Uzenot D, Pouget J. Multifocal motor neuropathy with and without conduction block: a single entity? Neurology 2006;67:558–559.

Diener H-C, Haupt WF, Kloss TM, Rosenow F, Philipp T, Koeppen S, et al. A preliminary, randomized, multicenter study comparing intravenous immunoglobulin, plasma exchange, and immune adsorption in Guillain-Barré syndrome. Eur Neurol 2001;46:107–109.

Donofrio PD. Immunotherapy of idiopathic inflammatory neuropathies. Muscle Nerve 2003;28:273–292.

Dworkin RH, Barbano RL, Tyring SK, Betts RF, McDermott MP, Pennella-Vaughan J, et al. A randomized, placebo-controlled trial of oxycodone and of gabapentin for acute pain in herpes zoster. Pain 2009;142:209–217.

Dyck PJ, Dyck PJB. Atypical varieties of chronic inflammatory demyelinating neuropathies. Lancet 2000;355: 1293–1294.

Dyck PJ, Litchy WJ, Kratz KM, Suarez GA, Low PA, Pineda AA, et al. A plasma exchange versus immune globulin infusion trial in chronic inflammatory demyelinating polyradiculoneuropathy. Ann Neurol 1994;36:838–845.

Dyck PJ, Low PA, Windebank AJ, Jaradeh SS, Gosselin S, Bourque P, et al Plasma exchange in polyneuropathy associated with monoclonal gammopathy of undetermined significance. New Engl J Med 1991;325:1482–1486.

Dyck PJ, Norell JE, Dyck PJ. Nondiabetic lumbosacral radiculoplexus neuropathy: natural history, outcome and comparison with the diabetic variety. Brain 2001;124: 1197–1207.

Dyck PJ, O'Brien PC, Oviatt KF, Dinapoli RP, Daube JR, Bartleson JD, Mokri B, Swift T, Low PA, Windebank AJ. Prednisone improves chronic inflammatory demyelinating polyradiculoneuropathy more than no treatment. Ann Neurol 1982;11:136–141.

Dyck PJB, Windebank AJ. Diabetic and nondiabetic lumbosacral radiculoplexus neuropathies: New insights into pathophysiology and treatment. Muscle Nerve 2002;25: 477–491.

England JD. The variations of neuralgic amyotrophy. Muscle Nerve 1999;22:435–436.

Ernst ME, Klepser MB, Fouts M, Marangos MN. Tetanus: pathophysiology and management. Ann Pharmacother 1997;31:1507–1513.

European Federation of Neurological Societies/Peripheral Nerve Society Guideline on management of chronic inflammatory demyelinating polyradiculoneuropathy: report of a joint task force of the European Federation of Neurological Societies and the Peripheral Nerve Society – First Revision. J Peripher Nerv Syst 2010;15:1–9.

European Federation of Neurological Societies/Peripheral Nerve Society Guideline on management of multifocal motor neuropathy. Report of a Joint Task Force of the European Federation of Neurological Societies and the Peripheral Nerve Society – first revision. J Peripher Nerv Syst 2010b;15:295–301.

European Federation of Neurological Societies/Peripheral Nerve Society Guideline on management of paraproteinemic demyelinating neuropathies. Report of a Joint Task Force of the European Federation of Neurological Societies and the Peripheral Nerve Society – first revision. J Peripher Nerv Syst 2010c;15:185–195.

Farcas P, Avnun L, Frisher S, Herishanu YO, Wirguin I. Efficacy of repeated intravenous immunoglobulin in severe unresponsive Guillain-Barre syndrome. Lancet 1997;350:1747.

Federico P, Zochodne DW, Hahn AF, Brown WF, Feasby TE. Multifocal motor neuropathy improved by IvIg: a randomized, double-blind, placebo-controlled study. Neurology 2000;5:1256–1262. Editorial: 1246–1247.

Flaggman PD, Kelly JJ. Brachial plexus neuropathy. An electrophysiologic evaluation. Arch Neurol 1980;37: 160–164.

Freeman R. Autonomic peripheral neuropathy. Lancet 2005;365:1259–1270.

Garssen MP, Bussmann JB, Schmitz PI, Zandbergen A, Welter TG, Merkies IS, Stam HJ, van Doorn PA. Physical training and fatigue, fitness, and quality of life in Guillain-Barre syndrome and CIDP. Neurology 2004;63: 2393–2395.

GBS Study Group. Plasmapheresis and acute Guillain-Barré syndrome. Neurology 1985;35:1096–1104.

Gilden DH, Kleinschmidt-DeMasters BK, LaGuardai JJ, Mahalingam R, Cohrs RJ. Neurologic complications of the reactivation of varicella-zoster virus. New Engl J Med 2000;9:635–645.

Gladstone DE, Prestrud AA, Brannagan TH 3rd.High-dose cyclophosphamide results in long-term disease remission with restoration of a normal quality of life in patients with severe refractory chronic inflammatory demyelinating polyneuropathy. J Peripher Nerv Syst 2005;10:11–16.

Gold R, Müllges W, Hansen H-C, Anetseder M, Metterlein T, Müller R, Hund E, Winterholler M, Toyka KV. Neuromuskuläre Erkrankungen. In: Schwab S, Schellinger P, Werner C, Unterberg A, Hacke W, eds. Neuro Intensiv. Heidelberg: Springer; 2008.p. 679–722.

Gondim FA, Brannagan TH 3rd,Sander HW, Chin RL, Latov N. Peripheral neuropathy in patients with inflammatory bowel disease. Brain 2005;128:867–879.

Good JL, Chehrenama M, Mayer RF, Koski CL. Pulse cyclophosphamide therapy in chronic inflammatory demyelinating polyneuropathy. Neurology 1998;51: 1735–1738.

Gordon PH, Wilbourn AJ. Early electrodiagnostic findings in Guillain-Barré syndrome. Arch Neurol 2001;58:913–917.

Gorson KC, Amato AA, Ropper AH. Efficacy of mycophenolate mofetil in patients with chronic immune demyelinating polyneuropathy. Neurology 2004;63:715–717.

Gorson KC, Ropper AH. Axonal neuropathy associated with monoclonal gammopathy of undetermined significance. J Neurol Neurosurg Psychiatry 1997;63:163–168.

Gorson KC, Ropper AH, Clark BD, Dew RB 3rd,Simovic D, Allam G. Treatment of chronic inflammatory demyelinating polyneuropathy with interferon-alpha 2a. Neurology 1998;50:84–87.

Gorson KC, Ropper AH, Weinberg DH. Upper limb predominant, multifocal chronic inflammatory demyelinating polyneuropathy. Muscle Nerve 1999;22:758–765.

Gorson KC, Ropper AH, Weinberg DH, Weinstein R. Treatment experience in patients with anti-myelin-associated glycoprotein neuropathy. Muscle Nerve 2001;24: 778–786.

Gorson KC, Ropper AG, Weinberg DH, Weinstein R. Efficacy of intravenous immunoglobulin in patients with IgG monoclonal gammopathy and polyneuropathy. Arch Neurol 2002;59:766–772.

Govoni V, Granieri E. Epidemiology of the Guillain-Barré syndrome. Curr Opin Neurol 2001;14:605–613.

Hadden RDM, Cornblath DR, Hughes RAC, Zielasek J, Hartung HP, Toyka KV, Swan AV. Electrophysiological classification of Guillain-Barré syndrome: clinical associations and outcome. Ann Neurol 1998;44:780–788.

Hadden RDM, Karch H, Hartung H-P, Zielasek J, Weissbrich B, Schubert J, et al., and the Plasma Exchange/Sandoglobulin Guillain-Barré Syndrome Trial Group. Preceding infections, immune factors, and outcome in Guillain-Barré syndrome. Neurology 2001;56:758–765.

Hadden RDM, Sharrack B, Bensa S, Soudain SE, Hughes RAC. Randomized trial of interferon β-1a in chronic inflammatory demyelinating polyradiculoneuropathy. Neurology 1999;53:57–61.

Hatheway CL. Botulism: the present status of the disease. Curr Topics Microbiol Immunol 1995;195:55–75.

Hempenstall K, Nurmikko TJ, Johnson RW, A'Hern RP, Rice ASC. Analgesic therapy in postherpetic neuralgia: a quantitative systematic review. PloS Med 2005;2:e164.

Heuss D, Schlotter-Weigel B, Engelhardt A, Reinhold-Keller E, Sommer C. Klinik, Diagnostik und Therapie der vaskulitischen Neuropathie. Fortschr Neurol Psychiat 2003;71:172–186.

Hiraga A, Mori M, Ogawara K, Kojima S, Kanesaka T, Misawa S, Hattori T, Kuwabara S. Recovery patterns and long term prognosis for axonal Guillain-Barre syndrome. J Neurol Neurosurg Psychiatry 2005;76:719–722.

Hughes R, CIDP and MMN trial group.129th ENMC International Workshop Clinical Trials for Chronic Inflammatory Demyelinating Polyradiculoneuropathy and Multifocal Motor Neuropathy, 27th October 2004, Schiphol airport, The Netherlands. Neuromuscul Disord. 2005;15:321–325.

Hughes R, Bensa S, Willison H, van den Bergh P, Comi G, Illa I, et al., and the Inflammatory Neuropathy Cause and Treatment (INCAT) Group.Randomized controlled trial of intravenous immunoglobulin versus oral prednisone in chronic inflammatory demyelinating polyradiculoneuropathy. Ann Neurol 2001;50:195–201.

Hughes RAC, Cornblath DR. Guillain-Barré syndrome. Lancet 2005;366:1653–1666.

Hughes RA, Raphael JC, Swan AV, Doorn PA. Intravenous immunoglobulin for Guillain-Barre syndrome. Cochrane Database Syst Rev 2004; (1):CD002063.

Hughes RAC, Rees JH. Clinical and epidemiological features of Guillain-Barré syndrome. J Infect Dis 1997;176 (Suppl 2):S92–S98.

Hughes R, Sanders E, Hall S, Atkinson P, Colchester A, Payan P. Subacute idiopathic demyelinating polyradiculoneuropathy. Arch Neurol 1992;49:612–616.

Hughes RAC, Swan AV, van Doorn PA. Cytotoxic drugs and interferons for chronic inflammatory demyelinating polyradiculoneuropathy. The Cochrane Database of Systematic Reviews 2004, Issue 4. Art. No.: CD003280. DOI: 10.1002/14651858. CD003280.pub2.

Hughes RAC, van der Meché FGA. Corticosteroids for Guillain-Barré syndrome. The Cochrane Database of Systematic Reviews 2000, Issue 2. Art. No.: CD001446. DOI: 10.1002/14651858.CD001446.

Hughes RA, Wijdicks EF, Barohn R, Benson E, Cornblath DR, Hahn AF, Meythaler JM, Miller RG, Sladky JT, Stevens JC; Quality Standards Subcommittee of the American Academy of Neurology.Practice parameter: immunotherapy for Guillain-Barre syndrome: report of the Quality Standards Subcommittee of the American Academy of Neurology. Neurology 2003;61:736–740.

Hughes RA, Wijdicks EF, Benson E, Cornblath DR, Hahn AF, Meythaler JM, Sladky JT, Barohn RJ, Stevens JC; Multidisciplinary Consensus Group.Supportive care for patients with Guillain-Barré syndrome. Arch Neurol 2005;62:1194–1198.

Hugler P, Siebrecht P, Hoffmann K, Stucker M, Windeler J, Altmeyer P, Laubenthal H. Prevention of postherpetic neuralgia with varicella-zoster hyperimmune globulin. Eur J Pain 2002;6:435–445.

Iijima M, Yamamoto M, Hirayama M, Tanaka F, Katsuno M, Mori K, et al. Clinical and electrophysiologic correlates of IvIg responsiveness in CIDP. Neurology 2005;64: 1471–1475.

Ishii N. Recent advances in the treatment of leprosy. Dermatol Online J 2003;9:5.

Italian Guillain-Barré Study Group. The prognosis and main prognostic indicators of Guillain-Barré syndrome. A multicentre prospective study of 297 patients. Brain 1996;199:2053–2061.

Joint Task Force of the EFNS and the PNS. European Federation of Neurological Societies/Peripheral Nerve

Society Guideline on management of chronic inflammatory demyelinating polyradiculoneuropathy. Report of a joint task force of the European Federation of Neurological Societies and the Peripheral Nerve Society. J Peripher Nerv Syst 2005;10:220–228.

Katz JS, Barohn RJ, Kojan S, Wolfe GI, Nations SP, Saperstein DS, Amato AA. Axonal multifocal motor neuropathy without conduction block or other features of demyelination. Neurology 2002;58:615–620.

Kelly JJ, Karcher DS. Lymphoma and peripheral neuropathy: a clinical review. Muscle Nerve 2005;31:301–13.

Klein CM, Vernino S, Lennon VA, Sandroni P, Fealey RD, Benrud-Larson L, Sletten D, Low PA. The spectrum of autoimmune autonomic neuropathies. Ann Neurol 2003;53:752–758.

Köller H, Kieseier BC, Jander S, Hartung HP. Chronic inflammatory demyelinating polyneuropathy. N Engl J Med. 2005a;352:1343–1356.

Köller H, Schroeter M, Kieseier BC, Hartung HP. Chronic inflammatory demyelinating polyneuropathy – update on pathogenesis, diagnostic criteria and therapy. Curr Opin Neurol 2005b;18:273–278.

Korinthenberg R, Schessl J, Kirschner J, Monting JS. Intravenously administered immunoglobulin in the treatment of childhood Guillain-Barre syndrome: a randomized trial. Pediatrics 2005;116:8–14.

Kost RG, Straus SE. Postherpetic neuralgia – pathogenesis, treatment, and prevention. New Engl J Med 1996;335: 32–42.

Kuwabara S, Dispenzieri A, Arimura K, Misawa S. Treatment for POEMS (polyneuropathy, organomegaly, endocrinopathy, M-protein, and skin changes) syndrome. Cochrane Database Syst Rev. 2008:CD006828.

Léger JM, Chassande B, Musset L, Meininger V, Bouche P, Baumann N. Intravenous immunoglobulin therapy in multifocal motor neuropathy: a double-blind, placebo-controlled study. Brain 2001;124:145–153.

Lehmann HC, Hartung HP. Plasma exchange and intravenous immunoglobulins: Mechanism of action in immune-mediated neuropathies. J Neuroimmunol 2011; 231:61–69.

Lewis RA, Sumner AJ, Brown MJ, Asbury AK. Multifocal demyelinating neuropathy with persistent conduction block. Neurology 1982;32:958–964.

Li Q, Chen N, Yang J, Zhou M, Zhou D, Zhang Q, et al. Antiviral treatment for preventing postherpetic neuralgia. Cochrane Database Syst Rev 2009:CD006866.

Logina I, Donaghy M. Diphtheritic poyneuropathy: a clinical study and comparison with Guillain-Barré syndrome. J Neurol Neurosurg Psychiatry 1999;67:433–438.

Lopate G, Pestronk A, Al-Lozi M. Treatment of chronic inflammatory demyelinating polyneuropathy with high-dose intermittent intravenous methylprednisolone. Arch Neurol 2005;62:249–254.

Lunn MPT, Nobile-Orazio E. Immunotherapy for IgM anti-Myelin-Associated Glycoprotein paraprotein-associated peripheral neuropathies. The Cochrane Database of Systematic Reviews 2006, Issue 1. Art. No.: CD002827. DOI: 10.1002/14651858.CD002827.

Mariette X, Brouet J-C, Chevret S, Leger J-M, Clavelou P, Pouget J, Vallat J-M, Vial C. A randomised double blind trial versus placebo does not confirm the benefit of ainterferon in polyneuropathy associated with monoclonal IgM. J Neurol Neurosurg Psychiatry 2000;69:279–280.

Mariette X, Chastang C, Clavelou P, Louboutin JP, Leger JM, Brouet JC. A randomised clinical trial comparing interferon-alpha and intravenous immunoglobulin in polyneuropathy associated with monoclonal IgM. The IgM-associated Polyneuropathy Study Group. J Neurol Neurosurg Psychiatry 1997;63:28–34.

Matsuda M, Hoshi K, Gono T, Morita H, Ikeda S. Ciclosporin A in treatment of refractory patients with chronic inflammatory demyelinating polyradiculoneuropathy. J Neurol Sci 2004;224:29–35.

McDonald WI, Kocen RS. Diphtheric neuropathy. In: Dyck PJ, Thomas PK, Griffin JW, Low PA, Poduslo JF, Hrsg. Peripheral neuropathy. 3. Aufl. Philadelphia: Saunders; 1993.p.1412–1417.

McKhann GM, Cornblath DR, Griffin JW, Ho TW, Li CY, Jiang Z, et al. Acute motor axonal neuropathy: a frequent cause of acute flaccid paralysis in China. Ann Neurol 1993;33:333–342.

Mehndiratta MM, Hughes RAC. Corticosteroids for chronic inflammatory demyelinating polyradiculoneuropathy. The Cochrane Database of Systematic Reviews 2002, Issue 1. Art. No.: CD002062. DOI: 10.1002/14651858. CD002062.

Mehndiratta MM, Hughes RAC, Agarwal P. Plasma exchange for chronic inflammatory demyelinating polyradiculoneuropathy. The Cochrane Database of Systematic Reviews 2004, Issue 3. Art. No.: CD003906. DOI: 10.1002/14651858.CD003906.pub2.

Mendell JR, Barohn RJ, Freimer ML, Kissel JT, King W, Nagaraja HN, et al., and the Working Group on Peripheral Neuropathy.Randomized controlled trial of IvIg in untreated chronic inflammatory demyelinating polyradiculoneuropathy. Neurology 2001;56:445–449.

Miranda-Filho Dde B, Ximenes RA, Barone AA, Vaz VL, Vieira AG, Albuquerque VM. Randomised controlled trial of tetanus treatment with antitetanus immunoglobulin by the intrathecal or intramuscular route. BMJ 2004;328:615.

Mondelli M, Romano C, Rossi S, Cioni R. Herpes zoster of the head and limbs: electroneuromyographic and clinical findings in 158 consecutive cases. Arch Phys Med Rehabil 2002;83:1215–1221.

Mori K, Iijima M, Koike H, Hattori N, Tanaka N, Watanabe H, et al. The wide spectrum of clinical manifestations in Sjögren's syndrome-associated neuropathy. Brain 2005; 28:2518–2534.

Mori M, Kuwabara S, Fukutake T, Hattori T. Plasmapheresis and Miller Fisher syndrome: analysis of 50 consecutive cases. J Neurol Neurosurg Psychiatry 2002;72:680.

Moulin DE, Hagen N, Feasby TE, Amireh R, Hahn A. Pain in Guillain-Barré syndrome. Neurology 1997;48:328–331.

Mygland A, Monstad P. Chronic acquired demyelinating symmetric polyneuropathy classified by pattern of weakness. Arch Neurol 2003;60:260–264.

Nagashima T, Koga M, Odaka M, Hirata K, Yuki N. Continuous spectrum of pharyngeal-cervical-brachial variant of Guillain-Barre syndrome. Arch Neurol 2007;64: 1519–1523.

Niermeijer JM, Eurelings M, van der Linden MW, Lokhorst HM, Franssen H, Fischer K, et al. Intermittent cyclophosphamide with prednisone versus placebo for polyneuropathy with IgM monoclonal gammopathy. Neurology 2007;69:50–59.

Nobile-Orazio E. Multifocal motor neuropathy. J Neuroimmunol 2001;115:4–18.

Nobile-Orazio E. IgM paraproteinaemic neuropathies. Curr Opin Neurol 2004;17:599.

Nobile-Orazio E. Treatment of dysimmune neuropathies. J Neurol 2005;252:385–395.

Nobile-Orazio E, Meucci N, Baldini L, Di Troia A, Scarlato G. Long-term prognosis of neuropathy associated with anti-MAG IgM M-proteins and its relationship to immune therapies. Brain 2000;123:710–717.

Nobile-Orazio E, Terenghi F. IvIg in idiopathic autoimmune neuropathies: analysis in the light of the latest results. J Neurol 2005;252(Suppl 1):I7–13.

Nomura T, Hamaguchi K, Hattori T, Satou T, Mannen T. A randomized controlled trial comparing intravenous immunoglobulin and plasmapheresis in Guillain-Barre syndrome. Neurol Therapeutics 2000;18:69–81.

Notermans NC, Lokhorst HM, Franssen H, van der Graaf Y, Teunissen LL, Jennekens FGI, van den Berg LH, Wokke JHJ. Intermittent cyclophosphamide and prednisone treatment of polyneuropathy associated with

monoclonal gammopathy of undetermined significance. Neurology 1996;47:1227–1233.
Odaka M, Yuki N, Hirata K. Anti-GQ1b IgG antibody syndrome: clinical and immunological range. J Neurol Neurosurg Psychiatry 2001;70:50–55.
Odaka M, Yuki N, Yamada M, Koga M, Takemi T, Hirata K, Kuwabara S. Bickerstaff's brainstem encephalitis: clinical features of 62 cases and a subgroup associated with Guillain-Barre syndrome. Brain 2003;12:2279–2290.
Oh SJ, Claussen GC, Kim DS. Motor and sensory demyelinating mononeuropathy multiplex (multifocal motor and sensory demyelinating neuropathy): a separate entity or a variant of chronic inflammatory demyelinating polyneuropathy? J Peripher Nerv Syst 1997;2:362–369.
Oh SJ, Kurokawa K, de Almeida DF, Ryan HF Jr,Claussen GC. Subacute inflammatory demyelinating polyneuropathy. Neurology 2003;61:1507–1512.
Oh SJ, La Ganke C, Claussen GC. Sensory Guillain-Barré Syndrome. Neurology 2001;56:82–86.
Oksenhendler E, Chevret S, Leger JM, Louboutin JP, Bussel A, Brouet JC. Plasma exchange and chlorambucil in polyneuropathy associated with monoclonal IgM gammopathy. IgM-associated Polyneuropathy Study Group. J Neurol Neurosurg Psychiatry 1995;59:243–247.
Olney RK. Consensus criteria for the diagnosis of partial conduction block. Muscle Nerve 1999;22(Suppl 8):225–229.
Ooi WW, Srinivasan J. Leprosy and the peripheral nervous system: basic and clinical aspects. Muscle Nerve 2004; 30:393–409.
Oxman MN, Levin MJ, Johnson GR, Schmader KE, Straus SE, Gelb LD, et al; Shingles Prevention Study Group.A vaccine to prevent herpes zoster and postherpetic neuralgia in older adults. N Engl J Med 2005;352:2271–2284.
Oxman MN, Levin MJ. Vaccination against Herpes Zoster and Postherpetic Neuralgia. J Infect Dis 2008;197 (Suppl 2):S228–236.
Pagnoux C, Guillevin L. Peripheral neuropathy in systemic vasculitides. Curr Opin Rheumatol 2005;17:41–48.
Pan CL, Tseng TJ, Lin YH, Chiang MC, Lin WM, Hsieh ST. Cutaneous innervation in Guillain-Barre syndrome: pathology and clinical correlations. Brain 2003;126:386–397.
Pandey CK, Raza M, Tripathi M, Navkar DV, Kumar A, Singh UK. The comparative evaluation of gabapentin and carbamazepine for pain management in Guillain-Barre syndrome patients in the intensive care unit. Anesth Analg 2005;101:220–225.
Pestronk A, Florence J, Miller T, Choksi R, Al-Lozi MT, Levine TD. Treatment of IgM antibody associated polyneuropathies using rituximab. J Neurol Neurosurg Psychiatry 2003;74:485–489.
Piradov MA, Pirogov VN, Popova LM, Avdunina IA. Diphtheritic polyneuropathy: clinical analysis of severe forms. Arch Neurol 2001;58:1438–1442.
Plasma Exchange/Sandoglobulin Guillain-Barré Syndrome Trial Group. Randomized trial of plasma exchange, intravenous immunoglobulin, and combined treatments in Guillain-Barré syndrome. Lancet 1997;34: 225–230.
Pritchard J, Gray IA, Idrissova ZR, Lecky BR, Sutton IJ, Swan AV, Willison HJ, Winer JB, Hughes RA. A randomized controlled trial of recombinant interferon-beta 1a in Guillain-Barre syndrome. Neurology 2003;61: 1282–1284.
Pritchard J, Mukherjee R, Hughes RA. Risk of relapse of Guillain-Barre syndrome or chronic inflammatory demyelinating polyradiculoneuropathy following immunisation. J Neurol Neurosurg Psychiatry 2002;73:348–349.
Quan D, Hammack BN, Kittelson J, Gilden DH. Improvement of postherpetic neuralgia with intravenous acyclovir followed by oral valaciclovir. Arch Neurol 2006;63: 940–942.
Raphaël JC, Chevret S, Hughes RAC, Annane D. Plasma exchange for Guillain-Barré syndrome. The Cochrane Database of Systematic Reviews 2002, Issue 2. Art. No.: CD001798. DOI: 10.1002/14651858.CD001798.
Renaud S, Gregor M, Fuhr P, Lorenz D, Deuschl G, Gratwohl A, Steck AJ. Rituximab in the treatment of polyneuropathy associated with anti-MAG antibodies. Muscle Nerve 2003;27:611–615.
Robinson RF, Nahata MC. Management of botulism. Ann Pharmacother 2003;37 : 127–131.
Ropper AH. Unusual clinical variants and signs in Guillain-Barré syndrome. Arch Neurol 1986;43:1150–1152.
Ropper AH. Further regional variants of acute immune polyneuropathy. Arch Neurol 1994;51:671–675.
Ropper AH. Current treatments for CIDP. Neurology 2003;60(Suppl 3):16–22.
Ropper AH, Gorson KC. Neuropathies associated with paraproteinemia. New Engl J Med 1998;338:1601–1607.
Rotta FT, Sussman AT, Bradley WG, Ram Ayyar D, Sharma KR, Shebert RT. The spectrum of chronic inflammatory demyelinating polyneuropathy. J Neurol Sci 2000;173: 129–139.
Russell JW, Windebank AJ. Brachial and lumbar neuropathies. In: McLeod JG, ed. Inflammatory neuropathies. London: Bailliere Tindall; 1994.p. 173–191.
Said G, Lacroix C. Primary and secondary vasculitic neuropathy. J Neurol 2005;252:633–641.
Said G, Lacroix-Ciaudo C, Fujimura H, Blas C, Faux N. The peripheral neuropathy of necrotizing arteritis: a clinicopathological study. Ann Neurol 1988;23:461–465.
Saperstein DS, Amato AA, Wolfe GI, Katz JS, Nations SP, Jackson CE, et al. Multifocal acquired demyelinating sensory and motor neuropathy: the Lewis-Sumner syndrome. Muscle Nerve 1999;22:560–566.
Saperstein DS, Katz JS, Amato AA, Barohn RJ. Clinical spectrum of chronic acquired demyelinating polyneuropathies. Muscle Nerve 2001;24:311–324.
Seo JH, Ryan HF, Claussen GC, Thomas TD, Oh SJ. Sensory neuropathy in vasculitis: a clinical, pathologic, and electrophysiologic study. Neurology 2004;63:874–878.
Shafran SD, Tyring SK, Ashton R, Decroix J, Forszpaniak C, Wade A, Paulet C, Candaele D. Once, twice, or three times daily famciclovir compared with aciclovir for the oral treatment of herpes zoster in immunocompetent adults: a randomized, multicenter, double-blind clinical trial. J Clin Virol 2004;29:248–253.
Shapiro BE, Soto O, Shafqat S, Blumenfeld H. Adult botulism. Muscle Nerve 1997;20:100–102.
Stangel M, Gold R. Einsatz intravenoser Immunglobuline in der Neurologie: Ein evidenzbasierter Konsens: Update 2010.Nervenarzt Epub 6/2010.
Suarez GA, Ciannini C, Bosch EP, Barohn RJ, Wodak J, Ebeling P, et al. Immune brachial plexus neuropathy: suggestive evidence for an inflammatory-immune pathogenesis. Neurology 1996;46:559–561.
Suarez GA, Fealey RD, Camilleri M, Low PA. Idiopathic autonomic neuropathy: clinical, neurophysiologic, and follow-up studies on 27 patients. Neurology 1994;44: 1675–1682.
Takeuchi H, Misu K, Hattori N, Nagamatsu N, Sobue G. Immunglobulin therapy for idiopathic chronic sensory ataxic neuropathy. Neurology 2000;54:1008–1010.
Terenghi F, Cappellari A, Bersano A, Carpo M, Barbieri S, Nobile-Orazio E. How long is IvIg effective in multifocal motor neuropathy? Neurology 2004;62:666–668.
Tyring S, Belanger R, Bezwoda W, Ljungman P, Boon R, Saltzman RL. A randomized, double-blind trial of famciclovir versus acyclovir for the treatment of localized dermatomal herpes zoster in immunocompromised patients. Cancer Invest 2001;19:13–22.
Umapathi T, Hughes R. Mycophenolate in treatment-resistant inflammatory neuropathies. Eur J Neurol 2002;9: 683–685.
Umapathi T, Hughes RAC, Nobile-Orazio E, Léger JM. Immunosuppressant and immunomodulatory treatments

J
1

for multifocal motor neuropathy The Cochrane Database of Systematic Reviews 2005, Issue 3.Art. No.: CD003217. DOI: 10.1002/14651858.CD003217.pub2.

Uncini A, Sabatelli M, Mignogna T, Lugaresi A, Liguori R, Montagna P. Chronic progressive steroid responsive axonal polyneuropathy: a CIDP variant or a primary axonal disorder? Muscle Nerve 1996;19:365–371.

Uncini A, Manzoli C, Notturno F, Capasso M. Pitfalls in electrodiagnosis of Guillain-Barre syndrome subtypes. J Neurol Neurosurg Psychiatry 2010;81:1157–63.

Vallat JM, Sommer C, Magy L. Chronic inflammatory demyelinating polyradiculoneuropathy: diagnostic and therapeutic challenges for a treatable condition. Lancet Neurol 2010;9:402–412.

Ustianowski AP, Lockwood DN. Leprosy: current diagnostic and treatment approaches. Curr Opin Infect Dis 2003;16:421–427.

Vallat JM, Hahn AF, Leger JM, Cros DP, Magy L, Tabaraud F, Bouche P, Preux PM. Interferon beta–1a as an investigational treatment for CIDP. Neurology 2003;60 (Suppl 3):23–28.

Van Asseldonk JT, Franssen H, Van den Berg-Vos RM, Wokke JH, Van den Berg LH. Multifocal motor neuropathy. Lancet Neurol 2005;4:309–319

Van Asseldonk JT, Van den Berg LH, Kalmijn S, Wokke JH, Franssen H. Criteria for demyelination based on the maximum slowing due to axonal degeneration, determined after warming in water at 37 degrees C: diagnostic yield in chronic inflammatory demyelinating polyneuropathy. Brain 2005;128:880–891.

van den Berg LH, Franssen H, Wokke JHJ. The long-term effect of intravenous immunoglobulin treatment in multifocal motor neuropathy. Brain 1998;121:421–428.

van den Berg LH, Kerkhoff H, Oey PL, Franssen H, Mollee I, Vermeulen M, et al. Treatment of multifocal motor neuropathy with high dose intravenous immunoglobulins: a double blind, placebo controlled study. J Neurol Neurosurg Psychiatry 1995;59:248–252.

Van den Bergh PY, Pieret F. Electrodiagnostic criteria for acute and chronic inflammatory demyelinating polyradiculoneuropathy. Muscle Nerve 2004;29:565–574.

van den Bergh PYK, Thonnard J-L, Duprez T, Latere EC. Chronic demyelinating hypertrophic brachial plexus neuropathy. Muscle Nerve 2000;23:283–288.

Van den Berg-Vos RM, Franssen H, Wokke JH, Van den Berg LH. Multifocal motor neuropathy: long-term clinical and electrophysiological assessment of intravenous immunoglobulin maintenance treatment. Brain 2002; 125:1875–1886.

Van den Berg-Vos RM, Franssen H, Wokke JH, Van Es HW, Van den Berg LH. Multifocal motor neuropathy: diagnostic criteria that predict the response to immunoglobulin treatment. Ann Neurol 2000;48:919–926.

van den Berg-Vos RM, van den Berg LH, Franssen H, van Doorn PA, Merkies ISJ, Wokke JHJ. Treatment of multifocal motor neuropathy with Interferon β-1a. Neurology 2000a;54:1518–1521.

van den Berg-Vos RM, van den Berg LH, Franssen H, Vermeulen M, Witkamp TD, Jansen GH, et al. Multifocal inflammatory demyelinating neuropathy. A distinct clinical entity? Neurology 2000b;54:26–32, Diskussion: 740.

van Doorn PA. Treatment of Guillain-Barre syndrome and CIDP. J Peripher Nerv Syst 2005;10:113–127.

van Doorn PA, Brand A, Strengers PFW, Meulstee J, Vermeulen M. High-dose intravenous immunoglobulin treatment in chronic inflammatory demyelinating polyneuropathy. Neurology 1990;40:209–212.

van Doorn PA, van Koningsveld R. Immunotherapy for Guillain-Barre syndrome. Lancet Neurol 2004;3:84.

van Doorn PA, Ruts L, Jacobs BC. Clinical features, pathogenesis, and treatment of Guillain-Barre syndrome. Lancet Neurol 2008;7:939–950.

van Koningsveld R, Schmitz PI, Meche FG, Visser LH, Meulstee J, van Doorn PA. Dutch GBS study group. Effect of methylprednisolone when added to standard treatment with intravenous immunoglobulin for Guillain-Barre syndrome: randomised trial. Lancet 2004; 363:192–196.

van der Meché FG, Schmitz PI. A randomized trial comparing intravenous immune globulin and plasma exchange in Guillain-Barré syndrome. Dutch Guillain-Barré Study Group. N Engl J Med 1992;326:1123–1129.

van der Meché FG, van Doorn PA, Meulstee J, Jennekens FGI for the GBS-consensus group of the Dutch Neuromuscular Research Support Centre.Diagnostic and classification criteria for the Guillain-Barré syndrome. Eur Neurol 2001;45:133–139.

van Schaik IN, van den Berg LH, de Haan R, Vermeulen M. Intravenous immunoglobulin for multifocal motor neuropathy. The Cochrane Database of Systematic Reviews 2005, Issue 2. Art. No.: CD004429. DOI: 10.1002/14651858.CD004429.pub2.

van Schaik IN, Eftimov F, van Doorn PA, Brusse E, van den Berg LH, van der Pol WL, et al. Pulsed high-dose dexamethasone versus standard prednisolone treatment for chronic inflammatory demyelinating polyradiculoneuropathy (PREDICT study): a double-blind, randomised, controlled trial. Lancet Neurol 2010;9:245–253.

Venkataraman S, Alexander M, Gnanamuthu C. Postinfectious pandysautonomia with complete recovery after intravenous immunoglobulin therapy. Neurology 1998: 51:1764–1765.

Vermersch P, Stojkovic T, de Seze J. Mycophenolate mofetil and neurological diseases. Lupus 2005;14(Suppl 1):s42–45.

Vernino S, Low PA, Fealey RD, Stewart JD, Farrugia G, Lennon VA. Autoantibodies to ganglionic acetylcholine receptors in autoimmune autonomic neuropathies. New Engl J Med 2000;343:847–855.

Vernino S, Sandroni P, Singer W, Low PA. Invited Article: Autonomic ganglia: target and novel therapeutic tool. Neurology 2008;70:1926–1932.

Verschueren A, Azulay JP, Attarian S, Boucraut J, Pellissier JF, Pouget J. Lewis-Sumner syndrome and multifocal motor neuropathy. Muscle Nerve 2005;31:88–94.

Viala K, Renie L, Maisonobe T, Behin A, Neil J, Leger JM, Bouche P. Follow-up study and response to treatment in 23 patients with Lewis-Sumner syndrome. Brain 2004; 127:2010–2017.

Visser LH, van der Meché, van Doorn PA, Meulstee J, Jacobs BC, Oomes PG, Kleyweg RP and the Dutch Guillain-Barré Study Group.Guillain-Barré syndrome without sensory loss (acute motor neuropathy). Brain 1995; 118:841–847.

Vital A, Vital C, Julien J, Baquey A, Steck AJ. Polyneuropathy associated with IgM monoclonal gammopathy. Immunological and pathological study in 31 patients. Acta Neuropathol 1989;79:160–167.

Vital A. Paraproteinemic neuropathies. Brain Pathology 2001;11:399–407.

Vucic S, Black KR, Chong PS, Cros D. Multifocal motor neuropathy: decrease in conduction blocks and reinnervation with long-term IvIg. Neurology 2004;63:1264–1269.

Wassilew S, Collaborative Brivudin PHN Study Group. Brivudin compared with famciclovir in the treatment of herpes zoster: effects in acute disease and chronic pain in immunocompetent patients. A randomized, double-blind, multinational study. J Eur Acad Dermatol Venereol 2005;19:47–55.

Willison HJ, Yuki N. Peripheral neuropathies and anti-glycolipid antibodies. Brain 2002;125:2591–2625.

Willison HJ. The immunobiology of Guillain-Barre syndromes. J Peripher Nerv Syst. 2005;10:94–112.

Wittek M, Doerr HW, Allwinn R. Varizellen und Herpes zoster. Teil 2: Therapie und Pravention. Med Klin (Munich) 2010;105:399–403.

Wollinsky KH, Hülser P-J, Brinkmeier H, Aulkemeyer P, Bössenecker W, Huber-Hartmann K-H, et al. CSF filtration is an effective treatment of Guillain-Barré syndrome. A randomized clinical trial. Neurology 2001;57: 774–780.

Wood MJ, Johnson RW, McKendrick MW, Taylor J, Mandal BK, Crooks J. A randomized trial of acyclovir for 7 days or 21 days with and without prednisolone for treatment of acute herpes zoster. N Engl J Med 1994;330: 896–900.

Wutzler P, Gross G, Doerr HW. Antivirale Therapie des Zoster. Dt Ärzteblatt 2003;100:725–727.

Yuki N. Infectious origins of, and molecular mimicry in, Guillain-Barré and Fisher syndromes. Lancet Infect Dis 2001;1:1–15.

Yuki N, Ang CW, Koga M, Jacobs BC, van Doorn PA, Hirata K, et al. Clinical features and response to treatment in Guillain-Barré syndome associated with antibodies to GM1b ganglioside. Ann Neurol 2000;47:314–321.

Yuki N, Susuki K, Koga M, Nishimoto Y, Odaka M, Hirata K, Taguchi K, Miyatake T, Furukawa K, Kobata T, Yamada M. Carbohydrate mimicry between human ganglioside GM1 and Campylobacter jejuni lipooligosaccharide causes Guillain-Barre syndrome. Proc Natl Acad Sci USA 2004;101:11404–11409.

Zifko U, Drlicek M, Senautka G, Grisold W. High dose immunoglobulin therapy is effective in the Miller Fisher syndrome. J Neurol 1994;241:178–179.

J
1

J 2 Polyneuropathien

*von V. Limmroth und T. Bäumer**

J 2.1 Klinik

J 2.1.1 Epidemiologie und Ätiologie

Polyneuropathien (PNP) sind systemische Erkrankungen des peripheren Nervensystems. Sie äußern sich in Funktionseinschränkungen der peripheren motorischen, sensiblen oder vegetativen/autonomen Nervenfasern. Polyneuropathien sind mit einer Prävalenz von über 5 % eine häufige neurologische Erkrankung bei den über 55-Jährigen (Martyn und Hughes 1997, England und Asbury 2004). Ätiologisch werden die PNP in erworbene, hereditäre und idiopathische Formen unterteilt. Die erworbenen PNP wiederum werden in erregerassoziierte und immunvermittelte Neuropathien (Kap. J 1) sowie metabolische und toxische PNP untergliedert.
Die häufigsten bekannten Ursachen für PNP sind der Diabetes mellitus und die toxische PNP durch Alkohol. Zusammen mit den PNP ohne erkennbare Ursache (idiopathische PNP) machen diese etwa 60–70 % der PNP aus. Entzündliche Neuropathien (AIDP, CIDP, Vaskulitis, Infektionen) machen ca. weitere 20 % aus. Andere Ursachen wie etwa paraneoplastische Syndrome, hereditäre Neuropathien oder andere toxisch bedingte Neuropathien sind eher selten (Engelhardt 1994).

J 2.1.2 Diagnostik

Die Differentialdiagnostik der PNP sollte im Wesentlichen durch die Anamnese und den klinischen Befund geleitet werden. Die Basisdiagnostik besteht aus allgemeiner Anamnese inkl. Begleiterkrankungen und Medikation, der Frage nach einer Toxinexposition sowie Berufs- und Familienanamnese. Der klinische Verlauf mit einer akuten (z. B. GBS), subakuten (z. B. CIDP) oder chronischen Präsentation mit früher (z. B. CMT) oder später Manifestationsform (z. B. idiopathisch), gibt ganz wesentliche Hinweise auf die mögliche Ätiologie. Das Verteilungsmuster ist typischerweise das einer distal-symmetrischen PNP. Andere Verteilungstypen, wie das einer Mononeuropathia multiplex, Schwerpunktneuropathie oder einer Beteiligung von Hirnnerven, sollten Anlass für eine intensivere ätiologische Abklärung sein.
Die elektrophysiologischen Untersuchungen sollten zumindest aus einer Neurographie der unteren Extremitäten (motorisch N. tibialis, N. peronaeus und sensibel N. suralis) und bei nachweisbarer Neuropathie einer Neurographie der oberen Extremität und einer EMG (M. tibialis ant.) bestehen. Die Laboruntersuchungen sollen u. a. eine Untersuchung der Serumglukose (falls unauffälliger oraler Glukosetoleranztest), Vit B_{12}, Methylmalonat, TSH, Differentialblutbild, CRP, Leber- und Nierenparameter und eine Immunfixation beinhalten.

J 2.1.2.1 Erweiterte Diagnostik

Ergibt die Basisdiagnostik keine Klärung bzgl. der beiden häufigsten Ursachen einer Neuropathie, einem Diabetes mellitus oder einer alkoholtoxischen Neuropathie, oder bestehen Zweifel an der Ätiologie, sollte je nach Befundkonstellation und anzunehmender Ursache die weitere Diagnostik erfolgen. Hierzu gibt es Empfehlungen der deutschen und amerikanischen Fachgesellschaften (Heuß 2008, England et al. 2009b, 2009a), die **Tab. J 2.1** entnommen werden können.
An neuen diagnostischen Verfahren hat sich in den letzten Jahren die Bildgebung von peripheren Nerven, die Nervensonographie (Beekman et al. 2005, Nodera et al. 2006, Ito et al. 2007) und die MRT-Neurographie (Bendszus et al. 2004, Bendszus und Stoll 2005) als hilfreich erwiesen. Bei einem Verdacht auf eine behandelbare Polyneuropathie (z. B. CIDP, Vaskulitis), welche sich aber nicht ausreichend sicher mit anderen diagnostischen Verfahren sichern lässt, ist die Indikation zu einer Nervenbiopsie (N. suralis) gegeben.
In **Abb. J 2.1** ist beispielhaft ein Schema zum diagnostischen Vorgehen aufgeführt. Die Genese der PNP bleibt auch bei hohem Aufwand oft ungeklärt, insbesondere bei sensibel und distal betonten Formen (Periquet et al. 1999). Nachfolgend werden die kausal behandelbaren Formen näher beschrieben. Für eine umfassende Darstellung des Gebiets wird auf das Standardwerk von Dyck und Thomas (1993) verwiesen.

J 2.1.3 Allgemeine therapeutische Prinzipien

Neben den speziellen therapeutischen Ansätzen, auf die in den jeweiligen Absätzen weiter unten eingegangen wird, unterscheidet sich die symptomatische Schmerzbehandlung bei Polyneuropathien nicht grundsätzlich. Verschiedene Substanzklassen sind bei neuropathischen Schmerzen bei PNP wirksam: trizyklische Antidepressiva, Serotonin/Noradrenalin-Wiederaufnahmehemmer, Antiepileptika und Opioide. Die Antidepressiva Amitriptylin, Nortriptylin, Venaflaxin, Duloxetin (Sindrup und Jensen 1999, Rowbotham et al. 2004, Goldstein et al. 2005), die Antikonvulsiva Gabapentin und Pregabalin

* Autoren dieses Kapitels in der 5. Auflage: V. Limmroth und C. Hojer.

Tab. J 2.1: Klinische Merkmale und erweiterte Diagnostik bei Polyneuropathien

Klinischer Verdacht	Typische Präsentation, spezielle Aspekte	Spezielle Diagnostik
Diabetische Neuropathie	Autonome Beteiligung?	LZ-EKG mit Herzfrequenzvariabilität
AIDP (syn. GBS)	Rasch progrediente sensomotorische Ausfälle Eventuell vorangegangener Infekt	Lumbalpunktion: Zytoalbuminäre Dissoziation Nervensonographie: Differenzierung typisches Engpasssyndrom gegen distale Demyelinisierung
CIDP	Subakute sensomotorische demyelinisierende Polyneuroradikulopathie	Lumbalpunktion: Zytoalbuminäre Dissoziation Elektrophysiologie: Gezielte Suche nach Leitungsblöcken Nervensonographie: Verdickung der proximalen Nerven
Miller-Fisher-Syndrom	Hirnnervenbeteiligung	Anti-GQ1b Antikörper, zytoalbuminäre Dissoziation
Toxische Neuropathie	Anamnese	Arsen, Blei, Quecksilber, Cadmium, Thallium im 24-h-Urin
Vitamin B_{12} Mangel Neuropathie	Gangstörung, chronische Gastritis	SEP: Zusätzliche zentrale Reizleitungsstörung häufig auch von den Armen Vitamin B_{12}, Methylmalonat, Holo-Transcobalamin, ggfs. Parietalzell-AK
Vitaminmangel-/Malabsorbtionsyndrom	Anamnese, internistischer Befund	Vitamin B_1, B_6, E, Folsäure-Spiegel, Knochenmarkbiopsie, IgA-Transglutaminase, gastroenterologische Diagnostik (Gastro-Duodenoskopie, Koloskopie)
Vaskulitische Neuropathie bei Systemischer Kollagenose oder Vaskulitis	Häufig Bild einer Mononeuropathia multiplex Schmerzen Beteiligung anderer Organsysteme	ANA, p-ANCA, c-ANCA, Kryoglobuline, CCP, Komplementfaktoren Nerv-/Muskelbiopsie: Vaskulitisnachweis je nach zugrunde liegender Erkrankung
Isolierte Vaskulitis des peripheren Nervensystems	Häufig primär Schmerzen Bild einer distal symmetrischen PNP oder Mononeuropathia multiplex	Nervenbiopsie, Suche nach anderen Manifestationsorten einer Vaskulitis
Bannwarth-Syndrom (Polyradikulopathie bei Borreliose)	Radikuläre und spinale Symptome N. VII Paresen	Pleozytose, typische Zytologie Borrelienserologie
Erregerbedingte PNP	u. a. HIV, Lepra	
Sarkoidose	Lungen- oder andere Organbeteiligung	CT-Thorax ACE im Serum Kalzium im Urin Bronchoskopie / BAL (CD4/CD8) / Feinnadelpunktion
Multifokal motorische Neuropathie	Asymmetrische Paresen und Atrophie vor allem Hände, keine Sensibilitätsstörungen	Neurographie: Gezielte Suche nach Leitungsblöcken Nervensonographie: Differenzierung zwischen distalen Leitungsblöcken und Engpasssyndromen Verdickungen der Nerven (Beekman et al. 2005) IgM Anti GM1-Antikörper
Small-fibre-Neuropathy	Schmerzen, häufig normale Routine-Elektrophysiologie	Hautbiopsie: (Lauria et al. 2005) Laser-SEP, Thermische Schwellen Quantitative sensorische Testung (QST)
Paraneoplastische Neuropathie	Häufig sensible Neuropathie z. B. Isolierter Ausfall des Lagesinns Subakuter Beginn Malignomnachweis oder Verdacht (cave paraneoplastisches Syndrom kann der Tumorerkrankung um Jahre vorausgehen)	Antineuronale Antikörper (vgl. Kap. F 12 und H 5) Tumorsuche, FDG-PET-CT bei begründetem Verdacht (insb. subakuter Beginn)

J 2

(Freynhagen et al. 2005) sowie die Opioide Tramadol und Oxycodon (Sindrup und Jensen 1999, Gimbel et al. 2003) haben sich in Studien als gut wirksam erwiesen und sind nach den Leitlinien der DGN Mittel der ersten Wahl.

Auch für Substanzen wie Desipramin, Maprotilin, Natriumkanaklblocker wie Carbamazepin und Lamotrigin sowie für Capsaicin konnte eine Wirksamkeit gezeigt werden. Pragmatisch ist aufgrund der Nebenwirkungen trizyklischer Antidepressiva zuerst ein Versuch mit Gabapentin (z. B. Neurontin 800–3 600 mg/die) oder Pregabalin (Lyrika 300–600 mg/die) zu empfehlen. Bei fehlender Wirksamkeit oder Unverträglichkeit sollte Amitriptylin (z. B. Saroten 75–100 mg abends, langsam eindosieren!) oder Duloxetin (z. B. Cymbalta 50–75 mg/die) alleine oder in Kombination mit Ersteren versucht werden. Bei fehlender Wirksamkeit oder Unverträglichkeit der Kombination können retardiertes Tramadol (z. B. Tramal 200–400 mg/die) oder Oxycodon (z. B. Oxygesic aufsteigend ab 20 mg/die) versucht werden. Eine aktuelle Studie hat gezeigt, dass Oxycodon in einer geringen Dosis von 10 mg wirksam ist, in der Kombinationsbehandlung mit Pregabalin jedoch keinen zusätzlichen Effekt über den des Pregabalin (bis 600 mg) alleine hatte (Zin et al. 2010). Ob dies jedoch auch für höhere Dosierungen von Oxycodon gilt, ist unklar.

Bei topischen Schmerzen ist die Applikation von Capsaicin-Salbe (0,025–0,075 % 3–4 × tgl.) oder Lidocainpflastern (z. B. Versatis 700 mg 1 x tgl.) zu erwägen.
Ebenfalls symptomatisch wirkt bei der *autonomen Neuropathie* bei Gastroparese Metoclopramid (z. B. Gastrosil®) bis zu 30 mg/die, Domperidon bis zu 30 mg/die oder Erythromycin 2 × 500 mg. Bei Diarrhö lindern Erythromycin, Diphenoxylat bis zu 20 mg/die, Loperamid bis 4 mg/die oder Colestyramin 4–8 g die Beschwerden. Zur Behandlung von Inkontinenz und Impotenz siehe Kapitel F 3. Sehr wichtig ist die Aufklärung der Patienten zur Fußinspektion und Ulkusprophylaxe.

Spezieller Teil

J 2.2 Erworbene Neuropathien

A. Endogene (metabolische) Neuropathien

J 2.2.1 Diabetische Neuropathie

Epidemiologie und Verlauf

Die diabetische Neuropathie ist neben der alkoholischen Neuropathie die häufigste PNP in der westlichen Welt. Die Prävalenz der symptomatischen diabetischen Neuropathie sowohl bei Typ-I- und Typ-II-Diabetes beträgt 15–30 % (Dyck et al. 1993, Harris et al. 1993, Young et al. 1993, Martin et al. 2010). Die asymptomatische PNP ist mit 66 % (Dyck et al. 1993) noch häufiger. Die Geschlechtsverteilung ist ausgeglichen. Weitaus am häufigsten findet sich eine distal symmetrische, sensibel betonte und zusätzliche autonome Neuropathie. Daneben ist eine vermehrte Neigung zu Druckläsionen häufig; ein symptomatisches Karpaltunnelsyndrom wird bei ca. 10 % der Patienten mit Diabetes gefunden (Palumbo et al. 1978, Dyck et al. 1993). Deutlich seltener sind die asymmetrischen proximalen Neuropathien und Monoparesen.
Die distal symmetrische sensibel betonte Neuropathie manifestiert sich meist mit sensiblen Ausfällen (protopathisch mehr als epikritisch), schmerzhaften Parästhesien, Hyperalgesie, Allodynie und erloschenen ASR. Motorische Ausfälle finden sich typischerweise nur in fortgeschrittenen Stadien. Elektrophysiologisch besteht – bei allerdings hoher Variabilität – eine gemischte axonale und demyeliniserende Neuropathie. Im Sonderfall der Small-fibre-Neuropathie mit ausschließlichem Befall der unbemarkten Fasern sind Reflexe und epikritische Sensibilität erhalten, die Neurographie ist unauffällig. Die symmetrische diabetische Neuropathie wird oft von autonomen Symptomen begleitet. Häufigste Symptome sind erektile Impotenz, orthostatische Dysregulation (insbesondere postprandiale Hypotension), Hyperhidrosis, Blasenentleerungsstörungen, Diarrhö. Der bekannteste elektrophysiologische Parameter ist eine reduzierte Herzfequenzvariabilität. Das Risiko einer diabetischen Neuropathie steigt mit dem Lebensalter, der Dauer des Diabetes, und dem HbA1c (Said 1996, Albers et al. 2010, Pop-Busui et al. 2010b). Der Verlauf der distal symmetrischen und autonomen diabetischen Neuropathie ist chronisch progredient (Sampson et al. 1990, Partanen et al. 1995, Dyck et al. 1997). Schmerzhafte Parästhesien können sich trotz Fortschreiten der Neuropathie zurückbilden (Benbow et al. 1994). Die distal symmetrische Neuropathie gilt als eigenständiger Risikofaktor für eine Fußamputation und ein diabetisches Ulkus (Hamalainen et al. 1999). Die autonome diabetische Neuropathie erklärt stumme Myokardischämien. Patienten mit einer Minderung der Herzfrequenzvariabilität haben ein erhöhtes Mortalitätsrisiko (Pop-Busui et al. 2010a). Es findet sich zudem eine signifikante Assoziation mit kardiovaskulären Risikofaktoren und einer PNP (Elliott et al. 2009).

Die proximale motorische Neuropathie (diabetische Amyotrophie) ist vermutlich eine ischämische Neuropathie auf dem Boden einer Autoimmun-Vaskulitis (Kelkar et al. 2000, Bhanushali and Muley 2008). Eine Korrelation mit dem HbA1c ist nicht nachgewiesen. Sie beginnt oft mit Schmerzen, die im Verlauf nachlassen und von einer asymmetrischen, atrophischen Parese gefolgt werden. Sensible Ausfälle sind demgegenüber auffallend gering. Klinisch besteht meistens eine N.-femoralis- oder Plexus-lumbalis-Läsion, selten sind proximale Ausfälle an der oberen Extremität oder an thorakalen Nerven. Die Parese bildet sich oft innerhalb von ca. 3 bis 18 Monaten wieder zurück. Geringe Residuen können bei bis zu zwei Drittel der Fälle zurückbleiben (Coppack und Watkins 1991, Donaghy 1991). Bilaterale Manifestationen, kontra- und ipsilaterale Rezidive sind prognostisch gleichwertig.
Diabetische Mononeuropathien beginnen meist mit Schmerzen und treten meist als Hirnnervenläsion, auch bilateral auf. Dabei werden äußere Okulomotorius-, Trochlearis- und Abduzensparesen beobachtet, die selten auch die Erstmanifestation eines bislang unbekannten Diabetes sein können. Die Rückbildungstendenz ist gut (s. **Tab. J 2.2**).

Tab. J 2.2: Ausgewählte nicht infektiöse/entzündliche Neuropathien mit den spezifischen klinischen Charakteristika

	Ätiologie	demyelinisierend	axonal	motorisch	sensibel	autonom	Schmerz	distal	proximal	symmetrisch	Kompression	Hirnnerven	ZNS-Beteiligung	Gen-Locus	Gen/Protein	Erbgang	Bemerkungen
metabolisch (endogen)	Diabetes	*	+		+	+	+	+		+	+	* (3,4,6)					siehe Text
	Hyperthyreose		+		+			+		+							
	Hypothyreose		+		+			+		+	+		+				zusätzlich proximale Myopathie
	Akromegalie		+		+			+		+	+						
	Urämie		+		+		+	+		+			*				
	Hepathopathie		+		+	+	+	+		+							
	Vitamin B_1		+	*	+	*	+	+		+							
	Vitamin B_2		+		+	*	+	+		+							
	Vitamin B_6		+		+	*	+	+		+							
	Vitamin B_{12}	+		+	+		+	+		+			+				
	Vitamin E (nutritiv/hereditär)		+		+	*	+	+		+			+	8q13	aTTP	AR	Serum-Vitamin E reduziert, Ataxie, Spastik
	critical illness		+	+		?		+		+			?				siehe Text
	paraneopl. SSN		+		+			+		*							Anti-HU siehe Kap. F 12 und H 5
	paraneopl. AN		+			+		*									Anti-HU siehe Kap. F 12 und H 5

J 2

Tab. J 2.2: Ausgewählte nicht infektiöse/entzündliche Neuropathien mit den spezifischen klinischen Charakteristika (Fortsetzung)

	Ätiologie	demyelinisierend	axonal	motorisch	sensibel	autonom	Schmerz	distal	proximal	symmetrisch	Kompression	Hirnnerven	ZNS-Beteiligung	Gen-Locus	Gen/Protein	Erbgang	Bemerkungen
toxisch (exogen)	Alkohol		+		+	*	+	+		+	+		+				siehe Text
	Almitrin		+		+		+	+		+							
	Amiodiaron	+		+	+			+		+							
	Antiretrovirale Medikamente		+		+		+	+		+							
	Cisplatin		+		+			+		+		8					
	Dapson		+	+				+		+							
	Disulfiram		+		+			+		+		2					
	Gold-Verbindungen		+	*	+	*	+		+			*					immunvermittelt, Fieber und Exanthem möglich
	Interferon α		+		+		+	+		+		+	+				Fatigue, Depression
	Isoniazid		+		+		*	+		+							
	Lithium		+	+				+	+			*	+				meist i. R. akuter Intoxikation
	Metronidazol		+		+												
	Nitrofurantoin		+		+			+		+							
	Paclitazel (Taxol)		+		+		+	+		+							
	Phenytoin		+		+			+		+							bei akuter Intox. meist motor. Ausfälle
	Pyridoxin		+		+			+		+							
	Statine	+	+		+			+		+							
	Vinca-Alkaloide		+	+	+			+		+							V. a. Vincristin ist neurotox.
	Acrylamid		+		+					+			*				nur Monomere sind neurotox.
	Arsen		+	+	+		+	+		+		*	*				gastrointest. Symptome

Tab. J 2.2: Ausgewählte nicht infektiöse/entzündliche Neuropathien mit den spezifischen klinischen Charakteristika (Fortsetzung)

	Ätiologie	demyelinisierend	axonal	motorisch	sensibel	autonom	Schmerz	distal	proximal	symmetrisch	Kompression	Hirnnerven	ZNS-Beteiligung	Gen-Locus	Gen/Protein	Erbgang	Bemerkungen
toxisch (exogen)	Benzol		+					+		+							Leberschaden
	Blei		+	+				+		+			*				Anämie, abdom. Koliken, Mononeuropathie
	Hexacarbone		+		+			+		+							schwere Verläufe bei »Schnüfflern«
	Organophosphatester (Tri-ortho-kresyl-phosphat)		+	+				+		+			+				1. Motoneuron auch betroffen
	Quecksilber		+		+			+		+			+				ZNS-Symptome dominieren
	Schwefelkohlenstoff		+		+			+		+			+				
	Thallium		+	+	+		*	+		+		*	*				Alopezie
	Vacor		+	+	+	+	*	+		+		*	*				
hereditär	CMT1/HMSN 1 A	+		+	+	*		+		+		*		17p11.2	PMP22	AD	Storchenbeine, »hypertrophe Nerven«, Hohlfüße, meist langsam progredient und gutartiger Verlauf 70 % PMP22 Duplikation, ein Drittel der Patienten haben Tremor
	B			+	+	*		+		+		*		1q21–23	P_0	AD	
	C			+	+	*		+		+		*				AD	
	D			+	+	*		+		+		*		10q21.1–2–2.1	EGR2	AD	
	CMT/HMSNX	+	(+)	+	+			+						Xq13	Cx32	XR	ähnlich wie CMT1
	CMT2/HMSN2A		+	+				+		+		10		1p35–36		AD	langsam progredient, gutartiger Verlauf, keine hypertrophen Nerven, kein Tremor
	B													3q13–22		AD	
	C															AD	
	D (= SMAS)													7p14		AD	
	E													8p21	NFL	AD	
	X													Xq24		AD	
	?															AR	
	CMT3/HMSN3 (Dejerine-Sottas)	+		+	+			+		+				siehe CMT1	siehe CMT1	AD	Beginn in Kindheit, schwerer Verlauf, identische Gene betroffen wie bei CMT1, häufiger Punktmutationen

J 2

Tab. J 2.2: Ausgewählte nicht infektiöse/entzündliche Neuropathien mit den spezifischen klinischen Charakteristika (Fortsetzung)

	Ätiologie	demyelinisierend	axonal	motorisch	sensibel	autonom	Schmerz	distal	proximal	symmetrisch	Kompression	Hirnnerven	ZNS-Beteiligung	Gen-Locus	Gen/Protein	Erbgang	Bemerkungen
hereditär	CMT4 A	+	+	+		+		+	+			10		8q13–21.1	GDAP1	AR	Beginn in Kindheit, schwerer Verlauf, Rekurrensparese (A), »Basal-Lamina-Zwiebelschalen« (a), »focally folded melin sheaths« (B), Taubheit (E)
	B	+		+		+		+	+					11q23	MTMR2	AR	
	C	+		+		+		+	+					5q23–33		AR	
	D = CMT3																
	E = HMSN-L	+		+		+		+	+			8		8q24	NDGRI	AR	
	F	+		+		+		+	+					19q13.1–1–3.3	Periaxin	AR	
	HMSN 4 (M. Refsum)	+		+				+		+						AD	siehe Text
	HMSN 5		+	+				+		+			+		+	AD	Zusätzliche Spastik
	HMSN 6	+		+		*		+		+			+				Optikusatrophie
	HMSN 7	+		+		*		+		+			+				Retinitis pigmentosa
	HMSNP		+	+	+				+			7, 12		3q13-q14		AD	Proximale Schwäche, Beginn 4. bis 6. Dekade, Verlauf mittelschwer bis schwer, Ähnlichkeit mit SBMA, Assoziation mit Diabetes mellitus II.
	HNPP (tomakulöse Neuropathie)	+		*	*						+			17p11.2 1q21–23 10q21.1–2–2.1	PMP22 P_0 EGR2	AD	85 % PMP22 Deletion
	HSAN I		+		+	+	*	+						9q22	SPTLCI	AD AR XR	häufigste Form, Beginn 2.–3. Dekade, meist langsam progredient, Fußulzera
	HSAN II		+		+	+		+								AR	Beginn frühe Kindheit, sehr langsam progredient
	HSAN III (Riley-Day-Syndrom)		+		+	+								9q21	IKAP	AR	Beginn Säuglingsalter, schwerer Verlauf
	HSAN IV (Swanson-Syndrom)		+		+	+							+	3q	NGFR/ TrkA	AR	frühe Kindheit

Tab. J 2.2: Ausgewählte nicht infektiöse/entzündliche Neuropathien mit den spezifischen klinischen Charakteristika (Fortsetzung)

	Ätiologie	demyelinisierend	axonal	motorisch	sensibel	autonom	Schmerz	distal	proximal	symmetrisch	Kompression	Hirnnerven	ZNS-Beteiligung	Gen-Locus	Gen/Protein	Erbgang	Bemerkungen
hereditär	HSAN V		+		+	+								-	-		Gleichgültigkeit gegenüber Schmerz
	HNA		+	+			+		+					17q24	-	AD	rezidivierende neuralgische Schultermyatrophien
	Fam. Amyloidose Transthyretin		+	*	+	+	+	+		+	*	+		18q11.2–1–2.1	TTR	AD	siehe Text
	Fam. Amyloidose Gelsolin		+		+		+	+		+	*				Gelsolin	AD	
	Porphyrine		+	+			+	+	+			7, 10	+			AD	siehe Text
	Abetalipoproteinämie		+		+			+		+			+			AR	Cholesterin, VLDL und LDL reduziert
	M. Tangier Typ 1		+	+				+						9q22–31	ABC1	AR	HDL reduziert, Triglyceride erhöht
	Typ 2	(+)	+	+				+		+				9q22–31	ABC1	AR	
	Typ 3	+	+	+	+			+		+				9q22–31	ABC1	AR	
	zerebrotendinöse Xanthomatose/Cholestanolose	+	+	+	+			+		+			+	2	Sterol 27 hydroxylase		Beginn 20.–30. LJ, Demenz, Spastik, Ataxie, Katarakt, Xanthome Serum-Cholestanol erhöht. Therapie mit Chenodesoxycholsäure
	Friedreichsche Ataxie		+	*	+			+		+			+	9q13	Frataxin	AR	siehe Kap. I 6
	Adrenoleukodystrophie (ALD)/ Adrenomyeloneuropathie (AMN)	+	+		+			+		+			+	Xq28	ABC1	XD	VLCFA erhöht 70 % ALD (Beginn zu 90 % in Kindheit, Optikusatrophie, Taubheit, kortikale Blindheit, Krämpfe, Spastik, männliches Geschlecht, 90 % NNR-Insuffizienz) 30 % AMN (Beginn 20.–50. LJ, Frauen auch betroffen, mildere Verlaufsform (häufiger negatives VLCFA). Gegebenenfalls KM-Transplantation

Tab. J 2.2: Ausgewählte nicht infektiöse/entzündliche Neuropathien mit den spezifischen klinischen Charakteristika (Fortsetzung)

Ätiologie		demyelinisierend	axonal	motorisch	sensibel	autonom	Schmerz	distal	proximal	symmetrisch	Kompression	Hirnnerven	ZNS-Beteiligung	Gen-Locus	Gen/Protein	Erbgang	Bemerkungen
hereditär	M. Fabry		+		+	+	+	+		+		5		Xq21–22	a-Gal	XR	siehe Text
	M. Krabbe	+	+	+	+			+		+			+	14q24.3-q32.1	b-Gal	AR	Gegebenenfalls KM-Transplantation
	Metachrom. Leukodystrophie	+		+				+		+		+		ASA Prosap	AR		kindliche, juvenile und adulte Form, Schrankenstörung im Liquor. Gegebenenfalls KM-Transplantation

Typische Merkmale einiger Neuropathien. aTTP = a-tocopheral transfer Protein; SSN = subakut sensorische Neuropathie; AN = autonome Neuropathie; CMT = Charcot-Marie-Tooth Disease; HMSN = hereditäre motorische und sensible Neuropathie; PMP22 = peripheres Myelinprotein von 22 kD; P0 = Myelinprotein Null; EGR2 = early growth response 2 Protein; Cx32 = Connexin 32; SMA5 = spinale Muskelatrophie5; NFL=Leichtketten Neurofilament; HMSNP = HMSN mit proximaler Beteiligung; HNPP = hereditäre Neuropathie mit Neigung zu Drucklähmungen; HSAN = hereditäre sensible und autonome Neuropathie; SPTLCI = serine palmitoyltransferase long chain base I; IKAP = IkB Kinase-Komplex assoziiertes Protein; NGF-R = nerve growth factor receptor; TrkA = Tyrosin Kinase A; HNA = hereditäre neuralgische Amyotrophie; TTR = Transthyretin; ABC1 = adenosine triphosphate-binding cassette transporter (mehrere Gene auf unterschiedlichen Chromosomen); VLCFA = very long chain fatty acids; a-/b-Gal = a-/b-Galactosidase; ASA = Arylsulfatase A; Prosap = Prosaposin; AD=autosomal-dominant; AR = autosomal-rezessiv; XD = X-chromosomal-dominant; XR = X-chromosomal-rezessiv + = typisch; * = häufig, aber nicht führend.

Therapeutische Prinzipien und pragmatische Therapie

Die kausale Therapie besteht in der Behandlung der Grundkrankheit mit oralen Antidiabetika und Insulinpräparationen. Die Progredienz der distal symmetrischen und autonomen diabetischen Neuropathie lässt sich durch intensivierte Diabetes-Therapie begrenzen (Diabetes Control and Complications Trial 1995). Die kombinierte Pankreas-Nieren-Transplantation ist die effektivste Therapie und kann zu einer Rückbildung der Erkrankung führen, wenn sie vor dem Auftreten einer schweren Neuropathie durchgeführt wird (Allen et al. 1997).
Weitere therapeutische Ansätze zielen auf die Aufhebung assoziierter metabolischer Defizite im peripheren Nervensystem ab. Dazu zählen die Reduktion freier Radikale mittels Liponsäure, eine orale Behandlung für die Dauer von vier bis sieben Monaten reduziert neurologische Symptome und bessert die autonome kardiale Neuropathie. Die Verträglichkeit ist gut (Ziegler et al. 1999, 2004, 2006). Allerdings muss noch geklärt werden, ob die Progression der Erkrankung durch das Medikament aufgehalten werden kann (↔, C).
Studien zur Reduktion von angehäuftem Polyolen (Sorbitol) mittels Aldose-Reduktase-Inhibitoren (ARI) und der Ausgleich eines Defizits von Nerve-Growth-Factor (NGF), einem trophischen Faktor (Greene et al. 1999, Apfel et al. 2000, Sima et al. 2005, Srivastava et al. 2005) (↔, C) zeigten keine hinreichenden Effekte oder waren negativ.

Proximal motorische Neuropathien und Mononeuropathien bedürfen oft keiner spezifischen Therapie. Die Diabetes-Einstellung ist engmaschig zu kontrollieren. In schweren Fällen ist ein Versuch mit Steroiden (z. B. Prednisolon [z. B. Decortin® H] 100 mg/die für fünf Tage mit Ausschleichen) oder auch Immunglobulinen i. v. gerechtfertigt (Amato und Barohn 2001). Krankengymnastik sollte Bestandteil jeder Therapie sein.

J 2.2.2 Endokrine Neuropathien

Akromegalie, Hypo- und Hyperthyreose gehen häufig mit einer distal symmetrischen sensibel betonten axonalen Neuropathie und einer Neigung zu Druckläsionen einher. Zusätzlich besteht häufig eine proximale Myopathie. Die Symptome sind bei Korrektur der endokrinen Werte reversibel (Misiunas et al. 1995, Duyff et al. 2000, Jenkins et al. 2000).

J 2.2.3 Urämische Neuropathie

Epidemiologie und Verlauf, therapeutische Prinzipien und pragmatische Therapie

Bis zu zwei Drittel der Patienten mit chronischer Niereninsuffizienz haben elektrophysiologische Zeichen einer distalen sensomotorischen Neuropathie. Klinisch findet sich typischerweise eine distal symmetrische sensibel betonte Neuropathie mit schmerzhaften Parästhesien (z. T. als Restless-legs-Symptomatik, s. Kap. I 10) und Muskelkrämpfen. Hier liegt primär am ehesten ein axonaler Schaden mit sekundärer Demyelinisierung zugrunde. Nach Transplantation kann es zu einer erheblichen Rückbildung der Symptome kommen, außer bei Vorliegen eines Diabetes mellitus (Solders et al. 1987, Hupperts et al. 1990). Die symptomatische Therapie erfolgt wie bei der diabetischen Neuropathie.

J 2.2.4 Hepatische Neuropathie

Epidemiologie und Verlauf, therapeutische Prinzipien und pragmatische Therapie

Die Prävalenz der PNP bei Hepatitiden beträgt 16 %, bei Leberzirrhose 60–70 %, unabhängig vom Vorliegen einer alkoholtoxischen Komponente. Es besteht meist eine distal symmetrische sensibel betonte Neuropathie. Das zusätzliche Vorliegen einer autonomen Neuropathie ist mit einer schlechteren Prognose verbunden (Hendrickse et al. 1992). Bei Besserung der Leberfunktion bildet sich die Neuropathie meist zurück. Die symptomatische Therapie erfolgt wie bei der diabetischen Neuropathie.

J 2.2.5 Vitaminmangelneuropathien

Epidemiologie und Verlauf

Die Vitaminstoffwechselstörungen werden ausführlich in Kap. D 10 behandelt. Mangel an Vitamin B_1, B_2, B_6, B_{12} und E kann zu Neuropathien führen. Unklar ist, ob dies auch für einen reinen Folsäuremangel gilt. Meist besteht eine distal symmetrische sensibel betonte oder sensomotorische Neuropathie. Mit Ausnahme des Vitamin-B_{12}-Mangels handelt es sich um axonale Neuropathien. Ein Vitamin-B_{12}-Mangel führt zu einer demyelinisierenden Neuropathie, typischerweise assoziiert mit einer Myelopathie (funikuläre Myelose mit pathologischer zentraler Reizleitung im Tibialis-, häufig auch Medianus-SEP), seltener zu einer unter Therapie möglicherweise reversiblen Demenz. Holotranscobalamin im Serum ist ein früher Marker eines Vitamin-B_{12}-Mangels und eignet sich unter der Substitutionstherapie zur Untersuchung der Resorption von Vitamin B_{12} (Bor et al. 2004, 2005, Herrmann et al. 2005, Obeid und Herrmann 2007).

In ökonomisch entwickelten Ländern treten Neuropathien aufgrund von Vitaminmangel meist als Folge von Malabsorbtion (entzündliche oder atrophische Magen-Darm-Erkrankungen) oder einseitiger Ernährung (Alkoholmissbrauch) auf. In sehr seltenen Fällen besteht eine hereditäre Vitaminstoffwechselstörung, z. B. ein Vitamin-E-Mangel bei Defekt der α-Tocopherol-Transferase (Hentati et al. 1996). In unterentwickelten Ländern ist Mangelernährung eine häufige Ursache von Neuropathien.

Therapeutische Prinzipien und pragmatische Therapie

Ausgleich des Vitamin-Mangels führt zu einer Rückbildung der Symptome, in fortgeschrittenen Stadien ist der Effekt inkomplett. Die empfohlenen täglichen Substitutionsdosen betragen 50–100 mg p. o. für Vitamin B_1 (Benfotiamin [Benfogamma®] wird um ein vielfaches besser resorbiert als Thiamin, Vergleichsstudien liegen aber nicht vor), 10 mg p. o. für

Vitamin B_2, 50 mg p. o. für Vitamin B_6 und 800 iE p. o. für Vitamin E. Bei schweren Mangelzuständen sollte Vitamin B_{12} in Dosen von 1 000 µg i. m. täglich für 2 Wochen, danach zweimal wöchentlich für 1 Jahr und später monatlich gegeben werden. Bei Patienten mit grenzwertig niedrigen Vitamin-B_{12}-Spiegeln wird die großzügige Indikation zur Substitutionstherapie empfohlen. Die prophylaktische Gabe von Vitamin B_6 (50 mg/die) ist obligat bei tuberkulostatischer Therapie mit Isoniazid.

J 2.2.6 Critical-illness-Neuropathie

Epidemiologie und Verlauf

Die Critical-illness-Neuropathie tritt meist im Rahmen einer Sepsis mit Multiorganversagen und einer längeren Beatmungszeit auf und zeigt eine hohe Prävalenz (70 % mit elektrophysiologischen Zeichen, 30 % mit klinischer Symptomatik) (Witt et al. 1991, Leijten et al. 1995). Es handelt sich um eine distal symmetrische motorisch und axonal betonte Neuropathie. Zusätzlich besteht meist eine Myopathie (Bolton 2005), sie kann sich auch ohne Neuropathie manifestieren. Klinisch finden sich meist Areflexie, schlaffe Paresen mit Atrophien, verzögerte Mobilisierung und verzögerte Entwöhnung von der Beatmungsmaschine. Die Pathogenese ist weiterhin ungeklärt. Allgemein wird jedoch angenommen, dass die systemische Entzündungsreaktion mit multipler Zytokinausschüttung bei der Sepsis der entscheidende Faktor ist (Hund 2001). In der internationalen Literatur wird die Critical-illness-Neuropathie deshalb zu den infektiösen/entzündlichen Neuropathien gezählt. Eine wichtige Differentialdiagnose ist das Guillain-Barré-Syndrom (GBS). In der Regel ist die Differenzierung jedoch mithilfe von Neurographie, Myographie (axonale PNP bei der Critical-illness-Neuropathie, demyeliniserende PNP bei GBS) und Liquorstatus (fehlende Eiweißerhöhung) gut möglich. Der Verlauf umfasst ein weites Spektrum von milden distalen Paresen der Beine bis zu hochgradigen Tetraparesen mit Verlust der Gehfähigkeit. Nach Ausheilen der Grunderkrankung bilden sich die Neuropathien gut zurück, bei schweren Verläufen zeigen sich über Monate bis zu einem Jahr protrahierte Verläufe mit residualer Symptomatik.

Ein aktuelles Cochrane Review zur Frage der Vermeidung der Critical-illness-Neuropathie hat ergeben, dass eine intensivierte Insulintherapie zu einem verminderten Risiko des Auftretens einer Critical-illness-Neuropathie führt, allerdings bei einer erhöhten Rate an Hypoglykämien (Hermans et al. 2009).

J 2.2.7 Paraneoplastische Neuropathien

Die paraneoplastischen Neuropathien werden im Kapital H 5 behandelt.

B. Exogene (toxische) Neuropathien

J 2.2.8 Alkoholtoxische Neuropathie

Epidemiologie und Verlauf, therapeutische Prinzipien und pragmatische Therapie

Die alkoholtoxische Neuropathie wird auch in Kapitel G 6 behandelt. Alkoholmissbrauch ist neben Diabetes mellitus die häufigste Ursache von Neuropathien in der westlichen Welt. Unter Alkoholikern haben ca. 16 % Symptome und 49 % neurographische Zeichen einer Neuropathie (Vittadini et al. 2001). Es wird eine toxische Schädigung des Äthylalkohols, bzw. seines Metaboliten Acetaldehyd vermutet. Es besteht eine Korrelation mit der konsumierten Alkoholmenge. In nahezu allen Fällen finden sich zusätzliche Faktoren, die das Auftreten einer Neuropathie begünstigen, wie Leberschädigung oder Malabsorption und einseitige Ernährung mit Vitaminmangel. Dennoch lässt sich die alkoholische Neuropathie als eigenständige Neuropathie von der Neuropathie bei Thiaminmangel abgrenzen (Koike et al. 2001, 2003). Es handelt sich um eine distal symmetrische sensibel und axonal betonte Neuropathie mit schmerzhaften Parästhesien und autonomer Beteiligung. Auch ist eine Neigung zu Druckläsionen häufig. Bei fortgesetztem Alkoholkonsum ist die Neuropathie progredient und geht dann mit Paresen einher. Bei Alkoholkarenz besteht eine gute Rückbildungsfähigkeit. Neben der Alkoholkarenz sollte eine Substitution mit 100 mg/die p. o. Thiamin (Vitamin B_1) oder Benfothiamin (Benfogamma®) erfolgen und auf eine ausgewogene Ernährung mit ausreichender Vitamin-Zufuhr geachtet werden.

J 2.2.9 Neuropathien durch Medikamente und Toxine

Epidemiologie und Verlauf, therapeutische Prinzipien und pragmatische Therapie

Die toxischen Neuropathien werden durch Medikamente oder Umwelttoxine verursacht. Die Anzahl von möglichen Medikamenten und Toxinen ist groß und im Rahmen dieses Kapitels nicht abschließend darstellbar. Bei den meisten Medikamenten ist das PNP-Risiko jedoch gering (The Collaborative Group for the Study of Polyneuropathy 1994), wie z. B. bei Statinen, für die eine reversible Neuropathie beschrieben ist (de Langen and van Puijenbroek 2006, Golomb and Evans 2008).

Eine Ausnahme bilden die Chemotherapeutika aus der Gruppe der Vinca-Alkaloide, Paclitaxel sowie Platinderivate. Hier treten regelmäßig und dosisabhängig Polyneuropathien durch Schädigungen der intrazellulären DNA in den Hinterwurzelganglien, Satelliten- und Schwannzellen auf (Makhalova et al. 2002). In bis zu 40 % der Fälle sind diese Neuropathien irreversibel. Ein besonderes Risiko stellt eine gleichzeitig bestehende CMT-Erkrankung dar, welche das Risiko einer zusätzlichen toxischen Neuropathie deutlich erhöht (Weimer und Podwall 2006). Auch antiretrovirale Substanzen (bei HIV-Infektion) und Interferon α verursachen in einem erheblichem Prozentsatz Neuropathien (Janssen et al.

1992, Peltier und Russell 2006). Die Isoniazid-Neuropathie tritt bevorzugt bei langsamen Acetylierern auf, eine Prophylaxe mit Pyridoxin (Vitamin B_6) ist obligat (50 mg/die). Exzessiv hohe Dosen von Pyridoxin (> 2 g/die) können selbst eine Neuropathie verursachen (Albin und Albers 1990). Neuropathien durch Umwelttoxine sind in der westlichen Welt selten geworden und werden meist durch berufliche Exposition verursacht. Klinisch sind toxische Neuropathien distal symmetrisch und axonal betont, gelegentlich treten (z. B. bei hoch dosierter Gabe von Vincristin) subakute Verläufe auf; sie beginnen mit distalen Paresen bei anfangs nur geringer sensibler Symptomatik. Elektrophysiologisch findet sich anfangs eine deutliche floride Denervierung bei nur geringer Amplitudenminderung in der Neurographie. Im Verlauf entwickelt sich dann meist eine axonale sensibel betonte Neuropathie. Eine Ausnahme ist die Amiodaron-Neuropathie (demyelinisierend). Die Neuropathie bei Blei-Intoxikation zeigt sich typischerweise in einer Radialislähmung mit Fallhand. Bei toxischen Neuropathien treten häufiger ZNS-Manifestationen auf. Toxische Neuropathien besitzen bei leichter bis mäßiger Ausprägung eine gute Rückbildungsfähigkeit nach Ausschaltung der Noxe. Bei Chemotherapeutika ist ein Absetzen manchmal nicht möglich (z. B. bei geplanter Stammzelltransplantation), sodass eine Progression der PNP in Kauf genommen werden muss. Eine randomisierte placebokontrollierte Studie konnte zeigen, dass Vitamin E prophylaktisch in der Vermeidung einer toxischen Neuropathie bei einer Cisplatin-Therapie wirkt (Pace et al. 2010) (↑, B). In kleinen nicht randomisierten Studien zeigten sich positive Wirkungen von Glutamin i. v. (Vahdat et al. 2001, Stubblefield et al. 2005), Acetyl-L-Carnitin (Maestri et al. 2005) oder Erythropoetin (Melli et al. 2006, Yoon et al. 2009) nach Paclitaxel-Gabe ebenfalls im Sinne einer Neuropathie-Prophylaxe (↔, C).

J 2.2.10 Botulismus

Botulismus wird in den Kapiteln F 1 und J 1 behandelt.

J 2.3 Hereditäre Neuropathien

Im Vergleich zu den erworbenen sind die hereditären Neuropathien wesentlich seltener. Dennoch begegnet man der Charcot-Marie-Tooth-Erkrankung CMT1 und 2, der HNPP und auch der Porphyrie im klinischen Alltag. Bei den CMT-Erkrankungen ist der Fortschritt in der molekulargenetischen Diagnostik sehr rasch. Hierdurch hat sich auch das Verständnis der Pathogenese verbessert, therapeutische Konsequenzen haben sich jedoch bislang nicht ergeben. Die übrigen hereditären Neuropathien werden in der Erwachsenen-Neurologie nur gelegentlich gesehen. Die wichtigsten Formen und ihre Charakteristika sind in **Tab. J 2.1** aufgeführt. Für die familiäre Amyloidose mit Transthyretinmangel und den M. Fabry können in den letzten Jahren erstmals kausale Therapieoptionen angeboten werden. Bei den übrigen Lipidspeicherkrankheiten (M. Krabbe, Adrenoleukodystrophie, metachromatische Leukodystrophie) kommt eine Knochenmarktransplantation infrage (Escolar et al. 2005, Martin et al. 2006).

J 2.3.1 Charcot-Marie-Tooth-Erkrankung (CMT) und hereditäre motorische und sensible Neuropathie (HMSN)

Epidemiologie und Verlauf, therapeutische Prinzipien und pragmatische Therapie

In der Molekulargenetik hat sich die CMT-Nomenklatur durchgesetzt. Dies hat dazu geführt, dass die Einteilung in die Untergruppen 1–3 für beide Nomenklaturen identisch ist, für die CMT4 (klinisch mit CMT3 verwandt, aber autosomal-rezessiv und genetisch heterogen) gibt es keine entsprechende HMSN-Untergruppe, andererseits haben die älteren HMSN 4–7 keinen Niederschlag in der CMT-Nomenklatur gefunden (Parman et al. 2004). Während CMT1, 2 und 3 weltweit und regelmäßig vorkommen, sind für die übrigen CMT- und HMSN-Untergruppen nur wenige Familien in bestimmten Regionen der Welt beschrieben. Neue Mutationen werden hier in rascher Abfolge veröffentlicht Den neuesten Stand findet man unter folgenden Internetadressen: http://www.molgen.ua.ac.be/CMTmutations/ und http://neuromuscular.wustl.edu.

Die häufigste hereditäre Neuropathie ist die CMT1, Angaben für die Prävalenz schwanken zwischen 1 : 2 500 bis 1 : 15 000 (Emery 1991, Shy et al. 2001). Die Einteilung in CMT1A bis F erfolgt molekulargenetisch je nach Mutation. 70 % der CMT1-Patienten haben eine Verdopplung des Chromosomenabschnitts 17p11.2 (CMT1A) (Nelis et al. 1996), auf dem sich auch das periphere Myelinprotein von 22 kD (PMP22) befindet (partielle Trisomie). Seltener (2,5 %) finden sich einzelne oder mehrere Punktmutationen von PMP22 (Hodapp et al. 2006). Bei der CMT1B ist ein anderes Myelinprotein, das Myelinprotein P0, (5 %) mutiert. Die bekannten Mutationen bedingen eine eingeschränkte Fähigkeit von Schwannzellen, die korrekt gebildeten Myelinhüllen großkalibriger Axone über lange Zeiträume intakt zu halten, sodass es pathoanatomisch zur Bildung der charakteristischen Zwiebelschalenformationen kommt (Carvaho et al. 2005). Die Penetranz beträgt 100 %. Die Patienten werden häufig in der zweiten bis dritten Lebensdekade symptomatisch, seltener bereits im Kindesalter. Klinisch finden sich häufig Hohlfüße, abgeschwächte bis erloschene Reflexe, distal symmetrische Sensibilitätsdefizite mit Parästhesien, in fortgeschritteneren Stadien Atrophien, betont an den Waden (Storchenbeine) und z. T. auch tastbare und in der Nervensonographie gut erkennbare Nervenverdickungen. Die Ausprägung klinischer Beschwerden korreliert mit dem Ausmaß axonaler Schäden (Verhamme et al. 2004). Ungefähr ein Drittel der Patienten entwickelt einen Tremor (früher als Roussy-Levy-Syndrom bezeichnet). Der Verlauf ist langsam progredient und führt im höheren Lebensalter zu sensibler Ataxie und distal betonten Paresen, die in schweren Verläufen selten auch bis zum Verlust der Gehfähigkeit reichen. Elektrophysiologisch besteht eine demyelinisierende Neuropathie oftmals mit Nervenleitgeschwindigkeiten unter 30 m/s. Bei fehlender Familienanamnese ist differentialdiagnostisch insbesondere an eine CIDP zu denken. Der Nachweis einer Duplikation im Chromosom 17p11.2 ist als Routinediagnostik in der Humangenetik möglich. Die Therapie ist rein symptomatisch.

Die CMT3 ist genetisch identisch mit der CMT1, hat jedoch einen schwereren klinischen Verlauf, mit Beginn in der frühen Kindheit, rascher Progredienz und schwerer Beeinträchtigung. Häufiger als bei der CMT1 finden sich PMP22 Punktmutationen. Die CMT2 ist ungefähr um den Faktor 2 seltener als die CMT1. Klinische Unterscheidungspunkte sind fehlende Nervenverdickung, meist fehlender Tremor und selteneres Auftreten von Hohlfüßen. Als wichtigstes Unterscheidungsmerkmal handelt es sich elektrophysiologisch bei der CMT2 um eine axonale Neuropathie. Bei einer russischen Familie wurde eine Mutation im Neurofilament-Leichtketten-Protein gefunden (Merisiyanova et al. 2000). Der Verlauf ist relativ benigne, die Lebensqualität nicht eingeschränkt (Teunissen et al. 2003).

Bei einer positiven Familienanamnese oder einem Verdacht auf eine hereditäre Neuropathie (30 % der Patenten haben Neumutationen) ist als pragmatisches Vorgehen zu empfehlen, sich an dem klinischen und elektrophysiologischen Befund zu orientieren (s. **Abb. J 2.1**).

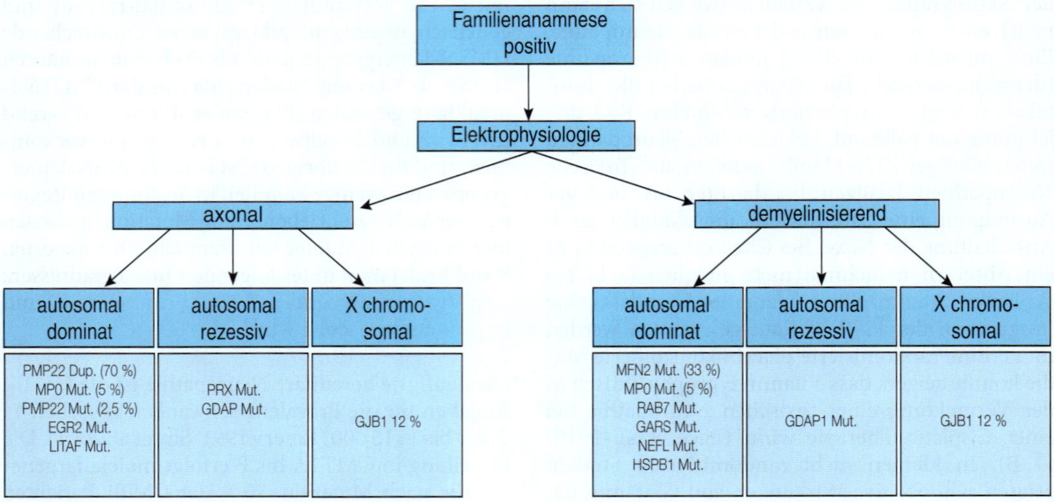

Abb. J 2.1: Diagnostisches Vorgehen bei V. a. eine hereditäre Neuropathie

J 2.3.2 M. Refsum (HMSN 4)

Epidemiologie und Verlauf, therapeutische Prinzipien und pragmatische Therapie

Es handelt sich um eine sehr seltene autosomal-rezessive Störung des Fettsäurestoffwechsels. Sie führt zur Anreicherung von Phytansäure in Serum und Gewebe. Die typische Klinik besteht in Retinitis pigmentosa, zerebellären Symptomen und Polyneuropathie. Diagnostisch ist ein erhöhter Phytansäurespiegel im Serum, zusätzlich ist das Liquoreiweiß erhöht. Die Neuropathie ist demyelinisierend, distal symmetrisch und sensomotorisch bis motorisch betont. Sie beginnt meist im ersten bis dritten Lebensjahrzehnt mit distalen Paresen, Hohlfüßen und Störungen der Tiefensensibilität. Der Verlauf ist langsam progredient oder mit deutlichen Exazerbationen und Teilremissionen. Die Prognose ohne Therapie ist schlecht. Die Therapie besteht in diätetischer Restriktion der Zufuhr von Phytansäure und ihren Vorstufen, die in Molkereiprodukten, tierischen und pflanzlichen Fetten vorkommen (ausführliche Aufstellung bei Gibberd et al. 1985). Gewichtsabnahme sollte vermieden werden. Diätische Maßnahmen reichen allein nicht aus. Bei hohen Phytansäurespiegeln wird zusätzlich eine extrakorporale LDL-Apherese empfohlen (Straube et al. 2003).

J 2.3.3 Hereditäre Neuropathie mit Neigung zu Drucklähmungen (HNPP)

Epidemiologie und Verlauf, therapeutische Prinzipien und pragmatische Therapie

Die HNPP wird in ca. 85 % durch eine Deletion des Chromosomenabschnitts 17p11.2 verursacht (Nelis et al. 1996). Entsprechend besteht eine partielle Monosomie für das PMP22-Gen. Die Prävalenz ist ähnlich wie bei der CMT1 ca. 1 : 6 000 (Mertoja et al. 1997), wobei ca. 25 % der genetisch gesicherten HNPP-Fälle klinisch asymptomatisch bleiben. Klinisch besteht häufig eine milde distal symmetrische sensibel betonte PNP mit Kompressionssyndromen an den physiologischen Engstellen, insbesondere Karpaltunnelsyndrom, Sulcus ulnaris-Syndrom und N.-peronaeus-Druckläsionen über dem Fibulaköpfchen Seltener zeigen sich, manchmal auch nach mechanischer Belastung, Plexus-brachialis-Läsionen. Elektrophysiologisch ist das gleichzeitige und rezidivierende Vorkommen mehrerer Kompressionssyndrome typisch. Die demyelinisierende PNP ist meist geringer ausgeprägt ist als bei der HMSN I und wird auch ohne Kompressionssyndrome beobachtet.

Verzögerte distal motorische Latenzen, leicht herabgesetzte sensible und nur an den Engpassstellen verminderte motorische Nervenleitgeschwindigkeiten sollen recht spezifisch für die HNPP sein (Hong et al. 2003). Pathoanatomisch ist das Auftreten fokaler Myelinscheidenverdickungen (Tomaculae) charakteristisch, wenn auch nicht spezifisch (Vital et al. 2004). Das typische Manifestationsalter liegt ähnlich wie bei der HMSN I seltener in der Kindheit, sondern meist zwischen der zweiten und dritten Lebensdekade. Der Verlauf ist milde. Die Kompressionssyndrome bilden sich gut zurück, Residuen mit motorischen Defiziten kommen vor. Die demyelinisierende PNP bleibt gering ausgeprägt, eine Einschränkung der Gehfähigkeit ist nicht zu erwarten. Therapeutisch sind bei entsprechender Symptomatik Karpaltunnelspaltung und Verlagerung des N. ulnaris sinnvoll. Der Patient sollte mechanischen Druck auf periphere Nerven vermeiden.

J 2.3.4 Hepatische Porphyrien

Epidemiologie und Verlauf

Nur die hepatischen, nicht die erythropoetischen Porphyrien können mit neurologischen Symptomen einhergehen. Nach dem enzymatischen Defekt in der Häm-Biosynthese unterscheidet man bei den hepatischen Formen die akute intermittierende Porphyrie (häufigste Form), Porphyria variegata, hereditäre Koproporphyrie und Porphyria cutanea tarda. Letztere führt nicht zu neurologischen Symptomen. Die akute intermittierende Porphyrie und die hereditäre Koproporphyrie haben keine kutane Beteiligung. Die hepatischen Porphyrien werden autosomal-dominant vererbt. Die Häufigkeit der Genträger liegt wahrscheinlich bei unter 1 : 10 000, und weniger als ein Drittel davon wird symptomatisch. Auslösende Faktoren sind Medikamente (Antikonvulsiva, Sedativa, Neuroleptika, Antidiabetika, Antihypertonika, Analgetika, Hormone), Infektionen, Fasten, Alkoholkonsum, Gravidität, Menstruation. Akut treten klinische Episoden mit kolikartigen Bauchschmerzen, Verwirrtheit, Halluzinationen, Anfällen und Neuropathie auf. Leichte Neuropathien sind häufiger, schwere, innerhalb von Tagen rasch progrediente Neuropathien finden sich nur in 5 % aller Attacken. Die Neuropathie ist axonal und motorisch, die oberen Extremitäten sind häufig stärker betroffen als die unteren. Eine wichtige Differentialdiagnose ist das GBS. Diagnostisch wegweisend ist der Nachweis einer erhöhten Konzentration von δ-Aminolävulinsäure im Urin, bei der akuten intermittierenden Porphyrie und der hereditären Koproporphyrie ist auch das Porphobilinogen im Urin erhöht. Der Verlauf ist variabel, kann aber (insbesondere ohne Therapie) letal enden. In der Regel sind die Symptome für drei Wochen progredient, anschließend kommt es zu einer allmählichen und meist vollständigen Rückbildung.

Therapeutische Prinzipien und pragmatische Therapie

Auslösende Medikamente müssen abgesetzt werden. Listen mit gefährlichen und sicheren Medikamenten bei akuter Porphyrie stehen in der Roten Liste. Die intensivmedizinische Behandlung erfolgt durch die Gabe von Hämin-Arginat (Normosang®), das die Produktion von Porphyrinvorläufern hemmt (Anderson et al. 2005). Zusätzlich ist die Gabe von Glukose 4–6 g/kg/die i. v. zu empfehlen. Zur Schmerztherapie werden Opiate, zur Behandlung von Übelkeit 5-HT3-Antagonisten (z. B. Ondansetron) eingesetzt.

Zur Prophylaxe sollten Fasten, Alkoholkonsum und auslösende Medikamente gemieden werden. Der Patient sollte über die Details der Erkrankung aufgeklärt werden und einen »Porphyrie-Patientenausweis« erhalten.

J 2.3.5 Abetalipoproteinämie (M. Bassen-Kornzweig)

Epidemiologie und Verlauf

Bei dieser sehr seltenen autosomal-rezessiven Erkrankung führt das Fehlen von Apoprotein B zur Fettmalabsorption und schwerem Mangel an Vitamin A, E und K. Die Erkrankung manifestiert sich bis zum zwanzigsten Lebensjahr mit Retinitis pigmentosa, spinozerebellärer Degeneration und Polyneuropathie mit überwiegender Störung der Tiefensensibilität. Die Neuropathie ist distal symmetrisch sensibel und axonal.

Therapeutische Prinzipien und pragmatische Therapie

Die Therapie besteht in exzessiven Dosen von Vitamin E (300 iE/kgKG/die p. o.). Die zusätzliche Zufuhr von Vitamin A (300 iE/kgKG/die p. o.) und Vitamin K (5 mg p. o. 14 täglich) wird ebenfalls empfohlen (Illingworth et al. 1980).

J 2.3.6 Neuropathie bei familiärer Amyloidose

Epidemiologie und Verlauf

Die familiäre Amyloidose ist eine autosomal-dominante Erkrankung mit variabler Penetranz. Die häufigste Ursache ist eine V30M-Mutation im Transthyretin-Gen. Daneben sind bisher etwa 50 weitere Transthyretin-Mutationen sowie Mutationen im Gelsolin-Gen beschrieben. Die Erkrankung führt zu Amyloidablagerungen in Nerven, Herz, Niere und Glaskörper. Die familiäre Amyloidose ist in Deutschland sehr selten, aber endemisch in Portugal, ferner sind Familien in Frankreich, Schweden, USA, Finnland und Japan beschrieben (Adams 2001). Typischerweise besteht eine schmerzhafte, distal symmetrische, sensibel betonte axonale Neuropathie, häufig mit autonomer Beteiligung und eine Neigung zu Druckläsionen.
Pathoanatomisch finden sich ein hochgradiger Verlust myelinisierter Nervenfasern und eine axonale Degeneration (Vital et al. 2004). Diagnostisch entscheidend ist der histologische Amyloidnachweis in einer Nerv-, Nieren- oder (Rektum-)Schleimhautbiopsie sowie der molekulargenetische Nachweis einer Mutation. Die Erkrankung beginnt in der Regel in der dritten Lebensdekade, gelegentlich aber auch erst in der sechsten oder siebten Lebensdekade

(Adams 2001). Die Spontanprognose ist schlecht. Die Patienten versterben im Mittel 10 Jahre nach dem Auftreten erster Symptome (Coutinho et al. 1980).

Therapeutische Prinzipien und pragmatische Therapie

Da Transthyretin zu 95 % in der Leber produziert wird, stellt eine Lebertransplantation eine kausale Therapie dar. Familiäre Amyloidosen mit nachgewiesener Transthyretin-Mutation sind am besten in frühen Stadien mit milder klinischer Symptomatik für die Behandlung geeignet. Die Krankheitsprogression wird durch Lebertransplantation verzögert, die Patienten sind aber durch kardiale Arrhythmien gefährdet (Adams et al. 2001, Suhr 2003, Takei et al. 2005). Die Therapie der Parästhesien und der autonomen Neuropathie bleibt symptomatisch.

J 2.3.7 Lipidspeicherkrankheiten – M. Fabry

Der M. Fabry zählt neben der metachromatischen Leukodystrophie, der Adrenoleukodystrophie/Adrenomyeloneuropathie und dem M. Krabbe zu den Lipidspeicherkrankheiten. Anfangs steht die Neuropathie im Vordergrund, die Erkrankung reicht regelmäßig bis ins höhere Erwachsenenalter. Die anderen Erkrankungen sind mit Ausnahmen meist durch früheren Beginn und schwereren Verlauf sowie ZNS-Manifestationen gekennzeichnet. Neben symptomatischen Behandlungen ist beim M. Fabry die Enzymersatztherapie als standardisiertes Therapieverfahren etabliert (Salviati et al. 2010).

Epidemiologie und Verlauf

Der M. Fabry ist eine X-chromosomal rezessive Lipidspeicherkrankheit. Überträgerinnen können in geringerem Ausmaß betroffen sein. Verschiedene Mutationen führen zu einem Defekt der α-Galaktosidase mit lysosomaler Anreicherung von Globotriaosylzeramid (Gb_3). Die Inzidenz beträgt knapp 1 : 100 000 Lebendgeburten (Meikle et al. 1999). Klinisch besteht eine schmerzhafte, distal symmetrische, sensibel betonte axonale Neuropathie mit autonomer und Hirnnerven-Beteiligung. Erste Zeichen einer Neuropathie treten in der ersten oder zweiten Dekade auf. Sie beginnt als äußert schmerzhafte Small-fibre-Neuropathie mit unauffälliger neurologischer Untersuchung und Elektrophysiologie. Der Verlauf ist chronisch progredient. In der dritten bis fünften Dekade entwickeln sich weitere Organmanifestationen mit typischen Angiokeratomen, einer Nephropathie, Kardiomyopathie, vaskulären Enzephalopathie, Arteriosklerose und einem Katarakt. Bei jüngeren Patienten mit vertebrobasilären Hirninfarkten stellt der M. Fabry eine relevante Differentialdiagnose dar (Rolfs et al. 2005). Die Lebenserwartung ist eingeschränkt. Diagnostisch ist der Nachweis verminderter α-Galaktosidase-Aktivität in Leukozyten (20 ml EDTA Blut) oder Hautfibroblasten möglich (in Deutschland u. a. Prof. Dr. A. Rolfs, Neurobiologisches Labor, Klinik für Neurologie, Universität Rostock, Gelsheimerstr. 20, 18147 Rostock).

Therapeutische Prinzipien und pragmatische Therapie

Der Enzymersatz mit rekombinanter α-Galaktosidase i. v. als Agalsidase-alpha und -beta vermag einige der ernsthaften Komplikationen der Erkrankung zu verbessern (Clarke und Iwanochko 2005, Lindhorst et al. 2006, Weidemann et al. 2010). Die Therapie sollte möglichst im Rahmen von Studien in Zentren mit ausreichend Erfahrung erfolgen (in Deutschland z. B. Prof. Dr. M. Beck, Universitätskinderklinik, Langenbeckstr. 1, 55101 Mainz). Die symptomatische Therapie der Schmerzen und autonomen Neuropathie erfolgt wie bei der diabetischen Neuropathie. Vor kurzem wurde in Deutschland im Rahmen einer Patienteninitiative eine Homepage für Betroffene eingerichtet (www.fabry-selbsthilfegruppe.de).

J 2.4 Literatur

Adams D. Hereditary and acquired amyloid neuropathies. J Neurol 2001;248:647–657.

Albers JW, Herman WH, Pop-Busui R, Feldman EL, Martin CL, Cleary PA, Waberski BH, Lachin JM. Effect of prior intensive insulin treatment during the Diabetes Control and Complications Trial (DCCT) on peripheral neuropathy in type 1 diabetes during the Epidemiology of Diabetes Interventions and Complications (EDIC) Study. Diabetes Care 2010;33:1090–1096.

Albin RL, Albers JW. Long-term follow-up of pyridoxine-induced acute sensory neuropathy-neuronopathy. Neurology 1990;40:1319.

Allen RD, Al-Harbi IS, Morris JG, Clouston PD, O'Connell PJ, Chapman JR, Nankivell BJ. Diabetic neuropathy after pancreas transplantation: determinants of recovery. Transplantation 1997;63:830–838.

Anderson KE, Bloomer JR, Bonkovsky HL, Kushner JP, Pierach CA, Pimstone NR, Desnick RJ. Recommendations for the diagnosis and treatment of the acute porphyrias. Ann Intern Med 2005;142:439–450.

Apfel SC, Schwartz S, Adornato BT, Freeman R, Biton V, Rendell M, Vinik A, Giuliani M, Stevens JC, Barbano R, Dyck PJ. Efficacy and safety of recombinant human nerve growth factor in patients with diabetic polyneuropathy: A randomized controlled trial. rhNGF Clinical Investigator Group. JAMA 2000;284:2215–2221.

Beekman R, van den Berg LH, Franssen H, Visser LH, van Asseldonk JT, Wokke JH. Ultrasonography shows extensive nerve enlargements in multifocal motor neuropathy. Neurology 2005;65:305–307.

Benbow SJ, Chan AW, Bowsher D, MacFarlane IA, Williams G. A prospective study of painful symptoms, small-fibre function and peripheral vascular disease in chronic painful diabetic neuropathy. Diabet Med 1994; 11:17–21.

Bendszus M, Stoll G. Technology insight: visualizing peripheral nerve injury using MRI. Nat Clin Pract Neurol 2005;1:45–53.

Bendszus M, Wessig C, Solymosi L, Reiners K, Koltzenburg M. MRI of peripheral nerve degeneration and regeneration: correlation with electrophysiology and histology. Exp Neurol 2004;188:171–177.

Bhanushali MJ, Muley SA. Diabetic and non-diabetic lumbosacral radiculoplexus neuropathy. Neurol India 2008; 56:420–425.

Bolton CF. Neuromuscular manifestations of critical illness. Muscle Nerve 2005;32:140–163.

Bor MV, Cetin M, Aytac S, Altay C, Nexo E. Nonradioactive vitamin B12 absorption test evaluated in controls and in patients with inherited malabsorption of vitamin B12. Clin Chem 2005;51:2151–2155.

Bor MV, Nexo E, Hvas AM. Holo-transcobalamin concentration and transcobalamin saturation reflect recent vitamin B12 absorption better than does serum vitamin B12. Clin Chem 2004;50:1043–1049.

Carvalho AA, Vital A, Ferrer X, Latour P, Lagueny A, Brechenmacher C, Vital C. Charcot-Marie-Tooth disease type 1A: clinicopathological correlations in 24 patients. J Peripher Nerv Syst 2005;10:85–92.

Clarke JT, Iwanochko RM. Enzyme replacement therapy of Fabry disease. Mol Neurobiol 2005;32:43–50.

Coppack SW, Watkins PJ. The natural history of diabetic femoral neuropathy. Q J Med 1991;79:307–313.

Coutinho P, Martins Da Silva A, Lopes Lima J, Resende Barbosa A. Forty years of experience with type I amyloid neuropathy. Review of 483 cases. Amsterdam: Excerpta Medica, 1980.

de Langen JJ, van Puijenbroek EP. HMG-CoA-reductase inhibitors and neuropathy: reports to the Netherlands Pharmacovigilance Centre. Neth J Med 2006;64:334–338.

Diabetes Control and Complications Trial. Effect of intensive diabetes treatment on nerve conduction in the Diabetes Control and Complications Trial. Ann Neurol 1995;38:869–880.

Donaghy M. Diabetic proximal neuropathy: therapy and prognosis. Q J Med 1991;79:287–288.

Duyff RF, Van den Bosch J, Laman DM, van Loon BJ, Linssen WH. Neuromuscular findings in thyroid dysfunction: a prospective clinical and electrodiagnostic study. J Neurol Neurosurg Psychiatry 2000;68:750–755.

Dyck PJ, Davies JL, Litchy WJ, O'Brien PC. Longitudinal assessment of diabetic polyneuropathy using a composite score in the Rochester Diabetic Neuropathy Study cohort. Neurology 1997;49:229–239.

Dyck PJ, Kratz KM, Karnes JL, Litchy WJ, Klein R, Pach JM, Wilson DM, O'Brien PC, Melton LJ, 3rd,Service FJ. The prevalence by staged severity of various types of diabetic neuropathy, retinopathy, and nephropathy in a population-based cohort: the Rochester Diabetic Neuropathy Study. Neurology 1993;43:817–824.

Dyck PJ, Thomas PK. Peripheral Neuropathy. Philadelphia: Saunders, 1993.

Elliott J, Tesfaye S, Chaturvedi N, Gandhi RA, Stevens LK, Emery C, Fuller JH. Large-fiber dysfunction in diabetic peripheral neuropathy is predicted by cardiovascular risk factors. Diabetes Care 2009;32:1896–1900.

Emery AE. Population frequencies of inherited neuromuscular diseases – a world survey. Neuromuscul Disord 1991;1:19–29.

Engelhardt A (ed). Vaskulitische Neuropathien. Regensburg: Roderer; 1994.

England JD, Asbury AK. Peripheral neuropathy. Lancet 2004;363:2151–2161.

England JD, Gronseth GS, Franklin G, Carter GT, Kinsella LJ, Cohen JA, Asbury AK, Szigeti K, Lupski JR, Latov N, Lewis RA, Low PA, Fisher MA, Herrmann DN, Howard JF, Jr., Lauria G, Miller RG, Polydefkis M, Sumner AJ. Practice Parameter: evaluation of distal symmetric polyneuropathy: role of autonomic testing, nerve biopsy, and skin biopsy (an evidence-based review). Report of the American Academy of Neurology, American Association of Neuromuscular and Electrodiagnostic Medicine, and American Academy of Physical Medicine and Rehabilitation. Neurology 2009a;72:177–184.

England JD, Gronseth GS, Franklin G, Carter GT, Kinsella LJ, Cohen JA, Asbury AK, Szigeti K, Lupski JR, Latov N, Lewis RA, Low PA, Fisher MA, Herrmann DN, Howard JF, Jr., Lauria G, Miller RG, Polydefkis M, Sumner AJ. Practice Parameter: evaluation of distal symmetric polyneuropathy: role of laboratory and genetic testing (an evidence-based review). Report of the American Academy of Neurology, American Association of Neuromuscular and Electrodiagnostic Medicine, and American Academy of Physical Medicine and Rehabilitation. Neurology 2009b;72:185–192.

Escolar ML, Poe MD, Provenzale JM, Richards KC, Allison J, Wood S, Wenger DA, Pietryga D, Wall D, Champagne M, Morse R, Krivit W, Kurtzberg J. Transplantation of umbilical-cord blood in babies with infantile Krabbe's disease. N Engl J Med 2005;352:2069–2081.

Freynhagen R, Strojek K, Griesing T, Whalen E, Balkenohl M. Efficacy of pregabalin in neuropathic pain evaluated in a 12-week, randomised, double-blind, multicentre, placebo-controlled trial of flexible- and fixed-dose regimens. Pain 2005;115:254–263.

Gibberd FB, Billimoria JD, Goldman JM, Clemens ME, Evans R, Whitelaw MN, Retsas S, Sherratt RM. Heredopathia atactica polyneuritiformis: Refsum's disease. Acta Neurol Scand 1985;72:1–17.

Gimbel JS, Richards P, Portenoy RK. Controlled-release oxycodone for pain in diabetic neuropathy: a randomized controlled trial. Neurology 2003;60:927–934.

Goldstein DJ, Lu Y, Detke MJ, Lee TC, Iyengar S. Duloxetine vs. placebo in patients with painful diabetic neuropathy. Pain 2005;116:109–118.

Golomb BA, Evans MA. Statin adverse effects: a review of the literature and evidence for a mitochondrial mechanism. Am J Cardiovasc Drugs 2008;8:373–418.

Greene DA, Arezzo JC, Brown MB. Effect of aldose reductase inhibition on nerve conduction and morphometry in diabetic neuropathy. Zenarestat Study Group. Neurology 1999;53:580–591.

Group] TDCaCTR. The effect of intensive diabetes therapy on the development and progression of neuropathy. The Diabetes Control and Complications Trial Research Group. Ann Intern Med 1995;122:561–568.

Hamalainen H, Ronnemaa T, Halonen JP, Toikka T. Factors predicting lower extremity amputations in patients with type 1 or type 2 diabetes mellitus: a population-based 7-year follow-up study. J Intern Med 1999;246: 97–103.

Harris M, Eastman R, Cowie C. Symptoms of sensory neuropathy in adults with NIDDM in the U.S. population. Diabetes Care 1993;16:1446–1452.

Hendrickse MT, Thuluvath PJ, Triger DR. Natural history of autonomic neuropathy in chronic liver disease. Lancet 1992;339:1462–1464.

Hentati A, Deng HX, Hung WY, Nayer M, Ahmed MS, He X, Tim R, Stumpf DA, Siddique T, Ahmed. Human alpha-tocopherol transfer protein: gene structure and mutations in familial vitamin E deficiency. Ann Neurol 1996;39:295–300.

Hermans G, De Jonghe B, Bruyninckx F, Van den Berghe G. Interventions for preventing critical illness polyneuropathy and critical illness myopathy. Cochrane Database Syst Rev 2009: CD006832.

Herrmann W, Obeid R, Schorr H, Geisel J. The usefulness of holotranscobalamin in predicting vitamin B12 status in different clinical settings. Curr Drug Metab 2005;6: 47–53.

Heuß D. Diagnostik bei Polyneuropathien. In: Diener HC, Putzki N (eds) Leitlinien für die Diagnostik und Therapie in der Neurologie. Stuttgart: Thieme. 2008.

Hodapp JA, Carter GT, Lipe HP, Michelson SJ, Kraft GH, Bird TD. Double trouble in hereditary neuropathy: concomitant mutations in the PMP-22 gene and another gene produce novel phenotypes. Arch Neurol 2006;63: 112–117.

Hong YH, Kim M, Kim HJ, Sung JJ, Kim SH, Lee KW. Clinical and electrophysiologic features of HNPP patients with 17p11.2 deletion. Acta Neurol Scand 2003;108: 352–358.

Hund E. Critical illness polyneuropathy. Curr Opin Neurol 2001;14:649–653.

Hupperts RM, Leunissen KM, van Hooff JP, Lodder J. Recovery of uremic neuropathy after renal transplantation. Clin Neurol Neurosurgb 1990;92:87–89.

Illingworth DR, Connor WE, Miller RG. Abetalipoproteinemia. Report of two cases and review of therapy. Arch Neurol 1980;37:659–662.

Ito T, Kijima M, Watanabe T, Sakuta M, Nishiyama K. Ultrasonography of the tibial nerve in vasculitic neuropathy. Muscle Nerve 2007;35:379–382.

Janssen HL, Berk L, de Man RA, Heijtink RA, Schalm SW. [Alpha-interferon antiviral treatment in 100 patients with chronic hepatitis B]. Ned Tijdschr Geneeskd 1992; 136:835–839.

Jenkins PJ, Sohaib SA, Akker S, Phillips RR, Spillane K, Wass JA, Monson JP, Grossman AB, Besser GM, Reznek RH. The pathology of median neuropathy in acromegaly. Ann Intern Med 2000;133:197–201.

Kelkar P, Masood M, Parry GJ. Distinctive pathologic findings in proximal diabetic neuropathy (diabetic amyotrophy). Neurology 2000;55:83–88.

Koike H, Iijima M, Sugiura M, Mori K, Hattori N, Ito H, Hirayama M, Sobue G. Alcoholic neuropathy is clinicopathologically distinct from thiamine-deficiency neuropathy. Ann Neurol 2003;54:19–29.

Koike H, Mori K, Misu K, Hattori N, Ito H, Hirayama M, Sobue G. Painful alcoholic polyneuropathy with predominant small-fiber loss and normal thiamine status. Neurology 2001;56:1727–1732.

Lauria G, Cornblath DR, Johansson O, McArthur JC, Mellgren SI, Nolano M, Rosenberg N, Sommer C. EFNS guidelines on the use of skin biopsy in the diagnosis of peripheral neuropathy. Eur J Neurol 2005;12:747–758.

Leijten FS, Harinck-de Weerd JE, Poortvliet DC, de Weerd AW. The role of polyneuropathy in motor convalescence after prolonged mechanical ventilation. JAMA 1995; 274:1221–1225.

Linthorst GE, Vedder AC, Ormel EE, Aerts JM, Hollak CE. Home treatment for Fabry disease: practice guidelines based on 3 years experience in The Netherlands. Nephrol Dial Transplant 2006;21:355–360.

Maestri A, De Pasquale Ceratti A, Cundari S, Zanna C, Cortesi E, Crino L. A pilot study on the effect of acetyl-L-carnitine in paclitaxel- and cisplatin-induced peripheral neuropathy. Tumori 2005;91:135–138.

Makhalova J, Katsarava Z, Liedert B, Koeppen S, Thomale J, Limmroth V. Cisplatin-Induced Neurotoxicity; Formation and Repair of specific Cisplatin-DNA Lesion in Different cell. Neurology 2002;58:S 08.005.

Martin CL, Waberski BH, Pop-Busui R, Cleary PA, Catton S, Albers JW, Feldman EL, Herman WH. Vibration Perception Threshold as a Measure of Distal Symmetrical Peripheral Neuropathy in Type 1 Diabetes: Results from the Diabetes Control and Complications Trial/Epidemiology of Diabetes Interventions and Complications (DCCT/EDIC). Diabetes Care 2010.

Martin PL, Carter SL, Kernan NA, Sahdev I, Wall D, Pietryga D, Wagner JE, Kurtzberg J. Results of the cord blood transplantation study (COBLT): outcomes of unrelated donor umbilical cord blood transplantation in pediatric patients with lysosomal and peroxisomal storage diseases. Biol Blood Marrow Transplant 2006;12: 184–194.

Martyn CN, Hughes RA. Epidemiology of peripheral neuropathy. J Neurol Neurosurg Psychiatry 1997;62:310–318.

Meikle PJ, Hopwood JJ, Clague AE, Carey WF. Prevalence of lysosomal storage disorders. JAMA 1999;281:249–254.

Melli G, Jack C, Lambrinos GL, Ringkamp M, Hoke A. Erythropoetin protects sensory axons against paclitaxel-induced distal degeneration. Neurobiol Dis 2006;24: 525–530.

Meretoja P, Silander K, Kalimo H, Aula P, Meretoja A, Savontaus ML. Epidemiology of hereditary neuropathy with liability to pressure palsies (HNPP) in south western Finland. Neuromuscul Disord 1997;7:529–532.

Mersiyanova IV, Perepelov AV, Polyakov AV, Sitnikov VF, Dadali EL, Oparin RB, Petrin AN, Evgrafov OV. A new variant of Charcot-Marie-Tooth disease type 2 is probably the result of a mutation in the neurofilament-light gene. Am J Hum Genet 2000;67:37–46.

Misiunas A, Niepomniszcze H, Ravera B, Faraj G, Faure E. Peripheral neuropathy in subclinical hypothyroidism. Thyroid 1995;5:283–286.

Nelis E, Van Broeckhoven C, De Jonghe P, Lofgren A, Vandenberghe A, Latour P, Le Guern E, Brice A, Mostacciuolo ML, Schiavon F, Palau F, Bort S, Upadhyaya M, Rocchi M, Archidiacono N, Mandich P, Bellone E, Silander K, Savontaus ML, Navon R, Goldberg-Stern H, Estivill X, Volpini V, Friedl W, Gal A, et al. Estimation of the mutation frequencies in Charcot-Marie-Tooth disease type 1 and hereditary neuropathy with liability to pressure palsies: a European collaborative study. Eur J Hum Genet 1996;4:25–33.

Nodera H, Sato K, Terasawa Y, Takamatsu N, Kaji R. High-resolution sonography detects inflammatory changes in vasculitic neuropathy. Muscle Nerve 2006; 34:380–381.

Obeid R, Herrmann W. Holotranscobalamin in laboratory diagnosis of cobalamin deficiency compared to total cobalamin and methylmalonic acid. Clin Chem Lab Med 2007;45:1746–1750.

Pace A, Giannarelli D, Galie E, Savarese A, Carpano S, Della Giulia M, Pozzi A, Silvani A, Gaviani P, Scaioli V, Jandolo B, Bove L, Cognetti F. Vitamin E neuroprotection for cisplatin neuropathy: a randomized, placebo-controlled trial. Neurology 2010;74:762–766.

Palumbo PJ, Elveback LR, Whisnant JP. Neurologic complications of diabetes mellitus: transient ischemic attack, stroke, and peripheral neuropathy. Adv Neurol 1978;19: 593–601.

Parman Y, Battaloglu E, Baris I, Bilir B, Poyraz M, Bissar-Tadmouri N, Williams A, Ammar N, Nelis E, Timmerman V, De Jonghe P, Najafov A, Deymeer F, Serdaroglu P, Brophy PJ, Said G. Clinicopathological and genetic study of early-onset demyelinating neuropathy. Brain 2004;127:2540–2550.

Partanen J, Niskanen L, Lehtinen J, Mervaala E, Siitonen O, Uusitupa M. Natural history of peripheral neuropathy in patients with non-insulin-dependent diabetes mellitus. N Engl J Med 1995;333:89–94.

Peltier AC, Russell JW. Advances in understanding drug-induced neuropathies. Drug Saf 2006;29:23–30.

Periquet MI, Novak V, Collins MP, Nagaraja HN, Erdem S, Nash SM, Freimer ML, Sahenk Z, Kissel JT, Mendell JR. Painful sensory neuropathy: prospective evaluation using skin biopsy. Neurology 1999;53:1641–1647.

Pop-Busui R, Evans GW, Gerstein HC, Fonseca V, Fleg JL, Hoogwerf BJ, Genuth S, Grimm RH, Corson MA, Prineas R. Effects of cardiac autonomic dysfunction on mortality risk in the Action to Control Cardiovascular Risk in Diabetes (ACCORD) trial. Diabetes Care 2010a; 33:1578–1584.

Pop-Busui R, Herman WH, Feldman EL, Low PA, Martin CL, Cleary PA, Waberski BH, Lachin JM, Albers JW. DCCT and EDIC studies in type 1 diabetes: lessons for diabetic neuropathy regarding metabolic memory and natural history. Curr Diab Rep 2010b;10:276–282.

Rolfs A, Bottcher T, Zschiesche M, Morris P, Winchester B, Bauer P, Walter U, Mix E, Lohr M, Harzer K, Strauss U, Pahnke J, Grossmann A, Benecke R. Prevalence of Fabry disease in patients with cryptogenic stroke: a prospective study. Lancet 2005;366:1794–1796.

Rowbotham MC, Goli V, Kunz NR, Lei D. Venlafaxine extended release in the treatment of painful diabetic neuropathy: a double-blind, placebo-controlled study. Pain 2004;110:697–706.

Said G. Diabetic neuropathy: an update. J Neurol 1996;243: 431–440.

Salviati A, Burlina AP, Borsini W. Nervous system and Fabry disease, from symptoms to diagnosis: damage evaluation and follow-up in adult patients, enzyme replacement, and support therapy. Neurol Sci 2010;31: 299–306.

Sampson MJ, Wilson S, Karagiannis P, Edmonds M, Watkins PJ. Progression of diabetic autonomic neuropathy over a decade in insulin-dependent diabetics. Q J Med 1990;75:635–646.

Shy ME, Balsamo J, Lilien J, Kamholz J. A molecular basis for hereditary motor and sensory neuropathy disorders. Curr Neurol Neurosci Rep 2001;1:77–88.

Sima AA, Calvani M, Mehra M, Amato A. Acetyl-L-carnitine improves pain, nerve regeneration, and vibratory perception in patients with chronic diabetic neuropathy: an analysis of two randomized placebo-controlled trials. Diabetes Care 2005;28:89–94.

Sindrup SH, Jensen TS. Efficacy of pharmacological treatments of neuropathic pain: an update and effect related to mechanism of drug action. Pain 1999;83:389–400.

Solders G, Wilczek H, Gunnarsson R, Tyden G, Persson A, Groth CG. Effects of combined pancreatic and renal transplantation on diabetic neuropathy: a two-year follow-up study. Lancet 1987;2:1232–1235.

Srivastava SK, Ramana KV, Bhatnagar A. Role of aldose reductase and oxidative damage in diabetes and the consequent potential for therapeutic options. Endocr Rev 2005;26:380–392.

Straube R, Gackler D, Thiele A, Muselmann L, Kingreen H, Klingel R. Membrane differential filtration is safe and effective for the long-term treatment of Refsum syndrome – an update of treatment modalities and pathophysiological cognition. Transfus Apher Sci 2003;29:85–91.

Stubblefield MD, Vahdat LT, Balmaceda CM, Troxel AB, Hesdorffer CS, Gooch CL. Glutamine as a neuroprotective agent in high-dose paclitaxel-induced peripheral neuropathy: a clinical and electrophysiologic study. Clin Oncol (R Coll Radiol) 2005;17:271–276.

Suhr OB. Impact of liver transplantation on familial amyloidotic polyneuropathy (FAP) patients' symptoms and complications. Amyloid 2003;10 (Suppl 1):77–83.

Takei Y, Ikeda S, Ikegami T, Hashikura Y, Miyagawa S, Ando Y. Ten years of experience with liver transplantation for familial amyloid polyneuropathy in Japan: outcomes of living donor liver transplantations. Intern Med 2005;44:1151–1156.

Teunissen LL, Notermans NC, Franssen H, Van Engelen BG, Baas F, Wokke JH. Disease course of Charcot-Marie-Tooth disease type 2: a 5-year follow-up study. Arch Neurol 2003;60:823–828.

The Collaborative Group for the Study of Polyneuropathy. Antiarrhythmic drugs and polyneuropathy. The Collaborative Group for the Study of Polyneuropathy. J Neurol Neurosurg Psychiatry 1994;57:340–343.

Vahdat L, Papadopoulos K, Lange D, Leuin S, Kaufman E, Donovan D, Frederick D, Bagiella E, Tiersten A, Nichols G, Garrett T, Savage D, Antman K, Hesdorffer CS, Balmaceda C. Reduction of paclitaxel-induced peripheral neuropathy with glutamine. Clin Cancer Res 2001;7: 1192–1197.

Verhamme C, van Schaik IN, Koelman JH, de Haan RJ, Vermeulen M, de Visser M. Clinical disease severity and axonal dysfunction in hereditary motor and sensory neuropathy Ia. J Neurol 2004;251:1491–1497.

Vital A, Vital C, Latour P, Ferrer X, Rouanet-Lariviere M, Brechenmacher C, Lagueny A. Peripheral nerve biopsy study in 19 cases with 17p11.2 deletion. J Neuropathol Exp Neurol 2004;63:1167–1172.

Vittadini G, Buonocore M, Colli G, Terzi M, Fonte R, Biscaldi G. Alcoholic polyneuropathy: a clinical and epidemiological study. Alcohol Alcohol 2001;36:393–400.

Weidemann F, Sommer C, Duning T, Lanzl I, Mohrenschlager M, Naleschinski D, Arning K, Baron R, Niemann M, Breunig F, Schaefer R, Strotmann J, Wanner C. Department-related tasks and organ-targeted therapy in Fabry disease: an interdisciplinary challenge. Am J Med 2010;123:658 e651-658 e610.

Weimer LH, Podwall D. Medication-induced exacerbation of neuropathy in Charcot Marie Tooth disease. J Neurol Sci 2006;242:47–54.

Witt NJ, Zochodne DW, Bolton CF, Grand'Maison F, Wells G, Young GB, Sibbald WJ. Peripheral nerve function in sepsis and multiple organ failure. Chest 1991;99:176–184.

Yoon MS, Katsarava Z, Obermann M, Schäfers M, Liedert B, Dzagnidze A, Kribben A, Egensperger R, Limmroth V, Diener HC, Thomale J. Erythropoetin overrides the triggering effect of DNA platination products in a mouse model of cisplatin-induced neuropathy. BMC Neurosci 2009;10:77–87.

Young MJ, Boulton AJ, MacLeod AF, Williams DR, Sonksen PH. A multicentre study of the prevalence of diabetic peripheral neuropathy in the United Kingdom hospital clinic population. Diabetologia 1993;36:150–154.

Ziegler D, Ametov A, Barinov A, Dyck PJ, Gurieva I, Low PA, Munzel U, Yakhno N, Raz I, Novosadova M, Maus J, Samigullin R. Oral treatment with alpha-lipoic acid improves symptomatic diabetic polyneuropathy: the SYDNEY 2 trial. Diabetes Care 2006;29:2365–2370.

Ziegler D, Hanefeld M, Ruhnau KJ, Hasche H, Lobisch M, Schutte K, Kerum G, Malessa R. Treatment of symptomatic diabetic polyneuropathy with the antioxidant alpha-lipoic acid: a 7-month multicenter randomized controlled trial (ALADIN III Study). ALADIN III Study Group. Alpha-Lipoic Acid in Diabetic Neuropathy. Diabetes Care 1999;22:1296–1301.

Ziegler D, Nowak H, Kempler P, Vargha P, Low PA. Treatment of symptomatic diabetic polyneuropathy with the antioxidant alpha-lipoic acid: a meta-analysis. Diabet Med 2004;21:114–121.

Zin CS, Nissen LM, O'Callaghan JP, Duffull SB, Smith MT, Moore BJ. A randomized, controlled trial of oxycodone versus placebo in patients with postherpetic neuralgia and painful diabetic neuropathy treated with pregabalin. J Pain 2010;11:462–471.

J 3 Radikuläre Syndrome

*von T. Magnus, T. N. Witt, C. Bischoff und H. C. Diener**

Die motorischen Vorder- und die sensiblen Hinterwurzeln bilden den innerhalb des Spinalkanals gelegenen Anteil der peripheren Nerven. Sie fusionieren unmittelbar distal des sensiblen Spinalganglions und bilden die segmentalen Spinalnerven. Distal des Foramen intervertebrale teilt sich der Spinalnerv in den Ramus dorsalis, der mit motorischen Fasern die autochthone segmentale Rückenmuskulatur innerviert, und in den deutlich stärkeren Ramus ventralis, die Fortsetzung des Spinalnerven zum Plexus.

Die segmentale sensible Innervation der Wirbelsäule und der im Spinalkanal gelegenen schmerzempfindlichen Gewebestrukturen erfolgt durch den Ramus meningeus (N. sinuvertebralis) des Spinalnerven und durch Äste des Ramus dorsalis. Der Ramus meningeus gelangt rückläufig durch den Canalis intervertebralis in den Spinalkanal und versorgt die äußeren Schichten des Anulus fibrosus, hinteres Längsband und Ligamentum flavum, Wirbelperiost und Dura mater von Duralsack und Nervenwurzel. Die Innervation des Wirbelgelenkes erfolgt über Äste des Ramus dorsalis aus zwei Segmenten. Unterschiedliche nozizeptive Reize (mechanisch, entzündlich, toxisch) in den genannten anatomischen Strukturen erzeugen relativ uniform lokale Schmerzsyndrome im Sinne der Zervikalgie bzw. Lumbalgie. Eine Schmerzprojektion in die Extremität mit nicht segmentaler Begrenzung wird als pseudoradikulärer Schmerz bezeichnet. Ausgangspunkte sind überwiegend die mit Nozizeptoren und vegetativen Fasern dicht besetzten Wirbelgelenke. Pseudoradikuläre Schmerzen projizieren in der Regel nicht distal des Ellenbogen- bzw. Kniegelenkes. Demgegenüber sind radikuläre Schmerzen streifenförmig, von schneidender oder stechender Qualität, halten sich initial an die Grenzen der Dermatome und sind teilweise begleitet von radikulären neurologischen Ausfällen (Mumenthaler et al. 2007).

Ätiologisch umfassen die verschiedenen Schädigungsmöglichkeiten der Nervenwurzeln degenerative, traumatische, neoplastische, infektiöse und rheumatische Krankheitsbilder (**Tab. J 3.1**). Aufgrund der engen topographischen Beziehung zu den Wirbelkörpern, Bandscheiben und Wirbelgelenken stehen zahlenmäßig mechanische, durch Druckund Zugwirkung bedingte radikuläre Läsionen als Folge degenerativer Wirbelsäulenveränderungen im Sinne der Spondylose, Spondylarthrose und der Bandscheibenprotrusion bzw. des Bandscheibenprolapses an der Spitze. Die unteren zervikalen und lumbalen Segmente, vor allem das lumbosakrale Übergangssegment, sind wegen der vergleichsweise hohen Mobilität und statischen Belastung besonders häufig von radikulären Kompressions-Syndromen betroffen. In Analogie zu den druckbedingten Läsionen peripherer Nerven führt leichte, kurzzeitige Druckwirkung zur segmentalen Demyelinisierung mit funktionellem Leitungsblock und der Möglichkeit der raschen klinischen Restitution, schwere, lang anhaltende Kompression statt dessen zur axonalen Degeneration mit Denervierung in segmentaler Verteilung (Dermatom/Myotom). Pathophysiologisch liegen häufig kombinierte Läsionsmuster mit Leitungsblock und partieller Axonotmesis vor.

Tab. J 3.1: Ursachen radikulärer Syndrome

Degenerativ
Bandscheibenprotrusion
-prolaps
Spondylarthrose
Unkarthrose (HWS)
Spondylose
Spinalkanalstenose
Spondylolisthesis
Traumatisch
HWS-Akzelerationstrauma
Wirbelkörperfraktur mit Dislokation
Wurzelausriss zervikal, selten lumbosakral
epidurales Hämatom
Neoplastisch
Karzinommetastasen (Lunge, Mamma, Prostata, Niere, Schilddrüse)
Retikulumzellsarkom
multiples Myelom
malignes Lymphom
Meningeosis carcinomatosa
sarcomatosa
leucaemica
Abtropfmetastasen primärer ZNS-Tumoren (Medulloblastom)
Kaudaependymom
primäre Wurzeltumoren:
Neurinom
Schwannom
Meningeom
Synovialzysten (Ganglien)
Infektiös
Herpes zoster, Herpes simplex 2
Meningoradikulitis bei Lyme-Borreliose
Epiduraler Abszess
eitrige Osteomyelitis, Diszitis
Spondylitis tuberculosa
Rheumatisch
Rheumatoide Arthritis (nur HWS)
Spondylarthritis ankylopoetica (M. Bechterew)
Immunologisch
Fokale (multifokale) Immunneuropathien (idiopathisch oder bei Gammopathien)
Diabetische Polyradikulopathie
Ostitis deformans (M. Paget)

* Autoren dieses Kapitels in der 4. Auflage: T. N. Witt und M. Stöhr.

Bei schweren Wurzelschäden ist mit einem bleibenden funktionellen Defizit zu rechnen, da die Reinnervation infolge der meist großen Distanz zwischen Spinalwurzel und Zielmuskulatur in der Regel ungenügend ist.
Gemeinsame klinische Hauptmerkmale radikulärer Syndrome sind ein Vertebralsyndrom, Dehnungsschmerzen, segmental ausstrahlende Schmerzen von schneidender oder stechender Qualität (Brachialgie, Ischialgie), Störungen insbesondere des Schmerzempfindens, schlaffe Paresen der Kennmuskeln und Abschwächung bzw. Ausfall der segmentalen Muskeldehnungsreflexe. Infolge der stets polyradikulären segmentalen Innervation der Extremitätenmuskeln ist eine komplette Lähmung (Plegie) von Muskeln im Myotom bei monoradikulärer Läsion nicht zu erwarten. Da die sudorisekretorischen Efferenzen das Rückenmark nur in den Segmenten Th 3–L 2 verlassen, fehlen Störungen der Schweißsekretion bei zervikalen, sakralen und den lumbalen Wurzelläsionen L 3–L 5 (Schiffter 1985).
Den klinischen Befund ergänzende diagnostische Methoden zur Artdiagnose, Ausdehnung und Höhenlokalisation umfassen radiologische, elektrodiagnostische, laborchemische und Liquoruntersuchungen. Die bildgebenden Verfahren liefern Hinweise auf anatomische Variationen, Anlageanomalien und morphologische Veränderungen sowie auf die Ausdehnung eines Krankheitsprozesses (**Tab. J 3.2**). Welches der modernen Schnittbildverfahren, Magnetresonanztomographie (MRT) oder Computertomographie (CT), an erster Stelle der diagnostischen Reihe zum Einsatz kommt, ist abhängig von der vermuteten Pathologie. Vorteile der MRT sind die fehlende Strahlenbelastung, die direkte Darstellung des Rückenmarks und Subarachnoidalraums in sagittaler, transversaler und koronarer Ebene über mehrere Segmente mit nichtinvasiver Festlegung der kranio-kaudalen Ausdehnung intraspinaler raumfordernder Prozesse. Ergänzend zur MRT können native Funktionsaufnahmen der HWS oder LWS sinnvoll sein, um eine Instabilität oder Wirbelgleiten auszuschließen. Die CT bietet Vorteile bei älteren Patienten mit degenerativen knöchernen Veränderungen (spondylotische Anbauten, hypertrophe Spondylarthrose, ossifizierte Bänder und Bandscheiben) bei zervikaler und lumbaler Spinalkanalstenose. Gasansammlungen (Vakuumphänomen) in Synovialzysten, Gelenken und Bandscheiben werden mit der CT spezifisch erfasst (Stäbler 2005). Eine CT nach intrathekaler Kontrastmittelinstillation ist besonders geeignet zur Darstellung knöcherner Einengungen des Subarachnoidalraums einschließlich der Wurzeltaschen und liefert wichtige Zusatzinformationen zur Operationsplanung speziell bei degenerativ erworbener knöcherner lumbaler Spinalkanalstenose.
MRT und CT erfassen zuverlässig auch extrem lateral gelegene Bandscheibenvorfälle, die sich dem myelographischen Nachweis entziehen. Die Myelographie ist heute präoperativ nur noch den Patienten vorbehalten, die mit der MRT nicht untersucht werden können. Patienten, bei denen eine funktionsabhängige Störung vermutet wird, können myelographisch oder in der HWS auch MR-tomographisch in

Tab. J 3.2: Bildgebende Verfahren zur Diagnostik radikulärer Syndrome

Methode	Fragestellung
Röntgen-Nativdiagnostik a.p., seitlicher, schräger Strahlengang Funktionsaufnahmen	Osteochondrose, Spondylose, Uncovertebralarthrose (HWS) Osteoporose, Osteolysen: Tumor, Spondylodiszitis Anlageanomalie, Fehlstellung, Traumafolgen; Spondylolisthesis, Spondylolyse, Segmentinstabilität
Magnetresonanztomographie	Bandscheibendegeneration -protrusion, -prolaps, Bandscheibensequester Spinalkanalstenose (zervikal und lumbal) Zervikale Myelopathie Differenzierung Rezidivprolaps vs. Narbe (mit GD-DTPA) Spondylodiszitis Epiduraler Abszess Syringomyelie Ausdehnung spinaler raumfordernder Prozesse
Computertomographie	Bandscheibenprotrusion, -prolaps -sequester knöcherne Wirbelsäulenveränderungen: Spondylarthrose, Spondylose Differenzierung »weicher Prolaps« versus Osteophyt; ligamentäre Ossifikationen Spinalkanalstenose; Recessusstenose; Neuroforamenstenose Osteodestruktion
Myelographie	Direkte Kontrastierung des Subarachnoidalraumes Wurzeltaschendarstellung: Wurzeltaschenamputation Ausdehnung spinaler raumfordernder Prozesse
CT-Myelographie	Darstellung umschriebener Einengungen von Myelon, Wurzeln und kaudalem Duralsack Beziehung Subarachnoidalraum zu knöchernem Spinalkanal Liquordiagnostik

Funktionsstellungen (Flexion/Extension) untersucht werden. Es muss betont werden, dass die Ergebnisse der sehr sensitiven modernen bildgebenden Verfahren stets in Korrelation mit dem klinischen und elektrodiagnostischen Befund interpretiert werden müssen. Für die CT fanden sich in bis zu 40 % und mit der MRT 52 % pathologische Befunde bei Untersuchungen an asymptomatischen Probanden. In 27 % der Untersuchten ohne Kreuzschmerzen und Ischialgien zeigte sich eine Bandscheibenprotrusion (Jensen et al. 1994). Radiologische Befunde der Schnittbilddiagnostik (MRT, CT) korrelieren nur schwach mit dem klinischen Status! Elektrodiagnostische Techniken sind hilfreich in der Objektivierung, Lokalisierung, Bestimmung von Schweregrad, Ausdehnung und Abschätzung der Prognose sowie zur Erfassung subklinischer axonaler radikulärer Läsionen. Die aussagekräftigste Einzeluntersuchung ist die Elektromyographie (Wilbourn und Aminoff 1998).

J 3.1 Zervikale radikuläre Syndrome

J 3.1.1 Akuter zervikaler Bandscheibenprolaps (BSP)

J 3.1.1.1 Klinik

Die Bandscheibenprotrusion bei intaktem Anulus fibrosus sowie der Bandscheibenprolaps (BSP) bei Vorfall des Nucleus pulposus durch den perforierten Faserring sind Folge regressiver Veränderungen des Bandscheibengewebes. Der BSP entwickelt sich wegen des schwachen hinteren Längsbandes stets nach posterior. Die medio-posteriore Ausbreitung führt zur Rückenmarkkompression mit spastischer Paraparese, Hinterstrang-Syndrom und Blasenstörungen, der häufigere postero-laterale BSP verursacht eine isolierte Wurzelkompression. Aufgrund des horizontalen Verlaufs der Nervenwurzeln durch den Subarachnoidalraum erreicht ein lateraler BSP zervikal in der Regel nur eine Wurzel. Fast alle Patienten zeigen eine schmerzhafte eingeschränkte Beweglichkeit der Halswirbelsäule (HWS), paravertebralen Muskelhartspann und bewegungsabhängige Verstärkung des radikulären Schmerzes bei Kopfwendung zur betroffenen Seite und Überstreckung der HWS (Dehnung der Wurzel). Der radikuläre Schmerz tritt akut auf und projiziert in das periphere Dermatom der komprimierten Wurzel. Missempfindungen und Sensibilitätsstörung (Hypalgesie) halten sich an die Dermatomgrenzen: Das motorische Defizit umfasst die Kennmuskeln des Myotoms. Komplette Paresen sind bei monoradikulären Syndromen nicht zu erwarten, da die jeweiligen Kennmuskeln stets von benachbarten Wurzeln mit innerviert werden. Eine Besonderheit der linksseitigen C7-Wurzelkompression sind Schmerzen im Brustbereich (M. pectoralis major), die primär an eine Angina-pectoris-Symptomatik denken lassen.

Mit der MRT und CT gelingt es auch extrem lateral – im Canalis intervertebralis und extraforaminal – gelegene Bandscheibensequester zu erfassen, die sich dem myelographischen Nachweis entziehen (Wilson et al. 1991).

Differentialdiagnostisch ist das C6- und C7-Wurzelkompressionssyndrom vom Karpaltunnelsyndrom (Bizeps-und Trizepsreflex unauffällig, lokale motorische und sensible Leitungsverzögerung des N. medianus am Handgelenk), das C8-Syndrom von der Ulnarisparese (mediale Begrenzung der Sensibilitätsstörung am vierten Finger, nicht im distalen Unterarmdrittel, erniedrigtes sensibles Nervenaktionspotenzial), einer unteren Armplexusläsion bei neurovaskulärem Kompressions-Syndrom der oberen Thoraxapertur (EMG-Befund über das Myotom C 8 hinausgehend, mitunter positives Adson-Manöver) und dem Pancoast-Syndrom (ipsilaterales Horner-Syndrom, Anhidrose im oberen Quadranten) abzugrenzen (Mumenthaler et al. 2007). Bei der neuralgischen Schulteramyotrophie sind die Schmerzen im Gegensatz zur C5- oder C6-Radikulopathie diffus im Schulter-/Oberarmbereich lokalisiert und halten sich nicht an Dermatomgrenzen. Das motorische Defizit steht ganz im Vordergrund, das Verteilungsmuster lässt sich nicht monoradikulär eingrenzen und ähnelt dem einer oberen Armplexusläsion. Sensibilitätsstörungen sind meist nicht vorhanden. Elektromyographisch fehlt in der Regel eine pathologische Spontanaktivität in der Paravertebralmuskulatur.

J 3.1.1.2 Verlauf

Bandscheibenvorfälle der Halswirbelsäule sind im Vergleich zu denen der Lendenwirbelsäule selten. Der Altersgipfel liegt in der vierten und fünften Dekade, Männer überwiegen bei den operativ bestätigten Fällen deutlich im Verhältnis von 2–2,6 : 1 (Scoville et al. 1976, Lunsford et al. 1980a). Häufigste Lokalisationen sind die Bandscheibenfächer HWK 5/6 und HWK 6/7 mit monoradikulärem Syndrom C 6 bzw. C 7. Die Mehrzahl der Fälle manifestiert sich akut mit Nacken-/Schulterblattschmerzen ohne vorausgehendes relevantes Trauma häufig erstmals morgens nach dem Aufwachen. Innerhalb von Stunden bis Tagen folgen typische radikuläre Schmerzen, Paresen und Sensibilitätsstörungen.

Für das zervikale Wurzelkompressionssyndrom existiert nur eine prospektive randomisierte und kontrollierte Studie mit 81 Patienten, die ein Jahr nach der Behandlung (konservativ oder operativ) keinen signifikanten Unterschied der Ergebnisse feststellte (Persson et al. 1997). Eine prospektive Studie zur konservativen Behandlung, durchgeführt von der British Association of Physical Medicine (1966), beschreibt in der Mehrzahl (60 %) Patienten, die keine objektiven radikulären Symptome aufwiesen. In der retrospektiven Studie von Lunsford et al. (1980a) zum operativen Ergebnis hatten hingegen 41 % der Patienten radikuläre Paresen. Ergebnisse zum Spontanverlauf unter konservativer Therapie bei MRT-/CT-bestätigtem BSP fehlen ebenso wie vergleichende Langzeitstudien operative versus konservative Therapie (Fouyas et al. 2010).

Unter konservativer Therapie werden 75 % der Patienten mit radikulärem zervikalem Schmerzsyndrom im Zeitraum von vier Wochen beschwerdefrei oder erheblich gebessert (British Association of Physical Medicine, 1966). In der Serie von Lees und Turner (1963) wurden 22 von 51 Patienten innerhalb weniger Monate beschwerdefrei, weitere 15 hatten geringfügige, intermittierende Symptome, zehn wurden als »mäßig behindert« beschrieben. Nur ein Patient hatte ein schweres Rezidiv der radikulären Symptomatik. Der Beobachtungszeitraum dieser retrospektiven Studie betrug zwei bis 19 Jahre.

Die chirurgischen Behandlungsverfahren bleiben den schweren radikulären Syndromen mit funktionell bedeutsamer Parese oder den über Wochen therapieresistenten radikulären Schmerzsyndromen und mit der betroffenen Wurzel übereinstimmendem MRT-Befund vorbehalten. Die Notwendigkeit eines chirurgischen Vorgehens wird auf 0,3–12 % der Fälle eingeschätzt (Hunt 1980). Es besteht keine Korrelation zwischen den präoperativen anamnestischen Daten (Dauer der Vorgeschichte, Trauma), dem Schweregrad des radikulären Syndroms und dem postoperativen Ergebnis (Gregorius et al. 1976, Lunsford et al. 1980a).

Der mediale zervikale BSP kann als besondere Verlaufsform ein schmerzloses, progredientes Halsmarkkompressions-Syndrom verursachen, das nach Klinik und Verlauf primär intramedullären Erkrankungen wie z. B. der funikulären Spinalerkrankung und der spinalen Form der Multiplen Sklerose ähnlich sein kann. Eine sichere Abgrenzung ist nur mithilfe der MRT und der Liquorimmundiagnostik möglich. Als Sonderform der medialen Halsmarkkompression wurden umschriebene atrophische Paresen einer Hand beobachtet, die auf eine vaskuläre Schädigung von ein bis zwei Vorderhornsegmenten zurückgeführt wurden (Stöhr und Scheglmann 1999).

J 3.1.1.3 Therapeutische Prinzipien

Die Mehrzahl der Patienten spricht gut auf konsequente konservative Therapie an (Lees und Turner 1963, Rothman und Marvel 1975), wobei es hierfür bislang keine aussagekräftigen prospektiven Studien gibt. Die Behandlung zielt im Akutstadium auf die primäre mechanische Wurzeldekompression und auf sekundäre Folgen wie Muskelverspannung und Haltungsfehler ab, wobei insbesondere der Circulus vitiosus Schmerz-Muskelverspannung-Fehlhaltung-Schmerzverstärkung zu durchbrechen ist. Grundprinzipien der Therapie sind Entlastung und eventuell Traktion der HWS, wobei hier die Ergebnisse nicht eindeutig für deren Anwendung sprechen (Gross et al. 2004, Harte et al. 2004), Myotonolyse, Analgesie (Kryotherapie, medikamentös) und nach Abklingen der akuten radikulären Symptomatik muskuläre Stabilisation und Mobilisation der HWS Zur operativen Dekompression der Nervenwurzel sind im Wesentlichen zwei Techniken verbreitet:

- Offene Diskektomie mit interkorporaler Spondylodese in mikrochirurgischer Technik über ventralen Zugang (unterschiedliche Techniken der interkorporalen Spondylodese: Schmieder 2009).
- Dorsolateraler Zugang über eine Foraminotomie (nach Frykholm) mit Sequesterektomie.

Der ventrale Zugang kommt sowohl bei medialen als auch medio-lateralen Bandscheibenvorfällen zur Anwendung, der dorsolaterale Zugang eignet sich insbesondere als selektiver Eingriff beim lateralen intraforaminalen Prolaps.

Nach segmentaler Fusion werden die proximal und distal benachbarten Bewegungssegmente (Bandscheiben) verstärkt belastet. Dies macht bei 25 % der Patienten einen Zweiteingriff innerhalb eines Jahrzehnts notwendig.

Zur Einschätzung der Bedeutung künstlicher Bandscheiben, die allerdings nur bei erhaltener segmentaler Beweglichkeit sinnvoll eingesetzt werden können, kann derzeit noch keine endgültige Stellung bezogen werden, da keine Langzeitergebnisse vorliegen. Eine Überlegenheit der Ergebnisse im Vergleich zu den Fusionstechniken ist nicht zu erkennen. Studien, die die künstliche Bandscheibenchirurgie und konservative Interventionen vergleichen, gibt es nicht (aktuelle Übersicht bei Zechmeister und Winkler 2010).

Sogenannte minimalinvasive OP-Techniken wie perkutane und endoskopische Verfahren konnten bisher beim Fehlen kontrollierter Langzeitergebnisse Vorteile gegenüber den mikrochirurgischen Verfahren nicht belegen.

J 3.1.1.4 Pragmatische Therapie

Da es zur Therapie zervikaler radikulärer Syndrome keine verwertbaren prospektiven randomisierten Studien gibt, entfällt die Kodierung der Evidenzstärke.

Die Indikation zur chirurgischen Dekompression ist bei folgenden Situationen gegeben:

- Akuter medialer BSP mit neurologischen Symptomen der Rückenmarkkompression (absolute Indikation) (A)
- Lateraler BSP mit funktionell bedeutsamer und zunehmender radikulärer Parese (Muskeltestwert 3 und weniger) (A)
- Lateraler BSP mit funktionell bedeutsamer radikulärer Parese (Muskeltestwert 4 und weniger) ohne Rückbildungstendenz im Zeitraum von 3 Wochen und pathologischer Spontanaktivität im EMG (B)
- Therapieresistentes schweres radikuläres Schmerzsyndrom bei korrespondierendem BSP in der MRT oder CT nach frühestens 6–8 Wochen intensiver konservativer Therapie (B)

In der Akutphase:

- Entlastung der HWS durch Vermeiden von schwerem Heben und Tragen sowie übermäßigem Muskeltraining und von Zwangshaltungen. Eine Halskrawatte (Schanz'-Krawattenverband) ist nicht indiziert. Durch längere Tragedauer kommt es zu einer Schwächung der entlastenden Halte- und Stützmuskulatur der HWS.
- Vorsichtige Traktion zur Erweiterung des Zwischenwirbelraums manuell oder apparativ (Prinzip der Glissonschlinge in Rückenlage).
- Wärme- oder Kryotherapie der Paravertebralmuskulatur, Langzeitanwendung über 10–20 Minuten zwei- bis dreimal täglich.
- Medikamenteöse Therapie (**Tab. J 3.3**).
- Muskelrelaxanzien z. B. Tolperison 3 × tgl. 50–100 mg (C).
- Analgetika wie z. B. Paracetamol 500–1 000 mg Supp. 1–0–1.

Tab. J 3.3: Medikamentöse Therapie akuter Wurzelkompressions-Syndrome (gesetzlich geschützte Präparatenamen z. T. in Auswahl)

Wirkung	Substanz	Handelsnamen	Dosierung
Myotonolyse	Tetrazepam Tolperison Tizanidin	Musaril® Mydocalm® Sirdalud®	50–300 mg/die p. o. 100–300 mg/die p. o. 6–12 mg/die p. o.
Analgesie	Paracetamol Flupirtin	ben-u-ron® Katadolon®	2000–3000 mg/die Supp. Tageshöchstdosis 600 mg (6 Kapseln oder 4 Supp.)
Opioid-Analgetika	Tramadol	Tramal® Tramal long®	Einzeldosis: – 1 Amp. (1 ml = 50 mg) i. m. oder s. c. – 20 Gtt (50 mg) – 1 Kps (50 mg) – 1 Supp (100 mg) Tageshöchstdosis 400 mg
	TilidinTilidin	Valoron N retard®	2 x tägl. 100 mg Zeitintervall 12 h
	Morphin ret.	MST® retard	10–400 mg Zeitintervall 8–12 h
Antiphlogistisch (NSAR)	Acetylsalicylsäure	Aspirin®	Einzeldosis 500 mg, Tageshöchstdosis 2 000 mg
Antiphlogistisch (NSAR)	Naproxen	Naproxen Hexal®	500–1 250 mg/die Einzeldosis 1 000 mg (Erwachsene)
	Diclofenac	Voltaren®	1. Tag 150 mg Erhaltungsdosis 50–100 mg/die
	Ibuprofen	Ibutad®	Einzeldosis 400–800 mg Tagesmaximaldosis 2 400 mg
	Piroxicam	Felden®	Initial 40 mg/die für 2 Tage, dann 20 mg/die
	Celecoxib	Celebrex®	200–400 mg/die über maximal 2 Wochen

Kontraindikationen und Nebenwirkungen siehe Kap. M 1.

- Bei Bedarf Opioidanalgetika (B) stets individuell in Abhängigkeit vom Verlauf dosieren; regelmäßige Einnahme nicht länger als 3 Wochen (s. u.).
- Nicht-steroidale Antirheumatika (NSAR), z. B. Ibuprofen 3 × 400–800 mg/die oder Diclofenac 3 × 25–50 mg/die (B).

Eine Behandlungsdauer von 3 Wochen sollte im Regelfall nicht überschritten werden, da bei längerer Einnahme von NSAR mit einer hohen Inzidenz unerwünschter Nebenwirkungen zu rechnen ist (s. Kap. M1). Eine prophylaktische Einnahme von Protonenpumpenhemmern als Magenschutz in einer Tagesdosis von 20–40 mg ist zu empfehlen.
In einigen Studien (Bartelson 2002) wird bei Versagen der klassischen NSAR und bei starken, therapieresistenten Schmerzen der Einsatz von Opioiden, z. B. Tramadol empfohlen (B). Dabei kommen neben der oralen Gabe auch Buprenorphin-Pflaster in Betracht, die für einen begrenzten Zeitraum eingesetzt werden sollten. Opioidanalgetika sollten individuell nach Wirkung dosiert werden (Titration). Langwirksame, retardierte Präparate sind von Vorteil (A).

Nach Abklingen des akuten radikulären Syndroms

- Ausschleichen der medikamentösen Therapie.
- Isometrische Übungsbehandlung zur Stärkung der Paravertebralmuskulatur.
- Krankengymnastische Übungsbehandlung zur Mobilisation der HWS.
- Bezüglich weiterer zur Anwendung kommender physikalisch-medizinischer Maßnahmen wie
- Wärmeapplikation (Fango-Moor-Packungen) und Elektrotherapie, deren Nutzen nicht abzuschätzen oder zweifelhaft ist, wird auf die orthopädische Literatur verwiesen (Krause 1981, Thom 1981, Krämer 1994).

J 3.1.1.5 Unwirksam oder obsolet

Manuelle Therapie ist bei den prolapsbedingten akuten zervikalen Wurzel-Syndromen wegen der Gefahr der Dislokation von Bandscheibenmaterial mit akuter Exazerbation des radikulären Defizits bzw. der Induktion eines medullären Kompressions-Syndroms absolut kontraindiziert. Chiropraktische Maßnahmen beinhalten zudem die Gefahr der A.-vetrebralis-Dissektion (Sturzenegger 1993).

J 3.1.2 Chronische Bandscheibendegeneration und Degeneration der Wirbelgelenke

J 3.1.2.1 Klinik

Mit zunehmendem Lebensalter kommt es zur progredienten Bandscheibenzermürbung mit Auswalzung über die Wirbelkörpergrenzen hinaus, Verschmälerung des Zwischenwirbelraums mit vermehrter Druckbelastung der Wirbelgelenke und Einengung der Foramina intervertebralia und zur

Lockerung im Bewegungssegment. Im weiteren Verlauf entwickeln sich knöcherne Appositionen (Osteophyten) zwischen Bandscheibe und Wirbelkörper (Spondylose) sowie an den Prozessus uncinati. Die Folge ist eine knöcherne Einengung von Spinalkanal und Foramen intervertebrale.
Spondylotische Randzacken und Leisten und Exostosen der Processus uncinati können die Nervenwurzeln im Spinalkanal und Foramen intervertebrale komprimieren. Symptomatisch stehen Nackenschmerzen mit radikulärer Ausstrahlung in die Schulter und den Arm, die durch Kopfbewegung ausgelöst oder verstärkt werden, Druckempfindlichkeit und Hartspann der Paravertebralmuskulatur sowie Einschränkung der Beweglichkeit der HWS im Vordergrund (Zervikal-Syndrom). Schwerwiegende radikuläre Ausfälle werden im Befund vermisst. Die Abgrenzung zu nicht radikulär bedingten (pseudoradikulären) Halswirbelsäulen-Schmerz-Syndromen ist nicht immer möglich. Die Röntgenübersichtsaufnahmen zeigen die Folgezustände der Bandscheibendegeneration (Verschmälerung des Zwischenwirbelraums, Spondylose, Spondylarthrose, Exostosen der Processus uncinati) und dienen dem Ausschluss osteodestruktiver und entzündlicher Prozesse. Computertomographisch lässt sich das Ausmaß der knöchernen Einengung des Spinalkanals und der Foramina intervertebralia durch spondylotische Osteophyten exakt beurteilen.

J 3.1.2.2 Verlauf

Die Prävalenz der zervikalen Spondylose steigt annähernd linear mit dem Lebensalter. Männer sind frühzeitiger und häufiger betroffen, im Alter von 60 Jahren lassen sich bei 98 % der Männer und 91 % der Frauen entsprechende Röntgenbefunde erheben. Begünstigend wirken schwere körperliche Tätigkeiten und vorausgehende Kopf- und HWS-Traumen (Irvine et al. 1965). Die subjektiven Beschwerden korrelieren schlecht mit dem Ausmaß der degenerativen Wirbelsäulenveränderungen. Die Nackenschmerzen setzen schleichend ein und nehmen allmählich zu. Das radikuläre Schmerzsyndrom folgt in der Mehrzahl den Dermatomen C 6 und C 7 Daneben kommt es zu einer Ausstrahlung der Schmerzen in den Okzipitalbereich mitunter bis parietal. Der Altersgipfel chronischer zervikaler Wurzelkompressionssyndrome liegt in der 5. und 6. Dekade, der Verlauf ist chronisch remittierend mit längeren Perioden von Beschwerdefreiheit oder nur leichten Restbeschwerden. Bei ausgedehnten degenerativen Halswirbelsäulenveränderungen benachbarter Bewegungssegmente sind polyradikuläre, bilaterale sensomotorische Ausfälle möglich.
Die spärlichen Angaben zum Spontanverlauf und das Fehlen kontrollierter Studien erschweren die Beurteilung der Prognose der operierten Fälle im Vergleich zu den konservativ behandelten Patienten. In einer prospektiven Studie der British Association of Physical Medicine (1966) zur konservativen Therapie finden sich folgende für den Verlauf ungünstige Faktoren: hohes Lebensalter, Schweregrad der Symptomatik, Anzahl vorausgegangener Schmerzattacken und bilaterale Parästhesien bei der Erstuntersuchung. Retrospektive chirurgische Studien ergaben keine Hinweise auf den Nutzen einer frühzeitigen Operation für den Langzeitverlauf. Aufgrund der vorliegenden Daten ist die Empfehlung einer konservativen Behandlung über Monate, bevor eine operative Intervention erwogen wird, gerechtfertigt (Monro 1984). Die chirurgischen Ergebnisse sind bei der knöchernen, spondylotischen Wurzelkompression mit einer Rate guter Ergebnisse von 50–60 % der Fälle (Husag und Probst 1984) deutlich schlechter im Vergleich zum »weichen« BSP mit bis zu 90 % guter postoperativer Ergebnisse (Murphy et al. 1973).

J 3.1.2.3 Therapeutische Prinzipien (siehe auch Abschnitt J 3.1.1.)

Im Vergleich zum »weichen« BSP sind knöchern bedingte radikuläre Syndrome therapeutisch schwerer zu beeinflussen. Es sind meist wiederholte, langwierige Behandlungsphasen notwendig. Medikamente, die zur Gewöhnung führen oder sedieren, wie Myotonolytika, sollten der Akuttherapie vorbehalten sein. Bei chronischen radikulären Schmerzsyndromen kann zur Behandlung der häufigen Komorbiditäten – Schlafstörung und Depression – der kombinierte Einsatz von Analgetika, trizyklischen Antidepressiva und Kalziumkanalblockern wie Pregabalin = Lyrica® empfohlen werden (Leitlinien der DGN). Pregabalin ist empirisch wirksam. Eine aktuelle Studie zu radikulären lumbalen Schmerzen konnte bei methodischen Mängeln des Studiendesigns eine Überlegenheit gegenüber Placebo jedoch nicht nachweisen (Baron et al. 2010). Für Pregabalin gibt es zunehmend Mitteilungen über seltene Fälle einer Abhängigkeit (Arzneimittelkommission der Deutschen Ärzteschaft 2011). Ruhigstellung der HWS im Stadium der Exazerbation mag im Akutstadium angezeigt sein, es gibt aber keine Daten für den Vorteil einer Behandlung durch Halskrausen. Intensive Haltungsschulung zur Korrektur der Schmerzschonhaltung, Vermeidung maximaler Bewegungsexkursionen für Flexion und insbesondere Extension und ergonomische Arbeitsplatzgestaltung sind präventive Maßnahmen zur Rezidivvermeidung (A). Bei chronischen Nackenbeschwerden sind regelmäßige Übungen zur Kräftigung der Nackenmuskulatur sinnvoll (Kay et al. 2005) (↑, A). Es gibt negative Daten zur Behandlung mit Traktion, keine Daten für Massagen, Radiofrequenztherapie, Thermokoagulation der Facettengelenke, TENS oder Lasertherapie.

Die Indikation zur chirurgischen Intervention sollte äußerst zurückhaltend gestellt werden: Nur ein über Monate therapieresistentes chronisches oder häufig rezidivierendes schweres monoradikuläres Schmerzsyndrom mit zur Klinik korrespondierenden und CT-bestätigter osteophytärer Reaktion stellt eine Operationsindikation dar.
Die Operation der knöchern beengten Nervenwurzel wird in Abhängigkeit von und Ausdehnung der Exostosen entweder von ventral oder von dorsal vorgenommen.

- Mediale spondylotische Neubildungen werden über den ventralen Zugang nach Cloward angegangen.
- Exostosen lateral des Duralsacks im Canalis intervertebralis werden bevorzugt über eine dorsale Mikroforaminotomie (Frykholm-OP) entfernt.

J 3.1.2.4 Pragmatische Therapie

- Akuttherapie mit NSAR wie Ibuprofen oder Diclofenac oder. Paracetamol 500–1 000 mg Supp. 1–0–1/die
- Unterstütztes Bewegen: passiv, aktiv und aktiv gegen Widerstand. Haltungsschulung und Kräftigung der Schulter-Nackenmuskulatur.
- Chirurgische Maßnahmen nur in Ausnahmefällen

J 3.1.2.5 Unwirksam oder obsolet

Manuelle Therapie ist bei ausgeprägten degenerativen HWS-Veränderungen kontraindiziert. Wurzelblockaden mit Lokalanästhetika und tiefe paravertebrale Injektionen sollten wegen des Risikos der subarachnoidalen Injektion mit der Gefahr der hohen spinalen Anästhesie (akute Intubation und temporäre Beatmung notwendig) nicht durchgeführt werden, zumal der Stellenwert bisher nicht eindeutig geklärt ist (Nelemans et al. 2000, Samanta und Samanta 2004).

J 3.2 Lumbale und sakrale radikuläre Syndrome

J 3.2.1 Lumbaler Bandscheibenprolaps (BSP)

J 3.2.1.1 Klinik

Lumbale Rückenschmerzen sind ein extrem häufiges Symptom. Wichtig ist die Abgrenzung der unspezifischen von den spezifischen und häufig radikulär ausstrahlenden Kreuzschmerzen. Monoradikuläre Wurzelkompressionssyndrome sind häufig Folge eines BSP oder knöcherner degenerativer Veränderungen (Spondylarthrose, Spondylolisthese, Hypertrophie der Wirbelbogengelenke und der Ligamenta flava). Seltener ursächlich sind neben intraspinalen Tumoren (Neurinom, Meningeom, Gliom, Ependymom) Karzinom-, Sarkom- und Lymphommetastasen und die Meningeosis carcinomatosa, wobei diese raumfordernden Läsionen oft ein polyradikulitisches Bild zeigen. Ähnliches gilt für entzündliche Prozesse wie die Spondylodiszitis, die saisonal gehäuft in den Sommermonaten vorkommende Meningoradikulitis bei Neuroborreliose im Stadium II (Bannwarth-Syndrom) und die Herpes-zoster-Radikulitis mit entzündlichem Liquor-Syndrom. Autoimmune oder diabetische Polyradikulopathien und die sehr seltene idiopathische lumbosakrale Plexusneuropathie können ebenfalls einem polyradikulären Kompressionssyndrom ähneln, wobei ein akutes lumbales Syndrom dabei häufig fehlt (Ursachen in **Tab. J 3.4**).

Bandscheibenprotrusion und Bandscheibenprolaps, die zu Ischialgie und radikulärem Kompressions-Syndrom führen, gehen mit Abstand am häufigsten von den Zwischenwirbelräumen LWK 4/5 und LWK 5/SWK 1 aus. Diese beiden Etagen sind für bis zu 98 % der monoradikulären Kompressions-Syndrome der Lendenwirbelsäule verantwortlich (Krämer 1994). Wesentlich seltener kommt ein BSP im Zwischenwirbelraum LWK 3/4 vor. Die übrigen lumbalen Etagen sind nur ausnahmsweise betroffen.
Ein mediolateraler Bandscheibenprolaps im Zwischenwirbelraum LWK 4/5 führt typischerweise zu einem monoradikulären Syndrom L 5, die in dieser Höhe medial vorbeiziehende Wurzel S 1 wird durch einen mediolateralen BSP in der Etage LWK5/SWK 1 erreicht. Ein lateral gelegener und nach rostral reichender Bandscheibenprolaps aus dem Bandscheibenfach LWK 4/5 kann aber auch zur Kompression der Nervenwurzel L 4 führen. Vergleichsweise häufig kann ein BSP eines Zwischenwirbelraums im Lumbalbereich bei mediolateraler Ausdehnung mehr als eine Wurzel tangieren, im Zwischenwirbelraum LWK 4/5 beispielsweise die Wurzeln L 5 und S 1. Bei den seltenen streng medialen Vorfällen sind polyradikuläre lumbosakrale Läsionen in variabler Kombination bis hin zur Kompression der Cauda equina möglich.
Das klinische Bild des prolapsbedingten Wurzelkompressionssyndroms ist geprägt durch Kreuzschmerzen mit druckschmerzhafter, verspannter paravertebraler Muskulatur, Bewegungseinschränkung und Schmerzschonhaltung der LWS (Lumbal-Syndrom) und durch radikuläre, in das ipsilaterale Bein ausstrahlende Parästhesien oder Schmerzen: Ischialgie bei Wurzelkompressionssyndrom (WKS) L 4–S 1 und Femoralgie bei WKS L 2–L 4. Schließlich entwickeln sich Sensibilitätsstörungen, Paresen und Reflexabschwächung oder -ausfall mit segmentalem Ausfallmuster. Manöver, die zu einer Dehnung der Nervenwurzel (Zeichen nach Lasègue und Bragard für L 4–S 1 und »umgekehrter« Lasègue für L 2–L 4) oder zur Erhöhung des intraspinalen Druckes führen (Husten, Niesen, Pressen), scheinen bei insgesamt reinem Schmerzsyndrom noch den besten Aussagewert bzgl. einer Wurzelbeteiligung zu besitzen (van der Windt et al. 2010). Lumbale Bandscheibenvorfälle mit Lokalisation in oder außerhalb des Foramen intervertebrale (intraforaminale/extrem laterale Vorfälle) weisen – bei einer Häufigkeit von 3–10 % gegenüber der Standardsituation – einige Besonderheiten auf: Betroffen ist die ein Segment höher vom Duralsack abgehende Wurzel, in der Etage LWK 4/5 beispielsweise die Wurzel L 4, die auf Höhe des Bandscheibenfaches den Spinalkanal verlässt. Die Mehrzahl der extrem lateralen Bandscheibenvorfälle finden sich in den Zwischenwirbelräumen LWK 3/4 (24 %) und LWK 4/5 (60 %). Der Nachweis gelingt mit der CT und MRT (Stoeter et al. 1982).
Als besondere klinische Variante eines medialen lumbalen Bandscheibenvorfalles, bevorzugt aus dem Zwischenwirbelraum LWK 4/5, ist das Kaudasyndrom zu nennen: Hierbei kommt es zur akuten Kompression der unteren lumbalen und der sakralen Wurzeln mit beidseitiger Ischialgie. Das Vollbild ist geprägt durch bilaterale Fußsenkerparese, beidseitigen Verlust des Triceps-surae-Reflexes, Sensibilitätsminderung in den sakralen Segmenten (Reithosenanästhesie) sowie eine Schwäche der Sphinktermuskulatur von Blase und Mastdarm. Das Cauda-equina-Syndrom ist ein neurochirurgischer Notfall. Eine besondere Verlaufsform der akuten prolapsbedingten Wurzelkompression ist der sog. Wurzeltod: Bei rascher Rückbildung des radikulären Schmerzes kommt es zeitgleich zu einem progredienten Ausfall der sensomotorischen Wurzelfunktionen.

Tab. J 3.4: Symptomatik und Befunde bei mediolateralem lumbalem Bandscheibenvorfall (»Standardsituation«)

Bandscheibe Häufigkeit	Wurzel	Schmerzverteilung	Sensibilitätsstörung (Dermatom)	Parese (Kennmuskeln)	Funktion	Reflex
LWK 2/3 selten	L3	Vorderaußenseite Oberschenkel	Vorderseite Oberschenkel	M. adductor longus M. quadriceps femoris	Adduktion im Hüftgelenk Streckung im Kniegelenk	Quadriceps femoris Reflex (PSR) ↓/–
LWK 3/4 2–5 %	L4	Unterschenkelinnenseite	Schienbeininnenseite bis medialer Fußrand	M. quadriceps femoris (vastus medialis)	Streckung im Kniegelenk	Quadriceps femoris Reflex (PSR) ↓
LWK 4/5 40–45 %	L5	Gesäß, Oberschenkelhinteraußenseite Unterschenkelaußenseite medialer Fuß	Wadenaußenseite medialer Fuß Großzehe	M. extensor hallucis longus M. tibialis posterior M. tibialis anterior M. glutaeus medius	Großzehenhebung Fußsupination Fußhebung Hüftabduktion	Tibialis-posterior-Reflex (TPR) ↓/–
LWK 5/ SWK 1 45–50 %	S1	Ober- und Unterschenkelrückseite Fußaußenseite	Wadenrückseite lateraler Fußrand Oberschenkelrückseite	Mm. peronaei M. triceps surae M. glutaeus maximus	Fußpronation Fußsenkung Hüftstreckung	Triceps surae-Reflex (ASR) ↓/–

↓: abgeschwächt, ↓/–: abgeschwächt oder erloschen

Bildgebende Methoden der Wahl bei Verdacht auf lumbalen Bandscheibenvorfall sind MRT und CT (Albeck et al. 1995). Diese sollten aufgrund der häufig selbstlimitierenden Beschwerdesymptomatik primär nur dann eingesetzt werden, wenn Hinweise auf Frakturen (Osteoporose), Tumore (B-Symptomatik), Entzündungen (Fieber, CRP, BSG) oder progrediente Paresen bzw. Hinweise auf ein Conus-Syndrom (Miktionsstörungen, s. o.) vorliegen (Pfirrmann et al. 1999, Van Tulder et al. 2006). Ansonsten ist ein MRT erst bei Beschwerdepersistenz für mehr als 6 Wochen angezeigt. Wichtig ist der häufige Nachweis von BSP auch bei beschwerdefreien Personen, sodass mit dem Nachweis eines BSP bei reinen Rückenschmerzen nicht zwangsläufig die Ursache vorliegen muss. Mittels MRT nativ und nach Kontrastmittelgabe (Gadolinium DTPA, T1-betonte Sequenz) kann auch eine halbwegs verlässliche post- operative Differenzierung von Narben- und Band- scheibengewebe erfolgen (Hueftle et al. 1988). Elektrodiagnostische Techniken (EMG, NLG, SEP, F-Welle, H-Reflex) sind hilfreich in der Objektivierung, Bestimmung von Läsionstyp, Schweregrad und Ausdehnung und Abschätzung der Prognose einer lumbosakralen radikulären Läsion Stöhr et al. 1996). Die aussagekräftigste Einzeluntersuchung ist die Nadelmyographie (Aminoff et al. 1985). Bei häufig bevorzugter Läsion des Ramus dorsalis lässt sich pathologische Spontanaktivität (Fibrillationspotenziale und positive scharfe Wellen) vor allem in der paraspinalen Muskulatur nachweisen (Parry 1993), in der Regel einige Tage bevor sie in der Kennmuskulatur am Bein nachweisbar ist.

J 3.2.1.2 Verlauf

Etwa zwei Drittel aller bandscheibenbedingten Folgeerkrankungen betreffen die Lendenwirbelsäule, die Mehrzahl wird im jüngeren und mittleren Erwachsenenalter klinisch manifest. Der Altersgipfel liegt in der 4. und 5. Dekade. Männer sind etwas häufiger und früher als Frauen betroffen (Krämer 1994). Der BSP wird klinisch in der Regel ohne vorheriges Trauma manifest. Nicht selten lassen sich berufliche und sportliche Tätigkeiten, die mit Bücken, Drehbewegungen und Heben von Lasten einhergehen als »letzter« Auslöser eruieren. Kongenitale Anomalien der LWS prädisponieren wegen statischer Fehlbelastung zu frühzeitiger Bandscheibendegeneration und damit zum BSP. Die wichtigsten sind die Spina bifida, Assimilationsstörungen (Sakralisation des 5. LWK, Lumbalisation des 1. SWK), Spondylolyse und Spondylolisthesis.

Der Spontanverlauf der prolapsbedingten Lumboischialgie ist im Allgemeinen günstig und selbstlimitierend. Funktionalität mit Arbeitsfähigkeit erreichen 90 % der Patienten nach etwa 6 Wochen, eine komplette Schmerzfreiheit wird aber nur bei 40–60 % erreicht (Hestbaek et al. 2003). Selbst bei computertomographisch nachgewiesenem BSP mit radikulärem Defizit und elektromyographisch objektivierter Wurzelläsion sind die Ergebnisse intensiver physikalischer Rehabilitationsprogramme mit 90 % guten oder exzellenten Ergebnissen mit Wiederherstellung der Arbeitsfähigkeit sehr gut (Saal und Saal 1989).

Serielle MRT-Untersuchungen konnten zeigen, dass bei knapp zwei Drittel der Fälle die Größe des Vorfalles innerhalb eines Jahres abnahm, bei einem Drittel um mehr als 20 % (Matsubara et al. 1995). Günstige Verlaufsprädiktoren sind weiter Spinalkanal und eine Prolapsgröße, die ein Drittel der Weite des Spinalkanales nicht übersteigt (Krämer 1995).

Der Langzeiterfolg einer Behandlung ist nicht nur von der gewählten Therapie, sondern auch von psycho-sozialen Faktoren abhängig. So verschlechtern einerseits eine unbefriedigende berufliche Situation, andererseits ein Krankheitsgewinn in Form finanzieller Zuwendungen die Langzeitprognose und verzögern die Wiederaufnahme der Arbeit (Atlas et al. 2000).

J 3.2.1.3 Therapeutische Prinzipien

Die Therapie des lumbalen Bandscheibenvorfalles, konservativ und operativ, hat im Akutstadium die Entlastung (Dekompression) der unter Druck stehenden Nervenwurzel zum Ziel.
Es liegen mittlerweile eine Reihe vergleichender Studien zwischen operativen und konservativen Behandlungsverfahren bei lumbalen/sakralen bandscheibenbedingten Radikulopathien vor. Die erste randomisierte, prospektive Studie berichtete über eine vorübergehende Überlegenheit der operativen Verfahren, die sich aber nach 4–10 Jahren nicht mehr fand (Weber 1983). In neueren Studien werden ganz ähnliche Beobachtungen berichtet. So sind die Zahlen für Nachoperationen, Behinderung und Symptomreduktion nach 10 Jahren identisch (Atlas et al. 2005), und nach 2 Jahren gibt es sowohl bei den operierten als auch den nicht operierten Patienten Verbesserungen (Osterman et al. 2006, Weinstein et al. 2006) (↑). Bei Weinstein et al. bestand ein Trend bezüglich der Schmerzbesserung der operierten Patienten. In einer weiteren vergleichenden Studie von Peul et al. (2007) mit 283 Patienten kam es initial zu einer signifikant schnelleren Schmerzbesserung bei den operierten Patienten, wobei nach einem Jahr die Erholung in beiden Gruppen bei 95 % lag und auch keine Unterschiede bei der verbliebenen Behinderung vorlagen, sodass letztlich der einzig nachvollziehbare Unterschied zwischen den beiden Methoden die schnellere Schmerzreduktion durch die Operation ist (↑). Ein generelles Problem dieser Studien liegt jedoch in der hohen Zahl der sekundär operierten Patienten, was viele Ergebnisse schwierig zu interpretieren macht.

Auch wenn eine schnellere Verbesserung der akuten Schmerzsymptomatik durch operative Eingriffe erzielt werden kann, so schneiden konservative Maßnahmen im Langzeiterfolg ähnlich gut ab wie die Operation (Hahne et al. 2010). Konservative Behandlungsprinzipien umfassen entlastende Lagerung, Physiotherapie, Myotonolyse und Analgesie durch physikalische Maßnahmen und medikamentöse Therapie. Verschiedene systematische Reviews haben sich in den letzten Jahren damit beschäftigt, die zahllosen kleineren Studien der verschiedenen konservativen Methoden bei lumbalen Rückenschmerzen mit oder ohne Radikulopathie zu graduieren. Relativ sicher ist, dass Bettruhe beim akuten Rückenschmerz nicht zu empfehlen ist, wobei es keine Evidenz gibt, die einen Unterschied für normale Tagestätigkeit, gezielte Übungen oder Physiotherapie nahe legt (Dahm et al. 2010) (↑, A). Bei zusätzlicher Radikulopathie scheint der Aktivitätsgrad kaum Einfluss auf die Erholung zu nehmen, sodass auch hier keine längere Bettruhe zu empfehlen ist. Die Rückenmuskulatur stärkende Verfahren sollten in der Akutphase nicht zum Einsatz kommen sind aber bei chronischen Schmerzen sinnvoll (Heymans et al. 2004) (↑, A). Therapeutisch sollte eine Überlastung z. B. durch schweres Heben und Tragen vermieden werden. Vorteilhaft ist dabei ein häufiger Stellungswechsel, Wechsel zwischen Sitzen, Gehen und Stehen sowie das Vermeiden von Zwangshaltungen.
Kurzzeitig Verbesserungen der akuten Schmerzen können durch Myotonolyse (Van Tulder et al. 2005) und Wärme (French et al. 2006) (↔, C) erzielt werden, wobei sich in einer ersten kontrollierten Studie kein Hinweis für eine Wirksamkeit von Diazepam in der Behandlung von radikulären Schmerzen bei Patienten mit lumbalen Bandscheibenvorfällen ergab (Brötz et al. 2010). Bei dem Gebrauch von Myotonolytika muss zusätzlich das Nebenwirkungsprofil beachtet werden. Bei akuten Rückenschmerzen sind NSAR hilfreich, wobei bisher kein Unterschied zwischen den Präparaten festgestellt werden konnte (Roelofs et al. 2008) (↑, A). Ebenfalls hilfreich für die medikamentöse Behandlung eines subakuten bis chronischen Rückenschmerzes sind nach einer Metaanalyse aus insgesamt 17 randomisierten, kontrollierten Studien mit nur mäßiger Qualität (NSAR [n = 4], trizyklische Antidepressiva [n = 5] und Opioide [n = 8]) NSAR und Opioide, nicht aber Antidepressiva (Kuijpers T et al. 2011). Dies widerspricht der bisherigen Empfehlung zum Einsatz von Trizyklika und SSNRIs bei chronischen nicht-spezifischen Rückenschmerzen (www.backpaineurope.org/web/files/WG2_Guidelines.pdf). Insgesamt ist aber sicherlich nicht an der Berechtigung der trizyklischen Antidepressiva bei der Behandlung des chronischen Rückenschmerzes zu zweifeln (A). SSRI sind ohne nachweisbaren Effekt bei chronischen Rückenschmerzen (Staiger et al. 2003). Die bei chronischen Rückenschmerzen nicht seltenen komorbiden Depressionen können den Einsatz von Trizyklika in antidepressiver Dosis notwendig machen.
Für Verfahren wie Traktio , Einlagen, Massage, Akupunktur (Haake et al. 2007), Korsette oder TENS liegen zurzeit keine eindeutig nachweisbaren Effekte aus kontrollierten Studien vor. Bei der chiropraktischen Behandlung müssen — trotz deren Nutzen in Einzelfällen — zudem die Gefahren der Auslösung eines Massenprolaps berücksichtigt werden.
Die Studienlage für die von Orthopäden und Anästhesisten häufig angewandten, sogenannten minimalinvasiven Verfahren, wie periradikuläre Injektionen, Facettengelenkblockaden, Radiofrequenztherapie oder Thermokoagulation der Facettengelenke und spinale Kathetertechniken (z. B. nach Racz) ist weiterhin unzureichend, um deren Nutzen eindeutig zu beurteilen. Die Studien zur epiduralen Steroidinjektion ergeben ebenfalls ein uneinheitliches Bild. Es sind relativ wenig Komplikationen berichtet worden (Samanta und Samanta 2004, Nelemans et al. 2005), wobei die Besserungen häufig nur kurzfristig sind (Armon et al. 2007) (↔, C). Diese Verfahren sollten bei Patienten erwogen werden, deren Schmerzen therapieresistent sind, d. h. länger als 3 Monate andauern, die eindeutig radikulär zuzuordnende Symptome haben und noch nicht chronifiziert (länger als 6 Monate andauernd) sind (Samanta und Samanta 2004) (B).
Nach Abklingen des akuten radikulären Syndroms liegt der Schwerpunkt auf Krankengymnastik zur aktiven Stabilisation der LWS und Haltungsschulung (Rückenschule; Krämer 1994). Dabei kommen heute zunehmend Intensivprogramme zur Anwendung die auch Krafttrainingseinheiten beinhalten. Entspannungstechniken (z. B. Autogenes Training, Yoga, Feldenkrais) helfen Muskelverspannungen

abzubauen. Die Gestaltung des Arbeitsplatzes und des häuslichen Bereiches nach ergonomischen Gesichtspunkten (hohe, harte Stühle, steile Autositze), Reduktion des Körpergewichtes und intensive Haltungsschulung mit Vermeidung gefährlicher Bewegungsabläufe (Heben von Lasten mit ausgestreckten Armen, z. B. Ausladen des Kofferraumes) dienen der Rezidivprophylaxe und der Erhaltung des therapeutischen Ergebnisses.

Männer werden wesentlich häufiger am lumbalen BSP operiert als Frauen (Geschlechtsverhältnis etwa 2 : 1; Davis 1994). Die mikrochirurgische Technik und die konventionellen Techniken sind bzgl. des Operationsergebnisses vergleichbar (Porchet et al. 2009, Katayama et al. 2006, Lagarrigue et al. 1994). Die Ergebnisse liegen in der Größenordnung von 80–98 % befriedigender Resultate (Gibson et al. 2004). Ein kleiner Zugang mit atraumatischem Vorgehen und damit verbunden ein geringer Blutverlust sind die Vorteile der mikrochirurgischen Operationstechnik (Porchet et al. 2009). Die Inzidenz notwendiger Reoperationen infolge eines Rezidivs in der operierten Höhe liegt in vergleichbarer Höhe (1,4–8,0 %). Perioperative Komplikationen (Zunahme des neurologischen Defizits, Wundinfektionen, Lungenembolie, Liquorunterdrucksyndrom) scheinen nach mikrochirurgischer tendenziell Technik seltener aufzutreten. Mit einer postoperativen Diszitis ist bei beiden Verfahren in einer Größenordnung von 0–2,3 % zu rechnen (Oppel et al. 1977). Die Ergebnisse der Bandscheibenchirurgie sind in erster Linie von der sorgfältigen Auswahl (Indikationsstellung) geeigneter Patienten abhängig und erst in zweiter Linie von den chirurgischen Verfahren. Nur bei unzweideutig radikulärem Syndrom mit enger Korrelation zur Bildgebung werden die oben angeführten hohen Erfolgsziffern erreicht (Frymoyer 1988). Seltene, aber gravierende neurologische Komplikationen der operativen Eingriffe sind akute Myelitis transversa, Cauda-equina-Syndrom, subarachnoidale und subdurale Blutung bei intrathekaler Injektion, Paraplegie, epiduraler Abszess und Diszitis.
Für die sogenannten minimalinvasiven Techniken wie die perkutane Diskektomie (Synonyme: perkutane Nukleotomie mit Diskuskopie; arthroskopische Mikrodiskektomie; perkutane endoskopische Diskektomie), bei der entweder mit endoskopischem Instrumentarium über einen posterolateralen Zugang der Prolaps entfernt wird oder der Nukleus punktiert und durch mechanisches Abtragen, Aspirieren oder Laserenergie eine intradiskale Dekompression angestrebt wird, gibt es derzeit keine konklusiven Daten. Alle diese minimalinvasiven Methoden müssen sich am therapeutischen »Goldstandard« der mikrochirurgischen offenen Diskektomie messen. Ähnliches gilt auch für die automatisierte perkutane lumbale Diskektomie (APLD).

J 3.2.1.4 Pragmatische Therapie

Die Indikation zur offenen mikrochirurgischen Operation ist bei folgenden Befundkonstellationen zu stellen:

- *absolute Indikation*: Medialer BSP mit Kaudasyndrom, Blasen- und Mastdarmstörungen oder polyradikulärem, sensomotorischem Ausfallmuster;
- *absolute Indikation*: Lateraler BSP mit mono- oder biradikulärer Läsion und funktionell bedeutsamer oder progredienter Parese (Muskeltestwert 3 und weniger (A);
- *relative Indikation*: Therapieresistentes monoradikuläres Syndrom mit konservativ ungenügend beeinflussbarer Ischialgie bei computer- oder kernspintomographisch gesichertem BSP in korrespondierender Etage, wobei eine intensive konservative Therapie von mindestens 6 Wochen erfolgen sollte (A).

Konservative Therapie in der Akutphase

- Entlastung: Vermeiden von Extrempositionen, schwerem Heben und Tragen, häufiger Positionswechsel, keine Bettruhe(A)
- Bewegungstherapie mit überwiegend entlastender und muskelrelaxierender Behandlung(B)
- Analgesie:
  Thermotherapie nach individueller Verträglichkeit;
  Thermotherapie (Fango, heiße Rolle, Paraffin) über 30 Minuten, zweimal täglich;
- Medikamente (**s. Tab. J 3.3**)
  Analgetika, z. B. Paracetamol 500–1 000 mg Supp 1–0–1/die oder Tramadol (Tramadol Generika) Kps. bis dreimal 1/die Dosierung in Abhängigkeit vom Verlauf, Einnahme nicht länger als zwei Wochen;
- Nicht-steroidale Antirheumatika (NSAR), z. B. Diclofenac 3 × 25–3 × 50 mg/die; Ibuprofen bis 3 × 600 mg/d
- Bei Versagen höherpotenter Analgetika (Tramadol retardiert bis 2 × 200 mg), in seltenen Fällen auch andere Opioide (Buprenorphin- oder Fentanyl-Pflaster), die zunächst für einen begrenzten Zeitraum und unter Berücksichtigung der Nebenwirkungen eingesetzt werden sollten.

Nach Abklingen des akuten radikulären Syndroms

- Absetzen der medikamentösen Therapie; notfalls Weiterführung in möglichst niedriger Dosis und mittels Retard-Präparaten
- Aktive Übungsbehandlung zur Stabilisierung der LWS;
- Kräftigung der Rücken- und Bauchmuskulatur mit isometrischen und isotonischen Techniken;
- Haltungsschulung

Die konservative Behandlung kann im akuten Schmerzstadium stationär durchgeführt werden, eine möglichst frühzeitige ambulante Weiterbehandlung mit zunehmend aktivem Vorgehen, angepasst an den individuellen Verlauf, ist anzustreben. Für die weitere Versorgung operierter Patienten empfiehlt sich ein gezieltes Training ca. 4–6 Wochen nach der Operation (Ostelo et al. 2010). Die Intensität des Trainings scheint dabei mit der Verbesserung zu korrelieren, wobei es jedoch egal zu sein scheint, ob die Übungen unter Anleitung oder zuhause durchgeführt werden. Eine erhöhte Reoperationsrate konnte dabei bisher nicht festgestellt werden.

Perkutane Therapieverfahren

Die Indikationen für die verschiedenen Verfahren sind ähnlich: nicht progredientes, konservativ therapieresistentes, leichtes monoradikuläres Syndrom bei nachgewiesener (CT, MRT) Bandscheibenprotrusion oder gedecktem kleinen Prolaps, der weniger als 1/3 des Spinalkanales ausfüllt. *Kontraindiziert* sind perkutane Verfahren bei Bandscheiben-Patienten mit schweren und/oder progredienten neurologischen Ausfällen, Cauda-equina-Syndrom, Massenvorfällen, Diskushernien mit freiem Sequester, Spondylodiszitis und Voroperation in gleicher Höhe. Ungünstig sind die Ergebnisse bei zusätzlicher spinaler Pathologie im Sinne einer knöchernen Lumbalstenose oder einer Stenose des Rezessus lateralis.

Präventive Maßnahmen

- Selbständiges Üben der erlernten Techniken zur Haltungsschulung und Kräftigung der Muskulatur zu Hause (Rückenschule; Krämer 1994);
- Umsetzung der erlernten Verhaltensweisen im Alltag;
- Vermeidung von Sportarten, die mit einer hohen Druckbelastung und exzessiver Flexion, Extension und Rotation der LWS einhergehen. Ungünstige Sportarten sind Brustschwimmen, Alpinskilauf, Tennis, Squash, Golf, Fußball, Rudern, Marathon, Gewichtheben, Kunstturnen, Hockey, Kegeln, Bowling, Ringen. Zu empfehlende Sportarten dagegen sind Rückenschwimmen, Skilanglauf, Volleyball, Reiten, Radfahren, Fitnesstraining, Joggen, Walking, Bergwandern.

J 3.2.1.5 Unwirksam oder obsolet

Manuelle Therapie ist beim akuten radikulären Syndrom infolge eines BSP absolut kontraindiziert. Injektionsbehandlungen, insbesondere epidurale Wurzelblockaden, sollten wegen der Gefahr der subarachnoidalen Injektion mit Spinalanästhesie und radikulärer Läsionen höchstens von in diesen Techniken Erfahrenen durchgeführt werden. Zur Vermeidung eines epiduralen Abszesses ist auf Sterilität zu achten. Nach wiederholter intraglutäaler Injektion mit Kombinationspräparaten, die Steroide und Antiphlogistika enthalten, sind immer wieder muskuläre Narbenbildung und Atrophie des subkutanen Fettgewebes mit unschönem kosmetischen Defekt zu beobachten, so dass diese Therapie nicht empfohlen werden kann.
Weiterhin haben sich bei akuten Rückenschmerzen Akupunktur (van Tulder 2000) und lokale Botulinumtoxin-Injektionen in die paravertebrale Muskulatur als nicht wirksam erwiesen bzw. deren Therapie-Effekte sind bisher nicht belegt.

J 3.2.2 Radikuläre Syndrome anderer Ursache

Wegen der Häufigkeit bandscheibenbedingter radikulärer Syndrome werden andere mögliche Ursachen häufig verkannt, wobei der Nachweis degenerativer LWS-Veränderungen durch bildgebende Verfahren solchen Fehldiagnosen Vorschub leistet.
Die wichtigste Maßnahme zur Vermeidung von Fehldiagnosen ist eine gründliche Schmerzanalyse. So sind vorwiegend nächtliche Schmerzen verdächtig auf eine Neuroborreliose, eine Beinplexusneuritis oder eine diabetische Plexo-Radikulopathie. Subakut beginnende und in der Folgezeit allmählich progrediente Schmerzen sind typisch für Radikulopathien infolge Kompression bzw. Infiltration durch gutartige und bösartige Tumoren, die selbst bei positiver Tumoranamnese häufig lange Zeit verkannt werden (Beltinger et al. 1989). Die ausschließlich in aufrechter Haltung einsetzenden radikulären Symptome bei engem lumbalem Spinalkanal (neurogene Claudicatio spinalis) sowie bei Spondylolisthesis und Spondylodiszitis sind in Kapitel I 15 dargestellt. Seltenere Ursachen radikulärer Syndrome sowie Besonderheiten von deren Symptomatik sind in **Tab. J 3.4** zusammengefasst.

J 3.3 Literatur

Albeck M, Hilden J, Kjae L, Holtas S, Praestholm , Henriksen O, Gjerris F. Controlled comparison of myelography, computed romography, and magnetic resonance imaging in clinically suspected lumbar disc herniation. Spine 1995a;4:443–448.

Alphen HM van, Braakman R, Bezemer FD, Broere G, Berfelo MW. Chemonucleolysis versus discec-tomy: a randomized multicenter trial. J Neurosurg 1989;70:869–875.

Aminoff MJ. The clinical role of somatosensory evoked potential studies: a critical appraisal. Muscle Nerve 1984;7:345–354.

Aminoff MJ, Goodin DS, Parry G], Barbaro NM, Weinstein PR, Rosenblum ML. Electrophysiologic evaluation of lumbosacral radiculopathies: elektromyographie, late responses and somatosensory evoked potentials. Neurology 1985;35:1514–1518

Armon C, Argoff CE, Samuels J, Backonja MM; Therapeutics and Technology Assessment Subcommittee of the American Academy of Neurology. Assessment: use of epidural steroid injections to treat radicular lumbosacral pain: report of the Therapeutics and Technology Assessment Subcommittee of the American Academy of Neurology. Neurology 2007;68:723–729.

Arzneimittelkommission der Deutschen Ärzteschaft. Abhängigkeitspotential von Pregabalin (Lyrica®) Deutsches Ärzteblatt 2011;108:B143.

Assendelft WJ, Morton SC, Yu EL, Suttorp MJ, Shekelle PG Spinal manipulation therapy for low back pain. Cochrane Database Syst Rev 2004; CD000447.

Atlas SJ, Chang Y, Kammann E, Keller RB, Deyo RA, Singer DE. Long-Term disability and return to work among patients who have a herniated lumbar disc: the effect of disability compensation. J Bone Joint Surg 2000;82:4–9.

Atlas SJ, Keller RB, Wu YA, Deyo RA, Singer DE. Long-term outcomes of surgical and nonsurgical management of sciatica secondary to a lumbar disc herniation: 10 years results from the Maine lumbar spine study. Spine 2005;30:927–935.

Baron R, Freynhagen R, Tölle TR, Cloutier Ch, Leon T, Murphy TK, Phillips K. The efficacy and safety of Pregabalin in the treatment of neuropathic pain associated with chronic lumbosacral radiculopathy. Pain 2010; ü150:420–427.

Bartleson JD. Evidence for and against the use of opioid analgetics for chronic non-malignant low back pain: a review. Pain Med 2002;3:260–271.

Bastron JA, Thomas JE. Diabetic polyradiculopathy clinical and elektromyographic findings in 105 patients. Mayo Clinic Proc 1981;56:725–732.

Beltinger AB, Riffel B, Stöhr M. Fehldiagnose »Lumboischialgie« bei Tumoren im Bereich lumbosakraler Wurzeln oder des Plexus lumbosacralis. Nervenarzt 1989;60:559–564.

Brötz D, Maschke E, Burkard S, Engel C, Münz C, Ernemann U, Wick W, Weller M. Is there a role for benzodiazepines in the management of lumbar disc prolapse with acute sciatica? Pain 2010;149:470–475.

Chatterjee S, Foy PM, Findlay GF. Report of a controlled clinical trial comparing automated percutaneous lumbar discectomy and microdiscectomy in the treatment of contained lumbar disc herniation. Spine 1995;6:734–738.

Cherkin DC, Deyo AR, Battie M, Street J. A comparison on physical therapy, chiropractic manipulation, and provision of an educational booklet for the treatment of patients with low back pain. N Engl J Med 1998;339:1021–1029.

Cloward RB. The anterior approach for removal of ruptured cervical disc. J Neurosurg 1958;15:602–614.

Cloward RB. Lesions of the intervertebral disks and their treatment by interbody fusion methods. Clin Orthop 1963;27:51–77.

Cyteval C, Thomas E, Decoux E, Sarrabere MP, Cottin A, Blotman R, Taourel P. Cervical radiculopathy: open study on percutaneous periradicular foraminal steroid infiltration performed under CT control in patients. AJNR 2004;25:254–355.

Davis RA. A long-term outcome analysis of 984 surgically treated herniated lumbar discs. J Neurosurg 1994;80: 415–421.

Dahm KT, Brurberg KG, Jamtvedt G, Hagen KB. Advice to rest in bed versus advice to stay active for acute low-back pain and sciatica. Cochrane Database Syst Rev 2010 Jun 16;6:CD007612.

Ernst E. Massage therapy for low back pain: a systematic review. J Pain Sympt Management 1999;17:65–69.

Fouyas JP; Sandercock PAG; Statham PFX, Nikolaidis I, How beneficial is surgery for cervical radiculopathy and myelopathy. BMJ 2010;341:3108.

French SD, Cameron M, Walker BF, Reggars JW, Esterman AJ. Superficial heat or cold for low back pain. Cochrane Database Syst Rev 2006;CD004750.

Frymoyer JW. Back pain and sciatica. N Engl J Med 1988; 318:291–300.

Gibson JNA, Grant IC, Waddell G. Surgery for lumber disc prolapse (Review). In: The Cochrance Library, Issue 1. Chichester: John Wiley & Sons; 2004.

Gregorius FK, Estrin T, Crandall PH. Cervical spondylotic radiculopathy and myelopathy. A long-term follow up study. Arch Neurol 1976;33:618–625.

Gross AR, Hong JL, Haines TA, Goldsmith CH, Kay T, Aker P, Braig G. A Cochrane review of manipulation and mobilization for mechanical neck disorders. Spine 2004; 29:1541–1548.

Haake M, Möller HH, Schade-Brittinger C, Basler HD, Schäfer H, Maier C, Endres HG, Trampisch HJ, Molsberger A. German Acupuncture Trials (GERAC) for chronic low back pain: randomized, multicenter, blinded, parallel-group trial with 3 groups. Arch Intern Med 2007;167:1892–1898.

Hagen KB, Hilde G, Jamvedt G, Winnem M. Bed rest for acute low-back pain and sciatica. Cochran Database Syst Rev 2004;CD 001254.

Hahne AJ, Ford JJ, McMeeken JM. Conservative management of lumbar disc herniation with associated radiculopathy: systematic review. Spine (Phila Pa 1976) 2010 May 15;35 (11):E488–504.

Haimovic IC, Beresford HR. Dexamethasone is not superior to placebo for treating lumbosacral radicular pain. Neurology 1986;36:1593–1594.

Harte AA, Baxter GD, Gracey JH. The efficacy of traction for back pain: a systematic review of randomized controlled trials. Arch Phys Med Rehabil 2004;84:1542–1453.

Haughton VM, Eldevik OP, Magnaes B, Amundsen P. Prospective comparison of computed tomography and myelography in the diagnosis of herniated lumbar disks. Neuroradiology 1982a;142:103–110.

Hermantin FU, Peters T, Quartararo L, Kambin P. A prospective, randomized study comparing the results of open discectomy with those of video-assisted arthroscopic microdiscectomy. J Bone Joint Surg 1999;81:958–965.

Hestbaek L, Leboeuf-Yde C, Manniche C. Low back pain: what is the long term course? A review of studies of the general populations. Eur Spine 2003;12:149–165.

Hilde G, Hagen KB, Jamvedt G, Winnem M. Lancet 1965; I:1089–1092.

Janzen RWC, Liebenstund I. Krankengymnastik, Band 9: Neurologie. Stuttgart, New York: Thieme; 1983.

Jensen MC, Brant-Zawadzki MN, Obuchowski N, Modic MT, Malkasian D, Ross JS. Magnetic resonance imaging of the lumbar spine in people without back pain. N Engl J Med 1994;331:69–73.

Katayama Y, Matsuyama Y, Yoshihara H, Sakai Y, Nakamura H, Nakashima S, Ito Z, Ishiguro N. Comparison of surgical outcomes between macro discectomy and micro discectomy for lumbar disc herniation: a prospective randomized study with surgery performed by the same spine surgeon. J Spinal Disord Tech 2006;19:344–347.

Kay TM; Gross A; Goldsmith C; Santaguida PL; Hoving J; Bronfort G. Exercises for mechanical neck disorders. Cochrane Database Syst Rev 2005;CD004250.

Krämer J. Bandscheibenbedingte Erkrankungen. Ursachen, Diagnose, Behandlung, Vorbeugung, Begutach tung. Stuttgart: Thieme; 2006.

Krämer J. Presidential address: Natural course and prognosis of intervertebral disc diseases. Spine 1995;20:635–639.

Krause D. Physikalische Behandlung und Physiotherapie. In: Witt AN, Rettig H, Schlegel KF, Hackenbroch M, Hupfauer W, Hrsg Orthopädie in Praxis und Klinik. Allgemeine Orthopädie, Band 2. Stuttgart, New York: Thieme; 1981.p. 10.1–12.26.

Kuijpers T, van Middelkoop M, Rubinstein SM, Ostelo R, Verhagen A, Koes BW, van Tulder MW. A systematic review on the effectiveness of pharmacological interventions for chronic non-specific low-back pain. Eur Spine J 2011;20:40–50.

Lagarrigue J, Chaynes P. [Comparative study of disk surgery with or without microscopy. A prospective study of 80 cases] Neurochirurgie 1994;40:116–120.

Lees F, Turner J WA. Natural history and prognosis of cervical spondylosis. Brit Med J 1963;II:1607–1610.

Lunsford LD, Bissonette D], Janetta PJ, Sheptak PE, Zorub DS. Anterior surgery for cervical disc disease. Part 1: Treatment of lateral cervical disc herniation in 253 cases. J Neurosurg 1980a;53:1–11.

Matsubara Y, Kato F, Mimatsu K, Kajino G, Nakamura S, Nitta H. Serial changes on MRI in lumbar disc herniations treated conservatively. Neuroradiology 1995;37: 378–383.

Mayer HM. Spine update: percutaneous lumbar disc surgery. Spine 1994;23:2719–2723.

Modic MT, Weinstein MA, Pavlicek W, Boumphrey F, Starnes D, Duchesneau PM. Magnetic resonance imaging of the cervical spine: technical and clinical observations. Amer J Radiol 1983;141:1129–1136.

Modic MT, Parlicek W, Weinstein MA, Boumphrey F, Ngo F, Hardy R, Duchesneau PM. Magnetic resonance imaging of intervertebral disk disease. Radiology 1984;152: 103–111.

Modic MT, Masaryk T], Ross JS, Carter JR. Imaging of degenerative disc disease. Radiology 1988;168:177–186.

Mumenthaler M, Stöhr M, Müller-Vahl H. Läsionen peripherer Nerven und radikuläre Syndrome. 9. Aufl. Stuttgart, New York: Thieme; 2007.

Nelemans PJ, de Brie RA, de Vet HCW, Sturmans F. Cochrane Database Syst Rev 2000;CD001824.

Niemisto L, Kalso E, Malmivaara A, Seitsalo S, Hurri H, Cochrane collaboration back review group: Radiofrequency denervation for neck and back pain: a systematic review within the framework of the Cochrane collaboration back review group. Spine 2004;28:1877–1888.

Nurick S. The natural history and the results of surgical treatment of the spinal cord disorder associated with cervical spondylosis. Brain 1972b;95:101–108.

Onik G, Mooney V, Maroon JC, Wiltse L, Helms C, Schweigel J, Watkins R, Kahanovitz N, Day A, Morris J, McCollough JA, Reicher M, Croissant P, Dunsker S, Davis GW, Brown C, Hochschuler S, Saul T, Ray C. Automated percutaneous discectomy: a prospektive multiinstituional study. Neurosurgery 1990;26:228–233.

Oppel F, Schramm J, Schirmer M, Zeitner M. Results and complicated course after surgery for lumbar disc herniation. In: Wüllenweber R, Brock M, Hamer J, Klinger M, Spoerri O eds. Lumbar disc. Adult hydrocephalus. Berlin, Heidelberg, New York: Springer; 1977.p. 36–51.

Osterman H, Seitsalo S, Karppinen J, Malmivaara A. Effectiveness of microdiscectomy for lumbar disc herniation: a randomized controlled trial with 2 years of follow-up. Spine 2006;31:2409–2414.

Parry GJ. Diseases of spinal roots. In: Dyck PJ Thomas PK, Griffin JW, Cow PA, Poduslo JF, eds. Peripheral Neuropathy. Philadelphia, London, Toronto, Mexico City, Rio de Janeiro Tokio: WB Saunders; 1993.p. 899–910.

Pearce J, Moll JMH. Conservative treatment and natural history of acute lumbar disc lesions. J Neurol Neurosurg Psychiatry 1967;30:13–17.

Persson LCG, Carlsson C-A, Carlsson IY. Long-lasting cervical radikular pain managed with surgery physiotherapy, or a cervical collor. Spine 1997;22:751–758.

Peul WC, van Houwelingen HC, van der Hout WB, Brand R, Eekhof JAH, Tans JTJ, et al. for the Leiden-The Hague Spine Intervention Prognostic Study Group. Surgery versus prolonged conservative treatment of sciatica. N Engl J Med 2007;356:2245–2256.

Porchet F, Bartanusz V, Kleinstueck FS, Lattig F, Jeszenszky D, Grob D, Mannion AF. Microdiscectomy compared with standard discectomy: an old problem revisited with new outcome measures within the framework of a spine surgical registry. Eur Spine J 2009;18 (Suppl 3):360–366.

Quigley MR, Maroon JC. Laser discectomy: A review. Spine 1994;1:53–56.

Riew D, Yin Y, Gilula L, Bridwell KH, Lenke LG, Lauryssen C, Goette K. The effect of nerve-root injections on the need for operative treatment of lumbar radicular pain. J Bone Joint Surg 2000;82:1589–1594.

Roberts AH. Myelopathy due to cervical spondylosis treated by collar immobilization. Neurology 1966;16: 951–954.

Roelofs PD, Deyo RA, Koes BW, Scholten RJ, van Tulder MW. Non-steroidal anti-inflammatory drugs for low back pain. Cochrane Database Syst Rev 2008; CD000396.

Rothman RH, Marvel JP. The acute cervical disk. Clin Orthop 1975;109:59–68.

Russel EJ. Cervical disk disease. Radiology 1990;177:313–325.

Saal JA, Saal JS. Nonoperative treatment of herniated lumbar intervertebral disc with radiculopathy: an outcome study. Spine 1989;14:431–437.

Samanta A, Beardsley J. Low back pain: which is the best way forward? BMJ 1999;318:1122–1123.

Samanta A, Samanta J. Is epidural injection of steroids effective for low back pain? Br Med J 2004;328:1509–1510.

Schiffter R. Neurologie des vegetativen Systems. Berlin, Heidelberg, New York Tokio: Springer; 1985.

Schneider KZ. Zervikaler Bandscheibenvorfall: In: Börn W, Meyer F, Hrsg. Spinale Neurochirurgie. Stuttgart: Schattauer, 2009;p. 66-71.

Siebert WE, Berendsen BT, Tollgaard J. Die perkutane Laserdiskusdekompression (PLDD). Orthopäde 1996;25: 42–48.

Spaccarelli KC. Lumbar and caudal epidural corticosteroid injections. Mayo Clin Proc 1996;71:169–178.

Stäbler A. Degenerative Wirbelsäulenerkrankungen. In: Stäbler A Hrsg. Handbuch diagnostische Radiologie. Muskuloskelettales System. Berlin: Springer; 2005.p. 356–418.

Staiger TO, Gaster B, Sullivan MD, Deyo RA. Systematic review of antidepressants in the treatment of chronic low back pain. Spine (Phila Pa 1976) 2003;28:2540–2545.

Stöhr M. Iatrogene Nervenläsionen. 2. Aufl. Stuttgart, New York: Thieme; 1996.

Stöhr M. Atlas der klinischen Elektromyographie und Neurographie. 4. Aufl. Stuttgart: Kohlhammer; 1998

Stöhr M, Riffel B. Nerven- und Nervenwurzelläsionen. VCH Weinheim; 1989.

Stöhr M, Dichgans J, Buettner UW, et al. Evozierte Poten ziale. 3. Aufl. Berlin: Springer; 1996.

Stoeter P, Schneider I, Bergleiter R, Ebeling U. Diagnostischer Wert der computertomographischen Untersuchung der Lumbosakralregion bei Patienten mit Lumboischialgien. Fortschr Röntgenstr 1982;136:515–524

Sturzenegger M. Dissektion der A. vertebralis nach Manipulationen an der Halswirbelsäule. Schweiz Med Wochenschr 1993;13:27–28.

Thom H. Elektrotherapie. In: Witt AN, Rettig H, Schlegel KF, Hackenbroch M, Hupfauer W, Hrsg. Orthopädie in Praxis und Klinik. Allgemeine Orthopädie, Band 2. Stuttgart, New York: Thieme; 1981.p. 13.1–13.31.

Van Tulder MW, Chekin D, Berman B, Lao L. Acupuncture for low back pain. Cochrane Database Syst Review 2000.

Van Tulder MW, Malivaara A, Esmail R, Koes BW. Exercise therapy for low back pain Cochrane Database Syst Review 2000;CD000335.

Van Tulder TM, Touray T, Furlan AD, et al. Muscle relaxans for non-specific low back pain. Cochrane Database Syst Rev 2005;CD 004252.

Van Tulder MW, Becker A, Bekkerig T. Chapter 3 European guidelines for the management of acute nonspecific low back pain in primary care. Eur Spine J 2006;15 (Suppl 2):169–S 191.

van der Windt DA, Simons E, Riphagen II, Ammendolia C, Verhagen AP, Laslett M, Devillé W, Deyo RA, Bouter LM, de Vet HC, Aertgeerts B. Physical examination for lumbar radiculopathy due to disc herniation in patients with low-back pain. Cochrane Database Syst Rev 2010; 2:CD007431.

Weber H. Lumbar disc herniation: A controlled prospective study with ten years of observation. Spine 1983;8: 131–140.

Weinstein JN, Tosteson TD, Lurie JD, Tosteson ANA, Hanscom B, Skinner JS, et al. Surgical vs nonoperative treatment for lumbar disc herniation: The spine patient outcomes research trial (SPORT): a randomized trial (2006). JAMA 2006;296:2441–2450.

Wilbourn A], Aminoff MJ. AAEE Minimonograph 32: The electrodiagnostic examination in patients with radiculopathies. Muscle Nerve 1998;21:1612–1631.

Wilson DW, Pezzuti RT, Place JN. Magnetic resonance imaging in the preoperative evaluation of cervical radiculopathy. Neurosurg 1991;28:175–179.

Wiltse LL, Ktrkaldy-Wtllis WH, and Mdvor WD. The treatment of spinal Stenosis. Clin Orthopaed 1976;115:83–91.

Yu YL, du Boulay GH, Stevens JM, Kendall BE. Computed tomography in cervical spondylotic myelopathy and radiculopathy: visualisation of structures myelographic comparison, cord measurements and clinical utility. Neuroradiology 1986;28:221–236.

Zechmeister I, Winkler R. Bandscheibenprothesen: systematischer Review. Decision Support Document Nr. 38. Wien: Ludwig Boltzmann Institut Wien, 2010.

J 4 Nervenkompressions- und Kompartment-Syndrome

*von O. Kastrup, A.-K. Uerschels und U. Sure**

Grundsätzlich ist das Ziel der Behandlung von Nervenkompressionssyndromen die Beseitigung der Schädigungsursache. Dies lässt sich gelegentlich durch konservative Maßnahmen, häufiger aber durch chirurgische Eingriffe erreichen. Schwierigkeiten bereitet oft die Entscheidung, wann ein konservatives Vorgehen keinen Sinn mehr hat. Mit Ausnahme der Studien zu den Operationsverfahren und der Steroidtherapie beim Karpaltunnelsyndrom gibt es zu den Therapien der Erkrankungen keine prospektiven oder placebokontrollierten Studien.
Detailliertere Informationen über Nervenkompressionssyndrome finden sich in den Monographien von Tackmann et al. (1989), Stöhr (1996), Dawson (1999) sowie Mumenthaler et al. (2007).

J 4.1 Obere Extremität

J 4.1.1 Kompressionssyndrome des Schultergürtels

Tab. J 4.1: Ursachen einer Kompression des Plexus brachialis

Thoracic-outlet-Syndrom
Akuter Druck von außen • Rucksacklähmung • Koma
Hämatom, falsches Aneurysma der Gefäß-Nervenscheide
Tumoren • Pancoast-Tumor • Lymphknoten, Mammakarzinom-Metastasen, Neurinome, Neurofibrome
Lagerung bei Operationen

J 4.1.1.1 Thoracic-outlet-Syndrom (TOS)

Der Plexus brachialis entsteht aus den Spinalnerven C5 bis Th1. Durch die anatomische Umordnung der drei Plexusstämme (Trunci) in die drei Nervenfaserbündel (Fasciculi) innerhalb des Plexus entstehen die drei Hauptnerven des Armes und mehrere kleinere Nerven. Auf dem Weg zum Arm zieht der Plexus zwischen dem vorderen und mittleren M. scalenus (Skalenuslücke) hindurch, dann unter der Clavicula zur Axilla. Dabei liegt der proximale Teil des Truncus inferior direkt der apikalen Pleura auf. Die A. subclavia zieht gemeinsam mit dem Plexus durch die Skalenuslücke und bleibt ihm im weiteren Verlauf eng benachbart. Die mit dem Gefäßnervenstrang ausgefüllte anatomische Region rostral der oberen Thoraxapertur und hinter der Clavicula wird mit dem englischen Begriff *thoracic outlet* bezeichnet.
Der Plexus brachialis, die Arteria und Vena subclavia durchziehen in ihrem Verlauf durch die obere Thoraxapertur, als sogenanntes neurovaskuläres Bündel, drei präformierte, natürliche Engpässe: die Skalenuslücke, den kostoklavikulären Raum und den retropectoralen Raum.
Besonders im Bereich Skalenuslücke, einem schmalen und dreieckigen Raum, der von vorn vom M. scalenus anterior, von hinten vom M. scalenus medius und von unten von der ersten Rippe begrenzt wird, wurden zahlreiche Kompressionsursachen beschrieben (**Tab. J 4.1**; Adson 1947, Roos 1966, Poitevin 1988). Die zugrunde liegenden komprimierenden Strukturen sind anatomische Variationen wie die (oft partielle) Halsrippe bzw. ein verlängerter Querfortsatz des 7. Halswirbelkörpers mit von dort zur 1. Rippe verlaufendem fibrösen Band, auch eine Sehnenbrücke zwischen den Muskelansätzen oder ein abnorm verbreiterter Ansatz des M. scalenus anterior oder medius.
Je nach klinischer Symptomatik unterscheidet man das neurogene TOS (typisch/atypisch) vom vaskulären TOS (arteriell/venös).

Diagnose

Die Diagnose eines TOS erfolgt aufgrund der klinischen Symptomatik. Das neurogene TOS ist eine progrediente untere Plexusläsion, beginnend mit Schmerzen und Sensibilitätsstörungen zunächst am medialen Unterarm (Dermatom Th1), später auf die ulnare Handpartie (Dermatom C8) übergreifend. Arbeiten über Kopf und das Tragen schwerer Lasten am herunterhängenden Arm können die Symptome auslösen. Lähmungen und Muskelatrophien im motorischen Versorgungsareal des Truncus inferior beginnen meist in der lateralen Daumenballenmuskulatur, die einen erheblichen Anteil ihrer Innervation über die Wurzel Th1 erhält. Beim arteriellen TOS kommt es zur Ischämie der Finger oder der Hand, manchmal zu arteriellen Embolisationen. Das venöse TOS führt zur Schwellung und Armvenenthrombose ohne neurologische Ausfälle. Es wurden verschiedene Provokationstests (Adson-Test, Traktions-Test, Roos-Test) beschrieben. Die Wertigkeit dieser Tests ist umstritten. Als verlässlicher Test gilt der Roos- oder AER-Test (Abduktion und externe Rotation). Dabei werden die Arme des Probanden abduziert und im Ellenbogengelenk rechtwinklig gebeugt. Die Handflächen werden nach außen rotiert und in dieser Haltung werden über drei Minuten Faustschlussbewegungen durchgeführt. Der Test gilt

* Autoren dieses Kapitels in der 5. Auflage: O. Kastrup und H. P. Richter.

als positiv, wenn sich die typischen Beschwerden auslösen lassen. Bei über 90 % der TOS-Patienten ist ein positives Hoffman-Tinel-Zeichen supraklavikulär nachweisbar (König und Antoniadis 2009). Eine umstrittene Entität ist das fragliche oder atypische neurogene TOS mit Schmerzen und Parästhesien in Schulter und Arm ohne neurologische Ausfälle oder vaskuläre Symptome und ohne Befund in der apparativen Diagnostik (Wilbourn 1990). Diese uncharakteristischen Syndrome mit chronischem Schulter-Arm-Schmerz werden vor allem von chirurgischer Seite in großer Zahl als TOS angesehen und operativ – meist durch transaxilläre Resektion der ersten Rippe – behandelt (Roos 1999), was zu iatrogenen unteren Armplexusparesen, z. T. mit einer begleitenden Kausalgie bzw. zu einem komplexen regionalen Schmerzsyndrom (CRPS) führen kann (Stöhr 1996, Wilbourn 1999).

Das neurologische TOS ist selten und betrifft oft Frauen im jungen bis mittleren Alter (Gilliatt 1984). Die häufigsten Ursachen für diese Einklemmungsneuropathien sind Fehlhaltungen wie eine vorgeschobene Kopfhaltung, eine Steifigkeit der Wirbelsäule, Muskelverkürzung und Tonuszunahme sowie eine Kraftminderung der Haltemuskulatur (Mumenthaler 2007).

Die elektrophysiologische Untersuchung sollte zunächst eine perphere Nervenläsion ausschließen. Beim TOS ist die motorische Leitgeschwindigkeit häufig unauffällig, das SNAP oft reduziert. Die radiologische Diagnostik mittels MRT der HWS und des Plexus brachialis sollte kompressive andere Ursachen ausschließen. Die konventionelle Röntgenuntersuchung der oberen Thoraxapertur dient dem Nachweis knöcherner Anomalien. Bei Verdacht auf arterielle Kompression sind die Dopplersonographie der A. subclavia und A. radialis und die digitale Subtraktionsangiographie, eventuell in Provokationsstellung, notwendig. Zum Nachweis eines neurogenen TOS ist diese Untersuchung aber wenig hilfreich, da eine Einengung oder sogar ein Verschluss der A. subclavia unter Provokation ebenso oft bei Gesunden vorkommt (Rainer et al. 1975). Inwiefern ein Provokations-MRA in Zukunft hilfreich sein wird, ist nicht geklärt (Estilaei et al. 2006).

Eine Kompression des Plexus brachialis kann auch durch akute äußere Einflüsse zustande kommen. Durch das Tragen von schweren Lasten auf der Schulter kann der Plexus von oben komprimiert werden. Die Trageriemen von schweren Rucksäcken können dazu führen, dass die Clavicula den Plexus gegen die erste Rippe drückt. Klinisch kommt es bei diesen Störungen zu einer oberen Plexusläsion, bei der Rucksacklähmung auch bilateral, mit auffallender Betroffenheit des M. serratus ant. Auch im Koma oder infolge operationsbedingter Lagerung mit Hyperabduktion des Armes kann es zu Plexusdruckläsionen kommen. Der Plexus brachialis kann durch Tumoren (Bronchialkarzinom, Lymphome, Lymphknotenmetastasen, Neurinome) komprimiert werden, beim Pancoast-Syndrom auch als Erstmanifestation der Tumorerkrankung.

Nach Trauma oder arterieller Punktion können Hämatome oder falsche Aneurysmen zu einem Druck auf die Plexusteile führen, indem sich Blut in der Gefäßnervenscheide sammelt. Klinisch führt dies je nach Stärke der Blutung zu akuten oder langsam progredienten neurologischen Ausfällen.

Therapie

Ein TOS mit belastungsabhängigen Beschwerden ohne neurologische Ausfälle sollte konservativ behandelt werden. Anfangs ist oftmals der Einsatz von Analgetika und Muskelrelaxantien notwendig. Die Therapie besteht aus Schonung und Ruhigstellung des Armes (Mitella), Vermeiden von provozierenden Belastungen und Krankengymnastik zur Kräftigung der Schulterheber und Haltungsverbesserung von Schulter und Wirbelsäule (Übungen bei Mumenthaler 1980 und Dawson et al. 1990). Die Behandlung muss bei fehlenden neurologischen Ausfällen 3 Monate lang durchgeführt werden. Bei eintretender Besserung sollten die Übungen nochmals 12–18 Monate fortgesetzt werden (Mumenthaler et al. 2003). Durch eine konservative Therapie mit bewegungstherapeutischem Schwerpunkt kann in bis zu 70 % der Fälle eine Beschwerdefreiheit erreicht werden (Lindgren 1997). Weitere Behandlungsansätze sind die Akupunktur, neurale Mobilisationstechniken und die Botulinumtoxin-Therapie der Mm. Scaleni (Mumenthaler 2007, Jordan et al. 2000).

Beim Vorliegen neurologischer Ausfälle, Durchblutungsstörungen oder nicht mehr zu beherrschenden Schmerzen ist eine operative Dekompression durch Durchtrennung des komprimierenden fibrösen Bandes und, falls nötig, durch Resektion der ersten Rippe angezeigt. Drei operative Techniken stehen zur Verfügung: der supraklavikuläre Zugang zur oberen Thoraxapertur, die transaxilläre Resektion der 1. Rippe und der posteriore subscapuläre Zugang. Während früher der transaxilläre Zugang bevorzugt wurde, ist heute aufgrund der niedrigen Komplikationsrate der supraklavikuläre Zugang als Standardzugang zu betrachten (Assums et al. 2009). Bei Patienten ohne eindeutige neurologische Ausfälle ist die Indikationsstellung schwierig. Nach König et al. (2005) und Dongen (1985) sind, bei kritischer Indikationsstellung, zwei Jahre nach der Operation 62 % der Patienten beschwerdefrei und bei 80 % kam es zu einer Besserung. Die Atrophien und Paresen bilden sich in der Regel nicht wesentlich zurück, allerdings schreiten sie auch nicht weiter fort (Bonney 1965, Tackmann et al. 1989, Mumenthaler et al. 2003) (B).

Druckläsionen durch äußere Einwirkung erholen sich in der Regel spontan.

J 4.1.1.2 N. suprascapularis (Incisura-scapulae-Syndrom)

Fasern aus den Segmenten C5-C6 bilden den N. suprascapularis. Er ist ein überwiegend motorischer Nerv. Der N. suprascapularis verlässt den Truncus superior supraclaviculär etwa 3 cm oberhalb der Clavicula und verläuft dann hinter der Clavicula lateral des N. thoracicus longus. Unter dem Ansatz des M. trapezius zieht er zur Incisura scapulae. Die Incisura scapulae liegt am Oberrand der Scapula, direkt medial der Basis des Processus coracoideus. Der Nerv teilt sich in der Fossa supraspinata in zwei Äste, die jeweils den M. supra- und infraspinatus innervieren.

In der Incisura scapulae ist der N. suprasapularis relativ fest fixiert. Infolge einer Schulterblattfraktur oder durch Ganglien, die von benachbarten Gelenken ausgehen, kann es zu einer Kompression kommen. Häufigere Ursache für dieses seltene Kompressionssyndrom (**Tab. J 4.2**) ist jedoch eine chronische Überlastung, in deren Folge es durch die Angulation der Sapula bei Schulterbewegung zu einer repetitiven Kompression des Nerven gegen das Ligamentum scapulae transversum superius kommt. Dieser sogenannte sling effect (Rengachary et al. 1979) tritt vor allem bei Sportarten mit besonderer Armbelastung (Volleyball, Tennis, Basketball u. a.) auf.

Diagnose

Anfänglich klagen die Betroffenen meist über tiefsitzende und unspezifische Schulterschmerzen. Bei Fortschreiten der Erkrankung kann es zu einer Schwäche des M. infraspinatus und im fortgeschrittenen Stadium zu einer Muskelatrophie kommen. Daraus resultiert eine Schwäche der Auß enrotation im Schultergelenk und eine Schwäche der initialen Schulterabduktion, insbesondere für die ersten 15°. Die Atrophie des M. supraspinatus kann wegen des darüber liegenden M. trapezius, zumindest anfänglich, übersehen werden. Die Diagnose erfolgt vor allem klinisch und durch eine elektromyographische Untersuchung des M. supra- und infraspinatus. Bei der elektroneurographischen Untersuchung werden die Latenzen zu den Mm. supra- und infraspinatus nach Stimulation des N. suprascapularis am Erbschen Punkt im Seitenvergleich bestimmt.
Differentialdiagnostisch kommen ein C5-Syndrom, eine Ruptur der Rotatorenmanschette, eine Periarthritis humeroscapularis, die progressive Muskeldystrophie sowie eine spinale Muskelatrophie infrage.

Therapie

Bei reiner Schmerzsymptomatik ohne neurologische Ausfälle ist zunächst eine konservative Therapie mit Schonung, Analgetika und Vermeiden der auslösenden Bewegungsmuster indiziert. Bei fortschreitender Parese und Atrophie der Mm. supra- und infraspinatus ist die Dekompression des Nervus suprascapularis im Bereich der Incisura scapulae indiziert.

J 4.1.1.3 N. axillaris (Syndrom des Spatium quadrilaterale)

Hierbei handelt es sich um ein seltenes Engpasssyndrom, das erstmals 1983 durch Cahill und Palmer bei Baseballspielern beschrieben wurde. Meist sind junge Männer betroffen. Bei Paraplegikern kann eine N. axillaris-Kompression durch Hypertrophie des M. teres major auftreten.

Diagnose

Die Patienten berichten über Schmerzen im ventralen Schulterbereich und diffuse Schmerzen des gesamten Armes. Anteflexion, Abduktion und Außenrotation des Humerus verstärken die Beschwerden. Neurologische Ausfälle treten selten auf. Eine elektrophysiologisch nachweisbare neurogene Veränderung im M. deltoideus kann zur Diagnosesicherung beitragen.

Therapie

Bei diesem seltenen Kompressionssyndrom wird im Allgemeinen zu einer konservativen Therapie mit Schonung, physiotherapeutischen Maßnahmen und Analgetika geraten. In den seltenen Fällen, die mit einer M. deltoideus-Parese einhergehen, kann eine operative Behandlung, mittels operativer Dekompression des N. axillaris über einen dorsalen Zugang indiziert sein. Ob die Dekompression zu besseren Ergebnissen führt als die konservative Behandlung, ist nicht geklärt (Perlmutter et al. 1997, Lester et al. 1997).

J 4.1.2 Kompressionssyndrome des N. radialis

Der N. radialis (C5-Thl) entsteht aus dem Truncus posterior, zieht aus der Axilla die mediale Seite des Humerus entlang, windet sich spiralförmig dorsal um den Humerus auf dessen laterale Seite und zieht zwischen M. biceps und M. brachioradialis zum Unterarm. Dort teilt er sich etwa in Höhe des Ellbogengelenks in einen tiefen motorischen Ast (N. interosseus posterior) und einen oberflächlichen, rein sensiblen Ast (N. radialis superficialis). Drucktäsionen des Nerven können sowohl im Bereich des Hauptstamms am Oberarm vorkommen als auch isoliert einen der beiden Endäste betreffen. Engpässe des Nervs befinden sich am distalen Oberarm, wobei hier im Allgemeinen Druckläsionen auftreten, am proximalen (Frohse'sche Arkade, Supinatortunnel) und distalen Unterarm (Cheiralgia paraesthetica, Wartenberg-Syndrom).

J 4.1.2.1 Läsionen des N. radialis in der Axilla und am Oberarm

Proximale Läsionen in der Axilla können durch Krücken hervorgerufen werden und führen zur Parese der vom N. radialisinnervierten Muskeln einschließlich des M. triceps brachii und zu Sensibilitätsstörungen auch an der Oberarmrückseite. Häufiger kommt es zu Druckläsionen im Bereich der engen Nachbarschaft des Nerven zum Humerus, in der Regel im Schlaf infolge extremer Müdigkeit oder Sedierung (saturday night palsy). latrogen kann es bei Kompression des Oberarmes mit einem pneumatischen Tourniquet zu Läsionen der Armnerven kommen, bei denen der N. radialis auch isoliert betroffen sein kann (Bolton und McFarlane 1978, Stöhr 1996).
Selten entsteht ein chronisches Kompressionssyndrom zwischen Humerus und lateralem Trizepskopf (Nakamichi und Tachibana 1991). Hier kommt es auch gelegentlich zu akuten Druckläsionen bei plötzlicher heftiger Muskelanstrengung (Wilhelm und Süden 1985, Mitsunaga und Nakano 1988). Häufiger sind verschiedene Läsionen des N. radialis im Bereich des Sulcus nervi radialis bei Oberarmschaftfrakturen. Dort kann es sowohl zu Druckläsionen als auch zu Zerreissung oder Durchschneidung des Nerven kommen. Eine verzögerte Schädigung des N. radialis nach Oberarmfraktur kann durch Kallusbildung zustande kommen.

Diagnose

Bei einer vorwiegend motorischen Läsion zeigen sich Paresen zunächst an den Fingerstreckern, beginnend am Kleinfinger. Die gleichzeitig bestehenden sensiblen Ausfälle ermöglichen die Unterscheidung vom N. interosseus-posterior-Syndrom.
Gelegentlich beklagen die Patienten Schmerzen wie bei einem »Tennisellenbogen«. Neurographisch ist eine Leitungsverzögerung nachweisbar.

Therapie

Die meisten Paresen erholen sich spontan. Sollte sich innerhalb von drei Monaten keine Besserung zeigen und bei der EMG-Untersuchung keine Reinnervationspotenziale erkennbar sein, so ist eine operative Exploration indiziert.
Auch bei Läsionen durch Oberarmschaftfrakturen ist zunächst ein konservatives Vorgehen zu empfehlen. Etwa 75 % dieser Radialisläsionen heilen spontan (Stewart 1993, Mumenthaler et al. 2003). Bis zum Einsetzen einer funktionell relevanten Besserung wird eine Orthese zur passiven Extension von Hand und Fingern verordnet, da nur bei gestrecktem Handgelenk ein adäquater Einsatz der Fingerbeuger erfolgen kann. Eine operative Exploration ist unter zwei Bedingungen indiziert:

- Die operative Versorgung der Humerusfraktur erbrachte den Nachweis einer partiellen oder kompletten Kontinuitätsunterbrechung des N. radialis. In solch einem Fall ist die frühe Sekundärnaht zu empfehlen.
- Die drei Wochen nach Eintritt der Läsion durchgeführte EMG-Diagnostik erbringt den Nachweis einer kompletten Denervierung der radialis-innervierten Muskulatur, d. h. bei der Nadelableitung Fibrillationen und positive Wellen in Kombination mit einem Verlust der Willküraktivität und bei der motorischen Neurographie einen Ausfall des motorischen Summenpotenzials. Diese Konstellation beweist die Wallersche Degeneration aller motorischen Faseranteile, vermag aber nicht zwischen einer Axonotmesis und einer Neurotmesis (mit Kontinuitätsunterbrechung) zu unterscheiden. Man wartet daher ca. 5 Monate den spontanen Regenerationsverlauf ab. Ergibt die dann durchgeführte EMG-Kontrolle Hinweise auf die einsetzende Reinnervation – z. B. im M. brachioradialis – kann weiterhin konservativ behandelt werden; ansonsten ist ein operatives Vorgehen angezeigt.

Eine Alternative zu rekonstruktiven Eingriffen am Nerven stellt die Radialisersatzplastik nach Merle d'Aubigne dar, deren Vorteil gegenüber der Nervenoperation darin besteht, dass sie eine sofortige Besserung der Handfunktion zur Folge hat.
Im Falle einer sekundären Radialisparese Tage oder Wochen nach der Fraktur ist eine Schädigung durch ein Hämatom oder Narbengewebe zu befürchten und eine chirurgische Revision nötig (Mumenthaler et al. 2003). Falls nach einem Jahr keine funktionell effektive Regeneration des Nerven stattgefunden hat, sollte eine Radialisersatzplastik (s. o.) erfolgen.

J 4.1.2.2 N. interosseus-posterior-Syndrom

Erstmals wurde dieses Syndrom 1863 von Agnew beschrieben. Es ist das häufigste Kompressionssyndrom des N. radialis bzw. seines motorischen Astes. Die Nomenklatur ist nicht einheitlich. In der angloamerikanischen Literatur ist die Verwendung des Begriffs »radial tunnel syndrome« gebräuchlich, während im deutschen Sprachraum im Allgemeinen vom Supinatortunnel-/Logensyndrom gesprochen wird. Von handchirurgischer Seite wird immer wieder der Begriff der algetischen Form des Interosseus-posterior-Syndroms ins Spiel gebracht. Im allgemeinen Sprachgebrauch wird vom »Tennisellenbogen« gesprochen, jedoch handelt es sich beim »Tennisellenbogen« um kein neurogenes Kompressionssyndrom. Der Begriff des »algetischen Supinatortunnelsyndroms« ist daher verwirrend und sollte nicht verwendet werden (Stöhr 2002).
Am häufigsten ist eine Kompression des Nerven bei seinem Durchtritt zwischen den beiden Köpfen des M. supinator (Supinatorlogen-Syndrom). Seltener kommt es zur Druckläsion im Verlauf unter dem M. brachioradialis vom Epicondylus lateralis bis zum Eintritt in den M supinator (Radialistunnel-Syndrom, Moss und Switzer 1983). Außerdem kann es zur Kompression durch Raumforderungen des Unterarmes kommen, z. B. Lipome, Ganglien vom El-lenbogengelenk, Neurofibrome, Schwannome und Hämangiome.

Diagnose

Führend ist ein Lähmungsbild der langen Finger- und Daumenstrecker. Dies entwickelt sich in der Regel vollkommen schmerzlos. Sensibilitätsstörungen bestehen nicht. Meist ist zunächst der Kleinfingerstrecker betroffen, und im Verlauf schreitet die Parese nach radial fort. Nicht betroffen ist der M. extensor carpi radialis. Schließlich ist eine aktive Streckung in den Grundgelenken nur noch angedeutet oder gar nicht mehr möglich. Häufig liegt eine umschriebene Druckschmerzhaftigkeit im Verlauf des Nerven im Bereich des Supinatortunnels oder in Höhe des Radiusköpfchens vor. Elektrophysiologisch ist die Verminderung der Nervenleitgeschwindigkeit nachweisbar. In Fällen ohne eindeutige Paresen kann auch eine elektromyographische Untersuchung indiziert sein. Sonographisch imponiert die Kompression durch eine echoarme Schwellung des Nervs (Martinoli et al. 2004). Im MRT sind ein Muskelödem und Veränderungen des N. interosseus posterior nachweisbar (Ferdinand et al. 2006).

Therapie

Ein klinisch und elektrophysiologisch eindeutiges Engpasssyndrom muss operativ angegangen werden bevor funktionell belangvolle Paresen aufgetreten sind. Dasselbe gilt für raumfordernde Prozesse in der Nachbarschaft des tiefen Radialisastes. Liegt bereits eine ausgeprägte Streckschwäche der Finger vor, sollte eine sogenannte dynamische Orthese zur passiven Streckung der Finger angepasst werden. Bei ausbleibender Regeneration besteht die Möglichkeit zur Durchführung einer Radialisersatzplastik.

Tab. J 4.2: Seltenere Kompressionssyndrome proximaler Armnerven

Nerv	Klinik	Ätiologie	Therapie
N. suprascapularis (C5-6)	Schulterschmerzen, langsam fortschreitende Parese und Atrophie der Mm. infra- und supraspinatus, bei isolierter Schädigung des unteren Astes nur des M. infraspinatus. Provokation der Schmerzen durch Abduktion der Scapula oder Kopfwendung von der betroffenen Seite weg	Kompression in der Incisura scapulae, seltener an der Basis der Spina scapulae (spinoglenoidale Protuberanz) durch ein Band oder knöcherne Enge, gelegentlich posttraumatische Veränderungen. Oft Zusammenhang mit körperlicher Überbeanspruchung	Bei milder Symptomatik konservativ mit Schulterruhigstellung, gegebenenfall lokale Injektionen. Sonst Durchtrennung des Ligamentum transversum scapulae und Aufweitung der Inzisur (Reganchary et al. 1979)
N. axillaris (C5-6)	Atrophische Parese des M. deltoideus, Sensibilitätsstörungen und gegebenenfalls Schmerzen an der lateralen Schulter	Selten Kompression in der lateralen Achsellücke (Aita 1984), häufiger Traumafolge	Bei Kompression in der hinteren Achsellücke operative Revision (Cahill und Palmer 1983). Sonst Abwarten für 3–4 Monate, dann chirurgische Exploration. Krankengymnastik. Bei kompletter Parese ohne Aussicht auf Besserung evtl. Schultergelenksarthrodese
N. musculocutaneus (C5-7)	Schwäche der Beugung im Ellenbogengelenk, Sensibilitätsstörungen und gegebenenfalls Schmerzen im Versorgungsgebiet	Selten Kompression beim Durchtritt durch den M. coracobrachialis infolge Lagerung oder muskulärer Überlastung. Isolierte Läsion des N. cutaneus antebrachii lateralis durch Kompression beim Durchtritt durch die Faszie oder von außen	Ruhigstellung, nichtsteroidale Antiphlogistika, evtl. lokale Injektionen (Basset und Nunley 1982), bei Versagen der konservativen Behandlung chirurgische Dekompression

Der Eingriff erfolgt über einen dorsoradialen oder anterolateralen Zugang (wenn der Nerv bereits an der Teilungsstelle dargestellt werden soll). Die Prognose ist gut, abhängig von der präoperativen Schädigung. Bei kompletten Paresen, die länger als ein Jahr bestehen, ist die Prognose schlecht und eine Funktionswiederkehr nicht zu erwarten.

J 4.1.2.3 Läsionen des R. superficialis (Cheiralgia paraesthetica, Wartenberg-Syndrom)

Der rein sensible R. superficialis verläuft oberflächlich in enger Nachbarschaft zum Radius und kann so z. B. durch Armbänder, Handschellen und Gipsverbände komprimiert werden. Ein Kompressionssyndrom kann durch Enge an der Durchtrittsstelle durch die Faszie entstehen (Spindler und Dellon 1990). Eine Druckläsion bei aberrantem Verlauf durch den M. extensor carpi radialis brevis ist beschrieben worden, zudem können benigne Tumoren (Lipome, Neurinome) den Nerven komprimieren.

Diagnose

Die Symptome sind Schmerzen und Sensibilitätsstörungen am radialen Handrücken und der Streckseite des Daumens. Relativ häufig stellt sich als Folge eine Kausalgie ein. Häufig besteht eine umschriebene Druckdolenz im distalen Unterarmdrittel, ca. 10 cm proximal des Processus styloideus radii. Eine schmerzlose Hypästhesie ohne Druckdolenz im Nervenverlauf und ohne positives Hoffmann-Tinel-Zeichen spricht für die häufigere externe Nervenläsion. Die elektroneurographische Untersuchung ergibt selten einen richtungsweisenden Befund.

Therapie

Bei äußerer Druckschädigung muss die äußere Ursache ausgeschaltet werden. Bei Verdacht auf Kompression durch die Faszie sollte eine chirurgische Exploration erfolgen. Die operative Behandlung bringt in etwa 70 % der Fälle sehr gute Ergebnisse (Foucher und Pajarda 2002).

J 4.1.3 N. medianus

Der N. medianus (C5–Th1) geht aus Teilen des Fasciculus medialis und lateralis hervor und liegt in der Axilla und am Oberarm in enger Nachbarschaft zu den Armgefäßen. Er durchquert die Fossa cubitalis unter der Bizepsaponeurose, verlässt die Ellenbeuge zwischen den beiden Köpfen des M. pronator teres und gibt dann den rein motorischen N. interosseus anterior ab. Unter der Sehne des M. flexor digitorum superficialis zieht der N. medianus nach distal und durch den Karpaltunnel, der von den Handknochen und dem Retinaculum flexorum (Lig. carpi transversum) gebildet wird, in die Hand. Distal des Karpaltunnels teilt sich der Nerv in die Muskeläste für den Thenar und die Nn. digitales palmares communes I–III. Anatomische Varianten der terminalen Verzweigung sind häufig.

J 4.1.3.1 Läsionen in der Axilla und am Oberarm

Kompressionssyndrome in diesem Bereich sind selten und können durch Druck (Schlaf, Narkose, Krücken, Tourniquet) entstehen. Ebenfalls selten wird der Nerv durch einen Processus supracondylaris humeri gereizt oder durch ein Band von dessen Spitze zum Epicondylus medialis humeri (Struthers Ligament) komprimiert, oft zusammen mit der begleitenden A. brachialis (Stewart 1993).

Diagnose

Die Symptome der hohen Medianusläsion sind Ausfälle der gesamten von ihm innervierten Muskulatur und Sensibilitätsstörungen in seinem Versorgungsgebiet. Betroffen sind dabei ausschließlich der Unterarm und die Hand. Die sensiblen Ausfälle betreffen die Radialseite der Hand. Zur proximalsten, vom M. medianus innervierten Muskulatur zählen die Mm. pronator teres und pronator quadratus. Bei der Untersuchung zeigt sich, dass die Betroffenen den supinierten Arm nicht über die Mittellinie pronieren können. Bei Läsionen oberhalb des Abgangs der Äste zum M. flexor carpi radialis und zu den langen Fingerbeugern kommt es zu der charakteristischen Schwurhand beim Versuch des Faustschlusses.

Therapie

Läsionen durch äußeren Druck haben eine gute Spontanprognose und bedürfen außer einer Krankengymnastik keiner spezifischen Therapie. Eine Kompression durch ein Ligament sollte operativ behoben werden (Tackmann et al. 1989, Stewart 1993, Mumenthaler et al. 2003).

J 4.1.3.2 Läsionen am Unterarm

Selten wird der Nerv durch eine verdickte Bizepsaponeurose (Laha et al. 1978) oder ein Hämatom unter derselben (bei Gerinnungsstörungen) komprimiert.
Am Unterarm können Hämatome durch Blutungen in das Beugerkompartiment zu akuten Medianusläsionen führen. In seltenen Fällen kann eine Gefäßanomalie den Nerv komprimieren.

Pronator-teres-Syndrom

Dabei kommt es an der Durchtrittstelle des Nerven zwischen den beiden Köpfen des M. pronator teres zu einer chronischen Druckläsion. Die Symptome sind Schmerzen im volaren Unterarm, die bei Pronation gegen Widerstand zunehmen. Muskelkrämpfe, ähnlich dem Schreibkrampf, sind beschrieben worden (Komar und Szegvari 1983). Es besteht eine Druckempfindlichkeit über dem M. pronator teres und eventuell ein positives Hoffmann-Tinelsches-Zeichen. Die Zeichen der Medianusläsion sind in der Regel nur gering ausgeprägt und sparen, entsprechend der Höhe der Läsion, die Mm. pronator teres, flexor carpi radialis, flexor digitorum superficialis und palmaris longus aus. Eine eindeutige, auch elektrophysiologisch nachweisbare Medianusläsion ist bei den klinisch als Pronator-teres-Syndrom diagnostizierten Fällen relativ selten zu finden, was erhebliche Zweifel an der Diagnose aufkommen lassen sollte (Stewart 1993).

Therapie

Bei Patienten mit einer fortschreitenden Medianusläsion infolge einer Kompression in der Ellenbeuge und bei eindeutigem Pronator-teres-Syndrom sollte eine chirurgische Exploration vorgenommen werden. Insbesondere die akute Kompression durch ein Hämatom bedarf rascher operativer Intervention.

Interosseus-anterior-Syndrom (Kiloh-Nevin-Syndrom)

Hierbei handelt es sich um eine Läsion des rein motorischen N. interosseus anterior (Kiloh und Nevin 1952). Ursache ist vermutlich eine anatomische Variation von Bändern oder ein entzündlicher Prozess. Die oft günstige Spontanprognose weist daraufhin, dass bei einem solchen benignen Verlauf eine distale Variante der neuralgischen Schulteramyotrophie vorliegt (Mumenthaler et al. 2003). Seltener kommt es zur Läsion des Nerven infolge von Verletzungen, z. B. Unterarmfrakturen, Druck von außen (Gips, Schlaflähmung) oder muskulärer Überanstrengung. Differentialdiagnostisch besteht die Möglichkeit einer höhergelegenen Läsion des N. medianus oder des Armplexus mit vorwiegender Schädigung der Nervenbündel des N. interosseus anterior (Stewart 1993). Die Symptome sind Schwäche der Beugung von Daumenendglied (M. flexor pollicis longus) und Zeigefingerendglied (M. flexor digitorum profundus). Inkomplette Läsionen führen oft zur überwiegenden Schwäche des M. flexor pollicis longus. Insbesondere bei entzündlicher Ätiologie kommt es zu Schmerzen im volaren Unterarm, ausstrahlend in Ellenbogen und Schulter.

Therapie

Die Therapie des Interosseus-anterior-Syndroms hängt von seiner Ätiologie ab. Bei spontanem Auftreten nach Überlastung ist eine konservative Therapie mit Ruhigstellung und entzündungshemmender Medikation angezeigt. Bei Neuritis wird eine konservative Therapie für sechs Monate vorgeschlagen (Dawson et al. 1999). Bei irreversibler Paralyse kommen Ersatzoperationen mit Sehnentransfer infrage (Omer und Spinner 1980).

J 4.1.3.3 Läsionen am Handgelenk

Die mit Abstand häufigste nichttraumatische Mononeuropathie ist das Karpaltunnelsyndrom (KTS), das die Folge einer chronischen Druckschädigung des N. medianus innerhalb des Karpalkanals darstellt. Zwischen 5 % und 10 % der erwachsenen Bevölkerung leiden an einem mehr oder weniger behandlungsbedürftigen KTS (Atroshi et al. 1999). Das KTS tritt überwiegend beidseits auf (Rosenbaum und Ochoa 2002). Voraussetzung für die Entstehung der Erkrankung ist ein anatomischer Engpass (Bekkelund und Pierre-Jerome 2003, Bleeker et al. 1985) (**Tab. J 4.3**). Das Karpaltunnelsyndrom tritt familiär, nicht selten über drei Generationen hinweg, auf. Assmus (1993) beschrieb eine auffallende Häufung von KTS bei bestimmten Volksgruppen (Russland-Deutsche, Oberschlesier und Siebenbürgen). Der wichtigste auslösende Faktor ist die Synovialitis der Beugesehnen (Dawson et al. 1983). Neben der Enge des knöchernen Karpalkanals kommt der Zunahme des Volumens innerhalb des Kanals eine entscheidende Bedeutung zu (Assmus et al. 2009). Die zunehmende Druckerhöhung innerhalb des Kanals führt zu einer Kompression der Venolen, Arteriolen und Kapillaren des Epi- und Perineuriums mit nachfolgender Ischämie des Nervs,

Ausbildung eines Ödems und schließlich fokaler Demyelinisierung. Bei der hieraus resultierenden Nervenfaserläsion werden die dicken, markhaltigen Fasern als erste geschädigt (Lundborg 2000).

Diagnose

Die typische Symptomatik des KTS besteht in kribbelnden oder nadelstichartigen Missempfindungen in der betroffenen Hand, die bevorzugt nachts oder bei fixierter Beuge-oder Streckstellung der Hand auftreten und sich durch Schütteln der Hand bessern. Außerdem können manuelle Tätigkeiten wie Stricken, Wringen, repetitive Beuge- und Streckbewegungen im Handgelenk sowie Arbeiten mit stark vibrierenden Werkzeugen die Beschwerden auslösen. Die Dysästhesien und Schmerzen sind oft nicht auf das sensible Versorgungsareal des N. medianus begrenzt, sondern greifen auf die ulnare Handpartie und in über einem Drittel der Fälle auf proximal des Handgelenks gelegene Regionen über. Bei einer stärkeren Nervenschädigung gesellen sich sensomotorische Ausfallserscheinungen im distalen Versorgungsareal des N. medianus hinzu, wobei die Beeinträchtigung des Tastempfindens funktionell am schwerwiegendsten ist. Bei der klinischen Untersuchung auf motorische Ausfälle ist auf eine Abduktions- und Oppositionsschwäche des Daumens zu achten. Das »Flaschenzeichen« ist ein empfindlicher Indikator für die Funktion des M. abductor pollicis brevis. Neben der Prüfung der Oberflächensensibilität kommt der Prüfung der Stereoästhesie eine entscheidende Rolle zu. Zusätzlich stehen eine Reihe klinischer Tests, wie die Auslösbarkeit des Hoffmann-Tinel-Zeichens und der Phalen-Test zur Verfügung. Beim Phalen-Test wird das Handgelenk für drei bis vier Minuten gebeugt gehalten, was zu einer Druckerhöhung im Karpaltunnel führt und Parästhesien in den medianus-innervierten Fingern auslöst.
Die Verdachtsdiagnose eines KTS ergibt sich aus Anamnese und klinischem Befund und wird objektiviert durch die motorische und besonders die sensible Neurographie. Auch bei typischer Anamnese ist die elektroneurographische Untersuchung zur Diagnosesicherung und als Ausgangsbefund für Verlaufsuntersuchungen in jedem Fall durchzuführen (Assmus et al. 2007). Am zuverlässigsten ist die (antidrome oder orthodrome) sensible Neurographie des N. medianus zwischen Handgelenk und Zeige- oder Mittelfinger. Eine weitere Verbesserung der Zuverlässigkeit dieser Messung ergibt sich bei fraktionierter Messung zwischen Handgelenk und Hohlhand sowie Hohlhand und Zeigefingerkuppe (Stöhr 1998).
Bei Verdacht auf eine unklare Raumforderung als Ursache für die Symptomatik ist die Durchführung einer MRT zu empfehlen. In der Diagnostik des KTS ist die Methode zum momentanen Zeitpunkt aufgrund der geringen Spezifität (33–38 %) nicht zu empfehlen (Jarvik et al. 2002). Mit der hochauflösenden Sonographie lassen sich die Weite des Karpaltunnels und insbesondere raumfordernde Prozesse darstellen (Ganglien, Tumoren) (Beekmann und Visser 2003, Nakamichi und Tachibana 2002).
Der Verlauf variiert in Abhängigkeit von zahlreichen Faktoren. Spontanbesserungen kommen besonders bei jüngeren Patienten und kurzer Krankheitsdauer, aber auch bei möglicher Verminderung der manuellen Beanspruchung, Beendigung einer Schwangerschaft bzw. erfolgreicher Behandlung einer für das KTS relevanten Grundkrankheit vor.
Differentialdiagnostisch muss an eine proximale Läsion des N. medianus oder des Armplexus, an ein C7-Syndrom und an eine Polyneuropathie gedacht werden. Auf die häufige Kombination der beiden Letztgenannten mit einem KTS (»Double Crush«) ist zu denken. Häufigste Begleiterkrankung des Karpaltunnelsyndroms ist die Tendovaginosis stenosans der Beugesehnen, seltener der Strecksehnen. Wenn ein KTS–Patient den Händedruck meidet, hat er meist zusätzlich einen schmerzhaften »Schnappfinger« (Tendovaginosis stenosans).

Tab. J 4.3: Ursachen der Medianusläsion im Karpaltunnel

Idiopathisch
Rheumatoide Arthritis
Ganglien
Exostosen
Osteophyten
Gichttophi
Muskel- und Sehnenanomalien
Kongenitale Stenose
Polyneuropathien
Hereditäre Neuropathie mit Neigung zu Druckparesen
Schwangerschaft
Schilddrüsenerkrankungen
Akromegalie
Multiples Myelom
Niereninsuffizienz und Dialyse
Familiäres KTS
Überbelastung

Konservative Therapie

Eine konservative Therapie ist in leichten bis mittelschweren Fällen im Frühstadium der Erkrankung, wenn lediglich leichte Reizsyndrome bestehen, besonders bei jungen Patienten mit kurzer Krankheitsdauer, bei Schwangeren und bei Patienten mit behandelbarer Grundkrankheit bzw. änderbarer manueller Tätigkeit angezeigt und umfasst folgende Maßnahmen:

- Manuelle Schonung, evtl. mit beruflicher Umsetzung, zur Verminderung der manuellen Beanspruchung (C).
- Nächtliche Schienung des Handgelenks in Mittelstellung. Der Erfolg ist mäßig, die Akzeptanz bei den Patienten aufgrund des schlechten Schlafkomforts gering (Cochrane Database 2003) (B).
- Bedarfsweise Prednisolon 20 mg morgens über 2 Wochen, danach 10 mg für weitere 2 Wochen. Eine Therapie über 4 Wochen ist der über 2 Wochen nicht überlegen und sollte daher vermieden werden (Chang 2002).
- Injektion von 15 mg Methylprednisolon in den Karpaltunnel. (Diese Therapie ist wirksamer als die Gabe von 25 mg Prednisolon oral über 10 Tage, beinhaltet aber das Risiko einer iatrogenen N.-medianus-Läsion. Maximal dreimalige Injektion (Demirci 2002, Hui 2004). Empfohlen wird auch die Injektion von 1,0 ml einer Kristallsuspension mit 0,5 mg Lidocain 1 %ig (Assmus et al. 2010)).

  Eine Metastudie aus dem Jahr 2002, der fünf randomisierte Studien zugrunde lagen, weist gegenüber der oralen Gabe einen besseren Effekt auf (Marshall et al. 2002) (↑↑, B).

Eine anhaltende Beschwerdefreiheit lässt sich aber weder mit der Kortikoid-Infiltration noch mit den anderen konservativen Maßnahmen erreichen (Assmus et al. 2010).

Operative Therapie

> Eine Indikation zum operativen Vorgehen besteht unter folgenden Bedingungen:
> - Versagen der konservativen Therapie nach acht Wochen.
> - Vorliegen funktionell behindernder sensomotorischer Ausfallserscheinungen, wobei besonders eine Beeinträchtigung des Tasterkennens (Stereoästhesie) mit konsekutiver manueller Ungeschicklichkeit von Bedeutung ist.
> - Als absolute Operationsindikation gelten die seltenen akuten und rasch progredienten Verläufe. Die Operation setzt eine spezielle Expertise des Operateurs voraus, die vor allem bei Neurochirurgen und Handchirurgen gegeben ist.

Die operative Therapie erfolgt mittels Spaltung des Retinaculum flexorum. In der Hand des erfahrenen Chirurgen handelt es sich um einen risikoarmen Eingriff, der die Beschwerden nahezu komplett und sofort beseitigt, vorausgesetzt, dass nicht bereits irreversible Schäden vorliegen. Es stehen zwei unterschiedliche operative Verfahren zur Verfügung: die offene und die endoskopische Spaltung. Die offene Spaltung wird nach wie vor als Standardmethode angesehen (Scholten et al. 2004). Die endoskopischen Verfahren haben gegenüber den offenen Techniken weder eindeutige Vor- noch Nachteile, sie scheinen jedoch eine höhere Komplikationsrate aufzuweisen (Concannon et al. 2000, Thoma et al. 2004) (↑↑, A).

Die Eingriffe können in aller Regel ambulant und in Regionalanästhesie durchgeführt werden. Wichtig ist eine bereits am ersten postoperativen Tag erfolgende funktionelle Nachbehandlung mit Bewegungsübungen ohne Belastung. Das Anlegen einer Schiene ist nicht erforderlich. Bei Diabetikern ist die Prognose nicht schlechter (Mondelli 2004).

Einer fehlenden Besserung trotz operativer Therapie liegt in etwa der Hälfte der Fälle eine unvollständige Durchtrennung des Retinaculum flexorum zugrunde. Seltenere Ursache für ein unbefriedigendes Operationsergebnis ist eine iatrogene Nervenläsion. Auch bei korrektem Vorgehen kann ein Ast des R. palmaris n. mediani durchtrennt werden, was zur Ausbildung eines schmerzhaften kleinen Neuroms im Narbenbereich führt. Da sich die hierdurch bedingten Schmerzen meist spontan innerhalb eines halben Jahres zurückbilden, kann in vielen Fällen auf eine operative Revision verzichtet werden.

Eine weitere Ursache für ein unbefriedigendes Operationsergebnis ist die verspätete Durchführung der Operation bei bereits irreversibler Schädigung des N. medianus. Schließlich kommen echte Rezidive durch Vernarbungsvorgänge, knöcherne Veränderungen, rheumatische Synovialitis und Chondrokalzinose besonders bei Dialysepatienten vor.

Auch nach korrekt und erfolgreich durchgeführten Operationen kommt es in der Regel nicht zu einer vollständigen Normalisierung der Impulsleitung, d. h. herabgesetzte sensible Nervenleitgeschwindigkeiten des N. medianus und verlängerte distal motorische Latenzen sind als Residualsymptome und nicht als Ausdruck eines KTS-Rezidivs anzusehen, es sei denn, dass im Vergleich mit den präoperativen Ausgangswerten eine Progredienz der Impulsleitungsverzögerung erkennbar ist.

Im Rahmen der »Maine Carpal Tunnel Study« wurden der Behandlungserfolg und die Behandlungszufriedenheit bei 241 Patienten 6, 18 und 30 Monate nach der operativen Behandlung eines Karpaltunnelsyndroms untersucht. Sehr zufrieden und deutlich symptomgebessert waren 66–67 % der Patienten, 20 % gaben eine Verbesserung der Symptome an, 12–14 % konnten auf keine klinische Besserung verweisen und gaben an, unzufrieden zu sein (Katz et al. 2001, Keller et al. 1998).

J 4.1.4 N. ulnaris

Der N. ulnaris (C8–Th1) verläuft, den Gefäßen eng benachbart, aus der lateralen Axilla in den Sulcus bicipitalis medialis am Oberarm. In der Mitte des Oberarmes tritt er in die Extensorloge und zieht zwischen Humerus und M. triceps in den Sulcus nervi ulnaris auf der Dorsalseite des Epicondylus medialis humeri. Nach dem Verlassen des Sulcus tritt er unter die bogenförmige Aponeurose des M. flexor carpi ulnaris (Humeroulnare Arcade) und zieht unterhalb der Aponeurose (Kubitaltunnel), dann entlang des Muskels zum Handgelenk. Proximal des Handgelenkes zweigt der sensible Ramus dorsalis zur lateralen Handkante ab. Am Handgelenk verläuft der N. ulnaris dann mit der A. ulnaris zusammen durch den Guyonschen Kanal, innerhalb dessen er sich in einen vorwiegend sensiblen R. superficialis, einen Ramus hypothenaris und einen R. profundus für die Innervation der ulnarisinnervierten kleinen Handmuskeln aufzweigt.

J 4.1.4.1 Läsionen in der Axilla und am Oberarm

Eine Druckschädigung des Nerven in diesen Bereichen ist selten und kommt aufgrund der anatomischen Nähe meist als Teil einer kombinierten Läsion von zwei oder drei Armnerven vor (s. a. Abschnitt J 4.1.2 und J 4.1.3). Die Ursachen sind wie bei den beiden anderen Armnerven Traumata (v. a. suprakondyläre Humerusfraktur), Druck von außen im tiefen Schlaf, Tourniquets, Aneurysmen und Neurinome. Selten kommt es zu einer Druckläsion durch einen Processus supracondylaris des Humerus. Die Symptomatik besteht aus sensiblen und motorischen Ausfällen im gesamten Versorgungsbereich. Differentialdiagnostisch muss u. a. an eine multifokale motorische Neuropathie mit Leitungsblock gedacht werden.

Therapie

Die Prognose von externen Druckläsionen ist im Allgemeinen gut, ebenso die der Schädigungen bei suprakondylären Humerusfrakturen, sodass eine operative Revision nur bei ausbleibender Spontanregeneration nötig ist (Scherzer 1973, Galbraith und McCullough 1979). Druck durch lokale Raumforderungen muss entsprechend der Ursache behandelt werden.

J 4.1.4.2 Läsionen am Ellenbogen (Kubitaltunnelsyndrom, Ulnarisneuropathie am Ellenbogen/UNE)

Der Begriff »Cubital tunnel syndrome« bzw. Kubitaltunnelsyndrom geht auf die kanadischen Neurochirurgen Feindel und Stratford (1958) zurück. Im deutschsprachigen Raum hält sich bis heute der Begriff »Sulcus-nervi-ulnaris-Syndrom«, der auf der Hypothese des »pathogenen Sulcus« basiert. Da dieser Begriff die Kompressionsstelle nur zum Teil und anatomisch inkorrekt bezeichnet, sollte er verlassen und durch Kubitaltunnelsyndrom ersetzt werden (Assmus und Hoffmann 2007). Das Kubitaltunnelsyndrom ist nach dem Karpaltunnelsyndrom das zweithäufigste Kompressionssyndrom eines peripheren Nerven.

Der zugrunde liegende Pathomechanismus scheint in einer Kompression, Traktion und Friktion des Nerven zu bestehen (Bozentka 1998). Die eigentliche Kompression des N. ulnaris findet dabei nicht im Sulcus, sondern im Kubitaltunnel statt, der deutlich über den Bereich der Ulnarisrinne hinausgeht (Assmus et al. 2009). Durch intraoperativ durchgeführte Druckmessungen konnten Iba et al. (2006) eine Druckerhöhung im Kubitaltunnel bei Beugung des Ellenbogengelenks infolge Anspannung des Ligamentum arcuatum und der Flexorenfaszie nachweisen. Bei latentem Kompressionssyndrom kann bereits eine einmalige externe Druckschädigung zu einer akuten klinischen Verschlechterung führen (»acute on chronic compression«, Osborne 1970).

Diagnose

Unabhängig von der jeweiligen Ursache (s. **Tab. J 4.4**) führt eine chronische N.-ulnaris-Kompression initial zu Parästhesien in der ulnaren Handpartie, gelegentlich auch zu Dysästhesien und Schmerzen. Hinzutretende sensible Ausfälle betreffen den Kleinfinger, die ulnare Hälfte des Ringfingers, die ulnare Partie der Handinnenfläche (Ramus superficialis) und des Handrückens (Ramus dorsalis). Paresen und Atrophien entwickeln sich zunächst in der ulnarisinnervierten Handmuskulatur – mit allmählicher Ausbildung einer Krallenstellung der Finger IV und V – und erst später in den ulnarisversorgten Finger- und Handgelenksbeugern. Der Symptombeginn ist häufig akut, sodass der Eindruck einer externen Druckparese entstehen kann. Die Betroffenen berichten nicht selten über eine nach der Nachtruhe aufgetretenen Taubheit des 5. und halben 4. Fingers und über ziehende Schmerzen im Ellenbogen- und Unterarmbereich. Probleme beim Schreiben oder beim Umdrehen eines Schlüssels werden häufig beklagt.

Die Symptome können bei der Ulnarisspätparese auch erst Jahrzehnte nach dem eigentlichen Trauma (meist Ellenbogengelenksfraktur) auftreten.

Bei der klinischen Diagnostik ist die Sensibilitätsprüfung im Versorgungsareal der Rami palmaris und dorsalis besonders wichtig, da diese Äste proximal des Handgelenks vom Hauptstamm des Ellennerven abzweigen, sodass eine Hypästhesie in deren Areal die proximale Schädigungslokalisation belegt. Von großer Wichtigkeit ist die visuelle und palpatorische Exploration der Ulnarisrinne bei gestrecktem und gebeugtem Unterarm, um (Sub-)Luxationen des N. ulnaris und/oder Dislokationen des medialen Trizepskopfs bei Unterarmbeugung sowie anatomische Besonderheiten im Verlauf des Sulcus zu erfassen. Tastbare umschriebene Verdickungen des Ellen nerven weisen auf eine Pseudoneurombildung hin.

Bildgebende Verfahren gewinnen in der Diagnostik zunehmend an Bedeutung. Die hochauflösende Sonographie (13 Megahertz-Sonde) kann Größen- und Lageveränderungen des N. ulnaris im Ellenbogenbereich darstellen. Die konventionelle Röntgenuntersuchung in drei Ebenen sollte bei Verdacht auf morphologische Veränderungen des Knochens durchgeführt werden, da sich hierdurch ggf. das operative Verfahren ändert. Die MRT ermöglicht die Darstellung morphologischer Veränderungen des N. ulnaris und der umgebenden Strukturen. (Andreisek et al. 2006). Die klinische Verdachtsdiagnose einer chronischen Ulnarisneuropathie am Ellenbogen muss durch eine elektrophysiologische Diagnostik verifiziert werden, die technisch schwieriger durchzuführen ist als die neurographische Diagnostik des Karpaltunnelsyndroms (Stöhr 1998, Campbell et al. 1999). Die motorische Neurographie des N. ulnaris muss fraktioniert erfolgen, mit getrennter Bestimmung der Nervenleitgeschwindigkeit im Unterarm- und Ellenbogensegment. Typisch für eine chronische Ulnariskompression in Höhe des Ellenbogens ist eine um mehr als 16 m/s herabgesetzte motorische NLG im Ellenbogensegment im Vergleich zum Unterarmsegment sowie eine signifikante Amplitudenminderung des motorischen Antwortpotenzials nach Nervenstimulation proximal-, im Vergleich zur Stimulation distal der Ulnarisrinne um mindestens 20 %. Sensible Nervenleitgeschwindigkeitsmessungen des Ellenbogenabschnitts des N. ulnaris sind nur mittels nervennah eingestochener Nadelelektroden möglich. Merlevede et al. (2000) haben eine technisch einfache gemischte Neurographie des N. ulnaris propagiert mit Ableitung des gemischten Nervenaktionspotenzials vom N. ulnaris und vom N. medianus 10 cm rostral des Epicondylus medialis. Eine Latenzverlängerung des Ulnarispotenzials gegenüber dem Medianuspotenzial von mehr als 1,4 ms wurde als Hinweis auf eine chronische Ulnariskompression in Höhe des Ellenbogens gewertet.

Tab. J 4.4: Ursachen der Ulnarisläsion am Ellenbogen

Knöcherne Deformationen • Alte Frakturen • Rheumatoide Arthritis • Arthrose • Kongenitale Valgusdeformität • M. Paget
Druck von außen (Aufstützen, Lagerung) Kompression im Kubitaltunnel Spätparese nach Weichteiltrauma Weichteiltumoren Luxation des Nerven aus dem Sulcus Abnorme Muskeln (M. epicondyloolecranicus) Processus supracondylaris

Konservative Therapie

Leichtere Ulnarisläsionen am Ellenbogen sollten zunächst konservativ therapiert werden, vor allem wenn ursächliche Faktoren wie eine repetitive exogene Druckeinwirkung oder Unterarmflexion durch Verhaltensänderung, Polsterung bzw. nächtliche Schienung des Ellenbogens vermieden werden können (Seror 1993). Bei lediglich intermittierend auftretenden leichten Hypästhesien und Dysästhesien ohne neurographische Veränderungen ist eine Behandlung nicht immer notwendig.
Unterstützend ist in diesen Fällen eine krankengymnastische Anleitung zur Kräftigung paretischer Muskeln zweckmäßig.
Akute exogene Druckschäden – z. B. in Narkose oder im Koma – sollten auch bei schweren sensomotorischen Ausfällen einer konservativen Behandlung unterzogen werden, da die spontane Besserungstendenz bei Vermeidung weiterer Druckeinwirkungen gut ist. Bei Schädigung vom Typ der Axonotmesis erfolgt die Reinnervation der Handmuskulatur erst nach 8–12 Monaten.
Bei Ausbleiben einer klinischen Besserung und elektroneurographischer Verschlechterung sollte nach 6 Wochen die Indikation zur operativen Behandlung gestellt werden. Ein zu langes Zuwarten verschlechtert die Prognose, insbesondere bei bereits vorhandenen Atrophien.

Operative Therapie

Akute exogene Druckschädigungen des N. ulnaris in der Ulnarisrinne stellen keine primäre Operationsindikation dar!
Beim Vorliegen eines Kubitaltunnelsyndroms und fehlender Besserung unter konservativer Therapie oder bereits fortgeschrittenen sensomotorischen Ausfallserscheinun-gen ist eine Operation indiziert. Diese setzt eine spezielle Expertise voraus, die in erster Linie durch Neurochirurgen und Handchirurgen erfüllt wird.
Bis vor wenigen Jahren wurde das operative Vorgehen, insbesondere die Frage nach Verlagerung oder ausschließlicher Dekompression des Nervs, kontrovers beurteilt. Noch vor Kurzem wurde von den meisten Operateuren die Volarverlagerung des N. ulnaris bevorzugt. Nachteilig scheint hier jedoch die notwendige lange Skelettierung des Nervs, woraus möglicherweise eine Verschlechterung der Blutversorgung resultiert. Mittlerweile wird von zahlreichen Operateuren, zumindest beim primären Kubitaltunnelsyndrom ohne Subluxation des N. ulnaris, die einfache Dekompression (Bartels et al. 2005) oder die langstreckige endoskopische Dekompression (Hoffmann und Siemionow 2006) bevorzugt (B).

Zur Verfügung stehen folgende Verfahren:

- Einfache (offene) Dekompression
- Endoskopisch langstreckige Dekompression
- Subkutane Volarverlagerung
- Submuskuläre Verlagerung
- Intramuskuläre Verlagerung
- Mediale Epikondylektomie

J 4.1.4.3 Läsionen am Handgelenk (Loge-de-Guyon-Syndrom, Ulnares Karpaltunnelsyndrom)

Beim Eintritt des Nerven in die Hand durch den Guyonschen Kanal kann es in und um den Kanal herum zu Druckschädigungen kommen. Die Ursache ist meistens Druck von außen bei ungewohnter manueller Tätigkeit, durch bestimmte Werkzeuge oder langes Radfahren sowie bei Ganglien, Gefäßanomalien oder Traumen. Bei nicht fassbarer Ursache nimmt man eine bindegewebige Kompression im Guyonschen Kanal an (Syndrom der Loge de Guyon).
Je nachdem in welcher Höhe sich die Endäste des Nerven voneinander trennen und je nach Lokalisation der Druckeinwirkung kommt es zu ganz unterschiedlichen klinischen Symptomen. Am häufigsten ist eine Kompression des R. profundus, die zur schmerzlosen Parese der ulnarisinnervierten kleinen Handmuskeln ohne Sensibilitätsstörungen führt. Typisch ist die Schwäche der Daumenadduktion, die den Daumen-Zeigefinger-Spitzgriff beeinträchtigt und sich besonders beim Schreiben als hinderlich erweist. Beim Fassen eines Papierblatts zwischen Daumen und Zeigefinger kommt es zu einer Beugung des Endglieds, da der lange Daumenbeuger den Ausfall des Daumenadduktors kompensiert. Man spricht dann vom positiven Froment-Zeichen. Bei einer Läsion distal des Abganges des R. hypo-thenaris bleibt die Hypothenarmuskulatur intakt (Mumenthaler et al. 2007).
Eine Schädigung des Hauptstammes vor oder gleich nach der Aufspaltung proximal oder innerhalb des Guyonschen Kanals führt zu Sensibilitätsstörungen an der volaren Seite der ulnaren zwei Finger und zur Parese aller ulnarisinnervierten kleinen Handmuskeln. Die Sensibilität auf der Dorsalseite ist erhalten, da der R. dorsalis bereits einige Zentimeter proximal des Handgelenks den Nerven verlässt. Eine isolierte Druckläsion des R. superficialis führt zu Sensibilitätsstörungen der volaren Seite der ulnaren zwei Finger ohne motorische Ausfälle. Die weitere Diagnostik besteht aus der elektrophysiologischen Lokalisation der Läsion und bildgebenden Verfahren (Sonographie, Nativ-Röntgen, CT, NMR), um eine Raumforderung oder Fraktur darzustellen.

Therapie

Ist eine Belastung oder Druck von außen die Ursache der Druckläsion (z. B. ungewohnte manuelle Tätigkeit oder Radfahren) ist eine Erholung unter entsprechender Schonung sehr wahrscheinlich (Tackmann et al. 1989, Stewart 1993). Innerhalb von 5 Monaten sollte sich eine Besserung eingestellt haben. Tritt unter konservativer Behandlung eine Verschlechterung ein, sollte chirurgisch exploriert und dekomprimiert werden. Mit bildgebenden Verfahren nachgewiesene Schwellungen und Raumforderungen sollten ebenfalls primär chirurgisch angegangen werden (Foucher et al. 1993). Ein frakturierter Hamulus des Os hamatum sollte entfernt werden, im Falle einer Arthritis des Pisiforme oder Hamatums oder einer Fraktur des Pisiforme kann die Exzision des Pisiforme notwendig werden (Dawson et al. 1999).

J 4.2 Untere Extremität

J 4.2.1 Plexus lumbosacralis

Klinik

Der Plexus lumbosacralis wird von den Spinalnervenwurzeln L1 bis S4 gespeist. Er setzt sich zusammen aus dem Plexus lumbalis (L1–L4), der von der Wirbelsäule durch den M. psoas zum Bein zieht, und dem Plexus sacralis (L4–S4), der seinen Weg am lateralen Os sacrum und an der Hinterwand des Beckens entlang nimmt. Das Haupt-Symptom einer Läsion des lumbalen Plexus (s. **Tab. J 4.5**) ist die Schwäche des M. quadriceps femoris und des M. iliopsoas. Im Unterschied zu einer Femoralisparese sind die Adduktoren (klinisch oder elektromyographisch) mitbeteiligt, und die Sensibilitätsstörung erstreckt sich auch auf das Versorgungsareal des N. cutaneus femoris lateralis an der Vorderaußenseite des Oberschenkels. Bei einer Plexus-sacralis-Schädigung ist außer der vom N. ischiadicus innervierten Fuß-und Unterschenkelmuskulatur auch die Glutealmuskulatur betroffen (Stöhr und Riffel 1988, Mumenthaler et al. 2003).
Die Ursachen einer Kompression des lumbosakralen Plexus (s. **Tab. J 4.5**) sind überwiegend intrapelvine Prozesse, wie kolorektale Tumoren, Uterus-, Prostata-, Ovarialkarzinome, sowie vom unteren Nierenpol ausgehende Malignome, aber auch seltenere Prozesse, wie Sarkome, Lymphome, Dermoidzysten sowie Leiomyome des Uterus. Des Weiteren spielt der metastatische Befall des Plexus eine Rolle. Selten treten Nervenscheidentumoren in Erscheinung. Große Aneurysmen der Bauch- und Beckenarterien können die jeweils benachbarten Plexusanteile komprimieren (Mumenthaler et al. 2007).

Tab. J 4.5: Ursachen der Kompression des Plexus lumbosacralis

Tumoren • Primäre Tumoren benachbarter Beckenorgane (Prostata, Uterus, Darm, Nieren, Blase, Lymphknoten, Knochen) • Metastasen (Maligne Lymphome, Bronchial- und Mammakarzinom, Melanom) • Nervenscheidentumore (Neurofibrome, Neurinome)
Retroperitoneale Blutung • bei Gerinnungsstörungen oder Antikoagulation, nach operativen Eingriffen, durch Aneurysmaruptur
Retroperitonealabszess • ausgehend von Infektionen der Wirbel, des perinephritischen Gewebes oder des Gastrointestinaltraktes • primär • Aneurysmen (der abdominellen Aorta, A. hypogastrica, A. iliaca communis und interna)
Schwangerschaft und Geburt (Missverhältnis zwischen Becken und Kopf, Kompression bei verlängerter oder Zangengeburt)

Therapie

Die Behandlung besteht aus der Dekompression des betroffenen Plexusabschnittes. Infiltration und Kompression durch maligne Tumoren erfordert eine chirurgische Entfernung, Strahlentherapie oder Chemotherapie, je nach Art und Dignität des Tumors. Die Chancen für eine Rückbildung des neurologischen Defizits sind allerdings oft gering (Jaeckle et al. 1985).
Wichtig ist eine ausreichende analgetische Behandlung. Im Falle einer retroperitonealen Blutung ist Bluttransfusion oder Volumenersatz erforderlich. Die Indikation für eine chirurgische Hämatomausräumung hängt von der Ausdehnung des Hämatoms und der Schwere der neurologischen Ausfälle ab (Donaghy 1993). Frühe chirurgische Dekompression soll das Ergebnis bei Patienten mit schweren Symptomen verbessern (Young und Norris 1976, Tysvaer 1982), prospektive Studien zu dieser Frage gibt es jedoch nicht. Eigene Erfahrungen zeigen eine meist gute Remission auch unter einer konservativen Behandlung, sodass die Indikation zu einem operativen Vorgehen sehr zurückhaltend gestellt werden sollte (Stöhr 1996, Mumenthaler et al. 2003).
Retroperitoneale Abszesse erfordern die Entlastung durch Ableitung des Eiters, entweder durch einen chirurgischen Eingriff oder durch CT- oder sonographie-gesteuerte perkutane Katheterisierung. Die initiale antimikrobielle Therapie sollte bis zum Eintreffen der Kulturresultate mit Breitbandantibiotika durchgeführt werden. Die Möglichkeit eines tuberkulösen Abszesses sollte immer in Betracht gezogen werden.
Eine Raumforderung durch ein Aneurysma der Aorta abdominalis oder der Iliacalarterien erfordert eine chirurgische Behandlung.

J 4.2.2 N. femoralis

Der N. femoralis (L2–4) verläuft ausgehend vom Plexus lumbalis zwischen dem M. psoas und dem M. iliacus und lateral der Femoralgefäße unter dem Leistenband hindurch. Im Oberschenkelbereich teilt er sich in Äste für den M. quadriceps femoris und Hautnerven für den vorderen medialen Oberschenkel und endet als rein sensibler N. saphenus. Schädigungen des N. femoralis führen zu Schwäche des M. quadriceps femoris, erloschenem bzw. abgeschwächtem Patellarsehnenreflex und Sensibilitätsstörungen am vorderen medialen Oberschenkel und medialen Unterschenkel. Hochsitzende intrapelvine Läsionen bedingen darüber hinaus eine Hüftbeugerschwäche.
Idiopathische Kompressionssyndrome des N. femoralis kommen in der Regel nicht vor.
Am häufigsten kommt es zur Kompression des Nerven durch ein retroperitoneales Hämatom, seltener auch einer Ruptur eines arteriellen Aneurysmas oder eines Traumas des M. iliacus. Haupt-Symptom dieses akuten Kompressionssyndroms sind heftige Schmerzen in der Leiste und unterhalb des Leistenbandes, ausstrahlend in das Innervationsgebiet des N. saphenus, und die dem N. femoralis entsprechenden motorischen und sensiblen Ausfälle. Aktive und passive Extension im Hüftgelenk verstärkt den Schmerz.
Andere Erkrankungen, die zu in der Regel langsam zunehmender Kompression führen, sind Iliacusabszess, Aneurysmen der A. iliaca interna oder Tumoren des M. iliopsoas oder des Ileums. Iatrogen kann

es bei verschiedenen chirurgischen Eingriffen, v. a. in Steinschnittlage durch Abknicken und Druck auf den Nerven unter dem Leistenband, zur Femoraliskompression kommen (Stöhr 1996).
Zur Diagnostik ist das CT bei Verdacht auf eine Blutung hilfreich, während andere Raumforderungen wie Abszesse oder Tumoren im MRT besser dargestellt werden.

Therapie

Die initiale Behandlung eines Iliacushämatoms hängt von der Schwere der Blutung und dem Allgemeinzustand des Patienten ab. Analgesie und Korrektur einer eventuellen Gerinnungsstörung sind der erste Schritt. Die Indikation für die chirurgische Entlastung ist nicht klar, da auch bei konservativer Behandlung gute Ergebnisse erzielt werden und kontrollierte Studien fehlen (Silverstein 1979). In schweren Fällen scheint eine rasche chirurgische Hämatomausräumung sinnvoll zu sein (Chiu 1976). Eine Alternative ist die perkutane Drainage (Merrick et al. 1991).
Kompression durch maligne Tumoren sollte chirurgisch, mit Strahlentherapie oder Chemotherapie behandelt werden, je nach Art und Dignität des Tumors. Retroperitoneale Abszesse müssen drainiert und antibiotisch behandelt werden. Aneurysmen müssen chirurgisch behandelt werden. Im Falle iatrogener Lagerungsschäden ist die Spontanheilung häufig (Stöhr 1996). Unabhängig von der Ursache der Läsion brauchen Patienten mit einer Quadrizepslähmung Krankengymnastik, um die Kniegelenksbeweglichkeit zu erhalten, und eine Knieorthese.

J 4.2.3 N. saphenus

Der N. saphenus ist der sensible Endast des N. femoralis. Er zieht durch den Adduktorenkanal und tritt oberhalb des Knies aus der Faszie. Er versorgt sensibel den medialen Unterschenkel, die mediale Knöchelregion und die mediale Seite des Fußes. Zur Kompression des Nerven kann es am Oberschenkel, am Knie oder am Unterschenkel kommen.
Am Oberschenkel können fibröse Bänder, Anomalitäten der A. femoralis, seltener auch Schwannome des Nerven zur Kompression führen (Stewart 1993). Symptome sind Schmerzen und Sensibilitätsstörungen im Innervationgebiet des Nerven. Oft kann ein Tinelsches Zeichen ausgelöst werden.
Wird der N. saphenus am Ausgang des Hunterschen Kanals komprimiert, kommt es zu Schmerzen im Knie und medialen Unterschenkel, die beim Gehen zunehmen (Worth et al. 1984).
Das Kompressionssyndrom des Ramus infrapatellaris des N. saphenus – »Gonalgia paraesthetica« – (Wartenberg 1954) beruht meist auf einer Irritation des Nerven unter dem M. sartorius oder seiner Sehne. Hierbei kommt es zu belastungsabhängigen aber auch nächtlich auftretenden Knieschmerzen.
Kompression des N. saphenus von außen, meist am proximalen Unterschenkel kommt lagerungsbedingt vor, z. B. durch gynäkologische Beinhalter, durch Gipsverbände oder Schienen (Stöhr und Riffel 1988, Stöhr 1996).

Therapie

Die Behandlung ist in der Regel zunächst symptomatisch, zum einen medikamentös, entsprechend der Behandlung neuropathischer Schmerzen (s. Kap. A 12.). Zum anderen kann eine Serie von Injektionen von Lokalanästhetika und/oder Kortikoiden durchgeführt werden. Dies ist insbesondere bei der Gonalgia paraesthetica Therapie der Wahl. Nur selten ist die operative Therapie indiziert. Am häufigsten wird der Nerv im Rahmen von venenchirurgischen Eingriffen lädiert, insbesondere nach Venenstripping am Unterschenkel. Nachfolgend kann es zum Auftreten von Par- und Dysästhesien an der Unterschenkelinnenseite kommen. In solchen Fällen kann die Resektion des schmerzhaften Neuroms Erleichterung bringen. Lagerungsbedingte Druckschäden müssen nicht chirurgisch behandelt werden.

J 4.2.4 N. ischiadicus

Der N. ischiadicus (L4–S3) setzt sich aus einem lateralen Anteil, der dem N. peronaeus entspricht, und einem medialen Anteil, entsprechend dem N. tibialis, zusammen. Er verlässt das Becken durch das Foramen infrapiriforme und verläuft hinter dem Hüftgelenk in der Tiefe des Oberschenkels abwärts. In der oberen Fossa poplitea teilen sich peronäaler und tibialer Anteil. Der N. ischiadicus innerviert die ischiokrurale Muskulatur und alle Muskeln unterhalb des Kniegelenkes. Oberhalb des Knies gibt es kein sensibles Versorgungsgebiet, darunter entspricht es dem von N. peronaeus und tibialis zusammengenommen. Ischiadikusläsionen sind meist inkomplett, wobei der peronäale Anteil in der Regel häufiger und stärker betroffen ist als der tibiale. Eine komplette Ischiadikusläsion ist selten und wird nicht durch ein Engpasssyndrom hervorgerufen (**Tab. J 4.6**). Anekdotisch wurde über Irritation des N. ischiadicus durch Endometriose berichtet.

Tab. J 4.6: Ursachen der Kompression des N. ischiadicus

Veränderungen in Becken oder Oberschenkel • Tumoren (Endometriose, Nerventumoren, Lipome) • Hämatome • Baker-Zysten • Aneurysma der Aa. iliacae • Fibröse Kompartmentsyndrom des Oberschenkels
Geburt Operationsbedingte Lagerung in sitzender Position Piriformis-Syndrom

J 4.2.4.1 Piriformis-Syndrom

Das Piriformis-Syndrom ist eine seltene Ursache von Ischialgie und Beinschmerzen. Ursächlich wird eine Kompression des N. ischiadicus beim Durchtritt durch das Foramen infrapiriforme durch einen im Volumen vergrößerten und gespannten M. piriformis unterstellt. Die Patienten klagen über Schmerzen der Gesäßregion, die beim Sitzen auftreten und in das Bein ausstrahlen. Es findet sich ein positives Hoffmann-Tinel-Zeichen in der Mitte des Gesäßes. Die Beugung des angewinkelten Beins bei gleichzeitiger Innenrotation provoziert z. T. den typischen Schmerz (Gowers-Bonnet-Test). Das Syndrom ist nicht unumstritten und nur nach Ausschluss anderer Ursachen zu diagnostizieren (Tiel 2008). Es liegen keine validierten und standardisierten Tests vor.

Therapie

Bei Patienten mit Piriformis-Syndrom kann die Injektion von Lokalanästhetika und/oder Kortikoiden in den Bereich des M. piriformis bzw. des Nervendurchtritts die Schmerzen lindern (Stewart 1993). Der Spontanverlauf ist variabel. Konservative Maßnahmen wie Krankengymnastik und Massagen zeigen meistens keinen Effekt. Über CT-gesteuerte intramuskuläre Botulinumtoxin-Injektion liegen positive Fallserien vor (Kirschner 2009). Nur in völlig therapieresistenten Fällen sollte die Möglichkeit erwogen werden, einen Teil des Muskels chirurgisch zu durchtrennen (Tackmann et al. 1989).
Die Endometriose sollte mit synthetischen Hormonen und/oder chirurgischer Entfernung des Gewebes behandelt werden (Salazar-Gruesco und Roos 1986). Andere Raumforderungen erfordern chirurgische Eingriffe oder Radiatio/Chemotherapie. Die Behandlung von Blutungskomplikationen ist in Abschnitt J 4.2.1 beschrieben.
Lagerungsbedingte postoperative Ischiadikusdruckläsionen ohne Hämatom sollten konservativ behandelt werden, da die Spontanheilung wahrscheinlich ist.

J 4.2.5 N. fibularis (peronaeus communis)

Nach der Trennung vom tibialen Anteil des N. ischiadicus zieht der N. peronaeus communis (L4–S2) um das Fibulaköpfchen herum und verläuft durch den Ursprung des oberflächlichen Anteils des M. peronaeus longus (Fibulartunnel). Er teilt sich dann in den N. peronaeus superficialis, der die Mm. peronaei sowie die Haut des lateralen Unterschenkels und des Fußrückens innerviert, und den N. peronaeus profundus, der die Fuß- und Zehenheber sowie die Haut im ersten Zehenzwischenraum versorgt. Die Symptome der Schädigung des N. peronaeus communis sind je nach Ursache der Läsion sehr unterschiedlich ausgeprägt. Oft sind die vom Profundusanteil versorgten Muskeln (Fuß- und Zehenextensoren) am stärksten betroffen, und die Sensibilitätsstörungen sind nur gering ausgeprägt. Die häufigste Ursache für eine Peronäusläsion ist Druck von außen im Bereich des Verlaufes um das Fibula köpfchen herum, z. B. im Schlaf, in Narkose, Koma, langer Bettlägrigkeit oder durch Gipsverbände, häufig auch bei gewohnheitsmäßigem Übereinanderschlagen der Beine oder langem Hocken. Nicht selten führt eine starke Gewichtsabnahme zu erhöhter Vulnerabilität (Dawson et al. 1999, Mumenthaler et al. 2003).

J 4.2.5.1 Kompression am Fibulaköpfchen

Selten kommt es zu einer Einklemmung des Nerven beim Eintritt in den Peronaeuskanal zwischen den beiden Köpfen des M. peronaeus longus. Häufiger ist die Druckschädigung des Nerven im Bereich des Fibulaköpfchens, wo er, fixiert zwischen Faszie und Periost, exponiert verläuft.
Andere seltene Ursachen für eine Peronaeusläsion sind Ganglien und Zysten, die vom Kniegelenk ausgehen, Lipome, Kallus, oder Tumoren der Fibula.
Klinisch stehen initial oft Schmerzen im Vordergrund, die am lateralen Knie beginnen und in Unterschenkel und Fußrücken ausstrahlen. Die Region ist druckschmerzhaft und ein positives Hoffmann-Tinel-Zeichen ist nachweisbar. Schnell kann es zu Paresen der Fuß- und Zehenstrecker sowie der Pronatoren kommen. Es zeigt sich der typische Steppergang. Elektrophysiologisch kann eine Leitungsverzögerung in dem entsprechenden Segment nachgewiesen werden (Mumenthaler 2007).

Therapie

Bei allen spontanen Druckläsionen ist zunächst eine konservative Therapie mit Krankengymnastik und Versorgung des Patienten mit einer Peronaeusschiene indiziert. Beschränkt sich die Läsion auf eine umschriebene Demyelinisierung mit Leitungsblock, ist vollständige Erholung in wenigen Wochen die Regel, während die Regeneration einer axonalen Schädigung deutlich länger, mindestens einige Monate, dauert. Bei Patienten mit einer Kombination aus Leitungsblock und axonaler Läsion zeigt sich manchmal ein biphasischer Verlauf der Erholung (Wilbourn 1986, Stöhr 1998, Mumenthaler et al. 2003).
Bei ausbleibender spontaner Erholung oder progredienten Paresen und Sensibilitätsstörungen ist die Exploration und Dekompression des Nerven indiziert. Fortschreitende und schmerzhafte Peronaeusläsionen durch Engpass oder komprimierende Raumforderungen sollten früh chirurgisch exploriert werden. Kleinere Raumforderungen oder Weichteilveränderungen entgehen manchmal den bildgebenden Verfahren (Stewart 1993). Intraneurale Ganglien sollten lediglich entleert werden, da eine totale Resektion vielfach zur kompletten Nervenläsion führt (Tackmann et al. 1989). Die Prognose hinsichtlich der Erholung der motorischen Funktion ist relativ schlecht. Es wird angenommen, dass die Ursache die gegenüber der N. peronaeus-innervierten Muskulatur viel stärkeren Antagonisten ist. In diesen Fällen kommt die Ersatzoperation mittels Transfers der Sehne des M. tibialis posterior infrage.

J 4.2.5.2 Tibialis-anterior-Syndrom

Hierbei handelt es sich um ein Kompartmentsyndrom, das durch die Kompression des N. peronaeus profundus durch Muskelschwellung in dem vorderen Faszienkompartiment des Unterschenkels zustande kommt und mit ischämischer Nekrose der Muskeln der Tibialisloge einhergeht.
Das akute Tibialis-anterior-Syndrom ist ein chirurgischer Notfall und erfordert die prompte Fasziotomie (s. Kap. J 4.3).

J 4.2.5.3 Vorderes Tarsaltunnelsyndrom

Der Endast des N. peronaeus profundus kann an der Vorderseite des Sprunggelenks, unterhalb des Ligamentum cruciforme, komprimiert werden. Häufig handelt es sich um ein idiopathisches Kompressionssyndrom. Der Nerv kann jedoch auch Verletzungen oder dem Druck zu enger Schuhe ausgesetzt sein. Der Begriff des vorderen Tarsaltunnelsyndroms wurde erstmals 1968 von Marinacci verwendet. Die Symptome sind schmerzhafte Parästhesien am Fußrücken bei Belastung, aber auch in Ruhe und nachts sowie eine atrophische Parese der Mm. extensor digitorum brevis und extensor hallucis brevis, die von den Patienten jedoch im Allgemeinen nicht bemerkt wird.

Therapie

Die Behandlung der Kompression der distalen Nervenabschnitte ist zunächst konservativ. Weiterer Druck durch enge Schuhe muss vermieden werden, manchmal hilft die Veränderung der Fußposition durch eine Orthese oder die lokale Injektion von Lokalanästhetika bzw. Kortikoiden. Bei ausbleibender Besserung sollte eine chirurgische Dekompression durch Inzision von beengenden Faszienanteilen erfolgen (Dawson et al. 1999).

J 4.2.6 N. tibialis

Der N. tibialis (L5–S2) zieht durch die Fossa poplitea und unter den M. gastrocnemius. Kurz oberhalb des Sprunggelenkes verläuft er oberflächlich und zieht unter dem Retinaculum flexorum (Tarsaltunnel) auf die Unterseite des Fußes. Im Tarsaltunnel, gelegentlich aber auch etwas ober- oder unterhalb, teilt er sich in zwei Plantarnerven (N. plantaris medialis und lateralis).
Kompression des proximalen N. tibialis ist selten und auf ein Ganglion, eine Baker-Zyste, einen Nerventumor, oder aber auf Lagerung oder Gipsverband zurückzuführen. Die Symptome sind Schwäche der Flexoren von Fuß und Zehen und der kleinen plantaren Fußmuskeln sowie Sensibilitätsstörungen an der Fußsohle (Mumenthaler et al. 2003).

J 4.2.6.1 Hinteres (mediales) Tarsaltunnelsyndrom

Beim hinteren Tarsaltunnelsyndrom wird der Nerv im Bereich des medialen Malleolus beengt. Es ähnelt dem Karpaltunnelsyndrom (Sunderland 1978), tritt jedoch deutlich seltener auf. Fußgelenkdeformitäten, Sprunggelenkstrauma, posttraumatische Fibrose, Zysten der Sehnenscheiden oder rheumatoide Arthritis können Ursache des Engpasses sein. Das idiopathische Tarsaltunnelsyndrom ist sehr selten. Die Symptomatik besteht aus uncharakteristischen Beschwerden mit Schmerzen und Sensibilitätsstörungen der Fußsohle, einem Tinelschen Zeichen hinter dem medialen Malleolus und gelegentlich Schwäche der kleinen Fußmuskeln (Dawson et al. 1999, Mumenthaler et al. 2003). Ob die elektrophysiologische Untersuchung mit DML-Verlängerung beweisend für das Vorliegen eines Tarsaltunnelsyndroms ist, ist umstritten (Assmus et al. 2009, Patel et al. 2005).
Insbesondere intraneurale Ganglien und andere raumfordernde Prozesse lassen sich in der MRT nachweisen.

Differentialdiagnostisch muss an eine Polyneuropathie und an ein L5- oder S1-Syndrom gedacht werden.

Therapie

Die initiale Behandlung des Tarsaltunnelsyndroms besteht aus Immobilisation des Sprunggelenks mit einer Orthese. Bei ausbleibendem Erfolg und gesicherter Diagnose ist die offene Spaltung des Retinaculum flexorum und Dekompression des N. tibialis indiziert, die oft zu dauerhafter Symptomfreiheit führt (Mumenthaler 1993, Oloff et al. 1983).

J 4.2.6.2 Morton Metatarsalgie

Dieses Kompressionssyndrom entsteht durch Kompression eines Interdigitalnerven zwischen zwei benachbarten Metatarsalköpfchen. Meist ist der dritte Zwischenraum betroffen. Die Symptome sind belastungsabhängige schmerzhafte Parästhesien mit Ausstrahlung in die mittleren Zehen, besonders beim Tragen enger Schuhe, vorzugsweise im Interdigitalraum 3/4 und seltener bei 2/3. In den übrigen Interdigitalräumen kommt es praktisch nicht vor. Eine chronische Schädigung führt oft zur Anschwellung des Nerven durch Bindegewebsvermehrung (Stewart 1993). Es ist ein selten erkanntes Krankheitsbild. Bei der klinischen Untersuchung zeigt sich eine Druckschmerzhaftigkeit zwischen der 3. und 4. oder der 2. und 3. Zehe mit deutlicher Zunahme bei seitlicher Kompression des Vorfußes. Differentialdiagnostisch muss an Spreizfußbeschwerden gedacht werden. In diesen Fällen ist nicht der Interdigitalraum, sondern sind die Metatarsalköpfchen druckdolent.

Therapie

An konservativen Maßnahmen kommt lediglich die vorübergehende Entlastung sowie die Infiltration mit Lokalanästhetika und Kortikoiden infrage (Greenfield et al. 1984). Bei persistierenden Beschwerden ist die Entfernung des schmerzhaften Neuroms, in der Regel über einen dorsalen Zugang, indiziert. Die operative Heilungsquote liegt zwischen 70 und 90 % (Assmus 1994, Hassouna und Singh 2005).

J 4.2.7 N. cutaneus femoris lateralis

J 4.2.7.1 Meralgia paraesthetica

Der N. cutaneus femoris lateralis (L2–3) zieht vom Plexus lumbalis über den M. iliacus und durch einen kleinen Tunnel im lateralen Teil des Leistenbandes zur Haut des lateralen Oberschenkels, die er sensibel versorgt. Varietäten des Durchtritts durch das Leistenband sind häufig. Bei der Meralgia paraesthetica kommt es zu einer Einklemmung des N. cutaneus femoris lateralis in Höhe des lateralen Leistenbandes nahe der Spina iliaca anterior superior. Kompression führt zu schmerzhaften Parästhesien und Sensibilitätsausfall im Bereich des ventralen und lateralen Oberschenkels. Alle Bewegungen, die einen Zug auf das Leistenband ausüben, lösen brennende Schmerzen aus. Bei Fortschreiten der Erkrankung kommt es zu sensiblen Ausfällen im entsprechenden Hautareal. Es wird zwischen der eher seltenen symptomatischen (iatrogen, posttraumatisch, Adipositas, enge Kleidung, Polyneuropathie) und der häufigeren genuinen (ungünstiger Nervenverlauf) Form unterschieden. Proximal können Raumforderungen im Retroperitoneum oder im Iliacuskompartiment den Nerven beengen.

Therapie

Durch Raumforderungen bedingte Schädigungen des Nerven sollten der Ursache entsprechend behandelt werden. Die Beschwerden bilden sich bei etwa 25 % der Patienten spontan zurück (Mumenthaler 2007). Die konservative Behandlung mit Injektion von Lokalanästhetika und/oder Kortikoiden zur Schmerztherapie soll in bis zu 50 % der Fälle zu einer Beschwerdefreiheit führen (Williams 1991). Die Injektionen sollten 1–2 cm medial und unterhalb der Spina iliaca anterior superior unter die Fascia lata plaziert werden. Beengende Gürtel und Kleidungsstücke sollten vermieden werden. Bei adipösen Patienten: Gewichtsreduktion! Gelegentlich persistieren die Symptome, sodass eine chirurgische Intervention nötig wird (Williams und Trzil 1991). Dabei wird der Nerv durch eine Inzision der Fascia iliaca und des Leistenbandes dekomprimiert (Tackmann et al. 1989). Die Durchtrennung des Nerven führt zwar zur Schmerzlosigkeit, aber auch zu endgültigem Sensibilitätsausfall an der Oberschenkelaußenseite und birgt die Gefahr des Wiederauftretens von Beschwerden durch Neurombildung oder Kausalgie mit nur schwer beherrschbaren Schmerzen.

J 4.2.8 Nn. iliohypogastricus, ilioinguinalis und genitofemoralis

Der N. iliohypogastricus (Th12, L1) und der N. ilioinguinalis (Th12, L1) kommen aus dem oberen Plexus lumbalis und haben einen ähnlichen Verlauf um die Abdominalwand herum wie die kaudalen Interkostalnerven. Beide Nerven verlaufen oberhalb der Crista iliaca und innervieren die Inguinalregion. In ihrem Verlauf können die Nerven durch Tumoren der Nieren, Abszesse oder Hämatome in der paranephritischen Region in Mitleidenschaft gezogen werden. Am häufigsten ist die Kompression durch Narben von chirurgischen Eingriffen (Appendektomie, gynäkologische und Leistenbruch-Operationen). Ein Engpasssyndrom kann an der Durchtrittstelle des N. ilioinguinalis durch die Muskeln der Bauchwand entstehen (Mumenthaler et al. 1965). Die Symptome sind Schmerzen in der Leistenregion, Sensibilitätsstörungen im Versorgungsgebiet des Nerven und Druckempfindlichkeit unter dem Leistenband (Knockaert et al. 1989, Mumenthaler et al. 2003). Die Diagnose ist klinisch und stützt sich auf die Schmerzanamnese.
Der N. genitofemoralis (L1–2) zieht vom Plexus lumbalis durch den M. psoas und auf seiner Oberfläche retroperitoneal zum M. cremaster und der Haut des Scrotums bzw. des Labium majus. Zur Kompression des Nerven mit schmerzhaften Parästhesien im Versorgungsgebiet kommt es in den meisten Fällen durch Narben und Adhäsionen infolge von Appendektomien und Herniorrhaphien. Andere Ursachen können ein Psoasabszess, Traumata und Druck durch sehr enge Jeans sein.

Therapie

Zur Unterscheidung, welcher der Nerven betroffen ist, sind selektive Blockaden der Nerven mit Lokalanästhetika hilfreich. Zur symptomatischen Behandlung der schmerzhaften Parästhesien kommen die zur Behandlung neuropathischer Schmerzen geeigneten Medikamente (s. Kap. A 12) sowie Injektionen von Lokalanästhetika und/oder Kortikoiden in Betracht. Die Kombination mit transkutaner elektrischer Nervenstimulation (TENS) kann nützlich sein. Führt die konservative Behandlung nicht zum Erfolg, kommt die Resektion des betroffenen Nerven infrage, die in der Regel Schmerzfreiheit bringt (Starling und Harms 1989), aber das Risiko der sekundären Neurombildung und Ausbildung einer Kausalgie beinhaltet. Auch eine perkutane Rhizotomie wurde als Alternative beschrieben (Wiegand et al. 1986).
In therapieresistenten Fällen kann versucht werden, mittels peripherer Neuromodulation eine Reduktion der Schmerzsymptomatik zu erreichen.

J 4.3 Kompartmentsyndrome und andere ischämische Nerven und Muskelläsionen

J 4.3.1 Klinik

Ischämische Nervenläsionen – häufig begleitet von ischämischen Muskel- und teilweise Hautnekrosen – sind entweder die Folge einer Störung des arteriellen Zuflusses (Arterienverschlüsse oder -verletzungen, intraarterielle Injektionen vasotoxischer Substanzen mit Spasmen und Thrombosen) oder einer Zirkulationsbehinderung im kapillarvenösen Bereich, z. B. infolge einer Gewebsdruckerhöhung innerhalb einer Faszienkammer (Kompartmentsyndrome), unter einem Verband oder infolge lagerungsbedingter Kompression eines Gliedmaßenabschnitts bei Komatösen (Stöhr und Riffel 1988) (s. **Tab. J 4.7**). Die vaskulären Mono- und Polyneuropathien bei Diabetes mellitus und Kollagenosen bleiben hier unberücksichtigt.

Tab. J 4.7: Ursachen ischämischer Nervenläsionen

Kompartmentsyndrome
Verkleinerung des Logenraumes (z. B. Verschluss einer Faszienlücke)
Zunahme des Logeninhalts (Blutung, Ödem, Infusion)
Zirkulationsbehinderung durch Kompression von außen
Einengende Schienen und Verbände
Lagerungsbedingte Kompression eines Extremitätenabschnitts im Koma (Schlafmittelintoxikation, Drogenrausch, Narkose)
Arterielle Durchblutungsstörungen
Arterienverschluss oder -ruptur
Arterienunterbindung
Intraarterielle Injektion einer vasotoxischen Substanz mit nachfolgenden Spasmen und/oder Thrombosen

J 4

J 4.3.1.1 Kompartmentsyndrome

Druckerhöhungen innerhalb einer oder mehrerer Faszienkammern beruhen meist auf einer Volumenzunahme infolge eines Ödems und/oder einer Blutung, am häufigsten im Zusammenhang mit Frakturen und Operationen (z. B. Osteosynthesen, Umstellungsosteotomien und Faszienverschlüssen), seltener im Rahmen von Gerinnungsstörungen, paravenösen Infusionen oder Weichteilinfektionen. Bei konstitutionell enger Loge kann bereits die durch intensive Muskelarbeit entstehende Flüssigkeitseinlagerung ausreichen, um einen kritischen subfaszialen Druckanstieg zu erzeugen – ein Mechanismus, der besonders von der Extensorenloge am Unterschenkel bekannt ist (habituelles Tibialisanterior-Syndrom).
Die initiale Symptomatik besteht in Schmerzen im Bereich der betroffenen Faszienkammern, gefolgt von einer Schwellung und Verhärtung. Die ischämische Schädigung eines in der Loge verlaufenden sensiblen Nervs (bzw. Nervenanteils) verursacht Parästhesien und progrediente Sensibilitätsstörungen; die Läsion motorischer Nerven (bzw. Nervenanteile) bedingt gemeinsam mit der ischämischen Muskelschädigung zunehmende Paresen.
Die arteriellen Pulse bleiben – abgesehen von Fällen mit exzessiver Erhöhung des Logendrucks – erhalten. Parallel zum Ausmaß der Muskelnekrosen resultiert eine Erhöhung der Muskelenzyme (insbesondere der CK) im Serum. Diagnostisch entscheidend ist außer der klinischen Symptomatik die intrafasziale Druckmessung. Bei Tibiafrakturen sollte diese im Frakturbereich erfolgen, da dort die höchsten Werte gefunden werden (Hackman et al. 1994). Im Übrigen erhöht sich die mittlere Heilungsrate einer geschlossenen Tibiafraktur beim Hinzutreten eines Kompartmentsyndroms von 17,3 auf 30,2 Wochen (Puren et al. 1995).
Bei fehlender, unzureichender oder zu spät einsetzender Therapie resultiert eine komplette Nekrose des Muskelparenchyms mit sekundärem bindegewebigem Umbau, der zur Verkürzung des Gesamtmuskels mit entsprechender Fehlstellung in den betroffenen Gelenken führt (Volkmannsche Kontraktur). Die am häufigsten betroffenen Faszienkammern sind die Extensoren- und die tiefe Flexorenloge am Unterschenkel sowie die Beugerlogen am Unterarm (Balogh und Piza-Katzer 1995, Echtermeyer 1984, Heckman et al. 1994, Stöhr und Riffel 1988).

J 4.3.1.2 Zirkulationsbehinderung durch exogene Kompression

Zirkuläre Verbände, pneumatische Schienen oder Antischockhosen können ebenso wie die lang andauernde Druckeinwirkung auf einen Körperabschnitt bei Bewusstlosen zu einer Zirkulationsbehinderung im kapillarvenösen Schenkel mit denselben Konsequenzen wie bei den Kompartmentsyndromen führen. Im Unterschied zu diesen ist immer der gesamte Gliedmaßenabschnitt einschließlich der Haut betroffen, und es können Hautnekrosen hinzutreten.

J 4.3.1.3 Arterielle Durchblutungsstörungen

Geht die ischämische Nerven-und gegebenenfalls Muskelschädigung auf eine Unterbrechung des arteriellen Zuflusses zurück, so führt dieser Mechanismus über die bereits genannten Folgen hinaus zur Pulslosigkeit sowie zur Blässe und eventuell zu einer Gangrän des distalen Gliedmaßenabschnitts.

J 4.3.2 Prophylaxe und konservative Therapiemöglichkeiten

J 4.3.2.1 Kompartmentsyndrome

Bei Unfällen und operativen Eingriffen, die zur Ausbildung eines Kompartmentsyndroms disponieren, sollten folgende Maßnahmen beachtet werden, die alle zu einer Verbesserung der Relation zwischen systemischem Blutdruck und subfaszialem Gewebsdruck führen:

- Flachlagerung der betroffenen Extremität, da Hochlagerung einen arteriellen Druckabfall induziert (Echtermeyer 1984),
- Schockvorbeugung bzw. -bekämpfung,
- Vermeidung bzw. Entfernung einengender Schienen und Verbände.

J 4.3.2.2 Zirkulationsbehinderung durch äußere Kompression und arterielle Durchblutungsstörungen

Pneumatische Schienen, Antischockhosen und zirkuläre (oder sonstige einengende) Verbände dürfen nur angelegt werden, wenn dadurch keine kritische Erhöhung des subfaszialen Drucks erfolgt. Besondere Vorsicht ist bei stärker traumatisierten Extremitätenabschnitten wegen der häufigen allmählichen Zunahme des posttraumatischen Ödems geboten. Bei dem geringsten Verdacht auf die Ausbildung einer Zirkulationsbehinderung müssen die betroffenen Gliedmaßen unverzüglich entlastet werden.
Bei akuter arterieller Durchblutungsstörung kommen an konservativen Therapieverfahren die Antikoagulanzien-Therapie und die Fibrinolyse zur Anwendung.

Nach versehentlicher intraarterieller Injektion einer vasotoxischen Substanz sind die folgenden Therapieschritte indiziert (Stöhr et al. 1980, Stöhr 1996):

- Nadel im Arterienlumen belassen,
- 10 ml Procain 1 %ig oder Lidocain 0,25 %ig (ohne Adrenalinzusatz!) i. a.,
- 40–80 mg Papaverin in 10–20 ml isotoner Kochsalzlösung i. a.,
- 250 mg Methylprednisolon i. a.,
- eventuell Sympathikusblockade,
- 10 000 E Heparin i. v.; anschließend 25 000 E täglich per Infusomat über eine Woche. Anschließend Verordnung eines Cumarinderivats über einige Monate.

J 4.3.3 Operative Therapie

J 4.3.3.1 Kompartmentsyndrome

Sofern sich trotz der konservativen Behandlung ein manifestes Kompartmentsyndrom entwickelt, ist eine sofortige Dermato-Fasziotomie indiziert. Diese muss eine wirksame Druckentlastung aller betroffenen Faszienkammern garantieren, d. h., dass z. B. am Unterschenkel öfters die Tibialis-anterior-, Peroneus-, tiefe und oberflächliche Flexorenloge eröffnet werden müssen (Echtermeyer et al. 1982). Bei bereits eingetretener Muskelnekrose erfolgt zusätzlich eine Ausräumung der nekrotischen Muskelanteile, um die Gefahr einer Sekundärinfektion zu verringern und bei möglicher Erhaltung der neurovaskulären Strukturen eine sonst häufige Gliedmaßenamputation zu vermeiden (Vetter und Thon 1994). Auch nach erfolgter Fasziotomie ist eine regelmäßige Befundkontrolle nötig, da bei anhaltendem Ödem und persistierender CK-Erhöhung eine Refasziotomie erforderlich werden kann (Shaw und Spencer 1995). Weichteildefekte schließen sich rascher und mit gutem kosmetischem Ergebnis durch Verwendung einer vorgelegten Intrakutannaht (Riedl et al. 1994). Die Bedeutung einer frühzeitigen Operation wird aus der Tatsache deutlich, dass aus der Studie von Balogh und Piza-Katzer (1995) bei 8 von 17 mit einer Verzögerung von 24–48 Stunden vorgestellten Patienten eine Gliedmaßenamputation notwendig wurde (B).

Im Spätstadium können Verlängerungstenotomien, Sehnenumlagerungsoperationen, Arthrodesen und eine Neurolyse der in Narbengewebe eingebetteten Nerven notwendig werden (Reill 1982, Santi und Botte 1995). Beim chronischen Tibialis-anterior-Syndrom reicht die limitierte Fasziotomie im antero-lateralen mittleren Unterschenkeldrittel (Echtermeyer 1984).

J 4.3.3.2 Zirkulationsbehinderung durch äußere Kompression

Ischämische Nerven-und Muskelschäden durch Kompression eines Gliedmaßenabschnitts von außen, können auch nach erfolgter Entlastung (z. B. Entfernung des Gipsverbandes) fortschreiten, da das postischämische Ödem eine subfasziale Druckerhöhung mit entsprechender Zirkulationsbehinderung hervorrufen kann. In diesen Fällen ist zusätzlich eine Fasziotomie entsprechend den o. g. Richtlinien angezeigt.

J 4.3.3.3 Arterielle Durchblutungsstörungen

Bei arterieller Durchblutungsstörung kann je nach Ursache eine Thromb- bzw. eine Embolektomie oder die Wiederherstellung eines verletzten Gefäßabschnittes indiziert sein. Die Ausbildung eines postischämischen Ödems mit kritischem Anstieg des Gewebsdrucks in einer oder mehreren Faszienkammern erfordert als zusätzliche Maßnahme eine Fasziotomie in allen betroffenen Logen.

J 4.4 Literatur

Adson AW. Surgical treatment for symptomsproduced by cervical ribsand the scalenus anticus muscle. Surg Gynecol Obstet 1947;85:687–800.

Agnew DH. Bursal tumour producing loss of power of forearm. Am J Med Sci 1863;46:404–405.

Aita JF. An unusual compressive neuropathy. Arch Neurol 1984;41:341.

Andreisek G, Crook DW, Burg D, Marincek B, Weishaupt D. Peripheral neuropathiesof the median, radial and ulnar nervs. Radiographics 2006;26:1267–1287.

Assmus H. Ist das Karpaltunnelsyndrom erblich? Akt Neur 1993;20:138–141.

Assmus H. Die Morton Metatarsalgie. Ergebnisse der operativen Behandlung bei 54 Fällen. Nervenarzt 1994;65: 238–240.

Assmus H. Korrektur- und Rezidiveingriffe beim Karpaltunnelsyndrom. Nervenarzt 1996;67:998–1002.

Assmus H, Antoniadis G (Hrsg.). Nervenkompressionssyndrome. Darmstadt: Steinkopff; 2008.

Assmus H, Hoffmann R. Ulnarisneuropathie am Ellenbogen – Rinne- oder Tunnelsyndrom? Ein Beitrag zur Pathogenese, Nomenklatur und Therapie des Kubitaltunnelsyndroms. Obere Extremität. 2007;2:90–95.

Assmus H, Antoniadis G, Bischoff C, Haussmann P, Martini AK, Mascharka Z, Scheglmann K, Schwerdtfeger K, Selbmann HK, Towfigh H, Vogt T, Wessels KD, Wüstner-Hoffmann M. Diagnostik und Therapie des Karpaltunnelsyndroms. Leitlinie der Dt. Gesellschaften für Handchirurgie, Neurochirurgie, Neurologie und Orthopädie. Handchir Mikrochir Plast Chir 2007;39:276–288.

Atroshi I, Gummeson C, Johnsson R, Ornstein E, Ranstam J, Rosen I. Prevalence of carpal tunnel syndromein a general population. JAMA 1999;282:153–158.

Balogh B, Piza-Katzer H. Kompartment-Syndrom. Oft übersehen mit schwerwiegenden Folgen. Langenbecks Archiv f. Chirurgie 1995;380/6:308–314.

Bartels RH, Termeer EH, van der Wilt GJ, van Rossum LG, Meulstee J, Verhagen WI, Grotenhuis JA. Simple decompression or anterior subcutaneous transposition for ulnar neuropathy at the elbow: A cost minimization analysis: Part 2. Neurosurgery 2005;56:531–536.

Bassett FH, Nunley JA. Compression of the musculocutaneus nerve at the elbow. J Bone Joint Surg (Am) 1982; 64A:1050–1052.

Bekkelund SI, Pierre-Jerome C. Does carpal tunnel stenosispredict outcome in women with carpal tunnel syndrome? Acta Neurol Scand 2003;107:102–105.

Beekman R, Visser LH. Sonography in the diagnosis of carpal tunnel syndrome: a critical review of the literature. Muscle Nerve200; 27:26–33.

Bleecker ML, Bohlmann M, Moreland R, Tipton A. Carpal tunnel syndrome: role of carpal tunnel size. Neurology 1985;35:1599–1604.

Bonney G. The scalenus medius band: a contribution to the study of the thoracic outlet syndrome. J Bone Joint Surg (Br) 1965;47B:268–272.

Bolton FB, McFarlane RM. Human pneumatic tourniquet paralysis. Neurology 1978;28:787–793.

Bozentka DJ. Cubital tunnel syndrome pathology. Clin Orthop 1998;351:90–94.

Buchberger W, Judmaier W, Birbamer G, Hasenöhrl K, Schmidauer C. Der Stellenwert von Sonographie und MR-Tomographie in Diagnose und Therapiekontrolle des Karpaltunnel-Syndroms. Fortschr Röntgenstr 1993; 159:138–143.

Cahill BR, Palmer RE. Quadrilateral space syndrome. J Hand Surg 1983;8:65–69.

Campbell WW. Ulnar neuropathy at the elbow. Muscle Nerve 2000;23:450–452.

Campbell WW, Greenberg MK, Krendel DA, Pridgeon RM, Sitaram KP, Williams FH. The electrodiagnostic evaluation of patients with ulnar neuropathy at the el bow: literature review of the usefulness of nerve conduction studies and electromyography. Muscle Nerve 1999; 22:175–205.

Chang MH, Chiang HT, Lee SSJ, Ger LP, Lo YK. Oral drug of choice in carpal tunnel syndrome. Neurology 1998; 51:390–393.

Chang MH, Ger LP, Hsieh PF, Huang SY. A randomised clinical trial of oral steroids in the treatment of carpal tunnel syndrome: a long term follow up. J Neurol Neurosurg Psychiatry 2002;73: (6)710–714.

Chiu WS. The syndrome of retroperitoneal hemorrhage and lumbar plexus neuropathy during anticoagulant therapy. South Med J 1976;69:595–599.

Chow JCY. Endoscopic release of the carpal ligament: a new technique for carpal tunnel syndrome. Arthroscopy 1989;5:19–24.

Concannon MJ, Brownsfield ML, Puckett CL. The incidence of recurrence after endoscopic carpal tunnel release. Plast Reconctr Surg 2000;105:1662.

Cousins MJ, Bridenbaugh, PO. Neural blockade in clinical anesthesia and management of pain. Philadelphia: Lippincott; 1988.

Dawson DM, Hallett M, Millender LH. Entrapment neuropathies. London, Boston, Toronto: Little Brown; 1983.

Dawson DM, Hallett M, Millender LH. Entrapment neuropathies. Boston: Little, Brown; 1999.

Dellon AL. Treatment of Morton's neuroma as a nerve compression: the role for neurolysis. Am J Podiatr Med Assoc 1992;82:399–402.

Donaghy M. Lumbosacral plexus lesions. In: Dyck PJ, Thomas PK, Griffin JW, Low PA, Poduslo JF, eds. Peripheral neuropathy,Vol. II. Philadelphia: Saunders; 1993.p. 951–960.

Dongen RJAM van. Klinische Diagnostik und operative Erfahrung mit dem transaxillären Zugang beim TOS. In: Hase U, Reulen HJ, Hrsg. Läsionen des Plexus brachialis. Berlin, New York: De Gruyter; 1985;S. 177–192.

Echtermeyer, V. Das Kompartment-Syndrom. Diagnostik und Therapie. Eine klinische und tierexperimentelle Studie. Berlin Heidelberg New York Tokio: Springer; 1984.

Echtermeyer V, Muhr G, Gestern HJ, Tscherne H. Chirurgische Behandlung des Kompartment-Syndroms. Unfallheilkunde 1982;85:144–152.

Erdmann MWH. Endoscopic carpal tunnel decompression. J Hand Surg (Br) 1994;19B:5–13.

Estilaei SK, Byl NN. An evidence-based review of magnetic resonance angiography for diagnosing arterial thoracic outlet syndrome. J Hand Ther 2006;19:410–420.

Feindel W, Stratford J. The role of the cubital tunnelin tardy ulnar palsy. Can J Surg 1958;1:287–300.

Ferdinand BD, Rosenberg ZS, Schwetzer ME et al. MR imaging features of radial tunnel syndrome: initial experience. Radiology 2006;240:161–168.

Foucher G, Berard V, Snider G, Lenoble E, Constantinesco A. Distal ulnar nerve entrapment due to tumors of Guyon's canal. A series of ten cases. Handchir Mikrochir Plast Chir 1993;25:61–65.

Foucher G, Pajardi G. Radial sensory nerve entrapment (Wartenberg's syndrome). In: Allieu Y, Mackinnon SE (eds.) Nerve compression syndromes of the upper limb. London: Martin Dunitz;2002.161–165.

Galbraith KA, McCullough CJ. Acute nerve injury as a complication of closed fracture or dislocation of the elbow. Injury 1979;11:159–164.

Gilliatt RW. Thoracic outlet syndromes. In: Dyck PJ, Thomas PK, Lambert EH, Bunge R, eds. Peripheral neuropathy,Vol. II. Philadelphia: Saunders; 1984.p. 1409–1424.

Greenfield J, Rea J, Ilfeld F. Morton's interdigital neuroma: indications for treatment by local injections versus surgery. Clin Orthop 1984;185:142–144.

Hassouna H, Singh D. Morton's Metatarsalgia: pathogenesis, aetiology and current management. Acta Orthop Belg 2005;71:646–655.

Heathfield KGW, Tibbles JAR. Chlorotiazide in treatment of carpal-tunnel syndrome. Br Med J 1961;1:29–30.

Heckman MM, Whitesides TE Jr., Grewe SR, Rooks MD. Compartment pressure in association with closed tibial fractures. The relationship between tissue pressure, compartment, and the distance from the site of the fracture. J. Bone Joint Surg. 1994;76/9:1285–1292.

Heithoff SJ, Millender LH, Nalebuff EA, Petruska AR Jr. Medial epicondylectomy for the treatment of ulnar nerve compression at the elbow. J Hand Surg 1990;15: 22–29.

Hill NA, Howard FM, Huffer BR. The incomplete anterior interosseus nerve syndrome. J Hand Surg (Am) 1985;10: 4–16.

Hoffmann R, Siemionow M. The endoscopic management of cubital tunnel syndrome. J Hand Surg (Br) 2006;31: 23–29.

House JH, Ahmed K. Entrapment neuropathy of the infrapatellar branch of the saphenous nerve: a new peripheral entrapment syndrome? Am J Sports Med 1977;5:217–224.

Iba K, Wada T, Aoki M, Tsuji H, Oda T, Yamashita T. Intraoperative measurementof pressure adjacent to the ulnar nerve in patients with cubital tunnel syndrome. J Hand Surg (Am) 2006;31:553–558.

Jaeckle K A, Young DF, Foley KM. The natural history of lumbosacral plexopathy in cancer. Neurology 1985;35: 8–15.

Jarvik JG, Yuen E, Haynor DR, Bradley CM, Fulton-Kehoe D, Smith-Weller T et al. MR nerve imaging in a prospective cohort of patients withsuspect carpal tunnel syndrome. Neurology 2002;58:1597–1602.

Jordan SE, Ahn SS, Freischlag JA et al. Selective botulinum chemodenervationof the scalene muscle for treatment of neurogenic TOS. Ann Vasc Surg 2000;14:365–369.

Katz JN, Losina E, Amick III BC, Fossel AH, Bessette L, Keller RB. Predictors of outcome of Carpal Tunnel Release. Arthritis & Rheumatism;2001;44:1184–1193.

Keh RA, Bailew KK, Higgins KR, Odom R, Harkless LB. Long-term follow-up for Morton's neuroma. J Foot Surg 1992;31:93–95.

Keller RB, Soule DN, Mooney NA, Katz JN. Maine Carpal Tunnel Study: small area variations. J Hand Surg [Am] 1998;23:697–710.

Kelly CP, Pulisetti D, Jamieson AM. Early experience with endoscopic carpal tunnel release. J Hand Surg (Br) 1994; 19B:18–21.

Kiloh L, Nevin S. Isolated neuritis of the anterior interosseus nerve. Br Med J 1952;1:850–851

Kirschner JS, Foye PM, Cole JL. Piriformis syndrome, diagnosis and treatment. Muscle Nerve 2009;40:10–18.

Kiymaz N, Cirak B, Tuncay I, Demir O. Comparing open surgery with endoscopic releasing in the treatment of carpal tunnel syndrome. Minim Invasive Neurosurg 2002;45: (4)228–230.

Knockaert DC, D'Heygere FG, Bobbaers HJ. Ilioinguinal nerve entrapment: a little-known cause of iliac fossa pain. Postgrad Med J 1989;65:632–635.

König RW, Kretschmer T, Börm W, Richter HP, Antoniadis G. Neurogenic thoracic outlet syndrome. Long term results of supraclavicular decompression. Nervenarzt 2005;76:1224–1226.

Komar J, Szegvari M. Der peripher-neurologische Hintergrund des Schreibkrampfes: Mittlere N. medianus-Läsion. Nervenarzt 1983;54:322–325.

Kopell H, Thompson WAL. Knee pain due to saphenous nerve entrapment. N Engl J Med 1960;263:351–353.

Laha RK, Lunsford LD, Dujovny M. Lacertus fibrosus compression of the median nerve. J Neurosurg 1978;48: 838–841.

Lester B, Jeong GK, Weiland AJ, Wickiewicz TL. Quadrilateral space syndrome: diagnosis, pathology, and treatment. Am J Orthop 1999;28:718–722.

Luerssen TG, Campbell RL, Defalque RJ, Worth RM. Spontaneous saphenous neuralgia. Neurosurgery 1983; 13:238–241.

Lundborg G. A 25-year perspective of peripheral nerve surgery: evolving neuroscientific concepts and clinical significans. J Hand Surg (Am) 2000;25:391–414.

Marinacci AA. Medial and anterior tarsal tunnel syndrome. Electromyography 1968;8:123–134.

Marshall F, Tardif G, Ashworth N. Local corticosteroid injection for carpal tunnel syndrome. (Cochrane Review). The Cochrane Library Issue 2 2002.

Martinoli C, Bianci S, Pugliese F et al. Sonogrphy of entrapment neuropathies in the upper limb. J Clin Ultrasound 2004;32:438–450.
Meese W, Mauersberger W, Grumme T, Hopfenmüller W. Der Wert der mikrochirurgischen Operationstechnik beim Karpaltunnel-Syndrom. Akt Neurol 1980;7:9–15.
Menovsky T, Bartels RH, van Lindert EL, Grotenhuis JA. Skin closure in carpal tunnel surgery: a prospective comparative study between nylon, polyglactin 910 and stainless steel sutures. Hand Surg 2004;9 (1)35–38.
Merlevede K, Theys P, Van Hees J. Diagnosis of ulnar neuropathy: a new approach. Muscle Nerve 2000;23:478–481.
Merrick HW, Zeissjand Woldenberg LS. Percutaneous decompression for femoral neuropathy secondary to heparin-induced retroperitoneal hematoma: case report and review of the literature. Am Surg 1991;57:706–711.
Mitsunaga MM, Nakano K. High radial nerve palsy following strenuous muscular activity. Clin Orthop 1988;234: 39–42.
Moss SH, Switzer HE. Radial tunnel syndrome: Spectrum of clinical presentations. J Hand Surg 1983;8:414–420.
Mumenthaler M. Der Schulter-Arm-Schmerz. Leitfaden für die Praxis. Bern: Huber; 1980.
Mumenthaler M. Tarsaltunnel-Syndrom. Diagnose und Differentialdiagnose. Wien Klin Wochenschr 1993;105: 459–461.
Mumenthaler A, Mumenthaler M, Luciani G, Kramer J. Das Ilioinguinalis-Syndrom. Dtsch Med Wochenschr 1965;90:1073–1078.
Mumenthaler M, Stöhr M, Müller-Vahl H. Läsionen peripherer Nerven und radikuläre Syndrome. 9. Aufl. Stuttgart: Thieme; 2007.
Naeser MA, Hahn KA, Lieberman BE, Branco KF. Carpal tunnel syndrome pain treated with low-level laser and microamperes transcutaneous electric nerve stimulation: A controlled study. Arch Phys Med Rehabil 2002; 83 (7)978–988.
Nakamichi KI, Tachibana S. Ultrsonographic measurement of median nerve cross sectional area in idiopathi carpal tunnel syndrome: diagnostic accuracy. Muscle Nerve 2002;6:798–803.
Nashi M, Venkatachalam AK, Muddu BN. Surgery of Morton's neuroma: dorsal or plantar approach? J Roy Coll Sur Edinb 1997;42:36–37.
Nathan PA, Keniston RC, Meadows KD. Outcome study of ulnar nerve compression. at the elbow treated with simple decompression and an early programme of physical therapy J Hand Surg Br 1995;20:628–637.
Nakamichi K, Tachibana S. Radial nerve entrapment by the lateral head of the triceps. J Hand Surg (Am) 1991;16A: 748–750.
Omer GE, Spinner M. Management of peripheral nerve problems. Philadelphia: Saunders; 1980.
Oloff LM, Jacobs AM, Jaffe S. Tarsal tunnel syndrome: a manifestation of systemic disease. J Foot Surg 1983;22: 302–307.
Osborne GV. Compression neuritis of the ulnar nerveat the elbow. The Hand 1970;2:10–13.
Park SH, Cho BH, Ryu KS, Cho BM, Oh SM, Park DS. Surgical outcome of endoscopic carpal tunnel release in 100 patients with carpal tunnel syndrome. Minim Invasive Neurosurg 2004;47 (5)261–265.
Patel AT, Gaines K, Malamut R et al. Usefulness of electrodiagnostic techniques in the evaluation of suspected tarsal tunnel syndrome. Muscle Nerve 2005;32:236–240.
Perlmutter GS, Leffert RD, Zarins. B Direct injury to the axillary nerve in athletes playing contact sports. Am J Sports Med 1997;25:65–68.
Rainer GW, Sadler TR. Thoracic outlet compression. Application of positional arteriographic and nerve conduction studies. J Surg; 1975130 : 704
Reganchary SS, Neft JP, Singer PA, Brächet EE. Supras-capular nerve entrapment neuropathy: A clinical anatomical and comparative study. Neurosurgery 1979;5:441–446.
Reill P. Folgezustände des Kompartment-Syndroms an der oberen Extremität und ihre operative Behandlung. Unfallheilkunde 1982;85:153–158.
Rengachary SS, Neff JP, Singer PA, Brackett CE. Suprascapular entrapment neuropathy: A Clinical, Anatomical and Comparative study. I. Anatomical study. Neurosurgery 1979;5:447–451.
Riedl S, Werner J, Goehring, Meeder PJ. Die vorgelegte Intracutannaht – eine Methode zur Behandlung von Weichteildefekten nach Fascienspaltung beim akuten Compartment-Syndrom. Chirurg 1994;65:1052–1055.
Roth JH, Richards RS, MacLeod MD. Endoscopic carpal tunnel release. Can J Surg 1994;37:189–193.
Roos DB, Owens JC. Thoracic outlet syndrome. Arch Surg 1966;93:71–72.
Salazar-Grueso E, Roos R. Sciatic endometriosis: a treatable sensorimotor mononeuropathy. Neurology 1986; 36:1360–1363.
Scherzer E. Nervenschädigungen bei Ellenbogenbrüchen – statistisch betrachtet. Hefte Unfallheilk 1973;114:1471–1472.
Scholten RJPM, Gerritsen AAM, Uitdehaag BMJ, van Geldere D, de Vet HCW, Bouter LM. Surgical treatment options for carpal tunnel syndrome (review). Cochrane Database Syst 2004;2:1–54.
Seror P. Treatment of ulnar nerve palsy at the elbow with a night splint. J Bone Joint Surg 1993;75:322–327.
Shaw CJ, Spencer J D. Late management of compartment syndromes. Injury 1995;26/9:633–635.
Silverstein A. Neurological complications of anticoagulation therapy. A neurologist's review. Arch Intern Med 1979;139:217–220.
Spinner M. The anterior interosseus-nerve syndrome. J Bone Joint Surg (Am) 1970;52A:84–94.
Spindler HA, Dellon AL. Nerve conduction studies in the superficial radial nerve entrapment syndrome. Muscle Nerve 1990;13:1–5.
Starling JR, Harms BA. Diagnosis and treatment of genitofemoral and ilioinguinal neuralgia. World J Surg 1989;13:586–591.
Stewart JD. The variable clinical manifestations of ulnar neuropathies at the elbow. J Neurol Neurosurg Psychiatry 1987;50:252–258.
Stewart JD. Focal peripheral neuropathies. New York: Raven Press; 1993.
Stöhr M. Iatrogene Nervenläsionen. Stuttgart: Thieme; 1980 (2. Aufl. 1996).
Stöhr M. Atlas der klinischen Elektromyographie und Neurographie. 4. Aufl. Stuttgart: Kohlhammer; 1998.
Stöhr M. Nervenkompressionssyndrome – Qualitätanforderungen an die neurologische und neurophysiologische Diagnostik. Handchir Mikrochir Plast Chir 2002; 34: 269–274.
Stöhr M, Dichgans J, Dörstelmann D. Ischaemic neuropathy of the lumbosacral plexus following intragluteal injection. J Neurol Neurosurg Psychiatr 1980;43:489–494.
Stöhr M, Riffel B. Nervenund Nervenwurzelläsionen. Chapman & Hall 1988.
Sunderland S. Nerves and nerve injuries. 1978 Churchill, Livingstone, Edinburgh, London, New York.
Tackmann W, Richter H-P, Stöhr M. Kompressions-Syndrome peripherer Nerven. Heidelberg: Springer; 1989.
Thoma A, Veltri K, Haines T, Duku E. A systematic review of reviews comparing the effectiveness of endoscopic and open carpal tunnel decompression. Plast Reconstr Surg 2004;113:1184–1191.
Tiel RL. Piriformis and related entrapment syndromes: myth and fallacy. Neurosurg Clin N Am 2008;19:623–627.
Turen CH, Burgess AR, Vanco B. Skeletal stabilization for tibial fractures associated with acute compartment syndrome. Clin Orthop Rel Research 1995;315:163–168.

Tysvaer AT. Computerized tomography and surgical treatment of femoral compression neuropathy. J Neurosurg 1982;57:137–139.

Uchiyama S, Yasutomi T, Fukuzawa T, Nakagawa H, Kamimura M, Miyasaka T. Median nerve damage during two-portal endoscopic carpal tunnel release. Clin Neurophysiol 2004;115: (1)59–63.

Verdugo RJ, Salinas RS, Castillo J, Cea JG. Surgical versus non-surgical treatment for carpal tunnel syndrome. Cochrane Database Syst Rev 2003;(3):CD001552.

Vetter WR, Thon KP. Extremitätenerhalt bei kompletter ischämischer Muskelnekrose des Unterschenkels nach Kompartment-Syndrom. Akt. Chirurgie 1994;29/5: 183–186.

Wadsworth TG. Tennis elbow: conservative, surgical, and manipulative treatment. Br Med J 1987;294:621–624.

Wartenberg R. Digitalgia paresthetica and gonyalgia paresthetica. Neurology 1954;4:106–115.

Weiss A-PC, Sachar K, Gendreau M. Conservative management of carpal tunnel syndrome: a reexamination of steroid injection and splinting. J Hand Surg 1994;19A: 410–415.

Wiegand H, Renella R, Hussein S. Das Ilioinguinaliskompressions-Syndrom und seine Therapie durch perkutane Rhizotomie. Akt Neurol 1986;13:58–60.

Wilbourn AJ. AAEE Case Report 12: Common peroneal mononeuropathy at the fibular head. Muscle Nerve 1986;9:825–836.

Wilbourn AJ. The thoracic outlet syndrome is overdiagnosed. Arch Neurol 1990;47:328–330.

Wilhelm A, Suden R. Das proximale Radialiskompressions-Syndrom. Behandlung und Ergebnisse. Handchirurgie 1985;17:219–224.

Williams PH, Trzil KP. Management of meralgia paresthetica. J Neurosurg 1991;74:76–80.

Winkelmüller W. Neuromodulation techniques in the treatment of chronic painful diseases. Pain Rev 1999;6: 203–209.

Worth RM, Kettelkamp DB, Defalque RJ, Underiuood DK. Saphenous nerve entrapment: a case of medial knee pain. Am J Sports Med 1984;12:80–81.

Young MR, Norris JW. Femoral neuropathy during anti coagulant therapy. Neurology 1976;26:1173–1175.

Wong SM, Hui ACF, Tang A, Ho PC, Hung LK, Wong KS, Kay R, Li E. Local vs systemic corticosteroids in the treatment of carpal tunnel syndrome. Neurology 2001; 56:1565–1567.

J 5 Nervenverletzungen

*von O. Kastrup, A.-K. Uerschels und U. Sure**

J 5.1 Klinik

Dieses Kapitel befasst sich mit den allgemeinen Aspekten der Behandlung traumatischer Nervenläsionen. Da es kaum randomisierte Studien auf diesem Gebiet gibt, werden in diesem Kapitel keine Evidenzgrade angegeben. Spezielle Kapitel sind den Nervenkompressions-Syndromen und Kompartment-Syndromen (s. Kap. J 4) sowie den Nerven- und Plexusläsionen nach Strahlentherapie (s. Kap. J 6) gewidmet. Ursache für eine traumatische Nervenläsion kann eine stumpfe oder scharfe Gewalteinwirkung, aber auch die Traktion eines Nerven infolge einer Gelenkdistorsion oder Frakturdislokation sein. Wesentlich seltener sind Schädigungen infolge Hitzeeinwirkung, Stromschlag sowie iatrogene Schädigungen infolge chirurgischer Eingriffe und nach Injektionen. Hinzu kommen die »spontan« auftretenden Nervenschäden innerhalb anatomisch vorgegebener Engpässe. Die Schädigung eines gemischten Nerven erzeugt ein neurologisches Ausfallbild, welches gekennzeichnet ist durch Lähmung der vom Nerv versorgten Muskelgruppe, Sensibilitätsstörungen im autonomen Versorgungsgebiet des Nervs sowie trophischen und sekretorischen Störungen entsprechend den vegetativen Funktionen. Die Muskeleigenreflexe sind abgeschwächt oder ausgefallen (**Tab. J 5.1**). In der Akutsituation konzentriert man sich auf die Feststellung und Verteilung der motorischen Ausfälle und eine orientierende Prüfung von Schmerz- und Berührungsempfinden in den autonomen Innervationsarealen. Je nachdem, ob die motorischen, sensiblen oder vegetativen Elemente innerhalb eines Nervs überwiegen, dominiert dieser Anteil bei einer Läsion. Für die Verlaufskontrolle sensibler Störungen stehen Reizschwellenuntersuchungen (Berührung, Temperatur, Vibration) und funktionelle Untersuchungen wie z. B. die bereits 1835 von Weber beschriebene 2-Punkte-Diskrimination, der Münztest nach Seddon oder der Buchstabentest nach Porter zur Verfügung. Im klinischen Alltag hat sich die 2-Punkte-Diskrimination als praktikabel erwiesen. Es gibt sogenannte Diskriminator-Scheiben, die standardisierte Aufsätze mit zunehmendem Abstand sowie ein standardisiertes Gewicht von 5 g haben. Ein regionaler Ausfall der Schweißsekretion (nachweisbar im Ninhydrin-Test) in analgetischen Arealen weist auf eine infraganglionäre, höhergradige axonale Schädigung vegetativer Fasern hin (s. u.).

Tab. J 5.1: Skala zur Bewertung der Muskelkraft

Grad	Muskelaktivität
1	Sichtbare oder spürbare Muskelanspannung ohne Bewegungseffekt
2	Aktive Bewegung unter Ausschaltung der Schwerkraft
3	Aktive Bewegung gegen die Schwerkraft
4	Bewegung gegen leichten/mäßigen/kräftigen Widerstand (4-/4/4 +)
5	normale Kraft

(nach: Aids to the examination of the peripheral nervous system. Medical Research Council Memorandum No. 45. London: Her Majesty's Stationary Office 1976)

J 5.2 Verlauf

Art und Ausmaß der strukturellen Schädigung bestimmt den Heilungsverlauf und die Rückbildung der neurologischen Ausfälle. Die früheste Einteilung der Nervenschäden definierte Seddon 1943 mit den Begriffen »Neurapraxie«, »Axonotmesis« und »Neurotmesis«. Für die im Nerv ablaufenden Erholungsvorgänge bedeuten diese Begriffe, dass im ersten Fall eine spontane Erholung infolge Reformierung der Myelinscheiden innerhalb einiger Tage bis Wochen möglich ist, im zweiten Fall eine Wiederaussprossung von Nervenfasern über die Läsionsstelle hinaus innerhalb einiger Monate stattfinden kann und im dritten Fall eine Spontanerholung unwahrscheinlich ist. Diese Definition hat sich jedoch als sehr vereinfachend erwiesen, insbesondere, da es trotz erhaltener Nervenkontinuität häufig nicht zu der erwarteten Regeneration kommt. Sunderland nahm daher 1951 eine Einteilung in fünf Läsionsgrade vor, die den morphologischen Veränderungen, vor allem auch den bindegewebigen Anteilen innerhalb des Nerven mehr Beachtung schenkt (**Tab. J 5.2**). Dies ist entscheidend für

* Autoren dieses Kapitels in der 5. Auflage: M. Stöhr und M. Tatagiba.

die Prognose und Regenerationsfähigkeit, da die Schädigung der bindegewebigen Anteile zu einer epifaszikulären, interfaszikulären oder intrafaszikulären Fibrose führen kann (Millesi 1992). Diese Narbenbildung kann die Nervenregeneration erheblich stören und auch sekundär zu einer Schädigung der empfindlichen Myelinscheiden und Nervenzellfortsätze führen. Die Fibrosierung ist ein über Wochen ablaufender Prozess und Ursache für die 6–8 Wochen nach einer Nervenverletzung, bei äußerlich erhaltener Nervenkontinuität, auftretenden Neuromschmerzen.

Die Einteilung nach Seddon ist mit klinischen und elektrophysiologischen Methoden allein nicht möglich und kann daher häufig erst nach dem intraoperativen Befund vorgenommen werden.

Tab. J 5.2: Klassifikation von Nervenverletzungen

Seddon	Sunderland	Strukturschädigung und Funktionsverlust
Neurapraxie	**1**	**Schädigung der Myelinscheide:** Leitungsverzögerung und Blockierung
Axonotmesis	**2**	**Unterbrechung der axonalen Kontinuität:** Endoneurium intakt; keine Leitfähigkeit distal
	3	**Zusätzliche Unterbrechung des Endoneuriums:** Perineurium intakt; keine Leitfähigkeit distal
	4	**Zusätzliche Unterbrechung des Perineuriums:** Epineurium intakt; keine Leitfähigkeit distal
Neurotmesis	**5**	**Vollständige Nervendurchtrennung:** Keine Leitfähigkeit distal

J 5.2.1 Neurapraxie (Läsion 1. Grades nach Sunderland)

Ursache dieser Schädigung ist ein Trauma, das die empfindliche Myelinscheide schädigt und dadurch die saltatorische elektrische Nervenimpulsleitung unterbricht. In dem betroffenen Segment ist theoretisch noch die langsame und kontinuierliche Erregungsleitung möglich. Pathologisch-anatomisch liegt eine paranodale, in schwereren Fällen eine segmentale Demyelinisierung vor, die sich rasch (meist innerhalb weniger Tage bis Wochen) zurückbildet (Gilliat 1980). Die Nervenfunktion kann so weitgehend wiederhergestellt werden.

Die Schädigung wird akut durch die Kompression eines Nerven infolge Druck (ungünstige Lagerung, Operationsinstrumente, enge Verbände) an prädisponierten Stellen (z. B. Nervus radialis am medialen Oberarm: Schlaflähmung; N. peroneus am Fibulaköpfchen) hervorgerufen. Prädisposition besteht bei Diabetes mellitus, Alkoholkrankheit, Unterernährung, Gewichtsverlust oder Urämie. Auch eine lokale chronische Traumatisierung z. B. bei einem Engpasssyndrom (s. Kap. J 4) oder infolge berufsbedingt ungünstiger Körperhaltung (N. peroneus bei Fliesenlegern, N. ulnaris bei Maschinenarbeit) führt zunächst zu einer Druckläsion mit einer Leitungsverzögerung, bevor eine höhergradige axonale Schädigung entsteht. Multiple, rezidivierende Druckparesen sind typisch bei der hereditären Neuropathie mit Neigung zu Druckparesen (tomakulöse PNP; HNPP, engl. hereditary neuropathy with liability for pressure palsies; s. Kap. J 2). Diese autosomal dominante Erkrankung lässt sich heute molekulargenetisch diagnostizieren (Duplikation des PMP-22-Gens, s. Kap. N 1).

Eine Druckschädigung betrifft bevorzugt die dick bemarkten (efferent motorischen und afferent sensorischen) Fasern. Paresen stehen ganz im Vordergrund. Diese sind schmerzlos, auch wenn manche Patienten über Missempfindungen klagen. Elektroneurographisch lässt sich bei proximaler Stimulation ein partieller oder kompletter Leitungsblock nachweisen. Nach der klinischen Erholung kann eine umschriebene Leitungsverzögerung (z. B. am Fibulaköpfchen) verbleiben. Solange das Axon nicht geschädigt ist, bleiben die leitenden Strukturen erhalten, sodass man bei Stimulation distal der Läsion unverändert Nervenaktionspotenziale registrieren kann. Die betroffenen Muskeln können eine reduzierte elektromyographische Willküraktivität aufweisen. Auch plegische Muskulatur reagiert prompt auf eine faradische Stimulation, da die Innervation einschließlich der Endplattenstruktur intakt ist. Daher treten bei der Neurapraxie auch im Verlauf von mehr als zwei bis drei Wochen weder Fibrillationen noch positiven Wellen (Zeichen der Waller'schen Degeneration des Axons, pathologische Spontanaktivität, Denervierungszeichen) auf. Die Prognose ist in der Regel gut, und die Ausfälle bilden sich innerhalb von wenigen Tagen bis Wochen weitgehend oder vollständig zurück (Dawson et al. 1990). Eine Muskelatrophie kann sich bei protrahierter Rückbildung entwickeln.

J 5.2.2 Axonotmesis (Läsion 2., 3. und 4. Grades nach Sunderland)

Diese Läsion wird typischerweise durch eine schwere Quetschung von Nervenfasern hervorgerufen, sodass die distalen Axonabschnitte mit dem Bild der Waller'schen Degeneration zugrunde gehen. Dieser Prozess beginnt etwa 24 Stunden nach dem Trauma und ist nach drei, spätestens nach sechs bis zehn Tagen abgeschlossen. Die akute Läsion kann man elektroneurographisch zunächst nicht von einem kompletten Leitungsblock unterscheiden, da die leitenden Strukturen distal noch erhalten sind. Bei der klinischen Untersuchung besteht im Innervationsgebiet ein komplettes sensomotorisches Defizit. Mit der Degeneration von Axon und neuromuskulärer Synapse erlischt die faradische Erregbarkeit der plegischen Muskulatur. Nach 10 bis 20 Tagen kann man im EMG proximal beginnend Spontanaktivität registrieren (positive scharfe Wellen und Fibrillationen). Die Prognose einer Axonotmesis ist schlechter als bei einer Läsion ersten Grades, aber günstiger als bei einer vollständigen Nervendurchtrennung (Neurotmesis): Aussprossende, regenerierende Axone können entlang der erhaltenen Leitstrukturen (Basalmembran und Schwannzellscheiden) prinzipiell ihre ursprünglichen Zielgebiete wieder erreichen. Seddons Begriff der Axonotmesis umfasst dabei die Schädigungsgrade II–IV nach Sunderland. Erst die Berücksichtigung der unterschiedlichen Ausprägung der Bindegewebszerstörung macht es verständlich, warum es häufig, trotz erhaltener Nervenkontinuität, nicht zu der erwarteten Regeneration kommt. Dieser Regenerationsprozess schreitet im Mittel ca. 1 mm pro Tag voran. Ein wichtiges klinisches, nicht immer vorhandenes Merkmal der Regeneration ist das Hofmann-Tinelsche Zeichen, das man durch Beklopfen des peripheren Nerven an Stellen, an denen sich freie sensible Axonenden befinden, als elektrisierende Missempfindung in das Versorgungsgebiet des betroffenen Nerven ausstrahlend, auslösen kann. Bei fehlender Regeneration ist das Zeichen auch weiterhin im Bereich der Läsionsstelle auslösbar. Je kürzer die Distanz bis zum Erfolgsorgan, desto besser ist die Prognose für eine zufriedenstellende funktionelle Erholung. Bei einer weit proximal gelegenen Läsion kann es infolge einer retrograden axonalen Degeneration zum apoptotischen Nervenzelluntergang kommen. Daher haben proximale Läsionen eine schlechtere Prognose.

J 5.2.3 Neurotmesis (Läsion 5. Grades nach Sunderland)

Schwerste Verletzungen führen zur vollständigen Durchtrennung von Nervenfasern einschließlich ihrer Hüllstrukturen Schnittverletzungen und andere gut lokalisierbare Läsionen sollten frühzeitig entweder primär oder sekundär nervenchirurgisch exploriert und versorgt werden (Exploration, Nervennaht, gegebenenfalls Transplantat), um möglichst gute Bedingungen für eine Regeneration zu schaffen. Eine Muskelatrophie ist bereits ab der dritten Woche nach Denervierung sichtbar. Im weiteren Verlauf wird der Muskel durch fibröses Gewebe und Fett ersetzt. 18 Monate bis 3 Jahre nach Denervierung ist der Muskel nicht mehr vorhanden. Dieser Zustand ist nicht reversibel. Die Dauer der Denervierung ist dabei nicht der Zeitraum zwischen Trauma und Nervenrekonstruktion, sondern der Zeitraum zwischen Trauma und Ankunft der ausgesprossten Axone am Muskel.

Klinisch besteht ein vollständiger Ausfall der motorischen, sensiblen und vegetativen Innervation. Die Elektrophysiologie erlaubt keine Unterscheidung zwischen einer Axonotmesis und einer Neurotmesis, das EMG eine gewisse Lokalisation der Schädigung. Das MRT ermöglicht bereits vor dem EMG Zeichen der Denervierung durch die Darstellung hyperintenser Muskelareale, insbesondere in der STIR-Sequenz (short tau inversion recovery), nach beginnender Atrophie auch in der T1/Flair-Wichtung. Auch die sonographische Untersuchung von Nervenläsionen wird in Zukunft sicherlich einen größeren Stellenwert erhalten und kann wichtige Informationen über die genaue Lokalisation und das Ausmaß von Nervenverletzungen liefern (Koenig et al. 2009). Bei einer schweren traumatischen Armplexusläsion muss zusätzlich die Möglichkeit eines Nervenwurzelausrisses in Betracht gezogen werden. Dieser Verdacht (Hornersyndrom bei Beteiligung der Wurzeln C8 oder Th1) lässt sich innerhalb kurzer Zeit nach dem Trauma durch eine Lumbalpunktion (blutiger Liquor) erhärten. Zu einem späteren Zeitpunkt stehen bildgebende Verfahren, vor allem die Myelographie mit post-Myelo-CT oder hochauflösende axiale Dünnschicht MRT (3D-CISS Sequenzen) im Vordergrund (van Ouwerkerk et al. 2005). Als Zeichen des Wurzelabrisses zeigt sich häufig eine Pseudomeningozele in einer Wurzeltasche. Die Aussagekraft von Ableitungen aus der paravertebralen Muskulatur ist eingeschränkt, da die paravertebrale Muskulatur plurisegmental versorgt ist.

Die Bedingungen für eine spontane Regeneration sind bei einer Läsion dritten Grades schlecht. Eine narbige Defektheilung infolge der Gewalteinwirkung, sowohl innerhalb der verletzten Nervenstränge als auch im Perineuralgewebe, behindert aussprossende Axone, die am proximalen Stumpf ein Neurom bilden. Die wenigen Axone, denen eine Überbrückung des Defekts in den distalen Stumpf gelingt, führen meist zu Fehlinnervationen (Synkinesien), sodass meist kein funktionelles Reinnervationsmuster zustande kommt.

J 5.2.4 Kombinierte Läsionen und Teilläsionen

Häufig liegen innerhalb eines Nervenfaserverbandes oder des Plexus Schädigungen verschiedener Schweregrade nebeneinander vor: Bei einer akuten Druckschädigung können einzelne stärker geschädigte Fasern degenerieren, während sich die Mehrzahl der Fasern von einem Leitungsblock erholt. Bei einer Stichverletzung oder Traktionsverletzung können einzelne Faszikel verschont bleiben, wenn sie anatomisch geschützt verlaufen. Die Elektrophysiologie gibt hier wichtige Hinweise für die Prognose: Die sensiblen Nervenaktionspotenziale sind zwar gewöhnlich ausgefallen, die Registrierung kleiner Muskelaktionspotenziale beweist aber eindeutig die erhaltene Kontinuität mit günstigerer Prognose.

J 5.3 Therapeutische Prinzipien

Die Therapie soll Sekundärschäden vermeiden und bei einer Kontinuitätsverletzung durch eine Operation günstige Regenerationsbedingungen schaffen. Die Prognose lässt sich ab der vierten Woche einschätzen, wenn pathologische Spontanaktivität im EMG auf eine axonale Schädigung hinweist. Alle Verletzungen mit einer günstigen Prognose (inkomplette Läsionen) werden primär konservativ behandelt. Weist der Verletzungsvorgang auf eine Läsion mindestens zweiten Grades (Axonotmesis) hin oder kann der Läsionsort nicht genau ermittelt werden, wie bei vielen Hyperextensions- und Traktionsverletzungen, sollte zunächst über drei Monate konservativ behandelt werden. Sind innerhalb dieses Zeitraums weder klinische noch elektromyographische Hinweise für eine Regeneration erkennbar, sollte eine operative Exploration erfolgen.

Bei einer Armplexusläsion kann man mit einem günstigen Spontanverlauf rechnen, wenn innerhalb von drei Monaten sichere Regenerationszeichen vorliegen. Radialislähmungen nach Osteosynthese von Humerusfrakturen oder Schädigungen des N. femoralis oder N. ischiadicus bei Hüft- oder Knieoperationen wird man drei bis sechs Monate beobachten, wenn eine Nervendurchtrennung z. B. durch intraoperative Darstellung sicher ausgeschlossen ist.

Bei einer Nervenschädigung nach Injektion hängt das Vorgehen von der Toxizität der Substanz ab. Frühzeitig muss über eine Resektion des Substanzdepots im Gewebe entschieden werden. Eine Exploration sollte vorgenommen werden, wenn nach dreibis vier Monaten keine Regenerationszeichen erkennbar sind. Unter den Injektionsschäden des N. ischiadicus haben Läsionen des N. tibialis eine bessere Prognose als die des peronealen Anteils. Die Problematik iatrogener Nervenläsionen ist ausführlich in einer Monographie (Stöhr 1996) dargestellt.

Eine ungünstige Prognose haben alle Nervenverletzungen nach scharfer Gewalteinwirkung mit Kontinuitätsdurchtrennung sowie schwere Traktionsverletzungen oder Trümmerbrüche. Oft lässt der Verlust vegetativer Funktionen (Schweißsekretion, Gefäßtonusregulation) auf eine schwere, axonale Nervenschädigung schließen. In diesen Fällen muss eine Schädigung Grad 5 nach Sunderland angenommen werden, die sich nach vier bis sechs Wochen sicher von geringer-gradigen Läsionen abgrenzen lässt. Innerhalb dieses Zeitfensters sollte eine operative Exploration erfolgen. Eine spätere elektrophysiologische Untersuchung ergibt in der Regel keine neuen Gesichtspunkte und die bei derartigen Verletzungen ohnehin geringen Erfolgsaussichten einer plastischen Rekonstruktion werden durch narbige Abheilung und Atrophie der betroffenen Muskulatur bei längerem Zuwarten eher schlechter.

J 5.3.1 Indikation zu operativen Maßnahmen

Alle Schnitt- und Stichverletzungen müssen umgehend von einem qualifizierten Chirurgen exploriert und gegebenenfalls mit einer primären Nervennaht versorgt werden. Dies ist jedoch ausschließlich bei glatten und nicht verschmutzten Schnittverletzungen und bei Fehlen wesentlicher Begleitverletzungen die Methode der ersten Wahl. Alle anderen Verletzungen sollten früh sekundär versorgt werden, da eine Nachblutung oder Wundinfektion die Nervennaht gefährden kann und weil auch das Ausmaß einer sich möglicherweise ausbildenden Fibrose des betroffenen Nervs erst später intraoperativ erkennbar wird. Wichtig ist die spannungsfreie Adaptation der beiden Enden und korrespondierenden Faszikel durch eine mikrochirurgische (interfaszikuläre) Naht-Technik. Ist dies nicht möglich, sollte auf jeden Fall ein autologes Nerventransplantat eingefügt werden. Hierzu wird in der Regel der N. suralis verwendet. Entscheidend für den Erfolg der Nerventransplantation ist dabei nicht die Länge des Transplantats, sondern dessen Revaskularisation (Penkert und Bini 1988). Eine frühe sekundäre Versorgung sollte drei bis vier Wochen nach dem Trauma erfolgen. Eine Indikation zur chirurgischen Exploration besteht auch bei sekundär progredienten Läsionen, wenn der Verdacht auf eine Kompression durch Hämatome, Knochenfragmente oder Kallusbildung besteht.
Bei ausgedehnten schweren Verletzungen z. B. des Armplexus haben rekonstruktive Maßnahmen zur Wiedererlangung proximaler Funktionen (Oberarmbeugung) eine höhere Priorität vor distalen, da diese wegen der längeren Regenerationsstrecke ohnehin eine schlechtere Prognose haben. Nervenrekonstruktionen sind nach einem Zeitraum von ein bis zwei Jahren nicht mehr sinnvoll, da in den Zielgebieten irreversible Defektzustände entstanden sind. Bei gravierenden Armplexusläsionen sollten die Möglichkeiten einer Ersatzoperation in einem nerventraumatologischen Zentrum diskutiert werden (Penkert und Fansa 2004, Samii 1990, Jürgens-Becker et al. 1996) (A).

Arthrodesen können eine Verbesserung der Funktionsstellung von Gelenken erreichen. Man bevorzugt heute dynamische Maßnahmen, die das Ziel haben, die Beweglichkeit eines Gelenks z. B. Ellbogenbeugung durch eine Muskel-Sehnen-Transposition wiederherzustellen. Man nutzt hierbei die *dynamische Tenodese*, bei der das Sehnentransplantat zwischen dem fixierten, zerstörten Gelenk und einem dynamischen beweglichen Segment fixiert wird. Die Bewegung des gesunden Gelenkes aktiviert dabei die Tenodese, die am geblockten Gelenk eine ausreichende Funktion ausüben kann und somit zusätzlich wieder eine dynamische Muskelbalance herstellt. Eine Voraussetzung für den Erfolg dieser spezialisierten Eingriffe ist neben reizlosen Wundverhältnissen und passiver Bewegungsfähigkeit des Gelenks ein hohes Maß an Motivation und Mitarbeit seitens der Patienten.

Die Erwartungen hinsichtlich einer kompletten Funktionserholung sollten nicht zu hoch gesteckt werden.

J 5.4 Pragmatische Therapie

Die konservative Therapie (Lagerung, Physiotherapie) stellt die Grundbehandlung bei allen Nervenverletzungen dar, ungeachtet einer Indikation zu operativen Maßnahmen (s. **Tab. J 5.3**). Sekundäre Funktionseinbußen, z. B. durch Gelenkkontrakturen, lassen sich durch adäquate Lagerung und regelmäßige Krankengymnastik mit passivem Durchbewegen verhindern. Eine aktive Funktionsgymnastik wird durchgeführt, sobald erste Reinnervationszeichen erkennbar sind. Die Patienten müssen über den zu erwartenden Zeitbedarf der Regeneration informiert werden und sollten zu einem eigenständigen Übungsprogramm motiviert und angeleitet werden. Eine abschließende Beurteilung einer schweren Funktionsstörung sollte nicht vor einem Zeitraum von weniger als zwei Jahren getroffen wer-

Tab. J 5.3: Therapeutische Richtlinien zur Behandlung von Nervenverletzungen

Behandlung	Verletzungsart
Konservativ	Partielle Läsion oder geringes Defizit Läsionen vom Ausmaß einer Neurapraxie oder Axonotmesis Traktionsverletzungen *ohne* exakte Lokalisierbarkeit langstreckige Verletzungen
Chirurgisch	*Exploration und primäre Nervennaht:* Schnittverletzungen und andere scharfe Gewalteinwirkung; *Frühe sekundäre Nervennaht*: Nervenverletzungen bei Trümmerbrüchen und ausgedehnten Weichteilverletzungen (Läsionsort lokalisierbar); *Sekundäre Versorgung:* Verschlechterung nach Teilläsionen; konservativ behandelte Fälle ohne Regenerationszeichen 3–6 Monate nach dem Trauma. Exploration und Resektion nach schweren Injektionsschäden.
Ersatzoperationen	Komplette Nervenverletzungen ohne Aussicht auf Erholung oder nach erfolgloser plastisch-nervenchirurgischer Operation

den (s. a. Abschnitt Sozialmedizinische Aspekte). Eine elektrophysiologische Nachuntersuchung hat eine therapeutische Relevanz bei einer sekundären Befundverschlechterung, um über eine chirurgische Exploration zu entscheiden.

Der Verlust der Schutzsensibilität erfordert besondere Aufmerksamkeit, um Druck- und Brandverletzungen zu verhindern. Füße und Zehen sollten auf Druckstellen inspiziert werden, damit das Schuhwerk entsprechend angepasst werden kann. Schienenanpassung verbessert die Funktionsstörung einer kompletten Radialis- oder Peronaeuslähmung im Alltag erheblich.

J 5.4.1 Chirurgische Therapie

Die spontane Regeneration nach einer vollständigen Nervendurchtrennung ist ineffizient und führt nicht zu einer vorhersagbaren Funktionserholung. Insbesondere nach scharfer Gewalteinwirkung ist eine Frühoperation mit dem Ziel einer Nervennaht indiziert. Nach Durchtrennung des N. accessorius erreichen 75 % der Patienten nach einer End-zu-End-Anastomose wieder Kraftgrade 3 oder mehr (Donner und Kline 1993). Bei erhaltener Kontinuität des Nerven kann eine externe Neurolyse sinnvoll sein, um bei einer ausgedehnten Traumatisierung (v. a. bei begleitenden Gefäßverletzungen) ein Hämatom und Narbengewebe zu entfernen und einen besseren Situs zu schaffen, in dem der Nerv frei von lokaler Irritation zu liegen kommt (B). Eine endoneurale Neurolyse sollte nur unter dem Verdacht auf fibrotische Veränderungen innerhalb der Nervenstränge vorgenommen werden, da jede lokale Manipulation die intraneurale Gefäßarchitektur schädigen kann und somit das Ausmaß der Nervenschädigung unbeabsichtigt vergrößert. Die Transposition eines Nerven ist indiziert, wenn dieser in seinem natürlichen Verlauf einer andauernden Irritation oder Traumatisierung ausgesetzt ist. Dies kann z. B. bei der osteosynthetischen Versorgung von gelenknahen Frakturen erforderlich sein. Ferner kann eine Transposition vorgenommen werden, um eine spannungsfreie Adaptation zweier Nervenstümpfe zu erreichen, sodass bei kurzen Defekten auf ein Nerveninterponat verzichtet werden kann.
Ergibt die Exploration ausgedehnte narbige Veränderungen, meist bei Läsionen dritten Grades, werden aussprossende Axone behindert. Die intraoperative elektrophysiologische Stimulation oberhalb und unterhalb der Läsion erlaubt den Nachweis einer Leitungsunterbrechung und kann bei der Entscheidung hilfreich sein, ob eine Resektion des zerstörten Segments indiziert ist. Auch die intraoperative sonographische Untersuchung des betroffenen Nervenabschnitts kann eine genauere Aussage über die strukturellen Veränderungen ermöglichen (Koenig et al. 2009). Die einzige Möglichkeit, längere Defekte zu überbrücken, besteht in einer Nerventransplantation. Als autologes Transplantat wird überwiegend der N. suralis benutzt, jedoch können bei kompletten Armplexusläsionen auch die sensiblen Nn. cutanei brachii et antebrachii infrage kommen. Ein Transplantat führt häufiger zu Fehlinnervationen als eine einfache, interfaszikuläre Nervennaht, da es zu einer veränderten Zuordnung der intraneuralen Faszikel durch das Interponat kommt. Bei einer irreparablen Zerstörung des proximalen Anteils eines Nerven kann der Versuch unternommen werden, den distalen Stumpf mit einem benachbarten, funktionell weniger bedeutenden Nerven zu anastomosieren (Neurotisation). Bei dieser Technik müssen zusätzliche Paresen in Kauf genommen werden. Beispiele sind die Hypoglossus-Fazialis-Anastomose bei einer irreversiblen Fazialisläsion, die Anastomosierung eines oberen Interkostalnerven mit Anteilen des Armplexus oder auch des N. phrenicus zur Transposition auf den N. musculocutaneus bei Armplexusläsionen. Der Erfolg dieser Anastomosen ist geringer als bei End-zu-End-Rekonstruktionen, die Patienten erreichen aber auch hier Kraftgrade von 3, was für Patienten mit kompletter Armlähmung funktionell sehr bedeutsam sein kann. Nach der Regeneration besteht anfangs ein unphysiologisches Innervationsmuster und es erfordert ein hohes Übungspensum, um Ersatzbewegungen zu erlernen. So muss nach einem N.-phrenicus-N.-musculocutaneus-Transfer die Ellenbogenbeugung mittels Ein-/Ausatmung trainiert werden. Eine funktionell bedeutende Regeneration für distale Nerven des Plexus brachialis (Fingerbewegungen) lässt sich praktisch nie erreichen (Narakas und Hentz 1988).

Bei irreversiblen Nervenläsionen oder fehlenden Regenerationszeichen nach einer Nerventransplantation können verschiedene Ersatzoperationen mit umfangreichen Muskel-Sehnen-Transpositionen durchgeführt werden, mit dem Ziel, bestimmte Restfunktionen wiederherzustellen bzw. zu unterstützen (Penkert und Fansa 2004, Samii 1990, Chuang et al. 1993, Jürgens-Becker et al. 1996, Mummenthaler et al. 2003). Wichtig sind hier eine interdisziplinäre Zusammenarbeit in einem spezialisierten nervenchirurgischen Zentrum und eine engagierte Nachsorge, bis ein befriedigendes Ergebnis erreicht ist.

J 5.4.2 Schmerzhafte Nervenschäden und ihre Therapie

Nach einer Nervenläsion bilden die in ihrer Kontinuität unterbrochenen Axone im Bereich ihrer Endkölbchen, im Neurom oder Pseudoneurom, einen neurogenen Schmerz aus, der durch äußere Palpation getriggert werden kann (Penkert 2000). Diese individuell sehr unterschiedlich intensiv empfundenen Schmerzen treten etwa 6–8 Wochen nach der Nervenläsion auf. Der genaue Entstehungsmechanismus dieser neuropathischen Schmerzen ist noch nicht abschließend geklärt (Bennet 1994, Devor 1996). Seddon prägte 1975 den Begriff des irritativen Schmerzsyndroms. Die medikamentöse Basistherapie erfolgt mit Antikonvulsiva sowie trizyklischen Antidepressiva.

Als Schmerz empfundene Signale, die nicht toxische Berührungen auslösen, werden als mechanische Allodynie bezeichnet. Schmerzhafte Nervenschäden können chirurgisch mittels Neurolyse oder, wenn notwendig, Nerventransplantation behandelt werden. Ziel ist es, die natürliche Regeneration zu begünstigen und somit die durch die Läsion bedingten neuropathischen Schmerzen zu behandeln. In Fällen, bei denen die beiden genannten rekonstruierenden oder strukturerhaltenden Methoden bereits erfolglos durchgeführt wurden oder nicht sinnvoll erscheinen, kann versucht werden, mittels rückenmarksnaher oder peripherer Neuromodulation eine Reduktion der Schmerzsymptomatik zu erreichen. Im ersten Fall wird die Elektrode epidural, spinal platziert, im zweiten Fall epineural oder subepineural peripher. Das System wird zunächst getestet und bei Therapieerfolg der Stimulator an geeigneter Stelle subkutan implantiert. Die Wirksamkeit der rückenmarksnahen Neuromodulation ist insbesondere bei CRPS (complex regional pain syndrome) und bei ischämischen Erkrankungen, wie der instabilen Angina pectoris, dem Raynaud-Syndrom, der Sklerodermie und der Endangitis obliterans, nachgewiesen. Die periphere Neuromodulation wird erfolgreich in der Therapie des Cluster-Kopfschmerzes mittels Nervus occipitalis-Stimulation und bei neuropathischen Schmerzen infolge Nervenläsionen eingesetzt.

Nach einer inkompletten Plexusläsion oder inkompletten Läsion des N. medianus, N. ulnaris und N. ischiadicus können sich schmerzhafte, dystrophe Störungen im Sinne eines komplexen regionalen Schmerzsyndroms entwickeln (engl. complex regional pain syndrome CRPS). Bei einem CRPS Typ2 ist eine periphere Nervenläsion im Gegensatz zum Typ1 obligat (s. Kap. A 12).

Andere periphere Schmerzsyndrome sind der Deafferenzierungsschmerz, der häufig nach iatrogener Nervenschädigung oder Amputation einer Extremität auftritt, und der Phantomschmerz nach Verlust einer Extremität, dem vermutlich eine kortikale Reorganisation im entsprechenden sensiblen Repräsentationsgebiet zugrunde liegt. Eine Läsion des Plexus brachialis kann, insbesondere bei Wurzelausrissen, zu schweren Schmerzsyndromen führen.

J 5.4.3 Nachbehandlung von Nervenverletzungen

Die Durchführung einer regelmäßigen passiven Krankengymnastik ist essenziell und dient zunächst der Erhaltung der Beweglichkeit der entsprechenden Gelenke, der Kontrakturvermeidung und der Aufrechterhaltung der Beweglichkeit der Sehnenzüge. Die aktive Krankengymnastik soll gleichzeitig vor einer Fehlhaltung schützen und die Kompensation von Bewegungsabläufen durch den Einsatz additiver Muskeln fördern. Nach Einsetzten der Reinnervation soll die vorab paretische Muskulatur wieder aktiviert werden. Bewegungsabläufe müssen neu erlernt werden.

Die Versorgung mit Orthesen dient der Vermeidung der Überdehnung und der Verhinderung von Kontrakturen sowie dem Ersatz verlorener Funktionen. Insbesondere die bei Läsion des Nervus radialis zum Einsatz kommende Radialisschiene, durch deren Einsatz das ständige Herabhängen des Handgelenks mit der damit verbundenen Überdehnung der Sehnen der Fingerstrecker, muss hier erwähnt werden. Ebenso die Peronaeusschiene und die Opponensschiene, die nach Nervus medianus-Läsion eine zumindest einigermaßen befriedigende Greiffunktion ermöglicht.

Bei der elektrischen Muskelstimulation denervierter Muskeln wird versucht, die Atrophie und den bindegewebigen Umbau der Muskulatur aufzuhalten. Bisher ist dies jedoch nur im Tierversuch nachgewiesen und beim Menschen wahrscheinlich nicht hilfreich.

J 5.4.3.1 Sozialmedizinische Aspekte und Begutachtung

Patienten, bei denen eine ungünstige Prognose angenommen werden muss, sollten frühzeitig sozialmedizinisch beraten und bei drohender Berufsunfähigkeit auf eine Umschulung vorbereitet werden. Nach einer Nervenverletzung ist in der Regel zwei Jahre nach dem Trauma ein Endzustand erreicht, der eine abschließende Einschätzung der Funktionsstörung und gutachterliche Beurteilung erlaubt. In Einzelfällen kann sich bei einer weit proximal gelegenen Läsion bis zum Ablauf des dritten Unfallfolgejahres eine weitere in den Vorjahren erkennbare Funktionsverbesserung einstellen. Tabellen zur Bewertung der häufigsten Nervenverletzungen finden sich z. B. bei Mummenthaler et al. (2003) und Rauschelbach und Jochheim (1995).

J 5.5 Literatur

Baron R, Binder A, Ulrich W, Maier C. Komplexe regionale Schmerzsyndrome: Sympathische Reflexdystrophie und Kausalgie. Nervenarzt 2002;73:305–320.

Bennet G. Neuropathic pain. In: Wall PD, Melzack R, Hrsg. Textbook of pain. Edinburgh, London, New York: Churchill Livingstone; 1994.

Clarke D, Richardson P. Peripheral nerve injury. Curr Opin Neurol 1994;415–421.

Chuang DC-C, Epstein MD, Yeh MC, Wie FC. Functional restoration of Elbow flexion in brachial plexus injuries: results in 167 patients (excluding obstetrical brachial plexus injury). J Hand Surg 1993;18A:285–291.
Dawson DM, Hallett M, Millender LH. Entrapment Neuropathies. 2nd. Ed. Boston: Little, Brown and Company; 1990.
Devor M. Pain mechanism. Neuroscientist 1996;2:233–244.
Donner TR, Kline DG. Extracranial spinal accessory nerve injury. Neurosurgery 1993;32:907–910.
Gilliat RW. Acute compression block. In: Sumner AJ, ed. The physiology of peripheral nerve disease. Philadelphia: Saunders; 1980.p. 287–15.
Jürgens-Becker A, Penkert G, Samii M. Therapie traumatischer Armplexusläsionen. Dt Ärztebl 1996;93:A3262–3268.
Kadoya T, Oyanagi K, Kawakami E, Hasegawa M, Inagaki Y, Sohma Y, Horie H. Oxidized galectin-1 advances the functional recovery after peripheral nerve injury. Neursci Lett 2005;380 (3):284–288.
Koenig RW, Pedro MT, Heinen CPG, Schmidt T, Richter HP, Antoniadis G, Kretschmer T. High-resolution ultrasonography in evaluating peripheral nerve entrapment and trauma. Neurosurg Focus 2009;26 (2): E13.
Koltzenburg M, Bendzus M. Imaging of peripheral nerve lesions. Curr Opin Neurol 2004;17:621–626.
Millesi H. Chirurgie der peripheren Nerven. München, Wien, Baltimore: Urban & Schwarzenberg; 1992.
Mokrusch T, Engelhardt A, Eichhorn KF et al. Effects of long- impulse electrical stimulation on atrophy and fibre type composition of chronically denervated fast rabbit muscle. J Neurol 1990;237:29–34.
Mummenthaler M, Stöhr M, Müller-Vahl H, Hrsg. Läsionen peripherer Nerven und radikuläre Syndrome. 8. Auflage. Stuttgart: Thieme; 2003.
Narakas AO, Hentz VR. Neurotization in plexus injuries. Indication and results. Clin Orthop 1988;237:43–56.
Van Ouwerkerk WJR, Strijers RLM, Barkhof F, Umans U, Vandertop WP. Detection of root avulsion in the dominant C7 obstetric plexus lesion: Experience with three-dimensional constructive interference in steady-state magnetic resonance imaging and electrophysiology. Neurosurgery 2005;57:930–940.
Penkert G, Bini W, Samii M. Revaskularisation of nerve grafts: an experimental study. Journal of Reconstructive Microsurgery 1988;Volume 4.
Penkert, G. Chirurgie der Nervenverletzungen I. Chirurg 1999;8:959–967.
Penkert, G. Chirurgie der Nervenverletzungen II. Chirurg 1999;9:1065–1074.
Penkert, G. Möglichkeiten, Grenzen und Risiken in der Behandlung schmerzhafter Nervenschäden. Schmerz 2000;14:240–244.
Penkert G, Fansa H. Hrsg. Peripheral Nerve Lesions. Nerve Surgery and Secondary Reconstructive Repair. Berlin, Heidelberg, New York: Springer; 2004.
Rauschelbach HH, Jochheim KA, Hrsg. Das neurologische Gutachten. Stuttgart: Thieme; 1995.
Samii M, Hrsg. Peripheral nerve lesions. Heidelberg: Springer; 1990.
Seddon HJ. Three types of nerve injury. Brain 1943;66: 237–288.
Seddon HJ. Surgical disorders of the Peripheral Nerves 2nd. ed. Edinburgh: Churchill Livingstone; 1975.
Stöhr M. Iatrogene Nervenläsionen. Stuttgart: Thieme; 1996.
Sunderland S. A classification of peripheral nerve injuries producing loss of function. Brain 1951;76:491–516.
Sunderland S. Nerves and nerve injuries. 2nd ed. Edinburgh London New York: Churchill Livingstone; 1978.
Sunderland S. Nerve injuries and their repair. A critical appraisal. Edinburgh London New York: Churchill Livingstone; 1991.
Tatagiba M, Rosahl S, Gharabaghi A, Blomer U, Brandis A, Skerra A, Samii M, Schwab ME. Regeneration of Auditory Nerve Following Complete Sectioning and Intrathecal Application of the IN-1 Antibody. Acta Neurochir (Wien) 2002;144 (2):181–187.
Taylor RS, Buyten JP, and Buchser E: Spinal cord stimulation for complex regional pain syndrome: A systematic review of the clinical and cost-effectiveness, literature and assessment of prognostic factors. Eur J Pain 2006;10 (2):91–101.
Weber E. Über den Tastsinn. Arch Anat Physiol Wissen Med (Müller Arch) 1835;1:152–159.
Winkelmüller W. Neuromodulation techniques in the treatment of chronic painful diseases. Pain Rev 1999;6: 203–209.

J
5

J 6 Nerven- und Plexusläsionen nach Strahlentherapie

*von O. Kastrup und V. Ghilescu**

J 6.1 Einleitung

Die moderne onkologische Therapie ist gekennzeichnet durch den Einsatz einer intensiven, zugleich aber sicheren Strahlentherapie, Chemotherapie und der sogenannten Targeted Therapy. Dank der Intensivierung und Diversifizierung der Tumortherapie werden heute über 64 % der Patienten mit Tumorerkrankung geheilt. Die Heilungsrate für kindliche Tumoren liegt sogar bei 80 % (Smith et al. 2010). Bei speziellen Erkrankungen, wie zum Beispiel dem Mammakarzinom, wird eine Heilung bei 87 % der Patientinnen erreicht (Ries et al. 2007).
Die Strahlentherapie wird indes nicht nur mit kurativem Ziel in der Tumortherapie eingesetzt, sondern auch, um eine Palliation bei mannigfaltigen tumorbedingten Symptomen zu erreichen.
Dank verbesserter interdisziplinärer Versorgung der unheilbar Kranken haben auch diese Patienten eine immer längere Lebenserwartung. Dieser Tatsache muss in der Bewertung des Risikos für mögliche Spätfolgen Rechnung getragen werden. Nerven- und Plexusläsionen nach einer Strahlentherapie können prinzipiell nach jeder Form der Bestrahlung auftreten. Wann und ob sie auftreten, hängt von vielen Faktoren ab, die abhängig sind von der Art der Bestrahlung, vom Tumor und von individuellen patientenbezogenen Faktoren.
Die tumorbedingten Faktoren, die eine Nerven- und Plexusschädigung verursachen können, sind häufig infiltratives Tumorwachstum in die peripheren oder Hirnnerven und in den Plexus, aber auch systemische Effekte, die indirekt zur Organzerstörung führen können, zum Beispiel im Rahmen eines paraneoplastischen Syndroms.
Patienteneigenschaften, die mit einem erhöhten Risiko für radiogene Schäden einhergehen, können genetische Prädispositionen sein, wie bspw. Ataxia telangiectatica (Taylor et al. 1975), und Begleiterkrankungen, wie zum Beispiel Gefäßerkrankungen und Diabetes mellitus. Auch Medikamente und der Konsum von Nikotin und Alkohol können die Empfindlichkeit des Gewebes gegenüber Strahlen verändern.
Aussagen zur Problematik der radiogenen Plexus- und Nervenschäden sind nicht durch Studien gestützt, weshalb eine Zuordnung in Evidenzklassen und Empfehlungsstärken nicht möglich ist.

J 6.2 Grundlagen der Strahlentherapiefolgen auf gesundes Gewebe

Bei der Beurteilung der Nerven- und Plexusschäden nach der Strahlentherapie sollte man unterscheiden zwischen Strahlentherapiefolgen und Strahlentherapieschäden. Bei den Strahlentherapiefolgen handelt es sich um solche, die möglich, bekannt und in bestimmten Situationen zu erwarten sind. Der Begriff Strahlentherapieschaden ist hauptsächlich in der forensischen Auseinandersetzung mit den Folgen einer Strahlentherapie zu verwenden.
Die Antwort des Gewebes auf eine erfolgte Strahlentherapie kann eingeteilt werden in akute Nebenwirkungen und Spätfolgen der Bestrahlung. Frühe Strahlenreaktionen treten typischerweise während und bis spätestens drei Monate nach der Bestrahlung in schnell proliferierendem Normalgewebe (z. B. Dermatitis, Mucositis) auf und heilen in aller Regel in relativ kurzer Zeit folgenlos ab.
Im Gegensatz hierzu treten späte Nebenwirkungen Monate, Jahre oder sogar Jahrzehnte nach Ende der Strahlentherapie auf. Spätfolgen betreffen Organe mit langer zellulärer Umsatzzeit, die den Schaden nicht oder sehr langsam durch Proliferation kompensieren. Nerven- und Plexusschäden gehören zu den Spätfolgen einer Bestrahlung. Das Ausmaß der Strahlentherapiefolgen und damit das Risiko für unerwünschte Spätfolgen der Strahlentherapie ist abhängig von der:

- Gesamtdosis: Je höher die Strahlendosis, desto geringer die Anzahl der überlebenden Zellen.
- Dosis pro Fraktion: Je höher die Einzeldosis, desto höher das Ausmaß an Spätfolgen
- Zeitintervall zwischen den Fraktionen: Zwischen den einzelnen Fraktionen findet im gesunden Gewebe eine Erholung vom subletalen Strahlenschaden statt. Ist die Zeit zwischen den Fraktionen zu kurz, z. B. weniger als sechs Stunden, werden die noch verbliebenen Schäden verstärkt.
- Gesamtbehandlungszeit: In den Therapiepausen können Zellen proliferieren und die Strahlenwirkung auf das Gewebe verringern. Zellen im spät reagierenden Gewebe proliferieren langsam oder gar nicht, sodass für dieses Gewebe eine Verlänge-

* Autoren dieses Kapitels in der 5. Auflage: O. Kastrup und M. Stöhr.

Tab. J 6.1: Toleranzdosen (TD) unterschiedlicher Gewebe in Abhängigkeit vom bestrahlten Volumen des Gewebes oder Organs (nach Emami et al. 1991)

	TD 5/5			TD 50/5		
	1/3	2/3	3/3	1/3	2/3	3/3
Cauda equina	kein Vol.-effekt	kein Vol.-effekt	60 Gy	kein Vol.-effekt	kein Vol.-effekt	75 Gy
Plexus brachialis	62 Gy	61 Gy	60 Gy	77 Gy	76 Gy	75 Gy

rung der Bestrahlungszeit keinen positiven Einfluss auf das Ausmaß der Spätfolgen hat.
- Bestrahltes Volumen: Es beeinflusst die Funktion des bestrahlten Organs, abhängig von der Fähigkeit des Organs, den Schaden zu kompensieren. Die Kompensationsfähigkeit peripherer Nerven und des zentralen Nervensystems ist sehr gering (Emami et al. 1991).
- Organspezifische Toleranz gegenüber Bestrahlung: Dieser Parameter wird mit dem Begriff TD 5/5 und TD 50/5 beschrieben. Mit TD 5/5 bezeichnet man die Dosis, bei der bei einer konventionell fraktionierten Strahlentherapie mit 5 × 2 Gy pro Woche bei 5 % der Patienten innerhalb von 5 Jahren nach der Bestrahlung Spätfolgen auftreten, entsprechend bezieht sich TD 50/5 auf 50 % Schäden innerhalb von 5 Jahren (Baumann und Molls 2003).

Radiogene Folgen an Nerven- und Plexusgewebe sind selten. Bestrahlungen mit hohen Einzeldosen führen häufiger zu einer neurogenen Störung als solche mit niedriger Einzeldosis (Pierce et al. 1992, Olsen et al. 1993). Häufiger betroffen sind Plexus brachialis und Plexus lumbalis (Georgiou et al. 1993). Letzterer insbesondere dann, wenn die perkutane Bestrahlung des Beckens mit einer intraoperativen Boost-Bestrahlung mit Elektronen und Einzeldosen von 10–20 Gy kombiniert wird (Shaw et al. 1990, Azinovic et al. 2003).

Tab. J 6.2: Häufigkeit neurologischer Affektionen nach Strahlentherapie

Nerven- und Plexusschäden nach Strahlentherapie	%
Plexus brachialis	2–5 %
Plexus sacralis	
Bestrahlung Becken + Brachytherapie	< 1 %
Bestrahlung Becken + IORT* **	32 %
Periphere Nerven	< 1 %
Hirnnerven***	< 1 %

* IORT = Intraoperative Radiotherapie
** nach Kinsella et al. 1985
*** nach Takimoto et al. 1991

Neurologische Ausfälle können an allen bestrahlten Nerven (Johansson et al. 2000) und bei allen Tumorerkrankungen (Jaeckle 2010, Wadd und Lucraft 1998, Al-Benna et al. 2009) auftreten.
Die Kombination der Strahlentherapie mit Chemotherapie und chirurgischen Manipulationen erhöht das Risiko für neurologische Ausfälle (Pierce et al. 1992, Peters et al. 1988).

J 6.3 Pathophysiologische Grundlagen

Sehr frühe tierexperimentelle Untersuchungen haben gezeigt, dass periphere Nerven strahlenunempfindlich sind (Janzen und Warren 1942). Längere Nachbeobachtungsperioden und sorgfältigere Beobachtung der bestrahlten Patienten zeigen, dass sowohl während und unmittelbar nach einer Strahlenbehandlung als auch Jahrzehnte danach neurologische Ausfälle auftreten können.
Frühe Reaktionen des Nervengewebes auf die Bestrahlung beruhen auf elektrophysiologischen und histochemischen Veränderungen. Dies können sein:

- Bioelektrische Alterationen,
- Enzymveränderungen,
- Dislokation der intrazellulären Mikrotubuli,
- Veränderung der Gefäßpermeabilität.

Zu den Spätreaktionen des Nervengewebes auf die Bestrahlung zählen:

- Abnehmende Proliferation der Schwannzellen,
- Demyelinisierung,
- Fibrose der Nervenfasern und -scheiden,
- Nekrose und Hyalinisierung der Tunica media der kleinen perineuralen Arterien mit nachfolgendem Verschluss,
- Thrombosen und Mikroblutungen,
- Verlust der Axone.

All diese Veränderungen führen zusammen zur Fibrosierung des Gewebes in der Umgebung der Nerven, zur Schädigung der ernährenden Gefäße und Zerstörung der Nerven (Gillette et al. 1995).

J 6.4 Klinische Symptome

Die Symptome radiogener Nerven- und Plexusschäden fasst **Tab. J 6.3** zusammen. Sie sind in der Regel progredient, irreversibel und können nicht aufgehalten werden.

Tab. J 6.3: Symptome radiogener Nerven- und Plexusschäden

Symptome
Vorübergehende, akute Plexopathie (Taubheit, Schwäche, Schmerzen)
Parästhesie
Hypästhesie
Muskelschwäche
Pathologische Reflexe
Zunehmende chronische Schmerzen
Zunehmende Parese

Die Symptome einer radiogenen Nerven- und Plexusschädigung können klinisch nur schwer von denen einer tumorbedingten Plexus- und Nerveninfiltration unterschieden werden.

J 6.5 Diagnostik

Die Diagnose einer radiogenen Plexusschädigung sollte erst gestellt werden, wenn ein Tumorrezidiv oder eine -infiltration der Nerven ausgeschlossen wurde. Starke Schmerzen, Horner-Syndrom, Beteiligung des distalen Anteils des Plexus brachialis (C7–Th1) und Bestrahlungsdosen unter 60 Gy machen die Diagnose einer radiogenen Schädigung weniger wahrscheinlich.
Bildgebende Diagnostik wie die Kernspintomographie und die PET-CT-Untersuchung sind die wichtigsten Methoden, mit denen ein Tumorrezidiv ausgeschlossen werden kann (Hoeller et al. 2004, Ahmad et al. 1999). Elektrophysiologische Untersuchungen können für die Differenzialdiagnose hilfreich sein. Fasziculationen und Myoklonie sind eher typisch für eine radiogene Plexusaffektion und lassen sich bei 50–75 % der betroffenen Patienten feststellen – aber auch damit lässt sich keine Unterscheidung zwischen tumorbedingter Plexusinfiltration und radiogener Fibrose treffen (Cross und Glantz 2003, Mondrup et al. 1990, Shimazaki und Nakano 2008).
Biopsien könnten letztendlich die diagnostische Unsicherheit beseitigen, aber nur, wenn dabei Tumorgewebe nachgewiesen wird.

J 6.6 Therapie

Es gibt keine randomisierte, placebokontrollierte Studie zur Therapie radiogener Nerven- und Plexusschäden. Die wirksamste Therapie besteht in der Vermeidung möglicher Risiken, die zu einer Plexus- oder Nervenschädigung führen können.
So muss zuerst die Indikation zur Bestrahlung von Nervengewebe sorgfältig abgewogen werden. Die verschriebene Dosis muss der Strahlenempfindlichkeit des Tumors und der der benachbarten Organe Rechnung tragen.
Bei der Bestrahlungsplanung ist darauf zu achten, dass die Toleranzdosen der umgebenden gesunden Organe nicht überschritten werden. Fraktionierungsschemata, Bestrahlungstechniken, Kombination der Strahlentherapie mit Chemotherapie oder mit Medikamenten, die die Wirkung der Bestrahlung verstärken, muss kritisch bewertet werden. Überdosierungen an Stellen, an denen Bestrahlungsfelder aneinandergrenzen, sind heute, dank der modernen, leistungsfähigen und rechnergestützten Planungssysteme nicht mehr zu befürchten (Bilsky et al. 2004).
Nicht zuletzt sorgen Qualitätssicherungsmaßnahmen dafür, dass radiogene Nerven- und Plexusschäden seltener werden. Sollte es dennoch dazu kommen, sind die therapeutischen Mittel sehr eingeschränkt.
An erster Stelle sollten Anstrengungen unternommen werden, um die Symptome, die die Patienten belasten, zu lindern. Neben rehabilitativen Maßnahmen wie Lymphdrainagen, Gehhilfen, Stützverbänden etc. ist die Schmerztherapie ein wichtiges therapeutisches Mittel. Nichtsteroidale Antiphlogistika, Opioide sowie trizyklische Antidepressiva und Gabapentin sind in ausreichender Dosis einzusetzen (s. Kap. Schmerztherapie). Eine Behandlung mit Steroiden und Antikoagulanzien ist insbesondere dann wirksam, wenn radiogene Gefäßveränderungen zu neurologischen Ausfällen führen, also bei Plexus- und Nervenaffektionen, die früh, während oder kurze Zeit nach Ende der Bestrahlung auftreten (Shimazaki und Nakano 2008, Glantz et al. 1994, Soto 2005).
Behandlungen mit hyperbarem Sauerstoff haben keinen positiven Effekt auf radiogene neurologische Affektionen (Pritchard 2000).
Operative Verfahren wie Neurolysen mit konsekutiver Defektdeckung mit myocutanem Flab (Lu et al. 2002) oder Omentoplastie (Narakas 1984) spielen keine wichtige Rolle bei der Behandlung dieser Patienten.

J 6.7 Literatur

Al-Benna S, Schubert C, Steinau HU, Steinstraesser L. Brachial neuropathy 22 years after radiation therapy for fibrosarcoma: a case report. Cases Journal 2009;2: 6838.

Ahmad A, Barrington S, Maisey M, Rubens RD. Use of positron emission tomography in evaluation of brachial plexopathy in breast cancer patients. Br J Cancer. 1999; 79:478–482.

Azinovic I, Martinez-Monge R, Javier-Aristu J et al. Intraoperative radiotherapy electron boost followed by moderate doses of external beam radiotherapy in resected soft-tissue sarcoma of the extremities. Radiother Oncol 2003;67:331–337.

Baumann M, Molls M. Die »4Rs« der Strahlentherapie und prädiktive Tests In: Bamberg M, Molls M, Sack HW, Hrsg. Radioonkologie., München, Wien, New York: Zuckschwerdt; 2003.Bd.1.

Bilsky MH, Yamada Y, Yenice KM, Lovelock M, Hunt M, Gutin PH, Leibel SA. Intensity-mudulated stereotactic radiotherapy of paraspinal tumors: a preliminary report. Neurosurgery 2004;54:823–830.

Cross NE, Glantz MJ. Neurologic complications of radiation therapy. Neurol Clin 2003;21:249–277.

Emami B, Lyman J, Brown A, Coia L, Goitein M, Munzenrider JE, Shank B, Solin LJ, Wesson M. Tolerance of normal tissue of therapeutic irradiation. Int J Radiat Oncol Biol Phys 1991;21:109–122.

Georgiou A, Grigsby PW, Perez CA. Radiation induced lumbosacral plexopathy in gynaecologic tumors: clinical findings and dosimetric analysis. Int J Radiat Oncol Biol Phys 1993;26:479–482.

Gillette EL, Mahler PA, Powers BE, Gillette SM, Vujaskovic Z. Late radiation injury to muscle and peripheral nerves. Int J Radiat Oncol Biol Phys 1995;31:1309–1318.

Glantz MJ, Burger PC, Friedman AH, Radtke RA, Massey EW, Schold SC Jr.Treatment of radiation-induced nervous system injury with heparin and warfarin. Neurology 1994;44:2020–2027.

Hoeller U, Bonacker M, Bajrovic A, Alberti W, Adam G. Radiation-induced plexopathy and fibrosis. Is magnetic resonance imaging the adequate diagnostic tool? Strahlenther Onkol 2004;180:650–654.

Jaeckle KA. Neurologic manifestations of neoplastic and radiation-induced plexopathies. Semin Neurol 2010;30: 254–262.

Janzen AH, Warren S. Effect of roentgen rays on the peripheral nerve of the rat. Radiology 1942;38:333–337.

Johansson S, Löfroth PO, Denekamp J. Left sided vocal cord paralysis: a newly recognized late complication of mediastinal irradiation. Radiother Oncol 2001;58:287–294.

Kinsella TJ, Sindelar WF, Deluca AM, Pezeshkpour G, Smith R, Maher M, Terrill R, Miller R, Mixon A, Harwell JF, Rosenberg SA, Glatstein E. Tolerance of peripheral nerve to intraoperative radiotherapy (IORT): clinical and experimental studies. Int J Radiat Oncol Biol Phys 1985;11:1579–1585.

Lu L, Gong X, Liu Z, Wang D, Zhang Z. Diagnosis and operative treatment of radiation-induced brachial plexopathy. Chin J Traumatol 2002;5:329–332.

Mondrup K, Olsen NK, Pfeiffer P, Rose C. Clinical and electrodiagnostic findings in breast cancer patients with radiation-induced brachial plexus neuropathy. Acta Neurol Scand 1990;81:153–158.

Narakas AO. Operative treatment for radiation-induced and metastatic brachial plexopathy in 45 cases, 15 having an omentoplasty. Bull Hosp Jt Dis Orthop Inst 1984; 44:354–375.

Olsen NK, Pfeiffer P, Johannsen L, Schrøder H, Rose C. Radiation-induced brachial plexopathy: neurological follow-up in 161 recurrence-free breast cancer patients. Int J Radiat Oncol Biol Phys 1993;26:43–49.

Peters LJ, Harrison ML, Fields R, Geopfort H, Oswald MJ. Acute and late toxicity associated with sequential bleomycin-containing chemotherapy in the treatment of carcinoma of the nasopharynx. Int J Radiat Oncol Biol Phys 1988;14:623–633.

Pierce SM, Recht A, Lingos TI, Abner A, Vicini F, Silver B, Herzog A, Harris JR. Long-term radiation complications following conservative surgery (CS) and radiation therapy (RT) in patients with early stage breast cancer. Int J Radiat Oncol Biol Phys 1992;23:915–923.

Pritchard J, Anand P, Broome J, Davis C, Gothard L, Hall E, Maher J, McKinna F, Millington J, Misra VP, Pitkin A, Yarnold JR. Double-blind randomized phase II study of hyperbaric oxygen in patients with radiation-induced brachial plexopathy. Radiother Oncol 2001;58:279–286.

Ries LAG, Melbert D, Krapcho M, Stincomb DG, Howlader N, Homer MJ, Mariotto A, Miller BA, Fener EJ, Altekruse SF, Lewis DR, Clegg L, Eisner MP, Reichmann M, Edwards BK. SEER Cancer Statistic Review, 1975–2005. National Cancer Institute, Bethesda MD.

Shaw EG, Gunderson LL, Martin JK et al. Peripheral nerve and ureteral tolerance of intraoperative radiation therapy: clinical and dose response analysis. Radiother Oncol 1990;18:247–255.

Shimazaki H, Nakano I. Radiation myelopathy and plexopathy. Brain Nerve 2008;60:115–121.

Smith MA, Seibel NL, Altekruse SF, Ries LAG, Melbert DL, O'Leary M, Smith FO, Reaman GH. Outcomes for Children and Adolescents with Cancer: Challanges for the Twenty-First Century J Clin Oncol 2010;28 (15):2625–2634.

Soto O. Radiation-induced conduction block: resolution following anticoagulant therapy. Muscle Nerve 2005;31: 642–645.

Takimoto T, Saito Y, Suzuki M, Nishimura T. Radiation-induced cranial nerve palsy: hypoglossal nerve and vocal cord palsies. J Laryngol Otol 1991;105:44–45.

Taylor AM, Haruden DG, Arlett CF. Ataxia telangiectasia: a human mutation with abnormal radiation sensitivity. Nature 1975;258:427–429.

Wadd NJ, Lucraft HH. Brachial plexus neuropathy following mantle radiotherapy. Clin Oncol (R Coll Radiol) 1998;10:399–400.

J 7 Myasthenia gravis und myasthene Syndrome

*von C. Schneider-Gold, A. Melms, H. Wiendl und R. Hohlfeld**

J 7.1 Klinik und Diagnose der Myasthenia gravis

Die Myasthenia gravis (MG) und andere myasthene Syndrome beruhen auf einer Störung der neuromuskulären Erregungsübertragung bei intaktem Nerv und Muskel (**Tab. J 7.1**). Die häufigste Form ist die autoimmune Myasthenia gravis (MG), die durch Autoantikörper (Ak) gegen nikotinische Acetylcholin-Rezeptoren (AChR) der motorischen Endplatten verursacht wird. Bei jeweils einem kleinen Prozentsatz der Patienten lassen sich AK gegen die Muskel-spezifische Tyrosinkinase (MuSK) (Hoch et al. 2001) oder low density lipoprotein receptor 4 (LRP4) nachweisen (Higuchi et al. 2011, Pevzner et al. 2012). Der Terminus einer »seronegativen« Myasthenie verweist auf eine autoimmune Form ohne bekannte bzw. bislang nachweisbare Autoantikörper (Übersichten bei Drachman 1994, Vincent et al. 2001). Leitsymptom der MG ist eine abnorme Ermüdbarkeit belasteter Muskelgruppen, die in der zweiten Tageshälfte oft stärker ausgeprägt ist. Bei mehr als der Hälfte der Patienten beginnt die Erkrankung als okuläre Myasthenie an den äußeren Augenmuskeln mit einer Ptose und Doppelbildern. Die inneren Augenmuskeln bleiben meist ausgespart, selten treten Akkommodationsstörungen auf. Unbehandelt kann es – meist innerhalb von zwei bis drei Jahren – zur Ausbreitung auf andere Muskelgruppen im Sinn einer generalisierten Myasthenie mit Beteiligung der Kau- und Schlundmuskulatur (Kau- und Schluckstörungen), der Atemmuskulatur (Dyspnoe) und der rumpfnahen Extremitätenmuskulatur kommen. Die Diagnosestellung ist in diesen Fällen relativ einfach (**Tab. J 7.2**). Die MG kann sich bis ins hohe Lebensalter manifestieren (Evoli et al. 2000, Slesak et al. 1998). Exazerbationen bis hin zu myasthenen Krisen können bei Infektionen, Operationen, Einnahme bestimmter Medikamente und bei Frauen in der Schwangerschaft oder prämenstruell auftreten. Selten manifestiert sich die MG akut unter dem Bild einer myasthenen Krise mit Ateminsuffizienz, Aspirationsneigung und hochgradigen Paresen. Wichtige Differentialdiagnosen sind in **Tab. J 7.3** zusammengestellt.

Die MG kann zusammen mit anderen Autoimmunerkrankungen wie dem systemischen Lupus erythematodes, der rheumatoiden Arthritis, Schilddrüsenerkrankungen (3–8 % der MG-Patienten haben einen M. Basedow oder eine Hashimoto-Thyreoiditis), Diabetes mellitus Typ 1 und anderen autoimmunen Endokrinopathien auftreten. Schweregrad und klinische Ausprägung der MG wird in Anlehnung an eine ursprünglich von Osserman und Genkins (1971) vorgeschlagene Klassifikation ausgedrückt, die sich in der revidierten Version am maximalen Schweregrad orientiert (**Tab. J 7.4**, Jaretzki et al. 2000).

Tab. J 7.1: Störungen der neuromuskulären Erregungsübertragung

Ätiologie	Erkrankung/Bemerkung
Autoimmun	
• postsynaptisch	Myasthenia gravis pseudoparalytica (Erb-Goldflamm); 80–90 % positive Anti-AChR-AK*
• postsynaptisch	*»seronegative«* Myasthenia gravis (SNMG); davon 20–40 % positive Anti-MuSK-AK**
• präsynaptisch	myasthenes Syndrom Lambert-Eaton (LES); 80–90 % positive Anti-VGCC-AK***
Kongenital	sehr heterogen, sehr selten
• präsynaptisch	Störung der ACh-Transmitter-Synthese, Vesikelverpackung oder Freisetzung
• synaptisch	Mutationen bzw. Defizit der Acetylcholinesterase lokal an der Endplatte
• postsynaptisch	Mutationen verschiedener Untereinheiten der AChR, von Rapsyn und anderer Proteine der Endplatte
Toxisch	
• präsynaptisch	Botulismus, Therapie mit Botulinumtoxin
• synaptisch	Vergiftungen z. B. mit *irreversiblen* Cholinesterase-Inhibitoren (Insektizide)
• prä-/post-/synaptisch	medikamenteninduzierte myasthene Syndrome

* Anti-AChR-AK; Auto-AK gegen Acetylcholin-Rezeptoren (AChR)
** Anti-Musk-AK; Auto-AK gegen muskelspezifische Tyrosinkinase (MuSK)
*** Anti-VGCC-AK; Auto-AK gegen Kalziumkanäle vom P/Q-oder N-Typ (*VGCC voltage-gated calcium channels*)

* Autoren dieses Kapitels in der 5. Auflage: C. Schneider-Gold, A. Melms und R. Hohlfeld.

Tab. J 7.2: Diagnostisches Vorgehen bei der Myasthenia gravis

Anamnese	Fragen nach Doppelbildern, Kau-, Schluckbeschwerden, abnormer Ermüdung proximaler Muskelgruppen unter Belastung vor allem in der zweiten Tageshälfte. Verschlechterung bei Infekten und Einnahme bestimmter Medikamente (**Tab. J 7.10**)
Körperliche Untersuchung	typischerweise *rein motorische* Störungen: Ptose (uni- oder bilateral), Doppelbilder, *unter Belastung zunehmend*, bulbäre Symptome; vorzeitige Ermüdbarkeit der Haltemuskulatur bei guter Motivation; eingeschränkte Vitalkapazität (s. a. Myasthenie-Score, **Tab. J 7.5**)
Laboruntersuchungen und apparative Diagnostik	Anti-AChR-Antikörper*, Anti-MuSK-AK**, Anti-VGCC-AK***, (Anti-LRP4****) • optional weitere Autoantikörperdiagnostik (Skelettmuskel-AK, Anti-Titin-AK) Edrophonium-Test, evtl. kombiniert mit repetitiver Nervenstimulation (RNS) des N. trapezius mit 3 Hz Einzelfaser-Elektromyographie (erhöhter Jitter und Blockierungen) Thorax-CT oder MRT zum Nachweis eines Thymoms Bei einer *rein okulären* oder *okulo-pharyngealen* Symptomatik: • zerebrales CT oder MR zum Ausschluss einer *intrakraniellen* Raumforderung Bei rein okulärer Symptomatik ohne Autoantikörper (DD CPEO) oder ausgeprägter Muskelatrophie: Muskelbiopsie

(nach Drachman 1994)
* Anti-AChR-AK; Auto-AK gegen Acetylcholin-Rezeptoren (AChR)
** Anti-MusK-AK; Auto-AK gegen muskelspezifische Tyrosinkinase (MuSK)
*** Anti-VGCC-AK; Auto-AK gegen Kalziumkanäle vom P/Q-Typ (*VGCC voltage-gated calcium channels*)
**** Anti-LRP4-AK – Auto-AK gegen low-density lipoprotein receptor related protein 4 (LRP4)

Tab. J 7.3: Differentialdiagnosen zur Myasthenia gravis

Lambert-Eaton-Syndrom	AChR-AK *negativ*, VGCC-AK *positiv (85 %)* Dekrement in der 3-Hz-Serienreizung Inkrement (mehr als 100 %) in der 30-Hz-Serienreizung Störungen des autonomen Nervensystems Tumorsuche u. a. nach kleinzelligem Bronchialkarzinom
Kongenitale myasthene Syndrome	sehr seltene Erkrankungen; meist autosomal-rezessiver Erbgang > 10 % der Myasthenie-Erkrankungen im Kindesalter AChR-AK *immer* negativ molekulargenetische Diagnostik
Medikamenteninduzierte myasthene Syndrome	Medikamentenanamnese (s. a. **Tab. J 7.10**); evtl. anticholinerges Syndrom *D-Penicillamin, Chloroquin*: Myasthenie mit *positiven* AChR-AK, reversibel nach Absetzen
Botulismus und Überdosierung einer Botox-Therapie	meist mehrere Erkrankte im Umfeld; typischerweise von vegetativer Symptomatik begleitete Doppelbilder, Ptose, Pupillenstarre, Obstipation
Polymyositis, Dermatomyositis	erhöhte Muskelenzyme, (Haut-)Muskelbiopsie, pathologisches EMG
Mitochondriale Myopathie	Progressive externe Ophthalmoplegie (CPEO); *symmetrische* Befunde ohne Fluktuationen Retinopathie bei Kearns-Sayre-Syndrom; Muskelbiopsie mit *ragged red fibers*
Okulopharyngeale Muskeldystrophie (OPMD)	Diplopie, Dysphagie; langsam progredienter Verlauf; Muskelbiopsie, Molekulargenetik (OPMD, s. Kap. J 9)
Motoneuronerkrankungen Bulbärparalyse	Klinische und elektropysiologische Zeichen einer Vorderhornschädigung (Atrophie, Faszikulationen, Reflexsteigerung)
Akute Polyradikulitis mit Sonderformen • Guillain-Barre-Syndrom • Miller-Fisher-Syndrom • Hirnnerven-Neuritis	Liquorbefund mit zyto-albuminärer Dissoziation rasch aufsteigende Paresen und Dysästhesien Ataxie, Ophthalmoplegie, faziale Parese, Reflexverlust motorische und sensible Hirnnerven-Beteiligung; Pupillenstörungen
Kongenitale Augenmuskelparesen	z. B. kongenitale Trochlearisparese; konstante Doppelbilder mit *neurogenem Muster*
Okuläre Myositis	Bewegungsschmerz, Augenschwellung, Orbita-CT; Orbita-Sonographie; sehr selten i. R. einer Borreliose
Endokrine Orbitopathie	Schilddrüsenparameter, Orbita-CT (verdickte Augenmuskeln)
Okuläre Symptome bei multipler Sklerose	internukleäre Ophthalmoplegie; Erkrankungsschübe; Liquorstatus, evozierte Potenziale, MRT
Raumforderung an der Schädelbasis oder intrazerebrale Raumforderung	multiple Hirnnervenbeteiligung, evtl. Horner-Syndrom; Röntgen/CT/MRT der Schädelbasis
Funktionelle Paresen	Starke Situationsabhängigkeit, z. T. grotesk ausgestaltete Symptome; leichte myasthene Symptome können überlagert werden

J 7

Tab. J 7.4: Klassifikation der Myasthenia gravis

Klasse I	Okuläre Myasthenie, beschränkt auf äußere Augenmuskeln und ggf. den Lidschluss
Klasse II	Leichte bis mäßiggradige generalisierte Myasthenie
Klasse III	Mäßiggradige generalisierte Myasthenie
Klasse IV	Schwere generalisierte Myasthenie
Klasse V	Intubationsbedürftigkeit mit und ohne Beatmung (Notwendigkeit einer Nasensonde ohne Intubationsbedürftigkeit entspricht IV B)
Subgruppe A	Betonung der Extremitäten und/oder der Gliedergürtel, geringe Beteiligung oropharyngealer Muskelgruppen
Subgruppe B	Betonung oropharyngealer Muskulatur und/oder der Atemmuskulatur; geringere oder gleichartige Beteiligung der Extremitäten oder rumpfnahen Muskelgruppen

(MGFA-Klassifikation 2000)

Tab. J 7.5: Klinischer Bewertungsbogen: Myasthenie-Score

Testaufgabe	keine (0)	leicht (1)	mittel (2)	schwer (3)	Punkte
Doppelbilder (Blick zur Seite)	≥ 60 s	10–59 s	1–9 s	spontan	
Ptose (Blick nach oben)	≥ 60 s	10–59 s	1–9 s	spontane Ptose	
Gesichtsmuskulatur (Lidschluss)	kräftiger Lidschluss	vollständiger Lidschluss mit Widerstand	vollständiger Lidschluss kein Widerstand	unvollständiger Lidschluss	
Schlucken	normal	leichte Störungen, Räuspern	Verschlucken Husten oder Regurgitation	Aspirationsgefährdet, Magensonde	
Dysarthrie beim Zahlenreihensprechen	Keine bis 50	Dysarthrie ab 30 bis 49	Dysarthrie ab 10 bis 29	Dysarthrie ab 9	
Vitalkapazität (L) Frauen Männer	 > 3,0 L > 4,0 L	 > 2,0–3,0 L > 2,5–4,0 L	 > 1,2–2,0 L > 1,5–2,5 L	 < 1,2 L < 1,5 L	
Kraft beim Faustschluss Männer rechts (kgW) links (kgW) Frauen rechts (kgW) links (kgW)	 ≥ 45 ≥ 35 ≥ 30 ≥ 25	 15–44 15–34 10–29 10–24	 5–14 5–14 5–9 5–9	 0–4 0–4 0–4 0–4	
Armhalteversuch (90°, im Sitzen, R/L)	≥ 240 s	90–239 s	10–89 s	0–9 s	
Beinhalteversuch (45 °, liegend, R/L)	≥ 100 s	30–99 s	1–29 s	0 s	
Kopfhalteversuch (45 °, liegend)	≥ 120 s	30–119 s	1–29 s	0 s	

J 7.1.1 Klinische Tests

Die Muskelschwäche lässt sich mit einem einfachen Score quantifizieren (Besinger et al. 1983, Jaretzki et al. 2000). Diagnostisch verwertbar ist ein Auftreten oder eine *objektivierbare* Zunahme der Symptome bei Belastung, z. B. einer Ptose bei anhaltendem Blick nach oben (Simpson-Test), erkennbare Motilitätsstörungen mit Doppelbildern, eine verwaschene Sprache (Zahlenreihensprechen) oder eine abnorme Ermüdbarkeit in den Halteversuchen trotz guter Motivation. Ein gebräuchlicher Score ist in **Tab. J 7.5** dargestellt. Bei bulbären Symptomen erlaubt eine Videofluoroskopie eine Einschätzung der Aspirationsgefahr.

Die klinische Untersuchung kann mit einem pharmakologischen Test kombiniert werden: Edrophonium-Chlorid (Enlon®, Camsilon®, s. Edrophonium-Chlorid) ist ein kurzwirksamer Acetylcholinesterase-Inhibitor, der bereits nach 30–40 Sekunden den Abbau von Acetylcholin im synaptischen Spalt hemmt und über eine Wirkzeit von drei bis zehn Minuten die neuromuskuläre Erregungsübertragung verbessert. Der pharmakologische Test mit Edrophonium-Chlorid kann placebokontrolliert durchgeführt werden, um motivationsbedingten Leistungsschwankungen entgegenzuwirken. In Verbindung mit der repetitiven Nervenstimulation zeigt ein positiver Edrophonium-Chlorid-Test eine Verminderung des Dekrements (s. u.).
Der Test beweist eine neuromuskuläre Übertragungsstörung (Engel 1999, Neill et al. 1988), ist aber nicht spezifisch und sollte daher nicht als alleiniges diagnostisches Kriterium dienen. In der myasthenen Krise erlaubt der Edrophonium-Chlorid-Test

eine Einschätzung der Pyridostigmindosierung, die sich an der Funktion kritisch betroffener Muskelgruppen orientiert (s. Abschnitt J 7.4.6 Myasthene Krise).
Alternative zum Edrophonium-Chlorid-Test: Besonders bei älteren Patienten und in der ambulanten Situation hat sich der orale Pyridostigmin-Test mit 30–60 mg Mestinon® oder Kalymin® bewährt. Falls nach 45–60 Minuten eine eindeutige Besserung sichtbar wird, ist er als positiver pharmakologischer Test verwertbar, der ggf. elektrophysiologisch belegt werden kann. Alternativ können 15 mg Neostigmin gegeben werden. Der Patient verbleibt aus Sicherheitsgründen (s. a. Edrophonium-Chlorid-Test) während der Wartezeit in der Ambulanz oder Sprechstunde unter ärztlicher Überwachung. Der Effekt sollte photographisch oder videographisch dokumentiert werden.
Der »Ice-on-eyes«-Test, bei dem es durch Auflegen eines Cold-Packs z. B. auf das Auge mit einer Ptose zu einer Besserung bzw. kompletten Rückbildung derselben kommt, kann mit seiner Sensitivität von 90–95 % zusätzlich bei einer okulären myasthenen Symptomatik in Betracht gezogen werden (Reddy und Backhouse 2007), er ist allerdings nicht spezifisch. Auch die Prüfung des sogenannten Cogan-Zeichens (einer überschießenden Lidöffnung nach einer Erholungsphase – Abwärtsblick – oder forciertem Augenschluss) kann auf eine myasthen bedingte Ptose hinweisen (Toyka 2006).

Vorgehen beim Edrophonium-Test:

- Schriftliche Aufklärung über Indikation und typische Nebenwirkungen (s. u.).
- Anlage eines stabilen venösen Zugangs. Aufziehen von 1 ml = 10 mg Edrophonium-Chlorid verdünnt mit 9 ml physiologischer Kochsalzlösung in einer 10 ml Spritze.
- Zweite Spritze mit Antidot Atropin (0,5–1,0 mg) griffbereit zur sofortigen Verabreichung bei schweren muskarinen Nebenwirkungen (Bradykardie, hypotone Kreislaufreaktion, Bronchospasmus).
- Nach *Testdosis* (2 ml = 2 mg) Beobachtung der Wirkung über 30–60 Sekunden: bei guter Verträglichkeit restliche Dosis fraktioniert (3 ml/5 ml Bolus) im Abstand von einer Minute i. v. und Kontrolle der klinischen Wirkung bzw. ggf. repetitive Nervenstimulation (Verbesserung des Dekrements). Evtl. vorübergehendes Faszikulieren der Augenlider durch AChR Überangebot.
- Bei *Kindern* werden zwei bis drei fraktionierte Gaben von 0,02 mg/kg KG empfohlen.
- *Kontraindikationen* für den Test bradykarde Herzrhythmusstörungen und Asthma bronchiale. Bei Neigung zu Orthostase und Bradykardie sollten bereits vor dem Test ½ Amp. Atropin i. v. verabreicht werden. Atropin blockiert nur *muskarinerge* AChR und reduziert unerwünschte kardiovaskuläre Reaktionen. Ein Notfallkoffer muss unmittelbar verfügbar sein.

Edrophonium-Chlorid ist als Camsilon® (Cambridge Research Laboratories, Großbritannien) oder Enlon® (Bioniche Pharma, USA) verfügbar. Das Produkt Tensilon® ist nicht mehr im Handel.

J 7.1.2 Elektrophysiologische Untersuchungen

Die elektrophysiologische Diagnostik dient dem Nachweis der neuromuskulären Störung und kann eine präsynaptische von einer postsynaptischen Lokalisation abgrenzen (Stöhr 1998). Der charakteristische Befund eines myasthenen Syndroms ist ein Dekrement der Amplitude des Muskelaktionspotenzials bei supra-maximaler repetitiver 3-Hz-Nervenstimulation (Serie von fünf bis neun Reizen) z. B. des N. axillaris (Ableitung vom M. deltoideus), des N. accessorius (Ableitung vom M. trapezius (Schumm und Stöhr 1984) oder des N. facialis (Ableitung vom M. orbicularis oculi, M. nasalis oder M. orbicularis oris) bei faziopharyngealer oder okulärer Myasthenie. Ein Flächendekrement von 10 % bzw. ein Amplitudendekrement von 15 % und mehr, welches üblicherweise zwischen dem ersten und fünften Potenzial auftritt, wird als pathologisch gewertet.
Eine Wiederholung der Ableitung nach maximaler Willkürkontraktion für 60 Sekunden, oder nach kurzer tetanischer Reizung mit anschließender Pause von einer Minute, kann die pathologischen Befunde verstärken. Grenzwertige Ausgangsbefunde werden in anschließenden Stimulationsserien im Minutenabstand über fünf Minuten kontrolliert. Ein pathologisches Dekrement kann in 50 % bei einer leichten und in ca. 80 % bei einer schwereren generalisierten Myasthenie registriert werden, wobei die Befunde im Bereich der Gesichtsmuskulatur bei MuSK-positiver Myasthenie etwas häufiger pathologisch auszufallen scheinen (in bis zu 86 % der Fälle) als bei der AChR-positiven Myasthenie (Oh et al. 2006). Bei einer okulären Myasthenie findet man nur bei 15 % der Patienten ein pathologisches Dekrement bei Reizung des N. accessorius als Ausdruck einer latenten Generalisierung. Die repetitive Reizung des N. facialis mit Ableitung am M. orbicularis oculi ergibt nach aktuellen Studien in 20–33 % der Fälle pathologische Befunde (Costa et al. 2004, Zinman et al. 2006). Ein pathologisches Dekrement findet sich auch bei einem Lambert-Eaton-Syndom und den kongenitalen myasthenen Syndromen (s. dort).
Die empfindlichste Darstellung einer Störung der neuromuskulären Erregungsübertragung gelingt mit der Einzelfaser-Elektromyographie (SFEMG): Aktionspotenziale derselben motorischen Einheit zeigen ein vermehrtes Jitter-Phänomen und bei der Myasthenie typischerweise Blockierungen (Stahlberg et al. 1974). Der Jitter ist Ausdruck einer Dispersion des Aktionspotenzials innerhalb der motorischen Einheit. Ein vermehrtes Jitter-Phänomen findet sich auch bei anderen neuromuskulären Erkrankungen z. B. einer Motoneuronerkrankung. Die Einzelfaser-Myographie kann bei bis zu 95 % der Patienten mit einer generalisierten und bei etwa 85 % mit einer okulären Myasthenie pathologische Befunde nachweisen. Ein pathologischer Jitter lässt sich besser in proximalen als in distalen Muskeln registrieren.

J 7.1.3 Laboruntersuchungen

Antikörper gegen Acetylcholin-Rezeptoren: Der wichtigste Laborparameter in der Diagnostik einer Myasthenie ist die Bestimmung der Autoantikörper gegen Acetylcholinrezeptoren (AChR-AK) im Radioimmunassay (Lindstrom 1976). Erhöhte AChR-Ak lassen sich bei 85–90 % der Patienten mit einer generalisierten Myasthenie nachweisen, bei einer rein okulären Myasthenie nur bei 50 % (Toyka und Heininger 1986, Sommer et al. 1993). Die Titer korrelieren nicht mit dem Schweregrad und der Ausprägung der Symptome, jedoch individuell mit dem klinischen Verlauf. Serielle Titerbestimmungen im Abstand von drei bis sechs Monaten können zur längerfristigen Therapiekontrolle herangezogen werden (Schumm et al. 1985). Patienten mit einem Myasthenie-assoziierten Thymom haben in aller Regel positive AChR-Ak. Selten finden sich erhöhte AChR-Ak-Titer bei Thymompatienten ohne klinische Zeichen einer Myasthenie. Einzelne »falsch positive« Befunde mit grenzwertig erhöhten Titern wurden bei Verwandten ersten Grades von Myasthenie-Patienten, unter D-Penicillamintherapie, bei der Graft-versus-host-Erkrankung nach Knochenmarktransplantation und selten bei einer Motoneuronerkrankung, Muskeldystrophie und Spätdyskinesie berichtet.

Antikörper gegenmuskelspezifische Tyrosinkinase (MuSK): Bei rund 10 % der Patienten lassen sich trotz typischer generalisierter myasthener Symptome und pathologischer elektrophysiologischer Befunde keine AChR-Ak nachweisen (»seronegative Myasthenie«). Bei 20–40 % dieser Patienten können Antikörper gegen die muskelspezifische Tyrosinkinase (MuSK) nachgewiesen werden (Hoch et al. 2001, Mc Conville et al. 2004). Anti-MuSK-Ak inhibieren die durch Agrin vermittelte Clusterbildung von AChRn bei der Entwicklung der neuromuskulären Endplatte (Hoch et al. 2001). Inzwischen ist ein kommerzieller Test zur Bestimmung der Anti-MuSK-AK verfügbar. Kürzlich wurde das low-density lipoprotein receptor related protein 4 (LRP4) als Agrin Rezeptor des Skelettmuskels identifiziert. Bei 3–50 % der bisher doppelt seronegativen Patienten konnten AK gegen LRP4 nachgewiesen werden (Higuchi et al. 2011, Pevzner et al. 2012, Zhang et al. 2012), die wie MuSK-AK das Agrin-vermittelte ACHR-Clustering beeinträchtigen.

Autoantikörper gegen Skelettmuskulatur: Bei 20–30 % aller MG-Patienten und bei ca. 80 % der Patienten mit einem Thymom lassen sich weitere Autoantikörper gegen Skelettmuskulatur nachweisen, die u. a. das Muskelprotein Titin und den Ryanodin-Rezeptor (Kalziumkanal des sarkoplasmatischen Retikulums) erkennen. Die pathogenetische Bedeutung dieser Autoantikörper ist nicht geklärt. Titin-Ak (MGT-30) sind selten bei jungen MG-Patienten und sind bei Patienten unter 60 Jahren häufig assoziiert mit einem Thymom (Voltz et al. 1997, Buckley et al. 2001).

J 7.1.4 Radiologische Diagnostik

Unabhängig von Alter, Geschlecht oder Schweregrad der MG haben 10–15 % aller Patienten ein Thymom. Ein hochauflösendes Thorax-CT oder bei Frauen im gebärfähigen Alter ein Thorax-MRT ist für die Basisdiagnostik unverzichtbar. Sehr kleine, intraparenchymatöse Thymomknoten können sich dabei dem Nachweis entziehen. Die MRT erlaubt bei Thymomen eine bessere Beurteilung bei invasivem Wachstum. Jüngere Myasthenie-Patienten haben meist über das Altersmaß hinaus erhaltenes Thymusrestgewebe. Eine Differenzierung zwischen benignen Thymusveränderungen (lymphofollikuläre Hyperplasie, Thymitis) und einem Thymom ist mit bildgebenden Verfahren nicht zuverlässig möglich, wenn nicht eine atypische Form, Größe und Invasionszeichen bereits auf einen malignen Prozess hinweisen. Thymome oder Thymomrezidive können, soweit sie Somatostatinrezeptoren exprimieren, mithilfe eines markierten Somatostatinanalogons (111In-[DTPA-D-Phe1]-Octreotid) szintigraphisch und im SPECT detektiert werden. Dieses sehr teure Verfahren ist jedoch nicht standardisiert und erfordert Erfahrung in der Interpretation (Marienhagen et al. 1999).

Patienten mit rein okulären Symptomen sollten ein Schädel-MRT erhalten, um intrakranielle Ursachen auszuschließen. Zur Differentialdiagnostik rein bulbärer Symptome (DD Bulbärparalyse) sind eine Kernspintomographie und eine elektrophysiologische Diagnostik notwendig (**Tab. J 7.2**).

J 7.2 Verlauf

Die MG gilt als seltene Erkrankung, die sich bis ins hohe Alter manifestieren kann (Slesak et al. 1998, Evoli et al. 2000, Vincent et al. 2001). Die Prävalenz liegt zwischen 10 und 20 Patienten pro 100 000 Einwohner (Grob et al. 1987, Oosterhuis 1997, Phillips 2004, Heldal et al. 2009). Die Inzidenz hat nach neueren epidemiologischen Studien insbesondere unter älteren Patienten zugenommen und liegt zwischen 0,7 und 1,2 pro 100 000 Einwohner (Casetta et al. 2010, Heldal et al. 2009). Junge Frauen in der 3. bis 5. Dekade erkranken zwei bis dreimal häufiger als Männer, bei denen eine MG in der 7. und 8. Dekade zunehmend häufiger diagnostiziert wird (Casetta et al. 2010, Heldal et al. 2009). Unter den MG-Patienten in Europa und Nordamerika sind etwa 10–14 % Kinder unter zehn Jahren (Andrews et al. 2004).
Die Erkrankung beginnt bei 50–60 % der Patienten mit okulären Symptomen, bei 20 % mit bulbären Symptomen und bei rund 20 % an den Extremitäten. Starke tageszeitliche Schwankungen und ein Seitenwechsel der Symptome (Ptose und Doppelbilder) sind typisch für die Myasthenia gravis. Die okuläre Myasthenie kann spontan remittieren, um nach einiger Zeit erneut wieder aufzutreten. Ohne Behandlung entwickelt sich bei etwa zwei Drittel innerhalb von drei Jahren eine generalisierte MG (Oosterhuis 1997). Nur bei rund 15 % der Patienten bleiben die Symptome dauerhaft auf die äußeren Augenmuskeln beschränkt (rein okuläre Myasthenie). Die Schwäche ist gewöhnlich bilateral und kann im Krankheitsverlauf verschiedene *Muskelgruppen* betreffen. Bulbäre Symptome und eine Schwäche der Kopfhaltemuskulatur scheinen häufiger bei älteren Patienten und bei Patienten mit MuSK-Antikörpern vorzukommen. Patienten mit bulbären Symptomen sind aspirationsgefährdet und neigen zur Dekompensation nach hoch dosierter Gabe von Glukokortikoiden. Die Symptomatik

ist meist in den ersten drei bis fünf Jahren am stärksten ausgeprägt und kann sich mit Residualsymptomen, unter anderem mit stark beeinträchtigenden Doppelbildern, stabilisieren. Spontane Remissionen wurden im Langzeitverlauf bei zwischen 10 und 20 % der Patienten berichtet (Grob et al. 1987, Oosterhuis 1997) und werden häufiger bei der Myasthenie im Kindesalter beobachtet (Übersicht bei Seybold 1998, Andrews et al. 1994). Exazerbationen können in einzelnen Fällen auch nach langjähriger Remission auftreten. Als Folge der chronischen Endplattendestruktion (funktionelle Denervierung durch die Autoantikörper) bei einer unzureichenden Behandlung entwickelten früher rund 10 % der Patienten mit einem schweren generalisierten Verlauf ausgeprägte Muskelatrophien v. a. im Bereich des Schultergürtels, der Nacken-, Gesichts- und Schlundmuskulatur. Diese Defekt-Myasthenie wird heute selten bei therapierefraktären Verläufen, insbesondere bei seronegativer Myasthenie mit MuSK-Antikörpern und bei Thymom-Patienten beobachtet.

Insgesamt können heute mehr als 90 % der Patienten gut stabilisiert werden und sind, abgesehen von körperlich sehr belastenden Berufen, voll berufsfähig. Myasthene Krisen sind unter immunsuppressiver Therapie selten geworden (weniger als 2 %) und sind, einschließlich der früher bei MG gegenüber Kontrollen vermehrt letalen Infektionserkrankungen des respiratorischen Traktes (Owe et al. 2006), durch die intensivmedizinischen Behandlungsmöglichkeiten (assistierte Beatmung, frühe antibiotische Therapie, Plasmaaustauschbehandlung, adaptierte Immunsuppression) meist beherrschbar.

J 7.3 Pathophysiologische Grundlagen der autoimmunen Myasthenia gravis und therapeutische Prinzipien

Ursache der autoimmunen Myasthenia gravis ist ein Verlust aktivierbarer Acetylcholin-Rezeptoren (AChR) an der motorischen Endplatte durch Autoantikörper (Übersichten bei Drachman 1994, Engel 1999, Vincent et al. 2001). Unterschreitet die AChR-Dichte ein kritisches Maß (etwa 50 %), ist das Endplattenpotenzial nicht mehr in der Lage, regelmäßig die kritische Schwelle zur Depolarisation der Muskelmembran zu erreichen bzw. zu überschreiten. Normalerweise werden durch die Transmitterausschüttung stets mehr AChR aktiviert als zur Depolarisation erforderlich wären, sodass die Depolarisation »garantiert« ist (»Sicherheitsfaktor« der neuromuskulären Transmission). Die bevorzugte Beteiligung der äußeren Augenmuskeln wird mit ihrer besonderen Muskelfaserkomposition (tonisch innervierte Muskelfasern ohne Sicherheitsfaktor; sehr hohe Entladungsfrequenzen bei Sakkaden) und mit strukturellen bzw. immunologischen Besonderheiten ihrer Synapsen erklärt (Barton und Fouladvant 2000).

Die Myasthenia gravis wird als eine prototypische Autoimmunerkrankung betrachtet, da sie alle klassischen Kriterien (Koch-Witebsky-Kriterien) einer Autoimmunerkrankung erfüllt.

Der Stimulus zur Autoantikörper-Produktion ist unbekannt. Eine Häufung bestimmter HLA-Merkmale wie HLA-B8 und DR3 spricht für eine besondere immungenetische Disposition bei Patienten mit einem frühen Erkrankungsbeginn (Compston et al. 1980). Durch die Übertragung von Immunglobulinen von Myasthenie-Patienten, konnte bei Mäusen eine myasthene Symptomatik ausgelöst und somit ein antikörpervermittelter Pathomechanismus bewiesen werden (Toyka et al. 1975). Polyklonale AChR-spezifische Autoantikörper beeinträchtigen die Funktionstüchtigkeit der AChR auf verschiedene Weise: IgG-Antikörper binden bevorzugt an ein immundominantes Epitop der AChR α-Untereinheit und aggregieren die Rezeptorkomplexe, die daraufhin beschleunigt degradiert werden (modulierende Antikörper). Gebundene IgG-Antikörper aktivieren die Komplementkaskade und bewirken dadurch eine fokale Destruktion des postsynaptischen Faltenapparates, der schließlich eine reduzierte AChR-Dichte aufweist (Übersicht bei Drachman 1994, Vincent et al. 2001, Engel 1999). Nur ein geringer Teil der Antikörper blockiert die Bindungsstelle für Acetylcholin auf dem Rezeptor (Jahn et al. 2000).

Der Thymus weist bei der Mehrzahl de MG-Patienten pathologische Veränderungen auf und scheint eine zentrale Rolle bei der Initiierung der Autoimmunpathogenese zu spielen (Übersicht bei Hohlfeld und Wekerle 2008). Das normale Thymusstroma enthält myoide Epithelzellen, die AChR-Komplexe exprimieren. Neoplastische Thymusepithelzellen exprimieren Determinanten, die mit AChR kreuzreagieren (Marx et al. 1996). Somit sind im Thymus und im Thymom alle Komponenten vorhanden, um bei einer Störung der Toleranzinduktion eine Autoimmunreaktion gegen Determinanten des AChR in Gang zu setzen. Bis zu 70 % der Patienten zeigen im Thymus eine Thymitis (lymphofollikuläre Hyperplasie) mit Keimzentren als Ausdruck eines aktiven immunologischen Prozesses. B-Lymphozyten und Plasmazellen dieser Keimzentren produzieren AChR-AK. Die Antikörperbildung wird durch AChR-spezifische T-Helferzellen kontrolliert, die im Blut und im Thymus von Myasthenie-Patienten vorkommen (Hohlfeld et al. 1984, Melns et al. 1988, Sommer et al. 1990). Nach der Thymektomie fällt der AChR-Ak-Titer bei Thymitis, nicht aber bei einem Thymom meist deutlich ab. Ebenso kommt es zu Veränderungen regulatorischer T-Zellen (Reinhard und Melms 2000).

Myasthenie-asoziierte Thymustumore sind charakterisiert durch den Erhalt der organotypischen Struktur, eine ausgeprägte Lymphopoese und den kontinuierlichen Export reifer, potenziell autoreaktiver T-Lymphozyten in die peripheren Immunkompartimente (Buckley et al. 2001b, Ströbel et al. 2002, Marx et al. 2003). Interaktionen mit B-Lymphozyten führen zur Produktion pathogener AChR-Antikörper. Die pathophysiologische Bedeutung der bei Thymomen vorkommenden Autoantikörper gegen weitere Muskelproteine ist nicht geklärt.

Autoantiköper gegen MuSK verursachen ebenfalls eine postsynaptische neuromuskuläre Störung (Hoch et al. 2001) und zeigen in vielen Fällen eine

J 7

Korrelation mit dem klinischen Verlauf. Das Verständnis der Immunpathogenese der MuSK-Antikörper-assoziierten Myasthenie ist noch lückenhaft. MuSK-AK scheinen die Zahl funktionsfähiger AChR durch eine Beeinträchtigung des AChR-Clusterings zu vermindern (Cole et al. 2008). Die Immunisierung mit MuSK-Protein löst ein antikörpervermitteltes myasthenes Syndrom aus (Shigemoto et al. 2006).

J 7.4 Therapie der autoimmunen generalisierten Myasthenia gravis

Das Therapieziel ist eine Remission der myasthenen Symptome unter dem optimierten Einsatz der verfügbaren Therapieangebote, damit die Patienten ihren beruflichen und sozialen Aktivitäten ohne wesentliche Einschränkungen nachgehen können. Heute kann dieses Ziel, bei der überwiegenden Mehrheit aller Patienten erreicht werden. Die Patienten sollten eine Notfallkarte mit Angaben über die aktuelle Therapie (Pyridostigmindosierung, Dauerimmunsuppression) und die Namen ihrer behandelnden Ärzte bei sich tragen.

J 7.4.1 Acetylcholinesterase-Inhibitoren

Inhibitoren der Acetylcholinesterase (AChE) (**Tab. J 7.6**) sind das zur Diagnostik eingesetzte Edrophonium-Chlorid (Camsilon®, Enlon®, früher Tensilon®; s. o.), das reversibel an das katalytische Zentrum bindet und mit sehr kurzer Halbwertszeit (HWZ 1,8 ± 0,6 min) renal eliminiert wird und die Carbamylesterverbindungen. Pyridostigmin (Mestinon®) und Neostigmin (Prostigmin®), die nahe am katalytischen Zentrum der AChE binden und die Enzymaktivität für drei bis vier Stunden inhibieren, wobei sie als Substrate sehr viel langsamer als ACh hydrolysiert werden. Die meisten Patienten spüren eine Besserung durch AChE-Inhibitoren, aber nur etwa 10 % lassen sich damit allein auf Dauer ausreichend stabilisieren.
AChE-Inhibitoren werden enteral schlecht und variabel resorbiert (Bioverfügbarkeit von Pyridostigmin 7–19 %; Taylor 2005). Wichtig für die praktische Anwendung ist die Beachtung der Äquivalenzdosen bei oraler und parenteraler Gabe. Als Faustregel gilt für die *initiale* Umstellung: 1 mg Pyridostigmin i. v. entspricht 30 mg Pyridostigmin oral. Die verschiedenen Substanzen sind in **Tab. J 7.6** zusammengestellt. Ambenonium-Chlorid (Mytelase®) kann bei Bedarf über den Arzneimittelhandel aus dem Ausland bezogen werden. Es hat eine relativ lange Halbwertszeit und geringere muskarinerge Nebenwirkungen, sodass sich Überdosierungen schleichend, ohne warnende Symptome entwickeln können.
Eine massive Überdosierung von AChE-Inhibitoren führt zu einem Überangebot an ACh, das die AChR durch die verlängerte Transmitterwirkung schließlich desensibilisiert. Die Muskulatur faszikuliert und wird paretisch. Durch die gleichzeitige Stimulation muskarinischer AChR des autonomen Nervensystems (»cholinerge Krise«) werden Überdosierungserscheinungen (**Tab. J 7.7**), die den Gastrointestinal- und Respirationstrakt, die Augen (Miosis, Tränenlaufen) und das Herz-Kreislauf-System betreffen, hervorgerufen. Pyridostigmin und Neostigmin passieren nur bei Überdosierungen die Blut-Hirn-Schranke und können dann toxisch bedingte ZNS-Symptome hervorrufen (**Tab. J 7.7**). Atropin antagonisiert alle ACh-Wirkungen an muskarinischen Rezeptoren, hat aber keinen Einfluss auf die Muskelschwäche (nikotinische AChR).
Alle Patienten sollten zunächst symptomatisch mit Pyridostigmin (Mestinon®, Kalymin®) behandelt werden. Die Wirksamkeit der AChE-Inhibitoren ist elektrophysiologisch eindeutig belegt (↑↑, A). Bei generalisierten Symptomen behandelt man mit 30–60 mg Pyridostigmin oral alle vier (minimal drei) bis sechs Stunden. Einzeldosen größer als 120 mg sind praktisch nie notwendig und werden schlecht vertragen. Kinder erhalten zu Beginn 0,5–1,0 mg/kg Körpergewicht (KG) Pyridostigmin oral. Der Bedarf kann tageweise schwanken und v. a. bei Infektionen, emotionaler Belastung oder bei Frauen perimenstruell stärker variieren. Die betroffenen Muskelgruppen sprechen teilweise unterschiedlich auf AChE-Inhibitoren an. Patienten mit Schluckbeschwerden sollten ihre Medikamente 30–60 Minuten vor den Hauptmahlzeiten einnehmen. In Wasser gelöste Tabletten haben einen rascheren Wirkungseintritt. Bei manchen Patienten mit bulbären Symptomen ist Neostigmin als Nasenspray hilfreich (Sghirlanzoni et al. 1992), das in der Apotheke zubereitet werden muss (z. B. Neostigminbromid oder -metilsulfat-Trockensubstanz aus dem Feinchemikalienhandel, 0,5 g ad 10 ml Aqua inject.; Anzahl der Hübe [1 bis 2] muss empirisch gefunden werden).

Mestinon retard® hat eine längere Halbwertszeit und kann bei Einnahme einer halben oder ganzen Tablette Mestinon retard® (180 mg) zur Nacht die Ausgangslage am Folgetag verbessern. Aufgrund der Pharmakokinetik und der variablen klinischen Effekte ergibt sich keine Präferenz für den Einsatz der retardierten Form. Die Äquivalenzdosen der gebräuchlichen AChE-Inhibitoren bei oraler und parenteraler Gabe sind in der **Tab. J 7.6** zusammengestellt. Überdosierungserscheinungen im Sinn einer cholinergen Krise sind unterhalb einer Tagesdosis von 400–500 mg/d Pyridostigmin oral nicht zu erwarten. Gastrointestinale Verträglichkeitsprobleme sind auch unter niedriger Dosierung häufig, klingen im Verlauf aber meist ab bzw. können durch Anpassung der Dosierung und der Einnahmezeiten an die individuellen Bedürfnisse (klinische Evaluation nach dem Myasthenie Score, **Tab. J 7.5**) oder die Gabe von Atropin-Tabletten gebessert werden.
AChE-Hemmer können Magenulzera hervorrufen, durch Bronchokonstriktion ein Asthma bronchiale verschlechtern und selten einen Asthma-Anfall auslösen (Taylor 1990). Bei Neigung zur Diarrhö unter höheren Mestinon-Dosen kann versuchsweise mit Atropin-Tabletten 0,125–0,25 mg (selten 0,5 mg) oder Pirenzepin (Gastrozepin®, selektiver Muskarinrezeptor-Antagonist) behandelt werden, wenn eine Umverteilung oder Dosisreduktion nicht erfolgreich sind. Antimuskarinerge Substanzen sollten nur unter Beachtung der Gegenanzeigen (u. a. Engwinkelglaukom, Blasenentleerungsstörungen, Tachyarrhythmien) und *nicht* routinemäßig als Begleitmedikation gegeben werden.

Tab. J 7.6: Acetylcholin-Esterase (AChE)-Inhibitoren

Substanz	Äquivalenz-Dosierung und Einzeldosis			Wirkungszeitraum	
	p. o.	i. v.	i. m.	Beginn	Maximum
Pyridostigminbromid* (Mestinon®, Kalymin®)	60–90 mg	2–3 mg	2 mg	15–45 min	3–6 h
Pyridostigminbromid als Retardtablette (Mestinon retard®)**	90–180 mg	–	–	60 min	6–10 h
Neostigmin (Prostigmin®)	15 mg Tbl. sind *nicht mehr* im Handel	0,5 mg	1 mg	10–30 min	2–3 h
Ambenonium-Chlorid (Mytelase®)	7,5–10 mg	–	–	60 min	6–8 h
Edrophonium-Chlorid	–	10 mg	–	60 s	1–3 min

* Faustregel zur Umstellung *initial*: 1 mg i. v. entspricht 30 mg oral. Weitere Dosierung nach klinischer Beurteilung (Score). Die Literatur nennt Verhältnisse zwischen 1 : 10 und 1 : 50. Die *orale* Tageshöchstdosis sollte im Regelfall nicht mehr als 500 mg betragen; parenterale Maximaldosis kurzzeitig (!) 20 mg/24 h.

** Wirkungszeitraum bis zu 12 Stunden; wegen individueller Resorptionsverhältnisse sehr unterschiedlich.

Antidot nur für muskarinerge AChR: Atropin 0,25–0,5 mg; HWZ ca. 4 h; nikotinische AChR werden durch Atropin nicht beeinflusst!

Pyridostigmin und Neostigmin passieren in normaler Dosierung nicht die Blut-Hirn-Schranke.

J 7.4.2 Immunsuppressive/immunmodulierende Therapie

J 7.4.2.1 Glukokortikosteroide

Glukokortikosteroide (GKS) haben eine Vielzahl von entzündungshemmenden und immunsuppressiven Wirkungen (Übersicht bei Gold et al. 2001) und sind bei der MG – einer Metaanalyse nach – auch entsprechend evidenzbasierter Kriterien effektiv wirksam (Schneider-Gold et al. 2005) (↑↑, A). 70–80 % der MG-Patienten zeigen eine Besserung der Symptomatik innerhalb von drei Monaten (↑↑) (Pascuzzi et al. 1984). Die Immunsuppression bei MG wird daher üblicherweise mit Glukokortikoiden (Prednison, Prednisolon, Decortin®, Decortin H®, Zieldosis 1–1,5 mg/kg KG) begonnen, im Zweifelsfall unter stationären Bedingungen, da bis zu 50 % der Patienten in der Eindosierungsphase aufgrund biologischer Effekte (verminderte Neusynthese von AChR) eine passagere Verschlechterung erfahren. Insbesondere Patienten mit bulbären und respiratorischen Symptomen können sich dabei rasch kritisch verschlechtern. Die langsame Eindosierung (initial 10–20 mg Prednisolon-Äquivalent pro Tag und Steigerung der Dosis um 5 mg pro bis zur Zieldosis von 1,0–1,5 mg/kg KG oder 60–80 mg Prednisolon-Äquivalent) kann dies vermeiden, hat aber den Nachteil eines langsameren Wirkungseintritts. Patienten ohne gravierende *bulbäre* Symptome können rasch auf eine Zieldosis von 1 mg/kg KG aufdosiert werden. Manchmal kann man mit der vorherigen Gabe von IvIg oder einer Plasmaseparation diese Steroid-assoziierte Verschlechterung verhindern. Die klinische Besserung tritt meist schon nach zwei bis drei Wochen ein. Prednisolon kann nach Rückbildung der Symptome im Verlauf mehrerer Monate schrittweise auf eine Erhaltungsdosis reduziert werden. Manchmal kann man die Wirkung nicht vor 6–12 Monaten beurteilen (Pascuzzi et al. 1984, Übersicht bei Johns 1993). Ein zu rasches Absetzen kann zum Wiederauftreten der Symptome, dabei nicht selten auch zu einer myasthenen Krise führen.

Glukokortikosteroide haben in der Langzeittherapie ein breit gefächertes Spektrum unerwünschter Arzneimittelwirkungen (s. **Tab. J 7.7**): Die wichtigsten und häufigsten sind Osteroporose, arterielle Hypertonie, Manifestation oder Entgleisung eines Diabetes mellitus, Adipositas, Cushing-Syndrom, Magenulzera, Katarakt und eine Neigung zu opportunistischen Infektionen.

Eine Osteoporoseprophylaxe sollte bereits parallel zur Steroidtherapie mit 800–2 000 IE Vitamin D_3 und 1 000 mg Kalzium pro Tag begonnen werden. Eine frühestmögliche Dosisreduktion oder, wenn möglich, das Absetzen der Steroide ist anzustreben. Bei einer bereits manifesten Osteoporose sind nach den Empfehlungen der Deutschen Gesellschaft für Endokrinologie (DGE) bei Frauen heute Biphosphonate (z. B. Risedronat, Actonel®, 5 mg/d oder Alendronat, Fosamax®, 70 mg einmal pro Woche) indiziert (↑) (Übersicht bei Pfeilschifter 2005 und S3-Leitlinie Osteoporose des DVO 2009).

Bei einer Ulkusanamnese sollten prophylaktisch H2-Antagonisten (z. B. Ranitidin zur Nacht) oder Protonenpumpen-Inhibitoren (z. B. Omeprazol) verordnet werden. Kaliummangel unter der Steroidtherapie sollte substituiert werden, da das Anheben auf hochnormale Kaliumwerte die Muskelfunktion verbessert. Zur Früherkennung einer Katarakt sollte alle sechs Monate eine augenärztliche Untersuchung mit der Spaltlampe erfolgen.

J 7.4.2.2 Azathioprin

Zur Einsparung der Glukokortikoide wird bereits seit 1965 Azathioprin (Imurek®, Zytrim®) eingesetzt (Mertens et al. 1969) (↑), welches seit 2005 offiziell für die Therapie der Myasthenie zugelassen ist. Azathioprin hemmt die Purinbiosynthese und induziert eine Lymphopenie, die sowohl B- als auch T-Zellen betrifft.

Azathioprin hat einen sehr langsamen Wirkungseintritt und wird daher initial mit den schneller wirksamen Glukokortikosteroiden kombiniert. Der therapeutische Effekt ist frühestens nach 6–12 Wochen, in der Praxis oft aber erst nach mehr als 6 Monaten erkennbar. Patienten unter einer kombinierten Immunsuppression benötigten weniger Steroide, haben weniger Exazerbationen und bekla-

gen weniger therapieassoziierte Nebenwirkungen (↑) (Palace et al. 1998, Klasse-1-Evidenz-Studie) (↑↑, A). Dies ist insbesondere bei älteren Patienten ein gewichtiges Argument für die kombinierte Therapie (Evoli et al. 2000). Bei einer milde ausgeprägten, mit Pyridostigmin gut kompensierbaren Symptomatik kann man primär mit Azathioprin behandeln und auf Steroide verzichten (Mantegazza et al. 1988). Bei 10–20 % erreicht man mit Azathioprin auch in Kombination mit Glukokortikosteroiden keine befriedigende Stabilisierung, sodass andere Immunsupressiva versucht werden müssen. Bereits bei der Aufklärung über die Behandlungsziele, sollte man die Patienten informieren, dass eine kontinuierliche Behandlung über mindestens 2–3 Jahre vorgesehen ist.
Azathioprin wird zu Beginn mit 2–3 mg/kg KG dosiert. Eine Dosis von 2,0 mg/kg KG pro Tag sollte für mindestens zwei Jahre beibehalten werden. Glukokortikoide können innerhalb von 4–6 Monaten auf eine niedrige Erhaltungsdosis unterhalb der Cushing-Schwelle (< 7,5 mg Prednisolon/d) reduziert oder versuchsweise ganz ausgeschlichen werden.

Bei etwa 10 % der Patienten treten zu Beginn der Azathioprintherapie akute allergische Reaktionen (Idiosynkrasie) mit Unwohlsein, Fieber, Hautreaktionen und heftigem Erbrechen auf. Die Behandlung muss in diesem Fall sofort beendet werden. Gegebenenfalls müssen adäquate Sofortmaßnahmen eingeleitet werden. Verträglichkeitsprobleme lassen sich manchmal durch eine Verteilung auf mehrere kleinere Dosen mildern Manchmal hilft eine vorübergehende Dosisreduktion. Leberenzymerhöhungen sind häufig und reversibel und können bis zum Dreifachen der Normwerte toleriert werden.
Azathioprin ist potenziell mutagen und teratogen. Die Hersteller empfehlen, Azathioprin sechs Monate vor einer geplanten Schwangerschaft auszusetzen. Alle Patienten müssen daher bei Behandlungsbeginn über die Notwendigkeit zur Antikonzeption während der Therapie aufgeklärt werden. Untersuchungen bei Kindern von Transplantatempfängerinnen, die mit Azathioprin behandelt wurden, ergaben bisher keine Hinweise auf eine erhöhte Missbildungsrate oder Entwicklungsstörungen (s. Abschnitt J 7.9, Myasthenie und Schwangerschaft).

Schwerwiegende Nebenwirkungen sind bei Azathioprin bemerkenswert gering. Die häufigsten sind in **Tab. J 7.7** dargestellt. Unter Langzeittherapie wird eine erhöhte Tumorinzidenz (insbesondere Basaliome und Lymphome) beobachtet (Hohlfeld et al. 1988, Herrlinger et al. 2000).
Die Azathioprin-Behandlung erfordert eine regelmäßige Überwachung und Beachtung unerwünschter Begleiterscheinungen. Während der ersten beiden Monate sollte das Blutbild ein- bis zweimal wöchentlich, danach monatlich für sechs Monate, später vierteljährlich kontrolliert werden. Bei Leukozyten unter 3 000/μl wird die Behandlung bis zur Normalisierung des Blutbildes ausgesetzt und mit einer niedrigeren Dosis fortgesetzt. Bei der Langzeitbehandlung werden Leukozytenwerte um 4 000/μl bzw. absolute Lymphozytenzahlen zwischen 500 und 1 000/μl angestrebt. Bei gleichzeitiger Einnahme von Azathioprin und GKS sind die Leukozyten meist erhöht. Für das Monitoring kann man die absoluten Lymphozytenwerte (Zielbereich 500–1 000/μl) heranziehen, wobei die Gesamtleukozytenzahl bei etwa 6 000/μl liegen sollte. Unter Azathioprin kommt es bei etwa 80 % der Patienten im Verlauf zu einer Befundbesserung, was bei den meisten Patienten mit einem Anstieg des MCV-Werts vergesellschaftet ist (Witte et al. 1986).

Die wichtigste Medikamenteninteraktion betrifft die gleichzeitige Einnahme von Allopurinol. Allopurinol hemmt die Xanthinoxidase, sodass toxische Azathioprin-Metabolite akkumulieren, die ihrerseits eine Myelosuppression bewirken. Bei gleichzeitiger Einnahme von Allopurinol muss Azathioprin auf 25 % der üblichen Dosis (0,5 mg/kg KG) reduziert werden.

Allgemein dürfen immunsupprimierte Patienten nicht mit Lebendimpfstoffen geimpft werden. Der Impferfolg mit Totimpfstoffen ist unter Azathioprin unzuverlässig. Gegebenenfalls sollte zur Überprüfung des Impferfolges eine AK-Titer-Bestimmung durchgeführt werden.

Nur bei einem Teil der Patienten gelingt es, den Autoimmunprozess dauerhaft soweit zu unterdrücken, dass man die Immunsuppression nach mehrjähriger »pharmakologischer« Remission beenden kann. In einer prospektiven Studie wurde Azathioprin bei 20 Patienten mit stabiler Remission ausgesetzt: 60 % hatten innerhalb von zwei bis fünf Jahren eine erneute Exazerbation, 40 % bereits innerhalb des ersten Jahres (Hohlfeld et al. 1985). Bei einem stabilen Verlauf über mindestens ein bis zwei Jahre mit konstantem AChR-Titer kann man einen Auslassversuch erwägen und Azathioprin schrittweise über 6–12 Monate ausschleichen. Die Patienten sollten anschließend engmaschig (das erste halbe Jahr monatlich, dann vierteljährlich) beobachtet werden, um die Immunsuppression frühzeitig wieder aufzunehmen. Ein signifikanter (> zweifacher) Titeranstieg der AChR-AK kündigt häufig eine Exazerbation an. Oft verläuft der Titer aber eher parallel zur klinischen Entwicklung (Hohlfeld et al. 1985).

J 7.4.2.3 Ciclosporin A

Ciclosporin A (CSA, Sandimmun®, Sandimmun optoral®) ist ein lipophiles, zyklisches Polypeptid aus 11 Aminosäuren. CSA ist nicht myelotoxisch und hemmt selektiv T-Zell-abhängige Immunreaktionen. Die Wirkungen von CSA auf B-Zellen und Makrophagen sind dagegen gering. CSA bindet im Zytoplasma spezifisch an Immunophiline und beeinflusst die Signaltransduktion zur Aktivierung zahlreicher, an der Immunantwort beteiligter Gene. Analog wirkt die verwandte Substanz Tacrolimus (FK506, Prograf®). Die Immunsuppression scheint letztlich über eine Aktivierung des suppressiven Zytokins TGF-β vermittelt zu werden, bei gleichzeitiger Hemmung proinflammatorischer Zytokine wie Interleukin-2 und Interferon-gamma.
Die Wirksamkeit von CSA wurde bei der Myasthenie in einer prospektiven placebokontrollierten, doppelblinden Studie nachgewiesen (↑) (Tindall et al. 1987, 1993; Klasse-1-Evidenz-Studie) (↑↑, A). Eine randomisierte Vergleichstudie ergab keine Unterschiede zwischen CSA und Azathioprin (↑)

(Schalke et al. 1988). Die klinische Wirkung von CSA beginnt innerhalb von zwei bis vier Wochen und somit erheblich schneller als die von Azathioprin. Aufgrund seines ausgeprägten Nebenwirkungsprofils ist die Abbruchrate hoch. CSA hat wegen seiner vielfältigen Arzneimittelwechselwirkungen (s. u.) und höheren Behandlungskosten bisher keine allzu weite Verbreitung erlangt. CSA gilt als Reservemedikament, wenn sich Azathioprin als unwirksam erweist.

CSA wird mit 2–5 mg/kg KG in zwei Einzelgaben dosiert. Der therapeutische Bereich wird durch Spiegelbestimmungen überwacht (»Talspiegel«, Blutentnahme 12 Std. nach der letzten Einnahme und *vor* der ersten Tagesdosis (sogenannter C0-Spiegel)); oder der sogenannte C2-Spiegel, (d. h. die Wirkstoffkonzentration zwei Stunden *nach* der Medikamenteneinnahme). Wechselwirkungen entstehen durch eine Verdrängung des CSA aus seiner Plasmaeiweißbindung oder durch Beeinflussung des Arzneimittelmetabolismus. Viele Medikamente beeinflussen den CSA-Spiegel, wobei im Einzelnen auf die Fachinformation verwiesen werden muss.
Die wichtigste Nebenwirkung von CSA ist eine oft irreversible Nephrotoxizität, die mit der Dosierung und Dauer der Behandlung korreliert. Eine Niereninsuffizienz stellt eine Kontraindikation dar. Vor Behandlungsbeginn sollte die Kreatinin-Clearance bestimmt werden. Ein Kreatinin-Anstieg um mehr als 50 % gegenüber dem Ausgangswert oder Werte größer als 1,5 mg/dl erfordert eine Dosisreduktion oder den Therapieabbruch. Weitere unerwünschte Arzneimittelwirkungen. Neurotoxische Symptome sind ein dosisabhängiger *Tremor* und eine *meist reversible Enzephalopathie* (**Tab. J 7.7**), die z. T. gravierende Ausprägung annehmen kann. Kernspintomographisch finden sich in typischen Fällen *okzipital bilaterale Signalabweichungen*, die nach dem Absetzen von CSA reversibel sind (Hinchey et al. 1996). CSA muss bei allergischen Reaktionen abgesetzt werden. Eine Spättoxizität oder Teratogenität von CSA ist nicht bekannt. Schwangerschaften, die unter CSA-Behandlung ausgetragen wurden, waren bis auf eine Wachstumsverzögerung (small for date babies) unauffällig. Die Hersteller raten Patientinnen im fortpflanzungsfähigen Alter zu einer Empfängnisverhütung.

J 7.4.2.4 Weitere immunsuppressive Therapieoptionen

Bei einem therapierefraktären Verlauf kann man auf weitere Immusuppressiva zurückgreifen, für die jedoch nur teilweise systematische Untersuchungen vorliegen. Ohne offizielle Zulassung können diese Medikamente nur in medizinisch begründeten Fällen nach schriftlicher Aufklärung des Patienten und mit Genehmigung der Krankenkasse »off-label« eingesetzt werden. Mycophenolatmofetil (MMF, Cell-Cept®) hemmt reversibel die Inosinmonophosphatdehydrogenase und damit vor allem die De-novo-Nukleotidsynthese selektiv in den Lymphozyten. MMF wird bei mangelndem Ansprechen auf Azathioprin und Intoleranz gegenüber dieser Substanz mit Erfolg eingesetzt. Mehrere Klasse-2-Evidenz-Studien bei Myasthenie berichteten günstige Ergebnisse bei etwa der Hälfte der behandelten Patienten (↔) (Ciafaloni et al. 2001; Übersicht bei Schneider-Gold et al. 2006) (↔). Zwei randomisierte placebokontrollierte doppelblinde Studien konnten in einem für eine derartige Therapie allerdings sehr kurz bemessenen Zeitraum kein positives Ergebnis erzielen. Dennoch kann für Deutschland zukünftig eine Einstufung des Präparates als »on-Label« in Aussicht gestellt werden.
Die in der Praxis übliche Dosierung beträgt 2 × 500–1 000 mg pro Tag. Zur Kontrolle kann ein Plasma-Talspiegel 12 Stunden nach der letzten Einnahme bestimmt werden, der bei Myasthenie-Patienten zwischen 1–2 ng/ml liegen sollte (Übersicht bei Schneider-Gold et al. 2006). Eine Interaktion mit Allopurinol besteht im Gegensatz zu Azathioprin nicht. Die Toxizität beider Substanzen ist vergleichbar, wobei in einer Transplantationsstudie mit MMF-Gaben zwischen 2 und 3 g pro Tag eine geringfügig höhere Rate sekundärer Lymphome berichtet wurde (Lipsky 1996).

Weitere Immunsuppressiva, die bei der Myasthenie eingesetzt werden, sind Methotrexat (MTX, 7,5–25 mg einmal pro Woche), FK506 (Tacrolimus, Prograf®) und Cyclophosphamid.
Tacrolimus blockiert wie Ciclosporin A die Calcineurinaktivität durch Bindung an zytoplasmatische Immunophiline und hemmt dadurch vor allem die T-Zell-Proliferation und -aktivierung. Tacrolimus ist jedoch weniger nephrotoxisch und führt seltener zu einer Hypercholesterinämie. Die Applikation erfolgt i. v. oder oral, letztere in einer Dosierung von 2 × 3–5 mg pro Tag (0,05 mg/kg KG). Der bei MG angestrebte Talspiegel liegt zwischen 6–8 ng/ml (Übersicht bei Schneider-Gold et al. 2006). Wenngleich bereits einige kleinere Klasse-2- und -3-Evidenz-Studien positive Effekte von Tacrolimus bei MG zeigen konnten, ist die Therapie der Myasthenie mit Tacrolimus in Deutschland noch nicht etabliert (C).
Ein CD20-Antikörper (Rituximab, Mab Thera®), der zur Depletion von B-Zellen führt und für die Lymphomtherapie und die rheumatoide Arthritis zugelassen ist, stellt nach Fallberichten eine neue Therapieoption bei anderweitig nicht therapierbarer generalisierter Myasthenie, insbesondere auch schwerer MuSK-AK-positiver Myasthenie dar (Baek et al. 2007, Illa et al. 2008). Die Kostenübernahme für die Applikation von Rituximab (Mabthera®) im Rahmen eines individuellen Heilversuchs muss wie bei allen nicht offiziell für die Therapie der Myasthenie zugelassenen Medikamenten (dazu gehören Ciclosporin A, Tacrolimus, Mycophenolatmofetil, Methotrexat, Cyclophosphamid) bei der jeweiligen Krankenkasse beantragt werden. Die Therapiekosten für einen Zyklus mit Verabreichung der Standarddosis von 2 × 1 000 mg (375 mg/m^2) im Abstand von 2 Wochen »Rheumaschema« unter Prämedikation mit Fenistil und Methylprednisolon 100–250 mg liegen bei ca. 8 000 Euro.

J 7.4.2.5 Cyclophosphamid

Cyclophosphamid (Endoxan®) ist ein alkylierendes Zytostatikum aus der Gruppe der Stickstoff-Lost-Verbindungen und wurde zunächst oral in einer Dosierung von 1–2 mg/kg KG bei Myasthenie-Patienten mit therapierefraktären Verläufen in Kombination mit GKS eingesetzt (Perez et al. 1981) (Klasse-II-Evidenz-Studie; B). Die Toxizität ist höher als unter Azathioprin oder CSA, sodass der Einsatz auf Einzelfälle beschränkt bleiben sollte, zumal Cyclophosphamid für die Behandlung der Myasthenie nicht mehr zugelassen ist.

Nach sechs Monaten sollte ein Auslassversuch oder eine Dosisreduktion vorgenommen werden. Alternativ kann eine Cyclophosphamid-Pulsbehandlung (500–1 000 mg/m²) unter ausreichender Hydratation und Blasenendothelschutz mit Mesna alle drei bis vier Wochen bis zur Remission durchgeführt werden (↑) (de Feo et al. 2002). Einzelne therapierefraktäre Patienten konnten mit einem myeloablativen. Cyclophosphamid-Protokoll mit nachfolgender Gabe von G-CSF eine Remission erreichen. (50 mg/kg KG an vier Tagen; Drachman et al. 2003). Cyclophosphamid ist teratogen und darf in der Schwangerschaft insbesondere im ersten Trimenon nicht gegeben werden. Als potenzielle Spätfolgen sind Myokardschädigungen, Fertilitätsstörungen, Lungenfibrosierungen und, wie bei allen alkylierenden Substanzen, Spättumore und Leukämien zu beachten. (**Tab. J 7.7**) Zur Problematik der kumulativen Dosis, Fertilitätsstörungen und Spättoxizität von Cyclophosphamid sowie der Gonadenprotektion sei auf die Besprechung der Cyclophosphamid-Therapie bei der Vaskulitis im Kapitel E 3 verwiesen.

Tab. J 7.7: Übersicht zur medikamentösen Therapie der Myasthenia gravis

Substanzen		**Dosis**	**Nebenwirkungen (UAW, unerwünschte Arzneimittelwirkungen)**	**Kontraindikationen**
Cholinesterase-Inhibitoren				
Pyridostigmin Tbl. (Mestinon®, Mestinon retard®, Kalymin®, Kalymin retard®)	↑↑	30–60 mg max. 360 mg/d Äquivalenzdosis zwischen oraler und i. v.-Gabe beachten (Tab.)	• *Stimulation muskarinischer AChR:* Meteorismus, Diarrhoe, Übelkeit, Erbrechen, Harndrang, Speichel-/Tränenfluss, Schwitzen, vermehrte Bronchialsekretion, Miosis, Bradykardie, arterielle Hypotonie • *Stimulation nikotinischer AChR (Skelettmuskulatur):* Faszikulationen, Spasmen, Schwäche (Depolarisationsblock), cholinerge Krise s. Text. • ZNS: u. a. Reizbarkeit, Kopfschmerzen, Krampfanfälle, Koma	• Asthma bronchiale • Prostatahypertrophie • dekompensierte Herzinsuffizienz • akuter Myokardinfarkt • Thyreotoxikose
Ambenonium-Chlorid (Mytelase®)	↑	5–10 mg max. 40 mg/d	• geringere gastrointestinale UAWs als Pyridostigmin	• analog Pyridostigmin
Immunsuppressiva				
Allgemein			• Knochenmarkdepression • opportunistische Infektionen • Spättumor-Risiko (Lymphome)	• Fehlen einer gesicherten Indikation • floride Infektionen • Impfungen mit Lebendimpfstoffen Schwangerschaft u. Stillzeit
Glukokortikoide – Prednison – Prednisolon (z. B. Decortin®, Decortin H®)	↑↑	0,5–1,5 mg/kg KG oral Pulstherapie 500–1 000 mg/d über 1–3 Tage	• Cushing-Syndrom • Diabetes • Infekt- und Thromboseneigung • Blutdruckanstieg • Hypokaliämie, Ödeme *Bei Langzeittherapie:* • Osteoporose • asept. Knochennekrose • Katarakt • Glaukom, • psychische Störungen • Schlaflosigkeit, • Steroidmyopathie, • Begünstigung von Magen- u. Duodenalulzera • Störungen der Sexualfunktion • Wachstumsstörungen bei Kindern	• (relative KI bei myasthener Krise) • Floride bakterielle Infektionen und systemische Mykosen • manifeste Magen-Duodenalulzera • schwere Osteoporose • psychiatrische Erkrankungen • schwer einstellbarer Hypetonus • entgleister Diabetes • 14 Tage Abstand zu einer aktiven Impfung

Tab. J 7.7: Übersicht zur medikamentösen Therapie der Myasthenia gravis (Fortsetzung)

Substanzen		Dosis	Nebenwirkungen (UAW, unerwünschte Arzneimittelwirkungen)	Kontraindikationen
Immunsuppressiva				
Azathioprin (z. B. Imurek®, Zytrim®)	↑	2–3 mg/kg KG	• Infektanfälligkeit • Knochenmarkdepression • gastrointestinale UAW, Hepatotoxizität, Pankreatitis • Überempfindlichkeitsreaktion • Ideosynkrasie • Arthralgien und Myalgien • Alveolitis • Hautveränderungen • Lymphomrisiko	• Schwangerschaft • keine Impfungen mit Lebendimpfstoffen • gleichzeitige Gabe von Allopurinol • schwere Knochenmark- und Leberschädigung • fortgeschrittene Niereninsuffizienz
Ciclosporin A (z. B. Sandimmun®)	↑↑	2(–7) mg/kg KG	• Art: Hypertonie • Nephrotoxizität, • Enzephalopathie • Hepatotoxizität • Hirsutismus • Gingivahyperplasie • Diabetes	• Niereninsuffizienz • weiteres ergibt sich aus dem Profil der Nebenwirkungen
Methotrexat (z. B. Metex®)	↔	7,5–15 mg/ Woche 1 ×/Woche max. 25 mg/ Woche	• Knochemarkdepression • gastrointestinale UAW, Stomatitis, Ulzera, • Exanthem. kutane Vaskulitis, Photosensibilität, Haarausfall • Nierenfunktionsstörung • Zystitis • Hyperurikämie • Lungenfibrose • Psychiatrische Störungen • Osteoporose	• vorbestehende Leberschädigung • Übergewicht • Alkoholkrankheit • Niereninsuffizienz (≥ 2 mg/dl), • floride gastrointestinale Ulzera • Schwangerschaft und Stillzeit (sichere Kontrazeption bis 3 Monate nach dem Absetzen)
Mycophenolatmofetil (CellCept®) Mycophenolsäure (Myfortic®)	↔	2 x 1 000 mg/d	• Gastrointestinale UAWs, Diarrhoen, Knochenmarkdepression • Infektneigung • Lymphom- und PML-Risiko	• KI ergeben sich aus dem Profil der Nebenwirkungen • Cave: Missbildungsrisiko; effektive Kontrazeption bis sechs Wochen nach Beendigung der Therapie empfohlen, negativer Schwangerschaftstest vor Beginn der Therapie
Tacrolimus (Prograf®)	↑	feste niedrige Dosierung: 3 mg/Tag Alternativ: 6–10 mg/Tag, Startdosis 0,1 mg/kg/Tag und Spiegeladaptation auf 7–8 ng/mL; (Ponseti et al. 2005)	• UAWs ähnlich wie bei Ciclosporin A: Enzephalopathie, Neuropathie, gastrointestinale UAWs, Hepatopathie, kutane UAWs, Lichtempfindlichkeit, Pruritus, Exantheme, Alopezie, Nephrotoxizität, Elektrolytstörungen, Art. Hypertonie, Diabetes • Hyperurikämie • Arthropathie	• gleichzeitige Gabe von CSA, • weitere KI ergeben sich aus dem Profil der Nebenwirkungen
Cyclophosphamid (z. B. Endoxan®)	↑	2 mg/kg KG oral Pulstherapie: 500–750 mg/m² i. v. Uromitexan-Schutz	• Knochenmarkdepression • gastrointestinale UAW • Zystitis • Haarausfall • Leber- u. Nierenschädigung • Hyperurikämie • Dermatitis, Stomatitis • erhöhte Inzidenz von Spät-Tumoren	• Fortgeschrittene Niereninsuffizienz, s. a. UAW-Profil • empirische kumulative Höchstdosis bei begründeter Indikation 50–70 g im Verlauf mehrerer Jahre
Rituximab (Mabthera®)		2 × 1 000 mg (375 mg/m² KO) im Abstand von zwei Wochen, ggf. Erhaltungstherapie nach 6–12 Monaten	• B-Zell-Depletion, • allergische Reaktionen • psychische Reaktionen (Angstzustände) • PML	

J 7.4.2.6 Hoch dosierte parenterale intravenöse Immunglobuline (IvIg)

Eine Indikation für die Gabe von Immunglobulinen besteht im Wesentlichen bei akut exazerbierter Myasthenie bzw. der myasthenen Krise (s. u.), wobei die Wirksamkeit von IvIg bei Myasthenie einer Metaanalyse nach eindeutig belegt ist (Gajdos et al. 2002; Übersicht bei Stangel und Gold 2010) und IvIg im Vergleich zur Plasmapherese in einer prospektiven, randomisierten Klasse-I-Evidenz-Studie bei Exazerbationen einschließlich. der myasthenen Krise nur geringfügig weniger effzient waren (↑) (Gajdos et al. 1997) (↑↑, A).
Sie verursachen wie die nachfolgend beschriebenen Plasmaphereseverfahren sehr hohe Kosten, sodass die Indikation gut begründet sein muss. Die Wirkung beruht auf immunregulatorischen Mechanismen, wobei u. a. der Blockade von Fc-Rezeptoren auf Zellen des retikuloendothelialen Systems eine große Bedeutung zukommen dürfte (Stangel und Gold 2010).
Als Interventionstherapie werden 400 mg/kg KG pro Tag über fünf Tage gegeben. Die klinische Wirkung beginnt meist innerhalb von 4–5 Tagen. Die Wirkung ist vorübergehend, kann aber bei einzelnen Patienten auch über Monate anhalten. Auch eine einmalige Gabe von 1 000 mg/kg KG kann effektiv sein (Gajdos et al. 2005). Einzelne therapierefraktäre Patienten stabilisieren sich unter einer Erhaltungstherapie mit einer IvIg-Gabe alle zwei bis vier Wochen. Eine längerfristige »Erhaltungstherapie« ist jedoch aufgrund fehlender Evidenz nicht generell empfehlenswert. Unerwünschte Reaktionen treten bei weniger als 5 % auf (Kopfschmerzen, Schüttelfrost, Myalgien, Blutdruckdysregulation, aseptische Meningitis, selten akutes Nierenversagen bei vorbestehender Niereninsuffizienz).
IvIg sind bei einer Exazerbation und der myasthenen Krise dann indiziert, wenn z. B. eine Kontraindikation für eine Plasmaseparation besteht (z. B. Sepsis). Bei einer Herzinsuffizienz, die eine Kontraindikation für eine Plasmapherese darstellen kann, muss die Volumenbelastung durch IvIg beachtet werden.
Patienten mit einem selektiven IgA-Mangel können Antikörper gegen humanes IgA aufweisen und anaphylaktisch auf IvIg mit geringen Mengen an IgA reagieren. Es ist sinnvoll, *vor* der Behandlung Serum zur Bestimmung der Immunglobuline zu asservieren. Alle bei uns heute zugelassenen Produkte werden gemäß den Empfehlungen des Paul-Ehrlich-Instituts (BAnz.11.08.94 S9636) mit mehreren Inaktivierungsschritten zur Virussicherheit hergestellt. Bisher liegen keine Berichte über eine Übertragung von HIV oder einer Creutzfeldt-Jakob-Erkrankung durch IvIg vor (Kazatchkine und Kaveri 2001).

J 7.4.2.7 Plasmapherese und Immunadsorption

Bei der Plasmapherese werden alle nicht-korpuskulären Blutbestandteile durch Blutzellseparatoren oder Membranfiltration entfernt. Die Wirksamkeit bei Exazerbationen und myasthener Krise ist durch eine Klasse-1-Evidenz-Studie und eine Metaanalyse gesichert (↑) (Gajdos et al. 1997, 2002) (↑↑, A). Neben zirkulierenden Immunglobulinen, Autoantikörpern und Mediatoren werden auch Gerinnungsfaktoren entfernt, sodass eine erhöhte Blutungsneigung in den folgenden 24 Stunden besteht und *keine* zusätzliche Antikoagulation mit Heparin betrieben werden darf. Es werden typischerweise drei und bei ausreichenden Gerinnungswerten, insbesondere Fibrinogen, bis maximal fünf Behandlungen pro Woche mit einem Austausch von 40–60 ml/kg KG (Plasmavolumen 2,2–2,5 l) gegen eine Elektrolytlösung mit 3,5–4 % Humanalbumin durchgeführt, bis eine befriedigende Besserung eingetreten ist. Dies ist meist nach 1–2 Wochen bzw. 6–8 Behandlungen der Fall. Ohne begleitende Immunsuppression ist nach 3–6 Wochen ein Rebound-Effekt zu erwarten (Pinching et al. 1976). Ältere, multimorbide Patienten erleiden häufiger Komplikationen (Infektionen, Blutungen, Thrombophlebitiden, Thrombosen, Lungenembolien und bakterielle Endokarditiden).

Bei der Immunadsorption werden selektiv Immunglobuline der IgG-Klasse nach Passage über regenerierbare Säulen mit Protein-A-Sepharose oder tryptophangekoppeltem Polyvinylalkoholgel entfernt (Heininger et al. 1985, Grob et al. 1995). Dies kann zu einem temporären Antikörpermangelsyndrom mit erhöhter Infektanfälligkeit führen. Nach Abschluss der Behandlung kann ein Zyklus IvIg gegeben werden, der einen zusätzlichen immunmodulierenden Effekt haben kann. Die Plasmaseparation und Immunadsorption werden bei der Myasthenia gravis als gleichwertige Verfahren betrachtet. Der Vorteil der Immunadsorption ist eine geringere Störung der Gerinnungsphysiologie. Die Patienten sollten Low-dose-Heparin erhalten. Ferner entfällt die Substitution mit Humanalbumin und anderen Plasmaersatzstoffen.

Beide Verfahren benötigen i. A. einen zentralen Venenkatheter (z. B. einen mehrlumigen Shaldon-Katheder), sie sind kosten- und materialintensiv und werden von nephrologischen Fachabteilungen durchgeführt, möglicherweise vorhandene Infektionen (Aspirationspneumonie oder Sepsis) müssen zuvor adäquat antibiotisch behandelt werden.

J 7.4.3 Thymektomie

Die Thymektomie als Bestandteil des Therapiekonzepts der Myasthenia gravis beruht auf klinischen Beobachtungen und immunpathogenetischen Argumenten und wird gestützt durch die Metaanalyse verschiedener retrospektiver kontrollierter, aber nicht randomisierter Studien (Klasse-2-Evidenz). Vor allem jüngere weibliche Patienten ohne Thymom und mit kurzer Krankheitsdauer scheinen zu profitieren (Gronseth und Barohn 2000) (↑, A–B). Die Thymektomie ist immer ein selektiver Eingriff und hat eine sehr geringe perioperative Mortalität (< 1 %). Präoperativ muss die myasthene Symptomatik ausreichend stabilisiert werden, ggf. durch eine vorausgehende immunsuppressive Behandlung oder durch eine Plasmapherese/Immunadsorption oder intravenös verabreichte Immunglobuline. Postoperativ wird die Mehrzahl der Patienten mit einer generalisierten Myasthenie mit einer Kombination aus Glukokortikoiden und Azathioprin behandelt. Der

Erfolg einer Thymektomie tritt meist verzögert ein und ist retrospektiv schwer von der Wirkung der Immunsuppression abzugrenzen. Die offenen Fragen zur Indikation und Effektivität der Thymektomie werden sich erst im Rahmen einer prospektiven, kontrollierten und randomisierten Multicenterstudie beantworten lassen (Wolfe et al. 2003).

- Patienten im Alter zwischen 15 und 50 Jahren scheinen am deutlichsten von der Thymektomie zu profitieren, insbesondere wenn diese früh, innerhalb von ein bis zwei Jahren nach Sicherung der Diagnose durchgeführt wird (A–B). Diese Altersgrenzen zur Thymektomie sind willkürlich und werden von manchen Experten zwischen fünf und 60 Jahren gesetzt.
- Bei Kindern und Jugendlichen im Alter zwischen 5 und 14 Jahren mit einer AChR-AK-positiven MG sollte die Thymektomie erst nach unbefriedigendem Ansprechen auf Cholinesterase-Inhibitoren und Steroide und bei deutlicher Symptomatik nach Operationsvorbereitung durch Plasmapherese/IvIg in Betracht gezogen werden, da nachteilige Wirkungen einer sehr frühen Thymektomie auf das Immunsystem nicht auszuschließen sind.
- Bei Patienten mit einer rein okulären Myasthenie und hohen AChR-AK wird die Thymektomie von einzelnen Experten als Option betrachtet, wenn die Symptome auf die medikamentöse Therapie unzureichend ansprechen (Schumm et al. 1985, Roberts et al. 2001).
- Patienten mit Nachweis von MuSk-AK scheinen von der Thymektomie nicht zu profitieren. Daher ist man bei einer MuSk-AK positiven Myasthenie bezüglich der Thymektomie zurückhaltend. Hingegen scheinen Patienten, bei denen mit herkömmlichen Assays weder AChR noch MuSk-AK nachweisbar sind, niedrig affine, Komplement-aktivierende IgG1 anti-AChR-AK zu produzieren (Leite et al. 2008). Bei diesen Patienten kann die Indikation zur Thymektomie in Abhängigkeit vom Krankheitsverlauf gestellt werden (A. Vincent, persönliche Mitteilung) (B).
- Beim Nachweis eines Thymoms besteht unabhängig von der Ausprägung der Myasthenie eine Operationsindikation. Ältere und multimorbide Patienten können palliativ bestrahlt werden, wenn eine geringe Tumorausbreitung und eine langsame Progredienz vorliegen (A).

Die klassische Thymektomie erfolgt über einen transsternalen Zugang oder neuerdings in einigen spezialisierten Zentren bei unkompliziertem Situs auch endoskopisch (Rückert et al. 1999, Gellert et al. 2005). Die endoskopische Vorgehensweise bedarf besonderer Erfahrung und ist bisher nicht an vielen Zentren etabliert. Die Mortalität der transsternalen Operation liegt weit unter 1 %. Unter der Voraussetzung, dass ein klinisch stabiler Zustand vorliegt, beschränkt sich das Risiko im Wesentlichen auf die Narkose. Postoperative Probleme treten bei weniger als 3 % der Patienten auf und bestehen vor allem in Wundheilungsstörungen, lokalen Infektionen, Sternuminstabilität, Bronchopneumonie und Phrenikusschädigung. Selten tritt postoperativ eine myasthene Krise auf. »Spätfolgen«, z. B. eine Immundefizienz oder eine erhöhte Malignomrate, sind nicht bekannt.

J 7.4.3.1 Thymombehandlung bei Myasthenie

Thymome finden sich bei 15 % aller MG-Patienten unabhängig vom Alter und Schweregrad der Myasthenie. Die Myasthenia gravis ist mit 35–40 % das häufigste paraneoplastische Syndrom bei einem Thymom. Alle Thymome wachsen potenziell invasiv, sodass eine Resektion durchgeführt werden sollte, sofern es der Allgemeinzustand erlaubt. Ältere und multimorbide Patienten (> 70 Jahre) mit einem erhöhten Operationsrisiko können palliativ bestrahlt werden, da Thymome in der Regel ein langsames Wachstum zeigen. Für die Operationsvorbereitung gelten die gleichen Grundsätze wie bei der Thymektomie. Patienten mit einem Thymom neigen häufiger, auch postoperativ, zu Krisen und sprechen oft schlechter auf die Therapie an.
Das intraoperative Tumorstaging (Masaoka et al. 1981) und die Tumordignität sind die wichtigsten Prognosemerkmale (Ströbel et al. 2004).

Stadium I: komplett umkapselter Tumor ohne mikroskopische Kapselperforation.
Stadium IIA: Mikroskopische. Invasion des umgebenden Fettgewebe oder der mediastinalen Pleura.
Stadium IIB: Makroskopische Invasion in die Pleura.
Stadium III: Makroskopische Invasion in das Perikard, die großen Gefäße und die Lunge.
Stadium IVA: Intrathorakale Ausbreitung mit Metastasen in Pleura und/oder Perikard.
Stadium IVB: Fernmetastasen nach lymphogener oder hämatogener Aussaat (sehr selten).

Die histologische WHO-Klassifikation (**Tab. J 7.8**) ist enger mit der Prognose verknüpft und löst die früher gebräuchliche Klassifikation epithelialer Thymustumoren ab (Müller-Hermelink et al. 1993, Ströbel et al. 2004). Patienten mit einem Thymom vom Typ A und AB haben, unabhängig vom intraoperativen Befund nach der Operation, ebenso wie Patienten mit einem Thymom vom Typ B1 (Masaoka I und II), die günstigste Prognose (> 80 % Überleben nach 10 Jahren). Bei invasiven Thymomen (Masaoka III und IV) vom Typ B1, B2 und B3 muss mit einem weniger günstigen Verlauf gerechnet werden (10-Jahres-Überlebenszeit 40 bzw. 30 %; Chen et al. 2002).

Nicht-invasive Thymome sind nach vollständiger chirurgischer Entfernung (R0-Resektion) kurativ behandelt. Patienten mit einem inkomplett resezierten, invasiven Thymom der Stadien IIB, III und IV werden bisher postoperativ nachbestrahlt. 50 % der Rezidive treten lokal und meist innerhalb der ersten fünf Jahre postoperativ auf. Vereinzelt werden Spätrezidive noch nach 10–15 Jahren entdeckt (Evoli et al. 2002). Nach makroskopisch vollständiger Entfernung eines Thymoms vom Typ A oder AB (**Tab. J 7.8**) kann man mit Verweis auf die günstigere Prognose diskutieren, die lokale Strahlentherapie für den Fall eines späteren Rezidivs zurückzustellen. Dieses Vorgehen ist jedoch nicht durch Studien abgesichert und sollte interdisziplinär abgestimmt werden.

Die adjuvante Chemotherapie ist gegenwärtig eine Option zusätzlich zur Strahlentherapie bei invasiven

Thymomen im Stadium III und IV. Daten aus randomisierten Therapiestudien mit histologischer Stratifizierung liegen bisher nicht vor. Die Chemotherapie erfordert die Zusammenarbeit mit den Hämoto-Onkologen entsprechend den lokalen Standards (z. B. Polychemotherapieschemata mit Cisplatin oder Taxol). Offene Studien konnten mit einer Kombination von Adriamycin, Cisplatin, Vincristin und Cyclophosphamid (ADOC) Remissionen teilweise über mehrere Jahre erreichen (Fornasiero et al. 1991). Zu weiterentwickelten Therapieprotokollen und deren Wirksamkeit sei auf spezielle Übersichten verwiesen (Giaccone 2005). Gelegentlich soll hoch dosiertes Methylprednisolon in der Lage sein, eine erneute Tumorprogression nach Bestrahlung und Chemotherapie zu verzögern (Tandan et al. 1990).

Tab. J 7.8: Vergleichende Klassifikation von Thymustumoren

Klinisch-pathologische Klassifikation	Neue WHO Klassifikation	Häufigkeit bei Myasthenie[1]	Histopathologische Klassifikation
Benignes Thymom[2]	A AB	6,7 % 16,7 %	medulläres Thymom, Spindelzellthymom Thymom vom Mischtyp
Maligne Thymome, Kategorie I	 B1 B2 B3	 10,0 % 36,7 % 26,7 %	organotypische Thymustumore oder -karzinome • vorherrschend kortikales Thymom • kortikales Thymom • gut differenziertes Thymuskarzinom
Maligne Thymome, Kategorie II	C	3,3 %	nicht-organotypische Thymustumore oder Thymuskarzinome

(nach Müller-Hermelink und Marx 2000)

1 Zahlen aus der Serie von Chen et al. 2002; N = 200

2 Der Begriff »*benignes Thymom*« bezeichnet hier das *klinisch benigne* Verhalten der Thymome vom Typ A und AB unabhängig vom Invasionsgrad. Ursprünglich wurden alle gekapselten Thymome unabhängig von ihrer Histologie als *benigne* bezeichnet.

J 7.4.4 Spezielle Therapie der okulären Myasthenie

Patienten mit einer rein okulären Myasthenie sprechen oft bereits auf geringe Dosen von Pyridostigmin an und können z. B. mit 3 x oder 4 × 20–30 mg/Tag befriedigend behandelt werden. Für eine ökonomische Behandlung bieten sich die teilbaren Kalymin® 60 mg Tabletten an. Eine Ptose spricht meist besser als die Doppelbilder auf Pyridostigmin an. Ist eine zufriedenstellende Wirkung mit 180 mg/d nicht zu erreichen, sollte man versuchsweise ganz auf Pyridostigmin verzichten. Zur Korrektur einer kosmetisch störenden Ptose werden verschiedene mechanische Hilfsmittel genannt (z. B. ein Lidretraktor an der Innenseite einer Brille oder ein Stückchen durchsichtiges Klebeband). Eine Lidraffung ist selten indiziert.

Persistierende, therapierefraktäre Doppelbilder stellen in der Praxis ein ungelöstes Problem dar und erfordern letztlich ein wechselseitiges Abdecken eines Auges (Klebefolie auf der Brille) zur Exklusion. Selten ist die Augenfehlstellung so stabil (typischer ist ein wechselnder Schielwinkel), dass eine Prismenkorrektur die Symptome behebt. Selbstklebende Prismenfolien für Brillengläser gibt es im Fachhandel.

Doppelbilder können die Patienten im Alltag gefährden, sodass bei unzureichender Wirkung von Pyridostigmin Glukokortikoide eingesetzt werden. Oft führen 20–25 mg Prednison-Äquivalent innerhalb von zwei bis drei Wochen zu einer deutlichen Besserung der Symptome. Nach langsamer Reduktion auf die minimal wirksame Dosis kann zur Remissions-erhaltenden Therapie eine Umstellung auf eine alternierende. Einnahme mit einem steroidfreien Tag versucht werden. Zur Einsparung von Glukokortikoiden setzen wir bei einer AChR-Ak-positiven okulären Myasthenie Azathioprin ein und haben in den letzten Jahren keine Progression zu einer generalisierten Myasthenie gesehen (Sommer et al. 1997, Tackenberg et al. 2001). Die Indikation zur Thymektomie wird bei einer rein okulären Myasthenie ohne Hinweis auf ein Thymom sehr zurückhaltend gestellt. Die Indikation kann bei jüngeren Patienten (< 45 Jahre) mit einem hohen AChR-AK-Titer und unzureichender Besserung unter Glukokortikoiden, Azathioprin, Ciclosporin A und Plasmapherese geprüft werden.

J 7.5 Neonatale Myasthenie

Symptome einer neonatalen Myasthenie werden durch den diaplazentaren Austausch von Autoantikörpern (Immunglobuline der IgG-Klasse) zwischen Mutter und Kind hervorgerufen und treten bei rund 12 % der Neugeborenen auf. Weder der klinische Myastheniestatus der Mutter noch deren Autoantikörper-Status und -Titer sind sichere Prädiktoren einer neonatalen Myasthenie. Charakteristisch sind eine Trinkschwäche, kraftloses Schreien, allgemeine Muskelschwäche (floppy baby), Dyspnoe und selten okuläre Symptome. Das Ansprechen auf 0,1 mg Neostigmin s. c. oder i. m. ist diagnostisch. Pyridostigmin wird oral über eine Nasensonde oder parenteral bis zum Abklingen der Symptome verabreicht. Die Entwicklung cholinerger Überdosierungszeichen (**Tab. J 7.7**) muss engmaschiger als bei Erwachsenen erfolgen. In schweren Fällen sollte eine Plasmaseparation bzw. Austauschtransfusion diskutiert werden. Die neonatale Myasthenie ist selbstlimitierend und klingt nach 2–4 Wochen ab. Bis zum völligen Verschwinden der Auto-AK können mehrere Monate vergehen (Papazian 1992).

J 7.6 Autoimmune Myasthenie bei Kindern

Epidemiologische Daten zur Myasthenie bei Kindern sind spärlich: Der Erkrankungsbeginn liegt bei 10–15 % aller Patienten vor dem 20. Lebensjahr (Andrews 2004). Positive AChR-AK sind nur bei 50–70 % nachweisbar. Somit stellen die seronegative Mysthenie, kongenitale myasthene Syndrome und andere neuromuskuläre Störungen wichtige Differentialdiagnosen dar, die eine z. T. sehr umfangreiche Diagnostik erfordern. Vor der Pubertät sollten symptomatische Behandlungsmaßnahmen (Pyridostigmin, IvIg) ausgeschöpft und Immmunsuppressiva möglichst vermieden werden (Andrews et al. 1994, Übersicht bei Seybold 1998). Dies gilt auch für die Thymektomie, obwohl diese bei frühzeitiger Durchführung am effektivsten zu sein scheint. Grund für diese Zurückhaltung ist die Beobachtung einer hohen spontanen Remissionsrate bei Kindern (30 %; Rodriguez et al. 1983; Übersicht bei Seybold 1998). Eine willkürliche untere Altersgrenze zur Thymektomie würde man im Alter von etwa fünf Jahren nach Abschluss der Grundimmunisierung ziehen. Daten über relevante immunologische Störungen nach einer Thymektomie im Kindesalter und einer später erhöhten Tumorinzidenz liegen nicht vor. Die Indikation der Immunsuppressiva folgt denselben Grundsätzen wie bei der Myasthenie im Erwachsenenalter. Zunächst kommen Glukokortikoide, eventuell in alternierender Gabe, zum Einsatz. Ältere Kinder mit einem besonders schweren und therapierefraktären Verlauf werden kombiniert mit Azathioprin behandelt. IvIg sind kurzfristig bei einer Exazerbation, einer myasthenen Krise und der Operationsvorbereitung hilfreich (Selcen et al. 2000).

Tab. J 7.9: Maßnahmen zur Behandlung der myasthenen Krise

I. Respiratorische Insuffizienz ohne Intubationspflichtigkeit
• Lagerung mit erhöhtem Oberkörper; Rachen freihalten, evtl. Guedel-Tubus. • Sauerstoff-Maske; Sauerstoffsättigung überwachen; Pulsoxymeter. • i. v. Cholinesterase-Inhibitoren: initial Bolus von 1–3 mg Pyridostigmin oder 0,5 mg Neostigmin; weiter mit 0,5–1,0 mg Pyridostigmin/Std. oder 0,15–0,3 mg Neostigmin/Std. über Perfusor. • Dosisadaptation nach klinischer Beurteilung; *cave*: starke Bronchialsekretion. (s. **Tab. J 7.7**) Kritische Beurteilung bei maximaler Dosierung um 24 mg/24 h und mehr. • Atropin 0,25–0,5 mg s. c., drei bis sechs Gaben pro Tag bei starken cholinergen Nebenwirkungen. • Notfall-Labor: Elektrolyte (Hypokaliämie ggf. auf hochnormale Werte anheben). • Blutbild, Gerinnung, Nierenretentionswerte, Schilddrüsenparameter. • Durchgreifende Antibiose nach Infektionsdiagnostik (Blut, Urin, Trachealsekret, Rachenabstrich), vorzugsweise Kombinationen mit Cephalosporinen der dritten Generation; Aminoglykoside soweit möglich vermeiden. • Vitalkapazität regelmäßig überwachen; Thromboseprophylaxe. • Plasmapherese oder Immunadsorption vorbereiten. *Kontraindikation:* Sepsis mit DIC, dann alternativ Immunglobuline 0,4 g/kg KG über fünf Tage.
II. Intubationspflichtige Patienten
• Intubation, vorzugsweise transnasal. Tracheotomie bei längerer Beatmungspflichtigkeit. • Assistierte Beatmung nach dem CPAP-Modus und PEEP-Einstellung von etwa 3 cm H_2O. • Bevorzugt Sedativa mit kurzer Halbwertszeit verabreichen. • Regelmäßige Erfolgsüberwachung der therapeutischen Maßnahmen. • Bei überdosierten Patienten (cholinerge Krise; z. B. durch zu hohe i. v.-Gabe): Medikamentenpause. • Plasmapherese oder Immunadsorption vorbereiten, alternativ Immunglobuline (IvIg). • Hoch dosierte Immunsuppression beginnen (Prednisolon-Puls 500–1 000 mg, Ciclosporin A, Azathioprin oder Cyclophosphamid-Puls 750 mg/m²).

(nach Toyka und Müllges 1994)

J 7.7 Myasthene Krise

Die myasthene Krise ist ein neurologischer Notfall, der intensivmedizinisch behandelt werden muss. (Lacomis 2005, Toyka und Müllges 1994, **Tab. J 7.9**). Eine myasthene Krise kann früh im Verlauf einer schweren generalisierten Myasthenie und nach der Thymektomie auftreten. Auslösefaktoren sind meist Infektionen, metabolische Störungen, unbeabsichtigte Einnahme von Medikamenten, die die neuromuskuläre Übertragung stören oder das Aussetzen der AChE-Inhibitoren (Thomas et al. 1997). Klinische Leitsymptome sind neben der schweren Muskelschwäche eine im Vordergrund stehende Erschöpfung der Atem- und Schlundmuskulatur und dadurch bedingte respiratorischer Insuffizienz und Aspirationsgefahr. Häufig entwickelt sich eine Aspirationspneumonie infolge einer bereits stattgehabten stillen Aspiration. Wichtigste Erstmaßnahmen sind die Freihaltung der Atemwege und Sicherstellung der Sauerstoffzufuhr (Racheninspektion, Guedel-Tubus, manuelle Beatmung, O_2-Maske).

Eine cholinerge Krise wird durch Einnahme exzessiver Dosen von AChE-Inhibitoren (mehr als 600 mg Pyridostigmin oral pro Tag) über mehrere Tage hinweg hervorgerufen. Dies wird unter den heutigen Dosierungsempfehlungen nur sehr selten beobachtet. Eine cholinerge Überdosierung kommt dagegen häufiger durch eine inadäquate parenterale Pyridostigmin-Gabe infolge eines Umrechnungsfehlers der Äquivalenzdosierung zustande (**Tab. J 7.6**: Faustregel: 1 mg Pyridostigmin i. v. entspricht 30 mg oral; **Tab. J 7.7**: Cholinerge Überdosierungszeichen). Bei einer cholinergen Krise mit Beatmungspflichtigkeit müssen die Cholinesterase-Inhibitoren über mehrere Tage ausgesetzt werden.

Alle Patienten, die über Atemnot oder Schluckstörungen mit Aspiration klagen (ausgefallener Würge-

J 7

reflex und Gaumensegelparese, Rhinolalie), müssen als gefährdet angesehen werden und sollten zur Überwachung auf eine Intensivstation aufgenommen werden. Die Patienten drohen intubations- und beatmungspflichtig zu werden, wenn sich die Atemfunktion nicht durch einen Bolus von 1–3 mg Pyridostigmin oder 0,5 mg Neostigmin i. v. deutlich bessern lässt. Patienten in der myasthenen Krise erhalten die gleiche respiratorische Unterstützung wie Patienten mit anderen neuromuskulär bedingten Ventilationsstörungen. Eine Respiratorunterstützung ist indiziert bei Unterschreitung folgender Parameter: Vitalkapazität weniger als 15 ml/kg KG (< 1 000 ml bei 70 kg KG); Atemzugvolumen weniger als 4–5 ml/kg KG; Sauerstoffpartialdruck (pO_2) weniger als 85 mmHg oder mehr als pCO_2 mehr als 45 mmHg. Die arterielle Blutgasbestimmung kann die engmaschige Überwachung der Patienten nicht ersetzen! Zur Sedierung s. u. Abschnitt Myasthenie und Narkose.

Während der assistierten Beatmung werden AChE-Inhibitoren (s. Äquivalenzdosis) über eine Dauerinfusion oder Perfusor weitergegeben. Die *initiale* Dosierung von 0,15–0,3 mg Neostigmin oder 0,5–1,0 mg Pyridostigmin pro Stunde muss entsprechend den klinischen Erfordernissen angepasst werden. Sie kann zeitweise reduziert werden, um das Ansprechen auf die anderen Therapiemaßnahmen (Plasmapherese, IvIg, Immunadsorption, GKS) beurteilen zu können. Parenterale AChE-Inhibitoren alleine können die Krise nicht überwinden. Eine Behandlung mit der Maximaldosis über mehrere Tage ohne klinische Besserung bewirkt lediglich eine massive Verschleimung (s. o. cholinerge Überdosierung) und kompliziert die pulmonale Infektbehandlung. Eine gewisse Hilfe zur Abschätzung der Dosierung von Pyridostigmin bietet der Tensilon-Test, wobei man explizit die Funktion kritischer Muskelgruppen bewertet: Atemzugvolumen, Schluckakt und Kopfhaltemuskulatur sind wichtiger als die Extremitätenmuskulatur.

Mit der Ursachenklärung der Krise wird begonnen, sobald die respiratorische Situation unter Kontrolle ist. Unmittelbar nach der Asservierung von Proben zur Keimbestimmung sollte eine Antibiose begonnen werden, die das vermutete Erregerspektrum abdeckt. Es ist falsch, bei intubationspflichtigen Patienten mit einer durchgreifenden Antibiose zu zögern, da sehr oft bereits eine stille Aspiration stattgefunden hat. Meist wird man auf eine Kombination mit Cephalosporinen der dritten Generation zurückgreifen, die auch für immundefiziente hämatologische Patienten vorgesehen ist. Aminoglykoside und Gyrasehemmer sollten vermieden werden (s. **Tab. J 7.7**: unerwünschte Arzneimittelwirkungen), sofern das Antibiogramm Alternativen aufzeigt.

Tab. J 7.10: Medikamente, die eine Myasthenie verschlechtern können

Analgetika	Flupirtin, Morphin
Antiarrhythmika	Chinidin, Ajmalin, Mexitil, Procainamid
Antibiotika	Aminoglykoside; Makrolide (z. B. Erythromycin); Ketolide (Telithromycin, Ketek®); Lincomycine; Polymyxine; Gyrasehemmer (z. B. *Ciprofloxacin*); Sulfonamide;Tetrazykline; Penicilline *in hoher Dosierung*
Antidepressiva	vom Amitriptylin-Typ
Antikonvulsiva	Benzodiazepine, Carbamazepin, Diphenylhydantoin, Ethosuccimid
Antimalariamittel	Chinin, Chloroquin und Analoge
Antirheumatika	D-Penicillamin, Chloroquin
Betablocker	Propranolol, Timolol und Verwandte, *auch bei topischer Anwendung in Augentropfen*
Diuretika	Azetazolamid, Benzothiadiazine, Schleifendiuretika
Glukokortikoide	Verschlechterung bei Behandlungsbeginn mit hohen Dosen
Interferone	Interferon-alpha (Einzelfälle)
Kalzium-Antagonisten	Verapamil, Diltiazem, Nifedipin und Verwandte
Lithium	Langzeitbehandlung überwachen
Lokalanästhetika	Procain (Ester-Typ); heute verwendete Substanzen vom Amid-Typ sind unproblematisch
Magnesium	hohe Dosen als Laxanzien
Muskelrelaxanzien	Curare-Derivate; *wegen erhöhter Empfindlichkeit initial 10–50 % der normalen Dosierung wählen. Succinylcholin sollte grundsätzlich nicht eingesetzt werden, da es nicht mit Pyridostigmin antagonisiert werden kann.*
Psychopharmaka	Chlorpromazin, Promazin und Verwandte; alle Benzodiazepine und Strukturverwandte wie Zolpidem, Zopiclon
Statine	Lovastatin, Pravastatin, Simvastatin (Einzelfälle)

Diese Liste ist nicht vollständig. Bei jeder Einführung eines neuen Medikaments müssen Veränderungen der Myasthenie nachgefragt werden.

Wenn sich der Zustand der Patienten nicht innerhalb weniger Tage kontinuierlich bessert und stabilisiert, besteht die Indikation zur Plasmapherese oder Immunadsorption. Bei Sepsis und Schock müssen zuerst stabile Kreislaufverhältnisse geschaffen werden. Aus Gründen der rascheren Verfügbarkeit greift man bei weniger gravierenden Situationen frühzeitig zu Immunglobulinen (IvIg; siehe dort). Sowohl Plasmapherese als auch IvIg verkürzen die Zeit am Respirator (Gajdos et al. 1997), wobei nach persönlicher Einschätzung die Plamapherese und Immunadsorption effektiver erscheinen. Die Dosierung von Glukokortikoiden (evtl. als hoch dosierte Pulstherapie) und anderer Immusuppressiva (z. B. Cyclophosphamid als Pulstherapie 500–750 mg/m^2 i. v.) richtet sich nach der Einschätzung der Infektionslage. Nach einigen Behandlungstagen kann Azathioprin oder ein anderes Immunsuppressivum hinzugenommen werden.

J 7.8 Myasthenie und Narkose

Bei der Narkose müssen einige Besonderheiten beachtet werden: Succinylcholin, ein depolarisierendes Muskelrelaxans, sollte nicht verwendet werden, da es im Bedarfsfall nicht durch Pyridostigmin antagonisiert werden kann. Man bevorzugt nicht-depolarisierende, curare-ähnliche Muskelrelaxanzien, vorzugsweise kurzwirksame Substanzen wie Alcuronium, Vecuronium, Mivacuronium, Rapacuronium und Atracurium in niedriger Dosierung (10–50 % der Norm) (Jamal et al. 2009). Nach der therapeutischen Anwendung von Muskelrelaxanzien kann es – analog dem früher in besonderen Situationen durchgeführten Curare-Test – zur Aufdeckung einer latenten Myasthenie kommen. Myasthenie-Patienten können postoperativ eine länger als erwartete Phase unter assistierter Beatmung benötigen. Patienten mit instabiler Symptomatik und Einnahme hoher Mestinon-Dosen haben ein erhöhtes Risiko für narkoseassoziierte Verschlechterungen. Bei kurzen Operationen sollte keine Mestinon-Pause verordnet werden. Die Extubation sollte erst erfolgen, wenn die spontane Atmung stabil ist und ein guter Husten- und Schluckreflex vorliegt. Eine Allgemeinanästhesie mit Propofol oder einer Kombination von Thiopental, Lachgas/Sauerstoff und Fentanyl wird als sichere Narkoseform ohne postoperative Beatmungspflichtigkeit betrachtet. Für die peri-/postoperative Schmerzbehandlung können einfache Analgetika, aber auch begrenzt Opioide *unter Überwachung* der Atemfunktion eingesetzt werden. Kurzwirksame Benzodiazepine sind unter Überwachung bei einer geringen myasthenen Symptomatik meist problemlos. Substanzen mit langer Halbwertszeit sollen nicht gegeben werden. Zur Sedierung können niederpotente Neuroleptika (Atosil®, Neurocil®) verwendet werden. Für eine Sedierung beatmeter Patienten in der myasthenen Krise kann Disoprivan (*Propofol®*) bis zu einer Dauer von sieben Tagen eingesetzt werden.

Die Lokalanästhetika vom Ester-Typ (z. B. Procain und Tetracain) haben in der Vergangenheit häufig myasthene Symptome vorübergehend verstärkt oder eine latente Myasthenie zum Ausdruck gebracht. Die heute üblichen Lokalanästhetika vom Amid-Typ (z. B. Lidocain, Bupivacain, Mepivacain) sind in dieser Hinsicht unbedenklich. Bei größeren Eingriffen in Regionalanästhesie sollte eine Intubationsbereitschaft bestehen.

Patienten und behandelnde Ärzte sollten wissen, dass Myasthenie-Patienten auch im Zustand einer klinischen Vollremission weiterhin eine erhöhte Empfindlichkeit gegen Muskelrelaxanzien aufweisen, die im Alltag nicht erkennbar ist (s. a. eingeschränkter Sicherheitsfaktor). Myasthenie-Patienten sollten einen Notfallausweis bei sich tragen, der von den Selbsthilfegruppen (s. u.) erhältlich ist und auf dieses Risiko hinweist.

J 7.9 Myasthenie und Schwangerschaft

Eine Myasthenie stellt keine Kontraindikation bezüglich einer Schwangerschaft dar. Der Einfluss einer Schwangerschaft auf den Verlauf einer Myasthenie lässt sich im Einzelfall jedoch nicht vorhersagen (Middelfahrt et al. 2003). Pyridostigmin (Mestinon) kann in höheren Dosen, insbesondere wenn intravenös verabreicht, Uteruskontraktionen auslösen (Taylor 2005).
Glukokortikoide und andere Medikamente sollten im ersten Trimester (Organogenese) nur bei zwingender Indikation eingesetzt werden. Bei umfangreicher Anwendung von Glukokortikoiden hat sich am Menschen kein Verdacht auf eine embryotoxische oder teratogene Wirkung ergeben. Das Auftreten von Anomalien bei Versuchstieren scheint für den Menschen ohne Bedeutung zu sein (Rote Liste 2010). Nach der Geburt können die Kinder von Müttern mit einer steroidpflichtigen Erkrankung Symptome einer Nebennierenrindeninsuffizienz entwickeln und müssen entsprechend substituiert werden. Glukokortikoide treten dosisabhängig in die Muttermilch über, sodass das Stillen eine Suppression der endogenen Hormonproduktion und eine Wachstumsverzögerung der Säuglinge bewirken kann. Zur Einnahme von Azathioprin während der Schwangerschaft s. o. Zur Behandlung einer myasthenen Krise sollten in der Schwangerschaft neben Steroiden zunächst Immunglobuline vor einer gegebenenfalls erforderlichen Plasmaseparation eingesetzt werden (Ferrero et al. 2005). Zytotoxische, alkylierende Substanzen dürfen wegen ihrer teratogenen Wirkung in der Schwangerschaft nicht eingenommen werden. Insbesondere Methotrexat ist fetotoxisch! Zur Entbindung sollte eine Klinik mit neurologischem Konsiliardienst und Erfahrung in der Behandlung der neonatalen Myasthenie aufgesucht werden. (Middelfahrt et al. 2003). Die MG ist keine Indikation zur primären Sectio. Sedativa und Betäubungsmittel sollten in der Hälfte der üblichen Dosierung, aber ausreichend verabreicht werden. Bei Bedarf können kleine Dosen von Cholinesterase-Inhibitoren oral oder intramuskulär gegeben werden. Die Myasthenie kann sich nach der Geburt unerwartet verschlechtern, sodass in den ersten 72 Stunden post partum eine engmaschige Überwachung erfolgen sollte. Aus Expertensicht bestehen keine Einwände gegen das Stillen unter Einnahme von Pyridostigmin und Prednisolon in üblicher Dosierung (Klehmet et al. 2010). Extrem selten verursachen Autoantikörper gegen fetale AChR eine

antikörpervermittelte Variante der Arthrogryposis multiplex congenita mit intrauteriner Bewegungsarmut des Fetus und multiple Gelenkversteifungen (Barnes et al. 1995).

J 7.10 Unerwünschte Arzneimittelwirkungen bei Myasthenie-Patienten

Viele Pharmaka beeinträchtigen die neuromuskuläre Erregungsübertragung und können myasthene Symptome verstärken oder latente Störungen zum Ausdruck bringen. Dies beruht auf prä- oder postsynaptischen Interferenzen mit der Transmitterfreisetzung oder der Rezeptorfunktion. Die Mechanismen sind nur exemplarisch aufgeklärt (Übersicht bei Howard 1990). **Tab. J 7.10** listet die wichtigsten Substanzen auf, die nur mit großer Zurückhaltung und klinischer Überwachung eingesetzt werden sollten. Aminoglykosid-Antibiotika können per se ein medikamenteninduziertes myasthenes Syndrom auslösen und myasthene Symptome verschlechtern. Bzgl. der Muskelrelaxanzien siehe Abschnitt J 7.8.

Alle Benzodiazepine, auch Strukturverwandte, sind kontraindiziert. In zwingenden Situationen können Präparate mit kurzer Halbwertszeit verabreicht werden, wenn eine kontinuierliche Überwachung gewährleistet ist. Lokalanästhetika (vom Ester-Typ, die heute nicht mehr verbreitet sind), Antiarrhythmika (Procain, Chinidin, Chinin und die verwandte Antimalaria-Substanz Chloroquin), Phenhydan, Carbamazepin und Betablocker haben in der Vergangenheit häufig zu Exazerbationen geführt.
D-Penicillamin kann bei prädisponierten, meist HLA-DR1-positiven Personen eine AChR-AK-positive Myasthenie induzieren, die in der Regel nach Absetzen innerhalb von sechs Monaten fast vollständig abklingt.

J 7.11 Das Lambert-Eaton-Syndrom (LES)

J 7.11.1 Klinik und Diagnose

Das myasthene Syndrom Lambert Eaton ist seltener als die Myasthenie und tritt in jeweils ca. der Hälfte der Fälle als reine Autoimmunerkrankung oder als paraneoplastisches Syndrom typischerweise bei einem kleinzelligen Bronchialkarzinom, seltener bei Non-Hodgkin-Lymphomen, Leukämie, Malignomen von Niere und Rektum, Basaliom und Thymom auf. Epidemiologische Daten aus dem deutschsprachigen Raum liegen nicht vor. Schätzungen in den USA gehen von etwa 0,3 Erkrankungen pro 100 000 aus. Es erkranken meist Männer mit einer Raucheranamnese im Alter von mehr als 40 Jahren. Dies wird aufgrund des schlechten Allgemeinzustandes der Tumorpatienten oft verkannt.

Die klinische Trias umfasst ein myasthenes Syndrom, Störungen des autonomen Nervensystems und abgeschwächte Muskeleigenreflexe. Klinisch stehen eine proximale beckengürtelbetonte Muskelschwäche und eine belastungsabhängige Gangstörung im Vordergrund. Manche Patienten berichten eine kurzfristig spürbare Verbesserung ihrer Muskelkraft bei repetitiven Tätigkeiten. Diagnostisch wegweisend sind vegetative Begleitsymptome (O'Neill et al. 1988) wie Mundtrockenheit, Obstipation, Impotenz und Störungen der Akkommodation, Schweißsekretion und Blasenentleerung bei 80 % der Patienten infolge einer Beteilung parasympathischer cholinerger Synapsen. Im Vergleich zur Myasthenie sind okuläre und oropharyngeale Symptome geringer ausgeprägt oder fehlen ganz.
In der neurologischen Untersuchung findet sich gelegentlich ein Reflexinkrement bei mehrfachem Auslösen der Muskeleigenreflexe. Da auch beim LES eine erhöhte Empfindlichkeit gegenüber muskelrelaxierenden Substanzen vorliegt, kann postoperativ eine respiratorische Insuffizienz auftreten. Atemstörungen sind selten, eine myasthene Krise kommt kaum vor.

Das LES als paraneoplastische Syndrom wird bei der Mehrzahl der Patienten vor dem Tumor diagnostiziert (O'Neill et al. 1988). Es muss gezielt und wiederholt nach einem kleinzelligen Bronchialkarzinom oder Non-Hodgkin-Lymphom gesucht werden, da man bei mehr als der Hälfte dieser Patienten zwischen fünf bis 50 Monate später noch einen Tumor entdecken kann (O'Neill et al. 1988). Das Risiko eines okkulten Tumors sinkt nach einer Erkrankungsdauer von mehr als zwei Jahren erheblich und wird aus tumorbiologischen Gründen nach vier bis fünf Jahren sehr gering. Möglicherweise ist die Bestimmung von Autoantikörper gegen den Transkriptionsfaktor SOX1 hilfreich, um frühzeitig zwischen einem paraneoplastischen und autoimmunen LEMS unterscheiden zu können (Titulaer et al. 2009).
Die Prognose eines paraneoplastischen LES wird von der Tumorerkrankung bestimmt. Patienten mit einem paraneoplastischen LES haben unter den Patienten mit kleinzelligem Bronchialkarzinom eine etwas längere Überlebenszeit (Maddison et al. 1999). Dies führt man auf die immunologische Tumorabwehr zurück, in deren Rahmen es zu einer Stimulation der Autoantikörper kommt. Eine erfolgreiche Tumorbehandlung führt häufig zu einer Remission des LES.

Patienten mit einem sporadischen, autoimmunem LES haben eine wesentlich günstigere Prognose. Bei etwa einem Drittel dieser Patienten (mehrheitlich Frauen) liegen weitere Autoimmunopathien (Hashimoto Thyreoiditis, perniziöse Anämie, Vitiligo, vorzeitige Ovarialinsuffizienz und andere) vor. Diese Patienten tragen häufig den mit Autoimmunerkrankungen assoziierten HLA-Haplotyp HLA-B8-DR3-DQw2 (Wirtz et al. 2001, Maddison et al. 1999). Bisher gibt es keine Hinweise darauf, dass eine Schwangerschaft durch die Erkrankung beeinträchtigt wird, vorausgesetzt die Erkrankung ist ausreichend behandelt (Schneider-Gold et al. 2006). Auch bei dieser Patientengruppe wird bei 30 % innerhalb von fünf Jahren noch ein Tumor, meist ein kleinzelliges Bronchialkarzinom entdeckt. In Zweifelsfällen können ein PET oder ein PET-CT einen okkulten Tumor detektieren (Linke et al. 2004).

Das LES beruht auf einer präsynaptischen Störung der Transmitterfreisetzung an cholinergen Synapsen motorischer und vegetativer Nerven. Bei rund 90 % sind polyklonale Autoantikörper gegen präsynaptische, spannungsgeregelte Kalziumkanäle vom P/Q- oder N-Typ nachweisbar, die die α_1-Untereinheit der Kalziumkanäle – auch die der Tumorzellen – erkennen (Motomura et al. 1995, Martin-Moutot et al. 2008).

Die elektrophysiologische Untersuchung zeigt bei der repetitiven Nervenstimulation mit 2–3 Hz – wie bei der Myasthenie – ein kontinuierliches Dekrement. Typisch ist ein primär niedriges Muskelsummenaktionspotenzial, das nach mehrfacher Willkürkontraktion bzw. max. Anspannung z. B. des M. abductor digiti minimi über 30 sec. in der Amplitude deutlich zunimmt. Die höherfrequente Reizung (20–50 Hz) zeigt bei mehr als 90 % der Patienten ein charakteristisches Inkrement mit Anstieg der Amplitude um ein Mehrfaches. Eine Amplitudenzunahme um mehr als 25 % ist verdächtig, ein Anstieg um 100 % und mehr beweist diese Störung (Sanders 1998). Selten wurde die Koexistenz eines LES und einer Myasthenie beobachtet (Toyka und Schneider-Gold 2003).

J 7.11.2 Therapeutische Prinzipien und pragmatische Therapie

Die Behandlungsstrategie des LES verfolgt die gleichen Ziele wie bei der Myasthenie (Sanders 1995): Die meisten Patienten sprechen auf 3,4-Diaminopyridin (3,4-DAP) an. Eine phosphorylierte Form des 3,4-DAP ist inzwischen von der EMEA zur Behandlung des LES zugelassen und als Amifampridin unter dem Namen Firdapse 10 mg Tabletten verfügbar (A). Alternativ kann auch noch 3,4-DAP als Reinsubstanz bezogen und als Rezeptur in 10 mg-Kapseln von einem Apotheker hergestellt werden. DAP hemmt den Kaliumausstrom und verlängert die Dauer des präsynaptischen Aktionspotenzials. DAP bessert sowohl die motorischen als auch die vegetativen Symptome. Die Behandlung wird mit dreimal 10 mg pro Tag begonnen werden und kann schrittweise bis auf eine Tagesdosis von 60 mg gesteigert werden. Nebenwirkungen sind dosisabhängig und reversibel. Hierzu zählen Parästhesien, Müdigkeit, aber auch gastrointestinale Beschwerden (Durchfälle und Krämpfe), besonders wenn DAP mit Pyridostigmin kombiniert wird. DAP kann in höheren Dosen epileptische Krämpfe und Asthmaanfälle auslösen. Zum Ausschluss von Erregungsausbreitungs- und Überleitungsstörungen sollte vor Therapiebeginn ein EKG abgeleitet werden. Bei eingeschränkter Leber- und Nierenfunktion sollte das Medikament nicht bzw. nur in sehr niedriger Dosierung unter Überwachung der entsprechenden Laborparameter verabreicht werden. Das früher verwendete Guanidin ist weniger wirksam, schlecht verträglich und wird wegen seiner Nebenwirkungen nur noch vereinzelt eingesetzt. Manche Patienten profitieren von Pyridostigmin, seine Wirkung ist im Vergleich zu der bei Myasthenie oft aber gering und meist nicht ausreichend.
Patienten mit einem paraneoplastischen LES werden gemäß den onkologischen Standards chemotherapeutisch behandelt, sodass eine zusätzliche Immunsuppression entfallen kann. Erfolgreich behandelte Tumorpatienten haben meist auch eine Remission ihres LES.
Patienten mit einem sporadischen, autoimmunen LES werden immunsuppressiv mit Glukokortikoiden und Immunsuppressiva (Azathioprin, Methotrexat oder Ciclosporin A) behandelt (↑, B) (Maddison et al. 1999). Der Behandlungserfolg ist beim LES meist weniger befriedigend als bei der Myasthenie. Bei einem refraktären Verlauf kann ein Behandlungsversuch mit einer Plasmapherese oder hoch dosierten Immunglobulinen (IvIg) oder Rituximab unternommen werden (Sanders 1995, Maddison et al. 2010). Der Therapieerfolg der IvIg ist variabel und von kurzer Dauer. Eine placebokontrollierte Studie (IvIg 2 g/kg KG über zwei Tage) konnte eine signifikante Verbesserung der Muskelkraft für sechs bis acht Wochen dokumentieren, die mit einem Abfall der Antikörpertiter gegen Kalziumkanäle einherging (↑, B) (Bain et al. 1996). Der beste Verlaufsparameter ist der Muskelstatus und nicht der Autoantikörper-Titer oder der elektrophysiologische Befund (Maddison et al. 1999).

J 7.12 Kongenitale myasthene Syndrome

Kongenitale myasthene Syndrome stellen eine heterogene Gruppe von Erkrankungen der neuromuskulären Synapse dar (**Tab. J 7.1**). Übersichten finden sich bei Vincent et al. 1997, Abicht und Lochmüller 2002, Engel und Sine 2005. Es handelt sich überwiegend um Punktmutationen (am häufigsten der Epsilon-Untereinheit des AChR), die in spezialisierten Labors charakterisiert werden können.
Kongenitale myasthene Syndrome sind in Europa wirkliche Raritäten und kommen in Betracht bei einem Erkrankungsbeginn innerhalb der ersten Lebensjahre (floppy infant, generalisierte muskuläre Hypotonie, Trinkschwäche), Konsanguinität der Eltern oder positiver Familienanamnese. Kongenitale myasthene Syndrome treten sporadisch auf oder lassen einen autosomal-rezessiven Erbgang vermuten. Das Slow-Channel-Syndrom (verlängerte Kanalöffnungszeit) kann einen autosomal-dominanten Erbgang zeigen. Alle kongenitalen myasthenen Syndrome sind AChR-AK negativ. Eine Immunsuppression oder Thymektomie ist bei diesen genetisch bedingten Erkrankungen nicht sinnvoll. Der Verlauf ist chronisch, mitunter progredient und mit der Entwicklung schwerer Behinderungen sowie vereinzelt krisenartiger Verschlechterungen verbunden. Die Therapiemöglichkeiten beschränken sich auf einen Behandlungsversuch mit Mestinon, der bei den meisten Patienten mit einer Mutation einer AChR-Untereinheit wirksam ist. Kinder erhalten Mestinon in vier bis fünf Einzeldosen von 5–10 mg, Erwachsene von je 30–60 mg. Bei einem ACh-Esterase-Mangel oder einer Störung der AChR-Leitfähigkeit (Slow-Channel-Syndrom) ist Mestinon nicht wirksam oder führt zu verstärkten Symptomen. Chinidin verkürzt die Kanalöffnungszeit und kann ein Slow-Channel-Syndrom verbessern.

Adressen von Selbsthilfeorganisationen

Deutsche Myasthenie Gesellschaft e. V.
Langemarckstr. 106
28199 Bremen
Tel. 04 21-59 20 60
Fax 04 21-50 82 26
www.dmg-online.de

Deutsche Gesellschaft für Muskelkranke e. V.
Im Moos 4
79112 Freiburg i. Br.
Tel. 0 76 65-94 47 0
Fax 0 76 65-94 47 20
www.dgm.org

Österreichische Gesellschaft für Muskelkranke
Neurologische Universitätsklinik
Währinger Gürtel 18-20
A-1090 Wien
Tel. +43 (0)1-40 40 03 112
Fax +43 (0)1-40 40 03 141

Schweizerische Gesellschaft für Muskelkranke
Kanzleistr. 80
CH-8004 Zürich
Tel. +41 (0)1-245 80 30
Fax +41 (0)1-245 80 31
www.sgmk.ch

Patientenratgeber und Informationen

Schumm F. Leitfaden für Myasthenia gravis-Patienten. Bremen: (Deutsche Myasthenie-Gesellschaft e. V., 2009).

Patienteninformationen der Deutschen Gesellschaft für Muskelkranke:
Wissenswertes über die Myasthenia gravis.
Myasthenia gravis: Informationen für Betroffene und Angehörige.

Patientenausweise und Notfallkarten können von diesen Organisationen bezogen werden.

J 7.13 Literatur

Abicht A, Lochmüller H. Kongenitale myasthene Syndrome. In: Riess O, Schöls L, Hrsg. Neurogenetik. 2. Aufl. Stuttgart: Kohlhammer; 2002.p. 524–528.
Andrews PI, Massey JM, Howard JF, Sanders DB. Race, sex and puberty influence onset, severity and outcome in juvenile myasthenia gravis. Neurology 1994;44:1208–1214.
Andrews PI. Autoimmune myasthenia gravis in childhood. Semin Neurol 2004;24:101–110. Review.
Baek WS, Bashey A, Sheean GL. Complete remission induced by rituximab in refractory, seronegative, muscle-specific, kinase-positive myasthenia gravis. J Neurol Neurosurg Psychiatr 2007;78:771.
Bain PG, Motomura M, Newsom-Davis J, Misbah SA, et al. Effects of intravenous immunoglobulin on muscle weakness and calcium-channel autoantibodies in the Lambert-Eaton myasthenic syndrome. Neurology 1996; 47:678–683.
Barton JJ, Fouladvand M. Ocular aspects of myasthenia gravis. Sem Neurol 2000;20:7–20.
Besinger UA, Toyka KV, Hömberg M, Heininger K, Hohlfeld R, Fateh-Moghadam A. Myasthenia gravis: Long term correlation of binding and bungarotoxin blocking antibodies against acetylcholine receptors with changes in disease severity. Neurology 1983;33:1316–1321.
Behin A, Mayer M, Kassis Makhouf B, Jugie M, Espli-Taris C, Ferrer X, Chatenoud L, Laforêt P, Eymards B. Severe neonatal myasthenia due to maternal anti-MuSK antibodies. Neuromuscul Disord 2008;18:443–446.
Buckingham JM, Howard FM, Baernatz PE, Payne WS, Harrison EG, O'Brian PC, Weiland LH. The value of thymectomie in myasthenia gravis. Ann Surg 1976;184: 453–457.
Buckley C, Douek D, Newsom-Davis J, Vincent A, Willcox N. Mature, long-lived CD4 + and CD8 + T cells are generated by the thymoma in myasthenia gravis. Ann Neurol 2001b;50:64–72.
Casetta I, Groppo E, De Gennaro R, Cesnik E, Piccolo L, Volpato S, Granieri E. Myasthenia gravis: a changing pattern of incidence. J Neurol 2010;257:2015–2019.
Chen G, Marx A, Wen-Hu C, Yong J, Puppe B, Stroebel P, Mueller-Hermelink HK. New WHO histologic classification predics prognosis of thymic epithelial tumors. Cancer 2002;95:420–429.
Ciafaloni E, Massey JM, Tucker-Lipscomb B, Sander DB. Mycophenolate mofetil for myasthenia gravis: an open-label pilot study. Neurology 2001;56:97–99.
Cole RN, Reddel SW, Gervasio OL, Phillips WD. Anti-MuSK patient antbodies disrupt the mouse neuromuscular junction. Ann Neurol 2008;63:782–789.
Compston DAS, Vincent A, Newsom-Davis J, Batchelor JR. Clinical, pathological, HLA antigen and immunological evidence for disease heterogeneity in myasthenia gravis. Brain 1980;103:579–601.
Costa J, Evangelista T, Conceicao I, de Carvalho M. Repetitive nerve stimulation in myasthenia gravis – relative sensitivity of different muscles. Clin Neurophysiol 2004: 115:2776–2782.
De Feo LG, Schottlender J, Martelli NA, Molfino NA. Use of intravenous pulses cyclophosphamide in severe generalized myasthenia gravis. Muscle Nerve 2002;26:31–36.
Drachman DB. Myasthenia gravis. N Engl J Med 1994;330: 1797–1810.
Drachman DB, Jones RJ, Brodsky RA. Treatment of refractory myasthenia: »Rebooting« with high-dose Cyclophosphamide. Ann Neurol 2003;53:29–34.
Engel AG, Sine SM. Current understanding of congenital myasthenic syndromes. Curr Opin Pharmacol 2005;5: 308–321.
Evoli A, Batocchi AP, Minisci C, Di Schino C, Tonali P. Clinical characteristics and prognosis of myasthenia gravis in older people. J Am Ger Soc 2000;48:1442–1448.
Evoli A, Minisci C, Di Schino C, Marsili F, Punzi C, Batocchi AP, Tonali PA, Doglietto GB, Granone P, Trodella L, Cassano A, Lauriola L. Thymoma in patients with MG: characteristics and long-term outcome. Neurology 2002;59:1844–1850.
Farrugia ME, Vincent A. Autoimmune mediated neuromuscular junction defects. Curr Opin Neurolgy 2010 Jul 21 (Epub ahead of print)
Ferrero S, Pretta, S, Nicoletti A, Petrera P, Ragni N. Myasthenia gravis: management issues during pregnancy. Eur J Obstet Gynecol Reprod Biol 2005;121:129–138.
Fornasiero A, Danielle O, Ghiotto C, Piazza M, Fiore-Donati L, Calabro F, Rea F, Fiorentino MV. Chemotherapy for invasive thymoma. A 13-year experience. Cancer 1991;68:30–33.
Gajdos PH, Chevret S, Clair B, Tranchant C, Chastang C. Clinical trial of plasmaexchange and high-dose intravenous immunoglobulin in myasthenia gravis. Ann Neurol 1997;41:789–796.
Gajdos P, Chevret S, Toyka K. Intravenous immunoglobulin for myasthenia gravis (Cochrane Review). In: The Cochrane Database of Systematic Reviews 2002,

Issue 4. Art. No. CD002277. DOI: 10.1002/14651858. CD002277.
Gajdos P, Chevret S, Toyka K. Plasma exchange for myasthenia gravis (Cochrane Review). In: The Cochrane Database of Systematic Reviews 2002, Issue 4. Art. No. CD002275. DOI: 10.1002/14651858.CD002275.
Gajdos P, Tranchant C, Clair B, Bolgert F, Eymard B, Stojkovic T, Attarian S, Chevret S. Treatment of myasthenia gravis exacerbation with intravenous immunoglobulin: a randomized double-blind clinical trial. Arch Neurol 2005;62:1689–1693.
Gellert K, Bottger J, Martin T, Werner J, Mangler C, Martin H. Thoracoscopic thymectomy in the treatment concept for myasthenia gravis. Surg Technol Int 2005;14:99–104.
Giaccone G. Treatment of malignant thymoma. Curr Opin Oncol 2005;17:14–146.
Gold R, Buttgereit F, Toyka KV. Mechanisms of action of glucocorticosteroid hormones: possible implications for therapy of neuroimmunological disorders. J Neuroimmunol 2001;117:1–8.
Grob D, Simpson D, Mitsumoto H, Hoch B, Mokhtarian F, Bender A, Greenberg M, Nakayama S. Treatment of myasthenia gravis by immunoadsorption of plasma. Neurology 1995;45:338–344.
Gronseth GS, Barohn RJ. Practice parameter: Thymectomy for autoimmune myasthenia gravis (an evidence-based review). Neurology 2000;55:7–15.
Guptill JT, Sanders DB. Update on muscle-specific tyrosine kinase antibody positive myasthenia gravis. Curr Opin Neurol 2010;23:530–535.
Heininger K, Hendricks M, Toyka KV. Myasthenia gravis: A new semiselective procedure to remove acetylcholine receptor autoantibodies from plasma. Plasma Ther 1985;6:771–775.
Heldal AT, Owe JF, Gifhus NE, Romi F. Seropositive myasthenia gravis: a nation wide epidemiologic study. Neurology 2009;73:150–151.
Herrlinger U, Weller M, Dichgans J, Melms A. Association of primary CNS lymphoma with long term azathioprine therapy for myasthenia gravis. Ann Neurol 2000;47: 682–683.
Higuchi O, Hamuro J, Motomura M, Yamanashi Y. Autoantibodies to low-density lipoprotein receptor related protein 4 in myasthenia gravis. Ann Neurol 2011;69: 418–422.
Hoch W, McConville J, Helms S, Newsom-Davis J, Melms A, Vincent A. Autoanti bodies to the receptor tyrosine kinase MuSK in patients with myasthenia gravis without acetylcholine receptor antibodies. Nature Med 2001;7: 365–368.
Hohlfeld R, Toyka KV, Heininger K, Grosse-Wilde H, Kalies I. Autoimmune human T lymphocytes specific for acetylcholine receptor. Nature 1984;310:244–246.
Hohlfeld R, Toyka KV, Besinger UA, Gerhold B, Heininger K. Myasthenia gravis: Reactivation of clinical disease and of autoimmune factors after discontinuation of long-term azathioprine. Ann Neurol 1985;17:238–242.
Hohlfeld R, Michels M, Heininger K, Besinger UA, Toyka KV. Azathioprine toxicity during long-term immunosuppression of generalized myasthenia gravis. Neurology 1988;38:258–261.
Hohlfeld R, Wekerle H. Reflections on the »intrathymic pathogenesis"of myasthenia gravis. J Neuroimmunol 2008;201 (202):21–27.
Howard JF. Adverse drug effects on neuromuscular transmission. Sem Neurol 1990;10:89–102.
Illa I, Diaz-Manera J, Rojas-Garcia R, Pradas J, rey A, Blesa R, Juarez C, Gallardo E. Sustained response to rituiximab in anti-AChR and anti-MuSK positive myasthenia gravis. J Neuroimmunol 2008;201 (202):90–94.
Jahn K, Franke C, Bufler J. Mechanism of block of nicotinic acetylcholine receptor channels by purified IgG from seropositive patients with myasthenia gravis. Ann Neurol 2000;54:474–479.
Jamal BT, Herb K. Perioperative managemnent of patients with myasthenia gravis: prevenetion, recognition and treatment. Surg Oral med Oral Pathol Oral Radiol endod 2009;107:612–615.
Jaretzki A, Barohn RJ, Ernstoff RM, Kaminski HJ, Keesey JC, Penn AS, Sanders DB. Myasthenia gravis: Recommendations for clinical research standards. Ann Thorac Surg 2000;70:327–334.
Johns TR. Long-term. Corticosteroid treatment of myasthenia gravis. Ann N Y Acad Sci 1993;505:568–583.
Klehmet J, Dudenhausen J, Meisel A. Course and treatment of myasthenia gravis during pregnancy. Nervenarzt 2010;81:956–962.
Köhler W, Sieb JP. Myasthenia gravis. 3. Auflage. Bremen: UNI-MED; 2008.
Lacomis D. Myasthenic crisis. Neurocrit Care 2005;3:189–194.
Lauriola L, Ranelletti F, Maggiano N, Guerriero M, Punzi M, Marsili F, Bartoccioni, Evoli A. Thymus canges in anti-MuSK-positive and -negative myasthenia gravis. Neurology 2005;64:536–538.
Lindberg C, Andersen O, Lefvert AK. Treatment of myasthenia gravis with methylprednisolon pulse: a double blind study. Acta Neurol Scand 1998;97:370–373.
Lindstrom JM, Seybold ME, Lennon VA, Whittingham S, Duane DD. Antibody to acetylcholine receptor in myastenia gravis: Prevalence, clinical correlates and diagnostic value. Neurology 1976;26:1054–1059.
Linke R, Schroeder M, Helmberger T, Voltz R. Antibody positive paraneoplastic neurologic syndromes: value of CT and PET for tumor diagnosis. Neurology 2004;63: 282–286.
Leite MI, Strobel P, Jones M, Micklem K, Moritz R, Gold R, Niks EH, Berrih-Aknin S, Scaravilli F, Canelhas A, Marx A, Newsom-Davis J, Willcox N, Vincent A. Fewer thymic changes in MuSK antibody-positive than in MuSK antibody-negative MG. Ann Neurol 2005;57: 444–448.
Loehrer PJ, Wick MR. Thymic malignancies Cancer Treat Res 2001;105:277–302.
Maddison M, Newsom-Davis J, Mills KR, Souhami R. Favourable prognosis in Lambert-Eaton myasthenic syndrome and small-cell lung carcinoma. Lancet 1999;353: 117–118.
Maddison P, Newsom-Davis J. Treatment for Lambert-Eaton myasthenic syndrome (Cochrane Review). In: The Cochrane Database of Systematic Reviews 2003, Issue 2. Art. No. CD003279. DOI: 10.1002/14651858. CD003279.
Maddison P, McConville J, Farrugia ME, Davies N, Rose M, Norwood F, Jungbluth H, Robb S, Hilton-Jones D. The use of rituximab in myasthenia gravis and Lambert-Eaton myasthenic syndrome. J Neurol Neurosurg Psychiatry 2011;52:571-573
Mantegazza R, Antozzi C, Peluchetti D, Sghirlanzoni A, Cornelio F. Azathioprine as a single drug or in combination with steroids in the treatment of myasthenia gravis. J Neurol 1988;237:339–344.
Marienhagen J, Schalke. B, Aebert H, Held P, Eilles C, Bogdahn U. Somatostatin receptor scintigraphy in thymoma: imaging method and clinical application. Pathol Res Pract 1999;195:575–581.
Martin-Moutot N, De Hilar N, Seagar M. Distinct evolution of calcium channel antibody types in Lambert-Eaton myasthenic syndrome. J Neuroimmunol 2008; 197:47–53.
Marx A, Wilisch A, Schulz A, Greiner A, Magi B, Pallini V, Schalke B, Toyka K, Nix W, Kirchner T, Müller-Hermelink HK. Expression of neurofilaments and of a titin epitope in thymic epithelial tumors. Implications for the pathogenesis of myasthenia gravis. Am J Pathol 1996; 148:1839–1850.
Marx A, Müller-Hermelink HK, Ströbel P. The role of thymomas in the development of myasthenia gravis. Ann NY Acad Sci 2003;998:223–236.

Masaoka A, Monden Y, Nakahara K, Tamioka T. Follow-up study of thymomas with special reference to their clinical stages. Cancer 1981;48:2485–2492.

Mertens HG, Balzereit F, Leipert M. The treatment of severe myasthenia gravis with immunosuppressive agents. Europ Neurol 1969;2:321–339.

Middelfart J, Daltveit AK, Gilhus NE. Myasthenia gravis. Consequences for pregnancy, delivery and the newborn. Neurology 2003;61:1362–1366.

Motomura M, Johnston I, Lang B, Vincent A, Newsom-Davis J. An improved diagnostic assay for Lambert-Eaton myasthenic syndrome. J Neurol Neurosurg Psychiatry 1995;58:85–87.

Muller-Hermelink HK, Marx A. Thymoma. Curr Opin Oncol 2000;12:426–433.

Oh SJ, Hatanaka Y, Hemmi S, Young AM, Scheufele ML, Nations SP, Lu L, Claussen GC, Wolfe GI. Repetitivenerve stimulation of facial muscles in MuSK antibody positive myasthenia gravis. Muscle Nerve 2006;33: 500–504.

O'Neill JJ, Murray NM, Newsom-Davis J. The Lambert-Eaton myasthenic syndrome: A review of 50 cases. Brain 1988;111:577–596.

Oosterhuis HJGH. Myasthenia gravis. Groningen: Neurological Press; 1997.

Osserman KE, Genkins G. Studies in myasthenia gravis: Review of a twenty year experience in over 1 200 patients. Mt Sinai J Med 1971;38:497–537.

Owe JF, Daltveit AK, Gilhus NE. Causes of death among patients with myasthenia gravis between 1991 and 2001. J Neurol Neurosurg Psychiatry 2006;77:203–207.

Palace J, Newsom-Davis J, Lecky B. A randomized double-blind trial of prednisolone alone or with azathioprine in myasthenia gravis. Neurology 1998;50:1778–1783.

Papazian O. Transient neonatal myasthenia gravis. J Child Neurol 1992;7:135–141.

Pascuzzi RM, Coslett HB, Johns TR. Long-term corticosteroid treatment of myasthenia gravis: report of 116 patients. Ann Neurol 1984;15:291–298.

Perez MC, Buot WL, Mercado-Danguilan C, Bagabaldo ZG, Renales LD. Stable remissions in myasthenia gravis. Neurology 1981;31:32–37.

Pfeilschifter J. Postmenopausale und kortikoidinduzierte Osteoporose. Leitliniengerechte Prophylaxe und Therapie. Internist 2005;46: (Suppl 1):S31–37.

Phillips LH. The epidemiology of myasthenia gravis. Semin Neurol 2004;24:17–20. Review.

Pinching AJ, Peters DK, Newsom-Davis J. Remission of myasthenia gravis following plasma exchange. Lancet 1976;ii:1373–1376.

Reinhardt C, Melms A. Normalization of elevated CD4- and CD8-double negative T lymphocytes after thymectomy parallels clinical remission in myasthenia gravis associated with thymic hyperplasia but not thymoma. Ann Neurol 2000;48:603–608.

Roberts PF, Venuta F, Rendina E, De Giacomo T, Coloni GF, Follette DM, Richman DP, Benfield JR. Thymectomy in the treatment of ocular myasthenia gravis. J Thorac Cardiovasc Surg 2001;122:562–568.

Rodriguez M, Gomez. MR, Howard FM, Taylor WF. Myasthenia gravis in children: Long-term follow-up. Ann Neurol 1983;13:504–510.

Rückert JC, Gellert K, Müller JM. Operative technique for thoracoscopic thymectomy. Surg Endosc 1999;13:943–946.

Sanders DB. Lambert-Eaton myasthenic syndrome: Clinical diagnosis, immune mediated mechanisms and update on therapy. Ann Neurol 1995;37: (Suppl 1):63–73.

Sanders DB, Hart IK, Mantegazza R, Shukla SS, Siddiqi ZA, de Baets MHV, Melms A, Nicolle MW, Solomons N, Richman DP. An international phase III randomized trial of mycophenolate mofetil in myasthenia gravis. Neurology 2008;71:400–406.

Shigemoto K, Kubo S, Maruyama N, Hato N, Yamada H, Jie C, Kobayashi N, Mominoki K, Abe Y, Ueda N, Matsuda S. Induction of myasthenia by immunization against muscle-specific kinase. J Clin Invest 2006;116: 1016–1024.

Schneider-Gold C, Gajdos P, Toyka KV, Hohlfeld RR. Corticosteroids for myasthenia gravis. Cochrane Database Syst Rev 2005; CD002828.

Schneider-Gold C, Hartung HP, Gold R. Mycophenolate mofetil and tacrolimus: new therapeutic options in neuroimmunological diseases. Muscle Nerve 2006:34:284–291.

Schneider-Gold C, Wessig C, Hopker M, Erdlenbruch B, Gold R, Toyka K. Pregnancy and delivery of a healthy baby in autoimmune Lambert-Eaton myasthenic syndrome. J Neurol 2006;253:1236–1237.

Schumm F, Stöhr M. Accessory nerve stimulation in the assessment of myasthenia gravis. Muscle Nerve 1984;7: 147–151.

Selcen D, Dabrowski ER, Michon AM, Nigro MA. High dose intravenous immunoglobulin therapy in juvenile myasthenia gravis. Pediatr Neurol 2000;22:40–43.

Seybold ME. Thymectomy in childhood myasthenia gravis. Ann NY Acad Sci 1998;841:731–741.

Sghirlanzoni A, Pareyson D, Benvenuti C, Cei G, Cosi V, Lombardi M, Nicora M, Ricciardi R, Cornelio F. Efficacy of intranasal administration of neostigmine in myasthenic patients. J Neurol 1992;239:165–169.

Sommer N, Willcox N, Harcourt GC, Newsom-Davis J. Myasthenic thymus and thymoma are selectively enriched in acetylcholine receptor-reactive T-cells. Ann Neurol 1990;28:312–319.

Sommer N, Sigg B, Melms A, Weller M, Schepelmann K, Herzau V, Dichgans J. Ocular myasthenia gravis: response to long term immunosuppressive treatment. J Neurol Neurosurg Psychiatr 1997;62:156–162.

Stalberg E, Ekstedt J, Broman A. Neuromuscular transmission in myasthenia gravis studied with single fibre electromyography. J Neurol Neurosurg Psychiatry 1974;37: 540–547.

Stangel M, Gold R. Einsatz von i v. Immunglobulinen in der Neurologie. Evidenzbasierter Konsensus. Nervenarzt 2010 (online first).

Stöhr M. Atlas der klinischen Elektromyographie und Neurographie. 4. Aufl. Stuttgart: Kohlhammer; 1998.p. 199–203.

Ströbel P, Helmreich M, Menioudakis G, Lewin SR, Rüdiger T, Bauer A, Hoffacker V, Gold R, Nix W, Schalke B, Elert O, Semik M, Müller-Hermelink HK, Marx A. Paraneoplastic myasthenia gravis correlates with generation of mature naive $CD4^+$ T cells in thymomas. Blood 2002; 100:159–166.

Ströbel P, Bauer A, Puppe B, Kraushaar T, Krein A, Toyka K, Gold R, Semik M, Kiefer R, Nix R, Schalke B, Müller-Hermelink HK, Marx A. Tumor recurrence and survival in patients treated for thymomas and thymic squamous cell carcinomas: a retrospective analysis. J Clin Oncol 2004;22:1501–1509.

Ströbel P, Marx A, Zettl A, Müller-Hermelink HK. Thymoma and thymic carcinoma: an update of the WHO Classification 2004. Surg Today 2005;35:805–811.

Tackenberg B, Hemmer B, Sommer N. Immunosuppressie treatment of ocular myasthenia gravis. Bio Drugs 2001; 15:369–378.

Tandan R, Taylor R, Di Constanzo DP, Sharma K, Fries T, Roberts J. Metastasizing thymoma and myasthenia gravis: Favorable response to glucocorticosteroids after failed chemotherapy and radiation therapy. Cancer 1990; 65:1286–1290.

Taylor P. Anticholinesterase agents. In: Brunton LL, Lazo JS, Parker K, Hrsg. Goodman and Gilman's The Pharmacological Basis of Therapeutics. McGraw-Hill 2005.p. 201–216.

The Muscle Study Group. A trial of mycophenolate mofetil with prednisone as initial therapy in myasthenia gravis. Neurology 2008;71:394–399.

Thomas CE, Mayer SA, Gungor Y, Swarup R, Webster EA, Chang I, Brannagan TH, Fink ME, Rowland LP. Myasthenic crisis: Clinical features, mortality, complications, and risk factors for prolonged intubation. Neurology 1997;48:1253–1260.

Tindall RSA, Phillips JT, Rollins JA, Wells L, Hall K. A clinical therapeutic trial of ciclosporine in myasthenia gravis. Ann N Y Acad Sci 1993;681:539–551.

Tindall RSA, Rollins JA, Phillips JT, Greenlee RG, Wells L, Belendiuk G. Preliminary results of a double-blind, randomized, placebo-controlled trial of cyclosporine in myasthenia gravis. N Engl J Med 1987;316:719–724.

Titulaer MJ, Klooster R, Potman M, Sabater L, Graus F, Hegeman IM, Thijssen P, Wirtz PW, Smitt PAE, van der Maarel SM, Verschuuren JGM. SOX antibodies in small-cell lung cancer andd lambert Eaton myasthenic syndrome: Frequency and relation with survival. J Clin Oncol 2009;27:4260–4267.

Toyka KV, Drachman DB, Pestronk A, Kao I, Fishbeck KH. Myasthenia gravis: Passive transfer from man to mouse. Science 1975;190:397–399.

Toyka KV, Müllges W. Myasthenia gravis and Lambert-Eaton myasthenic syndrome. In: Hacke W, ed. Neurocritical care. Heidelberg: Springer; 1994.p. 807–815.

Toyka KV, Schneider-Gold C. Oculomotor signs in Lambert-Eaton myasthenic syndrome-coincidence with myasthenia gravis. Ann Neurol 2003;54:135–136.

Toyka KV. Ptosis in myasthenia gravis: extended fatigue and recovery bedside test. Neurology 2006;67:1524.

Vincent A, Newsom-Davis J, Newton P, Beck N. Acetylcholine receptor antibodies. and clinical response to thymectomy in myasthenia gravis. Neurology 1983;33: 1276–1282.

Vincent A, Palace J, Hilton-Jones D. Myasthenia gravis. Lancet 2001;357:2122–2228.

Voltz R, Albrich WC, Nägele A, Schumm F, Wick M, Freiburg A, et al. Paraneoplastic myasthenia gravis: Detection of anti mg T30 (titin) antibodies predicts thymic epithelial tumor. Neurology 1997;49:1454–1457.

Wirtz PW, Roep BO, Schreuder GM, van Doorn PA, van Engelen BG, Kuks JB, Twijnstra A, de Visser M, Visser LH, Wokke JH, Wintzen AR, Verschuuren JJ. HLA class I and II in Lambert-Eaton myasthenic syndrome without associated tumor. Hum Immunol 2001;62:809–813.

Witte AS, Cornblath DR, Schatz NJ, Lisak RP. Monitoring azathioprine therapy in myasthenia gravis. Neurology 1986;36:1533–1534.

Wolfe GI, Kaminski HJ, Jaretzki A 3rd,Swan A, Newsom-Davis J. Development of a thymectomy trial in nonthymomatous myasthenia gravis patients receiving immunosuppressive therapy. Ann N Y Acad Sci 2003;998: 473–480.

Zinman LH, O'Connor PW, Dadson KE, Leung RC, Ngo M, Bril V. Sensitivity of repetitive facial-nerve stimulation in patients with myasthenia gravis. Muscle Nerve 2006;33:694–696.

J 8 Myositiden

*von M. C. Walter und B. Schoser**

Klassifikation: Die Myositiden bilden eine heterogene Krankheitsgruppe erworbener entzündlicher Muskelerkrankungen mit unterschiedlichen diagnostischen Kriterien, Verlaufsformen und therapeutischen Optionen. Sie unterteilen sich in

- Autoimmunmyopathien/»Idiopathische« Myositiden
  - Dermatomyositis (DM)
  - Polymyositis (PM)
  - Sporadische Einschlusskörpermyositis (sporadic inclusion body myositis, sIBM)
- Myositiden im Rahmen anderer Systemerkrankungen (MIRS)
- »Overlap«-Syndrome mit Kollagenosen
- Erregerbedingte Myositiden.

J 8.1 Autoimmunmyopathien/ »Idiopathische« Myositiden

J 8.1.1 Klinik

Autoimmune Myositiden bilden eine heterogene Gruppe erworbener Muskelerkrankungen, deren klinische und morphologische Hauptcharakteristika das Auftreten von Muskelschwäche sowie entzündlichen Infiltraten in der Skelettmuskulatur sind. Allen Formen gemeinsam ist das Auftreten von Muskelschwäche und -atrophien, die sich bei der DM typischerweise akut, bei der PM meist subakut und bei der sIBM immer primär chronisch entwickeln. In der Regel sind die proximalen Muskeln der Arme und Beine am schwersten betroffen, die Paresen können, insbesondere bei der sIBM, auch asymmetrisch verteilt sein. Häufig ist die Kopfhebermuskulatur, seltener die des Pharynx mit involviert, sodass es zu Schwierigkeiten beim Halten des Kopfes und zur Dysphagie kommen kann. Muskelatrophien entwickeln sich erst im Verlauf der Erkrankung – am ausgeprägtesten bei der sIBM, am seltensten bei der DM. Bei der DM sind zusätzliche Hauterscheinungen charakteristisch, welche neben den Muskelsymptomen auftreten oder diesen sogar vorausgehen können. Bis zu 50 % der Patienten erleiden Muskelschmerzen (DM > PM) oder Arthralgien. Gelegentlich kommt es bei Patienten mit DM oder PM zu einem Raynaud-Phänomen (Übersichten: Dalakas 2004a, Dalakas und Hohlfeld 2003, Walter und Pongratz 2002, Schoser 2009).

Mögliche extramuskuläre Manifestationen

Kardial

DM/MIRS: EKG-Veränderungen, Perikarditis, dilatative Kardiomyopathie, Herzversagen

Pulmonal

DM/MIRS: Bei ca. 10 % interstitielle Lungenerkrankung (meist bei Patienten mit Myositis-assoziierten Jo-1 Antikörpern), prognostisch ungünstig.

PM/sIBM/DM: Restriktive Einschränkung der Atemmuskulatur, Aspirationspneumonien sekundär zu Störungen der Schluckmuskulatur.

Zusätzliche Zeichen bei der Dermatomyositis

Bei der DM können typische Hautveränderungen auftreten, die die Muskelschwäche begleiten oder ihr vorausgehen. Charakteristisch sind:

- heliotropes Erythem, betont an Augenlidern, Wangen und Oberkörper
- chronische Läsionen mit De- und Hyperpigmentierungen
- schuppige Erosionen an den Fingerknöcheln (Gottron'sches Zeichen)
- schmerzhaft erweiterte Kapillaren an der Basis der Fingernägel (Keinig'sches Zeichen)
- aufgeraute Haut an Handflächen und Fingern (»Mechanikerhände«)
- subkutane Verkalkungen bei fortgeschrittener Erkrankung (v. a. juvenile DM)
- neben kutanen auch intestinale Ulzerationen als Ausdruck einer generalisierten Gefäßschädigung (v. a. juvenile DM).

J 8.1.2 Diagnostik

Klinische Symptome, Messung der Muskelenzym-Serumkonzentrationen, Elektromyographie und Muskelbiopsie sind die Stützpfeiler der Myositis-Diagnostik. Die wichtigsten diagnostischen Kriterien sind in **Tab. J 8.1** zusammengefasst (Walter und Pongratz 2002, Schoser 2009).

J 8.1.2.1 Laboruntersuchungen

Serumkonzentrationen der Muskelenzyme Kreatinkinase (CK), Aldolase und Glutamat-Oxalazetat-Transferase (SGOT) erlauben eine Abschätzung der aktuellen Muskelschädigung, da diese Enzyme bei Muskelfaserschädigung oder -untergang freigesetzt werden. Die CK-Aktivität ist der spezifischere und

* Autoren dieses Kapitels in der 5. Auflage: M. C. Walter und D. Pongratz.

Tab. J 8.1: Myositis-assoziierte Autoantikörper

Autoantikörper	Antigen	Häufigkeit	Klinische Präsentation
Anti-Aminoacyl-tRNA Synthetasen			
Anti-Jo-1	$tRNA^{his}$Synthetase	**10–20 %**	**Anti-Synthetase-Syndrom**
Anti-PL-7	$tRNA^{thr}$Synthetase	2 %	Anti-Synthetase-Syndrom
Anti-PL-12	$tRNA^{ala}$Synthetase	1 %	Anti-Synthetase-Syndrom
Anti-EJ	$tRNA^{gly}$Synthetase	1–3 %	Anti-Synthetase-Syndrom
Anti-OJ	$tRNA^{ile}$Synthetase	1 %	Anti-Synthetase-Syndrom
Anti-KS	$tRNA^{asp}$Synthetase	< 1 %	Anti-Synthetase-Syndrom
Anti-tRNA			
Anti-$tRNA^{his}$	$tRNA^{his}$	7 %	Anti-Synthetase-Syndrom
Anti-$tRNA^{ala}$	$tRNA^{ala}$	1 %	Anti-Synthetase-Syndrom
Andere			
Anti-SRP	Signal recognition particle	**4 %**	**Schwere PM mit schlechtem Ansprechen auf Cortison; akut beginnende nekrotisierende Myopathie**
Anti-Mi-2	Nukleäre Helikase	**4–14 %**	**Klassische DM, gutes Ansprechen auf Cortison, auch bei 10 % PM**
Anti-CADAM-140		< 1 %	Amyopathische Dermatomyositis
Anti-P155, -P155/140	Unbekannt	< 1 %	Malignom-assoziierte Myositis

Die häufigsten Formen sind fett gedruckt.

als Verlaufsparameter am besten geeignete Indikator für die Muskelfaserschädigung, wobei sowohl die BB- als auch die MM-Isoenzyme der CK erhöht sein können. Bei floriden Myositiden kann die CK-Aktivität bis zum 50-fachen des Normwertes erhöht sein. Besonders bei Patienten mit sIBM, bei Kindern mit DM und in Phasen von Inaktivität oder Remission werden jedoch häufig Normwerte gemessen. Im Rahmen der Therapie geht der Rückgang der CK-Aktivität oft der klinischen Besserung voraus. Die Blutkörperchen-Senkungsgeschwindigkeit ist kein verlässlicher Parameter zur Beurteilung der Krankheitsaktivität, bei etwa der Hälfte der Patienten finden sich normale Werte (Dalakas 2004a).

J 8.1.2.2 Myositis-assoziierte Autoantikörper

Bei einem Teil der Patienten, der in der Literatur zwischen 15 % und 50 % variiert, werden Myositis-assoziierte Autoantikörper im Serum gefunden, die mit bestimmten Krankheitsverläufen, z. T auch mit HLA-Haplotypen vergesellschaftet sein können (Badrising et al. 2004, Lampe et al. 2003, Wiendl et al. 2003). Die pathophysiologische Relevanz dieser Autoantikörper ist noch ungeklärt. Antikörper gegen tRNA-Synthetasen (z. B. Antikörper gegen Jo-1, Mi-2, Pm-Scl, SRP, U1-snRNP, MAS, EJ, OJ, PL12) kennzeichnen das charakteristische »Anti-Synthetase-Syndrom« (Myositis mit weiteren Kennzeichen wie z. B. interstitielle Lungenerkrankung, »Mechanikerhände«, Raynaud-Syndrom, Polyarthritis u. a.) (Hengstman et al. 2005, Troyanov et al. 2005). Im Tiermodell konnte eine Myositis mit Histidyl-tRNA-Synthetase-Autoantikörpern allein durch transgene, konditionelle Überexpression von MHC-Klasse-I-Molekülen in Muskelfasern ausgelöst werden (Nagaraju et al. 2000) (**Tab. J 8.1**).

J 8.1.2.3 Elektromyographie

Die Elektromyographie zeigt typischerweise pathologische Spontanaktivität in Form von Fibrillationen und positiven scharfen Wellen. Bei Willkürinnervation ist das EMG myopathisch verändert, mit verkürzten, polyphasischen Potentialen motorischer Einheiten mit niedriger Amplitude. Diese Veränderungen können auch bei anderen floriden Myopathien vorkommen. Das Ausmaß der pathologischen Spontanaktivität ist ein Indikator für die Krankheitsaktivität bei DM und PM. Gemischte myopathisch und neurogen veränderte Potentiale können bei chronischem Verlauf Ausdruck von Muskelfaseruntergang und Regeneration sein. Bei sIBM Patienten kann zusätzlich eine sensible axonale Neuropathie vorliegen.

J 8.1.2.4 Muskelbiopsie

Bei entsprechender klinischer Symptomatik und hinweisenden Veränderungen von CK-Aktivität und EMG ist die Muskelbiopsie die wichtigste Untersuchung zum Nachweis einer Myositis und zur diagnostischen Abgrenzung anderer neuromuskulärer Veränderungen. Falls möglich, sollte eine offene Biopsie eines klinisch mittelgradig betroffenen Muskels unter lokaler Anästhesie durchgeführt werden. Um artifizielle Infiltrate zu vermeiden, sollte der zur Biopsie vorgesehene Muskel in den zwei Wochen vor der Biopsie nicht nadelmyographisch untersucht worden sein. Zur Auswahl einer geeigneten Biopsiestelle kann in Zweifelsfällen die Durchführung eines MRT der Muskulatur sinnvoll sein.

Dermatomyositis: Die DM ist gekennzeichnet durch perivaskuläre und perifaszikuläre Infiltrate von B-Lymphozyten, Makrophagen und überwiegend

Tab. J 8.2: Klinische und diagnostische Charakteristika von PM/DM/IBM

	Polymyositis	Dermatomyositis	Einschlusskörpermyositis
Erkrankungsalter	> 18 Jahre	jedes Lebensalter, 2 Altersgipfel: 5–15 u. 45–65 Jahre	> 50 Jahre
Frauen : Männer	2 : 1	2 : 1	1 : 3
Paresen	proximal symmetrisch	proximal symmetrisch	distal und proximal, asymmetrisch
Muskelatrophien	++	(+)	++
Muskelschmerzen	(+)	++	(+)
Kreatinkinase	Bis 20-fach erhöht	normal bis 50-fach erhöht	normal bis 10-fach erhöht
EMG	myopathisch, pathologische Spontanaktivität	myopathisch, pathologische Spontanaktivität	myopathisch und neurogen, pathologische Spontanaktivität
Muskelbiopsie	peri- und endomysiales Infiltrat, Invasion nicht-nekrotischer, MHC-I-positiver Fasern durch CD8-positive Lymphozyten	Fasernekrosen, perifaszikuläre Atrophie +/- Infiltrat perivaskulär und perifaszikulär	Infiltrat variabel, endomysial, angulär atrophische Fasern, »rimmed vacuoles«, eosinophile Einschlüsse
Immunhistologie	CD8 +-T-Zellen	B-Zellen, Makrophagen CD4 +-T-Zellen	CD8 +-T-Zellen, β-Amyloid, zelluläres Prion-Protein u. a.
Elektronenmikroskopie		tubuloretikuläre Endotheleinschlüsse	helikale Filamente, Fibrillen, autophagische Vakuolen

CD4 +-T-Lymphozyten (Dalakas 2004b, Dalakas und Hohlfeld 2003, Hohlfeld 2002b). An den kleinen Muskelgefäßen finden sich Ablagerungen von Immunkomplexen und C5b9-Komplement (MAC = »membrane attack complex«) als Zeichen humoraler Effektormechanismen. Reaktiv kommt es zu einer Endothelproliferation und tubuloretikulären Einschlüssen bei der elektronenmikroskopischen Untersuchung. Sowohl bei der Kinder- als auch der Erwachsenenform der DM ist ein im Krankheitsverlauf progredienter Rückgang der Muskelkapillaren zu beobachten, der zu der für die DM typischen perifaszikulären Muskelfaseratrophie führt. Die perifaszikuläre Atrophie ist diagnostisch auch in Abwesenheit eines zellulären Infiltrats. In Muskeln und im Blut von Kindern mit juveniler Form der DM konnten Zeichen eines »Mikrochimerismus« – d. h. eine Persistenz mütterlicher Immunzellen – nachgewiesen werden (Reed et al. 2004). Dies wurde als Hinweis auf eine »Graft versus Host« Reaktion als mögliche Ursache der juvenilen DM interpretiert.

Polymyositis: Die Polymyositis ist eine überwiegend durch zelluläre Immunmechanismen vermittelte Muskelentzündung (Dalakas 2004b, Dalakas und Hohlfeld 2003, Hohlfeld 2002b). Charakteristischerweise besteht das endomysiale Infiltrat überwiegend aus CD8 +-T-Zellen, die in die Muskelfasern eindringen und zum Muskelfaseruntergang führen. Die invadierenden CD8 +-T-Lymphozyten, aber auch die T-Zellen im peripheren Blut von PM-Patienten sind z. T. deutlich klonal expandiert, als Hinweis auf eine mögliche Antigen-induzierte Vermehrung einzelner T-Zell-Klone. Die invadierten, anfangs nicht nekrotischen Muskelfasern exprimieren vermehrt HLA-Klasse-I-Moleküle auf ihrer Zelloberfläche. Zusammengenommen sind dies deutliche Hinweise auf eine antigenspezifische Interaktion zwischen invadierenden CD8 +-T-Lymphozyten und Muskelfasern. Hinweise für einen durch Apoptose mediierten Muskelfaseruntergang fanden sich nicht. Die Zielantigene selbst sind bislang nicht bekannt (Wiendl et al. 2003).

Einschlusskörpermyositis/-myopathie: Die IBM ist charakterisiert durch irreguläre Vakuolen von 2–25 µm Durchmesser mit einem Saum basophiler Granula (sog. »rimmed vacuoles«) in 2–70 % der Fasern. Im Zytoplasma und in den Nuklei finden sich eosinophile Einschlüsse. Immunhistochemisch wurden in den Einschlüssen zahlreiche Proteine nachgewiesen (β-Amyloid, hyperphosphoryliertes Tau, Ubiquitin, zelluläres Prion-Protein u. a.), die an die histologischen Veränderungen bei der Alzheimer Erkrankung erinnern (Askanas und Engel 2005). Elektronenmikroskopisch imponieren die Einschlüsse als 12–18 nm große, paarig auftretende helikale Filamente und als 6–10 nm große, amyloidähnliche Fibrillen. Bei der familiären IBM (hIBM) ist das Infiltrat gering ausgeprägt oder fehlt völlig, weshalb der Begriff der familiären oder hereditären Einschlusskörpermyopathie (hIBM) zutreffender ist.
Bei der sporadischen IBM (sIBM) ist – ähnlich wie bei der PM – ein endomysial betontes, von CD8 +-T-Lymphozyten dominiertes Infiltratmuster nachweisbar, das ebenfalls Zeichen der klonalen Restriktion aufweist (Hohlfeld 2002a).

J 8.1.2.5 Bildgebung

In klinisch unklaren Fällen kann eine MRT der betroffenen Muskelgruppen bei der Auswahl eines geeigneten Biopsiemuskels weiterhelfen. Das die Entzündung begleitende Muskelödem wird in den T2- und STIR (short tau inversion recovery) Sequenzen als fokale oder diffus hyperintense Signalveränderung dargestellt. Fettiger Muskelumbau ist hyperintens in der T1-Wichtung. Das Ausmaß der funktionellen Beeinträchtigung und der Krankheitsaktivität korreliert mit der T2- und STIR-Signalintensität, kann also auch zur Dokumentation des Behandlungserfolges im Rahmen von Studien geeignet sein.

J 8.1.2.6 Differentialdiagnose

Differentialdiagnostisch zur Myositis ist an Muskeldystrophien, myofibrilläre Myopathien, myotone Dystrophien, an toxische, infektiöse oder metabolische Myopathien sowie an endokrine Myopathien zu denken (s. Kap. J 9, J 10, J 11, J 12).

J 8.1.3 Epidemiologie

Die Inzidenz von PM, DM und sIBM zusammen beträgt 0,6–1.0 : 100 000 (Dalakas und Hohlfeld 2003). Die DM ist in allen Altersgruppen die häufigste, die PM die seltenste entzündliche Myopathie, während die sIBM die häufigste Myopathie jenseits des 50. Lebensjahres darstellt. Bei Kindern ist die DM die häufigste entzündliche Muskelerkrankung, während die PM in dieser Altersgruppe nur sehr selten vorkommt. Eine kindliche IBM existiert nicht (Dalakas und Hohlfeld 2003). Zwischenzeitlich besteht international Konsensus darüber, dass es sich bei der PM um eine über Jahrzehnte überdiagnostizierte Erkrankung handelt (van der Meulen et al. 2003), unter der sich leicht zu übersehende andere Diagnosen (DM, Overlap-Syndrome, sIBM, hIBM, Muskeldystrophien, Myalgie-Syndrome u. v. m.) maskieren (Amato und Griggs 2003).

J 8.1.3.1 Genetische Faktoren

Umfangreiche Daten wurden über die Assoziation bestimmter Haplotypen humaner Leukozyten-Antigene (HLA) mit verschiedenen Myositis-Untergruppen publiziert, so z. B. DM und PM (bei Kaukasiern): HLA-DRB1*0301, HLA-DQA1*0501; PM: HLA-B8, HLA-DR3; sIBM: HLA-DR3, HLA-DR52, HLA-B8 (Wedderburn et al. 2007, Badrising et al. 2004, Dalakas 2004b, Lampe et al. 2003, Shamim et al. 2002). Mastaglia et al. postulieren, dass Interaktionen zwischen dem HLA-DRB1*03 Allel und anderen Allelen am DRB1-Lokus die Erkrankungsprädisposition und den klinischen Phänotyp bei sIBM beeinflussen (Mastaglia et al. 2009). Obwohl ein erheblicher Teil des genetischen Risikos, eine juvenile oder adulte Myositis zu entwickeln, dem HLA-Komplex zuzuordnen ist, zeigen neue Studien, dass auch genetische Regionen außerhalb des HLA-Komplexes möglicherweise an der Erkrankungsprädisposition beteiligt sind. Hier bleiben die Ergebnisse von derzeit laufenden, international koordinierten genomweiten Assoziationsstudien abzuwarten, um die Immunogenetik der Myositis weiter zu erhellen (Chinoy et al. 2009).

Die Eigenständigkeit der Diagnose Polymyositis wird zunehmend infrage gestellt, einerseits durch den im Verlauf häufigen Übergang in eine Einschlusskörpermyositis und andererseits durch die Aufdeckung genetischer Muskeldystrophien mit Inflammation in dieser Patientengruppe. Patienten mit Diagnose einer sogenannten sporadischen Einschlusskörpermyositis gehören ebenso entweder zur wachsenden Gruppe hereditärer Einschlusskörpermyopathien oder aber zur Gruppe der hereditären Proteinaggregationsmyopathien. Diese Reklassifikation reflektiert gut das seit Langem bekannte und klinisch evidente Therapiedilemma bei vielen Patienten mit Polymyositis oder Einschlusskörpermyositis (Schoser 2009).

Die hereditären Formen der IBM (hIBM) – eine autosomal-rezessive (Argov et al. 1997, Eisenberg et al. 1999) und zwei autosomal-dominante Formen – wurden bislang verschiedenen Genloki zugeordnet. Die autosomal-rezessive Form (IBM2) wurde auf Chromosom 9p1-p12 lokalisiert, Mutationen im GNE-Gen (UDP-N-acetylglucosamine-2-epimerase/N-acetylmannosaminekinase; OMIM 603824) konnten als ursächlich gezeigt werden (Eisenberg et al. 2001). Erwähnenswert ist hier eine ungewöhnliche Verteilung der Paresen mit Aussparung der Quadrizeps-Muskulatur (quadriceps-sparing myopathy, QSM). Alle Patienten nahöstlicher Abstammung tragen eine einzelne homozygote Missense-Mutation, in betroffenen Familien anderer ethnischer Herkunft finden sich compound heterozygote Mutationen im GNE-Gen (Krause et al. 2003). Interessanterweise werden auch bei der Nonaka-Myopathie, einer Erkrankung aus der Gruppe der distalen Myopathien, Mutationen im GNE-Gen gefunden (Kayashima et al. 2002). Eine autosomal-dominante Einschlusskörpermyopathie, ursprünglich als IBM1 bezeichnet (Clark et al. 1978), wurde zwischenzeitlich genetisch als Desminopathie identifiziert (http://neuromuscular.wustl.edu/musdist/distal.html# hibmd). Klinisch steht eine frühe Beteiligung der Quadrizepsmuskulatur und der Fußheber im Vordergrund, morphologisch dominiert eine vakuoläre Myopathie mit myofibrillären Veränderungen. Eine weitere autosomal-dominante Form (IBM3) wurde auf Chromosom 17p13.1 gemappt und wird durch Mutationen im Myosin-Heavy-Chain-IIa-Gen (MYHC2A oder MYH2; OMIM 160740) verursacht (Martinsson et al. 2000). Klinisch zeigt sich eine Myopathie mit Kontrakturen, Ophthalmoplegie und »rimmed vacuoles«. Mutationen im Valosin-containing-protein-Gen führen zur autosomal-dominanten Inclusion Body Myopathy with early-onset Paget Disease and Frontotemporal Dementia (IBMPFD, Kovach et al. 2001).

J 8.1.4 Verlauf

J 8.1.4.1 Natürlicher Verlauf

Zum spontanen Verlauf von Poly- und Dermatomyositis gibt es nur retrospektive Studien aus den 1960er-Jahren, deren Aussagekraft durch den unbekannten Anteil der damals noch nicht als eigene Entität beschriebenen, meist therapierefraktären sIBM eingeschränkt ist. Da die immunsuppressive Therapie von DM und PM seit Langem anerkannte Standardtherapie ist, andererseits aber heute übliche placebokontrollierte Doppelblindstudien nie durchgeführt wurden, gibt es zum natürlichen Verlauf von PM und DM keine zuverlässigen Daten. In den 1960er-Jahren lag die Überlebensrate bei Myositiden sieben Jahre nach Diagnosestellung bei nur 53 % (Hochberg et al. 1986), während heute nur Myositiden mit extramuskulärer Beteiligung, v. a. mit interstitieller Lungenbeteiligung, eine eingeschränkte Lebenserwartung haben können (Sy et al. 2010).

Bei der sIBM, deren Verlauf durch immunsuppressive Therapie kaum beeinflusst wird, wurde ein progredienter Rückgang der Muskelkraft (in MRC-Graden) um durchschnittlich 14 % pro Jahr beschrieben (Lindberg et al. 1994, Rose et al. 2001). Eine weitere Studie zeigte eine generelle Abnahme der Muskelkraft von 4 % innerhalb von sechs Monaten (Rose et al. 2001).

J 8.1.4.2 Verlaufsbeurteilung

Als allgemeine Parameter der Verlaufsbeurteilung gelten der klinische Verlauf der letzten drei bis sechs Monate, die Höhe der CK im Serum, die jedoch nicht mit der Krankheitsaktivität korreliert, aber zum Beispiel ein Rezidiv unter Therapie anzeigen kann, und der Grad der pathologischen Spontanaktivität im EMG. Fakultativ können noch serologische Immundiagnostik, Kernspintomographie der betroffenen Muskelgruppen und Biopsiebefunde herangezogen werden. In den meisten Kliniken ist die manuelle Kraftprüfung des British Medical Research Council in fünf Kraftgraden üblich (Medical Research Council 1986). Um die Durchführung klinischer Studien und damit die Feststellung der therapeutischen Wirksamkeit neuer Therapieformen zu standardisieren, wurde die »International Myositis Assessment and Clinical Studies (IMACS) Group« gebildet. IMACS hat eine Reihe von Zielparametern, Skalen und Scores als Verlaufs- und Endpunkte für klinische Studien bei Myositiden entwickelt (Isenberg et al. 2004, Rider et al. 2003).

J 8.1.4.3 Assoziation mit Malignomen

Zahlreiche Untersuchungen deuten auf eine Assoziation von DM und PM mit Malignomen hin (Ponyi et al. 2005). So litten in einer großen skandinavischen, populationsgestützten Studie 198 von 618 DM-Patienten (32 %) und 137 von 914 PM-Patienten (15 %) an einem Malignom (Hill et al. 2001). Das relative Malignom-Risiko im Vergleich zur Kontrollgruppe wird bei DM-Patienten auf 3,0–4,4, bei PM-Patienten auf 1,3–2,1 geschätzt (Hill et al. 2001). In der Häufigkeitsverteilung dominierten laut Hill bei der DM Ovarial- (10,5), Lungen- (5,9), Pankreas- (3,8), Magen- (3,5) und kolorektale (2,5) Karzinome sowie Non-Hodgkin-Lymphome (3,6); bei der PM traten Non-Hodgkin-Lymphome (3,7), Lungen- (2,8) sowie Blasen-Karzinome (2,4) gehäuft auf (relatives Risiko jeweils in Klammern). Auch bei sIBM konnte ein leicht erhöhtes Malignomrisiko festgestellt werden (Buchbinder et al. 2001). Die Myositis kann dem Nachweis der malignen Erkrankung um bis zu fünf Jahre vorausgehen, allerdings wird die Wahrscheinlichkeit für eine zugrunde liegende Tumorerkrankung mit zunehmender Myositis-Erkrankungsdauer von Jahr zu Jahr geringer. Empfohlen wird daher in den ersten Erkrankungsjahren eine sorgfältige Suche nach Malignomen besonders bei DM-, aber auch bei PM- und in Einzelfällen auch bei sIBM-Patienten. Angesichts der großen Variation der assoziierten Tumorerkrankungen wird auch der sinnvolle Umfang der Malignomsuche in der Literatur sehr unterschiedlich bewertet. Neben sorgfältiger Anamnese, klinischer Untersuchung, Routine-Labor, Urinsediment und Hämokkult-Test halten Sparsa et al. (2002) eine Computertomographie von Thorax und Abdomen für Männer, für Frauen zusätzlich ein Becken-CT als Screening-Untersuchung für sinnvoll. Hill et al. (2001) empfehlen darüber hinaus für DM-Patientinnen Mammographie und gynäkologische Untersuchung. Andere Autoren halten ein Ganzkörper-FDG-PET für ein sensitives Instrument zur Suche eines unbekannten Primär-Tumors, das in manchen Fällen den konventionellen Untersuchungen überlegen ist (Bohuslavizki et al. 2000).

J 8.1.4.4 Prognose

In Abwesenheit eines initial vorhandenen malignen Tumors werden die 5-Jahres-Überlebensraten von Erwachsenen mit DM oder PM in der Literatur zwischen 70 % und 89 % beziffert (Engel et al. 1994). Eine retrospektive Studie analysierte den Verlauf von 77 Patienten mit PM und DM (Marie et al. 2001, 2002). Unter immunsuppressiver Therapie beschrieben Marie et al. bei 40 % der Patienten eine Remission, bei weiteren 43 % eine Verbesserung, bei 17 % kam es zur Verschlechterung der klinischen Symptomatik. Die Überlebensraten waren 83 % nach einem Jahr, 77 % nach fünf Jahren. Unter den Todesursachen waren neu aufgetretene Malignome (47 %) und pulmonale Komplikationen (35 %) am häufigsten. Lynn et al. (2005) beschrieben bei 44 Patienten eine Rückfallquote von 45 % sowie eine Mortalität aufgrund von begleitenden Tumor- oder Lungenerkrankungen von 33 %.
Allgemein gelten neben malignen Begleiterkrankungen als prognostisch ungünstige Parameter ein hohes Lebensalter, Herzerkrankungen, interstitielle Lungenerkrankungen, Schwäche der Atemmuskulatur, Schluckstörungen, akuter Krankheitsbeginn, hohe Blutkörperchensenkungsgeschwindigkeit und späte oder unzureichende Therapie (Marie et al. 2001, 2002). Die Prognose paraneoplastischer Myositiden wird im Wesentlichen von der malignen Grunderkrankung bestimmt. Der Verlauf der sIBM ist durch ein langsames, stetiges, bislang therapeutisch kaum beeinflussbares Fortschreiten über Jahre gekennzeichnet.
Einen primär ungünstigeren Verlauf hat die sog. SRP-Myositis mit Nachweis von Fasernekrosen und serologisch SRP-Antikörpern.

J 8.1.5 Therapeutische Prinzipien

J 8.1.5.1 Pathomechanismen

Obwohl die Ätiologie weder von PM, DM noch sIBM vollkommen aufgeklärt ist, werden zumindest für die PM und DM ursächlich autoimmune Mechanismen angenommen. Diese Hypothese wird durch die häufige Assoziation mit anderen Autoimmunerkrankungen, durch die T-Zell-vermittelte Myotoxizität im entzündlich veränderten Muskel bzw. die komplementvermittelte Mikroangiopathie und den Nachweis von Autoantikörpern gestützt (Dalakas 2004b, Dalakas und Hohlfeld 2003, Hohlfeld 2002a, 2002b). Dies gilt in begrenztem Umfang auch noch für die s-IBM, die aufgrund sog. Neurodegenerationsproteine in den »rimmed vacuoles« zusätzlich neurodegenerative Anteile aufweist. Auch hier ist der Auslöser unbekannt, der – wie man heute vermutet – eine Kaskade von Amyloid-Ablagerung, oxidativem Stress, abnormer Signaltransduktion und Entzündungsreaktion auslöst (Askanas und Engel 2005, Walter et al. 2001).

Für die immer wieder diskutierte virale Genese von DM, PM oder sIBM ließ sich in PCR-Studien zum Nachweis viralen Genoms kein Anhalt finden (Fox et al. 1996).
Schmidt et al. konnten in neueren Studien zeigen, dass bei sIBM das induzierbare kostimulatorische Molekül (ICOS) und der ICOS-Ligand (ICOS-L), die wichtig für die T-Zell-Kostimulation sind, hochreguliert sind. Diese Ergebnisse stützen die These, dass Muskelfasern bei sIBM die Fähigkeit zur Antigenpräsentation besitzen und dabei ein spezifisches Subset autoinvasiver CD8+-T-Zellen aktivieren, was zu einem zytotoxischen Effekt führt und den immunopathogenetischen Mechanismus bei der Entstehung der sIBM stärkt (Schmidt et al. 2004). Andererseits zeigte dieselbe Arbeitsgruppe, dass AlphaB-Crystallin mit der Überexpression von Amyloid-Precursor-Protein (APP) im sIBM-Muskel assoziiert ist, und dass die Hochregulation von AlphaB-Crystallin der Akkumulation von Beta-Amyloid vorausgeht, was wiederum zeigt, dass ein Konglomerat aus Zellstress, Entzündung und Degeneration bei sIBM eine wichtige Rolle spielt (Muth et al. 2009).

J 8.1.5.2 Allgemeine Therapierichtlinien (Übersicht: Tab. J 8.3)

Die Behandlung der entzündlichen Myopathien erfolgt weitgehend empirisch, ein Cochrane-Review zur Therapie der DM/PM (Choy et al. 2005) konnte mangels qualitativ hochwertiger kontrollierter klinischer Studien nur insgesamt sechs Studien in die systematische Untersuchung einschließen (Bunch 1981, Bunch et al. 1980, Dalakas et al. 1993, Miller et al. 1992, 2002, Vencovsky et al. 2000, Villalba et al. 1998), sodass keine evidenzbasierte Aussage zum Stellenwert immunsuppressiver Medikation getroffen werden konnte – obgleich diese empirisch klar wirksam ist. Wichtig ist in diesem Zusammenhang, dass praktisch alle bei Myositiden zur Anwendung kommenden Therapien unter »off-label use« fallen. Die zur Verfügung stehenden Therapieformen sind wenig selektiv in ihrer Wirkung auf das Immunsystem. Ein hoher Anteil der Patienten mit PM und DM spricht gut auf eine Kortikosteroid-Monotherapie bzw. auf eine Kortikosteroid/Immunsuppressiva-Kombinationstherapie an und erreicht eine zumindest weitgehende funktionelle Remission. Allerdings ist trotz ausreichender Therapiedauer das Auftreten von Rezidiven insbesondere bei der DM nicht auszuschließen, und in einigen Fällen besteht eine kontinuierliche Krankheitsaktivität und Therapieresistenz (sIBM >>> PM > DM). Das Auftreten nicht tolerierbarer Nebenwirkungen erfordert in einigen Fällen eine Änderung des Therapieregimes. Bislang gibt es keine aussagekräftigen prognostischen Marker, um Patienten, die nicht zufriedenstellend auf die konventionelle Therapie ansprechen, frühzeitig zu identifizieren. Es bestehen allerdings Hinweise, dass das initiale Therapieschema Einfluss auf den nachfolgenden klinischen Verlauf hat. Insbesondere bei Patienten mit DM kann die hochdosierte intravenöse Gabe von Methylprednisolon der oralen Verabreichung überlegen sein; allerdings gibt es weiterhin keine Studien, die die beiden Therapieformen direkt vergleichen (van der Meulen et al. 2000). Die Kombination von Steroiden und Azathioprin wird zur schnelleren Krankheitskontrolle und zur früheren Steroidreduktion befürwortet. In einer Follow-up-Studie zeigte sich eine Steroid-Azathioprin-Kombination gegenüber einer Steroidmonotherapie hinsichtlich Rezidivhäufigkeit und 2-Jahres-Ergebnis überlegen (Bunch 1981). Ob andere immunsuppressive Substanzen wie Methotrexat, Ciclosporin und Cyclophosphamid dem Azathioprin der Initialkombinationstherapie oder als Therapie der 2. Wahl in therapieresistenten Fällen gleichwertig oder sogar überlegen sind, wurde bislang nicht systematisch geklärt (Choy et al. 2005). Eine Wirksamkeit von TNF-alpha-Rezeptor-Antagonisten, Interferon-beta-1a und neueren Biologika, muss in ausstehenden kontrollierten Studien evaluiert werden.

Hochdosierte intravenöse Immunglobuline (IvIg) stellen eine wichtige zusätzliche therapeutische Option bei autoimmunen Myositiden dar. In einer kontrollierten Studie bei Patienten mit DM, die auch als eingeschränkt evidenzbasiert gelten kann (Choy et al. 2005), zeigte sich eine signifikante Wirksamkeit von IvIg als Add-on-Therapie auf Muskelkraft und Hautsymptome (Dalakas et al. 1993). Wiederholte Muskelbiopsien bei mit IvIg behandelten Patienten zeigten eine signifikante Besserung der Zytoarchitektur des Muskels mit Rückgang der abnormen immunpathologischen Parameter. In einer offenen Studie bei Kindern mit DM zeigte sich ein deutlicher klinischer Benefit unter IvIg add-on, was in der Folge eine Dosisreduktion der konventionellen Therapie ermöglichte (Sansome und Dubowitz 1995). Für die PM liegen keine kontrollierten Studien vor, offene Studien bei Patienten mit PM und Overlap-Syndromen (Cherin et al. 1991a, 1991b) zeigten aber eine Besserung der muskulären Kraft. Als Therapie der ersten Wahl bei PM und DM konnte eine der konventionellen Therapie überlegene Wirksamkeit von IvIg bislang nicht belegt werden (Cherin et al. 1994).

Zusammenfassend sollten IvIg bei der DM und PM bei ausgeprägter Krankheit und Versagen der Standardtherapie bzw. beim Auftreten nicht-tolerierbarer Nebenwirkungen der konventionellen Therapie additiv für zunächst bis sechs Monate zur Anwendung kommen. Sollte sich auch unter dieser Therapie ein nicht ausreichender Therapieeffekt einstellen, so sollte insbesondere bei der DM eine erneute intensive Tumorsuche durchgeführt werden. Bei der PM empfiehlt es sich, eine erweiterte bioptische Differentialdiagnose ggf. mit Rebiopsie inklusive Zytoskelettdiagnostik und EM durchzuführen. Bei der juvenilen DM kann im Hinblick auf Toxizität und Nebenwirkungen der konventionellen Therapie in Relation zum Lebensalter ein primärer Therapieversuch mit IvIg überlegt werden.

J 8.1.6 Pragmatische Therapie

J 8.1.6.1 Pragmatische Therapie der DM/PM

J 8.1.6.1.1 Initialtherapie

Kortikosteroide (*Prednison®, Decortin®, Prednisolon®, Decortin® H*) sind Mittel der 1. Wahl bei DM/PM, akut beginnt man mit 1–2 mg/kg KG für 2–4 Wochen mit anschließender langsamer Dosisreduktion bis zur alternierenden Verabreichung jeden 2. Tag (↔). Obwohl die meisten Patienten zunächst gut ansprechen, wird im Verlauf häufig die zusätzliche Gabe eines Immunsuppressivums notwendig, insbesondere bei schweren Verlaufsformen.

Immunsuppressiva: Die Auswahl des geeigneten Immunsuppressivums bleibt empirisch und richtet sich meist nach persönlicher Erfahrung sowie nach dem Effizienz/Sicherheitsprofil. Azathioprin (*Imurek®, Zytrim®, Azathioprin®*) in einer Dosierung bis 2–3 mg/kg KG wird bei moderaten bis schweren Verlaufsformen, z. B. bei generalisierter Schwäche, Ateminsuffizienz oder Schluckbeteiligung schon initial additiv verabreicht, hat allerdings eine Latenz von 3–6 Monaten bis zum Wirkungseintritt (↔). Methotrexat (*MTX®, Methotrexat®*, 7,5–25 mg/Woche) wirkt schneller als Azathioprin, entfaltet jedoch als Nebenwirkung gelegentlich eine Pneumonitis, die schwer von einer interstitiellen Lungenerkrankung bei z. B. Jo-1-Syndrom zu unterscheiden sein kann (↔). Ciclosporin (*Sandimmun®, Ciclosporin®*, 2,5–5 mg/kg KG/d, in zwei Dosen je nach Plasmaspiegel und Wirkung) wird bevorzugt als Reserve eingesetzt (↔). Cyclophosphamid (*Endoxan®*, 1–2 mg/kg KG/d p. o., 0,5–1,0 g/m² i. v.) kommt bei der DM/PM nur bei Versagen der herkömmlichen Therapie oder bei Anti-Synthetase-Syndromen mit Begleitalveolitis zur Anwendung (Riley et al. 2004, Schnabel et al. 2005) (↔). Mycophenolatmofetil (*CellCept®*, 2 g/d) kann als Reservemittel bei leichteren Formen mit guter Verträglichkeit eingesetzt werden (Majithia und Harisdangkul 2005, Chaudhry et al. 2001, Mowzoon et al. 2001)(↔).

Intravenöse Immunglobuline (IvIg): IvIg (Flebogamma®, Gammagard®, Gamunex®, Intratect®, Kiovig®, Octagam®, Pentaglobin®, Privigen®, Sandoglobulin®, 2 g/kg KG alle 1–2 Monate) sind Mittel der 2. Wahl bei der DM additiv zu Kortikosteroiden vor Azathioprin, ggf. bei der kindlichen DM Mittel der 1. Wahl. Bei der PM können IvIg bei nicht ausreichendem Therapieerfolg der Kombination Kortikosteroide/Azathioprin zusätzlich im Sinne einer 3-fach-Therapie verabreicht werden (↔).

Zukünftige Immuntherapien: Bei therapierefraktären Fällen, experimentell und im Rahmen klinischer Studien, werden auch CD-20-Antikörper (Rituximab®), TNFalpha-Rezeptor-Antagonisten wie Infliximab (Remicade®), Etanercept (Enbrel®), Interferon-beta-1a (Avonex®) oder T-Zell-Signaltransduktion blockierende Substanzen wie Tacrolimus/FK506 (Prograf®) angewendet. Der Benefit dieser Therapieformen ist nicht abschließend beurteilbar (Choy und Isenberg 2002, Levine 2005, Nadiminti und Arbiser 2005, Rios Fernandez et al. 2009, Dalakas et al. 2010) (↔).

Erhaltungstherapie

Spätestens nach einem halben Jahr sollte eine *Dosisreduktion der Kortikosteroide* unter die Cushing-Schwelle mit alternierender Verabreichung erfolgen. *Immunsuppressiva* sollten spätestens im Verlauf additiv gegeben werden, wenn die Steroiddosis nach mehr als drei Monaten noch deutlich über der Cushing-Schwelle liegt und eine weitere Reduktion nicht ohne Rezidiv möglich ist. Methotrexat wird bei der kindlichen DM gegenüber Azathioprin bevorzugt. Im Erwachsenenalter wird es meist dann eingesetzt, wenn Azathioprin sich als zu wenig wirksam erweist, oder wenn ein schnellerer Wirkungseintritt zwingend nötig ist.

Langzeittherapie

Nach Erreichen einer klinischen Stabilisierung ist in der Regel eine niedrig dosierte Langzeittherapie, meist als Kortikosteroid/Immunsuppressiva Kombinationstherapie, erforderlich. Zur Rezidivprophylaxe wird diese Behandlung meist für 1–3 Jahre, ggf. auch länger, durchgeführt. Bei unter dieser Therapie auftretender progredienter Schwäche muss zwischen noch unzureichender Therapie und einer sich entwickelnden Steroidmyopathie unterschieden werden. Normale, tendenziell sehr niedrige oder unveränderte CK-Werte bei progredienter Schwäche weisen in Richtung einer Steroidmyopathie. Das Vorliegen einer Steroidmyopathie ist jedoch bei ansonsten fehlenden Zeichen einer iatrogenen Cushing-Symptomatik (z. B. Osteoporose, cushingoider Phänotyp) eher unwahrscheinlich. Ebenso muss zwischen noch vorhandener Prozessaktivität und einem Defektsyndrom nach ausgebrannter DM/PM unterschieden werden. Erfahrungsgemäß treten Probleme bei der Therapie häufig dann auf, wenn zwar viele verschiedene Substanzen probiert werden, aber keine in ausreichender Dauer und Dosierung verabreicht wird. Einige der zahlreichen bekannten Nebenwirkungen der Kortikoid-Langzeittherapie wie Magenulzera oder Osteoporose können durch Protonen-Blocker sowie die Substitution von Kalzium und Vitamin D abgemildert werden.

J 8.1.6.2 Pragmatische Therapie der sIBM

Die sIBM ist weitgehend therapierefraktär, Kortikosteroide und Immunsuppressiva haben sich empirisch mit wenigen Ausnahmen als unwirksam erwiesen, kontrollierte Studien liegen jedoch weder zur Wirksamkeit von Kortikosteroiden noch zum Wirksamkeitsvergleich der verschiedenen immunsuppressiven Substanzen miteinander vor. Insgesamt wird das Ansprechen der sIBM auf eine immunsuppressive Therapie kontrovers diskutiert, nur noch einzelne Autoren halten einen Therapieversuch (*Kortikosteroide plus Azathioprin oder Methotrexat*) über drei bis sechs Monate für gerechtfertigt (Mastaglia und Zilko 2003) (↔).

Eine placebokontrollierte Pilotstudie mit Anti-Thymozyten-Globulin (*ATG Fresenius®*) und Methotrexat über zwölf Monate bei zehn Patienten zeigte eine gleichbleibende Muskelkraft in der ATG/MTX-Gruppe gegenüber einer Verschlechterung von 15 % in der Placebogruppe. Schwere Nebenwirkungen traten nicht auf (Lindberg et al. 2003) (↔).

Tab. J 8.3: Pragmatische Therapie der und Dermatomyositis

Indikation	Medikament	Dosierung	Nebenwirkungen*	Labor	Studienwertigkeit
a) bei schwerer Ausprägung zu Beginn, dann weiter wie b)	**Methylprednisolon** (Urbason®, Medrate®)	500 mg/d i. v. über 3 Tage	Blutzuckerentgleisung, Magenulzera, erhöhte Thrombosegefahr, psychische Veränderungen	Blutzucker, Blutbild, E-lyte, CRP	(↔)
	Prednisolon (Solu-Decortin® H)				
b) bei mittlerer Ausprägung	**Prednison** (Decortin®, Ultracorten®)		zusätzlich Cushing-Syndrom, Osteoporose, Bluthochdruck, Glaukom, Katarakt, Infektionen, bei Kindern Verzögerung von Wachstum und Sexualentwicklung	Blutzucker, Blutbild, E-lyte, CRP	(↔)
	Prednisolon (Decortin® H) Beginn: nach Ansprechen: (ca. 6–12 Wochen) Erhaltungsdosis:	1–2 mg/kg KG/d p. o. Reduktion um 5–10 mg Tagesdosis pro Woche 5–10 mg/d oder 15–20 mg jeden 2. Tag			
Komedikation	**Protonenblocker** (Antra®, Pantozol®)	1 × 40 mg/dg/d p. o.			
	Ranitidin (Sostril®, Zantic®)	2 × 150 mg/d p. o.			
bei Langzeittherapie	**Kalzium** (Calcivit®, Calcium®)	0,5–1 g/d p. o.			
	Vitamin D (Rocaltrol®)	0,25 ug/d p. o.			
c) bei schwerer Ausprägung zusätzlich zu b)					
1. Wahl					
	Azathioprin (Imurek®, Zytrim®, Azathioprin®)	2–3 mg/kg/KG/d p. o.	KM-Suppression, Hautausschlag, gastrointestinale NW, Infektionen, Hepatotoxizität, erhöhtes Malignomrisiko, embryotoxisch	Leberwerte, Blutbild, CRP, Dosisreduktion bei Leukozyten < 3,5 G/l Pankreasenzymentgleisung	(↔)
CAVE	Keine Komedikation von Allopurinol!				

J 8

Tab. J 8.3: Pragmatische Therapie der und Dermatomyositis (Fortsetzung)

Indikation	Medikament	Dosierung	Nebenwirkungen*	Labor	Studienwertigkeit
2. Wahl					
bei Kindern ggf. 1. Wahl!	**Immunglobuline** (Flebogamma®, Gammagard®, Gamunex®, Intratect®, Kiovig®, Octagam®, Pentaglobin®, Privigen®, Sandoglobulin®).	0,4 g/kg/KG i. v./d über 5 Tage, Wiederholung alle 4–8 Wochen je nach Klinik	Fieber, Kopfschmerzen, Übelkeit; *selten:* aseptische Meningitis, Anaphylaxie (bes. Patienten mit IgA-Mangel), erhöhtes Ischämierisiko (Erhöhung der Blutviskosität), Nieren- u. Leberfunktionsstörung, hämolytische Anämie, Unwirksamkeit von Lebendimpfstoffen (für ca. 3 Monate)	Blutbild, Elektrolyte, direkter Coombs-Test	(↑) (für DM) (↔) (für PM) (↑) (für sIBM)
3. Wahl					
bei Kindern ggf. 2. Wahl!	**Methotrexat** (MTX®, Methotrexat®) Beginn: nach 3 Wochen je nach Klinik Steigerung: Zieldosis:	 7,5 mg/Woche p. o. um 2,5 mg/Woche p. o. 10–25 mg/Woche p. o.	gastrointestinale NW, Leukopenie, Pneumonitis, Stomatitis, Lebertoxizität, Haarausfall, Osteopo-rose, KM-Suppression, Hyperurikämie, Exantheme, embryotoxisch	Blutbild, Leberwerte, Harnsäure	(↔)
4. Wahl					
bei Kindern ggf. 3. Wahl! CAVE	**Ciclosporin** (Sandimmun®, Ciclosporin®) Keine Komedikation anderer nephrotoxischer Substanzen! Beeinflussung des Serumspiegels durch zahlreiche Medikamente!	2,5–5 mg/kg KG/d p. o. in 2 Dosen je nach Plasmaspiegel und Wirkung	dosisabhängige Nephrotoxizität, Hypertrichose, Tremor, Müdigkeit, Enzephalopathie, gastrointestinale NW, erhöhtes Malignomrisiko	Kreatinin, Harnstoff, K+, mg++, Bilirubin, Leberenzyme, Ciclosporinspiegel, CRP	(↔)
d) bei schwerster Ausprägung mit extramuskulärer Organbeteiligung (z. B. interstitielle Lungenerkrankung) **zusätzlich zu b)**	**Cyclophosphamid** (Endoxan®, Cyclostin®)	1–2 mg/kg KG/d p. o. 0,5–1,0 g/m² i. v.	hämorrhagische Zystitis, gastrointestinale NW, Dermatitis, KM-Suppression, Leberschäden, Haarausfall, kanzerogen, embryotoxisch	Blutbild, Leberwerte, Harnsäure, CRP, Urinstatus	(↔)
Komedikation:	ggf. Antiemetikum				
Reserve					
	Mycophenolatmofetil (CellCept®)	2 g/d p. o.	Sepsis, Leukopenie, Thrombopenie, Anämie, Harnwegsinfekte, Candidose, gastrointest. NW, Herpes simplex, Herpes zoster Selten: Fieber, grippeartige Symptome, Panzytopenie, Nierenfunktionsstörungen, Infektionen	Blutbild, Diff.-BB, Leber- und Nierenwerte, E-lyte, CRP	(↔)

Tab. J 8.3: Pragmatische Therapie der und Dermatomyositis (Fortsetzung)

Indikation	Medikament	Dosierung	Nebenwirkungen*	Labor	Studienwertigkeit
Zukünftige Immuntherapien					
	CD20-Antikörper (Rituximab® Mab Thera) Nicht bei Überempfindlichkeit gg. Maus-Proteine, aktive, schwere Infekt. (z. B. TB, Sepsis, opportun. Infekt.). Indikat. rheum. Arthritis zusätzl.: Stark eingeschränkte. Immunabwehr, schwere Herzinsuffizienz. (NYHA Kl. IV) od. Herzerkrankung.	375 mg/m² KOF, anfangs 4 x alle 8 Tage, bei pos. Ansprechen 1 x nach 3–6 Monaten	Anaphylakt. u. andere Überempfindlichkeitsreaktionen nach i. v.-Gabe mögl. Zur Behandl. dieser Reaktion sollten AM, wie z. B. Adrenalin, Antihistaminika u. Kortikoide zur Verfügung stehen. Sehr selten Berichte v. tödl. Verlauf progressiver multifokaler Leukoenzephalopathie (PML) nach MabThera-Gabe bei Pat. mit Non-Hodgkin-Lymphom, rheumat. Arthritis oder best. Autoimmunerkrankung. Sorgfältige Überwachung auf Anz. oder Sympt. einer PML. Auf Anzeichen v. Infektionen achten, wenn im Anschluss an die MabThera-Therapie Biologicals und/oder DMARDs verwendet werden	Blutbild, Diff.-BB, Leber- und Nierenwerte, E-lyte, CRP	(↔)
	Infliximab (Remicade®) Nicht bei Tuberkulose od. anderen schweren Infekt. wie Sepsis, Abszesse u. opportunist. Infekt. Überempfindl. ggü. murinen Proteinen, mäßiggradige od. schwere Herzinsuff. (NYHA Klasse III/IV)	Bei rheumatoider Arthritis (keine Empfehlungen für DM/PM): 3 mg/kg i. v. über 2 Std, zusätzl. Infusion von 3 mg/kg KG 2 u. 6 Wo. nach Erstinfektion, danach alle 8 Wo. Remicade muss zusammen mit Methotrexat verabreicht werden	Häufig: Kopfschmerzen, Schwindel/Benommenheit, Übelkeit, Diarrhö, Abdominalschmerzen, Dyspepsie, Hautausschlag, Pruritus, Urtikaria, vermehrte Schweißsekretion, Hauttrockenheit, Virusinfekt. (z. B. Influenza, Herpes), Infekt. d. unteren Resp.-trakts (z. B. Bronchitis, Pneumonie), Infekt. d. oberen Resp.-trakts, Dyspnoe, Sinusitis, Serumkrankh.-ähnl. Reaktionen, Flushing, Ermüdung, thorakale Schmerzen, inf.-bedingte Reakt, Fieber, erhöhte Leber-Transaminasen. Gelegentlich: Depression, Verwirrtheit, Agitiertheit, Schlaflosigkeit, Amnesie, Apathie, Nervosität, Somnolenz, gestörte Wundheilung, bakterielle Infektionen, Tuberkulose, Pilzinfektion, Leberfunkt.-störungen, Thrombozytopenie, Anämie, Leukopenie, Lymphadenopathie, Lymphozytose, Lymphopenie, Neutropenie, demyelin. Erkrank., Lupus-ähnl. Syndrom, allergische Reakt, anaphylakt. Reakt, Synkope, Bradykardie, Herzklopfen, Zyanose, Arrhythmie, Verschlechterung einer Herzinsuffizienz, Ekchymose/Hämatom, Hitzewallungen, Hypertonie, Hypotonie, Petechien, Thrombophlebitis, Gefäßspasmus, periphere Ischämie, Epistaxis, Bronchospasmus, Pleuritis, Lungenödem, Obstipation, gastroösophagealer Reflux, Cheilitis, Divertikulitis, Leberfunkt.-stör, Cholezystitis, Alopezie, Mykosen der Haut/Onychomykose, Ekzem/Seborrhö, Blasenbildung, Furunkulose, Hyperkeratose, Rosacea, Verruca, Pigmentanomalie, Reaktionen an d. Nadeleinstichstelle, Ödem, Schmerzen, Frösteln, Abszess, Cellulitis, Konjunktivitis, Endophthalmitis, Keratitis, periorbitales Ödem, Myalgie, Arthralgie, Rückenschmerzen, Autoantikörper, Störungen d. Komplementsystems.	Blutbild, Diff.-BB, Leber- und Nierenwerte, E-lyte, CRP	↔

J 8

Tab. J 8.3: Pragmatische Therapie der und Dermatomyositis (Fortsetzung)

Indikation	Medikament	Dosierung	Nebenwirkungen*	Labor	Studienwertigkeit
	Etanercept (Enbrel®) Nicht bei Sepsis od. Risiko einer Sepsis. Pat. m. aktiver Tuberkulose. Pat. m. aktiven Infekt., einschl. chron. od. lokalisierter Infektion	25 mg Etanercept 2 x wöchentl. s. c.	Reaktionen an der Inj.-stelle (einschl, Bluterguss, Erythem, Juckreiz, Schmerzen, Schwellung), meist reversible »Recall«-Reakt. an der Inj.-stelle. Schwerwiegende Infektionen wie z. B. Abszess, Bakteriämie, Bronchitis, Tuberkulose (einschl. Miliartuberkulose u. extrapulmonäre Tuberkulose), opportunistische Infektionen (einschl. invasive Pilz-, Protozoen-, Bakterien- u. atyp. Mycobakterien-Infekt.), Bursitis, Erysipel, Cholezystitis, Diarrhö, Divertikulitis, Endokarditis, Gastroenteritis, Appendizitis, Streptokokken-Fasziitis, Hepatitis B (Reaktivier. b. chron. HBV-Trägern), Herpes zoster, Unterschenkelgeschwür, Mundinfekt., Osteomyelitis, Otitis, Peritonitis, Pneumonie, Pyelonephritis, Sepsis, sept. Arthritis, sept. Schock, Myositis, Hautinfekt., Hautgeschwür, Harnwegsinfektionen, kutane Vaskulitis (einschl. leukozytoklast. Vaskulitis), SJS, Erythema multiforme, TEN, Wundinfektion. Ferner Infekt. d. oberen Atemwege, interstit. Lungenerkrankung (einschl. Pneumonitis u. pulmonale Fibrose), allerg. Reaktion, Zystitis, Verschlecht. v. Herzinsuffizienz, Sinusitis, Hypertonie, Thrombozytopenie, Anämie, Leukozytopenie, Neutropenie, Panzytopenie, aplast. Anämie, Fieber, Anfälle, erhöhte Leberenzyme, Pruritus, nichtmelanozytärer Hautkrebs, Urtikaria, Hautausschlag, Psoriasis-art. Hautausschlag, Psoriasis (einschl. Erstmanifest. u. pustulöse Formen, prim. Handflächen u. Fußsohlen), schwere allerg./anaphylakt. Reaktionen (einschl. Angioödem, Bronchospasmen), Makrophagen-Aktivierungs-Syndrom, anti-neutrophile zytoplasmat. Antikörper-pos. Vaskulitis, subakuter kutaner od. diskoider Lupus erythematodes, Lupus-ähnl. Syndrom, tiefe Venenthrombosen, Thrombophlebitis, Lungenembolie, maligne Erkrank. (einschl. Brust- u. Lungen-Karzinom, Lymphom), membranöse Glomerulopathie, Nierensteine, Nieren- od. Herzinsuffizienz, Myokardinfarkt od. -ischämie, Schmerzen im Brustkorb, Synkope, zerebrale Ischämie, Hypotonie, Verschlecht. v. Hepatitis C, Pankreatitis, gastroint. Blutungen, Dyspnoe, Asthma, Polymyositis, gestörte Wundheilung, Verwirrtheit, Depression, Leberschäden, Parese, Parästhesie, Schwindel, allerg. Alveolitis, Angioödem, Skleritis, Knochenfraktur, Lymphadenopathie, Colitis ulcerosa, Ileus, Eosinophilie, Hämaturie, Sarkoidose. ZNS entmyelinisier. Ereignis m. Hinweis auf MS od. lokalisierte entmyelinisierende Zustände wie Neuritis nervi optici	Blutbild, Diff.-BB, Leber- und Nierenwerte, E-lyte, CRP	

Tab. J 8.3: Pragmatische Therapie der und Dermatomyositis (Fortsetzung)

Indikation	Medikament	Dosierung	Nebenwirkungen*	Labor	Studienwertigkeit
	Tacrolimus/FK506 (Prograf®)	0,1–0,2 mg/kg KG/Tag, auf 2 Dosen verteilt	Tremor, Kopfschmerzen, Schlaflosigkeit, Parästhesie, depressive Zustände, Verwirrtheit, Koordinationsstörungen, Nervosität, Agitation, Schwindelgefühl, Störungen des Sehvermögens, Amblyopie, Niereninsuffizienz, Anstieg der Kreatinin- u. Harnstoffspiegel im Blut, Oligurie, Nephropathien, Diabetes mellitus, Hypokaliämie, Hypokalzämie, Übelkeit, Appetitveränderungen, Durchfall, erhöhte Leberwerte, Dyspepsie, Erbrechen, Obstipation, Cholangitis, Bluthochdruck, Anämie, Thrombozytopenie, Leukozytose, Pruritus, Alopezie, Schwitzen, Exantheme, Gelenkschmerzen, Asthenie, Schmerzen, Risiko für virale, bakterielle, mykotische sowie protozoale Infektionen erhöht, Neuropathie	Blutbild, Diff.-BB, Leber- und Nierenwerte, E-lyte, CRP	(↔)

* Weitere Nebenwirkungen/Kontraindikationen sind der »Roten Liste« bzw. den Herstellerinformationen zu entnehmen

Ein Therapieerfolg unter wiederholter Immunabsorption ist bei einem Patienten mit sIBM und monoklonaler Gammopathie beschrieben (Nakayama et al. 2000); diese Therapieform könnte Mittel der Wahl sein, wenn neben der IBM noch andere immunologische Besonderheiten bestehen (↔).
Eine kontrollierte Pilotstudie bei 19 sIBM Patienten mit Oxandrolon *(Oxandrin®)*, einem synthetischen Androgen, zeigte unter Kurzzeitsupplementation allenfalls einen Borderline-Effekt hinsichtlich der Muskelkraft (Rutkove et al. 2002) (↔).
Zwei weitere kontrollierte Pilotstudien konnten keine Wirksamkeit von low-dose und high-dose beta-Interferon-1a (*betaINF1a, Avonex®*) auf die Muskelkraft von 30 s-IBM-Patienten zeigen (Muscle Study Group 2001, 2004) (↓).
Mycophenolatmofetil (CellCept®, 2 g/d) zeigte bei einem von drei publizierten Patienten eine milde passagere Wirksamkeit (Chaudhry et al. 2001, Mowzoon et al. 2001) (↔).
Eine den Krankheitsverlauf stabilisierende Wirkung wurde bislang unter IvIg gezeigt. Dalakas et al. konnten eine signifikante Besserung der Schluck-funktion in einer kontrollierten Studie mit 19 sIBM-Patienten belegen, bei sechs der Patienten, aber nicht in der gesamten Behandlungsgruppe, zeigte sich auch eine funktionelle Besserung hinsichtlich Muskelkraft und Alltagsaktivitäten (Dalakas et al. 1997) (↑). In einer doppelblinden, placebo-kontrollierten Studie konnte bei 22 sIBM-Patienten im Verlauf eines Jahres eine signifikante Besserung der Fähigkeit zu Alltagsaktivitäten von 11 % bei gleichbleibender Muskelkraft erreicht werden (Walter et al. 2000) (↑). Hingegen zeigte die Kombination von Steroiden und IvIg in einer kontrollierten Studie bei 36 sIBM-Patienten keine Wirksamkeit (Dalakas et al. 2001) (↓).
Abhängig vom individuellen Krankheitsverlauf erscheint ein Therapieversuch mit IvIg über sechs Monate sinnvoll. Nach sechs Monaten sollte der Therapieerfolg klinisch (Besserung, Stabilisierung oder weitere Progression) und elektrophysiologisch (Rückgang der pathologischen Spontanaktivität) beurteilt werden, um eine Entscheidung über das Weiterführen der Therapie treffen zu können.

J 8.1.6.3 Supportive Maßnahmen

Untersuchungen – an kleinen Patientengruppen – deuten darauf hin, dass Myositis-Patienten durchaus von (gemäßigtem) körperlichem Training profitieren. So zeigten DM- und PM-Patienten mit stabilisiertem Krankheitsverlauf (gleichbleibende Medikation in den letzten drei Monaten) im Vergleich zur Kontrollgruppe ohne Training eine signifikante Zunahme von Kraft und Ausdauer durch Fahrradergometer- und Step-Training ohne Zunahme der CK-Aktivität (Wiesinger et al. 1998a, 1998b) (↑). Eine Verbesserung der Kraft konnte auch bei zehn DM/PM-Patienten durch ein zuhause durchführbares Übungsprogramm (Alexanderson 2005) (↑) sowie bei fünf sIBM-Patienten durch kontrollierte Widerstandsübungen erzielt werden (Spector et al. 1997) (↑). Die Autoren wiesen darauf hin, dass »konzentrische«, d. h. den Muskel verkürzende Übungen ungefährlicher seien als »exzentrische«, den Muskel dehnende Übungen, die zu Muskelschmerzen, CK-Erhöhungen und vermehrter Entzündungsaktivität führen können. Einge-

J 8

schränkt wird die Aussagekraft der Untersuchungen durch die geringe Anzahl der Studienpatienten und die relativ kurze Beobachtungsdauer (sechs Wochen bis sechs Monate). Außer in den allerersten Krankheitstagen wird keine Ruhigstellung von Myositis-Patienten mehr empfohlen.

Der Einsatz des Nahrungsergänzungsmittels Kreatinmonohydrat *(Creapure®)*, das bei Normalpersonen und Patienten mit verschiedenen neuromuskulären Erkrankungen zu einer vorübergehenden Kraftsteigerung führen kann, ist bei Myositis-Patienten wenig erprobt. In einer offenen, unkontrollierten Studie erhielten 81 Patienten mit unterschiedlichen neuromuskulären Erkrankungen (davon sieben Patienten mit PM, vier Patienten mit DM und drei Patienten mit sIBM) Kreatinmonohydrat zur Nahrungsergänzung. Jeder Patient erhielt 10 g Kreatinmonohydrat pro Tag für fünf Tage, anschließend 5 g/Tag für weitere fünf Tage. Die Autoren beschreiben – unabhängig von der Art der neuromuskulären Erkrankung – einen signifikanten, ca. 10 %igen Kraftzuwachs nach Kreatingabe (Tarnopolsky und Martin 1999), wobei die Ergebnisse dieser Studie bei fehlender Kontrollgruppe und Verblindung nur eingeschränkt zu werten sind (↔).

J 8.1.6.4 Unwirksam oder obsolet

Obwohl Kasuistiken und offene Therapiestudien positive Effekte der Plasmapherese bei inflammatorischen Myopathien beschreiben, konnte eine placebokontrollierte Studie mit 39 Patienten in drei Therapiearmen weder bei der Plasma- noch bei der Leukapherese einen positiven Effekt nachweisen (Miller et al. 1992) (↓). Ebenso stellt heute die Ganzkörper-Lymphknotenbestrahlung keine geeignete Methode mehr dar (Dalakas und Engel 1988) (↓).

J 8.1.6.5 Therapie der paraneoplastischen Myositis

Bei paraneoplastischen Myositiden steht die Behandlung des Grundleidens im Vordergrund. Dies führt bei einem Teil der Erkrankten zur spontanen Rückbildung der muskulären Symptomatik. Kommt es zu keiner befriedigenden Besserung der Beschwerden, sollte die Behandlung wie bei der idiopathischen PM/DM zunächst mit Kortikosteroiden erfolgen. Paraneoplastische Myositiden sprechen – entsprechend ihrer Pathogenese – oft schlechter auf Therapie an als idiopathische Formen. Im Umkehrschluss sollten daher besonders therapierefraktäre Myositiden Anlass zu ausführlicher Tumorsuche geben. Ist neben den Kortikosteroiden eine weitere Immunsuppression erforderlich, sollte die Wahl des Zytostatikums in Abhängigkeit vom Primärtumor erfolgen.

J 8.2 »Overlap«-Syndrome mit Kollagenosen und Myositiden im Rahmen anderer Systemerkrankungen

Bei einer Reihe rheumatischer oder immunpathologischer Systemerkrankungen (chronische Polyarthritis, Morbus Still, systemischer Lupus erythematodes, progressive systemische Sklerodermie, nekrotisierende Arteriitis, Kollagenose vom Mischtyp (Sharp-Syndrom) und Sjögren-Syndrom) besteht eine fakultative Mitbeteiligung des Muskels (Engel et al. 1994, Troyanov et al. 2005). Morphologisch findet sich meist das Bild einer fokalen Myositis, die klinisch oft leichter als die Polymyositis verläuft. Die CK-Werte sind meist leicht bis um das 10-fache der Norm erhöht. Muskelkaterartige Myalgien stehen häufig im Vordergrund der Symptomatik, Paresen und Atrophien sind nur gering ausgeprägt. Therapeutisch kommen neben der Behandlung der Grunderkrankung in erster Linie Glukokortikoide infrage. Der Begriff »Overlap«-Syndrom ist gerechtfertigt, wenn die diagnostischen Kriterien für beide Erkrankungen erfüllt sind (**Tab. J 8.4**).
Die Therapie der Overlap-Syndrome richtet sich nach klinischem Verlauf und Prognose der assoziierten Kollagenose bzw. der jeweiligen Systemerkrankung und ist entsprechenden Lehrbüchern der Rheumatologie und der Inneren Medizin zu entnehmen.

J 8.3 Erregerbedingte Myositiden

J 8.3.1 Virale Myositiden

Im Rahmen von Virusinfektionen kommt es häufig zu einer Mitbeteiligung des Muskels mit flüchtigen Myalgien, die allenfalls eine symptomatische Therapie erfordern. Akute virale Myositiden mit Beteiligung des Muskelparenchyms folgen in der Regel in kurzem zeitlichen Abstand einer fieberhaften Virusinfektion mit Muskelschwellungen, Schwäche, CK-Erhöhung, Myoglobinurie und für eine Myositis typische Veränderungen in EMG und Muskelbiopsie (Chimelli und da Silva 2002). Bei Kindern führt das Influenzavirus zu einer akuten benignen Myositis (Agyeman et al. 2004, Rajajee et al. 2005). Retrovirus-assoziierte Myositiden sind eine häufige Manifestation einer HIV-Infektion (Authier et al. 2005) und sind manchmal schwierig von Muskelschädigungen, die durch die retrovirale Therapie bedingt sind, abzugrenzen. Zu den Viren, die eine Begleitmyositis hervorrufen können, gehören vor allem Influenza-, Coxsackie-, ECHO-, HIV, HTLV-I, EBV, CMV, HSV, Adeno-, Arbo-, Parainfluenza- und Respiratory-Syncytial-Viren.

> Bestimmte klinische Verläufe sind bevorzugt mit folgenden Virusinfektionen assoziiert:
> Benigne akute Myositis: Influenza A und B, Parainfluenza, Adenovirus 2;
> Akute Rhabdomyolyse: Influenza A und B, Coxsackie B5, Echovirus 9, Adenovirus 21, HSV;
> Epidemische Pleurodynie (Bornholm'sche Erkrankung): Coxsackie B 5 (und B1, 3, 4);
> Subakute/chronische Myositis: HIV, HTLV-1, EBV, Echoviren (bei Agammaglobulinämie).

Diagnostisch sollten bei klinischem Verdacht auf eine anhaltende, gravierende virale Myositis Serum-Titer-Bestimmungen im Verlauf sowie entspre-

Tab. J 8.4: Myositiden im Rahmen von Overlap-Syndromen und anderen Systemerkrankungen

Syndrom/Klinik	Muskelbeteiligung	Diagnostik
Rheumatoide Arthritis (RA)		
chronisch entzündliche Gelenkerkrankung, symmetrisch, initial v. a. Fingergrund- und Interphalangealgelenke betreffend, F > M, bei 70 % Beginn zw. 3.–7. Lebensjahrzehnt, häufig: 1–3 % der Bevölkerung, beginnt mit morgendlicher Steifigkeit der betroffenen Gelenke, schubförmiger Verlauf, Assoziation mit Sjögren und sekundärer Neuropathie (CTS, distal symmetrisch oder Mononeuritis multiplex) möglich	entzündliche Infiltrate in der verdickten Synovia, früh vaskulitische Veränderungen mit perivaskulären Infiltraten in multiplen Organen, v. a. Subkutis, Herz, Muskel, Nerven, Immunkomplexablagerungen an Gefäßwänden, proximal betonte Muskelschwäche, Muskelveränderungen sekundär zu Gefäßbeteiligung und perimysialen und endomysialen Infiltraten	Rheumafaktor (RF) Schweregrad korreliert mit Höhe des RF
Sjögren-Syndrom		
Trockenheit von Mund, Augen und anderen Schleimhäuten, chronische Arthritis, lymphozytäre Infiltrate in Speichel- und Tränendrüsen mit sekundärer Fibrose. Möglich: Pankreatitis, interstitielle Nephritis, Vaskulitis, Schilddrüsenveränderungen, Assoziation mit anderen Autoimmunerkrankungen	meist geringe prox. symm. Muskelschwäche; Dysphagie und distale, sensorisch betonte Neuropathie möglich, Muskel- und Nervenveränderungen ähnlich wie bei der RA, perimysiale Infiltrate, Vaskulitis, Immunglobulin- und C3-Ablagerungen an Kapillarwänden	ANA: Anti-SS-A (Ro), Anti-SS-B (La) (Anti-Gamma-Globulin, RF)
Systemische Sklerose		
Haut: Fibrose, Vermehrung der Kollagenfibrillen, Vaskulopathie mit Mediahypertrophie, Fibrose und hyalinen Veränderungen, Raynaud-Phänomen, Arthritis, restriktive Lungenerkrankung, Kalzinosis der Haut, Sicca-Syndrom, z. T. Myokard-Beteiligung	Inzidenz von Myositis bei Sklerodermie: 5–17 %; CK-Erhöhung + PSA im EMG variabel, meist geringe Muskelschwäche, selten schwere Manifestationen Muskelbiopsie: perimysiale Fibrose, +/- Infiltrat perimysial (T-Zell dominiert) und perivaskulär, Endothelhyperplasie, Verminderung der Kapillaren, Typ 2-Faseratrophie	Systemische Sklerose: Anti Scl–70 (anti-DNA-Topoisomerase I) Systemische Sklerose + Myositis: Anti-PM-Scl
CREST-Syndrom		
CREST = Calcinosis cutis – Raynaud-Phänomen – Motilitätsstörung des Ösophagus – Sklerodaktylie – kutane Teleangiektasien	Sonderform der systemischen Sklerose (s. dort)	Anti-Zentromer-Antikörper
Systemischer Lupus erythematodes (SLE)		
F : M = 9 : 1, bes. 2.–5. Lebensjahrzehnt, schmetterlingsförmiges Wangenerythem + Arthritis. Ig-Ablagerungen an epidermalen Basalmembranen. Vaskulitis der kleinen Blutgefäße kann Schleimhäute, Lungen, Herz, ZNS, Nieren und Muskeln betreffen	Myositis in ca. 40 %, mäßig ausgeprägte prox. symm. Muskelschwäche, Dysphagie möglich; Muskelveränderungen ähnlich DM	Anti-ds-DNA-Antikörper Anti-Sm (spez. für SLE) Anti-U1-snRNP (= **U**ridin-rich **s**mall **n**uclear **r**ibo**n**ucleo**p**rotein)

Tab. J 8.4: Myositiden im Rahmen von Overlap-Syndromen und anderen Systemerkrankungen (Fortsetzung)

Syndrom/Klinik	Muskelbeteiligung	Diagnostik
Mischkollagenose (= Mixed connective tissue disease, MCTD)		ANA
meist sequenzielles Auftreten der Symptome von SLE, Sklerodermie, DM/PM und RA, Diagnose aufgrund fünf klinischer Manifestationen: Ödem der Hände, Synovitis, Myositis, Raynaud-Syndrom, Akrosklerose; Mortalität gering, rel. gute Prognose	Vaskulopathie mit Intimahyperplasie und Hypertrophie der glatten Gefäßmuskulatur, Muskelhistologie wenig untersucht: perimysiale Infiltrate, z. T. Fasernekrosen	Anti-U1-snRNP
Hypereosinophiles Syndrom (HES)		
Persistierende Eosinophilie > 1500/mm³ über mindestens sechs Monate ohne andere Ursache, häufig assoziiert mit Anämie und Hypergammaglobulinämie; Multiorganbeteiligung möglich: KM, Haut, Lunge, Herz, ZNS, PNS, Muskel. Schlechte Prognose, kardiale Beteiligung meist lebenslimitierend	Eosinophile Polymyositis: Myalgie, proximale Muskelschwäche. Biopsie: Einzelfasernekrosen, eosinophile Infiltrate perivaskulär, interstitiell und in den Gefäßwänden	Differentialblutbild
Fasziitis mit Eosinophilie (Shulman-Syndrom)		
Diffuse Fasziitis mit Eosinophilie. Oft akuter Beginn mit leichtem Fieber, Myalgien, Arthralgien, Abgeschlagenheit nach Anstrengung oder ohne erkennbaren Auslöser. Hart indurierte Haut, nach mehrwöchiger Dauer Bewegungseinschränkung der Gelenke möglich. Beteiligung innerer Organe selten. Meist zwischen 3. und 6. Lebensjahrzehnt, M > F. Gute Prognose, z. T. Spontanremissionen. Selten kommt es sekundär zu aplastischer Anämie, Thrombozytopenie oder lymphoproliferativen Erkrankungen.	Myalgien, proximale oder distale Muskelschwäche. En-bloc-Biopsie Haut/Subkutis/Faszie/Muskel: Verdickte Faszie, Infiltrat aus Plasmazellen, Lymphozyten, Eosinophilen bis in Haut, Subkutis und Muskel möglich. Falls Muskel mit betroffen, endo- und perimysiale Infiltrate, Einzelfasernekrosen, perifaszikuläre Atrophie, ultrastrukturelle Veränderungen des Gefäßendothels der kleinen Blutgefäße.	(Passagere) Eosinophilie, Hypergammaglobulinämie, BSG-Erhöhung, Erhöhung der CK-Aktivität
Sarkoidose (M. Boeck)		
Granulomatöse Systemerkrankung unbekannter Ätiologie, zu > 90 % Manifestation in der Lunge, andere Organe können betroffen sein. Manifestation im Erwachsenenalter, F > M, Prävalenz in Deutschland ca. 0,5/1 000. Akute Sarkoidose (Löfgren-Syndrom): Uveitis, Erythema nodosum, Arthritis, z. T. Muskelbeteiligung. Insgesamt gute Prognose.	Bei akuter Sarkoidose: Proximale Schwäche, Schmerzen, Krämpfe, im Muskel palpable Knoten. Bei chronischer Sarkoidose: Schmerzlose Polymyositis granulomatosa mit progredienten proximal betonten Paresen. Muskelbiopsie: Oft nur fokal granulomatöse Veränderungen mit Epitheloidzellen, Lymphozyten und Riesenzellen, besonders perivaskulär und im Bindegewebe.	Röntgen-Thorax: Bihiläre Lymphadenopathie. Bei 60–70 % ACE-Erhöhung im Serum. Gallium-Szintigraphie: extrapulmonale Granulome.
Vaskulitis		
s. Kap. E 3 und E 4	Bei allen Vaskulitiden sind entzündliche Muskelveränderungen möglich.	s. Kap E 3 und E 4

Tab. J 8.5: Virale Myositiden

Erreger	Muskelbeteiligung	Diagnostik
Influenza		
Orthomyxovirus, Serotypen A, B, C. Jedes Lebensalter betroffen, oft epidemisch. Typische Beschwerden mit Fieber, Rhinorrhö, allgemeinem Krankheitsgefühl und Schwäche. Muskuläre, kardiale und pulmonale Beteiligung möglich.	Häufigste Ursache von akuten Myositiden im Kindesalter. 1–7 Tage nach Erkrankungsbeginn muskelkaterartige Schmerzen und Schwellungen in den Waden für ca. eine Woche. Histologisch: perifaszikuläre Einzelfasernekrosen, z. T. mit geringem peri- und epimysialen Infiltrat. Elektronenmikroskopisch intranukleäre Einschlüsse aus Bündeln feiner Filamente sowie virale Partikel in membrangebundenen Vakuolen.	Myoglobinurie und Erhöhung der CK-Aktivität möglich Serologie unzuverlässig, Viren in ca. 50 % aus Nasensekret kultivierbar
Coxsackie		
Picorna-Virus, Serotypen A und B. Epidemisch im Sommer und Herbst, Mensch einziger natürlicher Wirt, Übertragung durch Kontakt mit infizierten Personen oder Faeces. Unterschiedliche klinische Manifestationen mit Infektion von Meningen, Peri-/ Myokard, Hoden, Muskel, oberer Respirationstrakt.	*Bornholmsche Erkrankung*: Akut fieberhaft auftretende, Coxsackie-induzierte Pleurodynie, wahrscheinlich durch Myositis von Zwerchfell, Interkostal- und Bauchmuskulatur. Meist spontane Rückbildung innerhalb von 3–10 Tagen, Rückfälle möglich.	Serologie, meist Serotyp BEMG und CK-Aktivität meist normal
Chronische Enterovirusinfektion bei schwerer HIV		
s. Kap. F 10	HIV-assoziierte Myositis, in allen Krankheitsstadien möglich, meist erst bei vollentwickeltem AIDS. Myalgien und proximal betonte Schwäche. Histologisch PM-ähnliches Bild mit vorwiegend peri- und endomysialem, von CD8 +-T-Lymphozyten dominiertem Infiltrat, Fasernekrosen, selten Nemaline-Körperchen.	EMG: Myopathisches Muster mit pathologischer Spontanaktivität, Serologie **DD: HIV-wasting-Syndrom, Azidothymidin-Myopathie**, (s. Kap. F 10), Immunschwäche assoziierte opportunistische Infektionen mit Beteiligung des Muskels
HTLV-1		
Ätiologisches Agens der humanen T-Zell-Leukämie und der tropischen spastischen Paraparese	PM-ähnliches Bild, mit proximal betonter Muskelschwäche. Histologisch perimysiales und interstitielles Infiltrat, Fasernekrosen.	Serologie, Erhöhung der CK-Aktivität

chende Abstriche von Rachen, Vesikeln und Rektum zur Virusisolation erfolgen. Coxsackie- und Adenoviren können auch aus dem Stuhl von Normalpersonen isoliert werden. Eine Muskelbiopsie ist in der Regel nur bei schwerer Myopathie indiziert. Je nach Schweregrad der Klinik sind Kontrollen von EKG, Lungenfunktion, Röntgenbild des Thorax und Differentialblutbild erforderlich, bei hoher CK-Aktivität zudem die Überwachung der Nierenfunktion. Einige der wichtigsten Vertreter viraler Myositiden sind in **Tab. J 8.5** ausführlicher dargestellt. Eine kausale Therapie ist derzeit nur bei HSV- und HIV-Infektionen möglich, eingeschränkt auch bei der Hypogammaglobulinämie-assoziierten chronischen Enterovirusinfektion.

J 8.3.2 Parasitäre Myositiden

Parasitäre Erkrankungen gewinnen auch in den Ländern der Ersten Welt eine zunehmende Bedeutung, da ihre Prävalenz durch die Verbreitung von AIDS und durch den globalen Tourismus zunimmt (Banker 1994b). Im Rahmen einiger dieser z. T. gut behandelbaren Parasitosen treten myositisartige Symptome auf. Parasitäre Myositiden können häufig asymptomatisch verlaufen. Bei symptomatischen Formen stehen Muskelschmerzen, Gesichtsödeme, gastrointestinale Beschwerden, Exanthem und Fieber im Vordergrund, fast obligat ist die Bluteosinophilie. Die Kombination aus serologischen Untersuchungen und einer Muskelbiopsie kann zum Erregernachweis führen.

Die am häufigsten vorkommenden, den Muskel mit betreffenden Parasitosen sind Toxoplasmose, Zystizerkose, Echinokokkose, Trichinose und Toxokarose (**Tab. J 8.6**). Seltenere muskelbefallende Parasiten sind:

Protozoen: Sarcocystis, Trypanosomen, Microsporidien und Plasmodien;

Zestoden: Multiceps brauni, Spirometra mansonoides;

Nematoden: Ancylostoma canium, Dracunculus medinensis.

Die Therapie ist entsprechenden Lehrbüchern der Parasitologie zu entnehmen.

Tab. J 8.6: Parasitäre Myositiden

Erreger/Verbreitung	Klinik	Muskelbeteiligung	Diagnostik
Toxoplasma gondii Ubiquitäre Protozoen, hohe Durchseuchung; Endwirt: Katzen, Infektion meist asymptomatisch, durch Katzenkot (Oozyten), Verzehr von infiziertem, nicht ausreichend gekochtem Fleisch (Zysten), transplazentar; kann asymptomatisch persistieren	**Toxoplasmose** Fieber, Hepatosplenomegalie, Perikarditis, Myokarditis, Exanthem, Myositis, Uveitis, Chorioretinitis, Hepatitis, Pneumonie, Meningoenzephalitis	 Myalgien, Nackensteifigkeit, DM- oder PM-ähnliches Bild mit proximaler Schwäche. *Muskelbiopsie*: peri- und endomysiale histiolymphozytäre Infiltrate, intrazelluläre Vakuolen mit Tachyzoiten-Form (2 x 7 µm), Zysten (bis 300 µm) mit Bradyzoiten-Form	 *Serologie* spezifischer IgM-Nachweis, IgG-Anstieg PCR
Taenia solium Zestode, erwachsene Form (»Schweinefinnen-Bandwurm«) bis 4 m lang, Schwein ist Zwischenwirt, weltweit häufiges u. ernstes medizinisches Problem besonders in Zentral- und Südamerika, Asien, Afrika, Ost- u. Südeuropa; Infektion durch Verzehr nicht ausreichend gekochten Fleisches, Fäkalien, kontaminierte Nahrung	**Zystizerkose** Darmbefall meist asymptomatisch, Larvenform kann zahlreiche Gewebe invadieren besonders Skelettmuskel, Nervensystem, Augen, Herz, Leber, Haut. Dort reifen die Larven in 2–3 Monaten zu milchweißen Zystizerken (6 x 10 mm) heran, im ZNS bis 6 cm ø	 Deutliche, proximal-symmetrische Pseudohypertrophie, Schwäche, Druckschmerz, knotige Verdickungen in Subkutis und Muskel; umliegendes Gewebe zeigt Fibrose, Entzündung ist mäßig solange die Larve lebt, tote Larven rufen stärkere Gewebsreaktion mit Eosinophilen, Plasmazellen, Histio- und Lymphozyten hervor	 *Serologie* Eosinophilie, Röntgennachweis von kalzifizierten Zysten *Muskelbiopsie*: Nachweis von Wurmeiern im Stuhl nicht ausreichend, da Wirt parasitiert werden kann, ohne von Larven infiziert zu sein
Echinokokken Zestode. E. alveolaris/multilocularis (2 mm), E. granulosus (3–6 mm); Endwirt: Hund, Fuchs, Katze; Zwischenwirt: alle Säugetiere, bes. Schafe. Verbreitung: Australien, Neuseeland, Island, Ostafrika, Griechenland, Mittlerer Osten, Russland, Teile Südamerikas und des Südwestens der USA, Alaska, Nordkanada Prognose ohne Behandlung besonders bei E. multilocularis häufig infaust!	**Echinokokkose** Larven bilden Zysten in Leber, Lunge, ZNS, Muskel (E. granulosus bis 30 cm ø!, E. multilocularis bis 2 cm ø), Infektion oft bereits in der Kindheit erworben; E. multilocularis kann tumorartig-metastatisches Wachstum zeigen!	 Muskelbefall beginnt meist in einer einzelnen Muskelfaser, aus der sich im Zeitraum von 5–20 Jahren eine oft unilokuläre Zyste in der Tiefe des Muskels entwickelt, besonders in paravertebraler, Schulter- und Beckengürtel-Muskulatur → dumpfer Schmerz nach Anstrengung, Verkalkung, Abszess	 *Serologie* Eosinophilie in 20–25 % *Bildgebung* *Muskelbiopsie*: granulomatöse Entzündung, Muskelfaszikel werden zerstört und durch Bindegewebe ersetzt
Trichinella spiralis Nematode. 1–4 mm lang, weites Wirtsspektrum, weltweite Verbreitung, außer Asien und Australien, Inkubationszeit 2–12 Tage nach Verzehr von mit Larven infiziertem Schweine- oder Bärenfleisch (auch Trocken- oder Pökelfleisch).	**Trichinose** Abdominelle Krämpfe, Durchfall, Fieber, periorbitales ödem, DM-ähnliches Erythem. Muskulatur, Myokard und ZNS können betroffen sein, Pseudozyste besteht aus Bindegewebe des Wirts, später Verkalkung.	 Generalisierte Schwäche u. Schmerzen besonders in der proximalen Muskulatur, Atem-, extraokuläre, Zungen- und Stamm-Muskulatur; Myalgien können Monate anhalten; Infiltrate aus Eosinophilen und Monozyten	 *Serologie* Eosinophilie, CK-Erhöhung *Muskelbiopsie* (Larven frühestens nach 5–7 Tagen → Muskelfasern, Larven im Muskel 3 mm x 75 µm und kleiner)
Toxocara canis und cati Nematode, weltweite Verbreitung. Besonders Kinder betroffen durch Ingestion von Erde, die mit Hunde- oder Katzenkot kontaminiert ist	**Toxokarose** Fieber, Larven wandern → Lymphe / Blut → Leber, Lunge, ZNS, Augen, Muskel → Blutung, granulomatöse Entzündung, bindegewebige Verkapselung, Gewebszerstörung. Hepatosple-nomegalie, Pneumonie, Erythem etc.	 Myalgien. Muskelbiopsie: weiße, granulomatöse Veränderungen 5–10 mm, Larven 20 × 400 µm, Larven können Jahre persistieren; auch asymptomatische Verläufe möglich.	 *Serologie* persistierende Eosinophilie

J 8.3.3 Bakterielle Myositiden

Bakterielle Myositiden sind weltweit gesehen die häufigste Ursache von Myositiden (Banker 1994a). In unserer Region treten sie unter dem Bild einer Pyomyositis bei HIV-Patienten auf (Authier et al. 2005) oder nach Wundinfektionen. Bei schweren Septikopyämien können Abszedierungen der Muskulatur vorkommen. Selten sind Myositiden im Rahmen von Legionellen-, Tuberkulose-, Whipple-, Lepra-, Leptospirose-, Lyme- und Lues-Infektionen beschrieben.

Bei immunsupprimierten Patienten mit muskulären Symptomen ist an Staphylococcus aureus, Kryptokokken, Mycobakterien, Microsporidien und *E. coli* zu denken. Schwere, jedoch seltene Myonekrosen, die neben antibiotischer Therapie auch eine chirurgische Sanierung erfordern können, sind bei Streptokokken, *Clostridium perfringens/C. septicum, Vibrio vulnificus* und *Aeromonas hydrophila* beschrieben.

J 8.3.4 Andere systemische Infektionen mit Muskelbeteiligung

Eosinophile Myositis: Es handelt sich um ein sehr seltenes, prognostisch ungünstiges Krankheitsbild im Sinne einer muskulären Organmanifestation des hypereosinophilen Syndroms (Pickering und Walport 1998). Die Symptome entsprechen einer akuten Polymyositis mit ausgeprägter Gewebseosinophilie. Obligates Syndrom ist eine zusätzliche Eosinophilie im Blut. Die ungünstige Prognose wird durch eine begleitende eosinophile Myokarditis bestimmt. Differentialdiagnostisch ist die prognostisch weitaus günstigere Fasziitis mit Eosinophilie (Shulman-Syndrom; Shulman 1974) abzugrenzen. Andere seltene Formen sind das Eosinophilie-Myalgie-Syndrom und das Toxic-Oil-Syndrom.

Granulomatöse Myositis: Die insgesamt seltene Mitbeteiligung des Muskels im Rahmen einer Sarkoidose verläuft unter zwei klinischen Bildern: Bei dem eher bei jüngeren Patienten auftretenden M. Boeck kommt es neben der Arthritis und dem Erythema nodosum zu heftigen Muskelschmerzen (v. a. Oberschenkel- und Wadenmuskulatur) und allenfalls leichten Paresen. Morphologisch zeigt sich das Bild einer vorwiegend interstitiellen granulomatösen Myositis, die CK-Werte sind normal bis leicht erhöht. Die chronische Polymyositis granulomatosa stellt eine spätere schwere Organmanifestation der Sarkoidose dar und tritt meist jenseits des 50. Lebensjahres vorwiegend bei Frauen im Sinne einer schmerzlosen Muskelschwäche und -atrophie der proximalen Extremitätenmuskeln auf. Durch den Mitbefall der Faszien können sich Kontrakturen entwickeln. Therapeutisch spricht die akute Form gut auf Steroide an, bei der chronischen Form ist die Frage einer Steroid-Dauertherapie in Kombination mit einem Immunsuppressivum vom individuellen Verlauf abhängig.

Orbitale Myositis: Bei der orbitalen Myositis sind zumeist mehrere äußere Augenmuskeln von einem idiopathischen Entzündungsprozess betroffen (Kline und Hoyt 2001). Frauen erkranken doppelt so häufig wie Männer, der Erkrankungsbeginn liegt meist zwischen dem 30. und 40. Lebensjahr. Der Verlauf kann akut, schubförmig oder chronisch sein. Klinische Symptome sind Doppelbilder bei normaler Sehschärfe, Ptose, Ödeme der Augenlider und des Periorbitalbereichs, Konjunktivitis, Chemosis und retrobulbäre Schmerzen. Die Augenbewegungen sind bei der akuten Form im Bereich der betroffenen Muskeln paretisch, im chronischen Stadium eingeschränkt, meist sind mehrere Augenmuskeln beidseitig betroffen, am häufigsten M. rectus medialis, M. rectus superior und M. rectus lateralis. Die Diagnose kann klinisch und kernspintomographisch (Dünnschichtaufnahmen der Orbita) gestellt werden. Morphologisch findet sich eine z. T. eosinophile Entzündungsreaktion, im späteren Stadium Fibrose. Differentialdiagnostisch müssen Schilddrüsenerkrankungen, Orbitainfektionen/-neoplasmen, Sinusvenenthrombose und Karotisfisteln ausgeschlossen werden. Therapeutisch kommen Steroide, in therapieresistenten Fällen in Kombination mit Immunsuppressiva zur Anwendung (Adams et al. 2005, Thorne et al. 2005, Schoser 2007).

Makrophagen-Myofasziitis: Diese Sonderform wurde bei Patienten im Anschluss an intramuskuläre Impfungen mit aluminiumhydroxidhaltigen Impfseren gegen Hepatitis A und B sowie Tetanus beschrieben (Gherardi et al. 2001). Systemische Symptome treten 0–72 Monate im Anschluss an die Impfungen im Sinne von diffusen Arthralgien, Myalgien und Müdigkeit auf.

Lokalisierte Formen von Myositiden sind die fokale Myositis, die proliferative fokale Myositis, die lokalisierte noduläre Myositis und die lokalisierte Myositis ossificans.

Andere sehr seltene Sonderformen sind die progressive Myositis ossificans, das Pseudothrombophlebitis-Syndrom und eine Myositis im Rahmen einer chronischen Graft-versus-Host-Erkrankung oder eine Myositis als parathymisches Syndrom, auf die hier jedoch im Einzelnen nicht eingegangen werden kann.

Selbsthilfegruppen

Deutsche Gesellschaft für Muskelkranke e. V.
Im Moos 4, 79112 Freiburg
Tel.: 07665-94 470
Fax: 07665-94 47 20
Internet: http://www.dgm.org

Unter dieser Adresse sind auch die Anschriften der deutschen Muskelzentren erhältlich.

J
8

J 8.4 Literatur

Adams AB, Kazim M, Lehman TJ. Treatment of orbital myositis with adalimumab (Humira). J Rheumatol 2005; 32:1374–1375.

Agyeman P, Duppenthaler A, Heininger U, Aebi C. Influenza-associated myositis in children. Infection 2004;32: 199–203.

Alexanderson H. Exercise: an important component of treatment in the idiopathic inflammatory myopathies. Curr Rheumatol Rep 2005;7:115–124.

Amato AA, Griggs RC. Unicorns, dragons, polymyositis, and other mythological beasts. Neurology 2003;61:288–2889.

Argov Z, Tiram E, Eisenberg I, Sadeh M, Seidman CE, Seidman JG, et al. Various types of hereditary inclusion body myopathies map to chromosome 9p1-q1. Ann Neurol 1997;41:548–551.

Askanas V, Engel WK. Molecular pathology and pathogenesis of inclusion-body myositis. Microsc Res Tech 2005; 67:114–120.

Authier FJ, Chariot P, Gherardi RK. Skeletal muscle involvement in human immunodeficiency virus (HIV)-infected patients in the era of highly active antiretroviral therapy (HAART). Muscle Nerve 2005;32:247–260.

Badrising UA, Schreuder GM, Giphart MJ, Geleijns K, Verschuuren JJ, Wintzen AR, et al. Associations with autoimmune disorders and HLA class I and II antigens in inclusion body myositis. Neurology 2004;63:2396–2398.

Banker BQ. Other inflammatory myopathies. In: Engel AG, Franzini-Armstrong C, eds. Myology. New York: Mc Graw Hill; 1994a.p. 1461–1486.

Banker BQ. Parasitic Myositis. In: Engel AG and Franzini-Armstrong C, eds. Myology. New York: Mc Graw Hill; 1994b.p. 438–1460.

Banwell BL, Engel AG. AlphaB-crystallin immunolocalization yields new insights into inclusion body myositis. Neurology 2000;54:1033–1041.

Baughman RP, Lower EE. Therapy for extrapulmonary sarcoidosis. Semin Respir Crit Care Med 2002;23:589–596.

Bohuslavizki KH, Klutmann S, Kroger S, Sonnemann U, Buchert R, Werner JA, et al. FDG PET detection of unknown primary tumors. J Nucl Med 2000;41:816–822.

Buchbinder R, Forbes A, Hall S, Dennett X, Giles G. Incidence of malignant disease in biopsy-proven inflammatory myopathy. A population-based cohort study. Ann Intern Med 2001;134:1087–1095.

Bunch TW, Worthington JW, Combs JJ, Ilstrup DM, Engel AG. Azathioprine with prednisone for polymyositis. A controlled, clinical trial. Ann Intern Med 1980;92:365–369.

Bunch TW. Prednisone and azathioprine for polymyositis: long-term followup. Arthritis Rheum 1981;24:45–48.

Chaudhry V, Cornblath DR, Griffin JW, O'Brien R, Drachman DB. Mycophenolate mofetil: a safe and promising immunosuppressant in neuromuscular diseases. Neurology 2001;56:94–96.

Cherin P, Herson S, Wechsler B, Piette JC, Bletry O, Coutellier A, et al. Efficacy of intravenous gammaglobulin therapy in chronic refractory polymyositis and dermatomyositis: an open study with 20 adult patients. Am J Med 1991a;91:162–168.

Cherin P, Herson S, Wechsler B, Piette JC, Bletry O, Degennes C, et al. Effectiveness of intravenous immunoglobulins in polymyositis and dermatomyositis. An open trial in 15 patients. Presse Med 1991b;20:244–249.

Cherin P, Piette JC, Wechsler B, Bletry O, Ziza JM, Laraki R, et al. Intravenous gamma globulin as first line therapy in polymyositis and dermatomyositis: an open study in 11 adult patients. J Rheumatol 1994;21:1092–1097.

Chimelli L, da Silva EE. Viral myositis. In: Karpati G, ed. Structural and molecular basis of skeletal muscle disease. Basel: ISN Neuropath Press; 2002.

Chinoy H, Lamb JA, Ollier WE, Cooper RG. An update on the immunogenetics of idiopathic inflammatory myopathies: major histocompatibility complex and beyond. Curr Opin Rheumatol2009:21:588–593.

Choy E, Hoogendijk J, Lecky B, Winer J. Immunosuppressant and immunomodulatory treatment for dermatomyositis and polymyositis. Cochrane Database Syst Rev2005:CD003643.

Choy EH, Isenberg DA. Treatment of dermatomyositis and polymyositis. Rheumatology (Oxford) 2002;41:7–13.

Clark JR, D'Agostino AN, Wilson J, Brooks RR, Cole GC. Autosomal dominant myofibrillar inclusion body myopathy: clinical, histochemical, and ultrastructural characteristics. Neurology 1978;28:A399.

Dalakas MC, Engel WK. Total body irradiation in the treatment of intractable polymyositis and dermatomyositis. In: Dalakas MC, ed. Polymyositis and dermatomyositis. Stoneham: Butterworth; 1988.p. 281–291.

Dalakas MC, Hohlfeld R. Polymyositis and dermatomyositis. Lancet 2003;362:971–982.

Dalakas MC, Illa I, Dambrosia JM, Soueidan SA, Stein DP, Otero C, et al. A controlled trial of high-dose intravenous immune globulin infusions as treatment for dermatomyositis. N Engl J Med 1993;329:1993–2000.

Dalakas MC, Koffman B, Fujii M, Spector S, Sivakumar K, Cupler E. A controlled study of intravenous immunoglobulin combined with prednisone in the treatment of IBM. Neurology 2001;56:323–327.

Dalakas MC, Sonies B, Dambrosia J, Sekul E, Cupler E, Sivakumar K. Treatment of inclusion-body myositis with IvIg: a double-blind, placebo-controlled study. Neurology 1997;48:712–716.

Dalakas MC. The future prospects in the classification, diagnosis and therapies of inflammatory myopathies: a view to the future from the »bench-to-bedside«. J Neurol 2004a;251:651–657.

Dalakas MC. The molecular pathophysiology in inflammatory myopathies. Rev Med Interne 2004b;25 (Suppl. 1):14–16:

Dalakas MC. Immunotherapy of myositis: issues, concerns and future prospects. Nat Rev Rheumatol 2010;6129–137.

Eisenberg I, Avidan N, Potikha T, Hochner H, Chen M, Olender T, et al. The UDP-N-acetylglucosamine 2-epimerase/N-acetylmannosamine kinase gene is mutated in recessive hereditary inclusion body myopathy. Nat Genet 2001;29:83–87.

Eisenberg I, Thiel C, Levi T, Tiram E, Argov Z, Sadeh M, et al. Fine-structure mapping of the hereditary inclusion body myopathy locus. Genomics 1999;55:43–48.

Engel AG, Hohlfeld R, Banker BQ. The polymyositis and dermatomyositis syndromes. In: Engel AG and Franzini-Armstrong C, editors. Myology. New York: Mc Graw Hill; 1994.p. 1335–1383.

Farina D, Merletti R, Rainoldi A, Buonocore M, Casale R. Two methods for the measurement of voluntary contraction torque in the biceps brachii muscle. Med Eng Phys 1999;21:533–540.

Fox SA, Ward BK, Robbins PD, Mastaglia FL, Swanson NR. Inclusion body myositis: investigation of the mumps virus hypothesis by polymerase chain reaction. Muscle-Nerve 1996;19:23–28.

Gherardi RK, Coquet M, Cherin P, Belec L, Moretto P, Dreyfus PA, et al. Macrophagic myofasciitis lesions assess long-term persistence of vaccine-derived aluminium hydroxide in muscle. Brain 2001;124:1821–1831.

Hengstman GJ, van Brenk L, Vree Egberts WT, van der Kooi EL, Borm GF, Padberg GW, et al. High specificity of myositis specific autoantibodies for myositis compared with other neuromuscular disorders. J Neurol 2005;252:534–537.

Hill CL, Zhang Y, Sigurgeirsson B, Pukkala E, Mellemkjaer L, Airio A, et al. Frequency of specific cancer types in-dermatomyositis and polymyositis: a population based study. Lancet 2001;357:96–100.

Hochberg MC, Feldman D, Stevens MB. Adult onset polymyositis/dermatomyositis: an analysis of clinical and laboratory features and survival in 76 patients with a review of the literature. Semin Arthritis Rheum 1986;15: 168–178.

Hohlfeld R. Inclusion body myositis. In: Karpati G, ed. Struktural and molecular basis of skeletal muscle disease. Basel: ISN Neuropath Press; 2002a.p. 228–230.

Hohlfeld R. Polymyositis and Dermatomyositis. In: Karpati G, ed. Struktural and molecular basis of skeletal muscle disease. Basel: ISN Neuropath Press; 2002b.p. 221–227.

Isenberg DA, Allen E, Farewell V, Ehrenstein MR, Hanna MG, Lundberg IE, et al. International consensus outcome measures for patients with idiopathic inflammatory myopathies. Development and initial validation of myositis activity and damage indices in patients with adult onset disease. Rheumatology (Oxford) 2004;43: 49–54.

Ji SY, Zeng FQ, Guo Q, Tan GZ, Tang HF, Luo YJ, Tang ZQ, Han YF. Predictive factors and unfavourable prognostic factors of interstitial lung disease in patients with polymyositis or dermatomyositis: a retrospective study. Chin Med J 2010;123:517–522.

Kayashima T, Matsuo H, Satoh A, Ohta T, Yoshiura K, Matsumoto N, Nakane Y, Niikawa N, Niikawa N, Kishino T. Nonaka myopathy is caused by mutations in the UDP-N-acetylglucosamine-2-epimerase/N-acetylmannosamine kinase gene (GNE). J Hum Genet 2002; 47:77–79.

Kline LB, Hoyt WF. The Tolosa-Hunt syndrome. J Neurol Neurosurg Psychiatry 2001;71:577–582.

Kovach MJ, Waggoner B, Leal SM, Gelber D, Khardori R, Levenstien MA, Shanks CA, Gregg G, Al-Lozi MT, Miller T, Rakowicz W, Lopate G, Florence J, Glosser G, Simmons Z, Morris JC, Whyte MP, Pestronk A, Kimonis VE. Clinical delineation and localization to chromosome 9p13.3–p12 of a unique dominant disorder in four families: hereditary inclusion body myopathy, Paget disease of bone, and frontotemporal dementia. Mol Genet Metab 2001;74:458–475.

Krause S, Schlotter-Weigel B, Walter MC, Najmabadi H, Wiendl H, Muller-Hocker J, et al. A novel homozygous missense mutation in the GNE gene of a patient with quadriceps-sparing hereditary inclusion body myopathy associated with muscle inflammation. Neuromuscul Disord 2003;13:830–4.

Lampe JB, Gossrau G, Kempe A, Fussel M, Schwurack K, Schroder R, et al. Analysis of HLA class I and II alleles in sporadic inclusion-body myositis. J Neurol 2003;250: 1313–1317.

Levine TD. Rituximab in the treatment of dermatomyositis: an open-label pilot study. Arthritis Rheum 2005;52: 601–607.

Lindberg C, Persson LI, Bjorkander J, Oldfors A. Inclusion body myositis: clinical, morphological, physiological and laboratory findings in 18 cases. Acta Neurol Scand 1994;89:123–131.

Lindberg C, Trysberg E, Tarkowski A, Oldfors A. Anti-T-lymphocyte globulin treatment in inclusion body myositis: a randomized pilot study. Neurology 2003;61: 260–262.

Lynn SJ, Sawyers SM, Moller PW, O'Donnell JL, Chapman PT. Adult-onset inflammatory myopathy: North Canterbury experience 1989–2001. Intern Med J 2005;35: 170–173.

Majithia V, Harisdangkul V. Mycophenolate mofetil (CellCept): an alternative therapy for autoimmune inflammatory myopathy. Rheumatology (Oxford) 2005;44: 386–389.

Marie I, Hachulla E, Cherin P, Dominique S, Hatron PY, Hellot MF, et al. Interstitial lung disease in polymyositis anddermatomyositis. Arthritis Rheum 2002;47:614–622.

Marie I, Hachulla E, Hatron PY, Hellot MF, Levesque H, Devulder B, et al. Polymyositis and dermatomyositis: short term and longterm outcome, and predictive factors of prognosis. J Rheumatol 2001;28:2230–2237.

Martinsson T, Darin N, Kyllerman M, Oldfors A, Hallberg B, Wahlstrom J. Dominant hereditary inclusion-body myopathy gene (IBM3) maps to chromosome region 17p13.1. Am J Hum Genet 1999;64:1420–1426.

Martinsson T, Oldfors A, Darin N, Berg K, Tajsharghi H, Kyllerman M, et al. Autosomal dominant myopathy: missense mutation (Glu–706 → Lys) in the myosin heavy chain IIa gene. Proc Natl Acad Sci USA 2000;97: 14614–14619.

Mastaglia FL, Needham M, Scott A, James I, Zilko P, Day T, Kiers L, Corbett A, Witt CS, Allcock R, Laing N, Garlepp M, Christiansen FT. Sporadic inclusion body myositis: HLA-DRB1 allele interactions influence disease risk and clinical phenotype. Neuromuscul Disord 2009; 19:763–765.

Mastaglia FL, Zilko PJ. Inflammatory myopathies: how to treat the difficult cases. J Clin Neurosci 2003;10:99–101.

Medical Research Council. Aids to the examination of the peripheral nervous system. London: Baillière Tindall; 1986.

Merlini L, Mazzone ES, Solari A, Morandi L. Reliability of hand-held dynamometry in spinal muscular atrophy. Muscle Nerve 2002;26:64–70.

Miller FW, Leitman SF, Cronin ME, Hicks JE, Leff RL, Wesley R, et al. Controlled trial of plasma exchange and leukapheresis in polymyositis and dermatomyositis. N Engl J Med 1992;326:1380–1384.

Miller J, Walsh Y, Saminaden S, Lecky BRF, Winer JB. Randomised double blind controlled trial of methotrexate and steroids compared with azathioprine and steroids in the treatment of idiopathic inflammatory myopathy. J Neurol Sci 2002;199:S53.

Mowzoon N, Sussman A, Bradley WG. Mycophenolate/CellCept treatment of myasthenia gravis, chronic inflammatory polyneuropathy and inclusion body myositis. J Neuro Sci 2001;185:119–122.

Muscle Study Group. Randomized pilot trial of betaINF1a (Avonex) in patients with inclusion body myositis. Neurology 2001;57:1566–1570.

Muscle Study Group. Randomized pilot trial of high-dose betaINF-1a in patients with inclusion body myositis. Neurology 2004;63:718–720.

Muth IE, Barthel K, Bähr M, Dalakas MC, Schmidt J, Proinflammatory cell stress in sporadic inclusion body myositis muscle: overexpression of alphaB-crystallin is associated with amyloid precursor protein and accumulation of beta-amyloid. J Neurol Neurosurg Psychiatry 2009;80:1344–1349.

Nadiminti U, Arbiser JL. Rapamycin (sirolimus) as a steroid-sparing agent in dermatomyositis. J Am Acad Dermatol 2005;52:17–19.

Nagaraju K, Raben N, Loeffler L, Parker T, Rochon PJ, Lee E, et al. Conditional up-regulation of MHC class I in skeletal muscle leads to self-sustaining autoimmune myositis and myositis-specific autoantibodies. Proc Natl Acad Sci USA 2000;97:9209–9214.

Nakayama T, Horiuchi E, Watanabe T, Murayama S, Nakase H. A case of inclusion body myositis with benign monoclonal gammopathy successfully responding to repeated immunoabsorption. J Neurol Neurosurg Psychiatry 2000;68:230–233.

Pickering MC, Walport MJ. Eosinophilic myopathic syndromes. Curr Opin Rheumatol 1998;10:504–510.

Ponyi A, Constantin T, Garami M, Andras C, Tallai B, Vancsa A, et al. Cancer-associated myositis: clinical features and prognostic signs. Ann N Y Acad Sci 2005; 1051:64–71.

Rajajee S, Ezhilarasi S, Rajarajan K. Benign acute childhood myositis. Indian J Pediatr 2005;72:399–400.

Reed AM, McNallan K, Wettstein P, Vehe R, Ober C. Does HLA-dependent chimerism underlie the pathogenesis of juvenile dermatomyositis? J Immunol 2004;172: 5041–5046.

Rider LG, Giannini EH, Harris-Love M, Joe G, Isenberg D, Pilkington C, et al. Defining Clinical Improvement in Adult and Juvenile Myositis. J Rheumatol 2003;30:603–617.

Riley P, Maillard SM, Wedderburn LR, Woo P, Murray KJ, Pilkington CA. Intravenous cyclophosphamide pulse therapy in juvenile dermatomyositis. A review of efficacy and safety. Rheumatology (Oxford) 2004;43:491–496.

Rios Fernández R, Callejas Rubio JL, Sánchez Cano D, Sáez Moreno JA, Ortego Centeno N. Rituximab in the treatment of dermatomyositis and other inflammatory myopathies. A report of 4 cases and review of the literature. Clin Exp Rheumatol 2009;27:1009–1016.

Rose MR, McDermott MP, Thornton CA, Palenski C, Martens WB, Griggs RC. A prospective natural history studyof inclusion body myositis: implications for clinical trials. Neurology 2001;57:548–550.

Rutkove SB, Parker RA, Nardin RA, Connolly CE, Felice KJ, Raynor EM. A pilot randomized trial of oxandrolone in inclusion body myositis. Neurology 2002;58:1081–1087.

Sansome A, Dubowitz V. Intravenous immunoglobulin in juvenile dermatomyositis – four year review of nine cases. Arch Dis Child 1995;72:25–28.

Schmidt J, Rakocevic G, Raju R, Dalakas MC. Upregulated inducible co-stimulator (ICOS) and ICOS-ligand in inclusion body myositis muscle: significance for CD8 + T cell cytotoxicity. Brain 2004;127:1182–1190.

Schnabel A, Hellmich B, Gross WL. Interstitial lung disease in polymyositis and dermatomyositis. Curr Rheumatol Rep 2005;7:99–105.

Schoser B, Inflammatorische Myopathien. Zent. f. Rheum 2009;68:665–675.

Schoser B, Ocular myositis: diagnostic assessment, differential diagnoses, and therapy of a rare muscle disease – five new cases and review. Clin Ophthalmol 2007;1:37–42.

Shamim EA, Rider LG, Pandey JP, O'Hanlon TP, Jara LJ, Samayoa EA, et al. Differences in idiopathic inflammatory myopathy phenotypes and genotypes between Mesoamerican Mestizos and North American Caucasians: ethnogeographic influences in the genetics and clinical expression of myositis. Arthritis Rheum 2002;46:1885–1893.

Shulman LE. Diffuse fasciitis with hypergammyglobulinemia and eosinophilia: A new syndrome? J Rheumatol 1974;(Suppl. 1):46.

Sparsa A, Liozon E, Herrmann F, Ly K, Lebrun V, Soria P, et al. Routine vs extensive malignancy search for adult dermatomyositis and polymyositis: a study of 40 patients. Arch Dermatol 2002;138:885–890.

Spector SA, Lemmer JT, Koffman BM, Fleisher TA, Feuerstein IM, Hurley BF, et al. Safety and efficacy of strength training in patients with sporadic inclusion body myositis. Muscle Nerve 1997;20:1242–1248.

Tarnopolsky M, Martin J. Creatine monohydrate increases strength in patients with neuromuscular disease. Neurology 1999;52:854–857.

Thorne JE, Jabs DA, Qazi FA, Nguyen QD, Kempen JH, Dunn JP. Mycophenolate mofetil therapy for inflammatory eye disease. Ophthalmology 2005;112:1472–1477.

Troyanov Y, Targoff IN, Tremblay JL, Goulet JR, Raymond Y, Senecal JL. Novel classification of idiopathic inflammatory myopathies based on overlap syndrome features and autoantibodies: analysis of 100 French Canadian patients. Medicine (Baltimore) 2005;84:231–249.

van der Meulen MF, Bronner IM, Hoogendijk JE, Burger H, van Venrooij WJ, Voskuyl AE, et al. Polymyositis: an overdiagnosed entity. Neurology 2003;61:316–321.

van der Meulen MF, Hoogendijk JE, Wokke JH, de Visser M. Oral pulsed high-dose dexamethasone for myositis. J Neurol 2000;247:102–105.

Vencovsky J, Jarosova K, Machacek S, Studynkova J, Kafkova J, Bartunkova J, et al. Ciclosporine A versus methotrexate in the treatment of polymyositis and dermatomyositis. Scand J Rheumatol 2000;29:95–102.

Villalba L, Hicks JE, Adams EM, Sherman JB, Gourley MF, Leff RL, et al. Treatment of refractory myositis: a randomized crossover study of two new cytotoxic regimens. Arthritis Rheum 1998;41:392–399.

Walter MC, Lochmuller H, Schlotter B, Reilich P, Muller-Felber W, Pongratz D. New insights in pathogenesis and therapy of sporadic inclusion body myositis (s-IBM). Nervenarzt 2001;72:117–121.

Walter MC, Lochmuller H, Schlotter-Weigel B, Meindl T, Muller-Felber W. Successful treatment of muscle sarcoidosis with thalidomide. Acta Myol 2003;22:22–25.

Walter MC, Lochmuller H, Toepfer M, Schlotter B, Reilich P, Schroder M, et al. High-dose immunoglobulin therapy in sporadic inclusion body myositis: a double-blind, placebo-controlled study. J Neurol 2000;247:22–28.

Walter MC, Pongratz D. Therapeutische Optionen bei autoimmunen Myositiden (Dermatomyositis, Polymyositis, Einschlusskörpermyositis). Nervenheilkunde 2002; 21:3–6.

Wedderburn LR, McHugh NJ, Chinoy H, Cooper RG, Salway F, Ollier WE, McCann LJ. Varsani H, Dunphy J, North J, Davidson JE. HLA class II haplotype and autoantibody associations in children with juvenile dermatomyositis and juvenile dermatomyositis-scleroderma overlap. Juvenile Dermatomyositis Research Group (JDRG). Rheumatology (Oxford) 2007;46:1786–1791.

Wiendl H, Mitsdoerffer M, Weller M. Express and protect yourself: the potential role of HLA-G on muscle cells and in inflammatory myopathies. Hum Immunol 2003; 64:1050–1056.

Wiesinger GF, Quittan M, Aringer M, Seeber A, Volc-Platzer B, Smolen J, et al. Improvement of physical fitness and muscle strength in polymyositis/dermatomyositis patients by a training programme. Br J Rheumatol 1998a;37:196–200.

Wiesinger GF, Quittan M, Graninger M, Seeber A, Ebenbichler G, Sturm B, et al. Benefit of 6 months long-term physical training in polymyositis/dermatomyositis patients. Br J Rheumatol 1998b;37:1338–1342.

J 9 Muskeldystrophien und andere hereditäre Myopathien

von M. C. Walter und Th. Klopstock

Ein Großteil aller Myopathien ist erblich bedingt. Eine positive Familienanamnese erleichtert die Zuordnung wesentlich, vor allem, wenn der Modus der Vererbung (X-chromosomal, autosomal-rezessiv oder -dominant) abgeleitet werden kann. Bei den häufigen sporadischen Fällen muss insbesondere wegen der therapeutischen Konsequenzen stets an die Möglichkeit von Phänokopien durch erworbene Myopathien (z. B. Polymyositis, Einschlusskörpermyositis, endokrine oder paraneoplastische Myopathie) gedacht werden. Das Verteilungsmuster der Paresen kann bei bestimmten Erkrankungen den entscheidenden diagnostischen Hinweis geben (z. B. bei okulopharyngealer Muskeldystrophie oder fazioskapulohumeraler Muskeldystrophie), ebenso etwaige Zusatzsymptome (z. B. frühe Kontrakturen bei der Muskeldystrophie Emery-Dreifuss).
Laborchemisch ist die Erhöhung der Kreatinkinase (CK) im Serum der wichtigste Indikator einer Muskelerkrankung. Andere Muskelenzyme oder Myoglobin bringen keine zusätzlichen Informationen. Die CK korreliert mit der Akuität des Muskeluntergangs und nimmt mit dem Fortschreiten der Muskelatrophie und dem zunehmend eingeschränkten Bewegungsradius der Patienten ab. Sie sollte nicht nach stärkerer muskulärer Belastung (Krafttraining, Joggen) oder nach einer Nadelmyographie bestimmt werden, da sie bis zu 72 Stunden danach auch bei Gesunden erhöht sein kann. Bei der Interpretation ist zu berücksichtigen, dass einerseits mäßige Erhöhungen der CK (bis zu 1 200 U/l) auch bei neurogenen Erkrankungen vorliegen können, andererseits eine normale CK eine Myopathie nicht ausschließt.
Das Elektromyogramm (EMG) ist häufig die entscheidende Methode, um Muskelkrankheiten von neurogenen Erkrankungen abzugrenzen. Das typische myopathische Muster besteht aus verkürzten niedrigamplitudigen Muskelaktionspotenzialen mit früher Rekrutierung und Erreichen eines Interferenzmusters schon bei geringer Kraftentfaltung. Schwierigkeiten bei der Interpretation können entstehen, weil manche Myopathien im EMG auch zu neurogenen Veränderungen führen können. So findet man eine pathologische Spontanaktivität nicht nur bei den Myositiden, sondern z. T. auch bei Muskeldystrophien. Umgekehrt kann eine chronisch neurogene Schädigung im EMG myopathische Aspekte zeigen, wenn eine relevante Begleitmyopathie besteht. Die bildgebenden Verfahren (Myosonographie, Kernspintomographie) sind v. a. hilfreich bei der Wahl einer geeigneten Biopsiestelle. Das genaue Verteilungsmuster des Muskelbefalls kann darüber hinaus Hinweise für die Klassifikation geben.
Die Indikation zur Muskelbiopsie sollte von neuromuskulär erfahrenen Kollegen gestellt werden, da es sich um einen invasiven Eingriff handelt. Häufig ist jedoch nur durch die Morphologie die eindeutige diagnostische Zuordnung möglich. Nach schonender Gewebeentnahme und optimaler Asservation wird das Gewebe – je nach Fragestellung – histologisch, histochemisch, immunhistologisch, biochemisch und molekularbiologisch aufbereitet.
Die Molekulargenetik ist zunehmend für die Differentialdiagnose hereditärer Myopathien, die pränatale Diagnostik und die Erfassung von Konduktorinnen entscheidend, zumal die Klassifikation der Myopathien mehr und mehr von diesen Erkenntnissen geprägt wird.

J 9.1 Muskeldystrophien

J 9.1.1 Klinik und Genetik

Muskeldystrophien (MD) sind eine heterogene Gruppe genetisch determinierter, progredienter Erkrankungen der Muskulatur. Gemeinsames Merkmal aller MD ist eine fortschreitende Muskelschwäche und -atrophie, deren Schweregrad und Verteilungsmuster bei den verschiedenen Formen deutliche Unterschiede zeigt. Patienten, die an einer Form der kongenitalen MD (MDC) leiden, fallen bereits bei der Geburt oder kurz darauf durch generalisierte Hypotonie (»floppy infant«) auf, während sich bei Patienten mit z. B. okulopharyngealer MD (OPMD) die ersten Symptome meist erst nach dem 50. Lj. zeigen. Additiv können eine Skoliose sowie kardiale und pulmonale Probleme auftreten.
Zwischenzeitlich sind mehr als 30 MD-Entitäten unterschiedlicher molekularer Ursache bekannt. Viele Formen werden durch Defekte von Proteinen im Bereich des Sarkolemms verursacht, aber auch Kern-, Enzym- oder Sarkomer-assoziierte Proteine können eine MD bedingen. Infolge der Entdeckung immer neuer Gene und Genprodukte erfolgt die Klassifizierung der MD nicht mehr allein anhand klinischer Charakteristika, sondern entsprechend der zugrunde liegenden Gendefekte. Eine präzise Diagnose wird durch die Kombination klinischer, histologischer und genetischer Untersuchungen erreicht. In vielen Fällen ermöglicht die exakte Diagnose Aussagen zu Verlauf und Prognose der Erkrankung.
Durch enorme Fortschritte in der Grundlagenforschung und ein verbessertes Verständnis der Pathophysiologie haben sich in letzter Zeit sogar molekulare Therapieansätze für hereditäre Myopathien ergeben. Zum Beispiel werden Stop-Codon-Read-through durch den Wirkstoff PTC124 oder Exon-Skipping mit Antisense-Oligonukleotiden bereits in

klinischen Studien bei Patienten mit DMD angewandt. Weitere gut geplante internationale klinische Studien sind dringend notwendig und in einigen Fällen bereits in Planung.

J 9.1.1.1 Dystrophinopathien (DMD/BMD)

Die MD Typen Duchenne (DMD, Duchenne 1868) und Becker-Kiener (BMD) sind allelische Erkrankungen, die durch Mutationen im Dystrophin-Gen (Monaco et al. 1986) verursacht werden. Die Erkrankung wird X-chromosomal rezessiv vererbt und betrifft daher vorrangig Jungen. Weibliche Carrier sind für gewöhnlich asymptomatisch, können aber auch eine Gliedergürtelschwäche, CK-Erhöhung oder eine kardiale Manifestation der Erkrankung zeigen. Dabei richtet sich der klinische Schweregrad der weiblichen Betroffenen nach dem Anteil der X-Inaktivierung in somatischen Zellen.

DMD-Patienten werden meist zwischen dem 3. und 5. Lebensjahr auffällig durch häufiges Stürzen, »unrundes« Rennen und ein watschelndes Gangbild. Zu diesem Zeitpunkt findet man v. a. eine Schwäche der Hüft- und proximalen Beinmuskeln, im Verlauf kommen die Nackenbeuger, die proximale Armmuskulatur (v. a. M. biceps brachii), die Fußheber sowie die Atemhilfsmuskulatur hinzu, was im Verlauf eine invasive oder nicht-invasive Beatmung notwendig macht. Ein typisches Symptom ist die Wadenhypertrophie (»Gnomenwaden«), während faziale und bulbäre Muskeln weitgehend ausgespart bleiben. Die CK-Werte sind massiv auf das 50–100fache der Norm erhöht. Die Erkrankung verläuft progressiv, die selbstständige Gehfähigkeit geht zwischen dem 7.–12. Lj. für gewöhnlich verloren. Glukokortikoide, die primäre pharmakologische Therapie für DMD, können die Dauer der Gehfähigkeit moderat verlängern.

Die BMD als allelische Variante der DMD zeigt einen gutartigeren Verlauf mit späterem Erkrankungsbeginn und langsamerem Fortschreiten der Erkrankung. Beginn nach dem 6. Lj. und selbstständiges Gehen noch jenseits des 13. Lj., sind die Regel. In seltenen Fällen bleibt die Gehfähigkeit lange erhalten und die Diagnose wird erst im Erwachsenenalter gestellt.

Zusätzlich zur Schwäche der Skelettmuskulatur besteht, meist begleitend im Verlauf, eine Beteiligung des Herzmuskels in Form von EKG-Auffälligkeiten, Arrhythmien oder dilatativer Kardiomyopathie – zum Todeszeitpunkt dann bei 95 % der DMD-Patienten. Trotz normaler Intelligenz bei vielen DMD- und BMD-Patienten liegt der Mittelwert des Wechsler IQ-Tests unter dem Durchschnitt – 25 % der BMD- und 31 % der DMD-Patienten haben einen IQ unter 75. Begleitend besteht häufig eine schwere Skoliose, Kontrakturen entwickeln sich in Hüft-, Ellbogen- und Sprunggelenken. Zeitweise kommt es auch zu einer Beteiligung der glatten Muskulatur, was zu gastrointestinalen Komplikationen wie Pseudoobstruktion führen kann.
Dystrophin ist das größte menschliche Gen mit 2.5 Megabasen und 79 Exons. Diese enorme Größe führt zu einer hohen Frequenz von Neumutationen und erklärt, warum 30 % der Dystrophinopathien auf Neumutationen beruhen. Dabei handelt es sich in 72 % der Fälle um Deletionen, 10 % Duplikationen, 8 % Stopp-Mutationen, 10 % Missense- oder andere Mutationen (www.dmd-register.de). Zwischenzeitlich ist eine komplette Sequenzierung des Dystrophin-Gens, die alle Mutationstypen erfasst, in Deutschland kommerziell möglich, sodass die Muskelbiopsie zur Diagnosesicherung bei typischer Klinik heute nicht mehr zwingend notwendig ist. Erfolgt doch eine Biopsie, findet sich histologisch eine degenerative Myopathie mit ausgeprägter Faserkalibervariation und fettig-bindegewebigem Umbau. Immunhistochemisch ist Dystrophin bei DMD negativ, bei BMD abgeschwächt, und bei weiblichen Carriern mosaikförmig. Im Dystrophin-Immunoblot zeigt sich keine typische Bande bei DMD, eine schwache oder in ihrem Molekulargewicht veränderte Bande bei BMD, und meist ein Normalbefund bei Carriern.

Es besteht keine lineare Relation zwischen Deletionsgröße und klinischem Phänotyp. So führt z. B. die Deletion kleiner Exons wie Exon 44 zur DMD, während große Deletionen von fast 50 % des Gens bei BMD beschrieben wurden. Die zentralen und distalen Rod-Domänen scheinen funktionell praktisch verzichtbar zu sein. Einige Deletionen in diesen Bereichen führen nur zu Muskelschmerzen und -krämpfen ohne wesentliche Schwäche, in Einzelfällen besteht nur eine Hyper CKämie. Dies trifft vor allem bei Patienten mit in-frame Deletionen, d. h. den Leserahmen erhaltenden Deletionen in den Exons 32–44, 48–51 oder 48–53 zu, bei denen auch eine fast normale Dystrophinexpression am Sarkolemm nachgewiesen werden kann. Die Auswirkungen auf den Phänotyp hängen also nicht so sehr von der Größe der Deletion ab, sondern davon, ob der Leserahmen erhalten bleibt oder nicht. Generell gilt, dass den Leserahmen erhaltende Mutationen (in-frame) zu abnormem, aber teilweise funktionellem Dystrophin führen und mit BMD vergesellschaftet sind, während bei DMD der Leserahmen durch die zugrunde liegende Mutation unterbrochen wird (frame shift) und kein funktionsfähiges Dystrophin gebildet wird (Muntoni et al. 2003).

J 9.1.1.2 Gliedergürteldystrophien (LGMD)

Dank der molekularen Errungenschaften der letzten Jahre haben sich die LGMD als eigene Gruppe innerhalb der hereditären Myopathien etabliert. Bislang wurden bereits acht autosomal-dominante und 15 autosomal-rezessive Formen identifiziert. Charakteristika bei LGMD sind proximal betonte progressive Muskelschwäche ohne Beteiligung der Gesichtsmuskulatur, Hyper CKämie und dystrophe Veränderungen in der Muskelbiopsie. In der aktuellen Klassifikation werden die LGMD in autosomal-dominante (LGMD1) und autosomal-rezessive (LGMD2) Formen unterschieden, ein zusätzliches Nummerierungssystem kennzeichnet die einzelnen Subtypen nach der Reihenfolge der chromosomalen Kopplung (bislang A-H für die dominanten, und A-O für die rezessiven Formen). Für die meisten LGMD steht somit eine akkurate molekulare Diagnose als Grundlage für die genetische Beratung zur Verfügung. Bei einzelnen LGMD bestehen zusätzlich behandelbare kardiale und respiratorische Komplikationen (Bushby et al. 2009).

Autosomal-dominante LGMD

Autosomal-dominante LGMD zeigen im Vergleich zu den rezessiven Formen einen langsameren Verlauf und einen späteren Erkrankungsbeginn mit milderer Hyper CKämie. Sie sind außerdem klinisch heterogener (s. **Tab. J 9.1**). Immunhistochemische und Immunoblot-Untersuchungen sind differentialdiagnostisch nur wenig weiterführend, um die dominanten LGMD-Subtypen zu differenzieren, eine Ausnahme stellt die LGMD1C dar.

Autosomal-rezessive LGMD

Die erste autosomal-rezessive LGMD, die LGMD2A, wurde 1991 auf Chromosom 15q kartiert. Inzwischen wurden 14 weitere Formen identifiziert, zuletzt die LGMD2O. Die Proteinprodukte all dieser Gene wurden charakterisiert (**Tab. J 9.1**): Calpain-3 für LGMD2A, Dysferlin für LGMD2B, Gamma-Sarkoglykan (SG) für LGMD2C, Alpha-SG für LGMD2D, Beta-SG für LGMD2E, Delta-SG für LGMD2F, das sarkomerische Protein Telethonin für LGMD2G, die putative E3-Ubiquitin-Ligase TRIM32 für LGMD2H, Fukutin-related Protein (FKRP) für LGMD2I, Titin für LGMD2J, POMT1 für LGMD2K, Anoctamin-5 für LGMD2L, Fukutin für LGMD2M, POMT2 für LGMD2N und POMGnT1 für LGMD2O. Zahlreiche Genotyp-Phänotyp-Korrelationen wurden für die unterschiedlichen Subtypen beschrieben, um das Verständnis der zugrunde liegenden pathogenetischen Mechanismen zu verbessern, die einzelnen Unterformen besser zu charakterisieren und, um mögliche Modifier-Gene oder epigenetische Faktoren zu identifizieren, die möglicherweise den klinischen Verlauf bei Patienten mit identischen pathogenen Mutationen modulieren. Dabei sind klinische, immunohistochemische und Immunoblot-Untersuchungen zur LGMD2-Subtypendifferenzierung und zur richtigen Bahnung der molekularen Diagnostik unverzichtbar (s. **Tab. J 9.1**).

J 9.1.1.3 Nukleäre Envelopathien (EDMD)

Die Entdeckung von Emerin, dem für die X-chromosomale MD Emery-Dreifuss (EDMD1, X-EDMD) verantwortlichen Gen, und die Beschreibung einer autosomal-dominanten Variante (EDMD2) auf dem Boden von Mutationen im Lamin A/C-Gen (LMNA) zeigte die Bedeutung des »nuclear envelope« für neuromuskuläre Erkrankungen. Seitdem spricht man auch von nukleären Envelopathien. EDMD sind klinisch durch frühe Kontrakturen von Ellbogen, Achillessehnen und Wirbelsäule sowie durch langsam progrediente Muskelschwäche und -atrophie mit überwiegend humeroperonealer Verteilung und begleitender Kardiomyopathie mit Überleitungsstörungen charakterisiert. Während Mutationen im Emerin-Gen (STA) zum typischen klinischen Phänotyp der X-chromosomalen EDMD führen, verursachen Mutationen im Lamin A/C-Gen mindestens neun unterschiedliche neuromuskuläre und nicht-neuromuskuläre Phänotypen (**Tab. J 9.1**) (Chi et al. 2009), wie dilatative Kardiomyopathie mit Überleitungsstörungen (CMD1A), Gliedergürteldystrophie 1B (LGMD1B), Charcot-Marie-Tooth Erkrankung Typ 2B1 (CMT2B1), familiäre partielle Lipodystrophie Typ Dunnigan, mandibuloakrale Dysplasie oder Syndrome des vorzeitigen Alterns, wie Hutchinson-Gilford-Progerie und atypisches Werner-Syndrom. Vor Kurzem wurde ein neuer Laminopathie-Phänotyp mit kombinierter Myopathie und Progerie beschrieben (Scharner et al. 2010).

J 9.1.1.4 Fazioskapulohumerale MD (FSHD)

Die FSHD ist eine hochvariable Erkrankung, eine Muskelschwäche, die von der Kindheit bis in das höhere Erwachsenenalter manifest werden kann. Typischerweise sind initial die faziale Muskulatur und die Schultergürtelmuskeln betroffen, im Verlauf die Fußheber- und Hüftgürtelmuskulatur. Häufig besteht eine ausgeprägte Asymmetrie (Tawil et al. 2008).

Die klinische Diagnose stützt sich auf das typische Muster des Muskelbefalls. Obwohl mehrere erbliche Myopathien faziale und Schultergürtelschwäche zeigen können, sind die folgenden Merkmale FSHD-typisch: prominente Schwäche der unteren fazialen Muskulatur (Pfeifen, Backenaufblasen nicht möglich), extraokuläre, bulbäre und Augenmuskeln sind ausgespart. Die Schultern haben eine typische Kontur mit geraden Klavikeln, Vorwärtsneigung und -rundung. Pektoral-, Bizeps- und Trizeps-Muskulatur sind betroffen, während Delta- und Unterarmmuskeln weitgehend ausgespart sind. Die untere Abdominalmuskulatur ist betroffen, was zu lumbaler Lordose führt. Die Beteiligung der unteren Extremitätenmuskulatur beginnt meist im Bereich der Fußheber, im Verlauf tritt auch eine Quadrizepsschwäche sowie eine Hand- und Fingerstreckerparese hinzu. Selten kommt es zu Kontrakturen. Extramuskuläre Manifestationen der FSHD können in Form einer Hochtonschwerhörigkeit, retinaler Teleangiektasien und in ca. 5 % der Fälle in Form von kardialen Überleitungsstörungen und supraventrikulären Tachykardien auftreten.

Die CK ist normal (25 %) oder mild (bis 5-fach) erhöht, im EMG zeigen sich myopathische Veränderungen. Muskelbioptisch zeigt sich eine degenerative Myopathie, in einem hohen Prozentsatz der Fälle können entzündliche Veränderungen mit perivaskulären CD4 +- und endomysialen CD8 +-Zellen bestehen. Allerdings ist nur in den seltensten Fällen, wie z. B. bei untypischer Klinik, eine Muskelbiopsie zur Diagnose einer FSHD nötig. Der Erbgang ist autosomal-dominant mit hoher Penetranz, in ca. 30 % der Fälle liegen sporadische Fälle aufgrund von Neumutationen vor.

Die Pathogenese der FSHD war eines der größten Rätsel der letzten beiden Jahrzehnte. Es war schon lange bekannt, dass die Erkrankung durch einen »gain of function« verursacht wird, der mit der Kontraktion einer DNA-Repeat-Sequenz (D4Z4-Locus) auf Chromosom 4q35 assoziiert ist. Neueste Arbeiten lassen vermuten, dass diese genomische Kontraktion bei den betroffenen Patienten zu einer offeneren Chromatin-Struktur in diesem Bereich führt

Tab. J 9.1: Übersicht Genetik und Klinik hereditärer Myopathien

Typ	OMIM	Erbgang	Symbol (Genprodukt) / Genlokus	Manifestation (Jahre)	CK-Level	Klinische Merkmale	Organbeteiligung	Spezifische Befunde in Muskelbiopsie, Immunohistochemie, und Immunoblot
Muskeldystrophien (MD)								
Duchenne (DMD)	#310200	XR	**DYS** (Dystrophin) Xp21.2	3–5 J.	50- bis 100-fach	Wadenhypertrophie, Watschelgang, Verlust der Gehfähigkeit mit 7–12 J.	schwere Herz- und Lungenbeteiligung	Dystrophin-Anfärbbarkeit und -blot fehlend
Becker (BMD)	#300376	XR	**DYS** (Dystrophin) Xp21.2	> 6 J.		Verlauf benigner, variable Präsentation mit späterem Beginn und langsamerer Progression		Dystrophin-Anfärbbarkeit und -blot reduziert
Emery-Dreifuss (EDMD1)	#310300	XR	**EDM** (Emerin) Xq28	neonatale Hypotonie bis 3. Dekade, Durchschnitt im Teenager-Alter	mäßig erhöht auf 10-fach normal	frühe Kontrakturen der Ellenbogen, Achillessehnen und Nackenstreckermuskulatur, langsam fortschreitender Muskelabbau und Schwäche in humeroperonealer Verteilung	Herzrhythmusstörungen, Implantation eines Schrittmachers oder Defibrillators kann notwendig sein; Linksventrikuläre Dilatation und Herzinsuffizienz möglich	myopathische Veränderungen, in der Immunohistochemie fehlen von Emerin in den Myonuclei in > 95 % der Patienten
Emery-Dreifuss (EDMD2)	#181350	AD	**LMNA** (Lamin A/C) 1q21.2	1. oder 2. Dekade	normal bis mittelhoch	frühe Kontrakturen der Knöchel, Ellenbogen und Wirbelsäule, progressive Abnahme und Schwäche der humeroperonealen Muskeln	kardiale Erkrankung im Erwachsenenalter, hohes Risiko für plötzlichen Herztod	myopathische Veränderungen
Emery-Dreifuss (EDMD3)	#604929	AR	**LMNA** (Lamin A/C) 1q21.2				unbekannt	
Fazio-Skapulo-Humerale MD (FSHD)	#158900	AD	**FSHD** 4q35	1.–5. Dekade	normal bis 5-fach erhöht	prominente faziale Schwäche, extraokuläre Muskeln, Augenlid und bulbäre Muskeln ausgespart. Typisches Aussehen mit aufrechten Schlüsselbeinen, Vorwärtsneigung, abgerundeten Schultern, Beteiligung des Fußhebers, oft asymmetrisch	Hörverlust, retinale Teleangiektasien, Vorhofarrhythmien	myopathische Veränderungen, entzündliche Veränderungen in 75 % der Fälle mit perivaskulär CD4+, endomysial CD8+ Zellen
Okulopharyngeale MD (OPMD)	#164300	AD	**PABP2** (Poly(a) binding protein 2) 14q11.2-q13	Heterozygote 4.–6., Homozygote 2.–4. Dekade	normal bis mittelmäßig erhöht	langsam progressive Ptose der Augenlider und Dysphagie, alle extraokulären und andere Muskeln können betroffen sein	nasale Sprache aufgrund palataler Schwäche	myopathische Veränderungen, kleine gewinkelte Fasern und rimmed vacuoles

Tab. J 9.1: Übersicht Genetik und Klinik hereditärer Myopathien (Fortsetzung)

Typ	OMIM	Erbgang	Symbol (Genprodukt) / Genlokus	Manifestation (Jahre)	CK-Level	Klinische Merkmale	Organbeteiligung	Spezifische Befunde in Muskelbiopsie, Immunohistochemie, und Immunoblot
Gliedergürtel MD (LGMD)								
LGMD 1A allelisch mit Myotilinopathie und Spheroid Body Myopathie	#159000 #609200	AD	**TTID, MYOT** (Myotilin) 5q31	Durchschnitt 27 J., sporadische Fälle 50–77 J.	2-fach	milder LGMD-Phänotyp mit proximalem Beginn, langsamer Progression mit spätem Verlust der Gehfähigkeit	50 % der Patienten haben eine Dysarthrie, nasale Sprache und eine Kardiomyopathie	zahlreiche rimmed vacuoles und hyaline Einschlüsse, ggf. erhöhte Myotilin-Anfärbbarkeit
LGMD 1B	#159001	AD	**LMNA** (Lamin A/C) 1q21.2	< 20 Jahre	wenig	milde Schwäche und langsame Progression	kardiale Beteiligung mit Leitungsblock möglich	wenig myopathisch
LGMD 1C	#607801	AD	**CAV3** (Caveolin-3) 3p25	variabel	4- bis 15-fach	moderate proximale Schwäche, Wadenhypertrophie, Krämpfe nach Belastung, Phänotypen: asymptomatische HyperCKämie, Myalgien, Rippling Muscle Disease, distale Myopathie	nicht beschreiben	myopathische Veränderungen, Caveolin-Anfärbung und Immunoblot reduziert, Dysferlin-Anfärbung kann auch reduziert sein
LGMD 1D	#603511	AD	**DNAJB6** (HSP40) Homolog, subfamily B, Member 6 (DNAJB6) 7q36	Durchschnitt 38 J.	normal bis 3-fach	prominente Schwäche in proximalen Beinmuskeln, Armmuskeln. Distale Muskeln können auch betroffen sein	20 % der Patienten leiden an Dysphagie, aber keine weiteren systemischen Befunde	myopathische Veränderungen
LGMD 1E allelisch mit MFM1	#601419	AD	**DES** (Desmin) 2q35	2. Dekade oder später	2- bis 4-fach	Beginn im Erwachsenenalter mit Gliedergürtelschwäche	kardiale Beteiligung ist das führende Symptom, plötzlicher Herztod ohne vorherige kardiale Symptome	milde myopathische Veränderungen
LGMD 1F	#608423	AD	unbekannt 7q31.33-7q32.3	Durchschnitt 16 J., 1–58 J.	normal in 40 %	frühe proximale Schwäche, Knöchelkontrakturen, abstehende Skapula	Lungenbeteiligung	myopathische Veränderungen, manchmal mit rimmed vacuoles, Desmin-Anfärbung kann in einzelnen Fasern leicht erhöht sein
LGMD 1G	#609115	AD	unbekannt 4p21	30–47 J.	normal bis 9-fach	milde Form des Erwachsenenalters der LGMD, die meisten Patienten zeigen Finger- und Zehenflexionskontrakturen	nicht beschrieben	myopathisches Muster mit rimmed vacuoles
LGMD 1H	#613530	AD	unbekannt 3p25	16–50 J.	normal bis 13-fach	Variabel bzgl. Beginn und Schweregrad, proximale Schwäche, Wadenhypertrophie, langsame Progression	nicht beschrieben	myopathisches Muster mit SDH+ und COX- Muskelfasern, multiple mtDNA Deletionen

J 9

Tab. J 9.1: Übersicht Genetik und Klinik hereditärer Myopathien (Fortsetzung)

Typ	OMIM	Erbgang	Symbol (Genprodukt) / Genlokus	Manifestation (Jahre)	CK-Level	Klinische Merkmale	Organbeteiligung	Spezifische Befunde in Muskelbiopsie, Immunohistochemie, und Immunoblot
LGMD 2A	#253600	AR	**CAPN** (Calpain 3) 15q15.1-q21.1	14–20 J.	7- bis 80-fach	skapuläre, humerale und pelvische Verteilung der Muskelschwäche und -atrophie, frühe Entwicklung von Kontrakturen, Skapula alata	Lungenbeteiligung mit reduzierter Vitalkapazität	totale, partielle, spärliche oder nicht auffällige Reduktion von CALP-3 im Immunoblot
LGMD 2B allelisch mit MMD1 und DMAT	#253601	AR	**DYSF** (Dysferlin) 2p13.3-p13.1	Durchschnitt 19 J., von 12–39 J.	sehr hoch, 10- bis 72-fach	proximale Schwäche zu Beginn, frühe Beteiligung des M. gastrocnemius, Schwierigkeiten beim Gehen auf den Zehenspitzen	nicht beschrieben	totale oder partielle Erniedrigung von Dysferlin in Immunohistochemie und Immunoblot, Caveolin-Anfärbung kann auch reduziert sein
LGMD 2C	#253700	AR	**SGCG** (gamma-Sarcoglycan) 13q12	5–6 J.	10- bis 50-fach	klinisches Bild ähnelt trotz vieler Variabilitäten in vielen Aspekten der DMD, Verlust der Gehfähigkeit in der 2. Dekade, in Fällen mit einem späteren Beginn Erhalt der Gehfähigkeit bis ins Erwachsenenalter	kardial und respiratorisch	Verlust oder Defizienz eines der vier SGs führt zu einer sekundären Defizienz des ganzen Subkomplexes in Immunohistochemie und Immunoblot
LGMD 2D	#608099	AR	**SGCA** (alpha-Sarcoglycan) 17q12-q21.33	2–15 J., selten Beginn im Erwachsenenalter				
LGMD 2E	#604286	AR	**SGCB** (beta-Sarcoglycan) 4q12	3 J. bis Jugendalter				
LGMD 2F	#601287	AR	**SGCD** (delta-Sarcoglycan) 5q33	2 bis 10 J.				
LGMD 2G	#601954	AR	**TCAP** (Telethonin) 17q12	9–15 J.	3- bis 30-fach	proximale Beteiligung und Schwäche, einige haben Atrophien in den distalen Beinmuskeln, während andere eine Wadenhypertrophie haben; Verlust der Gehfähigkeit in der 3.–4. Dekade	kardiale Beteiligung bei 55 % der Patienten	Muskelbiopsie zeigt myopathische Veränderungen mit rimmed vacuoles, Immunohistochemie zeigt Fehlen von Telethonin
LGMD 2H allelisch mit Sarkotubulärer Myopathie	#254110	AR	**TRIM32** (Ubiquitin-E3-Ligase) 9q31-q34.1	2. oder 3. Dekade	4-fach	mild mit proximaler Schwäche, Erhalt der Gehfähigkeit bis 6. Dekade	nicht beschrieben	myopathische Veränderungen

Tab. J 9.1: Übersicht Genetik und Klinik hereditärer Myopathien (Fortsetzung)

Typ	OMIM	Erbgang	Symbol (Genprodukt) / Genlokus	Manifestation (Jahre)	CK-Level	Klinische Merkmale	Organbeteiligung	Spezifische Befunde in Muskelbiopsie, Immunohistochemie, und Immunoblot
LGMD 2I	#607155	AR	**FKRP1** (Fukutin related protein 1) 19q13.3	stark variabel, 0,5–27 J.	1 000–8 000 U/l	Muskelschmerzen und Myoglobinurie oft erste Symptome, Waden- und Zungenhypertrophie möglich; der malignen Hyperthermie-ähnliche Reaktionen auf Vollnarkosen beschrieben	dilatative Kardiomyopathie und respiratorische Insuffizienz in 1/3 der Patienten	reduzierte Anfärbbarkeit von ⊠-Dystroglycan, besonders bei schweren Formen
LGMD 2J	#608807	AR	**TTN** (Titin) 2q24.3	Kindheit, von < 10 J. bis 3. Dekade	hoch	proximale Schwäche, anteriore tibiale Atrophie, Verlust der Gehfähigkeit < 30 J., einige Patienten noch gehfähig mit 60 J.	nicht beschrieben.	myopathische Veränderungen, Verlust von Calpain-3 als Effect des defizienten TMD Genproduktes im Immunoblot
LGMD 2K	#609308	AR	**POMT1** (Protein O-mannosyltransferase-1) 9q34.1	1. Dekade	9- bis 40-fach	frühe Meilensteine normal, proximale Schwäche, Gelenkkontrakturen	mentale Retardierung, IQ 50–76	α-Dystroglycan reduziert in Immunohistochemie
LGMD 2L allelisch mit MMD3	#611307	AR	**ANO5** (Anoctamin 5) 11p13-p12	2. und 3. Dekade	normal–16 000	ausgeprägte intrafamiliäre Variabilität, asymmetrische Schwäche Biceps brachii und quadriceps, Myalgien	nicht beschrieben	multifokale sarkolemmale Läsionen, z. T. Entzündungsreaktion
LGMD 2M allelisch zu Fukuyama MDC (FCMD)	#611588	AR	**FCMD** (Fukutin) 9q31	bis 6. Lebensmonat	hoch	Hypotonie, verzögerte Meilensteine, Verschlechterung durch fieberhafte Erkrankungen, Schwäche betont axial und proximal, geringer distal, viele Patienten gehfähig, Besserung durch Steroidtherapie wie bei DMD	Intelligenz normal bis leicht beeinträchtigt, fakultativ Auffälligkeiten im cMRT, Kardiomyopathie, Rigid Spine, Kontrakturen	α-Dystroglykan abgeschwächt bis negativ, Merosin ggf. abgeschwächt
LGMD 2N	#607439	AR	**POMT2** (Protein O-mannosyltransferase-2) 14q24.3	18 Monate	1 500–3 300	verzögerte Meilensteine, Rennen nur langsam, Wadenhypertrophie, Scapula alata, milde Lordose	normale Intelligenz, Augen nicht betroffen	α-Dystroglycan reduziert in Immunohistochemie
LGMD 2O	# 606822	AR	**POMGnT1** (Protein O-mannose beta-1,2-N-acetylglukosaminyltransferase) 1p34-p33	kongenital	normal–3 000	schwere Hypotonie, langsame Entwicklung, Tod 6–42 J.	milde mentale Retardierung, cMRT Auffälligkeiten, Autismus, milde Augenbeteiligung	α-Dystroglycan fehlend oder reduziert, Merosin leicht reduziert

Tab. J 9.1: Übersicht Genetik und Klinik hereditärer Myopathien (Fortsetzung)

Typ	OMIM	Erbgang	Symbol (Genprodukt) / Genlokus	Manifestation (Jahre)	CK-Level	Klinische Merkmale	Organbeteiligung	Spezifische Befunde in Muskelbiopsie, Immunohistochemie, und Immunoblot
Epidermolysis bullosa with MD (EBSMD)				kongenital	> 1 000 U/l	proximale, distale, faziale und okuläre Schwäche, viele bis 10. Lj. im Rollstuhl	infantile respiratorische Komplikationen, Gehirnatrophie	myopathische Veränderungen
Kongenitale MD (MDC)								
MDC 1A	#607855	AR	**LAMA2** (Laminin α2 Kette) 6q22-q23	bis 12 J.	mäßig erhöht	Hypotonie, Kontrakturen, Atmungs- und Ernährungsprobleme, faziale Schwäche, verzögerte motorische Entwicklung	respiratorische Insuffizienz, kognitive Funktionen gewöhnlich normal, manchmal strukturelle Gehirnveränderungen, Epilepsie und Neuropathie	Myopathie mit neurogenen Zeichen, Merosin-Anfärbung reduziert oder fehlend
MDC 1B	#604801	AR	unbekannt 1q42	kongenital	1 700–7 600 U/l	proximale Schwäche, generalisierte Muskelhypertrophie, Wirbelsäulenrigidität, Kontrakturen	frühe respiratorische Insuffizienz	Merosin-Anfärbung reduziert
MDDGA1 – Walker-Warburg-Syndrom (WWS)	#236670	AR	**POMT1** (Protein O-mannosyltransferase-1) 9q34.1, 9q31					
MDDGA2 – Walker-Warburg-Syndrom (WWS)	#607439	AR	**POMT2** (Protein O-mannosyltransferase-2) 14q24.3	kongenital	variabel, bis zu 1 500 U/l	schwerste MDC, schwere Hypotonie, Tod als Fetus oder < 1 J.	kongenitale Katarakt, Mikroophthalmie, Hydrozephalus, okzipitale Enzephalozele, Fusion der Hemisphären, Fehlen des Corpus callosum	α-Dystroglycan fehlend oder reduziert, Merosin normal oder leicht reduziert
MDDGA3 – Muscle-eye-brain disease (MEB)	#606822	AR	**POMGnT1** (Protein O-mannose beta-1,2-N-acetylglukosaminyltransferase) 1p34-p33	kongenital	mild erhöht	schwere Hypotonie, langsame Entwicklung, Tod 6–42 J.	Gehirnmissbildungen (Lissenzephalie II/Pachygyrie), Cerebello-pontine Hypoplasie, schwere okuläre Abnormalitäten	α-Dystroglycan fehlend oder reduziert, Merosin leicht reduziert
MDDGA4 – Fukuyama MDC (FCMD)	#253800	AR	**FCMD** (Fukutin) 9q31	Monate bis 1 J.	mild erhöht	schwere Hypotonie, Schwäche und Muskelschwund, nur bei mildesten Formen ist Gehen möglich	Krampfanfälle (50 %), schwere mentale Retardierung, Hydrozephalus	α-Dystroglycan und Merosin reduziert
MDDGA5 – MDC 1C	#606612	AR	**FKRP1** (Fukutin related protein 1) 19q13.3	erste Lebenswochen	3 000–8 000 U/l	diffuse Schwäche, Hypotonie, Wadenhypertrophie	dilatative Kardiomyopathie des linken Ventrikels	α-Dystroglycan und Merosin reduziert

Tab. J 9.1: Übersicht Genetik und Klinik hereditärer Myopathien (Fortsetzung)

Typ	OMIM	Erbgang	Symbol (Genprodukt) / Genlokus	Manifestation (Jahre)	CK-Level	Klinische Merkmale	Organbeteiligung	Spezifische Befunde in Muskelbiopsie, Immunohistochemie, und Immunoblot
MDDGA6 – MDC 1D	#608840	AR	**LARGE** (Glycosyltransferase-like protein) 22q12.3-13.1	erste Lebensmonate	400–4 500 U/l	Hypotonie, Muskelhypertrophie, Kontrakturen	schwere mentale Retardierung	Merosin normal
MDDGA8	noch keine	AR	**ISPD** (Isoprenoid synthase domain containing) 7p21	kongenital	1900–100000 U/l	Schwerer Phänotyp, Hypotonie, Tod in 80 % der Fälle neonatal bis 24 Monate	Hydrocephalus, Lissencephalie, zerebelläre Hypoplasie, Microphthalmus, Katarakte, Glaukom, retinaler Pathologie, Hypoplasie N. opticus	α-Dystroglycan-Immunhistochemie reduziert
MDC with rigid spine (RSMD1)	#602771	AR	**SEPN1** (Selenoprotein N1) 1p35-p36	Geburt bis 1 J.	normal	Hypotonie, schlechte Kopfkontrolle, Verbesserung mit der Entwicklung, nicht fortschreitend	Lungenbeteiligung	myopathische Veränderungen, Minicores
MDC mit Integrin-Defizienz	#600536	AR	**ITGA7** (Integrin α7) 12q13	kongenital	leicht erhöht	Hypotonie, verspätete Meilensteine, proximale Schwäche	mentale Retardierung möglich	reduzierte Anfärbung von Integrin α-7
Ullrich scleroatonic MD (UCMD) **Bethlem-Myopathy**	#254090 #158810	AR	**UCMD** (α1-, α2-, α3 Kette von Kollagen 6) 21q22.3, 21q22.3, 2q37	kongenital	normal bis leicht erhöht	Hypotonie, kongenitale Kontrakturen, Hyperlaxität der distalen Gelenke	Lungenbeteiligung	reduzierte Anfärbung von Col-6
Epidermolysis bullosa mit MD (EBSMD)	#226670	AR	**MD-EBS** (Plectin) 8q24					
Distale Myopathien (MPD)								
MPD 1 (Gowers-Laing)	#160500	AD	**MYH7** (Myosin heavy chain 7) 14q12	1,5–25 J.	bis zu 3-fach	Beginn im anterioren Kompartiment der Beine	nicht beschrieben	leicht myopathisch, einige Vakuolen
MPD 2 (VCPDM)	#606070	AD	**MATR3** (Matrin-3) 5q31.2	35–57 J. Durchschnitt 46 J.	normal bis 8-fach	Beginn mit den ventralen, distalen Beinmuskeln, Händen oder Stimme, peroneale Verteilung an den Beinen	heisere Stimme und hypernasal, Dysphagie	leicht myopathisch mit Vakuolen
MPD 3 (Single Finnish family)	#610099	AD	unbekannt 8p22-q11	32–45 J.	normal bis leicht erhöht	Beginn im anterioren Kompartiment der Beine und Arme	nicht beschrieben	leicht myopathisch mit Vakuolen

Tab. J 9.1: Übersicht Genetik und Klinik hereditärer Myopathien (Fortsetzung)

Typ	OMIM	Erbgang	Symbol (Genprodukt) / Genlokus	Manifestation (Jahre)	CK-Level	Klinische Merkmale	Organbeteiligung	Spezifische Befunde in Muskelbiopsie, Immunohistochemie, und Immunoblot
TMD (Udd/Markesbery-Griggs)	#600334	AD	**TTN** (Titin) 2q24.3	40–50 J.	normal bis leicht erhöht	Beginn an den ventralen Beinmuskeln	nicht beschrieben	myopathisch mit Vakuolen
WDM (Welander-Markesbery-Griggs) allelisch mit ZASPopathie und Dilatative Kardiomypathie 1C (LBD3)	#604454 #605906 #601493	AD	**ZASP** (LIM-domain-binding 3 (LDB3)) 10q22.2-q23.3	> 40 J.	normal bis leicht erhöht	Beginn an den Extensoren der Hände	respiratorische Insuffizienz, Dysphonie, Dysphagie und Tremor bei einigen Patienten	myopathisch, einige Vakuolen
MDRV (Distal dystrophy with rimmed vacuoles)	#601846	AD	unbekannt 19p-13.3	10–50 J.	normal bis leicht erhöht	Beginn in der distalen Beinmuskulatur	nicht beschrieben	myopathisch mit Vakuolen
MMD1 (Miyoshi Muscular Dystrophy 1) **DMAT (Distal Myopathy with Anterior Tibial onset)**	#254130 #606768	AR	**DYSF** (Dysferlin) 2p13.3-p13.1	20–50 J.	10- bis 15-fach	Beginn im posterioren Kompartiment der Unterschenkel Beginn im anterioren Kompartiment der Unterschenkel	nicht beschrieben	myopathisch ohne Vakuolen, totale oder teilweise Defizienz von Dysferlin in Immunohisto-chemie und Immunoblot, Caveolin-Anfärbung kann auch reduziert sein
MMD2 (Miyoshi Muscular Dystrophy 2)	#613318	AR	unbekannt 8q22.3	20–50 J.	10- bis 15-fach	asymmetrische Schwäche und Atrophie, betont im posterioren Kompartiment der Unterschenkel	nicht beschrieben	myopathisch ohne Vakuolen
MMD3 (Miyoshi Muscular Dystrophy 3)	#611307	AR	**ANO5** (Anoctamin 5) 11p13-p12	2. und 3. Dekade	normal – 16 000	ausgeprägte intrafamiliäre Variabilität, Schwierigkeiten beim Rennen und Zehenstand	nicht beschrieben	multifokale sarkolemmale Läsionen, z. T. Entzündungsreaktion
NM (Nonaka) (allelisch mit HIBM2)	#605820 #600737	AR	**GNE** (UDP-N-acetylglukosamin 2-epimerase/ N-acetylmannosamin Kinase) 9p12-p11	20–40 J.	2- bis 5-fach	Beginn im anterioren Kompartiment der Beine	nicht beschrieben	myopathisch mit Vakuolen

Tab. J 9.1: Übersicht Genetik und Klinik hereditärer Myopathien (Fortsetzung)

Typ	OMIM	Erbgang	Symbol (Genprodukt) / Genlokus	Manifestation (Jahre)	CK-Level	Klinische Merkmale	Organbeteiligung	Spezifische Befunde in Muskelbiopsie, Immunohistochemie, und Immunoblot
Early Onset Distal Myopathy	#611201	AD	**KLHL9** (Kelch-like-homologue-9) 9p21.2-p22.3	8–16 J.	normal bis 1 400	distale Muskeln an oberer und unterer Extremität, v. a. tibialis anterior und intrinsische Handmuskeln	Kontrakturen, begleitend milde axonale Polyneuropathie	myopathisch ohne Vakuolen
Myofibrilläre Myopathien (MFM)								
MFM1 – Desminopathie allelisch mit LGMD1E	#601419	AD	**DES** (Desmin) 2q35	meist Erwachsenenalter	normal bis 5-fach	distale, LGMD und scapuloperoneale Phänotypen, im Verlauf faziale und pharyngeale Schwäche, Dysarthrie	Kardiomyopathie, Ateminsuffizienz	Proteinaggregate, autophagische Vakuolen, ultrastrukturell granulofilamentäres Material
MFM 2 – Alpha-B-Crystallinopathie	#608810	AD	CRYAB (Alpha-B-Crystallin) 11q22.3-q23.1	Erwachsenenalter	normal bis 7-fach	proximale > distale Schwäche, im Verlauf faziale und pharyngeale Schwäche, Dysarthrie	Kardiomyopathie, Katarakte	Proteinaggregate, autophagische Vakuolen, ultrastrukturell granulofilamentäres Material
MFM 3 – Myotilinopathie allelisch mit LGMD1A und Spheroid Body Myopathie	#609200 #159000 #182920	AD	**TTID, MYOT** (Myotilin) 5q31	höheres Erwachsenenalter	normal bis 15-fach	distale und LGMD Phänotypen, im Verlauf faziale und pharyngeale Schwäche, Dysarthrie, Myalgien, Kontrakturen	Kardiomyopathie, Ateminsuffizienz, Polyneuropathie	Proteinaggregate, autophagische Vakuolen, ultrastrukturell granulofilamentäres Material, Cytoplasmic Bodies, Spheroid Bodies
MFM 4 – ZASPopathie allelisch mit WDM (Welander-Markesbery-Griggs) Dilatative Kardiomyopathie 1C (LBD3)	 #605906 #604454 #601493	AD	**ZASP** (LIM-domain-binding 3, LDB3) 10q22.2-q23.3	Erwachsenenalter	normal bis 6-fach	distale > proximale Schwäche, Handmuskelatrophie	Kardiomyopathie, Polyneuropathie	Proteinaggregate, autophagische Vakuolen, ultrastrukturell granulofilamentäres Material, Cytoplasmic Bodies
MFM 5 – Filaminopathie	#609524	AD	**FLNC** (Filamin C) 7q32	Erwachsenenalter	normal bis 8-fach	proximale > distale Schwäche, Schmerzen im LWS-Bereich	Kardiomyopathie, Ateminsuffizienz, Polyneuropathie	Proteinaggregate, autophagische Vakuolen, ultrastrukturell granulofilamentäres Material
MFM 6 – BAG3 related Myopathie	#603883	AD	**BAG3** (BCL2-associated athanogene 3) 10q25.2-q26.2	Kindes- bis Erwachsenenalter	normal bis 15-fach	proximale Schwäche, Rigid Spine Syndrom, Skoliose, Kontrakturen	Kardiomyopathie, Ateminsuffizienz	Proteinaggregate, autophagische Vakuolen, ultrastrukturell granulofilamentäres Material, apoptotisch

Tab. J 9.1: Übersicht Genetik und Klinik hereditärer Myopathien (Fortsetzung)

Typ	OMIM	Erbgang	Symbol (Genprodukt) / Genlokus	Manifestation (Jahre)	CK-Level	Klinische Merkmale	Organbeteiligung	Spezifische Befunde in Muskelbiopsie, Immunohistochemie, und Immunoblot
FHL1opathie allelisch mit X-linked Scapuloperoneal Myopathy X-linked Myopathy with Postural Muscle Atrophy(XMPMA) Reducing-Body Myopathy	#300163 #300695 #300696 #300717	XD	**FHL1** (Four-and-a-half-LIM-domains 1) Xq26	Kindes- bis Erwachsenenalter	normal bis 10-fach	Muskelhypertrophie, distale, LGMD und scapuloperoneale Phänotypen, Myalgien, Schmerzen im LWS-Bereich, Rigid Spine Syndrom, Skoliose, Kontrakturen	kardiale Überleitungsstörungen, Ateminsuffizienz	Proteinaggregate, autophagische Vakuolen, ultrastrukturell granulofilamentäres Material, Cytoplasmic Bodies, Reducing Bodies
Hereditäre Einschlusskörper-Myopathien (HIBM)								
Ehemalige **HIBM1** (allelisch mit Desminopathie)	#601419	AD	**DES** (Desmin) 2q35	25–40 J.	normal bis leicht erhöht	LGMD-Phänotyp, frühe Beteiligung des M. quadriceps	kardiale und respiratorische Insuffizienz	myopathisch mit Vakuolen und myofibrillären Veränderungen
HIBM2 allelisch mit NM (Nonaka)	#600737 #605820	AR	**GNE** (UDP-N-acetylglucosamin 2-epimerase/ N-acetylmannosamin Kinase) 9p12-p11	20–40 J.	2- bis 5-fach	Aussparung des M. quadriceps, distaler Beginn	nicht beschrieben.	myopathisch mit Vakuolen
HIBM3	#605637	AD	**MYH2** (Myosin heavy chain IIa) 17p-13.1	kongenital	normal bis 10-fach	Gelenkkontrakturen bei Geburt, langsam progressive Myopathie, Ophthalmoplegie	nicht beschrieben.	myopathisch mit rimmed vacuoles und Minicores
HIBMERF (mit früher respiratorischer Insuffizienz)	#607569	AD	unbekannt 6q27	35–75 J.	normal bis leicht erhöht	Schwäche in anterioren und distalen Beinen, später in proximalen Beinen	Lungenbeteiligung	myopathisch, eosinophile Einschlüsse, Vakuolen
IBMPFD (mit M. Paget und Demenz)	#605382	AD	**VCP** (Valosin-containing protein) 9p13-p12, 9p13.3-p12	20–40 J.	normal bis leicht erhöht	LGMD-Phänotyp, M. Paget, Demenz	nicht beschrieben	myopathisch mit Vakuolen
Kongenitale Myopathien mit Strukturbesonderheiten								

Tab. J 9.1: Übersicht Genetik und Klinik hereditärer Myopathien (Fortsetzung)

Typ	OMIM	Erbgang	Symbol (Genprodukt) / Genlokus	Manifestation (Jahre)	CK-Level	Klinische Merkmale	Organbeteiligung	Spezifische Befunde in Muskelbiopsie, Immunohistochemie, und Immunoblot
Myopathien mit Protein-akkumulationen								
Nemaline-Myopathien								
NEM1	#191030	AD, AR	**TPM3** (Alpha-Tropomyosin 3) 1q22-q23					
NEM2	#256030	AR	**NEB** (Nebulin) 2q22					
NEM3	#161800	AD, AR	**ACTA1** (Alpha-Actin) 1q42.1					
NEM4 / Cap Disease	#609285	AD	**TPM2** (Beta-Tropomyosin 2) 9p13.2-p13.1	kongenital (90 %) bis Erwachsenenalter	normal bis leicht erhöht	Hypotonie, generalisierte Schwäche, verzögerte Meilensteine, bei Beginn in der Kindheit bleibt Gehfähigkeit meist erhalten	fakultativ Kardiomyopathie und milde Retardierung, Arthrogrypose, Ateminsuffizienz	»Nemaline Rods« in Gomori-Trichrom-Färbung, Typ 1 Fasern überwiegen
NEM5	#605355	AR	**TNNT1** (Troponin T1) 19q13.4					
NEM6	#609273	AD	unbekannt 15q15-q25					
NEM7	#610687	AR	**CFL2** (Cofilin-2) 14q12					
Myosin-Storage-Myopathy/ Hyaline Body Myopathy	#608358	AD	**MYH7** (Slow beta-cardiac myosin heavy chain) 14q12	Kindheit	normal bis leicht erhöht	Hypotonie, verzögerte Meilensteine, proximale, distale und scapuloperoneale Phänotypen	fakultativ Kardiomyopathie	subsarkolemmale »Hyaline Bodies", Typ 1 Faser Prädominanz
Cap Disease	#609285	AD	**TPM2/3** (β-tropomyosin) 9p13	kongenital bis Kindheit	normal bis leicht erhöht	Hypotonie, proximale, distale und faziale Schwäche, langer Gesichtsschädel, Skoliose	Ateminsuffizienz in schweren Fällen	»Caps« in Gomori-Trichrom-Färbung

Tab. J 9.1: Übersicht Genetik und Klinik hereditärer Myopathien (Fortsetzung)

Typ	OMIM	Erbgang	Symbol (Genprodukt) / Genlokus	Manifestation (Jahre)	CK-Level	Klinische Merkmale	Organbeteiligung	Spezifische Befunde in Muskelbiopsie, Immunohistochemie, und Immunoblot
Reducing Body Myopathy	#300717	XD	**FHL1** (Four-and-a-half-LIM-domains 1) Xq26	1–4 J., Erwachsenenalter	3-fach erhöht	proximale > distale Schwäche, Erwachsene auch scapuloperoneal, asymmetrisch, paraspinale Schwäche	Kardiomyopathie, Ateminsuffizienz, Rigid Spine, Skoliose, Kontrakturen, Ptosis, Dysphagie	zytoplasmatische »Reducing Bodies« in Gomori-Trichrom-Färbung
Myopathien mit Cores								
Central-Core-Myopathie	#117000	AD, AR	**RYR1** (Ryanodin-Rezeptorgen) 19q13.1	kongenital bis Kindheit	hoch	verminderte Kindsbewegungen, Hypotonie proximale Schwäche Beine > Arme, milde faziale Schwäche, Krämpfe, Fußfehlstellungen, Skoliose	Cave: Maligne Hyperthermie!	»Central Cores«, Typ 1 Faser Prädominanz
Multi-Minicore-Myopathie/ Congenital Myopathy with Cores/ Rigid Spine Muscular Dystrophy (RSMD1)	#117000 #602771 #102610	AD, AR AR AD	**RYR1** (Ryanodin-Rezeptorgen) 19q13.1 **SEPN1** (Selenoprotein N1) 1p36-p35 **ACTA1** (Alpha-Actin) 1q42.1	kongenital bis Kindheit	normal bis leicht erhöht	verminderte Kindsbewegungen, Hypotonie, axiale Schwäche, schwere Skoliose, Hyperlaxizität, Ptosis, Ophthalmoplegie, milde faziale Schwäche, ggf. Kontrakturen und Rigid Spine	Ateminsuffizienz, Arthrogrypose, Kardiomyopathie	»Multiple Minicores«
Myopathien mit zentralen Kernen								
Myotubuläre Myopathie (MTM1)	#310400	XR	**MTM1** (Myotubularin) Xq28	Kindheit, Tod häufig mit 5 Monaten, danach Prognose besser	normal bis leicht erhöht	langer Gesichtsschädel, schmales Gesicht, lange Finger, schwere Hypotonie, generalisierte symmetrische Schwäche	Ateminsuffizienz, Ophthalmoplegie, Ptosis	zentrale Kerne, Typ 1 Faser Prädominanz

Tab. J 9.1: Übersicht Genetik und Klinik hereditärer Myopathien (Fortsetzung)

Typ	OMIM	Erbgang	Symbol (Genprodukt) / Genlokus	Manifestation (Jahre)	CK-Level	Klinische Merkmale	Organbeteiligung	Spezifische Befunde in Muskelbiopsie, Immunohistochemie, und Immunoblot
Zentronukleäre Myopathie	#160150	AD	**DNM2** (Dynamin-2-Gen) 19p13.2	Kindheit bis Erwachsenenalter	normal bis leicht erhöht	proximale > distale Schwäche, faziale Schwäche, ggf. Dysmorphie, Ophthalmoplegie bei Beginn in Kindheit	fakultativ Kardiomyopathie	zentrale Kerne, Typ 1 Faser Prädominanz
	#159991	AD	**MYF6** (Myogenic Factor-6 Gen) 12q21					
	#255200	AR	**BIN1** (Amphiphysin-2-Gen) 2q14					
Myopathien mit Fasergrößenvariationen								
Kongenitale Fasertypendisproportion	#102610	AD	**ACTA1** (Alpha-Actin) 1q42.1	kongenital bis Kindheit	normal bis 3-fach erhöht	milde bis schwere diffuse oder proximale Schwäche > distale, faziale und bulbäre Beteiligung, Hypotonie, Skoliose	Ophthalmoplegie, Arthrogrypose	bimodale Fasergröße, Typ 1 Fasern 12 % kleiner im Durchmesser als Typ 2
	#191030	AD	**TPM3** (Alpha-Tropomyosin 3) 1q22-q23					
	#606210	AR	**SEPN1** (Selenoprotein N) 1p36-p35					
	#300580	X-linked	unbekannt Xq13.1-q22.1					
Myopathien mit Vakuolen								
Sarkotubuläre Myopathie Allelisch mit LGMD2H	#254110	AR	**TRIM32** (Ubiquitin-*E3-Ligase*) 9q31-q34.1	kongenital bis Erwachsenenalter		milde symmetrische proximale und faziale Schwäche, Myalgien, Scapula alata, Wadenhypertrophie	nicht beschrieben	myopathisch mit Vakuolen

und damit die Transkription des Homöobox-Gens DUX4 ermöglicht, was dann zur Beeinträchtigung der Muskelentwicklung und zu myodegenerativen Veränderungen führt (Lemmers et al. 2010).

J 9.1.1.5 Okulopharyngeale Muskeldystrophie (OPMD)

Die OPMD manifestiert sich meist in der 5.–6. Lebensdekade mit den beiden Kardinalsymptomen Ptose und Dysphagie, die langsam fortschreiten. Im Verlauf werden auch andere extraokuläre Muskeln betroffen, es kann zu Ophthalmoplegie, Doppelbildern und aufgrund der Gaumensegelschwäche zu einer nasalen Sprache kommen, allerdings ist eine vollständige externe Ophthalmoplegie selten. Weitere Symptome sind Zungenatrophie, faziale und Gliedergürtelschwäche. Inzwischen ist die Lebenserwartung von OPMD-Patienten bei entsprechender Behandlung der Schluckstörung nicht mehr eingeschränkt. Die CK-Werte sind normal oder gering erhöht, das EMG zeigt ein myopathisches Muster mit fakultativen Denervierungszeichen. Muskelbioptisch zeigt sich eine mehr oder minder ausgeprägte degenerative Myopathie mit typischen »rimmed vacuoles«, ultrastrukturell finden sich intranukleäre tubuläre Filamente.

Es wurden sowohl autosomal-dominante als auch (seltenere) -rezessive Formen der Erkrankung beschrieben. Beide Formen werden durch kurze GCG-Expansionen im Polyadenylate-binding Protein Nuclear 1 Gene (PABPN1) verursacht. Diese Mutationen führen zur Verlängerung einer N-terminalen Polyalanin-Domäne. Dabei korreliert die Mutationsgröße nicht unbedingt mit der Schwere des Phänotyps, lediglich Träger des kleinsten Repeats $(GCG)_8$ scheinen einen milderen Phänotyp mit Symptombeginn in der 7. Lebensdekade und nur milder Dysphagie zu haben. Die Diagnose wird molekulargenetisch bestätigt, eine Biopsie ist i. A. nicht nötig.

Die Funktion des mutierten Gens ist bekannt: PABPN1 polyadenyliert mRNA und fungiert als Fähre zwischen Kern und Zytoplasma; der exakte Mechanismus für die Polyalanin-Toxizität bei OPMD ist allerdings ungeklärt (Brais 2009).

J 9.1.1.6 Kongenitale Muskeldystrophien (MDC)

MDC, erstmals beschrieben von Batten (1903), umfassen eine heterogene Gruppe genetisch determinierter Erkrankungen. Im Gegensatz zu DMD/BMD manifestieren sie sich bereits neonatal oder in den ersten sechs Lebensmonaten, in Ausnahmefällen auch später im ersten Lebensjahrzehnt. Klinisch stehen eine generalisierte Muskelhypotonie und -schwäche im Vordergrund; bei einigen Formen sind zusätzlich zentralnervöse und ophthalmologische Schädigungen unterschiedlicher Ausprägung zu beobachten. Die Kreatinkinase ist leicht bis deutlich erhöht, aber auch Normwerte wurden berichtet. Bisher sind 10 Entitäten genetisch definiert, eine weitere Gruppe umfasst die bisher nicht zu klassifizierenden MDC. Die Prävalenz der MDC wird derzeit mit $6 \times 10^{*-6}$ angegeben.

Zur klaren Diagnosestellung ist eine Muskelbiopsie meist unverzichtbar. Histologisch findet sich eine Fasertypenvariation, internalisierte Zellkerne und vermehrtes endomysiales Binde- und Fettgewebe. Zeichen der De- und Regeneration sind weniger vorherrschend als bei DMD. Immunhistochemie und Immunoblot-Untersuchungen sind wichtig zur Unterscheidung Merosin-positiver und Merosin-negativer Formen, ein Fehlen oder eine Abschwächung von α-Dystroglykan weist auf eine Glykosylierungsstörung hin (**Tab. J 9.1**, **Tab. J 9.2**).
Der Erbgang ist meist autosomal-rezessiv mit außerordentlicher genetischer Heterogenität. Die bekannten Gendefekte bewirken Störungen verschiedener Komponenten der extrazellulären Matrix (Kollagen-6), der transmembranösen Proteinkomplexe (Merosin, Integrin-α7) oder der O-Glykosylierung, insbesondere der Glykosylierung von α-Dystroglykan. Der stark glykosylierte extrazelluläre Teil von α-Dystroglykan verbindet über seine Transmembran-Domäne den Dystrophin-Glykoprotein-Komplex und das Zytoskelett sowie über die Bindung an Merosin die extrazelluläre Matrix. Störungen der O-Glykolysierung von α-Dystroglykan beeinflussen somit die Achse Zytoskelett – Membran – extrazelluläre Matrix negativ, was zur Sarkolemm-Instabilität führt und die muskuläre Symptomatik erklärt. Neuere Arbeiten am Mausmodell für die Fukuyama-MDC (FCMD) zeigen, dass die Disruption der Gliazell-Basallamina und die gestörte Glykosylierung von α-Dystroglykan, und damit die gestörte Interaktion von α-Dystroglykan und den Liganden auch eine wichtige Schlüsselrolle in der Pathogenese der kortikalen Dysplasien bei FCMD spielen (Collins et al. 2010).

Unter Berücksichtigung der klinischen und biochemischen Defekte können die MDC derzeit in fünf Gruppen eingeteilt werden; bei vier davon sind die zugrunde liegenden Defekte bekannt:

- Primäre Merosin-Defizienz (größte Gruppe mit bis zu 50 % aller MDC)
- Störung der Glykosylierung von α-Dystroglykan; hier sind ursächlich unterschiedliche Glykosyltransferasen und assoziierte Proteine bekannt, die an der post-translationalen Veränderung von α-Dystroglykan beteiligt sind. In diese Gruppe gehören u. a. die FCMD, die Muscle-Eye-Brain-Disease (MEB) und das Walker-Warburg-Syndrom (WWS); diesen Erkrankungen sind eine schwere MD, zentrale Migrationsstörungen unterschiedlicher Ausprägung und ophthalmologische Anomalitäten gemein.
- Kollagen-6-Defekte: häufig stehen hier Kontrakturen im Vordergrund (z. B. Ullrich-MDC)
- Defekt des Merosin-Rezeptors Integrin-α7 bei normaler Merosin-Expression
- Bisher nicht zu klassifizierende Formen

Die Prognose ist variabel, häufig ist die Lebenserwartung der Betroffenen deutlich eingeschränkt. Prognostische Aussagen über die einzelnen Formen sind erschwert, da diese auch innerhalb der gleichen Familie einen sehr variablen Verlauf nehmen können. Gerade aufgrund der zunehmenden Klassifikation der Erkrankungen nach ihrer genetischen Grundlage wird heute klar, dass eine Erkrankung (definiert durch ihren Genotyp) unter sehr unterschiedlichen Phänotypen manifest werden kann. Ein identischer Gendefekt kann z. B. allelische Formen einer MDC oder einer LGMD verursachen, und selbst innerhalb derselben Familie können sich die Phänotypen trotz identischer ursächlicher Mutation deutlich unterscheiden (Schara et al. 2006).

J 9.1.2 Diagnostik bei Muskeldystrophien

Die wachsende Zahl von Genorten, spezifischen Genen und Genprodukten, die in der Pathogenese der MD eine Rolle spielen, macht es für ein einzelnes klinisches Zentrum oder Labor unmöglich, das gesamte Spektrum molekulargenetischer Diagnostik abzudecken. Dabei ermöglicht eine präzise Diagnose Vorhersagen zu Verlauf und Prognose der Erkrankung, hat Einfluss auf die Berufswahl des Patienten, dient der Prävention von Komplikationen (respiratorische Insuffizienz, Herzrhythmusstörungen, Kardiomyopathie), ist Voraussetzung jeder genetischen Familienberatung, einer eventuellen Pränataldiagnostik sowie für den Einschluss des Patienten in klinische Studien und für künftige molekulare Therapieformen. Die Diagnostik sollte schrittweise erfolgen, Grundlage ist eine ausführliche Anamnese einschließlich Familienanamnese (Beginn distal/proximal, Kontrakturen, kardiale/pulmonale Beteiligung, Erbgang rezessiv/dominant/X-chromosomal). Bei der körperlichen Untersuchung sollten Schweregrad und Verteilungsmuster der Paresen besondere Beachtung finden. Ferner ist die Bestimmung der Kreatinkinase (CK) im Serum sowie eine elektromyographische Untersuchung (pathologische Spontanaktivität, myopathisches Muster) sinnvoll. Myosonographie und Kernspintomographie helfen, bei fortgeschrittenen Paresen und Atrophien eine für die diagnostische Muskelbiopsie geeignete Stelle zu finden. Bei informativer Familienstruktur hilft eine Kopplungsanalyse (Haplotypisierung) Genorte auszuschließen oder einzugrenzen, sodass im Anschluss die gezielte Untersuchung eines Gens oder weniger Gene auf Mutationen erfolgen kann (Rocha et al. 2010).

In einigen Fällen ist eine primäre molekulare Diagnose unter Umgehung der Muskelbiopsie möglich. So kann bei etwa 60 % der Dystrophinopathien mit typischem Phänotyp (DMD/BMD) eine größere Deletion/Duplikation nachgewiesen werden. Neue molekulare Methoden haben die Treffsicherheit noch erhöht: Auch bei der FSHD, den Myotonen Dystrophien Typ 1 und 2 (DM1, DM2/PROMM), der OPMD, den Emery-Dreifuss-Dystrophien (EMD1, EMD2/LGMD1B) und bei der LGMD2I ist eine primäre genetische Diagnostik bereits Routine. Bei allen anderen MD-Formen kann eine genetische Primärdiagnostik weiterer Familienmitglieder erfolgen, sobald die Diagnose eines betroffenen Familienmitglieds molekulargenetisch gesichert wurde.

Histologisch führt die Muskelbiopsie zur Bestätigung der Diagnose oder zum Ausschluss anderer, gegebenenfalls kausal behandelbarer Diagnosen. Mittels ausführlicher Proteindiagnostik (Immunhistochemie, Western Blot) lassen sich Defekte MD-assoziierter Proteine nachweisen. Häufig erlaubt das Ergebnis eine spezifische Einordnung der jeweils vorliegenden MD, oft ist aber die Kombination von Proteindiagnostik und molekulargenetischer Analyse von entscheidender Bedeutung. Fallen all diese Untersuchungen negativ aus, so muss die Einordnung der MD, insbesondere im sporadischen Fall und bei kleinen Familien, vorerst offen bleiben. Die definitive Diagnose wird erst dann möglich, wenn die defekten Gene und Proteinprodukte charakterisiert sind (Bushby et al. 2009).

Eine deutschlandweite Übersicht mit Laborstandorten und Adressen zur genetischen Diagnostik bei MD bietet das Muskeldystrophie-Netzwerk (MD-NET; www.md-net.org).

J 9.1.3 Therapeutische Prinzipien

Für die meisten Patienten mit hereditären Myopathien steht derzeit keine kausale Therapie zur Verfügung. Multizentrische klinische Studien waren bisher selten; durch enorme Fortschritte in der Grundlagenforschung und ein verbessertes Verständnis der Pathophysiologie liegt mittlerweile jedoch eine breite Palette neuer therapeutischer Ansätze vor. Realistisches Ziel der meisten dieser neuen Therapien ist nicht die Heilung, sondern eine deutliche Verbesserung der Muskelkraft und -funktion. Bislang profitieren die Patienten allerdings noch kaum von diesen Erfolg versprechenden Entwicklungen, da nur wenige neue Therapieansätze den Weg vom Forschungslabor hin zum Patienten erfolgreich durchlaufen haben. Ein Problem stellt dabei häufig die unkoordinierte und inkomplette klinische Testung neuer therapeutischer Optionen dar. Dieses Dilemma soll durch gut geplante und koordinierte internationale klinische Studien gelöst werden. Da die Patientenzahlen bei vielen hereditären Myopathien vergleichsweise klein sind, ist eine nationale und internationale Vernetzung für die Durchführung klinischer Studien notwendig. Realisiert wird dies in Deutschland im MD-NET (www.md-net.org), auf europäischer Ebene im EU-Netzwerk TREAT-NMD (www.treat-nmd.eu). Wichtiger Teil der Aktivitäten dieser Netzwerke sind Patientenregister, um die Planung und Durchführung klinischer Studien zu vereinfachen. Deutsche Patienten mit DMD können sich unter www.dmd-register.de selbst registrieren und werden regelmäßig über klinische Studien und neue Forschungsergebnisse informiert, ebenso können sich international Patienten mit FKRPopathien (MDC1C/LGMD2I) unter www.fkrp-register.de eintragen. Patientenregister für andere MDn sind derzeit weltweit im Entstehen. Im Rahmen von TREAT-NMD beraten Experten auch über sogenannte »Standards of Care«. Mithilfe solcher Behandlungsstandards sollen neueste Erkenntnisse aus der klinischen Forschung umgesetzt und Patienten und Ärzten in ganz Europa zugänglich gemacht werden. Themen wie medikamentöse, orthopädische und physiotherapeutische Behandlung, die Versorgung mit Hilfsmitteln, aber auch soziale Fragestellungen werden kurz und verständlich in einer Broschüre behandelt.

Die Lebenserwartung und -qualität von Patienten mit MD hat sich in den letzten Jahren kontinuierlich verbessert. Hierzu tragen vornehmlich symptomatische Therapien und Hilfsmittel wie assistierte Ventilation, chirurgische Intervention zur Vorbeugung von Komplikationen, Pharmakotherapie kardialer Funktionsstörungen, Physiotherapie, Hilfsmittelversorgung und Sozialberatung bei.

Häufig führen die MD im Verlauf zu schweren Beeinträchtigungen. Pneumonien, Herzrhythmusstörungen, kardiale oder pulmonale Dekompensation stellen häufige Todesursachen dar. Auch wenn die MD meist keine unmittelbar lebensbedrohlichen Erkrankungen sind, so entsteht doch bei Patienten und Angehörigen eine große Unsicherheit hinsichtlich des individuellen Krankheitsverlaufs. Eine individuelle Prognose lässt sich jedoch nur bedingt stellen. Als Faustregel gilt: DMD und rezessive MD verlaufen eher schwer, BMD, EDMD und dominante MD eher milder. Im Einzelfall ist aber das bei Untersuchung bestehende Ausmaß der Behinderung im Verhältnis zum Alter und die Beobachtung der individuellen Progression entscheidend.

Zur Verlaufsdokumentation müssen quantifizierbare klinische Parameter wie die Messung der Kraft geeigneter Muskeln, der Gelenkbeweglichkeit und der Lungenfunktion sowie standardisierte Tests einfacher motorischer Funktionen (z. B. Aufstehen aus dem Sitzen, aus der Hocke, Treppensteigen) bzw. definierte Behinderungsgrade herangezogen werden. Elektromyographische, muskelhistologische und myosonographische Untersuchungen sind schwerer zu quantifizieren; die Aktivität der CK zeigt beträchtliche Schwankungen von Tag zu Tag, ist abhängig von körperlicher Belastung und fällt mit dem Fortschreiten des Faseruntergangs langsam ab.

Ein wichtiger Faktor der zunehmenden Behinderung von MD-Patienten ist die Entwicklung von Kontrakturen. So zeigt sich bei der DMD ab dem 8. Lj. eine rapide Verschlechterung der Bewegungsmöglichkeiten nicht nur durch beschleunigten Kraftverlust, sondern v. a. durch zunehmende Spitzfuß-, Hüft- und Kniebeuge-Kontrakturen. Bei Gehunfähigkeit (59 % der über 12-jährigen DMD-Patienten sind an den Rollstuhl gebunden) kommt es zu rascher Zunahme der Kontrakturen und in deren Folge zu thorakolumbalen Wirbelsäulendeformitäten (vorwiegend Skoliose).

Die Minderung der Kraft des Hustenstoßes sowie die konsekutiv erhöhte Anfälligkeit für pulmonale Infekte führt mit der zunehmenden extrapulmonalen Restriktion zu einer respiratorischen Insuffizienz der rollstuhlpflichtigen Patienten und im terminalen Stadium zum meist plötzlichen respiratorischen Versagen, das zusammen mit Lungeninfekten bei über 70 % der DMD-Patienten die Todesursache darstellt. Seit Einsatz der Heimbeatmung ist die respiratorische Insuffizienz jedoch im Prinzip vermeidbar (Baumeister et al. 2009).

J 9.1.3.1 Pathomechanismen

Die Identifikation der genetischen Ursache und des defekten Proteins bei einer Reihe von MD hat in den letzten Jahren die Klassifikation dieser Erkrankungen revolutioniert und erlaubt neue Einsichten in die pathophysiologischen Zusammenhänge.

DMD und BMD werden durch Mutationen im Dystrophin-Gen verursacht. Neue Einblicke in die Pathophysiologie des dystrophen Muskels, die Identifikation kompensatorischer Proteine und die Entdeckung neuer Bindungspartner haben den Weg zu neuen therapeutischen Strategien für diese schwere Muskelerkrankung gebahnt. Dystrophin stabilisiert und interagiert mit einem ausgedehnten membranassoziierten Proteinkomplex, dem Dystroglykankomplex (DGC), dessen Komponenten in andere MDn involviert sind. Dystrophin verbindet das Aktin-Zytoskelett mittels einer »amino-terminal binding domain« zum Sarkolemm und zur Extrazellulärmatrix durch Interaktionen von »carboxy-terminal binding domains«. Zahlreiche Proteine innerhalb dieses Komplexes spielen eine Rolle in der Signaltransduktion, wobei die genaue Beziehung zwischen dem Signalling und den mechanischen Funktionen bei der Entwicklung der MDn unklar sind.

Die molekulare Grundlage der LGMD beinhaltet Mutationen in vielen Proteinen. Mutationen im Calpain-3-Gen, einer Kalzium-aktivierten Protease, sind verantwortlich für die LGMD2A. Dabei handelt es sich um den ersten für eine MD verantwortlichen Enzymdefekt. Andere Mutationen greifen in Signal- oder Reparaturmechanismen (Caveolin, Dysferlin), sarkolemmale Integrität (Sarkoglykane) und kontraktile Funktion (Myotilin, Telethonin, Titin) ein. Die subzelluläre Lokalisation dieser Proteine reicht von der nukleären Membran (Lamin A/C) über das Sarkomer (Myotilin, Calpain, Telethonin, Titin), das Sarkoplasma (TRIM32), das Sarkolemm (Caveolin, Sarkoglykane, Dysferlin) bis zum Extrazellulärraum (Fukutin-related Protein). Mutationen in einem nukleären Protein, dem Emerin, verursachen die EDMD1, während Lamin A/C-Mutationen die autosomal-dominante Form der Erkrankung verursachen (EDMD2). Nach wie vor ist unklar, wie Mutationen in scheinbar voneinander unabhängigen Genen ähnliche klinische Phänotypen verursachen können, und es scheint schwierig, eine gemeinsame pathogenetische Endstrecke auszumachen. Ebenso können identische Genotypen, sogar innerhalb einer Familie, häufig zu komplett unterschiedlichen klinischen Phänotypen führen. So können Dysferlinopathien sowohl eine LGMD2B als auch eine distale Myopathie verursachen, und Caveolinopathien sind phänotypisch mit LGMD1C, Rippling Muscle Disease (RMD), HyperCKämie oder distaler Myopathie assoziiert. FKRPopathien zeigen eine außerordentliche Variabilität, die von schwerer kongenitaler Erstmanifestation bis zu blander HyperCKämie im Erwachsenenalter reicht. Titinopathien zeigen eine phänotypische Variabilität abhängig von der Gendosis – ein einzelnes mutiertes Allel führt zu einer im Erwachsenenalter beginnenden distalen Myopathie (Finnish tibial muscular dystrophy, TTM), während zwei abnorme Allele zu LGMD2J führen.

Erklärungen für diese bemerkenswerte phänotypische Variabilität bleiben rätselhaft, mögen jedoch in der Zukunft durch Untersuchungen an Modifier-Genen, durch DNA-Mikroarrays und proteomische Untersuchungen erhellt werden. Vor Kurzem wurde die LGMD2K als mildere allelische Form des

Walker-Warburg-Syndroms bei türkischen Patienten beschrieben. Mutationen in mindestens sechs verschiedenen Genen (Protein-O-mannosyltransferase (POMT)1, POMT2, Protein O-linked mannose β1,2-N-acetylglucosaminyltransferase 1 (POMGnT1), Fukutin, Fukutin-related Protein (FKRP) und die Glykosyltransferase LARGE) wurden bislang bei Patienten mit immunhistochemischem Mangel an α-Dystroglykan identifiziert. Allelische Mutationen in jedem dieser Gene resultieren in einem breiten Spektrum klinischer Syndrome, die von schweren kongenitalen Formen mit strukturellen Hirnläsionen (WWS, MEB, FCMD, MDC1D) bis zu milderen kongenitalen Varianten ohne Hirnbeteiligung (MDC1C) und bis zu LGMD2-Varianten mit Beginn in der Kindheit oder im Erwachsenenalter führen (LGMD2I, LGMD2K, LGMD2M, LGMD2O) (s. **Tab. J 9.1**, **Tab. J 9.2**) (Schara et al. 2006).

J 9.1.3.2 Symptomatische Therapien

Pharmakotherapie

Kortikosteroide (↑↑)

Bei DMD gelten orale Kortikosteroide wie Prednison und Deflazacort derzeit als pharmakotherapeutischer Standard. Randomisierte klinische Studien mit oraler Prednisongabe konnten eine Verbesserung der Muskelkraft und -funktion bei Patienten mit DMD belegen, die sich durch verlängerte Gehfähigkeit und eine niedrigere Prävalenz von Skoliosen widerspiegeln. Mit der Einnahme einer täglichen Dosis von 0,75 mg/kg KG Prednison wird normalerweise im Alter von 4–6 Jahren begonnen und diese wird dann meist bis zum Verlust der Gehfähigkeit weitergeführt. Bei schweren Nebenwirkungen unter der Steroidtherapie (Gewichtszunahme, Wachstumsverzögerung, Osteoporose, Katarakt, Verhaltensauffälligkeiten) sollten alternierende Gaben oder eine Reduktion der Dosis erwogen werden. Im Vergleich mit Prednison scheinen Nebenwirkungen unter Deflazacort seltener aufzutreten, zudem hat Deflazacort wahrscheinlich einen kardioprotektiven Effekt. Eine große multizentrische, randomisierte Studie, die unterschiedliche Therapieregime mit Prednison und Deflazacort vergleicht, ist derzeit in Planung.
Der exakte Wirkmechanismus der Kortikosteroide ist unklar; es werden membranstabilisierende und antiinflammatorische Effekte diskutiert. Bei anderen MD-Formen wurden Kortikosteroide bislang nicht systematisch getestet, wenngleich Fallschilderungen auch bei einigen Sarkoglykanopathien ein klinisches Ansprechen beschreiben. Die immunsuppressive Wirkung ist offenbar kein bestimmender Faktor, da andere Immunsuppressiva wie Azathioprin in kontrollierten Studien kaum nennenswerte Effekte brachten (Baumeister et al. 2009).

Ciclosporin A (↓)

Eine aktuelle multizentrische placebokontrollierte doppelblinde Studie des MD-NET bei 153 gehfähigen Patienten mit DMD ergab zwar eine gute Verträglichkeit von Ciclosporin A (3,5–4 mg/kg Körpergewicht), allerdings verbesserte das Medikament weder als Monotherapie noch in Kombination mit intermittierender Steroidgabe die Muskelkraft oder funktionelle Fähigkeiten (Kirschner et al. 2010).

Anabole Steroide (↓)

Anabolika steigern erwiesenermaßen die Muskelkraft bei Athleten, und das tun sie auch bei untrainierten Probanden, indem sie eine vermehrte Produktion von Insulin-like Growth Factor 1 induzieren. Allerdings haben Anabolika schwere Nebenwirkungen von Geburtsdefekten über Wachstumsverzögerung und Virilisierung bei Kindern, Virilisierung bei Frauen bis hin zu Hodenatrophie und erniedrigten Serumspiegeln von Gonadotropinen und Testosteron bei erwachsenen Männern. Orale Anabolika können darüber hinaus Leberfunktionsstörungen einschließlich Neoplasien und Hepatitis, eine gesteigerte Libido und vermehrte Aggressivität hervorrufen, was ihre therapeutische Nutzbarkeit stark eingeschränkt. Selbst synthetische Testosteronderivate weisen noch androgenes Potenzial auf, wenngleich die anabole Kapazität überwiegt. Oxandrolon, ein synthetisches Testosteronderivat, wird u. a. zur Therapie von Wachstumsstörungen und Kachexie und wird z. B. bei AIDS eingesetzt. Bei jungen Männern bewirkt Oxandrolon vermutlich durch verstärkte Androgen-Rezeptor-Expression eine Steigerung der muskulären Proteinsynthese und eine verbesserte intrazelluläre Aminosäureverwertung. In einer kontrollierten Studie mit Oxandrolon bei DMD konnte eine signifikante Besserung der quantitativ ermittelten, nicht aber der manuell gemessenen Kraft gezeigt werden (Fenichel et al. 2001).
Dihydroepiandrosteron (DHEA) und sein Sulfat (DHEAS) sind natürliche Steroide der Nebennierenrinde mit breit gefächerten biochemischen Aktivitäten. Ihr Ruf als »Anti-Aging-Präparat« und ihre rezeptfreie Verfügbarkeit haben zur Verbreitung beigetragen. Gesicherte Erkenntnisse zu Wirkung und Nebenwirkungen sind rar. Möglicherweise kann die langfristige Verabreichung von DHEA zu psychischen Veränderungen wie z. B. Manie führen oder gar das Risiko hormonsensitiver Malignome im Alter steigern (Petersen et al. 2006).

Wachstumsfaktoren (↔)

Myostatin ist ein Mitglied der Transforming Growth Factor (TGF)-beta-Familie. Mutationen im Myostatin-Gen führen bei Mäusen und Rindern zu erhöhtem Körpergewicht und einer erhöhten Muskelmasse. Vermutlich übt Myostatin einen hemmenden Einfluss auf das Muskelwachstum aus und determiniert sowohl die Zahl als auch die Größe der Skelettmuskelfasern. Die Blockade von Myostatin mittels eines Myostatin-spezifischen Antikörpers wurde am Tiermodell, der *mdx*-Maus, erprobt (Bogdanovich et al. 2002). Dadurch konnte neben einer Verbesserung des klinischen und histologischen Bildes auch ein signifikanter Kraftzuwachs verzeichnet werden (Bogdanovich et al. 2005). Eine randomisierte, placebokontrollierte Phase I/II-Studie mit dem Myostatin-Antikörper MYO-029 zeigte bei erwachsenen Patienten mit BMD, FSHD und LGMD eine gute Verträglichkeit bei systemischer Applikation. Eine eindeutige funktionelle Besserung konnte nicht nachgewiesen werden, wobei die Studienplanung nicht zur Evaluation der Wirksamkeit ausgelegt war (Wagner et al. 2008).

Tab. J 9.2: Pharmakotherapie der Muskeldystrophien

Substanz	Probandengruppe	Studientyp	Ergebnis	Referenz
Kortikosteroide				
Prednison	DMD Sarkoglykanopathien	kontrolliert Fallbeispiele	dauerhafte Besserung klinische Besserung	Manzur et al. 2008, Bushby et al. 2001, Manzur et al. 2008 Angelini et al. 1998, Baumeister et al. 2009
Deflazacort	DMD	kontrolliert	dauerhafte Besserung, weniger Nebenwirkungen	Biggar et al. 2006, King et al. 2007, Silversides et al. 2003, Houde et al. 2008
Andere Immunsuppressiva				
Azathioprin	DMD	kontrolliert	keine Besserung	Griggs et al. 1993
Ciclosporin	DMD	kontrolliert	keine Besserung	Kirschner et al. 2010
Wachstumsfaktoren				
Myostatin-Antagonisten	BMD, FSHD, LGMD	kontrolliert	gute Verträglichkeit, Besserung nicht sicher belegt	Wagner et al. 2008
Anabolika				
Oxandrolon	DMD	kontrolliert	signifikante Besserung der quantitativ ermittelten, nicht aber der manuell gemessenen Muskelkraft	Fenichel et al. 2001
Nahrungsergänzung				
Vitamin E, Selen	Verschiedene MD	open-label	kein Effekt	Backmann et al. 1988
Kreatinmonohydrat	DMD, BMD, LGMD, FSHD	kontrolliert	Besserung	Kley et al. 2008, Tarnopolsky et al. 2004; Walter et al. 2000
Aminosäuren				
Glutamin	DMD	kontrolliert	geringerer Verlust an Muskelmasse, kein signifikanter Unterschied zu iso-nitrogener Aminosäuremischung	Hankard et al. 1998, Mok et al. 2006
Beta2-adrenerge Agonisten				
Albuterol	FSHD	kontrolliert	keine funktionelle Besserung	Kissel et al. 2001
	DMD	kontrolliert	keine Besserung	Fowler et al. 2004, Skura et al. 2008
Amionoglykoside				
Gentamicin	DMD	open-label	keine Besserung	Wagner et al. 2001
	DMD	open-label	immunhistochemischer Nachweis von Dystrophin in einem Subset der Patienten, keine funktionelle Besserung	Politano et al. 2003
Molekulare Therapien				
PTC124/Ataluren	DMD, BMD	kontrolliert	keine funktionelle Besserung	Welch et al. 2007
Exon-Skipping	DMD	kontrolliert	Studien mit lokaler und systemischer Applikation konnten Expression von Dystrophin zeigen	Van Deutekom et al. 2007 Van Goemanns et al. 2011

Nahrungsergänzungsmittel (Kreatinmonohydrat ↑, alle anderen ↔ bis ↓)
Kreatinmonohydrat (Cr) ist ein physiologischer Metabolit der Aminosäuren Glycin, Arginin und Methionin und wird schon seit Jahren von Athleten als legaler Nahrungszusatz verwendet. Cr-Supplementation erhöht die anaerobe Ausdauerkapazität und die Muskelleistung. Zusätzlich stimuliert Cr via ADP die mitochondriale Atmungskette und somit die aerobe ATP-Synthese. Dies führt zu einer gesteigerten körperlichen Leistungsfähigkeit und Verkürzung der Erholungszeit. Mehrere Studien belegen, dass bei Trainierten und Untrainierten die Dauer der maximalen Kraftanstrengung bei aerober Aktivität um 10–20 % verlängert werden kann. Mittlerweile wurde gezeigt, dass Cr auch bei diversen neuromuskulären Erkrankungen (Mitochondriopathien, Neuropathien, MD, kongenitalen Myopathien, inflammatorischen Myopathien) einen Kraftzuwachs bewirken kann (Kley et al. 2007). Studien bestätigten eine signifikante Verbesserung der Kraft bei Patienten mit verschiedenen MD (DMD, BMD, LGMD, FSHD) (Tarnopolsky et al. 2004, Walter et al. 2000). Relevante Nebenwirkungen waren in den bisherigen Untersuchungen nicht aufgetreten.
Nahrungsergänzende Substanzen wie Vitamin E und Selen sind während der letzten Jahre bei MD-Patienten populär geworden, obgleich ihre Wirksamkeit bislang nicht belegt werden konnte (Backmann et al. 1988). In früheren Studien mit DMD-Patienten wurde eine mit dem Verlust an Muskelmasse assoziierte verminderte Verfügbarkeit der Aminosäure Glutamin festgestellt; man vermutete die Degradation anderer Proteine durch Hemmung der De-novo-Synthese von Glutamin. Eine kontrollierte Studie mit oraler Glutamingabe im Vergleich zu einer Mischung aus isonitrogenen Aminosäuren konnte jedoch keine signifikant bessere Wirkung der alleinigen Glutamingabe zeigen (Hankard et al. 1998, Mok et al. 2006).

Beta-2-Sympathomimetika (↔)
Beta-2-adrenerge Agonisten zeigten bei *mdx*-Mäusen einen moderat positiven Effekt auf die dynamischen Eigenschaften der Skelettmuskulatur (Zeman et al. 2000). Die Langzeitanwendung beeinflusst zwar das Muskelwachstum positiv, hat aber entgegengesetzte Nebenwirkungen, wie eine gesteigerte Ermüdbarkeit der Muskulatur oder eine vermehrte Entwicklung von Deformitäten. Bei gesunden Kontrollpersonen bewirkten kurzzeitige Salbutamol-Gaben in zwei kontrollierten Studien einen Anstieg der Muskelkraft, wobei die Ergebnisse je nach Muskelgruppe variierten. Albuterol zeigte in einer kontrollierten Studie bei Gesunden einen ähnlich positiven Effekt (Caruso et al. 1995). In einer Open-label-Pilotstudie mit 15 FSHD-Patienten nahmen zwar das mittlere Körpergewicht und die Kraft um ca. 12 % zu (Kissel et al. 1998), in einer daraufhin initiierten größeren, randomisierten, placebokontrollierten Studie konnte allerdings kein globaler Kraft- oder Funktionszuwachs festgestellt werden (Kissel et al. 2001). Ein positiver, funktioneller Langzeiteffekt von Albuterol bei DMD und BMD konnte in einer randomisierten Studie ebenfalls nicht nachgewiesen werden (Fowler et al. 2004, Skura et al. 2008). Zu den potenziellen Nebenwirkungen von Beta-2-Sympatomimetika zählen Blutdruckabfall, Bradykardie, Proarrhythmie, Verstärkung eines Asthma bronchiale, Gewichtszunahme, Halluzinationen, Müdigkeit, Schwindel, Schlafstörungen, Depressionen, Libido- und Potenzstörungen.

J 9.1.3.3 Kausale Therapieoptionen

Gentherapie

Stop-Codon-Readthrough (↔)
Aminoglykosidantibiotika. Nonsensemutationen, die zu prämaturen Stopp-Codons und damit zum Abbruch der Translation führen, können nach Gabe von Gentamicin sowohl in vitro als auch bei mdx-Mäusen überlesen werden (Barton-Davies et al. 1999, Howard et al. 2004). Dadurch kommt es zur Expression funktioneller Dystrophin-Moleküle und zur teilweisen Wiederherstellung der Muskelfunktion. In einer Studie mit vier Dystrophinopathie-Patienten konnte jedoch kein positiver Effekt erzielt werden, wenngleich die erreichten Aminoglykosid-Serumspiegel denen der mdx-Mäuse entsprachen (Wagner et al. 2001). Es scheint, als seien bestimmte Nonsensemutationen refraktär gegenüber der Suppression mit Aminoglykosiden. Nur bei maximal 10–20 % der DMD-Patienten ist eine der mdx-Maus vergleichbare Nonsensemutation ursächlich für die Erkrankung. Der bislang beim Menschen nicht belegte therapeutische Effekt müsste zudem gegen die Nebenwirkungen (z. B. Hörverlust und Nephrotoxizität) abgewogen werden.
Ataluren/PTC124. Über einen ähnlichen Mechanismus wirkt auch das aktuell in einer randomisierten, placebokontrollierten Phase-2b-Studie untersuchte Medikament Ataluren (PTC124). Während der Translation führt die Bindung des Wirkstoffs an die RNA dazu, dass das Ribosom das vorzeitige Stopp-Codon überliest, sodass ein funktionelles Protein gebildet werden kann (Welch et al. 2007). Es wird geschätzt, dass bei ca. 10–20 % der DMD-Patienten eine Nonsensemutation ursächlich für die Erkrankung ist. Erste Analysen der Wirksamkeitsdaten legen nahe, dass Ataluren bei guter Verträglichkeit den Verlust der Gehfähigkeit geringgradig verzögern kann (Finkel et al. 2010).

Exon-Skipping durch Antisense-Oligonukleotide (↔)
Eine Strategie, um auf molekularer Ebene in den Krankheitsprozess bei DMD einzugreifen, stellt die Verwendung sogenannter Antisense-Oligonukleotide (AON) dar. Diese sind so konstruiert, dass sie durch Bindung an die eine Mutation flankierenden Exons die Korrektur des translationalen Leserahmens bewirken. Liegt bei einem betroffenen Patienten eine Deletion eines oder mehrerer Exons des Dystrophin-Gens vor, sodass durch Verschiebung des Leserahmens die Bildung funktionsfähiger Dystrophinmoleküle verhindert wird, kann auf diese Weise ein trunkiertes, aber funktionales Protein gebildet werden, das statt zur DMD zur BMD führt. Deletionen und Duplikationen ganzer oder gar mehrerer Exons stellen die häufigste genetische Ursache von DMD dar, sodass diese Therapiestrategie bei zahlreichen Patienten angewandt werden kann (Aartsma-Rus et al. 2009). Bei direkter intramuskulärer Injektion von AON in *mdx*-Maus-Muskel konnte eine signifikante Steigerung der Anzahl Dystrophin-positiver Fasern nachgewiesen werden (Lu et al. 2003);

die Expression hielt ca. zwei Monate an und hatte einen Kraftzuwachs zur Folge, ohne dass nachteilige Immunreaktionen registriert wurden. Mittels systemischer Applikation von AON in adeno-assoziierten Vektoren konnte sogar eine Dystrophin-Expression in 50–80 % der Muskelfasern erwachsener *mdx*-Mäuse nachgewiesen werden. In einer kürzlich durchgeführten klinischen Studie mit AON, die lokal in den M. tibialis anterior von vier DMD-Patienten injiziert wurden, konnte 28 Tage später eine Expression von Dystrophin nachgewiesen werden (van Deutekom et al. 2007). Durch die limitierte Halbwertszeit der AON, der mRNA und des Dystrophins muss die Behandlung in regelmäßigen Abständen wiederholt werden. In einer aktuellen Studie (Goemans et al. 2011) konnte mittels systemischer Gabe von PRO051 eine dosisabhängige molekulare Wirksamkeit bei DMD Patienten zeigen, schwere Nebenwirkungen wurden nicht beobachtet. Darüber hinaus konnte auch eine moderate Verbesserung des 6MWT um 35m nach Ende der Studienextensionsphase festgestellt werden. Die Anwendung bei anderen hereditären Myopathien ist allerdings eingeschränkt, da dort in den meisten Fällen keine Deletionen, sondern Punktmutationen vorliegen.

Morpholinos (↔)

Morpholino Oligos oder kurz Morpholinos, sind Nukleinsäureanaloga, die als Werkzeuge in der Molekularbiologie verwendet werden, um einen Knockdown von Genen zu erzielen. Morpholinos können im mRNA-Splicing-Prozess interferieren, indem sie die Formation des nukleären Ribonukleoproteinkomplexes verhindern oder mit den Bindungsstellen für andere regulatorische Proteine interagieren. Sie vermitteln den Ausschluss von Exons von der reifen mRNA ähnlich wie AONs, haben aber aufgrund ihrer unnatürlichen Struktur einen Vorteil gegenüber AONs, da sie von den zellulären Proteinen nicht erkannt und von Nukleasen nicht abgebaut werden, keine Immunantwort erzeugen und die DNA-Methylierung nicht modifizieren. Morpholinos wurden bereits zur Induktion von Exon-Skipping bei mdx-Mäusen eingesetzt. Es wurde ein Rückgang des Anteils an Fasern mit zentralen Kernen und der Infiltration von Entzündungszellen beobachtet, vergleichbar zu den mit AON erzielten Ergebnissen. Für den Einsatz bei Patienten sind allerdings noch entsprechende Studien zur Sicherheit von Morpholinos nötig (Meregalli et al. 2008).

Virale Vektoren (↔)

Die Möglichkeit, DMD durch virale Vektoren mittels Gentransfer zum dystrophen Muskel zu behandeln, hat in den letzten Jahren große Hoffnungen geweckt. Adenovirale Vektoren sind frei von viralen Genen und haben eine große clonogene Kapazität, allerdings sind sie schwierig herzustellen und persistieren nicht dauerhaft im Muskel. Adeno-assoziierte Viren (AAV) sind kleine, nicht umhüllte einsträngige DNA-Viren, die zur Replikation eine Koinfektion mit einem Helfervirus benötigen und über eine kleinere clonogene Kapazität verfügen. Die meisten heute gebräuchlichen Vektoren sind ummantelte RNA-Retroviren. Lentivirale Vektoren können maximal 9 kb Cargo-DNA aufnehmen, ausreichend für z. B. Mini-Dystrophin, Marker und Promotoren, die für die Expression benötigt werden. Sie können die Kernmembran durchqueren und sich in die Wirtszellchromosomen integrieren. Diese Vektoren transduzieren und exprimieren Transgene stabil in verschiedenen Zelltypen, und gelten als System der Wahl für zellbasierten Gentransfer. Lentivirale Vektoren wurden bereits in den ersten Genersatzexperimenten bei DMD eingesetzt, in denen versucht wurde, proliferierende Myoblasten *in vitro* oder *in vivo* mittels direkter Injektion eines Mini-Dystrophin tragenden murinen Retrovirus zu transduzieren. Allerdings war dieser Ansatz durch das Auftreten immunologischer Probleme limitiert. Verbesserte Technologien erlaubten den Gebrauch von Lentiviren als geeignetste Vektoren zur Transduktion einer Reihe von Gewebs- und Zelltypen. Allerdings zeigten sich auch ernst zu nehmende Probleme hinsichtlich Biosicherheit und der Gefahr schädlicher aktivierender oder inaktivierender Insertionen. Fünf Patienten mit schwerer X-chromosomaler kombinierter Immundefizienz (X-SCID) entwickelten eine Leukämie im Anschluss an eine Studie mit retroviraler Gentherapie in Folge einer Insertion des gentragenden Retrovirus in der Nähe eines Onkogens. Konsequenterweise richteten sich Folgeexperimente auf ein genaueres Verständnis von viralen Integrationsmustern und den molekularen Mechanismen, die die Wahl der Integrationsstelle regulieren, unverzichtbar zum Design sicherer und effektiver Gentransfervektoren. Dennoch könnten lentivirale Vektoren gut für *ex vivo* Gentherapiestrategien, z. B. Transfer des Dystrophin-Gens in von DMD-Patienten isolierte Stammzellen geeignet sein (Meregalli et al. 2008).

J 9.1.3.3.1 Zellbasierte Therapien

Ziel zellbasierter Therapien ist es, normale gesunde Zellen zum geschädigten Muskel zu bringen, damit die Wirtszellen mit den neuen Zellen fusionieren, den Muskel neu besiedeln und damit Funktion und Pathologie bessern.

Muskelvorläuferzellen (↔)

Skelettmuskelmyoblasten stellen Vorgänger von adulten Skelettmuskelmyozyten dar, deren Fähigkeit zur *de novo* Selbsterneuerung und deren positive funktionelle Effekte vielfach demonstriert wurden. Myoblastentransfer-Therapie (MTT) galt in den 1990er-Jahren als Strategie, um dystrophe Muskelzellkerne mit von Myoblasten stammenden Kernen zu ersetzen. Diese Technik hatte den Vorteil, dass die Skelettmuskelentwicklung aus Satellitenzellen entspringt. Werden diese zur myogenen Differenzierung stimuliert, formen sie Myoblasten, die sich differenzieren und zur neuen Faserformation beitragen. Die biologische Fusion, die sich normalerweise während Muskelreparaturprozessen abspielt, war die Basis für MTT. Studien zeigten, dass der Myoblastentransfer sicher, jedoch im Wesentlichen ohne therapeutischen Effekt war. Die Myoblasten hatten selbst unter Immunsuppression nur eine kurze Überlebenszeit nach intramuskulärer Transplantation und waren zur systemischen Gabe nicht geeignet (Meregalli et al. 2008).

Myogene Stammzellen (↔)

In den letzten Jahren hat sich die Aufmerksamkeit auf Stammzellen als Quelle für Spendermyoblasten mit hoher Replikationsfähigkeit gerichtet, die das Überleben der Spenderzellen und ihre Fähigkeit zu Expansion und Fusion mit dystrophen Muskelzellen verbessern soll. Verschiedene Formen von Stammzellen wurden zur Behandlung der MD bereits untersucht. Stammzellen haben den Vorteil, dass nur eine kleine Anzahl von Zellen sowie ein entsprechendes Stimulationssignal zur Expansion nötig sind, um einen therapeutischen Effekt zu erzielen, und dass eine systemische Verabreichung möglich ist. Bislang konnte nur für humane, aus Blut und Muskel stammende CD133+-Zellen und für Mesangioblasten eine effiziente Migration durch die Gefäße gezeigt werden.

Mesangioblasten (↔)
Mesangioblasten können sich zu unterschiedlichen mesodermalen Phänotypen differenzieren, was sie als eine neue Klasse von Stammzellen qualifiziert. Um die Effizienz einer Muskelreparatur durch Mesangioblasten zu erhöhen, müsste zum einen ihre Migrationsfähigkeit zum Skelettmuskel erhöht und zum anderen ihre unspezifische Migration zu Leber und Lunge reduziert werden. Versuche an dystrophen Hunden zeigten zwar eine erhöhte Dystrophinexpression, jedoch keine nennenswerte funktionelle Besserung (Davies et al. 2006).

J 9.1.3.4 Rehabilitation, physikalische Therapie

Eine fortschreitende Muskeldegeneration führt zur Einschränkung der Mobilität, der Kommunikationsfähigkeit und kardiorespiratorischer Funktionen. Klinische Studien zum Thema Rehabilitation bei hereditären Myopathien sind rar, die folgenden Empfehlungen wurden im Rahmen eines Experten-Workshops der Muscular Dystrophy Campaign in Newcastle, UK, erarbeitet (Eagle et al. 2002):
Kinder mit DMD, deren Gehfähigkeit erhalten ist, sollten 1. zur Kontrakturprophylaxe täglich den Gastrocnemius-Soleus-Komplex, die Hüftbeuger und den Tractus iliotibialis dehnen, 2. zu Aktivitäten wie Schwimmen, Hydrotherapie und Fahrradfahren motiviert werden, 3. bei Körperhaltung, Training und Aktivität im Alltag auf gleichmäßige Belastung achten und 4. ekzentrische Aktivitäten wie Bergablaufen oder forciertes Treppabsteigen vermeiden. Nach dem Verlust der Gehfähigkeit sollte mit mobilisierenden passiven und assistierten aktiven Übungen versucht werden, die Körpersymmetrie und das Wohlbefinden des Patienten zu erhalten.

Für MDC und FSHD wurden folgende Empfehlungen ausgesprochen: 1. Vor der Festlegung des Behandlungsprogramms sollten Atemfunktion, Bewegungsumfang, Muskelkraft und -funktion dokumentiert werden. 2. An den Muskelgruppen, für die Kontrakturgefahr besteht, sollten Dehnübungen durchgeführt werden. 3. Besonders geeignete sportliche Aktivitäten sind Schwimmen, Hydrotherapie, Fahrradfahren und Reiten. Bei der OPMD kann ein Schlucktraining nützlich sein.

Insgesamt soll die Rehabilitation dabei helfen, die Lebensqualität des Patienten zu verbessern, d. h. einen aktiven Lebensstil zu fördern, die Selbstständigkeit bei den Tätigkeiten des täglichen Lebens zu erhalten und die Entwicklung sekundärer Fehlstellungen zu verzögern. Chirurgische Maßnahmen in Verbindung mit Physiotherapie und Orthesen dienen der Prävention von Kontrakturen und verzögern den Verlust der Gehfähigkeit. Neben Physiotherapie, Orthesen, Rollstuhl, invasiver und noninvasiver Beatmung sollten den Patienten frühzeitig Palliativmaßnahmen erklärt und angeboten werden (Mercuri et al. 2008).

J 9.1.3.5 Chirurgische Maßnahmen

Prinzipiell können chirurgische Maßnahmen bei allen hereditären Myopathien zum Einsatz kommen. Ein symptomorientiertes therapeutisches Konzept beinhaltet als ersten Schritt die Erhaltung der Gehfähigkeit durch frühzeitige Operation von Fehlstellungen im Bereich des Beckens, der Hüfte, der Knie- und Sprunggelenke (OP nach Rideau). Nur mit einer gleichzeitigen Korrektur in allen Etagen lässt sich die Gesamtstatik beeinflussen. Der Zeitraum bis zum Verlust der selbstständigen Gehfähigkeit wurde in einer Studie um 1,25 Jahre verlängert. Ferner wird häufig eine sich nach dem Verlust der Gehfähigkeit entwickelnde Skoliose operativ therapiert. Für die DMD gilt, dass eine operative Korrektur der Skoliose einen positiven Effekt auf die Körperhaltung und den Komfort hat. Der Zeitpunkt für eine Operation ist am günstigsten bei einem Skoliosewinkel von 20–40° und einer FVC von mindestens 30 % (Manzur et al. 2008). Allerdings gibt es bisher keine randomisierten klinischen Studien, die einen eindeutig positiven Effekt auf die Atmung belegen. Bei FSHD lässt sich die Funktion der Arme, insbesondere die Elevation über die Horizontale, mittels skapulothorakaler Arthrodese verbessern, wenngleich diese Operation komplikationsreich ist. Eine Alternative stellt die Skapulopexie dar, bei der das Schulterblatt operativ mit einem Band fixiert wird; Vorteile sind u. a. eine kürzere Immobilisierungsphase und eine geringere Einschränkung der Atemexkursion. Randomisierte Studien zu diesen Verfahren, deren Gelingen wesentlich von der Expertise des Operateurs abhängt, stehen derzeit noch aus. Patienten mit OPMD oder FSHD profitieren mitunter von der Korrektur ihrer Ptosis (Baumeister et al. 2009).

J 9.1.3.6 Überwachung der Herzfunktion

Bei vielen Formen hereditärer Myopathien tritt im Verlauf eine kardiale Mitbeteiligung auf; bei manchen steht diese sogar im Vordergrund und hat direkten Einfluss auf Krankheitsverlauf und Lebenserwartung. Unter anderem kommt es zu Reizleitungsstörungen, Myokardhypertrophie, Dilatation der Herzhöhlen mit sekundärer Klappeninsuffizienz, reduzierter Koronardilatation, intrakardialer Thrombenbildung und Herzversagen mit systolischer und diastolischer Dysfunktion. Therapeutische Optionen bei Reizleitungsstörungen (z. B. bei EDMD/LGMD1B) reichen von medikamentöser Behandlung (Digitalis, Amiodaron, Betablocker, Kalziumantagonisten, Antikoagulanzien) bis hin zu Kardioversion oder der Implantation von Schrittmachern oder Defibrillatoren.
Im Rahmen eines internationalen Workshops wurden 2002 Leitlinien zur Behandlung einer kardialen

Beteiligung bei verschiedenen MD festgelegt (Bushby et al. 2003). Bei den Dystrophinopathien ist die dilatative Kardiomyopathie häufig und wird meistens in der zweiten Lebensdekade als linksventrikuläre Dysfunktion symptomatisch. Bei DMD-Patienten sollte daher jährlich ein EKG und ein UKG durchgeführt werden. Bei Patienten mit BMD ist ein Kardiomyopathie-Screening alle fünf Jahre ausreichend, ebenso wie bei weiblichen Dystrophinopathie-Carriern. Eine medikamentöse Therapie mit ACE-Hemmern und zusätzlich ggf. mit Betablockern sollte frühzeitig begonnen werden. Eine kleinere, placebokontrollierte Studie hat gezeigt, dass bei DMD-Patienten durch prophylaktische Behandlung mit dem ACE-Hemmer Perindopril die Entwicklung einer linksventrikulären Dysfunktion verzögert werden kann. Eine retrospektive Studie zu DMD-Patienten konnte zeigen, dass eine Therapie mit Kortikosteroiden, die vor dem Nachweis einer ventrikulären Dysfunktion begonnen wurde, auch einen protektiven Effekt auf die Herzfunktion hat.

Bei der X-chromosomalen EDMD1 wird die Langzeitprognose wesentlich durch den kardialen Status beeinflusst. Atrioventrikuläre Überleitungsstörungen zählen zu den Hauptproblemen. Bei Diagnosestellung – danach in jährlichen Abständen – sollten Routine-EKGs abgeleitet werden, und zum Ausschluss von Tachy- oder Bradykardien zusätzlich ein Langzeit-EKG. Sobald sich im EKG Abnormitäten des Sinus- oder AV-Knotens finden, ist die Anlage eines Herzschrittmachers schon beim asymptomatischen Patienten gerechtfertigt. Dies gilt ebenso für die durch Mutationen im Lamin A/C-Gen verursachten autosomal-dominanten und -rezessiven Formen (EDMD2/LGMD1B), mit dem Unterschied, dass hier auch dilatative Kardiomyopathien auftreten, sodass für diese Patientengruppe ein implantierbarer Defibrillator dem Schrittmacher vorzuziehen ist.

Ob bzw. inwieweit das Herz in der heterogenen Gruppe der Gliegergürteldystrophien (LGMD) betroffen ist, hängt stark von dem zugrunde liegenden Gendefekt ab. Sporadische Untersuchungen, z. B. bei Diagnosestellung und bei Verlust der Gehfähigkeit, sind bei den meisten Formen der LGMD sinnvoll. Im Besonderen ist eine Herzbeteiligung im Sinne von Arrhythmien und Kardiomyopathie bei LGMD1A, bei den Sarkoglykanopathien (LGMD 2C-F) sowie bei der LGMD2I möglich, weshalb der kardiale Status bei Patienten mit diesen Erkrankungen ebenso regelmäßig kontrolliert werden sollte wie bei Patienten mit DMD. Der frühzeitige Einsatz von ACE-Hemmern oder Antikoagulanzien ist auch hier indiziert. Bei der FSHD stellt eine schwere kardiale Beteiligung eher die Ausnahme dar.

J 9.1.3.7 Überwachung der Lungenfunktion

Die Einführung der nichtinvasiven Heimbeatmung hat die Lebenserwartung und Lebensqualität von MD-Patienten in den letzten Jahren deutlich verbessert. In den 1960er-Jahren erreichte kein DMD-Patient das 25. Lebensjahr. Verbesserte pflegerische Bedingungen in den 1980er-Jahren führten zu einem Anstieg auf 12 %, aber erst die seit 1990 beatmeten Patienten haben eine > 50 %ige Chance, älter als 25 Jahre zu werden (Eagle et al. 2002). Bei progredient verschlechterter Lungenfunktion sollte den Patienten deshalb eine nichtinvasive oder ggf. invasive Beatmung angeboten werden. Meist dekompensiert die Atemhilfsmuskulatur im Schlaf, was zur nächtlichen Hyperkapnie mit Tagesmüdigkeit, verminderter Leistungsfähigkeit, Alpträumen etc. führt. Die intermittierende Beatmung bewirkt eine Normalisierung des pCO_2 und eine Verbesserung der Atemfunktion durch Entlastung der Atempumpe. Hinsichtlich der Indikation sollte in regelmäßigen Intervallen eine nächtliche Pulsoxymetrie mit Kapnographie durchgeführt werden; außerdem sollte nach Infektionen des Respirationstrakts, Schlafmuster, Appetit, Gewichtsverlust und Allgemeinbefinden am frühen Morgen gefragt werden. Im Idealfall erfolgt, falls verfügbar, bei DMD-Patienten eine jährliche Polysomnographie mit kontinuierlichem CO_2-Monitoring. Sobald Symptome einer nächtlichen Hypoventilation auftreten oder wenn die forcierte Vitalkapazität (FVC) spirometrisch unter 50 % sinkt, besteht die Indikation für eine nichtinvasive Beatmung. Mit der Zeit erreichen DMD-Patienten das Stadium kontinuierlicher Hypoventilation und benötigen eine ständige Atemunterstützung: diese sollte in Betracht gezogen werden, wenn beim wachen Patienten der pCO_2 über 50 mm Hg bzw. die Sauerstoffsättigung unter 92 % liegt; dabei kann auch die ständige Beatmung nichtinvasiv erfolgen. Ein Tracheostoma sollte in Betracht gezogen werden, falls die nichtinvasive Beatmung kontraindiziert ist bzw. vom Patienten nicht toleriert wird, oder falls eine schwere bulbäre Schwäche einer nichtinvasiven Beatmung entgegensteht. Bei vielen Patienten kann die verbale Kommunikationsfähigkeit nach Anlage eines Tracheostomas wiederhergestellt werden. Die meisten DMD-Patienten bemerken die Schwäche ihrer Atemmuskulatur mit konsekutiv vermindertem Hustenstoß nicht, bis eine respiratorische Virusinfektion zu vermehrtem Husten oder gar zur Pneumonie führt. Daher sollten alle Patienten mit DMD die gängigen Routineimpfungen sowie Pneumokokken- und Grippeimpfungen erhalten und zweimal jährlich einen Beatmungsspezialisten aufsuchen, sobald sie dauerhaft an den Rollstuhl gebunden sind, ihre Vitalkapazität unter 80 % gesunken ist oder sie ein Alter von 12 Jahren erreicht haben. Zuvor genügen jährliche Konsultationen. Gerade DMD-Patienten sollten sich mit manuellen und mechanischen Techniken zur Freihaltung der Luftwege vertraut machen; liegt der maximale Hustenstoß unter 270 Litern/Minute oder der maximale exspiratorische Druck unter 60 cm H_2O, kann das Husten apparativ unterstützt werden. Beatmete Patienten sollten alle 3–6 Monate pulmonologisch untersucht werden; der pulmonale und der kardiale Status aller DMD-Patienten muss außerdem vor Operationen evaluiert werden (Wallgren-Pettersson et al. 2004).

J 9.1.3.8 Anästhesie

Myopathie-Patienten haben häufig ein erhöhtes Narkoserisiko (Bushby et al. 2005). Neben der grundsätzlichen Überlegung, ob der erwartete Nutzen der geplanten Operation dieses Risiko rechtfertigt, sollten bei kardialer oder respiratorischer Beeinträchtigung die Möglichkeiten lokaler bzw. regionaler Anästhesietechniken ausgelotet werden. Mitunter wird eine kardiorespiratorische Mitbeteiligung erst durch den perioperativen Stress manifest. Patienten mit neuromuskulären Erkrankungen sind wegen der reduzierten Wärmeproduktion in den atrophen Muskeln besonders gefährdet, perioperativ auszukühlen. Da die Hypothermie zahlreiche Probleme nach sich zieht (z. B. Rhabdomyolyse, kardiale Arrhythmien, Blutungsneigung), sollten die Patienten schon präoperativ physikalisch gewärmt werden. Um Atemdepression und Muskelrelaxation durch die Prämedikation zu vermeiden, ist niedrig dosiertes Clonidin als Alternative zu den Benzodiazepinen zu erwägen. Leicht zu kontrollierende intravenöse Narkotika mit kurzer Halbwertszeit sind den kardiodepressiven Inhalationsnarkotika i. A. vorzuziehen, wobei die mögliche Verstärkung kardialer Reizleitungsstörungen zu beachten ist. Depolarisierende Muskelrelaxanzien wie Suxamethonium sollten wegen der Gefahr der Rhabdomyolyse, der malignen Hyperthermie (cave: FKRPopathien!) und des durch Hyperkaliämie bedingten Herzversagens bei Myopathie-Patienten vermieden werden. Die postoperative Überwachung sollte routinemäßig auf einer Intensivstation stattfinden. Das »weaning« von der Beatmung ist häufig schwierig. Postoperative Physio- und Atemtherapie sowie CPAP-Beatmung verbessern Hustenstoß und Gasaustausch und wirken Atelektasen entgegen. Das Thema maligne Hyperthermie ist ausführlich in Kapitel J 10 behandelt.

J 9.1.3.9 Psychosoziale Beratung

Die schlechte Prognose bei der DMD erfordert neben der intensiven Aufklärung und Beratung eine psychagogische Führung der Eltern und des Kindes. Neben dem behandelnden Arzt ist häufig die Anbindung an Selbsthilfeorganisationen hilfreich. Wichtigste Voraussetzungen der Prävention sind die frühzeitige, möglichst pränatale Diagnose und die genetische Beratung.

J 9.1.3.10 Genetische Beratung

Die genetische Beratung ist ein Kommunikationsprozess mit dem Ziel, Rat suchenden Betroffenen und Familienmitgliedern verständlich und umfassend Informationen über die Erkrankung und ihren Verlauf, die verursachenden Mechanismen und das Wiederholungsrisiko zu vermitteln (s. Kap. N 1). Die Ratsuchenden sollen durch eine nicht-direktive Beratung in die Lage versetzt werden, die für sie bestmögliche Entscheidung für oder wider eine geplante oder schon bestehende Schwangerschaft selbstständig zu treffen. Die genetische Diagnostik mit modernen zytogenetischen und molekulargenetischen Methoden zur Ermittlung des Überträgerstatus oder zur pränatalen Diagnose ist Bestandteil des Beratungsprozesses.

J 9.1.3.11 Pragmatische Therapie

Siehe **Tab. J 9.3**: »Pragmatische Therapie der Muskeldystrophien«.

J 9.1.3.12 Unwirksam oder obsolet

Verschiedenste Medikamente und andere Substanzen zeigten sich bei der Behandlung der MDn als nicht wirksam. Dazu gehören Anabolika, Amino-

Tab. J 9.3: Pragmatische Therapie der Muskeldystrophien

Bei Diagnosestellung
- ausführliche Aufklärung des Patienten und seiner Familie über die Art der Erkrankung (ggf. erfahrenen Konsiliararzt hinzuziehen); Beratung bei der Zukunftsplanung; Ausrichtung der Ausbildung nach der Prognose: bei gutartigen Formen sollte ein Beruf angestrebt werden, der keine große körperliche Belastung mit sich bringt; bei begleitender mentaler Retardierung ist teilweise eine Förderschulausbildung erforderlich
- Hinweis auf Stellen, die Informationen zur Behandlung und Hilfe bei der Lebensführung geben, z. B. »Deutsche Gesellschaft für Muskelkranke« www.dgm.org
- genetische Beratung und ggf. Einleitung präventiver Maßnahmen
- Informationen über das erhöhte Anästhesierisiko (respiratorische Insuffizienz, Herzstillstand, maligne Hyperthermie)

Stadium der beginnenden Behinderung
- dosierte Bewegungstherapie, möglichst täglich (z. B. im Wasser, auf dem Rad), Manuelle Therapie zur Verbesserung des Gelenkspiels (↔, A)
- Atemgymnastik (↔, B)
- ausgewogene Diät (eiweißreich, fettarm), Gewichtskontrolle (↔, A)
- Kontrakturprophylaxe: aktiv-passives Bewegen (Dehnen, Stretchen), vorbeugende Haltung und Lagerung (↔, A)
- frühe operative Korrektur von Kontrakturen mit schneller postoperativer Mobilisierung verlängert das Stadium der Gehfähigkeit (↔, A)
- bei ausgeprägten Reizleitungsstörungen des Herzens ggf. Implantation eines Schrittmachers oder Defibrillators (v. a. bei EDMDs und myofibrillären Myopathien) (↔, A)
- bei gehfähigen DMD-Patienten > 5 Jahre ist die Verabreichung von 0,75 mg/kg KG/die Prednison oder 0,9 mg/kg/die Deflazacort unter Beachtung der Nebenwirkungen Goldstandard der Behandlung (↑↑, A)
- Nahrungsergänzung mit Kreatinmonohydrat (↑, A)

Stadium der eingetretenen Behinderung
- Bewegungstherapie mehrmals wöchentlich (aktiv-assistives Bewegen z. B. im Schlingentisch), Bewegen im Wasser (Temperatur nicht unter 30 °C), Manuelle Therapie – gezielte Mobilisation einzelner schmerzhafter Gelenke, Funktionelles Durchbewegen, Geräteunterstütztes passives Bewegungstraining, Atemtherapie (↔, B)
- bei Bedarf zunächst leichter, handbetriebener Rollstuhl (↑, A)
- Hilfsmittelberatung und -versorgung
- operative Stabilisierung der Scapula bei eingeschränkter Armelevation, z. B. bei FSHD (↔, B)
- bei Ptose (OPMD; Kearns-Sayre-Syndrom) Brillen mit Lidhaltern, ggf. operative Raffung (↔, A)
- bei Dysphagie (OPMD) operative Durchtrennung des M. cricopharyngeus oder PEG (↔, B)
- bei Herzinsuffizienz ACE-Hemmer, ggf. Transplantation (↔, A)

Stadium der schweren Behinderung und Terminalstadium
- Bewegungstherapie wie im vorhergehenden Stadium, Entlastung in verstellbarem Elektrorollstuhl (↔, A) ergänzende Hilfsmittelsversorgung, Pflegehilfsmittel
- Skolioseprophylaxe bzw. Erhöhung des Sitzkomforts: Haltungskorrektur durch angepasste Sitzschalen, elastische Rumpforthesen (↔, A)
- Atemtherapie (Atelektasenprophylaxe durch Beatmungsgeräte, Sekretmobilisation) (↔, A)
- operative Skolioseprophylaxe nicht unnötig hinauszögern, hat zwar wahrscheinlich keinen Einfluss auf respiratorische Funktion und Mortalität, erhöht aber die Lebensqualität (↔, C)
- bei akuten respiratorischen Infekten: Bronchialdrainage, Antibiotika, ggf. Beatmung (↔, A)
- bei nächtlicher Hypoventilation (vermehrte Tagesmüdigkeit, morgendliche Kopfschmerzen, Schlafstörungen): intermittierende CPAP-Beatmung über Nasenmaske (↑, A)
- bei zunehmender respiratorischer Insuffizienz sollte mit dem Patienten und den Angehörigen eine kontinuierliche invasive oder non-invasive Heimbeatmung diskutiert werden (↑, A)

säurengemische, Glyzin, Taurin, die Vitamine B_6, C und E, Thyroxin, Wachstumshormon, Insulin, Adrenalin, Butyloxedrin, Nukleosid- und Nukleotidgemische, Allopurinol, Glukose, Sorbit, Milchsäure, Penicillamin und Selen.

J 9.2 Andere hereditäre Myopathien

J 9.2.1 Distale Myopathien (MPD)

Distale Myopathien (MPD) treten häufig im nördlichen Europa auf, werden aber zunehmend auch in anderen Ländern diagnostiziert. Die »echten« MPD haben nicht nur einen distalen Beginn, sondern das Muster der betroffenen Muskeln bleibt auch im Verlauf der Erkrankung mehr distal als proximal. Zwischenzeitlich gibt es fast 20 genetisch definierte MPD-Entitäten, davon sind weniger als die Hälfte mit rein distalen Phänotypen assoziiert, während die übrigen Genotypen sich auch mit proximalen, skapuloperonealen oder generalisierten Phänotypen präsentieren können – z. B. können Mutationen im Dysferlin-Gen zu zwei verschiedenen distalen Phänotypen (Miyoshi-Myopathie und MPD mit Beginn im M. tibialis anterior) und einem proximalen Phänotyp (LGMD2B) führen. Ebenso können Titin-Mutationen sowohl die distale Myopathie Typ Udd-Markesbery-Griggs als auch die LGMD2J verursachen. Ein weiteres Beispiel für die komplexen Genotyp-Phänotyp-Beziehungen stellt auch die distale Myopathie Typ Welander-Markesbery-Griggs (WDM) dar, die auf dem Boden von Mutationen im ZASP-Gen allelisch mit einer myofibrillären Myopathie und mit der dilatativen Kardiomyopathie Typ 1C (LBD3) ist. Mutationen im Anoctamin-5-Gen führen sowohl zur Miyoshi-Myopathie Typ 3 (MMD3) als auch zur LGMD2L. Eine weitere phänotypische Überlappung besteht zwischen den distalen Myopathien und den Strukturmyopathien, ebenso kann aufgrund der histologischen Besonderheiten die Abgrenzung zu den hereditären Einschlusskörpermyopathien (hIBM) schwierig sein.
Interessanterweise codieren die meisten Gene, die MPD verursachen, für Sarkomerprotein-Komponenten, während bei den mehr proximalen Phänotypen meist Gene, die für sarkolemmale Proteine codieren, ursächlich sind. Unklar bleibt, warum manche Gendefekte prädominant zu distaler Schwäche führen (Udd B, 2009). Klinisch zeigt sich eine fortschreitende Muskelschwäche, die in Händen oder Füßen beginnt, histologisch zeigen sich myopathische Veränderungen unterschiedlicher Ausprägung und Schweregrade, häufig mit »rimmed vacuoles«. Die CK-Werte sind mit Ausnahme der Miyoshi-Myopathie (MM) normal oder nur gering erhöht (s. **Tab. J 9.1**).

J 9.2.2 Hereditäre Einschlusskörpermyopathien (hIBM)

Die hIBM gehören ebenso wie z. T. die distalen Myopathien zur heterogenen Gruppe von Myopathien mit »rimmed vacuoles« als morphologischer Besonderheit. Es wurden autosomal-rezessive und -dominante Formen mit unterschiedlichen Gendefekten identifiziert. Interessanterweise wurde die zur Gruppe der distalen Myopathien gehörige Nonaka-Myopathie (NM) zwischenzeitlich mit GNE-Mutationen assoziiert und ist damit allelisch zur autosomal-rezessiven hIBM Typ 2 (Nishino et al. 2002).
Die morphologisch typischen Kennzeichen der hIBM sind die »rimmed vacuoles« und charakteristische Einschlusskörper (inclusion bodies). Die Einschlusskörper enthalten eine Vielzahl von Proteinen, z. B. Amyloid, Ubiquitin und Prionprotein. Elektronenmikroskopisch findet man typische 15–18 nm Filamente. Klinisch müssen die hereditären Formen der Erkrankung von der autoimmunen sporadischen Form (sIBM) abgegrenzt werden, die sich meist erst in fortgeschrittenem Lebensalter und morphologisch mit Entzündung, ähnlich wie bei Polymyositis, präsentiert, während es bei den hereditären Formen meist zu keiner Entzündung kommt. Klinisch zeigt sich eine initial häufig distale Schwäche mit phänotypischer Überschneidung zu distalen Myopathien und LGMD (Argov et al. 2007) (s. **Tab. J 9.1**).

J 9.2.3 Myofibrilläre Myopathien (MFM)/Proteinaggregatmyopathien (PAM)

Myofibrilläre Myopathien (MFM) sind histologisch durch Desmin-positive Proteinaggregate und myofibrilläre Veränderungen gekennzeichnet. Aufgrund der enormen phänotypischen und pathomorphologischen Variabilität ist die Diagnosestellung bei MFM eine große Herausforderung. Ein Teil der MFM wird durch Mutationen in Genen verursacht, die für extramyofibrilläre Proteine (Desmin, Alpha-B-Crystallin, Plectin) oder myofibrilläre Proteine (Myotilin, ZASP, Filamin C, BAG3, FHL1) codieren, bei einer großen Anzahl von MFM ist allerdings der zugrunde liegende Gendefekt noch gar nicht bekannt (s. **Tab. J 9.1**). Trotz neuer Erkenntnisse zur MFM-Pathogenese bleibt unklar, wie es vom individuellen Gendefekt zur fortschreitenden Muskelschädigung kommt.
Bei der überwiegenden Mehrzahl der MFM-Patienten beginnen die fortschreitenden Muskelsymptome erst im Erwachsenenalter. Ausnahmen davon bilden MFM, die durch Mutationen in BAG3, FHL1, Plectin und Desmin verursacht werden, hier kann sich die Erkrankung im Kindes-, Jugend- und Erwachsenenalter manifestieren. Desminopathie und Alpha-B-Crystallinopathien werden meist im frühen bis mittleren Erwachsenenalter symptomatisch, während ein Erkrankungsbeginn jenseits der 4. Lebensdekade diagnostisch eher in Richtung einer Myotilinopathie, ZASPopathie oder Filaminopathie weist (Schröder et al. 2009).

MFM zeigen eine ausgeprägte klinische Variabilität, wobei eine Muskelschwäche der unteren Extremitäten häufig das initiale klinische Symptom darstellt. Sie präsentieren sich phänotypisch mit distaler, proximaler, skapuloperonealer, isolierter oder generalisierter Verteilung der Paresen, in späten Erkrankungsstadien kommt es häufig zur generalisierten Muskelschwäche einschließlich Nacken- und Stammmuskulatur. Grob eingeteilt findet man prädominant distale Schwäche bei Desminopathie und

Myotilinopathie, während prädominante proximale Schwäche das führende Symptom bei den anderen MFM darstellt. Skapuloperoneale Phänotypen sind für Desminopathie und FHL1opathie beschrieben, im späteren Stadium kommt es bei Desminopathien, Myotilinopathien und Alpha-B-Crystallinopathien zur begleitenden Schwäche der fazialen und pharyngealen Muskulatur sowie zur Dysarthrie.

In vielen Fällen besteht eine kardiale Beteiligung in Form von Rhythmusstörungen oder dilatativer Kardiomyopathie, die der Skelettmuskelschwäche vorausgehen oder erst im Verlauf auftreten kann. Bei BAG3opathie und in einem Teil der Patienten mit ZASPopathie und Alpha-B-Crystallinopathie manifestiert sich die Kardiomyopathie schon im Kindesalter.

Eine Beteiligung der Atemhilfsmuskulatur bis zur respiratorischen Dekompensation ist häufig bei Filaminopathie, FHL1opathie und BAG3opathie sowie in einigen Patienten mit Desmin-, Alpha-B-Crystallin- und Myotilin-Mutationen. Eine seit Geburt bestehende, blasenbildende Hauterkrankung mit Myopathie ist pathognomonisch für die Epidermolysis bullosa simplex mit MD (EBS-MD). Typisches Initialsymptom bei Filaminopathie und FHL1opathie sind Schmerzen im LWS-Bereich, Myalgien werden häufig bei Myotilinopathie und FHL1opathie beschrieben. Kontrakturen sind häufig bei BAG3, FHL1- und Myotilindefekten, und wurden bislang nicht bei Desminopathie, Alpha-B-Crystallinopathie, Filaminopathie und ZASPopathie beschrieben. »Rigid Spine« und Skoliose sind klassisch für in der Kindheit beginnende BAG2opathie und FHL1-opathie. Klinische und elektrophysiologische Zeichen einer Polyneuropathie bestehen häufig begleitend bei ZASPopathie und Filaminopathie. Katarakte wurden bislang nur bei Patienten mit Alpha-B-Crystallinopathie berichtet.

Mit Ausnahme der autosomal-rezessiven EBS-MD, der X-chromosomalen FHL1opathie und in einigen wenigen Fällen von Desminopathie folgen alle MFM-assoziierten Gene einem autosomal-dominanten Erbgang. Allerdings handelt es sich in einer erheblichen Anzahl von MFM-Patienten um sporadische Fälle. Die CK-Werte sind normal bis 8-fach erhöht, Ausnahmen stellen die BAG3opathie und die Myotilinopathie mit bis 15-fach erhöhten CK-Werten dar.

J 9.2.4 Kongenitale Myopathien mit Strukturbesonderheiten

Kongenitale Myopathien (Goebel et al. 2009, North et al. 2008) sind eine eigene Gruppe neuromuskulärer Krankheiten mit Beginn im Kindesalter und meist langsamem Verlauf. Im Muskel zeigen sich charakteristische strukturelle Läsionen innerhalb der Muskelfasern, die sich teils durch Strukturdefekte, teils durch abnorme Einschlüsse, teils durch Kernanomalien auszeichnen. Mit Einführung der Enzymhistochemie und Elektronenmikroskopie in die Muskelpathologie wurden diese im Gesamtspektrum neuromuskulärer Krankheiten eher gering vertretenen kongenitalen Myopathien eigene Krankheitsentitäten. Gemeinsam ist vielen kongenitalen Myopathien das myopathologische Grundmuster der Fasertypendisproportion, d. h. einer numerischen Prädominanz und selektiven Hypotrophie von Typ-1-Fasern gegenüber der Norm. Hinzu kommen krankheitsspezifische strukturelle Phänomene.
Innerhalb der letzten Dekade sind große Fortschritte bei der Identifizierung der genetischen Basis bei der Mehrzahl der einzelnen Subtypen kongenitaler Myopathien erzielt worden. Die meisten dieser Erkrankungen sind genetisch heterogen und noch nicht alle zugrunde liegenden Gene sind identifiziert. Ein und derselbe Gendefekt kann sich in multiplen Pathologien äußern, und zahlreiche verschiedene Gene können zu einem pathologischen Phänotyp führen. Klinische Anhaltspunkte und Kenntnis der spezifischen Muskelpathologie sind wichtig, um eine entsprechend gerichtete genetische Diagnostik einzuleiten. Klinische und genetische Details entnehmen Sie bitte der **Tab. J 9.1**.

J 9.2.5 Therapieoptionen

Eine ursächliche Therapie steht bislang auch für die anderen hereditären Myopathien noch nicht zur Verfügung. Die symptomatische Therapie entspricht der bei den MD. Hervorzuheben sind dabei die Beatmung und die Skoliosetherapie. Nach eigener Beobachtung profitieren diese Patienten von einer Nahrungsergänzung mit Kreatinmonohydrat. Außerordentlich wichtig ist die Vermeidung der malignen Hyperthermie als Narkosezwischenfall durch Verwendung triggerfreier Narkotika (s. Kap. J 10), v. a. bei den kongenitalen Myopathien mit Strukturbesonderheiten. Bei im Vordergrund stehender Herzbeteiligung ist eine Transplantation zu erwägen.

J 9.3 Verwandte Krankheitsbilder

Die Differentialdiagnose zwischen Myopathien und spinalen Muskelatrophien (Kap. I 9) kann erhebliche Schwierigkeiten bereiten. Therapierelevant ist die Abgrenzung von kongenitalen myasthenen Syndromen (Kap. J 7) und entzündlichen Muskelerkrankungen (Kap. J 8.). Die myotone Dystrophie und andere myotone Syndrome sind in Kapitel J 12 beschrieben. Die maligne Hyperthermie, die v. a. bei den kongenitalen Myopathien mit Strukturbesonderheiten, aber auch bei anderen Myopathien auftritt, wird in Kapitel J 10 dargestellt. Die Alkoholmyopathie wird in Kapitel J 10 behandelt.

J 9.4 Internet und Selbsthilfegruppen

Informationen zu hereditären Myopathien

http://www.md-net.org
http://www.treat-nmd.eu
http://www.dgm.org
http://www.benniundco.de

Selbsthilfe

Deutsche Gesellschaft für Muskelkrankheiten (DGM e. V.)
Im Moos 4
79112 Freiburg i. Br.

J 9.5 Literatur

Aartsma-Rus A, Fokkema I, Verschuuren J et al. Theoretic applicability of antisense-mediated exon skipping for Duchenne muscular dystrophy mutations. Hum Mutat 2009;30:293–239.

Angelini C, Fanin M, Menegazzo E et al. Homozygous alpha-sarcoglycan mutation in two siblings: one asymptomatic and one steroid-responsive mild limb-girdle muscular dystrophy patient. Muscle Nerve 1998;21:769–775.

Argov Z, Mitrani-Rosenbaum S. Hereditary inclusion body myopathy and other rimmed vacuolar myopathies. Handb Clin Neurol 2007;86:243–253.

Backman E, Nylander E, Johansson I et al. Selenium and vitamin E treatment of Duchenne muscular dystrophy: no effect on muscle function. Acta Neurol Scand 1988; 78:429–435.

Barton-Davis ER, Cordier L, Shoturma DI et al. Aminoglycoside antibiotics restore dystrophin function to skeletal muscles of mdx mice. J Clin Invest 1999;104:375–381.

Batten F. Three cases of myopathy, infantile type. Brain 1903;26:147–148.

Baumeister SK, Todorovic S, Milić-Rasić V, et al. Eosinophilic myositis as presenting symptom in gamma-sarcoglycanopathy. Neuromuscul Disord 2009;19:167–171.

Baumeister SK, Walter MC. Therapie hereditärer degenerativer Myopathien. Akt Neurol 2009;36:19.

Biggar WD, Harris VA, Eliasoph L, Alman B. Long-term benefits of deflazacort treatment for boys with Duchenne muscular dystrophy in their second decade. Neuromuscul Disord 2006;16:249–255.

Bogdanovich S, Krag TO, Barton ER et al. Functional improvement of dystrophic muscle by myostatin blockade. Nature 2002;420:418–421.

Bogdanovich S, Perkins KJ, Krag TO et al. Myostatin propeptide-mediated amelioration of dystrophic pathophysiology. Faseb J 2005;19:543–549.

Brais B. Oculopharyngeal muscular dystrophy: a polyalanine myopathy. Curr Neurol Neurosci Rep 2009;9:76–82.

Bushby K, Muntoni F, Bourke JP. 107th ENMC international workshop: the management of cardiac involvement in muscular dystrophy and myotonic dystrophy. 7th–9th June 2002, Naarden, the Netherlands. Neuromuscul Disord 2003;13:166–172.

Bushby K, Lochmüller H, Lynn S, Straub V. Interventions for muscular dystrophy: molecular medicines entering the clinic. Lancet 2009;374:1849–1856.

Bushby K, Straub V. Nonmolecular treatment for muscular dystrophies. Curr Opin Neurol 2005;18:511–518.

Bushby K, Muntoni F, Urtizberea A et al. Report on the 124th ENMC International Workshop.Treatment of Duchenne muscular dystrophy; defining the gold standards of management in the use of corticosteroids. 2–4 April 2004, Naarden, The Netherlands. Neuromuscul Disord 2004;14:526–534.

Bushby K. Diagnosis and management of the limb girdle muscular dystrophies. Pract Neurol 2009;9:314–323.

Caruso JF, Signorile JF, Perry AC et al. The effects of albuterol and isokinetic exercise on the quadriceps muscle group. Med Sci Sports Exerc 1995;27:1471–1476.

Chi YH, Chen ZJ, Jeang KT. The nuclear envelopathies and human diseases. J Biomed Sci 2009;16:96.

Collins J, Bönnemann CG. Congenital muscular dystrophies: toward molecular therapeutic interventions. Curr Neurol Neurosci Rep 2010;10:83–91.

Davies KE, Grounds MD. Treating muscular dystrophies with stem cells? Cell 2006;127:1304–1306.

Duchenne G. Recherches surla paralysis musculaire pseudohypertrophique on paralysis myosclerosique. Ach Gen Med 1868; (11):5–25.

Eagle M, Baudouin SV, Chandler C et al. Survival in Duchenne muscular dystrophy: improvements in life expectancy since 1967 and the impact of home nocturnal ventilation. Neuromuscul Disord 2002;12:926–992.

Eagle M. Report on the muscular dystrophy campaign workshop: exercise in neuromuscular diseases Newcastle, January 2002. Neuromuscul Disord 2002;12:975–983.

Fenichel GM, Griggs RC, Kissel J et al. A randomized efficacy and safety trial of oxandrolone in the treatment of Duchenne dystrophy. Neurology 2001;56:1075–1079.

Finkel R, Wong B, Bushby K, Reha A, Elfring GL, Miller LL, Babiak J, Morsy MA, Peltz S, Welch E, Atkinson L. Results of a Phase 2b, dose-ranging tudy of ataluren (PTC124) in nonsense mutation Duchenne/Becker muscular Dystrophy (nmDBMB). Neuromuscul Disord 2010;20:656–657.

Fowler EG, Graves MC, Wetzel GT, Spencer MJ. Pilot trial of albuterol in Duchenne and Becker muscular dystrophy. Neurology 2004;62:1006–1008.

Goebel HH, Müller HD, Schröder R. Kongenitale und andere Myopathien. Pathologe 2009;30:365–369.

Goemans NM, Tulinius M, van den Akker JT, Burm BE, Ekhart PF, Heuvelmans N et al. Systemic administration of PRO051 in Duchenne's muscular dystrophy. N Engl J Med 2011;364:1513–1522.

Hankard RG, Hammond D, Haymond MW, Darmaun D. Oral glutamine slows down whole body protein breakdown in Duchenne muscular dystrophy. Pediatr Res 1998;43:222–226.

Houde S, Filiatrault M, Fournier A, et al. Deflazacort use in Duchenne muscular dystrophy: an 8-year follow-up. Pediatr Neurol 2008;38:200–206.

Howard MT, Anderson CB, Fass U et al. Readthrough of dystrophin stop codon mutations induced by aminoglycosides. Ann Neurol 2004;55:422–426.

King WM, Ruttencutter R, Nagaraja HN et al. Orthopedic outcomes of long-term daily corticosteroid treatment in Duchenne muscular dystrophy. Neurology 2007;68: 1607–1613.

Kirschner J, Schessl J, Schara U, Reitter B, Stettner GM, Hobbiebrunken E, Wilichowski E, Bernert G, Weiss S, Stehling F, Wiegand G, Müller-Felber W, Thiele S, Grieben U, von der Hagen M, Lütschg J, Schmoor C, Ihorst G, Korinthenberg R. Treatment of Duchenne muscular dystrophy with ciclosporin A: a randomised, double-blind, placebo-controlled multicentre trial. Lancet Neurol 2010;11:1053–1059.

Kissel JT, McDermott MP, Mendell JR et al. Randomized, double-blind, placebo-controlled trial of albuterol in facioscapulohumeral dystrophy. Neurology 2001;57: 1434–1440.

Kissel JT, McDermott MP, Natarajan R et al. Pilot trial of albuterol in facioscapulohumeral muscular dystrophy. FSH-DY Group. Neurology 1998; 50:1402–1406.

Kley RA, Vorgerd M, Tarnopolsky MA. Creatine for treating muscle disorders. Cochrane Database Syst Rev 2007; 1:CD004760.

Lemmers RJ, van der Vliet PJ, Klooster R, Sacconi S, Camaño P, Dauwerse JG, Snider L, Straasheijm KR, van Ommen GJ, Padberg GW, Miller DG, Tapscott SJ, Tawil R, Frants RR, van der Maarel SM. A unifying genetic model for facioscapulohumeral muscular dystrophy. Science 2010;329:1650–1653.

Lu QL, Mann CJ, Lou F et al. Functional amounts of dystrophin produced by skipping the mutated exon in the mdx dystrophic mouse. Nat Med 2003;9:1009–1014.

Manzur AY, Kinali M, Muntoni F. Update on the management of Duchenne muscular dystrophy. Arch Dis Child 2008;93:986–990.

Manzur AY, Kuntzer T, Pike M, Swan A. Glucocorticoid corticosteroids for Duchenne muscular dystrophy. Cochrane Database Syst Rev 2008;1:CD003725.
Mercuri E, Mayhew A, Muntoni F, Messina S, Straub V, Van Ommen GJ, Voit T, Bertini E, Bushby K; TREAT-NMD Neuromuscular Network. Towards harmonisation of outcome measures for DMD and SMA within TREAT-NMD; report of three expert workshops: TREAT-NMD/ENMC workshop on outcome measures, 12th–3th May 2007, Naarden, The Netherlands; TREAT-NMD workshop on outcome measures in experimental trials for DMD, 30th June – 1st July 2007, Naarden, The Netherlands; conjoint Institute of Myology TREAT-NMD meeting on physical activity monitoring in neuromuscular disorders, 11th July 2007, Paris, France.
Meregalli M, Farini A, Torrente Y. Combining stem cells and exon skipping strategy to treat muscular dystrophy. Expert Opin Biol Ther 2008;8:1051-1061.
Mok E, Eléouet-Da Violante C, Daubrosse C et al. Oral glutamine and amino acid supplementation inhibit whole-body protein degradation in children with Duchenne muscular dystrophy. Am J Clin Nutr. 2006;83:823–828.
Mummery CJ, Copeland SA, Rose MR. Scapular fixation in muscular dystrophy. Cochrane Database Syst Rev 2003;CD003278.
Monaco AP, Neve RL, Colletti-Feener C, Bertelson CJ, Kurnit DM, Kunkel LM. Isolation of candidate cDNAs for portions of the Duchenne muscular dystrophy gene. Nature 1986;323:646–650.
Monaco AP, Bertelson CJ, Liechti-Gallati S, Moser H, Kunkel LM. An explanation for the phenotypic differences between patients bearing partial deletions of the DMD locus. Genomics 1988;2:90–95.
Nishino I, Noguchi S, Murayama K, Driss A, Sugie K, Oya Y, et al. Distal myopathy with rimmed vacuoles is allelic to hereditary inclusion body myopathy. Neurology 2002;59:1689–1693.
North K. What's new in congenital myopathies? Neuromuscul Disord 2008;18:433–442.
Petersen J, Lochmuller H, Walter MC. Therapie der Muskeldystrophien. Akt Neurol 2006;6:328–341.
Politano L, Nigro G, Nigro V, Piluso G, Papparella S, Paciello O, Comi LI. Gentamicin administration in Duchenne patients with premature stop codon. Preliminary results. Acta Myol. 2003;22:15–21.
Rocha CT, Hoffman EP. Limb-girdle and congenital muscular dystrophies: current diagnostics, management, and emerging technologies. Curr Neurol Neurosci Rep 2010;10:267–276.
Schara U, Walter MC. Update kongenitale Muskeldystrophien und Gliedergürteldystrophien. Kinder- und Jugendmedizin 2006;6:347–358.
Scharner J, Gnocchi VF, Ellis JA, Zammit PS. Genotype-phenotype correlations in laminopathies: how does fate translate? Biochem Soc Trans 2010;38:257–262.
Silversides CK, Webb GD, Harris VA, Biggar DW. Effects of deflazacort on left ventricular function in patients with Duchenne muscular dystrophy. Am J Cardiol 2003; 91:769–772.
Skura CL, Fowler EG, Wetzel GT et al. Albuterol increases lean body mass in ambulatory boys with Duchenne or Becker muscular dystrophy. Neurology 2008;70:137–143.
Tarnopolsky M, Mahoney D, Thompson T et al. Creatine monohydrate supplementation does not increase muscle strength, lean body mass, or muscle phosphocreatine in patients with myotonic dystrophy type 1. Muscle Nerve 2004;29:51–58.
Tarnopolsky MA, Mahoney DJ, Vajsar J et al. Creatine monohydrate enhances strength and body composition in Duchenne muscular dystrophy. Neurology 2004;62: 1771–1777.
Tawil R. Facioscapulohumeral muscular dystrophy. Neurotherapeutics 2008;5:601–606.
Udd B. Genetics and pathogenesis of distal muscular dystrophies. Adv Exp Med Biol 2009;652:23–38.
van Deutekom JC, Janson AA, Ginjaar IB et al. Local dystrophin restoration with antisense oligonucleotide PRO051. N Engl J Med 2007;357:2677–2686.
Wagner KR, Fleckenstein JL, Amato A, et al. A phase I/II-trial of MYO-029 in adult subjects with muscular dystrophy. Ann Neurol 2008;63:561–571.
Wagner KR, Hamed S, Hadley DW et al. Gentamicin treatment of Duchenne and Becker muscular dystrophy due to nonsense mutations. Ann Neurol 2001;49:706–711.
Wagner KR. Approaching a new age in Duchenne muscular dystrophy treatment. Neurotherapeutics 2008;5: 583–591.
Wallgren-Pettersson C, Bushby K, Mellies U, Simonds A; ENMC.117th ENMC workshop: ventilatory support in congenital neuromuscular disorders – congenital myopathies, congenital muscular dystrophies, congenital myotonic dystrophy and SMA (II) 4–6 April 2003, Naarden, The Netherlands. Neuromuscul Disord 2004; 14:56–69.
Walter MC, Lochmuller H, Reilich P et al. Creatine monohydrate in muscular dystrophies: A double-blind, placebo-controlled clinical study. Neurology 2000;54: 1848–1850.
Welch EM, Barton ER, Zhuo J et al. PTC124 targets genetic disorders caused by nonsense mutations. Nature 2007; 447:87–91.
Zeman RJ, Peng H, Danon MJ, Etlinger JD. Clenbuterol reduces degeneration of exercised or aged dystrophic (mdx) muscle. Muscle Nerve 2000;23:521–528.

J 10 Metabolische, endokrine und medikamenteninduzierte Myopathien

von Th. Klopstock und B. Schoser

Metabolische Myopathien im engeren Sinne sind die den Muskel betreffenden hereditären Störungen des Kohlenhydrat-, Fett- und Purinstoffwechsels. Endokrine und toxisch-metabolische Myopathien weisen klinische und morphologische Ähnlichkeiten zu den metabolischen Myopathien auf. Die mitochondrialen Erkrankungen werden gesondert dargestellt (vgl. Kap. J 11).

J 10.1 Störungen im Kohlenhydratstoffwechsel (Glykogenosen)

Die Muskelkontraktion hängt von der Bereitstellung von Energie in Form von Adenosintriphosphat (ATP) ab. Kohlenhydrate sind die wichtigste Energiequelle für kurze, intensive Muskelarbeit bei anaeroben Bedingungen. Die Glykogenosen sind seltene Erkrankungen, die aufgrund eines Enzymdefekts im Glykogenabbau oder in der Glykolyse zur Speicherung von Glykogen in verschiedenen Geweben führen. In der Reihenfolge ihrer Entdeckung wurden sie nummeriert, seit Aufdeckung der molekularen Grundlagen werden sie aber auch nach dem verursachenden Enzymdefekt benannt (**Tab. J 10.1**). Die Typen I (hepatorenale Glykogenose von Gierke) und VI (hepatische Glykogenose Hers) betreffen das Nervensystem nicht und werden hier nicht besprochen. Der Typ II Pompe wird als lysosomale Glykogenspeichererkrankung von den anderen Glykogenosen abgegrenzt, da die Defizienz der sauren µ-Glucosidase zwar zur Glykogenspeicherung, nicht aber zur Beeinträchtigung des Energiemetabolismus führt.

J 10.1.1 Klinik und Verlauf

Mit Ausnahme des X-chromosomal-rezessiven Typs IX sind alle neurologisch relevanten Glykogenosen autosomal-rezessiv vererbt. Die Symptomatik beginnt meist in der Kindheit oder Adoleszenz, adulte Formen kommen vor. Bei der infantilen Verlaufsform des Typ II führt die Herzbeteiligung, bei den Typen III und IV das Leberversagen zum Tod in den ersten Lebensjahren. Dagegen verläuft die Hepatopathie beim Typ VIII eher benigne. Der Typ IX zeichnet sich durch eine prominente zerebrale Symptomatik mit epileptischen Anfällen und mentaler Retardierung aus. Bei den anderen Glykogenosen (V, VII, X, XI, XII, XIII) ist im Wesentlichen nur der Muskel betroffen.
Die Schädigung des Muskels resultiert zum einen aus der Glykogenspeicherung, zum anderen aus der beeinträchtigten Energiegewinnung. Das klinische Korrelat der ersteren ist die permanente, progrediente, proximal betonte Muskelschwäche. Dieser Phänotyp tritt v. a. bei den Glykogenosen II, III, IV und XII auf und ist nicht von einer Gliedergürteldystrophie zu unterscheiden. Bei den anderen Glykogenosen stehen dynamische Symptome aufgrund mangelnder Energiebereitstellung im Vordergrund: belastungsabhängige Muskelschwäche, -schmerzen und -steifheit, bei stärkerer Ausprägung Rhabdomyolyse und Myoglobinurie. Bei 50 % der Patienten mit Glykogenose Typ V McArdle kommt es nach stärkeren Anstrengungen zur Myoglobinurie, die Hälfte dieser Patienten kann ein Nierenversagen entwickeln. Unter dem »second wind«-Phänomen, das man v. a. bei den Glykogenosen V und VII findet, versteht man eine Besserung der Belastungsintoleranz nach einer kurzen Ruhepause. Diese beruht darauf, dass der Muskel von der Glykogenverwertung auf die Verbrennung freier Fettsäuren umschaltet. Laborchemisch zeigen die Glykogenosen im Intervall leichte bis mäßige CK-Erhöhungen, nach Rhabdomyolyse kommt es zu exzessiven Erhöhungen z. B. bis 50 000 U/l.
Da der Laktatischämie-Test bei Glykogenose-Patienten sehr schmerzhaft ist und in Einzelfällen eine Rhabdomyolyse verursachen kann, wird die Durchführung eines nicht-ischämischen Tests empfohlen (Kazemi-Esfarjani et al. 2002).

Das EMG im Intervall ist normal oder myopathisch und zeigt v. a. beim M. Pompe pathologische Spontanaktivität, zum Teil mit myotonen und komplex-repetitiven Serienentladungen. Der pathognomonische Myopathologiebefund ist die vakuoläre Myopathie mit PAS-positiven Glykogen-haltigen Vakuolen. Der Mangel an Phosphorylase (Typ V) und Phosphofruktokinase (Typ VII) lässt sich histochemisch und biochemisch nachweisen. Ein biochemischer Nachweis der Enzymdefizienz gelingt bei den Glykogenosen V, VIII, X und XI nur aus Muskel, bei den anderen Formen auch aus Blut. Zum Teil ist eine pränatale Diagnostik möglich. Ein Screening bei Verdacht auf M. Pompe kann durch einen sog. Trockenbluttest (»dry blood spot« Test) auch im Erwachsenenalter erfolgen.
Die adulte Polyglukosankörperkrankheit ist eine seltene Erkrankung, die im 5.–7. Lebensjahrzehnt zu Schädigung des 1. und 2. Motoneurons, Polyneuropathie, Blasenstörung und Demenz führt. Kernspintomographisch imponiert die Kombination aus Leukenzephalopathie und Hirnatrophie. Die Sicherung der Diagnose erfolgt durch den Nachweis von Polyglukosankörpern in der Muskel- oder Suralisbiopsie. Ein Teil der Patienten zeigt – wie bei der Glyko-

Tab. J 10.1: Glykogenspeichererkrankungen

Typ Genort	betroffenes Enzym	Klinische Symptome und Verlauf
Typ 0b Chr 19q13.3	Glykogensynthase	Belastungsintoleranz, Kadiomyopathie
Typ II Pompe Chr 17q21–23	Saure α-Glukosidase (saure Maltase)	infantile Form: »floppy infant«, Kardiohepatomegalie, Tod vor 2. Lj.; juvenile Form: progrediente Muskelschwäche, Herzrhythmusstörungen; adulte Form: Myopathie, in 30 % respiratorische Insuffizienz
Typ III Forbes Chr 1p21	Debranching-Enzym	infantile Form: Hepatomegalie, Kardiomyopathie, Entwicklungsverzögerung, Hypoglykämien, Leberbeteiligung im Vordergrund; adulte Form: progrediente Muskelschwäche, z. T. Kardiomyopathie
Typ IV Andersen Chr 3	Branching-Enzym	kongenitaler Beginn, Leberbeteiligung im Vordergrund, Tod meist vor dem 4. Lj. im Leberkoma; klinische Variante »adult polyglucosan body disease«, eine neurodegenerative Erkrankung mit Demenz und Motorneuropathie
Typ V McArdle Chr 11q12–13	Myophosphorylase	belastungsabhängige Muskelschwäche, -schmerzen, -steifheit; in 50 % episodische Rhabdomyolyse mit Myoglobinurie, in 25 % Nierenversagen; permanente Muskelschwäche in 30 %; »second wind«
Typ VII Tarui Chr 1cen-q32	Phosphofructokinase	sehr selten, wie Typ V, Rhabdomyolyse, Myoglobinurie und Nierenversagen seltener
Typ IXa Chr Xp22.2-p22.1	α-Phosphorylase-Kinase	mildeste Form einer Glykogenose, Hepatomegalie, Wachstumsverzögerung, Transaminasen-Erhöhungen, Hypercholesterolämie, Hypertriglyceridemie, Ketose
Typ IXb Chr 16q12-q13	β-Phosphoglycerat-Kinase	Hepatomegalie, einzelne Patienten mit belastungsinduzierten muskulären Symptomen
Typ IXc Chr 16p12.1-p11.2	γ-Phosphoglycerat-Kinase	Hepatomegalie, Hypotonie, belastungsabhängige Muskelschwäche
Typ IXd Chr Xq13	Phosphorylase-Kinase	belastungsabhängige Muskelschwäche, -krämpfe, -schmerzen, Myoglobinurie
Typ X Chr 7p13-p12.3	Phosphoglycerat-Mutase	belastungsabhängige Muskelschwäche, -krämpfe, -schmerzen, Myoglobinurie
Typ XI Chr 11p13	Laktatdehydrogenase	belastungsabhängige Muskelschwäche, -krämpfe, -schmerzen, Myoglobinurie
Typ XII Chr 16q22–24	Aldolase A	proximaler Myopathie und episodischer Belastungsintoleranz, hämolytische Anämie
Typ XIII Chr 17pter-p12	β-Enolase	hohe CK und Belastungsintoleranz
Typ XIV Chr 1p31	Phosphoglucomutase 1	belastungsabhängige Muskelschwäche, -krämpfe, -schmerzen, Rhabdomyolyse, Myoglobinurie
Typ XV Chr3q24-q25.1	Glycogenin-1	Muskelschwäche, kardiale Arrhythmien

(nach OMIM 2010)

genose Typ IV – eine verminderte Aktivität des Branching-Enzyms in Leukozyten und Mutationen im entsprechenden Gen, sodass hier allelische Erkrankungen vorliegen.

J 10.1.2 Therapie

Enzymersatztherapie (EET): Die intravenöse Gabe von rekombinanter saurer Glucosidase führte im Mausmodell der Glykogenose II zu einer Korrektur des Enzymmangels, einer Abnahme der Glykogenspeicherung und einer Verbesserung der Gewebemorphologie (Bijvoet et al. 1999). Die Alglucosidase-alfa ist das rekombinant hergestellte humane Enzym lysosomale α-1,4-Glucosidase. Intravenös verabreichtes rekombinantes Enzym kann bei Pompe-Patienten die Aktivität der lysosomalen α-1,4-Glucosidase wiederherstellen oder potenzieren, sodass langfristig die Glykogenspeicherung vermindert wird. Der Transport des zugeführten Enzyms erfolgt durch die Blutbahn zu den entsprechenden Organen. Dort kann das Enzym über Mannose-6-Phosphat-Rezeptoren auf der Skelettmuskeloberfläche andocken, als Rezeptor-Enzym-Komplex den Lysosomen zugeführt werden und dort seine enzymatische Aktivität entwickeln. Ein Abbau von extralysosomalem freien Glykogen oder Glykogenspeicherung im zentralen Nervensystem kann nicht erfolgen.

Klinische Studien bei der infantilen Form der Pompe-Erkrankung zeigten eine deutliche Besserung von kardiopulmonaler und muskulärer Funktion sowie der Lebenserwartung (Van den Hout et al. 2004, Klinge et al. 2005, Kishnani et al. 2007, Schoser et al. 2008). Für die adulte Form konnte eine Stabilisierung der Lungenfunktion und Besserung der Muskelfunktion im Gehtest nachgewiesen werden. Je milder die Muskelfunktionseinschränkung ist und je früher die EET eingesetzt wird, desto größer

scheint der Nutzen zu sein (van der Ploeg et al. 2010, Strothotte et al. 2010). Für alle Formen des M. Pompe wurde 2006 das Enzym Alglucosidase-alfa (Myozyme®) von der Europäischen Arzneimittelbehörde zugelassen.
Unerwünschte Nebenwirkungen der EET: Relativ häufig treten leicht bis mäßig ausgeprägte Nebenwirkungen während oder innerhalb zwei Stunden nach der Infusion auf. Wechselwirkungen mit anderen Arzneimitteln sind bisher nicht bekannt. Bei den meisten EET-Patienten können drei Monate nach Therapiebeginn Antikörper gegen das rekombinante Enzym nachgewiesen werden. Die durch die Infusion bedingten Therapie-Nebenwirkungen sind ähnlich wie bei den Interferonen klinisch gut beherrschbar und durch Verlangsamung der Infusionsgeschwindigkeit sowie antihistaminerge und antipyretische Vorbehandlung kupierbar (Schoser et al. 2008, Koeberl und Kishnani 2009). Die sehr teure Therapie sollte in spezialisierten Zentren erfolgen.

Diät (↔, C): Widersprüchliche Ergebnisse liefern die Untersuchungen zu unterschiedlichen Diätformen. Da bei den Glykogenosen Typ III, IV, V und VIII die Glykogenutilisation, nicht aber die Glykolyse gestört ist, könnte man den metabolischen Block theoretisch durch Erhöhung des Angebots von Glukose oder Fruktose umgehen. Die orale Zufuhr dieser Monosaccharide bei Glykogenose Typ V blieb aber ebenso erfolglos wie die Erhöhung des Glukosespiegels durch Glukagon bei den Typen IV und V. Die Einnahme von 75 g Sucrose 30–40 Minuten vor Belastung führte in einer Crossover-Studie an 12 McArdle-Patienten zu einer signifikant verbesserten Belastungstoleranz (Quinlivan et al. 2008). Bei den anderen Glykogenosen, die auf einem Block der Glykolyse beruhen, führt eine Erhöhung des Glukoseangebots eher zu einer Verschlechterung der Symptomatik, da Glukose die Lipolyse inhibiert und damit die Verfügbarkeit des alternativen Substrats freie Fettsäuren vermindert (Haller und Lewis 1991). Der Versuch, die Konzentration dieser freien Fettsäuren mittels einer fettreichen Diät zu steigern (sog. ketogene Diät), ist ebenfalls gescheitert. Kasuistisch wurde ein positiver Effekt einer eiweißreichen Diät (unter der Vorstellung, Aminosäuren als alternatives Substrat bereitzustellen) auf klinische (Slonim und Goans 1985) und MR-spektroskopische (Jensen et al. 1990) Parameter bei Glykogenose Typ V berichtet. Empfohlen werden kann die Einnahme häufiger kleiner Mahlzeiten zur Vermeidung von Hypoglykämien beim Typ III (Kishnani et al. 2010).

Metabolische Therapie (↔, C): Eine doppelblinde Crossover-Studie mit niedrig dosiertem (60 mg/kg/Tag) Kreatin zeigte eine Symptombesserung bei neun Patienten mit Glykogenose Typ V (Vorgerd et al. 2000), wohingegen die gleichen Autoren bei Einsatz einer höheren Dosis (150 mg/kg/Tag) bei 19 Patienten eine Verschlechterung der Belastungsintoleranz fanden (Vorgerd et al. 2002). Da Vitamin B_6 im Wesentlichen an Myophosphorylase gebunden vorliegt, führt die Glykogenose Typ V McArdle zu einem Absinken des Pyridoxin-Pools. Die Supplementation von Vitamin B_6 ist jedoch nicht wirksam (Phoenix et al. 1998, Quinlivan et al. 2008). In einer kleinen offenen Studie führte die orale Supplementation von Alanin zu einer Besserung bei fünf Patienten mit Glykogenose II (Bodamer et al. 2000).
Physikalische Therapie (↔, A): Generell sollten bei der körperlichen Betätigung hohe Kurzzeitbelastungen, also anaerobe Stoffwechselverhältnisse, vermieden werden. Ausdauertraining ist von Nutzen. Bei leichteren Dauerbelastungen kann der metabolische Block durch die Verbrennung von freien Fettsäuren umgangen werden (therapeutische Nutzung des »second wind«).

Lebertransplantation (↔, C): Bei den Glykogenosen Typ I, III und IV liegt eine schwere Leberbeteiligung vor. Aufgrund des Risikos des Leberversagens oder des hepatozellulären Karzinoms sind diese Patienten Kandidaten für eine Lebertransplantation. Von 13 Patienten mit Glykogenose Typ IV, die wegen fortschreitender Zirrhose transplantiert wurden, verstarben drei im ersten postoperativen Jahr, die anderen zehn hatten jedoch bei einer Nachbeobachtungszeit von bis zu 13,5 Jahren einen guten Verlauf, ohne neuromuskuläre oder kardiale Manifestationen (Matern et al. 1999).

Gentherapie: Adenovirus-Vektoren oder Lentivirus-Vektoren, die für humane saure Maltase codieren, führten in verschiedenen Mausmodellen der Glykogenose Typ II zu einer effizienten Sekretion des Proenzyms in das Plasma (Schoser et al. 2008, van Til et al. 2010). Humane Untersuchungen liegen nicht vor. Bei der Glykogenose Typ V McArdle konnte der Myophosphorylase-Mangel in vitro mittels eines Adenovirus-Vektors korrigiert werden (Pari et al. 1999, Howell et al. 2008), in-vivo-Versuche stehen aus.

Symptomatische Maßnahmen: Die Behandlung einer etwaigen Kardiomyopathie bzw. einer respiratorischen Insuffizienz (v. a. bei Typ II Pompe) folgt internistischen Grundsätzen. Kommt es zur Rhabdomyolyse, so muss unter Intensivbedingungen behandelt werden. Im Vordergrund stehen dabei die Prävention bzw. Behandlung eines Nierenversagens und der Ausgleich der Hyperkaliämie.

J 10.2 Störungen im Lipidstoffwechsel

Bei Ausdauerbelastungen leichter bis mäßiger Intensität werden nach ca. 30 Minuten langkettige Fettsäuren zur Hauptenergiequelle des Muskels. Zum Transport in die Mitochondrien werden die Fettsäuren mithilfe der Carnitin-Palmityl-Transferase I (CPT I) an Carnitin gebunden, als Acyl-Carnitin-Ester durch die innere Mitochondrienmembran transportiert und in der mitochondrialen Matrix durch die CPT II wieder in Carnitin und Coenzym A-aktivierte Fettsäuren (Acyl-CoA) zerlegt Letztere werden dann in der β-Oxidation zur Energiegewinnung verwendet. Entsprechend können Erkrankungen des Lipidstoffwechsels bei Carnitin-Mangel, Carnitin-Palmitoyl-Transferase-Mangel und bei Defekten der β-Oxidation auftreten. All diese Erkrankungen sind selten und i. A. autosomal-rezessiv vererbt.

J 10.2.1 Carnitin-Mangel

J 10.2.1.1 Klinik und Verlauf

Der seltene muskuläre Carnitin-Mangel äußert sich zwischen dem 2. und 50. Lebensjahr durch eine progrediente, proximal betonte, schmerzlose Muskelschwäche und -atrophie, z. T. mit Kardiomyopathie. Belastungsintoleranz und Myoglobinurie sind selten.

Der systemische Carnitin-Mangel führt schon in den ersten Lebensjahren zu Muskelschwäche, hypertropher oder dilatativer Kardiomyopathie, Hepatopathie und zu metabolischen Krisen mit Hypoglykämie, Ammoniakanstieg, Erbrechen, Bewusstseinstrübung. Viele dieser Patienten sterben als Kinder oder junge Erwachsene in diesen Krisen.

Der wesentlich häufigere sekundäre Carnitin-Mangel tritt bei Defekten der β-Oxidation, mitochondrialen Erkrankungen, anderen Myopathien, beim renalen Fanconi-Syndrom, bei Hämodialyse, parenteraler Ernährung, Therapie mit Valproat oder Pivampicillin und einer Reihe weiterer Bedingungen auf (Di Donato und Taroni 2004, Lafort und Vianey-Saban 2010).

Diagnostisch findet man eine normale oder leicht erhöhte CK im Serum, das EMG kann ein myopathisches Muster und pathologische Spontanaktivität aufweisen. Der systemische Carnitin-Mangel kann im Serum nachgewiesen werden. Beim muskulären Carnitin-Mangel zeigt die Muskelbiopsie neben der Carnitindefizienz eine Fettvermehrung in Typ-I-Fasern. Diagnostisch sollte die Tandem-Massen-Spektrometrie aus dem Serum zum Einsatz kommen, die einen ausgeprägten Carnitin-Mangel bei normalem Acylcarnitinprofil zeigt. Ursächlich sind Mutationen im SLC22A5 Gen, das für den Natrium-abhängigen Plasmamembran-Carnitintransporter 2 (OCTN2) codiert (Lafort und Vianey-Saban 2010).

J 10.2.1.2 Therapeutische Prinzipien

Die orale oder parenterale Substitution mit L-Carnitin führt beim systemischen Carnitin-Mangel i. A. zu einer deutlichen Besserung der Muskelschwäche und der lebensbedrohlichen Kardiomyopathie sowie zum Verschwinden der metabolischen Krisen (Di Donato und Taroni 2004, Laforèt und Vianey-Saban 2010). Unter der Behandlung können die Kranken ein weitgehend normales Leben führen (↑, A).

Auch beim muskulären Carnitin-Mangel führt die Substitution zu einer Besserung der Muskelschwäche (Shapira et al. 1993) (↑, A). Bei einzelnen Patienten war auch die Gabe von Prednison, Propranolol oder Riboflavin effektiv (Griggs et al. 1995).

Beim sekundären Carnitin-Mangel bessert sich die Symptomatik nur bei einem Teil der Patienten (Di Donato und Taroni 2004). Auf jeden Fall substituiert werden sollten Hämodialyse-bedingte L-Carnitin-Verluste.

Hilfreich sind bei allen Formen des Carnitin-Mangels eine fettreduzierte Diät und häufige kleine kohlenhydratreiche Mahlzeiten. Fasten sollte vermieden werden, da dadurch die Bereitstellung von Glykogen und Glukose gehemmt und die Freisetzung von Fettsäuren gefördert wird.

J 10.2.1.3 Pragmatische Therapie

Neben den oben erwähnten diätetischen Maßnahmen gibt man bei Carnitin-Mangel 100–300 mg/kg KG L-Carnitin (Biocarn®) pro Tag, bei Kindern 100–400 mg/kg KG/die (Griggs et al. 1995, Lafort und Vianey-Saban 2010). Bei Carnitin-Verlusten aufgrund chronischer Hämodialyse gibt man 1–2 g L-Carnitin am Ende jeder Dialyse. Die Applikation kann oral als Sirup (Biocarn®) oder parenteral (Nefrocarnit®) erfolgen. Außer leichten gastrointestinalen Beschwerden sind keine wesentlichen Nebenwirkungen beschrieben (Campos et al. 1993b).

J 10.2.2 Carnitin-Palmitoyl-Transferase-Mangel

J 10.2.2.1 Klinik und Verlauf

Der CPT-II-Mangel äußert sich meist von Kindheit an durch Attacken von Muskelschmerzen, -krämpfen und -steifheit (Di Donato und Taroni 2004). In schweren Fällen kommt es in der Attacke zur Rhabdomyolyse, die folgende Myoglobinurie kann zum Nierenversagen führen. Während bei manchen Patienten nur ein oder zwei solcher Episoden im Leben auftreten, sind es bei anderen mehrere pro Woche. Die Attacken treten meist wenige Stunden nach einer längeren körperlichen Anstrengung auf, andere Auslöser sind Fasten, Kälte, fette Speisen, Schlafmangel, emotionaler Stress, Infektionen, Fieber, Allgemeinanästhesie sowie Medikamente wie Ibuprofen und Diazepam. Im Intervall sind neurologischer Befund, CK, Laktatbelastungstest und EMG normal. Die Diagnose ist schwierig, da selbst die Muskelbiopsie meist normal ist (keine wesentliche Lipidspeicherung); nur kurz nach einer Rhabdomyolyse entnommene Biopsien zeigen Einzelfaseruntergänge. In der Serum-Tandemmassenspektromtrie sind zumeist die langkettigen Acylcarnitine erhöht (C_{16}, $C_{18:1}$, C_{18}). Sichern lässt sich der CPT-II-Mangel durch den Nachweis von Mutationen im CPT-II-Gen (Deschauer et al. 2005, Lafort und Vianey-Saban 2010).

J 10.2.2.2 Therapie

Die Prävention besteht in der Vermeidung auslösender Faktoren (s. o.) und in der Einhaltung einer fettarmen, kohlenhydratreichen Diät mit häufigen kleinen Mahlzeiten. Längere körperliche Belastung wird mit zusätzlicher Kohlenhydratzufuhr besser toleriert. Während einer Narkose sollte Glukose infundiert werden, da längeres Fasten die Attacken auslösen kann. Einzelfälle mit einer Besserung der muskulären Symptome wurden unter einer Diät mit Triheptanoin berichtet, kontrollierte Studien fehlen aber (Roe et al. 2008). Eine Pilotstudie mit dreijähriger Verlaufsbeobachtung von 6 CPT-II-Patienten ergab ein positives Ansprechen der Erkrankung auf Bezafibrat (Bonnefont et al. 2009, 2010).

J 10.2.3 Enzymdefizienzen der β-Oxidation

Der erste Schritt der mitochondrialen β-Oxidation, die Dehydrogenierung von Acyl-CoA zu 2-Enoyl-CoA, erfolgt durch die sog. Acyl-CoA-Dehydrogenasen (ACD). Die vier bisher bekannten Enzyme unterscheiden sich in der Länge der dehydrogenierten Fettsäure (Very-long-chain-, Long-chain-, Medium-chain- und Short-chain-ACD). Durch die Nutzung des Flavoproteins ETF (Elektronen-Transfer-Flavoprotein) als Elektronenakzeptor nehmen die ACD eine Sonderstellung ein. ETF überträgt die Elektronen auf die ETF-Dehydrogenase (ETFDH), welche dann die Elektronen über Coenzym Q_{10} in die mitochondriale Atmungskette einschleust. ETF besteht aus zwei Untereinheiten (α- und β-Untereinheit), die durch die Gene *ETFA* bzw. *ETFB* codiert werden. Dem sog. multiplen Acyl-CoA-Dehydrogenasen-Mangel (MADD) liegen Mutationen zugrunde, die entweder eine der ETF-Untereinheiten oder die Oxidoreduktase ETFDH betreffen. Somit wird die Aktivität der gesamten ACD-Enzymfamilie beeinträchtigt, wodurch es zu einer Behinderung der β-Oxidation und daneben auch zu einem gestörten Aminosäure- und Cholinmetabolismus kommt.

Beim MADD werden drei klinische Typen unterschieden:

1. *Neonatale Form mit kongenitalen Anomalien:* Manifestation in den ersten 48 Lebensstunden mit muskulärer Hypotonie, Hepatomegalie, milder bis moderater Hyperammonämie, schwerer nichtketotischer Hypoglykämie und metabolischer Azidose. Die Prognose ist ungünstig.
2. *Neonatale Form ohne kongenitale Anomalien:* Klinisch ähnlich dem Typ I, aber milderer Verlauf.
3. *Late-onset-Form:* Klinisch sehr variabel. Patienten mit MADD Typ III werden häufig mit einer progredienten proximalen Myopathie und Myalgien vorstellig, daneben kommen Hepatomegalie, rezidivierende Pankreatitiden, metabolische Azidosen, Hypoglykämien, Hyperammonämien sowie Enzephalopathien vor.

Diagnostisch wegweisend ist die Muskelbiopsie mit Nachweis einer Lipidspeichermyopathie. Aufgrund des beeinträchtigten Aminosäurestoffwechsels tritt bei einzelnen Patienten eine erhöhte Glutarsäureausscheidung auf, weshalb der MADD auch als Glutarazidurie Typ II bezeichnet wird. Die Tandemmassenspektrometrie des Blutplasmas zeigt eine Erhöhung der kurz-, mittel- und langkettigen Acyl-Carnitine an. Eine etablierte therapeutische Strategie zur Behandlung des MADD existiert derzeit nicht. Eine Option ist die Substitution von Riboflavin (Vitamin B_2), dem Coenzym von ETF, ETFDH und allen Acyl-CoA-Dehydrogenasen. Die Riboflavin-Supplementation wird als Therapie 1. Wahl eingeschätzt. Daneben besteht auch die Möglichkeit einer Therapie mit Carnitin. Andere Therapieversuche wurden mit Prednisolon und Insulin unternommen, auch das Acyl-CoA-detoxifizierende Glyzin kam zur Anwendung (Skuban et al. 2010, Lafort und Vianey-Saban 2010).

J 10.2.4 Primärer und sekundärer Coenzym Q-Mangel

Coenzym Q_{10} (CoQ, Ubichinon, reduzierte Form Ubichinol) ist ein Molekül der inneren Mitochondrienmembran, welches als Elektronenüberträger von den Komplexen I und II sowie von ETFDH auf den Komplex III der mitochondrialen Atmungskette fungiert. An der Biosynthese von CoQ sind mindestens neun Gene beteiligt. Ein primärer CoQ-Mangel mit progredienter Muskelschwäche kann durch autosomal-rezessiv vererbte Mutationen in fünf Genen (*COQ2, PDSS1, PDSS2, CABC1, COQ9*) verursacht sein. Zusätzlich gibt es sekundäre CoQ-Mangelzustände. Bestimmte Mutationen im *ETFDH*-Gen führen zur myopathischen Form eines primären CoQ-Mangels, weshalb late-onset MADD und die myopathische Form des CoQ-Mangels allelische Erkrankungen darstellen. CoQ-Mangel betrifft Gewebe mit hoher oxidativer Energiegewinnung (Skelettmuskulatur, Gehirn).

Klinisch werden beim primären CoQ-Mangel fünf Formen unterschieden:

1. *Enzephalomyopathie*– charakterisiert durch die Trias rekurrente Myoglobinurie, Enzephalopathie und mitochondriale Myopathie;
2. Schwere *infantile multisystemische Erkrankung* mit Enzephalopathie, Kardiomyopathie, Ataxie, Optikusatrophie, Taubheit, nephrotischem Syndrom;
3. *zerebelläre Ataxie* mit zerebellärer Atrophie;
4. *Leigh-Syndrom* mit Wachstumsretardierung, Ataxie, Taubheit;
5. Isolierte *Myopathie* mit subakut einsetzender Muskelschwäche v. a. der Hüft- und Schultergürtelmuskulatur.

Die Formen I bis IV betreffen vorrangig Säuglinge und Kinder bis zu einem Alter von etwa 15 Jahren, Erstmanifestationen des Typ V (isolierte Myopathie) finden sich auch im Erwachsenenalter. Die CK und das Laktat sind meist erhöht. Muskelbioptisch findet sich eine Lipidspeicherung in Typ-I-Fasern sowie »ragged red fibers« als Zeichen einer mitochondrialen Dysfunktion. Biochemisch zeigt sich meist eine reduzierte Atmungskettenaktivität. Zur Bestätigung der Diagnose wird der CoQ-Spiegel im Muskel gemessen. Der Plasmaspiegel ist wegen seiner großen Schwankungsbreite kein zuverlässiger Indikator.
Für den primären CoQ-Mangel ist die Therapie mit CoQ eine gute Option. Wegen der erheblichen Lipophilie des Moleküls und seiner schlechten oralen Bioverfügbarkeit muss diese allerdings mit hohen Dosen und über ausreichend lange Zeit durchgeführt werden (Quinzii 2007). Nach einer Therapiezeit von 3–6 Monaten kommt es insbesondere in Bezug auf die muskuläre Symptomatik zu einer dramatischen klinischen Verbesserung (Horvath et al. 2006, Quinzii 2007). Generell sprechen die zerebralen Symptome weit weniger gut auf eine CoQ-Therapie an. Mögliche Gründe hierfür sind ein inadäquater Transfer von exogen zugeführtem CoQ über die Blut-Hirn-Schranke und der hohe zerebrale Bedarf an Sauerstoff, wodurch sich reaktive Sauerstoffradikale ansammeln, die CoQ in seiner Funktion als Antioxidans weitgehend aufbrauchen (Skuban et al. 2010).

J 10.2.5 Neutrallipidspeichererkrankungen

Unter dem Begriff »Neutrallipidspeichererkrankungen« werden zwei hereditäre Krankheiten zusammengefasst, die auf einer systemischen Speicherung von Triglyzeriden (sog. Neutralfett) beruhen. Aufgrund klinischer Besonderheiten unterscheidet man zwischen der NLSDM (Neutrallipidspeichererkrankung mit Myopathie) und der NLSDI (Neutrallipidspeichererkrankung mit Ichthyosis).

NLSDM. Freie Fettsäuren stellen die wesentlichen Energieträger für ruhende und daueraktive Skelettmuskelzellen dar. Diese stammen unter anderem aus Triglyzeridtropfen, die im Zytoplasma der Muskelzellen gespeichert sind. Im Jahre 2004 entdeckten Zimmermann et al. das Enzym ATGL (adipöse Triglyzerid-Lipase, codiert durch das *PNPLA2*-Gen, »patatin-like phospholipase domain-containing protein 2«), welches den ersten Schritt des Triglyzeridabbaus katalysiert. Die N-terminale Region von ATGL enthält die katalytische Domäne, der hydrophobe C-terminale Abschnitt ist essenziell für die Assoziation mit den Lipidtropfen. Auf der Oberfläche dieser Lipidtropfen befindet sich ein Protein namens CGI-58 (»comparative gene identification-58«, codiert durch das *ABHD5*-Gen, »abhydrolase domain containing 5«), welches mit der C-terminalen Region von ATGL interagiert und damit für die korrekte Lokalisation des Enzyms unerlässlich ist. Außerdem wirkt CGI-58 als Koaktivator für die volle Enzymaktivität von ATGL. 2007 wurden autosomal-rezessive Mutationen im *PNPLA2*-Gen als ursächlich für die Neutrallipidspeichererkrankung mit Myopathie (NLSDM) beschrieben (Fischer et al. 2007).

Klinisch findet sich eine progrediente proximale Muskelschwäche und -atrophie mit in ca. 50 % der Fälle einer dilatativen Kardiomyopathie. Außerdem kann es zu Funktionsstörungen der Schilddrüse und des AV-Knotens kommen. Eine Assoziation mit Diabetes mellitus und Hepatomegalie wurde beschrieben.

Die Muskelbiopsie zeigt eine vakuoläre Myopathie mit Akkumulation von Neutralfett ohne strukturell veränderte Mitochondrien. Im peripheren Blutausstrich können lipidhaltige Vakuolen innerhalb von Leukozyten nachgewiesen werden (sog. »Jordan-Anomalie«). Neben einer intensiven krankengymnastischen Therapie gibt es derzeit keine spezifische Behandlungsoption (Skuban et al. 2010).

NLSDI. Die Neutrallipidspeichererkrankung mit Ichthyosis (NLSDI, Chanarin-Dorfman-Syndrom) ist eine extrem seltene autosomal-rezessiv vererbte Multisystemerkrankung, die sich vorrangig bei Mittelmeeranrainern findet. Der NLSDI liegen Mutationen im *ABHD5*-Gen zugrunde, welches für das Protein CGI-58 codiert. Dadurch kann die Lipase ATGL nicht aktiviert werden, und es kommt zu einer Störung des Abbaus der zytoplasmatischen Triglyzeridtropfen.

NLSDI-Patienten zeigen eine kongenitale ichthyosiforme nichtbullöse Erythrodermie mit in ca. 60 % der Patienten langsam progredienten proximalen Paresen. Außer den Haut- und Muskelveränderungen können noch zusätzliche Symptome wie Katarakt, Nystagmus, Strabismus, Hörverlust, mentale Retardierung, Kleinwuchs, Mikrozephalie und Hepatomegalie vorhanden sein. Diagnostisch wegweisend ist neben dem charakteristischen klinischen Bild die Lipidspeicherung in der Muskelbiopsie. Wie bei der NLSDM findet sich auch bei der NLSDI in Leukozyten des peripheren Blutausstriches die Jordan-Anomalie. Spezifische therapeutische Ansätze für die NLSDI existieren nicht (Lammens und Schoser 2009, Skuban et al. 2010, Lafort und Vianey-Saban 2010).

J 10.3 Störungen im Purinstoffwechsel

Die Myoadenylatdeaminase (MAD), ein Enzym des Purinnukleotidzyklus, desaminiert Adenosinmonophosphat zu Inosinmonophosphat und Ammoniak. Ein MAD-Mangel wird inzidentell in 1–2 % aller Muskelbiopsien gefunden und stellt somit die häufigste Stoffwechselstörung des Muskels dar. Die meisten Anlageträger sind asymptomatisch oder leiden unter anderen neuromuskulären Erkrankungen, wenige entwickeln belastungsabhängige Muskelschmerzen bis hin zur Myoglobinurie. Die CK ist in der Hälfte der Fälle leicht erhöht, im Laktatbelastungstest kommt es zu normalem Laktat-, aber vermindertem Ammoniakanstieg. Der MAD-Mangel wird autosomal-rezessiv vererbt. Die meisten Patienten sind homozygot für eine Punktmutation im ersten Exon des MAD-Gens (Verzijl et al. 1998). Therapeutisch sollte die auslösende körperliche Belastung vermieden werden, bei deutlicher klinischer Symptomatik ist in Einzelfällen ein Versuch mit D-Ribose (bis zu 50 g/die) gerechtfertigt (Reimers et al. 1987). Eine andere ursächliche metabolische Myopathie muss ausgeschlossen werden (Hanisch et al. 2008).

J 10.4 Endokrine Myopathien

Myopathien können bei einer Reihe endokriner Erkrankungen auftreten (s. Kap. K 1). Meist äußert sich die Muskelbeteiligung als proximale Muskelschwäche mit Atrophie. Im Allgemeinen führen die internistischen Symptome der Hormonstörung zur Diagnose, manchmal kann aber die Muskelbeteiligung im Vordergrund stehen.

J 10.4.1 Myopathien bei Nebennierendysfunktion

J 10.4.1.1 Cushing-Syndrom

Die Steroid-Myopathie ist die häufigste endokrine Muskelerkrankung. Sie entwickelt sich bei 50–80 % der Patienten mit M. Cushing und bei 2–21 % der chronisch mit Steroiden behandelten Patienten (Ubogu et al. 2004). Außerdem tritt sie auch bei anderen Syndromen mit Glukokortikoidüberschuss auf, wie der ektopen (paraneoplastischen) Produktion von ACTH. Im Vordergrund steht eine proximale, beinbetonte Muskelschwäche und -atrophie. Im Falle der iatrogenen Verursachung entwickelt sich die Myopathie frühestens nach vier Wochen Steroidtherapie, meist bei Äquivalenzdosen über 10 mg Prednison/die, Frauen sind vermehrt gefährdet. Die CK und der EMG-Befund sind normal, in der Muskelbiopsie findet man eine unspezifische Typ II-Atrophie. Streng genommen handelt es sich gar nicht um eine Myopathie, sondern um eine Steroid-Atrophie (daher die normale CK und EMG).

Nach Behandlung des Cushing-Syndroms bzw. nach Absetzen der Steroidmedikation bildet sich die Muskelschwäche i. A. nach einigen Wochen zurück. Wenn Absetzen nicht möglich ist, sollte die Dosis so weit wie möglich reduziert werden; hilfreich ist auch alternierende Therapie. Körperliche Aktivität bzw. krankengymnastische Übungsbehandlung ist wichtig zur Prävention und Behandlung der steroidinduzierten Muskelschwäche. Effektive pharmakologische Antagonisten gibt es bisher nicht.
Neben dieser chronischen Myopathie gibt es eine akute quadriplegische Myopathie (»critical ill«-Myopathie), die bei Intensivpatienten auftritt und zu einer proximalen oder generalisierten Muskelschwäche mit CK-Erhöhung sowie Problemen beim »Weaning« führt. Hoch dosierte Steroide sind der wichtigste Risikofaktor (Larsson et al. 2000), v. a. in Kombination mit nicht-depolarisierenden Muskelrelaxanzien, Aminoglykosiden oder Ciclosporin. Betroffen sind v. a. Patienten mit Sepsis, Status asthmaticus und Z. n. Organtransplantation. Die Muskelbiopsie zeigt spezifisch, aber variabel einen Verlust der Myosinfilamente. Das schwere Krankheitsbild muss differentialdiagnostisch vom Guillain-Barré-Syndrom und von der »critical ill«-Polyneuropathie ohne CK-Erhöhung abgegrenzt werden. Wird die zugrunde liegende Intensiverkrankung überstanden, ist die Prognose dieser Myopathie unter körperlichem Training gut.

J 10.4.1.2 Nebennierenrindeninsuffizienz

Die Nebennierenrindeninsuffizienz führt häufig zu allgemeiner Müdigkeit, seltener zu einer objektivierbaren Muskelschwäche. Ursächlich sind der gestörte Kohlenhydratmetabolismus, die arterielle Hypotension und das Elektrolytungleichgewicht. Die Hyperkaliämie kann zur schlaffen Quadriparese führen, die bei intermittierendem Auftreten von der familiären hyperkaliämischen periodischen Paralyse (s. Kap. J 12) abgegrenzt werden muss. CK, EMG und Biopsie sind i. A. unauffällig. Die Muskelschwäche ist nach entsprechender Substitution von Gluko- und Mineralokortikoiden reversibel.

J 10.4.2 Myopathien bei Schilddrüsendysfunktion

J 10.4.2.1 Hyperthyreose

Eine Muskelschwäche tritt bei 61–82 % der hyperthyreoten Patienten auf (Ubogu et al. 2004). Das Ausmaß der i. A. proximalen Schwäche korreliert mit der Dauer der Erkrankung und mit den Schilddrüsenwerten (Duyff et al. 2000). Die begleitende Atrophie ist meist gering. Belastungsintoleranz, Myoglobinurie sowie Beteiligung bulbärer und respiratorischer Muskeln kommen vor. Die Reflexe sind normal oder eher lebhaft. CK, EMG und Muskelbiopsie sind i. A. normal. Nach Wiederherstellung des euthyreoten Status kommt es zu einer schnellen und meist vollständigen Rückbildung der Symptomatik. Glukokortikoide und β-Blocker können bei schweren Formen von Nutzen sein.
Ein Teil der hyperthyreoten Patienten entwickelt eine thyreotoxische periodische Paralyse (PP), die mit Hypokaliämie einhergeht und auch klinisch der hypokaliämischen PP entspricht (s. Kap. J 12). Die Behandlung besteht in der Korrektur der Hyperthyreose und der Hypokaliämie.

J 10.4.2.2 Hypothyreose

Muskelschwäche und -steifheit, Muskelschmerzen und -krämpfe, Muskelhypertrophie, Ermüdbarkeit, verlangsamte Reflexe sind bei Hypothyreose sehr häufig und können die einzigen Anzeichen der Erkrankung sein. Diese kommt bei Frauen wesentlich häufiger vor als bei Männern. Die CK ist oft deutlich (10–100 x) erhöht, EMG und Biopsie führen dagegen nicht weiter. Die einzig wirksame Therapie ist die Substitution von Thyroxin. Im Gegensatz zu der ausgezeichneten Prognose bei Hyperthyreose haben 33 % der hypothyreoten Patienten nach einjähriger Substitutionstherapie noch residuale Symptome (Duyff et al. 2000).

J 10.4.3 Myopathien bei Dysfunktion der Hypophyse

J 10.4.3.1 Akromegalie

Eine langsam progrediente proximale Muskelschwäche mit verstärkter Ermüdbarkeit und ohne wesentliche Atrophien tritt bei 30–50 % der Akromegalie-Patienten auf (Ubogu et al. 2004). Die Myopathie bildet sich nach Normalisierung der Wachstumshormonwerte zurück, die i. A. durch Operation oder Bestrahlung des zugrunde liegenden Hypophysenadenoms erreicht wird.

J 10.4.3.2 Hypophyseninsuffizienz

Beim Erwachsenen ist die Muskelschwäche v. a. eine Folge der sekundären Schilddrüsen- und Nebennierenrindeninsuffizienz und wird durch Substitution dieser Hormone behandelt. Bei einer Hypophyseninsuffizienz vor der Pubertät führt der Mangel an Wachstumshormon zu einer Störung der Muskelentwicklung, sodass auch dieses Hormon substituiert werden muss.

J 10.4.4 Myopathien bei Dysfunktion der Nebenschilddrüse

J 10.4.4.1 Hyperparathyreoidismus

Eine proximale Myopathie mit Atrophien, Muskelsteifheit und oft lebhaften Reflexen kann beim primären Hyperparathyreoidismus auftreten. Die Schwäche korreliert nicht mit den Kalzium- oder Phosphatwerten. Die CK ist normal, das EMG oft myopathisch. Das gleiche klinische Bild sieht man bei chronischer Niereninsuffizienz mit sekundärem Hyperparathyreoidismus. Hier kann eine Kalzifikation der Arteriolen zu einer schweren ischämischen Myopathie mit Myoglobinurie und gangränösen Hautveränderungen führen.
Die Behandlung besteht in der Wiederherstellung normaler Parathormonwerte, z. B. durch Entfernung eines Nebenschilddrüsenadenoms. Bei chronischer Niereninsuffizienz bessert sich die Myopathie durch Vitamin D sowie nach Hämodialyse oder Nierentransplantation.

J 10.4.4.2 Hypoparathyreoidismus

Dieser tritt nicht selten nach einer Schilddrüsenoperation als Folge einer Schädigung der Nebenschilddrüsen auf. Die Hypokalziämie und Hypomagnesiämie äußert sich klinisch meist als Tetanie mit perioralen und distalen Parästhesien, Karpopedalspasmen und diffusen Muskelkrämpfen. Eine chronische Myopathie entwickelt sich selten. Die Behandlung besteht in der den Serumspiegeln angepassten Substitution von Kalzium, Magnesium und Vitamin D (Ubogu et al. 2004).

J 10.5 Myopathien durch Mangelernährung

Chronische Unterernährung führt zwar zur Kachexie und Muskelatrophie, die Muskelkraft bleibt aber i. A. lange erhalten. Die bei der Anorexia nervosa gelegentlich beobachtete Myopathie ist meist Ausdruck der durch Laxanzien oder durch induziertes Erbrechen entstandenen Elektrolytstörung. Die Provokation von Erbrechen durch Extrakte von Radix Ipecacuanae bedingt wohl neben der Hypokaliämie auch eine Myopathie sui generis.
Isolierte Vitaminmangelzustände sind eine Rarität. Bei Vit. E-Mangel kann neben den im Vordergrund stehenden zentralnervösen Zeichen wie Ataxie auch eine Myopathie auftreten (Tomasi 1979). Häufiger ist die schmerzhafte Myopathie durch Vit. D-Mangel bei der Osteomalazie. In beiden Fällen kommt es zu einer Rückbildung der Muskelschwäche durch Substitution der Vitamine. Allerdings ist Vorsicht geboten, da die Hypervitaminose E ihrerseits sehr selten zu einer nekrotisierenden Myopathie führen kann (Bardosi und Dickmann 1987).
Länger dauernde parenterale Ernährung kann zum Selen-Mangel und zu einer dadurch bedingten Myopathie führen, die sich nach Supplementation des Spurenelements bzw. nach Wiederaufnahme der oralen Ernährung schnell zurückbildet (Ishihara et al. 1999).

J 10.6 Medikamentös-toxische Myopathien

Muskelschäden durch therapeutisch dosierte Medikamente sind selten, werden in Einzelfällen aber bei vielen, z. T. häufig verwendeten, Substanzen beobachtet. Häufiger ist die Schädigung durch Alkohol oder Drogen. Die häufige alkoholische Myopathie wird in Kapitel G 6 behandelt. Die klinischen Bilder reichen von der lokalen Muskelläsion bis zur nekrotisierenden Myopathie mit Myoglobinurie. Therapeutisch bedeutsam sind diese Muskelerkrankungen, da sie durch Identifikation und Beseitigung der Noxe ganz überwiegend prompt zu beheben sind. Diagnostisch hinweisend sind die Expositionsanamnese, prädisponierende Faktoren wie Alter und Niereninsuffizienz (wegen der Erhöhung der Plasmaspiegel), die Remission der Beschwerden nach Absetzen und das Fehlen vorbestehender oder familiärer Muskelkrankheiten.
In diesem Kapitel werden v. a. häufigere medikamentös-toxische Myopathien besprochen. Detailliertere Informationen sind in der Literatur zu finden (Mastaglia 1991, Blain und Lane 1991, Sieb 2004, Walsh und Amato 2005, Klopstock 2008, Dalakas 2009, Kuncl 2009). In **Tab. J 10.2** sind einige beteiligte Medikamente zusammengefasst.

J 10.6.1 Lipidsenker

Statine hemmen das Schlüsselenzym der Cholesterin-Synthese, die 3-Hydroxy-3-Methyl-Glutaryl-Coenzym A (HMG-CoA)-Reduktase. Der Nutzen der Statine in der Prävention kardiovaskulärer Ereignisse steht außer Frage, ihr Sicherheitsprofil ist insgesamt sehr gut. Allerdings führen diese Substanzen nicht selten zu myotoxischen Nebenwirkungen. Asymptomatische CK-Erhöhungen und Myalgien sind häufig (im Prozentbereich), schwerwiegendere Nebenwirkungen wie Muskelschwäche und Rhabdomyolyse selten.
Als möglicher Mechanismus der Statin-induzierten Myotoxizität wird eine mitochondriale Dysfunktion durch CoQ-Mangel der Muskelzellen diskutiert. Diese Theorie basiert auf der Tatsache, dass Statine die Synthese von Mevalonat hemmen, das nicht nur ein Vorläufer in der Biosynthese von Cholesterin ist, sondern auch von CoQ. In der Tat reduzieren Statine den CoQ-Spiegel im Serum (Marcoff 2007), möglicherweise ist dies aber nur die Folge der Reduktion CoQ-transportierender Lipoproteine. Gegen eine wesentliche funktionelle Bedeutung des CoQ-Defekts spricht, dass weder Tier- noch Humanstudien einen eindeutigen CoQ-Mangel oder eine eindeutige mitochondriale Dysfunktion im Muskel selbst gezeigt haben. Auch zwei randomisierte Studien zur Frage, ob eine CoQ-Supplementation (100 bzw. 200 mg/Tag) zur Behandlung Statin-induzierter Beschwerden geeignet ist, hatten letztlich zu geringe Power und führten zu widersprüchlichen Ergebnissen (Caso 2007, Young 2007). Bis zum Vorliegen einer großen randomisierten Studie mit ausreichender Power können individuelle Behandlungsversuche in ausgewählten Patienten gerechtfertigt sein.
Neben der mitochondrialen Theorie gibt es auch Hinweise, dass das Senken des Cholesterinspiegels per se über eine Störung der Membranzusammensetzung zur Myotoxizität führt. Hierfür spricht vor allem, dass vergleichbare strukturelle Veränderungen des Muskels in vitro durch Extraktion von Cholesterin erzeugt werden können (Draeger 2006).
Das Risiko myotoxischer Nebenwirkungen scheint bei allen heute gängigen Statinen ähnlich zu sein, das wesentlich stärker belastete Cerivastatin wurde ja im August 2001 vom Markt genommen. Die meisten schweren Nebenwirkungen treten nicht unter Monotherapie auf, sondern sind durch Interaktionen mit anderen Medikamenten verursacht, meist durch kompetitive Hemmung hepatischer Abbauwege. Von 601 Fällen, die zwischen 1997 und 2000 in den USA gemeldet wurden, waren 55 % auf Medikamenten-Interaktionen zurückzuführen mit Gemfibrozil 16 %, anderen Fibraten 13 %, Ciclosporin 8 %, Makrolid-Antibiotika 7 %, Warfarin 5 %, Digoxin 4 % und Antimykotika 2 % (Dalakas 2009). Nieren- und Leberinsuffizienz erhöhen das Toxizitäts-Risiko. Einige Studien legen nahe, dass okkulte metabolische Störungen des Muskels die Suszeptibilität erhöhen können, z. B. heterozygote oder homozygote Mutationen bzw. Polymorphismen für

MAD-, CPT2- oder CoQ-Defizienz (Klopstock). Entsprechend gelten manifeste Muskelerkrankungen jedweder Art als prädisponierend für Statin-induzierte Myotoxizität. Eine genomweite Studie in 85 Patienten mit Simvastatin-induzierter Myopathie zeigte eine starke Assoziation mit einem Polymorphismus im SLCO1B1-Gen, das für einen organischen Anionen-Transporter codiert, der die hepatische Aufnahme von Statinen reguliert (SEARCH 2008). Die individuelle Genotypisierung für diese Variante vor Beginn der Statin-Therapie (»personalisierte Medizin«) könnte zur deutlichen Reduktion Statin-induzierter Myotoxizität beitragen.

Pragmatisches Vorgehen. Das Auftreten muskulärer Nebenwirkungen unter Statinen sollte nicht zum automatischen unkritischen Absetzen dieser Präparate führen. Stattdessen sollte das Nutzen-Risiko-Verhältnis im individuellen Fall abgewogen werden. Da Statine bei entsprechenden Patienten zu einer signifikanten Risikoreduktion hinsichtlich Schlaganfällen, Herzinfarkten und Mortalität führen, stellen die häufigen milden muskulären Nebenwirkungen wie asymptomatische CK-Erhöhung und tolerierbare Myalgien keine dringende Indikation zum Absetzen dar. Anderweitig nicht zu beherrschende Myalgien und Krampi oder schwere muskuläre Nebenwirkungen wie manifeste Muskelschwäche oder gar Rhabdomyolyse machen dagegen das Absetzen der Statine (und ggf. alternative Lipidsenkung) notwendig. Es ist zu beachten, dass die Rückbildung der muskulären Beschwerden zum Teil einige Monate dauern kann. Besonders wichtig erscheint die vorausschauende Beachtung möglicher Medikamenten-Interaktionen. Wie oben geschildert, könnte hierdurch ein großer Teil der Fälle von schwerer Myotoxizität vermieden werden (Klopstock 2008).

J 10.6.2 Antiretrovirale Medikamente

Muskelerkrankungen können in allen Stadien der HIV-Infektion auftreten und Folge der Immunschwäche, der direkten Virus-Wirkung oder – am häufigsten – der antiretroviralen Therapie sein. Die Einführung der Nukleosid-analogen Reverse Transkriptase-Inhibitoren (NRTIs) 1987, der Protease-Inhibitoren 1996, und vor allem deren Kombination als hoch-aktive antiretrovirale Therapie (HAART), führte zu einem dramatischen Absinken direkt Virus-assoziierter Morbidität und Mortalität bei allerdings deutlicher Zunahme medikamenteninduzierter Nebenwirkungen. NRTIs wie Zidovudine (AZT) und Lamivudine wirken durch Kompetition mit den natürlichen Substraten der reversen Transkriptase des HIV. Über den gleichen Mechanismus kommt es jedoch zur Interferenz mit der mitochondrialen DNA-Polymerase gamma (POLG), dem Schlüsselenzym der mtDNA-Replikation. Entsprechend können NRTIs zu einer mitochondrialen Myopathie mit »ragged red« und Cytochrom c-Oxidase (COX)-defizienten Muskelfasern sowie mtDNA-Depletion führen (Lewis 1995). Diese manifestiert sich meist nach hohen kumulativen Dosen mit Myalgien, proximaler Muskelschwäche und CK-Erhöhung, und bildet sich nach Absetzen des verursachenden Medikaments i. A. zurück. Da die Erkrankung klinisch praktisch nicht von der HIV-Polymyositis zu unterscheiden ist, ist in Zweifelsfällen eine Muskelbiopsie erforderlich.
Die häufigste Nebenwirkung der Protease-Inhibitoren ist Insulinresistenz und stammnahe Fettakkumulation, was zu einem Bild wie bei multipler symmetrischer Lipomatose führen kann. Daneben führen sie zu vermehrter Fettsäuren- und Cholesterin-Produktion. Die Behandlung mit Statinen ist problematisch, da die beiden Medikamentengruppen pharmakokinetisch interagieren und das Risiko der Rhabdomyolyse steigt. Weitere bei HIV eingesetzte Medikamente mit erhöhtem Rhabdomyolyse-Risiko sind Didanosine, Lamivudine und Trimethoprim-Sulfamethoxazol.
HAART-behandelte HIV-Patienten können durch die Rekonstitution des zuvor inkompetenten Immunsystems paradoxe Entzündungsreaktionen zeigen, ein Phänomen, das »immune restoration inflammatory syndrome« (IRIS) genannt wird. Hierunter fallen inflammatorische Antworten gegen zuvor ruhende Pathogene wie Tuberkel-Bakterien, aber auch autoimmune Entzündungen wie Sarkoidose und Polymyositis (Louthrenoo 2008). Klinisch und morphologisch lassen sich HIV-Polymyositis und IRIS-Polymyositis praktisch nicht unterscheiden, obwohl Erstere durch den Immundefekt entsteht, Letztere durch die Immunrestauration. In der Therapie autoimmuner Prozesse bei HIV sind zum Teil Immunsuppressiva nötig, auch wenn die zusätzliche Schwächung des Immunsystems problematisch ist.

J 10.6.3 Antirheumatika und Immunsuppressiva

D-Penicillamin, seltener auch Interferon-α können eine Autoimmunantwort triggern und dadurch sowohl zu Poly-/Dermatomyositis als auch zu Myasthenie führen (Klopstock, online). Im Gegensatz zu anderen toxischen Nebenwirkungen können medikamenteninduzierte Autoimmunantworten auch nach Absetzen der verursachenden Substanz persistieren, sodass eine immunsuppressive Therapie notwendig wird.
Die bei uns vorwiegend in der Rheumatologie verwendeten Anti-Malaria-Mittel Chloroquin und Hydroxychloroquin können zu peripherer Neuropathie und Myopathie führen, insbesondere bei längerfristiger Behandlung mit hohen Dosen. Klinisch und morphologisch ähnelt die Chloroquin-Myopathie dem Bild bei Saure-Maltase-Defizienz mit Beteiligung der Atemmuskulatur, oft normaler CK, sauren Phosphatase-positiven Vakuolen und erhöhter lysosomaler Aktivität. Nach Absetzen ist die Myopathie langsam rückläufig.
Das in der Behandlung von Gichtattacken eingesetzte Colchicin kann nach längerem Gebrauch zu einer vakuolären Myopathie und zu einer axonalen Neuropathie führen. Betroffen sind v. a. ältere Patienten mit Niereninsuffizienz. Muskelschwäche und CK-Erhöhung bilden sich i. A. 4–6 Wochen nach Absetzen zurück.
Ciclosporin und Tacrolimus verursachen als Monotherapie nur sehr selten eine Myopathie, können aber die Myotoxizität von Statinen und Colchicin erhöhen.
Steroid-Myopathie vgl. J 10.5.1.1.

J 10.6.4 Lokale Symptome nach i. m.-Injektion

Die lokale Toxizität einer Substanz hängt stark von den physikochemischen Eigenschaften des Therapeutikums und seiner Trägersubstanzen ab. Kleine Volumina und verdünnte Präparate sind besser verträglich. Eine akute lokale Reaktion mit Schmerz, Schwellung, Blutung, selten Abszess, tritt bei ca. 0,4 % aller Krankenhauspatienten auf, die mindestens eine i. m.-Injektion erhalten (Greenblatt und Allen 1978). Die häufigsten verursachenden Medikamente sind u. a. Tetrazykline. Die Injektion von Lidocain, Diazepam und Digoxin kann eine lokale Muskelnekrose verursachen.
Eine chronische lokale Myopathie mit Verhärtungen und fibrösen Kontrakturen des Muskels kann nach häufigen i. m.-Injektionen an der gleichen Stelle v. a. von Antibiotika (Penicillin, Streptomycin) und Opioiden (Pentazocin, Pethidin) auftreten. Die Kontrakturen können so ausgeprägt sein, dass sie chirurgischer Behandlung bedürfen. Nach i. m.-Injektion von Kortikosteroid-Kristallsuspensionen kann eine lokale Muskelatrophie auftreten.

J 10.6.5 Sonstige medikamenteninduzierte Myopathien

Zahlreiche weitere Medikamente können zur Myotoxizität führen. Nicht nur das klinische Bild ist dabei äußerst variabel und reicht von der asymptomatischen CK-Erhöhung bis zur Rhabdomyolyse, auch das histologische Bild kann sehr unterschiedliche Aspekte aufweisen und dadurch zum Teil hilfreich bei der Identifikation des Auslösers sein. **Tab. J 10.2** zeigt die histologischen Varianten medikamenteninduzierter Myopathien und nennt die jeweils häufigsten medikamentösen Auslöser.

Tab. J 10.2: Morphologie und wichtige Auslöser toxischer Myopathien

Nekrotisierende Myopathie
Statine
Fibrate
Epsilon-Aminocapronsäure
Inflammatorische Myopathie
Statine
D-Penicillamin
Alpha-Interferon
Myopathie mit Verlust der Myosinfilamente
»critical ill«-Myopathie
Typ II-Faseratrophie
Steroide
Mitochondriale Myopathie
Azidothymidin
andere NRTIs
Germanium
Lysosomale Myopathie
Chloroquin
Antimikrotubuläre Myopathie
Colchicin
Myofibrilläre Myopathie
Emetin

J 10.7 Rhabdomyolyse und Myoglobinurie

J 10.7.1 Klinik und Verlauf

Viele der in diesem Kapitel besprochenen metabolischen Myopathien und eine Reihe weiterer Auslöser (**Tab. J 10.3**), insbesondere auch Medikamente (Statine, Fibrate, s. u.) und Drogen, können zur Rhabdomyolyse und Myoglobinurie führen. Auch gesunde Individuen können unter ungewohnt schwerer körperlicher Belastung (Militär, Bodybuilding, Marathon) eine Myoglobinurie entwickeln. Andere Ursachen sind metabolische, toxische, isch-

Tab. J 10.3: Ursachen der Rhabdomyolyse und der Myoglobinurie

metabolisch
Carnitin-Palmitoyl-Transferase-Mangel
Glykogenosen Typ V, VII bis XV
Enzymdefekte der beta;-Oxidation
Myoadenylatdeaminase-Mangel
Mitochondriale Erkrankungen
Elektrolytstörungen (z. B. Hypokaliämie, Azidose, Hypernatriämie, Hypophosphatämie)
mechanisch
ungewohnte körperliche Belastung
Status epilepticus, Delirien
direkte Muskelschädigung durch »crush injury«
Kompartment-Syndrom
thermisch
maligne Hyperthermie
malignes neuroleptisches Syndrom
Fieber, Hitzschlag
entzündlich
Polymyositis, Dermatomyositis
virale Infektionen (z. B. Influenza, Coxsackie, HIV)
bakterielle Infektionen (z. B. Staphylokokken)
Rickettsiale Infektionen
ischämisch
arterielle Thrombose oder Embolie
Sichelzellenanämie
toxisch
Alkohol
Kokain, Heroin, Amphetamine, »ecstasy«, »angel dust«
Schlangen-, Spinnen-, Bienengifte
Tetanus-, Typhus-, Staphylokokkentoxine
Kohlenmonoxid, Organophosphate
Strychnin, Toluol, Cyanid, Arsen
Cicuta virosa (Wasserschierling)
Wachtelesser-Krankheit
Haffkrankheit (durch Fischgenuss im Ostseebereich)
medikamentös
Lipidsenker (Clofibrat, Bezafibrat, Gemfibrozil)
HMG-CoA-Reduktase-Hemmer (Statine)
Neuroleptika, auch atypische
Barbiturate, Doxylamin
kaliumsenkende Medikamente (z. B. Diuretika, Theophyllin, Carbenoxolon, Amphotericin B)
Suxamethonium, Propofol
Azathioprin, Ciclosporin, Tacrolimus
ε-Aminocapronsäure

(nach Sieb und Penn 2004, Schoser und Pongratz 2005, Klopstock 2008)
kursiv = häufige Ursache

ämische, mechanische oder thermische Schädigung des Muskels. Die Patienten entwickeln typischerweise eine Schwäche und schmerzhafte Schwellung der betroffenen Muskeln. CK, Kalium und Myoglobin im Serum steigen an. Eine mit bloßem Auge sichtbare Myoglobinurie (brauner Urin) weist auf den Untergang von 200 g Muskel und eine Myoglobin-Konzentration im Serum über 1 mg/ml hin (Griggs et al. 1995), die Nierenfunktion kann aber schon vorher beeinträchtigt sein. Die Präzipitation von Myoglobin in den Tubuli führt zur akuten tubulären Nekrose mit oligurischem Nierenversagen. Dadurch verschlimmert sich die aufgrund der Rhabdomyolyse schon bestehende Hyperkaliämie, die neben dem Nierenversagen die zweite lebensbedrohliche Komplikation darstellt. Hyperkaliämie und die durch Kalziumsequestration in den nekrotischen Muskel ausgelöste Hypokalzämie können zu schweren kardialen Arrhythmien führen. Wenn das Akutstadium überlebt wird, ist sowohl eine bleibende Muskelschwäche (außer bei zugrunde liegender Myopathie) als auch eine permanente Nierenschädigung selten (David 2000).

J 10.7.2 Therapie

Am Beginn der Therapie steht die Beseitigung der auslösenden Faktoren und ggf. die intensivmedizinische Stabilisierung des Patienten. Da die Präzipitation von Myoglobin in den Nierentubuli durch Azidose und Dehydrierung gefördert wird, sollten bei vorliegender Myoglobinurie zur Prävention der akuten tubulären Nekrose unter Intensivbedingungen eine Volumensubstitution, eine Alkalisierung sowie eine forcierte Diurese, ggf. Hämodialyse, eingeleitet werden (David 2000). Die Behandlung der Hyperkaliämie, etwaiger kardialer Arrhythmien und respiratorischer Probleme sowie einer eventuell auftretenden disseminierten intravasalen Gerinnung folgt internistischen und intensivmedizinischen Grundsätzen (Penn 1994).

J 10.8 Verwandte Krankheitsbilder

Die häufigen alkoholischen Myopathien sind in Kapitel G 6 behandelt. Myalgien und Krampi sind häufige Medikamentennebenwirkungen und sind in Kapitel J 13 beschrieben. Medikamenteninduzierte myasthene, myositische und myotone Bilder werden in den entsprechenden Kapiteln J 7, J 8 und J 12 näher dargestellt.

Selbsthilfe

Deutsche Gesellschaft für Muskelkranke
Im Moos 4, 79112 Freiburg i. Br.
http://www.dgn.org

Internet

http://www.baur-institut.de
http://neuromuscular.wustl.edu/

J 10.9 Literatur

Amalfitano A, McVie-Wylie AJ, Hu H, et al. Systemic correction of the muscle disorder glycogen storage disease type II after hepatic targeting of a modified adenovirus vector encoding human acid-alpha-glucosidase. Proc Natl Acad Sci USA 1999;96 (16):8861–8866.

Andreu AL, Hanna MG, Reichmann H, et al. Exercise intolerance due to mutations in the cytochrome b gene of mitochondrial DNA. N Engl J Med 1999;341 (14):1037–1044.

Bardosi A, Dickmann U. Necrotizing myopathy with paracrystalline inclusion bodies in hypervitaminosis E. Acta Neuropathol (Berl) 1987;75 (2):166–172.

Bijvoet AG, Van Hirtum H, Kroos MA, et al. Human acid alpha-glucosidase from rabbit milk has therapeutic effect in mice with glycogen storage disease type II. Hum Mol Genet 1999;8 (12):2145–2153.

Blain PG, Lane RJM. Neurological disorders. Davies DM, ed. Textbook of Adverse Drug Reactions. Oxford: Oxford Medical Publications, 1991:535–566.

Bodamer OA, Halliday D, Leonard JV. The effects of 1-alanine supplementation in late-onset glycogen storage disease type II. Neurology 2000;55 (5):710–712.

Bonnefont JP, Bastin J, Behin A, Djouadi F. Bezafibrate for an inborn mitochondrial beta-oxidation defect. N Engl J Med 2009;360 (8):838–840.

Bonnefont JP, Bastin J, Laforêt P, Aubey F, Mogenet A, Romano S, Ricquier D, Gobin-Limballe S, Vassault A, Behin A, Eymard B, Bresson JL, Djouadi F. Long-term follow-up of bezafibrate treatment in patients with the myopathic form of carnitine palmitoyltransferase 2 deficiency. Clin Pharmacol Ther 2010;88 (1):101–108.

Caso G, Kelly P, McNurlan MA, Lawson WE. Effect of coenzyme Q10 on myopathic symptoms in patients treated with statins. Am J Cardiol 2007;99:1409–1412.

Campos Y, Huertas R, Bautista J, et al. Muscle carnitine deficiency and lipid storage myopathy in patients with mitochondrial myopathy. Muscle Nerve 1993a;16 (7):778–781.

Dalakas MC. Toxic and drug-induced myopathies . J Neurol Neurosurg Psychiatry 2009;80:832–838.

David WS. Myoglobinuria. Neurol Clin 2000;18 (1):215–243.

Deschauer M, Wieser T, Zierz S. Muscle carnitine palmitoyltransferase II deficiency: clinical and molecular genetic features and diagnostic aspects. Arch Neurol 2005; 62 (1):37–41.

Di Donate S, Taroni F. Disorders of Lipid Metabolism. In: Engel AG, Franzini-Armstrong C, eds. 3rd ed. New York: McGraw-Hill; 2004.p. 1587–1621.

Di Donate S, Gellera C. Short-chain and medium-chain acylCoA dehydrogenases are lowered in riboflavin-responsive lipid myopathies with multiple acylCoA dehydrogenase deficiency. Prog Clin Biol Res 1990;321 (325): 325–332.

DiMauro S, Hayes AP, Tsujino S. Nonlysosomal Glycogenoses. In: Engel AG, Franzini-Armstrong C, eds. 3rd ed. New York: McGraw-Hill; 2004.p. 1535–1558.

Draeger A, Monastyrskaya K, Mohaupt M, et al. Statin therapy induces ultrastructural damage in skeletal muscle in patients without myalgia. J Pathol 2006;210:94–102.

Duyff RF, Van den Bosch J, Laman DM, van Loon BJ, Lins-sen WH. Neuromuscular findings in thyroid dysfunction: a prospective clinical and electrodiagnostic study. J Neurol Neurosurg Psychiatry 2000;68 (6):750–755.

Fischer J, Lefevre C, Morava E et al (2007)The gene encoding adipose triglyceride lipase (PNPLA2) is mutated in neutral lipid storage disease with myopathy. Nat Genet39:28–30.

Griggs RC, Mendell JR, Miller RG. Evaluation and Treatment of Myopathies. Philadelphia: FA Davis 1995.

Hanisch F, Joshi P, Zierz S. AMP deaminase deficiency in skeletal muscle is unlikely to be of clinical relevance. J Neurol. 2008;255 (3):318–322.

Haller RG, Lewis SF. Glucose-induced exertional fatigue in muscle phosphofructokinase deficiency. N Engl J Med 1991;324 (6):364–369.

Hertzman PA, Blevins WL, Mayer J, Greenfield B, Ting M, Gleich GJ. Association of the eosinophilia-myalgia syndrome with the ingestion of tryptophan. N Engl J Med 1990;322 (13):869–873.

Horvath R, Schneiderat P, Schoser BG et al. Coenzyme Q10 deficiency and isolated myopathy. Neurology 2006; 66:253–255.

Howell JM, Walker KR, Davies L, Dunton E, Everaardt A, Laing N, Karpati G. Adenovirus and adeno-associated virus-mediated delivery of human myophosphorylase cDNA and LacZ cDNA to muscle in the ovine model of McArdle's disease: expression and re-expression of glycogen phosphorylase. Neuromusc Disord 2008;18 (3): 248–258.

Ishihara H, Kanda F, Matsushita T, Chihara K, Itoh K. White muscle disease in humans: myopathy caused by selenium deficiency in anorexia nervosa under long term total parenteral nutrition. J Neurol Neurosurg Psychiatry 1999;67 (6):829–830.

Jensen KE, Jakobsen J, Thomsen C, Henriksen O. Improved energy kinetics following high protein diet in McArdle's syndrome. A 31P magnetic resonance spectroscopy study. Acta Neurol Scand 1990;81 (6):499–503.

Kazemi-Esfarjani P, Skomorowska E, Jensen TD, Haller RG, Vissing J. A nonischemic forearm exercise test for McArdle disease. Ann Neurol 2002;52 (2):153–159.

Kilbourne EM, Rigau PJ, Heath CJ, et al. Clinical epidemiology of toxic-oil syndrome. Manifestations of a New Illness. N Engl J Med 1983;309 (23):1408–1414.

Kishnani PS, Corzo D, Nicolino M, et al. Recombinant human acid [alpha]-glucosidase: major clinical benefits in infantile-onset Pompe disease. Neurology 2007;68 (2):99–109.

Kishnani PS, Austin SL, Arn P, Bali DS, Boney A, Case LE, Chung WK, Desai DM, El-Gharbawy A, Haller R, Smit GP, Smith AD, Hobson-Webb LD, Wechsler SB, Weinstein DA, Watson MS; ACMG. Glycogen storage disease type III diagnosis and management guidelines. Genet Med 2010;12 (7):446–463.

Klinge L, Straub V, Neudorf U, et al. Safety and efficacy of recombinant acid alpha-glucosidase (rhGAA) in patients with classical infantile Pompe disease: results of a phase II clinical trial. Neuromuscul Disord 2005;15:24–31.

Klingler W, Lehmann-Horn F, Jurkat-Rott K. Complications of anaesthesia in neuromuscular disorders. Neuromuscul Disord 2005;15:195–206.

Klopstock T. Drug-induced myopathies. Curr Opin Neurol 2008;21 (5):590–595.

Klopstock T. Drug-induced myasthenic syndromes. MedLink Neurology online.http://www.medlink.com.

Koeberl DD, Kishnani PS. Immunomodulatory gene therapy in lysosomal storage disorders. Curr Gene Ther 2009;9 (6):503–510. Review.

Kollberg G, Tulinius M, Gilljam T, Ostman-Smith I, Forsander G, Jotorp P, Oldfors A, Holme E. Cardiomyopathy and exercise intolerance in muscle glycogen storage disease 0. New Eng J Med 2007;357:1507–1514.

Lammens M, Schoser B. Metabolic myopathies - an overview. Pathologe. 2009 Sep;30 (5):370–378.

Laforêt P, Vianey-Saban C. Disorders of muscle lipid metabolism: Diagnostic and therapeutic challenges. Neuromuscul Disord.20 (11):693–700.

Larsson L, Li X, Edstrom L, et al. Acute quadriplegia and loss of muscle myosin in patients treated with nondepolarizing neuromuscular blocking agents and corticosteroids: mechanisms at the cellular and molecular levels. Crit Care Med 2000;28 (1):34–45.

Levin R, Pascuzzi RM, Bruns DE, Boyd JC, Toly TM, Phillips LH 2nd.The time course of creatine kinase elevation following concentric needle EMG. Muscle Nerve 1987; 10 (3):242–245.

Lewis W, Dalakas MC. Mitochondrial toxicity of antiviral drugs. Nat Med 1995;1:417–422.

Louthrenoo W. Rheumatic manifestations of human immunodeficiency virus infection. Curr Opin Rheumatol 2008;20:92–99.

Marcoff L, Thompson PD. The role of coenzyme Q10 in statin-associated myopathy: a systematic review. J Am Coll Cardiol 2007;49:2231–2237.

Mastaglia FL. Toxic Myopathies. Rowland LP, DiMauro S, eds. Handbook of Clinical Neurology.Vol. 18. Amsterdam: Elsevier; 1991.p. 595–622.

Matern D, Starzl TE, Arnaout W, et al. Liver transplantation for glycogen storage disease types I, III, and IV. Eur J Pediatr 1999;158 Suppl 2:S43–S48.

Moslemi AR, Lindberg C, Nilsson J, Tajsharghi H, Andersson B, Oldfors A. Glycogenin-1 deficiency and inactivated priming of glycogen synthesis. New Eng J Med 2010;362:1203–1210.

Ogasahara S, Engel AG, Frens D, Mack D. Muscle coenzyme Q deficiency in familial mitochondrial encephalomyopathy. Proc Natl Acad Sci USA 1989;86 (7):2379–2382.

Pari G, Crerar MM, Nalbantoglu J, et al. Myophosphorylase gene transfer in McArdle's disease myoblasts in vitro. Neurology 1999;53 (6):1352–1354.

Phoenix J, Hopkins P, Bartram C, Beynon RJ, Quinlivan RC, Edwards RH. Effect of vitamin B6 supplementation in McArdle's disease: a strategic case study. Neuromusc Disord 1998;8 (3–4):210–212.

Quinlivan R, Beynon RJ. Pharmacological and nutritional treatment for McArdle's disease (Glycogen storage disease type V). Cochrane Database Syst Rev 2004;3: CD003458.

Quinlivan R, Beynon RJ, Martinuzzi A. Pharmacological and nutritional treatment for McArdle disease (Glycogen Storage Disease type V). Cochrane Database Syst Rev 2008; (2): CD003458.

Quinzii CM, Hirano M, Dimauro S (2007) CoQ10 deficiency diseases in adults. Mitochondrion7 (Suppl): S122–126.

Reichmann H. Therapie metabolischer Myopathien. Nervenarzt 1993;64 (10):627–632.

Reimers CD, Pongratz D, Paetzke I, Zöllner N. Therapeutische Beeinflußbarkeit des Myoadenylatdeaminase-Mangek durch D-Ribose. Bericht füber 7 Fälle. Klin Wochenschrift 1987;5:75–76.

Roe CR, Yang BZ, Brunengraber H, Roe DS, Wallace M, Garritson BK. Carnitine palmitoyltransferase II deficiency: successful anaplerotic diet therapy. Neurology 2008;71 (4):260–264.

Schoser B, Pongratz D. Lipid lowering drug and other toxic myopathies. Internist 2005 Nov;46 (11):1198–1206.

Schoser B, Hill V, Raben N. Therapeutic approaches in glycogen storage disease type II/Pompe Disease. Neurotherapeutics 2008;5 (4):569–578.

SEARCH Collaborative. SLCO1B1 variants and statin-induced myopathy: a genomewide study. N Engl J Med 2008;359:789–799.

Sieb JP. Myopathies Due to Drugs, Toxins, and Nutritional Deficiency. In: Engel AG, Franzini-Armstrong C, eds. 3rd ed. New York: McGraw-Hill; 2004.p. 1693–1712.

Sieb JP, Penn AS. Myoglobinuria. Engel AG, Franzini-Armstrong C, eds. 3rd ed. New York: McGraw-Hill; 2004.p. 1677–1692.

Skuban T, Klopstock T, Schoser B. Lipid storage myopathies : A clinical and pathobiochemical challenge. Nervenarzt 2010;81:1460–1466.

Slonim AE, Goans PJ. Myopathy in McArdle's syndrome. Improvement with a high-protein diet. N Engl J Med 1985;312 (6):355–359.

Stojkovic T, Vissing J, Petit F, Piraud M, Orngreen MC, Andersen G, Claeys KG, Wary C, Hogrel JY, Laforet P. Muscle glycogenosis due to phosphoglucomutase 1 deficiency. N Engl J Med 2009;361:425–427.

Strothotte S, Strigl-Pill N, Grunert B, Kornblum C, Eger K, Wessig C, Deschauer M, Breunig F, Glocker FX, Vielhaber S, Brejova A, Hilz M, Reiners K, Müller-Felber W, Mengel E, Spranger M, Schoser B.. Enzyme replacement therapy with alglucosidase alfa in 44 patients with late-onset glycogen storage disease type 2: 12-month results of an observational clinical trial. J Neurol 2010;257 (1):91–97.

Tomasi LG. Reversibility of human myopathy caused by vitamin E deficiency. Neurology 1979;29 (8):1182–1186.

Ubogu EE, Ruff RL, Kaminski HI. Endocrine Myopathies. In: Engel AG, Franzini-Armstrong C, eds. 3rd ed. New York: McGraw-Hill; 2004.p. 1713–1738.

van den Hout JM, Kamphoven JH, Winkel LP, et al. Long-term intravenous treatment of Pompe disease with recombinant human a-glucosidase from milk. Pediatrics 2004;113 (5):e448–457.

van der Ploeg AT, Clemens PR, Corzo D, Escolar DM, Florence J, Groeneveld GJ, Herson S, Kishnani PS, Laforet P, Lake SL, Lange DJ, Leshner RT, Mayhew JE, Morgan C, Nozaki K, Park DJ, Pestronk A, Rosenbloom B, Skrinar A, van Capelle CI, van der Beek NA, Wasserstein M, Zivkovic SA. A randomized study of alglucosidase alfa in late-onset Pompe's disease. N Engl J Med 2010;362 (15):1396-406.

van Til NP, Stok M, Aerts Kaya FS, de Waard MC, Farahbakhshian E, Visser TP, Kroos MA, Jacobs EH, Willart MA, van der Wegen P, Scholte BJ, Lambrecht BN, Duncker DJ, van der Ploeg AT, Reuser AJ, Verstegen MM, Wagemaker G. Lentiviral gene therapy of murine hematopoietic stem cells ameliorates the Pompe disease phenotype. Blood 2010;115 (26):5329–5337.

Verzijl HT, van Engelen BG, Luyten JA, et al. Genetic characteristics of myoadenylate deaminase deficiency. Ann Neurol 1998;44 (1):140–143.

Vissing J, Haller RG. The effect of oral sucrose on exercise intolerance in patients with McArdle's disease. N Engl J Med 2003;49:2503–2509.

Vorgerd M, Grehl T, Jager M, et al. Creatine therapy in myophosphorylase deficiency (McArdle disease): a placebo-controlled crossover trial. Arch Neurol 2000;57 (7):956–963.

Vorgerd M, Zange J, Kley R, et al. Effect of high-dose creatine therapy on symptoms of exercise intolerance in McArdle disease: double-blind, placebo-controlled crossover study. Arch Neurol 2002;59 (1):97–101.

Walsh RJ, Amato AA. Toxic Myopathies. Neurol Clin 2005; 3:397–428.

Winkel LP, van den Hout JM, Kamphoven JH, et al. Enzyme replacement therapy in late-onset Pompe's disease: a three-year follow-up. Ann Neurol 2004;5:495–502.

Young JM, Florkowski CM, Molyneux SL, et al. Effect of coenzyme Q(10) supplementation on simvastatin-induced myalgia. Am J Cardiol 2007;00:1400–1403.

Zimmermann R, Strauss JG, Haemmerle G et al. Fat mobilization in adipose tissue is promoted by adipose triglyceride lipase. Science 2004;06:1383–1386.

J 11 Mitochondriale Erkrankungen

von Th. Klopstock

J 11.1 Grundlagen, Klinik und Verlauf

Mitochondriale Dysfunktion ist ein wichtiger pathogenetischer Mechanismus bei zahlreichen Erkrankungen. Seit Identifikation der ersten krankheitsverursachenden Mutationen der mitochondrialen DNA (mtDNA) im Jahr 1988 (Holt et al. 1988, Wallace et al. 1988) wurde eine Vielzahl von mitochondrialen Syndromen beschrieben, die aufgrund der besonderen Energieabhängigkeit von Gehirn und Muskel meist in das Gebiet der Neurologie bzw. Neuropädiatrie fallen. Von zunehmender Bedeutung ist darüber hinaus die Beeinträchtigung der mitochondrialen Funktion bei altersabhängigen neurodegenerativen Erkrankungen und beim Alterungsvorgang selbst.

Die entscheidende Aufgabe der Mitochondrien ist die Herstellung von Energie in Form von Adenosintriphosphat (ATP) aus Wasserstoff und Sauerstoff. Hierzu finden in der mitochondrialen Matrix zunächst die β-Oxidation als Endstrecke des Lipidmetabolismus und der Zitronensäurezyklus als Endstrecke des Kohlenhydrat- und Proteinmetabolismus statt. Die bei diesen Prozessen gewonnenen Reduktionsäquivalente in Form von NADH und FADH2 stellen Elektronen und Protonen zur Verfügung, die letztlich über die an der inneren Mitochondrienmembran lokalisierte Atmungskette mithilfe von Coenzym Q (CoQ) auf Sauerstoff übertragen werden. Die Atmungskettenkomplexe I–IV transportieren Elektronen und nützen die dabei frei werdenden kleinen Mengen von Energie, um Protonen aus der mitochondrialen Matrix in den mitochondrialen Intermembranraum zu pumpen. Beim Rückfluss dieser Protonen durch den Komplex V reicht die freiwerdende Energie aus, um aus ADP und anorganischem Phosphat ATP zu synthetisieren. Diese oxidative Phosphorylierung ist die Hauptenergiequelle der Eukaryonten.

Der ganz überwiegende Teil der ca. 1 500 Proteine, die für Struktur und Funktion der Mitochondrien notwendig sind (Elstner et al. 2009), wird vom nukleären Genom kodiert und über einen komplexen Mechanismus in die Mitochondrien importiert (Neupert und Herrmann 2007). Daneben besitzen die Mitochondrien als Relikt der Evolution eine eigene mtDNA, ein doppelsträngiges zirkuläres Molekül aus 16 569 Basenpaaren, das für 13 Strukturproteine der Atmungskette kodiert sowie für zwei ribosomale RNAs (rRNA) und 22 Transfer-RNAs (tRNA) für deren semiautonome Transkription und Translation. Mutationen der nukleären Gene führen entsprechend zu autosomal-rezessiv, seltener auch -dominant vererbten mitochondrialen Erkrankungen. Hierzu gehören z. B. Defekte der β-Oxidation (vgl. J 10.4.3) und des Zitronensäurezyklus, aber auch Defekte der sog. intergenomischen Kommunikation zwischen nukleärer und mitochondrialer DNA, d. h. von Faktoren, die die mtDNA-Replikation, -Transkription und -Translation steuern. Mutationen der mtDNA werden dagegen maternal vererbt, da die Eizelle Hunderte von Mitochondrien enthält, und die wenigen Mitochondrien der Spermienzelle bei der Befruchtung i. W. eliminiert werden. Trotz der geringen Größe der mtDNA sind inzwischen Hunderte von pathogenen Mutationen und eine Vielzahl zugehöriger Phänotypen beschrieben. Die häufigsten Syndrome werden im Folgenden und in **Tab. J 11.1** näher dargestellt.

J 11.1.1 Chronisch progrediente externe Ophthalmoplegie (CPEO) und Kearns-Sayre-Syndrom (KSS)

Diesen Erkrankungen liegen meist Deletionen (Moraes et al. 1989, Holt et al. 1989), selten Punktmutationen der mtDNA (Ciafaloni et al. 1992, Seibel et al. 1994) zugrunde. Patienten mit CPEO leiden unter einer Ptose sowie unter einer langsam progredienten Einschränkung der Augenbewegungen, i. A. ohne Doppelbilder. Eine Schwäche der Extremitätenmuskeln, Dysphagie und Dysarthrie können hinzukommen. Das KSS ist definiert als CPEO, pigmentäre Retinadegeneration, Beginn vor dem 20. Lebensjahr, plus eines der Symptome Ataxie, kardiale Überleitungsstörung oder Liquorprotein > 1 g/l. Fakultativ sind Hörverlust, Demenz, Kleinwuchs, Neuropathie, epileptische Anfälle, Diabetes mellitus und andere endokrine Störungen. Das häufige Auftreten solcher Zusatzsymptome bei CPEO führte zu der Bezeichnung CPEO plus und deutet darauf hin, dass CPEO und KSS keine Entitäten, sondern die Extremmanifestationen eines klinischen Kontinuums sind. Der Verlauf ist sehr variabel und hängt vom Grad der Multisystembeteiligung ab.

Das EMG zeigt z. T. ein myopathisches Muster, CK und Laktat sind nur in ca. der Hälfte der Fälle erhöht. CCT/MR des Gehirns zeigen häufig eine generalisierte Hirnatrophie, Marklagerläsionen, z. T. auch Basalganglienverkalkungen. Zur Diagnosesicherung ist i. A. eine Muskelbiopsie notwendig: hier finden sich praktisch immer »ragged-red fibers« (RRF) und Cytochrom c-Oxidase(COX)-negative Fasern sowie mittels PCR oder Southern-Blot nachweisbare Deletionen der mtDNA. Singuläre Deletionen sprechen für ein sporadisches Auftreten der Erkrankung (Vererbungsrisiko < 5 %, Chinnery et al. 2004), multiple Deletionen für einen nukleären Gendefekt in einem der Gene POLG, Twinkle oder ANT1 (**Tab. J 11.1**) mit meist dominantem Erbgang. Die korrekte Zuordnung ist wichtig für die genetische Beratung.

J 11

J 11.1.2 Mitochondriale Enzephalomyopathie mit Laktat-Azidose und »stroke-like episodes« (MELAS)

MELAS (Pavlakis et al. 1984) ist durch Punktmutationen der mitochondrialen tRNA für Leucin, meist an Position 3243 der mtDNA, verursacht (Goto et al. 1990). Im typischen Fall treten nach einer normalen frühen Entwicklung in der 1.–3. Dekade epileptische Anfälle und »stroke-like episodes« auf, die häufig zu Hemiparese und Hemianopie führen (Ciafaloni et al. 1992). Weitere Symptome sind Diabetes mellitus, Hypakusis, belastungsabhängige Muskelschwäche, Demenz, Retinitis pigmentosa, migräneartige Kopfschmerzen und Kleinwuchs. Oft sterben die Betroffenen als junge Erwachsene. Daneben gibt es, gerade bei den Verwandten mütterlicherseits, wesentlich benigner verlaufende und später beginnende mono- und oligosymptomatische Formen, z. T. nur mit Hörminderung, Diabetes mellitus oder Migräne.
EMG und CK können pathologisch sein, das Ruhelaktat in Serum und Liquor ist häufig erhöht. Im CCT/MR finden sich beim Vollbild die namengebenden kortikalen »Infarkte«, v. a. in den posterioren Regionen, daneben auch Hirnatrophie und Basalganglienkalzifikationen. Die Muskelbiopsie zeigt praktisch immer RRF. Die Punktmutation lässt sich in Muskel und Blut bestimmen, sodass in typischen Fällen auf eine Muskelbiopsie verzichtet werden kann.

J 11.1.3 Myoklonusepilepsie mit »ragged-red fibers« (MERRF)

MERRF (Fukuhara et al. 1980) beruht auf einer Punktmutation der mtDNA an Position 8344 im tRNA-Gen für Lysin (Shoffner et al. 1990). Auch hier sind Beginn und Verlauf der Erkrankung sehr variabel. Im Mittel beginnt MERRF in der 2. oder 3. Dekade (Silvestri et al. 1993), der Verlauf ist i. A. benigner als der von MELAS. Die Hauptsymptome sind Myoklonien, Ataxie, epileptische Anfälle und eine Myopathie mit RRF. Daneben kommen Taubheit, Demenz, Neuropathie, Optikusatrophie, multiple Lipome, Katarakt, CPEO und »stroke-like episodes« vor. Mütterliche Verwandte sind häufig oligosymptomatisch. Die Differentialdiagnose beinhaltet andere Ursachen der progressiven Myoklonusepilepsie, wie die Unverricht-Lundborg-Erkrankung, das Lafora-Syndrom oder die neuronalen Zeroidlipofuszinosen. EMG und CK können pathologisch sein, das Ruhelaktat in Serum und Liquor ist häufig erhöht. Im CCT/MR findet sich mitunter eine Hirnatrophie. Die Muskelbiopsie zeigt praktisch immer RRF. Die Punktmutation lässt sich in Muskel und Blut bestimmen.

J 11.1.4 Lebersche hereditäre Optikus-Neuropathie (LHON)

LHON ist mit einer Prävalenz von ca. 1 : 30 000 neben der CPEO eine der häufigsten mitochondrialen Erkrankungen (Man et al. 2003). Bei > 95 % der Patienten findet sich eine Punktmutation der mtDNA an Position 11778, 3460 oder 14484 (Wallace et al. 1988). All diese Mutationen liegen in Untereinheiten des Komplex I und führen über verminderte ATP-Synthese und vermehrte Produktion freier Sauerstoff-Radikale zu Dysfunktion und Verlust retinaler Ganglionzellen. Die LHON-Mutationen haben eine bemerkenswert verminderte Penetranz, nur ca. 50 % der männlichen und sogar nur ca. 10 % der weiblichen Mutationsträger entwickeln Symptome. Zusätzliche genetische Faktoren und Umweltfaktoren sind offenbar für die Manifestation der Erkrankung notwendig. Als Ursache der deutlich höheren Penetranz bei Männern wurde ein X-chromosomales Suszeptibilitäts-Gen vermutet, das bislang aber nicht identifiziert werden konnte. Unter den Umweltfaktoren konnte das Rauchen als Manifestationsfaktor nachgewiesen werden (Kirkman et al. 2009). Die Erkrankung kann in jedem Alter auftreten, das Maximum liegt in der 2. bis 3. Dekade. In der akuten Phase beschreiben die Patienten eine schmerzlose subakute Verschlechterung des zentralen Sehens, häufig auch des Farbensehens, die i. A. zunächst monokulär beginnt und dann innerhalb weniger Wochen oder Monate auch das zweite Auge betrifft. In der Mehrzahl der Fälle bleibt eine hochgradige permanente Sehverschlechterung, insbesondere des zentralen Sehens, zurück, Remissionen sind selten. Während die Symptomatik im Großteil der Fälle auf die Visusverschlechterung beschränkt bleibt, kommen gelegentlich extrapyramidale oder Multiple Sklerose-artige Zusatzsymptome vor.

J 11.1.5 Neuropathie, Ataxie und Retinitis pigmentosa (NARP)

NARP (Holt et al. 1990) wird durch eine Punktmutation an Position 8993 im Gen für mitochondriale ATPase hervorgerufen. Die Erkrankung beginnt i. A. in der Adoleszenz. Neben Neuropathie, Ataxie und Retinitis pigmentosa kommen Pyramidenzeichen, proximale Schwäche und demenzielle Entwicklungen vor. Im Gegensatz zu den meisten anderen mitochondrialen Erkrankungen finden sich weder Laktatazidose noch RRF. Liegt die Mutation in sehr hohem Heteroplasmiegrad vor, so entwickeln die Patienten ein maternal vererbtes Leigh-Syndrom.

J 11.1.6 Polymerase gamma (POLG)-assoziierte Erkrankungen

Die mitochondriale POLG wird nukleär kodiert und in die Mitochondrien importiert. Dort ist das Enzym zuständig für die Replikation der mtDNA und über seine Exonuklease- und Lyasefunktionen auch für DNA-Reparatur. POLG-assoziierte Erkrankungen sind ein Kontinuum überlappender Phänotypen, die als klinische Entitäten zum Teil schon länger bekannt sind, deren gemeinsame molekulare Ätiologie aber erst in den letzten Jahren geklärt wurde. Diese Erkrankungen zeigen exemplarisch die phänotypische Vielfalt, die sich aus Defekten in einem einzigen Gen ergeben kann. Der Krankheitsbeginn liegt zwischen früher Kindheit und spätem Erwachsenenalter; je früher der Beginn, desto schwerer der Verlauf. Zu den schwersten Manifestationen zählt das Alpers-Huttenlocher-Syndrom, das durch eine meist in der frühen Kindheit beginnende Enzephalopathie mit therapieresistenter Epilepsie sowie Leberversagen charakterisiert ist. Die etwas später beginnenden POLG-assoziierten Erkrankungen manifestieren sich vor allem mit Epilepsie, Ataxie, Neuropathie, Myopathie und Ophthalmoparese. Für die unterschiedlichen Kombinationen dieser Symptome existiert eine verwirrende Vielfalt von Akronymen: MEMSA (Myoklonusepilepsie, Myopathie, sensible Ataxie), SCAE (spinozerebelläre Ataxie mit Epilepsie), ANS (Ataxie-Neuropathie-Spektrum), MIRAS (mitochondriales rezessives Ataxie-Syndrom), SANDO (sensible Ataxie, Neuropathie, Dysarthrie und Ophthalmoplegie). Die vergleichsweise mildeste Manifestation von POLG-Mutationen ist die progressive externe Ophthalmoplegie, die selten autosomal-rezessiv vererbt wird (arPEO), häufiger autosomal-dominant (adPEO). Vor allem die adPEO ist häufig eine CPEO plus mit variabler Ausprägung der Zusatzsymptome Myopathie, Hörverlust, axonale Neuropathie, Ataxie, Parkinson-Syndrom, Depression, Hypogonadismus und Katarakt. Klinisch ist die autosomal vererbte PEO nicht von der sporadischen CPEO zu unterscheiden, die Abgrenzung gelingt über informative Stammbäume, Nachweis singulärer (sporadische CPEO) oder multipler (autosomale PEO) Deletionen der mtDNA aus der Muskelbiopsie oder durch direkten Mutationsnachweis in den Genen POLG1, Twinkle oder ANT1 (vgl. J 11.1.1).

J 11.1.7 Leigh-Syndrom

Das Leigh-Syndrom ist eine schwer verlaufende infantile Enzephalopathie, die klinisch durch psychomotorische Regression, Hirnstammzeichen und extrapyramidale Symptome charakterisiert ist, kernspintomographisch und pathologisch durch symmetrische Läsionen in Hirnstamm und Basalganglien. Die Erkrankung beginnt meist im 1. Lebensjahr, nicht selten nach interkurrenten Infektionen, die auch spätere schubartige Verschlechterungen triggern können; ein Großteil der Patienten verstirbt noch im Kleinkindalter. Zahlreiche maternal oder autosomal vererbte Defekte des Energiestoffwechsels können zum Leigh-Syndrom oder zu Leigh-ähnlichen Erkrankungen führen. Zu den häufigsten Ursachen gehören maternale Mutationen der mtDNA, v. a. in Komplex I-Untereinheiten und an den tRNA-Positionen 8993 und 8344, X-chromosomale Mutationen in der E1-a-Untereinheit des Pyruvatdehydrogenase-Komplexes, und rezessive Mutationen in nukleär kodierten Atmungsketten-Untereinheiten (v. a. Komplex I) bzw. Assemblierungsfaktoren für die Komplexe I (Ogilvie et al. 2005), II (Ghezzi et al. 2009) und v. a. IV (*SURF1*; Zhu et al. 1998).

J 11.1.8 Mitochondriale neurogastrointestinale Enzephalomyopathie (MNGIE)

MNGIE ist eine autosomal-rezessive Erkrankung, die auf Mutationen im nukleär kodierten Gen für das cytosolische Enzym Thymidin-Phosphorylase (TP) beruht (Nishino et al. 1999). Die Erkrankung beginnt meist in der späten Kindheit und ist klinisch durch Ptose, externe Ophthalmoplegie, Leukenzephalopathie, periphere Neuropathie und gastrointestinale Störungen gekennzeichnet (Hirano et al. 1994). Letztere führen zu einer ausgeprägten Kachexie, die i. A. den Verlauf der Erkrankung dominiert und die Lebenserwartung deutlich beeinträchtigt. Der Mangel an TP führt über eine Störung des mitochondrialen Nukleosid-Pools zur Störung der mtDNA-Synthese, es kommt zur mtDNA-Depletion und zur Akkumulation von mtDNA-Deletionen und -Punktmutationen. Außerdem führt der Enzymdefekt zu massiv erhöhten Konzentrationen von Thymidin und Deoxyuridin in Blut und Urin, die zu einer toxischen Schädigung der Gewebe führen.

J 11.1.9 Coenzym Q-Defizienz

CoQ ist ein fettlöslicher Bestandteil in zahlreichen zellulären Membranen. Insbesondere in der inneren Mitochondrienmembran erfüllt es essenzielle Funktionen, indem es Elektronen von den Komplexen I und II auf den Komplex III der Atmungskette überträgt und zudem starke antioxidative Eigenschaften besitzt (Quinzii et al. 2007). Die primären CoQ-Mangel-Erkrankungen werden rezessiv vererbt und können in fünf Manifestationsformen auftreten:

a) Enzephalopathie mit variabler Hirnbeteiligung, Myoglobinurie und RRF (Ogasahara et al. 1989);
b) infantile Enzephalopathie und Nephropathie (Rotig et al. 2000);
c) zerebelläre Ataxie, z. T. mit Epilepsie und anderen neurologischen Zeichen (Musumeci et al. 2001);
d) Leigh-Syndrom mit Wachstumsverzögerung, Ataxie und Taubheit (Van Maldergem et al. 2002) und
e) isolierte Myopathie (Lalani et al. 2005).

In einem Teil der Fälle wurden Mutationen in Proteinen der CoQ-Biosynthese entdeckt. Bei der myopathischen Form fanden sich Mutationen im Gen der Elektronen transferierenden Flavoprotein-Dehydrogenase (ETFDH, Gempel et al. 2007). Die Erkrankungen mit CoQ-Defizienz sind von besonderer Bedeutung, da sich die klinische Symptomatik nach CoQ-Supplementation zum Teil deutlich bessert.

J 11.1.10 Friedreich-Ataxie (FA)

Die FA ist in Europa die häufigste Heredoataxie und wird in Kapitel I 6 näher dargestellt. An dieser Stelle sei aber darauf hingewiesen, dass auch die FA zu den mitochondrialen Erkrankungen gehört. Der Gendefekt führt zu einem fast vollständigen Fehlen von Frataxin, einem in der mitochondrialen Matrix lokalisierten Protein, das dort den Einbau von Eisen in die Eisen-Schwefel-Cluster der Atmungsketten-Komplexe I–III steuert. Entsprechend führt der Gendefekt zu mitochondrialer Eisenüberladung, sekundär reduzierter Atmungskettenaktivität und vermehrtem oxidativen Stress.

J 11.1.11 Altersassoziierte mitochondriale Erkrankungen

Mitochondriale Dysfunktion ist ein zunehmend wichtiger Aspekt in der Pathogenese altersassoziierter neurodegenerativer Erkrankungen. Für die zahlreichen Befunde bei amyotropher Lateralsklerose, M. Alzheimer und dem Altern selbst sei auf aktuelle Übersichten verwiesen (z. B. Swerdlow 2009, Bender und Klopstock 2009). Besonders eindrücklich ist die Beteiligung der Mitochondrien beim Parkinson-Syndrom: 1. Inhibitoren des Komplex I der Atmungskette (z. B. MPTP, Rotenon) können beim Menschen (akzidentell) und im Tiermodell (experimentell) ein Parkinson-Syndrom auslösen; 2. In humaner Substantia nigra konnte ein Komplex I-Defekt nachgewiesen werden; 3. Die Genprodukte der meisten nukleären Parkinson-Gene haben eine Funktion in den Mitochondrien (z. B. Parkin, PINK1, DJ-1, Alpha-Synuklein); 4. In den dopaminergen Neuronen der Substantia nigra kommt es zu einer ausgeprägten, funktionell relevanten, altersabhängigen Akkumulation von somatischen mtDNA-Deletionen (Bender et al. 2006). Möglicherweise könnten zukünftige mitochondriale Medikamente nicht nur die seltenen genetischen Erkrankungen des Energiestoffwechsels beeinflussen, sondern auch die häufigen alterassoziierten Erkrankungen.

J 11.1.12 Andere mitochondriale Erkrankungen

Weitere mitochondriale Erkrankungen sind in **Tab. J 11.1** kurz charakterisiert. Bei der Vielzahl der inzwischen beschriebenen Syndrome wird kein Anspruch auf Vollständigkeit erhoben.

J 11.2 Therapeutische Prinzipien

J 11.2.1 Metabolische Therapie

Aufgrund der Seltenheit und des ausgesprochen variablen (und schlecht untersuchten) Spontanverlaufs der mitochondrialen Erkrankungen sind statistisch aussagekräftige Therapiestudien nur schwer durchzuführen. Erfreulicherweise sind in den letzten Jahren durch die Einführung von Patientenregistern und die verstärkte internationale Zusammenarbeit Fortschritte gemacht worden, sodass einige gute randomisierte Studien durchgeführt werden konnten oder derzeit laufen.

Coenzym Q_{10} (↔, C): CoQ ist ein Bestandteil der Atmungskette und dient dem Transfer von Elektronen von den Komplexen I und II auf den Komplex III. Außerdem ist CoQ ein intramitochondriales Antioxidans gegen die dort in großer Zahl anfallenden Sauerstoff-Radikale. Eine unstreitige Indikation für die CoQ-Supplementation sind Erkrankungen mit primärer CoQ-Defizienz (vgl. J 11.1.9). Diese bessern sich zum Teil ausgezeichnet unter der Therapie (Ogasahara et al. 1989, Sobreira et al. 1997, Rotig et al. 2000). Dies gilt insbesondere auch für die CoQ-Mangel-Myopathie mit ETFDH-Mutationen: alle beschriebenen Patienten besserten sich deutlich unter der Gabe von CoQ (bis zu 500 mg/Tag), meist in Kombination mit Riboflavin 100 mg/Tag (Lalani et al. 2005, Horvath et al. 2006, Gempel et al. 2007). Weniger eindeutig ist die Datenlage bei mitochondrialen Erkrankungen ohne CoQ-Mangel. Hier wird CoQ in der Praxis häufig verwendet, eine randomisierte klinische Studie zu diesem Thema liegt jedoch noch immer nicht vor. Derzeit rekrutiert eine US-Studie 50 Kinder und Jugendliche mit Atmungskettendefekt für eine solche placebokontrollierte Studie. Die bisherige Datenlage verzeichnet eine Reihe von anekdotischen Berichten mit Besserung des klinischen Befundes, der MR-spektroskopischen Parameter oder Absinken des Laktatspiegels unter 30–300 mg CoQ/die. Eine offene Studie an 44 Patienten mit CPEO oder KSS führte bei 16 Patienten nach 6 Monaten CoQ (2 mg/kg/die) zu einem niedrigeren Laktatspiegel nach Belastung. Eine nachfolgende Doppelblindstudie an diesen 16 Patienten erbrachte jedoch keinen signifikanten Vorteil von CoQ gegenüber Placebo (Bresolin et al. 1990). In einer anderen offenen Studie führte die Behandlung mit 300 mg CoQ/die zusammen mit einer Reihe von Vitaminen bei 16 Patienten mit unterschiedlichen mitochondrialen Erkrankungen zwar zum Anstieg der CoQ-Konzentration im Serum, nicht aber zur Besserung von Klinik, Laktatwerten oder MR-Spektroskopie (Matthews et al. 1993). Weitere kleine offene Studien zeigten eine Normalisierung des Laktat-Pyruvat-Verhältnisses nach Belastung bei drei von neun Patienten nach sechsmonatiger Therapie mit 150 mg CoQ/Tag (Chan et al. 1998) bzw. einen Trend zur Besserung bei acht Patienten (Chen et al. 1997). Gegen die Therapie spricht von einem theoretischen Standpunkt, dass bei den meisten mitochondrialen Erkrankungen die CoQ-Konzentration im Muskel normal oder sogar erhöht ist (Matthews et al. 1993). In einer aktuellen Studie zeigte sich allerdings in einer Subgruppe von Patienten mit mtDNA-Mutationen eine sekundäre Erniedrigung des CoQ-Gehalts im Muskel (Sacconi et al. 2010). Ob diese Patienten von einer CoQ-Supplementation profitieren, sollte durch eine klinische Studie geklärt werden.
Es sei an dieser Stelle auch darauf hingewiesen, dass eine Reihe von CoQ-Studien bei M. Parkinson durchgeführt wurden, da zahlreiche Hinweise für eine mitochondriale Dysfunktion bei dieser neurodegenerativen Erkrankung sprechen. Die Ergebnisse dieser Studien sind nicht ganz eindeutig (Shults et al. 2002, NINDS NET-PD Investigators 2007, Storch et al. 2007), aber doch so vielversprechend, dass derzeit in den USA eine große randomisierte Studie mit geplant 600 Patienten zum Effekt von 2 400 mg/d bzw. 1 200 mg/d CoQ vs. Placebo über 16 Monate durchgeführt wird.

Idebenone (↔, B): Idebenone ist ein synthetisches CoQ-Derivat mit kürzerer Seitenkette und besserer Wasserlöslichkeit. Es kann als Elektronen-Carrier in der Atmungskette zur ATP-Produktion beitragen und wirkt zudem als potentes intramitochondriales Antioxidans. Idebenone wurde seit 1999 in zahlreichen Studien bei Friedreich-Ataxie (FA) untersucht, einer nukleär kodierten mitochondrialen Erkrankung, bei der oxidativer Stress eine besonders große Rolle spielt. Mehrere »Open-label«-Studien (Meier und Buyse 2009) und eine kleine randomisierte Studie (29 Patienten über 12 Monate; Mariotti et al.

Tab. J 11.1: Mitochondriale Erkrankungen (Auswahl)

Erkrankung	Erbgang	Gendefekt/ Proteindefekt	Klinik und Verlauf
I. Defekte der mitochondrialen DNA			
A. Mutationen in Genen der mitochondrialen Proteinsynthese			
1. große Rearrangements: Deletionen, Duplikationen			
a. CPEO	sporadisch	Del, Dupl	externe Ophthalmolegie und Ptose, z. T. mit proximaler Myopathie, Dysphagie und Dysarthrie; RRF
b. CPEO plus	sporadisch	Del, Dupl	wie CPEO, aber zusätzliche Symptome einer Multisystemerkrankung; RRF
c. Kearns-Sayre-Syndrome (KSS)	sporadisch	Del, Dupl	obligat: CPEO, Retinitis pigmentosa, Beginn vor dem 20. Lj., plus mind. eines der Symptome: Ataxie, Herzblock, Liquoreiweiß > 1g/l; fakultativ: Myopathie, Hypakusis, Demenz, Kleinwuchs u. a.; RRF
d. Pearson-Syndrom	sporadisch	Del	Knochenmark (Panzytopenie) und Pankreas betroffen; überlebende Kinder können KSS entwickeln (Lee et al. 2007)
2. Punktmutationen in transfer-RNA-Genen			
a. MELAS Mitochondriale Enzepalomyopathie, Laktatazidose und stroke-like episodes	maternal	mt3243-Leu, mt3271-Leu und andere Mutationen	Beginn in der Kindheit; Entwicklungsverzögerung, Myopathie, migräneartige Kopfschmerzen mit Erbrechen, fokale und generalisierte epileptische Anfälle, Hypakusis, Demenz, stroke-like episodes mit Hemiparese und Hemianopie, Kleinwuchs u. a.; fokale Läsionen und Basalganglienverkalkungen im MR; RRF; Tod oft als junge Erwachsene, aber sehr variable Verläufe (Ciafaloni et al. 1992)
b. MERRF Myoklonusepilepsie mit ragged-red-fibers	maternal	mt8344-Lys, mt8356-Lys und andere Mutationen	Beginn meist in der Jugend; Myokloni, general. epileptische Anfälle, Myopathie, Ataxie, Hypakusis, Demenz, Optikusatrophie, Neuropathie u. a.; MERRF/MELAS-overlap; Laktatazidose, RRF; Tod oft als junge Erwachsene, aber sehr variable Verläufe (Silvestri et al. 1993)
c. Mitochondriale Myopathie	maternal > sporadisch	verschiedene Mutationen	belastungsabhängige Muskelschwäche der Extremitäten mit Muskelschmerzen, ohne CPEO; oft mit Kardiomyopathie und Atemschwäche (McFarland et al. 2008)
d. Multiple symmetrische Lipomatose	Sporadisch > maternal	mt8344-Lys	multiple Lipome, v. a. in Nacken- und Schultergegend; häufig mit peripherer Neuropathie, z. T. ZNS-Beteiligung (Klopstock et al. 1994)
e. CPEO/CPEO plus	maternal	z. B. mt3243-Leu	klinisch ununterscheidbar von sporadischen Formen (vgl. I.A.1.a/b.)
f. benigne infantile Myopathie	maternal	mt14674T4-Glu (homoplasmisch)	anfangs schwerer Verlauf wie andere COX-Defekte, bei Überleben der ersten Monate stetige Besserung, ab 2.–3. Lj. normale Entwicklung (Horvath et al. 2009)
B. Mutationen in Protein-codierenden Genen			
a. LHON Lebersche hereditäre Optikus-Neuropathie	maternal	mt11778-ND4, mt3460-ND1, mt14484-ND6 und andere	subakutes Auftreten meist bilateraler, ausgedehnter Zentralskotome, meist Männer (80 %), v. a. 2.–3. Dekade; meist schwere Visuseinschränkung, selten Besserungen; selten zusätzliche Symptome wie Tremor, Dystonie, Athetose, bei Frauen z. T. MS-ähnliches Bild; keine RRF (Riordan-Eva et al. 1995)
b. NARP/MILS	maternal	mt8993-ATPase	Neuropathie, Ataxie, Retinitis pigmentosa, keine RRF (Holt et al. 1990) oder maternal vererbtes Leigh-Syndrom
c. mitochondriale Belastungsintoleranz	maternal	mitochondriales Cytochrom b-Gen	schwere progressive Belastungsintoleranz, milde proximale Muskelschwäche, Myoglobinurie und Laktatazidose (Andreu et al. 1999)

J 11

Tab. J 11.1: Mitochondriale Erkrankungen (Auswahl) (Fortsetzung)

Erkrankung	Erbgang	Gendefekt/ Proteindefekt	Klinik und Verlauf
II. Defekte der nukleären DNA			
A. Mutationen in Genen für Atmungsketten-Untereinheiten			
1. Komplex I			
a. Leigh-Syndrom	ar	Komplex I-Untereinheiten	subakute nekrotisierende Enzephalomyelopathie mit motorischer und geistiger Entwicklungsverzögerung, Hypotonie, Anorexie, Erbrechen, Hirnstammzeichen, epilept. Anfällen u. a.; Tod meist vor 2. Lj. an respir. Insuffizienz (Tuppen et al. 2010)
2. Komplex II			
a. Leigh-Syndrom	ar	Komplex II-Untereinheiten	Leigh-Syndrom s. o. (vgl. II.A.1.a) (Bourgeron et al.1995)
b. Optikus-atrophie	ar	SDHA	Optikusatrophie, Ataxie und Myopathie mit spätem Beginn (Birch-Marchin et al. 2000)
B. Mutationen in Genen für Assemblierungsfaktoren oder andere regulatorische Proteine			
a. Leigh-Syndrom	ar	SURF-1	Leigh-Syndrom s. o. (vgl. II.A.1.a) mit Komplex IV-Defekt (Zhu et al. 1998)
b. infantile Kardio-enzephalo-myopathie	ar	SCO2	Enzephalopathie und hypertrophe Kardiomyopathie mit Komplex IV-Defekt; Beginn in der Kindheit, sehr schnelles Fortschreiten zum frühen Tod (Papadopoulou et al. 1999)
c. infantile Leukenze-phalopathie	ar	SDHAF1	schnell progrediente psychomotorische Regression im 1. Lj., spast. Tetraparese, Dystonie; danach z. T. Stabilisierung und Überleben bis in die 2. Dekade; im MR schwere Leukodystrophie; Komplex II-Defekt (Ghezzi et al. 2009)
C. Defekte der intergenomischen Kommunikatikon			
1. mit mtDNA-Depletion und multiplen mtDNA-Deletionen			
a. MNGIE	ar	Thymidin-Phosphorylase-Defizienz	Myopathie, Neuropathie, gastrointestinale Pseudoobstruktion, Enzephalopathie; fakultativ CPEO, Laktatazidose u. a. (Hirano et al. 1994)
2. mit multiplen mtDNA-Deletionen			
a. ad-PEO	ad	POLG1, ANT1, Twinkle	klinisch ununterscheidbar von sporadischer CPEO (vgl. I.A.1.a.)
b. ar-PEO	ar	POLG1	klinisch ununterscheidbar von sporadischer CPEO (vgl. I.A.1.a.)
c. SANDO, MIRAS, SCAE, MEMSA, ANS	ar	POLG1	POLG1-Mutationen führen zu unterschiedlichen Kombinationen aus Epilepsie, Ataxie, Neuropathie, Myopathie und Ophthalmoparese (vgl. Text)
d. Alpers-Syndrom	ar	POLG1	in der frühen Kindheit beginnende Enzephalopathie mit therapieresistenter Epilepsie sowie Leberversagen (vgl. Text)
D. Andere nukleäre mitochondriale Erkrankungen			
a. Luft-Erkrankung	ar	Entkopplung der Atmungskette	euthyreoter Hypermetabolismus mit Schwitzen, Polyphagie und Polydipsie, leichter Muskelschwäche (Luft et al. 1962)
b. CoQ-Defizienz	ar	CoQ	fünf Manifestationsformen: a) Enzephalopathie mit variabler Hirnbeteiligung, Myoglobinurie und RRF; b) infantile Enzephalopathie und Nephropathie; c) zerebelläre Ataxie, z. T. mit Epilepsie und anderen neurologischen Zeichen; d) Leigh-Syndrom mit Wachstumsverzögerung, Ataxie und Taubheit; und e) isolierte Myopathie (vgl. Text)

Del = Deletion in der mtDNA; Dupl = Duplikation in der mtDNA
mt3243-Leu = Punktmutation an Position 3243 der mtDNA im tRNA-Gen für Leucin (Lys = Lysin, ND = NADH-Dehydrogenase)
PDH = Pyruvatdehydrogenase SDH = Sukzinatdehydrogenase COX = Cytochrom-c-Oxidase CoQ = Coenzym Q

2003) zeigten einen positiven Effekt von Idebenone 5 mg/kg/d auf die Progression der FA-typischen Kardiomyopathie. Eine weitere randomisierte Studie an 48 FA-Patienten (9–17 Jahre) ergab Hinweise auf eine dosisabhängige Wirkung von Idebenone (max. 45 mg/kg/d) auch auf Ataxie-Scores in der Subgruppe der noch gehfähigen Patienten (Di Prospero et al. 2007). Leider konnte dieser Effekt auf die neurologische Symptomatik in einer anschließenden Phase-III-Studie an 70 gehfähigen FA-Patienten (8–18 Jahre) über 6 Monate (Lynch et al. 2010) nicht bestätigt werden.

Nach positiven anekdotischen Berichten zu Idebenone bei LHON zeigte eine randomisierte Studie von 900 mg/kg/d Idebenone vs. Placebo über 24 Wochen bei 85 Patienten mit LHON für den primären Endpunkt zwar keine Signifikanz, in den sekundären Endpunkten und verschiedenen Subgruppen jedoch konsistente Trends bzw. Signifikanzen, die für eine Wirksamkeit von Idebenone bei LHON sprechen (Klopstock et al. 2011a).

Kreatin (Cr) (↔, B): Kreatin ist eine natürlich vorkommende Substanz, die eine entscheidende Rolle in der Regulation des Energiemetabolismus spielt. Die CK katalysiert die reversible Phosphorylierung von Cr und Phosphokreatin (PCr). Diese Reaktion stellt ein Puffersystem für energiereiche Phosphate dar und erlaubt die Resynthese von ATP. Die höchsten Cr-Konzentrationen finden sich in Muskel und Hirn. Die Supplementation von 10–20 g Cr/Tag über 4–6 Tage führt bei gesunden Individuen zu einer 20 %igen Zunahme von Cr and PCr im Muskel (Harris et al. 1992) und einer bis zu 20 %igen Zunahme der Maximalkraft (Greenhaff et al. 1993). Einige kontrollierte Studien bei mitochondrialen Erkrankungen führten zu widersprüchlichen Ergebnissen. Ein kontrollierter Therapieversuch mit Cr (10 g/Tag über 14 Tage, danach 4 g/Tag über 7 Tage) führte bei sieben Patienten (v. a. MELAS) zu einem Kraftzuwachs bei anaeroben and aeroben Aktivitäten (Tarnopolsky et al. 1997). Eine offene Studie der gleichen Autoren bei 81 Patienten mit verschiedenen neuromuskulären Erkrankungen (darunter 17 mitochondrial) zeigte eine signifikante Verbesserung der ischämischen isometrischen Faustschlusskraft und der Dorsiflexion (Tarnopolsky und Martin 1999). Zwei andere randomisierte, placebokontrollierte Crossover-Studien bei 16 bzw. 15 Patienten mit CPEO, KSS oder mitochondrialer Myopathie zeigten jedoch keine signifikanten Effekte auf körperliche Leistungsfähigkeit, Augenbewegungen, Aktivitäten des täglichen Lebens und MR-spektroskopische Parameter (Klopstock et al. 2000, Kornblum et al. 2005). Zusammengenommen deuten diese Studien darauf hin, dass Cr bei manchen, aber nicht bei allen mitochondrialen Erkrankungen einen geringen Effekt haben könnte. Da Cr im Wesentlichen frei von Nebenwirkungen ist, ist die Gabe im Einzelfall auch vor dem letztlichen Beweis der Wirksamkeit gerechtfertigt.

Cr zeigte in Tiermodellen verschiedener neurodegenerativer Erkrankungen (Parkinson, Huntington, ALS) einen ausgeprägten neuroprotektiven Effekt, der auf die bioenergetischen, anti-apoptotischen, anti-exzitotoxischen und anti-oxidativen Eigenschaften von Cr zurückgeführt wird. Leider konnte dieser Effekt in korrespondierenden humanen Studien bislang nicht eindeutig reproduziert werden. Die Ergebnisse waren aber immerhin so gut, dass das NIH derzeit große Phase-III-Studien mit Cr bei Chorea Huntington (650 Patienten, 3 Jahre) und M. Parkinson (1 720 Patienten, > 5 Jahre) durchführt. Diese Studien gehören zu den größten bislang durchgeführten Neuroprotektionsstudien (Klopstock et al. 2011b).

Vitamine (↔, C): Thiamin (Vit. B_1) und α-Liponsäure sind Kofaktoren der Pyruvatdehydrogenase (PDH) und können somit bei PDH-Mangel die Laktatazidose bessern. Sukzinat kann Elektronen direkt auf den Komplex II übertragen. Riboflavin (Vit. B_2), Vit. C und Vit. K wirken als Elektronenakzeptoren und können den Elektronentransfer in der Atmungskette fördern. In Einzelfällen wurden Besserungen verschiedener mitochondrialer Erkrankungen durch die Administration von 100–300 mg/die Thiamin (Lou 1981), 600 mg/die α-Liponsäure (Barbiroli et al. 1995), 6 g/die Sukzinat (Shoffner et al. 1989), 25–300 mg/die Riboflavin (Bernsen et al. 1991), 2–3 g/die Vit. C allein (Przyrembel 1987) oder in Kombination mit 60–150 mg/die Vit. K (Eleff et al. 1984) berichtet. Die oben erwähnte größere Studie, bei der neben CoQ Thiamin, Riboflavin, Niacin, Vit. C und Vit. K verabreicht wurden, ergab allerdings keine signifikante Besserung klinischer oder technischer Befunde durch die Multivitamintherapie (Matthews et al. 1993). Durch das Fehlen kontrollierter Studien ist der Nutzen von Vitamingaben bei mitochondrialen Erkrankungen letztlich noch nicht zu beurteilen.

Dichloroacetat (DCA) (↔, C): DCA ist ein wirksamer und spezifischer Inhibitor der Phosphorylierung der PDH, wodurch das Enzym im aktivierten Status bleibt. DCA führt nicht nur bei PDH-Mangel, sondern auch bei anderen Erkrankungen des Energiemetabolismus zu einer Besserung der Laktatazidose (Taivassalo et al. 1996). Eine Doppelblindstudie zeigte ein signifikantes Absinken von Laktat, Pyruvat und Alanin sowie eine signifikante MR-spektroskopische Besserung bei 11 Patienten mit verschiedenen mitochondrialen Erkrankungen (De Stefano et al. 1995). Einzelfallberichte fanden klinische und laborchemische Besserungen bei Patienten mit Leigh-Syndrom unterschiedlicher Ursache (Takanashi et al. 1997), MELAS (Saitoh et al. 1998) und kongenitaler Laktatazidose anderer Ursache (Kuroda et al. 1986). Als Nebenwirkung führt DCA allerdings zur peripheren Neuropathie, die auch durch die zusätzliche Gabe von Thiamin nicht ausreichend verhindert werden kann (Spruijt et al. 2001). Eine randomisierte, doppelblinde, placebokontrollierte Crossover-Studie mit 25 mg/kg/Tag DCA über drei Jahre bei 30 MELAS-Patienten führte zu keinen signifikanten Verbesserungen und musste wegen der häufig auftretenden peripheren Neuropathie vorzeitig beendet werden, sodass DCA zur Zeit nicht zur Behandlung empfohlen werden kann (Kaufmann et al. 2006).

Carnitin (↔, C): Campos et al. fanden in einer offenen Studie bei 21 von 48 Patienten mit verschiedenen mitochondrialen Erkrankungen einen Carnitinmangel sowie eine Besserung nach Carnitin-Supplementation (Campos et al. 1993).

L-Arginin (↔, B): L-Arginin wird durch die NO-Synthase zu Citrullin und NO abgebaut, was zur Vasodilatation führt. Die intravenöse Gabe von 500 mg/kg L-Arginin-HCl in der Akutphase von »stroke-like episodes« bei 24 MELAS-Patienten führte im Vergleich zu Placebo zu einer signifikant besseren und schnelleren Rückbildung der neurologischen Symptome (Koga et al. 2005). Allerdings war diese Studie nicht randomisiert und nicht verblindet. Die längerfristige orale Gabe von 150–300 mg/kg/d L-Arginin führte bei sechs MELAS-Patienten zu einer deutlich verminderten Schwere und Häufigkeit von »stroke-like episodes« (Koga et al. 2007), wobei diese Studie nicht placebokontrolliert war. Insgesamt gibt es somit Hinweise auf eine Wirksamkeit von L-Arginin in der Akutbehandlung und Prophylaxe von »stroke-like episodes« bei MELAS. Aufgrund der methodischen Schwächen der bisherigen Studien und Bedenken hinsichtlich der Sicherheit des Medikaments besteht dringender Bedarf für eine randomisierte kontrollierte Studie.

Kombinationstherapie (↔, C): Eine randomisierte, doppelblinde, placebokontrollierte. Crossover-Studie mit einer Kombinationstherapie aus Cr, CoQ und α-Liponsäure zeigte einen positiven Effekt auf Surrogatmarker bei insgesamt 16 Patienten mit verschiedenen mitochondrialen Erkrankungen (Rodriguez et al. 2007). Es bleibt abzuwarten, ob auch klinische Endpunkte von einer solchen Therapie profitieren. Das Konzept einer kombinierten Therapie ist aber sicherlich sinnvoll und sollte in weiteren Studien untersucht werden.

Reduktion zirkulierender Nukleoside bei MNGIE (↔, C): Erste Ergebnisse zeigen einen positiven Effekt einer Reduktion zirkulierender Nukleoside auf Surrogatmarker bei MNGIE, entweder durch Hämodialyse (la Marca et al. 2006) oder durch Thrombozyten-Infusionen (Lara et al. 2006). Nach allogener Stammzelltransplantation synthetisieren die Donorzellen das fehlende Enzym Thymidin-Phophorylase, es kommt zu einem Abbau der im Überschuss vorhandenen Thymidin- und Deoxyuridin-Nukleoside. Weltweit wurden bislang neun MNGIE-Patienten transplantiert: vier verstarben an Komplikationen des Eingriffs oder dem Fortschreiten der Grunderkrankung, bei den fünf überlebenden Patienten kam es zu einer Normalisierung der zirkulierenden Nukleoside und bei einer Nachbeobachtungszeit von max. 4 Jahren zu einer leichten klinischen Besserung (Halter et al. 2010). Therapien mit weniger schwerwiegenden Nebenwirkungen befinden sich in Entwicklung, z. B. Enzymersatztherapie (De Vocht et al. 2009).

J 11.2.2 Sonstige Pharmakotherapie

Antiepileptika (↔, A): Es gibt keine Studien zu der Frage, welche Antiepileptika in der Behandlung mitochondrialer Erkrankungen geeignet sind. Allerdings scheint Valproat aus verschiedenen Gründen ungeeignet zu sein: es führt zu einer Reduktion von Carnitin (Campistol et al. 2000), einer Hemmung der β-Oxidation (Kibayashi et al. 1999) und oxidativen Phosphorylierung (Silva et al. 1997) sowie zu ultrastrukturellen Abnormalitäten der Mitochondrien mit Lipidablagerung (Melegh und Trombitas 1997). Epileptische Anfälle im Rahmen mitochondrialer Erkrankungen können sich unter Valproat verschlechtern (Ponchaut und Veitch 1993). Zudem scheinen mitochondriale Erkrankungen ein Risikofaktor für das Valproat-induzierte Leberversagen zu sein (Krahenbuhl et al. 2000), insbesondere bei POLG-assoziierten Erkrankungen (Stewart et al. 2010). Besonders geeignet für die Behandlung von Anfällen bei mitochondrialen Erkrankungen erscheinen Carbamazepin, Oxcarbazepin, Lamotrigin, Levetiracetam, Zonisamid, Gabapentin und in Notfallsituationen Benzodiazepine. Da der Status epilepticus eine der häufigeren Todesursachen bei den mitochondrialen Erkrankungen ist (Klopstock et al. 1999), sollten diese Patienten sorgfältig überwacht und gegebenenfalls auf eine neurologische Intensivstation verlegt werden.

Acetylcholinesterase-Hemmer (↔, C): Bei manchen Patienten führen geringe Dosen von Pyridostigmin (z. B. 3 × 10 mg Mestinon®/die) zu einer diskreten Verbesserung der muskulären Symptome (Reichmann 1993).

J 11.2.3 Allgemeine Maßnahmen

Physikalische Therapie (↔, A): Belastungsintoleranz ist eine der Hauptbeschwerden der mitochondrialen Patienten. Die eingeschränkte Leistungsfähigkeit ist zum Teil sicherlich Folge des gestörten Energiestoffwechsels, wird aber wahrscheinlich durch die verminderte körperliche Aktivität im Sinne einer chronischen Dekonditionierung immer weiter aufrechterhalten und verstärkt. Eine offene Studie bei zehn Patienten mit mitochondrialer Belastungsintoleranz zeigte eine deutliche Besserung von aerober Kapazität, Ruhe- und Belastungspuls sowie Laktat nach acht Wochen aeroben Laufbandtrainings (Taivassalo et al. 1998). Eine randomisierte Studie bei 20 Patienten mit mitochondrialer Myopathie ergab in der Trainingsgruppe eine deutliche Verbesserung von aerober Kapazität und Leistungsfähigkeit nach 12 Wochen Kraft-Ausdauer-Training (Cejudo et al. 2005). Die Sorge, dass es durch Training zu einer Zunahme der Mutationsbelastung kommen könnte, bestätigte sich in sequenziellen Muskelbiopsien weder kurzfristig bei acht Patienten mit mtDNA-Deletionen nach 14-wöchigem Training (Taivassalo et al. 2006) noch unter längerem Training (bis zu 12 Monate) bei allerdings nur vier Patienten mit verschiedenen Mutationen (Jeppesen et al. 2009). Ein Cochrane-Review zum Thema (Voet et al. 2010) kommt zu dem Schluss, dass kombiniertes Ausdauer- und Krafttraining bei mitochondrialen Erkrankungen sicher erscheint und möglicherweise zu einer Verbesserung der Ausdauerleistung führt. Größere randomisierte Studien sind allerdings notwendig und werden zurzeit rekrutiert.

Herzschrittmacher (↔, A): Lebensrettend kann die frühzeitige Implantation eines Herzschrittmachers oder eines Defibrillators bei CPEO plus oder Kearns-Sayre-Syndrom sein.

Respiratorische Funktion: Bei allen mitochondrialen Erkrankungen ist insbesondere im Zusammen-

hang mit Narkosen, respiratorischen Infekten oder der Verabreichung sedierender Pharmaka an die Möglichkeit eines verminderten Atemantriebs zu denken (Barohn et al. 1990).
Chirurgische Therapie (↔, A): Die Ptose bei CPEO und KSS kann neben der ästhetischen Beeinträchtigung auch zur Sichtbehinderung führen. Eine chirurgische Lidraffung ist indiziert, wenn die Pupille vom Augenlid bedeckt wird. Allerdings besteht postoperativ die Gefahr des unvollständigen Augenschlusses und damit der Expositionskeratitis (Daut et al. 2000). Schiel-Operationen sind nur selten notwendig, da die meisten Patienten trotz ihrer Ophthalmoparese nicht unter Doppelbildern leiden. Eine schwere muskuläre Dysphagie kann gegebenenfalls durch chirurgische Cricopharyngotomie oder durch Botulinumtoxin-Injektionen in den M. cricopharyngeus behandelt werden (Kornblum et al. 2001). Patienten mit sensorineuraler Taubheit sind Kandidaten für ein Cochlea-Implant, wenn herkömmliche Hörhilfen nicht mehr ausreichen (Counter et al. 2001). Bei schwerer Leberbeteiligung im Rahmen frühkindlicher mitochondrialer Erkrankungen kann nach Ausschluss einer limitierenden neurologischen Symptomatik die Lebertransplantation zur Lebensverlängerung beitragen (Dubern et al. 2001).

Andere Therapien: Die Behandlung von Myoklonien, Schlaganfällen und anderen möglicherweise auftretenden Symptomen ist in den entsprechenden Kapiteln dieses Buchs dargestellt. Die Behandlung der häufigen hormonellen Störungen erfordert die Konsultation eines Endokrinologen.

J 11.2.4 Gentherapie

Mitochondriale Erkrankungen sind geeignete Kandidaten für eine zukünftige Gentherapie, da sie i. A. einen schweren Verlauf nehmen und bislang mit anderen Mitteln nur unzureichend behandelt werden können. Während die methodischen Aspekte bei nukleär kodierten mitochondrialen Erkrankungen sich nicht von der Gentherapie anderer Syndrome unterscheiden, ergibt sich bei Erkrankungen, die auf Mutationen der mtDNA beruhen, das zusätzliche Problem, das Konstrukt in die Mitochondrien zu transportieren. Eine Möglichkeit, dieses Problem zu umgehen, ist die allotope Expression, d. h. das eigentlich mtDNA-kodierte Gen wird per Gentherapie in den Nukleus transferiert, das entsprechende Protein wird cytosolisch synthetisiert und in Analogie zu anderen nukleär kodierten mitochondrialen Proteinen über eine mitochondriale Target-Sequenz in die Mitochondrien importiert. Auf diese Weise konnte durch allotope Expression der mtDNA-kodierten Proteine ATPase 6 (Manfredi et al. 2002) bzw. ND4 (Guy et al. 2002) die mitochondriale Funktion in Zellkulturen von NARP- bzw. LHON-Patienten verbessert werden. Allerdings konnten diese Ergebnisse von anderen Gruppen zum Teil nicht reproduziert werden (Perales-Clemente et al. 2010). In einem Rattenmodell für LHON konnte Degeneration retinaler Ganglionzellen und Visusverlust durch allotope Expression von humanem ND4 verhindert werden (Ellouze et al. 2008). LHON-Patienten mit der Mutation G11778A werden zurzeit für eine klinische Gentherapie-Studie rekrutiert (Lam et al. 2010). Somit ist die allotope Expression die am weitesten entwickelte Methode zur Gentherapie mtDNA-kodierter Erkrankungen. Andere experimentelle Ansätze umfassen den Import modifizierter Gene über den mitochondrialen Proteinimport-Mechanismus (Seibel et al. 1995) und die spezifische Inhibition der Replikation mutanter mtDNA durch »antisense«-Oligonukleotide (Taylor et al. 2000).

Gene shifting. Ein weiterer interessanter Ansatz, den Gendefekt in situ zu korrigieren, macht sich den Umstand zu Nutze, dass die Satellitenzellen des Muskels mitunter einen wesentlich geringeren Anteil an mutanter mtDNA tragen als reife Muskelzellen. Die Induktion von Muskelnekrose und die darauffolgende Regeneration über Proliferation von Satellitenzellen könnte daher zu einem »gene shifting« und damit zu einer funktionellen Besserung führen (Fu et al. 1996). Ein solcher Effekt konnte in der Tat bei zwei Patienten mit mitochondrialer Myopathie (Clark et al. 1997) und KSS (Shoubridge et al. 1997) nach Bupivacain-induzierter Muskelnekrose gezeigt werden. Die Hoffnung, mit diesem Ansatz die Ptose bei fünf Patienten zu bessern, wurde allerdings enttäuscht (Andrews et al. 1999). Interessanterweise konnten Taivassalo et al. eine eindeutige Zunahme im Verhältnis von Wildtyp- zu mutanter mtDNA und im Anteil von Muskelfasern mit normaler Atmungsketten-Aktivität nachweisen, nachdem sie die Muskelregeneration durch konzentrisches Training gegen Widerstand stimuliert hatten (Taivassalo et al. 1999). Eine 12-wöchige Studie mit »resistance training« bei acht Patienten mit mtDNA-Deletionen berichtete über eine Zunahme von Muskelkraft, oxidativer Kapazität und Zahl der Satellitenzellen, allerdings ohne signifikante Änderung im Verhältnis von Wildtyp- zu mutanter mtDNA (Murphy et al. 2008). Weitere Studien scheinen notwendig, um die für diesen Ansatz optimal geeigneten Mutationen bzw. Patienten und das geeignetste Trainingsprotokoll zu definieren.

Selbsthilfe
Deutsche Gesellschaft für Muskelkranke e. V. (DGM)
Im Moos 4

79112 Freiburg
Tel. 07665/9447-0
www.dgm.org

Internet
www.mitonet.org
www.neurogenetik.de
www.mitomap.org
www.clinicaltrials.gov

Zusätzliche Literatur in **Tab. J 11.1**

J 11.3 Literatur

Andreu AL, Hanna MG, Reichmann H, et al. Exercise intolerance due to mutations in the cytochrome b gene of mitochondrial DNA. N Engl J Med 1999;341:1037–1044.
Andrews RM, Griffiths PG, Chinnery PF, Turnbull DM. Evaluation of bupivacaine-induced muscle regeneration

in the treatment of ptosis in patients with chronic progressive external ophthalmoplegia and Kearns-Sayre syndrome. Eye (Lond) 1999;13 (Pt 6):769–772.
Barbiroli B, Medori R, Tritschler HJ, et al. Lipoic (thioctic) acid increases brain energy availability and skeletal muscle performance as shown by in vivo 31P-MRS in a patient with mitochondrial cytopathy. J Neurol 1995;242: 472–477.
Barohn RJ, Clanton T, Sahenk Z, Mendell JR. Recurrent respiratory insufficiency and depressed ventilatory drive complicating mitochondrial myopathies. Neurology 1990;40:103–106.
Bender A, Klopstock T. Mitochondrien und Altern. Nervenheilkunde 2009;28:274–280.
Bender A, Krishnan KJ, Morris CM, et al. High levels of mitochondrial DNA deletions in substantia nigra neurons in aging and Parkinson disease. Nat Genet 2006;38: 515–517.
Bernsen PL, Gabreels FJ, Ruitenbeek W, Sengers RC, Stadhouders AM, Renier WO. Successful treatment of pure myopathy, associated with complex I deficiency, with riboflavin and carnitine. Arch Neurol 1991;48:334–338.
Birch-Machin MA, Taylor RW, Cochran B, Ackrell BA, Turnbull DM. Late-onset optic atrophy, ataxia, and myopathy associated with a mutation of a complex II gene. Ann Neurol 2000;48:330–335.
Bourgeron T, Rustin P, Chretien D, et al. Mutation of a nuclear succinate dehydrogenase gene results in mitochondrial respiratory chain deficiency. Nat Genet 1995;11: 144–149.
Bresolin N, Doriguzzi C, Ponzetto C, et al. Ubidecarenone in the treatment of mitochondrial myopathies: a multicenter double-blind trial. J Neurol Sci 1990;100:70–78.
Campistol J, Chavez B, Vilaseca MA, Artuch R. [Antiepileptic drugs and carnitine]. Rev Neurol 2000;30 (Suppl 1):S105–109.
Campos Y, Huertas R, Lorenzo G, et al. Plasma carnitine insufficiency and effectiveness of L-carnitine therapy in patients with mitochondrial myopathy. Muscle Nerve 1993;16:150–153.
Cejudo P, Bautista J, Montemayor T, et al. Exercise training in mitochondrial myopathy: a randomized controlled trial. Muscle Nerve 2005;32:342–350.
Chan A, Reichmann H, Kogel A, Beck A, Gold R. Metabolic changes in patients with mitochondrial myopathies and effects of coenzyme Q10 therapy. J Neurol 1998;245:681–685.
Chen RS, Huang CC, Chu NS. Coenzyme Q10 treatment in mitochondrial encephalomyopathies. Short-term double-blind, crossover study. Eur Neurol 1997;37:212–218.
Chinnery PF, DiMauro S, Shanske S, et al. Risk of developing a mitochondrial DNA deletion disorder. Lancet 2004;364:592–596.
Ciafaloni E, Ricci E, Shanske S, et al. MELAS: clinical features, biochemistry, and molecular genetics. Ann Neurol 1992;31:391–398.
Clark KM, Bindoff LA, Lightowlers RN, et al. Reversal of a mitochondrial DNA defect in human skeletal muscle. Nat Genet 1997;16:222–224.
Counter PR, Hilton MP, Webster D, et al. Cochlear implantation of a patient with a previously undescribed mitochondrial DNA defect. J Laryngol Otol 2001;115:730–732.
Daut PM, Steinemann TL, Westfall CT. Chronic exposure keratopathy complicating surgical correction of ptosis in patients with chronic progressive external ophthalmoplegia. Am J Ophthalmol 2000;130:519–521.
De Stefano N, Matthews PM, Ford B, Genge A, Karpati G, Arnold DL. Short-term dichloroacetate treatment improves indices of cerebral metabolism in patients with mitochondrial disorders. Neurology 1995;45:1193–1198.
De Vocht C, Ranquin A, Willaert R, et al. Assessment of stability, toxicity and immunogenicity of new polymeric nanoreactors for use in enzyme replacement therapy of MNGIE. J Control Release 2009;137:246–254.
Di Prospero NA, Baker A, Jeffries N, Fischbeck KH. Neurological effects of high-dose idebenone in patients with Friedreich's ataxia: a randomised, placebo-controlled trial. Lancet Neurol 2007;6:878–886.
Dubern B, Broue P, Dubuisson C, et al. Orthotopic liver transplantation for mitochondrial respiratory chain disorders: a study of 5 children. Transplantation 2001;71: 633–637.
Eleff S, Kennaway NG, Buist NR, et al. 31P NMR study of improvement in oxidative phosphorylation by vitamins K3 and C in a patient with a defect in electron transport at complex III in skeletal muscle. Proc Natl Acad Sci USA 1984;81:3529–3533.
Ellouze S, Augustin S, Bouaita A, et al. Optimized allotopic expression of the human mitochondrial ND4 prevents blindness in a rat model of mitochondrial dysfunction. Am J Hum Genet 2008;83:373–387.
Elstner M, Andreoli C, Klopstock T, Meitinger T, Prokisch H. The mitochondrial proteome database: MitoP2. Methods Enzymol 2009;457:3–20.
Fu K, Hartlen R, Johns T, Genge A, Karpati G, Shoubridge EA. A novel heteroplasmic tRNAleu(CUN) mtDNA point mutation in a sporadic patient with mitochondrial encephalomyopathy segregates rapidly in skeletal muscle and suggests an approach to therapy. Hum Mol Genet 1996;5:1835–1840.
Fukuhara N, Tokiguchi S, Shirakawa K, Tsubaki T. Myoclonus epilepsy associated with ragged-red fibres (mitochondrial abnormalities): disease entity or a syndrome? Light-and electron-microscopic studies of two cases and review of literature. J Neurol Sci 1980;47:117–133.
Gempel K, Topaloglu H, Talim B, et al. The myopathic form of coenzyme Q10 deficiency is caused by mutations in the electron-transferring-flavoprotein dehydrogenase (ETFDH) gene. Brain 2007;130:2037–2044.
Ghezzi D, Goffrini P, Uziel G, et al. SDHAF1, encoding a LYR complex-II specific assembly factor, is mutated in SDH-defective infantile leukoencephalopathy. Nat Genet 2009;41:654–656.
Goto Y, Nonaka I, Horai S. A mutation in the tRNA(Leu)(UUR) gene associated with the MELAS subgroup of mitochondrial encephalomyopathies. Nature 1990;348:651–653.
Greenhaff PL, Casey A, Short AH, Harris R, Soderlund K, Hultman E. Influence of oral creatine supplementation of muscle torque during repeated bouts of maximal voluntary exercise in man. Clin Sci (Lond) 1993;84:565–571.
Guy J, Qi X, Pallotti F, et al. Rescue of a mitochondrial deficiency causing Leber Hereditary Optic Neuropathy. Ann Neurol 2002;52:534–542.
Halter J, Schupbach WM, Casali C, et al. Allogeneic hematopoietic SCT as treatment option for patients with mitochondrial neurogastrointestinal encephalomyopathy (MNGIE): a consensus conference proposal for a standardized approach. Bone Marrow Transplant 2010.
Harris RC, Soderlund K, Hultman E. Elevation of creatine in resting and exercised muscle of normal subjects by creatine supplementation. Clin Sci (Lond) 1992;83:367–374.
Hirano M, Silvestri G, Blake DM, et al. Mitochondrial neurogastrointestinal encephalomyopathy (MNGIE): clinical, biochemical, and genetic features of an autosomal recessive mitochondrial disorder. Neurology 1994;44: 721–727.
Holt IJ, Cooper JM, Morgan-Hughes JA, Harding AE. Deletions of muscle mitochondrial DNA. Lancet 1988;1: 1462.
Holt IJ, Harding AE, Cooper JM, et al. Mitochondrial myopathies: clinical and biochemical features of 30 patients with major deletions of muscle mitochondrial DNA. Ann Neurol 1989;26:699–708.

Holt IJ, Harding AE, Petty RK, Morgan-Hughes JA. A new mitochondrial disease associated with mitochondrial DNA heteroplasmy. Am J Hum Genet 1990;46:428–433.

Horvath R, Kemp JP, Tuppen HA, et al. Molecular basis of infantile reversible cytochrome c oxidase deficiency myopathy. Brain 2009;132:3165–3174.

Horvath R, Schneiderat P, Schoser BG, et al. Coenzyme Q10 deficiency and isolated myopathy. Neurology 2006; 66:253–255.

Jeppesen TD, Duno M, Schwartz M, et al. Short- and long-term effects of endurance training in patients with mitochondrial myopathy. Eur J Neurol 2009;16:1336–1339.

Kaufmann P, Engelstad K, Wei Y, et al. Dichloroacetate causes toxic neuropathy in MELAS: a randomized, controlled clinical trial. Neurology 2006;66:324–330.

Kibayashi M, Nagao M, Chiba S. Influence of valproic acid on the expression of various acyl-CoA dehydrogenases in rats. Pediatr Int 1999;41:52–60.

Kirkman MA, Yu-Wai-Man P, Korsten A, et al. Gene-environment interactions in Leber hereditary optic neuropathy. Brain 2009;132:2317–2326.

Klopstock T, Elstner M, Bender A. Creatine in mouse models of neurodegeneration and aging. Amino Acids 2011;40:1297-303.

Klopstock T, Jaksch M, Gasser T. Age and cause of death in mitochondrial diseases. Neurology 1999;53:855–857.

Klopstock T, Naumann M, Schalke B, et al. Multiple symmetric lipomatosis: abnormalities in complex IV and multiple deletions in mitochondrial DNA. Neurology 1994;44:862–866.

Klopstock T, Querner V, Schmidt F, et al. A placebo-controlled crossover trial of creatine in mitochondrial diseases. Neurology 2000;55:1748–1751.

Klopstock T, Yu-Wai-Man P, Dimitriadis, K. et al. A randomized, placebo-controlled trial of idebenone in Leber's hereditary optic neuropathy. Brain 2011;134: 2677–2686.

Koga Y, Akita Y, Nishioka J, et al. MELAS and L-arginine therapy. Mitochondrion 2007;7:133–139.

Koga Y, Akita Y, Nishioka J, et al. L-arginine improves the symptoms of strokelike episodes in MELAS. Neurology 2005;64:710–712.

Kornblum C, Broicher R, Walther E, et al. Cricopharyngeal achalasia is a common cause of dysphagia in patients with mtDNA deletions. Neurology 2001;56: 1409–1412.

Kornblum C, Schroder R, Muller K, et al. Creatine has no beneficial effect on skeletal muscle energy metabolism in patients with single mitochondrial DNA deletions: a placebo-controlled, double-blind 31P-MRS crossover study. Eur J Neurol 2005;12:300–309.

Krahenbuhl S, Brandner S, Kleinle S, Liechti S, Straumann D. Mitochondrial diseases represent a risk factor for valproate-induced fulminant liver failure. Liver 2000;20: 346–348.

Kuroda Y, Ito M, Toshima K, et al. Treatment of chronic congenital lactic acidosis by oral administration of dichloroacetate. J Inherit Metab Dis 1986;9:244–252.

la Marca G, Malvagia S, Casetta B, et al. Pre- and post-dialysis quantitative dosage of thymidine in urine and plasma of a MNGIE patient by using HPLC-ESI-MS/MS. J Mass Spectrom 2006;41:586–592.

Lalani SR, Vladutiu GD, Plunkett K, Lotze TE, Adesina AM, Scaglia F. Isolated mitochondrial myopathy associated with muscle coenzyme Q10 deficiency. Arch Neurol 2005;62:317–320.

Lam BL, Feuer WJ, Abukhalil F, Porciatti V, Hauswirth WW, Guy J. Leber hereditary optic neuropathy gene therapy clinical trial recruitment: year 1. Arch Ophthalmol 2010;128:1129–1135.

Lara MC, Weiss B, Illa I, et al. Infusion of platelets transiently reduces nucleoside overload in MNGIE. Neurology 2006;67:1461–1463.

Lee HF, Lee HJ, Chi CS, Tsai CR, Chang TK, Wang CJ. The neurological evolution of Pearson syndrome: case report and literature review. Eur J Paediatr Neurol 2007; 11:208–214.

Lou HC. Correction of increased plasma pyruvate and plasma lactate levels using large doses of thiamine in patients with Kearns-Sayre syndrome. Arch Neurol 1981; 38:469.

Luft R, Ikkos D, Palmieri G, Ernster L, Afzelius B. A case of severe hypermetabolism of nonthyroid origin with a defect in the maintenance of mitochondrial respiratory control: a correlated clinical, biochemical, and morphological study. J Clin Invest 1962;41:1776–1804.

Lynch DR, Perlman SL, Meier T. A phase 3, double-blind, placebo-controlled trial of idebenone in friedreich ataxia. Arch Neurol 2010;67:941–947.

Man PY, Griffiths PG, Brown DT, Howell N, Turnbull DM, Chinnery PF. The epidemiology of Leber hereditary optic neuropathy in the North East of England. Am J Hum Genet 2003;72:333–339.

Manfredi G, Fu J, Ojaimi J, et al. Rescue of a deficiency in ATP synthesis by transfer of MTATP6, a mitochondrial DNA-encoded gene, to the nucleus. Nat Genet 2002;30: 394–399.

Mariotti C, Solari A, Torta D, Marano L, Fiorentini C, Di Donato S. Idebenone treatment in Friedreich patients: one-year-long randomized placebo-controlled trial. Neurology 2003;60:1676–1679.

Matthews PM, Ford B, Dandurand RJ, et al. Coenzyme Q10 with multiple vitamins is generally ineffective in treatment of mitochondrial disease. Neurology 1993;43: 884–890.

McFarland R, Swalwell H, Blakely EL, et al. The m.5650G>A mitochondrial tRNAAla mutation is pathogenic and causes a phenotype of pure myopathy. Neuromuscul Disord 2008;18:63–67.

Meier T, Buyse G. Idebenone: an emerging therapy for Friedreich ataxia. J Neurol 2009;256 Suppl 1:25–30.

Melegh B, Trombitas K. Valproate treatment induces lipid globule accumulation with ultrastructural abnormalities of mitochondria in skeletal muscle. Neuropediatrics 1997;28:257–261.

Moraes CT, DiMauro S, Zeviani M, et al. Mitochondrial DNA deletions in progressive external ophthalmoplegia and Kearns-Sayre syndrome. N Engl J Med 1989;320: 1293–1299.

Murphy JL, Blakely EL, Schaefer AM, et al. Resistance training in patients with single, large-scale deletions of mitochondrial DNA. Brain 2008;131:2832–2840.

Musumeci O, Naini A, Slonim AE, et al. Familial cerebellar ataxia with muscle coenzyme Q10 deficiency. Neurology 2001;56:849–855.

Neupert W, Herrmann JM. Translocation of proteins into mitochondria. Annu Rev Biochem 2007;76:723–749.

NINDS NET-PD Investigators A randomized clinical trial of coenzyme Q10 and GPI-1485 in early Parkinson disease. Neurology 2007;68:20–28.

Nishino I, Spinazzola A, Hirano M. Thymidine phosphorylase gene mutations in MNGIE, a human mitochondrial disorder. Science 1999;283:689–692.

Ogasahara S, Engel AG, Frens D, Mack D. Muscle coenzyme Q deficiency in familial mitochondrial encephalomyopathy. Proc Natl Acad Sci USA 1989;86:2379–2382.

Ogilvie I, Kennaway NG, Shoubridge EA. A molecular chaperone for mitochondrial complex I assembly is mutated in a progressive encephalopathy. J Clin Invest 2005;115:2784–2792.

Papadopoulou LC, Sue CM, Davidson MM, et al. Fatal infantile cardioencephalomyopathy with COX deficiency and mutations in SCO2, a COX assembly gene. Nat Genet 1999;23:333–337.

Pavlakis SG, Phillips PC, DiMauro S, De Vivo DC, Rowland LP. Mitochondrial myopathy, encephalopathy, lactic acidosis, and strokelike episodes: a distinctive clinical syndrome. Ann Neurol 1984;16:481–488.

Perales-Clemente E, Fernandez-Silva P, Acin-Perez R, Perez-Martos A, Enriquez JA. Allotopic expression of mitochondrial-encoded genes in mammals: achieved goal, undemonstrated mechanism or impossible task? Nucleic Acids Res 2010.

Ponchaut S, Veitch K. Valproate and mitochondria. Biochem Pharmacol 1993;46:199–204.

Przyrembel H. Therapy of mitochondrial disorders. J Inherit Metab Dis 1987;10 (Suppl 1):129–146.

Quinzii CM, Hirano M, DiMauro S. CoQ10 deficiency diseases in adults. Mitochondrion 2007;7 (Suppl):S122–126.

Reichmann H. [Therapy of metabolic myopathies]. Nervenarzt 1993;64:627–632.

Riordan-Eva P, Sanders MD, Govan GG, Sweeney MG, Da Costa J, Harding AE. The clinical features of Leber's hereditary optic neuropathy defined by the presence of a pathogenic mitochondrial DNA mutation. Brain 1995; 118:319–337.

Rodriguez MC, MacDonald JR, Mahoney DJ, Parise G, Beal MF, Tarnopolsky MA. Beneficial effects of creatine, CoQ10, and lipoic acid in mitochondrial disorders. Muscle Nerve 2007;35:235–242.

Rotig A, Appelkvist EL, Geromel V, et al. Quinone-responsive multiple respiratory-chain dysfunction due to widespread coenzyme Q10 deficiency. Lancet 2000;356:391–395.

Sacconi S, Trevisson E, Salviati L, et al. Coenzyme Q10 is frequently reduced in muscle of patients with mitochondrial myopathy. Neuromuscul Disord 2010;20:44–48.

Saitoh S, Momoi MY, Yamagata T, Mori Y, Imai M. Effects of dichloroacetate in three patients with MELAS. Neurology 1998;50:531–534.

Seibel P, Lauber J, Klopstock T, Marsac C, Kadenbach B, Reichmann H. Chronic progressive external ophthalmoplegia is associated with a novel mutation in the mitochondrial tRNA(Asn) gene. Biochem Biophys Res Commun 1994;204:482–489.

Seibel P, Trappe J, Villani G, Klopstock T, Papa S, Reichmann H. Transfection of mitochondria: strategy towards a gene therapy of mitochondrial DNA diseases. Nucleic Acids Res 1995;23:10–17.

Shoffner JM, Lott MT, Lezza AM, Seibel P, Ballinger SW, Wallace DC. Myoclonic epilepsy and ragged-red fiber disease (MERRF) is associated with a mitochondrial DNA tRNA(Lys) mutation. Cell 1990;61:931–937.

Shoffner JM, Lott MT, Voljavec AS, Soueidan SA, Costigan DA, Wallace DC. Spontaneous Kearns-Sayre/chronic external ophthalmoplegia plus syndrome associated with a mitochondrial DNA deletion: a slip-replication model and metabolic therapy. Proc Natl Acad Sci USA 1989;86:7952–7956.

Shoubridge EA, Johns T, Karpati G. Complete restoration of a wild-type mtDNA genotype in regenerating muscle fibres in a patient with a tRNA point mutation and mitochondrial encephalomyopathy. Hum Mol Genet 1997; 6:2239–2242.

Shults CW, Oakes D, Kieburtz K, et al. Effects of coenzyme Q10 in early Parkinson disease: evidence of slowing of the functional decline. Arch Neurol 2002;59:1541–1550.

Silva MF, Ruiter JP, Illst L, et al. Valproate inhibits the mitochondrial pyruvate-driven oxidative phosphorylation in vitro. J Inherit Metab Dis 1997;20:397–400.

Silvestri G, Ciafaloni E, Santorelli FM, et al. Clinical features associated with the A-->G transition at nucleotide 8344 of mtDNA (»MERRF mutation«). Neurology 1993; 43:1200–1206.

Sobreira C, Hirano M, Shanske S, et al. Mitochondrial encephalomyopathy with coenzyme Q10 deficiency. Neurology 1997;48:1238–1243.

Spruijt L, Naviaux RK, McGowan KA, et al. Nerve conduction changes in patients with mitochondrial diseases treated with dichloroacetate. Muscle Nerve 2001;24: 916–924.

Stewart JD, Horvath R, Baruffini E, et al. Polymerase gamma gene POLG determines the risk of sodium valproate-induced liver toxicity. Hepatology 2010;52:1791–1796.

Storch A, Jost WH, Vieregge P, et al. Randomized, double-blind, placebo-controlled trial on symptomatic effects of coenzyme Q(10) in Parkinson disease. Arch Neurol 2007;64:938–944.

Swerdlow RH. The neurodegenerative mitochondriopathies. J Alzheimers Dis 2009;17:737–751.

Taivassalo T, De Stefano N, Argov Z, et al. Effects of aerobic training in patients with mitochondrial myopathies. Neurology 1998;50:1055–1060.

Taivassalo T, Fu K, Johns T, Arnold D, Karpati G, Shoubridge EA. Gene shifting: a novel therapy for mitochondrial myopathy. Hum Mol Genet 1999;8:1047–1052.

Taivassalo T, Gardner JL, Taylor RW, et al. Endurance training and detraining in mitochondrial myopathies due to single large-scale mtDNA deletions. Brain 2006; 129:3391–3401.

Taivassalo T, Matthews PM, De Stefano N, et al. Combined aerobic training and dichloroacetate improve exercise capacity and indices of aerobic metabolism in muscle cytochrome oxidase deficiency. Neurology 1996;47:529–534.

Takanashi J, Sugita K, Tanabe Y, Maemoto T, Niimi H. Dichloroacetate treatment in Leigh syndrome caused by mitochondrial DNA mutation. J Neurol Sci 1997;145:83–86.

Tarnopolsky M, Martin J. Creatine monohydrate increases strength in patients with neuromuscular disease. Neurology 1999;52:854–857.

Tarnopolsky MA, Roy BD, MacDonald JR. A randomized, controlled trial of creatine monohydrate in patients with mitochondrial cytopathies. Muscle Nerve 1997;20:1502–1509.

Taylor RW, Chinnery PF, Turnbull DM, Lightowlers RN. In-vitro genetic modification of mitochondrial function. Hum Reprod 2000;15 (Suppl 2):79–85.

Tuppen HA, Hogan VE, He L, et al. The p. M292T NDUFS2 mutation causes complex I-deficient Leigh syndrome in multiple families. Brain 2010;133:2952–2963.

Van Maldergem L, Trijbels F, DiMauro S, et al. Coenzyme Q-responsive Leigh's encephalopathy in two sisters. Ann Neurol 2002;52:750–754.

Voet NB, van der Kooi EL, Riphagen, II,Lindeman E, van Engelen BG, Geurts A. Strength training and aerobic exercise training for muscle disease. Cochrane Database Syst Rev 2010:CD003907.

Wallace DC, Singh G, Lott MT, et al. Mitochondrial DNA mutation associated with Leber's hereditary optic neuropathy. Science 1988;242:1427–1430.

Zhu Z, Yao J, Johns T, et al. SURF1, encoding a factor involved in the biogenesis of cytochrome c oxidase, is mutated in Leigh syndrome. Nat Genet 1998;20:337–343.

J 12 Myotone Dystrophien, Myotonien und periodische Lähmungen

von B. Schoser und F. Lehmann-Horn

J 12.1 Myotone Dystrophien

J 12.1.1 Klinik

Die myotonen Dystrophien sind autosomal-dominant vererbte, progrediente Multisystemerkrankungen. Unterschieden werden die myotone Dystrophie Typ 1 (DM1) und die myotone Dystrophie Typ 2 bzw. proximale myotone Myopathie (DM2/PROMM). Klinisch wegweisend ist die Kombination aus myotonen Symptomen, einer progredienten Muskelschwäche, Muskelatrophien, Linsentrübung, Diabetes mellitus und Herzrhythmusstörungen. Hinzu kommen variabel weitere extramuskuläre Manifestationen (**Tab. J 12.1**, **Tab. J 12.2**). Oligosymptomatische Formen können bei der Differentialdiagnose Schwierigkeiten bereiten.

Die myotone Reaktion ist klinisch durch eine nicht kontrollierbare verzögerte Muskelrelaxationsstörung bzw. Dekontraktionshemmung charakterisiert. Sie wird von den Patienten als Muskelsteife oder Schweregefühl empfunden. Im Gegensatz zu den nicht progressiven Myotonien werden myotone Symptome von Patienten mit myotoner Dystrophie oft nicht spontan berichtet. Am zuverlässigsten ist der Nachweis einer Myotonie an der Hand (Faustschlussmyotonie, Perkussionsmyotonie am Thenar). Gelegentlich findet sich ein Nachhängen des Lids bei schnellem Blickwechsel nach unten und nach längerem Aufwärtsblick (Pseudo-Graefe-Phänomen, lid lag myotonia). Die dystrophen Veränderungen der Skelettmuskulatur haben ein charakteristisches Verteilungsmuster (s. **Tab. J 12.1**). Die DM1 zeigt typischerweise einen Befall der Gesichtsmuskulatur, der Lidheber (doppelseitige Ptose), der Kaumuskulatur (Mm. temporales, Mm. masseteres) und der Mm. sternocleidomastoidei. An den Extremitäten sind die Atrophien meist distal betont. Bei DM2 beginnt die Symptomatik meistens in der proximalen Beinmuskulatur (Schwierigkeiten beim Treppensteigen und beim Aufstehen aus der Hocke), seltener in den Schultern und an den Oberarmen, und geht häufig mit Myalgien einher.

Elektromyographisch finden sich neben myopathischen Veränderungen die Zeichen der Myotonie. Nach Willkürinnervation oder mechanischer Stimulation sowie spontan treten Salven von hochfrequenten (40–60 Hz), triphasischen Spikes oder positiven scharfen Wellen auf, die aufgrund ihrer Frequenz- und Amplitudenmodulation zu charakteristischen myotonen Salven führen. Neben myotonen Salven kommen auch komplexe repetitive Serienentladungen vor, die lange andauern (bis zu 30 sec), nur gering frequenzmoduliert sind, abrupt anfangen und ebenso plötzlich sistieren.

Die Diagnosesicherung erfolgt durch die DNA-Diagnostik. Sowohl die DM1 als auch DM2 beruhen auf der instabilen Verlängerung von DNA-Repeats. Bei der DM1 findet sich ein verlängerter Triplett-Repeat (CTG) in der 3' Region des Myotonin-Protein-Kinase(*DMPK*)-Gens auf Chromosom 19q13 (Brook et al. 1992). Bei DM2 findet sich ein verlängerter Tetranukleotid-Repeat (CCTG) in Intron 1 des Zink-Finger-Protein-9(*ZNF9*)-Gens auf Chromosom 3q21 (Liquori et al. 2001). Zur weiteren Diagnostik und den Zusatzbefunden bei DM1 und DM2 siehe **Tab. J 12.2**.

J 12.1.2 Epidemiologie und Verlauf

In Deutschland wird für beide Muskelerkrankungen die Inzidenz auf jeweils etwa 1 auf 15 000 Neugeborene geschätzt. Da die Mehrzahl der Genträger erst im Erwachsenenalter erkrankt, beträgt die Prävalenz jeweils etwa 1 auf 37 000 Einwohner. In nicht mitteleuropäischen Ländern ist die DM2 seltener. In Deutschland leben derzeit ca. 4 500 Patienten mit DM1 und DM2. Damit dürften die myotonen Dystrophien in Deutschland die häufigsten Muskelerkrankungen im Erwachsenenalter sein (Schneider-Gold et al. 2010). Beide Erkrankungen sind durch eine variable Penetranz und erhebliche intrafamiliäre Variabilität gekennzeichnet.

Myotone Dystrophie Typ 1 (DM1): Neben der adulten Form, mit Erstmanifestation in der Jugend und im Erwachsenenalter, gibt es eine schwer verlaufende kongenitale myotone Dystrophie (CDM). Erstmanifestationsalter und Schwere der Symptomatik bei der DM1 korrelieren positiv mit der Anzahl der CTG-Repeats. Die meiotische Instabilität dieser Repeats (Neigung zur Expansion während der Reifeteilungen) ist die molekulare Grundlage für das Phänomen der Antizipation (Vorverlagerung des Erstmanifestationsalters und zunehmende Schwere der Symptomatik in nachfolgenden Generationen). Kongenitale Fälle (CDM) werden fast ausschließlich maternal vererbt. Hier finden sich extrem expandierte Allele (bis zu 4 000 Repeats, Norm: bis 35). Die Myotonie der adulten DM1 ist seltener schwerwiegend und kann mit Fortschritt der Muskeldystrophie nachlassen, insbesondere an den distalen Extremitätenmuskeln. Die Patienten werden hauptsächlich durch zunehmende Paresen behindert. Die bei der Erkrankung häufig auftretenden Herzrhythmusstörungen (Vorhofflattern, AV-Block, supraventrikuläre und ventrikuläre Herzrhythmusstörungen) können vital bedrohlich sein, weshalb regelmäßige kardiologische Kontrollen und eine frühzeitige Intervention notwendig sind.

Tab. J 12.1: Klinik und Verlauf der Myotonen Dystrophien

	Myotone Dystrophie Typ 1 (DM1)	Myotone Dystrophie Typ 2 (DM2/PROMM)
Klinik		
Muskel-schwäche und -atrophie	zunächst distale (später auch proximale) Extremitätenmuskulatur, Mm. temporales und mimische Muskulatur (myopathische Fazies), pharyngeale Muskulatur (näselnde Sprache), Halsbeugemuskulatur	zunächst meist proximal (Nackenbeuger, Hüftbeuger, M. triceps brachii); z. T. asymmetrisch, z. T. fluktuierend; häufig Muskelatrophie (v. a. M. quadriceps femoris, iliopsoas); orofaziale Muskulatur seltener beteiligt; gelegentlich Wadenhypertrophie
Myotonie	v. a. Gesicht, Zunge, Unterarme, Thenar	geringer ausgeprägt als bei DM1; kann fehlen; meist in den Oberschenkeln, Händen und Waden; Verschlechterung bei Kälte und nach Belastung (Treppensteigen)
Muskel-schmerzen	selten	häufig (40–50 %); muskelkaterartig; oberflächlich, v. a. Oberschenkel, Waden, Rücken; können fluktuieren; Verstärkung nach Ruhe; Druckdolenz
Katarakt/Auge	Katarakt: bis 75 % der Fälle selten: Retinadegeneration, Hornhautveränderungen	Katarakt
Hirnnerven-beteiligung	Ptosis (primär muskulär) Innenohrschwerhörigkeit (meist gering- bis mittelgradig)	seltener als bei DM1: Ptosis, Innenohrschwerhörigkeit
Kardiale Manifestation	Herzrhythmusstörungen (bei 90 %; bradykard – tachykard) am häufigsten: AV-Block Herzinsuffizienz (20 %)	Herzrhythmusstörungen (v. a. AV-Block) Herzinsuffizienz, Kardiomyopathien
Endokrine Symptome	Hypogonadismus (häufig eingeschränkte Fertilität) Stirnglatze Insulinresistenz mit latentem oder manifestem Diabetes mellitus	Hypogonadismus Insulinresistenz, manifester Diabetes mellitus
Zerebrale Manifestation	Demenzielle Entwicklung Apathie Hypersomnie Affektive Störungen Antriebsstörung	seltener und i. d. R. schwächer ausgeprägt, Hypersomnie, gelegentlich Tremor
Gastro-intestinaltrakt	Dilatation und verminderte Motilität von: Ösophagus, Magen, Kolon, Sphinkter ani (Stuhlinkontinenz), Uterus; Gallensteine; Transaminasenerhöhung (isolierte gGT)	seltener Dysphagie, Gallensteine Transaminasenerhöhung (isolierte gGT)
Verlauf	sehr variabel insgesamt progredient milde Verläufe mit normaler Lebenserwartung kommen vor limitierend sind v. a. Herzrhythmusstörungen, reduzierte Lebenserwartung	variabel milder als bei DM1 insgesamt progredient weitgehend normale Lebenserwartung

Tab. J 12.2: Diagnostik und Zusatzbefunde bei myotonen Dystrophien

	DM1	DM2
EMG	Spontanaktivität, Myotone Serien, myopathisches Muster	wie bei DM1, allerdings oft geringer ausgeprägt, Myotonie kann fehlen
Spaltlampen-untersuchung	Subkapsuläre, bunte, hintere Linsentrübung (sog. »Christbaumschmuckkatarakt«)	
Labor	CK: mäßig erhöht oft leicht erhöhte Leberenzyme (isolierte Gamma-GT-Erhöhung), Hypo-IgM, Hypo-IgG	
Kraniale MRT	evtl. diffuse Signalanhebung (T2) im Marklager der Hemisphären, z. T. umschriebene Läsionen, Atrophie	
DNA-Diagnostik	expandierte (CTG)n Wiederholungssequenz im *DMPK*-Gen	expandierte (CCTG)n Wiederholungssequenz im *ZNF9*-Gen

Myotone Dystrophie Typ 2/Proximale myotone Myopathie (DM2/PROMM): Der Beginn der DM2 ist häufig um das 40.–50. Lebensjahr und der Verlauf ist milder als bei der DM1. Viele Patienten bleiben über lange Zeit oligosymptomatisch. Die Muskelschwäche, myotonen Symptome und Muskelschmerzen können fluktuieren. Häufig steht die Myotonie im Hintergrund. Wiederholt wurde über eine Erstmanifestation oder Verschlechterung der myotonen Symptomatik in der Schwangerschaft berichtet. Die Lebenserwartung ist normalerweise nicht eingeschränkt (Schara und Schoser 2006).

Tab. J 12.3: Therapie der myotonen Dystrophien

Myotone Symptome	Bei Behinderungen durch die Myotonie (EKG vor und während der Therapie). Absolute Kontraindikation bei AV-Block II. oder III. Grades. Relative Kontraindikation bei AV-Block I. Grades. Mexiletin 3 × 100–3 × 200 mg/die (↑↑, A) Flecainid 2 × 50 mg–2 × 100 mg (↑, C) Propafenon 2 × 150–2 × 300 mg (↑, C) Phenytoin 3 × 100 mg/die (↑, C)
Herzrhythmusstörungen	Implantation von Schrittmacher oder Kardiokonverter (↑, C) Bei ventrikulärer Reentry-Tachykardie ggf. Katheterablation (↑, C)
Hypersomnie	Modafinil 200–400 mg/die (↔, C) Methylphenidat 2–3 × 10 mg/die (↔, C) Evtl. Heimbeatmung
Depression	Imipramin oder Amitriptylin: 100–150 mg /die (cave bei AV-Block) (↔, C)
Katarakt	Ggf. Operation (↑↑, B)
Orthesenversorgung, Peronaeusschienen (↑, B)	Operation (↑↑, B) Schienen (↑, B)

J 12.2 Therapeutische Prinzipien

Die myotone Reaktion beruht auf einer elektrischen Instabilität der Muskelfasermembran mit einer Neigung zu repetitiven Entladungen. Molekulare Grundlage der Myotonie bei den DMs ist ein abnorm gespleißter Chloridkanal. Klinisch sind Mexiletin und andere Kanalblocker wirksam (**Tab. J 12.3**). Eine Studie zeigte, dass Mexiletin in einer Dosis von 3 × 150 mg bis 3 × 200 mg/d sicher und effektiv ist (Logigain et al. 2010). Aufgrund kardialer Erregungsleitungsstörungen im Rahmen der Grunderkrankung (Degeneration des His-Bündel-Systems) ist die Indikation zur medikamentösen Therapie mit Zurückhaltung zu stellen. (Für weitere Details siehe Ende dieses Kapitels.)

Für die **DM1** wurden strukturelle kardiale Auffälligkeiten (u. a. linksventrikuläre Hypertrophie, Dilatation und systolische Dysfunktion) beschrieben. Die linksventrikuläre systolische Dysfunktion war assoziiert mit zunehmendem Alter, CTG-Repeatlänge, P-R > 200 ms und QRS > 120 ms (Bhakta et al. 2004). Eine hohe Inzidenz für eine akute kardiale Mortalität konnte bei schweren EKG-Veränderungen und höherem Alter nachgewiesen werden. Auch eine hohe Anzahl plötzlicher Herztode unter DM1-Patienten mit implantiertem Schrittmacher und/oder Kardioverter ist nachweisbar. Ventrikuläre tachykarde Rhythmusstörungen sind prognostisch als am schwerwiegendsten einzustufen (Groh et al. 2008).
Für die **DM2** existieren keine prospektiven kardiologischen Studien. Unter 297 DM2-Patienten wurde bei 4 Patienten vor dem 45. Lebensjahr ein plötzlicher Herztod festgestellt (Schoser et al. 2004). Unter 38 DM2 Patienten fanden sich 14 mit Herzrhythmusstörungen, 6 mit diastolischen Dysfunktionen sowie 6 mit supraventrikulären Arrhythmien, 5 Patienten erlitten einen Schlaganfall (Wahbi K et al. 2009). Insgesamt wird die Häufigkeit der kardialen Mitbeteiligung bei DM2 familiär gehäuft auf 10–20 % geschätzt. Patienten mit einer Eigen- oder Familienanamnese für kardiale Manifestationen sollten jährliche EKG-Kontrollen erhalten und frühzeitig einen Defibrillator implantiert bekommen (Lazarus et al. 2004, Groh et al. 2008, Laurent et al. 2010).

Etwa ein Drittel der Patienten mit DM1 und DM2 leidet an verstärkter Tagesmüdigkeit. Bei einem Teil dieser Patienten findet sich eine chronische respiratorische Insuffizienz oder ein obstruktives Schlaf-Apnoe-Syndrom. Zwei offene Studien an jeweils 11 Patienten sprechen für einen positiven Effekt von Modafinil (Damian et al. 2001) bzw. Methylphenidat (van der Meche et al. 1994). Zur Behandlung einer fortschreitenden diaphragmalen Ateminsuffizienz steht die nichtinvasive Heimbeatmung zur Verfügung. Zur Prophylaxe von Atemwegsinfektionen bei alveolärer Hypoventilation wird eine Atemtherapie empfohlen. Eine kausale Therapie der Muskeldystrophie ist nicht bekannt. Molekulare Therapiestrategien sind in Planung (Thompson et al. 2009, Mulders et al. 2010). Neben der symptomatischen Therapie erfolgen regelmäßige krankengymnastische Übungsbehandlungen mit nicht maximal erschöpfender Bewegung zur Kompensation funktioneller Defizite und um orthopädische Komplikationen zu vermeiden. Häufig werden Peronaeusschienen und andere Hilfsmittel erforderlich (Schneider-Gold et al. 2010). Die Gabe von Kreatin-Monohydrat hatte keinen eindeutig positiven Effekt auf die Muskelschwäche (Walter et al. 2002, Schneider-Gold et al. 2003, Tarnopolsky et al. 2004).
Die Betroffenen und deren Familien sollten humangenetisch beraten werden. Nach der Beratung kann eine molekulargenetische Diagnostik zur Früherkennung asymptomatischer Genträger durchgeführt werden. Eine pränatale Diagnostik ist dann indiziert, wenn die Mutter DM1-Mutationsträgerin ist (IDMC 2000, Udd et al. 2006).

J 12.2.1 Schwangerschaft und kongenitale Form

Schwangerschaften von Frauen mit DM1 sind mit einer erhöhten Rate verschiedener Komplikationen behaftet (**Tab. J 12.4**), wobei die Komplikationsrate wahrscheinlich mit dem Schweregrad der Myotonie positiv korreliert (O'Brien und Harper 1984). Die hohe Neugeborenensterblichkeit beruht auf der kongenitalen myotonen Dystrophie (CDM). Im Vordergrund stehen respiratorische Insuffizienz, ausgeprägte Muskelhypotonie und mentale Retardierung. Die CDM tritt nahezu ausschließlich bei maternaler Transmission auf. Ein Polyhydramnion und verminderte Kindsbewegungen weisen bereits in der Schwangerschaft auf die CDM hin (Erikson et al. 1995). Die Entbindung sollte grundsätzlich in einer Abteilung mit Neugeborenenintensivstation erfolgen. Bei operativen Entbindungen unter Allgemeinanästhesie besteht ein erhöhtes Risiko. Die peridurale Anästhesie ist der Vollnarkose vorzuziehen. Tokolytika wie Fenoterol können eine schwere und generalisierte myotone Reaktion provozieren. Dagegen sind wehenfördernde Mittel (wie z. B. Oxytocin) hinsichtlich der Myotonie unbedenklich. Bei der DM2 existiert keine kongenitale Form, jedoch auch bei dieser wurden in ca. 20 % der Patientinnen adverse Effekte in der Schwangerschaft beobachtet. Späte Aborte, frühzeitige Wehentätigkeit und Frühgeburten sind möglich (Rudnik-Schöneborn et al. 2006).

Tab. J 12.4: Schwangerschafts- und Geburtskomplikationen bei DM1und DM2

Schwangerschaft	Verstärkung der myotonen Symptome Erhöhte Abortrate (nur DM1) Polyhydramnion (nur DM1) Verminderte Kindsbewegungen Gehäufte Frühgeburten
Geburt	Verzögerter Geburtsverlauf Hohe Rate an operativen Entbindungen Erhöhtes Anästhesierisiko Postpartale Blutungen Verzögerte Plazentaablösung Erhöhte neonatale Mortalität

J 12.2.2 Allgemeinanästhesie

Patienten mit myotoner Dystrophie haben ein erhöhtes Risiko für perioperative Komplikationen im Rahmen einer Allgemeinanästhesie. In einer retrospektiven Untersuchung an 219 Patienten fand sich eine Komplikationsrate von 8,2 %. Im Vordergrund stehen pulmonale Komplikationen (Ateminsuffizienz, Atelektasen, Pneumonie). Hinzu kommen tachy- oder bradykarde Herzrhythmusstörungen. Besonders gefährdet sind Patienten mit Oberbauchoperationen und ausgeprägter muskulärer Beteiligung (Mathieu et al. 1997). Für die DM2 wurden bei 121 Patienten mit 340 Operationen 27 kleine Zwischenfälle wie Übelkeit, Erbrechen, Muskelschmerzen, verlängerte Wirkung der Narkose oder ein Kreislaufproblem als Komplikationen während oder nach einer Narkose berichtet. Zwei Patienten erlitten schwere Komplikationen (0,6 %) (Kirzinger et al. 2010). Nicht depolarisierende Muskelrelaxanzien sind gegenüber depolarisierenden Substanzen zu bevorzugen (Russell und Hirsch 1994). Myotone Symptome können durch Hypothermie, Zittern und mechanische oder elektrische Stimulation ausgelöst bzw. verstärkt werden. Eine engmaschige perioperative Überwachung (kontinuierliche EKG-Ableitung, Pulsoxymeter etc.) ist notwendig. Vor allem bei der DM1, seltener auch bei der DM2, ist bei intensivmedizinischer Behandlung und nach Operationen eine verlängerte Nachbeatmungszeit einzukalkulieren. Ein erhöhtes Risiko für die Entwicklung einer malignen Hyperthermie sollte im Rahmen der Anästhesie insbesondere bei der DM1 beachtet werden. Narkosen mit Propofol sind zu bevorzugen (Bennun et al. 2000, Kirzinger et al. 2010).

J 12.3 Myotonien und periodische Lähmungen

J 12.3.1 Klinik

Reine Myotonien (s. **Tab. J 12.5**) sind Erkrankungen, bei denen als Hauptsymptom eine generalisierte Muskelsteifigkeit auffällt, die besonders nach plötzlichen und heftigen Muskelkontraktionen auftritt und durch unwillkürliche Aktionspotenzialserien ausgelöst wird. Vielfach sind die Muskeln hypertrophiert. Mutationen in unterschiedlichen Ionenkanälen, die die elektrische Erregbarkeit der Muskelfasermembran erhöhen, sind verantwortlich für die verlängerte Muskelanspannung. Entsprechend der genetischen Ursache unterscheidet man Chlorid- und Natriumkanal-Myotonien (Jurkat-Rott und Lehmann-Horn 2005).

Zu den Chloridkanal-Myotonien zählen die dominante Thomsen-Myotonie und die häufigere und meist ausgeprägtere rezessive Becker-Form. Beiden Formen gemeinsam ist eine generalisierte Myotonie, die durch ein sog. »Warm-up«-Phänomen gekennzeichnet ist: Die Myotonie nimmt bei wiederholten Muskelkontraktionen ab. Die Myotonie zeigt sich beim festen Händedruck an der Unfähigkeit, die Hand loszulassen. Auch das sogenannte ist typisch. Das Beklopfen der Muskulatur führt zu einer myotonen Reaktion (Perkussionsmyotonie). Einer ausgeprägten myotonen Steifigkeit kann eine vorübergehende Muskelschwäche folgen (»transient weakness«). Die Schwäche tritt bei den ersten Kontraktionen nach einer Ruhephase auf und kann den Patienten mehr behindern als die Steifigkeit (Deymeer et al. 1998, Rüdel et al. 1988). Viel deutlicher als bei der Thomsen-Form sind bei den meisten Becker-Patienten die Gluteal-, Oberschenkel- und Wadenmuskeln hypertrophiert, die aber nicht die erwartete Kraft entwickeln. In schweren Fällen führt die Myotonie zur Muskelverkürzung mit Kontrakturen. Männer sind meist stärker betroffen als Frauen, bei denen die Myotonie manchmal erst durch Hypothyreose oder Schwangerschaft in Erscheinung tritt.

Die Natriumkanal-Myotonie wird auch Kalium-sensitive Myotonie genannt, da die myotone Steifigkeit durch orale Kaliumaufnahme (ca. 1 Stunde nach 1–2 Kalium-Brausetabletten) verstärkt wird. Sie kommt in verschieden starken Ausprägungen vor: Die leichteste Form ist die Myotonia fluctuans (Ricker et al. 1994), die schwerste Form ist die Myotonia permanens. Bei der Myotonia fluctuans ist die Steifigkeit durch Muskelarbeit bedingt, tritt aber erst mit einer Verzögerung von etwa einer Stunde auf und hält dann 1–2 Stunden an. Durch diese arbeitsbedingte Myotonie wird das »Warm-up«-Phänomen maskiert, es lässt sich aber bei wiederholter Kontraktion und Erschlaffung der Extremitätenmuskeln dennoch beobachten. Patienten mit Myotonia permanens sind durch die kontinuierliche Aktivität in den verschiedenen Muskeln mehr oder weniger unbeweglich (Kubota et al. 2009). Bei dieser

Form muss eine diagnostische orale Kaliumgabe wegen der Gefahr der steifen Atemmuskulatur unterbleiben (Lehmann-Horn et al. 2004). Patienten mit einer Natriumkanal-Myotonie neigen zu belastungsabhängigen Muskelkrämpfen (Orrell et al. 1998).

Die periodischen Lähmungen sind episodisch auftretende, schlaffe Lähmungen mit generalisierter oder lokaler Ausprägung, die sich innerhalb von wenigen Minuten bis zu einigen Tagen zurückbilden. Die Atem- und Sprachmuskulatur kann betroffen sein, das Bewusstsein ist immer ungestört. Die Muskeldehnungsreflexe können während einer Episode abgeschwächt sein. Zusätzlich zu den episodischen Schwächen – oder auch isoliert – können permanente Paresen entstehen, die mit zunehmendem Alter in eine Muskeldystrophie münden. Entsprechend den Veränderungen des Serumkaliumwerts während der voll ausgeprägten Schwäche werden hyper-, normo- und hypokaliämische periodische Lähmungen unterschieden, wobei man allerdings allein wegen eines Normwerts nicht die Diagnose einer normokaliämischen periodischen Lähmung stellen darf. Weitere Kriterien wie Trigger, Episodendauer und Ansprechen auf Kalium, Natrium und Glukose sind in die Diagnostik einzubeziehen. Hyper- und normokaliämische periodische Lähmungen können auch mit einer Myotonie einhergehen, die im Intervall meist nur im EMG zu finden ist, zu Lähmungsbeginn aber exazerbieren kann (Jurkat-Rott und Lehmann-Horn 2011).

Die Paramyotonie nimmt eine Stellung zwischen den Myotonien und den periodischen Lähmungen ein. Vor allem bei Kälteeinwirkung zeigt sich eine myotone Muskelsteifigkeit, die sich mit weiterer körperlicher Tätigkeit verschlimmert (paradoxe Myotonie). Ein kalter Luftzug kann genügen, die mimische Muskulatur »einzufrieren«. Die Muskelsteifigkeit kann in eine stundenlang anhalte schlaffe Lähmung übergehen. Paramyotoniker mit bestimmten Natriumkanalmutationen können in Ruhe spontane Lähmungsepisoden entwickeln, die einer hyperkaliämischen periodischen Lähmung ähneln.

Klinisch lassen sich Chloridkanal- und Natriumkanal-Myotonien daran unterscheiden, dass bei Ersterer die Augenlid-Myotonie ein Warm-up zeigt, bei Letzterer dagegen die Augenlid-Myotonie paradox ist (Lehmann-Horn et al. 2004). Bei beiden Formen zeigen die Extremitätenmuskeln ein Warm-up, während die Paramyotonie generalisiert die paradoxe Reaktion aufweist. Durch die Reaktion auf Kälte und Kalium kann die Myotonie-Form klinisch spezifiziert werden. Eine 10-minütige Abkühlung eines Auges mit einem feucht-kalten Lappen kann nach festem Lidschluss zur Unfähigkeit der Lidöffnung führen. Während bei den Chloridkanal-Myotonien die CK allenfalls leicht erhöht ist, bestehen bei der Natriumkanal-Myotonie häufig Werte bis auf das 5-fache des Normbereichs.
Myotonien – einschließlich der Paramyotonie – werden durch typische myotone Entladungssalven im EMG diagnostiziert. Bei der Natriumkanal-Myotonie finden sich lang anhaltende Serien von Fibrillationspotenzialen. Wie bei der Myasthenie besteht ein Dekrement bei repetitiver Nervenstimulation mit 3 Hz, das aber später beginnt und stärker ausgeprägt ist, und nicht durch Endrophonium gebessert wird (Dupré et al. 2009). Auch bei periodischen Lähmungen ist ein spätes Dekrement nachweisbar. Therapeutisch ist nicht nur die Form der Dyskaliämie, sondern auch eine potenzielle Dystrophie z. B. der ischiocruralen Muskulatur mittels Kernspinresonanztomographie zu untersuchen (Weber et al. 2006).

Die thyreotoxische hypokaliämische periodische Lähmung ereignet sich nur im Rahmen einer Hyperthyreose, die aber noch nicht offensichtlich sein muss. Die Kaliumwerte sind iktal meist sehr niedrig (1–2 mM), im lähmungsfreien Intervall dagegen häufig normal (Lehmann-Horn et al. 2004). Klinische Symptomatik und Trigger gleichen der hypokaliämischen periodischen Paralyse.
Beim sehr seltenen Andersen-Tawil-Syndrom treten unabhängig von episodischen Lähmungen, die erhöhte, normale oder erniedrigte Kaliumwerte im Blut zeigen können, auch Herzrhythmusstörungen auf (Chun et al. 2004). Neben einem Ruhe-EKG sollte ein Langzeit-EKG durchgeführt werden. Optional sind auch skeletale Veränderungen an Gesicht, Händen und Füßen zu sehen.

Zur Sicherung der Diagnose der Myotonien und episodischen Lähmungen sollte eine molekulargenetische Diagnostik durchgeführt werden, durch welche die zugrunde liegende Mutation geklärt und damit auch Risikoberechnungen für die Nachfahren sowie Verlaufsprognose und individuelle Therapie für den Patienten selbst ermöglicht werden. Rezessiv oder dominant wirkende Chloridkanal-Mutationen verursachen die Becker- und Thomsen-Myotonie. Dominant wirkende Mutationen in verschiedenen Ionenkanälen der Skelettmuskulatur sind für die Paramyotonie und die periodischen Lähmungen verantwortlich. Obwohl mit Ausnahme des Andersen-Tawil-Syndroms keine Kaliumkanäle ursächlich betroffen sind, hat das Serumkalium einen entscheidenden Einfluss auf das Membranpotenzial und wird dadurch zur Triggersubstanz (wie bei der hyperkaliämischen Form) oder zum Therapeutikum (wie bei der hypokaliämischen Form). Ähnlich ist die Situation für Glukose (und Hormone wie Kortison und den Kaliumspiegel modifizierende Medikamente), die in Kombination mit Insulin Kalium vom Extra- in den Intrazellulärraum verschiebt und deshalb ebenfalls Trigger oder Therapie sein kann. Körperlicher und psychischer Stress, Kälte, Infektionen, Impfungen, Operationen und Medikamente wirken bei allen Formen. Dies gilt auch für die Myotonien mit der Ausnahme, dass Kälte bei der Chloridkanal-Myotonie die Muskelsteifigkeit nicht aggraviert. Manche Patienten mit Myotonien oder periodischen Lähmungen, insbesondere die mit einer Natriumkanal-Myotonie, leiden unter belastungsabhängigen Muskelschmerzen. Nur bei genetisch nicht zu klärenden Fällen oder Verdacht z. B. auf einen überlagernden neurogenen Prozess, sollte eine Muskelbiopsie erfolgen. Ein Belastungstest mit Glukose-Insulin sollte wegen potenziell gefährlicher Hypoglykämie oder Hypokaliämie nur in Ausnahmefällen und Anästhesiebereitschaft durchgeführt werden.

Differentialdiagnostisch sollte bei den Myotonien, v. a. bei Katarakt, an die myotonen Dystrophien und bei den episodischen Lähmungen an symptomatische dyskaliämische Lähmungen (z. B. im Rahmen eines Conn- oder Addison-Syndroms) gedacht werden. Im Gegensatz zu den periodischen Lähmungen sind Muskelkraft und Serumkalium meist über einen längeren Zeitraum pathologisch verändert. Eine akute zusätzliche Veränderung des Serumkaliums kann aber auch einen bis dahin kompensierten Zustand dekompensieren lassen und so zur Lähmungsepisode führen.

Tab. J 12.5: Klinik und Diagnostik der Myotonien und periodischen Paralysen

Erkrankung	Symptomatik	Diagnostik	Chr.	*Gen*/Protein
Myotonia congenita Becker und Thomsen	Becker rezessiv, Thomsen dominant; generalisierte Myotonie, Warm-up-Phänomen auch in Lidmuskeln, Muskelhypertrophie, transiente Schwäche (Becker)	Eigen- und Familienanamnese, Treppensteigversuch, EMG, repetitive Stimulation, molekulare Genetik	7q35	*CLCN1* Chloridkanal
Kalium-sensitive Myotonie	dominant; paradoxe Myotonie (nur) in Lidmuskeln, variable Ausprägung der Myotonie, Muskelkrämpfe, Aggravation nach Kaliumgabe, keine Schwäche	Eigen- und Familienanamnese, EMG, repetitive Stimulation, Provokation mit Kalium (nur bei milden Formen zulässig), molekulare Genetik	17q23	*SCN4A* spannungsgesteuerter Natriumkanal Nav1.4
Paramyotonia congenita	dominant; paradoxe Myotonie in allen Muskeln, in Kälte vermehrte Muskelsteifigkeit, gefolgt von mehrstündiger schlaffer Lähmung	Eigen- und Familienanamnese, Lidschlusstest, EMG, Kälteprovokation, molekulare Genetik		
Hyperkaliämische periodische Paralyse	dominant; episodisch auftretende Schwächen kurzer Dauer (Minuten bis Stunden) bis zu mehrmals am Tag, Auslösung durch fehlende Nahrungsaufnahme oder in Ruhe nach körperlicher Anstrengung, in der Episode meist erhöhtes Kalium, gegen Ende der Episode erniedrigtes Kalium möglich	Eigen- und Familienanamnese, Triggeranamnese, häufig EMG-Myotonie, repetitive Stimulation, iktales und interiktales Serumkalium, Muskelbildgebung, molekulare Genetik		
Normokaliämische periodische Paralyse	dominant; Kombination von Symptomen wie bei hyper- und hypokaliämischer periodischer Paralyse			
Hypokaliämische periodische Paralyse Typ 2	dominant; episodisch auftretende Schwächen längerer Dauer (Stunden bis Tage), getriggert durch glucosereiche Nahrung oder körperliche Anstrengung, in der Episode meist erniedrigtes Kalium, gegen Ende der Episode erhöhtes Kalium möglich	Eigen- und Familienanamnese, Triggeranamnese, keine EMG-Myotonie, repetitive Stimulation, iktales und interiktales Serumkalium, Muskelbildgebung, molekulare Genetik		
Hypokaliämische periodische Paralyse Typ 1			1q32	CACNA1S Kalziumkanal Cav1.1
Thyreotoxische hypokaliämische periodische Paralyse	wie bei hypokaliämischer periodischer Paralyse	Schilddrüsendiagnostik	17q23	*KCNJ18* Kaliumkanal Kir2.
Andersen-Tawil-Syndrom	dominant; abhängig von Mutation episodisch auftretende Schwächen jeglichen Typs, optional ventrikuläre Arrhythmien und Dysmorphien	Eigen- und Familienanamnese, Knochenbildgebung, repetitive Stimulation, EKG, 24h-EKG, molekulare Genetik	17q23	*KCNJ2* Kaliumkanal Kir2.1

J 12.3.2 Epidemiologie und Verlauf

Die Prävalenz für die rezessive Becker-Form liegt bei etwa 1 : 20 000. Die myotone Steifigkeit beginnt in der Regel im Einschulalter oder danach bis in die dritte Lebensdekade. Im Erwachsenenalter bleibt die Myotonie konstant und die Lebenserwartung ist normal. Becker-Myotoniker sind in ihrer manuellen Geschicklichkeit beeinträchtigt, was bei der Berufswahl berücksichtigt werden muss. Die Prävalenz für die Thomsen-Myotonie, die Natriumkanal-Myotonie und die Paramyotonie dürfte bei jeweils ca. 1 : 200 000 liegen. Die Myotonie besteht bereits bei der Geburt und bleibt über das Leben hinweg relativ konstant oder nimmt in der Pubertät allenfalls leicht zu.

Die periodischen Paralysen sind seltene Erkrankungen. Die Prävalenz aller Formen zusammen beträgt 1 : 50 000. Die häufigste einzelne Form ist die hypokaliämische Lähmung mit einer Häufigkeit von 1 : 100 000. Die Symptome beginnen in der Kindheit oder Jugend, nur selten im frühen Erwachsenenalter. Häufigkeit und Schwere der Lähmungsepisoden nehmen im Alter von etwa 50 Jahren ab, wobei es aber bei 50 % der Betroffenen zu einer chronisch progressiven vakuolären Muskeldystrophie (Gliedergürteldystrophie) mit myopathischen EMG-Veränderungen und CK-Erhöhung kommt. Auch rasch progrediente Atrophien wurden beschrieben (Meyer et al. 2008). Frauen mit inkompletter Penetranz für die Lähmungsepisoden können aber durchaus im späteren Lebensalter diese Myopathie aufweisen.

J 12.3.3 Therapeutische Prinzipien

Abgesehen von Studien zu Dichlorphenamid (nur in Italien als Fenamide® erhältlich) bei den periodischen Paralysen (Tawil et al. 2000), liegen keine systematische Therapiestudien zu Myotonien und periodischen Lähmungen vor, sodass die Therapieempfehlungen nicht evidenzbasiert sind (Lehmann-Horn et al. 2008, Sansone et al. 2008, Trip et al. 2006).

Bei einer leichten Myotonie ist in der Regel keine medikamentöse Therapie erforderlich, da die Patienten lernen mit der Erkrankung umzugehen. Patienten mit einer Natriumkanal-Myotonie sollten v. a. körperliche Überanstrengung vermeiden. Sollte eine Therapie wegen ausgeprägter Myotonie, d. h. fast immer bei der Becker-Myotonie und der Myotonia permanens, notwendig sein, so zeigen Antiarrhythmika die beste Wirkung. Sie blockieren durch die »use-dependence« vorwiegend die pathologische elektrische Nachaktivität, ohne dass die Erregbarkeit per se wesentlich gestört ist. Die therapeutische Breite ist gering. Auf die Chloridkanäle haben diese keinen Einfluss, sie wirken aber aus dem oben genannten Grund auch bei Chloridkanal-Myotonien, wenngleich nicht so gut wie bei der Natriumkanal-Myotonie. Bisher war das Ib-Antiarrhythmikum Mexiletin das Mittel der Wahl (Heatwole und Moxley 2007). Es ist aber aus Irrentabilitätsgründen vom Markt genommen worden. Alternativ stehen die Ic-Antiarrhythmika Flecainid und Propafenon zur Verfügung (Alfonsi et al. 2007) (s. **Tab. J 12.6**). Vor Verabreichung sollten zum Ausschluss kardialer Störungen EKG und Echokardiogramm abgeleitet werden. Unter Therapie mit Antiarrhythmika sollte sich bei Patienten mit Herzinsuffizienz oder Arrhythmien die QRS-Zeit nicht um mehr als 20 % verlängern und die QT-Zeit nicht länger als 500 ms sein. Die absolute QTc-Zeit sollte stabil bleiben. Allen Patienten sind regelmäßige kardiologische Kontrollen zu empfehlen. Überwachung der Serumspiegel, Beachtung möglicher kardialer und zentralnervöser Nebenwirkungen und Vermeiden einer Dehydratation, ermöglicht eine lebenslange Behandlung, bereits ab dem Kindesalter. Bei kardialen Störungen kann auf Lamotrigin oder unter Inkaufnahme einer geringeren antimyotonen Wirkung auf Carbamazepin oder Phenytoin ausgewichen werden. Bei der Paramyotonie ist eine kurzzeitige Behandlung, z. B. 2–3 Tage lang vor Kälteexposition, einer dauerhaften Gabe vorzuziehen. Dies gilt auch für eine Natriumkanal-Myotonie vor besonderer körperlicher Belastung. Lamotrigin ist wegen häufiger allergischer Reaktionen für diese intermittierende Behandlung nicht geeignet.

Patienten mit hyperkaliämischer periodischer Lähmung sollten stärkere körperliche Belastung meiden und häufigere, kleinere Mahlzeiten bevorzugen. Kaliumreiche Lebensmittel (Trockenobst, Bananen, Aprikosen, Blumenkohl, Hülsenfrüchte, etc.) sollten vermieden werden. Zur Vorbeugung können medikamentös Thiaziddiuretika oder Carboanhydrasehemmer einsetzen (Jurkat-Rott und Lehmann-Horn 2007). Beide Medikamentengruppen sorgen für eine verstärkte Kaliumausscheidung, Letztere aber nur geringfügig, sodass diese auch bei der hypokaliämischen Form eingesetzt werden kann. Am Anfang einer Episode eingenommen, kann das β-Sympathomimetikum Salbutamol die Symptome schnell lindern. Durch die kombinierte Gabe von Glukose und Insulin lässt sich die Kaliumkonzentration im Blut schnell senken oder in Ausnahmefällen auch durch die langsame intravenöse Injektion von Kalziumglukonat.

Bei normokaliämischer periodischer Lähmung besteht die Anfallsprophylaxe in der Vermeidung von Dyskaliämien und in der Gabe von Carboanhydrasehemmstoffen.

Patienten mit hypokaliämischer periodischer Lähmung sollten starke körperliche Belastung und kohlenhydratreiche Ernährung meiden und sich kaliumreich und natriumarm ernähren. Medikamentös können zur Vermeidung von Lähmungsattacken Carboanhydrasehemmer wie Acetazolamid oder der Aldosteronantagonist Eplerenon eingesetzt werden. Auch Kalium sparende Diuretika wie Triamteren oder Amilorid wären geeignet, sind in Deutschland aber nur in Kombination mit Kalium ausscheidenden Diuretika erhältlich, wodurch der Effekt aufgehoben wird. Die Medikamente sollten langsam aufdosiert werden (z. B. Eplerenon beginnend mit 12,5 mg/d und einer wochenweisen Erhöhung um 12,5 mg/d). Eine Kombination von Carboanhydrasehemmstoffen, Kalium sparenden Diuretika und Kalium in jeweils niedrigen Dosierungen kann die Nebenwirkungen der einzelnen Medikamente reduzieren. Unter der Kombination kann es zur Hyperkaliämie und dadurch zu Muskelschwächen und Herzrhythmusstörungen kommen, die so lange anhalten, bis die Hyperkaliämie ausgeglichen wurde. Diese Gefahr ist aber viel geringer, da die Patienten meist auch zwischen den Lähmungsattacken Blutkaliumwerte im unteren Normalbereich aufweisen und es sehr schwer ist, Blutkaliumspiegel dauerhaft in den Bereich zwischen 4,8–5,2 mM zu heben. Bei manchen Patienten bewirken die Carboanhydrasehemmer eine Zunahme der Schwere und Häufigkeit der Lähmungsattacken (Ikeda et al. 2002). In diesen Fällen helfen Aldosteronantagonisten und Kalium sparende Diuretika (Jurkat-Rott et al. 2009). Zumindest im akuten Anfall sollte Kalium zugeführt werden. Diese Medikamente sind auch gegen die dauerhafte Muskelschwäche wirksam, solange Muskelgewebe erhalten ist (Jurkat-Rott et al. 2009). Seit gezeigt werden konnte, dass Kalium die depolarisierten Muskelfasern von Patienten mit hypokaliämischer periodischer Lähmung repolarisieren und wieder erregbar machen kann (Jurkat-Rott et al. 2009), sollte Kalium nicht nur während einer Lähmungsepisode, sondern auch zur Prophylaxe, am besten in Retardform, eingesetzt werden.

Die thyreotoxische hypokaliämische periodische Lähmung lässt sich durch Therapie der Hyperthyreose beheben. Akut können Kalium, Carboanhydrashemmer und ggf. Betablocker zum Einsatz kommen (Lehmann-Horn et al. 2004).

Beim Andersen-Tawil-Syndrom können zur Prophylaxe der Lähmungsattacken Carboanhydrasehemmer zum Einsatz kommen. Extrasystolen sollten nicht primär therapiert werden; oft verschwinden die Arrhythmien bei Tachykardie, z. B. bei mäßiger körperlicher Anstrengung oder Fieber. Die Behandlung mit Natriumkanal-, Kalziumkanal- oder Betablockern ist üblich, aber oft nicht wirksam. Nach älteren Berichten ist Imipramin wirksam. Nur in schweren Fällen sollte wegen der Nebenwirkungen Amiodaron, das beim Long-QT-Syndrom kontraindiziert ist, gegeben werden (Junker et al. 2002). Bei rhythmogenen Synkopen kann die Implantation eines Schrittmachers oder eines Schrittmachers/Defibrillators indiziert sein. Alle Medikamente, die die QT-Zeit verlängern können, sind prinzipiell kontraindiziert.

Tab. J 12.6: Therapie der Myotonien und periodischen Paralysen

	Myotonien	Hyperkaliämische periodische Lähmung	Hypokaliämische periodische Lähmung
Prophylaxe der Symptome	im »Warmed-up«-Zustand sein, bei Natriumkanal-Myotonie keine extensive körperliche Belastung, da sonst »delayed myotonia«	regelmäßige kohlenhydratreiche Mahlzeiten, kaliumarme Nahrung, Vermeiden von Fasten, starker körperlicher Aktivität und Kälte, aber ständig in Bewegung sein	Vermeidung von Kohlenhydrat- und NaCl-reichen Mahlzeiten, starker körperlicher Aktivität und Kälte; kaliumreiche Nahrung und ständig in Bewegung sein sind empfehlenswert
Medikament der 1. Wahl	Flecainid 2 x 50–100 mg/d (↑, A) oder Propafenon 2×150–300 mg/d (↑, A)	Hydrochlorothiazid 25–50(75) mg/d morgens, Zielwert K nicht < 3,0 Na nicht < 135 mM (↑, B)	Acetazolamid 125–1 000 mg/d oder Dichlorphenamid 25–75 mg/d, in Kombination mit Kalium retard, Zielwert K 4,5–5,2 mM (↑, B)
Medikament der 2. Wahl	Lamotrigin 25–200 (600) mg/d (↔, C)	Acetazolamid 125–1 000 mg/d oder Dichlorphenamid 25–75 mg/d, Zielwert K 4,5–5,2 mM (↔, C)	Eplerenon 25–50 (62,5) mg/d, evtl. in Kombination mit Kalium retard, Zielwert K 4,5–5,2 mM (↔, C)
Medikament der 3. Wahl	Carbamazepin bis zu 3 × 200 mg/d) oder Diphenylhydantoin 3 × 100 mg/d) (↔, C)	Fludrocortison 0,1 mg/d (↔, C)	Triamteren 150 mg/d oder Amilorid in Kombination mit Kalium retard, Zielwert K 4,5–5,2 mM (↑, B)
Akute Therapie	Lidocain i. v. bei Masseterspasmus (↔, C)	Einnahme von 2 g Glukose/kg KG, leichte körperliche Aktivität, Salbutamol 1–2 Sprühstöße) (↔, C)	orale Einnahme von 2–10 g KCl bzw. 3 Tbl. (= 120 mmol KCl) in ungezuckerter Lösung, leichte körperliche Aktivität, bei K-Werten unter 1,5 mM, Ateminsuffizienz oder Arrhythmie 20 mmol KCl in 50 ml 5 %-iger Mannitollösung in 1 h perfundieren (↔, C)
Falls keine Besserung	Dantrolen i. v. bei Masseterspasmus (↔, C)	Kalziumglukonat 0,5–2 g i. v. (langsam injizieren) (↔, C)	Wiederholung der Einnahme nach ca. 1 h und Messung von [K] (↔, C)
Nebenwirkungen	Flecainid, Propafenon: zahlreich und häufig Lamotrigin: Exantheme bei rascher Aufdosierung Carbamazepin, Diphenylhydantoin: zahlreich und häufig	Thiaziddiuretika: Hypokaliämie, Hyperämie von Cholesterin, Triglyzeriden, Glucose; Herzrhythmusstörungen, Glykosidüberempfindlichkeit	Acetazolamid: Parästhesien, Appetitlosigkeit, Sehstörungen; Nephrolithiasis und Nierenversagen Eplerenon: Haarausfall bei Überdosierung, Erkältungssymptome
Probleme	Flecainid und Propafenon: Zunahme eines AV- oder Schenkelblocks, höhere Herzinfarktrate bei KHK oder Kardiomyopathie	Gefahr der Hyperkaliämie bei Kombination von Kalium und Aldosteronantagonisten bzw. Kalium sparenden Diuretika	bei dauernder Einnahme von KCl potenzielle Resorptionsstörung von Vitamin B_{12}

J 12.3.4 Allgemeinanästhesie

Myotonikern muss bei Narkosen besondere Aufmerksamkeit gelten. Besonders bei denjenigen, bei denen die Myotonie nicht sofort erkennbar ist, wie bei hyperkaliämischer periodischer Paralyse und Myotonia fluctuans, kann die Muskelsteifigkeit durch die Verwendung von Kalium und anderen depolarisierenden Substanzen wie Suxamethonium und Cholinesterasehemmstoffen die myotone Reaktion exazerbieren und Intubation und Beatmung beeinträchtigen und somit lebensgefährliche Zwischenfälle hervorrufen (Klingler et al. 2005). Darüber hinaus kann der durch die Operation bedingte Stress zu einer Hypokaliämie führen und bei Betroffenen mit hypokaliämischer periodischer Paralyse eine Lähmungsattacke auslösen. Durch die Entwicklung einer Hypothermie bei Narkosen können bei allen periodischen Lähmungen lokale oder generalisierte Muskelschwächen ausgelöst werden. Aus diesem Grund ist einer Auskühlung während einer Operation durch wärmeerhaltende Maßnahmen vorzubeugen.

J 12.3.5 Internetadressen mit Informationen zu den myotonen Dystrophien, Myotonien und periodischen Lähmungen

Neben den zunächst meist im Vordergrund stehenden medizinischen Fragen (u. a. berufliche Eignung, Behindertengrad, Therapiemöglichkeiten) ergeben sich im Verlauf der myotonen Erkrankung psychosoziale und sozialrechtliche Fragen. Dabei können Selbsthilfeorganisationen, sozialmedizinische Dienste, Psychologen und nicht-ärztliches medizinisches Fachpersonal wesentliche Stützen sein.

Deutsche Gesellschaft für Muskelkranke e. V.:
www.dgm.org
Periodic Paralysis Association:
www.periodicparalysis.org
Muscular Dystrophy Association:
www.mdausa.org/
Neuromuscular Disease Center:
www.neuro.wustl.edu/neuromuscular
Division of Neurophysiology: www.uni-ulm.de/med/medneurophysiology.html

J 12.4 Literatur

Alfonsi E, Merlo IM, Tonini M, Ravaglia S, Brugnoni R, Gozzini A, Moglia A. Efficacy of propafenone in paramyotonia congenita. Neurology 2007;68:1080–1081.

Bennun M, Goldstein B, Finkelstein Y, Jedeikin R. Continuous propofol anaesthesia for patients with myotonic dystrophy. Br J Anaesth 2000;85:407–409.

Brook JD, McCurrach ME, Harley HG, Buckler AJ, Church D, Aburatani H, Hunter K, Stanton VP, Thirion JP, Hudson T. Molecular basis of myotonic dystrophy: expansion of a trinucleotide (CTG) repeat at the 3' end of a transcript encoding a protein kinase family member. Cell 1992;68:799–808.

Chun TU, Epstein MR, Dick MII, Andelfinger G, Ballester l, Vanoye CG, George AL, Benson DW. Polymorphic ventricular tachycardia and KCNJ2 mutations. Heart Rhythm 2004;1:242–243.

Damian MS, Gerlach A, Schmidt F, Lehmann E, Reichmann H. Modafinil for excessive daytime sleepiness in myotonic dystrophy. Neurology 2001;56:794–796.

Deymeer F, Cakirkaya S, Serdaroglu P, Schleithoff L, Lehmann-Horn F, Rüdel R, Özdemir C. Transient weakness and compound muscle action potential decrement in myotonia congenita. Muscle Nerve 1998;21:1334–1337.

Dupré N, Chrestian N, Bouchard JP, Rossignol E, Brunet D, Sternberg D, Brais B, Mathieu J, Puymirat J. Clinical, electrophysiologic, and genetic study of non-dystrophic myotonia in French-Canadians. Neuromuscul Disord. 2009;19:330–334.

Erikson A, Forsberg H, Drugge U, Holmgren G. Outcome of pregnancy in women with myotonic dystrophy and analysis of CTG gene expansion. Acta Paediatr 1995;84: 416–418.

George A, Schneider-Gold C, Zier S, Reiners K, Sommer C. Musculoskeletal pain in patients with myotonic dystrophy type 2. Arch Neurol. 2004;61:1938–1942.

Groh WJ, Groh MR, Saha C, Kincaid JC, Simmons Z, Ciafaloni E, Pourmand R, Otten RF, Bhakta D, Nair GV, Marashdeh MM, Zipes DP, Pascuzzi RM. Electrocardiographic Abnormalities and Sudden Death in Myotonic Dystrophy Type 1. N Engl J Med 2008;358:2688–2693

Harper PS. Myotonic Dystrophy. London: Saunders; 2001.

Heatwole CR, Moxley RT 3rd. The nondystrophic myotonias. Neurotherapeutics 2007;4:238–251.

Ikeda K, Iwasaki Y, Kinoshita M, Yabuki D, Igarashi O, Ichikawa Y, Stoyoshi E. Acetazolamide-induced weakness in hypokalemic periodic paralysis. Intern Med 2002;41:743–745.

Jaffe R, Mock M, Abramowicz J, Ben Aderet N. Myotonic dystrophy and pregnancy: a review. Obstet Gynecol Surv 1986;41:272–278.

Junker J, Haverkamp W, Schulze-Bahr E, Eckardt L, Paulus W, Kiefer R. Amiodarone and acetazolamide for the treatment of genetically confirmed severe Andersen syndrome. Neurology 2002;59:466.

Jurkat-Rott K, Lehmann-Horn F.. Genotype-phenotype correlation and therapeutic rationale in hyperkalemic periodic paralysis. Neurotherapeutics 2007;4:216–224.

Jurkat-Rott K, Lehmann-Horn F. Muscle channelopathies and critical points in functional and genetic studies. J Clin Invest 2005;115:2000–2009.

Jurkat-Rott K, Lehmann-Horn F (updated 2011) Hyperkalemic Periodic Paralysis Type 1 in: GeneReviews at GeneTests: Medical Genetics Information Resource [database online]. At http://www.genetests.org.

Jurkat-Rott K, Lehmann-Horn F. Paroxysmal muscle weakness – the familial periodic paralyses. J Neurol 2006;253:1391–1398.

Jurkat-Rott K, Holzherr B, Fauler M, Lehmann-Horn F. Sodium channelopathies of skeletal muscle result from gain or loss of function. Pflügers Arch – Europ J Physiol 2010;460:239-248.

Jurkat-Rott K, Mitrovic N, Hang C, Kouzmekine A, Iaizzo P, Herzog J, Lerche H, Nicole S, Vale-Santos J, Chauveau D, Fontaine B, Lehmann-Horn F. Voltage-sensor sodium channel mutations cause hypokalemic periodic paralysis type 2 by enhanced inactivation and reduced current. Proc Natl Acad Sci USA 2000;97:9549–9554.

Jurkat-Rott K, Weber MA, Fauler M, Guo XH, Holzherr BD, Paczulla A, Nordsborg N, Joechle W, Lehmann-Horn F. K+-dependent paradoxical membrane depolarization and Na+ overload, major and reversible contributors to weakness by ion channel leaks. Proc Natl Acad Sci USA 2009;106:4036–4041.

Kirzinger L, Schmidt A, Kornblum C, Schneider-Gold C, Kress W, Schoser B. Side effects of anesthesia in DM2 as compared to DM1: a comparative retrospective study. Eur J Neurol. 2010;17:842–845.

Klingler W, Lehmann-Horn F, Jurkat-Rott K. Complications of anesthesia in neuromuscular disorders. Neuromusc Disord 2005;15:195–206.

Koch MC, Steinmeyer K, Lorenz C, Ricker K, Wolf F, Otto M, Zoll B, Lehmann-Horn F, Grzeschik KH, Jentsch TJ. The skeletal muscle chloride channel in dominant and recessive human myotonia. Science 1992;257:797–800.

Laurent V, Pellieux S, Carcio P, Magro P, Pierre A, Fauchiev, Raynaud M. Mortality in myotonic dystrophy patients in the area of prophylactic pacing advices. Int. J Cardiology 2010.

Lazarus A, Varin J, Babuty D, Anselme F, Coste J, Duboc D. Long-term follow-up of arrhythmias in patients with myotonic dystrophy treated by pacing. J. Am. Coll. Cardiol. 2002;40,1645–1652.

Liquori CL, Ricker K, Moseley ML, Jacobsen JF, Kress W, Naylor SL, Day JW, Ranum LP. Myotonic dystrophy type 2 caused by a CCTG expansion in intron 1 of ZNF9. Science 2001;293:864–867.

Logigian EL, Martens WB, Moxley IV,RT, et al. Mexiletine is an effective antimyotonia treatment in myotonic dystrophy type 1. Neurology 2010;74:1441–1448.

Mathieu J, Allard P, Gobeil G, Girard M, De Braekeleer M, Begin P. Anesthetic and surgical complications in 219 cases of myotonic dystrophy. Neurology 1997;49:1646–1650.

Meyer T, Jurkat-Rott K, Huebner A, Lehmann-Horn F, Linke P, Van Landeghem F, Dullinger JS, Spuler S. Progressive muscle atrophy with hypokalemic periodic paralysis and calcium channel mutation. Muscle Nerve 2008;37:120–124.

Mulders SAM, van Engelen BGM, Wieringa B, Wansink DG. Molecular therapy in myotonic dystrophy: focus on RNA gain-of-function Hum Mol Genet 2010;19:90–97.

O'Brien TO, Harper PS. Reproductive problems and neonatal loss in women with myotonic dystrophy. J Obstetr Gynaecol 1984;4:170–173.

Orrell RW, Jurkat-Rott K, Lehmann-Horn F, Lane RJM. Familial cramp due to potassium aggravated myotonia. Journal of Neurology, Neurosurgery, and Psychiatry 1998;65:569–572.

Ricker K, Moxley RT, Heine R, Lehmann-Horn F. Myotonia fluctuans. A third type of muscle sodium channel disease. Arch Neurol 1994;51:1095–1102.

Ricker K, Koch MC, Lehmann-Horn F, Pongratz D, Otto M, Heine R, Moxley 3rd RT. Proximal myotonic myopathy: a new dominant disorder with myotonia, muscle weakness, and cataracts. Neurology 1994;44:1448–1452.

Rudnik-Schöneborn S, Schneider-Gold C, Raabe U, Kress W, Zerres K, Schoser B. Outcome and effect of pregnancy in myotonic dystrophy type 2. Neurology 2006; 66:579–580.

Russell SH, Hirsch NP. Anaesthesia and myotonia. Br J Anaesth 1994;72:210–216.

Rüdel R, Ricker K, Lehmann-Horn F. Transient weakness and altered membrane characteristic in recessive generalized myotonia (Becker). Muscle Nerve 1988;11:202–211.

Rüdel R, Lehmann-Horn F. Membrane changes in cells from myotonia patients. Physiol Rev 1985;65:310–356.

Ryan DP, da Silva MR, Soong TW, et al. Mutations in potassium channel Kir2.6 cause susceptibility to thyrotoxic hypokalemic periodic paralysis. Cell 2010;140:88–98.

Sansone V, Meola G, Links TP, Panzeri M, Rose MR. Treatment for periodic paralysis. Cochrane Database Syst Rev. 2008;23:CD005045.

Schara U, BGH Schoser. Myotonic Dystrophies type 1 and 2 – a summary of current aspects. Semi Pediat Neurol 2006;13:71–79.

Schneider-Gold C, Beck M, Wessig C, George A, Kele H, Reiners K, Toyka KV. Creatine monohydrate in DM2/PROMM. A double blind placebo-controlled clinical study. Neurology 2003;60:500–502.

Schneider-Gold C, Kress W, Grimm T, Schoser B. Myotone Dystrophien. Akt Neurol 2010;37:348–359.

Schoser B, Ricker K, Schneider-Gold C, Hengstenberg C, Dürre J, Bültmann B, Kress W, Day JW, Ranum LP. Sudden cardiac death in myotonic dystrophy type 2. Neurology 2004;63:2402–2404.

Tarnopolsky M, Mahoney D, Thompson T, Naylor H, Doherty TJ. Creatine monohydrate supplementation does not increase muscle strength, lean body mass or phosphocreatine in patients with myotonic dystrophy type 1. Muscle Nerve 2004;29:51–58.

Tawil R, McDermott MP, Brown R, Shapiro BC, Ptacek LJ, McManis PG, Dalakas MC, Spector SA, Mendell JR, Hahn AF, Griggs RC. Randomized trials of dichlorphenamide in the periodic paralyses. Working Group on Periodic Paralysis. Ann Neurol 2000;47:46–53.

The International Myotonic Dystrophy Consortium (IDMC). New nomenclature and DNA testing guidelines for myotonic dystrophy type 1 (DM1). Neurology 2000;54:1218–1221.

Thompson R, Schoser B, Monckton DG, Blonsky K, Lochmüller H. Patient Registries and Trial Readiness in Myotonic Dystrophy – TREAT-NMD/Marigold International Workshop Report. Neuromuscul Disord 2009;12: 860–866.

Trip J, Drost G, Van Engelen BG, Faber CG. Drug treatment for myotonia. Cochrane Database Syst Rev 2006;1: CD 004762.

Udd B, Meola G, Krahe R, Thornton C, Ranum L, Bassez G, Kress W, Schoser BGH, Moxley R. DM2/PROMM and other myotonic dystrophies – report of the 140th ENMC workshop with guidelines on management. Neuromuscul Disord 2006;16:403–413.

Wahbi K, Meune C, Bécane HM, Laforêt P, Bassez G, Lazarus A, Radvanyi-Hoffman H, Eymard B, Duboc D. Left ventricular dysfunction and cardiac arrhythmias are frequent in type 2 myotonic dystrophy: a case control study. Neuromuscul Disord 2009;19:468–472.

Walter MC, Reilich P, Lochmüller H, Kohnen R, Schlotter B, Hautmann H, Dunkl E, Pongratz D, Müller-Felber W. Creatine monohydrate in myotonic dystrophy: a double-blind, placebo-controlled clinical study. J Neurol 2002;249:1717–1722.

Weber MA, Nielles-Vallespin S, Essig M, Jurkat-Rott K, Kauczor HU, Lehmann-Horn F. Muscle Na+ channelopathies: MRI detects intracellular 23Na accumulation during episodic weakness. Neurology 2006;67:1151–1158.

J 13 Myalgien und Krampi

von H. Topka und B. Schoser

J 13.1 Klinik der Myalgien

Als Myalgien werden nozizeptiv vermittelte, in der Tiefe wahrgenommene Schmerzen der Skelettmuskulatur bezeichnet. Der Schmerzcharakter ist zumeist reißend, krampfend und dumpf. Zusätzlich können vegetative Symptome wie Schweißsekretionsstörungen oder lokale Hautrötungen vorhanden sein. Davon abzugrenzen sind Schmerzen, die im Bereich der Sehnenansätze und des Muskel-Sehnen-Übergangs lokalisiert sind. Diese Schmerzformen gehören zur Gruppe der sogenannten muskuloskelettalen Schmerzsyndrome (Schoser 2009).
Beim Leitsymptom Myalgie muss eine standardisierte Schmerzanamnese ggf. mit einem Schmerzfragebogen erhoben werden. Man unterscheidet 1. die zeitliche Dimension (akut, subakut, chronisch, Dauerschmerz, intermittierend, remittierend), 2. Lokalisation und Verteilung (fokal, segmental, lateralisiert oder generalisiert) und 3. das Ausstrahlungsmuster. Ein Depressionsfragebogen kann hilfreich sein. Weitere Differenzierungen sind notwendig zwischen Ruhemyalgie und belastungsabhängiger Myalgie, ebenso die Erfassung von Auslösefaktoren (Nahrung, Kälte, Infekte, Drogen und Medikamente). Neuromuskuläre Symptome wie Paresen, Muskelatrophie und Störungen des Bewegungsablaufs sollten klinisch überprüft werden.

J 13.1.1 Ätiologie von Myalgien

Schädigungen zentraler Bahnensysteme verursachen eine spastische Muskeltonuserhöhung und können zu projizierten Myalgien führen. Myalgien im Schultergürtel bei Bewegungsinitiation sind typisch für Basalganglien-Erkrankungen. Entzündliche, traumatische oder angeborene Myelonaffektionen können mit projizierten Myalgien verbunden sein.

Periphere Nervenschäden führen im Gegensatz zum sog. Nozizeptorschmerz zu einem neuropathischen Schmerz. Ein neuropathischer Schmerz kann in Kombination mit einem Nozizeptorschmerz i. S. von Myalgien auftreten, sodass dann ein sog. mixed pain vorliegt. So sind z. B. bei einer akuten Polyradikulitis (Guillain-Barré-Syndrom) oder einer Neuromyotonie mixed pain und autonome Störungen vorhanden.

Hereditäre Muskelkrankheiten mit Myalgien. Bei einer Vielzahl von hereditären degenerativen Myopathien (s. Kap. J 8, 9, 10) treten im Verlauf Myalgien auf. Bei der Myotonen Dystrophie Typ 2 ist dies bei bis zu 50 % der Patienten der Fall (s. Kap. J 12).

Hereditäre metabolische Myopathien. Leitsymptome metabolischer Myopathien sind Belastungsintoleranz, belastungsinduzierte Myalgien, Krampi und Paresen sowie Kreatinkinaseerhöhungen bis zur Rhabdomyolyse. Sog. dynamische *Glykogenspeichererkrankungen* wie die McArdle Myopathie weisen neben der Belastungsintoleranz mit frühzeitigem Ausdauerleistungseinbruch und schmerzhaften Muskelkontrakturen, Krämpfe und Myoglobinurie auf (vgl. Kap. J 10). *Störungen der Fettsäureoxidation* (*β-Oxidation*): Leitsymptome dieser Gruppe sind progrediente Muskelschwäche und spät einsetzende Belastungsintoleranz mit Muskelkrämpfen oder rekurrente Rhabdomyolysen. Leitsymptom des Carnitin-Palmitoyl-Transferase-Enzymmangels ist die Fasten/Hunger getriggerte rezidivierende Rhabdomyolyse. *Purinstoffwechselstörung:* Der autosomal-rezessive Myoadenylatdeaminase(MAD)-Mangel wird bei 1–3 % aller Muskelbiopsien inzidentell nachgewiesen. Viele Betroffenen sind homozygot für die C34-T Mutation im AMPD1-Gen. Eine muskuläre Zweiterkrankung muss ausgeschlossen werden.
Mitochondriale Myopathien: Defekte der Atmungsketten-Komplexe führen bei Jugendlichen und Erwachsenen zur muskulären Belastungsintoleranz und Myalgien. Typischerweise kommt es zu einer Verschlechterung der Symptomatik bei Körpertemperaturerhöhungen, wie bei Infektionen mit Fieber (s. Kap. J 11).

Erworbene Muskelkrankheiten mit Myalgien. *Toxische Myopathien:* Die häufigste toxische Myopathie ist alkoholinduziert. Die seltene (< 2 %) akute Form entwickelt sich als akut schmerzhafte proximal betonte Muskelschwellung und Schwäche mit Krampi der Oberschenkel und Waden. Laborchemisch sind eine deutliche CK-Erhöhung, Hypokaliämie sowie Myoglobinurie nachweisbar. Die häufigere chronische Alkoholmyopathie (bis zu 50 % der Alkoholkranken) zeigt sich als schmerzlose, langsam progrediente, generalisierte Muskelschwäche mit Muskelatrophie. *Lipidsenker-Myopathien:* Ca. 5 % der Patienten unter Lipidsenkern berichten über proximal betonte, in Ruhe vorhandene Myalgien, die zumeist mit CK-Erhöhung einhergehen. Krampi und belastungsinduzierte Myalgien sowie proximal betonte Muskelschwäche mit und selten ohne CK-Erhöhung bis zum 10-fachen der Norm sind ebenfalls beschrieben. Bei einem Teil der Patienten kommt es zu einer Persistenz der CK-Erhöhung auch nach mehr als 3-monatigem Absetzen der Lipidsenkertherapie.

Erreger-assoziierte, infektiöse Myositiden. Weltweit sind *bakterielle Myositiden, vor allem bei* Staphylokokken-Infektionen die häufigsten entzündlichen Muskelerkrankungen. Myalgien bei infektiöser

Temperaturerhöhung sind ein typisches Begleitsymptom viraler Infektionen, z. B. Coxsackie B5-Virus-, Influenza-, Parainfluenza-Infektionen. Bei einer Bluteosinophilie sollte auch eine parasitäre Infektion wie die Trichinose in Erwägung gezogen werden. Die Borrelia burgdorferi-Infektion kann zu einer schmerzhaften Borrelienmyositis führen.

Immunogene inflammatorische Myopathien. Vor allem die akute Dermatomyositis kann sehr schmerzhaft sein. Myalgien bei der Dermatomyositis werden in der Schultergürtelmuskulatur und den Oberschenkeln beklagt. Differentialdiagnostisch sind Overlap-Syndrome wie die progressive systemische Sklerose sowie das Sharp-Syndrom zu berücksichtigen. Alle anderen Formen, die idiopathische Polymyositis und Einschlusskörpermyositis sind in der Regel schmerzlos.

Bei endokrinen Myopathien manifestiert sich eine Hypothyreose mit Muskelschwäche, abnormer Ermüdbarkeit sowie Myalgien und Muskelkrämpfen und CK-Erhöhung. Schwierig können auch wechselnde Stoffwechsellagen bei der autoimmunen Hashimoto-Thyreoditis sein. Jede Form des Hypoparathyreoidismus kann sich als akute oder chronisch schmerzhafte Tetanie durch seine assoziierte Elektrolytstörung für Kalzium, Phosphat und Magnesium manifestieren.

J 13.2 Myofasziales Schmerzsyndrom

Unter einem myofaszialen Schmerzsyndrom (MFSS) versteht man einen nicht-gelenkbezogenen, lokalen oder regionalen Muskelschmerz nach Ausschluss entzündlich-rheumatischer oder neurologischer Systemerkrankungen.

J 13.2.1 Klinik

Klinisch findet man schmerzhafte Druck- oder Triggerpunkte im Skelettmuskel, durch deren Palpation sich ein lokales, meistens auch fortgeleitetes charakteristisches Schmerzmuster auslösen lässt. Das MFSS geht zumeist mit schmerzhaft eingeschränkter Bewegung, Steifheit und subjektivem Schwächegefühl einher. Latente Triggerpunkte sind klinisch stumm und verursachen keinen Spontanschmerz, zeigen jedoch bei Palpation ähnliche klinische Zeichen (übertragenes Referenzmuster, lokale Zuckungsantwort) wie aktive (**Tab. J 13.1**).

Tab. J 13.1: Klinik des myofaszialen Schmerzsyndroms

Myofaszialer Triggerpunkt obligates Kriterium	Übererregbarer, druckschmerzhafter Knoten innerhalb überempfindlicher, gestraffter Muskelfaserbündel (taut band). Nach Palpation charakteristische Phänomene wie übertragener Schmerz und autonome Störungen in der Referenzzone.
Taut Band obligates Kriterium	Gruppe gestraffter Muskelfasern, die sich seilartig verdickt über ihre gesamte Länge tasten lassen und in ihrem Verlauf knötchenartige kontrahierte Zonen aufweisen, die in der Triggerpunktregion liegen.
Referred pain und Schmerzwiedererkennung obligates Kriterium	Triggerpunktstimulation induziert ein fortgeleitetes, spezifisches Schmerzmuster, das sowohl lokal als auch entfernt ausstrahlen kann (Referenzzonen). Der fortgeleitete Schmerz ist dabei reproduzierbar vom Ursprungsort abhängig. Selten stimmt er mit der sensiblen Versorgung eines peripheren Nerven oder einer Nervenwurzel überein. Ursachen fortgeleiteter Schmerzen sind regionale Aktivierung benachbarter, vorher stummer Interneurone im Hinterhorn des Rückenmarks durch periphere Stimuli sowie eine zentrale Hyperexzitabilität.
Local twitch response optionales Kriterium	Triggerpunktstimulation verursacht eine kurze Kontraktion (Zuckung, »twitch«) des Taut Bands, einem spinalen Reflex entsprechend. Diese scheint spezifisch für Triggerpunkte zu sein.

J 13.2.2 Ätiologie

Triggerpunkte treten gehäuft in über- oder auch unterforderten Muskeln auf. Die Überschreitung einer kritischen Belastungsgrenze scheint zur Aktivierung von Triggerpunkten zu führen, u. a. als Folge einer lokalen Schädigung myofibrillärer Strukturen. Andere Faktoren sind Fehlhaltung, ungünstige mechanische Belastung und Gelenkfunktionsstörungen. Histopathologisch stellt ein Triggerpunkt eine Ansammlung von kontrahierten Sarkomer-Abschnitten einzelner Muskelfasern dar, während der Rest der Muskelfaserabschnitte eine abnorme, konsekutive Dehnung aufweist. Elektronenmikroskopisch lassen sich verkürzte Abstände der Z-Banden und Zerstörung der Z-Banden-Struktur nachweisen. Fibrotische Veränderungen sind älteren Triggerpunkten zuzuordnen. Mikrodialyse-Analysen von Triggerpunkte zeigten signifikante Unterschiede von pH-Wert und der Konzentrationen von Schmerzmediatoren. Ausgelöst durch exzentrische Muskeltraumata kommt es zu einer Dysfunktion der neuromuskulären Endplatte mit anhaltender Dauerkontraktion von Sarkomeren. Diese Kontraktion führt zur Kompression benachbarter Kapillaren und damit zur Sauerstoffminderung im Sinne einer Energiekrise. Lokal erfolgt zusätzlich eine Ausschüttung neurovasoaktiver Substanzen wie Bradykinin und 5-HT, die nozizeptive Nervenfasern erregen.

J 13.2.3 Epidemiologie und Verlauf

Das MFSS ist sehr häufig. Bis zu 60 % der Patienten mit idiopathischen chronischen Kopf- und Nackenschmerzen haben die Hauptdiagnose eines MFSS. Ca. 80 % der Patienten nach einem leichten Auffahrunfall entwickelten aktive Triggerpunkte. Es besteht eine leichte Frauen-Prädominanz für das MFSS mit einer Ratio von 1.5 bis 3 : 1 sowie einen Altersgipfel im 4. bis 5. Lebensjahrzehnt. Die Muskelalterung mit veränderter Regenerationskapazität (Sarkopenie) sind Chronifizierungsfaktoren.

J 13.2.4 Therapie des myofaszialen Schmerzsyndroms

Primär erfolgt die Manualmedizin mit ggf. lokaler Triggerpunkttherapie i. F. von sog. dry needling oder Serieninjektionen eines Lokalanästhetikums (↑, B). Bei generalisiertem MFSS kann ergänzend eine befristete Einnahme eines Muskelrelaxans und Antiphlogistikums hilfreich sein (**Tab. J 13.2**). In seltenen Fällen kann alternativ die lokale Stoßwellentherapie oder auch der Einsatz von Botulinumtoxin erwogen werden (↑, B). Grundlage einer Rezidivprophylaxe bleibt Ausdauertraining und Muskeldehnungsübungen (Schoser 2008).

J 13.3 Medikamentöse Therapie der Myalgien

Siehe **Tab. J 13.2**: Medikamentöse Therapie von Myalgien

J 13.4 Krampi

J 13.4.1 Klinik

Als Muskelkrämpfe werden schmerzhafte, unwillkürliche Kontraktionen der Skelettmuskulatur bezeichnet, die für Sekunden bis wenige Minuten anhalten. Sie können sowohl den gesamten Muskel als auch Teile betreffen, greifen aber nicht auf den Antagonisten über. Krampi können durch körperliche Bewegung oder leichte willkürliche Muskelaktivität ausgelöst werden und treten vorzugsweise nachts auf. Damit unterscheiden sich Muskelkrämpfe von *Kontrakturen*, *Spasmen*, *Spastik* oder isolierten *Muskelschmerzen*. Sehr häufig sind die Wadenmuskeln, seltener der M. biceps brachii, die Fingerextensoren oder der M. myohyoideus betroffen. Der chronische Genuss von Alkohol, die Einnahme mancher Medikamente sowie physikalische oder metabolische Faktoren begünstigen das Auftreten.
Elektromyographisch sind Krampi durch die hochfrequente Entladung (> 25 Hz, max. 200 Hz) einzelner motorischer Einheiten charakterisiert. Faszikulationen können Krampusentladungen vorausgehen oder ihnen folgen. Mithilfe repetitiver elektrischer Stimulation der Endplattenregion des Muskels kann die individuelle Schwelle für das Auftreten von Krampi abgeschätzt werden (Miller und Knight 2009). Schmerzhafte Kontraktionen der Muskulatur, die die McArdle-Erkrankung (Myophosphorylase-Mangel) begleiten, können unterschieden werden, da diese im Gegensatz zu Krampi elektromyographisch still sind. Ausgeprägte Krampi können zu einer Erhöhung der Serum-Kreatinkinase (CK) führen.

J 13.4.2 Ätiologie und Pathophysiologie

Krampi entstehen aufgrund einer Hyperexzitabilität in motorischen Nerventerminalen, seltener direkt in der Muskulatur. Bei Krampi im Rahmen vermehrten Alkoholkonsums ist als Ursache eine Membraninstabilität der Muskelfasern durch eine alkoholische Myopathie wahrscheinlich (Adachi et al. 2003). Die meisten Krampi-Syndrome sind jedoch neurogenen Ursprungs. Vermittelt wird die periphere Nervenhyperexzitabilität zumindest bei Neuropathien und Motoneuronerkrankungen durch eine gesteigerte Permeabilität für Natrium, eine begleitende Verringerung der Permeabilität für Kalium und eine dadurch entstehende fokale Membrandepolarisation (Kuwabara et al. 2005). Außerdem sollen afferente und spinale Mechanismen eine Rolle spielen.

Meist sind Krampi selten und harmlos. Nur bei einem kleinen Teil der Patienten weisen Krampi auf eine relevante neuromuskuläre Erkrankung hin. In

Tab. J 13.2: Medikamentöse Therapie von Myalgien (Schoser 2009)

	Medikament	Tagesdosis
Antiphlogistika (↔, C)	Ibuprofen Diclofenac	200–1 800 mg 25–150 mg
Muskelrelaxanzien (↔, C)	Tolperison Methocarbamol Flupirtin Tetrazepam Baclofen Tizanidin	150–450 mg 750–4 500 mg 100–300 mg 25–200 mg 5–30 mg 2–18 mg
Antikonvulsiva (↔, C)	Gabapentin Pregabalin Carbamazepin	600–1 200 mg 75–350 mg 300–1 600 mg
Kalziumkanalblocker (↔, C)	Verapamil	120 mg
Trizyklische Antidepressiva (↔, B)	Amitriptylin Imipramin	15–100 mg 10–100 mg
Kombinierte Noradrenalin- und HT-5-Wiederaufnahme-hemmer (↔, B)	Mirtazapin Duloxetin Venlafaxin	15–45 mg 30–60 mg 37,5–225 mg
Selektive Serotonin- Wiederaufnahmehemmer (SSRI) (↔, C)	Citalopram	20–40(–60) mg

Tab. J 13.3: Idiopathische Krampi und assoziierte Erkrankungen

Idiopathisch
Krampi ohne bekannten Auslöser
Krampi bei anhaltender körperlicher Belastung
Myopathien/Systemerkrankungen
Familiäre Krampi
Polymyositis
Paraneoplastische Myopathie
Muskeldystrophien
Central-core disease
Maligne Hyperthermie
Mitochondriale Myopathien
Carnitin-Palmitoyl-Transferase-Mangel
Carnitin-Mangel
Xanthinoxidase-Mangel
Myoadenylatdeaminase-Mangel
Myophosphorylase-Mangel (McArdle-Erkrankung)
Phosphofruktokinase-Mangel
Glykogenspeichererkrankungen
Brody-Syndrom (Behinderung der Kalziumaufnahme)
Hexosaminidase A- oder B-Mangel
Erkrankungen mit wesentlicher Beteiligung des zentralen Nervensystems
Idiopathisches Parkinson-Syndrom
Machado-Joseph-Erkrankung (SCA 3)
Satoyoshi-Syndrom
Tetanus/Strychninintoxikation
Internistische Erkrankungen
Hyponatriämie
Periphere Ödeme
Virale Enteritiden
Chronische Diarrhöen
Peripher arterielle Verschlusskrankheit
Urämie
Hereditäre Nierenerkrankungen (HANCA)
Hyperurikämie
Leberzirrhose
Metabolisches Syndrom
Hyperparathyroidismus
Hypothyreose
Rheumatologische Erkrankungen (Sklerodermie, Sacroiliitis)
Ferritin-Mangel
β-Thalassämie
Erkrankungen des peripheren Nervensystems
Polyneuropathien
Radikulopathien
Spinalstenosen
Motoneuronerkrankungen (ALS)
Spinale Muskelatrophie
Poliomyelitis
Krampi-Faszikulation-Myalgie-Syndrom

Frequenz und Intensität zunehmende Krampi sollten ätiologisch weiter geklärt werden (**Tab. J 13.3**). Erkrankungen des zentralen Nervensystems sind nur ausnahmsweise von Muskelkrampi begleitet. Eine Häufung von Krampi findet sich während der Schwangerschaft, bei älteren Menschen, im Rahmen der Hämodialyse und bei Patienten mit multiplen internistischen Erkrankungen. Bei sonst Gesunden können mit sportlicher Aktivität assoziierte Krampi auftreten. Neben einer relativen Hyponatriämie sind dabei eine individuelle Prädisposition, vorbestehende Muskelverletzungen und eine hohe Laufgeschwindigkeit relevant (Schwellnus et al. 2011). Eine besondere Assoziation mit Malignomen besteht wohl nicht. Seltene, familiäre Krampi treten autosomal-dominant auf und sind durch den Beginn im jugendlichen Alter und das vorzugsweise Auftreten in der distalen Extremitätenmuskulatur gekennzeichnet. Die Signifikanz der Kombination von Krampi und Faszikulationen lässt sich oft erst nach mehrjähriger Beobachtung klären, da ein Teil der Patienten im Verlauf eine generalisierte Motoneuronerkrankung entwickelt (Singh et al. 2010).

J 13.4.3 Epidemiologie und Verlauf

Mindestens 75 % aller gesunden Erwachsenen erleben zumindest einmalig Muskelkrampi, meist nachts (Jerusalem 1984). Etwa 40 % ansonsten gesunder Erwachsener leiden unter rezidivierenden nächtlichen Muskelkrampi (Jansen et al. 1991). Die Häufigkeit nimmt mit dem Alter deutlich zu. Bei über 65-Jährigen wird die Prävalenz mit 50 % angenommen, wobei Frauen etwas häufiger betroffen sind (Abdulla et al. 1999). Krampi bei Kindern sind selten.

J 13.4.4 Therapeutische Prinzipien

Eine spezifische kausale Therapie steht meist nicht zur Verfügung. Symptomatisch können Krampi medikamentös und mithilfe physikalischer Therapiemaßnahmen behandelt werden. Bei gelegentlichen Krampi ausreichende therapeutische Maßnahmen sind die passive Dehnung, manuelle Kompression des betroffenen Muskels oder die Aktivierung antagonistischer Muskelgruppen. Vorbeugend wirken diese Maßnahmen aber nicht. Krampi während des Sports können möglicherweise durch regelmäßige Dehnübungen und Training verringert werden. Orthopädische Ursachen, wie Senk-Spreizfüße, sollten durch das Tragen entsprechender Einlagen korrigiert werden. Metabolische und physikalische Faktoren, die das Auftreten von Krampi begünstigen, sind in **Tab. J 13.4** zusammengefasst.

Lassen sich Krampi durch die Anwendung physikalischer Maßnahmen oder das Vermeiden prädisponierender Faktoren nicht bessern, kann eine medikamentöse Therapie versucht werden (**Tab. J 13.5**). Die meisten Medikamente zielen darauf ab, die vermutete Hyperexzitabilität terminaler Motoneurone zu vermindern. Zusammenfassend muss festgehalten werden, dass die vorgeschlagenen Substanzen geringe Wirksamkeit bei zum Teil relevanten Nebenwirkungen aufweisen. Die medikamentöse Therapie von Krampi stellt sich damit weiterhin als sehr unbefriedigend dar. Häufig wird Chinin eingesetzt, das die Refraktärperiode der Muskelmembran verlängert und die Exzitabilität der motorischen Endplatte für repetitive Nervenstimulation und Acetylcholin verringert (Rollo 1980). Die Indikation in der Krampibehandlung wird aber aufgrund des Nebenwirkungsprofils zunehmend kritisch gesehen.
Es liegen mehrere kleinere Studien vor, die bei einer täglichen Dosierung von Chinin zwischen 200 und 300 mg keinen und bei Dosen zwischen 200 und 500 mg täglich einen moderaten Therapieerfolg zeigten. Eine größere Studie (n = 164) zeigte die Überlegenheit der Kombination von Chininsulfat und Theophyllin gegenüber Placebo (Görlich et al. 1991). Eine weitere placebokontrollierte multizentrische Studie (n = 98) bestätigte die Wirksamkeit

Tab. J 13.4: Prädisponierende Faktoren

Physikalische Faktoren	**Medikamente**
Während oder nach ausdauernder körperlicher Belastung Unphysiologischer Einsatz der Muskulatur (z. B. bei Gelenkdeformitäten) Wärme, Kälte Alkohol (akut und v. a. chronisch), Schlafmangel, Nikotin, Ecstasy Störungen des Flüssigkeits- oder Elektrolythaushalts (verminderte Serumspiegel von Natrium, seltener Kalzium oder Magnesium) Häufige Assoziation mit: Dehydratation, exzessivem Schwitzen, Erbrechen, Diarrhöen, Diurese	β-Blocker (Labetalol, Pindolol) β-Adrenergika (Albuterol, Terbutaline) Amiodaron Valsartan Nifedipin Suxamethonium (Kreatin) Quinidin Metozalon Danazol Carbimazol Diuretika Laxantien Clofibrat Statine Zolmitriptan Donepezil Ciclosporin Chemotherapeutika Kortikosteroide Imatinib **Sonstige Faktoren** Plasmapherese Dialyse Schwangerschaft

von 400 mg Chinin/Tag bei auffällig hoher Ansprechrate der Placebomedikation (53 % der Patienten) (Diener et al. 2002). Wesentliche Nebenwirkungen wurden während der vierwöchigen Studiendauer nicht berichtet.
Zwei größere Metanalysen relativieren die Ergebnisse der Einzelstudien (El-Tawil et al. 2010, Man-Son-Hing et al. 1998). Beide Analysen bestätigen zwar den Effekt von Chinin auf die Häufigkeit der Krampi, die Besserungsrate wurde allerdings deutlich geringer als in den Einzelstudien eingeschätzt (Reduktion von 3,6 Krampi/4 Wochen gegenüber 8,8 Krampi/4 Wochen). Aufgrund der als gering eingeschätzten Studienqualität, der geringen Wirksamkeit und den zum Teil lebensbedrohlichen Nebenwirkungen wird der Einsatz von Chininsulfat zur Behandlung von Krampi zunehmend als problematisch angesehen.
Nebenwirkungen von Chininsulfat reichen von Überempfindlichkeitsreaktionen wie Hautausschlägen, Pruritus, Anaphylaxie, Thrombopenie (Freiman 1990) über ein hämolytisch-urämisches Syndrom (Crum und Gable 2000) bis zu einer medikamentöstoxischen Hepatitis (Punukollu et al. 1990), die bereits bei sehr niedrigen Dosen auftreten kann. Wichtigste Nebenwirkung ist der Cinchonismus, der nach längerer, hoch dosierter Einnahme, seltener auch nach erster Einnahme auftritt. Cinchonismus besteht aus Tinnitus, Kopfschmerzen, Schwindel und Sehstörungen. Insbesondere bei chronischer Einnahme von Chinin können eine Optikusatrophie, gastrointestinale Symptome und Herzrhythmusstörungen auftreten. Hohe Dosen und der Einsatz bei Kindern prädisponieren für Intoxikationen.
In den USA sind seit 1969 bei insgesamt 665 Patienten ernsthafte Komplikationen der Chinintherapie berichtet worden, wobei auch 93 Todesfälle in Zusammenhang mit der Therapie angenommen werden (Food and Drug Administration 2006). Von den amerikanischen Behörden sind daher bereits Ende 2006 sämtliche rezeptfreien Chininpräparate vom Markt genommen worden. Vor einem »off-label-use« des Malariapräparats Qualaquin wird wegen der unverhältnismäßig geringen Wirksamkeit des Präparats bei Krampi dringend gewarnt (Food and Drug Administration 2010).

Ist der Einsatz von Chininsulfat auch kritisch zu sehen, so ist die Wirksamkeit alternativer medikamentöser Therapien eher schlechter belegt (↔, C) (Katzberg et al. 2010). Magnesiumcitrat (300 mg/die p. o.) zeigt eine geringe Wirksamkeit bei sonst gesunden und nicht-schwangeren Erwachsenen (Roffe et al. 2002). Insbesondere bei Patienten mit einer familiären Neigung zu belastungsabhängigen Muskelkrampi soll ein Ca^{2+} ATPase-Mangel bestehen und daher Kalziumantagonisten, z. B. Verapamil, wirksam sein. Gabapentin wurde in Dosierungen um 800 mg/Tag erfolgreich zur Reduktion nächtlicher idiopathischer Muskelkrämpfe eingesetzt (Serrao et al. 2000), bei ALS-Patienten konnte dies aber nicht bestätigt werden (Miller et al. 2001). Beim Post-Polio-Syndrom wurde mit gewissem Erfolg in einer Pilotstudie Lamotrigin in Dosen zwischen 50 und 100 mg/Tag eingesetzt (On et al. 2005). Mexiletin, ein Analogon des Lidocains, soll in Dosen von 300 mg/Tag p. o. die Häufigkeit von Krampi bei Patienten mit Neuropathien reduzieren (Kuwabara und Misawa 2004).
Die lokale Injektion von Botulinumtoxin A kommt für die Behandlung von Krampi beim hereditären Krampi-Faszikulations-Syndrom (Bertolasi et al. 1997) und bei manchen Patienten mit radikulären Syndromen (Costa et al. 2005) in Betracht.

J 13.4.5 Pragmatische Therapie

Erster Schritt in der Behandlung von Muskelkrampi ist die Prüfung prädisponierender Faktoren. Insbesondere sollte auch eine sorgfältige Medikamentenanamnese erhoben und ggf. die Umstellung dieser Medikation erwogen werden. Besteht der Verdacht auf idiopathische benigne Muskelkrampi mit seltenen Krämpfen, sollte die Therapie zunächst physikalisch erfolgen.

J 13.4.5.1 Physikalische Therapie

Wichtigste physikalische Maßnahmen bei benignen Krampi ist die passive Dehnung der betroffenen Muskulatur (↔, A) (Fowler 1973). Alternativ kann auch über die willkürliche Aktivierung der Antagonisten und die reziproke Inhibition eine erfolgen (↔, A). Auch eine erhöhte Lagerung der Beine während der Nacht kann venöse Ödeme und damit die Krampfneigung vermindern. Bleibt der Therapieerfolg dieser Maßnahmen aus, kann eine symptomatische medikamentöse Therapie in Betracht gezogen werden.

J 13.4.5.2 Medikamentöse Therapie

Chininsulfat wird weiterhin zwar häufig in der medikamentösen Therapie von Krampi eingesetzt, die geringe Wirksamkeit und die potenziell erheblichen unerwünschten Wirkungen dieser Substanz sollten zu besonders kritischer Abwägung der Therapieentscheidung Anlass geben (↑, B). Alternative medikamentöse Therapien sind bislang allerdings nur in unkontrollierten oder kleineren kontrollierten Studien untersucht, sodass sich nach heutigem Kenntnisstand über die Chinintherapie hinaus kaum gesicherte Therapieempfehlungen geben lassen. Zunächst sollte geprüft werden, ob eine der Entitäten vorliegt, für die spezifische Therapieempfehlungen bestehen.

Bei Patienten mit *Motoneuronerkrankungen* wurde ein günstiger Effekt von Levetiracetam gesehen (↔, B) (Bedlack et al. 2009). Tetrahydrocannabinol dagegen war unwirksam (Weber et al. 2010).
Krampi während der Schwangerschaft sollten nicht mit Chinin behandelt werden, da eine Häufung von Aborten beobachtet wurde. Eine Metaanalyse von fünf Studien zur Wirksamkeit von Kalzium, Natriumchlorid, Multivitaminpräparaten und Magnesium bei Krampi während der Schwangerschaft kommt nach Auswertung von insgesamt 352 Schwangerschaften zum Schluss, dass die Wirksamkeit von Kalzium und Multivitaminpräparaten der von Placebo entspricht und Natriumchlorid aufgrund der ohnehin mittlerweile höheren ernährungsbedingten Aufnahme nicht zu empfehlen sei. Einzig Magnesiumlaktat oder -zitrat (120 mg morgens und 240 mg abends) zeigte eine mäßige Wirkung (↔, B) (Young und Jewell 2002), die allerdings in einer späteren Studie nicht bestätigt werden konnte (Nygaad et al. 2008).
Das Auftreten von Muskelkrampi während der Dialyse hängt sowohl vom Dialyseverfahren (Hämodialyse, Peritonealdialyse, Hämofiltration) als auch von der Wahl des Austauschmediums ab (Kaplan et al. 1992). Ohne wesentliche unerwünschte Wirkungen sollen hämodialyseassoziierte Krampi durch die Infusion hyperosmolarer Lösungen aus 50 % Dextroselösung und 25 % Mannitol oder 23,5 % NaCl-Lösungen vermieden werden können (↔, B) (Canzanello et al. 1991). Zur Behandlung der hämodialyseassoziierten Krampi kann nach einer kleineren Studie auch Vitamin E in einer Dosis von 400 IU/die eingesetzt werden (El-Hennaway und Zaib 2010). L-Carnitin zur Nahrungsergänzung ist bei dieser Indikation nicht wirksam (Lynch et al. 2008).
Patienten mit einer Leberzirrhose leiden, vor allem unter nächtlichen Muskelkrampi. Systematische Therapiestudien liegen nicht vor. Chininsulfat ist auch bei Krampi im Rahmen einer Leberzirrhose wirksam (Lee et al. 1991) bei allerdings relativer Kontraindikation. Aufgrund einer kleinen offenen Studie mit 12 Patienten wird die Wirksamkeit einer oralen Zinksulfattherapie vermutet (↔, C) (Kugelmas 2000). Andererseits wird häufig auch die Verringerung des zirkulierenden Plasmavolumens im Rahmen des Aszites für das Auftreten von Krampi verantwortlich gemacht und daher die intravenöse Gabe von Humanalbumin empfohlen (↔, C) (Angeli et al. 1996). Zur oralen Therapie wurden Vitamin E (3 × 200 mg/die) (Konikoff 1994) oder Taurin (Yamamoto 1994) vorgeschlagen (↔, C).

Tab. J 13.5: Medikamentöse Therapie von Muskelkrampi

	Medikament	Tagesdosis	Besonderheiten
Benigne oder nächtliche Krampi	Chinin (↔, B)	200–500 mg	Cave: potenziell lebensbedrohliche Komplikationen, kritische Therapieabwägung
	Magnesium (↔, B)	3 × 5 mmol	Wirkung nicht gut belegt, allerdings meist gut verträglich
	Gabapentin (↔, C)	600–1 200 mg	
	Mexiletin (↔, C)	300 mg	Effekt vorwiegend elektrophysiologisch
Krampi/Faszikulationen	Carbamazepin (↔, C)	max. 1 600 mg	
Post-Polio-Syndrom	Lamotrigin (↔, C)	50–100 mg	
Schwangerschaftskrampi	Magnesium (↔, C)	5 mmol morgens und 10 mmol abends	geringe Wirksamkeit, widersprüchliche Studienergebnisse
Hämodialyse-assoziierte Krampi	50 % Dextrose-Lösung, 25 % Mannitol oder 23,5 % NaCl i. v. (↔, C)		
	Vitamin E (↔, C)	400 IU	

Belastungsabhängige Muskelkrampi können sich unter einer Medikation mit dem Kalziumantagonisten Nifedipin bessern (Sufit und Peters 1984). Es sollte jedoch auch geprüft werden, ob aufgrund des Flüssigkeitsverlustes beim Schwitzen nicht eine hypotone Dehydratation zugrunde liegt. Bei jungen, sonst gesunden Patienten treten Muskelkrampi in verschiedenen Muskeln tagsüber, häufig unter körperlicher Belastung und bei exzessivem Schwitzen auf. Bei diesen Patienten kann eine vermehrte Aufnahme von Natriumchlorid wirksam sein (↔, B) (Bergeron 2003).

Chirurgische oder interventionelle Rekonstruktionen des venösen Systems sollen bei venöser Insuffizienz zu einer deutlichen Verminderung von Krampi führen (Lang et al. 2003).

Nicht zuletzt aufgrund der guten Verträglichkeit kann trotz der schlechter belegten Wirksamkeit vor Beginn einer Chinintherapie – bei unklarer Ursache der Krampi – ein Versuch mit oraler Magnesiumgabe erwogen werden (↔, C). Wird eine Therapie mit Chinin begonnen, so sollte deren Wirksamkeit nach zwei bis drei Wochen überprüft und gegebenenfalls eine wirkungslose Therapie wieder abgesetzt werden. **Tab. J 13.5** fasst die aktuellen Therapieempfehlungen zusammen.

J 13.5 Literatur

Abdulla AJ, Jones PW, Pearce VR. Leg cramps in the elderly: prevalence, drug and disease associations. Int J Clin Pract 1999;53 (7):494–496.

Adachi J, Asano M, Ueno Y, Niemela O, Ohlendieck K, Peters TJ, Preedy VR. Alcoholic muscle disease and biomembrane perturbations (review). J Nutr Biochem 2003;14 (11):616–625.

Angeli P, Albino G, Carraro P, Dalla Pria M, Merkel C, Caregaro L, De Bei E, Bortoluzzi A, Plebani M, Gatta A. Cirrhosis and muscle cramps: evidence of a causal relationship. Hepatology 1996;23 (2):264–273.

Bedlack RS, Pastula DM, Hawes J, Heydt D. Open-label pilot trial of levetiracetam for cramps and spasticity in patients with motor neuron disease. Amyotroph Lateral Scler 2009;10 (4):210–215.

Bergeron MF. Heat cramps: fluid and electrolyte challenges during tennis in the heat. J Sci Med Sport 2003;6 (1):19–27.

Bertolasi L., Priori A, Tomelleri G, Bongiovanni LG, Fincati E, Simonati A, De Grandis D, Rizzuto N. Botulinum toxin treatment of muscle cramps: a clinical and neurophysiological study. Ann Neurol 1997;41 (2):181–186.

Canzanello VJ, Hylander-Rossner B, Sands RE, Morgan TM, Jordan J, Burkart JM. Comparison of 50 % dextrose water, 25 % mannitol, and 23.5 % saline for the treatment of hemodialysis-associated muscle cramps. ASAIO Trans 1991;37 (4):649–652.

Costa J, Graca P, Evangelista T, de Carvalho M. Pain and calf hypertrophy associated with spontaneous repetitive discharges treated with botulinum toxin. Clin Neurophysiol 2005;116 (12):2847–2852.

Crum NF, Gable P. Quinine-induced hemolytic-uremic syndrome. South Med J 2000;93 (7):726–728.

Diener HC, Dethlefsen U, Dethlefsen-Gruber S, Verbeek P. Effectiveness of quinine in treating muscle cramps: a double-blind, placebo-controlled, parallel-group, multicentre trial. Int J Clin Pract 2002;56 (4):243–246.

El-Hennawy AS, Zaib S. A selected controlled trial of supplementary vitamin E for treatment of muscle cramps in hemodialysis patients. Am J Ther 2010;17 (5):455–459.

El-Tawil S, Al Musa T, Valli H, 1Lunn MP, El-Tawil T, Weber M. Quinine for muscle cramps. Cochrane Database Syst Rev 2010;(12): CD005044.

Food and Drug Administration (D. o. H. a. H. S.). Drug products containing quinine: enforcement action dates. Federal Register 2006;71:75557–75560.

Food and Drug Administration (D. o. H. a. H. S.). FDA Drug Safety Recommendation.New Risk Management Plan and Patient Medication Guide for Qualaquine (quinine sulfate) (2010). from www.fda.gov/DrugsSafety/PostmarketDrugSafetyInformationforPatientsandProviders/ucm218202.htm.

Fowler AW. Relief of cramp. Lancet 1973;1 (7794):99.

Freiman JP. Fatal quinine-induced thrombocytopenia. Ann Intern Med 1990;112 (4):308–309.

Görlich HD, von Gablenz E, Steinberg HW. Treatment of nocturnal leg cramps. A multicenter, double blind, placebo controlled comparison between the combination of quinine and theophylline ethylene diamine with quinine. Arzneimittelforschung 1991;41 (2):167–175.

Jansen PH, Joosten EM, Van Dijck J, Verbeek AL, Durian FW. The incidence of muscle cramp. J Neurol Neurosurg Psychiatry 1991;54 (12):1124–1125.

Jerusalem F. Schmerzhafte nächtliche Wadenkrämpfe. Dtsch Med Wochenschr 1984;109:34–35.

Kaplan B, Wang T, Rammohan M, del Greco F, Molteni A, Atkinson AJ. Response to head-up tilt in Kramping and nonKramping hemodialysis patients. Int J Clin Pharmacol Ther Toxicol 1992;30 (5):173–180.

Katzberg HD, Khan AH, So YT. Assessment: symptomatic treatment for muscle cramps (an evidence-based review): report of the therapeutics and technology assessment subcommittee of the American academy of neurology. Neurology 2010;74 (8):691–696.

Konikoff F. The therapeutic benefit of vitamin E in patients with liver disease. J Hepatol 1994;21 (4):687–688.

Kugelmas M. Preliminary observation: oral zinc sulfate replacement is effective in treating muscle cramps in cirrhotic patients. J Am College Nutr 2000;19:13–15.

Kuwabara S, Misawa S. Axonal ionic pathophysiology in human peripheral neuropathy and motor neuron disease. Curr Neurovasc Res 2004;1 (4):373–379.

Kuwabara S, Misawa S, Tamura N, Kanai K, Hiraga A, Ogawara K, Nakata M, Hattori T. The effects of mexiletine on excitability properties of human median motor axons. Clin Neurophysiol 2005;116 (2):284–289.

Lane RJ, Cuzzilla ML, McMahon CG. Intermediate to long-term results of repairing incompetent multiple deep venous valves using external valvular stenting. ANZ J Surg 2003;73 (5):267–274.

Lee FY, Lee SD, Tsai YT, Lai KH, Chao Y, Lin HC, Wang SS, Lo KJ. A randomized controlled trial of quinidine in the treatment of cirrhotic patients with muscle cramps. J Hepatol 1991;12 (2):236–240.

Lynch KE, Feldman HI, Berlin JA, Flory J, Rowan CG, Brunelli SM. Effects of L-carnitine on dialysis-related hypotension and muscle cramps: a meta-analysis. Am J Kidney Dis 2008;52 (5):962–971.

Man-Son-Hing M, Wells G, Lau A. Quinine for nocturnal leg cramps: a meta-analysis including unpublished data. J Gen Intern Med 1998;13 (9):600–606.

Miller KC, Knight KL. Electrical stimulation cramp threshold frequency correlates well with the occurrence of skeletal muscle cramps. Muscle Nerve 2009;39 (3):364–368.

Miller RG, Moore DH, 2nd,Gelinas DF, Dronsky V, Mendoza M, Barohn RJ, Bryan W, Ravits J, Yuen E, Neville H, Ringel S, Bromberg M, Petajan J, Amato AA, Jackson C, Johnson W, Mandler R, Bosch P, Smith B, Graves M, Ross M, Sorenson EJ, Kelkar P, Parry G, Olney R. Phase III randomized trial of gabapentin in patients with amyotrophic lateral sclerosis. Neurology 2001;56 (7): 843–848.

Nygaard IH, Valbo A, Pethick SV, Bohmer T. Does oral magnesium substitution relieve pregnancy-induced leg

J 13

cramps? Eur J Obstet Gynecol Reprod Biol 2008;141 (1): 23–26.

On AY, Oncu J, Uludag B, Ertekin C. Effects of lamotrigine on the symptoms and life qualities of patients with post polio syndrome: A randomized, controlled study. NeuroRehabilitation 2005;20 (4):245–251.

Punukollu RC, Kumar S, Mullen KD. Quinine hepatotoxicity. An underrecognized or rare phenomenon? Arch Intern Med 1990;150 (5):1112–1113.

Roffe C, Sills S, Crome P, Jones P. Randomised, cross-over, placebo controlled trial of magnesium citrate in the treatment of chronic persistent leg cramps. Med Sci Monit 2002;8 (5):CR326-330.

Rollo I. Drugs used in chemotherapy of malaria. The pharmacological basis of therapeutics. In Gillman A, Goodman L, Gilman Axy (Hrsg.). New York: MacMillan, 1980;p 1056.

Schoser B. Muskel und Schmerz – ein Leitfaden für die Differentialdiagnose und Therapie. Bremen: Unimed, 2008.

Schoser B. Zur Therapie von Muskelkater, Myalgien, Krampi und Myotonie. Akt Neurologie 2009,36:7270–274.

Schwellnus MP, Allie S, Derman W, Collins M. Increased running speed and pre-race muscle damage as risk factors for exercise-associated muscle cramps in a 56 km ultra-marathon: a prospective cohort study. Br J Sports Med 2011.

Serrao M, Rossi P, Cardinali P, Valente G, Parisi L, Pierelli F. Gabapentin treatment for muscle cramps: an open-label trial. Clin Neuropharmacol 2000;23 (1):45–49.

Singh V, Gibson J, McLean B, Boggild M, Silver N, White R. Fasciculations and cramps: how benign? Report of four cases progressing to ALS. J Neurol 2010;258 (4): 573–578.

Sufit R L, Peters HA. Nifedipine relieves exercise-exacerbated myalgias. Muscle Nerve 1984;7 (8):647–649.

Weber M, Goldman B, Truniger S. Tetrahydrocannabinol (THC) for cramps in amyotrophic lateral sclerosis: a randomised, double-blind crossover trial. J Neurol Neurosurg Psychiatry 2010;81 (10):1135–1140.

Yamamoto S. Oral taurine therapy for painful muscle cramp in liver cirrhosis. Am J Gastroenterol 1994;89 (3):457–458.

Young GL, Jewell D. Interventions for leg cramps in pregnancy (Cochrane Review). Cochrane Database Syst Rev 1. 2002.

K Endokrines und vegetatives Nervensystem

1 Neuroendokrine Störungen 1421
von O. Kastrup und H. Lahner

2 Seltene dysautonome Syndrome 1437
von J. Hoppe und M. Rosenkranz

3 Neurogene Störungen von Blasen-, Darm- und Sexualfunktion 1448
von C. Gratzke, C. G. Stief und W. Jost

K 1 Neuroendokrine Störungen

*von O. Kastrup und H. Lahner**

Das Endokrinium umfasst vor allem Hypothalamus, Hypophyse, Schilddrüse, Nebenschilddrüsen, Nebennieren und Gonaden sowie Pankreas und Fettgewebe. Hormonmangel, entgleiste Hormonproduktion und veränderte Ansprechbarkeit der Erfolgsorgane führen zu Endokrinopathien, die auch neurologische Symptome verursachen können. Diagnostik und Therapie sollten in enger Zusammenarbeit mit erfahrenen Endokrinologen erfolgen. Folgeschäden des Diabetes mellitus (s. Kap. J 2), endokrine Funktionen von Niere und Gastrointestinaltrakt sowie andere autonom regulierte Systeme (s. Kap. K 2), Einflüsse der von den Gonaden sezernierten Sexualhormone sowie Störungen der Hormonsekretion bei pädiatrischen Krankheitsbildern werden hier nicht behandelt.

K 1.1 Hypothalamus-Hypophysen-System

Der Hypothalamus stellt eine zentrale Schaltstelle des endokrinen Systems dar. Er verarbeitet Signale höherer neuronaler Zentren, Umwelteinflüsse, periphere Hormonspiegel und autonome Funktionen. Dieser Input wird umgesetzt in die präzise Steuerung peripherer Hormone bildender Drüsen. Zwischengeschaltet ist die Hypophyse, die in einem portalvenösen System hypothalamische regulatorische Peptide in hoher Konzentration erhält und die eigentlichen Steuerungshormone systemisch sezerniert. Im peripheren Blut messbar sind daher nur die hypophysären und die Erfolgshormone.
Schädigungen des Systems äußern sich gewöhnlich als Hormonmangel oder -exzess. Meist betrifft eine Unterfunktion mehrere Hormone und wird als Hypopituitarismus, bei Funktionsverlust des gesamten Hypophysenvorderlappens als Panhypopituitarismus bezeichnet. Ein Defekt des Hypothalamus-Hypophysenhinterlappen-Systems mit Unterfunktion äußert sich in einem Diabetes insipidus, wobei die Läsion primär vom Hypothalamus ausgehen kann. Anzeichen für eine dann immer bilaterale hypothalamische Schädigung sind Störungen bei Nahrungs- und Flüssigkeitsaufnahme, Temperaturregulation, Schlaf-Wach-Rhythmus, im autonomen Nervensystem und Apathie. Primäre hypothalamische Überfunktion spielt im Erwachsenenalter keine Rolle. Zu einer überschießenden Hormonproduktion kommt es vorwiegend bei Hypophysenadenomen, die Hormone sezernieren.

K 1.1.1 Hypopituitarismus

K 1.1.1.1 Klinik

Das klinische Bild des Ausfalls einzelner hypophysärer Achsen entspricht dem des Ausfalls des Endorgans. Frühsymptome sind Zyklusstörungen bei Frauen und Libido-, Potenzminderung bei Männern. Das meist zeitige Auftreten dieser hypogonaden Symptomatik beruht auf der hohen Sensitivität der gonadotropen Zellen gegenüber einer häufig zugrunde liegenden Kompression durch eine hypophysäre Raumforderung. Daneben können Zeichen einer sekundären Nebennierenrindeninsuffizienz bzw. einer Hypothyreose vorliegen:

- Antriebs- und Interesselosigkeit
- Verfall der körperlichen Leistungsfähigkeit mit Gewichtsverlust
- Bradykardie
- reduzierte Hautpigmentierung, verringerte axilläre und Schambehaarung

Ein gelegentlich vorliegender Wachstumshormonmangel im Erwachsenenalter verläuft klinisch relativ unauffällig. Abdominelle Adipositas mit Abnahme der Muskelmasse, depressiver Stimmung und verminderter Leistungsfähigkeit sind mögliche Symptome. Langfristig ist jedoch das Arterioskleroserisiko erhöht, die körperliche Leistungsfähigkeit sowie die Lebensqualität können reduziert sein. Prolaktinmangel äußert sich bei postpartaler Hypophysenvorderlappennekrose (Sheehan-Syndrom) durch die dann fehlende Laktation. Bei Ausfall des Hypophysenhinterlappens entsteht ein Diabetes insipidus. Als Spätsymptom kann eine lokale Raumforderung im Bereich der Hypophyse zur Chiasmakompression mit Sehstörungen (bitemporale Hemianopsie) führen.

Labor: Zur Diagnosesicherung der HVL-Insuffizienz muss eine biochemische Diagnostik erfolgen. Zu beachten sind die zirkadiane Rhythmik und eine evtl. vorhandene Begleitmedikation. Die Messung erfolgt normalerweise am frühen Vormittag.

Corticotrope Funktion
Bei morgendlichen Serumcortisolwerten < 80 nmol/l kann eine corticotrope Insuffizienz als gesichert gelten. Bei einem morgendlichen Wert von > 500 nmol/l kann sie ausgeschlossen werden. Oft liegen die Spiegel dazwischen, dann ist zur Differenzierung ein Funktionstest notwendig. Als Goldstandard gilt der Insulinhypoglykämie-Test (IHT). Seine Durchführung setzt

K 1

* Autoren dieses Kapitels in der 5. Auflage: O. Kastrup und K. Mann.

eine entsprechende Erfahrung voraus. Es werden 0,1–0,2 IE/kg Körpergewicht Normalinsulin i. v. injiziert, anschließend eine symptomatische Hypoglykämie < 40 mg/dl angestrebt. Ein Cortisolanstieg > 500 nmol/l gilt als suffiziente Antwort.

Thyreotrope Funktion
Die Kombination aus erniedrigtem (bis normalem) TSH-Spiegel und erniedrigtem (bis niedrig-normalem) freien Thyroxinspiegel zeigt den Funktionsverlust dieser Achse an.

Gonadotrope Funktion
Bei Frauen im reproduktionsfähigen Alter ist bei Amenorrhoe und gleichzeitig niedrigem LH, FSH und Östradiol eine Insuffizienz der Achse anzunehmen. Hormonelle Kontrazeptiva sind mindestens 2 Monate vor einer biochemischen Evaluation zu pausieren. Bei postmenopausalen Frauen zeigt sich eine gonadotrope Insuffizienz nur durch den nicht vorhandenen Anstieg der LH- und FSH-Spiegel; sie besitzt normalerweise keine klinische Relevanz.
Bei Männern ist ein erniedrigter Serumtestosteron-Spiegel in Kombination mit niedrig-»normalen« Gonadotropinen LH und FSH beweisend.

Somatotrope Funktion
Ein erniedrigter alters- und geschlechtskorrigierter IGF-1-Spiegel weist auf einen Wachstumshormonmangel hin. Die Diagnose kann mittels IHT (siehe corticotrope Funktion) gesichert werden. Ein Anstieg des Wachstumshormons (GH) auf > 3 ng/ml schließt hier einen substitutionsbedürftigen Mangel aus.

K 1.1.1.2 Ursachen

(siehe auch Kapitel H 9 Hypophysentumore)

Hormoninaktive Hypophysenadenome (Gonadotropinome) und Kraniopharyngeome stellen die häufigsten Ursachen der Hypophyseninsuffizienz dar. Auch ein hormonaktiver Tumor (v. a. Prolaktin, ACTH, GH) kann zu einer Insuffizienz der anderen Achsen führen. Andere Tumore wie Meningeome und Gliome sind eher selten Ursache einer Hypophyseninsuffizienz. Daneben existiert noch eine Vielzahl von Raumforderungen unterschiedlichster Genese, die im Bereich der Hypophyse zu einer Einschränkung der sekretorischen Leistung führen können.

Entzündungen/Granulome: Meningoenzephalitiden (u. a. Lues, Tuberkulose, Toxoplasmose), Sarkoidose, Histiozytose und Lymphome können durch Beteiligung des Hypothalamus-Hypophysen-Systems neuroendokrine Störungen verursachen. Sie sind teilweise durch Hypophysenstielschwellung im MRT erkennbar.

Trauma und sonstige Ursachen: Patienten mit Schädel-Hirn-Trauma zeigten nach 3 Monaten in 33 % eine hypophysäre Funktionsstörung. Nach 12 Monaten war eine Insuffizienz noch bei 23 % nachweisbar. Ähnliches gilt für die Subarachnoidalblutung, hier betrug das Risiko 47 % (3 Monate) bzw. 38 % (12 Monate) (Aimaretti et al. 2005). Im Schock kann es zu ischämischen Hypophysennekrosen kommen. Dies gilt besonders postpartal (Sheehan-Syndrom), wahrscheinlich durch erhöhte Vulnerabilität der vergrößerten Hypophyse. Hereditäre Hämochromatose, lymphozytäre Hypophysitis, Abszesse und genetisch determinierte Erkrankungen (Mutationen von Pit-1, Prop-1 und zahlreichen anderen Transkriptionsfaktoren) können endokrine Störungen verursachen. Iatrogen können chirurgische Interventionen und eine hypophysäre Radiatio zur Unterfunktion führen. Einblutungen in die Hypophyse (Hypophysenapoplex, v. a. bei Adenomen) führen zu Kopfschmerzen. Doppelbildern, Visuseinschränkung und in der Mehrzahl der Fälle auch zu hypophysären Insuffizienzen.

K 1.1.1.3 Therapeutische Prinzipien

Die Therapie der Hypophyseninsuffizienz besteht zum einen aus dem Ersatz des ausgefallen Hormons, zum anderen aus der Behandlung der Grunderkrankung.

Corticotrope Insuffizienz
Die Hydrocortison-Substitution erfolgt aufgrund der zirkadianen Rhythmik zu 2/3 morgens und 1/3 nachmittags. Individuelle Anpassungen sind notwendig, insbesondere bei fieberhaften Infekten, Traumata, operativen Eingriffen oder klinischen Anzeichen einer Addison-Krise. In diesem Fall muss eine Erhöhung auf das Zwei- bis Vierfache der basalen Substitutionsdosis erfolgen. Bei unzureichender oraler Resorption ist die Medikation durch i. v.-Gabe sicherzustellen.

Thyreotrope Insuffizienz
Die Substitutionstherapie wird mit synthetischem Schilddrüsenhormon p. o. durchgeführt. Angestrebt werden freie Thyroxinspiegel (Serum) im oberen Normbereich.

Gonadotrope Insuffizienz
Bei prämenopausalen Frauen wird mit Östrogen-/Gestagen-Präparaten substituiert. Die genaueste Abbildung des physiologischen Zyklus stellen Drei-Phasen-Präparate dar, ebenso einsetzbar sind die verbreiteten Kombinationspräparate. Mit Erreichen des statistischen Menopausenalters wird die Substitution beendet.
Bei Männern ist die Testosteron-Substitution mit Testosteron Enantat i. m. alle 4 Wochen, Testosteron Undecanoat alle 3 Monate oder täglicher transdermaler Applikation von 50 mg Gel möglich.

Somatotrope Insuffizienz
Wenn bei Erwachsenen durch zwei unabhängige Stimulationstests eine relevante somatotrope Insuffizienz nachgewiesen wurde und klinische Zeichen für einen Mangel vorliegen, kann eine Substitution mit rekombinantem Wachstumshormon erfolgen. Dieses wird täglich abends subkutan in niedriger Dosierung verabreicht. Die Menge wird langsam weiter gesteigert, bis der IGF-1-Spiegel die 50ste Perzentile der Altersnorm erreicht hat.

Als kausale Therapie der ursächlich häufig zugrunde liegenden Hypophysenadenome stehen zur Verfügung:

Operative Verfahren: Die OP-Indikation ist gegeben bei raumfordernder Wirkung und Fehlen oder Versagen einer medikamentösen Therapie. Eventuell bestehende Hormondefizite, insbesondere eine sekundäre Nebennierenrindeninsuffizienz, müssen präoperativ ausgeglichen werden. Eine ausführliche Darstellung ist in Kapitel H 9 Hypophysentumore zu finden. (Stolke 1989, Adams und Burke 1993).

Strahlentherapie: Erscheint eine operative Entfernung des Adenoms nicht sinnvoll (z. B. infiltratives Wachstum, Rezidiv), kann eine Strahlentherapie erwogen werden. Üblicherweise werden stereotaktische Verfahren (Linearbeschleuniger, Gamma-Knife) durchgeführt. Daneben besteht die Möglichkeit der konventionellen perkutanen fraktionierten Strahlentherapie. Diese wird angewandt, wenn der Tumor schwer abgrenzbar oder der Abstand zu den Sehnerven sehr klein ist. Es wird eine Gesamtdosis von 45–54 Gy bei einer Einzeldosis von 2,8 Gy 5 × wöchentlich

K 1.1.1.4 Pragmatische Therapie

Unmittelbar lebensnotwendig ist die Substitution der corticotropen und thyreotropen Funktion. Diese beiden Achsen sollten bereits bei Verdacht auf hypophysäre Insuffizienz substituiert werden, idealerweise unmittelbar nach Asservierung entsprechender Blutproben für ACTH, Cortisol, Renin, TSH und fT4. Eine Besonderheit stellen kritisch kranke Patienten dar. Die hier oft zu beobachtende subnormale Glukokortikoid-Produktion ohne nachweisbare strukturelle Defekte der Nebennierenachse wird als »funktionelle Nebenniereninsuffizienz« bezeichnet. Bislang fehlt ein Konsens zu diagnostischen Kriterien und Therapieindikationen (Cooper und Stewart 2003).

Corticotrope Achse

- Adrenale Krise: Empfohlen wird die Bolus-Gabe von 100 mg Hydrocortison i. v., gefolgt von einer kontinuierlichen Hydrocortison-Applikation von 100 mg/24 h (↑, A). Im Gegensatz zur primären Nebennierenrindeninsuffizienz (M. Addison) ist bei der sekundären (hypophysären) Insuffizienz der Flüssigkeitsverlust meist weniger stark ausgeprägt, da die Mineralokortikoide weiter produziert werden. Basierend auf dem Volumenstatus wird eine Substitution von 1 000–3 000 ml NaCl 0,9 % empfohlen (↑, A).
- Corticotrope Insuffizienz: Die übliche Substitutionstherapie wird mit 15–25 mg Hydrocortison tgl. durchgeführt, z. B. Hydrocortison Hoechst® 10 mg Tbl., 1–½–0. In körperlichen Stresssituationen (OP, Trauma, fieberhafter Infekt) ist die Dosis zu erhöhen, durchschnittlich um das Zwei- bis Vierfache. Der Patient muss eine entsprechende Schulung sowie einen Notfallausweis erhalten (↔, A).

Thyreotrope Achse

Die Substitution erfolgt mit Thyroxin, ca. 1,6 µg/kg Körpergewicht, z. B. Euthyrox® 100 µg tgl. Zur gleichmäßigeren Resorption sollte die Einnahme morgens nüchtern vor dem Frühstück erfolgen. Ziel ist ein normwertiger fT4-Spiegel (↑↑, A).

Gonadotrope Achse

Bei Frauen erfolgt die Substitution mit einer handelsüblichen Östrogen-/Gestagen-Kombination (»Pille«) bis zum Erreichen des statistischen Menopausenalters. Alternativ ist auch die transdermale Applikation von Östradiol an Tag 1–25 des Zyklus sowie Progesteron an Tag 16–25 des Zyklus möglich. Bei dieser Variante wird der hepatische First-Pass-Effekt vermieden, Vergleichsstudien hinsichtlich der Überlegenheit eines Verfahrens fehlen jedoch. Bei Frauen mit Kinderwunsch sollte die Überweisung an ein entsprechendes Zentrum erfolgen, eine Ovulationsinduktion ist mit einer modifizierten Gonadotropin-Substitution oftmals möglich. Postmenopausale Frauen benötigen keine Substitution.

Bei Männern sollte in jedem Fall eine Testosteron-Substitution erfolgen (↑↑, A). Dies kann z. B. durch i. m.-Spritzen in dreimonatlichem Abstand erfolgen. Die ersten beiden Spritzen sind in einem Abstand von 6 Wochen zu applizieren (z. B. Nebido® 1 000 mg Injektionslösung). Alternativ stehen transdermale Applikationsformen (Testogel Btl. à 50 mg) zur Verfügung. Neben den Testosteronspiegeln am Ende des Applikationsintervalls (Ziel: unterer Normbereich) sollten Blutbild und PSA-Spiegel kontrolliert werden (↑, B).

Somatotrope Insuffizienz

Ist die somatotrope Insuffizienz mittels zweier unabhängiger Stimulationstests nachgewiesen und bestehen klinische Zeichen eines Wachstumshormonmangels, kann die Substitution mit rekombinantem Wachstumshormon erfolgen. Es werden abendliche s. c.-Injektionen in einschleichender Dosierung, beginnend mit 0,5–1 IE tgl. appliziert. Darunter ist der IGF-1-Spiegel als Zielparameter zu kontrollieren, Ziel ist ein im mittleren Normbereich gelegener Wert (↑, B).

Diabetes insipidus

Therapie mit DDAVP (z. B. Minirin®) oral oder nasal. Beginn z. B. mit 1 Tbl. morgens und abends bzw. 1–2 Hübe morgens und abends nasal. Ziel ist, bei einer täglichen Trinkmenge von ca. 2–3 Litern eine Polyurie zu vermeiden und das Serumnatrium im Normbereich zu halten (↑↑, A). Der Patient sollte nur bei Durstempfinden trinken. Ist dieses gestört (hypothalamische Schädigung!), ist ein tägliches Gewichtsmonitoring zum Ausschluss einer Über-/Unterdosierung hilfreich (↑, B).

K 1.1.2 Hyperprolaktinämie

K 1.1.2.1 Klinik

Bei prämenopausalen Frauen verursacht eine Hyperprolaktinämie häufig einen Hypogonadismus (Oligomenorrhoe, Infertilität), seltener eine Galaktorrhoe (Asukai et al. 1993). Das Ausmaß der Symptomatik richtet sich nach der Höhe der Prolaktinspiegel. Postmenopausale Frauen sind definitionsgemäß hypogonadal, die Hyperprolaktinämie als solche verursacht daher keine charakteristische Klinik. Diese würde erst durch das ggf. exzessive Wachstum eines zugrunde liegenden Prolaktinoms in Form von Gesichtsfeldeinschränkungen oder Kopfschmerzen verursacht.

Auch bei Männern tritt eine Hyperprolaktinämie klinisch als hypogonadotroper Hypogonadismus in Erscheinung, Manifestationen sind eine verminderte Libido, erektile Dysfunktion, Infertilität, Gynäkomastie oder selten Galaktorrhoe.

Labor: Der übliche Normbereich der Prolaktinspiegel liegt bei 5–20 ng/ml. Bei biochemischem Nachweis einer Hyperprolaktinämie sind physiologische von pathologischen Ursachen zu trennen. So steigen während einer Schwangerschaft die Serumprolaktinspiegel kontinuierlich an, maximale Spiegel bis 600 ng/ml wurden berichtet (Tyson et al. 1972). Üblicherweise normalisieren sich die Prolaktinspiegel innerhalb von 6 Wochen postpartal. Eine Stimulation der Mamillen führt ebenfalls bei beiden Geschlechtern zu einer geringfügigen Hyperprolaktinämie, die jedoch typischerweise nicht mehr als das Doppelte des oberen Normbereichs beträgt. Auch körperlicher oder psychischer Stress kann bei beiden Geschlechtern eine Erhöhung des Prolaktinspiegels auf maximal das Doppelte der Norm verursachen.
Pathologische Ursachen der Hyperprolaktinämie sind laktotrophe Adenome der Hypophyse (Mikro-/Makroprolaktinome) oder eine verminderte dopaminerge Inhibition der Prolaktinsekretion. Das Ausmaß der Hyperprolaktinämie korreliert mit der Adenomgröße. Häufig finden sich bei Mikroprolaktinomen (< 10 mm) Prolaktinspiegel unterhalb 200 ng/ml, bei höheren Spiegeln liegt meist ein Makroprolaktinom vor. Daneben kann jede Störung der dopaminergen Hemmung zu einer Hyperprolaktinämie führen, beispielsweise bei Tumoren der Hypophysen-/Hypothalamusregion sowohl benigner (z. B. Kraniopharyngeome) als auch maligner Natur (z. B. Metastasen). Auch Infiltrationen des Hypophysenstiels/Hypothalamus, beispielsweise im Rahmen einer Sarkoidose, können zu dem als »Entzügelungshyperprolaktinämie« bezeichneten Phänomen führen.
Schließlich existiert noch eine ganze Reihe von Faktoren, die ebenfalls eine mäßige Hyperprolaktinämie (bis etwa 5-fach obere Normgrenze) bedingen können. Hierzu gehören viele Neuroleptika, Antidepressiva, Metoclopramid, Cimetidin, Verapamil, Reserpin, Methyldopa, Codein und Morphin. Auch eine Hypothyreose kann über die gesteigerte TRH-Sekretion eine milde Hyperprolaktinämie verursachen.
Bei der Interpretation erhöhter Prolaktinspiegel ist das laborchemische Phänomen des »High-Dose-Hook-Effekts« zu berücksichtigen. Er bezeichnet die falsch-niedrige Bestimmung von Analyten, die in sehr hoher Konzentration in Proben vorkommen. Ist der Prolaktinspiegel exzessiv erhöht, können alle Antikörperbindungsstellen belegt sein und die zusätzlichen Analyt-Moleküle nicht mehr im Rahmen der Bindungskurve ermittelt werden. Damit kommt es zu falsch-niedrigen Messwerten. Dieses Problem kann umgangen werden durch die gleichzeitige Bestimmung einer verdünnten Serumprobe, üblicherweise 1 : 100.

K 1.1.2.2 Therapeutische Prinzipien

Die Therapie der Hyperprolaktinämie richtet sich nach der Grunderkrankung. Prolaktinome sprechen im Allgemeinen gut auf die Behandlung mit Dopaminagonisten an, sodass die medikamentöse Therapie an erster Stelle steht. Lässt sich damit weder eine Tumorverkleinerung noch eine Normalisierung des Prolaktinspiegels erreichen, sind alternative Verfahren (OP, Radiatio) zu erwägen.
Indikationen zur Behandlung sind entweder neurologische Symptome aufgrund der Raumforderung oder eine entsprechende klinische Symptomatik, wie z. B. ein Hypogonadismus.

In der primär medikamentösen Therapie kommen u. a. zum Einsatz:

- Cabergolin, ein Ergotamin-Derivat, das in einer Dosierung von 0,5 mg 2 x wöchentlich eingenommen wird. Idealerweise erfolgt die Applikation abends, sodass eine mögliche Blutdrucksenkung, wie auch Übelkeit und Erbrechen minimiert werden. In höherer Dosierung (wie z. B. bei Parkinsonscher Erkrankung) wurde eine Assoziation zu Herzklappenveränderungen beschrieben (Schade et al. 2007).
- Bromocriptin, ein Ergotamin-Derivat. Mit ihm liegen die längsten Erfahrungen vor, demgegenüber stehen die höhere Einnahmefrequenz (2 x tgl.) und die höhere Inzidenz von Nausea.
- Quinagolide, ein synthetisches Nicht-Ergotamin-Derivat, welches ebenfalls dopaminagonistische Eigenschaften besitzt und als Ausweichpräparat dienen kann.

Durch die medikamentöse Therapie wird in etwa 80 % der Fälle eine Normalisierung des Prolaktinspiegels erreicht. Der Effekt tritt innerhalb weniger Wochen ein. Im Falle eines Prolaktinoms reduziert sich die Größe meist proportional. Ggf. gestörte hypophysäre Partialfunktionen können sich wieder erholen (s. Kap. K 1.1.1.1). Häufige unerwünschte Wirkungen sind Nausea sowie Hypotension, sehr selten kann es zu Beginn der Therapie – insbesondere bei großen Makroprolaktinomen – zu Einblutungen kommen. Diese sind meist von neurologischen Symptomen begleitet und erfordern eine zügige neurochirurgische Entlastung.
Zu Beginn der Therapie, nach 2 und 4 Wochen und dann in angepassten Abständen sollten Laborkontrollen erfolgen. Ziel ist eine Normalisierung der Prolaktinspiegel, die Dosierung sollte entsprechend angepasst werden. Die Therapiedauer ist weiterhin Gegenstand aktueller Diskussionen.
Als günstige Faktoren hinsichtlich einer Remission gelten: Therapiedauer länger als 24 Monate, lang dauernde Normalisierung der Prolaktinspiegel und fehlender Tumornachweis im MRT. In der Literatur werden dauerhafte Remissionsraten zwischen 30 und 70 % angegeben (Colao et al. 2003, Thorner et al. 1981, Van't Verlaat und Croughs 1991, Dekkers et al. 2010). Im Falle eines Wiederanstiegs der Prolaktinspiegel kam es dazu nach einer Therapiepause von 3 Wochen bis 7 Jahre.

Die transsphenoidale Hypophysenoperation wird bei fehlendem Therapieerfolg der Dopaminagonisten oder intolerablen Nebenwirkungen durchgeführt. Bei Makroprolaktinomen ist durch die alleinige Operation keine dauerhafte Normalisierung zu erwarten, bei Mikroprolaktinomen in bis zu 75 %.

Die Rezidivrate bei postoperativer Normalisierung des Prolaktinspiegels liegt bei etwa 20 %.

Die konventionelle externe Radiatio wird insbesondere bei invasiv wachsenden Adenomen durchgeführt, die weder auf eine medikamentöse Therapie ansprechen noch der operativen Entfernung zugänglich sind. Die Erfolgsquote wird in der Literatur mit 25–50 % angegeben (Lehnert 2009). Der Erfolg kann sich mit mehrjähriger Latenz manifestieren. Zeitgleich kommt es häufig zu einer begleitenden Hypophyseninsuffizienz.

K 1.1.2.3 Pragmatische Therapie

Ein gesichertes Makroprolaktinom der Hypophyse sollte wegen der potenziellen Gefahr der Raumforderung stets kausal behandelt werden. Initial sollte ein medikamentöser Therapieversuch, z. B. mit Cabergolin 0,5 mg 2 × wöchentlich unternommen werden (↑, B). Kontrollen des Prolaktinspiegels sollten nach 24 Stunden, einer und zwei Wochen erfolgen. Bei unzureichender Senkung ist eine Erhöhung der Dosis möglich. Die Medikation sollte vorzugsweise abends eingenommen werden. Ziel ist die Normalisierung des Prolaktinspiegels. Die Therapiedauer richtet sich nach dem Verlauf, günstig im Sinne eines Absetzversuchs ist die morphologische und biochemische Normalisierung (↑, B).
Gelingt trotz ausreichender Dosierung keine Normalisierung der Prolaktinspiegel oder ist eine raumfordernde Wirkung weiterhin gegeben, besteht die Indikation zum operativen Vorgehen. Auch bei intolerablen Nebenwirkungen, die durch einen Präparatewechsel nicht zu beheben sind, ist diese Option zu erwägen. Gleiches gilt für die Radiatio, die als Therapieform der Reserve angesehen werden kann. Bei der operativen Therapie/Strahlentherapie ist die sekundäre Entwicklung hypophysärer Insuffizienzen zu beachten (s. Abschnitt K 1.1.1.1).

Bei Mikroprolaktinomen kommt zusätzlich zu den genannten Optionen noch die Möglichkeit des beobachtenden Abwartens in Betracht, da Mikroprolaktinome in weniger als 10 % der Fälle eine Wachstumstendenz zeigen. Eine mäßige Hyperprolaktinämie führt hauptsächlich zum Hypogonadismus. Liegen keine weiteren Einschränkungen vor, kann eine Östrogen-/Gestagensubstitution bzw. Testosteronsubstitution ausreichend sein (↑, B). Kernspintomographische und hormonanalytische Verlaufskontrollen zum Ausschluss von Progress sind aber notwendig. Für Patienten mit Kinderwunsch eignet sich dieses Vorgehen nicht, in diesem Fall steht die medikamentöse Therapie, vorzugsweise mit Bromocriptin, im Vordergrund (↔, C).

K 1.1.3 Akromegalie

K 1.1.3.1 Klinik

Die Akromegalie wird durch eine autonome Mehrsekretion von Wachstumshormon (GH) verursacht. Praktisch immer liegt ein somatotropes Hypophysenadenom als Ursache vor, in ca. 30 % der Fälle mit gleichzeitiger autonomer Prolaktinproduktion. Es kommt zu einem schleichenden, überschießenden Wachstum von Weichgewebe und Akren. Retrospektiv sind bei Diagnosestellung im Mittel 8 Jahre seit Symptombeginn verstrichen. Die häufigsten Symptome sind:

- Vergrößerung der Akren (95–100 %)
- Kopfschmerzen (60–85 %)
- Hyperhidrose (50–90 %)
- Zyklusstörungen bei Frauen (45–85 %)

An spezifischen neurologischen Symptomen treten auf:

- Sehstörungen (25–60 %)
- Karpaltunnelsyndrom (30–45 %)
- Schlafapnoe-Syndrom (30–50 %)

Diagnostik: GH selbst wird pulsatil sezerniert und eignet sich daher nicht für die Primärdiagnostik. Die meisten biologischen Wirkungen werden durch den hauptsächlich in der Leber gebildeten »Insulin-Like-Growth-Factor 1« (IGF-1) verursacht. Ein erhöhter Spiegel weist laborchemisch auf das Vorliegen einer Akromegalie hin. Gesichert wird die Diagnose durch eine fehlende Suppression von GH (> 0,5 ng/ml) im oralen Glukosetoleranztest (75 g Glukose).

K 1.1.3.2 Verlauf

Die Inzidenz neuer Erkrankungen liegt bei 3–4/1 000 000/Jahr. Aufgrund v. a. kardiorespiratorischer Komplikationen (Kardiomegalie, Arrhythmie, schlafbezogene Atemstörung) ist unbehandelt die Lebenserwartung gegenüber der Allgemeinbevölkerung um ca. 10 Jahre verkürzt. Eine erfolgreiche Therapie scheint die Lebenserwartung jedoch zu normalisieren (Wilson et al. 1998, Melmed et al. 2002).

K 1.1.3.3 Therapeutische Prinzipien

Ziel der Behandlung ist eine möglichst vollständige Normalisierung von GH (im OGTT < 1 ng/ml) und IGF-1 (altersabhängige Normwerte) durch Operation und/oder Medikamente.

Operative Therapie: Therapie der Wahl ist die transphenoidale Hypophysenoperation. Bei Mikroadenomen erreichen erfahrene Neurochirurgen in 80–95 % eine vollständige Remission, bei Makroadenomen, insbesondere bei para- oder suprasellärer Ausdehnung nur in 30–50 %. Da in ca. 60 % ein Makroadenom vorliegt, bedürfen viele Patienten einer Nachbehandlung. Auch Rezidive aus verbliebenem Restgewebe sind zu beachten. Gesichtsfeldeinschränkungen bilden sich postoperativ in der Regel teilweise oder vollständig zurück.

Strahlentherapie: Nach erfolgloser Operation und/oder medikamentösem Therapieversagen ist die Strahlentherapie indiziert. Die konventionelle fraktionierte Strahlentherapie mit 40–50 Gy erreicht nach 2 Jahren bei 10 % der Patienten eine biochemische Remission, nach 10 Jahren bei 52 %. Im Gegenzug entwickeln 50–70 % der Behandelten eine Hypophysenvorderlappeninsuffizienz. Alternativ zur konventionellen Strahlentherapie sind radiochirurgische Verfahren (LINAC und »Gamma-Knife«) etabliert worden. Diese können insbesondere bei relativ kleinen, chirurgisch nicht sanierbaren Adenom(resten) eingesetzt werden. Der Wirkungseintritt erfolgt schneller, ein genereller Vorteil gegenüber der konventionellen Strahlentherapie ist bislang noch nicht bewiesen worden.

Medikamentöse Therapie: Zur Verfügung stehen Dopaminagonisten, Somatostatinanaloga und der GH-Antagonist Pegvisomant.
Dompminagonisten der 2. Generation (Cabergolin, Quinagolid) erreichen eine Absenkung des GH-Spiegels < 5 ng/ml in bis zu 30 %, wobei meist höhere Dosen als beim Prolaktinom erforderlich sind (z. B. Cabergolin 1–2 mg/Wo, Quinagolid 75–300 µg/Tag). Unerwünschte Nebenwirkungen sind periphere Durchblutungsstörungen, insbesondere bei Nikotinkonsum, Hypotonie und Schwellung der Nasenschleimhaut.
Als Somatostatinanaloga werden Octreotid und Lanreotid eingesetzt. Octreotid (100–500 µg 3 x tägl. s. c.) bewirkt bei 50 % der Patienten mit Makroadenomen und 70–80 % mit Mikroadenomen eine biochemische Remission.
Langzeitpräparate (Sandostatin LAR) und Lanreotid (Somatuline LP) müssen nur alle 28 bzw. 10–14 Tage i. m. appliziert werden. GH kann bei ca. 60 % auf GH-Werte unter 2,5 ng/ml abgesenkt werden. Eine Fortentwicklung von Lanreotid (Somatuline Autogel) kann subkutan einmal monatlich gegeben werden. Nebenwirkungen sind asymptomatische Gallensteine, passagere Fettstühle und eine Störung der Glukosetoleranz (Caron et al. 2002).
Die Therapie mit Somatostatinanaloga kann zur Verkleinerung des Tumors bereits präoperativ gegeben werden (Stevenaert und Beckers 1993).
Der GH-Antagonist Pegvisomant (Somavert) ist ein verändertes Wachstumshormon, das kompetitiv GH am GH-Rezeptor verdrängt und die natürliche Wirkung aufhebt. Er ist zugelassen zur Therapie der Akromegalie bei erfolgloser Operation und/oder Strahlentherapie und nicht adäquater Wirkung von Somatostatinanaloga auf die IGF-1-Spiegel. Die tägliche s. c.-Injektion wird nach Wirkung schrittweise von 10 mg/Tag auf maximal 30 mg/Tag gesteigert. Initial kann die Insulinsensitivität steigen, was bei Diabetes mellitus berücksichtigt werden muss. Beobachtete Nebenwirkungen sind erhöhte Transaminasen, eine lokale Fettgewebshypertrophie an der Injektionsstelle sowie abdominelle Beschwerden.

K 1.1.3.4 Pragmatische Therapie

Falls möglich, sind GH-produzierende Adenome durch transsphenoidale Adenomektomie zu entfernen. Findet sich kernspintomographisch kein Tumorgewebe mehr und sind die GH-Spiegel im OGTT unter 1 ng/ml supprimierbar sowie IGF-1 normal, können die Kontrollen in 1–2-jährlichem Abstand erfolgen (↔, B). Bei Tumoren < 5 mm und nicht-invasivem Wachstum sollte präoperativ eine Behandlung mit Octreotid über 3–4 Monate durchgeführt werden (Melmed 1995) (↔, C). Führt die Operation nach 2–3 Monaten nicht zu GH-Werten < 5 ng/ml und normalem Suppressions-Test, sollte eine medikamentöse Behandlung oder Strahlentherapie eingeleitet werden (↔, B). Medikamentös ist zuerst ein Therapieversuch mit Dopaminagonisten gerechtfertigt, obwohl nur in 10–35 % der Fälle das GH unter 5 ng/ml gesenkt werden kann (↔, C). Nachfolgend werden Somatostatinanaloga eingesetzt. Die Behandlung mit Octreotid beginnt mit 2 x 50 µg/Tag s. c. und wird auf 3 x 100 µg/Tag (maximal 3 x 500 µg/Tag) gesteigert (↑, B). Zur Vermeidung häufiger täglicher Injektionen und Gewährleistung eines dauerhaft ausreichend hohen Plasmaspiegels werden sowohl für Octreotid (Sandostatin LAR) als auch Lanreotid (Somatuline Autogel) Depotformen eingesetzt. Kontrollen sollten zunächst alle 3 Monate und nach Besserung der Werte halbjährlich erfolgen.

Ist eine medikamentöse Therapie notwendig, sollte diese wegen der Rezidivgefahr nach Absetzen kontinuierlich beibehalten werden (Plöckingeret al. 1993) (↑, B). Ausnahmesituation ist die Beurteilung eines strahlentherapeutischen Effekts. Hiernach könnten jährliche Auslassversuche der medikamentösen Therapie durchgeführt werden (Young 1990). Bestehen Kontraindikationen gegen einen operativen Eingriff, wird primär medikamentös therapiert und bei fehlendem Erfolg eine Strahlentherapie angeschlossen (Guistina et al. 2000).

K 1.1.4 Cushing-Syndrom

K 1.1.4.1 Klinik

Das Cushing-Syndrom ist ein durch eine unkontrollierte Glukokortikoidzufuhr bedingtes Krankheitsbild. Die häufigste Ursache ist der iatrogene (exogene) Glukokortikoidexzess.

Das endogene Cushing-Syndrom ist in 80 % auf ein ACTH-produzierendes Adenom der Hypophyse und in 10 % auf eine ektope ACTH-Sekretion (häufig paraneoplastisch, z. B. bei Bronchialkarzinomen) bzw. okkulte Tumoren zurückzuführen. Das ACTH-unabhängige Cushing-Syndrom (10 % d. F.) wird verursacht durch ein Nebennierenadenom, selten durch ein Nebennierenkarzinom.

Die häufigsten klinischen Symptome sind:

- Vollmondgesicht, Stammfettsucht, Büffelnacken (90 %)
- Glukoseintoleranz (85 %)
- Hypertonie (80 %)
- Hypogonadismus (75 %)
- Osteoporose (65 %)

Neurologisch-psychiatrisch:

- Steroidmyopathie (65 %, proximale Muskelschwäche und Typ-II-Faseratrophie mit normaler CK)
- emotionale Labilität, agitierte Depression, Angst (45 %)

Labor: Das endogene Cushing-Syndrom wird in einer Stufendiagnostik evaluiert. Zuerst muss der Hypercortisolismus gesichert werden (fehlende Suppression der Cortisol-Ausschüttung im Dexamethason-Hemmtest, erhöhtes freies Cortisol im 24 h-Urin, aufgehobene Tagesrhythmik). Anschließend wird die Genese eingegrenzt (zentraler-, ektoper ACTH-Exzess, adrenaler Hypercortisolismus).

Differentialdiagnostisch ist das meist alkoholinduzierte »Pseudo-Cushing-Syndrom« abzugrenzen. Auch eine endogene Depression kann die laborchemischen Merkmale eines Hypercortisolismus zeigen. Die Sensitivität und Spezifität der diagnostischen Tests liegt deutlich unter 100 %, wodurch sich häufig widersprüchliche Erkenntnisse ergeben. Daher ist nach primärer Sicherung des Hypercortisolismus die Beurteilung durch einen Endokrinologen sinnvoll.

Folgende Parameter können erhoben werden:

- Dexamethason-Kurztest: nach Gabe von 1 mg Dexamethason p. o. um 23 Stunden fehlende Suppression der Plasma-Kortisolkonzentration am folgenden Tag um 8 Stunden
- erhöhtes freies Kortisol im 24 h-Sammelurin
- erhöhtes Kortisol in Serum oder Speichel um 23 Stunden

Die entsprechenden Referenzwerte sind zahlreichen Einflussgrößen unterworfen und daher methoden- und laborabhängig.

Der laborchemischen Lokalisationsdiagnostik kommt eine überragende Bedeutung zu. Zum einen sind kernspintomographisch bei bis zu 10 % der Normalbevölkerung hormoninaktive Mikroadenome der Hypophyse (Inzidentalome) nachweisbar, zum anderen zeigen nur 53 % der ACTH-sezernierenden Mikroadenome eine eindeutige Läsion im MRT (Buchfelder et al. 1993). Bei zweifelhaften Befunden kann mittels der Sinus-petrosus-Katheterisierung unter CRH-Stimulation der Ort der ACTH-Produktion (zentral vs. ektop) eingegrenzt werden. Auch auf Nebennierenebene sind Inzidentalome von hormonproduzierenden Tumoren abzugrenzen.

K 1.1.4.2 Verlauf

Der Verlauf des Cushing-Syndroms ist naturgemäß abhängig von der Ursache (Hypophysenadenom, ektope ACTH-Produktion, NNR-Tumor). Hypertonus, Glukoseintoleranz, Thromboembolieneigung und Infektionen verkürzen die Lebenserwartung, weshalb eine Behandlung unverzichtbar ist.

K 1.1.4.3 Therapeutische Prinzipien

Bei allen endogenen Formen des Cushing-Syndroms ist die chirurgische Entfernung Therapie der ersten Wahl. Im Falle eines Glukokortikoid produzierenden Nebennierenadenoms sollte möglichst eine minimalinvasive Adenomexstirpation erfolgen.

Für die ACTH-abhängigen Formen stehen zur Verfügung:
Operative Therapie: Bei 70–80 % der intrasellären Tumore ist durch transsphenoidale Resektion des Adenoms eine Heilung zu erzielen, wobei ein unmittelbar postoperativer Kortisolmangel die Adenomausschaltung verlässlich anzeigt. Der Mangel entsteht durch die präoperativ chronische Suppression ACTH-sezernierender Zellen und kann über Monate bis zu einem Jahr anhalten. Die Substitution mit Hydrocortison (initial 100 mg/24 h) sollte bereits perioperativ beginnen, um eine Nebenniereninsuffizienz frühzeitig zu kompensieren. Langzeitkontrollen sind zu empfehlen, weil in 8–14 % der Fälle in den ersten 2–3 Jahren ein Rezidiv auftritt. Eine bilaterale Adrenalektomie ist nur bei inkurablen Hypophysentumoren oder unbekannter ACTH-Quelle indiziert und erfordert die postoperative Substitution von Mineralo- und Glukokortikoiden. Selten tritt dann innerhalb von Jahren ein Nelson-Syndrom auf, d. h. ein exzessiv ACTH sezernierendes, aggressiv wachsendes Makroadenom der Hypophyse (Martin et al. 1987).
Strahlentherapie: Die primäre Strahlentherapie ist nur bei hohem Operationsrisiko indiziert, sie sollte möglichst stereotaktisch (Gamma-Knife, Linearbeschleuniger) erfolgen. Sie führt in 50–80 % zur Heilung. Als sekundäre Maßnahme ist sie angezeigt bei mangelndem Erfolg der Adenomektomie, was bereits unmittelbar postoperativ anhand weiter erhöhter ACTH-Werte abgeschätzt werden kann, sowie bei invasivem Wachstum oder einem Tumorrezidiv. Die Wirkung tritt im Vergleich zur Akromegalie früher, d. h. bereits nach 1–8 Monaten ein. Die Rezidivrate in 10 Jahren ist gering (Grigsby et al. 1989), jedoch scheinen die Patienten mit Cushing-Syndrom empfänglicher für Strahlennekrosen von Hirnparenchym zu sein (8 % innerhalb von 6 Jahren bei 50 Gy) (Grattan-Smith et al. 1992).
Medikamentöse Therapie: Die medikamentöse Therapie ist von geringem Erfolg und hoher Nebenwirkungsrate. Sie wird allenfalls ergänzend präoperativ, bei inoperablen Patienten oder zur Überbrückung des Wirkungseintritts nach Strahlentherapie eingesetzt. Die präoperative Suppression der adrenalen Steroidsekretion kann insbesondere wegen der bei Hyperkortisolismus beobachteten Gefäßbrüchigkeit und Hypokaliämie von Vorteil sein. Steroidsynthesehemmer sind o,p'-DDD (Mitotane, 2–12 g tgl., Spiegelkontrolle erforderlich), Ketokonazol (0,6–1,0 g tgl.) und Aminoglutethimid (1–2 g tgl.) (Miller und Crapo 1993). Metyrapon, das auch diagnostisch als Test zur ACTH-Stimulation eingesetzt wird, ist ein schnell wirksamer Inhibitor der Kortikoidsynthese, mit den Nebenwirkungen Hirsutismus, Depression und Bewusstseinsstörungen (Jeffcoate et al. 1977). Auf Bromocriptin sprechen weniger als 10 % der Patienten an. Bei ausgeprägtem Hyperkortisolismus kann stationär Etomidate in niedriger Dosierung (0,1–0,3 mg/kg/h) bei nur geringer zentralnervöser Wirkung sehr effektiv als Infusion eingesetzt werden.
Vielversprechend erscheint das neue Somatostatinanalogon SOM 230 (Pasireotid). Es wird derzeit geprüft, seine Zulassung für 2012 erwartet.

K 1.1.4.4 Pragmatische Therapie

Wegen sofortiger Wirkung und einer Erfolgsrate von 70–80 % ist der Operation der Vorzug zu geben (Carpenter 1990) (↑↑, A). Aufgrund des postoperativ zu erwartenden ACTH-Mangels sollten am OP-Tag 200 mg Hydrocortison über Perfusor verabreicht und anschließend allmählich auf die Erhaltungsdosis (25 mg/Tag) reduziert werden (↑, A). Cortisonentzugssymptome (Knochen-, Muskelschmerzen, depressive Verstimmung) können für die Patienten quälend sein und nach Sanierung des

Glukokortikoidexzesses über 12 Monate und länger auftreten. Eine Strahlentherapie ist bei inoperablen oder unvollständig entfernten Adenomen angezeigt. Ultima Ratio stellt die bilaterale Adrenalektomie, möglichst minimalinvasiv, dar. In diesem Fall besteht eine dauerhafte Substitutionspflichtigkeit mit Hydrocortison (25 mg über den Tag verteilt) und Fludrocortison (0,1–0,2 mg tgl.). In allen anderen Fällen muss die Notwendigkeit der Fortsetzung der Substitutionstherapie regelmäßig überprüft werden.

Eine medikamentöse Behandlung kommt – außer präoperativ – nur bei Versagen der anderen Therapieformen in Betracht, insbesondere beim nicht resezierbaren Nebennierenkarzinom. Mittel der Wahl ist das mittlerweile nur noch in Kanada und USA zugelassene Mitotane (Lysodren®, maximal 3 x 4 g tgl., Spiegelkontrollen erforderlich) (↔, C).

K 1.1.5 Diabetes insipidus (ADH-Mangel)

K 1.1.5.1 Klinik

Die Symptome des Diabetes insipidus (DI) sind exzessiver Durst, Polydipsie und Polyurie. Es besteht ein Mangel oder eine fehlende Wirkung von antidiuretischem Hormon (ADH, Vasopressin). Beschwerden werden meist erst bei einer Urinmenge > 3–4 l/die geäußert, wobei die Urinausscheidung weniger vom Ausmaß der ADH-Insuffizienz als der Effizienz der Durstantwort abhängt. Diagnostisch entscheidend ist die hypoosmolare Polyurie. Bei thalamischer Läsion als Ursache des DI kann die Durstantwort fehlen und eine schwere Hypernatriämie auftreten.

Die Ursachen lassen sich wie folgt einteilen:

- Posttraumatische/postoperative Störungen
- Benigne/maligne Raumforderungen
- Entzündliche/granulomatöse Erkrankungen der Hypophyse (Hypophysitis, Enzephalitis, Sarkoidose, Histiozytosis X)
- Gefäßerkrankungen (Aneurysma, Infarkte)
- Sehr selten familiär durch Mutation des Arginin-Vasopressin-Neurophysin-II-Gens oder beim DIDMOAD-Syndrom (Diabetes insipidus, Diabetes mellitus, Atrophie des Nervus opticus, Taubheit)

Labor: Als Suchtest eignet sich die Messung des Urinvolumens und der Trinkmenge über 24 Stunden nach vorherigem Absetzen diuretischer oder antidiuretischer Medikation für mindestens 2 Tage. Zeitgleich sollten die Serum-Osmolalität und das Serum-Natrium bestimmt werden. Beim Diabetes insipidus finden sich diese Parameter insbesondere morgens im hoch-normalen Bereich bzw. erhöht. Besteht gleichzeitig eine hypotone Polyurie (Harnvolumen > 2,5 l/Tag, Urin-Osmolalität um 150 mosm/kg), ist die Durchführung eines Durstversuchs indiziert. Zuvor sollten andere Ursachen der Polyurie ausgeschlossen werden wie Hyperglykämie, Hyperkalzämie, chronische Nierenerkrankung oder die polyurische Phase eines akuten Nierenversagens.

Der Durstversuch wird unter stationären Bedingungen und Überwachung über 12 Stunden durchgeführt. Während des Tests werden in 2-stündigem Abstand Urinmenge, Urin-Osmolalität, Körpergewicht, Blutdruck und Puls gemessen sowie Serum-Natrium und Serum-Osmolalität bestimmt. Bei Verlust von mehr als 3 % des Körpergewichts muss der Test unabhängig von den anderen Parametern abgebrochen werden. Gesunde konzentrieren den Urin auf 900–1 200 mosm/kg, Patienten mit komplettem Diabetes insipidus centralis auf Werte < 250 mosm/kg. Bei Patienten mit primärer Polydipsie ist das maximale Urinkonzentrationsvermögen gegenüber Normalpersonen zwar eingeschränkt, erreicht jedoch immer noch Werte zwischen 450 und 700 mosm/kg. Ursächlich liegt hier am ehesten eine Abnahme der Hypertonizität des Nierenmarks zugrunde. Bei fehlender Konzentrierung wird zur Differentialdiagnose nach 10 Stunden 4 µg DDAVP (Desmopressin, Minirin®) i. v. verabreicht. Liegt ein zentraler Diabetes insipidus vor, kommt es innerhalb kurzer Zeit zu einem deutlichen Anstieg der Urin-Osmolalität. Bei Patienten mit renalem Diabetes insipidus zeigt DDAVP keine Wirkung. Bei psychogener Polydipsie zeigt sich durch die verminderte Konzentrationsfähigkeit der Niere meist nur ein geringer Anstieg.

K 1.1.5.2 Verlauf

Der traumatische bzw. postoperative DI manifestiert sich innerhalb von 24 Stunden. Nach transsphenoidaler Mikrochirurgie kommt es in der Regel zu einem nur wenige Tage, selten länger als 2–3 Wochen anhaltenden DI. Spätestens nach 3 Monaten kann beurteilt werden, ob eine längerfristige Behandlung erforderlich ist. Bei Verletzungen des Hypophysenstiels ist ein dreiphasiger Verlauf typisch: zunächst ADH-Mangel, nach mehreren Tagen scheinbare Rückbildung (residuales ADH wird bei einsetzender Nekrose freigesetzt), nach weiteren 3–4 Tagen schweres Rezidiv des DI. Da die Regulation der ADH-Sekretion aufgehoben ist, sind die Patienten durch unkontrollierte parenterale Volumenzufuhr erheblich gefährdet (Verbalis und Robinson 1984).

K 1.1.5.3 Pragmatische Therapie

Ziel der Behandlung ist eine Reduktion des Urinvolumens auf unter 2,5 l/Tag und Vermeidung der Nykturie. Die Therapie erfolgt mit dem synthetischen Analogon von Vasopressin, Desmopressin. Die Anwendung erfolgt intranasal (Minirin® Nasenspray: 1 Hub = 10 µg, Minirin® Rhinyle 0,1 ml = 10 µg; 10–40 µg/Tag in zwei bis drei Einzeldosen), oral (Minirin® Tabl. 0,2 mg, 0,2–1,2 mg/Tag in zwei bis drei Dosen) oder initial parenteral (Minirin® Amp. 4 µg, 1–4 µg/Tag) s. c. in der Regel in zwei Einzeldosen. Desmopressin hat eine mittlere Wirkdauer von 12 Stunden.
Die Therapie muss durch Flüssigkeitsbilanz und Elektrolythaushalt kontrolliert werden (↑↑, A). Patienten sollten einen Notfallausweis tragen (↔, C).

K 1.1.6 Syndrom der inadäquaten ADH-Sekretion (SIADH)

K 1.1.6.1 Klinik

Das SIADH (Schwartz-Bartter-Syndrom) ist gekennzeichnet durch eine unangepasst hohe ADH-Sekretion bei Hyponatriämie. Die Quelle der vermehrten ADH-Bildung kann sowohl eutop (hypothalamisch) als auch ektop sein. Bei gesteigerter hypothalamischer Sekretion ist meistens eine nicht-osmolare Stimulation an den Baro- und Volumenrezeptoren intrathorakal die Ursache. Typische ektope Ursache überschießender ADH-Sekretion ist die paraneoplastische Produktion durch ein kleinzelliges Bronchialkarzinom.
Klinisch wird das SIADH durch die Symptome der Hyponatriämie auffällig, nach Schwäche und Übelkeit stellen sich bei weiter sinkenden Natriumspiegeln Lethargie, Verwirrung, epileptische Anfälle und schließlich Koma ein.

Labor: Es liegt eine hypervoläme Hyponatriämie vor, bei niedriger Serum-Osmolalität findet sich die Urin-Natrium-Exkretion inadäquat erhöht (oft > 20 mmol/l). Diagnostisch kann ein Versuch mit physiologischer Kochsalzlösung weiterhelfen. Kommt es nach deren Infusion zu einer zunehmenden Urin-Natrium-Exkretion und gleichbleibendem oder sogar abnehmendem Serum-Natriumspiegel, ist die Diagnose eines SIADH anzunehmen. Differentialdiagnostisch ist das zerebrale Salzverlust-Syndrom (Hyponatriämie, Natriurese und Hypovolämie) bei Patienten mit akuten Hirnerkrankungen abzugrenzen. Im Gegensatz zum SIADH sind die Patienten hypovolämisch, der ZVD ist üblicherweise < 5 cm H_2O.

K 1.1.6.2 Pragmatische Therapie

In jedem Fall ist die Behebung der Ursache anzustreben. Darüber hinaus richtet sich die Therapie nach dem Ausmaß der Hyponatriämie sowie nach der Geschwindigkeit, mit der sich die Störung entwickelt hat.
Ist die kausale Therapie nicht möglich, gilt eine Trinkmengenbegrenzung auf 0,5–1,0 l täglich als Basistherapie des SIADH. Diese sollte in Verbindung mit einer kochsalzreichen Ernährung stehen.
Neuerdings kann auch ein medikamentöser Therapieversuch mit einem ADH-Rezeptor-Antagonisten (Tolvaptan, Samsca®) erfolgen (↑, A). Zugelassen ist diese (teure) Therapie für die symptomatische hypervoläme oder euvoläme Hyponatriämie mit Serum-Natriumspiegeln < 125 mmol/l bei einem nicht ausreichenden Erfolg der Trinkmengenrestriktion. Die übliche Dosis beträgt 15–30 mg p. o. täglich, mit einem Maximum von 60 mg 1 x täglich.
Die Therapie der schweren Hyponatriämie (Somnolenz, Krampfanfälle, Serum-Natrium < 115 mmol/l) erfordert sofortige Behandlung. Besteht die Hyponatriämie bereits länger als 48 Stunden, ist größte Vorsicht mit hypertoner Kochsalzlösung angebracht. Die Natriumkorrekturrate sollte 0,5 mmol/l/h nicht überschreiten. Eine zu rasche Korrektur muss wegen der Gefahr der zentralen pontinen Myelinolyse unbedingt vermieden werden (↔, A). Bei Verwendung von 3%-iger Kochsalzlösung lässt sich die Infusionsrate (ml/h) mit der Näherungsformel: *0,5 x Körpergewicht (kg)* errechnen (↔, B). Bei einem 70 kg schweren hyponatriämen Patienten wird die Infusion von 3%-iger Kochsalzlösung mit 35 ml/h zu einer Anhebung der Natriumkonzentration von näherungsweise 0,5 mmol/l/h führen. Eine engmaschige Überwachung auf einer Intensivstation ist unabdingbar.

K 1.1.6.3 Obsolet

Die Therapie des zentralen SIADH mit Lithium, Harnstoff oder Demeclocyclin ist spätestens seit der Zulassung der Vaptane verlassen. Die Gabe von physiologischer Kochsalzlösung kann durch Zunahme der arteriellen Hypervolämie die Natriurese und Hyponatriämie weiter verstärken und ist deshalb ebenfalls kontraindiziert.

K 1.1.7 Empty-Sella-Syndrom

K 1.1.7.1 Klinik

Als Empty Sella wird eine vergrößerte Sella turcica bezeichnet, die nicht komplett mit Hypophysengewebe ausgefüllt ist. Es gibt zwei Formen:

- Die sekundäre Empty Sella steht in Zusammenhang mit einer hypophysären Raumforderung. Beispielsweise kann ein Hypophysenadenom die knöcherne Sella aufweiten, nach Entfernung bleibt eine relative Minderbelegung zurück. Ebenso möglich ist eine kongenitale Störung der hypophysären Differenzierung, bei der in einer normal großen Sella turcica eine zu kleine Hypophyse liegt. In beiden genannten Fällen ist eine hypophysäre Unterfunktion auszuschließen (s. Abschnitt K 1.1.1).
- Bei einer primären Empty Sella wird ein defektes Diaphragma sellae angenommen, welches durch chronischen Liquordruck zu einer allmählichen Aufweitung der Sella führen kann. Obwohl es auch hier einige Hinweise auf die Entwicklung hypophysärer Insuffizienzen gibt, ist die Existenz eines »Empty-Sella-Syndroms« umstritten. Gegebenenfalls ist auch hier die entsprechende Diagnostik der Hypophyseninsuffizienz durchzuführen (siehe Kapitel K 1.1.1).

K 1.1.7.2 Therapeutische Prinzipien

Die Diagnostik und Therapie der Hypophysenunterfunktion wird in Abschnitt K 1.1.1 besprochen.

K 1.2 Schilddrüse

K 1.2.1 Hypothyreose

K 1.2.1.1 Klinik

Die primäre Hypothyreose ist die häufigste Form der Schilddrüsenunterfunktion und besteht in einem Mangel an Schilddrüsenhormonen bei erhaltener Sekretion des Thyroidea-stimulierenden Hormons (TSH). Die klinischen Symptome sind unspezifisch und beruhen auf einer generalisierten Verlangsamung des Metabolismus oder einer Akkumulation von Glykosaminoglykanen im Interstitium vieler Gewebe:

- Schwäche, rasche Ermüdbarkeit
- Kälteintoleranz
- Bradykardie
- trockene Haut
- Obstipation, Zyklusstörungen

Neurologisch-psychiatrisch:

- Apathie
- depressive Verstimmung

Labor:
Subklinische Hypothyreose: TSH erhöht, fT_4 normal
(Primäre) Hypothyreose: TSH erhöht, fT_4 erniedrigt
Sekundäre (hypophysäre) Hypothyreose: TSH erniedrigt, fT_4 erniedrigt

K 1.2.1.2 Ursachen und Verlauf

Die häufigste Ursache in ausreichend mit Jod versorgten Gebieten ist die Autoimmunthyreoiditis Typ Hashimoto (AIT). Sie ist charakterisiert durch eine zellulär und humoral vermittelte Destruktion von Schilddrüsengewebe. Bei bis zu 10 % der Gesamtbevölkerung sind die für die AIT typischen Antikörper gegen die Schilddrüsenperoxidase (TPO) nachweisbar, ohne dass es bei den Betroffenen zu einer Manifestation der Erkrankung kommen muss. Die Diagnose wird gestellt durch den Nachweis einer (ggf. subklinischen) Hypothyreose und charakteristischen sonographischen Veränderungen in Form fleckig echoarmer Areale. Weitere Ursachen einer Schilddrüsenunterfunktion sind vor allem iatrogen, beispielsweise bei Zustand nach Schilddrüsenresektion, Radiojodtherapie oder externer Bestrahlung. In diese Kategorie fällt auch die medikamentös induzierte Hypothyreose, insbesondere durch die Thyreostatika Thiamazol, Carbimazol und Propylthiouracil. Auch Lithium, Amiodaron, Interferon und Sunitinib können mit einer Schilddrüsenunterfunktion assoziiert sein.

K 1.2.1.3 Pragmatische Therapie

Therapie der Wahl ist die orale Einnahme von synthetischem Schilddrüsenhormon (Thyroxin). Etwa 80 % der oral aufgenommenen Menge wird resorbiert. Aufgrund der langen, 7-tägigen Plasmahalbwertzeit werden bei 1 x täglicher Gabe nach 4–6 Wochen stabile Plasmaspiegel erreicht. Die durchschnittliche Substitutionsdosis beträgt 1,6 µg/kg Körpergewicht und Tag (↑↑, A). Die Medikamente sollten morgens nüchtern eingenommen werden, etwa eine ½ Stunde vor dem Frühstück, da sich damit eine gleichmäßige Resorptionsquote erzielen lässt (↑, B). Der Therapiebeginn kann normalerweise gleich mit der errechneten Substitutionsdosis erfolgen, der endgültige Plasmaspiegel stellt sich ohnehin erst allmählich ein. Einzig bei älteren Patienten, insbesondere mit bestehender KHK, sollte eine allmähliche Titration mit einer Startdosierung von 25 µg erfolgen (↔, C). Eine Therapiekontrolle mittels TSH-Bestimmung sollte nach etwa 6 Wochen erfolgen. Ziel ist ein im Normbereich gelegener Wert.

K 1.2.2 Hyperthyreose

K 1.2.2.1 Klinik

Die manifeste, primäre Hyperthyreose ist gekennzeichnet durch erhöhte Schilddrüsenhormonspiegel im Serum bei supprimiertem TSH.

Die Symptome sind (Krohn et al. 2001):

- warme Haut, Schweißneigung
- Tachykardie, Vorhofflimmern (10–20 %)
- Osteoporose

Neurologisch-psychiatrisch:

- feinschlägiger Tremor
- Myopathie (80 %) (CK normal) mit proximaler Schwäche, gesteigerten Muskeleigenreflexen
- Depression, Unruhe, Schlaflosigkeit
- Neuropathie des N. opticus bei endokriner Orbitopathie i. R. eines M. Basedow

Unter der sehr seltenen thyreotoxischen Krise versteht man eine akute lebensbedrohliche Dekompensation des Organismus gegenüber der Wirkung der erhöhten Schilddrüsenhormonkonzentration, z. B. durch Jodexposition bei Patienten mit immunogener Hyperthyreose Typ Basedow. Die thyreotoxische Krise geht mit Fieber, Herzrhythmusstörungen, Emesis, Agitiertheit, dann Stupor und schließlich Anfällen und Bulbärhirn-Syndrom einher.

Labor:
Subklinische Hyperthyreose: TSH supprimiert, fT_4 normal
(Primäre) Hyperthyreose: TSH supprimiert, fT_4 erhöht
Sekundäre (hypophysäre) Hyperthyreose: TSH erhöht, fT_4 erhöht

K 1.2.2.2 Ursachen und Verlauf

50–60 % der primären Hyperthyreosen sind vom Typ Basedow und damit eine organspezifische Autoimmunerkrankung. Eine Assoziation zur Myasthenia gravis (MG) wurde beschrieben. Die berichtete Prävalenz bei MG-Patienten liegt zwischen 2 und 17 %. Umgekehrt ist bei etwa 1 % der MG-Patienten eine Hyperthyreose nachzuweisen. Als gemeinsame Ursache ist a. e. die autoimmune Genese zu betrachten. Eine weitere Assoziation ist zur thyreotoxischen periodischen Paralyse beschrieben. Pathogenetisch wird eine erhöhte zelluläre Empfindlichkeit gegenüber adrenerger Stimulation diskutiert. Hiervon abzugrenzen ist die familiäre hyperkaliämische periodische Paralyse, die einen autosomal-dominanten Erbgang zeigt. An weiteren neurologischen Komplikationen im Verlauf einer Hyperthyreose wurden eine Myopathie, eine periphere Neuropathie sowie das Karpaltunnelsyndrom beschrieben.

In etwa der Hälfte der Fälle ist die immunogene Hyperthyreose Typ Basedow mit einer endokrinen Orbitopathie (EO) verknüpft. Hierbei wird der retroorbitale Raum durch eine entzündliche Infiltration der Muskeln, bedingt durch die TSH-Rezeptor-Antikörper (TRAK), eingeengt. Zusätz-

lich kommt es zu Einlagerungen von Glykosaminoglykanen. Letztlich treten Motilitätsstörungen der Augenmuskeln und gelegentlich auch eine Atrophie des N. opticus auf. In 40 % der Fälle tritt die EO gleichzeitig mit der immunogenen Hyperthyreose auf, in 20 % vor der Schilddrüsenerkrankung und in 40 % nach deren Erstmanifestation.
Neben der immunogenen (»globalen«) Hyperthyreose kommen ursächlich auch fokale Autonomien bei hyperfunktionellen Knoten in Betracht.

K 1.2.2.3 Pragmatische Therapie

Bei Hyperthyreose ist die initiale Therapie mit Thyreostatika indiziert (↑↑, A). Zur Verfügung stehen Thiamazol und Carbimazol, die dem gleichen Abbaumechanismus unterliegen. Thiamazol ist bei gleicher Dosierung etwa 1,5-fach stärker wirksam als Carbimazol. Als Reservemittel, das insbesondere auch in der Schwangerschaft angewendet werden kann, steht Propylthiouracil zur Verfügung. Abhängig vom Volumen des autonomen Gewebes beträgt die tägliche Einmaldosis von Thiamazol 10–20 mg, von Carbimazol 15–30 mg und von Propylthiouracil 150–300 mg, verteilt auf drei Einzeldosen. Zur unspezifischen symptomatischen Therapie der Hyperthyreose eignen sich Betablocker, insbesondere Propranolol, welches gleichzeitig die Konversion von Thyroxin zum biologisch aktiven Trijodthyronin hemmt (↔, B).
Im Falle einer fokalen Autonomie mit knotiger Schilddrüsenvergrößerung ist neben der genannten Therapie eine ursächliche Behandlung mittels Operation oder Radiojodtherapie möglich. Vorteil der OP ist, dass neben der raschen Beseitigung der Hyperthyreose auch noch ggf. gleichzeitig vorliegende weitere Knoten histologisch beurteilt werden können. Nachteil sind die OP-typischen Komplikationen (Hypoparathyreoidismus, Rekurrensparese), die nur in entsprechend erfahrenen Zentren nicht mehr als 1 bis 3 % betragen. Eine Alternative stellt die Radiojodtherapie dar. Allerdings hat sie einen langsameren Wirkeintritt hinsichtlich der Beseitigung der Überfunktion. Darüber hinaus werden szintigraphisch minderspeichernde Knoten nicht erreicht, sodass bei Malignitätsverdacht eine Feinnadelpunktion sowie sonographische Verlaufskontrollen anzuraten sind.
Im Falle einer immunogenen Hyperthyreose Typ Basedow sollte die Schilddrüsenüberfunktion 12–18 Monate thyreostatisch behandelt werden, da sich dadurch in ca. 50 % der Fälle eine Remission erzielen lässt (↑↑, A). Bekannte Einflussfaktoren hinsichtlich der Rezidiventwicklung sind persistierend hohe TRAK-Spiegel, Nikotinkonsum, Größe der Schilddrüse und Lebensalter (↑, A). Nach Auftreten eines Rezidivs oder schwerwiegender Nebenwirkungen der Thyreostatika (Zytopenie, allergische Exantheme, Leberschädigung, Muskelschmerzen) ist die definitive Therapie indiziert. Operativ ist die nahezu totale Thyreoidektomie anzustreben, im Falle der Radiojodtherapie wird ebenfalls ein ablatives Konzept verfolgt. Dabei ist bei etwa 80 % der Fälle mit einer dauerhaften Beseitigung der Hyperthyreose zu rechnen, etwa 20 % der Patienten bedürfen einer zweiten Radiojodbehandlung. Bei beiden Verfahren ist anschließend die lebenslange Substitution mit Schilddrüsenhormon notwendig.

K 1.3 Nebenschilddrüse

K 1.3.1 Hypoparathyreoidismus

K 1.3.1.1 Klinik

Ein Hypoparathyreoidismus wird durch eine verminderte Parathormonsekretion verursacht. Die häufigste Ursache ist die iatrogene, transiente oder permanente Schädigung der Nebenschilddrüsen nach Strumektomie. Eine zumindest transiente Störung ist bei bis zu 20 % der thyreoidektomierten Patienten nachweisbar. Selten liegt ein Hypoparathyreoidismus als Folge einer Autoimmunerkrankung vor, häufig kombiniert mit Nebenniereninsuffizienz und mukokutaner Candidiasis (polyglanduläres Autoimmunsyndrom Typ 1). Im Gegensatz dazu beschreibt der Pseudohypoparathyreoidismus eine Gruppe heterogener Erkrankungen, bei denen Nieren und Knochen resistent gegen die PTH-Wirkung sind.

Die klinischen Symptome der Hypokalzämie sind:

- Gesteigerte neuromuskuläre Erregbarkeit (Tetanie)
- Verlängertes QT-Intervall im EKG
- Hypotension
- Arrhythmie

Im Falle lang dauernder, chronischer Hypokalzämie treten auf:

- Ektope Kalzifikationen (vor allem der Basalganglien und des Nucleus dentatus »Morbus Fahr«)
- Extrapyramidale Zeichen
- Parkinsonoid
- Demenz
- Katarakt

Labor: Das Serumkalzium findet sich erniedrigt, das Phosphat erhöht. Beim Hypoparathyreoidismus ist gleichzeitig der Parathormonspiegel niedrig, beim Pseudohypoparathyreoidismus hoch.

K 1.3.1.2 Pragmatische Therapie

Empfohlen wir eine tägliche Kalziumaufnahme von 1 000–1 500 mg elementarem Kalzium. Gleichzeitig muss Calcitriol (1,25-Dihydroxy-Vitamin D, Rocaltrol®) substituiert werden. Die bloße Vitamin-D-Substitution reicht nicht aus, da dieses durch das fehlende PTH in der Niere nicht aktiviert werden kann. Der individuelle Bedarf unterliegt großen Schwankungen, üblicherweise werden 0,25–0,5 µg 2 x täglich verabreicht (↔, B). Zielparameter sind ein normwertiges Eiweiß-korrigiertes Serumkalzium unter Vermeidung einer Hyperkalziurie. Alternativ kann auch Dihydrotachysterol (1-Hydroxy-Vitamin D, A. T. 10®) eingesetzt werden, welches PTH-unabhängig in der Leber aktiviert wird (↔, B).

K 1.3.2 Hyperparathyreoidismus

K 1.3.2.1 Klinik

Der primäre Hyperparathyreoidismus (pHPT) zählt mit einer Prävalenz von 3/1 000 zu den häufigen endokrinen Erkrankungen. Klinisch zeigt sich durch

die PTH-induzierte Hyperkalzämie das gehäufte Auftreten von Nierensteinen, Magenulzera und Knochenschmerzen. Die Patienten berichten häufig über Polyurie und Polydypsie (DD Diabetes insipidus, s. Abschnitt K 1.1.5). Mit zunehmender Erhöhung des Serumkalziumspiegels tritt häufig ein Psychosyndrom mit Phasen depressiver Verstimmung und Antriebsarmut auf. Ursächlich liegt eine autonome Überproduktion des PTH zugrunde, in 80 % der Fälle durch ein einzelnes Epithelkörperchenadenom. Bei etwa 15 % der Patienten lässt sich eine Hyperplasie aller Epithelkörperchen nachweisen, in diesem Fall sollte eine multiple endokrine Neoplasie (Typ 1 und 2) ausgeschlossen werden. Sehr selten kann ein Nebenschilddrüsenkarzinom ursächlich für einen pHPT sein.
Eine reaktive PTH-Erhöhung wird als sekundärer Hyperparathyreoidismus bezeichnet. Ursächlich ist neben Nahrungs- und Umweltfaktoren (Mangel an aktivem Vitamin D) häufig eine Nierenfunktionseinschränkung nachzuweisen (renale Osteopathie).

Labor: Beim primären Hyperparathyreoidismus zeigen sich der Serumkalziumspiegel sowie der intakte Parathormonspiegel gleichsinnig hoch-normal bzw. erhöht. Ist gleichzeitig eine Hyperkalziurie vorhanden, kann die differentialdiagnostisch wichtige familiäre hypokalziurische Hyperkalzämie ausgeschlossen werden.
Beim sekundären Hyperparathyreoidismus findet sich neben dem hohen/erhöhten intakten Parathormon ein gegensinnig niedriger/erniedrigter Serumkalziumspiegel. Häufig liegt gleichzeitig auch ein reduzierter Vitamin-D-Spiegel vor. Im Fall der renalen Osteopathie ist eine erniedrigte GFR (< 60 ml/Min.) nachweisbar.

K 1.3.2.2 Verlauf

Bei den laborchemisch diagnostizierten, asymptomatischen pHPT-Patienten ist eine Therapie nicht zwangsläufig notwendig. Die entsprechende Indikation stellt sich bei

- einem Serumkalziumspiegel > 2,85 mmol/l (Eiweiß-korrigiert)
- einer Urinkalziumausscheidung > 400 mg/24 h
- einer Reduktion der Kreatinin-Clearance um mehr als 30 % vom Normalkollektiv, nach Ausschluss eines sekundären Hyperparathyreoidismus
- Alter des Patienten < 50 Jahre
- Vorliegen einer klassischen Organbeteiligung (»Stein-, Bein-, Magenpein«)

Der Verlauf des sekundären Hyperparathyreoidismus ist von der Grunderkrankung abhängig.

K 1.3.2.3 Pragmatische Therapie

Die einzig kurative Therapie des symptomatischen pHPT ist die operative Entfernung des bzw. der autonomen Epithelkörperchen (↑↑, A). Präoperativ sollte eine sonographische Lokalisationsdiagnostik erfolgen. Gelingt hier der Nachweis nicht eindeutig, ist eine Nebenschilddrüsenszintigraphie (MIBI-Szintigraphie) sinnvoll. Präoperativ sollte ein Phäochromozytom (MEN Typ II) ausgeschlossen werden (Brandi et al. 2001). Bei Patienten mit einer Hyperkalzämie > 3 mmol/l ist die zügige Normalisierung notwendig (Abrams und Schipper 1990). Neben einer Flüssigkeitsaufnahme von 2–3 Liter kalziumarmem Mineralwasser täglich kann der Einsatz von Schleifendiuretika sinnvoll sein. Eine potente Möglichkeit stellen Bisphosphonate dar, z. B. Pamidronat (Aredia) 60 mg i. v., deren kalziumspiegelsenkende Wirkung nach einigen Tagen einsetzt (↔, C).
Ist die operative Sanierung nicht möglich, können Kalzimimetika (Mimpara®) eingesetzt werden. Die Therapie wird üblicherweise mit 30–90 mg täglich durchgeführt, sie ist relativ teuer (ca. 480 Euro/Monat) (↑, A).

K 1.3.2.4 Obsolet

Die Therapie mit Schleifendiuretika und Bisphosphonaten ist zwar zur Senkung der akuten Hyperkalzämie möglich, in der Langzeittherapie des pHPT jedoch nicht zugelassen. Auch für Östrogene, Östrogen-Rezeptor-Modulatoren (SERM) und Phosphat besteht keine Indikation mehr.

K 1.4 Nebenniere

K 1.4.1 Nebennierenrinden-Insuffizienz (M. Addison)

K 1.4.1.1 Klinik

Die häufigsten Ursachen der primären Nebennierenrindeninsuffizienz sind die Autoimmunadrenalitis (isoliert oder im Rahmen einer PGA Typ 1/2) sowie die Tuberkulose. Darüber hinaus können infektiöse Erkrankungen (u. a. HIV, CMV), infiltrative Erkrankungen (u. a. Metastasen, Sarkoidose), adrenale Infarkte (v. a. Schock), Gendefekte (u. a. Adrenomyeloneuropathie) sowie Medikamente (u. a. Mitotane, Ketokonazol, Etomidat) zur primären Nebennierenrindeninsuffizienz führen. Iatrogen führt die bilaterale Adrenalektomie naturgemäß zur vollständigen Insuffizienz.
Klinisch lässt sich fast immer ein Leistungsknick, verbunden mit Müdigkeit und Abgeschlagenheit eruieren. Übelkeit, Erbrechen, Gewichtsabnahme sowie Hyperpigmentation der Haut kommen bei über 80 % der Patienten vor. Als Folge des Mineralokortikoid-Mangels finden sich häufig eine arterielle Hypotonie sowie Elektrolytstörungen mit erniedrigtem Natrium und erhöhtem Kalium im Serum.

Labor: Das basale Plasma-ACTH ist deutlich erhöht, das Serumcortisol erniedrigt, bei fehlender Stimulierbarkeit im ACTH-Test. Gleichzeitig findet sich das Serumaldosteron erniedrigt bei erhöhtem Plasma-Renin. DHEAS ist erniedrigt.

K 1.4.1.2 Pragmatische Therapie

Unmittelbar lebensnotwendig ist die Therapie des Glukokortikoid- und Mineralokortikoid-Mangels. Hydrocortison wird in einer Dosis von 25 mg täglich (z. B. Hydrocortison Hoechst® 15–10–0 mg) verabreicht. Fludrocortison wird in einer Dosierung zwischen 0,05 und 0,2 mg täglich verabreicht (z. B. Astonin® H Tbl. à 0,1 mg). Ziel ist ein ausgeglichener Elektrolythaushalt bei normwertigen Renin-Spie-

geln. Bei Frauen kann die zusätzliche Substitution des adrenalen Androgenmangels mit 25–50 mg DHEA sinnvoll sein, insbesondere wenn sich eine Beeinträchtigung hinsichtlich der Belastbarkeit oder der Sexualität zeigt (↑, B).
Bei Stressereignissen (z. B. OP, Trauma, fieberhafter Infekt) ist eine Anpassung der Glukokortikoid-Dosis notwendig. Bei kurzfristigen, mäßig belastenden Ereignissen ist üblicherweise die Verdoppelung der Hydrocortison-Medikation ausreichend, in schwereren Fällen sollten bis zu 100 mg Hydrocortison täglich verabreicht werden (↑, A). Im Falle einer ungenügenden oralen Resorption (Erbrechen, Diarrhoe) ist die parenterale Substitution notwendig. Jeder Patient muss mit einem entsprechenden Notfallausweis versehen werden und bezüglich der Dosisanpassung bei Stress geschult werden (↔, B).

K 1.4.2 Primärer Aldosteronismus (Conn-Syndrom)

K 1.4.2.1 Klinik

Der primäre Hyperaldosteronismus ist durch autonome Sekretion von Aldosteron gekennzeichnet, welche zu arterieller Hypertonie, Hypokaliämie und metabolischer Alkalose führt. Die klinischen Beschwerden ergeben sich aus den genannten Veränderungen:

- Polyurie, Nykturie 73 %
- Muskelschwäche 71 %
- Kopfschmerzen 53 %
- Intermittierende Paresen 25 %
- Parästhesien 24 %
- Tetanie 21 %

Labor: Ein erhöhter Aldosteron/Renin-Quotient bei gleichzeitig erhöhter Aldosteron-Konzentration weist auf die Erkrankung hin. Die individuellen Grenzen des jeweiligen Hormonlabors sind zu beachten, häufig wird ein Quotient von > 50 und eine Aldosteron-Konzentration von > 200 ng/l als Grenze angegeben.
Eine interferierende Medikation mit Antihypertensiva muss vor der Bestimmung ausreichend lange abgesetzt werden. Sind die genannten Kriterien erfüllt, sollte ein Bestätigungstest erfolgen. Hierzu eignet sich der Kochsalzbelastungstest, bei dem 2 000 ml NaCl 0,9 % über 4 Stunden i. v. beim liegenden Patienten verabreicht werden. Bei fehlendem Abfall des Plasma-Aldosterons ist ein primärer Hyperaldosteronismus anzunehmen.

K 1.4.2.2 Verlauf

Der primäre Hyperaldosteronismus tritt gehäuft zwischen dem 3. und 5. Lebensjahrzehnt auf. Bei 70–80 % der Patienten wird die Erkrankung durch ein meist solitäres Adenom der NNR verursacht, bei 20–30 % durch eine bilaterale Nebennierenrindenhyperplasie. Karzinome sind äußerst selten eine Ursache.

K 1.4.2.3 Pragmatische Therapie

Lässt sich nach biochemischem Nachweis der Erkrankung ein Aldosteron produzierendes Adenom sichern, ist die unilaterale laparoskopische Adrenalektomie bzw. die selektive Adenomektomie Therapie der Wahl. Der präoperative Einsatz eines Aldosteron-Inhibitors (z. B. Spironolacton [Aldactone®] 100–400 mg tgl.) ist sinnvoll, um Blutdruck und Elektrolyte zu normalisieren (↔, B). Postoperativ besteht häufig ein sekundärer Hypoaldosteronismus aufgrund der stattgehabten funktionellen Suppression der gesunden Nebenniere. In diesem Fall ist die Therapie mit Fludrocortison (Astonin® H 0,1 mg Tbl.) notwendig.
Lässt sich nach laborchemischem Beweis des primären Hyperaldosteronismus kein Adenom nachweisen, ist eine bilaterale adrenale Hyperplasie (»idiopathischer Hyperaldosteronismus«) anzunehmen. In diesem Fall ist die primär medikamentöse Dauertherapie mit 50–200 mg Spironolacton zu bevorzugen (↔, B). Alternativ (vor allem bei Entwicklung einer Gynäkomastie) kann auch Eplerenone eingesetzt werden. Es ist jedoch in dieser Indikation nicht explizit zugelassen.

K 1.4.3 Phäochromozytom

K 1.4.3.1 Klinik

Das Leitsymptom des Phäochromozytoms ist die therapierefraktäre Hypertonie als Ausdruck der Katecholaminmehrsekretion. Sie kann in Form eines permanenten Bluthochdrucks oder intermittierender Hochdruckkrisen vorliegen. Hinweisend ist die Trias aus Kopfschmerz, Schwitzen und Tachykardie.

Labor: Die Plasmametanephrine und Normetanephrine sind erhöht. Interferierende Medikamente sind zu beachten, insbesondere Alpha-Blocker (Phenoxybenzamin, Doxazosin), trizyklische Antidepressiva und MAO-Hemmer. Auch Paracetamol und L-Dopa können die Messung beeinflussen.

K 1.4.3.2 Verlauf

Bei Patienten mit Hypertonie beträgt die geschätzte Prävalenz 0,1–0,4 %. 90 % der Phäochromozytome befinden sich intraadrenal, die übrigen entlang des sympathischen Grenzstrangs (Paragangliome). In etwa 20 % der Fälle liegt eine bilaterale Erkrankung vor. Die meisten Phäochromozytome treten sporadisch auf, etwa ein ¼ ist familiärer Genese (MEN Typ 2, Von-Hippel-Lindau-Syndrom, Neurofibromatose Typ 1, Paragangliomsyndrom Typ 1 und 2). Das Malignitätsrisiko intraadrenaler Phäochromozytome liegt bei 10–25 %, extraadrenal bei 30–40 %.

K 1.4.3.3 Therapeutische Prinzipien

Kurative Therapie ist die Tumorentfernung. Die prä- und perioperative Alpha-Rezeptor-Blockade dient der Normalisierung des Blutdrucks und der Senkung des intraoperativen Risikos (↔, B). Bewährt haben sich Phenoxybenzamin, beginnend mit 2 x 10 mg täglich und steigerbar bis auf 4 x 50 mg täglich. Alternativ kann auch Prazosin oder Doxazosin verwendet werden – ihnen gemeinsam ist als Nebenwirkung die orthostatische Hypotonie sowie die Reflextachykardie. Diese kann nach Beginn der Alpha-Blockade mit einem zusätzlichen Betablocker behandelt werden. Aufgrund des gehäuften Auftretens von Synkopen. Insbesondere zu Therapiebeginn ist eine Überwachung notwendig. Die operative Sanierung erfolgt dann mittels Adrenalektomie, idealerweise minimalinvasiv.

K 1.5 Literatur

Abend WK, Tyler HR. Thyroid disease and the nervous system. In: Aminoff MJ, ed. Neurology and General Medicine: The neurological aspects of medical disorders. New York, Edinburgh, London, Melbourne: Churchill Livmgstone; 1990.p. 257–271.

Abraham P, Avenell A, Watson WA, Park CM, Bevan JS Antithyroid drug regimen for treating Graves' hyperthyroidism. 2003; Cochrane Database Syst Rev:CD003420.

Abrams GM, Schipper HM. Other endocrinopathies and the nervous system. In: Aminoff MJ, ed. Neurology and General Medicine: The neurological aspects of medical disorders. New York, Edinburgh, London, Melbourne: Churchill Livingstone; 1990.p. 305–321.

Adams CBT, Burke CW. Current modes of treatment of pituitary tumors. Br J Neurosurg 1993;7:123–128.

AI-Da mluji S, Rees LH. The neuroendocrine control of corticotropin secretion in normal humans and in Cushing's disease. In: Collu R, BrownGM, van LoonGR, eds. Clinical Neuroendocrinology. Boston, Oxford, London: Blackwell; 1988.p. 251–285.

Aimaretti G, Ambrosio MR, Di Somma C, Gasperi M, Cannavò S, Scaroni C, Fusco A, Del Monte P, De Menis E, Faustini-Fustini M, Grimaldi F, Logoluso F, Razzore P, Rovere S, Benvenga S, Degli Uberti EC, De Marinis L, Lombardi G, Mantero F, Martino E, Giordano G, Ghigo E. Residual pituitary function after brain injury-induced hypopituitarism: a prospective 12-month study. J Clin Endocrinol Metab 2005;90 (11):6085–6092.

Arafah BM, Brodkey S, Kaufmann B, Velasco Al, Manni A, Pearson OH. Transsphenoidal microsurgery in the treatment of acromegaly and gigantism. J Clin Endocrinol Metab 1980;48:578–585.

Asukai K, Uemura T, Minaguchi H. Occult hyperprolactinemia in infertile women. Fertil Steril 1993;60:423–427.

Bamberg M, Rauhaut F, Budach V, Stuschke M. Die Radiotherapie von Hypophysentumoren. Akt Neurol 1989; 16:61–64.

Barkan AL. Acromegaly: diagnosis and therapy. Endocrinol Metab Clin North Am 1989;18:277–310.

Bartalena L, Marcocci C, Tanda ML, Manetti L, Dell'Unto E, Bartolomei MP, Nardi M, Martino E, Pinchera A Cigarette smoking and treatment outcomes in Graves ophthalmopathy. Ann Intern Med 1998;129:632–635.

Bates AS, Van't Hoff W, Jones JM, Clayton RN. An audit of outcome of treatment in acromegaly. Q J Med 1993;86: 293–299.

Bengtsson BA, Eden S, Lonn L, Kvist H, Stokland A, Lindstedt G, Bosaeus I, Tolli J, Sjostrom L, Isaksson OG. Treatment of adults with growth hormone (GH) defiency with recombinant human GH. J Clin Endocrinol Metab 1993;76:309–317.

Besser M. Criteria for medical as opposed to surgical treatment of prolactinomas. Acta Endocrinol 1993;129 (Suppl 1):27–30.

Brabant G. Medikamentose Therapie von Hypophysentumoren. Akt Neurol 1989;16:65–67.

Brada M, Rajan B, Traish D, Ashley S, Holmes-Sellors PJ, Nussey S, Uttley D. The long-term efficacy of conservative surgery and ratiotherapy in the control of pituitary adenomas. Clin Endocrinol 1993;38:571–578.

Brandi ML, Gagel RF, Angeli A, Bilezikian JP, Beck-Peccoz P, Bordi C, Conte-Devolx B, Falchetti A, Gheri RG, Libroia A, Lips CJ, Lombardi G, Mannelli M, Pacini F, Ponder BA, Raue F, Skogseid B, Tamburrano G, Thakker RV, Thompson NW, Tomassetti P, Tonelli F, Wells SA Jr, Marx SJ Guidelines for diagnosis and therapy of MEN type 1 and type 2. J Clin Endocrinol Metab 2001;86: 5658–5671.

Buchfelder M, Nistor R, Fahlbuscb R, Huk WJ. The accuracy of CT and MR evaluation of the sella turcica for detection of adrenocorticotropic hormone-secreting adenomas in Gushing disease. AJNR 1993;14:1183–1190.

Colao A, Di Sarno A, Cappabianca P, Di Somma C, Pivonello R, Lombardi G. Withdrawl of long-term cabergoline therapy for tumoral and nontumoral hyperprolactinemia. N Engl J Med 2003;349:2023–2033.

Caron P, Beckers A, Cullen DR, Goth MI, Gutt B, Laurberg P, Pico AM, Valimaki M, Zgliczynski W. Efficacy of the new long-acting formulation of lanreotide (lanreotide Autogel) in the Management of acromegaly. J Clin Endocrinol Metab 2002;87:99–104.

Carpenter PC. Cushing's Syndrome. In: Rakel RE, ed. Conn's Current Therapie. Philadelphia: WB Saunders; 1990.p. 563–567.

Christy NP. Hyperprolactinemia. In: Rakel RE, ed. Conn's Current Therapy. Philadelphia: WB Saunders; 1990.p. 578–584.

Clarke SD, Woo SY, Butler EB, Dennis WS, Lu H, Carpenter LS, Chiu JK, Thomby I, Baskin DS. Treatment of secretory pituitary adenoma with radiation therapy. Radiology 1993;188:759–763.

Cooper MS, Stewart PM, Corticosteroid insufficiency in acutely ill patients. N Engl J Med 2003;348 (8):727–734.

Davis DH, Laws ER Jr, Ilstrup DM, Speed]K, Caruso M, Shaw EC, Abboud CF, Scheithauer B, Root LM, Schleck C. Results of surgical treatment for growth hormone-secreting pituitary adenomas. J Neurosurg 1993;79:70–75.

Dekkers OM, Lagro J, Burman P, Jørgensen JO, Romijn JA, Pereira AM. Recurrence of hyperprolactinemia after withdrawal of dopamine agonists: systematic review and meta-analysis. J Clin Endocrinol Metab 2010;95:43.

Ezzat S, Redelmeier DA, Gnehm M, Harris AGA. Prospective multicenter octreotide dose response study in the treatment of acromegaly. J Endocrinol Invest 1995;18 (5):364–369.

Ezzat S, Snyder P, Young WF, Boyajy LD, Neumann C, Klibanski A, Molitch ME, Boyd AE, Sheeler L, Cook DM. Octreotide treatment of acromegaly. A randomized, multicenter study. Ann Intern Med 1992;117 (9):711–718.

Frantz AG. Hyperprolactinemia. In: Collu R, Brown GM, van Loon GR, eds. Clinical Neuroendocrinology. Boston, Oxford, London: Blackwell; 1988.p. 311–332.

Gallardo E, Schachter D, Caceres E, Becker P, Colin E, Martinez C, Henriquez. The empty sella: Results of treatment in 76 successive cases and high frequency of endocrine and neurological disturbances. Clin Endocrinol 1992;37:529–533.

Giustina A, Barkan A, Casanueva FF, Cavagnini F, Frohman L, Ho K, Veldhuis J, Wass J, Von Werder K, Melmed S. Criteria for cure of acromegaly: a consensus statement. J Clin Endorinol Metab 2000;85:526–529.

Grattan-Smith P], Morris JG, Langlands AO. Delayed radiation necrosis of the central nervous system in patients irradiated for pituitary tumors. J Neurol Neurosurg Psychiatry 1992;55:949–955.

Grigsby PW, Simpson JR, Enami BN, Fineberg BB, Schwartz HG. Prognostic factors and results of surgery and postoperative irradiation in the treatment of pituitary adenomas. Int J Radiat Oncol Biol Phys 1989;16:1411–1417.

Hehrmann R. Schilddrüsenerkrankungen. Ursachen, Erkennung, Verhütung und Behandlung. 3. Auflage. Stuttgart: Fischer; 1998.

Hoermann R. Schilddrüsenkrankheiten. Leitfaden für Praxis und Klinik. 3. Auflage, Berlin: Blackwell; 2001.p. 1–209.

Hoermann R, Quadbeck B, Roggenbuck U, Szabolcs I, Pfeilschifter J, Meng W, Reschke K, Hackenberg K, Dettmann J, Prehn B, Hirche H, Mann K; Basedow Study

Group.Relapses of Graves' disease after successful outcome of antithyroid drug therapy: results of a prospective randomized study on the use of levothyroxine. Thyroid 2002;12:1119–1128.

Jakobsson B, Berg U. Effect of hydrochlorothiazide and indomethacin treatment on renal function in nephrogenic diabetes insipidus. Acta Paediatr 1994;83 (5): 522–525.

Jeffcoate WJ, Rees LH, Tomlin S, Jones AE, Edwards CRW, Besser GM. Metyrapone in long-term management of Cushing's disease. Br Med J 1977;72:215–217.

Krassas GE, Heufelder AE. Immunosuppressive therapy in patients with thyroid eye disease: an overview of current concepts. Eur J Endocrinol 2001;144:311–318.

Krohn K, Paschke R. Clinical review 133: Progress in understanding the etiology of thyroid autonomy. J Clin Endocrinol Metab 2001;86:3336–3345.

Lazarus JH. Treatment of hyper- and hypothyroidism in pregnancy. J Endocrinel Invest 1993;16:391–396.

Lehnert H. Rationelle Diagnostik und Therapie in Endokrinologie, Diabetologie und Stoffwechsel. 3. Auflage. Stuttgart: Thieme, 2009

Leitlinien der Deutschen Gesellschaft für Nuklearmedizin. Radiojodtherapie gutartiger Schilddrüsenerkrankungen. AWMF online. (http://www.awmf.org/leitlinien/detail/ll/031-003.html, Zugriff am 1.6.2011)

Lüdecke DK, Lutz BS, Niedworok G. The choice of treatment after incomplete adenomectomy in acromegaly: Proton- versus high voltage radiation. Acta Neurochir (Wien) 1989;96:32–38.

March CM, Kletzky OA, Davajan V, Teal I, Weiss M, Apuzzo ML, Marrs RP, Mishell DR Jr.Longitudinal evaluation of patients with untreated prolactin-secreting pituitary adenomas. AM J Obstet Gynecol 1981;139:835–844.

Martin JB, Reichlin S. Clinical Neuroendocrinology, 2nd edition. Philadelphia: FA Davis Company; 1987.

Martin TL, Kim M, Malarkey WB. The natural history of idiopathic hyperprolactmemia. J Clin Endocrinol Metab 1985;60:855–858.

Melmed S. Medical management of acromegaly – what and when? Acta Endocrinol 1993;129(Suppl 1):13–17.

Melmed S. Acromegaly. In: Melmed S, ed. The Pituitary. London: Blackwell Science; 1995.p. 413–442.

Melmed S, Casanueva FF, Cavagnini F, Chanson P, Frohman L, Grossman A, Ho K, Kleinberg D, Lamberts S, Laws E, Lombardi G, Vance ML, Werder KV, Wass J, Giustina A; Acromegaly Treatment Consensus Workshop Participants. Guidelines for acromegaly management. J Clin Endocrinol Metab 2002;87:4054–4058.

Miller JW, Crapo L. The medical treatment of Cushing's syndrome. Endocr Rev 1993;14 (4):443–458.

Minniti G, Esposito V, Piccirilli M, Fratticci A, Santoro A, Jaffrain-Rea M-L. Diagnosis and management of pituitari tumors in the elderly: a review based on personal experience and evidence of literature. Eur J Endocrinol 2005;153:723–735.

Molitch ME. Acromegaly. In: Collu R, Brown GM, van Loon GR, eds. Clinical neuroendocrinology. Boston, Oxford, London: Blackwell Scientific Publications; 1988.p. 189–227.

Molitch ME. Pathologic hyperprolactinemia. Endocrinol Metab Clin North AM 1992;21:877–901.

Molitch ME. Prolactinoma. In: Melmed S, ed. The Pituitary. London: Blackwell Science; 1995.p. 443–477.

Molitch ME. Medical treatment of prolactinomas. Endocrinol Metab Clinics North Am 1999;28 (1):143–169.

Moses AM. Clinical and laboratory observations in the adult with diabetes insipidus and related syndromes. In: Czernichov P, Robinson AG, eds. Diabetes Insipidus in Man. Basel: Karger; 1984.p. 156–175.

Muenter MD, Whisnant JP. Basal ganglia calcification, hypoparathyroidism and extrapyramidal motor manifestation. Neurology 1968;718:1075.

Mundinger F. Technik und Ergebnisse der interstitiellen Hirntumorbestrahlung. In: Heilmann HP, Hrsg. Handbuch der Medizinischen Radiologie. Vol. XIX, Teil 4: Spezielle Strahlentherapie maligner Tumoren. Heidelberg: Springer; 1985.p. 179–214.

Nanes MS, Catherwood BD. Hyperparathyroidism and hypoparathyroidism. In: Rakel RE, ed. Conn's Current Therapy. Philadelphia: WB Saunders; 1990.p. 570–574.

Newcomer J, Haire W, Hartmann CR. Coma and thyreotoxicosis. Ann Neurol 1983;14:689.

Perks WH, Walters EH, Tams IP, Prowse K. Demeclocycline in the treatment of the syndrome of inappropriate secretion of antidiuretic hormone. Thorax 1979;34 (3):324–327.

Pistenma DA, Goffinet DR, Bagshaw MA, Hanbery JW, Eltringham JR. Treatment of chromophobe adenomas with megavoltage irradiation. Cancer 1975;35 (6):1574–1582.

Plockinger U, Liehr RM, Quabbe HJ. Octreotide long term treatment of acromegaly: Effect of drug withdrawal on serum growth hormone/insulin-like growth factor-I concentrations and on serum gastrin/ 24-hour intragastric pH values. J Clin Endocrinol Metab 1993;77:157–162.

Prummel MF, Terwee CB, Gerding MN, et alo. A randomized controlled trial of orbital radiotherapy versus sham irradiation in patients with mild Graves' ophthalmopathy. J Clin Endocrinol Metab 2004;89:15–20.

Quabbe HJ. Treatment of acromegaly by transsphenoidal operation, 90-yttrium implantation and bromocriprine: Results in 230 patients. Clin Endocrinol 1982;16:107–119.

Reinweiny D, Benker G, Lazarus JH, Alexander WD. A prospective randomized trial of antithyroid drug dose in Graves' disease therapy. European Multicenter Study Group on Antithyroid Drug Treatment. J Clin Endocrinol Metab 1993;76:1516–1521.

Roberts CG, Ladenson PW. Hypothyroidism. Lancet 2004;363:793–803.

Ross DA, Wilson CB. Results of transsphenoidal microsurgery for growth-hormone secreting pituitary adenoma in a series of 214 patients. J Neurosurg 1988;68:854–867.

Sagel J. Adrenocortical insufficiency. In: Rakel RE, ed. Conn's Current Therapy. Philadelphia: WB Saunders; 1990.p. 560–563.

Sarapura V. Schlaff WD. Recent advances in the understanding of the pathophysiology and treatment of Hyperprolactinemia. Curr Opin Obstet Gynecol 1993;5: 360–367.

Schade R, Andersohn F, Suissa S, Haverkamp W, Garbe E. Dopamine agonists and the risk of cardiac-valve regurgitation. N Engl J Med 2007;356 (1):9–38.

Schlechte JA. Clinical impact of hyperprolactinemia. In: Fafin JA, ed. Bailliere's Clinical Endocrinology and Metabolism. London: Baillière Tindall; 1995.p. 359–366.

Schumm-Draeger PM. Thyreoiditis. Formen, Diagnostik, Therapie. Internist 1998;39:594–598.

Sheps SG, Jiang NS, Klee GG, van Heerden JA. Developments in the diagnosis and treatment of pheochromocytoma. Mayo Clin Proc 1990;65:88.

Stevenaert A, Beckers A. Presurgical octreotide treatment in acromegaly. Acta Endocrinol 1993;129:18–20.

Stolke D. Chirurgische Therapie von Hypophysentumoren. Aktuel Neurol 1989;16:58–60.

Sugar O. Central neurological complications of hypoparathyroidism. Arch Neurol Psychiatry 1983;70:86.

Thorner MO, Perryman RL, Rogol AD, Conway BP, Macleod RM, Login IS, Morris JL. Rapid changes of prolactinoma volume after withdrawal and reinstitution of bromocriptine. J Clin Endocrinol Metab 1981;53:480.

Toft AD. Thyroxine therapy. N Engl J Med 1994;331:117–122.

Tsang RW, Laperriere NJ, Simpson WJ, Brierley J, Panzarella T, Smyth HS. Glioma arising after radiation therapy for pituitary adenoma. A report of four patients and estimation of risk. Cancer 1993;72:2227–2233.

Turkalj I, Braun P, Krupp P. Surveillance of bromocriptine in pregnancy. J Am Med Assoc 1982;247:1589–1551.

Tyson JE, Hwang P, Guyda H, Friesen HG. Studies of prolactin secretion in human pregnancy. Am J Obstet Gynecol 1972;113 (1):14–20.

Van't Verlaat, JW, Croughs RJ. Withdrawal of bromocriptine after long-term therapy for macroprolactinomas: Effect on plasma prolactin and tumor size. Clin Endocrinol 1991;34:175.

Verbalis JG, Robinson AG. Neurophysin and Vasopressin: Newer concepts of secretion and regulation. In: Imure H, ed. The Pituitary Gland. New York: Raven; 1985.p. 307–339.

Verbalis JG, Robinson AG, Moses AM. Postoperative and posttraumatic diabetes insipidus. In: Czernichov P, Robinson AG, eds. Diabetes Insipidus in Man. Basel: Karger; 1984.p. 247–265.

Verhelst JA, Froud AL, Touzel R, Wass JA, Besser GM, Grossmann AB. Acute and long-term effects of once-daily oral bromocriptinc and a new long-acting non-ergot dopamine-Agonist, quinagolide, in the treatment of hyperprolactinemia: a double-blind study. Acta Endocrinol Copenh 1991;125 (4):385–391.

Weetman AP. Graves' disease. N Engl J Med 2000;343: 1236–1248.

Wilson JD, Foster DW, Kronenberg HM, Larsen PR. Williams Textbook of Endocrinology. Philadelphia London Toronto Montreal Sydney Tokyo: W. B. Saunders; 1998.

Young WF. Acromegaly In: Rakel RE, ed. Conn's Current Therapy. Philadelphia: WB Saunders; 1990.p. 557–560.

Young WF, Hogan MJ, Klee GG, Grant CS, van Heerden JA. Primary aldosteronism: diagnosis and treatment. Mayo Clin Proc 1990;65:96.

Zervas NT. Surgical results for pituitary adenomas: Results of an international survey. In: Zervas NT, Ridgeway EC, Martin JB, eds. Secretory Tumors of the Pituitary Gland. New York: Raven; 1984.p. 377–385.

Zitzmann M, Nieschlag E. Der Altershypogonadismus des Mannes. Internist 2003;44:1313–1321.

K 2 Seltene dysautonome Syndrome

*von J. Hoppe und M. Rosenkranz**

Störungen des vegetativen (autonomen) Nervensystems treten selten isoliert, sondern überwiegend im Rahmen anderer Grunderkrankungen auf. Bezüglich autonomer Störungen im Rahmen spezieller neurologischer Erkrankungen und Syndrome (M. Parkinson, atypische Parkinson-Syndrome, Polyneuropathien, Synkopen und orthostatische Intoleranz) wird auf die entsprechenden Kapitel verwiesen. In vorliegendem Kapitel werden aus neurologischer Sicht bedeutsame, seltene dysautonome Störungen und Störungen der Sudomotorik behandelt, die in den übrigen Kapiteln weitgehend unberücksichtigt bleiben. Aufgrund der klinischen Relevanz erfolgt darüber hinaus ein kurzer Überblick über die Therapie gastrointestinaler autonomer Symptome. Auf die Darstellung der Anatomie und Physiologie des autonomen Nervensystems und eine systematische Darstellung autonomer Erkrankungen bzw. Syndrome wird verzichtet.

K 2.1 Klinik

Die klinische Symptomatik bei autonomen Störungen ist sehr heterogen und stark von der Lokalisation der Schädigung des autonomen Nervensystems abhängig (s. **Tab. K 2.1**). Häufig manifestiert sich eine autonome Störung mit kardiovaskulären Regulationsstörungen (orthostatische Intoleranz, orthostatische Hypotonie, Synkopen), gastrointestinalen Symptomen (Übelkeit, Obstipation, Diarrhö, Gewichtsverlust), Blasenstörungen (Nykturie, Inkontinenz, Urge-Symptomatik, Blasenentleerungsstörungen mit Restharnbildung) und/oder Störungen der Schweißsekretion (Hypo-/Anhidrose, subjektive Hitzeintoleranz). Störungen der okulären autonomen Innervation können durch reduzierten Tränenfluss, Akkomodationsstörungen, Pupillomotorikstörungen mit Anisokorie, einer Ptosis oder dem Vollbild eines Horner-Syndroms symptomatisch werden. Männliche Patienten klagen mitunter über Erektions- und/oder Ejakulationsstörungen.

Tab. K 2.1: Klinische Symptome bei autonomen Störungen

Herz-Kreislauf	• Symptome der orthostatischen Intoleranz • Orthostatische Hypotonie • Synkopen
Schweißdrüsen	• Hitze-Intoleranz • trockene, häufig überwärmte Haut • unzureichendes Schwitzen bei Fieber oder Hitze • vermehrtes Schwitzen
Exokrine Drüsen	• trockene Augen bei verminderter Produktion von Tränenfüssigkeit • Mundtrockenheit
Magen-Darm-Trakt	• Obstipation • Diarrhoe • Völlegefühl • Übelkeit
Blase	• imperativer Harndrang, Dranginkontinenz • Blasenentleerungsstörung mit Restharnbildung, Harnverhalt • Nykturie
Genitalorgane	• Erektionsstörungen • Ejakulationsstörungen

K 2.2 Primäre autonome Störungen

K 2.2.1 Isolierte autonome Insuffizienz (pure autonomic failure, Bradbury-Eggleston-Syndrom)

Klinik

Die isolierte autonome Insuffizienz wurde 1925 von Bradbury und Eggleston erstbeschrieben (Bradbury und Eggleston 1925). Bei der Erstbeschreibung handelte es sich um drei Patienten mit chonischer posturaler Hypotension und häufigen Synkopen, Bradykardie, verminderter Herzratenvariabilität, verminderter Schweißsekretion, Obstipation und erektiler Dysfunktion.

Ber der isolierten autonomen Insuffizienz (engl pure autonomic failure) kommt es in der Folge einer überwiegend postganglionären autonomen Schädigung zu variablen autonomen Symptomen. Die Erkrankung wird in der Regel im mittleren Lebensalter symptomatisch. Häufig stehen zunächst orthostatische Symptome im Vordergrund und bleiben in vielen Fällen während des gesamten Krankheitsverlaufs das führende Symptom. Bei Männern können Sexualfunktionsstörungen das erste Krankheitszeichen sein. Die Hauptbeschwerden bestehen häufig morgens, nach üppigen Mahlzeiten, körperlicher Belastung oder in warmer Umgebung. Neben Sexualfunktionsstörungen und orthostatischen Symptomen treten bei der isolierten autonomen Insuffizienz häufig Blasenfunktionsstörungen mit Nykturie, Inkontinenz und Urge-Symptomatik sowie Schweißsekretionsstörungen auf. Auch Geruchsstörungen treten bei Patienten mit isolierter

* Autor des ursprünglichen Kapitels »Vegetative Störungen« in der 5. Auflage: B. R. Brehm.

autonomer Insuffizienz auf, jedoch seltener als beim M. Parkinson (Silveira-Moriyama et al. 2009).

Pathophysiologie

Bei der reinen autonomen Insuffizienz handelt es sich wie beim M. Parkinson um eine Lewy-Körperchen-Synucleinopathie. Beide Erkrankungen sind durch eine dopaminerge, noradrenerge und kardiale Denervierung gekennzeichnet. Durch die kardiale Denervierung unterscheidet sich die isolierte autonome Insuffizienz pathophysiologisch von der schweren autonomen Störung im Rahmen einer Multisystematrophie, bei der es durch Akkumulation von Alpha-Synuclein in Gliazellen zu einem zentralen Katecholaminmangel bei meist erhaltener kardialer Innervierung kommt. Bei Patienten mit reiner autonomer Insuffizienz wurden auch in kleinen marklosen Hautnerven Alpha-Synucleinablagerungen gefunden (Shishido et al. 2010). Pathoanatomisch kommt es zu einem Verlust von Zellen in der intermediolateralen Rückenmarksäule sowie zu einem Verlust des Katecholamin-Reuptakes. Die Noradrenalin-Plasma-Konzentrationen sind erniedrigt und beim Aufstehen fehlt der typische Noradrenalin-Anstieg (Schatz 1984a, 1984b). Die Urin-Noradrenalin-Konzentration und die Dopamin-Ausscheidung im Urin sind üblicherweise reduziert. Der Noradrenalin-Mangel führt zu einer postsynaptischen Sensitivierung von Adrenorezeptoren und zu einer Überempfindlichkeit bei intravenöser Katecholamingabe. Die Geruchsstörungen sowohl bei der isolierten autonomen Insuffizienz als auch beim M. Parkinson sind unabhängig vom Vorhandensein eines klinischen Parkinsonsyndroms und dem striatalen dopaminergen Defizit mit der Lewy-Körperchen-Pathologie und der kardialen sympathischen Denervierung assoziiert (Goldstein und Sewell 2009). Die klinischen und neuropathologischen Gemeinsamkeiten von M. Parkinson und der reinen autonomen Insuffizienz legen eine ähnliche Pathogenese beider Erkrankungen mit unterschiedlicher klinischer Manifestation nahe.

Diagnostik

Die isolierte autonome Insuffizienz ist eine Ausschlussdiagnose. Andere primäre oder sekundäre Ursachen autonomer Funktionsstörungen müssen ausgeschlossen werden. Klinisch ist die Abgrenzung gegenüber autonomen Störungen bei M. Parkinson mitunter unmöglich. Wichtig ist die Abgrenzung gegenüber autonomen Störungen im Rahmen einer MSA (zusätzliche neurologische Symptome wie zerebelläre und/oder extrapyramidale Zeichen oder kortikospinale Symptome). Die Möglichkeit, durch Hautbiopsien in vivo intraneuronale Synucleinablagerungen nachzuweisen, könnte zukünftig Einfluss auf die Diagnosestellung bekommen (Shishido et al. 2010, Kaufmann und Goldstein 2010).

Pragmatische Therapie

Eine kausale Therapie der isolierten autonomen Insuffizienz ist nicht bekannt. In der Regel steht die symptomatische Therapie der orthostatischen Symptome im Vordergrund (s. Kap. C 3). Die Patienten sollten über den prinzipiell benignen Verlauf der Erkrankung informiert werden.

K 2.2.2 Dopamin-β-Hydroxylase-Mangel

Der Dopamin-β-Hydroxylase-Mangel (Robertson et al. 1986) ist eine sehr seltene autosomal-rezessiv vererbte Erkrankung, bei der Dopamin nicht β-hydroxyliert wird, mit der Folge eines fast vollständiges Fehlens von Adrenalin, Noradrenalin und deren Metabolite. Klinisch stehen kardiovaskuläre Störungen mit ausgeprägter orthostatischer Hypotension im Vordergrund. Die Erkrankung manifestiert sich meist unmittelbar nach der Geburt und führt bereits bei Neugeborenen zu Kreislaufregulationsstörungen. Im weiteren Verlauf treten vielfältige autonome Symptome auf. Bei Erwachsenen imponieren häufig eine ausgeprägte Ptosis und eine schwere orthostatische Hypotension; betroffene Männer klagen zudem häufig über Sexualfunktionsstörungen. Bei der körperlichen Untersuchung ist der Blutdruck im Liegen meist normal oder niedrig und die Herzfrequenz normal. Nach dem Hinstellen fällt der systolische Blutdruck rasch deutlich ab und wird nicht durch einen adäquaten Anstieg der Herzfrequenz kompensiert. Die okuläre autonome Innervation ist ebenfalls betroffen, es imponiert eine Miosis, die Pupillen reagieren normal auf Licht, die Akkommodation ist ungestört.

Diagnostik

Im Sammelurin sind weder Noradrenalin noch dessen Metabolite nachweisbar. Die Dopamin-Spiegel im Plasma, Urin und Liquor sind erhöht. Der Dopamin-β-Hydroxylase-Mangel muss differentialdiagnostisch abgegrenzt werden von der familiären Dysautonomie (s. u.) und der isolierten autonomen Insuffizienz (s. o.). Beim Dopamin-β-Hydroxylase-Mangel ruft eine kutane Histamininjektion wie beim Gesunden eine Hautrötung hervor, nicht jedoch bei Patienten mit familiärer Dysautonomie. Ferner sind im Gegensatz zur familiären Dysautonomie bei Patienten mit Dopamin-β-Hydroxylase-Mangel Tränenfluss und Kornealreflex normal. Bei Patienten mit Dopamin-β-Hydroxylase-Mangel hat Thyramin keinen Effekt auf den arteriellen Druck, wohl aber bei Patienten mit isolierter autonomer Insuffizienz.

Pragmatische Therapie

Der Dopamin-β-Hydroxylase-Mangel ist sehr selten und wurde nur in Fallberichten beschrieben (Robertson et al. 1986, Mathias et al. 1990, Thompson et al. 1995). Die Gabe von L-Dihydroxyphenylserin (↔, B) (L-DOPS) kann die Symptome deutlich lindern. L-DOPS ist ein »Prodrug« und wird peripher über die DOPA-Decarboxylase in Noradrenalin metabolisiert. Die Therapie beginnt in der Regel mit 3 × 25 mg/d und wird schrittweise gesteigert. In einigen Fällen sind Dosierungen bis 2 × 500 mg/d notwendig (Robertson und Davis 1995, Man in 't Veld et al. 1987, Biaggioni et al. 1987, Biaggioni und Robertson 1987). Zur Behandlung der orthostatischen Hypotension siehe auch Kapitel C 3.

Verlauf

Die Erkrankung ist sehr selten. Zum Verlauf liegen keine Daten und größeren Studien oder Fallserien vor. Die Gabe von L-DOPS vermag die relevantesten Symptome der Erkrankung zu lindern und hat damit einen günstigen Einfluss auf den Verlauf.

K 2.2.3 Autonome Polyneuropathien

Autonome Störungen treten häufig im Rahmen von Polyneuropathien auf. Bezüglich autonomer Störungen im Rahmen sekundärer Polyneuropathien und Läsionen peripherer Nerven sowie autonomer Störungen im Rahmen gemischter hereditärer Polyneuropathien wird auf Kapitel J 2 verwiesen. Im Folgenden wird auf sekundäre und hereditäre Polyneuropathien eingegangen, bei denen autonome Störungen im Vordergrund stehen.

K 2.2.3.1 Akute oder subakute idiopathische Dysautonomien

Klinik

Bei den akuten und subakuten idiopathischen Dysautonomien kommt es zu einer schweren Funktionsstörung des sympathischen und/oder parasympathischen autonomen Nervensystems, während somatische Fasern nicht betroffen sind (pure pandysautonomia) (Young et al. 1969, Grubb und Kosinski 1997a). Häufig geben die Patienten eine vorausgehende febrile Erkrankung an. Der Beginn der autonomen Störung ist mitunter fulminant. Die Symptome sind vielfältig und betreffen die Kreislaufregulation (orthostatische Hypotension, Synkopen), den Gastrointestinaltrakt (Obstipation, Diarrhoe), die Blasenfunktion (Blasenatonie) und/oder die männliche Sexualfunktion (erektile Funktionsstörungen). Die Symptome zeigen mitunter deutlich Fluktuationen, sind in den Morgenstunden besonders stark ausgeprägt (orthostatische Hypotension) und verschlechtern sich nach den Mahlzeiten und nach sportlicher Aktivität. 5 % der Patienten klagen über Angina-pectoris-Symptome ohne angiographisch nachweisbare koronare Herzkrankheit. Die Patienten weisen eine verringerte Konzentration von Noradrenalin im Plasma und Urin auf. Es besteht eine Hypersensitivität gegenüber allen Sympathikomimetika. Auch beim Guillain-Barré-Syndrom werden häufig autonome Störungen beobachtet (s. Kap. J 1). Häufige Symptome/Zeichen sind eine verminderte Herzfrequenzvariabilität, Sinustachykardie, Bradykardie bis zur Asystolie, arterieller Hypertonus oder Hypotonus, pupillomotorische und sudomotorische Funktionsstörungen.

Verlauf

Der klinische Verlauf der akuten Dysautonomie ist relativ gutartig. Die Erkrankung läuft nicht immer progredient, eine Restitution ist in der Regel jedoch inkomplett. Die Haupttodesursache besteht in rezidivierenden Lungenembolien und pulmonalen Infekten. Beim Guillain-Barré-Syndrom steht die Gefahr lebensgefährlicher Rhythmusstörungen im Vordergrund. In der Regel bessern sich die autonomen Störungen mit der Erholung der motorischen Funktionen (s. Kap. J 1).

Pragmatische Therapie

Patienten mit akuter Dysautonomie sollten über den gutartigen Verlauf der Erkrankung und die günstige Prognose aufgeklärt werden. Einige Patienten profitieren analog zur orthostatischen Dysregulation vom Überkreuzen der Beine (↔, B) beim aufrechten Stehen, Bauchpresse oder Kompressionsstrümpfe oder -hosen (↔, B) (s. auch Kap. C 3). Pharmakologisch können Fludrocortison (↔, B, Astonin® H), Midodrin (↔, B, Gutron®) oder Erythropoetin (↔, B, Erypo®) helfen (s. Kap. C 3). Bei V. a. eine autoimmune Genese wurden Kortikoide erfolgreich eingesetzt, aber auch i. v.-Immunglobuline oder Plasmapherese (↔, C) (Heafield et al. 1996, Smit et al. 1997). Die eingeschränkte Herzfrequenzvariabilität macht eine Monitorüberwachung und ggf. die Anlage/Implantation eines Herzschrittmachers notwendig.

K 2.2.3.2 Familiäre Dysautonomie hereditäre sensomotorische und autonome Neuropathie (HSAN Typ III; Riley Day-Syndrom)

Die Familiäre Dysautonomie (Riley et al. 1949) gehört zur Gruppe der hereditären sensiblen und autonomen Neuropathien (HSAN). Es handelt sich um eine seltene, autosomal-rezessiv vererbte Erkrankung des autonomen Nervensystems, die fast ausschließlich bei Ashkenazi-Juden beobachtet wird. Durch den Gendefekt kommt es zu einer defizienten Ausreifung sensibler, sympathischer und teilweise parasympathischer Neurone und zu einem progredienten Zellverlust.

Klinik

Die autonomen Störungen sind in unterschiedlichem Ausmaß bereits bei der Geburt vorhanden. Typische Symptome sind vermindertes Schmerzempfinden, Wachstumsstörungen mit Kleinwuchs und Skoliosen, verringerte Tränenproduktion, corneale Analgesie, orthostatische Hypotension, hypertensive Krisen im Liegen, Fehlen der fungiformen Zungenpapillen (Fukutake et al. 1996), Dysphagie verbunden mit Aspirationen und vermehrten pulmonalen Infekten, lokale Hautrötungen, Hyperhidrosis, gastroösophagealer Reflux und verlängerte Magenpassage (McDougall und McLeod 1996, Mass et al. 1996). Das QTc-Intervall kann verlängert sein (Gefahr des plötzlichen Herztodes). Durch die orthostatische Hypotension können renale glomeruläre Ischämien auftreten, die dann eine Azotämie verursachen. Die Symptome können sehr variabel ausgeprägt sein. In der klinischen Untersuchung sind die Muskeleigenreflexe meist abgeschwächt oder nicht auslösbar. Nach kutaner Histamininjektion bleibt eine lokale Hautrötung aus. Die Adrenalin- und Noradrenalin-Werte sind normal, die Werte der Homovanillinmandelsäure aber gesteigert. Andere Ursachen der autonomen Symptome müssen ausgeschlossen werden. Eine genetische Testung und eine pränatale Diagnostik sind möglich (Oddoux et al. 1999, 1995).

Verlauf

In der Regel wird die Prognose durch pulmonale und kardiale Komplikationen limitiert. Durch Prävention und Behandlung pulmonaler Komplikationen hat ein Patient mit familiärer Dysautonomie eine 50 %ige Chance, das 30. Lebensjahr zu erreichen. Durch die corneale Analgesie und unzureichende Tränenflüssigkeit kommt es häufig zu Corneaschädigungen bis zur funktionellen Erblindung.

Pragmatische Therapie

Die Therapie richtet sich nach den individuell bestehenden klinischen Symptomen und muss mit zunehmendem Lebensalter aufgrund der Änderung der vorherrschenden Symptome stetig angepasst werden. Bei vielen Patienten steht die symptomatische Behandlung bzw. Prävention gastroösophagealer Komplikationen im Vordergrund (↑, H_2-Protonenpumpenblocker Omeprazol 40 mg/d, Antra®). Ggf. sollte die Nahrung angedickt werden. Bei rezidivierenden Aspirationspneumonien kann eine Fundoplikatio (↔, C) oder die dauerhafte Anlage einer Magensonde notwendig werden. Im Falle chronischer oder rezidivierender pulmonaler Infekte bzw. sekundärer Schädigung sind ggf. eine regelmäßige Bronchialtoilette und die Verwendung von Bronchodilatatoren angezeigt. Eine orthostatische und/oder postprandiale Hypotension wird nach den Prinzipien wie in Kapitel C 3 beschrieben behandelt. Um Corneaerosionen vorzubeugen, sind eine sorgsame Vermeidung cornealer Verletzungen und die regelmäßige Zufuhr künstlicher Tränenflüssigkeit angezeigt.

K 2.3 Sekundäre autonome Störungen

K 2.3.1 Insuffizienz des Barorezeptorenreflexes (Baroreflex Failure)

Klinik

Der Barorezeptorenreflex dient der Aufrechterhaltung eines konstanten physiologischen Blutdrucks. Barorezeptoren befinden sich u. a. im Aortenbogen und in den Carotiden und erfassen Änderungen des Blutdrucks. Der afferente Schenkel des Reflexbogens läuft über den N. glossopharyngeus (Barorezeptoren in Carotiden) bzw. den N. vagus (Barorezeptoren des Aortenbogens) zum Ncl. Tractus solitarii im Hirnstamm. Der efferente Schenkel des Reflexbogens zieht über exzitatorische und inhibitorische medulläre Zwischenstationen zu exzitatorischen präganglionären sympathischen Neuronen des Rückenmarks. Eine Insuffizienz des Reflexes führt zur ausgeprägten Störung der Blutdruckregulation mit massiven hypertensiven Entgleisungen.

Eine Störung des Barorezeptorenreflexes ist häufig auf einen Glomustumor zurückzuführen, tritt aber auch nach chirurgischen Eingriffen, ZNS-Tumoren oder Metastasen sowie bei Reizung oder Läsion des Nervus glossopharyngeus auf. Bei Ausfall des Baroreflexes werden Blutdruckkrisen mit systolischen Werten bis 280 mmHg und diastolischen Werten bis 160 mm Hg beobachtet, häufig begleitet von Tachykardien und unspezifischen Symptomen wie Kopfschmerzen, Schwitzen und Schwindel. Bei subakuten und chronischen Verläufen ist eine labile arterielle Hypertonie mit deutlichen Schwankungen typisch. Blutdruckschwankungen von systolisch 250–150 mm Hg zu diastolisch 80–50 mm Hg sind beschrieben. Auch orthostatische Hypotensionen kommen in der chronischen Verlaufsform vor. Die Plasma-Noradrenalin-Konzentrationen sind während hypertoner Phasen deutlich erhöht. Die Symptomatik bessert sich typischerweise auf Clonidin. Differentialdiagnostisch ist an ein Phäochromozytom oder an die Multisystematrophie zu denken.

Therapie

Gute Erfolge wurden mit zentral wirksamen Alpha-Rezeptorenantagonisten (Clonidin) beobachtet (Dosis 0,3–0,9 mg/d, Catapresan®) (↔, B). Nicht ganz so effektiv ist Oxybenzamin. Manche Patienten benötigen eine ergänzende Therapie mit Diazepam (Valium®; Robertson 1995) (↔, C).

K 2.4 Gastrointestinale autonome Störungen

K 2.4.1 Klinik

Gastrointestinale Symptome der autonomen Dysfunktion sind Begleitsymptome einer Vielzahl von Erkrankungen (s. **Tab. K 2.2**). Die autonome Dysfunktion des Gastrointestinaltrakts kann durch Störungen der intrinsischen Kontrolle (über den enteritischen Plexus der Darmwand) sowie der extrinsischen Kontrolle (parasympathische und sympathische Innervation) bedingt sein. Typische Symptome sind Obstipation, Dysphagie, Nausea, abdominelle Schmerzen, Diarrhö und Stuhlinkontinenz. Die Inzidenz von autonomen Dysfunktionen des Gastrointestinaltrakts ist schwierig zu schätzen, da die Symptome einerseits unspezifisch sind und andererseits Patienten mit nachgewiesener autonomer Dysfunktion klinisch symptomfrei sein können.

K 2.4.2 Diagnostik

Eine neuropathische autonome Dysfunktion lässt sich früh durch Bestimmung des pankreatischen Polypeptids nüchtern und nach dem Essen oder während einer Hypoglykämie (parasympathischer Test) nachweisen (Krarup et al. 1979). Die Messung des arteriellen Blutflusses in der Arteria mesenterica superior in Abhängigkeit von Stressfaktoren oder Nahrungseinnahme (Best et al. 1991, Chaudhuri et al. 1992) kann hilfreich sein, ist aber nicht spezifisch für eine autonome Neuropathie (Camilleri und Ford 1994). Störungen der gastrointestinalen Motilität können mittels ösophagealer oder gastro-duodenaler Manometrie, Dünndarmmanometrie sowie szinitgraphischer Bestimmung der Magen-Darm-Passage untersucht werden. Zur weiteren Abgrenzung z. B. gegen mechanische Obstruktionen dienen endoskopische Untersuchungen (Ösophago-gastro-Duedenoskopie, Coloskopie). In der Regel handelt es sich bei der gastrointestinalen autonomen Dysfunktion jedoch um eine Ausschlussdiagnose.

Tab. K 2.2: Ätiologie der autonomen Dysfunktion des Gastrointestinaltrakts

Primäre autonome Dysfunktionen
Reine autonome Dysfunktion
Multisystematrophie (Shy-Drager-Syndrom)
Idiopathisches Parkinson-Syndrom mit autonomen Störungen
Sekundäre autonome Dysfunktionen
Diabetes mellitus
Alkoholismus (Novak und Victor 1974)
Urämie
Paraneoplastische Syndrome (Chinn und Schuffler 1988)
Medikamenteninduzierte Dysfunktion
Amyloidose
Porphyrie (Chen et al. 1994)
Autoimmune Erkrankungen (z. B. syst. Lupus erythematodes) (Gledhill und Dessein 1988)

K 2.4.3 Pragmatische Therapie

K 2.4.3.1 Pragmatische Therapie der Obstipation

Zu Beginn der Therapie stehen allgemeine Maßnahmen wie das Vermeiden von obstipierenden Medikamenten und Nahrungsmitteln (u. a. Weißbrot, Schokolade, Kakao) sowie eine ausreichende Flüssigkeitszufuhr, eine schrittweise Steigerung der ballaststoffreichen Nahrung und eine regelmäßige körperliche Bewegung. Defäkationsreize sollten nicht unterdrückt werden. Mittels Trinken von etwas erwärmtem Wasser kann der gastrokolische Reflex aktiviert werden. Reichen die allgemeinen Maßnahmen nicht aus, so sollten zunächst quellende Substanzen mit ausreichend Flüssigkeit eingenommen werden (z. B. Leinsamen, Weizenkleie, Plantago-Samen) (↔, B). An Medikamenten sind osmotische Laxanzien wie Macrogole (z. B. Movicol®, 3 × 1 Beutel/d) (↑↑, A) oder Lactulose (5–20 g/d, Bifiteral®) (↑, B) geeignet. Salinische, ebenfalls osmotisch wirkende Mittel (Glaubersalz [Natriumsulfat], Bittersalz [Magnesiumsulfat]) werden v. a. zur kurzfristigen Darmreinigung verwendet und sind aufgrund von Störungen des Elektrolythaushalts zur Therapie der chronischen Obstipation nicht geeignet (↔, D). In besonders schwerwiegenden Fällen können Glyzerinzäpfchen oder Klysmen eingesetzt werden. Die Gruppe der sekretorisch wirksamen Laxanzien sollten nur kurzfristig angewandt werden, da sie zu Elektrolyt- und Wasserverlusten oder Schädigungen der myenterischen Neuronen führen können (Bisacodyl, Natriumpicosulfat, Anthrachinon-Präparate) (↔, C). Obsolet ist die Gabe von Cisaprid (Propulsin®) aufgrund zahlreicher Todesfälle.
Zur Behandlung der autonomen Gastroparese eignen sich die Peristaltik anregende Medikamente wie Metoclopramid (bis 3 × 10 mg/d, Paspertin®) (↑, B) und Domperidon (bis 3 × 10–20 mg/d, Motilium®) (↑, B) oder Erythromycin 3 × 250 mg/d (↔, C). Der paralytische Subileus wird stationär mit Ceruletid (40 µg als Kurzinfusion i. v., Takus®) (↑, B) oder dem Cholesterinesterasehemmer Neostigmin (1–2 mg als Kurzinfusion i. v., Prostigmin®) (↔, B) behandelt.

K 2.4.3.2 Pragmatische Therapie der Diarrhoe

Die chronische Diarrhoe bei autonomer Dysfunktion des Magen-Darm-Trakts beginnt nur selten akut. Insbesondere bei akuter Diarrhoe sollte immer auf einen Ausgleich der Wasser- und Elektrolytdefizite durch trinkbare Elektrolytlösungen geachtet werden, bei deutlicher Exsikkose auch mittels intravenöser Flüssigkeits- und Elektrolytlösung. Zur Therapie der Diarrhoe bewährt haben sich Quellmittel (Kaoprompt-H®), die die Stuhlkonsistenz erhöhen (↔, B). Kohle und Siliziumdioxid haben nur zweifelhaften Wert und können Resorptionsstörungen verschlimmern. Eine Reduktion der Darmmotilität und -sekretion gelingt mit opioidartigen Medikamenten wie Loperamid (bis 4 × 2 mg/d, Imodium®) (↔, B). Auch Codein (4 × 30 mg/d) verringert die Stuhlfrequenz (↔, C). In Extremfällen wird Tinctura opii (DAB®) eingesetzt (↔, C). Mittels Spasmolytika wie Butylscopolamin (3 × 10 mg/d, Buscopan®) können krampfartige Schmerzen symptomatisch gebessert werden (↔, B).
Liegt eine zusätzliche bakterielle Übersiedelung vor, sollten entweder Doxycyclin (2 × 100 mg/d), Metronidazol (2 × 400 mg/d) oder Cefuroxim (3 × 250 mg/d) verabreicht werden, bis ein Therapieerfolg vorhanden ist (↔, B). Clonidin (3 × 0,3 mg/d) verbessert die intestinale Sekretion und verringert die Transitzeit (Fedorak et al. 1985). Limitiert wird seine Anwendung durch Hypotonie, Mundtrockenheit und Völlegefühl (↔, C). Die Verabreichung von Octreotid (50–70 µg, 2–3 x/d) hat bei einzelnen Patienten eine deutliche Verbesserung der Diarrhoe erzielt. Jedoch können hierunter schwere Hypoglykämien oder eine exogene Pankreasinsuffizienz auftreten, weshalb bisher nur therapieresistente Patienten mit Octreoid behandelt wurden (der Ohe 1995) (↔, C).

K 2.4.3.3 Pragmatische Therapie von Übelkeit und Erbrechen

Zur symptomatischen Therapie von Nausea und Erbrechen stehen mehrere Substanzklassen zur Verfügung. Je nach Ursache (gastrointestinal, zentral, Kinetosen, medikamentös-toxisch) sind unterschiedliche Medikamente vorzuziehen (**Tab. K 2.3**). Dopamin-Antagonisten wie Metoclopramid und Domperidon hemmen D_2-Rezeptoren in der Area Postrema und sind bei Erbrechen verschiedenster Ursache außer Kinetosen und Vestibularisreizung wirksam. Dopamin-Antagonisten aus der Gruppe der Neuroleptika mit zusätzlicher antihistaminerger Wirkung wie Promethazin (Atosil®) oder Perphenazin (Decentan®), wirken an den Dopaminrezeptoren der Area postrema sowie den H_1-Rezeptoren des Brechzentrums. Sie können extrapyramidale Symp-

K 2

tome auslösen und zu Hypotonie und Müdigkeit führen. Häufig wird ihre zugleich sedierende Wirkung bewusst genutzt.
Antihistaminika (H1-Rezeptorantagonisten) wie Dimenhydrinat (Vomex A®) sind bei gastrointestinaler Übelkeit als auch zur Therapie vestibulär induzierten Erbrechens geeignet und bei Kinetosen. Sie haben eine anticholinerge Wirkung und können so Akkommodationsstörungen, Harnverhalt, Sinustachykardien oder Glaukomanfälle auslösen. Das Anticholinergikum Scopolamin ist eines der wirksamsten Antiemetika bei Kinetosen. Die anticholinerge Nebenwirkung kann darüber hinaus zur Reduktion der Speichelproduktion verwendet werden.
Serotonin-Antagonisten (5HT$_3$-Antagonisten) wie Ondansetron (Zofran®) wurden zur Behandlung von Chemotherapeutika-induziertem Erbrechen entwickelt und sind hier Mittel der 1. Wahl. Sie entfalten ihre Wirkung am oberen Dünndarm und über vagale Afferenzen sowie die Hemmung der Area postrema. Ihre Wirkung kann durch Dexamethason nochmals gesteigert werden. Als hochpotente Antiemetika können sie auch bei Hirnstammerkrankungen und bei postoperativem Erbrechen eingesetzt werden.

Tab. K 2.3: Behandlung von Übelkeit und Erbrechen

Wirkstoff	**Dosierung**	**Nebenwirkung/Bemerkung**		
Antihistaminika				
Dimenhydrinat (Vomex A®)	3–4 × 50–100 mg/d p. o. oder i. v.	Teilweise auch Anticholinergikum: NW: sedierend, Akkommodationsstörungen, Glaukomanfall, Mundtrockenheit, Obstipation, Harnentleerungsstörungen und Restharnbildung. Tachykardieneigung	↑	B
Anticholinergikum				
Scopolamin (Scopoderm®)	0,5 mg/72 h als Pflaster	Mydriasis, Akkommodationsstörungen, Abnahme der Schweiß- und Speichelsekretion	↑	B
Dopamin-Antagonisten				
Metoclopramid (Gastrosil®, Paspertin®)	3–4 × 10 mg/d p. o. Max. 2 mg/kg i. v.	Tachyphylaxie, erhöhte Prolaktin-Konzentration, extrapyramidale NW, Müdigkeit, Senkung der Krampfschwelle. CAVE: Leber- oder Niereninsuffizienz Dosisreduktion!	↔	B
Domperidon (Motilium®)	3 × 10 mg bis max. 80 mg/d	kaum zentrale/extrapyramidale NW bei fehlender ZNS-Gängigkeit, weitere NW s. o	↔	B
Promethazin (Atosil®)	1–3 × 25–50mg/d	Neuroleptikum NW: Sedierung, extrapyramidale Nebenwirkung, Senkung der Krampfschwelle, Steigerung der Prolaktin-Konzentration, Hypotonie	↔	C
Perphenazin (Decentan®)	3 × 4 mg/d	s. o.	↔	C
Serotonin-Antagonisten				
Ondansetron (Zofran®)	8 mg i. v. oder p. o. Gabe 30 min vor Chemotherapie und dann 4 h und 8 h nach Chemotherapie	gute Verträglichkeit, selten Kopfschmerzen, Diarrhoe, Obstipation, leichte Flush-Symptomatik	↑↑	A
Granisetron (Kevatril®)	2 mg p. o. oder i. v.	s. o.	↑↑	A

K 2.5 Störungen der Schweißsekretion

Schweißsekretionsstörungen können bei zahlreichen Erkrankungen des autonomen Nervensystems auftreten (u. a. familiäre Dysautonomie, akute idiopathische Dysautonomie, autonome Neuropathie bei Diabetikern), klinisch treten sie jedoch für die Patienten eher in den Hintergrund. In diesem Unterkapitel sollen insbesondere die Erkrankungen behandelt werden, bei denen Störungen der Sudomotorik im Vordergrund stehen.

K 2.5.1 Anhidrotische Syndrome bzw. Erkrankungen

K 2.5.1.1 Chronische idiopathische Anhidrosen (chronic idiopathic anhidrosis)

Die chronische idiopathische Anhidrose ist eine erworbene oder auch angeborene Neuropathie. Sie manifestiert sich als reine totale oder subtotale Anhidrose ohne weitere autonome Störungen. Die verringerte Schweißbildung führt zur Steigerung der Körpertemperatur und Wärmeintoleranz bei heißem Wetter, bei Fieber oder körperlicher Belastung (Oddoux et al. 1999, 1995, Freeman und Louis 1994). Die chronische idiopathische Anhidrose kann nur dann diagnostiziert werden, wenn sekundäre Formen, bedingt durch Hauterkrankungen, zentralnervöse oder periphere Erkrankungen ausgeschlossen wurden (z. B. reine autonome Insuffizienz, Diabetes mellitus, M. Parkinson, Enzephalitis disseminata etc.; Freeman und Louis 1994). Die Ursache der idiopathischen Anhidrose ist unklar. Beobachtet werden unter anderem degenerative Veränderungen postganglionäre sudomotrischer Neurone als auch degenerative oder inflammatorische Veränderungen der Schweißdrüsen sowie Veränderungen der muskarinischen Rezeptoren (Murakami et al. 1993, Nakazato et al. 2004, Iwase 2003).

Verlauf

Der Verlauf ist gutartig, ohne Übergänge in eine weitere autonome Dysfunktion. Spontane Rückbildungen wurden beschrieben.

Pragmatische Therapie

Die Therapie ist v. a. symptomatisch mit Aufenthalt in klimatisierten Räumen, physikalische Fiebersenkung und Vermeidung körperlicher Anstrengungen. Steroide (Decortin H®) haben verschiedentlich die Symptome gebessert (Ando et al. 1995, Nakazato et al. 2004) (↔, C).

K 2.5.1.2 Ross-Syndrom

Als Ross-Syndrom bezeichnet man die seltene Kombination aus langsam progredienter segmentaler Anhidrose und tonischer Pupille verbunden mit Hyporeflexie (Beier et al. 2004, Faden et al. 1982, Low et al. 1985, Ross 1958, Wolfe et al. 1995). Die Genese der Erkrankung ist unbekannt (Nolano et al. 2006). Histopathologisch findet sich ein Verlust der cholinergen sudomotrischen Fasern (Sommer et al. 2002, Peretti et al. 2003) sowie in geringerem Maße auch von anderen autonomen und sensorischen Fasergruppen (Peretti et al. 2003). Aufgrund der segmentalen Anhidrose kommt es in nicht betroffenen Arealen zu einer kompensatorischen Hyperhidrose. Spezifische Therapieoptionen sind nicht bekannt. Wenn die kompensatorische Hyperhidrose die Patienten stark belastet, können individuelle symptomatische Therapieversuche mit Iontophorese (Reinauer et al. 1993) (↔, C) oder lokaler Glycopyrrolat-Applikation (Bajaj et al. 2006) (↔, C) durchgeführt werden.

K 2.5.1.3 Harlequin-Syndrom

Beim sogenannten Harlequin-Syndrom handelt es sich um durch körperliche Belastung, emotionale Reize und/oder Wärmezufuhr getriggerter unilateraler Gesichtsrötung, lokaler Überwärmung und Hyperhidrose (Lance et al. 1988). Diese tritt kompensatorisch in der gesunden Gesichtshälfte kontralateral zur Gesichtshälfte mit einer pathologisch verminderten Gefäßdilatation und Hypo- bzw. Anhidrose auf (Drummond et al. 1993). Die Ursache des isolierten, primären Harlequin-Syndroms ist unbekannt. Ein symptomatisches Harlequin-Zeichen findet sich jedoch auch nach strukturellen Läsionen im Hirnstamm oder Irritation der sympathischen Fasern des Grenzstranges z. B. durch Tumore, Gefäßdissektion oder iatrogen nach Lokalanästhesie oder Operation (Tascilar et al. 2007, Willaert et al. 2009, Bohlega et al. 2010). Des Weiteren gibt es Überlappungen zum Adie-Syndrom und zum Ross-Syndrom (Shin et al. 2000).
Spezifische Therapieoptionen für das primäre Harlequin-Syndrom sind nicht bekannt. In Einzelfällen kommt bei den durch die kompensatorische unilaterale Hyperhidrose und Flush-Symptomatik stark beeinträchtigten Patienten eine unilaterale Sympathektomie infrage (Willaert et al. 2009) (↔, C).

K 2.5.2 Hyperhidrose

Hyperhidrosen werden unterschieden in die sekundären, häufig generalisierten Hyperhidrosen im Rahmen von Grunderkrankungen wie Infektionen, malignen Tumoren, endokrine Störungen (Hyperthyreose, Phäochromozytom, Menopause) sowie in die primäre oder essenzielle Hyperhidrose bei ansonsten gesunden Patienten.

K 2.5.2.1 Primäre oder essenzielle Hyperhidrose

Als primäre oder essenzielle Hyperhidrose wird die vermehrte Schweißbildung, insbesondere in den Achselhöhlen sowie an den Hand- und Fußinnenflächen bei ansonsten gesunden Menschen bezeichnet. Die Ursache ist unbekannt. Eine genetische Prädisposition scheint jedoch eine Rolle zu spielen (Ro et al. 2002). Im Verlauf des 40.–50. Lebensjahres tritt häufig spontan eine Besserung auf. Die Hyperhidrose wird häufig als Reaktion auf emotionale Stimuli verstärkt.

Pragmatische Therapie

Die konservative Behandlung erfolgt in der Regel durch Dermatologen. Die axilläre Hyperhidrose wird lokal mit einer 20–25 %igen wässrigen Aluminiumhydrochlorid-Lösung behandelt (↔, B), die zu einer Atrophie des Drüsenepithels führt (Petzoldt und Lamminger 1992). Zur Therapie der palmoplantaren Hyperhidrose eignet sich neben lokalen Aluminiumchloridapplikationen die Leitungswasser-Iontophorese (↑, B) (Reinauer et al. 1995, Hornberger et al. 2004). Die Anwendung der Heimgeräte erfolgt initial täglich 20–30 min über 14 Tage oder bis zur Euhidrose, dann ein- bis zweimal pro Woche. Die wirksamste nicht operative Therapie zur Behandlung der fokalen Hyperhidrose insbesondere axillär ist die intradermale Applikation von Botulinumtoxin A (↑↑, A) (Naumann et al. 2004, Grunfeld et al. 2009). Botulinumtoxin inhibiert die Freisetzung von Acetylcholin an den sudomotrischen Synapsen. Als relevante Nebenwirkung bei palmarer Injektion können Paresen der Handmuskulatur auftreten (Schnider et al. 1997). Bei therapierefraktärer axillärer oder palmarer Hyperhidrose kann eine endoskopische thorakale Sympathektomie erwogen werden (Schlereth et al. 2009, Drott et al. 1995). Die thorakoskopische Grenzstrangunterbrechung stellt dabei insgesamt ein relativ sicheres und komplikationsarmes Verfahren dar (Henteleff et al. 2008, Bachmann et al. 2009) (↔, B). Die Indikation zur Resektion der axillären Schweißdrüsen wird heute aufgrund der Nebenwirkungen nur noch eingeschränkt und in Ausnahmefällen gestellt (↓, C) (Schlereth et al. 2009).
Zur medikamentösen Behandlung der generalisierten Hyperhidrose können als Therapieversuch Anticholinergika wie Oxybutynin (Tupker et al. 2006) eingesetzt werden (↔, C). Diese sind in den benötigten Dosen jedoch nebenwirkungsreich.

K 2.5.2.2 Gustatorisches Schwitzen

Geschmacksschwitzen oder gustatorisches Schwitzen besteht als Reiz-Syndrom nach einer partiellen Läsion sympathischer Fasern z. B. nach Operation der A. carotis oder Parotis-Bestrahlung. Physiologisch ist ein gustatorisches Schwitzen beim Verzehr von sehr scharfen Mahlzeiten. Unter pathologischen Bedingungen lösen bereits geringste Geschmacksreize wie Trinken von Wasser aber auch Leerschlucken ein umschriebenes Schwitzen aus. Als Frey-Syndrom (aurikulo-temporales Syndrom) wird das einseitige faziale Geschmacksschwitzen nach operativer Verletzung oder Radiatio des N. facialis bezeichnet (Farrell und Kalnins 1991).

Pragmatische Therapie

Die Injektion von Botulinumtoxin in die betroffenen Hautareale stellt eine symptomatische therapeutische Option dar (↔, B) (Cantarella et al. 2010, Boger et al. 2000, Collin und Whatling 2000). Die Gabe von Anticholinergika wie Biperiden (Akineton®) oder Clonidin (Catapresan®, 2 × 0,05 mg/d) kann in Einzelfällen ebenfalls helfen, ist jedoch nebenwirkungsreich (↔, C).

K 2.6 Literatur

Ali GN, Wallace KL, Schwartz R, deCarle DJ, Zagami AS, Cook IJ. Mechanisms of oral-pharyngeal dysphagia in patients with Parkinson's disease. Gastroenterology 1996;110:383–392.

Almquist A, Goldenberg IF, Milstein S et al. Provocation of bradycardia and hypotension by isoproterenol and upright posture in patients with unexplained syncope. N Engl J Med 1989;320:346–351.

Amadio PC, Mackinnon SE, Merritt WH, Brody GS, Terzis JK. Reflex sympathetic dystrophy syndrome: consensus report of an ad hoc committee of the American Association for Hand Surgery on the definition of reflex sympathetic dystrophy syndrome. Plast Reconstr Surg 1991;87:371–375.

American Autonomic Society. Consensus statement on the definition of orthostatic hypotension, pure autonomic failure, and multiple system atrophy. J Neurol Sci 1996;144:218–219.

Ando Y, Fujii S, Sakashita N, Uchino M, Ando M. Acquired idiopathic generalized anhidrosis: clinical manifestations and histochemical studies. J Neurol Sci 1995; 132:80–83.

Annese V, D'Onofrio V, Andriulli A. Botulinum toxin in long-term therapy for achalasia. Ann Intern Med 1998;128 : 696.

Appenzeller O, Oribe E. The autonomic nervous system, 5th ed. Amsterdam, New York, Oxford: Elsevier Biomedical.

Bachmann K, Standl N, Kaifi J, Busch P, Winkler E, Mann O, Izbicki JR, Starte T. Thorascopic sympathectomy for palmar and axillary hyperhidrosis: four year outcome and quality of life after bilateral 5mm dual port approach. Surg Endosc 2009;23:1587–1593.

Bajaj V, Haniffa M, Reynolds NJ. Use of topical glycopyrrolate in Ross syndrome. J Am Acad Dermatol 2006;55:S111–112.

Bannister R, Mathias CJ. Autonomic failure, 4th Edition ed. Oxford: Oxford University Press; 1999

Beier C, Ernemann U, Gerloff C Moving along with Ross Syndrome – a patient with a 50 years history. J Neurol 2004;251:1402–1403.

Benditt DG, Petersen M, Lurie KG, Grubb BP, Sutton R. Cardiac pacing for prevention of recurrent vasovagal syncope. Ann Intern Med 1995;122:204–209.

Best IM, Pitzele A, Green A, Halperin J, Mason R, Giron F. Mesenteric blood flow in patients with diabetic neuropathy. J Vasc Surg 1991;13:84–89.

Biaggioni I, Hollister AS, Robertson D. Dopamine in dopamine-beta-hydroxylase deficiency. N Engl J Med 1987;317:1415–1416.

Biaggioni I, Robertson D. Endogenous restoration of noradrenaline by precursor therapy in dopamine-beta-hydroxylase deficiency. Lancet 1987;2:1170–1172.

Blumenfeld A, Slaugenhaupt SA, Axelrod FB, et al. Localization of the gene for familial dysautonomia on chromosome 9 and definition of DNA markers for genetic diagnosis. Nat Genet 1993;4:160–164.

Boger A, Herath H, Rompel R, Ferbert A. Botulinum toxin for treatment of craniofacial hyperhidrosis. J Neurol 2000;247:857–861.

Bohlega S, Stigsby B, Al Mohaileb F. Teaching neuroimages: harlequin syndrome caused by lesion of sympathetic regulatory neurons. Neurology 2010;74:e106

Bradybury S, Eggleston C. Postural hypotension. Am Heart J 1925;1:73–86.

Braune S, Reinhardt M, Schnitzer R, Riedel A, Lucking CH. Cardiac uptake of [^{123}I]MIBG separates Parkinson's disease from multiple system atrophy. Neurology 1999;53:1020–1025.

Camilleri M, Ford MJ. Functional gastrointestinal disease and the autonomic nervous system: a way ahead? Gastroenterology 1994;106:1114–1118.

Cantarella G, Berlusconi A, Mele V, Cogiamanian F, Barbieri S. Treatment of Frey syndrome with botulinum toxin type B. Otolaryngol Head Neck Surg 2010;143-214–218.

Chaudhuri KR. Autonomic dysfunction in movement disorders. Curr Opin Neurol 2001;14:505–511.

Chaudhuri KR, Thomaides T, Mathias CJ. Abnormality of superior mesenteric artery blood flow responses in human sympathetic failure. J Physiol 1992;457:477–489.

Chen CC, Thajeb P, Lie SK. Acute intermittent porphyria: clinical analysis of nine cases. Zhonghua Yi Xue Za Zhi (Taipei) 1994;54:395–399.

Chinn JS, Schuffler MD. Paraneoplastic visceral neuropathy as a cause of severe gastrointestinal motor dysfunction. Gastroenterology 1988;95:1279–1286.

Collin J, Whatling P. Treating hyperhidrosis. Surgery and botulinum toxin are treatments of choice in severe cases. BMJ 2000;320:1221–1222.

Consensus statement on the definition of orthostatic hypotension pure autonomic failure, and multi system atrophy: the Consensus Committee of the American Autonomic Society and the American Academy of Neurology. Neurology 1996;46: 1470.

der Ohe MR. Diarrhoea in patients with diabetes mellitus. Eur J Gastroenterol Hepatol 1995;7:730–736.

Diehl RR, Linden D, Chalkiadaki A, Ringelstein EB, Berlit P. Transcranial Doppler during neurocardiogenic syncope. Clin Auton Res 1996;6:71–74.

Djaldetti R, Baron J, Ziv I, Melamed E. Gastric emptying in Parkinson's disease: patients with and without response fluctuations. Neurology 1996;46:1051–1054.

Drott C, Göthberg G, Claes G. Endoscopic transthoracic sympathectomy: an efficient and safe method for the treatment of hyperhidrosis. J Ama Acad Dermatol 1995;33:78–81.

Drummond PD, Lance JW. Site of autonomic deficit in harlequin syndrome: local autonomic failure affecting the arm and the face. Ann Neurol 1993;34:814–819.

Druschky A, Hilz MJ, Platsch G et al. Differentiation of Parkinson's disease and multiple system atrophy in early disease stages by means of I-123-MIBG-SPECT. J Neurol Sci 2000;175:3–12.

Faden AI, Chan P, Mendoza E. Progressive isolated segmental anhidrosis. Arch Neurol 1982;39:172–175.

Farrell ML, Kalnins IK. Frey's syndrome following parotid surgery. Aust N Z J Surg 1991;61:295–301.

Fealey RD, Robertson D. Management of orthostatic hypotension. In Low PA, ed. Clinical autonomic disorders: evaluation and management. Boston, Toronto, London: Little Brown and Company;p. 731–743.

Fedorak RN, Field M, Chang EB. Treatment of diabetic diarrhea with clonidine. Ann Intern Med 1985;102:197–199.

Freeman R, Louis DN. Case 29–1994- A 32-Year-Old Man with Exercise-Induced Hyperthermia and Acquired Anhidrosis. N Engl J Med 1994;331:259–265.

Fukutake T, Kita K, Sakakibara R, et al. Late-onset hereditary ataxia with global thermoanalgesia and absence of fungiform papillae on the tongue in a Japanese family. Brain 1996;119:1011–1021.

Gadoth N. The accuracy of diagnosis of Parkinson's disease. Isr Med Assoc J 2002;4:123–124.

Gledhill RF, Dessein PH. Autonomic neuropathy in systemic lupus erythematosus. J Neurol Neurosurg Psychiatry 1988;51:1238–1240.

Goldstein DS, Holmes C, Li ST, Bruce S, Metman LV, Cannon RO, III.Cardiac sympathetic denervation in Parkinson disease. Ann Intern Med 2000;133:338–347.

Goldstein DS, Sewell L. Olfactory dysfunction in pure autonomic failure: Implications for the pathogenesis of Lewy body diseases. Parkinsonism Relat Disord 2009;15:516–520.

Greenland P and Griggs RC. Arrhythmic complications in the Guillain-Barre syndrome. Arch Intern Med 1980; 140:1053–1055.

Grubb BP, Kanjwal MY, Kosinski DJ. Review: The postural orthostatic tachycardia syndrome: current concepts in pathophysiology diagnosis and management. J Interv Card Electrophysiol 2001;5:9–16.

Grubb BP, Klingenheben T. Syndrome der autonomen Dysfunktion mit orthostatischer Intoleranz: Klassifikation Diagnostik und Therapie. Z Kardiol 1999;88:541–549.

Grubb BP, Kosinski D. Dysautonomic and reflex syncope syndromes. Cardiol Clin 1997a;15:257–268.

Grubb BP, Kosinski D. Tilt table testing: concepts and limitations. Pacing Clin Electrophysiol 1997b;20:781–787.

Grubb BP, Kosinski DJ. Syncope resulting from autonomic insufficiency syndromes associated with orthostatic intolerance. Med Clin North Am 2001;85:457–472.

Grubb BP, Kosinski DJ, Boehm K, Kip K. The postural orthostatic tachycardia syndrome: a neurocardiogenic variant identified during head-up tilt table testing. Pacing Clin Electrophysiol 1997;20:2205–2212.

Grubb BP, Kosinski D, Mouhaffel A, Pothoulakis A. The use of methylphenidate in the treatment of refractory neurocardiogenic syncope. PACE 1996;19:836–840.

Grunfeld A, Murray CA, Solish N. Botulinum toxin for hyperhidrosis: a review. Am J Clin Dermatol 2009;10:87–102.

Hart RG, Kanter MC. Acute autonomic neuropathy. Two cases and a clinical review. Arch Intern Med 1990;150:2373–2376.

Heafield MT, Gammage MD, Nightingale S, Williams AC. Idiopathic dysautonomia treated with intravenous gammaglobulin. Lancet 1996;347:28–29.

Henteleff HJ, Kalavrouziotis D. Evidence-based review of the surgical management of hyperhidrosis. Thorac Surg Clin 2008;18:209–216.

Herrstedt J. Development of antiemetic therapy in cancer patients. Acta Oncol 1995;34:637–640.

Hoeldtke RD, Streeten DH. Treatment of orthostatic hypotension with erythropoietin. N Engl J Med 1993;329:611–615.

Holzer P, Michl T, Danzer M, Jocic M, Schicho R, Lippe IT. urveillance of the gastrointestinal mucosa by sensory neurons. J Physiol Pharmacol 2001;52:505–521.

Holzer P, Schicho R, Holzer-Petsche U, Lippe IT. The gut as a neurological organ. Wien Klin Wochenschr 2001; 113:647–660.

Hornberger J, Grimes K, Naumann M, Glaser DA, Lowe NJ, Naver H, Ahn S, Stolman LP. Recognition, diagnosis and treatment of primary focal hyperhidrosis. J Ama Acad Dermatol 2004,51:274–286.

Horowitz M, Collins PJ, Shearman DJ. Disorders of gastric emptying in humans and the use of radionuclide techniques. Arch Intern Med 1985;145:1467–1472.

Iwasa K, Nakajima K, Yoshikawa H, Tada A, Taki J, Takamori M. Decreased myocardial 123I-MIBG uptake in Parkinson's disease. Acta Neurol Scand 1998;97:303–306.

Iwase S. Acuired idiopathic generalized anhidrosis. Auton Nerv Syst 2003;40:335–342.

Jörg W. Autonome Störungen und Polysomnie, 2001.

Kaufmann H, Goldstein DS. Pure autonomic failure: a restricted Lewy body synucleinopathy or early Parkinson disease? Neurology;74:536–537.

Khurana RK. Orthostatic intolerance and orthostatic tachycardia: a heterogenic disorder. Clin Auton Res 1995;4:12–18.

Kimber JR, Watson L, Mathias CJ. Distinction of idiopathic Parkinson's disease from multiple-system atrophy by stimulation of growth-hormone release with clonidine. Lancet 1997;349:1877–1881.

Klingenheben T, Credner S, Hohnloser SH. Prospective evaluation of a two-step therapeutic strategy in neurocardiogenic syncope: midodrine as second line treatment in patients refractory to beta-blockers. Pacing Clin Electrophysiol 1999;22:276–281.

Klockgether T, Kalusche D, Li YG, Schöpperl H, Hohnloser SH. Changes in plasma epinephrine concentration and in heart rate during head up tilt testing in patients with neurocardiogenic syncope: correlation with succesful therapy with beta receptor antagonists. J Cardiovasc Electrophysiol 1996;7:802–808.

Krarup T, Schwartz TW, Hilsted J, Madsbad S, Overlaege O, Sestoft L. Impaired response of pancreatic polypeptide to hypoglycaemia: an early sign of autonomic neuropathy in diabetics. Br Med J 1979;2:1544–1546.

Kurvers HA, Hofstra L, Jacobs MJ, et al. Reflex sympathetic dystrophy: does sympathetic dysfunction originate from peripheral neuropathy? Surgery 1996;119:288–296.

Kurvers HA, Jacobs MJ, Beuk RJ, et al. The spinal component to skin blood flow abnormalities in reflex sympathetic dystrophy. Arch Neurol 1996;53:58–65.

Lance J, Drummond P, Gendevia S, et al. Harlequin syndrome: the sudden onset of unilateral flushing and sweating. JNNP 1988;51:635–42

Loewy AD. Central autonomic pathways. In Loewy AD, Spyer KM, eds. Central regulations of the autonomic functions. New York: Oxford University Press; 1990. p.88–103.

Low PA. Autonomic nervous system function. J Clin Neurophysiol 1993a;10:14–27.

Low PA. Composite autonomic scoring scale for laboratory quantification of generalized autonomic failure. Mayo Clin Proc 1993c;68:748–752.

Low PA. Autonomic neuropathies. Curr Opin Neurol 1994;7:402–406.

Low PA. Autonomic neuropathies. Curr Opin Neurol 1998;11:531–537.

Low PA, Fealey RD, Sheps SG, Su WP, Trautmann JC, Kuntz NL. Chronic idiopathic anhidrosis. Ann Neurol 1985;18:344–348.

Low PA, Gilden JL, Freeman R, Sheng KN, McElligott MA. Efficacy of midodrine vs placebo in neurogenic orthostatic hypotension. A randomized, double-blind multicenter study. Midodrine Study Group. JAMA 1997;277:1046–1051.

Low PA, Opfer-Gehrking TL, Textor SC, et al. Comparison of the postural tachycardia syndrome (POTS) with orthostatic hypotension due to autonomic failure. J Auton Nerv Syst 1994;50:181–188.

Low PA, Opfer-Gehrking TL, Textor SC, et al. Postural tachycardia syndrome (POTS). Neurology 1995;45: S19–S25.

Magalhaes M, Wenning GK, Daniel SE, Quinn NP. Autonomic dysfunction in pathologically confirmed multiple system atrophy and idiopathic Parkinson's disease – a retrospective comparison. Acta Neurol Scand 1995;91:98–102.

Mallipeddi R, Mathias CJ. Raynaud's phenomenon after sympathetic denervation in patients with primary autonomic failure: questionnaire survey. BMJ 1998;316:438–439.

Man in 't Veld AJ, Boomsma F, Moleman P, Schalekamp MA. Congenital dopamine-beta-hydroxylase deficiency. A novel orthostatic syndrome. Lancet 1987;1: 183–188.

Man in 't Veld AJ, Boomsma F, van den Meiracker AH, Schalekamp MA. Effect of unnatural noradrenaline precursor on sympathetic control and orthostatic hypotension in dopamine-beta-hydroxylase deficiency. Lancet 1987;2:1172–1175.

Manning DC. Reflex sympathetic dystrophy, sympathetically maintained pain, and complex regional pain syndrome: diagnoses of inclusion, exclusion, or confusion? J Hand Ther 2000;13:260–268.

Mass E, Wolff A, Gadoth N. Increased major salivary gland secretion in familial dysautonomia. Dev Med Child Neurol 1996;38:133–138.

Mathias CJ, Bannister RB, Cortelli P, et al. Clinical, autonomic and therapeutic observations in two siblings with postural hypotension and sympathetic failure due to an inability to synthesize noradrenaline from dopamine because of a deficiency of dopamine beta hydroxylase. Q J Med 1990;75:617–633.

Mathias CJ, Deguchi K, Schatz I. Observations on recurrent syncope and presyncope in 641 patients. Lancet 2001;357:348–353.

McDougall AJ, McLeod JG. Autonomic neuropathy, II: Specific peripheral neuropathies. J Neurol Sci 1996; 138:1–13.

McLeod JG. Evaluation of the autonomic nervous system. In: Aminoff MJ, ed. Electrodiagnosis in Clinical Neurology. New York: Chrichill Livingstone; 1993.p. 421–432.

McLeod JG, Tuck RR. Disorders of the autonomic nervous system: Part 1. Pathophysiology and clinical features. Ann Neurol 1987a;21:419–430.

McLeod JG, Tuck RR. Disorders of the autonomic nervous system: Part 2. Investigation and treatment. Ann Neurol 1987b;21:519–529.

Mitsky V, Robertson D. Failure of the autonomic nervous system. Compr Ther 1995;21:529–534.

Morrow GR, Hickok JT, Rosenthal SN. Progress in reducing nausea and emesis. Comparisons of ondansetron (Zofran), granisetron (Kytril), and tropisetron (Navoban). Cancer 1995;76:343–357.

Murakami K, Sobue G, Iwase S, Mitsuma T, Mano T. Skin sympathetic nerve activity in acquired idiopathic generalized anhidrosis. Neurology 1993;43:1137–1140.

Nakazato Y, Tamura N, Ohkuma A, Yoshimaru K, Shimazu K. idiopathic pure sudomotor failure: Anhidrosis due to deficits in cholinergic transmission, Neurology 2004; 63:1476–1480.

Naumann M, Lowe NJ. Botulinum toxin type A in treatment of bilateral primary axillary hyperhidrosis: randomised, parallel group, double blind, placebo controlled trial. BMJ 2001:596–599.

Nolano M, Provitera V, Perretti A, Stancanelli A, Satalamacchia A, Donadio V, Manganelli F, Lanzillo B, Santoro L. Ross syndrome: a rare or a misknown disorder of thermoregulation? Askin innervation study on 12 subjects. Brain 2006,129:2119–2131.

Novak DJ, Victor M. The vagus and sympathetic nerves in alcoholic polyneuropathy. Arch Neurol 1974;30:273–284.

Novak V, Spies JM, Novak P, McPhee BR, Rummans TA, MLow PA. Hypocapnia and cerebral hypoperfusion in orthostatic intolerance. Stroke 1998;29:1876–1881.

Oddoux C, Guillen-Navarro E, Ditivoli C, et al. Mendelian diseases among Roman Jews: implications for the origins of disease alleles. J Clin Endocrinol Metab 1999;84:4405–4409.

Oddoux C, Reich E, Axelrod F, et al. Prenatal diagnostic testing for familial dysautonomia using linked genetic markers. Prenat Diagn 1995;15:817–826.

Perretti A, Nolano M, De Joanna G, Tugnoli V, Ianetti G, Provitera V. Is Ross syndrom a dysautonomic disorder only? An electrophysiologic and histologic study. Clin Neurophysiol 2003;114 : 7–16.

Petzoldt D, Lamminger C. Axillary hyperhidrosis. Dtsch Med Wochenschr 1992;117 : 1339.

Polinsky RJ, Brown RT, Burns RS, Harvey-White J, Kopin IJ. Low lumbar CSF levels of homovanillic acid and 5-hydroxyindoleacetic acid in multiple system atrophy with autonomic failure. J Neurol Neurosurg Psychiatry 1988;51:914–919.

Polinsky RJ, Kopin IJ, Ebert MH, Weise V. Pharmacologic distinction of different orthostatic hypotension syndromes. Neurology 1981;31:1–7.

Pollak P, Fraix V, Krack P, et al. Treatment results: Parkinson's disease. Mov Disord 2002;17 (Suppl 3):S75–S83.

Reinauer S, Schauf G, Hölzle E Ross syndrome: treatement of segmental compensatory hyperdidrosis by a modified iontopheric device. J Am Aca Dermatol 1993;28:308–312

Quinn NP, Wenning GK. Multiple system atrophy. Adv Neurol 1996;69:413–419.

Quinn NP, Wenning G, Marsden CD. The Shy-Drager syndrome. What did Shy and Drager really describe? Arch Neurol 1995;52:656–657.
Rea RF, Biaggioni I, Robertson RM, Haile V, Robertson D. Reflex control of sympathetic nerve activity in dopamine beta-hydroxylase deficiency. Hypertension 1990;15:107–112.
Reinauer S, Neusser A, Schauf G, Holzle E. Pulsed direct current iontophoresis as a possible new treatment for hyperhidrosis. Hautarzt 1995;46:543–547.
Riley CM, Day RL, et al. Central autonomic dysfunction with defective lacrimation; report of five cases. Pediatrics 1949;3:468–478.
Ro KM, Cantor RM, Lange KL, Ahn SS. Palmar hyperhidrosis: evidence of genetic transmission. J Vasc Surg 2002;35:382–386.
Robertson D. Diagnosis and management of baroreflex failure. Primary Cardiol 1995;21:37–40.
Robertson D, Davis TL. Recent advances in the treatment of orthostatic hypotension. Neurology 1995;45:S26–S32.
Robertson D, Goldberg MR, Onrot J, et al. Isolated failure of autonomic noradrenergic neurotransmission. Evidence for impaired beta-hydroxylation of dopamine. N Engl J Med 1986;314:1494–1497.
Robertson D, Hollister AS, Biaggioni I, Netterville JL, Mosqueda-Garcia R, Robertson RM. The diagnosis and treatment of baroreflex failure. N Engl J Med 1993; 329:1449–1455.
Robertson D, Low PA, Polinsky RJ. Primer on the autonomic nervous system. San Diego: Academic Press; 1996.
Ross AT. Progressive selective sudomotor denervation – a case with co-existing Adie's Syndrome. Neurology 1958;8:809–817.
Sage JI, Mark MH. Drenching sweats as an off phenomenon in Parkinson's disease: treatment and relation to plasma levodopa profile. Ann Neurol 1995;37:120–122.
Sandroni P, Opfer-Gehrking TL, Benarroch EE, Shen WK, Low PA. Certain cardiovascular indices predict syncope in the postural tachycardia syndrome. Clin Auton Res 1996;6:225–231.
Schatz IJ. Orthostatic hypotension. I. Functional and neurogenic causes. Arch Intern Med 1984a;144:773–777.
Schatz IJ. Orthostatic hypotension. II. Clinical diagnosis, testing, and treatment. Arch Intern Med 1984b;144: 1037–1041.
Schlereth T, Dietrich M, Birklein F. Hyperhidrosis- causes and treatment of enhanced sweating. Dtsch Arztbl Int 2009;106 : 32–37.
Schnider P, Binder M, Auff E, Kittler H, Berger T, Wolff K: Double-blind trial of botulinum A toxin for the treatment of focal hyperhidrosis of the palms. Br J Dermatol 1997;136:548–552.
Silber MH, Levine S. Stridor and death in multiple system atrophy. Mov Disord 2000;15:699–704.
Silveira-Moriyama L, Mathias C, Mason L, Best C, Quinn NP, Lees AJ. Hyposmia in pure autonomic failure. Neurology 2009;72:1677–1681
Shin R, Galetta S, Ting T, Armstrong K, Bird SJ. Ross syndrom plus: beyond Horner, Holmes-Adie and harlequin. Neurology 2000;55:1841–1846.
Shishido T, Ikemura M, Obi T, Yamazaki K, Terada T, Sugiura A et al. alpha-synuclein accumulation in skin nerve fibers revealed by skin biopsy in pure autonomic failure. Neurology; 74:608–610
Singaram C, Ashraf W, Gaumnitz EA et al. Dopaminergic defect of enteric nervous system in Parkinson's disease patients with chronic constipation. Lancet 1995;346: 861–864.
Smit AA, Vermeulen M, Koelman JH, Wieling W. Unusual recovery from acute panautonomic neuropathy after immunoglobulin therapy. Mayo Clin Proc 1997;72:333–335.
Sommer C, Lindenlaub T, Zillikens D, Toyka KV, Naumann M. Selective loss of cholinergic sudomotor fibers causes anhidrosis in Ross Syndrom. Ann Neurol 2002;52:247–250.
Sra J, Maglio C, Biehl M, et al. Efficacy of midodrine hydrochloride in neurocardiogenic syncope refractory to standard therapy. J Cardiovasc Electrophysiol 1997;8: 42–46.
Stanton-Hicks M. Reflex sympathetic dystrophy: a sympathetically mediated pain syndrome or not? Curr Rev Pain 2000;4:268–275.
Streeten DHP. Pathogenesis of hyperadrenergic orthostatic hypotension:evidence of disordered venous innervation exclusely in the lower limbs. J Clin Invest 1990;86:1582–1588.
Tascilar N, Tekin NS, Erdem Z, Alpay A, Emre U. Unnoticed dysautonomic syndrom of the face: harlequin syndrome. Auton Neurosci 2007,137:1–9.
Thomaides TN, Chaudhuri KR, Maule S, Watson L, Marsden CD, Mathias CJ. Growth hormone response to clonidine in central and peripheral primary autonomic failure. Lancet 1992;340:263–266.
Thomashefsky AJ, Horwitz SJ, Feingold MH. Acute autonomic neuropathy. Neurology 1972;22:251–255.
Thompson JM, O'Callaghan CJ, Kingwell BA, Lambert GW, Jennings GL, Esler MD. Total norepinephrine spillover, muscle sympathetic nerve activity and heart-rate spectral analysis in a patient with dopamine beta-hydroxylase deficiency. J Auton Nerv Syst 1995;55:198–206.
Tupker RA, Harmsze AM, Deneer VH. Oxybutynin therapy for geenralized hyperhidrosis. Arch Dermatol 2006;142:1065–1066.
van Ingelghem E, van Zandijcke M, Lammens M. Pure autonomic failure: a new case with clinical, biochemical, and necropsy data. J Neurol Neurosurg Psychiatry 1994;57:745–747.
Wenning GK, Ben Shlomo Y, Hughes A, Daniel SE, Lees A, Quinn NP. What clinical features are most useful to distinguish definite multiple system atrophy from Parkinson's disease? J Neurol Neurosurg Psychiatry 2000;68: 434–440.
Werth B, Meyer-Wyss B, Spinas GA, Drewe J, Beglinger C. Non-invasive assessment of gastrointestinal motility disorders in diabetic patients with and without cardiovascular signs of autonomic neuropathy. Gut 1992;33: 1199–1203.
Willaert WI, Scheltinga MR, Steenhuisen SF, Hiel JA. Harlequin syndrome: two new cases and a management proposal. Acta Neurol Bel 2009;109:214–220.
Wolfe GI, Galetta SL, Teener JW, Katz JS, Bird SJ. Site of autonomic dysfunction in a patient with Ross' syndrome and postganglionic Horner's syndrome. Neurology 1995;45: 2094–2096.
Young RR, Asbury AK, Adams RD, Corbett JL. Pure pandysautonomia with recovery. Trans Am Neurol Assoc 1969;94:355–357.
Ziegler MG, Lake CR, Kopin IJ. The sympathetic-nervous-system defect in primary orthostatic hypotension. N Engl J Med 1977;296:293–297.

K 3 Neurogene Störungen von Blasen-, Darm- und Sexualfunktion

*von C. Gratzke, C. G. Stief und W. Jost**

K 3.1 Neurogene Blasenfunktionsstörungen

K 3.1.1 Klinik

K 3.1.1.1 Anatomische und physiologische Grundlagen

Neurogene Blasenfunktionsstörungen lassen sich pathophysiologisch und urodynamisch-funktionell in Störungen der Harnspeicherfunktion und der Harnentleerungsfunktion einteilen. Leitsymptome der Harnspeicherstörungen sind Pollakisurie, Nykturie, imperativer Harndrang und Harninkontinenz, während sich Harnentleerungsstörungen klinisch durch das Auftreten von Miktionssymptomen wie Startverzögerung, Harnstrahlabschwächung, verlängerter Miktion sowie durch ein abgeschwächtes oder aufgehobenes Blasenfüllungsgefühl manifestieren.

Sowohl die Harnspeicher- als auch die Entleerungsstörungen können auf eine Fehlfunktion der Harnblase, speziell des Detrusors, oder auf eine Fehlfunktion des Blasenauslasses zurückzuführen sein. Als Mischformen kommen detrusor- und auslassbedingte Störungen von Speicher- und Entleerungsfunktion in allen denkbaren Kombinationen vor, allerdings mit klinisch unterschiedlicher Häufigkeit und Relevanz.
Voraussetzung für Harnspeicherung und Harnentleerungsfunktion ist die intakte Harnblasen- und Harnröhreninnervation. Ein kurzer Blick auf anatomische und physiologische Grundlagen der Blasenfunktion erleichtert das Verständnis der gestörten Blasenfunktion.

Die periphere Innervation des unteren Harntraktes erfolgt durch das somatische und das autonome Nervensystem. Die beiden antagonistischen Komponenten des autonomen Nervensystems (Sympathikus und Parasympathikus) besitzen die größte Bedeutung.
Die viszeromotorische Komponente des parasympathischen N. pelvicus, die aus den spinalen Segmenten S2–S4 entspringt, beeinflusst die Blasenfunktion vornehmlich über exzitatorische (stimulierende) Impulse auf den glattmuskulären Detrusor (Kontraktion). An Neurotransmittern, die diesen Effekt vermitteln, findet sich hier in erster Linie das an muskarinische Rezeptoren – hauptsächlich der Subtypen M2 und M3 – bindende Acetylcholin. Zusätzliche Bedeutung, insbesondere bei pathologischen Zuständen wie einer neurogen gestörten Funktion, kann Adenosintriphosphat (ATP) besitzen, das seine Wirkung im Sinne der nicht adrenergen, nicht cholinergen (NANC) Innervation über purinerge Rezeptoren (P2X, P2Y) hervorruft.
Die viszeromotorische sympathische Innervation, vermittelt durch den N. hypogastricus, mit Ursprung in den spinalen Segmenten L1–L3, führt zu einer Tonuserhöhung und Kontraktion der glatten Muskulatur im Bereich des Blasenhalses und der Urethra und besitzt hemmende Einflüsse auf die parasympathischen Ganglien und den Detrusor selbst. Während wie im parasympathischen Anteil des autonomen Nervensystems in präganglionären Neuronen des Sympathikus Acetylcholin als Neurotransmitter fungiert, hier über Bindung an nikotinische Rezeptoren, spielt Noradrenalin als Neurotransmitter im postganglionären Anteil des sympathischen Nervensystems die entscheidende Rolle.

Die ebenfalls aus den spinalen Segmenten S2–S4 entspringende somatomotorische Innervation des unteren Harntraktes, gesteuert über den N. pudendus, vermittelt eine willkürliche Kontraktion der quergestreiften Beckenboden- bzw. Urethralsphinktermuskulatur. Auch hier wird der Effekt über nikotinische Rezeptoren für Acetylcholin als Neurotransmitter vermittelt.

Soweit bisher bekannt, haben im zentralen Nervensystem das sakrale Rückenmark (Segmente S2–S4) sowie das im Hirnstamm lokalisierte, pontine Miktionszentrum im Bereich der Formatio reticularis, für die nervale Steuerung von Kontinenz- und Entleerungsfunktion des unteren Harntraktes die größte Bedeutung. Beide Zentren unterliegen jedoch Modulationen durch übergeordnete Zentren des Zentralen Nervensystems (ZNS) im Bereich des Zwischenhirnes und des Kortex. Erst das Zusammenspiel sämtlicher zentraler Steuerungsregionen ermöglicht die willkürliche Kontinenz- bzw. Miktionskontrolle.

* Autoren dieses Kapitels in der 5. Auflage: C. Gratzke, M. Weller und C. G. Stief.

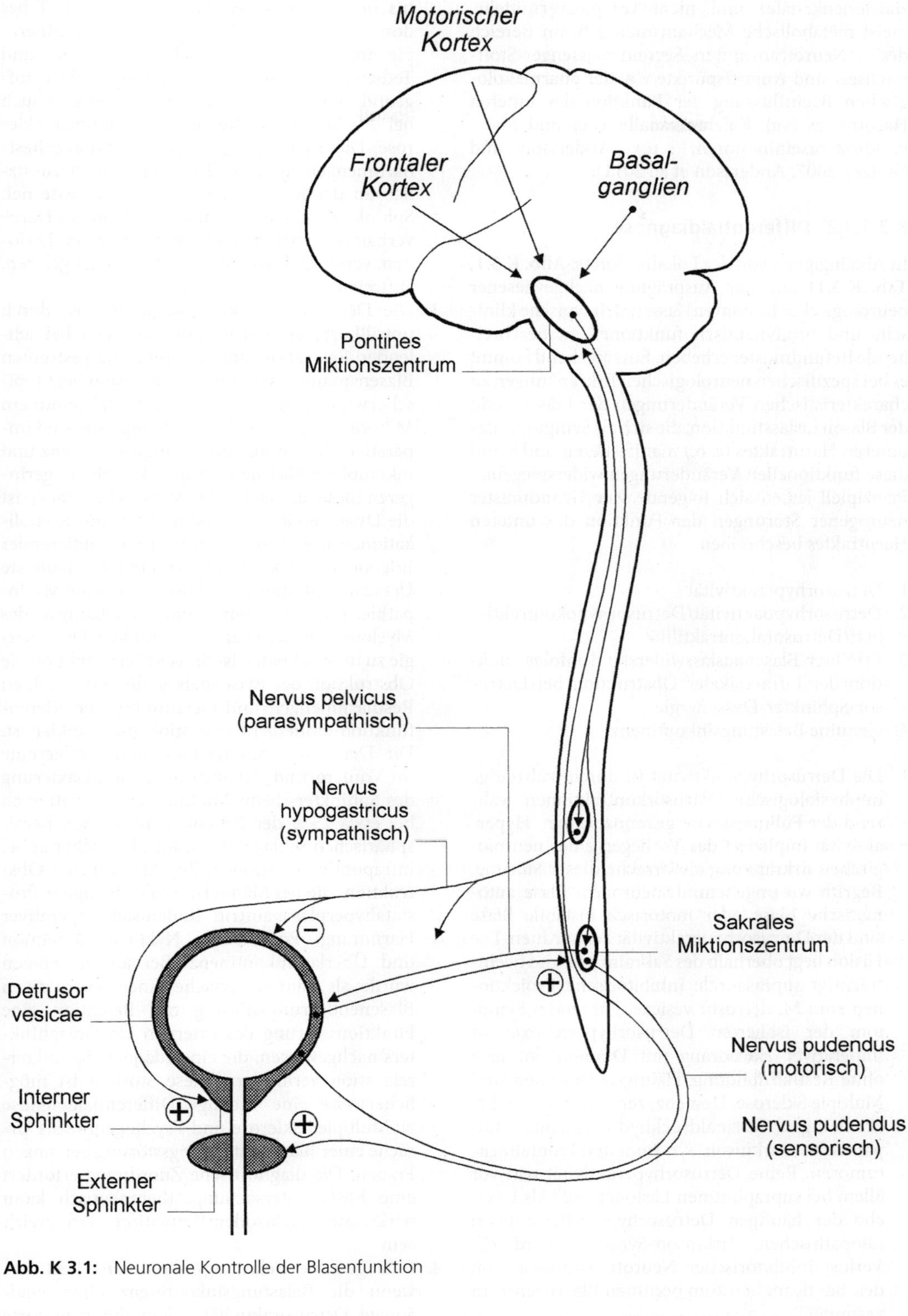

Abb. K 3.1: Neuronale Kontrolle der Blasenfunktion

Zahlreiche zentralnervöse Neurotransmitter wurden in der Vergangenheit identifiziert. Zum Teil beeinflussen sie über spezifische Rezeptoren bzw. Rezeptorsubtypen auch die Funktion des unteren Harntraktes. Von den vornehmlich inhibitorisch wirkenden zentralen Neurotransmittern, zu denen z. B. Acetylcholin, Noradrenalin und ATP, aber auch Dopamin, Glutamat und Substanz P zählen, werden die exzitatorischen (erregenden) Neurotransmitter unterschieden. Zu ihnen gehören z. B. Serotonin, Glyzin und -Aminobuttersäure (GABA), aber auch z. B. das bereits als inhibitorisch erwähnte Dopamin.

In den letzten Jahren wurde vermehrt die Rolle der nicht myelinisierten, langsam erregungsleitenden Typ-C-Nervenfasern bei der Regulation der Harnblasenfunktion untersucht. Eine pharmakologische Blockade der Erregungsleitung wird z. B. durch bestimmte pflanzliche Toxine erreicht (vgl. Vanilloidrezeptor-Agonisten, s. u.). Auch Ionenkanäle der Zelle (Kalium, Kalzium, Transiente Rezeptorpotenzial-Ionenkanäle) und nicht rezeptorvermittelte, meist metabolische Mechanismen z. B. im Bereich des Neurotransmitters/Second-messenger-Stoffwechsels sind Angriffspunkte v. a. der pharmakologischen Beeinflussung der Funktion des unteren Harntraktes (vgl. Kalziumkanalblocker und Phosphodiesteraseinhibitoren, s. u.) (Andersson und Gratzke 2007, Andersson et al. 2011).

K 3.1.1.2 Differentialdiagnose

In Abhängigkeit von der Lokalisation (s. **Abb. K 3.1, Tab. K 3.1**) und der Ausprägung nachgewiesener neurologischer Läsion(en) lassen sich typische klinische und urodynamisch funktionell zu beschreibende Befundmuster erheben. Entsprechend kommt es bei spezifischen neurologischen Erkrankungen zu charakteristischen Veränderungen der Blasen- und der Blasenauslassfunktion, die sich als Symptome des unteren Harntraktes (s. o.) manifestieren und somit diese funktionellen Veränderungen widerspiegeln. Prinzipiell lassen sich folgende vier Grundmuster neurogener Störungen der Funktion des unteren Harntraktes beschreiben:

1. Detrusorhyperaktivität
2. Detrusorhypoaktivität/Detrusorhypokontraktilität/Detrusorakontraktilität
3. Erhöhter Blasenauslasswiderstand infolge funktioneller infravesikaler Obstruktion bei Detrusor-Sphinkter-Dyssynergie
4. Genuine Belastungsinkontinenz

1. Die Detrusorhyperaktivität ist durch frühzeitige unphysiologische Detrusorkontraktionen während der Füllungsphase gekennzeichnet. Hyperaktivität impliziert das Vorliegen einer neurologischen Erkrankung als Ursache dieser Störung. Begriffe wie ungehemmte neurogene Blase, automatische Blase oder motorisch instabile Blase sind der Detrusorhyperaktivität zuzuordnen. Die Läsion liegt oberhalb des Sakralmarks und beeinträchtigt suprasakrale inhibitorische Projektionen zum M. detrusor vesicae. Führendes Symptom der isolierten Detrusorhyperreflexie ist imperativer Harndrang mit Dranginkontinenz ohne Restharnbildung. Häufigste Ursachen sind Multiple Sklerose, Demenz, zerebrovaskuläre Erkrankungen, Normaldruckhydrozephalus, idiopathisches Parkinson-Syndrom und Frontalhirntumoren. Reine Detrusorhyperaktivität tritt vor allem bei suprapontinen Läsionen auf. Als Ursache der häufigen Detrusorhyperreflexie beim idiopathischen Parkinson-Syndrom wird ein Verlust inhibitorischer Neurotransmission von den Basalganglien zum pontinen Blasenzentrum vermutet.
2. Die Detrusorhypokontraktilität ist Folge fehlender afferenter oder efferenter Innervation des Detrusormuskels. Klinische Zeichen der Detrusorareflexie sind reduzierter Harndrang, Unfähigkeit zur Initiierung der Blasenentleerung und Überlaufinkontinenz mit erhöhtem Blasenvolumen bis zu 2 000 ml. Ursachen sind Konus-Kauda-Läsionen durch Tumor, Trauma, lumbale Spinalkanalstenose und Bandscheibenvorfälle, Polyradikulitis einschließlich Guillain-Barré-Syndrom, Polyneuropathien bei Diabetes mellitus oder chronischer Alkoholkrankheit, Tabes dorsalis, operative Eingriffe und Strahlentherapie im Becken sowie Myelodysplasien und Tethered Cord-Syndrom. Detrusorareflexie aufgrund sakraler Myelonläsionen findet sich auch bei 20–30 % der Patienten mit Multipler Sklerose. Diese haben meist deutlich erhöhte Restharnmengen, weil der Miktionsversuch zusätzlich an der fehlenden Relaxation des externen Sphinkters scheitert. Sehr selten kann ein Harnverhalt auch bei Patienten mit zerebralen Läsionen, vermutlich vor allem rechts frontal gelegen, auftreten.
3. Die Detrusor-Sphinkter-Dyssynergie ist durch unwillkürliche Detrusorkontraktionen bei fehlender Relaxation des äußeren, quergestreiften Blasensphinkters definiert. Die Läsion liegt typischerweise zwischen Sakralmark und pontinem Miktionszentrum. Führende Symptome sind imperativer Harndrang mit Dranginkontinenz und inkomplette Blasenentleerung. Wegen des geringeren Blasenausgangswiderstandes bei Frauen ist die Dyssynergie bei Männern öfter mit Komplikationen insbesondere in Form aszendierender Infektionen behaftet als bei Frauen. Häufigste Ursache sind Multiple Sklerose, zervikale Myelopathie, spinale Tumoren und Verletzungen des Myelons. Von der Detrusor-Sphinkter-Dyssynergie zu unterscheiden ist die seltenere funktionelle Obstruktion des Blasenhalses, die mit erhöhten Restharnmengen und Gefährdung der Nierenfunktion einhergeht und ätiologisch unklar ist. Die Detrusor-Sphinkter-Dyssynergie oder eine im Vordergrund stehende fehlende Relaxierung des Sphinkters beim Miktionsversuch tritt auch bei etwa 25 % der Patienten mit akuten hemisphärischen Schlaganfällen auf, also nicht nur bei infrapontinen Läsionen. Bei infravesikaler Obstruktion, die bei Männern infolge benigner Prostatahyperplasie auftritt, finden sich imperativer Harndrang, Pollakisurie, Nykturie, Retention und Überlaufinkontinenz. Bei jungen Frauen wurde als häufige Ursache einer obstruktiven Blasenentleerungsstörung mit Retention eine Funktionsstörung des externen Urethrasphinkters nachgewiesen, die eine adäquate Sphinkterrelaxation verhindert. Diese Störung ist möglicherweise eine wichtige Differentialdiagnose zu Multipler Sklerose und Psychogenese als Ursache einer Blasenentleerungsstörung bei jungen Frauen. Die diagnostische Zuordnung erfordert eine EMG-Untersuchung, therapeutisch kann perkutane Elektrodenstimulation erfolgreich sein.
4. Eine genuine Belastungsinkontinenz liegt vor, wenn die Belastungsinkontinenz ohne inadäquate Detrusoraktivität, allein durch gestörte Innervation des externen Sphinkters zustande kommt. Die genuine Belastungsinkontinenz ist die häufigste Form der Blasenentleerungsstörung bei Frauen. Sie wird vor allem nach Hysterektomie und Deszensus nach zahlreichen Entbindungen beobachtet. Die Inzidenz nimmt im Alter zu. Belastungsinkontinenz als Symptom wird zudem bei verschiedenen Typen der neurogenen Blasenentleerungsstörung beobachtet, u. a. bei Detrusorhyperreflexie und Detrusor-Sphinkter-Dyssynergie.

Tab. K 3.1: Neurogene Blasenstörungen: Lokalisation der Läsion als Folge einer neurologischen Erkrankung mit jeweiligem urodynamisch-funktionellem Befund

Lokalisation der Läsion	Erkrankung	Urodynamisch-funktioneller Befund
Suprapontine Läsion (Frontalhirn, Gyrus cinguli, Basalganglien, Myelon)	Zerebrovaskuläre Erkrankung Demenz Idiopathisches Parkinson-Syndrom Normaldruckhydrozephalus Multiple Sklerose Tumoren	Detrusorhyperaktivität ohne Detrusor-Sphinkter-Dyssynergie
Suprasakrale Läsion (Myelon, thorakolumbal, infrapontin)	Hohe Querschnittlähmung Multiple Sklerose Spinale Tumoren Bandscheibenvorfall Iatrogen (Spinalanästhesie)	Detrusorhyperaktivität mit Detrusor-Sphinkter-Dyssynergie
Sakrale/Periphere Läsion (sakrales Myelon, N. pelvici, Plexus sacralis)	Konus/Kauda-Syndrom (Bandscheibenleiden, tiefe Querschnittlähmung) Plexusläsion (Beckenchirurgie) Periphere Neuropathie (v. a. diabetisch/alkoholisch)	Detrusorhypokontraktilität/ Akontraktilität

Wesentliche Informationen für die Differentialdiagnose neurogener Blasenstörungen sind anamnestisch zu gewinnen. Wichtige Hinweise ergeben sich aus der Defäkations- und Sexualanamnese, assoziierten neurologischen Symptomen und internistischen Erkrankungen, Operationen im Bauch- und Beckenraum, in der Anamnese und aus der Medikation (Stöhrer et al. 1999). Die klinische Untersuchung erfolgt in Zusammenarbeit von Neurologie, Urologie und Gynäkologie. Bei der neurologischen Untersuchung ist auf periphere, radikuläre und zentrale (v. a. spinale) Defizite sowie Hinweise auf neurodegenerative Erkrankungen zu achten, insbesondere Sensibilitätsstörungen im Reithosenbereich, die Muskeleigenreflexe, Atrophien der intrinsischen Fußmuskeln (S3), Fußdeformitäten, Naevi und Hypertrichosen im Lumbosakralbereich, den Kremasterreflex (L1–L2), den Sphinktertonus (S3), den Bulbokavernosusreflex (S2–S4) und den Analreflex (S4–S5). Durch einen Urinstatus mit mikrobieller Untersuchung werden Harnwegsinfekte und Begleiterkrankungen des Urogenitalsystems erfasst. Die Restharnbestimmung erfolgt durch Katheterisierung oder Ultraschalluntersuchung post miktionem. Elektrophysiologische Diagnostik mit somatosensorisch evozierten Potenzialen des N. pudendus sowie Elektromyographie der Sphinkteren von Urethra und Anus wird derzeit nur in wenigen Abteilungen durchgeführt, sollte aber in jeder neurophysiologischen Abteilung angeboten werden. Sie dient vor allem dem Nachweis bzw. Ausschluss peripher neurogener Schädigungen. Die weitere apparative Diagnostik einschließlich Uroflow-Untersuchung, Blasendruckmessung, Urethrozystoskopie und Ausscheidungsurogramm wird in urologischen Abteilungen durchgeführt. Die Uroflow-Messung dient vor allem der Diagnostik infravesikaler Abflussstörungen. Die Blasendruckmessung kann die Syndrome der Detrusorhyperreflexie, der Detrusor-Sphinkter-Dyssynergie und der Detrusorhypokontraktilität objektivieren (Schafer et al. 2002). Die Urethrozystoskopie wird zur Erfassung primärer urologischer Erkrankungen wie lokaler Verletzungen oder Tumoren eingesetzt und kann bei entsprechenden Veränderungen der Blasenbinnenstruktur die Chronizität neurogener Blasenstörungen belegen. Sie dient zudem der Beurteilung des inneren Sphinkters. Das Ausscheidungsurogramm dient der Diagnostik von primären Erkrankungen der ableitenden Harnwege sowie von Komplikationen chronischer neurogener Blasenstörungen.

K 3.1.2 Epidemiologie und Verlauf

Neurogenen Blasenfunktionsstörungen liegt eine Vielzahl unterschiedlicher Krankheitsbilder zugrunde. Die resultierenden Symptome des unteren Harntraktes hängen daher wesentlich von Ort und Ausmaß der neurologischen Läsion ab. Allgemeine Daten über die Prävalenz neurogener Blasenfunktionsstörungen existieren nicht, bekannt ist aber die Prävalenz bezogen auf die zugrunde liegenden Erkrankungen (Stöhrer et al. 2009) (**Tab. K 3.2**).

Der natürliche Verlauf hängt vom Verlauf der Grunderkrankung ab. Im Alter treten zu den neurogenen Störungen häufig regressive Veränderungen des M. detrusor vesicae hinzu. Nachdem die meisten neurogenen Blasenentleerungsstörungen keine eigenständigen Krankheitsbilder sind, sondern als Symptome definierter neurologischer Erkrankungen auftreten, liegt ihre Bedeutung in der Einschränkung der Lebensqualität und dem Risiko ernster Komplikationen wie aszendierender Infektionen sowie Urosepsis und sekundärer Nierenschädigung durch Rückstau.

K 3.1.3 Therapeutische Prinzipien

Die Therapie neurogener Blasenstörungen ist in erster Linie Therapie der Grunderkrankung oder Beseitigung des auslösenden Stimulus. Typische Beispiele sind die Operation eines spinalen Tumors oder einer spinalen Enge oder das Absetzen eines Medikamentes. Wichtigstes Ziel der symptomatischen Therapie ist der Schutz des oberen Harntrakts durch das Vermeiden von Infektionen und Sekundärschäden wie Harnstau, Ureterdilatation und Nierenschädigung. Außerdem stellen der Erhalt der Kontinenz, das Gewährleisten der Harnentleerung sowie die Verbesserung der Lebensqualität wichtige Therapieziele dar (Stöhrer et al. 2009).

Ansatzpunkte einer spezifischen Pharmakotherapie sind in erster Linie die Rezeptoren der Neurotransmitter im zentralen und peripheren Nervensystem, die die Funktion des unteren Harntraktes steuern (s. o.). Eine Darstellung der pharmakotherapeutischen Möglichkeiten bei neurogenen Funktionsstörungen des unteren Harntraktes ist unter unterschiedlichen Gesichtspunkten (z. B. Häufigkeit der Anwendung, Effektivität, Substanzklassen, Wirkungsmechanismen etc., s. a. **Tab. K 3.3**) möglich. Für den meist unter Zeitdruck stehenden Arzt, der eine geeignete Pharmakotherapie bei neurogenen Blasenfunktionsstörungen sucht, erscheint es am zweckmäßigsten, eine an der klinischen Problematik orientierte Gliederung der Darstellung zu wählen, die sich an der Frage orientiert: Welche Funktion des unteren Harntraktes ist gestört und soll wieder hergestellt werden? Trotz unterschiedlicher Häufigkeit und klinischer Relevanz hat sich die schon zuvor genannte Gliederung neurogener Störungen der Funktion des unteren Harntraktes als zweckmäßig erwiesen:

1. Detrusorhyperaktivität
2. Detrusorhypoaktivität/Detrusorhypokontraktilität/Detrusorakontraktilität
3. Erhöhter Blasenauslasswiderstand infolge funktioneller infravesikaler Obstruktion bei Detrusor-Sphinkter-Dyssynergie
4. Genuine Belastungsinkontinenz

K 3.1.3.1 Pharmakotherapeutische Beeinflussung der Detrusorhyperaktivität

Neurogene und nicht neurogene Detrusorhyperaktivität bei überaktiver Blase (ÜAB) sind nach wie vor eine Domäne der Pharmakotherapie. In einem therapeutischen Stufenkonzept kommt die medikamentöse Therapie zu einem sehr frühen Zeitpunkt zum Einsatz und sollte auf jeden Fall vor der Anwendung invasiverer Therapiemaßnahmen weitestmöglich ausgeschöpft werden (Heidler et al. 2010). Die Durchführung von Verhaltenstherapie (Erstellen eines Miktionstagebuches, Miktionstraining etc.) in Kombination mit Physiotherapie (Beckenbodentraining) sollte vor Beginn einer Pharmakotherapie erwogen werden. Beckenbodentraining wie auch Biofeedback sind sinnvoll bei der Behandlung der ÜAB; die Kombination aus Beckenbodentraining und Elektrostimulation stellt allerdings die wirkungsvollste Therapieoption dar (B). Auch wenn theoretisch zahlreiche pharmakotherapeutische Ansatzpunkte bestehen, so spielen doch in der klinischen Praxis Substanzen mit vorwiegend anticholinerger (parasympatholytisch-antimuskarinerger) Wirkung u. U. in Kombination mit weiteren Wirkmechanismen die größte Rolle.

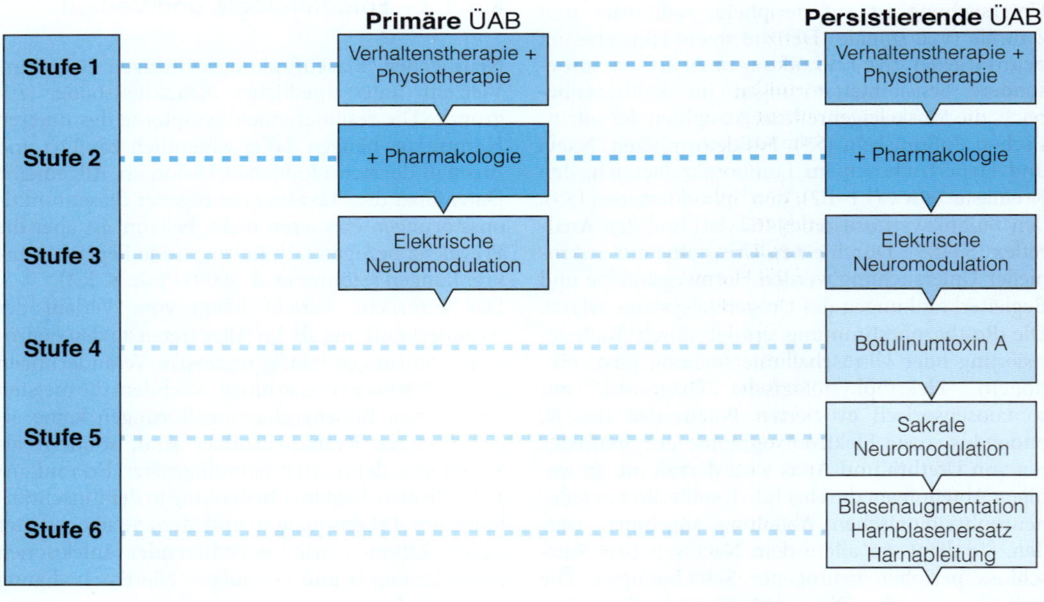

Abb. K 3.2: Stufentherapie zur Therapie der überaktiven Blase (aus Heidler et al. 2010)

Entscheidend für die medikamentöse Therapie ist die Tatsache, dass bei Überaktivität der Harnblase unwillkürliche Detrusorkontraktionen bestehen, die je nach klinischer Ausprägung Ursache für die Symptomatik sind. Aufgabe der medikamentösen Therapie ist deshalb die Verminderung der Überaktivität des Detrusors durch Unterdrückung oder Abschwächung unwillkürlicher Detrusorkontraktionen. Die medikamentöse Therapie erfolgt bei der neurogenen Detrusorhyperaktivität zusätzlich zu dem vorgenannten Aspekt unter folgenden klinischen Zielsetzungen:

1. Reduktion und, wenn möglich, Aufhebung der durch die Hyperaktivität induzierten Inkontinenz.

Tab. K 3.2: Prävalenz neurogener Symptome des unteren Harntraktes bei verschiedenen Krankheitsbildern

Krankheitsbild	Prävalenz neurogener Symptome des unteren Harntraktes
Periphere Neuropathie bei	
• Diabetes mellitus	25–50 %
• Alkoholabusus	5–64 %
• Porphyrie	12 %
• Sarkoidose	selten
• Guillain-Barré-Syndrom	25–80 %
Beckenchirurgie	
• Operationen am Uterus	10–60 %
• Radikale Prostatektomie (rPx)	selten
Multiple Sklerose	**50–90 %** (bei 2–12 % Erstmanifestationsform!)
Neurodegenerative Erkrankungen	
• Idiopathisches Parkinson-Syndrom	38–70 %
• Shy-Drager-Syndrom	bis 100 %
Frontalhirntumoren	**24 %**
Zerebrovaskuläre Erkrankungen	**20–50 %**
Myelon-Läsionen	
• traumatisch, vaskulär, kongenital	bis 100 %
• Spina bifida	50 %
Bandscheibenleiden	**28–78 %**

2. Verbesserung und, wenn möglich, Normalisierung einer pathologischen Hochdrucksituation in der Füllungsphase inklusive niedriger Compliance oder der Entleerungsphase und dadurch Vermeidung von Sekundärveränderungen am oberen Harntrakt.
3. Da die neurogene Detrusorhyperaktivität oft mit einer Detrusor-Sphinkter-Dyssynergie kombiniert ist, führt eine medikamentöse Reduktion der Detrusorkontraktilität unter Umständen zu einer erheblichen Verschlechterung der Blasenentleerung mit dann erforderlichem intermittierendem Katheterismus. Durch Vergrößerung der funktionellen Blasenkapazität erhöht die medikamentöse Dauerrelaxation die Effizienz des Katheterismus (Entleerung größerer Volumina bei reduzierter Frequenz des Katheterismus).

Die pharmakologische Wirkung der modernen Anticholinergika besteht darin, die muskarinergen M1-, M2-, M3- und M4-Rezeptoren zu blockieren. Keine der heute klinisch eingesetzten Substanzen ist blasenselektiv, sodass signifikante systemische Nebenwirkungen an anderen Organsystemen den therapeutischen Einsatz limitieren (Andersson et al. 2009, Chapple et al. 2008). Typische Nebenwirkungen aller Anticholinergika sind Akkommodationsstörungen, Obstipation, erschwerte Blasenentleerung, Tachykardie und Mundtrockenheit. Sämtliche antimuskarinergen Substanzen sind bei unbehandeltem Engwinkelglaukom kontraindiziert. Bei Patienten mit neurogener Detrusorhyperaktivität ist ggf. eine höhere Dosis des Anticholinergikums zu verabreichen als bei Patienten mit idiopathischer Detrusorhyperaktivität (↑↑, A) (Bennett et al. 2004), was allerdings zu einer schnelleren Abbruchrate aufgrund der höheren Nebenwirkungen führen kann (↑↑, A) (Menarini et al. 2006, Stöhrer et al. 2007).

Die Studienlage für Oxybutynin (Appell et al. 2001) (↑↑, A), Trospiumchlorid (Appell 2003, Menarini et al. 2006) (↑↑, A), Tolterodin (Ethans et al. 2004) (↑↑, A) sowie Propiverin (Stöhrer et al. 2007) (↑↑, B) ist sehr gut; diese Substanzen gelten als sicher und werden auch nach Langzeitanwendung gut vertragen. Für Darifenacin, Solifenacin und Fesoteridin gibt es bislang keine gesicherten Erfahrungen in der Therapie der neurogenen Deturoshyperaktivität.

Botulinumtoxin: Die transurethrale Infiltration der Blasenwand mit Botulinumtoxin A stellt ein minimalinvasives Verfahren dar. Das verdünnte Toxin wird in 10 bis 30 Areale der Blasenwand unter Aussparung der Ostien injiziert. Wirkungseintritt innerhalb von 14 Tagen durch Hemmung der Acetylcholinfreisetzung (Heidler et al. 2010). Wegen der begrenzten Wirkdauer sind wiederholte Injektionen notwendig. Neuro-urologische Einsatzgebiete des ausschließlich lokal einzusetzenden Toxins sind die Detrusor-Sphinkter-Dyssynergie (transurethrale oder transperineale Injektion in den Sphinkter urethrae externus) und die neurogene, aber zunehmend auch die nicht neurogene Detrusorhyperaktivität (↑, B). Botulinumtoxin A (Botox) ist nur für die Therapie der neurogenen überaktiven Blase zugelassen.

K 3.1.3.2 Pharmakotherapeutische Beeinflussung der Detrusorhypokontraktilität

Direkte Rezeptoragonisten (Carbachol, Bethanechol) kommen bei der Therapie der Detrusorhypokontraktilität zum Einsatz und haben auch in der urodynamischen Diagnostik zur Abgrenzung der neurogen und nicht neurogen bedingten Hypokontraktilität ihren Platz (Carbacholtest). Obwohl diese Substanzen, wie von entsprechenden in-vitro-Daten zu erwarten, in der Lage ist, den glattmuskulären Tonus zu erhöhen (Zderic et al. 2005), scheint seine Fähigkeit, eine koordinierte, anhaltende und annähernd physiologische Blasenkontraktion bei Patienten mit Blasenentleerungsstörungen zu begünstigen, gering ausgeprägt zu sein und werden daher in der klinischen Praxis kaum eingesetzt (↑, C) (Barendrecht et al. 2007).

K 3.1.3.3 Pharmakotherapeutische Senkung des Blasenauslasswiderstandes

Es existiert keine Substanz oder Substanzklasse, die selektiv eine Relaxation der quergestreiften Beckenbodenmuskulatur bewirken kann. In der Vergangenheit wurden neben den muskelrelaxierend und sedierend wirkenden Benzodiazepinen in erster Linie die Antispastika Baclofen und Dantrolen zur Behandlung einer funktionellen infravesikalen Obstruktion im Bereich des quergestreiften Sphinktermechanismus eingesetzt. Während Benzodiazepine und Baclofen ihre Wirkung hauptsächlich im ZNS entfalten, wirkt Dantrolen peripher direkt auf den quergestreiften Muskel. Obwohl insbesondere Baclofen und Dantrolen in unterschiedlichem Maße klinisch wirksam sind, limitieren eine in therapeutischen Dosen ausgeprägte Schwäche der Skelettmuskulatur, Koordinationsstörungen und andere Nebenwirkungen, insbesondere eine erschwerte Hepatotoxizität beim Dantrolen, die klinische Anwendbarkeit dieser Substanzen.

K 3.1.3.4 Relaxation der glattmuskulären Komponente des Sphinktermechanismus

Die glatte Muskulatur des Trigonum vesicae, des Blasenhalses, der proximalen Urethra und der glatten Prostatamuskulatur enthält in erster Linie alpha-adrenerge Rezeptoren, von denen die Alpha-1-Rezeptoren die größte funktionelle Rolle spielen (Harada und Fujimura 2000, Michel et al. 2000). Ihr Therapieerfolg wurde in der Herabsetzung des Blasenauslasswiderstandes, der Reduktion des Restharnvolumens und der autonomen Dysreflexie (Abrams et al. 2003) als mäßig beurteilt (↑, B). Die neueren alpha-1-Adrenozeptor-Antagonisten (v. a. Tamsulosin und Alfuzosin) finden ihre Verwendung v. a. bei der Behandlung der infravesikalen Obstruktion beim benignen Prostata-Syndrom (BPS) (Andersson und Gratzke 2007, de la Rosette et al. 2001).

K 3.1.3.5 Pharmakotherapeutische Steigerung des Blasenauslasswiderstandes

Eine pharmakologische Stimulation der Alpha-1-Rezeptoren der proximalen Urethra und der Prostata zum Zwecke der Steigerung des (glattmuskulär) induzierten Blasenauslasswiderstandes spielt klinisch eine untergeordnete Rolle. In der Vergangenheit war in erster Linie die klassische Belastungsinkontinenz der Indikationsbereich, in dem man unterschiedliche Alpha-Sympathomimetika therapeutisch einsetzte. Neben unspezifischen, sympathische Alpha- und Betarezeptoren stimulierenden Substanzen wie Ephedrin, haben als weitere alpha-adrenerge Substanzen das Phenylpropanolamin und das Midodrin Anwendung gefunden (↔, B).

Als Folge eines postmenopausalen Östrogenmangels kann es im Bereich des Urogenitaltraktes betroffener Frauen zu einer lokalen Perfusionsminderung mit konsekutiver Atrophie des Vaginal- und Urethralepithels sowie der subepithelialen Bindegewebsschichten kommen (Doren 1998). Als Symptome können neben einer Belastungsinkontinenz imperativer Harndrang bis hin zu einer Dranginkontinenz, aber auch rezidivierende Harnwegsinfektionen auftreten. Die Submukosa und der suburotheliale Gefäßplexus der Harnröhre bilden eine wesentliche passive Unterstützung des aktiven Sphinktermechanismus. Eine Atrophie als Folge eines Östrogenmangels kann diese passive Abdichtungsfunktion erheblich beeinträchtigen und das Auftreten einer Belastungsinkontinenz begünstigen. Ein weiterer Effekt der Östrogene scheint darin zu bestehen, die Empfindlichkeit der glatten Muskulatur im Bereich des Blasenhalses und der proximalen Urethra gegenüber alpha-adrenerger Stimulation zu erhöhen. Darüber hinaus scheint es durch Östrogensubstitution, die die urogenitale Durchblutung verbessert und die Atrophieerscheinungen mildern oder gar aufheben kann, zu einer Reduktion der Blasensensitivität zu kommen. Dies führt zu einer Erhöhung der funktionellen Blasenkapazität und beeinflusst die irritative Harndrangsymptomatik positiv, die in der Postmenopause und im höheren Alter bei zahlreichen Frauen zu beobachten ist. Die Datenlage für Östrogene (oral, transdermal und vaginal) in der Therapie der ÜAB wurde in einer Cochrane-Analyse untersucht. Hier zeigte sich eine subjektive Heilungs- und Verbesserungsrate der Dranginkontinenz unter Östrogenen von 57 % (35/61) vs. 28 % (16/58) unter Placebo. Für Patientinnen mit überaktiver Blase war die Heilungs- und Verbesserungsrate um ein Viertel höher als bei Patientinnen mit Belastungsinkontinenz (Moehrer et al. 2003). In einem kürzlich publizierten Update zeigte sich ein Benefit nach lokaler Östrogenapplikation, allerdings ohne Nachweis einer Langzeitwirkung, bei einer Verschlechterung der Inkontinenz nach systemischer Gabe (Cody et al. 2009) (↑↑, B).

Duloxetinhydrochlorid (Yentreve®) ist ein selektiver Serotonin-/Noradrenalin-Wiederaufnahmehemmer und wird zurzeit für die Behandlung von Frauen mit Belastungsinkontinenz klinisch eingesetzt. Die Wirkung von Duloxetin in der Behandlung der Belastungsinkontinenz wird mit der Wiederaufnahmehemmung von Serotonin und Noradrenalin am präsynaptischen Neuron im Onuf-Nukleus des sakralen Rückenmarks in Verbindung gebracht. Am synaptischen Spalt treten erhöhte und länger anhaltende Serotonin- und Noradrenalinspiegel auf. Dadurch werden alpha-adrenerge und 5-HT2-serotonerge Rezeptoren in postsynaptischen pudendalen Motoneuronen stimuliert (Thor und Katofiasc 1995). Klinische Studien zeigten sowohl bei Männern als auch bei Frauen Therapieerfolge (Cardozo et al. 2010, Cornu et al. 2011), eine Zulassung besteht aber nur bei Frauen (↑, B).

K 3.1.3.6 Invasive Therapie

Wenn bei der Behandlung der Detrusorhyperreflexie nicht-invasive Verfahren versagen, kann eine Blasenvergrößerung durch operative zystoplastische Erweiterung durchgeführt werden (Hasan et al. 1995). Diese ist bei bis zu 80 % der Patienten erfolgreich, hat jedoch meist die Notwendigkeit des intermittierenden Katheterismus zur Folge. Zudem sind zur Behandlung der Inkontinenz verschiedene Prothesen entwickelt worden, die eine Alternative zu supravesikalen oder vesikalen Harnableitungen darstellen. Schließlich wird auch die Behandlung der Detrusorhyperkontraktilität mit sakraler Nervenstimulation (Siegel et al. 2000) evaluiert. Liegt der Detrusorhyperreflexie eine komplette suprasakrale Querschnittläsion zugrunde (s. u.), so kann die dorsale Rhizotomie sakraler Wurzeln vorgenommen werden, um die Afferenz des Reflexbogens zu durchbrechen. Wegen der mangelnden Wirksamkeit der medikamentösen Therapie oder unakzeptablen Nebenwirkungen bei suffizienten Dosen der Pharmaka bleibt der intermittierende Selbstkatheterismus eine der effektivsten und nebenwirkungsärmsten Therapien der gestörten Blasenentleerung sowohl bei der Detrusor-Sphinkter-Dyssynergie als auch bei Detrusorareflexie. Restharnmengen von mehr als 100 ml gelten als Indikation für eine solche Behandlung. Die Selbstkatheterisierung hat gegenüber der Anlage eines Dauerkatheters den Vorteil einer geringeren Inzidenz lokaler, vor allem infektiöser Komplikationen und einer höheren Lebensqualität. Als Alternative können suprapubische oder transurethrale Dauerkatheter gelegt werden. Wegen des Risikos lokaler Komplikationen, insbesondere aszendierender Infektionen, werden suprapubische Katheter gegenüber transurethralen Kathetern bevorzugt. Da sich das Infektionsrisiko suprapubischer und transurethraler Katheter nach einer Liegezeit von mehr als sechs Wochen kaum mehr unterscheidet, und da transurethrale Katheter aufgrund des einfacheren Katheterwechsels bei pflegebedürftigen, immobilen Patienten logistische Vorteile bieten, sollte der suprapubische Katheter vor allem bei Patienten zum Einsatz kommen, bei denen die Blasenentleerungsstörung mutmaßlich vorübergehender Natur ist und ein regelmäßiges Blasentraining durchgeführt werden soll. Bei großen Restharnmengen mit der Gefahr des Rückstaus kann als Alternative zu einem suprapubischen Dauerkatheter eine kontinente supravesikale Harnableitung (Ileum-Konduit) angelegt werden.

K 3.1.3.7 Pragmatische Therapie

Erster Schritt zur Therapie einer neurogenen Blasenstörung ist die Diagnose und, soweit möglich, die kausale Therapie der zugrundeliegenden neurologischen oder internistischen Erkrankung. Bei pharmakogenen Blasenentleerungsstörungen wird das verantwortliche Präparat abgesetzt oder ersetzt. Häufig wird ein Harnverhalt durch trizyklische Antidepressiva mit anticholinerger Wirkung wie Imipramin, Amitriptylin oder Clomipramin ausgelöst. Diese Pharmaka können durch Serotonin-Wiederaufnahmehemmstoffe oder durch kombinierte Serotonin-Noradrenalin-Wiederaufnahmehemmer ersetzt werden. Patienten mit pharmakogenen Blasenstörungen leiden oft an einer prädisponierenden Störung, z. B. einer benignen Prostatahyperplasie. Die Therapie der neurogenen Blasenstörungen, die weder durch eine adäquate Therapie der Grundkrankheit behandelt werden können noch pharmakogen verursacht sind, wird durch die zugrundeliegende Erkrankung und das Patientenalter bestimmt.

K 3.1.3.8 Spezifische Therapie neurogener Blasenstörungen

Inkontinenz infolge genuiner Belastungsinkontinenz der Frau wird durch nicht-invasive Therapien wie Beckenmuskeltraining und Biofeedback behandelt (↑, B). Ein medikamentöser Therapieversuch mit Duloxetinhydrochlorid (Yentreve® 2 × 40 mg/die) sollte durchgeführt werden (↑, A). Bei Versagen kommen verschiedene urologisch-gynäkologische Operationen in Betracht, deren gemeinsames Ziel ein höherer Widerstand des Beckenbodens gegenüber der intraabdominellen Druckerhöhung ist (↑↑, A).

Bei Inkontinenz infolge Detrusorhyperkontraktilität sollen Flüssigkeitszufuhr und eventuelle Diuretikagaben morgens erfolgen, während abends eine Flüssigkeitsrestriktion sinnvoll ist. Dies führt zu einer Rückbildung der nächtlichen Inkontinenz. Durch Einhalten kontrollierter Miktionsintervalle von zwei bis vier Stunden soll eine Desensibilisierung der Druckrezeptoren der Blasenwand erreicht werden.

Wenn diese Maßnahmen nicht zum Erfolg führen, wird ein Behandlungsversuch mit Anticholinergika durchgeführt (s. o.) (↑↑). Bei Versagen der genannten Therapien und fortbestehender Inkontinenz können verschiedene urologische Operationen in Erwägung gezogen werden, die eine Vergrößerung des Blasenvolumens anstreben (↑, B). Dabei steht zunächst die transurethral durchgeführte Applikation von Botulinumtoxin A in die Blasenwand im Vordergrund; diese Therapie kann alle 6 Monate wiederholt werden. Die Therapie der Wahl bei Detrusorareflexie aufgrund peripherer neurogener Detrusorparese besteht im intermittierenden sterilen Katheterismus (↑, B).

Bei Detrusor-Sphinkter-Dyssynergie werden zunächst symptomatische Maßnahmen eingeleitet. Der Miktionsversuch sollte bis zu 10 Minuten andauern. Die Flüssigkeitsaufnahme sollte mindestens 2 l pro Tag betragen. Durch sensorische Stimulation wie Beklopfen des unteren Abdomens und manuelle Stimulation der Anorektalregion können manche Patienten Detrusorkontraktionen auslösen. Bis zu

30 % der Patienten erreichen durch derartige Maßnahmen eine zufriedenstellende Blasenentleerung. Für die medikamentöse Behandlung kommen vor allem alpha-adrenerge Antagonisten zum Einsatz (s. o.) (↔). Falls medikamentöse Therapieformen versagen, ist der intermittierende Selbstkatheterismus Therapie der Wahl (↑, A). Der Katheterismus kann bei Drangsymptomatik und Inkontinenz ohne Risiko der erhöhten Restharnbildung mit Anticholinergikagabe kombiniert werden. Ist der Selbstkatheterismus nicht möglich, kann ein suprapubischer Dauerkatheter angelegt werden. Dies ist in der Praxis eine sehr häufige definitive Therapie der Detrusor-Sphinkter-Dyssynergie, vor allem bei Patienten mit Multipler Sklerose, deren fehlende manuelle Geschicklichkeit den Selbstkatheterismus nicht erlaubt. In spezialisierten Zentren, die sich vor allem der Behandlung von Querschnittpatienten widmet, werden verschiedene operative Verfahren zur Therapie der Dyssynergie entwickelt, deren Ziel die Prävention von Sekundärkomplikationen bei erhaltener Kontinenz ist.

Tab. K 3.3: Medikamentöse Therapie neurogener Blasenstörungen

Substanzklassen	Präparate	Wirkmechanismus	Indikationen	Qualität der Therapieempfehlung
Anticholinergika, Relaxantien der glatten Muskulatur	**Trospiumchlorid** (Spasmex® 3 × 15 mg, Spasmo-lyt® 3 × 10 mg, Spasmo-Urgenin® 3 × 10 mg) Urivesc® 1 × 60 mg)	Hemmung des Detrusors	Detrusorhyperaktivität	(↑↑, A)
	Tolterodin (Detrusitol® 2 × 2 mg, Detrusitol ret® 1 × 4 mg)	Hemmung des Detrusors	Detrusorhyperaktivität	(↑↑, A)
	Oxybutynin (Dridase® 3 × 2,5 mg, Cystonorm® 3 × 2,5 mg) Kentera® transdermal)	Hemmung des Detrusors	Detrusorhyperaktivität	(↑↑, A)
	Propiverin (Mictonorm® 30–45 mg/die, Mictonetten® 30–45 mg/die)	Hemmung des Detrusors	Detrusorhyperaktivität	(↑↑, B)
Cholinergika	**Bethanecholchlorid** (Myocholine-Glenwood® 150 mg/die)	Steigerung der Detrusorkontraktionskraft	Detrusorhyperaktivität	(↔, C)
α-adrenerge Rezeptorblocker	**Phenoxybenzamin** (Dibenzyran® 10–60 mg/die)	Hemmung des inneren Sphinkters, Enthemmung des Detrusors, Relaxierung glatter Muskulatur	Senkung des Blasenauslass-Widerstandes	(↑, B)
Antispastika	**Baclofen** (Baclofen AWD® 30–75 mg/die) Lioresal 3 × 15 mg)	GABA-Agonismus	Senkung des Blasenauslass-Widerstandes	(↔, B)
	Dantrolen (Dantramacrin® 30 mg/die)	Reduziert Kalziumfreisetzung aus sarkoplastiaschem Retikulum	Senkung des Blasenauslass-Widerstandes	(↔, B)
Selektive Serotonin-/Noradrenalin-Wiederaufnahmehemmer	**Duloxetinhydrochlorid** (Yentreve® 2 × 40 mg/die)	Wiederaufnahmehemmung von Serotonin und Noradrenalin im Ncl. Onuf	Belastungsharninkontinenz	(↑, B)

K 3.2 Neurogene Defäkationsstörungen

K 3.2.1 Klinik und Verlauf

Neurogene Störungen der Stuhlentleerung können sich als Inkontinenz oder Obstipation manifestieren. Inkontinenz ist deutlich seltener als Obstipation, aber belastender und häufig Folge einer peripheren neurogenen Schädigung (**Tab. K 3.5**). Die physiologischen Grundlagen der Stuhlkontinenz ähneln denen der Harnkontinenz insofern, als sowohl ein interner, durch den sympathischen N. hypogastricus aus Th11–L2 innervierter Sphinkter aus glatter Muskulatur als auch ein externer, durch den N. pudendus aus S2–S4 innervierter Sphinkter aus quergestreifter Muskulatur zur Kontinenz beitragen. Zusätzliche Beiträge zur Kontinenz leisten Anoderm und Hämorrhoidalplexus (**Tab. K 3.4**). Dehnung des Rektums durch Füllung mit Stuhl führt durch Vermittlung des intramuralen autonomen Plexus zu Stuhldrang und einer Relaxierung des inneren Sphinkters. Der externe Sphinkter kann gemeinsam mit dem Beckenboden die Kontinenz gewährleisten. Das Gefühl der Darmdehnung wird vermutlich über parasympathische Afferenzen zum sakralen Myelon vermittelt, die Wahrnehmung der Defäkation über somatische Afferenzen des N. pudendus. Die Defäkation erfolgt über die parasympathisch gesteuerte Massenkontraktion des distalen Rektums bei koordinierter Relaxation des externen Sphinkters, nachdem der Hämorrhoidalplexus entleert ist.

Tab. K 3.4: Anteile des analen Kontinenzorgans

1. Epithelialer Anteil des Kontinenzorgans
   - Anoderm
   - Übergangsepithel
2. Subepithelialer Anteil des Kontinenzorgans
   - Corpus cavernosum recti (Plexus haemorrhoidalis superior)
3. Muskulärer Anteil des Kontinenzorgans
   - M. canalis ani
   - M. sphincter ani internus
   - M. sphincter ani externus
   - M. puborectalis
4. Anteil des Kontinenzorgans
   - somatisch: N. pudendus
   - autonom: intramurale Dehnungsrezeptoren
   - rektosphinktäre Reflexmechanismen

Die differentialdiagnostische Abklärung der Defäkationsstörung erfolgt interdisziplinär, d. h. sie ist ohne Proktologen resp. Gastroenterologen nicht möglich. Die Anamneseerhebung ähnelt der Exploration bei Verdacht auf neurogene Blasenstörungen. Wegen der überlappenden Innervation und engen räumlichen Beziehung treten neurogene Defäkationsstörungen häufig mit Blasenstörung auf, sind aber sehr häufig auch unabhängig davon.

Die klinische Untersuchung umfasst selbstverständlich den kompletten Neurostatus. Gezielt geprüft werden sollten: der Tonus des äußeren Sphinkters (S3), die Sensibilität in den Dermatomen S2–4, der Kremasterreflex (L1–L2), der Analreflex (S4–S5) und der Bulbokavernosusreflex (S2–S4). Beim Kremasterreflex löst das Bestreichen der Haut an der Oberschenkelinnenseite ein Hochziehen des Hodens aus. Mit Analreflex bezeichnet man die Kontraktion des externen Sphinkters bei Bestreichen der perianalen Haut. Der Bulbokavernosusreflex besteht aus Kontraktionen des M. bulbocavernosus am Perineum bei leichtem Kneifen der Glans. Anal- und Bulbokavernosusreflex sind Fremdreflexe, die die Integrität von sakralem Myelon und N. pudendus testen und nur bei seitendifferentem Ausfall verwertbar sind. Invasivere Untersuchungsmethoden wie anorektale Druckmessung, endoanale Sonographie bzw. Magnet-Resonanz-Tomographie (MRT) und Defäkographie sind Spezialabteilungen vorbehalten (Madoff et al. 2004). Elektromyographische Ableitungen aus dem externen Sphinkter dienen dem Nachweis oder Ausschluss einer peripher neurogenen Schädigung und gelten als Screeningmethode sowohl der Harn- als auch der Stuhlinkontinenz. Weitere spezielle neurophysiologische Tests, die nicht zu den Routineuntersuchungen eines EMG-Labors gehören, sind Pudendusneurographie, Pudendus-SSEP, MEP, SHA und Untersuchung des Anal- und Bulbokavernosusreflexes (Jost 2009).

Wichtig zum Nachweis und der Differenzierung einer Obstipation ist die Kolontransitzeit. Als grobe Orientierung kann man die Patienten auch bitten Maiskörner oder Spinat zu essen und den Zeitpunkt bis zum Ausscheiden zu bestimmen.

Stuhlinkontinenz bedeutet eine erhebliche Beeinträchtigung der Lebensqualität. Verlauf und Prognose werden wesentlich durch die Grunderkrankung bestimmt. Inkontinenz muss von chronischer Diarrhö abgegrenzt werden. Bei Assoziation von Diarrhö und Inkontinenz erfolgt zunächst die Abklärung und gegenenfalls Therapie der Diarrhö. Häufigste Ursache einer neurogenen Stuhlinkontinenz ist die Schädigung des N. pudendus nach Operation und Geburt oder bei Neuropathien.

Obstipation gehört zu den häufigsten Beschwerden in der Medizin überhaupt. Per definitionem muss der Anteil neurogener Störungen sehr hoch sein. Sie tritt bei neurodegenerativen Erkrankungen wie dem Parkinson-Syndrom, bei spinalen Prozessen, wie auch bei der Multiplen Sklerose häufig auf. Eine Übersicht über primäre und sekundäre Ursachen der Obstipation findet sich in **Tab. K 3.6**.

Tab. K 3.5: Anale Inkontinenz: Einteilung anhand der Ätiologie

Ursache	Krankheitsbild
Erkrankungen im kleinen Becken	
Störungen der Sphinkterfunktion	
• traumatisch	Pfählungsverletzung, iatrogener Schaden, Darmriss III. Grades
• neurogen	peripherer Schaden des Plexus pudendalis, idiopathische Inkontinenz, Rektumprolaps
• myopathisch	Dystrophia myotonica, Dermatomyositis, hyperthyreote Myopathie
• neoplastisch	infiltrativ wachsendes Analkarzinom, tiefsitzendes Rektumkarzinom
• entzündlich	vernarbende Entzündung bei M. Crohn
Störungen der Sensorik	
• nerval	diabetische Polyneuropathie
• Rezeptorverlust	Whitehead-Hämorrhoidektomie
• Rezeptorirritation	intraanale Tumoren, prolab. Fibrom, Rektumprolaps

K 3

Tab. K 3.5: Anale Inkontinenz: Einteilung anhand der Ätiologie (Fortsetzung)

Ursache	Krankheitsbild
Störungen der Reservoirfunktion	
• entzündlich	Proktitis (entzündlich, radiogen, ischämisch)
• postoperativ	analnahe Anastomose, Pouchbildung, Korrektur kongenitaler Defekte (Atresie, M. Hirschsprung)
• funktionell	Dyschezie, Diarrhoe, Reflexstörung, Rektumprolaps, Überlaufinkontinenz bei stenosierendem Tumor
Erkankungen oberhalb des Beckens gelegener Strukturen	
Störungen der Kolonmotilität	
• Diarrhö, Colon irritabile	
Störungen der neuronalen Steuerung	
• spinal	Querschnitt, Kaudasyndrom, Tabes, Meningomyelozele
• zerebral	vaskuläre/degenerative Erkrankungen im Kortex oder Pons, Multiple Sklerose, psychoorganisch

Chronische Verstopfung betrifft etwa 35–54 % aller Patienten mit Multipler Sklerose (Crayton et al. 2004, DasGupta und Fowler 2003). Dies ist vor allem Folge einer verzögerten Darmpassage, teilweise auch des gestörten Defäkationsreflexes und der Spastik des Beckenbodens. Auch andere spinale Läsionen haben häufiger eine Obstipation zur Folge als eine Inkontinenz. Bei distalen Läsionen werden die parasympathischen Fasern zerstört, die die Kontraktion des distalen Rektums bei der Defäkation steuern. Bei höheren Läsionen entwickeln sich nach einer initialen Phase des spinalen Schocks erhöhter Tonus und Reflexkontraktionen des externen Sphinkters. Mechanische Obstruktionen müssen vor der Annahme einer neurogenen Obstipation ausgeschlossen werden.

Tab. K 3.6: Primäre und sekundäre Ursachen einer Obstipation

Primäre Ursachen einer Obstipation	Sekundäre Ursachen einer Obstipation
Funktionell • Idiopathisch • irritable bowel syndrome Neuropathisch • Chagas-Krankheit • M. Hirschsprung • Querschnittlähmung	Medikation • Anticholinergika • Antikonvulsiva (z. B. Valproinsäure) • Antidepressiva • Antihistaminika • Parkinson-Medikamente (z. B. Anticholinergika) • Antipsychotika (z. B. Clozapin) • Diuretika • Laxantien • Opiate • Nichtsteroidale Antirheumatika (NSAR)
Obstruktiv • M. Crohn • Kolon-Karzinom • Striktur • Analstenose	Metabolisch • Diabetes mellitus • Hypokaliämie, Hyperkalziämie, Porphyrie, Hypothyreoidismus, Urämie, Schwermetallvergiftung
Gynäkologisch • Rektozele	Neuropathisch • Autonome Neuropathie • Multiple Sklerose • Idiopathisches Parkinson-Syndrom

K 3.2.2 Pragmatische Prinzipien und pragmatische Therapie

Ziel der Behandlung einer neurogenen Stuhlinkontinenz ist die Wiederherstellung der Kontinenz, resp. der Umgang mit der Inkontinenz, die das Führen eines normalen Tagesablaufs eher ermöglicht. Im Vordergrund stehen zunächst konservative diätetische Maßnahmen. Durch die Einnahme von Suppositorien können die Darmentleerung bei manchen Patienten gezielt und kontrolliert in Gang gesetzt und die Häufigkeit unwillkürlichen Stuhlabgangs reduziert werden. Der Erfolg ist meist unbefriedigend. In vielen Fällen kann eine Irrigation notwendig werden. Bei häufiger Entleerung dünnen Stuhls kann als symptomatische Behandlung Loperamid (Immodium, 2 × 2 mg) versucht werden (B). Dies erzeugt eine iatrogene Verstopfung. Biofeedback, gestützt auf Training der Beckenmuskulatur und Wahrnehmung der Darmfüllung, kann in Einzelfällen hilfreich sein. Bei durch diese limitierten Maßnahmen unbeeinflussbarer Stuhlinkontinenz ist ein operatives Vorgehen gerechtfertigt. Zur Sicherung der analen Kontinenz bei umschriebener Läsion des externen Sphinkters kommen verschiedene operative Verfahren in Betracht, die bei 60–88 % der Patienten einen gewissen Erfolg haben, u. a. Beckenbodenplastiken und Schaffung eines neuen Sphinkters durch Transposition quergestreiften Muskelgewebes (Buie et al. 2001, Karoui et al. 2000, Madoff et al. 2004). Die Implantation von Elektroden zur Stimulation der sakralen Spinalnerven, die bereits bei der Therapie der neurogenen Blasenstörungen diskutiert wurde, wird auch als neue Therapie der neurogenen Inkontinenz evaluiert (↔) (9). Die Studienergebnisse waren dabei vielversprechend; Erfolgsraten von bis zu 90 % wurden berichtet (Matzel et al. 2004). Minimal-invasive Verfahren wie die Implantation von Mikroballons (Feretis et al. 2001) oder Fremdgewebe (Malouf et al. 2001) in den Analkanal sind experimentell. Selbstverständlich muss parallel die Grundkrankheit behandelt werden, z. B. Diabetes mellitus.

Die Therapie einer neurogenen Obstipation umfasst das Anstreben einer regelmäßigen täglichen Darmentleerung, Provokation der Defäkation durch mechanische Reizung, diätetische Maßnahmen wie Ballaststoffe, Macrogol, die Gabe von Laxanzien (**Tab. K 3.7**) oder Cholinergika und, bei Versagen dieser Maßnahmen, selten auch chirurgische Intervention. Dies dient auch der Prophylaxe ernsterer Komplikationen, wie beispielsweise Megakolon und Ileus. Zu geregelten Tageszeiten soll mindestens ein Defäkationsversuch unternommen werden (nach Möglichkeit ohne Pressen). Auf ausreichende Zufuhr von Flüssigkeit (≥ 2 l) und Ballaststoffen ist zu achten. Intermittierendes digitales Ausräumen ist unangenehm für den Patienten, aber wenig eingreifend. Erste pharmakologische Maßnahme ist die Gabe von Lactulose (z. B. Bifiteral, 3 × 10–20 ml), häufig in Kombination mit Ballaststoffen. Lactulose bindet Wasser im Darm und wirkt dadurch als Laxantivum, wird aber verstoffwechselt, was zu unangenehmen Blähungen führen kann. Deshalb sind Macrogole zu bevorzugen. Laxanzien sollen nur vorübergehend verabreicht werden, sind aber vor allem in der ersten Phase der Therapie durch konservative Maßnahmen wie etwa eine Ernährungsumstellung als zusätzliche Maßnahme sinnvoll. Alternativ können auch andere Laxanzien zum Einsatz kommen, z. B. Bisacodyll (u. a. Dulcolax) oder Natriumpicosulfat (Laxoberal), die die Darmmotorik direkt stimulieren, aber nicht für eine Dauertherapie geeignet sind. Manchen Patienten gelingt die Defäkation nach Verabreichung von Cholinergika, z. B. Neostigmin (Prostigmin, 0,5 mg i. m.) oder Carbachol (Doryl, 0,25 mg i. m.) (↔). Injektionen von Botulinumtoxin führen zur Relaxation des Sphinkters, induzieren aber auch eine Inkontinenz und werden deshalb vermutlich auch in Zukunft keine wesentliche Rolle bei der Therapie neurogener Obstipation spielen. Dauerhaftes Versagen dieser Therapien kann im Einzelfall auch eine Darmteilresektion rechtfertigen (jedoch nie bei normaler Transitzeit).

Tab. K 3.7: Pharmakologische Klassifizierung klinisch relevanter Laxanzien

Arzneistoffgruppe	Substanzen	Wirkmechanismus
Osmotische Laxanzien		
Polyethylenglykole	Macrogol	Wasserbindung im Kolon
Zucker	Lactulose	
Alkohole	Glycerin, Sorbitol	
Hydragoge Laxanzien		
Diphenolische Laxanzien	Bisacodyll, Natriumpicosulfat	antiresorptiv/sekretagog und prokinetisch
Prokinetika		
5-HT4 Agonist	Prucaloprid	prokinetisch

K 3.3 Sexuelle Funktionsstörungen

K 3.3.1 Klinik

K 3.3.1.1 Strukturen und Mechanismen der normalen Sexualfunktion

Unter sexueller Funktionsstörung wird eine Beeinträchtigung der mentalen und körperlichen Vorgänge verstanden, die Planung, Empfindung und Vollzug sexueller Handlungen allgemein und insbesondere den Geschlechtsverkehr betreffen. Der Krankheitswert sexueller Funktionsstörungen wird mehr als bei Störungen anderer Organsysteme durch die subjektiven Vorstellungen des Normalen auf Seiten der klinischen Medizin sowie der Patientinnen und Patienten geprägt. Die peripheren anatomischen Strukturen, deren Integrität Voraussetzung für normale Sexualität ist, werden im Wesentlichen über die gleichen Leitungsbahnen des peripheren und zentralen Nervensystems innerviert wie die Organe der Blasen- und Mastdarmfunktion (Gratzke et al. 2009). Die zentralnervösen Strukturen, die Libido und sexuelles Verhalten steuern, wurden beim Menschen vor allem aus den Auswirkungen umschriebener Hirnläsionen für die Sexualität hergeleitet. Zu diesen Strukturen zählen Frontallappen, Temporallappen und Hypothalamus.

Libido bezeichnet das bewusste, natürliche Bedürfnis nach sexuellen Handlungen. Libido entsteht situativ vermutlich weniger durch biologisch prädeterminierte als durch kulturell definierte Schlüsselreize. Teleologisch dient die Libido der Durchführung des Geschlechtsverkehrs und somit mittelbar der Arterhaltung. Ein vollständiger Geschlechtsakt lässt sich bei Frau und Mann etwas willkürlich in vier Phasen unterteilen: Phase 1 ist psychologisch definiert und entspricht bei beiden Geschlechtern der Libido; Phase 2 ist biologisch definiert und entspricht bei der Frau der Schwellkörperfüllung und vaginalen Lubrikation und beim Mann der Erektion; Phase 3 ist psychologisch und biologisch definiert und entspricht dem seelischen Erlebnis des Orgasmus, der auf biologischer Ebene bei der Frau vermutlich mit rhythmischen Bewegungen der Beckenbodenmuskulatur assoziiert und beim Mann zeitlich mit der Ejakulation verbunden ist; Phase 4 ist bei beiden Geschlechtern die Rückbildungsphase.

Bei der Frau werden Schwellkörperauffüllung und vaginale Lubrikation vermutlich psychogen gesteuert und durch afferente Impulse mitausgelöst und aufrechterhalten, die über den N. pudendus in das Rückenmark gelangen und dort wie die absteigenden zentralnervösen Bahnen parasympathische Efferenzen stimulieren. Diese gelangen aus den sakralen Segmenten S2–S4 im N. pelvicus zu ihrem Wirkort. Ein ausreichender Östrogenspiegel ist Voraussetzung für intakte vaginale Lubrikation. Auch die Erektion des Mannes kann psychogen oder durch sensible Reizung zustandekommen. Ermöglicht wird die Erektion lokal durch parasympathisch und durch Stickoxid (NO) vermittelte Relaxierung glatter Muskulatur und infolgedessen Dilatation der zuführenden Arterien der Corpora cavernosa, deren venöse Drainage gleichzeitig blockiert wird (Gratzke et al. 2009). Kontraktionen der quergestreiften Mm. bulbocavernosus und ischiocavernosus unterstützen die Erektion.

Emission und Ejakulation beim Mann erfordern die Aktivierung sympathischer Efferenzen aus dem unteren Thorakalmark und dem oberen Lumbalmark, die die koordinierte Kontraktion von Epididymis, Ductus deferens, Vesicula seminalis und Prostata auslösen und dadurch den Transport von Samen und Sekreten in die hintere Urethra ermöglichen. Bei ebenfalls sympathisch kontrolliertem Verschluss des inneren Blasensphinkters wird das Samensekret durch rhythmische Kontraktionen von Beckenbodenmuskulatur und Mm. bulbocavernosus und ischiocavernosus ausgetrieben. Der Orgasmus ist ein seelisches Phänomen, das von als angenehm empfundenen Beckenbodenkontraktionen begleitet ist.

Die Abschwellung des Penis ist sympathisch vermittelt und wird über reduzierten Blutzufluss und vermehrten Blutabfluss reguliert. Es folgt eine Refraktärzeit für erneute Erektion und Libido in beiden Geschlechtern von variabler Dauer, deren psychophysische Grundlage unbekannt ist.

K 3.3.1.2 Diagnostik sexueller Funktionsstörungen

Die Abklärung sexueller Funktionsstörungen erfolgt interdisziplinär durch Gynäkologie, Urologie, Andrologie, Innere Medizin, Neurologie und Psychiatrie. Sofern die Störung nicht bei einer bekannten neurologischen Erkrankung auftritt, wird die Neurologie selten als erste Fachdisziplin konsultiert. Bei der Anamnese ist die Art der Störung zu identifizieren. Erfasst werden die Entwicklung der Sexualfunktion, die Abhängigkeit der Störung von Partner und Situation, das Auftreten spontaner nächtlicher oder morgendlicher Erektionen, die Medikamenteneinnahme und das Vorliegen anderer, vor allem internistischer Erkrankungen. Die klinische Untersuchung folgt dem Vorgehen bei Verdacht auf neurogene Blasenstörung. Zusätzlich sind Laboruntersuchungen zum Ausschluss endokriner Störungen erforderlich. Elektrophysiologische Untersuchungen wie evozierte Potenziale des N. pudendus oder die Ableitung des Bulbokavernosusreflexes sind bei Verdacht auf neurogene Erektionsstörungen hilfreiche Instrumente (Lundberg et al. 2005). Die Bedeutung der durch die Messung der evozierten Potenziale erfassten Afferenzen für sexuelle Funktionen wie Erektion oder vaginale Lubrikation ist unklar. Psychophysische diagnostische Untersuchungen werden nur in spezialisierten Zentren angeboten.

Klinisch wichtige sexuelle Funktionsstörungen im engeren Sinne umfassen Libidostörungen, Erektionsstörungen (Impotentia coeundi), Ejakulationsstörungen, Anorgasmie und Priapismus beim Mann sowie Libidostörungen und Anorgasmie bei der Frau. Störungen der Fertilität werden hier nicht behandelt. Die Abklärung der Impotentia generandi, der Infertilität des Mannes, obliegt der Urologie und der Andrologie, während die Abklärung der Unfruchtbarkeit der Frau gynäkologisch erfolgt. Wichtigste Aufgabe der Neurologie ist die Differentialdiagnose im Grenzgebiet zur Inneren Medizin und der Psychiatrie.

Zu den häufigsten Ursachen von Libidostörungen zählen chronische seelische und körperliche Überanstrengung (Stress). Bei Partnerschaftskonflikten und primären andersartigen sexuellen Funktionsstörungen kommt es oft zu sekundärem Libidoverlust, der als Vermeidungsstrategie gedeutet wird. Oft findet sich reduzierte Libido auch bei Patientinnen mit schmerzhaften Missempfindungen der Vulva, deren Abklärung kompliziert ist und interdisziplinär dermatologisch, gynäkologisch und psychologisch erfolgt.

Differentialdiagnostisch ist auf einen iatrogen-pharmakogenen Libidoverlust zu achten (Antidepressiva!). Seltener ist Libidoverlust Ausdruck einer fokalen neurologischen Erkrankung, z. B. als Teilaspekt des Frontalhirn-Syndroms bei frontalen Raumforderungen, bei Raumforderungen im Temporallappen und bei Beeinträchtigung der hypothalamisch-hypophysären Achse. Läsionen des ventromedialen Kerngebiets des Hypothalamus werden spezifisch für Libidostörungen verantwortlich gemacht. Häufig ist ein Libidoverlust bei beiden Geschlechtern bei Hypophysentumoren. Dieser korreliert mit Veränderungen im Hormonhaushalt. Libidostörungen finden sich auch bei anderen endokrinen Erkrankungen wie Hypo- und Hyperthyreoidismus und Cushing-Syndrom sowie beim Mann bei Lebererkrankungen, die mit erhöhten Östradiolspiegeln einhergehen. Gesteigerte Libido als krankhafte Störung wird selten konstatiert. Bei Parkinson-Patienten ist eine gesteigerte Libido (Hypersexualität) am ehesten Folge der dopaminergen Medikation. Das Klüver-Bucy-Syndrom, das durch Hypersexualität, Hyperphagie und Amnesie gekennzeichnet ist, wird auf Läsionen beider medialer Temporallappen, insbesondere im Gyrus piriformis zurückgeführt. Ob eine wirkliche Hyperlibido vorliegt, ist fraglich. Gleiches gilt für Läsionen des basalen orbitofrontalen Kortex, die phänomenologisch mit sexueller Enthemmung einhergehen.

Erektionsstörungen sind die häufigste Form sexueller Funktionsstörung des Mannes, speziell auf neurologischem Fachgebiet. Die Inzidenz wird wegen unvollständiger Anamneseerhebung oder falscher Angaben der Patienten vermutlich unterschätzt. Die Ursachen sind nach aktuellen Schätzungen psychogen (50 %) organisch (30 %) oder kombiniert (20 %). Die Genese der organischen Störungen ist neurogen (20 %), vaskulär-arteriell (50 %), vaskulär-kavernös (25 %) oder endokrin (5 %). Alle Erkrankungen, die genitale Afferenzen oder sakrale somatische oder parasympathische Efferenzen betreffen, können zu Erektionsstörungen führen. Erektionsstörungen sind häufige Symptome autonomer Neuropathien und der Multisystematrophien. Vaskuläre Erkrankungen, z. B. Atherosklerose der Bauchaorta oder diabetische Angiopathien, vermindern die Blutzufuhr zum Penis und gehen mit einer primär unvollständigen Erektion einher. Bei Unfähigkeit, den venösen Abfluss zu drosseln, kann ebenfalls keine suffiziente Erektion erreicht oder aufrechterhalten werden. Erhaltene nächtliche oder morgendliche Erektionen sprechen für eine psychogene oder neurogene Ursache einer Erektionsstörung und gegen eine vaskuläre Genese. Bei endokrinen Erkrankungen ist Erektionsschwäche meist mit Libidoverlust assoziiert. Ob bei endokrinen Erkrankungen direkte Störungen der die Erektion einleitenden und unterhaltenden peripheren Mechanismen vorliegen, ist unklar. Häufige psychogene Ursachen sind Partnerschaftsprobleme und Versagensangst. Mit erhöhtem Sympathikotonus einhergehende Angst könnte wegen der adrenergen vasokonstriktorischen Innervation des Penis die Erektionsschwäche mitverursachen. Wichtiger diagnostischer Test nach Abklärung anderer Erkrankungen ist die intrakavernöse Applikation von Papaverin, Phentolamin oder Prostaglandin E1 zur Provokation einer Erektion. Entwickelt sich eine regelrechte Erektion, so liegt eine neurogene oder psychogene Störung vor. Verzögerte, aber schließlich suffiziente Erektion spricht für eine Störung des arteriellen Zustroms. Eine verzögerte und inkomplette Erektion weist eher auf eine Insuffizienz des venösen Ausstromblocks hin. Der Test ist auch prädiktiv für die Therapiemöglichkeiten (s. u.).

Klinisch relevante Formen der Ejakulationsstörungen sind verzögerte oder ausgefallene Ejakulation (Ejaculatio deficiens), retrograde Ejakulation (Ejaculatio retrograda) und prämature Ejakulation (Ejaculatio praecox). Erschwerte oder ausgefallene Ejakulation ist durch Läsionen der thorakolumbalen sympathischen Efferenzen, spinale Erkrankungen oder Operationen im Retroperitonealraum, Androgenmangel, Medikamenteneinnahme oder psychogen verursacht. Retrograde Ejakulation entsteht bei fehlendem Verschluss des internen Urethrasphinkters während der Ejakulation. Ursachen sind autonome Neuropathien, meist diabetischer Genese, radikale Prostatektomie, Blasenhalsresektionen und Medikamentennebenwirkung. Die prämature Ejakulation gilt traditionell als psychogene Störung. Ergebnisse von Tierversuchen und psychopharmakologischen Untersuchungen lassen allerdings die Annahme zu, dass biologische Faktoren einen wichtigen Anteil an der Pathogenese dieser Dysfunktion haben (Henry und Morales 2003, Heuer et al. 2002).

Anorgasmie ist obligate Folge einer kompletten genitalen Deafferenzierung durch periphere oder spinale Läsionen. Anorgasmie in Verbindung mit Libidoverlust wurde nach stereotaktischen Operationen im Hypothalamus beobachtet. Selten werden Pharmaka ursächlich angeschuldigt. Bei erhaltener Libido und Erektion oder Lubrikation ist Anorgasmie fast immer psychogen.

Als Priapismus wird eine andauernde, meist schmerzhafte Erektion bezeichnet, die unabhängig von sexuellen Aktivitäten auftritt. Pathophysiologisch lässt sich der Priapismus in einen ischämischen »Low-flow«- und einen nicht ischämischen »High-flow«-Priapismus unterteilen. Für diese Unterscheidung ergeben sich bereits anamnestisch erste Hinweise. Während insbesondere traumatische Ereignisse auf einen High-flow-Priapismus hindeuten, sind die Sichelzellanämie und andere hämatologische Erkrankungen in erster Linie verdächtig auf einen Low-flow-Priapismus. Die genaue Abgrenzung erfolgt durch eine Blutgasanalyse aus aspiriertem kavernösem Blut. Beim High-flow-Typ finden sich arterielle Blutgase, beim Low-flow-Typ venöse oder subvenöse Gase. Klinisch fällt beim Priapismus eine schmerzlose oder schmerzhafte Erektion mit rigiden Corpora cavernosa bei detumeszenter Glans und detumeszentem Corpus spongiosum auf. Wird der Low-flow-Priapismus nicht behandelt, so klingt er nach zwei bis drei Wochen spontan ab. Hieraus resultiert zumeist ein vollständiger fibröser Umbau der Corpora cavernosa mit vollständiger erektiler Dysfunktion. In der Folgezeit atrophieren die Schwellkörper meist, bis sie deutlich verhärtet sind.

K 3.3.2 Verlauf

Verlauf und Prognose sexueller Funktionsstörungen hängen von der Grunderkrankung ab. Bei Multipler Sklerose sind sexuelle Funktionsstörungen selten ein Frühsymptom. Sie betreffen bei längerem Verlauf aber 75 % der erkrankten Männer und 50 % der Frauen. 29–86 % berichten über Libidoverlust, 24–58 % über eine eingeschränkte Orgasmusfähigkeit (Ghezzi 1999, 2004). Läsionen des lumbosakralen Myelons sind die häufigste Ursache. Erektionsschwäche ist die typische Störung beim Mann. Störungen bei der Frau sind Sensibilitätsstörungen, Missempfindungen, Libidoverlust und Anorgasmie. Die Sexualfunktion bei Multipler Sklerose wird durch zahlreiche praktische Probleme wie Dauerkatheter, Inkontinenz sowie Paraparese und Paraspastik der Beine zusätzlich beeinträchtigt. Sexuelle Funktionsstörungen sind vermutlich nicht durch die Grunderkrankung bedingt, wenn Blasenstörungen und Defizite der unteren Extremitäten fehlen. Erektionsstörungen sind bei Patienten mit idiopathischem Parkinson-Syndrom häufiger als bei gleichaltrigen Kontrollpersonen. Erektionsstörungen während des Geschlechtsverkehrs betreffen ca. die Hälfte der betroffenen Männer, nächtliche und morgendliche Erektionen fehlen häufig (Lundberg et al. 2005). Eine hohe Inzidenz sexueller Funktionsstörungen von über 50 % findet sich bei Epilepsien – vor allem Libidoverlust und Erektionsstörungen. Als Ursache wird u. a. eine Modulation endokriner Regelkreise durch Antikonvulsiva vermutet, vor allem bei Männern (Penovich 2000). Epileptische Anfälle selbst führen zu transienten Hyperprolaktinämien, deren Wirkung auf die Sexualfunktion jedoch fraglich ist. Testosteronspiegel im Blut können durch Enzyminduktion gesenkt und ggf. therapeutisch medikamentös ausgeglichen werden (Herzog et al. 1998). Psychologische Ursachen der sexuellen Dysfunktion werden diskutiert, zumal sexuelle Stimulation und Orgasmus - vielleicht über Hyperventilation - krampffördernd wirken können.

Autonome Neuropathien führen häufig zu sexuellen Störungen, insbesondere Erektionsstörungen. Häufigste Ursache ist der Diabetes mellitus. Psychogene und frühmorgendliche Erektionen sollen stärker betroffen sein als solche nach genitaler Stimulation. Die Prognose ist auch bei invasiverer Therapie eher ungünstig. Beim Alkoholismus tragen autonome Neuropathie und endokrine Wirkungen vermutlich gemeinsam zu sexuellen Störungen bei. Neuropathiebedingte sexuelle Funktionsstörungen der Frau sind beeinträchtigte Lubrikation und Anorgasmie. Betroffen sind bis zu einem Drittel der Frauen mit peripheren Neuropathien.

In den ersten sechs Wochen nach einer akuten Querschnittläsion sind Erektion und Ejakulation erloschen. Mit einer partiellen Erholung kann nach sechs Wochen bis nach Ablauf eines Jahres gerechnet werden. Nach genitaler Stimulation kommt es bei 54–95 % der Männer zu Reflexerektionen, vor allem bei Läsionen oberhalb von Th11, während komplette Läsionen von sakralem Rückenmark und Cauda equina dies ausschließen. Reflektorische Ejakulationen erfordern ein intaktes sympathisches Koordinationszentrum bei Th11–L2 und werden demnach häufiger bei supralumbalen Läsionen beobachtet. Vaginale Schwellung und Lubrikation können bei suprasakralen Läsionen durch genitale Stimulation ausgelöst werden. Die Empfindung des Orgasmus setzt die partielle Integrität genitaler Afferenzen zum Zerebrum voraus.

K 3.3.3 Therapeutische Prinzipien und pragmatische Therapie

Die Therapie von Libidostörungen erfordert die ätiologische Zuordnung und Behandlung der Grunderkrankung (**Abb. K 3.3**). Bei endokriner Ursache ist eine hormonelle Therapie indiziert; dieser sollte eine Abklärung des Vorliegens eines Prostatakarzinoms (PSA-Wert, digital-rekale Palpation der Prostata) unbedingt erfolgen. Die Behandlung des sekundären hypophysären Hypogonadismus sollte durch endokrinologische Spezialisten erfolgen. Sie umfasst die Gabe von Choriongonadotrophin, Follitropin (FSH) und Lutropin (LH). Libidoverlust bei Hyperprolaktinämie wird mit Bromokriptin oder anderen Dopaminrezeptor-Agonisten behandelt. Eine lokale oder topische Östrogen-Substitutionstherapie bei menopausalen Frauen führt zu einer Steigerung der Libido, einer Zunahme der klitoralen Sensibilität und einer deutlichen Verminderung von Schmerzsensationen während des Koitus wahrscheinlich durch eine Stimulation der vaginalen Lubrikation (Sarrel et al. 1998).

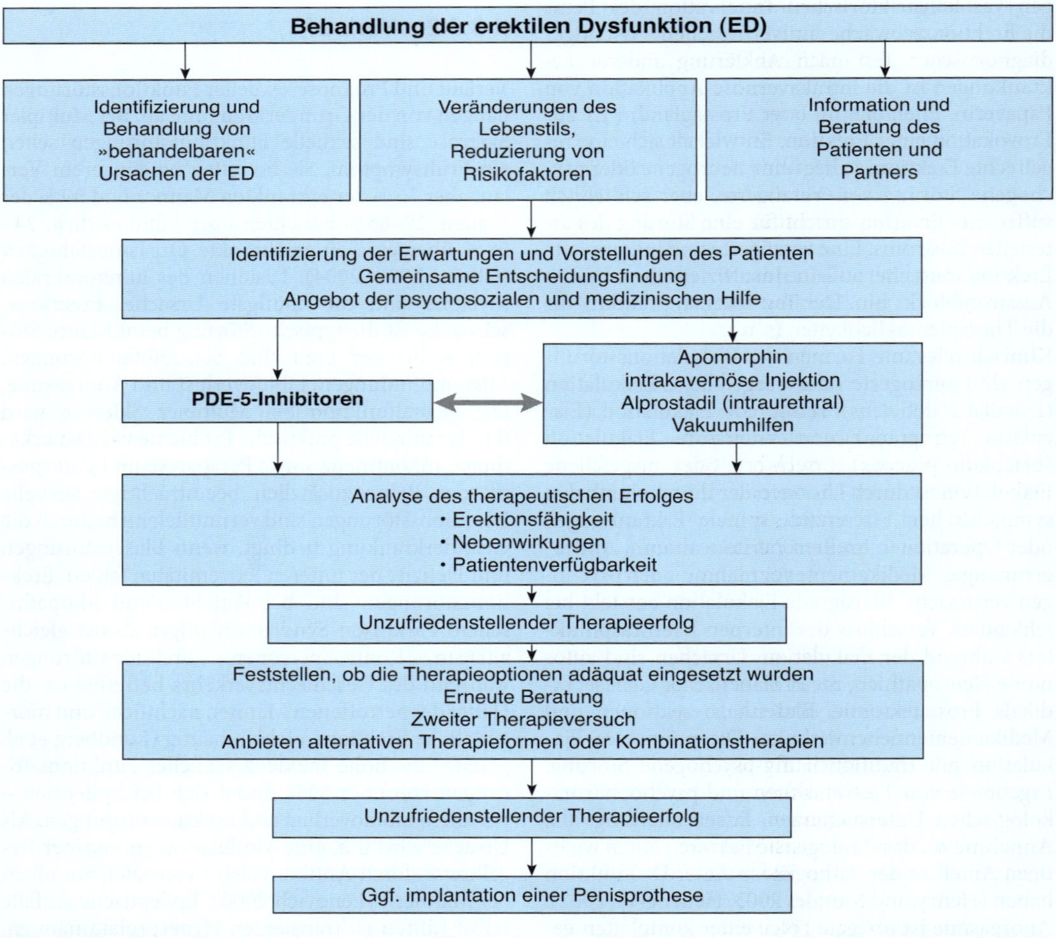

Abb. K 3.3: Behandlungsalgorithmus der erektilen Dysfunktion (ED) (modifiziert nach Hatzimouratidis et al. 2010)

Für die Behandlung von *Erektionsstörungen* stehen zahlreiche wirksame pharmakologische und nichtpharmakologische Behandlungsverfahren zur Verfügung.

Die orale Pharmakotherapie mit den Phosphodiesterase 5-Inhibitoren (PDE-5) stellt mit Ansprechraten von bis zu 80 % für die meisten Patienten die Therapie der Wahl dar (**Tab. K 3.8**). Seit der Einführung von Sildenafil (Viagra®) im Jahr 1998 (Boolell et al. 1996, Goldstein et al. 1998) sind mittlerweile weitere PDE-5-Inhibitoren auf den Markt gekommen (Tadalafil [Cialis®] und Vardenafil [Levitra®]), die in ihrer Wirksamkeit vergleichbar erscheinen und sowohl eine organische als auch eine psychogene bzw. gemischte erektile Dysfunktion unterschiedlicher Ätiologie erfolgreich behandeln können (↑↑, A). Durch die selektive Hemmung der Phosphodiesterase 5, eines intrazellulären Enzyms, wird der Abbau von zyklischem Guanosinmonophosphat (cGMP) gehemmt, wodurch es zu einer Akkumulation dieses intrazellulären Botenstoffes kommt, der über einen weiteren komplexen Mechanismus zur Relaxation der glatten Muskelzelle führt. Udenafil ist ein ebenfalls selektiver PDE-5-Inhibitor dessen Wirkung sowohl »on-demand« als auch kontinuierlich bei Patienten mit ED belegt wurde (Park et al. 2010) (↑, B).

Klinisch relevante Unterschiede der PDE-5-Inhibitoren bestehen hinsichtlich ihrer Pharmakokinetik und ihrer Wirkdauer: Während bei Sildenafil die maximale Plasmakonzentration ca. 60 Minuten nach oraler Gabe erreicht ist, liegt diese Latenz für Vardenafil mit ca. 40 Minuten etwas kürzer, bei Tadalafil beträgt die Zeitspanne ca. 120 Minuten (Montorsi et al. 2003). Der klinische Wirkeintritt findet etwa zur Hälfte dieser Zeit bis zum Erreichen des Maximums statt. Die klinische Wirksamkeit für Tadalafil beträgt aufgrund der langen Halbwertszeit ca. 36 Stunden (Montorsi et al. 2003), dagegen wird die Wirkdauer für Sildenafil und Vardenafil im Durchschnitt mit ca. 12 Stunden angegeben (Guay et al. 2001, Pryor 2002, Sperling et al. 2003).

Prinzipiell sollte zwischen der Einnahme eines PDE-5-Inhibitors »on-demand«, d. h. bei Bedarf, oder kontinuierlich, d. h. täglich, differenziert werden. Verschiedene Studien unterstrichen die Wirkung von Tadalafil 5 mg/Tag auch bei Patienten mit Diabetets mellitus in der Therapie der ED (Hatzichristou et al. 2008, Hatzimouratidis et al. 2010, Porst et al. 2008). Prinzipiell scheinen Patienten jedoch die Einnahme bei Bedarf zu bevorzugen (Mirone et al. 2005).

Die Nebenwirkungen der drei Präparate, die sich durch die Verteilung der PDE-Isoenzyme innerhalb des Körpers erklären, sind oft passager und verschwinden nach wiederholter Gabe der Substanz meist vollständig. Die häufigsten Nebenwirkungen sind Gesichtsrötung/Flush-Symptomatik (Montorsi et al. 2003), Kopfschmerzen, Schwindel und Dyspepsie. Selten sind Farbsehstörungen, die zwischen 2–6 % bei Einnahme von Sildenafil angegeben werden, aber vorwiegend nur bei Einnahme der Maximaldosis von 100 mg auftreten (Goldstein et al. 1998) und in ca. 3–4 % zu einem Abbruch der Anwendung führen (Montorsi et al. 2003). Die Farbsehstörungen sind am ehesten im Zusammenhang mit der Hemmung der PDE-6 zu erklären, die an der Phototransduktion in der Retina beteiligt ist (Goldstein et al. 1998, McMahon et al. 2004). Für Tadalafil ist als seltene Nebenwirkung die Myalgie beschrieben, wobei der Pathomechanismus noch ungeklärt ist.

Darüber hinaus wurde in letzter Zeit über eine nicht-arteriitische anteriore ischämische Optikusneuropathie (NAION) in Verbindung mit PDE-5-Inhibitoren berichtet (Buono et al. 2002). Hierbei handelt es sich um eine Schädigung des Sehnervs aufgrund einer mangelnden Blutzufuhr, die zu dauerhafter Erblindung führen kann und sich durch plötzlichen okularen schmerzlosen Sehverlust äußert, der Stunden bis Wochen andauern kann. Die genaue Ursache dieser auch von jeglicher Medikamenteneinnahme unabhängig spontan auftretenden Erkrankung (Inzidenz 2–10 pro 100 000 Fälle) ist unbekannt.

Eine absolute Kontraindikation für die Verabreichung von PDE-5-Inhibitoren stellt die Komedikation von Nitraten und NO-Donatoren jeglicher Art dar, da es bei Kombination beider Medikamente zu einer bedrohlichen Verstärkung des blutdrucksenkenden Effektes kommen kann, der bis zu 48 Stunden nach Einnahme von PDE-5-Inhibitoren nachweisbar ist. Bei Beachtung dieser Kontraindikationen ist mit keinem erhöhten kardiovaskulären Risiko zu rechnen (Jünemann 2003, Sperling et al. 2003).

Eine weitere oral verfügbare Substanz mit zentralem Alpha-2-Wirkmechanismus ist Yohimbin (z. B. Yohimbin Spiegel®), ein Alpha-2-Rezeptor-Antagonist, der eine Erhöhung von erektionsfördernden Efferenzen bewirkt. Die Indikation für diese Substanz besteht insbesondere bei psychogener erektiler Dysfunktion (z. B. Versagensangst). Auf der Grundlage der aus klinischen Studien mit dieser Substanz verfügbaren Daten ist die Effektivität kritisch zu sehen (↔, B). An Nebenwirkungen wurden hauptsächlich Unruhe, Schlafstörungen und Händezittern angegeben, auch über Blutdruckschwankungen wurde in der Literatur berichtet.

Testosteron besitzt eine entscheidende Rolle bei den zentralen und peripheren Erektionsmechanismen. So beeinflusst ein normaler Testosteronspiegel die Anzahl spontan aufgetretener nächtlicher Erektionen, hat zerebral positiv modulierende Funktionen auf die Erektion (über Dopamin) und bewirkt einen Anstieg NOS-haltiger Nervenfasern im Schwellkörpergewebe. Ab dem 40. Lebensjahr kommt es zu einem kontinuierlichen Abfall des Testosterons aufgrund einer Abnahme der Leydigzellzahl in den Hoden und einem verminderten Ansprechen der Leydigzellen auf LH. Die Symptome subnormaler Testosteronspiegel sind jedoch individuell sehr unterschiedlich. Diese können sich u. a. in Depressionen, Muskelkraftverminderung, Osteoporose und Störungen der Erektionsfähigkeit äußern, die sich unter dem Begriff des Aging Male Syndroms (AMS) zusammenfassen lassen (Shabsigh 2004).

Ein Mangel an Testosteron kann zu einer zunehmenden Fibrosierung in den Corpora cavernosa

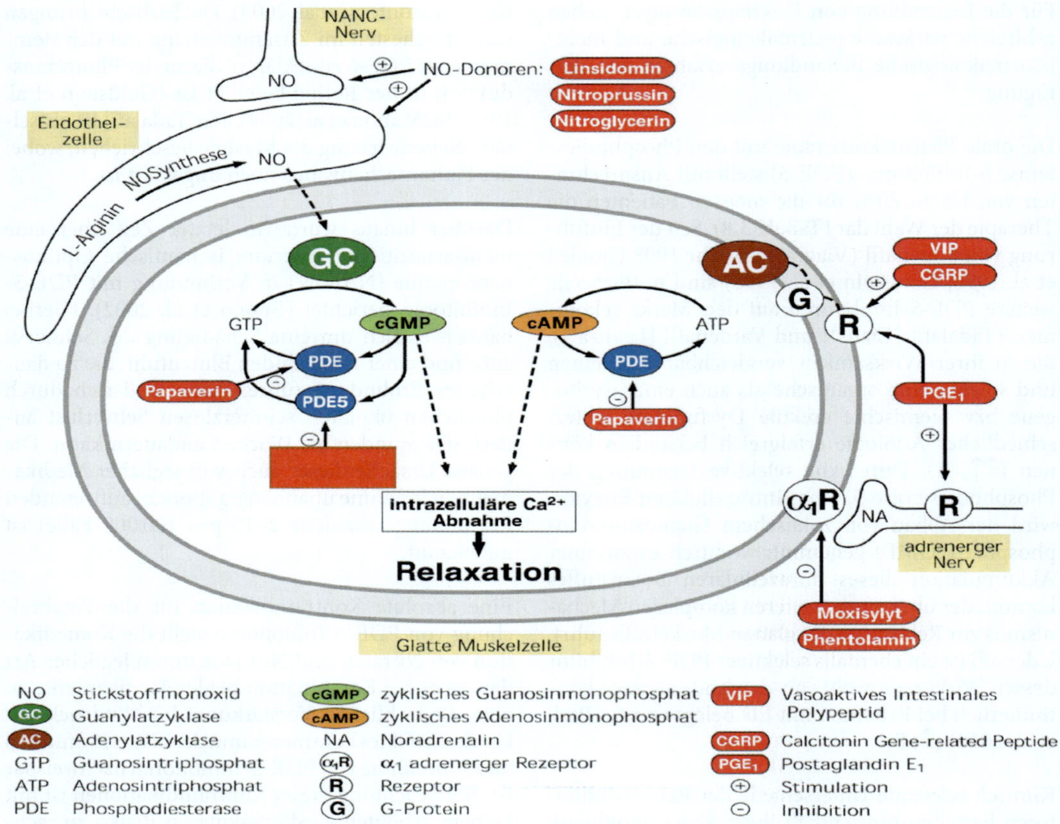

Abb. K 3.4 Schematische Darstellung der NO-cGMP-Regulationskaskade

durch Apoptose führen und dadurch zu einem Verlust der Elastizität in den Schwellkörpern. Die Indikation für eine Testosteron-Substitutionstherapie besteht bei nachgewiesenem Hypogonadismus und bei durch Testosteronmangel bedingter erektiler Dysfunktion (ED) (↑↑, A). Wichtig für die Diagnose des Testosteronmangels ist die wiederholte (bis zu zweimalige) Messung des Gesamttestosterons in den Morgenstunden, da die Serumkonzentration physiologischen Schwankungen unterliegt und morgens am höchsten ist. Darüber hinaus muss vor einer Testosteronsubstitution ein Prostatakarzinom mittels digital-rektaler Untersuchung, der Bestimmung des PSA-Wertes und fakultativ einem transrektalen Ultraschall der Prostata ausgeschlossen werden. Unter Testosteronsubstitution erfolgen Kontrollen in mindestens halbjährlichem Abstand (Cave: auch mögliche Polyglobulie unter Testosteronsubstitution).

Tab. K 3.8: Darstellung der wichtigsten pharmakologischen Daten der zur oralen Therapie der erektilen Dysfunktion in Deutschland zugelassenen Phosphodiesterase 5-Inhibitoren

Wirkstoff	Sildenafil (Viagra®)	Vardenafil (Levitra®)	Tadalafil (Cialis®)
Dosierung	20, 50 und 100 mg	10 und 20 mg	10 und 20 mg
Wirkeintritt	12–37 min	15–30 min	2–3 h
IC_{50}(nM)	6,6	0,7	9
Tmax (h)	1	0,5–2	2 h
T½ (h)	3–4	4	17,5
Nebenwirkungen	Kopfschmerzen, Gesichtsrötung, Dyspepsie, Rhinitis, Schwindel, Farbsehstörungen	s. Sildenafil	s. Sildenafil sowie Myalgien und Rückenschmerzen
Absolute Kontraindikationen	Nitrate/NO-Donatoren, schwere KHK, Retinitis pigmentosa	s. Sildenafil	s. Sildenafil
Empfehlungsstärke	↑↑, A	↑↑, A	↑↑, A

IC_{50}: Inhibitorkonzentration, welche die Enzymaktivität um die Hälfte senkt
Tmax: Dauer bis zum maximalen Wirkeintritt
T½: Halbwertszeit

Bei oraler Medikation ist meist mit schwankenden und insuffizienten Testosteronspiegeln zu rechnen; es müssen über den Tag verteilt drei bis vier Kapseln eingenommen werden. Darüber hinaus kann die Substitution sowohl intramuskulär erfolgen, sollte dann jedoch aufgrund der Halbwertszeit des Testosteron-Enanthat von 4,5 Tagen alle 2–3 Wochen wiederholt werden. Die transdermalen Applikationsformen als Gel (z. B. Testim® 25 mg, Testogel® 25–50 mg) oder Pflaster (Testopatch® 1,2–2,4 mg 24 h) ahmen am ehesten die physiologische zirkadiane Testosteronkinetik nach und haben den Vorteil, keine supraphysiologischen Serumspiegel zu erzeugen (Stief 2002, Trottmann et al. 2010). Darüber hinaus ist seit kurzer Zeit ein Präparat auf dem Markt, das nach intramuskulärer Applikation eine dreimonatige Applikation von Testosteron ermöglicht (Nebido® 1 000 mg) und aufgrund seiner stabilen Pharmakokinetik eine patientenfreundliche Anwendung verspricht (↑↑, A).

Besteht bei betroffenen Patienten eine Kontraindikation für PDE-5-Inhibitoren und/oder kommt es zu keinem ausreichenden Therapieerfolg, kommen eine Reihe weiterer Behandlungsoptionen in Betracht, wie z. B. die Schwellkörperautoinjektionstherapie mit vasoaktiven Substanzen (↑, B). Die gebräuchlichste Substanz stellt das Prostaglandin E1 dar, das über die Bindung an einem spezifischen Rezeptor zur intrazellulären Akkumulation von zyklischem Adenosinmonophosphat (cAMP) führt, in deren Folge es zur glattmuskulären Relaxation und Erektion kommt (Stief 2002). Da es bei diesem Verfahren zur direkten Injektion der Wirksubstanz ins Corpus cavernosum kommt, werden Ansprechraten von bis zu 90 % erreicht. Aufgrund der geringen Dosis von 10–40 µg sind systemische Nebenwirkungen sehr selten.

Der nicht selektive PDE-5-Inhibitor Papaverin und der Alpha-Blocker Phentolamin sind aufgrund ihrer Hepatotoxizität und der ungleich höheren Gefahr prolongierter Erektionen als Monotherapie in der erektilen Dysfunktion weitgehend verlassen worden und kommen nur noch als Dreierkombinationen in Betracht (Tripel-Mix: PGE1 20 µ/ml, Papaverin 22,4 mg/ml, Phentolamin 0,94 mg/ml) (↑, B). Als Alternative zur direkten intrakavernösen Injektion von Prostaglandin E1 bietet sich die intraurethrale Applikation von PGE1 in Form sog. Mikropellets an (MUSE), die erstmals 1992 beschrieben wurden und seit 1999 in der EU zugelassen sind (Stief et al. 2002) (↑, B). MUSE bietet sich aufgrund des einfachen und gebrauchsfertigen Applikatorsystems und der günstigen Wirkung-Nebenwirkung-Relation als attraktive Alternative besonders für Patienten nach radikaler Prostatektomie an. Eine attraktive Alternative stellt diese Therapieform auch für diejenigen Patienten dar, die die Nebenwirkungen einer systemischen oralen Therapie vermeiden wollen.

Die Implantationschirurgie ist heute die Ultima Ratio in der Therapie der erektilen Dysfunktion. Da es durch Implantation des alloplastischen Materials zu einer irreversiblen Destruktion der Schwellkörper kommt, muss gerade bei jüngeren Patienten darauf hingewiesen werden, dass ihnen durch das Implantat jeglicher Zugang zu eventuellen Neuentwicklungen in der Therapie verschlossen bleiben wird. Dies darf aber nicht bedeuten, dass gerade jungen Männern mit primärer erektiler Dysfunktion, die Non-Responder auf alle Therapieoptionen sind, diese Methode versagt wird. Die Indikation für ein Penisimplantat ist beim Therapieversagen aller konservativen oder anderer operativen Verfahren gegeben, wobei hier in erster Linie Patienten mit einer kavernös-venösen Okklusionsstörung in Betracht kommen (Manning et al. 1998, Stief 2002). Die Implantate bestehen aus einem nach intraabdominell zu legenden Flüssigkeitsreservoir, einer skrotal zu implantierenden Pumpe und den beiden im Corpus cavernosum liegenden Zylindern, die untereinander durch Silikonschläuche verbunden sind. Die Versteifung erfolgt durch Betätigung der im Hoden implantierten Pumpe. Dabei wird die Flüssigkeit aus dem Reservoir in die Zylinder befördert, die als artifizielle Schwellkörper dienen. Die Detumeszenz kann nachfolgend durch Betätigen des Ablassventils herbeigeführt werden – die Flüssigkeit fließt wieder zurück in das Reservoir.

Vaginale *Lubrikationsstörungen* und assoziierte Schmerzen und Missempfindungen spontan und während des Geschlechtsverkehrs können durch Salben und Gele behandelt werden.

Bei *Ejaculatio deficiens* aufgrund von Läsionen des Sympathikus kann durch Vibrationsbehandlung des Penis oder Alpha-Sympathomimetika Ejakulat für eine Insemination gewonnen werden. Dies betrifft vor allem junge Männer mit traumatischer Querschnittläsion und Kinderwunsch (Brackett 1999). Bei Versagen dieser Therapie kommt die Elektroejakulation durch lokale Stimulation infrage (Chia 2002). Die intrathekale Gabe von Cholinesteraseinhibitoren zur Auslösung der Ejakulation ist wegen der Gefahr der autonomen Dysreflexie kontraindiziert. Falls auch durch Elektrostimulation keine Spermien gewonnen werden können, ist die mikrochirurgisch epididymale Spermienaspiration (MESA), die testikuläre Spermienextraktion (TESE) oder die Spermienaspiration (TESA) möglich.

Bei *retrograder Ejakulation* beschränken sich die medikamentösen Therapieoptionen meist auf Alpha-Sympathomimetika. Erfolgreiche Berichte existieren über die Gewinnung von Spermien aus postmasturbatorischem Urin in Kombination mit der intrazytoplasmatischen Spermieninjektion (ICSI). Zur Optimierung dieser Methode sollte der Urin alkalisiert werden. Weiterhin kann dem Patienten nach initialer Miktion und vor der Masturbation ein Zellzuchtmedium (z. B. Ham's F-10) in die Harnblase instilliert werden (Saito et al. 1998). Alternativ kommen bei Kinderwunsch verschiedene Möglichkeiten der Spermienasservierung für eine künstliche Befruchtung in Frage (Ochsenkuhn et al. 1999).

Die *prämature Ejakulation* gilt als psychogene Störung. Verschiedene Psychotherapien werden angewandt. (»Stop-Start-Programm«, »Squeeze-Technik«) (↔, C) (Hatzimouratidis et al. 2010). Alternativ oder selektiven Serotonin-Reuptake-Hemmern (Clomipramin, 25–50 mg/Tag) oder des selektiven Serotonin-Reuptake-Hemmers Dapoxetin (Priligy® 30–50 mg) zwei Stunden vor dem Geschlechtsverkehr empfohlen (↑↑, A) (Sharlip 2006). Dapoxetin wurde 2008 in sieben europäischen Ländern zugelassen und stellt zurzeit das einzige zugelassene Medikament in dieser Indikation dar. Außerdem können topische lokalanästhetische Substanzen (z. B. Lidocain-Salbe 2,5 %) 20–30 Minuten vor dem Geschlechtsverkehr auf den Penis aufgetragen werden (↑, A) (Hatzimouratidis et al. 2010). Der Einsatz des PDE-5-Inhibitors Sildenafil scheint ebenfalls gerechtfertigt (↑, B).

Die Behandlung der *Anorgasmie* steht gegenüber der Behandlung der anderen sexuellen Funktionsstörungen in der Neurologie im Hintergrund. Vermutlich ist die Anorgasmie bei neurologischen Patienten meist mit anderen sexuellen Funktionsstörungen assoziiert und mit erfolgreicher Therapie der assoziierten Störung mitbehandelt. Eine beeinträchtigte sensorische Afferenz kann bei beiden Geschlechtern durch Vibratoren kompensiert werden (Mattson et al. 1995).

Low-flow-Priapismus und Rückbildungsstörungen nach Erektion sind urologische Notfälle. Die Therapie soll möglichst rasch und immer innerhalb von 24 Stunden erfolgen. Initial wird Blut aus dem Schwellkörper aspiriert. Es folgt eine Spülung mit Heparin. Alternativ können unter kontinuierlicher Blutdrucküberwachung alle fünf Minuten lokal Alpha-Sympathomimetika, z. B. 20 mg Adrenalin, appliziert werden, bis der Penis durch Kontraktion der glatten Muskulatur und Wiederherstellung der venösen Drainage erschlafft. Ist dies nicht erfolgreich, so erfolgt die operative Anlage einer Anastomose zwischen Glans und Corpus cavernosum. Der (nicht ischämische) High-flow-Priapismus ist per se keine Notfallsituation und verlangt nach einer zunächst ausschließlich konservativen Therapie (Kühlung, Kompression und Gabe antiinflammatorischer Substanzen wie z. B. Diclofenac), ohne den Einsatz alpha-adrenerger Substanzen. Nur im Einzelfall sind weitergehende Maßnahmen wie z. B. die supraselektive Angiographie und Embolisierung des peripheren Gefäßbettes notwendig.

K 3.4 Literatur

Abrams P, Amarenco G, Bakke A, Buczynski A, Castro-Diaz D, Harrison S, Kramer G, Marsik R, Prajsner A, Stöhrer M, Van Kerrebroeck P, Wyndaele JJ. European Tamsulosin Neurogenic Lower Urinary Tract Dysfunction Study G. Tamsulosin: efficacy and safety in patients with neurogenic lower urinary tract dysfunction due to suprasacral spinal cord injury. J Urol 2003;170:1242–1251.

Andersson KE, Chapple CR, Cardozo L, Cruz F, Hashim H, Michel MC, Tannenbaum C, Wein AJ. Pharmacological treatment of overactive bladder: report from the International Consultation on Incontinence. Curr Opin Urol 2009;19:380–394.

Andersson KE, Gratzke C. Pharmacology of alpha1-adrenoceptor antagonists in the lower urinary tract and central nervous system. Nat Clin Pract Urol 2007;4;368–378.

Andersson KE, Gratzke C, Hedlund P. The role of the transient receptor potential (TRP) superfamily of cation-selective channels in the management of the overactive bladder. BJU Int 2011;106:1114–1127.

Appell RA. Overactive bladder in special patient populations. Rev Urol 2003;5 (Suppl 8):S37–41.

Appell RA, Sand P, Dmochowski R, Anderson R, Zinner N, Lama D, Roach M, Miklos J, Saltzstein D, Boone T, Staskin DR, Albrecht D. Overactive Bladder: Judging Effective C, Treatment Study G. Prospective randomized controlled trial of extended-release oxybutynin chloride and tolterodine tartrate in the treatment of overactive bladder: results of the OBJECT Study. Mayo Clin Proc 2001;76:358–363.

Barendrecht MM, Oelke M, Laguna MP, Michel MC. Is the use of parasympathomimetics for treating an underactive urinary bladder evidence-based? BJU Int 2007;99:749–752.

Bennett N, O'Leary M, Patel AS, Xavier M, Erickson JR, Chancellor MB. Can higher doses of oxybutynin improve efficacy in neurogenic bladder? J Urol 2004;171:749–751.

Boolell M, Gepi-Attee S, Gingell JC, Allen MJ. Sildenafil, a novel effective oral therapy for male erectile dysfunction. Br J Urol 1996;78:257–261.

Brackett NL. Semen retrieval by penile vibratory stimulation in men with spinal cord injury. Hum Reprod Update 1999;5:216–222.

Buie WD, Lowry AC, Rothenberger DA, Madoff RD. Clinical rather than laboratory assessment predicts continence after anterior sphincteroplasty. Dis Colon Rectum 2001;44:1255–1260.

Buono LM, Foroozan R, Sergott RC, Savino PJ. Nonarteritic anterior ischemic optic neuropathy. Curr Opin Ophthalmol 2002;13:357–361.

Cardozo L, Lange R, Voss S, Beardsworth A, Manning M, Viktrup L, Zhao YD. Short- and long-term efficacy and safety of duloxetine in women with predominant stress urinary incontinence. Curr Med Res Opin 2010;26:253–261.

Chapple C. Antimuscarinics in men with lower urinary tract symptoms suggestive of bladder outlet obstruction due to benign prostatic hyperplasia. Curr Opin Urol. 2010;20 (1):43–48.

Chapple CR, Khullar V, Gabriel Z, Muston D, Bitoun CE, Weinstein D. The effects of antimuscarinic treatments in overactive bladder: an update of a systematic review and meta-analysis. Eur Urol 2008;54:543–562.

Chia S. Management of premature ejaculation – a comparison of treatment outcome in patients with and without erectile dysfunction. Int J Androl 2002:25:301–305.

Cody JD, Richardson K, Moehrer B, Hextall A, Glazener CM. Oestrogen therapy for urinary incontinence in post-menopausal women. Cochrane Database Syst Rev 2009; CD001405.

Cornu JN, Merlet B, Ciofu C, Mouly S, Peyrat L, Sebe P, Yiou R, Vallancien G, Debrix I, Laribi K, Cussenot O, Haab F. Duloxetine for mild to moderate postprostatectomy incontinence: preliminary results of a randomised, placebo-controlled trial. Eur Urol 2011;59: 148–154.

Crayton H, Heyman RA, Rossman HS. A multimodal approach to managing the symptoms of multiple sclerosis. Neurology 2004;63:S12–18.

DasGupta R, Fowler J. Bladder, bowel and sexual dysfunction in multiple sclerosis: management strategies. Drugs 2003;63:153–166.

de la Rosette JJ, Alivizatos G, Madersbacher S, Perachino M, Thomas D, Desgrandchamps F, de Wildt M, European Association of U. EAU Guidelines on benign prostatic hyperplasia (BPH). Eur Urol 2001;40:256–263; discussion 264.

Doren M. Urogenital aging – creation of improved awareness. Am J Obstet Gynecol 1998;178:S254–256.

Ethans KD, Nance PW, Bard RJ, Casey AR, Schryvers OI. Efficacy and safety of tolterodine in people with neurogenic detrusor overactivity. J Spinal Cord Med 2004;27: 214–218.

Feretis C, Benakis P, Dailianas A, Dimopoulos C, Mavrantonis C, Stamou KM, Manouras A, Apostolidis N, Androulakis G. Implantation of microballoons in the management of fecal incontinence. Dis Colon Rectum 2001; 44:605–1609.

Ghezzi A. Sexuality and multiple sclerosis. Scand J Sexol 1999;2:125–140.

Ghezzi A. Clinical characteristics of multiple sclerosis with early onset. Neurol Sci 2004;25 (Suppl 4):S336–339.

Goldstein I, Lue TF, Padma-Nathan H, Rosen RC, Steers WD, Wicker PA. Oral sildenafil in the treatment of erectile dysfunction. Sildenafil Study Group. N Engl J Med 1998;338:1397–1404.

Gratzke C, Aboushwareb T, Christ GJ, Andersson KE. Receptor Pharmacology Related to Erectile Dysfunction. In: Carson CC, Kirby RS, Goldstein, I, Wyllie MG (Eds.). Textbook of Erectile Dysfunction. London: Informa Healthcare; 2009, pp. 91–105.

Guay AT, Perez JB, Jacobso, J, Newton RA. Efficacy and safety of sildenafil citrate for treatment of erectile dysfunction in a population with associated organic risk factors. J Androl 2001;22:793–797.

Harada K, Fujimura A. Clinical pharmacology of alpha1A selective and nonselective alpha1-blockers. BJU Int 2000;86 (Suppl 2):31–34; discussion 34–35.

Hasan ST, Marshall C, Robson WA, Neal DE. Clinical outcome and quality of life following enterocystoplasty for idiopathic detrusor instability and neurogenic bladder dysfunction. Br J Urol 1995;76:551–557.

Hatzichristou D, Gambla M, Rubio-Aurioles E, Buvat J, Brock GB, Spera G, Rose L, Lording D, Liang S. Efficacy of tadalafil once daily in men with diabetes mellitus and erectile dysfunction. Diabet Med 2008;25:138–146.

Hatzimouratidis K, Amar E, Eardley I, Giuliano F, Hatzichristou D, Montorsi F, Vardi Y, Wespes E, European Association of U. Guidelines on male sexual dysfunction: erectile dysfunction and premature ejaculation. Eur Urol;57:804–814.

Heidler H, Gauruder A, Schultz-Lampel K, Höfner E, Petris H, Kölbl U, Peschers K, Tamussino G, Schär G, Dimpfl T. Die überaktive Blase (ÜAB). Deutsche Gesellschaft für Gynäkologie und Geburtshilfe e.v. Leitlinien, Empfehlungen, Stellungnahmen. 2010. http://www.awmf.org/uploads/tx_szleitlinien/015-007l_S2k_Ueberaktive_Blase.pdf.

Henry R, Morales A. Topical lidocaine-prilocaine spray for the treatment of premature ejaculation: a proof of concept study. Int J Impot Res 2003;15:277–281.

Herzog AG, Klein P, Jacobs AR. Testosterone versus testosterone and testolactone in treating reproductive and sexual dysfunction in men with epilepsy and hypogonadism. Neurology 1998;50:782–784.

Heuer O, Uckert S, Machtens SA, Stief CG, Tsikas D, Frolich JC, Jonas U. Effects of various nitric oxide donating agents on the contractility and cyclic nucleotide turnover of human seminal vesicles in vitro. Urology 2002; 59:958–962.

Jost W. Neurokoloproktologie – Neurologie des Beckenbodens. Bremen-London-Boston: Uni-Med Verlag; 2009.

Jünemann KP. [How effective are PDE-5 inhibitors?]. Urologe A 2003;42:553–558.

Karoui S, Leroi AM, Koning E, Menard JF, Michot F, Denis P. Results of sphincteroplasty in 86 patients with anal incontinence. Dis Colon Rectum 2000;43:813–820.

Lundberg P, Brackett L, Denys P. Neurological disorders. erectile and ejaculatory dysfunction. In: Jardin A, Wagner G, Khoury S, Giuliano F, Padma-Nathan H, Rosen RC (Eds.). Erectile Dysfunction. Plymouth: Plymbridge Distributors Ltd; 2005.pp. 591–645.

Madoff RD, Parker SC, Varma MG, Lowry AC. Faecal incontinence in adults. Lancet 2004;364:621–632.

Malouf AJ, Vaizey CJ, Norton CS, Kamm MA. Internal anal sphincter augmentation for fecal incontinence using injectable silicone biomaterial. Dis Colon Rectum 2001; 44:595–600.

Manning M, Spahn M, Jünemann KP. [Vascular surgery, implant surgery and vacuum erectile aids. Review-overview-prospects of 3 therapy options in erectile dysfunction]. Urologe A1998;37:509–515.

Mattson D, Petrie M, Srivastava DK, McDermott M. Multiple sclerosis. Sexual dysfunction and its response to medications. Arch Neurol 1995;52:862–868.

Matzel KE, Kamm MA, Stosser M, Baeten CG, Christiansen J, Madoff R, Mellgren A, Nicholls RJ, Rius J, Rosen H. Sacral spinal nerve stimulation for faecal incontinence: multicentre study. Lancet 2004;363:1270–1276.

McMahon C. Efficacy and safety of daily tadalafil in men with erectile dysfunction previously unresponsive to on-demand tadalafil. J Sex Med 2004;1:292–300.

Menarini M, Del Popolo G, Di Benedetto P, Haselmann J, Bodeker RH, Schwantes U, Madersbacher H. Trospium chloride in patients with neurogenic detrusor overactivity: is dose titration of benefit to the patients? Int J Clin Pharmacol Ther 2006;44:623–632.

Michel MC, Schafers RF, Goepel M. Alpha-blockers and lower urinary tract function: more than smooth muscle relaxation? BJU Int 2000;86 (Suppl 2):23–28; discussion 28–30.

Mirone V, Costa P, Damber JE, Holmes S, Moncada I, Van Ahlen H, Wespes E, Cordell WH, Chan M, Lembo D, Varanese L. An evaluation of an alternative dosing regimen with tadalafil, 3 times/week, for men with erectile dysfunction: SURE study in 14 European countries. Eur Urol 2005;47:846–854; discussion 854.

Moehrer B, Hextall A, Jackson S. Oestrogens for urinary incontinence in women. Cochrane Database Syst Rev 2003; CD001405.

Montorsi F, Salonia A, Deho F, Cestari A, Guazzoni G, Rigatti P, Stief C. Pharmacological management of erectile dysfunction. BJU Int 2003;91:446–454.

Ochsenkuhn R, Kamischke A, Nieschlag E. Imipramine for successful treatment of retrograde ejaculation caused by retroperitoneal surgery. Int J Androl 1999;22:173–177.

Park HJ, Park JK, Park K, Min K, Park NC. Efficacy of udenafil for the treatment of erectile dysfunction up to 12 hours after dosing: a randomized placebo-controlled trial. J Sex Med 2010;7:2209–2216.

Penovich PE. The effects of epilepsy and its treatment on sexual and reproductive function. Epilepsia 2000;41 (Suppl 2):S53–61.

Porst H, Rajfer J, Casabe A, Feldman R, Ralph D, Vieiralves LF, Esler A, Wolka AM, Klise SR. Long-term safety and efficacy of tadalafil 5 mg dosed once daily in men with erectile dysfunction. J Sex Med 2008;5:2160–2169.

Pryor J. Vardenafil: update on clinical experience. Int J Impot Res 2002;14(Suppl 1):S65–69.

Saito K, Kinoshita Y, Yumura Y, Iwasaki A, Hosaka M. Successful pregnancy with sperm retrieved from the bladder after the introduction of a low-electrolyte solution for retrograde ejaculation. Fertil Steril 1998;69: 1149–1151.

Sarrel P, Dobay B, Wiita B. Estrogen and estrogen-androgen replacement in postmenopausal women dissatisfied with estrogen-only therapy. Sexual behavior and neuroendocrine responses. J Reprod Med 1998;43:847–856.

Schafer W, Abrams P, Liao L, Mattiasson A, Pesce F, Spangberg A, Sterling AM, Zinner NR, van Kerrebroeck P, International Continence S. Good urodynamic practices: uroflowmetry, filling cystometry, and pressure-flow studies. Neurourol Urodyn 2002;21:261–274.

Shabsigh R. Testosterone therapy in erectile dysfunction. Aging Male 2004;7:312–318.

Sharlip ID. Guidelines for the diagnosis and management of premature ejaculation. J Sex Med 2006;3(Suppl 4):309–317.

Siegel SW, Catanzaro F, Dijkema HE, Elhilali MM, Fowler CJ, Gajewski JB, Hassouna MM, Janknegt RA, Jonas U, van Kerrebroeck PE, Lycklama a Nijeholt AA, Oleson KA, Schmidt RA. Long-term results of a multicenter study on sacral nerve stimulation for treatment of urinary urge incontinence, urgency-frequency, and retention. Urology 2000;56:87–91.

Sperling H, Lummen G, Schneider T, Rubben H. [New treatment options for erectile dysfunction. Pharmacologic and nonpharmacologic options]. Herz 2003;28: 314–324.

Stief CG. Zeitgemäße Therapie der erektilen Dysfunktion. Berlin, Heidelberg, New York, Tokio: Springer; 2002.

Stöhrer M, Blok B, Castro-Diaz D, Chartier-Kastler E, Del Popolo G, Kramer G, Pannek J, Radziszewski P, Wyndaele JJ. EAU guidelines on neurogenic lower urinary tract dysfunction. Eur Urol 2009;56:81–88.

Stöhrer M, Goepel M, Kondo A, Kramer G, Madersbacher H, Millard R, Rossier A, Wyndaele JJ. The standardization of terminology in neurogenic lower urinary tract dysfunction: with suggestions for diagnostic procedures. International Continence Society Standardization Committee. Neurourol Urodyn 1999;18:139–158.

Stöhrer M, Murtz G, Kramer G, Schnabel F, Arnold EP, Wyndaele JJ, Propiverine Investigator G. Propiverine compared to oxybutynin in neurogenic detrusor overactivity – results of a randomized, double-blind, multicenter clinical study. Eur Urol 2007;51:235–242.

Thor KB, Katofiasc MA. Effects of duloxetine, a combined serotonin and norepinephrine reuptake inhibitor, on central neural control of lower urinary tract function in the chloralose-anesthetized female cat. J Pharmacol Exp Ther 1995;274:1014–1024.

Trottmann M, Dickmann M, Stief CG, Becker AJ. [Laboratory work-up of testosterone]. Urologe A 2010;49:11–15.

Zderic SA, Levin RM, Wein AJ. Voiding function: Relevant anatomy, physiology, pharmacology and molecular aspects. In: Gillenwater JY, Howards SS, Grayhack JT, Duckett JW (Eds.), Adult and pediatric urology. Chicago: Mosby-Year Book; 2005.pp. 1159–1219.

L Palliativmedizin, Ethik und Recht in der Neurologie

1 Palliativmedizin in der Neurologie 1471
von S. Lorenzl, C. Ostgathe und R. Voltz

2 Ethische und rechtliche Aspekte der Neurologie 1479
von R. Jox und M. Frings

L

I Palliativmedizin, Ethik und Recht in der Neurologie

1 Palliativmedizin in der Neurologie

2 Ethische und rechtliche Aspekte der Neurologie

L 1 Palliativmedizin in der Neurologie

*von S. Lorenzl, C. Ostgathe und R. Voltz**

Palliativbetreuung dient der Verbesserung der Lebensqualität von Patienten und ihren Angehörigen, die mit einer lebensbedrohlichen Erkrankung konfrontiert sind. Dies geschieht durch Vorbeugung und Linderung von Leiden mittels frühzeitiger Erkennung, hochqualifizierter Beurteilung und Behandlung von Schmerzen und anderen Problemen physischer, psychosozialer und spiritueller Natur (WHO 2002).

Den palliativmedizinischen Ansatz hat die moderne Hospizbewegung, beginnend 1967 am St. Christopher's Hospice in London, in die Medizin eingeführt (Saunders 1987). Bereits in den 1980er Jahren wurde die Hospizbewegung in Deutschland ausgebaut und erste Palliativstationen nach dem Londoner Vorbild entstanden.

Dem klinisch tätigen Neurologen steht heute ein weites Spektrum an palliativmedizinischen Maßnahmen zur Verfügung (Voltz et al. 2004, The AAN Ethics and Humanities Subcommittee 1996). Palliativmedizin hat nichts mit vorzeitiger Lebensbeendigung zu tun; adäquate palliative Maßnahmen bringen in fast allen Fällen den Ruf nach Euthanasie zum Verstummen. Dieses Kapitel soll eine Übersicht über die Therapiemöglichkeiten der wichtigsten Symptome in der letzten Lebensphase neurologisch Kranker geben.

L 1.1 Die letzte Lebensphase bei neurologischen Erkrankungen

Gemäß der Hirntoddefinition stirbt ein Mensch bei irreversibler globaler Schädigung seines Gehirns (s. a. Kap. H 8.). Die häufigste direkt oder indirekt (z. B. durch eine Pneumonie als Folge von Immobilität und Schluckstörungen) zum Tode führende neurologische Erkrankung ist der zerebrale Infarkt, gefolgt von der Multiplen Sklerose (MS) und zerebralen Tumoren (Jellinek 1984). Seltener ist die amyotrophe Lateralsklerose (ALS). Patienten mit M. Parkinson versterben oft an anderen Ursachen, da die Krankheit meist erst im höheren Lebensalter beginnt. Soweit sich AIDS primär zerebral manifestiert, werden diese Patienten ebenfalls in der Neurologie betreut, meist bis zum Tod. Patienten mit muskulären Dystrophien versterben früh, sodass sie meist von Pädiatern betreut werden, ausgenommen diejenigen Patienten, die in spezialisierten Zentren einer Langzeitbeatmung zugeführt werden können (Bockelbrink 1991).

Eine erhöhte Suizidrate ist bei Patienten mit MS, Rückenmarksläsionen und bestimmten Epilepsieformen festgestellt worden (Stenager und Stenager 1992). Es soll hier nicht diskutiert werden, inwiefern der unassistierte Suizid bei Patienten mit schweren neurologischen Ausfällen in Einzelfällen nachvollziehbar sein kann; Ziel ärztlichen Handelns sollte es jedenfalls sein, dem Kranken eine Lebensqualität zu bieten, die Suizidgedanken vermeiden hilft. Jeder Patient hat das Recht, lebensverlängernde Maßnahmen (z. B. künstliche Beatmung Ernährung und Flüssigkeitszufuhr) oder deren Fortsetzung abzulehnen (Lorenzl 2010).

In der letzten Lebensphase gibt es je nach Grunderkrankung typische Symptome und Befunde, die teilweise auch von den Angehörigen erkannt werden, wie z. B. die terminale Rasselatmung (Übersicht in **Tab. L 1.1**). Diese Symptome sollten den Angehörigen vom betreuenden Arzt *vor* ihrem Auftreten angekündigt und erklärt werden, um so die Angst zu mildern. Eine umfassende Aufklärung von Patient und Angehörigen ist wesentlicher Bestandteil der Palliativmedizin. Es sollte in diesen Gesprächen immer wieder betont werden, dass die Palliativmedizin Möglichkeiten bietet, dem Leiden durch nichtmedikamentöse und medikamentöse Maßnahmen angemessen zu begegnen. Insbesondere ist es unerlässlich, den Patienten frühzeitig zu sagen, dass sie aufgrund der vorhandenen therapeutischen Optionen kein qualvolles Sterben (z. B. durch Ersticken) zu befürchten haben. Hoffnungen des Kranken und der Angehörigen dürfen durch den Arzt nicht zerstört werden.

Eine unnötige oder unerwünschte stationäre Aufnahme, mit Intubation oder anderen intensivmedizinischen Maßnahmen, kann ein friedliches Sterben verhindern. Eine solche Entwicklung kann durch eine Patientenverfügung und eine Vorsorgevollmacht vermieden werden. Wenn ein Patient sich, nach entsprechender Aufklärung, gegen intensivmedizinische Maßnahmen entscheidet, sollte dies so frühzeitig und so genau wie möglich schriftlich (»keine Reanimation«) festgelegt werden. Die Diskussion über diese Fragen muss zu einem Zeitpunkt erfolgen, zu dem der Patient noch einwilligungsfähig ist. Eine Patientenverfügung und ebenso die Vorsorgevollmacht ist für den behandelnden Arzt

L 1

* Autoren dieses Kapitels in der 5. Auflage: R. Voltz, C. Ostgahte und G. D. Borasio.

umso verbindlicher, je konkreter sie sich auf die tatsächliche Situation bezieht (Handreichungen der BÄK 2007). Eine Vorsorgevollmacht hingegen ist, wenn sie formal korrekt abgefasst ist, uneingeschränkt rechtlich bindend; der Bevollmächtigte kann für den Patienten Entscheidungen treffen. Allerdings muss der Patient bei der Abfassung einer Vorsorgevollmacht geschäftsfähig sein (Bayerisches Justizministerium 2001).

Tab. L 1.1: Wichtige Symptome in der letzten Lebensphase bei neurologischen Erkrankungen

Angst
Bewusstseinsstörung
Dekubitus
Delir
Depression
Dyspnoe
epileptische Anfälle
Fieber
Hunger und Durst
Hypersalivation/Mundtrockenheit
Insomnie
Kontrakturen
Krampi
Myoklonien
Obstipation/Inkontinenz
Ödeme
orale Candidiasis
Schmerzen
Schwäche, Bewegungsunfähigkeit
terminale Rasselatmung
Übelkeit und Erbrechen
Unruhe

In der Finalphase, d. h. in den letzten 48–72 Lebensstunden, können neue Symptome auftreten bzw. vorbestehende Symptome exazerbieren (Nauck 1999), was eine prompte medizinische Intervention nötig macht. Ist eine Medikamentengabe erforderlich, sollte sie soweit möglich oral, rektal (alle Suppositorien können auch vaginal gegeben werden) oder subkutan (evtl. mit Pumpe) erfolgen, also möglichst nicht intravenös, um dem Patienten nicht das Gefühl zu geben angebunden zu sein. Vordringliches Ziel jeder palliativmedizinischen Maßnahme sollte, neben einer bestmöglichen Linderung körperlicher Beschwerden, die Erhaltung eines wachen Bewusstseins bis zum Tod sein. Dies kann Patienten und Angehörigen die Möglichkeit geben Abschied zu nehmen und – falls notwendig – noch letzte Dinge zu regeln. Bei unzureichender Symptomkontrolle trotz aller zur Verfügung stehender Maßnahmen kann – falls der Patient es wünscht – eine palliative Sedierung erfolgen. Diese sollte in Absprache mit dem Kranken intermittierend mit einem kurzwirksamen Benzodiazepin (z. B. Midazolam) durchgeführt werden, mit dem Ziel mittels einer zeitweiligen Bewusstseinsdämpfung eine Symptomkontrolle zu erreichen (Müller-Busch et al. 2006).
Für die nachfolgenden therapeutischen Empfehlungen gibt es praktisch keine randomisierten und kontrollierten Studien, so dass die übliche Codierung für die Evidenzstärke entfällt.

L 1.2 Pragmatische Therapie von Symptomen in der letzten Lebensphase

L 1.2.1 Unruhe

Häufiges Symptom in der Endphase ist die Unruhe des Patienten, die eine Vielzahl verschiedener Ursachen haben kann (u. a. Schmerzen, Augen- oder Mundtrockenheit, Dekubitus, Harnverhalt, Durst, Dyspnoe, Lagerung, Medikamente [Steroide, Neuroleptika], Obstipation, Pruritus, terminale Agitation, »restless legs« z. B. bei chronischer Urämie, aber insgesamt sehr selten). Oft wird eine verbale Kommunikation mit dem Patienten nicht mehr möglich sein, was die Diagnostik der Ursachen erschwert. Wegen der therapeutischen Konsequenzen muss sorgfältig zwischen Myoklonien, Delir oder reiner »motorischer« Unruhe unterschieden werden. Reversible Ursachen sollten möglichst behoben werden, die weitere Therapie erfolgt gemäß **Tab. L 1.2**.

Tab. L 1.2: Therapie der Unruhe

1. möglichst Ursachen beheben
2. ruhige Anwesenheit von Angehörigen oder vertrauten Personen
3. Benzodiazepine, z. B.: Lorazepam (z. B. Tavor®): 0,5–2,5 mg alle 1–4 h (p. o., s. l., i. v., i. m.) Midazolam (z. B. Dormicum®): Einzeldosis 2,5–10 mg; 10–60 mg/24 h (i. v., i. m., s. c.) Diazepam (z. B. Valium®): 5–10 mg alle 4–12 h (p. o., rektal, i. v.)
4. falls nötig, zusätzlich niederpotente Neuroleptika Melperon (Eunerpan®): 25–200 mg/d p. o., akut 50 mg i. m. Levomepromazin (z. B. Neurocil®): 25–200 mg (p. o., s. c., i. v.)
5. evtl. Versuch mit Clomethiazol (Distraneurin®)

L 1.2.2 Delir

Bis zu 85 % der onkologischen Patienten (es sind keine Daten für neurologische Patienten bekannt) entwickeln terminal ein delirantes Syndrom, das in bis zu 50 % der Fälle von Halluzinationen und paranoiden Symptomen begleitet wird und als agitierte, hyper- oder hypoaktive Form auftreten kann (Caraceni und Grassi 2003). Als Ursachen kommen u. a. eine Hyperhydratation, Hyperkalzämie oder Medikamentennebenwirkungen infrage (de Stoutz 1995). Die Therapie ist in **Tab. L 1.3** zusammengefasst (modifiziert nach Breitbart 1995). Neuroleptika sollten nicht mit trizyklischen Antidepressiva kombiniert werden. Benzodiazepine können als Erstmedikamente ein Delir sogar verstärken. Als Ultima Ratio kann eine Sedierung, z. B. mit Propofol, notwendig werden (Mercadante et al. 1995).

Tab. L 1.3: Therapie des Delirs (modifiziert nach Breitbart 1995)

1. Ursachen beheben (z. B. Hyperhydratation, Hyperkalzämie oder Medikamente)
2. ruhige Anwesenheit von Angehörigen oder vertrauten Personen
3. Neuroleptika, z. B. Haloperidol (z. B. Haldol®): 5–20 mg (p. o., s. c., i. v.) oder Levomepromazin (z. B. Neurocil®): 25–200 mg (p. o., s. c., i. v.) oder Prothipendyl (z. B. Dominal®) akut 40–80 mg i. m., ggf. nach 30 min. wdh., p. o. 3–4 × 40–80 mg/d
4. falls nötig, zusätzlich Benzodiazepine Lorazepam (z. B. Tavor®): 0,5–2 mg (p. o., s. l., i. m., langsam i. v.) oder Midazolam (z. B. Dormicum®): 2,5–10 mg (s. c., langsam i. v.) oder Diazepam (z. B. Valium®): 5–10 mg (rektal)
5. Ultima Ratio: Sedierung, z. B. mit Propofol (Disoprivan®) 10–20 mg als Initialdosis, dann Dauerinfusion nach Wirkung dosieren

L 1.2.3 Bewusstseinsstörung

Eine Vielzahl von Ursachen kann zu quantitativen Bewusstseinsstörungen führen (**Tab. L 1.4**). Hier gilt es, soweit möglich, reversible Ursachen zu beheben. Die Medikation sollte, wenn möglich, vereinfacht werden (wenn zutreffend, kann eine Dosisanpassung des Opioids oder ein Opioidwechsel hilfreich sein). Bei einer mit Agitation einhergehenden Bewusstseinsstörung sollte nach **Tab. L 1.3** vorgegangen werden. Die Angehörigen sollen darüber informiert werden, dass eine Bewusstseinsstörung nicht notwendigerweise mit einem erloschenen Wahrnehmungsvermögen des Kranken gleichzusetzen ist. Man sollte also nicht unbedacht über einen Kranken reden, sondern eher mit ihm sprechen.

Tab. L 1.4: Differentialdiagnose Bewusstseinsstörung

erhöhter Hirndruck, z. B. nach Bestrahlung
epileptischer Anfall
Hypoxie/Hyperkapnie
Infekt, Fieber
Nebenwirkung von Medikamenten, z. B.: Anticholinergika, Benzodiazepine, Opioide, H_2-Blocker, Phenothiazine, Steroide, Antibiotika, Antiepileptika
metabolisch: Elektrolyte, Glukose/Ketone, Nierenwerte, Leberwerte, Hormone
psychosozial: Umgebungswechsel, Angst, Depression, Psychose
Vitaminmangel
hämatologisch (Anämie, Koagulopathie, Leukose)
Intoxikation oder Entzug (Alkohol, Medikamente)

L 1.2.4 Terminale Rasselatmung

Sekretionen der Trachea und des Larynx führen häufig und vor allem in den letzten Lebensstunden zu einer typischen Rasselatmung, die kein Ausdruck eines Leidenszustands des Patienten ist. Die Patienten sind in der Regel in dieser Phase bereits bewusstseinsgetrübt und nehmen daher ihre eigene geräuschvolle Atmung nicht wahr. Dagegen kann sie für Angehörige, aber auch für Teammitglieder belastend sein. Deswegen ist es besonders wichtig, dass gerade während dieser Phase die Angehörigen mit ihren Fragen und Ängsten nicht alleine gelassen werden. Eine medikamentöse Therapie der Rasselatmung kann mit N-Butylscopolamin, Scopolamin, oder Glycopyrroniumbromid erfolgen. Eine Überlegenheit einer dieser Medikamente gegen Placebo konnte bislang nicht gezeigt werden (Wee und Hillier, 2008). Es ist nicht zielführend den trachealen Schleim abzusaugen, da der Reiz eine erneute Schleimbildung und Agonie des Sterbenden auslösen kann. Komatöse Patienten entwickeln gelegentlich eine geräuschvolle Tachypnoe um 30–50/min, die den Eindruck schweren Leidens vermittelt. Eine parenterale Morphingabe, titriert auf eine Atemfrequenz von 10–15/min, kann hilfreich sein (Twycross und Lichter 1993).

Tab. L 1.5: Therapie der terminalen Rasselatmung

1. Gespräch mit Angehörigen
2. Infusionen beenden
3. ggf. Seitenlagerung
4. bei Hinweis auf Luftnot Opioid titrieren
5. N-Butyl-Scopolamin (z. B. Buscopan®) 10–20 mg s. c. oder Scopolamin (z. B. Scopolamin®) 0,4 mg s. c., i. v. oder Glycopyrroniumbromid (Rubinol®) 200 µg s. c.
6. bei Bedarf zusätzlich Midazolam (z. B. Dormicum®), 2,5–5 mg s. c.

L 1.2.5 Dyspnoe

Führt die neurologische Grunderkrankung (z. B. ALS) zu einer irreversiblen Schädigung der Atemmuskulatur und ihrer Nervenversorgung, so empfindet der Patient das – solange unbehandelt – stark belastende Symptom der Atemnot, welches Todesängste hervorrufen kann. Die symptomatische, palliativmedizinische Behandlung konzentriert sich – falls keine kausalen Therapieoptionen die reversiblen Ursachen beheben können – auf die Beeinflussung der Wahrnehmung und der Verarbeitung der Dyspnoe beim Patienten. Für den Behandlungserfolg ist entscheidend, dass der Behandelnde selbst Ruhe und Kompetenz ausstrahlt, da eigene Unsicherheiten und Ängste die Patienten und deren Angehörige weiter verunsichern und zu einer Verstärkung des Symptoms führen. Allgemeine Maßnahmen wie frische Luft ins Zimmer lassen, das Lockern einengender Kleidung sowie Entspannungs- und Atemübungen können hilfreich sein. Die medikamentöse Therapie der Luftnot beinhaltet die Gabe von starken Opioiden – hier zumeist Morphin. Die Opioide bewirken eine größere Toleranz des Atemzentrums gegenüber erhöhten CO_2-Werten und führen durch Senkung der Atemfrequenz zur Abnahme der Atemarbeit. Zudem dämpft Morphin – über seine Wirkung auf das limbische System – die emotionale Reaktion des Patienten auf die Atemnot. Die Opioiddosis wird titriert, bis eine Besserung erreicht ist oder Nebenwirkungen auftreten. Wichtig ist es, den Circulus vitiosus Dyspnoe Angst Dyspnoe zu durchbrechen. Es sollte zudem frühzeitig mit dem Patienten und seinen Angehörigen besprochen werden, dass es im weiteren Verlauf durch Hyperkapnie und Hypoxämie zu einer Bewusstseinseintrübung kommt und die Patienten in aller Regel friedlich sterben, es somit nicht zu dem von vielen Menschen befürchteten qualvollen »Ersticken« kommt. Sauerstoff, der häufig in einer Art erstem therapeutischen Reflex, Patienten mit Luftnot verordnet wird, ist zur Symptomlinderung in der nicht Regel sinnvoll (Abernethy 2010). Nur bei nachgewiesener Hypoxämie mit Luftnot ist Sauerstoff als adjuvante Maßnahme sinnvoll. Zu den Therapiemöglichkeiten siehe **Tab. L 1.6** (modifiziert nach Gärtner 2006).

Tab. L 1.6: Therapie der Dyspnoe

1. Ausschluss behandelbarer Ursachen
   z. B. Bronchospasmus, Herzinsuffizienz, Pneumonie, Überwässerung
2. Nicht-medikamentöse Maßnahmen
   Informationen über Therapiemöglichkeiten, leichter Luftzug, Atemgymnastik, Befeuchter, Ventilator, ruhige Anwesenheit, möglichst großes »luftiges« Zimmer
3. Medikamentöse Maßnahmen bei
   a) intermittierender Dyspnoe
      - schnell wirksames Opioid bei Bedarf (z. B. 5–10 mg Morphin p. o. oder 2,5–5 mg Morphin s. c.)
      - Angst reduzieren: Lorazepam (z. B. Tavor®) 0,5–1 mg s. l. oder Diazepam (z. B. Valium®) 2,5–5 mg rektal
      - bei Muskelschwäche: nicht-invasive Beatmung mit dem Patienten diskutieren
   b) ständiger Dyspnoe
      - schnell wirksames Opioid regelmäßig (z. B. Morphin 5–10 mg mg p. o. alle 4 h; nach Einstellungsphase Umstellung auf retardiertes Opioid (z. B. MST ret.® 10–30 mg 2x/die), bei Bedarf steigern
      - bei starker Verschleimung Sekretolytika: Ambroxol (z. B. Mucosolvan®) besser als Acetylcystein (z. B. Fluimucil®), da Acetylcystein Schleim vermehrt
      - falls antitussiver Effekt erwünscht: Hydrocodon (Dicodid®) 3 × ½ Tbl. bzw. ½ Amp. alle 6–8 h
      - Diazepam (z. B. Valium®) oder Midazolam (z. B. Dormicum®) 2,5–5 mg, besonders abends ergänzend zu empfehlen
4. Sauerstoff nur bei klinisch manifester Hypoxie, *cave*: Atemdepression bei Hyperkapnie, Verringerung der Mobilität, Mundtrockenheit
5. in Akutsituationen Midazolam (z. B. Dormicum®) 5–10 mg langsam i. v.

(modifiziert nach Gärtner 2006)

L 1.2.6 Schmerzen (siehe auch die Kapitel aus Teil A)

Vor Einleitung einer Schmerztherapie stehen die Schmerzanamnese und eine an der Pathophysiologie orientierte Schmerzdiagnose. Reversible Ursachen, z. B. eine Obstipation, sollten behoben werden. Die Auswahl der Analgetika erfolgt nach der zugrunde liegenden Schmerzursache (**Tab. L 1.7**, modifiziert nach Hanks et al. 1993) und der Stärke des Schmerzes. Analgetika werden schrittweise gegen den Schmerz titriert, wobei die Dosis so weit gesteigert wird, bis der Patient ausreichend schmerzreduziert ist. Grundlage der Schmerztherapie ist das WHO-Stufenschema, **Tab. L 1.8** (WHO 1990). Auch wenn der Einsatz von Opioiden bei chronischen nicht malignen Schmerzen kontrovers diskutiert wird (Kalso 2004), so sind Opioide bei Patienten in palliativmedizinischen Situationen unabhängig von der Grunderkrankung sinnvoll einzusetzen (s. a. Kap. A 12.). Die Grundprinzipien unterscheiden sich nicht von der Schmerztherapie bei Tumorerkrankungen. Nach der WHO-Stufe 1 werden bei leichten Schmerzen Nicht-Opioide verabreicht. Bei viszeralen Nozizeptorschmerzen scheint die Gabe von nichtsauren, antipyretisch wirksamen Analgetika (z. B. Metamizol), bei somatischen und insbesondere bei ossären Nozizeptorschmerzen die Gabe von nichtsteroidalen Antirheumatika von Vorteil zu sein. Bei unzureichender Analgesie oder bei mäßig starken Schmerzen wird die Therapie nach der WHO-Stufe 2 durch ein mittelstarkes Opioid (z. B. Tramadol oder Tilidin) ergänzt. Bei weiterhin unzureichender Schmerzreduktion werden starke Opioide (z. B. Morphin oder Hydromorphon) anstelle der mittelstarken Opioide eingesetzt. Bei starken Schmerzen sollten unter Umgehung der ersten beiden Stufen sofort starke Opioide in Kombination mit Nicht-Opioiden zur Anwendung kommen.

Viele Patienten, die einen opioidsensiblen Schmerz haben, sind deutlich unterversorgt. Dies liegt unter anderem an noch immer bestehenden Vorurteilen von Patienten, Angehörigen und leider auch der Therapeuten gegenüber einer Behandlung mit Opioiden. Bei der Gabe von Opioiden sollten Patienten und Angehörige über den großen Nutzen und die gute Steuerbarkeit dieser Substanzen, aber auch über die möglichen Nebenwirkungen informiert sein (siehe **Tab. L 1.9**). Prophylaktisch muss in der Einstellungsphase der Opioidtherapie die Übelkeit (z. B. 3 × 0,3 mg Haloperidol) behandelt werden und während der gesamten Behandlungsphase die Obstipation. Hier haben sich osmotisch wirksame Substanzen wie das Polyethylenglykol Macrogol bewährt. Reicht das nicht aus, ist eine Kombination mit einem salinischen Laxans, wie Natriumpicosulfat (z. B. Laxoberal® 5–40 gtt) sinnvoll (Klaschik 2003). Eine wichtige Rolle in der Schmerztherapie nehmen die unterstützenden Maßnahmen ein. Physikalische Therapie, Krankengymnastik und Ergotherapie führen aufgrund der hohen Bedeutung funktioneller Störungen für die Schmerzauslösung oft zu einer deutlichen Schmerzlinderung, aber auch zum Erhalt der Mobilität.

Tab. L 1.7: Differenzierte Schmerztherapie

Ursachen	Maßnahmen
Muskelkrampf	Krankengymnastik, Magnesium, Vitamin E (z. B. Eplonat®), Chininsulfat (z. B. Limptar®), Carbamazepin (z. B. Tegretal®), Baclofen (z. B. Lioresal®)
Neuropathischer Schmerz	Gapapentin (Neurontin®), Pregabalin (Lyrica®), Carbamazepin (z. B. Tegretal®), Amitriptylin (z. B. Saroten®), Opioid, selten: invasive Schmerztherapie (z. B. Nervenblockade)
Dysästhetischer Schmerz	Amitriptylin (z. B. Saroten®), Clomipramin (z. B. Anafranil®), Opioid
Nervenkompression	Dexamethason (z. B. Fortecortin®), Opioid, selten invasive Schmerztherapie (z. B. Nervenblockade)
Kopfschmerz bei Hirndruck	Dexamethason (z. B. Fortecortin®), Nicht-Opioide, Versuch mit Opioid
Knochenmetastasen	WHO Stufenplan, Steroide, Bisphosphonate, evtl. Bestrahlung
Sonstige Tumorschmerzen	WHO-Stufenplan (s. **Tab. L 1.8**)

Tab. L 1.8: WHO-Stufenplan der Tumorschmerztherapie

Stufe I: Nicht-Opioide, z. B.
Ibuprofen (z. B. Imbun®) 2–3 × 400–800 mg/d
Celecoxib (Celebrex®) 2 × 100–200 mg/d
Metamizol (z. B. Novalgin®) 5–6 × 500–1 000 mg/d
Paracetamol (z. B. Ben-u-ron®)
4–6 × 500–1 000 mg/d, ggf. auch als Saft

Stufe II: Kombination Stufe I mit schwach wirksamen Opioiden
Tramadol (z. B. Tramal®) oder Tilidin (Valoron N®) 5–6 × 50–100 mg/d, nach Ermittlung der notwendigen Tagesdosis Umstellung auf retardierte Galenik (z. B. Tramundin ret® bzw. Valoron N ret.®) alle 12 h

Stufe III: Kombination Stufe I mit stark wirksamen Opioiden
Morphin p. o., beginnend bei 2,5–5 mg 4 stdl. und je nach Schmerz und Nebenwirkungen die Dosis titrieren
nach Ermittlung der notwendigen Tagesdosis Umstellung auf MST® alle 12 h
(alternativ: Hydromorphon, Oxycodon, Buprenorphin, Levo-Methadon jeweils in angepasster Dosierung)
1/6 der Tagesdosis als kurz wirksame Bedarfsmedikation für Schmerzspitzen (alternativ: schnell wirksames Fentanyl buccal, sublingual, nasal; Dosistitration!)
bei stabilen Schmerzen transdermales Fentanyl (Durogesic SMAT®) möglich

Hinweis: beim Einsatz von Opioiden sollte in den ersten sieben Tagen eine antiemetische Prophylaxe und dauerhaft eine Behandlung mit Laxanzien durchgeführt werden

Tab. L 1.9: Nebenwirkungen von Opioiden

Häufige Nebenwirkungen:
Übelkeit/Erbrechen, Obstipation, Müdigkeit

Seltene Nebenwirkungen:
Alpträume, Desorientiertheit, Juckreiz, Mundtrockenheit, Singultus, Schwindel, Schwitzen, Halluzinationen, Myoklonien, Harnverhalt

Mögliche Zeichen der Überdosierung:
Miosis, Myoklonien, Sedierung, Koma, Atemdepression, Zyanose, Areflexie, Bradykardie, Blutdruckabfall; Antidot: Naloxon (Narcanti®)

L 1.2.7 Übelkeit und Erbrechen

Übelkeit und Erbrechen gehören bei Patienten mit einer fortgeschrittenen Erkrankung zu den häufigsten Symptomen und bedeuten für viele von ihnen eine deutliche Einschränkung der Lebensqualität. Die Ursachen für Übelkeit und Erbrechen liegen in gastraler Stase, biochemischen Veränderungen (z. B. Hyperkalzämie), erhöhtem intrakraniellen Druck, vestibulären Störungen und mechanischen Behinderungen bis hin zum Ileus. Für die Therapie stehen je nach Ursache eine Vielzahl an Medikamenten zur Verfügung, die zur Substanzklasse der Dopaminantagonisten (z. B. Haloperidol, Domperidon, Metoclopramid), der Histaminantagonisten (z. B. Cyclizin, Promethazin), Acetylcholinrezeptorantagonisten (z. B. Scopolamin) und 5-Hydroxytryptaminantagonisten (z. B. Granisetron, Ondansetron) gehören. Die Antiemetika werden nach der zugrunde liegenden Ursache, dem Wirkort und nach einem festen Zeitschema, entsprechend der Wirkdauer, sowie mit einer Bedarfsmedikation zur Dosistitration verordnet (Glare et al. 2008). Wird keine Linderung erreicht, kann eine Kombinationsbehandlung mit einem zweiten Antiemetikum, das einen anderen Wirkort und Wirkmechanismus hat, durchgeführt werden (s. **Tab. L 1.10**, modifiziert nach Allan 1993). Um die Nahrungsaufnahme zu fördern, sollten kleine, appetitlich zurechtgemachte (Lieblings-) Speisen angeboten werden. Gerüche sowie Anblicke, die selbst Übelkeit und Erbrechen auslösen, sind zu vermeiden.

L 1.2.8 Epileptische Anfälle (siehe Kap. C 1)

Terminal auftretende epileptische Anfälle, sei es bei bekannter Epilepsie oder bei Gehirntumoren, können am besten steuerbar mit Levetiracetam (Keppr®) behandelt werden. Bei jedem plötzlichen Vigilanzwechsel sollte auch ein nicht-konvulsiver Status erwogen werden (Lorenzl et al. 2008). Bei einem Status oder Serien von Anfällen empfiehlt sich die Initialbehandlung mit einem Benzodiazepin (am besten Midazolam, da am besten steuerbar) und einem Antiepileptikum (Levetiracetam, da mit den geringsten Interaktionen) im Perfusor i. v. oder s. c. (Lorenzl et al. 2010).

L 1.2.9 Myoklonien (siehe Kap. I 11)

Ursachen für terminale Myoklonien können der Häufigkeit des Auftretens nach das »twitched convulsive syndrome« bei Nierenversagen, eine Opioidüberdosierung, metabolische Veränderungen (z. B. Hypoglykämie, Hyponatriämie, Hyperkalzämie), Anticholinergika, zentrale Dopaminantagonisten (z. B. Metoclopramid) aber auch die zunehmende Schwäche sein. Seltener ist eine terminale zerebrale Hypoxie die Ursache für Myoklonien (Sjögren et al. 1993). Bei diesen hypoxischen Myoklonien ist Piracetam (z. B. Nootrop®) hilfreich, bei anderen Ursachen sollten Benzodiazepine (z. B. Midazolam bis 60 mg/24 h) oder Antiepileptika (z. B. Levetiracetam bis 4 000 mg/24 h) eingesetzt bzw. die Opioiddosis reduziert oder ein Opioidwechsel durchgeführt werden.

L 1.2.10 Hirndrucksymptomatik (siehe Kap. G 2.)

Die Symptomatik steigenden Hirndruckes, z. B. bei intrakraniellen Tumoren, beinhaltet Bewusstseinseintrübung, Kopfschmerz (Therapie s. **Tab. L 1.7**), Übelkeit und Erbrechen (Therapie s. **Tab. L 1.10**) sowie epileptische Anfälle (Therapie s. Kap. C 1). Man sollte überlegen, ob bei zunehmender terminaler Bewusstseinstrübung die Steroide belassen oder reduziert oder gar abgesetzt werden können. Einerseits soll die Symptomatik sich nicht verschlechtern, andererseits die Leidenszeit nicht unnötig verlängert werden.

Tab. L 1.10: Antiemetische Therapie

1. bei Hirndruck Dexamethason (z. B. Fortecortin®) max. 3 × 8 mg/d Haloperidol (z. B. Haldol®) 3 × 0,3–0,5 mg Levomepromazin (Neurocil®) ab 12,5 mg Alizaprid (Vergentan®) 3–6 × 50 mg Versuch mit Ondansetron (Zofran®)
2. bei Opioidtherapie (Subileus) Wechsel des Opioids Levomepromazin (Neurocil®) ab 12,5 mg 4 × 10–25 mg s. o. Haloperidol (z. B. Haldol®) 2–3 × 0,3–0,5 mg/d p. o.
3. bei Magenentleerungsstörung Metoclopramid (z. B. Paspertin®) 3–6 × 10 mg Domperidon (Motilium®) 3–6 × 10 mg

L 1.2.11 Hunger und Durst

Hunger und Durst sind als subjektiv erlebte Symptome in der Sterbephase eher die Ausnahme. Eine prophylaktische parenterale Gabe von Flüssigkeit oder gar eine vollständige parenterale Ernährung sind in der palliativen Situation in der Regel nicht indiziert (Lorenzl 2010). Eine Ausnahme kann die Dysphagie darstellen, bei der eine künstliche enterale (Magensonde, PEG) oder parenterale Ernährung notwendig sein kann. Wenn die Appetitlosigkeit für den Patienten belastend ist, kann man mit Dexamethason, Megestrolacetat (Megestat®) oder Tetrahydrocannabinol versuchen, den Appetit anzuregen.

Die Wirkung von Flüssigkeitsgabe am Lebensende auf das Wohlbefinden der Patienten ist bisher nicht abschließend geklärt (Raijmakers 2011). Mögliche Nebenwirkungen wie eine vergrößerte Harnmenge, vermehrte Aszites, eine Zunahme von gastrointestinalen und pulmonalen Sekreten und einem verstärkten Hirnödem stehen letztendlich potenziell positive Effekte, wie verminderte Übelkeit (Cerchietti 2000) gegenüber. Die Bundesärztekammer sieht in der Gabe von Flüssigkeit beim Sterbenden keine – zwingend erforderliche – Basismaßnahme, da sie für die Sterbenden eine große Belastung sein kann. Hunger und Durst als subjektive Symptome sollen jedoch – so vorhanden – gelindert werden (Bundesärztekammer 2011). Als belastendes Symptom einer leichten Dehydratation kann Mundtrockenheit – nicht gleichzusetzen mit Durst – auftreten, welche auch konsequent nach **Tab. L 1.11** behandelt werden kann (modifiziert nach Fainsinger und Bruera 1994). Unruhe und Delir auf dem Boden einer schweren Dehydratation sollte zumindest probatorisch mit Flüssigkeit behandelt werden.

Tab. L 1.11: Therapie der Mundtrockenheit

gründliche Mundpflege (alle 2 h, Angehörige anlernen)
keine Sauerstoffgabe, wenn nicht unbedingt notewendig, da Sauerstoff die Schleimhäute austrocknet!
kleine Mengen Flüssigkeit, z. B. mittels Plastikpipette
Lippen mit Vaselin oder Bepanthen® einreiben
Raumbefeuchter
ggf. bei Candidiasis Nystatin (z. B. Moronal®)
Salbei-Lutschtabletten, Ananasstückchen kauen, Speiseeis in kleinen Portionen, gestoßene Eiswürfel in feinem Tuch eingebunden etc.

(modifiziert nach Fainsinger und Bruera 1994)

L 1.2.12 Depression

Bei onkologischen (und sehr wahrscheinlich auch neurologischen) Patienten wird eine behandlungsbedürftige Depression in der Terminalphase häufig übersehen. Die Diagnose basiert auf dem Nachweis affektiver und kognitiver Störungen, da somatische Störungen in der Terminalphase nicht gewertet werden können. In einer Metaanaylyse konnte gezeigt werden, dass die Behandlung mit Antidepressiva bei Patienten in der palliativen Phase sehr wirksam ist und frühzeitig begonnen werden sollte (Rayner et al. 2011). Dabei kann es notwendig sein, einen Serotonin-Wiederaufnahmehemmer und ein tetrazyklisches Antidepressivum zu kombinieren (**Tab. L 1.12**).

Tab. L 1.12: Therapie der Depression

1. zugrundeliegende Symptome behandeln (z. B. Schmerz) 2. psychosoziale Faktoren eruieren 3. falls verzögerter Wirkungseintritt vertretbar, Serotonin-Wiederaufnahmehemmer, z. B. Citalopram (Cipramil®) oder Mirtazapin (Remergil®) trizyklische Antidepressiva (*cave*: anticholinerge Nebenwirkungen) 4. falls rascher Wirkungseintritt erwünscht und dringende Indikation, Psychostimulanzien, z. B. Methylphenidat (Ritalin®) 10–40 mg/d–40 p. o. (*cave:* Nebenwirkungen bis hin zur Psychose)

L 1.3 Psychosoziales Umfeld

Während etwa 80 % der Bevölkerung sich wünschen zu Hause zu sterben, sterben in Deutschland tatsächlich etwa 55 % im Krankenhaus. Bestrebungen, die letzte Lebensphase unter ambulanter Betreuung zu Hause zu ermöglichen, sind inzwischen auch in Deutschland vor allem durch die Hospizbewegung vertreten worden. Durch Einführung der allgemeinen ambulanten Palliativversorgung (AAPV) und der speziellen ambulanten Palliativversorgung (SAPV) hat sich der Gesetzgeber verpflichtet, flächendeckend eine palliative Versorgung sicherzustellen. Die SAPV-Teams bestehen aus Ärzten, Pflegekräften und Sozialarbeitern, die einen Teil der notwendigen Versorgung zu Hause übernehmen können und somit die Anzahl von Krankenhausaufenthalten reduzieren sollen.

Für das psychosoziale Umfeld des Patienten spielt die Familie die entscheidende Rolle. Eine einfühlsame Einbindung der Angehörigen in die Betreuung kann erheblich zur Verbesserung der Lebensqualität des Patienten beitragen. Wichtig ist es, den Kranken rechtzeitig auf die Möglichkeit zunehmend eingeschränkter Hirnleistungen und damit auch der Geschäftsfähigkeit (z. B. bei Hirntumoren) hinzuweisen. Es ist notwendig, den Patienten und die Angehörigen über Art und Zweck der Palliativmaßnahmen frühzeitig aufzuklären. Nicht vergessen werden sollte auch, den Patienten oder die Angehörigen rechtzeitig auf die Möglichkeit eines geistlichen Beistandes hinzuweisen, zumal die Unterlassung schwere Schuldgefühle der Hinterbliebenen zur Folge haben kann. Gelegentlich werden insbesondere in Tumorzentren hilfreiche Psychologendienste angeboten.

Wenn die letzten Tage im Krankenhaus durchlebt werden, sollte es den Angehörigen ermöglicht werden, unabhängig von der Tageszeit so viel Zeit wie möglich bei dem Kranken verbringen zu können. Nach dem Versterben des Patienten ist darauf zu achten, dass die Angehörigen in Ruhe und an einem würdigen Ort Abschied nehmen können. Dies kann eine pathologische Trauerreaktion vermeiden helfen (Cathcart 1988).

Wichtige Adressen für weiterführende Informationen

Deutsche Gesellschaft für Palliativmedizin e. V.
Aachener Str. 5
10713 Berlin
(www.dgpalliativmedizin.de).

Deutscher Hospiz und PalliativVerband (DHPV)
Aachener Str. 5
10713 Berlin
(www.hospiz.net).

L 1.4 Literatur

Abernethy AP, McDonald CF, Frith PA, Clark K, Herndon JE 2nd, Marcello J, Young IH, Bull J, Wilcock A, Booth S, Wheeler JL, Tulsky JA, Crockett AJ, Currow DC. Effect of palliative oxygen versus room air in relief of breathlessness in patients with refractory dyspnoea: a double-blind, randomised controlled trial. Lancet. 2010 Sep 4;376 (9743):784–793.

Allan SG. Nausea and vomiting. In: Doyle D, Hanks GWC, Macdonald N, eds. Oxford Textbook of Palliative Medicine. Oxford: Oxford University Press; 1993.p. 282–290.

Andrews M, Bell ER, Smith SA, Tischler JF, Veglia JM. Dehydration in terminally ill patients – Is it appropriate palliative care? Postgrad Med 1993;93:201–208.

Bayerisches Justizministerium. Vorsorge für Unfall, Krankheit und Alter durch Vollmacht, Patientenverfügung, Betreuungsverfügung. München: Bayerisches Justizministerium; 2001 (Internet: www.justiz.bayern.de).

Bockelbrink A. Häusliche Langzeitbeatmung – beeindruckender Erfolg und gute Resonanz. Therapiewoche 1991;41:1792–1797.

Bruera E, de Stoutz N, Velasco-Leiva A, Schoeller T, Hanson J. Effects of oxygen on dyspnoea in hypoxaemic terminal cancer patients. Lancet 1993;342:13–14.

Bundesärztekammer. Handreichungen für Ärzte zum Umgang mit Patientenverfügungen. Deutsches Ärzteblatt 1999;96:A-2720–1.

Bundesärztekammer. Grundsätze der ärztlichen Sterbebegleitung. Deutsches Ärzteblatt 2011;108(7):A346–348.

Caraceni A, Grassi L. Delirium: Acute Confusional States in Palliative Medicine. Oxford: Oxford University Press; 2003.

Cathcart F. Seeing the body after death. Brit Med J 1988; 297:997–998.

Cerchietti L, Navigante A, Sauri A, et al. Hypodermoclysis for control of dehydration in terminal-stage cancer. Int J Palliat Nurs 2000;6 (8):370–374.

Expert Working Group of the European Association for Palliative Care. Morphine in cancer pain: modes of administration. Brit Med J 1996;312:823–826.

Fainsinger R, Bruera E. The management of dehydration in terminally ill patients. J Pall Care 1994;10:55–59.

Gärtner J, Voltz R, Golla H, Ostgathe C (2006) Schmerztherapie und symptomorientierte Behandlung in der Palliativmedizin. Bundesgesundheitsblatt – Gesundheitsforschung – Gesundheitsschutz 49:1097–1103.

Glare PA, Dunwoodie D, Clark K, Ward A, Yates P, Ryan S, Hardy JR. Treatment of nausea and vomiting in terminally ill cancer patients. Drugs 68 (18):2575–2590, 2008.

Hanks GWC, Portenoy RK, MacDonald N, O'Neill WM. Difficult pain problems. In: Doyle D, Hanks GWC, Macdonald N, eds. Oxford Textbook of Palliative Medicine. Oxford: Oxford University Press; 1993.p. 257–274.

Jellinek E. Palliative care in neurological disorders. In: Doyle D, ed. Palliative Care: The management of far advanced illness. Beckenham, Kent: Croom Helm; 1984.p. 188–199.

Kalso E, Edwards JE, Moore RA, McQuay HJ. Opioids in chronic non-cancer pain: systematic review of efficacy and safety. Pain 2004;112 (3):372–380.

Killeen ME. Clinical clowning: Humor in hospice care. Am J Hospice Pall Care 1991;5/6:23–27.

Klaschik E. Schmerztherapie und Symptomkontrolle in der Palliativmedizin. In: Husebo S, Klaschik E, eds. Palliativmedizin. Berlin, Heidelberg: Springer; 2003.p. 181–213.

Lorenzl S. et al., Flüssigkeit und Ernährung am Lebensende — Entscheidungsfindung und medizinisch-ethische Problembereiche, Zeitschrift für med. Ethik, 2010;56 (2):121–130.

Lorenzl S, Mayer S, Feddersen B, Jox R, Noachtar S, Borasio GD. Nonconvulsive status epilepticus in palliative care patients. J Pain Symptom Manage 2010;40 (3): 460–465.

Mazzocato C, Buclin T, Rapin CH. The effects of morphine on dyspnea and ventilatory function in elderly patients with advanced cancer: a randomized double-blind controlled trial. Ann Oncol 1999;10:1511–1514.

Mercadante S, DeConno F, Ripamonti C. Propofol in terminal care. J Pain Symptom Manage 1995;10:639–642.

Müller-Busch HC, Radbruch L, Strasser F, Voltz R. Definitions and recommendations for palliative sedation. Dtsche Med Wochensch 2006;131:2733–6.

Nauck F, Ostgathe C, Klaschik E. Symptoms and symptom control during the last 3 days of life. Eur J Palliat Care 1999;7:81–84–81.

Neudert C, Oliver D, Wasner M, Borasio GD. The course of the terminal phase in patients with amyotrophic lateral sclerosis. J Neurol 2001;248:612–616.

O'Brien T, Kelly M, Saunders C. Motor neuron disease: a hospice perspective. Brit Med J 1992;304:471–473.

Rayner L, Price A, Evans A, Valsraj K, Hotopf M, Higginson IJ. Antidepressants for the treatment of depression in palliative care: systematic review and meta-analysis. Palliat Med 2011;25:36–51.

Raijmakers NJ, van Zuylen L, Costantini M, Caraceni A, Clark J, Lundquist G, Voltz R, Ellershaw JE, van der Heide A; on behalf of OPCARE9.Artificial nutrition and hydration in the last week of life in cancer patients. A systematic literature review of practices and effects. Ann Oncol 2011;22:1478–1486.

Saunders C. Terminal care. In: Weatherall DJ, Ledingham DJJ, Warvell DA, eds. Oxford Textbook of Medicine. Oxford: Oxford University Press; 1987.p. 28.1–28.13.

Sjögren P, Jonsson T, Jensen N-H, Drenck N-E, Jensen TS. Hyperalgesia and myoclonus in terminal cancer patients treated with continuous intravenous morphine. Pain 1993;55:93–97.

Stenager EN, Stenager E. Suicide and patients with neurologic diseases – Methodologic problems. Arch Neurol 1992;49:1296–1303.

The American Academy of Neurology Ethics and Humanities Subcommittee. Palliative care in neurology. Neurology 1996;46:870–872.

Truog RD, Berde CB, Mitchell C, Grier HE (1992) Barbiturates in the care of the terminally ill. N Engl J Med 1992;327:1678–1682.

Voltz R, Bernat J, Borasio GD, Maddocks I, Oliver D, Portenoy R, eds. Palliative Care in Neurology. Oxford: Oxford University Press; 2004.

Voltz R, Borasio GD. Palliative Therapie in der Neurologie. Nervenarzt 1994;65:220–225.

Ward S, Goldberg N, Miller-McCauley V, Mueller C, Nolan A, Pawlik-Plank D, Robbins A, Stormoen D, Weissman DE. Patient-related barriers to management of cancer pain. Pain 1993;52:319–324.

Wee B, Hillier R. Interventions for noisy breathing in patients near to death. Cochrane Database Syst Rev 2008. (1): CD005177.

World Health Organization. Cancer Pain Relief and Palliative Care. Geneva: WHO, Technical Report Series No.804; 1990.

World Health Organization. National Cancer Control Programmes. Policies and Managerial Guidelines (2nd edition). Geneva: WHO; 2002.

L 2 Ethische und rechtliche Aspekte der Neurologie

von R. Jox und M. Frings

L 2.1 Grundlagen der Ethik

Ethik ist im weiteren Sinn die Reflexion von Moral, im engeren Sinn die (philosophische) Wissenschaft von der Moral (Pieper 2003). Unter Moral wird ein System sozialer Regeln, Sitten und Werte verstanden, das bestimmte Handlungs- und Charaktermuster als lobens- bzw. tadelnswert beurteilt. Während sich die Allgemeine Ethik mit moralischen Fragen befasst, die generell im Zusammenleben von Menschen vorkommen (z. B. die Zulässigkeit von Lügen), konzentriert sich die Angewandte Ethik auf bestimmte gesellschaftliche Bereiche, in denen spezifische moralische Fragestellungen auftauchen. Die Angewandte Ethik teilt sich daher in Bereichsethiken auf, z. B. die Umweltethik, politische Ethik oder Medizinethik (Nida-Rümelin 1996).

Das Vorgehen der Ethik ist begründungsbasiert, d. h. es müssen rational überzeugende Gründe (Argumente) für Thesen angegeben werden. Dabei können drei Ebenen identifiziert werden, auf denen ethisch argumentiert wird:

1. die *deskriptive Ethik* beschreibt moralisch relevante Handlungsmuster, Motive, Charaktere, Konsequenzen, Normen und Werte und nutzt dafür auch empirisch-sozialwissenschaftliche Forschung;
2. die *normative Ethik* sucht allgemeingültige Kriterien oder Prinzipien der Moral und argumentiert in Sollens-Aussagen;
3. die *Metaethik* analysiert die Sprache der Ethik und führt die verschiedenen ethischen Theorien auf philosophische Grundstrukturen zurück (Frankena 1994).

Zu den derzeit einflussreichsten ethischen Theorien zählen die Deontologie, der Utilitarismus, die Tugendethik, die Diskursethik und der Kontraktualismus. Deontologische Ethiken gehen davon aus, dass es basale ethische Prinzipien gibt, die als Sollens-Aussagen bestimmten Handlungstypen zuzuordnen sind (z. B. »Du sollst nicht töten«). Einer der bekanntesten Vertreter ist Immanuel Kant (Kant 1961). Der Utilitarismus bewertet Handlungen allein danach, welche Konsequenzen sie im Einzelfall hervorbringen und favorisiert diejenigen Handlungen, welche den größtmöglichen Gesamtnutzen befördern (Mill 1976). Im Gegensatz zu solchen handlungsorientierten Ethiktheorien fokussiert die Tugendethik auf den handelnden Menschen und seinen Charakter, seine Tugenden und Laster (Foot 1978). Die Diskursethik vermeidet Letztbegründungen und setzt auf den rational-argumentativen Diskurs unter Gleichberechtigten als Basis einer Verständigung und Konsensbildung (Habermas 1991). Der Kontraktualismus, auch Vertragstheorie genannt, begründet ethische Aussagen mit dem Gedankenexperiment, dass Menschen sich rational auf bestimmte Prinzipien einer gerechten Gesellschaftsordnung einigen würden, wenn sie zunächst nichts über sich selbst und ihre Stellung in der Gesellschaft wüssten (Rawls 1999).

Die in der Medizinethik dominante Theorie ist die der vier Prinzipien biomedizinischer Ethik (Beauchamp und Childress 2008). Danach lassen sich moralische Fragen der Medizin ethisch untersuchen, indem vier Gebote gegeneinander abgewogen werden sollen: 1 der Respekt vor der Autonomie des Patienten, 2. die Verpflichtung, dem Patienten zu nützen und sein Wohl zu mehren (*beneficence*), 3. das Gebot des Nichtschadens (*nonmaleficence*) und 4. die Forderung der Gerechtigkeit.

L 2.2 Neuroethik allgemein

Als eigenständiges Wissenschaftsfeld entwickelte sich das Fach »Neuroethik« nach der Konferenz »Neuroethics: Mapping the Field« 2002 in San Francisco (Bernat 2008). Trotz diverser Definitionen lassen sich konstante Merkmale benennen: Neuroethik ist eine Wissenschaft, die sich mit den ethischen Herausforderungen befasst, welche sich aus der neurowissenschaftlichen Forschung samt neurotechnologischen Innovationen, ihrer Anwendung im Gesundheitswesen sowie ihren Auswirkungen auf andere gesellschaftliche Bereiche ergeben. Sie umfasst auch die ethische Reflexion neurowissenschaftlicher Erkenntnisse über die Moral selbst und die ihr zugrunde liegenden kognitiven, emotionalen und motivationalen Phänomene.

Neuroethik wird zunehmend als eine eigene Bereichsethik betrachtet, neben etwa der Medizinethik oder der Forschungsethik. Folgende Gründe unterstützen dies: 1. Das Gehirn ist eines der komplexesten Systeme; die dadurch bedingte Subspezialisierung in der Hirnforschung bei einem zugleich nur rudimentären Verständnis des Gehirns führt zu besonderen ethischen Problemen. 2. Die ethische Bewertung der Hirnforschung ist eine in besonderem Maße reflexive und interdependente Angelegenheit, zumal auch die Hirnforschung selbst die Fundamente der Ethik wie die Freiheit des Willens und moralisches Urteilen naturwissenschaftlich untersucht und traditionelle Konzepte infrage stellt. 3. Die Neurowissenschaften und ihre Anwendungen berühren besonders viele Fragen der Anthropologie und Metaphysik, etwa die Fragen nach dem Wesen des Menschen oder nach der Identität einer Person. 4. Die Hirnforschung ist *die* aktuelle Leitwissenschaft und beeinflusst die verschiedensten gesellschaftlichen Bereiche, z. B. Pädagogik oder Ökonomie (sprachlich oft ausgedrückt in den Begriffen

»Neuropädagogik« etc.). Wissenschaftstheoretisch kann man von einem neuen Paradigma sprechen, vergleichbar den Paradigmen der Genetik, Evolutionstheorie oder Psychoanalyse. Diese durchgreifende soziale Wirkung und die damit verbundenen Erwartungshaltungen an die Hirnforschung begründen besondere ethische Fragestellungen. Im Folgenden werden fünf kontroverse Fragestellungen der Neuroethik vorgestellt.

L 2.3 Spezielle Fragestellungen

L 2.3.1 Neuroenhancement

Unter Enhancement versteht man eine Verbesserung gesunder Körperfunktionen durch den Gebrauch von Medikamenten. Häufig wird es gleichgesetzt mit Neuroenhancement, also der Verbesserung gesunder Gehirnfunktionen, speziell geistig-intellektueller Fähigkeiten. Die Anwendungsgebiete sind dreierlei:

1. kognitives Enhancement zielt darauf, Konzentration, Merkfähigkeit, Kreativität oder logische Denkleistung zu verbessern;
2. emotionales Enhancement soll die Stimmung heben oder Gefühle intensivieren, und
3. sonstige Formen von Enhancement bezwecken etwa eine Steigerung der Motivation oder eine Beeinflussung des Schlaf-Wach-Rhythmus.

Dabei werden Pharmaka eingesetzt, die zur Behandlung psychischer Erkrankungen zugelassen und verschreibungspflichtig sind. Aus den bekannten Wirkungen bei Kranken werden Hypothesen über das funktionssteigernde Potenzial bei Gesunden abgeleitet.
Vereinzelt wurden Effekte in Studien mit kleinen Fallzahlen und kurzen Laufzeiten belegt, aber zum Großteil sind sie ungeprüft. Zudem ist die Hypothese, wonach Medikamente auch in Gesunden diejenigen Funktionen steigern, die sie bei Kranken im defizitären Zustand ausgleichen, grundsätzlich angreifbar. Laut einer systematischen Übersichtsarbeit gibt es für das Psychostimulans Methylphenidat Daten, die eine Verbesserung der Gedächtnisleistung bei Gesunden zeigen, und wurde für Modafinil belegt, dass es die Aufmerksamkeit steigern und nach Schlafdeprivation Wachheit, Merkfähigkeit und Exekutivfunktionen kurzzeitig erhalten kann (Repantis et al. 2010). Eine ebenfalls randomisierte, placebokontrollierte Studie mit gemischten Amphetaminsalzen zeigte, dass diese bestimmte Kreativitätsleistungen steigern können, aber nur bei Probanden, die zuvor ein geringes Maß an Kreativität zeigten. Bei Menschen mit hoher Kreativität dagegen verschlechterte es diese Leistungen (Farah et al. 2008). Der als Antidementivum bekannte Acetylcholinesterase-Inhibitor Donepezil hat in einer kleinen randomisierten, placebokontrollierten Studie an älteren Piloten eine Verbesserung der Konzentrationsleistung im Flugsimulator bewirkt (Yesavage et al. 2002). Antidepressiva führen offenbar nur bei manchen Gesunden zu einer gewissen und kurzfristigen Verbesserung sozialer und emotionaler Kompetenzen (Repantis et al. 2010).

Über die gesellschaftliche Enhancement-Praxis gib es zahlreiche Umfragen. Eine der ersten und bekanntesten Umfragen war die der Zeitschrift »Nature«, die zutage förderte, dass jeder fünfte Leser schon einmal Medikamente zur Steigerung von Konzentration, Gedächtnis oder Wachheit genommen habe, zumeist Methylphenidat oder Modafinil (Maher 2008). 5 bis 35 Prozent der amerikanischen Highschool- und College-Studenten haben Umfragen zufolge bereits Stimulanzien zur Verbesserung der kognitiven Fähigkeiten eingenommen (Wilens et al. 2008).

In der ethischen Diskussion um die Frage der Zulässigkeit von Neuroenhancement lassen sich drei argumentative Ebenen unterscheiden: anthropologische, individualethische und sozialethische Begründungen (President's Council on Bioethics 2003). Auf der anthropologischen Ebene stehen sich das »transhumanistische« und das »naturalistische« Menschenbild gegenüber. Behaupten die Transhumanisten, es gehöre integral zum Menschsein, dass der Mensch sein Wesen selbst gestalte und sich zu verbessern trachte, halten die Naturalisten dagegen, es gebe eine dem Menschen vorgegebene menschliche Natur, die zu respektieren sei, und es gefährde die Fortexistenz der menschlichen Spezies, wenn der Mensch sich aus Hybris in Richtung des Perfekten oder Göttlichen steigern wolle.
Individualethische Argumente gegen das Enhancement betonen besonders die teils unabsehbaren Langzeitrisiken dieser Psychopharmaka, z. B. ihr Suchtpotenzial oder mögliche Persönlichkeitsveränderungen. Zudem wird angeführt, dass die Wirksamkeit der meisten Substanzen für Enhancement-Zwecke nicht hinreichend bewiesen sei. Dem halten die Befürworter entgegen, die personale Autonomie des Einzelnen sei das entscheidende Argument gegen eine paternalistische Beschränkung von Enhancement: Jeder habe das Recht, seine Leistungen mit Medikamenten zu verbessern, solange er anderen nicht schade. Von beiden Seiten werden Analogie-Argumente angeführt: Während die einen sagen, Enhancement sei dem Gebrauch gängiger Genussmittel wie Kaffee oder der Nutzung sozialer Ressourcen wie Erziehung und Talentförderung vergleichbar, behaupten andere, es ähnle dem Gebrauch illegaler Drogen oder dem Einsatz von Doping im Sport. Viele betonen den Unterschied zwischen Therapie und Enhancement, jedoch ist diese Abgrenzung aufgrund der kontroversen Definition von Krankheit – gerade in der Psychiatrie – ein angreifbares Argument.
Drittens gibt es die sozialethische Begründungsebene. Gegen das Enhancement werden dabei ins Feld geführt, dass es zu einer leistungsbezogenen, egoistischen und uniformen Gesellschaft führe, dass sozialer Konformitätsdruck auf vulnerable Mitglieder der Gesellschaft entstehe und dass die gesellschaftliche Kultur verarme, da statt sozialer Bemühungen wie Erziehung, Bildung, Kunst und Wissenschaft die individuellen Glücks- und Leistungsziele durch die »Abkürzung« psychoaktiver Drogen erreicht würden. Verteidiger des Enhancements betonen hingegen, dass eine Gesellschaft sogar gerechter und demokratischer werden könne, da es für Benachteiligte leichter sei, sich durch Enhancement zu verbessern als im sozialen Milieu auf-

zusteigen. Eine grundsätzliche Wertungsdifferenz zwischen medikamentös-chemischen und sozialen Methoden einer Persönlichkeitsentwicklung halten sie für unbegründet, zumal beide zu denselben synaptischen Veränderungen im Gehirn führten.

L 2.3.2 Umgang mit Zufallsbefunden bei bildgebenden Verfahren in der Forschung

Wenn ein Proband an einer wissenschaftlichen Untersuchung teilnimmt, besteht die Möglichkeit, dass ein unerwarteter Zufallsbefund erhoben wird, ohne dass im Rahmen der wissenschaftlichen Fragestellung danach gesucht wurde. Solche Zufallsbefunde, die teilweise erhebliche klinische Relevanz für den Probanden haben können, treten besonders häufig im Rahmen moderner bildgebender Verfahren auf. Dabei werden am häufigsten asymptomatische Hirninfarkte, zerebrale Aneurysmen und gutartige Hirntumoren (Vernooij et al. 2007), aber auch typische Läsionen einer bisher asymptomatischen Encephalomyelitis disseminata und Anlagestörungen wie Arnold-Chiari-Malformationen nachgewiesen. In etwa 2 % der Fälle handelt es sich um Befunde, die weitere Untersuchungen erfordern (Katzman et al. 1999).

Obwohl die meisten wissenschaftlichen Untersuchungen mit bildgebenden Verfahren unter Beteiligung von Ärzten durchgeführt werden und an einigen Untersuchungen neben gesunden Probanden auch Patienten mit vorbekannten Erkrankungen teilnehmen, betonen Heinemann et al. (2007), dass bei wissenschaftlichen Untersuchungen kein typisches Arzt-Patienten-Verhältnis vorliegt. Sie beziehen sich dabei auf die prinzipienorientierte Medizinethik, die von Beauchamp und Childress (2008) formuliert wurde und den Respekt der Autonomie des Patienten, Schadensvermeidung, Fürsorge und Gerechtigkeit beinhaltet. Das Prinzip der Fürsorge im Sinne einer Förderung des Wohls und Nutzens des individuellen Patienten ist gerade in der Grundlagenforschung nicht das Ziel der Untersuchungen. Auch das Prinzip der Gerechtigkeit mit einer fairen Verteilung von Gesundheitsleistungen kann im Rahmen wissenschaftlicher Untersuchungen keine Anwendung finden. Heinemann et al. (2007) betonen aber die Bedeutung des Respekts vor der Autonomie der Probanden, der Ausdruck in der Forderung des informierten Einverständnisses (*informed consent*) auch in wissenschaftlichen Untersuchungen findet. Aus dem Autonomieprinzip ergibt sich eine umfangreiche Aufklärung über die Möglichkeit von Zufallsbefunden, die als Risiko der Untersuchung vermittelt werden müssen. Aus Zufallsbefunden kann sich eine Diagnose ergeben, deren Kenntnis vom Probanden möglicherweise gar nicht gewünscht ist und zur Notwendigkeit weiterer Untersuchungen führt, zur Beeinträchtigung der Lebensqualität, zu psychischen Störungen und auch zu versicherungsrechtlichen Konsequenzen. Umgekehrt muss der Proband darüber informiert sein, dass die wissenschaftliche Untersuchung eine zerebrale Bildgebung aus individualdiagnostischen Gründen nicht ersetzen kann. Zur Lösung dieses Problems gibt es verschiedene Ansätze. So wird am National Institute of Health (NIH) bei jedem Probanden eine zusätzliche klinische neuroradiologische Diagnostik durchgeführt (Check 2005), in anderen Einrichtungen werden alle Forschungsdaten durch einen Neuroradiologen befundet (Pickard und Gillard 2005) oder nur bei Auffälligkeiten zur Befundung ein Neuroradiologe hinzugezogen. In einer Veröffentlichung der Ergebnisse eines Workshops vom NIH und der Stanford University (Illes et al. 2008) wurde empfohlen, die Möglichkeit einer klinischen neuroradiologischen Befundung vorzuhalten.

Das Prinzip der Autonomie bedeutet neben der Aufklärung über die Risiken einer Untersuchung auch das Recht auf das Wissen über die Ergebnisse, aber auch ein Recht auf Nichtwissen. Dieses Recht auf Nichtwissen kann zu einem Konflikt zwischen Autonomie und Schadensvermeidung führen, z. B. bei Nachweis eines Hirntumors und Ablehnung des Patienten, über die Untersuchungsergebnisse informiert zu werden. In der Situation der wissenschaftlichen Untersuchung ist ein solcher Konflikt vermeidbar, wenn sie nur unter der Voraussetzung durchgeführt wird, dass der Proband in die Mitteilung der Ergebnisse bereits im Vorhinein einwilligt (Heinemann et al. 2007).

L 2.3.3 Tiefe Hirnstimulation

Wenn Patienten an einem fortgeschrittenen Parkinson-Syndrom mit den motorischen Komplikationen der Wirkfluktuationen und Dyskinesien leiden, besteht die Möglichkeit einer Behandlung durch stereotaktische Elektrodenimplantation zur tiefen Hirnstimulation in den Nucleus subthalamicus. Neben einer Reduktion der Phasen von Unter- und Überbeweglichkeit konnte gezeigt werden, dass die Lebensqualität der Patienten, die mit tiefer Hirnstimulation behandelt wurden, besser war als die einer optimal medikamentös behandelten Kontrollgruppe. Darüber hinaus konnte der Erfolg einer Behandlung des essenziellen Tremors und der generalisierten Dystonie durch Elektrodenimplantation in den Ncl. ventralis intermedius thalami bzw. des Globus pallidus internus nachgewiesen werden (s. Kap. I 3).

Der Ncl. subthalamicus hat dorsolateral einen sensomotorischen, ventral einen kognitiv-assoziativen und ventromedial einen limbischen Teil (Temel et al. 2005). Daher kommt es durch die tiefe Hirnstimulation häufig nicht nur zu den erwünschten Wirkungen auf die Motorik, sondern auch zu neuropsychologischen und psychiatrischen Nebenwirkungen. Hierbei handelt es sich vor allem um Störungen der Wortflüssigkeit und des verbalen Arbeitsgedächtnisses sowie um Depression, Apathie, hypomanische Zustände, Impulskontrollstörungen und Hypersexualität (Voon et al. 2006). Auch psychosoziale Anpassungsstörungen treten auf. So kann es zu Veränderungen der innerfamiliären Rollenverteilung und Aktualisierung von Konflikten kommen, die aufgrund der vorherigen Abhängigkeit vom Partner verdrängt wurden (Schupbach et al. 2006). Bei der tiefen Hirnstimulation handelt es sich damit nicht nur um einen Eingriff in die körperliche Integrität, sondern auch in die gesamte Persönlichkeit und deren Umfeld. Durch die Operation im Wachzu-

stand kann von dem Patienten im Gegensatz zur Pharmakotherapie der Eingriff in die Hirnfunktion als Überschreitung der Grenzen der eigenen Leiblichkeit und Personalität unmittelbar erlebt werden. Auch bei der Einstellung der Stimulationsparameter mit dem Programmiergerät durch den Arzt erlebt der Patient die Veränderung seiner Beweglichkeit und möglicherweise auch seiner geistigen und seelischen Verfassung unmittelbar.
Aufgrund dieser Besonderheiten der Therapie durch die tiefe Hirnstimulation erfordert der Respekt vor der Autonomie des Patienten neben der Aufklärung über die Risiken der Operation eine intensive Aufklärung über alternative Behandlungsmöglichkeiten wie Apomorphin- oder Duodopa-Pumpe und eine Aufklärung über neuropsychologische und psychiatrische Nebenwirkungen sowie soziale Konsequenzen. Die Methode der tiefen Hirnstimulation erfordert darüber hinaus eine sehr hohe Sorgfaltspflicht, da der therapeutische Effekt abhängig ist von Erfahrung und Zusammenspiel verschiedener Berufsgruppen in Vorbereitung, Operation und Rehabilitation. Die Langzeitbetreuung stellt ebenfalls eine erhebliche Verantwortung dar. Im Rahmen der Verlaufsbeobachtung muss aufgrund einer erhöhten Suizidrate sehr aufmerksam auf depressive Störungen und Impulskontrollstörungen geachtet werden. Ein weiterer Aspekt der Verantwortung ergibt sich daraus, dass der behandelnde Neurologe enorm viele Informationen über den Patienten aus prä-, intra- und postoperativer Phase gesammelt hat, die sich nur schwer an weiterbehandelnde Neurologen übermitteln lassen, wenn der Patient einen Arztwechsel wünscht.

Ein Problem in der klinischen Forschung zur tiefen Hirnstimulation ergibt sich daraus, dass bei einem solch invasiven Verfahren Scheinoperationen ethisch nicht vertretbar sind und aufgrund der Operation im Wachzustand mit einem unmittelbaren Stimulationseffekt auch methodisch schwer umsetzbar wären. In bisherigen Studien wurde mit einer optimalen medikamentösen Therapie verglichen oder in einem Delayed-Start-Design eine Hälfte der Patienten über mehrere Monate mit einer Sham-Stimulation behandelt, bis sie ebenfalls eine wirksame Stimulation erhalten haben. Ein solches Delayed-Start-Design ist nach Nachweis der Wirksamkeit bei der jeweiligen Indikation ebenfalls nicht mehr ethisch vertretbar. Aktuell wird in der Studie EARLYSTIM (Controlled Trial of Deep Brain Stimulation in Early Patients With Parkinson's Disease, NCT00354133) in einem randomisierten Vergleich mit der optimalen medikamentösen Therapie der Frage nachgegangen, ob bei M. Parkinson bereits beim Auftreten erster Fluktuationen die Lebensqualität langfristig durch die tiefe Hirnstimulation gebessert werden kann. Bisher beträgt beim M. Parkinson die durchschnittliche Erkrankungsdauer bis zur Durchführung der tiefen Hirnstimulation 14 Jahre. Dadurch werden Patienten mit noch erhaltenen sozialen und beruflichen Kompetenzen von der Therapie ausgeschlossen, was eine mögliche Ursache der seltenen beruflichen Rehabilitation trotz verbesserter motorischer Fähigkeiten sein könnte (Volkmann und Ceballos-Baumann 2009).
Für Patienten mit therapieresistenten Zwangsstörungen wurde in den USA die tiefe Hirnstimulation im Rahmen einer Humanitarian Device Exemption zugelassen. Dabei handelt es sich um eine Ausnahmeregelung für die vereinfachte Zulassung technischer Geräte zur Behandlung seltener Krankheiten. Mehrere kleine, nicht-kontrollierte Studien liegen auch zur Behandlung der therapieresistenten Depression und seit Kurzem auch zu Abhängigkeits- und Demenzerkrankungen vor. Aufgrund bisher fehlender kontrollierter Studien und des häufig eingeschränkten Entscheidungsvermögens psychiatrischer Patienten sollte die tiefe Hirnstimulation in der Psychiatrie auf Patienten mit schwerstem Leidensdruck und fehlenden weiteren therapeutischen Optionen beschränkt bleiben. Alle Ergebnisse solcher Operationen, auch Ausgänge mit negativem Erfolg, sollten publiziert oder in zentralen Registern erfasst werden. Die Operationen sollten nur in Zentren mit entsprechender psychiatrischer und neurochirurgischer Erfahrung durchgeführt werden (Schläpfer und Kayser 2010).

Nach dem aktuellen Stand der Forschung bietet die tiefe Hirnstimulation keinen Raum für die Steigerung normaler Fähigkeiten im Sinne eines Neuroenhancement (s. Kap. L 2.3.1) (Synofzik und Schläpfer 2008).

L 2.3.4 Einwilligungsfähigkeit

Rechtlich betrachtet basiert jeder medizinische Eingriff auf den beiden Säulen der Indikation und der informierten Einwilligung des Patienten. Die Fähigkeit des Patienten zur rechtsgültigen Einwilligung steht aber in der Neurologie oft infrage. Ist jemand nicht in der Lage, die Folgen und Tragweite einer Behandlung geistig zu erfassen und/oder seinen Willen danach zu bestimmen, gilt er als nicht einwilligungsfähig. Dabei sind folgende sechs Merksätze zu beachten:

1. Einwilligungsfähigkeit ist stets der Regelfall, die Abweichung muss begründet werden.
2. Einwilligungsfähigkeit ist nicht mit Geschäftsfähigkeit gleichzusetzen, da Letztere die zivilrechtlich definierte Fähigkeit zu Rechtsgeschäften meint und tendenziell höhere Anforderungen enthält, während der strafrechtliche Begriff der Einwilligungsfähigkeit sich darauf bezieht, dass eine Person Anderen erlaubt, in ihre Grundrechte (z. B. das Recht auf körperliche Unversehrtheit) einzugreifen – es gibt also Patienten, die nicht geschäftsfähig, wohl aber einwilligungsfähig sind.
3. Die Einwilligungsfähigkeit ist nicht an ein Mindestalter gebunden; auch Minderjährige können bei gegebener geistig-sittlicher Reife einwilligungsfähig sein.
4. Einwilligungsfähigkeit muss immer am Individuum und in der Situation beurteilt werden, weshalb es nicht statthaft ist, bestimmte Krankheitsgruppen wie Demenzkranke a priori davon auszuschließen.
5. Die Anforderungen an die Einwilligungsfähigkeit sind umso höher, je größer die Tragweite und die Risiken der anstehenden Behandlungsentscheidung sind.

6. Die Einwilligungsfähigkeit muss im Kontext der medizinischen Praxis von einem Arzt festgestellt und dokumentiert werden.

Die Überprüfung der Einwilligungsfähigkeit im Einzelfall ist ein ärztliches Urteil, das Erfahrung und Schulung verlangt (Appelbaum 2007). Entscheidend ist das Gespräch mit dem Patienten. Das Einbüßen der Einwilligungsfähigkeit setzt zunächst eine geistig-sittliche Unreife, eine Krankheit, eine kognitive Störung oder eine geistige Behinderung voraus. Diese muss so ausgeprägt sein, dass mindestens eine der fünf folgenden Fähigkeiten, die für autonomes Entscheiden notwendig sind, gestört ist: Der Betreffende ist dann nicht einwilligungsfähig, wenn er entscheidungsrelevante Sachverhalte nicht verstehen, Folgen und Risiken der Handlungsoptionen nicht zu seiner individuellen Situation in Beziehung setzen, diese Handlungsoptionen nicht im Lichte seines Wertesystems gewichten, daraus keinen Willensentschluss ableiten oder diesen nicht äußern kann. Bisher gibt es keine allgemein anerkannte Operationalisierung oder Objektivierung zur Feststellung der Einwilligungsfähigkeit.

Ist ein Patient nicht einwilligungsfähig, benötigt der Arzt mit Ausnahme von Notfällen die Einwilligung eines rechtlichen Vertreters (Jox et al. 2008). Dies ist entweder ein Bevollmächtigter oder ein Betreuer. Der Bevollmächtigte ist eine direkt vom Patienten in geschäftsfähigem Zustand beauftragte Vertrauensperson, in der Regel ein Angehöriger. Die dafür genutzte Vorsorgevollmacht muss schriftlich erteilt, datiert und unterschrieben sein. Weitere formale Erfordernisse gibt es nicht, eine notarielle Beglaubigung ist nicht nötig. Liegt keine gültige Vollmacht vor, so muss vom Betreuungsgericht am Amtsgericht ein Betreuer eingesetzt werden. Bevollmächtigte und Betreuer haben dieselben Befugnisse und Pflichten, beide sind stets an den geäußerten oder mutmaßlichen Patientenwillen gebunden.

L 2.3.5 Entscheidungen am Lebensende

Es gehört zu den Aufgaben eines jeden Arztes, Patienten bis zum Tod zu begleiten und Sterbenden Beistand zu leisten (Bundesärztekammer 2011a). Dabei stehen Arzt, Patient und Angehörige oft vor der Frage, ob und wann das Sterben zugelassen werden darf. Die EURELD-Studie untersuchte in sechs europäischen Ländern repräsentativ alle Todesfälle über neun Monate, indem sie alle letztbehandelnden Ärzte retrospektiv befragte (van der Heide et al. 2003). Dabei zeigte sich, dass 66–71 % aller Todesfälle nicht unerwartet eintraten und in 23–51 % aller Fälle Entscheidungen zum Verzicht lebenserhaltender Maßnahmen und anderen Formen der »Sterbehilfe« getroffen wurden. Auf Intensivstationen geschehen 50–90 % aller Todesfälle im Rahmen von Verzichtsentscheidungen und stellen mithin ein Sterbenlassen dar (Vincent et al. 2004). Auch deutsche Intensivmediziner berichten, dass sie mindestens einmal monatlich mit solchen Entscheidungen konfrontiert werden (Jox et al. 2010).
Der bewusste Verzicht auf lebenserhaltende Behandlung, sei es als Unterlassung einer möglichen Behandlung oder als Beendigung einer laufenden Therapie, mit dem Ziel, das Sterben des Patienten an einer tödlich verlaufenden Erkrankung zuzulassen, wurde früher als »passive Sterbehilfe« bezeichnet. Darunter fallen der Verzicht auf die invasive Beatmung bei ALS-Patienten oder die Unterlassung einer Reanimation bei Patienten mit fortgeschrittenen Hirntumoren genauso wie das *Terminal Weaning* bei Beatmungspflichtigen oder die Reduktion der Nahrungs- und Flüssigkeitszufuhr über die PEG-Sonde bei Patienten im persistierenden vegetativen Zustand. Der Bundesgerichtshof hat jüngst bekräftigt: »Sterbehilfe durch Unterlassen, Begrenzen oder Beenden einer begonnenen medizinischen Behandlung (Behandlungsabbruch) ist gerechtfertigt, wenn dies dem tatsächlichen oder mutmaßlichen Patientenwillen entspricht (§ 1901a BGB) und dazu dient, einem ohne Behandlung zum Tode führenden Krankheitsprozess seinen Lauf zu lassen. Ein Behandlungsabbruch kann sowohl durch Unterlassen als auch durch aktives Tun vorgenommen werden« (Bundesgerichtshof 2010). Selbstverständlich kann und muss eine lebenserhaltende Behandlung auch unterbleiben, wenn sie ärztlich nicht indiziert ist (Bundesgerichtshof 2003). Die Bundesärztekammer spricht von einer Änderung des Behandlungsziels von der kurativen zur palliativen Zielsetzung, um deutlich zu machen, dass der Patient auch nach der Entscheidung gegen lebenserhaltende Maßnahmen mit unvermindertem Engagement symptomlindernd behandelt werden muss (Bundesärztekammer 2011a).
Die Entscheidung über den Einsatz lebenserhaltender Maßnahmen ist besonders schwierig, wenn der Patientenwille nicht evident ist. Mittels Patientenverfügungen können Menschen im einwilligungsfähigen Zustand für den Fall der Einwilligungsunfähigkeit festlegen, ob sie in bestimmte künftige Eingriffe einwilligen oder nicht (Deutscher Bundestag 2009). Eine Patientenverfügungd ist für Ärzte und Betreuer und Bevollmächtigte rechtlich bindend, sofern sie auf die aktuelle Lebens- und Behandlungssituation zutrifft und von einem einwilligungsfähigen Volljährigen schriftlich verfasst wurde. Liegt keine oder keine gültige Verfügung vor, so muss nach den Behandlungswünschen und dem mutmaßlichen Willen des Patienten entschieden werden, wobei insbesondere frühere mündliche und schriftliche Äußerungen, ethische oder religiöse Überzeugungen und sonstige persönliche Wertvorstellungen des Patienten zu berücksichtigen sind. Die Entscheidung muss nur dann vom Betreuungsgericht genehmigt werden, wenn Rechtsvertreter und Arzt sich in Bezug auf den Patientenwillen nicht einig sind.

Am Lebensende kann es Situationen geben, in denen den Ärzten nicht klar ist, ob eine hoch dosierte palliative Therapie, etwa mit Opioiden oder Benzodiazepinen, nicht als unbeabsichtigte Nebenwirkung des Sterbeprozesses beschleunigen könnte. Dies kann laut höchstrichterlicher Rechtsprechung in Kauf genommen werden (»indirekte Sterbehilfe«), da das primäre Ziel der Symptomlinderung das Risiko überwiegt (Bundesgerichtshof 2003). Palliativmedizinische Studien haben jedoch erwiesen, dass korrekt dosierte Opioide und Sedativa keine signifikante Lebensverkürzung zur Folge

haben (Sykes et al. 2002). Das Gleiche gilt für die palliative Sedierung als Maximalform der Symptomlinderung bei therapierefraktären, schwersten Symptomen (Maltoni et al. 2009).
Strafbar ist in Deutschland per § 216 Strafgesetzbuch die gezielte Tötung einer Person auf deren Verlangen hin, auch wenn die Person schwer krank ist. Die Beihilfe zum Suizid ist in Deutschland nicht strafbar, allerdings ist sie den Ärzten – zumindest laut der neuen Musterberufsordnung von 2011 – berufsrechtlich untersagt (Bundesärztekammer 2011a, Bundesärztekammer 2011b).

L 2.4 Literatur

Applebaum PS. Assessment of patients' competence to consent to treatment. New Engl J Med 2007;357: 1834–1840.
Beauchamp TL, Childress JF. Principles of Biomedical Ethics. 6. Aufl. Oxford: Oxford University Press; 2008.
Bernat JL. Ethical Issues in Neurology. 3rd ed. Philadelphia, PA: Lippincott, Williams and Wilkins; 2008.
Bundesärztekammer. Grundsätze der Bundesärztekammer zur ärztlichen Sterbebegleitung. Dtsch Ärztebl 2011a:108:346–348.
Bundesärztekammer. (Muster-) Berufsordnung für die in Deutschland tätigen Ärztinnen und Ärzte. Dtsch Ärztebl 2011b;108:A1980–1992.
Bundesgerichtshof. Urteil des 12. Zivilsenats vom 17.03. 2003. BGHZ 154,205.
Bundesgerichtshof. Urteil des 2. Strafsenats vom 25.06. 2010. 2StR454/09.
Check E. Brain-scan ethics come under the spotlight. Nature 2005;433:185.
Deutscher Bundestag. Drittes Gesetz zur Änderung des Betreuungsrechts. Bundesgesetzblatt 2009;48:2286– 2287.
Farah MJ, Illes J, Cook-Deegan R, Gardner H, Kandel E, King P, Parens E, Sahakian B, Wolpe PR. Neurocognitive enhancement: what can we do and what should we do? Nat Rev Neurosci 2004;5:421–425.
Foot P. Virtues and Vices. Oxford: Blackwell; 1978.
Frankena WK. Analytische Ethik. Eine Einführung. 5. Aufl. München: dtv; 1994.
Habermas J. Erläuterungen zur Diskursethik. Frankfurt am Main: Suhrkamp; 1991.
Heinemann T, Hoppe C, Listl S, Spickhoff A, Elger CE. Zufallsbefunde bei bildgebenden Verfahren in der Hirnforschung. Dtsch Ärztebl 2007;104:1982–1987.
Illes J, Kirschen MP, Edwards E, Bandettini P, Cho MK, Ford PJ, Glover GH, Kulynych J, Macklin R, Michael DB, Wolf SM, Grabowski T, Seto B. Practical approaches to incidental findings in brain imaging research. Neurology 2008;70:384–390.
Jox RJ, Heßler H-J, Borasio GD. Entscheidungen am Lebensende, Vorsorgevollmacht und Patientenverfügung. Nervenarzt 2008;79:729–739.
Jox RJ, Krebs M, Fegg M, Reiter-Theil S, Frey L, Eisenmenger W, Borasio GD. Limiting life-sustaining treatment in German intensive care units: A multiprofessional survey. J Crit Care 2010;25:413–419.
Kant I. Kritik der praktischen Vernunft. Stuttgart: Reclam; 1961.
Katzman GL, Dagher AP, Patronas NJ. Incidental findings on brain magnetic resonance imaging from 1000 asymptomatic volunteers. JAMA 1999;282:36–39.
Maher B. Poll results: look who's doping. Nature 2008;452:674–675.
Maltoni M, Pittureri C, Scarpi E, Piccinini L, Martini F, Turci P, Montanari L, Nanni O, Amadori D. Palliative sedation therapy does not hasten death: results from a prospective multicenter study. Ann Oncol. 2009;20: 1163–1169.
Mill JS. Der Utilitarismus. Stuttgart: Reclam; 1976.
Naumann M, Volkmann J; Deep-Brain Stimulation for Dystonia Study Group.Pallidal deep-brain stimulation in primary generalized or segmental dystonia. N Engl J Med 2006;355:1978–1990.
Nida-Rümelin J. Angewandte Ethik. Die Bereichsethiken und ihre theoretische Fundierung. Stuttgart: Kröner; 1996.
Pickard JD, Gillard JH. Guidelines reduce the risk of brain-scan shock. Nature 2005;435:17.
Pieper A. Einführung in die Ethik. 5. Aufl. Tübingen und Basel: A. Francke UTB; 2003.
President's Council on Bioethics. Beyond Therapy: Biotechnology and the Pursuit of Happiness. Washington D.C. 2003. (http://bioethics.georgetown.edu/pcbe/reports/beyondtherapy/index.html, Zugriff am 09.09. 2010).
Rawls J. A Theory of Justice. Revised Edition. Cambridge: Belknap Press of Harvard University Press; 1999.
Repantis D, Schlattmann P, Laisney O, Heuser I. Modafinil and methylphenidate for neuroenhancement in healthy individuals: a systematic review. Pharmacol Res 2010; 62:187–206.
Schläpfer TE, Kayser S. Die Entwicklung der tiefen Hirnstimulation bei der Behandlung therapieresistenter psychiatrischer Erkrankungen. Nervenarzt 2010;81: 696–701.
Schupbach M, Gargiulo M, Welter ML et al. Neurosurgery in Parkinson disease: a distressed mind in a repaired body? Neurology 2006;66:1811–1816.
Sykes N, Thorns A. The use of opioids and sedatives at the end of life. Lancet Oncol 2003;4:312–318.
Synofzik M, Schläpfer TE. Stimulating personality: ethical criteria for deep brain stimulation in psychiatric patients and for enhancement purposes. Biotechnol J 2008;3: 1511–1520.
Temel Y, Blokland A, Steinbusch HW, Visser-Vandewalle V. The functional role of the subthalamic nucleus in cognitive and limbic circuits. Prog Neurobiol 2005;76: 393–413.
Van der Heide A, Deliens L, Faisst K et al. (2003) End-of-life decision-making in six European countries: descriptive study. Lancet362:345–350.
Vernooij MW, Ikram MA, Tanghe HL, Vincent AJ, Hofman A, Krestin GP, Niessen WJ, Breteler MM, van der Lugt A. Incidental findings on brain MRI in the general population. N Engl J Med 2007;357:1821–1828.
Vincent JL, Berre J, Creteur J (2004) Withholding and withdrawing life prolonging treatment in the intensive care unit: a current European perspective. Chron Respir Dis 1:115–120.
Volkmann J, Ceballos-Baumann A. Wann ist der richtige Zeitpunkt für eine tiefe Hirnstimulation bei Morbus Parkinson? Akt Neurol 2009;36:S7–11.
Voon V, Kubu C, Krack P, Houeto JL, Tröster AI. Deep brain stimulation: neuropsychological and neuropsychiatric issues. Mov Disord 2006;21:S305–327.
Wilens TE, Adler LA, Adams J, Sgambati S, Rotrosen J, Sawtelle R, Utzinger L, Fusillo S. Misuse and diversion of stimulants prescribed for ADHD: a systematic review of the literature. J Am Acad Child Adolesc Psychiatry 2008;47:21–31.
Yesavage JA, Mumenthaler MS, Taylor JL, Friedman L, O-Hara R, Sheikh J, Tinklenberg J, Whitehouse PJ. Donepezil and flight simulator performance: Effects on retention of complex skills. Neurology 2002;59:123–125.

M Therapieinduzierte Nebenwirkungen in der Neurologie

1 Nebenwirkungen medikamentöser Therapie in der Neurologie 1487
von O. Kastrup, D. M. Hermann und H. C. Diener

M

M 1 Nebenwirkungen medikamentöser Therapie in der Neurologie

*von O. Kastrup, D. M. Hermann und H. C. Diener**

Unerwünschte Medikamentenwirkungen stellen ein erhebliches Versorgungsproblem in der Medizin dar. In der ambulanten Versorgung weisen 20 % aller älteren Patienten Arzneistoff-Nebenwirkungen auf, die zum Absetzen oder Wechsel der Präparate zwingen (Shi et al. 2008). Etwa 5–10 % aller Hospitalisierungen sind auf Arzneistoff-Nebenwirkungen zurückzuführen (Shi et al. 2008). Unter den Arzneistoffen, die in besonderer Weise zur Hospitalisierung führen, sind zahlreiche Substanzen, die in der Neurologie zum Einsatz gelangen, nämlich Blutdruckmittel, Antikoagulanzien und Digitalispräparate (Shi et al. 2008).

Viele in der Neurologie gebräuchliche Medikamente haben ihren Angriffspunkt im zentralen oder peripheren Nervensystem. Derartige Arzneistoffe verursachen 2–4 % aller stationären Aufnahmen (Dickey und Moro 1990). Nebenwirkungen dieser Arzneistoffe sind ebenfalls oft zentralnervöser Natur. Infolge der Gabe derartiger Substanzen treten typischerweise Schwindelbeschwerden, Gleichgewichtsstörungen, kognitive Störungen oder Schlafstörungen auf. Das Vorhandensein zentralnervöser Nebenwirkungen impliziert, dass die Substanzen in der Lage sind, die Blut-Hirn-Schranke zu überwinden, die für die allermeisten Arzneistoffe eine unüberwindbare Diffusionsbarriere darstellt (Hermann et al. 2006). Bemerkenswerterweise ist die Blut-Hirn-Schranke allerdings bei vielen neurologischen Erkrankungen gestört. Auch im Alter besitzt die Blut-Hirn-Schranke eine erhöhte Permeabilität. Dies dürfte ein wichtiger Grund für das häufige Auftreten von Arzneistoff-Nebenwirkungen in dieser Patientengruppe sein.

Auch andere Aspekte sollten bei der Arzneistoff-Therapie älterer Menschen Berücksichtigung finden. Die Resorption oral aufgenommener Arzneistoffe erfolgt bei älteren Menschen etwas verzögert (Shi et al. 2008). Dies ist vermutlich auf die reduzierte Darmperistaltik, die verminderte Darmdurchblutung und geringerer Absorptionsflächen im Darm zurückzuführen. Arzneistoffe fluten somit langsamer als bei jungen Menschen im Körper an. Das Verteilungsvolumen der Arzneistoffe hingegen nimmt aufgrund der im Regelfall bestehenden Zunahme der Körpermasse zu, was für lipophile Substanzen zu niedrigeren, für hydrophile Substanzen, angesichts des verhältnismäßig kleineren wässrigen Verteilungsraums, zu höheren Plasmakonzentrationen führt (Shi et al. 2008). Für zahlreiche hydrophile Pharmaka, wie z. B. Digoxin, kann hieraus die Notwendigkeit einer Dosisreduktion resultieren.

Die Plasmaeiweißbindung wird durch das Alter wahrscheinlich nicht nennenswert beeinflusst. Allerdings kann es infolge von Hyponatriämien im Zusammenhang mit anderen medizinischen Zuständen, z. B. einer Niereninsuffizienz, zu verminderter Plasmaeiweißbindung kommen, weshalb Arzneistoffe im Blut vermehrt in freier, d. h. ungebundener Form vorliegen. Hieraus kann eine Arzneiüberdosierung erfolgen, die unter Umständen klinisch symptomatisch wird. Als Konsequenz der Reduktion des Lebervolumens und der Leberdurchblutung verlangsamt sich im Alter der hepatische Stoffwechsel (Shi et al. 2008). Aus diesem Grund ist die Arzneistoff-Clearance, insbesondere im Rahmen von Cytochrom-P450 abhängigen Phase-I-Stoffwechselprozessen, vermindert. Dies in Zusammenhang mit einer oftmals ebenfalls bestehenden Niereninsuffizienz kann Konsequenzen für die Arzneistoff-Elimination haben, sodass Medikamente verstärkt im Blut anfluten.

Polypharmazie und Polypragmasie sind wichtige Gründe für das Auftreten unerwünschter Arzneistoffwirkungen in der Medizin. Vor dem Hintergrund der oftmals bestehenden Multimorbidität sind ältere Menschen vorrangig von diesem Problem betroffen (Hermann 2010). Beim Einsatz multipler Arzneistoffe steigt die Rate unerwünschter Wirkungen keinesfalls linear, sondern exponentiell mit der Medikamentenzahl. Durch Arzneistoff-Interaktion kann es zur wechselseitigen Verdrängung der Substanzen aus ihrer Plasmaeiweißbindung mit hieraus resultierendem Anstieg der Konzentration freier Arzneistoffe kommen, darüber hinaus zur wechselseitigen Beeinflussung der zentralnervösen Arzneistoff-Elimination über die Induktion und Inhibition von Blut-Hirn-Schranke-ständigen Transportproteinen sowie zu wechselseitigen Veränderungen des Arzneistoffmetabolismus über die Induktion oder Inhibition von hepatischen Cytochrom P450 Oxidasen.

Aus den genannten Gründen sollte der Vielfach-Einsatz von Medikamenten i. S. einer symptomorientierten Polypragmasie insbesondere bei älteren Menschen kritisch evaluiert werden. Arzneistoffe mit unscharf umrissener Indikation – Benzodiazepine, Neuroleptika und Schmerzmittel sind hierfür ein gutes Beispiel – sollten, wenn möglich und ärzt-

* Autoren dieses Kapitels in der 5. Auflage: O. Kastrup und H. C. Diener.

lich vertretbar, weggelassen werden. Benzodiazepine, Neuroleptika und Schmerzmittel sind ein häufiger Grund für Stürze im Alter (Hegemann et al. 2009). Benzodiazepine beeinflussen aufgrund ihrer die Muskeln relaxierenden und sedierenden Wirkung zudem die Rehabilitation der Patienten in ungünstiger Weise. Neuroleptika erhöhen wahrscheinlich auch noch die kardiovaskuläre Mortalität (Ray et al. 2001).

Im Folgenden wird auf Medikamentengruppen, die in der klinischen Neurologie von besonderer Bedeutung sind, im Einzelnen eingegangen.

M 1.1 Zentral wirksame Pharmaka

M 1.1.1 Neuroleptika

Neuroleptika wirken sedierend und antipsychotisch. Sie entfalten ihre Wirkung neben der Blockade von anderen Neurotransmittern hauptsächlich über eine Blockade der Dopaminrezeptoren, nicht nur im mesolimbischen Bereich, sondern bei klassischen Neuroleptika ausnahmslos und bei atypischen Neuroleptika geringer im extrapyramidal-motorischen (nigrostriatalen) System und im Hypothalamus. Die extrapyramidal-motorischen Nebenwirkungen sind an die im extrapyramidal-motorischen System angreifende antidopaminerge Potenz gekoppelt. Weitere Nebeneffekte werden durch die antimuskarinerge, antinikotinerge, antiserotonerge, antihistaminerge und alphablockierende Wirkung der Neuroleptika ausgelöst.

Wichtigste Nebenwirkungen

Von den typischen Neuroleptika bewirken insbesondere Phenothiazine und Thioxanthene durch die Blockade von Alpharezeptoren eine orthostatische Hypotension. Die kardiotoxische Wirkung führt insbesondere bei trizyklischen Neuroleptika zu Repolarisationsstörungen. Phenothiazine können insbesondere bei vorbestehender kardialer Schädigung einen AV-Block und Tachykardien bis zum Kammerflimmern provozieren. Besonders trizyklische und klassische Neuroleptika haben häufig anticholinerge Nebenwirkungen: Mundtrockenheit, Obstipation, Harnverhalt bei Prostataadenom, Akkomodationsstörungen und Engwinkelglaukom. Neuroleptika können Hautreaktionen mit Erythem, Fotodermatitis und Exantheme hervorrufen. Seltene Nebenwirkungen sind: Atemdepression (nur bei vorbestehender respiratorischer Insuffizienz), Temperaturregulationsstörung mit Hyperthermie, Hyperprolaktinämie mit Galaktorrhoe und Impotenz, Amenorrhoe und Gewichtszunahme. Sehr selten kommt es zu Agranulozytose, häufig allerdings zu einer isolierten, zum Teil passageren Leukopenie (bis zu 10 % der behandelten Patienten). Neuroleptika können hepatotoxisch wirken.

Nebenwirkungen im Bereich des peripheren und zentralen Nervensystems

Alle typischen Neuroleptika bewirken im Bereich des motorischen und extrapyramidal-motorischen Systems Nebenwirkungen (siehe Kap. J 3). Im Einzelnen kommt es gehäuft zu:

a) Parkinsonoid (4–30 %) mit Hypokinese, mimischer Starre, axialer Apraxie und geringem Tremor;
b) Frühdyskinesien (2–10 %) mit tonischen Zungen- und Schlundkrämpfen, Dyskinesien des Gesichts, Blickkrämpfen mit okulogyren Krisen, Torsionsdystonie und choreatiformen Bewegungsabläufen. Selten sind Myoklonien. Akute Dyskinesien werden mit Anticholinergika wie Biperiden (Akineton®) intravenös behandelt;
c) Akathisie (7–10 %). Dieses ist eine quälende Unruhe in den Beinen mit dem Zwang umherlaufen zu müssen. Anticholinergika sind hierbei relativ wirkungslos, Dosisreduktion oder Umsetzen auf atypische Neuroleptika ist nötig. Die oben genannten Nebenwirkungen (a bis c) bilden sich zumeist nach Absetzen der Neuroleptika folgenlos zurück.
d) Spätdyskinesie tritt bei individueller Prädisposition nach langfristiger Neuroleptika-Therapie auf. Das Risiko steigt mit der neuroleptischen Potenz, dem Alter und der Behandlungsdauer. Es treten Hyperkinesen, vor allem orofazial wie auch choreatiforme, ballistische oder athetoide Bewegungsstörungen auf. Bei der auch als Spätdyskinesie gewerteten sogenannten tardiven Dystonie treten insbesondere axial dystone Phänomene auf. Zerebrale Vorschädigung prädisponiert zur Entwicklung von Spätdyskinesien. Die Therapie der Spätdyskinesie ist schwierig und häufig unbefriedigend, weshalb ihre Prävention besonders wichtig ist. Da besonders hochpotente Neuroleptika die Ausbildung von Spätdyskinesien auslösen können, sollten diese möglichst niedrig dosiert und nicht langfristig verabreicht werden. Die Symptome nehmen nach Reduktion der Neuroleptika vorübergehend zu. Als langfristige Therapieoption ist Neuroleptikaverzicht (wenn möglich) oder alternativ das Umsetzen auf atypische Neuroleptika (Clozapin, Leponex® Olanzapin, Zyprexa® oder Quetiapin, Seroquel®) erforderlich. Kurzfristig kann die Gabe von Clonazepam (Rivotril®) sinnvoll sein, auch wurden unter hoch dosierter Gabe von Vitamin E (1 600 I. E./d über 8 Wochen) oder Sulpirid bis 600 mg/d (Dogmatil®) positive Effekte berichtet.

Unter den klassischen Neuroleptika können insbesondere Thioxanthene und Phenothiazine über eine Senkung der Krampfschwelle zu einer Auslösung von Grand mal-Anfällen führen. Dieses muss insbesondere bei Patienten mit einer Epilepsie berücksichtigt werden. Die Wirkung von Phenytoin und anderen Antiepileptika kann hierdurch antagonisiert werden. Eine bedenkenswerte Nebenwirkung aller, selbst schwach potenter Neuroleptika kann eine neuroleptikainduzierte Depression sein. Dieses gilt auch für intramuskulär verabreichte Depot-Neuroleptika in der Indikation als Tranquilizer wie Fluspirilen (z. B. Imap®) oder Flupentixol (Fluanxol®). Eine sehr seltene und gravierende Nebenwirkung ist das maligne Neuroleptika-Syndrom mit hohem Fieber, Tachykardie, Inkontinenz, massivem Rigor und Bewusstseinstrübung bis zum Koma. Parallel steigen CK und LDH an. Unbehandelt beträgt die Mortalität über 50 %. Therapeutisch werden Dopaminagonisten, Amantadin (PK-Merz®) oder Dantamacrin intravenös (Dantrolen®, 4–10 mg/kg

Tab. M 1.1: Medikamente mit extrapyramidal-motorischen Nebenwirkungen

Antihistaminika	Doxorubicin	Metoclopramid
Carbamazepin	Fenfluramin	Ondansetron
Chloroquin	Flunarizin	Papaverin
Cimetidin	Fluoxetin	Phenytoin
Cinnarizin	L-Dopa	Reserpin
	Lithium	Valproat
Neuroleptika		
Selten	**Häufig**	**Sehr häufig**
Chlorprothixen	Chlorpromazin	Benperidol
Levomepromazin	Perphenazin	Flupentixol
Pipamperon	Triflupromazin	Fluspirilen
Perazin		Haloperidol
Promethazin		Pimozid
Sulpirid		
Thioridazin		

Körpergewicht/Tag) empfohlen. Auch die Elektrokrampf-Therapie (EKT) ist wirksam.

Unter Therapie mit hochpotenten Neuroleptika (Haloperidol, Benperidol) wurden plötzliche Todesfälle beobachtet, deren Genese unklar ist (Herzstillstand?, Bulbärparalyse?). Neuere Studien zeigten bei alten dementen Patienten auch bei Verwendung moderner Atypika (auch Olanzapin, Quetiapin) eine erhöhte zerebrovaskuläre Mortalität, sodass bei der Verwendung in der Indikation »Dämpfung von Agitiertheit bei Dementen« zu größerer Vorsicht geraten wird. Risperidon hat als einziges Atypikum die Zulassung zur Therapie dementer Patienten.

M 1.1.1.1 Atypische Neuroleptika

Insbesondere das atypische Neuroleptikum Clozapin (Leponex®) zeigt bis auf Einzelfallberichte keine extrapyramidal-motorischen Nebenwirkungen und kann unter Beachtung des Agranulozytose-Risikos und der obligaten wöchentlichen Blutbildkontrollen (für 18 Wochen und dauerhaft alle 4 Wochen) bei Patienten mit unvertretbar starken Früh- oder Spätdyskinesien nach klassischen Neuroleptika verabreicht werden. Auch bei Patienten mit Morbus Parkinson kann Clozapin antipsychotisch eingesetzt werden. Auch Clozapin selber kann bei prädisponierten Patienten über die Senkung der Krampfschwelle Krampfanfälle auslösen. EEG-Veränderungen mit schwerer Allgemeinveränderung und steilen Abläufen ohne klinisches Korrelat sind nicht selten. Die Hoffnung, dass auch die anderen atypischen neuen Neuroleptika weniger extrapyramidale Nebenwirkungen haben, hat sich leider nicht erfüllt. Risperidon (Risperdal®) hat laut neueren Studien eine verglichen mit Haloperidol nicht deutlich niedrigere Rate an extrapyramidal-motorischen Symptomen (EPMS). Olanzapin (Zyprexa®) scheint allerdings im Vergleich zu Haloperidol seltener EPMS auszulösen (19 versus 45 %). Quetiapin (Seroquel®) scheint auch deutlich seltener EPMS auszulösen und ist dementsprechend als Alternative zu Clozapin auch bei Parkinson-Patienten zu erwägen. Amisulprid (Solian®) zeigt als eher niederpotentes atypisches Neuroleptikum kaum EPMS.

Absolute Kontraindikationen

Patienten mit Parkinson-Syndromen sollten als absolute Kontraindikation nicht mit klassischen Neuroleptika behandelt werden. Relative Kontraindikationen stellen dar: Epilepsie, Glaukom, arterielle Hypotonie, Depressionen, Ulcus ventriculi und duodeni, Niereninsuffizienz und Herzinsuffizienz.

Wechselwirkungen

Neuroleptika können die Wirkung von Antihypertensiva, Antihistaminika und Sedativa potenzieren. Es besteht bei gleichzeitiger Gabe von Kaffee, Tee, Cola-Getränken, Milch, Antazida und Anticholinergika eine verminderte Resorption. Wirkungsverstärkung findet sich bei gleichzeitiger Einnahme von Antikonvulsiva, Phenylbutazon, Lithium, Doxycyclin und bei Rauchern (Nikotin).

Rückbildungstendenz der Nebenwirkungen

Nach Absetzen bilden sich Nebenwirkungen gut und rasch zurück. Spätdyskinesien können allerdings persistieren.

M 1.1.2 Thymoleptika

Die klassischen trizyklischen Antidepressiva ähneln sich sehr im Spektrum ihrer zentral-nervösen Nebenwirkungen. Hierbei kann es durch eher sedierende Antidepressiva, wie Amitriptylin (z. B. Saroten®), Doxepin (Aponal®) oder Trimipramin (z. B. Stangyl®), zu zentraler Dämpfung mit Sedierung und Müdigkeit, bei Überdosierung auch Eintrübung kommen. Aktivierende Antidepressiva wie z. B. Desipramin (z. B. Pertofran®), Imipramin (z. B. Tofranil®) können zur Antriebssteigerung mit innerer Unruhe und Schlafstörung führen. Dieses gilt auch für MAO-Hemmer, wobei ältere MAO-Hemmer

(Tranylcypromin, Jatrosom®) wegen ihrer zahlreichen Nebenwirkungen nur beschränkt eingesetzt werden sollten. Neue selektive MAO-A-Hemmer wie Moclobemide (Aurorix®) erlauben wegen ihrer guten Verträglichkeit eine breitere Anwendung.

Wichtigste Nebenwirkungen

Bei Behandlungsbeginn können Tachykardien, orthostatische Hypotension und bei vorbestehender Herzerkrankung Rhythmusstörung sowie ein AV-Block auftreten. Häufige Nebenwirkungen sind bei trizyklischen Antidepressiva orthostatische Hypotension, verminderte Magenmotilität, Mundtrockenheit, Harnverhalt, vor allem bei Prostata-Adenom, Impotenz, Erhöhung des Augeninnendrucks und Hörstörungen. Seltene Nebenwirkungen sind Blutbildveränderungen mit Thrombozytopenie und Agranulozytose (selten bei Mianserin, Tolvin®) sowie die Entwicklung eines cholestatischen Ikterus. MAO-Hemmer können Leberschäden, Hyper- und Hypotension, Gewichtszunahme und Obstipation verursachen, Moclobemide (Aurorix) verursacht als relevante Nebenwirkung Irritation und Unruhe. Bei alten Patienten mit Ulcusleiden kann es unter SSRI zu vermehrtem Magenbluten kommen.

Nebenwirkungen im Bereich des peripheren und zentralen Nervensystems

Trizyklika können zu zentraler Dämpfung mit Müdigkeit (Amitriptylin, Doxepin oder Trimipramin) oder zur Antriebssteigerung mit innerer Unruhe und zu Schlafstörungen (Desipramin, Imipramin) führen. Gefährlich ist das besonders bei vorgeschädigten oder älteren Menschen auftretende zentral-anticholinerge Intoxikationssyndrom (ZAS) mit vegetativen Entgleisungen und Verwirrtheitszuständen bis zum Delir (Kastrup et al. 2000). Es tritt zumeist auf bei Überdosierung eines oder in der Kombination mehrerer anticholinerg wirkender Thymo- oder Neuroleptika. Durch trizyklische Thymoleptika kommt es zu einer Senkung der Krampfschwelle, wobei insbesondere auch das tetrazyklische Maprotilin (Ludiomil®) zur Krampfschwellensenkung und deutlichen EEG-Veränderungen führen kann. Zu Beginn der Behandlung kommt es unter Trizyklika häufiger zu Parästhesien und Kopfschmerzen, bei Langzeitbehandlung in höheren Dosen tritt ein hochfrequenter Haltetremor auf. Therapeutisch ist, falls eine Dosisreduktion nicht möglich ist, die Beigabe eines Betablockers, z. B. Propranolol hilfreich. Spezielle Nebenwirkungen der neueren nicht-trizyklischen Thymoleptika sind die Auslösung von Migräneattacken bei Viloxazin (Vivalan®) sowie parkinsonoidartige und extrapyramidale Nebenwirkungen bei Fluoxetin (Fluctin®). Selektive Serotonin-Wiederaufnahmehemmer (SSRI) wie Fluoxetin (Fluctin®), Fluvoxamin (Fevarin®), Citalopram (Cipramil®), Sertralin (Gladem® oder Zoloft®) und Paroxetin (Seroxat® oder Tagonis®) verursachen in der genannten Reihenfolge in absteigender Häufigkeit Unruhe, Tremor und Schlaflosigkeit. Die neuen Antidepressiva der Gruppe der Noradrenalin-Serotonin-Wiederaufnahme-Inhibitoren (NSRI) wie Venlafaxin (Trevilor®) können Agitiertheit, Angst, Schwindel und Sehstörung auslösen. Die neuere Substanz Duloxetin (Cymbalta®) löst ähnliche NW, zumeist aber Nausea aus. Noradrenerge und spezifisch serotoninerge Antidepressiva (NaSSA) wie Mirtazapin (Remergil®) können ähnliche Nebenwirkungen haben, führen allerdings häufiger zu einer Sedierung. Auch unter Therapie mit Nefazodon (Nefadar®) kommt es gelegentlich zur Sedierung. Der erste selektive Noradrenalin-Wiederaufnahme-Inhibitor (selektiver NARI) Reboxetin (Edronax®) scheint bis auf einen leichten Tremor keine gravierenden ZNS-Nebenwirkungen zu haben. Häufiger wird allerdings über Blasenstörungen geklagt, bei rascher Aufdosierung über Schwindel und Übelkeit. Die neue Substanzgruppe der Melatoninagonisten wie Agomelatonin (Valdoxan®) scheint bis auf initiale Müdigkeit und Schwindel nebenwirkungsarm.

Tab. M 1.2: Medikamente, die Verwirrtheitszustände und Delirien auslösen können

Amantadin
Antiarrhythmika (Disopyramid, Giluritmal, Mexiletin, Propafenon)
Antihistaminika
Anticholinergika (Biperiden, Benzatropin, Trihexyphenidyl)
Amphetamine
Atropin
Baclofen
Barbiturate
Benzodiazepinentzug
Betablocker
Bromocriptin
Chinidin
Glukokordicoide
Glykoside
Isoniazid
L-Dopa
Lisurid
Lokalanästhetika (paravasal oder i v.)
Meprobamat
Methyldopa
Miconazol
Morphin
Neuroleptika (Phenothiazine und Thioxanthene z. B. Perazin)
Pergolid
Opiatentzug
Reserpin
Scopolamin
Spironolacton
Sympathomimetika
Theophylline
Thymoleptika (nur anticholinerg wirkende Tri- und Tetrazyklika, z. B. Amitritpylin, Imipramin, Maprotilin)
Valproat
Vigabatrin
Zolpidem

Absolute Kontraindikationen

Eine Kombination mit Sedativa und hochpotenten Neuroleptika muss mit Vorsicht erfolgen. Kontraindikationen sind Epilepsie, akute Schizophrenie, Delir, Herzinsuffizienz, Herzrhythmusstörungen und Niereninsuffizienz.

Wechselwirkungen

Nebenwirkungen der Thymoleptika werden durch die gleichzeitige Gabe von Neuroleptika, hormonalen Kontrazeptiva und Cimetidin potenziert. Ihre Wirkung wird durch die Gabe von Phenobarbital und Rauchen gehemmt. Bei Kombination von Trizyklika und anticholinergen Parkinson-Medikamenten potenzieren sich die anticholinergen Nebenwirkungen (Blase, Auge, ZNS). Die Gefahr einer Ausbildung eines ZAS steigt. Schilddrüsenhormone potenzieren die Wirkung von Thymoleptika. Eine Kombination Johanniskraut mit selektiven Serotonin-Wiederaufnahmehemmern ist ungünstig, da es zu einem toxischen Serotonin-Syndrom kommen kann.

Rückbildungstendenz der Nebenwirkungen

In der Regel komplette Rückbildung.

Lithiumsalze: Lithium (Hypnorex®, Quilonum®) hat bei überhöhtem Spiegel und Intoxikationen neben kardialer Toxizität ZNS-Nebenwirkungen mit Bewusstseinstrübung bis zum Koma und Krampfanfälle zur Folge. Auch bei normalen Spiegeln können schon deutliche EEG-Abnormalitäten auftreten. Typisch ist darüber hinaus für eine Lithium-Therapie ein hochfrequenter Haltetremor, der häufig bei leichter Dosisreduktion verschwindet. Hilfreich kann auch hier eine Zusatzmedikation mit einem Betablocker (Propranolol) sein. Selten treten deutliche Kleinhirnsymptome (Atrophie), insbesondere durch Kombination mit hochpotenten Neuroleptika auf. Schwere zerebelläre Dauerschäden durch Lithiumintoxikation sind unter Fieber und Exsikkose beschrieben.

M 1.1.3 Antispastika und Muskelrelaxanzien

M 1.1.3.1 Baclofen (Lioresal®)

Wichtigste Nebenwirkungen

Übelkeit, Verstopfung, Inkontinenz.

Nebenwirkungen im Bereich des peripheren und zentralen Nervensystems

Die GABA-erge Wirkung führt spinal über die Wirkung auf Interneurone zu einer Spastikabnahme, kann zentral aber inhibitorisch oder paradox exzitatorisch wirken. Während der Behandlung kann es zu Müdigkeit, Depression, Muskelhypotonie, Kopfschmerzen, Schwindel und zu einer mit der Dosis zunehmenden reversiblen Verstärkung von Paresen kommen. Sehr selten kommt es zu Verwirrtheit oder Antriebssteigerung. Bei Epileptikern können Anfälle provoziert werden.

Absolute Kontraindikationen

Magen- und Darmulcera, Leberschädigung, Epilepsie und frische zerebrale Ischämie stellen Kontraindikationen dar.

Wechselwirkungen

Baclofen potenziert die Wirkung von Sedativa. Trizyklische Antidepressiva verstärken die Wirkung von Baclofen.

M 1.1.3.2 Dantamacrin (Dantrolen®)

Wichtigste Nebenwirkungen

Eine Hepatitis kann bei Dosen über 300 mg/d auftreten. Wöchentliche Transaminasenkontrollen in den ersten 4 Wochen, später monatlich. Daneben kann es zu Appetitlosigkeit, Übelkeit, Erbrechen, Durchfall oder Verstopfung kommen.

Nebenwirkungen im Bereich des peripheren und zentralen Nervensystems

Nervosität, Schwindel, Müdigkeit, Schwäche und Dysarthrie werden gelegentlich beobachtet.

Wechselwirkungen

Dantrolen verstärkt die Wirkung von zentral wirkenden Sedativa und von Alkohol.

M 1.1.3.3 Tizanidin (Sirdalud®)

Gelegentliche Nebenwirkungen

Mundtrockenheit, Übelkeit, Blutdruckabfall, Bradykardie und ein Transaminasenanstieg.

Nebenwirkungen im Bereich des peripheren und zentralen Nervensystems

Müdigkeit, Schlafstörungen, Ataxie, Verwirrtheit, Halluzinationen und Kopfschmerzen können auftreten.

M 1.1.3.4 Tolperison (Viveo®)

Wichtigste Nebenwirkungen

Übelkeit, geringeres Sedationspotenzial.

M 1.1.4 Parkinson-Mittel und Anticholinergika (siehe Kap. I 1)

M 1.1.4.1 L-Dopa (plus Benzerazid, Madopar®; plus Carbidopa, Nacom®)

Wichtigste Nebenwirkungen

Bei bis zu 50 % der Behandelten kommt es zu Anfang der Behandlung zu Übelkeit, Erbrechen, Gewichtsverlust und einer Tachykardie. Seltener sind orthostatische Hypotension (15 %), Blutdruckanstieg, Anstieg der Harnsäure, Hypokaliämie und Verschlechterung der Glukosetoleranz. Die Nebenwirkungen sind durch einschleichende Dosierung zu vermeiden. Gastrointestinale Nebenwirkungen erfordern den Einsatz von Domperidon (Motilium®).

Nebenwirkungen im Bereich des peripheren und zentralen Nervensystems

Depressionen, Verwirrtheit, optische und akustische Halluzinationen bis zum Vollbild einer paranoiden Psychose und Störung des Schlaf-Wach-Rhythmus werden vor allem bei höher dosierter Behandlung und älteren Menschen beobachtet. Nach längerer und hoch dosierter Behandlung kommt es zu zumeist perioralen Hyperkinesen und häufiger zu choreatischen und athetoiden Bewegungen der Extremitäten sowie auch Myoklonien. Alle Nebeneffekte sind bei langsamer Dosissteigerung seltener und geringer ausgeprägt. Abruptes Absetzen nach jahrelanger Therapie kann zu lebensbedrohlicher akinetischer Krise mit Hyperthermie, Akinese, Muskelstarre, Tachykardie und Tachypnoe sowie Bewusstseinsstörungen führen.

Absolute Kontraindikationen

L-Dopa ist kontraindiziert beim Vorliegen einer schizophrenen Psychose, einem frischen Herzinfarkt sowie einer deutlichen Hyperthyreose, Niereninsuffizienz, Leberzirrhose, Ulcus ventriculi oder duodeni. Relative Kontraindikationen sind arterielle Hypotension, Tachykardie, Asthma bronchiale und Diabetes mellitus.

M 1.1.4.2 Dopaminagonisten

Hierzu zählen die Ergot-Dopaminagonisten Bromocriptin, Cabergolin, Alpha-DHEC, Lisurid, Pergolid sowie die sogenannten Nicht-Ergot-Dopaminagonisten Pramipexol und Ropinirol und Rotigotin.

Wichtigste Nebenwirkungen

Die allgemeinen Nebenwirkungen ähneln denen von L-Dopa. Es kommt zu Übelkeit und Erbrechen, Schlaflosigkeit, Schwindel, Kopfschmerz, Orthostase-Reaktionen, Synkopen, pektanginösen Beschwerden, Vasospasmen und in seltenen Fällen Pleuritis, Pleuraerguss, Pleurafibrose und Retroperitonealfibrose. Wegen der in neueren Studien aufgefallenen erhöhten Inzidenz von Endokard- und Klappenfibrose unter Ergot-Agonisten (Pergolid > 4 mg/Tag) sollten Patienten kardiologisch überwacht werden. Bei Patienten mit bekannter Herzerkrankung sollte vor Therapiebeginn ein Echokardiogramm, EKG und Abdomensonogramm durchgeführt werden. Im Falle neuer klinischer Symptome muss dies dann kontrolliert werden. Auch allergische Hautreaktionen können bei Dopaminagonisten mit Ergot-Struktur beobachtet werden.

Nebenwirkungen im Bereich des peripheren und zentralen Nervensystems

Dopaminagonisten führen häufiger zu Unruhezuständen und Psychosen kommen mit ausgeprägten optischen Halluzinationen als L-Dopa. Dyskinesien treten hauptsächlich in Kombination mit Levodopa auf. Die gleichzeitige Gabe mit Levodopa verstärkt die zentralen Nebenwirkungen.

Wechselwirkungen

Ergot-Derivate werden hauptsächlich in der Leber metabolisiert. Insbesondere Bromocriptin, Cabergolin und Alpha-DHEC werden vorwiegend über die Leber, Lisurid und Pergolid über Leber und Nieren ausgeschieden. Die beiden Nicht-Ergot-Derivate Pramipexol und Ropinirol werden über die Niere ausgeschieden, wobei Ropinirol durch das Cytochrom P 450 metabolisiert wird.

M 1.1.4.3 MAO-B-Hemmer: Selegilin (Movergan®, Xilopar®)

Wichtigste Nebenwirkungen

Gastrointestinale Störungen, Appetitlosigkeit, Übelkeit, Durchfall, Obstipation und orthostatische Blutdruckregulationsstörungen. Seltene Nebenwirkungen sind Dyspnoe, Schwindel, Schlafstörungen, Kopfschmerzen oder Ödeme.

Nebenwirkungen im Bereich des peripheren und zentralen Nervensystems

Bei länger bestehendem Parkinson-Syndrom und Vorbehandlung mit L-Dopa und Dopaminagonisten kann es zu Psychosen, hypomanischen Zuständen, Flüchtigkeit und Aggressivität sowie auch Depressionen kommen. Dyskinesien können verstärkt werden.

Wechselwirkungen

Seligilin verstärkt die Wirkung von Alkohol, Amantadin und Anticholinergika. Die Kombination mit dem Thymoleptikum Fluoxetin (Fluctin®) sollte gemieden werden.

M 1.1.4.4 Rasagilin (Azilect®)

Wichtigste Nebenwirkungen

Seltener NW als Selegilin, in ähnlicher Form. Am häufigsten genannt Depression und Kopfschmerz.

M 1.1.4.5 NMDA-Antagonisten: Amantadin (PK-Merz®)

Wichtigste Nebenwirkungen

Relativ häufig kommt es zu Übelkeit, Schwindel, Kopfschmerzen, Knöchelödemen, Mundtrockenheit und Rötung der Haut.

Nebenwirkungen im Bereich des peripheren und zentralen Nervensystems

Psychosen und Delir werden beobachtet.

M 1.1.4.6 Anticholinergika

Die verschiedenen Anticholinergika wie Benzatropin (Kogentinol®), Biperiden (Akineton®) Bornaprin (Sormodren®), Metixen (Tremarit®) und Trihexyphenidyl (Artane®) haben alle ähnliche Nebenwirkungen.

Wichtigste Nebenwirkungen

Typische anticholinerge Begleiterscheinungen sind Tachykardie, Urinretention, besonders beim Prostata-Adenom, Mundtrockenheit, Obstipation, Übelkeit, Erbrechen, Akkomodationsstörung, eine Pupillenerweiterung und die Provokation eines Glaukom-Anfalls. Gelegentlich kommt es zu Störungen des Kurzzeitgedächtnisses, Konzentrationsstörungen, Unruhe, Verwirrtheit und visuellen Halluzinationen sowie zu paranoiden Reaktionen und Störungen des Langzeitgedächtnisses. Bei älteren Menschen, zerebraler Vorschädigung und rascher Dosissteigerung kann sich ein zentral-anticholinerges Intoxikationssyndrom ausbilden (siehe oben). Dieses geht mit Verwirrtheit, vegetativen Entgleisungen sowie Bewusstseinstrübung bis zum Stupor und Koma einher.

Absolute Kontraindikationen

Kontraindikationen sind das Vorliegen eines Glaukoms und eine Prostatahypertrophie mit Harnretention.

Rückbildungstendenz der Nebenwirkungen

Nach Reduktion oder Absetzen gute Rückbildung.

M 1.2 Analgetika und Antiphlogistika

M 1.2.1 Einfache Analgetika

Mischpräparate sollten nicht verwendet werden, da die Potenzierung von Nebenwirkungen in keinem Verhältnis zu einer möglichen geringen Wirkungszunahme steht. Auch tritt nach langfristiger Einnahme von Mischpräparaten häufiger ein sogenannter analgetikainduzierter Dauerkopfschmerz auf. Wegen des erhöhten Agranulozytose-Risikos und der Induzierung von Dauerkopfschmerzen sollten Pyrazolonderivate wie Metamizol (Novalgin®), Propyphenazon (z. B. Demex® Tabletten) und Phenazon (z. B. Migräne Kranit®) mit Zurückhaltung verwendet werden. Aminophenazon wurde bereits wegen ihrer Umwandlung in karzinogene Nitrosamine seit Längerem vom Markt genommen. Die Kombination von Analgetika mit Koffein, Kodein oder Barbituraten bzw. Tranquilizern verstärkt das Abhängigkeitspotenzial und die Inzidenz medikamenteninduzierter Dauerkopfschmerzen (Kap. A 4).

M 1.2.1.1 Acetylsalicylsäure (ASS)

ASS wird neben der Schmerztherapie als Thrombozytenfunktionshemmer eingesetzt.

Wichtigste Nebenwirkungen

Bei 0,2 % aller mit ASS behandelten, jedoch bei bis zu 20 % der Asthmatiker, kann sich durch reversiblen Bronchospasmus ein »Aspirin-Asthma« ausbilden. Die Behandlung erfolgt durch Absetzen und Bronchodilatatoren. ASS kann bei Diabetikern zu einer Senkung des Blutzuckers führen. Durch Thrombozytenaggregationshemmung kommt es zu einer Verlängerung der Blutungszeit (erwünschter Effekt für die Insultprophylaxe). Bei bis zu 10 % der Patienten führen okkulte Blutungen aus dem Magen-Darm-Trakt zu einer Eisenmangelanämie. Bei hohen Dosen von ASS kann es zu einer Leberzellschädigung, zu Übelkeit, Erbrechen, Magenschmerzen und Magengeschwüren mit und ohne Hämorrhagie und Hautreaktionen kommen.

Nebenwirkungen im Bereich des peripheren und zentralen Nervensystems

Tinnitus, Hörstörung und Schwindel sind in der Regel nach Absetzen von ASS reversibel. Die Häufigkeit dieser Nebenwirkungen bei geringen Tagesdosen (50–100 mg) ist nicht bekannt. Anfälle und Psychosyndrome treten bei Überdosierung auf. Es kann zu Kopfschmerzen kommen (3–5 %).

Absolute Kontraindikationen

Hämorrhagische Diathese, Magen-Darm-Ulcera, Asthma bronchiale. Bei kindlichen Virusinfekten sollte wegen eines möglichen Zusammenhangs mit dem Reye-Syndrom (Erbrechen, Hypoglykämie, Hepatitis, Bewusstseinsstörung bis zum Koma) die Gabe von ASS und seinen Abkömmlingen unterbleiben. In der Frühschwangerschaft soll ASS nicht verabreicht werden, im 2. Trimenon kann es wieder gegeben werden.

M 1.2.1.2 Paracetamol

Paracetamol ist das Analgetikum mit der niedrigsten Toxizität und Nebenwirkungsrate.

Wichtigste Nebenwirkungen

Selten kommt es zu Hautreaktionen und zu einem Bronchospasmus, bei hohen Dosen können Leberschädigungen bis zum Leberversagen auftreten.

Nebenwirkungen im Bereich des peripheren und zentralen Nervensystems

Zentrale Nebenwirkungen sind nicht bekannt, es kann nach längerer Einnahme zu Kopfschmerzen kommen.

Absolute Kontraindikationen

Lebererkrankungen und Asthma bronchiale.

Wechselwirkungen

In Kombination mit Interferon Alpha IIa oder Vinblastin kann es zu Leberschäden kommen. Die AZT-Toxizität kann verstärkt werden.

M 1.2.2 Nichtsteroidale Antiphlogistika und Antirheumatika (NSAR)

Wichtigste Nebenwirkungen

Alle nichtsteroidalen Antirheumatika können potenziell Störungen der Blutbildung und der Blutgerinnung hervorrufen. Im Bereich des Magen-Darm-Traktes können Nebenwirkungen mit Sodbrennen, Übelkeit, aber auch Magengeschwüren aufkommen, wobei Magenschmerzen als Warnsymptom dann häufig fehlen. Verschreibungspflichtige NSAR haben diese Nebenwirkungen genau so häufig wie das freiverkäufliche Ibuprofen. Vor allem bei vorgeschädigten Nieren kann es zu Niereninsuffizienz, Hyperkaliämie und Ödemen kommen. Ein vorbestehendes Asthma bronchiale kann durch NSAR verschlimmert werden.

Nebenwirkungen im Bereich des peripheren und zentralen Nervensystems

Alle Antirheumatika können Kopfschmerzen auslösen oder vorbestehende Kopfschmerzen verstärken. Bei älteren Patienten können sich Halluzinationen und psychotische Reaktionen ausbilden. Unter der Gabe von Indometacin (Amuno®) wurden Parästhesien und Paresen beobachtet. Bei längerfristiger Gabe kann es zu Retinopathie führen. In letzter Zeit wurden bei chronischer Einnahme Nierenschäden beobachtet. Seltener kommt es zu Schwindel und Übelkeit. Unter Ibuprofen wurde mehrfach über das Auftreten einer aseptischen »Mollaret-Meningitis« berichtet.

Tab. M 1.3: Medikamente, die Kopfschmerz verstärken oder ihn hervorrufen können

Acetazolimid[H]
Acetylsalicylsäure
Ajmalin
Amantadin
Antihistaminika
Appetitzügler
Atenolol[H]
Barbiturate[H]
Bromocriptin
Captopril[H]
Carbimazol
Chinidin
Chloroquin
Cimetidin
Clofibrat[H]
Codein
Coffein
Didanosin
Dihydralazin
Dipyridamol
Disulfiram
Diuretica
Eisen parenteral
Ergotamin[H]
Etofibrat
Gestagene
Glulkokortikoide
Glycoside
Greseofulvin
Guanethidin
Immunglobuline
Interferone[H]
Isoniazid
Methaqualon
Methysergid
Metronidazol
Muskelrelaxanzien
Nalixidinsäure[H]
Nicht steroidale Antirheumatika
Nifedipin[H]
Nimodipin
Nitrate[H]
Nitrofurantoin
Oestrogene[H]
Oktreotid[H]
Omeprazol
Ondansetron
Paroxetin
Pentoxifyllin
Perhexilin
Phenytoin
Primidon[H]
Prostazyklin
Ranitidin
Ribavirin
Rifampicin
Theophyllin-Derivate
Thiamazol
Trimethoprim und Sulfamethoxazol
Triptane
Viagra
Vitamin A[H]

(Häufig angeschuldigte Präparate sind mit H gekennzeichnet)

Absolute Kontraindikationen

Ulcus ventriculi und duodeni, Gastritis, Asthma bronchiale, eingeschränkte Nierenfunktion, arterielle Hypertonie.

Wechselwirkungen

Antirheumatika erhöhten die Serumspiegel von Phenytoin und Methotrexat. Bei gleichzeitiger Einnahme von Lithium kann es rasch zu einem toxischen Lithium-Spiegel führen. NSAR können die blutdrucksenkende Wirkung von Beta-Rezeptorenblockern, Thiaziden, ACE-Hemmern und Vasodilatatoren aufheben. Mit Antihistaminika nur Nebenwirkungen auf neurologischem Gebiet. Die Kombination mit ASS oder Clopidogrel kann Blutungskomplikationen fördern.

Nebenwirkungen im Bereich des peripheren und zentralen Nervensystems

Nahezu alle Antihistaminika wirken initial stark sedierend. Weniger sedierend ist Loratadin (Lisino®). Die sedierende Wirkung nimmt nach einigen Tagen ab, hält aber häufig über längere Zeit an. Bei höherer Dosierung und bei älteren Menschen kann es zu einer paradoxen Reaktion mit Schlafstörung, Halluzinationen und deliranten Zustandsbildern kommen. Selten werden epileptische Anfälle provoziert. Aufgrund der teilweise anticholinergen Potenz kann es zur Ausbildung eines ZAS in Kombination mit anderen anticholinergen Substanzen kommen. Sehr selten wurden extrapyramidale Nebenwirkungen mit orofazialen Dyskinesien und Schlundkrämpfen beobachtet. Antihistaminika wirken anticholinerg auch peripher auf das autonome Nervensystem. Sie führen dementsprechend zu Tachykardie, Mundtrockenheit, Obstipation, Harnverhalt, Akkomodationsstörungen und Impotenz.

Tab. M 1.4: Medikamente, die Toxizität an den Augen haben können (Retinopathien und Linsenschädigungen)

Amiodaron	Interferone
Antikonvulsiva	Kortikosteroide
Chloramphenicol	Neuroleptika
Chloroquin	Nikotinsäure
Desferrioxamin	Penicillamin
Digitalis	Prostaglandine
Ethambutol	Retinoide

Tab. M 1.5: Präparate, die eine toxische Enzephalopathie auslösen können

Adriamycin	Immunglobuline
Asparaginase	Indinavir
Bleomycin	Interferon-alpha
Ciclosporin	Kokain
Cisplatin	Methotrexat
Cyclophosphamid	Molgramostim
Cytarabin	Mycophenolat
Erythropoetin	Tacrolimus
Filgrastim	Vinblastin

M 1.3 Immunsuppressive Medikamente und Zytostatika

M 1.3.1 ACTH und Kortikosteroide

Die Nebenwirkungen beider Substanzen sind sehr ähnlich. Eine Dauertherapie mit Kortikosteroiden führt zu einem iatrogenen Cushing-Syndrom mit Atrophie der Nebennierenrinde. Die Dosierung sollte daher so niedrig wie möglich, bei Langzeitdosierung unter der Cushing-Schwelle liegen (in der Regel angegeben mit Prednisolon 7,5 mg, Dexamethason 1,2 mg und Hydrocortison 30 mg). Orale Gaben entsprechend dem zirkadianen Rhythmus mit der größten Dosis morgens, einer kleineren Dosis mittags und einer größeren abends oder Übergang auf eine einmalige Dosis morgens reduzieren die Suppression der Nebennierenrinde. Bei längerfristiger Behandlung ist eine alternierende Applikation jeden zweiten Tag anzuraten. Kortison darf nicht abrupt abgesetzt werden, die Dosis muss langsam reduziert werden. Der mineralokortikoide Effekt ist bei Dexamethason und Betamethason am geringsten, deutlicher ausgeprägt bei Prednison, Prednisolon, Hydrocortison und ACTH. Vor Beginn einer ACTH- oder Kortison-Behandlung sollte eine Lungentuberkulose mittels Röntgen des Thorax ausgeschlossen werden. Laborkontrollen unter hoch dosierter Gabe alle vier Tage umfassen Gewichtsmessung, Blutdruck, Temperatur, Blutbild, Elektrolyte und Blutzucker. Bei längerfristiger Behandlung muss eine Ulcus-Prophylaxe erfolgen. Bei heftigen Rückenschmerzen muss an eine osteoporotische Wirbelfraktur gedacht werden. Unter Langzeitbehandlung sind auch ophthalmologische Kontrollen bezüglich der Ausbildung eines Katarakt oder Glaukom notwendig.

Im Folgenden die Nebenwirkungen im Einzelnen:

Wichtigste Nebenwirkungen

Durch Salz- und Wasserretention kann es zu Ödemneigung und arterieller Hypertonie kommen. Eine Hypokaliämie muss durch orale Kalium-Gaben substituiert werden. Im Differentialblutbild zeigt sich eine reaktive Leukozytose mit relativer Lymphopenie. Durch die verminderte Phagozytosefähigkeit der Monozyten besteht ein erhöhtes Infektrisiko für opportunistische Infektionen. Die Verminderung der fibrinolytischen Aktivität geht mit einer erhöhten Thromboseneigung einher. Durch die vermehrte Glukoneogenese kann ein Steroid-Diabetes entstehen, auch Triglyceride und Cholesterin im Serum steigen an. Es kann zur Ausbildung eines Steroid-Magen-Ulcus kommen. Appetitzunahme resultiert in Gewichtssteigerung, die Nebenwirkung an der Haut umfassen Akne, Hirsutismus und Striae. Glukokortikoide hemmen die Resorption von Kalzium im Dünndarm und die Rückresorption von Kalzium in der Niere, sodass es zu einer Hypokalzämie mit relativem Anstieg des Parathormons aus der Nebenschilddrüse und Steigerung der Kalzium-Resorption aus dem Knochen kommt. Auch aktivieren Glukokortikoide indirekt die Osteoklasten und hemmen die Osteoblasten-Funktion, sodass es zur Ausbildung einer Osteoporose kommt. Es besteht die Möglichkeit von Spontanfrakturen und aseptischen Femur- und Humeruskopfnekrosen (Prophylaxe durch Natriumfluorid, Kalzium und Vitamin D). Selten kommt es zu einer Pankreatitis mit Amylase-Anstieg.

Nebenwirkungen im Bereich des peripheren und zentralen Nervensystems

Zu Beginn der Behandlung kommt es gelegentlich zu Euphorie bis zur Manie, aber auch zu Depressionen (bis zu 10 % aller Fälle bei der Behandlung eines akuten MS-Schubs). Selten sind floride paranoide Psychosen. Häufiger ist psychomotorische Unruhe, Schlafstörung sowie Kopfschmerz, Schwindel und Schweißneigung. Die Senkung der Krampfschwelle kann zu Anfällen führen. Bei Kindern kommt es unter hoch dosierter Gabe unter Umständen zu Papillenödem und Hirndruck. Nach langdauernder Behandlung (über 4 Wochen) besonders mit fluorierten Steroiden, kann es zur Ausbildung einer Steroidmyopathie mit Paresen und Atrophie der proximalen Muskulatur und typisch myopathischem Muster im EMG kommen. Am häufigsten ist die Steroidmyopathie blande. Bei hoch dosierten Methylprednisolon Puls-Therapien kommt sie i. d. R. nicht vor, ebenso nicht, wenn eine orale Therapie innerhalb von 8 Wochen auf eine Erhaltungsdosis unter 10 mg/Tag reduziert wird. Auch kommt es seltener bei Patienten auf Intensivstationen nach hoch dosierter Steroid-Therapie zu einer akuten Myopathie, die zum Teil auch die Atemmuskulatur mit erfasst. Bei Langzeitbehandlung können Katarakte, Glaukome und Exophthalmus entstehen. Ein verstärkter physiologischer oder essenzieller Tremor kann unter der Therapie deutlich zunehmen. Abruptes Absetzen einer hoch dosierten und lange währenden Kortikoid-Therapie führt zu einem schweren Entzugssyndrom, Muskelschmerz, Kopfschmerz, Schwindel, Übelkeit, Lethargie, Fieber und Elektrolytstörung wie bei einer Addison-Krise.

Absolute Kontraindikationen

Absolute Kontraindikationen sind: Florides Ulkusleiden, schwere Osteoporose, akute Infektionskrankheiten, Psychosen, aktive Tuberkulose. Bei einer ruhenden Tuberkulose und vitaler Indikation kann die Behandlung unter tuberkulostatischem Schutz durchgeführt werden.
Relative Kontraindikationen sind: Diabetes mellitus, erhöhte Thromboseneigung, schwere Herzinsuffizienz. Bei längerer Behandlung sollte eine Begleitmedikation mit Antazida erfolgen. Die Natrium-Zufuhr sollte eingeschränkt und Kalium und Vitamin D substituiert werden.

Wechselwirkungen

Diphenylhydantoin und Phenobarbital reduzieren die Halbwertzeit von Kortikoiden um 50 %. Bei einer Kombination mit Acetylsalicylsäure oder nicht steroidalen Antiphlogistika besteht die erhöhte Gefahr von Magenbeschwerden und auch Ausbildung von Magenulcera. Die Interaktion von Kortikoiden mit Dicumarol erfordert häufige Gerinnungskontrollen.

M 1.3.2 Immunsuppressiva

M 1.3.2.1 Azathioprin (Imurek®)

Wichtigste Nebenwirkungen

Gelegentlich kommt es zu Störungen von Hämato-, Leuko- und Thrombozytopoese. Hepatotoxizität führt zu Transaminasen-Anstieg, Cholestase und gelegentlich Leberzellnekrosen. Es müssen deshalb Blutbildkontrollen wöchentlich während des ersten Monats und später alle 14 Tage bzw. einmal monatlich erfolgen. Die Kontrolle der Leberwerte sollte einmal im Monat erfolgen. Bei Ausbildung einer Leukopenie muss die Dosis reduziert oder das Medikament vorübergehend abgesetzt werden. Auch bei kleinsten Dosen kann es schon zu einer ausgesprochenen Magenunverträglichkeit mit Erbrechen kommen. Eine erhöhte Lymphom- oder Neoplasie-Rate wurde bisher nur bei nierentransplantierten Patienten beobachtet, nicht jedoch bei neurologischen Patienten.

Nebenwirkungen im Bereich des peripheren und zentralen Nervensystems

Neurotoxizität wurde bisher nicht beobachtet.

Absolute Kontraindikationen

Kontraindikationen sind Schwangerschaft, vorbestehende Störung der Hämatopoese, Leber- und Nierenfunktionsstörung sowie erhöhte Infektrate.

Wechselwirkungen

Interaktionen mit Allopurinol können zu Myelosuppression, Hämolyse und Pankreatitis führen. Bei Kombination mit Allopurinol ist unbedingt eine Dosisreduktion von Azathioprin auf etwa 25 % vorzunehmen.

M 1.3.2.2 Ciclosporin A (Sandimmun®)

Wichtigste Nebenwirkungen

Unter der Behandlung kommt es zu Nierenfunktionsstörung, Leberfunktionsstörung, Appetitlosigkeit, Zahnfleischschwellung, verstärktem Haarwuchs, Ödemen und arterieller Hypertonie. Die Nierenfunktionsstörungen sind bei Dosisreduktion meist reversibel.

Nebenwirkungen im Bereich des peripheren und zentralen Nervensystems

Ciclosporin kann über eine Senkung der Krampfschwelle zu Krampfanfällen führen. Weitere Nebenwirkungen sind Tremor und brennende Dysästhesien an Händen und Füßen. Unter Ciclosporin kann es zur Ausbildung einer sogenannten posterioren toxischen Leukenzephalopathie mit Verwirrtheit, Visusstörung und Krampfanfällen sowie im MRT sichtbaren biokzipitalen Läsionen kommen. Diese ist nach Absetzen reversibel.

Wechselwirkungen

Wechselwirkungen mit anderen Immunsuppressiva müssen beachtet werden. Die Kombination mit Aminoglykosid-Antibiotika potenziert das Risiko von Nierenfunktionsstörungen. Der Spiegel von Ketokonazol kann bei Kombination ansteigen, jener von Phenytoin, Rifampicin und Isoniazid abfallen. Der Ciclosporin-Spiegel steigt bei Behandlung mit Erythromycin, Amphotericin, Ketokonazol, Diltiazem, Verapamil und oralen Kontrazeptiva. In Kombination mit dem Lipidsenker Lovastatin wurden Rhabdomyolysen beobachtet.

M 1.3.2.3 Tacrolimus (Prograf®)

Dieses neuere Immunsuppressivum zeigt eine deutliche Neurotoxizität. Häufig sind Tremor, Kopfschmerzen, Insomnie, Albträume, Verwirrtheit, Depression, Nervosität und Ataxie. Selten kommt es zu einer Neuropathie. Auch unter Tacrolimus kann es zur Ausbildung einer posterioren Leukenkephalopathie mit Bewusstseinsstörung, Krampfanfällen, Sehstörung und Marklagerläsion biokzipital kommen. Es treten unspezifische EEG-Abnormalitäten auch ohne Krampfanfälle auf, es kann zu einer Migränehäufung kommen.

M 1.3.2.4 TNF-alpha-Antagonisten

Diese Substanzklasse wird zur Therapie der chronischen Polyarthritis eingesetzt. Etanercept (Enbrel®) kann in Einzelfällen schwere toxische Enzephalopathien mit Sehstörungen und deliranten Psychosen auslösen.

M 1.3.3 Zytostatika

Neurotoxische Nebenwirkungen von Zytostatika am zentralen Nervensystem treten nur bei den Substanzen auf, die die Blut-Hirn-Schranke überwinden. Dies trifft für die meisten Zytostatika nicht zu. Für die intrathekale Anwendung sind nur einige Zytostatika geeignet: Methotrexat, Cytosin-Arabinosid und Thiotepa. Besondere Erwähnung finden im Weiteren Substanzen, die zur Behandlung von zentralen Tumormanifestationen und auch bei primären Hirntumoren zum Einsatz kommen.

Alkylanzien: Für Melphalan (Alkeran®) und Busulfan (Myleran®) wurde bisher keine Neurotoxizität beschrieben. Bei Cyclophosphamid (Endoxan®) stehen die allgemeinen Nebenwirkungen wie Immun- und Knochenmarkdepression, Azoospermie und Blasentoxizität im Vordergrund. Nur selten kommt es zu Kopfschmerzen. Bei Chlorambucil (Leukeran®) wurden epileptische Anfälle beobachtet. Bei Trofosfamid (Ixoten®) wurden Verwirrtheitszustände und unter Ifosfamid (Holoxan®) Psychosen beobachtet. Nach der intrathekalen Gabe von Thiotepa wurde eine Myelopathie beschrieben.

Antimetaboliten: Methotrexat ist in den üblichen intravenösen Dosen nicht neurotoxisch. Bei sehr hoch dosierter intravenöser Therapie wurden Enzephalopathien, Insulte mit Hemiparesen und Sprachstörungen sowie auch partielle Anfälle beobachtet. Nach intrathekaler Applikation kommt es gelegentlich zu einer akuten aseptischen Meningitis, extrem selten auch zu einem spinalen Querschnitt und zu epileptischen Anfällen. Subakut und vor allem während und kurz nach Bestrahlungen des Schädels kommt es durch die Vorschädigung der Blut-Hirn-Schranke mit einer Latenz von einigen Monaten zu einer Leukenzephalopathie mit Verwirrtheit, Demenz, Bulbärparalyse, Tetraparese, Tremor und Ataxie. Das Risiko steigt mit der kumulativen Dosis. 160 mg sollten intrathekal nicht überschritten werden. Allgemeine Nebenwirkungen sind Nausea, Erbrechen, Stomatitis, Diarrhö, Leukopenie und Haarausfall. Die Kombination von Methotrexat und Ketoprofen (Alrheumun®) hat gelegentlich zu Todesfällen geführt.

Fluorouracil (5-Fluorouracil®): Führt gelegentlich zu zerebellären Ausfällen, bei hoch dosierter Gabe wurde eine Enzephalopathie bis zum Koma, Parkinson-Syndrom und Sehstörung beschrieben.

Cytarabin (Alexan®, Udicil®): Führt sehr selten zu einer Polyneuropathie, bei intrathekaler Gabe wurde ein akuter Querschnitt sowie Optikusatrophie beobachtet. Keine wesentlichen neurotoxischen Effekte wurden beobachtet bei 6-Mercaptopurin (Puri-Nethol®) und bei Thioguanin (Thioguanin-Wellcome®).

Alkaloide: Vincristin führt neben allgemeinen Nebenwirkungen wie Übelkeit, Erbrechen, Haarausfall, Leukopenie und Hyperurikämie häufig zu einer axonalen Polyneuropathie (kumulativ ab 4 mg) mit Reflexausfällen, distalen Sensibilitätsstörungen und Paresen (s. **Tab. M 1.6**). Im Rahmen einer Beteiligung des autonomen Nervensystems kann es zu Ileus, Impotenz, Blasenretention und orthostatischer Hypotension kommen. Selten sind die Hirnnerven betroffen mit Ptosis, Doppelbildern, Fazialisparese, Heiserkeit und Schluckstörungen. Bei Manifestation am Muskel kann es zu einer proximalen Myopathie kommen. Selten sind epileptische Anfälle, eventuell getriggert durch eine Hyponatriämie.

Bei Vinblastin (Velbe®) werden neben Depressionen Polyneuropathien beschrieben.

Taxane (Paclitaxel, Docetaxel): Häufig sind periphere, zumeist sensible Neuropathien.

Vindesin (Eldisine®) hat dieselben Nebenwirkungen wie Vincristin, führt aber eher zu proximal betonten Paresen.

Podophyllotoxine: Bei der Behandlung mit VM-26-Bristol und VP-16 wurden gelegentlich Polyneuropathien beobachtet. Insgesamt sind die neurotoxischen Effekte gering.

Zytostatische Antibiotika: Für Doxorubicin (Adriblastin®) und Dactinomycin wurden keine neurotoxischen Nebenwirkungen beschrieben. Bleomycin führt gelegentlich zu einer Polyneuropathie und zu Depressionen.

Nitroseharnstoff: BCNU (Carmubris®), C.C.N.U., ACNU® können zu Übelkeit, Erbrechen, Knochenmarkssuppression mit Bevorzugung der Thrombozyten, zu einer progredienten Lungenfibrose (bei BCNU Röntgen-Thorax und Lungenfunktion kon-

Tab. M 1.6: Medikamente, die zu einer Polyneuropathie führen können (5 % aller Polyneuropathien)

Substanz	Klinik
Amiodaron	SM, D
Allopurinol	S, A
Chlorambucil	S, M
Chloramphenicol	S, D
Chloroquin	M, A, P
Cisplatin	S, A, D
Cumarin	
Dapson	M, A, D, P
Didanosin	
Doxorubicin	S
Ergotamin	S, DM, D
Ethambutol	M, S
Gentamicin	M, A, D
Gold	M, D (schmerzhaft)
Penicillamin	
Phenytoin	S, D
Podophyllotoxin	M, A, D
Streptomycin	
Tetanusimpfstoff	M, A, D P, V
Vincristin	
Vindesin	
Zidovudin	

S = sensibel, M = motorisch, A = axonal, DM = demyelinisierend, D = distal, P = proximal, V = vegetativ-autonom

trollieren) führen. Die Substanzen sind leber- und nierentoxisch und teratogen, außerdem wirken sie immunsuppressiv und induzieren möglicherweise Zweittumoren. Schwere Komplikationen wurden bei arterieller Injektion in die Arteria carotis beobachtet. Neben zerebralen Insulten traten komatöse Zustände und Todesfälle auf. Nach extrem hohen Dosen und Knochenmarkstransplantation wurden multifokale Demyelinisierungen im ZNS beobachtet.

Andere Zytostatika: Cisplatin (Platinex®) ist ototoxisch, führt zu Tinnitus und Hörminderung, selten kommt es zu epileptischen Anfällen und diffuser Enzephalopathie mit zerebellärer Beteiligung sowie einer sensiblen und axonalen, noch seltener autonomen Polyneuropathie. Selten sind die Hinterstränge mitbetroffen. Auch Retrobulbärneurotiden kommen vor. Bei der Behandlung mit Asparaginase (Crasnitin®) kommt es in 15 % der Behandlungsfälle zu einer Enzephalopathie mit Störung des Lang- und Kurzzeitgedächtnisses und Verwirrtheitszuständen. Selten kommt es zu epileptischen Anfällen. Gehäuft wurde über das Auftreten von embolischen Hirninfarkten sowie auch insbesondere Sinusvenenthrombosen berichtet. Procarbazin (Natulan®) führt zu Übelkeit, Erbrechen, Knochenmarkdepression und einer Leukozytopenie. Häufiger kommt eine Polyneuropathie vor. In 10 % kommt es zu einer Enzephalopathie mit Verwirrtheitszuständen, maniformen Zuständen oder Depressionen.

Adjuvante Medikationen bei Zytostatikatherapie: Die Granulozyten- und Granulozyten-Makrophagen-Kolonie-stimulierenden Substanzen Filgrastim (Neupogen®) und Molgramostim (Leukomax®) haben potenziell neurotoxische Wirkungen mit enzephalopathischen Bildern und epileptischen Anfällen im Sinne einer reversiblen toxischen posterioren

Leukenzephalopathie. Nach Absetzen erfolgt in der Regel eine Rückbildung.

M 1.4 Antibiotika, Tuberkulostatika und Mykotika

M 1.4.1 Antibiotika

M 1.4.1.1 Aminoglykosid-Antibiotika: Gentamicin (Refobacin®), Tobramycin (Gernebzin®), Amikazin (Biklin®), Streptomycin

Wichtigste Nebenwirkungen

Allgemeine Nebenwirkungen sind Kontaktdermatitis, Malabsorption und Nierenschäden.

Nebenwirkungen im Bereich des peripheren und zentralen Nervensystems

Bei 0,4 bis 16 % der Behandelten kommt es zu einer bleibenden Schädigung des 8. Hirnnerven mit Tinnitus, Hörminderung im Hochtonbereich bis zur Ertaubung und seltener Schädigung des vestibulären Anteils mit Schwindel und Ataxie (s. **Tab. M 1.7**). Im ENG zeigt sich dann eine kalorische Mindererregbarkeit der Labyrinthe. Gentamicin, Tobramycin und Streptomycin führen bevorzugt zu vestibulären Funktionsstörungen, Neomycin, Amicazin und Canamycin betreffen vorwiegend den akustischen Teil des 8. Hirnnerven. Vor und während der Behandlung mit hoch dosierten Aminoglycosiden sollten dementsprechend ein Hörtest und eine Audiogramm-Kontrolle gemacht werden. Prädisponierende Faktoren sind: Niereninsuffizienz, Vorbehandlung mit Aminoglycosiden, gleichzeitige Behandlung mit Schleifendiuretika bei einem Alter von über 50 Jahren sowie extrem hohe Dosen. Antibiotikaspiegelkontrollen minimieren diese Nebenwirkungen.

Absolute Kontraindikationen

Kontraindikationen sind Vorschädigungen des 8. Hirnnerven und wegen der neuromuskulären Blockade eine Myasthenia gravis.

M 1.4.1.2 Chinolonderivate

Diese Gruppe umfasst die sogenannten Gyrasehemmer-Antibiotika. Hierzu zählen Ciprofloxacin (Ciprobay®), Ofloxacin (Tarivid®), Pipemidsäure (Deblaston®), Spafloxazin (Cagam®) und Moxifloxazin (Avalox®) und Levofloxazin (Tavanic®). Psychische Nebenwirkungen sind Unruhe und Erregungszustände, Schlafstörungen, Halluzinationen, Senkung der Krampfschwelle und Kopfschmerzen. Häufig sind Schwindel, Benommenheit, Tinnitus und unspezifische Sehstörungen.

M 1.4.1.3 Chloramphenicol (Paraxin®)

Wichtigste Nebenwirkungen

Aplastische Anämie (1 : 30 000), Störung der Hämatopoese und lokale Entzündung bei oraler Gabe.

Tab. M 1.7: Medikamente mit otoxischer Wirkung (Präparate in Auswahl)

ASS	Aspirin®
Aminoglykosid-Antibiotika	
Amikacin	Biklin®
Framycetin	Neomycin®
Gentamicin	Refobacin®
Kanamycin	Kanamytrex®
Neomycin	Bykomycin®
	Humatin®
Sisomycin	Extramycin®
Streptomycin	Streptomycinsulfat
Tobramycin	Gernebcin®
Carboplatin	Carboplat®
Cisplatin	Platinex®
Chinin	Chininum®
Chloroquin	Resorchin®
Diuretika	
Ethacrynsäure	Hydromedin®
Furosemid	Lasix®
Erythromycin	Erythrocin®
Indometacin	Amuno®
Minocyclin	Klinomycin®
Polypeptid-Antibiotika	
Capreomycin	Ogostal®
Vancomycin	Vancomycin CP Lilly®
Viomycin	Viocin®

(nach Federspil 1990)

Nebenwirkungen im Bereich des peripheren und zentralen Nervensystems

Bei langfristiger Gabe über Wochen und Monate und Dosen über 2 mg/kg/d kann es zu einer Optikusneuritis mit Sehminderung, Zentralskotom, Rot-Grün-Farb-Stehstörung und Papillitis kommen. Daneben kommt es gelegentlich zu Polyneuropathien, die nach Absetzen der Medikation reversibel sind.

Absolute Kontraindikationen

Gravidität, Störung der Hämatopoese, Leukopenie oder Thrombozytopenie.

Wechselwirkungen

Chloramphenicol erhöht den Phenytoin- und Phenobarbital-Spiegel im Serum.

M 1.4.1.4 Makrolide: Erythromycin, Roxitromycin, Clarithromycin

Nebenwirkungen im Bereich des peripheren und zentralen Nervensystems

Die Behandlung mit Erythromycin kann zu einem reversiblen Hörverlust, Sehstörung und zu neuromuskulärer Blockade führen. Die neueren Makrolid-Antibiotika Roxitromycin und Clarithromycin haben weniger Nebenwirkungen.

M 1.4.1.5 Nitrofurane: Nitrofurantoin (Furadantin®)

Wichtigste Nebenwirkungen

Allgemeine Nebenwirkung sind Allergie, Fieber, Cholestase, Pleuritis und gastrointestinale Beschwerden.

Nebenwirkungen im Bereich des peripheren und zentralen Nervensystems

Unter der Behandlung kann es zu Kopfschmerzen, Schwindel, selten zu einer vorwiegend sensiblen Polyneuropathie mit Dysästhesien, selten auch distalen Paresen kommen.

M 1.4.1.6 Beta-Laktamantibiotika

Die neurotoxische Wirkung ist bei den einzelnen Substanzgruppen unterschiedlich stark ausgeprägt. Carbapeneme wirken am stärksten neurotoxisch, gefolgt von Penicillinen, besonders Benzylpenicillin und den Cephalosporinen, deren neurotoxische Wirkung praktisch vernachlässigbar ist.

Penicillin: Benzylpenicillin, Penicillin G, Amoxicillin (Clamoxyl®), Ampicillin (Binotal®).

Cephalosporine: Cefalexin (Oracef®), Ceftazidim (Fortum®), Ceftriaxon (Rocephin®), Cefotaxim (Claforan®).

Carbapeneme: Imipenem (Zienam®), Meropenem (Meronem®).

Wichtigste Nebenwirkungen

Im Rahmen einer Anaphylaxie kann es besonders bei der Gabe von Penicillin zu allergischen Reaktionen mit Urticaria, Asthma und einem anaphylaktischen Schock kommen. Durch zytotoxische Reaktionen kommt es zur Hämolyse, Fieber, Vaskulitis und Arthritis. Außerdem kann sich eine Kontaktdermatitis oder ein Ekzem ausbilden. Diese Sensibilisierung erfolgt vor allem bei lokaler Applikation. Bei intraarterieller Injektion kann es zu einer Gangrän kommen, bei intravasaler Injektion von Depot-Penicillin kann sich ein sogenanntes Hoigné-Syndrom mit epileptischen Anfällen, Verwirrtheit und Halluzinationen kommen.

Nebenwirkungen im Bereich des peripheren und zentralen Nervensystems

Nur bei hohen Dosen (30–40 MegaE i.v. oder 500–1 000 E intrathekal oder bei Niereninsuffizienz) wurden Myoklonien oder fokale und generalisierte epileptische Anfälle, die zum Teil refraktär gegen Antikonvulsiva sein können, beobachtet. Bei vorbekannter Epilepsie muss die Gefahr der Erniedrigung der Krampfschwelle bei der Wahl des Antibiotikums mit beachtet werden (s. **Tab. M 1.8**). Fälle von aseptischer, sogenannter Mollaret-Meningitis wurden berichtet.

Absolute Kontraindikationen

Penicillinallergie, Procainallergie, Epilepsie.

Tab. M 1.8: Medikamente, die zu einer Erniedrigung der Krampfschwelle führen

Amantadin	**Lokalanästhetika**
Amphotericin B	Lysergid
Anticholinergika	Methylphenidat
Antihistaminika	Metronidazol
Baclofen	Naftidrofuryl
Betalaktamantibiotika	**Nalixidinsäure**
Chloramphenicol	**Narkotika (initial)**
Clozapin	Neuroleptika
Cocain	Oxytocin
Ciclosporin A	Penicillamine
Dantrolen	Penicillin
Didanosine	Praziquantel
Disopyramid	Prostaglandine
Fenfluramin	**Röntgenkontrastmittel**
Fluconazol	**Sympathomimetika**
Glukokortikoide	Theophylline
Isoniazid	**Trizyklische Antidepressiva**
Koffein	
Lithium	Zidovudine

(alphabetische Reihenfolge, Medikamentengruppen fettgedruckt)

M 1.4.1.7 Polypeptid-Antibiotika: Polymyxin B (Polymyxin B® Pfizer)

Nebenwirkungen im Bereich des peripheren und zentralen Nervensystems

Bei paraenteraler Gabe kann es zu Parästhesien, Sehstörungen, Ataxie und Kopfschmerzen kommen. Eine plötzliche Atemlähmung durch neuromuskulären Block ist ebenfalls möglich.

M 1.4.1.8 Sulfonamide: Cotrimoxazol (Cotrim Diolan®, Bactrim® Roche, Eusaprim®), Salazosulfapyridin (Azulfidine®)

Wichtigste Nebenwirkungen

Selten kann es zu allergischen Reaktionen vom Spättyp mit Serumkrankheit, Angiitis, Hautreaktionen, Hepatits und Agranulozytose kommen. Gelegentlich wurden Nierenschäden beobachtet. Exantheme treten in bis zu 3 % der Fälle auf.

Nebenwirkungen im Bereich des peripheren und zentralen Nervensystems

Neurologische Nebenwirkungen sind selten (0,1 %). Es kann zu Verwirrtheit, Schwindel, Ataxie, Tremor, epileptischen Anfällen und einer toxischen Psychose kommen. Gelegentlich treten auch Polyneuropathien und Kopfschmerzen auf. Einzelfälle von aseptischer Meningitis wurden berichtet.

Absolute Kontraindikationen

Allergie, Niereninsuffizienz, Spätschwangerschaft (letztes Trimenon).

Wechselwirkungen

Additive Wirkung von Sulfonylharntofen und Sulfonamiden kann in Hypoglykämien resultieren.

M 1.4.1.9 Tetracycline (Hostacyclin®), Doxycyclin (Vibramycin®), Minocyclin (Clinamycin®)

Wichtigste Nebenwirkungen

Hervorstehende Nebenwirkungen sind gastrointestinale Störungen mit Übelkeit und Erbrechen, außerdem Fotodermatose. Es muss auf Fotosensibilisierung geachtet werden, gleichzeitige Sonnenexposition oder Solariumexposition ist zu meiden. Bei Kindern und während der Gravidität kann es zu Ablagerungen von Tetracyclin in Knochen und Zähnen kommen.

Nebenwirkungen im Bereich des peripheren und zentralen Nervensystems

Bei Kindern kann sich ein Pseudotumor cerebri mit Erbrechen, Kopfschmerz, Sehstörungen und Stauungspapillen ausbilden. Bei Erwachsenen tritt selten eine Abducensparese auf.
Bei Minocyclin (Clinamycin®) besteht eine vestibuläre Toxizität mit Schwindel und Gangataxie. Daneben kann es zu Übelkeit und Kopfschmerzen kommen.

Absolute Kontraindikationen

Tetracyclin-Allergie, Vorsicht bei Patienten mit Myasthenia gravis, Spätschwangerschaft, Kinder.

M 1.4.2 Tuberkulostatika (nur neurotoxische Effekte)

Ethambutol (Myambutol®): Es kommt zu einer Optikusneuritis, zum Teil auch mit dem Bild einer Papillitis mit Sehstörung, Zentralskotom und Rot-Grün-Schwäche. Dieses kommt vor allem bei Dosen über 25 mg/kg Körpergewicht/d vor. Engmaschige neurologische und ophthalmologische Kontrollen während der Therapie sind essenziell, da diese Optikusneuropathie auch nach Absetzen leider nicht reversibel ist. Seltene Nebenwirkungen sind Parästhesien, Kopfschmerz und Schwindel.

Isoniazid (Neoteben®, Tebesium®): Bei 1 bis 2 % der Betroffenen kommt es zu einer Polyneuropathie mit distalen Parästhesien, »burning feet«, seltener zu motorischen Ausfällen an den kleinen Handmuskeln und auch Akkomodationsstörungen. Eine Prophylaxe ist durch die Gabe von Vitamin B6 möglich. Ab 20 mg/kg/d kommt es zu zentralen Nebenwirkungen mit Kopfschmerz, Schwindel, Ataxie, epileptischen Anfällen und paranoiden Psychosen. Isoniazid verstärkt die Wirkung von Diphenylhydantoin und Acetylsalicylsäure.

Rifampicin (Rifa®): Hierbei kommt es selten zu Kopfschmerz, Schwindel und Hörstörung. Es wurden vermehrt tiefe Beinvenenthrombosen beobachtet.

Pyrazinamid (Pyrafat®): Hier kommt es selten zu Polyneuropathien, Kopfschmerzen und Lichtempfindlichkeit.

Thioamide: Nebenwirkungen sind Polyneuropathien (Substitution von Vitamin B6 nötig), Depression, Wahnzustände und Schwindel.

M 1.4.3 Antimykotika (nur neurotoxische Effekte)

Amphotericin B: Initial kann es zu Schüttelfrost, Erbrechen, Kopfschmerzen und Muskelschmerzen kommen. Nach intrathekaler oder intraventrikulärer Applikation wurden Parästhesien, Paresen, selten auch eine Paraplegie bedingt durch eine Arachnitis beobachtet.

Voriconazol (VFend): Häufig Sehstörungen, Lichtempfindlichkeit, gelegentlich Psychosen.

Fluconazol (Diflucan): Kopfschmerz, Schwindel, Geschmacksstörung, Krampfanfälle

Flucytosin (Ancotil®): Hierbei kommt es sehr selten zu einer Polyneuropathie oder zu Verwirrtheitszuständen. Bei Kombination mit Amphotericin muss die Dosis angepasst werden.

Griseofulvin (Fulcin®): Bei der Behandlung mit Grisefulvin treten Kopfschmerzen (40 %), Depressionen (15 %), Müdigkeit, Schwindel und Verwirrtheitszustände auf. Selten sind Ataxie und Sehstörungen. Die Nebenwirkungen werden durch Alkohol potenziert.

Miconazol (Daktar®) und Itraconazol (Sempera®): Bedingt durch eine erhöhte ADH-Sekretion kann es zu einer Hyponatriämie mir Verwirrtheitszuständen und Eintrübung bis zum Koma kommen. Selten sind Angstzustände, euphorisch manische Verstimmungen und subjektive Sehstörungen.

Clotrimazol (Canesten®): Bei der Behandlung mit Clotrimazol kommt es zu Benommenheit, Müdigkeit und Depressionen. Selten sind Desorientiertheit und Halluzinationen.

Ketokonazol (Nizoral®): Es treten Kopfschmerzen, Benommenheit, selten Somnolenz und auch Unruhezustände auf.

M 1.5 Herz und Kreislauf

M 1.5.1 Glykoside

Die Herzglykoside Digitoxin (Digimerck®) und Digoxin (Lanicor®, Novodigal®) haben eine geringe therapeutische Breite und eine große Kumulationsgefahr.

Wichtigste Nebenwirkungen

AV-Block, Extrasystolen, Appetitlosigkeit und Übelkeit.

Nebenwirkungen im Bereich des peripheren und zentralen Nervensystems

Nebenwirkungen auch bei üblichen Dosen sind Lichtscheu, Flimmern vor den Augen, Lichtblitze, Rot-Grün-Farbsinnstörung, Gelbsehen und Skotome. Bei Intoxikation kommt es zu Schläfrigkeit, Desorientiertheit, Halluzinationen, psychotischen Episoden, epileptischen Anfällen und Kopfschmerzen. Bei weiterem Anstieg der Spiegel kommt es zu Stupor und Koma. Ein Delir kann das erste Zeichen einer Digitalis-Überdosierung sein.

Absolute Kontraindikationen

Eine absolute Kontraindikation stellt ein AV-Block dar. Eine relative Kontraindikation ist Niereninsuffizienz, Hypokaliämie und Hypokalzämie.

Wechselwirkungen

Phenytoin und Phenobarbital hemmen die Resorption von Glykosiden und vermindern ihre Wirkung. Die intravenöse Injektion von Kalzium erhöht die Toxizität von Glykosiden wie auch Hypokaliämie. Nach Reduktion und Absetzen gute Rückbildung.

Tab. M 1.9: Medikamente, die Depressionen auslösen oder verstärken können

Analgetika	Carbamazepin
Ibuprofen	Ethosuximid
Indometacin	L-Dopa
Ketoprofen	Methysergid
Opiate	Phenytoin
Phenylbutazon	Pizotifen
Antibiotika	Valproat
Griseofulvin	Vigabatrin
Metronidazol	**Psychopharmaka**
Nalixidins	Neuroleptika
Nitrofurantoin	**Sedativa**
Penicillin	Barbiturate
Streptomycin	Chlomethiazol
Sulfonamide	**Steroide und Hormone**
Herz- und Hochdruckpräparate	ACTH
ACE-Hemmer	Kontrazeptiva
Betablocker	Kortikosteroide
Clonidin	**Zytostatika**
Guanethidin	Azathioprin
Hydralazin	Bleomycin
Lidocain	L-Asparaginase
Methyldopa	Mithramycin
Procainamid	Vincristin
Reserpin	**Diverse**
Neurologische Medikamente	Chloroquin
Baclofen	Cimetidin
Beta-Interferon	Cyproheptadin
Bromocriptin	Metoclopramid
	Salbutamol

M 1.5.2 Koronar-Therapeutika: Nitrate

Glyceroltrinitrat (Nitro Mack®) oder Isosorbiddinitrat (Isoket®) können zu diffusen Kopfschmerzen, vor allem während der ersten zwei Wochen der Behandlung führen und eine vorbestehende Migräne verstärken. Daneben kann es zu Benommenheit, Schwindel und orthostatischer Hypotension kommen.

M 1.5.3 Kalzium-Antagonisten

(Siehe auch Kap. A 1 und A3)

Wichtigste Nebenwirkungen

Kalizium-Antagonisten vom Nifedipin-Typ (Adalat®), Nitrendipin (Bayotensin®), Nisoldipin (Baymicard®), Felodipin (Modip/Munobal®) führen zu arterieller Hypotension, Obstipation, Ödemneigung der Beine und selten Tachykardie oder Thoraxschmerz. Verapamil (Isoptin®) und Diltiazem (Dilzem®) können zu bradykarden Rhythmusstörungen und zu Tremor führen.

Nebenwirkungen im Bereich des peripheren und zentralen Nervensystems

Neurologische Nebenwirkungen sind Müdigkeit, Schlafstörung, Kopfschmerzen (vor allem bei Nifedipin), Schwindel und Depressionen. Unter der Therapie mit Flunarizin (Sibelium®) wurden reversible Parkinson-Syndrome beobachtet.

Absolute Kontraindikationen

Kontraindikationen sind AV-Block und Hypotonie. Bei Behandlung mit Betablockern sollten Kalzium-Antagonisten (Verapamil®) nur unter Vorsichtsmaßnahmen intravenös appliziert werden (Bradykardie, Herzstillstand!).

M 1.5.4 Betablocker

Propranolol (Dociton®), ein nicht selektiver Betablocker, Metoprolol (Beloc®), beta-1-selektiver Blocker, Atenolol (Tenormin®) Bisoprolol, Carvedilol und andere.

Wichtigste Nebenwirkungen

Bradykardie, Bronchospasmus, Obstipation, Durchfall und Impotenz sind gelegentliche Nebenwirkungen. Bei Diabetikern kann es zu einer Hypoglykämie kommen. Bei abruptem Absetzen nach längerer Behandlung kommt es zu reflektorischen Tachykardien und eventuell Angina pectoris.

Nebenwirkungen im Bereich des peripheren und zentralen Nervensystems

Müdigkeit, Schlafstörungen, vermehrter Appetit, selten Verwirrtheitszustände und Verstärkung einer vorbestehenden Migräne und Depression.

Absolute Kontraindikationen

Herzinsuffizienz, AV-Block, Asthma bronchiale.

Wechselwirkungen

Verstärkung der Wirkung von Insulin und oralen Antidiabetika mit Hypoglykämien.

M 1.5.5 Diuretika

Elektrolytstörungen können bei Anwendung aller Diuretika auftreten. Eine Hyponatriämie (< 2,4 mMol/l) führt zu Muskelschwäche und Adynamie. Bei weiter abfallendem Natrium-Spiegel treten je nach Ausmaß und Geschwindigkeit der Entwicklung Asterixis, Myoklonien, Verwirrtheit und dann zunehmende Bewusstseinstrübung bis zum Koma auf. Hypokaliämie führt zu einer progredienten Schwäche der proximalen Muskulatur, zu einem paralytischen Ileus, Polyurie, Erbrechen, Bewusstseinsstörung bis zum Koma, epileptischen Anfällen und Herzrhythmusstörungen. Besonders häufig wird eine Hyponatriämie durch Schleifendiuretika, Furosemid (Lasix®) und Ethacrynsäure (Hydromedin®) ausgelöst.

Wichtigste Nebenwirkungen

Es kann zu einer ausgeprägten orthostatischen Blutdruckregulationsstörung kommen mit häufigen Nebenwirkungen wie Übelkeit und Erbrechen. Selten sind Thrombopenien.

Nebenwirkungen im Bereich des peripheren und zentralen Nervensystems

Sehstörungen und Verwirrtheitszustände wurden häufig beobachtet. Insbesondere bei Therapie mit Ethacrynsäure wurden ototoxische Nebenwirkungen (bei Spiegeln über 50 mg/ml im Serum) beobachtet. Die Schäden des Nervus vestibulocochlearis können irreversibel sein.

Wechselwirkungen

Die Kombination von Furosemid mit Aminoglykosid-Antibiotika erhöht das Risiko einer ototoxischen Schädigung. Bei der Behandlung mit Thiaziddiuretika wurden selten neurotoxische Störungen beobachtet. Es kann zu Sehstörungen kommen. Kalium sparende Diuretika wie Aldosteron-Antagonisten z. B. Spironolacton (Aldactone®) können zu einer Hyperkaliämie mit Schläfrigkeit und Verwirrtheitszuständen führen. Allgemeine Nebenwirkungen sind Übelkeit und Erbrechen, die Ausbildung einer Gynäkomastie bei Männern und Impotenz.

M 1.5.6 ACE-Hemmer

Unter ACE-Hemmer-Therapie wurden insbesondere als neurologische Nebenwirkungen Geschmacksstörungen berichtet.

M 1.5.7 AT1-Antagonisten (Sartane)

Häufigste Nebenwirkungen

Insgesamt gut verträglich. Selten Kopfschmerz, Schwindel, Übelkeit, Angioödem.

M 1.5.8 Antiarrhythmika

Antiarrhythmika vom Lidocain-Typ und Chinidin-Typ können zu Delir, Verwirrtheit, Unruhezustände, Schlafstörungen und Verstimmungen führen. Amiodaron kann eine demyelinisierende PNP auslösen. Dronedaron zeigte bisher keine spezifischen ZNS/PNS Nebenwirkungen.

M 1.5.9 Lipidsenker

Clofibrate (Cedur®, Lipomerz®) können gehäuft eine zumeist asymptomatische Hyper-CK-ämie oder blande Myalgien auslösen. Eine Verdopplung der CK ohne weitere NW kann toleriert werden. Gelegentlich tritt eine schwere Rhabdomyolyse auf, die zum Absetzen zwingt. Dieses gilt umso mehr für die neuen HMG-CoA-Reduktasehemmer (Statine), wie z. B. Lovastatin, Simvastatin, Pravastatin.

Rückbildungstendenz der Nebenwirkungen

In der Regel folgt nach Absetzen eine langsame Rückbildung, Defektheilungen wurden berichtet.

M 1.6 Antikoagulanzien und Thrombozytenaggregationshemmer

M 1.6.1 Cumarinderivate (Marcumar®, Warfarin)

Wichtigste Nebenwirkungen

Blutungen sind die häufigsten Nebenwirkungen. Sie kommen am häufigsten im Magen-Darm-Trakt und im Bereich der Niere als Makro- oder Mikrohämaturie vor. Selten kommt es zu Hautreaktionen.

Nebenwirkungen im Bereich des peripheren und zentralen Nervensystems

Intrazerebrale Blutungen (2–12 % pro Jahr, Todesfälle 2–9 % pro Jahr). Subdurale Hämatome, Hämatomyelie und epidurale spinale Hämatome werden selten beobachtet. Eine Schädigung des Plexus lumbosacralis, des Nervus femoralis oder des Nervus ischiadicus können bei spontanen Psoashämatomen oder iatrogenen Glutaeushämatomen beobachtet werden (i. m.-Injektionen).

Absolute Kontraindikationen

Kontraindikationen sind eine hämorrhagische Diathese, Magen-Darm-Ulcera, Nierensteine, Leberzirrhose, Lungentuberkulose, diabetische Retinopathie, akute Pankreatitis, arterieller Hypertonie und chronischer Alkoholismus.

Wechselwirkungen

Die Wirkung der Cumarinderivate wird verstärkt durch: Baclofen, Cimetidin, Danazol (Behandlung der Endometriose), Disulfiram, Immunsuppressiva, Indometacin, Makrolidantibiotika, Paracetamol, Phenothiazine, Phenytoin und Salicylate.
Die Wirkung wird vermindert von: Antazida, Barbiturate, Carbamazepin, Glukokortikoide, Dextrane und Haloperidol.

M 1.6.2 Thrombinantagonisten: Dabigatran

Wichtigste Nebenwirkungen

Blutungen sind die häufigsten Nebenwirkungen. Sie kommen am häufigsten als Epistaxis oder im Magen-Darm-Trakt und im Bereich der Niere als Makro- oder Mikrohämaturie vor. Selten kommt es zu Hautreaktionen, Anämie, Thrombopenie, Transaminasenanstieg. Darüber hinaus bisher keine spezifischen ZNS-Nebenwirkungen bekannt.

M 1.6.3 Thrombozytenaggregationshemmer

ASS (siehe Abschnitt M 1.2.1)

Ticlopidin (Tiklyd®)

Wichtigste Nebenwirkungen

Gelegentlich Neutropenie (1 % in den ersten drei Monaten), selten Agranolozytose, Thrombozytopenie, hämolytische Anämie, Magen-Darm-Störungen (Durchfall, Übelkeit), Allergie. Selten thrombotisch-thrombozytopenische Purpura.

Nebenwirkungen im Bereich des peripheren und zentralen Nervensystems

Selten Kopfschmerz oder Schwindel

Absolute Kontraindikationen

Blutbildveränderung, Blutungen, hämorrhagische Hirninfarkte in der Frühphase, Ulcera.

Wechselwirkungen

Eine Kombination mit anderen die Blutungsneigung verstärkenden Präparaten (z. B. NSAID) sollte vermieden werden. Während der ersten drei Monate der Therapie ist die Durchführung eines 14-tägigen Differentialblutbildes obligat.

Clopidrogrel (Plavix®/Iscover®): Diese Thrombozytenaggregationshemmer sind frei von der Gefahr von Neutropenie, dementsprechend sind Blutbildkontrollen verzichtbar. Die Rate von gastrointestinalen Blutungen ist signifikant geringer als unter Aspirin. Selten Thrombotisch-thrombozytopenische Purpura.

Dipyridamol (Aggrenox®) Durchfall 5 %, initiale Kopfschmerzen 10 %

M 1.7 Andere Medikamente

Die Nebenwirkungen der Antiepileptika werden in Kapitel C 1 behandelt. Medikamente, die die Krampfschwelle reduzieren, sind in **Tab. M 1.8** gelistet. Kopfschmerzauslösende-/verstärkende Substanzen sind in **Tab. M 1.3** zusammengefasst. **Tab. M 1.1** gibt einen Überblick über Substanzen, die extrapyramidalmotorischen Nebenwirkungen zeigen. **Tab. M 1.6** zeigt auslösende Präparate einer Polyneuropathie. Delirauslösende Substanzen sind in **Tab. M 1.2** gelistet, depressiogene Substanzen in **Tab. M 1.9**. **Tab. M 1.7** zeigt oto- und **Tab. M 1.4** okkulotoxische Präparate.

M 1.8 Literatur

Hegeman J, van den Bemt BJ, Duysens J, van Limbeek J. NSAIDs and the risk of accidental falls in the elderly: a systematic review. Drug Saf 2009;32 (6):489–498.

Hellwig H, Otto H (Hrsg.). Arzneimittel – Handbuch für Ärzte, 10. Auflage, Stuttgart: Wissenschaftliche Verlagsgesellschaft; 2007.

Hermann DM. Pharmakologische Therapien in der vaskulären Neurologie. In: Hermann DM, Steiner T, Diener H-C (Hrsg.). Vaskuläre Neurologie. Stuttgart: Thieme; 2010.S. 121–123.

Hermann DM, Kilic E, Spudich A, Krämer SD, Wunderli-Allenspach H, Bassetti CL. Role of drug efflux carriers in the healthy and diseased brain. Ann Neurol 2006;60 (5):489–498.

Kastrup O, Maschke M, Diener HC Arzneimittel-Nebenwirkungen am Zentralnervensystem. Arzneimitteltherapie 2000;8:240–244.

Ray WA, Meredith S, Thapa PB, Meador KG, Hall K, Murray KT. Antipsychotics and the risk of sudden cardiac death. Arch Gen Psychiatry 2001;58 (12):1161–1167.

Shi S, Möricke K, Klotz U. The clinical implications of ageing for rational drug therapy. Eur J Clin Pharmacol 2008;64:183–199.

N Molekulargenetische Diagnostik und Gentherapie

1 Molekulargenetische Diagnostik und Gentherapie 1507
von T. Gasser

N

N 1 Molekulargenetische Diagnostik und Gentherapie

von T. Gasser

Die Fortschritte der Molekulargenetik haben zu einem grundlegenden Wandel im Verständnis vieler neurologischer Erkrankungen geführt. Mit der Vollendung des Humangenomprojekts ist die Sequenz eines großen Teils aller Gene bekannt. Darunter sind auch zahlreiche Gene, in denen Mutationen gefunden wurden, die zu neurologischen Erkrankungen führen können. Durch dieses neue Wissen konnten viele heterogene klinische Syndrome auf der Basis ihrer molekularen Defekte neu klassifiziert werden. Die Untersuchung der jeweiligen Genprodukte erlaubt Einblicke in die molekulare Pathogenese und Pathophysiologie, was zur Entwicklung neuer, kausaler Therapiestrategien führen wird. In der Praxis bieten sich neue diagnostische Möglichkeiten, die gezielt und sachgerecht eingesetzt werden müssen. Das folgende Kapitel soll die wichtigsten Methoden der Genidentifizierung kurz skizzieren und eine Übersicht vom aktuellen Stand der DNA-Diagnostik wichtiger erblicher neurologischer Erkrankungen geben.

Auch die gezielte Manipulation der zellulären Genexpression zu therapeutischen Zwecken ist heute in den Bereich des Möglichen gerückt. Sie wird in tierexperimentellen Modellen untersucht. Obwohl ein breiter klinischer Einsatz noch nicht abzusehen ist, sollen die wichtigsten Grundlagen und Anwendungsmöglichkeiten der In-vivo- und Ex-vivo-Gentherapie kurz dargestellt werden.

N 1.1 Grundlagen der Genetik neurologischer Erkrankungen

N 1.1.1 Das Genom

Das menschliche Genom besteht aus 22 Chromosomenpaaren (den »Autosomen«) und den zwei Geschlechtschromosomen X und Y. Je ein vollständiger, einfacher Chromosomensatz wird vom Vater und einer von der Mutter ererbt. Das Grundgerüst der Chromosomen wird von einem durchgehenden DNA-Doppelstrang gebildet. Das gesamte Genom hat eine Länge von über 3 Milliarden Basenpaaren, deren Abfolge heute zum Großteil bekannt ist. Die genetische Information ist auf dem DNA-Strang in Form von etwa 22 000 Genen (d. h. DNA-Sequenzen, die für Proteine kodieren) organisiert. Die eigentliche informationstragende (»kodierende«) Sequenz einzelner Gene hat in der Regel eine Länge von einigen 100 bis wenigen 1 000 Basenpaaren (**Abb. N 1.1**). Die kodierenden Bereiche (das »Exom«) machen zusammen nur etwa 1 % des gesamten Genoms aus. Sie werden unterbrochen von oft sehr viel längeren DNA-Abschnitten, die nicht für Proteinsequenzen kodieren. Ein Teil dieser Sequenz hat regulatorische Funktionen, einem großen Teil kann heute aber noch keine eindeutige Funktion zugeordnet werden. Auch einzelne Gene setzen sich in der Regel aus mehreren kurzen kodierenden Abschnitten mit einer Länge von wenigen 100 Basenpaaren zusammen (Exons), die durch nicht-kodierende Sequenzen (Introns) voneinander getrennt sind (**Abb. N 1.1**).

Aktuelle Informationen über den Stand des Internationalen Humangenomprojekts können im Internet abgerufen werden (www.ornl.gov/sci/techresources/Human_Genome/home.shtml).

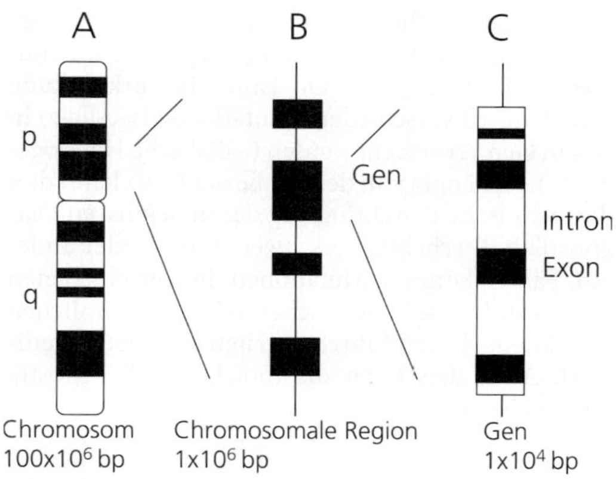

Abb. N 1.1: Prinzip der »positionellen Klonierung«: Durch Kopplungsanalysen kann ein Genort auf einem Chromosom mit einer Gesamtlänge von rund 100 Millionen Basenpaaren (A) auf einem Abschnitt von wenigen Millionen Basenpaaren (B) eingegrenzt werden. Mehrere Gene (schwarze Rechtecke) liegen auf diesem Abschnitt. Das gesuchte Gen (C) kann durch Sequenzierung identifiziert werden. Abschnitte des Gens, die Informationen für das dazugehörige Protein tragen (Exon-Sequenzen, schwarz) wechseln mit Abschnitten, die noch vor der Proteinsynthese ausgeschnitten werden (Intron-Sequenzen, weiß).

N 1.1.2 Mutationen

Die Information, die in der Basensequenz der Gene gespeichert ist, wird in der Zelle in die Aminosäuresequenz der Proteine übersetzt. Proteine werden daher auch als Genprodukte bezeichnet. Veränderungen der Gensequenz (Mutationen) können zu veränderten oder fehlenden Proteinen (Genprodukten) führen, was wiederum eine Erkrankung zur Folge haben kann. Finden Mutationen in der Keimbahn statt, so werden sie von Generation zu Generation vererbt, ebenso die dadurch bedingte Erkrankung. Wenn Veränderungen in einem einzigen Gen eine Erkrankung zur Folge haben, spricht man von monogener Vererbung. Die Erkrankung kann durch den Verlust der physiologischen Funktion des Proteins verursacht werden (»loss-of-function«) oder aber dadurch, dass das veränderte Genprodukt eine neue, von der ursprünglichen Funktion unabhängige schädliche Funktion hinzugewinnt (»gain-of-function«). Auch Mutationen in der nicht-kodierenden Sequenz können pathogene Wirkungen entfalten, z. B. durch Veränderungen in der Steuerung der Genexpression. Allerdings sind bei Weitem nicht alle genetischen Varianten pathogenetisch relevant. Die große Mehrzahl der häufigen Basensequenzvariationen sind harmlos und werden als Polymorphismen bezeichnet (»normale genetische Variabilität«).

N 1.2 Grundlagen der molekularen Diagnostik

Die Möglichkeiten der molekularen Diagnostik erblicher neurologischer Erkrankungen sind wesentlich durch den Grad der genetischen Komplexität der zu untersuchenden Erkrankung bestimmt. Einigen Erkrankungen, wie z. B. der Chorea Huntington, liegt praktisch immer eine einzige, relativ leicht identifizierbare genetische Veränderung zugrunde, in diesem Fall die Verlängerung einer repetitiven Trinukleotid-Sequenz (s. u.). Oft kann eine Erkrankung jedoch durch verschiedene Mutationen (= Allele) in einem Gen verursacht werden (»allelische Heterogenität«). Abhängig von der Größe des Gens kann dies die technische Durchführung der molekularen Diagnostik z. T. erheblich erschweren. In wieder anderen Fällen können Mutationen in verschiedenen Genen zu klinisch identischen oder sehr ähnlichen Krankheitsbildern führen (»genetische Heterogenität«). Auch dies kann die molekulare Diagnostik komplizieren.

N 1.2.1 Ziele und Voraussetzungen der molekularen Diagnostik

Ziel der molekularen Diagnostik ist die Hilfe für den einzelnen Patienten und dessen Familie. Voraussetzung für ihre Durchführung ist die umfassende Aufklärung des Patienten bzw. Ratsuchenden und dessen selbstbestimmte Einwilligung sowie die absolute Vertraulichkeit des Ergebnisses (American College of Medical Genetics Storage of Genetics Materials Committee 1995). Seit 1. Februar 2010 ist das Vorgehen auch durch das Gesetz über genetische Untersuchungen beim Menschen (»Gendiagnostik-Gesetz«, GenDG) geregelt.

N 1.2.2 Genetische Beratung

Die genetische Beratung ist ein essenzieller Bestandteil der Diagnostik erblicher Erkrankungen. Die Aufklärung des Patienten vor Durchführung der Diagnostik beinhaltet neben Informationen über Art und Verlauf der Erkrankung auch die potenziellen Konsequenzen für seine Familie unter Berücksichtigung der wichtigsten genetischen Parameter der Erkrankung wie z. B. Erbgang und Penetranz. Für den Patienten ergibt sich gegenüber Familienangehörigen u. U. eine moralische Verpflichtung, genetisches Wissen zu teilen. Eine »aktive Aufklärung«, d. h. eine selbstständige Kontaktaufnahme mit Familienangehörigen durch den beratenden Arzt, soll jedoch nicht erfolgen. Nach dem GenDG muss im Zusammenhang mit einer genetischen Diagnostik immer eine genetische Beratung durch einen qualifizierten Arzt angeboten werden. Dies muss jedoch nicht immer ein Arzt für Humangenetik sein, vielmehr ist auch ein Facharzt mit »fachbezogener Beratungskompetenz« hierzu berechtigt. Die Inanspruchnahme der Diagnostik, wie auch der genetischen Beratung, ist freiwillig.

N 1.2.3 Präsymptomatische und pränatale Diagnostik

Die Identifizierung der molekularen Krankheitsursachen erlaubt heute in vielen Fällen eine präsymptomatische Diagnostik, also die Bestimmung der Anlagenträgerschaft bei einer klinisch gesunden Risikoperson. Richtlinien für die Durchführung der präsymptomatischen Diagnostik wurden beispielhaft für die Chorea Huntington durch die International Huntington's Disease Society und die World Federation of Neurology erarbeitet (International Huntington Association and the World Federation of Neurology Research Group on Huntington's Chorea 1994). Nach dem GenDG sind die präsymptomatische Diagnostik und der dazugehörige Beratungsprozess immer Aufgabe eines humangenetischen Instituts oder einer humangenetischen Praxis.

N 1.2.4 Methoden der molekularen Diagnostik

Die molekulare Diagnostik erfolgt heute in der Mehrzahl der Fälle durch den direkten Nachweis der Mutation (»direkte DNA-Diagnostik«). Der Mutationsnachweis gelingt am leichtesten in den Fällen, in denen nur eine einzige spezifische Basensequenzänderung zu der jeweiligen Erkrankung führt, wie dies zum Beispiel für die »Trinukleotid-Expansionen« der Fall ist. Ebenfalls relativ einfach nachweisbar sind größere Duplikationen oder Deletionen, wie sie in vielen Fällen bei der Charcot-Marie-Tooth-Erkrankung bzw. der tomakulösen Neuropathie gefunden werden. Der gezielte Nachweis von Punktmutationen kann dagegen immer noch sehr aufwendig sein, wenn das Gen groß ist und Mutationen nicht in bestimmten Regionen gehäuft auftreten. Neue Sequenziermethoden (»next generation sequencing«) mit hohem Durchsatz werden die Möglichkeiten jedoch mit Sicherheit in wenigen Jahren erheblich verbessern.

Quelle der DNA. Ausgangspunkt der molekularen Diagnostik ist die genomische DNA. Da jede Körperzelle die gesamte Erbinformation eines Individuums enthält, ist die Quelle der DNA belanglos. Sie wird in der Regel aus dem am leichtesten zugänglichen Gewebe, den Leukozyten, isoliert. Eine Ausnahme stellen Erkrankungen dar, die durch Mutationen der mitochondrialen DNA verursacht werden. Die Mitochondrien besitzen ihr eigenes, kleines Genom, das aus einem ringförmigen Molekül von einer Länge von 16 569 bp besteht. Da die Mitochondrien in den Geweben unterschiedlich verteilt sind, kann es vorkommen, dass ihre Mutationen nicht in allen Körperzellen nachweisbar sind.

Polymerasekettenreaktion. Die isolierte DNA ist das Ausgangsmaterial für die genetische Untersuchung. Heute wird das interessierende DNA-Fragment fast immer mit der Methode der Polymerasekettenreaktion (»polymerase chain reaction«, PCR) vervielfältigt. Mit dieser Methode können kurze DNA-Stücke (in der Regel einige hundert Basenpaare) viele Millionen mal kopiert werden. Die Produkte der PCR-Reaktion können dann z. B. durch eine Gelelektrophorese nach ihrer Größe aufgetrennt und durch Fluoreszenzreaktionen sichtbar gemacht (**Abb. N 1.2**) oder aber auf ihre Basensequenz analysiert (Sequenzierung) werden (**Abb. N 1.3**).

»Next-Generation«-Sequenzierung: In nächster Zukunft werden neue Sequenzierungsmethoden mit wesentlich höherem Durchsatz einen noch viel breiteren Einsatz der molekularen Diagnostik ermöglichen. Diese Methoden erlauben es unter Forschungsbedingungen bereits heute, ein gesamtes Exom (ca. 30 Millionen Basenpaare) oder sogar ein Genom (ca. 3 Milliarden Basenpaare) innerhalb kurzer Zeit zu einem Preis von einigen Tausend Euro zu sequenzieren. Damit wird es in der klinischen Routinediagnostik sehr bald möglich sein, einige Dutzend oder gar Hunderte von »Kandidatengenen« in einem Patienten zu einem vertretbaren Preis vollständig zu analysieren.

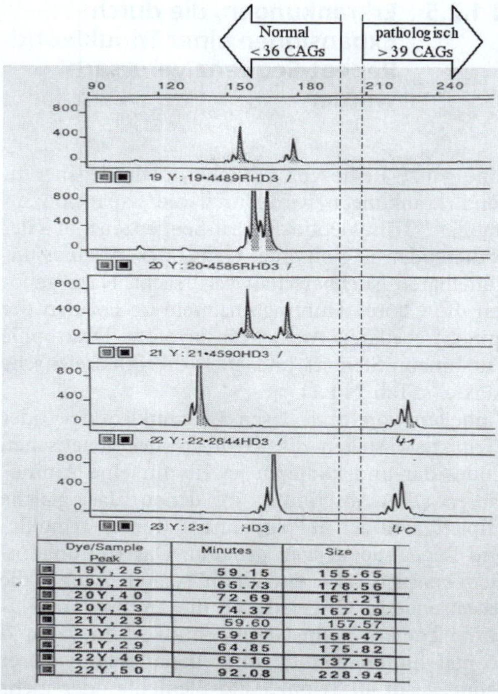

Dye/Sample Peak	Minutes	Size
19Y, 25	59.15	155.65
19Y, 27	65.73	178.56
20Y, 40	72.69	161.21
20Y, 43	74.37	167.09
21Y, 23	59.60	157.57
21Y, 24	59.87	158.47
21Y, 29	64.85	175.82
22Y, 46	66.16	137.15
22Y, 50	92.08	228.94

Abb. N 1.2: Elektropherogramm des CAG-Repeats im Huntington-Gen. Das Repeat-enthaltende DNA-Fragment wird durch eine PCR-Reaktion amplifiziert und elektro-phoretisch aufgetrennt. Die fluoreszenzmarkierten Fragmente werden durch den Sequenzierautomaten detektiert. Jede der fünf Zeilen der Abbildung entspricht einer DNA-Probe, die jeweils zwei Allele (sichtbar als Peaks) des CAG-repeats enthalten. Je länger das Fragment, desto langsamer wandert es im elektrischen Feld der Elektrophorese, und desto später (in der Grafik weiter rechts) wird es detektiert.

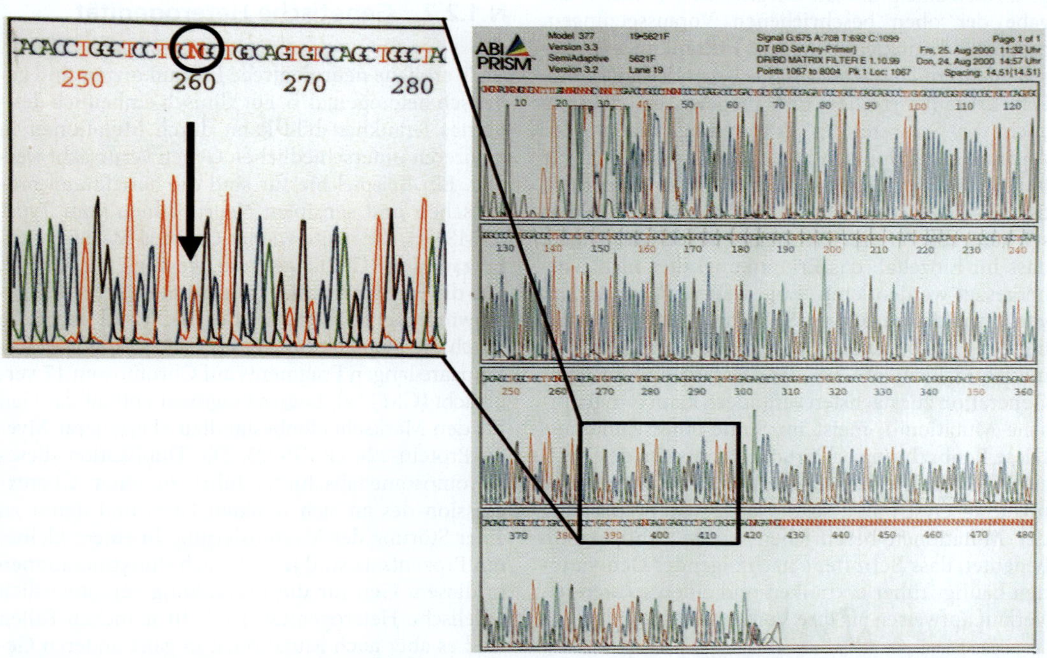

Abb. N 1.3: Elektropherogramm einer automatischen Sequenzanalyse. Der Pfeil markiert eine heterozygote Mutation: An der gleichen Stelle im Genom findet sich auf den beiden korrespondierenden Chromosomen ein T (rot) bzw. ein C (blau). Die überlagerte Sequenz wird von dem automatischen Detektionsprogramm nicht erkannt und als »N« (nicht erkannt) gelesen.

N 1.2.5 Erkrankungen, die durch Expansionen einer Trinukleotid-Repeat-Sequenz verursacht werden

Eine ganze Reihe von erblichen neurodegenerativen Erkrankungen wird durch die Expansion instabiler Trinukleotid-Repeat-Sequenzen in der kodierenden Region eines Gens oder in seiner unmittelbaren Nachbarschaft verursacht. Dazu gehören die Chorea Huntington, mehrere Formen der spinozerebellären Ataxie, die myotone Dystrophie Curshmann-Steinert und auch die Friedreich'sche Ataxie (s. **Tab. N 1.1**).
Einheiten von drei Basen (»Trinukleotide« oder »Tripletts«) stellen die »Wörter« des genetischen Codes dar und kodieren jeweils für eine Aminosäure. DNA-Abschnitte, in denen das gleiche Triplett mehrfach in Folge auftritt, werden Trinukleotid-Repeat-Sequenzen genannt. Das Huntington-Gen beispielsweise enthält in seinem Exon 1 die Basensequenz »CAG«, die für die Aminosäure Glutamin kodiert, beim Gesunden zwischen 15- und 25-mal hintereinander. Eine Verlängerung dieser Sequenz auf 40 Trinukleotid-Elemente oder mehr hat zur Folge, dass die betreffende Person an einer Chorea Huntington erkranken wird. Nach der heute vorherrschenden Auffassung verursachen solche Trinukleotid-Repeat-Expansionen Funktionsstörungen, die nicht unmittelbar mit der primären Funktion des Genproduktes in Zusammenhang stehen. Man spricht vom »Gewinn einer toxischen Funktion« des betreffenden Proteins (»gain of toxic function«). Derartige Mutationen können einfach nachgewiesen werden. Dies ermöglicht den routinemäßigen Einsatz der molekularen Diagnostik für die Bestätigung der klinischen Diagnose und die Bestimmung des Risikostatus eines Familienangehörigen. Auch eine pränatale Diagnostik ist, unter Maßgabe der oben beschriebenen Voraussetzungen, möglich. Trinukleotid-Repeat-Erkrankungen weisen mehrere charakteristische Besonderheiten auf. Das Erkrankungsalter, und in gewissem Umfang auch die Schwere der Erkrankung, hängt vom Ausmaß der Trinukleotid-Repeat-Expansion ab. Je höher die Anzahl von Trinukleotid-Elementen, desto früher der Krankheitsbeginn und desto schwerer der Verlauf. Die Varianz ist jedoch so hoch, dass im Einzelfall das Erkrankungsalter nicht vorhergesagt werden kann. Eine weitere Besonderheit von Trinukleotid-Repeat-Sequenzen ist ihre »Instabilität«. Dies bedeutet, dass sich die Anzahl der Trinukleotid-Elemente bei der Weitergabe von einer Generation zur nächsten verändern kann (»dynamische Mutation»), meist im Sinne einer Zunahme. Diese Beobachtung erklärt das Phänomen der Antizipation, das für die Chorea Huntington und die myotone Dystrophie schon lange vor Entdeckung der Mutationen beschrieben wurde. Antizipation bedeutet, dass Betroffene nachfolgender Generationen häufig früher erkranken und einen schwereren Verlauf aufweisen als ihre Vorfahren.

N 1.2.6 Erkrankungen, die durch Punktmutationen, Deletionen oder Insertionen verursacht werden

Die meisten erblichen neurologischen Erkrankungen können durch mehrere unterschiedliche Mutationen (Basenaustausche, Deletionen, Insertionen und andere kleine Veränderungen der DNA-Sequenz) in einem Gen verursacht werden. Man nennt dies »allelische Heterogenität«. Beispiele hierfür sind die Neurofibromatose 1 und 2, der Morbus Wilson oder die familiären periodischen Lähmungen (s. **Tab. N 1.1**). Die DNA-Diagnostik zur Bestätigung der klinischen Diagnose oder auch für die präsymptomatische oder pränatale Diagnostik kann in diesen Fällen durch eine vollständige Sequenzierung des betreffenden Gens erfolgen.
In manchen Fällen können bestimmte häufige Mutationen durch den gezielten Einsatz der molekularen Diagnostik identifiziert werden. So wird die autosomal-dominant erbliche Mikroangiopathie CADASIL (»cerebral autosomal dominant arteriopathy with subcortical infarcts and leukoencephalopathy«) durch Mutationen in dem mit 29 Exons recht großen Gen Notch3 verursacht. 70 % der Mutationen finden sich jedoch in den Exons 3 und 4, sodass die molekulare Diagnostik zunächst oft auf diese beiden Sequenzen begrenzt wird.
Ein anderes Beispiel sind die Muskeldystrophien vom Typ Duchenne und Becker, die durch Mutationen im Dystrophin-Gen auf Chromosom X21.1 verursacht werden, dem mit über 70 Exons größten Gen des menschlichen Genoms. Allerdings werden etwa 60 % aller Krankheitsfälle durch technisch relativ leicht nachweisbare Umlagerungen, größere Deletionen oder Duplikationen verursacht, nach denen daher zuerst gefahndet wird.

N 1.2.7 Genetische Heterogenität

Viele erbliche neurologische Erkrankungen sind genetisch heterogen, d. h. ein klinisch einheitlich definiertes Krankheitsbild kann durch Mutationen in mehreren unterschiedlichen Genen verursacht werden. Ein Beispiel hierfür sind die hereditären motorischen und sensiblen Neuropathien vom Typ 1 (HMSN1), die heute wieder Charcot-Marie-Tooth-Erkrankung (CMT) genannt werden. Die CMT1, also die Form mit stark verlangsamten Nervenleitgeschwindigkeiten, wird in der Mehrzahl der Fälle durch die Duplikation eines etwa 1,5 Millionen Basenpaare langen Fragments auf Chromosom 17 verursacht (CMT1a). Dieses Fragment enthält das Gen für den Markscheidenbestandteil »Peripheral-Myelin-Protein-22« (PMP-22). Die Duplikation dieses Chromosomenabschnitts führt zu einer Überexpression des an sich intakten Gens und damit zu einer Störung der Myelinisierung. In einem kleineren Prozentsatz sind jedoch auch Punktmutationen in diesem Gen für die Erkrankung verantwortlich (allelische Heterogenität, s. o.). In manchen Fällen sind es aber auch Mutationen in ganz anderen Genen, nämlich dem Gen für das P0-Protein auf Chromosom 1 oder dem Gen für Connexin-32 auf dem X-Chromosom, die zum gleichen klinischen Bild (»Phänotyp«) führen (CMT1b und CMTX).

Tab. N 1.1: Wichtige neurogenetische Erkrankungen

Erkrankung	Symbol	Erbg.	Locus	Gen	Mutation	Literatur	Bemerkungen/Diagnostische Hinweise
Ataxien							
Friedreich-Ataxie	FRDA	AR	9q13-21.1	Frataxin	Trinuk/Pm	Campuzano et al. 1996	häufigste rezessiv erbliche Ataxie
Ataxie mit Vitamin E-Mangel	AVED	AR	8q13.1-13.3	α-Tocopherol Transfer-Protein	Pm	Ouahchi et al. 1995	selten, Retinopathie, Vit E Spiegel (↓)
Ataxia telangiectasia	AT	AD	11q22-23	ATM	Pm Del, Ins	Savitsky et al. 1995	AFP (↑)
Ataxie mit okulomotorischer Apraxie 1	AOA1	AR	9p13.3	Aprataxin	Pm	Moreira et al. 2001	Cholesterin (↑) Albumin (↓)
Ataxie mit okulomotorischer Apraxie 2	AOA2	AR	9p34	Senataxin	Pm	Moreira et al. 2004	AFP (↑)
Autosomal-rezessive spastische Ataxie Charlevoix-Saguenay	ARSACS	AR	13q11	Sacsin	Pm	Engert et al. 2000	vorwiegend in Frankokanadiern
Abetalipoproteinämie	ABL	AR	4q22-24	Microsomales Triglycerid Trans-fer-Protein	Pm	Sharp et al. 1993	Akanthozytose LDL, VLDL (↓)
Refsum-Erkrankung	PHAX	AR	10pter-p11.2	Phytanoyl-CoA-Hydroxylase	Pm	Jansen et al. 1997	= HSMN 4 Polyneuropathie RP, Liquoreiweiß (↑)
Zerebrotendinöse Xanthomatose	CTX	AR	2q33-qter	Sterol-27-Hydroxylase	Pm	Leitersdorf et al. 1993	Katarakt, Cholesteanol (↑)
Spinozerebelläre Ataxien	SCA1	AD	6p21.3	Ataxin 1	Trinuk	Orr et al. 1993	SCA1, 2, und 3 machen zusammen rund 60 % der dominant erblichen spinozerebellären Ataxien aus; klinisch Ataxie plus extrapyramidale und pyramidale Symptome
	SCA2	AD	12q23-24.1	Ataxin 2	Trinuk	Gispert et al. 1993	
	SCA3/MJD	AD	14q24	Ataxin 3	Trinuk	Kawaguchi et al. 1994	
	SCA6	AD	19p13	Kalzium-Kanal	Trinuk	Zhuchenko et al. 1997	allelisch zu FHM und EA2; meist reine zerebellläre Ataxie
	SCA7	AD	3p12-21.1	Ataxin 7	Trinuk	Benomar et al. 1995	mit pigmentärer Retinadegeneration
	SCA8	AD	13q21	Ataxin 8 8	Trinuk	Moseley et al. 2006	Neuropathie
	SCA10	AD	22q13	Ataxin 10	Penta-nukleotid	Matsuura et al. 2000	reine zerebelläre Ataxie, Epilepsie
	SCA12	AD	5q31-q33	Protein-phosphatase-2	Trinuk	Holmes et al. 1999	Demenz, Tremor
	SCA14	AD	19q13.4	PRKG-gamma	Pm	Chen et al. 2003	kognitive Defizite Depression
	SCA17	AD	6q27	TATA-bindendes Protein (TBP)	Trinuk	Koide et al. 1999	Demenz Chorea
	SCA27	AD	13q34	FGF14	Pm	Van Switen 2003	Tremor
Fragiles X Tremor Ataxie Syndrom	FXTAS	XL	Xq27.3	FMR1	Trinuc	Hagerman et al. 2001	Tremor, Parkinson, Neuropathie, leichte kogn. Störungen
Episod. Ataxie mit Myokymie	EA1	AD	12p13	Kaliumkanal	Pm	Browne et al. 1994	interiktale Myokymie
Episod. Ataxie ohne Myokymie	EA2	AD	19p13	Kalziumkanal	Pm	Ophoff et al. 1996	allelisch zu FHM und SCA6, interiktale Ataxie

Tab. N 1.1: Wichtige neurogenetische Erkrankungen (Fortsetzung)

Erkrankung	Symbol	Erbg.	Locus	Gen	Mutation	Literatur	Bemerkungen/Diagnostische Hinweise
Dystonien und andere nicht-degenerative Bewegungsstörungen							
Primäre Torsionsdystonie	DYT1	AD	9q34	Torsin A	GAG-Deletion	Ozelius et al. 1997	früher Beginn, generalisiert
X-chromosomales Dystonie-Parkinson-Syndrom	DYT3	XL	Xq11.2	TAF1	Pm	Nolte et al. 2003	nur auf den Philippinen gefunden
Dopa-responsive Dystonie	DRD, DYT5	AD	14q22	GTP-Cyclohydrolase I	Pm	Ichinose et al. 1994	deutlich seltener als DYT1
Dopa-responsive Dystonie	DRD, DYT5	AR	11p15.5	Tyrosinhydroxylase	Pm	Knappskog et al. 1995	einzelne Fallberichte
Torsionsdystonie, gemischter Typ	DYT6	AD	8p11	THAP1	Pm	Fuchs et al. 2009	oft laryngeale Dystonie
»Rapid-onset« Dystonie-Parkinson-Syndrom	RPD	AD	19q13	ATP1A3	Pm	De Carvalho et al. 2004	wenige Familien bekannt
Non-kinesiogene paroxysmale Dystonie	DYT8	AD	2q35	Myofibrillogenesis regulator-1, MR1	Pm	Rainier et al. 2004	entspricht »Mount-Reback-Syndrom«
Myoklonus-Dystonie-Syndrom	DYT11	AD	7q21	ε-Sarkoglykan	Pm	Zimprich et al. 2001	reduzierte Penetranz bei Vererbung durch die Mutter
Paroxysmale anstrengunsinduzierte Dyskinesie	DYT18	AD	1p35–p31.3	Glut1	Pm	Weber et al. 2009	Milde Form der Glut1-Defizienz
Benigne Familiäre Chorea	BHC	AD	14q	TITF-1	Pm	Breedveld et al. 2002	Beginn im Kindesalter, Assoziation mit Hypothyreose
Familiäre Hyperekplexie	STHE	AD	5q32	Glycin-Rezeptor	Pm	Shiang et al. 1993	
Morbus Wilson	WND	AR	13q14.1	Kupfertransport-Protein	Pm	Tanzi et al. 1993	Cu i. 24 Std.-Urin (↑) Coeruloplasmin (↓)
Bewegungsstörungen mit Neurodegeneration							
Chorea Huntington	HD	AD	4p16.3	Huntingtin	Trinuk	Huntington's Disease Collaborative Research Group 1993	
Huntington-artige Erkrankung Typ 2	HLD2	AD	16q24.3	Junctophilin-3	Trinuk	Holmes et al. 2001	weniger als 1 % aller Fälle mit einem huntington-artigen Phänotyp
McLeod-Syndrom	XK	XR	Xq28	XK-Protein	Pm	Ho et al. 1994	Multisystemerkrankung mit Myopathie, Neuropathie, Basalgangliensymptomen und Demenz
Neuroakanthozytose	CHAC	AR	9q21-q22	Chorein	Pm	Rampoldi et al. 2001, Ueno et al. 2001	Akanthozyten
Pantothenat-Kinase assoziierte Neurodegeneration (PKAN) (vormals Hallervorden-Spatz-Syndrom)	PKAN	AR	20p13	Pantothenatkinase 2 (PANK2)	Pm	Zhou et al. 2001	Eisenakkumulation in den Basalganglien

Tab. N 1.1: Wichtige neurogenetische Erkrankungen (Fortsetzung)

Erkrankung	Symbol	Erbg.	Locus	Gen	Mutation	Literatur	Bemerkungen/Diagnostische Hinweise
Autosomal-dominantes Parkinson-Syndrom	PARK1/4	AD	4q21	alpha-Synuclein	Pm/Dup Trip	Polymeropoulos et al. 1997	sehr selten
Autosomal-rezessives juveniles Parkinson-Syndrom	PARK2, AR-JP	AR	6q25-27	Parkin	Pm, Del	Kitada et al. 1998	Beginn meist deutlich vor dem 40. Lebensjahr
Autosomal-rezessives Parkinson-Syndrom	PARK6	AR	1p33	PINK1	Pm	Valente et al. 2001	Beginn meist vor dem 35. Lebensjahr
Autosomal-rezessives Parkinson-Syndrom	PARK7	AD	1p34	DJ-1	Pm	van Duijn et al. 2001	selten, früher Beginn
Autosomal-dominantes Parkinson-Syndrom	PARK8	AD	12p12	LRRK2, Dardarin	Pm	Zimprich et al. 2004	häufigste autosomal-dominante Form des Parkinson-Syndroms
Andere neurodegenerative Erkrankungen							
Familiäre Alzheimer-Demenz	AD1	AD	21q21	Amyloid Precursor Protein	Pm, Dup	Goate et al. 1991	selten
	AD2	AD	19q13.2	ApoE*	Pm	Pericak-Vance et al. 1991	Risikofaktor
	AD3	AD	14q24.3	Präsenilin 1	Pm	Sherrington et al. 1995	häufigste Ursache der dominanten Form
	AD4	AD	1q31-q42	Präsenilin 2	Pm	Rogaev et al. 1995	sehr selten
Frontotemporale Demenz mit Parkinson-Syndrom	FTDP-17	AD	17q21	MAPTAU	Pm	Hutton et al. 1998	Mutationen bei 20–40 % der erblichen FTD
Frontotemporale Demenz mit Ubiquitin-Einschlüssen	FTD-U	AD	17q21	Progranulin	Pm	Cruts et al. 2006	möglicherweise noch häufiger als Tau-Mutationen
Fam. Creutzfeldt-Jakob-Erkrankung	PRNP	AD	20pter-p12	Prion-Protein	Pm	Owen et al. 1989	5–10 % der CJD-Fälle
Gerstmann-Sträussler-Syndrom	PRNP	AD	20pter-p12	Prion-Protein	Pm	Hsiao et al. 1989	Teil des CJD-Spectrums
Fatal familal insomnia	PRNP	AD	20pter-p12	Prion-Protein	Pm	Medori et al. 1992	Teil des CJD-Spektrums
Familiäre amyotrophe Lateralsklerose	ALS1	AD	21q22	Superoxiddismutase 1	Pm	Rosen et al. 1993	20 % der erblichen ALS
Juvenile amyotrophe Lateralsklerose	ALS2, ALSJ	AR	2q33	Alsin	Pm	Yang et al. 2001 Kordower et al. 2000	vorwiegend Spastik, langer Verlauf
Juvenile amyotrophe Lateralsklerose	ALS4	AD	9q34	Senataxin	Pm	Chen et al. 2004	allelisch zu AOA2
Familiäre amyotrohpe Lateralskerose	ALS6	AD	16p11.2	Fused in Sarcoma (FUS)	Pm	Kwiatkowski et al. 2009	Früher Beginn, rascher Verlauf
Juvenile amyotrophe Lateralsklerose	ALS8	AD	20q13	Vesicel-trafficking Protein VAPB	Pm	Nischimura et al. 2004	Allelisch zu proximaler SMA
Dentatorubropallidolysiane Atrophie	DRPLA	AD	12p13.31	DRPLA-Protein	Pm	Yazawa et al. 1995	in Europa selten

Tab. N 1.1: Wichtige neurogenetische Erkrankungen (Fortsetzung)

Erkrankung	Symbol	Erbg.	Locus	Gen	Mutation	Literatur	Bemerkungen/Diagnostische Hinweise
Fam. spast. Paraplegie	SPG1	XL	Xq28	L1CAM	Pm	Jouet et al. 1994	»komplizierte« Form
	SPG2	XL	Xq22	Proteolipid-Protein	Pm	Saugier-Veber et al. 1994	Hydrozephalus
	SPG3	AD	14q11.2-24.3	Atlastin	Pm	Zhao et al. 2001	»unkomplizierte« Form
	SPG4	AD	2p22-p21	Spastin	Pm	Hazan et al. 1999	mit 45 % häufigste der dominanten Formen
	SPG7	AR	16q24.3	Paraplegin	Pm	Casari et al. 1998	Optikusatrophie, Ataxie
	SPG10	AD	12q13	KIF5A	Pm	Reid et al. 2002	Neuropathie
	SPG13	AD	2q33	HSP60	Pm	Hansen et al. 2002	»reine« HSP
	SPG17	AD	11q13	BSCL2	Pm	Windpassinger et al. 2004	schwerer Phänotyp mit Amyotrophie (sog. Silver-Syndrom)
	SPG31	AD	2p12	REEP1	Pm	Zuchner et al. 2006	»reine« spastische Paraparese
Neuromuskuläre Erkrankungen							
Spinale Muskelatrophie infantil (Werdnig-Hoffmann) intermediär juvenil (Kugelberg-Welander)	SMA 1 SMA 2 SMA 3	AR AR AR	5q11.2-13 5q11.2-13 5q11.2-13	survival motoneuron (SMN)	Del Del Del	Lefebvre et al. 1995 Roy et al: 1995	Deletion von Exon 7 des SMN-Gens in mehr als 95 % der Fälle. SMA I, II und III sind allelisch
Charcot-Marie-Tooth Typ 1 (demyelinisierend)	CMT1a	AD	17p11.2	PMP-22	Dupl/Pm	Lupski et al. 1991	bei 70 % Duplikation eines 1,5 Mb-Fragments
	CMT1b	AD	1q22-23	MPZ	Pm	Hayasaka et al. 1993	
Typ 2 (axonal)	CMT 2a	AD	1p36	Mikrotubuläres Transport-Protein KIF1bβ	Pm	Ben Othmane et al. 1993	in Einzelfällen auch Mutationen in PMP-22 und MPZ
	CMT2b	AR	3q21	RAB7	Pm	Verhoeven et al. 2003	vorwiegend sensorische Neuropathie
	CMT 2d	AD	7p14	Glycyl-tRNA-Synthase	Pm	Antonellis et al. 2003	vorwiegend obere Extremität
Charcot-Marie-Tooth Typ 4 (autosomal-rezessiv)	CMT4a	AR	8q13	GDAP1	Pm	Baxter et al. 2002	Zwerchfellparese
	CMT4B1	AR	11q22	Myotubularin-related peptide, MTMR2	Del	Bolino et al. 2000	früher Beginn
	CMT4B2	AR	11p15	Myotubularin-related peptide, MTMR13	Del	Senderek et al. 2003a	
	CMT4C	AR	5q23-q33	SH3TC2	Pm	Senderek et al. 2003b	
	CMT4D	AR	8q24	N-Myc downstream regluated protein 1, NGRD1	Pm	Kalaydjieva et al. 2000	HMSN Typ »Lom« schwere demyelinisierende PNP mit Taubheit
	CMT4E	AR	10q21-q22	Early Growth Response 2 (EGR2) Transkriptionsfaktor	Pm	Warner et al. 1998	kongenitale hypomyelinisierende PNP
	CMT4F	AR	19q13	Periaxin (PRX)	Del	Boerkoel et al. 2001	Dejerine-Sottas Phänotyp

Tab. N 1.1: Wichtige neurogenetische Erkrankungen (Fortsetzung)

Erkrankung	Symbol	Erbg.	Locus	Gen	Mutation	Literatur	Bemerkungen/Diagnostische Hinweise
Charcot-Marie-Tooth, X-chromosomal	CMTX	XL	Xq13.1	Connexin-32, GJB1	Pm	Bergoffen et al. 1993	
Hereditäre sensible Neuropathie	HSN I	AD	9q22.1-22.3	Serin-Palmitoyltransferase (SPCLT1)	Pm	Dawkins et al. 2001	sensorische Neuropathie und Taubheit
Tomakulöse Neuropathie (liability to pressure palsies)	HNPP	AD	17p11.2	PMP-22	Del/Pm	Chance et al. 1993	meist Deletion eines 1,5 Mb-Fragments (komplementär zu CMT1)
Hereditäre Neuralgische Amyotrophie	HNA	AD	17q25	SEPT9	Pm	Kuhlenbaumer et al. 2005	
Bulbospinale Neuronopathie	XBSN	X	Xq13-22	Androgenrezeptor	Trinuk	La Spada et al. 1991	Gynäkomastie
Muskeldystrophie Duchenne Muskeldystrophie Becker	DMD/BMD	XL	Xp21.2	Dystrophin	Pm	Koenig et al. 1987	häufigste hereditäre Myopathie (1/3300 Knabengeburten BMD = seltenere und benignere allelische Variante der DMD
Emery-Dreyfuss-Myopathie	EDMD	XL	Xq28	Emerin	Pm	Bione et al. 1994	frühe Kontrakturen, kardiale Reizleitungsstörungen
Emery-Dreyfuss-Myopathie	EDMD	AD/AR	1q21	Lamin A/C	Pm	Bonne et al. 1999	dominante und rezessive Formen allelisch zur Gliedergürtel-Myopathie Typ 1b
Fazioskapulohumerale Muskeldystrophie	FSH-MD	AD	4qter	FRG-1	Del	Gabellini et al. 2002	Oberarmatrophie, Deltoideus meist gut erhalten
Gliedergürtel-Muskeldystrophie	LGMD1A	AD	5q22-q31	Myotilin	Pm	Hauser et al. 2000	proximal betonte Schwäche
	LGMD1B	AD	1q11-21	Lamin A/C	Pm	Muchir et al. 2000	allelisch zu dominanter und rezessiver Form der Emery-Dreyfuss-Myopathie
	LGMD1C	AD	3p25	Caveolin-3	Pm	Minetti et al. 1998	CK (↑) »rippling muscle disease«
	LGMD2A	AR	15q15-q21	Calpain 3	Pm	Richard et al. 1995	
	LGMD2B	AR	2p16-p13	Dysferlin	Pm	Bashir et al. 1998	»Miyoshi-Myopathie«, distale Betonung
	LGMD2C	AR	13q12	γ-Sarcoglykan	Pm	Noguchi et al. 1995	
	LGMD2D	AR	17q12-q21	α-Sarcoglykan	Pm	Roberds et al. 1994	
	LGDM2E	AR	4q12	β-Sarcoglykan	Pm	Lim et al. 1995	
	LGMD2F	AR	5q33-q34	δ-Sarcoglykan	Pm	Moreira et al. 1998	
	LGMD2G	AR	17q12	Telethonin	Pm	Moreira et al. 2000	klinisch ähnlich wie spinale Muskelatrophie Kugelberg-Welander
Okulopharyngeale Muskeldystrophie	OPMD	AD	14q11.2-q13	poly(A)-bindendes Protein 2	Trinuk	Brais et al. 1998	relativ benigner Verlauf
Myotubuläre Myopathie	MTM1	XL	Xq28	Myotubularin	Pm	Laporte et al. 1996	kongenitale Myopathie mit Strukturbesonderheiten

Tab. N 1.1: Wichtige neurogenetische Erkrankungen (Fortsetzung)

Erkrankung	Symbol	Erbg.	Locus	Gen	Mutation	Literatur	Bemerkungen/Diagnostische Hinweise
Myotone Dystrophie (Curschmann-Steinert)	DM	AD	19q13.3	Myotonin-Proteinkinase	Trinuk	Brook et al. 1992	Stirnglatze, Facies myopathica, Kardiomyopathie
Myotone Dystrophie Typ 2	DM2	AD	3q13.3-q24	Zinkfingerprotein 9	Tetranuk	Liquori et al. 2001	proximale Betonung (PROMM)
Central core-Erkrankung	CCO	AD	19q12-q13	Ryanodin-Rezeptor	Pm	Zhang et al. 1993	Suszeptibilität für maligne Hyperthermie
Kaliumsensitive Myotonie	SCN4A	AD	17q23-25	Natriumkanal, α-Untereinheit	Pm	Lerche et al. 1993	
Hyperkaliämische Parese	SCN4A	AD	17q23-25	Natriumkanal, α-Untereinheit	Pm	Fontaine et al. 1990	häufige Attacken, teilweise mit Myotonie
Paramyotonia congenita	SCN4A	AD	17q23-25	Natriumkanal, α-Untereinheit	Pm	McClatchey et al. 1992	Kältemyotonie
Hypokaliämische Parese	CACNA1	AD	1q32	Dihydropyridin-Rezeptor, α 1-Untereinheit	Pm	Jurkat-Rott et al. 1994	ausgelöst durch Glukosezufuhr
Myotonia congenita (Thomsen)	CLCN1	AD	7q35	Chloridkanal	Pm	Koch et al. 1992	
Myotonia congenita (Becker)	CLCN1	AR	7q35	Chloridkanal	Pm	Koch et al. 1992	
Erbliche Tumorsyndrome							
Neurofibromatose 1 (v. Recklinghausen)	NF1	AD	17q11.2	Neurofibromin	Pm	Wallace et al. 1991	Neurofibrome, Multiple Tumoren
Neurofibromatose 2	NF2	AD	22q12.2	Merlin	Pm	Trofatter et al. 1993	bilaterale Akustikusneurinome, Meningeome
von Hippel-Lindau-Erkrankung	VHL	AD	3p25	VHL-Protein	Pm/Del	Richards et al. 1993	retinale, zerebelläre und spinale Hämangioblastome
Tuberöse Sklerose	TSC1	AD	9q34	Hamartin	Pm	van Slegtenhorst et al. 1997	Epilepsie, Lernschwäche
	TSC2	AD	16p13	Tuberin	Pm		
Epilepsien							
Benigne Neugeborenen-Epilepsie	EBN1	AD	20q13	Kaliumkanal KCNQ2	Pm	Singh et al. 1998	> 50 % der Fälle
	EBN2	AD	8q24	Kaliumkanal KCNQ3	Pm	Charlier et al. 1998	
Juvenile myoklonische Epilepsie	EJM1	AD	6p12	EFHC1	Pm	Suzuki et al. 2004	
Benigne familiäre neonatale/infantile Anfälle	BFNIS	AD	2q24.3	SCN2A	Pm	Heron et al. 2002	Cluster afebriler Anfälle
Generalisierte Epilepsie mit Fieberkrämpfen plus	GEFS+	complex	19q13.1	SCN1B	Pm	Wallace et al. 1998	febrile und afebrile Anfälle, selten myoklonische Anfälle
		complex	2q24.3	SCN1A	Pm	Escayg et al. 2000	
		complex	5q34	GABRG2	Pm	Baulac et al. 2001	febrile und afebrile Anfälle, selten myoklonische Anfälle

Tab. N 1.1: Wichtige neurogenetische Erkrankungen (Fortsetzung)

Erkrankung	Symbol	Erbg.	Locus	Gen	Mutation	Literatur	Bemerkungen/Diagnostische Hinweise
Schwere myoklonische Epilepsie des Kindesalters (Dravet-Syndrom)	SMEI	95 % de novo	2q24.3	SCN1A	Pm, Del, Ins	Claes et al. 2001	siehe GEFS+, früher Beginn, häufige myoklonische Anfälle
Idiopathische generalisierte Epilepsien	IGE		5q34	GABRG2	Pm	Wallace et al. 2001	kindliche (CAE) und juvenile (JAE) Absencen, myoklonische Anf»lle (JME), Aufwach-Grand-Mal
Autosomal dominante nächtliche Frontallappenepilepsie	ADNFLE	AD	5q34-35	GABRA1	Pm	Cossette et al. 2002	
		AD	20q13.2-q13.3	CHRNA4	Pm	Steinlein et al. 1995	nächtliche hypermotorische und tonische Anfälle
			1q21.3	CHRNB2	Pm	De Fusco et al. 2000	
Laterale Temporallappenepilepsie	ADLTE	AD	10q24	LGI1	Pm, Del, Ins	Kalachikov et al. 2002	einfach fokale Anfälle mit auditorischen Symptomen
Auf Frauen beschränkte Epilepsie	EFMR		Xq22	PCDH19	Pm	Dibbens et al. 2008	mentale Retardierung
Progressive Myoklonusepilepsie (Unverricht-Lundborg)	EPM1	AR	21q23.3	Cystatin B	Pm, 12bp Repeat-Expansion	Pennacchio et al. 1996	in 80 % Expansion eines 12-bp-Repeats
Progressive Myoklonusepilepsie (Lafora-Körper Erkrankung)	EPM2	AR	6q24	Laforin (PTP)	Pm	Minassian et al. 1998	
Juvenile neuronale Zeroidlipofuszinose	CLN3	AR	16p12.1	CLN3	Pm	The International Batten Disease Consortium 1995	
Neurovaskuläre Erkrankungen							
CADASIL	CADASIL	AD	19p13.1	Notch3	Pm	Joutel et al. 1996	assoziierte Migräne
Erbliche zerebrale Blutungen mit Amyloidangiopathie	HCHWA-D	AD	21q21	Amyloid Precursor Protein	Pm/Dupl	Levy et al. 1990	Demenz
	HCHWA-I	AD	20p11.2	Cystatin C	Pm	Abrahamson et al. 1992	Cystatin C im Liquor (↓)
Familiäre Kavernome	CCM1	AD	7q21-22	KRIT1	Pm	Labergele et al. 1999	
Familiäre Hemiplegische Migräne	FHM1	AD	19p13	Kalziumkanal	Pm	Ophoff et al. 1996	allelisch zu SCA6 und EA2, s. Ionenkanal-erkrankungen
	FHM2	AD	1q21-31	ATP1A2	Pm	De Fusco et al. 2003	
	FHM3	AD	2q24	SCN1A	Pm	Dichgans et al. 2006	
Speichererkrankungen							
M. Krabbe	GALC	AR	14q21-q31	Galaktocerebrosidase	Pm, Del	Wenger et al. 1997	Leukenzephalopathie
M. Gaucher	GBA	AR	1q21	Glucocerebrosidase	Pm	Beutler 1992	im heterozygoten Zustand Risikofaktor für Parkinson

Tab. N 1.1: Wichtige neurogenetische Erkrankungen (Fortsetzung)

Erkrankung	Symbol	Erbg.	Locus	Gen	Mutation	Literatur	Bemerkungen/Diagnostische Hinweise
M. Niemann-Pick Typ C	NPC-1	AR	18q11	NPC-1 Gen	Pm	Yamamoto et al. 1999	Dystonie, Blickparese
M. Niemann-Pick A/B	SMPD1	AR	11p15.4	Sphingomyelinase	Pm	Takahashi et al. 1992	Hepatosplenomegalie
M. Fabry	GLA	XL	Xq22	Alpha-Galaktosidase	Pm	Eng und Desnick RJ 1994	Schlaganfälle, schmerzhafte »small fibre«-Neuropathie
M. Tay-Sachs	HEXA	AR	15q23-24	Hexosaminidase	Pm	Myerowitz 1997	Multisystemerkrankung mit Spastik, Ataxie, Demenz
Mitochondriale Erkrankungen							
Myoklonische Epilepsie mit Ragged Red Fibers	MERRF	mat	nt 8344	tRNALys	Pm	Shoffner et al. 1990	
Mitochondriale Enzephalomyopathie mit Laktatazidose und »stroke-like episodes«	MELAS	mat	nt 3243 (nt 3271)	tRNALeu	Pm	Goto et al. 1990a	
Leber'sche Optikusneuropathie	LHON	mat	nt 11778	Komplex I-Untereinheit ND4	Pm	Wallace et al. 1988	
Chronisch progrediente externe Ophthalmoplegie	CPEO	spor		»common deletion« der mtDNA	Del	Goto et al. 1990b	
Kearns-Sayre-Syndrom	KSS	spor		»common deletion« der mtDNA	Del	Zeviani et al. 1988	

Diese Zusammenstellung von Genen, Mutationen und Genprodukten wichtiger neurogenetischer Erkrankungen ist bei Weitem nicht vollständig. Wegen der raschen Zunahme der Zahl identifizierter Gene wurde im Gegensatz zu den vorangegangenen Auflagen darauf verzichtet, Genorte aufzunehmen, für die noch kein Gen identifiziert werden konnte. Dies hat zur Folge, dass die Reihe der durchnummerierten Genorte (z. B. PARK1 bis PARK8) lückenhaft ist. Der Autor hat sich bemüht, die wichtigsten Erkrankungen zu berücksichtigen. Dennoch ist die Auswahl in manchen Bereichen willkürlich, sie soll dem Leser lediglich eine Orientierungshilfe bieten. Der rasche Fortschritt der molekulargenetischen Forschung lässt derartige Tabellen rasch veralten. Im Zweifelsfall sind daher immer aktuelle Publikationen oder spezialisierte Zentren zu konsultieren. Aktuelle Informationen sind auch über das Internet, z. B. auf der Seite: http://www.ncbi.nlm.nih.gov/Omim/ oder http://geneclinics.org zu erhalten.
Für viele, wenn nicht die meisten der hier aufgelisteten Erkrankungen sind wahrscheinlich auch Mutationen in weiteren, bis heute unbekannten Genen verantwortlich.

* »Vulnerabilitäts-Locus«: die Anwesenheit des e4-Allels des Gens für Apolipoprotein E (ApoE) erhöht das Risiko, an einer Alzheimer-Demenz zu erkranken, ist jedoch alleine weder notwendige noch hinreichende Bedingung für die Krankheitsentstehung.

Abkürzungen: AD = autosomaldominant; AR = autosomalrezessiv; XL = X-chromosomal; mat = maternaler (mitochondrialer) Erbgang; spor. = sporadisch; Pm = Punktmutation, umfasst auch kleine Insertionen oder Deletionen; Del = Deletion ganzer Exons oder größerer genomischer Bereiche; Ins = Insertion ganzer Exone oder größerer genomischer Bereiche; Trinuk = Trinukleotid-Repeat Expansion

Noch vielfältiger sind die genetischen Ursachen der Muskeldystrophien vom Gliedergürteltyp. Mutationen in einer Vielzahl von Genen, die vor allem für Strukturproteine der Muskelzellmembran kodieren (z. B. die Sarkoglykane »alpha« bis »delta« und andere Komponenten des Dystroglykan-Sarkoglykan-Komplexes), können für klinisch nicht differenzierbare Erkrankungen aus dieser Gruppe verantwortlich sein. In diesen Fällen ist die immunzytochemische Untersuchung der Muskelbiopsie immer noch die richtungsweisende Methode. Eine Mutationssuche wird in der Regel erst dann angeschlossen, wenn das pathologisch veränderte Protein bereits identifiziert ist. Ist die Mutation bekannt, kann der genetische Status von Familienangehörigen (auch präsymptomatisch oder pränatal) ohne die invasive Methode der Muskelbiopsie bestimmt werden. Die Möglichkeit, viele Gene gleichzeitig zu sequenzieren, wie durch das »next generation sequencing« zu erwarten ist, wird dieses Vorgehen in den kommenden Jahren aber wahrscheinlich grundlegend verändern.

N 1.2.8 Mitochondriale Erkrankungen

Die mitochondriale DNA ist ein 16 569 bp langes Molekül, das die Erbinformation für 13 Atmungskettenproteine und die für die Replikation der Organellen notwendigen tRNA und rRNA trägt. Eine ganze Reihe von neurologischen Erkrankungen werden durch Mutationen in der mitochondrialen DNA verursacht (vgl. Kap. J 11). Die beiden häufigsten bekannten Punktmutationen führen zu zwei klinisch gut charakterisierten, maternal vererbten Erkrankungen, der »Myoklonusepilepsie mit Ragged Red Fibers« (MERRF) und der »mitochondrialen Myopathie, Enzephalopathie, Laktazidose und Stroke-like Episodes« (MELAS). Die assoziierten Punktmutationen können in der DNA aller Körperzellen nachgewiesen werden (Hammans et al. 1991). Eine andere Gruppe von mitochondrialen Erkrankungen werden durch größere Deletionen (am häufigsten ist die sog. »common deletion«, die etwa 5 000 Basenpaare umfasst) oder verschiedene Punktmutationen in der mitochondrialen DNA verursacht: die progressiven externen Ophthalmoplegien. Sie können sich klinisch als isolierte Störung der Augenbewegungen (externe Ophthalmoplegie) bis hin zu einer komplexen Multisystemerkrankung (Kearns-Sayre-Syndrom) manifestieren. Eine Besonderheit dieser Erkrankungen liegt darin, dass nicht alle Moleküle der mitochondrialen DNA die pathogene Deletion aufweisen. Dieses Phänomen wird Heteroplasmie genannt. Die Schwere der Erkrankung hängt wesentlich vom Anteil deletierter mtDNA ab. Da der Anteil deletierter DNA in Lymphozyten, aus denen üblicherweise die DNA zur molekularen Diagnostik genommen wird, bei diesen Erkrankungen sehr klein sein kann, können die Mutationen manchmal aus den üblichen DNA-Präparationen nicht nachgewiesen werden. In diesen Fällen ist die Untersuchung von Muskelgewebe notwendig.

N 1.2.9 Neurologische Erkrankungen mit komplexem (polygenen oder multifaktoriellen) Erbgang

Die erblichen neurologischen Erkrankungen mit monogener Vererbung, wie sie oben beschrieben wurden, sind in ihrer Gesamtheit relativ selten. Bei vielen häufigeren neurologischen Erkrankungen, wie der Alzheimer-Demenz, den Epilepsien, der Multiplen Sklerose oder der Parkinson-Erkrankung, spielen genetische Faktoren in der Ätiologie zwar eine wichtige Rolle, in den meisten Fällen werden diese Krankheiten aber nicht mit einem einfachen dominanten oder rezessiven Erbgang weitergegeben. Es wird vielmehr angenommen, dass mehrere unterschiedliche ererbte Risikovarianten zusammentreffen müssen, um zur Entwicklung der Erkrankung zu führen (polygene Vererbung), oder aber, dass zusätzlich zu einer genetischen Vulnerabilität andere, nicht genetische (z. B. toxische oder immunologische) Faktoren eine Rolle spielen (multifaktorielle Entstehung). Für die meisten dieser Erkrankungen wurden in den letzten Jahren Untergruppen mit Mendel'scher Vererbung identifiziert (s. **Tab. N 1.1**). Die Identifizierung der ursächlichen Gene bei diesen seltenen monogenen Varianten hat bereits zu einem wesentlich besseren Verständnis der molekularen Pathogenese dieser Erkrankungen geführt und wird auch in Zukunft eine wichtige Rolle bei der Aufklärung der Krankheitsmechanismen spielen. Interessanterweise scheinen häufige Polymorphismen in einigen dieser Gene das Risiko für die sporadische Erkrankung zu modifizieren, was dafur spricht, dass familiäre und sporadische Formen durch verwandte pathogenetische Mechanismen bedingt sind.

N 1.3 Ethische Überlegungen

Die molekulargenetische Diagnose erblicher Erkrankungen erlaubt die präsymptomatische oder pränatale Identifizierung von Trägern veränderter Gene. Diese prädiktive Diagnostik ist besonders wichtig in Fällen, in denen sie eine frühe therapeutische Intervention ermöglicht. Die präsymptomatische Therapie des M. Wilson kann so die Entwicklung schwerer neurologischer Komplikationen verhindern. In den allermeisten Fällen ist jedoch eine kausale Behandlung erblicher neurologischer Erkrankungen bis heute nicht möglich. Dann muss die Entscheidung für eine präsymptomatische Risikobestimmung in jedem Einzelfall besonders sorgfältig überlegt werden. Handelt es sich um eine Erkrankung mit spätem Manifestationsalter, wie etwa die Chorea Huntington oder eine erbliche Form der Alzheimer-Demenz, so wird als Grund für den Wunsch nach einer prädiktiven DNA-Diagnostik bei erwachsenen Risikopersonen meist die Planung von Ehe, Familie und Beruf angegeben. Eine präsymptomatische Diagnose kann den Probanden aber unter Umständen viele Jahre vor Ausbruch der Symptome mit der Gewissheit belasten, dass er an einer unheilbaren Erkrankung leiden wird. Nur durch individuelle Beratung, die auch die Möglichkeit des bewussten Verzichts auf prädiktive Diagnostik in Betracht zieht, kann mit dem Probanden erarbeitet werden, in wie weit ihm die präsymptomatische Diagnose wirklich die Sicherheit gibt, die er sich erhofft. Die Erfahrung der genetischen Beratung zeigt, dass ein Teil der Risikopersonen, die sich mit dem Wunsch nach präsymptomatischer Diagnostik vorstellen, nach ausführlicher Beratung auf dieses Wissen lieber verzichtet. Die Initiative für die präsymptomatische Diagnostik sollte immer vom Probanden, nicht vom Berater ausgehen. Eine ausführliche genetische Beratung vor dem Test und eine entsprechende Nachbetreuung nach der Ergebnismitteilung gilt als unbedingte Voraussetzung für die Durchführung einer präsymptomatischen Diagnostik. Die genetische Testung von Minderjährigen wird allgemein abgelehnt. Richtlinien für die Durchführung der prädiktiven genetischen Testung wurden für die Chorea Huntington ausgearbeitet und sollten sinngemäß auch für andere erbliche neurologische Erkrankungen angewendet werden (International Huntington Association and the World Federation of Neurology Research Group on Huntington's Chorea 1994).

N 1.4 Gentherapie

Die Manipulation der genetischen Information im Tierexperiment ist heute bereits eine weit verbreitete Methode. Gene können gezielt aus dem Genom entfernt (»knock-out«), herunterreguliert (»knockdown«), oder in das Genom eingeführt (»transgene Tiere«) werden. Prinzipiell sind die hierzu verwendeten Methoden auch geeignet, die Funktion fehlerhafter Gene zu therapeutischen Zwecken zu ersetzen oder Zellen so zu modifizieren, dass sie bestimmte gewünschte Aufgaben erfüllen.
Die DNA wird zum Zweck des Transfers in die Zielzelle oder das Zielgewebe in einen »Vektor« verpackt. Dazu werden heute meist modifizierte Viren oder DNA-Liposomen-Komplexe eingesetzt. Der Transfer kann entweder in das Zielorgan selbst (*In-vivo*-Gentherapie) oder in vitro in Zellen durchgeführt werden, die zuvor dem Versuchstier (oder dem Patienten) entnommen wurden (Exvivo-Gentherapie) und nach erfolgter genetischer Manipulation rücktransplantiert werden. Zwei Beispiele aus dem Bereich neurologischer Erkrankungen sollen diese therapeutischen Strategien verdeutlichen.

N 1.4.1 In-vivo-Gentherapie bei Gliomen

Retrovirale Vektoren wurden konstruiert, die das Gen für die Thymidinkinase des Herpes-simplex-Virus (HSV) tragen. Diese Vektoren werden direkt in den Tumor appliziert, wo sie proliferierende Tumorzellen, nicht aber die umgebenden ruhenden Gehirnzellen infizieren. Die Fremd-DNA wird in das Genom der Tumorzellen integriert und führt dort zur Synthese der HSV-Thymidin-Kinase. Dieses Enzym, das in nativen eukaryontischen Zellen nicht vorkommt, macht die so modifizierten Tumorzellen empfindlich gegenüber dem Medikament Gancyclovir. Im tierexperimentellen Modell konnte so eine drastische Verminderung der Tumormasse erzielt werden (Takamiya et al. 1993).

Diese Ansätze wurden in den letzten Jahren weiterentwickelt, wobei insbesondere andere Vektorsysteme, z. B. auf der Basis von Adenoviren, zum Einsatz kamen. Es gibt aber weiterhin keine überzeugenden großen Phase-III-Studien, die eine klinisch relevante Wirksamkeit belegen (Pulkkanen et al. 2005).

N 1.4.2 Ex-vivo-Gentherapie beim Parkinson-Syndrom

Das idiopathische Parkinson-Syndrom wird durch den Untergang dopaminerger Neurone der Substantia nigra und den daraus resultierenden Mangel an Dopamin im Striatum hervorgerufen. Seit 1989 konnte gezeigt werden, dass die intrastriatale Transplantation fetaler mesenzephaler Zellen zu einer Linderung der Parkinson-Symptomatik führen kann (Lindvall und Bjorklund 2004). Um die Verwendung embryonaler »Spender« zu umgehen, wurde angestrebt, andere Zellen (z. B. primäre Fibroblasten oder andere Zelllinien) so genetisch zu modifizieren, dass sie zur Produktion von Dopamin in der Lage sind und diese dann in das Striatum von Tieren mit experimentell induziertem Dopaminverlust zu transplantieren. Besonderes Interesse weckte die vor Kurzem entdeckte Möglichkeit, durch den Ex-vivo-Transfer von vier Genen Fibroblasten in einen Zustand zu versetzen, der dem von embryonalen Stammzellen in vieler Hinsicht gleicht (»induced pluripotent stem cells«, iPS-Zellen) (Takahashi et al. 2007). Inwieweit solche Zellen zur »Reparatur« geschädigter Systeme genutzt werden können, ist jedoch noch völlig unklar.
Parallel dazu werden auch In-vivo-Strategien der Gentherapie erprobt, z. B. durch die Expression von Genen, die für neurotrophe Faktoren kodieren, mit dem Ziel, den degenerativen Prozess der Erkrankung positiv zu beeinflussen. Auf diesem Weg konnten in den letzten Jahren durch die Entwicklung neuer viraler Vektoren (z. B. Adeno-assoziierte Viren Typ 2) mit verbessertem Sicherheitsprofil und besserer Langzeitexpression erhebliche Fortschritte erzielt werden, die klinische Studien zum »proof-of-principle« ermöglichten (Christine et al. 2009).

N 1.5 Literatur

Abrahamson M, Jonsdottir S, Olafsson I, Jensson O, Grubb A. Hereditary cystatin C amyloid angiopathy: identification of the disease-causing mutation and specific diagnosis by polymerase chain reaction based analysis. Hum Genet 1992;89:377–380.
Antonellis A, Ellsworth RE, Sambuughin N, Puls I, Abel A, Lee-Lin SQ, Jordanova A, Kremensky I, Christodoulou K, Middleton LT, Sivakumar K, Ionasescu V, Funalot B, Vance JM, Goldfarb LG, Fischbeck KH, Green ED. Glycyl tRNA synthetase mutations in Charcot-Marie-Tooth disease type 2D and distal spinal muscular atrophy type V. Am J Hum Genet 2003;72 (5):1293–1299.
Bashir R, Britton S, Strachan T, Keers S, Vafiadaki E, Lako M, Richard I, Marchand S, Bourg N, Argov Z, Sadeh M, Mahjneh I, Marconi G, Passos-Bueno MR, Moreira Ed, Zatz M, Beckmann JS, Bushby K. A gene related to Caenorhabditis elegans spermatogenesis factor fer-1 is mutated in limb-girdle muscular dystrophy type 2B. Nat Genet 1998;20:37–42.

Baulac S, Huberfeld G, Gourfinkel-An I, Mitropoulou G, Beranger A, Prud'homme JF, Baulac M, Brice A, Bruzzone R, LeGuern E. First genetic evidence of GABA(A) receptor dysfunction in epilepsy: a mutation in the gamma2-subunit gene. Nat Genet 2001 May;28 (1):46–48.

Baxter RV, Ben Othmane K, Rochelle JM, Stajich JE, Hulette C, Dew-Knight S, Hentati F, Ben Hamida M, Bel S, Stenger JE, Gilbert JR, Pericak-Vance MA, Vance JM. Ganglioside-induced differentiation-associated protein-1 is mutant in Charcot-Marie-Tooth disease type 4A/8q21. Nat Genet 2002;30 (1):21–22.

Ben Othmane K, Middleton LT, Loprest LJ, Wilkinson KM, Lennon F, Rozear MP, Stajich JM, Gaskell PC, Roses AD, Pericak-Vance MA. Localization of a gene (CMT2A) for autosomal dominant Charcot- Marie- Tooth disease type 2 to chromosome 1p and evidence of genetic heterogeneity. Genomics 1993;17:370–375.

Benomar A, Krols L, Stevanin G, Cancel G, LeGuern E, David G, Ouhabi H, Martin JJ, Durr A, Zaim A. The gene for autosomal dominant cerebellar ataxia with pigmentary macular dystrophy maps to chromosome 3p12-p21.1. Nat Genet 1995;10:84–88.

Bergoffen J, Scherer SS, Wang S, Scott MO, Bone LJ, Paul DL, Chen K, Lensch MW, Chance PF, Fischbeck KH. Connexin mutations in X-linked Charcot-Marie-Tooth disease. Science 1993;262:2039–2042.

Beutler E. Gaucher disease: new molecular approaches to diagnosis and treatment. Science 1992;256:794–799.

Bione S, Maestrini E, Rivella S, Mancini M, Regis S, Romeo G, Toniolo D. Identification of a novel X-linked gene responsible for Emery- Dreifuss muscular dystrophy. Nat Genet 1994;8:323–327.

Boerkoel CF, Takashima H, Stankiewicz P, Garcia CA, Leber SM, Rhee-Morris L, Lupski JR. Periaxin mutations cause recessive Dejerine-Sottas neuropathy. Am J Hum Genet 2001;68:325–333.

Bolino A, Muglia M, Conforti FL, LeGuern E, Salih MA, Georgiou DM, Christodoulou K, Hausmanowa-Petrusewicz I, Mandich P, Schenone A, Gambardella A, Bono F, Quattrone A, Devoto M, Monaco AP. Charcot-Marie-Tooth type 4B is caused by mutations in the gene encoding myotubularin-related protein–2. Nat Genet 2000;25:17–19.

Bonne G, Di Barletta MR, Varnous S, Becane HM, Hammouda EH, Merlini L, Muntoni F, Greenberg CR, Gary F, Urtizberea JA, Duboc D, Fardeau M, Toniolo D, Schwartz K. Mutations in the gene encoding lamin A/C cause autosomal dominant Emery-Dreifuss muscular dystrophy. Nat Genet 1999;21:285–288.

Brais B, Bouchard JP, Xie YG, Rochefort DL, Chretien N, Tome FM, Lafreniere RG, Rommens JM, Uyama E, Nohira O, Blumen S, Korczyn AD, Heutink P, Mathieu J, Duranceau A, Codere F, Fardeau M, Rouleau GA, Korcyn AD. Short GCG expansions in the PABP2 gene cause oculopharyngeal muscular dystrophy. Nat Genet 1998;18:164–167.

Breedveld GJ, van Dongen JW, Danesino C, Guala A, Percy AK, Dure LS, et al. Mutations in TITF–1 are associated with benign hereditary chorea. Hum Mol Genet 2002;11:971–979.

Brook JD, McCurrach ME, Harley HG, Buckler AJ, Church D, Aburatani H, Hunter K, Stanton VP, Thirion JP, Hudson T. Molecular basis of myotonic dystrophy: expansion of a trinucleotide (CTG) repeat at the 3' end of a transcript encoding a protein kinase family member. Cell 1992;69:385.

Browne DL, Gancher ST, Nutt JG, Brunt ER, Smith EA, Kramer P, Litt M. Episodic ataxia/myokymia syndrome is associated with point mutations in the human potassium channel gene, KCNA1. Nat Genet 1994;8:136–140.

Campuzano V, Montermini L, Molto MD, Pianese L, Cossee M, Cavalcanti F, Monros E, Rodius F, Duclos F, Monticelli A. Friedreich's ataxia: autosomal recessive disease caused by an intronic GAA triplet repeat expansion. Science 1996;271:1423–1427.

Casari G, De Fusco M, Ciarmatori S, Zeviani M, Mora M, Fernandez P, De Michele G, Filla A, Cocozza S, Marconi R, Durr A, Fontaine B, Ballabio A. Spastic paraplegia and OXPHOS impairment caused by mutations in paraplegin, a nuclear-encoded mitochondrial metalloprotease. Cell 1998;93:973–983.

Chance PF, Alderson MK, Leppig KA, Lensch MW, Matsunami N, Smith B, Swanson PD, Odelberg SJ, Disteche CM, Bird TD. DNA deletion associated with hereditary neuropathy with liability to pressure palsies. Cell 1993;72:143–151.

Charlier C, Singh NA, Ryan SG, Lewis TB, Reus BE, Leach RJ, Leppert M. A pore mutation in a novel KQT-like potassium channel gene in an idiopathic epilepsy family. Nat Genet 1998;18:53–55.

Chen DH, Brkanac Z, Verlinde CL, Tan XJ, Bylenok L, Nochlin D, Matsushita M, Lipe H, Wolff J, Fernandez M, Cimino PJ, Bird TD, Raskind WH. Missense mutations in the regulatory domain of PKC gamma: a new mechanism for dominant nonepisodic cerebellar ataxia. Am J Hum Genet 2003;72 (4):839–849.

Chen YZ, Bennett CL, Huynh HM, Blair IP, Puls I, Irobi J, Dierick I, Abel A, Kennerson ML, Rabin BA, Nicholson GA, Auer-Grumbach M, Wagner K, De Jonghe P, Griffin JW, Fischbeck KH, Timmerman V, Cornblath DR, Chance PF. DNA/RNA helicase gene mutations in a form of juvenile amyotrophic lateral sclerosis (ALS4). Am J Hum Genet 2004;74 (6):1128–1135.

Christine CW, Starr PA, Larson PS, et al. Safety and tolerability of putaminal AADC gene therapy for Parkinson disease. Neurology 2009;73 (20):1662–1669.

Claes L, Del-Favero J, Ceulemans B, Lagae L, Van Broeckhoven C, De Jonghe P. De novo mutations in the sodium-channel gene SCN1A cause severe myoclonic epilepsy of infancy. Am–J Hum Genet 2001;68: 1327–1332.

Cossette P, Liu L, Brisebois K, Dong H, Lortie A, Vanasse M, Saint-Hilaire JM, Carmant L, Verner A, Lu WY, Wang YT, Rouleau GA. Mutation of GABRA1 in an autosomal dominant form of juvenile myoclonic epilepsy. Nat Genet 2002 Jun;31 (2):184–189.

Cruts M, Gijselinck I, van der Zee J, Engelborghs S, Wils H, Pirici D, Rademakers R, Vandenberghe R, Dermaut B, Martin JJ, van Duijn C, Peeters K, Sciot R, Santens P, De Pooter T, Mattheijssens M, Van den Broeck M, Cuijt I, Vennekens K, De Deyn PP, Kumar-Singh S, Van Broeckhoven C. Null mutations in progranulin cause ubiquitin-positive frontotemporal dementia linked to chromosome 17q21. Nature 2006 Aug 24;442 (7105):920–924.

Dawkins JL, Hulme DJ, Brahmbhatt SB, Auer-Grumbach M, Nicholson GA. Mutations in SPTLC1, encoding serine palmitoyltransferase, long chain base subunit–1, cause hereditary sensory neuropathy type I. Nat Genet 2001;27:309–312.

de Carvalho Aguiar P, Sweadner KJ, Penniston JT, Zaremba J, Liu L, Caton M, Linazasoro G, Borg M, Tijssen MA, Bressman SB, Dobyns WB, Brashear A, Ozelius LJ. Mutations in the Na+/K+ -ATPase alpha3 gene ATP1A3 are associated with rapid-onset dystonia parkinsonism. Neuron 2004;43:169–175.

De Fusco M, Becchetti A, Patrignani A, Annesi G, Gambardella A, Quattrone A, Ballabio A, Wanke E, Casari G. The nicotinic receptor beta 2 subunit is mutant in nocturnal frontal lobe epilepsy. Nat Genet 2000 Nov;26 (3):275–276.

De Fusco M, Marconi R, Silvestri L, Atorino L, Rampoldi L, Morgante L, Ballabio A, Aridon P, Casari G. Haploinsufficiency of ATP1A2 encoding the Na+/K+ pump alpha2 subunit associated with familial hemiplegic migraine type 2. Nat Genet 2003;33 (2):192–196.

Dibbens LM, Tarpey PS, Hynes K, Bayly MA, Scheffer IE, Smith R, Bomar J, Sutton E, Vandeleur L, Shoubridge C, Edkins S, Turner SJ, Stevens C, O'Meara S, Tofts C, Barthorpe S, Buck G, Cole J, Halliday K, Jones D, Lee R, Madison M, Mironenko T, Varian J, West S, Widaa S, Wray P, Teague J, Dicks E, Butler A, Menzies A, Jenkinson A, Shepherd R, Gusella JF, Afawi Z, Mazarib A, Neufeld MY, Kivity S, Lev D, Lerman-Sagie T, Korczyn AD, Derry CP, Sutherland GR, Friend K, Shaw M, Corbett M, Kim HG, Geschwind DH, Thomas P, Haan E, Ryan S, McKee S, Berkovic SF, Futreal PA, Stratton MR, Mulley JC, Gecz J. X-linked protocadherin 19 mutations cause female-limited epilepsy and cognitive impairment. Nat Genet 2008 Jun;40 (6):776–781.

Dichgans M, Freilinger T, Eckstein G, Babini E, Lorenz-Depiereux B, Biskup S, Ferrari MD, Herzog J, van den Maagdenberg AMJM, Pusch M, Strom TM. Mutation in the neuronal voltage-gated sodium channel SCN1A in familial hemiplegic migraine. Lancet 2005; 366:371–377.

Eng CM, Desnick RJ. Molecular basis of Fabry disease: mutations and polymorphisms in the human alpha-galactosidase A gene. Hum Mutat 1994;3:103–111.

Engert JC, Berube P, Mercier J, Dore C, Lepage P, Ge B, Bouchard JP, Mathieu J, Melancon SB, Schalling M, Lander ES, Morgan K, Hudson TJ, Richter A. ARSACS, a spastic ataxia common in northeastern Quebec, is caused by mutations in a new gene encoding an 11.5-kb ORF. Nat Genet 2000;24:120–125.

Escay A, MacDonald BT, Meisler MH, Baulac S, Huberfeld G, An-Gourfinkel I, Brice A, LeGuern E, Moulard B, Chaigne D, Buresi C, Malafosse A. Mutations of SCN1A, encoding a neuronal sodium channel, in two families with GEFS+ 2. Nature Genet 2000;24:343–345.

Fontaine B, Khurana TS, Hoffman EP, Bruns GA, Haines JL, Trofatter JA, Hanson MP, Rich J, McFarlane H, Yasek DM. Hyperkalemic periodic paralysis and the adult muscle sodium channel alpha-subunit gene. Science 1990;250:1000–1002.

Fuchs T, Gavarini S, Saunders-Pullman R, Raymond D, Ehrlich ME, Bressman SB, Ozelius LJ. Mutations in the THAP1 gene are responsible for DYT6 primary torsion dystonia. Nat Genet 2009 Mar;41 (3):286–288.

Gabellini D, Green MR, Tupler R. Inappropriate gene activation in FSHD: a repressor complex binds a chromosomal repeat deleted in dystrophic muscle. Cell 2002;110 (3):339–348.

Gispert S, Twells R, Orozco G, Brice A, Weber J, Heredero L, Scheufler K, Riley B, Allotey R, Nothers C. Chromosomal assignment of the second locus for autosomal dominant cerebellar ataxia (SCA2) to chromosome 12q23–24.1. Nat Genet 1993;4:295–299.

Goate A, Chartier-Harlin MC, Mullan M, Brown J, Crawford F, Fidani L, Giuffra L, Haynes A, Irving N, James L. Segregation of a missense mutation in the amyloid precursor protein gene with familial Alzheimer's disease. Nature 1991;349:704–706.

Goto Y, Koga Y, Horai S, Nonaka I. Chronic progressive external ophthalmoplegia: a correlative study of mitochondrial DNA deletions and their phenotypic expression in muscle biopsies. J Neurol Sci 1990b;100:63–69.

Goto Y, Nonaka I, Horai S. A mutation in the tRNA (Leu) (UUR) gene associated with the MELAS subgroup of mitochondrial encephalomyopathies. Nature 1990a; 348:651–653.

Hagerman RJ, Leehey M, Heinrichs W, Tassone F, Wilson R, Hills J, Grigsby J, Gage B, Hagerman PJ. Intention tremor, parkinsonism, and generalized brain atrophy in male carriers of fragile X. Neurology 2001 7/10/2001;57 (1):127–130.

Hammans SR, Sweeney MG, Brockington M, Morgan-Hughes JA, Harding AE. Mitochondrial encephalopathies: molecular genetic diagnosis from blood samples. Lancet 1991;337 (8753):1311–1313.

Hansen JJ, Durr A, Cournu-Rebeix I, Georgopoulos C, Ang D, Nielsen MN, Davoine CS, Brice A, Fontaine B, Gregersen N, Bross P. Hereditary spastic paraplegia SPG13 is associated with a mutation in the gene encoding the mitochondrial chaperonin Hsp60. Am J Hum Genet 2002;70 (5):1328–1332.

Hauser MA, Horrigan SK, Salmikangas P, Torian UM, Viles KD, Dancel R, Tim RW, Taivainen A, Bartoloni L, Gilchrist JM, Stajich JM, Gaskell PC, Gilbert JR, Vance JM, Pericak-Vance MA, Carpen O, Westbrook CA, Speer MC. Myotilin is mutated in limb girdle muscular dystrophy 1A. Hum Mol Genet 2000;9:2141–2147.

Hayasaka K, Himoro M, Sato W, Takada G, Uyemura K, Shimizu N, Bird TD, Conneally PM, Chance PF. Charcot-Marie-Tooth neuropathy type 1B is associated with mutations of the myelin P0 gene. Nat Genet 1993;5:31–34.

Hazan J, Fonknechten N, Mavel D, Paternotte C, Samson D, Artiguenave F, Davoine C-S, Cruaud C, Durr A, Wincker P, Brottier P, Cattolico L, Barbe V, Burgunder J-M, Prud'homme J-F, Brice A, Fontaine B, Heilig R, Weissenbach J. Spastin, a new AAA protein, is altered in the most frequent form of autosomal dominant spastic paraplegia. Nature Genet 1999;23:296–303.

Heron SE, Crossland KM, Andermann E, Phillips HA, Hall AJ, Bleasel A, Shevell M, Mercho S, Seni M-H, Guiot M-C, Mulley JC, Berkovic SF, Scheffer IE. Sodium-channel defects in benign familial neonatal-infantile seizures. Lancet 2002;360:851–852.

Ho M, Chelly J, Carter N, Danek A, Crocker P, Monaco AP. Isolation of the gene for McLeod syndrome that encodes a novel membrane transport protein. Cell 1994;77:869–880.

Holmes SE, O'Hearn E, Rosenblatt A, Callahan C, Hwang HS, Ingersoll-Ashworth RG, Fleisher A, Stevanin G, Brice A, Potter NT, Ross CA, Margolis RL. A repeat expansion in the gene encoding junctophilin–3 is associated with Huntington disease-like 2. Nat Genet 2001; 29:377–378.

Holmes SE, O'Hearn EE, McInnis MG, Gorelick-Feldman DA, Kleiderlein JJ, Callahan C, Kwak NG, Ingersoll-Ashworth RG, Sherr M, Sumner AJ, Sharp AH, Ananth U, Seltzer WK, Boss MA, Vieria-Saecker AM, Epplen JT, Riess O, Ross CA, Margolis RL. Expansion of a novel CAG trinucleotide repeat in the 5' region of PPP2R2B is associated with SCA12. Nat Genet 199923:391–392.

Hsiao K, Baker HF, Crow TJ, Poulter M, Owen F, Terwilliger JD, Westaway D, Ott J, Prusiner SB. Linkage of a prion protein missense variant to Gerstmann- Straussler syndrome. Nature 1989;338:342–345.

Huntington's Disease Collaborative Research Group. A novel gene containing a trinucleotide repeat that is expanded and unstable on Huntington's disease chromosomes. Cell 1993;72:971–983.

Hutton M, Lendon CL, Rizzu P, Baker M, Froelich S, Houlden H, Pickering-Brown S, Chakraverty S, Isaacs A, Grover A, Hackett J, Adamson J, Lincoln S, Dickson D, Davies P, Petersen RC, Stevens M, de Graaff E, Wauters E, van Baren J, Hillebrand M, Joosse M, Kwon JM, Nowotny P, Heutink P. Association of missense and 5'-splice-site mutations in tau with the inherited dementia FTDP–17. Nature 1998;393:702–705.

Ichinose H, Ohye T, Takahashi E, Seki N, Hori T, Segawa M, Nomura Y, Endo K, Tanaka H, Tsuji S, et al. Hereditary progressive dystonia with marked diurnal fluctuation caused by mutations in the GTP cyclohydrolase I gene. Nat Genet 1994;8:236–242.

International Huntington Association (IHA) and the World Federation of Neurology (WFN) Research Group on Huntington's Chorea. Guidelines for the molecular genetics predictive test in Huntington's disease. Neurology 1994;44 (8):1533–1536.

Jansen GA, Ofman R, Ferdinandusse S, Ijlst L, Muijsers AO, Skjeldal OH, Stokke O, Jakobs C, Besley GT, Wraith JE, Wanders RJ. Refsum disease is caused by mutations in the phytanoyl-CoA hydroxylase gene. Nat Genet 1997;17:190–193.

Jouet M, Rosenthal A, Armstrong G, MacFarlane J, Stevenson R, Paterson J, Metzenberg A, Ionasescu V, Temple K,

Kenwrick S. X-linked spastic paraplegia (SPG1), MASA syndrome and X-linked hydrocephalus result from mutations in the L1 gene. Nat Genet 1994;7:402–407.

Joutel A, Corpechot C, Ducros A, Vahedi K, Chabriat H, Mouton P, Alamowitch S, Domenga V, Cecillion M, Marechal E, Maciazek J, Vayssiere C, Cruaud C, Cabanis EA, Ruchoux MM, Weissenbach J, Bach JF, Bousser MG, Tournier-Lasserve E. Notch3 mutations in CADASIL, a hereditary adult-onset condition causing stroke and dementia. Nature 1996;383:707–710.

Jurkat-Rott K, Lehmann-Horn F, Elbaz A, Heine R, Gregg RG, Hogan K, Powers PA, Lapie P, Vale-Santos JE, Weissenbach J. A calcium channel mutation causing hypokalemic periodic paralysis. Hum Mol Genet 1994;3:1415–1419.

Kalachikov S, Evgrafov O, Ross B, Winawer M, Barker-Cummings C, Martinelli Boneschi F, Choi C, Morozov P, Das K, Teplitskaya E, Yu A, Cayanis E, Penchaszadeh G, Kottmann AH, Pedley TA, Hauser WA, Ottman R, Gilliam TC. Mutations in LGI1 cause autosomal-dominant partial epilepsy with auditory features. Nat Genet 2002 Mar;30 (3):335–341.

Kalaydjieva L, Gresham D, Gooding R, Heather L, Baas F, de Jonge R, Blechschmidt K, Angelicheva D, Chandler D, Worsley P, Rosenthal A, King RH, Thomas PK. N-myc downstream-regulated gene 1 is mutated in hereditary motor and sensory neuropathy-Lom. Am J Hum Genet 2000;67:47–58.

Kawaguchi Y, Okamoto T, Taniwaki M, Aizawa M, Inoue M, Katayama S, Kawakami H, Nakamura S, Nishimura M, Akiguchi I. CAG expansions in a novel gene for Machado-Joseph disease at chromosome 14q32.1. Nat Genet 1994;8:221–228.

Kitada T, Asakawa S, Hattori N, Matsumine H, Yamamura Y, Minoshima S, Yokochi M, Mizuno Y, Shimizu Y. Mutations in the parkin gene cause autosomal recessive juvenile parkinsonism. Nature 1998;392:605–608.

Knappskog PM, Flatmark T, Mallet J, Ludecke B, Bartholome K. Recessively inherited L-DOPA-responsive dystonia caused by a point mutation (Q381K) in the tyrosine hydroxylase gene. Hum Mol Genet 1995;4:1209–1212.

Koch MC, Steinmeyer K, Lorenz C, Ricker K, Wolf F, Otto M, Zoll B, Lehmann Horn F, Grzeschik KH, Jentsch TJ. The skeletal muscle chloride channel in dominant and recessive human myotonia. Science 1992;257:797–800.

Koenig M, Hoffman EP, Bertelson CJ, Monaco AP, Feener C, Kunkel LM. Complete cloning of the Duchenne muscular dystrophy (DMD) cDNA and preliminary genomic organization of the DMD gene in normal and affected individuals. Cell 1987;50:509–517.

Koide R, Kobayashi S, Shimohata T, Ikeuchi T, Maruyama M, Saito M, Yamada M, Takahashi H, Tsuji S. A neurological disease caused by an expanded CAG trinucleotide repeat in the TATA-binding protein gene: a new polyglutamine disease? Hum Mol Genet 1999;8:2047–2053.

Koob MD, Moseley ML, Schut LJ, Benzow KA, Bird TD, Day JW, Ranum LP. An untranslated CTG expansion causes a novel form of spinocerebellar ataxia (SCA8). Nat Genet 1999;21:379–384.

Kordower JH, Emborg ME, Bloch J, Ma SY, Chu Y, Leventhal L, McBride J, Chen EY, Palfi S, Roitberg BZ, Brown WD, Holden JE, Pyzalski R, Taylor MD, Carvey P, Ling Z, Trono D, Hantraye P, Deglon N, Aebischer P. Neurodegeneration prevented by lentiviral vector delivery of GDNF in primate models of Parkinson's disease [In Process Citation]. Science 2000;290:767–773.

Kuhlenbaumer G, Hannibal MC, Nelis E, Schirmacher A, Verpoorten N, Meuleman J, Watts GD, Vriendt ED, Young P, Stogbauer F, Halfter H, Irobi J, Goossens D, Del-Favero J, Betz BG, Hor H, Kurlemann G, Bird TD, Airaksinen E, Mononen T, Serradell AP, Prats JM, Broeckhoven CV, Jonghe PD, Timmerman V, Ringelstein EB, Chance PF. Mutations in SEPT9 cause hereditary neuralgic amyotrophy. Nat Genet 2005;37 (10):1044–1046.

Kwiatkowski TJ, Jr., Bosco DA, Leclerc AL, Tamrazian E, Vanderburg CR, Russ C, Davis A, Gilchrist J, Kasarskis EJ, Munsat T, Valdmanis P, Rouleau GA, Hosler BA, Cortelli P, de Jong PJ, Yoshinaga Y, Haines JL, Pericak-Vance MA, Yan J, Ticozzi N, Siddique T, McKenna-Yasek D, Sapp PC, Horvitz HR, Landers JE, Brown RH, Jr. Mutations in the FUS/TLS gene on chromosome 16 cause familial amyotrophic lateral sclerosis. Science 2009 Feb 27;323 (5918):1205–1208.

La Spada AR, Wilson EM, Lubahn DB, Harding AE, Fischbeck KH. Androgen receptor gene mutations in X-linked spinal and bulbar muscular atrophy. Nature 1991;352:77–79.

Labergele CS, Jung HH, Labauge P, Houtteville JP, Lescoat C, Cecillon M, Marechal E, Joutel A, Bach JF, Tournier-Lasserve E. Truncating mutations in CCM1, encoding KRIT1, cause hereditary cavernous angiomas. Nat Genet 1999;23:189–193.

Laporte J, Hu LJ, Kretz C, Mandel JL, Kioschis P, Coy JF, Klauck SM, Poustka A, Dahl N. A gene mutated in X-linked myotubular myopathy defines a new putative tyrosine phosphatase family conserved in yeast. Nat Genet 1996;13:175–182.

Lefebvre S, Burglen L, Reboullet S, Clermont O, Burlet P, Viollet L, Benichou B, Cruaud C, Millasseau P, Zeviani M. Identification and characterization of a spinal muscular atrophy- determining gene. Cell 1995;80:155–165.

Leitersdorf E, Reshef A, Meiner V, Levitzki R, Schwartz SP, Dann EJ, Berkman N, Cali JJ, Klapholz L, Berginer VM. Frameshift and splice-junction mutations in the sterol 27-hydroxylase gene cause cerebrotendinous xanthomatosis in Jews or Moroccan origin. J Clin Invest 1993;91:2488–2496.

Lerche H, Heine R, Pika U, George ALJ, Mitrovic N, Browatzki M, Weiss T, Rivet-Bastide M, Franke C, Lomonaco M. Human sodium channel myotonia: slowed channel inactivation due to substitutions for a glycine within the III–IV linker. J Physiol (London) 1993;470: 13–22.

Levy E, Carman MD, Fernandez-Madrid IJ, Power MD, Lieberburg I, van Duinen SG, Bots GT, Luyendijk W, Frangione B. Mutation of the Alzheimer's disease amyloid gene in hereditary cerebral hemorrhage, Dutch type. Science 1990;248:1124–1126.

Lindvall O, Bjorklund A. Cell therapy in Parkinson's disease. NeuroRx 2004;1:382–393.

Lim LE, Duclos F, Broux O, Bourg N, Sunada Y, Allamand V, Meyer J, Richard I, Moomaw C, Slaughter C. Beta-sarcoglycan: characterization and role in limb-girdle muscular dystrophy linked to 4q12. Nat Genet 1995; 11:257–265.

Liquori CL, Ricker K, Moseley ML, Jacobsen JF, Kress W, Naylor SL, Day JW, Ranum LP. Myotonic dystrophy type 2 caused by a CCTG expansion in intron 1 of ZNF9. Science 2001;293:864–867.

Lupski JR, de Oca-Luna RM, Slaugenhaupt S, Pentao L, Guzzetta V, Trask BJ, Saucedo-Cardenas O, Barker DF, Killian JM, Garcia CA. DNA duplication associated with Charcot-Marie-Tooth disease type 1A. Cell 1991;66: 219–232.

Matsuura T, Yamagata T, Burgess DL, Rasmussen A, Grewal RP, Watase K, Khajavi M, McCall AE, Davis CF, Zu L, Achari M, Pulst SM, Alonso E, Noebels JL, Nelson DL, Zoghbi HY, Ashizawa T. Large expansion of the ATTCT pentanucleotide repeat in spinocerebellar ataxia type 10. Nat Genet 2000;26:191–194.

McClatchey AI, Van den Bergh P, Pericak-Vance MA, Raskind W, Verellen C, McKenna-Yasek D, Rao K, Haines JL, Bird T, Brown RHJ. Temperature-sensitive mutations in the III-IV cytoplasmic loop region of the skeletal muscle sodium channel gene in paramyotonia congenita. Cell 1992;68:769–774.

Medori R, Tritschler HJ, LeBlanc A, Villare F, Manetto V, Chen HY, Xue R, Leal S, Montagna P, Cortelli P. Fatal familial insomnia, a prion disease with a mutation at codon 178 of the prion protein gene. N Engl J Med 1992;326:444–449.

Minassian BA, Lee JR, Herbrick JA, Huizenga J, Soder S, Mungall AJ, Dunham I, Gardner R, Fong CY, Carpenter S, Jardim L, Satishchandra P, Andermann E, Snead OC, Lopes-Cendes I, Tsui LC, Delgado-Escueta AV, Rouleau GA, Scherer SW. Mutations in a gene encoding a novel protein tyrosine phosphatase cause progressive myoclonus epilepsy. Nat Genet 1998;20:171–174.

Minetti C, Sotgia F, Bruno C, Scartezzini P, Broda P, Bado M, Masetti E, Mazzocco M, Egeo A, Donati MA, Volonte D, Galbiati F, Cordone G, Bricarelli FD, Lisanti MP, Zara F. Mutations in the caveolin–3 gene cause autosomal dominant limb-girdle muscular dystrophy. Nat Genet 1998;18:365–368.

Moreira ES, Vainzof M, Marie SK, Nigro V, Zatz M, Passos-Bueno MR. A first missense mutation in the delta sarcoglycan gene associated with a severe phenotype and frequency of limb-girdle muscular dystrophy type 2F (LGMD2F) in Brazilian sarcoglycanopathies. J Med Genet 1998;35:951–953.

Moreira ES, Wiltshire TJ, Faulkner G, Nilforoushan A, Vainzof M, Suzuki OT, Valle G, Reeves R, Zatz M, Passos-Bueno MR, Jenne DE. Limb-girdle muscular dystrophy type 2G is caused by mutations in the gene encoding the sarcomeric protein telethonin. Nat Genet 2000;24:163–166.

Moreira MC, Barbot C, Tachi N, Kozuka N, Uchida E, Gibson T, Mendonca P, Costa M, Barros J, Yanagisawa T, Watanabe M, Ikeda Y, Aoki M, Nagata T, Coutinho P, Sequeiros J, Koenig M. The gene mutated in ataxia-ocular apraxia 1 encodes the new HIT/Zn-finger protein aprataxin. Nat Genet 2001;29:189–193.

Moreira MC, Klur S, Watanabe M, Nemeth AH, Le Ber I, Moniz JC, Tranchant C, Aubourg P, Tazir M, Schols L, Pandolfo M, Schulz JB, Pouget J, Calvas P, Shizuka-Ikeda M, Shoji M, Tanaka M, Izatt L, Shaw CE, M'Zahem A, Dunne E, Bomont P, Benhassine T, Bouslam N, Stevanin G, Brice A, Guimaraes J, Mendonca P, Barbot C, Coutinho P, Sequeiros J, Durr A, Warter JM, Koenig M. Senataxin, the ortholog of a yeast RNA helicase, is mutant in ataxia-ocular apraxia 2. Nat Genet 2004;36 (3):225–227.

Moseley ML, Zu T, Ikeda Y, Gao W, Mosemiller AK, Daughters RS, Chen G, Weatherspoon MR, Clark HB, Ebner TJ, Day JW, Ranum LP. Bidirectional expression of CUG and CAG expansion transcripts and intranuclear polyglutamine inclusions in spinocerebellar ataxia type 8. Nat Genet 2006 Jul;38 (7):758–769.

Muchir A, Bonne G, van der Kooi AJ, van Meegen M, Baas F, Bolhuis PA, de Visser M, Schwartz K. Identification of mutations in the gene encoding lamins A/C in autosomal dominant limb girdle muscular dystrophy with atrioventricular conduction disturbances (LGMD1B). Hum Mol Genet 2000;9:1453–1459.

Myerowitz R. Tay-Sachs disease-causing mutations and neutral polymorphisms in the Hex A gene. Hum Mutat 1997;9:195–208.

Nishimura AL, Mitne-Neto M, Silva HC, Richieri-Costa A, Middleton S, Cascio D, Kok F, Oliveira JR, Gillingwater T, Webb J, Skehel P, Zatz M. A mutation in the vesicle-trafficking protein VAPB causes late-onset spinal muscular atrophy and amyotrophic lateral sclerosis. Am J Hum Genet 2004;75 (5):822–31.

Noguchi S, McNally EM, Ben Othmane K, Hagiwara Y, Mizuno Y, Yoshida M, Yamamoto H, Bonnemann CG, Gussoni E, Denton PH. Mutations in the dystrophin-associated protein gamma-sarcoglycan in chromosome 13 muscular dystrophy. Science 1995;270:819–822.

Nolte D, Niemann S, Muller U. Specific sequence changes in multiple transcript system DYT3 are associated with X-linked dystonia parkinsonism. Proc Natl Acad Sci USA 2003;100 (18):10347–10352.

Ophoff RA, Terwindt GM, Vergouwe MN, van Eijk R, Oefner PJ, Hoffman SM, Lamerdin JE, Mohrenweiser HW, Bulman DE, Ferrari M, Haan J, Lindhout D, van Ommen GJ, Hofker MH, Ferrari MD, Frants RR. Familial hemiplegic migraine and episodic ataxia type–2 are caused by mutations in the Ca2+ channel gene CACNL1A4. Cell 1996;87:543–552.

Orr HT, Chung MY, Banfi S, Kwiatkowski TJ, Jr., Servadio A, Beaudet AL, McCall AE, Duvick LA, Ranum LP, Zoghbi HY. Expansion of an unstable trinucleotide CAG repeat in spinocerebellar ataxia type 1. Nat Genet 1993;4:221–226.

Ouahchi K, Arita M, Kayden H, Hentati F, Ben Hamida M, Sokol R, Arai H, Inoue K, Mandel JL, Koenig M. Ataxia with isolated vitamin E deficiency is caused by mutations in the alpha-tocopherol transfer protein. Nat Genet 1995;9:141–145.

Owen F, Poulter M, Lofthouse R, Collinge J, Crow TJ, Risby D, Baker HF, Ridley RM, Hsiao K, Prusiner SB. Insertion in prion protein gene in familial Creutzfeldt-Jakob disease. Lancet 1989;1:51–52.

Ozelius L, Hewett JW, Page CE, Bressman SB, Kramer PL, Shalish C, deLeon D, Brin MF, Raymond D, Corey D, Fahn S, Risch NJ, Buckler AJ, Gusella JF, Breakefield XO. The early-onset torsion dystonia gene (Dyt1) encodes an ATP-binding protein. Nat Genet 1997;17:40–48.

Pennacchio LA, Lehesjoki AE, Stone NE, Willour VL, Virtaneva K, Miao J, D'Amato E, Ramirez L, Faham M, Koskiniemi M, Warrington JA, Norio R, de la Chapelle A, Cox DR, Myers RM. Mutations in the gene encoding cystatin B in progressive myoclonus epilepsy (EPM1). Science 1996;271:1731–1734.

Pericak-Vance MA, Bebout JL, Gaskell PC, Jr., Yamaoka LH, Hung WY, Alberts MJ, Walker AP, Bartlett RJ, Haynes CA, Welsh KA. Linkage studies in familial Alzheimer disease: evidence for chromosome 19 linkage. Am J Hum Genet 1991;48:1034–1050.

Polymeropoulos MH, Lavedan C, Leroy E, Ide SE, Dehejia A, Dutra A, Pike B, Root H, Rubenstein J, Boyer R, Stenroos ES, Chandrasekharappa S, Athanassiadou A, Papapetropoulos T, Johnson WG, Lazzarini AM, Duvoisin RC, Di Iorio G, Nussbaum RL. Mutation in the α-synuclein gene identified in families with Parkinson's disease. Science 1997;276:2045–2047.

Pulkkanen KJ, Yla-Herttuala S. Gene therapy for malignant glioma: current clinical status. Mol Ther 2005; 12:585–598.

Rainier S, Thomas D, Tokarz D, Ming L, Bui M, Plein E, Zhao X, Lemons R, Albin R, Delaney C, Alvarado D, Fink JK. Myofibrillogenesis regulator 1 gene mutations cause paroxysmal dystonic choreoathetosis. Arch Neurol 2004;61 (7):1025–1029.

Rampoldi L, Dobson-Stone C, Rubio JP, Danek A, Chalmers RM, Wood NW, Verellen C, Ferrer X, Malandrini A, Fabrizi GM, Brown R, Vance J, Pericak-Vance M, Rudolf G, Carre S, Alonso E, Manfredi M, Nemeth AH, Monaco AP. A conserved sorting-associated protein is mutant in chorea-acanthocytosis. Nat Genet 2001;28:119–120.

Reid E, Kloos M, Ashley-Koch A, Hughes L, Bevan S, Svenson IK, Graham FL, Gaskell PC, Dearlove A, Pericak-Vance MA, Rubinsztein DC, Marchuk DA. A kinesin heavy chain (KIF5A) mutation in hereditary spastic paraplegia (SPG10). Am J Hum Genet 2002;71 (5):1189–1194.

Richard I, Broux O, Allamand V, Fougerousse F, Chiannilkulchai N, Bourg N, Brenguier L, Devaud C, Pasturaud P, Roudaut C. Mutations in the proteolytic enzyme calpain 3 cause limb-girdle muscular dystrophy type 2A. Cell 1995;81:27–40.

Richards FM, Phipps ME, Latif F, Yao M, Crossey PA, Foster K, Linehan WM, Affara NA, Lerman MI, Zbar B. Mapping the Von Hippel-Lindau disease tumour suppressor gene: identification of germline deletions by pulsed field gel electrophoresis. Hum Mol Genet 1993;2:879–882.

Roberds SL, Leturcq F, Allamand V, Piccolo F, Jeanpierre M, Anderson RD, Lim LE, Lee JC, Tome FM, Romero

NB. Missense mutations in the adhalin gene linked to autosomal recessive muscular dystrophy. Cell 1994;78: 625–633.

Rogaev EI, Sherrington R, Rogaeva EA, Levesque G, Ikeda M, Liang Y, Chi H, Lin C, Holman K, Tsuda T. Familial Alzheimer's disease in kindreds with missense mutations in a gene on chromosome 1 related to the Alzheimer's disease type 3 gene. Nature 1995;376:775–778.

Rosen DR, Siddique T, Patterson D, Figlewicz DA, Sapp P, Hentati A, Donaldson D, Goto J, O'Regan JP, Deng HX. Mutations in Cu/Zn superoxide dismutase gene are associated with familial amyotrophic lateral sclerosis. Nature 1993;362:59–62.

Roy N, Mahadevan MS, McLean M, Shutler G, Yaraghi Z, Farahani R, Baird S, Besner-Johnston A, Lefebvre C, Kang X. The gene for neuronal apoptosis inhibitory protein is partially deleted in individuals with spinal muscular atrophy. Cell 1995;80:167–178.

Saugier-Veber P, Munnich A, Bonneau D, Rozet JM, Le Merrer M, Gil R, Boespflug-Tanguy O. X-linked spastic paraplegia and Pelizaeus-Merzbacher disease are allelic disorders at the proteolipid protein locus. Nat Genet 1994;6:257–262.

Savitsky K, Bar-Shira A, Gilad S, Rotman G, Ziv Y, Vanagaite L, Tagle DA, Smith S, Uziel T, Sfez S. A single ataxia telangiectasia gene with a product similar to PI-3 kinase. Science 1995;268:1749–1753.

Senderek J, Bergmann C, Weber S, Ketelsen UP, Schorle H, Rudnik-Schoneborn S, Buttner R, Buchheim E, Zerres K. Mutation of the SBF2 gene, encoding a novel member of the myotubularin family, in Charcot-Marie-Tooth neuropathy type 4B2/11p15. Hum Mol Genet 2003;12 (3):349–356.

Senderek J, Bergmann C, Stendel C, Kirfel J, Verpoorten N, De Jonghe P, Timmerman V, Chrast R, Verheijen MH, Lemke G, Battaloglu E, Parman Y, Erdem S, Tan E, Topaloglu H, Hahn A, Muller-Felber W, Rizzuto N, Fabrizi GM, Stuhrmann M, Rudnik-Schoneborn S, Zuchner S, Michael Schroder J, Buchheim E, Straub V, Klepper J, Huehne K, Rautenstrauss B, Buttner R, Nelis E, Zerres K. Mutations in a gene encoding a novel SH3/TPR domain protein cause autosomal recessive Charcot-Marie-Tooth type 4C neuropathy. Am J Hum Genet 2003;73 (5):1106–1119.

Sharp D, Blinderman L, Combs KA, Kienzle B, Ricci B, Wager-Smith K, Gil CM, Turck CW, Bouma ME, Rader DJ. Cloning and gene defects in microsomal triglyceride transfer protein associated with abetalipoproteinaemia. Nature 1993;365:65–69.

Sherrington R, Rogaev EI, Liang Y, Rogaeva EA, Levesque G, Ikeda M, Chi H, Lin C, Li G, Holman K. Cloning of a gene bearing missense mutations in early-onset familial Alzheimer's disease. Nature 1995;375:754–760.

Shiang R, Ryan SG, Zhu YZ, Hahn AF, O'Connell P, Wasmuth JJ. Mutations in the alpha 1 subunit of the inhibitory glycine receptor cause the dominant neurologic disorder, hyperekplexia. Nat Genet 1993;5:351–358.

Shoffner JM, Lott MT, Lezza AM, Seibel P, Ballinger SW, Wallace DC. Myoclonic epilepsy and ragged-red fiber disease (MERRF) is associated with a mitochondrial DNA tRNA(Lys) mutation. Cell 1990;61:931–937.

Singh NA, Charlier C, Stauffer D, DuPont BR, Leach RJ, Melis R, Ronen GM, Bjerre I, Quattlebaum T, Murphy JV, McHarg ML, Gagnon D, Rosales TO, Peiffer A, Anderson VE, Leppert M. A novel potassium channel gene, KCNQ2, is mutated in an inherited epilepsy of newborns. Nat Genet 1998;18:25–29.

Suzuki T, Delgado-Escueta AV, Aguan K, Alonso ME, Shi J, Hara Y, Nishida M, Numata T, Medina MT, Takeuchi T, Morita R, Bai D, Ganesh S, Sugimoto Y, Inazawa J, Bailey JN, Ochoa A, Jara-Prado A, Rasmussen A, Ramos-Peek J, Cordova S, Rubio-Donnadieu F, Inoue Y, Osawa M, Kaneko S, Oguni H, Mori Y, Yamakawa K. Mutations in EFHC1 cause juvenile myoclonic epilepsy. Nat Genet 2004;36 (8):842–849.

Steinlein OK, Mulley JC, Propping P, Wallace RH, Phillips HA, Sutherland GR, Scheffer IE, Berkovic SF. A missense mutation in the neuronal nicotinic acetylcholine receptor alpha 4 subunit is associated with autosomal dominant nocturnal frontal lobe epilepsy. Nat Genet 1995;11:201–203.

Takahashi K, Tanabe K, Ohnuki M, et al. Induction of pluripotent stem cells from adult human fibroblasts by defined factors. Cell 2007;131 (5):861–872.

Takahashi T, Desnick RJ, Takada G, Schuchman EH. Identification of a missense mutation (S436R) in the acid sphingomyelinase gene from a Japanese patient with type B Niemann-Pick disease. Hum Mutat 1992;1:70–71.

Takamiya Y, Short MP, Moolten FL, Fleet C, Mineta T, Breakefield XO, et al. An experimental model of retrovirus gene therapy for malignant brain tumors. J Neurosurg 1993;79:104–110.

Tanzi RE, Petrukhin K, Chernov I, Pellequer JL, Wasco W, Ross B, Romano DM, Parano E, Pavone L, Brzustowicz LM, et al. The Wilson disease gene is a copper transporting ATPase with homology to the Menkes disease gene. Nat Genet 1993;5:344–350.

The International Batten Disease Consortium. Isolation of a novel gene underlying Batten disease, CLN3. Cell 1995;82:949–957.

Trofatter JA, MacCollin MM, Rutter JL, Murrell JR, Duyao MP, Parry DM, Eldridge R, Kley N, Menon AG, Pulaski K. A novel moesin-, ezrin-, radixin-like gene is a candidate for the neurofibromatosis 2 tumor suppressor. Cell 1993;72:791–800.

Ueno S, Maruki Y, Nakamura M, Tomemori Y, Kamae K, Tanabe H, Yamashita Y, Matsuda S, Kaneko S, Sano A. The gene encoding a newly discovered protein, chorein, is mutated in chorea-acanthocytosis. Nat Genet 2001;28:121–122.

Valente EM, Bentivoglio AR, Dixon PH, Ferraris A, Ialongo T, Frontali M, Albanese A, Wood a. Localization of a novel locus for autosomal recessive early-onset parkinsonism, park6, on human chromosome 1p35-p36. Am J Hum Genet 2001;68:895–900.

van Duijn CM, Dekker MC, Bonifati V, Galjaard RJ, Houwing-Duistermaat JJ, Snijders PJ, Testers L, Breedveld GJ, Horstink M, Sandkuijl LA, van Swieten JC, Oostra BA, Heutink P. Park7, a novel locus for autosomal recessive early-onset parkinsonism, on chromosome 1p36. Am J Hum Genet 2001;69:629–634.

van Slegtenhorst M, de Hoogt R, Hermans C, Nellist M, Janssen B, Verhoef S, Lindhout D, van den Ouweland A, Halley D, Young J, Burley M, Jeremiah S, Woodward K, Nahmias J, Fox M, Ekong R, Osborne J, Wolfe J, Povey S, Snell RG, Cheadle JP, Jones AC, Tachataki M, Ravine D, Kwiatkowski DJ. Identification of the tuberous sclerosis gene TSC1 on chromosome 9q34. Science 1997;277:805–808.

van Swieten JC, Brusse E, de Graaf BM, Krieger E, van de Graaf R, de Koning I, Maat-Kievit A, Leegwater P, Dooijes D, Oostra BA, Heutink P. A mutation in the fibroblast growth factor 14 gene is associated with autosomal dominant cerebellar ataxia [corrected]. Am J Hum Genet 2003;72 (1):191–199.

Verhoeven K, De Jonghe P, Coen K, Verpoorten N, Auer-Grumbach M, Kwon JM, FitzPatrick D, Schmedding E, De Vriendt E, Jacobs A, Van Gerwen V, Wagner K, Hartung HP, Timmerman V. Mutations in the small GTP-ase late endosomal protein RAB7 cause Charcot-Marie-Tooth type 2B neuropathy. Am J Hum Genet 2003;72 (3):722–727.

Wallace DC, Singh G, Lott MT, Hodge JA, Schurr TG, Lezza AM, Elsas LJ2, Nikoskelainen EK. Mitochondrial DNA mutation associated with Leber's hereditary optic neuropathy. Science 1988;242:1427–1430.

Wallace MR, Andersen LB, Saulino AM, Gregory PE, Glover TW, Collins FS. A de novo Alu insertion results in neurofibromatosis type 1. Nature 1991;353:864–866.

Wallace RH, Wang DW, Singh R, Scheffer IE, George AL, Jr., Phillips HA, Saar K, Reis A, Johnson EW, Sutherland GR, Berkovic SF, Mulley JC. Febrile seizures and generalized epilepsy associated with a mutation in the Na+-channel beta1 subunit gene SCN1B. Nat Genet 1998; 19:366–370.

Wallace RH, Marini C, Petrou S, Harkin LA, Bowser DN, Panchal RG, Williams DA, Sutherland GR, Mulley JC, Scheffer IE, Berkovic SF. Mutant GABA(A) receptor gamma2-subunit in childhood absence epilepsy and febrile seizures. Nat Genet 2001 May;28 (1):49–52.

Warner LE, Mancias P, Butler IJ, McDonald CM, Keppen L, Koob KG, Lupski JR. Mutations in the early growth response 2 (EGR2) gene are associated with hereditary myelinopathies. Nat Genet 1998;18:382–384.

Weber YG, Storch A, Wuttke TV, Brockmann K, Kempfle J, Maljevic S, Margari L, Kamm C, Schneider SA, Huber SM, Pekrun A, Roebling R, Seebohm G, Koka S, Lang C, Kraft E, Blazevic D, Salvo-Vargas A, Fauler M, Mottaghy FM, Munchau A, Edwards MJ, Presicci A, Margari F, Gasser T, Lang F, Bhatia KP, Lehmann-Horn F, Lerche H. GLUT1 mutations are a cause of paroxysmal exertion-induced dyskinesias and induce hemolytic anemia by a cation leak. J Clin Invest 2008 Jun;118 (6):2157–2168.

Wenger DA, Rafi MA, Luzi P. Molecular genetics of Krabbe disease (globoid cell leukodystrophy): diagnostic and clinical implications. Hum Mutat 1997;10:268–279.

Windpassinger C, Auer-Grumbach M, Irobi J, Patel H, Petek E, Horl G, Malli R, Reed JA, Dierick I, Verpoorten N, Warner TT, Proukakis C, Van den Bergh P, Verellen C, Van Maldergem L, Merlini L, De Jonghe P, Timmerman V, Crosby AH, Wagner K. Heterozygous missense mutations in BSCL2 are associated with distal hereditary motor neuropathy and Silver syndrome. Nat Genet 2004;36 (3):271–276.

Yamamoto T, Nanba E, Ninomiya H, Higaki K, Taniguchi M, Zhang H, Akaboshi S, Watanabe Y, Takeshima T, Inui K, Okada S, Tanaka A, Sakuragawa N, Millat G, Vanier MT, Morris JA, Pentchev PG, Ohno K. NPC1 gene mutations in Japanese patients with Niemann-Pick disease type C. Hum Genet 1999;105:10–16.

Yang Y, Hentati A, Deng HX, Dabbagh O, Sasaki T, Hirano M, Hung WY, Ouahchi K, Yan J, Azim AC, Cole N, Gascon G, Yagmour A, Ben Hamida M, Pericak-Vance M, Hentati F, Siddique T. The gene encoding alsin, a protein with three guanine-nucleotide exchange factor domains, is mutated in a form of recessive amyotrophic lateral sclerosis. Nat Genet 2001;29:160–165.

Yazawa I, Nukina N, Hashida H, Goto J, Yamada M, Kanazawa I. Abnormal gene product identified in hereditary dentatorubral-pallidoluysian atrophy (DRPLA) brain. Nat Genet 1995;10:99–103.

Zeviani M, Moraes CT, DiMauro S, Nakase H, Bonilla E, Schon EA, Rowland LP. Deletions of mitochondrial DNA in Kearns-Sayre syndrome. Neurology 1988;38: 1339–1346.

Zhang Y, Chen HS, Khanna VK, De Leon S, Phillips MS, Schappert K, Britt BA, Browell AK, MacLennan DH. A mutation in the human ryanodine receptor gene associated with central core disease. Nat Genet 1993;5:46–50.

Zhao X, Alvarado D, Rainier S, Lemons R, Hedera P, Weber CH, Tukel T, Apak M, Heiman-Patterson T, Ming L, Bui M, Fink Jk. Mutations in a newly identified GTPase gene cause autosomal dominant hereditary spastic paraplegia. Nat Genet 2001;29:326–331.

Zhou B, Westaway SK, Levinson B, Johnson MA, Gitschier J, Hayflick SJ. A novel pantothenate kinase gene (PANK2) is defective in Hallervorden-Spatz syndrome. Nat Genet 2001;28:345–349.

Zhuchenko O, Bailey J, Bonnen P, Ashizawa T, Stockton DW, Amos C, Dobyns WB, Subramony SH, Zoghbi HY, Lee CC. Autosomal dominant cerebellar ataxia (SCA6) associated with small polyglutamine expansions in the alpha 1A-voltage-dependent calcium channel. Nat Genet 1997;15:62–69.

Zimprich A, Grabowski M, Asmus F, Naumann M, Berg D, Bertram M, Scheidtmann K, Kern P, Winkelmann J, Muller-Myhsok B, Riedel L, Bauer M, Muller T, Castro M, Meitinger T, Strom TM, Gasser T. Mutations in the gene encoding epsilon-sarcoglycan cause myoclonus-dystonia syndrome. Nat Genet 2001;29:66–69.

Zimprich A, Biskup S, Leitner P, Lichtner P, Farrer M, Lincoln S, Kachergus J, Hulihan M, Uitti RJ, Calne DB, Stoessl AJ, Pfeiffer RF, Patenge N, Carbajal IC, Vieregge P, Asmus F, Muller-Myhsok B, Dickson DW, Meitinger T, Strom TM, Wszolek ZK, Gasser T. Mutations in LRRK2 Cause Autosomal-Dominant Parkinsonism with Pleomorphic Pathology. Neuron 2004 Nov 18;44 (4):601–607.

Zuchner S, Wang G, Tran-Viet K-N, Nance MA, Gaskell PC, Vance JM, Ashley-Koch AE, Pericak-Vance MA. Mutations in the novel mitochondrial protein REEP1 cause hereditary spastic paraplegia type 31. Am J Hum Genet 2006;79:365–369.

Register der Medikamente, Substanzen und Substanzgruppen

Die Abkürzung T (Tabelle) vor einer Seitenzahl kennzeichnet Seiten, auf denen das Stichwort nur in einer Tabelle und nicht im Text erscheint.

3,4-Diaminopyridin (3,4-DAP) 137, T898, 1321
3,4-Methylendioxyamphetamin (MDA, »love drug«) 781
3,4-Methylendioxymethamphetamin (MDMA, »Ecstasy«) 781
4-Aminopyridin 137, T153, 1050, 1056
4-DMAP (4-Dimethylaminophenol) 783
5-Aminolävulinsäure 818
5-Fluorouracil® 1497
5-Hydroxytryptophan T180
6-Mercaptopurin 1497

A

Abciximab 358
Abilify® 1173
Acamprosat 799
ACC lang® T1086
Acetaldehyd 785
Acetazolamid 79, 81, T153, 195, T 332, 611, 1055
Acetylcholin 773
Acetylcystein 780, T782, T1474
Acetylsalicylsäure (ASS) 5, T43, T89, 95, 124, 360, 380, 758, 780, T1262, 1493
Aciclovir 129, 149, 578, T580, 582, 1135, 1227, 1228
Acizumab 305
ACNU (Nimustin) T820, 882
ACTH 1495
Actilyse® 355
Actonel® 1309
Adalimumab 534, 537
Adefovir 1224
Adenosinmonophosphat 1228
ADH 1428
Aggrenox® 124, 360, 1503
Agomelatonin 1490
Akineton® 779, T782, T951, 961, T1121, 1492
Aktren® T5
Albendazol 561, T562, T564–T566
Alcuronium 1319
Alemtuzumab 652, 898
Alendronat 1309
Alexan® 1497
Alizaprid 1040, T1476
Alkeran® 1496
Allegro® T6
Allopurinol 1310
Almirid® 954
Almotriptan T6, 7
α-Dihydroergocriptin 954, T955, T969
α-Galaktosidase 1254
α-Liponsäure 104, 1395
α-Tocopherol 1067
Alprazolam 1117
Aluminiumhydrochlorid 1444
Amantadin T180, 256, 579, 676, 771, T951, T954, 960, 971, 979, 996, 1228, 1492
Ambenonium-Chlorid 1308, T1309
Ambroxol 255, T1474
Amezinium 232
Ameziniummethylsulfat T233
Amikazin 1498
Aminopyridin 676
Amiodaron 1251, 1502
Amisulprid 1489
Amitriptylin 9, T11, 42, T60, 66, T89, 95, 758, T1086, T1475, 1489
Amitriptylinoxid T60, 758
Amlodipin 372
Ammonium-Tetrathiomolybdat 1075, 1077
Amoxicillin 150, 542, 1499
Amphetamin 1169
Amphotericin T563, T594
Amphotericin B 591, T592, 594, 1500
Ampicillin T501, 502, T506, 1499
Amuno® 1494
Anafranil® T1475
Analgetika 4
Ancotil® 1500
Ancrod 358
Aneurin 319
Anexate® 300, 778, T782
Antabus® 799
Anthrachinon 1441
Antibiotika T153, 542, 550
Antidiuretisches Hormon 1428
Antiemetika 7, 95
Antihypotonika 95
Antikoagulation 374, 382, 439
Antikonvulsiva 47
Antimykotika 591, T592
Antiretrovirale Substanzen 602, T604
Anti-Thymozyten-Globulin 1332
Antituberkulotika T527
Antivertiginosa 95, T153, T154
Apomorphin T951, T955, 956, T969, 970
Aponal® 1489
Ara-C 850, 852, 855, 857, 881, 884
Arcoxia® 89
Aripiprazol 1066, T1067, 1171, T1172, 1173
Artane® 961, 1492
Artemether 560
Arterenol® T761
Artesunat T559
Ascorbinsäure T316, T317
AscoTop® T6
Asparaginase 1497
ASS 360, 375, 380, 1503
Astonin® H 230, 454, 953, 1439
Atenolol 371, 1501
ATG Fresenius® 1332
Atomoxetin 1171
Atorvastatin 377, 379
Atosil s. Promethazin 758
Atovaquon 558
Atracurium 724
Atropin T180, 782, T782, 1130, T1309
Augmentan 150
Aurorix® T333, 1490
Avalox® 1498
Avonex® 641, 660
Azathioprin 405, 534, T535, 537, 646, 665, 898, 1215–1217, 1309, 1321, 1331, 1332, T1333, 1496
Azilect® 958, 1492
Azithromycin 558

B

B_1-Thiamin T316, T317
Baclofen 20, T89, 95, 138, T139, T898, 1032, T1033, 1041, 1140, 1143, T1144, 1232, 1454, T1456, T1475, 1491
Bactrim® 1499
Barbiturate 748, 750
Bayotensin® 1497
BCNU T820, 852, 1497
Beloc® 1501
Beloc-Zok® T10
Benfogamma® 1249
Benfotiamin 793, 797, 1249
Benperidol T1489
Benserazid 950, 1491
ben-u-ron® T1262
Benzatropin T898, T951, 961, 979, T1121, 1492
Benznidazol T564
Benzodiazepine 138, 191
Benzol 776
Benzylpenicillin 1499
Bepanthen® T1476
Betabion® T317
Beta-Blocker 9
Betaferon® 641, 660
Betahistin T153
Beta-Interferon-1a 1337
Betamethason 1495
Beta-Rezeptorenblocker T153
Bethanechol 1454
Bethanecholchlorid T1456
Bevacizumab 821, 830
Bifiteral® 1441
Biltricide® 561
Binotal® T502
Biocarn® 1379
Biotin T316
Biperiden 138, T180, 779, T782, T951, 961, 1040, 1041, T1121, 1492
Biphosphonate 1309
Bisacodyl 1441
Bisoprolol 9, 1501
B-Komplex 797
Bleomycin 840
Bornaprin T951, 967, T1121
Botox® 1032, 1035, T1037
Botulinumtoxin 10, 42, 66, 255, T993, 1031, T1037, 1043, T1172, 1118, 1145, 1171, 1173, 1232, 1444
Botulinumtoxin A 95, 1185, 1415, 1453, 1455
Botulismus-Antitoxin Behring 1233

Brevimytal® 721
Brivudin 150, 578, T580, 1228
Brom 195
Bromocriptin 936, T951, 954, T955, T1096, 1492
Bromoprid T180
Bronchoretard® T332
Budipin 961, 967
Bupivacain 90, 1319
Buprenorphin 100, 101
Buscopan® 1441, T1473
Busulfan 855, 1496
Butylscopolamin 1441

C

Cabaseril® T332, 771
Cabergolin 936, T951, 954, T955, T969, 1094, T1096, 1492
Calciferol T316, T317
Calcitonin 307
Calcitriol 1431
Campral® 799
Camsilon® 1305, 1308
Candesartan 358, 379
Cannabinoide 104, 1171
Cannabis 781, 1145
Cannabis sativa 1171
Capsaicin 105, 1228
Capsaicin/Civamide 21
Carbachol 773, 1454
Carbamazepin 47, T51, 104, T153, 191, 303, T332, 336, 780, 789, T790, 866, 1044, 1056, T1086, 1095, T1096, 1121, 1169, T1475, T1489
Carbidopa 950, 1491
Carbimazol 1431
Carboplatin T820, 832, T1498
Carnitin 1395
Carvedilol 1501
Caspofungin 594
CCNU (Lomustin) T820, 836, 850
CD20-Antikörper T1335
CDP-Cholin 360
Cefalexin 1499
Cefotaxim 502, T515, 550, 1499
Ceftazidim T502, T515, 728, 1499
Ceftriaxon T501, 502, T502, T505, T506, T515, 542, 543, 550, T551, 553, 1159, 1499
Cefuroxim 1441
Celebrex® 89
Celecoxib 66, 89
Ceruletid 1441
Chenodesoxycholsäure 489, 1054
Chinidin 1502
Chinin 1414, T1416
Chinindihydrochlorid T559, 560
Chininsulfat T1086, 1416, T1475
Chloraldurat® T1086
Chloralhydrat T1086
Chlorambucil 534, 1221, 1496
Chloramphenicol 543, 1498
Chlordiazepoxid 787, 788, T790
Chloroquin T559, T564, T1303, T1489
Chlorpromazin T1489
Chlorprothixen 786, T1489
Cholestyramin 312
Ciclosporin 305, 406, 534, T536, 537, 1310, 1311, 1321, 1331, 1332, T1334, 1496
Ciclosporin A 1215, 1216
Cidofovir 579, T580
Cilengitide 821, 830
Cimetidin T1093, T1489
Cinnarizin 979, T1489
Cipramil® 1490
Ciprobay® T505, 1498
Ciprofloxacin T505, 728, 1498
Cisatracurium 724
Cisplatin T1498
Citalopram 365, T1476, 1490
Civamide 21
Cladribin 534, 537, 647, 1221
Claforan® 1499
Clamoxyl® 1499
Clarithromycin 1498
Clarium® 955, 957
Clindamycin T515, 558
Clodronsäure 307
Clofazimin 1230
Clofibrate 1502
Clomethiazol 788, 789, T790, 976, T1472
Clomipramin T89, 338
Clonazepam 138, T139, T154, 191, T332, 336, 976, T996, 997, 1032, T1033, 1039, 1095, T1096, T1104, 1122, 1140, 1143, T1144
Clonidin 232, T233, 361, 438, 722, T723, 746, 789, T790, 792, T1086, 1095, T1096, 1145, 1171, 1172, 1440
Clont® s. Metronidazol 1232
Clopidogrel 124, 360, 380, 1503
Clozapin T954, 962, 976, 995, T996, 1041, T1119, 1488, 1489
Cobalamin T316, T317, 324
Codein 781, 1441
Coenzym Q10 309, 1067
Coenzyme 309
Colisitin 728
Comafusin Hepar® 300
Comtess® 959
Concor® T10
Copaxone® 643, 662
Cotrimoxazol T506, 558, T559, 1499
Crack 781
Crasnitin® 1497
Creapure® 1338
Cripar® 954
Cumarin 1502
Cyclandelat 9
Cyclophosphamid 404, 534, T536, 537, 646, 673, 702, 850, 855, 898, 1215, 1224, 1311, 1331, 1332, T1334, 1496
Cymbalta T60, 1490
Cytarabin T820, 881, 1057, 1497
Cytobion® 1059
Cytosinarabinosid 881

D

Dabigatran 375, 383, 1503
Daclizumab 652
Dactinomycin 1497
D-Amphetamin 1184
Danaparoid 464
Dantamacrin® T1144, 1491
Dantrolen 769, 972, 1142, 1454, 1488, 1491
Dantrolen T1144, T1456
Dapson 558, T559, 1230
Dapson-Fatol® s. Dapson 1230
Daraprim® T609
Darifenacin 973
Darvocet T332
Decortin H s. Prednisolon 1216
Decortin® H 1309, 1332
DepoCyte® 881
Desipramin 1173, 1489
Desmopressin 232, T233, 991, T993
Desmoteplase 356
Dexamethason 131, 404, 503, T506, 748, 817, 866, T1475, 1476, 1495
Dexpanthenol Augensalbe 148
Dextroamphetamine 338
Diamox® 81, 195, 611
Diazepam T154, 191, 781, 788, T790, 1140, 1145, 1232, T1472
Dibrobe® 195
Dichloroacetat (DCA) 1395
Diclofenac T5, 66, T89, 95, 758, 1262, 1267
Dicodid® T1474
Diethylcarbamazin T565
Diflucan® 822
Digimerck® 1500
Digitoxin 782, 1500
Digoxin 782, 1500
Dihydralazinsulfat 746
Dihydroergotamin 95, 758
Dihydroergotaminmesilat T233
Diltiazem 1501
Dimebon 1066
Dimenhydrinat 95, T154, 758, T1442, 1442
Dimercapto-Propan-1-Sulfonat 310
Dimercaptosuccinat 310
Dimeticon 776
Diphenhydramin T1086
Diphenylhydantoin 304
Diphtherie-Antitoxin 1230
Dipidolor® T102
Dipyridamol 124, 360, 381, 1503
Disoprivan® 720
Disoprivan® s. Propofol T1473
Distraneurin® 789, T1472
Disulfiram 799
Dizocilpin 1130
DL-threo-3,4-dihydrocyphenylserine (DOPS) 792
DMPS 311
Dobutamin 760, T761
Docetaxel 1497
Dociton® 1501
Dogmatil® 1173
Dolestan® T1086
Dolortriptan® T6
Dominal® T1473
Domperidon 7, T43, 95, T180, T233, 758, 953, 1040, 1095, 1441, T1442, T1476
Donepezil 288, 995, 996, T996
Dopamin 950
Dopamin-Antagonisten 1066
Dopergin® 954
Doxazosin 1433
Doxepin T89, 95, 331, T332, T759, 1489
Doxorubicin T1489, 1497
Doxycyclin T506, 542, 543, 550, T551, 553, 1441, 1500
D-Penicillamin 1075, 1076, T1303, 1320
D-Ribose 1381
Dronedaron 375
Droxidopa 232, T233
DTPA 312
Duloxetin 95, 1455, 1490

Duodopa® 952, 970
Durogesic SMAT® T1475
Dysport® 255, 1036

E

Ebrantil® 361
Edronax® 1490
Edrophonium-Chlorid 1304, T1309
Eisen T1096, 1097
Eisen-III-hexazyanoferrat(II) 312
Eletriptan 5, T6
Enbrel® 1332
Endoxan® 646, 1332, 1496
Engelstrompete 781
Enlon® 1304, 1305, 1308
Enoxaparin 464
Entacapon 959, T996
Ephedrin 338, T993 1454
Epinephrin 715, 760
Eplonat® T1475
Eprosartan 379, 385
Ergenyl® 194
Ergotamin T41
Ergotamintartrat 5, 20
Erythrocin® s. Erythromycin 1230
Erythromycin 1230, 1441, 1498, T1498
Erythropoetin 1439
Eskazole® 561
Eslicarbazepin 191
Eszopiclon 331
Etanercept 537, T1216, 1332, T1336
Ethacrynsäure T1498, 1502
Ethambutol T526, 1500
Ethanol 773, 777
Ethibloc® 471
Ethosuximid 191, T1104
Ethylenglykol 777
Ethyl-EPA 1067
Etidronsäure 307
Etilefrin 95, 230, T233, 758
Etomidat 720, T723, 760
Etoposid T820, 832, 850, 855, 881
Etoricoxib 89
Eunerpan® T1472
Everolimus 831

F

Falkamin® 300
Famciclovir 148, 150, 578, T580, 1227
Famotidin 380
Felbamat 192
Felodipin 1501
Fenfluramin T1489
Fentanyl 101, 719, T723, 760, T1475
Fevarin® 1490
Filgrastim T853, 1497
Fingolimod 649, 669, T670, T671
FK506 406, 1310
Flucloxacillin T515, 1159
Fluconazol 591, T592, 595, 822, 1500
Fluctin® T333, 1490
Flucytosin 591, T592, 595, 1500
Fludarabin 1221
Fludrocortison T233, 953, 973, T993, 1432, 1439
Fluimucil® 780
Flumazenil® 300, 729, 777, 778, T782
Flunarizin 9, T10, 25, 979, T1489
Flunitrazepam T334
Fluorouracil 1497
Fluoxetin T60, T996, 997, 1067, T1086, T1489, 1490
Flupentixol 1488, T1489
Flupirtin T1262
Fluspirilen 1488, T1489
Fluvoxamin 1490
Folat 921
Folinsäure 558, T559, T563
Folsäure T316, 323, 325
Fomepizol 778
Formigran® T6
Fortecortin® 131
Fortum® T502, 1499
Foscarnet 579, T580
Fosfomycin T501, T502, T515
Fosphenytoin 193
Frovatriptan 5
Fumarsäure 652
Furadantin® 1499
Furosemid 79, 81, T1498, 1502

G

GABAerge Substanzen 20, 140
Gabapentin 20, 24, T60, 89, T89, 103, 138, T139, 192, 202, 303, 866, 1095, T1096, 1117, 1415, T1416
Gabitril® 194
Galantamin 288
Gamma-Hydroxybutyrat T333, 338, 791, 1039
Gancyclovir 129, T580, 1135
G-CSF 360, 822
Gentamicin T153, T501, 822, 1498
Gernebcin® T1498
Gilenya® 649, 669
Glatirameracetat 643, 662
Gliadel® 825
Glukagon 362, 782
Glukokortikoide 404, 637, 654
Glycerol 359
Glycerolnitrat 746
Glyceroltrinitrat 1501
Glycopyrrolat 1443
Glycopyrroniumbromid T1086
Glykoprotein 381
Glykoprotein-IIb/IIIa-Antagonisten 356, 358, 381
Glyzerol 50
Granisetron T1442
Guanfacin 1171
Gutron® 230, 1439

H

Haldol® 1173
Haloperidol T180, T782, 786, T790, T1067, 1170, T1172, 1173, T1473, T1476, 1489, T1489
Hämin-Arginat 1253
Heparin 360, 1286
Heparin, niedermolekulares 464, 716
Heparin, unfraktioniertes 464, 716
Heroin 773, 781
HMG-CoA-Reduktasehemmer 372
Hyaluronsäure 66
Hydrocodein 781, T1474
Hydrocortison 1432
Hydromedin® T1498
Hydromorphon 101
Hydroxychloroquin 534, T536, 537
Hydroxycobalamin 325
Hydroxyharnstoff T820, 838
HyperHAES® 748
hyperkalzämische Enzephalopathie 306
Hyperosmolare Sorbitlösung (40 %) 776
hypertone NaCl-Lösung 359, 748
Hypnomidate® 760
Hypnorex® 1491
Hypnotika T332, T334

I

Ibuprofen T5, T89, 95, 1262, T1475
Ibutad® T1262
Idebenon 131, 1067
Ifosfamid 850, 852, 1496
Imatinib/Glivec T820
Imbun® T1475
Imigran® T6
Imipenem 1499
Imipramin 758, 1489
Immunglobuline (IvIg) 406, 644, 662, 702, 1167, 1209, 1218, 1314, 1321, 1331, T1334, 1337
Imodium® 1441
Imurek® 646, 1496
Indapamid 379, 385
Indometacin 23, 25, 35, 88, 749, 1494
Infectofos® T502
Infliximab 534, T536, 537, 1332, T1335
Inovelon® 194
Insulin 361
Interferon 641
Interferon-1a 1215, 1332
Interferon-α 838, 1224, 1250
Interferon-α2a 1215
Interferon-β 660
Interferon-β1a 641, 1210
Interferon-β1b 641
Ipecacuanha-Sirup 776
Iscover® 1503
Isicom® T951
Isofluran 722
Isoket® 1501
Isoniazid T526, T610, 1121, 1251, 1500
Isosorbiddinitrat 1501
Isotone Kochsalzlösung 760
Isotretionin 318
Itraconazol 591, T592, 595, T609, 1500
IvIg 1210, 1218, 1219, 1226
Ixoten® 1496

J

Jatrosom® 1490

K

Kaliumkanalblocker4-Aminopyridin 137
Kalymin® 1308
Kalzium 1309, T1333
Kalziumantagonist Nimodipin 451
Kalzium-Kanalblocker 9
Kalzium-Trinatrium-Pentetat 312
Kaoprompt-H® 1441
Katadolon® s. Flupirtin T608
Keppra® 193, 866
Ketamin 720, T723, 760

Ketanest® 760
Ketokonazol 594, 1500
Ketoprofen 1497
K-Laktat 798
Kodein 1095
Koenzym Q10 1051
Kogentinol® 1492
Kohle 776
Kohlenmonoxid 783
Kokain 773, 781, 1169
Kombinationsanalgetika T41
Konakion® 439
Kortikosteroide 500, 534, 701
Kortison 42, T43
Kreatin 1067, 1378, 1395
Kreatinmonohydrat 1338

L

Labetalol 358
Lacosamid 192
Lactulose 300, 1441
Laktitol 300
Lamictal® T51, 192
Lamivudin 1224
Lamotrigin 10, 24, 48, 51, 104, 192, 196, 202, 866, T1104, 1169, 1415, T1416
Lanicor® 1500
Lanreotid 937
L-Arginin 1396
Lasix® 81, 1502
Latrepirdin 1066
Laxanzien T1459
Laxoberal® 1474
L-Carnitin 1379
L-Dihydroxyphenylserin 1438
L-Dopa 771, 950, T951, T954, T969, T993, 995, T996, 1039, 1066, 1093, 1094, T1096, 1184, 1228
L-DOPS T233, 962, 992, T993, 1438
Leflunomid 406
Leponex® 962, 1489
Leucovorin® 884
Leukeran® 1496
Leukomax® 1497
Levetiracetam 193, 303, 866, T1104, 1416
Levodopa 1122
Levofloxazin 1498
Levomepromazin 786, T1472, T1476, T1489
Librium® 788
Lidocain 18, T19, 139, 1228, 1319
Lidocainpflaster 104
Limptar® T1475
Linezolid T515, 728
Lioresal® T1144, T1475
Liponsäure 1249
Lisinopril 358
Lisurid 954, T955, T969, 1492
Lithium 17, 19, 20, 23, 24, 979, 1057, T1489, 1491
Lithiumcarbonat 20, T21, T1086
Loperamid 1441
Loratadin 1494
Lorazepam 191, 771, 787, 788, T790, 976, T1472
Lormetazepam T334
Lovastatin 1054, 1502
LSD (Lysergsäurediethylamid) 781
Ludiomil® 1490
Lyrica® T51, 193
Lysodren® 1428
Lysthenon® 760

M

MabThera® 651
Macrogole 1441
Madopar LT® 759, 950
Madopar® 950, T951, 1491
Mafosfamid 881
Magnesium T1086, T1416, T1475
Magnesiumcitrat 1415
Magnesiumsulfat 1441
Mangan 945
Mannitol 359, 747, 750, 866
MAO-B-Hemmer 1492
MAO-Hemmer 338, 339
Maprotilin T759, 1490
Marcumar® 1502
MCP 95
Mebendazol T564, T566
Medrate® T1333
Megestrolacetat 1476
Melatonin 20, T333, 336, 341, T996, 997
Melperon 331, 786, 976, T1472
Melphalan 852, 1221, 1496
Memantin 289, 975, 995, T996, 1142
Mepivacain 1319
Meronem® T502
Meropenem T506, T515
Mescalin 781
Mestinon retard® 232, 1308
Metalcaptase 150/300® 1076
Metamizol 5, 95, 714, 758, 1474, 1493
Methadon 781, 1095
Methanol 777
Methohexital 721
Methotrexat 405, 534, T535, 537, 647, 849, 850, 857, 1321, 1331, 1332, T1334 1496
Methylphenidat T333, 338, 759, 1173, T1476
Methylprednisolon T153, 420, T535, 771, 898, 1129, 1135, 1277, 1286, T1333
Methysergid 19, 20, T21
Metixen T951, 961, 967, T1121, 1492
Metoclopramid 7, T8, T43, T180, 758, 769, 1040, T1093, 1441, T1442, T1476, T1489
Metoprolol 9, T10, T153, 781, 1501
Metrifonat 567
Metronidazol T501, T515, T564, 1232, 1441
Mevinacor® 1054, T1416
Mexiletin 1415
Mianserin 1490
Miconazol T563, 594, 1500
Midazolam 720, 723, T723, 760, T790, 1232, 1472
Midodrin 230, T233, 991, T993, 1439, 1454
Minirin® T233, 1428
Minocyclin 1067, 1500
Mirtazapin T89, 95, 331, T332, T996, 1067, T1476, 1490
Misoprostol 49
Mithramyzin 307
Mitocor® 1392
Mitoxantron 645
Mivacuronium 1319
Moclobemid 1490
Modafinil T333, 338, 676
Molgramostim 1497
Moronal® T1476
Morphin 100, 760, 773, T1475
Morphinsulfat T1096
Motilium® T8, 1441
Movicol® T993, 1441
Moxifloxazin 1498
Moxisylyt 991
MPTP 978
MTX 881, 884, 1332
Mucosolvan® 255
Multibionta forte® 323
Musaril® 89, T1144
Mutterkornalkaloide 5, 18
Mycophenolatmofetil 406, 534, T535, 537, 653, 898, 1217, 1311, 1332, T1334
Mydocalm® T1144
Mylepsinum® 193
Myleran® 1496
Mytelase® 1308

N

N-Acetylcystein 299, 1085, T1086
Nacom® 950, T951, 1491
Nadroparin 464
Naloxon 777, 781, T782
Naltrexon 799
Naproxen T5, 9, 42, T43, 66, T89, 95, 759, T1262
Naratriptan 5, 6
Narcanti® 781
Natalizumab 648, 665, T667, T668
Natriumbikarbonat 779
Natriumpicosulfat 1441, 1474
Natriumsulfat 776, 1441
Natriumthiosulfat 783
N-Butyl-Scopolamin T1473
Nefadar® 1490
Nefazodon 1490
Nefopam T180
Nemexin® 799
Neomyzin 300
Neostigmin T1129, 1308, 1318, 1441
Nepresol® 746
Neupogen® T853, 1497
Neupro® 956
Neurobloc® 1032, T1037
Neurontin® T51, 192
Neuroprotektiva 359
Niacin T316, T317, 1395
Nicht-steroidale Antirheumatika 9, 88
Nifedipin T180, 746, 1417, 1501
Nifurtimox T564
Nikotin 1171
Nimodipin 358, 451, 452
Nimotop® 451
Nitoman® 1032, 1173
Nitrazepam 912
Nitrendipin 385, 1210, 1497, 1501
Nitro Mack® 1501
Nitrofurantoin 1499
Nitroglyzerin 16
NMDA-Antagonisten 1492
Noctamid® T334
Nootrop® 1476
Norcuron® 760
Norepinephrin 715, 760
Normosang® 1253
Nortrilen® T759
Nortriptylin T60, 758, T759, 1185
Novalgin® T5, 1493
Novodigal® 1500

NSAR 66
Nucleosid-Analoga 578
Nystatin T1476

O

Obidoxim 782
Octreotid 19, 231, T233, 937, 991, T993, 1441
Ofloxacin 822, 1498
Olanzapin 786, 976, 977, 995, T996, 1067, T1067, 1488
Omeprazol 1309, 1440
Ondansetron 1121, 1442, T1442, T1476, T1489
Onyx® 471
Opioide T41, 100, T102, T107
Opium 781
Oracef® 1499
Orap® 1173
Oseltamivir T580
Ospolot® 195
Oxamniquin T566, 567
Oxandrolon 1337
Oxazepam T334, 788
Oxcarbazepin 48, 104, 193
Oxybutynin 973, 991, T993, 1444, 1453, T1456
Oxycodon 101, T332, 1095

P

Paclitaxel 832, 1497
Pamidronsäure 307
Pancuronium 724
Pancuroniumbromid 1232
Pancuronium-ratiopharm®
– s. Pancuroniumbromid 1232
Pantothensäure T316, T317
Papaverin 451, 1286, T1489
Paracetamol 4, 5, 95, 452, 758, T758, 771, 780, T782, 1261, T1475, 1493
Parathion 776
Paraxin® 1498
Parkinsan® 961
Parkotil® 954
Parnate® 758
Paromomyzin 300
Paroxetin T60, T153, 365, 993, T996, 1490
Paspertin® T8, 1441
PCV 825, 830
PE/Sandoglobulin 1209
Pemolin T333, 338, 676
Penicillin G T501, T502, 542, 543, 550, 553, 1230, 1499
Pentoxifyllin T176, 534
Perazin T1489
Pergolid T951, 954, T955, T969, T1096, 1097, 1171, T1172, 1492
Perindopril 379, 385
Perphenazin 1441, T1442, T1489
Pertofran® 1489
Petadolex 10
Petnidan® 191
Phenazon 1493
Phenhydan® T51
Phenobarbital 193, 204, 303
Phenothiazin 1142, 1488
Phenoxybenzamin 1433
Phenprocoumon 462
Phenylpropanolamin 1454
Phenytoin 48, T51, 193, 204, 205, 866, 1056, 1057, 1169, T1086, T1489
Phosphodiesterase 5-Inhibitoren 1463
Physostigmin 137, 773, 779, 781, T782
Pilocarpin 255, 773
Pimozid 48, 1066, T1067, 1170, T1172, 1173, T1489
Pipamperon T1489
Pipemidsäure 1498
Piperacillin/Tazobactam 822
Piracetam T1104, 1476
Piribedil T951, 955, T955, 957, T969
Piritramid T102
Piroxicam T1262
PK-Merz® 759, 1492
Plavix® 124, 1503
Pleconaril T580
Polyethylenglykol Macrogol 1474
Polymyxin B 1499
Polyvinylalkohol 148
Pramipexol T332, 336, T951, 955, T955, 956, T969, 1094, T1096, 1171, 1492
Pravastatin 377, 1502
Pravidel® 954
Praziquantel 561, T562, 566, T566
Prazosin 991, 1433
Prednisolon 404, T535, 836, 1216, 1224, 1277, 1309, T1333, 1495
Prednison 8, 19, T21, 1135, 1214, 1224, 1309, T1333, 1495
Pregabalin T51, T60, 89, 103, 193, 202, T1096, 1263, T1475
Primidon 193, 303, T1104, 1117
Procain 1286, 1319
Procarbazin T820, 822, 850, 1497
Procyclidin 961, T1121, 1122
Prograf® 305, 1496
Promazin T180
Promethazin T180, 758, 1441, T1442, T1489
Propiverin 1453, T1456
Propofol 720, 723, T723, 750, 760, 1232, 1472, T1473
Propoxyphen T332, 1095
Propranolol 9, T10, 1117, 1501
Propylthiouracil 1431
Propyphenazon 1493
Prostigmin® 1131, 1441
Protamin 442
Prothipendyl T1473
Prourokinase 357
Proxen® T5
Psilocybin (Pilzextrakt) 781
Puri-Nethol® 1497
Pyknolepsin® 191
Pyrazinamid T526, 1500
Pyridostigmin 773, 1308, T1317, 1318, T1318
Pyridostigminbromid T233, T1309
Pyridoxin T316, T317, 796, 1076, 1251
Pyridoxinhydrochlorid 322
Pyrimethamin 558, T559, T563, T609, 610

Q

Quetiapin 962, 976, 995, T996, 1041, 1067, 1488
Quilonum® 20
Quinagolid 936

R

Ranitidin 1309, T1333
Rasagilin T951, T954, 958, 1492
Rebif® 641, 660
Reboxetin 1490
Regulton® T233
Relpax® T6
Remacemide 1067
Remergil® T89, 1490
Remifentanil 719, T723
Requip® 955
Reserpin 1041, T1489
Retinol T316, T317, 318
Riamet® 560
Ribavirin 580, T580
Riboflavin (= Vitamin B_2) 1395
Rifa® s. Rifampicin 1230
Rifampicin T501, T502, T505, T506, T515, T526, 991, 1230, 1500
Rifaxamin 300
Riluzol 1067, 1083
Ringerlaktat 760
Risedronat 1309
Risperdal® 1173
Risperidon 786, 976, 977, 995, T996, 1171, T1172, 1173, 1489
Ritalin® T333
Rituximab 405, 651, 702, 852, 898, 1311
Rituximab® 1332
Rivastigmin 288, 975, 994, 996, T996
Rivotril® 191
Rizatriptan 5
Rocuronium T761
Rohypnol® T334, 955, 1094, 1095, 1492
Ropinirol T951, T955, T969, T1096
Rosuvastatin 374
Rotigotin 955, T955, 956, T969, 1094, T1096, 1492
Rotigotin-Pflaster 1094
Roxitromycin 1498
rt-PA 355, T362, 440
Rufinamid 194

S

Sabril® 195
Salagen® 255
Salazosulfapyridin 1499
Samsca® 302
Sandimmun optoral® 1310
Sandimmun® 305, 1496
Sandostatin® 231
Saroten® 89, 1489
Sauerstoff 17, T19
Scopoderm TTS® 255
Scopolamin 139, 153, 1442, T1442, T1473
Scopolamin-Pflaster 255, 974, T1086
Selectomycin® 558
Selegilin T951, T954, 957, 1492
Sempera® T609
Seroquel® 962
Sertralin T996, 1067, 1490
Sifrol® 956
Sildenafil 991, T993, 1133, 1463
Simvastatin 377, 1054, 1502
Sirdalud® 95, 1491
Solian® 1489
Solifenacin 973
Solifenacinsuccinat T993
Solu-Decortin® H T176

Solu-Decortin® T1333
Sorbit 359
Sorivudin T1227, 1228
Spafloxazin 1498
Spiramycin 558, T559
Spironolacton 1502
Stalevo® 959
Stangyl® 1489
Streptokinase T362
Streptomycin T526, 1498, T1498
Succinylcholin 724
Sucralfat 728
Sufentanil 719, T723, T761
Sukzinat 1395
Sulfadiazin 558, T559, T563
Sulfamethoxazol T502, T515, 822
Sulfonamide T180, 1499
Sulpirid 1041, 1066, T1067, 1171, T1172, 1173, 1488, T1489
Sultiam 195
Sumatriptan T6, 17, 19
Suprarenin® 760
Suxamethonium 1371

T

Tacrolimus/FK506 305, 406, 1310, 1332, T1337, 1496
Tadalafil 1463
Tagonis® 1490
Talipexol 1171
Taloxa® 192
Tandospiron T180
Tapentadol 101
Tarivid® 1498
Tasmar® 959
Tavanic® 1498
Tavor® 191
Tebesium® T610
Tegretal® T51, 191
Temozolomid T820, 825, 852, 881
Tenormin® 1501
Testosteron 1463
Tetagam N® 1232
Tetanusimmunglobulin 1231
Tetrabenazin 769, 1032, T1033, 1041, 1042, 1066, T1067, 1171, T1172, 1173
Tetracain 1319
Tetracyclin T564
Tetrahydrocannabinol 1171, T1172, 1173, 1476
Tetrazepam 89, T89, 95, 758, 1032, T1144, T1262
Thalidomid 534
Thallii Heyl® 312
THAM 747
Theophyllin T332
Thiabendazol T564, T565
Thiamazol 1431
Thiamin 319, 320, 792, 1249, 1395
Thioamide 1500
Thioguanin 1497
Thiopental 721, T723, 749
Thioridazin 976, T1489
Thiotepa 852, 855, 881, 884, 1496
Thiotriethylenphosphoramid 881
Thioxanthene 1488
Thomapyrin® T5
Thrombozytenaggregationshemmer 375, 380
Tiagabin 194
Tiaprid 1041, 1042, 1066, T1067, 1171, T1172, 1173
Tiapridex® 1173
Ticlopidin 1503
Tilidin T1262, 1474
Tinctura opii 1441
Tirofiban 358
Tizanidin T89, 95, T898, T1144, 1145, T1262, 1491
Tobramycin 728, 1498, T1498
Tocopherol T316, T318, 326
Tofranil® 758
Tolcapon 959
Tolperison T1144, 1145, 1261, 1491
Tolterodin 1453, T1456
Tolvaptan 302
Tolvin® 1490
Topamax® T10, 81, 194
Topiramat 9, T10, 19, 20, T21, 24, 42, 79, 81, 194, 303, T1104, 1117, 1171
Topotecan T820, 881, 882
Toxogonin® 782
Tradon® 676
Tramadol 758, T1096, 1262, 1474
Tranylcypromin 758, T759
Trapanal® 721
Tregor® 960
Tremarit® 961, 1492
Treosulfan 653
Trevilor® 1490
Triamcinolon 66
Triamcinolonacetonid 640
Trientin 1075, 1076
Triflupromazin T180, T1489
Trihexyphenidyl 139, T898, 961, 967, 979, 1032, T1033, 1037, 1041, T1121, 1492
Trileptal® 193
Trimethoprim T502, T515, 822
Trimipramin 331, T332, 1489
Triptane 5, 20, T41, 88
Tris-hydroxy-methylaminomethane (THAM) 747
Trizyklische Antidepressiva 34
Trofosfamid 852, 1496
Trospiumchlorid 973, T993, 1453, T1456
Truxal® 786
Tryptamin 773
Tysabri® 648

U

Udenafil 1463
Udicil® 1497
Ultracorten® T1333
Urapidil 361, 438, 452, 746
Urbason® T526

V

Valaciclovir 148, 150, 578, T580, 1227
Valdoxan® 1490
Valganciclovir T580
Valium® 191
Valoron N retard® T1262
Valproat 17, 20, 912, T1104, T1489
Valproinsäure 9, T10, 194, 204, 205, 303, 780, 866, 1095, T1096
Vancomycin T501, T515, 728, 1159
Vardenafil 1463
Varicella-zoster-Immunglobulin 1228
Varitect® s. Varicella-zoster-Immunglobulin 1228
Vasopressin 715, 1428
Vecuronium 724, T761, 1319
Velbe® 1497
Venlafaxin T60, 1490
Verapamil 9, 17, 19, T21, 1501
Vidarabin 195, 303, 579, 912
Vigabatrin T898
Viloxazin 1490
Vimpat® 192
Vinblastin 1497
Vincristin T820, 822, 836, 1497
Vindesin 1497
Viregyt® 960
Vitamin A 1053, 1253
Vitamin B 1059
Vitamin B_1 1059, 1249
Vitamin B_2 1249, 1250
Vitamin B_6 T526, 1249, 1378
Vitamin B_{12} 324, 1249, 1250
Vitamin B-Komplex 318
Vitamin C 1395
Vitamin D T1333
Vitamin E 1041, 1053, 1059, T1086, 1249, 1250, 1253, T1475
Vitamin K 439, 442, 1053, 1253
Vitamine T316
Vivalan® 1490
Viveo® 1491
Volon A 640
Voltaren® T5
Vomex A® 1442
Voriconazol T515, 591, T592, 1500
VP16 852

W

Warfarin 1502
Wellvone® 558
Wilzin® 1076

X

Xeomin® 1032, T1037
Xilopar® 1492
Xylocain 1157
Xyrem® T333

Y

Yohimbin 232, T233, 1463

Z

Zanamivir 580, T580
Zebinix® 191
Zienam® 1499
Zink 1075, 1076
Zithromax® 558
Zofran® 1442
Zoledronsäure 307
Zolmitriptan 5, 17, 18, T19
Zoloft® 1490
Zolpidem 331, T332, T334, 1067
Zonegran® 195
Zonisamid 195, T1104
Zopiklon T334
Zostavax® 1227
Zotepin 976
Zovirax® 1135
Zyanid 783
Zytrim® 405

Sachwortregister

Die Abkürzung T (Tabelle) vor einer Seitenzahl kennzeichnet Seiten, auf denen das Stichwort nur in einer Tabelle und nicht im Text erscheint.

19S-IgM-FTA-ABS-Test 543
3,4-Diaminopyridin 1050

A

A. radicularis magna Adamkiewicz 423
A. spinalis anterior 423
A. spinalis posterior 423
Abetalipoproteinämie 315, 326, 1052, 1253
- s. Polyneuropathie 1253
Abszess
- Epiduraler Abszess 517
- Hirnabszess 511
- Spinaler Epiduraler Abszess 518
- Spinaler intramedullärer Abszess 520
- Spinales subdurales Empyem 520
- Subdurales Empyem 516
- Therapie T515
Acetylcholin-Esterase-Inhibitoren T 1309
Acetylcholin-Rezeptor-Antikörper 1305
Acetylcholin-Rezeptoren (AChR) 1302
Acrodermatitis chronica atrophicans 546
ACTH 1427, 1432
Acyl-CoA-Dehydrogenasen-Mangel (MADD) 1380
ADEM, akute disseminierte Enzephalomyelitis 681
Adenoma sebaceum 911, T912
Adenoviren T575
ADL 268
Adrenoleukodystrophie 485, T920, 927
Adrenomyeloneuropathie 485
Adson-Test 1271
Ageusien 117
Agrammatismus T240
Aicardi-Goutieres Syndrom T1026
Aicardi-Syndrom T920, 926
AIDS 598
Akanthozytose 326
Akathisie 1040, 1488
Akinese 943
Akinetische Krise 771, 971
Akromegalie 937, 1382, 1425
Aktigraphie 330
Aktionsmyoklonien 1101
Aktions-Myoklonus-Niereninsuffizienz-Syndrom (AMNI) 1111
Akupunktur 35
Akustikusneurinom 836, 909
- Therapie 836
Akute disseminierte Enzephalomyelitis (ADEM) 681
Akute inflammatorische demyelinisierende Neuropathie (AIDP) T 1206
Akute lymphatische Leukämie (ALL) 854
Akute motorische axonale Neuropathie (AMAN) T1206
Akute sensomotorische axonale Neuropathie (AMSAN) T1206
Akutschmerztherapie 98
Alexander-Krankheit 489, 924
Alglucosidase-alfa 1377
Alkohol
- Entzug 787
- Intoxikation 785
Alkoholabhängigkeit 798
Alkoholfolgeerkrankungen 785
- Alkoholentzugsanfall 787
- Alkoholhalluzinose 786
- Alkoholische Pellagra-Enzephalopathie 796
- Alkoholmyelopathie 796
- Alkoholmyopathie 797, 1411
- Alkoholpolyneuropathie 796, 1250
- Delir 787
- Kleinhirnatrophie 793
- Korsakow-Psychose 791
- Marchiafava-Bignami-Syndrom 795
- Optische Neuropathie (Tabak-Alkohol-Amblyopie) 797
- Pathologischer Rausch 785
- Wernicke-Enzephalopathie 791
- Zentrale pontine und extrapontine Myelinolyse 794
- Zerebrale Atrophie 794
Alkoholische Kleinhirndegeneration (ACD) 1057
Alkoholtoxische Neuropathie 1250
Alpers-Huttenlocher-Syndrom 1391
Alpha-Fetoprotein (AFP)-Spiegel 921
α-Galaktosidase 1254
α-Synuklein 282, 948, 991
Alpträume 336
Alzheimer-Demenz 280, 1109
- Biomarker T282
- Klinische Kriterien T282
Alzheimer-Krankheit 281
Amaurosis fugax 124
Aminolävulinsäure 1253
Amnesie
- anterograde 275
- retrograde 275
- transiente epileptische 276
- transiente globale 275
Amnestische Aphasie T241
Amobarbitaltest 214
Amöben-Enzephalitis granulomatöse T564
Amöben-Meningoenzephalitis T563
Amöbiasis 560
Amöbiasis, sekundäre zerebrale T564
AMPA-Rezeptor-Antikörper 699, T889
Amyloid Precursor Protein (APP) 281
Amyloidangiopathie 436
Amyloidose T1220
Amyotrophe Lateralsklerose (ALS) 1080
Anaesthesia dolorosa 62
Analgosedierung 718
- Langzeitsedierung 723
Analreflex 1457
Anaplasmose 546
Anarthrie T240
Andersen-Tawil-Syndrom 1405, T1406
Androgenrezeptor-Gen 1087
Anenzephalie T919, 921
Aneurysma 447, 449, 451, T452
Angelman-Syndrom T1108
Angiitis, primäre zerebrale 398
- Therapie 410
Angiostrongyliasis T565
Angiotensin-Converting-Enzym 532
Angstträume 336
Anhidrose, chronische idiopathische 1443
ANNA-3 T889
Anomie T240
Anorexia nervosa 319
Anorgasmie 1460, 1461, 1466
Anosmie 113
Anschlussheilbehandlung 1193
Antecollis 992
Anteriore Ischämische Optikusneuropathie 124, 416
Anti-Amphiphysin T889
Anticholinerges Syndrom 773, 1490
Anti-CV2 T889
Antiepileptika 191
- Behandlungsende 203
- Kontraindikationen 203
- Nebenwirkungen T199, 203
Antiepileptika T197, 198
Anti-GAD assoziierte Ataxie 1058
Anti-Hu T889
Antikoagulation
- Akuttherapie zerebraler Ischämie 360
- Primärprävention zerebraler Ischämie 374
- Sekundärprävention zerebraler Ischämie 382
Anti-Ma T889
Anti-NMDA-Enzephalitis 1110
Anti-Phospholipid-Antikörper-Syndrom 353, 411
Antipyretische Therapie 714
Anti-Recoverin T889
Antiretrovirale Kombinationstherapie (cART) 598
Anti-Ri T889
Anti-Synthetase-Syndromen 1332
Anti-Ta/Ma2 T889
Antithrombin-III-Mangel 459
Anti-Titin T889
Anti-Tr T889
Anti-Yo T889
Anti-Zic4 T889
Antizipation 1065, 1510
Anton-Syndrom 270
Apallisches Syndrom 732
APC-Resistenz 459
Aphasie 239, 266, 267
- Symptome T240
- Syndrome T241
- Therapie 243
Aphonie T240
Apnoe-Index 339
ApoE-ε4 281
Apratoxin 1052

Apraxie 265
- bukkofaziale 265
- ideatorische 265
- ideomotorische 265
- Lokalisation, Relevanz und Therapieindikation T265
Aquäduktstenose T920
Aquaporin-4-Antikörper 680, 682
Arachnoidalzysten 930
Arboviren T575
ARDS, Adult Respiratory Distress Syndrome 725, 726
Arenaviren T576
Arousalreaktion 339
Arteria meningea media 754
Arteriitis temporalis 62, 416
- Diagnostik 417
- Therapie 419, T420, T421
Arteriitis temporalis T397
arteriovenöse Malformation (AVM) 468
- Pseudotumor cerebri 77
ASIA-Klassifikation T1128
Asperger-Syndrom 1169
Aspergillose 590, 615
- Therapie T593
Asterixis 297, 1101, 1106
Astroblastom 834
Astrozytom 823
- anaplastisches Astrozytom 823
- Klassifikation 824
- Therapie 830
asymptomatisches, HIV-assoziiertes, neuropsychologisches Defizit (ANPD) 600
Ataxia teleangiectasia T908, T1026, 1051
Ataxie
- autosomal-dominante spinozerebelläre 1109
- bei Vitaminmangel 1059
- episodische 166, T168
- Genetik T1050
- immunvermittelt 1058
- Klassifikation 1050, T1050
- mit isoliertem Vitamin-E-Defizit (AVED) 1053
- mit isoliertem Vitamin-E-Mangel 326
- mit okulomotorischer Apraxie Typ 1 (AOA1) 1052
- mit okulomotorischer Apraxie Typ 2 (AOA2) 1052
Atelenzephalie T919
Atemwegswiderstands-Syndrom
- oberes T333, 339
ATPase7B 1075
Atypischer Gesichtsschmerz 58
Aufmerksamkeitsdefizit-Hyperaktivitätsstörung 1169, 1171
Augenbewegungsstörungen 135
- Augenmuskelparesen 142
- Nukleäre und infranukleäre Augenbewegungsstörungen 142
- Therapie 138, T139
- Zentrale Augenbewegunsstörungen 136
Augmentation 1092, 1094
Autoantikörper-assoziierte autoimmune Enzephalopathien 697
Autoimmune autonome Neuropathien 1222
Autoimmunthyreoiditis Typ Hashimoto (AIT) 1430
Autonome Dysfunktion 991
Autonome Dysreflexie 1131
Autonome Störungen 1437
- Baroreflex Failure 1440
- Dopamin-β-Hydroxylase-Mangel 1438
- gastrointestinale Symptome 1440
- idiopathische Dysautonomie 1439
- isolierte autonome Insuffizienz 1437
- Klinik 1437
- Sudomotorik 1443
Autoregulation, zerebrale 740
Autosomal-dominante Leukodystrophie mit Beginn im Erwachsenenalter (ADLD) 490
AV-Fistel 476
AVM 468
A-Wellen (Plateauwellen) 744
Axonotmesis
- Nervenverletzung 1292
Axonotmesis T1292

B

Baclofen-Pumpe 1143
Bacteroides fragilis T501
Bakterielle Infektionen 495
- Antibiotikatherapie 499, T500, T501, 502
- Chemoprophylaxe 504
- Diagnostik 495
- Erregerspektrum 496, T497
- Komplikationen 497, 503
- Pathophysiologie 499
- Therapie 500
Bakterielle Meningitis
- Differentialdiagnosen T496
Bakterielle nosokomiale intrakranielle Infektionen
- Antibiotikatherapie T508
Balint-Syndrom 260, 282
Balkenhypo- und -aplasie T920, 926
Ballismus 1063
Balo-Sklerose 681
Bandscheibendegeneration
- Chronische 1262
Bandscheibenprolaps
- lumbal 1264
- zervikal 1260
Bannwarth-Syndrom 545, T1241
Barbituratnarkose 762
Baroreflex Failure 1440
Barrow Klassifikation 471
Barthel-Index 1193, T1194, T1195
Basilaristhrombose 350
- Basilarisspitzensyndrom 350
Basilaristhrombose T362
Bassen-Kornzweig-Syndrom 326
Beatmung 724
- Beatmungsstrategien 725
- Intubationsindikation 724, T725
- Tracheotomie 727
- Ventilator-assoziierte Pneumonie 727
- Weaning 726
Becker-Kiener-Muskeldystrophie 1348, T1350
Becker-Myotonie 1404
Befreiungsmanöver 155
Behavioral Pain Scale (BPS) T721
Beinvenenthrombose 716
Belastungsinkontinenz, genuine 1450
Bellsches Phänomen 146
Benedikt-Syndrom 1122
Benigne Infantile Myoklonusepilepsie (BIME) T1108
Benigner peripherer paroxysmaler Lagerungsschwindel (BPPV) 154, T154
Beriberi T317, 319
Beta-2-Transferrin 754
β-Amyloid 1-42 T282
β-Sekretase/BACE 288
Beta-trace-Protein 754
Bickerstaff 888
Bickerstaff-Enzephalitis 1205
Bilaterale Vestibulopathie 164
Bilharziose 566
Binswanger-Erkrankung T286
Biotin T317, 318
Biotin-Hypovitaminose 322
Blasenentleerungsstörung
- Therapie 1132
Blastomykose 615
Bleivergiftung 309
Blepharospasmus 1034
Blutdrucksenkung 715
Blutung
- Epidurale 754
- Intrazerebrale 451
- Subarachnoidale 447, 754
- Subdurale 754
Blutzucker 714
Bobath-Therapie 1178
Bornholmsche Erkrankung T1341
Borrelien-Enzephalitis 546
Borrelien-Enzephalomyelitis 546
Botulinumtoxin A 1132
Botulismus 783, 1205, 1232
Bovine spongiforme Enzephalopathie (BSE) 707
Brachytherapie 824
Bradbury-Eggleston-Syndrom 1437
Bragard- Zeichen 1264
Brandt-Daroff-Manöver 158
Bridging 354
Broca-Aphasie T241
Bronchoalveoläre Lavage 532
Brown-Sequard-Syndrom 424, 475, T1125
Brucella species T506
Brucellose T506
- Neuropathie 1233
Brueghel-Syndrom 1035
Bruxismus 65, T332, 336
Bulbokavernosusreflex 1457
Bulbospinale Muskelatrophie 1087
Burkitt-Lymphom 854
B-Wellen 744, 1019

C

CADASIL T286, 353
CAG-Trinukleotidrepeatsequenz 1063
Callosotomie 217
Canalolithiasishypothese 155
Canavan-Erkrankung 489
Candidamykose 590
Candidose 615
Canvas-Krankheit 924
Cardiolipin-KBR 543
Carnitin-Mangel 1378
Carnitin-Palmitoyl-Transferase-Mangel 1378, 1379, 1411
Carotis-Cavernosus-Fistel 471
Cauda-equina-Syndrom 424
CBD 1000, 1110

CCR5-Antagonisten 603
CD4-/CD8-Ratio 532
Ceiling-Effekt 100
(CellCept®) T1334
Central Cord Syndrom T1125
Chagas-Erkrankung
- Neuropathie 1233
Chamäleonzunge 1063
Chanarin-Dorfman-Syndrom 1381
Charcot-Marie-Tooth-Erkrankung (CMT) 1251
Cheiralgia paraesthetica 1275
Chemoprophylaxe der Meningokokkenmeningitis T505
Chiari-Malformation 901, 918, T920
- I-Malformation (CM I) 927
- II-Malformation (CM II) 928
- III-Malformation (CM III) 929
- IV-Malformation 929
Choline 318
Cholinerge Krise 1308, 1317
Cholinerges Syndrom 773
Cholinesterase-Inhibitoren 289, T292
Chordoidgliom 834
Chordom 840, 1135
Chorea 1063
- Differentialdiagnose T1064
- Therapie T1067
Chorea Huntington 1063, 1109
- Therapie 1066
Chorea Sydenham 1068, 1169
Chorea-Akanthozytose T1026
Choriomeningitis, lymphozytäre 571, T576
Chorionkarzinom 839
Chorioretinitis toxoplasmotica 557
Chronisch progrediente externe Ophthalmoplegie (CPEO) 308, 1389
chronische Schmerzen
- Therapie 98
Churg-Strauss-Syndrom 397
- Therapie T408, 410
CIDP T1206, 1241
Circadiane Störungen 341
CIS, clinical isolated syndrom 626, 627
- immunmodulatorische Therapie 642
Claudicatio masticatoria 67
Claudicatio spinalis 1155, 1268
Clinical Dementia Rating (CDR) T280
Clostridium botulinum 1232
Clostridium tetani 1231
Clusterkopfschmerz 16
- Clustermigräne 22
- Differentialdiagnosen 16, T17
- Klinik 16
- medikamentöse Attackentherapie T19
- medikamentöse Prophylaxe T21
- Operative Verfahren 21
- Prophylaxe 19
- Therapie 7, 17
- tiefe Hirnstimulation 22
Clusterkopfschmerz T16
CMV-assoziierte Infektionen T609
CO_2-Reagibilität 741
Cobalamin 324
Cobalamin-Hypovitaminose 324
Cobalaminmangel
- Ganzkörper-Retentionstest 325
Cobb-Syndrom T478
Cockayne-Syndrom T908
Coenzym Q 1392
Coenzym Q-Defizienz 1380, 1391
Coeruloplasmin 1075
Cogan-Syndrom 400
Cogan-Zeichen 1305
Coiling 450
Colitis ulcerosa 325
Commotio spinalis 1127
Contusio cerebri 190
Conus-Cauda-Syndrom T1125, 1264
Corynebacterium diphtheriae 1230
Costen-Syndrom 65
Cowden-Syndrom T815
Coxsackie-Virus T576
CPE (CSF Penetration Effectiveness)-Score 601
CPEO 308, 1389
CPP (zerebraler Perfusionsdruck) 715, 738
Craniomandibuläre Dysfunktion (CMD) 65
Cranioschisis totalis T919
Crede-Manöver 1132
CREST-Syndrom T1339
Creutzfeldt-Jakob-Erkrankung 889, 1110
- familiäre Formen 707
- neue Variante (vCJD) 707
Critical-Illness-Myopathie 1382
Critical-Illness-Neuropathie 1250
Critical-Illness-Polyneuropathie 724, 729
- Diagnose 1253
CSF Penetration Effectiveness (CPE)-Tabelle T601
Curschmann-Steinert-Erkrankung 1401
Cushing-Reflex 741
Cushing-Syndrom 1381, 1426
Cyanocobalamin 318
Cyclooxygenase (COX) 99

D

Dandy-Walker-Malformation 902
Dandy-Walker-Syndrom (DWS) T920, 929
DatScan 946
DDAVP 1423
de Morsier-Malformation 923
Dekompression, operative 359, 364, 749
Dekrement 1305
Delir 722, 787, 1472
- medikamenteninduziert T1490
Delirium Detection Score 722
Demenz 279
- idiopathischem Parkinson-Syndrom 975
- Alzheimer-Krankheit 281
- Demenz (HAD) T602
- Differentialdiagnosen T602
- Frontotemporale Lobärdegeneration 284
- Kriterien T279
- Lewy-Körper-Demenz 975, 993, 1109
- Mild cognitive impairment (MCI) 287
- Normaldruckhydrozephalus 1015
- Paraklinische Untersuchungen T291
- Parkinson Syndrom 993
- primär progrediente Aphasie (PPA) T285
- Therapie 288, 290
- Ursachen 280, T281
- Vaskuläre 286
Demyelinisierende Erkrankungen 625
Dentatorubropallidoluysianische Atrophie 1513
Depression 1173
Dermatomyositis 895, 1326, 1412
Dermoid 841
desmoplastische Astrozytome 834
Detrusorfunktionsstörungen 1450
Devic-Syndrom T427, 680
Dexamethason-Hemmtest 1426
Dexamethason-Kurztest 1427
Diabetes insipidus 1428
Diabetische Amyotrophie 1242
Diabetische Neuropathie T1241, 1242
Diabetische Polyneuropathie 1242
Dialyse-Dysäquilibrium-Syndrom 304
Diffuse axonale Verletzungen 755
Diphtherische Neuropathie 1230
Diskonnektionssyndrom 217, 239
Dissektion 353
Dissoziative Störung T277
distal symmetrische Polyneuropathie 1222
Distale Myopathien T1355, 1372
Dopaminmangel-Syndrom, malignes 771
Dopamin-Rezeptor-Agonisten 1424
Dopamin-Rezeptor-Antagonisten 1170
Dopamin-β-Hydroxylase-Mangel 1438
Dopa-responsive Dystonie 1038
Downbeat-Nystagmus 137, 1050
Dravet-Syndrom 1106
Duchenne Muskeldystrophie (DMD) 1348, T1350
Durafistel 428, 454
- Pseudotumor cerebri 77
- spinal 479
Durale AV-Fistel (DAVF) 469
Durale Gefäßmalformationen 428
Duraleck 70
Duraverletzung 762
Durstversuch 1428
DVA 470
dysarthria-clumsy-hand-Syndrom 352
Dysarthrie T240, 248
- Dysarthrophonie 248
- Syndrome T249
- Therapie 248
Dysautonome Syndrome 1437, 1439
- familiäre 1439
- idiopathische 1439
- Multisystematrophie (MSA) 989
- Therapie bei MSA 991, 992
dysembryoplastische neuroepitheliale Tumore 834
Dyskinesien 1024
- L-Dopa induzierte 970
- medikamenten-induzierte 1039
- neuroleptikainduzierte 1488
- tardive 1040
- Therapie 1041
Dysphagien 252
Dysphonie 248
Dysprosodie T240
Dysraphie 921

Dystoner Tremor 1122
Dystonie 1024
- bei Parkinson-Syndrom 971
- Blepharospasmus 1034
- Dopa-responsive Dystonie 1029, 1038
- dystoner Haltetremor 1036
- Dystonie-Parkinson-Syndrom (XDP) 1030
- generalisierte Dystonie 1033
- Genetik 1028
- Hemidystonien 1034
- Klassifikation 1024, T1025, 1029
- kraniale Dystonie 1035
- medikamenteninduzierte T1027
- Myoklonus-Dystonie 1039
- orofazial 989, 992
- primäre Dystonie Plus T1025, 1029
- primäre Dystonien T1025
- primäre paroxysmale Dystonien T1025, 1030
- Pseudodystonien 1028
- Schreibkrampf 1038
- sekundäre Dystonien T1025, 1026
- spasmodische Dysphonie 1037
- tardive Dystonien 1040
- Therapie 1031
- Tiefe Hirnstimulation 1033
- zervikale Dystonien 1035
Dystrophinopathien 1348
DYT1 1028
DYT3 1030
DYT5 1029, 1038
DYT6 T1025, 1028
DYT8 T1025
DYT9 T1025
DYT10 1030
DYT11 1029, 1039
DYT12 1027, 1030
DYT14 1029
DYT18 T1025
DYT19 1030

E

E. coli T501
Eagles Syndrom 53
Echinokokkose 562, T566, T1342
Echinokokkus granulosus 562
Echinokokkus multilocularis 562
Echolalie 1169
ECHO-Virus T577
Edrophonium-Test 1305
EEG-Überwachung 717
Ehrlichiose 546
- Neuropathie 1233
Einschlafmyoklonien 1106
Einschlusskörper
- oligodendrogliale 991
Einschlusskörpermyopathie
- hereditäre T1358, 1372
Einschlusskörpermyositis 1338
- sporadische 1326
Einwilligungsfähigkeit 1482
Einzelfaser Elektromyographie (SFEMG) 1305
Ejaculatio deficiens 1465
Ejakulationsstörungen 1460, 1461
Elektrische Hirnstimulation 1006
Elektroenzephalographie (EEG) 187, 212
El-Escorial-Kriterien 1081, A1081
Embleme 266
Embolie, zerebral 352
Embryonale Tumore 835
Emery-Dreifuss Muskeldystrophie 1349, T1350
Empty-Sella-Zeichen 77, 1429
Empyem
- intrakranielles subdurales 516
- spinales subdurales 520
Endokrine Myopathien 1412
Endokrine Orbitopathie 125, 1430
Endstrominfarkt 352
Enhancement 1480
enterohämorrhagischen Escherichia coli (EHEC)-Infektionen 507
Enteroviren 571, T576
Entzugskopfschmerz 42
Envelopathien, nukleäre 1349
Enzephalitis
- bakteriell 495, 505, T506
- Herpes- 276
- limbische 276, 697, 890
- parainfektiös 575
- paraneoplastische 697, 890
- Parasitosen T563, T564, T565, T566
- Rhombenzephalitis s. paraneoplastische Syndrome T888
- Toxoplasmose 557, T559, 608
- viral
  - CMV 582
  - EBV 583
  - Frühsommer-Meningoenzephalitis (FSME) 583
  - Herpes-simplex 582, 615
  - Herpes-zoster 582
  - HIV 598
  - Tollwut 584
  - VZV-Enzephalitis 572
- virale, Erregerspektrum T572
Enzephalitis lethargica 978
Enzephalomyelitis
- akute disseminierte Enzephalomyelitis (ADEM) 681
- paraneoplastische 891
- virale 571
Enzephalopathie
- antikörpervermittelte 697
- Dialyse-Demenz 305
- Dialyse-Dysäquilibrium-Syndrom 303
- GABA-Rezeptoren 699
- GAD-Antikörper 700
- Gliadin-Antikörper 700
- Hashimoto 700
- hepatische 297
- hyperkalzämische 306
- hypoxische 731
- metabolische 297
- mitochondriale 308
- NMDA-Rezeptor Antikörper 697
- posteriore reversible Leukenzephalopathie 305
- Schwermetall-Enzephalopathien 309
- septische 307, 728
- Therapie autoimmuner Enzephalopathien 701
- urämische 303
- Valproinsäure assoziierte 298
- VGKC-Antikörper 699
Enzephalo-Trigeminale-Angiomatose 912
Enzphalozele T919
Ependymoblastom 835
Ependymom 832, 1135
- Therapie 832, T833
Epidermoid 841
Epiduralanästhesie 106
Epiduraler Abszess 517, 518
Epiduralhämatom 754
Epilepsia partialis continua 204
Epilepsie 185
- Absencen 192
- Ältere Patienten 201
- Antiepileptika 191, T197, T198
- Ätiologie 188
- Behandlungsindikation 190
- Behandlungsziele 189
- Diagnostik 187
- Fahrtauglichkeit T206
- Genetik 186
- Klassifikation 185
- Pathophysiologie 186
- Prognose 188
- psychiatrische Komorbidität 202
- Reflexepilepsie 190
- Schwangerschaft, Kontrazeption 200
- Status epilepticus 204
- Therapiemonitoring 202
- Ursachen T190
- Vagus-Nerv-Stimulation 217
Epilepsie mit myoklonischen Absencen (EMA, Tassinari) T1108
Epilepsiechirurgie 210
- prächirurgische Diagnostik 212
- Temporallappenepilepsie 214
Epilepsiesyndrom 186
Episodische Ataxie (EA) 166, T167, 1055
- Typ 2 T168
episodisches Gedächtnis 275
Epley-Manöver 158
Epstein-Barr-Virus (EBV) T576, 583
Erektionsstörungen 1460, 1461
Erregerassoziierte Neuropathie 1233
Erythema migrans 545
Erythema nodosum leprosum 1229
Essener-Risiko-Score 381
Essenzieller Tremor 1115
Ethik 1479
Exons 1507
Exposure and response prevention 1171, 1173
Externe Ventrikeldrainage, EVD 743

F

Facettengelenke 88, 1149, 1157, 1263, 1266
Familiäre fatale Insomnie 334, 707
Familiäre Nierenzysten 454
Familiärer kortikaler myoklonischer Tremor mit Epilepsie (FCMTE) 1106
Fatigue 676
Fazialisparese 146
- Ätiologie T146
- Corneaschutz 148
- Diagnostik 146
- Fazialisneurographie 147
- Klinik 146
- physikalische Therapie 148
- pragmatische Therapie 148
- Prognose 147
- Steroide 147
- Therapie 147
Fazio-Skapulo-Humerale Muskeldystrophie 1349, T1350
Fehlhandlungen 267

Felsenbeinfraktur 150
Ferritin 447
Festination 943
Fibromuskuläre Dysplasie 402
Fibromyalgie 67
Fibrosarkom, zerebral 839
Fieber
- physikalische Therapie 714
flail arm Syndrom 1088
Flaschenzeichen 1277
Flüssigembolisat T480
Foix-Alajouanine Myelitis 479
Foix-Chavany-Marie-Syndrom 252
Folsäure T317, 318, 324
- Folsäure-Hypovitaminose 323
- Schwangerschaft 323
Foraminotomie 1153
FP-CIT-SPECT 946
Fragiles X-Syndrom 945, 1054, 1169
Fragiles X-Tremor-Ataxie Syndrom (FXTAS) 1054
Frataxin 1051
Freezing 970
Friedreich-Ataxie 326, T1050, 1051, 1391
Froment-Zeichen 1280
Frontotemporale Demenz 284
Frontotemporale Lobärdegeneration 284, T284, T285
Frühlatenz 541
Frühreha-Barthel-Index T1194, 1195
Frührehabilitation 1192
Frühsommer-Meningoenzephalitis (FSME) T575, 583
Fukuyama-Muskeldystrophie 925
Functional Independence Measure 1193
Funikuläre Myelose T317, 323, 324
FUS-Gen 1082
Fusionshemmer 603

G

$GABA_B$-Rezeptor-Antikörper 699
GABA-Rezeptor-Antikörper T889
GAD-Antikörper 697, T698, 700, T889, 1166
Galaktorrhoe 1423
Gamma-Knife-Therapie 50, 218
γ-Sekretase 288
Gangliogliom 834
Ganglioneuroblastom 835
Gangliosidosen T1026
Gangliozytom 834
Gangstörung
- Normaldruckhydrozephalus 1015
Gedächtnisstörung 276
Genetik 1507, T1511, T1512
Genetische Beratung 1508
Genom 1507
Gentherapie 1507, 1520
- Mitochondriale Erkrankungen 1397
Germinom 130, 839
Gerstmann-Sträussler-Scheinker-Syndrom 707
Gesichtsfelddefekt 270
Gesichtsschmerz
- atypischer 58
- idiopathischer 58
- neuropathischer 62
Geste antagonist 1036
Giant-Axon-Neuropathie T908
Gilles-de-la-Tourette-Syndrom 1169
Glasgow Coma Scale (GCS) 753, T754
Gliadin-Antikörper 700
Gliedergürtel Muskeldystrophie 1348, T1351
Glioblastom 823
- Therapie 830
Gliomatosis cerebri 834
Gliosarkom 824
Globale zerebrale Ischämie 731
Globoidzell-Leukodystrophie 488
Globoidzell-Leukodystrophie Krabbe 1109
Globotriaosylzeramid 1254
Globus pallidus internus (GPi) 1006
Glomeruloide 480
Glossopharyngeusneuralgie 52
Glucocerebrosidase (GBA) 1517
Glucokortikoide 29
GLUT1 1030
Glutamat-Antagonisten 288, T292
Glutaratazidämie T1026
Glutarazidurie Typ II 1380
Glycin-Rezeptor-Antikörper 700
Glykogenose 1376
- Therapie 1377
Glykogenspeichererkrankungen T1377
Glykogensynthase T1377
GM1-Antikörper 1217
GM2-Gangliosidose Tay-Sachs 1109
Gnathosomiasis T565
Gonalgia paraesthetica 1282
Gorlin-Goltz-Syndrom T815, T908, 915
Gottron-Zeichen 1326
Gowers-Bonnet-Test 1283
GQ1b-Antikörper 1205, T1241
Grampräparat 496
Granulome 531
Grenzzoneninfarkt 352
Gufoni-Manöver 159
Guillain-Barré-Syndrom (GBS) 1250, 1439
- Klassifikation T1206
Guillain-Barré-Syndrom (GBS) T1206, T1241
Gumma 541
Gürtelrose 1226

H

HAART
- hochaktive antiretrovirale Therapie T608
Habit Reversal Training 1171, T1172
Haemophilus influenzae 496, 497, T501
Halitosis 117
Hallervorden-Spatz T281, 1025, 1512
Halluzinationen
- hypnagoge 337
- visuell 993, 995
Halmagyi-Test 136, 164
Hämangioblastom 475, 480, 839, 914
Hämangiom 1136
Hämangioperizytom 839
Hämodynamik, zerebrale 715, 740, 745
hämolytisch-urämischen Syndroms (HUS) 507
Harlequin-Syndrom 1443
Harnentleerungsfunktion 1448
Harnspeicherfunktion 1448
Hartnup-Syndrom 320, 321
Hashimoto-Enzephalopathie 700, 1111
Heerfordt-Syndrom 531
Heidenhain-Variante, Creutzfeld-Jakob-Erkrankung 706
Hemianopsie 270
Hemicrania continua T17, 35
Hemikraniektomie 359, 364
Hemispasmus facialis 1042
Hemisphärektomie 217
Heparin-induzierte Thrombozytopenie (HIT) 464
Hepatische Enzephalopathie 297
Hepatische Neuropathie 1249
Hepatische Porphyrien 1253
Herdenzephalitis, septische 503
Hereditäre diffuse Leukenzephalopathie mit Spheroiden (HDLS) 490
Hereditäre Hyperekplexie (HH) 1105
Hereditäre motorische und sensible Neuropathie (HMSN) 1251
Hereditäre Neuropathie mit Neigung zu Drucklähmungen (HNPP) 1252
Hereditäre Polyneuropathien T1245, 1246, 1247, 1248
Hereditäre sensible und autonome Neuropathie (HSAN) 1439
Hereditäre Spastische Spinalparalyse (HSP) 1140, T1141
Herniation 741
- Einklemmungs-Syndrome 741
- Prognose 731, 744, 745
Herpes simplex Virus 149
- Fazialisparese 147
Herpes zoster ophthalmicus 128
Herpes-simplex-Enzephalitis 582
Herpes-simplex-Virus (HSV) 615
Herpesviren T576
Herpes-zoster-Radikulitis 1226
Heterotopien 925
Heubnersche Arterie 350
Hib-Konjugat-Impfstoffe 496
Hirayama's disease 1087
Hirnabszess 511, 513
- Antibiotikatherapie 515
- Aspergillose 590
- Ätiologie u. Lokalisation T514
- Erregerspektrum T513
Hirndruck 738
- Monitoring 743
- Pathophysiologie 738
- Symptome 741
- Therapie 438, 715, 721, 745, 750
- Ursachen T739
Hirnmetastasen
- Differenzierung 862
- Epidemiologie 865
- Therapie 865, 871, 872
Hirnödem 739
- posttraumatisch 755
- vasogenes 739
Hirnstammenzephalitis T506, T576, 892
Hirnstammgliom 824
Hirnstammmyoklonien 1103
Hirnstimulation 218, 1481
Hirntod 805
- apparative Untersuchungen 807
- Irreversibilitätsnachweis 807
- klinische Zeichen 806
- postmorale Organspende 808
Hirntumore 813
Histiozytosen 1058

Histoplasmose 615
- Therapie T593
HIV-Demenz-Skala 600
HIV-Infektion 598
- Antiretrovirale Therapie 602
- CDC-Klassifikation T599
- Demenz (HAD)
  - Differenzialdiagnosen T602
- Meldesystem 616
- Meningitis 602
- Myelitis 602
- Myelopathie 602
- Myopathie 607
- Neuropathie 605
- Opportunistische Erkrankungen 607
Hoffmann-Tinelsches-Zeichen
- Nervenkompressionssyndrome 1276
Holmes-Tremor 1122
Holoprosenzephalie (HPE) T919, 922
Homocysteinurie 323, 324, 325, T1026
Horner-Syndrom T31, 62, 742, 1437
HSAN 1439, T1248
HSV Typ 1 T576
HSV Typ 2 T576
HTLV 572
- Neuropathie 1233
humanes T-Zell-lymphotrope Virus Typ 1 572
humanes-Herpesvirus (HHV) Typ 6 572, T576
humanes-Herpesvirus (HHV) Typ 7 572
Humangenomprojekt 1507
Hunt und Hess T448
Hunter-Glossitis 324
Huntingtin-Gen 1064
Huntington's disease
- HD 1063
HWS-Akzelerationstrauma T1258
Hydranenzephalie 931
Hydrocortison 1423
Hydromyelie 903
Hydrozephalus 449, 450, 498, 504, T739
- evacuo 740
- malresorptivus 740
- Normaldruckhydrozephalus 1015
- normotensiver 740
- occlusus 740
- sekundärer 740
- Verschlusshydrozephalus 740
Hyperekplexie 1164
Hypereosinophiles Syndrom T1340
Hyperglykämie T361
Hyperhidrose 1443
Hyperhomocysteinämie 374
Hyperkaliämische periodische Paralyse T1406
Hyperkalzämie 306
Hyperkapnie, permissive 726, 741
Hypernatriämie 302
Hyperparathyreoidismus 1382, 1383, 1421, 1431
Hyperprolaktinämie 1423
Hypersensitivitätsvaskulitis 397, T397
Hypersomnie 338
- idiopathische T333
Hyperthermie, maligne 767
Hyperthyreose 1382, 1430
Hyperthyreose Typ Basedow 1430
Hyperventilation 747, 762
Hypnic Headache 24, T25
- Klinik 24
- Therapie 24
Hypogeusien 117
Hypokaliämische periodische Paralyse Typ 1 T1406
Hypokaliämische periodische Paralyse Typ 2 T1406
Hypokretin 337
Hyponatriämie 301, 795
Hypoparathyreoidismus 1431
Hypophysenadenom 935, 1422
- ACTH-sezernierende Adenome 937
- GH-sezernierende Adenome 937
- Prolaktinom 936
- TSH-sezernierendes Adenom 937
Hypophyseninsuffizienz 1382
Hypophysentumor 935
- Differentialdiagnose T938
- Klinik 935
- transkranielle Operation 939
- transsphenoidale Operation 938
Hypopituitarismus 938
Hyposmie 113, 947
Hypothermie 746, 763
Hypothyreose 1382, 1429
Hypotonie
- postprandial 991
Hypovitaminosen 315
Hypoxie, globale zerebrale
- Prognose 732
Hypoxische Enzephalopathie 731

I

IBZM-SPECT 946
»Ice-on-eyes«-Test 1305
ICP, intrakranieller Druck 738
ICP-Sonde 761
IDH1-Protein 823
Idiopathische Myoklonus-Syndrome 1105
Imerslund-Gräsbeck-Syndrom 325
Immunadsorption 1314
Immunglobuline 1249
Immunrekonstitutionssyndrom (IRIS) 529, 605
Immunsuppressiva 1332
Immunvermittelte Neuropathie
- Guillain-Barré-Syndrom 1205
Impressionsfraktur 761
Infantile Zerebralparese 926, 1011, 1142
Infarkt, zerebral 349
- Akuttherapie 360
Infektionen
- bakterielle ZNS-Infektionen 495
- protozoische ZNS-Infektionen 557
- tuberkulöse 523
- virale ZNS Infektion 570
- Pilze 589
Infektiöse Myositiden 1411
Infektiöse Neuropathien 1233
Influenza Virus T576
Inhalationsanästhetika 722
Inositol 318
Insomnie 331
- Fatale familiäre 707
- Neurologisch/ internistisch bedingte T332
- Idiopathische 333
- Psychiatrisch bedingte T332
- Psychophysiologische 331, T332
Insulin-Like-Growth-Factor 1425
Integrase-Inhibitoren 603
Intensivmedizin 713
- Analgosedierung 718
- Beatmung 724
- Blutzucker 714
- Ernährung 715
- Hämodynamik 715
- Monitoring 716
- Muskelrelaxanzien 723
- Temperaturmanagment 714
Intermediate allels 1065
Intermediusneuralgie 53
Interosseus-anterior-Syndrom 1276
Intoxikation
- Alkohol 777, 785
- Alkylphosphate 782
- Amphetamine 781
- Analgetika 780
- Anticholinerges Syndrom 773
- Antidepressiva 779
- Antiepileptika 780
- Antihistaminika 778
- Barbiturate 778
- Benzodiazepine 778
- Cholinerges Syndrom 773
- Gase 783
- Giftelimination 776
- Halluzinogene 781
- Hypnotika-Syndrom 773
- Kardiale Medikamente 782
- Kokain 781
- Leitsymptome 773
- Lithium 779
- Mangan 310
- Methanol 778
- Neuroleptika 779
- Opiate 781
- Opiat-Syndrom 773
- Paracetamol 299
- Quecksilber 310
- Schwermetalle 309
- Serotonin-Syndrom 773
- sympathomimetisches Syndrom 773
- Thallium 310
- Therapie 776, T782
- Blei 309
Intradurale Gefäßmalformationen 428
Intrakranieller Druck (ICP) 738, 761
- Messung 743
Intrathekale Chemotherapie 881, 883
Intrazerebrale Blutung 434
- Blutdruckmanagment 437
- Diagnostik 436
- operative Therapie 441
- pragmatische Therapie 442
- Ursachen T435
Intrinsic-Factor 324, 325
Intrinsic-Factor-Mangel 325
Introns 1507
Intubation 724
IRIS 529, 605, 668
Isaac-Syndrom 894
ITpA-Index 543
Ixodes (I.) ricinus 548

J

J0-1-Syndrom 1332
Janetta-Operation 49, 1043
Janz-Syndrom 1106
Japan Enzephalitis 570

Jargon (phonematischer) T240
Jarisch-Herxheimer-Reaktion 543
JC-Virus T577, 612, 648, 666
Jeavons-Syndrom
- Lidmyoklonien mit Absencen 1108, T1108
Jitter 1305
Joubert-Syndrom (JS) T920
Juvenile Myoklonusepilepsie (Janz) 1106, T1108

K

Kalium-sensitive Myotonie 1404, T1406
Kamptokormie 1033
Kandidiasis 590
- Therapie T593
Kapilläre Teleangiektasien 468
Karotisoperation 376
Karotisstenose
- asymptomatische Stenose 376, 383
Karotis-T-Verschluss T362, 363
Karpaltunnelsyndrom (KTS) 1276
- Therapie 1278
- Ursachen T1277
Kataplexie 337
Katheterangiographie 448
Kaudasyndrom 1264
Kavernom 468, T469, 475, T478, 480
- intramedullär 428
Kawasaki-Syndrom T392, 395
Kayser-Fleischer-Kornealring 1074, 1075
Kearns-Sayre-Syndrom 308, 1389
Keimzelltumoren 839
Keinig-Zeichen 1326
Kennedy-Syndrom 1087
Kiloh-Nevin-Syndrom 1276
Klebsiella T501
Kleinhirnatrophie
- alkoholische 793
Kleinhirndegeneration, paraneoplastische 889
Klippel-Feil-Syndrom T87, 904, T1028
Klüver-Bucy-Syndrom 1460
Kokzidiose 615
Kollagenose 392, 395, T1241, 1338
Kompartmentsyndrome 1285
- Prophylaxe 1286
- Therapie 1286
- Ursachen 1285, T1285
Komplexes regionales Schmerzsyndrom (CRPS) 107
Kongenitale Muskeldystrophie T1354, 1362
Kongenitale myasthene Syndrome 1321
Kongenitale Myopathien T1358, 1373
Kongenitale myotone Dystrophie 1401
Kongestionsödem, spinal 474
Kontusionen T754, 755
Kopfimpulstest 136, 160, 164
Kopfschmerz 3
- Clusterkopfschmerz 16
- Entzugskopfschmerze 42
- Hypnic Headache 24
- Migräne 3
- Paroxysmale Hemikranie 22
- Posttraumatischer Kopfschmerz 92
- Primärer stechender Kopfschmerz 25
- Pseudotumor cerebri 77
- Spannungskopfschmerz 29
- SUNCT/SUNA-Syndrom 24
- Zervikogener Kopfschmerz 85
Kopftremor 1118
Kopplungsanalyse 1507
Koprolalie 1169
Korsakow-Syndrom T317, 319, 791
Kortikale Dysplasie T920
Kortikale Tuberose 911
Kortikobasale Degeneration (CBD) 1110
- Dystonie T1025
Kortiko-striato-thalamo-kortikale Regelkreise 1170
Krampi 1413, T1414
Kraniopharyngeom 840, 938, 1422
Kraniotomie 763
Kreatin 1395
Kremasterreflex 1457
Kryoglobulinämie T1220
- Neuropathie 1222
Kryoglobulinämische Vaskulitis 398
Kryptogener Schlaganfall 351
Kryptokokken-Meningitis 608, T609, 611
Kryptokokkose 589, 611
- Therapie T593
Kubitaltunnelsyndrom 1279
Kugelberg-Welander 1087
Kuru 707
Kutane leukozytoklastische Vaskulitis 392, 398
Kwashiorkor 318

L

Lachgas-Abusus 325
Lafora-Erkrankung 1106, T1107
Lagerungsmanöver nach Semont T154, 156
Laktatischämie-Test 1376
Lakunärer Infarkt 352
Lambert-Eaton-Syndrom (LES) 894, T1302, T1303, 1320
- Klassifikation 1326
- Therapie 1249
Laminektomie 1152
Laminoplastie 1153
Lance-Adams-Syndrom (LAS) 1110
Lanreotid 1426
Lasègue-Zeichen 1264
Läuserückfallfieber 553
LCM-Virus 571, T576
Lebersche Optikusatrophie T126, 131, 1109, 1390
Lederzecken 553
Leichtschlaf 329
Leigh-Syndrom 1380, 1391
Leitungsaphasie T241
Leitungsblock
- Nervenverletzung 1292
Lennox-Gastaut-Syndrom (LGS) 196, 217, 1106, T1107
Lepra 1205, 1229
Lepröse Neuropathie 1229
Leptomeningeale Siderose 1060
Leptospira interrogans 552
Leptospirose 552
- Neuropathie 1233
Lesch-Nyhan-Syndrom T1027
LETM, longitudinally extensive transverse myelitis 680
Leukenzephalopathie
- Differentialdiagnose T484
- neurotoxische nach Radio-Chemotherapie 884
- Spätneurotoxische nach Radio-Chemotherapie 850
Leukodystrophien 484
- Diagnostik 484
- Kernspintomographische Muster T486, T487
Lewis-Sumner-Syndrom 1211
Lewy-Körper 282, 947
Lewy-Körper-Demenz 282, 287, 289, 993
- Diagnosekriterien T994
- Therapie 994
LGI1-Antikörper 699
Libidostörungen 1460
»Lid-lag«-Phänomen 1404
Lidöffnungsapraxie 1034
Li-Fraumeni-Syndrom T815
Limbische Enzephalitis 697, 890
Lindau-Zysten 914
Lipidsenker-Myopathien 1411
Lipidstoffwechsel-Erkrankungen
- Therapie 1379
Lipodystrophie-Syndrom 603
Liquoreröffnungsdruck 77
Liquorunterdrucksyndrom 69, 71
- Therapie 72, T72
Lissauer Herdparalyse 540
Lissenzephalie T919, 925
Listeria monocytogenes T501, 506
Listeriose 495, T506
Locked-in-Syndrom 732
Loge-de-Guyon-Syndrom 1280
Logorrhoe T240
Louis-Bar-Syndrom, Ataxia teleangiectasia T908
low-density lipoprotein receptor related protein 4 (LRP4) 1306
Lubag-Syndrom 1030
Lubrikationsstörungen 1465
Lumbale Spinalkanalstenose 1154
- Therapie 1156
Lupus erythematodes 401
- Neuropathie 1222
- Therapie 411
Lupus erythematodes T409
Lyme-Arthritis 546
Lyme-Neuroborreliose 545
Lymphom T1220
- Primäres ZNS-Lymphom (PCNSL) 609, T609, 615, 848
- Sekundäres ZNS-Lymphom 854
Lyssa T577, 584

M

M. Addison 1432
M. Alexander 489
M. Alzheimer 281
M. Bassen-Kornzweig 1253
M. Behçet T397, 399
- Therapie 410
M. Boeck T393, 1340
M. Bourneville-Pringle 911
M. Conn 1433
M. Crohn 315
M. Fabry T908, 1254
M. Fahr T1026, 1431
M. Gaucher 489
M. Gaucher Typ 3 1109

M. Hallervorden-Spatz T281, 1025, 1512
M. Hartnup T1026
M. Horton 416
M. Huntington 1063
M. Krabbe 488
M. Menière T153, 161
M. Niemann-Pick T1026
M. Osler-Weber-Rendue T478
M. Parkinson 943, 947
- Therapie 949, T966
M. Pelizaeus-Merzbacher 486
M. Pick T281, 284
M. Pompe 1376
M. Refsum T908, 1053, 1252
M. Tay-Sachs 1109, T1026, T1518
M. Weil 553
M. Whipple T320
- Neuropathie 1233
M. Wilson T1025, 1072, 1169
- Symptome T1073
- Therapie 1076
Machado-Joseph-Erkrankung 1414
MADD 1380
Magenresektion 325
MAG-negative MGUS T1220
MAG-positive MGUS T1220
Maintenance-of-Wakefulness-Test 330
Makroangiopathie 351, 378
Makroglobulinämie Waldenström 1219, T1220
Makroprolaktinom 1424
Makrozephalie T919, 924
Malaria 558, T563
- Therapie T559
Maligne Hyperthermie 767, T768
Maligner Mediainfarkt 359, 749
Maligner peripherer Nervenscheidentumor (MPNST) 909
Malignes Dopaminmangel-Syndrom 769
Malignes neuroleptisches Syndrom 769, 995, 1040, 1488
Manganvergiftung 310
Marchiafava-Bignami-Syndrom 795
Masernvirus T576, 577
MAST-Syndrom T1141
McArdle
- Glykogenose Typ V 137
- Myopathie 1411
McDonald-Kriterien T628
McLeod-Syndrom T1026
Medikamenteninduzierter Kopfschmerz 40
Medikamentennebenwirkungen
- Analgetika 1493
- Antibiotika 1498
- Anticholinergika 1492
- Antikoagulanzien 1502
- Antimykotika T1498, 1500
- Antispastika 1491
- Immunsuppressiva 1496
- Kortikosteroide 1495
- Muskelrelaxanzien 1491
- Neuroleptika 1488
- nichtsteroidale Antirheumatika (NSAR) 1493
- Parkinson-Mittel 1491
- Thrombozytenaggregationshemmer 1502
- Thymoleptika 1489
- Tuberkulostatika 1500
- Zytostatika 1496
Medikamentenübergebrauchskopfschmerz 40
- Barbiturathaltige Analgetika 41
- Diagnostische Kriterien T41
- Entzugsbehandlung 41
- Entzugssymptome 42
- Ergotamine 41
- Klinik 41
- koffeinhaltige Analgetika 41
- Opioide 41
- pragmatisches Vorgehen T43
- Therapie 41
- Triptane 41
Medulloblastom 835
Meige-Syndrom 1035
Melanom 839
MELAS 308, 1390
Meningeom 837, 1135
- Therapie 838
Meningeosis lymphomatosa 854
- Therapie 855
Meningeosis neoplastica 878, T882
- Diagnostik 879
- Differenzierung 907
- intrathekale Chemotherapie 881, 883
- Therapie 880
- Therapieschemata T880
Meningitis 49, 571
- bakteriell 495
  - Chemoprophylaxe 505
  - Erreger 497, T497
  - Komplikationen 504
  - Therapie 500, T502
- Liquor 495, 573
- Mollaret-Meningitis 571
- Pilzinfektionen 589
- Tuberkulose 523
Meningoenzephalitis
- virale 571
Meningoenzephalozelen 921
Meningokokkenmeningitis 495
- Isolierung 504
Meningomyelozele T919
Meningozelen 921
Meralgia paraesthtica 1284
Merkfähigkeitsstörung 275, 276
Merlin 907
MERRF (Myoklonusepilepsie mit ragged red fibers) 1109, 1390
Mesenchymale Tumore 839
Metabolische Enzephalopathien 297
Metabolische Polyneuropathien T1243
Metachromatische Leukodystrophie 487
Methanolintoxikation 778
Methylmalonatazidämie T1026
Methylmalonurie 325
Methylmalonylsäurespiegel 323, 324
MIBG-Szintigraphie 946
Migräne 3, 275
- Analgetika T5
- Attackenbehandlung 7
- Hemiplegische 3
- Kindliche 3
- Pathophysiologie 4
- Prophylaxe 8
- Retinale 3
- Therapie 4
Migrationsstörungen und abnorme kortikale Organisation 923
Mikroangiopathie 352
Mikrodialyse, zerebrale 717
Mikrodysgenesie T919, T920
Mikroprolaktinom 1424
Mikroskopische Polyangiitis 397
- Therapie 407
Mikrovakuläre Dekompression 1043
Mikrozephalie 923
Miktionszentrum, pontin 1448
Mild cognitive impairment (MCI) 287
Miller-Dieker-Syndrom 925
Miller-Fisher-Syndrom 1205, T1206, T1241
Mini-Mental-Status-Test (MMST) 280
Mischkollagenose T1340
Mismatch-Konzept, Schlaganfalldiagnostik 356, 357
Mitochondriale Erkrankungen 1389
Mitochondriale Myopathien 1411
Mitochondriale neurogastrointestinale Enzephalomyopathie (MNGIE) 1391
Mitochondriopathie T1103
Mittelhirntremor 1122
Mittelliniendefekte 922
Mixed connective tissue disease, MCTD T1340
Mixed dementia T286
Molekulare Diagnostik 1508
Molekulargenetische Diagnostik 1507
Mollaret-Meningitis 571
monoklonale Gammopathie unbestimmter Signifikanz (MGUS) 1219
Mononeuritis multiplex 396, 605
Mononeuropathia multiplex 1222
Morton Metatarsalgie 1284
Morvan-Syndrom 894
Motoneuronerkrankung 1080
- Amyotrophe Lateralsklerose 1080
  - Diagnostische Kriterien 1081
  - Differentialdiagnose 1081
  - Klassifikation 1082
  - Therapie T1086, 1088
  - Varianten 1081
- Post-Polio-Syndrom 1088
- Progressive spinale Muskelatrophie (SMA) 1086
Motoneuron-Syndrome, paraneoplastisch 894
Moya-Moya-Syndrom 403
MRZ-Reaktion 629
MSA 989, 1056, 1109
MSA-C 989
MSA-P 989
Mukormykose 590
Mukoviszidose 326
multifokale motorische Neuropathie (MMN) 1211, 1217, T1241
multifokal erworbene demyelinisierende sensomotorische Neuropathie (MADSAM) 1211
Multiinfarktdemenz T286
Multiple endokrine Neoplasie 1432
Multiple Sklerose 625
- Diagnosekriterien 625, T628
- Diagnostik 626
- Experimentelle Therapie 650
- Immunmodulierende Therapie 641, 658, T663, T664
- Immunpathogenese 634
- Immunsuppressive Therapie 645
- Impfungen 674
- Kindesalter 679
- Liquoruntersuchung 629

- Marburg-Variante 682
- pragmatische Therapie 654
- Prognose 631
- Schubtherapie 638, 656
- Schwangerschaft 673
- Therapie T655
- Therapiestrategien 636
- Verlaufsformen 631

Multipler Schlaflatenz-Test 330
Multisystematrophie (MSA) 989, 1056, 1109
- Dystonie T1025

Mumpsvirus T576
Muskel-Auge-Hirn-Syndrom 925
Muskeldystrophien 1347
Muskelkrämpfe 1413
Muskelspezifische Tyrosinkinase (MuSK) T1302, 1306
Mutismus T240
Myalgien 1411
Myasthene Krise T1207, 1317, T1317
- Leitsymptome 1317

Myasthenia gravis 142, 1302
- Diagnostik T1303, 1305
- Differentialdiagnosen T1303
- Klassifikation 1302, T1304
- Medikamenteninteraktionen T1318
- Myasthenie-Score T1304
- Therapie T1317

Myasthenia gravis pseudoparalytica T1302
Myasthenie
- Neonatale 1316
- Okuläre 1316

Mycobacterium leprae 1229
Mycobacterium tuberculosis 523
Mycoplasma pneumoniae T506
Myelin-assoziiertes Glykoprotein (MAG) 1219
Myelitis 1134
- Nekrotisierende Myelitis Foix-Alajouanine 479
- Neuromyelitis optica 680
- Paraneoplastische 892
- Therapie 1135
- Virale 572

Myelographie 1151, 1155
Myelomalazie 479
Myelomeningozelen 921
Myelopathie 474
- zervikale 1135, 1149

Mykobacteriose 614
Mykoplasmen T506
Myoadenylatdeaminase (MAD)-Mangel 1381, 1411
Myoarthropathie des Kausystems 62
Myofasziales Schmerzsyndrom 1412
Myofibrilläre Myopathien T1357, 1372
Myoglobinurie 1385
Myoklonien 141, 1101
- psychogene (PM) 1111
- tardive 1040

Myoklonisch-astatische Epilepsie (MASE) T1107
Myoklonus 989
- Palataler 1105, 1472
- Posthypoxischer 1110

Myoklonus-Dystonie 1029, 1036, 1039, 1103
Myoklonusepilepsie
- mit ragged red fibers (MERRF) 308
- nicht progressive 1106

Myoklonusepilepsie-Syndrome T1107, T1108
Myopathie 305
- Alkoholmyopathie 797
- bei antiretroviralen Medikamenten 1384
- bei Cushing-Syndrom 1381
- bei Hyperparathyreoidismus 1382
- bei Hyperthyreose 1382
- bei Hypoparathyreoidismus 1383
- bei Hypophyseninsuffizienz 1382
- bei Hypothyreose 1382
- bei Schilddrüsendysfunktion 1382
- Endokrine Myopathie 1381
- Klassifikation 1347
- medikamentös-toxisch 1383
- Muskeldystrophie 1347
- proximale myotone 1401

Myopathie bei Schilddrüsendysfunktion 1382
Myophosphorylase T1377
Myophosphorylase-Mangel 1378
Myositiden 1326
- autoimmune 1326
- bakterielle 1343
- erregerbedingte Myositis T1342
- HIV-assoziierte T1341
- Klassifikation 1326
- Orbitale Myositis 126
- Overlap-Syndrome 1338, T1339, T1340
- parasitäre T1342
- Sonderformen 1343
- virale T1341

Myositis
- erregerbedingte 1338, T1341, 1342
- Diagnostik 1326, T1327, T1328
- eosinophile 1343
- granulomatöse 1343
- Therapie 1330, T1333, T1334

myotone Dystrophie Typ 1 1401, T1402
myotone Dystrophie Typ 2 1401, T1402
Myotonia congenita T1406
Myotonia fluctuans 1404
Myotonia permanens 1404
Myotonien 1401
Myotonolyse T1262
μ-Rezeptor-Agonisten 100
Myxoviren T576

N

N. abduzens 142
N. axillaris 1273
N. cutaneus femoris lateralis 1284
N. femoralis 1281
- Schädigung 1281

N. glossopharyngeus 52
N. ischiadicus
- Schädigung 1283

N. medianus 1275
- Schädigung 1276

N. occipitalis major 85
N. radialis 1273
N. saphenus 1282
N. suprascapularis 1272
N. trigeminus 45
N. trochlearis 142
N. ulnaris 1278
N. vagus 52
N. vestibularis 136
N.-interosseus-posterior-Syndrom 1274
Nachtblindheit T317
Naevus flammeus 912
Nahrungsmittelbotulismus 1232
Narkolepsie 330, T333, 337
Na_X-Antikörper 701
NBIA, neurodegeneration with brain iron accumulation T281, T1025, 1067
Nc. subthalamicus (STN) 1006
Nebennierenadenom 1426
Nebennierenkarzinom 1426
Nebennierenrindeninsuffizienz 1421, 1432
Neck-Tongue-Syndrom 62
Negativer Myoklonus 1101, 1106
Neglect 135
Neisseria meningitidis 497, T501
Nelson Tumor 937
Nelson-Syndrom 1427
Nemaline Myopathien T1359
Nematoden T564
Neologismen T240
Neonatale Adrenoleukodystrophie (NALD) T920, 927
Nervenblockaden 106
Nervenkompressionssyndrome 1271
- N. axillaris 1273
- N. cuatneus femoris lateralis 1284
- N. femoralis 1281
- N. ischiadicus 1282
- N. medianus 1275
- N. peroneus 1283
- N. radialis 1273
- N. saphenus 1282
- N. suprascapularis 1272
- N. ulnaris 1278

Nervennaht 1294
Nerventransplantation 1295
Nervenverletzung
- Klassifikation T1292

Neuralgische Schulteramyotrophie 1225
Neuralrohrdefekte 323, 921
Neurapraxie T1292
- Nervenverletzung 1292

Neurilemmome 836
Neurinome 836
Neuritis nervi optici 128
Neuritis vestibularis T153
Neuroakanthozytose T1026, 1169
Neuroblastom 835
Neuroborreliose 545
Neurobrucellose T506
Neuroendokrine Störungen 1421
Neuroethik 1479
Neurofibromatose 129, 907, T908
- Typ I T815, 823, 837, T908
- Typ II T815, T908

Neurofibrome 837
Neurofibromin 907
Neurogene Blasenfunktionsstörungen 1448
Neurogene Defäkationsstörungen 1456
Neurogenes Lungenödem 731
Neurogenetische Erkrankungen T1511, T1512
Neurokutane Erkrankungen 907, T908
Neurokutane Syndrome
- Diagnosekriterien T912
- klinische Hauptmanifestationen T909

Neuroleptikum
- atypisch 1170, 1171
- typisch 1170
Neuroleptisches malignes Syndrom T768, 769, 1488
Neuroleptospirose 553
Neurolipozytom 835
Neurolyse 1295
Neuromyelitis optica (NMO) T427, 680
Neuromyotonie 894
Neuronale Zeroidlipofuszinosen (NCL) 1106, T1107
Neuron-spezifische Enolase (NSE) 764
Neuropathie, Ataxie und Retinitis pigmentosa (NARP) 308, 1390
Neuropathien bei Kollagenosen 1222
Neuropathische Schmerzen 97
- Therapie T107
Neuropathischer Tremor 1122
Neurosarkoidose 531
- Diagnose T531
- Diagnostisches Vorgehen T532
- MRT-Manifestationen T533
- Symptome T531
- Therapie T535, T536
Neurosyphilis 539, T610, 613
Neurotisation 1519
Neurotmesis T1292, 1293
Neurovaskuläres Kompressionssyndrom 45
Neurozystizerkose 560
Neurozytom 834
Neutrallipidspeichererkrankung mit Ichthyosis (NLSDI) 1381
Neutrallipidspeichererkrankung mit Myopathie (NLSDM) 1381
New daily persistent headache (NDPH) 36
Niacin 321
Niacin-Hypovitaminose 320
Nichtinvasive Hirnstimulation (NIHS) 1181
Nicht-Nukleosid-Analoga (NNRTI) 603
Nikotinsäure 318
NMDA-Rezeptor-Antikörper 697, T889
NMO, Neuromyelitis optica T427, 680
Nocardiose T506, 614
Nokardien-Abszess 515
Non-Hodgkin-Lymphom 616, 854
Normaldruckhydrozephalus 1015
- Diagnose 1015
- Liquorablassversuch 1017
- Shuntoperation 1020
- Therapie 1018
Normokaliämische periodische Paralyse T1406
Nosokomiale Infektionen 507
Nosokomiale Ventrikulomeningitis 507
NREM-Schlaf 329
Nucleus subthalamicus (STN)
- Tiefe Hirstimulation 1070 1009
Nucleus ventrointermedius (VIM) 1009
- Tiefe Hirnstimulation 1031 1010
Nukleosid-Analoga (NNRTI) 603
Nystagmus 135

O

Objektgebrauch 266, 267
Obliquus superior Myokomie 142
Obstipation 1441
Ocular flutter 141
Ocular-tilt-reaction 166, T167
Odontalgie, idiopathische 59
Offenes Foramen ovale (PFO) 375, 384
Ohrgeräusch 468
Okulogyre Krise 1040
Okulopharyngeale Muskeldystrophie T1350, 1362
Okzipitalisneuralgie 86
Oligoastrozytom 831
- Therapie 831
Oligodendrogliom 831
- Therapie 831
Oligoklonale Banden 629
Olivo-ponto-zerebelläre Atrophie 1056
Ommaya-Reservoir 128
Ophthalmoplegie 308, 1205, T1303, T1360, 1389
Opisthotonus 1231
Opsoklonus 141
Opsoklonus-Myoklonus-Syndrom 1110
Optikusatrophie 131, T317, T1393
Optikusgliom 129, 823
Optikusläsionen 124
- Amaurosis fugax 124
- Anteriore ischämische Optikusneuropathie 124
- Endokrine Orbitopathie 125
- Lebersche Optikusatrophie 131
- Metabolische Optikusläsionen 131
- Optikusneuropathie 124, 128
- Orbitale Myositis 126
- Pseudotumor orbitae 127
- Therapie T126
- Tolosa-Hunt-Syndrom 127
- Traumatische Läsionen 130
Optikusneuritis
- Therapie 654
Optikusscheidenfensterung 79
Optineurin 1082
Orbitopathie, endokrine 125
Orexin 337
Orthostatische Dysregulation T10
Orthostatische Hypotension 223, 989
- Diagnostik 227
- Therapie 231, 991
- Ursache T222
Orthostatische Intoleranz 222
Orthostatischer Tremor 1120
Osler-Knötchen 495
Ossifikation, heterotope 1133
osteosklerotisches Myelom 1219
osteosklerotisches Myelom/POEMS T1220
Östradiol 1423
Oszillopsien 135, 160
Otitis media 150
Otokonien 155
Otoliquorrhoe 754
Otolithenschwindel 165
Overlap-Syndrome 1338

P

Pachygyrie 925
Pachymeningitis 396, 540
Palataler Myoklonus 1105, T1472
Palilalie 1169
Palliativmedizin 1471
- antiemetische Therapie T1476
- Bewusstseinsstörung T1473
- Delir T1473
- Depression T1476
- Dyspnoe T1474
- epileptische Anfälle 1475
- Hirndrucksymptomatik 1476
- Myoklonien 1476
- Schmerzen T1475
- Symptome in der Finalphase des Lebens 1471
- symptomorientierte pragmatische Therapie 1472
- terminale Rasselatmung T1473
- Übelkeit und Erbrechen 1475
- Unruhe T1472
Pancoast-Syndrom 1272
PANDAS 1170, 1171
Pandysautonomie 894
Pankreasfibrose 315
Pantomime des Objektgebrauchs 266
Pantothensäure 318
Paraaminobenzoesäure 318
Paragangliom 835
Paragonimiasis T566
Paragrammatismus T240
Parainfluenzavirus T576
Paramyotonia congenita T1406
Paramyotonie 1405
Paraneoplastische Syndrome 887, 1081
- Antikörper T889, 895
- Differentialdiagnose T888
- Enzephalitis 697
- Enzephalomyelitis 891
- Kleinhirndegeneration (PKD) 889, 1057
- Lambert-Eaton-Myasthenie-Syndrom 894
- limbische Enzephalitis T888, 890
- Motoneuron-Syndrome 894
- Myasthenia gravis 894
- Myelitis 892
- Myositis (PM, DM) 895
- Neuromyotonie 894
- Neuropathie T1241
- Opsoklonus-/Myoklonus-Syndrom 892
- Polyneuropathie 893
- Retinopathie 893
- Rhombenzephalitis 892
- Stiff-man-/Stiff-person-Syndrom 892
- Therapie 896
Paraphasien T240
Paraproteinämische Neuropathien 1219
Parasitosen 556, T563
Parietale Läsionen 266, 267
Parkinson-Erkrankung mit Demenz (PDD)
- Diagnostische Kriterien T283
Parkinson-Syndrom 943, 989
- Akinetische Krise 771, 971
- atypisches 989
- Diagnostik T945
- Diagnostische Kriterien T947, T948
- Differentialdiagnose 943
- Freezing 970
- Genetik T944, 948
- Hoehn und Yahr Stadien T964

- Klassifikation 943, T944
- L-Dopa/Amorphin Test 946
- L-Dopa-Äquivalenzdosen T969
- primäre Parkinson-Syndrome, idiopathisches Parkinson-Syndrom 947
- symptomatische Parkinson-Syndrome 944, 978
- Therapie 949, T966
- Wirkungsschwankungen 969

Parkinson-Tremor 1121
Paroxysmale Hemikranie 16, T17, 22, T23
- Differentialdiagnose 22
- Klinik 22
- Therapie 23

Paroxysmale kinesigene Choreoathetose/-Dystonie 1030
Parsonage-Turner-Syndrom 1225
Patientenverfügung 1471, 1483
Pavor nocturnus 335
PCA-2 T889
PCR 1509
PEEP 726
Pelizaeus-Merzbacher-Krankheit 486
Pellagra T317, 320, 796
Pendelfluss 744
Pendelnystagmus 138
Penumbra 351, 354
Perilymphfistel 164
perimesenzephale SAB 454
Perineuriom 837
periodic limb movements in sleep (PLMS) 1091
periodic limb movements in wakefulness (PLMW) 1091
Periodisch alternierender Nystagmus (PAN) 138
periodische Lähmungen 1405
Perkussionsmyotonie 1404
perkutane endoskopische Gastrostomie (PEG) 255
PERM 892
perniziöse Anämie 324
perniziöse Psychose 324
persistierender vegetativer Status (PVS) 732
Pflasterstein-Lissenzephalie 925
PFO, persistierendes Foramen ovale 384
Phakomatosen 907
Phalen-Test 1277
Phantomschmerz 107
Phäochromozytom 1433
Phobischer Schwankschwindel T153
Phosphofructokinase T1377
Phosphofruktokinase Mangel (Typ VII) 1376
Phosphorylase Mangel (Typ V) 1376
Pilozystisches Astrozytom 823
- Therapie 830

Pilzinfektionen des ZNS 589, 615
- Therapie 594

Pineoblastom 835
Pineozytom 835
Piriformis-Syndrom 1282
Pisa-Syndrom 291, 990
PKAN, Pantothenatkinase-assoziierte Neurodegeneration T281, T1025, 1067, T1512
Plasmapherese 1210, 1314
- bei Multipler Sklerose 650

Plasmodim falciparum 558
Plasmozytom T1220
Plexus lumbosacralis
- Nervenkompressionssyndrome 1281

Plexuskarzinom 834
Plexuspapillom 834
PML, progressive multifokale Leukenzephalopathie T577, 612, 648, 1110
- Natalizumab assoziiert 648, 666

PNET 835
Pneumokokkenmeningitis 495
Pockenvirus T577
POEMS-Syndrom 1219
POLG-assoziierte Erkrankungen 1390
POLG-Gen 1109
Poliomyelitis T576
Polyangiitis, mikroskopische 397
Polyarteriitis nodosa 396, T397
- Neuropathie 1222
- Therapie T408, 410

Polyglukosankörperkrankheit
- adulte 1376

Polymikrogyrie (PM) T920, 926
Polymyalgia Rheumatica 416, 418
Polymyelitis 573
Polymyelitis Virus T576
Polymyositis 895, 1326
Polyneuritis cranialis T1206
Polyneuropathie (PNP) 1240
- alkoholische 796
- Ätiologie T1243, T1244
- autonome 1439
- bei familiärer Amyloidose 1253
- Critical Illness 724
- hereditär 606, 1122, 1251
- Immunvermittelte 1205
- medikamentös-toxisch induzierte T1497
- metabolische 1240
- paraneoplastische 893
- toxische 1250

Polyomavirus hominis 612
Polysomnographie 1091
Pontine Myelinolyse 300, 794
Porenzephalie 931
Porphobilinogen 1253
Porphyrie 323
Positiver Myoklonus 1101
Posteriore kortikale Atrophie 282
Posteriore Reversible Leukenzephalopathie 271, 305
postherpetische Neuralgie (PHN) 107, 1226
Post-Lyme Disease-Syndrom (PLD-Syndrom) 549
Post-Polio-Syndrom 1088
Posttraumatischer Kopfschmerz 92, T92
- Behandlung T94
- Diagnostik 92
- Halswirbelsäulen-Beschleunigungsverletzung 92
- Klinik 92
- Pathophysiologie 93
- Schädel-Hirn-Trauma 92
- Therapie 93

Posttraumatisches Syndrom 757
Posturales orthostatische Tachykardiesyndrom (POTS) 223
Prämature Ejakulation 1465
Pränatale Diagnostik 1508
Präseniline 281
Priapismus 1460, 1461
Primär Progrediente Aphasie (PPA) T285
Primäraffekt 540, 541
Primäre Lateralsklerose (PLS) 1081
primäre Vaskulitiden 395
Primäre zerebrale Angiitis (PACNS) 353, 398
Primärer Aldosteronismus 1433
Primärer stechender Kopfschmerz T17, 25, T25
- Klinik 25
- Therapie 25

Primärkomplex 540
Primitive neuroektodermale Tumore (PNET) 835
Prion-Erkrankung 705, T705
Progranulin 289
Progrediente nichtflüssige Aphasie 284
Progressive Bulbärparalyse (PBP) 1081
Progressive Dialyse-Enzephalopathie 1111
Progressive Enzephalomyelitis mit Rigidität und Myoklonien (PERM) 1111, 1166
Progressive externe Ophthalmoplegie 308
Progressive multifokale Leukenzephalopathie (PML) T577, T609, 612, 648, 1110
Progressive Muskelatrophie (PMA) 1082
Progressive Myoklonusepilepsien 1106
Progressive Paralyse 540
Progressive Röteln-Panenzephalitis (PRP) T577
Progressive supranukleäre Paralyse (PSP) T253, 1110
Prolaktinom 936, 1423
PROMM 1401
Pronator-teres-Syndrom 1276
Propofol-Infusions-Syndrom 719
Propriospinaler Myoklonus (PSM) 1105
Propriozeptive neuromuskuläre Fazilitation (PNF) 1178
Prosopagnosie 279
Proteaseinhibitoren (PI) 603
Protein 14-3-3 706
Protein C-/Protein S 353, T459
Proteus T501
Protozoen T563
Proximale myotone Myopathie 1401
Pseudobulbärparalyse 794
Pseudo-Graefe-Phänomen 1401
Pseudomonas aeruginosa 497, T501
Pseudoneuritis vestibularis 160
Pseudoradikuläre Syndrome 1258
Pseudotumor cerebri 77
- Adipositas 78
- Diagnosekriterien T78
- Differentialdiagnose T78
- idiopathisch 77
- obstruktives Schlafapnoe-Syndrom 78
- Rezidive 78
- symptomathisch 77
- Therapie 78

Pseudotumor orbitae 127
Psychose
- medikamenteninduzierte 976

Pulsatilitätsindex 744
pure autonomic failure 1437

Purpura Schönlein Henoch 398
Pusher-Syndrom 261
Pyridoxin 318, 1249
Pyridoxinmangel 321
- INH-Therapie 321

Q

QuantiFERON-TB-Gold® 532
Quecksilbervergiftung 310
Quinagolid 1424, 1426

R

Rabies 584
Rachitische Myopathie T317
Radialistunnel-Syndrom 1274
Radikuläre Syndrome 1258
- Diagnostik T1259
Radiochirurgie 50, 818
Radiokupfertest 1072
ragged red fibers 1380, 1389
Ramsay-Hunt-Syndrom 149, 1226
Rasmussen-Enzephalitis 217
Rebound-Effekt 747
Recklinghausen, Neurofibromatose I 815, 907
Refetoff-Syndrom 937
Reflexblase 1128
Reflexmyoklonus 1101
Refsum-Erkrankung T908, 1053, 1252
- infantile (IRD) T920, 927
Rehabilitation
- ambulante 1199
- Anschlussheilbehandlung 1193
- aufgabenorientiertes Training 1178
- bilaterales Training 1180
- Frührehabilitation 1192
- Hilfsmittelversorgung 1187
- motorische Vorstellung 1182
- periphere elektrische Stimulation 1182
- Pharmakotherapie 1184
- Physiotherapie 1178
- Rehabilitation der Gehfähigkeit 1181
- Rehabilitationsphasen 1176, 1192
- roboterunterstützte Übungstherapie 1182
- teilstationäre 1199
- Therapie mit erzwungenem Gebrauch 1179
Reithosenanästhesie 1264
REM-Rebound 335
REM-Schlaf 329
REM-Schlaf-assoziierte Verhaltensstörungen T332, 336, 976, 996
Rendu-Osler-Weber Syndrom 470
Repetitive Stimulation 1305
Respiratorische Insuffizienz 724
Restharnbestimmung 1451
Restless-Legs-Syndrom (RLS) 323, 1091
Retinopathie, paraneoplastische 893
Rett-Syndrom T1026
Reversible posteriore Leukenzephalopathie 271, 305
Reversibles zerebrales Vasokonstriktionssyndrom (RCVS) 398, 399, 447
Reye-Syndrom 745
Rezidivblutung 449
Rhabdomyolyse 498, 797, 1385
- Glykogenosen 1376
- Therapie 1386
- Ursachen 1385, T1385
Rhabdoviren T577
rheumatoide Arteriitis 401, T1339
rheumatoide Arthritis
- Neuropathie 1222
Rhinoliquorrhoe 754
Rhizomelische Chondrodysplasia punctata (RCDP) T920
Rhizotomie 1146
Rhombenzephalitis, paraneoplastische 892
Rhombenzephalosynapsis (RS) T920, 930
Riboflavin 318
Richardson-Syndrom 997
Richmond Agitation-Sedation-Scale (RASS) 718, T724
Riech- und Schmeckstörungen 113
- Anosmie 113
- Hyposmie 113
- medikamentöse Ursachen T116
- Nomenklatur T114
- Phantosmie 113
- Schmeckstörungen 117
- Therapie 119
- Untersuchung 118
- Ursachen T117
Riesen-Aneurysmen 455
Riesenzellarteriitis T397, 416
Riesenzellastrozytom 831, 911
Rigor 943
Riley Day-Syndrom 1439
Risus sardonicus 1231
Rolando-Epilepsie T188
Roos-Test 1271
Ross-Syndrom 1443
Röteln, progressive Panenzephalitis T577
Rötelnvirus T577
Roussy-Levy-Syndrom 1251
Rückenmarkschädigung
- entzündlich 1134
- Syndrome 1125
- traumatisch 1126
- Tumore 1135
- vaskulär 1134
Rückfallfieber 553

S

S-100 764
Sarkoidose 402, 531, T1241, T1340
- Diagnose 531
- Therapie 534
Saure α-Glukosidase T1377
Schädelfrakturen 754, T754
Schädel-Hirn-Trauma 753
- Therapie 758
Schellong-Test 225
Schichtarbeitersyndrom 341
Schilddrüsenperoxidase (TPO) 1430
Schilder-Erkrankung 680, 682
Schilling-Test 324
Schistosomiasis 564, T566
Schizenzephalie (SE) T920, 926
Schlafapnoe-Syndrom
- obstruktives T332, 339
- zentrales T333, 339
Schlafattacken 337
Schlafgebundener Kopfschmerz T17, 25
Schlafhygiene T333
Schlafmangel 337
Schlafparalyse 337
Schlafphasenverschiebung 341
Schlafpolygraphie 329
Schlafreden 335
Schlafstörungen 329, T332, T333
Schlaftrunkenheit T332
Schlafwandeln T332, 335
Schlafzyklus 329
Schluckstörungen 252
- Aspiration 252
- Aspirationspneumonie 256
- Häufigkeit von Dysphagien bei neurologischen Erkrankungen T253
- kompensatorische Verfahren T255
- nasogastrale Sonde 255
- obere Ösophagussphinkter Öffnungsstörung 252
- Penetration 252
- perkutane endoskopische Gastrostomie 255
- restituierende Verfahren T254
- Sialorrhoe 255
- stille Aspiration 252
- verzögerter Schluckreflex 252
Schmeckstörungen 117
Schmerz
- Invasive Therapieverfahren 106
- Neurobiologie 97
- Therapie 107
Schmerzanamnese 98
Schmerztherapie 98
Schönlein-Henoch-Purpura 398
Schreibkrampf 1038
Schreibtremor 1120
Schwannom 836
Schwannomatose 836
Schwannomin 907
Schwartz-Bartter-Syndrom 1429
Schwere infantile Myoklonusepilepsie (Dravet) T1107
Schwermetallintoxikation 309
Schwerpunktneuropathie 1222
Schwindel 152
- Episodische Ataxie 166
- M. Menière T153
- Medikamentöse Therapie T153
- Neuritis vestibularis 160
- Nicht-vestibuläre Schwindelformen 168
- Periphere vestibuläre Schwindelformen 154
- Phobischer Schwankschwindel 168
- Psychogener Schwindel 168
- Traumatischer Schwindel 165
- Vestibuläre Epilepsie T167
- Vestibularisparoxysmie 163
- Zentrale vestibuläre Schwindelformen 165
Second wind Phänomen 1376
Sedierung 719
Seesaw-Nystagmus 138
Sehstörung 270
Sehstörungen, zerebrale 270
Sekundärsyphilis 541
semantische Demenz 284
Semont-Manöver 158
Senataxin 1052
Septische Enzephalopathie 307, 728
Septische Herdenzephalitis 503

Septo-optische Dysplasie (SOD) T919, 923
Serotonin-Syndrom 770
Sexuelle Funktionsstörungen 1459
Sheehan-Syndrom 1421
Shulman-Syndrom T1340
Shy-Drager-Syndrom 1056, 1441
Sialidose Typ 1 1109
Sialorrhoe 255, 992
Siderophagen 447
Silver-Syndrom T1141, T1514
Simpson-Test 1304
Singultus 178
- Pathophysiologie 178
- Pharmakotherapie T180
- Therapie 179
- Ursachen T179
Sinus cavernosus-Fistel 471
Sinus- und Hirnvenenthrombose 457
- Diagnostik 458
- septische Sinusvenenthrombose 466
- Therapie 461
- Ursachen T459
Sinusvenenthrombose 77
SIRS, systemisches Inlammationssyndrom 728
Sjögren-Larsson-Syndrom T908
Sjögren-Syndrom 402, T1339
- Neuropathie 1222
Sklerodermie 402, 1338, T1339
Sleep Onset REM 330
Slow-Channel-Syndrom 1321
Small-fibre-Neuropathy T1241
SMN-Gen 1082
Sneddon-Syndrom 402
Sondenernährung 255
Spannungskopfschmerz 29
- Differentialdiagnosen 29, T31
- Pathophysiologie 30
- Therapie 32
Spasmen 1164
Spasmodische Dysphonie 248, 250, 1037
Spasmus hemifacialis 1042, 1104
Spastik
- Therapie 1140, 1142
Spastische Paraparese 1139
Spastische Spinalparalyse 1139
Spätlatenz 541
Spetzler-Martin-Skala T468
Spinal Cord Stimulation 106
Spinale Abszesse 518
Spinale AV-Fistel 476, T478
Spinale AV-Malformation T478
Spinale Blutungen 429
- Ursachen T430
Spinale durale AV-Fistel T478, 479
Spinale Durchblutungsstörungen 423
- Blutungen 429
- Differentialdiagnosen T427
- Gefäßmalformationen (Durafisteln, Kavernome) 428
- Spinale Ischämie 423
- Spinalis-anterior-Syndrom 423
- Spinalis-posterior-Syndrom 424
- Therapie 428
- Transitorisch-ischämische Attacke (TIA) 427
- Ursachen T426
Spinale Engesyndrome 1135
- Ursachen T1150
- zervikale spondylotische Myelopathie (ZSM) 1149
Spinale Epiduralblutungen 429
Spinale Gefäßmalformationen 428
Spinale Gefäßmissbildung 475, T477
- bildgebende Diagnostik 475
- Therapie 479
Spinale Ischämie 423, 1134
Spinale Kavernome 430
Spinale Muskelatrophien (SMA) 1086
- Kugelberg-Welander T1088
- Typ Dyck-Lambert 1088
- Typ Vulpian-Bernhardt 1088
- Werdnig-Hofmann 1088, T1088
Spinale Myoklonien 1104
Spinale segmentale Myoklonien (SSM) 1105
Spinale Subarachnoidalblutungen 429
Spinale Syndrome T1125
Spinale Tumore 824, 1135
Spinaler Epiduraler Abszess 518
Spinaler Schock T1125, 1127, 1128
Spinales Trauma 1126
- Therapie 1128, T1129
Spinalis-anterior-Syndrom 423, T1125, 1134
Spinalis-posterior-Syndrom 424
Spinalkanalstenose 1154
- lumbale Stenose 1154
- zervikale Stenose 1149
Spinozerebelläre Ataxien (SCA) 1054
- Dystonien T1026
- Molekulargenetik T1054
Spinozerebelläre Degeneration T318
Split-Notochord-Syndrom T919
Spondylarthrose 1264
Spondylodiszitis 1154, 1158
Spondylolisthese 1264
- Operationsindikation T1159
- Therapie T1159
Spondylolyse 1265
Sporadische Ataxien des Erwachsenenalters unbekannter Genese 1056
Spreading Depressions 275
Sprech- und Stimmstörungen 248
Sprechapraxie T240, 265
Sprue 315, 319, 320, 323, 325, 326
SREAT, steroid-responsive Enzephalopathy mit Autoimmune-Thyroiditis 700
Staphylococcus aureus 507
Staphylococcus epidermidis 507
Startle-Epilepsie 1165
Startle-Syndrome 1105, 1164
Statin-induzierte Myopathie 1383
Status epilepticus 204
- Therapie T205
Status migraenosus 3
Stauungspapille
- Pseudotumor cerebri 77
Steele-Richardson-Olszejwski-Syndrom 943, 997
- Progressive suprankuleäre Paralyse (PSP) 943
Stent-gestützte Angioplastie 124, 383
Sterbehilfe 1483
Stereotaktische Radiochirurgie 50
Steroid-Myopathie 1381
Stiff-Baby-Syndrom 1165
Stiff-man-/Stiff-person-Syndrom T888, 892, 1111, 1165
Stimmtremor 1120
Strachan-Syndrom T317, 319
Strahlentherapie 818, 825
- Tumortherapie 868
- unerwünschte Effekte 821
Strahlentherapiefolge
- Nerven- und Plexusschäden 1298
Streptococcus agalactiae T501
Streptococcus pneumoniae 497, T497, T501
Stressulkusprophylaxe 728
Striatonigrale Degeneration 1056
Stridor
- inspiratorisch 992
Strongyloidiasis T565
Sturge-Weber-Syndrom T908, 912
Subakute sklerosierende Panenzephalitis (SSPE) 573, T577, 1110
Subarachnoidalblutung (SAB) 447
- Klassifikation T448
Subarachnoidalblutung (tSAB), traumatisch 754
Subdurales Empyem 504
Subdurales Hämatom 754
Subependymale Riesenzellastrozytome T912
Subkortikale arteriosklerotische Enzephalopathie, (SAE) 286
Subkortikale Bandheterotopie T919
SUDEP, Sudden Unexpected Death in Epilepsy Patients 189
Sudomotorik 1443
Sulcus-ulnaris-Syndrom 1279
SUNA 24
SUNCT 24
SUNCT/SUNA-Syndrom 16, 24
- Klinik 24
- Kriterien T24
- Therapie 24
Superoxid-Dismutase (SOD) 1082
Supinatorlogen-Syndrom 1274
Susac Syndrom 403
SV40-Virus T577
Sydenham Chorea 1068, 1169
Syndrom der inadäquaten ADH-Ausschüttung 449
Syndrom der inadäquaten ADH-Sekretion (SIADH) 1429
Synkinesien 147
Synkope
- Ätiologie T222
- Diagnostik 225
- Differentialdiagnose 227
- Therapie 230, T233
Syphilis 539
- Therapie 542, T609, T610
Syphilis cerebrospinalis 539
Syringobulbie 901
Syringomyelie 499, 901, 927, 1133
- Ätiologie 901
- Therapie 904
Syrinx 475
Systemische Sklerose T1339
Systemischer Lupus erythematodes (SLE) T1339

T

T. p.-IgM-ELISA 543
Tabak-Alkohol-Amblyopie 131, 797
Tabes dorsalis 540
Tachyzoiten 557
Taenia solium 560, T565
Tagesmüdigkeit 338
Tagesschläfrigkeit 338
- exzessive 337
Takayasu-Arteriitis 395, T397, T408, 419
Takotsubo-Kardiomyopathie 731

Tarsaltunnel-Syndrom 1283
Tau T282
Tay-Sachs-Syndrom T1026, 1109, T1518
TDP-43 284, 1082
Telangiektasie, hereditäre T478
Temporallappenepilepsie 214
Teratom 839
Tertiärsyphilis 539, 541
Tetanus 1231
Tethered-cord-Syndrom 921
Thalamische Astasie T167
Thalassaemia major 326
Thalliumvergiftung 310
Thermokoagulation 49, 54
Thiamin 318
Thiamin-Hypovitaminose 319, 791, 793
Thomsen-Myotonie 1404
Thoracic-outlet-Syndrom 1271
Thrombolyse
- lokale 357, 363
- systemische 355, 362
Thromboseprophylaxe 716
Thymektomie 1314
Thymitis 1306
Thymom 1306
Thymustumor 1315, T1316
Thyreotoxische hypokaliämische periodische Paralyse 1405, T1406
Thyreotoxische Krise 1430
Thyreotoxische periodische Paralyse 1382
Thyroidea-stimulierendes Hormon (TSH) 1429
Thyroxin 1423
Tibialis-anterior-Syndrom 1283
Tic
- dyston 1169
- einfach 1169
- komplex 1169
- motorisch 1169
- tardiv 1169
- vokal 1169
Tic-Störung
- chronisch motorisch 1169
- chronisch vokal 1169
- kombiniert vokal und motorisch 1169
- transient 1169
Tiefe Hirnstimulation 1006, T1172, 1173
- Dystonie 1011, 1033
- M. Parkinson 1008
  - Dysarthrie bei M. Parkinson 250
  - Ein- und Ausschlusskriterien T1009
- Nebenwirkungen T1008
- Tremor 1009
Tiefschlaf 329
Tinelsches Zeichen 1282
Tinnitus 174
- Therapie 174
Titin-Antikörper 1306
Tocopherol 325
Tollwut (Rabies, Lyssa) T577, 584
Tolosa-Hunt-Syndrom 62, 126, 127
Tomakulöse Neuropathie 1292, 1508
Tonsilläre Ektopie 927
Torsin A 1028
Torsionsdystonie 1006, T1025, T1512
Torticollis 1011, 1035
Tourette-Syndrom 1169
- Komorbiditäten 1170
Toxische Myopathien 1411
- Morphologie und Auslöser T1385
Toxische Neuropathie T1241
Toxische Polyneuropathien T1244, T1245
Toxocariasis T565, T1342
Toxokarose T1342
Toxoplasma gondii 557
Toxoplasma-Enzephalitis 608, T609
Toxoplasmose 557, T563, T1342
- konnatale 558
- Therapie T559
TPPA-Test 543
Tracheostoma 255
Transcobalamin 324
Transiente globale Amnesie
- Diffusionsstörung 275
- Spreading Depressions 275
- Stresshypothese 276
- venöse Rückfluss-Hypothese 276
transitorisch ischämische Attacke (TIA) 349, 351
Transkortikale Aphasien T241
Transkranielle Dopplersonographie 744
Transkutane elektrische Nervenstimulation (TENS) 1285
Transsphenoidale Adenomektomie 1426
Transsphenoidale Operation 938
Transthyretin-Gen 1253
Traumatische intrakranielle Hämatome T754
traumatische SAB 453, 454
Trematoden T566
Tremor 9, 1115
- Aufgaben-/positionsspezifischer 1120
- bei Neuropathie 1122
- Dystoner 1122
- Essenzieller 1115
- Idiopathisches Parkinson-Syndrom 1121
- Klassifikation T1115
- Orthostatischer 1120
- Psychogener 1122
- Rubraler 1122
- Tardiver Tremor 1040
- Therapie Parkinson-Syndrom 967
- Verstärkter physiologischer Tremor T1115
Trepanation 761
Treponema pallidum 541
Trichinellose T564
Trichinose T1342
Trigemino-autonomer Kopfschmerz 16
Trigeminusneuralgie T17, 45, 677
Trinukleotid-Repeat-Sequenzen 1510
Triphasische Wellen 728
Triple-H-Therapie 451, T453
Tropenkrankheiten 556
Trophozoiten 559
Troyer-Syndrom T1141
Trypanosomiasis T564
- afrikanische T564
- amerikanische T564
TSH-Rezeptor-Antikörper (TRAK) 1430
Tuberkulöse Meningitis 523, T610
- Therapie 525
Tuberöse Sklerose (TS) T908, 911
Tullio-Phänomen 165
Tumarkinsche Otolithenkrise T153, 161
Tumorchirurgie 866
Tumoren der Meningen 837
Tumoren des ZNS (primär) 813
- Astrozytäre Tumoren 823
- Chemotherapie 818
- Embryonale Tumoren 835
- Ependymale Tumoren 832
- Epidemiologie T816
- Genetik T815
- Klassifikation T813, T814
- Neuroblastische Tumoren 835
- Neuronale Tumoren 834
- Strahlentherapie 818
- Therapie glialer Tumore T825
- Tumorchirurgie 818
- Tumoren des Plexus choroideus 834
Turcot-Syndrom T815

U

Ubichinon 1380
Ubiquitilin-Gen 1082
Uhthoff-Phänomen 675
Ulcus durum 540
Ullrich kongentiale Muskeldystrophie T1355, 1362
Unverricht-Lundborg-Erkrankung (ULE) 1106, T1107
Upbeatnystagmus 137
Upper Airway Resistance Syndrom 339
Urämische Enzephalopathie 303
Urämische Neuropathie 1249
Uveitis 531

V

Vagus-Nerv-Stimulation 217
Valproinsäure Enzephalopathie 298
Valsalva-Manöver 276
Van Bogaert-Bertrand-Erkrankung 489
Vanishing white matter disease 488
Varizella-Zoster-Virus (VZV) 572, T576, 615
Vaskuläre Demenz 286, T286
Vaskulitiden 392
- Diagnostik 393, T394
- Differentialdiagnosen T393
- Infektionsassoziierte Vaskulitiden 400
- Klassifikation T392, 395
- Primäre Vaskulitiden 395, T397
- Sekundäre Vaskulitiden T393, 400
- Therapie 404, T408, T409
Vaskulitis, zerebral 353
Vaskulitische Neuropathie 1222, T1241
Vasokonstriktionssyndrom, reversibles zerebrales 398, 447
Vasospasmus 449, 450
Vasospasmusprophylaxe T452
VDRL-Test 543
Vena ophthalmica superior 469
Venenklappen 276
Venöse Abflussstörung 276
Venöse Hypertension 475
Venöse Rückfluss-Hypothese 276
Ventrikuläre Liquordrainage 450
Ventrikulitis 498
Ventrikulozisternostomie 740

Vergiftungszentralen T783
Vestibuläre Epilepsie 166, T167
Vestibuläre Migräne T153, 167, T168
Vestibularisausfall 160
Vestibularisparoxysmie T153, 163
Vestibularistraining T154
Vestibulo-okulärer Reflex 136, 165
Vestibulopathie 498
VGCC-Antikörper 1320
VGCK-Antikörper T889
VGKC-Antikörper 699
Virale Infektionen des ZNS 570
- Antivirale Therapie 578, T580
- Herpes-simplex-Enzephalitis 581
- Impfung 577
- Meningitis 571
- Therapie 582
Vitamin-A-Hypervitaminose 315, 318
Vitamin-A-Intoxikation 318
Vitamin-B_{12}-Hypovitaminose 324
- Ganzkörper-Retentionstest 325
Vitamin-B_{12}-Mangel Neuropathie T1241
Vitamin-B_6-Hypovitaminose 322
Vitamin-E-Hypovitaminose 325
Vitaminmangelneuropathien 1249
Vitaminstoffwechselstörungen 315, T317, T318, 1059
- Beriberi 319
- Biotin 322
- Folsäure 323
- Niacin 320
- Pellagra 320
- Strachan-Syndrom 320
- Vitamin A 315
- Vitamin B_1 319
- Vitamin B_6 321
- Vitamin B_{12} 324
- Vitamin-B-Komplex 318
- Vitamin E 325
Vojta-Therapie 1178, 1179
von-Hippel-Lindau-Syndrom T815, 839, T908, 914
Vorderes Tarsaltunnelsyndrom 1283
Vorhofflimmern T364, 374
Vorhofseptumaneurysma 386
VOR-Lesetest 164
Vorsorgevollmacht 1483
Vulpian-Bernhardt, spinale Muskelatrophie 1088

W

Wachstumshormon (GH) 1425
Wada-Test 214
Wake-Up-Stroke 350, 357
Walker-Warburg-Syndrom 925
Wallenberg-Syndrom T167, 350
Wallersche Degeneration 1292
Warnblutung 448
Wartenberg-Syndrom 1275
Waterhouse-Friedrichsen Syndrom 495
Wegenersche Granulomatose 396, T397, T408
- Therapie 407
Welander-Markesbery-Griggs-Myopathie T1356, 1372
Werkzeuggebrauch 265
Wernicke-Aphasie T241
Wernicke-Enzephalopathie T317, 319, 791, 1059
West-Nil-Virus 570
Westphal-Variante, Chorea Huntington 1065
West-Syndrom 195
WFNS 447
WHO-Stufenplan der Tumorschmerztherapie T1475
WHO-Stufenschema 98
Wundbotulismus 1232
Wurmerkrankungen 560
Wurzeltod 1264

X

Xanthoastrozytom 831
Xanthomatose, zerebrotendinöse 489
Xerostomie 255

Z

Zecken 548, 552
Zellweger-Syndrom T920, 927
Zentrale pontine Myelinolyse T253, 300, 794
Zentraler Lagenystagmus 155
Zentraler Schmerz 107
Zerebrale Gefäßmalformation 468
Zerebrale Ischämie 349
- Akuttherapie 354, 360
- Antikoagulation 382
- Behandlungspfad 363
- Blutdruck 358, 361
- Blutzucker 361
- Dissektion 385
- Dysphagie 359
- frühe Sekundärprävention 360, 364
- Hirnödem 359
- Infarktmuster 351
- interventionelle Therapie 357
- intrakranielle Stenosen 384, 386
- Karotisoperation und -stent 383, 386
- Katheterinterventionen 357
- Körpertemperatur 361
- Krampfanfall 363
- lokale Thrombolyse 357, 363
- Migräne 353
- Mismatch-Konzept 356, 357
- Pathophysiologie 351
- Primäre Prävention 371, T378
- Rekanalisationsraten 357
- Risikofaktoren 371, 379
- Sekundäre Prävention 378, T382
- Symptomkonstellationen 350
- systemische Thrombolyse 362
- Therapie bei Schlaganfall 359
- Vaskulitis 353
- Karotisstenose 365
Zerebrale Missbildungen 918
- Arachonoidalzysten 930
- Chiari-Malfomation 927
- Dandy-Walker-Malformation 929
- Holoprosenzephalie 922
- Hydranenzephalie 931
- Klassifikation T919, T920
- Lissenzephalie 925
- Makrozephalie 924
- Meningoenzephalozele 922
- Meningomyelozele 921
- Mikrozephalie 923
- Polymikrogyrie (PM) 926
- Porenzephalie 931
- Rhombenzephalosynapsis (RS) 930
- Schizenzephalopathie 926
- Septo-optische Dysplasie (SOD) 923
Zerebrale Oxygenierung 717
Zerebraler Perfusionsdruck (CPP) 738, 740
Zerebralparese, infantile 926, 1011, 1142
Zerebritis 511
Zerebrotendinöse Xanthomatose (CTX) 489, 1053
Zeroidlipofuszinose 326, T1026, 1109
Zervikale Spinalkanalstenose
- Therapie 1151
Zervikale Spondylose 1262
Zervikale spondylotische Myelopathie 1135
Zervikal-Syndrom 1263
Zervikogener Kopfschmerz 85
- Diagnostik 85
- Diagnostische Kriterien T85
- Differentialdiagnose T86
- Klinik 85
- medikamentöse Therapie T89
- Pathogenese 87
- Therapie 87
Zestoden T565
ZNS Hypersomnie
- Idiopathische 338
ZNS-Lymphom
- primäres 615, 848
  - Therapie 853
- sekundäres 854
  - Therapie 855
Zöliakie 315, 319, 320
Zollinger-Ellison-Syndrom 320
Zoster ophthalmicus 1226
Zoster oticus 1226
Zoster-Neuropathie 1226
Zoster-Radikulitis 1226
Zufallsbefund 1481
Zwangsstörung 1169, 1173
Zygomykose 590
- Therapie T593
Zystizerken 561, T562, T565, T1342
Zytomegalievirus (CMV) T576, 582, 611